Murray & Nadel
Tratado de Medicina Respiratória

Murray & Nadel Tratado de Medicina Respiratória

SEXTA EDIÇÃO

Editor-in-Chief
V. Courtney Broaddus, MD
John F. Murray Distinguished Professor of Medicine
University of California San Francisco
Chief, Division of Pulmonary and Critical Care Medicine
San Francisco General Hospital
San Francisco, California

Editors
Robert J. Mason, MD
Cetalie & Marcel Weiss Chair in Pulmonary Medicine
Department of Medicine
National Jewish Health
Denver, Colorado;
Professor of Medicine
University of Colorado, Denver Health Sciences Center
Aurora, Colorado

Joel D. Ernst, MD
Director, Division of Infectious Diseases and Immunology
Jeffrey Bergstein Professor of Medicine
Professor of Medicine, Pathology and Microbiology
New York University School of Medicine
NYU Langone Medical Center
New York, New York

Talmadge E. King, Jr., MD
Julius R. Krevans Distinguished Professorship in Internal Medicine
Chair, Department of Medicine
University of California San Francisco
San Francisco, California

Stephen C. Lazarus, MD
Professor of Medicine
Division of Pulmonary, Critical Care, Allergy, and Sleep Medicine
Director, Training Program in Pulmonary and Critical Care Medicine
Associate Director, Adult Pulmonary Laboratory
Senior Investigator, Cardiovascular Research Institute
University of California San Francisco
San Francisco, California

John F. Murray, MD, FRCP, DSc (Hon)
Professor Emeritus
Department of Medicine
University of California San Francisco
San Francisco General Hospital
San Francisco, California

Jay A. Nadel, MD, DSc (Hon), DLaw (Hon)
Professor of Medicine, Physiology, and Radiology
Division of Pulmonary and Critical Care Medicine
Cardiovascular Research Institute
University of California San Francisco
San Francisco, California

Arthur S. Slutsky, MD
Keenan Chair in Medicine
Professor of Medicine, Surgery and Biomedical Engineering
University of Toronto
Vice President (Research)
St. Michael's Hospital
Keenan Research Centre for Biomedical Science, Li Ka Shing Knowledge Institute
Toronto, Ontario, Canada

Thoracic Imaging Editor
Michael B. Gotway, MD
Professor of Radiology
Mayo Clinic
Scottsdale, Arizona;
Clinical Associate Professor
Diagnostic Radiology/Biomedical Imaging and Pulmonary/Critical Care Medicine
Department of Radiology and Biomedical Imaging
University of California San Francisco,
San Francisco, California;
Clinical Professor
University of Arizona College of Medicine
Phoenix, Arizona;
Adjunct Professor
Department of Biomedical Informatics
Arizona State University
Tempe, Arizona

© 2017 Elsevier Editora Ltda.

Todos os direitos reservados e protegidos pela Lei 9.610 de 19/02/1998.

Nenhuma parte deste livro, sem autorização prévia por escrito da editora, poderá ser reproduzida ou transmitida sejam quais forem os meios empregados: eletrônicos, mecânicos, fotográficos, gravação ou quaisquer outros.

ISBN: 978-85-352-6563-7

ISBN versão eletrônica: 978-85-352-8749-3

MURRAY & NADEL'S TEXTBOOK OF RESPIRATORY MEDICINE, 6TH EDITION
Copyright © 2016, 2010, 2005 by Saunders, an imprint of Elsevier Inc.

This translation of Murray & Nadel's Textbook of Respiratory Medicine, 6th Edition, by V. Courtney Broaddus, Robert J. Mason, Joel D. Ernst, Talmadge E. King, Jr., Stephen C. Lazarus, John F. Murray, Jay A. Nadel, Arthur S. Slutsky and Michael B. Gotway was undertaken by Elsevier Editora Ltda and is published by arrangement with Elsevier Inc.

Esta tradução de Murray & Nadel's Textbook of Respiratory Medicine, 6th Edition, de V. Courtney Broaddus, Robert J. Mason, Joel D. Ernst, Talmadge E. King, Jr., Stephen C. Lazarus, John F. Murray, Jay A. Nadel, Arthur S. Slutsky e Michael B. Gotway foi produzida por Elsevier Editora Ltda e publicada em conjunto com Elsevier Inc.

ISBN: 978-1-4557-3383-5

Capa
Studio Creamcrackers

Editoração Eletrônica
Thomson Digital

Elsevier Editora Ltda.
Conhecimento sem Fronteiras

Rua Sete de Setembro, n° 111 – 16° andar
20050-006 – Centro – Rio de Janeiro – RJ

Rua Quintana, n° 753 – 8° andar
04569-011 – Brooklin – São Paulo – SP

Serviço de Atendimento ao Cliente
0800 026 53 40
atendimento1@elsevier.com

Consulte nosso catálogo completo, os últimos lançamentos e os serviços exclusivos no site www.elsevier.com.br

---

NOTA

Como as novas pesquisas e a experiência ampliam o nosso conhecimento, pode haver necessidade de alteração dos métodos de pesquisa, das práticas profissionais ou do tratamento médico. Tanto médicos quanto pesquisadores devem sempre basear-se em sua própria experiência e conhecimento para avaliar e empregar quaisquer informações, métodos, substâncias ou experimentos descritos neste texto. Ao utilizar qualquer informação ou método, devem ser criteriosos com relação a sua própria segurança ou a segurança de outras pessoas, incluindo aquelas sobre as quais tenham responsabilidade profissional.

Com relação a qualquer fármaco ou produto farmacêutico especificado, aconselha-se o leitor a cercar-se da mais atual informação fornecida (i) a respeito dos procedimentos descritos, ou (ii) pelo fabricante de cada produto a ser administrado, de modo a certificar-se sobre a dose recomendada ou a fórmula, o método e a duração da administração, e as contraindicações. É responsabilidade do médico, com base em sua experiência pessoal e no conhecimento de seus pacientes, determinar as posologias e o melhor tratamento para cada paciente individualmente, e adotar todas as precauções de segurança apropriadas.

Para todos os efeitos legais, nem a Editora, nem autores, nem editores, nem tradutores, nem revisores ou colaboradores, assumem qualquer responsabilidade por qualquer efeito danoso e/ou malefício a pessoas ou propriedades envolvendo responsabilidade, negligência etc. de produtos, ou advindos de qualquer uso ou emprego de quaisquer métodos, produtos, instruções ou ideias contidos no material aqui publicado.

O Editor

CIP-BRASIL. CATALOGAÇÃO NA PUBLICAÇÃO
SINDICATO NACIONAL DOS EDITORES DE LIVROS, RJ

M962

Murray & Nadel tratado de medicina respiratória / V. Courtney Broaddus ... [et al.] ; tradução Mariana Villanova Vieira , Silvia Spada , José Eduardo Figueiredo. - 6. ed. - Rio de Janeiro : Elsevier, 2017.
    il.

Tradução de: Murray & Nadel's textbook of respiratory medicine
Apêndice
Inclui índice
ISBN: 978-85-352-6563-7

1. Medicina. 2. Diagnóstico. 3. Doenças - Tratamento. I. Broaddus, V. C. II. Vieira, Mariana Villanova. III. Spada, Silvia. IV. Figueiredo, José Eduardo.

16-38629   CDD: 610
            CDU: 61

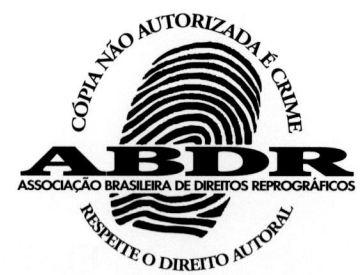

Dedicamos este livro ao Dr. Julius H. Comroe Jr., que foi nosso mentor durante os anos de formação do nosso desenvolvimento profissional. O Dr. Comroe foi um dos verdadeiramente grandes acadêmicos de sua geração. Ele era um pesquisador de mérito excepcional, um educador cuja influência atingiu o mundo todo, além de um estadista médico de integridade exemplar e visão. Ao dedicarmos este livro, reconhecemos, especialmente, as contribuições acadêmicas do Dr. Comroe e o seu compromisso com a importância da ciência básica na solução de problemas clínicos.

Revisão Científica e Tradução

REVISÃO CIENTÍFICA

Dr. Sérgio Saldanha Menna Barreto (Coordenador)
Professor Titular do Departamento de Medicina Interna da Faculdade de Medicina da Universidade Federal do Rio Grande do Sul (UFRGS)
Serviço de Pneumologia do Hospital de Clínicas de Porto Alegre
Mestre em Pneumologia e Doutor em Cardiologia e Ciências Cardiovasculares pela UFRGS

Dr. Daniela Cavalet Blanco
Serviço de Pneumologia do Hospital São Lucas da Pontifícia Universidade Católica do Rio Grande do Sul (PUCRS)
Doutora em Medicina e Ciências da Saúde pela PUCRS

Dr. Flávia Gabe Beltrami
Serviço de Pneumologia do Hospital de Clínicas de Porto Alegre
Doutoranda em Pneumologia pela UFRGS

Dr. Gustavo Chatkin
Serviço de Pneumologia do Hospital São Lucas da PUCRS
Mestre em Clínica Médica pela PUCRS
Professor Assistente da Faculdade de Medicina da PUCRS

Dr. Igor Gorski Benedetto
Serviço de Pneumologia do Hospital de Clínicas de Porto Alegre
Mestre em Pneumologia pela UFRGS

TRADUÇÃO

Adilson Salles (Caps. 8, 11)
Professor Adjunto do Programa de Graduação em Anatomia do Instituto de Ciências Biomédicas (ICB) da Universidade Federal do Rio de Janeiro (UFRJ)
Pesquisador do Departamento de Antropologia do Museu Nacional da UFRJ
Doutor em Medicina nas Áreas de Ortopedia e Traumatologia pela UFRJ
Mestre em Anatomia Humana pela UFRJ

Alexandre Soares (Caps. 68-71)
Formado em Medicina pela UFRJ
Especialista em Clínica Médica e Endocrinologia pelo Instituto Estadual de Diabetes e Endocrinologia Luiz Capriglione

Ana Julia Perrotti-Garcia (Caps. 57-58)
Cirurgiã-dentista pela Faculdade de Odontologia da Universidade de São Paulo
Tradutora Intérprete pelo Centro Universitário das Faculdades Metropolitanas Unidas (UniFMU/SP)
Especialista em Tradução pela Faculdade de Filosofia, Letras e Ciências Humanas da Universidade de São Paulo (FFLCH/USP)
Mestr em Linguística Aplicada pelo Programa de Estudos Pós-Graduados em Linguística Aplicada e Estudos da Linguagem da Pontifícia Universidade Católica de São Paulo (LAEL/PUCSP)
Doutora em Língua Inglesa pelo Departamento de Letras Modernas (DLM) da FFLCH/USP
Intérprete Médica Membro da International Medical Interpreters Association (IMIA) e da American Translators Association (ATA), EUA

Angela Nishikaku (Caps. 32-39, 46)
Doutora em Ciências pelo Departamento de Imunologia do Instituto de Ciências Biomédicas da Universidade de São Paulo
Graduação em Ciências Biológicas – modalidade médica pela Universidade Estadual Paulista Júlio de Mesquita Filho

Assis Júnior (Cap. 65)
Especialista em Estomatologia pela UFRJ
Mestre e Doutor em Patologia pela Universidade Federal Fluminense (UFF)

Douglas Futuro (Caps. 101-102)
Médico - Rio de Janeiro

Edianez Chimello (Caps. 84, 106)
Tradutora Especializada em Textos Médicos

Eliseanne Nopper (Cap. 66)
Especialista em Psiquiatria Clínica pela Faculdade de Medicina de Santo Amaro e Complexo Hospitalar do Mandaqui, SP
Médica pela Faculdade de Medicina de Santo Amaro (FMSA)/Organização Santamarense de Educação e Cultura da Universidade de Santo Amaro, SP

Fabio Leite Vieira (Cap. 31)
Graduação em Medicina pela Escola Paulista de Medicina/Universidade Federal de São Paulo (EPM/UNIFESP)
Especialista em Cardiologia pela Sociedade Brasileira de Cardiologia (SBC)
Habilitação em Ecocardiografia pela SBC
Médico Cardiologista, Hospital Israelita Albert Einstein, SP

Felipe Gazza Romão (Caps. 4-7, 16)
Professor das Faculdades Integradas de Ourinhos (FIO)
Mestre pelo Departamento de Clínica Veterinária da Faculdade de Medicina Veterinária e Zootecnia da Universidade Estadual Paulista (FMVZ/UNESP) Botucatu
Ex-residente da Clínica Médica de Pequenos Animais da FMVZ/UNESP Botucatu

Isadora Mainieri (Caps. 83, 104-105)
Doutora em Medicina Veterinária Preventiva pela UNESP Botucatu

José Eduardo Figueiredo (Caps. 18-25, 59-60, Apêndice)
Chefe da Emergência Pediátrica do Hospital das Clínicas de Jacarepaguá, RJ
Médico de Saúde da Família da Secretaria de Saúde do Município do Rio de Janeiro

Kalan Violin (Cap. 72)
Médico Veterinário com graduação pela FMVZ-USP
Patologista Veterinário
Mestre em Ciências pelo Departamento de Patologia da Faculdade de Medicina Veterinária e Zootecnia da Universidade de São Paulo (FMVZ-USP)
Colaborador do Grupo de Pesquisa em Biomateriais do Centro de Ciência e Tecnologia de Materiais do Instituto de Pesquisas Energéticas e Nucleares (CCTM-IPEN)

Marcella de Melo (Caps. 99-100)
Graduação em Psicologia pela Universidade do Estado do Rio de Janeiro (UERJ)
Especializada em Tradução pelo Curso de Tradutores Daniel Brilhante de Brito

Maria Claudia Lopes da Silva (Caps. 14, 30, 53)
Médica Veterinária pela FMVZ da Universidade de São Paulo (USP)
M. V. Doutoranda em Patologia Veterinária pela FMVZ pela UNESP

Mariangela Pinheiro de Magalhães Oliveira (Cap. 63)
Graduação em Nutrição pela Faculdade de Saúde Pública da USP
Especialista em Alimentação Coletiva pela Associação Brasileira de Nutrição
Pós-graduada em Obesidade e Emagrecimento pela Universidade Gama Filho
Pós-graduada em Administração de Recursos Humanos pela Fundação Armando Álvares Penteado

Mirela Lienly Ong (Caps. 1-2, Caderno Zero)
Médica Veterinária Graduada pela Universidade Anhembi Morumbi

Mariana Villanova Vieira (Caps. 3, 85-89)
Tradutora Técnica pela UERJ

Nelson Gomes (Caps. 47-50)
Tradutor

Renata Medeiros (Cap. 73)
Mestra em Medicina Veterinária (Higiene Veterinária e Processamento Tecnológico de POA) pela UFF
Doutora em Vigilância Sanitária (Toxicologia) pelo Instituto Nacional de Controle de Qualidade em Saúde da Fundação Oswaldo Cruz (INCQS/FIOCRUZ)

Samanta Mattei de Mello (Caps. 29, 55-56)
Doutora em Microbiologia, Imunologia e Parasitologia pela Universidade Federal de São Paulo (UNIFESP)

Sergio Jesus-Garcia (Cap. 27)
Médico pela Faculdade de Ciências Médicas da Santa Casa de São Paulo (FCMSCSP)
Especialista em Otorrinolaringologia pela FCMSCSP

Silvia Spada (Caps. 79-82, 90, 93, 97-98)
Especialista em Tradução pela USP
Bacharela em Letras pela Faculdade de FFLCH/USP

Vilma Varga (Caps. 41-44)
Tradutora e Médica Neurologista

Colaboradores

Lewis Adams, PhD
Professor of Physiology, School of Allied Health Sciences, Griffith University, Gold Coast, Queensland, Australia
Cap. 29 Dispneia

Dan Elie Adler, MD
Division of Pneumology, University Hospital of Geneva, Geneva, Switzerland
Cap. 102 Ventilação Não Invasiva

Alvar Agusti, MD, PhD, FRCPE
Professor, Hospital Clinic Universitat de Barcelona, Institut Clinic del Torax, Barcelona, Spain
Cap. 43 DPOC: Patogênese e História Natural

Evangelia Akoumianaki, MD
Intensive Care Unit, University Hospital of Geneva, Geneva, Switzerland
Cap. 102 Ventilação Não Invasiva

Anthony J. Alberg, PhD, MPH
Blatt Ness Professor, Department of Public Health Sciences, Medical University of South Carolina, Associate Director of Cancer Prevention and Control, Hollings Cancer Center, Medical University of South Carolina, Charleston, South Carolina
Cap. 52 Epidemiology of Lung Cancer

Kurt H. Albertine, PhD
Professor of Pediatrics, Adjunct Professor of Medicine, and Neurobiology & Anatomy, University of Utah School of Medicine, Editor-in-Chief, *The Anatomical Record*, Salt Lake City, Utah
Cap. 1 Anatomia dos Pulmões

Barbara D. Alexander, MD, MHS
Professor of Medicine and Pathology, Division of Infectious Diseases, Director, Transplant Infectious Disease Services, Head, Clinical Mycology Laboratory, Duke University, Durham, North Carolina
Cap. 38 Micoses Oportunistas

Paul H. Alfille, MD
Assistant Professor, Department of Anesthesia, Harvard Medical School, Chief, Division of Neuro, Vascular and Thoracic Anesthesia, Department of Anesthesia, Critical Care and Pain Medicine, Massachusetts General Hospital, Boston, Massachusetts
Cap. 27 Avaliação Pré-operatória

Devanand Anantham, MBBS, MRCP
Senior Consultant, Department of Respiratory and Critical Care Medicine, Singapore General Hospital, Assistant Professor of Medicine, Duke-NUS Graduate Medical School, Singapore
Cap. 20 Ultrassonografia

Douglas A. Arenberg, MD, FACP, FACCP
Associate Professor of Medicine, Division of Pulmonary & Critical Care Medicine, University of Michigan School of Medicine, Ann Arbor, Michigan
Cap. 55 Tumores Malignos Metastáticos
Cap. 56 Tumores Pulmonares Benignos

Najib T. Ayas, MD, MPH
Associate Professor of Respiratory Medicine, Head, Division of Critical Care Medicine, University of British Columbia, Vancouver, British Columbia, Canada
Cap. 5 Mecânica e Energética do Sistema Respiratório

Aranya Bagchi, MBBS
Clinical Fellow in Anesthesia, Department of Anesthesia, Critical Care and Pain Medicine, Harvard Medical School, Massachusetts General Hospital, Boston, Massachusetts
Cap. 27 Avaliação Pré-operatória

John Randolph Balmes, MD
Professor of Medicine, Division of Occupational and Environmental Medicine, University of California San Francisco, San Francisco, California; Professor of Environmental Health Sciences, University of California, Berkeley School of Public Health, Berkeley, California
Cap. 74 Indoor and Outdoor Air Pollution

Niaz Banaei, MD
Assistant Professor, Departments of Pathology and Medicine (Division of Infectious Diseases and Geographic Medicine), Stanford University School of Medicine, Stanford, California; Director, Clinical Microbiology Laboratory, Stanford University Medical Center, Palo Alto, California
Cap. 17 Microbiologic Diagnosis of Lung Infection

Christopher F. Barnett, MD, MPH
Assistant Professor of Medicine, Division of Cardiology, University of California San Francisco, San Francisco, California
Cap. 59 Hipertensão Pulmonar Devida a Doença Pulmonar

Robert P. Baughman, MD
Professor of Medicine, Department of Internal Medicine, University of Cincinnati College of Medicine, Cincinnati, Ohio
Cap. 66 Sarcoidose

Margaret R. Becklake, MBBCh, MD
Professor Emeritus of Medical and Epidemiology, Biostatistics and Occupational Health, McGill University, Honorary Physician, McGill University Health Centre, Montreal Chest Hospital Pavilion, Montréal, Québec, Canada
Cap. 73 Pneumoconiose

Joshua O. Benditt, MD
Professor of Medicine, Division of Pulmonary and Critical Care Medicine, University of Washington School of Medicine, Director, Respiratory Care Services, University of Washington Medical Center, Seattle, Washington
Cap. 97 Sistema Respiratório e Doenças Neuromusculares

Neal L. Benowitz, MD
Professor of Medicine, Chief, Division of Clinical Pharmacology and Experimental Therapeutics, University of California San Francisco, Departments of Medicine and Bioengineering and Therapeutic Sciences, San Francisco General Hospital Medical Center, San Francisco, California
Cap. 46 Perigos e Cessação do Tabagismo

Nirav R. Bhakta, MD, PhD
Assistant Professor of Medicine, Pulmonary, Critical Care, Allergy and Sleep Medicine, University of California San Francisco, San Francisco, California
Cap. 41 Asthma: Pathogenesis and Phenotypes

Anant D. Bhave, MD
Associate Professor, Department of Radiology, University of Vermont College of Medicine, Burlington, Vermont
Cap. 19 Radiologia Torácica: Exames de Imagem Invasivos e Intervenções Orientadas por Imagem

Paul D. Blanc, MD, MSPH
Professor of Medicine, Endowed Chair in Occupational and Environmental Medicine, University of California San Francisco, Chief, Division of Occupational and Environmental Medicine, UCSF Medical Center, San Francisco, California
Cap. 75 Acute Responses to Toxic Exposures

Eugene R. Bleecker, MD
Thomas H. Davis Professor of Medicine, Division of Pulmonary, Critical Care, Allergy and Immunologic Diseases, Director, Center for Genomics and Personalized Medicine Research, Wake Forest School of Medicine, Winston-Salem, North Carolina
Cap. 45 Genetics in Asthma and COPD

Alfred A. Bove, MD, PhD
Professor Emeritus, Department of Medicine, Cardiology Section, Temple University School of Medicine, Philadelphia, Pennsylvania
Cap. 78 Diving Medicine

T. Douglas Bradley, MD
Professor and Director of the Division of Respirology and of the Centre for Sleep Medicine and Circadian Neurobiology, University of Toronto, The Cliff Nordal Chair in Sleep Apnea and Rehabilitation Research Medicine, University Health Network Toronto Rehab Foundation, and the University of Toronto, Director of the Sleep Research Laboratories, University Health Network Toronto Rehabilitation Institute and Toronto General Hospital, Toronto, Ontario, Canada
Cap. 89 Apneia Central do Sono

Elisabeth Brambilla, MD, PhD
Professor of Pathology, INSERM/Université Joseph Fourier, Department of Pathology, Hôpital Michallon, Grenoble, France
Cap. 54 Rare Primary Lung Tumors

V. Courtney Broaddus, MD
John F. Murray Distinguished Professor of Medicine, University of California San Francisco, Chief, Division of Pulmonary and Critical Care Medicine, San Francisco General Hospital, San Francisco, California
Cap. 79 Derrame Pleural
Cap. 82 Tumores Pleurais

Laurent Brochard, MD
Interdepartmental Division Director for Critical Care Medicine, Faculty of Medicine, University of Toronto, Full Professor, Clinician Scientist, Department of Medicine, Keenan Research Center for Biomedical Science, Saint Michael's Hospital, Toronto, Ontario, Canada
Cap. 102 Ventilação Não Invasiva

Malcolm V. Brock, MD
Associate Professor of Surgery, Department of Surgery, Division of Thoracic Surgery, Johns Hopkins Medical Institutions, Baltimore, Maryland
Cap. 52 Epidemiology of Lung Cancer

Kevin K. Brown, MD
Professor and Vice Chair, Department of Medicine, National Jewish Health, Denver, Colorado; Professor of Medicine, University of Colorado, Denver School of Medicine, Aurora, Colorado
Cap. 60 Vasculite Pulmonary

Paul G. Brunetta, MD
Adjunct Associate Professor, Division of Pulmonary and Critical Care Medicine, University of California San Francisco, Fontana Tobacco Treatment Center, Mt. Zion Medical Center, San Francisco, California
Cap. 46 Perigos e Cessação do Tabagismo

Jacques Cadranel, MD, PhD
Professor of Respiratory Medicine, Université Pierre et Marie Curie, Department of Respiratory Medicine, CHU Paris Est-Hôpital Tenon, Paris, France
Cap. 54 Rare Primary Lung Tumors

Bartolome Celli, MD
Professor of Medicine, Harvard Medical School, Division of Pulmonary and Critical Care Medicine, Brigham and Women's Hospital, Boston, Massachusetts
Cap. 105 Reabilitação Pulmonary

Edward D. Chan, MD
Professor of Medicine, University of Colorado Denver Anschutz Medical Campus, Staff Physician, Department of Medicine, Denver Veterans Affairs Medical Center, Staff Physician, Department of Academic Affairs, National Jewish Health, Denver, Colorado
Cap. 48 Bronquiectasia

Richard N. Channick, MD
Associate Professor of Medicine, Harvard Medical School, Director, Pulmonary Hypertension and Thromboendarterectomy Program, Massachusetts General Hospital, Boston, Massachusetts
Cap. 58 Hipertensão Pulmonar

Jean Chastre, MD
Professor, Service de Réanimation Médicale, Institut de Cardiologie, Groupe Hospitalier Pitié-Salpêtrière, Paris, France
Cap. 34 Pneumonia Associada à

Guang-Shing Cheng, MD
Assistant Professor of Medicine, Division of Pulmonary and Critical Care Medicine, University of Washington School of Medicine, Assistant Member, Clinical Research Division, Fred Hutchinson Cancer Research Center, Seattle, Washington
Cap. 83 Tumores e Cistos Mediastinais
Cap. 84 Pneumomediastino e Mediastinite

Kelly Chin, MD, MSCS
Director, Pulmonary Hypertension Program, Internal Medicine, Pulmonary Division, UT Southwestern, Dallas, Texas
Cap. 58 Hipertensão Pulmonar

Kian Fan Chung, MD, DSc, FRCP
Professor of Respiratory Medicine, Head of Experimental Studies Medicine, National Heart & Lung Institute, Imperial College London, Consultant Physician, Royal Brompton & Harefield NHS Trust, London, United Kingdom
Cap. 30 Tosse

Pr Christine Clerici
Physiologie-Explorations Fonctionnelles, Hopitaux Universitaires Paris Nord Val de Seine, INSERM U1152, UFR de Médecine Paris Diderot, Paris 7, France
Cap. 9 Alveolar Epithelium and Fluid Transport

Thomas V. Colby, MD
Geraldine C. Zeiler Professor of Cytopathology, Laboratory Medicine and Pathology, Mayo Clinic, Scottsdale, Arizona
Cap. 63 Pneumonias Intersticiais Idiopáticas

Harold R. Collard, MD
Associate Professor of Clinical Medicine, University of California San Francisco, Director, Interstitial Lung Disease Program, UCSF Medical Center, San Francisco, California
Cap. 67 Alveolar Hemorrhage and Rare Infiltrative Diseases

Carlyne D. Cool, MD
Clinical Professor of Pathology, Department of Pathology, University of Colorado, Denver School of Medicine, Aurora, Colorado; Division of Pathology, National Jewish Health, Denver, Colorado
Cap. 60 Vasculite Pulmonar

Jean-François Cordier, MD
Professor of Respiratory Medicine, Claude Bernard University, Department of Respiratory Medicine, Louis Pradel University Hospital, Lyon, France
Cap. 54 Rare Primary Lung Tumors
Cap. 68 Doenças Pulmonares Eosinofílicas

Ricardo Luiz Cordioli, MD, PhD
Medical Staff, Intensive Care, Albert Einstein Hospital, Medical Staff, Intensive Care, Oswaldo Cruz Hospital, São Paulo, Brazil
Cap. 102 Ventilação Não Invasiva

Tamera J. Corte, MBBS, FRACP
Associate Professor, Department of Medicine, University of Sydney Medical School, Consultant Respiratory Physician, Interstitial Lung Disease Clinic, Royal Prince Alfred Hospital, Sydney, Australia
Cap. 65 Doenças do Tecido Conjuntivo

Vincent Cottin, MD, PhD
Professor of Respiratory Medicine, Université Claude Bernard Lyon 1, Reference Center for Rare Pulmonary Diseases, Hospices Civils de Lyon, Louis Pradel Hospital, Lyon, France
Cap. 68 Doenças Pulmonares Eosinofílicas

Mark S. Courey, MD
Professor of Clinical Otolaryngology, Department of Otolaryngology—Head and Neck Surgery, University of California San Francisco, Director of Laryngology, Medical Director, Voice and Swallowing Center, UCSF Medical Center, San Francisco, California
Cap. 49 Doenças das Vias Aéreas Superiores

Robert L. Cowie, MD
Professor, Departments of Medicine and of Community Health Sciences, University of Calgary Faculty of Medicine, Respirologist, Department of Medicine, Alberta Health Services, Calgary, Alberta, Canada
Cap. 73 Pneumoconiose

Kristina Crothers, MD
Associate Professor of Medicine, Division of Pulmonary and Critical Care Medicine, University of Washington School of Medicine, Seattle, Washington
Cap. 90 Complicações Pulmonares da Infecção pelo HIV

Gerard F. Curley, MB, MSc, PhD, FCAI
Assistant Professor, Department of Anesthesia, University of Toronto Faculty of Medicine, Associate Scientist, Keenan Research Centre for Biomedical Science of St. Michael's Hospital, Staff Anesthesiologist, St. Michael's Hospital, Toronto, Ontario, Canada
Cap. 86 Hipocapnia e Hipercapnia

Charles L. Daley, MD
Professor and Head, Division of Mycobacterial and Respiratory Infections, National Jewish Health, Denver, Colorado; Professor of Medicine, Division of Pulmonary and Critical Care Medicine and Infectious Diseases, University of Colorado, Denver, Aurora, Colorado
Cap. 36 Infecções Micobacterianas Não Tuberculosas

J. Lucian Davis, MD, MAS
Associate Professor, Division of Pulmonary and Critical Care Medicine, Department of Medicine, University of California San Francisco, San Francisco General Hospital, San Francisco, California
Cap. 16 Histórico e Exame Físico

Teresa De Marco, MD, FACC
Professor, Clinical Medicine and Surgery, R. H. and Jane G. Logan Endowed Chair in Cardiology, Director, Advanced Heart Failure and Pulmonary Hypertension, Medical Director, Heart Transplantation, University of California San Francisco, San Francisco, California
Cap. 59 Hipertensão Pulmonar Devida a Doença Pulmonar

Stanley C. Deresinski, MD
Clinical Professor, Department of Medicine (Division of Infectious Diseases and Geographic Medicine), Stanford University School of Medicine, Stanford, California
Cap. 17 Microbiologic Diagnosis of Lung Infection

Christophe Deroose, MD, PhD
Associate Professor, Department of Nuclear Medicine & Molecular Imaging, Catholic University Leuven, Leuven, Belgium
Cap. 21 Tomografia por Emissão de Pósitron

Leland G. Dobbs, MD
Adjunct Professor of Medicine and Pediatrics, University of California San Francisco, Cardiovascular Research Institute at UCSF, San Francisco, California
Cap. 8 Epitélio Alveolar e Surfactante

Christophe Dooms, MD, PhD
Assistant Professor, Department of Pneumology, Catholic University Leuven, Leuven, Belgium
Cap. 21 Tomografia por Emissão de Pósitron

Gregory P. Downey, MD
Executive Vice President, Academic Affairs, Department of Medicine, National Jewish Health, Professor, Department of Medicine and Integrated Department of Immunology, University of Colorado Denver, Aurora, Colorado
Cap. 15 Injury and Repair

Roland M. du Bois, MD, FRCP, FCCP
Emeritus Professor of Respiratory Medicine, Imperial College London, London, United Kingdom
Cap. 65 Doenças do Tecido Conjuntivo

Megan M. Dulohery, MD
Instructor of Medicine, Department of Internal Medicine, Division of Pulmonary and Critical Care, Mayo Clinic, Rochester, Minnesota
Cap. 71 Doença Pulmonar Induzida por Fármacos

Richard M. Effros, MD
Clinical Professor, Department of Medicine, LA Biomed/Harbor-UCLA Medical Center, Torrance, California; Professor Emeritus, Department of Medicine, Medical College of Wisconsin, Milwaukee, Wisconsin
Cap. 7 Balanço Acidobásico

Mark D. Eisner, MD, MPH
Senior Group Medical Director, Product Development, Genentech, South San Francisco, California
Cap. 74 Indoor and Outdoor Air Pollution

Brett M. Elicker, MD
Associate Professor of Clinical Radiology, Department of Radiology and Biomedical Imaging, University of California San Francisco, San Francisco, California
Cap. 18 Radiologia Torácica: Exames de Imagem Diagnósticos Não Invasivos

Armin Ernst, MD, MHCM
President and CEO, Reliant Medical Group, Professor of Medicine, Tufts University School of Medicine, Boston, Massachusetts
Cap. 20 Ultrassonografia

Joel D. Ernst, MD
Director, Division of Infectious Diseases and Immunology, Jeffrey Bergstein Professor of Medicine, Professor of Medicine, Pathology and Microbiology, New York University School of Medicine, NYU Langone Medical Center, New York, New York
Cap. 35 Tuberculose

John V. Fahy, MD, MSc
Professor of Medicine, Pulmonary, Critical Care, Allergy and Sleep Medicine, Cardiovascular Research Institute, University of California San Francisco, San Francisco, California
Cap. 41 Asma: Patogênese e Fenótipos

Peter F. Fedullo, MD
Professor of Medicine and Chief of Staff, Division of Pulmonary and Critical Care Medicine, University of California San Diego School of Medicine, UCSD Medical Center, San Diego, California
Cap. 57 Tromboembolismo Pulmonar

David Feller-Kopman, MD, FACP
Associate Professor of Medicine, Department of Pulmonary & Critical Care Medicine, Director, Bronchoscopy & Interventional Pulmonology, Johns Hopkins Hospital, Baltimore, Maryland
Cap. 22 Broncoscopia Diagnóstica
Cap. 23 Broncoscopia Terapêutica

Brett E. Fenster, MD, FACC, FASE
Associate Professor of Medicine, Division of Cardiology, Director, Pulmonary Hypertension Center, National Jewish Health, Denver, Colorado
Cap. 31 Dor Torácica

Tasha E. Fingerlin, MS, PhD
Associate Professor, Departments of Epidemiology & Biostatistics and Informatics, University of Colorado Anschutz Medical Campus, Aurora, Colorado
Cap. 3 Genética da Doença Pulmonar

Andrew P. Fontenot, MD
Henry N. Claman Professor of Medicine, University of Colorado Anschutz Medical Campus, Aurora, Colorado
Ch. 13 Adaptive Immunity

Stephen K. Frankel, MD, FCCM, FCCP
Professor of Medicine, Chief Medical Officer, National Jewish Health, Denver, Colorado; Professor of Medicine, University of Colorado, Denver School of Medicine, Aurora, Colorado
Cap. 60 Pulmonary Vasculitis

Joe G.N. Garcia, MD
Senior Vice President for Health Sciences, Department of Medicine, University of Arizona, Tucson, Arizona
Cap. 6 Circulação Pulmonar e Regulação do Balanço de Fluidos

G.F. Gebhart, PhD
Professor of Anethesiology, Medicine, Neurobiology and Pharmacology, Director, Center for Pain Research, University of Pittsburgh, Pittsburgh, Pennsylvania
Cap. 31 Dor Torácica

Daniel Lee Gilstrap, MD
Medical Instructor, Department of Medicine, Duke University Medical Center, Durham, North Carolina
Ch. 42 Asma: Diagnóstico Clínico e Manejo

Nicolas Girard, MD, PhD
Professor of Respiratory Medicine, Claude-Bernard University, Department of Respiratory Medicine, Louis Pradel Hospital, Hospices Civils de Lyon, Lyon, France
Cap. 54 Rare Primary Lung Tumors

Mark T. Gladwin, MD
Professor of Medicine, Division of Pulmonary, Allergy, and Critical Care Medicine, Director, Heart, Lung, Blood and Vascular Medicine Institute, University of Pittsburgh School of Medicine, Division Chief, Pulmonary, Allergy and Critical Care Medicine, University of Pittsburgh Medical Center, Pittsburgh, Pennsylvania
Cap. 94 Pulmonary Complications of Hematologic Diseases

Robb W. Glenny, MD
Professor, Departments of Medicine and of Physiology and Biophysics, Division of Pulmonary and Critical Care Medicine, University of Washington School of Medicine, Seattle, Washington
Cap. 26 Clinical Exercise Testing

Warren M. Gold, MD
Professor of Medicine Emeritus, Senior Staff, Cardiovascular Research Institute, University of California San Francisco, Attending Physician, Division of Pulmonary, Sleep and Critical Care, Department of Medicine, Moffitt-Long Hospitals, San Francisco, California
Cap. 25 Provas de Função Pulmonar

Michael B. Gotway, MD
Professor of Radiology, Mayo Clinic, Scottsdale, Arizona; Clinical Associate Professor, Diagnostic Radiology/Biomedical Imaging and Pulmonary/Critical Care Medicine, Department of Radiology and Biomedical Imaging, University of California San Francisco, San Francisco, California; Clinical Professor, University of Arizona College of Medicine, Phoenix, Arizona; Adjunct Professor, Department of Biomedical Informatics, Arizona State University, Tempe, Arizona
Cap. 18 Radiologia Torácica: Exames de Imagem Diagnósticos Não Invasivos

Giacomo Grasselli, MD
Department of Health Sciences, School of Medicine, University of Milan-Bicocca, Emergency Department, Ospedale San Gerardo, Monza, Italy
Cap. 103 Extracorporeal Support of Gas Exchange

James M. Greenberg, MD
Professor of Pediatrics, Director, Division of Neonatology, University of Cincinnati College of Medicine, Co-Director, Perinatal Institute, Cincinnati Children's Hospital Medical Center, Cincinnati, Ohio
Cap. 2 Crescimento e Desenvolvimento do Pulmão

David E. Griffith, MD
William A. and Elizabeth B. Moncrief Distinguished Professorship in Comprehensive Heart and Lung Disease, Director of the Pulmonary and Critical Care Division, University of Texas Health Science Center, Professor of Medicine, University of Texas Health Science Center, Tyler, Texas; Medical Director, Texas Center for Infectious Disease, Assistant Medical Director, Heartland National Tuberculosis Center, San Antonio, Texas
Cap. 36 Infecções Micobacterianas Não Tuberculosas

James F. Gruden, MD
Associate Professor of Radiology, Mayo Clinic, Scottsdale, Arizona
Cap. 18 Radiologia Torácica: Exames de Imagem Diagnósticos Não Invasivos

MeiLan King Han, MD, MS
Associate Professor of Medicine, Division of Pulmonary and Critical Care Medicine, University of Michigan School of Medicine, Ann Arbor, Michigan
Cap. 44 DPOC: Diagnóstico Clínico e Manejo

William Henderson, MD, FRCPC
Assistant Professor, Division of Critical Care Medicine, Vancouver General Hospital, Vancouver, British Columbia, Canada
Cap. 5 Mecânica e Energética do Sistema Respiratório

Nicholas S. Hill, MD
Chief, Division of Pulmonary, Critical Care and Sleep Medicine, Tufts Medical Center, Professor of Medicine, Tufts University School of Medicine, Boston, Massachusetts
Cap. 99 Insuficiência Respiratória Aguda

Wynton Hoover, MD
Associate Professor of Pediatrics, Division of Pulmonary and Sleep Medicine, University of Alabama at Birmingham, Birmingham, Alabama
Cap. 47 Fibrose Cística

Philip C. Hopewell, MD
Professor of Medicine, Director, Curry International TB Center, University of California San Francisco, San Francisco General Hospital, San Francisco, California
Cap. 35 Tuberculose

Jennifer L. Horan-Saullo, MD, PharmD
Instructor, Department of Medicine, Division of Infectious Diseases, Duke University, Durham, North Carolina
Cap. 38 Micoses Oportunistas

Richard L. Horner, PhD
Professor, Departments of Medicine and Physiology, University of Toronto, Canada Research Chair in Sleep and Respiratory Neurobiology, Toronto, Ontario, Canada
Cap. 85 Control of Breathing and Upper Airways During Sleep

Laurence Huang, MD, MAS
Professor of Medicine, University of California San Francisco, Chief, HIV/AIDS Chest Clinic, San Francisco General Hospital, San Francisco, California
Cap. 90 Pulmonary Complications of HIV Infection

Gérard Huchon, MD
Professor of Medicine (Respiratory Diseases), Service de Pneumologie, Université Paris 5 René Descartes, Paris, France
Cap. 93 Complicações Pulmonares de Doenças Abdominais

Yoshikazu Inoue, MD, PhD
Director, Department of Diffuse Lung Diseases and Respiratory Failure, National Hospital Organization Kinki-Chuo Chest Medical Center, Sakai, Osaka, Japan
Cap. 69 Linfangioleiomiomatose

Michael D. Iseman, MD, FACP, FCCP
Professor of Medicine, Divisions of Pulmonary Medicine and Infectious Diseases, University of Colorado Anschutz Medical Campus, Staff Physician, Division of Mycobacterial and Respiratory Infections, National Jewish Health, Denver, Colorado
Cap. 48 Bronquiectasia

James E. Jackson, MBBS, MRCP, FRCR
Consultant Radiologist, Department of Imaging, Hammersmith Hospital, London, United Kingdom
Cap. 61 Pulmonary Vascular Abnormalities

Claudia V. Jakubzick, PhD
Assistant Professor, Department of Pediatrics, Integrated Department of Immunology, National Jewish Health, Denver, Colorado
Cap. 12 Innate Immunity

Julius P. Janssen, MD, PhD
Department of Pulmonary Diseases, Canisius Wilhelmina Hospital, Nijmegen, The Netherlands
Cap. 24 Thoracoscopy

James R. Jett, MD, FCCP
Professor of Medicine (Oncology), Director, Clinical and Translational Research Section, National Jewish Health, Denver, Colorado
Cap. 53 Aspectos Clínicos do Câncer Pulmonar

Kirk Jones, MD
Professor of Medicine, Department of Pathology, University of California San Francisco, San Francisco, California
Cap. 50 Bronquiolite e Outras Doenças das Vias Aéreas Intratorácicas

Marc A. Judson, MD
Chief, Division of Pulmonary and Critical Care Medicine, Albany Medical Center, Albany, New York
Cap. 66 Sarcoidose

Midori Kato-Maeda, MD, MS
Associate Professor of Medicine, University of California San Francisco, San Francisco General Hospital, San Francisco, California
Cap. 35 Tuberculose

Brian P. Kavanagh, MB, FRCPC
Professor, Departments of Anesthesia, Physiology & Medicine, University of Toronto Faculty of Medicine, Dr. Geoffrey Barker Chair of Critical Care Medicine, Hospital for Sick Children, Toronto, Ontario, Canada
Cap. 86 Hipocapnia e Hipercapnia

Shaf Keshavjee, MD, MSc, FRCSC, FACS
Surgeon-in-Chief, Sprott Department of Surgery, Toronto General Hospital, Director, Toronto Lung Transplant Program, University Health Network, Director, Latner Thoracic Research Laboratories, University Health Network, Professor, Division of Thoracic Surgery & Institute of Biomaterials and Biomedical Engineering, University of Toronto, University Health Network, Toronto, Ontario, Canada
Cap. 106 Transplante Pulmonar

Kami Kim, MD
Professor, Departments of Medicine, Microbiology & Immunology, and Pathology, Albert Einstein College of Medicine, Bronx, New York
Cap. 39 Infecções Parasitárias

R. John Kimoff, MD, FRCP(C), ABIM (Sleep)
Director, Sleep Laboratory, Respiratory Division, McGill University Health Centre, Montreal, Quebec, Canada
Cap. 88 Apneia Obstrutiva do Sono

Talmadge E. King, Jr., MD
Julius R. Krevans Distinguished Professorship in Internal Medicine, Chair, Department of Medicine, University of California San Francisco, San Francisco, California
Cap. 63 Pneumonias Intersticiais Idiopáticas
Cap. 67 Alveolar Hemorrhage and Rare Infiltrative Diseases

Jeffrey S. Klein, MD, FACR
A. Bradley Soule and John P. Tampas Green and Gold Professor of Radiology, University of Vermont College of Medicine, Editor, *RadioGraphics*, Radiological Society of North America, Burlington, Vermont
Cap. 19 Radiologia Torácica: Exames de Imagem Invasivos e Intervenções Orientadas por Imagem

Laura L. Koth, MD
Associate Professor of Clinical Medicine, Director, Adult Pulmonary Function Laboratory, Cardiovascular Research Institute, Attending Physician, Division of Pulmonary, Sleep, and Critical Care, Department of Medicine, Moffitt-Long Hospitals, San Francisco, California
Cap. 25 Provas de Função Pulmonar

Robert M. Kotloff, MD
Chairman, Department of Pulmonary Medicine, Respiratory Institute, Cleveland Clinic, Cleveland, Ohio
Cap. 106 Transplantate Pulmoar

Monica Kraft, MD
Professor of Medicine, Division of Pulmonary and Critical Care Medicine, Duke University Medical Center, Durham, North Carolina
Cap. 42 Asma: Diagnóstico Clínico e Manejo

Elif Küpeli, MD, FCCP
Associate Professor of Medicine, Baskent University School of Medicine, Pulmonary Department, Ankara, Turkey
Cap. 22 Broncoscopia Diagnóstica

John G. Laffey, MD, MA, FCAI
Anesthesiologist-in-Chief, Department of Anesthesia, Keenan Research Centre for Biomedical Science of St. Michael's Hospital, Professor, Departments of Anesthesia and Physiology, University of Toronto Faculty of Medicine, Toronto, Ontario, Canada
Cap. 86 Hipocapnia e Hipercapnia

Stephen E. Lapinsky, MBBCh, MSc, FRCPC
Professor, Department of Medicine, University of Toronto, Site Director, Intensive Care Unit, Mount Sinai Hospital, Toronto, Ontario, Canada
Cap. 96 The Lungs in Obstetric and Gynecologic Diseases

Stephen C. Lazarus, MD
Professor of Medicine, Division of Pulmonary, Critical Care, Allergy & Sleep Medicine, Director, Training Program in Pulmonary & Critical Care Medicine, Associate Director, Adult Pulmonary Laboratory, Senior Investigator, Cardiovascular Research Institute, University of California San Francisco, San Francisco, California
Cap. 44 DPOC: Diagnóstico Clínico e Manejo
Cap. 50 Bronquiolite e Outras Doenças das Vias Aéreas Intratorácicas

Frances Eun-Hyung Lee, MD
Assistant Professor of Medicine, Division of Pulmonary and Critical Care Medicine, Director, Emory Asthma, Allergy, Immunology Program, Emory University School of Medicine, Atlanta, Georgia
Cap. 32 Infecções Virais

Jarone Lee, MD, MPH
Instructor in Surgery, Harvard Medical School, Division of Trauma, Emergency Surgery, Surgical Critical Care, Massachusetts General Hospital, Boston, Massachusetts
Cap. 76 Trauma and Blast Injuries

Y. C. Gary Lee, MBChB, PhD, FRACP, FCCP, FRCP
Winthrop Professor of Respiratory Medicine, Centre for Asthma, Allergy, and Respiratory Research, School of Medicine and Pharmacology, University of Western Australia, Consultant, Department of Respiratory Medicine, Director of Pleural Services, Sir Charles Gairdner Hospital, Perth, Australia
Cap. 81 Pneumotórax, Quilotórax, Hemotórax e Fibrotórax

Warren L. Lee, MD, PhD, FRCP(C)
Assistant Professor of Medicine, Division of Respirology and the Interdepartmental Division of Critical Care Medicine, University of Toronto, Attending Physician, Medical-Surgical Intensive Care Unit, St. Michael's Hospital, Staff Scientist, Keenan Research Centre, Li Ka Shing Knowledge Institute, St. Michael's Hospital, Toronto, Ontario, Canada
Cap. 100 Insuficiência Respiratória Hipoxêmica Aguda e SDRA

Teofilo L. Lee-Chiong, Jr., MD
Professor of Medicine, National Jewish Health, University of Colorado, Denver, Colorado; Chief Medical Liaison, Philips Respironics, Monroeville, Pennsylvania
Cap. 31 Dor Torácica

Catherine Lemière, MD, MSc
Professor of Medicine, Université de Montréal Faculty of Medicine, Chest Physician, Department of Medicine, Hôpital du Sacré-Coeur de Montréal, Montréal, Québec, Canada
Cap. 72 Asma no Local de Trabalho

Richard W. Light, MD
Professor of Medicine, Division of Allergy, Pulmonary, and Critical Care Medicine, Vanderbilt University School of Medicine, Nashville, Tennessee
Cap. 79 Derrame Pleural
Cap. 80 Infecções Pleurais
Cap. 81 Pneumotórax, Quilotórax, Hemotórax e Fibrotórax

Andrew H. Limper, MD
Annenberg Professor of Pulmonary Research, Associate Chair for Research, Department of Internal Medicine, Director, Thoracic Diseases Research Unit, Mayo Clinic College of Medicine, Rochester, Minnesota
Cap. 71 Doença Pulmonar Induzida por Fármacos

Robert Loddenkemper, MD
Professor of Medicine, Charité University Medicine, Former Director and Chief of Department of Pneumology, HELIOS-Klinikum Emil von Behring, Berlin, Germany
Cap. 24 Thoracoscopy

Njira Lugogo, MD
Assistant Professor of Medicine, Duke Asthma, Allergy and Airway Center, Duke University Medical Center, Durham, North Carolina
Cap. 42 Asma: Diagnóstico Clínico e Manejo

Maurizio Luisetti, MD
Professor of Respiratory Disease, Department of Molecular Medicine, University of Pavia, Head, Pneumology Section, San Matteo Hospital Foundation, Pavia, Italy
Cap. 70 Síndrome de Proteinose Alveolar Pulmonar

Andrew M. Luks, MD
Associate Professor of Medicine, Division of Pulmonary and Critical Care Medicine, University of Washington School of Medicine, Seattle, Washington
Cap. 26 Clinical Exercise Testing
Cap. 77 High Altitude

Charles-Edouard Luyt, MD, PhD
Service de Réanimation Médicale, Institut de Cardiologie, Groupe Hospitalier Pitié-Salpêtrière, Paris, France
Cap. 34 Pneumonia Associada à Ventilação

Roberto F. Machado, MD
Associate Professor of Medicine, Division of Pulmonary, Critical Care Medicine, Sleep and Allergy, Department of Medicine, University of Illinois, Chicago, Chicago, Illinois
Cap. 94 Pulmonary Complications of Hematologic Diseases

Neil R. MacIntyre, MD
Professor of Medicine, Department of Medicine, Duke University, Durham, North Carolina
Cap. 101 Ventilação Mecânica

William MacNee, MB, ChB, MD, FRCP(G), FRCP(E)
Professor of Respiratory and Environmental Medicine, Honorary Consultant Physician, University of Edinburgh, Edinburgh, United Kingdom
Cap. 43 DPOC: Patogênese e História Natural

David K. Madtes, MD
Member, Clinical Research Division, Fred Hutchinson Cancer Research Center, Associate Professor Medicine, University of Washington, Seattle, Washington
Cap. 91 Pulmonary Complications of Stem Cell and Solid Organ Transplantation

Lisa A. Maier, MD, MSPH, FCCP
Chief, Division of Environmental and Occupational Health Sciences, National Jewish Health, Professor of Medicine, Division of Pulmonary Sciences and Critical Care Medicine, Department of Environmental/Occupational Health, Colorado School of Public Health, University of Colorado, Denver, Denver, Colorado
Cap. 28 Evaluation of Respiratory Impairment and Disability

Fabien Maldonado, MD
Assistant Professor of Medicine, Division of Pulmonary and Critical Care Medicine, Mayo Clinic College of Medicine, Rochester, Minnesota
Cap. 71 Doença pulmonar Induzida por Fármacos

Atul Malhotra, MD
Kenneth M. Moser Professor of Medicine, Chief of Pulmonary and Critical Care Medicine, Director of Sleep Medicine, University of California San Diego, La Jolla, California
Cap. 85 Controle da Respiração e das Vias Aéreas Superiores Durante o Sono
Cap. 87 Consequences of Sleep Disruption

Thomas R. Martin, MD
Global Head, Respiratory Therapeutic Area, Development, Novartis Pharmaceuticals, East Hanover, New Jersey
Cap. 12 Innate Immunity

Nick A. Maskell, DM, FRCP
Reader in Respiratory Medicine, School of Clinical Sciences, University of Bristol, Bristol, United Kingdom
Cap. 80 Infecções Pleurais

Robert J. Mason, MD
Cetalie & Marcel Weiss Chair in Pulmonary Medicine, Department of Medicine, National Jewish Health, Denver, Colorado; Professor of Medicine, University of Colorado Denver Health Sciences Center, Aurora, Colorado
Cap. 8 Epitélio Alveolar e Surfactante Pulmonar

Pierre P. Massion, MD
Professor of Medicine and Cancer Biology, Department of Medicine, Vanderbilt University School of Medicine, Director of the Thoracic Program, Vanderbilt-Ingram Cancer Center, Nashville, Tennessee
Cap. 51 Biology of Lung Cancer

Michael A. Matthay, MD
Professor, Departments of Medicine and Anesthesia, University of California San Francisco, San Francisco, California
Cap. 9 Alveolar Epithelium and Fluid Transport
Cap. 62 Edema Pulmonar

Richard A. Matthay, MD
Professor Emeritus and Senior Research Scientist in Medicine, Section of Pulmonary, Critical Care and Sleep Medicine, Yale University School of Medicine, New Haven, Conneticut
Cap. 31 Dor Torácica

Annyce S. Mayer, MD, MSPH
Associate Professor of Medicine, Division of Environmental and Occupational Health Sciences, National Jewish Health, Department of Environmental/ Occupational Health, Colorado School of Public Health, University of Colorado, Denver, Colorado
Cap. 28 Evaluation of Respiratory Impairment and Disability

Stuart B. Mazzone, PhD
Senior Research Fellow, Laboratory of Respiratory Neuroscience and Mucosal Immunity, The University of Queensland School of Biomedical Sciences, St. Lucia, Queensland, Australia
Cap. 30 Tosse

F. Dennis McCool, MD
Professor of Medicine, Division of Pulmonary and Critical Care Medicine, Alpert Medical School of Brown University, Providence, Rhode Island; Memorial Hospital of Rhode Island, Pawtucket, Rhode Island
Cap. 97 Sistema Respiratório e Doenças Neuromusculares
Cap. 98 Sistema Respiratório e Doenças da Parede Torácica

Francis Xavier McCormack, MD
Taylor Professor and Director, Division of Pulmonary, Critical Care and Sleep Medicine, University of Cincinnati, Cincinnati, Ohio
Cap. 69 Linfangioleiomiomatose

Atul C. Mehta, MBBS, FACP, FCCP
Department of Pulmonary Medicine, Respiratory Institute, Cleveland Clinic, Professor of Medicine, Lerner College of Medicine, Cleveland, Ohio
Cap. 22 Broncoscopia Diagnóstica
Cap. 23 Broncoscopia terapêutica

Rosario Menéndez, MD, PhD
Pulmonologist, Directora del Área de Enfermedades Respiratorias, Hospital Universitario La Fe, Valencia, Spain
Cap. 33 Pneumonia Bacteriana e Abscesso Pulmonar

Adam S. Morgenthau, MD
Assistant Professor of Medicine, Division of Pulmonary, Critical Care and Sleep Medicine, Icahn School of Medicine at Mount Sinai, New York, New York
Cap. 66 Sarcoidose

Alison Morris, MD, MS
Associate Professor of Medicine and Immunology, Division of Pulmonary, Allergy, and Critical Care Medicine, University of Pittsburgh School of Medicine, Pittsburgh, Pennsylvania
Cap. 90 Complicações Pulmonares por Infecção pelo HIV

Timothy A. Morris, MD, FCCP
Professor of Medicine and Clinical Service Chief, Division of Pulmonary and Critical Care Medicine, University of California, San Diego School of Medicine, UCSD Medical Center, San Diego, California
Cap. 57 Tromboembolismo Pulmonar

Aaron R. Muncey, MD
Clinical Fellow, Department of Anesthesiology, Brigham and Women's Hospital, Boston, Massachusetts
Cap. 87 Consequências das Perturbações do Sono

John F. Murray, MD, FRCP, DSc (Hon)
Professor Emeritus, Department of Medicine, University of California San Francisco, San Francisco General Hospital, San Francisco, California
Cap. 16 Histórico e Exame Físico
Cap. 62 Edema Pulmonar

Jeffrey L. Myers, MD
A. James French Professor of Pathology, Director, Divisions of Anatomic Pathology and MLabs, University of Michigan School of Medicine, Ann Arbor, Michigan
Cap. 56 Tumores Pulmonares Benignos

Jay A. Nadel, MD, DSc (Hon), DLaw (Hon)
Professor of Medicine, Physiology, and Radiology, Division of Pulmonary and Critical Care Medicine, Cardiovascular Research Institute, University of California San Francisco, San Francisco, California
Cap. 10 Airway Epithelium and Mucous Secretion

Catherine Nelson-Piercy, MBBA, MA, FRCP, FRCOG
Professor of Obstetric Medicine, Women's Health Academic Centre, King's Health Partners, Consultant Obstetric Physician, Women's Health, Guy's & St. Thomas' Foundation Trust, Consultant Obstetric Physician, Queen Charlotte's and Chelsea Hospital, Imperial College Healthcare Trust, London, Great Britain
Cap. 96 The Lungs in Obstetric and Gynecologic Diseases

Tom S. Neuman, MD
Professor Emeritus, Department of Emergency Medicine, University of California, San Diego, San Diego, California
Cap. 78 Diving Medicine

Joshua D. Nosanchuk, MD
Professor of Medicine and Microbiology & Immunology, Assistant Dean of Students, Albert Einstein College of Medicine, Bronx, New York
Cap. 37 Micoses

Thomas G. O'Riordan, MD
Clinical Associate Professor of Medicine, Division of Pulmonary & Critical Care Medicine, University of Washington School of Medicine, Senior Director of Clinical Research, Gilead Sciences Inc., Seattle, Washington
Cap. 11 Deposição e Depuração de Aerossol

Victor Enrique Ortega, MD
Assistant Professor of Medicine, Center for Genomics and Personalized Medicine Research, Wake Forest School of Medicine, Winston-Salem, North Carolina
Cap. 45 Genetics in Asthma and COPD

Prasad M. Panse, MD
Assistant Professor of Radiology, Mayo Clinic, Scottsdale, Arizona
Cap. 18 Radiologia Torácica: Exames de Imagem Diagnósticos Não Invasivos

William Pao, MD, PhD
Cornelius Abernathy Craig Professor of Medical & Surgical Oncology, Medicine, Vanderbilt University School of Medicine, Director, Personalized Cancer Medicine, Vanderbilt-Ingram Cancer Center, Nashville, Tennessee
Cap. 51 Biology of Lung Cancer

Peter A. Paré, MD
Professor, Departments of Respiratory Medicine and Pathology, University of British Columbia, James Hogg Research Centre, Institute for Heart + Lung Health, St. Paul's Hospital, Vancouver, British Columbia, Canada
Cap. 5 Respiratory System Mechanics and Energetics

Mecânica e Energética do Sistema Respiratório R. Park, MD
Professor, Division of Pulmonary and Critical Care Medicine, Adjunct Professor, Department of Global Health, University of Washington School of Medicine, Seattle, Washington
Cap. 83 Tumores e Cistos Mediastinais
Cap. 84 Pneumomediastino e Mediastinite

Nicholas J. Pastis, MD, FCCP
Assistant Professor of Medicine, Division of Pulmonary and Critical Care, Medical University of South Carolina, Charleston, South Carolina
Cap. 53 Aspectos Clínicos do Câncer Pulmonar

Nicolò Patroniti, MD
Associate Professor of Anesthesiology, Department of Health Sciences, School of Medicine, University of Milan-Bicocca, Emergency Department, Ospedale San Gerardo, Monza, Italy
Cap. 103 Extracorporeal Support of Gas Exchange

Karen C. Patterson, MD
Clinical Instructor, Division of Pulmonary, Allergy and Critical Care, University of Pennsylvania Perelman School of Medicine, Philadelphia, Pennsylvania
Cap. 64 Pneumonite por Hipersensibilidade

Antonio Pesenti, MD
Professor of Anesthesiology, Department of Health Sciences, University of Milan-Bicocca, Director, Emergency Department, Ospedale San Gerardo, Monza, Italy
Cap. 103 Extracorporeal Support of Gas Exchange

Allan Pickens, MD
Assistant Professor of Surgery, Emory University School of Medicine, Director of Minimally Invasive Surgery and Thoracic Oncology, Section of Cardiothoracic Surgery, Emory University Hospital, Atlanta, Georgia
Cap. 55 Tumores Malignos Metastáticos

Benjamin A. Pinsky, MD, PhD
Assistant Professor, Departments of Pathology and Medicine (Division of Infectious Diseases and Geographic Medicine), Stanford University School of Medicine, Director, Clinical Virology Laboratory, Stanford University Medical Center, Stanford, California
Cap. 17 Microbiologic Diagnosis of Lung Infection

Steven D. Pletcher, MD
Associate Professor of Clinical Otolaryngology, Department of Otolaryngology—Head and Neck Surgery, University of California San Francisco, San Francisco, California
Cap. 49 Upper Airway Disorders

Frank L. Powell, PhD
Professor of Medicine, University of California, San Diego School of Medicine, La Jolla, California
Cap. 4 Ventilação, Fluxo Sanguíneo e Troca Gasosa

Loretta G. Que, MD
Associate Professor of Medicine, Division of Pulmonary and Critical Care Medicine, Duke University School of Medicine, Durham, North Carolina
Cap. 42 Asma: Diagnóstico Clínico e Manejo

Elizabeth F. Redente, PhD
Assistant Professor, Department of Pediatrics, Division of Cell Biology, National Jewish Health, Denver, Colorado
Cap. 12 Innate Immunity

David W.H. Riches, PhD
Professor, Division of Pulmonary Sciences and Critical Care Medicine, Departments of Medicine and Immunology, University of Colorado Denver School of Medicine, Aurora, Colorado; Professor and Division Head, Program in Cell Biology, National Jewish Health, Denver, Colorado
Cap. 12 Innate Immunity

Bruce W.S. Robinson, MBBS, MD, FRACP, FRCP, DTM&H, FCCP
Consultant Respiratory Physician, UWA School Of Medicine, Sir Charles Gairdner Hospital, Perth, WA, Australia
Cap. 82 Tumores Pleurais

Roberto Rodriguez-Roisin, MD, PhD, FRCP (Edinburgh)
Professor, Department of Medicine, Universitat de Barcelona, School of Medicine, Senior Consultant Physician, Thorax Institute (Respiratory Medicine), Hospital Clinic, Barcelona, Spain
Cap. 93 Complicações Pulmonares de Doenças Abdominais

Cecile S. Rose, MD, MPH
Director, Occupational Medicine Program, Department of Medicine, National Jewish Health, Denver, Colorado; Professor of Medicine, Division of Pulmonary Sciences and Critical Care, University of Colorado, Denver, Aurora, Colorado
Cap. 64 Pneumonite por Hipersensibilidade

John M. Routes, MD
Professor of Pediatrics, Medicine, Microbiology and Molecular Genetics, Medical College of Wisconsin, Chief, Section of Allergy and Clinical Immunology, Children's Hospital of Wisconsin, Milwaukee, Wisconsin
Cap. 92 Pulmonary Complications of Primary Immunodeficiencies

Steven M. Rowe, MD, MSPH
Associate Professor of Medicine, Division of Pulmonary, Allergy, and Critical Care, University of Alabama at Birmingham, Birmingham, Alabama
Cap. 47 Fibrose Cística

Clodagh M. Ryan, MB, BCh, BAO, MD, FRCPC
Assistant Professor of Medicine, University of Toronto, University Health Network, Toronto General Hospital and Toronto Rehabilitation Institute Toronto, Ontario, Canada
Cap. 89 Apneia Central do Sono

Jay H. Ryu, MD
Professor of Medicine, Division of Pulmonary and Critical Care Medicine, Mayo Clinic College of Medicine, Rochester, Minnesota
Cap. 63 Pneumonias Intersticiais Idiopáticas

Jonathan M. Samet, MD, MS
Professor and Flora L. Thornton Chair, Department of Preventive Medicine, University of Southern California, Los Angeles, California
Cap. 52 Epidemiology of Lung Cancer

Christian E. Sandrock, MD, MPH, FCCP
Associate Professor of Medicine, Pulmonary and Critical Care Medicine, University of California, Davis, School of Medicine, Sacramento, California
Cap. 40 Bioterrorism

Robert B. Schoene, MD
Clinical Professor of Medicine, Division of Pulmonary and Critical Care Medicine, University of Washington School of Medicine, Seattle, Washington; East Bay Regional Pulmonary and Critical Care Medicine Associates, Berkeley, California
Cap. 77 High Altitude

David A. Schwartz, MD
Professor of Medicine and Immunology, Robert W. Schrier Chair of Medicine, University of Colorado Anschutz Medical Campus, Aurora, Colorado
Cap. 3 Genética da Doença Pulmonar

Richard M. Schwartzstein, MD
Ellen and Melvin Gordon Professor of Medicine and Medical Education, Harvard Medical School, Executive Director, Carl J. Shapiro Institute for Education and Research, Associate Chief, Division of Pulmonary, Critical Care, and Sleep Medicine, Beth Israel Deaconess Medical Center, Vice President for Education, Beth Israel Deaconess Medical Center, Boston, Massachusetts
Cap. 29 Dispneia

Marvin I. Schwarz, MD
Professor of Medicine, Anschutz Medical Campus, University of Colorado, Aurora, Colorado
Cap. 67 Alveolar Hemorrhage and Rare Infiltrative Diseases

Moisés Selman, MD
Director of Research, Instituto Nacional de Enfermedades Respiratorias, Mexico City, Mexico
Cap. 63 Pneumonias Intersticiais Idiopáticas

Lecia V. Sequist, MD, MPH
Associate Professor of Medicine, Harvard Medical School, Medical Oncologist, Center for Thoracic Cancers, Massachusetts General Hospital, Boston, Massachusetts
Cap. 51 Biology of Lung Cancer

John M. Shannon, PhD
Professor of Pediatrics, University of Cincinnati College of Medicine, Cincinnati Children's Hospital Medical Center, Cincinnati, Ohio
Cap. 2 Crescimento e Desenvolvimento do Pulmão

Claire L. Shovlin, PhD, FRCP
Senior Lecturer in Respiratory Medicine, Imperial College London, Faculty of Medicine, National Heart & Lung Institute, London, United Kingdom
Cap. 61 Pulmonary Vascular Abnormalities

Gerard A. Silvestri, MD, MS, FCCP
Professor of Medicine, Division of Pulmonary and Critical Care Medicine, Medical University of South Carolina, Charleston, South Carolina
Cap. 53 Aspectos Clínicos do Câncer Pulmonar

Philip L. Simonian, MD
Associate Professor of Medicine, University of Colorado Anschutz Medical Campus, Aurora, Colorado
Cap. 13 Adaptive Immunity

Jonathan P. Singer, MD, MS
Assistant Professor of Medicine, Division of Pulmonary, Critical Care, Allergy and Sleep Medicine, University of California San Francisco, San Francisco, California
Cap. 50 Bronquiolite e Outras Doenças das Vias Aéreas Intratorácicas

Arthur S. Slutsky, MD
Keenan Chair in Medicine, Professor of Medicine, Surgery and Biomedical Engineering, University of Toronto, Vice President (Research), St. Michael's Hospital, Keenan Research Centre for Biomedical Science, Li Ka Shing Knowledge Institute, Toronto, Ontario, Canada
Cap. 100 Insuficiência Respiratória Hipoxêmica Aguda e SDRA

Gerald C. Smaldone, MD, PhD
Chief, Division of Pulmonary, Critical Care and Sleep Medicine, Stony Brook University Medical Center, Professor of Medicine, Physiology and Biophysics, State University of New York at Stony Brook, Stony Brook, New York
Cap. 11 Deposição e Depuração de Aerossol

George M. Solomon, MD
Assistant Professor of Medicine, Division of Pulmonary, Allergy, and Critical Care, University of Alabama at Birmingham, Birmingham, Alabama
Cap. 47 Fibrose Cística

Eric J. Sorscher, MD
Professor of Medicine, Director, Gregory Fleming James Cystic Fibrosis Research Center, University of Alabama at Birmingham, Birmingham, Alabama
Cap. 47 Fibrose Cística

Erik R. Swenson, MD
Professor, Departments of Medicine, and Physiology and Biophysics, University of Washington School of Medicine, Puget Sound Veterans Health Care System, Seattle, Washington
Cap. 7 Balanço Acidobásico
Cap. 77 High Altitude

Nichole T. Tanner, MD, MSCR, FCCP
Assistant Professor of Medicine, Division of Pulmonary and Critical Care Medicine, Medical University of South Carolina, Staff Pulmonologist, Department of Medicine, Ralph H. Johnson Veteran Affairs Hospital, Charleston, South Carolina
Cap. 53 Aspectos Clínicos do Câncer Pulmonar

Herbert B. Tanowitz, MD
Professor of Pathology, Division of Parasitology and Tropical Medicine, Professor of Medicine, Division of Infectious Diseases, Albert Einstein College of Medicine, Professor, Pathology, Albert Einstein College of Medicine, Bronx, New York
Cap. 39 Infecções Parasitárias

Antoni Torres, MD, PhD, FERS
Professor of Medicine (Pulmonology), Universidad de Barcelona, Director of Respiratory Intensive Care Unit, Institut Clínic de Pneumologia i Cirurgia Toràcica, Hospital Clínic de Barcelona Ciberes, Barcelona, Spain
Cap. 33 Pneumonia Bacteriana e Abscesso Pulmonar

Bruce C. Trapnell, MD
F. R. Luther Professor of Medicine and Pediatrics, University of Cincinnati College of Medicine, Cincinnati Children's Hospital Medical Center, Cincinnati, Ohio
Cap. 70 Síndrome de Proteinose Alveolar Pulmonar

William David Travis, MD
Attending Thoracic Pathologist, Department of Pathology, Memorial Sloan Kettering Cancer Center, New York, New York
Cap. 14 Patologia: Doenças Pulmonares Malignas e Intersticiais

John J. Treanor, MD
Professor of Medicine, Microbiology and Immunology, University of Rochester School of Medicine, Chief, Infectious Diseases Division, Department of Medicine, University of Rochester Medical Center, Rochester, New York
Cap. 32 Infecções Virais

George E. Tzelepis, MD
Professor of Medicine, University of Athens Medical School, Athens, Greece
Cap. 98 The Respiratory System and Chest Wall Diseases

Olivier Vandenplas, MD, PhD
Professor of Medicine, Université Catholique de Louvain, Faculté de Médecine et Médecine Dentaire, Brussels, Belgium; Department of Chest Medicine, Centre Hospitalier Universitaire de Mont-Godinne, Yvoir, Belgium
Cap. 72 Asma no Local de Trabalho

Johan F. Vansteenkiste, MD, PhD
Professor of Medicine, Catholic University Leuven, Head of Clinic, Respiratory Oncology Unit and Trial Unit, University Hospital KU Leuven, Leuven, Belgium
Cap. 21 Tomografia Por Emissão de Pósitron

Thomas K. Varghese, Jr., MD, MS
Director of Thoracic Surgery, Harborview Medical Center, Associate Professor of Surgery, Division of Cardiothoracic Surgery, University of Washington School of Medicine, Seattle, Washington
Cap. 83 Tumores e Cistos Mediastinais
Cap. 84 Pneumomediastino e Mediastinite

Jørgen Vestbo, DMSc, FRCP
Professor of Respiratory Medicine, Department of Respiratory Medicine, Gentofte Hospital and University of Copenhagen, Copenhagen, Denmark
Cap. 43 DPOC: Patogênese e História Natural

Peter D. Wagner, MD
Distinguished Professor of Medicine & Bioengineering, University of California, San Diego School of Medicine, La Jolla, California
Cap. 4 Ventilação, Fluxo Sanguíneo e Troca Gasosa

Momen M. Wahidi, MD, MBA
Associate Professor of Medicine, Division of Pulmonary and Critical Care Medicine, Director, Interventional Pulmonology and Bronchoscopy, Duke University Medical Center, Durham, North Carolina
Cap. 23 Broncoscopia herapêutica

W. Dean Wallace, MD
Associate Professor of Pathology, Chief of Pulmonary Pathology, Department of Pathology and Laboratory Medicine, David Geffen School of Medicine at UCLA, Los Angeles, California
Cap. 14 Patologia: Doenças Pulmonares Malignas e Intersticiais

Louis M. Weiss, MD, MPH
Professor of Pathology, Division of Parasitology and Tropical Medicine, Professor of Medicine, Division of Infectious Diseases, Albert Einstein College of Medicine, Bronx, New York
Cap. 39 Infecções Parasitárias

Scott T. Weiss, MS, MD
Professor of Medicine, Harvard Medical School, Director, Partners Center for Personalized Genetic Medicine, Partners Health Care, Associate Director, Channing Division of Network Medicine, Brigham and Women's Hospital, Boston, Massachusetts
Cap. 3 Genética da Doença Pulmonar

Athol U. Wells, MBChB, MD, FRCR, FRCP
Professor of Respiratory Medicine, Faculty of Medicine, National Heart & Lung Institute, Imperial College London, Consultant Physician, Interstitial Lung Disease Unit, Royal Brompton Hospital, London, United Kingdom
Cap. 65 Doenças do Tecido Conjuntivo

John B. West, MD, PhD, DSc
Professor of Medicine and Physiology, University of California, San Diego School of Medicine, La Jolla, California
Cap. 4 Ventilação, Fluxo Sanguíneo e Troca Gasosa

Douglas B. White, MD, MAS
UPMC Endowed Chair of Ethics in Critical Care Medicine, Department of Medicine, University of Pittsburgh School of Medicine, Director, Program on Ethics and Decision Making in Critical Illness, University of Pittsburgh Medical Center, Pittsburgh, Pennsylvania
Cap. 104 Cuidados de Final de Vida na Insuficiência Respiratória

Jeanine P. Wiener-Kronish, MD
Henry Isaiah Dorr Professor of Research and Teaching in Anaesthesia, Department of Anesthesia, Critical Care and Pain Medicine, Harvard Medical School, Anesthetist-in-Chief, Massachusetts General Hospital, Boston, Massachusetts
Cap. 27 Avaliação Pré-operatória

Kathryn A. Wikenheiser-Brokamp, MD, PhD
Associate Professor of Pathology & Laboratory Medicine, University of Cincinnati College of Medicine, Cincinnati Children's Hospital Medical Center, Cincinnati, Ohio
Cap. 2 Crescimento e Desenvolvimento do Pulmão

Prescott G. Woodruff, MD, MPH
Professor of Medicine, Division of Pulmonary, Critical Care, Sleep and Allergy, Department of Medicine, Cardiovascular Research Institute, University of California San Francisco, San Francisco, California
Cap. 41 Asma: Patogênese e Fenótipos

Richard G. Wunderink, MD
Professor of Medicine, Division of Pulmonary and Critical Care, Northwestern University Feinberg School of Medicine, Medical Director, Medical ICU, Respiratory Therapy Services, Northwestern Memorial Hospital, Chicago, Illinois
Cap. 33 Pneumonia Bacteriana e Abscesso Pulmonar

D. Dante Yeh, MD, FACS
Clinical Instructor in Surgery, Harvard Medical School, Department of Surgery, Massachusetts General Hospital, Boston, Massachusetts
Cap. 76 Trauma and Blast Injuries

Rachel L. Zemans, MD
Assistant Professor, Department of Medicine, National Jewish Health, Denver, Colorado; University of Colorado Denver, Aurora, Colorado
Ch. 15 Injury and Repair

Leslie Zimmerman, MD
Professor of Clinical Medicine, Division of Pulmonary and Critical Care Medicine Section, University of California San Francisco, Medical Director, Intensive Care Unit, San Francisco Veterans Affairs Medical Center, San Francisco, California
Ch. 95 Pulmonary Complications of Endocrine Diseases

Richard L. Zuwallack, MD
Professor of Medicine, Division of Pulmonary and Critical Care Medicine, University of Connecticut School of Medicine, Farmington, Connecticut; Associate Chief, Pulmonary and Critical Care, St. Francis Hospital and Medical Center, Hartford, Connecticut
Ch. 105 Reabilitação Pulmonar

Prefácio da Sexta Edição

Neste Prefácio da *Sexta Edição de Tratado de Medicina Respiratória*, os editores têm o prazer de destacar os novos recursos que melhoram a legibilidade e o valor educacional do livro.

Novos capítulos foram criados, capítulos anteriores foram divididos e outros consolidados; ao todo, o número de capítulos aumentou de 95 na 5ª edição para 106 na 6ª edição, como um reflexo do aumento do conhecimento sobre aspectos científicos e clínicos da saúde e doença respiratórias. Por exemplo, os capítulos sobre asma e DPOC foram divididos: cada uma dessas principais doenças pulmonares agora tem um capítulo que abrange seus fenótipos moleculares e patogênese e mais um capítulo descrevendo o diagnóstico e manejo. Além disso, foi acrescentado um capítulo sobre a genética da asma e DPOC. A seção sobre o sono passou de um para quatro capítulos e as seções sobre doença pleural e doença fúngica também foram expandidas. Novos capítulos foram adicionados sobre tomografia por emissão de pósitrons, broncoscopia terapêutica, radiologia intervencionista, bronquiolite, hipertensão pulmonar devida a doença pulmonar, ventilação não invasiva e oxigenação por membrana extracorpórea.

Dois novos postos foram criados: um *Editor-in-Chief*, que orquestrou esse complexo projeto, e um editor de Imagem Torácica, que editou todas as imagens clínicas e acrescentou centenas para a publicação. Do total de 227 autores, 44% o são de primeira viagem em *Murray & Nadel* e mais de 25% ocupam cargos acadêmicos fora dos Estados Unidos.

À medida que a parceria entre as aplicações científicas e clínicas de respiração cresceu e evoluiu desde 1988 — quando o *Tratado de Medicina Respiratória* foi inicialmente publicado —, dois axiomas orientadores reforçaram cada edição: em primeiro lugar, a nossa crença firme no benefício da integração da ciência básica com a prática da medicina respiratória e, em segundo, o valor de ter uma bibliografia extensa e abrangente de obras clássicas e artigos relevantes atuais.

Os avanços técnicos na publicação têm levado a melhorias extraordinárias na forma como a informação é recolhida, embalada e exibida para o benefício educacional ideal. Queremos felicitar a nossa editora, Elsevier, por assegurar que essas oportunidades fossem plenamente realizadas; além disso, gostaríamos de cumprimentar toda a talentosa equipe editorial que contribuiu para esta sexta edição. Agradecimentos especiais vão para Jennifer Shreiner, Editora Sênior de Desenvolvimento de Conteúdo, que guiou o projeto do início ao fim; para Helene Caprari, Estrategista de Conteúdo, por guiar o livro por suas diversas fases de produção; e para Mary Pohlman, Gerente de Projeto Sênior, por sua capacidade de revisão e edição. Finalmente, nós aclamamos o excelente trabalho de todos os autores e vários colaboradores para trazer este livro à vida.

John F. Murray, MD
Jay A. Nadel, MD
V. Courtney Broaddus, MD
Robert J. Mason, MD
Joel D. Ernst, MD
Talmadge E. King, Jr., MD
Stephen C. Lazarus, MD
Arthur S. Slutsky, MD
Michael B. Gotway, MD

Prefácio da Primeira Edição

O rápido crescimento do conhecimento de princípios científicos básicos e sua aplicação à medicina respiratória resultaram em uma proliferação de monografias e textos que tratam de aspectos selecionados da ciência pulmonar e da medicina clínica, mas nenhum trabalho forneceu uma descrição abrangente de tudo o que é conhecido atualmente. O *Tratado de Medicina Respiratória* é uma tentativa de fornecer um livro bem equilibrado, fundamentado e totalmente documentado, que integra princípios científicos com a prática da medicina respiratória. O texto é suficientemente detalhado e referenciado para servir como a fonte definitiva para os estudantes interessados e profissionais, tanto os especialistas pulmonares quanto os generalistas. Ele é escrito por especialistas, para garantir que o material é confiável e atual.

Para lidar com uma enorme quantidade de material, dividimos o livro em três seções principais. Esta organização ajuda a orientar os leitores interessados a partir dos meandros da ciência básica à sua aplicação à beira do leito. Começamos na Parte I com Princípios Científicos de Medicina Respiratória. Como está implícito, este é o lugar onde o leitor encontrará informações detalhadas sobre a anatomia e o desenvolvimento do trato respiratório, fisiologia respiratória, farmacologia e patologia, e os mecanismos de defesa e imunologia. Uma base sólida nessas ciências básicas possibilitará uma abordagem racional e científica ao material clínico mais especializado incluído nas seções subsequentes. A Parte II, Manifestações e Diagnóstico de Doenças Respiratórias, contém quatro capítulos sobre os sinais cardinais e sintomas de distúrbios respiratórios e 10 capítulos sobre avaliação diagnóstica, que vão desde a história e o exame físico à imagem mais recente e mais sofisticada, à fisiologia aplicada e às técnicas invasivas. Distúrbios clínicos discretos são incluídos na Parte III, Medicina Respiratória Clínica. Há seções sobre doenças infecciosas, doenças obstrutivas, neoplasias, transtornos da circulação pulmonar, doenças intersticiais e infiltrativas, distúrbios ambientais e ocupacionais, transtornos da pleura, transtornos do mediastino, transtornos do controle da respiração, manifestações respiratórias de distúrbios extrapulmonares e insuficiência respiratória. Todas as seções que tratam de problemas clínicos genéricos começam com um capítulo intitulado "Princípios Gerais e Abordagem Diagnóstica". Novos desafios para a medicina respiratória do adulto surgiram, e estes são refletidos nos capítulos sobre temas como a fibrose cística (anteriormente uma doença só da infância!), doenças ocupacionais e ambientais, distúrbios de respiração e problemas respiratórios associados a ambientes incomuns (alta altitude, mergulho). O livro termina com uma seção nova e importante sobre Prevenção e Controle.

Criar um livro deste escopo e magnitude não é tarefa fácil e envolve a tomada de certas decisões que nem todos os leitores podem concordar. Por exemplo, ao tentar manter o tamanho do livro o mais manuseável possível, decidimos permitir alguma sobreposição de conteúdo. Assim, os leitores encontrarão broncodilatadores discutidos no capítulo sobre a farmacologia das vias aéreas e novamente nos capítulos sobre doenças obstrutivas das vias aéreas. Temos também bem-vindas diferenças de opinião entre os autores, uma vez que as questões foram claramente estabelecidas e as razões, para a posição do autor, documentadas.

Nossas lutas não foram tão árduas como poderiam ter sido porque tivemos ajuda considerável de muitas fontes. Primeiramente, houve a ajuda dos 95 autores, que trabalharam bastante e arduamente em suas várias contribuições. Os dois editores trabalhavam em San Francisco, onde eles tiveram o benefício do apoio especializado de Ms. Dorothy Ladd e de Mrs. Beth Custo. Um agradecimento especial vai para a Ms. Aja Lipavsky que, como assistente editorial, administrou a correspondência, provas, permissões e inúmeros outros detalhes, e preparou o índice. Na W.B. Saunders, na Filadélfia, o livro foi uma ideia do então presidente John Hanley e foi publicado com a orientação de J. Dereck Jeffers, William Lamsback e o novo presidente Lewis Reines. A produção foi supervisionada por Evelyn Weiman.

A longa gestação deste livro chegou ao fim, o parto está próximo, e ele irá em breve começar uma vida própria. Como todos os pais expectantes, estamos preocupados sobre como a nossa prole vai percorrer o seu caminho no mundo real. Esperamos que as pessoas gostem e o considerem útil.

John F. Murray, MD
Jay A. Nadel, MD

Sumário

PARTE 1 PRINCÍPIOS CIENTÍFICOS DA MEDICINA RESPIRATÓRIA

SEÇÃO A
Anatomia e Desenvolvimento do Trato Respiratório 3

1. *Anatomia dos Pulmões* 3
   KURT H. ALBERTINE, PhD

2. *Crescimento e Desenvolvimento do Pulmão* 22
   JOHN M. SHANNON, PhD • KATHRYN A. WIKENHEISER-BROKAMP, MD, PhD • JAMES M. GREENBERG, MD

3. *Genética da Doença Pulmonar* 32
   TASHA E. FINGERLIN, MS, PhD • SCOTT T. WEISS, MS, MD • DAVID A. SCHWARTZ, MD

SEÇÃO B
Fisiologia Respiratória 44

4. *Ventilação, Fluxo Sanguíneo e Troca Gasosa* 44
   FRANK L. POWELL, PhD • PETER D. WAGNER, MD • JOHN B. WEST, MD, PhD, DSc

5. *Mecânica e Energética do Sistema Respiratório* 76
   WILLIAM HENDERSON, MD • PETER A. PARÉ, MD • NAJIB T. AYAS, MD, MPH

6. *Circulação Pulmonar e Regulação do Balanço de Fluidos* 92
   JOE G. N. GARCIA, MD

7. *Balanço Acidobásico* 111
   RICHARD M. EFFROS, MD • ERIK R. SWENSON, MD

SEÇÃO C
Mecanismos de Defesa e Imunologia 134

8. *Epitélio Alveolar e Surfactante Pulmonar* 134
   ROBERT J. MASON, MD • LELAND G. DOBBS, MD

9. *Alveolar Epithelium and Fluid Transport* 150
   MICHAEL A. MATTHAY, MD • PR CHRISTINE CLERICI
   Disponível, em inglês, exclusivamente no site www.elsevier.com.br/expertconsult

10. *Airway Epithelium and Mucous Secretion* 157
    JAY A. NADEL, MD, DSc (Hon), DLaw (Hon)
    Disponível, em inglês, exclusivamente no site www.elsevier.com.br/expertconsult

11. *Deposição e Depuração de Aerossol* 168
    THOMAS G. O'RIORDAN, MD • GERALD C. SMALDONE, MD, PhD

12. *Innate Immunity* 184
    ELIZABETH F. REDENTE, PhD • CLAUDIA V. JAKUBZICK, PhD • THOMAS R. MARTIN, MD • DAVID W.H. RICHES, PhD
    Disponível, em inglês, exclusivamente no site www.elsevier.com.br/expertconsult

13. *Adaptive Immunity* 206
    ANDREW P. FONTENOT, MD • PHILIP L. SIMONIAN, MD
    Disponível, em inglês, exclusivamente no site www.elsevier.com.br/expertconsult

SEÇÃO D
Patologia Respiratória e Inflamação 225

14. *Patologia: Doenças Pulmonares Malignas e Intersticiais* 225
    W. DEAN WALLACE, MD • WILLIAM D. TRAVIS, MD

15. *Injury and Repair* 251
    RACHEL L. ZEMANS, MD • GREGORY P. DOWNEY, MD
    Disponível, em inglês, exclusivamente no site www.elsevier.com.br/expertconsult

PARTE 2 DIAGNÓSTICO E AVALIAÇÃO DE DOENÇAS RESPIRATÓRIAS

SEÇÃO E
Diagnóstico 263

16. *Histórico e Exame Físico* 263
    J. LUCIAN DAVIS, MD • JOHN F. MURRAY, MD

17. *Microbiologic Diagnosis of Lung Infection* 278
    NIAZ BANAEI, MD • STANLEY C. DERESINSKI, MD • BENJAMIN A. PINSKY, MD, PhD
    Disponível, em inglês, exclusivamente no site www.elsevier.com.br/expertconsult

18. *Radiologia Torácica: Exames de Imagem Diagnósticos Não Invasivos* 299
    MICHAEL B. GOTWAY, MD • PRASAD M. PANSE, MD • JAMES F. GRUDEN, MD • BRETT M. ELICKER, MD

19. *Radiologia Torácica: Exames de Imagem Invasivos e Intervenções Orientadas por Imagem* 332
    JEFFREY S. KLEIN, MD • ANANT D. BHAVE, MD

20 *Ultrassonografia* 348
DEVANAND ANANTHAM, MBBS • ARMIN ERNST, MD

21 *Tomografia Por Emissão de Pósitron* 360
JOHAN F. VANSTEENKISTE, MD, PhD • CHRISTOPHE DEROOSE, MD, PhD • CHRISTOPHE DOOMS, MD, PhD

22 *Broncoscopia Diagnóstica* 372
ELIF KÜPELI, MD • DAVID FELLER-KOPMAN, MD • ATUL C. METHA, MBBS

23 *Broncoscopia Terapêutica* 383
DAVID FELLER-KOPMAN, MD • ATUL C. MEHTA, MBBS • MOMEN M. WAHIDI, MD, MBA
Disponível, em inglês, exclusivamente no site www.elsevier.com.br/expertconsult

24 *Thoracoscopy* 393
ROBERT LODDENKEMPER, MD • JULIUS P. JANSSEN, MD, PhD
Disponível, em inglês, exclusivamente no site www.elsevier.com.br/expertconsult

SEÇÃO F
Avaliação 407

25 *Provas de Função Pulmonar* 407
WARREN M. GOLD, MD • LAURA L. KOTH, MD

26 *Clinical Exercise Testing* 436
ANDREW M. LUKS, MD • ROBB W. GLENNY, MD
Disponível, em inglês, exclusivamente no site www.elsevier.com.br/expertconsult

27 *Avaliação Pré-operatória* 458
PAUL H. ALFILLE, MD • JEANINE P. WIENER-KRONISH, MD • ARANYA BAGCHI, MBBS

28 *Evaluation of Respiratory Impairment and Disability* 469
ANNYCE S. MAYER, MD, MSPH • LISA A. MAIER, MD, MSPH
Disponível, em inglês, exclusivamente no site www.elsevier.com.br/expertconsult

PARTE 3 MEDICINA RESPIRATÓRIA CLÍNICA

SEÇÃO G
Sintomas da Doença Respiratória e Seu Manejo 485

29 *Dispneia* 485
RICHARD M. SCHWARTZSTEIN, MD • LEWIS ADAMS, PhD

30 *Tosse* 497
KIAN FAN CHUNG, MD, DSc • STUART B. MAZZONE, PhD

31 *Dor Torácica* 515
BRETT E. FENSTER, MD • TEOFILO L. LEE-CHIONG, JR., MD • G.F. GEBHART, PhD • RICHARD A. MATTHAY, MD

SEÇÃO H
Doenças Infecciosas dos Pulmões 527

32 *Infecções Virais* 527
FRANCES EUN-HYUNG LEE, MD • JOHN J. TREANOR, MD

33 *Pneumonia Bacteriana e Abscesso Pulmonar* 557
ANTONI TORRES, MD, PhD • ROSARIO MENÉNDEZ, MD, PhD • RICHARD G. WUNDERINK, MD, PhD

34 *Pneumonia Associada à Ventilação* 583
JEAN CHASTRE, MD • CHARLES-EDOUARD LUYT, MD, PhD

35 *Tuberculose* 593
PHILIP C. HOPEWELL, MD • MIDORI KATO-MAEDA, MD • JOEL D. ERNST, MD

36 *Infecções Micobacterianas Não Tuberculosas* 629
CHARLES L. DALEY, MD • DAVID E. GRIFFITH, MD

37 *Micoses Endêmicas* 646
JOSHUA D. NOSANCHUK, MD

38 *Micoses Oportunistas* 661
JENNIFER L. HORAN-SAULLO, MD, PharmD • BARBARA D. ALEXANDER, MD, MHS

39 *Infecções Parasitárias* 682
KAMI KIM, MD • LOUIS M. WEISS, MD, MPH • HERBERT B. TANOWITZ, MD

40 *Bioterrorism* 699
CHRISTIAN SANDROCK, MD, MPH
Disponível, em inglês, exclusivamente no site www.elsevier.com.br/expertconsult

SEÇÃO I
Doenças Obstrutivas 713

41 *Asma: Patogênese e Fenótipos* 713
PRESCOTT G. WOODRUFF, MD, MPH • NIRAV R. BHAKTA, MD, PhD • JOHN V. FAHY, MD, MSc

42 *Asma: Diagnóstico Clínico e Manejo* 731
NJIRA LUGOGO, MD • LORETTA G. QUE, MD • DANIEL L. GILSTRAP, MD • MONICA KRAFT, MD

43 *DPOC: Patogênese e História Natural* 751
WILLIAM MACNEE, MB, ChB, MD • JØRGEN VESTBO, DMSc • ALVAR AGUSTI, MD PhD

44 *DPOC: Diagnóstico Clínico e Manejo* 767
MEILAN K. HAN, MD, MS • STEPHEN C. LAZARUS, MD

45 *Genetics in Asthma and COPD,* 786
VICTOR E. ORTEGA, MD • EUGENE R. BLEECKER, MD
Disponível, em inglês, exclusivamente no site www.elsevier.com.br/expertconsult

46 *Perigos e Cessação do Tabagismo* 807
NEAL L. BENOWITZ, MD • PAUL G. BRUNETTA, MD

47 *Fibrose Cística* 822
STEVEN M. ROWE, MD, MSPH • WINTON HOOVER, MD • GEORGE M. SOLOMON, MD • ERIC J. SORSCHER, MD

48 *Bronquiectasia* 853
EDWARD D. CHAN, MD • MICHAEL D. ISEMAN, MD

49 *Doenças das Vias Aéreas Superiores* 877
MARK S. COUREY, MD • STEVEN D. PLETCHER, MD

50 *Bronquiolite e Outras Doenças das Vias Aéreas Intratorácicas* 897
JONATHAN P. SINGER, MD, MS • KIRK JONES, MD • STEPHEN C. LAZARUS, MD

SEÇÃO J
Neoplasias do Pulmão 912

51 *Biology of Lung Cancer* 912
PIERRE P. MASSION, MD • LECIA V. SEQUIST, MD, M PH • WILLIAM PAO, MD, PhD
Disponível, em inglês, exclusivamente no site www.elsevier.com.br/expertconsult

52 *Epidemiology of Lung Cancer,* 927
ANTHONY J. ALBERG, PhD, M PH • MALCOLM V. BROCK, MD • JONATHAN M. SAMET, MD, MS
Disponível, em inglês, exclusivamente no site www.elsevier.com.br/expertconsult

53 *Aspectos Clínicos do Câncer Pulmonar* 940
GERARD A. SILVESTRI, MD, MS • NICHOLAS J. PASTIS, MD • NICHOLE T. TANNER, MD, MSCR • JAMES R. JETT, MD

54 *Rare Primary Lung Tumors* 965
NICOLAS GIRARD, MD, PhD • JACQUES CADRANEL, MD, PhD • ELISABETH BRAMBILLA, MD, PhD • JEAN-FRANÇOIS CORDIER, MD
Disponível, em inglês, exclusivamente no site www.elsevier.com.br/expertconsult

55 *Tumores Malignos Metastáticos* 981
DOUGLAS A. ARENBERG, MD • ALLAN PICKENS, MD

56 *Tumores Pulmonares Benignos* 991
JEFFREY L. MYERS, MD • DOUGLAS A. ARENBERG, MD

SEÇÃO K
Transtornos da Circulação Pulmonar 1001

57 *Tromboembolismo Pulmonar* 1001
TIMOTHY A. MORRIS, MD • PETER F. FEDULLO, MD

58 *Hipertensão Pulmonar* 1031
KELLY CHIN, MD, MSCS • RICHARD N. CHANNICK, MD

59 *Hipertensão Pulmonar Devida a Doença Pulmonar* 1050
CHROSTOPHER F. BARNETT, MD, MPH • TERESA DE MARCO, MD

60 *Vasculite Pulmonar* 1066
KEVIN K. BROWN, MD • STEPHEN K. FRANKEL, MD • CARLYNE D. COOL, MD

61 *Pulmonary vascular abnormalities*
CLAIRE L. SHOVLIN, PHD • JAMES E. JACKSON, MBBS
Disponível, em inglês, exclusivamente no site www.elsevier.com.br/expertconsult

62 *Edema Pulmonar* 1096
MICHAEL A. MATTHAY, MD • JOHN F. MURRAY, MD

SEÇÃO L
Doenças Pulmonares Intersticiais e Infiltrativas 1118

63 *Pneumonias Intersticiais Idiopáticas* 1118
JAY H. RYU, MD • MOISÉS SELMAN, MD • THOMAS V. COLBY, MD • TALMADGE E. KING, MD, JR.

64 *Pneumonite por Hipersensibilidade* 1153
KAREN C. PATTERSON, MD • CECILE S. ROSE, MD, MPH

65 *Doenças do Tecido Conjuntivo* 1165
TAMERA J. CORTE, MBBS • ROLAND M. DU BOIS, MD • ATHOL U. WELLS, MBChB, MD

66 *Sarcoidose* 1188
MARC A. JUDSON, MD • ADAM S. MORGENTHAU, MD • ROBERT P. BAUGHMAN, MD

67 *Alveolar Hemorrhage and Rare Infiltrative Diseases* 1207
HAROLD R. COLLARD, MD • TALMADGE E. KING, J R. , MD • MARVIN I. SCHWARZ, MD
Disponível, em inglês, exclusivamente no site www.elsevier.com.br/expertconsult

68 *Doenças Pulmonares Eosinofílicas* 1221
VINCENT COTIN, MD, PhD • JEAN-FRANÇOIS CORDIER, MD

69 *Linfangioleiomiomatose* 1243
FRANCIS X. MCCORMACK, MD • YOSHIKAZU INOUE, MD, PhD

70 *Síndrome de Proteinose Alveolar Pulmonar* 1260
BRUCE C. TRAPNELL, MD • MAURIZIO LUISETTI, MD

71 *Doença Pulmonar Induzida por Fármacos* 1275
MEGAN M. DULOHERY, MD • FABIEN MALDONADO, MD • ANDREW H. LIMPER, MD

SEÇÃO M
Perigos Ambientais e Ocupacionais 1295

72 *Asma no Local de Trabalho* 1295
CATHERINE LEMIÈRE, MD, MSc • OLIVIER VANDENPLAS, MD, PhD

73 *Pneumoconiose* 1307

74 Indoor and Outdoor Air Pollution 1331
JOHN R. BALMES, MD • MARK D. EISNER, MD, M PH
Disponível, em inglês, exclusivamente no site www.elsevier.com.br/expertconsult

75 Acute Responses to Toxic Exposures 1343
PAUL D. BLANC, MD, M SPH
Disponível, em inglês, exclusivamente no site www.elsevier.com.br/expertconsult

76 Trauma and Blast Injuries 1354
D. DANTE YEH, MD • JARONE LEE, MD, M PH
Disponível, em inglês, exclusivamente no site www.elsevier.com.br/expertconsult

77 High Altitude 1367
ANDREW M. LUKS, MD • ROBERT B. SCHOENE, MD • ERIK R. SWENSON, MD
Disponível, em inglês, exclusivamente no site www.elsevier.com.br/expertconsult

78 Diving Medicine 1385
ALFRED A. BOVE, MD, PhD • TOM S. NEUMAN, MD
Disponível, em inglês, exclusivamente no site www.elsevier.com.br/expertconsult

SEÇÃO N
Distúrbios da Pleura 1396

79 Derrame Pleural 1396
V. COURTNEY BROADDUS, MD • RICHARD W. LIGHT, MD

80 Infecções Pleurais 1425
NICK A. MASKELL, DM • RICHARD W. LIGHT, MD

81 Pneumotórax, Quilotórax, Hemotórax e Fibrotórax 1439
RICHARD W. LIGHT, MD • Y.C. GARY LEE, MBChB, PhD

82 Tumores Pleurais 1461
V. COURTNEY BROADDUS, MD • BRUCE W.S. ROBINSON, MBBS, MD

SEÇÃO O
Distúrbios do Mediastino 1478

83 Tumores e Cistos Mediastinais 1478
GUANG-SHING CHENG, MD • THOMAS K. VARGHESE, MD, MS, JR. • DAVID R. PARK, MD

84 Pneumomediastino e Mediastinite 1496
GUANG-SHING CHENG, MD • THOMAS K. VARGHESE, MD, MS, JR. • DAVID R. PARK, MD

SEÇÃO P
Distúrbios do Sono e Controle da Respiração 1511

85 Controle da Respiração e das Vias Aéreas Superiores Durante o Sono 1511
RICHARD L. HORNER, PhD • ATUL MALHOTRA, MD

86 Hipocapnia e Hipercapnia 1527
GERARD F. CURLEY, MB, MSc, PhD • BRIAN P. KAVANAGH, MB • JOHN G. LAFFEY, MD, MA

87 Consequências das Perturbações do Sono 1547
AARON R. MUNCEY, MD • ATUL MALHOTRA, MD

88 Apneia Obstrutiva do Sono 1552
R. JOHN KIMOFF, MD

89 Apneia Central do Sono 1569
CLODAGH M. RYAN, MB, BCh, BAO, MD • T. DOUGLAS BRADLEY, MD

SEÇÃO Q
Manifestaçõess Respiratórias das Doenças Extrapulmonares 1583

90 Complicações Pulmonares por Infection pelo HIV 1583
KRISTINA CROTHERS, MD • ALISON MORRIS, MD, MS • LAURENCE HUANG, MD, M AS

91 Pulmonary Complications of Stem Cell and Solid Organ Transplantation 1612
DAVID K. MADTES, MD
Disponível, em inglês, exclusivamente no site www.elsevier.com.br/expertconsult

92 Pulmonary Complications of Primary Immunodeficiencies 1624
JOHN M. ROUTES, MD
Disponível, em inglês, exclusivamente no site www.elsevier.com.br/expertconsult

93 Complicações Pulmonares das Doenças Abdominais 1639
ROBERTO RODRIGUEZ-ROISIN, MD, PhD • GÉRARD HUCHON, MD

94 Pulmonary Complications of Hematologic Diseases 1653
ROBERTO F. MACHADO, MD • MARK T. GLADWIN, MD
Disponível, em inglês, exclusivamente no site www.elsevier.com.br/expertconsult

95 Pulmonary Complications of Endocrine Diseases 1671
LESLIE ZIMMERMAN, MD
Disponível, em inglês, exclusivamente no site www.elsevier.com.br/expertconsult

96 The Lungs in Obstetric and Gynecologic Diseases, 1679
STEPHEN E. LAPINSKY, MBBC H, MSC • CATHERINE NELSON-PIERCY, MBBA, MA
Disponível, em inglês, exclusivamente no site www.elsevier.com.br/expertconsult

97 O Sistema Respiratório e Doenças Neuromusculares 1691
JOSHUA O. BENDITT, MD • F. DENNIS McCOOL, MD

98 *O Sistema Respiratório e as Doenças da Parede Torácica* 1707
GEORGE E. TZELEPIS, MD • F. DENNIS McCOOL, MD

SEÇÃO R
Manejo da Insuficiência Respiratória 1723

99 *Insuficiência Respiratória Aguda* 1723
NICHOLAS S. HILL, MD

100 *Insuficiência Respiratória Hipoxêmica Aguda e SDRA* 1740
WARREN L. LEE, MD, PhD • ARTHUR S. SLUTSKY, MD

101 *Ventilação Mecânica* 1761
NEIL R. MACINTYRE, MD

102 *Ventilação Não Invasiva* 1778
LAURENT BROCHARD, MD • DAN ADLER, MD • RICARDO LUIZ CORDIOLI, MD, PhD • EVANGELIA AKOUMIANAKI, MD

103 *Extracorporeal Support of Gas Exchange* 1794
NICOLÒ PATRONITI, MD • GIACOMO GRASSELLI, MD • ANTONIO PESENTI, MD
Disponível, em inglês, exclusivamente no site www.elsevier.com.br/expertconsult

104 *Cuidados de Final de Vida na Insuficiência Respiratória* 1807
DOUGLAS B. WHITE, MD, M AS

105 *Reabilitação Pulmonar* 1821
BARTOLOME R. CELLI, MD • RICHARD L. ZUWALLACK, MD

106 *Transplante Pulmonar* 1832
ROBERT M. KOTLOFF, MD • SHAF KESHAVJEE, MD, MSC

Apêndice A-1

PARTE 1

PRINCÍPIOS CIENTÍFICOS DA MEDICINA RESPIRATÓRIA

Anatomia e Desenvolvimento do Trato Respiratório

Anatomia dos Pulmões

Crescimento e Desenvolvimento Pulmonar

Doenças Genéticas dos Pulmões

Fisiologia Respiratória

Ventilação, Fluxo Sanguíneo e Troca Gasosa

Sistema Respiratório Mecânico e Energético

Circulação Pulmonar e Regulação do Equilíbrio dos Fluidos

Equilíbrio Acidobásico

Mecanismo de Defesa e Imunologia

Epitélio Alveolar e Surfactante Pulmonar

Epitélio Alveolar e Transporte de Fluidos

Epitélio das Vias Aéreas e Secreção Mucosa

Deposição de Aerossol e Liquidação

Imunidade Inata

Imunidade Adaptativa

Patologia Respiratória e Inflamação

Patologia: Doenças Pulmonares Intersticiais e Malignas

Lesão e Reparação

SEÇÃO A

ANATOMIA E DESENVOLVIMENTO DO TRATO RESPIRATÓRIO

1 ANATOMIA DOS PULMÕES

KURT H. ALBERTINE, PhD

INTRODUÇÃO
ORGANIZAÇÃO MACROSCÓPICA E MICROSCÓPICA
VIAS AÉREAS
CIRCULAÇÃO BRÔNQUICA

CIRCULAÇÃO PULMONAR
UNIDADES RESPIRATÓRIAS TERMINAIS
SISTEMA LINFÁTICO
INERVAÇÃO

O ESPAÇO PLEURAL E PLEURAS
COMPARAÇÃO DO PULMÃO DE CAMUNDONGOS E HUMANOS

INTRODUÇÃO

O pulmão tem duas funções interdependentes essenciais. Uma função é ventilação-perfusão adequada para fornecer oxigênio ao corpo e para remover o dióxido de carbono que é produzido pelo corpo (Fig. 1-1). A segunda função é a defesa do hospedeiro contra o ataque de organismos patogênicos, produtos químicos e partículas. Essas funções essenciais são enfatizadas através de determinantes macroscópicos, microscópicos, histológicos e ultraestruturais de trocas gasosas no pulmão humano normal. As funções secundárias do pulmão, também são importantes, tais como a síntese de surfactante, secreção e de reciclagem; transporte mucociliar; sinalização neuroendócrina; e a síntese e secreção de uma miríade de moléculas por suas células epiteliais e endoteliais. A diversidade de funções secundárias enfatiza a importância do pulmão na homeostase. O capítulo termina com a comparação do pulmão de ratos e seres humanos, um assunto importante dada a utilização generalizada de modelos murinos em pesquisa de pulmão.

ORGANIZAÇÃO MACROSCÓPICA E MICROSCÓPICA

A posição dos pulmões no tórax em relação ao coração é mostrada na Figura 1-2. A Figura 1-2A mostra uma secção médio-frontal através do tórax de um cadáver humano congelado. A Figura 1-2B mostra uma radiografia de tórax posteroanterior de um ser humano normal à capacidade residual funcional (CFR). As duas ilustrações representam os extremos das abordagens para a anatomia do pulmão. O pulmão do cadáver (Fig. 1-2A) mostra os arranjos anatômicos brutos e relacionamentos. A distorção principal é que os pulmões estão em volume baixo. A altura vertical dos pulmões é apenas cerca de 18 cm, o que é bem abaixo que a CFR (Fig. 1-2B). O diafragma é bastante elevado na Figura 1-2A e é de aproximadamente 5 cm acima da sua posição no final da expiração em vida. Outra distorção é o espaço pleural anormalmente amplo; no entanto, esse artefato de encolhimento de fixação serve como um lembrete útil de que o pulmão não é normalmente ligado à parede torácica. Em vida, a separação entre o parietal e pleuras viscerais é de apenas alguns micrômetros.[1,2] A radiografia (Fig. 1-2B) mostra que a altura vertical do pulmão em CFR é de aproximadamente 24 cm, com o nível da bifurcação da artéria pulmonar por volta da meia altura dos pulmões. O diafragma é menor e mais plano que no cadáver.

Em vida, os pulmões humanos pesam 900 a 1.000 g, dos quais cerca de 40% a 50% é sangue.[3,4] No final da expiração, o volume de gás é de cerca de 2,5 L que, em inspiração máxima, pode ser de 6 L. Assim, a densidade pulmonar em geral varia de 0,30 g/mL a 0,14g de CFR/mL na capacidade pulmonar total. Mas a densidade do pulmão não é distribuída uniformemente, sendo cerca de 1 g/mL perto do hilo e 0,1g/mL perifericamente. Se se compara cada pulmão com um meio cilindro, mais de 50% de todos os alvéolos do pulmão estão localizados no exterior de 30% do raio do pulmão (hilo à parede torácica). É por isso que a porção periférica do pulmão

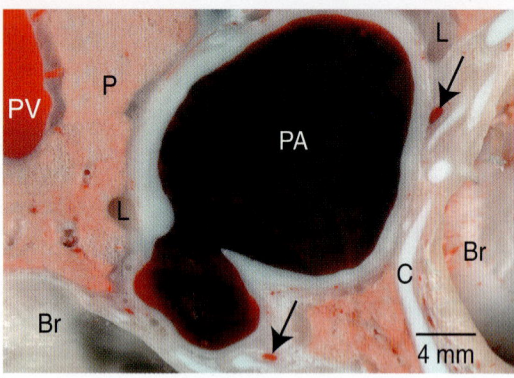

Figura 1-1 Bloco congelado de tecido pulmonar. O ar é trazido para o pulmão através do brônquio (Br) no exterior do qual está uma placa de cartilagem (C). O fluxo sanguíneo pulmonar arterial (PA) é roxo escuro, porque ele é mal oxigenado. A troca gasosa através do parênquima pulmonar (P) resulta em sangue oxigenado das veias pulmonares (PV), que é vermelho-carmesim. Também presente no tecido conjuntivo peribroncovascular estão as artérias brônquicas (*setas*) e linfáticas (L). (Pulmão congelado de ovelha, limpo.)

parece relativamente vazia na radiografia de tórax (Fig. 1-2). A variabilidade na densidade também existe de cima para baixo. Na Figura 1-2, vasos sanguíneos são mais distendidos nos campos pulmonares inferiores. A distensão crescente de vasos de ápice para a base também ilustra o aumento das pressões de distensão vascular à taxa de 1cm H_2O/cm de altura para baixo do pulmão.

A disposição dos vários tecidos que constituem o pulmão é resumida na Tabela 1-1. Um ponto surpreendente é como pouco tecido está envolvido na arquitetura das paredes alveolares.[5,6] Mas isso é como deveria ser, porque o principal problema físico de troca gasosa é a lentidão da difusão de oxigênio através da água.[7,8] Assim, as paredes alveolares devem ser extremamente finas. De fato, a espessura da célula vermelha do sangue constitui uma parte substancial do caminho de difusão de ar-sangue. Foi tirado vantagem deste fato para separar a capacidade de difusão do monóxido de carbono em dois componentes: o volume de sangue capilar e a capacidade difusora da membrana.[9] (Para uma discussão de capacidade de difusão, veja Caps. 4 e 25).

O pulmão tem dois compartimentos de tecido conjuntivo intersticiais bem-definidos dispostos em série, tal como descrito por Hayek[10] (Fig. 1-3). Estes são o interstício parenquimal (parede alveolar) e o tecido conjuntivo (extra-alveolar) de ligação frouxa (bainhas peribroncovasculares, septos interlobulares e pleura visceral). As fibrilas de tecido conjuntivo (colágeno, elastina, reticulina) formam uma estrutura tridimensional do tipo cesta em torno dos alvéolos e vias aéreas (Fig. 1-4).[11] Este arranjo como cesta permite que o pulmão se expanda em todas as direções, sem desenvolver recuo excessivo dos tecidos. Uma vez que as fibrilas de tecido conjuntivo no interstício do parênquima são extensões das fibras mais grosseiras no tecido conjuntivo de ligação frouxa, tensões impostas ao nível da parede alveolar durante a inflação do pulmão são transmitidas não apenas aos alvéolos adjacentes, que se encostam uns aos outros, mas também para ductos alveolares circundantes e bronquíolos, e, em seguida, para o tecido conjuntivo de ligação frouxa de apoio ao lóbulo inteiro, e, finalmente, para a superfície da pleura visceral (Fig. 1-3). Essas relações se tornarão mais evidentes em certas condições patológicas. Por exemplo, no enfisema intersticial,[12] o ar entra no

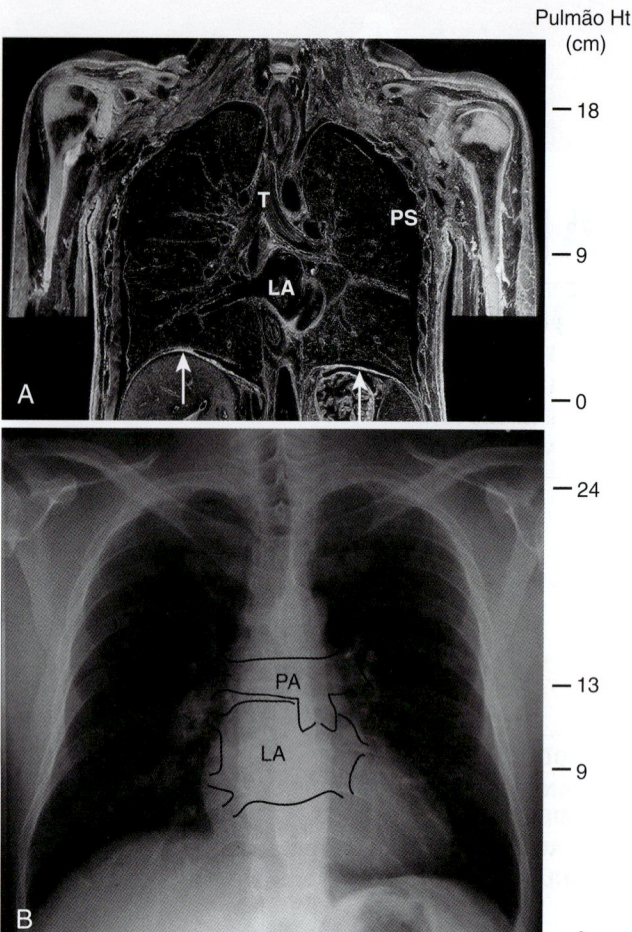

Figura 1-2 Visualizações comparadas da posição de pulmão no tórax e relacionamento com o coração. A, Secção médio-frontal através do tórax de um cadáver congelado de um ser humano de 35 anos de idade. O cadáver foi preparado por procedimentos de rotina de embalsamento, armazenado horizontalmente durante 3 meses em 30% de álcool, e congelado em posição horizontal durante 1 semana, a –20°C. Secções frontais foram cortadas com uma serra de fita. Uma vez que o cadáver foi preservado na posição horizontal, o peso dos órgãos abdominais comprimiu o conteúdo da cavidade torácica. As cúpulas do diafragma (*setas*) estão elevadas aproximadamente 5 cm em relação à sua posição no final da expiração em vida. A largura do espaço pleural (PS) está artificialmente alargada; normalmente, em vida, é de alguns micrômetros de largura. A traqueia (T) é flanqueada na sua esquerda pelo arco aórtico e sobre a sua direita pela veia ázigo. A artéria pulmonar esquerda encontra-se no aspecto superior do brônquio principal esquerdo. As veias pulmonares do pulmão direito entram na aurícula esquerda (AE), que está localizada a aproximadamente 7 cm acima da base do pulmão. Estas estruturas na raiz dos pulmões fizeram com que o esôfago fosse cortado duas vezes à medida que ele segue uma trajetória curva por trás delas, para atingir o estômago. **B,** Radiografia do tórax de um adulto humano normal tomado na posição vertical em capacidade residual funcional. A altura do pulmão (cm) foi medida a partir do ângulo costodiafragmático ao tubérculo da primeira costela. A principal artéria pulmonar (AP) e o átrio esquerdo (LA) são delineados. As estruturas vasculares, especialmente as veias pulmonares, são mais facilmente vistas na parte inferior do pulmão. Em parte, isso ocorre porque as pressões de distensão vascular são maiores perto das bases. A densidade do pulmão também tem gradação, sendo maior na parte inferior que na parte superior, e maior próxima ao hilo que perifericamente. (**A,** Reimpressa com a permissão de Koritké JG, Sick H: *Atlas of sectional human anatomy.* Vol 1: Head, neck, thorax. Baltimore, 1988, Urban and Schwarzenberg, FT3a, p 83.)

tecido conjuntivo de ligação frouxa e disseca ao longo das bainhas peribroncovasculares para o hilo e ao longo dos septos lobulares para a pleura visceral. O líquido de edema pulmonar intersticial entra e se move ao longo das mesmas vias intersticiais (Fig. 1-5).[13]

Tabela 1-1	Componentes do Pulmão Normal		
Componente	Volume ou Massa (mL)	Espessura (μm)	Número de Referência
Gás	2.400		8
Tecido	900		3, 4
Sangue	400		4
Pulmão	500		8
Estruturas de suporte	225		5
Paredes alveolares	275		5, 6
Epitélio	60	0,18	5, 6
Endotélio	50	0,10	5, 6
Interstício	110	0,22	5, 6
Macrófagos alveolares	55		6

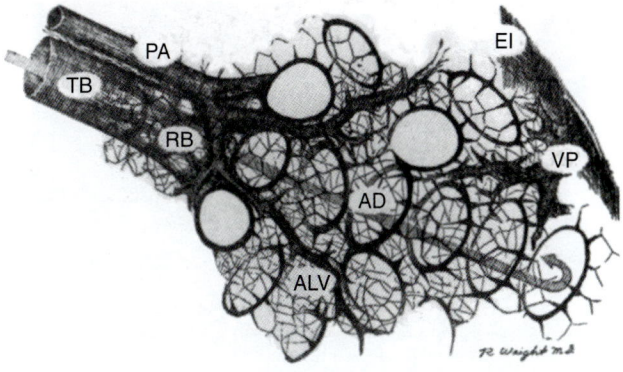

Figura 1-4 Um desenho do tecido conjuntivo de suporte do lóbulo pulmonar adulto humano normal demonstra a trama de fibras que compõe o "contínuo elástico". AD, ducto alveolar, ALV, alvéolo; EI, espaço intersticial; PA, artéria pulmonar; VP, veia pulmonar; RB, bronquíolo respiratório; TB, bronquíolo terminal.

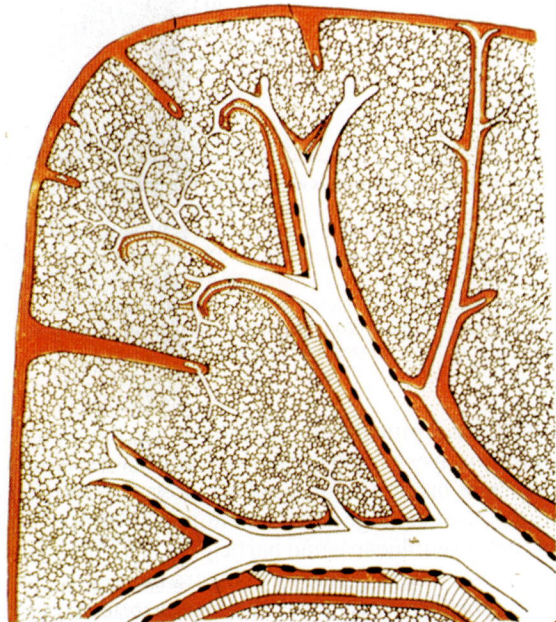

Figura 1-3 O plano geral que descreve os compartimentos do tecido conjuntivo intersticial do pulmão. Todas as estruturas de apoio (vias aéreas, vasos sanguíneos, septos interlobulares, pleura visceral) são agrupados sob a ligação de tecido conjuntivo frouxo. O interstício das paredes alveolares constitui o interstício parenquimatoso. Este plano organizacional do pulmão segue a organização geral de todos os órgãos. (Reproduzida com a permissão de Hayek H: *The human lung*, New York, Hafner, 1960, pp 298-314.)

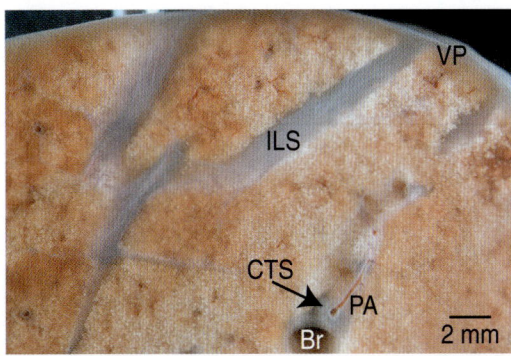

Figura 1-5 Edema pulmonar intersticial (peribroncovasculares) demonstrando os espaços de tecido conjuntivo de ligação frouxa (CTS) que rodeiam os brônquios (Br) e artérias pulmonares (PA). O edema intersticial também expandiu septos interlobulares (ILS) que são contíguos ao tecido conjuntivo da pleura visceral (VP). (Pulmão de ovelha congelado, limpo.)

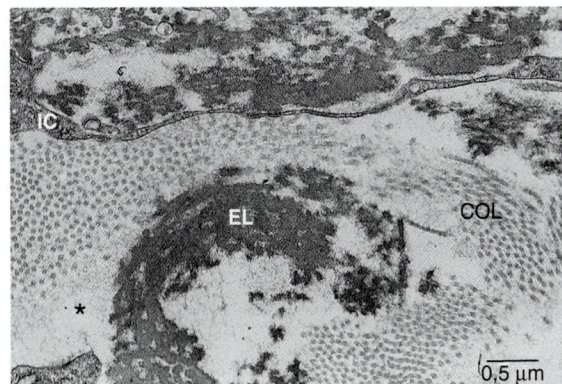

Figura 1-6 O interstício. O compartimento de tecido conjuntivo do pulmão contém células intersticiais (IC), fibrilas de colágeno (COL) e feixes de elastina (EL). A maior parte do interstício, no entanto, é ocupada pelos constituintes da matriz (*), tais como os glicosaminoglicanos. (Peça cirúrgica do pulmão humano, microscopia eletrônica de transmissão.)

A maior parte do interstício é ocupada por uma matriz de proteoglicanos (Fig. 1-6).[14,15] Os proteoglicanos constituem um grupo complexo de moléculas de polissacarídeo gigantescas (≈ 30 proteínas do núcleo diferentes, com grande diversidade de cadeias laterais de glicosaminoglicanos) cujos entrelaçamentos conferem uma estrutura do tipo gel para o interstício. Embora essencial, esse papel estrutural não é o único destas moléculas importantes. Uma visão crescente está emergindo de componentes da matriz extracelular do pulmão como reguladores da fisiologia pulmonar, auxiliando na determinação de fenótipo celular epitelial; ligação de sinalização e subsequente por citocinas, quimiocinas e fatores de crescimento; e mediar a proliferação celular, migração, diferenciação e apoptose.[16-23] Em estados patológicos, produtos de degradação de componentes da matriz extracelular podem ativar as vias do receptor de tipo Toll (ver discussão mais adiante); assim, os produtos de degradação podem servir como sentinelas endógenos de danos nos tecidos e iniciadores de respostas imunes inatas.[18,22-24] Dentro deste interstício de tipo gel residem diversas variedades de células intersticiais (células intersticiais contráteis e não contráteis,[25,26] mastócitos, células de plasma e leucócitos ocasionais). O restante

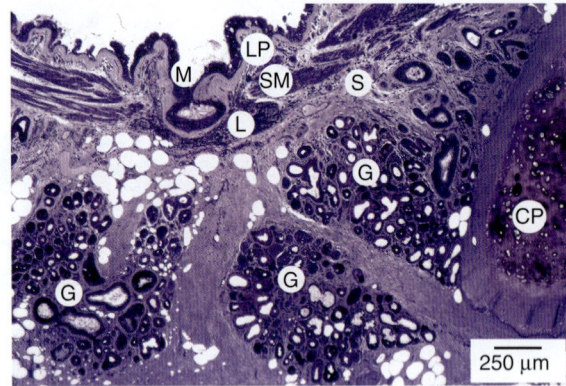

Figura 1-7 Um brônquio. A parede brônquica é composta da mucosa (M), lâmina própria (LP), o músculo liso (SM), e submucosa (S). As glândulas seromucosas (G) estão localizadas entre as bandas espira**is** de músculo liso e placas cartilaginosas (CP). Tecido linfoide difuso (L) tem se infiltrado na lâmina própria e submucosa. (Peça cirúrgica do pulmão humano, brônquio direito do lobo médio, seção glicol metacrilato de 2-μm-espessura, microscopia de luz.)

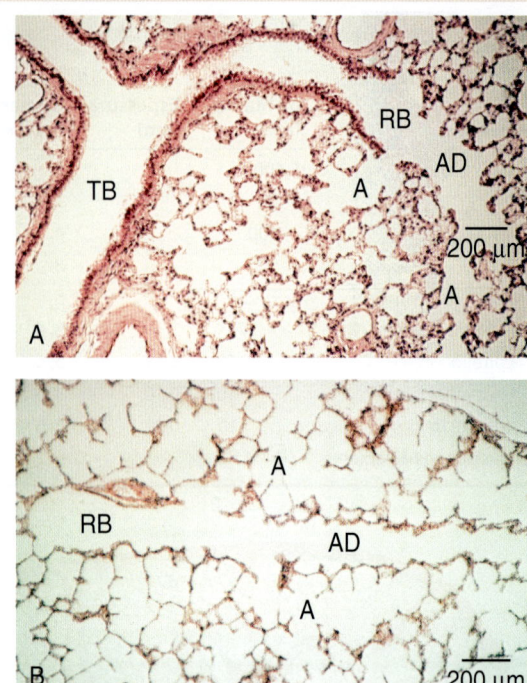

Figura 1-9 Cortes longitudinais ao longo dos bronquíolos. A, Diâmetro permanece relativamente constante ao longo bronquíolo terminal (TB), bronquíolos respiratórios (RB), e ducto alveolar (AD). Alvéolos (A) comunicam com os ductos de troca de gás (RB e AD). **B,** Esta secção longitudinal ao longo de um bronquíolo respiratório (RB) e ducto alveolar (AD) também mostra que o seu diâmetro é relativamente constante e que ambos os ductos de troca de gás comunicam com grupos de alvéolos (A). (Peça cirúrgica de pulmão humano, 10-μm-fina parafina, microscopia de luz.)

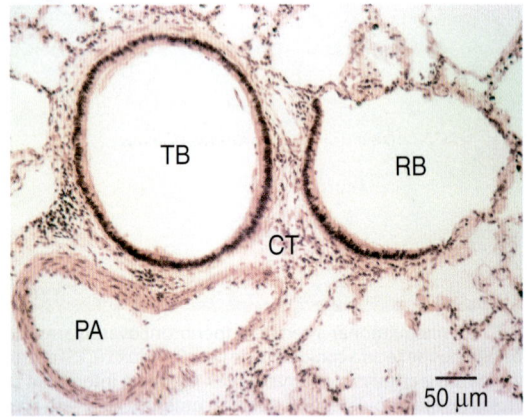

Figura 1-8 Um bronquíolo terminal e bronquíolo respiratório. A parede do bronquíolo terminal (TB) é construída de uma única camada de epitélio cúbico ciliado que repousa sobre finas faixas descontínuas de músculo liso e tecido conjuntivo frouxo areolar (CT). Em contraste, a parede do bronquíolo respiratório (RB) é apenas parcialmente revestida por epitélio ciliado cuboide (inferior esquerdo). O restante de sua parede é revestido por epitélio escamoso (canto superior direito). O tecido conjuntivo também rodeia a arteríola pulmonar adjacente (PA). (Peça cirúrgica de pulmão humano, 10-μm-fina parafina, microscopia de luz.)

do interstício é composto de laminina, colágeno, elastina e fibrilas de reticulina, fibronectina e tenascina (Fig. 1-6).

VIAS AÉREAS

As vias aéreas, formando a ligação entre o mundo exterior e as unidades respiratórias terminais, são de importância central para a nossa compreensão da função pulmonar na saúde e na doença. Vias aéreas intrapulmonares são divididas em três grupos principais: *brônquios* (Fig. 1-7), *bronquíolos* (incluindo os bronquíolos terminais) (Fig. 1-8) e *bronquíolos respiratórios* (Figs. 1-8 e 1-9). Por definição, os brônquios têm cartilagem em sua parede, enquanto bronquíolos não. Bronquíolos respiratórios têm uma dupla função como vias aéreas e como parte do volume alveolar (troca gasosa).

O espaço morto anatômico, tal como medido pela técnica de diluição de nitrogênio, é de aproximadamente 30% de cada volume corrente. Anatomicamente, este espaço morto é contabilizado principalmente pelo volume das vias aéreas extrapulmonares (superiores), incluindo a nasofaringe e traqueia, e os brônquios intrapulmonares.[27] A traqueia e os brônquios são cartilaginosos, não mudam de forma significativa com a ventilação e não participam das trocas gasosas. Bronquíolos, cerca de 1 mm de diâmetro ou menos, não têm nenhuma cartilagem, sendo extremamente numerosos e curtos. Eles consistem em cerca de cinco gerações de ramificações e terminam nos bronquíolos terminais. Em contraste com os brônquios, os bronquíolos são firmemente embutidos na estrutura do tecido conectivo do pulmão e, portanto, aumentam de forma passiva à medida que o volume pulmonar aumenta.[28] Histologicamente, os bronquíolos vão para baixo, e incluindo os bronquíolos terminais devem contribuir em torno de 25% para o espaço morto anatômico. Em vida, no entanto, eles contribuem pouco por causa da difusão de fase gasosa e mistura mecânica nas vias aéreas distais resultantes do impulso cardíaco. Por definição, os bronquíolos respiratórios e ductos alveolares participam da troca gasosa e, portanto, não contribuem para o espaço morto anatômico. O volume do sistema bronquíolo-alveolar–ducto respiratório é de aproximadamente um terço do volume total de alvéolo e é neste espaço que a ventilação de ar fresco entra durante a inspiração.

A maior resistência das vias aéreas reside nas vias aéreas superiores e nos brônquios. Normalmente, as grandes vias aéreas mantem constrição parcial. O diâmetro mínimo das vias aéreas no pulmão humano, por volta de 0,5 mm, é atingido ao nível dos bronquíolos terminais; sucessivas gerações de ductos de câmbio (bronquíolos respiratórios e ductos alveolares) são de diâmetro constante (Fig. 1-9).[29,30] O significado funcional de resistência centralizada é que as unidades respiratórias

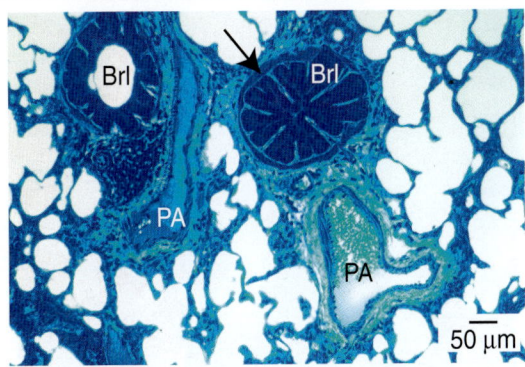

Figura 1-10 Secções transversais de dois bronquíolos (Brl) que contribuiriam para resistência das vias aéreas aumentada. À esquerda, está um bronquíolo que é parcialmente estreitado, evidente pelo epitélio espesso e preguead0. O bronquíolo direito está completamente estreitado. Seu lúmen é obliterado pelo epitélio preguead0 para dentro. O músculo liso deste bronquíolo é espesso (*seta*), sugerindo que o estreitamento está relacionado com a constrição do músculo liso. Cada um dos bronquíolos é flanqueado por uma arteríola pulmonar (PA). (Pulmão de ovelha, 5-µm-fina parafina, microscopia de luz.)

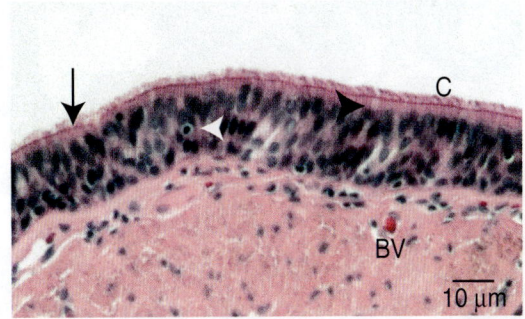

Figura 1-11 A mucosa brônquica consiste em epitélio colunar pseudoestratificado, com cílios (C) células caliciformes (*ponta de seta preta*). Os cílios, que formam um tapete de espesso, movem-se ritmicamente e, assim, impelem líquido, muco, células e detritos centralmente para a faringe. A faixa escura logo abaixo dos cílios (*seta preta*) é produzida por corpos basais. Por microscopia eletrônica de transmissão, corpos basais são reconhecidos como centríolos modificados. Um linfócito (*ponta de seta branca*) está intercalado entre as células epiteliais. Um vaso sanguíneo brônquico (BV) está localizado por baixo da camada mucosa. (Peça cirúrgica de pulmão humano, 10-µm-fina parafina, microscopia de luz.)

terminais (os alvéolos fisiológicos) são regionalmente ventilados sobretudo na proporção de suas distensibilidades individuais (complacência) porque a maior parte de resistência das vias aéreas é comum. Isso é demonstrado normalmente pela descoberta de que a ventilação pulmonar regional é dependente dos volumes iniciais dos alvéolos. Unidades respiratórias terminais em direção ao topo do pulmão, que são mais expandidas na CFR, não recebem tão grande parte do volume inspiratório como fazem as unidades respiratórias terminais perto da parte inferior do pulmão.

Exige um compromisso, o equilíbrio entre o volume de espaço morto anatômico, para o qual o diâmetro das vias aéreas deve ser tão pequeno quanto possível para maximizar a ventilação eficiente alveolar (espaço morto-corrente proporção em volume), e a resistência do fluxo de ar, para a qual o diâmetro das vias respiratórias deve ser tão grande quanto possível a fim de minimizar o trabalho de respiração. Normalmente, o espaço morto anatômico não é máximo, nem é resistência mínima. Na doença, por outro lado, as vias aéreas podem-se estreitar (Fig. 1-10), o que aumenta a resistência.

A complexidade celular das vias aéreas está indicada pelos quase 50 tipos de células distintos encontrados, dos quais pelo menos 12 são células epiteliais na superfície das vias aéreas.[31] Cerca de metade das células epiteliais nas vias aéreas humanas normais são ciliadas em todas as gerações das vias aéreas (Fig. 1-11) até bronquíolos (Fig. 1-12).[32] Os cílios movem a camada superficial de revestimento líquido (Fig. 1-13; Fig. 1-11) continuamente em direção à faringe a partir do interior do pulmão. Como o líquido de revestimento superficial move centripetamente, o perímetro total das vias aéreas diminui acentuadamente.[5] Se o volume de líquido do revestimento permanecesse constante, a camada de líquido deveria engrossar, mas isso não acontece, o que sugere que a maior parte do líquido é reabsorvido durante a sua subida ao longo das vias aéreas.

A presença de complexos juncionais apicais entre as células epiteliais das vias aéreas (Fig. 1-13) tem implicações funcionais importantes para a entrada de secreção metabolicamente regulada e absorção de eletrólitos e água do líquido de revestimento. Complexos juncionais apicais consistem em três elementos: *zonula occludens* (junção apertada), *zonula adherens* e *macula adherens* (desmossomo).[33] As junções apertadas auxiliam duas

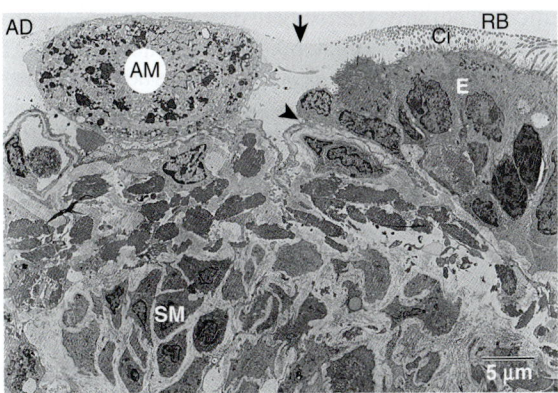

Figura 1-12 A junção de bronquíolo respiratório (RB)–ducto alveolar (AD) é demarcada por uma transição abrupta (*ponta de seta*) a partir de células epiteliais cuboides baixas (E) com cílios para células epiteliais escamosas. Submersa no líquido de revestimento (*seta*) estão um macrófago alveolar (AM) e cílios (Ci). As células musculares lisas (SM) das vias aéreas estendem-se a este nível da árvore das vias aéreas. (Peça cirúrgica do pulmão humano, microscopia eletrônica de transmissão).

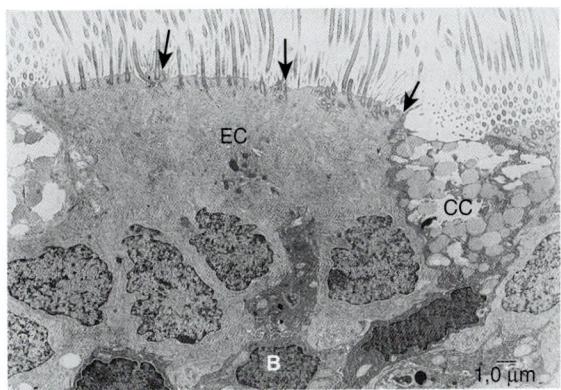

Figura 1-13 As células que constituem o epitélio brônquico são células epiteliais ciliadas (EC), células caliciformes (CC), e de células basais (B). As células caliciformes têm abundantes grânulos mucosos no citoplasma, e a sua superfície apical é desprovida dos cílios. As células basais, como seu nome indica, estão localizadas ao longo da porção não luminar do epitélio de revestimento, ao lado da lâmina basal. As *setas* na superfície apical das células das vias respiratórias indicam a localização de complexos juncionais entre as células epiteliais contíguas. (Peça cirúrgica do pulmão humano, microscopia eletrônica de transmissão.)

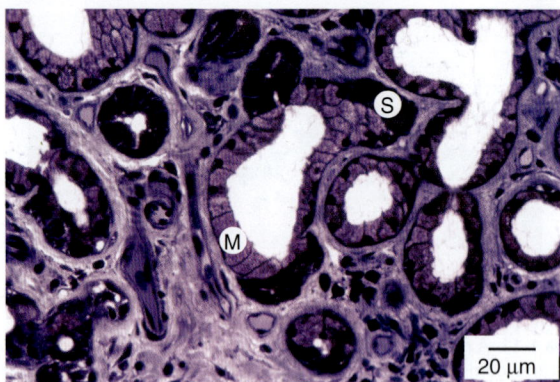

Figura 1-14 Glândulas submucosas exibidas em uma visão de ampliação maior que na Figura 1-7. Estas glândulas mistas, de composto tubuloacinar, contêm células secretoras de muco (M) e as células serosas secretoras (S). O último tipo forma tampas crescentes, ou semiluas, sobre as extremidades do ácino. As células secretoras de muco são o tipo de célula glandular predominante.

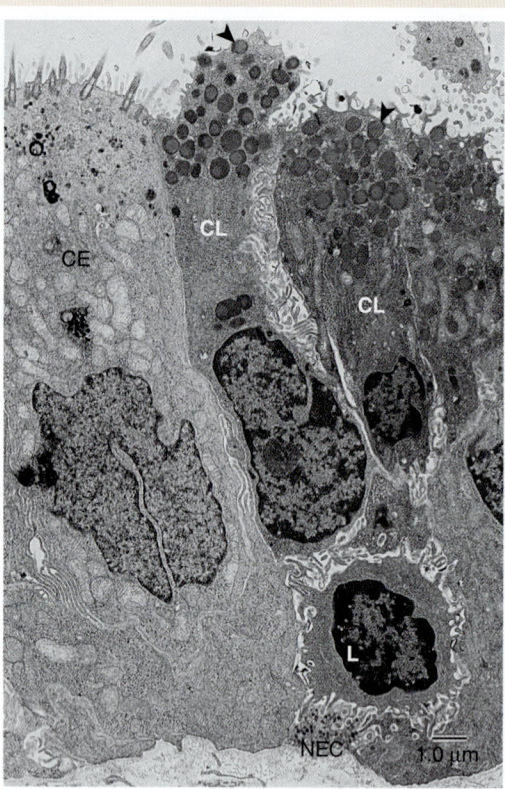

Figura 1-15 O epitélio das vias aéreas terminais consiste principalmente em epitélio ciliado (CE) e de células-clava (Clara) não ciliadas (CL). Células-clava têm as características ultraestruturais de células secretoras; ou seja, eles possuem uma localização basal no retículo endoplasmático rugoso, aparelho de Golgi perinuclear, retículo endoplasmático liso apicalmente localizado e proeminentes grânulos ligados à membrana (pontas de seta). Um dos linfócitos (L) está intercalado entre as células epiteliais. Uma pequena porção de uma célula neuroendócrina (NEC) contendo vesículas de grânulos densos característicos é também visível na base das células epiteliais. (Peça cirúrgica do pulmão humano, microscopia eletrônica de transmissão.)

funções importantes: (1) de restrição de difusão passiva através do bloqueio do espaço intercelular lateral e (2) de polarização de funções celulares (transporte de íons e de água) entre as membranas apical e basolateral.[34] Polarização do transporte de cloreto de sódio e permite ao epitélio das vias aéreas tanto secretar como absorver íons, com o movimento da água associada.

A captura de material estranho, tal como partículas ou bactérias, é realizada por mucinas. As mucinas são glicoproteínas complexas que formam géis, exemplificados por MUC5A. MUC5A está presente no pulmão de seres humanos.[35,36] Outras mucinas (p.ex., MUC5B, MUC7)[37,38] tornam-se expressas por células epiteliais das vias aéreas em doenças, tais como a fibrose cística. Nesta doença, MUC5B é produzida pelas células epiteliais das vias aéreas.[39] Normalmente, MUC5B é produzida pelas células glandulares das vias aéreas,[37] mas, em uma variedade de doenças pulmonares, a sua fonte de células é expandida.

As glândulas estão limitadas a submucosa dos brônquios. Glândulas das vias aéreas secretam água, eletrólitos e mucinas para o lúmen (Fig. 1-14; Fig. 1-7). Estudos sobre a regulação da secreção in vivo e in vitro têm mostrado que a liberação pode ser modulada por neurotransmissores — incluindo transmissores peptidérgicos, adrenérgicos e colinérgicos[40,41] — e por mediadores inflamatórios, tais como histamina,[42] fator ativador de plaquetas[43] e eicosanoides.[44] As células caliciformes, que são células epiteliais secretoras de mucina, também estão presentes na maioria dos níveis das vias aéreas (Fig. 1-13). As células caliciformes diminuem em número perifericamente, normalmente desaparecendo em bronquíolos terminais.[10,45] A ausência de glândulas das vias aéreas e células caliciformes distais às células epiteliais ciliadas faz sentido, porque esse arranjo deve minimizar o fluxo de muco para trás em ductos alveolares e alvéolos.

Os linfócitos são frequentemente vistos intercalados entre as células epiteliais das vias aéreas (Fig. 1-15; Fig. 1-11). Estes linfócitos T citotóxicos passam por respostas de anticorpos da classe IgA.[46] Os linfócitos T e B, também se acumulam na lâmina própria por baixo do epitélio das vias aéreas.[47]

Embora a maioria do material estranho e estímulos imunológicos seja transportada para cima nas vias aéreas por ação mucociliar, alguns são removidos pelos linfáticos (discutido no final deste capítulo). Além disso, o tecido linfoide está localizado nos pulmões. Porções linfoides são distribuídas ao longo da árvore traqueobrônquica (Fig. 1-7) e, em menor extensão, ao longo dos vasos sanguíneos.[48,49] Essas porções de tecido linfoide aparentemente desenvolvem em resposta a estimulação antigênica porque não estão presentes no nascimento em seres humanos ou em animais livres de germes.[48,49] Nestes agregados linfoides, os linfócitos são principalmente células B que expressam sobretudo imunoglobulinas IgA.[47] A presença de linfócitos ao longo das vias aéreas fornece um lembrete de que o sistema respiratório é constantemente desafiado por estímulos imunológicos transportados pelo ar. O tecido linfoide traqueobrônquico, incluindo tecido linfoide associado aos brônquios, parece proporcionar um *locus* importante para ambas as respostas imunes mediadas por anticorpo e células mediadas. Outro importante *locus* da resposta imunitária é fornecido pelas células epiteliais que revestem as vias respiratórias e constituem as glândulas das vias respiratórias. A sua importância decorre da produção de receptores tipo Toll, cujo papel é a identificação de padrões moleculares associados a patógenos.[50] A ativação dos receptores do tipo Toll conduz a cascatas de sinalização a jusante que estão envolvidos na produção de mucina, recrutamento de leucócitos, produção de peptídios antimicrobianos, reparação de feridas e formação vascular.[51-55]

Algumas das outras células associadas às vias aéreas são células musculares lisas, mastócitos, células basais e células-clava (Clara). As células musculares lisas formam bandas circulares ao redor do epitélio das vias aéreas tão perifericamente quanto os bronquíolos respiratórios (Figs. 1-7 e 1-8). O tônus do músculo liso é alterado pelo sistema nervoso

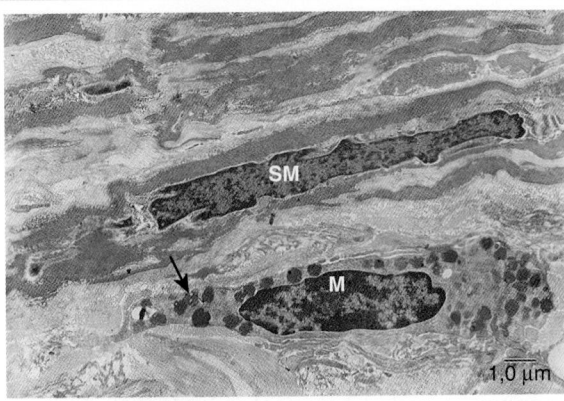

Figura 1-16 Mastócitos (M) localizados ao lado de uma via aérea. Mastócitos flanqueiam células musculares lisas das vias aéreas (SM). Grânulos em mastócitos têm características morfológicas heterogêneas, incluindo conteúdos espiralados e de rolagem (*seta*). (Peça cirúrgica do pulmão humano, microscopia eletrônica de transmissão.)

autônomo e por mediadores libertados pelos mastócitos, células inflamatórias e células neuroendócrinas. Durante a respiração normal, há leve contração tônica das células musculares lisas das pequenas vias aéreas e contração reflexa das vias aéreas maiores enrijecendo-as contra compressão externa, como pode resultar de expiração forçada ou tosse. O efetor dessas respostas é o braço parassimpático do sistema nervoso autônomo (nervo vago). Portanto, entrada vagal excessiva provoca a contração severa do músculo liso das vias aéreas e aumenta a secreção de muco pelas glândulas submucosas, ambos os quais limitam o fluxo de ar por meio da realização de vias respiratórias das vias aéreas, diminuindo o diâmetro de lúmen e aumento da resistência das vias respiratórias.

Os mastócitos no pulmão humano contêm grânulos de secreção ligada à membrana que são tipicamente preenchidos por inclusões particuladas, cristalinas ou espiraladas (Fig. 1-16). Estes grânulos contêm uma variedade de mediadores inflamatórios, incluindo a histamina, proteoglicanos, enzimas lisossômicas e metabólitos de ácido araquidônico.[56] Não apenas esses mediadores podem induzir broncoconstrição, mas também podem estimular a produção de muco e induzir edema da mucosa, aumentando a permeabilidade dos vasos brônquicos.

As células basais estão localizadas ao longo da lâmina basal das vias aéreas (Fig. 1-13). Classicamente, acredita-se que estas pequenas células epiteliais sejam células precursoras para outras células epiteliais das vias aéreas, incluindo células ciliadas.[31,57] No entanto, as experiências mais recentes sugerem que as células colunares secretoras ou células-clava também podem diferenciar-se em células epiteliais ciliadas após lesão do tecido.[58,59]

As células-clava (Clara), proeminentes nas vias aéreas terminais, são intercaladas entre as células epiteliais ciliadas, são não ciliadas e têm grandes grânulos apicais (Fig. 1-15).[60,61] As células-clava têm pelo menos quatro funções no pulmão. Uma função é servir como células progenitoras para si e para células epiteliais ciliadas.[62,63] Uma segunda função é o metabolismo de xenobióticos, através do sistema de mono-oxigenase do citocromo P-450.[64-67] A terceira função é a secreção: células-clava são uma fonte de proteínas surfactantes (SPs; SP-A, -B e -D)[68-70] e também de lipídios, proteínas (proteína 10-kDa de célula-clava), glicoproteínas e moduladores de inflamação (leucócitos inibidores da protease e inibidores da protease do tipo tripsina).[71-73] A quarta função é o equilíbrio líquido influenciando canais iônicos.[74,75]

CIRCULAÇÃO BRÔNQUICA

A traqueia (e esôfago), brônquios principais e vasos pulmonares no pulmão (Fig. 1-1), bem como a pleura visceral em humanos ("O espaço pleural e pleuras" em direção ao final deste capítulo), são supridas pela circulação brônquica (sistêmica).[45,76,77] Medições de circulação brônquica, por estudos de microesferas em animais, indicam que o fluxo é de 0,5% a 1,5% do débito cardíaco e é predominantemente para as vias aéreas grandes.[45,76,78-81] As artérias brônquicas ramificam-se em capilares brônquicas que formam uma rede na lâmina própria, na submucosa e na região externa à cartilagem dos brônquios, bem como na lâmina das artérias pulmonares vizinhas.[82] O sangue venoso a partir da traqueia e das grandes vias aéreas entram nas vênulas brônquicas, que convergem para formar as veias brônquicas que drenam para as veias ázigo ou hemiázigo. Assim, uma parte substancial do fluxo sanguíneo brônquico retorna para o lado direito do coração. Mais profundo no pulmão, no entanto, o sangue brônquico passa através de vasos anastomóticos curtos para vênulas pulmonares, atingindo, assim, o lado esquerdo do coração, com o fim de contribuir para a mistura venosa.

A circulação brônquica tem grande potencial de crescimento, o que está em contraste com a circulação pulmonar, a qual é irresponsiva após a infância. Em doenças proliferativas e inflamatórias crônicas, tais como bronquiectasia ou carcinoma, o fluxo sanguíneo brônquico pode ser grandemente aumentado.[76,83] O tecido da cicatriz e os tumores maiores que 1 mm de diâmetro recebem seu suprimento de sangue através da circulação brônquica.[84,85] A circulação brônquica é também a principal fonte de novos vasos para o reparo do tecido após a lesão pulmonar. Como será discutido perto do final do presente capítulo, a circulação brônquica também supre a pleura visceral de espécies que têm pleura visceral espessa, incluindo os seres humanos.

CIRCULAÇÃO PULMONAR

Em humanos, a artéria pulmonar entra em cada pulmão no hilo numa bainha de tecido conjuntivo frouxo ao lado do brônquio principal (Fig. 1-1). A artéria pulmonar viaja ao lado e se ramifica com cada geração das vias aéreas até o nível do bronquíolo respiratório (Fig. 1-17). As modalidades anatômicas das artérias pulmonares e as vias aéreas são um lembrete constante da relação entre perfusão e ventilação que determina a eficiência da função pulmonar normal. Embora as veias pulmonares também se encontrem em bainhas frouxas de tecido conjuntivo adjacente à artéria pulmonar e brônquio principal no hilo, uma vez dentro do pulmão eles seguem a afirmação de Miller[45] de que as veias são geralmente encontradas tão longe das artérias e vias aéreas quanto possível. Perifericamente, no tecido respiratório as artérias pulmonares se ramificam a partir do núcleo das unidades respiratórias terminais, enquanto as veias ocupam o envelope do tecido conjuntivo circundante (Fig. 1-18). Cada artéria pulmonar muscular pequena supre um volume específico de tecido respiratório, ao passo que as veias drenam porções de várias dessas zonas.

Consideráveis dados quantitativos sobre a circulação pulmonar estão disponíveis para o pulmão humano (Tabela 1-2).[86-88] Embora a maior parte do volume de sangue

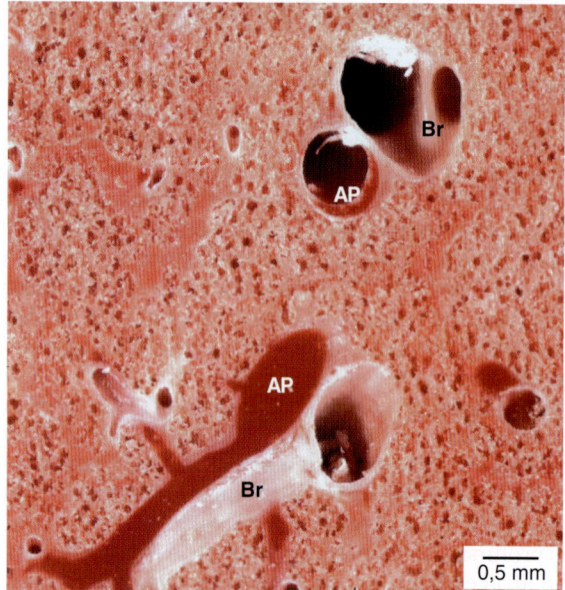

Figura 1-17 Divisões da artéria pulmonar (AP) viajam ao lado dos brônquios e bronquíolos (Br) para os bronquíolos respiratórios. Assim, em todas as gerações das vias aéreas existe uma relação íntima com as gerações arteriais pulmonares. Note-se que as bainhas de ligação frouxa (peribroncovasculares) do tecido conjuntivo são não distendidas, em comparação com os manguitos de edema intersticial na Figura 1-5. (Pulmão congelado normal de ovelha, sem mácula.)

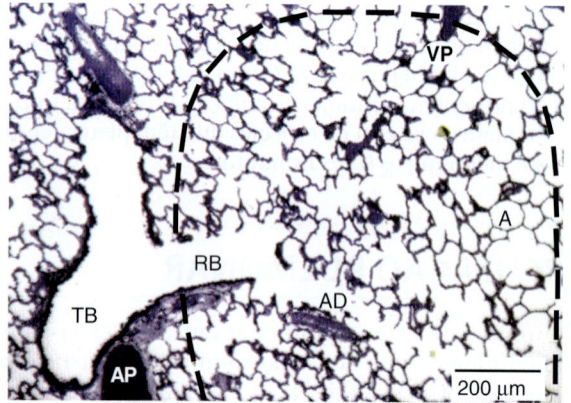

Figura 1-18 A unidade respiratória terminal (o alvéolo do fisiologista) é composto de alvéolos (A) e ductos alveolares (AD) originados de um bronquíolo respiratório (RB). Cada unidade é aproximadamente esférica, tal como sugerido pelo contorno tracejado. Vênulas pulmonares (VP) estão localizadas perifericamente. AP, artéria pulmonar; TB, bronquíolos terminais. (Pulmão de ovelha normal, um pouco subinflado, 2-μm seção glicol metacrilato de espessura, microscopia de luz.)

Tabela 1-2 Dados Quantitativos Sobre os Vasos Sanguíneos Intrapulmonares em Humanos

Classe do Vaso (com Diâmetro)	Volume (mL)	Área de Superfície (m²)	Número de Referência
Artérias (> 500 μm)	68	0,4	86
Arteríolas (13–500 μm)	18	1,0	86
Capilares (10 μm)	60–200	50–70	87
Vênulas (13–500 μm)	13	1,2	88
Veias (> 500 μm)	58	0,1	88

intrapulmonar esteja nos vasos maiores para baixo até cerca de 500 μm de diâmetro, quase toda a área de superfície vascular está em vasos pequenos. Por exemplo, a área de superfície de arteríolas de 13 a 500 μm diâmetro excede a dos vasos maiores por um fator de dois, e a área de superfície capilar máxima é 20 vezes superior à de todos os outros vasos.

Uma vez que a altura vertical do pulmão em CFR é de 24 cm (Fig. 1-2), a pressão no interior dos vasos sanguíneos pulmonares varia de 24 cm H_2O ao longo de toda a altura do pulmão. Assim, se a pressão arterial pulmonar é tomada como 20 cm de H_2O (15 mmHg; 1,9 kPa) ao nível da artéria pulmonar principal, que está a meio caminho da altura do pulmão, a pressão nas artérias pulmonares perto do topo do pulmão será de 12 cm de H_2O, enquanto a pressão em artérias pulmonares perto da parte inferior será de 36 cm de H_2O. A pressão venosa pulmonar, que é de 8 cm de H_2O, ao nível da artéria pulmonar em tórax (a pressão atrial esquerda), seria –4 cm de H_2O perto do topo do pulmão e +20 cm de H_2O, na parte inferior. No pulmão normal, o volume de sangue é maior na parte inferior devido ao aumento da pressão do lúmen, que expande os vasos e aumenta o seu volume. Este efeito de distensão também diminui a contribuição dos vasos sanguíneos na parte inferior do pulmão para a resistência vascular pulmonar total.

A partir do tempo após o nascimento até à idade adulta, a circulação pulmonar normal é um circuito de baixa resistência. A resistência é distribuída um tanto diferentemente, no entanto, na circulação sistêmica, em que a maior queda na resistência é através das arteríolas. Embora a queda de pressão ao longo dos capilares pulmonares seja de apenas uns poucos centímetros de água (semelhantes à queda de pressão em capilares sistêmicos), a artéria pulmonar e resistências venosas são baixas; portanto, uma fração relativamente maior da resistência total vascular pulmonar (35% de 45%) reside nos capilares alveolares na CFR.[89,90] (Para mais informações sobre a circulação pulmonar na saúde e na doença ver Caps. 6 e 58).

Vasoatividade desempenha um papel importante na regulação local do fluxo sanguíneo em relação à ventilação.[91,92] Visto que o músculo liso pode ser encontrado nos vasos pulmonares, tanto arterial e do lado venoso para baixo para vasos pré-capilares e pós-capilares,[93,94] qualquer segmento pode contribuir para a vasomotricidade ativa.[95] Em condições patológicas, o músculo liso vascular pode estender-se para baixo até o nível capilar.[96,97]

Teoricamente, a troca gasosa pode ocorrer através da parede fina de quase qualquer vaso pulmonar. Em tensões de oxigênio alveolar normal, entretanto, pouco oxigênio e dióxido de carbono é trocado antes que o sangue atinja os verdadeiros capilares.[98] Nas arteríolas pulmonares, devido ao seu pequeno volume (Tabela 1-2), o fluxo sanguíneo é rápido. À medida que o sangue entra na vasta rede capilar parede alveolar, sua velocidade diminui, com média de aproximadamente 1.000 μm/s (ou 1 mm/s). Fluxo na microcirculação é pulsátil por causa da resistência arterial baixa.[99] As pulsações atingem o leito microvascular, tanto no lado arterial como venoso. Na verdade, um sinal de hipertensão pulmonar grave é o desaparecimento de pulsações capilares.[100]

A rede capilar é longa e atravessa vários alvéolos (Fig. 1-19) da unidade respiratória terminal antes de ser aglutinada em vênulas. A grande dimensão do leito capilar em conjunto com o comprimento dos percursos individuais significa um tempo de trânsito razoável para as células vermelhas do sangue, durante a qual a troca gasosa pode ter lugar.

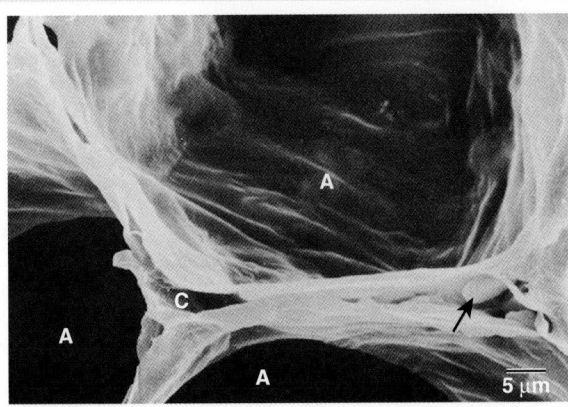

Figura 1-19 Um capilar alveolar (C) é compartilhado longitudinalmente ao longo do seu caminho através de três alvéolos (A). As paredes alveolares são achatadas, e as junções de parede são acentuadamente curvadas, porque o pulmão é fixado nas condições da zona 1. Algumas células vermelhas do sangue permanecem no capilar a um canto alveolar (seta). (Pulmão de rato normal fixado por perfusão, PAW = 30 cm H_2O, PPA = 25 cm H_2O, PLA = 6 cm H_2O, microscopia eletrônica de varredura PAW, pressão pulmonar em cunha; PLA, pressão do átrio esquerdo; PPA, pressão da artéria pulmonar.)

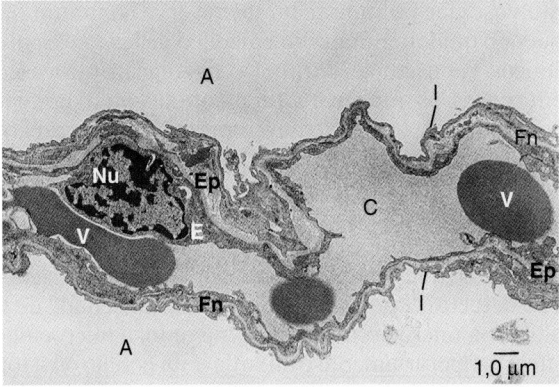

Figura 1-20 Os lados espessos (Ep) e finos (Fn) capilar alveolar (C), mudam à medida que o capilar cruza entre os alvéolos (A). As lâminas basais do endotélio capilar e do epitélio alveolar fusionam nas regiões finas. O núcleo (Nu) de uma célula endotelial (E) é visível acima de uma célula de sangue vermelho (V). I, células alveolares tipo I. (Peça cirúrgica do pulmão humano, microscopia eletrônica de transmissão.)

A estimativa anatômica de aproximadamente 0,5 a 1 segundo de tempo de trânsito médio é essencialmente a mesma que foi encontrada utilizando o método da capacidade de difusão de monóxido de carbono, o qual divide o volume de sangue capilar pelo débito cardíaco para obter o tempo de trânsito capilar médio.[101] No pulmão normal, é tempo suficiente disponível para o equilíbrio entre as tensões de oxigênio e dióxido de carbono nos alvéolos e os eritrócitos nos capilares pulmonares. Apenas sob uma pressão extrema (exercício intenso a baixas tensões de oxigênio inspirado) ou na doença pulmonar restritiva grave que as células vermelhas do sangue seriam previstas passando através da microcirculação sem tempo suficiente para atingir o equilíbrio de difusão.[102]

Normalmente, o volume de sangue capilar é igual a ou maior que o volume sistólico. Sob condições normais de repouso, o volume de sangue nos capilares pulmonares é, porém, bem abaixo da sua capacidade máxima. Recrutamento pode aumentar este volume por um fator de cerca de três. Assim, o volume de sangue capilar normal de 60 a 75 mL é de um terço da capacidade (200 mL) medida por análise histológica quantitativa.[5]

Anatomicamente, os vasos sanguíneos pulmonares podem ser divididos em dois grupos de um modo semelhante aos compartimentos de tecido conjuntivo: extra-alveolar e alveolar. Os *vasos extra-alveolares* ficam no tecido conjuntivo frouxo (bainhas peribroncovasculares, septos interlobulares). Vasos extra-alveolares se estendem para as unidades respiratórias terminais. Artérias tão pequenas quanto 100 μm de diâmetro têm bainhas de tecido conjuntivo frouxo. Isso está em contraste com os bronquíolos, os quais estão firmemente embebidos na estrutura pulmonar a partir dos bronquíolos (1 mm de diâmetro) em diante. *Vasos alveolares* encontram-se dentro das paredes alveolares e são incorporados no tecido conjuntivo parenquimatoso. Eles estão sujeitos a todas as forças que operam a nível alveolar. Eles são referidos como vasos alveolares no sentido de que a pressão hidrostática externa eficaz para eles é a pressão alveolar. Nem todos os vasos alveolares são, todavia, capilares. Pequenas arteríolas e vênulas, que protuberam para os espaços aéreos, podem ser afetadas por mudanças na pressão alveolar. Da mesma forma, nem todo o leito capilar é alveolar em todas as condições.[103] Os capilares de canto nas junções da parede alveolar são protegidos contra os efeitos da pressão alveolar pela curvatura e tensão superficial ar-líquido alveolar.[104] Isso pode explicar o fato de que, mesmo sob condições de zona 1, na qual a pressão alveolar excede tanto a pressão arterial como a venosa, algum sangue continua a fluir através do pulmão.[105] Passam-se vários centímetros acima na zona 1 antes de o fluxo sanguíneo parar completamente. (Para uma discussão sobre a distribuição de fluxo sanguíneo pulmonar e zonas do pulmão, consulte o Cap. 4.)

Uma questão importante é saber se o pulmão humano normal contém conexões entre as artérias pulmonares e veias que permitem alguma parte do fluxo sanguíneo pulmonar se desviar da rede capilar. Esses vasos podem-se desenvolver congenitamente ou patologicamente.[106] No pulmão normal, contudo, curtos-circuitos funcionantes provavelmente não existem. (Comunicações arteriovenosas patológicas são discutidas no Cap. 61, somente *on-line* em inglês, no site www.elsevier.com.br/expertconsult.)

Os capilares pulmonares são revestidos por células endoteliais contínuas (não fenestradas) (Fig. 1-20). Essas células atenuadas têm uma área individual de 1.000 a 3.000 μm^2 e um volume médio de 600 μm^3.[107] Essas células grandes e planas cobrem uma área superficial total de aproximadamente 130 m^2.[107] Outras características estruturais de células endoteliais dos capilares pulmonares são o grande número de vesículas plasmalemais e pequeno número de organelas (Fig. 1-20). Apesar de ter relativamente poucas organelas, células endoteliais dos capilares pulmonares têm organelas envolvidas na síntese de proteínas, tais como retículo endoplasmático, aparelho de Golgi e ribossomas, bem como endocitose (cavéolas, organismos multivesiculares e lisossomas).[108] O dispositivo endocítico parece participar na absorção mediada por receptor e transporte (transcitose) de albumina, lipoproteína de baixa densidade e tiroxina.[109-113] Outra via para a passagem de solutos e da água está entre as células endoteliais adjacentes (transporte transcelular). No entanto, essa rota de passagem é limitada por complexos juncionais especializados chamados "junções apertadas".[114,115]

Além da sua função nas trocas gasosas, a circulação pulmonar é envolvida numa série de outras funções importantes para a homeostase. O leito vascular pulmonar serve como um reservatório de capacitância entre os lados direito e esquerdo do coração. Por conseguinte, o reservatório de sangue na circulação pulmonar é suficiente para tamponar alterações na saída do ventrículo direito durante duas a três pulsações.

O leito vascular pulmonar também serve como um filtro, prendendo qualquer material embólico de leitos vasculares sistêmicos. Por exemplo, durante a coagulação intravascular ou em processos que envolvam plaquetas ou a agregação de neutrófilos, o local predominante de sequestração é o pulmão. A principal razão anatômica para isso é que 75% do volume de sangue circulante está no circuito venoso, e o leito microvascular do pulmão é o primeiro conjunto de pequenos vasos através dos quais o sangue flui. Números moderados de microembolia geralmente não produzem disfunção detectável por causa da enorme variedade de vias paralelas na microcirculação. No máximo, a microembolia bloqueia temporariamente o fluxo de uma porção ou a totalidade de uma unidade respiratória terminal. O destino de tais êmbolos não é claro. Alguns são fagocitados e removidos para dentro do tecido pulmonar.[116] Alguns dos êmbolos podem ser degradados até um tamanho pequeno, atravessar para a circulação sistêmica e ser removidos pelo sistema reticuloendotelial. Um exemplo de matéria particulada que filtra no pulmão é o macroagregado sérico de albumina usado em procedimentos de escaneamento do pulmão. (Outras informações sobre a fisiopatologia das doenças tromboembólicas são apresentadas no Cap. 57.)

As células endoteliais da circulação pulmonar são capazes de um número notável de atividades metabólicas. Isto não é para dizer que as células endoteliais em outros órgãos não têm atividades semelhantes. Mas a posição central do pulmão, por meio do qual todo o débito cardíaco passa, coloca responsabilidade adicional e importância adicional sobre as suas células endoteliais.[117-119] Por exemplo, angiotensina I, bradiquinina, e prostaglandina E_1 estão quase completamente inativadas durante uma única passagem através dos pulmões. Células endoteliais pulmonares também expressam pelo menos dois subtipos de receptores de endotelina (A e C).[120-122] A expressão coincide com remoção rápida da endotelina, sugerindo que a microcirculação pulmonar participa na depuração desse potente peptídio vasoconstritor a partir do sangue. Por outro lado, um potente vasodilatador, o óxido nítrico, é gerado localmente no pulmão, através da expressão da síntese endotelial do óxido nítrico.[123-129]

As células endoteliais podem ter um papel na regulação do tônus vascular e da reatividade. Uma indicação deste papel regulador pode ser visto nos contatos diretos entre as células endoteliais pulmonares de pequenas artérias e veias e as células de músculo liso envolventes. Tais contatos mioendoteliais foram descritos nos pulmões de certo número de pequenos animais,[130-133] e as vimos no pulmão humano (Fig. 1-21). Apesar de sua importância funcional ser desconhecida, eles podem ter alguma influência sobre vasoatividade endotélio-dependente.[134]

A regulação da vasoatividade por células endoteliais pode ser facilitada por fenótipos específicos do local de células endoteliais (revisto por Garlanda e Dejana[135] e Gebb e Stevens[136]). Por exemplo, proteína endotelial de óxido nítrico é mais evidente nos vasos arteriais pulmonares pequenos que nos capilares.[123-128] Presumivelmente, a localização mais evidente reflete o papel funcional de óxido nítrico na regulação do tono do músculo liso arterial pulmonar. Por outro lado, as células endoteliais capilares parecem ter mais expressão de mensagem ativada para moléculas de adesão de leucócitos que células endoteliais arteriais.[135,136] A maior expressão por células endoteliais capilares podem contribuir para o sequestro de leucócitos no leito capilar durante reações inflamatórias

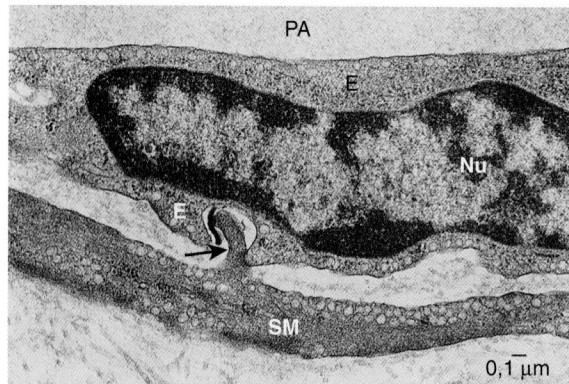

Figura 1-21 Um contato celular mioendotelial (*seta*) é feito entre uma célula endotelial (E) arteriolar pulmonar (PA) e uma célula do músculo liso vascular subjacente (SM). A distribuição e o significado funcional de tais contatos são desconhecidos. Um papel potencial pode ser o de facilitar a entrega do fator relaxante derivado do endotélio para as células musculares lisas. Nu, núcleo da célula endotelial. (Peça cirúrgica do pulmão humano, microscopia eletrônica de transmissão.)

agudas. Outra função das células endoteliais que é específico do local no pulmão é Ca^{2+} transitórios que são induzidos por elevação de pressão tão pequenas quanto 5 cm de H_2O. O cálcio transitório visto em um subconjunto de células de Ca^{2+} oscilantes são referidos como "marca-passo" e estão localizados em capilares pulmonares venulares.[137] As oscilações são propagadas para as células endoteliais adjacentes. Esta resposta endotelial pode ser relevante na patogênese da lesão microvascular pulmonar induzida por pressão.

UNIDADES RESPIRATÓRIAS TERMINAIS

O "alvéolo", do qual o médico ou fisiologista pulmonar fala é referido como a "unidade respiratória terminal" pelo anatomista. A unidade respiratória terminal consiste em todos os ductos alveolares, juntamente com os seus alvéolos de acompanhamento, que se originam desde o mais proximal (primeiro) bronquíolo respiratório (Fig. 1-18). A unidade respiratória terminal tem existência tanto estrutural como funcional e foi descrita pela primeira vez por Hayek.[10] No pulmão humano, esta unidade contém cerca de 100 ductos alveolares e 2.000 alvéolos. Em CFR, a unidade é de aproximadamente 5 mm de diâmetro, com um volume de 0,02 mL. Nos seres humanos adultos normais, existem cerca de 150.000 de tais unidades em ambos os pulmões combinados.[5] O ácino, uma unidade anatômica popular entre os patologistas, contém de 10 a 12 unidades respiratórias terminais.[138-140]

A definição funcional da unidade respiratória do terminal é que, porque a difusão em fase gasosa é tão rápida, as pressões parciais de oxigênio e dióxido de carbono são uniformes em toda a unidade.[141] A difusão é o nome de um processo termodinâmico através do qual as moléculas expressam a sua energia cinética. Difusão líquida ocorre quando existe uma diferença de concentração de uma substância entre dois volumes. Assim, o oxigênio no gás de conduto alveolar se difundirá para dentro dos alvéolos, porque o ar de entrada tem uma concentração de oxigênio maior que o gás alveolar. O oxigênio também se difundirá a partir do gás adjacente à parede alveolar através da barreira ar-sangue para as células vermelhas do sangue que flui nos capilares (Fig. 1-22), onde

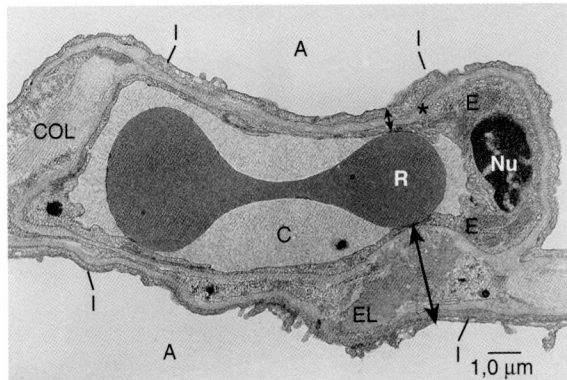

Figura 1-22 Secção transversal de uma parede alveolar mostrando o caminho para a difusão de oxigênio e dióxido de carbono. O lado fino da barreira da parede alveolar (*seta dupla curta*) consiste em epitélio do tipo I (I), interstício (*) formado pelas lâminas basais fundidas de células epiteliais e endoteliais, de endotélio capilar (E), de plasma no capilar alveolar (C), e, finalmente, de citoplasma da célula de sangue vermelho (R). O lado espesso da barreira de troca gasosa (*seta dupla longa*) tem um acúmulo de elastina (EL), colágeno (COL), e matriz que conjuntamente separam o epitélio alveolar do endotélio capilar alveolar. Enquanto as células vermelhas do sangue estão fluindo, o oxigênio e o dióxido de carbono, provavelmente, difundem através de ambos os lados da barreira ar-sangue. A, alvéolo; Nu, núcleo da célula endotelial capilar. (Peça cirúrgica do pulmão humano, microscopia eletrônica de transmissão.)

o oxigênio combina-se com a hemoglobina. O dióxido de carbono difunde-se na direção oposta. Um ponto-chave sobre a difusão é que o processo é muito mais rápido na fase gasosa que em água. Assim, o tamanho da unidade respiratória terminal é definido em parte pelo fato de que as moléculas de gás podem difundir-se e equilibrar-se em qualquer lugar dentro da unidade mais rapidamente que se pode difundir através da membrana para o sangue. O principal problema é que a solubilidade do oxigênio na água é baixa em relação à sua concentração em gás. A água torna-se um problema quando o líquido de edema se acumula nos alvéolos e/ou no interstício nas paredes alveolares. O dióxido de carbono é muito mais solúvel em água (20 vezes a solubilidade do oxigênio na água), e, por conseguinte, o dióxido de carbono difunde-se rapidamente para a fase gasosa, mesmo que a pressão de condução para a difusão de dióxido de carbono seja apenas um décimo daquele para o oxigênio entrar no sangue.

É quase impossível demonstrar que a difusão é limitante no pulmão normal, exceto durante o exercício pesado, respirando gás contendo concentrações muito baixas de oxigênio.[102] Mesmo então, a limitação de difusão pode não ser tão importante como a redução do tempo de trânsito das células vermelhas do sangue. No entanto, afora estas observações durante o exercício pesado, a maioria dos distúrbios de oxigenação são devido à desigualdade da ventilação-perfusão.[142]

Todas as porções da unidade respiratória terminal participam nas mudanças de volume com a respiração.[143,144] Assim, se uma unidade aumentasse o seu volume de CFR, o gás alveolar que tinha estado no sistema de condutas alveolares entraria nos alvéolos de expansão, em conjunto com uma pequena porção de ar fresco. A maior parte do ar fresco que permaneceria no sistema de ductos alveolares. Isso não leva a qualquer gradiente significativo de pressões parciais de oxigênio e de dióxido de carbono alveolar, porque a difusão na fase de gás é tão rápida que o equilíbrio é estabelecido dentro de poucos milissegundos. Mas o material não difusível (em suspensão ou partículas) permaneceria longe das paredes alveolares e seria expulso na expiração subsequente.[145] Isso explica por que é difícil depositar aerossóis nas paredes alveolares e por que grandes volumes inspirados e retenção da respiração são importantes para a obtenção de deposição alveolar eficiente.

O alvéolo anatômico não é esférico (Figs. 1-23 e 1-19). Ele é uma estrutura geométrica complexa com paredes lisas e curvatura acentuada nas junções entre paredes adjacentes. A configuração mais estável é por três paredes alveolares, para que se unam como em espumas.[5] O volume de repouso de um alvéolo é atingido a um volume mínimo, que é de 10% a 14% da capacidade pulmonar total. Quando alvéolos ficam abaixo de seu volume de repouso, eles devem dobrar, porque suas paredes têm uma massa finita. A maior parte do trabalho necessário para inflar o pulmão normal é gasto através da interface ar-líquido, para vencer a tensão superficial; a importância da interface ar-líquido é demonstrada pela baixa pressão necessária para "inflar" um pulmão cheio de líquido com mais líquido.[146]

O fenômeno da estabilidade da unidade respiratória terminal, ou alveolar, é confuso, pois não só está envolvida a tensão interfacial ar-líquido, mas cada parede alveolar plana é parte de dois alvéolos e ambos devem participar em qualquer mudança. Portanto, atelectasias não envolvem geralmente alvéolos individuais, mas sim unidades relativamente grandes (Fig. 1-24).[147]

As paredes alveolares são compostas predominantemente de capilares pulmonares. Na parede alveolar congestionada, o volume de sangue pode ser mais que 75% do volume total da parede. Alvéolos perto do topo do pulmão mostram menos enchimento dos capilares que aqueles na parte inferior.[148,149] Isso afeta a capacidade de difusão regional, que é dependente do volume de glóbulos vermelhos nos capilares.

A transição do epitélio cuboide do bronquíolo respiratório para epitélio escamoso alveolar é abrupta (Fig. 1-12). Embora Macklin[150] tenha especulado que a permeabilidade das junções epiteliais bronquíolo-alveolar pode ser especial, nenhuma diferença definitiva foi demonstrada.[151] A controvérsia continua quanto à possibilidade desta região apresentar características únicas de permeabilidade que poderão participar na remoção de partículas ou vazamento de edema.[152-154]

A natureza pleomórfica do epitélio alveolar e a estrutura microscópica à luz e eletrônica das suas células constituintes foram descritas muitas vezes e serão apenas brevemente resumidas aqui. Nos mamíferos normais e outras espécies que respiram ar, incluindo répteis e anfíbios, o epitélio alveolar é composto de células cúbicas alveolares do tipo II e células achatadas tipo I (Fig. 1-25). Células alveolares tipo II superam células tipo I ($\approx$ 15% *versus* 8% e 10% de total de células periféricas do pulmão, respectivamente), mas as células do tipo I são responsáveis por aproximadamente 90% a 95% da área superficial alveolar periférica do pulmão.[155] Os dois tipos de células têm diferentes funções e estrutura.

A célula alveolar do tipo II é a principal fábrica sintetizadora e secretora de proteínas associada ao surfactante (tensoativas) que afetam a adsorção de lipídios surfactantes para uma interface ar-líquido, a reciclagem de surfactante e funções imunomoduladoras. Células alveolares tipo II também expressam receptores para vários fatores de crescimento e secretagogos, enzimas, proteínas de matriz e mucinas epiteliais.[156-161] A presença de vários canais iônicos e transportadores suporta evidências anteriores de que as células alveolares tipo II estão ativamente envolvidas na reabsorção de líquido e de fluxos de água transepiteliais.[162] Há relatos de que células alveolares tipo II expressam algumas espécies

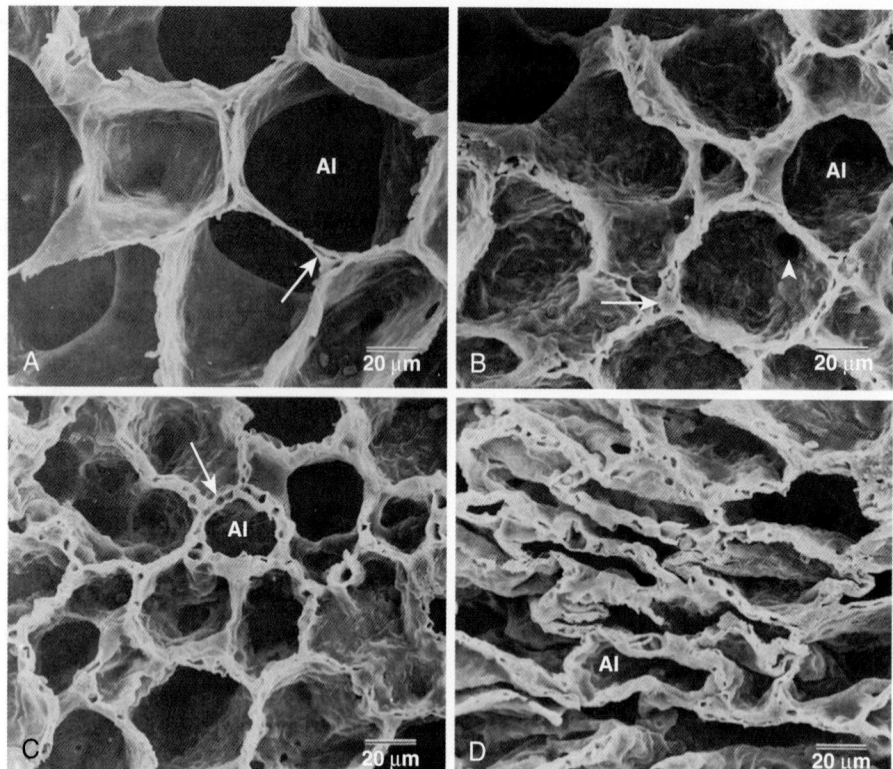

Figura 1-23 Mudanças de forma alveolar em pontos representativos ao longo da curva pressão-volume de deflação de ar do pulmão. Os quatro são micrografias com a mesma ampliação. As pressões de deflação de ar são como se segue: **A**, de 30 cm H_2O (capacidade pulmonar total; TLC); **B**, 8 cm de H_2O (cerca de 50% por TLC); **C**, a 4 cm H_2O (perto da capacidade residual funcional; CFR); e **D**, 0 cm de H_2O (volume mínimo). As pressões vasculares são constantes (PPA = 25cm H_2O e PLA = 6 cm de H_2O). A forma alveolar intrínseca (Al) é mantida de TLC para CFR (**A-C**). As paredes alveolares são planas, e há curvatura acentuada nas junções entre paredes adjacentes. Observe a forma plana dos capilares alveolares (*seta*) em TLC (**A**, condições de zona 1 de pulmão) em comparação com sua forma redonda (*seta*) a CFR (**C**, condições de zona 3 de pulmão). As paredes alveolares são dobradas, e a forma alveolar é distorcida em volume pulmonar mínimo (**D**). A *seta* em **B** identifica uma célula alveolar tipo II, em um canto alveolar. A *ponta de seta* em **B** identifica um poro de Kohn. PAW, pressão; pressão pulmonar em cunha; PAE, pressão atrial esquerda; PAP, pressão da artéria pulmonar. (Pulmão de rato normal fixado por perfusão, microscopia eletrônica de varredura.)

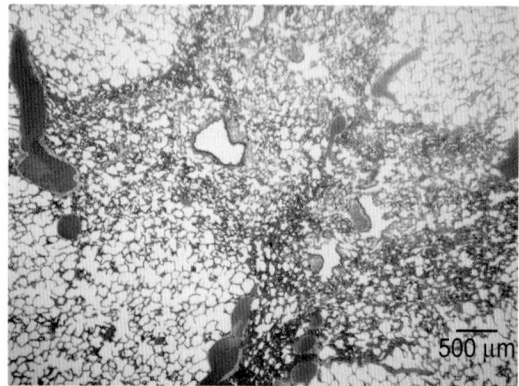

Figura 1-24 Aparência histológica de atelectasia. Atelectasia em geral envolve unidades relativamente grandes de parênquima pulmonar, em vez de alvéolos individuais. Paredes alveolares nas unidades atelectáticas são dobradas, distorcendo o formato de alvéolos e capilares, como mostrado na Figura 1-23D. (Pulmão ferido por embolia aérea, seção glicol metacrilato 2-μm de espessura, microscopia de luz.)

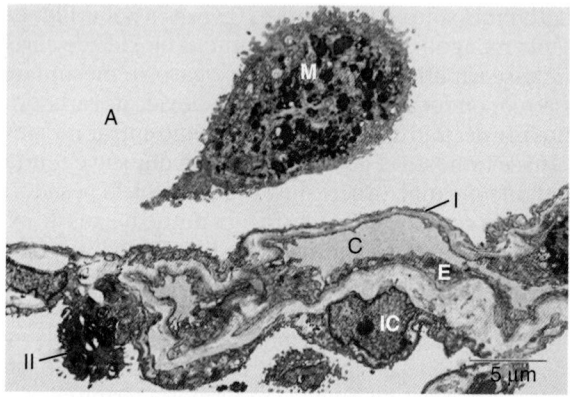

Figura 1-25 As células das unidades respiratórias terminais. Um macrófago alveolar (M) localizado em um alvéolo (A). Macrófagos alveolares são os varredores do espaço aéreo que são removidos quer pela escada rolante mucociliar ou pelo interstício. Essas células podem ser ativadas para expressar e secretar citocinas, as quais podem interagir com outras células. As células da parede alveolar são as células de revestimento alveolar tipo I e II (I e II, respectivamente), e o capilar incluído (C), células endoteliais (E), e as células intersticiais (IC). (Peça cirúrgica do pulmão humano, microscopia eletrônica de transmissão.)

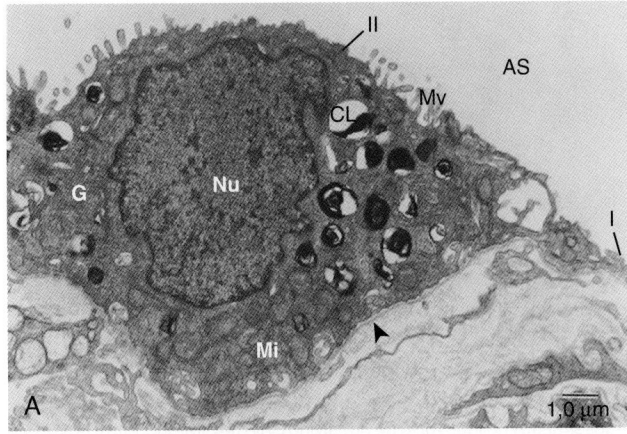
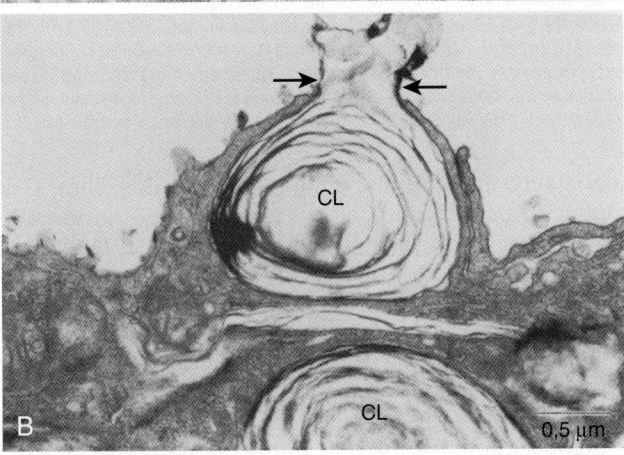

Figura 1-26 A, Células alveolares tipo II (ou granular) (II), são células epiteliais cuboides que contêm corpos lamelares característicos (CL) no seu citoplasma e têm microvilosidades (Mv) curtas e grossas que se estendem a partir da superfície apical para o espaço de ar alveolar (AS). Outras organelas citoplasmáticas proeminentes em células alveolares tipo II são mitocôndrias (Mi) e o aparelho de Golgi (G). Adjacente à célula do tipo II, está um processo de uma célula do tipo I (I). A superfície não luminal das células epiteliais repousa sobre uma lâmina basal contínua (*ponta de seta*). Nu, núcleo de uma célula alveolar do tipo II. **B,** A região apical de uma célula alveolar do tipo II tem dois corpos lamelares (LB), um dos quais foi fixado no processo de secreção por exocitose (*setas*). Acredita-se que o corpo osmiofílico lamelar seja a fonte de material com atividade de superfície (surfactante). Células alveolares tipo II geralmente estão localizadas nos cantos alveolares (Fig. 1-23B). (Peça cirúrgica do pulmão humano, microscopia eletrônica de transmissão.)

de aquaporina (AQP3, AQP1),[163,164] canais de água que podem facilitar os fluxos líquidos transepiteliais.

A célula alveolar tipo II típica (p. ex., humanos, roedores) é uma célula pequena (300 µm³) e cuboide com microvilosidades apicais curtas e grossas (Fig. 1-26). A característica estrutural distintiva de uma célula do tipo II alveolar é o seu teor de corpos lamelares intracelulares, que são inclusões ligadas à membrana (diâmetro de < 0,1 a 2,5 µm, com média de ≈ 1 µm), compostas por camadas empilhadas de célula de material semelhante a membrana (Fig. 1-26). Esses corpos contêm surfactante pulmonar e são compostos de espécies de fosfolipídios semelhantes aos do surfactante.[165] Os corpos lamelares também contêm várias proteínas, incluindo a SP-A, SP-B, SP-C e provavelmente não SP-D, enzimas lisossômicas típicas, um transportador H^+, uma glucosidase α única e outras moléculas.[166-168] As células alveolares tipo II também internalizam e reciclam os lipídios e proteínas tensoativas, mas as vias celulares não estão bem caracterizadas em termos de organelas que participam, mecanismos de sinalização e regulação molecular geral. Corpos multivesiculares, organelas geralmente envolvidas na endocitose, são invulgarmente abundantes em células alveolares tipo II e também expressam a proteína da membrana transportadora de tipo ABC.[169]

Células do tipo alveolar têm prolongamentos citoplasmáticos atenuados que formam uma área de superfície fina grande para a troca gasosa (Fig. 1-25). A enorme área de superfície destas células apresenta um problema logístico para o transporte de novas proteínas e outras substâncias no interior da célula através de longas distâncias e provavelmente contribui para a vulnerabilidade da célula de tipo I para lesão. Em condições normais, as células alveolares tipo I se ligam via junções apertadas com células alveolares tipo II vizinhas, para formar uma vedação relativamente impermeável entre o ar alveolar e espaços intersticiais das paredes alveolares. Embora as células expressem proteínas de conexina utilizadas para formar as junções das lacunas,[170] tais junções não têm sido consistentemente observadas por microscopia eletrônica. A lectina de ligação e estudos histoquímicos mostram que a natureza química da membrana apical das células alveolares do tipo I difere acentuadamente daquelas células de tipo II, e este conceito é confirmado pela identificação de novo tipo de proteínas celulares I. A proteína aquaporina-5 da célula alveolar tipo I é de particular interesse, porque este canal de água tem a maior permeabilidade conhecida para água, pelo menos in vitro. As células 171 do tipo I também expressam canais epiteliais de Na^+ e da membrana Na^+, K^+-ATPase.[172,173] Essas observações implicam que coletivamente as células tipo I podem desempenhar um papel no fluxo de água dos pulmões, embora isso ainda não tenha sido provado.[174,175]

Células alveolares tipo I contêm pequenas vesículas, não revestidas de clatrina (rede de proteínas de revestimento) ou cavéolas, que estão abertas tanto para a luz alveolar ou interstício ou estão descoladas da superfície como vesículas livres no citoplasma.[176] A imuno-histoquímica mostra que as vesículas contêm proteína caveolina-1.[177] De igual modo, as análises bioquímicas[178] mostram elevadas concentrações de proteína caveolina e ARN mensageiro no pulmão onde é expresso principalmente por células tipo I e as endoteliais vasculares. Caveolina-1 é uma proteína de sustentação que organiza fosfolipídios de membranas especializadas e proteínas em vesículas. Caveolina-1 pode ligar-se ao colesterol livre e modular o efluxo do colesterol das células quando as concentrações intracelulares sobem,[179] e, em outros sistemas celulares, a sua expressão é fortemente relacionada com a disponibilidade de colesterol livre. Caveolina parece sequestrar várias proteínas dentro de vesículas; tais proteínas incluem receptores de fatores de crescimento, moléculas de sinalização, tais como proteínas G, Ca^{2+} e receptores de bombas, e, em células endoteliais, óxido nítrico sintase endotelial. O efeito geral de sequestro de receptores e moléculas de sinalização em caveolina é para mantê-los em um estado funcional de repouso.

Captura e eliminação de partículas colidindo nas superfícies alveolares é vital e tem lugar no líquido da superfície alveolar. Dentro desse líquido, são suspensos macrófagos alveolares (Fig. 1-12). O citoplasma de macrófagos alveolares contém numerosos grânulos de armazenamento que são enegrecidos por partículas ingeridas que atingem os alvéolos (Fig. 1-25). Os macrófagos alveolares expressam de forma ativa e secretam citocinas, tais como fator-α de necrose tumoral e fator-α de transformação do crescimento, que são importantes para a imunidade inata. Alguns desses macrófagos alveolares penetram no interstício pulmonar e podem ser vistos como depósitos de pigmento preto dentro de focos intersticiais. A maioria dos macrófagos alveolares que atingem as vias aéreas terminais por meio do fluxo

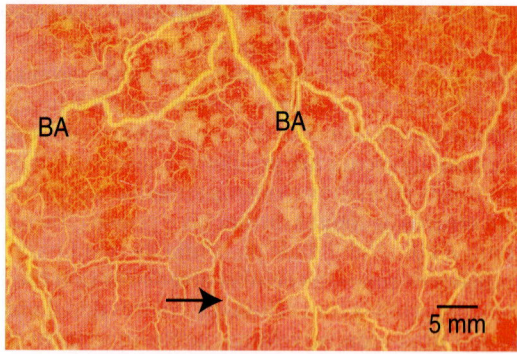

Figura 1-27 Vista da superfície da pleura visceral. Amarelo do látex polimérico (Microfil) foi perfundida através do tronco da artéria brônquica para preencher as artérias brônquicas (BA), que abastecem a pleura visceral. Arteríolas brônquicas flanqueiam (*seta*) os linfáticos que constituem o plexo linfático superficial do pulmão. (Pulmão intacto de uma ovelha, visão macroscópica).

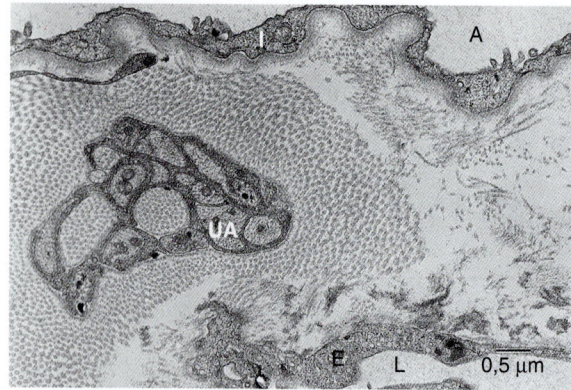

Figura 1-28 Axônios sem mielina (UA) conhecidos como fibras C são mostrados situados no interstício de um bronquíolo respiratório, entre uma célula alveolar tipo I (I), *revestindo* um alvéolo (A) e um linfático inicial (L). Embora a presença de pequenas vesículas claras seja sugestivo de axônios colinérgicos (autonômicos), a identificação inequívoca, quer como fibras motoras ou sensoriais, não é possível em cortes finos aleatórios. E, células endoteliais linfáticas. (Peça cirúrgica do pulmão humano, microscopia eletrônica de transmissão.)

ascendente lento do líquido de revestimento alveolar é expelido com a película de superfície transportada para cima pela "escada rolante" mucociliar.[180-182]

SISTEMA LINFÁTICO

Outro caminho para a remoção de material particulado e de líquido do pulmão é o sistema linfático pulmonar. Linfáticos do pulmão são subdivididos em dois grupos principais com base na sua localização: um plexo profundo e um plexo superficial.[10,45,183,184] Ambos os plexos são formados por vasos linfáticos iniciais e coletores, com comunicações entre os dois.[10,45,153,183] O *plexo profundo* está situado nas bainhas de tecido conectivo peribroncovasculares do pulmão (Fig. 1-1).[10,45,153,183] Os linfáticos no plexo profundo são distribuídos ao redor das vias aéreas, que se estendem perifericamente para os bronquíolos respiratórios e ao lado de ramos das artérias e veias pulmonares.[10,45,153,183] O *plexo superficial* situa-se no tecido conjuntivo da pleura visceral (Fig. 1-27). Este plexo é proeminente no pulmão de espécies com pleura visceral espessa, incluindo os seres humanos (ver "O espaço pleural e pleuras").[10,45,183] Os linfáticos não são encontrados nas paredes alveolares.

A linfa é propulsionada centripetamente para o hilo do pulmão ou ligamento pulmonar para alcançar os linfonodos regionais. No ser humano, a linfa pulmonar flui para os gânglios linfáticos extrapulmonares localizados ao redor dos brônquios primários e traqueia.[10,45,183]

INERVAÇÃO

A inervação do pulmão humano consiste em vias sensoriais (aferente) e motoras (eferentes).[183,185-187] As vias sensoriais originam-se em relação ao epitélio das vias respiratórias, submucosa, septos interalveolares e músculo liso. O mapeamento da distribuição completa das terminações nervosas sensoriais da mucosa tem sido dificultado pela falta de métodos morfológicos confiáveis que identificam axônios sensitivos intraepiteliais. Técnicas ultraestruturais mostraram que os axônios, quando encontrados, se assemelham às terminações sensitivas conhecidas em outros órgãos (< 1 μm de diâmetro, ao microscópio eletrônico luzente, e contendo microtúbulos e retículo endoplasmático liso).[188] As fibras desta via incluem receptores de estiramento de adaptação lenta e mielinizada (reflexo de Hering-Breuer) e receptores de irritação, mas a maioria é não mielinizadas, fibras C de condução lenta localizadas nas unidades respiratórias terminais, quer ao longo dos bronquíolos ou dentro das paredes alveolares (Fig. 1-28). Tem havido especulação sobre a função das fibras C desde que Paintal primeiramente sugeriu que elas desempenhavam um papel na detecção de distorção do tecido conjuntivo do parênquima, como durante a congestão vascular pulmonar e edema intersticial.[189-192] A especulação não foi nem provada nem refutada.

Células quimiossensoriais também estão presentes nas vias aéreas superiores e inferiores.[193,194] Este papel sensorial é auxiliado no pulmão humano pelo epitélio das vias aéreas ciliadas das vias aéreas superiores e inferiores, que têm componentes funcionais para os receptores de sabor amargo.[195] Além disso, as células epiteliais de escova solitárias com função quimiossensorial estão presentes nas vias aéreas superiores e inferiores.[196] As fibras aferentes viajam nos nervos vagos e terminam no núcleo vagal do bulbo.[197]

As terminações submucosas nervosas sensoriais, em contraste, são identificáveis de forma mais confiável, uma vez que o axônio pode ser corado com nitrato de prata ou azul de metileno. Além disso, estudos de transporte axonal indicam que os processos periféricos de gânglios sensoriais projetam-se para a submucosa.[198] Observações ultraestruturais dessas fibras revelam terminais axônicos contendo numerosas inclusões membranosas e mitocôndrias, que são características de mecanorreceptores.

As vias motoras atingem o pulmão através do sistema nervoso simpático e parassimpático. Contribuições pré-ganglionares para os nervos simpáticos surgem a partir de quatro ou cinco gânglios paravertebrais torácicos superiores, enquanto os nervos parassimpáticos pré-ganglionares originam-se nos núcleos motores do tronco cerebral associado aos nervos vagos. Fibras nervosas simpáticas pós-ganglionares terminam perto de uma das vias aéreas, que inervando células musculares lisas vasculares e glândulas submucosas. Fibras pós-ganglionares parassimpáticas estendem-se desde gânglios localizados principalmente externos ao músculo liso e cartilagem. Existem alguns gânglios submucosos, mas eles são geralmente menores e têm menos neurônios.

Terminações nervosas motoras mucosas também existem.[199] As características ultraestruturais são perfis axonais contendo muitas vesículas agranulares pequenas e poucas mitocôndrias. Infelizmente, a origem e função desses axônios são desconhecidas. Um papel secretomotor das células caliciformes é duvidoso visto que as células epiteliais caliciformes em tiras isoladas não secretam glicoproteínas quando banhadas em drogas que imitam os neurotransmissores.[200] Alternativamente, um papel pode ser a liberação de muco por resposta direta aos sinais mecânicos e químicos. Outra função efetora de nervos no pulmão é o transporte de íons epiteliais, um processo que é estimulado pelas catecolaminas,[201] acetilcolina[202] e neuropeptídios.[203] Esse papel é ainda apoiado pela presença de receptores α-adrenérgico, β-adrenérgico e muscarínicos em todo o epitélio das vias respiratórias.[204]

As terminações nervosas eferentes de glândulas traqueais submucosas consistem em perfis axonais colinérgico, adrenérgico e peptidérgicos.[205,206] Discriminação entre estes tipos axonais é parcialmente auxiliada por sua aparência ultraestrutural: axônios colinérgicos têm vesículas agranulares e pequenas; axônios adrenérgicos têm pequenas vesículas, de grânulos denso; axônios peptidérgicos tem vesículas muitas grandes, de grânulos densos. É preciso perceber, entretanto, que essas definições descritivas não são absolutamente confiáveis.

O pulmão também contém um componente do sistema neuroendócrino difuso chamado de sistema de absorção de amina e descarboxilação.[207,208] Apesar do crescente reconhecimento de que um sistema neuroendócrino difuso situa-se no pulmão, nós não compreendemos o seu papel funcional normal, embora se possa postular que estas células liberam hormônios que afetam o músculo liso.[209,210] Esse sistema é composto de células neuroendócrinas individuais e aglomerados de tais células, conhecidas como corpos neuroepiteliais, distribuídos ao longo do epitélio das vias respiratórias para a região de ductos alveolares.[211-214] Os corpos neuroepiteliais são preferencialmente localizados nas bifurcações das vias respiratórias. Células neuroendócrinas pulmonares são ultraestruturalmente caracterizadas por vesículas de grânulos densos em seu citoplasma (Fig. 1-29). As vesículas de grânulos densos são consideradas como os locais de armazenamento de hormônios amina (serotonina, dopamina, norepinefrina) e de hormônios peptídicos (bombesina, calcitonina, encefalina Leu).[215] Os neurônios também estão associados às células epiteliais e neuroendócrinas das vias aéreas; eles parecem ser os locais de armazenamento de peptídio intestinal vasoativo[215,216] e substância P.[217,218]

O ESPAÇO PLEURAL E PLEURAS

Como afirmado no início deste capítulo, a função primária do pulmão é ventilação-perfusão emparelhadas, garantindo a troca gasosa eficiente entre o ar alveolar e sangue capilar alveolar. Essa função vital é atendida, em parte, por uma rápida e extensa movimentação do pulmão dentro do espaço pleural e seu líquido pleural.[219] O espaço pleural também serve como uma saída para a qual o líquido de edema pulmonar pode escapar.[221,222] O líquido pleural também serve para acoplar o pulmão à parede da caixa.[223] Quais são as características anatômicas do espaço pleural e pleuras que contribuem para essas funções?

Um fato importante é que anatomicamente o espaço pleural é um espaço real (Fig. 1-30); não é um espaço potencial.[2,223] O espaço pleural envolve o pulmão, exceto em seu hilo, onde a pleura parietal e pleura visceral são contíguas.[10,116] As separações entre o parietal e pleuras viscerais estão presentes ao longo das fissuras interlobares e recessos costodiafragmático. O volume normal do líquido pleural é de 0,1 a 0,2 mL/kg de peso corporal na maioria dos mamíferos.[223,224] Esse volume específico é distribuído através de uma área de superfície pleural de aproximadamente 1000 cm^2 por pulmão e largura do espaço pleural de 10 a 20 μm (Fig. 1-30).[2,223] Normalmente, há pouco ou nenhum contato através do espaço pleural, pois as microvilosidades que se estendem desde as células mesoteliais parietais e viscerais têm apenas 3 a 5 μm de comprimento.[1,2,225,226]

A anatomia da pleura visceral é caracterizada por uma única camada de células mesoteliais que têm microvilosidades as quais se estendem desde a sua superfície até o espaço pleural.[225] No entanto, a espessura da pleura visceral não é uniforme entre as espécies (Fig. 1-31). A anatomia da pleura visceral é caracterizada como "espessa" (grossa) ou "fina".[227]

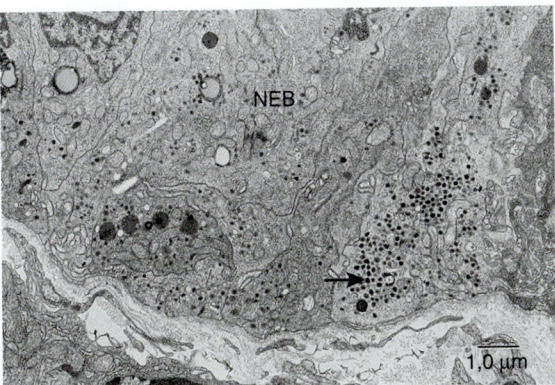

Figura 1-29 Corpo neuroepiteliomatoso (NEB), localizado em uma das vias aéreas periféricas. Os corpos neuroepiteliais contêm agregados de células neuroendócrinas. Um traço ultraestrutural característico de células neuroendócrinas é a presença de pequenas vesículas (0,1 μm a 0,3 μm de diâmetro) de grânulos densos no seu citoplasma (seta). Cada vesícula de grânulos densos é delimitada por uma unidade de membrana. (Peça cirúrgica do pulmão humano, microscopia eletrônica de transmissão.)

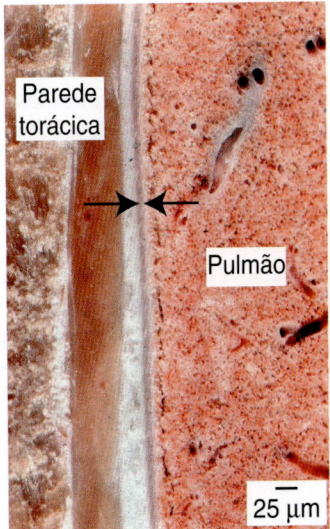

Figura 1-30 O espaço pleural é um espaço real. A banda escura delimitada pelas setas opostas é o espaço pleural, que está localizado entre a parede torácica e pulmonar. (Parede do tórax e pulmão de ovelha congelado, limpo.)

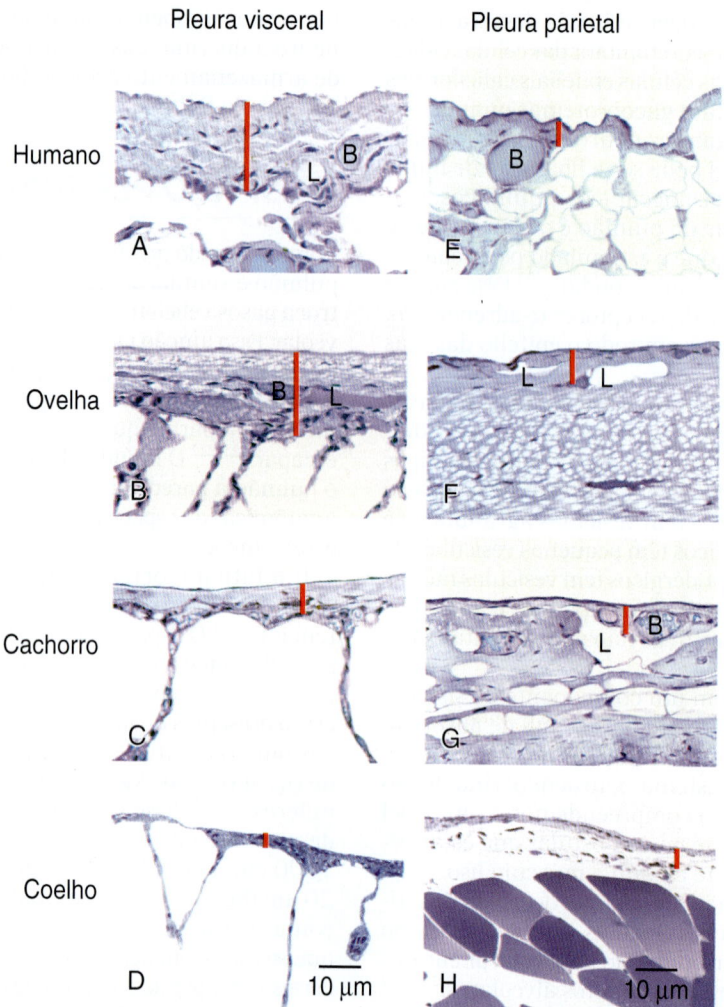

Figura 1-31 Características histológicas comparativas das pleuras visceral e parietal entre os seres humanos, ovelhas, cães e coelhos. Os oito painéis são mostrados nos mesmos aumentos. **A-D**, Pleura visceral. **E-H**, Parietal pleura. A característica mais evidente da pleura visceral é a sua maior espessura (mais barras verticais vermelhas) em ovinos e humanos em comparação com a pleura visceral mais fina de cães e coelhos (barras verticais vermelhas mais curtas). A pleura parietal é mais fina de modo consistente entre todos da mesma espécie. Ambas as pleuras visceral e parietal são revestidas por uma camada única de células de mesotélio, a qual tem microvilosidades que se estendem a partir da sua superfície no espaço pleural. Subjacente à camada de revestimento celular mesotelial está o tecido conjuntivo areolar frouxo. Entre as espécies com pleura visceral "grosso", o tecido conjuntivo areolar frouxo é atravessado por microvasos brônquicos (B), vasos linfáticos (L) e nervos. Por comparação, entre as espécies com pleura visceral "fina", o tecido areolar frouxo é desprovido de microvasos, com exceção dos microvasos subjacentes pulmonares no perímetro dos alvéolos mais superficiais. Linfáticos e nervos não são infrequentes. No tecido conjuntivo areolar frouxo da pleura parietal, estão microvasos sanguíneos sistêmicos (B), vasos linfáticos (L) e nervos. Esta organização histológica é consistente entre as espécies. (Humano, ovelha, cão, coelho e pulmão, 2-μm seções glicol metacrilato de espessura, microscopia de luz.)

As espécies com uma pleura visceral espessa (extensão de 25 a 100 μm) são os seres humanos, ovelhas, vacas, porcos e cavalos.[225] As espécies com uma fina pleura visceral (extensão de 5 a 20 μm) são os cães, coelhos, ratos e camundongos.[228] A variabilidade em espessura está relacionada com a camada de tecido conjuntivo por baixo das células mesoteliais viscerais. A outra diferença anatômica entre as espécies com pleura visceral grossa ou fina é seu suprimento de sangue arterial. Espécies com uma pleura visceral de espessura grossa têm um suprimento de sangue arterial a partir da circulação sistêmica, via artérias brônquicas (Fig. 1-27).[45,183,225,227] A título de comparação, as espécies com uma pleura visceral fina têm um suprimento de sangue arterial advindo da circulação pulmonar. A razão para essa diferença marcante em anatomia pleural visceral entre os mamíferos não é conhecida.

A anatomia pleural parietal também é caracterizada por uma única camada de revestimento de células mesoteliais com microvilosidades que se estendem a partir de sua superfície.[226] A fina camada subjacente de tecido conjuntivo areolar frouxo contém vasos sanguíneos, vasos linfáticos sistêmicos e nervos. Ao contrário da situação com a pleura visceral, esta organização histológica fina da pleura parietal é consistente entre as espécies, incluindo humanos (Fig. 1-31).[10,116,226,229,230]

As características anatômicas únicas da pleura parietal são os estômatos linfáticos.[226,230-233] Eles são aberturas (≈ 1 a 3 μm de diâmetro) entre as células mesoteliais parietais (Fig. 1-32). Estudos de pesquisa com marcadores revelaram que a tinta da Índia e glóbulos vermelhos de galinhas (que são nucleadas e, portanto, facilmente identificáveis) são removidas quase exclusivamente a partir do espaço pleural pelos estômatos, que estão localizados ao longo dos espaços intercostais na metade distal do tórax, e ao longo do esterno e pericárdio de animais experimentais que foram estudados. As aberturas[226,229] são contínuas ao lúmen dos capilares linfáticos. Estudos fisiológicos mostraram que a

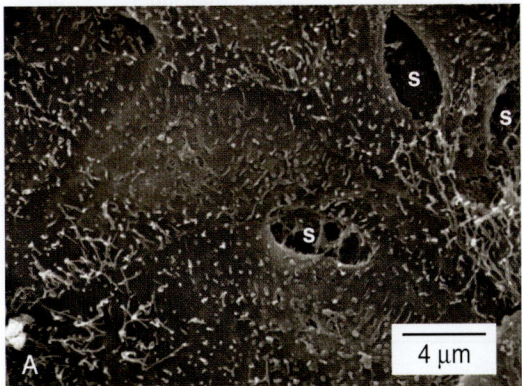
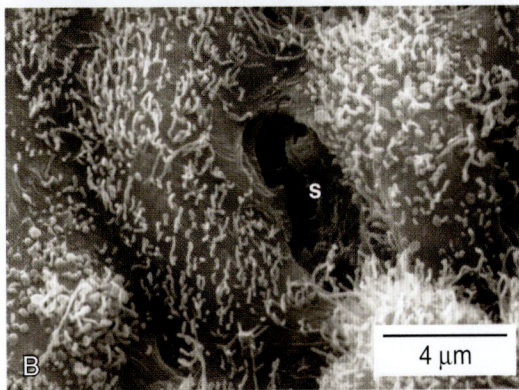
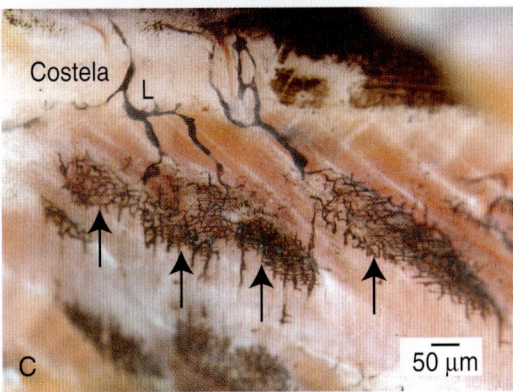

Figura 1-32 Vista da superfície de estômatos linfáticos, vasos linfáticos iniciais e vasos linfáticos da pleura parietal. A e **B**, São micrografias de exploração eletrônica que mostram a estrutura única de estômatos linfático (S). Estômatos são aberturas entre o espaço pleural e os vasos linfáticos iniciais na pleura parietal. Três estômatos são visíveis em um campo de baixa ampliação de vista em **A**. Estômatos estão localizados ao longo dos músculos intercostais. **B**, Mostra um estoma diferente com uma ampliação maior. Microvilosidades não estão presentes na abertura dos estômatos, que são revestidos por células mesoteliais. **C**, Mostra uma porção da pleura parietal onde o carbono coloidal é visto em quatro leitos de vasos linfáticos iniciais (*setas*) que estão localizados ao longo de um espaço intercostal. Carbono coloidal está também em vasos linfáticos (L) coletores que atravessam uma costela, onde os vasos coletores linfáticos drenam para vasos linfáticos que acompanham os vasos intercostais. (Coelho, vista macroscópica da pleura parietal depois do carbono coloidal ter sido colocado no espaço pleural *in situ*).

proteína e partículas no espaço pleural são removidas quase exclusivamente pelo sistema pleural parietal de estômatos e vasos linfáticos.[231,234] Os vasos linfáticos transmitem o líquido pleural para os linfonodos regionais ao longo do esterno e coluna vertebral; a partir daí, a linfa é transportada para o ducto torácico e ducto linfático direito. A este respeito, o líquido pleural normal é removido por meio de mecanismos que são consistentes com a renovação de líquido intersticial normal nos tecidos em todo o corpo.

COMPARAÇÃO DO PULMÃO DE CAMUNDONGOS E HUMANOS

Um assunto discutido na seção anterior é que as variações de espécies são importantes na estrutura pleural visceral e no fornecimento de sangue. Este ponto suscita uma questão sobre quais outras variações de espécies são encontradas no pulmão. Para efeitos do presente capítulo, a comparação é feita entre camundongo e humano, devido às descobertas fantásticas sobre regulação genética e molecular da biologia do pulmão, tomando modelos de camundongo para identificar a estrutura e função do pulmão normal, bem como para estudar o impacto da doença sobre estrutura pulmonar e função. As principais características estruturais do camundongo e a morfologia pulmonar humana encontram-se resumidos na Tabela 1-3.[235-237] Esta tabela revela que muitas diferenças anatômicas e de desenvolvimento estão presentes, de modo que pode ser útil tê-las em mente.

No pulmão do camundongo, em contraste com o ser humano, as paredes de vias aéreas intrapulmonares não têm a cartilagem, o que pode afetar a distribuição da resistência das vias respiratórias em comparação com o pulmão humano (Fig. 1-33). Além disso, no pulmão camundongo, bronquíolos respiratórios estão essencialmente ausentes, ao passo que o pulmão humano possui cerca de 150.000 bronquíolos respiratórios (Fig. 1-33). Assim, o pulmão do rato tem menos gerações das vias aéreas e uma área de superfície total significativamente menor para a troca gasosa que o pulmão humano. Outro impacto potencial de gerações das vias aéreas menores, bem como vias aéreas de condução mais estreitas, é que a deposição de partículas inaladas podem ter uma distribuição diferente nos pulmões de camundongos em comparação com os de seres humanos. Além disso, visto que o pulmão do rato tem menos gerações de vias aéreas, o parênquima constitui uma maior proporção do volume total de pulmão em ratos (≈ 18%) em comparação com os seres humanos (≈ 12%).

Outra diferença notável nas espécies é a distribuição de vários tipos de células. Em vias aéreas superiores do pulmão humano, as principais células secretoras são células caliciformes (Fig. 1-13), enquanto na via aérea superior do pulmão do camundongo as principais células epiteliais secretoras são as células de Clara (clava). As células clava do pulmão humano são encontrados nas vias aéreas terminais (Fig. 1-15). Além disso, nas vias aéreas superiores do pulmão humano, células secretoras adicionais são células epiteliais serosas e mucosas em glândulas submucosas (Figs. 1-14 e 1-33), que não são encontradas na via aérea superior do pulmão do camundongo (Fig. 1-33). Assim, diferentes tipos de células contribuem para secreções das vias aéreas nas duas espécies.

Por último, o estágio de desenvolvimento do pulmão a termo é diferente entre camundongos e seres humanos. Em camundongos, o completo desenvolvimento do pulmão está no estágio sacular. Nos seres humanos, o desenvolvimento do pulmão a termo está no início da fase alveolar. É útil ter em mente essa diferença de tempo quando comparações de desenvolvimento são feitas (Cap. 2).

Em geral, aqueles que usam modelos animais devem reconhecer que, mesmo na configuração normal, diferenças importantes na estrutura, composição celular e desenvolvimento podem afetar a aplicabilidade dos resultados para o pulmão humano.

Tabela 1-3 Anatomia Comparativa dos Pulmões de Ratos e Humanos

Características Anatômicas do Pulmão	Rato	Humano
Espessura da pleura visceral	5-20 μm	25-100 μm
Suprimento arterial da pleura visceral	Pulmonar	Sistêmico (bronquial)
Lobos	4 direita, 1 esquerda	3 direita, 2 esquerda
Gerações das vias aéreas	13–17	17–21
Padrão de ramificação das vias aéreas	Único	Dicotômicos
Diâmetro do brônquio principal	≈ 1mm	≈ 10–15 mm
Cartilagem intrapulmonar das vias aéreas	Não	Sim
Espessura do epitélio traqueal	11–14 μm	50–100 μm
Células-clava traqueais (Clara)	≈ 50%	Nenhum
Células caliciformes traqueais	Ausente	Presente
Glândulas submucosas traqueais	Ausente	Presente
Espessura das vias aéreas intrapulmonares proximais	8–17 μm	40–50 μm
Células-clava das vias aéreas intrapulmonares proximais	≈ 60%	Nenhum
Células caliciformes das vias aéreas intrapulmonares proximais	Ausente	Presente
Glândulas submucosas das vias aéreas intrapulmonares proximais	Ausente	Presente
Diâmetro do bronquíolo terminal	≈ 10 μm	≈ 600 μm
Espessura do bronquíolo terminal	≈ 8 μm	Não determinado
Células-clava do bronquíolo terminal	≈ 70%	Nenhum
Bronquíolos respiratórios	Ausente (ou um)	Presente (≈ 150.000)
Relação parênquima pulmonar-total de volume pulmonar	≈ 18%	≈ 12%
Diâmetro alveolar	30–80 μm	100–200 μm
Espessura da barreira ar-sangue	≈ 0,32 μm	≈ 0,68 μm
Localização da vênula pulmonar	Próximo aos bronquíolos	Junto dos septos interlobulares
Estágio de desenvolvimento a termo	Sacular	Alveolar

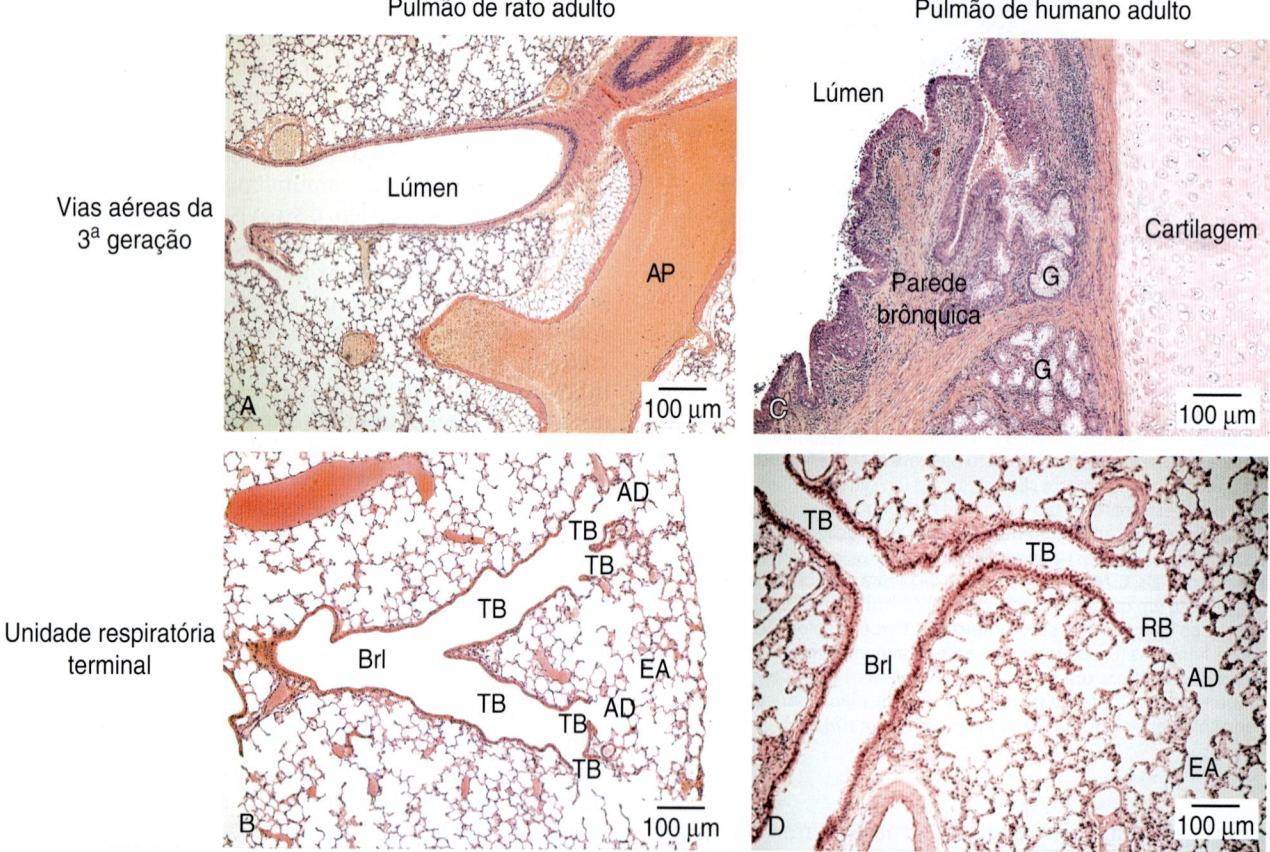

Figura 1-33 Comparação das características morfológicas do pulmão entre ratos adultos (coluna esquerda) e humanos (coluna da direita). Os quatro painéis são da mesma ampliação, como mostrado pela barra de escala em cada painel. A linha superior compara a terceira geração de vias aéreas intrapulmonares entre rato **(A)** e humano **(C)**. Os lúmens das vias aéreas do rato são mais estreitos que o das vias aéreas de mesma geração (brônquio) no ser humano. Ausente da parede das vias respiratórias do rato são cartilagens e glândulas submucosas (G), as quais são óbvias na parede do brônquio humano das vias respiratórias. A linha inferior compara unidades respiratórias terminais entre o rato **(B)** e humano **(D)**. Unidades respiratórias terminais do rato não têm bronquíolos respiratórios; os bronquíolos terminais (TB), por conseguinte, abrem-se diretamente em ductos alveolares (AD). Em comparação, as unidades respiratórias terminais humanas têm bronquíolos respiratórios (RB), que se abrem em ductos alveolares (AD) e espaços aéreos (EA). Brl, bronquíolo; AP, artéria pulmonar. (Tecido pulmonar humano e de rato, 5-μm seções de espessura parafina-embutidos, microscopia de luz.)

Pontos-chave

- A principal função do pulmão é a ventilação-perfusão para a troca gasosa eficiente entre o ar alveolar e sangue capilar alveolar.
- As modalidades anatômicas das artérias pulmonares ao lado das vias aéreas são um lembrete da relação entre perfusão e ventilação que determina a eficiência da função pulmonar normal.
- O grande problema físico de troca gasosa é a lentidão da difusão de oxigênio através da água. Assim, as paredes alveolares devem ser extremamente finas. Devido a essa espessura fina, a espessura das células vermelhas do sangue constitui uma parte substancial do caminho de difusão de ar-sangue.
- As vias aéreas formam a ligação entre o mundo exterior e as unidades respiratórias terminais. Por isso, as vias aéreas são de importância central para a nossa compreensão da função pulmonar na saúde e na doença.
- A unidade respiratória terminal consiste de todos os ductos alveolares, em conjunto com os alvéolos que o acompanham, que se originam a partir do mais proximal (primeiro) dos bronquíolos respiratórios e contém cerca de 100 ductos alveolares e 2.000 alvéolos. A definição funcional da unidade respiratória do terminal é que, em função da difusão em fase gasosa ser tão rápida, as pressões parciais de oxigênio e dióxido de carbono são uniformes em toda a unidade.
- As células musculares lisas formam bandas circulares ao redor do epitélio das vias aéreas mais perifericamente aos bronquíolos respiratórios. O tônus no músculo liso é alterado pelo sistema nervoso autônomo e por mediadores liberados pelos mastócitos, células inflamatórias e células neuroendócrinas.
- Porque o músculo liso está nos vasos pulmonares, tanto nos lados arterial e venoso dos vasos pré-capilares e pós-capilares, qualquer segmento pode contribuir para vasomotricidade ativa e, portanto, resistência vascular pulmonar.
- Normalmente, o volume de sangue capilar é igual ou maior que o volume sistólico. Assim, sob condições normais de repouso, o volume de sangue nos capilares pulmonares está bem abaixo da sua capacidade máxima. O recrutamento pode aumentar triplamente o volume de sangue capilar.
- As células endoteliais da circulação pulmonar manifestam um número notável de atividades metabólicas.
- A célula tipo II é a principal fábrica sintetizadora e secretora do epitélio alveolar e implementa a reparação epitelial por meio de sua capacidade de proliferação.
- A remoção das partículas que colidem sobre as superfícies alveolares depende do volume e do movimento lento do líquido de superfície alveolar, bem como da função fagocítica dos macrófagos e da função remoção dos vasos linfáticos pulmonares.

AGRADECIMENTOS

Este capítulo é dedicado à memória de Norman C. Staub, MD, que foi meu professor, mentor, colega e amigo. Um reconhecimento especial é estendido para Dr. Kenneth "Bo" Foreman, Professor Associado da Fisioterapia, Faculdade de Saúde da Universidade de Utah. Partes deste trabalho foram apoiadas por bolsas de Institutos Nacionais de Saúde (HL038075, S10-RR004910, S10-RR010489, HL049098, SCOR Grant HL050153, HL062875 e HL110002).

As Referências estão disponíveis exclusivamente no site www.elsevier.com.br/expertconsult

2 CRESCIMENTO E DESENVOLVIMENTO DO PULMÃO

JOHN M. SHANNON, PhD • KATHRYN A. WIKENHEISER-BROKAMP, MD, PhD • JAMES M. GREENBERG, MD

INTRODUÇÃO
ESTÁGIOS DO DESENVOLVIMENTO PULMONAR
INTERAÇÕES TECIDUAIS E O DESENVOLVIMENTO DO PULMÃO
REGULAÇÃO MOLECULAR DO DESENVOLVIMENTO PULMONAR
Mediadores Difusíveis do Desenvolvimento Pulmonar
Regulação Transcricional do Desenvolvimento Pulmonar
Regulação Pós-transcricional Gênica no Desenvolvimento Pulmonar

INTRODUÇÃO

A vida multicelular requer a utilização de oxigênio para a produção de compostos de alta energia (p.ex., trifosfato de adenosina) para sustentar as atividades metabólicas dos organismos complexos. Visto que organismos multicelulares dependem do oxigênio, eles têm sistemas que evoluíram para a sua aquisição e distribuição eficiente. A marca de referência na adaptação de vertebrados que vivem na terra foi o desenvolvimento de um sistema de troca de gases que forneceu uma quantidade suficiente de oxigênio para atender as necessidades metabólicas da respiração celular. À medida que os organismos aumentavam de tamanho, a área de superfície necessária para a troca gasosa adequada tornava-se significativamente maior; por exemplo, a área da superfície do epitélio do pulmão humano adulto foi estimada em $70m^2$.[1] O problema de geração de uma tal grande área de superfície num espaço confinado foi resolvido na estrutura básica do pulmão, onde túbulos epiteliais ramificados conduzem o ar para milhões de alvéolos que se encontram estreitamente apostos à microvasculatura pulmonar. O epitélio que reveste a superfície do pulmão é continuamente exposto aos riscos biológicos e químicos presentes no ambiente, o que também exigiu o desenvolvimento de um sistema de defesa inato no pulmão. Experimentos embriológicos precoces estabeleceram que a morfogênese pulmão é criticamente dependente de interações recíprocas entre o endoderma do pulmão e seu circunjacente mesoderma esplâncnico que fornece progenitores das células endoteliais, células musculares lisas, células mesoteliais e fibroblastos. Como veremos, essas interações são complexas e altamente reguladas no tempo e no espaço. Interrupções no programa de desenvolvimento pulmonar, quer por razões genéticas ou epigenéticas, podem levar a comprometer a estrutura e função. Uma melhor compreensão dos mecanismos moleculares que controlam o desenvolvimento dos pulmões otimizará estratégias terapêuticas para o tratamento do pulmão doente ou mal formado. Vários comentários adicionais recentes também estão disponíveis.[2-6]

ESTÁGIOS DO DESENVOLVIMENTO PULMONAR

O desenvolvimento do pulmão tem sido tradicionalmente dividido em cinco etapas que são baseadas principalmente na aparência histológica (Fig. 2-1). Após a formação do broto pulmonar, o padrão básico de ramificação da árvore pulmonar e um plexo vascular associada são estabelecidos durante os estágios **embrionários** e **pseudoglandulares**. O programa de ramificação epitelial, que está sob controle genético, é estereotipado e usa três modos locais geometricamente distintos de ramificação que procedem em três sequências diferentes.[7] O desenvolvimento do pulmão humano começa com o aparecimento do sulco laringotraqueal do chão do endoderma do intestino anterior primitivo durante a 4ª semana de gestação. Poucos dias depois, o caudal terminal do primórdio amplia e se bifurca, dando origem aos brotos brônquicos direito e esquerdo (Fig. 2-1A). Esses brotos alongam-se caudalmente durante a 5ª semana de gestação, quando uma segunda rodada de ramificação ocorre, resultando em três gemas brotos secundários no pulmão direito e dois no esquerdo. Esses brotos vão se tornar os lobos primários do pulmão esquerdo e direito. A terceira rodada de ramificação dá origem a túbulos brônquicos que se tornarão os segmentos broncopulmonares no pulmão maduro. Simultaneamente a esses eventos na região distal, a porção cranial do primórdio dá origem à traqueia e à laringe, que se separam a partir do esôfago ao final desta fase. O epitélio do pulmão nesta fase é colunar alto e não mostra nenhuma evidência morfológica de diferenciação. Ao nível molecular, no entanto, alguns aspectos da diferenciação epitelial já começaram; por exemplo, as células epiteliais mais distais expressam o RNA mensageiro específico para o marcador pulmão-específico da *proteína surfactante* (SP) C.[8] O mesênquima do pulmão, o qual é derivado do mesoderma esplâncnico, é fracamente organizado no início desta fase e parece carecer de estruturas vasculares. Estudos de hibridação *in situ* de sondagem para o receptor do *fator de crescimento endotelial vascular* (VEGF) FLK1 demonstraram, no entanto, que os precursores vasculares estão intimamente justapostos ao epitélio distal no momento da indução dos brotos.[9] Essas células formam um plexo vascular (Fig. 2-1B) por meio de um processo denominado "vasculogênese", em que os vasos são formados *de novo* pela organização dos precursores vasculares. No final do estágio embrionário, artérias e veias pulmonares ligam este plexo às aurículas; as artérias e veias pulmonares crescem no pulmão por angiogênese, com novos ramos originando-se de vasos preexistentes.

A ramificação dicotômica e lateral do epitélio pulmonar continua durante a fase **pseudoglandular**, que dura de 5 a 17 semanas de gestação. Isso resulta no padrão final da árvore pulmonar, que compreende 22 a 23 gerações de túbulos brônquicos. Ramos bronquíolos terminais distalmente dão

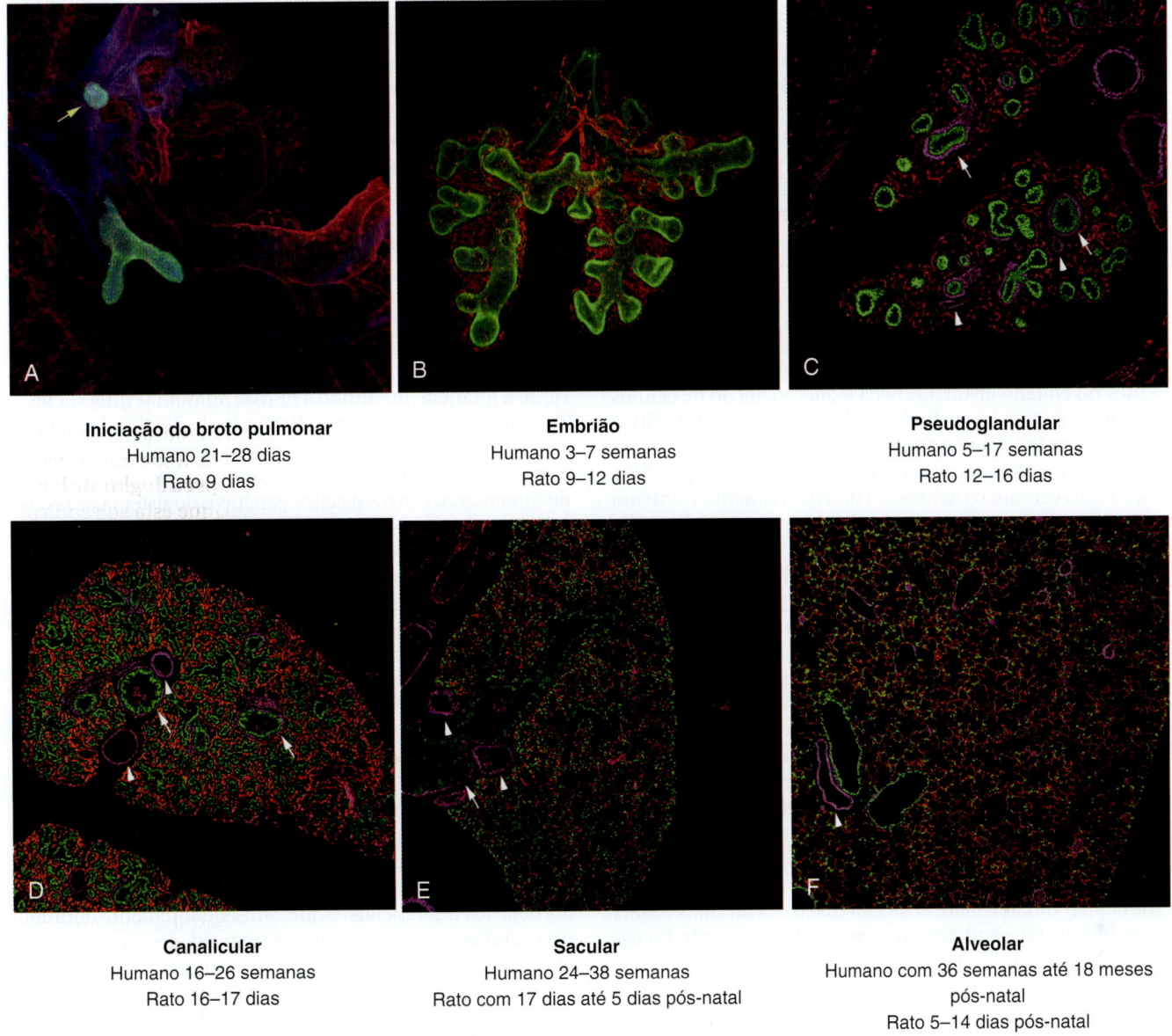

Figura 2-1 Morfologia dos estágios de desenvolvimento do pulmão. Pulmões de ratos a partir das fases de desenvolvimento indicadas foram corados com um anticorpo contra NKX2-1, para identificar células epiteliais na linhagem respiratória (*verde*); um anticorpo contra endomucina, para identificar células vasculares (*vermelho*); e um anticorpo contra actina de músculo α-Smooth, para identificar células musculares lisas (*magenta*). Um anticorpo contra a E-caderina identifica o epitélio intestinal endodérmica (*azul*) (**A**). Todas as imagens dos pulmões seccionados (**C-F**) são com a mesma ampliação. **A**, Brotos pulmonares se originam como um par de bolsas do endoderma ventral do intestino primitivo em E9.5 dia no rato; endoderma do pulmão como manchas positivo para NKX2-1, como faz o rudimento da tireoide primitivo (*seta amarela*). **B**, Durante a fase embrionária, a ramificação dicotômica e lateral do epitélio pulmonar continua. Precursores vasculares já estão presentes e formam um plexo envolvendo o epitélio. **C**, Durante a fase pseudoglandular, o pulmão consiste principalmente de túbulos epiteliais cercados por um mesênquima relativamente grosso. Células epiteliais proximais apresentam características morfológicas colunares altas, ao passo que as células epiteliais mais distais são cuboides. Os ramos de vascularização em paralelo com o epitélio e as células de músculo liso das vias aéreas circundantes (*setas brancas em todos os painéis*) e vasos (*setas brancas em todos os painéis*) são evidentes. **D**, No estágio canalicular, ácinos epiteliais aparecem, e a vasculatura se torna mais abundante e estreitamente próxima ao epitélio. **E**, Durante a fase sacular, a diferenciação de células tipo I aumenta o tamanho do espaço aéreo. A vasculatura continuou a se expandir, investindo completamente o parênquima pulmonar. Fusão das lâminas epitelial e lâminas basal endotelial conduz capilares e células epiteliais do tipo I à estreita associação. **F**, Durante a fase alveolar, a formação, alongamento e afinamento dos septos secundários aumentam significativamente a área da superfície epitelial. Os capilares, que até agora têm existido como uma rede de septo casal, fusionaram-se em um só. (Confocal images generated by Jamie Havrilak, Graduate Program in Molecular and Developmental Biology, Cincinnati Children's Hospital Medical Center.)

origem aos túbulos acinares e brotos que acabarão por formar os ácinos pulmonares no adulto (Fig. 2-1C). As diferenças morfológicas no epitélio são aparentes. O epitélio proximal é inicialmente povoado por células colunares relativamente indiferenciadas, ricas em glicogênio, mas ciliadas, não ciliadas, caliciformes, mucosas, basais, e células neuroendócrinas são identificáveis até ao final desta etapa. O epitélio distal é preenchido por células epiteliais distais, os precursores das células alveolares tipo II, que são colunares cuboides e contêm grandes quantidades de glicogênio. Células musculares lisas se diferenciam no mesênquima e rodeiam o epitélio perpendicular ao eixo longo dos túbulos; este procede de forma proximal-para-distal. Os ramos da vasculatura pulmonar em paralelo com o epitélio das vias aéreas (Fig. 2-1C) e vasos linfáticos pulmonares iniciam como brotos das veias.[10]

A configuração da árvore pulmonar é completada no início da fase **canalicular** (16 semanas a 26 semanas; Fig. 2-1D), e as células que constituem o epitélio proximal continuam a se diferenciar como ciliado, não ciliado e células secretoras. Entre os últimos são células Clara (clava), identificáveis pela presença da *célula clava secretora de proteína* (Clara) (CCSP). Túbulos e brotos acinares, que são revestidos por células epiteliais cuboides, expandem e diferenciam para formar os ácinos pulmonares, que consistem em bronquíolos respiratórios, ductos alveolares e alvéolos. Células de tipo II nascentes contendo quantidades crescentes de proteínas e fosfolipídios associadas ao tensoativo se tornam proeminentes no epitélio distal. Começa a diferenciação de células escamosas do tipo I a partir de células do tipo II. A dramática expansão do leito capilar pulmonar (canais vasculares) no parênquima pulmonar dá a esta fase o seu nome (Fig. 2-1D). Esses vasos cercam os ácinos em desenvolvimento e entram em contato direto com o epitélio, dando origem à barreira de ar-sangue primordial.

Durante a fase **sacular**, que persiste desde a semana 24 até o termo, os túbulos acinares terminais na periferia do pulmão continuam a se ramificar e o tamanho dos espaços aéreos aumenta. Células alveolares tipo II sofrem maturação significativa, como evidenciado pelo aumento na síntese de SP-A, SP-B, SP-C[11] e SP-D[12] de fosfolipídios de surfactante.[13] Os estoques de glicogênio, que servem como um substrato para a síntese de fosfolipídio,[14] diminuem, enquanto o número de corpos lamelares aumenta. Células escamosas do tipo I continuam a se diferenciar e a constituir uma crescente proporção da superfície pulmonar distal, aumentando, assim, a área efetiva para a troca gasosa (Fig. 2-1E). Paredes do septo consistem num núcleo de tecido conjuntivo central com uma rede capilar de cada lado. Posterior fusão das lâminas basais do epitélio distal e endotélio trazem capilares em estreita associação com células do tipo I, o que diminui a distância de difusão entre os espaços aéreos e capilares para permitir a troca de gás mais eficiente (Fig. 2-1E).

A transição do estágio canalicular para sacular do desenvolvimento pulmonar marca o limiar de viabilidade para recém-nascidos prematuros que têm acesso ao suporte de terapia intensiva neonatal.[15,16] Antes de 22 semanas de gestação a área de superfície na árvore pulmonar distal é insuficiente para apoiar segura e confiável oxigenação e ventilação, mesmo quando a terapia de reposição de surfactante e técnicas sofisticadas de ventilação mecânica estão disponíveis. Sobrevivência em 23 semanas de gestação varia entre 15% a 30%. Mortalidade diminui com cada semana adicional de gestação; por 25 semanas, a sobrevivência é superior a 60%, apesar de significativa morbidade na forma de *displasia broncopulmonar* (DBP) e comprometimento do desenvolvimento neurológico persiste.[17]

À medida que o limiar de viabilidade é atravessado, *síndrome da angústia respiratória* (RDS) torna-se a principal fonte de morbidade e mortalidade para o prematuro. RDS é uma consequência da produção deficiente de surfactante, levando a atelectasia da via aérea terminal e lesões epiteliais. O vazamento capilar subsequente produz as membranas hialinas que são classicamente associadas a esta doença. A terapia de reposição de surfactante melhorou dramaticamente as taxas de sobrevivência RDS e redução da morbidade. Nascidos a termo afetados pela RDS muitas vezes têm comorbidades como diabetes materno, que retardam a maturação do sistema de produção de surfactante.

As mutações genéticas que levam ao resultado deficiência de SP-B, têm uma apresentação clínica indistinguível dos estágios iniciais da RDS. Crianças afetadas, no entanto, são geralmente a termo e têm apenas uma resposta transitória à terapia de reposição de surfactante, o que leva à morte neonatal precoce ou ao desenvolvimento de doença pulmonar crônica neonatal grave. O único tratamento definitivo é o transplante de pulmão. Insuficiência respiratória letal num modelo de rato de deficiência de SP-B pode ser invertida tendo como objetivo a expressão de um *SPB* transgene, demonstrando o potencial para a terapia gênica.[18] Mutações do SPC produzem um espectro de doenças pulmonares durante a infância, incluindo a fibrose pulmonar intersticial.[19] Tal como acontece com deficiência de SP-B, a terapia de reposição de surfactante tem pouco ou nenhum benefício, com o transplante de pulmão como a única cura potencial documentada. Outros defeitos genéticos do sistema de produção de surfactante também conduzem à deficiência fatal de surfactante no neonato. Os bebês deficientes em ABCA3, que transporta fosfolipídios surfactante para corpos lamelares, têm expressão normal SP-B, mas desenvolvem insuficiência respiratória letal inexplicável e morte dentro de 1 mês de nascimento.[20]

A fase final do desenvolvimento do pulmão é a fase **alveolar**, que dura da 36ª semana de gestação até os primeiros 18 meses de vida pós-natal. Como o nome implica, os alvéolos verdadeiros são gerados a partir do sáculo terminal durante esta fase. O tecido intersticial em septos primários é reduzido, enquanto septos secundários marcadamente alongam e afinam (Fig. 2-1F). Concomitante a essas alterações é a fusão da rede dupla capilar septal em uma (Fig. 2-1F). Essa remodelação requer uma explosão inicial da proliferação de fibroblastos intersticiais, o que, subsequentemente abranda, e as células sintetizam maiores quantidades de colágeno e elastina. A septação resulta em um aumento marcado no número de alvéolos de cerca de 30 milhões a 300 milhões no adulto. Aumento do número de células do tipo II e do tipo I acompanha a expansão alveolar, com células do tipo I agora cobrindo 95% da área de superfície alveolar.[21]

BPD, que normalmente é restrito aos bebês nascidos antes de 32 semanas de gestação, representa uma complicação particularmente desafiadora.[21a] A condição é a única associada a nascimento prematuro e é definida por uma aparência característica na radiografia do tórax e persistente exigência de oxigênio suplementar para além de 36 semanas após a concepção.[22] Na era da terapia de reposição de surfactante, BPD se distingue pela simplificação alveolar devido à aparente detenção da alveolarização durante o terceiro trimestre.[23] A oxigenação e ventilação comprometidas podem piorar à medida que o crescimento somático infantil avança e demandas metabólicas concomitantes superam a função pulmonar. Morbidade respiratória não se restringe aos bebês nascidos antes de 32 semanas de gestação. Prematuros tardios nascidos entre gestação de 32 e 37 semanas são mais prováveis que bebês nascidos a termo a exigirem suporte respiratório, incluindo a ventilação com pressão positiva após o nascimento.[24] Dado o aumento dramático no número alveolar durante o terceiro trimestre tardio, segue-se que bebês prematuros tardios podem ter uma menor margem de segurança ao fazer a transição para a vida extrauterina.

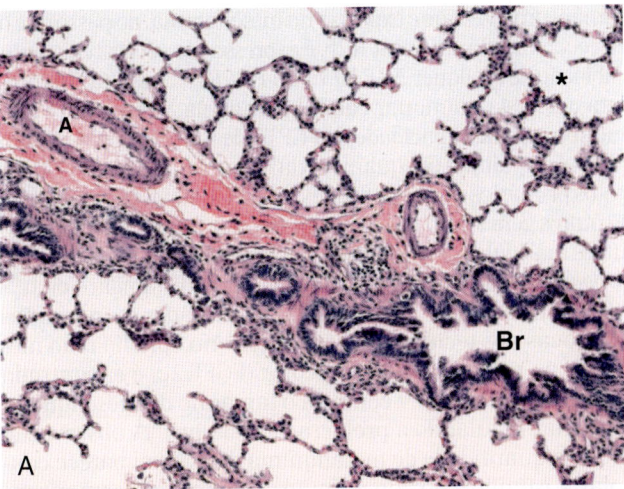
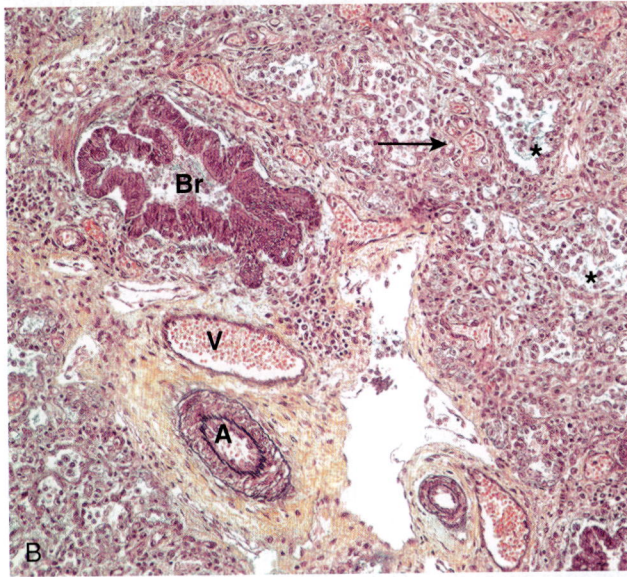
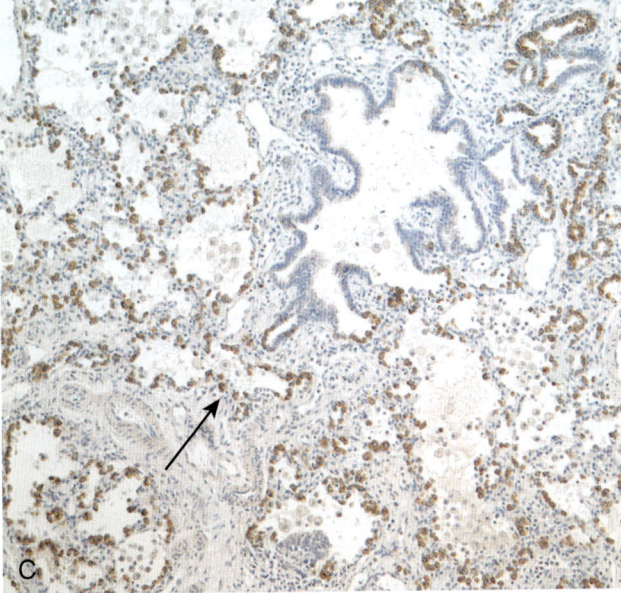

Figura 2-2 Características histopatológicas de displasia alveolocapilar humana e sequestro extralobar. A, Seção de pulmão neonatal normal corado com hematoxilina e eosina demonstra um feixe broncovascular típico incorporando um pequeno brônquio (Br) e artéria (A), sem uma veia que o acompanha. Uma rede alveolar típica com espaços aéreos abundantes (asterisco) está presente. **B**, Seção pintada com pentacrome de um recém-nascido a termo com displasia capilar alveolar. Há mesênquima abundante separando espaços aéreos terminais rudimentares e displásicos (*asterisco*). Capilares alveolares (*seta*) são escassos em número e distendidos. Há desalinhamento da vasculatura pulmonar. Uma artéria pulmonar (A) e proeminente brônquio muscular (Br) são acompanhadas por uma veia pulmonar anômala (V). A escassez de estruturas capilares alveolares responde pela hipertensão pulmonar profunda nestes pacientes. (10 × ampliação original.) **C**, Imuno-histoquímica do sequestro extralobar de um recém-nascido a termo demonstra a expressão de proteína C pró-surfactante no epitélio (células de coloração marrom). O sequestro tem a aparência histológica de pulmão primitivo na fase canalicular de desenvolvimento, com uma abundância de mesênquima separando as estruturas do espaço aéreo nascentes (*seta*). (Micrographs courtesy of Dr. Susan Wert, Division of Pulmonary Biology, Cincinnati Children's Hospital Medical Center, and Dr. Gail Deutsch, Division of Pathology, Seattle Children's Hospital.)

INTERAÇÕES TECIDUAIS E O DESENVOLVIMENTO DO PULMÃO

Um princípio básico de desenvolvimento do pulmão é que ele requer interações indutivas entre o epitélio endodérmico e o mesênquima mesodérmico. Interações indutivas recíprocas envolvem um tipo de célula sinalizando para outro tipo de célula e, em seguida, respondendo a sinais enviados de volta; ambos os tipos de células estão, assim, sinalizando e respondendo uma para a outra. Isso é particularmente evidente nos estágios embrionários e pseudoglandulares, onde foi mostrado de forma conclusiva que os epitélios do pulmão tem de estar associados ao mesênquima do pulmão, a fim de sobreviver[25] e ramificar.[26] Os fatores que impulsionam a morfogênese de ramificação são difusíveis, porque o epitélio pulmonar embrionário se ramifica quando separado do mesênquima do pulmão por um filtro que impede o contato direto célula-célula, mas permite a difusão de fatores solúveis.[27] Mais importante, estas experiências mostraram também que a sobrevivência do mesênquima do pulmão é dependente da presença de epitélio pulmonar, sublinhando que a indução é recíproca. Entretanto, o destino de todo o endoderma respiratório, a partir da traqueia até as pontas extremidades dos brotos, não está totalmente comprometido durante a fase embrionária. Experiências de recombinação recíprocas têm mostrado que o mesoderma pulmonar distal pode reprogramar o endoderma traqueal para os brotos e diferenciar como pulmão[28,29] e que o mesoderma traqueal pode reprogramar o endoderma pulmão para diferenciar como traqueia.[30,31]

O sequestro broncopulmonar pode representar uma manifestação intrigante de interação aberrante endoderma-mesoderma pulmonar. Essas massas de tecido pulmonar anormal, que podem estar contidas no interior do pulmão, ou em uma localização extrapulmonar dentro do abdômen, podem estar em comunicação direta com as estruturas do trato gastrointestinal, o que sugere a indução ectópica de intestino anterior embrionário. A aparência histopatológica dessas lesões inclui componentes celulares típicos do parênquima pulmonar, juntamente com componentes inflamatórios e fibróticos (Fig. 2-2C).[32]

A função pulmonar normal requer o alinhamento preciso do epitélio e da vasculatura distais para satisfazer os requisitos respiratórios do organismo em desenvolvimento. Certas malformações congênitas letais do pulmão, como a *displasia alvéolo-capilar com desalinhamento das veias pulmonares* (ACD/MPV), são devido a uma perturbação na relação entre desenvolvimento vascular e das vias aéreas. ACD/MPV é caracterizado por uma escassez de capilares alveolares, mesênquima pulmonar espessado e desalinhamento das veias pulmonares, que refletem a relação de reciprocidade exigida para via aérea e desenvolvimento vascular (Fig. 2-2B). ACD/MPV está associada a mutações no fator de transcrição FOXF1, que é expresso no mesênquima pulmonar.[33] A simplificação alveolar de DBP é também acompanhada de uma relativa escassez de capilares alveolares, que é uma reminiscência de ACD/MPV. A prova de que o fator de crescimento endotelial vascular A (VEGF-A), que é produzido por células epiteliais do pulmão, pode inverter o defeito alveolar reforça ainda mais o conceito do desenvolvimento interdependente de estruturas vasculares e das vias respiratórias.[34]

REGULAÇÃO MOLECULAR DO DESENVOLVIMENTO PULMONAR

A elucidação dos fatores que regulam o crescimento e desenvolvimento do pulmão tem sido o foco de um intenso esforço de pesquisa.[34a] Isso decorre não apenas de um desejo de compreender a base de condições patológicas pulmonares presentes ao nascimento, mas também da possibilidade de que a compreensão de como o pulmão se desenvolve fornecerá visão sobre como os reparos pulmonares em si ocorrem após lesão ou doença. Dada a precisão morfogenética necessária para gerar um pulmão que pode funcionar de forma eficaz na troca gasosa, aliado ao fato de que o pulmão contém mais de 40 tipos de células diferenciadas,[1] não é surpreendente que a regulação molecular do desenvolvimento pulmonar esteja provando ser muito complexa. Identificar os fatores envolvidos fornece apenas uma parte da história. Quando, onde, quanto e por quanto tempo esses fatores são expressos também deve ser considerado. O fato de haver interferência (conversas cruzadas) entre algumas das vias identificadas aumenta significativamente o nível de complexidade.

MEDIADORES DIFUSÍVEIS DO DESENVOLVIMENTO PULMONAR

Fatores de Crescimento de Fibroblastos e Receptores de Fator de Crescimento de Fibroblastos

Tanto em humanos quanto em camundongos, a família do *fator de crescimento de fibroblastos* (FGF) compreende 22 moléculas estruturalmente relacionados;[35] entre estes, FGF1, 2, 7, 9, 10 e 18 foram localizados no pulmão em desenvolvimento. Os FGFs ligam-se e sinalizam por meio de receptores transmembrana ligantes-dependentes de alta afinidade, (*receptores do fator de crescimento de fibroblastos* [FGFR]) que contêm um domínio de tirosina-quinase intracelular. Existem quatro FGFR, todos os quais são expressos no pulmão. Alternativamente, a união do RNA mensageiro resulta em duas isoformas para cada FGFR1, FGFR2, FGFR3 e que possuem especificidades de ligações distintas.[36] Ativação do FGFR é modulada por heparina ou sulfato de heparano.[37]

FGF1 e *FGF2* não são críticos para o desenvolvimento dos pulmões, pois a exclusão de qualquer um único gene ou a ablação de ambos não tem efeito sobre o desenvolvimento do pulmão. FGF10 é um candidato ideal para mediar interações de tecido no pulmão, uma vez que é expresso no mesênquima, ao passo que o seu receptor primário, FGFR2b, é expresso por células epiteliais. A ablação de qualquer *FGF10*[38] ou *FGFR2b*[39] resulta em completa agenesia pulmonar caudal à traqueia. A base para este fenótipo vem da capacidade do FGF10 de induzir o brotamento epitelial do pulmão por quimiotaxia[40,41]; na ausência de FGF10, brotos primários não se podem formar. FGF10 afeta a expressão de muitos genes-alvo no epitélio pulmonar precoce,[42] incluindo outras moléculas de sinalização importantes, tais como *proteína morfogenética do osso 4* (BMP4)[40] e membros da família Notch.[43]

Como FGF10, FGF9 atua como um mediador de interações recíprocas dos tecidos, pois é expresso no epitélio e no mesotélio, ao passo que o seu receptor (FGFR2c) é encontrado no mesênquima. FGF9 controla o tamanho do mesênquima pulmonar regulando a proliferação celular.[44] A observação de que a quantidade de mesênquima disponível parece controlar a ramificação[25] do pulmão é consistente com a conclusão de que os pulmões de Fgf9-ratos nulos são severamente hipoplásicos, com a diminuição da quantidade de mesênquima e reduzida expressão de Fgf10.[45] A observação de que *Fgf18*-ratos nulos apresentam tamanho alveolar reduzido resultante da proliferação celular reduzida durante a fase sacular[46] sugere um papel para FGF18 no desenvolvimento pulmonar tardio. Tem sido mostrado que FGF7 estimula a proliferação de células epiteliais de pulmão,[47] bem como a expressão do gene da proteína surfactante e síntese de fosfolipídio surfactante em células tipo II.[48,49] A superexpressão transgênica de FGF7 no desenvolvimento do pulmão do rato resulta em lesões semelhantes a malformações congênitas císticas adenomatoides[50]; exame de malformações congênitas císticas adenomatoides humanas, no entanto, mostra que a expressão FGF7 está realmente diminuída e a expressão FGF10 mantém-se inalterada.[51] Embora a injeção intraperitoneal de anticorpos neutralizantes contra FGF7 iniba o crescimento pulmonar pós-natal e formação de alvéolo,[52] os ratos com uma eliminação sistemática de *Fgf7* não têm fenótipo pulmonar aparente.[53] Outros FGFs também são necessários durante alveologênese, porque os ratos com deleções de ambos *Fgfr3* e FGFR4 não conseguem formar alvéolos normais.[54]

Os Sprouty (SPRY, proteínas), que antagonizam sinalização FGFR, modulam os efeitos de FGFs no pulmão em desenvolvimento. Embora a eliminação de qualquer um único *Spry2* ou *Spry4* ou ambos não tenha efeito sobre o desenvolvimento do pulmão, os ratos nulos para ambos os genes têm defeitos em múltiplos órgãos, incluindo o pulmão.[55]

Ácido Retinoico

O *ácido retinoico* (RA), o derivado ativo de vitamina A, é essencial para o desenvolvimento normal de muitos tecidos, incluindo o pulmão. Deficiência materna da vitamina A resulta em fenótipos respiratórios graves nos descendentes, incluindo fístula traqueoesofágica, hipoplasia pulmonar e agenesia de pulmão.[56] O RA sinaliza por meio dos receptores nucleares RAR e RXR, sendo que ambos têm isoformas α, β e γ, e estas são expressas no pulmão desde o início do desenvolvimento. Ratos com deleções duplas de *Rara/Rarb* ou *Rara/Rxrb* mostram as mesmas alterações pulmonares como as observadas em embriões vitamina A-deficientes.[57] O mecanismo pelo qual RA controla a morfogênese do pulmão não está completamente determinado. Dados a partir de intestinos embrionários precoces cultivados sugerem que o AR permite a ativação de *Wingless* (Wnt) sinalizando por meio da inibição de *Dickkopf1* (DKK1); isso afeta a expressão FGF10 no mesoderma, bem como a manutenção do destino de células progenitoras do pulmão.[58] O RA adicionalmente afeta mais a indução de brotos de pulmão pela inibição da atividade *do fator de crescimento transformador-β* (TGF-β) no campo prospectivo do pulmão, que, por sua vez, permite a expressão de FGF10.[59]

O RA também melhora a formação de alvéolo perinatal em roedores,[60] o que conduziu à sua utilização clínica na prevenção de DBP.[61] O efeito é modesto, mas significativo; cerca de 15 bebês devem ser tratados para prevenir um caso de DBP.[62] O mecanismo não é compreendido em detalhes, mas, provavelmente, está relacionado com a manutenção de alveolarização após o parto pré-termo, reduzindo o potencial de simplificação alveolar.

Sonic Hedgehog

A via de sinalização Hedgehog (*Sonic Hedgehog: família de proteínas de sinalização*) desempenha um papel importante no desenvolvimento de vários órgãos.[63] A Sonic hedgehog (SHH) é altamente expressa no epitélio do pulmão em desenvolvimento,[64] e o seu receptor primário, *patched 1* (PTCH1), é encontrado nas células do mesênquima, sugerindo que SHH 65 é parte de um circuito indutivo epitelial-mesenquimal. O *Shh* é inicialmente expresso ao longo do epitélio, mas torna-se restrito a subconjuntos de células do dia E16.5 em diante.[66] O *Shh* de ratos nulos formam pulmões, indicando que *Shh* não é necessário para a especificação de pulmão e indução de brotos; No entanto, esses pulmões são severamente hipoplásicos,[67] sugerindo que *Shh* está envolvido na regulação de morfogênese das ramificações. A eliminação de *Shh* afeta profundamente o crescimento e a configuração do pulmão, mas a especificação de tipos de células epiteliais não parece ser afetada.[68] Uma vez que *Shh* serve como um fator de sobrevivência para as células mesenquimais do pulmão,[69] a hipoplasia pulmonar observada em embriões *Shh*-nulos pode ser consequência de uma diminuição da massa mesenquimal. *Shh* é também um regulador negativo de FGF10, e embriões *Shh*-nulos exibem expressão expandida de FGF10.[68] A síndrome clínica com um fenótipo respiratório que é consistente com a interrupção da sinalização SHH é a de Smith-Lemli-Opitz.[70] A síndrome de Smith-Lemli-Opitz é fenocopiada por mutações em Δ-7-desidrocolesterol-redutase (DHCR7), a qual está envolvida na síntese de colesterol;[71] modificação de colesterol de SHH é necessária para a sinalização eficaz.[72,73]

Os níveis de SHH são modulados pela sua ligação a PTCH1.[73] Na ausência de ligante, PTCH1 reprime *Smoothened* (SMO) e impede a ativação da via de sinalização Hedgehog. SHH também hiper-regula a expressão PTCH1, e qualquer PTCH1 em excesso envolvido no controle de sinalização liga-se ao SHH e o sequestra, criando um ciclo de *feedback* de retroalimentação negativo que restringe a sua propagação. Outra molécula de regulação dos níveis de SHH é a *proteína interativa hedgehog* (HHIP), uma proteína ligada à membrana que se liga a todas as proteínas *hedgehog* de mamífero e, como PTCH1, é hiper-regulada sem resposta a Shh.[74] A deleção sistemática de HHIP resulta em hipoplasia pulmonar[75] que pode ser consequência de uma perda da expressão FGF10 nos locais prospectivos de formação de brotos como resultado do aumento da sinalização SHH.

Superfamília do Fator de Crescimento Transformador-β

A superfamília TGF-β compreende ativinas, inibinas, BMPs, substância inibitória mülleriana, e TGF-p 1, 2 e 3. O tratamento TGF-β de culturas de pulmão explantes de embrião[76] ou má expressão ou de TGF-β1 direcionadas para o pulmão *in vivo*[77] inibe severamente a morfogênese da ramificação. Isso se dá provavelmente devido à capacidade de TGF-β1 de inibir a expressão de FGF10.[59] A TGF-β1 sinaliza por meio de um complexo heteromérico de receptores do tipo I (TGF-βrI) e receptores do tipo II (TGF-βrII) e exerce os seus efeitos sobre os genes-alvo a jusante através da família de proteínas Smad tipo II (TGF-βrII).[78] Inibição de TGF-βrII nos pulmões embrionários cultivados aumenta a ramificação de pulmão,[79] como faz a atenuação de SMAD2/3,[80] sublinhando a natureza inibidora de TGF-β1 na morfogênese de pulmão. Ratos Tgfb1-nulos não mostram o fenótipo pulmonar aparente, embora deva notar-se que 50% destes ratos morrem em E10.5, logo após o início do desenvolvimento do pulmão.[81] A maioria dos ratos Tgfb2-nulos morrem pouco antes ou durante o nascimento com uma vasta gama de defeitos do desenvolvimento. Os pulmões dos neonatos têm vias aéreas de condução dilatadas e bronquíolos terminais e respiratórios colapsados.[82] A deleção de Tgfb3 resulta em desenvolvimento e diferenciação retardados do epitélio pulmonar, mesênquima e vasculatura.[83] O fato de que TGF-β3 parece promover a morfogênese contrasta com a função inibidora de TGF-β1, sugerindo que estes ligantes afetam aspectos distintos do desenvolvimento do pulmão.

Das quatro BMPs expressas no pulmão em desenvolvimento (BMP3, 4, 5 e 7), a BMP4 tem sido o foco da maioria dos estudos. A BMP4 é expressa no mesênquima ventral do intestino anterior, antes da indução do broto pulmonar e, em seguida, é expressa no epitélio distal e proximal, após o mesênquima pulmonar ser formado. No rato, a expressão epitelial declina no epitélio distal antes do nascimento, mas começa no endotélio capilar. A expressão Bmp4 é hiper-regulada por FGF no epitélio e por Shh no mesênquima. Supressão específica do *Bmp4* ou *BMP receptor 1a* (Bmpr1a) a partir do epitélio do pulmão distal resulta em proliferação reduzida, apoptose aumentada e morfogênese cística.[84] A precoce deleção endodermal de ambos *Bmpr1a* e *Bmpr1b* resulta em menor expressão Nkx2.1 ventral, o qual passa a ter expressão expandida de Sox2 dorsal.[85] Estes dados suportam um modelo no qual BMP4 promove a proliferação e sobrevivência de células progenitoras indiferenciadas pulmão.

Wnts e β-catenina

Membros da família Wnt de glicoproteínas secretadas estão criticamente envolvidas na determinação proliferação, sobrevivência e na motilidade do destino celular na organogênese.[86] Os ligantes Wnt unem os seus receptores para ativar uma via que, em última análise, estabiliza β-catenina, que, em seguida, interage com o *fator de células T/fator nuclear intensificador linfoide* (TCF-ABL), fatores de transcrição para modular a transcrição de genes-alvo a jusante.[87] Wnts1, 2, 2b, 5a, 7b, e 11 são expressos no pulmão. A sua secreção é mediada pela proteína transmembranar Wntless (WLS); supressão de WLS do endoderma do pulmão interrompe a morfogênese da ramificação e diferenciação endotelial pulmonar.[88] A sinalização Wnt canônica desempenha um papel crítico no desenvolvimento dos pulmões, devido a exclusão endodérmica de β-catenina o que suprime a especificação de progenitores do pulmão e leva à completa agenesia pulmonar.[89] Os ligantes responsáveis pela especificação do progenitor pulmonar são provavelmente WNT2/2b, porque suas deleções duais fenocopiam exatamente a perda endodermal de β-catenina.[90] A configuração das vias áreas proximal-distal e a diferenciação de células epiteliais são interrompidas quando a sinalização de Wnt é inibida após a especificação de progenitores pulmonares, seja pela deleção epitelial direcionada de β-catenina[91] ou por má expressão do Wnt antagonista DKK1.[92] Além de seu papel na especificação da endoderma do pulmão, WNT2 também ativa uma rede de sinalização necessária para a diferenciação de músculo liso.[93] A inativação de Wnt5a resulta em uma traqueia reduzida, vias aéreas distais distendidas e maturação pulmonar retardada.[94] Ratos nulos para *Wnt7b* morrem no nascimento de insuficiência respiratória. A proliferação precoce é reduzida em ambos os compartimentos de tecidos epiteliais e mesenquimais, levando à hipoplasia pulmonar, embora a especificação do destino celular e a arquitetura global dos tecidos mantenham-se inalteradas.[95] A ativação constitutiva de sinalização Wnt no epitélio do pulmão em desenvolvimento com β-catenina hiperativa resulta em pulmões que carecem de tipos de células altamente diferenciadas e, em vez disso, contêm vários tipos de células secretoras intestinais e não pulmonares.[96] Tomadas em conjunto, essas observações indicam que a regulação da sinalização de Wnt temporoespacial deve ser fortemente regulada para assegurar a morfogênese e diferenciação normais do pulmão.

Fator de Crescimento Derivado de Plaquetas

A família do fator de crescimento derivado de plaquetas (PDGF) consiste em cinco diferentes dímeros ligados por bissulfetos constituídos por quatro cadeias diferentes de polipeptídios codificadas por quatro genes diferentes. PDGF-A, o qual homodimeriza em si próprio ou heterodimeriza com PDGF-B, desempenha um papel importante no desenvolvimento do pulmão. PDGF-A é expresso no epitélio pulmonar distal, ao passo que o seu receptor, PDGFRA, é expresso em células mesenquimais nas proximidades, indicativos de um circuito de sinalização parácrina entre o mesênquima e o epitélio. A deleção de PDGF-A resulta em detenção da formação de alvéolos e morte pós-natal.[97] Aos pulmões, faltam os miofibroblastos alveolares diferenciados que produzem elastina, o que é fundamental para a formação do alvéolo.

Fator de Crescimento Endotelial Vascular

O VEGF-A, C e D são encontrados nos pulmões. A expressão temporal e espacial do VEGF-A durante o desenvolvimento do pulmão implica um papel central na maturação e organização da rede vascular pulmonar. O VEGF-A é expresso nos compartimentos epiteliais e mesenquimais durante os estágios embrionários e pseudoglandulares, tornando-se mais restrito ao epitélio à medida que o desenvolvimento progride para a fase canalicular.[9,98] VEGF-A existe em três isoformas (120, 164 e 188), que têm funções distintas no desenvolvimento vascular.[99] Estudos genéticos em ratos demonstram a importância da concentração tecidual do Vegf-a para efetuar o apropriado desenvolvimento vascular e da estrutura das vias aéreas distais. O aumento da expressão de Vegf164 no epitélio distal interrompe a montagem do plexo vascular e detém a ramificação das vias aéreas sem afetar a proliferação ou a sobrevivência de células endoteliais, indicando que a diafonia *(conversas cruzadas)* entre o epitélio e a vasculatura em desenvolvimento é necessária para a morfogênese normal.[100] A ablação vascular no pulmão precoce provoca alterações significativas na ramificação padronizada do epitélio.[101] A expressão de VEGF-A é controlada por múltiplos mediadores, tais como FGF e SHH.[102]

Glicocorticoides

Os glicocorticoides exercem efeitos potentes sobre uma grande variedade de diferentes tecidos, com uma proposição comum de que eles induzem o aparecimento precoce de eventos do desenvolvimento normais. Os efeitos dos glicocorticoides na função pulmonar têm sido um tema de grande interesse desde a observação de que a dexametasona acelera a maturação pulmonar em cordeiros prematuros.[103] Os receptores de glicocorticoides estão presentes no epitélio pulmonar em desenvolvimento à medida que a ramificação das vias aéreas progride durante a fase de desenvolvimento pseudoglandular do pulmão. Expressão epitelial persiste através das fases sacular e alveolar, acompanhado do aparecimento da expressão dentro dos compartimentos mesenquimais.[104] Glicocorticoides exógenos estimulam a maturação morfológica e muitos aspectos da biossíntese do fosfolipídio surfactante.[105] O rompimento direcionado do receptor glicocorticoide em ratos leva ao sofrimento respiratório e ao óbito neonatal precoce[106]; os pulmões desses animais são atelectásicos com alveolização embotada. Embora o número de células do tipo II esteja aumentado em 30%, a expressão relativa da Sp-a e Sp-c está reduzida em 50%. O número de células do tipo I é reduzido em 50%, como são os marcadores T1 α de células do tipo I e aquaporina-5, sugerindo que os glicocorticoides facilitam a diferenciação das células de tipo II em células do tipo I.[107] Um tanto paradoxalmente, no entanto, os ratos nulos para hormônio liberador da corticotropina apresentam déficits de afinamento do septo, na formação do espaço aéreo, e ao conteúdo do Sp-a e Sp-b, mas não têm déficit na biossíntese do fosfolipídio surfactante.[108]

Dada a ampla distribuição de receptores de glicocorticoides pulmonares no pulmão em desenvolvimento, não é surpreendente que os efeitos terapêuticos do tratamento com glicocorticoides sejam complexas. A experiência clínica sugere que os glicocorticoides têm contrastantes efeitos biológicos, dependendo se o tratamento é dirigido para o pulmão fetal ou para o pulmão neonatal do prematuro. Mulheres em trabalho de parto prematuro são rotineiramente tratadas com glicocorticoides para reduzir a incidência e gravidade da RDS neonatal.[109] O tratamento com esteroides pré-natal acelera a maturação pulmonar fetal pela indução ao adelgaçamento mesenquimal e melhora da função pulmonar, presumivelmente através da estimulação da produção de surfactante. Estudos morfométricos em ovinos sugerem que o tratamento pré-natal com esteroides também pode induzir algum embotamento da alveolarização.[110] O uso de glicocorticoides também tem sido empregado para tratar prematuros vivenciando DBP grave. Embora os primeiros estudos e relatos de casos sugerirem que o tratamento com esteroides poderia reverter a fibrose e cicatrizes associadas a BPD bem como melhorar significativamente a mecânica pulmonar,[111] estudos posteriores demonstraram nenhuma melhoria clara em resultado pulmonar a longo prazo e aumento do risco de comprometimento do desenvolvimento neurológico.[112]

REGULAÇÃO TRANSCRICIONAL DO DESENVOLVIMENTO PULMONAR

As moléculas difusíveis mediando interações teciduais do pulmão em desenvolvimento iniciam cascatas de sinalização que conduzem a alterações na expressão de genes. A diversidade de tipos de células encontradas no pulmão, todas as quais diferenciam sob estreito controle espacial e temporal, torna altamente complexa a regulação da expressão de genes por fatores de transcrição no pulmão em desenvolvimento. Embora fatores de transcrição específicos do pulmão não tenham sido ainda encontrados, a pesquisa na última década identificou vários fatores de transcrição, além daqueles descritos anteriormente que são cruciais para o desenvolvimento do pulmão normal.

NKX2-1

NKX2-1 (também conhecido como *"fator de transcrição da tireoide 1"* [TTF1]) é encontrado na presumível região respiratória do epitélio endodérmico do intestino anterior, antes da indução do broto pulmonar. NKX2-1 é expresso no cérebro anterior, tireoide e pulmão, onde interage com múltiplos parceiros para influenciar vários aspectos fundamentais do desenvolvimento.[113] Ratos nulos para *NKX2-1* desenvolvem fístulas traqueoesofágicas, com os brônquios fontes principais conectando-se com pulmões císticos hipoplásicos.[114] Enquanto a diferenciação do epitélio mais proximal é um pouco preservada em pulmões *NKX2-1*-nulos, marcadores de diferenciação epitelial distal, incluindo as proteínas do surfactante, estão faltando completamente. Haploinsuficiência para o gene NKX2-1 em seres humanos conduz à síndrome cérebro-pulmão-tireoide, que é caracterizada por coreia benigna hereditária, doença respiratória e hipotireoidismo congênito.[115-118] Os fenótipos respiratórios incluem RDS no nascimento, assim como infecções pulmonares de repetição e doença intersticial pulmonar mais tarde na infância. O controle da expressão NKX2-1 no desenvolvimento pulmonar não é totalmente compreendido.

Genes GLI

Três genes GLI (1, 2 e 3) codificam para fatores de transcrição dedo de zinco *(ligação do zinco em estruturas proteicas)*, que são os principais intervenientes de sinalização Hedgehog. Todos os três genes Gli são expressos em domínios distintos, mas que se sobrepõem em mesênquima pulmonar, com a expressão sendo maior nas pontas distais.[119,120] A análise de ratos mutantes compostos demonstrou a complexidade de como os genes Gli afetam o desenvolvimento do pulmão. Embriões expressando combinações diferentes de genes Gli mostram uma variedade de defeitos pulmonares, o mais notável dos quais é a ausência de pulmões, da traqueia e esôfago em GLI2$^{-/-}$, Gli3$^{-/-}$ mutantes compostos.[121] A presença de um único alelo Gli3 (Gli2$^{-/-}$, Gli3$^{+/-}$) é suficiente para permitir a formação de pulmões hipoplásicos em que os pulmões esquerdo e direito não se separam, e os embriões têm fístulas traqueoesofágicas. O fenótipo visto em embriões duplos nulos para Gli2/Gli3 é mais grave que a observada em animais Shh-nulos; isso sugere que os genes GLI podem encontrar-se a jusante na sinalização de outras vias além de SHH, ou que as outras proteínas hedgehog (Indian e Desert) podem ser ativas no pulmão. Mutações no gene humano Gli3 causam as síndromes Pallister-Hall e Greig, que afetam o desenvolvimento de vários sistemas de órgãos, incluindo o pulmão.[122]

Família FOX

A família de fatores de transcrição FOX contém mais de 50 membros, os quais partilham um domínio de ligação ao DNA de hélice-alado. FOXA1 e FOXA2 são proteínas intimamente relacionadas encontradas no endoderma do intestino embrionário e seus derivados. Seus padrões de expressão espaciais e temporais são semelhantes no pulmão. Ratos em que falta Foxa2 não formam endoderma e, portanto, não podem formar pulmões;[123] a eliminação direcionada de Foxa2 em células epiteliais do pulmão, no entanto, demonstra que ele é necessário para a alveolarização e diferenciação de células epiteliais.[124] A deleção de Foxa1 em ratos atrasa alguns aspectos da saculação e alveolarização no pré-natal e perinatal, mas essas diferenças normalizam até as 2 semanas de idade,[125] sugerindo compensação por Foxa2. A deleção de ambos os genes inibe a proliferação celular, morfogênese da ramificação e diferenciação de células epiteliais,[126] indicando que FOXA1/2 desempenha um papel central no desenvolvimento do pulmão.

Foxa1 é expressa em mesênquima do pulmão e controla os genes envolvidos em interações epitélio-mesenquimal, porque uma haploinsuficiência resulta em defeituosa ramificação, lobação e diferenciação epitelial no pulmão do rato.[127] Nos seres humanos, as mutações FOXF1 estão associadas a DAC/MPV.[33] Foxj1 controla a expressão de dineina esquerda-direita, que é necessária para a correta fixação dos corpos basais; deleção de Foxj1 provoca *situs inversus*, a perda da motilidade ciliar em células epiteliais das vias aéreas, sinusite e bronquiectasia.[128] Embora essas características sejam associadas à síndrome de Kartagener em humanos, nenhuma mutação no gene Foxj1 foram diretamente ligados a este distúrbio. FOXP1 e FOXP2, que são conhecidos repressores da transcrição, são expressos no epitélio do pulmão; ambos os genes são expressos distalmente, mas apenas FOXP1 é expresso proximalmente. Foxp2$^{-/-}$ de ratos mostram alveolarização prejudicada, um efeito exacerbado em Foxp2$^{-/-}$ mutante composto, Foxp1$^{+/-}$ ratos, que tem pulmões hipoplásicos e morrem ao nascer. Foxp1 atua cooperativamente com Foxp4 para restringir especificação das células caliciformes, regulando, desse modo, o equilíbrio de tipos celulares no epitélio das vias respiratórias.[129]

GATA6

GATA6, um fator de transcrição de dedos de zinco, que é necessário para a diferenciação do endoderma visceral,[130] é o único membro da família GATA expresso no epitélio distal do pulmão em desenvolvimento. Ratos portadores de uma Gata6 dominante-negativo/entrelaçados, que combinam proteína sob controle do promotor Sftpc, mostram reduzido número de túbulos das vias aéreas proximais. A diferenciação pulmonar de células epiteliais também é afetada, com estes ratos completamente desprovidos de células do tipo I detectáveis.[131] Perda de Gata6 no epitélio pulmonar provoca uma perda de diferenciação e o aparecimento precoce de células-tronco broncoalveolares, que é o resultado do aumento da sinalização de Wnt.[132] GATA6 regula a expressão de WNT7B e também interage com NKX2-1 para controlar a expressão de SP-A, B e C.[113]

Família SOX

Os membros da família de fatores de transcrição SOX funcionam como reguladores-chave do destino e diferenciação celular. Das 20 proteínas de SOX conhecidas, SOX2, 4, 9, 11 e 17 são encontradas no pulmão em desenvolvimento. Sox2 é altamente expresso no epitélio não se ramificando, mas reprimido por Fgf10 em células epiteliais que estão invadindo ativamente o mesênquima circundante,[133] sugerindo que o silenciamento de Sox2 é necessário para o epitélio ramificar. A repressão de Sox2 por Fgf10 pode ser mediada por sinalização de BMP.[85] A superexpressão de Sox2 em células epiteliais do pulmão inibe a ramificação do pulmão, forçando as células a envolver-se prematuramente em um programa de diferenciação, tornando assim as células incapazes de responder a sinais de ramificação.[134] Sox11 também se expressa em todo o epitélio pulmonar em desenvolvimento, e ratos nulos para Sox11 têm hipoplasia pulmonar significativa.[135] Expressão de Sox17 no pulmão é dinâmica, sendo detectada pela primeira vez no mesênquima durante a fase embrionária; em seguida, no epitélio das vias aéreas de condução durante a fase canalicular. Visto que sua má expressão no epitélio distal interrompe a ramificação e causa a expressão ectópica de marcadores das vias aéreas proximais, admite-se que Sox17 desempenha um papel-chave na especificação de diferenciação de células epiteliais das vias respiratórias.[136]

REGULAÇÃO PÓS-TRANSCRICIONAL GÊNICA NO DESENVOLVIMENTO PULMONAR

Micro-RNAs (miRNAs) são pequenas moléculas de RNA não codificante que modulam processos fisiológicos e patológicos por inibição da expressão gênica através da repressão da translação do RNA ou da degradação do RNA mensageiro. As miRNAs funcionalmente maduras são geradas por uma série de passos de clivagem de ribonuclease III. Enzimas-chave na biogênese da miRNA incluem Drosha, que cliva miRNAs primárias em miRNAs precursoras no núcleo, e DICER1, que cliva miRNAs precursoras para a forma madura no citoplasma. As miRNAs maduras são incorporadas ao grande complexo multiproteico de silenciamento RNA-induzido, que reprime a tradução do RNA ou induz a degradação do RNA mensageiro. As miRNAs regulam os processos biológicos fundamentais, importantes no desenvolvimento do pulmão, incluindo a proliferação celular, apoptose e diferenciação. Perfis de miRNAs revelam que o pulmão tem um perfil de expressão específico de miRNAs que é conservado entre as espécies (incluindo rato e humano) e regulado específico para o estágio de desenvolvimento, sexo e tipo de célula.[137-140] As miRNAs têm um papel crítico no controle de organogênese. Estudos de perda e ganho de função, bem como diferentes perfis de expressão entre pacientes ou modelos animais com doença pulmonar e controles normais, implicam miRNAs na patogênese de muitas doenças pulmonares, incluindo a doença pulmonar obstrutiva crônica, câncer de pulmão, doença inflamatória pulmonar, fibrose pulmonar idiopática, asma e fibrose cística (para revisões, ver as referências 141 a 144). Além disso, estudos em sistemas modelo têm identificado um papel crítico para a regulação mediada por miRNA no desenvolvimento do pulmão. Inativação de Dicer1, uma enzima-chave na biogênese de miRNA, direcionada para o epitélio pulmonar em desenvolvimento, resulta em morte neonatal por causa de detenção da morfogênese das vias aéreas, aumento da morte celular e alterações na expressão das críticas moléculas de sinalização epitélio-mesenquimal.[145] As miRNAs específicas que foram identificadas para influenciar o desenvolvimento pulmonar incluem o aglomerado miR302/367 que dirige desenvolvimento do endoderma do pulmão por meio da proliferação coordenadora, diferenciação e polaridade apical-basal das células progenitoras do pulmão,[146] o aglomerado miR17-92 que é necessário para o crescimento do pulmão bem como para a promoção da proliferação e diferenciação de inibição de células epiteliais de pulmão progenitoras,[147,148] miR127, que regula o tamanho e número de brotos terminais,[149] e miR221 e miR130a, que tem efeitos opostos sobre a via aérea e morfogênese vascular.[137] A recente descoberta de mutações heterozigóticas DICER1 de perda de função germinativas em blastoma pleuropulmonar familial (PPB), um tumor pulmonar pediátrico raro que surge muitas vezes durante o desenvolvimento pulmonar, fornece evidências de que a via DICER1/miRNA controla o desenvolvimento do pulmão humano e suprime tumorigênese.[150] A maioria dos transportadores com mutações DICER1 são fenotipicamente normais, sugerindo que a perda de um alelo DICER1 é compatível com o desenvolvimento normal e insuficiente para a formação de tumores. PPB é composto por ambas as células epiteliais e mesenquimais.[151,152] Num subgrupo de pacientes, o crescimento excessivo das células mesenquimais resulta em um sarcoma que está associado a um prognóstico pobre. Curiosamente, a proteína DICER1 foi encontrada por imuno-histoquímica perdida no componente epitelial do tumor, mas retida nas células mesenquimais, sugerindo que perda de DICER1 especificamente no epitélio pulmonar promove a formação de PPB.[150] De acordo com esta noção, a ablação do gene Dicer direcionada para o epitélio pulmonar murino em desenvolvimento resulta em fenótipo PPB-like (Fig. 2-3). Dado que PPB surge muitas vezes na definição de uma síndrome de predisposição tumoral herdada — caracterizada pelo aumento da incidência de outras neoplasias, incluindo nefroma cístico, tumor ovariano sexual cabo-estromal, rabdomiossarcoma embrionário e bócio multinodular — as funções da via DICER1/miRNA que controlam o desenvolvimento do pulmão estão provavelmente também operativas em outros órgãos.[153-155]

> **Pontos-chave**
>
> - O epitélio pulmonar começa como dois brotos de endoderma do intestino primitivo. Subsequente a morfogênese de ramificação e alveolarização leva a um órgão maduro contendo mais de 300 milhões de alvéolos.
> - A vasculatura pulmonar se desenvolve em paralelo com a ramificação do epitélio.
> - O desenvolvimento do pulmão requer interações recíprocas entre o epitélio e mesênquima derivado do mesoderma esplâncnico.
> - Interações de tecido são mediados por uma variedade de moléculas de sinalização difusíveis. As variações na expressão temporal e espacial destes mediadores adicionam complexidade nestas interações.
> - As classes de diversos fatores de transcrição que se encontram a jusante de mediadores difusíveis ademais regulam a morfogênese e efetuam a diferenciação de tipos de células individuais.

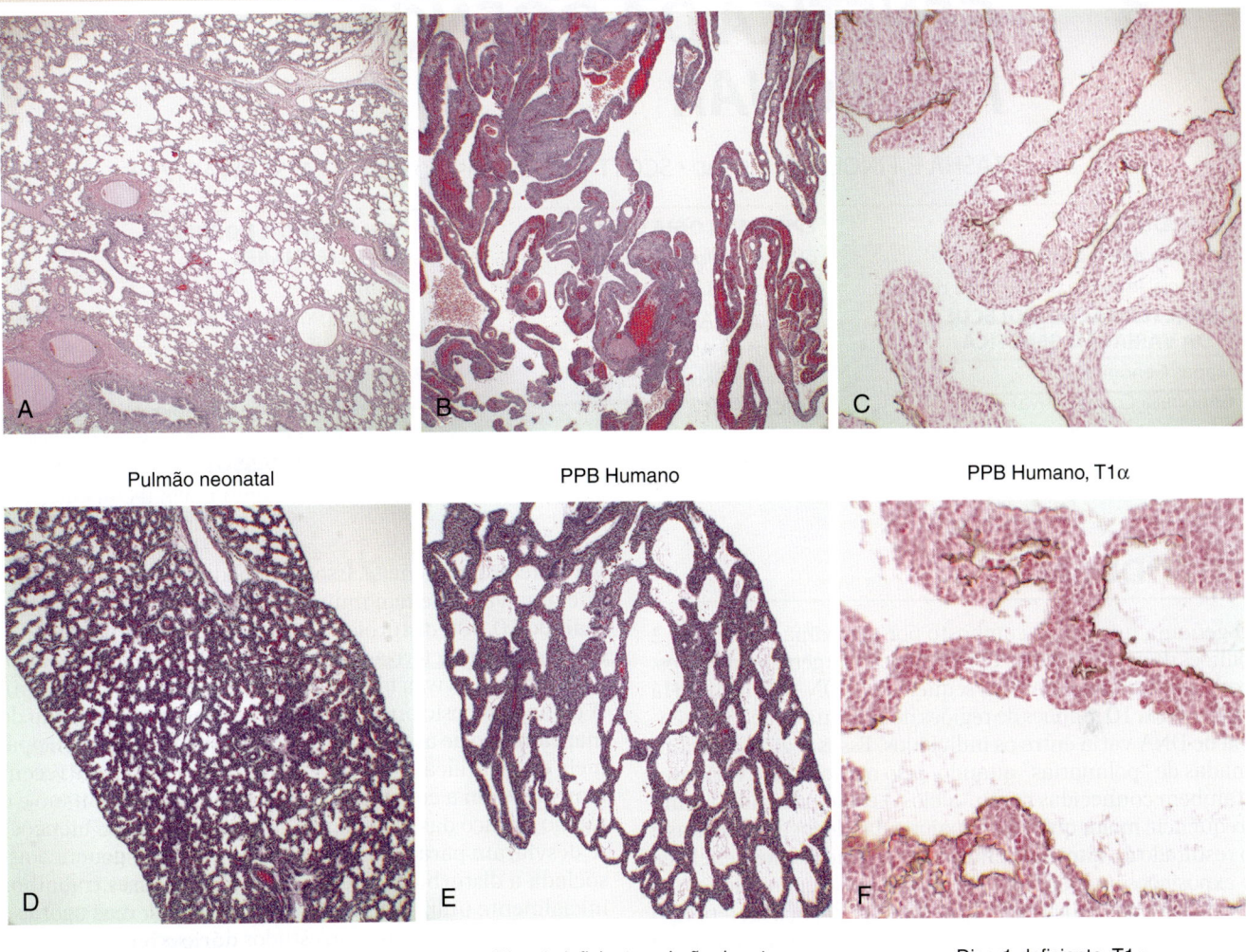

Figura 2-3 Pulmões de ratos com perda Dicer1 mimetizam blastoma pleuropulmonar (PPB) em recém-nascidos. PPB Humano (**B** e **C**), pulmão neonatal adjacente normal (A), em Dicer1-deficiente rato embrionário dia 18,5 pulmões (**E** e **F**), e pulmão normais da mesma ninhada de Dicer1-proficientes (**D**) foram comparados por coloração com hematoxilina e eosina. Secções de pulmão de murino de PPB e Dicer1-deficientes também foram imunocoradas para o marcador de células do tipo I, T1α (**C** e **F**), para determinar o fenótipo das células epiteliais que revestem os cistos. **A** e **D**, o pulmão humano neonatal adjacente ao tumor mostra características morfológicas normais para a fase de desenvolvimento alveolar do pulmão, e o pulmão do rato mostra características morfológicas típicas da fase de desenvolvimento sacular. **B**, Estágio precoce de PPB tipo I é caracterizada por cistos revestidos de epitélio interposto por septos contendo células mesenquimais. **E**, os pulmões de rato Dicer1-deficiente têm características morfológicas semelhantes às do PPB humano, incluindo cistos forrados de epitélio separados por septos contendo células mesenquimais. Muitas das células epiteliais que revestem os cistos PPB têm um fenótipo de células de tipo I de como determinado por expressão de T1α (**C**). Da mesma forma, as células epiteliais Dicer1-deficientes que revestem os cistos no modelo murino também expressam T1α (**F**). (**A** e **B**, 4× ampliação original; **C**, 20× ampliação original; **D** e **E**, 10× ampliação original; **F**, 40× ampliação original.)

As Referências estão disponíveis exclusivamente no site www.elsevier.com.br/expertconsult

3 GENÉTICA DA DOENÇA PULMONAR

TASHA E. FINGERLIN, MS, PhD • SCOTT T. WEISS, MS, MD • DAVID A. SCHWARTZ, MD

INTRODUÇÃO
Extensão do Problema
Potencial Impacto da Genética Humana
CARACTERIZAÇÃO MOLECULAR DA VARIAÇÃO GENÉTICA
Mapas Genômicos
Genômica Comparativa
Bases de Dados Públicas

EPIDEMIOLOGIA GENÉTICA
Clonagem Posicional
Estudos de Ligação
Estudos de Associação
Estudos de Associação Genômica Ampla
Interação Gene-ambiente
EPIGENÉTICA

APLICAÇÃO A DOENÇAS PULMONARES
Asma
Doença Pulmonar Obstrutiva Crônica
Síndrome da Angústia Respiratória Aguda
Câncer de Pulmão
Pneumonia Intersticial Idiopática Fibrosante
PRÓXIMOS PASSOS

INTRODUÇÃO

O genoma humano é composto por aproximadamente 3,2 bilhões de pares de bases. Com a exceção de gêmeos idênticos, cada ser humano tem uma sequência de DNA exclusiva. Há pelo menos 10 milhões de regiões no genoma onde a sequência de DNA varia entre os indivíduos. Essas regiões são chamadas de "polimorfas" quando, pelo menos, duas variantes (também conhecidas como "alelos") estão presentes a uma frequência maior que 1%. A maioria das doenças humanas é o resultado da interação entre esses polimorfismos genéticos e exposições ambientais. O primeiro passo em qualquer investigação das causas genéticas de uma doença ou fenótipo é determinar a importância relativa dessas duas causas do distúrbio entre a população de interesse. Para iniciar esse processo, deve-se determinar a herdabilidade da doença de interesse. Herdabilidade é definida como a percentagem da variação fenotípica que é consequência da variação em fatores genéticos. Geralmente, o primeiro passo é determinar se o traço, a doença ou o fenótipo se agregam em famílias, mas isso não provará que a característica de interesse é genética, porque traços podem-se agregar em famílias puramente por razões ambientais, tais como o fumo de cigarro, ou porque a prevalência do traço é alta, como a obesidade. A maneira mais direta para estimar a contribuição da variação genética a uma doença é medir a herdabilidade. A herdabilidade pode ser estimada utilizando famílias. Por exemplo, em estudos com gêmeos, uma concordância maior do fenótipo entre gêmeos idênticos (monozigóticos) que em gêmeos fraternos (dizigóticos) pode fornecer evidências de herdabilidade do fenótipo. Para distúrbios do pulmão, as herdabilidades podem variar de 20% a 90%, dependendo do tipo da doença pulmonar, do modo de herança e do grau de influência ambiental.

Existem dois tipos principais de doenças genéticas, monogênicas (devido a variação em um único gene) ou complexas (decorrentes da variação em vários genes). Doenças monogênicas demonstram alta herdabilidade, segregam-se em famílias de maneira previsível e são causadas por variação em um único gene principal com influência ambiental menos óbvia. O gene único geralmente tem variação específica na região de codificação do gene que origina uma proteína anormal, a qual provoca um fenótipo clínico evidente. Geralmente, o fenótipo tem múltiplos componentes, sugerindo múltiplos efeitos da(s) variante(s) do(s) gene(s). Isso é chamado de "pleiotropia", em que uma variante tem muitos efeitos. Atualmente, existem mais de 10.000 distúrbios monogênicos que foram identificados e são caracterizados na *Online Mendelian Inheritance in Man* (http://www.ncbi.nlm.nih.gov/sites/entrez?db=omim). A clonagem posicional (mapeamento de ligação seguido de mapeamento de associação; descrito adiante) foi o principal meio de identificação dessas variantes genéticas até recentemente. Com a conclusão do Projeto Genoma Humano e o rápido avanço das tecnologias de genotipagem, as atenções se desviaram para a identificação da variação genética associada a distúrbios genéticos complexos. Esses trabalhos inicialmente utilizaram clonagem posicional, mas agora se baseiam principalmente em estudos de associação genética.

Ao contrário dos distúrbios monogênicos, os distúrbios genéticos complexos são causados por variação em múltiplos genes e múltiplas exposições ambientais, com cada variante genética tendo um efeito muito menor que os observados em distúrbios monogênicos. Por causa das múltiplas interações gene-gene e gene-ambiente, não há um modo mendeliano evidente de herança em famílias de traços complexos. Uma das hipóteses mais importantes para a base genética da doença comum é a da doença comum/variante comum. Essa hipótese sugere que os determinantes genéticos-chave de doenças comuns têm uma frequência alélica relativamente alta (*i.e.*, 5% a 40%) e tamanhos de efeito modestos. Em virtude dos tamanhos de efeito modestos (razão de chances na ordem de 1,1 a 1,4), são necessárias grandes amostras para identificar as variantes genéticas associadas a características complexas apesar da alta frequência alélica esperada nesses distúrbios. É provável que haja uma gama de frequências alélicas que predispõem a doenças complexas, com uma gama correspondente de tamanhos de efeito, mas estudos em grande escala para avaliar a evidência da variação rara como um contribuinte para doenças complexas estão apenas começando a emergir.

A dicotomia descrita anteriormente entre doença monogênica e complexa é um pouco artificial, pois o fenótipo clínico de muitas doenças monogênicas varia como resultado da mutação específica presente, outros genes modificadores e exposições ambientais. À medida que os genes de características complexas vêm sendo identificados, o seu papel em distúrbios monogênicos também vem sendo elucidado.

EXTENSÃO DO PROBLEMA

Algumas doenças genéticas complexas, como a degeneração macular relacionada com a idade, são *oligogênicas*, em que um pequeno número de genes, três a cinco, explicam a maior parte do fenótipo clínico. No entanto, para a maioria dos traços complexos, literalmente centenas de genes com efeitos pequenos provavelmente estão envolvidos na causa da doença. Por isso, os geneticistas de traços complexos enfrentaram uma série de desafios na era do genoma da medicina.

O campo da genética humana vem se ampliando à medida que o tipo de variação genômica que pode ser medido se expande. Avanços paralelos nas estratégias de análise de dados são necessárias para garantir inferências válidas e eficientes com base no crescente volume de dados que podem ser colhidos em um grande número de indivíduos. Esse padrão cíclico de avanço tem sido típico das últimas décadas e é provável que seja típico daqui para frente. Por exemplo, problemas iniciais relativos à confiabilidade da genotipagem e à completude para variantes comuns (aqueles com frequência > 5% em uma dada população) que ocorriam no momento da liberação da sequência inicial do genoma têm sido largamente resolvidos, assim como os métodos necessários para detectar e controlar a estratificação da população (que confunde pelas diferenças de frequência alélica em casos e controles, discutido adiante) e considerar de forma apropriada as centenas de milhares ou milhões de testes realizados em um estudo de associação genômica ampla. Desde 2010, grandes esforços têm sido envidados nas tecnologias de ressequenciamento, que sequenciam o mesmo sítio em vários indivíduos para capturar a variação sequencial e, assim, capturar a variação incomum e rara (frequência ≤ 5%). Como somos capazes de medir uma maior variedade de dados genômicos (p.ex., dados transcriptômicos e epigenéticos) em números cada vez maiores de indivíduos, os principais desafios analíticos serão desenvolver métodos para a integração dos diferentes tipos de dados. Para todos os tipos de variação genética, a capacidade de determinar se os efeitos genéticos são reais, ou não, requer a replicação de resultados em populações independentes, um processo que pode ser difícil quando há heterogeneidade fenotípica entre as populações. Em particular, os antecedentes genéticos em variação e as influências ambientais podem resultar em variabilidade nos efeitos das variações genéticas nas populações. Finalmente, o último desafio de encontrar e verificar as variantes funcionais em genes putativos de doença ainda é um processo trabalhoso, sem uma metodologia clara que leve a resultados bem-sucedidos.

POTENCIAL IMPACTO DA GENÉTICA HUMANA

Pela sua natureza livre de hipóteses, a genética tem o potencial de identificar novos mecanismos de patobiologia da doença e, portanto, identificar novos alvos para uma intervenção terapêutica ou prevenção da doença. Além disso, a genética tem o potencial de prever subgrupos específicos de pacientes com curso clínico ou resposta diferentes da sua doença, ou diferenças de tratamento. Finalmente, a genética pode possibilitar a detecção precoce de indivíduos susceptíveis em risco para um fenótipo de doença específica ou evitar fatores ambientais que são conhecidos por provocar a doença, ou instaurar terapia preventiva antes que a doença se desenvolva. Essas visões sobre a genética estão ainda começando a ser aplicadas, e levará tempo para a genética se tornar uma rotina à beira do leito.

CARACTERIZAÇÃO MOLECULAR DA VARIAÇÃO GENÉTICA

A genética molecular é elegante em sua simplicidade. Apenas quatro pares de bases (duas purinas [adenina e guanina] ligadas a duas pirimidinas [timina e citosina]) codificam 20 aminoácidos que formam os blocos de construção molecular das proteínas do complexo. Entretanto, o conjunto de genes herdados (genótipos), os mecanismos de controle, as proteínas resultantes e as modificações pós-traducionais têm a capacidade de criar um conjunto complexo de traços biológicos, fisiológicos ou visíveis únicos de um organismo (fenótipos). A relação entre essas características moleculares bastante simples e a vasta gama de fenótipos complexos é, em parte, explicada por várias descobertas seminais que foram feitas há mais de 50 anos.

Gregor Mendel[1] foi o primeiro a demonstrar que traços discretos podem ser herdados como fatores separáveis (genes) de modo matematicamente previsível. As Leis de Mendel descrevem a relação entre o genótipo e o fenótipo e estabelecem o conceito de que cada gene tem formas alternativas (alelos). Charles Darwin[2] fez a observação de que a evolução representa uma série de atualizações "genômicas" sensíveis ao ambiente. Thomas Morgan[3] estabeleceu o conceito de ligação usando *Drosophila* para descobrir que os genes eram organizados (e herdados) em cromossomos individuais, e que o material genético era recombinado ou trocado entre os cromossomos paternos e maternos durante a meiose e que a frequência de recombinação poderia ser usada para estabelecer a distância genômica relativa entre os genes. Todavia, não foi antes de 1944 que Avery, MacLeod e McCarty, enquanto trabalhavam com *Pneumococcus*, identificaram o DNA como a molécula essencial que transmitia o código genético.[4] A estrutura de dupla-hélice do DNA foi descoberta por Watson, Crick, Chargaff, Franklin e Wilkins, em 1953,[5] e nos 50 anos seguintes a genética assumiu um papel fundamental na compreensão das diferenças biológicas e fisiológicas entre as espécies e entre estados de saúde e de doença. Juntas, essas descobertas influentes levaram a uma série de princípios da genética molecular que fornecem os mecanismos básicos que relacionam a ligação dos quatro pares de bases (ligação da adenina [A] à timina [T] e ligação da guanina [G] à citosina [C]) para a saúde e a doença.

MAPAS GENÔMICOS

Ao longo das últimas décadas, os mapas genômicos têm evoluído de cariótipos (visualização microscópica dos cromossomos durante a metáfase) a sítios de enzimas de restrição, a mapas genéticos, a mapas com sequências de pares de bases específicas. Na verdade, há atualmente centenas de genomas de vertebrados, invertebrados, protozoários, plantas, fungos, bactérias e vírus que foram sequenciados e estão disponíveis no *site* da *National Center for Biotechnology Information* (NCBI) (www.ncbi.nlm.nih.gov). Esses mapas genômicos não só foram essenciais para identificar quais alterações de genes e sequências causam determinada doença ou aumentam o risco de resultados adversos, esses mapas espécies-específicos também possibilitaram o entendimento muito mais claro da evolução molecular e forneceram ferramentas essenciais para a compreensão de aspectos da biologia molecular. A construção desses mapas genômicos baseia-se na observação

Tabela 3-1	Marcadores de DNA Comumente Utilizados
Polimorfismos no comprimento do fragmento de restrição — Presença ou ausência de uma sequência de nucleotídeos específica que pode ser clivada por uma enzima de restrição. Essas enzimas de restrição bacterianas fragmentam o DNA apenas em sítios que contêm sequências de pares de base muito específicas. **Número variável de polimorfismos de repetição de *tandem*** — Repetições do par de bases polimórfico não codificante no DNA (repetições dinucleotídicas, trinucleotídicas e tetranucleotídicas de CA ou GT) que estão presentes ao longo do genoma. Em cada sítio, o número de vezes que uma sequência é repetida pode variar de um indivíduo para outro. **Polimorfismo de microssatélite** — Número variável de repetições de um pequeno número de pares de bases dentro de uma sequência. **Polimorfismos de nucleotídeo único** — Substituições pontuais individuais de um único nucleotídeo que não alteram o comprimento da sequência DNA e estão presentes em todo o genoma (todas as centenas de pares de bases).	

A, adenina; C, citosina; G, guanina; T, timina.

de que a sequência de DNA é diferente de um organismo para outro dentro das mesmas espécies, e essas diferenças alélicas/sequenciais têm sido exploradas a fim de desenvolver uma série de marcadores de DNA comumente usados para criar mapas genômicos (Tabela 3-1).

Os mapas genéticos baseiam-se na frequência de eventos de recombinação, definidos como uma forma específica de troca de material genético entre os cromossomos paternos e maternos durante a meiose. Embora a segunda lei de Mendel afirme que traços (ou genes) são herdados de forma independente, sabemos agora que alguns genes não segregam independentemente porque eles estão no mesmo cromossomo. Os seres humanos têm 24 grupos de ligação, que correspondem a 22 autossomos mais cromossomos X e Y. É mais provável que os genes no mesmo cromossomo que estão mais próximos sejam herdados em conjunto (ligado) que os genes que estão mais afastados, os quais podem demonstrar segregação independente. Em geral, quanto maior a distância entre os genes no mesmo cromossomo, maior é a frequência de recombinação (Fig. 3-1). Portanto, a frequência de recombinação representa uma medida de ligação genética e é o evento fundamental utilizado para criar um mapa de ligação genética. A unidade de medida para mapas de ligação genética é o *centimorgan* (cM), com 1 cM equivalente a uma frequência de recombinação de 1% (um evento recombinante por 100 meioses). Ainda que as frequências de recombinação variem ao longo do cromossomo, de modo geral, pelo menos para o genoma humano, a frequência de recombinação de 1% é equivalente a cerca de 1 milhão de pares de bases. Os mapas genéticos são construídos pela identificação do número de eventos recombinantes observados nas meioses dos pais e são dependentes de vários fatores: (1) das meioses observadas, (2) da heterozigosidade do marcador, (3) da distância física entre os marcadores e (4) da probabilidade de recombinação nesse local. Os mapas genéticos utilizam um método bastante indireto para estimar a ordem dos genes e a distância relativa entre os genes.

Os mapas genéticos são rotineiramente utilizados em estudos de ligação de base familiar para identificar a localização geral de genes que influenciam traços humanos e condições. Marcadores altamente polimórficos podem ser utilizados como marcadores para identificar regiões de DNA que estão ligadas a um *locus* de doença em famílias. Essas regiões (geralmente de 20 a 40 cM de comprimento) de DNA, então, servem como alvos para interrogação por estudos de associação. Contudo,

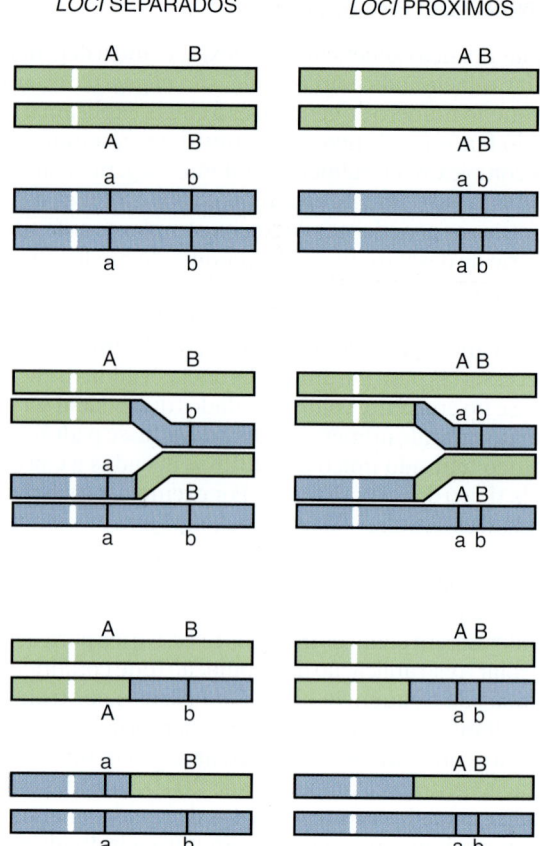

Figura 3-1 Cruzamento entre cromossomos homólogos na meiose. À esquerda, um exemplo em que dois *loci* estão separados nos cromossomos e, assim, permanecem desvinculados. À direita, os *loci* estão relativamente próximos um do outro e, portanto, depois da recombinação, são mais propensos a permanecer juntos.

um mapa de ligação genética não deve ser confundido com um mapa físico do genoma, pois mapas genéticos baseiam-se na taxa de recombinação, não na distância física, entre os marcadores, embora essas duas características estejam relacionadas.

Em contraste com o mapa genético, o mapa físico descreve a localização física de genes e a relação física entre os genes em cada cromossomo. Ainda que a ordem dos genes de um mapa genético e um mapa físico deva, teoricamente, ser a mesma, a distância relativa entre os genes pode ser bastante diferente quando se compara um mapa genético (com base na frequência de recombinação) com um mapa físico (com base na distância genética ao longo do cromossomo). A razão para essa discrepância é que a taxa de recombinação entre os cromossomos não é constante. Porém, os mapas genéticos proporcionaram a primeira estrutura para a construção de mapas físicos.

Apesar de tipicamente considerarmos os mapas físicos como baseados na sequência, muitos anos antes de os mapas baseados na sequência se tornarem disponíveis, os pesquisadores contavam com citogenética de baixa resolução (cromossômica) e mapas híbridos de radiação. Os mapas citogenéticos são baseados em padrões de bandas cromossômicas e têm sido utilizados para localizar genes em pacientes com doença granulomatosa crônica, distrofia muscular de Duchenne e síndrome do X frágil.

Dois grandes avanços no final do século XX e início do século XXI mudaram a genética humana para sempre: o sequenciamento do genoma humano[6,7] e a criação do Projeto

Internacional HapMap, para identificar diferenças e semelhanças de sequência comum entre indivíduos.[8] Com o sequenciamento do genoma humano, pesquisadores tiveram pela primeira vez um roteiro detalhado do genoma humano que identificou genes, unidades reguladoras e sequência não codificante com um grau muito elevado de resolução. Dos 3,2 bilhões de pares de bases do genoma humano, menos de 1% identifica unicamente cada ser humano.[9] Há aproximadamente 12 milhões de *polimorfismos de nucleotídeo único* (SNP) no genoma humano. Esses são simples mudanças de pares de bases que resultam em variação alélica em um local. Apesar de somente uma pequena proporção desses SNP resultar em alterações de aminoácidos, esses SNPs fornecem alguma diversidade genética subjacente à susceptibilidade variável a estímulos ambientais e ao risco variável para desenvolvimento e progressão de doença.[9] Apesar do projeto HapMap inicial ter se voltado às populações de descendência africana, asiática e europeia, um trabalho mais recente expandiu a coleção para incluir uma ampla variedade de grupos de diferentes descendências. Como o projeto HapMap concentrou-se na variação comum, o Projeto 1000 Genomas[10] foi desenvolvido para catalogar a variação incomum e rara entre as populações humanas usando ressequenciamento. Como o projeto HapMap, esse recurso publicamente disponível fornece os dados empíricos necessários para os cientistas projetarem estudos específicos de doenças destinados à compreensão do papel da variação incomum e rara.

Juntas, a sequência de DNA humano e os padrões genéticos compartilhados entre os indivíduos possibilitaram que os geneticistas definissem a organização de variantes genéticas em cromossomos e a herança comum de variantes genéticas. Esses desenvolvimentos viabilizaram os marcadores polimórficos e as regiões que são alvos desses marcadores, com o objetivo de facilitar a identificação de regiões e genes que contribuem para o risco de doença. Por conseguinte, está agora ocorrendo o progresso real para identificar variações genéticas comuns e raras que contribuem para doenças complexas, como a asma,[11] degeneração macular relacionada com a idade,[12] diabetes tipo 2[13] e câncer da próstata.[14]

GENÔMICA COMPARATIVA

Como a estrutura do DNA e as funções da proteína são muitas vezes conservadas durante a evolução, o uso de organismos-modelo pode aumentar a eficiência da descoberta de genes e pode possibilitar a compreensão das respostas biológicas a formas endógenas e exógenas de estresse. Embora os genes presentes no homem muitas vezes tenham correspondentes em outras espécies, a homologia entre as estruturas do gene e cromossômica ao longo das espécies não necessariamente conduz à conservação da função da proteína. No entanto, a conservação da sequência do gene e da estrutura cromossômica em organismos diferentes resultou na descoberta acelerada dos genes, no entendimento da biologia humana e na compreensão orientada por dados sobre a evolução. Apesar desse estímulo, o campo da genômica comparativa está em uma fase muito inicial de desenvolvimento[15] e é dependente de bases de dados em evolução, como as classificações funcionais do *Gene Ontology*,[16] para facilitar essas comparações entre espécies.

A genômica comparativa é uma poderosa abordagem para a busca de genes causadores de doença. A identificação de regiões semelhantes de DNA associadas a fenótipos concordantes em múltiplas espécies aumenta a confiança de que um gene que causa tal doença está localizado em tal *locus*. O DNA de sobreposição para fenótipos concordantes entre espécies pode ser usado para limitar substancialmente a região de interesse. Como existem cerca de 340 segmentos conservados conhecidos entre camundongos e seres humanos,[17] uma região de interesse de um camundongo associada a um traço pode ser usada para estreitar a região de interesse humana associada a uma doença. Além disso, os genomas de organismos-modelo, como camundongos, moscas, vermes ou leveduras, podem ser manipulados por meio da engenharia genética (resultando em deficiência ou superexpressão de um gene, ou expressão controlada de um alelo humano) para compreender a função de um gene específico. Por exemplo, a importância dos receptores Toll-like na imunidade inata em mamíferos foi descoberta como resultado direto da observação de que um receptor defeituoso em moscas causou-lhes muito maior suscetibilidade a *Aspergillus fumigatus*.[18,19] A importância deste achado é claramente ilustrada nas variações nos receptores Toll-like que alteram a resposta a patógenos microbianos[20] e modificam o risco para o desenvolvimento de uma variedade de doenças que estão associadas à imunidade inata.[21] A facilidade com que podemos observar e aplicar o conhecimento em sistemas-modelo deve ser explorada, para que possamos entender eficientemente a importância biológica e clínica dos genes-chave reguladores.

BASES DE DADOS PÚBLICAS

Se compilado em livros, os dados produzidos para definição do genoma humano preenchem 200 volumes, cada um do tamanho de uma lista telefônica de 1.000 páginas. A leitura deles requereria 26 anos de trabalho, 24 horas por dia. Ainda que novas ferramentas estejam sendo desenvolvidas para analisar, armazenar e apresentar os dados a partir de mapas e sequências do genoma, existem atualmente vários bancos de dados que podem ser acessados pela Internet.

Importantes estudos podem ser feitos a partir de uma análise aprofundada das características de mutações em doenças mendelianas identificadas usando recursos *online*, como o *Online Mendelian Inheritance in Man*, o *Human Gene Mutation Database* e *LocusLink*.[22] Por exemplo, os dados sobre a frequência relativa de tipos de mutações subjacentes a fenótipos de doença indicam que os genes de doenças mendelianas, na maioria das vezes, têm alterações na sequência normal de codificação de proteína. Para informações gerais sobre as sequências de acesso, várias revisões disponíveis fornecem mais detalhes sobre bases de dados disponíveis e as estratégias de pesquisa.[23] O NCBI é responsável pela montagem de referência e final do genoma humano. Cada sequência de DNA é anotada com características da sequência e outros dados experimentais, incluindo localização de SNP, *tags* de sequências expressas e clones. Informações de sequência genética atualizadas podem ser obtidas no *site* Ensembl (http://www.ensembl.org) da Universidade da Califórnia, em Santa Cruz Genome Browser, e no GenBank do NCBI. O *Map Viewer* do NCBI fornece uma ferramenta pelas quais os mapas genéticos e os dados de sequência podem ser visualizados e está ligada a outras ferramentas, como Entrez, o sistema integrado de recuperação que fornece acesso a numerosos bancos de dados componentes. O banco de dados do *Single Nucleotide Polymorphisms* do NCBI permite ao usuário procurar SNP dentro de uma região de interesse (http://www.ncbi.nlm.nih.gov/SNP). Os bancos de dados HapMap (http://hapmap.ncbi.nlm.nih.gov/) e *1000 Genomes* (http://www.1000genomes.org/) fornecem o genótipo resumido e bruto e dados de desequilíbrio de ligação sobre a variação genética comum e rara em vários grupos raciais e étnicos.

EPIDEMIOLOGIA GENÉTICA

CLONAGEM POSICIONAL

Os avanços na nossa compreensão da variação no genoma humano têm permitido uma ampla aplicação da abordagem da clonagem posicional para identificação de variantes genéticas que contribuem para o fenótipo de interesse. Clonagem posicional refere-se à identificação de uma posição cromossômica que está relacionada com o fenótipo baseado no escaneamento do genoma para a relação entre cada *locus* e o fenótipo, em vez de depender das propriedades bioquímicas conhecidas de um gene para identificá-lo como possivelmente relacionado com o fenótipo. A primeira abordagem para clonagem posicional contou com análise de ligação, na maioria das vezes seguida de análise de associação; desde 2007, a análise de associação genômica ampla tem sido a abordagem padrão de clonagem posicional. Estudos de ressequenciamento completo do exoma são agora viáveis para tamanhos de amostra na casa das centenas, e todos os estudos de ressequenciamento de genoma estão se tornando rapidamente menos custosos.

ESTUDOS DE LIGAÇÃO

A análise de ligação envolve um grupo de métodos estatísticos para examinar o padrão de herança de marcadores de DNA em famílias, com a finalidade de determinar se existe uma relação entre uma região particular do genoma e um fenótipo de interesse. A maioria dos estudos de ligação é com base em um *tandem* de repetição curto (repetições de uma pequena sequência de nucleotídeos) ou marcadores de SNP distribuídos pelo genoma.

As análises de ligação usam dados familiares, que podem ser formados por uma vasta gama de estruturas de linhagem, desde linhagens abrangentes a pares de irmãos afetados. Existem dois tipos gerais de análise de ligação, paramétrica e não paramétrica; ambas se baseiam na co-hereditariedade de alelos de doença com marcadores genéticos usados na análise. Quando surge uma mutação em um determinado cromossomo, inicialmente há um grande segmento do DNA compartilhado e, portanto, o desequilíbrio de ligação em torno dele. A cada geração subsequente, essa região de desequilíbrio de ligação torna-se menor, como resultado da recombinação meiótica. A abordagem básica na análise de ligação paramétrica é determinar se alelos em um marcador genotipado se segregam com os alelos em um *locus* de doença putativo com mais frequência que se poderia esperar em agrupamento aleatório, ou pelo acaso. Isso pode ser avaliado por comparação da frequência de cromossomos recombinantes em que um evento de *crossing-over* reorganizou os cromossomos parentais à frequência de cromossomos não recombinantes. Quando dois *loci* estão ligados, os cromossomos parentais são mais comuns que os cromossomos recombinantes. A força da ligação entre um marcador e um *locus* putativo de doença é expressa como a fração de recombinação. A análise de ligação paramétrica requer que um modelo genético particular seja especificado. Assim, a abordagem é ideal para doenças monogênicas mendelianas clássicas, mas não é menos bem adaptada para traços complexos, já que esses parâmetros nem sempre são conhecidos. A análise de ligação não paramétrica refere-se a um grupo de métodos de análise que, em contraste com a análise de ligação paramétrica, não requerem suposições sobre uma forma particular de herança. A abordagem geral para análise de ligação não paramétrica é contrastar os alelos observados compartilhados entre parentes afetados com aquele esperado, dada a sua relação (p.ex., irmãos) em um determinado *locus*. As regiões que podem abrigar importantes *loci* para o fenótipo de interesse são aquelas que mostram excesso de partilha estatisticamente significante entre parentes afetados. Essa abordagem não paramétrica foi combinada com associação genética na região ligada, a fim de identificar genes de susceptibilidade a doença para asma, doença de Crohn e fibrose pulmonar.[24-29]

Resultados de ligação são geralmente expressos como uma pontuação LOD, que é uma função de um teste estatístico para ligação. As pontuações LOD são logaritmos de base 10 das chances de que os *loci* estão ligados, e a sua distribuição depende do desenho do estudo.

ESTUDOS DE ASSOCIAÇÃO

Estudos de associação genética são os desenhos de estudo mais comumente usados para encontrar genes de doenças em traços complexos. Os estudos de associação podem ser usados em conjunto com estudos de ligação, *de novo* com genes candidatos ou *estudos de associação genômica ampla (GWAS)*. Existem dois tipos básicos de desenhos de estudo utilizados para estudos de associação genética: o estudo de caso-controle e o estudo de base familiar; ambos os tipos contam com o conceito de desequilíbrio de ligação entre os alelos em um ou mais marcadores genotipados e o(s) alelo(s) de doença.

Quando dois SNP estão em cromossomos distintos, eles se segregam de forma aleatória (*i.e.*, carrear o alelo menor no SNP A não afeta as suas chances de carrear o alelo menor no SNP B). Se, por outro lado, os alelos do SNP estão em desequilíbrio de ligação, com pouca ou nenhuma recombinação entre eles, o genótipo no SNP B pode servir como um substituto para o genótipo no SNP A. Portanto, o teste de todos os SNP em um gene ou uma região do genoma é desnecessário. Para ser abrangente, é necessário apenas genotipar um subconjunto de SNP para captar o padrão de desequilíbrio de ligação entre variantes comuns (> 5%) da região de interesse. É importante observar que a detecção de associação fenotípica com um marcador genético não indica que o marcador genético está causalmente relacionado com o fenótipo, pode apenas refletir desequilíbrio de ligação com a variante causal.

Estudos de associação genética mais realizados são os do tipo caso-controle, porque eles são mais simples para implementar que os projetos de base familiar. Na sua forma mais simples, os estudos de associação genética de base populacional são semelhantes a estudos caso-controle epidemiológicos e envolvem a identificação de marcadores genéticos com o alelo significativo, genótipo, ou diferenças de frequências de haplótipos entre os indivíduos com o fenótipo de interesse (casos) e um conjunto de indivíduos de controle independentes.[30] Pode surgir uma associação estatística entre genótipos em um *locus* de marcador e o fenótipo, por três razões: (1) o alelo é o alelo real da doença, (2) o alelo estudado está em desequilíbrio de ligação com o verdadeiro alelo da doença, e (3) há uma associação falsa decorrente da estratificação da população. De fato, estudos de associação genética de caso-controle já contribuíram para identificar genes associados a doenças complexas, como nos casos de apolipoproteína E-4 com doença de

Alzheimer de início tardio[31] e gene de fator V com trombose venosa.[32] Assim, a realização de estudos de caso-controle válidos continua sendo importante para elucidar os fatores de risco genéticos para traços complexos. Silverman e Palmer[33] revisaram esses fatores que podem afetar adversamente os resultados de qualquer estudo de associação em doenças complexas. Eles recomendaram cinco elementos-chave para o desempenho de estudos de caso-controle de associação genética válidos para doenças complexas: (1) seleção adequada de polimorfismos do gene, (2) informes da população de estratificação, (3) avaliação do equilíbrio de Hardy-Weinberg, (4) replicação e (5) ajuste para múltiplas comparações.

Idealmente, os sujeitos dos estudos de casos e controle devem ser retirados da mesma população-base. Não fazê-lo muitas vezes resulta na seleção tendenciosa que pode influenciar negativamente os resultados, frequentemente gerando uma associação falsa. Quando os indivíduos com diferentes histórias evolutivas e, portanto, diferentes antecedentes genéticos são diferencialmente selecionados para serem casos e controles, isso pode causar resultados falsos, denominados "estratificação da população". Uma abordagem útil em estudos de caso-controle para solucionar esse problema é detectar e controlar a estratificação da população no caso e controlar grupos pela genotipagem de marcadores polimórficos distribuídos aleatoriamente.[34,35] Se a estratificação da população é demonstrada entre as populações de casos e de controle, os métodos para detectar associações significativas do gene da doença foram desenvolvidos com base na correção para o grau de estratificação.[35-38] Um segundo grande problema dos estudos de caso-controle é que, geralmente, amostras muito pequenas são usadas para possibilitar a avaliação rigorosa da evidência de associação. Por causa dos pequenos tamanhos de efeito genético vistos e esperados para características complexas, os tamanhos de amostra na casa dos milhares são geralmente requeridos além da replicação para gerar resultados de associação rigorosamente validados.

Testes de associação genética com base familiar são baseados no teste de desequilíbrio de transmissão, o qual proporciona um teste de ligação e associação sem vieses a partir da estratificação ou mistura da população.[39,40] Para o teste de desequilíbrio de transmissão, os pais e um descendente individual (filho ou caso-índice) com o fenótipo da doença são recrutados. Somente tríades com pelo menos um dos pais heterozigotos no marcador genético de interesse são usadas para o teste. O teste baseia-se no pressuposto de que se um *locus* genético não está envolvido (não ligado nem associado) no fenótipo de interesse, poderia se esperar que os dois alelos parentais naquele local seriam transmitidos igualmente a uma criança afetada (ou seja, transmissão mendeliana, 50% das vezes). Entretanto, se o *locus* está realmente associado à doença, haverá transmissão excessiva (ou transmissão insuficiente) de um alelo naquele *locus* e a sua transmissão diferirá significativamente dos 50% esperados.

Estudos de associação de base familiar são mais caros que os estudos de caso-controle, porque é necessário recrutar e genotipar três pessoas, em vez de duas. Além disso, nem todas as doenças podem usar o desenho de base familiar, porque muitas vezes os pais morreram. Apesar dessas desvantagens, há também fortes razões para usar a tríade, se possível. Em primeiro lugar, ao contrário do estudo de caso-controle, o estudo de associação de base familiar é imune à estratificação da população, pois o genótipo parental é utilizado como controle. Em segundo lugar, dentro de cada tríade, apenas uma pessoa (o sujeito) deve ser fenotipado. Isso é particularmente oportuno quando a fenotipagem é muito cara ou invasiva. Testes com base familiar também oferecem um método importante de avaliação da qualidade de genotipagem, já que os dados podem ser analisados para erros mendelianos. O teste de desequilíbrio de transmissão foi ampliado de muitas maneiras, por exemplo, para permitir testes de associação com base familiar para mais linhagens.[41-46]

ESTUDOS DE ASSOCIAÇÃO GENÔMICA AMPLA

Em GWAS, os SNPs são selecionados para cobrir o máximo possível do genoma. Os SNPs em todos os cromossomos e a maioria dos genes são selecionados para avaliar a associação com um fenótipo de interesse. Atualmente, há duas empresas: Affymetrix e Illumina, que têm diferentes estratégias de seleção de SNP e diferente química de *chip* para realizar GWAS. Ambas as plataformas oferecem excelente cobertura de variantes comuns em todo o genoma para a maioria dos grupos raciais/étnicos com base em milhões de marcadores.

GWAS é a abordagem padrão para a identificação de variações genéticas comuns associadas ao fenótipo, e há abordagens bem-aceitas para o desenho, coleta de dados, limpeza de dados e análise de dados necessários para esses estudos grandes e complexos. O custo aproximado para a maioria das plataformas de genotipagem recentes é de cerca de US$ 250 por pessoa com um custo por SNP de menos de 1 centavo. Embora este custo para genotipagem seja razoável, o grande tamanho da amostra necessária para esses estudos resulta em milhões de dólares para um único estudo de caso-controle. Além disso, a velocidade computacional e a capacidade de armazenamento eletrônico necessária para a análise de dados aumentam o custo dos estudos. O investimento nestes estudos ampliou a compreensão sobre a genética de doenças complexas, porque o número de *loci* genéticos fortemente associados para doenças complexas aumentou expressivamente entre 2000 e 2013.

INTERAÇÃO GENE-AMBIENTE

Como se sabe que tanto as exposições genéticas quanto ambientais estão relacionadas com traços complexos, a realização de estudos para testar ambos os fatores em um desenho de estudo é de grande utilidade. Tanto os desenhos de base familiar quanto de caso-controle possibilitam testes de associação ao mesmo tempo que consideram tanto as exposições genéticas quanto ambientais, e talvez a sua interação. Os dois principais desafios para esses estudos são a força estatística e a medição precisa da exposição. Os testes de interação gene-ambiente requerem amostras maiores que os testes do efeito genético isoladamente.

Muito se tem feito para solucionar as dificuldades de medição precisa do ambiente como uma exposição para estudos de associação genética. Apesar de alguns fatores ambientais, como a dieta, serem difíceis de medir com precisão e exigirem técnicas complexas, outras exposições, como o fumo de cigarros por tempo de vida, podem ser medidas com precisão relativamente elevada. Medidas exatas de exposição aumentam muito a capacidade desses estudos de fornecer novas visões sobre a patogênese da doença. Provavelmente será um desafio replicar esses tipos de estudos, visto que muitas vezes é impossível encontrar vários estudos com exposições semelhantes medidos de forma semelhante.

EPIGENÉTICA

Epigenética é o estudo de alterações na transcrição genética que são dependentes das moléculas que se ligam ao DNA, em vez da sequência de pares de bases de DNA.[47,48] Isso inclui tanto alterações hereditárias na expressão do gene na progenia de células ou de indivíduos quanto alterações estáveis, de longa duração, no potencial transcripcional de uma célula ou tecido que não são necessariamente hereditárias. Como os processos epigenéticos são altamente interdependentes e regulam a expressão gênica de forma dependente da idade, estado, célula e tecido, coletivamente esses mecanismos constituem um complexo sistema de controles moleculares que afeta processos biológicos e doenças humanas.

Embora os mecanismos fundamentais da epigenética continuem a evoluir, reconhece-se que a regulação epigenética do genoma resulta em uma hierarquia de permutas transcricionais que facilita o desenvolvimento e a diferenciação, a função normal do tecido, bem como a capacidade do hospedeiro de responder ao estresse.[47,48] Há três mecanismos principais conhecidos por governar a expressão genética (a metilação do DNA, as modificações da histona e RNA não codificantes) e podem ser herdados, independentemente da sequência de DNA (Tabela 3-2 e Fig. 3-2). A metilação do DNA é controlada pela citosina-metiltransferase, que transfere o grupo metil da *S*-adenosilmetionina à posição C-5 da citosina. A hipermetilação de motivos de citosina-guanosina, particularmente em sítios de promotor e intensificador, silencia a transcrição genética. Alternativamente, a hipometilação desses motivos aumenta a transcrição do gene. As histonas, os blocos que formam os nucleossomos, são submetidas a numerosas modificações pós-translacionais (metilação, acetilação ou fosforilação com > 100 modificações covalentes conservadas) que afetam a estrutura da cromatina e alteram a expressão do gene. RNAs não codificantes ligam-se ao DNA e interferem na transcrição e na regulação pós-transcricional da expressão gênica. Juntos, esses mecanismos servem para regular a atividade transcricional de genes específicos, em estágios específicos de desenvolvimento, e em resposta a formas específicas de estresse endógeno e exógeno. É importante observar que esses mecanismos são conservados em organismos eucariotos, de leveduras aos seres humanos.

Tabela 3-2 Mecanismos Epigenéticos Conhecidos
Metilação do DNA — O grupo metil é transferido da S-adenosilmetionina para a posição C-5 da citosina por uma citosina-metiltransferase. A hipermetilação de motivos de CpG, especialmente nos sítios de promotor e intensificador, silencia a transcrição genética. Alternativamente, a hipometilação desses motivos aumenta a transcrição genética.
Modificação de histona — histonas, os blocos de construção dos nucleossomos, passam por inúmeras modificações pós-translacionais (metilação, acetilação ou fosforilação com > 100 modificações covalentes conservadas) que regulam a estrutura de cromatina e a expressão genética.
RNAs não codificantes — Ligam-se ao DNA e interferem na transcrição e regulação pós-transcripcional da expressão genética (p.ex., miRNA).

CpG, citosina-guanosina; miRNA, micro-RNA

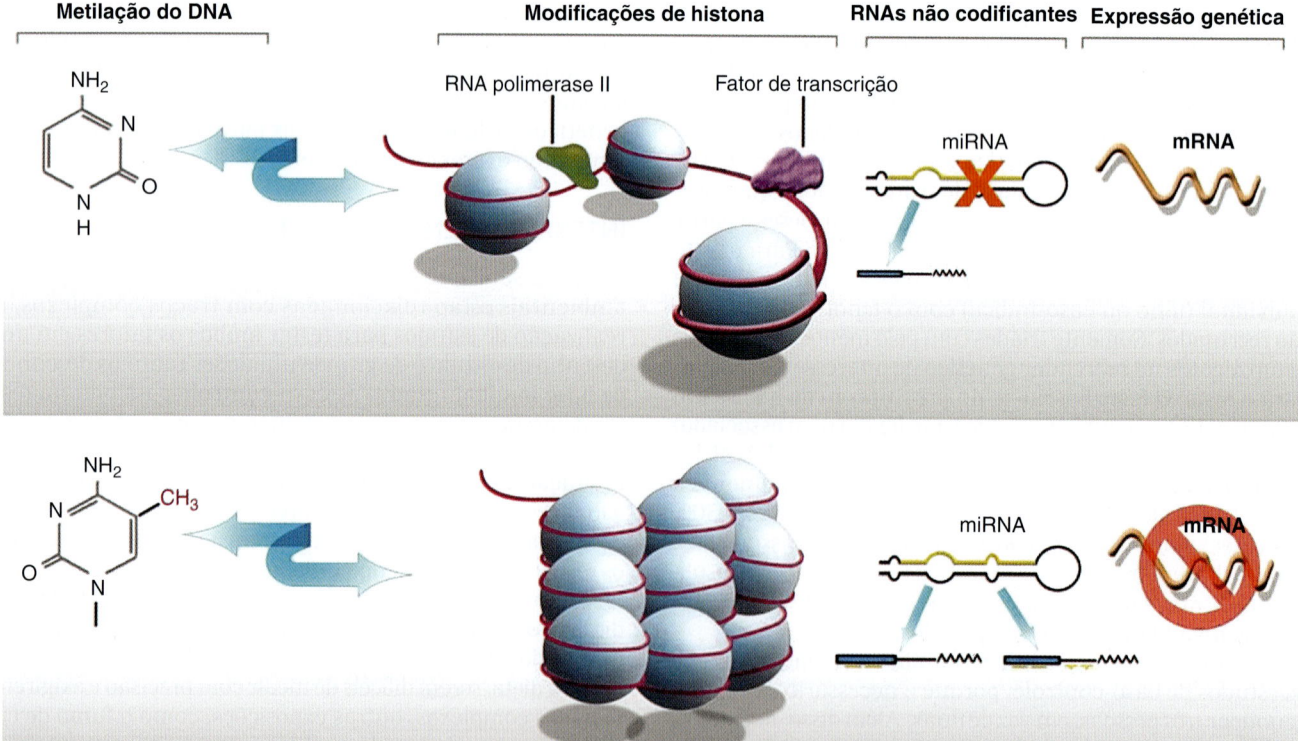

Figura 3-2 Efeitos de marcos epigenéticos na expressão gênica. Mecanismos epigenéticos incluem metilação do DNA, modificação de terminações de histona e geração de RNA não codificante. Cada um deles pode afetar a expressão do gene. O painel superior mostra como esses três mecanismos epigenéticos podem aumentar a expressão do gene; o painel inferior mostra como esses três mecanismos epigenéticos podem diminuir a expressão dos genes. *As setas azuis* indicam a interferência entre a metilação do DNA e as modificações de histona. A relação entre histonas e metilação do DNA é bidirecional; além das histonas, que desempenham um papel no estabelecimento de padrões de metilação do DNA, a metilação do DNA é importante para manter os padrões de modificação de histona durante a divisão celular. mRNA, RNA mensageiro. (De Yang IV, Schwartz DA: Epigenetic control of gene expression in the lung. *Am J Respir Crit Care Med* 183:1295–1301, 2011. Epub 2011;May 21. Reimpresso com permissão de *American Thoracic Society*.)

Os mecanismos epigenéticos podem ter efeitos profundos no fenótipo celular, do tecido e de todo o organismo. Os fenótipos que conhecidamente são afetados pela regulação epigenética incluem mecanismos fundamentais como a diferenciação de células-tronco[49] e a inativação do cromossomo X,[50] prognóstico de carcinogênese[51] e de câncer,[52] e até mesmo aspectos básicos de aprendizagem e memória.[53,54] Além disso, foi mostrado que o *imprinting* genômico (mecanismos epigenéticos que levam à expressão preferencial, tanto do alelo materno quanto paterno) é a causa de anomalias genéticas raras, como as síndromes de Prader-Willi, de Angelman, de Beckwith-Wiedemann e de Silver-Russel.

Ainda que os marcos epigenéticos (*i.e.*, alterações de metilação e modificações da histona) possam ser herdados, esses potentes reguladores de transcrição podem também ter sido modificados ao longo do desenvolvimento[51] e pelo ambiente.[55] Por exemplo, a despeito de gêmeos monozigóticos serem geneticamente idênticos, os pares de gêmeos muitas vezes diferem no fenótipo (características antropomorfas, bem como resultados de doenças). Diferenças globais e *locus*-específicas na metilação do DNA e no padrão de acetilação das histonas indicam que no início da vida gêmeos monozigóticos são epigeneticamente idênticos, enquanto os pares de gêmeos mais velhos têm marcos epigenéticos divergentes que estão associados a diferenças na expressão genética.[51] Esses achados sugerem que vários eventos na vida podem alterar marcos epigenéticos os quais podem explicar, em parte, essas diferenças fenotípicas em pares de gêmeos. Além disso, mostrou-se que desreguladores endócrinos ambientais (metoxicloro e vinclozolina) induzem efeitos transgeracionais na fertilidade masculina como resultado da metilação do DNA.[55] Em conjunto, esses achados sugerem que o epigenoma pode ser reprogramado, afetando potencialmente o risco, a causa e o tratamento de vários estados de doença.

A tecnologia para avaliar as alterações epigenéticas continua a evoluir, e, com o advento do sequenciamento de metilação, em breve será factível a detecção dos modificadores epigenéticos de todo o genoma durante estados de estresse e doença. A metilação do DNA é tradicionalmente avaliada utilizando-se enzimas de restrição sensíveis à metilação em conjunto com a análise de *Southern blot*. Todavia, esta abordagem de trabalho intensivo tem sido largamente substituída pela modificação do DNA por bissulfito, que desamina citosinas não metiladas em uracilas, sem afetar as citosinas metiladas. A região clonada de DNA é, em seguida, amplificada por reação em cadeia de polimerase e sequenciada, com a citosina não metilada (que foi convertida em uma uracila) sendo substituída por uma timina e a amplificação da citosina metilada como uma citosina. A PCR específica para metilação, um método que utiliza iniciadores específicos para o DNA genômico metilado ou não metilado, tem maior rendimento, mas é incapaz de detectar o padrão exato de metilação do DNA. Assim, as abordagens mais globais, como a cariotipagem digital específica para metilação,[56] hibridação por metilação baseada em microarranjo ou imunoprecipitação de DNA metilado, juntamente com *tiling arrays*, que incluem a maioria dos promotores humanos, ou pirossequenciamento, estão agora sendo usados. As alterações de metilação funcionalmente relevantes podem ser investigadas por meio de agentes desmetilantes, seguidos de microarranjos de expressão. Contudo, as alterações de expressão induzidas por agentes de desmetilação podem também ser causadas por efeitos indiretos do fármaco.

Os anticorpos de alta qualidade têm sido utilizados para detectar alterações conhecidas nos resíduos de aminoácidos das histonas. Embora esses anticorpos possam ser utilizados para a análise de *Western blot*, eles são mais comumente usados em ensaios de imunoprecipitação de cromatina para medir a concentração de modificações de histona específicas. A imunoprecipitação de cromatina pode ser utilizada em conjunto com microarranjos (*chip* de imunoprecipitação de cromatina) ou pirossequenciamento (sequência de imunoprecipitação de cromatina) para avaliar as alterações globais nas modificações de histona. Com a diminuição do custo do sequenciamento, esses ensaios se tornarão cada vez mais acessíveis.

Considerando a importância do ambiente no desenvolvimento da doença pulmonar, é um tanto surpreendente que não tenha sido dada maior atenção aos mecanismos epigenéticos que conduzem a formas agudas e crônicas de doenças pulmonares. Os mecanismos (silenciamento de genes supressores de tumor) e padrões (DNA hipometilado) epigenéticos têm sido associados a uma série de tumores. Na verdade, tem sido relatado que o padrão de metilação de seis genes está associado ao desenvolvimento de câncer do pulmão.[57] Porém, as pesquisas estão apenas começando a emergir enquanto demonstram a relevância das alterações epigenéticas às formas não malignas de doença pulmonar. Novas descobertas em fibrose pulmonar sugerem que a metilação do DNA é marcadamente alterada no tecido pulmonar de pacientes com *fibrose idiopática pulmonar* (FIP).[58] Em humanos, amostras de biópsia brônquica e macrófagos alveolares aumentaram a atividade da histona acetiltransferase e reduziram a atividade da histona desacetilase.[59-61] Esses aumentos consequentes na acetilação de histonas melhoram a transcrição genética e são considerados importantes na regulação transcricional de mediadores inflamatórios nas doenças das vias respiratórias. Na verdade, pacientes asmáticos tratados com esteroides apresentam histona acetiltransferase reduzida e atividade de histona desacetilase aumentada, resultando, presumivelmente, em menos inflamação das vias respiratórias.[61] Em estudos de murinos, mostrou-se que a metilação altera a expressão e a atividade de fatores de transcrição específicas da linhagem que afetam a maturação de células T virgens.[62-64] Esses resultados sugerem que um estado hipometilado resulta em um fenótipo T *helper* do tipo 1, enquanto um estado hipermetilado resulta em um fenótipo T *helper* do tipo 2. Como o tabagismo, a suplementação de vitamina e outras exposições ambientais podem alterar os marcos epigenéticos ao longo do genoma humano, o estudo da importância de alterações na metilação do DNA, expressão de RNAs não codificantes e alterações estruturais nos resíduos de aminoácidos de histonas deve ajudar-nos a compreender os mecanismos fundamentais relacionados com a etiologia e a progressão de vários tipos de doenças pulmonares.

Além disso, o epigenoma pode ter-se modificado por uma variedade de fármacos. Os compostos que alteram a metilação do DNA e os resíduos de aminoácidos nas histonas estão sendo mais ativamente pesquisados entre os pacientes com câncer. Dois inibidores de metilação do DNA, 5-aza-desoxicitidina e 5-azacitidina, foram recentemente aprovados pela *Food and Drug Administration* dos Estados Unidos para o tratamento da síndrome mielodisplásica, uma doença pré-leucêmica. Os compostos que inibem a histona desacetilase têm propriedades pró-apoptóticas e antitumorais e estão sendo submetidos a ensaios de fase I. O ácido hidroxâmico suberoilanilida, um inibidor de histona desacetilase, foi aprovado para o tratamento do linfoma cutâneo de células T. É interessante observar que a tricostatina A, um outro inibidor da histona desacetilase, mostrou diminuir a doença alérgica das vias respiratórias induzida por ovalbumina em um modelo murino de asma.[65] À medida que começamos a compreender o papel dos mecanismos epigenéticos no desenvolvimento da doença pulmonar, torna-se muito mais evidente como podemos modificar esses mecanismos terapeuticamente para reduzir o impacto da doença pulmonar entre os nossos pacientes.

APLICAÇÃO A DOENÇAS PULMONARES

ASMA

Atualmente, tem havido relatos de associações positivas entre variantes em mais de 100 genes e fenótipos de asma (p.ex., os níveis séricos de imunoglobulina E) com base no gene candidato, na região de ligação e em GWAS.[66] Embora existam centenas de estudos de associação genética para a asma, muitos deles sofrem com os problemas metodológicos discutidos anteriormente, e a maioria dos achados não foram devidamente replicados. No que diz respeito a muitos genes "replicados" em estudos de associação adicionais, uma revisão cuidadosa encontra um número substancial de estudos negativos para todos eles, o que é provável devido a vários fatores, incluindo as diferenças populacionais, relatórios iniciais falso-positivos e estudos de replicação inadequadamente alimentados. As limitações de espaço não nos permitem cobrir todas as variantes genéticas potenciais de susceptibilidade a asma identificadas até hoje, mas nós revemos alguns genes de particular interesse, com ênfase na metodologia utilizada para identificar as variantes genéticas e os caminhos biológicos envolvidos.

Vários potenciais genes de susceptibilidade a asma foram identificados por meio de uma abordagem de clonagem posicional.[25-28,67-71] Um exemplo de um gene com evidência adicional substancial pela relevância à susceptibilidade a asma é o receptor acoplado à proteína G (*GPR154*, também conhecido como *NPSR1*) *no cromossomo* 7p.[28] Os pesquisadores forneceram dados funcionais adequados sobre *GPR154*, mostrando não apenas que o ortólogo de *GPR154* (Grpa) de camundongo é regulado para cima no pulmão murino após desafio de ovalbumina em camundongos sensibilizados, mas também que, em humanos, *GPR154* codifica isoformas da proteína que são produzidas em distintos padrões de células epiteliais brônquicas e células musculares lisas em indivíduos asmáticos e saudáveis.

Desde que o primeiro GWAS sobre asma brônquica foi publicado em 2007,[11] mais de 30 GWAS foram publicados para a asma ou fenótipos relacionados com a asma. Nesse primeiro estudo, *ORMDL3* (um gene envolvido no retículo endoplasmático que supostamente regula a síntese de esfingolípidios) no cromossomo 17q21 foi identificado, e o achado de associação em 17q21 foi confirmado por outros.[72-75] No entanto, muitos dos GWAS subsequentes tiveram pouca força e efeitos modestos e não conseguiram encontrar associações significativas que pudessem ser replicadas. Contudo, alguns grandes estudos GWAS[74,75] forneceram forte evidência, por meio de metanálise e replicação, de variantes de muitos genes associados a asma. É importante ressaltar que quatro desses *loci* mostram evidências de associação em descendentes de euro-americanos, afro-americanos ou afro-caribenhos e latinos: cromossomo 17q21, receptor-like 1 (*IL1RL1*) *da interleucina*-1 (IL-1), linfopoietina estromal tímica (*TSLP*), e IL-33 (*IL33*). *IL1RL1, TSLP* e *IL33* estão todos implicados nas respostas imunes mediadas por células T *helper* do tipo 2, o que os torna fortes candidatos biológicos para a susceptibilidade à asma.

DOENÇA PULMONAR OBSTRUTIVA CRÔNICA

A *doença pulmonar obstrutiva crônica* (DPOC) é caracterizada por obstrução do fluxo de ar incompletamente reversível e produção excessiva de muco nas vias respiratórias. Nos Estados Unidos, a DPOC afeta 16 milhões de pessoas, é a quarta principal causa de morte e é a única entre as principais causas de morte que está aumentando em prevalência.[76] O papel da predisposição genética na patogênese da DPOC foi esquecido até recentemente, e ainda há características intrigantes na doença para sugerir interações gene-ambiente. Em primeiro lugar, o estudo Framingham demonstrou que o declínio longitudinal da função pulmonar é herdado com uma herdabilidade de aproximadamente 20%, que aumenta substancialmente quando os sujeitos são estratificados de acordo com o *status* de fumo.[77] Exposições ambientais, como o fumo e a poluição, têm sido implicadas na patogênese de DPOC desde a década de 1960, mas "apenas" 10% a 20% dos fumantes desenvolvem sintomas de DPOC, indicando ainda que pode existir um fator de susceptibilidade em alguns indivíduos. A alfa 1-antitripsina é um gene de susceptibilidade prototípico que está associado a taxas aumentadas de desenvolvimento de DPOC em fumantes ativos. Estudos recentes também implicaram a alfa 1-antitripsina no declínio da função pulmonar observado na exposição ao fumo passivo e exposições ocupacionais em indivíduos susceptíveis com níveis moderada ou gravemente diminuídos. Além disso, embora tradicionalmente o enfisema e a bronquite crônica sejam considerados doenças obstrutivas crônicas clinicamente distintas, na prática existe uma zona cinzenta substancial entre a obstrução das vias respiratórias "pura" irreversível (p.ex., DPOC) e obstrução das vias respiratórias "pura" reversível (p.ex., asma). Muitos médicos, portanto, agora suspeitam de que a asma e a DPOC podem estar compartilhando características comuns e antecedentes genéticos (a chamada hipótese holandesa). Entretanto, os GWAS até hoje não apoiaram essa hipótese. Os GWAS identificaram variantes em diversos genes associados a DPOC, mas eles não se sobrepõem aos sinais replicados encontrados atualmente para a asma. Em vez disso, pode haver fatores de risco genético distintos para a sobreposição DPOC-asma.[77a] O primeiro GWAS para DPOC[78] identificou uma região no cromossomo 15q25 contendo genes no domínio aminoglicosídeo fosfotransferase contendo 1 (*AGPHD1*) e os receptores da acetilcolina nicotínica (*CHRNA3/5*), que também estão associados à intensidade do fumo. Esse estudo também identificou o gene da proteína de interação hedgehog (*HHIP*), que foi replicado em outros estudos de DPOC[79,80] e está associado à função pulmonar.[81] Outro GWAS identificou uma família com similaridade de sequência 13, membro A (*FAM13A*[79]) e um *locus* no cromossomo 19q13;[82] a relevância funcional desses genes em relação à DPOC ainda não é compreendida. A próxima visão da genética da DPOC pode surgir da genética da discinesia ciliar primária.[82a]

SÍNDROME DA ANGÚSTIA RESPIRATÓRIA AGUDA

A *lesão pulmonar aguda* (LPA), causando a *síndrome da angústia respiratória aguda* (SARA)*, é uma complicação comum de inflamação sistêmica e sepse, observada em cerca de 50% de

---

*Nota da Revisão Científica: Também denominada Síndrome de Desconforto Respiratório Agudo (SDRA) e Síndrome de Distrição Respiratória Aguda (SDRA).

tais doentes. A mortalidade por SARA permanece elevada em cerca de 30% a 40%, apesar dos avanços recentes na ventilação mecânica e manejo dos pacientes. Acredita-se que a patogênese da LPA/SARA deriva dos efeitos da inflamação sistêmica, produção de citocinas e danos oxidativos. Todavia, a natureza esporádica (não familial) de SARA dificulta a análise genética de seres humanos. A análise genética de cepas endogâmicas de camundongos primeiro revelou que a susceptibilidade a LPA era dependente da cepa e, portanto, pode, em parte, ser determinada geneticamente.[83] Estudos em humanos identificaram a *enzima de conversão da angiotensina (ACE)* como um gene candidato para a susceptibilidade a SARA.[84] Estudos subsequentes em animais verificaram o papel da ACE na susceptibilidade a SARA e ainda mostraram que ACE2, uma isoforma da ACE que metaboliza o produto da ACE angiotensina II, é protetora contra SARA.[85] Este foi o primeiro conjunto de estudos a mostrar um *link* e um mecanismo para suscetibilidade genética e patogênese da SARA. Posteriormente, constatou-se que variantes em mais de 25 genes estavam associadas ou ao desenvolvimento ou ao resultado da LPA/SARA,[86] e, não surpreendentemente, esses genes candidatos estão envolvidos com inflamação, imunidade inata, estresse oxidativo, apoptose e coagulação. Muitos genes candidatos, a maioria de vias de inflamação e coagulação, foram identificados: IL-1 β, IL-6, fator de tecido, inibidor 1 do ativador de plasminogênio e receptores de quimiocina foram as proteínas mais abundantes reguladas para cima.[87] Os polimorfismos de proteína surfactante B também têm sido associados ao aumento da susceptibilidade a SARA.[88] A proteína surfactante B não tem sido utilizada de forma terapêutica em adultos com SARA; contudo, um recente estudo em bebês e crianças com SARA mostrou melhoria significativa na sobrevivência com um surfactante que continha proteína surfactante B.[89] O único estudo de associação genômica ampla em LPA que foi publicado identificou uma região no cromossomo 11 (11q13.3) que continha um gene de adesão celular, *PPFIA1*.[90] Ainda que os riscos genéticos para LPA/SARA continuem a emergir, as atenções estão começando a se concentrar na prevenção de doenças por meio da identificação de pessoas em risco e pelo uso de achados genéticos para direcionar o tratamento nesta forma grave de LPA.[91] Porém, os resultados ainda são preliminares, e o teste para susceptibilidade a LPA/SARA exigirá achados de pesquisas mais definitivos.

CÂNCER DE PULMÃO

O câncer de pulmão é atualmente a causa mais comum de mortes relacionadas com câncer nos Estados Unidos, embora não mais que 100 anos atrás o câncer de pulmão fosse bastante raro. O aumento da incidência de câncer de pulmão demonstra os efeitos das exposições a mudanças ambientais sobre a doença humana. A inalação de carcinógenos ambientais causa a grande maioria dos casos de câncer de pulmão. A fumaça do cigarro domina esta lista. Desde pelo menos a década de 1950, foi reconhecido que o fumo de cigarro provoca a maioria dos casos de câncer de pulmão. Porém, apenas uma minoria dos fumantes desenvolve câncer de pulmão, sugerindo novamente o papel da susceptibilidade na patogênese do câncer de pulmão. Infelizmente, a fumaça do cigarro contém mais de 4.000 substâncias químicas, um fato que torna a busca por um único fator de susceptibilidade muito mais difícil. Os pesquisadores concentraram-se em classes específicas de compostos do tabaco que são cancerígenos conhecidos, como os hidrocarbonetos aromáticos policíclicos. Esses são não tóxicos em si mesmos, mas são metabolizados no corpo por enzimas como CYP1A1 em diolepóxidos de ligação do DNA. Vários estudos do Japão mostraram uma associação significativa de variantes de CYP1A1 de alta atividade com o desenvolvimento de câncer de pulmão.[92] Por outro lado, as principais enzimas desintoxicantes para hidrocarbonetos aromáticos policíclicos são as glutationas S-transferases GSTM1 e GSTP1. Polimorfismos nessas enzimas que causam a redução da atividade também têm sido associados a susceptibilidade a câncer de pulmão.[93] Relata-se que as variantes de outros genes conhecidos por metabolizar agentes cancerígenos inalados (*NAT1, NAT2, MEH, NQO1* e *MPO*) são associadas a câncer de pulmão.[94] Acredita-se que o efeito cancerígeno do fumo de cigarro dependa da ligação ao DNA e de mutações de genes supressores de tumor, tais como P53. Hidrocarbonetos aromáticos policíclicos e outros constituintes do fumo, como a acroleína, podem ligar-se aos chamados pontos quentes mutacionais do gene *P53* e induzir danos ao DNA.[95] Por conseguinte, a capacidade do organismo de corrigir e reparar os danos do DNA está intimamente ligada à susceptibilidade ao câncer.[96,97] Por exemplo, uma análise recente de uma coorte europeia de 116 pacientes com câncer de pulmão mostrou uma associação significativa entre os SNP nas enzimas de reparo de DNA XRCCI e BRCA2 e exposição à poluição urbana na susceptibilidade ao câncer.[98] Outros genes de reparo de DNA associados ao desenvolvimento de câncer de pulmão incluem *ERCC2/XPD, ERCC1/ XPF, XPA, XPC, ERCC5/XPG, OGG1, APE* e *XRCC3*.[94]

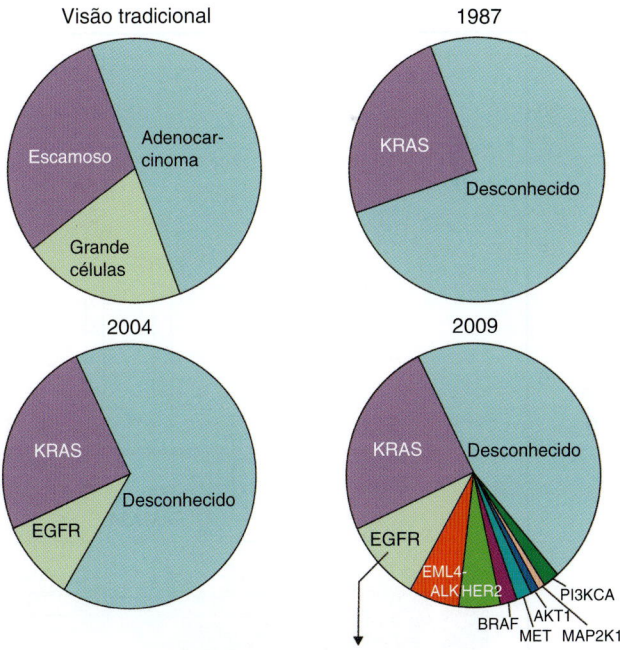

Figura 3-3 Evolução do conhecimento de câncer de pulmão não pequenas células. Tradicionalmente, os cânceres de pulmão não pequenas células foram classificados de acordo com as características histológicas. Mais recentemente, várias mutações condutoras têm sido associadas a esses cânceres. As mutações são mutuamente exclusivas, exceto para aqueles em PIK3CA. (De Pao W, Girard N: New driver mutations in non-small-cell lung cancer. *Lancet Oncol* 12:175-180, 2011.)

A medicina genômica não só é útil na detecção de genes associados ao desenvolvimento do câncer de pulmão, mas pode também ser utilizada para orientar a terapêutica[99] e para determinar o prognóstico do paciente[100,101] (Fig. 3-3). Na verdade, o câncer de pulmão pode agora ser categorizado com base no seu perfil de expressão gênica.[100,102,103] Além disso, foram identificadas mutações somáticas em proto-oncogenes como *KRAS, BRAF, e EGFR* que se tornaram alvos de medicamentos contra o câncer.[104,104a, 104b] De fato, a maioria dos relatos encorajadores na pesquisa do câncer de pulmão foram os recentes achados de que certos cânceres de pulmão não pequenas células abrigam mutações no gene do *receptor do fator de crescimento epidérmico* (EGFR) e rearranjos do gene *ALK* ativador de tirosina quinase de ganho de função que predizem o prognóstico e a resposta ao tratamento.[104] Essas linhas de células tornam-se malignas por meio da inibição de apoptose induzida por EGFR, mas ao mesmo tempo se tornam extremamente sensíveis aos inibidores de EGFR da tirosina quinase, como gefitinib ou erlotinib. Da mesma forma, os cânceres de pulmão com rearranjos de genes *ALK* mostram melhora da sobrevida livre de progressão com o inibidor ALK de tirosina quinase, crizotinib.[105] Essas são conquistas impressionantes da medicina genômica que forneceram uma ligação perfeita entre a patogênese do câncer de pulmão, a previsão do efeito do tratamento baseado em características genéticas de câncer e a aplicação bem-sucedida do tratamento para pacientes com câncer de pulmão.

PNEUMONIA INTERSTICIAL IDIOPÁTICA FIBROSANTE

Pneumonia intersticial idiopática (PII) fibrosante refere-se a um grupo de doenças pulmonares que são caracterizadas por cicatrização progressiva do interstício alveolar que leva a morbidade e mortalidade significativas. A fibrose pulmonar idiopática (FPI) é a forma mais comum e grave de PII fibrosante; 50.000 pessoas são diagnosticadas a cada ano nos EUA,[106] e pacientes com FPI têm sobrevida mediana de 3 anos. Há evidência substancial para uma base genética para FPI, incluindo agregação familiares confirmada por estudos em gêmeos, irmãos criados separados e famílias multigeracionais.[107,108,108a] A PII fibrosante tem sido associada a várias doenças genéticas pleiotrópicas.[108] Mutações raras nos genes *TERT, TERC, SFTPC e SFTPA2* foram associadas a pneumonia intersticial familiar (definida como dois ou mais membros da família com PII) e FPI,[109-114] e um polimorfismo comum na *TERT* tem sido associado a FPI.[115] Todavia, em conjunto, essas mutações representam uma pequena proporção da população de risco atribuível ao desenvolvimento da FPI. Recentemente, foi encontrada uma variante promotora no gene *MUC5B* (rs35705950) em cerca de 50% a 60% de indivíduos com formas familiares ou esporádicas de FPI, e estima-se que o risco aumenta em 6 vezes para os heterozigotos e 20 vezes para homozigotos[29] (Fig. 3-4). Pesquisadores independentes verificaram uma relação semelhante entre a variante promotora *MUC5B* (rs35705950) e FPI,[116-119]

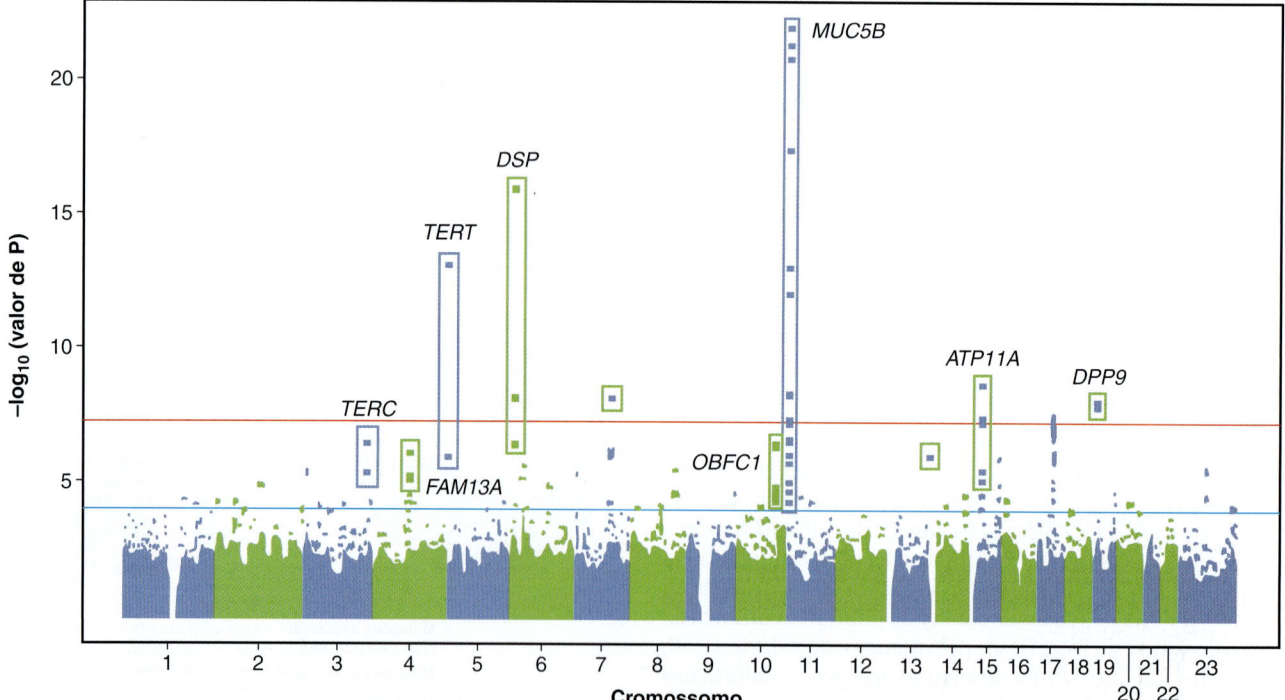

Figura 3-4 Resultados de estudos de associação genômica ampla (GWA) para fibrose pulmonar em 439.828 polimorfismos de nucleotídeo único (SNP) com 1.616 casos e 4.683 controles sob um modelo aditivo. Estudos GWA tornaram-se a abordagem padrão para a identificação de alelos de sequência comum associados a doenças complexas e são tipicamente realizados em duas fases: descoberta de todo o genoma e a replicação de um conjunto menor de SNP em amostras independentes. Para o exemplo da fibrose pulmonar, os resultados da primeira fase de descoberta são mostrados neste "gráfico de Manhattan". Na segunda fase, os SNP acima da *linha vermelha* que eram significativos para o genoma amplo em $P < 5 \times 10^{-8}$ e os SNP entre as *linhas vermelha e azul* (correspondentes a $5 \times 10^{-8} < P < 0,0001$) foram selecionados para acompanhamento em 876 casos e 1.890 controles. Depois de consideradas ambas as fases do estudo, sete novos *loci* para fibrose pulmonar foram identificados. (De Fingerlin TE, Murphy E, Zhang W, et al: Genome-wide association study identifies multiple susceptibility loci for pulmonary fibrosis. *Nat Genet* 45:613–620, 2013. Epub 2013;April 16. Reimpresso com permissão de *Nature Genetics*).

e esse efeito parece ocorrer, embora menos pronunciado, entre os pacientes com pneumonia intersticial não específica idiopática.[120] É importante observar que o SNP do promotor *MUC5B* também parece ser tanto preditivo quanto prognóstico na FPI. Na população de Framingham (N = 2.639), o SNP do promotor *MUC5B* está associado a um risco três a seis vezes maior por alelo para evidência radiográfica de doença pulmonar intersticial,[121] sugerindo que o SNP do promotor *MUC5B* poderia ser utilizado para identificar indivíduos com formas pré-clínicas de FPI. Além disso, em duas coortes independentes de pacientes com FPI, o polimorfismo do promotor *MUC5B* (rs35705950) está associado a sobrevivência duas vezes melhor por alelo.[122] No entanto, a variante de *MUC5B* é observada em aproximadamente 19% dos indivíduos não afetados, e cerca de um terço dos indivíduos com FPI não têm quaisquer fatores de risco genético identificáveis para a doença, sugerindo que outras variantes genéticas e/ou exposições ambientais contribuem para o risco da doença isoladamente ou em combinação com a variante de *MUC5B*. Um recente estudo de associação genômica ampla contribuiu para a melhor compreensão das características genéticas da PII confirmando *TERT* (5p15), *MUC5B* (11p15) e a região 3q26 do cromossomo próximo de *TERC* e identificando sete novos *loci* de risco.[119] Os novos *loci* incluem *FAM13A* (4q22), *DSP* (6p24), *OBFC1* (10q24), *ATP11A* (13q34), *DPP9* (19p13) e as regiões cromossômicas 7q22 e 15q14-15. A maior caracterização desses *loci* associados à PII fornecerá alvos importantes para estudos funcionais que permitirão o desenvolvimento de novas estratégias de prevenção e tratamento.[123]

PRÓXIMOS PASSOS

Ainda que o Projeto Genoma Humano tenha mapeado com sucesso o genoma humano e desenvolvido uma tecnologia inovadora para estudos genômicos, continuamos com a limitação sobre a forma como essas informações podem ser usadas para melhorar a medicina clínica e a saúde pública. Essa limitação decorre do simples fato de que a genética não é o único determinante de saúde ou doença. Na verdade, embora seja cada vez mais sugerido que muitas das doenças complexas e prevalentes que os seres humanos desenvolvem sejam resultado de múltiplas interações biologicamente únicas gene-gene e gene-ambiente, mesmo este quadro conceitual é limitado. O desenvolvimento da doença em humanos, ambiental ou não, é, simplesmente, muito mais complexo. As exposições ambientais afetam aqueles que são vulneráveis temporalmente (idade), espacialmente (geograficamente) e por circunstância única (comorbidades, estado nutricional, estado econômico, raça e genética). Mesmo esse paradigma não consegue resolver a complexa interação de riscos endógenos e exógenos que finalmente interagem para causar a doença. Além disso, as doenças geralmente não são entidades únicas; em vez disso, a maioria das doenças representa alguns ou muitos processos fisiopatológicos específicos que podem ser totalmente compreendidos apenas pelo estudo atento das contribuições genéticas e ambientais para a etiologia e patogênese. A pesquisa em saúde ambiental e a pesquisa genômica são parceiras lógicas, e mesmo necessárias. Em última análise, as descobertas que são feitas na genômica ambiental possibilitarão o melhor diagnóstico, o tratamento e a prevenção dessas doenças humanas complexas e comuns.

Pontos-chave

- A hereditariedade é uma medida da contribuição da variação genética para a variação em um fenótipo.
- Os distúrbios genéticos complexos são responsáveis pela maioria das doenças pulmonares e são causados por várias variações genéticas e fatores ambientais múltiplos.
- O genoma humano é composto de aproximadamente 3 bilhões de pares de bases. Existem cerca de 12 milhões de polimorfismos de nucleótido único no genoma humano.
- A análise de ligação é um grupo de métodos para analisar a distribuição de marcadores de DNA em famílias para determinar se existe uma relação entre uma região particular do genoma e um fenótipo de interesse.
- Os estudos de associação genômica ampla surgiram como o desenho de estudo mais comumente utilizado para encontrar genes de doença em distúrbios complexos.
- Epigenética é o estudo de alterações na transcrição genética que são dependentes das moléculas que se ligam ao DNA, em vez da sequência de pares de bases de DNA. Isso inclui tanto alterações hereditárias na expressão dos genes quanto alterações estáveis, a longo prazo, no potencial transcricional de uma célula ou tecido que não são necessariamente hereditárias.
- A asma é uma doença hereditária, mas a genética é muito complexa; quase todos os cromossomos demonstram ligação e mais de 100 genes estão associados ao desenvolvimento de asma, que explicam menos de 10% da herança desta doença.
- A DPOC tem muitas características intrigantes para sugerir interações gene-ambiente.
- O câncer de pulmão desenvolve-se em apenas uma minoria de fumadores; portanto, os mecanismos genéticos e ambientais precisam ser considerados. Os cânceres de pulmão não pequenas células abrigam mutações no receptor do fator de crescimento epidérmico e rearranjos do gene ALK ativador de tirosina quinase de ganho de função que predizem o prognóstico e a resposta terapêutica.
- A doença pulmonar intersticial é causada por fatores ambientais e genéticos. Mutações na proteína surfactante C e os genes de telomerase demonstraram aumentar o risco de desenvolvimento desta doença. Um polimorfismo comum no promotor do gene *MUC5B* está fortemente associado ao desenvolvimento de formas familiares e esporádicas de fibrose pulmonar idiopática. Recentemente constatou que sete novos *loci* estão associados ao desenvolvimento de fibrose pulmonar.

As Referências estão disponíveis exclusivamente no site www.elsevier.com.br/expertconsult

SEÇÃO B

FISIOLOGIA RESPIRATÓRIA

4 VENTILAÇÃO, FLUXO SANGUÍNEO E TROCA GASOSA

FRANK L. POWELL, PhD • PETER D. WAGNER, MD • JOHN B. WEST, MD, PhD, DSc

INTRODUÇÃO
VENTILAÇÃO
Volumes Pulmonares
Ventilação Total e Alveolar
Espaço Morto Anatômico
Espaço Morto Fisiológico
Desigualdade da Ventilação
FLUXO SANGUÍNEO
Pressões da Circulação Pulmonar

Resistência Vascular Pulmonar
Distribuição do Fluxo Sanguíneo Pulmonar
Controle Ativo da Circulação Pulmonar
Lesão aos Capilares Pulmonares por Alto Estresse da Parede
Funções não Respiratórias da Circulação Pulmonar

TRANSPORTE DE GASES NO SANGUE
Oxigênio
Dióxido de Carbono
TROCA GASOSA
Causas de Hipoxemia
Detecção de Oxigênio

INTRODUÇÃO

Este primeiro capítulo na seção sobre fisiologia respiratória é dedicado à principal função do pulmão: troca gasosa. Além disso, os princípios da ventilação e fluxo sanguíneo que fundamentam a troca gasosa são revisados. Embora os pulmões possuam outras funções — como a metabolização de alguns compostos, filtração de materiais indesejados da circulação e atuação de um reservatório para o sangue — a troca gasosa é sua principal função. Doenças respiratórias frequentemente interferem com a ventilação, fluxo sanguíneo e troca gasosa, podendo levar finalmente à insuficiência respiratória e morte.

VENTILAÇÃO

A anatomia das vias aéreas e da região alveolar pulmonar é discutida no Capítulo 1. Lá, vimos que as vias aéreas consistem em uma série de tubos ramificados que se tornam mais estreitos, curtos e mais numerosos conforme penetram cada vez mais profundos no pulmão. Esse processo continua até os bronquíolos terminais, os quais são as menores vias aéreas com exceção dos alvéolos. Todos estes brônquios constituem as *vias aéreas condutoras*. Sua função é canalizar o gás inspirado até as regiões de troca gasosa do pulmão. Eles constituem o *espaço morto anatômico*, já que as vias aéreas condutoras não contêm alvéolos, e desta forma não fazem parte da troca gasosa.

Cada bronquíolo terminal é a base da unidade respiratória, ou *ácino*. Os bronquíolos terminais se dividem em bronquíolos respiratórios que apresentam alvéolos ocasionais brotando de sua parede, e estes então se transformam em ductos alveolares, estruturas que são completamente delineadas com alvéolos. Esta região alveolar do pulmão onde ocorre a troca gasosa é conhecida como *zona respiratória*. A distância dos bronquíolos terminais até os alvéolos mais distais é aproximadamente de somente 5 milímetros, mas a zona respiratória constitui a maior parte do pulmão em termos de volume de gás (cerca de dois a três litros).

As características morfológicas das vias aéreas humanas foram brilhantemente esclarecidas por Weibel.[1] Ele mediu o número, comprimento, largura e ângulos de ramificação das vias aéreas, e ele propôs modelos que, embora sejam idealizados, tornam análises de pressão-fluxo e outras mais palpáveis.

O modelo de Weibel mais comumente utilizado é o chamado modelo A, demonstrado na Figura 4-1. Note que as primeiras 16 gerações (Z) constituem as vias aéreas condutoras que terminam nos bronquíolos terminais. As próximas três gerações constituem os bronquíolos respiratórios, nos quais o grau de alveolização aumenta constantemente. Essa é chamada de *zona de transição*, pois as regiões que não possuem alvéolos dos bronquíolos respiratórios não possuem

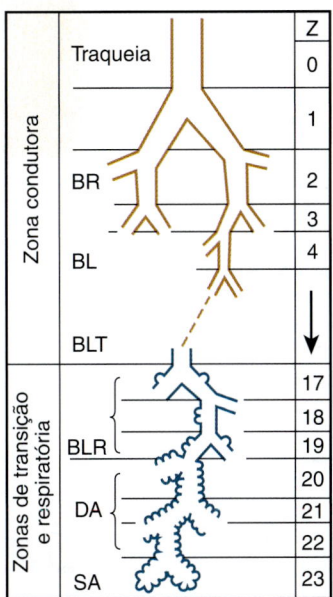

Figura 4-1 Idealização das vias aéreas humanas de acordo com o modelo A de Weibel. DA, ducto alveolar; SA, saco alveolar; BL, bronquíolo; BR, brônquio; BLR, bronquíolo respiratório; BLT, bronquíolo terminal; Z, geração das vias aéreas. Note que BLR, DA, e SA correspondem às zonas de transição e respiratória. (Redesenhada de Weibel ER: *Morphometry of the human lung*, Berlin, 1963, Springer-Verlag.)

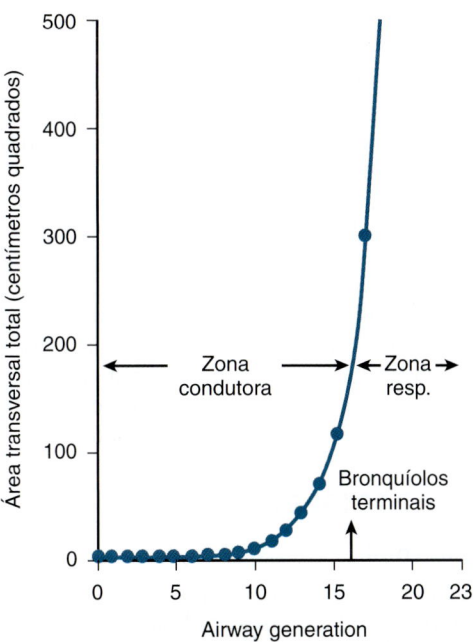

Figura 4-2 Diagrama mostrando o aumento extremamente rápido na área transversal das vias aéreas na zona respiratória (resp.) conforme previsto pelo modelo de Weibel na Figura 4-1. (Redesenhada de West JB: *Respiratory physiology – the Essentials*, ed 9, Baltimore, 2012, Lippincott Williams & Wilkins.)

uma função respiratória. Finalmente, existem três gerações de ductos alveolares e uma geração de sacos alveolares. Estas últimas quatro gerações constituem a verdadeira *zona respiratória*.

Outros modelos de vias aéreas foram propostos.[2] Entretanto, o modelo de Weibel tem sido de grande valor para a fisiologia respiratória, e um exemplo de sua utilização está demonstrado na Figura 4-2. Aqui o modelo esclarece a natureza do fluxo de gases em todas as gerações das vias aéreas no pulmão. A Figura 4-2 mostra que, se a área transversal das vias aéreas de cada geração for calculada, há relativamente pouca alteração na área até que alcancemos a geração 16, ou seja, os bronquíolos terminais. Entretanto, próximo a este nível, a área transversal aumenta muito rapidamente. Isso levou alguns fisiologistas a sugerirem que o formato das vias aéreas combinadas é semelhante a um trompete ou até mesmo a uma tachinha!

O resultado desta rápida alteração na área é que o modo de fluxo de gases é alterado na região dos bronquíolos terminais. Proximal a este ponto, o fluxo é convectivo, ou "bulk", ou seja, semelhante ao tipo de fluxo que resulta quando a cerveja é despejada de uma garrafa. Entretanto, quando o gás alcança a região próxima ao nível dos bronquíolos terminais, sua velocidade diminui dramaticamente por conta do aumento muito súbito da área transversal. Consequentemente, a difusão começa a ser predominante como o modo dominante de transporte gasoso. Naturalmente, não há uma transição demarcada; o fluxo é alterado gradualmente de primariamente convectivo a primariamente difusivo nas proximidades gerais da geração 16.

Uma implicação desta alteração no modo do fluxo é que muitas partículas em aerossol penetram até a região dos bronquíolos terminais por fluxo convectivo, mas elas não penetram adiante em razão da grande massa e baixa taxa de difusão resultante. Assim, a sedimentação dessas partículas é bem mais intensa na região dos bronquíolos respiratórios. Essa é uma das razões pela qual esta região do pulmão é particularmente vulnerável aos efeitos dos poluentes em partículas do ar.

Outra implicação desta árvore ramificada dicotomizada das vias aéreas é que quanto maior o número de pontos de ramificação, maior o potencial para distribuição desuniforme do fluxo aéreo entre as vias aéreas distais e alvéolos. Ademais, diferenças repetidas, possivelmente discretas, na distribuição do fluxo em cada ponto de ramificação darão origem à correlação espacial do fluxo; em outras palavras, as regiões vizinhas tenderão a ter fluxos mais semelhantes que regiões localizadas mais distantemente, outros fatores sendo iguais.

VOLUMES PULMONARES

A Figura 4-3 demonstra as principais divisões do volume pulmonar. A *capacidade pulmonar total* é o volume de gás contido nos pulmões durante a inspiração máxima. A *capacidade vital* é o volume de gás que pode ser exalado durante uma expiração máxima a partir da capacidade pulmonar total. O volume remanescente no pulmão após a expiração máxima é o *volume residual* (VR). O *volume corrente* se refere ao volume respiratório normal de excursão. O volume pulmonar ao final de uma expiração normal é a *capacidade residual funcional* (CRF). O diagrama também indica o *volume de reserva inspiratório* e o *volume de reserva expiratório*. Estes volumes são alterados em direções características por diferentes doenças respiratórias, e assim suas aferições se tornam importantes. De fato, eles por anos formaram a base para o diagnóstico e monitorização de doenças crônicas, tais como a *doença pulmonar obstrutiva crônica* (DPOC) e fibrose pulmonar (Cap. 25).

Capacidade Residual Funcional, Volume Residual e Capacidade Pulmonar Total

Estes três volumes não podem ser aferidos com um espirômetro (um dispositivo que mede o volume de ar que está sendo

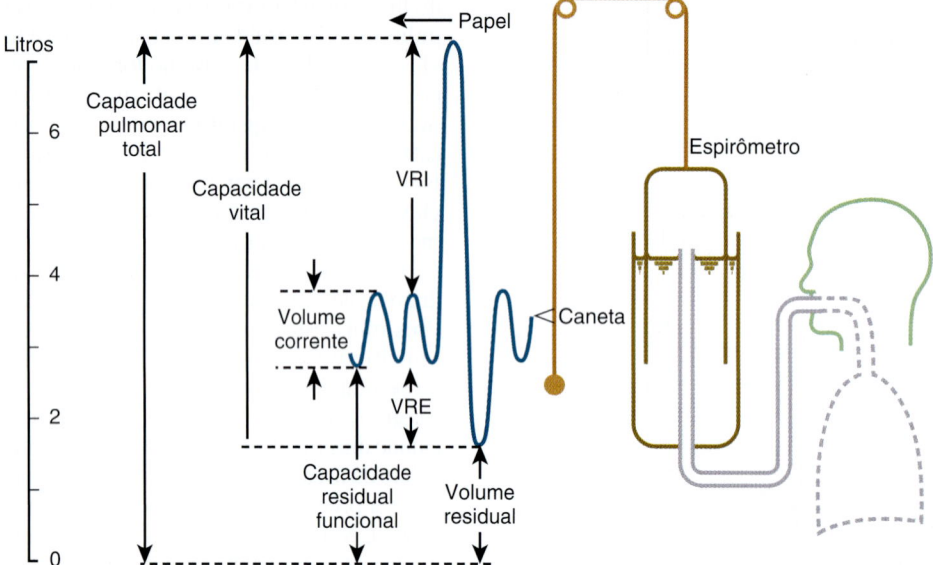

Figura 4-3 **Divisões principais dos volumes pulmonares.** Valores são somente ilustrativos; há considerável variação normal. VRE, volume de reserva expiratório; VRI, volume de reserva inspiratório. (Modificada de West JB: *Respiratory physiology – the Essentials*, ed9, Baltimore, 2012, Lippincott Williams & Wilkins.)

exalado ou inalado), pois não há um jeito de saber o volume remanescente no pulmão após uma expiração máxima (*i.e.*, o VR). Entretanto, se qualquer um destes três volumes for aferido por um método independente, os outros dois podem ser derivados por espirometria.

A CRF pode ser aferida convenientemente pela diluição do hélio em um circuito fechado. O indivíduo é conectado a um espirômetro de volume conhecido que contém uma concentração sabida de hélio (um gás muito insolúvel) e então respira novamente até que a concentração de hélio no espirômetro e nos pulmões seja a mesma. O dióxido de carbono exalado é absorvido com cal sodada, e é adicionado oxigênio a fim de manter um volume total constante. Após equilíbrio, supõe-se que a quantidade total de hélio não seja alterada já que tão pouco é removido pelo sangue em razão de sua muito baixa insolubilidade. A CRF pode então ser derivada pela seguinte equação que expressa esta conservação do princípio de massas:

$$C_1 \times V_1 = C_2 \times (V_1 + V_2) \quad [1]$$

onde C_1 e C_2 são as concentrações de hélio antes e após o equilíbrio, V_1 é o volume do espirômetro e V_2 é o volume dos pulmões. Se o indivíduo for colocado no equipamento durante a CRF, V_2 dá este volume.

Outra forma comum de aferição da CRF é por meio de um pletismógrafo corporal. Essa é uma grande caixa hermeticamente fechada na qual o indivíduo senta. Ao final da expiração normal, um disparador fecha o bocal, e pede-se ao indivíduo que faça esforços respiratórios. Conforme o sujeito tenta inalar, o gás nos pulmões se expande, o volume pulmonar aumenta discretamente, e a pressão na caixa sobe levemente porque seu volume de gases diminui. A lei de Boyle (pressão vezes volume é constante em temperatura constante) pode então ser utilizada para calcular a alteração de volume do pletismógrafo. A equação é $P_1V_1 = P_2(V_1-\Delta V)$, onde P_1 e P_2 são as pressões na caixa antes e depois do esforço inspiratório, V_1 é o volume da caixa pré-inspiratório, e ΔV é a alteração no volume da caixa (ou pulmão). Se a pressão na boca também for aferida durante os esforços respiratórios, a lei de Boyle também pode ser aplicada ao pulmão, e a CRF pode ser derivada. A equação aqui é $P_3V_2 = P_4(V_2 + \Delta V)$, onde P_3 e P_4 são as pressões na boca antes e depois dos esforços inspiratórios, e V_2 é a CRF. A V_2 pode ser calculada, já que é o único parâmetro desconhecido (ΔV foi medido previamente).

Em pacientes com doença pulmonar, a CRF aferida pela diluição do hélio pode ser substancialmente menor que a medida por pletismografia corporal. Isso ocorre porque esta mede o volume total de gases nos pulmões, incluindo qualquer quantidade que esteja aprisionada atrás das vias aéreas fechadas (*i.e.*, regiões não ventiladas que contêm gases). Por contraste, o método de diluição do hélio mede somente regiões pulmonares ventiladas. Em indivíduos normais jovens, estes volumes são geralmente idênticos, mas eles podem ser consideravelmente diferentes em pacientes com doença pulmonar severa. Também nestes pacientes, regiões que são pobremente ventiladas reduzem a velocidade geral de equilíbrio do hélio, o que levará a uma subestimativa do volume se a reinalação for cessada muito precocemente.

VENTILAÇÃO TOTAL E ALVEOLAR

Ventilação Total

A ventilação total, também chamada de ventilação/minuto, é o volume total de gases exalado por minuto. É igual ao volume tidal multiplicado pela frequência respiratória. O volume de ar inalado é discretamente maior que o volume exalado, pois mais oxigênio é inalado que dióxido de carbono é exalado, mas a diferença é usualmente menor que 1%.

A ventilação alveolar é a quantidade de ar fresco inspirado (espaço de gases não morto) que adentra os alvéolos por minuto e está, portanto, disponível para troca gasosa. Rigorosamente, a ventilação alveolar é também aferida durante a expiração, mas os volumes inalados e exalados são praticamente os mesmos.

Ventilação Alveolar

Como o volume corrente (V_T) compreende o volume do espaço morto (V_{EM}) e o volume de gás que adentra (ou que sai) dos alvéolos (V_A), a ventilação alveolar pode ser medida pelas seguintes equações:

$$V_T = V_{EM} + V_A \quad [2]$$

Multiplicando pela frequência respiratória temos

$$\dot{V}_E = \dot{V}_{EM} + \dot{V}_A \quad [3]$$

onde $\dot{V}_A$ é a ventilação alveolar, e $\dot{V}_E$ e $\dot{V}_{EM}$ são a ventilação total expirada e a ventilação do espaço morto, respectivamente.
Portanto,

$$\dot{V}_A = \dot{V}_E - \dot{V}_{EM} \quad [4]$$

Uma dificuldade com este método é que não é fácil aferir o espaço morto anatômico, embora um valor para ele possa ser presumido com pouco erro. Um ml por 0,45 kg de peso corporal é uma hipótese comum. Esta aproximação superestimará o espaço morto em indivíduos obesos e então deverá ser aplicada utilizando o peso corporal ideal para a altura.

Outra forma de aferição da ventilação alveolar em indivíduos normais é utilizar a *equação da ventilação alveolar*, a qual expressa a conservação da massa de dióxido de carbono definindo a *produção de dióxido de carbono* ($\dot{V}_{CO_2}$) como o produto da ventilação alveolar ($\dot{V}_A$) e *concentração alveolar fracionada do dióxido de carbono* (F_{ACO_2}). Como a concentração é proporcional à pressão parcial, a relação pode ser escrita como:

$$\dot{V}_{CO_2} = \dot{V}_A \times F_{ACO_2} = \dot{V}_A \times P_{ACO_2}/K \quad [5]$$

Isso pode ser rearranjado conforme segue:

$$\dot{V}_A = \frac{\dot{V}_{CO_2}}{P_{ACO_2}} \times K \quad [6]$$

onde $\dot{V}_{CO_2}$ é o volume de dióxido de carbono exalado por unidade de tempo, Pa_{CO_2} é a P_{CO_2} alveolar, e K é uma constante (0,863 quando $\dot{V}_A$ é expressa em L_{BTPS}/minuto, $\dot{V}_{CO_2}$ em ml_{STPD}/minuto e Pa_{CO_2} em mm Hg). Em pacientes com pulmões normais, a P_{CO_2} do gás alveolar e aquela do sangue arterial são virtualmente idênticas. Portanto, a P_{CO_2} arterial pode ser utilizada para determinar a ventilação alveolar pela equação 6. A equação então se torna

$$\dot{V}_A = \frac{\dot{V}_{CO_2}}{P_{ACO_2}} \times K \quad [7]$$

Esta equação é frequentemente utilizada em pacientes com doença pulmonar, mas o valor então obtido é a ventilação alveolar "efetiva". Essa não é a mesma da ventilação alveolar definida na equação 4. A $\dot{V}_A$ obtida na equação 7 será menor que aquela da equação 4, pois pacientes com doença pulmonar devem aumentar sua ventilação total, para superar a ineficácia da troca gasosa causada pela desigualdade ventilação/perfusão a fim de manter a P_{CO_2} arterial normal.

ESPAÇO MORTO ANATÔMICO

O espaço morto anatômico é o volume de gás contido dentro das vias aéreas condutoras. O valor normal está na faixa de 130 a 180 mL e depende do tamanho e postura do indivíduo. O valor aumenta ligeiramente após inspirações profundas,

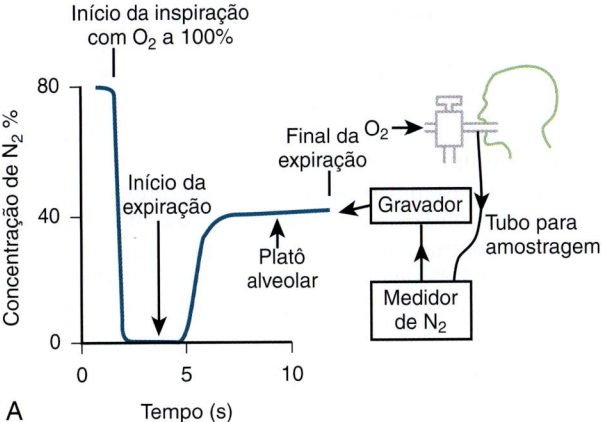

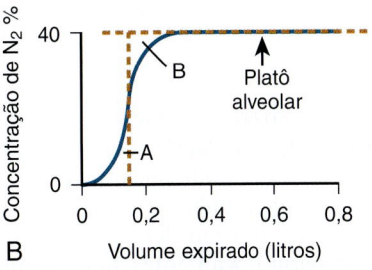

Figura 4-4 Método de Fowler para aferição do espaço morto anatômico com um analisador instantâneo de N_2. A mostra que, após um teste de inspiração com O_2 a 100%, a concentração de N_2 é elevada durante a expiração a um nível quase de "platô" representando um gás alveolar puro. **B**, a concentração de N_2 é plotada contra o volume expirado, e o espaço morto é o volume até a *linha tracejada* vertical, o que torna as áreas A e B iguais.
(Modificada de West JB: *Respiratory physiology – the Essentials*, ed9, Baltimore, 2012, Lippincott Williams & Wilkins.)

pois a tração radial exercida sobre os brônquios pelo parênquima pulmonar circundante aumenta o tamanho deles. O espaço morto anatômico pode ser aferido pelo método de Fowler,[3] no qual uma única respiração de oxigênio é inalada e a concentração de nitrogênio na expiração subsequente é analisada, conforme demonstrado na Figura 4-4.

ESPAÇO MORTO FISIOLÓGICO

Ao contrário do espaço morto anatômico, o qual é determinado pela anatomia das vias aéreas, o espaço morto fisiológico é uma aferição funcional baseada na capacidade dos pulmões em eliminar dióxido de carbono. É definido pela equação de Bohr:

$$\frac{V_D}{V_T} = \frac{P_{ACO_2} - P_{ECO_2}}{P_{ACO_2}} \quad [8]$$

onde A e E se referem a gases alveolares e expirados mistos, respectivamente. Em indivíduos com pulmões normais, a P_{CO_2} do gás alveolar e aquela do sangue arterial são virtualmente a mesma, fazendo com que a equação seja frequentemente escrita

$$\frac{V_D}{V_T} = \frac{Pa_{CO_2} - P_{ECO_2}}{Pa_{CO_2}} \quad [9]$$

O espaço morto fisiológico inclui e é muito próximo do mesmo valor do espaço morto anatômico quando o pulmão está normal. Entretanto, na presença de desigualdade ventilação/perfusão (*i.e.*, quando a relação entre a ventilação local e fluxo sanguíneo local não é a mesma em todo o lugar), o espaço morto fisiológico é aumentado, principalmente por conta da ventilação indo a unidades pulmonares com relações ventilação/perfusão anormalmente altas. De fato, o espaço morto fisiológico é frequentemente relatado como um dos índices do grau de incompatibilidade da ventilação e fluxo sanguíneo dentro dos pulmões. É importante compreender que, quando o espaço morto é expresso como uma fração do volume corrente como na equação 9, o resultado é sensível ao volume corrente; por exemplo, um espaço morto de 150 mL é 30% de um volume corrente de 500 mL, mas somente 15% de um volume corrente de 1.000 mL.

DESIGUALDADE DA VENTILAÇÃO

Nem todos os alvéolos são igualmente ventilados, mesmo no pulmão normal. Há diversas razões para isso, relacionadas tanto com influências gravitacionais (topográficas) e não gravitacionais sobre a distribuição dos gases.

Desigualdade Topográfica

Diferenças regionais da ventilação podem ser aferidas fazendo com que o paciente inspire um gás radioativo, como o xenônio (^{133m}Xe). Em uma técnica, o paciente inala uma única respiração de gás, e sua concentração é detectada por uma câmera de radiação posicionada atrás do tórax. Uma aferição adicional é realizada após o paciente respirar novamente o maior tempo possível, para permitir que o xenônio se equilibre por todas as regiões dos pulmões, refletindo, dessa forma, volumes pulmonares regionais. Comparando a primeira e a segunda aferições, a ventilação por unidade de volume alveolar pode ser obtida.

Aferições em indivíduos normais na posição ereta mostram que a ventilação por unidade de volume do pulmão é a maior próxima da base do pulmão e torna progressivamente menor em direção ao ápice. Quando o indivíduo deita na posição supina, esta diferença se torna muito menor, mas a ventilação da porção mais inferior (posterior) do pulmão excede aquela da mais superior (anterior). Na posição em decúbito lateral, novamente, o pulmão dependente é melhor ventilado. (Estes resultados referem-se a uma inspiração a partir da CRF.)

Uma explicação para esta desigualdade topográfica da ventilação é demonstrada na Figura 4-5A, a qual demonstra condições na CRF.[4] A pressão intrapleural é menos negativa na base que no topo do pulmão. Este padrão pode ser atribuído ao peso do pulmão, o que requer uma maior pressão abaixo do pulmão que acima dele, com o objetivo de balancear as forças do peso que atuam para baixo.[5] Existem duas consequências desta menor pressão de expansão na base do pulmão. Primeiramente, o volume em repouso dos alvéolos basais é menor, conforme demonstrado pela curva pressão-volume. Em segundo lugar, a alteração no volume para uma dada mudança na pressão intrapleural é maior, pois os alvéolos estão operando em uma região mais íngreme da curva pressão-volume. Assim, a ventilação (alteração no volume por unidade de volume em repouso) é maior na base que no ápice. Entretanto, se um indivíduo normal inspira pouco a partir do VR (em vez da CRF), uma alteração interessante na distribuição da ventilação é observada. A principal cota da ventilação vai ao ápice do pulmão ereto, enquanto a base é muito mal ventilada. A Figura 4-5B revela por que um diferente padrão é observado neste caso. Agora as pressões intrapleurais são menos negativas, e a pressão na base do pulmão excede verdadeiramente a pressão atmosférica. Para uma pequena queda na pressão intrapleural, nenhum gás adentrará a base extrema do pulmão, e somente o ápice será ventilado. Assim, o padrão normal da ventilação desigual é revertido nesta fase inicial da ventilação.

Exames de imagem por ressonância magnética com hélio hiperpolarizado e xenônio têm sido utilizados para medir a ventilação regional e dão resultados semelhantes, embora existam pequenas diferenças nos resultados obtidos com os dois gases por razões que permanecem como indeterminadas.[6,7]

Fechamento das Vias Aéreas

No VR, a região comprimida do pulmão na base conforme demonstrado na Figura 4-5B não apresenta todos os seus gases comprimidos, pois as pequenas vias aéreas, provavelmente na região dos bronquíolos respiratórios, fecham primeiro e aprisionam gases nos alvéolos distais. Isso é conhecido como *fechamento das vias aéreas*. Em indivíduos jovens normais, as vias aéreas fecham somente em volumes pulmonares abaixo da CRF. Entretanto, em sujeitos normais idosos, o volume no qual as vias aéreas basais fecham (*volume de fechamento*[*]) aumenta com o passar dos anos e pode interferir com a CRF. A razão para este aumento é que o envelhecimento faz com que os pulmões percam parte de sua retração elástica e que as pressões intrapleurais se tornem, portanto, menos negativas, alcançando assim a situação mostrada na Figura 4-5B. Sob essas condições, as regiões basais dos pulmões podem ser ventiladas somente intermitentemente, com resultante troca gasosa defeituosa. Uma situação semelhante muitas vezes ocorre em pacientes com DPOC, nos quais a retração elástica pode estar reduzida.

---

[*]Nota da Revisão Científica: Denominado, também, de volume de oclusão.

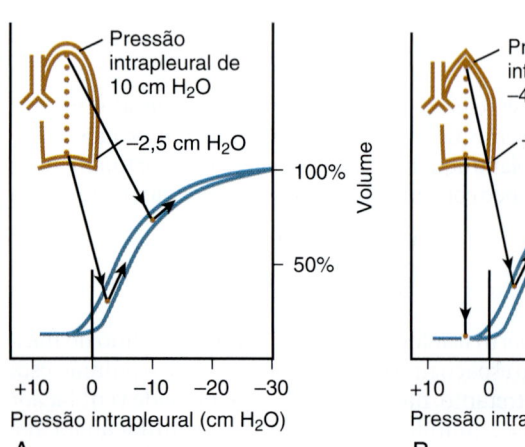
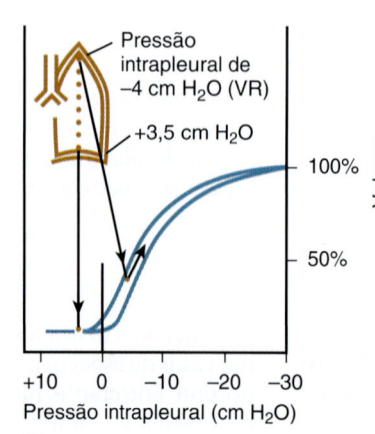

Figura 4-5 A desigualdade topográfica da ventilação pelo pulmão. A, Uma inspiração a partir da capacidade residual funcional. **B,** A situação em volumes pulmonares muito baixos. (Redesenhada de West JB: *Respiratory physiology – the Essentials*, ed9, Baltimore, 2012, Lippincott Williams & Wilkins.)

Desigualdade não Topográfica

Além da desigualdade topográfica da ventilação causada por fatores gravitacionais (Fig. 4-5), mecanismos não gravitacionais também existem. Isso é provado pelo fato de que mesmo astronautas no espaço além do alcance da gravidade demonstram ventilação desigual por ambos os métodos de respiração única e de *washout* de nitrogênio em várias respirações.[8,9] Estes métodos são descritos no Capítulo 25. Tais achados foram confirmados em estudos nos quais o gás inspirado é rotulado por pequenas partículas. Tais estudos revelam considerável variação na ventilação em um dado nível horizontal.[6]

Vários fatores são responsáveis por ventilação desigual nas regiões distais menores dos pulmões. Um desses é a existência de constantes de tempo desiguais.[10] A *constante tempo* de uma região do pulmão é dada pelo produto de sua resistência e complacência (análoga à constante de tempo em circuitos elétricos, a qual é o produto da resistência elétrica e capacitância). Unidades pulmonares com diferentes constantes de tempo inflam e desinflam em diferentes taxas de fluxo. Dependendo da frequência respiratória, uma unidade com uma grande constante de tempo não completa seu preenchimento antes do início da expiração e, portanto, será mal ventilada; quanto mais rápida a frequência, menor o tempo para a ventilação. Em contraste, uma unidade com uma constante de tempo curta, a qual é preenchida rapidamente, pode receber uma maior proporção de gases do espaço morto anatômico, o qual também reduz sua ventilação alveolar efetiva.

Outra causa de ventilação desigual em pequenas unidades pulmonares é a assimetria de suas estruturas, que pode resultar em uma maior penetração de gás por difusão em direção às unidades menores que às maiores.[11] O comportamento resultante, de certa forma complexo, é conhecido como heterogeneidade dependente de difusão e convecção, e pode ter um papel importante na doença pulmonar.

Outra possível razão para ventilação desigual no âmbito das pequenas unidades pulmonares é a presença de gradientes de concentração ao longo das pequenas vias aéreas. Isso é conhecido como *desigualdade em série*. Lembre-se que o gás inspirado alcança aproximadamente a região dos bronquíolos terminais ou respiratórios por fluxo convectivo, mas o fluxo de gás pelo resto da distância até os alvéolos é obtido principalmente por difusão dentro das vias aéreas. Se houver dilatação anormal de uma via aérea, o processo de difusão pode não ser completo dentro do ciclo respiratório, e os alvéolos distais serão menos ventilados que os alvéolos proximais.

FLUXO SANGUÍNEO

O fluxo sanguíneo é tão importante para a troca gasosa quanto a ventilação. Isso nem sempre foi apreciado, em parte porque o processo de ventilação é mais óbvio, especialmente no paciente dispneico, e é mais acessível para aferição. Muito tem sido compreendido sobre a circulação pulmonar nos últimos anos, especialmente sobre suas funções metabólicas. A anatomia e função da circulação pulmonar também são descritas nos Capítulos 1 e 6.

PRESSÕES DA CIRCULAÇÃO PULMONAR

As pressões na circulação pulmonar são muito baixas comparadas àquelas na circulação sistêmica, e esta característica é responsável por muito do seu comportamento especial. As pressões normais na artéria pulmonar humana são tipicamente próximas de 25 mm Hg na sistólica, 8 mm Hg na diastólica, e 15 mm Hg na média. A pressão arterial sistêmica média normal é de aproximadamente 100 mm Hg, a qual é seis vezes maior que aquela da circulação pulmonar. A força evolucionária para manter as pressões na circulação pulmonar tão baixas é a vulnerabilidade mecânica da barreira capilar-alveolar extremamente fina. Pressões maiores nos capilares pulmonares poderiam causar insuficiência por estresse da parede capilar.[12]

Pressão Dentro dos Vasos Sanguíneos

Os efeitos hidrostáticos dentro da circulação pulmonar são muito importantes, pois a pressão arterial pulmonar é muito baixa. O pulmão de um ser humano adulto ereto possui 30 cm de altura, dando uma diferença hidrostática na pressão de 30 cm de sangue entre o ápice extremo e a base, que é equivalente a aproximadamente 23 mm Hg. Como resultado, há diferenças muitos substanciais no fluxo dentro das pequenas artérias pulmonares e dos capilares entre o topo e a base do pulmão em uma pessoa ereta. Esse tópico é discutido com maiores detalhes na seção sobre distribuição do fluxo sanguíneo pulmonar.

Várias técnicas têm sido utilizadas para determinar o padrão da queda da pressão ao longo dos vasos sanguíneos pulmonares. Estas incluem a aferição da pressão de transudação na superfície pleural do pulmão isolado, aferição da pressão transiente resultante da injeção de um bólus de sangue de baixa ou alta viscosidade na artéria pulmonar,[13] e punção direta de vasos de diferentes tamanhos em conjunto com a aferição direta da pressão hidrostática.[14] As aferições por punções diretas indicam que muito da queda da pressão normal na circulação pulmonar provavelmente ocorre nos capilares pulmonares, e que a pressão capilar média é aproximadamente a metade entre aquela da artéria pulmonar e da veia pulmonar (Fig. 4-6). Esta distribuição da queda de pressão é consistente com a principal função da circulação pulmonar, que é expor a maior área de sangue possível ao gás alveolar.

A distribuição da pressão ao longo dos vasos sanguíneos pulmonares depende do volume pulmonar. Em estados de baixa inflação pulmonar, a resistência dos vasos extra-alveolares (ver próxima seção) aumenta, e ocorre maior queda de

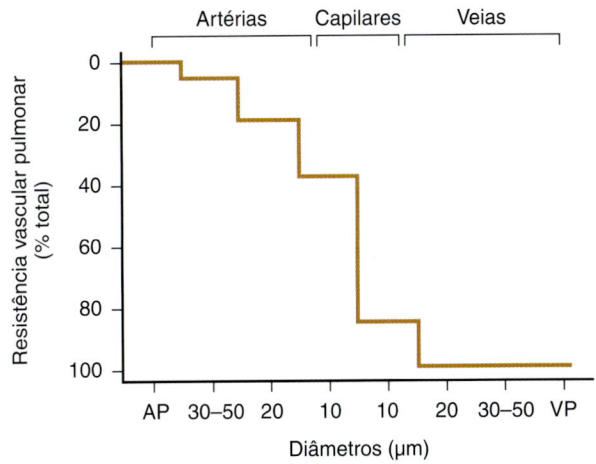

Figura 4-6 Queda de pressão ao longo da circulação pulmonar conforme determinado pela punção direta dos vasos. AP, artéria pulmonar; VP, veia pulmonar. (Redesenhada de Bhattacharya J, Nanjo S, Staub NC: Factors affecting lung microvascular pressure. *Ann N Y Acad Sci* 384:1070-114, 1982.)

pressão através das artérias e veias pulmonares. Ao contrário, existem evidências de que, em estados de alta inflação pulmonar, a resistência do leito capilar é aumentada, e, portanto, haverá uma queda de pressão adicional nos capilares.

As pressões na circulação pulmonar são altamente pulsáteis; de fato, se tomarmos como 25 mm Hg e 8 mm Hg, respectivamente, as pressões sistólica e diastólica normais na artéria pulmonar principal, isso representa uma alteração proporcional muito maior que a diferença entre pressões sistólica e diastólica nas artérias sistêmicas (120 mm Hg e 80 mm Hg, respectivamente). Existem boas evidências de que a pulsatilidade da pressão e, portanto, do fluxo, se estenda aos capilares pulmonares.[15]

Pressões Fora dos Vasos Sanguíneos

Alguns vasos sanguíneos pulmonares são expostos a pressões alveolares (ou muito próximas), enquanto outros não sofrem a influência da pressão alveolar, mas são muito sensíveis ao estado de inflação pulmonar. Esses dois tipos de vasos são conhecidos como alveolares e extra-alveolares, respectivamente (Fig. 4-7).

Os vasos alveolares são capilares maiores que cursam através das paredes alveolares. A pressão à qual eles são expostos é muito próxima da pressão alveolar. Entretanto, pode ser demonstrado que, quando o pulmão é expandido a partir de um volume pulmonar muito baixo, esta pressão pericapilar cai abaixo das pressões alveolares por conta dos efeitos de tensão de superfície na camada circundante alveolar.[16] Em contraste, durante a deflação a partir de altos volumes pulmonares, a pressão pericapilar é muito próxima da pressão alveolar.

Os vasos extra-alveolares não são expostos à pressão alveolar. O calibre destes vasos é determinado pela tração radial das paredes alveolares circundantes e depende desta forma do volume pulmonar. Quando o pulmão é inflado, o calibre desses vasos aumenta; quando o pulmão é desinflado, seu calibre diminui por conta do tecido elástico nas suas paredes e também em razão de uma pequena quantidade de tônus muscular liso. O ponto importante é que a resistência dos vasos extra-alveolares cai com a inflação pulmonar, enquanto a resistência dos vasos alveolares (capilares) aumenta após inflação pulmonar.

Os pequenos vasos (de aproximadamente 30 μm de diâmetro) nos cantos das paredes alveolares se comportam de uma maneira que é intermediária entre aquela dos capilares e dos vasos extra-alveolares. Estes vasos de canto podem permanecer abertos quando os capilares são fechados. De fato, essa é a aparência normal na zona 1 pulmonar[17] (ver seção posterior sobre a distribuição do fluxo sanguíneo). Entretanto, o formato e ligamentos dos vasos do canto são muito diferentes daqueles dos vasos extra-alveolares maiores, e é improvável que a pressão fora deles varie da mesma forma quando o pulmão sofre expansão.

Os vasos extra-alveolares são circundados por um potente espaço perivascular, o qual possui uma importante função no transporte de fluido extravascular no pulmão. Os vasos linfáticos trafegam neste espaço, embora a linfa também possa ser transportada pelo espaço fora dos vasos linfáticos. Um dos sinais histológicos mais precoces do edema pulmonar intersticial é a presença de "manguitos" no espaço perivascular ao redor dos vasos extra-alveolares.[18,19] Uma distinção deve ser realizada entre a pressão líquida (soma das forças por unidade de área) feita sobre a parede de um vaso extra-alveolar por um lado, e a pressão hidrostática do fluido no espaço perivascular do outro lado. A pressão hidrostática do fluido determina o movimento de fluido em direção a esta região, e existem evidências de que esta pressão é muito baixa comparada à pressão hidrostática no interstício da parede alveolar. Como consequência, o fluido que ultrapassa os capilares em direção ao espaço intersticial da parede alveolar encontra seu caminho até a região perivascular de baixa pressão em virtude do gradiente de pressão hidrostática.[20]

RESISTÊNCIA VASCULAR PULMONAR

A resistência vascular pulmonar é dada pela seguinte relação:

$$\frac{\text{Pressão arterial pulmonar} - \text{pressão venosa pulmonar}}{\text{Fluxo sanguíneo pulmonar}} \quad [10]$$

Os valores médios são geralmente utilizados, pois todas as três variáveis variam entre sístole e diástole. Esta definição é semelhante àquela utilizada para resistência elétrica, a qual é a diferença de voltagem entre um resistor dividida pela corrente. Entretanto, enquanto a resistência de um resistor elétrico é independente da voltagem em ambas as pontas e da corrente, esse não é o caso para a resistência vascular pulmonar. Por exemplo, um aumento tanto na pressão arterial pulmonar ou na pressão venosa pulmonar quase sempre resulta em uma diminuição na resistência vascular pulmonar, pois conforme aumenta a resistência dos capilares, ocorre tanto recrutamento quanto distensão dos

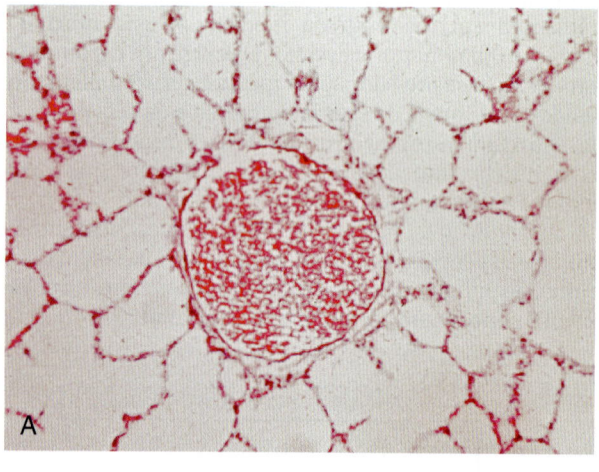

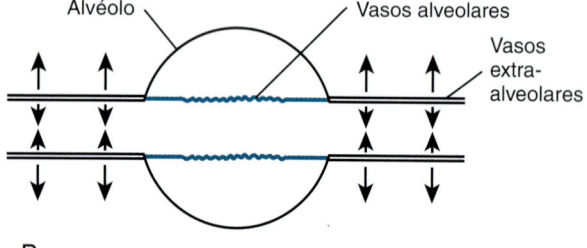

Figura 4-7 A, Corte do pulmão mostrando um vaso extra-alveolar (neste caso, uma pequena veia) cercada por alvéolos. Note o espaço perivascular potencial. **B,** Diagrama de vasos alveolares e extra-alveolares. Os vasos alveolares são principalmente compostos por capilares e estão expostos à pressão alveolar. Os vasos extra-alveolares apresentam seu lúmen aumentado pela tração radial (*setas orientadas para fora*) do parênquima circundante.
(Modificada de *Respiratory physiology – the Essentials*, ed9, Baltimore, 2012, Lippincott Williams & Wilkins.)

capilares (ver adiante). De forma semelhante, se o fluxo sanguíneo pulmonar estiver aumentado (p.ex., pelo aumento da pressão arterial pulmonar), a resistência vascular pulmonar usualmente diminui.

É importante apreciar que um simples número para a resistência vascular pulmonar é uma descrição muito incompleta das propriedades pressão-fluxo da circulação pulmonar. Entretanto, na prática, a resistência vascular pulmonar é frequentemente uma aferição útil porque, ainda que o valor normal varie consideravelmente, nós frequentemente desejamos comparar o pulmão normal com um severamente anormal no qual a resistência vascular está bastante aumentada.

Na prática, a pressão venosa pulmonar é de difícil aferição. Portanto, a relação entre a pressão arterial pulmonar e fluxo sanguíneo é algumas vezes relatada e é chamada de *resistência vascular pulmonar total*. Uma estimativa da pressão venosa pulmonar pode ser obtida pelo posicionamento em cunha de um cateter em uma artéria pulmonar pequena (a chamada pressão pulmonar em cunha).

Relações Pressão-Fluxo

Se o fluxo sanguíneo pulmonar for aferido em um pulmão isolado, perfundido, quando a pressão arterial pulmonar for elevada (enquanto a pressão venosa pulmonar, pressão alveolar e volume pulmonar são mantidas constantes), então o fluxo aumenta relativamente mais que a pressão (Fig. 4-8). Esta figura mostra que a resistência vascular pulmonar diminui tanto quando a pressão arterial pulmonar for elevada quanto quando a pressão venosa pulmonar for aumentada (outras pressões mantidas constantes), mesmo quando o fluxo agora cai. A única explicação para a redução da resistência em ambos os casos envolve a distensão e o recrutamento vascular devido à elevação da pressão intravascular.

As diminuições na resistência vascular pulmonar demonstradas na Figura 4-8 ajudam a limitar o trabalho do coração direito sob condições de alto fluxo sanguíneo pulmonar. Por exemplo, durante o exercício, as pressões arterial e venosa pulmonares sobem. Embora a resistência vascular pulmonar normal seja notadamente pequena (o fluxo sanguíneo normal de 5 litros/minuto está associado a uma diferença de pressão entre artéria e veia de somente 10 mm Hg aproximadamente), a resistência cai a valores ainda menores quando as pressões pulmonares arterial e venosa sobem, como durante o exercício.

Dois mecanismos responsáveis para a queda na resistência vascular pulmonar são o *recrutamento*, ou seja, a abertura de vasos sanguíneos previamente fechados, e *distensão*, ou seja, o aumento do calibre dos vasos. A Figura 4-9A mostra dados experimentais de preparações pulmonares de cães rapidamente congeladas, indicando a importância do recrutamento conforme a pressão arterial pulmonar é elevada a partir de volumes baixos.[21] Note que o número de capilares abertos por milímetro de comprimento de parede alveolar aumentou de aproximadamente 25 para acima de 50 conforme a pressão arterial pulmonar foi elevada de zero para quase 15 cm H_2O. A Figura 4-9B mostra dados sobre a importância da distensão dos capilares pulmonares.[17] Note que a largura média dos capilares aumentou de aproximadamente 3,5 para cerca de 7 μm à medida que a pressão capilar foi aumentada até

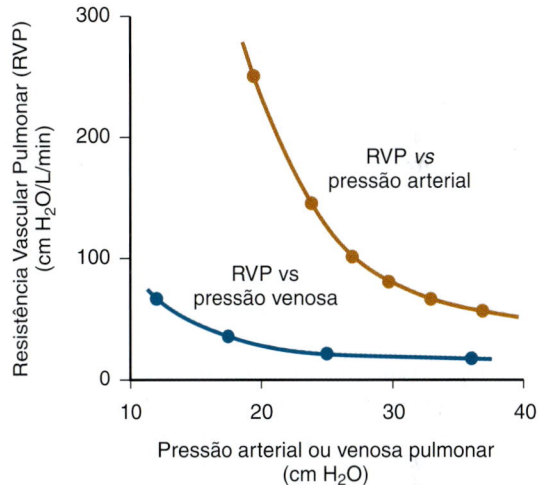

Figura 4-8 A queda na resistência vascular pulmonar (RVP) observada conforme a pressão arterial ou venosa pulmonar é elevada em um preparado pulmonar canino. Quando uma pressão foi alterada, a outra foi mantida constante. (Modificada de West JB: *Respiratory physiology – the Essentials*, ed9, Baltimore, 2012, Lippincott Williams & Wilkins.)

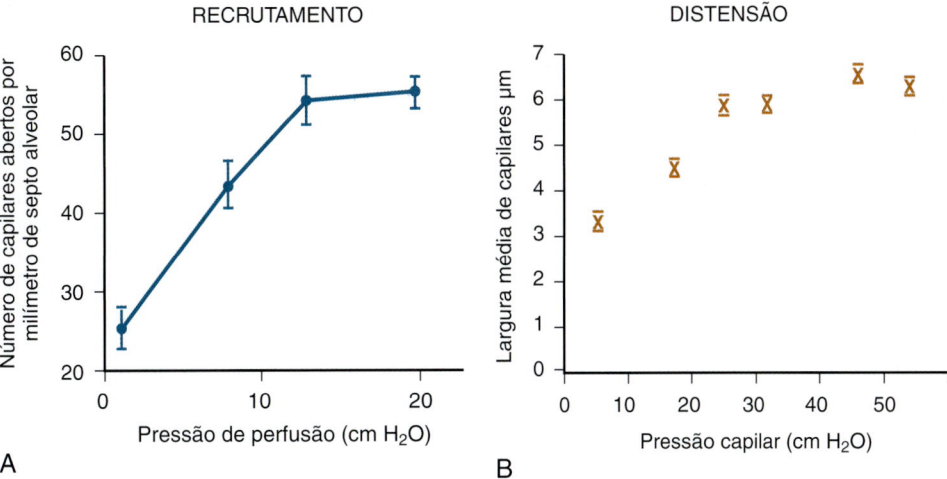

Figura 4-9 A, Recrutamento de capilares pulmonares conforme a pressão arterial pulmonar, a pressão de perfusão, é elevada. **B,** Distensão dos capilares pulmonares conforme sua pressão é elevada. (**A,** Redesenhada de Warron DA, Evans JW, Clarke RO, et al: Pattern of filling in the pulmonary capillary bed. *J ApplPhysiol* 32:346-356, 1972. B, Redesenhado de Glazier JB, Hughes JMB, Maloney JE, West JB: Measurements of capillary dimensions and blood volume in rapidly frozen lung. *J ApplPhysiol* 26:65-76, 1969.)

aproximadamente 50 cm H_2O. Além disso, houve muito pouca alteração.

O mecanismo de recrutamento de capilares pulmonares não é totalmente compreendido. Foi sugerido que, conforme aumenta a pressão arterial pulmonar, as pressões de abertura críticas de várias arteríolas são ultrapassadas. Entretanto, foi demonstrado que a concentração de hemácias, utilizada como uma medida de perfusão, variou dentro de áreas supridas por arteríolas simples indicando que capilares, e não arteríolas, provavelmente foram responsáveis pela perfusão heterogênea.[21] Isso sugere que vasos são recrutados a nível capilar ao invés de arterial.

Um possível mecanismo de recrutamento de capilares pulmonares é baseado em propriedades estocásticas de uma densa rede de numerosos segmentos capilares interconectados.[22] Pode ser demonstrado em tal modelo que, se cada segmento capilar requerer uma pressão crítica muito pequena antes do início do fluxo e a rede contiver uma distribuição dessas pressões críticas, os capilares podem ser recrutados em uma ampla variação de pressões arteriais. Por exemplo, em uma rede com tantos elementos como no leito capilar pulmonar humano,[1] uma pressão crítica na ordem de somente 0,02 cm H_2O para os segmentos individuais poderia resultar em recrutamento por uma variação de pressões arteriais na faixa de 0 a 30 cm H_2O. Tal pressão crítica muito pequena poderia resultar de propriedades intrínsecas do fluxo de sangue, especialmente quando o diâmetro das hemácias é igual ao do lúmen capilar.

O mecanismo de distensão dos capilares pulmonares é aparente e simplesmente a saliência da parede capilar conforme a pressão transmural dos capilares é aumentada. Conforme demonstra a Figura 4-9B, o diâmetro capilar médio aumenta conforme cresce a pressão transmural capilar. Provavelmente, este comportamento é causado por uma alteração no formato dos capilares em vez de estiramento real da parede capilar. Existem evidências de que a força da parede (pelo menos no lado delgado) vem do colágeno tipo IV nas membranas basais (ver posteriormente), o qual possui uma alta força de tensão e módulo de Young (*i.e.*, é muito rígido). É improvável que sofra um estiramento apreciável quando a pressão transmural capilar alcance 30 cm H_2O. Entretanto, as forças de tensão de superfície e também a tensão longitudinal na parede alveolar associadas à inflação pulmonar tendem a achatar os capilares em baixas pressões transmurais capilares, e isso significa que seus diâmetros podem aumentar após elevações na pressão capilar. Em fotomicrografias de preparações pulmonares rapidamente congeladas, capilares pulmonares com pressões intracapilares muito altas revelam abaulamento notável.[17]

Recrutamento e distensão também fornecem mecanismos para o aumento da área de superfície da microvasculatura pulmonar em contato com o gás alveolar e do tempo de trânsito através da microvasculatura, o que pode facilitar a troca gasosa.

Efeito do Volume Pulmonar

O volume pulmonar apresenta uma importante influência sobre a resistência vascular pulmonar. A Figura 4-10 mostra que, conforme o volume pulmonar é aumentado a partir de volumes muito baixos, a resistência vascular inicialmente diminui e depois aumenta. O pulmão normalmente opera próximo ao valor mínimo de resistência vascular, ou seja, a CRF coincide com uma baixa resistência vascular.

O aumento na resistência vascular pulmonar em volumes pulmonares muito baixos é causado pela diminuição no calibre

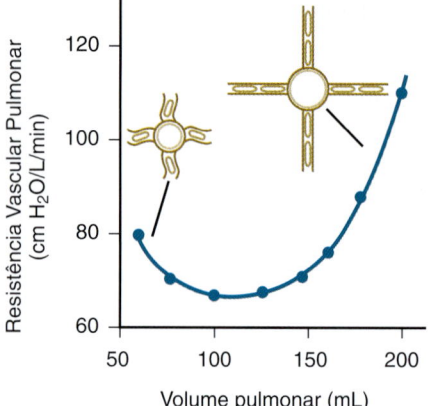

Figura 4-10 Efeito da alteração do volume pulmonar sobre a resistência vascular pulmonar. Dados foram obtidos a partir de um preparado pulmonar canino. (Redesenhada de West JB: *Respiratory physiology – the Essentials*, ed9, Baltimore, 2012, Lippincott Williams & Wilkins.)

dos vasos extra-alveolares. Visto que esses vasos são normalmente mantidos abertos pela tração radial do parênquima circundante, seu calibre é mínimo no pulmão colapsado. Sob estas condições, a presença de tecido elástico e musculatura lisa com tônus na parede destes vasos pode resultar em uma pressão de abertura crítica de aproximadamente 7 cm H_2O.[23] Além disso, em volumes pulmonares baixos, a resistência vascular é extremamente sensível a drogas vasoconstritoras, como a serotonina, a qual causa contração da musculatura lisa vascular.[24]

Outro fator que pode contribuir para a alta resistência vascular pulmonar em estados de baixa inflação pulmonar é a flexão e distorção dos capilares pulmonares.[25,26] Entretanto, a possível importância da distorção dos capilares pulmonares como uma causa do aumento da resistência vascular em baixos volumes pulmonares ainda é incerta.

Em estados de alta inflação pulmonar, o aumento na resistência vascular pulmonar é provavelmente causado por estreitamento dos capilares pulmonares. Uma analogia é uma peça de um delgado tubo elástico que se estreita consideravelmente quando é alongado em seu diâmetro. Essa distorção aumenta a resistência ao líquido que se movimenta por eles. Aferições diretas em pulmões de cães rapidamente congelados mostram que a largura média dos capilares é amplamente diminuída em estados de alta inflação pulmonar.[17]

Ao considerar os efeitos da inflação pulmonar, uma distinção deve ser feita entre pressão de inflação "positiva" e "negativa". Os resultados demonstrados na Figura 4-10 foram obtidos com pressão de inflação negativa, ou seja, quando o pulmão foi expandido por redução da pressão pleural e a relação entre pressões arterial pulmonar e alveolar foi mantida constante. Se a pressão de inflação positiva for utilizada (*i.e.*, a pressão alveolar é aumentada com relação à pressão arterial pulmonar), a resistência vascular pulmonar aumenta ainda mais em estados de alta inflação pulmonar. Isso ocorre porque a inflação pulmonar é então associada a uma diminuição na pressão transmural dos capilares e eles são, efetivamente, esmagados pelo aumento da pressão alveolar. Esse é de fato o caso em indivíduos normais, por exemplo, durante a inalação até a capacidade pulmonar total. Embora a pressão alveolar permaneça como a pressão atmosférica ao final da inspiração (glote aberta), as pressões arterial e venosa pulmonares caem junto com a pressão intrapleural. Assim, o resultado final é a diminuição da pressão transmural pelos capilares pulmonares, e isso é um fator contribuinte adicional no aumento da resistência vascular pulmonar.

Outros Fatores que Afetam a Resistência Vascular Pulmonar

Várias drogas afetam a resistência vascular pulmonar. Em alguns casos, os efeitos dependem da espécie do animal. Entretanto, de forma geral, a serotonina, histamina e norepinefrina causam contração da musculatura lisa vascular pulmonar e aumento da resistência vascular. Estas drogas são particularmente efetivas como vasoconstritoras quando o volume pulmonar é pequeno e a tração radial do parênquima circundante sobre os vasos extra-alveolares é fraca. As drogas que frequentemente relaxam a musculatura lisa na circulação pulmonar incluem acetilcolina e isoproterenol. Entretanto, os vasos sanguíneos pulmonares normais apresentam baixo tônus em repouso, fazendo com que o grau de relaxamento potencial seja pequeno.

O sistema nervoso autônomo exerce um controle fraco sobre a circulação pulmonar. Há evidências de que o aumento do tônus simpático possa causar vasoconstrição e enriejecimento das paredes das artérias pulmonares maiores. Tanto receptores adrenérgicos α quanto β estão presentes.[27] O aumento da atividade parassimpática possui uma ação vasodilatadora fraca. Como já indicado, quaisquer alterações do tônus da musculatura lisa vascular são muito mais efetivas em estados de baixa inflação pulmonar (quando os vasos extra-alveolares estão estreitos) ou no estado fetal (quando a quantidade de musculatura lisa presente é muito maior que no adulto).

O edema pulmonar aumenta a resistência vascular por um mecanismo que é pobremente compreendido. Pode ser que existam diferentes mecanismos, dependendo do tipo e estágio do edema. O edema pulmonar intersticial causa notável demarcação dos espaços perivasculares dos vasos extra-alveolares. Presumivelmente, isso aumenta a sua resistência vascular,[28] pois, conforme já indicado, esses vasos dependem da tração radial do parênquima circundante para mantê-los expandidos. Além disso, entretanto, pode ser que o edema no interstício da parede alveolar invada em alguma extensão os capilares pulmonares, aumentando dessa forma sua resistência vascular.[29] O edema pulmonar resulta em diminuição da ventilação das regiões mais afetadas. Isso (ver seção sobre troca gasosa) reduz sua P_{O_2} alveolar local e, por sua vez, pode estimular o que é conhecido como vasoconstrição pulmonar hipóxica. Esse assunto é discutido posteriormente em uma seção e no Capítulo 6.

DISTRIBUIÇÃO DO FLUXO SANGUÍNEO PULMONAR

Assim como na ventilação, o fluxo sanguíneo não é dividido igualmente a todos os alvéolos, mesmo no pulmão normal. Tanto fatores gravitacionais (topográficos) e não gravitacionais afetam a distribuição do fluxo sanguíneo.

Distribuição Normal

A distribuição topográfica do fluxo sanguíneo pulmonar pode convenientemente ser aferida utilizando materiais radioativos. Em uma técnica, ^{133m}Xe é dissolvido em solução salina e injetado em uma veia periférica. Quando o xenônio alcança os capilares pulmonares, ele evolui até o gás alveolar em razão de sua baixa solubilidade sanguínea. A distribuição resultante da radioatividade dentro do pulmão pode ser aferida utilizando uma câmera gama ou dispositivo semelhante, e reflete a distribuição regional do fluxo sanguíneo. Subsequentemente, a distribuição do volume alveolar é obtida após o sujeito reinalar xenônio até o equilíbrio. Combinando as duas aferições, o fluxo sanguíneo por unidade de volume alveolar do pulmão pode ser obtido. A distribuição do fluxo sanguíneo pode também ser aferida com macroagregados radioativos de albumina e com uma variedade de outros gases radioativos, incluindo CO_2[15] radioativo e ^{13}N. As imagens da ressonância magnética funcional do pulmão têm sido utilizadas para avaliar a distribuição do fluxo sanguíneo pulmonar.[30] Esta técnica não invasiva não expõe os indivíduos à radiação; portanto, pode ser utilizada repetitivamente e mostra uma grande perspectiva futura.

No pulmão normal em um paciente ereto, o fluxo sanguíneo pulmonar diminui aproximadamente de forma linear quanto maior a altura no pulmão, alcançando valores muito baixos no ápice.[31] Entretanto, se o indivíduo deita em posição supina, o fluxo sanguíneo apical e basal se torna o mesmo, e agora o fluxo sanguíneo é menor nas regiões anteriores (superior) que nas posteriores (inferior) do pulmão. Assim, a distribuição do fluxo sanguíneo é altamente dependente de efeitos gravitacionais. Durante o exercício na posição ereta, as taxas de fluxo sanguíneo apical e basal aumentam e as diferenças relativas são reduzidas.

Os fatores responsáveis pela distribuição topográfica desigual do fluxo sanguíneo podem ser estudados convenientemente em preparações pulmonares isoladas. Estes estudos mostram que, na presença de pressões vasculares normais, o fluxo sanguíneo diminui aproximadamente de forma linear no pulmão[32], assim como em humanos intactos. Entretanto, se a pressão arterial pulmonar for reduzida, o sangue flui somente até um nível no qual a pressão arterial pulmonar iguala a pressão alveolar; acima deste ponto, não há detecção de fluxo. Se a pressão venosa for elevada, a distribuição do fluxo sanguíneo pode-se tornar mais uniforme na região do pulmão abaixo do ponto no qual a pressão venosa pulmonar iguala a pressão alveolar.

Modelo de Três Zonas para a Distribuição do Fluxo Sanguíneo

A Figura 4-11 mostra um modelo simples para a compreensão de fatores responsáveis pela desigualdade topográfica do fluxo sanguíneo no pulmão.[32] O pulmão é dividido em três

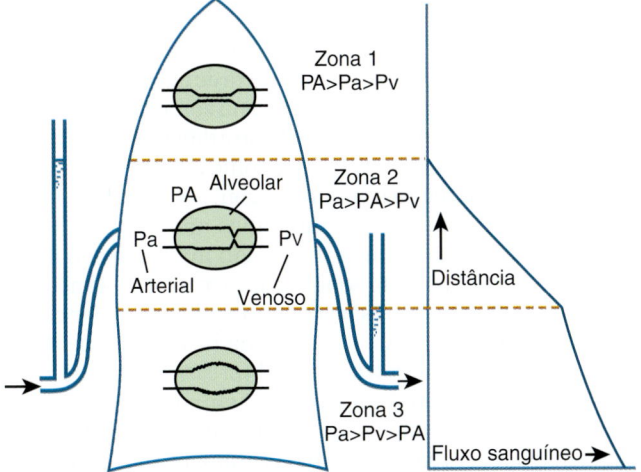

Figura 4-11 Modelo de três zonas desenvolvido para representar a distribuição topográfica desigual do fluxo sanguíneo no pulmão. Pa, pressão arterial pulmonar; PA, pressão alveolar pulmonar; Pv, pressão venosa pulmonar. (Redesenhada de West JB, Dollery CT, Naimark A: Distribution of blood flow in isolated lung: relation to vascular and alveolar pressures *J Appl Physiol* 19:713-724, 1964.)

zonas de acordo com as magnitudes relativas das pressões arterial, alveolar e venosa pulmonares.

A zona 1 é aquela região do pulmão acima do nível no qual a pressão arterial pulmonar iguala a pressão alveolar; em outras palavras, nessa região, a pressão alveolar excede a pressão arterial. As aferições em pulmões isolados mostram que não existe fluxo sanguíneo na zona 1, o que é explicado porque os capilares colapsáveis fecham por conta da maior pressão do lado de fora que de dentro. Micrografias da zona 1 de pulmões rapidamente congelados mostram que os capilares foram colapsados, embora ocasionalmente possam ser visualizadas hemácias aprisionadas dentro deles.[17]

O nível vertical do fluxo sanguíneo pode ser influenciado pela tensão de superfície da camada de revestimento dos alvéolos, conforme discutido anteriormente. Se as aferições são realizadas em um pulmão imediatamente após inflação a partir de um estado quase colapsado, o fluxo sanguíneo alcança 3 a 4 cm acima do nível no qual as pressões arteriais e alveolares pulmonares são iguais.[16] Isso pode ser explicado pela diminuição da tensão de superfície, o que diminui a pressão hidrostática pericapilar.

A zona 2 é aquela porção do pulmão na qual a pressão arterial pulmonar excede a pressão alveolar, mas esta é maior que a pressão venosa. Aqui, os vasos se comportam como resistores de Starling,[33] ou seja, como tubos colapsáveis cercados por uma câmara de pressão. Sob essas condições, o fluxo é determinado pela diferença entre as pressões arterial e alveolar, em vez do esperado gradiente entre pressão arterial e venosa. Um modo de ver isso é que a parede delgada do vaso não oferece resistência à pressão de colapso, fazendo com que a pressão dentro do tubo no final da cascata seja igual a pressão da câmara. Dessa forma, a diferença de pressão responsável pelo fluxo é ditada pela perfusão menos a pressão da câmara. Este comportamento tem sido referido variavelmente como um efeito de cascata[33] ou eclusa[34] e pode ser demonstrado em modelos de tubos de borracha laboratorialmente. O aumento no fluxo sanguíneo pela zona 2 pode ser explicado pelo incremento hidrostático na pressão arterial pulmonar pela zona, enquanto a pressão alveolar permanece constante. Assim, a diferença de pressão que determina o fluxo aumenta linearmente com a distância.

A zona 3 é aquela região do pulmão na qual a pressão venosa excede a pressão alveolar. Aferições com gases radioativos mostram que o fluxo sanguíneo aumenta como uma das medidas verticalmente por essa zona, apesar de que, em algumas preparações pelo menos, a taxa de aumento seja aparentemente menor que a encontrada na zona 2. Como a diferença de pressão responsável pelo fluxo é ditada pela diferença entre a pressão arterial e venosa, e como estas duas pressões aumentam de maneira semelhante com a distância por esta zona, o incremento no fluxo sanguíneo não é explicado por alterações na pressão de perfusão. Ao invés disso, o fluxo sanguíneo cresce por esta zona porque a resistência vascular cai com a distância por esta zona, provavelmente por conta da distensão progressiva (confirmada histologicamente[17]) pela crescente pressão transmural (pressão intravascular crescente por esta zona ao mesmo tempo em que a pressão alveolar é mantida constante). Entretanto, a resistência também pode ser reduzida pelo recrutamento de capilares.

O Efeito do Volume Pulmonar sobre a Distribuição do Fluxo Sanguíneo — Zona 4

Apesar de sua simplicidade, o modelo de três zonas da Figura 4-11, com base em efeitos das pressões arterial, alveolar e venosa pulmonares, corresponde a muitas das distribuições vistas no pulmão normal. Entretanto, outros fatores têm um papel; um desses é o volume pulmonar. Por exemplo, sob a maioria das circunstâncias, uma zona de fluxo sanguíneo reduzido, conhecida como zona 4, é visualizada na região mais inferior do pulmão de um ser humano em posição ereta.[35] Essa zona se torna cada vez mais pequena conforme o volume pulmonar é aumentado, mas aferições cuidadosas indicam que uma pequena área de fluxo sanguíneo reduzido está presente em condições de capacidade pulmonar total na base do pulmão. Conforme o volume pulmonar é reduzido, essa região de fluxo sanguíneo reduzido se estende ainda mais pelo pulmão, fazendo com que, em condições de CRF, o fluxo sanguíneo diminua na metade inferior do pulmão. Em condições de VR, a zona de fluxo sanguíneo reduzido se estende por todo o pulmão, fazendo com que o fluxo sanguíneo no ápice exceda aquele da base.[35]

Esses padrões não podem ser explicados pelas interações das pressões arterial, alveolar e venosa pulmonares como na Figura 4-11. Em vez disso, nós temos que levar em consideração a contribuição dos vasos extra-alveolares. Como mencionado anteriormente (Fig. 4-10), o calibre desses vasos é determinado pelo grau de inflação pulmonar; conforme o volume pulmonar é reduzido, os vasos se estreitam. No pulmão de um ser humano em posição ereta, os alvéolos são bem menos expandidos na base que no ápice por conta da distorção do pulmão elástico causada por seu peso (Fig. 4-5). Como resultado, os vasos extra-alveolares são relativamente estreitos na base, e sua maior contribuição à resistência vascular pulmonar ocasiona a presença de uma zona de fluxo sanguíneo reduzido naquela região. Conforme o volume pulmonar geral é reduzido, a contribuição dos vasos extra-alveolares à distribuição do fluxo sanguíneo aumenta, e a zona 4 se estende ainda mais pelo pulmão. No volume residual, o calibre dos vasos extra-alveolares é tão pequeno que eles dominam completamente o quadro e determinam a distribuição do fluxo sanguíneo.

Drogas vasoativas e edema intersticial podem modificar a contribuição dos vasos extra-alveolares para a resistência vascular pulmonar. Por exemplo, o papel dos vasos extra-alveolares pode ser exacerbado pela administração de drogas vasoconstritoras, como a serotonina.[36] Sob essas condições, a zona 4 se estende ainda mais pelo pulmão. O efeito oposto é visualizado se uma droga vasodilatadora, como o isoproterenol, é infundida na circulação pulmonar. Com o edema intersticial, a contribuição dos vasos extra-alveolares aumenta, pois o edema cria uma demarcação de fluido ao redor dos vasos e os estreita desta forma. Acredita-se que esta seja a causa da maior resistência vascular pulmonar demonstrada na base do pulmão humano em condições de edema pulmonar intersticial,[28] na qual a distribuição do fluxo sanguíneo geralmente se torna invertida (p.ex., na estenose mitral crônica).[37] Sob tais condições, o fluxo sanguíneo ao ápice do pulmão de um ser humano em posição ereta excede consistentemente o fluxo às regiões basais. Entretanto, os efeitos do edema intersticial sobre o fluxo sanguíneo ainda não são completamente compreendidos.

Outros Fatores que Afetam a Distribuição do Fluxo Sanguíneo

Dado que a distribuição topográfica do fluxo sanguíneo no pulmão normal pode ser atribuída à gravidade, não é surpreendente que, durante o aumento da aceleração, a distribuição do fluxo sanguíneo se torna ainda mais desigual.[38] Por exemplo, durante exposição à aceleração +3g, ou seja, três vezes a aceleração normal vivenciada por alguém em postura ereta, a metade superior do pulmão é completamente não perfundida. A quantidade do pulmão que não é perfundida é aproximadamente proporcional à aceleração g.

Em contraste, em astronautas durante a microgravidade sustentada no espaço, a distribuição do fluxo sanguíneo se torna mais uniforme.[39] Como não é possível utilizar gases radioativos nesse ambiente, a desigualdade do fluxo sanguíneo tem sido determinada indiretamente pelo tamanho das oscilações cardiogênicas da P_{CO_2}. Oscilações cardiogênicas são flutuações nas concentrações de gases, como o oxigênio, dióxido de carbono e nitrogênio durante uma expiração simples. Eles têm a mesma frequência da frequência cardíaca e considera-se que sejam causados por diferentes taxas de esvaziamento de regiões distintas do pulmão, devido à contração e dilatação cardíaca exercendo pressão direta sobre as proximidades do parênquima pulmonar. Para que as oscilações sejam detectadas, essas regiões de diferentes esvaziamentos também devem ter valores diferentes de P_{O_2} e P_{CO_2} alveolar, e isso ocorre quando o fluxo sanguíneo e a ventilação não são uniformemente distribuídos pelo pulmão. A microgravidade quase anula as oscilações cardiogênicas, ocasionando maior uniformidade na distribuição do fluxo sanguíneo e/ou ventilação na ausência de gravidade. De forma interessante, alguma desigualdade ainda ocorre, indicando que mecanismos independentes da gravidade também estão presentes, pois essas oscilações ainda podem ser visualizadas embora em uma extensão muito menor que na Terra.

Ainda que a gravidade seja um fator importante que determina a distribuição desigual do fluxo sanguíneo em um pulmão de um ser humano em posição ereta, agora é claro que fatores não gravitacionais também possuem uma função importante. Há vários mecanismos possíveis. Um é que pode haver diferenças regionais na condutância vascular, sendo que algumas regiões da vasculatura pulmonar possuem uma resistência vascular intrínseca maior que outras. Isso mostrou ser o caso em pulmões isolados de cães,[40] e existem algumas evidências para maiores fluxos sanguíneos nas regiões dorsocaudais que nas ventrais do pulmão, tanto em cães quanto em cavalos intactos. Outro possível fator é uma diferença no fluxo sanguíneo entre as regiões central e periférica do pulmão,[41] ainda que este achado seja controverso. Algumas aferições revelam diferenças no fluxo sanguíneo ao longo dos ácinos, sendo que regiões mais distais são menos bem perfundidas que regiões proximais.[42,43] Finalmente, conforme mencionado anteriormente, em razão da complexidade da circulação pulmonar a nível alveolar, incluindo o número muito grande de segmentos capilares, é provável que haja desigualdade do fluxo sanguíneo nesta altura. Foi feita referência à possibilidade de recrutamento de capilares pulmonares com base em propriedades estocásticas de uma densa rede de numerosos segmentos capilares interconectados.[22] Existem trabalhos também sugerindo que a distribuição do fluxo sanguíneo em pequenos vasos possa seguir um padrão fractal.[44] O termo *fractal* descreve um padrão de ramificação, tanto da estrutura (vasos sanguíneos) quanto da função (fluxo sanguíneo), que se repete a cada geração. Isso significa que qualquer subseção da árvore vascular exibe o mesmo padrão de ramificação da árvore inteira. Se uma ilustração de tal subseção fosse aumentada, ela cobriria e corresponderia ao padrão da árvore inteira. Assim como mencionado para a ventilação anteriormente, a ramificação repetida dos vasos sanguíneos possui implicações sobre a maneira pela qual o fluxo sanguíneo é distribuído independentemente de influências gravitacionais. Quanto maior o número de pontos de ramificação, maior a provável desigualdade de perfusão entre os alvéolos. Isso implica que quanto melhor a resolução espacial do método utilizado para avaliar a distribuição do fluxo, maior a quantidade de desigualdade que provavelmente será detectada.

Padrões Anormais de Fluxo Sanguíneo

A distribuição normal do fluxo sanguíneo pulmonar é frequentemente alterada por doenças pulmonares e cardíacas. Doenças pulmonares localizadas, como fibrose e formações císticas, usualmente causam uma redução local do fluxo. O mesmo é verdadeiro para o tromboembolismo pulmonar, no qual a redução local no fluxo sanguíneo, conforme determinado por um escaneamento da perfusão, é usualmente acoplada à ventilação normal, e este padrão fornece importante informação diagnóstica. Carcinomas bronquiais podem reduzir o fluxo sanguíneo regional, e ocasionalmente uma pequena lesão hilar pode levar a uma redução severa do fluxo sanguíneo a um pulmão, presumivelmente por meio de compressão da artéria pulmonar principal. Doenças pulmonares generalizadas, como a DPOC e asma bronquial, também causam frequentemente desigualdade do fluxo sanguíneo. Algumas vezes, pacientes asmáticos cuja doença acredita-se que esteja relativamente bem controlada mostram piora marcante do fluxo sanguíneo em algumas regiões pulmonares.

Cardiopatias frequentemente alteram a distribuição do fluxo sanguíneo, como poderia ser esperado pelos fatores responsáveis pela distribuição normal (Fig. 4-11). Por exemplo, pacientes com hipertensão pulmonar ou aumento do fluxo sanguíneo por meio de desvios da esquerda para a direita usualmente mostram uma distribuição mais uniforme do fluxo sanguíneo.[45] Doenças nas quais a pressão arterial pulmonar está reduzida, como na tetralogia de Fallot com pulmões oligêmicos, estão associadas à diminuição da perfusão dos ápices pulmonares. O aumento da pressão venosa pulmonar, como na estenose mitral, inicialmente causa uma distribuição mais uniforme que o normal. Entretanto, em fases mais avançadas da doença, uma inversão da distribuição normal do fluxo sanguíneo ocorre frequentemente, sendo que as zonas mais superiores são mais perfundidas que os inferiores. O mecanismo para esse desvio ainda não é completamente compreendido, mas, como indicado anteriormente, acredita-se que o edema perivascular levando à maior resistência vascular dos vasos extra-alveolares seja um fator.

CONTROLE ATIVO DA CIRCULAÇÃO PULMONAR

A distribuição do fluxo sanguíneo pulmonar e as relações entre pressão e fluxo da circulação pulmonar são normalmente dominadas por efeitos passivos do gradiente de pressão hidrostática descrito anteriormente. Assim, os papéis da gravidade, da variação nos comprimentos e diâmetros vasculares bem como do recrutamento e distensão podem corresponder a muito do comportamento da circulação normal. A circulação pulmonar adulta normal apresenta uma quantidade limitada de musculatura lisa nas paredes dos vasos, e o controle ativo do tônus vascular é fraco. Entretanto, em algumas condições, há um aumento na quantidade de musculatura lisa. Esse é o caso no pulmão fetal, em situações de residir por muito tempo em altas altitudes, e na hipertensão pulmonar prolongada. Nessas situações, o tônus da musculatura lisa vascular possui um papel mais significativo. Entretanto, alguma parte do controle ativo da circulação ocorre nos pulmões normais.

Vasoconstrição Pulmonar Hipóxica

Em uma região de um pulmão com hipóxia alveolar, o músculo liso vascular se contrai e aumenta a resistência vascular local, o que pode reduzir o fluxo sanguíneo. O mecanismo preciso de tal vasoconstrição pulmonar hipóxica ainda é desconhecido, mas, como pode ser observado em pulmões isolados excisados, ele claramente não depende de conexões do sistema nervoso central. Ademais, pode ser demonstrado que segmentos excisados da artéria pulmonar contraem se seu ambiente se tornar hipóxico, fazendo com que pareça uma ação local da hipóxia sobre a artéria por si só. Também é sabido que é a P_{O_2} do gás alveolar, e não do sangue arterial pulmonar, que determina principalmente a resposta.[46] Isso pode ser provado pela perfusão de um pulmão com sangue com uma alta P_{O_2} ao mesmo tempo da manutenção de baixa P_{O_2} alveolar; sob essas condições, a resposta vasoconstritora ainda ocorre.

Os mecanismos da vasoconstrição pulmonar hipóxica ainda não são completamente compreendidos. Estudos indicam que canais de potássio voltagem-dependentes nas células musculares lisas estão envolvidos, levando a um aumento das concentrações intracelulares do íon cálcio.[47-50] Pode haver funções para substâncias vasoativas geradas por células endoteliais. Mais detalhes são discutidos no Capítulo 6.

Substâncias vasoativas derivadas do endotélio possuem uma função. O *óxido nítrico* (ON) é um fator relaxante derivado do endotélio para vasos sanguíneos. É formado a partir da L-arginina e é uma via final comum para uma variedade de processos biológicos. O ON ativa a guanilato ciclase solúvel, o que leva ao relaxamento da musculatura lisa pela síntese da guanosina monofosfato cíclica. Inibidores da síntese de ON aumentam a vasoconstrição pulmonar hipóxica em preparações animais, e o ON inalado reduz a vasoconstrição pulmonar hipóxica em humanos.[51] A concentração inalada necessária de ON é extremamente baixa (cerca de 20 partes por milhão), e o gás é muito tóxico em altas concentrações. Os efeitos do ON sobre a compatibilidade ventilação/perfusão (ver adiante) e P_{O_2} arterial em pacientes acometidos por pneumopatias depende se a vasodilatação aumenta a perfusão de regiões bem ventiladas do pulmão ou não.[52]

Peptídios vasoconstritores, conhecidos como endotelinas e liberados por células endoteliais vasculares pulmonares, podem participar também.[53] Seu papel em processos fisiológicos normais e patológicos ainda está sendo avaliado, mas antagonistas da endotelina têm se tornado importantes agentes terapêuticos na hipertensão arterial pulmonar.

A curva de estímulo e resposta da vasoconstrição pulmonar hipóxica é muito não linear (Fig. 4-12). Quando a P_{O_2} alveolar é alterada na faixa acima de 100 mm Hg, pouca alteração na resistência vascular ocorre. Entretanto, quando a P_{O_2} alveolar é reduzida para aproximadamente 70 mm Hg, a vasoconstrição começa, e, em uma P_{O_2} muito baixa, próxima aos níveis do sangue venoso misto, o fluxo sanguíneo local pode ser quase abolido. Os dados demonstrados na Figura 4-12 são de gatos anestesiados.[54] Entretanto, há diferenças entre as espécies nas curvas de estímulo e resposta. Por exemplo, no bicho-preguiça (um pequeno mamífero sul-americano), há quase uma redução linear do fluxo sanguíneo entre valores de P_{O_2} alveolar de 150 e 40 mm Hg.[55] A preparação na qual estas aferições foram realizadas teve as vantagens adicionais de que o tórax estava fechado, e as aferições foram realizadas em uma região muito pequena do pulmão. Estas condições provavelmente fornecem a melhor informação sobre o papel do fenômeno da regulação local do fluxo sanguíneo.

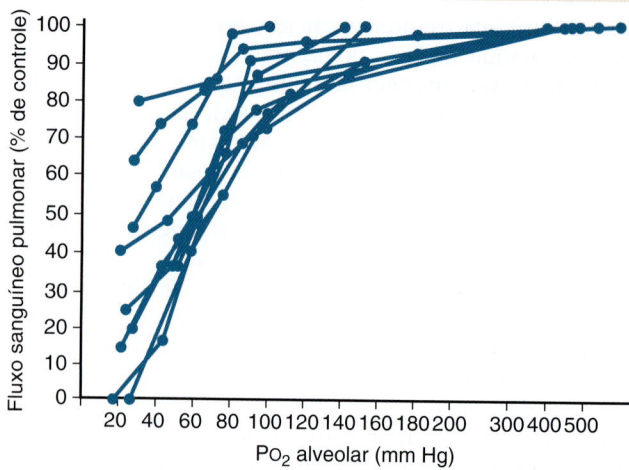

Figura 4-12 Curvas de estímulo-resposta de vasoconstrição pulmonar hipóxica. O fluxo sanguíneo pulmonar é demonstrado em relação à P_{O_2} alveolar em preparações pulmonares felinas. (Redesenhada de Barer GF, Howard P, Shaw JW: Stimulus-response curves for the pulmonary vascular bed to hypoxia and hypercapnia. *J Physiol [Lond]* 211:139-155, 1970.)

O principal local de vasoconstrição é nas pequenas artérias pulmonares.[56] No pulmão humano normal, as pequenas artérias possuem uma escassa quantidade de musculatura lisa, a qual pode ser desigual em sua distribuição. Isso pode explicar por que, mesmo em situações de hipóxia alveolar global (p.ex., em altas altitudes), a vasoconstrição é, todavia, desigual. Por exemplo, a hipóxia alveolar quase dobra a dispersão de tempos de trânsito através da circulação pulmonar de um lobo de um pulmão de um cão,[57] e a distribuição de partículas de nanquim injetadas na circulação pulmonar durante a hipóxia alveolar é mais desigual que durante a normoxia.[58] Essa distribuição desigual provavelmente tem um papel no mecanismo do edema pulmonar por altas altitudes[59] (ver adiante).

A vasoconstrição pulmonar hipóxica possui o efeito de direcionar o fluxo sanguíneo para longe das regiões hipóxicas do pulmão, o que é benéfico para as trocas gasosas. Com todos os outros parâmetros iguais, isso reduz a quantidade de desigualdade ventilação/perfusão em um pulmão doente e limita a depressão da P_{O_2} arterial. Um exemplo disso é visto em pacientes com asma quando são tratados com determinados broncodilatadores. Isso algumas vezes reduz a P_{O_2} arterial como resultado de um aumento no fluxo sanguíneo em áreas pobremente ventiladas.[60,61] Em pacientes acometidos por DPOC severa com elevada pressão arterial pulmonar, o tratamento noturno prolongado com oxigênio mostrou reduzir o grau da hipertensão pulmonar e melhorar o prognóstico nestes pacientes. O mecanismo é presumivelmente a inibição gradativa por hiperóxia do tônus da musculatura lisa causado originalmente pela hipóxia. A redução na hipertensão pulmonar, por sua vez, reduz a sobrecarga sobre o ventrículo direito.

Residir em altas altitudes resulta em vasoconstrição pulmonar hipóxica, tanto em moradores novos como em permanentes. O aumento na pressão arterial pulmonar é especialmente marcante durante o exercício. Se oxigênio 100% é administrado em indivíduos normais após exposição à hipóxia por pelo menos 2 semanas, a pressão arterial pulmonar não retorna imediatamente ao nível normal.[62] Isso sugere que a hipóxia já induziu alguma alteração estrutural nos vasos pulmonares e novos experimentos demonstram alterações nos canais iônicos que controlam a contração da musculatura lisa em vasos pulmonares que dependem da HIF-1a.[62a] Há considerável variação com relação à resposta da pressão arterial pulmonar à hipóxia alveolar, levando alguns investigadores a dividir os indivíduos em "responsivos" e "não responsivos".

Provavelmente, o papel mais importante da vasoconstrição pulmonar hipóxica é o período perinatal. Durante a vida fetal, quando os pulmões não realizam trocas gasosas, a resistência vascular pulmonar é muito alta, em parte por conta da vasoconstrição hipóxica, e somente cerca de 15% do débito cardíaco flui através dos pulmões. O resto desvia dos pulmões pelo ducto arterioso. A vasoconstrição é particularmente efetiva por conta da abundância da musculatura lisa nas artérias pulmonares. Ao nascimento, quando as primeiras respirações oxigenam os alvéolos, a resistência vascular cai dramaticamente em razão do relaxamento da musculatura lisa vascular, e o fluxo sanguíneo pulmonar aumenta enormemente. Nesta situação, a liberação da vasoconstrição hipóxica é crítica na transição da respiração placentária para o ar, e é esta situação que é presumivelmente responsável pela pressão evolucionária que mantém o fenômeno.

Outras Substâncias Fisiológicas que Afetam a Circulação Pulmonar

Vários peptídios e outras substâncias podem alterar potencialmente o tônus muscular dos vasos sanguíneos pulmonares, embora os papéis dessas substâncias sob condições fisiológicas ainda estejam sendo esclarecidos.[63] Elas incluem a angiotensina II, bradicinina, vasopressina, peptídio natriurético atrial, endotelina, somatostatina, produtos de ambos os braços da cicloxigenase e lipoxigenase da cascata do ácido aracdônico, e peptídios relacionados com o gene da calcitonina. Algumas substâncias revelam diferenças entre espécies, e algumas evocam tanto vasoconstrição quanto vasodilatação, dependendo da sua concentração. Aminas biogênicas, como a acetilcolina, histamina, serotonina e norepinefrina também afetam a musculatura lisa vascular pulmonar.

LESÃO AOS CAPILARES PULMONARES POR ALTO ESTRESSE DA PAREDE

A barreira hematogasosa apresenta um dilema básico. Por um lado, a barreira tem de ser extremamente delgada, a fim de permitir troca gasosa eficiente por difusão passiva. Por outro lado, a barreira deve ser imensamente forte por conta dos grandes estresses mecânicos que ocorrem na parede capilar quando a pressão nos capilares sobe ou quando a parede é estirada pela inflação pulmonar em grandes volumes. Há evidências de que a barreira hematogasosa seja somente forte o suficiente para suportar o maior estresse possível ao qual ela é normalmente submetida. Altas pressões capilares incomuns ou volumes pulmonares resultam em dano ultraestrutural ou "falha por estresse" da parede capilar, levando a um tipo de alta permeabilidade do edema pulmonar, ou até mesmo hemorragia pulmonar.

Quando a pressão transmural capilar é elevada em preparações animais, é observada lesão do endotélio capilar, epitélio alveolar ou algumas vezes de todas as camadas da parede capilar. No pulmão de um coelho, as primeiras alterações são vistas em uma pressão transmural de aproximadamente 24 mm Hg, e a frequência de intervalos aumenta conforme a pressão é elevada.[64] Embora à primeira vista estas pressões capilares pareçam ser muito altas, existem evidências fortes de que a pressão capilar é elevada até cerca de 30 (mm Hg) no pulmão normal durante o exercício pesado.[65] Isso ocorre de maneira ampla secundariamente ao aumento da pressão de preenchimento ventricular esquerdo.[66]

Pode ser demonstrado que, nestas pressões transmurais capilares elevadas, os estresses em "arco" ou circunferenciais na parede capilar se tornam extremamente altos. De fato, eles alcançam o estresse necessário para quebra do colágeno. A principal razão para esses estresses muito altos é o extremo adelgaçamento da parede, a qual, no pulmão humano, é menor que 0,3 μm em alguns locais. Acredita-se agora que a força da barreira hematogasosa no lado delgado vem do colágeno tipo IV nas membranas basais. A espessura da camada de colágeno tipo IV é somente de aproximadamente 50 nm.

A falha por estresse é o mecanismo de várias condições clínicas caracterizadas por edema pulmonar ou hemorragia por alta permeabilidade.[67] Foi demonstrado que edema pulmonar neurogênico está associado a pressões capilares muito altas, o edema é do tipo de alta permeabilidade, e que o dano ultraestrutural aos capilares ocorreu, o que é consistente com falha por estresse. O edema pulmonar por altas altitudes é aparentemente causado por vasoconstrição pulmonar hipóxica irregular (referida anteriormente), o que permite que alguns capilares sejam expostos a altas pressões.[68] Novamente, o edema é do tipo de alta permeabilidade, e as alterações ultraestruturais típicas nos capilares foram demonstradas em preparações animais.[69]

Uma condição particularmente interessante é observada em cavalos de corrida, que podem sofrer hemorragias pulmonares enquanto galopam. Isso é muito comum e é causado por pressões capilares pulmonares extremamente altas, as quais alcançam até 100 mm Hg. Evidências diretas de falha por estresse dos capilares pulmonares foram demonstradas nestes animais.[70] De fato, existem evidências de que atletas humanos de elite desenvolvem algumas alterações ultraestruturais em suas barreiras hematogasosas durante exercício extremo, porque concentrações significativamente altas de hemácias, proteína total e leucotrienos B_4 são observadas em seus lavados broncoalveolares comparados a indivíduos sedentários.[71] Isso acontece somente em níveis extremamente altos de exercício.[72] Um grupo semelhante de atletas que foi submetido a exercícios em níveis submáximos durante uma hora não revelou alterações no lavado broncoalveolar.[73]

A inflação exagerada dos pulmões sabidamente aumenta a permeabilidade dos capilares pulmonares. A falha por estresse é aparentemente o mecanismo, pois foi demonstrado que, para a mesma pressão transmural capilar, a frequência de dano à parede capilar é amplamente elevada em altos volumes pulmonares.[74] Isso ocorre porque uma parte da tensão elevada na parede alveolar que está associada à inflação pulmonar é transmitida à parede capilar. Isso pode ser importante na lesão pulmonar induzida por ventilador. Finalmente, condições nas quais a membrana basal da parede capilar é lesada estão associadas à hemorragia alveolar.

FUNÇÕES NÃO RESPIRATÓRIAS DA CIRCULAÇÃO PULMONAR

Embora o propósito principal da circulação pulmonar seja fornecer ao pulmão o sangue venoso misto para que o oxigênio possa ser adicionado e dióxido de carbono removido, a circulação pulmonar tem outras funções, particularmente aquelas metabólicas.

Uma série de substâncias vasoativas são metabolizadas pelo pulmão.[75] Por ser o único órgão cuja circulação recebe todo o débito cardíaco, o pulmão está estrategicamente situado para modificar substâncias hematógenas. De fato, uma fração substancial de todas as células endoteliais vasculares no corpo está localizada nos pulmões.

O único exemplo conhecido de ativação biológica pela passagem através da circulação pulmonar é a conversão do polipeptídio angiotensina I relativamente inativo ao potente vasoconstritor angiotensina II.[76] Esta chega a ser até 50 vezes mais ativa que seu precursor, mas não é afetada pela passagem através dos pulmões. A conversão da angiotensina I é catalisada por uma enzima, enzima conversora de angiotensina I, a qual está localizada em pequenas fossas (cavéolos intracelulares) na superfície das células endoteliais capilares.

Uma série de substâncias vasoativas é completa ou parcialmente inativada durante a passagem pelos pulmões. A bradicinina é amplamente inativada (até 80%), e a enzima responsável é a enzima conversora de angiotensina I. O pulmão é o principal local de inativação da serotonina (5-hidroxitriptamina), não por degradação enzimática, mas por um processo de captação e armazenamento. Uma parte da serotonina pode ser transferida às plaquetas no pulmão ou armazenada de outra forma e liberada durante a anafilaxia. As prostaglandinas E_1, E_2 e $F_{2\alpha}$ também são inativadas nos pulmões. A norepinefrina também é removida pelos pulmões de alguma forma (até 30%). A histamina parece não ser afetada pelos pulmões intactos.[75]

Alguns materiais vasoativos são normalmente sintetizados ou armazenados dentro do pulmão, mas podem ser liberados na circulação em condições patológicas. Por exemplo, na anafilaxia, ou durante um ataque de asma, a histamina, bradicinina, prostaglandinas e "substâncias de reação lenta" são secretadas na circulação. Outras condições nas quais o pulmão pode liberar agentes químicos potentes incluem embolia pulmonar (Cap. 57) e hipóxia alveolar.

Há também evidências de que o pulmão possua um papel no mecanismo de coagulação do sangue sob condições normais e anormais. Por exemplo, no interstício, há um grande número de mastócitos contendo heparina. Além disso, o pulmão é capaz de secretar imunoglobulinas especiais, particularmente imunoglobulina A, no muco bronquial, a qual contribui para suas defesas contra infecções. A síntese de fosfolipídios como dipalmitoilfosfatidilcolina, um componente do surfactante pulmonar (Cap. 8), é uma importante função das células alveolares tipo II, prevenindo o colapso pulmonar. A produção e remoção do surfactante é rápida, e, se o fluxo sanguíneo a uma região do pulmão é obstruído (p.ex., por um êmbolo), o surfactante pode ser localmente esgotado com consequente atelectasia. A síntese de proteínas também é significativa, pois o colágeno e a elastina formam o arcabouço estrutural do pulmão. Sob condições anormais, as proteases são aparentemente liberadas por leucócitos ou macrófagos no pulmão, causando quebra de proteínas e possivelmente enfisema (Cap. 43). Outra importante atividade é o metabolismo de carboidratos, especialmente a elaboração de mucinas e proteoglicanos do muco bronquial (Cap. 10).

Além de suas funções metabólicas, o pulmão possui outras funções fora seu papel primário de troca gasosa. Uma delas é atuar como reservatório de sangue. Conforme mencionado previamente, o pulmão apresenta uma capacidade marcante de reduzir sua resistência vascular pulmonar por meio de mecanismos de recrutamento e distensão, à medida que as pressões vasculares são elevadas. Os mesmos mecanismos permitem que o pulmão aumente seu volume sanguíneo com elevações relativamente pequenas nas pressões arterial ou venosa pulmonares. Tais alterações podem ser observadas, por exemplo, quando um indivíduo deita após levantar e o sangue é drenado das pernas para os pulmões.

Outra função dos pulmões é filtrar o sangue. Pequenos trombos intravasculares são removidos da circulação antes que eles possam alcançar o cérebro ou outros órgãos vitais. Existem também evidências de que vários leucócitos são sequestrados pelos pulmões, embora o significado disso não esteja esclarecido.

TRANSPORTE DE GASES NO SANGUE

A pressão parcial de um gás é um importante conceito em qualquer discussão sobre troca gasosa, como descrito posteriormente na seção sobre troca gasosa. A pressão parcial de um gás (P) é calculada pela multiplicação de sua concentração pela pressão total. Por exemplo, a P_{O_2} em um ambiente de ar seco ao nível do mar é de 159 mm Hg (0,209 x 760 mm Hg), onde o oxigênio corresponde a 20,9% do ar do ambiente e a pressão atmosférica é de 760 mm Hg. Entretanto, a relação entre concentração de oxigênio e P_{O_2} no sangue não é linear e é comumente descrita por uma curva de dissociação de oxigênio. Considerações semelhantes são aplicadas ao dióxido de carbono no sangue. Os fatores fisiológicos que determinam as curvas de dissociação do oxigênio e dióxido de carbono são considerados posteriormente.

OXIGÊNIO

O oxigênio é transportado no sangue de duas formas. Uma pequena quantidade é dissolvida, mas de longe o componente mais importante está em combinação com a hemoglobina.

O oxigênio dissolvido possui um papel pequeno no transporte de oxigênio, pois a solubilidade do oxigênio é muito baixa (0,003 mL de O_2/100 mL de sangue/mm Hg). Assim, o sangue arterial normal com uma P_{O_2} de aproximadamente 100 mm Hg contém somente 0,3 mL de oxigênio dissolvido por 100 mL, enquanto cerca de 20 mL estão combinados com a hemoglobina.

O oxigênio dissolvido pode-se tornar importante sob algumas condições. A mais comum ocorre quando é administrado oxigênio 100% a um paciente para respirar. Isso aumenta tipicamente a P_{O_2} alveolar a níveis acima de 600 mm Hg, resultando, se os pulmões estiverem normais, em aumento do oxigênio dissolvido de 0,3 a 2 mL/100 mL de sangue. Esse oxigênio dissolvido então se torna uma proporção significativa da diferença de concentração normal entre oxigênio arterial e venoso, de aproximadamente 5 mL de O_2/100 mL de sangue.

A hemoglobina consiste no grupo heme, um composto formado por ferro-porfirina, e uma proteína (globina) que apresenta quatro cadeias polipeptídicas. Existem dois tipos de cadeias, α e β, e as diferenças em suas sequências de aminoácidos dão origem a diferentes tipos de hemoglobina humana. O neonato possui predominantemente hemoglobina F (fetal), a qual é gradualmente substituída durante o primeiro ano de vida. A hemoglobina anormal, hemoglobina S (falciforme), apresenta uma afinidade reduzida pelo oxigênio, e, além disso, a forma desoxigenada tende a cristalizar dentro da hemácia. Isso faz com que o formato da célula seja alterado, de bicôncavo para falciforme, resultando em aumento da fragilidade e probabilidade da formação de trombo. Várias hemoglobinas anormais com afinidades por oxigênio alteradas têm sido descritas.

A metemoglobina é formada quando o íon ferroso da hemoglobina A normal é oxidado à sua forma férrica, geralmente como resultado de exposição a várias drogas e agentes químicos, incluindo nitritos, sulfonamidas e acetanilida. Em uma forma de metemoglobinemia hereditária, há deficiência da enzima citocromo $b5$ redutase dentro da hemácia. A metemoglobina não é útil ao transporte de oxigênio; além disso, ela aumenta a afinidade pelo oxigênio da hemoglobina restante, prejudicando assim a descarga de oxigênio nos tecidos.

A cianose refere-se à coloração azulada da pele ou membranas mucosas quando a hemoglobina é insaturada. Não é um sinal confiável de hipoxemia; se houver suspeita de hipoxemia, a P_{O_2} arterial deve ser aferida. A cianose depende da quantidade de hemoglobina reduzida presente e, portanto, é frequentemente marcante em pacientes com policitemia, mas é de difícil detecção na presença de anemia.

O sangue é capaz de transportar grandes quantidades de oxigênio porque esta molécula forma uma combinação facilmente reversível com a hemoglobina (Hb), para formar oxiemoglobina (HbO_2):

$$O_2 + Hb \rightleftharpoons HbO_2 \quad [11]$$

A relação entre a pressão parcial de oxigênio e o número de locais de ligação da hemoglobina que tem oxigênio ligado é conhecido como *curva de dissociação de oxigênio* (Fig. 4-13). Cada grama de hemoglobina pura pode-se combinar a 1,39 mL de oxigênio e, no sangue normal com 15 gramas de Hb/100 mL, a *capacidade de oxigênio* (alcançada quando todos os locais de ligação estão preenchidos) é de 1,39 x 15, ou aproximadamente de 20,8 mL de O_2/100 mL de sangue. A *concentração total de oxigênio* de uma amostra de sangue (expressa como ml de O_2/100 mL de sangue), o que inclui o oxigênio combinado à hemoglobina e o oxigênio dissolvido, é dada por

$$\text{Concentração de } O_2 = (1,39 \times Hb) \times \frac{\% \text{ saturação}}{100} + (0,003 \times P_{O_2}) \quad [12]$$

onde Hb é a concentração de hemoglobina.

A forma característica da curva de dissociação de oxigênio possui várias vantagens. O fato de que a porção superior é quase que plana significa que uma queda de 20 a 30 mm Hg na P_{O_2} arterial em um indivíduo saudável com um valor inicialmente normal (p.ex., cerca de 100 mm Hg) causa somente uma pequena redução na concentração arterial de oxigênio. Entretanto, isso também significa que o monitoramento não invasivo da saturação de oxigênio por oximetria de pulso frequentemente falhará em indicar quedas substanciais na P_{O_2} arterial. Outra consequência da parte superior plana da curva é que a carga difusiva de oxigênio nos capilares pulmonares é acelerada. Isso resulta da grande diferença de pressão parcial entre o gás alveolar e sangue capilar que continua a existir mesmo quando a maior parte do oxigênio foi carregada. A porção inferior íngreme da curva de dissociação de oxigênio significa que quantidades consideráveis de oxigênio podem ser descarregadas aos tecidos periféricos com somente uma queda relativamente pequena na P_{O_2} capilar. Isso mantém uma grande diferença de pressão parcial entre o sangue e os tecidos, o que ajuda no processo de difusão. Uma medida útil da posição da curva de dissociação é a P_{O_2} para uma saturação de oxigênio de 50%; isso é conhecido como P_{50}. O valor normal para o sangue humano é de aproximadamente 27 mm Hg.

Vários fatores afetam a posição da curva de dissociação de oxigênio (Fig. 4-13). É desviada para a direita por um aumento da temperatura, concentração do íon hidrogênio, P_{CO_2}, e concentração de 2,3-difosfoglicerato (2,3-DPG) na hemácia. Um desvio para a direita indica que a afinidade do oxigênio pela hemoglobina está reduzida. A maior parte do efeito da P_{CO_2} aumentada sobre a redução da afinidade do oxigênio ocorre devido ao aumento das concentrações de H^+. Isso é chamado de *efeito Bohr*, e uma consequência é que, conforme aumenta a concentração de dióxido de carbono no sangue periférico, a descarga de oxigênio é auxiliada. Um desvio para a direita também é causado pela 2,3-DPG, um produto final do metabolismo das hemácias.[77,78] A concentração de 2,3-DPG pode ser aumentada em situações de hipoxia crônica. A concentração de 2,3-DPG cai no sangue armazenado, o que pode levar o sangue a ter uma alta afinidade por oxigênio, mas com dificuldade de liberação de oxigênio aos tecidos.

Pequenas quantidades de monóxido de carbono no sangue aumentam a afinidade do oxigênio restante pela hemoglobina e, portanto, causam um desvio para a esquerda da curva de dissociação. Como resultado, a descarga de oxigênio nos tecidos periféricos é prejudicada. Além disso, claro, a concentração de oxigênio do sangue é reduzida porque uma parte da hemoglobina está ligada ao monóxido de carbono. Isso é particularmente perigoso porque quimiorreceptores arteriais respondem a diminuições apenas na P_{O_2}, fazendo com que as respostas fisiológicas usuais à hipoxemia estejam ausentes.

DIÓXIDO DE CARBONO

O dióxido de carbono é transportado no sangue de três formas: dissolvido (cerca de 5% do total), como bicarbonato (por volta de 90%) e em combinação com proteínas como compostos carbaminos (em torno de 5%). O dióxido de carbono dissolvido possui um papel muito mais significativo em seu carreamento que o oxigênio, porque ele é 24 vezes mais solúvel que o oxigênio no sangue. Por exemplo, aproximadamente 10% do dióxido de carbono que chega até o gás alveolar pelo sangue venoso misto vêm da forma dissolvida.

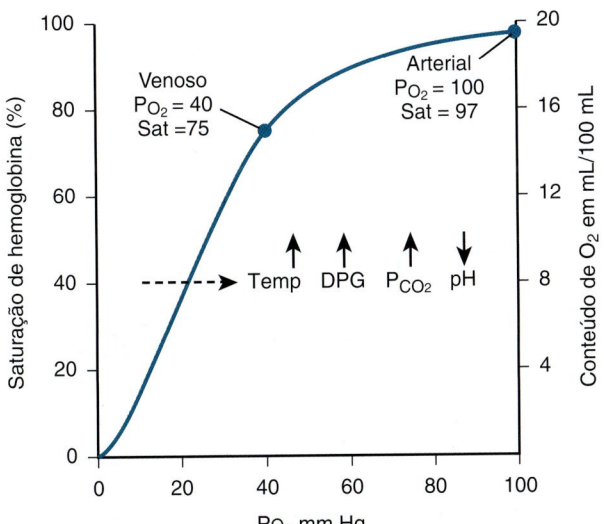

Figura 4-13 A curva de dissociação do oxigênio revelando valores típicos para o sangue arterial e venoso misto. A curva está desviada para a direita por elevações da temperatura, P_{CO_2}, 2,3-difosfoglicerato (2,3-DPG) e concentração de H^+. Sat, saturação. (Redesenhada de West JB: *Respiratory physiology – the Essentials*, ed9, Baltimore, 2012, Lippincott Williams & Wilkins.)

O bicarbonato é formado no sangue pela seguinte reação de hidratação:

$$CO_2 + H_2O \overset{CA}{\rightleftharpoons} H_2CO_3 \rightleftharpoons H^+ + HCO_3^- \qquad [13]$$

A hidratação do dióxido de carbono a ácido carbônico (e vice-versa) é catalisada pela enzima anidrase carbônica (AC), a qual está presente em altas concentrações nas hemácias, mas ausente no plasma (alguma parte da anidrase carbônica está aparentemente localizada na superfície de células endoteliais de capilares pulmonares). Como a maior parte da anidrase carbônica está nas hemácias, o dióxido de carbono é hidratado em sua maioria aqui, e o íon bicarbonato sai da hemácia para ser substituído por íons cloreto a fim de manter a neutralidade elétrica (desvio de cloreto). Alguns dos íons de hidrogênio formados na hemácia são ligados à hemoglobina, e como a hemoglobina reduzida é um melhor aceptor de prótons que a forma oxigenada, o sangue desoxigenado pode carrear mais dióxido de carbono para uma dada P_{CO_2} que o sangue oxigenado pode (Fig. 4-14). Isso é conhecido como *efeito Haldane*.

Compostos carbamino são formados quando o dióxido de carbono se combina com grupamentos amina terminais de proteínas sanguíneas. A proteína mais importante é a globina da hemoglobina. A hemoglobina reduzida pode se ligar a mais dióxido de carbono que a hemoglobina oxigenada, fazendo com que a descarga de oxigênio nos capilares periféricos facilite a carga de dióxido de carbono, enquanto a oxigenação possui o efeito oposto.

A curva de dissociação do dióxido de carbono descrevendo a relação entre a P_{CO_2} e a concentração total de dióxido de carbono é demonstrada na Figura 4-14. Note que a curva é muito mais linear em sua faixa de trabalho que a curva de dissociação de oxigênio (Fig. 4-13) e também que, como já observamos, quanto menor a saturação de hemoglobina com oxigênio, maior a concentração de dióxido de carbono para uma dada P_{CO_2}.

O transporte de dióxido de carbono pelo sangue possui um papel importante no estado acidobásico do organismo. Esse tópico é discutido detalhadamente no Capítulo 7.

TROCA GASOSA

A principal função dos pulmões é a troca gasosa, ou seja, permitir que o oxigênio se movimente do ar para o sangue e que o dióxido de carbono seja expelido. Agora é estabelecido que o movimento de gás pela interface sangue-gás ocorre por difusão passiva simples — ou seja, por movimentação randômica (browniano) em uma velocidade determinada pela temperatura. A difusão resulta na transferência final de moléculas a partir de uma área de alta pressão parcial para uma de baixa pressão parcial, e o transporte ativo não é necessário. A estrutura pulmonar comporta muito bem este mecanismo de troca gasosa. A barreira sangue-gás é extremamente delgada (somente 0,3 μm sobre grande parte de sua extensão), e sua área está entre 50 e 100 metros quadrados. A barreira sangue-gás é ideal para sua função de troca gasosa, pois a lei de Fick de difusão diz que a quantidade de gás que se move por uma camada tecidual é proporcional à sua área e inversamente proporcional à sua espessura.

Um importante conceito em qualquer discussão sobre troca gasosa é a pressão parcial. Conforme descrito anteriormente em "Transporte de gases no sangue", a pressão parcial de um gás é o produto de sua concentração e da pressão total. Por exemplo, a $P_{O_2} = 0,209 \times 760$ mm Hg = 159 mm Hg em um ambiente seco com oxigênio a 20,9% ao nível do mar, onde a pressão atmosférica é de 760 mm Hg. Quando o ar é inalado pelas vias aéreas superiores, é aquecido e saturado com vapor d'água. A pressão do vapor d'água em 37°C é de 47 mm Hg. Sob tais condições, a pressão total de gás seco é somente de 760 − 47 = 713 mm Hg. A P_{O_2} do ar úmido inspirado é portanto (20,9/100) × 713 = 149 mm Hg. De forma geral, a relação entre a pressão parcial (P) e a concentração fracional (F) de um gás quando vapor d'água está presente é dada por Px = Fx (Pb − P_{H_2O}), onde "Pb" corresponde à pressão atmosférica e "x" refere-se à espécie do gás.

A Figura 4-15 mostra uma visão geral da cascata de oxigênio do ar que respiramos até os tecidos onde é utilizado. A linha sólida marcada "perfeita" representa uma situação ideal que não existe de fato, mas traz um panorama útil para propósitos de discussão. Uma das primeiras surpresas é que, no momento que o oxigênio alcançou os alvéolos, sua pressão parcial caiu de aproximadamente 150 mm Hg para 100 mm Hg. A razão para este declínio é que a P_{O_2} no

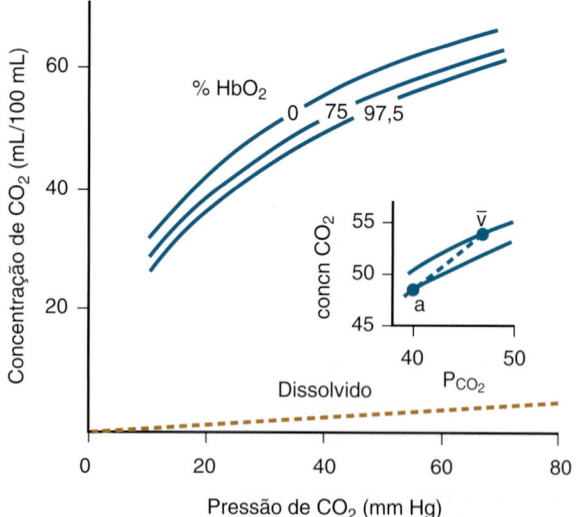

Figura 4-14 Curvas de dissociação do dióxido de carbono para o sangue com diferentes saturações de oxigênio (HbO₂). *Inserção,* A "curva fisiológica" entre sangue arterial (a) e venoso misto ($\bar{v}$). concn, concentração. (Redesenhada de West JB: *Respiratory physiology – the Essentials*, ed 9, Baltimore, 2012, Lippincott Williams & Wilkins.)

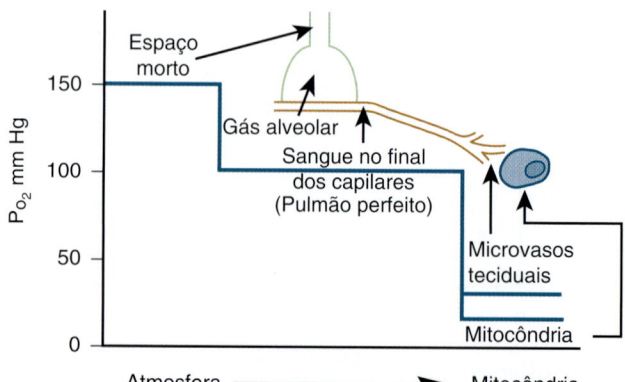

Figura 4-15 Esquema das pressões parciais de oxigênio do ar para os tecidos. Isso mostra uma situação hipoteticamente perfeita. (Redesenhada de West JB: *Ventilation/blood flow and gas Exchange*, ed 5, Oxford, 1990, Blackwell Scientific.)

gás alveolar é determinada por um balanço entre estes dois fatores. Por um lado, nós temos a adição essencialmente contínua do oxigênio pelo processo de ventilação alveolar; e por outro, a remoção contínua de oxigênio pelo fluxo sanguíneo pulmonar. O resultado final é que a P_{O_2} alveolar se estabelece em torno de 100 mm Hg.

É verdade que o processo de ventilação é intermitente com cada respiração, e não contínuo. Pelo mesmo atributo, o fluxo sanguíneo capilar pulmonar é sabidamente pulsátil. Entretanto, o volume de gás no pulmão na CRF é suficiente para atenuar essas oscilações, fazendo com que a P_{O_2} alveolar varie em somente 3 ou 4 mm Hg com cada respiração, e menos com cada batimento cardíaco. Assim, a ventilação alveolar e o fluxo sanguíneo capilar podem ser considerados como processos contínuos do ponto de vista da troca gasosa. Isso simplifica consideravelmente a consideração da troca gasosa.

Em um pulmão ideal (Fig. 4-15), o sangue venoso pulmonar efluente (que se torna o sangue arterial sistêmico) teria a mesma P_{O_2} do gás alveolar, ou seja, por volta de 100 mm Hg. Esse é quase o caso no pulmão normal. Entretanto, quando o sangue arterial alcança os tecidos periféricos, a P_{O_2} cai substancialmente a caminho da mitocôndria. O movimento de oxigênio nos tecidos periféricos ocorre também essencialmente por difusão passiva, e a P_{O_2} mitocondrial é certa e consideravelmente menor que aquela no sangue arterial ou venoso misto. De fato, a P_{O_2} na mitocôndria pode variar consideravelmente por todo o corpo, dependendo do tipo de tecido e da captação de oxigênio. Entretanto, é útil manter em mente que as mitocôndrias são os alvos para o sistema de transporte de oxigênio e que qualquer queda na P_{O_2} arterial causada, por exemplo, por ineficiente troca gasosa pulmonar, deve ser refletida em uma P_{O_2} tecidual menor, se os outros fatores se mantiverem constantes.

Para o dióxido de carbono, o processo é reverso. Não há essencialmente dióxido de carbono no ar inspirado, e a P_{CO_2} alveolar é de aproximadamente 40 mm Hg. Sob condições normais, os valores de P_{CO_2} arterial e alveolar são os mesmos, enquanto a P_{CO_2} do sangue venoso misto está na faixa de 45 a 47 mm Hg. A P_{CO_2} dos tecidos é provavelmente bastante variável, dependendo, por exemplo, do estado metabólico. Entretanto, qualquer ineficácia por parte dos pulmões com relação à remoção do dióxido de carbono tende a aumentar a P_{CO_2} dos tecidos, se os outros fatores forem mantidos constantes.

CAUSAS DE HIPOXEMIA

A hipoxemia se refere a uma redução na P_{O_2} arterial para abaixo dos valores normais. Existem quatro processos principais que podem prejudicar a troca gasosa pulmonar e causam hipoxemia quando se respira ar ambiente ao nível do mar: hipoventilação, limitação da difusão, desvio e desigualdade ventilação/perfusão. Estes serão discutidos agora separadamente.

Hipoventilação

A hipoventilação é utilizada aqui para se referir a condições nas quais a ventilação alveolar está anormalmente baixa com relação à captação de oxigênio ou débito de dióxido de carbono. A ventilação alveolar é o volume de gás fresco inspirado que chega aos alvéolos (i.e., ventilação do espaço não morto), como mencionado anteriormente. Como podemos observar, a hipoventilação sempre causa um aumento da P_{CO_2} arterial e também hipoxemia arterial (a menos que o paciente esteja respirando uma mistura enriquecida com oxigênio). Deve ser notado que outras condições (p.ex., desigualdade ventilação/perfusão) também pode resultar em retenção do dióxido de carbono, e alguns utilizam os termos *hipoventilação* e *retenção de dióxido de carbono* de forma intercambiável. Entretanto, isso pode confundir, porque o dióxido de carbono pode ser retido mesmo quando um paciente estiver respirando mais que o normal, então não utilizamos esses termos de forma intercambiável.

Nós vimos na última seção que a P_{O_2} do gás alveolar é determinada por um equilíbrio entre a taxa de adição de oxigênio pela ventilação alveolar e a taxa de remoção pelo fluxo sanguíneo pulmonar, a fim de satisfazer as demandas de oxigênio dos tecidos. A hipoventilação ocorre quando a ventilação alveolar está reduzida e a P_{O_2} alveolar, portanto, é estabelecida em um nível menor que o normal. Pela mesma razão, a P_{CO_2} alveolar e, portanto, a P_{CO_2} arterial, também são elevadas.

Causas de hipoventilação incluem depressão do centro respiratório por drogas, como derivados da morfina e barbitúricos; doenças do tronco encefálico, como encefalite; anormalidades das vias de condução da medula espinhal, como deslocamento cervical alto; distúrbios das células do corno anterior, incluindo poliomielite, afetando os nervos frênicos ou inervação dos músculos intercostais; distúrbios dos nervos que inervam os músculos respiratórios (p.ex., síndrome de Guillain-Barré); doenças da junção neuromuscular, como a miastenia *gravis*; doenças dos próprios músculos respiratórios, como a distrofia muscular progressiva; anormalidades da caixa torácica (p.ex., esmagamento torácico); obstrução das vias aéreas superiores (p.ex., timoma); hipoventilação associada à obesidade extrema (síndrome de Pickwick), e outras diversas causas, como alcalose metabólica e estados idiopáticos. Para discussão sobre hipoventilação, ver Capítulos 86 e 99.

Note que, em todas essas condições, os pulmões estão normais. Assim, este grupo pode ser claramente distinguido daquelas doenças nas quais a retenção do dióxido de carbono está associada à doença pulmonar crônica. Nessas condições, os pulmões estão anormais, e um importante fator para o aumento da P_{CO_2} é a desigualdade ventilação/perfusão que causa ineficácia severa da troca gasosa pulmonar (ver adiante).

A elevação na P_{CO_2} alveolar como resultado de hipoventilação pode ser calculada utilizando a *equação de ventilação alveolar* (ver seção anterior "Ventilação Total e Alveolar" para derivação):

$$\dot{V}_A = \frac{\dot{V}_{CO_2}}{P_{ACO_2}} \times K \qquad [6]$$

onde K é uma constante. Isso pode ser rearranjado como segue:

$$P_{ACO_2} = \frac{\dot{V}_{CO_2}}{\dot{V}_A} \times K \qquad [14]$$

Como nos pulmões normais a P_{CO_2} alveolar (P_{ACO_2}) e arterial (Pa_{CO_2}) são quase idênticas, podemos escrever:

$$Pa_{CO_2} = \frac{\dot{V}_{CO_2}}{\dot{V}_A} \times K \qquad [15]$$

Esta equação muito importante indica que o nível de P_{CO_2} no gás alveolar ou sangue arterial é inversamente proporcional à ventilação alveolar. Por exemplo, se a ventilação alveolar é reduzida pela metade, a P_{CO_2} dobra. Note, entretanto, que isso é verdade somente após um estado estável ser reestabelecido e a taxa de produção de dióxido de carbono for a mesma de antes. Na prática, se a ventilação alveolar de um paciente for subitamente diminuída (p.ex., pela troca do ajuste do ventilador), a P_{CO_2} é elevada durante um período de 10 a 20 minutos. A elevação inicialmente é rápida e então se torna mais gradativa conforme os estoques de dióxido de carbono são gradativamente preenchidos.[79]

Os mesmos princípios utilizados para o dióxido de carbono podem ser aplicados ao oxigênio para compreender o efeito da hipoventilação sobre a P_{O_2} alveolar (e também arterial). A equação de conservação de massa correspondente para o oxigênio é a seguinte:

$$\dot{V}_{O_2} = \dot{V}_I \times F_{IO_2} - \dot{V}_A \times F_{AO_2} \qquad [16]$$

Aqui, $\dot{V}_I$ é a ventilação alveolar inspirada (algumas vezes escrita como $\dot{V}_{IA}$), enquanto $\dot{V}_A$ é a ventilação alveolar expirada. A equação 16 expressa a captação de oxigênio como a diferença entre a quantidade de oxigênio inalada por minuto (volume de gás inspirado [$\dot{V}_I$] x concentração fracional de oxigênio [FI_{O2}]) e aquela exalada por minuto (volume de ventilação alveolar [$\dot{V}_A$] x concentração fracional de oxigênio no gás alveolar [F_{AO2}]). Normalmente, como um pouco mais de oxigênio é absorvido por minuto que o dióxido de carbono exalado, $\dot{V}_I$ excede $\dot{V}_A$. Entretanto, esta diferença é usualmente menor que 1% da ventilação, e clinicamente pode ser na maioria das vezes ignorada. Se isso for feito, $\dot{V}_I$ pode então ser substituída por $\dot{V}_A$ e a equação 16 é simplificada em

$$\dot{V}_{O_2} = \dot{V}_A \times (F_{IO_2} - F_{AO_2}) \text{ or}$$
$$\dot{V}_{O_2} = \dot{V}_A \times \frac{(P_{IO_2} - P_{AO_2})}{K} \qquad [17]$$

onde P_{IO2} é a pressão parcial de oxigênio no gás inspirado. Assim, a ventilação cai, a P_{AO2} deve cair também para manter a taxa de captação de oxigênio necessária para as funções metabólicas. As equações 14 (reexpressa como $\dot{V}_{CO_2} = \dot{V}_A \times P_{ACO_2} / K$) e 17 podem ser combinadas de forma útil. Se a equação 14 for dividida pela equação 17, nós temos:

$$\frac{\dot{V}_{CO_2}}{\dot{V}_{O_2}} = R = \frac{P_{ACO_2}}{(P_{IO_2} - P_{AO_2})} \qquad [18]$$

Aqui, R é a relação de troca respiratória (volume de dióxido de carbono exalado/oxigênio captado ao mesmo tempo). Tanto K quanto $\dot{V}_A$ são cancelados quando a divisão é realizada. O rearranjo desta equação leva à

$$P_{AO_2} = P_{IO_2} - \frac{P_{ACO_2}}{R} \qquad [19]$$

Essa é chamada de *equação do gás alveolar*, e ela relaciona unicamente P_{O_2} alveolar a P_{CO_2} para dados valores de P_{O_2} inspirada e R. Ela é a base de cálculos de diferença de P_{O_2} alveolar e arterial, um índice comumente utilizado de ineficiência de troca gasosa pulmonar. Como consideramos que $\dot{V}_I = \dot{V}_A$ ao derivar esta equação, é uma aproximação. É possível contabilizar a diferença entre $\dot{V}_I$ e $\dot{V}_A$, e, quando isso é feito, a equação do gás alveolar contém um termo adicional:

$$P_{AO_2} = P_{IO_2} - \frac{P_{ACO_2}}{R} + \left[P_{ACO_2} \times F_{IO_2} \times \frac{(1-R)}{R} \right] \qquad [20]$$

O termo entre colchetes é o fator de correção para a diferença entre os volumes inspirados e expirados. É geralmente pequeno durante a respiração do ar (1 a 3 mm Hg) e pode ser ignorado na maioria das situações clínicas se o paciente estiver respirando ar. Entretanto, se o paciente estiver recebendo uma mistura enriquecida de oxigênio, o fator de correção aumenta; por exemplo, para 10 mm Hg em alguém com níveis normais de gases sanguíneos arteriais respirando oxigênio puro.

Como um exemplo do uso desta equação, suponha que um paciente com pulmões normais tome uma overdose de uma droga barbitúrica que deprima a ventilação alveolar. A P_{CO_2} alveolar do paciente pode subir de 40 para 60 mm Hg (o valor verdadeiro é determinado pela equação de ventilação alveolar). Antes da droga, a P_{O_2} alveolar do paciente pode ser calculada, assumindo R = 1,0, e negligenciando o pequeno fator de correção:

$$P_{AO_2} = P_{IO_2} - (P_{ACO_2}/R)$$
$$= 149 - (40/1)$$
$$= 109 \text{ mm Hg}$$

Após a administração da droga e destas considerações, a P_{O_2} alveolar cai 20 mm Hg:

$$P_{AO_2} = P_{IO_2} - (P_{ACO_2}/R)$$
$$= 149 - (60/1)$$
$$= 89 \text{ mm Hg}$$

Assim, quando R = 1,0, a P_{O_2} alveolar cai 20 mm Hg, que é a mesma quantidade de aumento da P_{CO_2}. Se R = 0,8, o qual é um valor mais típico em repouso, e ignorarmos o fator de correção na equação 20, então, quando a P_{CO_2} for elevada em 20 mm Hg, a P_{O_2} alveolar cai 25 mm Hg, de 99 para 74 mm Hg.

Ambos os exemplos enfatizam que, em termos práticos, a hipoxemia é quase sempre de menor importância comparada à retenção de dióxido de carbono e consequente acidose respiratória. Isso é ilustrado ainda na Figura 4-16, que mostra alterações calculadas na troca gasosa como resultado de hipoventilação. Note que a hipoventilação severa suficiente para dobrar a P_{CO_2} de 40 para 80 mm Hg diminui a P_{O_2} alveolar de somente, digamos, 100 até 50 a 60 mm Hg. Embora a P_{O_2} arterial provavelmente seja poucos milímetros de mercúrio

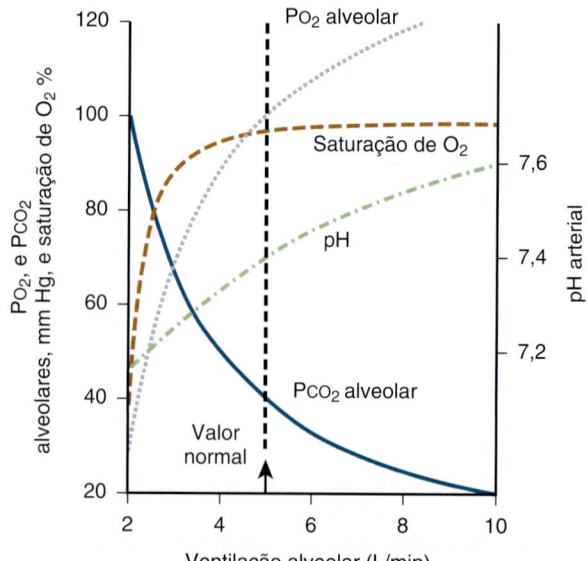

Figura 4-16 Troca gasosa durante alterações na ventilação. Com hipoventilação, note o aumento relativamente importante na P_{CO_2} e consequente queda no pH comparada à modesta queda na saturação arterial de oxigênio. (Redesenhada de West JB: *Respiratory physiology – the Essentials*, ed9, Baltimore, 2012, Lippincott Williams & Wilkins.)

menor que o valor alveolar, a saturação de oxigênio arterial é de aproximadamente 80%. Entretanto, há uma acidose respiratória substancial com um pH arterial de aproximadamente 7,2. Esse fato enfatiza novamente que a hipoxemia não é geralmente tão importante quanto a retenção de dióxido de carbono e acidose respiratória na hipoventilação pura.

Uma característica da hipoventilação alveolar é que, embora a P_{CO_2} arterial esteja sempre elevada, a P_{O_2} arterial pode retornar a níveis normais muito facilmente pela suplementação com oxigênio. Suponha que o paciente com intoxicação barbitúrica que acabamos de discutir seja suplementado com oxigênio a 30% para respirar. Se considerarmos que a ventilação permaneça inalterada, pode ser demonstrado (pela equação 20) que a P_{O_2} alveolar vai de 74 para cerca de 140 mm Hg. Assim, um aumento relativamente pequeno na P_{O_2} inspirada é muito efetiva para eliminação da hipoxemia arterial por hipoventilação.

Limitação da Difusão

Acredita-se geralmente, agora, que o oxigênio, dióxido de carbono e todos os gases de fato cruzam a barreira sangue-gás por difusão passiva simples. A lei de Fick de difusão diz que a taxa de transferência de um gás através de uma camada de tecido é proporcional à área tecidual (A) e a diferença na pressão parcial $(P_1 - P_2)$ entre os dois lados, e é inversamente proporcional à espessura (T):

$$\dot{V}gas = \frac{A}{T} \times D \times (P_1 - P_2) \qquad [21]$$

Como nós já observamos, a área da barreira sangue-gás no pulmão é enorme (50 a 100 metros quadrados), e a espessura é menor que 0,3 μm em alguns locais, fazendo com que as dimensões da barreira sejam ideais para difusão.

A taxa de difusão é também proporcional a uma constante (D), a qual depende das propriedades do tecido e do gás em particular. A constante é proporcional à solubilidade (Sol) do gás, e inversamente proporcional à raiz quadrada do peso molecular (PM):

$$D \propto \frac{Sol}{\sqrt{PM}} \qquad [22]$$

Isso significa que, pela diferença dos milímetros de mercúrio entre as pressões parciais capilar e alveolar, o dióxido de carbono se difunde cerca de 20 vezes mais rapidamente que o oxigênio pelas camadas teciduais, pois o dióxido de carbono apresenta uma solubilidade muito maior (24:1 em 37°C), mas as raízes quadradas dos pesos moleculares não são muito diferentes (1,17:1). Note que este cálculo é aplicado somente a camadas teciduais e não compreende completamente a captação de oxigênio ou débito de dióxido de carbono pelo pulmão, pois as reações químicas entre estes gases e componentes do sangue também têm um papel (ver discussão adiante).

Captação de Oxigênio ao longo dos Capilares Pulmonares

A Figura 4-17 mostra alterações calculadas na P_{O_2} do sangue ao longo dos capilares pulmonares conforme o oxigênio é absorvido sob condições normais. O cálculo é baseado na lei de difusão de Fick (Equação 21). Uma das várias hipóteses é que as características de difusão da barreira sangue-gás são uniformes ao longo do comprimento dos capilares. O cálculo é complicado pelo fato de que uma alteração na P_{O_2} do sangue capilar depende

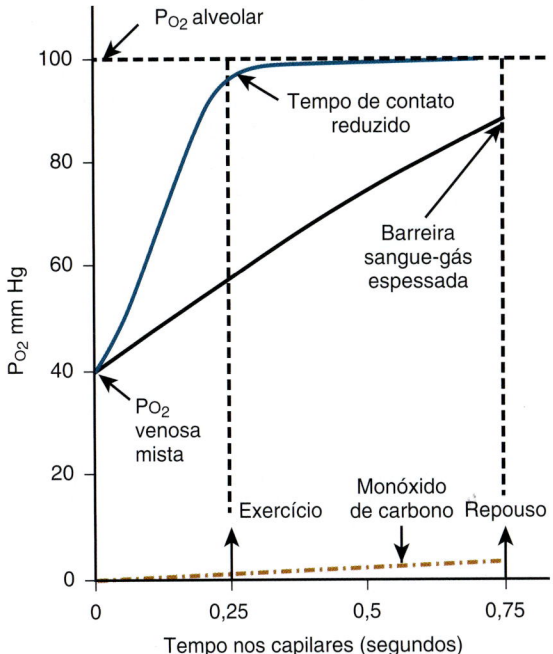

Figura 4-17 Períodos de tempo típicos para a alteração na P_{O_2} nos capilares pulmonares quando a difusão é normal, quando o tempo de contato é reduzido e quando a barreira sangue-gás está anormalmente espessa. O período de tempo para a captação de monóxido de carbono também é demonstrado. (Redesenhada de West JB: *Pulmonary physiology – the Essentials*, ed9, Baltimore, 2013, Lippincott Williams & Wilkins.)

da curva de dissociação de oxigênio. Essa não somente é não linear, como também é influenciada pela eliminação simultânea de dióxido de carbono. O cálculo é frequentemente conhecido como a integração de Bohr, pois foi inicialmente executada de forma simplificada por Christian Bohr.[80] Computações modernas levam em consideração tempos de reação de oxigênio com hemoglobina e também taxas de reação associadas à eliminação de dióxido de carbono (ver discussão adiante).[81]

A Figura 4-17 mostra que o tempo gasto pelo sangue nos capilares pulmonares sob condições normais de repouso é de aproximadamente 0,75 segundos. Esse número é obtido pela divisão do volume de sangue calculado para estar nos capilares pulmonares (75 ml) pelo débito cardíaco (6 L/min).[82] A figura mostra que a P_{O_2} do sangue capilar pulmonar quase que alcança a do gás alveolar após cerca de um terço do tempo disponível nos capilares. Isso significa que há normalmente um amplo período de tempo para oxigenação essencialmente completa do sangue ou, como é dito algumas vezes, o pulmão normal possui "reservas" substanciais de difusão.

Se a barreira sangue-gás estiver espessada, a taxa de transferência do oxigênio através da barreira é reduzida de acordo com a lei de Fick, e a taxa de elevação da P_{O_2} é mais lenta, conforme demonstrado na Figura 4-17. Sob estas circunstâncias, uma diferença de P_{O_2} entre o gás alveolar e o sangue nos capilares finais pode ocorrer. Isso significa que há alguma limitação de difusão da transferência de oxigênio. É importante considerar que sob a maioria das condições ao nível do mar a transferência de oxigênio é limitada pela perfusão e somente sob condições incomuns, como uma doença pulmonar intersticial severa, há alguma limitação da difusão. Entretanto, em altas altitudes, a limitação da difusão durante o exercício é universal, mesmo em indivíduos saudáveis. Em atletas bem treinados, a difusão pode ser limitante mesmo ao nível do mar.

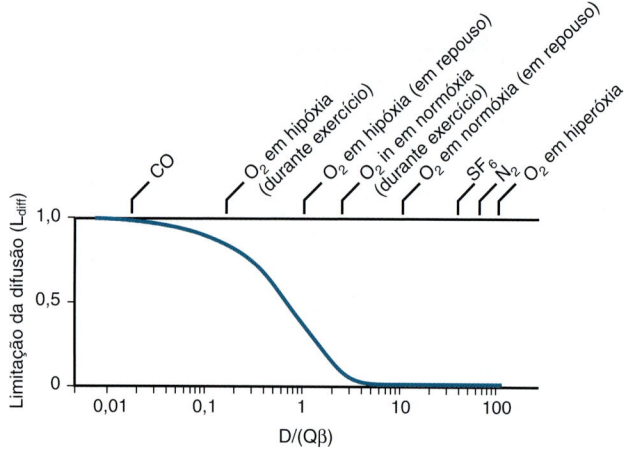

Figura 4-18 Transferência limitada por difusão de vários gases no pulmão. A limitação da difusão (L_{dif}) está em uma escala de 0 (sem limitação) a 1 (limitação completa) (ver texto para detalhes). (De Scheid P, Piiper J: Blood gas equilibration in lungs and pulmonary diffusing capacity. In Chang HK, Paiva M, editors: *Respiratory physiology: An analytical approach*, New York, 1989, Marchel Dekker, pp 453-497.)

Pode ser demonstrado[83] que a limitação da transferência difusiva de qualquer gás, seja por perfusão ou difusão, depende da relação entre D, a condutância difusiva da barreira sangue-gás, e o produto da solubilidade do gás no sangue (comumente referida como beta [β]) e a taxa de fluxo sanguíneo pulmonar total ($\dot{Q}$):D/($\dot{Q}$β). Para o oxigênio, β refere-se à inclinação da curva de dissociação oxigênio-hemoglobina. O equilíbrio difusivo é mais provável quanto maior a relação D/($\dot{Q}$β).

É claro que para o oxigênio a inclinação da curva de dissociação sanguínea não é uma constante, o que torna difícil a aplicação desta relação. Ela depende da P_{O_2} e também, em menor extensão, de fatores que desviam a curva de dissociação, como o pH, P_{CO_2}, temperatura e concentração de 2,3-DPG nas hemácias. Sob condições de hipóxia, quando o pulmão está operando na parte inferior mais inclinada da curva de dissociação, β é muito maior que em normóxia quando a P_{O_2} arterial está na porção plana da curva, e a relação desta forma é menor. Isso explica por que a limitação de difusão para o oxigênio, incomum ao nível do mar, é comum em altas altitudes. A Figura 4-18 mostra a extensão para a qual a perfusão e difusão limitam a transferência de gases sob várias condições.[83] Embora a figura seja baseada em uma série de considerações simplificadas, é conceitualmente valiosa.

Note que gases fisiologicamente inertes, como o nitrogênio e hexafluoreto de enxofre (parte final do lado direito da Fig. 4-18) são completamente limitados pela perfusão em suas transferências. (*Fisiologicamente inerte* significa que, sendo carreada no sangue somente em solução física, sua concentração sanguínea é diretamente proporcional à pressão parcial; ou seja, elas obedecem a lei de Henry de solubilidade). A mesma limitação de perfusão se aplica ao oxigênio em casos de hiperóxia, porque, no alto da curva de dissociação, o valor de β é muito baixo de tal forma que (D/$\dot{Q}$β) é muito alta e a limitação de difusão não ocorre. Entretanto, a transferência de oxigênio sob condições de hipóxia pode ser parcialmente limitada pela difusão, pois o pulmão está trabalhando na parte baixa da curva de dissociação, onde a inclinação (β) é muito maior que o normal. Isso é particularmente o caso para a transferência de oxigênio durante o exercício em hipóxia e explica por que a difusão está limitada no pulmão normal durante o exercício máximo em altitudes extremas, mesmo em indivíduos bem aclimatados.[84,85] No cume do Monte Everest, há aparentemente limitação da difusão mesmo em repouso.

A Figura 4-18 também mostra que a transferência de monóxido de carbono pelo pulmão é marcadamente limitada pela difusão. Isso decorre da inclinação muito íngreme da curva de dissociação de monóxido de carbono com o sangue (ou seja, β é muito grande). Outro ponto de vista é dizer que a avidez da hemoglobina pelo monóxido de carbono é tão alta que a pressão parcial no sangue quase não é elevada ao longo dos capilares pulmonares (Fig. 4-17). Sob tais condições, é intuitivamente claro que a quantidade de monóxido de carbono que é absorvida depende quase que completamente das propriedades de difusão da barreira sangue-gás, explicando por que este gás é tão compatível para aferição da capacidade de difusão pulmonar.

Taxas de Reação com a Hemoglobina

Quando o oxigênio (ou monóxido de carbono) é adicionado ao sangue, sua combinação com hemoglobina é bastante rápida, sendo quase que completa em 0,2 segundos. Tais taxas de reação podem ser aferidas utilizando equipamentos especiais nos quais a hemoglobina reduzida e o oxigênio dissolvido são rapidamente misturados e a taxa de formação da oxiemoglobina é medida fotometricamente. Embora a hemoglobina seja oxigenada rapidamente dentro dos capilares pulmonares, mesmo esta rápida reação atrasa significativamente o carregamento de oxigênio pelas hemácias.

A transferência de oxigênio do gás alveolar para sua combinação com a hemoglobina na hemácia pode, portanto, ser considerada em dois estágios: (1) difusão do oxigênio através da barreira sangue-gás, incluindo o plasma e interior das hemácias; e (2) reação do oxigênio com a hemoglobina (Fig. 4-19A). Embora à primeira vista estes dois processos sejam muito diferentes, é possível tratá-los matematicamente de uma forma semelhante e considerar cada um como contribuintes para sua própria "resistência" à transferência de oxigênio. Tal análise foi realizada por Roughton e Forster,[86] que demonstraram que a seguinte relação existe:

$$\frac{1}{D_L} = \frac{1}{D_M} + \frac{1}{(\theta \times V_C)} \quad [23]$$

onde D_L refere-se à capacidade de difusão do pulmão. D_M é a capacidade de difusão da membrana (que inclui o plasma e o interior das hemácias), θ é a taxa de reação do oxigênio (ou monóxido de carbono) com a hemoglobina (expressa por *ml* de sangue), e V_C é o volume de sangue nos capilares pulmonares.

No pulmão normal, as resistências oferecidas pela membrana e componentes de reação sanguínea são aproximadamente iguais. Isso significa que, se o volume sanguíneo capilar for reduzido por uma enfermidade, a capacidade de difusão aferida do pulmão é diminuída. De fato, a equação pode ser utilizada para separar os dois componentes. Para fazer isso, a capacidade de difusão é aferida tanto em valores de P_{O_2} alveolares normais quanto aumentados. Aumentar a P_{O_2} alveolar reduz o valor de θ para o monóxido de carbono uma vez que este tem que competir com uma alta pressão de oxigênio pela hemoglobina. Se as aferições resultantes de $1/D_L$ forem plotadas contra 1/θ, segundo demonstrado na Figura 4-19B, a inclinação da linha é $1/V_C$, enquanto a intercepção sobre o eixo vertical é $1/D_M$.

Capacidade de Difusão

O monóxido de carbono é usualmente o gás de escolha para aferir as propriedades de difusão do pulmão, porque, como demonstra a Figura 4-18, sua transferência é quase que

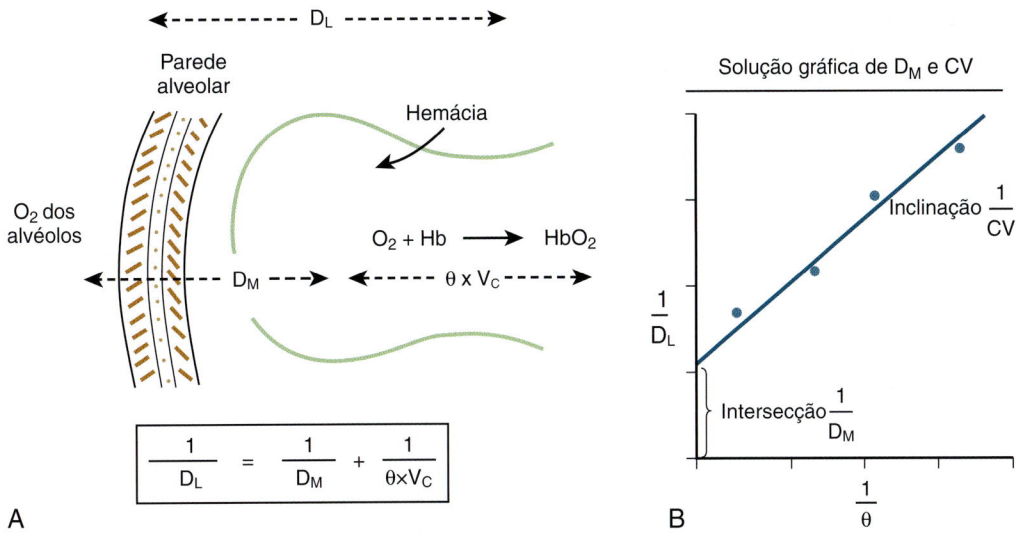

Figura 4-19 A, Os dois componentes da capacidade de difusão aferida (D_L) do pulmão: aquela devido ao processo de difusão por si só (D_M) e aquela atribuível ao tempo tomado para o oxigênio (ou monóxido de carbono) reagir com hemoglobina (Hb) (θ x V_C). **B,** 1/D_L plotado contra 1/θ pode ser utilizado para derivar D_M e CV. CV, capacidade vital.

inteiramente limitada pela difusão. É verdade que parte da limitação tem a ver com a taxa de reação do monóxido de carbono com a hemoglobina (Fig. 4-19A), mas isso é convenientemente incluído na aferição das propriedades de difusão. Embora possa ser argumentado que nós somos realmente mais interessados no oxigênio e nos efeitos de qualquer limitação de difusão sobre este gás, a captação de oxigênio é tipicamente limitada pela perfusão sob condições de normóxia (Fig. 4-18) e limitadas parcialmente pela perfusão e difusão sob condições hipóxicas. Por essa razão, as aferições utilizando oxigênio são geralmente difíceis de interpretar, ainda que técnicas que utilizam isótopos de oxigênio tenham sido propostas.[83] Entretanto, para a aferição laboratorial das propriedades de difusão da função pulmonar, o monóxido de carbono é o melhor gás.

Como indicado anteriormente, a lei de Fick diz que a quantidade de gás transferida por uma camada tecidual é proporcional à área, a uma constante de difusão e à diferença na pressão parcial; sendo inversamente proporcional à espessura:

$$\dot{V}gas = \frac{A}{T} \times D \times (P_1 - P_2) \quad [21]$$

O pulmão de fato é tão complexo que não é possível determinar a área e a espessura da barreira sangue-gás durante a vida. Em vez disso, a equação é escrita para combinar os fatores A, T e D em uma constante, D_L, como segue:

$$\dot{V}gas = D_L \times (P_1 - P_2) \quad [24]$$

onde D_L corresponde à capacidade de difusão do pulmão e consequentemente inclui a área, espessura, e propriedades de difusão da camada tecidual, assim como as propriedades do gás que está se difundindo. Assim, a capacidade de difusão do monóxido de carbono é dada por:

$$D_L = \frac{\dot{V}_{CO}}{(P_1 - P_2)} \quad [25]$$

onde P_1 e P_2 são as pressões parciais de monóxido de carbono no gás alveolar e sangue capilar, respectivamente. Como a pressão parcial do monóxido de carbono no sangue capilar é muito baixa (Fig. 4-17), ela pode ser geralmente negligenciada. Nesse caso, a equação se torna:

$$D_L = \frac{\dot{V}_{CO}}{P_{ACO}} \quad [26]$$

ou, em outras palavras, a capacidade de difusão do pulmão para o monóxido de carbono é o volume de monóxido de carbono transferido em milímetros por minuto por milímetros de mercúrio da pressão parcial alveolar do monóxido de carbono.

Algumas pessoas, por exemplo, fumantes, possuem tanta carboxiemoglobina no sangue que a pressão parcial de monóxido de carbono nos capilares pulmonares não pode ser negligenciada. Neste caso, uma estimativa da pressão parcial do monóxido de carbono no sangue dos capilares pulmonares pode ser feita utilizando uma técnica de reinalação, e a Equação 25 é então usada para determinar a capacidade de difusão.

Várias técnicas estão disponíveis para aferição da capacidade de difusão do pulmão para o monóxido de carbono. No *método da única respiração*, uma única inspiração de uma mistura diluída (em torno de 0,3%) de monóxido de carbono é realizada, e a taxa de desaparecimento do monóxido de carbono do gás alveolar durante um período de 10 segundos em apneia é calculada. Isso é usualmente realizado pela aferição das concentrações inspirada e expirada de monóxido de carbono com um analisador infravermelho. De forma alternativa, um espectrômetro de massa respiratória pode ser utilizado se for empregado monóxido de carbono O^{18}. Ao final do período de apneia, uma amostra da região pós-espaço morto do gás alveolar é obtida pelo descarte dos primeiros 750 mL da expiração. A concentração alveolar do monóxido de carbono não é constante durante o período de apneia, mas pode ser feito um subsídio, considerando que o desaparecimento do monóxido de carbono segue uma lei exponencial. Hélio (ou metano) também é adicionado ao gás inspirado para realizar uma aferição do volume pulmonar por diluição. A equação apropriada é:

$$D_L = \frac{\dot{V}_A \times K}{t} \log_e \left[\frac{F_{ICO} \times F_{AHe}}{F_{IHe} \times F_{ACO_2}} \right] \quad [27]$$

onde $\dot{V}_A$ é o volume alveolar em litros, "t" é o tempo em segundos de apneia, "K" é uma constante, e as concentrações fracionais de monóxido de carbono e hélio no gás inspirado e expirado são como indicadas. Detalhes adicionais deste método, o que requer cuidado considerável para resultados acurados, podem ser encontrados em textos mais especializados.[87]

A capacidade de difusão também pode ser aferida utilizando o método de estado de equilíbrio. O indivíduo respira uma baixa concentração de monóxido de carbono (em torno de 0,1%) durante aproximadamente 0,5 min, até que um estado de equilíbrio de troca gasosa seja alcançado. A taxa constante de desaparecimento do monóxido de carbono a partir do gás alveolar é então aferida por um curto período adicional, em conjunto com a concentração alveolar. Esta técnica é mais adequada para aferições durante o exercício no qual a apneia se torna um problema. O valor normal da capacidade de difusão para o monóxido de carbono depende da idade, sexo e altura (como é o caso para a maioria dos testes de função pulmonar), e equações apropriadas de regressão estão disponíveis.[87] Experimentos comparando a P_{O_2} arterial aferida com aquela predita para um dado grau de incompatibilidade ventilação/perfusão (ver adiante) sem qualquer limitação de difusão concordam até que a capacidade de difusão verdadeira diminua em 50%.[88] Isso enfatiza o grande fator de segurança no pulmão normal antes que a hipoxemia resulte de uma limitação de difusão.

Conforme a Figura 4-19A indica, a captação de monóxido de carbono é determinada pelas propriedades de difusão da barreira sangue-gás (incluindo plasma e interior das hemácias) e a taxa de combinação do monóxido de carbono com o sangue. As *propriedades de difusão* da membrana alveolar dependem de sua espessura e área. Assim, a capacidade de difusão é reduzida por enfermidades nas quais há aumento de espessura, incluindo a fibrosa pulmonar intersticial difusa, asbestose e sarcoidose. É também reduzida quando a área é diminuída, por exemplo, por pneumectomia. A capacidade de difusão no enfisema pode cair por causa da perda de paredes alveolares e capilares, mas talvez também em razão da desigualdade da ventilação e difusão (ver discussão adiante).

A *taxa de combinação* do monóxido de carbono com o sangue é reduzida sempre que o número de hemácias nos capilares for reduzido. Isso ocorre na anemia e também em doenças que podem reduzir o volume sanguíneo capilar em certas regiões do pulmão, como na embolia pulmonar.

A Figura 4-19B mostra como é possível separar a membrana e os componentes sanguíneos da capacidade de difusão por meio da realização de aferições em valores altos e normais da P_{O_2} alveolar. Entretanto, isso somente é possível em indivíduos com pulmões quase normais. Em vários pacientes nos quais a capacidade de difusão aferida é baixa, a interpretação é incerta. A razão para isso é a desigualdade entre ventilação e propriedades de difusão através do pulmão doente. Tais pulmões tendem a esvaziar de forma desigual, fazendo com que a amostra da região pós-espaço morto do gás expirado que é analisada para monóxido de carbono não seja representativa de todo o pulmão. Parcialmente como consequência disso, diferentes métodos de aferição da capacidade de difusão em pacientes com doenças pulmonares frequentemente apresentam resultados muito diferentes. Por essa razão, a capacidade de difusão é algumas vezes referida como o *fator de transferência* (especialmente na Europa), a fim de enfatizar que é mais uma medida da capacidade geral do pulmão em transferir monóxido de carbono para o sangue que um teste específico de características de difusão. Entretanto, o teste dá informação considerável no pulmão quase normal, e, mesmo em pacientes acometidos por doença severa, os resultados são empiricamente úteis para avaliação da severidade e tipo de doença dos pulmões na função laboratorial pulmonar. (Para uma discussão sobre testes clínicos, ver Cap. 25).

Desvio

O desvio (*shunt*) refere-se à entrada de sangue no sistema arterial sistêmico sem entrar em áreas ventiladas do pulmão. Mesmo o sistema cardiopulmonar normal mostra algum grau de depressão da P_{O_2} arterial como resultado deste fator. Por exemplo, no pulmão normal uma parte do sangue arterial brônquico é coletado pelas veias pulmonares após ter perfundido os brônquios. Como a concentração de oxigênio deste sangue foi reduzida, sua adição ao sangue normal ao final dos capilares resulta em redução da P_{O_2} arterial. Outra fonte é uma pequena quantidade de sangue venoso coronariano que drena diretamente na cavidade do ventrículo esquerdo através das veias tebesianas. É claro que a maior parte do sangue venoso coronariano termina nos seios coronarianos, e somente uma fração diminuta alcança diretamente o ventrículo esquerdo. Tais desvios deprimem a P_{O_2} arterial somente em torno de 1 a 2 mm Hg.

Em pacientes com cardiopatias congênitas, pode haver uma adição direta de sangue venoso ao sangue arterial através de um defeito entre os lados direito e esquerdo do coração. Geralmente isso está associado a algum aumento na pressão do lado direito; caso contrário, o desvio é somente da esquerda para a direita. No pulmão doente, pode haver unidades de troca gasosa que estão completamente sem ventilação em razão de obstrução das vias aéreas, atelectasia ou preenchimento alveolar com fluido ou células. O sangue que drena destes alvéolos constitui um desvio. Pode ser argumentado que tais unidades estão simplesmente na porção final do espectro da desigualdade ventilação/perfusão (ver próxima seção), mas as propriedades referentes à troca gasosa de unidades que não estão sendo ventiladas são tão diferentes (p.ex., durante inalação de oxigênio) que é conveniente separá-las.

Quando o desvio é causado pela adição de sangue venoso misto (arterial pulmonar) ao sangue drenado a partir dos capilares (venoso pulmonar), é possível calcular a quantidade de fluxo do desvio. Isso é feito utilizando uma equação de mistura. A quantidade total de oxigênio entregue na circulação sistêmica por minuto é o fluxo sanguíneo total ($\dot{Q}_T$) multiplicada pela concentração de oxigênio no sangue arterial sistêmico (Ca_{O_2}), ou $\dot{Q}_T \times Ca_{O_2}$. Esta deve igualar a soma das quantidades de oxigênio no sangue desviado ($\dot{Q}_S \times C\overline{v}_{O_2}$), e a quantidade de sangue não desviada ou ao final dos capilares [$(\dot{Q}_T - \dot{Q}_S) \times Cc'_{O_2}$]. Também, considera-se que todas as regiões do pulmão não sujeitas ao desvio estejam normais. Assim

$$\dot{Q}_T \times Ca_{O_2} = (\dot{Q}_S \times C\overline{v}_{O_2}) + (\dot{Q}_T - \dot{Q}_S) \times Cc'_{O_2} \qquad [28]$$

Rearranjando, leva à

$$\frac{\dot{Q}_S}{\dot{Q}_T} = \frac{(Cc'_{O_2} - Ca_{O_2})}{(Cc'_{O_2} - C\overline{v}_{O_2})} \qquad [29]$$

A concentração de oxigênio no sangue ao final dos capilares é geralmente calculada pela P_{O_2} alveolar e concentração de hemoglobina, considerando uma saturação de oxiemoglobina de 100% (assim considera-se a normalidade de todas as regiões não sujeitas ao desvio).

Quando o desvio é causado pelo sangue que não possui a mesma concentração de oxigênio do sangue venoso misto (p.ex., sangue venoso brônquico), é em geral impossível calcular sua verdadeira magnitude. Entretanto, é na maioria das vezes útil calcular um "possível" desvio, ou seja, qual seria este se a depressão observada da concentração de oxigênio arterial fosse causada pela adição de sangue venoso misto.

Um procedimento análogo é frequentemente utilizado para quantificar o grau de hipoxemia causado por desigualdade ventilação/perfusão, embora seja claramente reconhecido neste caso que possa haver relativamente pouco ou até mesmo nenhum fluxo sanguíneo para unidades pulmonares completamente não ventiladas.

Uma importante característica diagnóstica de um desvio é que a P_{O_2} arterial não é elevada a um nível normal (o qual em teoria deve ser de 670 mm Hg) quando é administrado ao paciente oxigênio a 100% para respirar. A razão para isso é que o sangue desviado dos alvéolos ventilados nunca é exposto à maior P_{O_2} alveolar. Sua adição ao sangue no final dos capilares, portanto, continua a deprimir a P_{O_2} arterial. Entretanto, a P_{O_2} arterial é elevada de tal forma por conta do oxigênio adicionado ao sangue capilar do pulmão ventilado. A maior parte deste oxigênio adicionado está na sua forma dissolvida em vez de ligado à hemoglobina, pois o sangue que está perfundindo regiões pulmonares com relações de ventilação e perfusão normais (ver adiante) está normalmente quase que completamente saturado.

A administração de oxigênio a 100% a um paciente com um desvio é um método muito sensível de detecção de pequenas quantidades de desvio. Isso ocorre porque, quando a P_{O_2} arterial é muito alta, uma redução muito pequena da concentração de oxigênio arterial causada pela adição do sangue desviado causa uma queda relativamente importante na P_{O_2}. Isso é diretamente atribuível à inclinação quase que plana da curva de dissociação de oxigênio nesta região.

Um paciente com um desvio usualmente não apresenta uma elevação da P_{CO_2} no sangue arterial apesar do fato de que o sangue desviado é rico em dióxido de carbono. A razão é que os quimiorreceptores sentem qualquer elevação da P_{CO_2} arterial e respondem com o aumento da ventilação. Como consequência, a P_{CO_2} do sangue não desviado é reduzida pela hiperventilação até que a P_{CO_2} arterial retorne aos níveis normais. De fato, em alguns pacientes com grandes desvios causados, por exemplo, por cardiopatias congênitas cianóticas, a P_{CO_2} arterial é baixa, porque a hipoxemia arterial aumenta a frequência respiratória.

Relações Ventilação/Perfusão

É sabido por vários anos que a disparidade entre ventilação e fluxo sanguíneo é a causa mais comum de hipoxemia na doença pulmonar. A ventilação e o fluxo sanguíneo desiguais também são uma causa de retenção de dióxido de carbono. Intimações prematuras da importância do assunto remetem à Krogh e Lindhard[89] e Haldane.[90] Entretanto, nossa compreensão avançou no final da década de 1940 quando Fenn et al.[91] e Riley e Cournand[92] introduziram análises gráficas sobre a troca gasosa. Esse foi um importante avanço, pois as inter-relações entre ventilação, fluxo sanguíneo e troca gasosa dependem das curvas de dissociação do oxigênio e dióxido de carbono, as quais não são somente não lineares como são interdependentes, e soluções diretas para as equações das trocas gasosas que se relacionam à relação ventilação/perfusão para a troca gasosa (ver adiante, Equações 31 e 32) não são possíveis.

Uma fase mais recente começou com o uso de computadores para descrever as curvas de dissociação de oxigênio e dióxido de carbono.[93,94] Estes procedimentos permitiram que investigadores respondessem a questões sobre troca gasosa que eram extremamente difíceis antes desse período. O comportamento das distribuições das relações ventilação/perfusão foi analisado,[95] e Wagner et al.[96] introduziram a técnica de eliminação de gases inertes múltiplos, o que permitiu, pela primeira vez, informação sobre a dispersão, número de modos, e forma de distribuições de ventilação, perfusão e de suas relações para que pudessem ser obtidas.

Troca Gasosa em uma Única Unidade Pulmonar

A P_{O_2}, P_{CO_2} e P_{N_2} em qualquer unidade de troca gasosa do pulmão são excepcionalmente determinadas por três importantes fatores: (1) a relação ventilação/perfusão, (2) a composição do gás inspirado e a composição do sangue venoso misto, e (3) as inclinações e posições das curvas de dissociação relevantes entre sangue e determinados gases.

Formalmente, o principal papel da relação ventilação/perfusão pode ser derivado como segue. A quantidade de dióxido de carbono exalado para o ar a partir do gás alveolar por minuto é dada pela Equação 5:

$$\dot{V}_{CO_2} = \dot{V}_A \times P_{ACO_2}/K \quad [5]$$

onde $\dot{V}_{CO_2}$ é o débito de dióxido de carbono, $\dot{V}_A$ é a ventilação alveolar, K é uma constante, e não há dióxido de carbono no ar inspirado.

A quantidade de dióxido de carbono perdida pelo gás alveolar a partir do sangue capilar por minuto é dada por:

$$\dot{V}_{CO_2} = \dot{Q}(C\overline{v}_{CO_2} - Cc'_{CO_2}) \quad [30]$$

onde $\dot{Q}$ é o fluxo sanguíneo, e $C\overline{v}_{O_2}$ e Cc'_{O_2} são as concentrações de dióxido de carbono no sangue misto e sangue capilar, respectivamente. Agora, em um estado de equilíbrio, a quantidade de dióxido de carbono perdida a partir dos alvéolos e do sangue capilar deve ser a mesma. Portanto:

$$\dot{V}_A \times P_{ACO_2} \times K = \dot{Q}(C\overline{v}_{CO_2} - Cc'_{O_2}) \text{ ou}$$
$$\frac{\dot{V}_A}{\dot{Q}} = \frac{(C\overline{v}_{CO_2} - Cc'_{O_2})}{P_{ACO_2}} \times K \quad [31]$$

Dessa forma, a P_{CO_2} alveolar e a concentração correspondente de dióxido de carbono no final dos capilares (considerando que são idênticas) são determinadas por (1) a relação ventilação/perfusão, (2) a concentração de dióxido de carbono no sangue venoso misto, e (3) a curva de dissociação de dióxido de carbono relacionado com P_{CO_2} à concentração de dióxido de carbono.

Embora esta equação pareça simples, sua aparência é decepcionante, porque, quando a relação ventilação/perfusão aumenta (p.ex.), a P_{O_2} alveolar sobe. Isso significa que a saturação de oxigênio do sangue aumenta e, portanto, que a relação entre P_{CO_2} e concentração de dióxido de carbono é alterada. Dessa forma, a P_{O_2} alveolar é uma variável implícita na equação. Além disso, a relação entre P_{CO_2} e concentração de dióxido de carbono não é linear. Essa é a razão para que fosse possível resolver a equação somente graficamente até a introdução de computadores.

Tal como, no contexto da equação de ventilação alveolar (ver "Hipoventilação" anteriormente), tanto as trocas de oxigênio quanto de dióxido de carbono foram capazes de serem expressas em equações de forma semelhante, é possível escrever uma equação semelhante à Equação 31 para troca de oxigênio baseada nos mesmos princípios conforme aplicado para o dióxido de carbono. Novamente, a aproximação é feita para que a ventilação alveolar inspirada ($\dot{V}_I$) iguale a ventilação alveolar expirada ($\dot{V}_A$), a fim de manter simples a equação; mas, assim como na equação do gás alveolar, o fato de que $\dot{V}_I$ e $\dot{V}_A$ geralmente não são muito parecidas pode ser formalmente levado em consideração. Utilizando esta aproximação, a equação para o oxigênio é

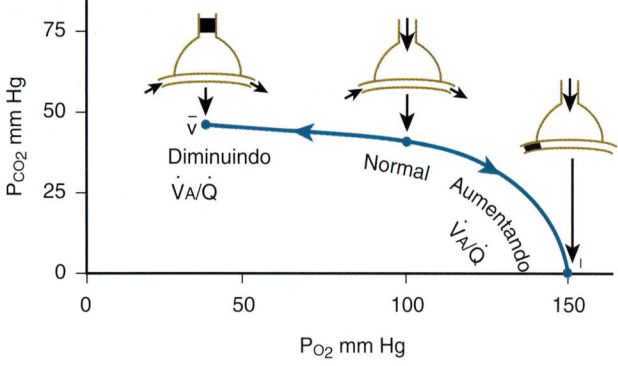

Figura 4-20 Diagrama oxigênio-dióxido de carbono mostra como a P_{O_2} e a P_{CO_2} de uma unidade pulmonar mudam conforme a relação ventilação/perfusão ($\dot{V}_A / \dot{Q}$) é alterada. I, gás inspirado; $\bar{v}$, sangue venoso misto. (Redesenhada de West JB: *Respiratory physiology – the Essentials*, ed9, Baltimore, 2012, Lippincott Williams & Wilkins.)

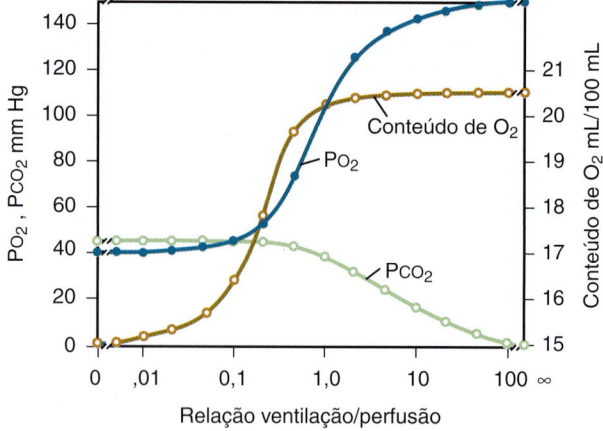

Figura 4-21 Alterações na P_{O_2}, P_{CO_2} e conteúdo de oxigênio no final dos capilares em uma unidade pulmonar são demonstradas conforme sua relação ventilação/perfusão é alterada. Ver texto para considerações. (Redesenhada de West JB: State of the art: ventilation-perfusion relationships. *Am Rev Respir Dis* 116:919-943, 1977.)

$$\frac{\dot{V}_A}{\dot{Q}} = K \times \frac{(Cc'_{O_2} - C\bar{v}_{O_2})}{P_{I_{O_2}} - P_{A_{O_2}}} \quad [32]$$

Assim como para o dióxido de carbono, os valores de P_{O_2} alveolar e no final dos capilares são tomados como idênticos, implicando em equilíbrio de difusão através da barreira sangue-gás. É observado que as determinantes da P_{O_2} alveolar, assim como para o dióxido de carbono, são três: (1) a relação ventilação/perfusão, (2) os níveis de oxigênio inspirado e no sangue venoso misto, e (3) a relação entre a P_{O_2} e concentração de oxigênio (*i.e.*, a curva de dissociação do oxigênio).

A análise gráfica dessas relações é auxiliada pela utilização do diagrama de oxigênio-dióxido de carbono, no qual a P_{O_2} está no eixo horizontal e P_{CO_2} no eixo vertical. Esse diagrama tem sido utilizado para resolver vários problemas concernentes a relações ventilação/perfusão.[97] Uma simples introdução ao diagrama é dada em outra referência.[98] Ele mostra as soluções para as Equações 31 e 32 para cada valor da relação ventilação/perfusão a partir de zero (pulmão não ventilado) até o infinito (pulmão não perfundido).

A Figura 4-20 é um exemplo da utilização do diagrama oxigênio-dióxido de carbono para mostrar como a P_{O_2} e P_{CO_2} de uma unidade pulmonar mudam conforme a relação ventilação/perfusão é diminuída abaixo ou elevada acima dos valores normais. Note que para uma dada composição de gás inspirado (I) e sangue venoso misto ($\bar{V}$), as possíveis combinações de P_{O_2} e P_{CO_2} são limitadas a uma única linha conhecida como a linha da relação ventilação/perfusão. Cada ponto sobre aquela linha corresponde exclusivamente a um valor da relação ventilação/perfusão. Observe também que, nos extremos do espectro das relações ventilação/perfusão, a P_{O_2} e P_{CO_2} no final do sangue capilar são as mesmas do sangue venoso misto quando a relação ventilação/perfusão é zero, e a P_{O_2} e P_{CO_2} do gás alveolar são as mesmas daquelas do gás inspirado para uma relação ventilação/perfusão infinita. Neste diagrama e no resto desta seção, nós consideramos que há um equilíbrio completo de difusão entre P_{O_2} e P_{CO_2} do gás alveolar e no final do sangue capilar. Essa é uma consideração razoável a menos que haja espessamento marcante da barreira sangue-gás ou que alguém considere um indivíduo se exercitando em hipoxia.

A Figura 4-21 mostra a P_{O_2}, P_{CO_2} e concentração de oxigênio no final do sangue capilar de uma unidade pulmonar conforme sua relação ventilação/perfusão é elevada a partir de valores extremamente baixos para níveis bastante altos. Considera-se que o pulmão esteja recebendo ar, a P_{O_2} e P_{CO_2} do sangue venoso misto estão normais (40 e 45 mm Hg, respectivamente), e a concentração de hemoglobina é de 14,8 gramas/100 mL. O valor normal da relação ventilação/perfusão está na faixa de 0,8 a 1. Note que conforme a relação é alterada, seja acima ou abaixo destes valores, a P_{O_2} muda consideravelmente. Ao contrário, a concentração de oxigênio aumenta pouco à medida que a relação ventilação/perfusão é elevada abaixo dos valores normais, pois a hemoglobina está normalmente quase que completamente saturada. A P_{CO_2} cai consideravelmente conforme a relação ventilação/perfusão é elevada, mas aumenta relativamente pouco em valores menores da relação ventilação/perfusão. A informação quantitativa nesta figura é consistente com a análise gráfica da Figura 4-20.

Padrão no Pulmão Normal

Tanto a ventilação quanto a perfusão variam pelo pulmão. É, então, ilustrativo observar a desigualdade topográfica da troca gasosa no pulmão normal em um indivíduo em posição ereta como resultado da desigualdade ventilação/perfusão. Nós vimos previamente que tanto a ventilação quanto o fluxo sanguíneo por unidade de volume diminuem da região mais baixa até a região mais alta do pulmão de um indivíduo em posição ereta. Entretanto, as alterações para o fluxo sanguíneo são mais marcantes que aquelas para ventilação. Como consequência, a relação ventilação/perfusão aumenta de valores baixos na base a valores altos no ápice no pulmão normal em um indivíduo em posição ereta (Fig. 4-22).

Como a relação entre a ventilação e perfusão determina a troca gasosa em qualquer região (Equações 31 e 32), o padrão correspondente de variação na P_{O_2} e P_{CO_2} no pulmão pode ser calculada. A composição normal do sangue venoso misto é aqui considerada. Note que a P_{O_2} aumenta cerca de 40 mm Hg da base até o ápice, enquanto a P_{CO_2} cai em cerca de 14 mm Hg. O pH é alto no ápice, porque a P_{CO_2} lá é baixa (o excesso de base é o mesmo através do pulmão). Muito pouco da captação total de oxigênio ocorre no ápice, principalmente por conta do fluxo sanguíneo lá ser muito baixo.

A Figura 4-22 também ajuda a explicar o porquê da desigualdade ventilação/perfusão interferir com a troca gasosa geral. Veja que a base do pulmão possui a maior parte do fluxo sanguíneo, mas a P_{O_2} e as concentrações de oxigênio do

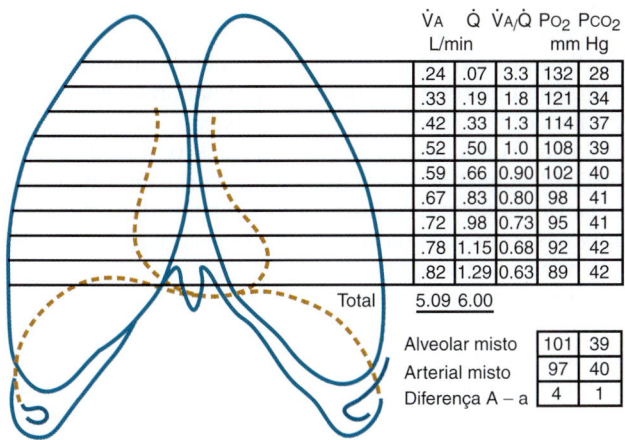

Figura 4-22 **Diferenças regionais de troca gasosa pelo pulmão normal em um indivíduo em posição ereta.** O pulmão é dividido em nove fatias imaginárias. $\dot{Q}$, fluxo sanguíneo; $\dot{V}_A$, ventilação alveolar. (Redesenhada de West JB: *Respiratory physiology – the Essentials*, ed9, Baltimore, 2012, Lippincott Williams & Wilkins.)

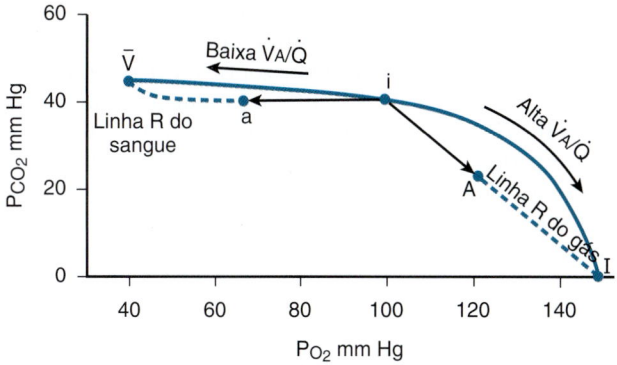

Figura 4-23 Diagrama oxigênio-dióxido de carbono mostrando o ponto ideal (i) e os pontos para gases arterial (a) e alveolar (A) (ver texto para detalhes). I, gás inspirado; $\dot{Q}$, fluxo sanguíneo; R, relação de troca respiratória; $\overline{V}$, sangue venoso misto. $\dot{Q}$, fluxo sanguíneo; V_A, ventilação. (Redesenhada de West JB: *Respiratory physiology – the Essentials*, ed9, Baltimore, 2012, Lippincott Williams & Wilkins.)

sangue no final dos capilares são menores lá. Como resultado, o sangue venoso pulmonar efluente (que se torna o sangue arterial sistêmico) está carregado com sangue moderadamente oxigenado oriundo da base. O resultado final é uma depressão da P_{O_2} arterial abaixo daquela que seria observada se a ventilação e fluxo sanguíneo fossem uniformemente distribuídos.

O mesmo argumento se aplica ao dióxido de carbono. Neste caso, a P_{CO_2} e as concentrações de dióxido de carbono no sangue no final dos capilares são maiores na base, onde o fluxo sanguíneo é maior. Como resultado, a P_{CO_2} do sangue arterial está elevada acima dos valores que seriam observados se não houvesse desigualdade ventilação/perfusão. Em outras palavras, um pulmão com incompatibilidade entre ventilação e fluxo sanguíneo é ineficiente ao trocar gases, seja o oxigênio ou dióxido de carbono. De fato, a ineficiência se aplica a qualquer gás que esteja sendo transferido pelos pulmões. A extensão do prejuízo da troca gasosa causada por qualquer dada quantidade de desigualdade ventilação/perfusão depende em sua maior parte da solubilidade, ou inclinação da curva de dissociação sanguínea, do gás. Por exemplo, em uma distribuição logarítmica normal das relações ventilação/perfusão, gases com solubilidade média sofrem a maior interferência com a transferência pulmonar.[99] No pulmão normal, o efeito da desigualdade devido à gravidade sobre a P_{O_2} arterial pode ser modelado, conforme demonstrado na Figura 4-22. O efeito geral de tal desigualdade ventilação/perfusão sobre a troca gasosa é muito pequeno, reduzindo a P_{O_2} arterial em somente cerca de 4 mm Hg comparado àquela de um pulmão homogêneo.

Avaliação Tradicional da Desigualdade Ventilação/Perfusão

Uma questão central que chamou a atenção de fisiologistas e médicos durante muitos anos foi como avaliar melhor a quantidade de desigualdade ventilação/perfusão. De maneira ideal, nós gostaríamos de saber a distribuição real das relações ventilação/perfusão (ver próxima seção), mas o procedimento necessário para isso é muito complicado para diversas situações clínicas. Tradicionalmente, nós confiamos nas aferições da P_{O_2} e P_{CO_2} no sangue arterial e gás expirado.

A P_{O_2} arterial certamente fornece alguma informação sobre o grau de desigualdade ventilação/perfusão. De forma geral, quanto menor a P_{O_2}, mais marcante é a desigualdade entre ventilação e fluxo sanguíneo. O mérito principal desta aferição é sua simplicidade, mas uma desvantagem envolve a sensibilidade à ventilação geral e fluxo sanguíneo pulmonar, à P_{O_2} inspirada e a outras potenciais causas de hipoxemia já discutidas.

A P_{CO_2} arterial é tão sensível ao nível de ventilação que fornece pouca informação sobre a extensão da desigualdade ventilação/perfusão. Entretanto, a causa mais comum de uma elevação na P_{CO_2} na doença pulmonar crônica é a incompatibilidade entre ventilação e fluxo sanguíneo, conforme explicado adiante na seção sobre desigualdade ventilação/perfusão e retenção de dióxido de carbono.

Por causa dessas limitações, a diferença entre P_{O_2} alveolar e arterial é frequentemente aferida e é mais informativa que a P_{O_2} arterial somente, pois é menos sensível ao nível de ventilação geral. Para compreender o significado desta aferição, nós precisamos observar em maiores detalhes como a troca gasosa é alterada pela imposição de uma desigualdade ventilação/perfusão.

A Figura 4-23 mostra um diagrama oxigênio-dióxido de carbono com a mesma linha de ventilação/perfusão da Figura 4-20. Suponha inicialmente que este pulmão não apresenta desigualdade ventilação/perfusão. A P_{O_2} e P_{CO_2} do gás alveolar e sangue arterial seriam então representadas pelo ponto "i", conhecido como o ponto ideal. Este está situado na intersecção das linhas de relação (R) de troca respiratória entre gás e sangue; estas são as linhas que indicam as possíveis composições do gás alveolar e sangue arterial que são consistentes com a relação geral de troca respiratória (eliminação do dióxido de carbono/captação de oxigênio) de todo o pulmão. Em outras palavras, um pulmão no qual a R = 0,8 teria que ter seu ponto de gás alveolar misto (A) localizado em algum local sobre a linha se juntando aos pontos "i" e "I". Uma suposição semelhante pode ser feita para o ponto do gás arterial (a).

O que acontece com a composição do gás alveolar misto e sangue arterial conforme a desigualdade ventilação/perfusão é imposta ao pulmão? A resposta é que ambos os pontos divergem do ponto ideal (i), em conjunto com as linhas do R do gás e do sangue. Quanto mais extremo for o grau de desigualdade ventilação/perfusão, maior a divergência. Além disso, o tipo de desigualdade ventilação/perfusão determina o quanto cada ponto será deslocado. Por exemplo, uma distribuição contendo uma grande quantidade de ventilação a unidades com alta relação ventilação/perfusão especialmente move o ponto A para baixo e para a direita, distante do ponto "i". Pela mesma lógica, uma distribuição contendo grandes quantidades de fluxo sanguíneo a unidades com baixas relações ventilação/perfusão predominantemente move o ponto para a esquerda em conjunto com a linha R do sangue.

Está claro que a distância horizontal entre os pontos A e "a" (*i.e.*, a diferença da P_{O_2} entre o sangue alveolar misto e arterial) seria uma medida útil do grau de desigualdade ventilação/perfusão. Infelizmente, é impossível obter este índice na maioria dos pacientes porque A denota a composição do gás expirado *misto*, excluindo o gás do espaço morto anatômico. Na maioria dos pulmões doentes, os alvéolos são esvaziados sequencialmente, sendo que os alvéolos pobremente ventilados são esvaziados por último, fazendo com que uma amostra da região pós-espaço morto não seja representativa de todo o gás alveolar expirado misto. Em alguns poucos pacientes que têm ventilação essencialmente uniforme, mas fluxo sanguíneo desigual, este índice pode ser utilizado, e é ocasionalmente relatado em pacientes com embolia pulmonar. Nesta situação, a P_{O_2} do gás do volume corrente final é tomada para representar o gás alveolar expirado misto.

Como é geralmente impossível obter a P_{O_2} alveolar expirada mista, um índice mais útil é a diferença de P_{O_2} entre o gás alveolar ideal e sangue arterial, ou seja, a distância horizontal entre os pontos "i" e "a". A P_{O_2} alveolar ideal é calculada a partir da equação do gás alveolar:

$$P_{AO_2} = P_{IO_2} - \frac{P_{ACO_2}}{R} + \left[P_{ACO_2} \times F_{IO_2} \times \frac{(1-R)}{R} \right] \quad [20]$$

Para utilizar esta equação, nós consideramos que a P_{CO_2} do gás alveolar ideal é a mesma da P_{CO_2} do sangue arterial. A razão para isso é que a linha ao longo da qual cada ponto a se move (na Figura 4-23) é quase horizontal, fazendo que o valor seja próximo o suficiente para propósitos clínicos. É importante notar que esta diferença ideal entre P_{O_2} alveolar e arterial é causada por unidades situadas na linha da relação ventilação/perfusão entre os pontos "i" e $\bar{V}$, ou seja, unidades com relações ventilação/perfusão anormalmente baixas. Isso significa que um pulmão doente pode apresentar desigualdade ventilação/perfusão substancial, mas uma diferença quase normal da P_{O_2} alveolar e arterial se grande parte da desigualdade for causada por unidades com relações ventilação/perfusão anormalmente altas.

O *desvio fisiológico* é outro índice útil de desigualdade ventilação/perfusão. Ele mede o movimento do ponto arterial fora do ponto ideal em conjunto com a linha R do sangue (Fig. 4-23). É, portanto, causado pelo fluxo sanguíneo a unidades pulmonares com relações ventilação/perfusão anormalmente baixas. Para calcular o desvio fisiológico, nós simulamos que todo os movimentos para a esquerda do ponto arterial "a" são causados pela adição de sangue venoso misto $\bar{V}$ ao sangue ideal "i". Isso não é tão irracional como pode parecer em princípio, porque unidades com relações ventilação/perfusão muito baixas expelem sangue que possui essencialmente a mesma composição daquela do sangue venoso misto (Figs. 4-20 e 4-21). A equação do desvio é utilizada da seguinte forma:

$$\frac{\dot{Q}_{PS}}{\dot{Q}_T} = \frac{(Ci_{O_2} - Ca_{O_2})}{(Ci_{O_2} - C\bar{v}_{O_2})} \quad [33]$$

onde $\dot{Q}_{PS}$ se refere ao desvio fisiológico, $\dot{Q}_T$ ao fluxo sanguíneo total através do pulmão, e Ci_{O_2}, Ca_{O_2} e $C\bar{v}_{O_2}$ referem-se às concentrações de oxigênio ideal, arterial e do sangue venoso misto, respectivamente. A concentração de oxigênio do sangue ideal é calculada a partir da P_{O_2} ideal e da curva de dissociação do oxigênio. O valor normal para o *desvio fisiológico* é menor que 0,05.

O último índice tradicional a ser discutido é o *espaço morto fisiológico* (também conhecido como ventilação desperdiçada). Enquanto o desvio fisiológico reflete a quantidade de fluxo sanguíneo que vai a unidades pulmonares com relações ventilação/perfusão anormalmente baixas, o espaço morto fisiológico é uma medida da quantidade de ventilação que vai a unidades com relações ventilação/perfusão anormalmente altas. Dessa forma, os dois índices fornecem aferições de ambas as pontas do espectro de relações ventilação/perfusão.

Para calcular o espaço morto fisiológico, nós supomos que todo o movimento do ponto A alveolar distante do ponto ideal "i" (Fig. 4-23) é causado pela adição de gás inspirado "I" ao gás ideal. Novamente, isso não é tão ilógico como pode parecer inicialmente, pois as unidades com relações ventilação/perfusão muito altas se comportam bastante como o ponto "I" (Fig. 4-23). Visto que, conforme indicado anteriormente, é quase sempre impossível obter uma amostra pura de gás expirado misto, nós geralmente coletamos gás expirado misto e medimos sua composição, E. O gás expirado misto contém um componente do espaço morto anatômico, o que, portanto, move sua composição ainda mais em direção ao ponto "I". A equação de Bohr (Equação 9) é então utilizada desta forma

$$\frac{V_{Dfis}}{V_T} = \frac{(Pa_{CO_2} - P_{ECO_2})}{Pa_{CO_2}} \quad [34]$$

onde V_{Dfis} é o espaço morto fisiológico, V_T é o volume tidal, e P_{ECO_2} é a P_{CO_2} expirada mista, e novamente exploramos o fato de que a P_{CO_2} do gás ideal e aquela do sangue arterial são virtualmente as mesmas. A relação entre espaço morto fisiológico e volume tidal é sensível a este, por conta da grande contribuição do espaço morto anatômico. O valor normal para o espaço morto fisiológico é menor que 0,3. (Para aplicações desses princípios nos testes de função pulmonar, ver Cap. 25).

Distribuições das Relações Ventilação/Perfusão

A análise da desigualdade ventilação/perfusão brevemente descrita na última seção é algumas vezes chamada de *modelo de três compartimentos*, porque o pulmão é conceitualmente dividido em compartimento não ventilado (desvio), compartimento não perfundido (espaço morto), e um compartimento que é normalmente ventilado e perfundido (ideal). Esse modo de ver o pulmão doente, que foi introduzido por Riley e Cournand,[92] provou ser de grande utilidade clínica ao avaliar os efeitos da incompatibilidade de ventilação e fluxo sanguíneo.

Entretanto, foi reconhecido há vários anos que pulmões reais devem conter algum tipo de distribuição das relações ventilação/perfusão e que um modelo de três compartimentos é, dessa forma, muito remoto da realidade. A grande dificuldade em lidar com distribuições das relações ventilação/perfusão fizeram um progresso muito lento, embora vários fisiologistas clínicos viram a aferição de distribuições como uma importante conquista.

A inovação chegou com a aplicação da análise computadorizada do comportamento das distribuições, uma área muito complexa em razão das curvas de dissociação não lineares e interdependentes de oxigênio e dióxido de carbono. Com a análise computadorizada, foi possível ter avanços consideráveis na compreensão do comportamento de distribuições de relações ventilação/perfusão.[95] Isso permitiu que a técnica de eliminação de gases inertes múltiplos se tornasse a técnica padrão de pesquisa para padrões de aferição de distribuições de ventilação/perfusão em indivíduos normais e pacientes acometidos por doenças pulmonares.[96]

Técnica de Eliminação de Gases Inertes Múltiplos. Os princípios que ditam a eliminação de gases inertes pelo pulmão são idênticos àqueles do oxigênio e dióxido de carbono, e são ditados por equações correspondentes às Equações 31 e 32. Quando um gás inerte dissolvido em salina é infundido de forma estável na circulação venosa periférica, ele chega aos pulmões, e uma parte do gás será exalada. A proporção de gás que é eliminada pela ventilação a partir do sangue de uma dada unidade pulmonar depende somente do coeficiente de partição sangue-gás do gás (λ) e a relação ventilação/perfusão ($\dot{V}_A / \dot{Q}$).[100,101] A relação é dada pela seguinte equação:

$$\frac{Pc'}{P\bar{v}} = \frac{\lambda}{(\lambda + \dot{V}_A/\dot{Q})} \quad [35]$$

onde Pc' e $P\bar{v}$ são as pressões parciais do gás no sangue no final dos capilares e sangue venoso misto, respectivamente. A Equação 35 parece diferente das Equações 31 e 32 somente porque os gases inertes obedecem a lei de Henry, permitindo que a concentração seja substituída pelo produto de solubilidade e pressão parcial. Isso por sua vez permite o rearranjo de termos, terminando na Equação 35. A relação entre a pressão parcial no final dos capilares e venosa mista é conhecida como *retenção*. Essa equação é derivada exatamente das mesmas considerações de balanço de massa como aplicado para o dióxido de carbono na Equação 5.

Na prática, uma mistura de seis gases (tipicamente, hexafluoreto de enxofre, etano, ciclopropano, isofluorano, éter e acetona) é dissolvida em salina e infundida em uma veia periférica do braço em uma taxa de 3 ml/min até que um estado de equilíbrio de troca gasosa seja alcançado (10 a 20 minutos). Amostras do gás expirado misto e sangue arterial são então coletadas, e as concentrações dos gases em cada uma são determinadas por cromatografia dos gases. Ao mesmo tempo, o débito cardíaco é obtido (p.ex., por diluição do indicador, ecocardiograma, ou outro método), e a ventilação total é também aferida. A partir desses dados, as concentrações venosas mistas de cada gás inerte podem ser calculadas e a retenção determinada. Em pacientes que já possuem um cateter arterial pulmonar implantado, uma amostra do sangue venoso misto pode ser coletada em vez de aferir os níveis dos gases inertes venosos mistos diretamente.

Um gráfico é então construído, como demonstrado na Figura 4-24. O painel superior mostra que os dados apontam para *retenção de gases* inertes (pressão parcial arterial dividida por pressão parcial venosa mista), que estão juntos para maior clareza pela linha tracejada. Abaixo desse gráfico estão os pontos de dados para *excreção* (pressão parcial expirada mista dividida pela pressão parcial venosa mista). Ambos estão plotados contra o coeficiente de partição. Novamente, os pontos estão unidos por uma linha tracejada. Para comparação, as duas linhas sólidas mostram os valores de retenção e excreção para um pulmão sem desigualdade ventilação/perfusão, mas com a mesma ventilação geral e fluxo sanguíneo. As linhas pontilhadas e sólidas estão muito próximas uma à outra na Figura 4-24, e as diferenças são mais facilmente observadas na Figura 4-25, onde o pulmão está doente.

Estes gráficos, chamados de curvas de retenção-solubilidade e excreção-solubilidade, contêm informação sobre a distribuição das relações ventilação/perfusão no pulmão. Por exemplo, se um pulmão contém unidades que são perfundidas mas não ventiladas (desvio), estas particularmente aumentam a retenção do gás menos solúvel, hexafluoreto de enxofre.

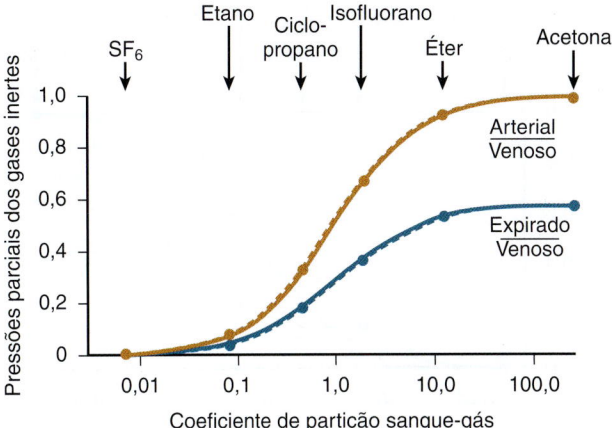

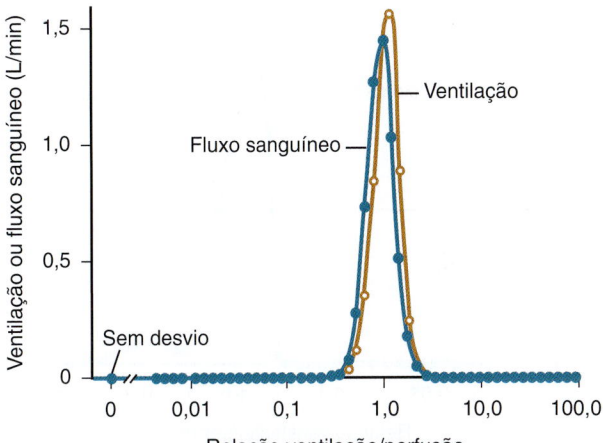

Figura 4-24 Utilização de uma técnica de eliminação de gases inertes múltiplos para determinar a distribuição das relações entre ventilação e perfusão em um indivíduo normal com 22 anos de idade. *Painel superior*, Dados apontam para retenção de gases inertes (curva superior) e excreção (curva inferior). *Linhas pontilhadas* juntam os pontos. As duas *linhas sólidas* mostram os valores de retenção e excreção para um pulmão sem desigualdade de ventilação/perfusão. *Painel inferior*, A distribuição recuperada das relações ventilação/perfusão. SF_6, hexafloureto de enxofre. (Redesenhada de Wagner PD, Laravuso RB, Uhl RR, West JB: Continuous distributions of ventilation-perfusion ratios in normal subjects breathing air and 100% O_2. *J Clin Invest* 54:53-68, 1974.)

Inversamente, se a distribuição contém grandes quantidades de ventilação a unidades pulmonares com relações ventilação/perfusão muito altas, a excreção dos gases de alta solubilidade é sobremaneira afetada. A relação entre distribuição das relações ventilação/perfusão e as curvas de retenção-solubilidade e excreção-solubilidade pode ser expressa formalmente por uma série de equações lineares simultâneas.[102] Essas equações, uma para cada gás inerte, refletem simplesmente os princípios de conservação de massa e se relacionam com a distribuição ventilação/perfusão (*i.e.*, a série pareada dos fluxos sanguíneos e ventilações das unidades de troca gasosa) para uma série aferida de valores de retenção e excreção de gases inertes. A distribuição das relações ventilação/perfusão que é consistente com o padrão de retenção e excreção do gás inerte é então determinada utilizando programas de computador que resolvem essas equações simultaneamente.

As potencialidades e limitações dessa transformação têm sido exploradas em grandes detalhes.[102] A distribuição recuperada não é exclusiva, mas, na maioria dos casos, a variação de distribuições possíveis compatíveis com os dados é pequena. Não mais que três modos de uma distribuição podem

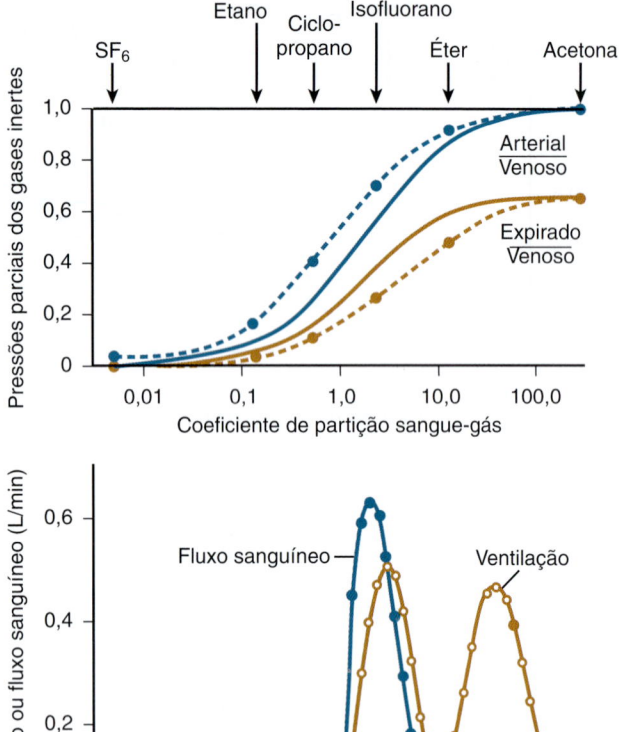

Figura 4-25 Distribuição de relações ventilação/perfusão em um paciente com 60 anos de idade com DPOC, predominantemente enfisema. *Painel superior,* As curvas de solubilidade de excreção e retenção. *Painel inferior,* A distribuição recuperada das relações ventilação/perfusão. SF$_6$, hexafloureto de enxofre. (Redesenhada de Wagner PD, Dantzker DR, Dueck R, et al: Ventilation-perfusion inequality in chronic obstructive pulmonary disease. *J Clin Invest* 59:203-216, 1977.)

ser recuperados, e somente distribuições suaves podem ser obtidas. Apesar dessas limitações, entretanto, a técnica fornece muito mais informações sobre padrões de distribuição de relações ventilação/perfusão em pacientes com doenças pulmonares que aquelas previamente disponíveis.

Distribuição em Indivíduos Normais. A Figura 4-24 mostra curvas de retenção-solubilidade e excreção-solubilidade e a distribuição derivada das relações ventilação/perfusão de um voluntário normal de 22 anos de idade.[103] Primeiro, repare que as retenções e excreções indicadas pelos pontos de dados e linhas pontilhadas no painel superior estão quase superpostas sobre as linhas sólidas para um pulmão homogêneo. A distribuição recuperada (painel inferior) é consistente com esses dados e mostra que os pontos da ventilação e fluxo sanguíneo são estreitos, abrangendo somente uma década de relações ventilação/perfusão (*i.e.*, a partir de uma relação ventilação/perfusão de 0,3 para uma 10 vezes maior, de 3). Como esperado, esta variação nas relações de distribuição/perfusão é ligeiramente maior que as diferenças regionais, as quais dependem principalmente da gravidade somente (Fig. 4-22). Entretanto, não houve essencialmente ventilação ou fluxo sanguíneo fora desta faixa de variação na escala de relação ventilação/perfusão. Note também que não houve desvio, ou seja, fluxo sanguíneo para alvéolos não ventilados. A ausência de desvio foi um achado consistente em todos os indivíduos normais e foi inicialmente surpreendente. Deve ser dito que, em primeiro lugar, esta técnica é muito sensível, na qual um desvio de somente 0,5% do débito cardíaco aproximadamente dobra a concentração arterial de hexafluoreto de enxofre. Aparentemente, indivíduos jovens normais são capazes de ventilar essencialmente todos seus alvéolos. Em segundo lugar, desvios brônquicos e tebesianos não são detectados por este método.

Em indivíduos normais, o valor de P_{O_2} arterial aferido é consistente com aquele modelado para uma dada distribuição ventilação/perfusão e considerando o equilíbrio de difusão para o oxigênio. Isso significa que a heterogeneidade entre ventilação e perfusão explica toda a diferença entre P_{O_2} alveolar ideal e P_{O_2} arterial em pulmões normais. Por exemplo, em indivíduos normais idosos, a dispersão da distribuição ventilação/perfusão aumenta, e isso explica a queda gradativa na P_{O_2} arterial observada com o envelhecimento. A incompatibilidade entre ventilação e perfusão deve ocorrer entre as unidades pulmonares perfundidas por vasos com 150 μm de diâmetro ou mais largos, para que haja um efeito significativo sobre a P_{O_2} arterial.[104] Isso significa que a unidade funcional da troca de oxigênio em termos de compatibilidade entre ventilação e perfusão é o ácino, ou unidades pulmonares distais a um bronquíolo terminal.

Distribuições no Pulmão Doente. A Figura 4-25 mostra uma distribuição típica das relações ventilação/perfusão de um paciente com DPOC. A distribuição é típica do padrão observado em pacientes que se acredita ter, predominantemente, enfisema.[105] O painel superior mostra que as retenções e excreções aferidas (pontos, linhas tracejadas) desviaram amplamente daquelas esperadas em um pulmão homogêneo com a mesma ventilação total e fluxo sanguíneo (linhas sólidas). Consistente com isso, o painel inferior mostra uma ampla distribuição bimodal, com grandes quantidades de ventilação a unidades pulmonares com relações ventilação/perfusão extremamente altas (espaço morto alveolar). Note o pequeno desvio de 3,1%. A hipoxemia discreta neste paciente (P_{O_2} arterial de 63 mm Hg) é explicada principalmente pelo discreto deslocamento do modo principal do fluxo sanguíneo para a esquerda do normal. Presumivelmente, o modo de alta relação ventilação/perfusão reflete a ventilação a unidades pulmonares nas quais vários capilares foram destruídos pelo processo enfisematoso, reduzindo sua perfusão. Pacientes com embolia pulmonar aguda frequentemente revelam um padrão de relação ventilação/perfusão semelhante àquele da Figura 4-25. Isso é bem explicado pela ventilação contínua em regiões embolizadas pobremente perfundidas. Algumas vezes os desvios são observados também, possivelmente em regiões dispersas de atelectasia, possivelmente por edema, e possivelmente por um desvio da direita para a esquerda através do forame oval de um paciente, quando a pressão atrial direita estiver elevada.

Pacientes com DPOC cuja lesão predominante é a bronquite severa geralmente mostram um padrão diferente. A principal anormalidade na distribuição é uma grande quantidade de fluxo sanguíneo indo para unidades pulmonares com relações ventilação/perfusão muito baixas, entre 0,005 e 0,1. Isso explica a hipoxemia mais severa neste tipo de paciente e é consistente com um grande desvio fisiológico. Presumivelmente, as baixas relações ventilação/perfusão em algumas unidades pulmonares são resultado das vias aéreas parcialmente bloqueadas devido a secreções retidas e distúrbios das vias aéreas

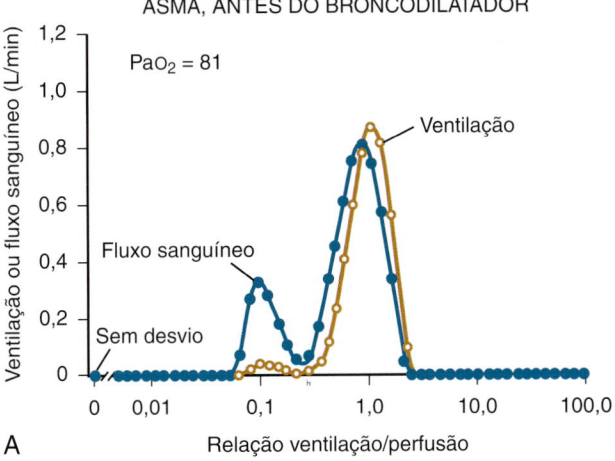

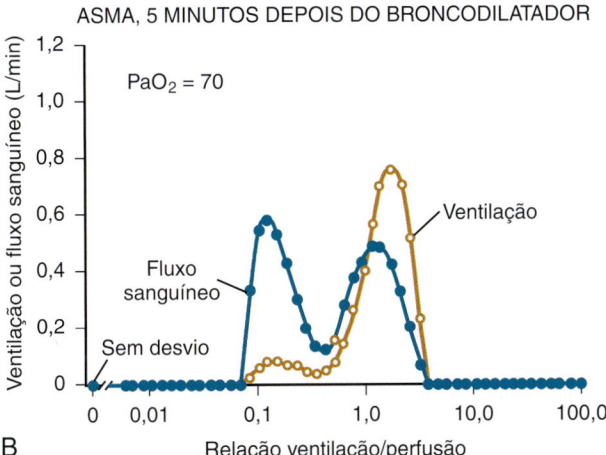

Figura 4-26 Distribuição de relações ventilação/perfusão em um paciente com asma antes (A) e depois (B) da administração de isoproterenol por aerossol. (Redesenhada de Wagner PD, Dantzker DR, Lacovoni VE, et al: Ventilation-perfusion inequality in asymptomatic asthma. *Am Ver Respir Dis* 118:511-524, 1978.)

que reduzem seu diâmetro. Entretanto, é interessante que estes pacientes, na maioria das vezes, não demonstram muitos desvios (fluxo sanguíneo a áreas não ventiladas), e uma possível explicação é a presença de ventilação colateral. Deve ser enfatizado que as distribuições observadas na bronquite crônica severa mostram variabilidade considerável.

Um padrão particularmente interessante das relações ventilação/perfusão tem sido observado em alguns pacientes com asma, mesmo na fase de remissão.[106] A Figura 4-26A mostra uma aparência bimodal óbvia, sendo que cerca de 25% do fluxo sanguíneo total vão para unidades pulmonares com relações ventilação/perfusão na faixa de 0,1. Entretanto, não houve fluxo sanguíneo para unidades não ventiladas. Quando foi administrado a este paciente um broncodilatador β-adrenérgico por aerossol, a distribuição mudou, conforme demonstrado na Figura 4-26B. Houve uma elevação marcante na quantidade de fluxo sanguíneo para unidades com baixas relações ventilação/perfusão, e isso foi associado a um decréscimo correspondente na P_{O_2} arterial de 81 a 70 mm Hg. Entretanto, o padrão foi efêmero; 5 minutos depois, a distribuição retornou ao padrão demonstrado na Figura 4-26A, e a P_{O_2} voltou aos níveis anteriores à administração do broncodilatador. Os efeitos broncodilatadores da droga sobre o fluxo de ar tiveram uma duração muito maior.

Tal queda na P_{O_2} arterial é frequentemente observada em pacientes asmáticos após terapia broncodilatadora mesmo com melhora do fluxo de ar.[60,61] A razão para a redistribuição do fluxo sanguíneo é provavelmente que os vasos sanguíneos que suprem as unidades hipóxicas com baixa relação ventilação/perfusão se dilatam preferencialmente em resposta a agonistas β-adrenérgicos. Broncodilatadores modernos causam menos hipoxemia que aquela demonstrada na Figura 4-26 e também menor deterioração na distribuição da relação ventilação/perfusão.

Foi surpreendente que este paciente quase assintomático apresentava uma desigualdade tão grande da relação ventilação/perfusão como demonstrada na Figura 4-26. A extensão da anormalidade da distribuição sugere que existiam muito mais anormalidades no pulmão, incluindo obstrução de pequenas vias aéreas, que aquelas indicadas pelos sintomas do paciente. Um modelo pulmonar consistente com os dados observados é que metade das pequenas vias aéreas pode ter sido totalmente ocluída por tampões mucosos e/ou edema da parede das vias aéreas, e que o pulmão subtendido por elas foi então ventilado através de canais colaterais. Entretanto, deve ser enfatizado que nem todos os pacientes asmáticos bem controlados demonstram tais distribuições anormais das relações ventilação/perfusão. Em alguns, a distribuição é unimodal com pouco ou nenhum incremento na dispersão. De forma importante, a extensão da desigualdade da relação ventilação/perfusão não pode ser prevista pela deficiência na espirometria.

Pacientes acometidos pela síndrome da angústia respiratória aguda comumente demonstram um espectro completo de anormalidades da relação ventilação/perfusão, especialmente desvios, como também regiões de baixa relação ventilação/perfusão, áreas de relação ventilação/perfusão normal, regiões de alta relação ventilação/perfusão e aumento da ventilação de regiões pulmonares não perfundidas.

Técnicas mais modernas estão sendo desenvolvidas para demonstrar e quantificar a compatibilidade entre ventilação e perfusão, e até mesmo a P_{O_2} alveolar, mas elas ainda não têm a resolução da técnica de eliminação dos gases inertes múltiplos.[6,107] Entretanto, com resolução espacial e temporal suficientes, tais métodos poderiam ser úteis para determinar se as regiões de alta relação ventilação/perfusão em pacientes com DPOC (Fig. 4-25) são de fato explicadas pelas bulas enfisematosas ou se a distribuição ventilação/perfusão bimodal observada na asma (Fig. 4-26) é regionalmente fixa ou é móvel.

Desigualdade entre Ventilação e Perfusão e Retenção do Dióxido de Carbono

É importante lembrar que a desigualdade ventilação/perfusão interfere na captação e eliminação de todos os gases pelo pulmão (oxigênio, dióxido de carbono, monóxido de carbono e anestésicos voláteis). Em outras palavras, a incompatibilidade entre ventilação e fluxo sanguíneo reduz a eficiência geral da troca gasosa pulmonar. Tem havido considerável confusão nesta área, particularmente sobre o papel da desigualdade entre ventilação e perfusão na retenção do dióxido de carbono.

Imagine um pulmão que é uniformemente ventilado e perfundido e que está transferindo quantidades normais de oxigênio e dióxido de carbono. Suponha que a compatibilidade entre ventilação e fluxo sanguíneo é subitamente alterada enquanto todo o resto permanece inalterado. O que acontece com a troca gasosa? Pode ser demonstrado que o efeito desta desigualdade ventilação/perfusão "pura" (*i.e.*, com todos os outros fatores mantidos constantes) é reduzir tanto a captação de oxigênio quanto a eliminação de dióxido de carbono pelo pulmão.[95] O pulmão se torna menos eficiente como um trocador de gases para ambos, e, portanto, a incompatibilidade da ventilação e fluxo sanguíneo deve causar hipoxemia e hipercapnia (retenção de dióxido de carbono), se os outros parâmetros permanecerem iguais.

Na prática, entretanto, pacientes com desigualdade ventilação/perfusão frequentemente apresentam uma P_{CO_2} arterial normal. A razão para isso é que, sempre que os quimiorreceptores sentem uma P_{CO_2} elevada, há um aumento da frequência de ventilação. O incremento consequente na ventilação aos alvéolos usualmente faz com que a P_{CO_2} arterial volte aos níveis normais. Entretanto, tais pacientes podem somente manter uma P_{CO_2} normal a custa deste aumento da ventilação aos seus alvéolos. A ventilação em excesso que eles normalmente necessitariam é algumas vezes referida como *ventilação desperdiçada* e é necessária porque as unidades pulmonares com relações ventilação/perfusão anormalmente altas contribuem pouco para a eliminação do dióxido de carbono. Tais unidades são parte do espaço morto alveolar (fisiológico).

Pacientes com desigualdade de relação ventilação/perfusão causando retenção de dióxido de carbono são algumas vezes tidos como em "hipoventilação", mas, na verdade, eles podem estar realmente respirando mais que o normal. A "hipoventilação" como um sinônimo para hipercapnia é utilizada por pessoas que definem a adequação ou inadequação da ventilação alveolar em manter uma P_{CO_2} arterial normal. A "ventilação alveolar" neste contexto não se refere a todos os gases que adentram os alvéolos pulmonares, mas está relacionada com o gás "alveolar ideal" e exclui os gases do espaço morto alveolar. Neste capítulo, o termo *alveolar* tem sido utilizado para se referir a todos os gases no pulmão, com exceção das vias aéreas condutoras que contêm espaço morto anatômico. A hipoventilação verdadeira foi discutida em uma seção anterior quando a relação entre ventilação alveolar e P_{CO_2} foi examinada.

Historicamente, é fácil perceber como o termo *hipoventilação* veio a ser aplicado tão indiscriminadamente. Quando no final da década de 50 se tornou possível aferir a P_{CO_2} do sangue arterial em situações clínicas, foi observado que a retenção do dióxido de carbono era uma complicação comum e séria da doença pulmonar crônica que poderia sempre ser abolida pela elevação artificial da ventilação. Assim, era natural dizer que estes pacientes apresentavam uma ventilação anormalmente baixa, e o termo *hipoventilação* tinha a vantagem de manter uma importante opção terapêutica na linha de frente.

Entretanto, ao contrário de uma ventilação reduzida, a maioria destes pacientes está movimentando muito mais ar em seus alvéolos que indivíduos normais. De fato, todos os pacientes com doença pulmonar crônica e desigualdade entre ventilação e perfusão que apresentam uma P_{CO_2} arterial *normal devem ter elevação* da ventilação aos seus alvéolos, e isso se aplica à maioria dos pacientes com retenção de dióxido de carbono também.

Embora pacientes com incompatibilidade de ventilação e fluxo sanguíneo possam geralmente manter uma P_{CO_2} arterial normal pelo aumento da ventilação aos seus alvéolos, esta estratégia é muito menos efetiva em aumentar a P_{O_2} arterial. A razão para o comportamento diferente dos dois gases baseia-se nas formas diferentes das curvas de dissociação do dióxido de carbono e oxigênio. A curva de dissociação do dióxido de carbono é quase reta na faixa fisiológica, fazendo que um aumento na ventilação eleve a eliminação de dióxido de carbono de unidades pulmonares com relações ventilação/perfusão altas e baixas. Ao contrário, a forma não linear da curva de dissociação do oxigênio significa que nem todas as unidades pulmonares se beneficiam do aumento da ventilação em termos de elevação da concentração de oxigênio em seu sangue efluente. Aquelas unidades com alta relação ventilação/perfusão, que operam bastante na porção plana da curva de dissociação, aumentam muito pouco a concentração sanguínea de oxigênio apesar de grandes incrementos na P_{O_2}. Em unidades com uma baixa relação ventilação/perfusão, a P_{O_2} no sangue aumentará mais, mas, como tais unidades operam na porção íngreme da curva de dissociação, a concentração de oxigênio permanece próxima àquela do sangue venoso misto. O resultado final é que a P_{O_2} arterial mista é somente elevada modestamente, e uma parte da hipoxemia ainda permanece.

Em resumo, a retenção de dióxido de carbono pode resultar de dois mecanismos claramente distintos: hipoventilação pura e desigualdade ventilação/perfusão. Esta é uma causa comum na prática clínica.

Efeitos de Alterações no Débito Cardíaco sobre a Troca Gasosa na Presença de Desigualdade Ventilação/Perfusão

Em um pulmão sem desigualdade ventilação/perfusão, o débito cardíaco não tem efeito sobre a P_{O_2} ou P_{CO_2} arterial. Isso decorre das Equações 5 e 17, que não contêm débito cardíaco. Pelo contrário, estas equações mostram que o nível de ventilação total é muito importante.

Entretanto, em um pulmão com desigualdade ventilação/perfusão, o débito cardíaco pode ter um efeito importante sobre a P_{O_2} arterial, e isso é importante em algumas situações clínicas. Uma redução do débito cardíaco reduz a P_{O_2} do sangue venoso misto, o que por sua vez exacerba a hipoxemia. Isso é observado algumas vezes em pacientes com infarto miocárdico, nos quais a redução na P_{O_2} arterial parece estar fora de proporção ao grau de desigualdade ventilação/perfusão. O oposto é algumas vezes observado em pacientes com asma brônquica, que podem apresentar débitos cardíacos incomumente altos, especialmente quando tratados com algumas drogas β-agonistas. O resultado é que a P_{O_2} arterial é maior do que seria esperado pelo grau de desigualdade ventilação/perfusão. Esse importante efeito modulador do débito cardíaco sobre a troca gasosa é frequentemente negligenciado em situações clínicas.

DETECÇÃO DE OXIGÊNIO

As respostas do organismo à hipóxia têm sido amplamente esclarecidas pela descoberta de *fatores induzíveis pela hipóxia* (HIF). O achado inicial foi uma proteína que se ligava ao elemento de resposta à hipóxia do gene da eritropoetina sob condições hipóxicas.[108] Depois, tornou-se claro que HIFs são criticamente importantes em um grande número de respostas celulares à hipóxia. De fato, é agora sabido que, na hipóxia celular, a transcrição de centenas de RNAs mensageiros é aumentada e a expressão de um número igual destes é diminuída.[109]

HIFs são fatores de transcrição que são influenciados pela quantidade de oxigênio na célula. Um fator de transcrição é uma proteína que se liga a sequências de DNA específicas em um gene e controla assim o fluxo de informação genética a partir do DNA para RNA mensageiro. A hipóxia celular causa um aumento da concentração de HIF-1α que então se liga ao HIF-1β, e influencia consequentemente o elemento de resposta à hipóxia. É agora sabido que a maioria das espécies aeróbicas expressa estes fatores de transcrição, indicando que HIFs foram altamente conservados. Por exemplo, o HIF-1 é expresso em vários animais primitivos que não possuem sistemas respiratório ou circulatório especializados, como o verme *Caenorhabditis elegans*. Isso implica que o HIF foi inicialmente desenvolvido para melhorar a sobrevida de células individuais em ambientes com baixos níveis de oxigênio.

Os HIFs controlam genes que possuem várias funções através do espectro fisiológico. Estes incluem genes mitocondriais envolvidos com a utilização de energia, genes de enzimas glicolíticas que influenciam metabolismo anaeróbico, genes associados ao fator de crescimento endotelial vascular que controlam a angiogênese, genes do metabolismo do óxido nítrico e canais iônicos em células musculares lisas envolvidas com o controle do fluxo sanguíneo pulmonar, genes da eritropoetina que afetam a produção de hemácias, e genes que controlam a indução da tirosina-hidroxilase, a qual possui um papel na função dos quimiorreceptores nos corpos carotídeos.[62a] De particular interesse é o câncer, uma condição que requer mais energia[110] que pode ser suprida por uma via HIF. Ademais, a inflamação associada ao tumor causa a indução de vias glicolíticas[111] que utilizam sinalização por HIF. Assim, estas constituem a chave principal na resposta geral do organismo à hipóxia.

Pontos-chave

- As magnitudes de ventilação e perfusão, assim como sua distribuição, são fatores-chave para determinação da troca gasosa pulmonar.
- A distribuição da ventilação e perfusão é predominantemente afetada pela gravidade no pulmão normal, mas a estrutura intrínseca pulmonar também possui um papel.
- A distribuição das relações *ventilação-perfusão* ($\dot{V}_A/\dot{Q}$) não é uniforme, sendo que a relação $\dot{V}_A/\dot{Q}$ é geralmente maior em regiões pulmonares independentes e menor em regiões pulmonares dependentes.
- A P_{O_2} e P_{CO_2} alveolar regional são determinadas principalmente pela relação $\dot{V}_A/\dot{Q}$ de cada região. Fatores secundários são a P_{O_2} e P_{CO_2} do gás inspirado e sangue venoso misto, e também o formato das curvas de dissociação do oxigênio e dióxido de carbono.
- Existem quatro causas de hipoxemia: hipoventilação, limitação da difusão alveolar-capilar, desvio, e desigualdade $\dot{V}_A/\dot{Q}$.
- Existem duas causas principais de hipercapnia: hipoventilação e desigualdade $\dot{V}_A/\dot{Q}$.
- A desigualdade $\dot{V}_A/\dot{Q}$ é a causa mais importante de anormalidades da troca gasosa na maioria das doenças pulmonares.

As Referências estão disponíveis exclusivamente no site www.elsevier.com.br/expertconsult

5 MECÂNICA E ENERGÉTICA DO SISTEMA RESPIRATÓRIO

WILLIAM HENDERSON, MD • PETER A. PARÉ, MD • NAJIB T. AYAS, MD, MPH

INTRODUÇÃO
TERMINOLOGIA
Fluxo
Volume
Pressão
A Lei combinada dos Gases
Constantes de Complacência, Resistência e Tempo
MECÂNICA RESPIRATÓRIA EM CONDIÇÕES ESTÁTICAS
Retração Elástica dos Pulmões
Retração Elástica da Parede Torácica

Integração das Mecânicas Pulmonar e da Parede Torácica
Aplicações Clínicas
O SISTEMA RESPIRATÓRIO EM CONDIÇÕES DINÂMICAS
Trabalho Resistivo devido a Fluxo de Gás através das Vias Aéreas
Outro Trabalho Resistivo
PEEP Intrínseca durante Ventilação com Pressão Positiva na DPOC

ENERGÉTICA E TRABALHO DA RESPIRAÇÃO
Aferindo o Trabalho da Respiração Realizado por um Ventilador com Pressão Positiva em um Paciente Paralisado
Aferindo o Trabalho da Respiração em um Paciente que Respira Espontaneamente
Custo de Oxigênio da Respiração

INTRODUÇÃO

O movimento de gases para dentro e para fora do sistema respiratório pode ser descrito pelas leis físicas que regem a pressão, volume e fluxo de gases. O estudo destas relações é chamado de "mecânica respiratória", e o estudo do custo de energia do movimento de gases é chamado de "energética".

Este capítulo revisa a terminologia básica, mecânica respiratória sob condições estáticas e dinâmicas, e energética, incluindo medidas do trabalho respiratório. O capítulo também destaca o modo pelo qual os princípios fisiológicos podem ser aplicados a problemas clínicos específicos.

TERMINOLOGIA

FLUXO

O fluxo é definido como o volume de gás que passa um ponto fixo por unidade de tempo. O fluxo é usualmente medido com um pneumotacógrafo (fluxômetro), o qual consiste em um tubo com resistência conhecidamente estabelecida. O fluxo pode ser calculado pela aferição da queda de pressão exercida pelo resistor.

A velocidade do gás é a distância percorrida por uma molécula de gás por unidade de tempo e não deve ser confundida com fluxo. Em um fluxo constante, a velocidade do gás será maior em tubos mais estreitos (Fig. 5-1).

VOLUME

O volume é definido como o espaço ocupado por um gás. O volume ocupado por um número fixo de moléculas de gases é determinado pela temperatura e pressão.

O volume de gás que entra e deixa os pulmões pode ser determinado por um espirômetro que mede o deslocamento de volume ou pela integração do fluxo de sinal medido por um pneumotacógrafo. As subdivisões dos volumes pulmonares são demonstradas na Figura 5-2. Algumas destas subdivisões podem ser medidas pelo espirômetro somente (capacidade vital, volume corrente), enquanto outras necessitam da utilização do pletismógrafo ou diluição por hélio. A *capacidade pulmonar total* (CPT) é o volume pulmonar ao final de uma inspiração máxima. O volume residual é o volume no final de um esforço expiratório máximo. A *capacidade residual funcional* (CRF) refere-se ao volume no pulmão no final de uma exalação corrente normal, quando ocorre um relaxamento normal tanto de músculos inspiratórios quanto expiratórios.

O volume total de gás no pulmão é usualmente medido na CRF utilizando métodos pletismográficos ou por métodos de diluição de gases inertes, e cada uma destas técnicas possui vantagens e desvantagens.[1] A pletismografia corporal tradicional é amplamente disponível e eficaz. Para esta técnica, os indivíduos são completamente enclausurados em um contêiner hermeticamente fechado. O volume pulmonar pode ser calculado comparando alterações na pressão alveolar (medido na boca enquanto o paciente assopra um dispositivo ocluído na boca) com alterações na pressão no contêiner.[2] A pletismografia corporal pode superestimar os volumes pulmonares, pois incluirá a aferição do gás abdominal se o gás for comprimido e descomprimido durante a manobra de assoprar. Os pletismógrafos que utilizam indutância elétrica[3,4] ou dados ópticos[5] avançaram como métodos não invasivos para a aferição de volumes pulmonares naqueles indivíduos incapazes de tolerar a pletismografia tradicional. Entretanto, dada a experiência limitada com estas modalidades em situações clínicas, eles são mais bem considerados como avanços experimentais neste momento.[6,7]

Uma das várias técnicas de diluição de gás inerte (geralmente com hélio ou nitrogênio) ou avaliações radiológicas são utilizadas, já que a espirometria não pode estimar a CRF. Historicamente, os métodos de gases inertes têm utilizado o hélio. Para este método, os sujeitos inalam uma concentração e volume conhecidos de hélio para a CRF. O hélio se mistura e é diluído pelo gás já presente no pulmão. Uma amostra do gás exalado é analisada para a concentração de hélio, permitindo o cálculo da CRF desta forma:

$$C_1 \times V_1 = C_2 \times (V_1 + CRF)$$

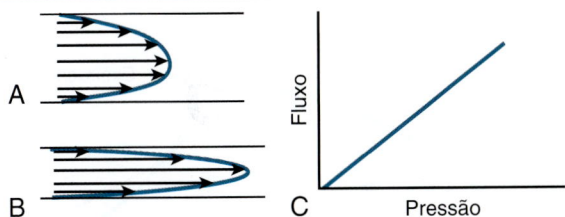

Figura 5-1 Fluxo laminar através de um tubo. A, Representação esquemática dos perfis espacial e de velocidade das moléculas de gases dentro de um sistema de fluxo laminar. A velocidade das moléculas de gases é proporcional ao comprimento das *setas*. Para fluxo laminar, a velocidade é maior no centro do tubo e menos próxima à margem. **B,** Quando o diâmetro do tubo é reduzido, a mesma taxa de fluxo do gás resultará em aumento da velocidade das moléculas de gases individuais. **C,** Durante o fluxo laminar, há uma relação linear entre pressão e fluxo.

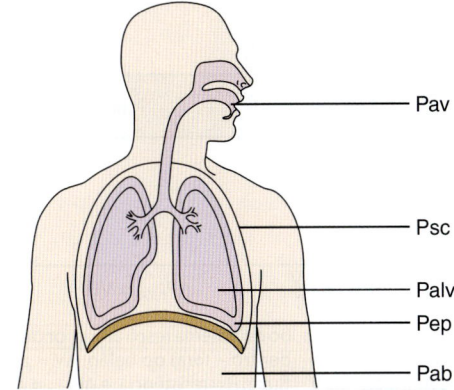

Figura 5-3 Pressões no sistema respiratório. Pav, pressão na abertura de vias aéreas; Psc, pressão sobre a superfície corporal; Palv, pressão sobre os alvéolos; Pep, pressão sobre o espaço pleural; Pab, pressão no abdome. Pressão transpulmonar: Pav − Pep; Pressão transalveolar: Palv − Pep; pressão transtorácica: Pep − Psc; pressão transrespiratória do sistema: Pav − Psc; pressão transdiafragmática: Pep − Pab. Sob condições estáticas, quando o indivíduo não estiver em ventilação assistida, a Pav é igual a 0 (pressão atmosférica). Entretanto, a Pav pode ser positiva quando o paciente estiver sendo submetido à ventilação mecânica com pressão positiva. A Psc é equivalente à pressão atmosférica a menos que o indivíduo esteja em um dispositivo de pressão negativa, como um pulmão de aço.

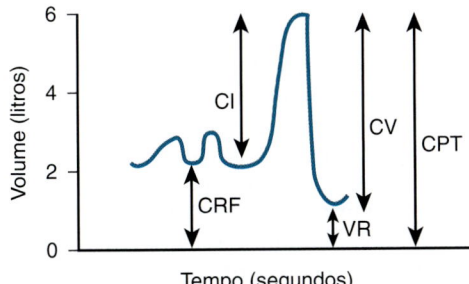

Figura 5-2 Subdivisões do volume pulmonar. Gráfico volume-tempo de um indivíduo após dois ciclos respiratórios com volumes tidais normais, inspirando até a capacidade pulmonar total (CPT), e expirando até o volume residual (VR). A capacidade vital (CV) e capacidade inspiratória (CI) podem ser medidas por um espirômetro. A aferição da capacidade residual funcional (CRF), VR e CPT requer uma determinação do volume de gás intratorácico por pletismografia, diluição de hélio ou eliminação de nitrogênio.

Modalidades de imagem, como a tomografia computadorizada (TC) e ressonância magnética podem fornecer avaliação acurada da CRF.[6,9-12] A TC pode superestimar o volume de gases alveolares disponíveis para troca gasosa, pois ela mede todo o volume de gases nos pulmões independentemente se o gás está aprisionado e não está participando da troca gasosa.[8]

PRESSÃO

A pressão de um gás é gerada pelo ímpeto de moléculas colidindo contra uma superfície e é expressa como a força por uma unidade de área. A pressão, ao contrário da força, é a mesma em todas as direções. As pressões do sistema respiratório são geralmente relatadas em relação às pressões atmosféricas.

As pressões relevantes ao sistema respiratório são demonstradas na Figura 5-3. Embora seja possível medir diretamente a pressão pleural, é usual utilizar a pressão esofágica como uma substituta menos invasiva. A pressão esofágica pode ser medida utilizando um balão preenchido por ar inserido no terço médio do esôfago, aproximadamente 35 a 45 centímetros distante das narinas.[13-15] Balões posicionados no terço proximal podem ser afetados pelo movimento do pescoço, e os balões colocados no terço final podem registrar aferições falsamente altas em decorrência da compressão pelo coração. Valores absolutos da pressão podem ser de difícil interpretação na posição supina em razão do peso do mediastino.

onde C_1 é a concentração inicial (conhecida) de hélio no saco, C_2 é a concentração final (medida) de hélio, e V_1 é o volume inicial do gás no saco. Portanto,

$$CRF = V_1 \times (C_1 - C_2)/C_2$$

Pelo mesmo princípio, outros gases não respiratórios, como o hexafluoreto de enxofre (SF_6) podem ser utilizados para calcular a CRF. De maneira geral, as aferições de diluição de gás inerte tendem a subestimar o volume pulmonar total, especialmente em pacientes com substancial obstrução de vias aéreas que podem ter gases aprisionados em unidades pulmonares que não se misturam com os gases inspirados.

Outro método utiliza os gases respiratórios naturalmente presentes em pulmões de um indivíduo (como o nitrogênio) para ser utilizado na determinação da CRF. Na forma mais simples, a aferição da CRF utilizando o método de diluição de nitrogênio requer que o indivíduo seja ventilado com uma mistura de oxigênio a 100%, a fim de permitir a eliminação do nitrogênio pelo sistema respiratório. Assim que todo o nitrogênio foi eliminado, a mistura inicial do gás (oxigênio/ar) é restituída, e a concentração de nitrogênio é repetidamente aferida até que retorne aos níveis basais. A trajetória da concentração de nitrogênio no gás exalado permite a estimativa da CRF. Infelizmente, a técnica básica é complicada pelos atrasos de tempo dos analisadores de gases. Ajustes para estes atrasos são possíveis, mas complexos, pois o atraso depende da viscosidade do gás, a qual muda conforme alteram as concentrações de nitrogênio e oxigênio.[8]

A LEI COMBINADA DOS GASES

Para um gás ideal, a relação entre volume, pressão, temperatura e o número de moléculas de gás é descrita pela lei combinada de gases:

$$PV = nRT$$

onde P é a pressão absoluta do gás. V é o volume, n é o número de moles de gás, R é a constante universal dos gases (8,3145 Joules / [mol K]), e T é a temperatura na escala Kelvin.

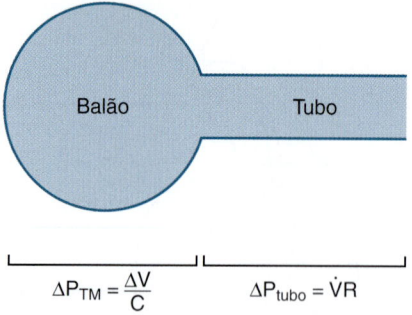

Figura 5-4 Analogia balão e tubo do sistema respiratório, onde ΔP_{TM} = alteração na pressão transmural (dentro – fora) do balão; ΔV = alteração no volume; C = complacência; $\dot{V}$ = fluxo; R = resistência; e ΔP_{Tubo} = diferença de pressão entre uma ponta do tubo até a outra.

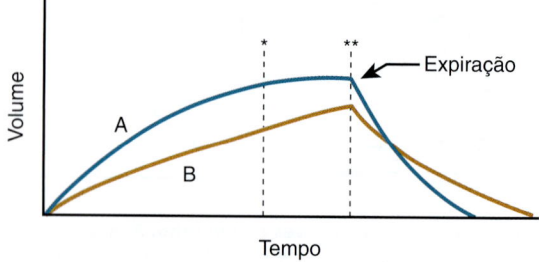

Figura 5-5 Constantes de tempo. Estão demonstradas duas unidades de mesmo volume, uma delas com uma constante de tempo muito curta, A, e outra com uma constante muito longa, B. Cada uma é inflada sob uma pressão constante até o ponto **, e então a expiração é passiva. No ponto **, a unidade A é completamente preenchida, mas a unidade B não. Importante notar que quando as constantes de tempo são desiguais como demonstrado aqui, a diminuição do tempo de inspiração até o ponto ** piorará a heterogeneidade na ventilação.

Esta equação resume as leis dos gases anteriores, incluindo a lei de Boyle (PV = constante), lei de Charles (V/T = constante), a lei de Gay-Lussac (P/T = constante), e a lei de Avogadro (n/V = constante). O volume de um gás deve desta forma aumentar conforme aumentam o número de moléculas do gás e a temperatura, ou diminui a pressão aplicada. Embora esta equação teoricamente se aplique apenas a um gás ideal ou perfeito, é uma aproximação adequada para propósitos clínicos.

CONSTANTES DE COMPLACÊNCIA, RESISTÊNCIA E TEMPO

Pode-se pensar o sistema respiratório como uma combinação de balões e tubos (Fig. 5-4). Conforme a pressão sobre a parede do balão aumenta (chamada pressão transmural, ou "diferença entre as pressões interna e externa"), o volume dentro do balão aumenta (Fig. 5-4). A relação entre a mudança no volume e a alteração na pressão transmural é a complacência do balão. As unidades de complacência são volume/pressão. Uma grande complacência indica que o volume se altera marcadamente para cada alteração de pressão. O inverso da complacência é a elasticidade, com um valor maior indicando um sistema mais rígido.

A resistência é uma medida de pressão necessária para gerar fluxo através de um tubo. Quanto mais estreito for o tubo, maior a pressão necessária e maior a resistência. As unidades de resistência são expressas em pressão/fluxo. O inverso da resistência é a condutância, sendo que um valor maior indica uma via aérea mais dilatada. O fluxo em um tubo pode ser laminar ou turbulento, com implicações significativas para a quantidade de pressão aplicada ou energia necessária para impulsionar o movimento de gases.

Quando a pressão é aplicada a uma unidade pulmonar (Fig. 5-5), o tempo necessário para preencher a unidade é dependente da sua complacência e resistência. Ou seja, vai demorar mais para preencher se a resistência for alta em razão da redução do fluxo. De maneira similar, demorará mais para preencher a unidade se a complacência estiver alta, pois será necessário maior volume. O produto da *resistência e complacência* (RC) de uma unidade pulmonar é a constante de tempo e representa o tempo necessário para que uma unidade pulmonar preencha 63% do volume final se uma pressão constante for aplicada. Áreas do pulmão com pequenas constantes de tempo (ou seja, baixa resistência e/ou baixa complacência) serão preenchidas mais rapidamente que áreas com maiores constantes de tempo.

O efeito das variações nas constantes de tempo de unidades pulmonares é demonstrado na Figura 5-5. Este conceito possui implicações clínicas quando existem constantes de tempo heterogêneas entre unidades pulmonares paralelas, como em pacientes com obstrução crônicas do fluxo aéreo ou com edema/atelectasia alveolar irregular, como ocorre na *síndrome da angústia respiratória aguda (SARA)*[*]. Conforme a frequência respiratória é baixa, todas unidades serão preenchidas até seu equilíbrio estático. Entretanto, se a frequência respiratória aumenta fazendo com que o tempo inspiratório se torne menor que a constante de tempo de algumas unidades, estas receberão menor ventilação e contribuem para o desequilíbrio entre ventilação e perfusão.

MECÂNICA RESPIRATÓRIA EM CONDIÇÕES ESTÁTICAS

Inicialmente, nós consideramos o pulmão durante condições estáticas, durante as quais as aferições são feitas enquanto o sistema respiratório é mantido em um volume fixo sem fluxo de gases. Mesmo sob condições estáticas ou sem fluxo, os gradientes de pressão são ainda necessários para distender o sistema respiratório (análogo ao balão descrito previamente). A energia utilizada para distender o sistema respiratório durante a inalação (trabalho elástico) é armazenada como energia potencial. Em razão dessa energia armazenada, a exalação normal não necessita de trabalho e é um processo passivo. Isso contrasta com o trabalho restritivo (discutido depois neste capítulo), o qual não pode ser armazenado como energia potencial e é dissipado como calor. O trabalho elástico realizado para inflar o sistema respiratório possui componentes pulmonares e da parede torácica.

RETRAÇÃO ELÁSTICA DOS PULMÕES

Se removido do corpo, um pulmão isolado vai ser esvaziado em razão de sua retração elástica até um volume mínimo que contém somente gás aprisionado. A aplicação de uma pressão negativa sobre a abertura das vias aéreas não removerá o gás aprisionado, pois as vias aéreas se fecham antes do completo esvaziamento alveolar. A relação entre o volume pulmonar e pressão transpulmonar durante a insuflação é demonstrada na Figura 5-6. A complacência pulmonar é moderadamente

---

*Nota da Revisão Científica: Denominada, também, Síndrome do Desconforto Respiratório Agudo (SDRA) e Síndrome da Distrição Respiratória Aguda (SDRA).

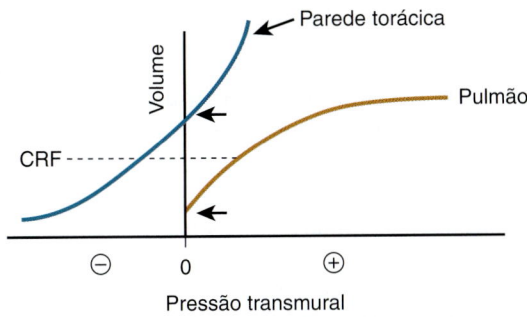

Figura 5-6 Curvas de volume-pressão do pulmão e parede torácica. A relação entre pressão transmural (dentro – fora) do pulmão e volume da parede torácica relaxada é demonstrada. O equilíbrio estático da parede torácica está acima da CRF, enquanto para o pulmão está abaixo (setas).

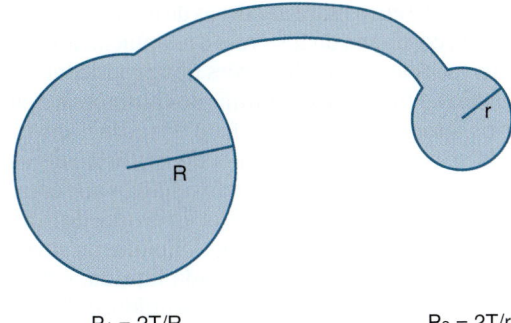

Figura 5-7 Lei de Laplace. Considere duas bolhas de líquido preenchidas por gás com mesma tensão de superfície (T), mas com raios diferentes (R e r), conectadas por um tubo. Por conta do menor raio da curvatura, a pressão na bolha menor excederá aquela da maior ($P_2 > P_1$), levando ao fluxo de gás da bolha menor para a maior.

alta em volumes pulmonares associados à respiração normal, mas então diminui drasticamente próximo à CPT. Nesta, acréscimos muito grandes na pressão transmural resultam em pequenas alterações no volume.

Dois fatores importantes são responsáveis pela retração elástica dos pulmões: (1) tecido conjuntivo pulmonar e (2) tensão de superfície relacionada com a interface ar-líquido da superfície alveolar.

Tecido Conjuntivo Pulmonar

Uma rede de fibras de tecido conjuntivo fornece a estrutura para os alvéolos e integridade estrutural para os pulmões. As fibras são compostas principalmente por colágeno e elastina. As fibras de colágeno exibem alta força de tensão, mas são relativamente não complacentes. Elas podem ser estendidas em até somente 2% de seu comprimento.[16] Isso contrasta com a elastina, a qual possui uma força de tensão menor e é mais complacente; as fibras de elastina podem ser estiradas em até 130% do seu comprimento. Experimentos que utilizam a destruição seletiva de fibras por colagenase ou elastase mostram que as fibras de elastina são importantes contribuintes para as relações de volume-pressão em volumes pulmonares baixos, enquanto o colágeno é mais importante em volumes maiores que se aproximem da CPT.[17,18] Em volumes pulmonares baixos, as fibras de elastina suportam muito do estresse, e as fibras de colágeno se tornam curvadas e sem estresse. Conforme aumenta o volume pulmonar, as fibras de colágeno se desenrolam e se endireitam, possuindo um efeito importante de rigidez do pulmão. Em outras palavras, o papel principal do colágeno é limitar a distensão exagerada do pulmão, e a função primordial da elastina é facilitar a insuflação ao mesmo tempo em que fornece estabilidade para manter a configuração das estruturas internas.

A destruição do tecido conjuntivo pulmonar, pelo enfisema induzido pelo tabagismo, por exemplo, pode aumentar substancialmente a complacência pulmonar.[19] A contração da musculatura lisa nas vias aéreas e ductos alveolares podem também afetar a retração elástica, pois reduz o volume exercendo tração sobre o pulmão (semelhante a um cordão).[20] Embora a contração da musculatura lisa alveolar nas unidades pulmonares periféricas (pequenas vias aéreas e ductos alveolares) altere a complacência pulmonar em diversas espécies animais diferentes, há pouco efeito da contração da musculatura lisa pulmonar sobre o formato da curva de volume-pressão em seres humanos.[21-23]

Forças e Surfactante na Superfície Alveolar

Quando o pulmão é completamente preenchido com água, a complacência é muito maior que quando é preenchido por ar.[24] Isso sugere que a maior parte da retração elástica pulmonar ocorre devido à tensão de superfície na interface ar-líquido que delineia os alvéolos, em vez da retração pelas fibras de tecido conjuntivo de elastina e colágeno (Cap. 8 para maiores detalhes).

A superfície de uma interface ar-líquido está sob tensão, pois existem forças intermoleculares de atração entre moléculas de líquidos. Ou seja, uma molécula no interior de um líquido está sujeita a uma força igual em todas as direções por outras moléculas de líquido. Entretanto, as moléculas na superfície são puxadas em direção às outras e por moléculas abaixo da superfície e estas forças (tensão de superfície) causam uma tendência de colapso da superfície.

Por conta da superfície de tensão, uma pressão positiva deve estar presente para prevenir o colapso de uma bolha preenchida por gás em um líquido. A presença de gás (P) dentro de uma bolha está relacionada com a superfície de tensão (T) e o raio da curvatura da bolha (r) pela lei de Laplace ($P = 2T/r$) (Fig. 5-7). A superfície do alvéolo com uma interface ar-líquido pode ser comparada a uma bolha com um raio de aproximadamente 0,1 milímetro na CRF. Se a tensão de superfície fosse semelhante àquela da água (72 megaNewton/metro), os pulmões seriam extremamente não complacentes e a ventilação com pressões transpulmonares na faixa fisiológica (3 a 5 cm H_2O) seria impossível. Além disso, a maior tensão de superfície levaria à instabilidade alveolar e causaria colapso alveolar. Ou seja, alvéolos menores com raios de curvatura menores, pela natureza da lei de Laplace, apresentariam maiores pressões alveolares que alvéolos maiores com raio de curvatura maior. Alvéolos menores tenderiam a perder seu conteúdo de gás para alvéolos maiores, resultando eventualmente em um alvéolo maior preenchido por ar com todas as outras unidades alveolares colapsadas, já que o gás vai de uma área de maior pressão para outra de menor pressão.

Uma série de fatores contribui para a estabilidade alveolar em pulmões normais. Primeiramente, o arcabouço de tecido conjuntivo limita a distensão exagerada dos alvéolos. Em segundo lugar, os alvéolos são interconectados (interdependência alveolar) por paredes e estruturas comuns. Portanto, se um alvéolo começou a colapsar, ele estiraria paredes alveolares adjacentes, criando um efeito dominó sobre a unidade em colapso. Terceiro, o surfactante possui um importante efeito estabilizador.

Histerese e Adaptação ao Estresse

Quando pulmões normais são insuflados e deflacionados lentamente, as curvas de volume-pressão não são idênticas. Durante a insuflação do pulmão, a pressão necessária em qualquer volume pulmonar dado é maior que durante a deflação

(Fig. 5-8). A diferença entre as curvas de insuflação e deflação ocorre em decorrência da histerese e adaptação ao estresse.

A histerese refere-se a alterações nas propriedades mecânicas devido ao histórico de volume dos pulmões e é causada por vários fatores. Primeiro, o efeito do surfactante sobre a tensão de superfície é dependente do histórico de volume, sendo que os surfactantes são menos efetivos ao reduzirem a tensão superficial durante a inspiração do que durante a expiração. Durante a inspiração, os fosfolipídios do surfactante se movem até a superfície da camada líquida, e durante a expiração o filme da superfície é comprimido, os fosfolipídios são concentrados, e a tensão superficial cai. Segundo, pressões muito altas são necessárias para abrir vias aéreas ou alvéolos colapsados do que para mantê-los abertos. Em estados mórbidos caracterizados por colapso de alvéolos (p.ex., SARA), a histerese significativa da curva de pressão-volume pode ser visualizada[25] (Fig. 5-8). Isso apresenta significado clínico em pacientes com SARA, pois maiores pressões de insuflação são necessárias para ventilação dos pulmões.

Ao contrário, a adaptação ao estresse refere-se à dependência de tempo das aferições mecânicas. Quando o tecido pulmonar é estirado até um comprimento em particular, a tensão necessária para manter o comprimento gradualmente diminui devido a propriedades dependentes de tempo do surfactante e deformação de tecidos viscoelásticos do pulmão. Portanto, após uma insuflação pulmonar sustentada, a pressão necessária para manter o pulmão com aquele volume diminuirá.

Manobras de Recrutamento na Síndrome da Angústia Respiratória Aguda

A SARA é uma doença na qual conhecidamente ocorre uma disfunção de surfactantes; esta aumenta a tensão superficial na interface ar-líquido dos alvéolos, levando ao colapso, desvio intrapulmonar e hipoxemia.[26] Em razão do colapso alveolar, a histerese pode estar especialmente aparente em pacientes acometidos pela SARA (Fig. 5-8). O colapso pulmonar necessita de altas pressões de insuflação para ventilar os pulmões, aumentando desta forma o trabalho da respiração e potencialmente levando a barotraumas; baixos volumes tidais são utilizados na SARA para atenuar lesões pulmonares adicionais.[27]

Devido à histerese, a pressão necessária para abrir um alvéolo ("pressão de abertura") é significativamente maior que a pressão na qual um alvéolo já aberto colapsará ("pressão de fechamento"). Em razão disso, "manobras de recrutamento" têm sido utilizadas em pacientes ventilados com SARA que permanecem hipoxêmicos apesar de níveis moderados de *pressão expiratória final positiva* (PEEP) aplicada externamente.[28-32] Uma manobra de recrutamento consiste em uma insuflação sustentada em uma alta pressão constante, a qual abre alvéolos colapsados. Os alvéolos permanecem abertos (pelo menos temporariamente) após o final da insuflação sustentada, contanto que não seja permitido que o pulmão retorne a um volume muito baixo (Fig. 5-9), já que as pressões de fechamento são muito menores que as pressões de abertura).

RETRAÇÃO ELÁSTICA DA PAREDE TORÁCICA

A parede torácica é formada lateralmente pela caixa torácica, anteriormente pelo esterno, posteriormente pela coluna vertebral e caudalmente pelo diafragma. O movimento da parede torácica pelos músculos da ventilação gera gradientes de pressão entre os alvéolos e o ar circundante, permitindo que o gás seja movimentado para dentro e para fora dos pulmões.

Músculos Respiratórios (Cap. 97)

O diafragma consiste em dois músculos separados unidos por um tendão central. O diafragma crural surge a partir das três primeiras vértebras lombares e dos ligamentos arqueados medial e lateral. O diafragma costal surge das superfícies internas e margens superiores das seis costelas inferiores e esterno. Tanto as fibras costais e crurais se inserem no tendão central. O nervo frênico inerva o diafragma, sendo que as fibras

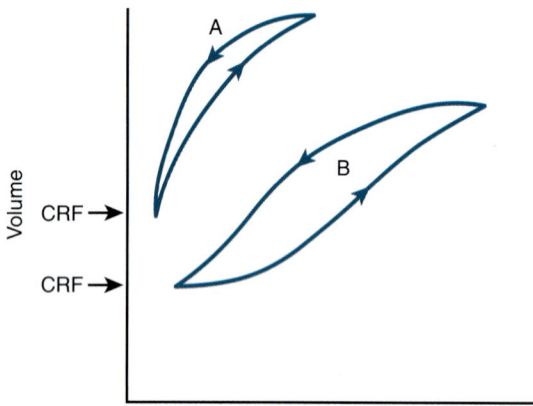

Figura 5-8 Histerese em um pulmão normal (A) e em um pulmão com lesão aguda (B). Na síndrome da angústia respiratória aguda (SARA), o pulmão é mais rígido que um pulmão normal, e será necessária maior pressão de insuflação em qualquer dado volume pulmonar. Além disso, o grau de histerese é muito maior em pulmões acometidos por SARA, com uma maior separação das curvas volume-pressão na inspiração (*seta para cima*) e expiração (*seta para baixo*). CRF, capacidade residual funcional.

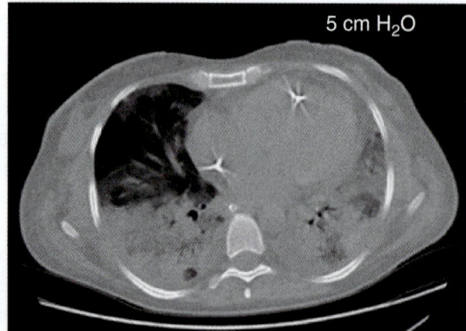
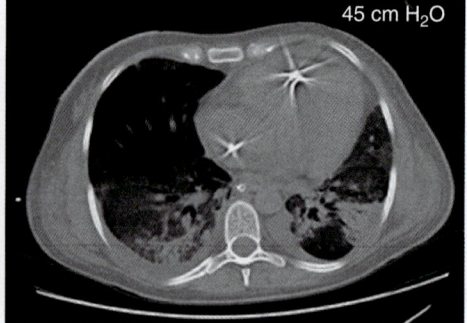

Figura 5-9 Recrutamento na síndrome da angústia respiratória aguda (SARA). Imagens de TC do pulmão em um paciente acometido por SARA com uma pressão nas vias aéreas de 5 cm H_2O (*esquerda*) e 45 cm H_2O (*direita*), demonstrando o recrutamento pulmonar em pressões maiores das vias aéreas. (De Gattinoni L, Caironi P, Cressoni M, et al: Lung recruitment in patients with the acute respiratory distress syndrome. *N Engl J Med* 354:1775-1786, 2006, com permissão.)

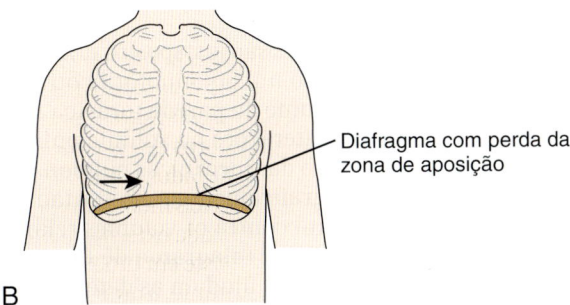

Figura 5-10 Indivíduo normal e paciente com doença pulmonar obstrutiva crônica (DPOC). A, Em um indivíduo normal, a porção inferior do diafragma repousa próxima à cadeia torácica inferior (zona de aposição). Conforme indicado pelas *setas*, a contração do diafragma puxará a cúpula para baixo e empurrará a caixa torácica inferior para cima e para fora (devido ao aumento da pressão abdominal). **B,** Em um paciente com DPOC e hiperinflação, há perda da zona de aposição. Conforme indicado pela *seta*, a contração do diafragma pode levar ao movimento interno da caixa torácica inferior.

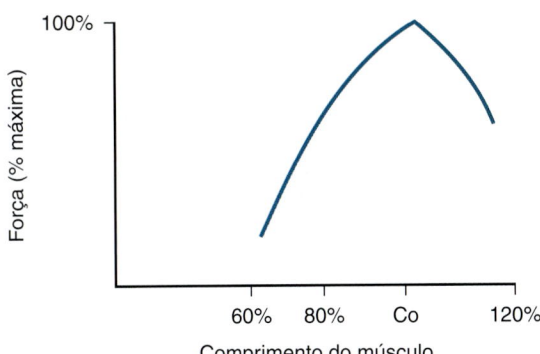

Figura 5-11 Características força-comprimento do músculo esquelético. O músculo esquelético demonstra uma curva de força-comprimento característica com uma redução na capacidade de geração de força em comprimentos abaixo ou acima do comprimento ótimo (Co).

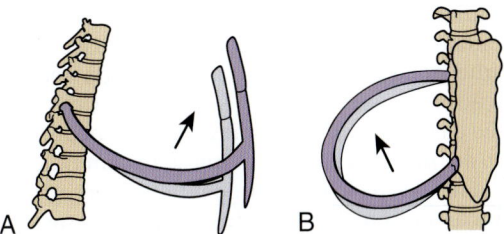

Figura 5-12 Movimento da caixa torácica durante a inspiração. Diagrama indicando rotações como alavanca de bombeamento (**A**) e alça de balde (**B**) das costelas. Em ambos os painéis, o esterno e as costelas são mostrados antes (*cinza*) e depois (*roxo*) da expansão da caixa torácica. (De Troyer A, Loring SH: Actions of the respiratory muscles. In Roussos C, editor: *The thorax*, part A. New York, 1995, Marcel Dekker, pp 535-563.)

costais são inervadas a partir do terceiro e quarto segmentos espinhais cervicais, e as fibras crurais a partir do quarto e quinto segmentos. Em indivíduos normais, a parte inferior da caixa torácica delimita a porção superior do abdome na CRF. Nesta área, o diafragma é empurrado contra a caixa torácica inferior (zona de aposição) com fibras arranjadas em uma direção craniocaudal (Fig. 5-10). A contração do diafragma leva a uma movimentação diafragmática para cima e para baixo semelhante a um pistão. Além disso, a contração diafragmática leva a um aumento na pressão abdominal, o que empurra a caixa torácica para cima e para fora.[33,34]

Em pacientes com substancial hiperinflação (p.ex., enfisema), a posição do diafragma é rebaixada, com perda da zona de aposição.[35] Quando a zona de aposição é perdida, a contração diafragmática é menos vantajosa mecanicamente e pode resultar em movimento paradoxal para dentro da caixa torácica inferior durante a inalação (o sinal de Hoover) e menor movimentação semelhante a pistão da cúpula diafragmática.[36] Além disso, o comprimento do diafragma é encurtado, o que cria uma desvantagem mecânica adicional já que a capacidade do músculo em gerar força é atenuada em comprimentos mais curtos (Fig. 5-11). Entretanto, em animais e seres humanos, o encurtamento compensatório do diafragma através da perda de sarcômeros demonstrou atenuar estes efeitos e ajudar a melhorar as características de comprimento-tensão do diafragma.[37,38] A melhora dos sintomas dos pacientes acometidos por *doença pulmonar obstrutiva crônica* (DPOC) após cirurgia de redução de volume pulmonar ou após remoção de efusões pleurais pode estar relacionada com o aumento do comprimento da zona de aposição e melhora da função mecânica diafragmática.[39]

Durante a inalação, a caixa torácica se movimenta lateralmente e anteriormente. A movimentação anterior do esterno pode ser comparada a de uma "alavanca de bombeamento", e o movimento lateral e elevação das costelas é comparável à movimentação de uma "alça de balde" (Fig. 5-12). Os músculos da caixa torácica incluem os músculos intercostais internos, externos e os músculos paraesternais. Os músculos intercostais internos são utilizados principalmente para exalação, enquanto os músculos externos participam da inalação.[40] Os músculos paraesternais estão localizados próximos ao esterno; embora eles façam parte da camada muscular intercostal interna, sua principal função é elevar o esterno durante a inspiração.[41]

Outros músculos utilizados na inspiração incluem os músculos escalenos, os quais ajudam a elevar a caixa torácica e prevenir o movimento paradoxal para dentro da caixa torácica superior após deslocamento do diafragma.[42] Sob condições de estresse ventilatório, outros músculos que normalmente não são utilizados durante a respiração podem ser recrutados. Estes incluem o esternoclidomastóideo, peitoral, trapézio e músculos da coluna vertebral. A contração dos músculos na parede abdominal pode ocorrer para auxiliar a expiração.

Fadiga dos Músculos Respiratórios

A fadiga ocorre quando a taxa de trabalho necessária pelos músculos excede a taxa de suprimento energético. Usualmente, há uma reserva substancial dos músculos respiratórios que previne a fadiga. Entretanto, sob condições de carga elástica ou resistiva excessiva (seja induzida experimentalmente ou devido a estados mórbidos) e/ou suprimento energético inadequado (p.ex., durante hipoxemia ou choque cardiogênico), ocorre fadiga, o que piora a *performance* dos músculos respiratórios.[43-45] A recuperação da fadiga geralmente requer mais de 24 horas de repouso.[46]

Uma medida da carga de trabalho do diafragma é o índice pressão-tempo. Esse é o produto da porcentagem de pressão máxima (i.e., pressão transdiafragmática/pressão transdiafragmática máxima) exercida pelo músculo multiplicada pela porcentagem de tempo gasta durante a inspiração. Em sujeitos normais, um valor maior que 15% a 18%, se sustentado, levará à fadiga e perda de capacidade geradora de força do diafragma.[47]

A fadiga respiratória central surge quando há redução no débito motor central aos músculos. A fadiga central pode ser identificada quando a estimulação elétrica direta dos músculos respiratórios produz maior geração de força muscular que o paciente gera após um esforço voluntário máximo.[48] Essa diminuição no débito motor central pode representar uma tentativa de prevenir lesão aos músculos sob condições de suprimento energético inadequado. A fadiga periférica representa insuficiência na junção neuromuscular ou após. Nesse quadro, a geração de força é reduzida apesar da estimulação elétrica constante. A fadiga periférica pode surgir em razão da falha de transmissão na junção neuromuscular, redução dos níveis de adenosina trifosfato, diminuição da disponibilidade de cálcio a partir do retículo sarcoplasmático, ou redução da sensibilidade dos miofilamentos ao cálcio (causada por acidose ou aumento do fosfato inorgânico).[49]

Atrofia dos Músculos Respiratórios durante Ventilação Mecânica com Pressão Positiva

Embora a carga excessiva dos músculos respiratórios possa levar à fadiga e uma redução na geração de força, a remoção excessiva de carga do músculo pode levar à atrofia muscular. A ventilação mecânica em ratos e babuínos paralisados leva à atrofia diafragmática.[50,51] Além disso, estudos humanos em doadores de órgãos mostram atrofia diafragmática significativa após 18 a 69 horas de inatividade diafragmática.[52] Entretanto, o significado clínico da atrofia por desuso em pacientes ventilados é ainda incerta. Pacientes que não estão paralisados podem ainda apresentar ativação substancial dos músculos respiratórios enquanto recebem ventilação mecânica,[53,54] e este grau de estimulação pode ser adequado para prevenção da atrofia.[55-57] Além disso, há outras causas potenciais de fraqueza ou lesão muscular na unidade de terapia intensiva, incluindo distúrbios eletrolíticos, desnutrição, medicamentos e toxinas (p.ex., álcool, corticosteroides, aminoglicosídeos), citocinas relacionadas com a sepse e distúrbios inflamatórios (p.ex., polimiosite), fazendo com que a atribuição de fraqueza muscular à atrofia por desuso das fibras musculares na situação clínica seja difícil.

Complacência da Parede Torácica (Cap. 98)

A complacência da parede torácica pode ser determinada por alterações de aferição na pressão transmural através do tórax (pressão pleural menos a pressão na superfície corporal) com relação à alteração no volume. A curva de volume-pressão da parede torácica relaxada é demonstrada na Figura 5-6. Em contraste ao pulmão, o volume de repouso da parede torácica relaxada é cerca de 1 Litro acima da CRF. A diferença entre o volume de repouso do pulmão e parede torácica pode ser apreciada em pacientes com pneumotórax, nos quais a parede torácica se retrai para fora e os pulmões são retraídos para dentro. Quando a parede torácica é distendida acima dos níveis deste volume de repouso, a parede torácica relaxada é retraída para dentro, e quando essa é movida abaixo desses níveis, sofre retração para fora. A complacência da parede torácica normal é de aproximadamente 200 mL/cm H_2O, mas ela se torna progressivamente mais rígida em volumes pulmonares menores, e é esta rigidez que predominantemente determina o volume residual em sujeitos jovens normais.[58]

Fatores como a calcificação da cartilagem costal, artrite das articulações costovertebrais, cicatrizes cutâneas por queimaduras, obesidade e distensão abdominal podem reduzir a complacência da parede torácica; esta aumenta quando o paciente está sentado, comparada à posição supina, mas o efeito geral é usualmente modesto.[59]

INTEGRAÇÃO DAS MECÂNICAS PULMONAR E DA PAREDE TORÁCICA

A parede torácica e os pulmões são justapostos e, na ausência de doença pleural (como um pneumotórax ou fibrose pleural), alterações no volume da parede torácica são essencialmente idênticas a alterações no volume pulmonar (Fig. 5-13). Uma integração das mecânicas pulmonar e da parede torácica pode ser graficamente representada pela plotagem da pressão pleural contra os volumes relaxados dos pulmões e parede torácica (diagrama de Campbell), (Fig. 5-14). Essas demarcações ajudam as determinantes dos volumes pulmonares estáticos aferidos comumente. Na CRF (volume de relaxamento), a pressão de retração para o exterior da parede torácica é balanceada pela retração interna do pulmão. A pressão pleural durante a CRF é negativa (aproximadamente −3 a −4 cm H_2O) em sujeitos normais. Alterações na complacência do pulmão ou parede torácica podem alterar o volume de relaxamento (Fig. 5-14).

Aumentos da complacência pulmonar (p.ex., devido a enfisema) tenderão a desviar a curva de volume-pressão do pulmão para cima e para esquerda. Se a complacência da parede torácica permanecer constante, a CRF aumentará. Ao contrário, se a complacência pulmonar for reduzida (p.ex., devido à fibrose pulmonar ou SARA), a curva de volume-pressão do pulmão desviará para baixo e para direita, levando à redução

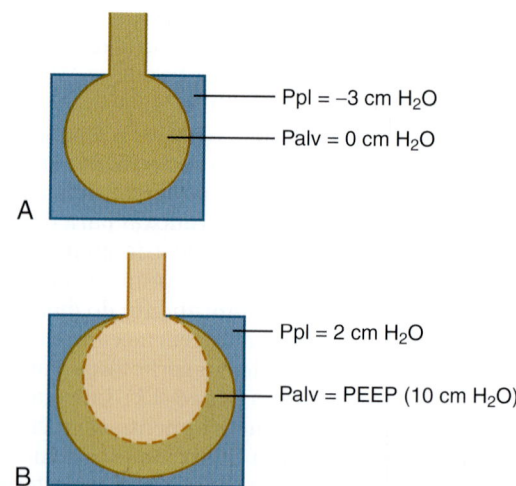

Figura 5-13 **Alterações na pressão pleural com pressão positiva ao final da expiração (PEEP). A,** Um pulmão é mostrado ao final da expiração sem PEEP. **B,** Após aplicação da PEEP, há um aumento no volume do sistema respiratório (pulmões e parede torácica) e um incremento da pressão pleural (Ppl). A magnitude deste aumento na Ppl é dependente das complacências relativas dos pulmões e parede torácica. Palv, pressão nos alvéolos.

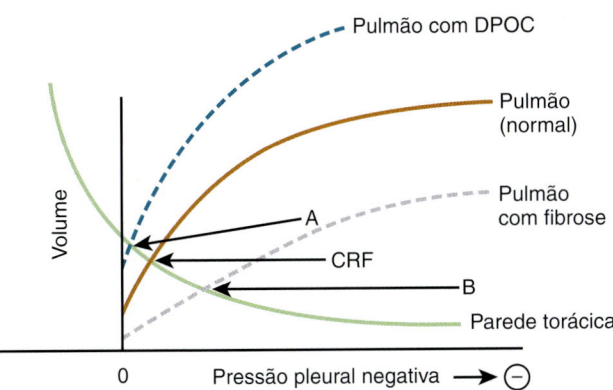

Figura 5-14 Integração das mecânicas pulmonar e da parede torácica. Alterações nos volumes pulmonar e da parede torácica relaxada em função da pressão pleural (diagrama de Campbell). Isso é basicamente o mesmo gráfico demonstrado na Figura 5-6, exceto que o eixo X é simplesmente a pressão pleural em vez da pressão transmural para os pulmões e parede torácica. O ponto no qual as duas curvas se encontram é a capacidade residual funcional (CRF), (retração pulmonar balanceada pela retração da parede torácica). Se houver aumento da complacência pulmonar (p.ex., na doença pulmonar obstrutiva crônica [DPOC]), o ponto no qual as duas curvas de encontram (CRF) é maior (ponto A). Ao contrário, se houver redução da complacência pulmonar (p.ex., na fibrose pulmonar), o ponto no qual as duas curvas se encontram é menor (ponto B).

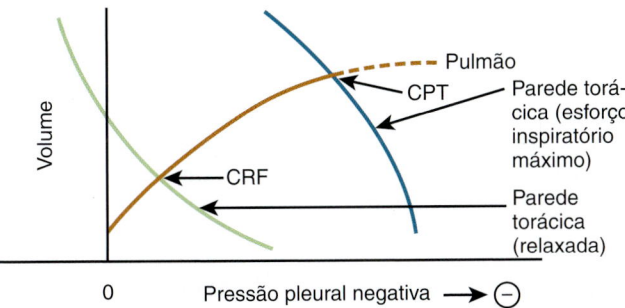

Figura 5-15 Esforço inspiratório máximo (diagrama de Campbell). Após o esforço inspiratório máximo, a curva volume-pressão da parede torácica se move para a direita. O ponto no qual há a intersecção desta curva com a curva de volume-pressão pulmonar é a capacidade pulmonar total (CPT). CRF, capacidade residual funcional.

da CRF. De maneira semelhante, alterações na complacência pulmonar podem levar a aumentos ou diminuições na CRF.

Acredita-se que a CRF represente um balanço de forças em um estado relaxado no qual não há ativação muscular. Entretanto, a CRF pode não ser passivamente determinada completamente. Há uma redução na CRF com paralisia comparada ao estado relaxado, sugerindo que o tônus dos músculos inspiratórios da caixa torácica e diafragma possam contribuir para a complacência "passiva" da parede torácica e também da CRF.[60]

Após a ativação dos músculos inspiratórios e expiratórios, a configuração da parede torácica é alterada. Isso é demonstrado na Figura 5-15. A ativação dos músculos inspiratórios efetivamente desvia a curva de pressão-volume da parede torácica, fazendo com que em qualquer dada pressão pleural, o volume da parede torácica aumentará com relação ao estado relaxado. A diferença horizontal entre a curva relaxada e a curva após ativação dos músculos inspiratórios representa a pressão líquida gerada pelos músculos inspiratórios.

A CPT é determinada pelo balanço entre a força dos músculos inspiratórios contrabalanceada pela retração pulmonar interna mais a retração interna da parede torácica.

Entretanto, em indivíduos normais, a CPT é predominantemente determinada pelo aumento marcante da rigidez do pulmão em altos volumes pulmonares, em vez da retração da parede torácica ou força dos músculos respiratórios.[61] Em suporte a este conceito, o treinamento dos músculos inspiratórios em indivíduos normais aumenta substancialmente a força (aumento de 55% na pressão inspiratória máxima), mas resulta em uma alteração muito modesta na CPT e CV (cerca de 4%).[62] A situação em pacientes acometidos por doença neuromuscular é muito diferente: em tais indivíduos, a redução da CPT ocorre muito em razão da fraqueza dos músculos respiratórios e pode ser melhorada por algum tipo de treinamento dos músculos inspiratórios.[63]

A ativação dos músculos expiratórios desvia a curva de pressão-volume da parede torácica em outra direção, e o grau do desvio é uma medida da pressão líquida exercida pelos músculos expiratórios. Em sujeitos jovens, o volume residual é determinado pelo balanço da força dos músculos expiratórios contrabalanceada pela retração externa da parede torácica e retração pulmonar interna (pequeno componente).[61]

Em indivíduos ou pacientes idosos acometidos por doença pulmonar obstrutiva, o volume residual não é determinado pelo balanço de forças, e sim pelo fechamento das vias aéreas. Em tais indivíduos, as vias aéreas fecham e o gás é aprisionado durante a expiração antes de alcançar um balanço estático.[61]

Cálculo da Complacência Total do Sistema Respiratório a partir da Complacência Pulmonar e da Parede Torácica

A parede torácica e o pulmão atuam como capacitores em série, análogos a capacitores elétricos. A relação entre complacência total do sistema respiratório e complacência do pulmão e parede torácica é indicada pela seguinte fórmula:

$$1 / \text{Complacência total} = 1 / \text{Complacência pulmonar} + 1 / \text{Complacência da parede torácica}$$

De maneira alternativa, já que a elasticidade = 1 / complacência,

$$\text{Elasticidade total} = \text{Elasticidade pulmonar} + \text{Elasticidade da parede torácica}$$

Como um exemplo, em um indivíduo paralisado mantido em posição supina, a complacência pulmonar é de aproximadamente 150 mL/cm H_2O de pressão, e a complacência da parede torácica é de aproximadamente 200 mL/cm H_2O de pressão[64]: a complacência calculada do sistema respiratório seria, dessa forma, de aproximadamente:

$$1/(1/200 + 1/150) = 85{,}7 \, \text{mL} / \text{cm} \, H_2O$$

APLICAÇÕES CLÍNICAS

O Impacto da Pressão Expiratória Final Positiva sobre a Pressão Pleural

Em pacientes submetidos à ventilação mecânica com pressão positiva para doenças que diminuem a complacência pulmonar, a pressão é usualmente aplicada no final da expiração a fim de prevenir o colapso alveolar.[65] Alguma parte — mas não toda — desta PEEP é transmitida a partir do espaço alveolar ao espaço pleural (Fig. 5-13). Isso é importante, pois a pressão pericárdica aumentará a uma extensão semelhante à da pressão pleural. Um aumento na pressão pericárdica reduz o retorno venoso e pode levar à diminuição do débito cardíaco e hipotensão.[66] Além disso, a PEEP aumentará a pressão venosa central e a pressão de oclusão da artéria pulmonar a uma magnitude semelhante ao incremento na pressão pleural. Se isso não for levado em conta, podem ser cometidos erros ao se utilizar essas pressões para avaliar o estado volêmico intravascular do paciente.

Durante a ventilação mecânica, alterações tanto na pressão pleural quanto transpulmonar dependem das relações entre a elasticidade da parede torácica (Ept), pulmonar (Ep) e do sistema respiratório total (Esr, a qual é a soma da Ept e Ep), uma relação (Fig. 5-13) que pode ser descrita pela equação:

$$Ppl = P_{AW} \times Ept / Esr$$

onde Ppl é a pressão pleural e P_{AW} é a pressão de resistência ao fluxo nas vias aéreas.

Em indivíduos sadios, Ept e Ep são aproximadamente iguais, e Ept/Esr possui um valor de aproximadamente 0,5[67] e permanece constante dentro da variação normal de ventilação. Nessa situação, é razoável inferir o valor de Ppl a partir da P_{AW}. Entretanto, em estados mórbidos, tanto a Ept quanto a Ep demonstram grande variabilidade, de tal forma que a relação entre Ept e Esr é imprevisível.[68] Nesse caso, não se pode assumir que a Ppl esteja diretamente relacionada com a P_{AW}.[69] Se a complacência pulmonar estiver baixa e a complacência da parede torácica alta, muito pouco da pressão alveolar será transmitida ao espaço pleural e vice-versa. Em indivíduos sadios, as complacências da parede torácica e pulmonar são iguais, e, assim, o aumento na pressão pleural é aproximadamente metade da PEEP aplicada (p.ex., 5 cm H_2O de pressão se a PEEP for de 10 cm H_2O de pressão).

Todavia, se a complacência pulmonar for muito menor que a complacência da parede torácica (p.ex., em um paciente magro acometido por SARA), a pressão pleural será minimamente alterada com a PEEP. Ao contrário, se a complacência pulmonar for muito maior que a complacência da parede torácica (p.ex., em um paciente acometido por enfisema e cifoescoliose), uma proporção muito maior da PEEP será transmitida à pressão pleural.

Pressões de Platô em Pacientes Submetidos à Ventilação Mecânica com Pressão Positiva

Em pacientes submetidos à ventilação mecânica com pressão positiva, a pressão de platô é a pressão de distensão do sistema respiratório ao final da inspiração, quando não há fluxo. Quando possível, as pressões de platô devem ser limitadas a um máximo de 30 a 35 cm H_2O, pois pressões maiores podem lesar os pulmões por conta de distensão exagerada. Esta recomendação tem por base, em parte, os estudos em animais mostrando que pressões abaixo dessa faixa parecem proteger os pulmões de lesões.[70] Há também uma base fisiológica para essa prática, pois na CPT em um indivíduo normal, a pressão de distensão pelos pulmões (pressão alveolar menos pressão pleural) é de aproximadamente 35 cm H_2O.[71] Portanto, a limitação da pressão de platô para menos de 35 cm H_2O deve limitar a expansão pulmonar para níveis abaixo da CPT e, assim, não distender exageradamente os pulmões. A utilização de volumes tidais baixos durante a ventilação mecânica para injúrias pulmonares levou à melhora dos resultados clínicos, presumivelmente por conta da diminuição da distensão alveolar e volutrauma.[72] Em um estudo crucial, os volumes tidais foram limitados a 4 a 6 mL/kg de peso corpóreo ideal, em uma tentativa de limitar a distensão exagerada dos pulmões.[65] Entretanto, outros autores argumentaram que os alvéolos podem se tornar exageradamente distendidos e passar por recrutamento-desrecrutamento cíclico mesmo com baixos volumes tidais em alguns pacientes,[73-75] ao passo que volumes tidais muito baixos (4 mL/kg de peso corpóreo ideal ou menos) podem diminuir mais ainda este fenômeno.[76]

Embora a limitação das pressões de platô e volumes tidais durante a ventilação mecânica tenha demonstrado alguns benefícios em diminuir a lesão pulmonar associada ao ventilador, não existe um limite claro abaixo do qual decréscimos adicionais não melhorarão os resultados.[77] Isso pode ocorrer porque nem as medidas de pressão de platô ou de volume tidal representam o efeito da pressão pleural sobre a mecânica pulmonar. Durante a ventilação mecânica, a pressão de platô é frequentemente utilizada como substituto da pressão transpulmonar (pressão usada para distender os pulmões), quando é de fato uma medida de pressão transrespiratória do sistema. Quando a complacência pulmonar é muito menor que a complacência da parede torácica, esta é uma hipótese razoável, pois durante a ventilação mecânica, a pressão pleural não será substancialmente maior que a pressão da superfície corporal. Entretanto, em condições nas quais a parede torácica está rígida (p.ex., obesidade, após cirurgia abdominal), a pressão de platô pode superestimar substancialmente a pressão de distensão pulmonar, pois a pressão pleural pode ser muito maior que a pressão na superfície corporal.[78] De fato, alguns pesquisadores sugeriram que a aferição da pressão pleural (com um balão esofágico) pode ser útil no desmame da ventilação mecânica na SARA.[79]

O SISTEMA RESPIRATÓRIO EM CONDIÇÕES DINÂMICAS

O trabalho para distender a parede torácica e pulmões durante a inspiração é armazenado como energia potencial (trabalho elástico). Deve ser realizado trabalho para superar a inércia do gás (a qual é negligenciável quando é respirado ar em frequências respiratórias e pressões atmosféricas normais) e resistência não elástica (trabalho resistivo), o qual não pode ser armazenado, mas é dissipado como calor. O trabalho resistivo possui dois componentes que devem ser considerados.

TRABALHO RESISTIVO DEVIDO A FLUXO DE GÁS ATRAVÉS DAS VIAS AÉREAS

Quando o gás flui através de uma via aérea, forças friccionais e viscosas causam perda de energia e queda de pressão ao longo das vias aéreas. A extensão dessa queda de pressão é dependente da resistência ao fluxo de gás, propriedades físicas do gás (p.ex., densidade e viscosidade), e a natureza do fluxo (laminar *versus* turbulento).

Fluxo Laminar *versus* Turbulento*

A queda por fricção é menor com fluxo laminar puro, no qual moléculas de gases trafegam em uma linha reta. O perfil de velocidade do gás é parabólico, com as moléculas mais próximas

---

*Nota da Revisão Científica: Denominado, também, Fluxo turbilhonar.

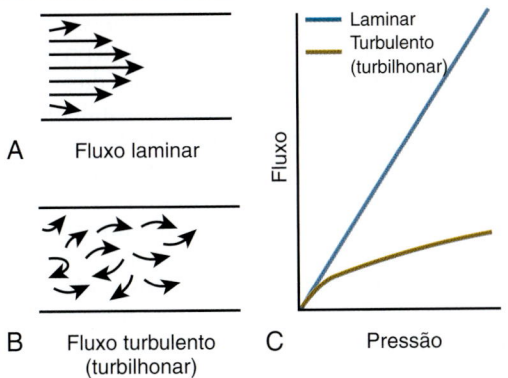

Figura 5-16 Fluxo laminar *versus* turbulento. Representação esquemática dos perfis espacial e de velocidade de moléculas de gases com fluxos laminar (**A**) e turbulento (turbilhonar) (**B**). A velocidade das moléculas de gases é proporcional ao comprimento das *setas*. Durante o fluxo turbulento, há um movimento molecular caótico entre as lâminas que resulta em uma pressão máxima necessária para alcançar o fluxo incremental. **C,** Note a relação não linear entre pressão e fluxo com fluxo turbulento e os fluxos menores na situação do fluxo turbulento que no fluxo laminar com as mesmas pressões.

da parede trafegando mais lentamente que as moléculas no centro das vias aéreas (Fig. 5-16). Quando o fluxo de gás é laminar, ele é proporcional ao gradiente de pressão (ΔP) ao longo das vias aéreas e inversamente proporcional à resistência (R).

$$Fluxo = \Delta P / R$$

Para uma via aérea reta sob condições de fluxo laminar, a resistência de um tubo está relacionada com a viscosidade, comprimento, e raio do tubo pela equação de Poiseuille:

$$Resistência = 8 \times comprimento \times viscosidade / (\pi \times raio^4)$$

Em razão dessa relação, o fluxo através de um tubo é dramaticamente afetado mesmo por pequenas alterações no diâmetro do tubo, pois a resistência aumenta como a quarta elevação do raio (*i.e.*, a redução do raio pela metade causa um aumento de 16 vezes da resistência).

No fluxo turbulento, o padrão ordenado do movimento de moléculas de gases é substituído por um padrão casual (Fig. 5-16). Quando o fluxo de gás é turbulento, este é proporcional à raiz quadrada do gradiente de pressão (ao contrário de uma relação linear ao gradiente de pressão por si só no caso de um fluxo laminar).[66]

$$Fluxo = constante \times (\Delta P)^{1/2}$$

Determinado de outra forma, a queda de pressão no fluxo turbulento é muito maior do que no fluxo laminar, sendo que a queda ao longo das vias aéreas é proporcional ao quadrado do fluxo conforme segue:

$$\Delta P = constante \times fluxo^2$$

A "resistência" no fluxo turbulento não é constante, mas aumenta em proporção ao fluxo, já que a resistência é definida como o gradiente de pressão dividido pela taxa de fluxo.

Ao contrário do fluxo laminar, o fluxo turbulento é inversamente proporcional à densidade do gás, mas não é afetado pela viscosidade. A pressão de condução necessária é proporcional à quinta elevação do raio das vias aéreas.

O Número de Reynolds

O *número de Reynolds* (Re) é um coeficiente sem dimensão que prediz se o fluxo por uma via aérea não ramificada será predominantemente laminar, turbulento, ou misto. A equação é a seguinte:

$$Re = pdV / \mu$$

onde "p" é a densidade do gás, "d" é o diâmetro das vias aéreas, V é a velocidade média do gás, e μ é a viscosidade. De maneira geral, um valor de Re menor que 2.000 está associado a um fluxo laminar, enquanto um valor maior que 4.000 está associado predominantemente a fluxo turbulento.[64] Valores intermediários estão associados a padrões de fluxo misto.

O diâmetro do corte transversal das vias aéreas centrais (p.ex., traqueia) é muito maior que das vias aéreas periféricas (p.ex., bronquíolos). Entretanto, toda a área de corte transversal das vias aéreas periféricas é muito maior que aquela das vias aéreas centrais. Portanto, conforme o gás se movimenta a partir das vias aéreas periféricas para as centrais durante a expiração, a velocidade do gás aumenta conforme cresce o diâmetro das vias aéreas. Isso resulta em um fluxo predominantemente turbulento nas vias aéreas centrais maiores (exceto em taxas de fluxo muito baixas) e predominantemente laminar na periferia.

Efeitos Clínicos do Heliox

O heliox é uma mistura de oxigênio e hélio. O heliox tem uma densidade menor que o ar e uma viscosidade maior. Por exemplo, uma mistura de 20% de oxigênio e 80% de hélio possui uma densidade de 0,33 e uma viscosidade de 1,08 em relação ao ar.[64] Esta mistura de gases pode ser especialmente benéfica em pacientes acometidos por estreitamento das vias aéreas superiores (p.ex., obstrução traqueal parcial), pois a densidade do gás influencia a resistência durante o fluxo turbulento.[86] A substituição do heliox por ar ou oxigênio reduz a densidade do gás, diminuindo o número de Reynolds, o que ajuda a converter o fluxo turbulento em laminar. Isso reduz a pressão necessária para movimentar o gás através das vias aéreas e diminui o trabalho da respiração, diminuindo a carga de músculos respiratórios.

O heliox pode ser útil em pacientes com asma ou DPOC, embora isso seja controverso.[87-89] A razão para o efeito benéfico é incerta, pois o fluxo nos bronquíolos menores, o qual contribui para a maior parte do aumento da resistência das vias aéreas na asma e DPOC, deve ser laminar em vez de turbulento. A efetividade do heliox na asma pode estar relacionada com o estreitamento das grandes vias aéreas centrais por secreções e conversão do fluxo de turbulento para laminar em vias aéreas maiores. O heliox também pode ser benéfico em disfunções das cordas vocais por uma razão semelhante.

Limitação do Fluxo

Em um indivíduo normal, o aumento do esforço expiratório aumentará o fluxo de ar até que um limiar seja alcançado. Assim que este seja excedido, o fluxo expiratório não aumentará apesar de um aumento adicional no esforço, resultando em limitação do fluxo ao contrário da limitação da pressão[90] (Fig. 5-17). Ao contrário, pacientes com esforço muito pobre ou severa fraqueza dos músculos expiratórios podem ser incapazes de gerar altas pressões expiratórias, resultando em limitação da pressão antes que a limitação do fluxo seja alcançada. A limitação do fluxo é um conceito importante: se o fluxo não fosse relativamente independente do esforço, medidas como "volume expiratório forçado em 1 segundo" teriam pouca utilidade no monitoramento de pacientes, pois o esforço variável resultaria em resultados pobremente reproduzíveis.

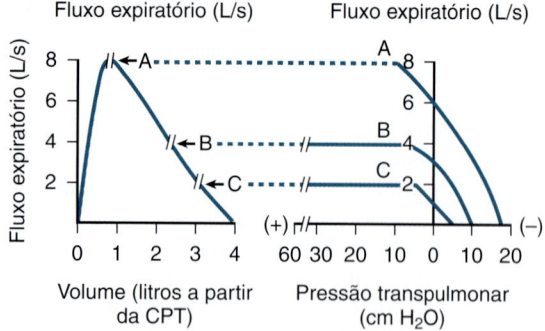

Figura 5-17 Limitação do fluxo expiratório. *Esquerda,* A curva de fluxo-volume expiratória para um indivíduo normal. As taxas máximas de fluxo são plotadas contra seus volumes correspondentes em A, B e C, e definem a curva de fluxo-volume expiratória máxima. *Direita,* Três curvas de pressão-fluxo isovolumétricas para o mesmo indivíduo. Assim que um limiar de pressão transpulmonar seja alcançado, não é visualizado aumento no fluxo. CPT, capacidade pulmonar total. (De Hyatt RE: Forced expiration. In Macklem PT, Mead J, editores: *Handbook of physiology.* Section III. The respiratory system. Vol 3: Mechanics of breathing, part 1. Bethesda, MD, 1986, American Physiological Society, pp 295-314.)

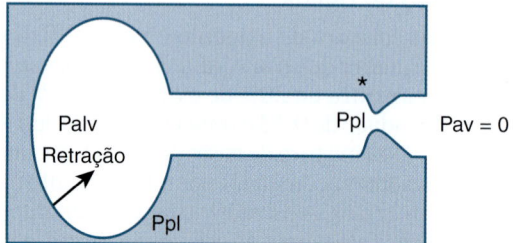

Figura 5-18 Teoria do Ponto de Igual Pressão. No ponto de igual pressão (*), a pressão dentro do tubo é igual à pressão fora do tubo (pressão pleural [Ppl]) devido à queda de pressão relacionada com as perdas pela resistência ao fluxo dos alvéolos até *. A jusante (sentido da boca) a partir do ponto de pressão igual, a via aérea é comprimida. Assim que ocorre um ponto de igual pressão o aumento do esforço expiratório, embora aumente a pressão alveolar (Palv), simplesmente aumenta a compressão a jusante e não causa aumento no fluxo. Pav, pressão de abertura das vias aéreas.

O fluxo é limitado por conta das propriedades das vias aéreas. Para simplificar, as vias aéreas são frequentemente comparadas a um tubo rígido, mas, na realidade, elas são parcialmente colapsáveis. Durante a inspiração, a pressão pleural é negativa, e as vias aéreas intratorácicas tendem a ser puxadas, deixando-as abertas. Durante a expiração forçada, a pressão pleural se torna positiva, aumentando a pressão ao redor das vias aéreas intratorácicas, predispondo ao colapso.

Várias teorias foram desenvolvidas para explicar a limitação do fluxo abaixo do esforço máximo.

Teoria de Ponto de Igual Pressão (Fig. 5-18). Considere o sistema respiratório representado como um balão (pulmão) dentro de uma caixa (parede torácica) conectada por um tubo que se estende através de uma caixa (vias aéreas intratorácicas). A pressão dentro do pulmão é igual à pressão pleural (criada pela ativação de músculos expiratórios) mais a pressão de retração do pulmão. Conforme o ar segue pelas vias aéreas até os pulmões, a pressão diminuirá, sobretudo em razão das perdas friccionais. Um ponto é eventualmente alcançado onde a pressão dentro das vias aéreas se iguala à pressão pleural fora das vias aéreas, chamado de *ponto de igual pressão* (PIP).[91,92] A jusante (em direção da boca) deste PPE, a pressão dentro das vias aéreas cai abaixo da pressão fora das vias aéreas, as quais tendem a colapsar. Incrementos adicionais do esforço aumentarão a pressão pleural, mas isso simplesmente causa maior estreitamento das vias aéreas a jusante do PIP, fazendo com que o fluxo permaneça constante. Sob estas condições, a via aérea atua como uma resistência de Sterling; o fluxo agora não é proporcional à diferença entre a pressão alveolar e da boca, mas ao invés disso é proporcional à diferença entre a pressão alveolar e pressão no PIP. Neste caso, a pressão a jusante do PIP não apresenta efeito sobre o fluxo expiratório.

Este conceito pode ser matematicamente expresso conforme segue:

Visto que

Pressão alveolar = Pressão pleural
+ Pressão de retração elástica do pulmão

e

Pressão no PIP = Pressão pleural

e

Pressão motriz para o fluxo = Pressão alveolar
− Pressão no PIP

portanto

Pressão motriz = (Pressão pleural
+ Pressão de retração pulmonar)
− Pressão pleural
= Pressão de retração pulmonar

Portanto, incrementos adicionais no esforço aumentarão de forma igual as pressões alveolar e no PPE, resultando em nenhuma diferença na pressão motriz e fluxo de ar.

O Efeito Bernoulli e Teoria da Propagação de Ondas. O efeito Bernoulli fornece uma explicação alternativa para a limitação do fluxo.[93] Conforme o gás flui por um tubo, a pressão lateral exercida pelo gás é menor que a pressão motriz do fluxo por uma quantidade proporcional à velocidade do gás. Se o tubo pode sofrer colapso, conforme aumenta a velocidade do gás, há uma tendência para que o tubo sofra colapso, levando a uma redução do fluxo de ar.

A teoria da propagação de ondas é ainda outra explicação para a limitação do fluxo expiratório.[94] Quando o líquido é empurrado por um tubo que pode sofrer colapso, uma onda de pressão é propagada ao longo da parede do tubo. A velocidade dessa onda de pressão é dependente das características do tubo e da densidade do gás em vez da pressão motriz. A velocidade do gás no tubo não pode exceder a velocidade da onda de pressão, e, dessa forma, a velocidade de tal onda representa um "limite de velocidade" para o gás no tubo.

De maneira interessante, os fluxos máximos de gás derivados utilizando o efeito Bernoulli e teoria da propagação de ondas são idênticos, conforme demonstrado pela seguinte fórmula:

$$\text{Fluxo máximo} = A\sqrt{(A/\text{densidade do gás})(dP/dA)}$$

Tabela 5-1	Componentes da Resistência do Sistema Respiratório					
	Boca/ Faringe	Vias aéreas maiores	Vias aéreas menores	Tecido pulmonar	Parede torácica	Total
Resistência (cm H$_2$O/ L/s)	0,5	0,5	0,2	0,2	1,2	2,6
% de resistência	19	19	8	8	46	100

Modificada de O'Donnell DE, Laveneziana P: Dyspnea and activity limitation in COPD: mechanical factor. *COPD* 4:225-236, 2007.

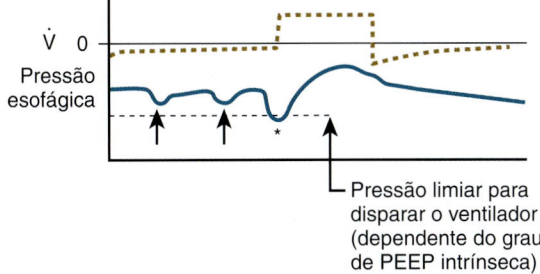

Figura 5-19 Falha para disparar o ventilador em um paciente com DPOC. Gráfico de fluxo (V̇) e pressão esofágica sobre o tempo em um paciente com DPOC e pressão positiva ao final da expiração (PEEP) intrínseca recebendo ventilação mecânica com pressão positiva. O paciente fez duas tentativas (↑) em disparar a inspiração, mas não conseguiu, em razão da PEEP intrínseca. Quando a pressão pleural for suficientemente negativa para exceder o limiar do ventilador (*linha tracejada*), isso dispara o ventilador (*) e ocorre uma respiração. Note a incapacidade do fluxo expiratório em alcançar 0 antes de uma respiração disparada.

onde A representa a área de corte transversal da parede da via aérea e dP/dA representa a inclinação da relação entre alterações na pressão transmural do tubo e alterações na área do tubo. Portanto, o fluxo máximo deve aumentar se houver aumento da área do tubo, diminuição da densidade do gás, ou incremento da rigidez do tubo.

O mecanismo PIP poderia ser mais importante em volumes e fluxos pulmonares menores, enquanto os efeitos de Bernoulli e de propagação de ondas podem predominar em casos de maiores volumes e fluxos.[95]

OUTRO TRABALHO RESISTIVO

Além do trabalho elástico realizado pelos músculos respiratórios sobre os pulmões e parede torácica, um componente adicional do trabalho é despendido para superar o que algumas vezes é chamado "resistência tecidual". Essa é a energia necessária para distorcer os pulmões e parede torácica durante a inspiração e é dissipada como calor.

O colapso de vários componentes do trabalho resistivo total é demonstrado na Tabela 5-1.

Equação da Movimentação

Durante a ventilação, o gás se movimenta ao longo de um gradiente de pressão (ΔP). Essa diferença de pressão deve ser criada pelos próprios esforços musculares do paciente (Pmus) ou por um ventilador mecânico (P$_{AW}$). A perda de energia representada por essa queda de pressão é utilizada para superar a resistência ao fluxo aéreo e deformação tecidual, para expansão pulmonar e da parede torácica, e também para vencer a inércia do gás (resistência a alterações na velocidade ou direção do fluxo de gás). A equação linear de primeira ordem da movimentação descreve a relação entre essas variáveis como:

$$\Delta P = PAW + Pmus$$
$$= \dot{V}R + VT/C + I\ddot{V} + PEEPi + PEEPset$$

Onde V̇ é o fluxo de gás, R é a resistência, V̇R é o trabalho feito pela pressão para superar o fluxo aéreo e resistência tecidual, VT é o volume corrente, C é a complacência, VT/C é o trabalho realizado pela pressão para expandir o sistema respiratório, e IV̈ (I representa a inércia, e V̈ representa a aceleração) é a pressão necessária para superar a inércia do gás. PEEPi representa a pressão expiratória final positiva intrínseca, e PEEPset representa a pressão expiratória final positiva criada pelo ventilador. Na maioria das situações práticas envolvendo adultos, a inércia é ignorada, pois apresenta uma contribuição muito pequena para o trabalho. Em pacientes com gás aprisionado devido à PEEPi ou PEEP instigada pelo médico (PEEPset), a PEEP deve ser considerada nessa equação.

PEEP INTRÍNSECA DURANTE VENTILAÇÃO COM PRESSÃO POSITIVA NA DPOC

Uma apreciação da dinâmica do sistema respiratório auxilia na compreensão das situações clínicas, como em pacientes com DPOC que são tratados com ventilação por pressão positiva para insuficiência respiratória.[77] Os pulmões desses pacientes contêm unidades pulmonares individuais com constantes de tempo longas, e pode haver tempo insuficiente para que os pulmões esvaziem completamente ao final da expiração, pois a resistência e complacência pulmonares são variáveis nesses indivíduos. A heterogeneidade das constantes de tempo resultará em diversidade dos tempos de esvaziamento. Se não for permitido tempo suficiente para o esvaziamento completo das unidades pulmonares, o resultado será uma pressão alveolar média positiva nos alvéolos ao final da expiração. Isso foi chamado de "PEEP intrínseca".

A PEEP possui uma série de consequências adversas. Primeiro, a pressão positiva ao final da expiração aumenta a pressão intratorácica e pode reduzir o retorno venoso, causando hipotensão.[66] Segundo, a alta pressão alveolar ao final da expiração atua como um limiar da carga inspiratória. Ou seja, a fim de gerar uma pressão negativa que é grande o suficiente para disparar o ventilador e iniciar o fluxo inspiratório, os músculos respiratórios inspiratórios devem exercer pressão adequada para contrabalancear a pressão PEEP intrínseca e reduzir a pressão alveolar a um valor subatmosférico antes que o fluxo inspiratório possa ser iniciado.[96] Terceiro, a alta PEEP intrínseca pode levar a esforços inspiratórios que são ineficazes em disparar o ventilador caso os músculos respiratórios não possam reduzir a pressão alveolar a níveis menores que a PEEP aplicada[97] (Fig. 5-19). Isso pode levar a uma falta de sincronismo entre o paciente e o ventilador, e desconforto. Quarto, a PEEP intrínseca e a consequente hiperinflação do pulmão ao final da expiração colocam os músculos inspiratórios em uma desvantagem mecânica,[36] a qual pode levar à falha em desmamar a ventilação mecânica.

A PEEP intrínseca pode ser tratada através do aumento da PEEP aplicada a partir do ventilador, o que pode melhorar a

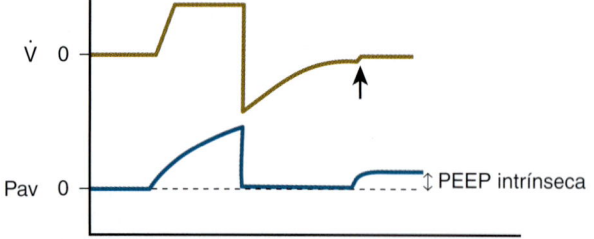

Figura 5-20 Aferição da pressão positiva intrínseca ao final da expiração (PEEP) enquanto submetido a um ventilador. Fluxo (V̇) e pressão nas vias aéreas (Pav) com o passar do tempo. A *seta* representa o ponto no qual a linha expiratória é ocluída, levando a um aumento na pressão medida que representa o grau da PEEP intrínseca.

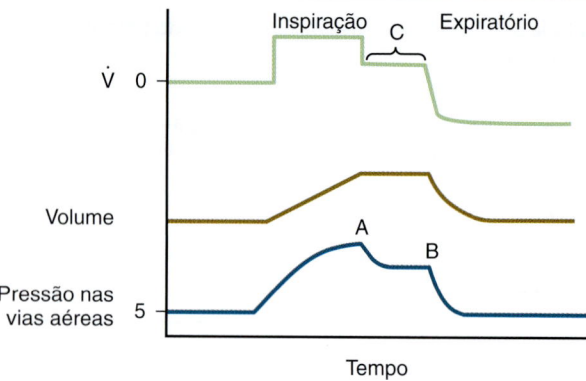

Figura 5-21 Mecânica do ventilador. Ponto A é o pico de pressão (40 cm H₂O). Ponto B é a pressão de platô (35 cm H₂O). Ponto C é a pausa inspiratória.

sincronia entre paciente e ventilador.[98] O aumento da PEEP aplicada não reduzirá o fluxo expiratório se a PEEP aplicada for menor que os níveis da PEEP intrínseca, pois estes pacientes apresentam usualmente limitação de fluxo em vez de pressão. Entretanto, o incremento da PEEP aplicada diminuirá o trabalho dos músculos inspiratórios e facilitará a ação do ventilador.

O método de oclusão ao final da expiração é comumente utilizado para aferir a PEEP intrínseca (Fig. 5-20), (PEEP intrínseca estática). A linha expiratória no ventilador é ocluída ao final da expiração.[99] Se houver PEEP intrínseca, a pressão nas vias aéreas aumentará até que um platô seja alcançado (em geral, dentro de 4 a 5 segundos). Esse valor representa uma medida "média" de PEEP intrínseca após redistribuição do volume a partir de alguns alvéolos para outros, dependendo da complacência regional (*pendelluft*). O *pendelluft* é o movimento transitório de gás a partir de uma unidade pulmonar para outra.

De maneira alternativa, a PEEP intrínseca pode ser medida sob condições dinâmicas (PEEP intrínseca dinâmica) quando o paciente estiver respirando espontaneamente.[99] Isso pode ser feito por meio da inserção de um balão esofágico, para medir a pressão pleural, aferindo a redução na pressão pleural necessária para iniciar o fluxo inspiratório. A PEEP intrínseca dinâmica é usualmente menor que aquela medida sob condições estáticas, pois reflete a região pulmonar com a menor quantidade de PEEP intrínseca, ao contrário da quantidade média da PEEP intrínseca.

A PEEP intrínseca não é limitada a pacientes submetidos à ventilação mecânica. Pacientes que estejam respirando espontaneamente acometidos por DPOC podem desenvolver pressão alveolar positiva ao final da expiração, especialmente quando eles aumentam sua frequência inspiratória durante o esforço, um fenômeno que tem sido chamado de "hiperinflação dinâmica". Isso aumenta o trabalho da respiração (ver discussão posterior) e contribui para a intolerância ao exercício nestes pacientes.

Aferição da Complacência Estática e Resistência durante a Ventilação Mecânica

Na unidade de terapia intensiva, a aferição da complacência e resistência do sistema respiratório pode ser útil na avaliação do momento de desmame da ventilação mecânica ou determinação de razões para incapacidade de um teste de respiração espontânea. A complacência normal do sistema respiratório em um paciente em posição supina é de aproximadamente 100 mililitros/cm H₂O. Uma diminuição marcante da complacência deve motivar uma pesquisa para causas de redução de complacência pulmonar (p.ex., edema) e/ou parede torácica (distensão abdominal) que podem ser potencialmente reversíveis. De maneira semelhante, um aumento severo da resistência deve levar à busca de causas reversíveis, incluindo broncoespasmo, ou obstrução parcial do tubo endotraqueal por conta de dobras ou secreções.

O cálculo da complacência e resistência deve ser realizado por meio de um padrão de fluxo de onda quadrado após uma pausa inspiratória. Os pacientes devem estar relaxados ou paralisados para obtenção de medidas confiáveis. Se houver esforços respiratórios, as pressões nas vias aéreas podem não refletir as pressões transmurais ao longo do sistema respiratório, e sim das pressões pleurais.

Considere um paciente sedado e paralisado, submetido a tratamento por ventilação mecânica com pressão positiva no modo de controle assistido. As alterações no fluxo, volume e pressão com o passar do tempo são demonstradas na Figura 5-21. Suponha uma taxa de fluxo inspiratório constante (1 L/s) e um volume corrente de 500 mL (tempo inspiratório de 0,5 segundo). O volume aumenta linearmente com o passar do tempo já que o fluxo é constante. O pico de pressão é de 40 cm H₂O, a pressão de platô é de 35 cm H₂O, e a PEEP é ajustada em 5 cm H₂O.

Utilizando a analogia do balão e tubo do sistema respiratório (Fig. 5-4), os componentes de pressão necessários são os seguintes:

Pressão total = Pressão para distender o sistema respiratório
+ Pressão para manter o fluxo de gás
+ Perdas por pressão da inércia

Já que o componente da inércia pode ser ignorado em frequências respiratórias comumente utilizadas:

Pressão total = Pressão para distender o sistema respiratório
+ Pressão para manter o fluxo de gás
= Δ Volume / complacência + fluxo × resistência

A diferença entre a pressão de platô (medida ao conter uma inspiração) e a PEEP representa a pressão necessária para distender o sistema respiratório com fluxo 0. Portanto,

Pressão de platô − PEEP = Δ Volume/complacência

Rearranjando os campos da equação:

Complacência = Δ Volume/(Pressão de platô − PEEP) [1]

A diferença entre o pico de pressão (ponto A na Figura 5-21) e a pressão de platô (ponto B na Figura 5-21) representa a pressão necessária para superar a resistência do sistema respiratório (isso representa predominantemente a resistência ao fluxo, mas também inclui contribuições da resistência tecidual, estresse de relaxamento e *pendelluft*).

Portanto,

Pico de pressão − PEEP = Δ Volume/complacência
+ Fluxo × resistência [2]

Rearranjando as Equações 1 e 2:

Pico de pressão − Pressão de platô = Fluxo × resistência

Já que o fluxo é conhecido:

Resistência = (Pico de pressão − Pressão de platô) / Fluxo

Voltando ao nosso paciente:

Complacência = $500 mL / (30 cm H_2O) = 16,7 mL / cm H_2O$
Resistência = $40 − 35 cm H_2O / 1 L/s = 5 cm H_2O / L/s$

Em outras palavras, a complacência do paciente é severamente reduzida, sugerindo um sistema respiratório extremamente rígido. Entretanto, a resistência é relativamente baixa. A colocação de um cateter esofágico a fim de estimar a pressão pleural poderia assegurar as contribuições separadas do pulmão e da parede torácica sobre a redução da complacência do sistema respiratório, esclarecendo melhor a fonte do impedimento do desmame da ventilação mecânica.

ENERGÉTICA E TRABALHO DA RESPIRAÇÃO

Quando uma força é aplicada a um objeto por uma distância, é necessária energia; o trabalho realizado é igual a:

Trabalho = força × distância

De maneira semelhante, o trabalho em um sistema fluido pode ser definido como a integral de pressão aplicada durante uma alteração no volume, pois a pressão é força sobre uma área e volume é uma área multiplicada por uma distância:

$$\text{Trabalho} = \int P\, dV$$

Durante a inspiração, o trabalho deve ser realizado para distender o sistema respiratório (trabalho elástico), o qual é armazenado como energia potencial. Além disso, o trabalho não elástico deve ser feito para gerar fluxo através das vias aéreas (para superar a resistência ao fluxo de gás), ultrapassar a resistência tecidual pulmonar e da parede torácica, e para acelerar o gás (para gerar o componente da inércia). Este trabalho não pode ser armazenado como energia potencial e é dissipado na forma de calor. O componente da inércia é mínimo e é geralmente ignorado na aferição do trabalho total.

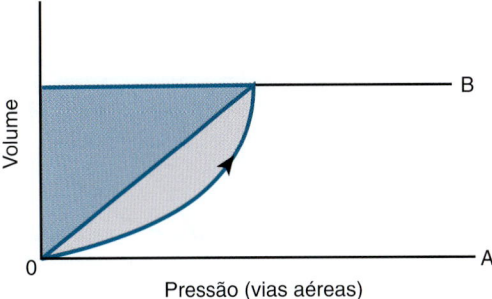

Figura 5-22 Trabalho da respiração durante ventilação mecânica. Considere um paciente paralisado recebendo uma respiração tidal enquanto submetido à ventilação mecânica com pressão positiva (ponto A ao ponto B). A *linha diagonal azul* representa a curva volume-pressão do sistema respiratório estático; a *área colorida azul* à esquerda desta linha representa desta forma o trabalho elástico durante a insuflação. Este trabalho pode ser armazenado como energia potencial e pode ser utilizado durante a expiração. A *área colorida cinza* à direita da linha representa o trabalho resistivo feito.

AFERINDO O TRABALHO DA RESPIRAÇÃO REALIZADO POR UM VENTILADOR COM PRESSÃO POSITIVA EM UM PACIENTE PARALISADO

Considere um paciente paralisado submetido à ventilação mecânica com pressão positiva, de modo que todo o trabalho da respiração seja realizado pelo ventilador (Fig. 5-22). Em um gráfico de volume por pressão, a pressão aplicada sobre as vias aéreas trilhará para a direita da curva de volume-pressão estática o sistema respiratório, pois pressão adicional é necessária para superar forças de resistência. A área sombreada azul representa o trabalho elástico realizado pelo ventilador durante uma inspiração, e a área sombreada cinza representa o trabalho resistivo que foi gasto para gerar o fluxo e superar a resistência tecidual. Com a expiração, a energia elástica armazenada pode ser utilizada para esvaziar os pulmões, fazendo que a expiração seja normalmente um processo passivo. Incrementos na resistência ou diminuições na complacência podem aumentar de forma marcante o trabalho da respiração.

AFERINDO O TRABALHO DA RESPIRAÇÃO EM UM PACIENTE QUE RESPIRA ESPONTANEAMENTE

Em um paciente que respira espontaneamente, o trabalho é realizado pelos músculos inspiratórios em vez do ventilador. A construção de um gráfico das características de pressão-volume dos pulmões e parede torácica contra a pressão pleural é útil para ilustração do trabalho realizado pelos músculos inspiratórios (Fig. 5-23). Durante a inspiração, a pressão pleural diminui para expansão dos pulmões (Fig. 5-23). A distância entre as duas curvas em qualquer dado volume pulmonar representa a pressão que os músculos inspiratórios devem exercer para superar as forças elásticas do pulmão e parede torácica. A área colorida azul representa assim o trabalho elástico da respiração contra os pulmões e parede torácica. Para superar as forças resistivas, são necessários pressão e trabalho adicionais, conforme indicado pela área colorida cinza.

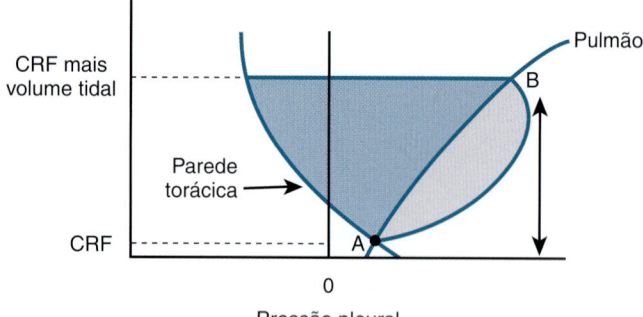

Figura 5-23 Trabalho da expiração durante a respiração espontânea (diagrama de Campbell). Uma porção (da capacidade residual funcional [CRF] à CRF mais volume corrente das curvas de volume-pressão pleural dos pulmões e da parede torácica relaxada são demonstradas. Considere um paciente respirando espontaneamente a partir da CRF (ponto A) com um volume igual à altura da *seta de cabeça dupla* (ponto B). A fim de superar as forças elásticas dos pulmões e parede torácica, os músculos inspiratórios devem exercer uma força igual à distância horizontal entre as curvas volume-pressão pleural da parede torácica e pulmões. Assim, todo o trabalho elástico realizado será igual à *área colorida azul*. Ademais, o trabalho resistivo também deve ser realizado, requerendo que os músculos inspiratórios gerem uma pressão pleural negativa ainda maior. Isso é indicado pela *área colorida azul*. O trabalho total realizado será a soma de ambas as áreas.

Sob condições normais, a expiração é passiva, pois a energia potencial armazenada a partir do trabalho elástico é mais que o suficiente para superar o trabalho resistivo. Entretanto, na presença de obstrução severa de vias aéreas (p.ex., um ataque de asma), o trabalho resistivo necessário pode exceder esta energia armazenada, requerendo geração ativa de força por músculos expiratórios e trabalho adicional para expiração.

CUSTO DE OXIGÊNIO DA RESPIRAÇÃO

O custo de oxigênio da respiração é um indicador da quantidade total de energia necessária pelos músculos respiratórios para ventilação. Em repouso, o custo de oxigênio da respiração é baixo, 0,25 a 0,5 mL/L de ventilação, ou 1% a 2% do consumo de oxigênio corporal total. Todavia, durante períodos de máximo exercício em indivíduos normais, o custo de oxigênio da respiração representa aproximadamente 10% a 15% do consumo total de oxigênio.[100] O custo de oxigênio da respiração pode aumentar de modo marcante conforme há incremento da ventilação minuto.

Pacientes acometidos por DPOC apresentam um aumento do custo de oxigênio da respiração como uma função da ventilação. Isso pode estar relacionado com uma combinação de aumento do trabalho de respiração e diminuição da eficiência devido à hiperinflação dinâmica; esta envolve um aumento no volume pulmonar ao final da expiração que resulta quando pacientes com obstrução das vias aéreas desenvolvem PEEP intrínseca por causa de longas constantes de tempo para distribuição de gás nos pulmões e aumento da frequência respiratória que eles frequentemente exibem.[101]

Além disso, a atividade tônica dos músculos inspiratórios ao final da expiração contribui para a hiperinflação dinâmica. Embora este incremento dinâmico no volume pulmonar possa ter um efeito benéfico por meio da dilatação das vias aéreas intraparenquimatosas a fim de diminuir o trabalho resistivo, a pressão alveolar ao final da expiração atua como uma carga limiar inspiratória, o que aumenta o trabalho da respiração. Ademais, a eficiência mecânica dos músculos inspiratórios é comprometida pela hiperinflação, pois a zona de aposição diafragmática é reduzida e os músculos inspiratórios são mais curtos que o comprimento ótimo para geração de força. A eficiência da respiração (definida como a relação entre a taxa de trabalho mecânico alcançada e a taxa de energia consumida) pode ser diminuída ainda mais se os músculos posturais, ou outros estabilizadores (tronco, pescoço, ombro) necessitem ser recrutados.

Pontos-chave

- Uma compreensão das propriedades mecânicas dos pulmões e parede torácica sob condições estáticas e dinâmicas é importante para apreciação das determinantes dos volumes pulmonares e fluxos expiratórios sob condições normais e patológicas.
- Sob condições de fluxo laminar, o fluxo é diretamente proporcional à diferença de pressão ao longo do trajeto do fluxo. Sob condições de fluxo turbulento (turbilhonar), o fluxo é diretamente proporcional à raiz quadrada da diferença de pressão. Para o fluxo turbulento, a queda de pressão é maior em qualquer fluxo dado do que para fluxo laminar.
- No fluxo turbulento, a substituição de uma mistura de hélio e oxigênio pode diminuir a resistência das vias aéreas, pois a sua densidade de gases é menor que do ar ou oxigênio. O fluxo turbulento pode estar presente na obstrução das vias aéreas superiores e talvez em casos de asma, se houver um importante estreitamento das vias aéreas.
- A maior parte da retração elástica dos pulmões ocorre devido a forças de superfície geradas pelo líquido que delineia os alvéolos.
- As propriedades singulares dos surfactantes ajudam a reduzir a tensão de superfície e estabilizar os alvéolos em níveis baixos de volume pulmonar, prevenindo, assim, seu colapso.
- Na capacidade residual funcional (volume de relaxamento), a pressão de retração para o lado de fora da parede torácica é balanceada pela retração interna dos pulmões. A capacidade pulmonar total é determinada pelo balanço entre a pressão inspiratória máxima gerada pelos músculos respiratórios, a retração interna mínima dos pulmões, e as pressões que se opõem geradas pela retração externa da parede torácica. Em indivíduos idosos ou pacientes acometidos por doença pulmonar obstrutiva, o volume residual não é determinado por este balanço de forças, mas sim pelo fechamento das vias aéreas.
- A aferição da resistência e complacência do sistema respiratório pode ser facilmente alcançada em pacientes ventilados e é útil para avaliação de razões para dificuldades para desmame do ventilador.
- Em pacientes ventilados, a proporção da pressão aplicada nas vias aéreas que é transmitida ao espaço pleural é dependente da relação da complacência pulmonar e parede torácica. O conhecimento sobre a alteração

- na pressão pleural é importante porque influencia o retorno venoso. A inserção de um balão esofágico pode ser necessária para medir a alteração real na pressão pleural ocasionada pela pressão aplicada nas vias aéreas.
- Em pacientes com obstrução de vias aéreas tratados por ventilação com pressão positiva, a hiperinflação dinâmica (pressão positiva ao final da expiração intrínseca) pode levar a comprometimento hemodinâmico, aumento do trabalho da respiração, uma carga de limiar inspiratória, ineficácia mecânica do diafragma e assincronismo paciente-ventilador.

As Referências estão disponíveis exclusivamente no site www.elsevier.com.br/expertconsult

6 CIRCULAÇÃO PULMONAR E REGULAÇÃO DO BALANÇO DE FLUIDOS

JOE G. N. GARCIA, MD

INTRODUÇÃO
ANATOMIA
HEMODINÂMICA PULMONAR
Pressões Vasculares Pulmonares
Resistência Vascular Pulmonar
Complacência Vascular Pulmonar
Perfusão Pulmonar
Estresse Mecânico e a Circulação Pulmonar
Respostas Vasculares Pulmonares à Hipoxia

Controle Neural da Resistência Vascular Pulmonar
Regulação Humoral da Resistência Vascular Pulmonar
TROCA PULMONAR DE FLUIDO E SOLUTOS
Troca Transcapilar e a Equação de Fluxo de Fluido
Locais de Troca de Fluido e Solutos
Vasos Linfáticos Pulmonares

Interstício Pulmonar
PATOGENIA DO EDEMA PULMONAR
Fases e Locais de Acúmulo de Edema
Mecanismos de Aumento da Permeabilidade Endotelial
Estratégias para Reverter a Permeabilidade e Restaurar a Integridade da Barreira
GENOMA E GENÉTICA VASCULAR PULMONAR

INTRODUÇÃO

A circulação pulmonar está interposta entre os ventrículos direito e esquerdo com as seguintes funções principais: (1) fornecer todo o débito cardíaco sob baixa pressão oriundo do ventrículo direito até os microvasos pulmonares e, no processo, trocar dióxido de carbono pelo oxigênio através da membrana alveolar-capilar; (2) atuar como fonte de produção, liberação e processamento de mediadores humorais; e (3) servir como uma barreira para a troca de fluido e solutos, e manter assim o balanço de fluidos pulmonares. As características morfológicas da circulação pulmonar são idealmente adaptadas para estas funções. Quase todo o débito cardíaco é trazido para contato com o gás alveolar na membrana alveolar-capilar de 1 a 2 µm de espessura durante cerca de 0,75 a 1 segundo. Esta justaposição de capilares com os alvéolos fornece uma vasta área de superfície necessária para efetiva troca gasosa: cerca de 70 m^2 (dois terços da área de uma quadra de tênis). O arranjo estrutural é tal que a distância que a distância a qual o oxigênio e o dióxido de carbono devem-se difundir entre o gás e o sangue é de aproximadamente um décimo da distância de difusão em tecidos periféricos. (Informação adicional sobre a anatomia da circulação pulmonar é encontrada no Cap. 1, e sobre os fatores fisiológicos que chefiam a distribuição do fluxo sanguíneo no Cap. 4).

A circulação pulmonar possui importantes funções adicionais além de seu papel na troca gasosa. Os microvasos trocam solutos e água, e os mecanismos que regulam o balanço de fluidos e solutos nos espaços extravasculares do pulmão são críticos para a compreensão da fisiopatologia do edema pulmonar (ver seção "Patogenia do Edema Pulmonar" e Cap. 62). O endotélio vascular pulmonar, a camada simples de células que delineia todos os vasos, é um tecido multidimensional cujas funções especializadas incluem a regulação direta da barreira vascular pulmonar, participação na iniciação e resolução das respostas inflamatórias e o processamento de mediadores antes da liberação deles na circulação sistêmica.

ANATOMIA

A circulação pulmonar começa na valva pulmonar, demarcando a saída vascular do lado direito do coração, e se estende até os orifícios das veias pulmonares na parede do átrio esquerdo, o que marca a entrada no lado esquerdo do coração. A circulação pulmonar inclui o tronco pulmonar (também chamado de "trato de saída do ventrículo direito"), artérias pulmonares principais direita e esquerda e seus ramos lobares, artérias intrapulmonares, grandes artérias elásticas, pequenas artérias musculares, arteríolas, capilares, vênulas, e grandes veias pulmonares. Por conta dessa heterogeneidade e diferenças no comportamento fisiológico, os vasos da circulação pulmonar são subdivididos de forma funcional em vasos *extra-alveolares* e *vasos alveolares*. Além disso, os pequenos vasos que participam na troca de fluidos e solutos são muitas vezes chamados coletivamente de "microcirculação pulmonar". Os limites anatômicos dos vasos extra-alveolares e alveolares e da microcirculação são indefinidos e provavelmente dependem de condições, tais como o volume pulmonar e níveis de pressões intrapleural e intersticial.

Mais informações sobre a anatomia da circulação pulmonar, assim como da circulação bronquial, podem ser encontradas no Capítulo 1.

HEMODINÂMICA PULMONAR

PRESSÕES VASCULARES PULMONARES

A pressão e fluxo são altamente pulsáteis através da circulação pulmonar. Embora a pulsatilidade da pressão diminua através do circuito pulmonar, a natureza pulsátil do fluxo persiste no lado venoso.[50] A *pressão na artéria pulmonar* (P_{AP}) normalmente é cerca de 25 mm Hg durante a sístole e 9 mm Hg durante a diástole. Com relação à pressão arterial sistêmica, a P_{PA} é baixa, e as diferenças de pressão hidrostática devido à gravidade resultam em uma diferença substancial

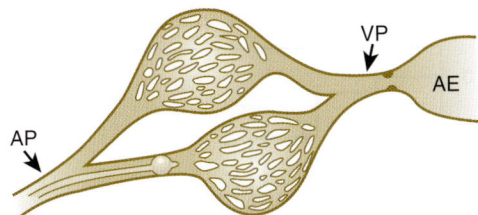

Figura 6-1 Método de determinação da pressão capilar pulmonar. Pela implantação de um cateter através da artéria pulmonar (AP) e coronária direita, e oclusão de uma pequena AP com um balonete, a coluna de fluido estática dentro do cateter é funcionalmente estendida a partir da ponta do cateter através dos capilares e em direção às veias pulmonares (VPs). A pressão é aferida na confluência das veias, onde o fluxo está novamente presente. A pressão em cunha é um reflexo da pressão atrial esquerda, pois a queda de pressão entre uma grande veia e o átrio esquerdo (AE) é pequena, exceto quando (1) há uma alteração na resistência a jusante indicada por constrição (*semicírculos sólidos*) proximal ao AE ou (2) o cateter está uma artéria que perfunde um leito capilar onde a pressão alveolar excede a pressão da VP (*i.e.*, zona 1 ou 2). No último caso, quando o balão estiver inflado, a pressão dentro do leito capilar cai a níveis próximos da pressão da VP, ocorre compressão dos capilares, a coluna de fluido é interrompida, e a pressão em cunha não mais refletirá a pressão atrial esquerda (Fig. 6-2).

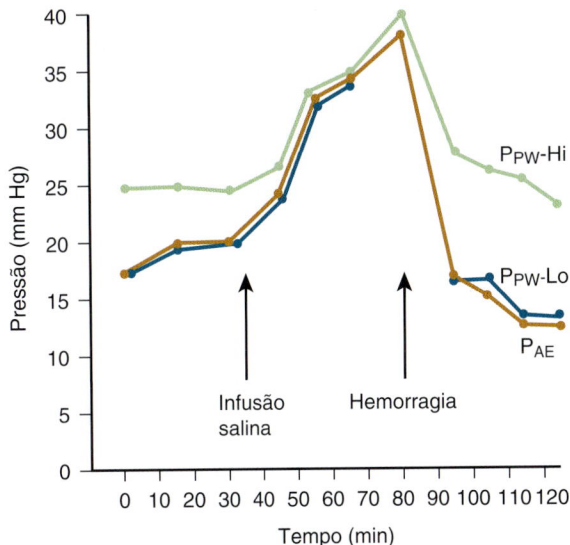

Figura 6-2 Ilustração da influência da posição do cateter sobre a aferição da pressão capilar com o passar do tempo. Quando o cateter está alojado em uma posição *baixa* (*i.e.*, zona 3), a pressão pulmonar em cunha (P_{PW}-Lo) reflete a pressão atrial esquerda (P_{AE}) (ver em 10 minutos). Quando o cateter for alojado em uma posição *alta* (P_{PW}-Hi), todavia, a pressão não reflete a P_{AE}, pois quando o cateter está alojado, a pressão venosa pulmonar é menor que a pressão alveolar (*i.e.*, zona 2), o leito capilar é comprimido, e o cateter afere a pressão alveolar. Com uma infusão salina, a pressão venosa pulmonar sobe, os capilares abrem (*i.e.*, zona 3), e a P_{PW}-Hi afere agora a pressão venosa pulmonar, tornando-se igual à P_{AE}. Em casos de hemorragia, a pressão venosa pulmonar cai novamente, e a P_{PW}-Hi se torna novamente maior que a P_{AE}. (De Todd TR, Baile EM, Hogg JC: Pulmonary arterial wedge pressure in hemorrhagic shock. *Am Ver Respir Dis* 118:613-616, 1978.)

na pressão vascular do topo ao fundo do pulmão. Se a artéria pulmonar for considerada como uma coluna de sangue de aproximadamente 25 centímetros de altura, haverá um aumento na P_{AP} de 25 cm H_2O (ou 18 mm Hg) do fundo ao topo do pulmão (1 mm Hg de pressão = 1,36 cm H_2O de pressão). Essa diferença de pressão resulta em uma distribuição desuniforme do fluxo sanguíneo, conforme discutido subsequentemente na seção "Distribuição Regional da Perfusão Pulmonar".

A P_{AP} é medida pela inserção de um cateter cardíaco ou um cateter de flutuação com um balão na ponta na artéria pulmonar.[51] A inflação do balão leva ao avanço ("flutuação") do cateter (Fig. 6-1), até que ele se encunhe (*i.e.*, se encrave em cunha) e oclua a artéria pulmonar periférica. Com o balão inflado, a pressão aferida na ponta do cateter é chamada de *pressão pulmonar em cunha* (PPC).[52,53] Esse procedimento efetivamente estende o fluido estático dentro do lúmen do cateter até o leito vascular, e a pressão aferida é assim do local onde esta coluna estendida se junta ao próximo vaso no qual o sangue está fluindo. A pressão em *cunha* (normalmente entre 5 e 10 mm Hg) é uma estimativa da pressão vascular no ponto de confluência de veias pulmonares e reflete assim a *pressão atrial esquerda* (P_{AE}).

Alterações na pressão distal à confluência das veias pulmonares, como aquela induzida pela constrição das vênulas pulmonares, podem alterar a relação entre P_{AE} e PPC. Além disso, a localização precisa da ponta do cateter no pulmão influencia a aferição da PPC (Fig. 6-2). A zona 1 é a região do pulmão na qual a *pressão alveolar* (P_{alv}) é maior que a P_{PA}, a qual é maior que a *pressão venosa pulmonar* (P_{VP}), e, portanto, há um fluxo sanguíneo mínimo através dos vasos alveolares. A zona 2 é onde a P_{AP} é maior que a P_{alv}, a qual é maior que a P_{VP}, e, portanto, o fluxo aumenta linearmente conforme ele se dirige pelo pulmão. O posicionamento do cateter na região superior do pulmão (nas zonas 1 e 2) resulta em uma PPC diferente da P_{AE} em razão das pressões alveolares maiores que ocluem a coluna de fluidos. Sob estas condições, a PPC fornece uma aferição incorreta da pressão de efluxo vascular pulmonar. Um cateter aberto na zona 3, onde a P_{AP} é maior que a P_{VP}, a qual é maior que a P_{alv}, reflete de forma mais eficaz a P_{AE}.[54,55] Vários algoritmos têm sido propostos para validar aferições de Ppc.[55]

RESISTÊNCIA VASCULAR PULMONAR

A *resistência vascular pulmonar* (RVP) é calculada através da seguinte equação:

$$RVP = \frac{P_{AP} - P_{AE}}{DC} \quad (1)$$

onde DC é débito cardíaco, P_{AP} é a pressão (influxo) da artéria pulmonar média, e P_{AE} é a pressão (efluxo) atrial esquerda média, a qual é frequentemente estimada como PPC. A RVP é expressa em unidades de mm Hg/Litro/minuto ou em dinas•s•cm^{-5} (para converter unidades para dinas•s•cm^{-5}, a RVP em mm Hg/L/min é multiplicada por 1332). O valor normal de RVP é de aproximadamente 0,1 mm Hg/L/min, ou 100 dinas•s•cm^{-5}. Este valor é em torno de um décimo do valor da resistência vascular sistêmica.

A utilização da equação 1 (da lei de Ohm) é complicada visto que a resistência não é independente da P_{AP} ou P_{AE}. Como um exemplo, se tanto a P_{AP} quanto a P_{AE} estiverem elevadas a um tal nível que a diferença de pressão permaneça inalterada, a RVP, apesar disso, poderia diminuir em razão da distensão de vasos pelas pressões intravasculares maiores. Assim, interferências relacionadas com alterações na resistência na vasculatura precisam da consideração de múltiplos fatores mecânicos que afetam a resistência vascular, incluindo não somente as pressões vasculares, mas também o volume pulmonar e pressão de inflação. A RVP é uma função do volume pulmonar, já que a inflação distende alguns vasos e comprime outros, conforme descrito depois na discussão sobre vasos alveolares e extra-alveolares.

A RVP também pode ser potencialmente modelada pela lei de Poiseuille, a qual, para fluxo laminar, descreve a relação entre a resistência (R) de um tubo e as características físicas do tubo e viscosidade do fluido que está perfundindo:

$$R = \frac{8}{\pi} \cdot \frac{l}{r^4} \cdot \eta \qquad (2)$$

onde "l" é o comprimento do tubo, "r" é o raio do tubo, e "η" é a viscosidade do fluido que está perfundindo. É evidente por esta equação que o fator crítico que determina a RVP é a alteração no raio do tubo, pois a resistência é proporcional a $1/r^4$. Embora isso sugira que uma diminuição de 50% no raio do tubo, encontrada potencialmente após vasoconstrição, aumente a resistência em 16 vezes, esta relação derivada pode ser excessivamente robusta. As leis de Ohm e Poiseuille, apesar de úteis para descrever as propriedades de resistência dos vasos pulmonares, apresentam limitações que devem ser consideradas quando alterações no valor da RVP calculada são interpretadas. As características não consideradas para ambas as equações incluem as seguintes: o fluxo sanguíneo é pulsátil, os vasos sanguíneos são tubos ramificados distensíveis complexos (e não cilindros rígidos), e os elementos plasmáticos que compõem o sangue constituem um fluido heterogêneo. Apesar disso, a relação entre a pressão de perfusão pulmonar e o fluxo sanguíneo sob condições estritamente controladas é uma medida útil do tônus vasomotor pulmonar com a ressalva de que sua utilidade depende do conhecimento dos níveis da pressão intravascular, volume sanguíneo pulmonar, e volume pulmonar. Estimativas recentes da RVP utilizando a relação entre a pressão sistólica da artéria pulmonar e integral velocidade-tempo do trato de efluxo ventricular direito pode fornecer uma avaliação melhor da RVP.[56]

Perfil da Resistência Vascular

O perfil da resistência vascular no circuito pulmonar tem sido estimado por estudos de micropunção.[57,58] Em condições da zona 3, onde a resistência vascular não é influenciada pela pressão alveolar, a maioria da resistência ocorre nos microvasos pulmonares, sendo que aproximadamente 50% da resistência total reside nos capilares alveolares (Fig. 6-3). Estes resultados indicam que as pequenas artérias pulmonares e capilares são responsáveis pela maior parte da queda de pressão no leito vascular pulmonar, um achado em contraste surpreendente com a circulação sistêmica, onde as arteríolas são responsáveis pela maior queda de pressão.

Efeitos Mecânicos sobre a Resistência Vascular Pulmonar

Pressão Transmural. A importância da pressão transmural é destacada pelos experimentos descritos na Figura 6-4, onde em uma P_{AE} constante, incremento na P_{AP} causaram uma diminuição na RVP; entretanto, conforme a P_{AE} foi aumentada, incrementos na P_{AP} tiveram progressivamente menor efeito.[59,60] Isso indica que os vasos são quase que maximamente dilatados em altos níveis de P_{AE} e que, após a P_{AE} alcançar determinado nível, aumentos adicionais na pressão transmural (causada pela elevação da P_{AE}) não produzem decréscimos adicionais na RVP.

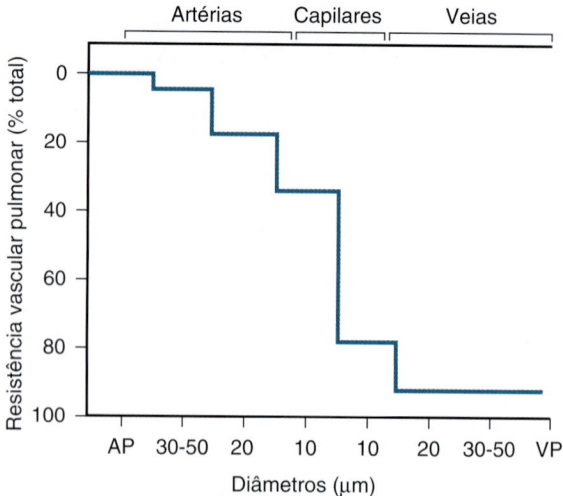

Figura 6-3 Distribuição da resistência vascular conforme determinado por aferição de pressões por micropunção. Ao contrário da situação da circulação sistêmica, a maioria da resistência vascular no circuito pulmonar reside nos capilares. As aferições foram realizadas nos vasos subpleurais de pulmões isolados de cães sob condições da zona 3. AP, artéria pulmonar; VP, veia pulmonar. (De Bhattacharya J, Staub NC: Direct measurement of microvascular pressures in isolated perfused dog lung. *Science* 210:327-328, 1980.)

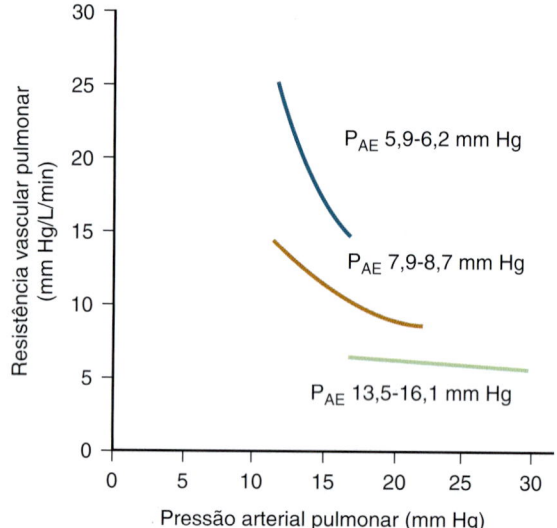

Figura 6-4 Resistência vascular pulmonar é dependente da pressão arterial pulmonar. Conforme aumenta a pressão arterial pulmonar, os vasos são distendidos e a resistência cai. Este efeito é diminuído em pressões atriais esquerdas maiores (P_{AE}) porque o leito vascular está próximo à distensão máxima. (Dados de Borst HG, McGregor M, Whittenberger JL, Berglund E: Influence of pulmonary arterial and left atrial pressures on pulmonary vascular resistance. *Circ Res* 4:393-399, 1956.)

Volume Pulmonar. Alterações no volume pulmonar causam efeitos opostos sobre o calibre e resistência dos vasos alveolares e extra-alveolares (Fig. 6-5). Para os vasos alveolares, a pressão perivascular é geralmente discretamente menor que a pressão alveolar como um resultado da retração elástica das paredes alveolares, refletindo tanto a tensão superficial criada pela camada de fluido na interface ar-líquido[61] quanto a tração sobre as membranas que circundam o espaço intersticial causadas pelas ligações da parede alveolar.[62] Efetivamente, as forças de tensão superficial tendem a colapsar os alvéolos, diminuindo assim a pressão relativa à pressão alveolar. Porém, durante a inflação pulmonar, os

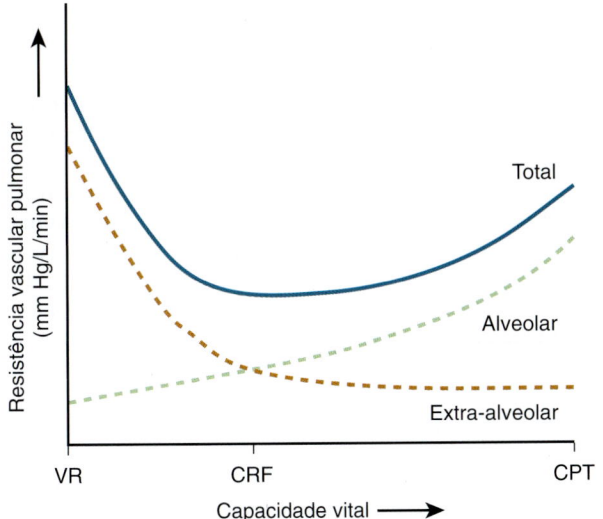

Figura 6-5 A resistência vascular pulmonar aumenta conforme diminui o volume pulmonar da capacidade residual funcional (CRF) até o volume residual (VR) em razão da influência da crescente pressão intersticial sobre os vasos extra-alveolares. A resistência também aumenta após inflação pulmonar da CRF até a capacidade pulmonar total (CPT) por conta dos vasos alveolares estirados e achatados. (De Murray JF: *The normal lung*, ed 2, Philadelphia, 1986, WB Saunders.)

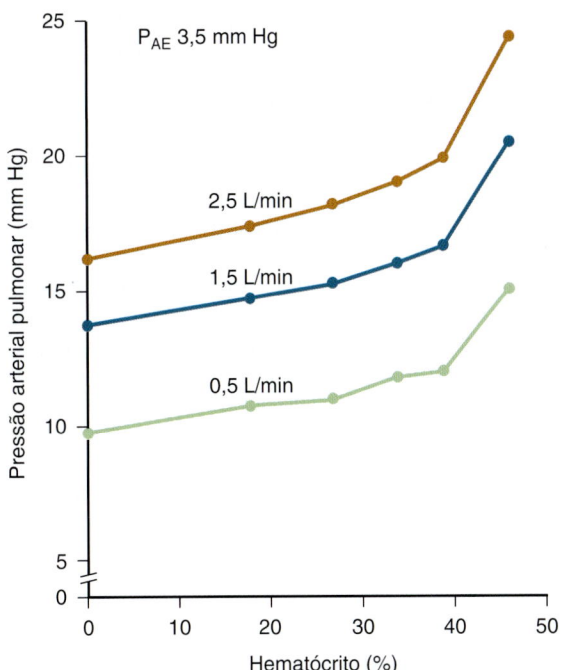

Figura 6-6 Efeito do hematócrito sobre a pressão da artéria pulmonar em três níveis de fluxo sanguíneo (0,5, 1,5 e 2,5 L/min estão demonstrados). A pressão atrial esquerda (P_{AE}) foi mantida constante em 3,5 mm Hg. Conforme o hematócrito (Hct) está aumentado em níveis constantes de fluxo pulmonar, a pressão arterial esquerda aumenta, refletindo a maior resistência vascular causada por aumento da viscosidade sanguínea. Com um aumento do Hct acima de 40%, a pressão e resistência sobem rapidamente. (De Murray JF, Karp RB, Nadel JA: Viscosity effects on pressure-flow relations and vascular resistance in dogs' lungs. *J Appl Physiol* 27:336-341, 1969.)

vasos alveolares são comprimidos e alongados.[63] Portanto, conforme o pulmão aumenta do volume residual até a capacidade pulmonar total, a resistência dos vasos alveolares progressivamente aumenta.

Em contraste, os vasos extra-alveolares estão sujeitos a diferentes forças. Quando a pressão intersticial que circunda estes vasos diminui após a inflação pulmonar, o aumento resultante da pressão transmural causa uma diminuição na resistência destes vasos. Os vasos de canto também estão sujeitos a este mesmo decréscimo da pressão intersticial e também mostram uma diminuição da resistência após inflação pulmonar. Dessa forma, após este ato, a resistência de vasos extra-alveolares diminui progressivamente (Fig. 6-5).

As resistências são aditivas e a alteração na RVP forma uma curva em forma de "U", sendo que o nadir da curva opera aproximadamente na capacidade residual funcional, o volume pulmonar usual ao final da expiração, porque as resistências dos vasos alveolares e extra-alveolares estão dispostas em série. Qualquer incremento na pressão perivascular dos vasos alveolares ou vasos extra-alveolares aumenta a resistência destes vasos. Por exemplo, o edema tecidual está associado a um aumento na pressão do fluido intersticial,[64] o que diminui a pressão transmural e leva, desta forma, a um aumento da RVP associado a edema pulmonar. O edema alveolar severo serve para comprimir vasos alveolares e podem contribuir para o aumento da RVP e extravasamento alveolar.

Viscosidade. O termo viscosidade (η) da lei de Poiseuille (equação 2) prevê que um aumento na viscosidade sanguínea produz um incremento proporcional na RVP. A viscosidade é uma função da deformação das hemácias nos microvasos pulmonares, a viscosidade do plasma[65] com o hematócrito como o fator principal que determina a viscosidade do sangue.[66] A Figura 6-6 mostra os efeitos de alterações do hematócrito sobre a pressão arterial pulmonar em três níveis de fluxo sanguíneo. Em cada nível de fluxo sanguíneo, é evidente que valores de hematócrito sanguíneo maiores que 40% produzem rápidos incrementos na P_{AP} e RVP. Embora controversa, a policitemia induzida por hipóxia e o aumento resultante da viscosidade parecem ser um dos principais fatores que contribuem para o aumento da RVP em altas altitudes.[67]

COMPLACÊNCIA VASCULAR PULMONAR

Curva Pressão-Volume Vascular Pulmonar

A vasculatura pulmonar é um circuito altamente complacente[13], sendo que o volume sanguíneo pulmonar normalmente constitui 10% do volume sanguíneo total. A distribuição do volume sanguíneo entre volumes arteriais, capilares e venosos é, todavia, altamente dependente da técnica de aferição e se as artérias, capilares e veias são definidas funcionalmente ou anatomicamente. O volume sanguíneo capilar humano foi estimado funcionalmente[68] em torno de 75 ml ou 10% a 20% do volume sanguíneo pulmonar total. No entanto, estimativas em animais na maioria das vezes mostraram uma maior proporção do volume sanguíneo pulmonar dentro dos capilares.[34,51]

A curva pressão-volume da vasculatura pulmonar é linear em baixos níveis de pressão de perfusão pulmonar, enquanto pequenas alterações no volume resultam em pequenas alterações na pressão, e se torna não linear em pressões maiores, onde pequenas mudanças no volume ocasionam grandes alterações na pressão. A complacência vascular pulmonar é definida como $\Delta V/\Delta P$, onde ΔV representa a mudança no volume vascular pulmonar e ΔP é a alteração na pressão transmural. Microvasos[69,70] são geralmente os principais locais de complacência vascular, apesar de alguns autores terem postulado que vasos pulmonares maiores também podem contribuir para a complacência vascular.[71]

Alterações na Complacência Vascular

A complacência vascular pulmonar diminui com aumentos na atividade nervosa simpática.[72] A circulação pulmonar serve assim como um reservatório vascular que responde à estimulação simpática pelo aumento da pressão de preenchimento do átrio esquerdo e do débito cardíaco. A complacência vascular pulmonar é também influenciada por alterações no volume pulmonar secundárias a alterações na pressão intrapleural. A inflação pulmonar aumenta a pressão transmural, alarga passivamente estes vasos, e, dessa forma, aumenta a volemia dentro do circuito pulmonar, pois uma fração substancial do volume sanguíneo está localizada nas grandes artérias e veias pulmonares (principalmente em vasos extra-alveolares). Ao contrário, reduções no volume pulmonar reduzem o volume sanguíneo pulmonar dentro do circuito pulmonar.[73]

PERFUSÃO PULMONAR

Distensão e Recrutamento

Os microvasos pulmonares podem tanto ser recrutados (*i.e.*, novos vasos "trazidos para participar" na microcirculação) ou ser distendidos (*i.e.*, vasos já perfundidos dilatando como resultado do aumento da pressão transmural). Não está sempre claro quais processos predominam em resposta ao aumento das pressões capilares pulmonares.[50] É provável que existam diferenças regionais na importância relativa do recrutamento e distensão de vasos pulmonares. Na zona 1, vasos alveolares mais provavelmente serão recrutados quando a pressão transmural subir, pois estes vasos estão normalmente colapsados nesta região.[74] Na zona 2, tanto o recrutamento quanto a distensão são prováveis, devido à perfusão desigual nessa região.[74,75] Na zona 3, a distensão provavelmente predomina, pois essa região pulmonar é perfundida de forma mais consistente que outras regiões.[74]

Distribuição Regional da Perfusão Pulmonar

Por conta da gravidade, as pressões intravasculares médias são menores no ápice do pulmão e maiores na base. Portanto, o fluxo sanguíneo pulmonar é uma função de sua altura vertical, pois a pressão alveolar é constante por todo o pulmão; o fluxo sanguíneo é dependente de interações entre a P_{AP} média, P_{VP} média e Palv.

Na zona 1, a região mais alta, o fluxo sanguíneo é limitado e os vasos alveolares estão colapsados, pois a Palv é maior que a P_{AP} e P_{VP}.[74,76-78] O fluxo na zona 1 persiste até um grau limitado, pois as pressões pericapilares nesta zona são discretamente menores que a Palv por conta da tensão de superfície da camada que delineia os alvéolos[79] e porque os vasos dos cantos não estão sujeitos a alterações na Palv.[59] Um fator final que contribui para a perfusão contínua da zona 1 é a natureza pulsátil da pressão capilar pulmonar, o que recruta capilares com jatos intermitentes de fluxo durante a sístole.[80]

Na zona 2, onde a P_{AP} é maior que a Palv, a qual é maior que a P_{VP}, o fluxo sanguíneo começa logo abaixo do nível do pulmão onde a P_{AP} iguala a Palv; se movendo linearmente para baixo, a P_{AP} progressivamente aumenta com relação à Palv, e o fluxo sanguíneo aumenta regularmente. A perfusão pulmonar na zona 2 é determinada pela diferença de pressão entre a artéria pulmonar menos *alveolar*, ou P_{AP} – Palv, em vez da diferença de pressão entre artéria e *veia*, o gradiente que normalmente dita o fluxo sanguíneo na maioria dos leitos vasculares. As condições da zona 2 têm sido comparadas a uma "cascata vascular" ou "eclusa", pois a perfusão é independente da PVP, a pressão a jusante.

Na zona 3, uma região mais dependente do pulmão, a P_{AP} é maior que a P_{VP}, a qual é maior que a Palv e resulta em um incremento mais gradual no fluxo, pois as maiores pressões intravasculares dilatam progressivamente os vasos, diminuindo assim a resistência vascular regional, causando um aumento estável do fluxo sanguíneo. Essa região é o principal local de troca gasosa, pois ele recebe a preponderância do fluxo sanguíneo e ventilação.[76-78]

A zona 4 é a região na porção mais dependente do pulmão, na qual o fluxo sanguíneo cai do pico observado na zona 3. Esta zona é um reflexo de condição na base do pulmão, onde os alvéolos podem ser ventilados pobremente ou mesmo não ser ventilados, já que as vias aéreas que levam a esta região estão estreitas ou fechadas, produzindo hipóxia alveolar local, vasoconstrição alveolar, e um aumento na RVP. Além disso, em baixos volumes pulmonares, os vasos extra-alveolares se tornam comprimidos, pois a pressão intersticial aumenta, causando um incremento da RVP.[78] Ademais, condições patológicas que levam a edema perivascular podem estar associadas ao desenvolvimento ou aumento da zona 4.[81]

Por causa das pressões intravasculares predominantes, a zona 1 não existe nos pulmões de seres humanos saudáveis sob condições ordinárias, mesmo quando em posição ereta. A maior parte do pulmão normal funciona na zona 3 e somente nas regiões mais altas da zona 2. Diminuições nas pressões intravasculares (choque hemorrágico ou pressão positiva ao final da expiração – aumento induzido na pressão intra-alveolar) expande a zona 2 e possivelmente cria condições de zona 1. A melhor resolução nas aferições do fluxo sanguíneo resultou em modificações propostas do modelo de gravidade das zonas[82] com incorporação de conceitos mais modernos de árvores vasculares fractais e heterogeneidade de perfusão, sugerindo em conjunto que a estrutura vascular pulmonar é um fator crítico adicional na determinação do fluxo sanguíneo regional.[82,83]

Revisões adicionais aprofundadas dos aspectos hemodinâmicos da circulação pulmonar devem ser consultadas para material e perspectivas suplementares.[50,51,84,85] O efeito da gravidade sobre o fluxo sanguíneo e as implicações deste efeito em termos de troca gasosa também são discutidos no Capítulo 4.

ESTRESSE MECÂNICO E A CIRCULAÇÃO PULMONAR

A inflação pulmonar e a natureza pulsátil da pressão sanguínea e fluxo expõem os vasos sanguíneos a forças hemodinâmicas na forma de força de cisalhamento e estiramento cíclico. O endotélio converte estes estímulos mecânicos em sinais intracelulares que afetam as funções celulares, incluindo proliferação, migração, remodelamento, permeabilidade e apoptose. O citoesqueleto é a moldura estrutural fundamental para que as células endoteliais transmitam as forças mecânicas de suas superfícies luminal, *abluminal* e juncional até o seu interior. Alterações nas forças mecânicas vasculares ativam vários mecanismos sensores e redes de sinalização, resultando em respostas funcionais fisiológicas e patológicas.

Força de Cisalhamento

O fluxo de sangue paralelo à superfície do vaso produz uma força de cisalhamento do fluido a partir da fricção do sangue contra a parede dos vasos. As células endoteliais são as células vasculares primárias expostas à força de cisalhamento pelo fluxo sanguíneo laminar. A resposta das células endoteliais aos níveis fisiológicos de força de cisalhamento serve um número de funções regulatórias, incluindo (1) remodelamento vascular, (2) modulação da hemostasia e trombose, (3) modulação da inflamação através da expressão de moléculas quimiotáticas e de adesão em superfícies de membrana, e (4) contração de células musculares lisas vasculares por meio da liberação de vasodilatadores e vasoconstritores.[86] A perfusão das células endoteliais em uma força de cisalhamento fisiológica de 10 dinas/cm^2 foi associada a um reforço da barreira vascular (Fig. 6-7), sugerindo que a força de cisalhamento é importante para manutenção da barreira vascular normal.[87] Na circulação sistêmica, a falha ou instabilidade do fluxo sanguíneo em regiões predispostas a aterosclerose dos vasos sanguíneos pode prejudicar estas funções, levando a estados pró-aterogênicos e/ou pró-trombóticos. As células endoteliais utilizam vários sensores para a força de cisalhamento, incluindo receptores de membrana, como integrinas,[88,89] receptor-2 de fator de crescimento endotelial vascular,[89] canais iônicos,[90] molécula de adesão de células endoteliais e plaquetas-1, e componentes do glicocálice endotelial.[91,92] Esses sensores podem interagir uns com os outros e transativar várias vias de sinalização,[93,94] incluindo proteínas-quinase p38 e p42/44 ativadas por mitogênio,[95,96] e tirosina-quinases, como a c-Abl[97] e quinase de adesão focal.[98] Estes sinais levam à alteração da expressão gênica[86,99] e rápido rearranjo do citoesqueleto, evidenciados pela reorientação direcionada pelo fluxo do endotélio.[100,101] A produção mediada pela força de cisalhamento de espécies reativas de oxigênio (ERO) através do fosfato do dinucleotídeo de nicotinamida adenina, a ativação da forma reduzida regula o crescimento, proliferação e diferenciação celular normal.[102,103] A sinalização de EROs em situações de inflamação crônica, todavia, exacerba a contratilidade da musculatura lisa e remodelamento vascular associado à hipertensão pulmonar, lesão pulmonar aguda ou edema pulmonar.[104] A força de cisalhamento também possui um papel protetor pela redução da renovação de células endoteliais através da inibição da proliferação celular e supressão de apoptose através da ativação da via de sobrevida PI3K-AKT e produção de óxido nítrico.[105-107] A variabilidade das propriedades vasculares em conjunto com a natureza pulsátil do fluxo sanguíneo resulta em variações temporais e espaciais da força de cisalhamento sobre a parede do vaso. Na parte reta do vaso, o fluxo sanguíneo não sofre transtornos com uma força de cisalhamento média de 10 a 70 dinas/cm^2.[108] Contudo, os padrões de fluxo sanguíneo nas curvaturas e bifurcações são conturbados, levando a turbilhonamentos nos quais o pico de forças de cisalhamento pode exceder 100 dinas/cm^2.[109,110]

Estiramento Cíclico

O estiramento cíclico é também uma importante força mecânica gerada na circulação pulmonar tanto pelo sangue circulante (o qual produz distensão pulsátil da parede arterial)

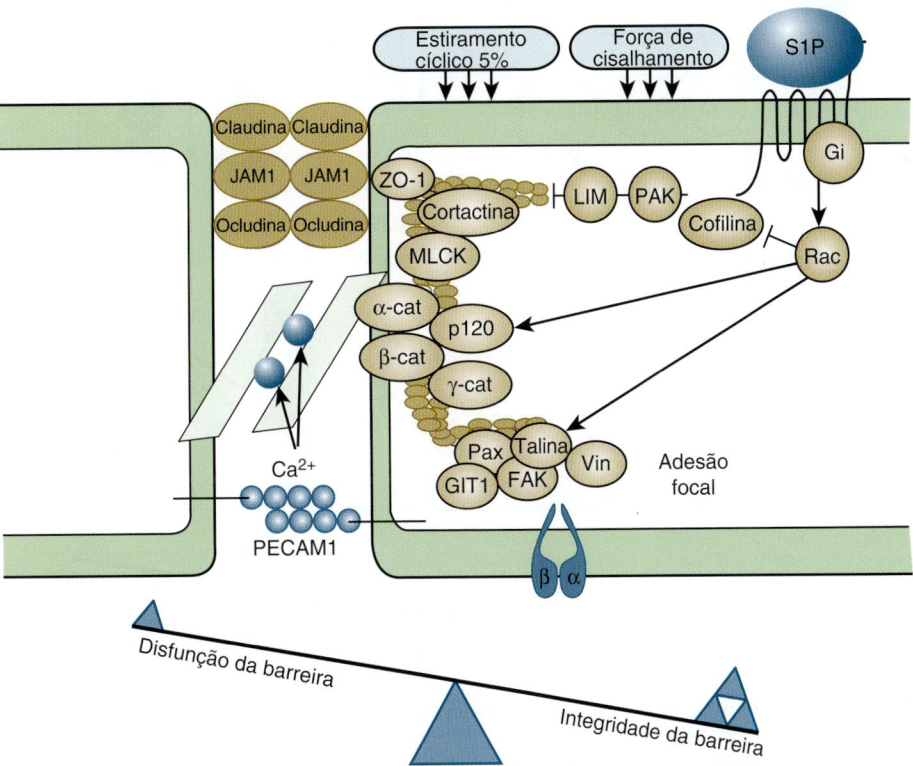

Figura 6-7 **Esquema demonstrando o aumento da função de barreira celular endotelial pela esfingosina-1-fosfato.** A esfingosina-1-fosfato (S1P), um fator de crescimento angiogênico, ativa receptores S1P acoplados à proteína G específica, levando a profundo rearranjo de citoesqueleto e aumento da função de barreira *in vitro* e *in vivo*.[261,331,336,337] A ligação da S1PR1 resulta em ativação da Rac GTPase, uma cascata de sinalização que resulta em rearranjo do citoesqueleto e aumento da actina cortical com maior ligação às junções aderentes e adesões focais. A ativação da Rac inicia eventos intracelulares dependentes de isotipos específicos da proteína-C quinase, quinase associada à p21 (PAK), LIM-quinase, a proteína cofilina de corte da actina, e a cadeia leve de miosina quinase (MLCK), os quais contribuem todos para o aumento da ligação intercelular e entre matriz e célula. cat, catenina; Gi, proteína G inibitória; FAK, quinase de adesão focal; GIT1, proteína 1 de interação com receptor quinase acoplado à proteína G; Pax, paxilina, PECAM1, molécula-1 de adesão celular plaquetária-endotelial; Vin, vinculina.

ou pela respiração corrente. A pressão sanguínea representa a principal determinante do estiramento do vaso.[111,112] Semelhante à força de cisalhamento, o estiramento cíclico induz reorientação do endotélio em uma direção transversa.[111,113,114] A exposição *in vitro* de células endoteliais a um estiramento cíclico de 5% (um nível fisiológico de estresse mecânico) resulta em rápida sinalização mediada por Rac GTPase[115] e redistribuição da actina[116] e cortactina,[87,115] uma proteína de ligação à actina, em direção à periferia celular (Fig. 6-7). Ademais, em comparação a condições estáticas, o estiramento fisiológico induz dessensibilização a agentes que dão origem ao edema, conforme evidenciado pela redução da formação de espaços paracelulares induzidos pela trombin.[111,115] Ao contrário, a exposição endotelial a um estiramento cíclico de 18%, um nível patológico de distensão excessiva mimetizando uma ventilação mecânica com alto volume tidal, induz ativação da Rho GTPase[114] e aumento da sensibilidade a agentes formadores de edema (Fig. 6-8). Isso é refletido pelo aumento do extravasamento vascular[111,114] via aumento da sinalização e expressão de proteínas contráteis, incluindo Rho GTPase, cadeias leves de miosina, cadeias quinases leves de miosina, PAR1, caldesmon e HSP27, sugerindo regulação em ambos os níveis translacional e pós-translacional.[111,116] A exposição sustentada *in vitro* ou *in vivo* a estiramento cíclico excessivo também aumenta a distribuição de micropartículas a partir da superfície endotelial e fornece ainda outra via de inflamação sustentada. Clinicamente, a hiperdistensão pulmonar causada pela ventilação mecânica em altos volumes correntes induz o remodelamento da matriz extracelular.[117] As respostas celulares às forças mecânicas incluem aumento da produção de citocinas inflamatórias, ativação de macrófagos, inflamação aguda e disfunção da barreira resultando em edema pulmonar. Reduções no volume tidal servem para diminuir as forças mecânicas e desorganização da matriz extracelular,[117] resultando em diminuição da mortalidade de pacientes por lesão pulmonar induzida pelo ventilador.[118,119] A exposição crônica da circulação pulmonar ao aumento do estiramento cíclico induz proliferação celular vascular, síntese de colágeno e fibronectina, e remodelamento alveolar e vascular.[120,121]

RESPOSTAS VASCULARES PULMONARES À HIPÓXIA

Elementos de Resposta

Hipóxia alveolar, definida como uma P_{O_2} alveolar menor que 70 mm Hg, tipicamente ocasiona vasoconstrição pulmonar.[122] Experimentos pulmonares isolados mostraram que o estímulo mais importante para vasoconstrição é a hipóxia nos alvéolos, ao contrário da hipoxemia do sangue arterial

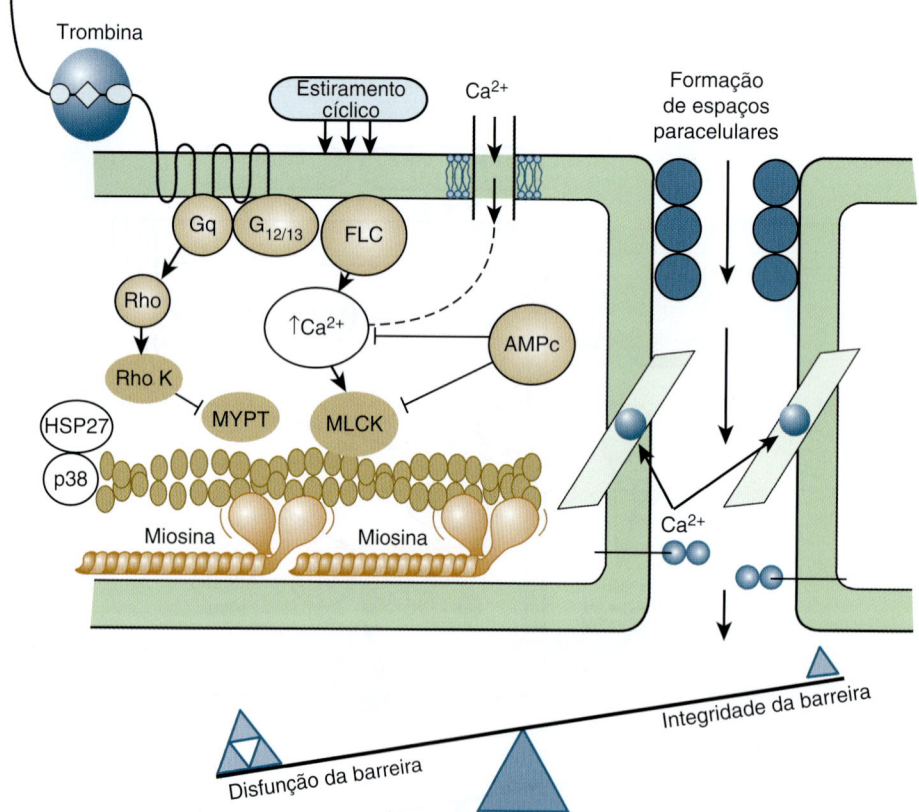

Figura 6-8 Esquema demonstrando o distúrbio da homeostase da barreira celular endotelial pela trombina. Neste modelo de trabalho da regulação da barreira vascular pulmonar, existe um balanço sob condições basais entre a actomiosina contrátil e forças adesivas celulares. A clivagem da trombina do receptor PAR1 na superfície da célula endotelial resulta em ativação de forças contráteis via tanto proteínas G heterotriméricas (G_q, $G_{12/13}$) e pequenas GTPases como a Rho. A Rho ativada (Rho-GTP) induz aumento da atividade da Rho quinase (Rho K) e fosforilação da subunidade regulatória fosfatase, inibindo desta forma a fosfatase miosina (MYPT). A Rho K e a cadeia leve de miosina quinase (MLCK) são ativadas por vias independentes. O aumento do cálcio citossólico (via produção de inositol trifosfato) ativa a MLCK dependente de cálcio/calmodulina, com alterações conformacionais que permitem que a enzima acesse o substrato preferido, cadeia leve de miosina (CLM). A ativação da Rho e MLCK culmina em aumento da fosforilação de CLM, o que, por sua vez, permite a contração da actomiosina, resultando em aumento da formação de fibras de estresse, contração celular, formação de espaços paracelulares, e finalmente disfunção da barreira. Aumentos na adenosina monofosfato cíclico (AMPc) influenciam tanto a mobilização de cálcio quanto atividade de MLCK. Proteínas adicionais regulatórias — como a proteína de choque térmico (HSP27) e as proteínas de nivelamento/corte da actina, cofilina e gelsolina — também estão envolvidas no rearranjo de fibras de estresse. FLC, fosfolipase C.

pulmonar.[51] A vasoconstrição envolve principalmente os pequenos vasos pré-capilares.[123-125] A resposta vasoconstritora à hipóxia é única dos vasos pulmonares; a exposição de vasos sistêmicos à hipóxia resulta em vasodilatação. A resposta vasoconstritora pulmonar à hipóxia serve como uma função regulatória ao igualar a perfusão e ventilação pelo desvio da perfusão das regiões pobremente oxigenadas do pulmão. A hipóxia alveolar em um segmento pulmonar causa desvio significativo do fluxo sanguíneo a regiões com concentrações normais de oxigênio no pulmão.[126]

Sinais neuro-humorais gerados durante a hipóxia têm sido invocados para explicar a resposta, mas a base da constrição ainda permanece desconhecida.[127] É improvável que a vasoconstrição seja resultado de estimulação nervosa, já que a resposta vasoconstritora pulmonar à hipóxia é restrita a áreas pulmonares de perfusão isolada e em artérias pulmonares pequenas (menor que 300 μm) isoladas.[128] Entretanto, a ativação local de nervos peptidérgicos e reflexos axonais não podem ser descartados. Nenhum estudo até o presente momento identificou um mediador sanguíneo ou liberado que seja responsável pela resposta vasoconstritora à hipóxia, embora vários candidatos identificados por estratégicas genômicas tenham sido sugeridos.[129] Vários mediadores bioativos modulam potencialmente a magnitude da resposta à hipóxia influenciando o tônus vasomotor pulmonar basal. A extensão da resposta à hipóxia é espécie-dependente e está correlacionada com a quantidade de musculatura lisa presente nas artérias pulmonares.[130] Bezerros com uma quantidade abundante de musculatura lisa vascular pulmonar, como aqueles nascidos em locais de alta altitude, apresentam um leito vascular pulmonar que é altamente reativo à hipóxia.[131] Em humanos, a nitroglicerina ou *óxido nítrico* (ON) atenuam a vasoconstrição pulmonar à hipóxia e, por corromper a compatibilidade entre ventilação e perfusão, podem causar hipoxemia.[132]

A exposição crônica à hipóxia aumenta o conteúdo muscular de pequenas artérias que são normalmente despidas de musculatura lisa.[10] Pessoas que nasceram em grandes altitudes nos Andes apresentam um aumento da musculatura de artérias de 20 μm.[133] Porém, nem todos os nativos de locais de alta altitude[134] nem todos os animais que habitam alta altitude exibem esta resposta.[11] Isso sugere que fatores genéticos os quais regulam o remodelamento vascular pulmonar visto durante a hipóxia existem.[135,136]

A resposta vasoconstritora pulmonar à hipóxia é aumentada pelas elevações na concentração de íon de hidrogênio do plasma.[137] A pressão parcial do dióxido de carbono age apenas via seu efeito no pH.[138,139] O aumento na concentração de íons de hidrogênio nas células da musculatura lisa vascular pulmonar resultante da hipóxia ou do dióxido de carbono é um importante sinal intracelular mediador da interação entre os filamentos de actina e miosina, e, portanto, do tônus vascular.

A resposta vasoconstritora pulmonar à hipóxia também é afetada indiretamente por uma série de mediadores. A resposta vasoconstritora é incrementada por inibidores da ciclo-oxigenase[140] por meio da prevenção da geração de prostaciclinas. Um aumento na pressão atrial esquerda e na volemia pode prevenir a vasoconstrição induzida por hipóxia, o que indica que alterações da pressão transmural influenciam a resposta.[141] Outro fator significativo que influencia potencialmente a resposta vasoconstritora pulmonar à hipóxia é o ON. Conforme demonstrado em estudos de anéis de artérias pulmonares, a vasodilatação mediada por acetilcolina depende de um endotélio intacto que libera ON.[142,143] Antagonistas de relaxamento dependentes do endotélio potencializam a vasoconstrição pulmonar à hipóxia.[144] Células endoteliais vasculares pulmonares ativadas pela hipóxia podem não liberar ON da mesma forma que os vasos sistêmicos. Além do ON, há outros fatores de relaxamento derivados do endotélio. Por exemplo, o fator hiperpolarizante derivado do endotélio é o provável mediador do relaxamento derivado do endotélio que não pode ser atribuído ao ON.[145] O fator hiperpolarizante derivado do endotélio media seu efeito vasodilatador causando a abertura de canais de potássio cálcio-dependentes, levando à hiperpolarização.[146] No entanto, a função do fator hiperpolarizante derivado do endotélio no controle da vasoconstrição pulmonar basal e responsiva à hipóxia ainda não é conhecida. O peptídio bioativo endotelina é um fator que leva à constrição liberado por células endoteliais sistêmicas e pulmonares por conta da hipóxia. Todavia, estes experimentos foram realizados com artérias maiores que aquelas geralmente consideradas como responsáveis pela vasoconstrição pulmonar responsiva à hipóxia.

Além desses efeitos indiretos sobre a vasoconstrição, pode haver efeitos diretos da hipóxia sobre as células musculares lisas vasculares. A hipóxia pode ser percebida pela cadeia transportadora de elétrons mitocondrial, o que diminui a produção de EROs em resposta à hipóxia. Este evento resulta na diminuição no superóxido ou peróxido de hidrogênio e inibe os canais de potássio que ocasionam a despolarização da membrana.[147-149] Isso resulta na abertura de um canal de cálcio e um influxo de cálcio que media a contração da musculatura lisa arterial pulmonar.[147-149] Uma diminuição induzida pela hipóxia na fosforilação oxidativa também foi sugerida como um possível mecanismo, pois inibidores metabólicos aumentam a vasoconstrição responsiva à hipóxia.[150] Evidências de falhas na geração de energia não foram encontradas, exceto em casos de níveis muito baixos de oxigênio que causam vasodilatação ao invés de vasoconstrição.[151] Porém, é provável que alterações na fosforilação oxidativa podem ser um mecanismo de percepção e sinalização de transdução que ativam a inibição dos canais de potássio.[150]

Assim que estimulada, a vasoconstrição é mediada por um incremento na concentração intracelular do íon cálcio em células musculares lisas, a "hipótese do Ca^{2+}".[152] A concentração aumentada do íon cálcio intracelular se combina à proteína ligadora de cálcio, a calmodulina, que ativa a enzima *quinase de cadeia leve de miosina* (MLCK), resultando em contração. Os bloqueadores dos canais de cálcio inibem e os agonistas dos canais de cálcio estimulam[153,154] a constrição induzida por hipóxia dos vasos pulmonares. Ao mesmo tempo, a hipóxia aumenta a sensibilização ao íon cálcio mediada por Rho-quinase e RhoA. O aumento da atividade da RhoA e Rho-quinase leva à desfosforilação da fosfatase da cadeia leve de miosina e aumento da fosforilação da cadeia leve de miosina, levando à contração.[155] A importância da sinalização da Rho-quinase neste contexto é sugerida pela atenuação da vasoconstrição pulmonar induzida por hipóxia em ratos tratados com um inibidor de Rho-quinase.[156] O influxo de cálcio pode resultar da despolarização da membrana induzida por hipóxia,[128] com resultante aumento da permeabilidade ao cálcio, liberação de estoques intracelulares de cálcio, ou ambos. Contudo, não está claro como a hipóxia causa despolarização da membrana da musculatura lisa vascular pulmonar ou se isso leva ao influxo de cálcio através de canais voltagem-dependentes responsáveis pela ativação da contratilidade da musculatura lisa vascular pulmonar.[157]

A hipóxia intermitente é um problema clinicamente relevante em vários pacientes, incluindo aqueles acometidos por apneia do sono obstrutiva ou doença pulmonar obstrutiva crônica. Modelos animais confirmam que as consequências fisiológicas da hipóxia intermitente podem ser evidentes mesmo após exposições excessivamente breves, no entanto repetidas, a baixos níveis de oxigênio. Por exemplo, camundongos e ratos sujeitos a oxigênio 6% a 10% de maneira intermitente (30 segundos a 2 minutos de duração) durante 8 h/dia por 4 a 5 semanas demonstram incrementos significativos tanto na pressão sistólica ventricular direita quanto no índice de massa ventricular direita,[158,159] um aumento significativo no número de arteríolas musculares,[156] e incremento significativo das pressões arteriais pulmonares.[159] Ainda que humanos sujeitos à hipóxia intermitente possam não manifestar alterações hemodinâmicas pulmonares do mesmo modo como observado em modelos animais,[160] os esforços são contínuos para caracterizar respostas vasculares pulmonares à hipóxia intermitente.

CONTROLE NEURAL DA RESISTÊNCIA VASCULAR PULMONAR

Nervos eferentes adrenérgicos e colinérgicos estão presentes em artérias e veias pulmonares em todos os mamíferos examinados,[19] embora com variação considerável tanto na distribuição quanto no grau de inervação. A inervação da vasculatura pulmonar é tipicamente menor que dos vasos arteriais sistêmicos. A concentração de fibras é maior em grandes vasos e pontos de ramificação.[161] Receptores α-adrenérgicos predominam no leito vascular pulmonar,[19] particularmente na circulação fetal, onde há um importante tônus vasomotor basal e maior reatividade à estimulação α-adrenérgica.[162] A estimulação de receptores α-adrenérgicos medeia a constrição de vasos pulmonares, enquanto receptores β-adrenérgicos causa dilatação.[162,163] Mecanismos α-adrenérgicos contribuem minimamente para o tônus vasomotor pulmonar adulto normal, pois o antagonismo de receptores α-adrenérgicos não modifica nem o tônus vasomotor pulmonar basal ou a resposta à hipóxia.[164] As respostas β-adrenérgicas não são evidentes, pois os vasos pulmonares estão quase sempre em um estado dilatado. Entretanto, o bloqueio β-adrenérgico aumenta a resposta vasoconstritora a catecolaminas, as quais estimulam tanto receptores α quanto β, e o incremento no tônus aumenta as respostas a agentes β-adrenérgicos.[165]

Há limitada compreensão sobre o significado funcional da inervação simpática e parassimpática dos vasos pulmonares. É incerto o motivo pelo qual a estimulação destes nervos ocasiona alterações relativamente pequenas no tônus vasomotor no pulmão adulto. Uma possibilidade é que o mecanismo neural balanceia a distribuição da resistência vascular e complacência no leito vascular pulmonar e, dessa forma, regula delicadamente a perfusão pulmonar regional e total.[50] Também é possível que influências vasodilatadoras (i.e., ON, fator hiperpolarizante derivado do endotélio, e prostaciclina) normalmente predominem e mascarem assim o efeito da estimulação nervosa.

REGULAÇÃO HUMORAL DA RESISTÊNCIA VASCULAR PULMONAR

Vários mediadores vasoconstritores pulmonares (norepinefrina, angiotensina II, histamina, endotelina, serotonina, tromboxano, leucotrienos C_4 e D_4, fator ativador de plaquetas)[50,84,166] se ligam a receptores em células musculares lisas da vasculatura pulmonar e induzem contração destas células através de vias de segundo mensageiro. Semelhante à circulação periférica, alterações no tônus vasomotor pulmonar induzidas por estes constritores são reguladas pelo ON.[167]

Várias substâncias vasodilatadoras pulmonares identificadas incluem acetilcolina (que medeia seu efeito em parte pela liberação de ON) e bradicinina (que possui respostas heterogêneas com ações diretas, assim como dependentes de ON), prostaciclina e prostaglandina E_1.[167] É importante notar que a magnitude dos efeitos, tanto de vasoconstritores quanto de vasodilatadores pulmonares, é espécie-dependente e influenciada pelo tônus vasomotor pulmonar basal. Este é particularmente importante, pois, dependendo do tônus vasomotor, vasoconstritores pulmonares como o fator ativador de plaquetas podem ter efeitos duplos: induzir constrição no leito vascular pulmonar quando ele possuir baixo tônus basal, mas induzir dilatação quando houver aumento do tônus. A base para estes efeitos divergentes é incerta, mas pode refletir ativação diferencial de vias de segundo mensageiros nas células musculares lisas da vasculatura pulmonar no estado basal comparadas a um estado de tônus aumentado.

O papel do sistema renina-angiotensina na regulação da vasculatura pulmonar é agora bem reconhecido. A angiotensina II, um componente-chave do sistema renina-angiotensina, é gerada principalmente pela *enzima conversora de angiotensina* (ECA) a partir da angiotensina I, e seus efeitos são mediados através de receptores de angiotensina I e angiotensina II, ambos os quais expressos no pulmão normal.[168] O endotélio pulmonar representa um importante local de expressão de ECA e produção de angiotensina II. Notavelmente, a ECA2 é um homólogo da ECA expressa nos pulmões, que inativa a angiotensina II, levando à transformação em cascata de angiotensina I em VII, a qual atua através de receptores de angiotensina II a fim de induzir vasodilatação, servindo como um contrabalanço aos efeitos vasoconstritores da angiotensina II através de receptores de angiotensina I. Embora componentes do sistema renina-angiotensina tenham sido implicados em uma variedade de doenças pulmonares, incluindo hipertensão pulmonar[169] e doenças pulmonares fibróticas, o sistema também foi fortemente ligado a processos fisiopatológicos de síndromes de extravasamento vascular pulmonar. Por exemplo, a ECA e angiotensina II foram encontradas com um papel protetor na *síndrome da angústia respiratória aguda* (SARA) enquanto a ECA2, angiotensina II e angiotensina I parecem mediar o edema e lesão pulmonares associadas à SARA.[170,171]

TROCA PULMONAR DE FLUIDO E SOLUTOS

TROCA TRANSCAPILAR E A EQUAÇÃO DE FLUXO DE FLUIDO

A equação de Starling descreve a filtração de fluido através da parede capilar. A equação mostra:

$$Jv = LpS[(Pc - Pi) - \sigma d(\pi c - \pi i)] \quad (3)$$

onde Jv é a diferença da troca de líquidos (em centímetros cúbicos por segundo), Lp é a condutividade hidráulica da membrana, S é a área de superfície, Pc é a pressão hidrostática microvascular, Pi é a pressão hidrostática perimicrovascular, πc é a pressão osmótica coloidal microvascular, e πi é a pressão osmótica coloidal perimicrovascular. O termo σd é o coeficiente de reflexão osmótica; σd igual a zero significa que a membrana era livremente permeável a moléculas através da membrana; σd igual a 1 significa que a membrana "rejeitou" a molécula, sendo assim impermeável. Nós consideramos aqui primariamente a σd da albumina, pois esta é a proteína plasmática de maior concentração. A LpS tem sido definida como o coeficiente de filtração capilar.[172,173]

Por convenção, Pc atua na direção externa (*i.e.*, do vaso para o espaço extravascular) e Pi atua na direção interna (*i.e.*, do espaço extravascular para o vaso), enquanto πc na direção interna e πi na externa (Fig. 6-9). A direção e magnitude do movimento da água através da parede do vaso são determinadas pela soma das diferenças de pressão hidrostática e osmótica coloidal através da parede. Pc + πi constitui a força-motriz para filtração, e πc + Pi é a força-motriz para absorção. A capacidade destas pressões, chamada de "forças de Starling", em determinar a filtração e absorção é dependente da natureza semipermeável da barreira endotelial — ou seja, a capacidade da barreira endotelial em restringir o fluxo livre de proteínas plasmáticas, uma característica que envolve a camada de glicocálice endotelial, membrana basal endotelial e matriz extracelular.[174,175]

A filtração mais provavelmente ocorrerá na porção final arterial do capilar pulmonar, pois a Pc diminui ao longo do capilar alveolar, e a absorção na porção final venosa.

Porém, esta é uma situação idealizada, porque alguns vasos somente filtram e outros apenas absorvem fluido. As pressões capilares pulmonares regionais também podem determinar se os vasos filtrarão ou absorverão fluido. A dilatação de uma pequena artéria pulmonar aumenta a Pc, e isso aumenta a diferença para a taxa de filtração transcapilar, enquanto a constrição de uma artéria pulmonar reduz a Pc e aumenta a diferença para a taxa de absorção. Aproximadamente 2% a 5% do plasma que perfunde a circulação pulmonar é filtrada e, disso, 80% a 90% é reabsorvida pelos capilares e vênulas. O fluido residual no espaço extravascular finalmente adentra a circulação linfática e retorna assim à circulação.[62,176]

No pulmão normal, as forças de Starling apresentam os seguintes valores médios: Pc a nível médio do pulmão é de 10 mm Hg, Pi de –3 mm Hg, πc de 25 mm Hg, e πi de 19 mm Hg.[62] A mais precisamente conhecida destas pressões é a πc, a qual é uma função direta da concentração proteica plasmática e, dessa forma, pode ser facilmente determinada por um osmômetro. Os outros valores são determinados indiretamente e assim representam estimativas. A soma das forças de Starling no pulmão indica que há uma resultante de pressão de filtração externa ocorrendo através dos vasos pulmonares, excedendo a absorção. Como notado anteriormente, a Pc e Pi variam de acordo com a altura no pulmão. Em uma pessoa ereta, ambas as pressões são maiores nas regiões dependentes do pulmão que no ápice do pulmão. As forças que tendem a ocasionar um valor negativo de Pi são a tensão elástica da parede dos vasos e tração radial exercida pelos locais de ligação alveolar durante a inflação pulmonar.[62] O aumento do volume pulmonar diminui a Pi, enquanto a redução do volume pulmonar aumenta a Pi em razão da redução da tração radial exercida pelos locais de ligação alveolar.[177]

É crítico para o modelo de Starling o gradiente de pressão osmótica transcapilar (Δπ = πc-πi), que é determinado pelo gradiente de concentração de albumina:

$$\Delta\pi = \sigma dRT(Civ - Ci) \qquad (4)$$

onde R é a constante de gases, T é a temperatura absoluta, σd é o coeficiente de reflexão osmótica da albumina, e Civ e Ci são as concentrações intravascular e intersticial de albumina, respectivamente. A equação indica que a Δπ varia em proporção à diferença de concentração transcapilar de albumina (Civ – Ci). A equação também indica que a Δπ efetiva é determinada pela σd, que é dependente da característica de permeabilidade do vaso (ver explanação subsequente).

O coeficiente de reflexão (σd) define a permeabilidade do capilar a uma molécula específica. O coeficiente de reflexão é uma constante crítica na determinação do valor efetivo de Δπ. O coeficiente de reflexão para a albumina, a qual não cruza livremente a barreira endotelial pulmonar, é de 0,8.[62] O σd de albumina quando a permeabilidade endotelial à albumina é aumentada. Uma diminuição na σd resulta em um decréscimo na Δπ, a qual então se torna menos que uma força absortiva.

LOCAIS DE TROCA DE FLUIDO E SOLUTOS

Endotélio Capilar

O endotélio dos microvasos pulmonares é contínuo e não fenestrado. A maior parte de fluido e solutos é trocada no âmbito do endotélio microvascular pulmonar, a camada com a maior área de superfície disponível tanto para difusão quanto para filtração. Várias vias estão disponíveis para

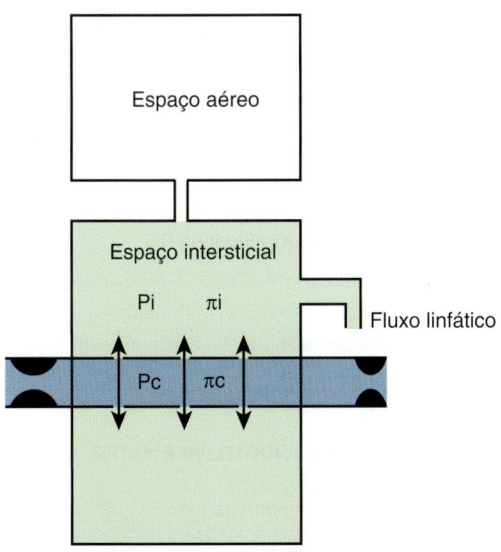

Figura 6-9 Representação esquemática do sistema tecido capilar pulmonar-linfático. As forças de Starling são a pressão hidrostática microvascular (Pc), pressão osmótica coloidal microvascular (πc), pressão hidrostática perimicrovascular (Pi), e pressão osmótica coloidal perimicrovascular do fluido intersticial (πi). As junções epiteliais alveolares são estreitas comparadas às junções interendoteliais no pulmão e, desta forma, restringem o transporte de solutos em direção aos espaços aéreos. O *fundo sombreado* representa as proteínas plasmáticas no plasma, fluido tecidual e linfa. O fluxo linfático representa o extravasamento do sistema, ou seja, a diferença entre a quantidade de fluido filtrado e a quantidade reabsorvida. Um importante determinante da Pc é a relação de resistência entre pré e pós-capilar conforme regulado pelo tônus da musculatura lisa das artérias e veias, representadas pelos estreitamentos nos vasos pré e pós-capilares. (De Malik AB: Mechanisms of neurogenic pulmonary edema. *Circ Res* 57:1-20, 1985.)

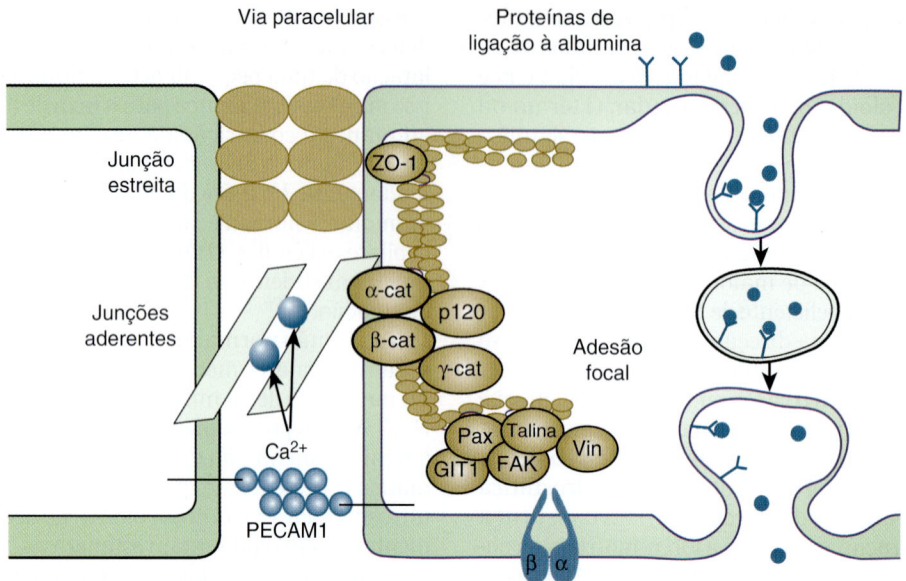

Figura 6-10 Representação esquemática das vias moleculares de transporte transendotelial. É demonstrada a *via paracelular* de transporte difuso em junções intercelulares com organização polar de junções estreitas e aderentes de células endoteliais e interações de proteínas de ligação que formam junções. Solutos com menos de 7,5 nanômetros de raio (p.ex., albumina tem 3,6 nanômetros) podem-se difundir pelas junções.[180,181] As conexões intercelulares incluem junções estreitas compostas de proteínas de oclusão transmembrana ligadas ao citoesqueleto de actina pela família de zona *occludens* (ZO-1); junções aderentes mediadas por associação dependente de cálcio de proteínas caderina por sua vez ligadas ao complexo α-, β-, e γ-catenina; e junções associadas à molécula de adesão celular endotelial-plaqueta (PECAM1). O esqueleto célula-matriz é mantido por placas de adesão focal compostas por proteínas transmembrana α- e β-integrinas ligadas ao citoesqueleto de actina por um complexo de proteínas, incluindo talina, paxilina (Pax), vinculina (Vin), e quinase de adesão focal (FAK).[378] A *via transcelular* de transporte vesicular (não difusiva) da albumina é demonstrada tanto pela via da fase sólida quanto líquida. A superfície celular endotelial expressa proteínas de ligação à albumina (Y) que se ligam à albumina (*círculos sólidos*).[186-188] As vesículas contêm albumina ligada a proteínas de ligação à albumina e albumina livre no citosol. A membrana da vesícula se funde com a membrana celular *abluminal*, e a albumina ligada à proteína de ligação e albumina livre é lançada para fora, para o lado *abluminal* (no fundo). GIT1, receptor quinase acoplado à proteína G de interação com a proteína 1.

o transporte de solutos e água: (1) vias transcelulares (diretamente através da célula), (2) vias vesiculares, (3) vias paracelulares (entre células através de pequenos ou grandes poros), e (4) através de canais existentes no plasmalema (vias através da célula criadas por fusão de vesículas). Além disso, moléculas solúveis tais como de dióxido de carbono e oxigênio se difundem de maneira rápida através de toda área de superfície endotelial capilar. A água também cruza livremente toda a área de superfície da membrana através de canais de água, aquaporinas.[178,179] A base molecular das vias de transporte endotelial está resumida na Figura 6-10, demonstrando interações das junções paracelulares e uma via vesicular específica.[180-189] Além disso, o glicocálice endotelial pulmonar, significativamente mais espesso que o glicocálice sistêmico, forma uma camada de superfície endotelial substancial *in vivo* e uma barreira estrutural ao transporte de solutos que é crítica para a inflamação, regulação da barreira e mecanotransdução.[174,175,190] Componentes proeminentes do glicocálice endotelial incluem proteoglicanos de heparan sulfato e sulfato de condroitina,[191] moléculas altamente aniônicas compostas de 20% de proteínas e 80% de glicosaminoglicanos com um peso molecular variando de 1.000 a 4.000 kilodaltons. Dessa forma, a camada de superfície endotelial cumpre funções adicionais na fisiologia vascular. Fatores que regem o transporte de proteínas plasmáticas através da monocamada endotelial vascular são demonstrados na Tabela 6-1 e subdivididos em forças plasmáticas e hemodinâmicas, propriedades de moléculas permeantes, propriedades do endotélio pulmonar e matriz extracelular subjacente.

Tabela 6-1 Fatores que Ditam o Transporte de Moléculas Plasmáticas através do Endotélio Vascular

FORÇAS PLASMÁTICAS, HEMODINÂMICAS E MECÂNICAS
Gradiente de pressão hidrostática
Gradiente de pressão osmótica
Força de cisalhamento
Estiramento cíclico
PROPRIEDADES DE MOLÉCULAS PERMEANTES
Tamanho molecular
Formato molecular
Carga molecular
Química molecular (ligação de moléculas a receptores de superfície celular)
Geração de gradientes transendoteliais pela concentração da molécula permeante
PROPRIEDADES DE CÉLULAS ENDOTELIAIS E MATRIZ
Carga da superfície endotelial
Estrutura da superfície celular endotelial
Localização na vasculatura (especificidade de sítio)
Composição, carga e densidade da matriz extracelular

Epitélio Alveolar

As células epiteliais alveolares tipos I e II que delineiam os alvéolos terminais também servem como uma barreira ao movimento de água e solutos em direção ao espaço alveolar. O raio junconal intraepitelial calculado do epitélio alveolar é só de, aproximadamente, 2 angstroms, muito menor que o raio juncional do endotélio pulmonar,[1] e difere consideravelmente daquele da artéria pulmonar.[192] A maioria das moléculas lipoinsolúveis não cruza a barreira endotelial. Água e íons podem penetrar esta barreira somente em um grau limitado, enquanto substâncias lipossolúveis de baixo peso molecular, como o oxigênio e dióxido de carbono, são livremente permeáveis. A barreira epitelial alveolar é muito mais restrita que barreiras endoteliais em termos de fluxo de fluido e tem, além disso, uma função ativa de transporte de íons que pode bombear ativamente fluido a partir do espaço alveolar em direção ao interstício (Cap. 9 para maiores detalhes).

Septo Alveolar-Capilar

As barreiras alveolares-capilares possuem tanto porções delgadas quanto espessas (descritas previamente), sendo que o septo espesso é definido por seu maior espaço intersticial. A troca de fluido e solutos ocorre sobretudo no septo espesso, porque é a porção mais complacente da barreira. O septo delgado é um espaço relativamente não complacente onde as células endoteliais e epiteliais estão virtualmente fundidas umas às outras.[62]

VASOS LINFÁTICOS PULMONARES

O pulmão possui uma extensa rede de canais linfáticos envolvidos na drenagem de fluido e solutos e tráfego de linfócitos e outros elementos formados no sangue. Os linfáticos terminais são encontrados no tecido areolar frouxo que circunda os vasos pulmonares e, em algum grau, no septo intersticial espesso, e estão altamente confinados ao interstício extra-alveolar.[193] O fluido que extravasa dos capilares nas paredes alveolares se movimenta em direção aos espaços que circundam as vias aéreas, adentrando as porções distais dos linfáticos.[176] O fluido da parede alveolar é propelido pelo gradiente de pressão prevalecente saindo dos alvéolos em direção ao espaço extra-alveolar.[194-196] Incrementos no volume de líquido intersticial são manejados por aumento do fluxo linfático pulmonar.[197,198] No entanto, a relação entre volume de fluido intersticial e fluxo linfático não é linear, pois, além de um volume crítico de fluido, o fluxo linfático pulmonar não sofre aumentos adicionais em proporção ao incremento no volume de fluidos. Esta "insuficiência linfática" pode estar relacionada com a falha da força de bombeamento dos vasos linfáticos, constrição dos linfáticos terminais por compressão do fluido extravascular, ou compartimentalização do fluido alveolar em áreas inacessíveis ao sistema linfático. A incapacidade relativa de drenar o interstício além de um determinado ponto é uma causa primária da formação de edema.[176,199,200]

INTERSTÍCIO PULMONAR

Pressões Intersticiais

Os gradientes de pressão do líquido intersticial têm sido mensurados a partir da parede alveolar até o hilo pulmonar[194-196] (Fig. 6-11), e estes gradientes de pressão dos alvéolos até o espaço intersticial hilar formam a base para a drenagem intersticial do líquido filtrado através dos microvasos. O fluido filtrado se movimenta ao longo do gradiente de pressão do fluido intersticial em direção ao tecido conjuntivo que circunda a artéria pulmonar, vias aéreas e veias.[176] Quando a filtração de fluido excede a capacidade de bombeamento do sistema linfático, o fluido primeiramente se acumula nas regiões hilares e nas bainhas ao redor dos grandes vasos pulmonares,[201] onde a pressão é menor e a complacência

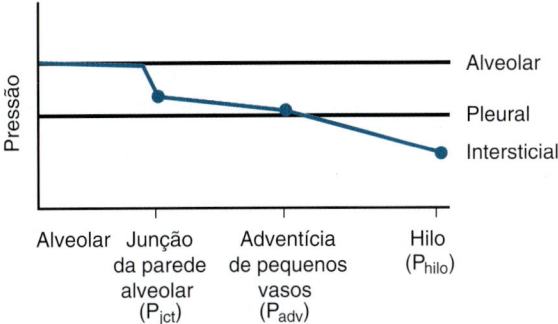

Figura 6-11 Gradiente de pressão no interstício pulmonar. Fluido de vasos alveolares no septo espesso se movimenta por conta do gradiente de pressão até as junções das paredes alveolares (Pjct), depois à adventícia que circunda pequenos vasos (Padv) e até o hilo (Philo). Experimentos foram realizados em pulmão canino isolado com uma pressão alveolar de 5 cm H_2O e uma pressão pleural de 0 cm H_2O, e as pressões foram aferidas no hilo, na adventícia de pequenos vasos, e na junção da parede alveolar. (Criada com dados de Staub NC: Pathophysiology of pulmonary edema. In Staub NC, Taylor AE, editors: *Edema*. New York, 1984, Raven, pp 719-746.)

intersticial é maior. Isso é responsável pelo surgimento de "manguitos" de fluido tipicamente observados ao redor dos vasos em pulmões acometidos por edema e que são muitas vezes visualizados próximos aos hilos em radiografias torácicas.

Composição do Interstício Pulmonar

Um importante componente da barreira da parede capilar pulmonar é a matriz extracelular endotelial que consiste em uma complexa gama de moléculas: laminina, colágeno dos tipos I e IV, proteoglicanos, fibronectina e vitronectina.[62] O arranjo tridimensional das proteínas de matriz fornece uma barreira restritiva ao transporte de moléculas, e a matriz pode peneirar moléculas de diferentes pesos moleculares[202] e formar uma densa bainha conjuntiva ao redor dos brônquios e vasos sanguíneos, septo alveolar, e alvéolos terminais. A capacidade da matriz intersticial em reter água é semelhante a uma esponja, onde a água é incorporada na densa rede de matriz de proteoglicanos.[203] A albumina é distribuída em 60% do volume de fluido como o resultado de exclusão espacial e eletrostática,[204] uma exclusão que diminui as taxas de difusão de proteínas através da matriz, em comparação com sua taxa de difusão na água. O movimento da água através das proteínas da matriz intersticial aumenta conforme a matriz é hidratada,[205] sugerindo que o aumento da condutividade hidráulica do interstício pulmonar durante o edema pode auxiliar na drenagem de água a partir do espaço intersticial e dali aos vasos linfáticos.

Complacência Intersticial

A complacência do tecido intersticial pulmonar é uma função não linear[195] e tem duas fases: uma baixa complacência em baixos volumes de fluido intersticial e alta complacência durante o edema intersticial ou fase de extravasamento alveolar. Em baixos níveis de hidratação tecidual, a pressão tecidual muda severamente em resposta a uma pequena alteração no volume tecidual, indicativo de baixa complacência tecidual. O tecido sofre expansão com níveis aumentados de hidratação, e a complacência sofre um dramático aumento. A complacência aumenta conforme a pressão do fluido tecidual atinge a pressão alveolar. Em uma pressão de fluido intersticial maior que zero (*i.e.*, valores maiores que a pressão alveolar), o fluido tecidual se acumula com somente uma pequena alteração na pressão intersticial. A porção de alta complacência da curva pode representar a transição do edema intersticial para edema alveolar[62]; ou seja, o ponto de inflexão da pressão pode ser o volume intersticial máximo antes do extravasamento alveolar. Este ponto de inflexão é visualizado em um ganho de peso pulmonar de 35% a 50% e uma pressão intersticial de 2 a 3 cm H_2O.[50] O incremento abrupto na complacência atenua aumentos adicionais na pressão hidrostática intersticial. O pulmão também exibe diferenças regionais na complacência do interstício pulmonar. Os espaços intersticiais ao redor dos grandes vasos ou brônquios apresentam maior complacência que o interstício na região septal.[195,206] Quando os espaços perivasculares que circundam os vasos extra-alveolares e brônquios estão preenchidos com fluido, as pressões intersticiais se equilibram por todo o espaço intersticial. O alto nível contínuo de filtração de fluido então aumenta a pressão intersticial a um nível crítico, e a barreira epitelial é rompida (potencialmente facilitada pela lesão ao epitélio alveolar), resultando em rápido extravasamento alveolar.[62]

PATOGENIA DO EDEMA PULMONAR

FASES E LOCAIS DE ACÚMULO DE EDEMA

O edema pulmonar é definido como o acúmulo de água nos espaços extravasculares pulmonares e é um processo sequencial que inicialmente se desenvolve na região hilar dos pulmões, seguido do preenchimento de fluido do compartimento intersticial, e resultando finalmente em líquido adentrando os alvéolos de uma maneira "tudo ou nada".[201,207] Os gradientes de pressão vertical dentro da circulação pulmonar, o resultado de diferenças na pressão hidrostática em microvasos pulmonares em diferentes pontos do pulmão, pressão do fluido pleural vertical, e volume pulmonar regional, produzem uma maior pressão hidrostática capilar nas regiões pulmonares dependentes, que favorece a formação de edema nessas regiões. Embora seja previsto maior conteúdo de água pulmonar nos pulmões dependentes, não foi encontrado nenhum gradiente vertical tanto pela aferição do conteúdo de água pulmonar extravascular ou determinações morfométricas do espaço intersticial.[62,208-210] O líquido que não pode ser eliminado pelos canais linfáticos se acumula no tecido conjuntivo ao redor dos vasos menores e bronquíolos[207] e migra devido ao gradiente de pressão do fluido intersticial aos espaços intersticiais ao redor dos grandes vasos e vias aéreas, e se torna compartimentalizado, formando manguitos perivasculares.[211] Após um aumento no volume de fluido intersticial de 35% para 50%, alvéolos começam a extravasar individualmente em uma maneira "tudo ou nada"[195] com a distribuição irregular do extravasamento alveolar, seguida de rápido extravasamento. Essas anormalidades explicam os distúrbios sequenciais característicos da troca gasosa no edema pulmonar (Cap. 62), com o extravasamento alveolar sendo um evento cataclísmico que resulta em deficiência da troca gasosa, hipoxemia arterial e insuficiência respiratória. A sequência da formação do edema pulmonar[176] reflete uma quebra dos mecanismos homeostáticos normais que mantêm o balanço de fluido pulmonar.[176] As características da troca de fluidos entre o espaço vascular e o interstício pulmonar têm sido revisadas,[62,176] assim como os fatores que regulam a permeabilidade endotelial vascular pulmonar,[212] e estão detalhados a seguir.

Forças de Starling na Formação do Edema Pulmonar

Aumentos na permeabilidade vascular pulmonar são definidos operacionalmente na equação de Starling por um aumento do coeficiente de filtração capilar (LpS), o que indica diminuição da resistência ao fluxo de água através da barreira da parede capilar, e uma diminuição do coeficiente de reflexão da albumina (σalb), a qual descreve a permeabilidade à albumina da barreira endotelial vascular. A definição funcional crítica do aumento da permeabilidade vascular pulmonar é o extravasamento de fluido rico em proteínas em direção ao espaço intersticial[207] e finalmente em direção ao espaço alveolar, resultando em edema pulmonar fulminante. No edema pulmonar de alta permeabilidade, a concentração proteica do fluido alveolar se aproxima da concentração plasmática, enquanto no edema hidrostático (*i.e.*, edema resultante do aumento na pressão hidrostática capilar pulmonar), a relação entre a concentração proteica do plasma e do fluido alveolar é usualmente menor que 0,6.[62]

Pressão Capilar Pulmonar e Pressão Osmótica Plasmática na Formação do Edema

A relação entre pressão atrial esquerda e a taxa de formação do edema pulmonar é demonstrada na Figura 6-12. Para pressões atriais esquerdas de até 20 a 25 mm Hg, o conteúdo hídrico não aumenta no pulmão normal[213] porque o acúmulo de fluido é minimizado por "fatores de segurança".[62] Quando a pressão hidrostática capilar atinge níveis acima de um valor crítico, o conteúdo hídrico extravascular pulmonar aumenta progressivamente como resultado da incapacidade desses fatores de segurança em reduzir a taxa de filtração do fluido. Os principais fatores de segurança que atuam nos capilares são o aumento do fluxo linfático; diminuição da πi, o que resulta de maior fluxo transcapilar de água em vez de proteína; aumento da Pi; e diminuição no volume de exclusão da albumina (ver depois). Estas alterações servem para minimizar o aumento

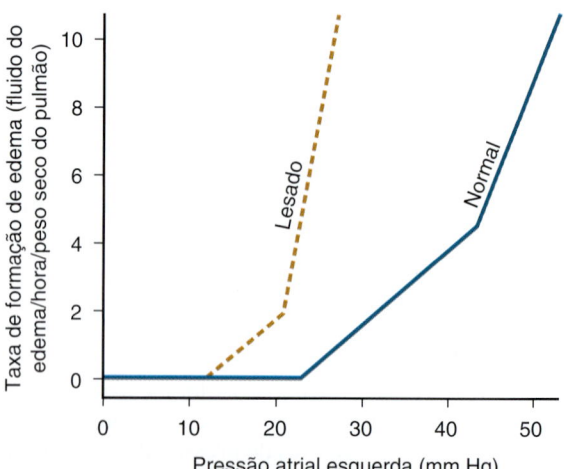

Figura 6-12 Gráfico demonstrando a taxa de formação de edema em função da pressão atrial esquerda. No pulmão normal (*linha sólida*), o edema não é formado até que a pressão atrial esquerda exceda 20 a 25 mm Hg. Acima desta pressão, o edema é formado lentamente no início, e então mais rapidamente em pressões maiores. Se o endotélio estiver lesado (*linha tracejada*) ou se houver redução da pressão osmótica coloidal plasmática, o edema começa a se formar em pressões atriais esquerdas menores e em uma taxa mais rápida. (De Guyton AC, Lindsay AW: Effect of elevated left atrial pressure and decreased plasma protein concentration in the development of pulmonary edema. *Circ Res* 7:649-653, 1959.)

no conteúdo hídrico pulmonar extravascular quando ocorre aumento da pressão atrial esquerda.

Em contraste, diminuições das concentrações de proteínas plasmáticas podem contribuir para formação de edema. Esses eventos reduzem a pressão absortiva (πc) e aumentam assim a diferença de pressão de filtração transcapilar. De maneira importante, a pressão capilar crítica nas quais os pulmões começam a ganhar água diminui em proporção direta à redução na pressão osmótica plasmática.[62]

Insuficiência Linfática e Formação de Edema

Os vasos linfáticos são capazes de remover o excesso de fluido extravascular em razão de sua efetividade como bombas. A propulsão linfática é determinada pela contratilidade intrínseca de vasos linfáticos, pela ação de bombeamento da inspiração e expiração, e por válvulas linfáticas, as quais são responsáveis pelo fluxo linfático unidirecional.[207] Os vasos linfáticos, todavia, possuem uma capacidade limitada de aumentar o fluxo linfático. Além da sua capacidade crítica, o fluxo linfático não aumenta em proporção direta ao incremento no volume de fluido intersticial e pode diminuir de fato em razão da compressão dos canais linfáticos.[214] O ponto até o qual a insuficiência linfática atua como um importante mecanismo de acúmulo de líquido no pulmão não está claro. Alguns estudos indicam que a remoção cirúrgica dos vasos linfáticos predispõe o pulmão ao edema, embora o aumento no conteúdo hídrico seja usualmente transiente.[215]

Fatores de Segurança na Homeostasia do Fluido Pulmonar

Os fatores de segurança citados na discussão sobre o aumento da pressão capilar pulmonar se tornam funcionais quando o fluido começa a se acumular no espaço intersticial. Quando há acúmulo de líquido no espaço intersticial, há duas consequências que atuam para diminuir a πi; uma consequência é que o excesso de fluido diminui diretamente a concentração de albumina e reduz assim a πi; a outra consequência é que o excesso de fluido altera as proteínas de matriz intersticiais e diminui o volume de exclusão da albumina, reduzindo ainda mais a πi.[62] O *volume de exclusão da albumina* é o volume do interstício do qual a albumina é excluída por proteínas de matriz. Se o volume de exclusão aumenta, a albumina é concentrada no fluido intersticial restante, aumentando assim a πi; se o volume de exclusão diminui, a albumina é distribuída em um maior volume intersticial, diminuindo desta forma a πi. A albumina excluída em geral é de aproximadamente 40% do espaço intersticial pulmonar pelo colágeno das proteínas de matriz, ácido hialurônico e laminina.[62] Um aumento no volume do fluido intersticial altera a estrutura das proteínas de matriz intersticial; dessa forma, o volume disponível para distribuição de albumina aumenta. A concentração proteica de albumina diminui em maior grau em razão desta redução no volume de exclusão da albumina. Portanto, o incremento no volume de distribuição da albumina amplifica a diminuição na πi, a qual não cairia da mesma forma sem esta diminuição concomitante no volume de exclusão. O exame do efeito da exclusão da albumina na pressão osmótica coloidal quando o volume de fluido intersticial está aumentado revela que para o mesmo crescimento no volume de fluido intersticial, a pressão osmótica intersticial é menor quando a exclusão de albumina for diminuída.[62]

Ademais, o papel da circulação brônquica pode modular a depuração linfática sob condições basais e após lesão pulmonar.[125,216,217] O movimento de fluido intersticial através da pleura visceral em direção ao espaço pleural é um meio adicional de remoção do líquido do edema dos pulmões e pode ser considerado como outro fator de segurança.[218]

Efeitos da Carga Celular e Molecular

A membrana celular endotelial intacta é não trombogênica devido à liberação de prostaciclina e do trabéculo de proteínas (glicosaminoglicanos[219-222]) formando o glicocálice endotelial,[223,224] que é responsável pela camada de superfície celular endotelial aniônica carregada negativamente. A permeabilidade seletiva da barreira endotelial a proteínas plasmáticas, como a albumina, está relacionada em parte com a carga aniônica da molécula de albumina, assim como com a carga da superfície da célula endotelial. A interferência na carga negativa de superfície resulta em "vazamento" de albumina através do complexo capilar-matriz.[225] As cargas de superfície de membrana das células endoteliais influenciam o transporte de albumina com um ponto isoelétrico de 4.1.[220] A distribuição dos locais de carga fornece um meio de acoplamento preferencial da albumina através da camada simples endotelial. Outro efeito relacionado com a carga é a distribuição de cargas negativas de macromoléculas intersticiais (sulfato de heparan, sulfato de condroitina, e outros proteoglicanos complexos) levando à repulsão da albumina e aumento do transporte através de domínios específicos de matriz.[226-228]

Em razão da carga negativa da albumina, a permeabilidade à albumina é maior que a prevista por seu tamanho molecular. Por exemplo, o sulfato de dextrano (dextrano carregado negativamente, peso molecular de 500 kilodaltons) é três vezes mais permeável que o dextrano neutro de mesmo peso molecular. Estudos em linfonodos de pulmões de ovelhas também indicam que o transporte do plasma aos vasos linfáticos de dextrano negativo através da barreira endotelial pulmonar é maior que o transporte de dextrano neutro.[228] Assim, as moléculas carregadas negativamente são transportadas preferencialmente através da barreira endotelial por conta do fenômeno de acoplamento relacionado com a carga, apesar da diferença de cargas negativas das membranas das células endoteliais.[228]

Diferenças Regionais na Permeabilidade Endotelial

A heterogeneidade das células endoteliais confere propriedades específicas que distinguem o endotélio de grandes vasos e de pequenos vasos dentro de um órgão e entre aqueles de diferentes órgãos (p.ex., entre a barreira hematoencefálica e endotélio pulmonar).[219,229] A permeabilidade à albumina no endotélio microvascular pulmonar vai de metade a um quinto dos valores de endotélio semelhante do tronco principal da artéria pulmonar, uma característica notada *in vivo*.[230] O endotélio microvascular é significativamente mais restritivo à sacarose e inulina que o endotélio de grandes vasos, indicando que o transporte através de vias paracelulares é reduzido a um grau maior. O endotélio microvascular também se prolifera em um nível maior que o endotélio de grandes vasos e retém respostas de sinalização fenotipicamente distintas ao cálcio e nucleotídeo cíclico.[229] Estudos endoteliais de diferentes locais da vasculatura identificaram antígenos órgão-específicos no endotélio microvascular que podem ser responsáveis por graus diferenciados de permeabilidade em leitos vasculares regionais.[229-231] As diferenças fenotípicas nos domínios de ligação da lecitina do endotélio pulmonar de diferentes leitos vasculares (aglutinina do *Ricinus communis* e aglutinina do amendoim) estão relacionadas com características de permeabilidade.[232,233]

MECANISMOS DE AUMENTO DA PERMEABILIDADE ENDOTELIAL

Conforme demonstrado na Figura 6-10, duas vias gerais descrevem o movimento e fluxo de fluido, macromoléculas e leucócitos em direção ao interstício e subsequentemente em direção aos espaços aéreos alveolares, para produzir edema pulmonar clinicamente significativo durante inflamação pulmonar. A *via transcelular* utiliza uma tirosinase quinase-dependente, uma via de albumina transcitótica mediada pela glicoproteína 60, cuja regulação e função podem servir para desacoplar a permeabilidade de proteínas e fluido.[234,235] Contudo, há um consenso geral de que no contexto de lesão pulmonar inflamatória, o modo principal de tráfego de fluido e leucócitos transendoteliais é pela *via paracelular*,[212] conforme demonstrado por estudos de microscopia eletrônica que demonstram a formação de espaços paracelulares em locais de inflamação ativa dentro da vasculatura.[236,237] Os mecanismos que mediam alterações na permeabilidade endotelial vascular pulmonar como resultado de uma série de fatores de estresse mecânico, mediadores inflamatórios, e produtos ativados de neutrófilos (como espécies reativas de oxigênio, proteases e peptídios catiônicos) foram discutidos anteriormente. Felizmente, vem sendo feito progresso com relação à identificação de agentes capazes de reverter ou restaurar a integridade vascular com potencial terapêutico em doenças pulmonares inflamatórias agudas e crônicas.[238] Nas seções seguintes, importantes mecanismos que contribuem para o aumento na permeabilidade vascular pulmonar são discutidos e abordados com maiores detalhes nas revisões citadas.[212,239]

Características do Aumento da Permeabilidade Endotelial Vascular

Uma série de agonistas bioativos, citocinas, fatores de crescimento, e forças mecânicas altera as propriedades da barreira vascular pulmonar e aumenta a permeabilidade vascular.[111,212,240-246] A serino-protease trombina representa um modelo ideal para a avaliação da ativação endotelial e disfunção da barreira mediadas por agonistas (Fig. 6-8), pois ela evoca várias respostas que regulam a hemostasia, trombose, e características fisiopatológicas da parede dos vasos e é reconhecida como um importante mediador na patogenia da SARA.[212] A trombina aumenta o extravasamento vascular de macromoléculas por ligação e clivagem proteolíticas do domínio extracelular da PAR1, um membro de receptores ativados por proteinases.[247] O receptor clivado, atuando como um ligante acoplado, ativa e inicia uma série de efeitos em cascata[247-251] (Fig. 6-8). A ligação da trombina sem a clivagem do receptor falha em ocasionar a cascata de sinalização do complexo que aumenta a permeabilidade vascular.[249] O efeito da trombina sobre a permeabilidade endotelial é rápido (dentro de 2 minutos) e reversível,[245] e criticamente dependente de sinais traduzidos pela proteína G[115,212] que aumentam o cálcio citossólico e ativam o aparato contrátil, uma característica comum de outros mediadores inflamatórios também.[111,212,240-244]

Alterações do Citoesqueleto

Majno e Palade[237] observaram inicialmente que as células endoteliais pulmonares exibem uma forma redonda, produzindo espaços paracelulares durante o edema inflamatório. Esta profunda alteração conformacional e subsequente transtorno da integridade da camada simples de células endoteliais são agora reconhecidos como uma característica cardeal da inflamação.[245,246,252-255] A formação de espaços paracelulares implica o envolvimento direto de componentes estruturais endoteliais compostos por proteínas do citoesqueleto (microfilamentos, microtúbulos, filamentos intermediários).[212] Um paradigma útil para compreender as influências do citoesqueleto sobre a regulação da barreira vascular envolve um balanço de forças conflitantes: forças de ligação adesivas entre células, e entre célula e matriz, (promovendo integridade da camada simples celular) e forças contráteis (gerando tensão centrípeta).[212] Este equilíbrio está intimamente influenciado pelo citoesqueleto dinâmico endotelial baseado em actina via proteínas de ligação à actina (proteínas de contenção, nucleação e separação), as quais são participantes críticos no rearranjo do citoesqueleto, geração de força de tensão, e regulação da estabilidade endotelial juncional.[212] Fibras polimerizadas de actina (ou actina-F) conferem força aos elementos estruturais que regulam o formato celular, particularmente quando acompanhadas por miosina fosforilada dentro de bandas corticais distribuídas perifericamente.[212] Estes elementos são essenciais para a manutenção da integridade endotelial e função de barreira basal. Agentes formadores de edema, como a trombina, iniciam o rearranjo do citoesqueleto caracterizado pela perda de filamentos periféricos de actina com um aumento concomitante nos cabos de actina-F organizados que abrangem a célula como "fibras de estresse" a fim de aumentar a tensão intracelular.[245] Fibras de estresse citoplasmáticas são formadas via ativação coordenada da pequena Rho GTPase e MLCK dependente de cálcio/calmodulina, as quais em conjunto aumentam o nível de *cadeias leves de miosina* (CLMs) fosforiladas de modo espacialmente distinto (Fig. 6-8).[115,241,256-258] Os incrementos resultantes na formação das fibras de estresse e contração celular de actomiosina alteram o balanço regulatório da barreira e desestabilizam as ligações juncionais do citoesqueleto, culminando em aumento da permeabilidade vascular (Fig. 6-8). Consistente com este modelo, a permeabilidade induzida por trombina e formação de espaços intercelulares alteram a integridade de junções aderentes paracelulares e reorganização de placas de adesão focal.[241,259-262] A inibição da MLCK ou da Rho quinase ou do antagonismo ao cálcio atenua a fosforilação de CLMs induzida por agonistas, formação de espaços e disfunção da barreira[256-258] em vários modelos de edema pulmonar.[241,242,255,263-269]

Microtúbulos são polímeros de tubulina-α e β que também contribuem para a regulação da barreira.[270-275] Eles formam uma rede entrelaçada de bastões rígidos ocos que abrangem a célula, submetidos à frequente montagem e desmontagem,[276,277] e exibem interações funcionais complexas com filamentos de actina, porém íntimas durante processos celulares dinâmicos.[272-278] A disfunção de microtúbulos ocasionada por agentes, tais como o nocodazole ou vimblastina, induz rápida montagem de filamentos de actina e adesões focais,[272,273,278] contração celular isométrica[272] que está correlacionada com o nível de fosforilação de CLMs, aumento da permeabilidade através de camadas simples celulares endoteliais,[272,273,278] e aumento da migração transendotelial de leucócitos,[278] eventos que podem ser revertidos ou atenuados pela estabilização de microtúbulos por paclitaxel. A interferência entre microfilamentos e microtúbulos representa uma área intrigante da regulação da barreira da célula endotelial.[279] A função dos filamentos intermediários na regulação da barreira das células endoteliais é muito menos definida,[212] embora estudos recentes destacaram a consequência da redistribuição da vimentina, uma proteína intermediária de filamento, sobre a estabilização da barreira no endotélio hipóxico.[280]

Além das vias mediadas por receptores, sinais mecânicos também são traduzidos ao citoesqueleto endotelial[87,111] via, em parte, a complexa gama de proteínas do glicocálice endotelial pulmonar. Técnicas de ressonância magnética nuclear demonstraram que os proteoglicanos de superfície celular se comportam como polímeros aniônicos viscoelásticos, submetidos a alterações conformacionais dependentes de cisalhamento que podem funcionar como sensores de fluxo sanguíneo para transdução de sinais para as células endoteliais.[281] Componentes do glicocálice como proteoglicanos sulfato de heparan e sialoproteínas, modulam a adesão intercelular e entre célula e matriz por meio de efeitos sobre o citoesqueleto, e representam domínios de ligação na superfície endotelial para peptídeos catiônicos inflamatórios.[282,283] O sindecam é um proteoglicano heparan sulfato que demonstrou influenciar a organização do citoesqueleto, adesão intercelular e movimentação;[283] o sindecam medeia a sinalização induzida por peptídeos catiônicos que, via agrupamento de sindecam-1 e sindecam-4 e formação de fibras de estresse de actina, leva a rearranjo do citoesqueleto e disfunção da barreira.[282] Isso fornece uma base mecanicista por incrementos induzidos por peptídeos catiônicos derivados de neutrófilos ativados da permeabilidade vascular.[244,284]

Deslocamentos de Cálcio Intracelular e Outros Sinais Regulatórios de Barreira

Aumentos na permeabilidade vascular são sinalizados em vários modelos edematogênicos por um rápido crescimento inicial na concentração de cálcio intracelular[240,255,285] seguido de uma segunda fase de lento declínio.[246,248,286,287] O aumento inicial do cálcio em células endoteliais é causado por mobilização de estoques intracelulares em resposta ao aumento da geração de inositol 1,4,5-trifosfato (derivado da hidrólise ativada pela fosfolipase-C de fosfoinositídeos).[286,288] A segunda fase é causada por influxo de cálcio através de canais operados por estoque[287], o que é crítico para incrementos na permeabilidade.[285,289] Aumentos diretos do cálcio intracelular (por cálcio ionóforo) aumentam a permeabilidade endotelial à albumina,[267] diminuem as resistências elétricas transendoteliais,[265] e aumentam a condutividade hidráulica de microvasos intactos.[248,257,267,288] O aumento do cálcio intracelular sinaliza o rearranjo do citoesqueleto através da polimerização/despolimerização da actina que requer ativação de sistemas quinase dependentes de cálcio (p.ex., MLCK, quinase II dependente de cálcio/calmodulina, proteína quinase-C)[290-293] e subsequente fosforilação de importantes proteínas do citoesqueleto envolvidas na regulação da barreira endotelial (vimentina,[290,294] caldesmon,[294] β-catenina,[261] vinculina,[262] α-actinina,[295] CLM,[257] filamina,[291] cortactina,[296] fosfoproteína estimulada por vasodilatador,[297] proteínas associadas a microtúbulos).[278]

Existem vias alternativas que não necessitam do aumento da fosforilação de CLMs e que estão envolvidas na regulação da barreira. Por exemplo, a proteína quinase-C, uma família de serino/tironina quinases compreendendo pelo menos 12 isotipos,[294,298] é ligada causalmente à fosforilação de proteínas de citoesqueleto, como o caldesmon, uma proteína de ligação à actina, miosina e calmodulina presente em pontes cruzadas de actomiosina e fibras de estresse.[294] Finalmente, a ativação da p60src quinase e p38 proteína-quinase ativada por mitógeno regula a formação de fibras de estresse endotelial e regulação contrátil, migração de células endoteliais, e permeabilidade induzida tanto pelo fator de crescimento endotelial vascular quanto por citocinas.[241-243,296-299-301]

Adesões Focais e Componentes Extracelulares da Matriz

Adesões entre célula e matriz são essenciais para a manutenção e restauração da barreira, e existem em equilíbrio dinâmico com as forças contráteis endoteliais. Uma organizada membrana basal e matriz extracelular circundando o endotélio[302] pode controlar o fluxo de solutos transendotelial, e isso pode ser dependente de constituintes da matriz extracelular em particular (p.ex., certas proteínas de matriz são conhecidas por restringir o transporte de albumina em razão da carga negativa de seus constituintes glicosaminoglicanos).[303] Estudos *in vivo* indicam que a matriz intersticial é capaz de reduzir em 14 vezes o transporte por difusão da albumina.

Adesões focais endoteliais são compostas de proteínas de matriz extracelulares (colágeno, fibronectina, laminina, vitronectina, proteoglicanos), receptores transmembrana de integrina, e placas citoplasmáticas de adesão focal (contendo α-actinina, vinculina, paxilina, talina), as quais se combinam para fornecer forças adesivas adicionais na regulação da barreira e formam uma ponte de suma importância para a transdução de sinal bidirecional entre a actina do citoesqueleto e a interface célula-matriz[302,304] (Fig. 6-7). As proteínas do núcleo da matriz, por conta da posição e pontos de contato com o endotélio, podem determinar a adesão entre célula e substrato[225], e permeabilidade vascular em condições normais e em resposta a mediadores inflamatórios.[305] Estímulos extracelulares podem ser transmitidos ao citoesqueleto através do rearranjo de adesões focais ligado à ligação à integrina, a qual diretamente influencia a ligação endotelial, disseminação celular e permeabilidade.[306] A ligação da integrina à matriz extracelular induz a ligação de integrinas às fibras de actina intracelulares, um processo que estimula a fosforilação de tirosina de várias proteínas de adesão focal, assim como o influxo de cálcio dependente da fosforilação da tirosina.[307,308] A matriz extracelular também pode ser remodelada por proteases liberadas por células endoteliais, aumentando a permeabilidade de células endoteliais dispostas nesta matriz.[305] A integrina β_4 é um mediador fundamental da atenuação das respostas inflamatórias pulmonares por estatinas e está ligada à ativação da Rac1 GTPase. Integrinas β adicionais estão sendo cada vez mais reconhecidas como importantes reguladores da função de barreira celular endotelial e incluem a β_3 e β_5.[309,310]

Permeabilidade Endotelial à Água e Transcitose de Albumina

O endotélio vascular pulmonar fornece a resistência primária ao fluxo transvascular de água,[303] embora a distribuição relativa do fluxo de água transcapilar através das vias paracelular e transcelular permaneça controversa.[236,225,311] A albumina é um importante determinante da permeabilidade endotelial à água, pois a interação da albumina com a parede do vaso regula a condutividade hidráulica da parede do vaso.[311,312]

A transcitose de solutos mediada por receptores é um importante mecanismo de transporte através da barreira endotelial microvascular pulmonar. O fluxo transendotelial de proteínas, como a albumina, insulina e transferrina envolve o reconhecimento por receptores localizados no lado luminal da célula endotelial[187,313-317] (Fig. 6-10). A albumina se liga à proteína de superfície da célula endotelial, a glicoproteína 60, no lado luminal do endotélio[187,313,314,315-318] sinalizando (via atividades da tirosina-quinase) a formação de vesículas[234], com permuta de albumina do lúmen para localizações celulares abluminais.[187,313,315,319] Além disso, pode haver transporte de albumina a partir do lado *abluminal* até o lúmen da camada simples endotelial,[233,319] apresentando um intrigante potencial para um mecanismo ativo de transporte de albumina. A ligação da albumina a células endoteliais é reversível.[186,320,321] A albumina se liga com uma maior afinidade em células endoteliais de microvasos pulmonares,[314] consistente com o maior número de vesículas presentes nestas células.

Apoptose e Disfunção da Célula Endotelial

As células endoteliais pulmonares apresentam taxas de renovação relativamente baixas devido em parte aos efeitos protetores de forças mecânicas fisiológicas, incluindo estresse de cisalhamento e estiramento cíclico. Entretanto, em razão do posicionamento do endotélio na superfície do sangue e do tecido, as células endoteliais são constantemente expostas a várias forças bioquímicas e biofísicas, como endotoxinas, fator-α de necrose tumoral, estresse oxidativo e forças mecânicas excessivas que potencialmente iniciam a apoptose, ou morte celular programada. Células apoptóticas são submetidas a um padrão morfológico e molecular bem ordenado de morte, incluindo rearranjo do citoesqueleto, vesiculação da membrana, condensação nuclear, fragmentação do DNA, e encolhimento celular (ver revisão citada).[322] Usualmente, células apoptóticas não ocasionam uma resposta inflamatória e são fagocitadas por células vizinhas. Ao contrário, células sofrendo necrose demonstram edema celular e nuclear, geralmente acompanhados por inflamação nos tecidos lesados.

Se o dano for limitado a uma pequena fração do revestimento celular endotelial, células vizinhas viáveis podem se espalhar para cobrir o espaço lesado, atenuando assim efeitos pró-coagulantes. Dano extenso, porém, resulta em perda endotelial extensa, expondo a membrana basal lesada a plaquetas e trombose subsequente. Vias extrínsecas e intrínsecas compartilham mecanismos utilizando cascatas de proteases (caspases) cisteinil aspartato-específicas. As vias extrínsecas mais bem caracterizadas são a ligação do ligante FAS aos receptores FAS[323] e fator-α de necrose tumoral ao receptor-1 do fator de necrose tumoral,[324] o qual desencadeia a cascata da caspase. A apoptose pulmonar mediada pela FAS e seu ligante tem sido implicada na lesão pulmonar aguda e SARA.[325,326] Ao contrário, a via intrínseca pode ser iniciada após exposição a estresses, como drogas citotóxicas, oxidantes, radiação e carência do fator de crescimento, o que resulta em liberação mitocondrial de várias proteínas apoptogênicas no citossol, como o citocromo "c", que atua para ativar a caspase-9. Um mediador comum da lesão celular endotelial é a ERO gerada por neutrófilos, seja sozinha ou combinada ao óxido nítrico para formar peroxinitrito. A ERO é catalisada pela enzima oxidase fagocítica, expressa por neutrófilos e macrófagos, enquanto células vasculares expressam a oxidase homóloga não fagocítica. Estes estresses oxidativos podem causar disfunção da barreira e podem antagonizar as respostas do fator de necrose tumoral.[327] Vários estudos pré-clínicos focaram a apoptose em novas estratégias terapêuticas para preservação da vasculatura pulmonar.[328]

ESTRATÉGIAS PARA REVERTER A PERMEABILIDADE E RESTAURAR A INTEGRIDADE DA BARREIRA

Progressos significativos na compreensão dos eventos moleculares e celulares que regulam a permeabilidade vascular pulmonar levaram ao desenvolvimento de novos agentes terapêuticos que modulem a função de barreira de modo clinicamente vantajoso.

A barreira endotelial pode ser melhorada e protegida por fatores de crescimento angiogênicos (fator de crescimento de hepatócitos,[329] angiopoietina,[330] *esfingosina-1-fosfato* [S1P]).[271,329-332] Por exemplo, a S1P, um metabólito esfingolipídico gerado por diversos tipos celulares, incluindo endotélio e plaquetas, é um potencial fator angiogênico e quimiotático de células endoteliais, que produz robusta e sustentada melhora da barreira endotelial.[300,331,333,334] A ligação do receptor S1PR1 com o S1P melhora marcadamente a função da barreira vascular pulmonar *in vitro*[331,335] e *in vivo*[336,337], ocasionando reduções altamente significativas em vários índices de lesão inflamatória pulmonar induzida por radiação e endotoxinas, incluindo extravasamento vascular, demonstrado tanto em modelos murinos[336,337] e caninos[336] da SARA. Esta melhora profunda da barreira é mediada por cascatas de sinalização dependentes da proteína G, o que leva a rearranjo do citoesqueleto e aumento da integridade juncional endotelial (Fig. 6-7).[331,338,339] O receptor S1PR3, ao contrário, ativa a Rho GTPase, produz transtorno da barreira, e é liberado em exossomos endoteliais pulmonares por processos inflamatórios; ele pode atuar como um novo biomarcador e preditor da sobrevida na SARA.[340]

Outros agonistas promotores da barreira incluem análogos da S1P, FTY720, estatinas, proteína C ativada, adenosina trifosfato, hialuronan de alto peso molecular, metilnaltrexona, e fosfolipídios oxidados (para revisão, ver Chiang e Garcia[341]). A FTY720, um análogo não fosforilado da S1P, é um imunossupressor aprovado pela *Food and Drug Administration* (FDA), utilizado em casos de esclerose múltipla, e produz linfopenia via inibição do egresso celular de tecidos linfoides.[342] No entanto, a FTY720 intraperitoneal protege contra lesão pulmonar aguda murina mediada por lipopolissacarídeos.[337] Conforme notado acima, a sinvastatina, um inibidor da 3-hidroxi-3-metilglutaril coenzima A redutase, melhora a função de barreira endotelial pulmonar em modelos de lesão pulmonar induzidos por lipopolissacarídeos e ventilação mecânica, assim como a permeabilidade pulmonar induzida por radiação,[343] através de ativação de um mecanismo do citoesqueleto dependente da Rac1, que é independente dos efeitos sobre a diminuição do colesterol.³⁴⁴ A proteína C ativada, um anticoagulante previamente aprovado pela FDA para casos de sepse severa, também melhora a função de barreira vascular *in vitro* e *in vivo*³⁴⁵,³⁴⁶, mas foi removido da lista de opções terapêuticas por falta de eficácia.³⁴⁷ A adenosina trifosfato induz a melhora da barreira através da reorganização do citoesqueleto dependente de fosfolipase-C e Rac-1,³⁴⁸,³⁴⁹ conferindo proteção contra lesões pulmonares induzidas por endotoxinas.³⁵⁰ Tanto a proteína C ativada, através do receptor de proteína C endotelial, e o hialuronan de alto peso molecular, através do receptor CD44, ativam S1PR1 para induzir melhora da barreira dependente de AKT1 e Rac1.³⁵¹ Fosfolipídios oxidados também conferem melhora da barreira por meio da ativação de vias dependentes de Rac1 e CDC42³⁵² e são protetores em modelos murinos de lesões induzidas por ventilação mecânica.³⁵³ Estes novos agentes que preservam ou restauram a integridade vascular são reais possibilidades para o futuro manejo do aumento do extravasamento vascular no paciente em estado crítico e aguardam conversão para a prática clínica.

GENOMA E GENÉTICA VASCULAR PULMONAR

A compreensão da base genética e epigenética de doenças vasculares pulmonares oferece o potencial para percepções valiosas sobre o significado funcional de genes individuais na fisiologia pulmonar normal e em doenças pulmonares complexas caracterizadas por disfunção vascular. Por exemplo, o perfil de expressão de células endoteliais pulmonares associado a neoplasias em murinos produziu uma assinatura genética inflamatória de seis genes que significativamente serviu para prever a redução da sobrevida em humanos com tumor de mama, câncer de cólon e neoplasia pulmonar, indicando uma importante função para a expressão genética endotelial vascular pulmonar e variação no prognóstico de neoplasias humanas.³⁵⁴ O genoma e genética da hipertensão pulmonar são discutidos no Capítulo 58.

A SARA representa o derradeiro estresse genético e um desarranjo sem paralelos na função vascular pulmonar. Estudos genéticos iniciais identificaram mutações na codificação do gene da ECA, uma enzima extensamente expressa no endotélio pulmonar que serve para regular a produção de angiotensina II. Estas mutações da ECA, que correspondem com variações à atividade plasmática da ECA,³⁵⁵ aumentaram o risco e o pior prognóstico na SARA em populações descendentes de europeus.³⁵⁶ Abordagens intensivas do genoma com perfil de expressão de tecidos pulmonares a partir de modelos pré-clínicos da SARA e lesões pulmonares induzidas por ventilação mecânica identificaram com sucesso novos candidatos a genes na SARA. Por exemplo, estes estudos identificaram uma citocina obscura, fator de crescimento de colônia de células pré-B, codificada por NAMPT e também conhecida como NAMPT e visfatina,³⁵⁷,³⁵⁸ como um novo biomarcador em estudos pré-clínicos e humanos sobre a SARA.³⁵⁹ NAMPT/fator de crescimento de colônia de células pré-B induz aumento da permeabilidade endotelial pulmonar,³⁶⁰ e o sequenciamento genético identificou um único haplótipo de polimorfismo de nucleotídeo que alterou um local de transcrição ligado ao fator para transdução do sinal e ativação da transcrição 5, conferindo aumento da susceptibilidade ao estresse mecânico excessivo e mortalidade associada à SARA.³⁵⁹ Estudos subsequentes focando em genes altamente relevantes à regulação da função da barreira vascular³⁶¹ validaram polimorfismos de nucleotídeos simples que conferem aumento do risco de desenvolvimento da SARA, e que influenciam a mortalidade da SARA³⁶²⁻³⁶⁶, e destacaram importantes diferenças raciais em insignificantes frequências alélicas, um achado relevante às taxas de morbidade e mortalidade desproporcionais observadas em hispânicos e afro-americanos.³⁶⁷ Esta disparidade de saúde, embora reflita diferenças no estado socioeconômico e acesso ao cuidado de saúde, também implica em variação epigenética/genética como um fator de risco.³⁶⁸ Por exemplo, um trio de codificações de polimorfismos de nucleotídeos simples na MYLK, o gene de codificação do MLCK, um regulador da barreira (discutido anteriormente), é raro em descendentes de europeus, mas frequentes em afrodescendentes, e conferem susceptibilidade à SARA³⁶⁹ e risco de ocorrência de asma severa em afro-americanos.³⁷⁰,³⁷¹ De forma semelhante, o polimorfismo funcional rs2814778 no gene que codifica o antígeno Duffy/receptor de quimiocina está associado a piores resultados clínicos entre afro-americanos com SARA,³⁶⁸ e polimorfismos simples de nucleotídeos no ANGPT2, que codifica angiopoietina-2, o antagonista natural da angiopoietina-1, estão implicados em síndromes de extravasamento vascular pulmonar e conferem aumento do risco de SARA associada à trauma em uma coorte de descendentes de africanos. Outros genes associados à SARA plausivelmente relacionados com alterações patobiológicas vasculares incluem S1PR1, S1PR3,³⁷² IL6,³⁷³ IL10,³⁷⁴ DIO2 (codificando uma iodotironina deiodinase), fator inibitório da migração de macrófagos ou *MIF*,³⁷⁵,³⁷⁶ e fator de crescimento endotelial vascular (VEGF).³⁶¹,³⁷⁷ O estudo da contribuição genética para a patogenia, severidade e resposta terapêutica da SARA permanece como um campo nascente, embora excitante, que pode definir novos biomarcadores e alvos terapêuticos em distúrbios da circulação pulmonar.

AGRADECIMENTOS

O autor é grato à Alexander N. Garcia, que realizou uma quantidade enorme de trabalho preparando a base deste capítulo.

Pontos-chave

- A circulação pulmonar cumpre tanto funções respiratórias como hemodinâmicas, contribuindo para a troca gasosa nas unidades respiratórias terminais.
- A gravidade afeta profundamente a distribuição do fluxo sanguíneo dentro do pulmão.
- A justaposição de capilares e alvéolos fornece uma vasta área de superfície necessária para efetiva troca gasosa; este arranjo é uma característica singular da microcirculação pulmonar.
- A circulação pulmonar é uma circulação de baixa pressão e baixa resistência vascular funcionalmente diferente da circulação sistêmica.

- Os vasos pulmonares sofrem vasoconstrição em resposta à hipóxia, enquanto vasos sistêmicos sofrem vasodilatação.
- Pressão e fluxo são altamente pulsáteis em toda circulação pulmonar.
- Uma variedade de eventos patofisiológicos e mediadores ocasionam edema pulmonar hidrostático ou de alta permeabilidade.
- A integridade vascular é dependente da camada simples celular endotelial e é influenciada pelo glicocálice carregado negativamente, pela aposição intercelular, e pelas interações entre as matrizes das células.
- Uma microvasculatura pulmonar com extravasamento está intimamente ligada ao citoesqueleto endotelial.
- Fatores genômicos e genéticos influenciam as respostas da circulação pulmonar, tais como o desenvolvimento de permeabilidade vascular dependente de raças e etnias específicas.

As Referências estão disponíveis exclusivamente no site www.elsevier.com.br/expertconsult

7 BALANÇO ACIDOBÁSICO

RICHARD M. EFFROS, MD • ERIK R. SWENSON, MD

CONCEITOS FUNDAMENTAIS
Química Acidobásica
Dióxido de Carbono e Bicarbonato
Aferições
Parâmetro Ventilatório: P_{CO_2} Arterial
Parâmetros Metabólicos
Função dos Rins
Nomenclatura de Distúrbios Acidobásicos
Compensações
ACIDOSE METABÓLICA
Conceito de Ânion Gap
Acidose de Ânion Gap
Acidose Hiperclorêmica
Acidose Dilucional
Manifestações Clínicas
Terapia
ALCALOSE METABÓLICA
Considerações Gerais
Alcalose Responsiva a Cloreto
Alcalose Resistente a Cloreto
Ingestão Excessiva de Álcalis
Contração de Fluido Extracelular
Manifestações Clínicas
Terapia
ACIDOSE RESPIRATÓRIA
Considerações Gerais
Causas
Manifestações Clínicas
Terapia
ALCALOSE RESPIRATÓRIA
Considerações Gerais
Causas
Manifestações Clínicas
Terapia

CONCEITOS FUNDAMENTAIS

Conforme médicos pneumologistas tornaram-se envolvidos no cuidado de pacientes críticos, uma compreensão minuciosa do metabolismo acidobásico tornou-se indispensável. A regulação do pH arterial é um fator crítico na manutenção de uma homeostase acidobásica estável do fluido intra e extracelular. O pH arterial é mantido sob controle rigoroso tanto por mecanismos pulmonares quanto renais, sendo que cada um dos quais deve também regular outros processos, como a troca gasosa nos pulmões e fluido, e balanço eletrolítico pelos rins. Embora o pH arterial seja geralmente bem protegido, ele pode ser preterido por outras prioridades. Por exemplo, a hipóxia estimula os carpos carotídeos, resultando em hiperventilação e alcalose respiratória. Ademais, a alcalose metabólica é frequentemente perpetuada pela resposta renal à contração do volume extracelular em pacientes que apresentaram um quadro severo de êmese.

A compreensão de como os mecanismos respiratórios e metabólicos interagem para ditar o pH foi complicada pela introdução de uma variedade desconcertante de abordagens acidobásicas conflitantes. Os méritos relativos de cada uma devem ser julgados em termos de definições e conceitos químicos cuidadosamente selecionados, os quais são brevemente considerados neste capítulo. Isso é seguido de uma revisão de alguns dos mais importantes distúrbios do balanço acidobásico.

QUÍMICA ACIDOBÁSICA

pH *versus* H⁺

Em soluções aquosas, íons "livres" de hidrogênio (prótons) estão associados a agrupamentos de moléculas de água, mas por conveniência estes são designados como H^+ ou H_3O^+. Ao invés de expressar a acidez em termos de concentração de H^+ ([H^+], normalmente 35 a 45 nanomoles/L no plasma), a função logarítmica ("pH", em geral 7,35 a 7,45 no plasma) é geralmente preferida, tanto por conveniência de representar uma ampla variação de concentrações quanto porque a energia livre associada a alterações na concentração de hidrogênio está relacionada com a relação em vez da diferença entre essas concentrações:

$$pH = -\log_{10}[H^+] \quad [1]$$

ou mais precisamente

$$pH = -\log_{10}(a_{H+}) \quad [2]$$

onde (a_{H+}) designa a "atividade" de H^+. (a_{H+}) é determinada com um eletrodo de íon hidrogênio e numericamente aborda a concentração de H^+ em soluções diluídas. Embora as concentrações de H^+ nos fluidos teciduais sejam tipicamente muito baixas quando comparadas àquelas de eletrólitos, elas podem ser responsáveis por importantes diferenças de energia livre através das membranas celulares se a relação entre concentrações compartimentais é grande. Por exemplo, muito da energia armazenada na mitocôndria é atribuída à relação das concentrações de íon H^+ a qual é mantida através da membrana interna da mitocôndria (ver adiante). Não são utilizadas unidades para a_{H+} ou pH, pois a concentração de H^+ é rotineiramente dividida pela atividade do estado-padrão termodinâmico de uma solução contendo 1 mol/L de íons H^+.

Conjugados Ácidos e Básicos

O conceito de *Brønsted-Lowry* (BL) suplantou amplamente as abordagens de Arrhenius e anteriores para descrição de reações acidobásicas em estudos químicos, fisiológicos e clínicos. Pelos critérios de BL, um ácido é um doador de prótons (H^+), enquanto uma base é um aceptor de H^+. Por exemplo, ácidos BL são designados em fonte romana e bases BL em itálico na seguinte reação:

$$CH_3COOH + H_2O \rightleftharpoons CH_3COO^- + H_3O^+$$

onde CH_3COOH e *CH_3COO^-* representam o "conjugado par acidobásico". O CH_3COOH perde um H^+ quando a reação procede para a direita. H_3O^+ e *H_2O* representam o conjugado par acidobásico da água. H_2O aceita um H^+ conforme a reação procede para a direita.

Íons Fortes Versus Fracos

Íons que são completamente ionizados em água (p.ex., Na^+, K^+ e Cl^-) não são considerados como bases ou ácidos BL, porque nenhum deles aceita ou doa íon H^+, e eles são às vezes chamados de "íons espectadores". Como o pH do fluido extracelular é normalmente de aproximadamente 7,4, algumas interpretações da química acidobásica categorizam vários ácidos orgânicos (com constantes de dissociação abaixo de aproximadamente 4,0, ver depois) como ácidos "fortes", porque menos de 0,1% destes ácidos permanecem não dissociados no meio extracelular. A detecção de concentrações excessivas de ânions relativamente fortes, como o lactato, pode indicar excessiva ingestão, produção ou retenção de ácido lático. Entretanto, da perspectiva BL, o ânion lactato correspondente se comporta como uma base fraca ao invés de um ácido, pois ânions lactato podem aceitar íons H^+. Ademais, a presença de ânions lactato pode, de fato, refletir infusões de soluções que promovem alcalose ao invés de acidose. Por exemplo, uma infusão de Ringer com Lactato inicialmente dilui o plasma, o que tende a causar uma acidose dilucional. Porém, o metabolismo subsequente do lactato a HCO_3 resulta em alcalinização.

Sistemas-tampão. Pares conjugados acidobásicos podem ser utilizados para minimizar alterações no pH quando ácidos ou bases fortes (p.ex., HCl e NaOH) são adicionados a soluções aquosas. Se os constituintes de uma solução não são criados ou destruídos e não são trocados com o ambiente, o sistema é referido como "fechado". A efetividade de um sistema-tampão fechado é máxima quando as concentrações de ácidos e bases conjugados são semelhantes e excedem aquelas de ácidos e bases fortes que sejam adicionados, em outras palavras, quando o H_3O^+ da solução está próximo à constante de dissociação (K_a) do par-tampão. Para um ácido fraco (HA):

$$HA + H_2O \rightleftharpoons H_3O^+ + A^- \quad [3]$$

$$K_a = \frac{[H_3O^+][A^-]}{[HA]}$$

onde K_a é a constante de dissociação do ácido. Rearranjando esta equação e tomando os logaritmos de ambos os lados chega-se à equação *geral* de Henderson-Hasselbach:

$$pH = pK_a + \log\frac{[A^-]}{[HA]} = pK_a + \log\frac{[base]}{[acid]} \quad [4]$$

O tamponamento é máximo quando pH = pK_a. Supõe-se geralmente que as concentrações de H^+ liberado da água são insignificantes comparadas àquelas derivadas do ácido.

O pH arterial é mantido em aproximadamente 7,4, bem acima do pK_a do par-tampão HCO_3^-/P_{CO_2} (6,1). Isso reflete o fato de que este par-tampão é volátil e as concentrações de bicarbonato são mantidas 20 vezes maiores que aquelas de dióxido de carbono. Concentrações relativamente altas de HCO_3^- com relação àquelas de dióxido de carbono refletem em parte uma relação de *estado estável* entre os pulmões e os rins que presumivelmente consome mais energia que os tampões mantidos em *equilíbrio*, mas que permite que este par acidobásico eficientemente neutralize ácidos não voláteis produzidos no organismo.

DIÓXIDO DE CARBONO E BICARBONATO

No início do século XX, a importância de reações de dióxido de carbono e íon bicarbonato (HCO_3^-) com H^+ e OH^- no balanço acidobásico foi bem estabelecida:

$$CO_2 + OH^- \underset{CA}{\overset{CA}{\rightleftharpoons}} HCO_3^- \quad [5]$$

$$CO_2 + H_2O \underset{CA}{\overset{CA}{\rightleftharpoons}} H_2CO_3 \rightleftharpoons H^+ + HCO_3^- \quad [6]$$

a reação 6 fornece a via dominante para HCO_3^- a partir de dióxido de carbono, mas as taxas de formação tanto de H_2CO_3 (ácido carbônico) na reação 6 ou HCO_3^- diretamente na reação 5 são relativamente lentas na ausência de um catalisador. Estas taxas estão normalmente aceleradas pela *anidrase carbônica* (AC) presente em eritrócitos, endotélio vascular, epitélio alveolar, e na maioria dos outros órgãos, incluindo o rim.[2-4] Sob condições fisiológicas, a [H_2CO_3] é muito menos concentrada que a [dióxido de carbono], e as quantidades relativas de HCO_3^- e dióxido de carbono podem ser calculadas pela equação *convencional* de Henderson-Hasselbach:

$$pH = pK_a + \log\frac{[HCO_3^-]}{\alpha P_{CO_2}} \quad [7]$$

onde a constante pK_a (=6,1 em 37°C) designa o logaritmo negativo da constante de dissociação aparente do dióxido de carbono, o que caracteriza seu equilíbrio com ácido carbônico e os produtos de dissociação na reação 5 e 6. Conforme notado anteriormente, a pK_a se iguala ao pH quando as concentrações de HCO_3^- e dióxido de carbono dissolvido são iguais. Na Equação 7, as concentrações do soluto em vez das atividades são geralmente demonstradas, e o dióxido de carbono dissolvido foi substituído por αP_{CO_2}, onde α é o coeficiente de solubilidade, o qual é igual a 0,03 (mmol/litro)/mm Hg a 37°C. O pK_a e α permanecem relativamente constantes com alterações clínicas no pH e força iônica[5]; no entanto, eles são significativamente influenciados pela temperatura. Felizmente, raras vezes é necessário corrigir o pH para alterações na temperatura corporal em razão da maneira pela qual a dissociação das constantes dos tampões sanguíneos (principalmente de grupos imidazol em proteínas) é afetada pela temperatura.[6] Alguns clínicos preferem utilizar a equação

$$H^+ = 24 P_{CO_2} / [HCO_3^-] \quad [8]$$

onde as unidades de H^+, P_{CO_2} e HCO_3^- são expressas em nanomoles/litro, mm Hg e miliequivalente/litro (mEq/L), e então converter o [H^+] calculado em pH.

AFERIÇÕES

P_{CO_2} e pH são prontamente aferidos por eletrodos no sangue arterial, mas o pH detectado é aquele do plasma em vez das hemácias. O pH plasmático é 0,2 unidades maiores que nas hemácias ou na maioria das outras células. O estado acidobásico intracelular dos compartimentos corporais é raramente aferido; o pH plasmático é frequentemente considerado como representativo do organismo como um todo, e assume-se que alterações no pH plasmático reflitam alterações comparáveis dentro das células. Esta simplificação é frequentemente inapropriada. Por exemplo, o pH intracelular pode ser ácido em pacientes com hipocalemia, mas que possuem um plasma alcalino. É, portanto, mais exato se referir a desvios do pH plasmático normal como *acidemia* ou *alcalinemia* ao invés de acidose e alcalose. Estes últimos termos referem-se a processos e não designam o pH verdadeiro ou de compartimentos. O pH intracelular é regulado por uma complexa gama de transportadores, e o pH de organelas intracelulares pode ser extremamente heterogêneo (tão baixo como 4 a 5 em fagossomos e tão alto como 8 em compartimentos próximos à mitocôndria) (ver Casey et al.[7]).

O HCO_3^- plasmático é rotineiramente calculado por hemogasometria laboratorial a partir de aferições do P_{CO_2} arterial e pH utilizando a equação 7. De forma alternativa, a [HCO_3^-] pode ser estimada a partir do dióxido de carbono total que pode ser liberado pelo plasma com um ácido forte (o *conteúdo de dióxido de carbono*). O conteúdo de dióxido de carbono é usualmente aferido com concentrações eletrolíticas no sangue venoso e é aproximadamente 5% maior que o HCO_3^- arterial, pois são também incluídos H_2CO_3, dióxido de carbono dissolvido, carbonato e dióxido de carbono ligado a aminoácidos (carbamatos), e também porque a P_{CO_2} é maior no sangue venoso. Se as estimativas de [HCO_3^-] realizadas em amostras arteriais e venosas diferem em mais de 4 mEq/L, deve-se suspeitar de uma variedade de problemas, incluindo débito cardíaco muito baixo, erros clericais ou técnicos, e coleta em diferentes momentos.

O pH e P_{CO_2} do sangue provavelmente sofrem alterações em particular se as amostras sanguíneas forem expostas ao ar, se não forem mantidas refrigeradas, ou se a análise for adiada. A exposição ao ar diminui P_{CO_2}, aumenta o pH, e diminui mais gradativamente o conteúdo de dióxido de carbono. Felizmente, diferenças no conteúdo de dióxido de carbono do plasma arterial e venoso são geralmente bastante pequenas, e as amostras venosas podem ser utilizadas para fornecer estimativas razoáveis do HCO_3^- arterial e alterações direcionais neste parâmetro, a menos que o débito cardíaco esteja muito baixo.

PARÂMETRO VENTILATÓRIO: P_{CO_2} ARTERIAL

A equação de Henderson-Hasselbach (equação 7) indica que o pH pode ser calculado por duas variáveis, P_{CO_2} e HCO_3^-, sem consideração de outros pares acidobásicos no plasma (princípio iso-hídrico). A P_{CO_2} arterial pode ser interpretada como um parâmetro "ventilatório" que reflete a adequação da ventilação relativa à taxa de produção de dióxido de carbono. Se o P_{CO_2} arterial exceder a variação normal (35 a 45 mm Hg), então o paciente está hipoventilando, e, de maneira inversa, se a P_{CO_2} arterial estiver menor, o paciente está hiperventilando. Estes termos devem ser distinguidos de hiperpneia e hipopneia, os quais se referem a aumentos ou diminuições da ventilação a fim de se adequar a requerimentos respiratórios, como, por exemplo, a hiperpneia durante o exercício, e de taquipneia e bradipneia, os quais indicam frequências respiratórias alta e baixa. Ademais, o parâmetro fundamental que determina a P_{CO_2} arterial em qualquer taxa de produção de dióxido de carbono é a ventilação *alveolar*, pois a ventilação de espaços mortos não leva à perda de dióxido de carbono. A P_{CO_2} arterial é determinada pela taxa de produção de dióxido de carbono, a relação entre espaço morto e volume tidal, e a ventilação-minuto.

A utilidade da P_{CO_2} arterial como um parâmetro ventilatório é prontamente ilustrada por poucos exemplos breves. A P_{CO_2} arterial está usualmente normal durante o exercício moderado, e o sujeito não está nem hiperventilando ou hipoventilando, apesar da óbvia hiperpneia e taquipneia. Pacientes acometidos por doenças pulmonares severas frequentemente hipoventilam apesar da hipopneia e taquipneia em repouso, pois muito do ar inalado é entregue a um maior espaço morto fisiológico como resultando tanto do desvio e de regiões com baixa relação V_A/Q. Um aumento na produção de dióxido de carbono pode ser causado por incremento da taxa metabólica (p.ex., exercício ou febre) ou ocasionalmente por uma liberação aguda de dióxido de carbono por estoques de HCO_3^-, devido à acidose metabólica aguda e severa (p.ex., durante e após parada cardiopulmonar ou convulsão generalizada, quando grandes quantidades de ácido lático são produzidas e o HCO_3^- é convertido em dióxido de carbono). Independentemente da razão da falha na ventilação em acompanhar a produção de dióxido de carbono, o aumento concomitante na P_{CO_2} arterial é classificado como hipoventilação. Inversamente, a hiperventilação ocorre frequentemente como uma compensação respiratória para a acidose metabólica, ou em resposta à hipóxia, ansiedade, ou outras condições que estimulem os corpos carotídeos e centros respiratórios.

PARÂMETROS METABÓLICOS

Titrimetria

Conceitualmente, a quantidade em excesso de bases ou ácidos não voláteis em amostras de plasma ou sangue deve ser determinada titulando-a até um pH de 7,4 com pequenos volumes de um ácido (HCl) ou base (NaOH) forte em amostras completamente oxigenadas mantidas em P_{CO_2} de 40 mm Hg e 37°C. Deve ser notado que quando a P_{CO_2} é mantida constante na variação normal, soluções de NaOH absorvem dióxido de carbono e são convertidas a soluções de $NaHCO_3$, as quais também podem ser utilizadas para titular amostras ácidas de plasma até 7,4. A titrimetria (processo de titulação) deve a princípio ser utilizada como referência-padrão para todos os outros métodos de avaliação da acidose metabólica e alcalose metabólica. Ela fornece informações com relação à concentração de ácido ou base no plasma e à quantidade de HCl ou NaOH que deve ser adicionada para retornar o pH a 7,4. Infelizmente, a titrimetria é de difícil realização, especialmente no sangue, e não indica quais ácidos e bases metabólicas estão presentes. Três parâmetros metabólicos alternativos são utilizados atualmente: bicarbonato, excesso de base e a diferença de íons fortes.

Bicarbonato

Ao invés de titular laboratorialmente o sangue ou plasma com ácidos e bases fortes, as aferições de HCO_3^- plasmático são geralmente realizadas para estimar a quantidade de ácidos ou bases não voláteis que seria necessária para restaurar o pH_a até valores normais. Embora represente o parâmetro metabólico mais velho e popular, alterações no HCO_3^- plasmático subestimam a quantidade de ácido (ou base) que deve de fato ser utilizada para titular amostras de sangue, plasma ou do organismo como um todo até um pH de 7,4. Isso reflete a presença de outro pares-tampão que também são titulados por ácidos e bases fortes, os quais são quase sempre não voláteis e conservados (p.ex., proteínas e fosfatos).

Há um segundo problema ao utilizar o bicarbonato como um parâmetro metabólico: um parâmetro metabólico ideal não deve ser influenciado por alterações na P_{CO_2} arterial. Conforme demonstrado na Figura 7-1, em soluções bem tamponadas, o HCO_3^- pode aumentar significativamente quando ocorrem incrementos da P_{CO_2} arterial. Se o dióxido de carbono for infundido em uma solução salina contendo

HCO_3^- sem outros tampões, o bicarbonato permanece relativamente constante mesmo com uma ampla variação de P_{CO_2}. Em contraste, quando o dióxido de carbono for infundido em amostras de plasma ou sangue, as concentrações de HCO_3^- sobem significativamente, um efeito decorrente de tampões não voláteis disponíveis no plasma e sangue (Fig. 7-1, gráfico do sangue *in vitro*). Como indicado na reação nessa Figura, o tamponamento por R^- pode diminuir concentrações de H^+ e promover formação de HCO_3^- (de acordo com o princípio de Le Chatelier). A produção de HCO_3^- a partir de dióxido de carbono no sangue é aumentada quando o H^+ é associado a ânions tampões não voláteis (R^-) no sangue, os quais incluem hemoglobina, proteínas e fosfatos inorgânicos. A hemoglobina das hemácias é particularmente efetiva em tamponar H^+, por três razões. Primeiro, a concentração de hemoglobina é extremamente alta dentro das hemácias. Segundo, há uma abundância de grupos imidazóis tituláveis na molécula de hemoglobina, cujo pK_a é muito próximo ao pH dentro das células, sendo assim capaz de titular grandes quantidades de H^+. Terceiro, a capacidade de tamponamento da hemoglobina é praticamente dobrada por seu caráter oxilábel (o efeito Haldane), fazendo que, com valores baixos de P_{O_2}, como aqueles encontrados em capilares sistêmicos e sangue venoso, sua afinidade pelo H^+ seja aumentada, permitindo maior conversão de dióxido de carbono em HCO_3^-. Com valores altos de P_{O_2}, como aqueles encontrados em capilares pulmonares, a afinidade por H^+ é reduzida, o HCO_3^- é convertido em dióxido de carbono, e o dióxido de carbono é removido pelos pulmões por meio da ventilação.

Excesso de Bases

A confiabilidade do HCO_3^- plasmático como um parâmetro metabólico tem sido questionada, pois proteínas e fosfatos tampões no plasma e sangue promovem aumentos na $[HCO_3^-]$ quando amostras de plasma ou sangue são expostas a altas tensões de dióxido de carbono. Isso levou ao desenvolvimento de abordagens alternativas que utilizam outros parâmetros relativamente independentes da P_{CO_2}. Dentre vários esquemas desenvolvidos para este propósito, deve ser feita menção aos gráficos de HCO_3^--pH de Davenport[8] e os conceitos de base-tampão e excesso de base de Astrup e Sigaard-Anderson.[9] O excesso de base estima quanto ácido ou álcali forte deve ser adicionado para titular sangue completamente oxigenado a um pH de 7,4 a 37 °C e a concentração de hemoglobina naquela amostra.

Ainda que o excesso de base possa prever de forma acurada as alterações *in vitro* no pH de amostras de sangue após adição de ácido ou base, ou exposição a alta ou baixa P_{CO_2}, é menos confiável ao predizer as alterações *in vitro* do pH quando amostras de sangue são coletadas de pacientes que estão expostos a desafios metabólicos ou respiratórios. Quando a resposta *in vitro* de HCO_3^- a uma alteração aguda nas tensões arteriais de dióxido de carbono (P_{CO_2} arterial) foi determinada empiricamente em sujeitos normais, verificou-se que aumentos na P_{CO_2} arterial de 40 a 78 mm Hg resultaram em incrementos do HCO_3^- plasmático arterial de somente 3 mEq/L.[10] A variação de HCO_3^- que seria esperada em 95% das amostras obtidas em uma população normal após incrementos agudos na P_{CO_2} arterial é indicada na faixa de acidose respiratória aguda na Figura 7-2A. Este gráfico também indica (na faixa de alcalose respiratória aguda) que há uma tendência do HCO_3^- em cair mais com diminuições na P_{CO_2} arterial que me subir com incrementos na P_{CO_2} arterial.[11,12] Isso ocorre devido em parte a um discreto aumento no lactato em pacientes que estão hiper-

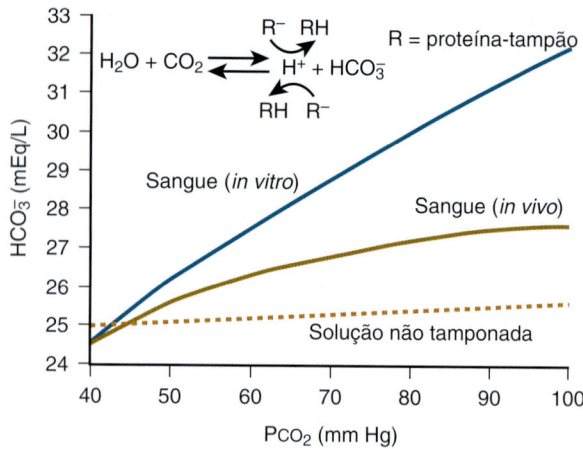

Figura 7-1 A relação entre P_{CO_2} e HCO_3^- em amostras de salina isotônica com 25 mEq/L de $NaHCO_3^-$ (solução não tamponada), em amostras de sangue total (*in vitro*), e em amostras de sangue arterial coletado de pacientes 20 minutos após exposição a elevações de P_{CO_2} (*in vivo*).

ventilando, o que, por sua vez, pode resultar de um acréscimo mediado pela alcalose na atividade da enzima fosfofrutoquinase (ver discussão posterior). Reconhecer que incrementos na P_{CO_2} arterial *in vitro* resultam em aumentos menores no excesso de bases em pacientes que naqueles observados *in vitro* levou a uma prática um tanto arbitrária de assumir que o tamponamento por substâncias que não o bicarbonato do fluido extracelular é equivalente a uma amostra "anêmica" de sangue que tenha sido diluída três vezes ou que contenha somente 50 g/L de hemoglobina. (Essas suposições poderiam obviamente ser enganosas se o paciente apresentar quadros severos de edema ou anemia.) Este parâmetro metabólico revisado é usualmente referido como o "excesso de bases-padrão" e normalmente varia entre –2 e +2 mEq/L. Uma forma ainda mais corrigida do excesso de bases-padrão incorpora as concentrações plasmáticas de albumina e fosfato (SBEc).[13]

A estabilidade relativa do HCO_3^- em face a alterações abruptas na P_{CO_2} arterial é responsável por muito da popularidade do HCO_3^- como um útil, embora aproximado, parâmetro metabólico e para o declínio gradativo na utilização dos sistemas de base-tampão e excesso de bases para propósitos diagnósticos. Independentemente de qual parâmetro metabólico seja utilizado, deve finalmente ser validado com observações empíricas realizadas em indivíduos que estejam intencionalmente hiperventilando ou hipoventilando (Fig. 7-2). É óbvio que a hipótese de que os mesmos critérios e normogramas devem ser aplicados a todos os pacientes — independentemente da idade, sexo, ou outras características — é irreal. Também deve ser enfatizado que imediatamente após a exposição a elevadas tensões de dióxido de carbono alveolar nos alvéolos as concentrações de HCO_3^- plasmáticas dentro dos capilares e veias pulmonares devem aumentar de modo semelhante àquele observado *in vitro*. Todavia, as concentrações arteriais de HCO_3^- caem rapidamente de valores de pico conforme o dióxido de carbono e HCO_3^- se difundem nos tecidos e a capacidade de tamponamento de tampões conservados (principalmente proteínas) no sangue se esgota. Tanto as aferições do bicarbonato quando do excesso de bases-padrão são realizadas convenientemente em amostras de sangue total ao mesmo tempo em que pH, P_{CO_2}, e P_{O_2} e concentração e saturação de hemoglobina, assim como as concentrações de carboxiemoglobina e metemoglobina podem ser avaliadas na hemogasometria arterial laboratorial.

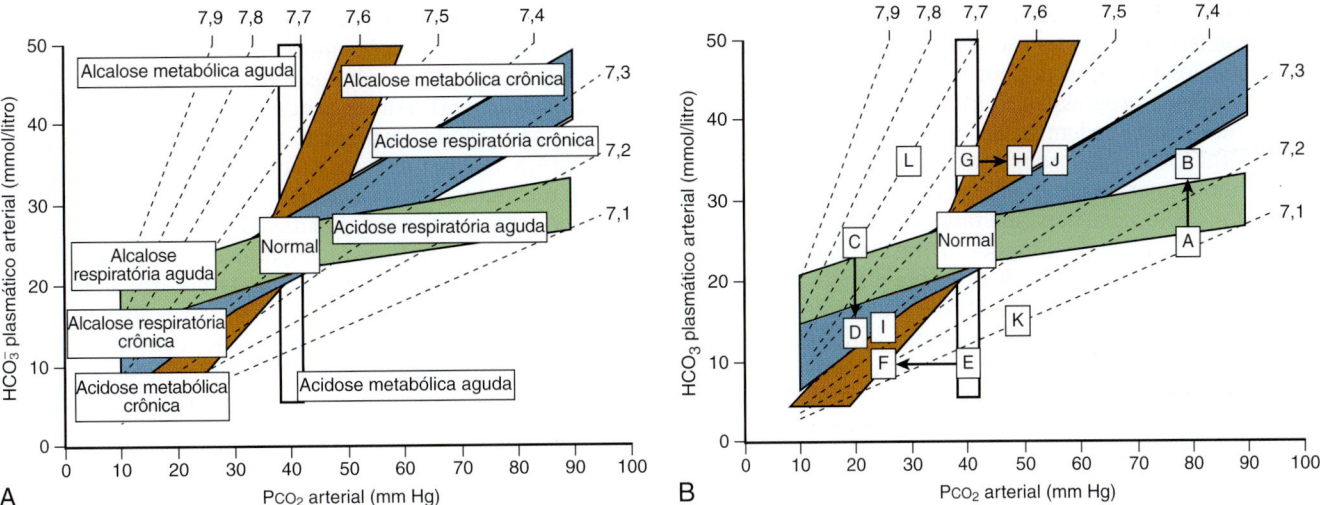

Figura 7-2 A relação entre HCO₃⁻ e Pco₂ em uma série de distúrbios clínicos. Para discussão, ver texto. **A,** O intervalo de confiança de 95% para anormalidades metabólicas e respiratórias aguda e crônicas. **B,** A interpretação de exemplos na Tabela 7-1 é baseada na hipótese de que a Pco₂ é um parâmetro puramente respiratório e o HCO₃⁻ é um parâmetro puramente metabólico. A *barra vertical incolor* indica a ausência de qualquer alteração na Pco₂ arterial com alterações agudas no bicarbonato. Entretanto, a resposta respiratória ao início da acidose metabólica e respiratória é rápida, e a faixa metabólica se rotaciona em sentido horário em direção à posição metabólica crônica dentro de minutos a horas. As respostas metabólicas compensatórias a alterações respiratórias na Pco₂ arterial são muito mais lentas, tornando mais fácil observar as faixas respiratórias agudas antes da compensação metabólica.

Diferença de Íons Fortes

Stewart[14] e, subsequentemente, Constable[15,16] esforçaram-se em analisar distúrbios acidobásicos pautando-se nas concentrações e constantes de dissociação de cada um dos ácidos e bases fortes e fracos presentes no plasma, evitando, dessa forma, a titulação ou utilização de algumas das aproximações associadas a abordagens anteriores. Eles modificaram um método que vinha sendo há muito tempo utilizado por químicos para estimar o efeito de vários ácidos e bases sobre o pH arterial. Stewart[14] e Constable[15,16] calcularam o pH e HCO₃⁻ plasmático arterial pela (1) diferença entre as concentrações totais de cátions fortes e ânions fortes no plasma (*diferença de íons fortes* [SID], a qual varia normalmente entre 40 e 42 mEq/L), (2) concentração total e constantes de dissociação de todos ácidos e bases fracas não voláteis (principalmente albumina e fosfatos), e (3) a Pco₂. A SID é habitualmente próxima à diferença entre as concentrações de Na⁺ e Cl⁻, e a albumina corresponde a uma grande parte dos ânions fracos que não sejam bicarbonato na SID. Stewart considerou que todos os constituintes do plasma que não fossem H⁺, dióxido de carbono, HCO₃⁻, e CO₃²⁻ foram conservados e que a solução permaneceu eletricamente neutra. Ademais, ele incluiu ânions orgânicos, tais como ácido lático com pK$_a$ abaixo de 4 entre os íons "fortes", pois estas moléculas são amplamente ionizadas em pH fisiológico. As equações simultâneas para pH e HCO₃⁻ foram então resolvidas iterativamente como um polinômio de quarta ordem utilizando um programa de computador. Stewart concluiu que alterações "metabólicas" no balanço acidobásico ocorre devido a alterações, seja na SID, seja na concentração total. Se as concentrações séricas de albumina estiverem normais, então um aumento na SID indica uma alcalose metabólica e uma diminuição na SID indica uma acidose metabólica.

Em princípio há um mérito em definir os efeitos de cada um dos pares acidobásicos sobre o pH plasmático. Contudo, é difícil realizar aferições suficientemente precisas dos constituintes da SID e as concentrações de ácidos e bases fracas no plasma, muitos dos quais ainda não foram identificados ou apropriadamente quantificados, especialmente em pacientes acometidos por hepatopatia ou nefropatia.[17,18] Ademais, a suposição de que uma simples constante de dissociação possa ser considerada para todos os ácidos fracos é questionável. As distinções de Stewart entre variáveis "independentes" e "dependentes", assim como sua suposição de que o transporte de H⁺ e HCO₃⁻ não alteram o pH compartimental também foram questionadas.[19-21] Nem a abordagem SID distingue entre distúrbios agudos e crônicos. A sugestão original de que o pH e HCO₃⁻ podem ser calculados em vez de aferidos é infeliz, já que estas duas variáveis podem ser mais fácil e fidedignamente aferidas que estimadas indiretamente a partir de concentrações de todos os ácidos e bases não voláteis no sangue.

Pode ser concluído que nenhum dos três parâmetros metabólicos mais populares (bicarbonato, excesso de bases e diferença de íons fortes) fornece uma estimativa completamente confiável da quantidade de H⁺ ou OH⁻ não voláteis que tenham sido adicionadas a amostras de sangue ou plasma, como julgado pela titulação real das amostras. Também não é claro se a titulação *in vitro* ou os cálculos de SID forneceriam um guia confiável para o estado acidobásico *in vitro* de pacientes. Consequentemente, a monitoração frequente do sangue arterial é essencial em pacientes acometidos por distúrbios acidobásicos metabólicos que estejam recebendo infusões de fluidos ácidos ou alcalinos.

Em conclusão, permanece sem comprovação que qualquer das abordagens alternativas leve à informação mais confiável que a prática convencional da utilização da Pco₂ como um parâmetro respiratório, bicarbonato como um parâmetro metabólico, e o ânion gap (brecha iônica) para interpretação dos efeitos de alterações nas concentrações de constituintes não voláteis no sangue (ver depois). A abordagem convencional será, portanto, abordada no restante deste capítulo.

FUNÇÃO DOS RINS

Aproximadamente 1 mEq/kg de ácidos "fixos" (*i. e.*, ácidos que não sejam H₂CO₃) são produzidos diariamente no metabolismo de uma dieta proteica típica.[22,23] Estes ácidos não voláteis não podem ser excretados pelos pulmões e devem ser removidos do sangue por outras vias, ou tamponados, para evitar acidose progressiva. Tanto sulfatos como fosfatos são produzidos, e estes podem ser acompanhados de uma série de ácidos orgânicos, alguns dos quais escapam do metabolismo e contribuem para a carga ácida diária. A excreção efetiva destes íons pelos rins depende tanto do transporte tubular de H^+ e da presença de tampões urinários. Na ausência de tampões, menos de 0,1 mEq de ácido por litro seria excretado mesmo no menor pH urinário (4,5) gerado pelos rins.

Os três tampões mais importantes presentes na urina são o bicarbonato/dióxido de carbono, amônio/amônia, e ácidos tituláveis. Cerca de 3.600 mEq de HCO_3^- são filtrados através dos glomérulos diariamente, mas as perdas na urina são triviais. A maior parte do HCO_3^- filtrado é recuperada por uma troca do H^+ intracelular pelo Na^+ (através de um antiporte Na^+-H^+, NHE3) em vez de reabsorção direta de HCO_3^-, embora este último processo possa ser estimulado em estados acidóticos. A geração intracelular de H^+ é mediada pela hidratação do dióxido de carbono a H_2CO_3, a qual é incrementada pela anidrase carbônica e é seguida da dissociação de H_2CO_3 a H^+ e HCO_3^-. O H^+ que adentra os túbulos proximais se combina ao HCO_3^- e rapidamente regenera dióxido de carbono e H_2O, processo acelerado pela presença da anidrase carbônica (tipos IV e XIV) na superfície luminal das células tubulares proximais. O HCO_3^- formado dentro das células dos túbulos proximais é movimentado através das membranas basolaterais em troca do cloreto através de canais facilitados pela anidrase carbônica das membranas basolaterais (tipo XII).

A remoção do HCO_3^- a partir do fluido tubular proximal é essencial, e a falha ao realizar esta função inevitavelmente leva à acidose hiperclorêmica. Entretanto, a reabsorção de HCO_3^- não resulta em excreção de ácidos na urina, e, portanto, não pode contribuir à excreção fixa de ácidos. Ao contrário do HCO_3^-, o qual é usualmente reabsorvido pelos néfrons, ácidos tituláveis e amônio chegam à urina, e a maioria do H^+ é carreado até a urina por estes tampões. O principal ânion titulável é o $H_2PO_4^-$, cuja maioria é secretada pelos túbulos proximais. Durante a cetoacidose, o ácido β-hidroxibutirato também pode atuar como um tampão efetivo.

O NH_4^+ é produzido a partir da glutamina pelas células do túbulo proximal, e este processo por ser estimulado pela acidose crônica, a qual aumenta a captação de glutamina através de transportadores de glutamina dependentes de H^+ nas células do túbulo proximal. O NH_4^+ é secretado pelo túbulo proximal através de um trocador sódio-hidrogênio (NHE3). Uma parte deste íon é reabsorvida no ramo ascendente espesso do túbulo, e uma fração é convertida em NH_3. Isso aumenta a concentração medular de NH_3, a qual se difunde em direção aos ductos coletores. O NH_3 se torna "aprisionado" como NH_4^+, pois o fluido do ducto coletor tende a ser muito ácido. Detalhes relacionados com o metabolismo renal e excreção de NH_3 e NH_4^+ podem ser encontrados em outros locais.[22,23]

A movimentação de H^+ em direção ao néfron proximal difere em uma série de importantes aspectos do transporte no néfron distal. Consideravelmente mais H^+ é transportado no túbulo proximal que distalmente (≈ 3.600 mEq, conforme descrito anteriormente, contra 50 a 100 mEq de ácidos fixos), pois o túbulo proximal é responsável pela absorção da maior parte de HCO_3^- filtrado. Porém, a capacidade do túbulo proximal em concentrar H^+ é limitada, e o fluido que deixa o túbulo proximal possui um pH de aproximadamente 6,8. Ainda que as porções mais distais do túbulo secretem menos H^+ total que os túbulos proximais, eles aumentam a concentração de H^+ em cerca de 1.000 vezes comparado ao plasma, produzindo um pH urinário que chega a ser tão baixo quanto 4,5. Isso permite um gradiente de excreção renal dos ácidos normalmente gerados pelo metabolismo. A secreção de ácidos nos túbulos distais é mediada por uma H^+-ATPase vacuolar e K^+-H^+-ATPase na superfície luminal das células intercaladas alfa dos ductos coletores e por transportadores nas células medulares internas. Esse processo é acelerado pela reabsorção eletrogênica de Na^+ por células principais adjacentes, um processo que torna o potencial elétrico do lúmen tubular mais negativo e aumenta desta forma a secreção de H^+. Quando há alcalose, uma segunda população de células intercaladas designadas como células beta secreta HCO_3^- nos túbulos distais.

A P_{CO_2} e o pH das células tubulares renais são afetados prontamente por alterações na P_{CO_2} arterial porque o dióxido de carbono prontamente se difunde através das membranas celulares. Estas mudanças iniciam alterações na excreção renal de H^+, com um aumento durante hipercapnia e diminuição durante hipocapnia.

NOMENCLATURA DE DISTÚRBIOS ACIDOBÁSICOS

Procedimentos para nomear distúrbios acidobásicos se tornam bastante simples se o dióxido de carbono e HCO_3^- são utilizados como os parâmetros respiratórios e metabólicos. Uma suposição adicional de que a compensação é incompleta é feita. Se o pH arterial estiver baixo, o distúrbio primário deve ser uma acidose, e, se alto, o distúrbio principal deve ser uma alcalose. Uma alteração secundária ou compensatória, seja em parâmetros respiratórios ou metabólicos, restaura o pH a níveis normais, mas este efeito deve permanecer incompleto. Com base nesta abordagem, combinações anormais de pH, P_{CO_2} e HCO_3^- podem ser designadas em termos de um distúrbio primário e de qualquer compensação que possa estar presente.

Exemplos, em geral, de qualquer combinação de alterações primárias e secundárias são fornecidos na Tabela 7-1 e ilustradas na Figura 7-2. A Figura 7-2A indica as variações nas quais as alterações de HCO_3^- e P_{CO_2} foram observadas em indivíduos normais sujeitos a alterações respiratórias ou metabólicas agudas ou crônicas. As Figuras 7-2A e B são baseadas na simples suposição de que mudanças no HCO_3^- refletem evento metabólicos, enquanto alterações na P_{CO_2} refletem eventos respiratórios (conforme indicado na Tabela 7-1). Alguns comentários referentes à confiabilidade desta análise preliminar são fornecidos na Tabela 7-1 e são discutidos posteriormente neste capítulo. Desvios horizontais nestas coordenadas indicam alterações respiratórias, enquanto desvios verticais designam variações metabólicas. Quatro distúrbios primários (A, C, E e G) e quatro respostas compensatórias (B, D, F e H) são demonstradas na Figura 7-2. Cada uma das últimas respostas retorna o pH até 7,4. No entanto, o pH permanece anormal na mesma direção como na alteração primária. Note que se os parâmetros respiratórios e metabólicos mudam proporcionalmente, o pH não é alterado, e, neste caso, permanece normal (I e J). Nesta circunstância, o distúrbio é considerado uma combinação "mista" de distúrbios primários. Outro distúrbio misto surge quando ambos

Tabela 7-1 Classificação Laboratorial dos Distúrbios Acidobásicos

Localização na Figura 7-2	Parâmetro Metabólico HCO₃⁻ (mEq/L)	pH	Parâmetro Respiratório P_{CO_2} (mm Hg)	Interpretação Preliminar	Comentários Baseados nas Faixas (Fig. 7-2)
Variação normal	23-27	7,35 – 7,45	38-42		
A	25	7,12	80	Acidose respiratória	Um pequeno incremento no HCO₃⁻ (descompensado) é usualmente observado na acidose respiratória aguda
B	35	7,25	80	Acidose respiratória (compensada)	A compensação não alcançou níveis de confiança esperados
C	25	7,71	20	Alcalose respiratória (descompensada)	Uma diminuição no HCO₃⁻ seria esperada; alcalose respiratória aguda
D	15	7,50	20	Alcalose respiratória (compensada)	Compensação excedeu níveis esperados
E	10	7,03	40	Acidose metabólica (descompensada)	Uma acidose metabólica completamente descompensada deve ser extremamente transiente se a resposta ventilatória for normal
F	10	7,23	25	Acidose metabólica (compensada)	A compensação é praticamente máxima
G	35	7,56	40	Alcalose metabólica (descompensada)	
H	35	7,46	50	Alcalose metabólica (compensada)	Compensação está em uma faixa esperada
I	16	7,40	25	Acidose metabólica e alcalose respiratória	Distúrbio misto
J	35	7,40	56	Alcalose metabólica e acidose respiratória	Distúrbio misto
K	15	7,10	50	Acidose metabólica e acidose respiratória	Distúrbio misto
L	35	7,67	30	Alcalose metabólica e alcalose respiratória	Distúrbio misto
M	15	7,30	60	Erro laboratorial	

Interpretação baseada na hipótese de que a P_{CO_2} é um parâmetro respiratório e HCO₃⁻ é um parâmetro metabólico.

os parâmetros são alterados de modo que altere o pH na mesma direção (K e L) e, então, nenhuma alteração pode ser considerada compensatória. Um terceiro tipo de distúrbio misto deve ser entretido se um paciente simplesmente não consegue "compensar" da maneira esperada um distúrbio primário após passar tempo suficiente, indicando talvez uma insuficiência dos rins ou função pulmonar.

Nem todas as combinações de pH, P_{CO_2}, e HCO₃⁻ são possíveis, pois as três variáveis devem estar relacionadas com a equação 3. É indicada na Tabela 7-1 uma combinação (M), a qual é quimicamente impossível e não pode ser plotada, e deve representar um erro laboratorial ou diferenças de momento nos quais os diversos parâmetros foram obtidos. "Distúrbios triplos" podem também ser encontrados, envolvendo uma mistura de dois ou mais processos independentes que induzam acidose metabólica (detectada por ânions anormais) na presença de um distúrbio respiratório. A aferição de ânions adicionais no plasma pode permitir a identificação de distúrbios ainda mais complexos. Todavia, obviamente não é possível ter hiperventilação e hipoventilação ao mesmo tempo.

Várias ressalvas devem ser observadas com relação a este e outros sistemas que classificam os distúrbios acidobásicos estritamente com base no pH, P_{CO_2}, e um parâmetro metabólico. A distinção entre distúrbios primários e compensatórios no laboratório é baseada simplesmente em qual alteração é proporcionalmente maior no momento da coleta do sangue em vez da sequência de eventos envolvidos. Por exemplo, é comum para pacientes acometidos por *doença pulmonar obstrutiva crônica* (DPOC) que estes sejam admitidos no hospital com acidose respiratória compensatória. Após terapia, o P_{CO_2} pode diminuir, deixando o que pode por sua vez na ausência de um histórico clínico ser classificado como "uma alcalose metabólica primária com compensação respiratória secundária". Winters[24] sugeriu que uma distinção seja feita entre a linguagem "fisiológica" comumente utilizada por médicos e a terminologia "laboratorial" que é estritamente baseada em parâmetros sanguíneos.

As definições laboratoriais de alterações primárias e secundárias ou compensatórias de distúrbios acidobásicos presumem que um é maior que o outro e que há tempo suficiente para que processos compensatórios alcancem sua completa expressão quantitativa. Como discutido posteriormente, a compensação respiratória completa leva horas, mas a completa compensação renal demora vários dias. Então, em qualquer situação mórbida de evolução e mudança rápidas, os clínicos não devem sempre assumir que a ausência de uma compensação esperada obriga a consideração de um segundo ou terceiro distúrbio primário. Sob algumas circunstâncias, contudo, a compensação (correção ao pH normal) pode ser completa na ausência aparente que poderia ser identificado como um segundo distúrbio primário. Por exemplo, a compensação completa é observada entre pacientes com DPOC que estão cronicamente hipercapneicos, cuja função pulmonar pode melhorar com o passar do dia com eliminação de secreções. Após melhor ventilação e combinação V_A/Q, a P_{CO_2} arterial cai e o pH aumenta a níveis normais ou até maiores que os normais antes da resposta quantitativa renal (ver discussão posterior sobre compensações). A compensação completa é também característica da hiperventilação crônica observada em altas altitudes.

Se o HCO_3^- fosse uma variável estritamente metabólica ("não respiratória"), então alterações na P_{CO_2} resultariam em movimento ao longo de uma linha perpendicular ao eixo do HCO_3^- (p.ex., A e C na Fig. 7-2B). A resposta verdadeira do HCO_3^- a alterações agudas e crônicas pode ser indicada por intervalos de confiança de 95% mostradas na Figura 7-2. Note que tanto A quanto C desviam das respostas esperadas a alterações agudas na P_{CO_2} (ver comentários na Tabela 7-1). E e G representam alterações metabólicas sem compensação respiratória, pois assume-se que a P_{CO_2} seja um índice variável fidedigno da ventilação.

COMPENSAÇÕES

Acidose Respiratória

Embora o aumento agudo no HCO_3^- seja relativamente modesto após o início da hipercapnia, o HCO_3^- continua a subir se a hipercapnia persistir e alcançar um valor máximo após aproximadamente 5 dias (Tabela 7-2). Isso está relacionado principalmente com um aumento na troca de H^+ por Na^+ no túbulo proximal e aumento da reabsorção de HCO_3^- (ver discussão posterior). Incrementos no HCO_3^- plasmático requerem um gradiente inicial de perda de H^+, o que é possível pela perda de quantidades aumentadas de NH_4^+ na urina. Assim que o HCO_3^- plasmático alcança um novo estado estável, a secreção de H^+ precisa ser apenas suficiente para reabsorver HCO_3^- a partir do fluido tubular, e a excreção de NH_4^+ e H^+ usualmente retorna ao normal. Ao contrário, a excreção líquida de NH_4^+ e H^+ permanece elevada na acidose metabólica crônica, pois a carga diária de ácidos não voláteis deve ser excretada, acima da excreção de ácidos necessária para reabsorção de HCO_3^-. Diferenças na excreção de NH_4^+ e H^+ líquido na acidose respiratória e metabólica crônicas podem estar relacionadas com o fato de que o fluido tubular proximal contém altas concentrações de HCO_3^- na acidose respiratória crônica, mas concentrações baixas estão presentes na acidose metabólica crônica. O fluxo aumentado de HCO_3^- pelas células tubulares proximais na acidose respiratória crônica mantém o pH intracelular relativamente alcalino comparado à situação observada na acidose metabólica crônica. A acidose intracelular estimula a secreção de NH_4^+ na acidose metabólica crônica.[25]

Alcalose Respiratória

A hipocapnia resulta em uma diminuição da excreção renal de ácidos e uma queda no HCO_3^- que se torna completamente evidente dentro de 2 a 3 dias. Como indicado na Tabela 7-2, o HCO_3^- diminui em 2,5 mEq/L para cada decréscimo de 10 mm Hg na P_{CO_2}[26] e não cai geralmente muito abaixo de 16 mEq/L na alcalose respiratória, a menos que haja uma acidose metabólica independente presente. Ao contrário, um aumento de aproximadamente 4 mEq/L de HCO_3^- pode ser esperado quando a P_{CO_2} está aumentada em intervalos de 10 mm Hg. Intervalos de confiança para a compensação crônica são indicados na Figura 7-2A.

Acidose Metabólica

A compensação respiratória para distúrbios metabólicos é bastante rápida (dentro de minutos) e alcança valores máximos dentro de 24 horas. Uma diminuição na P_{CO_2} de 1 a 1,5 mm Hg deve ser observada para cada mEq/L diminuído de HCO_3^- na acidose metabólica.[27] Uma regra simples para decidir se a queda na P_{CO_2} é apropriada para o grau de acidose metabólica diz que a P_{CO_2} deve ser igual aos últimos dois dígitos do pH. Por exemplo, a compensação é adequada se a P_{CO_2} diminuir a 28 quando o pH é de 7,28. De forma alternativa, a P_{CO_2} pode ser predita pela adição de 15 ao HCO_3^- observado (até descer a um valor de 12). Embora a redução na P_{CO_2} tenha um papel importante na correção de qualquer acidose metabólica, evidências sugerem que pode em alguns aspectos ser contraproducente por inibir a excreção renal de ácidos.

Alcalose Metabólica

A compensação para a alcalose metabólica resulta em uma diminuição da ventilação e um aumento da P_{CO_2} em cerca de 0,6 a 0,7 mm Hg para cada mEq/L de aumento do HCO_3^-, mas raramente resulta em uma P_{CO_2} muito maior que 55 mm Hg[28] porque a hipoxemia concomitante gerada pela hipoventilação ocasiona um estímulo ventilatório oposto. Ademais, aumentos compensatórios na P_{CO_2} podem ser mais pronunciados em pacientes com alcalose metabólica que não perderam K^+. As perdas de K^+ estão associadas a um aumento intracelular no H^+, incluindo os neurônios do centro respiratório.[28] Tem sido relatado que uma variedade de outros fatores pode aumentar os valores de P_{CO_2} em pacientes com alcalose metabólica.[29] A compensação respiratória para a alcalose metabólica, assim como na acidose metabólica, pode ter um efeito contraproducente sobre o transporte renal de H^+: incrementos na P_{CO_2} associados à alcalose metabólica diminuem o pH intracelular no rim, promovendo desta forma a secreção de ácidos e aumentando ainda mais os níveis séricos de HCO_3^-.[30]

Tabela 7-2 Regras da Compensação Crônica

Distúrbio Primário	Compensação Secundária	Alteração Primária	Compensação
		EXEMPLOS	
↑ P_{CO_2}	↑ HCO_3^-: 4 mEq para cada aumento de 10 mm Hg na P_{CO_2} (± 3 mEq/L)	P_{CO_2}: 40 → 80	HCO_3^-: 24 → 40 pH: 7,1 → 7,32
↓ P_{CO_2}	↓ HCO_3^-: 2,5 mEq para cada decréscimo de 10 mm Hg na P_{CO_2} (± 3 mEq/L)*	P_{CO_2}: 40 → 20	HCO_3^-: 24 → 19 pH: 7,70 → 7,60
↓ HCO_3^-	↓ P_{CO_2}: 1–1,5 mm Hg para cada decréscimo de 1 mEq/L no HCO_3^-	HCO_3^-: 24 → 9	P_{CO_2}: 40 → 25 pH: 7,00 → 7,20
↑ HCO_3^-	↑ P_{CO_2}: 0,5-1 mm Hg para cada aumento de 1 mEq/L no HCO_3^-	HCO_3^-: 24 → 34	P_{CO_2}: 40 → 50 pH: 7,56 → 7,46

*HCO_3^- raramente cai a níveis menores que 18 mEq/L na alcalose respiratória aguda e 16 mEq/L na alcalose respiratória crônica

ACIDOSE METABÓLICA

CONCEITO DE ÂNION GAP

A classificação mais útil da acidose metabólica é baseada no conceito de ânion gap, o qual é calculado pela subtração da soma de concentrações plasmáticas de Cl^- e HCO_3^- da concentração plasmática de Na^+ (Fig. 7-3). Esta diferença, a qual utiliza menos concentrações iônicas que a diferença de íons fortes, fornece um índice conveniente das concentrações relativas de ânions plasmáticos que não sejam Cl^- e HCO_3^-. Normalmente, o ânion gap está entre 8 e 16 mEq/L, ainda que valores menores (5 a 11 mEq/L) tenham sido observados quando técnicas mais novas para aferição de atividades iônicas em vez da utilização de concentrações totais.[31-33] Dentre outros ânions presentes no plasma, estão a albumina (com múltiplos grupos aniônicos em pH fisiológico que quase sempre constituem por volta de metade da diferença), lactato, piruvato, sulfato e fosfato. Elevações do ânion gap usualmente indicam acúmulo de algum ácido que não o HCl no plasma e são geralmente acompanhadas por uma diminuição semelhante no HCO_3^- ("acidose ânion gap") (ver B na Fig. 7-3). De maneira alternativa, a redução na $[HCO_3^-]$ pode ser causada por um aumento na $[Cl^-]$ sem um incremento do ânion gap (acidose hiperclorêmica) (ver C na Fig. 7-3).

A aplicação apropriada da abordagem do ânion gap requer apreciação de uma série de fatores:

1. Embora a adição de ácidos que não o H_2CO_3 e HCl ao plasma tende a aumentar o ânion gap, este efeito é de alguma forma menor do que possa ser esperado, pois o H^+ tende a se combinar com grupamentos negativos nas moléculas de albumina, reduzindo, dessa forma, a contribuição desta proteína ao ânion gap. Ao contrário, a alcalemia tende a aumentar o número de grupamentos aniônicos na albumina, incrementando assim o ânion gap. O reconhecimento deste fenômeno pode ser útil quando altas concentrações de HCO_3^- são relatadas com eletrólitos no sangue venoso, mas o pH arterial e P_{CO_2} estão indisponíveis. Por exemplo, se uma elevação de HCO_3^- estiver relacionada com uma alcalose metabólica primária (Fig. 7-3D), o sangue está alcalino e os íons hidrogênio são removidos da albumina e de outros tampões. O ânion gap consequentemente aumentará (p.ex., 15 mEq/L). Por outro lado, se a elevação no HCO_3^- ocorrer devido à acidose respiratória com um aumento secundário na reabsorção de HCO_3^- pelos túbulos renais, a acidemia primária tenderá a reduzir o ânion gap (p.ex., 5 mEq/L), (Fig. 7-3E).

2. A hipoalbuminemia diminui o ânion gap em cerca de 2,5 mEq/L para cada decréscimo de 1 grama/decilitro na concentração de albumina, pois por volta de metade do ânion gap está normalmente relacionado com cargas negativas na albumina.[32]

3. Um baixo ânion gap, o qual pode ser menor que zero, pode refletir um aumento em cátions que não sejam o Na^+ (p.ex. *cálcio* $[Ca^{2+}]$, *magnésio* $[Mg^{2+}]$, *lítio* $[Li^+]$ e proteínas catiônicas anormais no mieloma múltiplo). Como ilustrado na Figura 7-3F, o ânion gap pode estar baixo ou até mesmo negativo, em razão de um aumento na concentração de cátions desconhecidos. Isso pode ser considerado como um ânion gap negativo ou um *cátion* gap positivo.

4. Perdas de água durante a desidratação aumentam os níveis de concentrações de todos os solutos, incluindo bicarbonato e o ânion gap (Fig. 7-3G). A alcalose metabólica pode ocorrer, pois o centro respiratório mantém a P_{CO_2} relativamente constante comparada ao HCO_3^-. A retenção de água (ou solução salina) apresenta o efeito oposto,

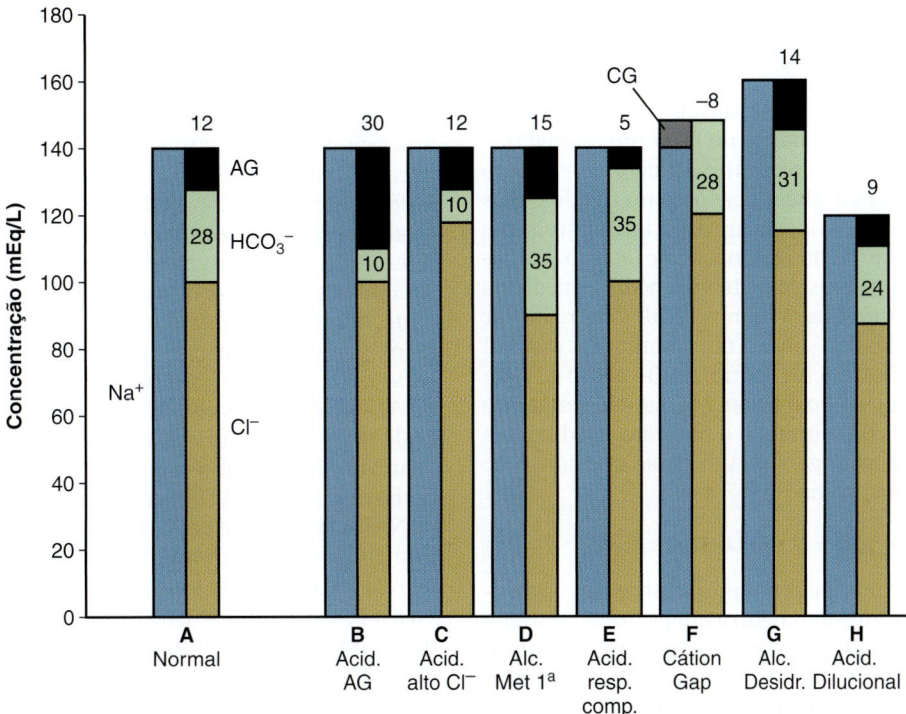

Figura 7-3 Perfis típicos de ânion gap são demonstrados para oito condições acidobásicas diferentes (ver texto). Esses histogramas não indicam se a acidemia ou alcalemia estão presentes, pois não demonstram pH, $[H^+]$ ou P_{CO_2}, mas fornecem informações úteis sobre a natureza destes distúrbios. O valor do AG é demonstrado acima de cada barra, e as concentrações de bicarbonato são indicadas (mEq/L). **A,** Normal. **B,** Acidose de ânion gap. **C,** Acidose hiperclorêmica. **D,** Alcalose metabólica primária. **E,** Acidose respiratória compensada. **F,** Excesso de cátions que não sejam Na^+ criando um cátion gap (CG). **G,** Alcalose por contração. **H,** Acidose dilucional.

reduzindo o HCO_3^- com relação à P_{CO_2}, promovendo assim uma "acidose dilucional" (Fig. 7-3H).

5. Administração de grandes quantidades de sais de sódio de antibióticos aniônicos (p.ex., penicilina e drogas relacionadas) ou outros ânions (p.ex., lactato, citrato, acetato) também pode aumentar o gap aniônico sem acidose. Se ânions deste tipo não foram administrados e o paciente não está desidratado, então um aumento de ânion gap sugere uma acidose metabólica subjacente, mesmo se o pH estiver normal ou alto.

6. A diminuição no HCO_3^- tende a ser menor que o aumento no ânion gap quando ocorrer acidose metabólica, pois muito do H^+ produzido no organismo é tamponado por tampões que não o HCO_3^- dentro das células. Por exemplo, o incremento do ânion gap varia em média aproximadamente 60% mais que a diminuição do HCO_3^- na acidose lática. O incremento do ânion gap é geralmente semelhante à diminuição do HCO_3^- em condições que resultem em cetoacidose[33] (ver discussão posterior), pois as cetonas são mais prontamente perdidas na urina do que o lactato. Ao contrário, se a diminuição do HCO_3^- exceder o aumento do ânion gap, é provável que pelo menos uma parte da acidose seja causada por uma acidose hiperclorêmica não ânion gap.

ACIDOSE DE ÂNION GAP* [33A]

Acidose Lática

Aproximadamente 1.400 mEq/L de lactato são normalmente produzidos a cada dia,[34] mas a produção pode aumentar por uma ordem de grandeza no exercício pesado. No repouso, a produção é balanceada pelo consumo e regulada precisamente para que os níveis séricos sejam mantidos em aproximadamente 1 mEq/L. A maior parte do lactato é produzida pelos músculos esqueléticos, mas com várias situações de estresse como isquemia, hipoxemia profunda, sepse, e alto tônus simpático, outros tecidos também podem gerar lactato. Em indivíduos saudáveis em repouso, o fígado e, em menor extensão, os rins são responsáveis pela maior parte do seu consumo,[34] com a oxidação no músculo esquelético vermelho respondendo pelo restante. Ainda que o lactato seja o principal precursor gliconeogênico no fígado e rins durante o esforço físico, a oxidação no músculo em trabalho corresponde a 70% a 80% da eliminação de lactato. Trabalhos e análises mais recentes do metabolismo intermediário glicolítico sugerem que nós podemos ter de reconsiderar nosso pensamento clássico sobre o que chamamos por um longo tempo de "acidose lática". Por um estrito ponto de vista bioquímico, é o lactato e não o ácido lático que é gerado no ponto terminal da glicólise quando o piruvato é reduzido a lactato pela lactato desidrogenase, um passo que consome em vez de produzir um próton (Fig. 7-4).

$$\text{Piruvato} + NADH + H^+ \leftrightarrow \text{Lactato} + NAD^+$$

Em termos de produção de prótons, a análise da via glicolítica mostra o caminho como neutra em prótons. Assim, a acidose que ocorre quando o lactato aumenta após exercício e possivelmente após outras condições associadas ao acúmulo de lactato e acidose pode ser enganosa.[35] Tem sido sugerido, de fato, que se não houvesse formação de lactato, o grau de acidose surgindo nestas circunstâncias seria ainda maior. O íon hidrogênio que é formado em estados de "acidose lática" surge da *adenosina trifosfato* (ATP), cuja hidrólise gera um íon hidrogênio.

$$ATP + H_2O \rightleftharpoons ADP + PO_4^- + H^+$$

Sob condições onde a *adenosina difosfato* (ADP) não sofre uma nova fosforilação, o H^+ será acumulado. Isso ocorre após deficiência verdadeira de oxigênio em estados isquêmicos (hipoperfusão severa) ou muito hipoxêmicos quando o fornecimento de oxigênio não pode ser mantido para suportar o metabolismo aeróbico. Apesar de se acreditar que a produção de quantidades excessivas de lactato esteja ligada de alguma forma à hipóxia tecidual em várias condições clínicas associadas à acidose lática, há pouca evidência de hipóxia tecidual no músculo em exercício máximo[36] ou em sepse[37], apesar de que seria difícil detectar pequenas regiões locais de hipóxia tecidual. A natureza benigna, ou preferivelmente eficaz, do lactato tem sido demonstrada em estudos de "fixação do lactato",[38] nos quais a concentração de lactato é elevada até 4 mmol por meio de infusão de uma mistura de lactato sódico e ácido lático em conjunto com glicose e marcadores de lactato. Sob estas condições, o lactato é o combustível preferido, e como sua eliminação através da gliconeogênese ou oxidação envolve a remoção de próton, as infusões de lactato apresentam um discreto efeito alcalinizante. Entretanto, o aumento no lactato e produção de ácido durante exercício pesado é presumivelmente atribuído a um incremento na fração de glicose direcionada ao metabolismo glicolítico em vez do mitocondrial.

Como indicado na Figura 7-4, a glicose é normalmente metabolizada a piruvato, o qual está em equilíbrio com o lactato, em uma relação de 1:10 em repouso e aumentando para 1:100 no exercício. O lactato pode ser metabolizado somente se for convertido novamente a piruvato, seja no citosol ou na mitocôndria (ver discussão posterior). O piruvato pode ser transportado para a mitocôndria de duas maneiras. Em órgãos gliconeogênicos, o dióxido de carbono pode ser adicionado ao piruvato pela enzima piruvato carboxilase para formar oxalacetato, o qual pode então ser convertido a fosfoenolpiruvato e convertido à glicose-6-fosfato e glicose. De modo alternativo, o piruvato pode ser oxidado a acetil coenzima A (CoA) pela piruvato desidrogenase. A acetil CoA então se combina ao oxalacetato e é metabolizada para formar ATP e *nicotinamida adenina dinucleotideo* (NAD^+). Na ausência de oxigênio suficiente, a *nicotinamida adenina dinucleotideo reduzida* (NADH) não pode ser oxidada a NAD^+, e a produção de ATP pelo sistema citocromo é bloqueada. O piruvato não pode mais entrar na mitocôndria, e as concentrações de piruvato citoplasmático e lactato aumentam, pois a reação da carboxilase requer ATP e a reação de desidrogenase necessita de NAD^+. O aumento do NADH citoplasmático resulta em um aumento desproporcional do lactato. Além disso, o acúmulo de ADP citoplasmático, adenosina monofosfato e fosfatos ativa a fosfofrutoquinase e piruvato-quinase. Isso, por sua vez, aumenta o metabolismo de glicogênio e glicose, os quais são efetivamente convertidos a lactato, uma sequência de eventos referida como o "efeito Pasteur". Efetivamente, a hipoxia promove acidose lática tanto pelo aumento da produção de lactato e pela redução de seu metabolismo (Fig. 7-4).

As concentrações de lactato acima de 4 mmol estão associadas à alta mortalidade na maioria dos estados mórbidos.

---

*Nota da Revisão Científica: Brecha iônica, usualmente referida em inglês.

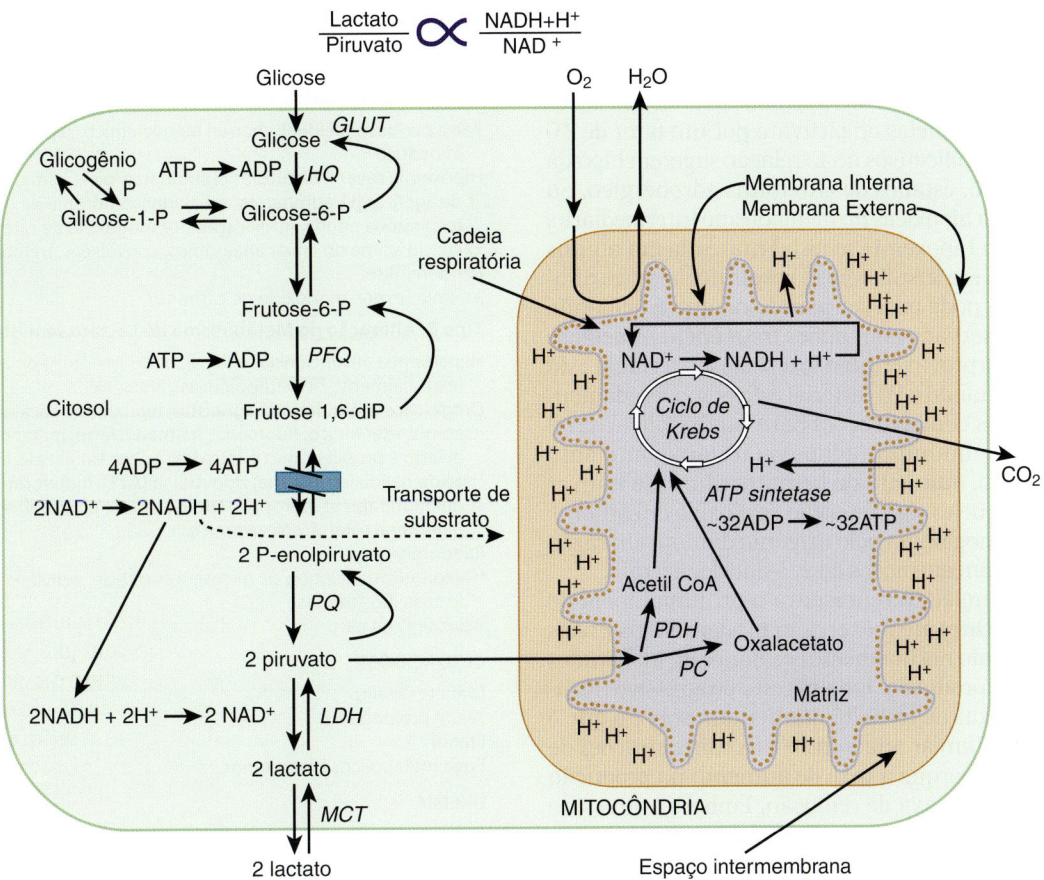

Figura 7-4 **Os eventos metabólicos responsáveis pelo desenvolvimento de acidose lática durante a hipóxia são indicados esquematicamente.** Tanto os aumentos quanto reduções das reações metabólicas que produzem ácido lático são demonstradas (ver texto). Fatores que afetam o balanço entre lactato e piruvato são indicados na equação no alto da Figura. ADP, adenosina difosfato; ATP, adenosina trifosfato; CoA, coenzima A; GLUT, transportador de glicose; HQ, hexose quinase; k, constante; LDH, lactato desidrogenase; MCT, transportador de monocarboxilato; NAD^+, nicotinamida adenina dinucleotídeo (oxidada); NADH, nicotinamida adenina dinucleotídeo (reduzida); P, fosfato; PC, piruvato carboxilase; PDH, piruvato desidrogenase; PFQ, fosfofrutoquinase; PQ, piruvato quinase. A estequiometria não é demonstrada para a maioria das reações dentro das mitocôndrias (outras que não sejam ADP ou ATP).

Aumento das relações lactato: piruvato pode indicar a presença de hipóxia tecidual, mas é difícil aferir as concentrações de piruvato, especialmente quando os níveis de lactato estiverem elevados. As concentrações venosas estão próximas às arteriais, mas pode ser preferível coletar sangue da artéria pulmonar ou artérias sistêmicas para ter certeza de que os valores representam uma média do organismo como um todo ao invés de uma extremidade.

A produção anaeróbica de ATP é muito menos eficiente que a produção aeróbica. Para cada milimol de glicose convertido a 2 mmol de piruvato, um líquido de 2 mmol de ATP é produzido. Na ausência de metabolismo oxidativo, NADH e H+ se acumulam, encorajando a formação de lactato. Se, do contrário, o piruvato é metabolizado aerobicamente, uma quantidade adicional de 36 mmol de ATP é produzida por meio do ciclo de Krebs. Note que os prótons e elétrons podem ser "transportados em ida e volta" através das membranas mitocondriais de modo que tende a equalizar os potenciais redox da mitocôndria e do citoplasma.

Como mencionado previamente, em muitos supostos estados de hipóxia tecidual — como exercício pesado, convulsões e sepse — o fornecimento do oxigênio não é necessariamente insuficiente, e outras causas para o aumento da formação de lactato e acidose devem ser consideradas. Uma importante causa é o incremento da ativação simpática e estimulação da glicólise por catecolaminas acima da capacidade mitocondrial para a captação de piruvato, e metabolismo que surge pela utilização de ATP da membrana estimulada por Na^+/K^+-ATPase, com posterior acúmulo de ADP, H+ e fosfato.[37] Tem sido sugerido que o lactato por si só pode adentrar a mitocôndria no que tem sido chamado de "transporte de lactato intracelular" sob condições nas quais a entrada de piruvato por motivos não inteiramente conhecidos pode ser insuficiente pelas vias clássicas de entrada.[38,39] A entrada de lactato mitocondrial é facilitada por um complexo transportador monocarboxílico desidrogenase lactato localizado na membrana mitocondrial interna, onde o piruvato pode ser regenerado para utilização no ciclo de Krebs. Outras razões dadas para o aumento da produção citoplasmática de lactato incluem a regeneração do NAD^+ a fim de manter altas taxas de glicólise e para fornecer equivalentes redox necessários para suportar as funções de cadeia de transporte de elétrons e glicolítica altas.[40-42]

O diagnóstico da acidose lática é baseado na presença de uma acidose e uma concentração de lactato significativamente maior que a concentração normal de 1 mEq/L (geralmente maior que 5 mEq/L). Independentemente do verdadeiro papel da geração de lactato na acidificação, a utilização do termo *acidose lática* é justificada pela presença tanto de acidose quanto de aumento das concentrações de lactato nesta condição. Amostras de lactato arterial são usualmente coletadas, pois, a menos que uma amostra venosa mista seja obtida, amostras venosas periféricas refletem as concentrações sanguíneas de lactato deixando somente uma porção do organismo e pode, portanto, não ser representativa de todo o corpo. Sob circunstâncias normais, as concentrações de lactato excedem aquelas do piruvato por um fator de 10 vezes. Aumentos significativos nesta relação sugerem hipóxia tecidual verdadeira, estados de alto tônus adrenérgico, ou anormalidades não hipóxicas no metabolismo intermediário.

Considerando a hipoxemia arterial marcada em alguns pacientes com severa insuficiência respiratória ou cardiopatias cianóticas, pode parecer paradoxal que a acidemia lática não seja observada com maior frequência. A acidose lática é muito mais provável quando a perfusão tecidual está prejudicada que quando a P_{O_2} arterial estiver moderadamente reduzida. Várias compensações para hipoxemia arterial crônica ajudam a minimizar a hipóxia tecidual: aumento do débito cardíaco, aumento do hematócrito, e, se houver declínio do pH naqueles com retenção de dióxido de carbono, a afinidade da hemoglobina pelo oxigênio diminui em razão do aumento das concentrações de 2,3-difosfoglicerato.

O músculo esquelético representa o principal local de troca de lactato. Durante o exercício moderado, os níveis sanguíneos de lactato normalmente permanecem inalterados apesar da elevada produção. Em um teste progressivo (rampa), quando as taxas de trabalho aumentam sobre o que é referido como um "limiar anaeróbico", as concentrações de lactato aumentam porque a taxa de aumento na produção de lactato excede sua taxa de remoção. Embora tenha sido primeiramente pensado que neste nível de exercício que o consumo de oxigênio exceda o fornecimento de oxigênio às mitocôndrias das células musculares, agora parece de certa forma menos provável, e as concentrações crescentes de lactato podem estar ligadas ao aumento da glicólise não hipóxica estimulada por catecolaminas.[40] Durante exercício vigoroso, os níveis de lactato podem aumentar de forma transiente até 20 mEq/L ou mais. A produção excessiva de lactato por músculos esqueléticos também pode ser observada durante convulsões generalizadas e pode acompanhar tremores severos no paciente hipotérmico (Tabela 7-3).

Cohen e Woods[42] dividiram as causas de acidose lática em dois tipos: tipo A, na qual a hipóxia tecidual é evidente; e tipo B, na qual a P_{O_2} tecidual parece estar normal. Distúrbios do tipo A incluem todas as formas de choque, síndrome da angústia respiratória aguda, hipoxemia aguda, e uma variedade de condições que prejudicam o fornecimento de oxigênio, como a intoxicação por monóxido de carbono e anemia severa. Como explicado anteriormente, a verdadeira função da hipóxia tecidual em distúrbios do tipo A permanece de certo modo controversa. Distúrbios do tipo B, os quais não estão usualmente associados à hipóxia tecidual, incluem doenças comuns que podem estar associadas ao acúmulo de ácido lático, uma variedade de drogas e tóxicos que pode induzir acidose lática (associada à mioglobinemia após administração de propofol[43]), e deficiências de enzimas metabólicas congênitas. Em pacientes diabéticos, baixos níveis de insulina reduzem o metabolismo do piruvato pela piruvato desidrogenase, resultando em um aumento da concentração de lactato. Foram relatadas evidências de que o acúmulo de cetonas no plasma pode inibir a bomba de ácido monocarboxílico que é responsável pela captação hepática de lactato.[44] Em alguns pacientes com *cetoacidose diabética* (CAD), o lactato elevado pode ser causado por depleção de volume de fluido extracelular em decorrência de diurese osmótica induzida por hiperglicemia. Neoplasias, particularmente distúrbios linfoproliferativos e mieloproliferativos, podem resultar em produção excessiva de ácido lático. Esse fenômeno reconhecido por Otto Warburg e assim chamado parece representar a necessidade de células de rápido crescimento de grandes quantidades de dois a três intermediários carbono (como o lactato), essenciais para sustentar as necessidades anabólicas do metabolismo de ácidos nucleicos, lipídios e proteínas.

A insuficiência renal ou hepática também pode levar à acidose lática. Como notado na Tabela 7-3, várias drogas têm sido implicadas na acidose lática, e a presença de polietileno glicol como um excipiente em uma ampla variedade de preparações de medicamentos também pode estar associada à acidose lática.

Embora o L-lactato seja usualmente a causa da acidose lática, o acúmulo de D-lactato devido ao metabolismo bacteriano intestinal tem sido documentado em pacientes acometidos pela síndrome do intestino curto, isquemia intestinal, ou obstrução; pode ser detectado somente se uma enzima bacteriana apropriada for utilizada em um exame de ácido lático.[44] A acidose D-lática também pode ser esperada após a utilização daquelas soluções de Ringer lactato que contenham uma mistura racêmica de estereoisômeros de ácido lático. Porém, muito do D-lactato é perdido na urina, pois, ao contrário do L-lactato, não é reabsorvido pelos túbulos renais, e uma parte do D-lactato é metabolizada

Tabela 7-3 Causas de Acidose de Ânion Gap

ACIDOSE LÁTICA

Tipo A: Hipóxia tecidual

Baixa perfusão tecidual: choque hipovolêmico, séptico, cardiogênico, idiopático

Hipoxemia severa: distúrbios pulmonares (p.ex., asma, excesso de agentes β2-adrenérgicos inalados), síndrome da angústia respiratória aguda, intoxicação por monóxido de carbono

Exercício acima do limiar anaeróbico, convulsões, tremores

Rabdomiólise

Anemia severa, monóxido de carbono

Tipo B: Alteração do Metabolismo do Lactato sem Hipóxia

Hepatopatia, insuficiência renal, diabetes melito, neoplasias (especialmente hematopoiéticas), SRIS, HIV

Drogas: acetaminofeno, β-agonistas, biguanidas, cocaína, cianetos, etanol, éter etílico, fluoruracil, halotano, ferro, metanol, salicilatos, etileno e propilenoglicol, intoxicação por isoniazida, linezolida, ácido nalidíxico, niacina, zidovudina (AZT), meteformina, quimioterápicos, nitroprussiato e cianeto, propofol, nutrição parenteral total, ácido valproico

Rabdomiólise

Hereditário: deficiência de glicose-6-fosfatase, deficiência de frutose-1,6-fosfatase

Acidose D-lática

CETOACIDOSE

Diabetes melito
Jejum prolongado
Etanol
Erros metabólicos hereditários

UREMIA

ÂNIONS TÓXICOS

Etilenoglicol (gliceraldeído, oxalato, hipurato)
Metanol (formaldeído, formato)
Paraldeído (acetoacetato)
Salicilatos
Ácido aminocaproico

HIV, vírus da imunodeficiência humana; SRIS, síndrome da resposta inflamatória sistêmica.

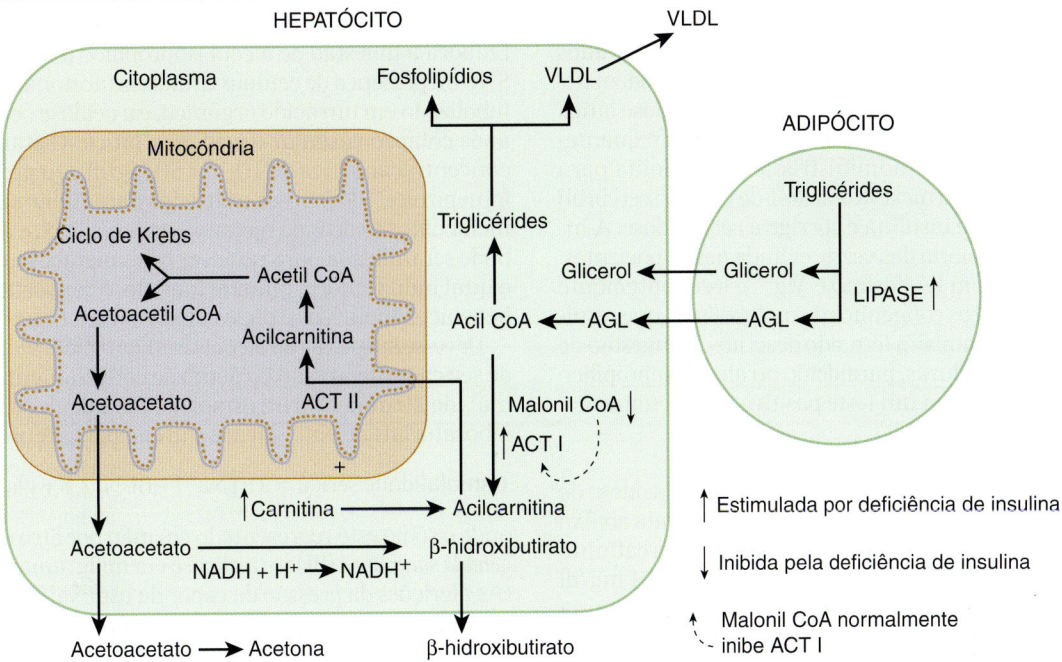

Figura 7-5 Fatores que encorajam a cetoacidose. Algumas reações são estimuladas pela deficiência de insulina (*seta para* cima), enquanto outras são inibidas pela deficiência de insulina e aumento do glucagon. A *seta curva aberta* indica que a acilcarnitina transferase (ACT) I é normalmente inibida pela malonil coenzima A (CoA). AGL, ácido graxo livre; NAD+, nicotinamida adenina dinucleotídeo (oxidado); NADH, nicotinamida adenina dinucleotídeo (reduzido); VLDL, lipoproteína de muito baixa densidade.

em mamíferos.[45] O ânion gap desta forma pode estar relativamente normal. A acidose D-lática pode estar associada a sintomas neurológicos e psiquiátricos. Pode ser tratada evitando alimentos que contenham lactobacilos (p.ex., iogurte e chucrute), diminuindo os carboidratos da dieta e pela administração de antibióticos orais.

Cetoacidose Diabética

O acúmulo de acetoacetato, β-hidroxibutirato e acetona ("corpos cetônicos") no organismo é referido como "cetoacidose". Este distúrbio parece necessitar tanto do aumento da mobilização de ácidos graxos livres a partir de estoques lipídicos quanto de sua conversão excessiva dentro de hepatócitos em corpos cetônicos (Fig. 7-5). Os triglicerídeos dentro da gordura são normalmente quebrados pela lipase em ácidos graxos livres e glicerol. A atividade da lipase é aumentada por baixas concentrações de insulina e aumento das concentrações de glucagon, catecolaminas e hormônio de crescimento. Ácidos graxos livres liberados de adipócitos são recolhidos pelo fígado e ligados à CoA para formar acil CoA. A acil CoA é transformada por esterificação em triglicerídeos e lipoproteínas ou transferida até a mitocôndria como um complexo com carnitina e então metabolizada em dióxido de carbono e água no ciclo de Krebs ou convertida em corpos cetônicos. A fração da acil CoA que é transferida para a matriz mitocondrial é incrementada por concentrações aumentadas de glucagon. Este transporte é mediado pela enzima acilcarnitina transferase I, que por sua vez é inibida pela quantidade presente de malonil CoA. A inibição normal da acilcarnitina transferase I pela malonil CoA é indicada pela seta curva na Figura 7-5. A concentração de malonil CoA cai quando há aumento de glucagon ou deficiência de insulina, e o transporte do fragmento acil para a matriz mitocondrial é consequentemente aumentado. O aumento do glucagon também eleva a quantidade de carnitina presente, acelerando ainda mais o movimento de acil CoA para a mitocôndria. O complexo acil CoA que adentra a mitocôndria é degradado sucessivamente para formar acetil CoA, a qual sob circunstâncias normais é incorporada no ciclo de Krebs e metabolizada oxidativamente em dióxido de carbono. Na CAD, as quantidades de acetil CoA produzidas excedem a capacidade do ciclo de Krebs em lidar com elas, e acabam sendo convertidas em corpos cetônicos. Cetoácidos são normalmente recolhidos e metabolizados em dióxido de carbono e água pelo músculo e rim em vez do fígado, mas esse processo pode estar reduzido na CAD.[45]

Existe em geral um equilíbrio entre β-hidroxibutirato, acetoacetato e acetona. Há em geral duas a três vezes mais β-hidroxibutirato que acetoacetato, mas esta relação pode estar significativamente aumentada se a P_{O_2} tecidual estiver diminuída. A hipóxia pode levar a uma subestimativa da severidade da "cetoacidose", pois testes-padrão para cetonas aferem acetona (que não é um ácido) e acetoacetato, mas não detectam β-hidroxibutirato (a qual não é uma cetona). Em indivíduos normais, a relação entre β-hidroxibutirato e acetoacetato é de 2:1. Na CAD, esta relação sobe para 2.5:1 a 3:1, e com a pobre perfusão tecidual e acidose lática associada, ela pode exceder 8:1.[46] Conforme a sensibilidade à insulina e estado volêmico melhora após a terapia, a conversão do β-hidroxibutirato em acetoacetato pode aumentar a quantidade de corpos cetônicos detectados, o que pode ser interpretado erroneamente como piora do quadro de cetoacidose.[46] O tratamento da cetoacidose é discutido em detalhes em outro local.[47]

A inanição frequentemente leva à cetoacidose dentro de 1 a 2 dias, particularmente após o exercício,[48] mas os níveis séricos de HCO_3^- raramente caem abaixo de 18 mEq/L. A cetoacidose por inanição também é atribuída à diminuição das concentrações de insulina, mas estas não caem a níveis tão baixos como aqueles encontrados na CAD, e há evidências de que a cetose estimula a secreção insulínica naqueles pacientes com função pancreática normal. Alcoólatras que consomem álcool excessivamente e param de beber e comer abruptamente podem desenvolver cetoacidose severa,[49,50] a qual pode ser subestimada em razão de um aumento desproporcional no β-hidroxibutirato. Eles geralmente se tornam desidratados pela êmese antes da admissão hospitalar, e, então, podem desenvolver acidose severa, frequentemente com acidose lática concomitante. As concentrações de glicose estão frequentemente baixas, e a glicose (administrada com tiamina para evitar a síndrome de Wernicke-Korsakoff de beribéri cerebral) estimula a secreção de insulina e corrige a cetoacidose. A insulina deve ser, na maioria das vezes, evitada nestes pacientes. A suplementação com K^+, fosfato e Mg^{2+} é frequentemente necessária. Vários erros congênitos do metabolismo que resultam em cetoacidose também têm sido descritos. A ingestão de uma dieta rica em gorduras, paraldeído ou álcool isopropílico também pode resultar em um teste positivo para cetonas.

Acidose Urêmica

A insuficiência renal não produz usualmente uma acidose de ânion gap até que a taxa de filtração glomerular caia abaixo de 20 mL/min e os níveis de ureia nitrogenada e creatinina aumentam para mais de 40 mg/dl (14,3 mmol/L) e 4 mg/dl (354 µmol/litro), respectivamente. No entanto, há alguma variação no limiar de filtração no qual a acidose de ânion gap se desenvolve em razão de diferenças na dieta e locais de dano renal.[46] A perda de néfrons é acompanhada de uma diminuição na capacidade de excretar tanto NH_4^+ quanto ânions. Vários ânions normalmente mantidos em baixa concentração por uma eliminação renal normal contribuem para o ânion gap, incluindo sulfato, fosfato e lactato. Após insuficiência renal aguda, as concentrações de HCO_3^- declinam caracteristicamente em 1 a 2 mEq/dia, mas caem mais rapidamente na presença de hipercatabolismo. A hemodiálise se torna necessária quando os níveis de HCO_3^- caem abaixo de 10 mEq/L. Formas mais leves de insuficiência renal podem ser acompanhadas de acidose hiperclorêmica (ver discussão posterior).

Formas Tóxicas de Ânion Gap de Acidose

Como notado na Tabela 7-3, inúmeras substâncias podem ser convertidas em íons hidrogênio e ânions pelo metabolismo, resultando em uma acidose de ânion gap. A estimulação do *sistema nervoso central* (SNC) por altas ingestões de aspirina inicialmente pode causar hiperventilação em adultos, mas isso é logo seguido de uma acidose metabólica de ânion gap. Salicilatos são por si só ânions, mas a maior parte da acidose observada após uma overdose está relacionada com a formação de ácidos orgânicos, particularmente ácido lático e cetonas.[51] Com concentrações muito altas de aspirina, a troca de HCO_3^-/Cl^- das hemácias é prejudicada, e isso pode levar à retenção tecidual de dióxido de carbono, que pode não ser aparente no sangue arterial em decorrência da previamente mencionada estimulação ventilatória. A alcalose respiratória inicial contribui para a produção de lactato. A administração de $NaHCO_3$ promove tanto a redistribuição de salicilatos dos tecidos para o sangue e excreção urinária por aprisionamento iônico, mas a alcalose severa e as perdas de K^+ devem ser evitadas; a hemodiálise pode ser útil. As infusões de glicose são utilizadas para aumentar a concentração de glicose no fluido cerebroespinhal, a qual está geralmente diminuída.[52]

A ingestão de álcoois voláteis são causas frequentes de acidose metabólica, mais comumente o metanol, isopropanol ou etilenoglicol. O metanol (álcool para antissepsia) é convertido em ácido fórmico, e o etilenoglicol (fluido do radiador) é convertido em ácido oxálico e outros ânions tóxicos. Ambos estes álcoois são metabolizados pelo álcool desidrogenase e causam acidose diretamente por meio de seus metabólitos. Embora a ingestão de álcool isopropílico leve à depressão do SNC e à presença de cetonas urinárias (acetona), ele não é metabolizado em um ácido orgânico, e a acidose ocorre somente após colapso vascular e acidemia lática. O etanol (até uma concentração sérica de 100 a 150 mg/dl), ou preferivelmente fomepizole,[53] devem ser utilizados para inibir a formação de metabólitos tóxicos do metanol e etilenoglicol, e a hemodiálise pode ser utilizada para remover estes metabólitos. O tolueno, o qual induz euforia quando inalado, é convertido em ácidos benzoicos hipúricos e pode causar severa hipercalemia.

Deve-se suspeitar de álcoois e etilenoglicol se a osmolalidade sérica na depressão do ponto de congelamento exceder em mais de 20 mmol/litro a osmolalidade calculada pelos valores laboratoriais de Na^+, glicose e ureia, pela seguinte equação:

$$\text{Osmolalidade sérica} = 2 \times [Na^+] + BUN/2,8 + \text{glicose}/18 \quad [9]$$

onde o sódio está representado em mEq por litro e a *ureia nitrogenada sanguínea* (BUN e a glicose em miligramas por decilitro. (As aferições da pressão de vapor da osmolalidade não devem ser utilizadas porque não detectam a presença de álcoois voláteis.) O "gap osmolar" também pode estar aumentado na "pseudo-hiponatremia" (devido à presença de excesso de lipídios ou proteínas no plasma) e após administração de manitol e corantes radiopacos, e estes fatores também necessitam ser avaliados. O mnemônico "mudpiles" é frequentemente utilizado pelos clínicos para lembrar das várias causas de acidose de ânion gap (metanol, uremia, cetoacidose diabética, propilenoglicol, infecção, acidose lática, etilenoglicol, salicilatos).

ACIDOSE HIPERCLORÊMICA

A acidose metabólica na ausência de um ânion gap elevado está usualmente associada à hipercloremia. A acidose hiperclorêmica pode ser observada em uma variedade de distúrbios renais e gastrointestinais, sendo que os últimos são mais comuns.

Acidose Tubular Renal

A acidose metabólica surge de uma série de distúrbios tubulares renais. Distúrbios da função tubular renal que resultam em acidose hiperclorêmica podem ser divididos em quatro categorias que podem ser diferenciadas por suas características clínicas e laboratoriais.[54-56] Defeitos particulares em diversas proteínas de transporte na membrana que respondem precisamente por certas formas hereditárias de *acidose tubular renal* (ATR) foram identificados, mas as definições clássicas ainda permanecem sendo as mais úteis clinicamente, e estas são detalhadas aqui.

Acidose Tubular Renal do Tipo I. A ATR tipo I, ou "clássica", envolve defeitos na secreção tubular ácida distal. Somente néfrons distais podem ocasionar a produção de uma urina ácida, de modo que, com lesões ou disfunções, torna-se impossível que o pH urinário esteja abaixo de 5,3, independentemente do quão acidótico este paciente está. O HCO_3^- sérico pode estar abaixo de 10 mEq/L. A excreção urinária de HCO_3^- é usualmente baixa, pois a maior parte do HCO_3^- é reabsorvida proximalmente. A infusão de HCO_3^-, portanto, pode ser utilizada para provar que o defeito é distal (ATR tipo 1) em vez de proximal (ATR tipo 2): a fração do HCO_3^- filtrado perdida na urina permanece baixa no tipo 1, mas é alto na ATR tipo 2. Outro defeito observado na ATR tipo 1 é a incapacidade em gerar alta P_{CO_2} na urina após infusão de HCO_3^-. Indivíduos normais produzem urina com valores de P_{CO_2} que excedem aqueles do plasma em mais de 30 a 100 mm Hg. Este fenômeno está relacionado com o transporte tubular distal de H^+ para formar H_2CO_3. A geração subsequente de dióxido de carbono a partir do HCO_3^- no néfron distal é relativamente lenta, pois há pouca anidrase carbônica na superfície luminal. A dissipação do dióxido de carbono pela urina além dos ductos coletores é ineficiente, em razão da pequena relação entre superfície e volume do trato urinário inferior. A P_{CO_2} urinária destes pacientes permanece abaixo de 40 mm Hg, pois são incapazes de secretar íons H^+ nos túbulos distais.

Como indicado na Tabela 7-4, vários distúrbios estão associados à ATR distal. Podem ser causados por uma ampla variedade de mutações, muitas das quais afetam a anidrase carbônica II, o trocador de ânions, ou a bomba de prótons (H^+-ATPase) em células intercaladas dos ductos coletores corticais renais. A acidose crônica leva à osteogenia após perda de Ca^{2+}, Mg^{2+} e PO_4^{2-} na urina. A precipitação de Ca^{2+} e PO_4^{2-} é normalmente inibida pela secreção tubular de citrato. Conforme a secreção de citrato tende a ser diminuída, isso e uma urina alcalina com calciúria e hipocitratúria parecem ser responsáveis por nefrolitíase e nefrocalcinose que caracterizam a ATR distal, mas não proximal. As perdas de K^+ tendem a estar aumentadas, em razão do aumento da troca de K^+ por Na^+ nos túbulos distais. Os defeitos de concentração são comuns.

Na ausência de terapia, a acidose progride implacavelmente na ATR distal, pois os ácidos fixos não podem ser excretados em sua taxa de produção. A hipocalemia pode ser particularmente severa com consequente fraqueza muscular ou até mesmo paralisia. O tratamento com 1 mEq/kg de $NaHCO_3$ diariamente (perto da taxa de geração de ácidos fixos pelo organismo) é em geral suficiente em adultos; é necessária maior quantidade em crianças. A desmineralização óssea é reduzida por esta terapia, e as perdas de K^+ são minimizadas.

Acidose Tubular Renal do Tipo 2. Na ATR tipo 2 ou proximal, a reabsorção de HCO_3^- está prejudicada em razão de um defeito na troca de íons proximal de H^+ por Na^+, a qual é mediada por um antiporte de Na^+-H^+ na membrana apical. Na maioria das vezes, o HCO_3^- é completamente removido do filtrado glomerular até que as suas concentrações séricas excedam 22 a 24 mEq/L, e as taxas de reabsorção máximas não são observadas até que as concentrações sejam de aproximadamente 28 mEq/L. Na ATR proximal, os valores de reabsorção máximos podem ser alcançados em uma concentração sérica de aproximadamente 18 mEq/L. Os túbulos distais não podem absorver mais de 15% a 20% da carga filtrada de HCO_3^-, fazendo que ele seja perdido na urina, ocasionando um aumento do pH urinário mesmo se o paciente estiver em acidose. Quando o HCO_3^- é normalizado em 25 mmol/litro após infusão de bicarbonato, mais de 10% do HCO_3^- filtrado é perdido pela urina na ATR tipo 2, comparado a menos de 5% em indivíduos normais e naqueles acometidos por ATR do tipo 1. Se os níveis séricos de bicarbonato caem abaixo do limiar de recuperação do HCO_3^-, então a perda urinária de bicarbonato cessa, o pH urinário cai, e a acidose não progride. Um paciente típico apresentará um valor sérico de HCO_3^- estável na faixa de 12 a 20 mEq/L. É comum constatar que pacientes acometidos por ATR proximal acidificam ao máximo sua urina, mas somente na presença de uma significativa acidose metabólica. Em alguns pacientes, pode ser necessário diminuir os níveis séricos de HCO_3^- para menos que os valores usuais com administração de NH_4Cl antes de observar a máxima acidificação urinária.

A ATR proximal pode ser uma lesão tubular isolada, mas está mais frequentemente associada a outros defeitos tubulares proximais que levam à perda de glicose, fosfato, aminoácidos e proteínas de baixo peso molecular (síndrome de Fanconi). A nefrolitíase e a nefrocalcinose não são características, mas os pacientes são susceptíveis à osteomalácia e raquitismo, caso o defeito de acidificação esteja associado à perda de cálcio e fosfato. Eles necessitam de muito mais $NaHCO_3$ (10 a 15 mEq/kg/dia) para corrigir a acidose que pacientes acometidos por ATR distal. O citrato de sódio é melhor tolerado que o $NaHCO_3$, e os tiazídicos podem diminuir as necessidades de álcalis administrados. Grandes quantidades

Tabela 7-4 Causas de Acidose Hiperclorêmica

ACIDOSE TUBULAR RENAL

Tipo 1 (Distal, Clássica), Hipocalêmica

Defeitos congênitos sem doença sistêmica (trocador de ânions, deficiente em AE1) ou com doença sistêmica (p.ex., síndrome de Ehlers-Danlos, anemia falciforme)

Hiperglobulinemia (p.ex., lúpus eritematoso sistêmico, fibrose pulmonar idiopática, síndrome de Sjögren, tireoidite, hepatite ativa crônica, cirrose biliar, vasculite)

Toxicidade por drogas (p.ex., anfotericina B, tolueno, analgésicos, lítio)

Nefrocalcinose (p.ex., hiperparatireoidismo primário, intoxicação por vitamina D, hiperoxalúria, doença de Fabry, doença de Wilson)

Doença tubular e intersticial renal (p.ex., pielonefrite e doença obstrutiva renal, rejeição de transplante renal)

Tipo 2 (proximal), Hipocalêmica

Distúrbios congênitos: isolados ou associados a retardo mental, anormalidades oculares

Seletivos (acetazolamida, sulfonamidas) ou associados à perda de glicose, fosfato, aminoácidos, proteínas de baixo peso molecular, lisozima, cadeias leves, ácido úrico

Genéticos (p.ex., cistinose, doença de Wilson)

Disproteinemias (p.ex., mieloma múltiplo, gamopatia monoclonal)

Intoxicação por drogas ou químicos (p.ex., tetraciclina fora da validade, metais pesados, ifosfamida)

Hiperparatireoidismo secundário com hipocalcemia (p.ex., deficiência ou resistência à vitamina D)

Doença intersticial renal (p.ex., doença cística medular, síndrome de Sjögren, transplante renal)

Tipo 3

ATR do tipo 1 e 2, deficiência da anidrase carbônica II

Tipo 4, Hipercalêmica

Deficiência de mineralocorticoides: doença de Addison, tuberculose, carcinoma metastático, autoimune, hemorragia adrenal, síndrome da imunodeficiência adquirida (AIDS), pacientes com doença severa, drogas (cetoconazol, fenitoína, rifampicina)

Estados hiporreninêmicos: diabetes melito, nefrite, lúpus, AIDS

Resistência a mineralocorticoides: pseudo-hipoaldosteronismo (congênito, espironolactona)

Medicamentos: diuréticos poupadores de potássio (amilorida, triantereno), inibidores da enzima conversora de angiotensina, trimetoprima, pentamidina, drogas anti-inflamatórias não esteroidais, ciclosporina A, inibidores β-adrenérgicos, agonistas β-adrenérgicos, heparina, overdose por digitálicos, lítio, antagonistas da insulina (diazoxida, somatostatina), succinilcolina

ACIDOSE HIPERCLORÊMICA NÃO RENAL

Diarreia

Drenagem pancreática

Ureterossigmoidostomia

Colestiramina (diarreia), NH_4Cl e hiperalimentação com infusões de aminoácidos, $CaCl_2$

Exposição a tolueno (produção de hipurato)

Perda de cetonas que poderiam ser convertidas em bicarbonato de NaHCO₃ exacerbam perdas de K⁺, e suplementos ou diuréticos poupadores de potássio são comumente necessários. Os níveis séricos de fosfato podem ser reduzidos se houver um defeito na reabsorção, e os níveis de fosfatase alcalina podem estar aumentados. Algumas doenças associadas à ATR proximal estão indicadas na Tabela 7-4.

Acidose Tubular Renal do Tipo 3. Uma ATR verdadeira do tipo 3 inclui características tanto de formas proximais quanto distais, mas não leva geralmente a um grande significado clínico. O maior grupo de pacientes nesta categoria, raramente vista nos dias atuais, era de neonatos ou crianças jovens acometidas por ATR distal hereditária que manifestaram alguma perda transiente de bicarbonato em túbulos proximais. Uma combinação semelhante de defeitos é também observada em um pequeno número de pacientes com uma forma hereditária de deficiência de anidrase carbônica II.

Acidose Tubular Renal do Tipo 4. A ATR do tipo 4 é causada seja por uma diminuição da produção de aldosterona ou hiporresponsividade tubular a este hormônio. A deficiência resulta em acidose hipercalêmica hiperclorêmica, já que a aldosterona estimula a secreção distal de H⁺ e K⁺, enquanto outras formas de ATR estão usualmente associadas à hipocalemia. A hipercalemia suprime a produção proximal de NH₃. Consequentemente, mesmo que o pH urinário possa estar baixo, a quantidade de ácido perdida pode ser insuficiente para evitar a acidose. Uma ampla variedade de distúrbios leva à baixa produção de aldosterona (Tabela 7-4), mas a diminuição da secreção de renina em pacientes idosos acometidos por nefropatia diabética é comum. A produção de aldosterona diminui em paciente acometidos por doenças severas com sepse e choque cardiogênico. Diuréticos poupadores de potássio, inibidores da enzima conversora de angiotensina, soluções intravenosas e heparina (a qual pode inibir a secreção de aldosterona) também podem causar hipercalemia e ATR do tipo 4. A hipercalemia está associada a uma alta incidência de arritmias (25%), hipertensão e fraqueza.

A maior parte do K⁺ encontrado na urina é secretado nos ductos coletores corticais, e a detecção da diminuição da secreção é facilitada pelo cálculo do *gradiente de potássio transtubular* (TTKG):

$$TTKG = \{[K^+]_{urina}/[K^+]_{plasma}\}/\{[Osm]_{urina}/[Osm]_{plasma}\} \quad [10]$$

onde [Osm] designa a osmolalidade. Esta relação corrige a relação de potássio entre a urina e o plasma para a concentração da urina, que ocorre mais distalmente no néfron. O TTKG deve ser maior que 8 em pacientes com hipercalemia e deve aumentar após administração de mineralocorticoides em pacientes com deficiência de aldosterona. A ausência de crescimento do TTKG após administração de mineralocorticoides sugere perda da sensibilidade tubular.

Acidose da Insuficiência Renal Progressiva. A ATR hiperclorêmica sem hipercalemia é característica de várias doenças renais associadas à perda de tecido renal e uma diminuição na taxa de filtração glomerular. A retenção de ácido nestes pacientes é atribuída a uma diminuição da capacidade dos rins em excretar NH₄⁺. Embora este declínio no bicarbonato sérico seja relativamente modesto, é geralmente recomendado que as concentrações séricas de HCO₃⁻ devem ser mantidas sobre 22 mEq/L após modesta suplementação de NaHCO₃, a fim de minimizar a reabsorção óssea, resistência à insulina e catabolismo proteico.[57]

Causas Gastrointestinais de Acidose Hiperclorêmica

A diarreia é uma causa mais comum de acidose hiperclorêmica que os distúrbios tubulares renais. No intestino normal, o Cl⁻ é seletivamente absorvido em troca do HCO₃⁻, mais no cólon que proximalmente. Normalmente, o volume de fluido das fezes e as perdas de Cl⁻ são modestas, mas, quando há diarreia, quantidades significativas de HCO₃⁻ podem ser perdidas. O ácido lático e outros ácidos orgânicos também são produzidos por microrganismos intestinais, e estes reduzem as concentrações verdadeiras de HCO₃⁻ nas fezes.[58] Todavia, estes ânions orgânicos não são prontamente absorvidos pelo cólon após trânsito rápido, e o resultado final é a perda de HCO₃⁻ pelo organismo, enquanto o Cl⁻ sérico é aumentado sem um incremento no ânion gap. A absorção de NH₄⁺ gerada pelas bactérias intestinais contribui para a acidose. A passagem de urina pelo intestino após ureterossigmoidostomia ou ureteroileostomia também pode causar acidose hiperclorêmica, pois o Cl⁻ tende a ser absorvido em vez do HCO₃⁻.

Cada litro de fluido diarreico pode resultar na perda de 200 mEq de HCO₃⁻. Os fluidos pancreático e biliar contêm 50 a 100 mEq de HCO₃⁻ por litro, e uma severa acidose hiperclorêmica pode surgir após perda destes fluidos. A colestiramina contém uma resina de troca de ânions que pode ocasionar acidose hiperclorêmica por meio da liberação de Cl⁻ em troca de HCO₃⁻. As perdas de K⁺ nas fezes diarreicas (30 a 60 mEq de K⁺ por litro) em troca do Na⁺ podem ser severas. Ademais, a depleção do volume extracelular promove secreção de aldosterona, o que por sua vez aumenta as perdas de K⁺ urinário. A acidose crônica aumenta a secreção renal de NH₄⁺, distinguindo-a da ATR, a qual pode ser detectada pela aferição da carga líquida da urina (ver posteriormente).

Causas Diversas de Acidose Hiperclorêmica

A alcalose respiratória é normalmente compensada por uma diminuição na reabsorção proximal de HCO₃⁻. A correção da alcalose respiratória pode produzir de forma transiente uma acidose hiperclorêmica, assim como alguns fluidos de hiperalimentação, NH₄Cl ou CaCl₂. O tolueno, inalado por viciados em cola, é convertido em ácido benzoico e hipurato, os quais são rapidamente excretados pelos rins com cátions, resultando em acidose hiperclorêmica. Algumas soluções intravenosas de aminoácidos sintéticos que podem ser tituladas com HCl em excesso (ácido hidroclorídrico) e infusões salinas diminuem as concentrações de HCO₃⁻ e aumentam as de Cl⁻ (ver discussão posterior).

Carga Líquida da Urina e Gap Osmolar

A aferição da *carga líquida da urina* (CLU), ou ânion gap urinário, pode ser utilizada para ajudar a distinguir entre acidose hiperclorêmica devido à diarreia ou ATR. Ao contrário do soro, a urina raramente contém quantidades significativas de HCO₃⁻ em pacientes em acidose, mas as concentrações de K⁺ e NH₄⁺ podem ser consideráveis. A CLU é calculada pela seguinte equação:

$$CLU = Na^+ + K^+ - Cl^- \quad [11]$$

Se o NH₄⁺ na urina estiver alto, então a concentração urinária de Cl⁻ excederá aquela de Na⁺ somado à de K⁺, e a CLU será negativa em 20 a 50 mEq/L. A CLU fornece uma estimativa do NH₄⁺ da urina e é negativa em casos de acidose hiperclorêmica causada por diarreia, pois a produção renal de NH₄⁺ está aumentada em resposta à acidose metabólica. Ao contrário, a CLU é mais positiva em pacientes com ATR, com produção e/ou excreção prejudicada de NH₄⁺. A presença de cetonas e outros ânions também pode fazer que a CLU seja negativa, e as aferições diretas de NH_4^+ fornecem um índice mais confiável do metabolismo ácido tubular renal. As concentrações de NH_4^+ também têm sido estimadas por meio do cálculo do gap osmolar urinário, que representa a diferença entre a osmolalidade urinária observada e calculada.

ACIDOSE DILUCIONAL

Uma acidemia modesta é observada quando a água dilui o sangue após ser trazida das células por aumento das concentrações extracelulares de solutos, como a glicose.[59] É geralmente atribuída ao fato de que o HCO_3^- plasmático cai em um grau maior que a PCO_2, que é regulada pelo cérebro.[60] As infusões salinas podem ter um efeito semelhante; contudo, a diluição associada à secreção inapropriada de hormônio antidiurético não é usualmente acompanhada pela acidose.[57]

MANIFESTAÇÕES CLÍNICAS

Talvez o sinal mais óbvio da acidose metabólica seja a resposta respiratória, que consiste em respiração lenta, porém profunda, conhecida como respiração de Kussmaul. É particularmente efetiva, pois a contribuição do espaço morto à ventilação é minimizada. Pacientes com acidose metabólica são frequentemente assintomáticos, e a hiperventilação pode não ser clinicamente óbvia. Após acidose mais severa, a dispneia pode ser problemática, e os pacientes se queixam de cefaleia, náuseas e êmese. Isso pode ser seguido de confusão mental, estupor, e até mesmo coma, os quais provavelmente estarão presentes na acidose respiratória. A acidose pode reduzir a responsividade miocárdica às catecolaminas e induzir vasodilatação arteriolar, mas estes efeitos são amplamente suspensos pelo aumento da secreção de catecolaminas e cortisol.[61] A venoconstrição é característica da acidose[62] e pode desviar sangue do volume central e desencadear edema pulmonar.[63] Arritmias, incluindo fibrilação ventricular, podem ser fatais.

A hipercalemia (apesar da depleção do K^+ total do organismo) é observada algumas vezes na acidose metabólica. Está frequentemente associada à CAD, mas isso está relacionado em grande parte com a hiperosmolaridade plasmática que faz que a água e o K^+, o principal cátion intracelular, saiam das células. Infusões de ácidos orgânicos muito menos provavelmente causarão hipercalemia que infusões de ácidos inorgânicos,[64] e a sabedoria popular de que a concentração sérica de K^+ aumenta de modo previsível com a acidose metabólica[65] não provou ser útil. Nem a hipercalemia encontrada na maioria dos pacientes com ATR dos tipos 1, 2 e 3 ou com diarreia, em razão das perdas simultâneas tanto de HCO_3^- quanto de K^+ com estes distúrbios.

A retenção crônica de mais de 10 mEq/L de H^+ por dia pode ser tolerada durante um período de anos em pacientes com doença renal crônica em razão do tamponamento pelos constituintes alcalinos ósseos (cálcio, fosfato e carbonato).[66,67] Quando a produção de ácidos excede a liberação de tampões ósseos, uma queda do HCO_3^- é inevitável. Evidências recentes sugerem que a carga ácida da dieta de Western, tipicamente rica em proteínas, pode não ser completamente excretada pelos rins, e que a falha muito discreta em eliminar a totalidade deve ser manejada pelo tamponamento ósseo. Durante muitas décadas de vida, este tamponamento ósseo cumulativo pode ajudar a explicar a alta incidência de osteopenia e osteoporose em idosos.

TERAPIA

O tratamento da acidose metabólica deve focar primariamente na correção do distúrbio metabólico responsável por seu surgimento e desarranjos hemodinâmicos, de oxigenação e eletrolíticos que resultam, ao invés da acidemia por si só. Por exemplo, a reposição insulínica e volêmica são os pilares da terapia diabética, diálise para acidose urêmica, e reversão do choque, isquemia local e hipoxemia para acidose lática. Se outra condição for responsável pela acidose lática (Tabela 7-3), então a terapia apropriada deve ser selecionada.[2]

A administração de $NaHCO_3$ ou de outros agentes alcalinos para casos de acidose metabólica é claramente indicada em pacientes com acidose metabólica crônica, assim como naqueles com acidose hiperclorêmica significativa (p.ex., ATR), a fim de prevenir o catabolismo ósseo e muscular, aliviar o esforço da dispneia e promover o crescimento em crianças. Na acidose metabólica severa aguda (especialmente nas acidoses de ânion gap endógenas), está se tornando claro que a administração de HCO_3^- não é sempre útil ou efetiva. Entretanto, agentes alcalinizantes ainda são indicados para contrabalancear a severa hipercalemia associada ou para aumentar a excreção de metabólitos ácidos de certas toxinas.[68] Na CAD severa, apesar do pH arterial chegar a níveis baixos como 6,8, a administração de bicarbonato não altera as taxas de correção de glicose ou *clearance* de cetoácidos quando comparada à administração equivalente de sódio dado como NaCl. Evidências equivalentes na sepse, hipoxemia severa e choque cardiogênico (novamente em estudos randômicos com controle de salina descritos previamente para CAD) não encontraram benefícios óbvios e frequentemente observaram parâmetros discretamente piores em pacientes tratados com bicarbonato (para revisão destes estudos, ver Swenson[69]). Uma série de possíveis consequências negativas da tentativa de alcalinização nestas condições tem sido reconhecida.[68,70-73] Estas incluem um desvio da curva de dissociação oxigênio-hemoglobina para a esquerda que pode prejudicar o fornecimento de oxigênio em tecidos já hipóxicos, maior produção de ácido lático ou supressão do *clearance* hepático de lactato com um aumento no pH, e a geração não metabólica de dióxido de carbono a partir do HCO_3^- com acidose intracelular paradoxal. Aumentos na PCO_2 associados à $NaHCO_3$ podem não ser observados no sangue arterial mesmo que a PCO_2 venosa mista esteja significativamente aumentada. Infusões excessivamente rápidas de $NaHCO_3$ podem resultar em uma diminuição paradoxal do pH do fluido cerebroespinhal e interstício cerebral se elas reduzirem o ímpeto de respirar. O equilíbrio do HCO_3^- com o fluido cerebroespinhal é muito mais lento que o equilíbrio correspondente do dióxido de carbono, e o aumento da PCO_2 causado pela hipoventilação tende a tornar o fluido cerebroespinhal mais ácido antes que o HCO_3^- possa se difundir neste compartimento. Pode haver uma queda abrupta no K^+ sérico conforme o potássio é devolvido ao compartimento celular, pois as soluções alcalinas usuais administradas são extremamente hipertônicas. Infusões de $NaHCO_3$ devem ser mantidas as mais baixas possíveis (usualmente menos que 200 mmol) a fim de evitar sobrecarga de volume, a qual pode ser de forma alternativa minimizada por hemodiálise contra uma solução de $NaHCO_3$. À medida que melhorem os distúrbios de base, tanto os corpos cetônicos quanto o lactato são metabolizados em HCO_3^-, resultando no desenvolvimento de alcalose pós-terapêutica. Embora seja frequentemente sugerido que quando o pH estiver muito abaixo de 7,2, infusões de $NaHCO_3$ podem provar salvar vidas pelo aumento da contratilidade cardíaca e resposta a pressores, os dados que suportam esta teoria são pouco convincentes. Como mencionado previamente em estudos comparando NaCl e $NaHCO_3$ equivalentes, quaisquer breves benefícios notados com o bicarbonato na pressão sanguínea podem simplesmente ser resultado da expansão volêmica por qualquer fluido que contenha sódio. Independentemente da causa da acidemia, se a administração de uma base for considerada necessária, o $NaHCO_3$ é preferível a soluções com lactato, pois o lactato é completamente ionizado em qualquer pH ainda compatível com a vida e não ocasiona tamponamento até que seja convertido em HCO_3^- pela função hepática normal.

Como uma primeira estimativa da quantidade necessária para aumentar o HCO_3^- sérico por um dado número de mEq por litro, é prática comum pressupor que o HCO_3^- adentra um espaço de 40% a 50% do peso corporal total. Não infrequentemente, muito mais é necessário para reparar o déficit. Porém, não devem ser realizadas tentativas de aumentar o pH a mais de 7,2 com tais infusões, e é prudente elevar a concentração de HCO_3^- para não mais que a metade do normal durante o primeiro dia. Determinações de P_{O_2}, P_{CO_2}, HCO_3^-, pH, glicose e eletrólitos do sangue arterial devem ser repetidas em intervalos frequentes, com a finalidade de monitorar a resposta à terapia.

No entanto, dada a falha de testes controlados em mostrar qualquer benefício após administração de bicarbonato nas mais severas acidoses metabólicas de ânion gap endógenas e as observações negativas mencionadas anteriormente, pode ser melhor, ainda que difícil, abster-se da utilização de fluidos alcalinizantes em todas estas circunstâncias. De fato, estudos orgânicos e celulares em animais revelam achados surpreendentes e inesperados que a recuperação da isquemia ou privação de oxigênio é claramente melhorada quando o meio de perfusão está ácido, e a recuperação é pior sob condições alcalinas, um fenômeno chamado de "o pH paradoxal".[68] Muitas explicações foram oferecidas, sendo que a mais intrigante assume que a acidose pode cessar a atividade de várias enzimas e proteínas responsáveis por muitas das vias pró-inflamatórias e oxidativas excessivamente ativadas associadas em lesões hipóxicas e sépticas que podem perpetuar a injúria corrente. Outro importante argumento contra tentativas agressivas de reduzir a acidose lática, independente do tratamento da(s) causa(s) inicial (is), é a falha do dicloroacetato, um composto que estimula a atividade da piruvato desidrogenase e entrada do piruvato na mitocôndria, em alterar resultados em pacientes com severa acidose lática.[74] Limitando a formação de lactato, a droga pode evitar que as células utilizem um combustível preferido sob estresse.[40]

ALCALOSE METABÓLICA

CONSIDERAÇÕES GERAIS

Tanto por razões diagnósticas e terapêuticas, é útil dividir as causas de alcalose metabólica entre aquelas associadas a uma diminuição no volume extracelular (sensível a cloreto) e aquelas associadas a volumes extracelulares normais ou aumentados (resistente a cloreto),[74a] (Tabela 7-5).

Tabela 7-5 Causas de Alcalose Metabólica

PERDA DE H⁺ PELO ORGANISMO
Responsiva a Cloreto com menos de 20 mEq/L de Cl⁻ na urina e normotensão
Perdas gastrointestinais de cloreto: estômago (êmese, aspiração, alguns adenomas vilosos, diarreia com perda de cloreto congênita, drenagem por ileostomia de grande volume)
Perdas renais de cloreto: diuréticos de alça e tiazídicos, pós-hipercapnia
Perdas de cloreto por sudorese: fibrose cística
Pós-hipercapnia: HCO_3^- elevado após resolução de acidose respiratória crônica
Resistente a Cloreto com mais de 20 mEq/L de Cl⁻ na urina e hipertensão
Hiperaldosteronismo (primário ou secundário), síndrome de Cushing, deficiência de cortisol 11-β-cetorredutase, alcaçuz, etc.
Síndrome de Liddle: aumento dos canais epiteliais de sódio (ENaC) nos ductos coletores
Resistente a Cloreto com mais de 20 mEq/L de Cl⁻ na urina, hipotensão ou normotensão
Síndrome de Bartter: reabsorção prejudicada de íons sódio e íons cloreto no ramo ascendente grosso da alça de Henle (variantes)
Síndrome de Gitelman: distúrbio do transportador de sódio/cloreto sensível a tiazídicos (NCCT) no túbulo contorcido distal
INGESTÃO EXCESSIVA DE HCO_3^-
Síndrome do leite-álcalis
Administração de ânions mal absorvidos (p.ex., penicilina)
Diálise do bicarbonato em doença renal em estágio final
Recuperação da cetoacidose ou acidose lática após administração de bicarbonato
Transfusões sanguíneas extensas (citrato)
REDUÇÃO DO VOLUME DO FLUIDO EXTRACELULAR

ALCALOSE RESPONSIVA A CLORETO

Perdas Gastrointestinais

Como indicado previamente, as perdas de ácido pelo trato gastrointestinal superior geram uma alcalose que é inicialmente associada a aumento da excreção renal de Na^+. A depleção do volume do *fluido extracelular* (FEC) causa uma diminuição da taxa de filtração glomerular e está associada a um aumento da secreção de aldosterona. Isso melhora a reabsorção de HCO_3^-, e a alcalose persiste mesmo após resolução de todos os fatores incitantes (p.ex., quadro prolongado de êmese e sucção nasogástrica contínua). Nestes pacientes, o Cl^- é avidamente reabsorvido pelos túbulos, e as concentrações na urina permanecem menores que 10 mEq/L. A correção da alcalose metabólica depende da reposição das perdas de Cl^-, principalmente administradas como soluções salinas. Embora a diarreia usualmente gere uma acidose hiperclorêmica (ver discussão anterior), a alcalose pode raramente ocorrer após troca de Cl^- por HCO_3^- através da mucosa do íleo[75] e por uma minoria de adenomas vilosos do cólon.

Diuréticos

Estes agentes são a causa mais comum de perdas excessivas de fluido pelos rins. Quando o fornecimento de Na^+ ao néfron distal persiste apesar da depleção do volume extracelular (p.ex., após terapia diurética), a secreção de H^+ por este segmento é aumentada. Nestas condições, as concentrações de Cl^- na urina podem ser apreciáveis. Tanto diuréticos de alça (furosemida, bumetanida, ácido etacrínico) quanto tiazídicos podem promover a secreção de H^+ e K^+ pelos segmentos mais distais do néfron. Isso frequentemente resulta em alcalose hipocalêmica severa.

Sudorese

A alcalose metabólica também tem sido relatada em pacientes com fibrose cística, que tendem a perder proporcionalmente mais Cl⁻ que HCO_3^- em seu suor.

Ventilação Mecânica

A alcalose não é infrequentemente observada em pacientes ventilados mecanicamente tratados para hipercapnia crônica. Deve-se ter cuidado para evitar incrementos abruptos na ventilação, o que pode resultar em alcalose metabólica com risco de morte. O pH arterial e os níveis plasmáticos de HCO_3^- destas pessoas podem permanecer altas e inibir a ventilação espontânea a menos que as perdas de Cl⁻ sejam restauradas, geralmente na forma de KCl. A acetazolamida também pode ser útil porque inibe a reabsorção tubular renal de HCO_3^-, mas sua utilização requer monitoramento cuidadoso naqueles que não estão sendo submetidos à ventilação mecânica com função pulmonar limitada (volume expiratório forçado em 1 segundo < 1 litro) e deve ser evitada naqueles com insuficiência renal ou hepática.

Ânions não Reabsorvíveis

Sais sódicos de penicilina ou outros ânions que não podem ser reabsorvidos pelos túbulos renais podem estimular as perdas de ácidos e K⁺ em pacientes com depleção volêmica.

ALCALOSE RESISTENTE A CLORETO

A alcalose metabólica pode estar associada a volumes de FEC normais ou aumentados, particularmente na presença de secreção excessiva de aldosterona. Mineralocorticoides atuam para aumentar a secreção tanto de H⁺ quanto de K⁺, e retenção de Na⁺ pelo néfron distal. Isso resulta em uma alcalose hipocalêmica que está associada a uma modesta expansão do volume da FEC. A retenção de Na⁺ e Cl⁻ parece ser limitada à expansão da FEC, e o débito e ingestão de Na⁺ se tornam iguais. Ao contrário de situações nas quais há diminuição da FEC, o Cl⁻ é perdido na urina após alcalose metabólica que é causada por secreção excessiva de mineralocorticoides (Cl⁻ da urina maior que 20 mEq/L). A manutenção da alcalose metabólica é resultado da secreção persistente excessiva de mineralocorticoides, assim como a hipocalemia.

Qualquer alteração no eixo renina-angiotensina-aldosterona que promova secreção de aldosterona também causa esta forma de alcalose metabólica (Tabela 7-5) por seus efeitos estimulatórios sobre duas diferentes populações de células no néfron distal.[76] A troca tubular distal de K⁺ por Na⁺ parece ser confinada às células principais, localizadas no ducto coletor cortical. Um potencial negativo no lúmen é estabelecido, o que facilita a secreção de H⁺ pelas células intercaladas alfa posicionadas mais distalmente, pois mais íons Cl⁻ são deixados para trás comparados a outros cátions. Pacientes com edema devido à hepatopatia, síndrome nefrótica ou insuficiência cardíaca congestiva podem secretar aldosterona em excesso, pois seu volume sanguíneo arterial efetivo está reduzido, mesmo que seu volume FEC total esteja aumentado. O desenvolvimento de alcalose hipocalêmica é particularmente provável quando são administrados diuréticos.

A patogenia de várias formas de alcalose metabólica hipoclorêmica hipocalêmica congênita não associadas a hiperaldosteronismo (síndrome de Bartter e síndrome de Gitelman) levou a anormalidades em transportadores tubulares renais.[77]

INGESTÃO EXCESSIVA DE ÁLCALIS

Embora os rins normalmente possam excretar grandes quantidades de HCO_3^-, a alcalose metabólica pode ocasionalmente ser gerada pela ingestão excessiva de HCO_3^- ou outros ânions que sejam metabolizados em HCO_3^-, especialmente em pacientes com insuficiência renal. Por exemplo, a alcalose metabólica pode ser observada em pacientes que ingerem quantidades extremamente grandes de HCO_3^- e leite (síndrome leite-álcali, a qual está associada à calcificação renal), após jejum (devido à conversão de cetonas em HCO_3^-),[74] e após transfusões de grandes quantidades de sangue (conversão de citrato em HCO_3^-).[78] Na ausência de depleção de volume ou doença renal, a alcalose devido à ingestão aumentada de HCO_3^- rapidamente é resolvida assim que a ingestão for restrita.

CONTRAÇÃO DE FLUIDO EXTRACELULAR

A perda hídrica do plasma pode induzir uma modesta alcalemia que é algumas vezes referida como uma alcalose por "contração" e está relacionada com o aumento relativamente maior de HCO_3^-, comparado à P_{CO_2}. Seria provavelmente mais apropriado designar isso como uma *alcalose por concentração* para distingui-la da alcalose por contração que é causada por depleção do líquido do FEC, o que promove excreção renal de ácidos e alcalemia (ver discussão anterior).

MANIFESTAÇÕES CLÍNICAS

A alcalose metabólica frequentemente permanece assintomática e frequentemente não é tratada mesmo após a descoberta. Todavia, ela pode estar associada à mortalidade significativa, particularmente quando o pH for maior que 7,5 e a [HCO_3^-] maior que 45 mmol.[79-81] A alcalose tende a aumentar a afinidade da hemoglobina pelo oxigênio, reduzindo assim o fornecimento de oxigênio aos tecidos. Ela também diminui a ventilação pela supressão dos corpos carotídeos e pode contrair a vasculatura periférica, limitando ainda mais o suprimento de oxigênio aos tecidos.

A hiperirritabilidade neuromuscular pode ser observada na alcalose e tem sido atribuída em parte ao aumento da ligação do cálcio à albumina. Contrações e tetania podem ser precedidas pelos sinais de Chvostek e Trousseau, e podem ocorrer convulsões. A alcalose metabólica está usualmente associada à hipocalemia, a qual pode ser responsável por arritmias supraventriculares e ventriculares.[80] A alcalose promove movimento intracelular de K⁺ e pode também causar um aumento no ânion gap por conta da remoção de H⁺ da albumina e aumento da geração de lactato.

TERAPIA

O tratamento da alcalose metabólica depende do estado do volume do FEC. Pacientes com perda de volume do FEC podem ser distinguidos daqueles com excesso de volume com base no Cl⁻ da urina, o qual está usualmente menor que 10 mEq/L na primeira situação e maior que 20 mEq/L na última. Para pacientes acometidos por severas perdas de volume sustentadas, os fluidos que contêm Na^+, Cl^-, K^+ e Mg^{2+} são frequentemente indicados.

A administração de fluidos em pacientes com edema em alcalose é geralmente inapropriada. A espironolactona é útil na presença de secreção de mineralocorticoides em excesso. A acetazolamida, um inibidor da anidrase carbônica, pode ser útil em pacientes em alcalose pós-hipercapneica, embora sua administração possa aumentar a perda de K^+ e ocasionalmente causar dano hepático e encefalopatia hepática. Ainda que o NH_4Cl e o hidrocloreto de arginina possam ser utilizados para tratar a alcalose, sua utilização deve ser evitada em pacientes com hepatopatia severa, pois estes agentes podem precipitar coma hepático por meio da diminuição da síntese de ureia e/ou elevação das concentrações de NH_3. Eles também podem induzir hipercalcemia e aumentar os níveis de ureia em pacientes com azotemia.

Infusões de HCl (em uma concentração de 100 a 200 mEq/L) podem ser mais seguras que o NH_4Cl em pacientes com doença hepática ou renal, mas estas infusões requerem acesso central confirmado radiologicamente pela localização da ponta do cateter na veia cava superior, a fim de minimizar a probabilidade de necrose tecidual e hemólise causada por infusão de ácidos. De forma alternativa, a intubação e hipoventilação intencional para aumentar a P_{CO_2}, reduzindo assim o pH arterial, podem ser empregadas. A alcalose metabólica severa também pode ser tratada por hemodiálise. Antagonistas de receptores histamínicos H_2 ou inibidores da bomba de prótons gástrica (H^+-K^+-ATPase) são úteis em pacientes que estejam sendo submetidos à sucção nasogástrica.

ACIDOSE RESPIRATÓRIA

CONSIDERAÇÕES GERAIS

A acidose respiratória é um problema frequentemente frustrante para pacientes com insuficiência respiratória. A P_{CO_2} é normalmente mantida dentro dos estreitos limites pelo centro respiratório dentro do SNC. Quimiorreceptores que respondem a alterações na P_{CO_2} estão presentes no bulbo, próximos ao assoalho do quarto ventrículo, e nos corpos carotídeos. Ambos os locais são estimulados por alterações no pH associadas a alterações na P_{CO_2}. Normalmente, a P_{CO_2} arterial é controlada principalmente por quimiorreceptores centrais, os quais podem ter a sensibilidade aumentada por conta da percepção concomitante por quimiorreceptores periféricos hipercapneicos. Todavia, eles podem ser suprimidos por hipóxia e hipercapnia crônicas, especialmente em pacientes com DPOC severa. Quando isso acontece, a ventilação é mantida pelos corpos carotídeos que respondem a alterações na P_{O_2} e pH. Se a P_{O_2} for elevada excessivamente, a resposta dos corpos carotídeos pode ser suprimida, levando à hipercapnia progressiva e narcose. Aumentos agudos na P_{CO_2} são tamponados por tampões que não sejam o HCO_3^- para formar bicarbonato, mas as suas concentrações raramente excedem 30 mEq/L durante as primeiras 24 horas de hipercapnia. Aumentos na P_{CO_2} resultam em uma acidose intracelular dentro das células tubulares renais que favorece a excreção de ácidos, e durante os próximos dias, a excreção ácida é acelerada por um crescimento na formação de NH_4^+.

Tabela 7-6 Causas de Acidose Respiratória

DEPRESSÃO DO SISTEMA NERVOSO CENTRAL
Drogas: opioides, sedativos, anestésicos
Oxigenoterapia na DPOC
Síndrome da obesidade-hipoventilação
Distúrbios do sistema nervoso central

DISTÚRBIOS NEUROMUSCULARES
Neurológicos: esclerose múltipla, poliomielite, lesões do nervo frênico, lesões medulares altas, síndrome de Guillain-Barré, botulismo, tétano, esclerose lateral amiotrófica
Placa motora: miastenia *gravis*, cloreto de succinilcolina, curares, aminoglicosídeos, organofosforados
Músculo: hipocalemia, hipofosfatemia, distrofia muscular, pólio

OBSTRUÇÃO DAS VIAS AÉREAS
DPOC
Aspiração aguda, laringospasmo

RESTRIÇÃO DA PAREDE TORÁCICA
Pleural: efusões, empiema, pneumotórax, fibrotórax
Parede torácica: cifoescoliose, esclerodermia, espondilite anquilosante, obesidade extrema

DISTÚRBIOS RESTRITIVOS PULMONARES SEVEROS
Fibrose pulmonar
Infiltração parenquimatosa: pneumonia, edema

ANORMALIDADES NO TRANSPORTE SANGUÍNEO DE CO_2
Diminuição da perfusão: insuficiência cardíaca, parada cardíaca com ressuscitação cardiopulmonar, embolia pulmonar extensa, anemia severa
Inibição da anidrase carbônica – altas doses de acetazolamida

CAUSAS

Qualquer processo que interfira com a ventilação pode levar à acidose respiratória (Tabela 7-6; também Cap. 99). A DPOC é a causa mais frequente deste problema, relacionada principalmente com condições mecânicas que diminuem a ventilação alveolar. Doenças pulmonares intersticiais menos provavelmente aumentarão os valores de P_{CO_2} a não ser que este aumento seja severo. Processos infiltrativos extensos (incluindo pneumonias e todas as formas de edema pulmonar) e grandes efusões pleurais podem diminuir a ventilação alveolar. Após significativa obstrução embólica aguda da artéria pulmonar, a ventilação desperdiçada em virtude do aumento do espaço morto alveolar pode explicar aumentos súbitos na ventilação, ou pode ocorrer hipercapnia se a ventilação não puder ser aumentada. Em tais situações, a ventilação do espaço morto pode ser medida diretamente pela coleta de gases do sangue arterial e expirados mistos. Um diafragma paralisado, ou extensas fraturas de costela que levam ao tórax instável unilateral podem causar um modo de ventilação ineficaz.

A hipoventilação é a complicação mais séria de uma ampla variedade de distúrbios neuromusculares (Tabela 7-6). Os centros respiratórios centrais podem ser deprimidos agudamente ou cronicamente por narcóticos ou por qualquer processo que lesione o tronco encefálico, incluindo hipoxemia crônica e hipercapnia. Um distúrbio complexo do centro respiratório pode ocorrer em pacientes com a síndrome da obesidade-hipoventilação. Episódios de apneia durante o sono são comuns nestas pessoas e estão relacionados com a obstrução de vias aéreas ou a uma falha central para iniciar a ventilação, ou ambos.

Raramente, se o débito cardíaco estiver baixo, ou se a anemia for severa, e/ou se certas drogas são utilizadas que interfiram com a alta eficiência normal do transporte e troca do dióxido de carbono pelas hemácias (Tabela 7-6), pode ocorrer retenção de dióxido de carbono nos tecidos sem reflexo na P_{CO_2} arterial.[82,83] De fato, conforme aumenta o dióxido de carbono nas proximidades dos quimiorreceptores centrais, a ventilação pode ser estimulada suficientemente para causar uma hipocapnia arterial paradoxal que pode ser confundida como uma evidência de alcalose respiratória primária. Se a P_{CO_2} for aferida na circulação venosa (P_{CO_2} venosa mista), haverá elevação da P_{CO_2} e pH menor, revelando o verdadeiro estado da homeostase do dióxido de carbono.

MANIFESTAÇÕES CLÍNICAS

Se a hipoventilação for causada por distúrbios neuromusculares ou mecânicos, o paciente estará dispneico e taquipneico. Ao contrário, se houver lesão do centro respiratório, a ventilação pode estar reduzida sem qualquer sensação de dispneia. As consequências fisiológicas e clínicas da acidose respiratória tendem a ser mais sérias em estados agudos que em crônicos. Elevações na P_{CO_2} causam vasodilatação sistêmica que é particularmente evidente na circulação cerebral. O fluxo sanguíneo cerebral e as pressões intracerebrais aumentam e podem levar a um quadro de pseudotumor cerebral com papiledema, distensão venosa retinal e hemorragias retinais. O paciente pode se queixar de dispneia e manifestar tiques (trações súbitas) mioclônicos, asteríxis, tremor, inquietude e confusão. O coma pode ser observado com valores de P_{CO_2} de 70 a 100 mm Hg quando o início da hipercapnia for abrupto. Níveis significativamente maiores podem ser bem tolerados em pacientes com acidose respiratória crônica, que têm concentrações muito maiores de HCO_3^- pela compensação renal. A vasodilatação periférica e aumento do débito cardíaco promovem calor e rubor cutâneo e pulso saltitante (hipercinético). Arritmias são observadas ocasionalmente. Aumentos discretos no fosfato sérico e K^+, e diminuições no lactato e piruvato foram descritos na acidose respiratória aguda, e o Na^+ sérico pode aumentar modestamente tanto na hipercapnia aguda quanto na crônica.

TERAPIA

O tratamento da acidose respiratória depende da restauração da ventilação adequada. Na DPOC, deve-se ter atenção sobre a broncodilatação, suplementação adequada de oxigênio e alívio da ansiedade ou outras causas de aumento da taxa metabólica. A administração indiscriminada e descontrolada de altas concentrações de oxigênio deve ser evitada. O fenômeno de hipercapnia induzida por oxigênio nestes pacientes é em geral observado no departamento de emergência e unidade de terapia intensiva quando os pacientes apresentam severa hipoxemia, hipercapnia e fadiga. A correção súbita da hipoxemia arterial causa maior hipercapnia por uma combinação de três mecanismos: (1) pela depressão de um estímulo de quimiorreceptores periféricos ativados por alta hipóxia que causa mais hipoventilação, (2) por alívio da vasoconstrição pulmonar hipóxica em regiões pulmonares mal ventiladas que reduz ainda mais a capacidade do pulmão em eliminar o dióxido de carbono conforme aumenta a perfusão local de regiões mal ventiladas, e (3) pela saturação da hemoglobina com oxigênio que faz que prótons previamente tamponados na desoxi-hemoglobina sejam liberados com geração subsequente de mais dióxido de carbono a partir de estoques de HCO_3^- (efeito Haldane). O baixo fluxo de oxigênio geralmente é suficiente para aumentar a P_{O_2} a níveis satisfatórios (60 mm Hg e saturação arterial de oxigênio [SO_2 arterial] ≈ 90%); elevações maiores não são necessárias nem aconselháveis. Se a utilização de um ventilador se tornar necessária, deve-se ter cuidado para que a P_{CO_2} não seja diminuída em mais de 10 mm Hg a cada hora, para evitar alcalose metabólica com risco de morte. Se opioides forem responsáveis pela depressão respiratória central, a acidose respiratória pode ser aliviada por naloxona. A aminofilina atua como um estimulante do centro respiratório, mas os níveis sanguíneos devem ser monitorados cuidadosamente. O bicarbonato é na maioria das vezes contraindicado, pois tende a diminuir o estímulo respiratório e aumentar os níveis de dióxido de carbono nos tecidos.

A "hipercapnia permissiva" com aumentos gradativos na P_{CO_2} de 10% por hora até chegar a níveis tão altos como 100 mm Hg pode ajudar a atenuar o dano pulmonar por barotrauma associado à ventilação mecânica. Esta abordagem é frequentemente utilizada em pacientes com injúria pulmonar aguda, síndrome da angústia respiratória aguda, insuficiência respiratória neonatal ou asma por hipoventilação com volumes tidais menores que 7 mL/kg e pressões de platô menores que 30 a 35 cm H_2O. O valor das infusões de bicarbonato para reversão da acidose nestes pacientes permanece incerto. A hipercapnia permissiva deve ser evitada naqueles com trauma craniano, aumento da pressão intracerebral, ou disfunção cardíaca.

ALCALOSE RESPIRATÓRIA

CONSIDERAÇÕES GERAIS

Embora a alcalose respiratória seja um distúrbio comum e em alguns momentos seja um sinal prognóstico sério, ela raramente apresenta um impacto significativo sobre o estado clínico de pacientes e geralmente requer poucas terapias específicas para reverter diretamente a hiperventilação. Alterações no pH relacionadas com a hiperventilação são rapidamente moderadas pelo tamponamento tecidual e, em menor extensão, pela liberação de ácido lático, como descrito anteriormente. Contudo, as concentrações de HCO_3^- não caem usualmente abaixo de 18 mEq/L agudamente, e mesmo após compensação renal, uma concentração de HCO_3^- menor que 16 mEq/L deve levantar a possibilidade de uma acidose metabólica independente.

CAUSAS

É conveniente dividir as causas de alcalose respiratória em três categorias principais: hipóxia, doenças pulmonares e distúrbios do SNC (Tabela 7-7). Tanto a hipóxia central (arterial) quanto periférica (capilar) são causas de hiperventilação. Decréscimos na P_{O_2} arterial estimulam os corpos carotídeos diretamente. Ao contrário, a hipóxia tecidual causada por diminuição do débito cardíaco, choque, anemia severa ou afinidade excessiva entre hemoglobina e oxigênio resulta na produção de ácido lático e outros estímulos, os quais são

Tabela 7-7 Causas de Alcalose Respiratória

ESTIMULAÇÃO DO SISTEMA NERVOSO CENTRAL
Síndrome da hiperventilação, ansiedade, gravidez
Doença cerebrovascular, hemorragia subaracnoide
Meningite, encefalite
Septicemia, hipotensão
Insuficiência hepática
Drogas: salicilatos, nicotina, xantinas, quetiapina, hormônios progestacionais (e gravidez)

REMOÇÃO EXCESSIVA DE CO_2
Ventiladores mecânicos
Hemodiálise por acetato, máquina coração-pulmão, oxigenação por membrana extracorpórea

HIPÓXIA
Altitudes altas
Anemia severa, hemoglobinopatia
Diminuição do débito cardíaco

DOENÇA PULMONAR
Pneumonia, fibrose intersticial, fibrose pulmonar, embolia, edema
Desvio da direita para esquerda

PRODUÇÃO DIMINUÍDA DE CO_2
Mixedema, hipotermia

---

percebidos no sangue pelos quimiorreceptores carotídeos e por outros quimiorreceptores menos bem definidos nos tecidos próprios afetados. A escalada íngreme a altitudes maiores que 8.000 pés pode levar à doença da altitude aguda. Os sintomas em geral incluem dispneia, indisposição, cefaleia, insônia, anorexia, náusea, êmese, respiração periódica e taquicardia. Estas manifestações hipóxicas diminuem gradativamente após alguns dias com a aclimatação.

Muitos distúrbios pulmonares estão associados à hiperventilação. A hipóxia certamente tem um papel, mas, além disso, têm sido descritos receptores no tecido pulmonar ativados por estímulos irritantes locais e acúmulo de fluido, e permanecem ativados mesmo após correção da hipoxemia.

Os distúrbios do SNC estão entre as causas mais comuns de alcalose respiratória. A ansiedade pode provocar hiperventilação (síndrome da hiperventilação). A estimulação central da respiração também é comum em uma ampla variedade de lesões intracerebrais. Várias drogas e hormônios (notavelmente salicilatos, teofilina e progesterona) estimulam a ventilação (Tabela 7-7), e a hiperventilação pode ser um sinal precoce tanto de sepse devido a bactérias gram-negativas e insuficiência hepática devido ao acúmulo de amônia quanto de aminas que são conhecidamente responsáveis por estímulo do centro respiratório.

MANIFESTAÇÕES CLÍNICAS

Várias manifestações da alcalose respiratória podem estar relacionadas em parte com uma queda na concentração sérica livre de Ca^{2+} devido ao aumento da ligação a proteínas séricas. O fosfato também pode diminuir discretamente e algumas vezes cair a níveis baixos em pacientes que tiveram alcalose respiratória severa prolongada. Tem sido sugerido que esta diminuição do fosfato esteja relacionada com a ativação da glicólise e fosforilação de metabólitos de glicose assim produzidos. Hiponatremia e hipocloremia discretas, assim como a hipocalemia,[70] também têm sido relatadas em pacientes com alcalose respiratória aguda. Algumas das alterações do SNC na alcalose respiratória aguda podem ser causadas por vasoconstrição cerebral hipocapneica, levando à redução do fluxo sanguíneo e hipóxia tecidual. Frequentemente, a hiperventilação deliberada é utilizada para reduzir o fluxo sanguíneo cerebral em estados de herniação cerebral iminente por altas pressões intracranianas, mas estão surgindo evidências de que seja útil somente por poucas horas como uma medida temporária para permitir um alívio mais definitivo da pressão por outros meios.

Pânico, fraqueza e uma sensação de temor iminente são comuns, assim como parestesia e fraqueza muscular ou câimbras. Assim como na alcalose metabólica, os sinais de Trousseau e Chvostek podem frequentemente ocorrer, e podem seguir tetania ou convulsões explícitas, particularmente em pacientes com convulsões prévias por diáteses. A visão e a fala podem ser prejudicadas, e pode ocorrer síncope. Alterações eletrocardiográficas transientes podem lembrar aquelas da isquemia miocárdica; este achado pode ser particularmente enganoso porque não é incomum para pacientes que estejam hiperventilando se queixarem de desconforto no peito. De fato, a hipocapnia aguda, por exemplo após ventilação mecânica, pode induzir espasmos das artérias coronarianas, angina, arritmias cardíacas assombrosas e elevações de ST em pacientes acometidos por doença das artérias coronarianas. A alcalose respiratória aguda pode aumentar o nível sérico de cloreto e lactato e as concentrações de ânion gap, e reduzir as concentrações séricas de K^+.

TERAPIA

A tranquilização e reinalação em um pequeno saco de papel são frequentemente tudo o que é necessário para controlar a hiperventilação associada a ataques de ansiedade. Em casos mais severos, inibidores β-adrenérgicos provaram ser úteis, e pode ser indicada a terapia específica para ansiedade. A administração de acetazolamida ou corticosteroides antes de escalar altas altitudes pode prevenir a doença da altitude aguda em pessoas susceptíveis. A ventilação é estimulada pela acetazolamida, mas o mecanismo pelos quais os corticosteroides funcionam permanece incerto. A correção da alcalose respiratória em outras condições, como coma hepático e distúrbios pulmonares, depende do tratamento da doença primária. A inalação do dióxido de carbono por pacientes com coma hepático não tem sido útil.

Pontos-chave

- Análises acidobásicas clínicas devem ser consistentes com a terminologia de Brønsted-Lowry, a qual suplantou terminações mais antigas que não são suficientemente compreensíveis ou precisas. A utilização do pH é preferível à concentração do íon hidrogênio para a quantificação da acidez.
- A P_{CO_2} arterial fornece um critério "respiratório" adequado para determinar se a ventilação alveolar está apropriada para a taxa na qual o dióxido de carbono está sendo produzido no organismo. Anormalidades na P_{CO_2} arterial podem ser causas "primárias" do pH anormal ou respostas "secundárias", as quais minimizam os distúrbios de pH.

- Um distúrbio "metabólico" se refere a um acúmulo ou perda líquida de ácidos e bases não voláteis do organismo, e pode ser primário ou secundário. Tanto os rins quanto outros órgãos, incluindo o trato gastrointestinal e pele, podem estar envolvidos. Nenhum parâmetro único representa um índice ideal de distúrbios metabólicos acidobásicos *in vivo*, mas a utilização tradicional do HCO_3^- é, provavelmente, a de mais fácil utilização para distinguir entre distúrbios primários, compensatórios e mistos.
- A incorporação das concentrações de eletrólitos na análise permite o cálculo do ânion gap e diferenças de íons fortes, além de identificação de vários processos envolvidos tanto na acidose quanto na alcalose metabólica. Entretanto, estas aferições devem ser sempre acompanhadas pela aferição de parâmetros acidobásicos convencionais (pH_a, P_{CO_2} arterial, e HCO_3^-).
- A correção do distúrbio metabólico ou respiratório subjacente representa a forma mais efetiva de tratar o distúrbio acidobásico.

As Referências estão disponíveis exclusivamente no site www.elsevier.com.br/expertconsult

SEÇÃO C

MECANISMOS DE DEFESA E IMUNOLOGIA

8 EPITÉLIO ALVEOLAR E SURFACTANTE PULMONAR

ROBERT J. MASON, MD • LELAND G. DOBBS, MD

INTRODUÇÃO	Proteína Surfactante B	Deficiência Hereditária da Proteína Surfactante B
ALVÉOLOS	Proteína Surfactante C	Deficiência Hereditária e Mutações da PS-C
JUNÇÕES INTERCELULARES NO EPITÉLIO ALVEOLAR	Proteína Surfactante D	
CÉLULAS ALVEOLARES DO TIPO I	**SECREÇÃO E PROCESSAMENTO EXTRACELULAR DE SURFACTANTE**	Síndrome da Angústia Respiratória Aguda
CÉLULAS ALVEOLARES DO TIPO II	**ANORMALIDADES DO SURFACTANTE NA DOENÇA PULMONAR**	Doenças Pulmonares Intersticiais
FISIOLOGIA DO SURFACTANTE PULMONAR	Deficiência Primária do Surfactante no Recém-nascido	Doenças Pulmonares Obstrutivas
COMPOSIÇÃO E TAMANHOS DO *POOL*		Outras Doenças Pulmonares
Proteína Surfactante A		

INTRODUÇÃO

A principal função do pulmão é promover o intercâmbio de gases respiratórios entre os compartimentos sanguíneo e aéreo, que ocorre na região alveolar do pulmão. No pulmão adulto, a barreira alveolocapilar, que permite uma troca gasosa eficiente, é formada por extensões citoplasmáticas finas de *células alveolares tipo I* (TI) e por células endoteliais capilares, separadas por uma membrana basal comum.[1]

A área da superfície alveolar compreende mais que 99,5% da grande área superficial interna do pulmão,[2] estimada, em um indivíduo adulto, como sendo de aproximadamente 100 a 150 m². A difusão eficiente de gases entre o ar e o sangue é dependente do fino revestimento da camada aquosa/lipídica e dos compartimentos celulares (epitelial, intersticial e endotelial). Os capilares estão localizados nos septos interalveolares que preenchem diferentes superfícies alveolares.[3] No espaço aéreo, o alvéolo é revestido de duas células epiteliais morfologicamente distintas, *células alveolares* do tipo TI e *do tipo II* (TII). As características morfológicas e morfométricas de ambas as células TI e TII são notavelmente constantes ao longo de um intervalo de cerca de 10.000 vezes no tamanho do pulmão de mamíferos,[4] a partir do qual se pode inferir que há uma manutenção das funções dos dois tipos de células. Embora as características anatômicas distintas de células alveolares permitam a difusão eficiente de gases por meio da formação de uma barreira celular fina, as células epiteliais alveolares também evoluíram para realizar outras funções necessárias, incluindo a produção de surfactante pulmonar, mantendo, assim, uma camada de líquido alveolar ideal, que permite a regulação iônica e o transporte de água, a proteção contra toxinas inaladas e agentes infectantes e, ainda, reparando o epitélio alveolar após lesão ou inflamação pulmonar.[4,5]

A presença da substância pulmonar surfactante (tensoativa) é crítica para a função pulmonar normal. Sem o surfactante, o esforço respiratório aumenta acentuadamente e dificuldade respiratória se desenvolve rapidamente. Na ausência de surfactante, o esforço respiratório pode aumentar desde menos de 2% a mais de 10% do consumo total de oxigênio. O surfactante provê uma tensão superficial baixa na interface ar-líquido que é necessária para evitar a atelectasia, a congestão alveolar e a hipóxia grave. Um processo complexo, mas altamente regulado, evoluiu para a síntese, a secreção e a reutilização dessa substância pulmonar. Além de sua propriedade bem reconhecida de proporcionar estabilidade alveolar, o surfactante é também importante para a manutenção da permeabilidade das pequenas vias aéreas e da prevenção da congestão alveolar.

Este capítulo faz uma revisão das funções das células TI e TII, das propriedades fisiológicas do surfactante pulmonar, da utilização de terapia de reposição de surfactante no tratamento de insuficiência respiratória hipóxica (*síndrome da angústia respiratória do recém-nascido* [SARRN]), e do papel do epitélio alveolar e do agente surfactante do pulmão em determinadas doenças. Uma discussão adicional a respeito do epitélio alveolar pode ser encontrada no Capítulo 1 e revisões completas da *síndrome da angústia respiratória aguda* (SARA) podem ser encontradas no Capítulo 100.

ALVÉOLOS

O número de alvéolos em um pulmão é, em grande parte, dependente do tamanho dos pulmões, com os pulmões maiores contendo um número maior de alvéolos. Em média, Ochs et al.[6] estimaram que o pulmão humano adulto contém cerca de 480 milhões de alvéolos, cada um com aproximadamente $4,2 \times 10^6$ μm^3 de volume interno. Recentemente, foi estimado que o número de alvéolos nos pulmões do camundongo é 560 em ratos jovens (12 semanas) e 880 em camundongos mais velhos (91 semanas); estas estimativas foram obtidas pelo uso de imagens de tomografia computadorizada, uma técnica que é bastante diferente da estereologia tradicional, e que pode permitir medições quantitativas em modelos de doença e de lesão pulmonar.[7] No pulmão adulto, a profundidade média do líquido alveolar é estimada em 0,14 a 0,20 μm.[8]

JUNÇÕES INTERCELULARES NO EPITÉLIO ALVEOLAR

Os primeiros estudos fisiológicos[9] demonstraram que o transporte de água e de solutos de baixo peso molecular para fora dos capilares pulmonares é rápido, enquanto o transporte de solutos para fora dos alvéolos é extremamente lento. A base anatômica para a função de barreira do epitélio alveolar tornou-se clara a partir de estudos de criofratura do pulmão,[10,11] os quais demonstraram que as junções intercelulares epiteliais apresentavam características morfológicas de "junções oclusivas", em contraste com junções intercelulares endoteliais que tinham características morfológica de espaços ou junções "comunicantes".

As células epiteliais apresentam as membranas das suas faces laterais unidas entre si por uma série de diferentes complexos juncionais, incluindo junções oclusivas, junções aderentes e junções comunicantes (gap). Cada um desses complexos juncionais é composto de diferentes proteínas que possuem funções específicas. Embora ambas as junções oclusivas e aderentes estejam associadas ao citoesqueleto de actina, elas apresentam funções ligeiramente diferentes; as junções oclusivas regulam o movimento paracelular de íons e de solutos, ao passo que as junções aderentes medeiam a adesão intercelular e participam da sinalização celular.

A mais apical das junções intercelulares é a junção oclusiva ou zona *occludens* (p.ex., "cinturão de fechamento"). Por meio de ultra-análises estruturais, as junções oclusivas aparecem como uma série de aposições anatômicas entre as membranas laterais das células adjacentes e que se estendem na forma de um cinto, como rede de células circundantes, fixando-as às células adjacentes e formando uma vedação contínua. A junção oclusiva é o principal fator na determinação da permeabilidade paracelular. Em adição às funções de "barreira" que regulam a passagem de água, de íons e de várias moléculas através de espaços paracelulares, as junções oclusivas também desempenham uma função de "cerca", a qual impede a mistura de proteínas e de lipídios nas membranas apical e lateral, que estabelecem a polaridade celular. A junção oclusiva é composta por um complexo dinâmico de proteínas, que incluem as proteínas transmembranas, as proteínas de conexão citoplasmática, as proteínas de sinalização e as adaptadoras que se ligam ao citoesqueleto. As claudinas desempenham papéis fundamentais na formação de faixas na junção oclusiva e determinam a permeabilidade paracelular.[12] A permeabilidade pode, ainda, ser modulada por vários outros fatores, incluindo Rho-quinase associada à proteína, proteína-quinase C e outras quinases, assim como várias citocinas, fatores de crescimento e hormônios.[13]

Um segundo tipo de junção intercelular, a junção aderente, está localizado em uma posição mais basal. Junções aderentes são compostas de aglomerados de moléculas aderentes, tais como a caderina endotelial vascular, a β-catenina e a placoglobina, ligadas ao citoesqueleto da actina. Há também associações com quinases, fosfatases e receptores de fatores de crescimento. Interações intermoleculares complexas medeiam a adesão intercelular e modulam a sinalização celular dos fatores de crescimento e das forças mecânicas, tais como a tensão de cisalhamento. As junções aderentes desempenham papéis importantes tanto no desenvolvimento quanto na cicatrização de feridas. O campo complexo das junções aderentes tem sido bem revisto.[14-16]

Um terceiro tipo de junção, a junção comunicante (gap), está amplamente presente na maioria dos tecidos de mamíferos. As junções comunicantes são compostas por conexinas, proteínas que formam canais intercelulares, permitindo a difusão de moléculas através das células interligadas, permitindo que as células funcionem de uma forma coordenada. No epitélio alveolar, as junções comunicantes medeiam os fluxos intercelulares de cálcio, os quais desempenham um papel fundamental na secreção do surfactante.[17]

CÉLULAS ALVEOLARES DO TIPO I

No pulmão de mamíferos, as células do tipo TI compreendem cerca de 10% das células na região alveolar, mas recobrem mais de 95% da área de superfície interna dos alvéolos; as células TII (≈ 18% das células alveolares) cobrem os 5% restantes da área da superfície.[4] A células TI correspondem a grandes células escamosas (área de superfície ≈ 7×10^3 μm^2) com extensões citoplasmáticas finas que formam o componente epitelial da barreira ar-sangue. As extensões citoplasmáticas das células de TI possuem apenas 50 a 100 nm de espessura, abaixo da resolução da microscopia óptica convencional. Antes do advento da microscopia eletrônica, houve intenso debate a respeito do caráter celular ou acelular do pulmão. Os estudos de microscopia eletrônica demonstraram, definitivamente, que a superfície dos alvéolos era revestida de um epitélio contínuo.[18,19] As células TII são muito pequenas (≈ 30% do volume e 3% da área de superfície das células TI) e, muitas vezes, não apresentam a forma cuboide (Fig. 8-1).[4] Ambas as células TI e TII não estão, necessariamente, confinadas a um dos lados do septo alveolar, mas podem criar pontes envolvendo dois ou três alvéolos diferentes[19] (Fig. 8-3B). Essas complexas relações morfológicas tridimensionais podem criar

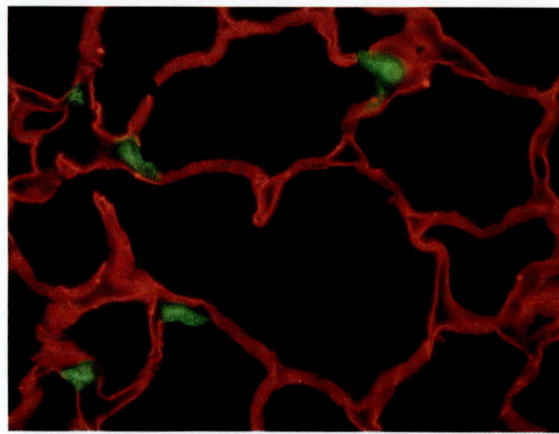

Figura 8-1 Imunofluorescência das células TI e TII do pulmão de camundongo. A maior parte da área superficial do epitélio alveolar é composta por células TI. Camundongo transgênico com células TII que expressam proteína verde fluorescente reforçada (*verde*) e células TI que expressam podoplanina do rato (imunofluorescência secundária, *vermelha*). (J. Vanderbilt, L. Allen, e L. Dobbs, micrografia não publicada.)

dificuldades na interpretação da função celular que assume distintos domínios na membrana apical, basal e lateral.[3]

Aprendemos consideravelmente sobre a biologia das células TII, a partir do estudo de células TII isoladas e cultivadas e pelo desenvolvimento de modelos de camundongos transgênicos. Em contrapartida, as técnicas para isolar e estudar as células TI levaram muitos anos para se desenvolver, devido à falta de reagentes bioquímicos ou moleculares para isolar e avaliar as células e a fragilidade das células de TI isoladas. Até muito recentemente, o conceito mais aceito era que a célula TI era biologicamente inativa, apenas uma célula terminal diferenciada. No entanto, evidências recentes, baseadas em estudos de células TI isoladas e no perfil da expressão gênica, sugerem que as células TI desempenham papéis importantes em numerosas funções alveolares.

Muitas imagens publicadas mostram apenas pequenas porções das células TI devido à grande área de superfície celular e à área limitada de amostragem da microscopia eletrônica. Essas imagens deram origem a uma impressão incorreta de que as células TI não possuíam microvilosidades ou organelas subcelulares, elementos necessários para as vias de biossíntese e outras. Na verdade, as células TI contêm microvilosidades e uma grande quantidade de mitocôndrias, além do aparelho de Golgi, do retículo endoplasmático granular e liso, de pequenas vesículas intracelulares e cavéolas, de domínios subcelulares consistentes com as funções metabólica e endocítica (Fig. 8-2).

Análises mais detalhadas das diferenças de células TI e TII, a partir de estudos específicos e de perfis de expressão gênica, forneceram algumas pistas sobre as diferenças funcionais entre os dois tipos de células.[20,21] Por exemplo, existem as diferenças na expressão de proteínas de junções intercelulares. Ambas as células TI e TII expressam, principalmente, três claudinas (claudina-3, claudina-4, e claudina-18.1).[22,23] Claudina-3 está associada à função de redução de barreira, ao passo que as claudinas 4 e 18 estão associadas ao aumento da função de barreira. A proporção de cada claudina é diferente, comparando os dois tipos de células.[12] Nas células TI, a claudina 18.1, específica do pulmão, constitui mais de 50% da claudina mRNA, enquanto nas células TII a claudina-3 é o subtipo dominante. Visto que as células TII contêm, aproximadamente, 20 vezes mais a proteína claudina-3 que as células TI, tem sido sugerido que claudina-3 está localizada, principalmente, nas junções celulares TI-TII e que estas junções podem ter diferentes características em relação à permeabilidade paracelular; por exemplo, foi proposto que as junções celulares TI-TII são mais permeáveis que as junções celulares TI-TI, as quais constituem a maior parte da superfície epitelial alveolar.[12,22] Pode haver outras diferenças entre as junções TI-TI e TI-TII. Por exemplo, em modelos de lesão do pulmão, os neutrófilos parecem migrar através da barreira epitelial, seletivamente entre as células TI e TII, embora os mecanismos moleculares responsáveis por esta aparente seletividade sejam desconhecidos.[24,25]

Nossos conceitos a respeito da homeostase do líquido alveolar têm evoluído ao longo dos últimos 10 anos. Estudos sobre a depuração de líquidos exógenos adicionados ao pulmão demonstram uma rápida depuração do líquido do espaço alveolar, o que sugere que tal depuração seja mediada por canais de Na^+, com uma elevada condutância e/ou um grande número de canais com uma condutância menor. Íons são transportados ativamente, com a água acompanhando passivamente. A permeabilidade osmótica das células TI à água é uma das mais elevadas encontradas nas membranas de células de mamíferos, sugerindo que as células TI desempenhem um papel importante no transporte passivo da água.[26] Presumivelmente, a aquaporina 5, que está localizada na membrana plasmática apical das células TI,[27] é responsável pela elevada permeabilidade osmótica à água; a base molecular para o transporte de água através da superfície basal permanece desconhecida.[14] As células TI e TII também diferem no conteúdo de determinados canais iônicos. Estudos envolvendo células TI e TII isoladas a fresco[28] ou células TII cultivadas em condições especiais[29] demonstraram que ambos os tipos de células contêm canais de sódio de elevada condutância. Células TI, ao contrário das células TII, contêm canais de *nucleotídeo cíclico fechado* (CNG) e canais de K^+ e contêm mais *regulador da condutância transmembrana da fibrose cística* (CFTR) que as células TI, por unidade de área.[28] Por meio de métodos imuno-histoquímicos e de *Western blotting*, as células TI contêm *canais epiteliais de sódio* (ENaC) e várias subunidades do Na^+-, K^+-ATPase.[30] Além dos canais de sódio de elevada condutância, ambos os tipos de células contêm canais de Na^+ menos seletivos, apesar de serem muito menos abundantes.[28] Na maioria das espécies, menos de metade do transporte de líquido no pulmão é inibida pela amilorida[31,32]; assim, postulou-se que os canais CNG amilorida-insensíveis sejam responsáveis pelo volume de transporte. A importância do transporte de sódio amilorida-insensível foi recentemente revisto por O'Brodovich et al.[33] Embora os dados da técnica de *patch clamping* sejam consistentes com a presença de canais de CNG, nas células TI, mas não células TII, a presença de canais de CNG nas células TII não pode ser definitivamente excluída.

Considerando que, no adulto, o epitélio dos alvéolos até o nariz é, em geral, um epitélio que absorve sódio, o epitélio alveolar secreta ativamente, na fase intrauterina, o cloreto no interior do espaço aéreo em desenvolvimento.[8,34] A secreção do cloreto, no epitélio alveolar adulto, não foi claramente estabelecida e, provavelmente, varia dependendo das condições microambientais. Porém, as células epiteliais alveolares humanas, *in vitro*, podem ser estimuladas para secretar o cloreto.[35] Ambas as células TI (CFTR, permutador de ânions Cl^-/HCO_3^- e canais Cl^- com controle de voltagem) e TII (CFTR) contêm canais de Cl^- e tem sido demonstrado que as células TI transportam Cl^-.[36] Além disso, a célula TII possui um permutador de prótons de sódio que é, provavelmente, importante como acidificante do líquido alveolar.[8,37]

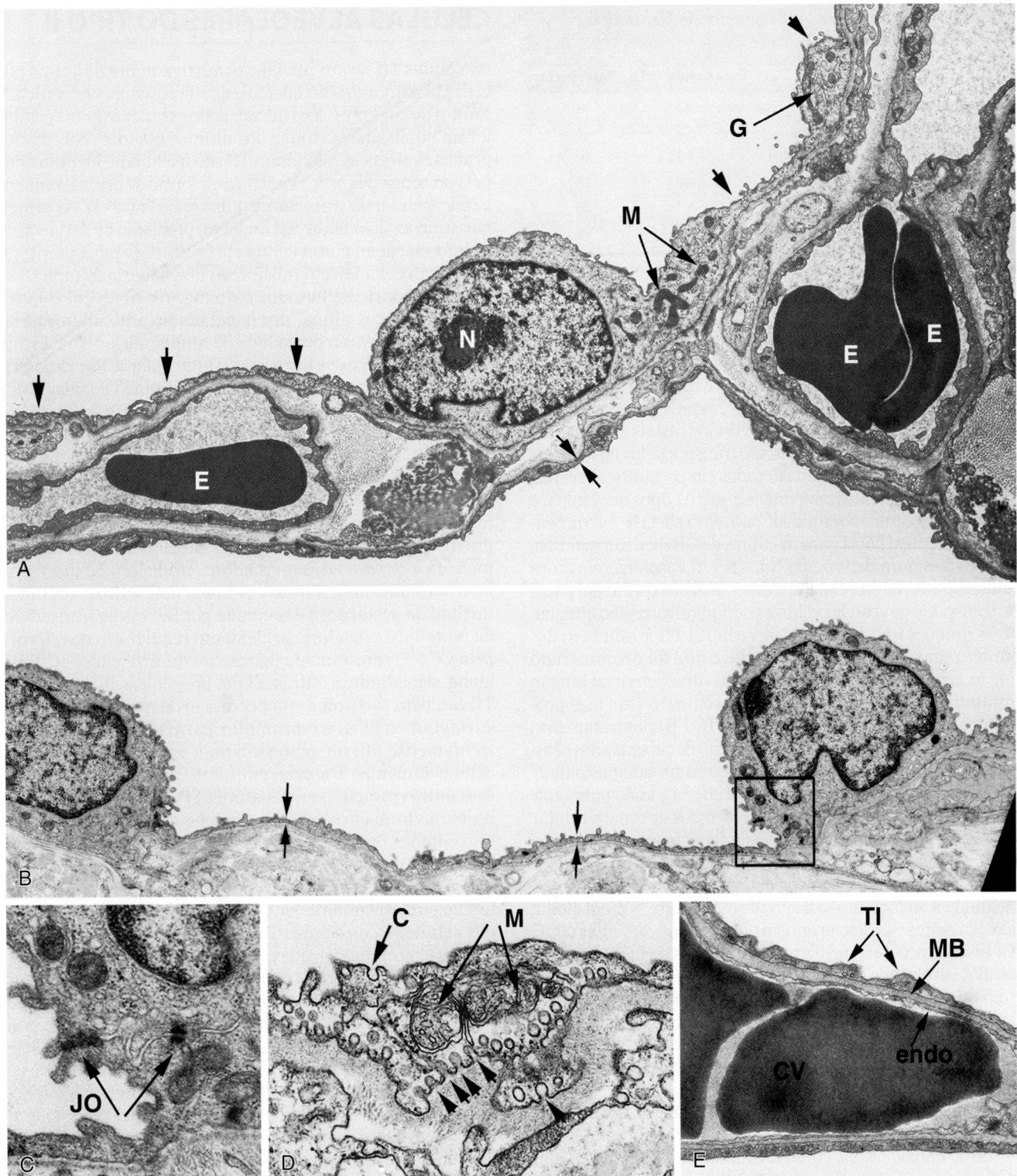

Figura 8-2 Septo alveolar e células TI. A, Micrografia eletrônica de pequeno aumento mostrando a zona alveolar do pulmão. Uma célula TI está presente no centro da imagem; a partir da área perinuclear (*N*), extensões citoplasmáticas finas (*setas*) cobrem a superfície alveolar. Células TI contêm mitocôndrias (*M*) e abundante aparelho de Golgi (*G*). Os eritrócitos (*E*) podem ser vistos nos capilares. *Pontas de flechas* opostas delimitam a espessura de uma extensão de uma célula de TI diferente. **B**, Extensões citoplasmáticas (*setas*) de duas células TI diferentes, formando uma junção oclusiva (*área delimitada*). **C**, Ampliação da área delimitada da imagem B, mostrando mais detalhes da ultraestrutura da junção oclusiva (*JO*). **D**, Grande ampliação de uma célula TI diferente mostrando mitocôndrias (*M*), Invaginações da membrana típicos de cavéolas (*seta, C*) e de outras estruturas de endocitose (*pontas de seta*). **E**, Detalhe anatômico da barreira ar-sangue, com extensões finas uma célula de TI (*TI, setas*), de uma célula endotelial (*endo, seta*) e da membrana basal comum (*MB*) entre os compartimentos epitelial e endotelial. O capilar contém eritrócitos (CV). (Lennell Allen e L. Dobbs, micrografias não publicadas.)

Tabela 8-1	Taxas de Vários Parâmetros de Transporte das Células TI e TII	
	Taxa Célula TI:TII	Referências
Área de superfície celular	43	4
Permeabilidade osmótica à água	7	26
Absorção de Na$^+$ e K$^+$/μg de proteína	≈ 3	30
Canais apicais de Na$^+$/célula	≈ 40	28
CNGe canais de K$^+$	*	28
CFTR	6	28

*Presentes nas células TI, mas não nas células TII
CFTR, regulador da condutância transmembrana da fibrose cística; CNG, nucleotídeo cíclico fechado.

A bomba ligada a reabsorção ativa de sódio é a de Na$^+$-, K$^+$-ATPase. Estimou-se que aproximadamente 60% do transporte não estimulado de líquido no pulmão é mediado por meio da subunidade α2 da Na$^+$-, K$^+$-ATPase, expressada nas células TI, mas não nas células TII.[38] Os dados atuais suportam a hipótese de que os íons e a água são transportados ao longo de todo o epitélio alveolar. Considerados em conjunto, a grande discrepância na área de superfície entre os tipos de células, a densidade de canais por unidade de área (Tabela 8-1), o provável papel central papel para os canais de GNC e a importância relativa da subunidade α2 da Na$^+$-, K$^+$-ATPase sugerem que a célula TI, em vez da célula TII, desempenha o principal papel no transporte de grandes volumes de líquido na região alveolar.

As funções imunes inatas das células TII foram bem documentadas, mas só recentemente é que foi demonstrado que as células TI também apresentam uma potencial função imunomoduladora.[39] As células TI produzem citocinas pró-inflamatórias, tais como TNF-α, IL-6 e IL-1β após tratamento com *lipopolissacarídeo* (LPS).[40] A produção de citocinas nas células TI parece ser modulada pelo sistema renina-angiotensina.[40]

As células TI parecem ser mais suscetíveis à lesão pulmonar aguda que as células TII,[41] e seus processos de reparo celular são relevantes para a restauração da função pulmonar após a lesão. As células TI contêm abundantes cavéolas (Fig. 8-2D) e expressam caveolina-1.[42] Cavéolas apresentam diversas funções, incluindo a endocitose e o tráfico de membrana,[43] e, em ainda, acredita-se que elas desempenhem um papel protetor importante, por meio de ações na membrana, contra a lise celular. Recentes estudos envolvendo células TI lesadas, *in vitro*, confirmaram que o reparo da membrana lipídica ocorre por meio do recrutamento facilitado pela via endocítica caveolar e pela remodelação do citoesqueleto de actina, nas proximidades da lesão.[44,45]

Com base nos estudos em modelos de lesão do pulmão em animais de experimentação, acreditava-se que o epitélio alveolar lesionado seria reparado pela proliferação e a transdiferenciação de células TII em células TI, com as células TI sendo consideradas como terminais diferenciadas e sem qualquer potencial proliferativo.[46,47] Entretanto, com base em estudos recentes *in vitro*, as células TI cultivadas mostraram um elevado potencial proliferativo.[48,49] Tanto a potencial capacidade proliferativa quanto a plasticidade fenotípica da célula TI *in vitro* levantam a possibilidade de que as células TI *in vivo* participem na reparação do pulmão após a lesão.

Alguns pesquisadores têm enfatizado o conceito de que o epitélio respiratório nas vias aéreas de condução pode perceber o ambiente (p.ex., gases oxidantes, fumaça de cigarro, nanopartículas), (Cap. 10). Se isso ocorre também nos alvéolos, então é provável que as células da TI, que recobrem quase toda a superfície alveolar, possuam importantes funções como sensores do ambiente.

CÉLULAS ALVEOLARES DO TIPO II

As células TII foram inicial e exaustivamente descritas por C.C. Macklin antes do advento da microscopia eletrônica.[50] Muitas de suas previsões iniciais sobre a função destas células foram analisadas ao longo dos últimos 60 anos. Nas micrografias eletrônicas, as células TII são facilmente identificadas pela presença de corpos lamelares, a forma de armazenamento intracelular de surfactante pulmonar (Fig. 8-3). As principais funções das células TII incluem: produção de surfactante pulmonar; ação como células progenitoras para manter o epitélio alveolar em circunstâncias normais e após uma lesão leve; transporte de líquidos para manter os alvéolos livres de congestão; e, ainda, um papel importante na imunidade inata. A elevada densidade de mitocôndrias e o elevado consumo de glicose e de oxigênio indicam que as células TII são altamente metabólicas. Como as células TII são a única fonte de agente surfactante — e ricas em fosfolipídios — o metabolismo lipídico das células TII foi extensivamente estudado.[51] As células TII são altamente enriquecidas com genes envolvidos na síntese de lipídios.[52,53] Por exemplo, as células TII podem ser identificadas no pulmão por meio da expressão de duas enzimas do metabolismo lipídico, a ácido graxo sintase e a estearoil-CoA dessaturase-1, bem como por meio da expressão dos marcadores tradicionais, tais como *proteína surfactante* (PS) C.[52] A lipogênese é hiper-regulada no final da gestação, e é regulada por fatores de transcrição da proteína 1c ligadora ao elemento regulatório de esterol e pela CCAAT/proteína de ligação ao intensificador (C/EBP) alpha, semelhante a outras células lipogênicas.[52,54] As células TII também são únicas na expressão de uma das proteínas surfactantes SP-C e o promotor para a SP-C tem sido extremamente útil na expressão ou a exclusão de genes nas células murinas. Todavia, enquanto as células TII expressam outras proteínas surfactantes, SP-A, SP-B e SP-D, essas proteínas também são expressas pelas células bronquiolares não ciliadas (células de Clara) e em níveis mais baixos em algumas condições extrapulmonares.[55,56]

O *turnover* das células TII no pulmão normal, não inflamado, é relativamente lento. Contudo, em resposta à lesão das células TI, as células TII proliferam rapidamente para restaurar o epitélio. Estas células TII se tornam uma população de amplificação transitória.[57] Estudos iniciais para demonstrar essa relação empregaram lesões oxidantes em roedores, para identificar as células em proliferação com timidina titulada.[58-62] Nesses estudos, houve uma marcação inicial das células TII e, com o tempo, as células marcadas se diferenciaram em células TI. Mais recentemente, a capacidade das células TII de proliferarem e se transdiferenciarem em células TI foi documentada por meio de técnicas de rastreamento de linhagem no pulmão de camundongos.[46] Este recente relatório demonstrou que células TII são a fonte de novas células TI e células TII, em condições normais e na presença de uma lesão leve. Assim, as células TII podem servir como uma população de células de proliferação transitória para manter o epitélio alveolar, em circunstâncias normais. Contudo, em resposta a uma lesão grave, como ocorre após a influenza ou após a exposição a toxinas específicas para células TII, outras células epiteliais da junção broncoalveolar ou das vias aéreas terminais — que expressam queratina das V, α$_6$/β$_4$ integrina ou proteína da secreção das células Clara — podem proliferar, migrar e, em algumas circunstâncias, expressar SP-C.[63] Estas vias adicionais têm sido relatadas em camundongos e, embora elas não estejam totalmente definidas,

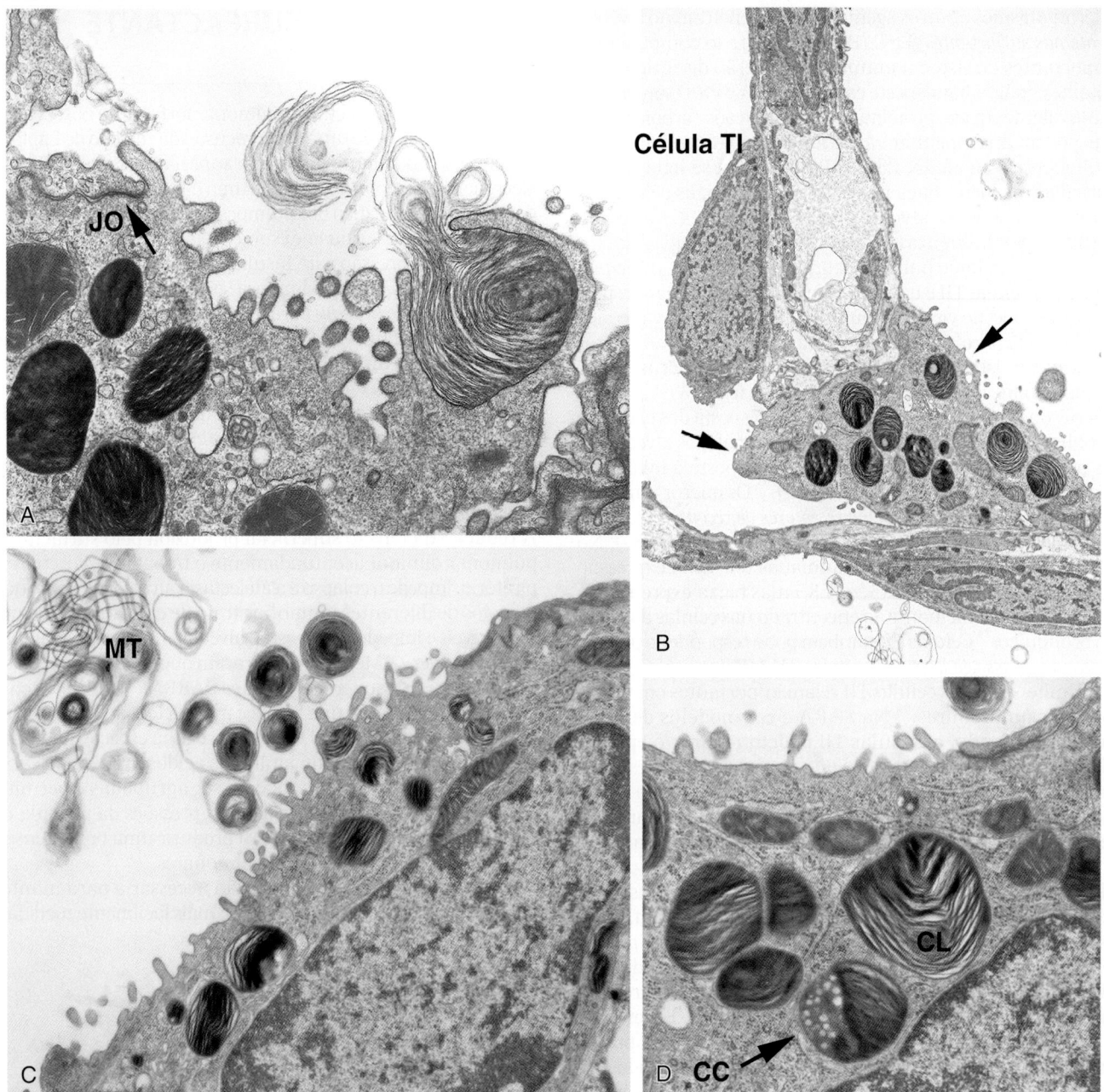

Figura 8-3 **Células epiteliais alveolares tipo TII. A**, Uma porção de uma célula TII, mostrando corpos lamelares, uma porção de uma junção oclusiva (*JO, seta*) entre as células TI e TII e um corpo lamelar passando por meio de exocitose. **B**, Epitélio alveolar mostrando uma célula TII criando uma ponte entre duas superfícies alveolares diferentes (*setas*) e a região perinuclear de uma célula TI. **C**, Uma parte de uma célula TII, corpos lamelares secretados e mielina tubular (*MT*) no espaço alveolar. **D**, Uma porção de uma célula TII com um corpo lamelar (CL) e um corpo compósito (*CC*). (Lennell Allen e L. Dobbs, micrografias não publicadas.)

podem ser importantes na SARA. Ainda que a regulação precisa da transição da célula TII no fenótipo celular TI não seja conhecida, a proteína morfogênica óssea 2 e o *fator β1 de transformação do crescimento* (TGF-β1) têm sido sugeridos como os reguladores da transdiferenciação da célula TII em TI *in vitro*.[64] O fator de crescimento dos queratinócitos e o fator de crescimento dos hepatócitos também são importantes agentes mitogênicos para as células TII *in vivo* e *in vitro*.[65–71,71a]

Como afirmado previamente, as células alveolares TII também podem transportar sódio e cloreto, para auxiliar a manter o volume do líquido alveolar.[72,73] Este transporte de líquido das superfícies apical para basal foi primeiramente demonstrado *in vitro* pela formação de *cúpulas*, coleções de líquido sob as células, levando-as a assumir uma estrutura em forma de cúpula.[72,73] Sob circunstâncias normais, as células TII reabsorvem líquido, pelo transporte de sódio por meio dos canais de sódio amilorida-sensíveis e amilorida-insensíveis, mantendo, assim, o alvéolo relativamente livre de líquido.[33] No entanto, em certas em condições *in vitro*, as células TII também podem *secretar* cloreto.[35] Infelizmente, a definição das funções precisas de transporte das células alveolares TII, *in vitro*, é comprometida pelo fato de que as condições de cultura utilizadas para estudar o transporte não são capazes de manter o fenótipo celular TII, como determinado pela perda da expressão de marcadores de diferenciação específicos de células, tais como as proteínas surfactantes.

Células alveolares do tipo TII também são importantes na resposta imune inicial inata a agressões ambientais, tais como poluentes do ar, toxinas, bactérias e vírus. Células alveolares do tipo TII fazem parte da primeira linha de resposta quando microrganismos e outros agentes tóxicos penetram no alvéolo. *Proteínas surfactantes A e D* (PS-A e PS-D) são componentes importantes do sistema imune inato e serão discutidos, em detalhes, mais adiante neste capítulo. PS-A e PS-D são *lectinas* multivalentes (p.ex., proteínas que se ligam aos carboidratos e que podem desempenhar várias funções no reconhecimento biológico). Com efeito, PS-A e PS-D podem se ligar a uma variedade de vírus, bactérias e fungos. Porém, as células TII também podem ser alvo de vírus respiratórios, tais como SARA-CoV e influenza.[74,75] Por exemplo, se a influenza for instilada em pulmão humano extirpado, ela infecta, principalmente, as células TII e não infectam as células TI.[76] Em resposta a uma infecção viral, as células TII secretam uma variedade de citocinas para ativar os macrófagos, recrutar monócitos e acionar o sistema imune adaptativo.[75] O interferon dominante, produzido pelas células TII é o interferon-λ (IL29), um interferon tipo III. A magnitude geral da resposta das citocinas é robusta e semelhante à resposta dos macrófagos alveolares. As principais citocinas produzidas, em resposta à influenza, incluem CXCL10, IL6, RANTES e IL29.[75] Os microrganismos podem ser reconhecidos pelos *receptores de reconhecimento de patógenos* (PRRs), tais como os *receptores Toll-like* (TLRs). No nível do RNAm, as células TII humanas têm uma expressão significativa de TLR2, TLR3, e TLR5 mas baixa expressão de TLR4 e TLR7, semelhante ao encontrado nas células do epitélio brônquico.[75] Células TII também pode responder a *padrões moleculares associados a dano celular* (DAMPs).[77]

Admite-se que as células TII sejam importantes em várias doenças pulmonares.[78] Na SARA e em modelos de lesão pulmonar aguda, as células TII podem reparar o epitélio alveolar, embora seja possível que outras populações celulares também participem deste processo nos casos de lesões graves.[79] As células TII são necessárias para restaurar o sistema de surfactante, que é crítico para as trocas gasosas, e para minimizar a transudação de líquidos para espaço o alveolar. Na doença pulmonar intersticial, a hiperplasia das células TII é uma característica patológica comum. Uma das hipóteses correntes sobre a patogênese da *fibrose pulmonar idiopática* (FPI) é que a resposta fibrótica é causada pela disfunção da célula TII, devido ao enrolamento incorreto da proteína e do estresse do *retículo endoplasmático* (RE), levando à indução da secreção de TGF-β e de outros fatores pró-fibrigênicos.[80,81] Mesmo que alguns tenham considerado que uma *transição mesenquimal epitelial* (TME) seja uma parte importante da resposta fibrótica, é pouco provável que este mecanismo seja importante, com bases nos recentes estudos de rastreamento de linhagem.[47] Acredita-se que mutações na PS-A e PS-C possam causar alguns tipos de fibrose pulmonar familiar e admite-se que esta condição se deva a um erro no enrolamento da proteína e estresse no retículo reticular endoplasmático.[82-86] Potencialmente, um maior conhecimento sobre o papel das células TII na doença pulmonar intersticial seja obtido quando essas células forem isoladas de pulmão doente. Finalmente, as células TII podem ser uma fonte de adenocarcinomas.[87] Carcinomas broncoalveolares e alguns adenocarcinomas, provavelmente, surgem das células TII. Proteínas surfactantes e o fator de transcrição TTF1 têm sido utilizados para diferenciar adenocarcinomas pulmonares de origens extrapulmonares e da presença de micrometástases em linfonodos pulmonares regionais no estadiamento dos adenocarcinomas. No camundongo, todos os adenomas uretanos expressam PS-C, o que indica que eles derivem das células TII[88] e que os adenocarcinomas induzidos por mutações *KRAS* também tenham origem nas células TII.[89]

FISIOLOGIA DO SURFACTANTE PULMONAR

A descoberta do surfactante pulmonar foi fruto da observação fisiológica direta e de uma compreensão da relação de Laplace em relação ao cálculo da tensão superficial. Em 1929, von Neergaard[90] descobriu que havia uma diferença nas propriedades de retração elástica dos pulmões, dependendo se o pulmão foi insuflado com ar ou com solução salina, de modo a exigir maior nível de pressão para insuflar o pulmão com ar que com solução salina (Fig. 8-4). Embora seja necessária a aplicação de maior nível de pressão para insuflar os pulmões com ar que com solução salina, von Neergaard[90] percebeu que a pressão necessária para insuflar os pulmões com ar foi muito menor do que o esperado em volumes pulmonares baixos. A partir destas observações, von Neergaard deduziu que a tensão de superfície no pulmão era baixa.[90] Ao estudar extratos pulmonares, Clements e Pattle[91,92], de forma independente, demonstraram que o surfactante, especificamente os fosfolipídios do surfactante, era responsável pela redução da tensão superficial. A redução da tensão superficial produzida pelo surfactante pulmonar diminui acentuadamente o trabalho (esforço) respiratório, impede o colapso e a atelectasia alveolar, permite que alvéolos de diferentes tamanhos (raio de curvatura) possam ser estáveis e impede a congestão alveolar. Logo após essas descobertas, Avery e Mead demonstraram que uma deficiência de material ativo de superfície causava SARRN.[93] O componente crítico do surfactante que fornece a baixa tensão superficial é *dipalmitoilfosfatidilcolina* (DPPC). Esta é uma espécie incomum de fosfatidilcolina na qual ambos os ácidos graxos são saturados. Moléculas de DPPC podem ser agrupadas e permitir que a monocamada suporte as altas pressões da película de líquido, condição necessária para produzir uma baixa tensão superficial em baixos volumes pulmonares.[93a]

A película de pressão é a pressão necessária para manter uma película (filme) de superfície e é mais facilmente medida e

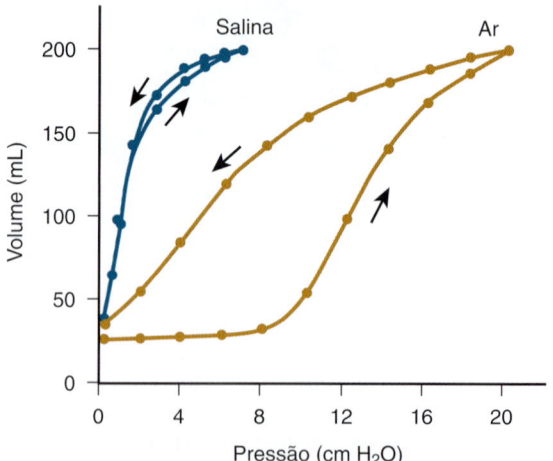

Figura 8-4 Curvas de pressão *versus* volume com ar e solução salina. Esta figura representa a observação fisiológica clássica que levou à descoberta do agente surfactante. Um nível maior de pressão é necessário para insuflar os pulmões com o ar que com solução salina. Contudo, a diferença de pressão é muito menor que seria esperado se o revestimento do alvéolo tivesse a mesma tensão superficial como outros fluidos biológicos, indicando a presença de um material ativo na superfície. O ramo descendente da curva de pressão *versus* volume com ar é muito reprodutível e é utilizado para estimar a tensão superficial do pulmão e a complacência estática. (Adaptada de Radford EP Jr: Recent studies of mechanical properties of mammalian lungs. In Remington JW, editor: Tissue elasticity. Washington, DC, 1957, American Physiological Society, pp 177–190.)

conceituada em uma balança de Langmuir-Wilhelmy, na qual uma barreira móvel é usada para comprimir uma monocamada de superfície. Compressão da superfície reduz a área da superfície, semelhante ao que ocorre na exalação. O surfactante produz um filme estável e é capaz de resistir a elevadas pressões sem entrar em colapso. Durante insuflação, o surfactante deve ser absorvido pela superfície. Durante a deflação, à medida que a área de superfície diminui, a pressão da película aumenta a tensão superficial cai. Moléculas de fosfolipídios presentes na interface ar-líquido se agrupam em estreita colaboração. Pressões elevadas da película comprimem alguns dos seus componentes, como os fosfolipídios insaturados e as proteínas surfactantes, para fora da monocamada. Admite-se que a película de superfície produzida em baixos volumes pulmonares seja composta por DPPC quase puro (95%).[94] Estudos de epifluorescência, com marcadores hidrofílicos, têm mostrado que, à medida que a película é comprimida, existem áreas a partir das quais os marcadores aquosos são excluídos. Fixação do pulmão com vapores de ósmio mostrou que algumas das superfícies alveolares são recobertas com multicamadas de fosfolipídios e que servem como um reservatório de surfactante para entrar na película em volumes pulmonares elevados. O sistema surfactante proporciona uma baixa tensão superficial nos alvéolos e nas pequenas vias aéreas, mas não nas grandes vias aéreas ou na traqueia.[95,96]

Há quatro proteínas associadas a cada surfactante, cada uma das quais mostra funções diferentes. A partir de estudos in vitro sobre a formação da película, é evidente que PS-A, PS-B e PS-C podem aumentar a taxa de liberação de fosfolipídios para a interface ar-líquido; por si só, a DPPC tem uma taxa extremamente baixa de adsorção à superfície. Além disso, PS-A e PS-B foram consideradas necessárias para a formação da mielina tubular (Fig. 8-5).[97] Mielina tubular é uma forma extracelular única de surfactante, na qual uma estrutura organizada de bicamadas de surfactante é formada. A mielina tubular parece formar bicamadas, perpendicularmente, em ambas as micrografias eletrônicas de transmissão e nas imagens de criofratura.[11] A mielina tubular é a forma intermediária de agente surfactante entre o corpo lamelar, que é secretado, e a monocamada de superfície. Mielina tubular é um componente importante dos grandes agregados de surfactante, a forma que sedimenta rapidamente na centrifugação, e está ativa na superfície. Contudo, pelo fato de que camundongos deficientes em PS-A carecem de mielina tubular e apresentam uma mecânica respiratória normal, admite-se que a formação de mielina tubular não é absolutamente necessária para a função surfactante.[98]

A principal função do surfactante é a de reduzir a tensão superficial e, assim, proporcionar uma estabilidade alveolar, mas o surfactante também apresenta outras funções.[99] O surfactante é importante para a manutenção da permeabilidade e da estabilização das pequenas vias aéreas.[100,101] Estudos em tubos estreitos cheios de líquidos têm demonstrado a importância crítica da tensão superficial baixa e da necessidade de adicionar surfactante para reduzir as pressões de abertura. Por esta razão, o surfactante é importante na asma, bronquiolite constritiva e em outras doenças das pequenas vias aéreas. Finalmente, há evidências convincentes de que PS-A e PS-D desempenhem importantes papéis na defesa do hospedeiro (ver mais adiante).[102,103]

COMPOSIÇÃO E TAMANHOS DO *POOL*

Os componentes críticos do surfactante purificado são DPPC, fosfatidilcolina insaturada, fosfatidilglicerol e as proteínas surfactantes (Tabela 8-2).[104] Em uma variedade de espécies, a quantidade de fosfatidilcolina saturada é relacionada com a área de superfície alveolar.[105] O fosfatidilglicerol é um fosfolipídio aniônico, que parece importante nas interações eletrostáticas e dependentes de cálcio com as proteínas surfactantes. Na lesão pulmonar, a redução do percentual do fosfatidilglicerol é a mais antiga e mais sensível alteração na composição do surfactante. Recentemente, o fosfatidilglicerol puro dos

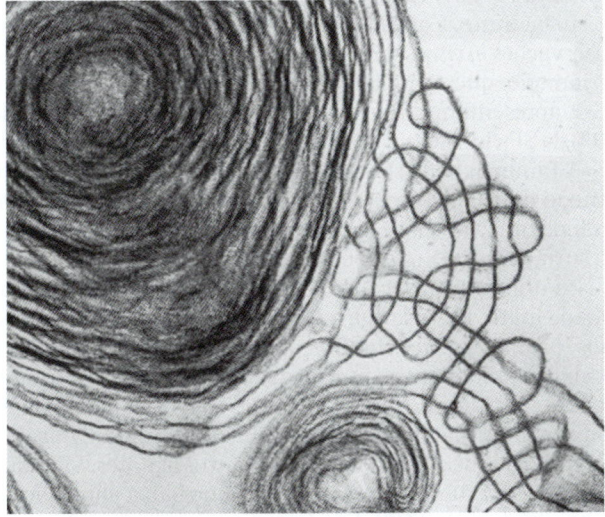

Figura 8-5 Mielina tubular. O surfactante pulmonar constitui uma única estrutura tridimensional composta de fosfolipídios e das proteínas surfactantes PS-A, PS-B e, possivelmente, OS-C. A mielina tubular é encontrada apenas no espaço extracelular e admite-se que representa um reservatório de surfactante, que pode rapidamente ser absorvido para a interface ar-líquido. A mielina tubular é isolada como um componente de grande agregado do surfactante, que é a fração que facilmente sedimenta e é mais tensoativa. (Eletromicrografia cortesia Mary Williams, Boston University.)

Tabela 8-2 Composição do Surfactante Pulmonar

FOSFOLIPÍDIOS: 85%*	% DE FOSFOLIPÍDIOS
Fosfatidilcolina	76,3
Dipalmitoilfosfatidilcolina	47,0
Fosfatidilcolina insaturado	29,3
Fosfatidilglicerol	11,6
Fosfatidilinositol	3,9
Fosfatidiletanolamina	3,3
Esfingomielina	1,5
Outros	3,4
LIPÍDIOS NEUTROS: 5%†	
Colesterol, ácidos graxos livres	
PROTEÍNAS: 10%‡	
PS-A	++++
PS-B	+
PS-C	+
PS-D	++
Outras	

*A composição dos fosfolipídios é constante na maioria das espécies de mamíferos. Fosfatidilcolina dessaturada representa cerca de dois terços da fosfatidilcolina total. Dipalmitoilfosfatidilcolina compõe as espécies majoritárias da fração fosfatidilcolina dessaturada e é a molécula fundamental para proporcionar a baixa tensão superficial.
†Há cerca de 5% de lipídios neutros, a maioria dos quais é o colesterol e os ácidos graxos livres. Há relativamente poucos triglicerídeos e ésteres do colesterol.
‡A composição das proteínas surfactantes não é conhecida com precisão, mas em base geral, parece haver mais PS-A que PS-D e mais PS-A que PS-B e PS-C. Porém, não há dados significativos sobre os valores exatos para a PS-B e PS-C.

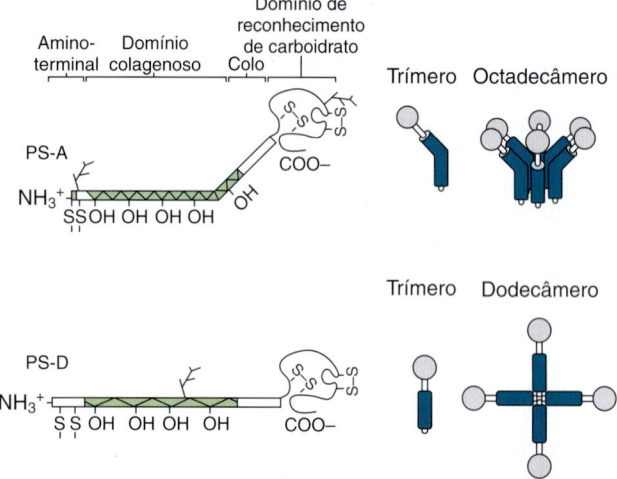

Figura 8-6 Organização estrutural das proteínas surfactantes A e D (PS-A e PS-D). PS-A (*em cima*) e PS-D (*embaixo*) são glicoproteínas de colágeno com quatro domínios importantes. A região aminoterminal contém cisteínas para a ligação do dissulfeto intermolecular, formando unidades oligoméricas covalentes. O domínio semelhante ao colágeno confere rigidez estrutural e uma estrutura molecular alongada para ambas as proteínas. Na PS-A, a região de colágeno mostra uma torção, o que explica a curva na região do colágeno e uma estrutura em "forma de buquê" do octadecâmero. Na PS-D, o domínio colágeno é retificado e permite a formação de um dodecâmero em "forma de cruz". O colo contribui na configuração trimérica de subunidades de polipeptídios e no espaçamento para reconhecimento do domínio carboidrato-terminal (CRD). O CRD é uma região globular da molécula que desempenha um papel importante no reconhecimento de múltiplos ligantes. Na PS-A, o CRD é responsável pela maior parte da ligação às vesículas de dipalmitoil fosfatidilcolina, das células TII, dos macrófagos e dos microrganismos inalados. Na PS-D, a unidade CRD é responsável por todas as interações relacionadas com vírus e bactérias. (Adaptada de Kuroki Y, Voelker DR: Pulmonary surfactant proteins. J Biol Chem 269: 25.943-25.946, 1994.)

lipossomas tem sido referido como apresentando propriedades antivirais.[106] Entretanto, o fosfatidilglicerol encontrado em micelas mistas com outros fosfolipídios no surfactante natural provavelmente não apresenta propriedades antivirais significativas. O mecanismo pelo qual o tamanho do *pool* de surfactante é regulado não é compreendido. Contudo, recentemente, tem sido sugerido que a célula TII detecta o *pool* de surfactante, por intermédio da PS-D e do receptor órfão Hepta/GPR116.[107-109] Um regulador fisiológico principal do *pool* de surfactante é a depuração pelos macrófagos alveolares, como será discutido, mais adiante, neste capítulo e no Capítulo 70.

PROTEÍNA SURFACTANTE A

PS-A foi a primeira proteína surfactante identificada pela sua associação com fosfolipídios surfactantes (Fig. 8-6). A PS-A é uma grande proteína octadecamérica com uma massa molecular de cerca de 650 kDa.[110,111] PS-A é uma glicoproteína colagenosa, com uma estrutura terciária complexa, altamente ordenada. A estrutura organizacional básica da PS-A é semelhante à da lectina ligadora de manose do soro e ao componente do complemento C1q. Estas moléculas formam uma estrutura polarizada em "forma de buquê" e composta por 18 monômeros que são organizados em seis unidades triméricas. O *domínio de reconhecimento a carboidratos* (CRD) é fundamental para a maioria das funções da PS-A e consiste em um domínio globular que se liga a carboidratos e a outros ligantes reconhecidos pela PS-A. A estrutura do CRD é altamente conservada nesta classe de lectinas dependente de cálcio. A estrutura macromolecular da PS-A é 20 nm a partir do componente N-terminal para a unidade de CRD C-terminal e por meio da variedade de unidades de CRD. A estrutura cristalina revelou um agregado de ligação hidrofóbica no CRD que, provavelmente, explica as propriedades de ligação a lipídios da PS-A.[112]

A PS-A está localizada, principalmente, nas unidades de trocas gasosas do pulmão e nas pequenas vias aéreas. Em roedores, a PS-A é encontrada nas células alveolares TII e, também, nas células bronquiolares não ciliadas (células de Clara) que revestem as vias aéreas. Nos humanos, quase toda a PS-A é encontrada nos alvéolos, e pouco presente no epitélio pseudoestratificado respiratório que reveste as vias aéreas. Todavia, PS-A está presente nas glândulas submucosas traqueais humanas.[113]

O gene para a PS-A se localiza no cromossomo 10, próximo das proteínas estreitamente relacionadas, PS-D e lectina ligadora de manose. Os humanos apresentam dois genes para a PS-A, que codificam proteínas com pequenas alterações nos aminoácidos no domínio do colágeno.[114] Recentemente, PS-A sintetizada foi submetida a uma variedade de modificações pós-tradução que inclui remoção proteolítica do peptídio sinal, adição de carboidratos N-ligados, sialiação, acetilação e sulfatação. A PS-A secretada é altamente glicosilada, ao passo que a maior parte da forma intracelular de PS-A não mostra essa característica. Certo número de fatores que têm sido associados ao aumento da síntese de PS-A, incluindo o *monofosfato cíclico de adenosina* (AMP), o *fator de crescimento de queratinócitos* e *a interleucina* (IL)-*1*. Os corticosteroides produzem uma resposta bifásica dose-dependente de estimulação em concentrações baixas e de inibição em concentrações elevadas.

A PS-A é secretada, a partir das células TII por duas vias diferentes. A via dominante é por meio da secreção independente constitutiva direta, envolvendo a exocitose dos corpos lamelares.[115,116] Além disso, existe uma secreção de PS-A contida no interior dos corpos lamelares. A PS-A secretada diretamente é novamente sintetizada, ao passo que a PS-A encontrada nos corpos lamelares é, provavelmente, derivada da PS-A reciclada.

In vitro, as funções da PS-A incluem a ligação de lipídios e a formação de mielina tubular, aceleração da adsorção de surfactantes na interface ar-líquido e a inibição da secreção de surfactante. Contudo, a importância fisiológica destas observações *in vitro* sobre a regulação do surfactante tem sido seriamente questionada, pois camundongos deficientes em PS-A apresentam a função surfactante normal.[98,117] Mais de 99% da SP-A no líquido do lavado é ligado a fosfolipídio.[118,119] PS-A também pode ser importante para a manutenção da função do surfactante durante a lesão pulmonar aguda, quando uma variedade de fatores do soro pode inibir a função do surfactante; PS-A inibe parcialmente estes efeitos.

No entanto, a principal função da PS-A parece ser na imunidade inata; PS-A se liga a uma variedade de microrganismos, promove a sua eliminação pelas células fagocíticas e modifica diretamente a função das células efetoras imunitárias.[102,120,121] PS-A, semelhante à PS-D, é uma molécula de padrões multivalentes de reconhecimento e se liga a uma ampla variedade de glicoproteínas e de outros ligantes. Visto que a ligação é um tanto promíscua com uma baixa afinidade, os efeitos fisiológicos da PS-A se devem, provavelmente, à sua estrutura polivalente e a múltiplos locais de ligação nas células e nos organismos. Tem sido proposto que a PS-A associada à mielina tubular pode ser uma das primeiras barreiras de proteção do hospedeiro; PS-A multivalente pode ligar ao surfactante lipídico no líquido alveolar fluido e aos organismos ou partículas inaladas.[122]

PS-A se liga a bactérias gram-positivas e gram-negativas e se admite que se constitua em um componente importante de defesa do hospedeiro. PS-A se liga a bactérias gram-negativas com a forma rugosa do LPS, agrega estas bactérias bem como aumenta a fagocitose e a morte.[123,124] PS-A se liga fracamente às variantes lisas da *Escherichia coli*. Bactérias gram-negativas que colonizam o trato respiratório geralmente exibem a forma lisa do LPS, enquanto aquelas que colonizam o trato gastrointestinal exibem as formas lisas do LPS. PS-A também melhora a aderência — e a fagocitose posterior — das micobactérias, pelos macrófagos. Os lipoglicanos, especialmente o lipoarabinomanana manosilado, são ligantes importantes da PS-A em relação às micobactérias. PS-A também se liga a uma variedade de vírus, incluindo o vírus influenza e o vírus sincicial respiratório e, provavelmente, agrega o vírus extracelular, podendo inibir a infecção.

Tem sido relatado que a PS-A é capaz de se ligar a vários receptores em macrófagos e de modular a expressão de fatores microcidais, TLR2 e 4, e a depuração das células apoptóticas.[102,125,126] A ligação de SP-A aos macrófagos alveolares parece ser específica e não é observada em outros fagócitos mononucleares, como as células de Kupffer, os macrófagos peritoneais residentes, ou os macrófagos peritoneais.[127] Os estudos sobre a ativação direta das células inflamatórias são complexos e dependem do método de isolamento da PS-A e do estado das células inflamatórias, especialmente se tiverem sido preparadas por uma citocina, tal como o interferon-γ. Além disso, nos estudos *in vitro* simulando uma situação *in vivo*, é importante que o efeito da PS-A seja avaliado, na presença de fosfolipídios surfactantes, porque a PS-A pode se ligar-se aos fosfolipídios surfactantes com uma afinidade maior que os microrganismos ou as células inflamatórias. Finalmente, algumas preparações de PS-A podem apresentar um conteúdo de TGF-β, que poderia responder por algumas propriedades anti-inflamatórias.[128]

PS-A parece suprimir a secreção de citocinas inflamatórias pelos macrófagos, no pulmão normal, mas melhora a produção de citocinas durante a infecção ou a lesão pulmonar. Isso é, por vezes, referido como *paradoxo inflamatório* da PS-A. Gardai et al.[129] propuseram um interessante mecanismo para estes efeitos. Na configuração normal, A PS-A interage com os macrófagos por meio do seu domínio CRD e se liga à proteína-α reguladora do sinal inibitório, que suprime a produção de citocinas. Porém, durante a infecção, PS-A se liga ao organismo invasor pelo seu domínio CRD e, em vez interagir com os macrófagos via seu domínio N-terminal, ela se liga ao complexo calreticulina/CD91 para estimular a produção de citocinas inflamatórias. Assim, PS-A pode tanto estimular quanto inibir as citocinas inflamatórias produzidas *in vitro*. É importante lembrar que, *in vivo*, há uma interação complexa entre PS-A, os fosfolipídios do surfactante, os microrganismos inalados e os receptores nas células inflamatórias. Cada uma apresenta uma afinidade diferente de ligação à PS-A e uma via de regulação independente. Finalmente, foi demonstrado que a PS-A se liga a células apoptóticas e aumenta a sua captação e remoção pelos macrófagos,[125] embora PS-A se revele de menor importância que a PS-D na depuração de células em apoptose *in vivo* (Cap. 12).

A identificação de receptores celulares funcionais para PS-A e PS-D tem sido um desafio, porque ambas são lectinas polivalentes e podem se ligar a uma variedade de glicoproteínas e de glicolípidos.[111,130] Receptores para PS-A estão, presumivelmente nas células TII — para reciclagem de surfactante — e em macrófagos para depuração do surfactante e modulação da resposta imune inata. Foram descritos vários receptores putativos nos macrófagos, incluindo o complexo calreticulina/CD91, proteína-β reguladora do sinal inibitório e SPP-R210.[131,132] O principal receptor funcional para PS-A nas células TII é o P63 (CKAP4).[130,133] Atualmente, não conhecemos o papel exato destes receptores no metabolismo normal do surfactante ou na doença.

PS-A também serve como um hormônio fetal do parto. Mendelson et al.[134] têm sugerido que o pulmão fetal secreta PS-A, que ativa os macrófagos fetais a migrar para a parede uterina, onde eles produzem IL-1β e iniciam o trabalho de parto.

Camundongos com deficiência em PS-A demonstraram a importância da PS-A na defesa do hospedeiro em relação a patógenos virais e bacterianos.[135-137] Camundongos deficientes em PS-A são mais susceptíveis à infecção por uma variedade de organismos. Não existem doenças genéticas relatadas devido à deficiência de PS-A nos humanos. Todavia, há indícios de que mutação na SP-A pode contribuir para uma forma familiar de fibrose pulmonar.[85]

Resumindo, a PS-A é ligada aos fosfolipídios surfactantes pulmonares *in vivo*, agindo, principalmente, na imunidade inata e na defesa do hospedeiro.

PROTEÍNA SURFACTANTE B

PS-B é a única proteína surfactante que tem sido demonstrada como essencial para a função do surfactante e parece ser crítica na adsorção de superfície e migração de fosfolipídios.[138-140] PS-B madura é um homodímero composto por duas cadeias polipeptídicas com 79 aminoácido unidas por ligações dissulfeto. O monômero tem uma massa esperada de 8,7 kDa e o homodímero de 17,4 kDa. Cada monômero possui cinco hélices anfipáticas que interagem com a superfície da monocamada, mas não abrange toda a monocamada. Existem três pontes dissulfetos internas no interior do monômero (C8-C17, C11-C71 e C35-C46) e uma intercadeia dissulfureto dissulfeto em C48.

Há um gene para a PS-B, que está localizado, nos humanos, no cromossomo 2. A síntese de PS-B é marcadamente estimulada por corticosteroides *in vitro*. Esta proteína sofre um extenso processamento intracelular, antes que a maturidade do homodímero seja constituída. No interior do RE, peptídio sinal é clivado e um precursor de PS-B de 42 kD é formado. Nos corpos multivesiculares, uma proteólise adicional remove um peptídio aminoterminal de 16-KD e um peptídio carboxi-terminal de 30-kD. O processamento final da PS-B, provavelmente, ocorre no interior dos corpos multivesiculares e o homodímero maduro da PS-B é formado no momento em que ele chega ao corpo lamelar.

PS-B é necessária para a organização dos fosfolipídios nos corpos lamelares, para a formação de mielina tubular e para a liberação dos fosfolipídios na interface ar-líquido dos alvéolos. Admite-se que a PS-B seja importante na formação da película e na entrada dos fosfolipídios na superfície quando a monocamada da película é expandida durante a inspiração. Assume-se que as cinco hélices anfipáticas da PS-B se posicionem ao longo da bicamada lipídica ou da monocamada superfície.[138] A PS-B interage com as bicamadas de fosfolipídios, por meio de interações eletrostáticas entre os grupos da cabeça polar dos fosfolipídios e seus aminoácidos de cargas positivas e, ainda, por intermédio das faces não polares das hélices anfipáticas, que interagem com as cadeias acilas dos fosfolipídios. PS-B é carregada positivamente e tem uma preferência para interagir com fosfolipídios carregados negativamente, tal como a fosfatidilglicerol. Esta proteína surfactante é comprimida para fora da monocamada sob pressões moderadas da película (40 a 45 mN/m) e não penetra diretamente na monocamada ou nas bicamadas de lipídios. PS-B pode converter vesículas lipídicas em bainhas fosfolipídicas e é provável que seja importante em mover os lipídios na monocamada em cada ciclo respiratório.

Camundongos com alelos nulos homozigóticos para PS-B morrem de insuficiência de respiratória logo após o nascimento, e os heterozigóticos apresentam uma disfunção surfactante.[139,141-143] Em camundongos geneticamente direcionados com expressão condicional da PS-B, a redução da PS-B abaixo de 25% dos níveis do tipo selvagem, resulta em parada respiratória.[139] Conforme demonstrado na deficiência congênita de PS-B em lactentes e em camundongos geneticamente alterados, a PS-B é absolutamente necessária para a formação de corpos lamelares altamente estruturados.[142-145] PS-B é secretada exclusivamente como um componente dos corpos lamelares e a formação do corpo lamelar pode depender da capacidade da PS-B de organizar e se ligar às bicamadas lipídicas adjacentes. PS-B é encontrada em preparações de surfactante natural, embora o conteúdo possa variar de um lote para o outro e pode ser diferente daquela encontrada em surfactante isolado de animais normais. PS-B, também é encontrada em células Clara, mas a função da PS-B associada a esses tipos de células não é conhecida. Na deficiência de PS-B, há também o processamento aberrante da PS-C, resultando na secreção de uma forma de PS-C de 12 kDa, parcialmente processada.

Em resumo, PS-B é uma proteína hidrofóbica crítica para a função do surfactante, e uma deficiência total de PS-B é uma causa da angústia respiratória do recém-nascido. Esta forma de desconforto respiratório não é sensível à terapia de reposição de surfactante e requer transplante de pulmão.

PROTEÍNA SURFACTANTE C

PS-C é uma proteína extremamente hidrofóbica que é exclusiva para surfactante e células alveolares TII.[146-148] A PS-C é expressa apenas no pulmão e um marcador altamente específico para a identificação das células TII. Contudo, a função exata desta proteína não é completamente compreendida. A forma inteiramente processada de PS-C é um lipopeptídio com 35 aminoácidos que possui dois palmitatos, ligados como tioésteres, nos aminoácidos C5 e C6. O segmento entre os resíduos 13 e 28 forma uma α-hélice hidrofóbica contendo aminoácidos alifáticos, principalmente a valina. Esta α-hélice é a porção da SP-C que atravessa a membrana e é extremamente estável. Na maioria das espécies, existem dois aminoácidos carregados positivamente, a lisina na posição 11 e arginina na posição 12, que parecem ser necessárias para mover a proteína do RE para o interior do complexo de Golgi, onde ela é palmitoilada. A orientação precisa dos palmitatos, em relação à α-hélice rica em valina, não é totalmente resolvida, mas ambas as regiões são, provavelmente, importantes para interações com as bicamadas ou monocamadas de fosfolipídios. PS-C pode se misturar com fosfolipídios e promover a difusão e a fusão destes. A PS-C se insere na monocamada e é comprimida para fora da superfície da monocamada apenas sob pressões relativamente altas da película (> 55 mN/m). Presumivelmente, a PS-C é importante na organização dos fosfolipídios, durante o ciclo respiratório. Admite-se que a PS-C estabilize a superfície da película e minimize o seu colapso. Ao contrário da PS-B, a PS-C não parece interagir com a PS-A e não é crítica para a formação de mielina tubular. PS-C é encontrada em todas as preparações de surfactante natural e uma forma recombinante de PS-C é utilizada em um tipo de terapia de substituição do surfactante.

Nos humanos, há um gene para PS-C, que está localizado no cromossomo 8. Tal como ocorre na PS-B, a PS-C é sintetizada como uma forma precursora maior de 21 kDa e processada por meio de clivagem proteolítica de ambos os fragmentos N-terminais e C-terminais. A maior parte do processamento pós-tradução foi concluído antes da PS-C chegar ao corpo lamelar. Há aparentemente, alguma interação entre o processamento da PS-B e da PS-C, pois, na deficiência hereditária de PS-B, uma forma aberrantemente processada de 12 kDa de um precursor da PS-C se acumula nas células TII e no líquido alveolar. O promotor da PS-C tem sido uma ferramenta importante para a superexpressão de uma variedade de transgenes nas células TII, em camundongos.

O papel fisiológico da PS-C ainda não está completamente conhecido. Em uma determinada cepa, PS-C de camundongos nulos parece normal até cerca de 6 meses de idade, o momento em que os animais desenvolvem pneumonite crônica e alargamento do espaço aéreo.[149] Isso demonstra que PS-C não é absolutamente necessária para a função surfactante. No entanto, em uma outra cepa, camundongos desenvolvem pneumonite crônica mais precocemente, no prazo de 3 meses.[150] As bases genéticas e os genes modificadores da doença, estão, portanto, envolvidos nas manifestações clínicas da deficiência de PS-C e nas mutações. Algumas mutações da PS-C, em humanos, também produzem um erro no enrolamento da proteína que se acumula e que causa estresse no RE, nas células TII e doença pulmonar intersticial crônica.[151,152] Estas observações fornecem um pano de fundo para a investigação de variantes genéticas da PS-C como uma causa de doenças pulmonares intersticiais idiopáticas, que serão discutidas mais adiante.

Em resumo, a PS-C é uma proteína hidrofóbica que se insere na monocamada surfactante, mas não parece ser crítica para a função surfactante. Porém, as mutações nesta proteína e a ausência total de proteínas podem resultar em doença pulmonar intersticial. Esta é a única proteína surfactante restrita às células TII.

PROTEÍNA SURFACTANTE D

PS-D é uma lectina dependente de cálcio e um importante componente da imunidade inata.[102,153-155] PS-D recombinante tem, ainda, sido proposta como um agente terapêutico no tratamento de infecções pulmonares. PS-D está aumentada no soro, em doenças pulmonares intersticiais e pode prever o resultado em receptores de transplante pulmonar.[156] Em humanos, o gene para a PS-D está localizado próximo ao *locus* da PS-A no cromossomo 10. A PS-D é uma glicoproteína do colágeno, com uma complexa — mas altamente ordenada — estrutura terciária (Fig. 8-6). A estrutura primária consiste em quatro domínios. O segmento N-terminal contém cisteínas que formam ligações dissulfeto entre as cadeias e que se conectam transversalmente com subunidades para formar estruturas oligoméricas covalentes. A região adjacente, semelhante ao colágeno, promove a formação de trímeros não covalentes, conferindo uma estrutura longitudinal rígida para as moléculas, e organizando a distribuição espacial das CRDs C-terminal. O padrão de hélice enrolada do colo da PS-D contribui na organização espacial dos domínios CRD. O domínio CRD C-terminal contém locais de ligação para o cálcio e carboidratos. A estrutura cristalina do CRD e da região do colo da PS-D mostrou uma distribuição espacial distinta das três CRDs, definindo os agregados de ligação dos carboidratos e tem permitido estudos de acoplamento computacional para demonstrar a importância dos grupos hidroxil e vinil hidroxila na ligação aos carboidratos.[157,158] Monômeros idênticos da PS-D são arranjados como trímeros e, em seguida, combinam-se para formar o dodecâmero final, uma grande molécula simétrica em "forma de cruz", com uma distância de cerca de 100 nm entre os CRDs terminais e cerca de cinco vezes maior que a PS-A. A unidade de CRD é primariamente responsável pela ligação multivalente aos ligantes na superfície dos microrganismos. Tal como ocorre no caso da PS-A, a oligomerização completa da PS-D parece desempenhar um papel importante na manutenção da potência biológica que pode resultar da ligação cruzada a ligantes espaciais específicos, bem como a amplificação de interações relativamente fracas por meio de múltiplos locais de ligação.

Conceitualmente, a PS-D deverá ser considerada uma proteína distinta do sistema surfactante. PS-D se liga aos fosfolipídios do material fracamente ativo de superfície e é, principalmente, solúvel no líquido alveolar. Todavia, PS-D se liga a dois lipídios com estrutura de carboidratos, o fosfatidilinositol e a glicosilceramida, mas não à fosfatidilcolina. A localização da PS-D no pulmão também sugere que não está diretamente envolvida com o sistema surfactante. PS-D é encontrada no RE das células TII e nos grânulos de secreção de células de Clara ou células bronquiolares não ciliadas, mas não nos corpos lamelares das células TII ou na mielina tubular. PS-D é altamente expressada nas células TII hiperplásicas presentes nas doenças pulmonares intersticiais. Da mesma forma que na PS-A, a PS-D é altamente expressada nas vias aéreas de roedores, mas de forma escassa nas vias aéreas principais dos humanos. PS-D também está presente em muitas outras superfícies mucosas.[56,159]

PS-D é uma importante molécula de defesa do hospedeiro e se liga a uma variedade de organismos, geralmente por meio do seu domínio CRD.[160] Em relação à ligação a monossacarídeos, PS-D tem uma preferência pela maltose, glicose e manose. A ligação da PS-D aos organismos pode ser alterada pelos valores fisiológicos da concentração de glicose fisiológica e a ligação bloqueada na presença de glicose pode ser importante para os diabéticos.[161] PS-D se liga à influenza A, inibindo a sua hemoaglutinação e inibindo a infecção.[162,163,163a,163b] É interessante notar que a gravidade das infecções anuais pela influenza está relacionada com a capacidade da PS-D de se ligar às cepas circulantes da influenza.[163,164] As cepas com menor poder de ligação à PS-D, como a cepa 1918 H1N1 e a cepa da pandemia 2009 são clinicamente mais virulentas. Embora estudos sobre a interação de SP-D com os vírus tenham sido direcionados apenas para alguns vírus, é provável que a PS-D se ligue a muitos vírus respiratórios. PS-D também se liga às bactérias e deve ser considerada uma molécula importante na defesa do hospedeiro. PS-D se liga a ambos os componentes principais das paredes das células gram-positivas, as peptidoglicanas e o ácido lipoteicoico.[154,165] PS-D também se liga ao LPS e às bactérias gram-negativas com a forma rugosa do LPS e agrega essas bactérias. PS-D também apresenta uma provável importância na defesa contra infecções fúngicas. PS-D se liga ao esporo e ao histoplasma do *Aspergillus fumigatus* e aumenta a sua fagocitose e morte. PS-D se liga — e aglutina — ao *Saccharomyces cerevisiae* e o ligante de parede celular para esta ligação é o β(1→6) glicana.[166] Esta ligação é inibida pela pustulana, um inibidor competitivo e extremamente eficaz da PS-D. PS-D também se liga à *Alternaria*, o tipo molde comum e o aeroalergeno, e a PS-D pode ser importante em depurar uma variedade de esporos fúngicos inalados. Finalmente, a PS-D aglutina a *Mycobacterium tuberculosis*, mas inibe a sua fagocitose pelos macrófagos humanos. Uma vez no interior dos macrófagos, a PS-D promove a fusão fagossoma-lisossoma e, daí, a morte intracelular de micobactérias.[167]

Tem sido relatado que a PS-D se liga a diferentes receptores dos macrófagos para estimular o metabolismo microbicida, como indicado pela produção de espécies oxigênio reativas.[102] PS-D do rato aumenta a produção de radicais de oxigênio pelos macrófagos alveolares, mas não pelos macrófagos peritoneais.[168] Contudo, continua a preocupação de que, nos estudos preliminares, a estimulação de macrófagos pela PS-D pode ser devido à contaminação com endotoxinas.[169] A PS-D também está envolvida na depuração de células apoptóticas. PS-D se liga a células apoptóticas e facilita a sua ingestão pelos macrófagos, por intermédio do complexo calreticulina e CD91.[125,170]

O fenótipo da PS-D do camundongo *knockout* foi inesperado a partir de estudos prévios *in vitro*. O camundongo *knockout* mostra um aumento no *pool* extracelular de surfactante e uma grande acumulação de macrófagos espumosos com excesso de atividade de metaloproteinases, resultando na destruição da parede alveolar e alargamento posterior do espaço aéreo.[171] As implicações são que a PS-D auxilia na depuração de surfactante e regula a função dos macrófagos. Além disso, um grande número de células apoptóticas é encontrado nos espaços aéreos e líquido de lavagem da PS-D dos camundongos nulos, indicando que a PS-D exerce um papel importante na depuração das células apoptóticas. Camundongos com deficiência de PS-D são, também, susceptíveis à infecção por vários microrganismos, incluindo o vírus da influenza do tipo A e o *Aspergillus*.[136,172]

As interações da PS-D e PS-A e com organismos e células fagocíticas são complexas, bem como a clara identificação dos receptores para estas proteínas ainda precisa ser definida, a fim de resolver questões ainda conflitantes. A interação será afetada pelo ciclo do organismo, o crescimento do organismo, as células fagocíticas e estado de ativação das células fagocíticas, bem como a fonte de PS-A ou PS-D e a presença ou ausência de endotoxinas contaminantes ou da TGF-β na preparação de proteína surfactante.

Em resumo, PS-D é uma proteína de defesa do hospedeiro com a lectina ligadora de manose e não deve ser considerada como parte do sistema de agentes surfactantes. As principais funções da PS-D são a depuração de vírus altamente glicosilados — tal como o vírus da influenza — e a remoção de células apoptóticas.

SECREÇÃO E PROCESSAMENTO EXTRACELULAR DE SURFACTANTE

A secreção dos componentes fosfolipídicos do surfactante tem sido extensivamente estudada (Fig. 8-7).[173] Estudos de *turnover* demonstraram que o sistema surfactante é dinâmico; 10% a 20% *pool* de agente surfactante é secretado a cada hora.[174,175] A secreção exige extrusão ativa do conteúdo dos corpos lamelares,[176] que envolve a fusão da membrana limitante dos corpos lamelares com a membrana plasmática.[97] Várias vias independentes na estimulação da secreção atuam por intermédio de diferentes receptores e mecanismos de sinalização. A secreção, *in vivo*, é estimulada pela hiperventilação ou, mesmo, por meio de uma respiração profunda simples ou um suspiro. Estiramento é uma forma importante

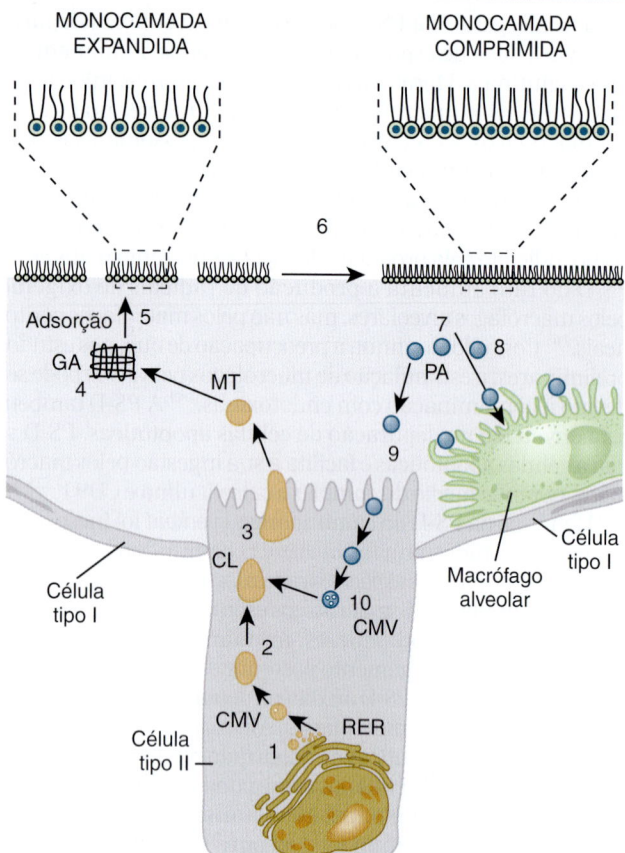

Figura 8-7 Tráfego metabólico de fosfolipídios surfactantes. Os fosfolipídios são sintetizados no retículo endoplasmático rugoso (*RER*) da célula alveolar TII (*1*). Eles são transportados para os corpos multivesiculares (*CMV*) (*2*), onde as primeiras lamelas são formadas. Eles aumentam as lamelas e formam os corpos lamelares (*CL*), os quais são, subsequentemente, secretados por exocitose (*3*). O corpo lamelar secretado se desdobra para formar a mielina tubular (*MT*) (*4*) e outros grandes agregados (*GA*). Estas formas são adsorvidas na monocamada superfície expandida (*5*). Este é um passo crítico para a produção de uma tensão superficial baixa no alvéolo. Durante o ciclo respiratório, à medida que a película é comprimida durante expiração, ocorre um aumento da pressão na película, e uma monocamada comprimida e de forma compacta de dipalmitoilfosfatidilcolina quase pura é formada (*6*). O material é excluído da monocamada (*7*) e forma pequenos agregados (*PA*). Alguns destes agregados são fagocitados pelos macrófagos (*8*), mas a maioria é endocitada para reprocessamento pelas células alveolares do tipo II (*9 e 10*)

de estimulação fisiológica, sinalizando a exocitose por meio de uma elevação do cálcio intracelular e que pode ser, em parte, estimulado por ondas cálcio aumentadas, nas células vizinhas transmitidas através de junções comunicantes.[12,177] *In vitro*, o acetato de tetradecanoil e o *trifosfato de adenosina* (ATP) estimulam intensamente a secreção basal. Os agentes que estimulam a secreção por meio de vias dependentes de AMP cíclico, tais como os β-agonistas e a toxina da cólera, aumentam a secreção de forma pouco intensa. A secreção *in vivo* é susceptível de ser fortemente regulada e vários tipos de controle e de equilíbrio devem estar presentes, de tal forma que uma alteração em uma determinada via não altere o *turnover*.

Após a exocitose pelas células alveolares TII, os corpos lamelares secretados sofrem rearranjos físicos no espaço extracelular (Fig. 8-5). A alteração inicial é a conversão do estado multilamelar à mielina tubular (Fig. 8-7). Este processo exige PS-A, PS-B e cálcio, e pode ser reproduzido *in vitro*. Em 97 amostras de lavagem, *grandes agregados* (GA) de surfactante podem ser isolados por meio de centrifugação diferencial. Estes agregados contêm PS-A e PS-B e são compostos por mielina tubular, estruturas multilamelares, e outros arranjos de lipídios frouxos, que são as formas esperadas de corpos lamelares secretados e em decomposição. GAs são adsorvidos rapidamente na interface ar-líquido e podem ser considerados um reservatório extracelular de surfactante. Os GAs podem ser convertidos em *pequenos agregados* (PAs), que são muito menos ativos na superfície. Admite-se que esses PAs representem o surfactante que deixou a interface ar-líquido e estão disponíveis para seres captados e reprocessados pelas células TII. As duas vias predominantes para o catabolismo do material ativo de superfície são a captura pelas células TII e o catabolismo pelos macrófagos alveolares.[174] As estimativas atuais consideram que cerca de 85% de surfactante secretado seja reciclado pelas células TII adultas e que cerca de 15% seja catabolizado pelos macrófagos.[178,179] Relativamente pouco surfactante pulmonar atinge o nível mucociliar, e muito pouco entra na corrente sanguínea ou nos linfáticos. O catabolismo de material surfactante extracelular é regulado pelo *fator estimulante das colônias de granulócitos-macrófagos* (GM-CSF) e pela sua capacidade de ativar os macrófagos.[180] A síndrome da proteinose alveolar autoimune é causada por um autoanticorpo contra GM-CSF;[181,182] algumas formas pediátricas de proteinose alveolar se devem a mutações no receptor do GM-CSF.[183,184] O *pool* extracelular de surfactante parece ser regulado, predominantemente, por macrófagos alveolares. A deficiência nos macrófagos ou a inibição do seu estado de ativação compromete a depuração do surfactante e leva ao acúmulo do surfactante nos espaços alveolares (consulte o Cap. 70 para obter detalhes adicionais).

ANORMALIDADES DO SURFACTANTE NA DOENÇA PULMONAR

DEFICIÊNCIA PRIMÁRIA DO SURFACTANTE NO RECÉM-NASCIDO

A importância do sistema de surfactante pulmonar na fisiopatologia das SARRN foi inicialmente relatada por Avery Mead no final dos anos 1950.[93] A observação de que SARRN era devido a uma deficiência primária de surfactante foi confirmada pelo grande impacto que a administração de surfactante exógeno exerceu na mortalidade infantil.[185,186] A incidência da SARRN varia com a idade gestacional e com peso ao nascer. Aproximadamente 15% dos recém-nascidos entre 34 e 37 semanas (< 1.700 g) desenvolvem SARRN, ao passo que 50% das crianças entre 30 e 34 semanas (< 1.500 g) e 70% daquelas nascidas com menos de 30 semanas (< 1.250 g) desenvolvem esta doença. Estas taxas também podem ser influenciadas por outros fatores, incluindo raça, sexo, *status* socioeconômico e saúde materna.

Mesmo que a ventilação artificial e o surfactante exógeno reduzam a taxa de mortalidade infantil, ainda existe uma grande taxa de incapacidade entre os sobreviventes, particularmente nos recém-nascidos de peso muito baixo ao nascer. A análise do surfactante no líquido amniótico prevê, de forma confiável, o risco de SARRN. As alterações patológicas típicas da SARRN incluem atelectasia generalizada, congestão capilar, micro-hemorragia, edema e a presença das membranas hialinas.[93]

Em 1980, Fujiwara et al. relataram a primeira utilização bem-sucedida do surfactante exógeno em recém-nascidos com SARRN. Grandes ensaios clínicos demonstraram uma melhora significativa nas trocas gasosas, diminuição do barotrauma e redução da mortalidade infantil em resposta a esta terapia. Os resultados destes ensaios também demonstraram que o surfactante administrado profilaticamente (ou seja, antes da primeira respiração) é superior ao surfactante administrado depois de um período de ventilação. Essas diferenças eram particularmente notáveis nos recém-nascidos de peso muito baixo ao nascer (< 28 semanas de idade gestacional) e, assim, o tratamento profilático é reservado para os lactentes deste grupo. Caso contrário, o surfactante deve ser administrado assim que o diagnóstico de SARRN for estabelecido, em geral dentro de 30 minutos após o nascimento. A dose habitual de surfactante administrado a estes lactentes é de aproximadamente 100 mg de fosfolipídio/kg de peso corporal. Embora a terapia de surfactante seja eficaz para a SARRN, 30% das crianças acometidas não respondem a esta terapia.

DEFICIÊNCIA HEREDITÁRIA DA PROTEÍNA SURFACTANTE B

Apesar da maioria dos casos de NRDS resultar da imaturidade, existem formas especificamente herdadas devido à deficiência da PS-B.[188-192] Anormalidades associadas incluem a mielina tubular com aberração estrutural, uma diminuição do número de corpos lamelares e um processamento anormal da proteína PS-C. Independente da idade gestacional, os pacientes afetados desenvolvem angústia respiratória nos primeiros dias de vida, que é refratária a todas as formas de terapias, incluindo a complementação do surfactante. Em geral, essas crianças morrem nos primeiros meses da vida, a menos que recebam um transplante pulmonar. Ainda que a anormalidade mais comum envolva a deleção 1 bp e a inserção 3 pb no códon 121 no exon 4, resultando em um códon prematuro de parada, outras mutações também podem levar à insuficiência respiratória. Supõe-se que os heterozigotos, representando cerca de 1 caso em 3.000 indivíduos na população em geral, apresentem cerca da metade do nível de PS-B e podem ser mais suscetíveis à SARA. Em camundongos, cerca de 20% da PS-B do tipo selvagem é necessária para a função ventilatória normal, mas mais de 50% da PS-B pode ser necessária para proteger contra a susceptibilidade à lesão pulmonar aguda. SAARN também resulta de outras deficiências da síntese e da configuração do surfactante. A deficiência mais comum é da *ATP-binding cassette family member A3* (ABCA3), uma proteína transportadora de fosfolipídios do corpo lamelar.[190,191,193-195] A deficiência do fator de transcrição da tireoide 1 (TTF-1) também produz insuficiência respiratória na infância, acompanhada de anormalidades da tireoide e neurológicas.[196,197]

DEFICIÊNCIA HEREDITÁRIA E MUTAÇÕES DA PS-C

Não há dados que considerem que a deficiência da PS-C seja capaz de produzir insuficiência respiratória aguda. Em camundongos, a deficiência da PS-C provoca pneumonite intersticial crônica difusa e inespecífica ao longo de meses a anos e depende da cepa genética. A mutação *splice-site* do intron 4 do gene da PS-C produz doença intersticial pulmonar crônica, associada a uma herança autossômica dominante padrão. Recentemente,[189,198,199] casos adicionais de pneumonite intersticial inespecífica e de pneumonite intersticial habitual foram relacionados com mutação de um único gene.[200] Esta associação genética também mostrou uma herança autossômica dominante padrão. A hipótese é que as mutações causem erro no enrolamento da proteína PS-C, que se acumula e produz um estresse no RE e uma doença pulmonar crônica. Uma mesma anormalidade genética pode ter um fenótipo variável, o que indica a importância de outros genes modificadores da doença.

SÍNDROME DA ANGÚSTIA RESPIRATÓRIA AGUDA

Descrições iniciais da SARA* sugeriram que as anormalidades do surfactante desempenham um papel importante na disfunção pulmonar. Petty e Ashbaugh[201] reportaram a presença de curvas pressão-volume anormais em pulmões isolados de pacientes que morreram de SARA. Alterações morfológicas observadas à autópsia no tecido pulmonar destes pacientes foram semelhantes às dos recém-nascidos prematuros que sofreram de SAARN. Os critérios clínicos utilizados para diagnosticar a SARA — incluindo hipoxemia grave, diminuição da complacência pulmonar e infiltrados bilaterais na radiografia do tórax — também são semelhantes aos utilizados para diagnosticar a SAARN. No entanto, ao contrário de uma deficiência primária do surfactante, a SARA é muito mais complexa, com muitas etiologias diferentes e uma cascata inflamatória que resulta em lesão pulmonar e edema alveolar. O epitélio alveolar é gravemente danificado na SARA, ao passo que o epitélio alveolar é relativamente intacto na SARRN.

Extensos estudos com animais de laboratório e diversos relatórios com humanos, caracterizando as alterações do surfactante na SARA e na lesão pulmonar aguda, mostraram uma diminuição na percentagem de fosfatidilcolina, fosfatidilglicerol e DPPC e um aumento correspondente na fosfatidilinositol, na esfingomielina e, em alguns casos, na lisofosfatidilcolina.[202-204] Diminuição dos níveis de PS-A e PS-B também tem sido demonstrado no *lavado bronco-alveolar* (LBA) de amostras de pacientes com SARA, enquanto as propriedades de redução da tensão superficial do surfactante isolado são anormais.[203] Estas anormalidades são correlacionadas com a gravidade da SARA. Amostras de LBA isoladas a partir de pacientes com SARA grave também mostram uma diminuição nos GA de surfactante e um aumento nos PA com pouca atividade de superfície. Em modelos animais com lesão pulmonar aguda, existe uma grave redução da expressão do gene da proteína surfactante no início da insuficiência respiratória.[205] Com a permeabilidade alveolar aumentada nos pacientes com SARA, certo número de proteínas entram o espaço aéreo e se ligam a fosfolipídios surfactantes e outras proteínas ou competem diretamente com as moléculas surfactantes por espaço na interface ar-líquido. Curiosamente, esta inibição não estequiométrica do surfactante pelas proteínas plasmáticas pode ser superada, *in vitro*, aumentando a concentração de surfactante. Esta observação fornece uma justificativa para administração racional de grandes doses de surfactante nos pacientes com SARA. Componentes trombogênicos extravasando para o espaço aéreo também podem coagular e incorporar fosfolipídios surfactantes nos coágulos de fibrina, tornando, assim, o surfactante inacessível à interface ar-líquido. Também tem sido descrita a inativação do surfactante devido a um aumento nos lipídios neutros, principalmente o colesterol. Outro mecanismo que contribui na disfunção do surfactante na SARA envolve o aumento da conversão de GA em PA. Estudos *in vivo* têm mostrado que o aumento dos volumes correntes, mas não das taxas respiratória ou nos níveis da *pressão expiratória final positiva* (PEEP), é correlacionado com um aumento da conversão de GA em PA[206] e com a deterioração fisiológica. Minimizando estas alterações físicas na área de superfície por meio de volumes correntes menores, pode-se permitir que o surfactante seja mantido nas formas de GA, melhorando

---

*Nota da Revisão Científica: Denominada, também, Síndrome de Desconforto Respiratório Agudo (SDRA) e Síndrome de Distrição Respiratória Aguda (SDRA).

os resultados fisiológicos.[206] Estes achados são apoiados por ensaios clínicos que demonstraram melhores resultados ao paciente quando volumes correntes mais baixos são usados no tratamento a pacientes com SARA.[207,208]

Foi demonstrado que a administração de surfactante exógeno melhora a oxigenação, mas não a redução da mortalidade dos pacientes com SARA.[209,209a] Alguns grandes ensaios clínicos multicêntricos avaliaram esta terapia e mostraram resultados decepcionantes.[210-212] Possivelmente, a complexidade da SARA não pode ser acessada pela administração isolada de surfactante exógeno.

DOENÇAS PULMONARES INTERSTICIAIS

Além das doenças que envolvem inflamação aguda dos pulmões, as alterações no surfactante também têm sido caracterizadas em várias doenças pulmonares intersticiais. Níveis diminuídos de DPPC e de fosfatidilglicerol, níveis aumentados de fosfatidilinositol, além de níveis reduzidos de PS-A foram observados no líquido de LBA de pacientes com FPI.[213-215] A redução da PS-A no líquido de LBA é encontrada em uma variedade de doenças pulmonares intersticiais difusas. A relação PS-A e fosfolipídio, usada para correção e recuperação do agente surfactante total, é reduzida em pacientes com FPI. Além disso, Günther et al.[216] demonstraram que as propriedades biofísicas do surfactante estão comprometidas na FPI.

A PS-A e a PS-D também foram medidas no soro e podem servir como biomarcadores de doença pulmonar, especialmente quando a integridade epitelial alveolar estiver comprometida. As concentrações PS-A e PS-D no soro estão aumentadas em pacientes com proteinose alveolar, SARA e FPI.[214,217,218] Medidas da PS-A e da PS-D no soro poderão ser úteis no diagnóstico da proteinose alveolar, porque, juntamente com uma imagem altamente específica no escaneamento por tomografia computadorizada de alta resolução, os níveis elevados de PS-A e D podem indicar a necessidade de uma biópsia. Em um pequeno subgrupo de pacientes com fibrose pulmonar familiar, esta condição foi atribuída a mutações na PS-C. A maior parte dos casos apresenta um diagnóstico histopatológico de pneumonia intersticial não específica, mas alguns apresentam características morfológicas de pneumonia intersticial habitual.[200] Foram também relatadas mutações no gene que codifica a PS-A2, tendo sido associadas a doença intersticial pulmonar e câncer de pulmão.[219]

DOENÇAS PULMONARES OBSTRUTIVAS

O papel do surfactante como um regulador negativo da inflamação e a importância do agente surfactante em manter abertas as vias aéreas sugerem que as alterações do surfactante podem ser importantes nas doenças pulmonares obstrutivas.[101,220] Amostras de LBA de pacientes com asma apresentaram uma redução dos níveis de PS-A e uma composição normal de fosfolipídios.[119] Nenhuma alteração do surfactante foi demonstrada em pacientes com bronquite crônica ou enfisema.

A fibrose cística é caracterizada por colonização de bactérias gram-negativas e gram-positivas e inflamação precoce das vias aéreas. As proteínas PS-A e PS-D estão reduzidas no LBA, em pacientes com fibrose cística e a deficiência relativa poderia contribuir para a colonização bacteriana.[221]

OUTRAS DOENÇAS PULMONARES

Tem sido referido que a proteinose alveolar autoimune é uma doença produzida por um anticorpo contra GM-CSF, resultando na diminuição da depuração de surfactante pelos macrófagos (consulte o Cap. 70 para maiores informações).[181,182] Fosfolipídios alveolares e as proteínas surfactantes PS-A, PS-B, PS-D estão acentuadamente aumentados no LBA em pacientes acometidos. Níveis séricos de PS-A e de PS-D também estão aumentados nestes pacientes.[214,218] A redução do catabolismo do surfactante resulta em um acúmulo excessivo de estruturas multilamelares no interior dos alvéolos. O tratamento eficaz envolve a remoção deste material por intermédio de lavagem pulmonar completa e/ou tratamento exógeno com GM-CSF. Formas pediátricas de proteinose alveolar podem ser causadas por alterações na sinalização GM-CSF, geralmente devido a alterações no receptor GM-CSF.[183,184] Outras formas de deficiência genética da função dos macrófagos em camundongos levam a uma síndrome de proteinose alveolar.[222]

A lesão isquemia-reperfusão associada a transplante pulmonar resulta em alterações no surfactante pulmonar, semelhantes àquelas observadas em pacientes com SARA grave. Surfactante administrado logo após o transplante e a reperfusão resulta em melhora das trocas gasosas em comparação com pulmões não tratados com surfactante. Além disso, quando o agente surfactante é administrado aos pulmões do doador, antes do armazenamento, mais tempos de armazenamento são tolerados (até 38 horas) com uma função relativamente melhor após a reperfusão.

Medidas da PS-A e PS-D, no liquido pleural, podem também ser úteis para distinguir o adenocarcinoma metastático do pulmão de outros adenocarcinomas ou mesoteliomas.[223] Além disso, a expressão do gene da proteína surfactante pode ser usada para a triagem de micrometástases nos linfonodos.[224] Em camundongos com adenoma pulmonar, a PS-D no soro pode ser extremamente bem correlacionada com o tamanho do tumor.[225]

AGRADECIMENTOS

Os autores agradecem a Lennell Allen pelas Figuras 1, 2 e 3; a Dennis Voelker pelas figuras da PS-A e PS-D; à Mary Williams pela figura da mielina tubular; e à Sarah Murrell pela assistência administrativa.

Pontos-chave

- Células epiteliais alveolares do tipo I recobrem cerca de 95% da superfície alveolar do pulmão normal, são críticas para as trocas gasosas eficazes, participam do movimento transepitelial de líquido e desempenham um papel na imunidade inata.
- Células epiteliais alveolares do tipo II recobrem cerca de 5% da superfície alveolar no pulmão normal, produzem surfactante pulmonar, participam do movimento transepitelial de líquido, são as precursoras das células do tipo I, na lesão e no reparo, e desempenham um papel na imunidade inata.
- Surfactante pulmonar mantém uma superfície de baixa tensão nas porções de trocas gasosas do pulmão, evita a atelectasia, diminui o trabalho de respiração, melhora

- a oxigenação, e ajuda a manter a permeabilidade das pequenas vias aéreas.
- Proteína surfactante B é a única proteína crítica à formação do surfactante, *in vivo*.
- Mutações nos genes que codificam a PS-A, PS-B, PS-C podem levar à doença do parênquima pulmonar.
- PS-A e PS-D são lectinas polivalentes (ou seja, proteínas que se ligam a carboidratos) e são consideradas componentes importantes da imunidade inata. Elas de ligam aos microrganismos e às células inflamatórias.
- A terapia de reposição de surfactante, na síndrome de angústia respiratória do recém-nascido melhora a sobrevida, enquanto a terapia de substituição na síndrome angústia respiratória aguda melhora a oxigenação, mas não aumenta a sobrevida.

As Referências estão disponíveis exclusivamente no site www.elsevier.com.br/expertconsult

9 ALVEOLAR EPITHELIUM AND FLUID TRANSPORT

MICHAEL A. MATTHAY, MD • PR CHRISTINE CLERICI

INTRODUCTION
LUNG EPITHELIAL FLUID ABSORPTION
EVIDENCE FOR ACTIVE FLUID
  TRANSPORT IN THE INTACT LUNG
ION TRANSPORT IN ALVEOLAR AND
DISTAL AIRWAY EPITHELIAL CELLS
REGULATION OF LUNG EPITHELIAL
FLUID TRANSPORT
MECHANISMS THAT CAN IMPAIR THE
RESOLUTION OF ALVEOLAR EDEMA
ALVEOLAR FLUID TRANSPORT UNDER
PATHOLOGIC CONDITIONS
FUTURE DIRECTIONS

O Capítulo 9 está disponível, em inglês, exclusivamente no site www.elsevier.com.br/expertconsult

10 AIRWAY EPITHELIUM AND MUCOUS SECRETION

JAY A. NADEL, MD, DSc (Hon), DLaw (Hon)

INTRODUCTION
COMPONENTS OF MUCUS
NORMAL AIRWAY MUCINS
MUCOUS HYPERSECRETORY DISEASES AND THEIR CLINICAL CONSEQUENCES
Differences in Clinical Presentation among Various Hypersecretory Diseases
Manifestations of Mucous Hypersecretion Depend on Airway Location
IMPORTANCE OF MUCOUS HYPERSECRETION IN CHRONIC INFLAMMATORY AIRWAY DISEASES
Brief Review of Cystic Fibrosis, Asthma, and Chronic Bronchitis/COPD

EPITHELIAL SIGNALING PATHWAYS FOR MUCIN PRODUCTION
EARLY STUDIES OF MUCINS
EPIDERMAL GROWTH FACTOR RECEPTOR ACTIVATION
METALLOPROTEASES CLEAVE MEMBRANE-BOUND EGFR LIGANDS TO PRODUCE MUCINS
ROLES OF REACTIVE OXYGEN SPECIES IN AIRWAY EPITHELIAL MUCIN PRODUCTION
MECHANISMS FOR HYPERSECRETION AND OTHER EXAGGERATED RESPONSES IN OBSTRUCTIVE AIRWAY DISEASES
Toll-like Receptors

G Protein-Coupled Receptors and Their Roles in Modulating Airway Epithelial Mucins and Other Epithelial Responses
CFTR Modulates EGFR-Dependent Proinflammatory Chemokine Production
EGFR Activation Decreases Epithelial Antiviral Defenses
MUCUS BIOLOGY: PRESENT STATUS AND FUTURE OPPORTUNITIES

O Capítulo 10 está disponível, em inglês, exclusivamente no site www.elsevier.com.br/expertconsult

11 DEPOSIÇÃO E DEPURAÇÃO DE AEROSSOL

THOMAS G. O'RIORDAN, MD • GERALD C. SMALDONE, MD, PhD

INTRODUÇÃO
DEFINIÇÃO E DESCRIÇÃO DE UM AEROSSOL
PRINCÍPIOS DE DEPOSIÇÃO
MEDIDAS DO TAMANHO DAS PARTÍCULAS
Avaliação do Tamanho das Partículas do Aerossol
Aplicação de Medição in Vitro do Tamanho de Partículas para Estudos Clínicos
PRODUÇÃO DE AEROSSÓIS TERAPÊUTICOS
Dispositivos de Pó Seco
Inaladores Dosimetrados Pressurizados
Nebulizadores de Jato
Desenvolvimento de Novos Sistemas de Aplicação de Aerossóis

PRINCÍPIOS DE AVALIAÇÃO DOS SISTEMAS DE APLICAÇÃO
A Massa Inalada
Deposição
ESTRATÉGIAS PARA OTIMIZAR A DEPOSIÇÃO DE AEROSSÓIS TERAPÊUTICOS
Obtenção de Partículas que Passam da Orofaringe
Controle do Padrão Respiratório e Deposição dos Aerossóis
Expiração e Problemas com a Deposição de Aerossóis
FATORES ADICIONAIS QUE INFLUENCIAM O DESENVOLVIMENTO DE AEROSSÓIS TERAPÊUTICOS
Asma
Fibrose Cística

Aplicação de Medicamentos Inalatórios para Crianças Bem Jovens
Aplicação de Aerossóis Terapêuticos na Mucosa Nasal
Aplicação de Aerossóis durante a Ventilação Mecânica
RADIOAEROSSÓIS DIAGNÓSTICOS
DEPURAÇÃO E DOENÇA MUCOCILIAR
DEPURAÇÃO ALVEOLAR
AEROSSÓIS AMBIENTAIS
Toxinas
Aerossóis Infecciosos

INTRODUÇÃO

O pulmão humano apresenta uma grande área de superfície. No caso de uma pessoa de tamanho médio, esse valor se aproxima da metade de uma quadra de tênis de dupla, maximizando, assim, a aproximação e a aposição dos capilares com a superfície epitelial. A despeito dessa configuração otimizar as trocas gasosas, ela também apresenta um risco intrínseco de expor os delicados tecidos alveolares às partículas potencialmente nocivas, que podem estar presentes no ar do ambiente. Existem diversas salvaguardas contra o risco representado pelas partículas inaladas. A primeira linha de defesa é que a configuração da ramificação da parte nasal da faringe e a disposição em série das vias aéreas faz com que as partículas se depositem em níveis mais superiores em relação às estruturas alveolares mais vulneráveis.[1,2] Em segundo lugar, se uma determinada partícula insolúvel se depositar no pulmão, existem processos a partir dos quais ela pode ser depurada das vias respiratórias ou dos alvéolos. A depuração das partículas insolúveis que se depositam nas vias aéreas ciliadas é realizada pela atividade mucociliar.[3] As partículas são fixadas no revestimento da mucosa, sendo, em seguida, transportadas superiormente, graças ao movimento ciliar. Se os cílios não funcionarem de forma ideal ou se a quantidade/qualidade do muco das vias respiratórias mostrar uma anormalidade, o muco e as partículas aprisionadas podem ser eliminados pela tosse. As partículas que se depositam nos segmentos distais das vias aéreas, desprovidos de cílios, são removidas pela depuração alveolar, principalmente por macrófagos que fagocitam as partículas, transportando-as para os linfonodos regionais.

A estrutura ramificada das vias respiratórias é uma barreira, não apenas para aerossóis ambientais nocivos, mas, também, para terapêutica com aerossóis. No entanto, a aplicação dos princípios de deposição facilita a concepção do desenvolvimento de aerossol terapêutico.[4] Na maior parte dos casos, os aerossóis terapêuticos têm como "alvos" os pulmões, isto é, eles se destinam a tratar diretamente as doenças pulmonares e evitam a toxicidade sistêmica. Teoricamente, a grande superfície dos pulmões pode facilitar a ação sistêmica de drogas não respiratórias através do pulmão, como aerossóis, normalmente proteínas tais como insulina, que não pode ser administrada por via oral. Porém, até a presente data, a utilização dessa via não teve um grande impacto clínico em relação ao uso terapêutico como drogas sistêmicas.

DEFINIÇÃO E DESCRIÇÃO DE UM AEROSSOL

Um *aerossol* pode ser definido como um sistema de partículas sólidas ou gotículas de líquido que podem ficar dispersas em um gás, geralmente o ar. Aerossóis que ocorrem naturalmente, bem como os emitidos por geradores de aerossóis clínicos, quase sempre contêm uma grande faixa de tamanhos de partículas. Visto que o comportamento aerodinâmico de uma partícula de aerossol é criticamente influenciado pela sua massa, é importante descrever com precisão a distribuição dos tamanhos das partículas de aerossol. Nos estudos clínicos o *diâmetro mediano aerodinâmico de massa* (MMAD) e o *desvio-padrão geométrico* (σg) são, muitas vezes, utilizados para caracterizar as dimensões de um aerossol. Quando a massa de distribuição das partículas de um aerossol é fracionada e a distribuição cumulativa de partículas é representada graficamente, como uma distribuição log normal de probabilidade, ela, muitas vezes, se aproxima de uma linha reta. Entretanto, estudos recentes de aerossóis clínicos indicaram que as partículas nebulizadas, muitas vezes, não apresentam uma distribuição log normal.[5] A MMAD representa o ponto na distribuição acima do qual 50% da massa está presente, expresso como o diâmetro de uma esfera de densidade unitária (1g/mL) com a mesma velocidade de sedimentação terminal que a partícula de aerossol em questão, independentemente da sua forma e densidade.

A representação log normal é conveniente, porque, se fosse linear, ela definiria uma distribuição estatisticamente "normal" e os dados poderiam ser descritos com precisão pela MMAD e o desvio-padrão isoladamente. Em uma distribuição log normal, um desvio-padrão é chamado "desvio-padrão geométrico" ou σg. A σg é a relação do tamanho em 84% (ou 16%) ao MMAD e é um indicador da variabilidade dos diâmetros das partículas. Se o tamanho de partícula variar em uma faixa ampla (σg > 1,2), ele é descrito como tendo uma distribuição *polidispersa* da partícula; se as partículas são de tamanhos semelhantes (σg < 1,2), a distribuição de partícula é descrita como *monodispersa*. Aerossóis monodispersos são, normalmente, encontrados apenas em estudos de investigação onde os geradores especializados são utilizados para criar aerossóis.[6] No caso dos aerossóis clínicos que não são log normais e são amplamente polidispersos, é melhor relacionar a deposição aos estudos da distribuição de todas as partículas e evitar focalizar em termos descritivos simples como o MMAD e σg.[5,7]

A definição do *diâmetro mediano de massa* é a mesma que a MMAD, exceto que os dados não são normalizados em relação à densidade unitária.

PRINCÍPIOS DE DEPOSIÇÃO

A fracção das partículas inaladas que se depositam (em oposição às que são exaladas) é chamada "fração de deposição".[1,2] A probabilidade de que uma partícula se depositará em uma determinada região das vias aéreas depende da interação de três fatores: as características físicas da partícula (p.ex., massa, forma), o fluxo de gás na qual a partícula é transportado (o padrão respiratório do paciente[8] e qualquer velocidade fornecida à partícula por um propulsor), e a anatomia das vias respiratórias (especialmente a presença de obstrução das vias aéreas[9]). Em geral, quanto maior for a massa, mais rápida será a sua velocidade e quanto mais estreitas forem as vias aéreas, maior a predisposição da partícula em se depositar por um processo chamado "impacto inercial." Impacto inercial é o mecanismo dominante pelo qual as partículas se depositam na parte nasal da faringe e nas vias aéreas mais proximais e, ainda, descreve o processo pelo qual uma partícula não consegue acompanhar a corrente de ar na qual está suspensa, exercendo, assim, um impacto em um obstáculo em vez de contorná-lo. A probabilidade de uma partícula sofrer impacto inercial (I) pode ser estimada usando a seguinte equação:

$$I = \alpha(V_t V_a \sin\theta/gR) \quad [1]^1$$

Onde V_t representa a velocidade de sedimentação das partículas em movimento, V_a corresponde à velocidade da corrente de ar, θ é o ângulo necessário para contornar o obstáculo, "g" é a aceleração devido à gravidade, e R é o raio das vias respiratórias. A velocidade de sedimentação (definida na Equação 2) aumenta à medida que o tamanho das partículas aumenta. Esta equação se aplica a situações nas quais predomina o fluxo laminar. A presença de turbulento fluxo (não laminar) tenderá a aumentar ainda mais o impacto. As partículas que não conseguirem se depositar nas vias aéreas proximais por impacto inercial podem se depositar nas vias aéreas periféricas e nos alvéolos, por meio de um processo chamado "sedimentação gravitacional".

A sedimentação gravitacional é o processo pelo qual uma partícula é acelerada pela ação da gravidade até que ela atinja uma velocidade de sedimentação terminal (V_t), que é determinada pela equação[1]

$$V_t = (\rho - \sigma)gd^2/18\gamma \quad [2]$$

onde ρ é a densidade da partícula, σ é a densidade do ar, "g" é a aceleração devido à gravidade, "de" é o diâmetro da partícula e γ é a viscosidade do ar. Portanto, para uma determinada velocidade, quanto maior for a massa aerodinâmica de um aerossol, mais curto o tempo será o tempo que ele permanecerá suspenso na corrente de ar. Sedimentação gravitacional é o principal mecanismo pelo qual as partículas (0,5 a 5,0 μm de diâmetro) se depositam nas regiões periféricas dos pulmões

A sedimentação é criticamente dependente do padrão respiratório do paciente.[8] Se ocorrer uma apneia antes da expiração, as partículas são mais susceptíveis de sedimentar; sem uma apneia antes da expiração, as partículas têm maior probabilidade de ser exaladas em vez de depositadas. Também tem sido sugerido que o volume alveolar seja capaz de afetar a fração de deposição (espaços aéreos maiores exigem mais tempo para a sedimentação).

Partículas muito pequenas (< 0,2 μm) podem se depositar por difusão. O coeficiente de difusão de uma partícula (D) pode ser expressa[2] como

$$D = kT/3\pi\eta d \quad [3]$$

onde "k" é a constante de Boltzmann, T é a temperatura em graus Kelvin, "η" é a viscosidade do gás, e "d" é o diâmetro da partícula.

Estas pequenas partículas são raras vezes importantes na terapêutica por aerossóis, mas nos estudos toxicológicos, a inalação delas pode ser produzida por combustão e pode ser clinicamente relevante, mesmo que elas tendam a ser transitórias, devido à tendência para a aglomeração. Além disso, nanopartículas produzidas pelo homem — que são de interesse crescente na investigação eletrônica e biomédica — se inadvertidamente inaladas, podem se depositar por difusão (discutido mais adiante em "Aerossóis Ambientais").

As partículas entre 0,2 e 0,5 μm de diâmetro tendem a ser demasiadamente pequenas para se depositarem de forma eficiente por sedimentação; e muito grandes para se depositarem eficientemente por difusão browniana; e, assim, tendem a ser exaladas em vez de depositadas no pulmão.[1,2]

MEDIDAS DO TAMANHO DAS PARTÍCULAS

AVALIAÇÃO DO TAMANHO DAS PARTÍCULAS DO AEROSSOL

O tamanho das partículas é um fator importante para determinar se uma partícula vai sofrer deposição na parte nasal da faringe, nas vias aéreas mais distais ou alveolar.[10] O tamanho das partículas é, geralmente, medido por espalhamento de luz ou o impacto em cascata: o espalhamento da luz é baseado no princípio de que há dispersão diferencial da luz polarizada pelas partículas de tamanhos diferentes; impacto em cascata baseia-se em diferentes trajetórias das partículas com massas desiguais. No impacto em cascata, as partículas fluindo em conjunto passam por uma série de aberturas com diâmetros cada vez menores e impactam sobre uma série de placas se elas não conseguirem seguir a corrente de ar.

Impactadores em cascata com elevadas taxas de fluxo (p.ex., 28 L/min) foram originalmente concebidos para obter de amostras de ar do ambiente e recolher 100% da dose emitida. Eles foram adotados como o método de escolha para um monitoramento do controle de qualidade, em uma dimensão industrial, para a aplicação dos aerossóis. Impacto em cascata tem uma vantagem sobre o espalhamento da luz na medida em que facilita a correlação de diferentes métodos para quantificar a distribuição do fármaco ativo (p.ex., análise química de um fármaco em cada placa, em comparação com rótulos ou em pesos radioativos). Todavia, a medição da dose de aerossol emitida, utilizando um fluxo de alto impacto em cascata não é ideal para prever como um aerossol se comportará na prática clínica. Embora impactadores em cascata de baixo fluxo única forneçam somente alguns dos resultados, eles são de melhor reprodução nas condições *in vivo*.[5,11,12]

APLICAÇÃO DE MEDIÇÃO *IN VITRO* DO TAMANHO DE PARTÍCULAS PARA ESTUDOS CLÍNICOS

Medições do tamanho de partículas, usando diferentes técnicas não são, necessariamente, permutáveis. Comparações significativas dos tamanhos de aerossóis clínicos, especialmente aqueles produzidos por *um inalador de dose medida pressurizado* (MDI; que emite partículas em alta velocidade), podem ser realizadas apenas se forem obtidas por meio de técnicas idênticas. Contudo, apesar das dificuldades técnicas encontradas em medir o tamanho dos aerossóis clínicos polidispersos, alguns pesquisadores têm observado que, quando usados com cuidado apropriado, os dados obtidos por medição *in vitro* do tamanho das partículas fornecem dados preditivos úteis para os estudos clínicos subsequentes.[5,7,11]

Os estudos clássicos da influência do tamanho das partículas na deposição pulmonar foram realizados com aerossóis monodispersos que consistem em partículas que não absorvem a umidade do ar (*não higroscópico*).[6] Em contrapartida, produtos farmacêuticos à base de aerossóis tendem a ser compostos de gotículas polidispersas de líquido, com ingredientes farmacologicamente ativos (bem como em alguns produtos excipientes farmacologicamente inativos, tais como conservantes e o gás fréon) em solução ou suspensos como partículas micronizadas. Gotículas podem ter o tamanho alterado, por meio do intercâmbio da água ou com um gás carreador seco ou o ambiente úmido das vias respiratórias superiores.[2,13] Além disso, alguns componentes farmacológicos são higroscópicos, e algumas soluções são diluentes hipertônicos e, assim, ambas podem levar a um aumento no tamanho da partícula; o significado clínico de tais alterações não é bem conhecido. Tem sido relatado que aerossóis salinos hipotônicos foram associados a um padrão de deposição periférica mais leve, na cintilografia gama, em comparação com aerossóis salinos hipertônicos.[14] A medição da distribuição das partículas das gotículas de aerossóis é um processo muito difícil, porque as partículas podem ser afetadas pela umidade do ambiente. Por conseguinte, a valor preditivo dos dados do impacto em cascata das gotículas de aerossóis, para deposição *in vivo* (p.ex., nas vias aéreas superiores a deposição medida pela cintilografia gama) é fortemente dependente da técnica específica utilizada no impacto em cascata.[12]

PRODUÇÃO DE AEROSSÓIS TERAPÊUTICOS

Há três mecanismos comuns a partir dos quais os aerossóis terapêuticos podem ser produzidos. Em primeiro lugar, o fluxo de ar inspiratório do paciente pode criar o aerossol de um pó seco micronizado (inaladores de pó seco). Em segundo lugar, as partículas micronizadas podem ser suspensas num líquido pressurizado e volátil que se vaporiza quando em contato com a pressão atmosférica, induzindo, assim, certa velocidade nas partículas emitidas (MDIs). Em terceiro lugar, uma força de dispersão pode ser aplicada a um líquido para produzir gotículas, que são, então, inaladas pelo volume corrente. A produção de uma força de dispersão pode ser tão simples quanto a utilizada a partir de uma fonte de ar comprimido ligada a um orifício estreito para gerar um efeito Venturi (*i.e.*, nebulizador de jato) ou, de forma mais complexa, por meio de vibração de membranas e de malhas.

DISPOSITIVOS DE PÓ SECO[4,15,16]

Dado que os aerossóis inaladores de pó seco são produzidos pela inspiração do paciente, eles são, por definição, coordenados com a inspiração (Fig. 11-1A). Na otimização do projeto de criação de novos dispositivos, há uma necessidade de minimizar a resistência ao fluxo, de modo que os pacientes frágeis e taquipneicos sejam capazes de gerar uma taxa limiar de fluxo. Além disso, é desejável que a dose emitida não deva variar significativamente com as alterações no fluxo inspiratório, de modo que a dosagem entre os indivíduos permaneça consistente. Para as drogas de alta potência, a lactose é frequentemente usada como um agente inerte de volume. As apresentações podem ser de dose única, na qual uma cápsula de pó é perfurada no dispositivo (Spiriva HandiHaler, Boehringer Ingelheim, Ridgefield, CT), multidiscos com doses individuais empacotadas em 16 blisters (Advair/Seretide, GlaxoSmithKline, Research Triangle Park, NC), ou uma apresentação dosimetrada de doses múltiplas (Pulmicort Flexhaler, AstraZeneca, Wilmington, DE,). No caso das apresentações de pó seco, para manter uma dosagem reproduzível ao longo do tempo, é importante que o pó seja protegido da umidade. Apesar destas dificuldades técnicas, a concepção dos inaladores à base de pó seco tem melhorado

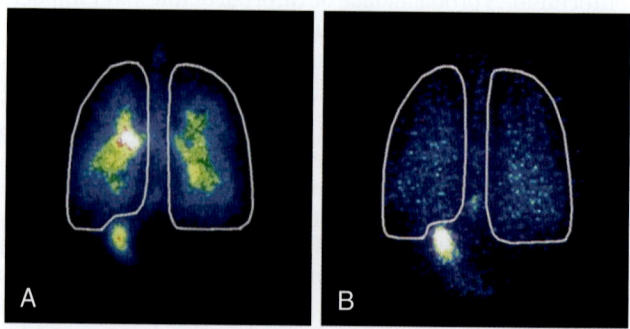

Figura 11-1 Importância da impactação inspiratória utilizando sistemas comuns de aplicação de aerossol. Imagens de deposição após a inalação de radioaerossóis marcados: Turbuhaler, um inalador de pó seco (**A**) e um inalador de dose medida pressurizado (MDI), um propulsor pressurizado de clorofluorocarboneto (**B**). O Turbuhaler provê maior deposição nos pulmões que o MDI. Com o MDI, a maior parte da dose inalada foi depositada na orofaringe e detectada no estômago, depois de ser deglutida (Turbuhaler, 57%; inalador de dose medida, 91%).

bastante e as apresentações descritas anteriormente mostram níveis elevados de eficiência e de reprodutibilidade.[17]

INALADORES DOSIMETRADOS PRESSURIZADOS

MDIs pressurizados utilizando propulsores de clorofluorocarbonetos têm sido utilizados na prática clínica há 50 anos e permanecem como o método mais popular de administrar inaladores de resgate e corticosteroides inalados de curta duração. Eles são portáteis e discretos. A velocidade das partículas emitidas, no entanto, exige que uma deposição pulmonar adequada deva haver coordenação precisa com a respiração do paciente. Estudos têm mostrado que a técnica de atuação é subaproveitada na maioria dos pacientes. Mesmo com a técnica ideal, 80% da dose emitida pode se depositar na faringe e causar irritação local (Fig. 11-1B). Além disso, alguns medicamentos biodisponíveis por via oral causam exposição sistêmica significativa diante da possibilidade de deglutição do fármaco. Câmaras equipadas com válvulas reduzem a deposição da faringe, porque as partículas de alta velocidade impactam no interior da câmara e, se a câmara tiver válvulas, a necessidade de uma coordenação precisa com respiração é evitada.[18] Para as crianças, uma máscara facial pode ser usada, em conjunto com uma câmara de retenção equipada com uma válvula. Infelizmente, os estudos de registro dos medicamentos MDI são quase sempre realizados sem uma câmara de retenção, porque os fabricantes não querem que a apresentação do seu produto seja associada a uma câmara específica. Para tornar as câmaras mais aceitáveis para os pacientes, câmaras eficazes de pequeno volume eficaz (140 mL) e câmaras expansíveis têm sido desenvolvidas.

Na última década tem havido um programa de redução progressiva da MDIs pressurizados, devido ao impacto do clorofluorcarboneto no ambiente. Os β-agonistas de curta duração e os corticosteroides MDIs pressurizados foram reformulados usando o hidrofluoralcano como um propulsor. O *Food and Drug Administration*, nos EUA, determinou que estes novos hidrofluoralcanos contendo MDIs pressurizados mostrem padrões de desempenho pelo menos iguais aos existentes nos MDIs pressurizados contendo clorofluorcarbono. Ainda que esta apresentação tenha sido muito mais difícil e de custo mais elevado que o previsto, os últimos remanescentes dos MDIs pressurizados, contendo clorofluorcarbonetos, foram retirados do mercado nos EUA, no início de 2009.[19-21]

NEBULIZADORES DE JATO

O nebulizador de jato de pequeno volume é a apresentação mais usada em relação aos agentes broncodilatadores nos pacientes hospitalizados e pacientes nas faixas extremas de idade. Estes dispositivos são de baixo custo e exigem pouca cooperação do paciente. Além disso, eles são úteis para a aplicação de medicamentos que tenham uma massa relativamente grande, tais como antibióticos. A produção de uma fonte de pressão na condução das substâncias ativas necessita de um tanque de gás pressurizado ou um compressor elétrico. Embora os fabricantes de compressores tenham produzido uma apresentação mais portátil destes dispositivos, eles estão longe de serem convenientes para os pacientes ambulatoriais. Além disso, os nebulizadores convencionais tendem a demorar de 10 a 20 minutos para prover um único tratamento, o que interfere na adesão. Nebulizadores mais genéricos são ineficientes e proporcionam menos que 10% da carga nebulizadora aos pulmões. O resto é deixado na câmara do nebulizador, no chamado volume morto (gotículas e partículas secas mantidas nas paredes do nebulizador), perdido através do orifício expiratório, uma vez que o dispositivo gera aerossol durante o ciclo respiratório; ou, ainda, depositado nas vias aéreas superiores extrapulmonares, porque a maior parte da dose oferecida é contida em grandes partículas que não participam da respiração.

DESENVOLVIMENTO DE NOVOS SISTEMAS DE APLICAÇÃO DE AEROSSÓIS

Os fabricantes têm aperfeiçoado os nebulizadores.[22] Defletores de reciclagem reduzem o tamanho das partículas emitidas. Filtros expiratórios foram adicionados para aerossóis potencialmente perigosos, tentando reduzir a exposição colateral. Melhorias significativas na administração de medicamentos por nebulizadores são possíveis pela coordenação da nebulização com inspiração (p.ex., "atuação na respiração") que, essencialmente, desliga o nebulizador durante a expiração. Outra melhoria na eficiência é chamada "melhoramento de respiração", que utiliza o fluxo inspiratório do paciente, através do nebulizador, para aumentar a aplicação da droga (p.ex., LC Star, Pari, Alemanha; Ventstream, Medicaid, Bognor Regis, UK).[23]

Os dispositivos mais recentes incluem o Akita (Activaero GmbH, Gemünden, Alemanha), AER X (Aradigm, Hayward, CA), eFlow (Pari, Midlothian, VA), e I-neb (Philips/Respironics, Pittsburgh, PA). Cada dispositivo emprega uma tecnologia específica do fabricante que distingue os dispositivos tradicionais. Alguns tendem a ser mais precisos na sua coordenação com padrões de respiração de cada paciente (Akita, I-neb, AERx); eles geralmente possuem um volume morto inferior na câmara do nebulizador, uma fracção maior de partículas na faixa respirável (*i.e.*, < 5 μm) e tempos de tratamento mais curtos.[24] Eles evitam compressores volumosos, utilizando redes vibratórias ou cristais, ou expulsando o líquido através de pequenos orifícios ou, ainda, uma combinação de ambas: vibração e microextrusão.[25] Eles variam na durabilidade e na facilidade relativa com que podem ser limpos entre os tratamentos.

Recentemente, a configuração dos sistemas de aplicação do aerossol tem combinado uma inspiração lenta e profunda com o *feedback* mecânico direto ao paciente, em relação às partículas de MMAD relativamente grandes. Como discutido previamente, uma inspiração "lenta" reduz a inércia das partículas e permite a inalação de partículas que, de outra forma, se depositariam na parte oral da faringe, durante o volume corrente e, assim, minimizariam a deposição nessa região.[24]

PRINCÍPIOS DE AVALIAÇÃO DOS SISTEMAS DE APLICAÇÃO

A avaliação dos efeitos de uma droga, na forma de aerossol, requer o entendimento de três fatores principais: as características do sistema de aplicação de aerossol, a qualidade do aerossol produzido e a quantificação da deposição nos pulmões.[25a] A quantificação da deposição é realizada *in vivo*, é demorada e de custo elevado, envolvendo um certo grau de risco e de incerteza para o paciente. Os outros dois componentes do processo de aplicação do aerossol podem ser bem caracterizados e estudados *in vitro*. O campo de aplicação do aerossol tem avançado significativamente nos últimos

10 anos, de modo que as características de aplicação e a qualidade do aerossol podem ser significativamente optimizadas nas bancadas antes da exposição aos pacientes.

A MASSA INALADA

A Figura 11-2 mostra uma configuração simples *in vitro* para medir a quantidade de aerossol produzida por um nebulizador. Um filtro que capta as partículas de aerossol substitui o bocal. Este sistema não requer uma compreensão da função dos princípios básicos do nebulizador. Visto que o nebulizador é conectado a um dispositivo de respiração (Harvard pump, Harvard Apparatus, South Natick, MA), as condições de aplicação, tais como o volume corrente de rotina, podem ser duplicadas. A quantidade da droga capturada no filtro inspiratório representa o montante que passa nos lábios do paciente. Para distinguir esta quantidade de uma "dose" ou droga depositada, o termo *massa inalada* foi criado. A massa inalada representa "aplicação" da droga ao paciente restrita pelas condições que mimetizam a real aplicação clínica.

DEPOSIÇÃO

O termo *deposição* precisa ser aperfeiçoado em uma determinada situação (p.ex., deposição na parte oral da faringe *versus* a deposição no parênquima, ou deposição central *versus* deposição periférica no interior do pulmão). Cada um desses termos pode ser importante, dependendo do tipo de doença a ser tratado. Obviamente, a medição da deposição efetiva exige uma experiência *in vivo*. Porém, a deposição pode ser estimada com base em parâmetros que são medidos *in vitro*, como mostrado na Equação 4:

Deposição = aerossol inalado − aerossol exalado [4]

Uma vez que o termo *aerossol* é um pouco vago, com respeito à atividade de drogas, a Equação 4 pode ser reescrita como:

Deposição = massa inalada − massa exalada [5]

Os modelos de bancada são úteis para identificar os parâmetros que definem a massa inalada para diferentes dispositivos e condições experimentais (Equação 5).[11] Os pesquisadores desenvolveram protocolos para testar a produção *in vitro* de uma forma que reproduzisse mais fielmente a prática clínica. Por exemplo, testes de bancada com nebulizadores de jato podem incorporar um pistão ventilador para duplicar os padrões de respiração de pacientes com respiração espontânea ou um circuito com ventilador e tubo endotraqueal para duplicar o fornecimento de aerossol na configuração da ventilação mecânica. Estes protocolos *in vitro* podem ser utilizados para avaliar os protocolos da produção de aerossóis, de tal forma que podem otimizar deposição pulmonar da droga, nos estudos clínicos subsequentes. Por exemplo, em pacientes submetidos à ventilação mecânica, a faixa do nebulizador, a umidificação, os ajustes do ventilador e volume de enchimento do nebulizador são fatores que podem ser otimizados *in vitro* antes de proceder aos estudos clínicos.[26,27]

Pelo fato de que a anatomia pulmonar é um determinante essencial da deposição da droga, os estudos *in vitro* são um complemento útil, mas não um substituto para os estudos clínicos de deposição. Estudos clínicos de deposição são usados tanto para quantificar a massa de uma droga inalada e depositada no paciente quanto para determinar a distribuição regional da droga depositada no paciente.[28] A deposição pode ser dividida em deposição extrapulmonar *versus* deposição pulmonar, ao passo que a deposição pulmonar pode ser ainda subdividida em deposição nas vias aéreas centrais *versus* espaços aéreos periféricos. Cintilografia com raios

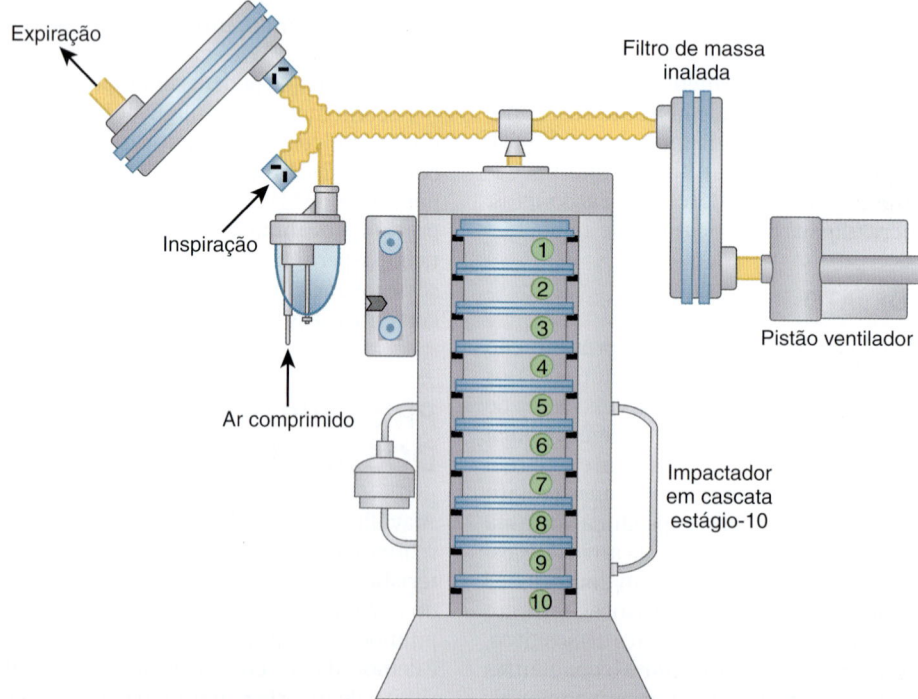

Figura 11-2 Testes modernos de sistemas de aplicação de aerossol podem medir a massa inalada e distribuição de partículas para um nebulizador. Padrões respiratórios são definidos por ajustes no pistão do ventilador. Partículas apresentadas para o "paciente" (o ventilador) são capturadas no filtro de massa inalada. Em experimentos separados, o impactador em cascata mede o aerossol inspirado. Estes métodos têm sido úteis na simulação da exposição do paciente. (Redesenhada de Smaldone GC: Drug delivery via aerosol systems: concept of "aerosol inhaled". *J Aerosol Med* 4:229–235, 1991, com permissão.)

gama pode ser usada para a obtenção de dados de ambos os tipos. Um radiofármaco (geralmente o tecnécio) é misturado com o fármaco em estudo e o aerossol e, então, inalado. As imagens da deposição das drogas na câmara gama são sobrepostas a um esboço pulmonar do paciente (obtido por um estudo distinto do gás radioativo[29,30] ou por meio de uma imagem de transmissão a partir de uma fonte radioativa externa padronizada[31]). A quantificação da deposição pulmonar pode ser obtida por meio da expressão da radioatividade detectada nos pulmões, como uma percentagem da radioatividade inicialmente disponível no nebulizador. É preciso corrigir a atenuação da radioatividade pelo tipo corporal do paciente, utilizando a imagem de transmissão. É também necessário confirmar com um impactador em cascata que a distribuição do radiomarcador e da droga seja idêntica em toda a faixa de tamanhos das partículas.[26] Por exemplo, analisando e correlacionando a composição química e a radioatividade dos aerossóis terapêuticos, capturada nas etapas de um impacto em cascata, verifica-se que a distribuição do radiofármaco, medida pela cintilografia com raios gama, é um reflexo da distribuição de um vetor de terapia de gene inalado.[32]

Há outros métodos de medição da deposição de drogas que não necessitam de cintilografia com raios gama. Uma técnica de balanço de massa utiliza filtros colocados próximos da boca de um paciente para medir a quantidade inicialmente inalada e a quantidade exalada do montante, com a diferença sendo o que foi depositado no paciente.[29,30] As abordagens farmacocinéticas incluem a comparação dos níveis sanguíneos de aminoglicosídeos obtidos após o padrão de calibração intravenosa para os níveis sanguíneos obtidos após a inalação[33] ou as concentrações urinárias de pentamidina após a inalação.[34,35] Carvão oral pode ser usado para bloquear a absorção de drogas depositadas na faringe pela deglutição, de tal forma que os níveis sanguíneos expressem inteiramente a droga absorvida através da deposição e absorção pulmonar.[15]

ESTRATÉGIAS PARA OTIMIZAR A DEPOSIÇÃO DE AEROSSÓIS TERAPÊUTICOS

Os determinantes da deposição do aerossol se aplicam tanto às partículas terapêuticas quanto às partículas inaladas do ambiente. Para otimizar a deposição de aerossóis terapêuticos, certo número de estratégias foi desenvolvido.

OBTENÇÃO DE PARTÍCULAS QUE PASSAM DA OROFARINGE

Em estudos clínicos, a previsão da penetração de aerossóis além da orofaringe e subsequente deposição nos pulmões é um dos principais critérios para a seleção do dispositivo. Estimativas de deposição são, muitas vezes, baseadas em medições do tamanho de partícula definidas por uma caracterização *in vitro* do aerossol produzido por um determinado dispositivo. Durante a respiração do volume corrente, a maioria dos investigadores esperaria aerossóis com partículas abaixo de 5 µm sendo depositadas, principalmente, nos pulmões (a "fração de partícula fina"). Dispositivos convencionais de administração de aerossóis (nebulizador de jato, MDI pressurizados e inaladores de pó seco) emitem partículas com uma ampla variedade de tamanhos e de velocidades. Estima-se que a combinação do efeito do tamanho da partícula, da inércia das partículas e da geometria da parte oral da faringe resultem na deposição nas vias aéreas superiores que varia de 30% a 90% do total da deposição do paciente. Apenas os nebulizadores produzem partículas com MMAD particularmente pequeno (p.ex., AeroTech II, Biodex, Shirley, NY; MMAD, 1,0 µm) ignorando as vias aéreas superiores (5% da deposição na parte oral da faringe em adultos).[36] Em crianças, uma parte oral da faringe menor torna a tarefa mais difícil.[37] Em relação aos adultos, nas crianças, significativamente maior quantidade da droga pode ser depositada na orofaringe e menor no pulmão (Fig. 11-3).

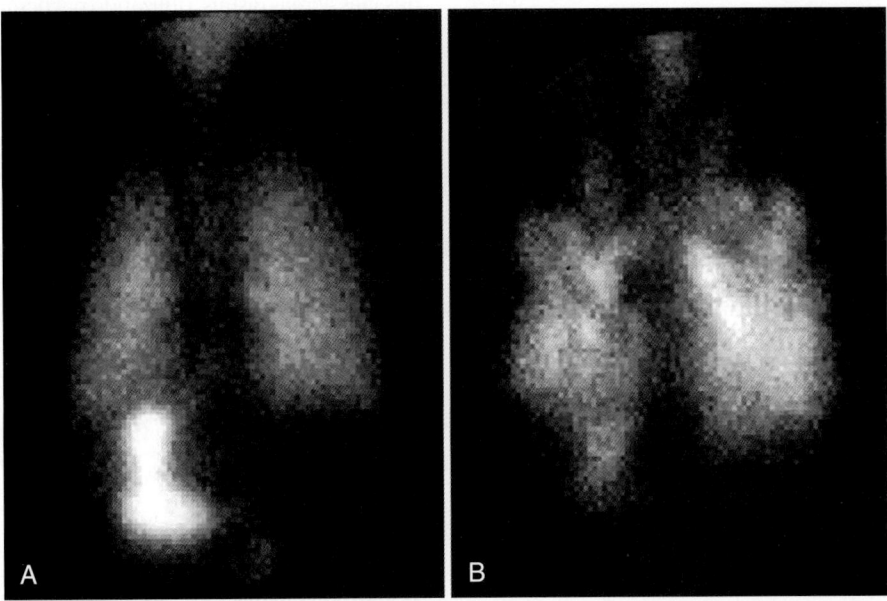

Figura 11-3 **As diferenças na deposição do aerossol entre adultos e crianças, ilustradas por varreduras de deposição de pacientes com fibrose cística respirando o mesmo aerossol. A**, Um menino de 9 anos de idade com deposição de 48% nas vias aéreas superiores (presente no estômago). **B**, Uma mulher de 31 anos de idade mostrando uma distribuição mais periférica e desigual, mas uma atividade mínima no estômago. Os aerossóis que podem facilmente contornar as vias aéreas superiores de um adulto com frequência se depositam na orofaringe de uma criança. (De Diot P, Palmer LB, Smaldone A, et al.: RhDNase I aerosol deposition and related factors in cystic fibrosis. *Am J Respir Crit Care Med.* 156:1662-1668, 1997, com permissão.)

CONTROLE DO PADRÃO RESPIRATÓRIO E DEPOSIÇÃO DOS AEROSSÓIS

Em indivíduos normais, o padrão respiratório é o fator mais importante que afeta o fornecimento e a deposição de aerossol. Esse padrão pode afetar o desempenho do dispositivo, a distribuição das partículas, a penetração das partículas passando através da orofaringe e a deposição no interior do parênquima pulmonar. Estudos anteriores sugeriram que grande parte da variação da deposição no parênquima pulmonar foi relacionada com diferenças na geometria das vias aéreas entre os indivíduos. Todavia, essa variabilidade na deposição se apresenta bem controlada, se o padrão respiratório for controlado. A Figura 11-4 mostra os dados de 11 indivíduos que inalaram partículas monodispersas de 2n6-μm. A fração de partículas depositada no pulmão pode ser intimamente relacionada com o período de respiração. De forma simplificada, os pontos localizados nas proximidades da origem do eixo horizontal representam volumes correntes e frequências normais. À medida que o volume corrente aumenta e a frequência respiratória diminui, o tempo inspiratório é prolongado (p.ex., uma "inspiração lenta e profunda"). A curva apresentada na Figura 11-4 representa a deposição máxima com uma inspiração lenta e profunda para partículas de 2,6 μm. Para as partículas maiores, a curva vai ser transferida para cima, com a deposição de aproximadamente 100%.

EXPIRAÇÃO E PROBLEMAS COM A DEPOSIÇÃO DE AEROSSÓIS

Nos indivíduos normais aquelas partículas que não foram depositadas durante a inspiração são, em grande parte, exaladas completamente. As partículas que passam pela orofaringe durante a inspiração entram nas vias aéreas centrais e atravessam sem dificuldade, considerando que a segmentação lobar e segmentar dos brônquios são, em geral, amplamente patentes durante a inspiração. Em seguida, as partículas entram nos alvéolos com alguns depósitos por sedimentação e, da mesma forma que ocorre com a fumaça do cigarro, a maior parte do aerossol é exalada. A deposição é controlada por sedimentação nas pequenas vias aéreas e é influenciada pela geometria local e, em um grau mais forte, pelo tempo de permanência (período respiratório).

Na doença pulmonar obstrutiva crônica, os fluxos expiratórios máximos são diminuídos. Na doença moderada, os fluxos máximos podem ser sobrepostos ao volume corrente; à medida que a doença progride, os fluxos máximos podem ser, ainda mais, reduzidos. Por isso, é comum observar que os pacientes estão frequentemente respirando em suas curvas de fluxo e volume expiratórios máximos, mesmo durante respiração tranquila[38] (Fig. 11-5). Nestes pacientes, existem segmentos limitantes de volume nas mesmas vias aéreas presentes em indivíduos normais durante a expiração forçada, mas nestes pacientes esse padrão ocorre na respiração tranquila (não forçada). Assim, nos doentes com doenças pulmonares obstrutivas, a deposição periférica no pulmão representa um desafio significativo, porque a deposição do aerossol é aumentada durante a expiração em locais de limitação de fluxo (Fig. 11-6). Com base nestas considerações fisiológicas, a deposição periférica do aerossol nesses indivíduos seria favorecida pela utilização de um sistema que combinasse uma inspiração lenta e prolongada com uma respiração suficientemente longa, com a finalidade de promover a deposição pela sedimentação e minimizar as partículas disponíveis para as vias aéreas durante a expiração.

Dentre as muitas aplicações do aerossol, a inalação de partículas "lenta e profundamente" resolve os problemas descritos anteriormente. A lenta inalação minimizará a deposição na orofaringe. Inspiração "lenta" de partículas reduz a inércia e permite a inalação de partículas maiores do que as que seriam depositadas na orofaringe durante a respiração tranquila. Este conceito tem sido explorado em estudos fisiológicos de transporte mucociliar nas vias aéreas distais, utilizando partículas tão grandes quanto 6 μm.[39] Mais recentemente, aplicações comerciais destes princípios combinaram a inspiração lenta e profunda com um *feedback* mecânico direto para o paciente em relação a partículas com

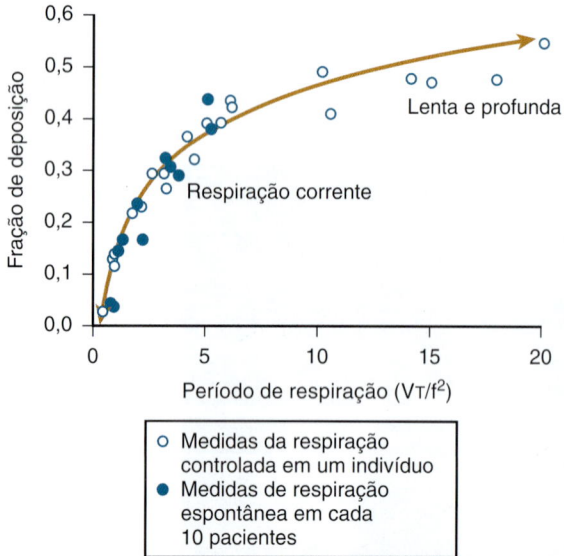

Figura 11-4 Deposição nos pulmões é determinada, principalmente, pelo padrão da respiração. Os dados são de um indivíduo durante uma respiração controlada (*círculos abertos*) e de 10 pacientes durante a respiração espontânea (*círculos cheios*; dados para partículas monodispersas de 2,6 μm). A fração de deposição é a fração de partículas inaladas que são depositadas no indivíduo. Padrão respiratório é definido por uma relação que representa uma medida do período de respiração (volume corrente dividido pela frequência respiratória ao quadrado, ou V_T/f^2). Respiração do volume corrente é observada perto da origem, inspirações lentas e profundas aparecem distantes da origem. A fração de deposição varia em uma faixa ampla, mas as alterações na fração de deposição foram explicadas pelas alterações no parâmetro da respiração. (Modificada de Bennet WD, Smaldone GC: Human variation in the peripheral airspace deposition of inhaled particles. *J Appl Physiol* 62:1603–1610, 1987, com permissão.)

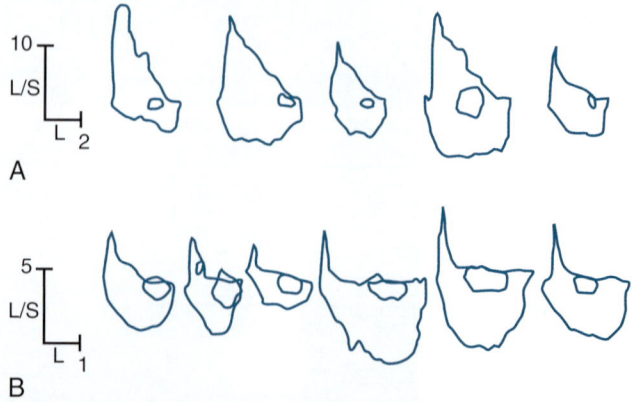

Figura 11-5 Traçados de fluxo máximo e fluxo corrente *versus* volume de indivíduos normais (A) e de pacientes com doença pulmonar obstrutiva grave (B). Observe a diferença de tamanho dos eixos para os dois painéis (ordenada: faixa de fluxos de 0 a 10 ou de 0 a 5 L/s; abscissa: faixa de volume de 0 a 2 ou 0 a 1 litro, respectivamente). **B,** Para os pacientes, as alças do fluxo corrente são sobrepostas às curvas de fluxo e volume máximos. (Modificada de Smaldone GC, Messina M: Flow-limitation, cough and patterns of aerosol deposition in humans. *J Appl Physiol* 59:515–520, 1985, com permissão.)

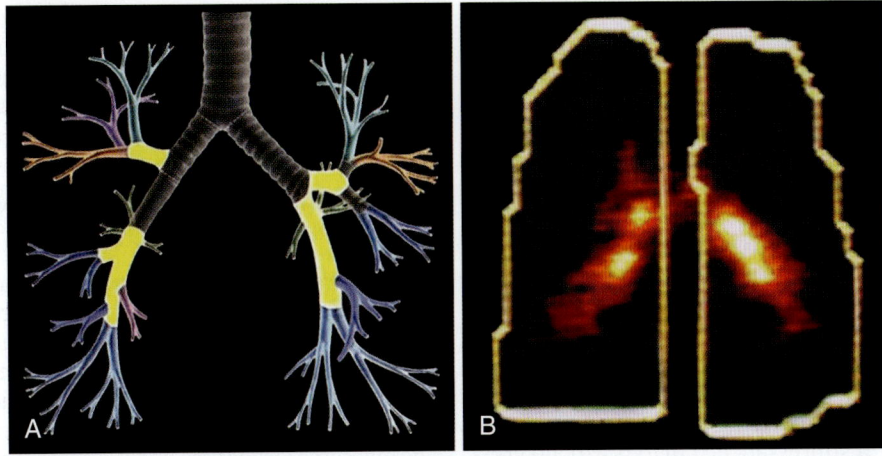

Figura 11-6 As partículas são depositadas, preferencialmente, em locais de segmentos limitantes do fluxo em pacientes com DPOC. Locais de segmentos limitantes do fluxo (**A**) e a imagem de deposição correspondente (**B**) em um paciente com DPOC grave (vista posterior) com uma curva do volume de fluxo expiratório máximo, sobreposta à alça corrente (como mostrado para os pacientes na Figura 11-5B). (Redesenhada de Smaldone GC: Advances in aerosols: adult respiratory disease. *J Aerosol Med* 19:36–46, 2006, com permissão.)

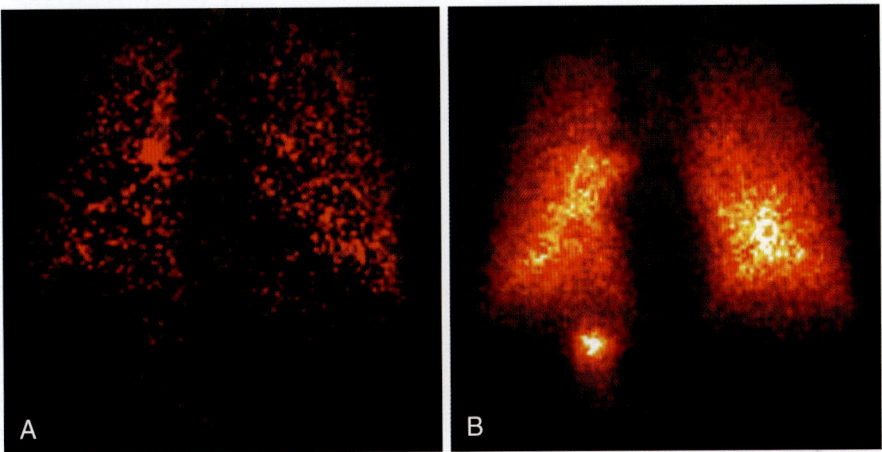

Figura 11-7 A respiração lenta e profunda melhora a aplicação e a deposição do aerossol. Varreduras de deposição em um indivíduo normal após respirar a partir do I-neb, um nebulizador de vibração ativado pela inspiração, no qual as partículas são geradas somente durante a inspiração: **A**, Após 20 respirações do volume corrente normal. **B**, Varredura repetida após três inspirações muito lentas e profundas (~ 7 segundos por respiração). Para a respiração lenta e profunda, a deposição foi 50 vezes mais eficiente por respiração, uma combinação de aplicação mais ampla e de deposição mais eficiente (dados não publicados).

MMAD relativamente grande, resultando em uma aplicação mais eficiente nas vias aéreas mais distais (Fig. 11-7).[40]

FATORES ADICIONAIS QUE INFLUENCIAM O DESENVOLVIMENTO DE AEROSSÓIS TERAPÊUTICOS

Além dos esforços para contornar a parte oral da faringe e otimizar a deposição pulmonar, outros fatores influenciam a configuração da terapêutica com aerossóis. Alguns destes fatores envolvem a doença relacionada e outros estão associados às populações específicas.

ASMA

Uma das características mais importantes das formulações comerciais dos corticosteroides inalados, a base da terapia de manutenção para asma, é a reduzida biodisponibilidade por via oral.[41-43] Muitos sistemas de aplicação de corticosteroides inalatórios apresentam elevados níveis de deposição na parte oral da faringe (até 80% com MDIs pressurizados e inaladores de pó seco) e é fundamental que, quando esta deposição da droga na parte oral da faringe é subsequentemente engolida, a sua exposição sistêmica deva ser mantida tão baixa quanto possível. A biodisponibilidade oral de beclometasona — um dos mais antigos corticosteroides inalados — é de aproximadamente 20%, a da fluticasona é de aproximadamente 1%, e a da mometasona menos de 1%. A droga mais recente, a ciclesonida, não se torna ativada até que se deposite no tecido pulmonar.[43] Contudo, mesmo se não houver uma biodisponibilidade oral, a exposição sistêmica ainda pode ocorrer quando os corticosteroides inalados forem absorvidos diretamente nos pulmões, após a deposição. Parece que a deposição alveolar pode dar origem a uma exposição sistêmica maior que a deposição nas vias aéreas, porque as partículas que se depositam nos alvéolos não são removidas pela depuração mucociliar e, ainda, pelo fato de que os alvéolos podem ser mais permeáveis à difusão do que a vias aéreas. Existem alguns dados farmacodinâmicos os quais sugerem que, quando a fluticasona é administrada para ambos os indivíduos normais e asmáticos, os indivíduos asmáticos são menos suscetíveis à supressão do eixo hipotálamo-hipófise-suprarrenal. Este comportamento ocorre, provavelmente, devido à deposição mais proximal nos indivíduos asmáticos por causa do calibre reduzido das vias aéreas.[44] Por conseguinte, a maioria dos fabricantes farmacêutico tem tentado atingir deposição nas vias aéreas evitando a deposição alveolar. Isto parece razoável na asma, pois acredita-se que ela é uma doença das vias respiratórias. Alguns pesquisadores, no entanto, consideraram que pode haver um componente inflamatório alveolar na asma, sugerindo, assim, que a deposição alveolar pode ser uma condição benéfica.[45] Porém, este ponto de vista continua sendo minoritário.

A concentração dos aerossóis nas vias aéreas, na asma, é dificultada pela natureza polidispersa dos aerossóis terapêuticos. As partículas ativas de menor diâmetro dos aerossóis estão associadas à redução da deposição na orofaringe, mas aumenta a quantidade de deposição alveolar. A baixa biodisponibilidade oral é mais importante para aerossóis polidispersos com MMADs maiores, a fim de minimizar a exposição sistêmica da droga deglutida. A exposição sistêmica ao corticosteroide inalatório pode levar à supressão, de curto prazo, do crescimento de crianças, diminuições na densidade mineral óssea e, possivelmente, um aumento na ocorrência de cataratas.[41-43] Considerando que o papel potencial dos corticosteroides inalados na prevalência da catarata é confundido pelo uso concomitante de corticosteroides sistêmicos intermitentes, tabagismo e exposição à luz ultravioleta,[46] um estudo epidemiológico da Austrália que controlou o uso de corticosteroides sistêmicos e oculares encontrou uma associação entre corticosteroides inalatórios e a prevalência de catarata.[47] A catarata pode ser consequência, teoricamente, da pulverização inadvertida do aerossol nos olhos em adição à exposição sistêmica.

Enquanto a busca continua para o método ideal de aplicação dos corticosteroides inalatórios para os pacientes com asma, avanços na configuração, formulação e aplicação de fármacos fornecem, atualmente, uma faixa mais ampla de opções para o clínico. Todavia, nenhum sistema de aplicação pode ser considerado intrinsecamente superior aos outros. Os sistemas de aplicação devem ser avaliados não por sua capacidade de otimizar as propriedades farmacocinéticas da droga, mais notavelmente a biodisponibilidade oral, e por sua adequação à subpopulação-alvo de pacientes asmáticos.[4]

FIBROSE CÍSTICA

Os agentes antimicrobianos são inalados para o tratamento da fibrose cística, por exemplo, a tobramicina, o aztreonam e a polimixina. Os antibióticos, geralmente, exigem a formação de aerossol com várias centenas de miligramas de medicação. Nebulizadores de jato ou malha com dispositivos de vibração, em geral, liberam uma grande massa de drogas. Contudo, apenas cerca de 10% da dose são depositados nos pulmões, devido à ineficiência dos sistemas de aplicação. No entanto, a inalação pode ser eficaz ao direcionar a droga para o pulmão, evitando os efeitos colaterais e a toxicidade sistêmica. Por exemplo, os aminoglicosídeos, quando administrados sistemicamente, apresentam uma pobre penetração nas vias aéreas e seu uso é limitado devido à sua ação renal e ototoxicidade. A inalação da tobramicina, por outro lado, pode resultar em níveis de magnitude de expectoração duas vezes mais elevados que aqueles associados à aplicação sistêmica. Para os fins de inalação, a tobramicina foi reformulada sem o conservante presente na preparação intravenosa.[48] O aztreonam foi reformulado com uma cadeia lateral de lisina para inalação, em vez da cadeia lateral de metionina, encontrada na formulação intravenosa, a fim de reduzir o risco de irritação das vias respiratórias.[49]

Para os pacientes com fibrose cística, os agentes antimicrobianos e mucolíticos recombinantes (DNase) e os hidratantes osmóticos (solução salina hipertônica e manitol) mostraram ser benéficos.[50] A multiplicidade de tratamentos por inalação, porém, é provável que tenha um impacto negativo na adesão do paciente e, portanto, cria a necessidade de explorar o uso de aparelhos com menor duração do tratamento, a fim de melhorar a adesão.

APLICAÇÃO DE MEDICAMENTOS INALATÓRIOS PARA CRIANÇAS BEM JOVENS

A asma é comum em crianças, e a aplicação de aerossóis traz alguns desafios especiais. Existe uma necessidade de cooperação e de coordenação com o padrão respiratório e uma necessidade de gerar um limiar de fluxo inspiratório. Assim, os menores de 4 anos de idade não podem usar um inalador de pó seco. Nessa idade, as crianças podem se beneficiar do uso de máscaras faciais associadas a câmaras ou nebulizadores de jato. Crianças entre 4 e 6 anos de idade podem utilizar um MDI pressurizado, mas deve ser usado com uma câmara de retenção equipada com uma válvula, porque elas apresentam dificuldades em coordenar o uso do sistema com o ciclo respiratório.[51] Depois de 6 anos de idade, pode-se ensinar às crianças a usarem um MDI pressurizado sem um espaçador, embora o uso de espaçadores deva continuar a ser incentivado.

Para as crianças bem jovens com asma, o tratamento com nebulizador envolvendo uma suspensão de budesonida é uma forma alternativa eficaz e bem tolerada.[52] Deve-se notar que os nebulizadores tendem a ser menos eficazes em suspensões de aerossóis que em soluções, e os clínicos são aconselhados a prescrever a budesonida apenas com a faixa de nebulizadores utilizados nos ensaios clínicos deste produto.

Os médicos devem estar cientes de que máscaras faciais afetam os MDI valvulados com câmaras de uma forma diferente que os nebulizadores. No caso de máscaras faciais usadas com MDI-valvulados com câmaras, deve ser um "selo apertado" entre a máscara facial e a face do paciente. A falta de um elemento vedante resultará em decréscimos acentuados na eficácia de aplicação do aerossol, de modo que os especialistas em aerossóis e as bulas dos medicamentos em aerossol têm recomendado que as máscaras de aerossóis devam ser "firmemente seladas à face". Estudos recentes sugerem que o uso de modelos *in vitro* clinicamente relevantes deveria incluir um padrão que mimetizasse a respiração de uma criança e produzisse uma máscara facial ajustada ao formato da face da criança.[51] No caso de um MDI pressurizado usado com uma câmara de retenção com válvulas, vazamentos ao redor da máscara facial revelaram uma limitação nas trocas do ar do fluxo respiratório corrente com o ar na câmara, reduzindo, assim, a inalação do aerossol pelo paciente. Para os nebulizadores, este não é o caso. Para nebulizadores operados com compressores, a máscara facial pode ser mantida cheia com partículas apesar de escapes, porque o compressor de fluxo pode exceder a ventilação-minuto da criança.[53] Quando utilizado com uma máscara, os nebulizadores parecem produzir menor variação na massa inalada que a variação observada com as câmaras valvuladas.[53]

É impossível ajustar perfeitamente uma máscara à face. Pequenos vazamentos, em particular ao longo da prega nasolabial, produzem jatos de aerossol de alta velocidade dirigidos aos olhos. Deposição de drogas no olho pode ser clinicamente relevante, como mostrado na Figura 11-8.[54] Usando modelos de respiração em manequins e aerossóis radioativos, experimentos recentes têm definido o mecanismo desta deposição. Como mostrado na Figura 11-9A, a droga nebulizada pode ser direcionada para os olhos usando máscaras fortemente ajustadas à face. Este efeito pode ser invertido se máscaras forem concebidas de tal modo que a velocidade linear na região dos vazamentos, nas proximidades da raiz do nariz, for reduzida (Fig. 11-9B).[51] Embora geralmente se imagine que a máscara facial seja um simples conduto para partículas de aerossóis, estudos em humanos — com crianças bem jovens, envolvendo a deposição de partículas — revelaram que as máscaras comumente causam deposição facial, consistente com os resultados descritos anteriormente utilizando o manequim pediátrico. Na Figura 11-10, todas as máscaras comerciais foram associadas a facial.[56] Ainda que a incidência de catarata em crianças que receberam a deposição de corticosteroides inalados seja muito baixa, existem evidências epidemiológicas que ligam o uso inalado de esteroides em adultos a um risco aumentado de catarata.[47]

Finalmente, as crianças, muitas vezes, não vão cooperar com a terapia da máscara protetora. Uma combinação do MDI-valvulado com câmara pode falhar no fornecimento de aerossóis, a menos que a máscara seja pressionada e selada na face do paciente. Um nebulizador combinado com uma máscara pode não ser tolerado. A nebulização de jato oferece a possibilidade de terapia indireta (*blow-by*), na qual a máscara é mantida distante da face e o aerossol é dirigido para o paciente, muitas vezes, em uma tentativa de minimizar a irritação. A terapia indireta tem sido criticada como ineficaz,[57] mas estudos recentes têm demonstrado que a administração do fármaco pode ser mantida usando combinações devidamente testadas de nebulizador e máscara facial[58] (Fig. 11-11). Uma máscara mais recente chamado "máscara-chupeta", como o nome indica, incorpora uma chupeta na máscara que pode relaxar algumas crianças.[59] Os pontos abordados anteriormente reforçam o princípio de que o médico deve trabalhar com o paciente para decidir sobre a combinação adequada do aparelho de administração de fármacos ao prescrever medicamentos em aerossol.

APLICAÇÃO DE AEROSSÓIS TERAPÊUTICOS NA MUCOSA NASAL

Corticosteroides, anti-histamínicos, descongestionantes e cromoglicatos são inalados por via nasal para o tratamento de rinite. Estas formulações usam partícula de grandes tamanhos para maximizar a deposição nasal. Para as crianças que usam corticosteroides inalatórios para rinite crônica, formulações com baixa biodisponibilidade oral, tais como a fluticasona, a mometasona e a ciclesonida são preferíveis e reduzem o risco da supressão do crescimento.[60,61]

Em uma lista cada vez maior de medicamentos em aerossol que estão sendo utilizados para tratar doenças da mucosa nasal, estão os corticosteroides, os anticolinérgicos (brometo de ipratrópio), solução salina e os descongestionantes. As bombas manuais que

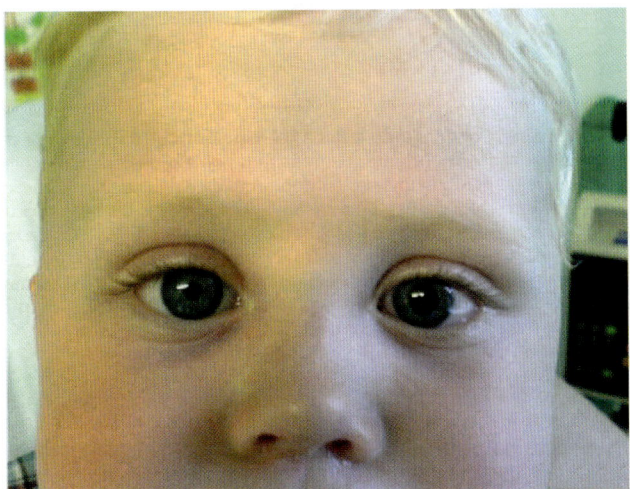

Figura 11-8 **Pupila esquerda dilatada em uma criança após o tratamento com aerossol para asma.** Foram prescritos para crianças, inaladores de salbutamol e brometo ipratrópio, administrados através de um espaçador e uma máscara facial. Esta imagem demonstra que as partículas de aerossol podem-se depositar diretamente no olho (Fig. 11-10). Resultados similares foram relatados em adultos após terapia com nebulizador.[55] (De Brodie T, Adalat S: Unilateral fixed dilated pupil in a well child. *Arch Dis Child* 91:961, 2006, com permissão.)

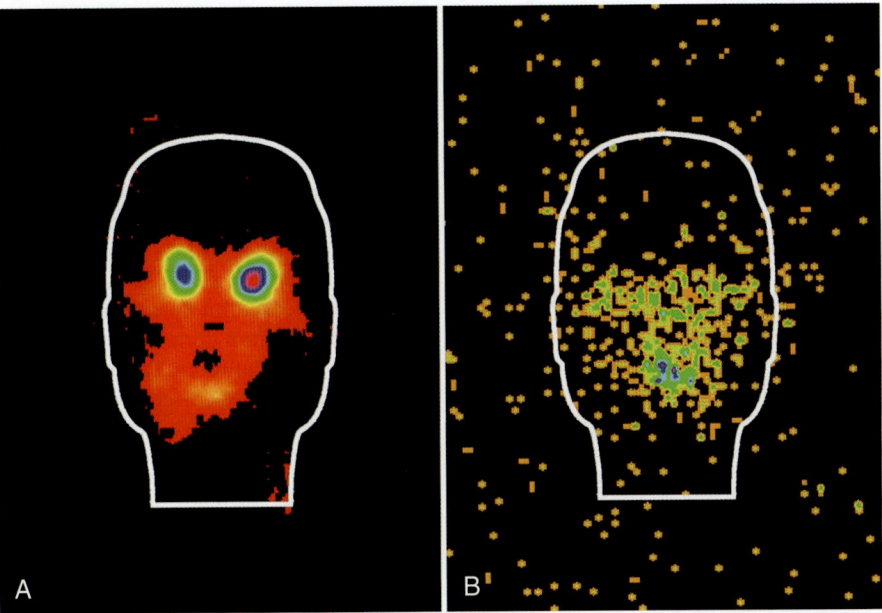

Figura 11-9 **Imagens seriadas de câmera com raios gama da face de um manequim pediátrico respirando na sequência de um tratamento com nebulizador e uma máscara facial. A,** Deposição facial e ocular após o tratamento com um nebulizador Pari e máscara bem ajustada. Neste estudo, uma quantidade maior de fármaco foi depositada na face que nos pulmões. **B,** Deposição reduzida com a mesma máscara de nebulizador e protótipo da face concebida para reduzir a aceleração das partículas na região dos olhos. A máscara facial foi modificada, abrindo a área nas proximidades da prega nasolabial, impedindo uma perfeita vedação e reduzindo o jato de aerossol diretamente nos olhos. (Modificada de Smaldone GC: Assessing new technologies: patient-device interactions and deposition. *Respir Care* 50:1151–1160, 2005, com permissão.)

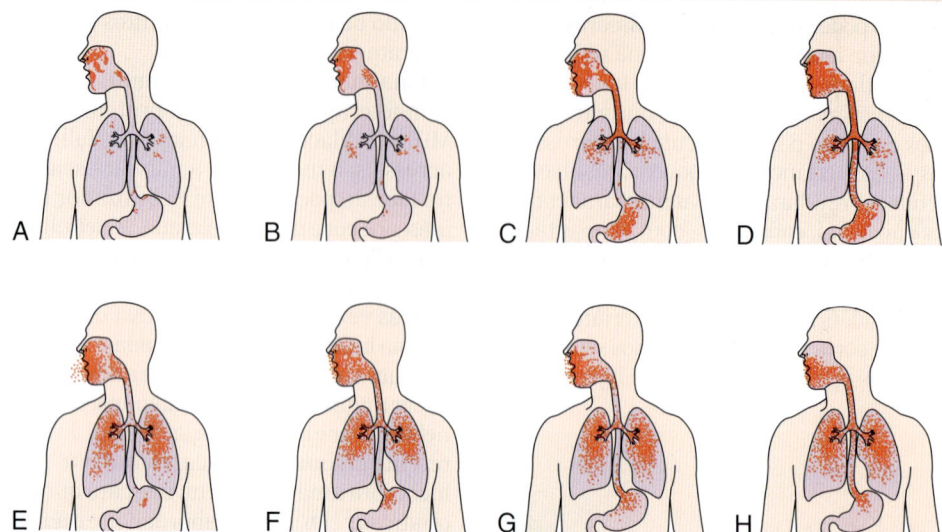

Figura 11-10 Deposição de drogas de salbutamol radiomarcado em crianças bem jovens. Considerando todas as combinações de dispositivos e de máscaras, as imagens mostram claramente a deposição facial. Esta figura ilustra *in vivo* os princípios importantes demonstrados no estudo com manequim descrito na Figura 11-9. Aplicação eficiente no pulmão exige uma respiração tranquila. O treinamento é uma parte importante da terapia de nebulização. **A**, Inalar a partir de um inalador de dose medida pressurizado (MDI)/espaçador através de uma máscara não firmemente ajustada à face. **B**, Inalar a partir de um nebulizador através de uma máscara não firmemente ajustada à face. **C**, Inalar a partir de inalador de dose medida pressurizado MDI/espaçador firmemente através de uma máscara ajustada à face, gritando durante a inalação. **D**, Inalar a partir de um nebulizador através de uma máscara firmemente ajustada à face, gritando durante a inalação. **E** e **F**, Inalar a partir de um inalador de dose medida pressurizado MDI/ espaçador, através de uma máscara não firmemente ajustada à face. **G** e **H**, inalação por meio de um nebulizador através de uma máscara ajustada à face, em inalação calma. Deposição no rosto foi evidente, especialmente, envolvendo as máscaras ajustadas à face (**C-H**). Estes princípios se aplicam a todos os pacientes tratados com máscaras.[55] (AH, Redesenhada Erzinger S, Schuepp KG, Brooks-Wildhaber J, et al: Face masks and aerosol delivery *in vivo*. *J Aerosol Med* 20[Suppl]:S78–S84, 2007, com permissão.)

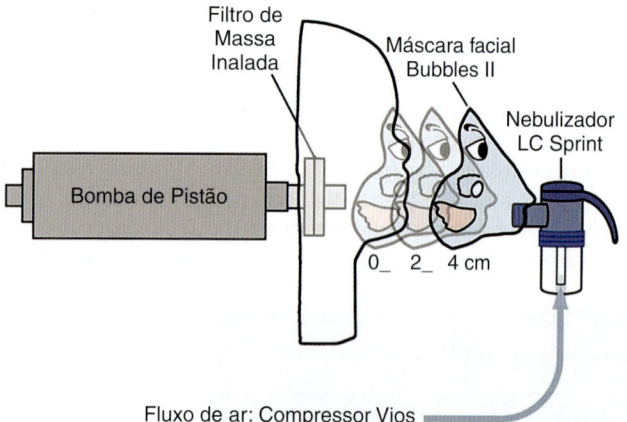

Figura 11-11 Um sistema de terapia indireta ("*blow-by*") pode ser usado para a aplicação da droga para crianças que não cooperam. Uma face manequim pediátrico com um modelo ventilado é mostrada durante um tratamento de nebulização utilizando uma máscara facial. A máscara é afastada da face em uma tentativa de impedir a retirada pelo paciente. Embora a terapia indireta ("*blow-by*") seja controversa, estudos recentes têm mostrado que quantidades razoáveis de aerossol podem ser administradas (p.ex., para o filtro da massa inalada) utilizando esta técnica, desde que a combinação adequada de dispositivo de máscara seja usada. (De Mansour MM, Smaldone GC: Blow-by as potential therapy for uncooperative children: an in-vitro study. *Respir Care* 57:2004–2011, 2012, com permissão.)

produzem grandes partículas de velocidades relativamente baixas são utilizadas como uma alternativa para a MDIs pressurizados baseados em gás fréon, em alta velocidade. Há relatos isolados de perfuração nasal com inaladores de alta velocidade,[62] e os pacientes devem ser aconselhados a direcionar o jato de pulverização na direção da orelha ipsilateral e afastado do septo nasal. Além disso, o acionamento do inalador contra a parede lateral das narinas reduz o risco de epistaxe (causada por irritação do septo devido à orientação medial do jato) ou dor de cabeça (causada pelo estímulo dos filetes olfatórios por conta da orientação vertical do jato). Na sinusite alérgica grave, a mucosa pode se encontrar tão congestionada que um curto tratamento com corticosteroides sistêmicos pode ser necessário para permitir a penetração da terapia de aerossol. O uso prolongado de *sprays* descongestionantes tópicos pode levar a uma hiperemia de rebote e a uma congestão nasal intratável. Em determinados casos, a administração sistêmica de descongestionantes pode ser preferível.

APLICAÇÃO DE AEROSSÓIS DURANTE A VENTILAÇÃO MECÂNICA

Os broncodilatadores são utilizados para tratar pacientes com obstrução das vias aéreas enquanto eles estão sob ventilação mecânica. Há também interesse na terapia de aplicação de antimicrobianos tópicos em pacientes com traqueobronquite purulenta. A dose administrada neste contexto pode ser altamente variável e a aplicação pode ser subterapêutica se determinados fatores não são otimizados. A aplicação pode ser melhorada por meio da umidificação reduzida (a interrupção temporária da umidificação dobra a dose administrada por uma condensação reduzida da medicação), uma coordenação com o ciclo respiratório e a escolha apropriada do sistema de aplicação. Se estes fatores forem considerados, a aplicação pode ser obtida de forma consistente, em doses que se aproximam às propostas para os indivíduos com respiração espontânea.[26,27] Usando essas técnicas otimizadas de aplicação, em pacientes críticos com traqueobronquite, associada à ventilação mecânica, os antibióticos em aerossol diminuem a pneumonia associada à ventilação mecânica e outros sinais e sintomas de infecção respiratória, facilitando o desmame do aparelho e reduzindo a resistência bacteriana e uso de antibióticos sistêmicos.[63]

A aplicação de agentes β-simpaticomiméticos em aerossol também pode ser otimizada para pacientes submetidos à ventilação mecânica. A utilização do MDI pressurizado é possível desde que determinadas condições forem respeitadas.[64] Por exemplo, é necessário usar o espaçador/câmara de retenção ao empregar um MDI pressurizado nestas condições.

Nem todas as câmaras são equivalentes em eficiência, e diferentes marcas não são necessariamente intermutáveis. Em contrapartida ao tratamento de pacientes que respiram espontaneamente, a aplicação durante a ventilação mecânica deve ser sincronizada com a respiração. É essencial que um protocolo de dose escalonada seja empregado, porque doses excessivas, em relação àquelas usadas na terapia de manutenção, podem ser necessárias. Daí, os esforços para obter evidências objetivas sobre resposta ao tratamento (p.ex., pico de pressão das vias aéreas, complacência dinâmica) e toxicidade (taquicardia, arritmias). Todavia, nas tentativas de maximizar as doses administradas, deve ser lembrado que a eficiência da aplicação do MDI pressurizado diminui significativamente se o intervalo entre as doses for inferior a 1 minuto e se a sincronização com o ciclo respiratório estiver abaixo do ideal.[65]

Concluindo, uma vez que os fatores técnicos foram identificados e otimizados, a aplicação eficiente de medicamentos em aerossol a pacientes submetidos à ventilação mecânica é prontamente obtida.[27]

RADIOAEROSSÓIS DIAGNÓSTICOS

Neste capítulo, vamos discutir, principalmente, o uso de radioaerossóis como ferramentas de pesquisa para medir a deposição pulmonar e o transporte mucociliar. Contudo, os radioaerossóis também são utilizados na prática clínica.

O escaneamento por meio de radiomarcador da relação ventilação-perfusão é uma ferramenta clínica importante para a detecção de embolia pulmonar. A perfusão é medida por meio da injeção de macroagregados radiomarcados de proteínas que causam impacto nos capilares enquanto a ventilação é avaliada por um gás ou aerossol radioativo. Discrepâncias entre anormalidades de perfusão e anormalidades de ventilação são usadas para avaliar a probabilidade de embolia pulmonar. A medida da ventilação deve, idealmente, ser executada pela utilização de um gás radioativo (p.ex., xenônio-133). No entanto, o xenônio tem uma meia-vida relativamente longa e precisa ser aprisionado após a exalação. Em resposta a esses cuidados, aerossóis marcados com tecnécio foram desenvolvidos na pressuposição de que, se a ventilação estivesse ausente em alguma região do pulmão, o aerossol não se depositaria na referida região. Em geral, essa suposição é verdadeira se aerossóis submícrons forem inalados, mas é preciso lembrar que o comportamento de aerossóis não é idêntico ao de um gás.[66] Por exemplo, pacientes que são taquipneicos com fluxos inspiratórios altos e que têm uma obstrução das vias aéreas terão "*hot spots*" centrais (Fig. 11-6).[38] Isto limita a utilização das técnicas de aerossóis em certos grupos de pacientes.

DEPURAÇÃO E DOENÇA MUCOCILIAR

As partículas inaladas que se depositam nas vias aéreas ciliadas são aprisionadas pelo revestimento de muco. Este muco é constituído por gel flutuante livre que se sobrepõe ao epitélio respiratório. O equilíbrio entre o módulo osmótico do gel e a camada ciliada mantém uma profundidade periciliar adequada para facilitar um movimento ciliar ótimo.[67] O muco é transportado proximalmente, devido ao movimento rítmico desses cílios (um movimento rápido de colisão para frente e um movimento mais lento, para trás, em uma recuperação) até a faringe, onde é deglutido, um processo chamado "depuração mucociliar".[3]

Células epiteliais respiratórias ciliadas são mais numerosos na traqueia e nos brônquios lobares e diminui, progressivamente, nas vias aéreas mais distais. As células secretoras são também mais numerosas nas vias aéreas proximais: células caliciformes produzem secreções espessas e ricas em carboidratos, enquanto as outras células produzem secreções mais serosas. Nas doenças como bronquite crônica e bronquiectasias, o número de células caliciformes aumenta nas vias aéreas mais distais. Secreções das vias aéreas são também produzidas por glândulas submucosas. Estas últimas são revestidas de células epiteliais mucinosas e serosas e se tornam hipertróficas e hiperplásicas na bronquite crônica e em outros tipos de inflamação crônica das vias aéreas.

Transporte mucociliar pode ser comprometido por defeitos intrínsecos na função ciliar, que pode ser congênita (discinesia ciliar primária) ou adquirida (tabagismo, gripe). Insuficiência da depuração mucociliar também pode ser devido a alterações na quantidade e na composição das secreções das vias aéreas (bronquite crônica, fibrose cística). Hidratação adequada das secreções das vias aéreas é essencial para uma depuração mucociliar ótima.[67] Canais de cloreto e de sódio no epitélio das vias aéreas têm um papel-chave na regulação do teor de água das secreções das vias respiratórias.[68,69]

Se o aparelho mucociliar for significativamente comprometido, as secreções são depuradas predominantemente por meio da tosse. Se a depuração do transporte mucociliar e da tosse se tornarem ineficazes, as secreções retidas podem produzir obstrução física da luz da via aérea e amplificação dos processos inflamatórios subjacentes.

O transporte mucociliar em indivíduos saudáveis é em geral concluído no prazo de 24 horas de deposição.[3] A via do muco pode ser rastreada usando aerossóis radiomarcados. Partículas contendo tecnécio-99m e ligadas a uma molécula que impede a absorção para a circulação podem se depositar sobre as vias aéreas ciliadas e acompanhar a limpeza do muco. Depósito de partículas nas vias aéreas proximais ocorre devido à impactação inspiratória (laringe, traqueia, brônquios principais, lobares e segmentares). Partículas extrapulmonares depositadas serão deglutidas e aparecem na cintilografia com raios gama como "*hot spots*" no estômago se sobrepondo ao campo pulmonar inferior esquerdo.

Discinesia ciliar primária é uma desordem congênita dos braços de dineína dos cílios.[3,69a] O cílio normal tem nove pares de braços de dineína periféricos e dois pares centrais. Cada par consiste em um braço interno e outro externo de dineína. Uma variedade de anormalidades genéticas pode resultar na perda do movimento ciliar. Na ausência do movimento ciliar, estes pacientes apresentarão uma estase do muco e desenvolver bronquiectasias e sinusite. No sexo masculino, a discinesia ciliar também está associada à infertilidade devido à perda de mobilidade dos espermatozoides. Existem, ainda, anomalias associadas às vísceras, como o *situs inversus* e dextrocardia.[67]

Fibrose cística é a doença genética mais comum e fatal na Europa e na América do Norte, envolvendo a mutação de um único gene e está associada a bronquiectasia grave.[3,69b] O muco se torna desidratado — e mais difícil de ser depurado — devido a um comprometimento dos canais do cloreto (*regulador da condutância transmembrana na fibrose cística* [CFTR]) o que leva à redução da secreção de cloreto no lúmen das vias respiratórias.[68] Além disso, ocorre um aumento na ativação do canal de sódio epitelial, devido ao fato de que as proteases inflamatórias promovem a absorção de sódio a partir do lúmen, exacerbando, ainda mais, a desidratação do muco. Solução salina hipertônica, quando administrada nas vias respiratórias de pacientes com fibrose cística, cria um gradiente osmótico que atrai a água para o interior do lúmen das vias aéreas e, assim, este tratamento está associado à diminuição das taxas de exacerbação aguda.[70] Manitol inalado é um osmólito inalado alternativo para pacientes com fibrose cística e que foi aprovado por alguns órgãos reguladores.[71] Nos pacientes com uma rara mutação do gene CFTR (G551D), ivacaftor, um novo agente administrado oralmente pode potencializar a abertura do canal CFTR.[69] Os benefícios clínicos associados à terapia com ivacaftor, incluindo melhora da função pulmonar e redução nas taxas de exacerbação aguda, parecem validar o conceito da necessidade de otimizar a hidratação das vias respiratórias. Ensaios estão sendo realizados para determinar se os genótipos mais comuns da fibrose cística seriam benéficos em uma terapia de potencialização. Além disso, há interesse em analisar se o bloqueio epitelial dos canais de sódio, na presença de uma solução salina hipertônica, também poderia aumentar o teor de água no muco. Amilorida inalada pode bloquear os canais epiteliais de sódio, mas sua meia-vida curta no epitélio das vias aéreas limita a sua eficácia clínica.[69,72] As secreções das vias aéreas, na fibrose cística, não apenas contêm muco secretado pelas vias aéreas, mas, também, consistem em DNA e de actina dos neutrófilos mortos. DNase recombinante, administrada por inalação, pode facilitar a depuração de secreções e destruir as armadilhas extracelulares de neutrófilos, reduzindo o DNA extracelular liberado dos neutrófilos nos locais de infecção.

Na bronquite crônica, existe hipertrofia e hiperplasia das glândulas submucosas, bem como um aumento do número de células caliciformes e, ainda, a presença de células caliciformes nas vias aéreas mais distais em comparação com o padrão normal. O muco resultante apresenta um aumento no componente mucoso em relação ao componente seroso, o que significa que a camada mucosa encontra-se relativamente desidratada.[68,73]

Nos pacientes que morrem de mal asmático, as vias aéreas, na autópsia, estão cheias de muco viscoso. O muco nos pacientes com estado de mal asmático apresenta as propriedades viscoelásticas estáticas anormais que podem ser, em parte, devido à excessiva ligação cruzada de glicoproteínas do muco.[74] A depuração de muco radiomarcado é gravemente comprometida em pacientes com estado de mal asmático, mas o transporte mucociliar pode se recuperar dentro de algumas semanas.[75]

O comprometimento do transporte mucociliar radiomarcado pode ser um índice da gravidade da doença na asma,[75,76] na DPOC[77] e na fibrose cística.[78] Medições em série da depuração mucociliar podem ser úteis para avaliar a melhora farmacêutica do transporte mucociliar, como os efeitos sustentados da solução salina hipertônica na fibrose cística.

Concluindo, o transporte mucociliar é comprometido na asma, na bronquite crônica/DPOC, na fibrose cística, nas bronquiectasias e na discinesia ciliar primária. A depuração pela tosse pode ser melhorada por meio da fisioterapia e de outras intervenções mecânicas (válvulas de vibração, coletes vibradores) auxiliando no tratamento, mas são intervenções limitadas.

DEPURAÇÃO ALVEOLAR

A solubilidade das partículas afeta a depuração (remoção) nos alvéolos. Partículas solúveis podem ser absorvidas através da fina membrana das vias aéreas periféricas.[3,79,80] Partículas insolúveis, porém, tendem a ser fagocitadas pelos macrófagos alveolares. O seu conteúdo de metal influencia os radicais livres gerando propriedades da partícula e podem promover a inflamação, especialmente quando a partícula é liberada aos lisossomos. Os lisossomos possuem um pH muito baixo e configurado para eliminar os microrganismos, mas um baixo pH pode promover a solubilidade dos metais de transição, tais como ferro (ferroso) e, portanto, podem ser pró-inflamatórios.

Respostas a uma inflamação pré-existente pode ser importante, porque as células que são ativadas por um determinado tipo de inflamação (p.ex., pelo uso do tabaco ou endotoxina) podem ser mais reativas a um segundo estímulo de uma partícula inalada. A dose inalada é um fator importante, pois a exposição excessiva pode levar a um sobrecarga dos macrófagos alveolares, o que pode ser pró-inflamatória mesmo com partículas relativamente não reativas.[80] Os macrófagos migram para os linfonodos regionais e algumas das partículas são caracterizadas por uma adenopatia específica (p.ex., silicose e suas calcificações em "casca de ovo").

AEROSSÓIS AMBIENTAIS

TOXINAS

Uma apreciação dos princípios de deposição e da depuração do aerossol é essencial tanto para a compreensão da epidemiologia das doenças devido à exposição a aerossóis ambientais quanto no desenvolvimento de estratégias racionais para reduzir o impacto dessas exposições. O impacto da exposição a um determinado aerossol depende de uma série de fatores, alguns dos quais são prontamente evidentes e outros menos aparentes. Estes fatores incluem a massa total de partículas no ar, o tamanho da distribuição, a forma e a área de superfície das partículas, a composição química das partículas, o nível de turbulência do ambiente, a anatomia das vias aéreas, os padrões respiratórios dos indivíduos expostos e a resposta imunitária aos agentes inflamatórios ou infecciosos.[80,81] Exposição de roedores a altas doses de partículas pouco solúveis e de baixa toxicidade resultaram em inflamação pulmonar,[81] bloqueio da depuração alveolar[82] e uma tendência aumentada para desenvolver tumores.[81] Todavia, ainda não está claro se é apropriado extrapolar os resultados a partir de estudos com exposições em altas doses em roedores para determinar os limiares de exposição racional para os humanos.[81] Infelizmente, verifica-se que a exposição in vitro de culturas de células a partículas ambientais mostra uma má correlação com exposições de animais in vivo.[83,84]

Em dezembro de 1952, em Londres, Inglaterra, 4.000 mortes foram atribuídas à poluição atmosférica. Esta catástrofe teve um enorme impacto sobre a política de saúde pública e levou a esforços para reduzir o impacto da poluição do ar. Na época, admitia-se que era a concentração total de partículas o fator mais importante da mortalidade. Contudo, uma análise retrospectiva de amostras armazenadas de autópsias sugeriu que a exposição a partículas finas e aos metais pode ter sido um fator mais importante que a massa total de exposição.[85] O aumento da ênfase no tamanho de partícula foi apoiado por uma série de estudos epidemiológicos que encontraram correlações urbanas entre a concentração diária de partículas e a mortalidade. Usando dados de dispositivos de amostragem urbanos, que podem medir a quantidade de partículas com menos do que 10 μm de diâmetro, foi demonstrado que mesmo pequenos aumentos na presença de partículas com diâmetros inferiores a 10 μm de diâmetro produziram um aumento nas taxas de mortalidade aguda.[86] Curiosamente, foram as mortes de causa cardiovascular que pareciam dominar sobre mortes por problemas respiratórios, levando à especulação de que a deposição de partículas no pulmão poderia ativar cascatas pró-inflamatórias. Mais estudos posteriores, usando amostras ainda mais sofisticadas, revelaram uma correlação entre a mortalidade e flutuações nas partículas finas inferiores a 2,5 μm de diâmetro.[87] Investigação mais recente centrou-se em partículas ainda menores entre 1 e 100 nm.[88] Quando estas partículas estão presentes na atmosfera, geralmente como resultado de combustão, elas são referidas como partículas "ultrafinas"; quando elas são produzidas nas indústrias de semicondutores, produtos farmacêuticos ou produtos químicos, mesmo que as suas dimensões também sejam de 1 a 100 nm, elas são referidas como "nanopartículas". Em contraste com as partículas ultrafinas ambientais — que tendem a ser polidispersas — as nanopartículas são mais monodispersas. Medição de distribuições em relação ao tamanho das partículas no espectro nano exige técnicas mais sofisticadas que para partículas convencionais. Espectrofotometria, microscopia de força atômica e técnicas complexas de dispersão da luz têm sido desenvolvidas para realizar essas medições. À medida que as partículas se aproximam da faixa nano, seu comportamento pode mudar. Ambas as partículas ultrafinas e as nanopartículas podem se depositar por difusão, apresentam uma elevada fração de deposição e são suficientemente pequenas para passar entre as células epiteliais do pulmão e causar toxicidade sistêmica. As áreas de superfície das partículas inaladas podem se tornar fator mais importante que a massa total inalada na compreensão de sua toxicidade. Por exemplo, o titânio é uma substância relativamente inerte e não tóxica quando inalada como um aerossol respiratório típico (partícula com 0,5 a 5 μm de tamanho), mas a exposição a partículas de titânio dentro da faixa de nano resulta em citotoxicidade acentuada e efeitos pró-inflamatórios nos pulmões de ratos. Estes efeitos levaram a uma regulamentação mais rigorosa na fabricação de nanopartículas e na distribuição de nanomateriais.

A aplicação dos princípios da deposição do aerossol pode reduzir a exposição aos aerossóis ambientais tóxicos. Por exemplo, a poeira com resíduos fecais de ácaros tende a apresentar partículas grandes e com uma velocidade de sedimentação relativamente rápida.[89] No entanto, a energia transmitida por um ventilador de teto pode prolongar a sua permanência no espaço residencial e facilitar a sua inalação; portanto, pacientes asmáticos são aconselhados a evitar o uso de ventiladores de teto em seus quartos. Os aerossóis mais comuns apresentam partículas muito grandes, sendo filtradas pelo nariz e pelas ramificações das grandes vias aéreas centrais. Alguns aerossóis, porém, representam sérios perigos. Fibras de amianto, apesar de relativamente grandes, podem se depositar nos pequenos espaços aéreos periféricos, porque a sua estrutura cilíndrica lhes permite acompanhar o fluxo de ar até a periferia dos pulmões.[90] Como discutido previamente, os aerossóis ultrafinos representam um perigo adicional se forem inalados. Eles podem passar entre as células epiteliais de proteção do pulmão e causar toxicidade sistêmica. A deposição de aerossóis ambientais é afetada pelo tamanho e a forma da partícula e, também, pelo padrão respiratório. A produção de aerossóis por trabalhadores que estão realizando tarefas manuais e que apresentam um aumento do fluxo inspiratório e da ventilação-minuto pode resultar em um aumento da dose depositada no pulmão. Embora as grandes partículas apresentem uma deposição periférica baixa, elas podem, todavia, ser perigosas por causa de sua massa. Por exemplo, após o ataque ao *World Trade Center*, partículas maiores que 50 μm foram depositadas nos espaços aéreos periféricos, porque elas estavam presentes no ar, em concentrações muito elevadas, por horas após o colapso das torres. Consequentemente, os bombeiros de *New York City* que permaneceram no local no dia do desastre do desabamento das torres apresentaram taxas significativamente maiores de lesão pulmonar do que aqueles que relataram no segundo dia.[91] A toxicidade das partículas inorgânicas inaladas é algo complexo e ultrapassa o objetivo deste texto. Fatores que influenciam a toxicidade incluem o teor de metal das partículas, especialmente os metais de transição, tal como o ferro, o que pode influenciar a produção de radicais livres.[92]

O fumo do tabaco continua sendo uma das mais importantes exposições interiores de aerossóis tóxicos. Alguns dos princípios de aplicação e de deposição de aerossol são úteis para explicar algumas das associações epidemiológicas com diferentes tipos de cigarros.[89,93] Apesar das diferenças marcantes na "máquina de fumar", as concentrações de alcatrão geradas, assinaladas como cigarros com alcatrão médio, baixo teor de alcatrão ("leve"), e teor de alcatrão ultrabaixo ("ultraleve") estão associadas a incidências semelhantes de câncer de pulmão. (Cigarros sem filtro e com elevada taxa de alcatrão estão associados a uma incidência ainda maior de câncer de pulmão.) A explicação para esse paradoxo parece residir, em parte, no fato de que um gerador padronizado de fumaça não reproduz a exposição real do fumante. Por um lado, orifícios de ventilação nos cigarros "leves" que diluem a máquina-geradora de fumaça podem ser obstruídos por lábios humanos, aumentando, assim, a exposição à fumaça de cigarros "leves". Contudo, o fator mais importante pode envolver pessoas que tendem a inalar, mais profundamente, a fumaça dos cigarros "leves" e depositar partículas cancerígenas nos espaços aéreos mais distais. Esta última teoria é suportada pela observação de um aumento relativo na incidência de adenocarcinomas, nas vias mais periféricas, em relação aos carcinomas escamosos mais centrais, após a entrada dos cigarros "leves/ultraleves" no mercado dos EUA, onde eles passaram a deter uma quota de 80% do mercado.[93]

AEROSSÓIS INFECCIOSOS

As exposições a aerossóis tóxicos, apesar de complexas e multifatoriais, geralmente podem ser reduzidas pelo afastamento da fonte de contaminação. Aerossóis infecciosos aumentam os problemas já existentes, porque o simples afastamento nem sempre é possível. Por exemplo, o trabalhador da área de saúde deve prestar cuidados e, muitas vezes, não é possível definir os níveis mínimos de segurança das exposições.

A tuberculose pulmonar é uma infecção disseminada exclusivamente por intermédio da inalação de núcleos de gotículas infectadas (1 a 5 μm), os núcleos que se formam após a evaporação da expectoração e classificados como gotículas e que podem permanecer no ar ambiente por horas.[94] A influenza pode ser transmitida pelo contato direto e por meio de gotículas grandes (> 10 μm) e pequenas (< 5 μm). A prevenção da propagação de infecções transmitidas pelo ar é um dos cuidados crescentes de saúde nos hospitais e na comunidade. As práticas correntes incluem a colocação de uma máscara facial em pacientes com suspeita de tuberculose ou infecções respiratórias virais transmissíveis, para interceptar aerossóis gerados pela tosse, antes que eles tenham a oportunidade para secar e ser transportados pelo ar, onde eles podem flutuar por muitas horas. Nos hospitais, a prática atual também inclui o uso de máscaras fortemente ajustadas, dentro dos programas de saúde do trabalhador de modo que todo o seu ar inspirado é filtrado pela máscara, admitindo que os aerossóis sejam suficientemente pequenos para seguir o fluxo de ar e passar em torno das áreas mais afrouxadas das máscaras. Contudo, a eficácia desta técnica é desconhecida. Os Centros de Controle e Prevenção de Doenças recomenda o uso de máscaras cirúrgicas para influenza sazonal, mas recomendou o emprego de respiradores N95 para o vírus H1N1 pandêmico 2009.[95-98] A última recomendação se baseia no pressuposto de que a transmissão da influenza sazonal ocorre por meio do contato direto ou por inalação de grandes gotículas transportadas pelo ar[99] (> 5 μm); a última recomendação para

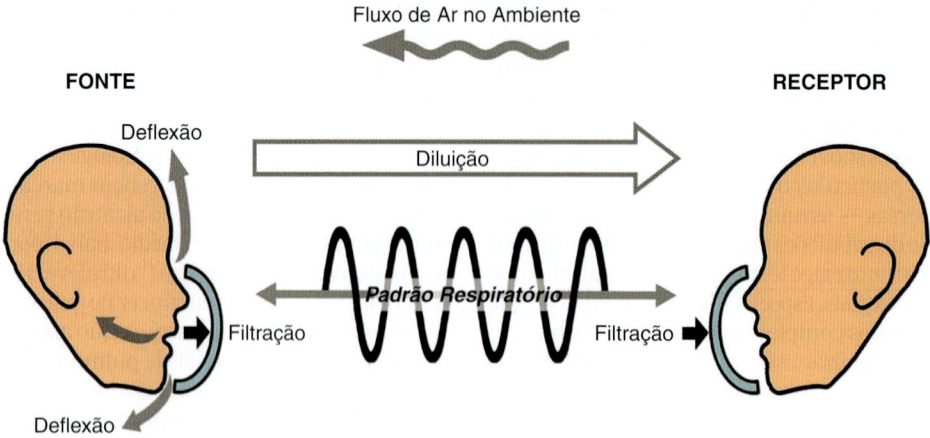

Figura 11-12 Transferência de aerossóis infecciosos de um indivíduo infectado (Fonte) para um trabalhador de cuidados de saúde não infectado (Receptor). Partículas infecciosas podem ser afetadas pelo padrão da respiração, a diluição pelo ar ambiente, por meio de extração de fluxo de ar (p.ex., um ambiente de pressão negativa em um hospital), filtração por máscara ou deflexão por máscara. A maioria dos estudos que define a política hospitalar e a proteção da saúde do trabalhador tem se concentrado apenas na filtração. (Redesenhada de from Diaz KT, Smaldone GC: Quantifying exposure risk: surgical masks and respirators. Am J Infect Control 38[7]:501–508, 2010, com permissão.)

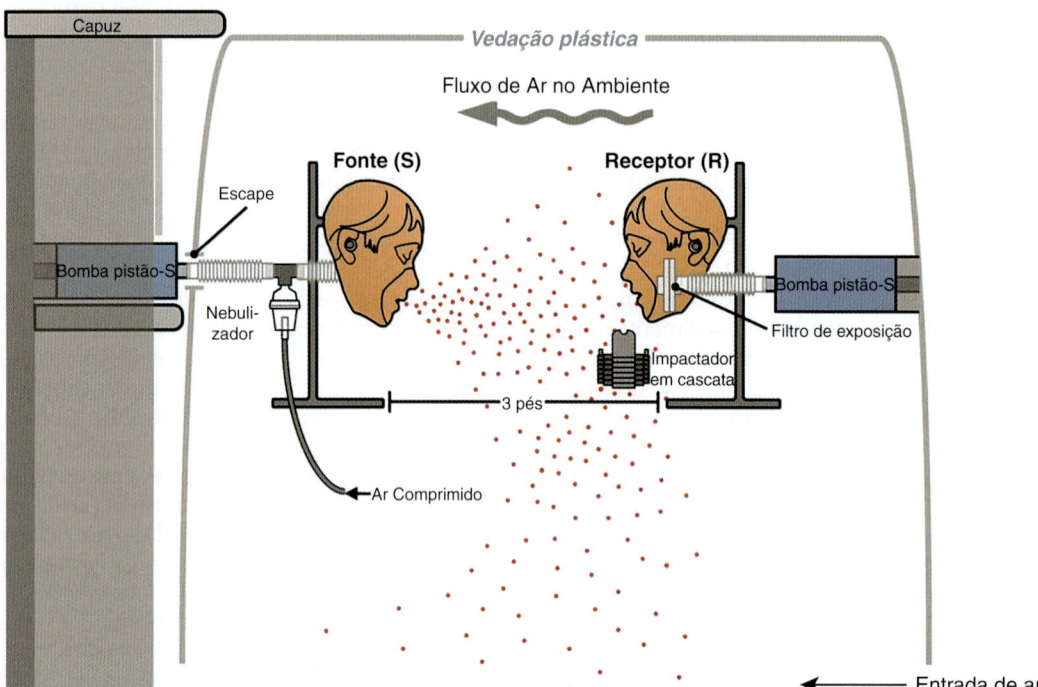

Figura 11-13 Câmara de teste para avaliar a transferência de aerossóis infecciosos representados na Figura 11-12. A fonte e receptor são representados por cabeças de manequins ventiladas; o fluxo de ar no quarto imitou uma sala de pressão negativa em um hospital (p.ex., ar que se escoa por baixo da porta e para fora de um orifício por trás do paciente); e os testes com aerossóis radiomarcados foram produzidos por meio de um nebulizador, exalados pela Fonte e inalados pelo Receptor. Exposição do Receptor foi quantificada por um filtro no Receptor, e as distribuições do aerossol foram medidas por impactores em cascata colocados em locais diferentes na câmara. (Redesenhada de Diaz KT, Smaldone GC: Quantifying exposure risk: surgical masks and respirators. Am J Infect Control 38[7]:501–508, 2010, com permissão.)

o vírus H1N1, mais perigoso, se fundamenta no pressuposto de que todas as partículas, incluindo as partículas de aerossol (< 5 μm), seriam mais bem interceptadas pela maior capacidade de infiltração dos respiradores N95.[100] No entanto, não há um entendimento claro dos várias mecanismos potenciais de transmissão para influenza.[96,97]

Os estudos *in vitro* concebidos para avaliar a eficiência da máscara têm sido focalizados nas máscaras de filtração como o único mecanismo de proteção.[101] Mais recentemente, modelos interativos de intercâmbios de aerossol em ambientes definidos sugeriram que, muitas vezes, a simples filtração de partículas não é o mecanismo primário de proteção (Fig. 11-12). A transmissão de aerossóis infecciosos entre humanos é mais complexa, envolvendo múltiplos mecanismos de transporte de aerossol e, assim, sugerindo soluções potencialmente inesperadas. Por exemplo, o que é melhor, colocar uma máscara protetora nos indivíduos infectados ou nos profissionais de saúde não infectados? Perguntas como essa são muito difíceis de responder em situações clínicas. Estudos recentes *in vitro* com base nos conceitos ilustrados na Figura 11-12 sugeriram que colocar uma simples máscara cirúrgica na fonte infectada (controle da fonte respiratória) é muito mais eficaz que tentar filtrar e evitar todas as partículas inaladas por um profissional de saúde não infectado.[102] Por exemplo, quando o comportamento dos aerossóis exalado e, subsequentemente, inalado entre os indivíduos foi testado, de uma forma controlada, com uma câmara concebida para mimetizar uma sala de pressão negativa em um hospital (Fig. 11-13), uma melhor proteção da saúde do trabalhador

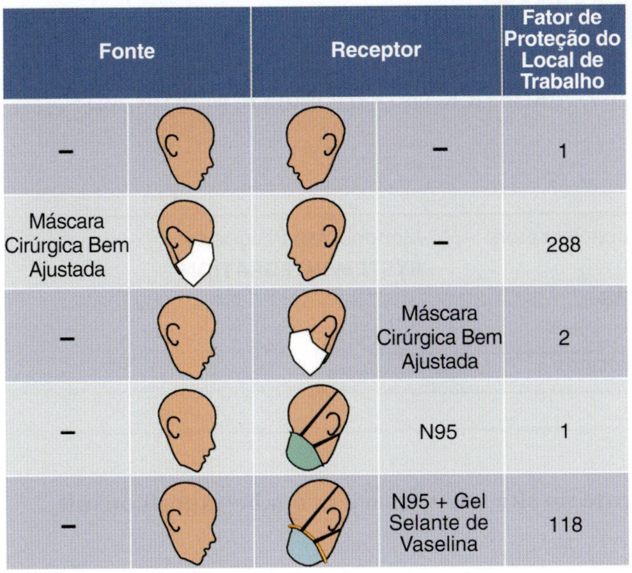

Fonte		Receptor		Fator de Proteção do Local de Trabalho
–	😐	😐	–	1
Máscara Cirúrgica Bem Ajustada	😷	😐	–	288
–	😐	😷	Máscara Cirúrgica Bem Ajustada	2
–	😐	😷	N95	1
–	😐	😷	N95 + Gel Selante de Vaselina	118

Figura 11-14 Dados da câmara de teste descrita na Figura 11-13. Exposição do Receptor foi quantificada por um assim chamado fator de proteção simulada de trabalho, por exemplo, a exposição sem proteção da máscara facial dividida pela exposição com proteção de máscara facial (números mais altos são melhores). Colocar uma máscara na Fonte foi muito mais eficaz que máscaras no Receptor. *N95*, um respirador N95; *Selante vaselina N95 +*, um respirador N95 selado com vaselina no manequim para evitar eventuais fugas; *Máscara Cirúrgica Ajustada*, uma máscara cirúrgica bem ajustada ao redor da face. (Modificada de Diaz KT, Smaldone GC: Quantifying exposure risk: surgical masks and respirators. *Am J Infect Control* 38[7]:501–508, 2010, com permissão.)

do cuidado foi obtida quando uma máscara cirúrgica de baixo custo foi colocada na fonte infectada (paciente), em comparação com todas as formas de máscaras colocadas no profissional de saúde, incluindo um máscara selada diretamente à face com vaselina (Fig. 11-14).[102] Estudos epidemiológicos adicionais são necessários para projetar a melhor proteção contra infecções ambientais nas comunidades e nos centros de saúde.

Concluindo, novos progressos na compreensão do papel dos aerossóis ambientais na saúde e na doença dependerão da colaboração de várias disciplinas. Uma valorização dos princípios de deposição e de eliminação pelos investigadores participantes devem facilitar a comunicação e a cooperação interdisciplinar.

> **Pontos-chave**
>
> - A probabilidade de que uma partícula se deposite nas vias aéreas depende das características físicas da partícula, do fluxo de gás que transporta as partículas e da anatomia das vias aéreas. Quanto maior a massa, mais rápido o fluxo, e quanto mais estreita for a via aérea, maior é o potencial para impactação inercial. Para o clínico, as forças que definem a impactação inercial são mais importantes na determinação da deposição nas vias aéreas superiores e da passagem do aerossol para os pulmões.
> - Uma vez que as partículas passem pelas vias aéreas superiores, a deposição nos pulmões é, em grande parte, definida por sedimentação. Este processo é dependente da respiração do indivíduo, tanto da profundidade quanto da duração da respiração.
> - Câmaras de ajuste reduzem a deposição na faringe e a necessidade de uma coordenação precisa para obter a dose completa.
> - Máscara com vedação e configuração facial pode ser um importante fator na aplicação de aerossóis clínicos.
> - Em comparação com a terapia parenteral, os medicamentos podem ser liberados ao órgão-alvo, o pulmão, por aerossol em maior concentração, com menos efeitos secundários, mas os mais tradicionais nebulizadores de jato são ineficientes e liberaram menos de 10% das drogas para o pulmão.
> - Dirigindo lateralmente o jato de *spray* nasal de alta velocidade é possível evitar o efeito colateral da dor de cabeça, que ocorre quando o jato é vertical e a epistaxe, quando o jato é dirigido medialmente.
> - Distúrbios mucociliares, que podem ser herdados ou adquiridos, podem resultar de alterações na estrutura dos cílios ou de alterações na composição ou quantidade do muco.
> - Aerossóis ambientais, especialmente os de partículas finas, resultam em excesso de mortes por intoxicação aguda, muitas vezes associados a eventos cardiovasculares.
> - A prevenção da propagação de aerossóis infecciosos pode ser reforçada pela aplicação de uma máscara facial simples sobre o paciente, uma estratégia chamada de "controle da fonte respiratória".

As Referências estão disponíveis exclusivamente no site www.elsevier.com.br/expertconsult

12 INNATE IMMUNITY

ELIZABETH F. REDENTE, PhD • CLAUDIA V. JAKUBZICK, PhD • THOMAS R. MARTIN, MD • DAVID W.H. RICHES, PhD

INTRODUCTION
OVERVIEW OF THE COMPONENTS OF LUNG INNATE IMMUNITY
INNATE RECOGNITION IN THE LUNG
Secreted Pattern Recognition Receptors
Cellular Pattern Recognition Receptors
Summary
EFFECTOR MECHANISMS
Epithelium
Polymorphonuclear Leukocytes
Mononuclear Phagocytes
SYSTEM INTEGRATION

O Capítulo 12 está disponível, em inglês, exclusivamente no site www.elsevier.com.br/expertconsult

13 ADAPTIVE IMMUNITY

ANDREW P. FONTENOT, MD • PHILIP L. SIMONIAN, MD

INTRODUCTION
COMPONENTS OF THE IMMUNE SYSTEM: OVERVIEW
IMMUNE RECOGNITION
B Cells and Antibodies
T Cells and Antigen-Presenting Cells
GENERATION OF AN IMMUNE RESPONSE
T-Cell Activation and Co-Stimulation
Subsets of T Helper Cells
CD4+ T-Cell–B-Cell Collaboration and Regulation of Antibody Production
Generation and Regulation of Cell-Mediated Immune Responses
SPECIFIC IMMUNE RESPONSES IN THE LUNG
Lymphocyte Populations and Trafficking in the Lung
Antibody-Mediated Immune Responses in the Lung
Cell-Mediated Inflammatory Responses in the Lung
Cytotoxic

O Capítulo 13 está disponível, em inglês, exclusivamente no site www.elsevier.com.br/expertconsult

13 ADAPTIVE IMMUNITY

ANDREW H. LIMPER, MD · PHILIP J. SIMONIAN, MD

INTRODUCTION
COMPONENTS OF THE IMMUNE SYSTEM OVERVIEW
IMMUNE RECOGNITION
 B Cells and Antibodies
 T Cells and Antigen-Presenting Cells
GENERATION OF AN IMMUNE RESPONSE
 T-Cell Activation and Costimulation

Subsets of T-Helper Cells
CD4+ T-Cell–TH Cell Subsets and Regulation of Antibody Production
Generation and Regulation of Cell-Mediated Immune Responses
SPECIFIC IMMUNE RESPONSES IN THE LUNG
 Lymphocyte Populations of the Lung

Antibody-Mediated Immunity in the Lung
Cell-Mediated Inflammatory Responses in the Lung
Cytokines

SEÇÃO D

PATOLOGIA RESPIRATÓRIA E INFLAMAÇÃO

14 PATOLOGIA: DOENÇAS PULMONARES MALIGNAS E INTERSTICIAIS

W. DEAN WALLACE, MD • WILLIAM D. TRAVIS, MD

INTRODUÇÃO
CÂNCER DE PULMÃO
Adenocarcinoma
Carcinoma de Células Escamosas
Tumores Neuroendócrinos
Carcinoma de Grandes Células

Carcinoma Adenoescamoso
Carcinomas com Elementos Pleomórficos, Sarcomatoides ou Sarcomatosos
TUMORES PLEURAIS
Tumor Fibroso Solitário
Mesotelioma Maligno

DOENÇAS PULMONARES INTERSTICIAIS
Pneumonias Intersticiais Idiopáticas
Outras Doenças Pulmonares Intersticiais

INTRODUÇÃO

Este capítulo foca em três áreas que têm recebido interesse considerável recentemente. A primeira é o uso de biópsias pequenas e citologia, as quais são utilizadas não apenas para diagnóstico do tecido, mas também para estudos moleculares no câncer de pulmão. A segunda é a classificação dos tumores de pulmão, a qual mudou consideravelmente com base em diversas conferências de consenso. Isso inclui classificações mais precisas de adenocarcinoma pulmonar, o qual muitas vezes exibe mistura de subtipos. Isso é importante para o diagnóstico, desfecho esperado e terapia. A terceira área é o campo de *doença pulmonar intersticial* (DPI), o qual atualmente possui fundação firme para estudos clínicos e avaliação de novas terapias. Estas são áreas que têm visto avanços consideráveis nos últimos 5 anos. Tópicos como a patologia da asma, doença pulmonar obstrutiva crônica, pneumonia e doenças infecciosas são abordados em outros capítulos desse livro e nas referências-chave.

CÂNCER DE PULMÃO

O câncer de pulmão é a causa mais comum da principal incidência e mortalidade por câncer no mundo no homem, enquanto na mulher é a terceira causa mais comum de incidência de câncer e a segunda causa mais comum de mortalidade por câncer.[1] Em 2013, a American Cancer Society estimou que câncer de pulmão responderia por mais de 228.190 novos casos nos Estados Unidos e 159.480 mortes por câncer.[2]

O diagnóstico patológico de câncer do pulmão é estabelecido com abordagem histológica ou citológica.[3-6] Grandes mudanças no diagnóstico de câncer de pulmão foram recomendadas pela International Multidisciplinary Classification of Lung Adenocarcinoma de 2011 da International Association for the Study of Lung Cancer/ American Thoracic Society/European Respiratory Society (IASLC/ ATS/ ERS)[5-7] (Tabela 14-1). Foram realizadas mudanças na abordagem diagnóstica de biópsias pequenas e citologias bem como de espécimes de ressecção.[4,5,7] Isso é de grande importância, pois 70% dos pacientes com câncer de pulmão se apresentam com estágio avançado da doença, e o diagnóstico é feito com base em espécimes pequenos. Existem quatro tipos histológicos principais de câncer de pulmão, incluindo carcinoma de células escamosas, adenocarcinoma, carcinoma de pequenas células e carcinoma de grandes células.[6] Estes tipos principais podem ser classificados em subtipos mais específicos como adenocarcinoma de subtipo predominantemente lepídico ou variante basaloide de carcinoma de células escamosas.[4,5,7,7a]

Historicamente, a distinção mais importante era entre *carcinoma pulmonar de pequenas células* (CPPC) e *carcinoma pulmonar de não pequenas células* (CPNPC)[6] em virtude de diferenças significativas na apresentação clínica, disseminação do tumor e resposta à terapia. No entanto, na última década, mudanças grandes na abordagem ao diagnóstico e tratamento do CPNPC

Tabela 14-1 Classificação Histológica do Câncer de Pulmão

Adenocarcinoma
Adenocarcinoma invasivo
  Predominantemente lepídico (anteriormente padrão CBA não mucinoso, com > 5 mm de invasão)
  Predominantemente acinar
  Predominantemente papilar
  Predominantemente micropapilar
  Predominantemente sólido com mucina

Variantes de Adenocarcinoma Invasivo
  Adenocarcinoma mucinoso invasivo (anteriormente CBA mucinoso)
  Coloide
  Fetal (alto e baixo grau)
  Entérico

Adenocarcinoma Minimamente Invasivo (tumor predominantemente lepídico ≤ 3 cm com invasão ≤ 5 mm) – não mucinoso, mucinoso, misto mucinoso/não mucinoso

Lesões Pré-invasivas
  Hiperplasia adenomatosa atípica
  Adenocarcinoma *in situ* (não mucinoso, mucinoso ou misto não mucinoso/mucinoso)

Carcinoma de células escamosas
  Queratinizante
  Não queratinizante
  Basaloide

Lesões Pré-invasivas
  Displasia escamosa
  Carcinoma *in situ*

Tumores neuroendócrinos
  Carcinoma de pequenas células
    Carcinoma de pequenas células combinado
  Carcinoma neuroendócrino de grandes células
    Carcinoma neuroendócrino de grandes células combinado
  Tumores carcinoides
    Carcinoide típico
    Carcinoide atípico
    Lesão pré-invasiva:
      Hiperplasia idiopática difusa de célula neuroendócrina pulmonar

Carcinoma de grandes células

Carcinoma adenoescamoso

Carcinomas sarcomatoides
  Carcinoma pleomórfico
    Carcinoma de células fusiformes
    Carcinoma de células gigantes
  Carcinossarcoma
  Blastoma pulmonar
  Outros

Carcinomas não classificados e outros
  Carcinoma semelhante à linfoepitelioma
  Carcinoma NUT
  Carcinoma não classificado

Carcinomas do tipo glândula salivar
  Carcinoma mucoepidermoide
  Carcinoma adenoide cístico
  Carcinoma epimioepitelial

Essa classificação se refere primariamente a histologia em espécimes de ressecção.
Modificada de Travis WD, Brambilla E, Noguchi M, et al: Diagnosis of lung adenocarcinoma in resected specimens: implications of the 2011 International Association for the Study of Lung Cancer/American Thoracic Society/European Respiratory Society Lung Classification. Arch Pathol Lab Med 137:685–705, 2013; e Travis WD, Brambilla E, Müller-Hermelink HK, Harris CC: Pathology and genetics: tumours of the lung, pleura, thymus and heart. Lyon, 2004, IARC.
CBA: carcinoma broncoalveolar, NUT: do inglês *nuclear protein in testis* – proteína nuclear no testículo.

levaram à necessidade de uma classificação mais precisa baseada em biópsias pequenas e citologia.[4,5,7] Diversos avanços terapêuticos proveram a necessidade para os patologistas de classificar os tumores de forma mais precisa uma vez que a terapia de eleição e decisão de realizar testes moleculares é baseada na histologia. Testes moleculares para mutação no *receptor de fator de crescimento epidérmico (EGFR – do inglês epidermal growth factor receptor)* e rearranjos na *quinase tipo receptor de ativina (ALK – do inglês activin receptor-like kinase)* são recomendados para pacientes com adenocarcinomas, "CPNPC, favorecendo adenocarcinoma" e *CPNPC sem outras especificações* (CPNPC-SOE). Pacientes com mutação no *EGFR* são candidatos a receber tratamento com inibidores de tirosina quinase do EGFR e aqueles com rearranjos na *proteína tipo equinoderme associada a microtúbulos 4 (EML4 – do inglês echinoderm microtubule-associated protein-like 4)-ALK* são candidatos a terapia com crizotinibe.[8-12] Se não estão presentes a mutação no *EGFR* nem rearranjos na *ALK* os pacientes são candidatos a regimes baseados em pemetrexede ou bevacizumabe.[8-12] No entanto, pacientes com carcinoma de células escamosas não são candidatos a essas terapias. Estes avanços transformaram o campo de câncer do pulmão e resultaram em diversas mudanças de paradigma na prática clínica para todos os especialistas, incluindo os patologistas. Para informações adicionais sobre câncer de pulmão, consulte os Capítulos 51, 52 e 53. (Capítulos 51 e 52 disponíveis somente em inglês no site www.elsevier.com.br/expertconsult.)

ADENOCARCINOMA

Os adenocarcinomas representam 36% de todos os cânceres de pulmão nos Estados Unidos.[13] A classificação de adenocarcinoma pulmonar da IASLC/ATS/ERS de 2011 recomendou diversas mudanças significativas (Tabela 14-1).[4,5,14] Primeiro, recomendou descontinuar o uso do termo *carcinoma bronquioalveolar* (CBA), pois os tumores anteriormente classificados nessa categoria agora são classificados como cinco tumores diferentes. Segundo, há novos conceitos do *adenocarcinoma in situ* (AIS) (veja Lesões Pré-invasivas) e *adenocarcinoma minimamente invasivo* (AMI). Terceiro, é recomendado parar de usar o termo "subtipo misto" e utilizar subtipagem histológica detalhada, para estimar a porcentagem de padrão histológico em incrementos de 5% dentro de um tumor com a classificação final de acordo com subtipo predominante. Quarto, tumores com componente predominante anteriormente chamado de "CBA não mucinoso" devem ser classificados como *adenocarcinoma predominantemente lepídico* (APL). *Lepídico* se refere ao crescimento não invasivo das células tumorais pela superfície dos espaços aéreos. Quinto, adenocarcinoma micropapilar é reconhecido como um novo subtipo com prognóstico ruim. Sexto, *adenocarcinoma mucinoso invasivo* é o termo recomendado para aqueles tumores anteriormente classificados como CBA mucinoso. Finalmente, são propostas terminologia específica e critérios de diagnóstico para os tumores em biópsias pequenas e espécimes citológicos juntamente com recomendações para manejo estratégico do tecido e testes de mutação de *EGFR* em pacientes com adenocarcinoma avançado.[4,5,14]

Classificação do Adenocarcinoma em Espécimes de Ressecção

Adenocarcinoma Invasivo. A classificação de adenocarcinoma invasivo sintomático é realizada atualmente de acordo

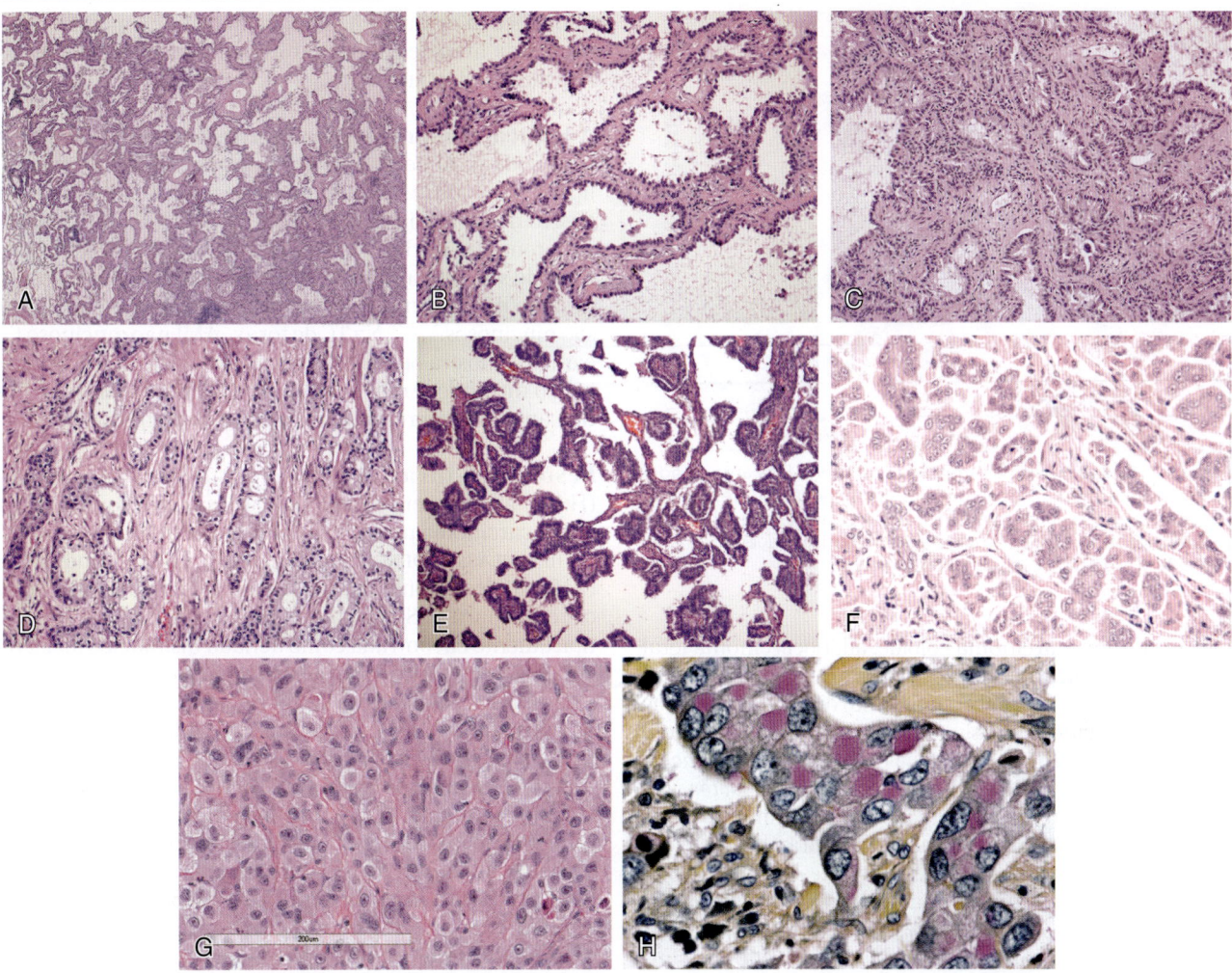

Figura 14-1 **Principais padrões histológicos de adenocarcinoma invasivo. A**, *Padrão predominantemente lepídico* com crescimento principalmente lepídico *(esquerda)* e uma área de adenocarcinoma acinar invasivo *(direita)*. (coloração de HE, aumento original 100×.) **B**, Padrão lepídico consiste em proliferação de pneumócitos tipo II e células de Clara pela superfície das paredes alveolares. (coloração de HE, aumento original 200×.) **C**, Área de adenocarcinoma acinar invasivo (mesmo tumor de **A** e **B**). (coloração de HE, aumento original 400X). **D,** Adenocarcinoma acinar composto por glândulas malignas de formato redondo a oval que invadem estroma fibroso. (coloração de HE, aumento original 200×.) **E,** Adenocarcinoma papilar consiste em células tumorais malignas cuboidais a colunares que crescem na superfície de centro fibrovascular. (coloração de HE, aumento original 100×.) **F,** Adenocarcinoma micropapilar consiste em agregados papilares pequenos de células glandulares que crescem dentro do espaço aéreo, a maior parte das quais não exibe centro fibrovascular. (coloração de HE, aumento original 200×.) **G,** Adenocarcinoma sólido com mucina que consiste em mantos de células tumorais com citoplasma abundante e principalmente núcleo vesicular com diversos nucléolos conspícuos. Não são vistos padrão acinar, papilar ou lepídico. (coloração de HE, aumento original 400×.) **H,** Adenocarcinoma sólido com mucina. Gotículas intracitoplasmáticas de mucina (rosa escuro) numerosas são evidenciadas com essa coloração para mucicarmina. (coloração de HE, aumento original 400×.)

com o subtipo predominante.[5,14] Isto é determinado de forma melhor utilizando subtipagem histológica detalhada para estimar a porcentagem dos diversos subtipos histológicos dentro do tumor de maneira semiquantitativa em incrementos de 5% a 10%. APL consiste em tumores anteriormente classificados como tumores de subtipo misto que contém padrão de crescimento predominantemente lepídico de pneumócitos tipo II e/ou células clava (Clara) — anteriormente conhecido como CBA não mucinoso — que possuem componente invasivo maior que 5 mm (Fig. 14-1A-C). Os outros principais subtipos incluem acinar (Fig. 14-1D), papilar (Fig. 14-1E), micropapilar (Fig. 14-1F) e sólido com adenocarcinoma com predomínio de mucina (Fig. 14-1G-H). O subtipo predominantemente micropapilar é uma adição nova devido à observação em diversos estudos que é associado a prognóstico ruim em adenocarcinoma em estágios iniciais.[5,14-20] Tem sido proposto que padrão cribiforme é associado a prognóstico ruim e, se este achado for validado, pode ser adicionado como subtipo de adenocarcinoma pulmonar de prognóstico ruim.[21] Os subtipos de carcinoma de células em anel de sinete e de células claras não são mais referidos como subtipos histológicos, mas são atualmente documentados como características histológicas quando presentes com comentário sobre a porcentagem identificada. Apesar das alterações citológicas de célula clara e em anel de sinete serem vistas principalmente no subtipo sólido, também podem ser vistas em padrões acinares ou papilares.[5,14] Há uma alta correlação entre a aparência na *tomografia computadorizada* (TC) e características patológicas na biópsia: o componente vidro fosco na TC tende a se correlacionar com crescimento lepídico na biópsia, ao passo que o componente sólido na TC tende a se correlacionar com componentes invasivos na biópsia.[22,23]

Variantes de Adenocarcinoma. Adenocarcinoma pulmonar pode consistir em diversas variantes incluindo adenocarcinoma mucinoso invasivo (anteriormente CBA

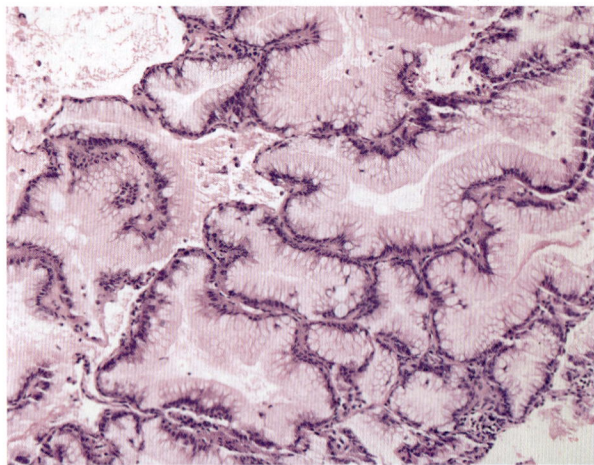

Figura 14-2 Adenocarcinoma mucinoso invasivo. Esta área de adenocarcinoma mucinoso invasivo demonstra um padrão de crescimento puramente lepídico. O tumor consiste em células colunares preenchidas por mucina abundante no citoplasma apical e mostra núcleo pequeno orientado basalmente. (Coloração de HE, aumento original 200×.)

mucinoso), adenocarcinoma coloide, adenocarcinoma fetal e adenocarcinoma entérico.[5,14] Adenocarcinoma mucinoso invasivo (anteriormente CBA mucinoso) difere do adenocarcinoma não mucinoso invasivo devido a associação frequente com mutações no *KRAS*, ausência de *fator de transcrição da tireoide-1* (TTF-1 – *do inglês thyroid transcription factor-1*) e apresentação frequente com envolvimento pulmonar multicêntrico. Enquanto historicamente, o padrão lepídico tem sido enfatizado com esses tumores, por vezes não é presente, e esses tumores mostram quantidades variáveis de outros padrões invasivos, incluindo crescimento acinar, papilar ou micropapilar. As características histológicas típicas consistem em morfologia de célula tumoral de células colunares com mucina apical abundante e núcleo pequeno basal (Fig. 14-2).[5,14] Pela TC esses tumores tipicamente mostram consolidação localizada ou multifocal, com broncogramas aéreos, formando nódulos e/ou consolidação lobar.

PROGNÓSTICO DOS SUBTIPOS DE ADENOCARCINOMA EM ESPÉCIMES DE RESSECÇÃO. Um número crescente de estudos avaliou o prognóstico dos subtipos de adenocarcinoma de acordo com os critérios precisos e terminologia da classificação nova.[15-19,24-29] Yoshizawa *et al.*[16] identificaram três grupos de tumores com diferentes graus de comportamento clínico: (1) AIS de baixo grau e AMI com 100% de 5 anos de sobrevida livre de doença, (2) grau intermediário de não mucinoso predominantemente lepídico, predominantemente papilar e predominantemente acinar com 90%, 83% e 84% de 5 anos de sobrevida livre de doença, respectivamente, e (3) adenocarcinoma mucinoso invasivo de alto grau, predominantemente coloide, predominantemente sólido e predominantemente micropapilar, com 75%, 71%, 70% e 67% de 5 anos de sobrevida livre de doença, respectivamente. De forma geral, resultados semelhantes foram demonstrados em dados adicionais independentes.[15,17-19,24-29] Estudos que falharam em demonstrar significância prognóstica dos conceitos da nova classificação do adenocarcinoma ou tiveram número pequeno de pacientes, utilizaram sobrevida total ao invés de sobrevida livre de doença ou focaram em pacientes com doença avançada.[30-32] Devido ao fato de que a maior parte dos pacientes com adenocarcinoma pulmonar estágio I morre de outras causas que não o câncer pulmonar, a sobrevida total não reflete a verdadeira biologia do tumor e métodos como sobrevida livre de doença ou livre de recorrência são mais relevantes clinicamente.

Adenocarcinoma Minimamente Invasivo. AMI foi introduzido para descrever um tumor predominantemente lepídico que mede 3 cm ou menos e possui componente invasivo de 5 mm ou menos (Fig. 14-3).[5,14] Dados limitados sugerem que pacientes com AMI terão quase 100% de 5 anos de sobrevida livre de doença.[5,14-16,33,34] A maior parte destes é não mucinoso, mas raramente alguns destes casos são mucinosos.[5,14-16] Na TC de tórax, AMI não mucinoso tipicamente mostra opacidade em vidro fosco com componente sólido medindo 5 mm ou menos, enquanto AMI mucinoso tipicamente se apresenta com um nódulo sólido.[5,14]

Lesões Pré-invasivas. *Hiperplasia adenomatosa atípica* (HAA) antigamente era a única lesão pré-invasiva para adenocarcinoma pulmonar, mas agora o AIS foi adicionado.

HIPERPLASIA ADENOMATOSA ATÍPICA. HAA é uma proliferação atípica de pneumócitos que se assemelha, mas faltam critérios para AIS não mucinoso (Fig. 14-1).[6,35-38] HAA é tipicamente encontrada como achado histológico incidental em espécime de ressecção de câncer pulmonar.

A incidência de HAA varia de 6% a 21% dependendo da extensão da busca e critérios utilizados para o diagnóstico.[39,40] A maior parte das lesões da HAA têm menos de 5 mm de diâmetro e frequentemente são múltiplas.[6,35-40] Histologicamente, HAA consiste em proliferação focal de células epiteliais discretamente atípicas cuboidais a colunares baixas pelo alvéolo e bronquíolos respiratórios (Fig. 14-4). Espessamento discreto do septo alveolar pode estar presente.

A HAA deve ser distinguida de uma variedade de lesões: as mais importantes são AIS não mucinoso, AMI ou adenocarcinoma predominantemente lepídico.[4] Esta distinção pode ser difícil, pois há sobreposição considerável nas características morfológicas entre HAA e o padrão lepídico do adenocarcinoma. Atualmente, não há dados que mostrem que os pacientes com câncer pulmonar e HAA possuem prognóstico diferente daqueles sem HAA.[41]

ADENOCARCINOMA *IN SITU*. Na nova classificação de adenocarcinoma pulmonar da IASLC/ATS/ERS, AIS é definido como uma proliferação glandular medindo 3 cm ou menos que apresenta crescimento puramente lepídico sem invasão (Fig. 14-5).[5,14] Na maior parte dos casos as células tumorais são não mucinosas, com proliferação de pneumócitos tipo II ou células de clara, mas raramente são mucinosas consistindo em células caliciformes colunares altas com abundante mucina apical. Se essas lesões são completamente ressecionadas, tem sido reportado que os pacientes apresentam 100% de 5 anos de sobrevida livre de doença.[5,14,42-45] Na TC de tórax, essas lesões tipicamente consistem em opacidade em vidro fosco se não mucinoso e nódulo sólido de AIS mucinoso.[5,14,46]

Estadiamento pelo TNM: Mudanças em Potencial de Acordo com a Classificação Nova

Diversos aspectos do estadiamento pelo TNM (*tumor, linfonodo, metástase*) podem ser modificados com base na classificação de adenocarcinoma pulmonar de 2011.[5,14] No cenário de múltiplos nódulos de adenocarcinoma pulmonar, a distinção entre metástase ou cânceres primários que são ou *sincrônicos* (apresentação dentro de 2 meses um do outro) ou *metacrônicos* (apresentação com intervalo de mais de 2 meses) pode

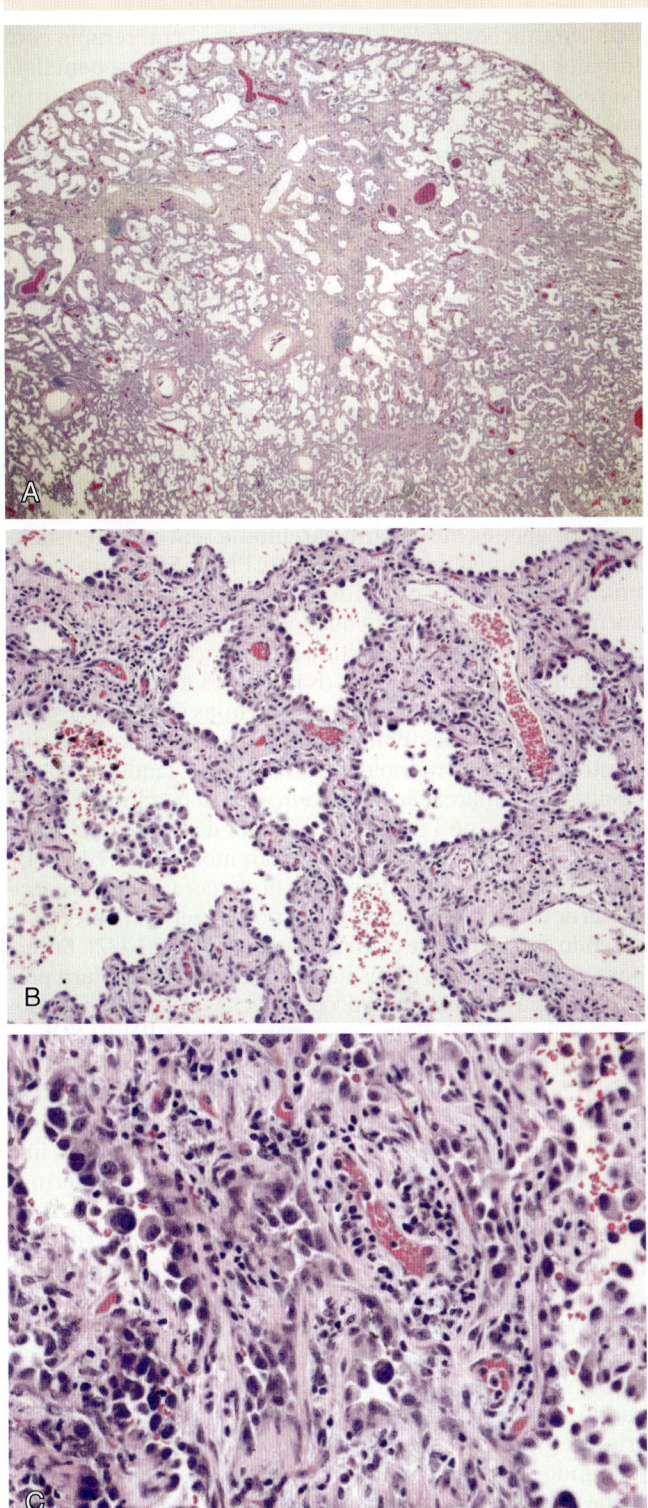

Figura 14-3 Adenocarcinoma minimamente invasivo não mucinoso. A, Esse adenocarcinoma consiste primariamente em crescimento lepídico com área pequena (< 0,5 cm) de invasão (*inferior esquerda*). (coloração de HE, aumento original 1×.) **B,** Esta área mostra crescimento lepídico caracterizado por espessamento das paredes alveolares as quais estão revestidas por pneumócitos atípicos amontoados. **C,** Da área de invasão, essas glândulas acinares são vistas invadindo o estroma fibroso. (Coloração de HE, aumento original 200×)

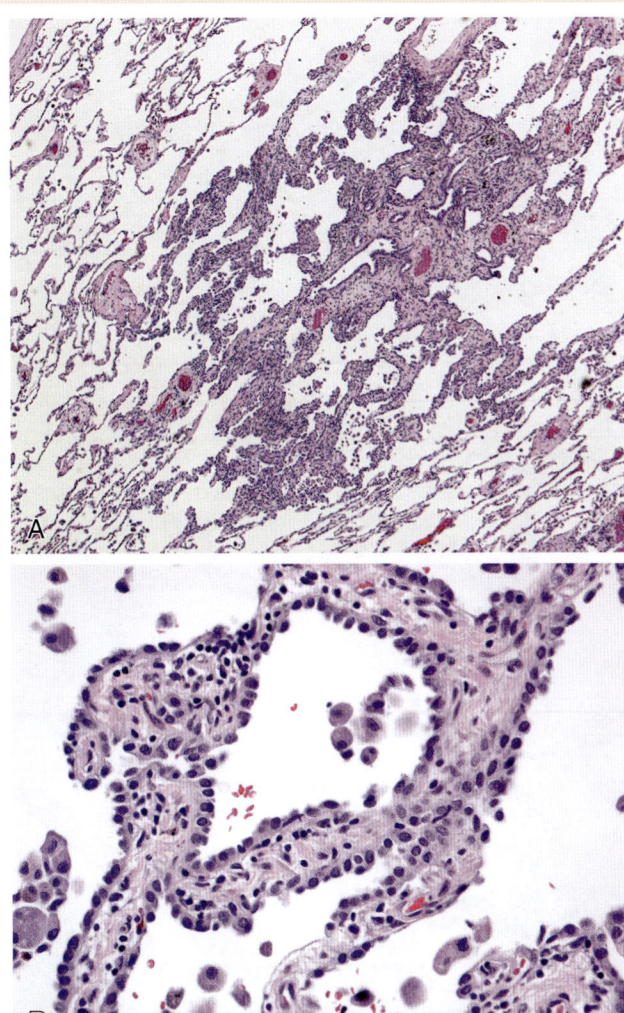

Figura 14-4 Hiperplasia adenomatosa atípica (HAA). A, Essa proliferação bronquioalveolar milimétrica é maldefinida com espessamento discreto das paredes alveolares. (coloração de HE, aumento original 20×.) **B,** As paredes alveolares exibem espessamento fibroso discreto e os pneumócitos hiperplásicos mostram atipia mínima e espaços entre as células. (coloração de HE, aumento original 400×.)

ser auxiliada pelo uso de subtipagem histológica detalhada e análise de outras características morfológicas incluindo características citológicas e do estroma. Essas características morfológicas demonstraram alta correlação com resultado molecular e clínico.[47-49] A decisão de classificar um segundo tumor como uma metástase intrapulmonar ou um tumor primário separado tem um grande impacto no estadiamento pelo TNM e manejo do paciente (Cap. 55).

No futuro, o tamanho do tumor para estadiamento do fator T poderá ser mensurado pelo tamanho invasivo em vez do tamanho total. Patologicamente, a subtipagem histológica detalhada pode auxiliar na determinação do tamanho do componente invasivo pela subtração da porcentagem do componente lepídico. Diversos estudos têm demonstrado que o tamanho invasivo é um fator prognóstico independente.[16,19,29,50] Esses dados sugerem que, como no câncer de mama, o fator T para os adenocarcinomas pulmonares iniciais pode ser melhor determinado pelo tamanho do componente invasivo ao invés do tamanho total do tumor. Na TC de tórax, o componente sólido *versus* o vidro fosco geralmente corresponde ao padrão invasivo *versus* o lepídico observado no exame

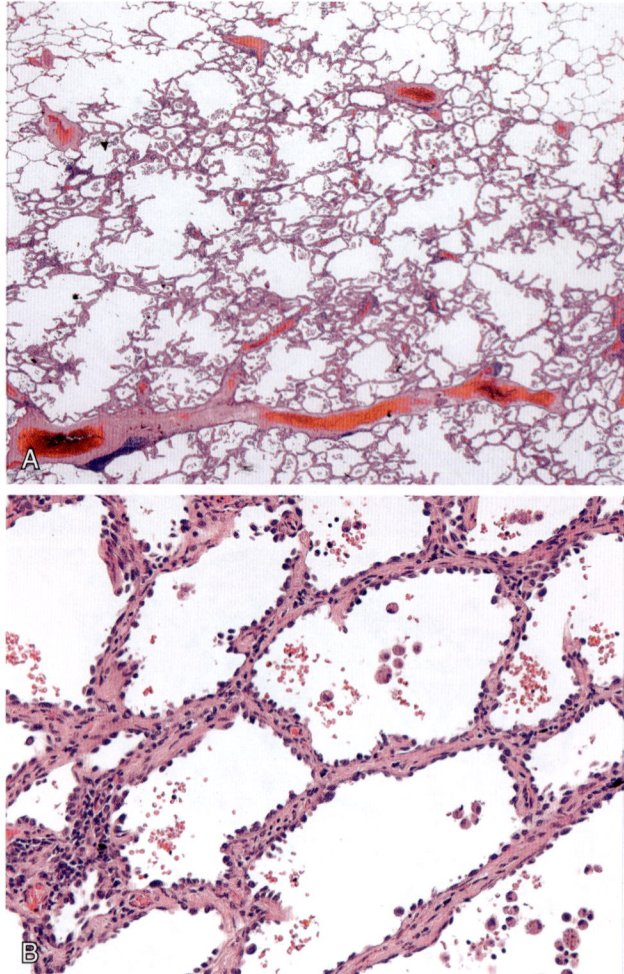

Figura 14-5 Adenocarcinoma *in situ* não mucinoso. A, Esse tumor não mucinoso circunscrito cresce com padrão puramente lepídico. Não é visto nenhum foco de invasão ou cicatrização. (coloração de HE, 4×.) **B,** Aumento maior mostra espessamento discreto das paredes alveolares as quais estão revestidas por pneumócitos atípicos amontoados. (Coloração de HE, 200×.)

histológico. Dados iniciais também sugerem que o tamanho do componente sólido ao invés do tamanho total, incluindo o componente vidro fosco, prediz melhor o prognóstico.[51] Visto que a avaliação pela TC é utilizada para o estadiamento clínico, com sorte dados suficientes podem ser acumulados antes da próxima revisão do TNM para tratar desse assunto.

Classificação do Adenocarcinoma em Biópsias Pequenas e Citologia

A classificação de adenocarcinoma pulmonar da IASLC/ATS/ERS provê critérios para o diagnóstico do câncer pulmonar em biópsias pequenas e citologia.[4,14] Isto é de enorme importância, pois 70% dos pacientes com câncer de pulmão se apresentam em estágios avançados da doença, e o diagnóstico é baseado em espécimes pequenos. As implicações terapêuticas novas baseadas na histologia provêm os fundamentos para os patologistas distinguirem adenocarcinoma de carcinoma de células escamosas. Pacientes com tumores em estágios avançados que possuem o diagnóstico patológico de adenocarcinoma, CPNPC, favorecendo adenocarcinoma ou CPNPC-SOE, são candidatos a três opções terapêuticas que não são disponíveis para pacientes com câncer de células escamosas. Pacientes com adenocarcinoma podem exibir mutações no *EGFR*, e caso isso ocorra, terapia com inibidor de tirosina quinase do EGFR apresenta benefício na resposta e sobrevida livre de progressão.[9-11] Além disso, pacientes com adenocarcinoma são responsivos a pemetrexede, enquanto aqueles com carcinoma de células escamosas mostram pouca resposta.[52] Finalmente, pacientes com adenocarcinoma podem responder ao agente antifator de crescimento endotelial vascular bevacizumabe, ao passo que aqueles com carcinoma de células escamosas tratados com bevacizumabe têm apresentado hemorragias com risco à vida.[53] Essas diferenças clinicamente importantes entre adenocarcinoma e carcinoma de células escamosas fazem da distinção patológica essencial.

Na classificação de adenocarcinoma pulmonar de 2011, tumores que mostram características morfológicas claras de adenocarcinoma ou carcinoma de células escamosas são classificados com esses termos-padrão. No entanto, se o tumor apenas mostra um carcinoma sem características escamosas ou glandulares claras (CPNPC-SOE), um painel imuno-histoquímico mínimo é recomendado utilizando apenas um marcador para adenocarcinoma e um marcador escamoso, o que deve permitir a classificação da maior parte dos tumores. No momento, os melhores marcadores para adenocarcinoma e carcinoma de células escamosas são o TTF-1 e p63, respectivamente.[4,14] Em um tumor que não mostre claramente morfologia escamosa ou glandular, mas os resultados de marcação favoreçam o adenocarcinoma (p.ex., TTF-1 positivo, p63 negativo), o tumor deve ser classificado como CPNPC, favorecendo adenocarcinoma (Fig. 14-6). De forma semelhante, se a marcação no tumor favorece o carcinoma de células escamosas, o diagnóstico seria CPNPC, favorecendo carcinoma de células escamosas (Fig. 14-7). Então, para os tumores nos quais há uma diferenciação clara pela microscopia de luz ou colorações especiais ou se os resultados são conflitantes, o diagnóstico permanece CPNPC-SOE. A citologia é outra ferramenta poderosa na subclassificação de CPNPC pouco diferenciado.[54] Em alguns casos, pode ser mais fácil classificar o tumor com base na citologia do que na biópsia.[4,14] Recomenda-se evitar o uso do termo "carcinoma não escamoso" e estabelecer o diagnóstico específico em termos precisos, conforme delineado anteriormente.[4,14] Além disso, o uso do termo CPNPC deve ser minimizado, e, em vez disso, o diagnóstico específico (adenocarcinoma ou carcinoma de células escamosas) deve ser utilizado sempre que possível.[4,14]

A abordagem para interpretação de biópsias pequenas e citologia deve incluir considerações de diagnósticos além do CPNPC, como tumores neuroendócrinos (carcinoide, carcinoma de pequenas células ou carcinoma neuroendócrino de grandes células) bem como de tumores metastáticos incluindo melanoma maligno metastático, câncer de mama ou de próstata.[4,14] Assim, se a avaliação inicial não aponta claramente para adenocarcinoma ou carcinoma de células escamosas, alguns desses outros diagnósticos podem precisar ser considerados.

O diagnóstico de CPNPC-SOE foi encorajado por classificações anteriores da Organização Mundial da Saúde quando não havia valor clínico em ser mais preciso. Em estudos de CPNPC avançado, esse diagnóstico foi feito em 20% a 40% dos casos e alguns dados sugerem que seu uso tem aumentado.[52,55] No entanto, com os novos critérios da IASLC/ATS/ERS e utilização da imuno-histoquímica, bem como correlação citológica, a porcentagem de CPNPC diagnosticados como CPNPC-SOE, deve ser menor que 5% dos casos.[4,14]

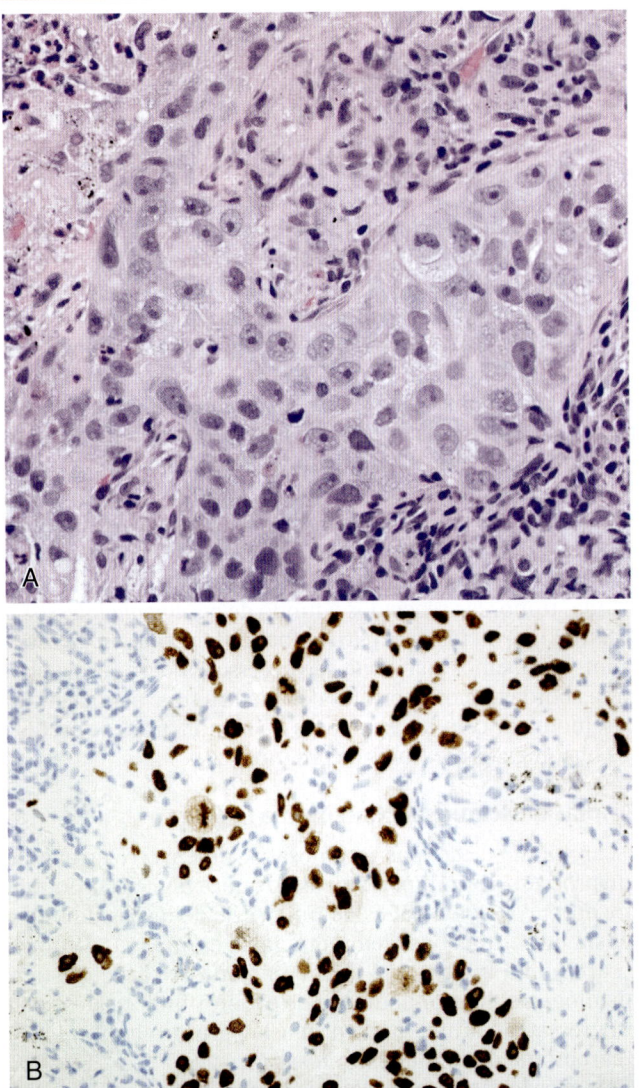

Figura 14-6 Carcinoma de não pequenas células, favorecendo adenocarcinoma. A, Esse carcinoma não mostra diferenciação clara escamosa ou glandular. (coloração de HE, aumento original 200×.) **B,** A marcação positiva difusa de TTF-1 permite o diagnóstico de carcinoma de não pequenas células, favorecendo adenocarcinoma. (Imuno-histoquímica para TTF-1, aumento original 200×.)

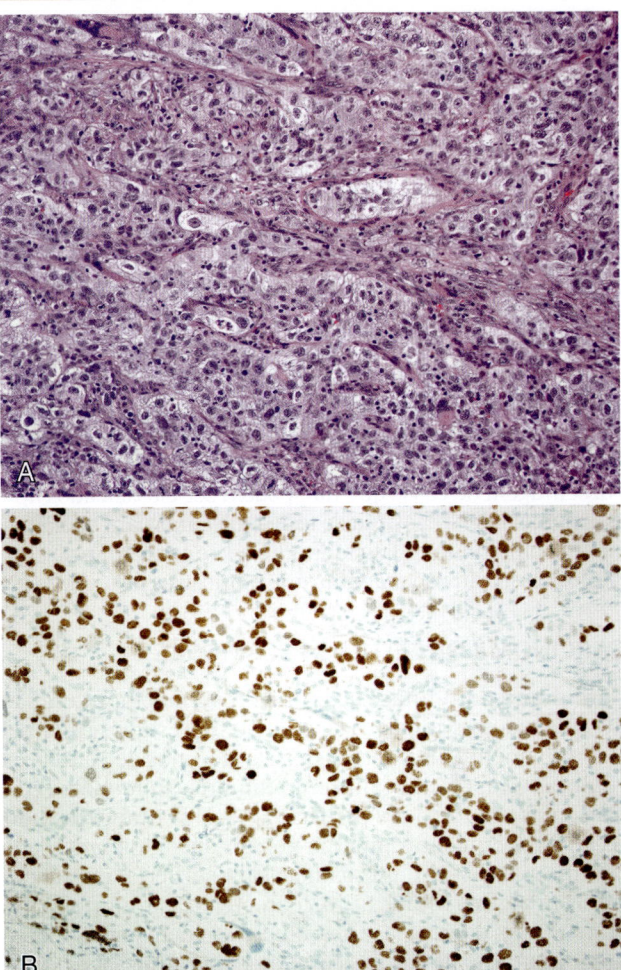

Figura 14-7 Carcinoma de não pequenas células, favorecendo carcinoma de células escamosas. A, Esse carcinoma não mostra diferenciação clara escamosa ou glandular. (coloração de HE, aumento original 200×.) **B,** A marcação positiva difusa de p63 e negativa para fator de transcrição da tireoide-1 (TTF-1), (não mostrado), permite o diagnóstico de carcinoma de não pequenas células, favorecendo carcinoma de células escamosas. (Imuno-histoquímica para p63, aumento original 200×.)

Teste de Mutação do EGFR

Na nova Classificação de Adenocarcinoma Pulmonar da IASLC/ATS/ERS, há uma recomendação clínica em testar a mutação do *EGFR* em adenocarcinomas pulmonares avançados devido ao benefício previsto da mutação do *EGFR* com o tratamento por inibidores de tirosina quinase do EGFR, conforme descrito anteriormente.[4,14] Testes de mutação do *EGFR* devem ser realizados em todos os pacientes com diagnóstico patológico de (1) adenocarcinoma, (2) CPNPC, favorecendo adenocarcinoma e (3) CPNPC-SOE. Essa recomendação tem grandes implicações no manejo do tecido e diagnóstico patológico.

Estratégia Multidisciplinar Necessária para Obter e Processar Biópsias Pequenas e Citologia

Cada instituição precisa desenvolver uma estratégia multidisciplinar para gerenciar esses fragmentos pequenos de tecido em cada estágio de manipulação: (1) obtenção da amostra, (2) processamento no laboratório de patologia, (3) prover material ao laboratório de diagnóstico molecular e (4) documentação dos resultados em relatório da patologia e prontuário médico.[4,14] Esse processo requer comunicação constante entre os especialistas para garantir manejo ideal dos tecidos e relato eficiente dos resultados. Um dos aspectos centrais desse processo que impacta os radiologistas, pneumologistas e cirurgiões é a necessidade de obtenção de tecido suficiente, não apenas para o diagnóstico, mas também para estudos moleculares. Para isso, os procedimentos de biópsia devem ser projetados para resultar em biópsia *core* ou *cell block* de amostras teciduais obtidas por citologia.[4,14] Amostras citológicas como fluidos pleurais também devem ser processadas para gerar *cell blocks*, a fim de que possam ser realizados estudos moleculares e imuno-histoquímicos.

Uso Mínimo de Colorações para Maximizar o Tecido para Teste Molecular

Os patologistas devem minimizar a quantidade de tecido utilizada para realização do diagnóstico, incluindo uso mínimo possível de colorações especiais.[4,14] Isso é necessário para preservar o máximo possível de tecido para teste molecular. Uma abordagem útil é cortar múltiplas lâminas não coradas do bloco após a revisão inicial em casos que são candidatos em potencial para testes moleculares, com a finalidade de que o bloco seja cortado apenas uma vez e tecido valioso não seja perdido durante o processo de desbastar o bloco diversas vezes: *desbastar* é o processo de cortar tecido da superfície para obter cortes inteiros do bloco. Isso incluiria tumores que são claramente adenocarcinomas ou aqueles com padrões CPNPC-SOE que vão requerer colorações especiais. Caso se suspeite de adenocarcinoma, uma coloração única para TTF-1, se positiva, confirmaria não apenas o diagnóstico de adenocarcinoma, mas também uma origem pulmonar. Se pela morfologia o tumor poderia ser tanto adenocarcinoma quanto carcinoma de células escamosas, pode ser melhor realizar um marcador para adenocarcinoma (p.ex. TTF-1) e um escamoso (p.ex., p63) conforme recomendado na classificação nova.[4,14] Colorações adicionais limitadas podem ser consideradas para a pequena porcentagem de casos que não podem ser classificados após esse painel inicial.[4,14] Guia de teste molecular para adenocarcinoma pulmonar: Utilidade de *cell blocks* e concordância entre citologia aspirativa por agulha fina e amostras histológicas.[55a]

CARCINOMA DE CÉLULAS ESCAMOSAS

Carcinoma de células escamosas responde por cerca de 20% de todos os cânceres de pulmão nos Estados Unidos.[13] Historicamente, dois terços dos carcinomas de células escamosas se apresentaram como tumores pulmonares centrais, mas um terço era periférico.[56,57] No entanto, estudos recentes documentaram uma porcentagem aumentada de carcinomas de células escamosas na periferia, excedendo 50% em alguns estudos.[58] As características morfológicas que sugerem diferenciação escamosa incluem ponte intercelular, formação de pérolas córneas e queratinização celular individual (Fig. 14-8). Em tumores bem diferenciados, essas características são bem aparentes; no entanto, em tumores pouco diferenciados, são difíceis de encontrar.[59] O carcinoma de células escamosas surge com maior frequência em brônquios segmentares e envolve o brônquio lobar e principal por extensão. De acordo com a classificação de 2004 da Organização Mundial da Saúde, carcinoma de células escamosas pode ter os subtipos papilar, células claras, pequenas células e basaloides.[6] No entanto, essa subtipagem necessita de atualização pois não aborda a gama morfológica da aparência do carcinoma de células escamosas do pulmão e não permite correlações significativas com características clínicas, moleculares e de prognóstico. Por exemplo, a variante pequenas células provavelmente deveria ser descartada, pois a maior parte desses casos seria melhor classificado como variante basaloide e o termo "pequenas células" cria uma confusão com o verdadeiro carcinoma de pequenas células.

Diversos trabalhos têm proposto abordagens alternativas para a subclassificação dos carcinomas de células escamosas do pulmão.[58,60,61] Incluem reconhecimento de uma variante que preenche espaço alveolar, o que corresponde a bom prognóstico.[58,61] No entanto, esse padrão é visto na minoria dos casos, com frequência é visto apenas focalmente, e, em um estudo da América do Norte, o valor prognóstico não pôde ser demonstrado.[62] Em outro estudo de câncer de células escamosas pulmonar, ninhos mínimos de células tumorais foram definidos como grandes (mais de seis células tumorais), pequeno (duas a cinco células) e células individuais. Os tumores com células individuais infiltrando tiveram o pior prognóstico.[60] Ainda, tumores associados a fundo de *pneumonia intersticial usual* (PIU) e metástases para linfonodos tiveram prognóstico ruim.[60] Trabalhos adicionais são necessários para desenvolver uma abordagem mais prática destinada à subclassificação do carcinoma de células escamosas e à identificação de preditores histológicos melhores de prognóstico.

Displasia Escamosa e Carcinoma *In Situ*

O carcinoma de células escamosas se desenvolve através de um processo de múltiplas etapas no qual a mucosa bronquial normal progride através de uma série de lesões de hiperplasia de células basais a metaplasia escamosa, displasia e carcinoma *in situ*.[6,35,36] Além da gama de características histológicas, há um acúmulo de eventos moleculares pela progressão do aumento da displasia para carcinoma *in situ* e carcinoma de células escamosas invasivo.[35]

De acordo com a severidade da atipia citológica e espessura do envolvimento da mucosa bronquial, displasia escamosa pode ser classificada como discreta, moderada ou severa.[6,35,36] Estas mudanças representam um contínuo de anormalidades: quando há atipia citológica marcada de toda a camada da mucosa bronquial, o diagnóstico é carcinoma *in situ*.[63] A displasia deve ser diferenciada de atipia reacional associada a inflamação ou tecido de granulação. Carcinoma de células escamosas microinvasivo também precisa ser diferenciado de carcinoma *in situ* com envolvimento das glândulas submucosas.[6,35,36]

TUMORES NEUROENDÓCRINOS

Carcinoma de Pequenas Células

CPPC responde anualmente por 14% dos cânceres pulmonares invasivos nos Estados Unidos.[13] A maior parte dos casos se apresenta como uma massa peri-hilar. Como a maioria dos pacientes se apresenta em estágios avançados da doença, o diagnóstico frequentemente é feito baseado em biópsia transbrônquica e/ou citologia, e estas amostras são muito confiáveis. CPPC também pode se apresentar como lesão numular em até 5% dos casos,[64,65] mas a raridade de tumores em estágios iniciais faz que não seja usual encontrar CPPC como espécime cirúrgico.

A morfologia de CPPC caracteristicamente mostra células tumorais com tamanho pequeno, formato redondo a

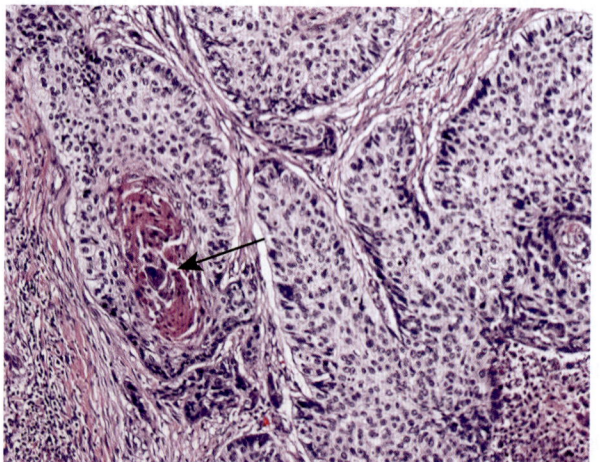

Figura 14-8 Carcinoma de células escamosas. Essas células tumorais possuem citoplasma queratinizado eosinofílico abundante e formam ninhos e pérolas de queratina *(seta)* característicos de diferenciação escamosa. (Coloração de HE, aumento original 200×.)

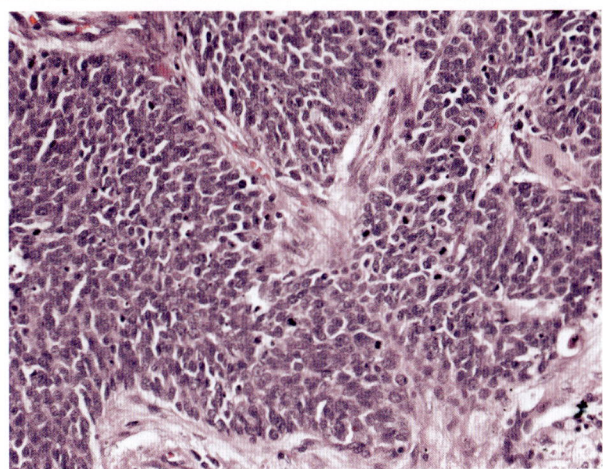

Figura 14-9 **Carcinoma de pequenas células.** Esse tumor é composto por células pequenas com citoplasma escasso, cromatina finamente granular e mitoses frequentes. Nucléolos estão ausentes. (Coloração de HE, aumento original 400×.)

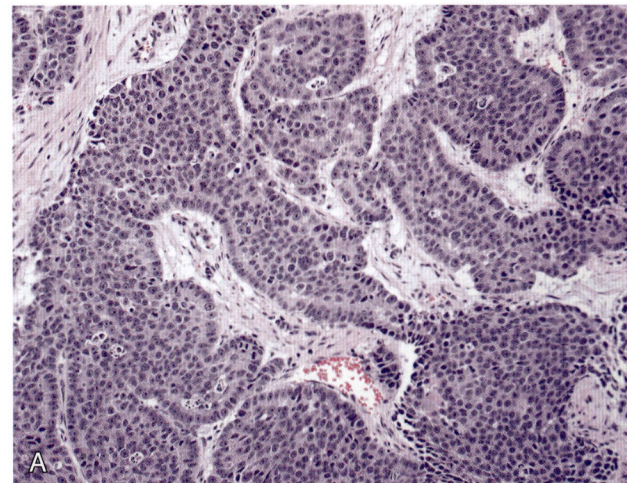

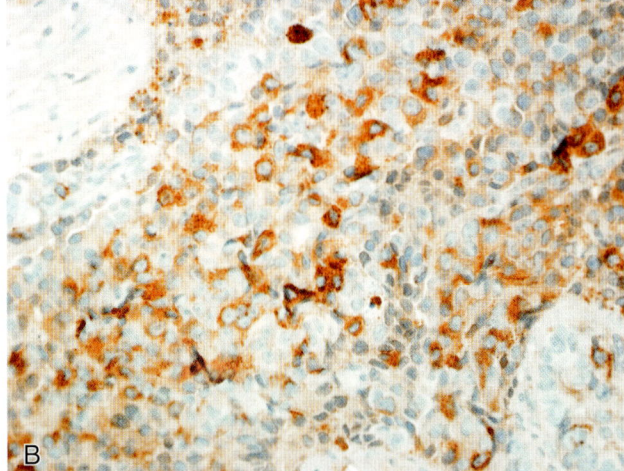

Figura 14-10 **Carcinoma neuroendócrino de grandes células. A.** Paliçada periférica e estruturas semelhantes a roseta dão a esse tumor aparência morfológica neuroendócrina. As células tumorais possuem citoplasma abundante com núcleo hipercromático grande. Alguns dos núcleos exibem cromatina vesicular e/ou nucléolo proeminente. Mitoses são frequentes. (Coloração de HE, aumento original 200×.) **B,** As células tumorais são positivas difusamente para sinaptofisina. (Imuno-histoquímica para sinaptofisina, aumento original 400×.)

fusiforme, citoplasma escasso, cromatina nuclear finamente granular e nucléolo ausente ou inconspícuo (Fig. 14-9).[6,66] As células tumorais tipicamente crescem em mantos difusos, mas podem exibir rosetas, paliçada periférica e ninho organoide.[6,66,67] Mitoses são frequentes, com média de 80 por 2 mm² de área, e necrose costuma ser extensa.[6,66,67]

CPPC Combinado. CPPC pode-se apresentar em combinação com diversos tipos de carcinomas de não pequenas células em menos de 10% dos casos, com o carcinoma de grandes células (Fig. 14-10) em cerca de 4% a 6% dos casos,[68] e adenocarcinoma ou carcinoma de células escamosas em 1% a 3% dos casos.[68-71] Além disso, CPPC pode estar associado a carcinoma de células fusiformes,[72,73] carcinoma de células gigantes,[73] e carcinossarcoma.[74] Até o momento, comparado com pacientes portadores apenas de CPPC, não foi demonstrada diferença significante em características clínicas, prognóstico ou resposta a terapia.[70,71]

Uma coloração de hematoxilina e eosina de boa qualidade é a coloração mais importante para o diagnóstico de CPPC, apesar de a imuno-histoquímica ser utilizada frequentemente. Na maioria dos tumores, um diagnóstico definitivo pode ser estabelecido baseado na hematoxilina e eosina sem imuno-histoquímica. Imuno-histoquímica utilizando um anticorpo pancitoqueratina pode ajudar a confirmar que o tumor é um carcinoma e fazer a distinção de lesão linfoide. Um painel de marcadores neuroendócrinos é útil, incluindo CD56, cromogranina e sinaptofisina. TTF-1 é expresso em 70 a 80% dos CPPC.[66] No entanto, visto que o TTF-1 pode ser positivo em carcinomas de pequenas células extrapulmonares, ele não deve ser utilizado para determinar o sítio primário.[75] A taxa de proliferação pelo Ki-67 é muito alta, com média de 70% a 90%.[76]

Em até 5% a 7% dos casos, patologistas experientes em câncer pulmonar discordam sobre a separação de CPPC e CPNPC.[77-79] Em um estudo, a concordância do diagnóstico de CPPC para todos os cinco observadores foi de 93% e para pelo menos quatros dos cinco observadores foi de 98%.[78] Quando surge discordância, é melhor utilizar uma abordagem de consenso entre outros colegas patologistas. A consulta extramural pode ser necessária caso não seja obtido um consenso no diagnóstico localmente. Comparação de amostras de biópsia problemáticas com qualquer amostra citológica disponível pode ser muito útil, pois a morfologia costuma ser mais fácil de ser avaliada na citologia.

Uma das razões para dificuldade na interpretação de biópsias pequenas se deve ao achado frequente do "artefato de esmagamento", uma perda de detalhamento celular comumente vista por esmagamento das células tumorais pela pinça de biópsia. A grande maioria dos tumores com mantos densos de pequenas células azuis exibindo artefato de esmagamento acabam sendo CPPC, o que talvez indique fragilidade das células tumorais do CPPC. No entanto, um artefato de esmagamento semelhante pode ser visto em tumores carcinoides, infiltrado linfocítico ou CPNPC pouco diferenciado. No contexto de artefato extenso, o diagnóstico de CPPC requer visualização de parte das células tumorais com morfologia diagnóstica compatível com CPPC para a confirmação do diagnóstico. Mesmo em amostras esmagadas, os marcadores imuno-histoquímicos podem ser úteis, pois CPPC pode demonstrar positividade para citoqueratina, cromogranina, CD56, sinaptofisina, TTF-1 e alto índice proliferativo com o Ki-67.[66]

No cenário de marcação negativa para queratina em suspeita de CPPC, é importante excluir outros diagnósticos diferenciais como inflamação crônica, linfoma, tumor neuroendócrino primitivo ou sarcoma de pequenas células redondas.[66] No entanto, a distinção entre CPPC e não CPPC é baseada primariamente na morfologia e não na imuno-histoquímica ou marcador molecular.[66]

Carcinoma Neuroendócrino de Grandes Células

Em relatos cirúrgicos, *carcinoma neuroendócrino de grandes células* (CNGC) compreende aproximadamente 3% dos cânceres pulmonares removidos cirurgicamente.[80,81] CNGC difere de tumores carcinoides típicos e atípicos, pois é um carcinoma neuroendócrino de não pequenas células de alto grau. É distinguido de CPPC com base nas características morfológicas (Tabela 14-2).[66] Os critérios morfológicos incluem (1) morfologia neuroendócrina: padrões de crescimento de organoide, paliçada, trabecular ou semelhante a roseta (Fig. 14-10A); (2) características citológicas de células não pequenas: tamanho grande, formato poligonal, relação núcleo:citoplasma baixa, cromatina vesicular ou grosseira e nucléolo frequente; (3) alta taxa mitótica (11 ou mais por 2 mm^2) com média de 60 mitoses por 2 mm^2; (4) necrose frequente; (5) positividade para pelo menos um marcador imuno-histoquímico neuroendócrino ou visualização de grânulos neuroendócrinos na microscopia eletrônica (Fig. 14-10B).[6,82] O diagnóstico de CNGC baseado em espécimes de biópsia pequenos como biópsia por agulha ou broncoscopia costuma não ser fácil, pois a morfologia neuroendócrina é difícil de avaliar sem espécime de ressecção. *CNGC combinado* é o termo utilizado para CNGC que são combinados com outros tipos histológicos de CPNPC como adenocarcinoma ou carcinoma de células escamosas (Tabela 14-1).[6]

Carcinoide Típico e Atípico

Tumores carcinoides respondem por 2% a 3% de todas as malignidades pulmonares invasivas.[13] Os pacientes são assintomáticos no momento da apresentação em aproximadamente 50% dos casos.[80,83,84] A idade média de apresentação para os tumores *carcinoide típico* (CT) e *carcinoide atípico* (CA) é de 45 a 55 anos sem predileção sexual (Tabela 14-3). Os carcinoides são os tumores pulmonares mais frequentes em crianças.[85] Os sintomas típicos são hemoptise em 18%, pneumonia pós-obstrutiva em 17% e dispneia em 2% dos pacientes. Os pacientes podem apresentar síndromes paraneoplásicas como a síndrome carcinoide ou de Cushing.[80,83,84] Ressecção cirúrgica é a abordagem primária de tratamento.[80,83,84] CTs tem prognóstico favorável.[80,83,84] Dado que 5% a 20% dos CTs têm envolvimento de linfonodos regionais, essa característica não deve ser utilizada para diferenciar de CA.[80,83,84] CAs possuem tamanho tumoral maior e taxa maior de metástase que CTs, e pacientes têm sobrevida significativamente menor: a sobrevida de 5 anos é em torno de 30% no CA.[80,83,84]

A localização dos tumores carcinoides pode ser central ou periférica. Tumores centrais com frequência têm crescimento endobronquial polipoide, enquanto carcinoides periféricos costumam ser subpleurais. O padrão histológico clássico consiste em padrão de crescimento organoide e características citológicas uniformes que consistem em citoplasma moderadamente eosinofílico finamente granular, com núcleo de padrão de cromatina finamente granular (Fig. 14-11). Ambos CT e CA podem exibir uma variedade de padrões histológicos, incluindo padrão de células fusiformes, trabecular,

---

Tabela 14-2 Gama de Tumores e Proliferações Pulmonares Neuroendócrinas

I. Hiperplasia de células neuroendócrinas e *tumorlets*
  A. Hiperplasia de célula neuroendócrina
    1. Hiperplasia de célula neuroendócrina associada a fibrose e/ou inflamação
    2. Hiperplasia de célula neuroendócrina adjacente a tumores carcinoides
    3. Hiperplasia idiopática de célula NE difusa com ou sem fibrose/obstrução de vias aéreas
  B. *Tumorlets* (< 0,5 cm)
II. Tumores com morfologia neuroendócrina
  A. Carcinoide típico ($\geq$ 0,5 cm)
  B. Carcinoide atípico
  C. Carcinoma neuroendócrino de grandes células
    1. Carcinoma neuroendócrino de grandes células combinado*
  D. Carcinoma de pequenas células
    1. Carcinoma de pequenas células combinado*
III. Carcinoma de não pequenas células com diferenciação neuroendócrina
IV. Outros tumores com propriedades neuroendócrinas
  A. Blastoma pulmonar
  B. Tumor neuroectodérmico primitivo
  C. Tumor de células redondas desmoplásico
  D. Carcinomas com fenótipo rabdoide
  E. Paraganglioma

*O tipo histológico de outros componentes de carcinoma de não pequenas células deve ser especificado.
Modificada de Travis WD, Brambilla E, Müller-Hermelink HK, Harris CC: Pathology and genetics: tumours of the lung, pleura, thymus and heart. Lyon, 2004, IARC.

Tabela 14-3 Carcinoide Típico e Atípico: Características Distintivas

Característica Clínica ou Histológica	Carcinoide Típico	Carcinoide Atípico
Padrões histológicos: organoide, trabecular, paliçada e célula fusiforme	Característico	Característico
Mitose	Ausente ou < 2 por mm^2 de área de tumor viável	2 a 10 por 2 mm^2 de área de tumor viável
Necrose	Ausente	Característico, normalmente focal ou pontual
Pleomorfismo nuclear, hipercromatismo	Geralmente ausente, não suficiente por si só para o diagnóstico de carcinoide atípico	Geralmente presente
Metástases para linfonodo regional na apresentação	5 a 15%	40 a 48%
Metástases distantes na apresentação	Raro	20%
Sobrevida em 5 anos	90 a 95%	50 a 60%
Sobrevida livre de doença de 10 anos	90 a 95%	35%

Modificada de Kreisman H, Wolkove N, Quoix E: Small cell lung cancer presenting as a solitary pulmonary nodule. Chest 101:225-231, 1992; Johkoh T, Muller NL, Pickford HA, et al: Lymphocytic interstitial pneumonia: thin-section CT findings in 22 patients. *Radiology* 212:567-572, 1999.

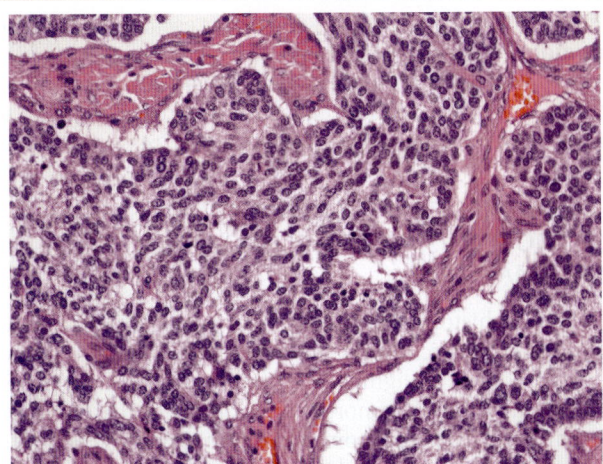

Figura 14-11 **Carcinoide típico (CT).** Esse tumor está crescendo em ninhos organoides e consiste em células de tamanho médio uniformes com quantidade moderada de citoplasma eosinofílico. (Coloração de HE, aumento original 200×.)

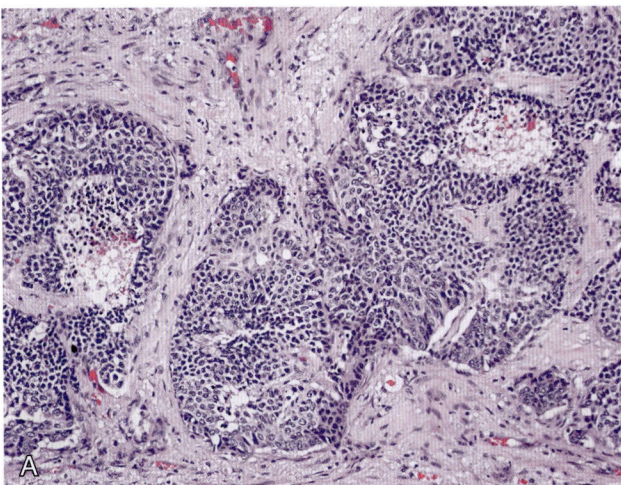

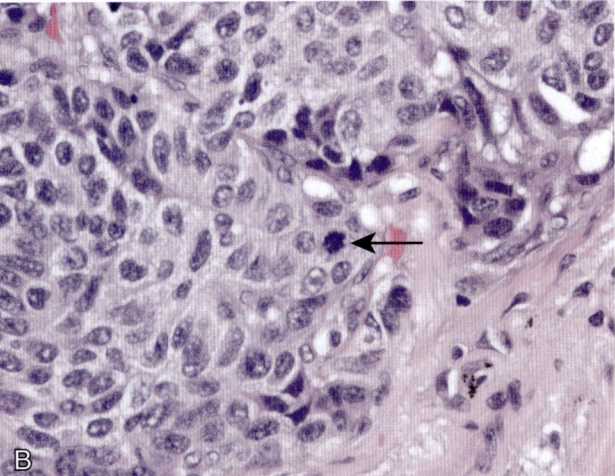

Figura 14-12 **Carcinoide atípico (CA). A,** Focos pontuais de necrose estão presentes no centro de diversos ninhos organoides de células tumorais uniformes. Necrose é característica de CAs. (coloração de HE, aumento original 200×.) **B,** As células tumorais são uniformes, com citoplasma fusiforme moderado e a cromatina nuclear é finamente granular. Uma única mitose está presente *(seta)*. (Coloração de HE, aumento original 800×.)

paliçada, papilar, papilar esclerosante, semelhante a roseta, glandular e folicular.[82] Citologicamente, as células tumorais podem ter características tipo célula acinar, em anel de sinete, produtor de mucina ou melanocíticas.[82]

Os critérios de diagnóstico para CA são um tumor carcinoide com mitoses entre 2 e 10 por 2 mm² de área viável de tumor ou presença de necrose (Fig. 14-12).[6,86] No CT, figuras de mitose são raras (< 2 por mm²), e não há necrose.[6,86] Pleomorfismo, invasão vascular e celularidade aumentada não são tão úteis para diferenciar CT e CA. Esses tumores costuma corar fortemente para marcadores neuroendócrinos como a cromogranina, sinaptofisina e CD56. A taxa de proliferação do CT pelo Ki-67 costuma ser baixa (≤ 5%) comparada com a taxa do CA, a qual costuma estar entre 5 e 20%.[76,87] Em biópsias esmagadas pequenas, o Ki-67 pode ajudar diferenciar TC e CA de CNGC de alto grau ou CPPC onde as taxas de proliferação são muito altas.[76,87]

Lesão Pré-invasiva

Hiperplasia Idiopática Difusa de Célula Neuroendócrina Pulmonar. Hiperplasia idiopática difusa de célula neuroendócrina pulmonar é uma condição rara na qual as vias aéreas periféricas estão difusamente envolvidas por hiperplasia de célula neuroendócrina e *tumorlets* (Fig. 14-13).[88-90] A apresentação clínica lembra manifestação de DPI por obstrução das vias aéreas devido a fibrose bronquiolar em aproximadamente metade dos pacientes.[88-90] O restante dos pacientes tipicamente apresentam múltiplos nódulos pulmonares descobertos incidentalmente, muitas vezes encontrados durante o acompanhamento de uma malignidade extratorácica. Por ser frequente encontrar tumores carcinoides em pacientes com hiperplasia idiopática difusa de célula neuroendócrina pulmonar e os tumores com frequência serem múltiplos, acredita-se que isso represente uma lesão pré-invasiva para os tumores carcinoides.[6,89]

Há uma aparência distinta na TC que consiste em nódulos centrolobulares e nódulos pulmonares que correspondem as *tumorlets* e tumores carcinoides respectivamente. Além disso, em pacientes que apresentam manifestações clínicas de DPI, a TC de tórax pode ser normal ou pode mostrar perfusão mosaica do aprisionamento de ar, espessamento da parede bronquial e bronquiectasia.[88-90]

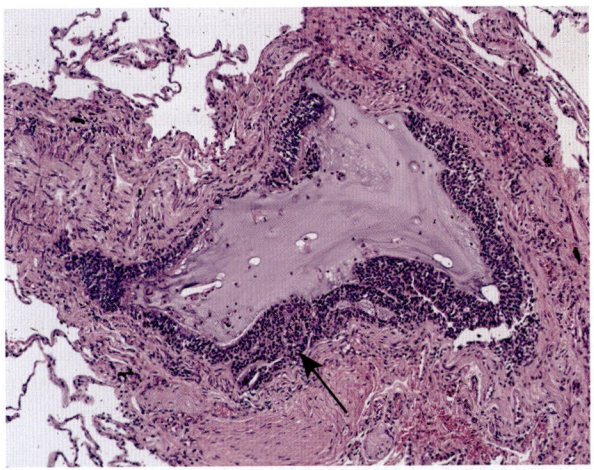

Figura 14-13 **Hiperplasia idiopática difusa de célula neuroendócrina pulmonar.** Esse bronquíolo exibe espessamento fibrótico discreto da parede, muco no lúmen e número aumentado de células neuroendócrinas na mucosa. Na base da mucosa, estão numerosas células neuroendócrinas *(seta)*. (Coloração de HE, aumento original 200×.)

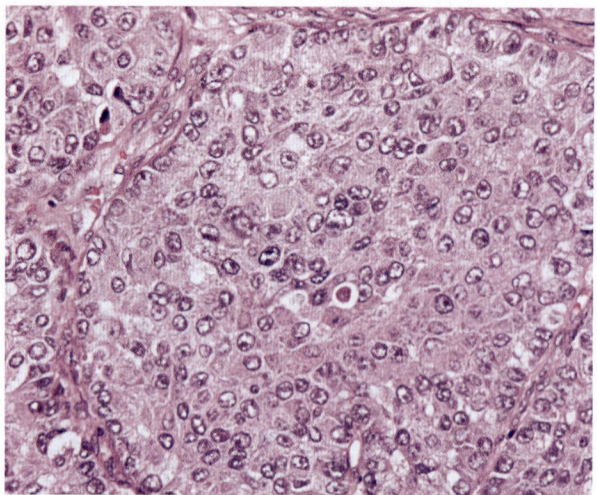

Figura 14-14 Carcinoma de grandes células. Esse tumor consiste em mantos e ninhos de células grandes com citoplasma abundante e núcleo vesiculoso com nucléolo proeminente. (Coloração de HE, aumento original 400×.)

CARCINOMA DE GRANDES CÉLULAS

De acordo com os dados da US NCI SEER, o carcinoma de grandes células compreende 3% de todos os carcinomas pulmonares, o que é uma queda acentuada comparada com os 9% reportados anteriormente, de 1983 a 1987.[6,13,90a] Carcinoma de grandes células se apresenta com maior frequência na periferia pulmonar e normalmente são tumores grandes necróticos. O diagnóstico de carcinoma de grandes células é por exclusão, onde a presença de células escamosas ou diferenciação glandular não pôde ser vista na microscopia de luz. A aparência microscópica consiste em lençóis e ninhos de células poligonais grandes com núcleo vesiculoso e nucléolo proeminente (Fig. 14-14).[6] Devido ao adenocarcinoma sólido requerer o mínimo de cinco células positivas para mucina em pelo menos dois campos de grande aumento, no carcinoma de grandes células o número de células positivas para mucina deve ser menor que esse.

Um espécime de ressecção cirúrgica com amostragem histológica completa é necessário para o diagnóstico de carcinoma de grandes células, portanto o diagnóstico não pode ser feito com base em uma biópsia pequena ou amostra citológica, pois um componente de adenocarcinoma ou carcinoma de células escamosas não pode ser excluído.[6] Tumores que historicamente têm sido classificados como carcinoma de grandes células no contexto de câncer pulmonar avançado seriam mais bem classificados como CPNPC-SOE de acordo com a classificação de adenocarcinoma pulmonar da IASLC/ATS/ERS de 2011.[4,14,52,91] Se for realizada imuno-histoquímica, alguns desse tumores podem ser reclassificados como CPNPC, favorecendo adenocarcinoma ou CPNPC, favorecendo carcinoma de células escamosas, e uma porcentagem pequena permaneceria como CPNPC-SOE.[4,14] Os casos com fenótipo de adenocarcinoma exibem mutações modificadoras em 38% dos casos que são típicas de adenocarcinoma, incluindo *KRAS, BRAF, ALK, EGFR, MAP2K1,* e *PIC3CA*.[92]

CARCINOMA ADENOESCAMOSO

Carcinoma adenoescamoso responde por 1% de todos os cânceres de pulmão nos Estados Unidos.[13] O diagnóstico de carcinoma adenoescamoso requer a presença de pelo menos 10% de componentes de células escamosas e adenocarcinoma conforme observado na microscopia de luz.[6,93-95] O diagnóstico de carcinoma adenoescamoso pode ser suspeitado mas não pode ser realizado em biópsia pequena ou citologia, pois é necessário um espécime de ressecção maior.

CARCINOMAS COM ELEMENTOS PLEOMÓRFICOS, SARCOMATOIDES OU SARCOMATOSOS

O subgrupo histológico mais raro dos principais cânceres de pulmão é o de carcinomas sarcomatoides, que compreende 0,5% de todas as malignidades pulmonares invasivas nos Estados Unidos.[13] Esses tumores pouco diferenciados consistem em uma gama de carcinomas pulmonares com elementos pleomórficos, sarcomatoides e sarcomatosos com prognóstico ruim.[6,96] A maior parte dos carcinomas pleomórficos são tumores grandes periféricos que frequentemente invadem a parede torácica.[6,96] O diagnóstico de carcinoma pleomórfico requer a presença de pelo menos 10% de componente fusiforme e/ou componente de células gigantes bem como componente carcinomatoso que pode consistir em um único padrão ou mistura de padrões de outros tipos histológicos como adenocarcinoma e/ou carcinoma de células escamosas.[6,96]

Em espécimes de biópsias pequenas ou citologia é possível apenas sugerir o diagnóstico de carcinoma pleomórfico, pois esse diagnóstico requer um espécime de ressecção. Carcinomas com padrão único de células gigantes ou células fusiformes são classificados como carcinoma de células gigantes e células fusiformes, respectivamente. Carcinomas de células gigantes são compostos por células tumorais pleomórficas bizarras enormes e gigantes multinucleadas.[6,96] O diagnóstico de carcinoma pleomórfico pode ser feito por microscopia de luz, mas a imuno-histoquímica, em particular para marcadores epiteliais como a queratina, pode ser útil na confirmação de diferenciação epitelial em componentes tumorais pouco diferenciados.[6,96]

Carcinossarcoma e Blastoma Pulmonar

De acordo com a classificação de 2004 da Organização Mundial da Saúde, tumores compostos por uma mistura de carcinoma e sarcoma que exibem elementos heterólogos como cartilagem, osso ou músculo esquelético malignos são classificados como carcinossarcoma.[6,96] Blastomas pulmonares são compostos por componente glandular com padrão de adenocarcinoma fetal e componente sarcomatoso primitivo com estroma blastomatoso. Esses tumores são agora distinguidos de adenocarcinoma fetal, os quais são classificados como uma variante de adenocarcinoma.[6,80,83,84,96]

TUMORES PLEURAIS

TUMOR FIBROSO SOLITÁRIO

Tumores fibrosos solitários da pleura são neoplasmas localizados que surgem na pleura e costumam ser benignos, com uma pequena porcentagem maligna. Cerca de 80% surge na pleura visceral, com minoria que se origina na pleura parietal ou raramente do parênquima pulmonar. Esses tumores não têm origem mesotelial. São derivados do tecido conjuntivo submesotelial e não estão relacionados com asbestos.

A maioria dos tumores é grande, medindo mais de 10 cm de diâmetro e frequentemente possuem um pedículo.[6,97,98]

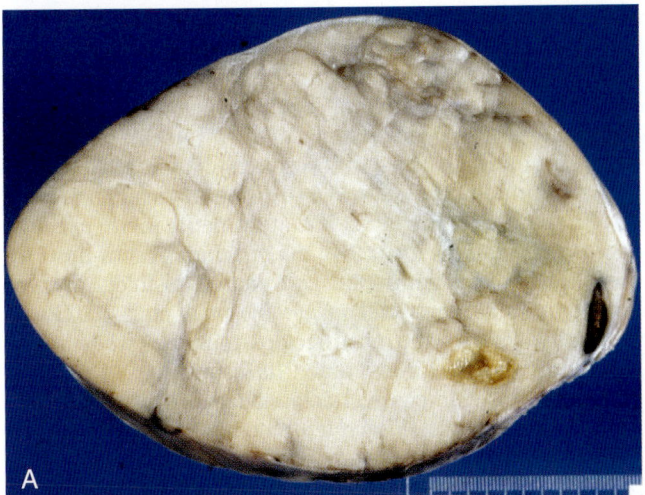
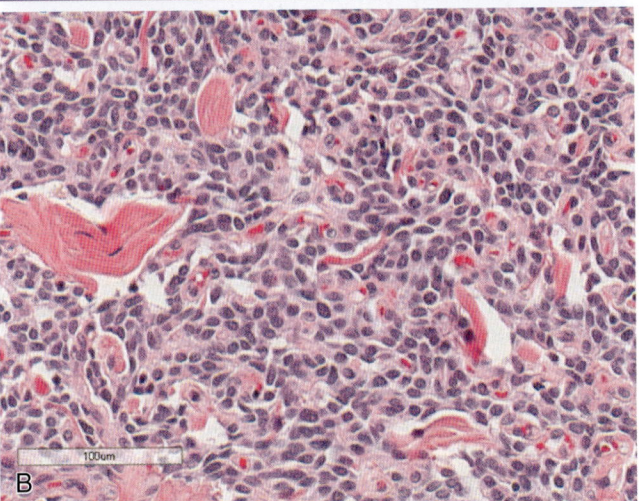
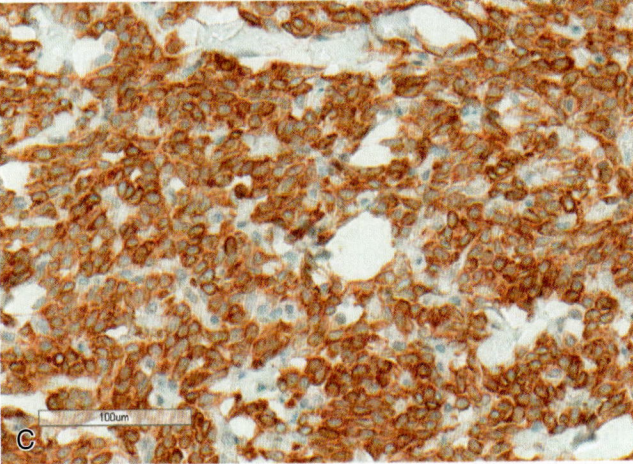

Figura 14-15 Tumor fibroso da pleura. A, O tumor é circunscrito com superfície de corte enovelada e coloração bronze. **B,** As células tumorais são fusiformes redondas a ovais, com estroma colagenoso eosinofílico denso ou "semelhante à corda". (coloração de HE, aumento original 200×.) **C,** As células tumorais marcam fortemente para CD34. (Imuno-histoquímica para CD34, aumento original 200×.)

Os tumores são branco-acinzentados, com aparência nodular, enovelada ou lobulada (Fig. 14-15A).

Histologicamente, os tumores exibem com maior frequência um "padrão sem padrão" de mistura de arranjo desordenado ou aleatório de células com formato fusiforme a oval e estroma colagenoso com aspecto de corda (Fig. 14-15B).

Critérios de malignidade incluem celularidade aumentada, pleomorfismo, necrose e mais que quatro mitoses por 10 campos de grande aumento. A marcação imuno-histoquímica para CD34 e BCL-2 é positiva.

MESOTELIOMA MALIGNO

Mesotelioma maligno é um neoplasma maligno que pode ter aparência epitelioide, sarcomatoide ou bifásica.[6,99,100] Esses tumores têm aparência macroscópica característica com espessamento pleural difuso. Tipicamente, o tumor não invade o parênquima pulmonar exceto pela disseminação ao longo das fissuras interlobares. Microscopicamente, mesoteliomas clássicos exibem tanto o padrão epitelial quanto o sarcomatoide (Fig. 14-16).[6,99] Os tumores epitelioides consistem em glândulas, túbulos e mantos sólidos de células tumorais com citoplasma eosinofílico abundante. Os tumores sarcomatoides são compostos por mantos de células fusiformes que são semelhantes à fibrossarcoma. Mesoteliomas bifásicos devem ter pelo menos 10% de cada componente.

A imuno-histoquímica tem papel importante no diagnóstico de mesotelioma maligno, em particular no auxílio da distinção entre carcinomas que metastatizam para a pleura.[100,101] Ambos os mesoteliomas e carcinomas são positivos para citoqueratinas. Mesoteliomas costumam ser positivos para calretinina, WT-1 e D2-40 (podoplanina), enquanto adenocarcinomas tipicamente são negativos.[6,99] Adenocarcinomas frequentemente expressam antígeno carcinoembriônico, Leu-M1, B72.3 e BER-EP4, ao passo que mesoteliomas são negativos para esses marcadores. Historicamente, a ausência de mucina e presença de ácido hialurônico (positividade para Alcian blue) e visualização de microvilos longos e delgados na microscopia eletrônica têm sido utilizadas para dar suporte ao diagnóstico de mesotelioma maligno, mas a imuno-histoquímica tem substituído esses estudos.[6,99] Veja o Capítulo 82 para informações adicionais sobre tumores da pleura.

DOENÇAS PULMONARES INTERSTICIAIS

PNEUMONIAS INTERSTICIAIS IDIOPÁTICAS

O termo *doença pulmonar intersticial* compreende um grupo heterogêneo de distúrbios com características histológicas variadas. Muitas etiologias diferentes produzem características patológicas idênticas ou muito semelhantes de DPI e requerem correlação clínica e radiológica minuciosa para serem solucionadas. O diagnóstico diferencial para a maior parte dos padrões patológicos inclui doença vascular do colágeno, reação a droga, reação de hipersensibilidade ou processo idiopático.[102-104] Portanto, a primeira tarefa do patologista costuma ser reconhecer e categorizar o padrão patológico, a fim de expedir a abordagem clínica correta, informar decisões de tratamento e guiar o prognóstico. Pode haver pistas histológicas que apontem para um processo etiológico de base conforme discutido em cada seção subsequente.

Houve diversas classificações de DPI, com início em 1969 por Liebow e Carrington.[105] Em 2002, foi publicada uma classificação de consenso da ATS/ERS de *pneumonias intersticiais idiopáticas* (PII).[106] Desde então, têm surgido numerosas publicações e estudos que somaram significativamente para nossa compreensão dessa categoria de doença com implicações

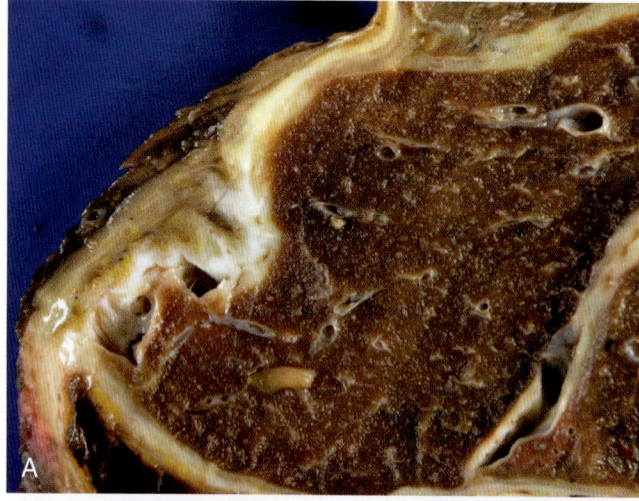
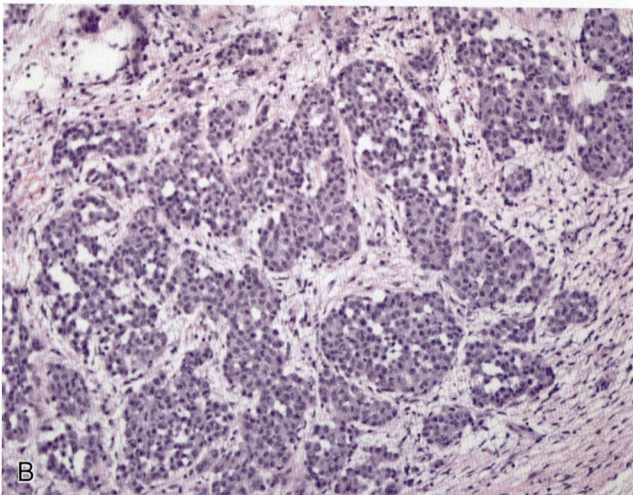
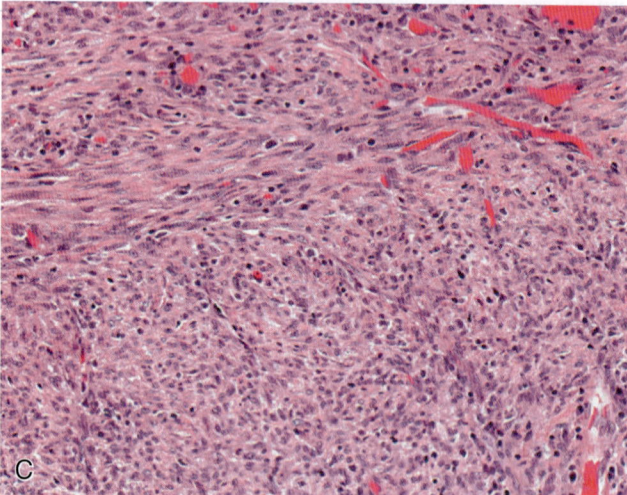

Figura 14-16 Mesotelioma maligno pleural. A, O pulmão está envolto por tumor pleural denso que se estende pelas fissuras interlobares, mas não envolve o parênquima pulmonar subjacente. **B,** Este mesotelioma maligno epitelioide é composto por mantos de células tumorais malignas epitelioides. (coloração de HE, aumento original 200×.) **C,** Este mesotelioma maligno sarcomatoide é composto predominantemente por células malignas fusiformes. (Coloração de HE, aumento original 200×.)

clínicas importantes ao manejo e tratamento dos pacientes com doença difusa do parênquima pulmonar. A classificação de PII da ATS/ERS foi atualizada recentemente por um painel internacional multidisciplinar com pneumologistas, patologistas, radiologistas e biólogos moleculares.[107] As PIIs foram divididas em quatro grupos: (1) fibrosante, (2) aguda/subaguda, (3) relacionada com o fumo e (4) uma nova subcategoria de "PIIs raros" foi introduzida e atualmente inclui *pneumonia intersticial linfocítica* (PIL) e a entidade recém-descrita fibroelastose pleuropulmonar.[107] Os padrões histológicos raros de pneumonia intersticial *pneumonia em organização* (PO) e bronquiolocêntrico são reconhecidos, mas não há evidências suficientes para aceitá-los como PIIs distintas.

Em casos que é impossível a classificação, o termo *pneumonia intersticial não classificável* tem sido utilizado. Ela responde por casos com dados clínicos ou radiológicos inadequados ou biópsia inadequada ou não diagnóstica. Também é o diagnóstico sugerido quando há discrepância acentuada entre os achados clínicos, radiológicos e patológicos; quando terapia prévia resultou em alterações nos achados radiológicos ou histológicos ou quando há discrepâncias entre achados histológicos em diferentes lobos sem resolução após correlação com os dados clínicos e radiológicos.[108] Informações adicionais sobre as PIIs podem ser encontradas no Capítulo 63.

Doença Pulmonar Intersticial Fibrosante

Pneumonia Intersticial Usual/Fibrose Pulmonar Idiopática. PIU é o padrão mais comum de DPI e o marco patológico da *fibrose pulmonar idiopática* (FPI). A incidência de FPI, a forma idiopática de PIU, é de 7 a 20 por 100.000 pessoas e não exibe predileção geográfica ou étnica.[109,110] A apresentação clínica clássica é o aparecimento gradual de falta de ar com tosse e baqueteamento em até 50% dos casos.[104,111] A hipertensão pulmonar tem sido relatada em até 32% dos pacientes com FPI que aguardam o transplante de pulmão e está associada a mortalidade mais elevada em comparação com pacientes sem a hipertensão pulmonar.[112] Estudos com exames de imagem revelam volumes pulmonares pequenos com opacidade reticular grosseira bilateral, mais pronunciadas nos lobos inferiores subpleurais e porções inferiores do lobos superiores (Figs. 63-6 e 63-7). Características típicas são as alterações em favo de mel e bronquiectasia de tração e se tornam mais pronunciadas com a progressão da doença. Quando essas características típicas estão presentes, a aparência na TC de alta resolução é 90% específica para PIU, e a biópsia cirúrgica frequentemente é adiada (Fig. 63-11).[104,106,113-115] Um diagnóstico altamente provável de FPI pode ser realizado sem a biópsia pulmonar, mas o diagnóstico definitivo da FPI requer biópsia pulmonar cirúrgica e exclusão de outras causas conhecidas de DPI. É importante ao clínico que vai realizar o tratamento efetuar um exame completo, incluindo histórico de exposição e estudos sorológicos, para excluir causas secundárias de fibrose pulmonar como *pneumonia por hipersensibilidade* (PH) crônica, doença vascular do colágeno, toxicidade por drogas, asbestose, aspiração crônica e síndrome de Hermansky-Pudlak. Isso, porque cada uma dessas entidades pode causar padrão de fibrose intersticial de PIU.[102,103,116-118] Além disso, após a realização da biópsia e entrega do diagnóstico patológico é importante correlacionar as características radiográficas com os achados patológicos nos casos que a PIU histológica pode não estar associada aos achados típicos de PIU na TC de alta resolução. Nesse cenário, uma discussão multidisciplinar é necessária para alguns desses pacientes com o intuito de gerar o diagnóstico correto de FPI.[104,106,107]

PIU é uma doença pulmonar difusa fibrosante com uma distribuição característica da doença (Fig. 63-22). A fibrose é pior nos lobos inferiores e porções inferiores do lobo superior. Macroscopicamente, a pleura é firme e espessada com aparência de paralelepípedo (*cobblestone*). O marco histológico da PIU é a *heterogeneidade* da fibrose intersticial, tanto no espaço quanto no tempo. Como evidência de heterogeneidade *espacial* deve haver áreas de fibrose separadas por áreas de tecido pulmonar mais normal. Áreas de pulmão normal devem estar presentes em espécime de biópsia, para dar suporte ao diagnóstico e excluir outras doenças intersticiais. A fibrose é distribuída na periferia dos lóbulos e é mais pronunciada nas regiões subpleurais (Fig. 14-17A). Como evidência de heterogeneidade *temporal*, há áreas de fibrose intersticial mais antigas presentes há muito tempo e áreas de fibrose mais recente caracterizada por *focos fibroblásticos* (Fig. 14-7B-C; Fig. 63-24). Focos fibroblásticos são compostos por protrusões em formato crescente de tecido fibroblástico rico em glicosaminoglicanas recente composto por fibroblastos volumosos e miofibroblastos. Focos fibroblásticos estão localizados em áreas de lesão pulmonar recente ou em andamento e são distinguidos de áreas mais antigas de fibrose mais densa. Devido a presença de numerosos focos fibroblásticos estar correlacionada com progressão mais rápida da doença e tempo de sobrevida diminuído, é importante qualificar o número de focos fibroblásticos no relatório patológico cirúrgico.[119] As áreas mais antigas de fibrose são marcadas pela distorção da arquitetura do parênquima pulmonar subjacente com eventual desenvolvimento de alterações em favo de mel. Pode haver agregados ocasionais de células inflamatórias crônicas nas áreas de fibrose mais antiga, mas isso não tende a se estender ao parênquima pulmonar com aparência normal. Alterações em favo de mel são áreas de dilatação anormal dos espaços aéreos revestidos pelo epitélio bronquiolar (Fig. 63-25). Os espaços em favo de mel císticos são preenchidos por células inflamatórias agudas contendo mucina, no entanto, a presença de neutrófilos não indicia um processo infeccioso. Outras características típicas nas áreas de fibrose mais antiga e cicatriz incluem hiperplasia de músculo liso, espessamento arterial pulmonar e bronquiectasia de tração. Não deve haver, e se houver deve ser mínima, inflamação granulomatosa, eosinofilia, pleurite aguda ou fibras de poeira inorgânica exógena, sílica ou asbestos.[102,104,106,110,111,120]

Exacerbação aguda de FPI é um fenômeno comum, mas pouco compreendido. Exacerbação aguda é o desenvolvimento de lesões severas agudas em um fundo de fibrose intersticial e tem sido relatada em diversas das DPIs fibrosantes. Cinco a 10% dos pacientes desenvolvem anualmente piora respiratória aguda. Os critérios de diagnóstico incluem (1) diagnóstico prévio ou coincidente de FPI, (2) piora sem explicação ou desenvolvimento de dispneia dentro de 30 dias, (3) demonstração pela TC de alta resolução de novas anormalidades bilaterais em vidro fosco e/ou consolidação sobreposta em fundo com padrão de PIU, (4) ausência de evidência de infecção pulmonar e (5) exclusão de causas alternativas, incluindo falência cardíaca esquerda, embolismo pulmonar ou outras causas identificáveis de lesão pulmonar aguda. O marco histológico é a presença de lesão pulmonar aguda com sobreposição alveolar difusa e/ou PO em fibroses mais estabelecidas. O retrato histológico pode ser confuso especialmente quando falta informação clínica ou radiológica ou quando a

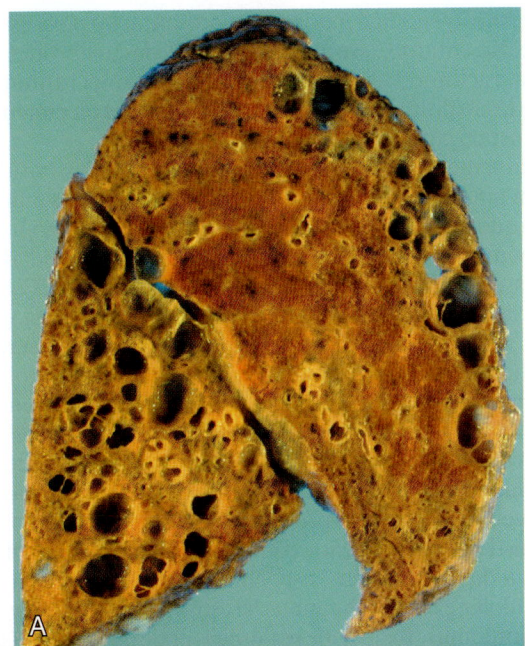

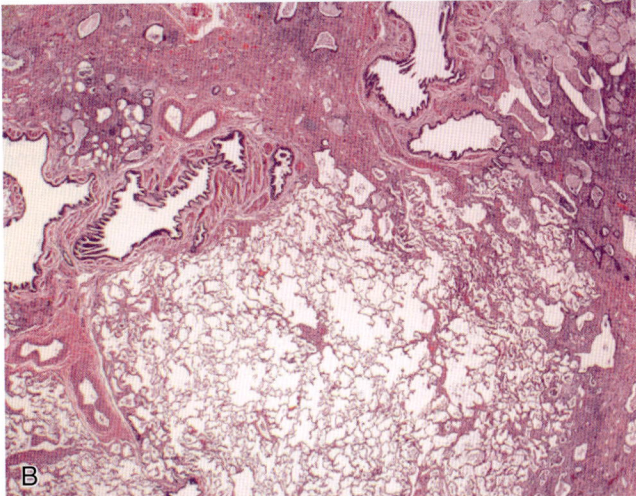

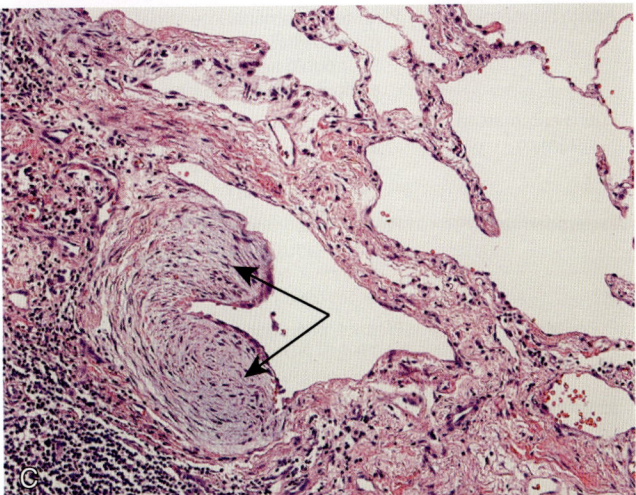

Figura 14-17 Pneumonia intersticial usual (PIU). A, A imagem macroscópica mostra lobo inferior e periferia do lobo superior substituídas por tecido fibrótico pálido mostrando alterações em favo de mel císticas. O pulmão normal adjacente é esponjoso com arquitetura preservada. **B,** As áreas de fibrose densa contém alterações em favo de mel *(superior direita)* e inflamação celular esparsa. A transição para o pulmão normal é abrupta (coloração de HE, aumento original 20×.) **C,** O foco fibroblástico em crescente é composto por tecido fibroso frouxo e imaturo *(setas)*. (Coloração de HE, aumento original 200×.)

exacerbação aguda é a primeira apresentação para esse paciente. No entanto, o reconhecimento de lesão fibrótica mais antiga, incluindo as alterações em favo de mel juntamente com a lesão pulmonar aguda, auxilia no estabelecimento do diagnóstico correto.[121-125]

Conforme discutido anteriormente, diversas entidades podem manifestar um padrão de PIU de fibrose nos pulmões, incluindo PH crônica, doença vascular do colágeno com envolvimento do pulmão, aspiração crônica, toxicidade por drogas, asbestose e síndrome de Hermansky-Pudlak. Com frequência, a avaliação clínica e radiológica revela a etiologia de base e distingue um processo secundário de FPI. No entanto, pode haver incertezas diagnósticas e a avaliação patológica pode fornecer pistas da etiologia de base. PH crônica sempre é associada a metaplasia peribronquiolar, e a maioria dos casos tem granulomas mal formados demonstrados. Na doença vascular do colágeno pode haver inflamação na pleura, infiltrado celular intersticial proeminente e outras características (Tabela 14-4). Aspiração crônica tem sequelas de irritação crônica das vias aéreas, especificamente metaplasia peribronquiolar e pode exibir material estranho e células gigantes ou granulomas. Toxicidade por drogas pode ter características histológicas inespecíficas, mas o acúmulo de macrófagos espumosos pode sugerir toxicidade por amiodarona. Inicialmente, a asbestose é broncocêntrica, colorações para ferro podem revelar corpos ferruginosos característico de asbestos. A síndrome de Hermansky-Pudlak é vista mais comumente em pessoas albinas de origem porto-riquenha. Nessa síndrome são demonstrados pneumócitos tipo II vacuolados e macrófagos alveolares.[102,116,118,119,126-131] Características de pneumonia intersticial usual em pacientes com síndrome de Sjögren primária se compararam a fibrose pulmonar idiopática.[131a] Toxicidade por drogas e síndrome de Hermansky-Pudlak podem ter características histológicas semelhantes, mas os achados clínicos facilmente as distinguem.

Tabela 14-4 Características Histológicas das Doenças Vasculares do Colágeno no Pulmão

Artrite reumatoide	Pleurite, pneumonia intersticial crônica (padrão PINE > padrão PIU), LAD, PIL, PO, nódulo necrobiótico (reumatoide), amiloide, vasculite, bronquiolite, HAD
Lúpus eritematoso sistêmico	Pleurite, pneumonia intersticial crônica (PINE > PIU), LAD com depósito de imunocomplexos, PO, vasculite, bronquiolite, HAD
Escleroderma	Pleurite, pneumonia intersticial crônica (PINE > PIU), LAD, PO, pneumonia aspirativa, hipertensão pulmonar com lesões plexiformes
Polimiosite/dermatomiosite	Pleurite, pneumonia intersticial crônica (PINE > PIU), LAD, OP, pneumonia aspirativa, vasculite, bronquiolite
Síndrome de Sjögren	Pleurite, pneumonia intersticial crônica (padrão PINE > padrão PIU), PIL, PO, amiloide, vasculite, bronquiolite
Doença do tecido conjuntivo mista	Pleurite, pneumonia intersticial crônica (padrão PINE > padrão PIU), LAD, PIL, PO, nódulo necrobiótico (reumatoide), pneumonia aspirativa, amiloide, vasculite, bronquiolite, HAD

LAD: lesão alveolar difusa; HAD: hemorragia alveolar difusa; PIL: pneumonia intersticial linfocítica; PINE: pneumonia intersticial não específica; PO: pneumonia em organização; PIU: pneumonia intersticial usual.

Pneumonia intersticial não específica. O termo *pneumonia intersticial não específica* (PINE) foi originalmente cunhado para descrever o padrão de DPI associado a infecção pelo HIV.[132] Posteriormente, Katzenstein e Fiorelli utilizaram o termo para descrever um padrão *específico* de DPI diferente de PIU que tinha se descoberto ter características clínicas e epidemiológicas distintas.[133-135] Katzenstein e Fiorelli agruparam PINE em três categorias: grupo I, predomínio de inflamação intersticial (celular); grupo II, mistura de inflamação e fibrose (mista celular e fibrótica); grupo III, primariamente fibrose intersticial (fibrótica).[133] Quando a PINE foi introduzida na classificação de Pneumonia Intersticial Idiopática da ATS/ERS em 2002, foi dada a ela *status* provisório devido a incertezas a respeito dessa entidade.[106] Desde então, foi estabelecido como um padrão específico de DPI e se descobriu estar associado a etiologias secundárias. Estudos recentes sugerem que a maior parte dos casos de padrão PINE de DPI são secundários a doenças autoimune, PH crônica, reações a drogas ou *lesão alveolar difusa* (LAD) em organização e relativamente poucos casos são verdadeiramente idiopáticos.[134-137] Portanto, quando o padrão de PINE é reconhecido, recomenda-se uma busca por causas secundárias de DPI, pois pode haver diferenças significativas dos casos idiopáticos no tratamento e prognóstico.

Comparado a pacientes com PIU, pacientes com PINE tendem a ser mais jovens — idade média de 52 anos — e têm maior probabilidade de serem mulheres.[135] Essa diferença no gênero pode refletir a associação forte com doença vascular do colágeno que tende a afetar mulheres de meia-idade e mais jovens. Com frequência, pacientes com PINE secundária a doença vascular do colágeno possuem estudos sorológicos que mostram positividade para anticorpo antinuclear ou fator reumatoide.[134,135,137] Estudos de imagem demonstram opacidade reticular bilateral com ou sem opacidades em vidro fosco, predominantemente nos lobos inferiores.[114,138,139]

Em contraste com o de PIU, o padrão de doença intersticial associado à PINE em geral é uniforme no tempo e no espaço. Macroscopicamente, a transição de pulmão fibrótico para o normal é mais gradual e não exibe as alterações muito proeminentes em favo de mel que caracterizam PIU (Fig. 14-18A). Histologicamente, a pneumonia intersticial é uniformemente distribuída pelos lóbulos sem acentuação ao redor das vias aéreas ou nas regiões subpleurais (Fig. 14-18B-C). O grau de infiltração celular é variável e inversamente relacionado com a fibrose. Na PINE celular, o interstício é expandido por linfócitos com histiócitos dispersos e raros eosinófilos e neutrófilos (Fig. 63-27). A presença de numerosos eosinófilos ou granulomas frequentes indicaria uma causa secundária de PINE. Na PINE fibrótica, o interstício é expandido por fibrose, mas a distribuição equivalente pelos lóbulos é a mesma da PINE celular (Fig. 63-28). Na PINE mista celular e fibrótica, há transição gradual entre infiltrados celular e fibrótico. Raramente, ocorre o desenvolvimento de alterações em favo de mel e apenas em casos avançados de fibrose intersticial. Quando as alterações em favo de mel se desenvolvem, o prognóstico geral se iguala ao de PIU.[140,141] De forma semelhante, focos fibroblásticos não são característica diagnóstica de PINE, mas focos fibroblásticos não são específicos de PIU, e a presença de raros focos fibroblásticos não exclui um padrão PINE de fibrose. Da mesma forma, algum grau de metaplasia bronquiolar não exclui o diagnóstico de PINE, pois metaplasia bronquiolar frequentemente é vista no pulmão de pacientes expostos a irritantes ambientais, especialmente

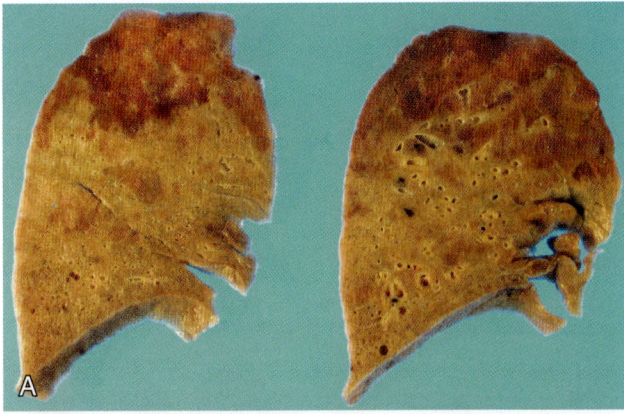
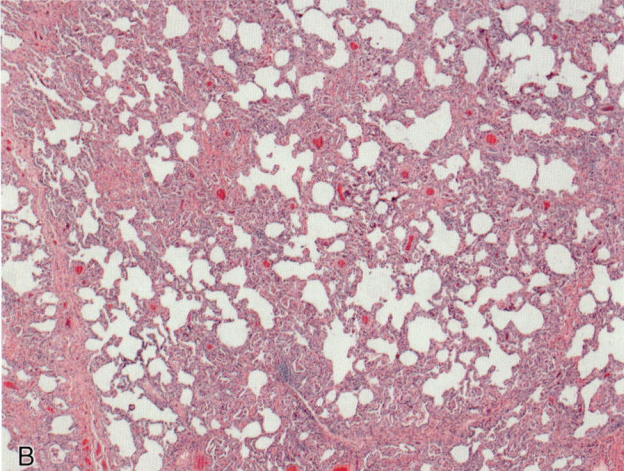
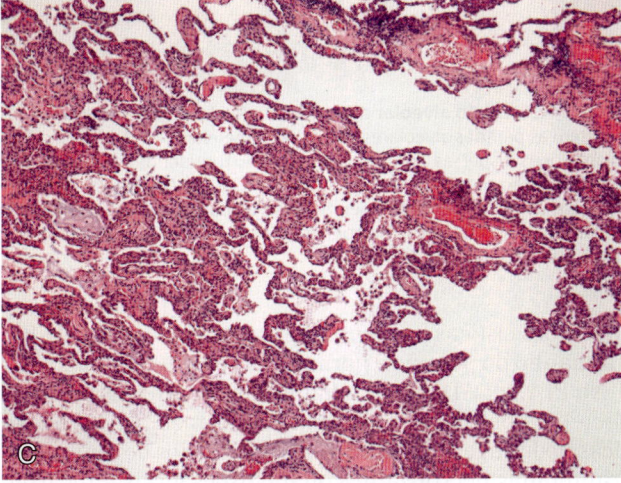

Figura 14-18 **Pneumonia intersticial não específica. A,** A imagem macroscópica mostra transição gradual da fibrose do loco inferior para o superior com pulmão normal segmentado. **B,** Vista em pequeno aumento de infiltrado intersticial fibrótico com preservação da arquitetura alveolar. (coloração de HE, aumento original 40×.) **C,** Vista em grande aumento de infiltrado misto celular e fibrótico com homogeneidade temporal e espacial.

Tabela 14-5 Condições Associadas a Padrão de Pneumonia Intersticial não Específica
Idiopática
Pneumonia por hipersensibilidade
Doença vascular do colágeno
HIV
Deficiência de imunoglobulina
Lesão pulmonar aguda em organização
Reação à droga
Infecção viral/atípica

DPI estão presentes, a doença tende a se comportar como PIU, um fator que deve guiar o manejo.[120] O padrão particular de PINE também influencia o prognóstico e tratamento. PINE celular tem excelente sobrevida de 5 anos, com um estudo mostrando 100% de sobrevida.[134] PINE fibrótica tem pior sobrevida, mas ainda é muito melhor que PIU a menos que se desenvolvam alterações em favo de mel. Nesse cenário, a sobrevida se equipara com a da PIU.[114,141]

Doença Pulmonar Intersticial Aguda/Subaguda

Pneumonia em Organização/Pneumonia em Organização Criptogênica. PO é uma reação reparadora inespecífica a diversas formas de lesão pulmonar e tem sido fonte de confusão ao longo dos anos. PO pode ser encontrada mais comumente como um processo reacional secundário, mas ocasionalmente pode ser uma lesão idiopática. As implicações clínicas da descoberta da causa de PO são muito importantes. Se a PO é associada a processo autoimune ou é idiopática, o tratamento primário será imunossupressão; se a etiologia for infecciosa o tratamento seria com antibióticos e não imunossupressão. A confusão foi causada em algum grau pelo uso do nome para a doença idiopática com lesão histológica e a semelhança com uma doença sem relação, a *bronquiolite obliterante*. Para aliviar parte do mal entendido, o termo mais antigo para PO idiopática, bronquiolite obliterante com pneumonia em organização, foi substituído pelo termo *pneumonia em organização criptogênica* (POC) na classificação mais recente da ATS/ERS.[106] Portanto, foi dada ênfase no uso do termo *pneumonia em organização* para a lesão histológica, reservando o termo POC como diagnóstico clínico de exclusão na classificação mais recente da ATS/ERS.

Pacientes com POC frequentemente apresentam febre, calafrios, suor noturno e dispneia com tosse seca. Exame de imagem do tórax tipicamente exibe opacidades em vidro fosco bilateral com broncogramas aéreos e predominância do lobo inferior na maior parte dos pacientes (Fig. 63-33).[142-144] Microscopicamente, PO é caracterizada por plugues polipoides de tecido fibrótico recente que costumam se desenvolver nas vias áreas pequenas (Fig. 63-35) mas também se estendem nos ductos e sacos alveolares. Na forma idiopática, há inflamação celular mínima e ausência de fibrose intersticial significativa[102,145] (Fig. 14-19). Se há inflamação proeminente, lesão pulmonar aguda significativa ou fibrose intersticial, é mais provável que a PO seja secundária ao processo da doença que está afetando o pulmão. Colorações especiais podem ser úteis para avaliar infecções.[145,146]

Lesão Alveolar Difusa/Pneumonia Intersticial Aguda.
A LAD é o retrato histológico de lesão pulmonar aguda severa e pode ser secundária a diversos insultos ao pulmão. Este é o diagnóstico patológico comum dos pacientes com

fumaça de cigarro. PO é uma reação inespecífica a lesão pulmonar e pode estar presente na PINE, mas não deve ser disseminada.[141]

Conforme mencionado anteriormente, o padrão PINE de DPI pode ser secundário a numerosas etiologias (Tabela 14-5). Antes de tentar determinar a causa de base da doença, é importante distinguir PINE de PIU. A distribuição da fibrose e presença ou ausência de heterogeneidade auxilia no diagnóstico correto. No entanto, se ambos os padrões de

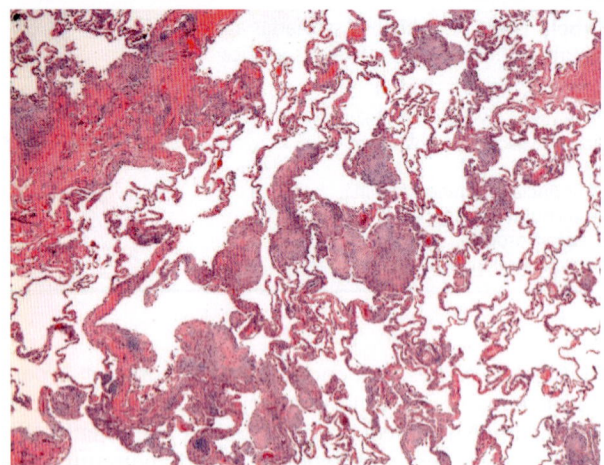

Figura 14-19 Pneumonia em organização criptogênica (POC). Focos dispersos de pneumonia em organização na ausência de inflamação intersticial e fibrose significativas, característico de POC. (Coloração de HE, aumento original 40×.)

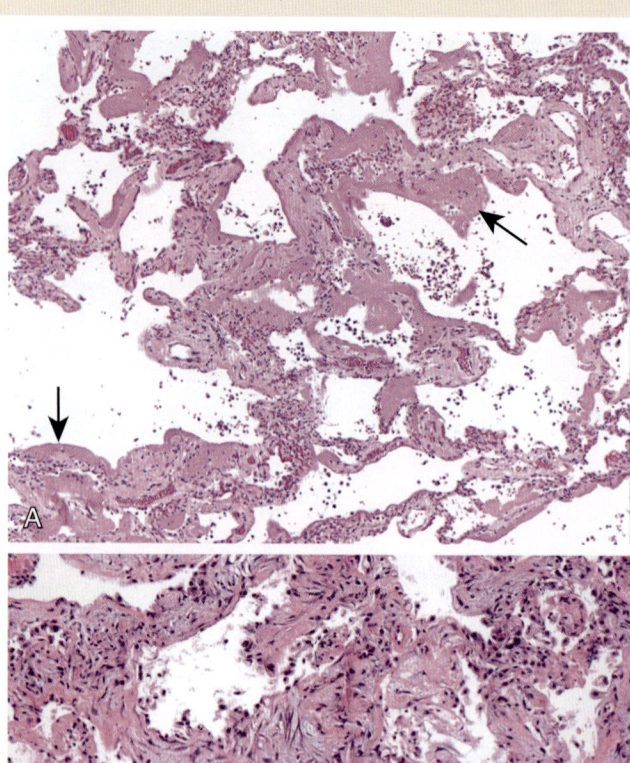

Figura 14-20 Lesão alveolar difusa (LAD). A, Membranas hialinas *(setas)* revestem as paredes alveolares que estão tumefeitas com edema e células inflamatórias dispersas. Os pneumócitos estão tumefeitos e parecem reativos. (Coloração de HE, aumento original 40×.) **B,** Lesão alveolar difusa em organização mostra perda das membranas hialinas com desenvolvimento de fibrose inicial no interstício. Há apenas inflamação paucicelular. (Coloração de HE, aumento original 400×.)

síndrome da angústia respiratória aguda. *Pneumonia intersticial aguda* (PIA) é a forma idiopática de LAD. Nesse cenário não há causa identificável para a lesão pulmonar aguda e é um diagnóstico de exclusão. PIA é uma síndrome rara e clinicamente se apresenta como dificuldade respiratória repentina e severa em indivíduo previamente saudável. A mortalidade é maior que 50%. PIA é um diagnóstico de exclusão e requer avaliação clínica para excluir infecções ou outros insultos ao pulmão identificáveis, como toxicidade por drogas, doença vascular do colágeno, lesão por radiação ou trauma.[102,106,147]

As características radiográficas e patológicas variam dependendo do estágio da doença. No começo, estudos de imagem revelam opacidades em vidro fosco difusa com densidade aumentada em partes dependentes do pulmão. Inicialmente, não há remodelamento arquitetural ou bronquiectasia de tração. Após 2 a 3 semanas, durante os estágios mais tardios, opacidades reticulares podem se tornar mais pronunciadas, e pode ocorrer desenvolvimento de bronquiectasia de tração e alterações císticas.[148,149]

Patologicamente, durante o estágio exsudativo inicial, a parede alveolar está espessada por edema intersticial e marginalização de neutrófilos nos capilares. Os pneumócitos se tornam hipertrofiados e podem sofrer hiperplasia de pneumócitos do tipo II. Macroscopicamente, os pulmões são pesados e encharcados com superfície de corte vermelho escuro. Em direção ao final da primeira semana, o exsudato alveolar se desenvolve e aumenta. As membranas hialinas são acúmulos lineares de material hialino denso composto por fibrina, debri celular e proteínas séricas que revestem a superfície dos sacos alveolares (Fig. 14-20A, Fig. 63-32). Pequenas artérias e arteríolas muitas vezes contêm trombos *in situ* nas áreas de lesão pulmonar aguda. A arquitetura pulmonar inicialmente é normal se o paciente não teve doença pulmonar prévia. No estágio mais avançado de organização que se desenvolve após 2 a 3 semanas, a PO emerge e começa a substituir as membranas hialinas (Fig. 14-20B). Concomitantemente, ocorre desenvolvimento de fibrose nas paredes alveolares e pode eventualmente resultar em padrão PINE de fibrose intersticial. A fibrose pode causar bronquiectasia de tração e formação microcística. Macroscopicamente, o pulmão no estágio mais avançado LAD/PIA se torna firme e fibrótico com alterações císticas pequenas. Em contraste com a PIU/FPI, o tamanho do pulmão é normal, mas ele é pesado.[106,147,150]

Na PIA, a LAD possui inflamação celular relativamente discreta. A presença de determinadas características patológicas pode sugerir uma etiologia: agregados de neutrófilos, granulomas necrotizantes ou inclusões virais indicariam uma etiologia infecciosa; neutrófilos, granulomas necrotizantes e necrose tecidual com ou sem vasculite também pode ser devido à vasculite; material estranho com ou sem células gigantes sugere pneumonia aspirativa; inflamação da pleura pode indicar doença vascular do colágeno; eosinofilia pode sugerir pneumonia eosinofílica aguda e acúmulo de histiócitos espumosos ou alterações citoplasmáticas espumosas nos pneumócitos pode sugerir toxicidade por drogas. Estudos clínicos, incluindo culturas microbiológicas e correlação sorológica para marcadores de vasculite e doença vascular do colágeno, podem revelar uma etiologia secundária.

Em alguns casos de doença pulmonar fibrótica difusa, especialmente PIU/FPI, a exacerbação aguda se desenvolve. Patologicamente, isso lembra LAD em organização sobreposta em fundo de fibrose intersticial difusa.[121,122]

Doença Pulmonar Intersticial Relacionada com o Fumo

Fumar é a etiologia primária de dois padrões de DPI, *bronquiolite respiratória-DPI* (BR-DPI) e *pneumonia intersticial descamativa* (PID), as quais são consideradas fim de uma gama de doenças pulmonares caracterizadas por acúmulo de macrófagos pigmentados, fibrose intersticial discreta a moderada e inflamação crônica das vias aéreas. Em DPI-BR, os macrófagos estão centralizados e ao redor de vias aéreas pequenas e na PID os macrófagos estão distribuídos de forma mais difusa pelos lóbulos inteiros. Entre casos individuais, algumas características podem se sobrepor, contudo, em geral, as características clínicas, radiológicas, patológicas e de tratamento são diferentes e as entidades permanecem classificadas separadamente.[106]

Bronquiolite Respiratória-Doença Pulmonar Intersticial.

BR-DPI é a manifestação patológica de inflamação crônica das vias aéreas, normalmente devido ao fumo e alterações reativas/reparativas nas vias áreas pequenas e ao redor delas. Na prática clínica, o diagnóstico é baseado em histórico de fumo, dispneia, opacidades em vidro fosco com nódulos centrolobulares no exame de imagem e acúmulo de macrófagos pigmentados (de fumantes) no fluido de *lavado traqueobrônquico* (LTB). Biópsias cirúrgicas não fazem parte do protocolo a menos que haja preocupação com outro processo. As duas características de BR são metaplasia peribronquiolar dos ductos alveolares ao redor dos bronquíolos respiratórios e terminais juntamente com agregados de macrófagos pigmentados (Fig. 14-21; Fig. 63-30). Quando BR é associada a características clínicas de DPI, a doença clínica é chamada de *bronquiolite respiratória-doença pulmonar intersticial*.

BR-DPI é quase sempre associada ao fumo ou outro irritante ambiente e normalmente está associada a enfisema centrolobular. BR é achado incidental frequente em espécimes de excisão de pulmão e é especialmente comum em pacientes com histórico de fumo. Metaplasia peribronquiolar é uma reação inespecífica a inflamação crônica de vias aéreas e é característica muito proeminente de PH crônica. Em contraste com a PH crônica, a BR costuma ter mais macrófagos pigmentados conspícuos, não está associada a granulomas e não exibe linfócitos na análise do fluido de LTB.[151-155]

Pneumonia Intersticial Descamativa.

A PID é outra DPI fortemente associada ao fumo e sempre está associada a RB. PID é uma entidade cada vez mais incomum, mas tem sido observada em não fumantes. Ela se apresenta como dispneia com tosse e revela opacidades em vidro fosco bilaterais com marcação reticular que corresponde a fibrose intersticial. Histologicamente, PID é caracterizada por mantos de macrófagos pigmentados (de fumantes) que preenchem os espaços alveolares e tendem a se agregar (Fig. 63-31). Costuma haver agregados de eosinófilos, mas estes são largamente superados pela quantidade de macrófagos e não são suficientes para sugerir pneumonia eosinofílica (Fig. 14-22). Fibrose intersticial costuma estar presente nos septos alveolares que lembra a PINE fibrótica e é mais extensa que fibrose intersticial microscópica associada a enfisema centrolobular relacionado com o fumo.[151,152,156-160]

Os sintomas de PID costumam responder com o término do fumo e esteroides quando necessário, mas uma minoria dos pacientes não responde ao tratamento.

Pneumonias Intersticiais Idiopáticas Raras

Para acomodar a introdução de entidades recém-descritas raras e classificar PIL idiopática, uma nova subcategoria de "PII raras" foi criada na classificação de PII mais recente da ATS/ERS.

Pneumonia Intersticial Linfocítica.

PIL é uma entidade rara mais comumente associada a infecções ou casos com base autoimune ou doenças de imunodeficiência, mas pode ser idiopática. Causas secundárias incluem artrite reumatoide, síndrome de Sjögren, lúpus, tireoidite de Hashimoto, miastenia grave, imunodeficiência comum variável, transplante alogênico de medula e infecções virais. Viroses implicadas com a PIL incluem o *vírus da imunodeficiência humana 1* (HIV-1 – do inglês *human immunodeficiency virus 1*), *vírus linfotrófico de células T humano 1* (HTLV-1 – do inglês *human T-cell lymphotrophic virus 1*) e *vírus Epstein-Barr* (EBV, [especialmente em crianças]). Clinicamente, a PIL se apresenta com tosse, febre e dispneia. O exame de imagem pode mostrar diversos achados, incluindo opacidade em vidro fosco, nódulos, infiltrados intersticiais bibasais, cistos (Fig. 63-36) e alterações em favo de mel em até um terço dos pacientes.[161-166]

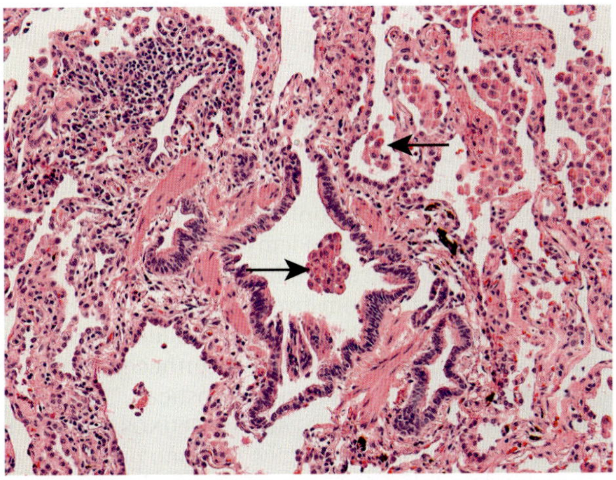

Figura 14-21 Bronquiolite respiratória (BR). Bronquíolo pequeno com macrófagos pigmentados no lúmen *(setas)* e metaplasia peribronquial. (Coloração de HE, aumento original 200×.)

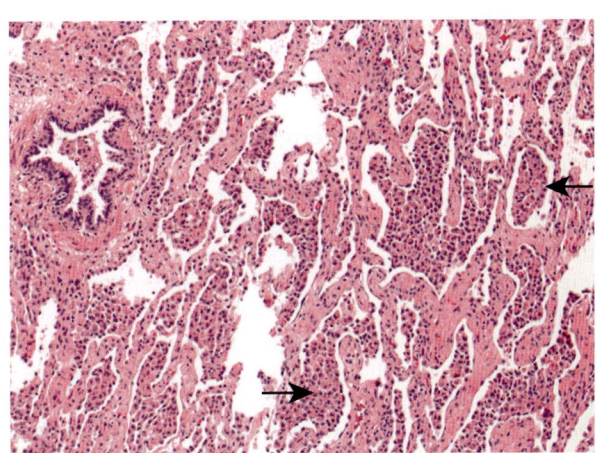

Figura 14-22 Pneumonia intersticial descamativa (PID). Acúmulo difuso de macrófagos pigmentados nos espaços alveolares por todo o lóbulo *(setas)*. Há fibrose intersticial difusa em um padrão de pneumonia intersticial não específica. (Coloração de HE, aumento original 100×.)

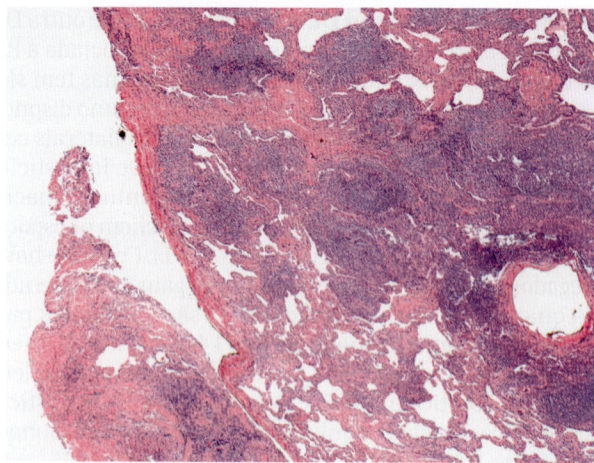

Figura 14-23 **Pneumonia intersticial linfocítica (PIL).** O interstício está marcadamente expandido por infiltrado linfoplasmocítico denso com perda dos espaços alveolares. Em áreas menos envolvidas, a arquitetura está mantida. (Coloração de HE, aumento original 40×.)

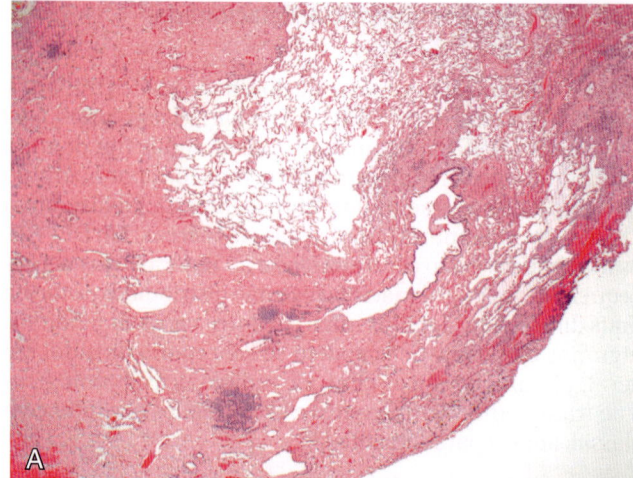

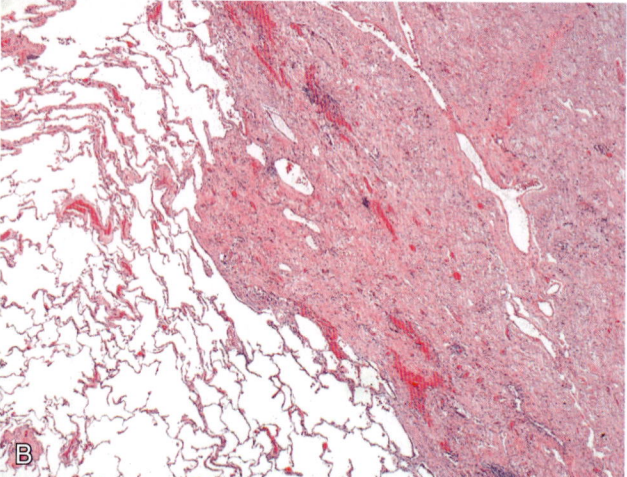

Figura 14-24 **Fibroelastose pleuroparenquimatosa. A,** Vista em pequeno aumento mostrando a extensão da cicatriz subpleural. (coloração de HE, aumento original 20×.) **B,** Vista maior mostrando transição marcada entre a cicatriz e o pulmão normal. O tecido cicatricial fibroelástico é paucicelular e não estão presentes focos fibroblásticos. (Coloração de HE, aumento original 40×.)

Patologicamente, o interstício é acentuadamente expandido por infiltrado linfoplasmocítico denso (Fig. 63-37), que é mais pronunciado nos lobos inferiores e homogeneamente distribuído pelos lóbulos (Fig. 14-23). O padrão lembra PINE celular, mas difere por maior grau de infiltrado celular que interrompe a arquitetura normal, a qual costuma estar mantida na PINE. Eventualmente pode ocorrer desenvolvimento de fibrose com alterações em favo de mel. O infiltrado linfoide não é neoplásico e consiste em mistura organizada de células T e agregados nodulares de células B. No entanto, linfoma de baixo grau secundário pode se desenvolver no cenário de PIL em até 30% dos casos e é mais comum o linfoma B de zona marginal. Linfomas associados a PIL precisam ser diferenciados de pseudolinfoma, outro achado associado na PIL, que é uma variante de PIL localizada, semelhante a massa, policlonal e não exibe evidências de malignidade pela imuno-histoquímica ou citometria de fluxo.[102,167,168]

Uma categoria recém-descrita de PIL secundária é DPI linfocítica granulomatosa que é associada a deficiência de imunoglobulina, frequentemente imunodeficiência comum variável. Patologicamente e radiograficamente, é muito semelhante a PIL, mas é diferenciada pela presença numerosa de granulomas não necrotizantes. Os granulomas não estão associados a organismos infecciosos, mas colorações especiais devem ser realizadas para excluir infecção incidental no cenário de PIL.[161,169]

Fibroelastose Pleuroparenquimatosa Idiopática. *Fibroelastose pleuroparenquimatosa idiopática* é o termo recentemente cunhado para descrever uma entidade rara de fibroelastose extensiva na pleura e subpleura do lobo superior que é distinta de outras formas de DPI. Clinicamente, os pacientes têm em média 57 anos de idade sem predileção pelo gênero. Os sintomas incluem dispneia e tosse. Estudos de imagem mostram consolidações subpleurais densas com perda de volume no lobo superior e possível distorção da arquitetura com bronquiectasia de tração nos lobos envolvidos. A patologia é caracterizada por cicatrização fibroelástica extensiva no interstício, penetrando no espaço alveolar na periferia subpleural dos lóbulos (Fig. 14-24). A transição entre fibroelastose e pulmão normal é bem-definida e se assemelha a heterogeneidade espacial na PIU. No entanto, focos fibroblásticos estão ausentes ou são raros na fibroelastose pleuropulmonar e a inflamação crônica discreta presente na PIU é virtualmente inexistente na fibroelastose pleuropulmonar. Apesar da aparência suave da fibrose, a doença progride em 60% dos pacientes com eventual morte em 40%.[102,170-173]

Padrões Histológicos Raros. A classificação mais recente da ATS/ERS inclui uma nova categoria de padrões histológicos raros para duas entidades relativamente recém-descritas: PO fibrinosa aguda e pneumonia intersticial bronquiolocêntrica. Ambas as entidades dividem características histológicas sobrepostas com outras entidades bem-definidas, podem ser vistas em associação com diversas etiologias secundárias e podem ou não representar doenças verdadeiramente idiopáticas distintas. Ainda sim, é útil reconhecer os padrões, pois eles podem guiar a conduta diagnóstica.

PNEUMONIA EM ORGANIZAÇÃO AGUDA FIBRINOSA. PO aguda fibrinosa é um padrão histológico de lesão pulmonar que está associado a falência respiratória aguda com taxa de mortalidade semelhante a PIA. Estudos de imagem revelam opacidades em vidro fosco bilateral basal e consolidações.

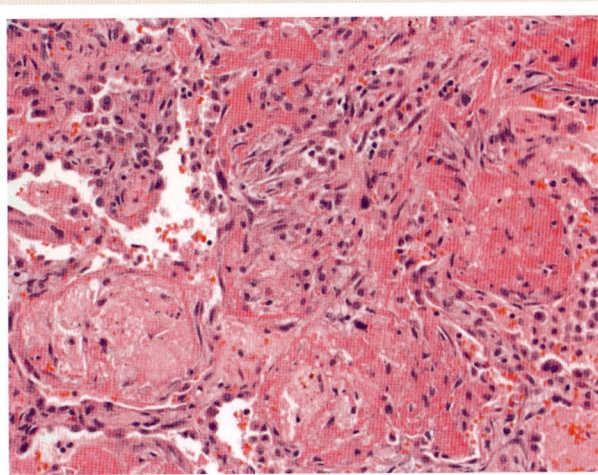

Figura 14-25 Pneumonia em organização aguda fibrinosa. Os espaços alveolares estão ocluídos por acúmulo arredondado de fibrina e as paredes alveolares estão edemaciadas com pneumócitos reativos. (Coloração de HE, aumento original 400×.)

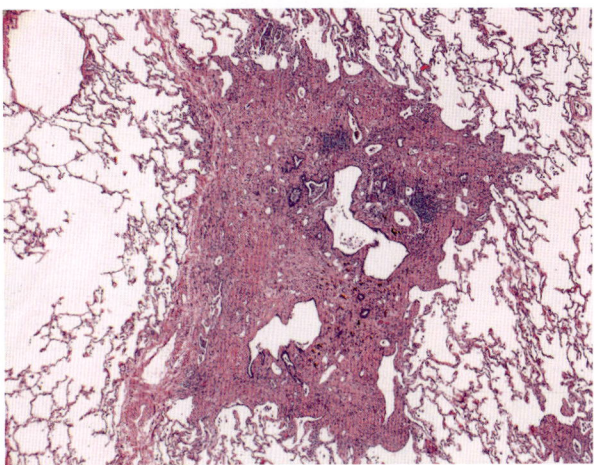

Figura 14-26 Pneumonia intersticial bronquiolocêntrica. Há cicatriz centrolobular com ausência de granulomas e inflamação crônica discreta apenas focal. (Coloração de HE, aumento original 40×.)

A característica histopatológica diagnóstica é o acúmulo de fibrina arredondada intra-alveolar que pode fundir com a PO (Fig. 14-25). Os pneumócitos estão reativos com hiperplasia de pneumócitos do tipo II e edema intersticial e intra-alveolar acompanhando, com inflamação paucicelular. Não há membranas hialinas ou granulomas e os eosinófilos devem ser inconspícuos.

Não é claro se PO aguda fibrinosa é uma entidade distinta, uma forma mais agressiva de POC ou padrão de organização subagudo de PIA. Assim como em outras formas de lesão pulmonar aguda/subaguda, causas secundárias devem ser consideradas na etiologia, incluindo doença do tecido conjuntivo, pneumonia por hipersensibilidade subaguda, infecção e reação a droga. Se não for descoberta nenhuma causa etiológica nos estudos clínicos ou colorações especiais, pode ser considerado um processo idiopático.[174-177]

PNEUMONIA INTERSTICIAL BRONQUIOLOCÊNTRICA. Pneumonia intersticial bronquiolocêntrica é caracterizada por fibrose centrolobular com metaplasia peribronquiolar (Fig. 14-26). Há inflamação crônica variável, mas não há granulomas, abscessos ou eosinófilos. Pode ser histologicamente indistinguível de PH crônica sem granulomas; portanto, é essencial avaliação clínica minuciosa, a fim de descartar PH antes de se considerar o diagnóstico clínico. Os pacientes são de meia-idade com predominância de mulheres e demonstram fisiopatologia restritiva nos testes de função pulmonar. As características radiográficas incluem opacidades reticulonodulares e aprisionamento de ar. As etiologias secundárias incluem todas as entidades que podem induzir inflamação crônica das vias aéreas, especialmente PH crônica, doença do tecido conjuntivo e aspiração crônica/lesão por inalação.[178,179]

OUTRAS DOENÇAS PULMONARES INTERSTICIAIS

Pneumonia por Hipersensibilidade

Pneumonia por hipersensibilidade (PH), anteriormente chamada de alveolite alérgica extrínseca, é uma causa importante e relativamente frequente de DPI. PH é uma entidade variável que possui diversas apresentações tanto clinica quanto patologicamente. Outros termos/termos mais antigos incluem *pulmão do fazendeiro, pulmão do criador de pássaro, pulmão do umidificador, pulmão de morcego, pulmão do trabalhador do café e pulmão do pituitary snuff-taker*, entre muitos outros. Os diversos termos são derivados da fonte de antígeno que incita a reação de hipersensibilidade autoimune. Mais de 300 antígenos têm sido implicados na patogênese da PH. Uma discussão mais completa da patogênese da PH pode ser encontrada no Capítulo 64.

O paciente com PH pode se apresentar em diversos estágios. A classificação tradicional de PH separa a doença em formas aguda, subaguda e crônica. PH aguda é um processo transiente que resulta em arrepios, aperto no peito, mialgia, dores de cabeça, tosse e dispneia e não dura mais que poucos dias nos piores casos. Casos subagudos e crônicos de PH demoram mais para se desenvolver e são mais associados a achados patológicos distintos.[180]

A patologia de PH aguda não é bem descrita, pois raramente é biopsiada e os dados da maior parte dos casos está na literatura mais antiga. Trabalhos descrevem edema do espaço aéreo e celular peribronquiolar com exsudato fibrinoso, consistente com lesão pulmonar aguda em organização, bem como infiltrado neutrofílico e capilarite.[176,181-183]

PH subaguda é primariamente distinguida de PH crônica pela falta ou paucidade de fibrose bem estabelecida. Há infiltrado linfoplasmocítico intersticial denso que é centralizado nas vias aéreas pequenas ou acentuado ao redor delas. Os bronquíolos revelam bronquiolite celular, que pode incluir agregados linfoides nodulares adjacentes às vias aéreas. Metaplasia peribronquiolar pode não estar totalmente desenvolvida nos casos de PH subaguda. Um dos marcos patológicos de PH é a presença de granulomas não necrotizantes pobremente formados no interstício adjacente às vias aéreas (Fig. 14-27A). Os granulomas são compostos por coleção irregularmente circunscrita de histiócitos epitelioides com ou sem células gigantes multinucleadas. As células gigantes podem conter fendas de colesterol, cristais de oxalato, corpos de Schaumann ou corpos asteroides (Fig. 14-27B). A incidência relatada de granulomas tem sido bem variável e é reconhecido que, conforme a doença progride, os granulomas se tornam menos prevalentes, ao passo que a fibrose se torna mais estabelecida. Em casos de PH subaguda, granulomas podem ser encontrados em até 70% dos casos.[182]

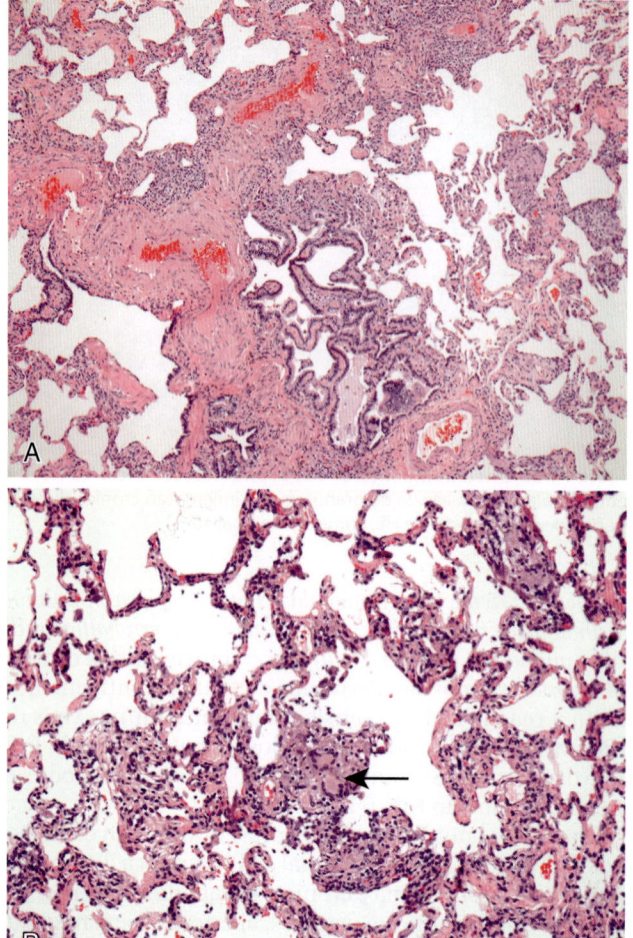

Figura 14-27 Pneumonia por hipersensibilidade (PH). A, O bronquíolo demonstra metaplasia peribronquiolar evidente. O interstício está discretamente expandido por infiltrado celular e um granuloma pobremente formado está presente na esquerda do campo. (coloração de HE, aumento original 100×.) **B,** Agregado pequeno de células gigantes multinucleadas no centro do campo *(seta)*. (Coloração de HE, aumento original 200×.)

PH crônica é distinguida de formas menos avançadas pela presença e distribuição de fibrose intersticial bem estabelecida.[184] O padrão de fibrose é variável e pode lembrar PIU, PINE fibrótica, pneumonia intersticial bronquiolocêntrica ou fibrose intersticial inclassificável. PH crônica está invariavelmente associada a metaplasia peribronquiolar que se torna mais desenvolvida conforme o caso avança. A ausência de metaplasia peribronquiolar deve levar a reconsideração do diagnóstico. Assim como em outras formas de pneumonia intersticial crônica, as artérias pulmonares se tornam espessadas com hipertrofia medial, mas características de hipertensão pulmonar idiopática, como lesões plexiformes, não são observadas.[126,181-183] Pessoas que fumam cigarro exibem incidência menor de PH que alguém que nunca fumou, todavia fumantes que desenvolvem PH tem pior prognóstico que os não fumantes.[185]

O diagnóstico diferencial patológico para PH depende das características histológicas de um dado caso. Casos com todas as características clínicas e histológicas clássicas oferecerem um diagnóstico direto. Em casos de PH crônica que não exibem granulomas, pode ser difícil a diferenciação de outros padrões de DPI como PIU, PINE, PIL, POC ou pneumonia intersticial bronquiolocêntrica. A distribuição centrolobular da fibrose ou infiltrado celular pode favorecer PH ao invés de PIU, PINE ou PIL. A presença de fibrose significativa ou inflamação celular deve distinguir PH de POC. Na ausência de granulomas, as características clínicas e histórico de exposição podem ser necessários para separar PH de pneumonia intersticial bronquiolocêntrica.[102,103,155,178,181]

Em casos com granulomas, o diagnóstico diferencial inclui infecções, sarcoidose e aspiração. Granulomas infecciosos com maior frequência parecem estar "flutuando" nos espaços aéreos e podem exibir organismos através de colorações especiais. Os granulomas de PH estão localizados no interstício. Na sarcoidose, os granulomas são bem formados e estão associados a menor inflamação celular intersticial que aquela tipicamente observada na PH. A descoberta de material estranho, especialmente fragmentos de alimento ou medicamentos, pode auxiliar a revelar que a fonte de uma pneumonia granulomatosa seja induzida por aspiração. PH é bilateral e com frequência predominantemente no lobo superior, enquanto a aspiração pode envolver os lobos inferiores, especialmente o direito. Portanto, o contexto clínico e radiológico pode ajudar a guiar o diagnóstico patológico, sobretudo se não for visualizado na biópsia pequena material estranho ou pneumonia aguda.[116,186]

Sarcoidose

Sarcoidose é um distúrbio multissistêmico idiopático que frequentemente afeta os pulmões e linfonodos hílares; no entanto, qualquer órgão ou sistema pode estar envolvido. Mulheres são afetadas com maior frequência que os homens, com a maior incidência mundial nos países do norte da Europa. Nos Estados Unidos, a sarcoidose é mais comum nos afro-americanos com incidência de 35,5 por 100.000 pessoas *versus* 10,9 por 100.000 caucasianos.[187] O pico de incidência varia entre as diferentes etnias, mas de forma geral tende a afetar pacientes mais jovens da terceira a quinta década de vida. Uma discussão minuciosa da demografia, características clínicas e etiologia proposta podem ser encontradas no Capítulo 66.

As características clínicas e radiográficas de sarcoidose são dependentes do órgão e sistema envolvido e estágio da doença. Sintomas inespecíficos incluem febre, perda de peso, letargia, mialgia, artralgia e olho seco com visão embaçada. Sintomas pulmonares incluem dispneia, tosse seca e em alguns casos baqueteamento digital. Estudos de imagem revelam adenopatia hilar e mediastinal bilateral (Fig. 66-3) micronódulos perilinfáticos (Figs. 18-24, 66-4 e 66-5) e opacidades reticulares bilaterais predominantemente em lobo superior (Fig. 66-6) em até 15% dos pacientes.[188-191]

Macroscopicamente, pulmão com sarcoidose pode revelar fibrose intersticial difusa com alterações em favo de mel nas áreas mais afetadas. Nódulos pequenos, pálidos, de tamanho milimétrico e que representam granulomas podem ser vistos pelo pulmão e na superfície pleural (Fig. 14-28A). Linfonodos hilares podem estar marcadamente grandes, firmes e pálidos.

Histologicamente, a característica cardinal de sarcoidose é a presença de numerosos granulomas não necrotizantes que são bem formados e consistem em agregados de células gigantes multinucleadas misturadas a histiócitos epitelioides. Células gigantes podem conter corpos asteroides, corpos de Schaumann, oxalato de cálcio ou cristais de carbonato e corpos de Hamazaki-Wesenberg. Os granulomas podem coalescer e formar nódulos de fibrose, chamados de sarcoide nodular. Os granulomas estão distribuídos pelos canais linfáticos e são frequentemente encontrados no feixe broncovascular, na superfície pleural e no septo interlobular e difusamente pelos linfonodos hilares (Fig. 14-28B-C). A localização dos granulomas nas vias aéreas e ao redor delas permite alto grau de acurácia no diagnóstico pela biópsia transbrônquica, com até 90% de sensibilidade.[192,193] Necrose pontual pode ser vista em até um terço dos casos, mas colorações especiais para organismos e culturas devem ser negativas. Há inflamação crônica intersticial relativamente esparsa. Todos esses achados são inespecíficos e requerem avaliação patológica e clínica cuidadosa para descartar outras formas de pneumonia granulomatosa.[186,194,195] Sarcoidose e imunodeficiência comum variável: semelhanças e diferenças.[195a]

Vasculite granulomatosa não necrotizante é vista em até dois terços de espécimes de biópsia pulmonar aberta. As paredes dos vasos envolvidos contêm células gigantes multinucleadas ou granulomas epitelioides. Na sarcoidose, não é visto necrose fibrinoide dos vasos e inflamação neutrofílica aguda.[186]

Em até 15% dos pacientes, a doença pulmonar progride e pode resultar em fibrose intersticial extensa com alterações em favo de mel e císticas. A fibrose se estende para fora das áreas linfáticas e pode lembrar padrão de fibrose de PIU. No entanto, a fibrose tem aparência temporalmente uniforme e focos fibroblásticos não são conspícuos. Aspergilomas não invasivos e outras bolas fúngicas podem crescer no espaço cístico com o risco de desenvolvimento de doença fúngica invasiva (Fig. 38-3), se os pacientes se tornarem imunocomprometidos. Conforme a fibrose aumenta, a concentração e o número de granulomas podem diminuir. Em alguns casos de estágio avançado terminal de fibrose pulmonar, pode não haver nenhum granuloma identificável na avaliação patológica.[186]

O diagnóstico diferencial abrange muitas doenças granulomatosas do pulmão. As considerações incluem infecção, pneumonia por hipersensibilidade, reação a droga e reação a material exógeno como berílio e talco. Estudos clínicos e microbiológicos podem excluir a maior parte das entidades no diagnóstico diferencial. Na PH, os granulomas são pobremente formados e o processo costuma estar associado a inflamação intersticial celular mais proeminente. No entanto, envolvimento pulmonar por doença de berílio pode ser idêntico a sarcoidose e apenas o histórico de exposição e/ou teste de estimulação de linfócito com berílio pode distinguir essas duas entidades.[196]

Histiocitose Pulmonar de Células de Langerhans

Histiocitose pulmonar de células de Langerhans (HPCL) descreve uma proliferação de células de Langerhans e tem sido descrita em diversas localizações incluindo a pele, linfonodos, ossos e pulmão. Em localização extrapulmonar, a proliferação de células de Langerhans é clonal e provavelmente um processo neoplásico, em geral afetando crianças ou adultos jovens.[197] Na HPCL, a doença costuma estar associada ao hábito de fumar e é, com maior frequência, um processo reativo. O pico de incidência é em adultos jovens fumantes e a doença pode regredir com a parada do hábito de fumar se o processo de fibrose ainda não se desenvolveu.

Clinicamente, os pacientes podem queixar-se de tosse, dispneia, perda de peso e febre, bem como possuem risco aumentado de pneumotórax espontâneo. Estudos radiográficos

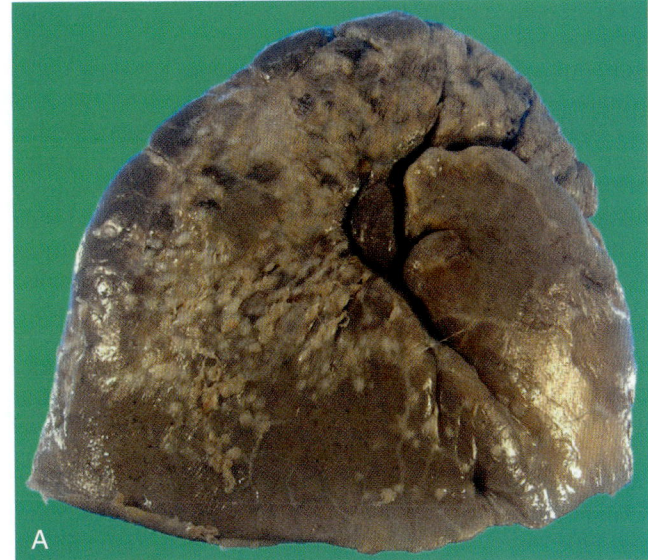
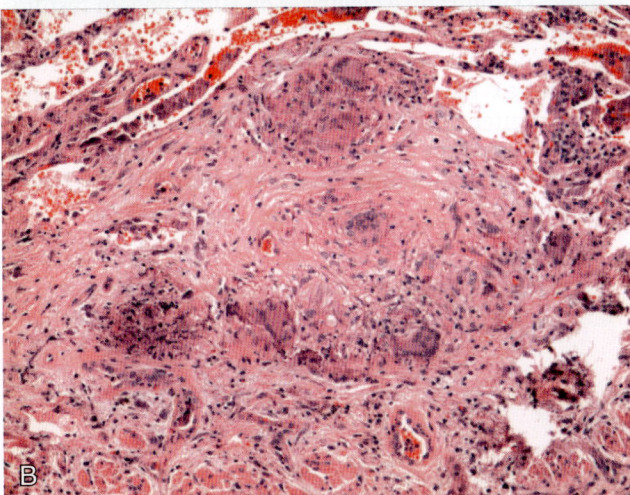
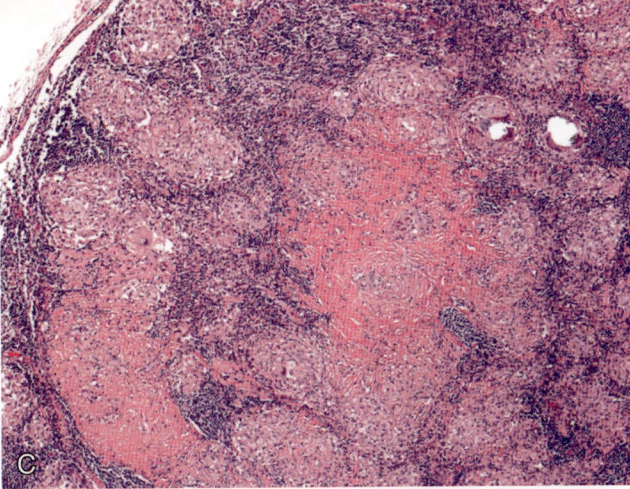

Figura 14-28 Sarcoidose. A, A imagem macroscópica mostra numerosos nódulos na superfície pleural que correspondem a sarcoide nodular. **B,** Granulomas epitelioides bem formados em fundo fibrótico paucicelular. (Coloração de HE, aumento original 200×.) **C,** Linfonodo hilar com inúmeros granulomas epitelioides coalescentes. (Coloração de HE, aumento original 100×.)

revelam opacidades reticulonodulares bilaterais mais proeminentes na zona medial. À medida que a doença progride, os nódulos se tornam mais císticos e podem envolver todas as zonas do pulmão.[198,199]

Patologicamente, o estágio mais precoce da doença exibe múltiplos nódulos estrelados centrolobulares de infiltrados celulares de células de Langerhans, eosinófilos, linfócitos e histiócitos (Fig. 14-29 A-B). A identificação de agregados de células de Langerhans confirma o diagnóstico. As células de Langerhans têm citoplasma granular rosa com núcleo vesicular em formato de feijão e na imuno-histoquímica marcam para CD1A (Fig. 14-29C) e S100. Inicialmente, as lesões são arredondadas, mas, conforme a doença progride, cicatrizes fibróticas estreladas lentamente substituem o infiltrado celular até que apenas poucas células inflamatórias permaneçam (Fig. 14-29A). HPCL em estágio mais avançado pode ser diagnosticada pelo formato estrelado e localização centrolobular das cicatrizes em associação com achados radiográficos característicos e histórico clínico de fumo. O infiltrado e cicatrizes da HPCL podem resultar em obstrução de vias aéreas pequenas e aprisionamento de ar acinar distal que pode levar ao desenvolvimento de pneumotórax. Em casos severos de HPCL a fibrose pulmonar predominantemente superior e mediozonal pode progredir para alterações em favo de mel e doença pulmonar fibrótica terminal, resultando em necessidade de transplante pulmonar.[159,200,201]

Linfangioleiomiomatose

Linfangioleiomiomatose (LAM) é uma doença rara de proliferação anormal de células de músculo liso observada quase exclusivamente em mulheres em idade reprodutiva. LAM é vista esporadicamente ou como complicação de esclerose tuberosa. Os pacientes costumam apresentar dispneia e são predispostos a hemoptise, efusão quilosa e pneumotórax. Estudos de imagem mostram campos pulmonares aumentados com alterações císticas de parede fina difusas por todas as zonas pulmonares e pode ser diagnóstico se o paciente possuir características clínicas de LAM (Fig. 18-29).

A aparência macroscópica revela pulmões grandes com substituição difusa do parênquima por cistos de parede fina ao longo de todos os lobos (Fig. 14-30A). Microscopicamente, o pulmão exibe múltiplos cistos bem como inúmeros focos de agregados de células de músculo liso irregulares nas paredes de alvéolos e bronquíolos em todas as partes do pulmão e em linfonodos torácicos (Fig. 14-30B-C). Essas células surgem de mutação celular somática e são, na verdade, tumores mesenquimais. Os agregados de células de músculo liso resultam em obstrução das vias aéreas e vasos linfáticos que causam dilatação cística e obstrução linfática distal a lesão. As células de músculo liso são pequenas com relação núcleo:citoplasma maior que o normal e podem ter formato fusiforme ou epitelioide com núcleo em formato de charuto. Juntamente com outros marcadores de músculo liso, LAM

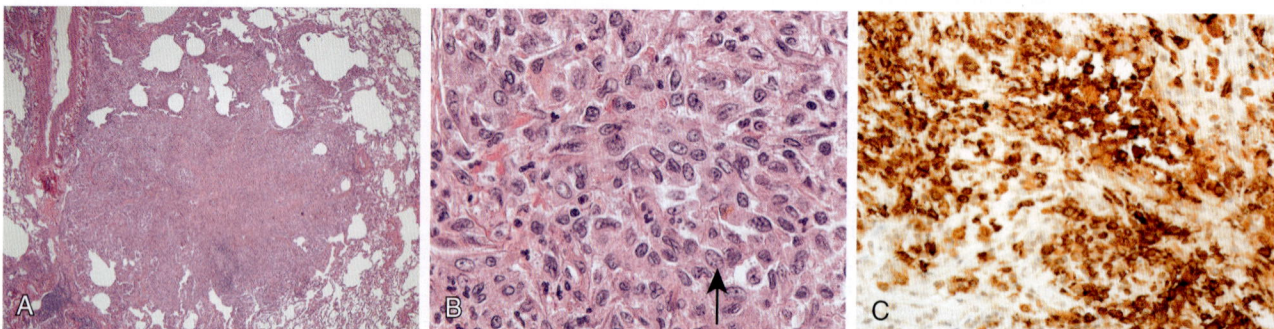

Figura 14-29 Histiocitose Pulmonar de células de Langerhans (HPCL). A, Um infiltrado estrelado de células inflamatórias e histiocíticas expande o interstício. (Coloração de HE, aumento original 40×.) **B,** Este manto de células de Langerhans mostra quantidade moderada de citoplasma eosinofílico com núcleo mostrando sulcos proeminentes característicos *(seta)*. (Coloração de HE, aumento original 800×.) **C,** As células de Langerhans marcam fortemente para CD1a. (Imuno-histoquímica para CD1a, aumento original 200×.)

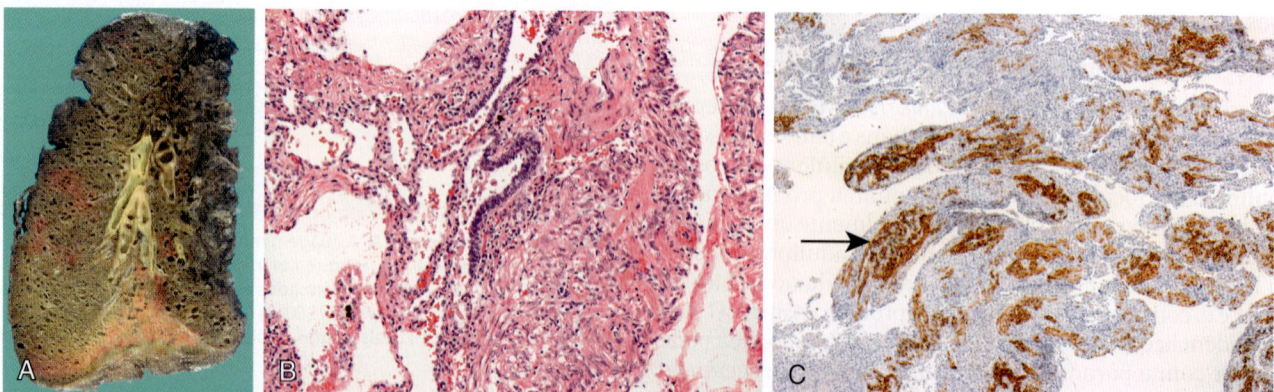

Figura 14-30 Linfangioleiomiomatose (LAM). A, A imagem macroscópica mostra numeroso cistos de parede fina uniformemente distribuídos por todo o parênquima pulmonar. **B,** Coleção de agregados anormais de células de músculo liso na parede de bronquíolo respiratório. (Coloração de HE, aumento original 200×.) **C,** A imunomarcação evidencia infiltração difusa de agregados de células de músculo liso pelo parênquima e expressão de HMB-45 *(seta)*. (Imuno-histoquímica para HMB45, aumento original 200×.)

também expressa HMB-45 (Fig. 14-30C), além de receptores de estrógeno e progesterona. A expressão de HMB-45 é característica comum de uma categoria rara de tumores conhecidos como classe de tumores de "célula epitelioide perivascular" (PEComas – do inglês *perivascular epithelioid cell*). PEComas são tumores mesenquimais compostos por células epitelioides claras e são encontrados com maior frequência em mulheres. LAM e angiolipomas renais são os tipos mais comuns de PEComas. LAM e outros PEComas são encontrados com frequência junto com esclerose tuberosa, mas também podem surgir esporadicamente.[196,202-204] Informações adicionais sobre LAM podem ser encontradas no Capítulo 69.

Pneumonia Eosinofílica

Pneumonia eosinofílica (PE) representa uma gama de doenças desde um processo transiente discreto a fibrose intersticial severa. Na maior parte dos casos, os pacientes têm eosinofilia periférica que, quando associada a infiltrado nos exames de imagem, leva ao diagnóstico. PE pode ser um processo idiopático ou ser secundária a diversos outros processos.

Tanto a forma idiopática quanto a secundária de PE pode ser categorizada em PE simples, aguda ou crônica. PE simples, também chamada de síndrome de Löffler, é caracterizada por eosinofilia periférica muito alta, porém transiente, e opacidades pulmonares migratórias. Muitos pacientes são assintomáticos, mas outros apresentam tosse seca e dispneia. Muitos pacientes podem ter tido infecções recentes por *Ascaris*, mas também são vistos casos idiopáticos. Devido aos sinais clínicos e achados radiográficos clássicos, raramente a biópsia é realizada. Não obstante, biópsias pulmonares podem exibir numerosos eosinófilos em espaços alveolares e interstício.[196]

PE aguda é um processo de aparecimento súbito da doença que leva a tosse, febre, dispneia e dor no peito pleurítica e pode levar a síndrome da angústia respiratória aguda. PE aguda pode ser vista em qualquer idade, sendo que mulheres e homens são igualmente afetados. O sangue pode ter níveis elevados ou normais de eosinófilos, mas o fluido de LTB costuma ter mais que 25% de eosinófilos. Estudos de imagem mostram as opacidades difusas características de síndrome da angústia respiratória aguda. Pela patologia, é observada lesão pulmonar aguda com eosinofilia tecidual (Fig. 14-31). Felizmente, a maior parte dos casos responde rapidamente ao tratamento com corticosteroides, o qual pode erradicar os eosinófilos após a primeira dose, dificultando o diagnóstico patológico caso a biópsia tenha sido realizada após o início do tratamento. Entretanto, no cenário clínico apropriado, o diagnóstico de "compatível com pneumonia eosinofílica aguda parcialmente tratada/em resolução" pode ser feito se a biópsia revela apenas lesão pulmonar aguda/LAD.[205]

EP crônica é um processo insidioso que progride por diversos meses antes da apresentação. A maior parte dos pacientes são mulheres, com pico de incidência na quinta década de vida, e muitos têm histórico de asma ou outras doenças atópicas. Sintomas incluem tosse, dispneia, febre e perda de peso. Os eosinófilos costumam estar muito aumentados no sangue e fluido de LTB. Radiografias de tórax demonstram consolidação bilateral nas regiões subpleurais do pulmão, um achado que tem sido chamado de "padrão reverso de edema pulmonar".[206]

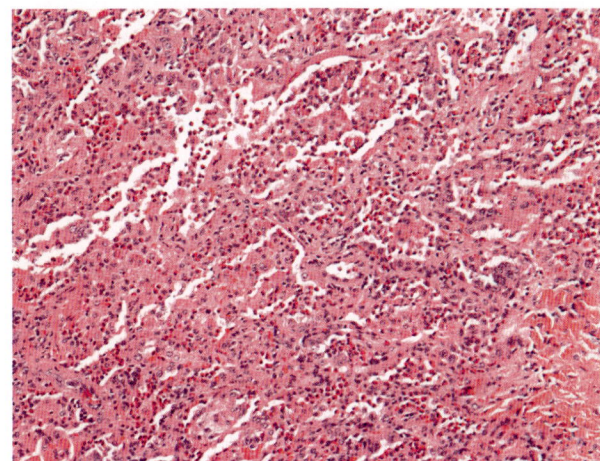

Figura 14-31 Pneumonia eosinofílica (PE). Esta área de lesão pulmonar aguda tem infiltrado evidente de eosinófilos pelos espaços alveolares e interstício. (Coloração de HE, aumento original 200×.)

Patologicamente, os eosinófilos estão agregados nos espaços alveolares juntamente com macrófagos alveolares e podem formar pequenos abscessos com necrose central (Figs. 68-1 a 68-3). Em casos idiopáticos, colorações para organismos e culturas são negativas. Pode haver granulomas ocasionais semelhantes a sarcoide e inflamação vascular, mas não há lesões de vasculite necrotizante. O marco patológico de PE crônica é a presença de fibrose intersticial, a qual pode progredir e se tornar extensa com alterações em favo de mel. A fibrose pode lembrar padrão de PIU ou PINE fibrótica. Como na PE aguda, os eosinófilos na PE crônica respondem bem ao tratamento com corticosteroides e podem se tornar escassos após o início do tratamento. O contexto clínico e histórico de eosinofilia no sangue ou LTB pode auxiliar no reconhecimento do diagnóstico correto.[196,205-207] Mais informações sobre pulmão eosinofílico são encontradas no Capítulo 68.

Pontos-chave

- A evolução na nossa compreensão e tratamento do câncer de pulmão atualmente necessita do uso de diagnósticos patológicos específicos. A combinação de características morfológicas e uso judicioso de colorações imuno-histoquímicas deve ser utilizada para classificar o tipo de carcinoma.
- Adenocarcinomas podem ter mutações somáticas identificáveis que podem representar alvos terapêuticos. Quando da avaliação de espécimes de biópsia pequenas, é importante ser judicioso no uso da análise imuno-histoquímica para preservar material para análises citogenética e molecular subsequentes. A análise molecular mínima recomendada para o adenocarcinoma pulmonar é de investigação de mutações no *EGFR* e translocações na *ALK*.
- A classificação de adenocarcinoma é baseada no tamanho do espécime da patologia e subtipo predominante. Estudos de sobrevida livre de doença têm mostrado melhor prognósticos para pacientes com adenocarcinoma *in situ* ou adenocarcinoma minimamente invasivo.

- A distinção diagnóstica entre adenocarcinoma e carcinoma de células escamosas atualmente é importante devido a diversas diferenças terapêuticas entre os dois tipos patológicos de câncer pulmonar de células não pequenas.
- A classificação mais recente de *pneumonias intersticiais idiopáticas* (PIIs) divide as principais doenças em quatro categorias: *doença pulmonar intersticial fibrosante* (DPI), DPI aguda/subaguda, DPI relacionada ao fumo e PIIs raras.
- O padrão mais comum de DPI fibrosante é pneumonia intersticial usual, seguido por pneumonia intersticial não específica. Todos os padrões de DPI podem ser primários ou secundários. Correlação clínica, radiológica e patológica cuidadosa é necessária para determinar a etiologia de base.
- O diagnóstico diferencial de pneumonias granulomatosas inclui sarcoidose, pneumonia por hipersensibilidade, infecções, reação a droga e aspiração crônica.

As Referências estão disponíveis exclusivamente no site www.elsevier.com.br/expertconsult

15 INJURY AND REPAIR

RACHEL L. ZEMANS, MD • GREGORY P. DOWNEY, MD

INTRODUCTION
LUNG INJURY AND REPAIR DURING HOMEOSTASIS
LUNG INJURY AND REPAIR DURING DISEASE
Lung Injury
Lung Repair

Endothelial Repair
Epithelial Repair
STEM CELLS, CONSTITUTIVE CELL TURNOVER, AND REPARATIVE CELL TYPES
Hierarchies of Reparative Cells
Classical Stem Cell Hierarchy
Cells Involved in Lung Repair

GENE-ENVIRONMENT INTERACTIONS IN LUNG INJURY AND REPAIR
DOES LUNG REPAIR RECAPITULATE LUNG DEVELOPMENT?

O Capítulo 15 está disponível, em inglês, exclusivamente no site www.elsevier.com.br/expertconsult

PARTE 2

DIAGNÓSTICO E AVALIAÇÃO DE DOENÇAS RESPIRATÓRIAS

Diagnóstico

Histórico e Exame Físico

Diagnóstico Microbiológico de Infecção Pulmonar

Radiologia Torácica: Imagens Diagnósticas não Invasivas

Radiologia Torácica: Imagens Diagnósticas Invasivas e Intervenções Guiadas por Imagem

Ultrassonografia

Tomografia por Emissão de Pósitrons

Broncoscopia Diagnóstica

Broncoscopia Terapêutica

Toracoscopia

Avaliação

Testes de Função Pulmonar

Testes de Exercício Clínico

Avaliação Pré-operatória

Avaliação de Distúrbios e Incapacidade Respiratória

SEÇÃO E

DIAGNÓSTICO

16 HISTÓRICO E EXAME FÍSICO

J. LUCIAN DAVIS, MD • JOHN F. MURRAY, MD

INTRODUÇÃO
Documentação Eletrônica
Habilidades de Comunicação
ANAMNESE
Queixa Principal e Morbidade Presente

Principais Sintomas Pulmonares
Histórico Familiar e Social
Histórico Médico Prévio
Informação de Questionários e Outras Fontes

EXAME FÍSICO
Exame do Tórax
Manifestações Extrapulmonares

INTRODUÇÃO

A obtenção de um histórico cuidadoso e completo e realização de um exame físico minucioso são fundamentais para o bom internista e é uma das características que distingue um clínico proficiente. A consulta inicial dita o tom da relação imediata e futura com o paciente e inicia o processo diagnóstico e terapêutico da enfermidade; é um encontro dinâmico, sendo que cada uma das respostas do paciente deve estimular mais investigações e formação de hipóteses diagnósticas. O médico deve estar atento ao histórico do paciente, colecionando cada peça de evidência para formar uma tentativa de diagnóstico preliminar e diagnósticos diferenciais. Nada deve escapar aos olhos e ouvidos de um médico cuidadoso. A obtenção do histórico é mais que simplesmente o recolhimento de informações: ela fornece a oportunidade de decifrar a linguagem corporal do paciente conforme procede o questionamento. Neste estágio, nenhum sintoma ou circunstância deve ser ignorado. Com uma compreensão da biologia e medicina acoplada a experiências passadas, o médico tenta conectar as partes salientes da história do paciente, a fim de desenvolver uma explicação plausível dos eventos fisiológicos e patológicos que levam à doença.

Embora almeje um simples diagnóstico, o médico deve perceber que mais de uma enfermidade pode estar presente e que condições raras são diagnosticadas apenas para aqueles que as consideram. Entretanto, a máxima "apresentações incomuns de doenças comuns são mais frequentes que apresentações comuns de doenças incomuns" provavelmente seja verdadeira. É importante continuar tanto a obter informação quanto estar aberto a reconsiderar uma hipótese diagnóstica conforme mais informação se torna disponível.

O julgamento prematuro ou a incapacidade de continuar a considerar alternativas razoáveis após a realização de um diagnóstico inicial é simplesmente o erro diagnóstico mais comum.[1,2] No campo da ciência de decisão, estas falhas são postuladas com surgimento a partir de "disposições cognitivas para responder" e incluem vários vieses no julgamento ou raciocínio definidos na Tabela 16-1.[3] Existe a hipótese de que uma maior conscientização destes preconceitos dentre os médicos poderia facilitar a "remoção de vieses cognitivos", reduzindo, desta forma, a frequência destes erros comuns de raciocínio.[4] Uma abordagem alternativa ou potencialmente complementar envolve a utilização de um *software* que apoie a decisão de expansão dos diagnósticos diferenciais e evite a negligência de condições pouco usuais ou severas.[5]

O teorema de Bayes sugere que os testes diagnósticos apresentarão uma abordagem mais ampla se a probabilidade prévia do diagnóstico for alta (também chamada de probabilidade pré-teste). Detalhes específicos obtidos no histórico aumentam a probabilidade de diagnósticos diferentes e direcionam testes adicionais de maneira produtiva. Investigações diagnósticas adicionais — exames de imagem, testes sanguíneos, estudos de função pulmonar, e até mesmo partes do exame físico — dependem do histórico. Pistas referentes ao histórico aumentam ou diminuem as probabilidades, melhorando, desta forma, o valor das questões e avaliações subsequentes. Os resultados dos testes mais os achados do histórico e exame físico podem confirmar ou refutar os diagnósticos principais e diferenciais, estabelecendo tanto um plano terapêutico quanto a necessidade de uma hipótese alternativa.

Ao final da avaliação inicial, a avaliação e planejamento devem identificar problemas e uma linha de ação que leve

Tabela 16-1 Tendências Selecionadas no Julgamento ou Raciocínio

Tendência	Definição
Fixação	Tendência a seguir características salientes no atendimento inicial do paciente muito precocemente no processo diagnóstico, e falha em ajustar esta impressão inicial à luz de informações tardias.
Tendências confirmatórias	Tendência de buscar evidências confirmatórias para suportar um diagnóstico em vez de buscar uma evidência para refutá-lo, apesar da última frequentemente ser mais persuasiva e definitiva.
Efeito de moldura	Tendência a ser fortemente influenciado pela forma a qual o problema é apresentado (p.ex., percepções de risco ao paciente fortemente influenciadas pela possibilidade do resultado ser expresso em termos da possível morte do paciente).
Fechamento prematuro	Tendência a aceitar o diagnóstico antes que tenha sido completamente verificado. As consequências das tendências são refletidas na máxima "Quando o diagnóstico é realizado, o pensamento para".
Conclusão da pesquisa	Tendência a cancelar uma pesquisa assim que algo é encontrado. Comorbidades, corpos estranhos secundários, outras fraturas e coingestão de venenos podem ser deixados de lado. Além disso, se a pesquisa não render resultado nenhum, os médicos devem estar satisfeitos porque buscaram no local certo.
Princípio da descoberta	Falha em obter toda informação relevante (descoberta), o que pode resultar em perda de possibilidades diagnósticas significativas.

em consideração as preocupações e questões do paciente. O paciente deve sentir satisfação que o médico realizou um trabalho minucioso ao explorar suas queixas, forneceu uma explicação plausível e planejou um curso adequado de ação.

DOCUMENTAÇÃO ELETRÔNICA

O registro médico eletrônico permite agora documentos de maior qualidade que registros escritos em decorrência da melhora da organização, aumento da legibilidade, utilização de material suplementar e melhores comparações. Ele elimina o problema da má ortografia e informação perdida ou fora de lugar. Benefícios adicionais incluem diminuição do custo para armazenamento, fácil acessibilidade, e transferência rápida para outra instituição de saúde.[6] O registro médico eletrônico facilita uma abordagem de equipe coordenada e reduz a duplicação dos testes. Pacientes com enfermidades complicadas frequentemente têm vários médicos diferentes, e registro eletrônicos podem tornar mais fácil que uma equipe siga o que está sendo feito por outra equipe de profissionais. O fácil acesso a um registro completo é especialmente importante em situações emergenciais para médicos que não apresentam familiaridade com o paciente que está sendo atendido. As listas eletrônicas de medicamentos e lembretes podem poupar tempo e reduzir erros. Prescrições eletrônicas fornecem maior segurança ao paciente.

Escrever diretamente no registro médico, ou inicialmente por meio de um programa de processamento de palavras, torna mais fácil a produção de um resumo convincente e história cronológica. A capacidade de inserir informação onde ela pertence ajuda a manter uma cronologia harmoniosa. Verificações de ortografia e gramática e autocorreção de abreviaturas devem tornar o relato final em um documento facilmente legível.

As desvantagens dos registros médicos eletrônicos incluem "sobrecarga de informação" e perda potencial de privacidade. A paralisação do *software* pode ser terrível. O aprendizado sobre como utilizar aplicativos específicos e desenvolver habilidades de digitação pode necessitar de treinamento. A maioria dos programas de processamento de palavras em registros médicos eletrônicos é menos eficiente que os *softwares* comerciais de processamento de palavras utilizados comumente.

A técnica de "recortar e colar", iniciando onde foi gravada a última visita, economiza tempo e garante que problemas correntes não sejam subestimados. O problema desta abordagem é que muita informação pode ser depositada e duplicada no registro médico, incluindo informação irrelevante para o propósito da consulta. Tal excesso de texto pode, algumas vezes, substituir informação essencial e prejudicar a fácil compreensão e raciocínio crítico. Recortar e colar a informação a partir de especialistas e de outras pessoas envolvidas nunca deve substituir a obtenção do histórico da própria pessoa ou raciocínio clínico. A cópia de informação obtida por outra pessoa implica concordar com as afirmações. A revisão é essencial, especialmente de prescrições eletrônicas, em razão das diferentes doses e vias de administração de certas drogas.

A transferência de informação médica eletrônica não é infalível. Pacientes e médicos acham fácil e conveniente se comunicarem e transferir informação por *e-mail*, mas há um risco de que o registro destas mudanças possa não ser colocado no registro médico permanente do paciente, seja intencionalmente ou não interceptado levando à perda de privacidade, ou sofra outra causa que leve à falta de compreensão. Os médicos podem enviar cópias eletrônicas aos pacientes de seus registros, mas se estes estiverem em um formato de processamento de palavras, os pacientes podem alterar o registro para um ganho secundário. Muitas destas preocupações podem ter consequências médico-legais.[6]

HABILIDADES DE COMUNICAÇÃO

A capacidade de ouvir habilmente, e de se comunicar claramente e de forma empática com o paciente, é a fundação para a relação entre médico e paciente. A comunicação efetiva com pacientes e colegas é a base do sucesso de um médico. A comunicação do médico deve ser efetiva, sem julgamentos e empática. Os médicos são geralmente melhores em obter informação médica que em compreender como determinada informação afeta os pacientes.[7] A comunicação contém interações tanto verbais quanto não verbais.[8] Uma atmosfera calma, situação tranquila e tempo abundante são essenciais, particularmente ao revelar notícias ruins,[9] mas, mesmo nestes casos, um médico com boas habilidades de comunicação deve ser capaz de tornar o paciente satisfeito por ele ter consultado o médico. Isso pode ser alcançado ao sempre afirmar a verdade, mas também atenuar informações assustadoras com esperança. Quando realista, o médico pode dizer, por exemplo, que o câncer foi descoberto precocemente, fornecer segurança sobre um provável bom prognóstico, ou sugerir uma nova e melhor terapia.

A abordagem tutorial antiga da compreensão sobre como ser um bom médico teve várias falhas: estudantes, residentes e estagiários aprenderam medicina no modo em que cada um fazia como podia, como acreditava ser possível ou correto (*catch-as-catch-can*). Mais recentemente, entretanto, estudos científicos e análises sociais e psicológicas descobriram erros flagrantes na maneira como os médicos por si só obtêm e avaliam informação diagnóstica. Sir William Osler costumava dizer aos seus estudantes que "ao escutar o paciente, ele (ou ela) dirá o seu diagnóstico". Hoje — ao contrário — como Dr. J. Groopman aponta em seu excelente livro, *How Doctor Think*, os médicos interrompem o histórico inicial do paciente em apenas 16 segundos e frequentemente, depois disso, fazem julgamentos instantâneos, e caem em armadilhas cognitivas que são muito mais prováveis que o desconhecimento verdadeiro como causa de erros médicos.[10] Novas orientações práticas a partir de pesquisas baseadas em evidências ajudam a conduzir um diagnóstico correto, mas a presença de diagnósticos sobrepostos, sintomas pouco usuais e doenças incomuns requerem sabedoria e perspicácia dos médicos, e não algoritmos inflexíveis.

ANAMNESE

Há muito mais no histórico médico que uma recitação de questões e registro de respostas. Em vez disso, a anamnese foi definida como todo o meio de interação entre paciente e médico.[11] A partir desta experiência interativa, tanto médicos quanto pacientes aprendem um sobre o outro: o conhecimento compartilhado e sentimentos transmitidos influenciam a confiança subsequente, compreensão, preocupação e aderência ao plano terapêutico. A experiência é valiosa na aquisição de um padrão de reconhecimento clínico e no acúmulo de conhecimento clínico. Embora as habilidades de anamnese possam ser sistematicamente aprendidas,[12] a aquisição da arte da obtenção de um histórico e exame físico minuciosos é um processo que ocorre ao longo da vida, o qual é melhorado crescentemente pela prática criteriosa.

Os propósitos principais da anamnese são (1) obter informação útil, (2) desenvolver harmonia, (3) responder a preocupações, e (4) educar o paciente. A facilidade com a qual os pacientes podem acessar a informação médica pode levar a um papel mais ativo por sua parte; eles podem estar bem informados ou desinformados sobre seu diagnóstico real ou percebido. Qualquer que seja seu nível de conhecimento, a maioria dos pacientes quer ser informada de forma acurada sobre sua condição e estar envolvida nas deliberações e tomadas de decisão.[13] Ao mesmo tempo, eles geralmente querem que seu médico direcione seu plano terapêutico de modo fundamentado, o que implica levar em consideração os conhecimentos básicos do paciente, preconceitos e sua cultura, de modo sensível. Isso significa que o plano do médico deve levar em consideração a individualidade do paciente.

O encorajamento do paciente para que ele assuma a iniciativa de explorar seus sintomas e suas relações forma a base da anamnese centrada no paciente,[14] o que desenvolve harmonia apropriada. Mesmo nesta era de confiança em estudos laboratoriais, a declaração original de Platt[15] de que um diagnóstico pode ser obtido apenas por meio da obtenção de um histórico na maioria dos pacientes tem sido reafirmada por diversas investigações subsequentes.[16-18]

QUEIXA PRINCIPAL E MORBIDADE PRESENTE

O histórico médico tem sido tradicionalmente subdividido em queixa principal; história médica pregressa, atual, familiar e psicossocial, e revisão de sistemas. Em razão da sua relevância e importância na avaliação de pacientes com pneumopatias diagnosticadas ou suspeitas, o histórico ocupacional é incluído como um componente separado do histórico psicossocial. O histórico de viagens também incluído no histórico social é útil no diagnóstico de certas doenças pulmonares.

A queixa principal por si só é uma resposta discreta a uma única questão. É, em geral, recomendado que a queixa principal seja escrita com as próprias palavras do paciente, caso a interpretação do médico seja substituída prematuramente pela única queixa do paciente. Cada queixa principal deve ser explorada em detalhes, e o agregado de informações resultante constitui o histórico da doença atual. Os diversos elementos do restante do histórico são classificados em suas próprias categorias após a conclusão da anamnese. O histórico resultante da doença atual é uma história cronológica convincente que incorpora todos os fatos e suas relações que suportem o diagnóstico preliminar e os diagnósticos diferenciais. Embora deva ser um encontro aberto e fluente, a anamnese ainda deve ser focada e organizada. Cada nova questão é frequentemente ligada à resposta da pergunta prévia. Ao final da revisão dos sistemas está uma série de questões designadas para cobrir territórios não explorados previamente.

Mesmo se o clínico preencher as funções de obter e investigar informações, um processo mais complexo está ocorrendo, no qual as respostas verbais e não verbais do paciente aos questionamentos do sintoma fornecem uma narrativa pessoal e frequentemente explanatória que pode envolver aspectos singulares e individuais da doença. Estes podem incluir a experiência da morbidade e sua relação com qualquer e todos os aspectos da vida do paciente. O campo emergente da medicina narrativa destaca os efeitos que um histórico detalhado possui em pacientes e médicos, e sua capacidade de enriquecer a relação entre os dois e a experiência clínica.[19,20]

PRINCIPAIS SINTOMAS PULMONARES

O questionamento minucioso é necessário para estabelecer a etiologia e significado de determinados sinais, tendo em vista que a dispneia, tosse e dor torácica estão entre as razões mais comuns para que os pacientes consultem médicos, pois estes sintomas podem ser resultado de sérias doenças torácicas subjacentes. A base anatômica e patológica destes sintomas cardinais é fornecida nos Capítulos 29 a 31. Para auxiliar o entrevistador a obter um histórico médico, uma breve visão geral sobre estes três sintomas comuns ao atendimento e sobre um outro relacionado, a hemoptise, será fornecida nesta seção.

Dispneia

Quando uma pessoa saudável aumenta seu nível de atividade física suficientemente, emerge uma sensibilização da respiração; se a severidade da atividade aumenta ainda mais, a sensação se torna cada vez mais desagradável, até que tipicamente obriga o indivíduo a diminuir ou parar.[21] Embora a dispneia, falta de ar e ofegância sejam com frequência utilizadas de maneira igual, como é dito no Capítulo 29, alguns puristas utilizam o termo *dispneia* apenas quando o sintoma é anormal, o que implica que a sensibilidade é desproporcional ao estímulo e que a sensação é patológica. Muitos pacientes descrevem seu desconforto respiratório como "ofegância", mas muitos outros se queixam de "aperto", "engasgo", "incapaz de respirar fundo", "sufoco", "incapazes de inspirar", ou ocasionalmente de "cansaço".

Os mecanismos de base da sensação de dispneia permanecem pobremente compreendidos e são revisados no Capítulo 29. Em contraste à dor e tosse, pelos quais receptores específicos e vias neurais têm sido identificadas, está faltando conhecimento detalhado semelhante para a dispneia, apesar de existirem evidências que ligam o sintoma à dor.[21,22] Estudos sobre a neurofisiologia da dispneia são complicados ainda mais pela ausência de ferramentas objetivas para quantificar uma sensação subjetiva com variação interindividual. Instrumentos de classificação — como a escala Borg[23] e questionários, como o questionário da *British Medical Research Council*[24] e *Pulmonary Functional Status and Dyspnea Questionnaire*[25] — foram validados como úteis na aferição da dispneia. Versões computadorizadas administradas pelos próprios pacientes do *Transitional Dyspnea Index and Multidimensional Baseline Dyspnea Index* parecem ser pelo menos tão bons quanto o questionamento por entrevista para esta avaliação.[26] Progresso, todavia, está sendo feito: recentes estudos claramente demonstraram que a dispneia durante exercício em pacientes com doença pulmonar obstrutiva crônica (DPOC) está intimamente relacionada com a hiperinflação pulmonar dinâmica.[27]

Achados clínicos. Pacientes acometidos por distúrbios respiratórios, cardíacos, hematológicos, metabólicos e neuromusculares podem reclamar de dispneia. Um histórico cuidadoso e detalhado é necessário para descobrir a causa da sensação. Além disso, é importante documentar o impacto do sintoma nas atividades diárias do paciente e estar alerta ao "fenômeno da diminuição da atividade". Este descreve pacientes que dizem que a dispneia não piorou, mas só porque agora caminham mais lentamente ou não sobem mais escadas ou não realizam mais atividades atléticas. Algumas vezes esta diminuição das atividades é tão gradual, que os pacientes podem não perceber ou atribuir isso ao envelhecimento. A avaliação da atividade necessária para causar a dispneia é importante. Quantos degraus de escada podem ser subidos antes de parar? Quanto alguém pode caminhar em um nível plano em sua velocidade sem parar? Falar ao telefone, se vestir ou comer causa dispneia? O paciente apresenta respiração ofegante em repouso?

A evolução sobre o tempo deve ser notada. A dispneia súbita sem uma provocação óbvia sugere embolia pulmonar ou pneumotórax, embora isquemia miocárdica e asma também possam ter um início rápido. A dispneia causada por tabagismo, pó, mofo, perfumes, grama recentemente cortada, gatos e odores fortes é característica da hiper-reatividade brônquica que ocorre durante a asma. Achados associados, como sibilância e a presença e o tipo de aperto ou dor no peito, são pistas importantes. A piora da dispneia com tosse, produzindo quantidades aumentadas de escarro purulento durante 1 a 3 dias pode caracterizar uma exacerbação da DPOC.

Tipos especiais de dispneia são suficientemente distintos para garantir designações separadas. Episódios de falta de ar que acordam pacientes em sono tranquilo, *dispneia paroxística noturna*, usualmente denota insuficiência ventricular esquerda, mas também pode acometer indivíduos com doenças pulmonares crônicas em razão do acúmulo de secreções, diminuições do volume pulmonar induzidas pelo sono, aumento na resistência das vias aéreas induzido pelo sono, ou aspiração noturna. *Ortopneia*, o início ou piora da dispneia ao assumir a posição supina, assim como na dispneia paroxística noturna, ocorre em pacientes com cardiopatia e doença pulmonar crônica. A aferição do peptídeo natriurético aminoterminal tipo B se mostrou útil ao diferenciar entre uma origem cardíaca e respiratória em pacientes com dispneia.[28]

A incapacidade de assumir a posição supina (*ortopneia instantânea*) é característica da paralisia de ambos os folhetos diafragmáticos. A dispneia logo após assumir a posição supina também pode estar associada a outras condições, como má-formação arteriovenosa, bronquiectasia e abscesso pulmonar. *Platipneia*, que denota dispneia na posição ereta, e *trepopneia*, uma forma ainda mais rara de dispneia que se desenvolve no decúbito lateral, tanto direito quanto esquerdo, sugerindo desvio vascular pulmonar. Tanto o termo *hiperpneia*, um aumento na ventilação-minuto, quanto *hiperventilação*, um aumento na ventilação alveolar em razão do excesso da produção de dióxido de carbono, indicam que a ventilação está anormalmente aumentada. Nenhum destes termos, entretanto, carrega qualquer implicação sobre a presença ou ausência de dispneia.

Tosse

A quantidade de secreções bronquiais produzida a cada dia por um adulto saudável não fumante não é precisamente conhecida, mas é suficientemente pequena para ser removida pela ação mucociliar por si só: pessoas saudáveis raras vezes tossem.[29] Como descrito no capítulo 30, tossir é um mecanismo essencial que protege as vias aéreas dos efeitos adversos de substâncias nocivas inaladas e defende os pulmões pela eliminação do excesso de secreções.[30] A tosse pode ser ocasional, transiente e pouco importante. Ao contrário, ela pode indicar a presença de severa doença intratorácica.

Achados clínicos. A maioria dos episódios de tosse está associada a infecções ou alergias do trato respiratório superior de curta duração, e os pacientes, reconhecendo isso, raramente visitam seus médicos para este tipo de tosse. No entanto, a tosse é a queixa mais comum para a qual os pacientes buscam atenção médica e a segunda razão mais comum para submeter-se a um exame médico geral.[31] Os médicos devem perceber que quando os pacientes buscam sua ajuda para a tosse, frequentemente surgiu algo novo, diferente e alarmante sobre o sintoma. O primeiro passo essencial na avaliação de um paciente com tosse é obter um histórico minucioso, prestando atenção especial aos seguintes aspectos: avaliar se a tosse é aguda ou crônica, produtiva ou não produtiva, sua característica, momento de ocorrência, tipo e quantidade de escarro, e achados associados. É notável que, dos vários componentes do plano de uma investigação anatômica sistemática utilizado pelos autores para determinação das causas de tosse crônica, o histórico médico por si só leva ao diagnóstico correto em 70% dos pacientes.[31]

A tosse aguda está muitas vezes associada à nasofaringite, laringotraqueobronquite, ou outras infecções do trato respiratório superior, usualmente induzidas por vírus. Menos comumente, pode ser a principal manifestação anunciando o início da infecção broncopulmonar viral ou bacteriana, ou a inalação de substâncias alérgenas ou irritantes. As causas da tosse que persistiram por 3 semanas ou mais em 102 pacientes foram gotejamento pós-nasal (41%), asma (24%), refluxo gastroesofágico (21%), bronquite crônica (5%) e bronquiectasia (4%).[31] Outras condições importantes, porém menos comuns, incluem bronquite eosinofílica[32] e a utilização de inibidores da enzima conversora de angiotensina.[33] Em 1999, a importância dos "três grandes" — gotejamento pós-nasal, asma e refluxo gastroesofágico — foi verificada pelos resultados de outra pesquisa das causas de tosse crônica.[34] Não são todos que concordam, entretanto, e alguns especialistas afirmam que a ênfase nestas três condições principais é injustificável e ademais diminui o interesse e pesquisa com relação a outras causas importantes e mecanismos de tosse crônica.[35]

Um histórico cuidadoso de pacientes com tosse de duração de pelo menos 3 meses revelou que quase todos os pacientes diagnosticados erroneamente como "psicogênicos" apresentavam uma das condições listadas previamente como causas de tosse crônica.[36] Mesmo a tosse que piora após estresse psicológico é frequentemente causada por doenças pulmonares subjacentes. Pacientes com respostas de tosse exacerbadas ou tosse habitual podem ter um componente "psicogênico"; portanto, mesmo quando a tosse crônica possui uma causa pulmonar, ela pode responder a uma modificação comportamental.[37]

A maioria dos médicos ouviu o antigo axioma diagnóstico, o qual ainda é verdadeiro, de que qualquer alteração na característica ou padrão de uma tosse crônica em um fumante demanda uma imediata avaliação radiográfica torácica, buscando neoplasia pulmonar. Menos bem conhecido é que a tosse pode ser a manifestação clínica única da asma[38] ou doença de refluxo gastroesofágico.[39]

Em países de baixa renda, onde a maioria da população global vive, a tosse, usualmente produtiva, mas nem sempre, com duração de 3 semanas ou mais, tem sido um marcador clínico tradicional (e confiável) de uma possível tuberculose pulmonar, que deve desencadear um exame de amostras de escarro, buscando *Mycobacterium tuberculosis*. As recomendações revisadas por especialistas em tuberculose agora incluem tosse de "2 a 3 semanas" ou mais, como uma indicação para o exame do escarro.[40]

Dentre as várias complicações da tosse persistente ou recorrente, estão a síncope tussígena; ruptura de vasos retinais; cefaleia persistente; estiramento de músculos torácicos e abdominais, incluindo o desenvolvimento de hérnia da parede abdominal[41]; e até mesmo fraturas de costela. A tosse crônica severa pode ocasionar dificuldades pessoais devastadoras, fazendo com que os pacientes restrinjam suas atividades sociais e profissionais.

Hemoptise

A expectoração de qualquer quantidade de sangue denota hemoptise. Todo paciente com hemoptise de nova ocorrência ou apreciável merece uma avaliação diagnóstica minuciosa, que geralmente inclui *tomografia computadorizada* (TC) torácica e broncoscopia. Durante séculos, a hemoptise foi considerada patognomônica da tuberculose pulmonar, uma visão que é resumida na máxima de Hipócrates de que "cuspir pus segue cuspir sangue, a deterioração segue a eliminação dessa secreção, e a morte segue a deterioração."[42] A frequência de diferentes condições que causam hemoptise depende amplamente da população estudada, mas a bronquite, neoplasia pulmonar, tuberculose e bronquiectasia são na maioria das vezes as causas mais comuns.[43-45] Estas são também as principais causas de hemoptise severa (definida em vários estudos como eliminação de mais de 200 ou 600 mL de sangue em 24 horas). A neoplasia pulmonar e a bronquite usualmente causam discreta a moderada hemorragia, enquanto pacientes acometidos por bronquiectasia, abscesso pulmonar, doença fúngica ou diátese hemorrágica mais provavelmente apresentarão hemorragia severa.[43] Condições menos comuns associadas à hemoptise incluem más-formações arteriovenosas, broncolitíase, corpos estranhos, aspergiloma, estenose mitral, trauma, anticoagulação excessiva, síndromes hemorrágicas pulmonares, insuficiência cardíaca, pneumonia e granulomatose com poliangeíte (granulomatose de Wegener).

Achados clínicos. Avaliação imediata, iniciando com um histórico minucioso, é necessária em todos os pacientes. É importante determinar qual a origem do sangue. De maneira surpreendente, os pacientes podem nem sempre ser capazes de distinguir a hemoptise da hematêmese ou hemorragia nasofaríngea. A presença de sangue no vômito pode seguir um prolongado episódio de tosse. Pacientes podem engolir ou aspirar sangue das vias aéreas superiores. Alguns pacientes relatam apenas que o sangue "surgiu" em suas gargantas. Outros dirão que está misturado a esputo. A hematêmese pode usualmente ser diferenciada da hemoptise pela presença de sintomas de envolvimento gastrointestinal, como náusea e êmese, um histórico de doença por úlcera péptica, alcoolismo, ou sinais de cirrose; quando em dúvida, é indicada esofagoscopia.

Após o exame físico, são necessárias uma radiografia e, frequentemente, TC torácica. Dependendo da magnitude da perda de sangue e circunstâncias clínicas, a broncoscopia é indicada para determinação da localização da hemorragia. Embora estes estudos quase sempre revelem qual região pulmonar é a fonte, a causa da hemoptise não pode ser determinada em 20% a 30% dos casos.[46] Recentes avanços radiológicos, os quais melhoram a identificação do vaso acometido, particularmente a angiografia por tomografia computadorizada, têm auxiliado de maneira grandiosa os profissionais quando a embolização da artéria bronquial for necessária para cessar a hemorragia.[47]

Dor Torácica

Vários tipos de dor torácica são extremamente comuns; seus mecanismos e padrões clínicos são descritos no capítulo 31. A dor torácica é um dos sintomas mais comuns que fazem que o indivíduo busque atenção médica. Todas as queixas de dor torácica devem ser cuidadosamente consideradas, já que não há uma relação clara entre a intensidade do desconforto e a importância de sua causa de base. O recente desenvolvimento de centros dedicados à dor torácica dentro de departamentos de emergência melhorou a acurácia e rapidez do diagnóstico, tratamento e a sobrevida de pacientes com esse constante e problemático sintoma.[48]

Achados clínicos. Pleurisia, ou inflamação aguda das superfícies pleurais, possui várias características distintas. A dor pleurítica é usualmente localizada e unilateral — e tende a estar distribuída ao longo de zonas de nervos intercostais. A dor por conta de pleurisia diafragmática é muitas vezes referida ao ombro e porção lateral do pescoço ipsilateral. A característica mais notável e definidora da dor pleurítica é sua clara relação com os movimentos respiratórios. A dor pode ser descrita variavelmente como "cortante", "queimação", ou simplesmente um "puxão", mas é tipicamente piorada após uma respiração profunda, e tosse ou espirro causam um intenso desconforto. Pacientes acometidos por pleurisia frequentemente sofrem dispneia, pois o agravamento de sua dor durante a inspiração faz com que eles tenham consciência de cada respiração.

A dor pleurítica aguda ocorre em pacientes acometidos por pneumotórax espontâneo, embolia pulmonar e pneumonia, em especial a pneumocócica, enquanto uma evolução gradual durante vários dias é observada em pacientes com tuberculose; uma evolução ainda mais lenta é característica de neoplasias primárias ou secundárias. A dor pleurítica crônica é característica do mesotelioma. Pode ser difícil distinguir a dor pleurítica da dor ocasionada por uma fratura de costela, embora a localização muito restrita favoreça a última. A dor pericárdica é tipicamente aguda, de localização retroesternal, e aliviada após sentar e se inclinar para frente.

A distribuição e a característica cortante e superficial da dor pela neurite ou radiculite intercostal podem lembrar a dor pleural, pois é piorada por movimentos respiratórios vigorosos, mas, ao contrário da pleurisia, não por respirações normais. Uma origem neurológica pode ser sugerida pela presença de sensações lancinantes ou semelhantes a choques elétricos não relacionadas com movimentos, e hiperalgesia ou anestesia sobre a distribuição do nervo intercostal afetado fornece evidências confirmatórias. Em várias situações do surgimento de quadros de dor da parede torácica, o diagnóstico torna-se claro 1 a 2 dias após o aparecimento de erupções vesiculares típicas do herpes-zóster.[49]

Dentre os tipos mais importantes de dor torácica está a hipóxia miocárdica, a qual é usualmente causada por aterosclerose de artérias coronarianas. Estes ataques, os quais são provocados por fornecimento inadequado de oxigênio ao miocárdio, abrangem níveis contínuos de severidade, desde uma angina estável crônica até o clássico infarto miocárdico agudo. A dor típica por angina é induzida por exercício, refeições exageradas e transtornos emocionais; a dor é normalmente descrita como uma "pressão", "constrição" ou "aperto" subesternal que, quando intenso, pode irradiar para o pescoço ou até o aspecto ulnar de um ou ambos os braços.[50] A dor por conta de angina variante ou de Prinzmetal é semelhante em localização e qualidade à dor da angina típica, mas ocorre intermitentemente no repouso em vez do esforço físico.[51] Tanto os tipos típico quanto variante da angina são aliviados por drogas vasodilatadoras coronarianas, como a nitroglicerina. A angina típica também melhora durante o repouso ou remoção da causa de estresse incitante.

Ao contrário, a dor causada pelo infarto miocárdico agudo, embora semelhante em localização e característica à dor da angina, é usualmente de maior intensidade e duração, não é aliviada por repouso ou administração de nitroglicerina, pode necessitar de doses maiores de opioides, e é muitas vezes acompanhada por sudorese profusa, náusea, hipotensão e arritmias. Durante ataques de isquemia e infarto miocárdico, os pacientes na maioria das vezes apresentam respiração de baixa amplitude por conta de edema pulmonar associado, o qual pode ser severo, mas a dor por si só não está relacionada com a respiração. Dor semelhante àquela da isquemia miocárdica também ocorre em pacientes acometidos por doença valvar aórtica, em especial estenose aórtica, e outras cardiopatias não coronarianas e distúrbios extracardíacos.

A inflamação ou trauma a articulações, músculos, cartilagens, ossos e fáscias da caixa torácica é uma causa comum de dor torácica.[52] Eritema, edema e dor das articulações costocondrais é chamada de síndrome de Tietze. Todos estes distúrbios são caracterizados por sensibilidade localizada sobre a área afetada.

A maioria dos tromboembolismos pulmonares não está associada à dor torácica; a característica principal do infarto pulmonar, entretanto, é a dor pleurítica típica. Tanto causas agudas quanto crônicas de hipertensão pulmonar podem estar associadas a episódios de dor torácica que lembram a dor da isquemia miocárdica em sua localização subesternal e padrão de irradiação, e por ser descrita como uma sensação de "esmagamento" ou "aperto".[52] Acredita-se que este tipo de dor torácica seja resultado da isquemia ventricular direita devido à diminuição do fluxo sanguíneo coronariano secundário ao aumento da massa ventricular direita e elevação das pressões sistólica e diastólica ou à compressão da artéria coronariana principal esquerda pela dilatação do tronco da artéria pulmonar.

HISTÓRICO FAMILIAR E SOCIAL

O histórico familiar fornece importantes pistas sobre a presença de doenças pulmonares hereditárias, como a fibrose cística, deficiência de antitripsina-alfa 1, telangiectasia hemorrágica hereditária (doença de Osler-Weber-Rendu), síndrome dos cílios imóveis, e síndromes de imunodeficiência, entre outras. A obtenção de um histórico minucioso também pode descobrir associações ainda mais comuns com doenças familiares, as quais são poligênicas ou que ainda não tiveram estabelecido seu exato modo de transmissão genética. Conforme a pesquisa genômica está descobrindo cada vez mais ligações genéticas, o histórico familiar assume uma função ainda mais importante. O histórico familiar deve compreender pelo menos três gerações para agrupar traços ligados ao sexo. O histórico familiar também pode identificar exposições, como à tuberculose ou a outras doenças contagiosas.

É óbvio que nenhuma avaliação de sintomas pulmonares é completa sem um histórico detalhado de hábitos tabagistas. O médico deve perguntar, "Você já fumou alguma vez?". Uma resposta negativa deve levar de imediato a uma resposta confirmatória, como "Então você é um não fumante por toda a vida?" e um complemento se a segunda resposta for positiva. Se o paciente já fumou, a próxima questão deve ser, "Quando você começou?", "Quando você parou?" e "Quanto você fumava enquanto era fumante?" Pergunte também sobre diferentes formas de tabaco e exposição doméstica ou no local de trabalho à fumaça de cigarros de outras pessoas. Um histórico de exposição a um ambiente com fumaça também é importante.[53] Em vários países em desenvolvimento, a fumaça oriunda de cozinhas internas e chaminés é uma importante causa de doença pulmonar, especialmente em mulheres. Fatores de risco da infecção pelo *vírus da imunodeficiência humana* (HIV), como atividade sexual promíscua sem preservativos e abuso de drogas injetáveis devem ser especificamente questionados.

Medicamentos e Alergias

Uma lista completa de todos os medicamentos é essencial para obtenção de um histórico minucioso. De maneira ideal, o paciente deve trazer todas as suas medicações, e o médico deve abordar cuidadosamente cada um deles, verificando se a prescrição foi escrita e preenchida apropriadamente e se o paciente compreende os benefícios e possíveis efeitos colaterais de cada medicamento. É vital notar se o paciente já apresentou uma reação alérgica ou tóxica e quais foram estas reações. Uma listagem completa de suplementos e ervas também deve ser registrada e revisada buscando potenciais interações com medicamentos convencionais. Nenhum histórico de drogas está completo sem avaliar se o paciente consome bebidas alcoólicas ou utiliza drogas ilícitas. A quantidade e frequência deste uso também devem ser registradas.

Histórico Ocupacional

O histórico ocupacional, o qual é frequentemente incluído como parte do histórico social, é uma parte integral de uma minuciosa anamnese. A identificação de uma exposição ocupacional relevante pode fornecer a única oportunidade de remover o paciente desta exposição e prevenir danos pulmonares progressivos e irreversíveis. Ademais, a identificação de exposições ocupacionais danosas pode facilitar a compensação justificável para o paciente e remoção de materiais nocivos do local de trabalho pela indústria.

A avaliação de doenças pulmonares ocupacionais suspeitas é discutida nos Capítulos 64, 72, 73 e 74. Embora somente algumas questões sejam perguntadas na maioria das anamneses iniciais, se houver uma importante consideração de doença ocupacional, um questionário detalhado deve ser realizado sobre cada indústria, profissão e trabalho que o paciente já passou.[54,55] O médico deve consultar recursos *on-line*, como o *National Institute for Ocupational Safety and Health*, o *Enviremental Protection Agency*, *Hazardous Substances Data Bank*, o *Ocupational Safety and Health Administration*, ou outros recursos disponíveis *on-line*, já que existem diversos agentes ambientais e diferentes doenças associadas.[56,57]

Histórico de Viagens

Lugares prévios de moradia ajudam a diagnosticar doenças fúngicas endêmicas, especialmente histoplasmose e coccidioidomicose. Um histórico de viagens recentes pode auxiliar a estabelecer a possibilidade de exposição a doenças infecciosas que são restritas a regiões geográficas específicas.[58] O médico deve questionar sobre a duração da viagem. Longas viagens de avião ou carro aumentam o risco de trombose venosa profunda e tromboembolismo venoso, que são relatados em até 10% dos passageiros de voos de longa duração.[59] É importante considerar os eventos após a viagem: sintomas de tromboembolismo pulmonar e infarto podem surgir após um tempo variável do evento incitante. A epidemia de *síndrome respiratória aguda severa* (SARS) no sudeste da China em 2002 e sua rápida disseminação para o mundo por passageiros em viagens aéreas enfatiza a importância da obtenção de um cuidadoso histórico de viagens.

HISTÓRICO MÉDICO PRÉVIO

Doenças prévias podem recidivar (p.ex., tuberculose) e novas doenças podem complicar aquelas previamente existentes (p.ex., bronquiectasia como uma sequela de pneumonia necrotizante). Informações sobre morbidades, cirurgias, intubações e traumas prévios envolvendo o sistema respiratório podem ser essenciais para a compreensão do problema atual. Embora estes dados possam ser obtidos como parte do histórico médico prévio, muitas das informações pertinentes serão absorvidas durante a sequência cronológica do histórico da doença atual. Radiografias torácicas prévias são um importante auxílio na avaliação de qualquer achado anormal da radiografia torácica em razão das visões que eles fornecem sobre a duração e trajetória da doença. Deve ser pedido que os pacientes tragam radiografias anteriores, mas caso estejam indisponíveis, o médico deve fazer um esforço para obtê-las, já que radiografias antigas podem evitar intervenções desnecessárias, custosas e algumas vezes arriscadas.

INFORMAÇÃO DE QUESTIONÁRIOS E OUTRAS FONTES

Questionários impressos ou realizados no computador e históricos obtidos por enfermeiras ou profissionais da saúde são frequentemente utilizados para expedição do histórico. Eles podem identificar problemas que podem ser explorados ainda mais em anamneses, e eles facilitam uma avaliação focada, mas ainda compreensiva. Verificou-se que questionários ocupacionais melhoraram o reconhecimento de doenças ocupacionais e se correlacionaram bem aos achados de uma indústria higienista.[60] Entrevistas realizadas no computador podem obter mais informações, permitem que haja mais tempo para completar a anamnese, descobrem informações sensíveis, e podem ser adaptáveis a deficientes auditivos e a pessoas que falem um idioma diferente do médico.[61]

Estes formulários de obtenção de informação devem ser considerados como adjuntos, e não substitutos de um histórico minucioso obtido por um médico. As limitações das questões programadas envolvem a possível não compreensão do paciente e incapacidade de expressar sua preocupação quando confinados por um formulário que não permita a livre exploração dos sintomas, o que não ocorre na entrevista aberta. A coleta automatizada de dados, obviamente, não possui os benefícios obtidos pela interação entre paciente e médico, como o estabelecimento de uma relação harmônica e a capacidade de observar comportamentos não verbais. A entrevista por si só fornece tanto tempo quanto oportunidade para que o médico compreenda completamente a doença do paciente e contemple os diagnósticos primários e diferenciais.

Para o monitoramento da evolução de certos distúrbios, como a asma, o registro diário de sintomas, como coriza e dispneia, e avaliações objetivas da severidade da doença, como o pico do fluxo expiratório, em um diário em vez de um único questionário é preferível, pois a recordação dos sintomas pode ser falha e uma aferição pode não ser representativa. O monitoramento eletrônico que agora surge como um equipamento padrão na maioria dos dispositivos de ventilação não invasivos domésticos fornece a data e o momento dos eventos respiratórios e a utilização destes dispositivos.

EXAME FÍSICO

É triste que a diminuição da ênfase na proficiência do exame físico durante a graduação médica e treinamento da residência e a cada vez maior confiança em diagnósticos baseados em métodos tecnológicos levaram a um interesse menor, ou até mesmo "exclusão" do exame físico.[62] Entretanto, a observação antiga de que 88% de todos os diagnósticos em unidades de atendimento primário foram estabelecidos após obtenção de um histórico médico minucioso e realização de um exame físico completo[63] provavelmente ainda vale para os dias atuais. Em última instância, o histórico e um exame físico cuidadosamente executado levam a uma utilização mais inteligente e de maior custo-benefício das tecnologias diagnósticas. Além disso, o exame físico pode ser realizado

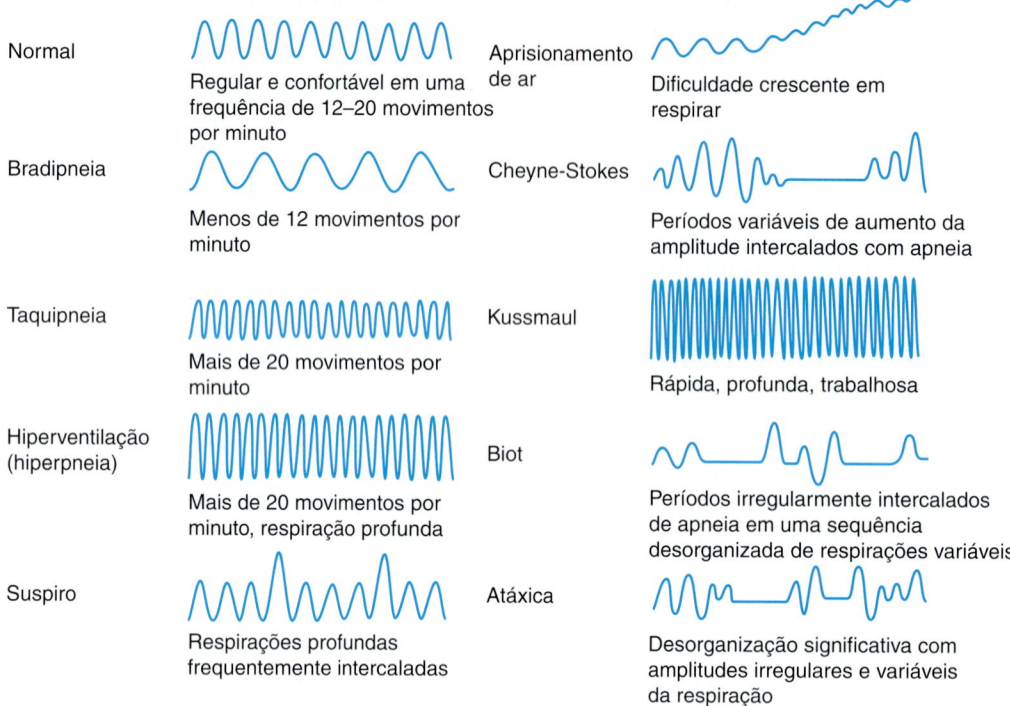

Figura 16-1 Representação esquemática em formatos de onda de diferentes padrões respiratórios. (Adaptada de Wilkins RL, Hodgkin J, Lopez B: *Lung and heart sounds online*, St. Louis, 2011, Mosby.)

praticamente em qualquer local, pode fornecer valiosas informações, leva por si só a observações seriadas e aumenta a confiança do paciente em seus médicos.

EXAME DO TÓRAX

O exame físico do tórax emprega as quatro técnicas clássicas: inspeção, palpação, percussão e ausculta. Cada uma é descrita subsequentemente, assim como as constelações de anormalidades que permitem que o examinador infira a presença e o tipo dos vários distúrbios pulmonares. Fora a inspeção, a qual não é apenas uma ferramenta visual, mas algumas vezes olfatória e é sempre uma habilidade cognitiva estruturada, as outras três modalidades dependem da geração e percepção de sensações sonoras ou táteis e vibrações. Assim como ocorria com o histórico, o ambiente no qual é realizado o exame físico deve ser apropriado às necessidades, tanto do examinador quanto do paciente. Privacidade, temperatura do ambiente, boa iluminação e silêncio são todos essenciais. A melhor fonte de luz é a luz solar natural, a qual deve ser utilizada quando possível. Um ambiente mal iluminado, barulhento e com diversas distrações provavelmente resultará em um exame físico desastroso ou incompleto.

Inspeção

O exame físico começa no momento que o clínico inicialmente vê o paciente, mesmo antes dos cumprimentos e início da anamnese. Observações cuidadosas, e a capacidade de percepção e interpretação destas observações, são as chaves para um diagnóstico clínico efetivo.

A inspeção do tórax é realizada após remoção suficiente de roupas e paramentação do paciente, a fim de permitir a observação de todo o tórax. De maneira ordinária, a inspeção é realizada com o paciente sentado, mas se o paciente estiver muito fraco ou precisar de auxílio para sentar, ele ou ela deve ser mantido nesta posição. A observação do formato e simetria do tórax permite que determinadas anormalidades — como a cifoescoliose, *pectus excavatum*, *pectus carinatum*, espondilite anquilosante, osteoporose, ginecomastia e cicatrizes ou defeitos cirúrgicos — se tornem óbvias.

Vários padrões clássicos de ventilação podem ser prontamente reconhecidos (Fig. 16-1). Exemplos são: *taquipneia*, a qual envolve um padrão respiratório superficial uniformemente rápido; *respiração de Kussmaul*, que é um padrão contínuo e rápido, com respirações profundas (sedento por ar); *respirações de Cheyne-Stokes*, um ciclo de aumento e diminuição da amplitude respiratória com regulares períodos recorrentes de apneia; e *respiração de Biot*, a qual é uma respiração totalmente irregular, tanto com relação à amplitude das respirações e períodos de apneia, os quais são algumas vezes prolongados. A insuficiência respiratória iminente pela fadiga muscular pode ser detectada pela observação de uma respiração rápida e superficial, movimentação paradoxal abdominal e alternância entre respiração costal e abdominal, assim chamada de *alternância respiratória*.[64] O sinal de Hoover é o deslocamento interno paradoxal da margem costal ao final da inspiração ou inspiração completa. A diminuição da ventilação regional pode ser detectada pela observação de um retardo na movimentação da porção afetada da parede torácica durante a respiração.

Palpação

A palpação do tórax é uma parte necessária do exame cardíaco, de mamas e de linfonodos e frequentemente pode detectar anormalidades ósseas, como uma costela cervical, e calcinose subcutânea que ocorre em casos de esclerose sistêmica. É essencial examinar causas de dor, com o objetivo de determinar a sensibilidade pontual e da espinha torácica.

Pode-se detectar áreas flutuantes associadas à *empyema necessitans* (associado a abcesso subcutâneo) e áreas crepitantes associadas a enfisema subcutâneo. A localização através da palpação da traqueia na incisura supraesternal é um modo útil de detecção de desvios mediastinais. Um músculo dorsal espástico e extremamente firme reconhecido pela palpação pode identificar a causa da dor torácica. Um retardo na movimentação da parede torácica, suspeitada após a inspeção, pode ser confirmado pela colocação de duas mãos sobre as porções opostas de cada hemitórax, sentindo e observando se o tórax se move simetricamente ou não.[65] A simetria é tão importante durante a palpação quanto na inspeção.

Uma vibração palpável sentida no corpo, usualmente sobre o tórax, é chamada de *frêmito*. O frêmito vocal é obtido após o paciente falar "um, dois, três" enquanto as duas palmas ou lados das mãos do examinador são movimentadas horizontalmente do topo ao final dos dois hemitórax. O frêmito vocal é aumentado sobre regiões pulmonares através das quais há incremento da transmissão de sons, por exemplo, em áreas de consolidação por pneumonia. De forma contrária, o frêmito é diminuído em condições nas quais a transmissão do som é prejudicada, por exemplo, por efusão pleural. Ocasionalmente, o frêmito sobre parte da parede torácica pode detectar a presença de secreções nas vias aéreas (frêmito por ronco) ou de um roce de fricção pleural subjacente (frêmito por fricção).

Ao examinar o coração, o médico examinador deve sempre pesquisar a presença de um impulso apical, movimentos precordiais leves ou vigorosos, tremores, e fechamento valvar palpável. Em pacientes acometidos por DPOC severa, movimentos cardíacos anormais são com frequência mais bem sentidos na região subxifoide, em vez da pré-cordial.

Percussão

A percussão habilidosa depende de uma batida fácil sobre uma área sem vestimenta com o dedo impactante (plexor) sobre um dedo que receberá o impacto (plessímetro), a capacidade de sentir ligeiras alterações no tom, e um senso apurado de vibração — embora a nota da percussão seja ouvida, ela é predominantemente sentida. A percussão do tórax sobre um pulmão normal contendo ar produz uma nota ressoante.

Percepções sonoras e táteis a partir da percussão variam dependendo da espessura da pele, camada subcutânea, tecido dos seios e parede torácica, assim como qualidade, distribuição e tensão do ar sob a área percutida. Processos patológicos podem aumentar ou diminuir a qualidade ressoante do tórax. Por exemplo, a nota de percussão sobre um grande pneumotórax é hiper-ressonante e se torna timpânica quando há tensão; ao contrário, a percussão sobre a efusão pleural ou pneumonia produz um ruído submaciço, que tem sido definido como um som de baixo tom de curta duração, de poder débil, mas com um alto campo.[66] O som maciço é o ruído não ressoante obtido pela percussão sobre o fígado. Três diferentes zonas de tons podem ser assim detectadas quando forem percutidas áreas com grandes efusões pleurais: ressonância normal acima do nível do fluido, submacicez no meio, e um som maciço quando completamente abaixo do nível do líquido; estas variações no som podem resultar da presença de um menisco interno ou cunha de líquido loculado intrapulmonar. A realização de uma toracocentese na área de som maciço oferece a melhor chance de obtenção do líquido pleural e evita a punção acidental de vísceras abdominais ou um pulmão aerado.

Ausculta

Há tempos, um estetoscópio ao redor do pescoço caracteriza o médico, e é usado com orgulho por médicos, enfermeiros e terapeutas respiratórios, apesar das previsões de que "será, também, relegado a uma prateleira de museu."[67] Isso não ocorrerá por um longo tempo, de acordo com Murphy[68], que faz uma defesa espirituosa dos estetoscópios baseada em análises de sons respiratórios obtidos por registros acústicos respiratórios. De fato, há agora um escopo de literatura sobre o mapeamento computadorizado dos sons respiratórios utilizando técnicas de registro e imagem que fornecem novas visões sobre sua origem e significado clínico.[69-71] Por exemplo, dispositivos computadorizados de imagem com multissensores para detecção de sons respiratórios têm provado ser uma ferramenta sensível e específica para diferenciação entre pneumonia ou efusão pleural com pulmões normais.[72] De maneira semelhante, a análise dos sinais dos sons cardíacos registrada por meios eletrônicos digitais possui aplicações clínicas promissoras e é útil para ensinar a ausculta cardíaca.[73] Os fundamentos da ausculta cardíaca no exame físico foram revisados recentemente.[74]

Os estetoscópios também são úteis em detectar sibilos em pacientes asmáticos e crepitações em pulmões acometidos por doença pulmonar intersticial, cujos achados da radiografia torácica podem ser normais. Ademais, os pacientes esperam que seus médicos auscultem o coração e pulmões caso eles tenham queixas cardiorrespiratórias.

Como qualquer peça de um equipamento médico, há uma série de opções disponíveis, e o desenho e cuidado do estetoscópio pode ter um impacto substancial em seu desempenho. Modelos eletrônicos prometem redução do ruído do ambiente e amplificação do áudio, características que têm sido demonstradas em estudos randomizados para fornecer melhora estatisticamente significativa na acústica, especialmente em ambientes barulhentos.[75,76] Entretanto, a magnitude da melhora é pequena com relação à melhor acústica dos estetoscópios, e os modelos eletrônicos não mostraram ainda apresentar uma melhora do desempenho do estudante.[77] A qualidade do som com qualquer estetoscópio pode ser substancialmente degradada pela falha em manter a integridade dos encaixes de borracha, e o contato prolongado da haste com a pele quando deixado ao redor do pescoço pode levar ao endurecimento da haste e diminuição da *performance*. De qualquer forma, o estetoscópio deve ser mantido limpo, pois vem sendo cada vez mais reconhecido como um vetor de infecção nosocomial.[78]

A terminologia dos sons respiratórios tem sido padronizada e simplificada para facilitar a compreensão e comunicação (Tabela 16-2). Ainda que uma nomenclatura padronizada tenha sido proposta pela *American Thoracic Society*[79] e pela *Tenth Internacional Conference on Lung Sounds*,[80] a comunicação na beira do leito muitas vezes difere da terminologia recomendada.

A técnica básica de ausculta com um estetoscópio comum é bem conhecida pela maioria dos médicos: o diafragma detecta sons de maior tom, e a campânula detecta sons de menor tom, embora a pele subjacente esticada por si só possa servir como um "diafragma" quando a campânula for

Tabela 16-2 Classificação de Sons Pulmonares Comuns

	Características Acústicas	Nomenclatura da *American Thoracic Society*	Sinonímias Comuns
Normal	200–600 Hertz Diminuição da potência com aumento da frequência	Normal	Vesicular
	75–1600 Hertz Monótono até a diminuição aguda da potência (900 Hertz)	Vesicular	Bronquial Traqueal
Adventícios	—	Adventício	Anormal
	Descontínuo, sons explosivos interrompidos (alto volume, baixo tom), no início da inspiração ou expiração	Crepitação grossa	Crepitação grossa
	Descontínuo, sons explosivos interrompidos (menor volume e menor duração que a crepitação grossa; maior tom que a crepitação grossa ou estalidos), no meio ou final da inspiração	Crepitação fina	Estalidos finos, crepitação
	Sons contínuos (mais que 250 milissegundos, alto tom; frequência dominante de 400 Hertz ou mais, um som sibilante)	Sibilos	Ronco sibilante, sibilo de alto tom
	Sons contínuos (mais que 250 milissegundos, baixo tom; frequência dominante menor que 200 Hertz, um som de ronco)	Roncos	Ronco sonoro, sibilo de baixo tom

pressionada firmemente contra o corpo, melhorando a percepção de sons de maior tom. Do contrário, a campânula deve ser aplicada com muito pouca pressão para auscultar, por exemplo, o estrondo de baixo tom de uma estenose mitral. O contato completo com a pele é necessário para a melhor ausculta, o que pode impor um problema em um paciente cujos espaços intercostais estejam afundados pela perda de peso. Além disso, a pele ou pelo podem causar fricção contra o diafragma e produzir um som que lembra um roce de fricção pleural. Assim como as mãos do examinador, a cabeça do estetoscópio deve estar aquecida, o que é apreciado pelos pacientes. A importância de um ambiente calmo e aplicação do estetoscópio diretamente à pele em vez de em cima da roupa tem sido recentemente reenfatizada.[81] Em alguns momentos, especialmente na unidade de terapia intensiva, nem sempre é possível sentar os pacientes para auscultar cuidadosamente suas costas, o que compromete a conclusão da ausculta.

A terminologia recomendada para os sons comuns associados à respiração auscultados com um estetoscópio posicionado no tórax de uma pessoa saudável é de *sons pulmonares normais*, mas, conforme demonstrado na Tabela 16-2, muitos médicos preferem o termo mais antigo, *sons respiratórios vesiculares*. O componente inspiratório geralmente predominante surge dos sons gerados pelo fluxo de ar turbulento dentro dos brônquios lobares e segmentares, enquanto o componente expiratório mais fraco tem origem dentro das maiores e mais centrais vias aéreas.[79] Os sons são atenuados conforme eles se movimentam perifericamente ao longo das passagens de ar, e são abafados ainda mais pelo grande volume de espaços com ar nos pulmões. A intensidade dos sons pulmonares normais varia de acordo com a magnitude da ventilação regional e, assim como os sons da percussão, diminui com o aumento da espessura do tecido sobrejacente à parede torácica. Há uma variação considerável entre pessoas com relação à qualidade dos sons respiratórios, o que torna essencial comparar os sons respiratórios de um lado com aqueles auscultados sobre a mesma localização do hemitórax oposto.

A transmissão dos sons pulmonares normais à parede torácica em condições patológicas pode ser tanto atenuada ou exagerada. Quando o parênquima pulmonar estiver consolidado e a via aérea levando à região envolvida estiver patente, os sons respiratórios serão bem transmitidos à parede torácica e serão referenciados como *sons respiratórios bronquiais*. Sons respiratórios bronquiais são altos, de alto tom, tubulares ou sibilares, sendo que a expiração é tão ou mais alta que a inspiração. Os sons respiratórios bronquiais são semelhantes aos *sons respiratórios traqueais* e sua presença é o sinal auscultatório clássico de pneumonia com consolidação. Sons semelhantes são auscultados em pacientes com outros tipos de consolidação, como no edema pulmonar e hemorragia. A presença deste sinal mostra que os sons se originam centralmente e alcançam a parede torácica.[82]

A interposição de uma barreira de som entre as vias aéreas centrais, onde os sons se originam, e a parede torácica, onde eles são auscultados, atenua ou interrompe a transmissão de sons pulmonares normais. Logo, sons respiratórios normais estão diminuídos ou ausentes na área sob uma efusão pleural, pneumotórax, e bolhas periféricas, ou distalmente a uma massa que obstrua as vias aéreas. Ao contrário, eles podem estar exacerbados se deformidades da parede torácica ou desarranjos bronquiais ou traqueais permitirem que o movimento de ar esteja mais próximo que o usual ao estetoscópio.

Sons Adventícios

Os principais tipos de sons adventícios estão classificados na Tabela 16-2. Duas categorias genéricas de sons adventícios foram documentadas por técnicas de registro em alta velocidade, e cada uma dessas possui duas subdivisões: sons descontínuos, incluindo crepitação fina e grossa, e sons contínuos, incluindo sibilos e roncos.[83]

Sons Descontínuos (Crepitações)

Estalidos, ainda frequentemente referidos como "estertores" nos Estados Unidos e "crepitações" na Grã-Bretanha, consistem de uma série de ruídos curtos, explosivos e não musicais que pontuam o som respiratório subjacente; crepitações finas são mais baixas e mais curtas em duração, e com um tom maior que a crepitação grossa. Há um consenso geral de que as breves explosões recorrentes que caracterizam a crepitação fina são causadas por aberturas explosivas de pequenas vias aéreas que haviam fechado devido à tensão de superfície dentro delas.[79,84] Isso explica porque a crepitação fina é muito mais comum durante a inspiração que na expiração e o motivo pelo qual é melhor auscultada sobre regiões pulmonares dependentes — onde as vias aéreas são mais prováveis de fechar — que sobre regiões mais altas. Isso também é compatível com a presença de estalidos em pessoas idosas saudáveis nas quais as vias aéreas dependentes se fecham em volumes pulmonares de repouso. Os estalidos, desta forma, são mais bem auscultados durante as primeiras respirações profundas nas bases pulmonares posteriormente. Após várias destas respirações ou tosse intencional, esta crepitação fina desaparecerá se as pequenas vias aéreas permanecerem abertas durante todo o tempo que o paciente estiver sendo examinado.[84]

O momento da crepitação também é importante. Nath e Capel[85] demonstraram que os estalidos ao final da inspiração são mais frequentemente observados em doenças pulmonares restritivas em vez de obstrutivas. Em um estudo realizado por Pürilä et al.[86], a crepitação presente em casos de fibrose pulmonar iniciava durante a inspiração em 45% dos casos, enquanto a que ocorria em condições pulmonares não fibróticas eram auscultadas mais precocemente: DPOC em 25%, bronquiectasia em 33% e insuficiência cardíaca em 37% durante a inspiração.[86] Isso sugere que mais tensão é necessária para abrir vias aéreas individuais em casos de fibrose que em pulmões com secreção ou edema. Conforme a inspiração progride, a tração radial sobre as paredes das vias aéreas aumenta até que subitamente elas abrem.[85] Assim, a crepitação auscultada ao final do tempo inspiratório implica que a tensão necessária para abrir vias aéreas individuais é maior. A tosse ou inspiração profunda pode alterar a qualidade da crepitação grossa, como aquelas associadas à doença alveolar ou de vias aéreas subjacente, mas os estalidos raramente desaparecem completamente. As crepitações expiratórias são muito menos frequentes que as inspiratórias e são, muitas vezes, observadas em doenças pulmonares obstrutivas.[83]

Sons Contínuos (Sibilos)

A *American Thoracic Society Committee on Pulmonary Nomenclature* definiu o sibilo como um som pulmonar adventício contínuo de alto tom (frequência dominante maior que 400 Hertz).[82] Sons contínuos duram mais do que 250 milissegundos. Os sibilos são geralmente mais altos que os sons respiratórios subjacentes e frequentemente notados pelos pacientes. Uma teoria importante diz que os sibilos são produzidos pela flutuação das paredes das vias aéreas e líquido juntos, induzida por uma velocidade de fluxo crítica.[87] O tom do sibilo é dependente da massa e elasticidade das paredes das vias aéreas e da velocidade de fluxo. O grau de obstrução bronquial é proporcional à quantidade do ciclo respiratório que ele ocupa. Não há relação entre a intensidade ou tom do sibilo e função pulmonar. Sibilos são bem auscultados sobre a traqueia, e a ausculta desta área pode ser superior ao pulmão na maioria dos pacientes asmáticos.[87] Os sibilos após expiração forçada podem, algumas vezes, ser provocados em indivíduos sadios[79] e sua presença não estabelece um diagnóstico de asma. É mais útil tentar auscultar o sibilo e/ou tosse em uma expiração completa sem esforço forçado. Deve ser obtida informação adicional para estabelecer o diagnóstico correto, já que vários estados mórbidos estão associados à presença de sibilos.

Roncos são sons contínuos de baixo tom com uma frequência dominante de aproximadamente 200 Hertz ou menos. Estes sons provavelmente são originados a partir da ruptura de filmes de líquidos e vibrações das vias aéreas.[79] Os roncos podem ser claros após tosse ou sucção de pacientes intubados. Alguns questionam a necessidade do termo ronco, argumentando que o substituto "sibilo de baixo tom" é mais parcimonioso.[88] Entretanto, o termo permanece o mesmo em sistemas de classificação e na rotina clínica.[79,80,89]

Sons Gerados pela Voz

Outra forma de gerar sons para a auscultação é fazer com que o paciente fale enquanto o examinador ausculta seu tórax. É comum que seja pedido que o paciente diga em voz baixa "um, dois, um, dois", "noventa e nove, noventa e nove", ou "I, I". Se forem auscultadas respostas exacerbadas, o paciente repete as palavras balbuciando. Os sons gerados pela voz possuem uma qualidade abafada e as palavras são indistintas, pois os sons de origem central são atenuados conforme são transmitidos perifericamente através do pulmão normal preenchido por ar. Ao contrário, na presença de consolidação, as características dos sons são notadamente diferentes. O termo *egofonia* indica sons que possuem um alto tom, e qualidade de um grito; uma alteração nas propriedades de purificação de sons dos pulmões consolidados é responsável pela presença de egofonia, o que não necessita, conforme frequentemente dito, da presença de uma efusão pleural sobrejacente. A *broncofonia* e *pectorilóquia* significam que os sons falados são transmitidos com intensidade e tom aumentados; quando cada sílaba de cada palavra, especialmente quando balbuciada, é distinta e facilmente reconhecida, a pectorilóquia é a descrição preferida. Um sinal "i para ei" significa que o som da letra "I (i)" quando dita parece o som "EI" (ei) quando auscultada sobre os pulmões. Cada um destes achados auscultatórios é uma manifestação da mesma propriedade acústica de pulmões consolidados e, desta forma, possuem significado diagnóstico semelhante.

Atrito Pleural

Uma pequena quantidade de líquido normalmente presente no espaço pleural separa as camadas das pleuras parietal e visceral e permite que os pulmões se expandam e contraiam livremente durante a respiração. Ao contrário, quando as superfícies pleurais estão espessadas e enrijecidas por um processo inflamatório ou neoplásico, a movimentação facilitada é prejudicada e pode ser produzido um atrito pleural. Estes sons variam em intensidade, mas, com frequência, possuem uma qualidade de rangido ou coriácea que pode ser exacerbada pela pressão com o estetoscópio. Atritos tipicamente são auscultados durante a inspiração e expiração, mas eles são evanescentes e variáveis, e podem ser auscultados em somente uma parte do ciclo respiratório. De forma surpreendente, os atritos podem ainda ser auscultados na presença de uma importante efusão pleural, fato que impede que as superfícies pleurais mais grossas se friccionem entre elas.

Sons Extrapulmonares

A presença de ar ou outro gás no mediastino pode estar associada a sons crepitantes e estalidos que estão sincronizados à contração cardíaca e são audíveis quando a respiração é momentaneamente cessada. O achado de uma crepitação mediastinal pela ausculta usualmente significa enfisema mediastinal, mesmo quando a radiografia torácica não demonstra anormalidades. Ao contrário, um atrito de fricção pleural é, em geral, auscultado durante a inspiração e expiração e apresenta um tom maior.

O estridor é um som contínuo de alto tom produzido pelo fluxo turbulento nas vias aéreas extratorácicas, o que — ao contrário do sibilo — é mais alto e mais longo na inspiração que na expiração. O estridor pode ter várias causas,[90] algumas das quais podem levar a risco de morte e precisam de atenção imediata (Cap. 49).

Conforme previamente mencionado, vários sons podem se originar da parede torácica por si só. Alguns destes possuem significado patológico; outros não. A fricção de pelos presentes entre a pele e o estetoscópio produz sons crepitantes intermitentes que podem ser confundidos com crepitação. Crepitações variáveis também são ocasionadas quando o estetoscópio é posicionado em uma área de enfisema subcutâneo e é movimentado para frente e para trás. A contração dos músculos da parede torácica pode gerar sons que possuem uma qualidade abafada, distante, de baixo tom e retumbante. Ocasionalmente, é possível auscultar um estalido durante a respiração pela movimentação de uma costela recentemente fraturada.

Interpretação

Quando são descobertas anormalidades ao exame físico do tórax, é útil identificá-las por sua localização anatômica no pulmão envolvido. Isso requer conhecimento das projeções de superfície dos lobos broncopulmonares subjacentes, os quais são demonstrados na Figura 16-2. Os lobos superiores e inferiores de ambos os pulmões estão separados por duas fissuras oblíquas, que seguem a partir do processo espinhoso da terceira vértebra torácica posteriormente até a altura da sexta costela na linha média da clavícula na direção anterior. No lado direito, na direção anterior, os lobos superior e médio estão separados pela fissura horizontal, que jaz aproximadamente sobre a altura da cartilagem da quarta costela. Na presença tanto de distorções da anatomia pulmonar ou formato da caixa torácica, as projeções de superfície do pulmão subjacente também mudam.

Os achados clássicos ao exame físico do tórax em alguns distúrbios pulmonares comuns são mostrados na Tabela 16-3. Ordinariamente, a consolidação deve estar localizada dentro de 1 a 2 centímetros da superfície costal

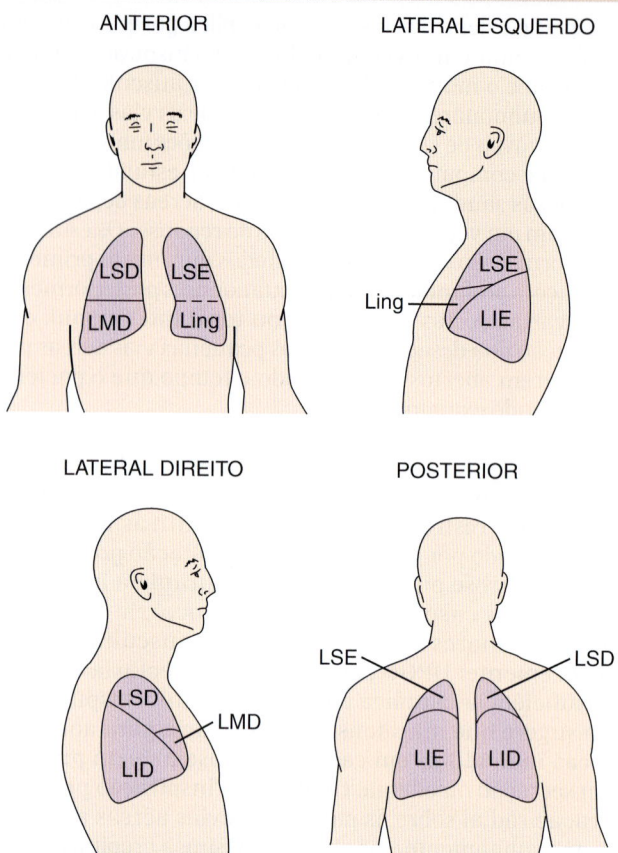

Figura 16-2 Representação esquemática mostra projeções de superfície da anatomia lobar subjacente de um homem saudável. Ling, divisão lingular do lobo superior esquerdo; LIE, lobo inferior esquerdo; LSE, lobo superior esquerdo; LID, lobo inferior direito; LMD, lobo médio direito; LSD, lobo superior direito.

para ser detectada de forma confiável. Mesmo assim, o exame físico por si só não pode ser o único método diagnóstico para confirmar ou excluir a possibilidade de pneumonia.[91] Algumas pneumonias, tal como a pneumonia por *Mycoplasma*, tipicamente causam de maneira surpreendente poucas alterações físicas, apesar do extenso envolvimento radiográfico mas, mesmo em pacientes acometidos por pneumonia lobar clássica, os achados podem ser inespecíficos. Embora incapaz

Tabela 16-3 Achados Clássicos do Exame Físico em Alguns Distúrbios Pulmonares Comuns

Distúrbio	Inspeção	Palpação	Percussão	Auscultação
Asma brônquica (crise)	Hiperinflação; utilização de músculos acessórios	Impossibilidade de expansão; frêmito diminuído	Hiper-ressonância; diafragma baixo	Expiração prolongada; sibilos inspiratórios e expiratórios
Pneumotórax (completo)	Ausência de movimentos no lado afetado	Frêmito ausente	Hiper-ressonância ou timpânico	Ausência de sons respiratórios
Efusão pleural (grande quantidade)	Ausência de movimentos no lado afetado	Frêmito diminuído; traqueia e coração desviados do lado afetado	Maciço ou submaciço	Ausência de sons respiratórios
Atelectasia (obstrução lobar)	Ausência de movimentos no lado afetado	Frêmito diminuído; traqueia e coração desviados do lado afetado	Maciço ou submaciço	Ausência de sons respiratórios
Consolidação (pneumonia)	Possível atraso ou ausência de movimentos	Aumento do frêmito no lado afetado	Maciço	Sons respiratórios bronquiais; broncofonia; pectorilóquia; crepitação

Modificada de Hinshaw HC, Murray JF, editors: *Diseases of the chest*, ed 4, Philadelphia, 1980, WB Saunders, p 23.

de distinguir de forma confiável entre um novo quadro de pneumonia e outras doenças pulmonares, os achados do exame físico — sinais vitais, confusão mental, utilização de músculos acessórios, e respiração paradoxal — são extremamente importantes na avaliação da severidade e decisão de hospitalizar ou não pacientes acometidos por pneumonia.[92]

A distinção entre efusão pleural e atelectasia pode ser feita com base no exame físico determinando se o coração e conteúdo mediastinal estão desviados em direção ao lado anormal, um achado que usualmente pode ocorrer somente se houver uma grande quantidade de efusão ou se a atelectasia envolver pelo menos um lobo. Quando estas manifestações completas estiverem presentes, a presença de um distúrbio causador pode ser inferida com razoável certeza. Entretanto, a ausência de um destes achados não exclui a possibilidade de uma anormalidade, e uma radiografia torácica deve sempre ser realizada como parte de um completo plano diagnóstico pulmonar.

MANIFESTAÇÕES EXTRAPULMONARES

O exame dos pulmões e pleura destrava só algumas das pistas para a presença de doenças pulmonares. A busca por sinais extrapulmonares pode frequentemente apontar para uma doença pulmonar específica ou para doenças sistêmicas, como o lúpus eritematoso, ou para distúrbios com origem em qualquer outro lugar no corpo que envolvem secundariamente os pulmões. Certas manifestações extrapulmonares são particularmente úteis.

Baqueteamento Digital

A associação de baqueteamento digital (mãos ou pés) com doenças chama a atenção de médicos desde os tempos de Hipócrates. O baqueteamento é de fácil reconhecimento quando é severo (Fig. 16-3), mas alterações sutis são mais comuns e menos confiáveis. As características principais do baqueteamento são (1) amolecimento e eritema periungueal dos leitos ungueais, o que faz com que as unhas pareçam flutuar em vez de estarem presas firmemente, (2) um aumento do ângulo normal de 165 graus que a unha faz com a cutícula, (3) um alargamento ou abaulamento da falange distal, a qual pode estar quente e eritematosa, e (4) um aumento da curvatura das unhas. Destas características, o estreitamento do ângulo da cutícula da unha parece ser o achado mais sensível.[93]

Pacientes acometidos por baqueteamento digital também podem apresentar *osteoartropatia hipertrófica*, uma condição caracterizada por formação subperiosteal de novos calos ósseos nas porções distais de ossos longos, especialmente do rádio e ulna, e da tíbia e fíbula. A osteoartropatia hipertrófica (Fig. 16-4) está quase sempre associada ao baqueteamento, particularmente em pacientes com carcinoma broncogênico, outras neoplasias intratorácicas, e fibrose cística. Ocasionalmente, ela ocorre em pacientes com bronquiectasia, empiema, e abscessos pulmonares, mas é rara em pacientes acometidos pela maioria das outras condições nas quais o baqueteamento é observado.[94] Uma das características principais do baqueteamento é a velocidade com a qual pode se desenvolver, cerca de 2 semanas em pacientes acometidos por empiema, e com a qual pode ser revertido, cerca também de 2 semanas em pacientes submetidos à cirurgia cardíaca corretiva. A presença de baqueteamento, que acometeu 1% de todos os pacientes admitidos a um departamento de medicina interna, estava associada a "doenças sérias" em 40% dos pacientes afetados[95]; portanto, o surgimento do baqueteamento sempre justifica a realização de uma radiografia torácica, e se não forem encontradas anormalidades, a solicitação de uma TC para pesquisa de uma neoplasia pulmonar ou outra lesão, que ainda possa ser localizada e curada.

O baqueteamento digital foi encontrado em diversas condições, como em crianças acometidas por HIV,[96] síndrome hepatopulmonar,[97] e doença pleural benigna por asbestos[98] (Tabela 16-4). Tanto o baqueteamento quanto a osteoartropatia hipertrófica podem ser idiopáticas ou familiares;

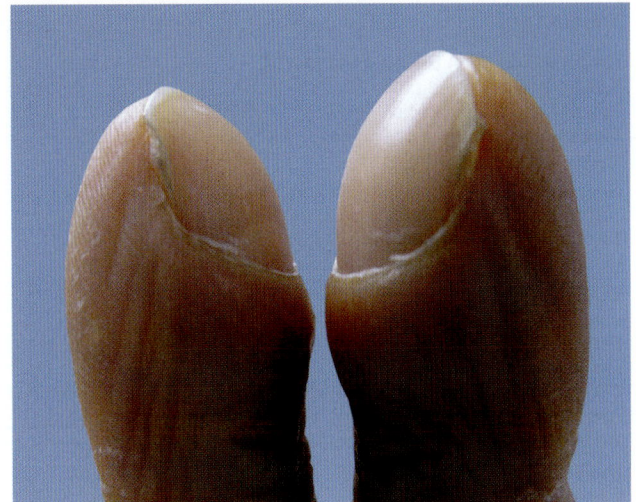

Figura 16-3 Baqueteamento digital visualizado em casos de fibrose pulmonar intersticial difusa severa. (De Cashman MW, Sloan SB: Nutrition and nail disease. *Clin Dermatol*, 28:420-425, 2010, Figura 2.)

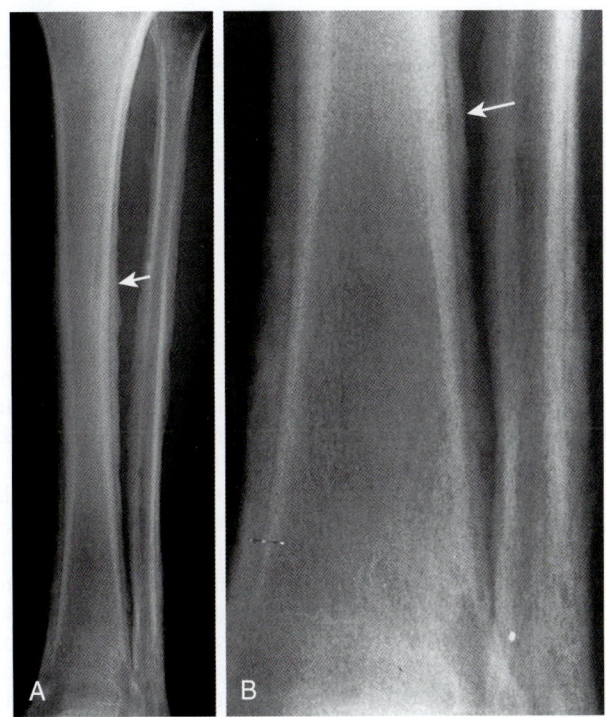

Figura 16-4 Radiografias da perna mostram nova formação óssea subperiosteal severa (setas), cujo diagnóstico é de osteoartropatia hipertrófica. A, Maior parte da tíbia e fíbula. **B**, Vista detalhada próxima ao tornozelo.

Tabela 16-4	Causas de Baqueteamento Digital (Listagem Parcial)

NÃO ASSOCIADA A DOENÇA EXPLÍCITA
Baqueteamento hereditário
Baqueteamento esporádico
Paquidermoperiostose
NEOPLASIAS TORÁCICAS
Neoplasias pulmonares, especialmente tumores fibrosos (corresponde à maioria dos baqueteamento)
Tumores pleurais benignos e malignos
Outras neoplasias torácicas, incluindo câncer esofágico e linfoma
DOENÇA CARDÍACA E VALVAR
Cardiopatia congênita cianótica
Endocardite bacteriana subaguda
Enxerto aórtico infeccionado
Cirurgia aórtica
Arterite de Takayasu
Síndrome de Behçet
DESVIO AV PULMONAR
Cardiopatia congênita cianótica
Cardiopatia adquirida
Fístula AV pulmonar
Telangiectasia hemorrágica hereditária
DOENÇA PULMONAR INTERSTICIAL
Asbestose
Fibrose pulmonar idiopática
Doença vascular do colágeno
Histiocitose de células de Langerhans
Pneumonia lipoide
INFECÇÕES CRÔNICAS
Bronquiectasia
Bronquiectasia por sarcoidose ou tuberculose
Abscesso pulmonar
Empiema
Fibrose cística
	GASTROENTEROPATIA E HEPATOPATIA
	Doença inflamatória intestinal
	    Doença de Crohn
	    Colite ulcerativa
	    Polipose colônica
	Colite ameboide
	    Disenteria bacilar
	Hepatopatia
	    Hepatoma
	    Síndrome hepatopulmonar
	    Cirrose biliar
	Constrição esofágica
	HEMOGLOBINOPATIA
	Hemoglobinopatias
	Metemoglobinemia congênita
	OUTRAS
	Acropatia tireoideana
	Hiperparatireoidismo secundário
	Relacionadas com HIV
	    Pneumonia intersticial linfoide
	    Outras infecções
	Infusão de prostaglandinas
	Doença de Fabry
	Exposição tóxica a arsênico, mercúrio ou berílio
	BAQUETEAMENTO UNILATERAL
	Distúrbios vasculares
	    Aneurisma da artéria subclávia
	    Fístula AV braquial
	Subluxação do ombro
	Lesão do nervo mediano
	Trauma local
	Hemiplegia

AV, arteriovenosa

a forma familiar é com frequência transmitida como um traço dominante. A forma hereditária da osteoartropatia hipertrófica é também chamada de *paquidermoperiostose*, uma condição na qual o envolvimento ósseo e articular é frequentemente discreto, mas a formação de sulcos na pele da face e no topo do crânio é usualmente marcante.

O principal achado patológico no baqueteamento é o aumento da densidade capilar. O estímulo mais potente ao crescimento capilar é a hipóxia, o que causa uma intensa produção de fatores de crescimento vascular, como o fator de crescimento endotelial vascular. Com colorações histoquímicas, Atkinson e Fox[99] mostraram incrementos no fator de crescimento endotelial vascular, fator de crescimento derivado de plaquetas, fator-1α induzido por hipóxia e fator-2α induzido por hipóxia em conjunto com aumento da densidade de microvasos no estroma de dígitos hipocráticos. A segunda característica mais comum de pacientes acometidos por baqueteamento digital é o desvio do sangue dos leitos capilares tanto do pulmão quanto do fígado, o que sugere que a falta de metabolismo de fatores angiogênicos que desviam de um órgão crítico pode estar envolvida. Várias das condições associadas ao baqueteamento apresentam inflamação e desvio, como bronquiectasia e cirrose hepática.

Outras Associações Extrapulmonares

Além do baqueteamento digital, neoplasias torácicas podem causar outras anormalidades extratorácicas que podem-se tornar evidentes ao exame físico, incluindo anemia, síndrome de Cushing, ginecomastia e outras síndromes paraneoplásicas (Tabela 16-5). Outras manifestações extratorácicas comuns que fornecem pistas da presença ou estado de uma neoplasia subjacente são perda de peso acentuada (consumo), rouquidão, adenopatia (especialmente supraclavicular) e hepatomegalia. No momento da avaliação de pacientes com dispneia, um exame minucioso das veias do pescoço, buscando evidências de aumento da pressão venosa central, e cuidadosa ausculta cardíaca buscando a presença

Tabela 16-5	Síndromes Paraneoplásicas (Listagem Parcial)

SÍNDROMES PARANEOPLÁSICAS

Acantose *nigricans* Neuropatia
Baqueteamento digital Penfigoide
Osteoartropatia hipertrófica Polimiosite-dermatomiosite
Trombose intravascular Fenômeno de Raynaud
Fraqueza muscular

SÍNDROMES ENDÓCRINAS ASSOCIADAS A NEOPLASIAS PULMONARES

Acromegalia (hormônio de crescimento)
Diarreia (peptídio intestinal vasoativo)
Hipercalcemia (substância semelhante à paratireoide)
Hiponatremia (hormônio antidiurético inapropriado)
Síndrome carcinoide (serotonina)
Síndrome de Cushing (ACTH)
Ginecomastia (gonadotropinas), (prolactina)
Hiperglicemia e hipoglicemia (insulina)
Pigmentação cutânea (hormônio estimulante de melanócitos, ACTH)

ACTH, Hormônio adrenocorticotrópico

de uma terceira bulha cardíaca ou ruídos distintos, devem ser realizados a fim de descartar insuficiência cardíaca.[100] As extremidades também devem ser examinadas para pesquisa de evidências de edema periférico, trombose venosa, estase venosa crônica, e cicatrizes que possam sugerir abuso de drogas injetáveis.

A associação de anormalidades em outros órgãos sistêmicos e doenças pulmonares subjacentes pode ser muito útil para confirmação de um diagnóstico.

Pontos-chave

- A obtenção de um histórico cuidadoso e realização de um exame físico minucioso são os primeiros passos essenciais para formulação de uma lista de diagnósticos diferenciais preliminares a partir das queixas de um paciente.
- Depois de o clínico chegar a uma tentativa diagnóstica, exames radiográficos, laboratoriais e outros são solicitados para avaliação adicional e confirmatória.
- O registro médico eletrônico fornece documentos de maior qualidade do que registros escritos, devido à melhor organização, melhor legibilidade, utilização de materiais suplementares e melhores comparações.
- A anamnese e plano diagnóstico cuidadosos são fundamentais, já que a dispneia, tosse com ou sem hemoptise e dor torácica estão entre as razões mais comuns para que o paciente busque ajuda médica, e também porque esses sintomas podem resultar de sérias doenças torácicas subjacentes.
- O exame físico pode ser realizado virtualmente em qualquer local, fornece informações importantes, leva por si só a observações seriadas e aumenta a confiança do paciente em seus médicos.
- O estridor, um som contínuo de alto tom, que, ao contrário do sibilo, é mais alto e mais duradouro durante a inspiração que na expiração, pode indicar uma obstrução de vias aéreas superiores com risco de morte e requer atenção imediata.
- O surgimento do baqueteamento digital justifica a detecção e investigação devido à sua frequente associação a doenças subjacentes sérias.

As Referências estão disponíveis exclusivamente no site www.elsevier.com.br/expertconsult

17 MICROBIOLOGIC DIAGNOSIS OF LUNG INFECTION

NIAZ BANAEI, MD • STANLEY C. DERESINSKI, MD • BENJAMIN A. PINSKY, MD, PhD

INTRODUCTION
PREANALYTIC PRINCIPLES
Principles of Testing
Infection Prevention
Syndromic Order Sets
Specimen Selection, Collection, and Transport
Specimen Adequacy
MICROBIOLOGIC ASSAYS
Microscopy
Culture
Antimicrobial Susceptibility Testing
Nucleic Acid Tests
Antigen Testing
Serologic Testing and Interferon-γ Release Assays

O Capítulo 17 está disponível, em inglês, exclusivamente no site www.elsevier.com.br/expertconsult

18 RADIOLOGIA TORÁCICA: EXAMES DE IMAGEM DIAGNÓSTICOS NÃO INVASIVOS

MICHAEL B. GOTWAY, MD • PRASAD M. PANSE, MD • JAMES F. GRUDEN, MD • BRETT M. ELICKER, MD

INTRODUÇÃO
RADIOGRAFIA DE TÓRAX: TÉCNICAS
Técnicas e Incidências Radiográficas
Fluoroscopia
TOMOGRAFIA COMPUTADORIZADA
Princípios Físicos
Exibição da Imagem
Tomografia Computadorizada em Espiral e com Múltiplos Cortes
Protocolos de Exame de Imagem de Tomografia Computadorizada
Imagens Médicas e Radiação

EXAME DE IMAGEM POR RESSONÂNCIA MAGNÉTICA
Princípios Físicos
Técnicas
APLICAÇÕES DA RADIOGRAFIA DE TÓRAX CONVENCIONAL
Triagem e Radiografias de Tórax "Rotineiras"
Detecção do Câncer de Pulmão e Avaliação dos Nódulos Pulmonares Solitários
Avaliação de Pacientes em Unidade de Terapia Intensiva
Indicações na Doença Pulmonar Aguda

APLICAÇÕES DAS TÉCNICAS DE IMAGEM TRANSVERSAL
Nódulos Pulmonares Solitários
Nódulos Pulmonares Múltiplos
Estadiamento do Câncer de Pulmão
Triagem de Câncer de Pulmão
Massas Hilares e Mediastinais
Doença Pulmonar Difusa
Doença das Vias Aéreas Intratorácicas
Doença Cardiovascular
Doença Pleural

INTRODUÇÃO

O exame de imagem desempenha um papel importante na detecção, diagnóstico e avaliação seriada da doença torácica. O uso apropriado das técnicas de exames de imagem requer alguma compreensão básica dos aspectos técnicos e dos achados anormais visíveis com as diferentes técnicas de exame de imagem, bem como da exatidão diagnóstica destas técnicas. Não é intenção deste capítulo fornecer uma descrição completa das técnicas envolvidas ou um catálogo enciclopédico das anormalidades radiográficas das doenças torácicas. Em lugar disto, este capítulo pretende fornecer um resumo geral dos métodos de exame de imagem disponíveis, suas indicações mais comuns e determinados princípios relacionados com sua utilização.

Desde o final dos anos 1990, ocorreram notáveis avanços na eficácia das técnicas de exame de imagem transversais para o diagnóstico das doenças torácicas, principalmente com o desenvolvimento da *tomografia computadorizada* (TC) com múltiplos cortes, bem como as melhorias no *exame de ressonância magnética* (RM) e ultrassonografia. Em muitos casos, os métodos transversais superaram a radiografia para o diagnóstico das doenças torácicas. Da mesma forma que com qualquer método de exame de imagem, a decisão de utilizar os exames de imagem transversais deve basear-se na consideração do problema clínico do paciente e em resultados de outros exames de laboratório e de imagem.

A radiografia de tórax ainda desempenha um papel fundamental no diagnóstico da doença torácica. Em geral, a radiografia de tórax constitui o procedimento de imagem inicial realizado quando se suspeita de doença torácica e, apesar da proliferação de outros métodos de imagem, a radiografia de tórax permanece como um dos exames radiográficos realizados com maior frequência nos Estados Unidos.

O tórax é difícil de imagear ("registro de imagens") com as técnicas radiográficas por causa das grandes diferenças regionais na densidade e espessura dos tecidos. Por exemplo, com a radiografia comum, a quantidade de fótons de raios X que atravessam os pulmões é maior que 100 vezes a quantidade de fótons de raios X que penetra no mediastino.[1] A gama de contraste dinâmico da radiografia de filme convencional é insuficiente para demonstrar adequadamente a transmissão desta faixa de fótons dos raios X; com as técnicas radiográficas habituais, o uso de exposição suficientemente alta para demonstrar o mediastino e as regiões subdiafragmáticas comumente resulta na exposição excessiva dos pulmões (Fig. 18-1A). Em contrapartida, uma exposição destinada a fornecer a melhor visualização do parênquima pulmonar (Fig. 18-1B) em geral é muito suave para visualizar a anatomia mediastinal. Uma das vantagens do exame de imagem digital é que o contraste e brilho demonstrados independem, em grande parte, dos valores de kilovoltagem e miliamperagem utilizados para obter o exame; tanto o contraste quanto o brilho podem ser manualmente ajustados pelo usuário depois da obtenção da imagem.[2] Ademais, a faixa de contraste dinâmico (latitude) das técnicas radiográficas digitais excede àquela dos métodos de filme em um fator de 10 ou mais vezes.[2]

A radiografia de tórax tem estado em uso desde a descoberta dos raios X, e os desenvolvimentos de evolução na tecnologia radiográfica abordaram algumas das limitações fundamentais das técnicas radiográficas.[1] Embora a radiografia com projeção em filme fosse o método primário pelo qual a radiografia de tórax era realizada durante muitos anos, a radiografia digital superou em muito as técnicas com filme, proporcionando vantagens como o pós-processamento da imagem e o armazenamento eletrônico dos dados radiográficos. Este último é particularmente importante, porque possibilita o acesso simultâneo dos exames de imagem por

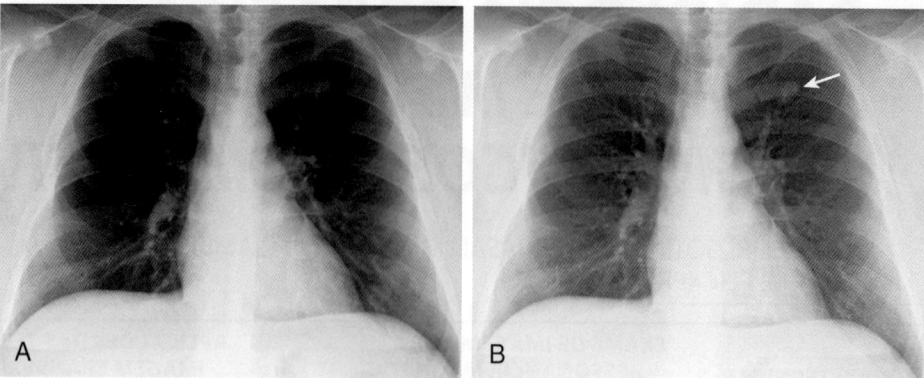

Fig. 18-1 Radiografia de tórax com exposição excessiva *versus* com exposição apropriada. A, A radiografia de tórax frontal realizada com a técnica de exposição excessiva mostra a visualização relativamente boa do mediastino, mas os pulmões estão anormalmente "negros", o que obscurece os detalhes finos. **B,** A radiografia de tórax frontal repetida realizada com a exposição adequada mostra a capacidade ligeiramente reduzida para "ver através" do mediastino na comparação com a radiografia de tórax com exposição excessiva, mas o detalhamento do parênquima pulmonar é nitidamente superior na imagem com a exposição adequada. A exposição adequada permite a visualização de um nódulo no lobo superior esquerdo (*seta*). (Cortesia de Michael Gotwagy, MD.)

múltiplos profissionais e a rápida transmissão dos dados por longas distâncias.

É primordial a atenção meticulosa para a técnica. Independente do método de registro de imagem quer por meio da radiografia em filme habitual, quer por intensificação de imagem, quer por registro digital, o controle de qualidade deficiente leva à degradação das informações diagnósticas. Infelizmente, são produzidas muitas radiografias tecnicamente inadequadas, levando a exames repetidos com exposição adicional do paciente à radiação ou à interpretação das imagens ruins, aumentando a probabilidade de erros diagnósticos.

São inúmeras as indicações para a utilização da radiografia de tórax e incluem a avaliação de doenças pulmonares tanto agudas (p.ex., pneumonia) quanto crônicas (p.ex., *doença pulmonar obstrutiva crônica* [DPOC]), avaliação da dispneia ou de outros sintomas respiratórios, avaliação do sucesso do tratamento para pacientes com doença pulmonar aguda, acompanhamento de pacientes com doença pulmonar crônica conhecida, monitoração de pacientes em *unidades de terapia intensiva* (UTIs), diagnóstico do derrame pleural, triagem para doenças assintomáticas nos pacientes em risco, monitoração de pacientes com exposição industrial, avaliação pré-operatória de pacientes cirúrgicos, e como o exame de imagem inicial nos pacientes com câncer de pulmão conhecido ou suspeito e outros tumores, anormalidades vasculares e hemoptise. Contudo, os achados radiográficos anormais podem ser bastante sutis e, em muitas circunstâncias, a sensibilidade e a especificidade da radiografia de tórax se mostram limitadas. Nestas situações, outros exames de imagem, em especial a TC de tórax, são realizados para investigar as anormalidades visíveis nas radiografias ou para avaliar os pacientes considerados em alto risco para uma determinada condição, mas com resultados normais na radiografia de tórax.

A utilidade da radiografia de tórax foi estudada em diversos quadros clínicos e os critérios apropriados para sua utilização foram determinados pelo American College of Radiology (ACR, http://www.acr.org/Quality-Safety/Appropriateness-Criteria/Diagnostic/Thoracic-Imaging). Apesar de uma análise detalhada da exatidão diagnóstica das radiografias de tórax em todos os casos estar além do âmbito deste capítulo, suas utilidades e limitações em diversos ambientes clínicos específicos são revistas para fins ilustrativos.

RADIOGRAFIA DE TÓRAX: TÉCNICAS

TÉCNICAS E INCIDÊNCIAS RADIOGRÁFICAS

Exame Rotineiro

Um exame radiográfico do tórax comum em um paciente ambulatorial geralmente consiste nas projeções *posteroanterior* (PA) e lateral esquerda. Entretanto, a utilidade das radiografias laterais rotineiras tem sido questionada. Depois de analisar mais de 10.000 exames radiográficos do tórax obtidos como rotina em uma população hospitalar, Sagel et al.[20] concluíram que a radiografia lateral podia ser seguramente eliminada no exame rotineiro de pacientes com 20 a 39 anos de idade. Em contrapartida, eles e outros[21] concluíram que a radiografia lateral deve ser obtida nos pacientes com suspeita de doença torácica e nos exames de triagem de pacientes com 40 anos de idade ou mais (Fig. 18-2).

Incidências Expiratórias

As radiografias convencionais são obtidas na capacidade pulmonar total (i.e., inspiração plena), permitindo, assim, que o volume pulmonar máximo seja avaliado para a possível patologia e proporcionando o contraste máximo entre o ar intrapulmonar e as estruturas intratorácicas normais e anormais (Fig. 18-3). Apesar disto, o aprisionamento de ar no pulmão ou espaço pleural, localizado ou generalizado, é mais facilmente detectado (e por vezes detectado apenas desta maneira) em uma radiografia obtida durante a expiração. O pulmão normal diminui em volume e aumenta em densidade com a expiração. As áreas de aprisionamento comumente mantêm sua lucência e o volume, independentemente da fase da respiração. Com o aprisionamento de ar unilateral ou localizado, o desvio do mediastino (Fig. 18-4) e a falha da elevação normal do hemidiafragma no lado afetado, muitas vezes, ficam aparentes apenas na expiração. Pequenos pneumotórax, difíceis de visualizar e que comumente passam despercebidos nas radiografias inspiratórias, parecem maiores e ficam mais evidentes no exame expiratório. À medida que o tórax e o pulmão subjacente diminuem em volume, o pulmão se torna mais denso, enquanto o pneumotórax permanece,

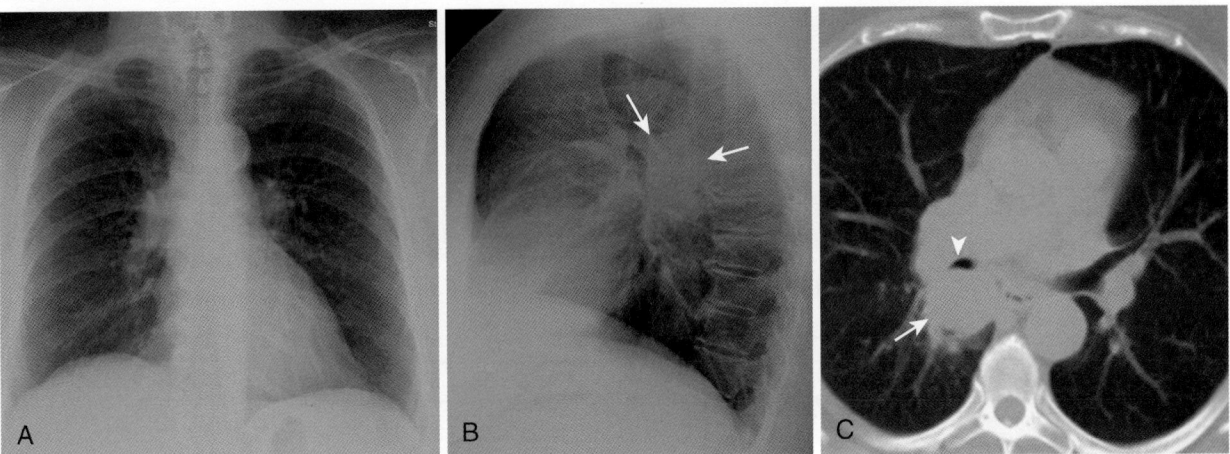

Fig. 18-2 A utilidade da radiografia lateral. A, A radiografia posteroanterior não mostra anormalidades específicas. **B,** A radiografia lateral identifica uma massa (*setas*) projetada sobre o hilo. **C,** A TC de tórax axial confirma a presença de uma massa (*seta*) no lobo inferior direito posterior ao brônquio intermediário (*ponta de seta*). Demonstrou-se que a lesão representa o carcinoma broncogênico. (Cortesia de Michael Gotway, MD.)

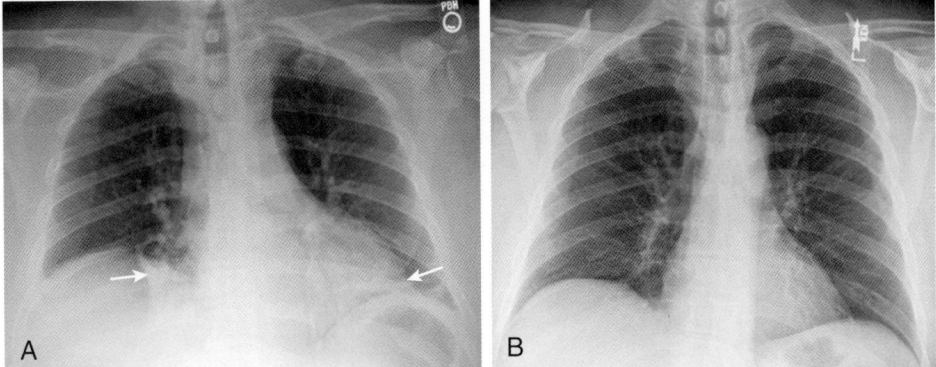

Fig. 18-3 Comparação das aparências radiográficas do tórax entre as técnicas radiográficas expiratória e inspiratória. A, A radiografia de tórax frontal realizada com a técnica expiratória mostra opacificações basais (*setas*) bilateralmente. O mediastino está alargado, sendo que é difícil avaliar o tamanho do coração. **B,** A radiografia de tórax frontal repetida, realizada com um volume inspiratório pleno, feita logo após (**A**), mostra, agora, o clareamento das opacificações basais; o tamanho do coração está claramente normal, e o mediastino mostra, agora, a largura normal. (Cortesia de Michael Gotway, MD.)

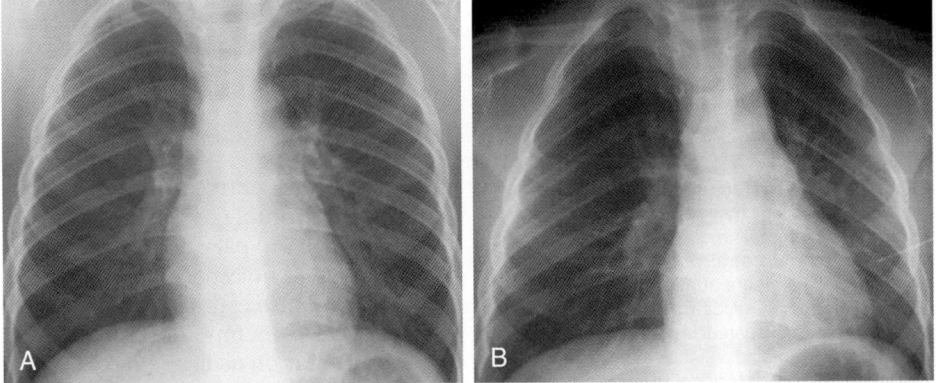

Fig. 18-4 Pulmão hiperlucente unilateral em um menino de 8 anos de idade com um corpo estranho no brônquio principal direito. A, A radiografia em inspiração mostra a hiperlucência branda do pulmão direito. **B,** O filme expiratório mostra que o hemidiafragma direito permanece fixo em uma posição baixa, o pulmão direito permanece transparente e o mediastino está desviado para a esquerda (aprisionamento de ar). Foi removido um corpo estranho. (Cortesia de Michael Gotway, MD.)

praticamente, inalterado em seu tamanho, ocupando, desta maneira, uma maior proporção do hemitórax desinflado, sendo, por conseguinte, delineado mais claramente pelo parênquima pulmonar mais denso (Fig. 18-5).

As outras causas de lucência localizada ou unilateral na radiografia são diferenciadas do aprisionamento de ar pelo exame expiratório. Dentre estas, encontramos as causas técnicas, como a rotação do paciente, a grade ou o feixe de raios X erroneamente centralizado, e o "efeito anódio-calcanhar", um artefato da geração assimétrica do anódio do tubo de raios X. As anormalidades da parede torácica congênitas ou pós-cirúrgicas (Fig. 18-6) podem produzir lucência unilateral. Áreas não detectadas de atelectasia com expansão excessiva compensatória de partes do pulmão e a doença vascular

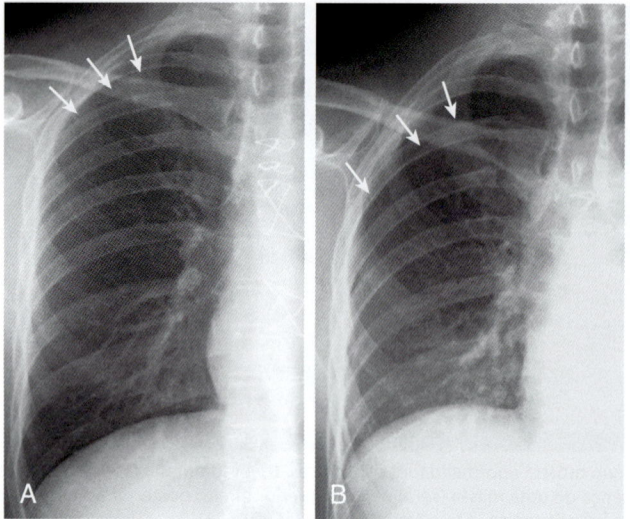

Fig. 18-5 Radiografia de tórax em inspiração e expiração com um pneumotórax. A, Na imagem inspiratória, o pneumotórax direito é de difícil visualização, mas é observado fracamente na região superior direita do tórax (*setas*). **B,** Na imagem expiratória, o pneumotórax à direita (*setas*) é delineado contra o pulmão mais denso e parece maior que no exame em inspiração (**A**). (Cortesia de Michael Gotway, MD.)

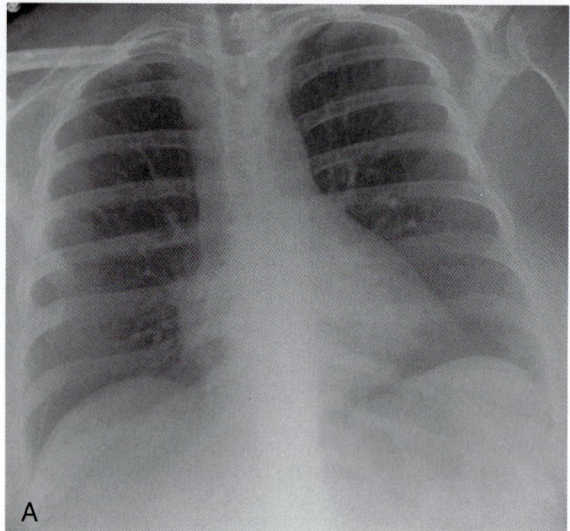

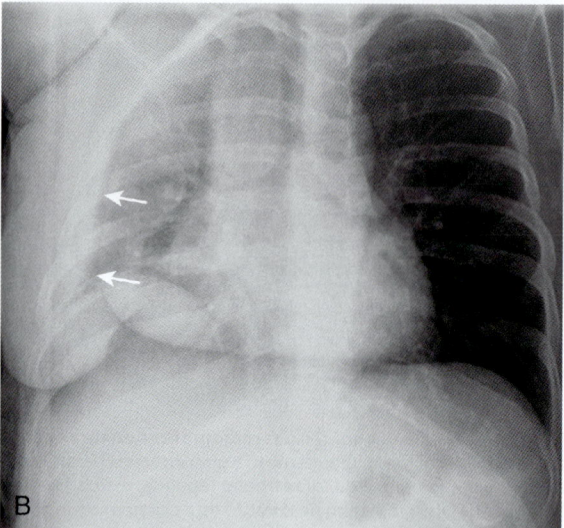

Fig. 18-7 O valor da radiografia em decúbito. Este paciente apresentava dor torácica pleurítica à direita. **A,** Uma radiografia frontal do tórax não mostra anormalidades específicas; o ângulo costofrênico direito é agudo. **B,** Uma radiografia em decúbito lateral direito mostra um pequeno derrame pleural à direita (*setas*). Observe que o imageamento em decúbito causa o colapso do pulmão ipsilateral. (Cortesia de Michael Gotway, MD.)

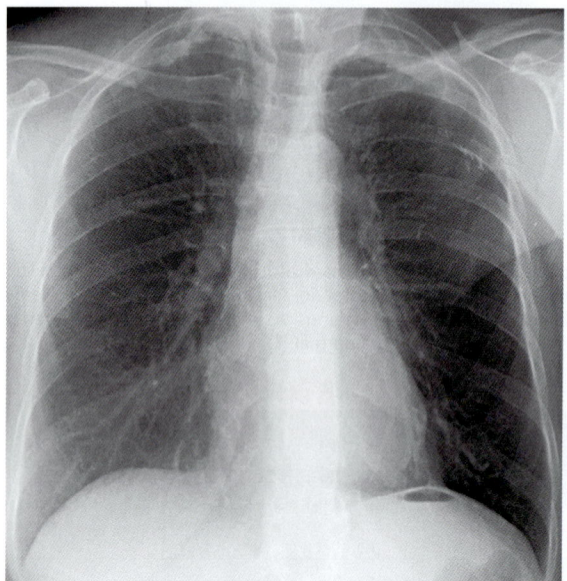

Fig. 18-6 "Pulmão hiperlucente unilateral" simulando o aprisionamento do ar. A radiografia frontal do tórax mostra transparência por todo o tórax esquerdo na comparação com o lado direito, simulando o aprisionamento de ar (compare com a Fig. 18-4B). Contudo, observe que o tórax esquerdo não mostra volume pulmonar anormalmente aumentado (diferente da Fig. 18-4B), nem diminuído. Os grampos cirúrgicos axilares esquerdos constituem um indício para a causa da hipertransparência pulmonar esquerda: a mastectomia esquerda para o câncer de mama prévio. A remoção do tecido mole torácico esquerdo cria menos densidade tecidual ao longo da trajetória percorrida pelos fótons de raios X através do lado esquerdo da paciente em relação ao lado direito, resultando em transparência relativa do tórax esquerdo na comparação com o direito. (Cortesia de Michael Gotway, MD.)

primária, como a embolia pulmonar, também podem produzir lucência. Nenhuma destas causas de lucência pulmonar produzirá ar aprisionado na radiografia expiratória.

Incidências em Decúbito

A radiografia em decúbito é feita ao se colocar o paciente na posição deitada, usualmente deitando sobre um lado e, em seguida, sobre o outro. A exposição aos raios X é feita com um feixe horizontal nas projeções em AP ou PA.

A técnica é útil para determinar a presença ou ausência de líquido livre no espaço pleural ou nas cavidades parenquimatosas, para estimar o tamanho dos derrames e para diagnosticar o pneumotórax em pacientes que não são capazes de sentar ou de ficar em pé. O líquido livre gravita até a porção dependente do tórax, que, no paciente em decúbito, se localiza contra o gradil costal lateral do hemitórax mais baixo (Fig. 18-7) ou no mediastino do lado contralateral; o pneumotórax comporta-se de maneira oposta. Na típica radiografia de tórax AP em decúbito dorsal, o líquido livre se acamará posteriormente e manifestar-se-á como um aumento na densidade que envolve todo o hemitórax. O ar dentro do espaço pleural vai se coletar anteriormente e, com frequência, é de difícil detecção. O uso adequado da radiografia em decúbito demonstrará a presença de líquido livre, do pneumotórax ou de ambos (Figs. 18-8 e 18-9). Quando se deve fazer um exame com aparelho portátil com o paciente no leito, pode ser tecnicamente difícil obter radiografias de alta qualidade da porção dependente do hemitórax devido ao leito, roupas de cama subjacentes ou a outras inconveniências. Por este motivo, devem-se obter os exames em decúbito bilaterais. Mesmo nos pacientes em que a radiografias em PA e laterais em posição ereta podem ser realizadas, os derrames subpulmonares podem ser de difícil detecção, podendo não haver visualização de nenhum menisco líquido. A menos que o líquido esteja completamente loculado, um exame em decúbito vai demonstrar sua presença e tamanho (Fig. 18-9). Tão pouco quanto 20 mL de líquido podem ser visualizados na posição de decúbito.

Incidências Lordóticas

As radiografias feitas na posição lordótica podem ser inestimáveis para demonstrar lesões na região subclavicular imediata ou parcialmente ocultas pela clavícula. Isso é particularmente verdadeiro quando estas lesões se localizam posteriormente. Na incidência lordótica, a qual é mais, com frequência, obtida na projeção AP, a clavícula, sendo uma estrutura anterior, é projetada acima do ápice do pulmão, e as regiões pulmonares subclaviculares são bem visualizadas. A incidência lordótica também pode ser empregada para confirmar a atelectasia de lobo médio ou lingular. Uma incidência lordótica centralizada sobre a porção inferior do tórax vai projetar o segmento ou lobo atelectásico, de tal maneira que ele fique no trajeto do feixe de raios X e será facilmente visualizado como uma sombra triangular densa.

Incidências Oblíquas

As incidências oblíquas ocasionalmente superficiais são valiosas na distinção de imagens sobrepostas e na visualização

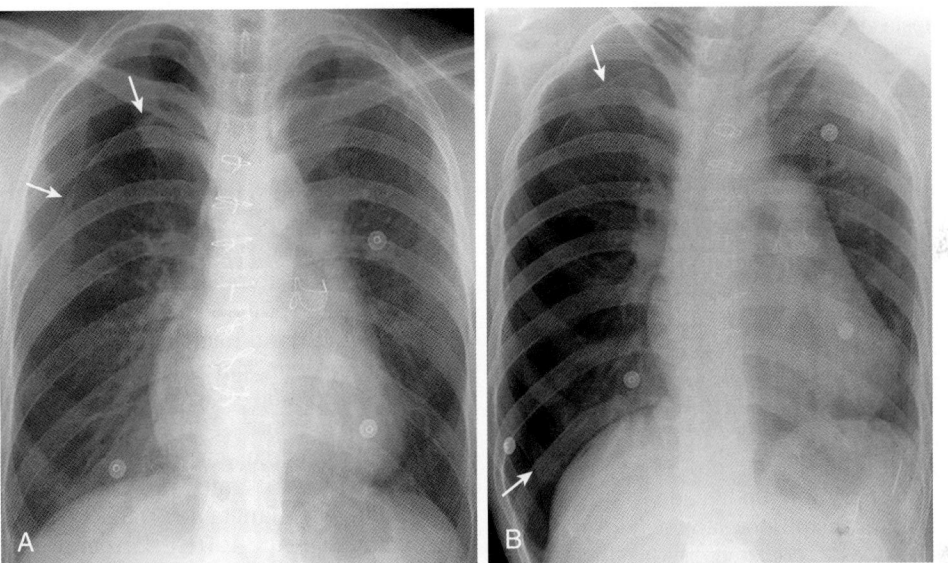

Fig. 18-8 Comparação da aparência do pneumotórax na radiografia de tórax ereta e em decúbito lateral. A, A radiografia frontal inspiratória do tórax na posição ereta mostra a típica aparência de uma linha pleural (*setas*) sobre o ápice do pulmão direito, representando o pneumotórax. **B,** A radiografia do tórax em decúbito lateral esquerdo mostra que o gás no espaço pleural migrou de um modo não dependente sobre toda a região periférica do tórax direito, criando uma linha pleural (*setas*) sobre as regiões apical e costofrênica. (Cortesia de Michael Gotway, MD.)

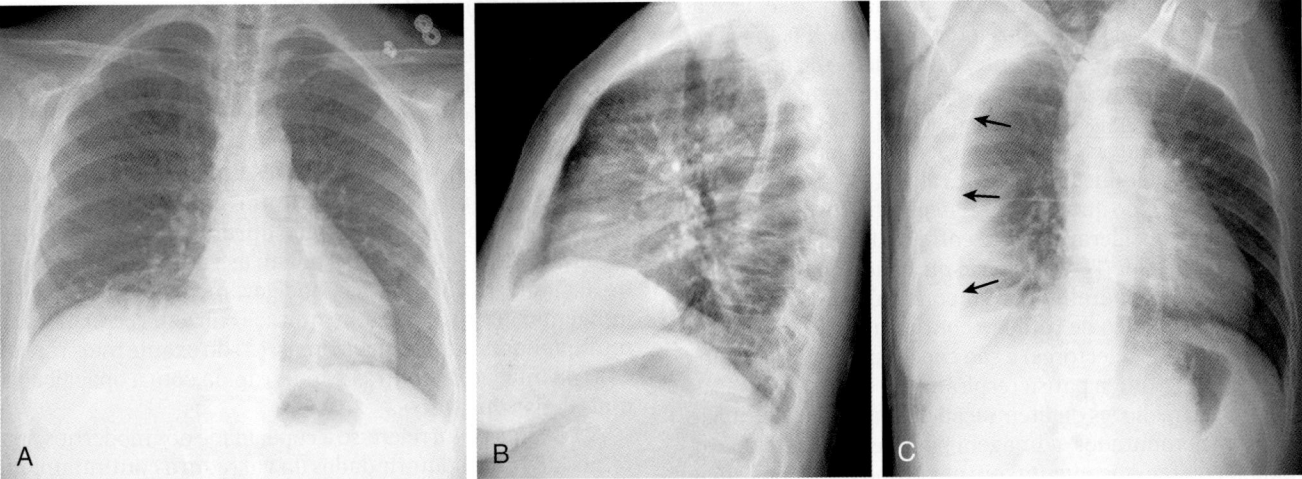

Fig. 18-9 O valor da radiografia em decúbito em um paciente com dor torácica direita. A, A radiografia frontal do tórax mostra a elevação aparente do hemidiafragma direito, mas o ângulo costofrênico direito é agudo. **B,** A radiografia lateral do tórax revela obscurecimento da porção posterior do hemidiafragma direito, mas não se percebe um menisco nítido indicando o derrame pleural direito. **C,** A radiografia em decúbito lateral direito revela a presença de um grande derrame pleural livre (*setas*). A aparente elevação do hemidiafragma nas radiografias posteroanterior e lateral convencionais se deve ao derrame subpulmonar. (Cortesia de Michael Gotway, MD.)

de opacificações do parênquima pulmonar obscurecidas pela superposição pelo coração, mediastino ou partes do tórax ósseo. Em geral, é mais recompensador examinar estas opacificações por TC.

FLUOROSCOPIA

Outrora, a fluoroscopia era comumente empregada quer como o método primário de exame radiológico do tórax, quer como um exame auxiliar para as radiografias comuns. Sua utilização durante as últimas décadas diminuiu consideravelmente. No entanto, ainda existem algumas situações em que a fluoroscopia pode fornecer informações que são difíceis de obter por intermédio de outros meios, como para a detecção de anormalidades da movimentação do diafragma que resulta de patologias que afetam o nervo frênico. O principal uso da fluoroscopia torácica na prática clínica atual é como um guia para procedimentos intervencionais, como a angiografia por cateter e as biópsias por agulha ou transbrônquica.

TOMOGRAFIA COMPUTADORIZADA

PRINCÍPIOS FÍSICOS

A TC baseia-se na medição exata da atenuação de um feixe de raios X finamente colimado. A atenuação diferencial do feixe de raios X por tecidos distintos forma a base para o contraste da imagem nas imagens de TC. As vantagens da TC consistem em seu formato tomográfico ("semelhante a corte") axial e sua alta sensibilidade às diferenças na densidade entre diferentes tecidos.

Para obter as imagens de TC, os raios X — produzidos por um tubo de raios X comum modificado — atravessam o paciente, e os fótons transmitidos são medidos por uma série de detectores de raios X. Os detectores produzem uma corrente elétrica que é proporcional à intensidade do feixe de raios X incidente. A força desta corrente é medida e digitalizada por um conversor analógico-digital e, desta forma, fica disponibilizada para a manipulação por computador. A redução na intensidade do feixe quando ele atravessa o corpo do paciente é denominada "atenuação" e se deve ao espalhamento e absorção dos fótons de raios X pelo tecido. A atenuação (mais exatamente, o coeficiente de atenuação linear) de cada ponto dentro do corpo pode ser calculada pelo computador do aparelho, desde que múltiplas medições da atenuação dos raios X possam ser feitas a partir de ângulos diferentes. Os detalhes do feixe de raios X e o movimento do detector através do qual se conseguem estas medições múltiplas variam consideravelmente entre os aparelhos.

Os aparelhos de TC em espiral ou helicoidais e, mais recentemente, os aparelhos de TC com múltiplos cortes empregam um pórtico de rotação contínua (contendo o tubo e o conjunto de detectores) e são capazes de imagear todo o tórax em uma única pausa respiratória.

Como as medições da atenuação dos raios X são armazenadas no computador, a imagem pode ser realçada ou manipulada matematicamente com algoritmos de reconstrução específicos. Por exemplo, a técnica da TC de *alta resolução* (HRCT) combina a colimação estreita e a reconstrução da imagem com um algoritmo de alta frequência espacial para produzir a nitidez aumentada no estágio final.

EXIBIÇÃO DA IMAGEM

A imagem de TC reconstruída é composta de uma matriz de elementos do quadro ou "*pixels*". A atenuação dos raios X de cada *pixel* é normalizada até aquela de um objeto de teste contendo água pura. O número de TC é a proporção da atenuação do tecido menos a atenuação da água em relação à atenuação da água multiplicada por 1.000 e é expresso em *unidades Hounsfield* (HU). O número de TC para o pulmão normal varia de –700 a –900 HU, enquanto os tecidos moles apresentam números de TC que variam de –100 (tecido adiposo) a +100 (coágulo sanguíneo), com a água medindo 0 HU e a maioria dos tecidos moles na faixa de 20 a 60 HU. A faixa dos números de TC encontrados nos pacientes é de aproximadamente 2.000, variando desde –1.000 (ar) a +1.000 (osso). Porém, embora a imagem computadorizada contenha 2.000 níveis de número, o que poderia corresponder a 2.000 tonalidades de cinza, o olho humano pode perceber apenas cerca de 16 a 20 tons distintos de cinza. Desta maneira, é necessário, ao se demonstrar as imagens de TC, restringir a exibição da imagem a uma pequena fração da faixa real de valores de atenuação.

Esta restrição é feita primeiramente ao se combinar números de TC similares em uma única tonalidade de cinza e, em segundo lugar, ao se estabelecer os parâmetros de demonstração da largura da janela e do nível da janela. A *largura* da janela é a faixa de densidades que serão exibidas como tonalidades de cinza; todos os valores de *pixel* mais elevados são mostrados como ranço e todos os valores menores são exibidos como preto. O *nível* da janela é simplesmente o valor de *pixel* médio em torno do qual a faixa de exibição é centralizada. Assim, para visualizar os pulmões, um nível de janela apropriado é –700 HU, com uma largura de janela de aproximadamente 1200 HU, a qual pode ser ajustada para a preferência do usuário. Para visualizar os tecidos moles, o espaço pleural, o mediastino ou os hilos, dá-se preferência ao nível da janela de 20 a 40 HU com uma largura de aproximadamente 400 HU. Em geral, estes são referidos, respectivamente, como parâmetros da "janela pulmonar" e da "janela mediastinal ou dos tecidos moles", sendo que ambos devem ser demonstrados para um exame de TC do tórax.

TOMOGRAFIA COMPUTADORIZADA EM ESPIRAL E COM MÚLTIPLOS CORTES

Os termos TC "em espiral" e "helicoidal" são essencialmente equivalentes; eles se referem ao trajeto que o feixe de raios X em rotação descreve em consequência de sua rotação contínua ao redor do eixo longitudinal do paciente à medida que o paciente é transportado através do pórtico da TC sobre uma mesa em movimento contínuo. Em muitos pacientes, todo o tórax pode ser examinado durante uma única pausa respiratória. A TC em espiral possui as vantagens (1) do exame de imagem volumétrico, que garante a reconstrução da imagem contígua e permite que se realizem reconstruções multiplanares ou tridimensionais; (2) do exame mais rápido; e (3) da infusão de contraste mais rápida com a opacificação mais densa dos vasos.

A TC *volumétrica* refere-se à capacidade dos modernos aparelhos de TC de adquirir dados da varredura continuamente entre dois pontos (no tórax, tipicamente desde a junção cervicotorácica até o diafragma), em lugar de, como os antigos aparelhos de TC, usar o método "pare-e-dispare". Com a última técnica, as "fatias" de imagem individuais poderiam ser juntadas para criar um volume de tecido imageado, mas exibiam limitações decorrentes do registro errôneo entre as fatias de imagem individualizadas, em particular entre pausas respiratórias individuais sucessivas. Devido aos rápidos tempos de aquisição dos modernos aparelhos de TC, todo o tórax pode ser imageado por completo em uma *única pausa respiratória*, levando a um único "bloco" de dados teciduais que pode ser reconstruído em praticamente qualquer espessura de corte e plano de imagem desejado.

A TC com múltiplos cortes (MSCT) melhora acentuadamente as vantagens oferecidas pela TC em espiral de corte único. Os aparelhos de MSCT adquirem as informações empregando *múltiplos canais* durante uma única rotação do tubo, aumentando assim de maneira dramática a velocidade de aquisição de dados. Os atuais aparelhos de MSCT podem adquirir até 320 imagens por rotação do tubo para uma determinada colimação, ao passo que os aparelhos de TC em espiral de corte único adquiririam apenas 1 imagem por rotação do tubo para uma colimação similar. A vantagem da velocidade da varredura com a MSCT é evidente, sendo que esta velocidade enorme permite o imageamento rápido de grandes volumes de tecido em praticamente qualquer fase do realce pelo contraste intravenoso. Os conjuntos de dados de imagem proporcionados pelos aparelhos de MSCT também possibilitam imagens reformatadas com qualidade melhorada. Além disso, os dados de imagem adquiridos com a varredura por MSCT permitem a "reconstrução retrospectiva" de imagens de corte estreito (p.ex., imagens com "cortes finos" ou de "alta resolução") após o término do exame.

Com a MSCT, a capacidade de reconstruir imagens com corte estreito de forma retrospectiva transformou o processo de caracterização de nódulo. Na era dos aparelhos de TC de corte único, quando o exame de imagem de corte estreito era empregado para caracterizar um nódulo pulmonar, sobretudo por meio da detecção de cálcio ou de tecido adiposo dentro do nódulo, o paciente seria mantido dentro do departamento e o radiologista seria contatado para rever a imagem para determinar se havia necessidade do exame de imagem com corte estreito (com o efeito deletério associado sobre todo o departamento) ou seria solicitado que o paciente retornasse mais adiante para exames de imagem adicionais (com a inconveniência associada ao paciente e médico solicitante). Com o exame por MSCT, os protocolos de TC que adquirem cortes estreitos (frequentemente na ordem de 1 mm ou menos) são idealizados, porém são reconstruídos empregando cortes mais amplos (com frequência 5 mm) para a interpretação rotineira, o que permite a otimização do desempenho do computador e do manuseio dos dados; contudo, os cortes estreitos foram adquiridos e estão disponíveis para a revisão, quando necessário. No exemplo acima mencionado, os dados do corte estreito podem ser reconstruídos de forma retrospectiva e revisados (Fig. 18-10). Na realidade, muitos departamentos de radiologia reconstroem de forma retrospectiva tanto as larguras de corte mais amplas para a visualização rotineira quanto as larguras de corte estreitas para aplicações especializadas e salvam ambas as séries nos sistemas de comunicação de arquivos de imagem; esta conduta propicia excelente equilíbrio entre a necessidade de conjuntos de dados menores para facilitar o manuseio de dados rotineiros, enquanto ainda permite que questões específicas sejam abordadas mais adiante por meio do uso das imagens com cortes finos sem precisar expor o paciente a novo exame de imagem.

PROTOCOLOS DE EXAME DE IMAGEM DE TOMOGRAFIA COMPUTADORIZADA

As imagens de TC são obtidas com parâmetros diferentes, dependendo da indicação para o exame (Tabela 18-1). As variáveis incluem a faixa de varredura, a posição do paciente, a espessura de corte da varredura, a inclinação/velocidade de

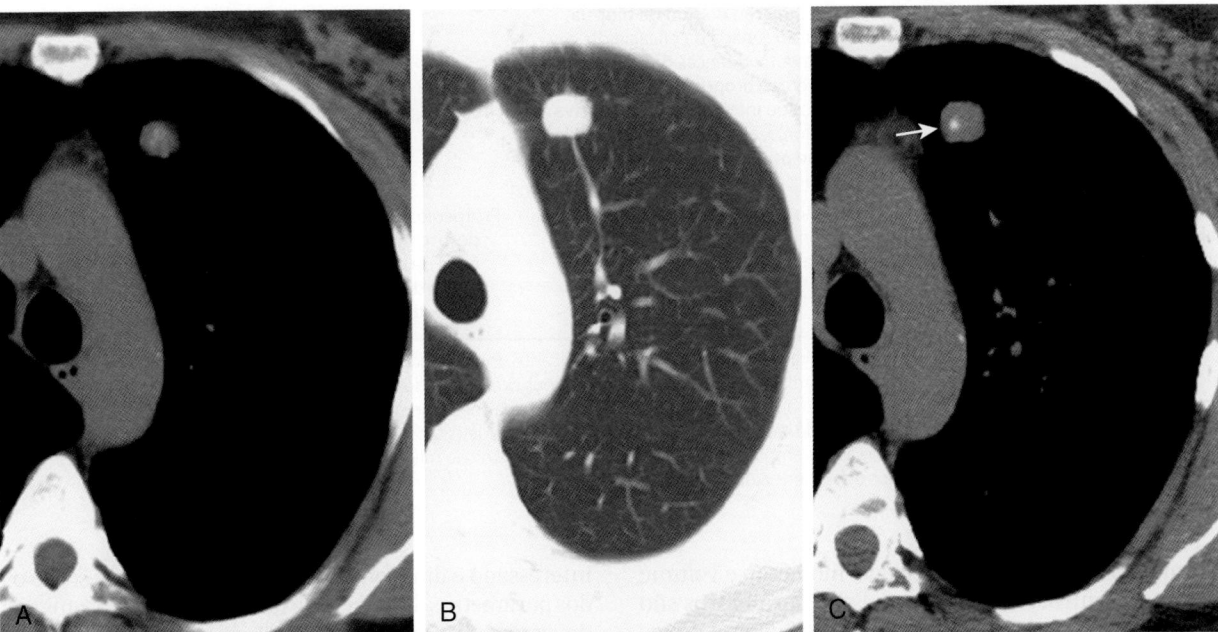

Figura 18-10 Imagem volumétrica da TC com múltiplos cortes de um nódulo pulmonar detectado na radiografia do tórax. A, A imagem axial "rotineira" da TC com cortes de 5 mm mostra um nódulo de tecido mole no lobo superior esquerdo. A atenuação vagamente aumentada é notada dentro do nódulo, sugerindo a calcificação, mas o achado não é bem observado. **B,** As imagens da janela pulmonar mostram que o nódulo está circunscrito. **C,** A imagem de tecidos moles com corte fino (1 mm) reconstruída de maneira retrospectiva mostra de forma mais clara um pequeno foco de calcificação (*seta*) dentro da lesão, sugerindo uma etiologia benigna. (Cortesia de Michael Gotway, MD.)

Tabela 18-1   Protocolos de Imageamento e Indicações da TC de Tórax Comum

Protocolo de Imageamento	Uso de Contraste Intravenoso (IV)?	Indicações Comuns	Notas
TC de tórax "rotineira" * (inclusive as tecnologias em espiral e com múltiplos cortes)	Possivelmente, dependendo da aplicação específica	Estadiamento inicial e repetido do câncer (pode ser feito com contraste IV, dependendo do tipo de tumor), dor torácica inespecífica, tosse ou falta de ar, doença pleural, avaliação de massa da parede torácica ou mediastinal, linfadenopatia torácica suspeita, investigação das anormalidades focais da radiografia de tórax, suspeita de infecção, triagem do câncer de pulmão	Com frequência, a injeção de contraste IV é benéfica para a linfadenopatia suspeita, doença pleural, estadiamento de malignidade broncogênica. Empregada para a febre de etiologia desconhecida (frequentemente quando a radiografia de tórax nada revela, principalmente para pacientes imunossuprimidos). Frequentemente utilizada para a avaliação antes de transplante de órgão sólido ou oco a fim de examinar para achados assintomáticos que poderiam representar malignidade. Redução com dose de radiação agressiva frequentemente empregada para exames de triagem de câncer de pulmão
Angiografia pulmonar por TC	Sim	Avaliação da suspeita de doença tromboembólica aguda ou crônica, aneurisma da artéria pulmonar ou anomalia da artéria pulmonar	Regulação temporal escalada da injeção de contraste IV para o realce ótimo da artéria pulmonar
Aortografia por TC	Sim	Avaliação da suspeita de aneurisma ou dissecção da aorta	Regulação temporal escalada da injeção do contraste IV para o realce ótimo da aorta
Escore do cálcio coronário	Não	Exame para a presença de aterosclerose calcificada da artéria coronária para a extratificação do risco de doença cardíaca	Volume de aquisição limitado ao coração
Angiografia coronária por TC	Sim	Exame para a anomalia, aneurisma ou aterosclerose da artéria coronária	Imagem realizada com a porta de ECG para imagens livres de movimento. Volume de aquisição tipicamente limitado ao coração
TC cardíaca	Sim	Exame para doença cardíaca estrutural congênita ou adquirida, doença pericárdica ou avaliação do impacto da patologia mediastinal ou pulmonar específica sobre o coração	Obtenção de imagem feita com a porta de ECG para imagens livres de movimento. Volume de aquisição tipicamente estendida ligeiramente além do coração, para incluir a anatomia dos grandes vasos. O momento da injeção do contraste pode ser ajustado para se adequar às indicações em questão
TC da veia pulmonar	Sim	Avaliação da anatomia venosa pulmonar e atrial esquerda antes da ablação eletrofisiológica	Momento da injeção de contraste otimizado para o realce do coração esquerdo
TC de alta resolução	Tipicamente desnecessário, embora possa ser benéfico no caso da avaliação inicial da suspeita de sarcoidose	Doença pulmonar difusa na radiografia de tórax ou suspeitada através do exame clínico — exame diagnóstico inicial, seleção do sítio da biópsia, avaliação seriada da eficácia do tratamento; doenças das pequenas vias aéreas, bronquiectasia, dispneia crônica ou intolerância progressiva ao esforço, avaliação das provas de função pulmonar anormais, avaliação do transplante de pulmão	Exame de imagem com cortes finos juntamente com os exames de imagem em decúbito ventral e pós-expiratório
TC de tórax realçada com contraste para a avaliação de nódulo solitário	Sim	Avaliação de um nódulo pulmonar solitário indeterminado (tipicamente > 1 cm, < 3 cm)	Protocolo de injeção de contraste específico, com base no peso, com momento estruturado da aquisição da imagem a fim de examinar para o realce do nódulo. A falta de realce do nódulo sugere fortemente que um nódulo indeterminado é benigno

*A espessura do corte (colimação) da TC de tórax "rotineira" varia dependendo do fabricante do aparelho, mas, comumente, se aproxima de 5 mm. Os cortes mais estreitos são rotineiramente obtidos de forma automática com os modernos protocolos de imageamento por TC com múltiplos cortes (na ordem de ≤ 1 mm); no entanto, estas imagens podem ou não ser reconstruídas e arquivadas nos sistemas de arquivo de figuras e comunicação (PACS), dependendo dos protocolos de cada departamento de radiologia. Mesmo quando estas imagens são rotineiramente reconstruídas e arquivadas no PACS, se salva, com frequência, uma série adicional de imagens empregando um intervalo de reconstrução maior (em geral, cerca de 5 mm) no PACS para facilitar a interpretação e manuseio de dados cotidianos e a eficiência do armazenamento.
ECG, eletrocardiograma.

movimentação da mesa, e a velocidade, momento e volume da injeção de contraste intravenoso. Estes parâmetros são resumidamente revistos mais adiante. A influência da inclinação/velocidade de movimento da mesa nos protocolos de TC evoluiu com a proliferação dos aparelhos de MSCT. A consideração destas variáveis é mais relevante no exame de imagem cardiovascular e não é abordada aqui. O leitor interessado é direcionado a excelentes revisões sobre o tema dos parâmetros de varredura da MSCT e dos aspectos técnicos do exame de imagem por MSCT.[22,23] Devido à capacidade de varredura rápida da MSCT e à capacidade de reconstruir de modo retrospectivo os dados de cortes finos, ocorreu, nos últimos anos, algum grau de "simplificação" do protocolo de TC em comparação com a era da TC de corte único. Por exemplo, os protocolos de TC de alta resolução de corte único incluíam, previamente, as imagens inspiratórias de 1 mm em decúbito dorsal e em decúbito ventral não contíguas, bem como a varredura expiratória em decúbito dorsal não contígua. Usando este protocolo, não era raro confundir um vaso pulmonar com um nódulo pulmonar; a incapacidade de rever cortes adjacentes imediatamente craniais e caudais ao vaso, decorrente da natureza não contígua dos protocolos de TC de alta resolução em corte único, frequentemente resultou em um vaso pulmonar simulando um nódulo. Este protocolo de TC de alta resolução era diferente do protocolo de TC de tórax de corte único "rotineiro", empregando exames de imagem contíguos, o que era necessário para esclarecer a natureza desta anormalidade potencial. Contudo, os atuais protocolos de TC de alta resolução da MSCT empregam, de forma rotineira, imagens em decúbito dorsal contíguas em cortes de 1 mm, suplementadas com imagens expiratórias em decúbito dorsal e inspiratória em decúbito ventral em cortes de 1 mm não contíguas. Desta maneira, aliviam as dificuldades associadas às técnicas de imagem não contíguas enquanto mantêm, ao mesmo tempo, os benefícios dos exames de imagem com cortes finos na caracterização das doenças pulmonares difusas.

Faixa de Varredura

Na maioria dos casos, um exame de TC de tórax deve englobar todo o tórax, desde os ápices pulmonares até os ângulos costofrênicos posteriores. Isso é feito com facilidade em questão de alguns segundos com a MSCT. Nos pacientes com câncer de pulmão, a TC de tórax feita para fins de estadiamento pode incluir as glândulas suprarrenais e o fígado, embora a aquisição do fígado deva ser feita no momento apropriado para se conseguir as imagens na fase correta do realce hepático. Na prática, os exames de estadiamento do câncer de pulmão são tipicamente realizados como exames exclusivos de todo o tórax, abdome e pelve.

Posição do Paciente

Normalmente, os pacientes são imageados na posição de decúbito dorsal. Todavia, o posicionamento em decúbito ou o posicionamento em decúbito ventral podem ser empregados para diferenciar as coleções de líquido pleural que estão livres ou loculadas, para diferenciar a atelectasia dependente da fibrose parenquimatosa, ou para posicionar as lesões pulmonares de maneira ótima para a biópsia. As imagens são normalmente obtidas na capacidade pulmonar total, para conseguir o contraste ar-tecido máximo e para espalhar as lesões e estruturas pulmonares sobre uma área maior, minimizando, assim, a média de volume. As imagens em decúbito ventral são usualmente obtidas com exames de HRTC. Hoje em dia, os avanços técnicos permitem a aquisição de imagens de TC durante as manobras de capacidade vital expiratória forçada, em lugar de depois destas manobras.

Espessura do Corte da Varredura

Na era da TC em espiral por corte único, a espessura de um corte de TC individual era definida em um valor pré-determinado antes do exame de imagem ao determinar o feixe de raios X para uma determinada espessura; o processo referido como "colimação". As espessuras de corte típicas para a TC em espiral de corte único variavam de 1 a 10 mm, com colimação de 5 a 7 mm empregada para a maioria das aplicações "rotineiras" da TC de tórax. Com o desenvolvimento dos sistemas de MSCT, embora várias opções de colimação ainda sejam possíveis, a maior parte dos protocolos de MSCT emprega determinadas configurações de detector, que favoreçam quer a largura de detectores estreita (para promover a resolução espacial ótima) quer as larguras de detectores mais largas (para facilitar o volume de cobertura rápido). À medida que se desenvolvem sistemas com quantidades maiores de detectores, a escolha da resolução espacial elevada à custa do volume de cobertura e do comprimento total da exposição — um antigo compromisso na era da TC em espiral com corte único — está se tornando um dilema. Atualmente, os modernos sistemas de MSCT permitem que todo o tórax seja escaneado com uma configuração de detector estreita (1 mm) em questão de alguns segundos. Uma vez adquiridas estas imagens, elas podem ser combinadas de diversas maneiras para a visualização ótima. Por exemplo, um exame de TC de tórax obtido em um sistema de MSCT com elementos detectores dispostos de uma forma que resulte em uma configuração de detector de 1 mm produziria várias centenas de imagens de 1 mm para o tórax de um paciente de tamanho médio. No entanto, estas imagens de 1 mm podem ser "combinadas" para gerar imagens de 5 mm, sendo que estas podem ser exibidas para a revisão rotineira; isso resulta em aproximadamente 50 a 70 imagens para uma TC de tórax típica. Caso o radiologista deseje visualizar as imagens de 1 mm de alta resolução, estas imagens podem ser reconstruídas a partir do conjunto de dados original enquanto os dados da varredura original forem salvos. Por exemplo, com os aparelhos de TC em espiral com corte único, o paciente e, frequentemente, precisava retornar para imagens de cortes finos adicionais (colimação estreita) para caracterizar quaisquer nódulos encontrados no exame. A única maneira de evitar que os pacientes voltassem neste quadro era manter o paciente no aparelho enquanto o exame era revisto, mas esta conduta diminui muito a capacidade de utilização do aparelho. Mesmo quando o paciente era mantido durante a revisão do exame, a caracterização adicional do nódulo com a TC de corte único exigiria a repetição da varredura com colimação estreita, a fim de detectar o tecido adiposo ou o cálcio dentro do nódulo, o que exige exposição adicional à radiação. Com a MSCT, quando um nódulo é reconhecido em um exame, as imagens podem ser reconstruídas de acordo com a configuração de detector mais estreita para alcançar este objetivo muito tempo depois que o paciente saiu do aparelho, sem a necessidade de varredura adicional.

Um benefício adicional conseguido pelo desenvolvimento da MSCT é a capacidade de fazer a imagem empregando *voxels* isotrópicos. O termo *voxel isotrópico* indica que a resolução da imagem nos planos x, y e z é igual. Em outras palavras, a varredura da MSCT empregando *voxels* isotrópicos permite que os dados da TC sejam reconstruídos em qualquer plano com resolução igual àquela das imagens axiais. A maioria dos exames de TC de corte único não possuía esta capacidade e, por conseguinte, as imagens reformatadas não axiais sofriam a partir da qualidade degradada em comparação com a das imagens axiais. A capacidade da MSCT de imagear usando *voxels* isotrópicos permite a criação de imagens em qualquer plano desejado, as quais são iguais em resolução às imagens axiais — esta capacidade multiplanar consistia anteriormente em uma vantagem apreciada pela RM e pela ultrassonografia em relação à TC.

Realce por Contraste

A injeção intravenosa de material de contraste iodado durante a TC de tórax é importante em muitas situações. A administração do contraste não é uma rotina exceto para o diagnóstico das anormalidades vasculares, como a dissecção da aorta, aneurisma, embolia pulmonar, quando se emprega um protocolo específico em pacientes selecionados com nódulos pulmonares ou para os exames realizados para o estadiamento do câncer de pulmão ou avaliação das doenças pleurais ou da parede torácica. Quando possível, os materiais de contraste iodados são evitados porque são dispendiosos e estão associados a um risco pequeno, porém definido, de reações e toxicidade graves. Embora a infusão de contraste possa ser valiosa na diferenciação de vasos e massas de tecidos moles no mediastino e hilos, ela não é considerada necessária ao diagnóstico por todos os radiologistas. Para a TC rotineira dos pulmões (p.ex., para excluir metástases), o material de contraste raramente se faz necessário.

Os materiais de contraste não iônicos e com baixa osmolaridade mostraram ter uma menor incidência de reações adversas que os agentes com alta osmolaridade.[24] Os pacientes com uma história prévia de reação ao contraste devem ser tratados com extremo cuidado, pois se encontram em risco mais elevado para as reações graves subsequentes, principalmente aqueles raros pacientes que experimentaram reações ao contraste apesar da pré-medicação apropriada com corticosteroides e anti-histamínicos.[24,25] Quando a patologia vascular é o alvo nestes pacientes, a RM consiste na modalidade preferida. Quando a TC com realce com contraste é necessária, é aconselhável o pré-tratamento com corticosteroides. As reações ao meio de contraste iodado ("leucoestase induzida por meio de contraste radiográfico") são discutidas no Capítulo 71.

É importante a técnica de administração do material de contraste intravenoso. É desejável a opacificação máxima das estruturas vasculares. Para conseguir isto, deve ser administrada uma dose em bolo do material de contraste, de modo preferível através de um injetor mecânico calibrado, sendo que a área de interesse deve ser rapidamente varrida durante o trânsito inicial do agente de contraste. O momento da liberação do contraste intravenoso deve ser ajustado com o sistema orgânico de interesse. Por exemplo, os protocolos de TC de tórax destinados à detecção da embolia pulmonar geralmente usam retardos muito curtos a partir do momento do início da injeção do contraste até o início da obtenção de imagens (usualmente ≤ 20 s), ao passo que os protocolos de TC de tórax destinados à avaliação da dissecção da aorta quase sempre empregam retardos da injeção de contraste ligeiramente mais longos.

IMAGENS MÉDICAS E RADIAÇÃO

O principal obstáculo da utilização aumentada da TC é a exposição à radiação. Em 1980–1982, a radiação a partir de exames de imagens médicas contribuiu com aproximadamente 18% da dose de radiação efetiva per capita nos Estados Unidos, porém este valor aumentou para 54% em 2006 devido, em grande parte, às doses de radiação aumentadas decorrentes da varredura por TC e, em extensão muito menor, a procedimentos de medicina nuclear. Recentemente, relatou-se que a TC representa cerca de 17% de todos os procedimentos radiológicos no mundo, mas que contribui com mais de 40% da dose coletiva.[32] Diante do uso aumentado e continuado da TC desde 2006, é provável que, agora, estes números sejam ainda maiores.[26]

Tabela 18-2 Doses de Radiação Típicas Associadas a Fontes Basais e às Aplicações do Imageamento Torácico Comum e às Exposições Ambientais

Exposição à Radiação	Dose Efetiva (mSv)
Dose de radiação efetiva per capita anual nos Estados Unidos, 2006 (basal/médica/total)	2,4/3,0/5,6[32]
Radiografia de tórax posteroanterior*	0,02[298]
Imageamento de ventilação/perfusão*	1,4–2[298,299]
TC de tórax padronizada	5–8[298,299]
TC de tórax "em dose baixa"	2
TC de tórax de alta resolução (intervalos de 1 mm não contíguos)*	1
Angiografia pulmonar por cateter*	2,3–4,1
PET corporal total*	14[299]
Voo de uma costa a outra nos Estados Unidos (= 3.000 milhas)†	0,03
Viver próximo à fábrica movida pela queima do carvão†	0,0003
Proximidade de aparelhos de inspeção de bagagem por raios X	0,00002
Viver num raio de 80 quilômetros de uma usina nuclear†	0,00009
Viver em Denver por 1 ano	1,8
Aparelho de inspeção corporal em aeroporto	0,000015–0,00088[300]
Fumo, 1 ano‡	2,8

TC, tomografia computadorizada; PET, Tomografia com emissão de pósitron com [^{18}F]fluoro-2-deoxi-D-glicose.
*Os valores podem variar de acordo com cada fabricante de equipamento, tamanho do paciente, duração do estudo, uso de técnicas de redução da dose e protocolos institucionais individuais.
†Dados de http://www.ans.org/pi/resources/dosechart/
‡Dados de http://web.princeton.edu/sites/ehs/osradtraining/backgroundradiation/background.htm
Comparações adicionais estão disponíveis em McCollough CH, Guimaraes L, Fletcher JG: In defense of body CT. *AJR Am J Roentgenol* 193(1):28-39, 2009.

As doses efetivas aproximadas (débitos de aparelho) para a TC são fornecidas na Tabela 18-2 e comparadas com as exposições de radiação não médicas.[29] Vale ressaltar que os valores fornecidos são medições representativas, mas, de fato, existe uma ampla gama de exposições dependentes da técnica da TC e do método da estimação. Da mesma forma, as indicações como a embolia pulmonar, que exige cortes mais estreitos, podem envolver a exposição a uma quantidade relativamente maior de radiação em comparação com os protocolos de TC de tórax "comuns". Nos últimos anos, os esforços combinados para diminuir a exposição à radiação médica resultaram em inúmeros avanços que reduziram significativamente a quantidade de radiação liberada para o paciente, em particular por meio da redução das exposições relacionadas com a TC. Uma revisão completa destes métodos está além do espectro desta breve discussão, mas inclui aumentar a consciência de profissionais e do público por meio de esforços como a campanha "ImageGently" empreendida pela *Alliance for Radiation in Safety in Pediatric Imaging* e da campanha "ImageWisely" (segurança de radiação no exame de imagem médica no adulto) da ACR; os avanços técnicos no equipamento de varredura da TC (novos algoritmos de reconstrução e controles de exposição automatizados que aplicam a exposição da radiação ao paciente de maneira mais eficiente, como reduzir automaticamente a corrente do tubo através de regiões do corpo mais finas); incentivar o uso de alternativas de imagem com radiação não ionizante para patologias selecionadas; e as intervenções ativas por radiologistas, incluindo limitar a faixa de varredura e reduzir a voltagem e a corrente do tubo de raios X, entre outras considerações. Hoje em dia, é relativamente lugar-comum que as exposições associadas a protocolos de TC mais novos sejam significativamente menores que os valores reportados na Tabela 18-2.

Existe controvérsia considerável no tocante à gênese e à magnitude dos efeitos adversos decorrentes da exposição de seres humanos à radiação e isso tem sido tema de debate durante décadas.[27] A rápida elevação no uso do exame de imagem por TC nos últimos anos, bem como vários eventos de exposição excessiva do paciente no imageamento por TC bem publicados fomentaram este debate.[27] Apesar disto, pode haver concordância sobre diversos pontos pelos pesquisadores em ambos os lados do debate:

1. A radiação é potencialmente lesiva para os sistemas biológicos e a exposição pode induzir o câncer, dentre seus outros efeitos.[30]
2. Há evidência relativamente clara para a carcinogênese induzida por radiação para exposições que excedem a 100 mSv.[27,31]
3. A radiação é um carcinógeno relativamente fraco, sendo que o excesso de risco de câncer radiogênico, quando existente, é consideravelmente menor que o risco de câncer espontâneo.[32]
4. Não existem parâmetros que possibilitem que uma malignidade induzida por radiação seja diferenciada daquela de "ocorrência natural".[33]
5. Em geral, o risco de malignidade induzida por radiação está *inversamente relacionado com a idade*[30] e é relativamente maior nas mulheres em comparação com os homens.[32,34]
6. O risco de carcinogênese induzida pela radiação a partir do aparelho de TC geralmente é muito menor que o benefício das informações obtidas a partir dos estudos de TC apropriadamente indicados.[29,35]

Embora as interpretações conflitantes sejam difíceis de conciliar e os dados em ambos os lados da argumentação sejam contundentes, o emprego da radiação médica apenas quando necessária e a substituição por procedimentos que não utilizam radiação e as metodologias de minimização da dose sempre que possível devem, na prática, proporcionar uma conduta ótima para equilibrar a necessidade imediata para informações diagnósticas com a segurança do paciente.

EXAME DE IMAGEM POR RESSONÂNCIA MAGNÉTICA

PRINCÍPIOS FÍSICOS

A imagem por ressonância magnética é obtida ao se magnetizar ligeiramente o tecido do paciente, gerando um sinal eletromagnético fraco ao se aplicar um pulso de radiofrequência e mapeando aquele sinal a nível espacial através da manipulação de sua frequência e fase de uma maneira dependente da localização com os gradientes de campo magnético. A RM não requer movimentos mecânicos do aparelho e, por conseguinte, pode imagear diretamente nos planos não axiais.

Ainda que a RM utilize a radiação eletromagnética, os níveis de energia utilizados na RM são bastante baixos (i.e., não ionizantes). A RM parece estar acentuadamente livre de bioefeitos significativos. Os riscos potenciais à segurança na RM relacionam-se com o campo magnético estático extremamente forte e os campos magnéticos com gradiente rapidamente mudados empregados, assim como com a possibilidade de aquecimento do tecido decorrente da energia de radiofrequência absorvida pelo corpo. O aquecimento dos tecidos constitui uma preocupação teórica, porém, na prática, não é significativa quando se empregam as técnicas de exame de imagem por RM convencionais. Teoricamente, os campos magnéticos com gradientes que variam rapidamente poderiam estimular o tecido eletricamente excitável, mas isso não constitui um problema com as técnicas de RM rotineiras. Em contraste, o poderoso campo magnético estático é um risco importante à segurança, porque as forças magnéticas próximas ao aparelho de *ressonância magnética* (RM) corporal total são fortes o suficiente para gerar riscos significativos com projéteis. Por exemplo, um cilindro de oxigênio de aço comum trazido para dentro da sala de exame de RM voará para o pórtico do magneto com uma velocidade terminal de aproximadamente 72 km/h. A possibilidade de forças de deslocamento ou de forças de torção sobre implantes metálicos dentro de pacientes também deve ser considerada. Embora a margem de segurança seja alta, existem raros casos documentados de dano para pacientes a partir do deslocamento de clipes de aneurisma intracraniano ou de corpos estranhos metálicos intraoculares. Por fim, o campo magnético pode operar o revezamento de leitura em marcapassos cardíacos e provocar uma mudança na modalidade de estimulação. Assim, a segurança rigorosa ao redor de instalações de RM é essencial para evitar que pacientes com determinados tipos de implantes metálicos entrem no aparelho e para evitar que os profissionais médicos carreguem objetos para dentro da sala de exame que possam se transformar em projéteis.

A imagem por ressonância magnética produz contraste acentuado entre diferentes tipos de tecidos moles. Este contraste de tecidos moles baseia-se nas propriedades intrínsecas dos tecidos, mas pode ser modificado e explorado por meio do uso adequado das técnicas de imageamento selecionáveis pelo operador. As propriedades teciduais normalmente utilizadas na RM são as seguintes: a concentração de prótons disponíveis para produzir um sinal de RM ("densidade de próton"), a presença de movimento ou de fluxo sanguíneo, e duas propriedades conhecidas como T1 e T2, constantes de tempo que descrevem com qual rapidez o sinal de RM pode ser gerado a partir de um tecido (T1) e com qual rapidez, uma vez produzido, o sinal de RM decai (T2). Em geral, os tecidos patológicos apresentam tempos T1 longos e aparecem escuros naquelas imagens de RM cuja aparência está condicionada principalmente por efeitos de T1 ("imagens ponderadas em T1"). Amiúde, os tecidos patológicos também possuem tempos de T2 longos e se mostram brilhosos nas imagens ponderadas em T2. O resultado deste comportamento oposto é que "T1" e "T2" descrevem processos que possuem efeitos opostos sobre a intensidade do sinal de RM. O sangue fluindo também pode aparecer brilhoso ou escuro nas imagens de RM, dependendo da técnica de exame utilizada. A arte de realizar um exame de RM depende das manipulações apropriadas das técnicas de obtenção de imagem para capitalizar sobre as diferenças na densidade de prótons, fluxo, T1 e T2 entre os tecidos normais e patológicos. Além disso, o uso de materiais de contraste de RM baseados em gadolínio, que modificam o T1 e o T2 dos tecidos de forma semisseletiva, tornou-se importante para inúmeras aplicações clínicas, em particular para a *angiografia por RM*

(MRA). A RM também pode demonstrar outras propriedades teciduais como a autodifusão molecular, temperatura e metabólitos (espectroscopia por RM), porém estas são menos importantes para as aplicações torácicas, embora o exame de imagem por difusão e a espectroscopia por RM tenham demonstrado recentemente alguma promessa na avaliação e estadiamento do câncer de pulmão.

TÉCNICAS

O movimento durante a obtenção da imagem de ressonância magnética gera artefatos que podem degradar muito a qualidade da imagem. As técnicas de compensação de movimento, como a porta eletrocardiográfica e a compensação respiratória, são amplamente utilizadas na RM do tórax. As técnicas de alta velocidade permitem a obtenção da imagem em questão de segundos, mesmo com velocidade suficientemente rápida para parar o movimento cardíaco.

A RM direta nos planos sagital, coronal e oblíquo pode gerar demonstração superior das estruturas que estão orientadas no eixo longitudinal do corpo, como a aorta, e das bordas das estruturas que se localizam dentro do plano axial, como as lesões na janela aortopulmonar ou no ápice pulmonar.[48]

O fluxo tem profundos efeitos sobre a imagem da RM. Dois efeitos básicos a partir do fluxo são observados na RM; eles são chamados de "efeitos de tempo de voo" e "efeitos de fase de spin". As manifestações dos efeitos do fluxo nas imagens de RM dependem fortemente do tipo de fluxo que está presente e nas técnicas de RM específicas utilizadas. A implicação clínica disso é que podem tornar a imagem de RM claras ("imagens de sangue branco") ou escuras ("imagens de sangue escuro"). A maior parte dos tipos de patologia vascular pode ser demonstrada com imagens de sangue branco ou de sangue escuro, mas, comumente, existem vantagens clínicas para usar uma conduta ou outra em situações específicas. A velocidade de fluxo pode ser estimada com as técnicas de RM, sendo que, assim, há disponibilidade de estimativas não invasivas do fluxo sanguíneo.

Ainda que as técnicas de imagem de alta velocidade estejam atualmente disponíveis com a RM, elas ainda não consistem em um método apropriado ao uso destinado a exames de triagem de faixa ampla de todo o tronco para a doença metastática. Normalmente, estes exames devem ser realizados com os modernos aparelhos de TC. Em geral, é mais recompensador fazer uma pergunta anatomicamente focada q realizar um estudo com RM.

APLICAÇÕES DA RADIOGRAFIA DE TÓRAX CONVENCIONAL

TRIAGEM E RADIOGRAFIAS DE TÓRAX "ROTINEIRAS"

Hoje em dia, geralmente há concordância de que as radiografias de tórax de triagem não estão indicadas exceto em populações de alto risco específicas.[37] Estimativas sobre a possível doença iatrogênica causada pela radiação ionizante oriunda dos exames de triagem, previsões de possíveis consequências genéticas e preocupações financeiras superam o valor médico de tais exames. Em 1973, o Department of Health, Education, and Welfare, juntamente com o ACR e o American College of Chest Physicians, recomendou a interrupção de exames de triagem. Em 1985, as recomendações do ACR foram mais explícitas: devem ser eliminadas as radiografias de tórax obtidas para exame rotineiro, triagem pré-admissional,[49] triagem pré-natal ou obstétrica, e internação hospitalar, bem como os exames repetidos de pacientes com testes tuberculínicos positivos e uma radiografia de tórax inicial negativa. A partir de suas análises de mais de 10.000 radiografias de tórax obtidas em uma população hospitalar, Sagel et al.[20] concluíram que os exames de triagem rotineiros feitos apenas por causa da admissão no hospital ou da cirurgia agendada não eram necessários em pacientes abaixo de 20 anos de idade. Mesmo em populações de alto risco selecionadas, a triagem radiográfica para o carcinoma de pulmão fracassou em aumentar significativamente a longevidade.

O valor da radiografia de tórax rotineira na admissão hospitalar ainda é controverso. Embora o resultado positivo seja baixo em pacientes assintomáticos, o exame pode ser extremamente valioso como um estudo basal para comparação com as radiografias obtidas durante ou depois do curso da hospitalização em pacientes que desenvolvem sintomas pulmonares.

DETECÇÃO DO CÂNCER DE PULMÃO E AVALIAÇÃO DOS NÓDULOS PULMONARES SOLITÁRIOS

Ainda que as radiografias de tórax sejam nitidamente úteis na avaliação inicial de pacientes com suspeita de ter câncer de pulmão, elas têm exatidão limitada na demonstração de cânceres pequenos ou em fase inicial. No momento de seu diagnóstico inicial, não é raro que os cânceres de pulmão sejam visíveis de maneira retrospectiva nas radiografias anteriores.[50] Apesar de estudos radiográficos adicionais, como as incidências oblíquas, terem relação de custo-eficácia para a avaliação inicial de "opacificações nodulares" que não representam claramente um nódulo pulmonar e que, com frequência, sejam valiosos na determinação de que uma "opacificação nodular" não constitui um nódulo verdadeiro, os estudos por TC são superiores para a avaliação detalhada de um nódulo pulmonar conhecido.[51]

AVALIAÇÃO DE PACIENTES EM UNIDADE DE TERAPIA INTENSIVA

Em geral, a radiografia de tórax é o exame de imagem mais comumente realizado na maioria dos pacientes criticamente doentes no hospital — aqueles na UTI. As radiografias em UTI são obtidas com a técnica portátil e, por conseguinte, subótima; apesar disto, as informações que elas propiciam são úteis e podem modificar o tratamento do paciente.[9]

A incidência total de anormalidades encontradas em radiografias de tórax em pacientes de UTI é bastante alta; em um estudo de mais de 1.000 radiografias de UTI clínicas ou cirúrgicas consecutivas obtidas de maneira rotineira ou depois de uma alteração no estado clínico, a posição errônea de um dispositivo de monitoração ou uma alteração acentuada no estado cardiopulmonar aparente foram encontrados em 65%.[8] Em um estudo de pacientes em uma UTI respiratória,[52] as radiografias de tórax mostraram pelo menos um novo achado clínico não suspeitado em 35% dos pacientes, que, em 29% destes pacientes, levaram a uma mudança no tratamento. Os achados significativos são ainda mais prováveis quando o exame é obtido para avaliar uma mudança no estado clínico. Nos pacientes intubados em uma UTI clínica, 43% das radiografias mostraram agravamento significativo de um processo conhecido ou o desenvolvimento de uma nova anormalidade.[53] O valor de obter as radiografias diárias em uma base diária nos pacientes de UTI é menos nítido. Strain et al.[54] demonstraram que as radiografias matinais rotineiras revelaram anormalidades insuspeitas que levaram a uma alteração no tratamento em cerca de apenas 15% dos pacientes clínicos da UTI, embora este percentual fosse consideravelmente maior (57%) nos pacientes com doença cardíaca instável ou pulmonar. Graat et al.[55] avaliaram de modo prospectivo o valor de 2.457 radiografias de tórax rotineiras feitas em pacientes em uma UTI clínica e cirúrgica combinada e demonstraram que apenas 5,8% das radiografias de tórax rotineiras mostraram achados novos ou inesperados; apenas 2,2% dos pacientes precisaram de uma modificação no tratamento. Hall et al.[56] mostraram que 18% dos pacientes sob ventilação mecânica em uma UTI clínico/cirúrgica tinham pelo menos uma radiografia que mostrou um achado clinicamente significativo e insuspeito. O valor da radiografia de tórax diária em pacientes que sofreram toracotomia e resecção pulmonar também foi questionado. A radiografia de tórax diária em pacientes não hipóxicos que haviam sido submetidos recentemente à toracotomia e ressecção pulmonar mudou o tratamento em apenas 27% dos pacientes, ao passo que a radiografia de tórax alterou o tratamento em 79% daqueles pacientes que estavam hipóxicos.[57] Por fim, uma metanálise de 8 estudos totalizando 7.078 pacientes mostrou que a eliminação da radiografia de tórax rotineira diária não afetou a mortalidade hospitalar ou da UTI e não encontrou diferenças na duração da internação na UTI ou no hospital, ou o período necessário de ventilação mecânica, entre pacientes que foram submetidos à radiografia torácica diária rotineira e aqueles que efetuaram os exames de imagem "sob demanda".[58] De modo semelhante, Hejblum et al.[59] concluíram que a estratégia sob demanda para a solicitação de radiografias de tórax para pacientes sob ventilação mecânica na UTI está associada a uma redução de 32% no uso da radiografia de tórax na comparação com uma estratégia diária rotineira, mas que ambas as estratégias resultam em uma frequência similar de intervenção terapêutica ou diagnóstica. Com base nestes resultados, o ACR recomendou que a radiografia de tórax adquirida com aparelho portátil deva ser obtida apenas para indicações clínicas, não para avaliação rotineira, quando se monitora um paciente estável ou para um paciente sob ventilação mecânica na UTI.[60] Alem disto, a radiografia de tórax rotineira não é recomendada a pacientes estáveis admitidos na UTI para monitoração cardíaca ou a pacientes estáveis admitidos na UTI para doenças apenas extratorácicas.[60] A radiografia de tórax ainda é recomendada para a avaliação de pacientes após a aplicação inicial de dispositivo de suporte, incluindo intubação endotraqueal, inserção de cateter venoso central, aplicação de cateter arterial pulmonar, aplicação de sonda nasogástrica e inserção de tubo de toracostomia.[60]

INDICAÇÕES NA DOENÇA PULMONAR AGUDA

Dispneia

Dois estudos sugerem que a radiografia de tórax deve ser empregada rotineiramente nos pacientes com dispneia aguda ou crônica.[61,62] Em um estudo, anormalidades radiográficas novas e clinicamente importantes, requerendo a intervenção aguda ou a avaliação de acompanhamento, foram identificadas em 35% dos 221 pacientes sintomáticos.[61] Outro estudo demonstrou que a dispneia aguda consistiu em um forte preditor de uma anormalidade radiográfica, mas, principalmente, em pacientes com mais de 40 anos de idade.[63] Neste grupo, 86% dos pacientes dispneicos apresentaram radiografias de tórax anormais, enquanto as radiografias estavam anormais em apenas 31% dos pacientes com menos de 40 anos de idade. Somente 2% dos pacientes abaixo de 40 anos de idade com um exame físico normal exibiram radiografias anormais indicativas de uma anormalidade aguda. O ACR[64] recomenda a radiografia de tórax quando a dispneia é crônica ou grave ou quando estão presentes fatores adicionais, como a idade superior a 40 anos; doença cardiovascular, pulmonar ou neoplásica conhecida; ou achados físicos anormais.

Sintomas Respiratórios Agudos

As opiniões também se dividem no tocante a utilidade das radiografias de tórax em pacientes com suspeita de doença pulmonar aguda e com sintomas diferentes da dispneia. Em um estudo de 1.102 pacientes ambulatoriais com doença respiratória aguda, Benacerraf et al.[63] mostraram que a idade do paciente, os resultados do exame físico e a presença ou ausência de hemoptise constituem fatores importantes na predição do valor das radiografias; apenas 4% dos pacientes abaixo de 40 anos, sem hemoptise e sem anormalidades detectáveis no exame físico exibiam anormalidades radiográficas agudas, ao passo que uma incidência muito mais elevada de anormalidades radiográficas estava presente quando o paciente tinha mais de 40 anos de idade, exibia hemoptise ou apresentava achados físicos anormais. Em um estudo de 464 pacientes com sintomas respiratórios agudos, Heckerling[65] encontrou uma incidência baixa de pneumonia (3%) em pacientes com exame físico negativo, exceto naqueles com demência. Sempre que a pneumonia é suspeitada nos adultos, a American Thoracic Society recomenda a radiografia de tórax em PA (e lateral, quando possível), embora o impacto da radiografia de tórax sobre os resultados clínicos nos pacientes com infecções do trato respiratório inferior permaneça desconhecido.[65a] Neste quadro, a radiografia de tórax pode ser útil para determinar quais pacientes devem ser hospitalizados e quais pacientes devem ser classificados como portadores de pneumonia "grave".[66] O ACR considera a radiografia de tórax apropriada nos pacientes imunocompetentes com doenças respiratórias agudas quando um ou mais dos seguintes fatores está presente: paciente com mais de 40 anos de idade; demência, achados de exame físico positivos; hemoptise, hipoxemia, leucocitose; e inúmeros outros fatores de risco, incluindo a doença da artéria coronária, a insuficiência cardíaca congestiva ou a falência respiratória induzida por droga.[67] Para pacientes com menos de 40 anos de idade com uma doença respiratória aguda, mas sem estes achados adicionais, a radiografia de tórax não está, em geral, rotineiramente indicada. A radiografia de tórax também é considerada apropriada para qualquer paciente com suspeita clínica de pneumonia.[67]

Asma Aguda

A radiografia de tórax raramente é utilizada para fazer um diagnóstico de asma; com frequência, as radiografias se mostram normais, sendo que, em geral, as anormalidades visíveis nesta doença são inespecíficas.[68] Embora Petheram et al.[69] reportassem que 9% dos 117 pacientes com asma aguda grave exibiram anormalidades radiográficas insuspeitas que afetaram o tratamento, a utilidade da radiografia em pacientes adultos e pediátricos[69a] com um diagnóstico estabelecido de asma que sofrem uma crise aguda se mostra limitada. A correlação entre a gravidade dos achados radiográficos e a gravidade da reversibilidade de uma crise de asma geralmente é ruim,[68-70] sendo que as radiografias fornecem informações significativas que modificam o tratamento em 5% ou menos dos pacientes com asma aguda.[65,71,72] Ainda que seja difícil generalizar em relação ao papel das radiografias em adultos e crianças com asma aguda, o exame de imagem do tórax deve sem empregado para excluir a presença da pneumonia associada ou de outras complicações quando os sintomas significativos e/ou os achados clínicos ou laboratoriais apropriados são sugestivos.[68,70,72] O ACR considera que a radiografia de tórax está assegurada nos pacientes adultos com asma quando está presente uma suspeita clínica de pneumonia ou pneumotórax, ou a menos que se perceba um ou mais dos seguintes itens: dor torácica, edema, leucocitose ou o paciente possui uma história de doença da artéria coronária ou de insuficiência cardíaca congestiva.[67]

Exacerbação da Doença Pulmonar Obstrutiva Crônica

Com frequência, as radiografias de tórax são utilizadas na avaliação inicial de pacientes com suspeita de DPOC; contudo, elas possuem valor limitado nos pacientes com DPOC conhecida que se apresentam com agravamento de suas patologias.[72,73] Em um estudo de 107 pacientes com DPOC que se apresentaram com uma exacerbação dos sintomas, apenas 17 (16%) tinham uma radiografia de tórax anormal e apenas em metade destes os achados radiográficos resultaram em uma mudança significativa no tratamento.[72] Em outro estudo, incluindo os pacientes com DPOC e asma, o tratamento de 21% dos pacientes foi alterado por achados radiográficos.[73] Recomendou-se que as radiografias de tórax sejam obtidas nos pacientes com DPOC apenas quando determinados indicadores clínicos estejam presentes; em diversos estudos, estes incluíram uma suspeita clínica para pneumonia ou pneumotórax, uma história de doença da artéria coronária ou de insuficiência cardíaca congestiva, leucocitose, dor torácica, edema periférico,[67] abuso de drogas intravenosas, febre, convulsão, imunossupressão e outra doença pulmonar. Quando tais indicadores são utilizados como um guia, quase todos os pacientes com achados significativos terão as radiografias obtidas; ademais, deve-se notar que mais de dois terços dos pacientes em um estudo satisfaziam os critérios de inclusão para a realização da radiografia.[73]

Na maioria dos pacientes com um diagnóstico estabelecido de fibrose cística, os achados clínicos e as radiografias de tórax são, frequentemente, suficientes para o tratamento clínico. Em contrapartida, deve-se reconhecer que os pacientes portadores de fibrose cística podem ter uma exacerbação significativa de seus sintomas com pouca alteração radiográfica visível.

APLICAÇÕES DAS TÉCNICAS DE IMAGEM TRANSVERSAL

NÓDULOS PULMONARES SOLITÁRIOS

A avaliação de um *nódulo pulmonar solitário* (SPN) observado em radiografias de tórax consiste em uma indicação comum para a TC.[51,74] A TC é empregada para confirmar que o (SPN) é real, para confirmar que o SPN é solitário, para tentar a caracterização não invasiva adicional da lesão, para orientar a biópsia percutânea da lesão e para fornecer informações do estadiamento quando se descobre que o SPN representa um carcinoma. A probabilidade de malignidade nestes nódulos varia desde menos de 10% nas triagens em massa até aproximadamente 50% entre os nódulos ressecados.

Em geral, a TC de um paciente com um SPN deve ser realizada com o imageamento volumétrico com cortes finos, a fim de fornecer a análise detalhada da morfologia do nódulo e de permitir a identificação da presença de tecido adiposo ou cálcio (Fig. 18-10) dentro do nódulo, e, quando o último está presente, o padrão de calcificação; atualmente, isso é bastante comum na era da tecnologia da MSCT.

Em até 20% dos casos, um "nódulo pulmonar" visível nas radiografias de tórax representa realmente um artefato, lesão da parede torácica ou anormalidade pleural; em alguns casos, a TC é essencial para determinar a real natureza da opacificação. A TC pode ser útil para definir a morfologia do SPN e sugere se ele é benigno, provavelmente maligno ou indeterminado; em outras palavras, que não possui nem características benignas nem malignas. Em alguns pacientes, um diagnóstico específico de lesões como a atelectasia arredondada (Fig. 18-11), um tampão de muco ou malformação arteriovenosa pode ser feito com base nos achados da TC, indicando a natureza benigna da lesão.[51,74] Outros aspectos da TC sugerem a presença da malignidade.[51] Os aspectos da malignidade incluem um contorno espiculado ou irregular; a presença de aerobroncogramas dentro do nódulo, coleções de bolhas de ar ("pseudocavitação") ou cavidades; e um diâmetro maior que 2 cm (Fig. 18-12).[51,74] Os aspectos benignos incluem a presença de diversos padrões de calcificação; os padrões "benignos" compreendem a calcificação, difusa, central, laminada e condroide, ou "em milho de pipoca" (Fig. 18-13).[51,74] Em cerca de 30% dos nódulos benignos, o cálcio não prontamente visível nas radiografias de tórax pode ser observado na TC com cortes finos. Os carcinomas podem exibir ocasionalmente calcificação, embora, com frequência, em um padrão excêntrico ou pontilhado. A presença de tecido adiposo dentro de um SPN, indicado por um coeficiente de atenuação de TC baixo (Fig. 18-14), sugere fortemente a presença de hamartoma[51,74] ou de pneumonia lipoide; estes nódulos podem ser acompanhados de maneira segura com radiografias seriadas.

Os tumores malignos tendem a mostrar maior realce que os nódulos benignos depois da injeção rápida do contraste iodado.[75-78] Como o grau de realce depende da quantidade e da rapidez da infusão do contraste, é importante utilizar uma técnica consistente. Empregando um protocolo de realce de TC com contraste específico, um limiar para realce de 15 HU ou mais é tipicamente observado com a malignidade, o hamartoma e algumas lesões inflamatórias. O realce de menos de 15 HU quase sempre indica uma lesão benigna, usualmente um granuloma. Por conseguinte, ainda que os resultados positivos (realce de > 15 HU em qualquer momento durante o exame) sejam inespecíficos, os resultados negativos são bastante úteis. Esta técnica mostrou ter uma sensibilidade de 98% e uma especificidade de 58% no diagnóstico do carcinoma. De modo mais importante, o valor preditivo negativo desta técnica é de aproximadamente 96%.[77] Os exames de realce de nódulo na TC são utilizados de forma mais apropriada para pacientes portadores de nódulos indeterminados (i.e., aqueles sem as

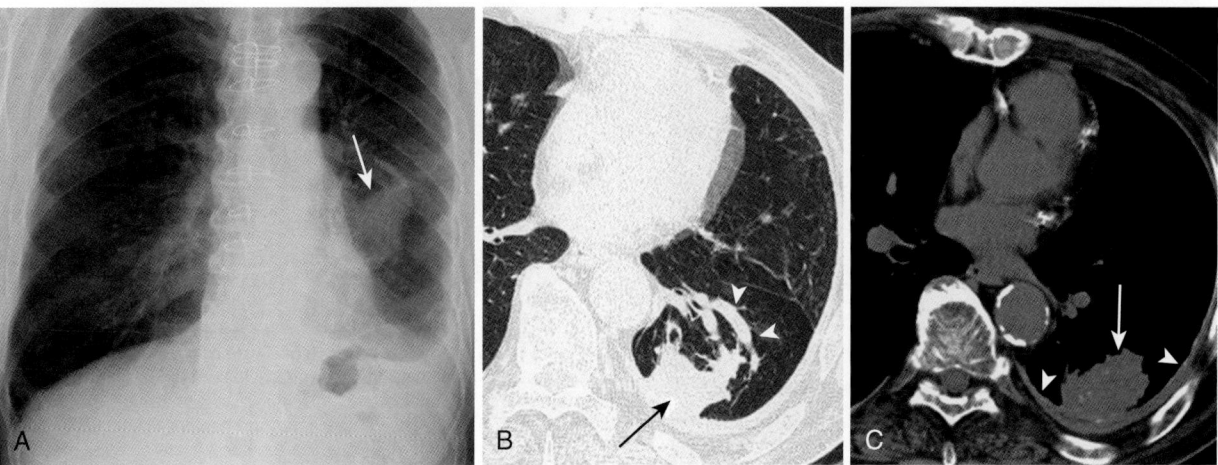

Figura 18-11 A TC de tórax mostra os achados típicos da atelectasia arredondada. A, A radiografia frontal do tórax mostra a perda de volume no lobo inferior esquerdo associada a uma massa alongada (*seta*) e a anormalidade pleural à esquerda. **B,** A TC de tórax axial nas janelas pulmonares mostra uma massa subpleural no lobo inferior esquerdo (*seta*) associada à perda de volume no lobo inferior esquerdo (deslocamento posterior da fissura maior esquerda, pequeno volume no lobo inferior esquerdo). Observe a aparência "espiralada" dos feixes broncovasculares do lobo inferior esquerdo à medida que eles se estendem para dentro da massa (*pontas de seta*); este é o chamado sinal da cauda do cometa. **C,** A TC de tórax axial demonstrada nas janelas de tecidos moles mostra outros aspectos compatíveis com a atelectasia arredondada, incluindo a pleura anormalmente espessada (*pontas de seta*) e o contato da massa (*seta*) com a pleura anormal. (Cortesia de Michael Gotway, MD.)

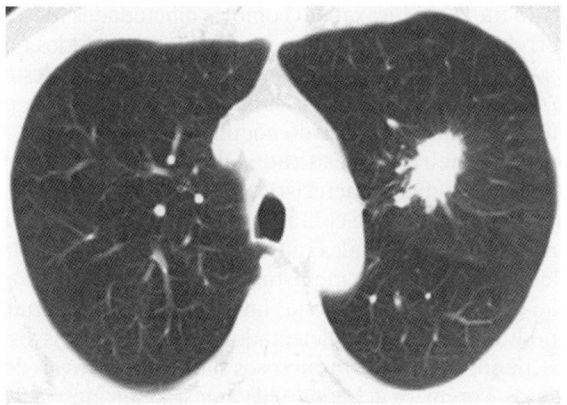

Figura 18-12 TC de tórax do carcinoma broncogênico. A TC axial mostrada nas janelas pulmonares mostra uma lesão espiculada dentro do lobo superior esquerdo. (Cortesia de Michael Gotway, MD.)

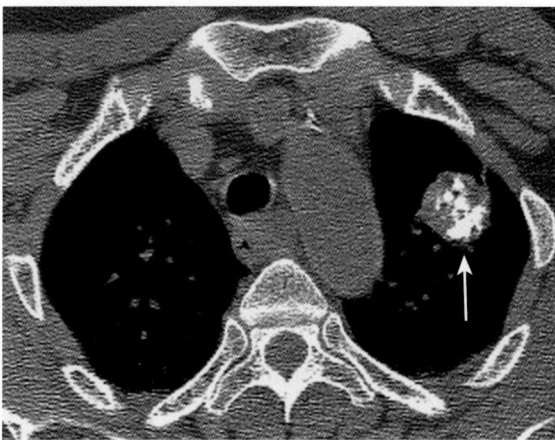

Figura 18-13 TC de tórax do hamartoma. A TC de tórax mostrando a calcificação em "milho de pipoca" (condroide) dentro de um nódulo do lobo superior esquerdo (*seta*), compatível com o hamartoma. (Cortesia de Michael Gotway, MD.)

aparências benigna ou maligna típicas). Um emprego similar para a RM dinâmica com realce por contraste foi reportado, embora os dados sejam limitados.[79] Demonstrou-se também que o uso da imagem da *tomografia com emissão de pósitron* (PET) *com fluorodeoxiglicose* (Cap. 21) é útil para diferenciar os nódulos benignos dos malignos (Fig. 21-1)[80] e, em geral, é favorecido em relação à TC realçada com contraste para a caracterização adicional por exame de imagem de nódulos pulmonares indeterminados. Em uma metanálise, demonstrou-se que a PET tem 94% de sensibilidade e 83% de especificidade para a diferenciação entre nódulos sólidos benignos e malignos com 1 a 3 cm de tamanho. A adição de PET-TC tende a aumentar a sensibilidade sem alteração na especificidade na comparação com a PET isolada.[81] Os resultados de PET falso-positivos podem ser observados com os processos inflamatórios, principalmente as doenças granulomatosas[79] como a tuberculose, histoplasmose e sarcoidose. Os tumores que podem ser [18]PET-negativos incluem o adenocarcinoma minimamente invasivo (Fig. 21-2), tumores carcinoides[79] e algumas metástases (p.ex., carcinoma de células renais).[82] Além disso, pequenos nódulos podem não ter um tamanho suficiente para produzir um resultado positivo com o imageamento por PET. A sensibilidade do exame de imagem por PET diminui de modo significativo com os nódulos medindo abaixo de 8 a 10 mm de diâmetro. Da mesma forma que com qualquer modalidade de exame de imagem, a correlação dos resultados da PET com os aspectos morfológicos na TC, com os exames radiográficos prévios e com a apresentação clínica vai melhorar a determinação da probabilidade de malignidade.

NÓDULOS PULMONARES MÚLTIPLOS

A TC constitui o procedimento preferido para identificar massas ou nódulos pulmonares múltiplos. Ela detecta as metástases em maior número e em menor tamanho (Fig. 18-15) que qualquer outra técnica de imagem, sendo que nódulos com 2 a 3 mm são rotineiramente visíveis.[83-85] Isso é mais relevante para os pacientes com malignidades extratorácicas, nos quais a detecção da doença metastática possui um impacto maior sobre o estadiamento inicial e sobre a avaliação da resposta

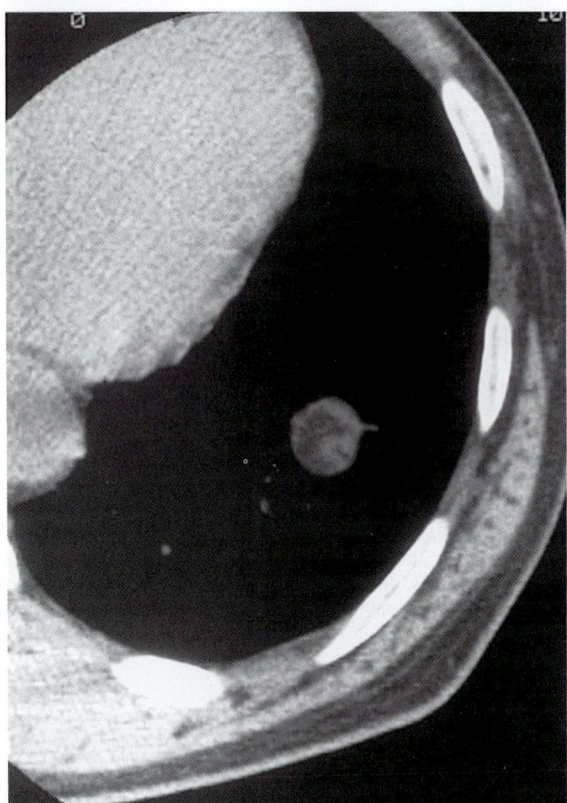

Figura 18-14 TC de tórax de um hamartoma. A imagem de TC mostrou baixa atenuação dentro do nódulo pulmonar solitário (números de TC típicos dentro da lesão variaram de −90 a −100 HU), compatível com o tecido adiposo. (Cortesia de Michael Gotway, MD.)

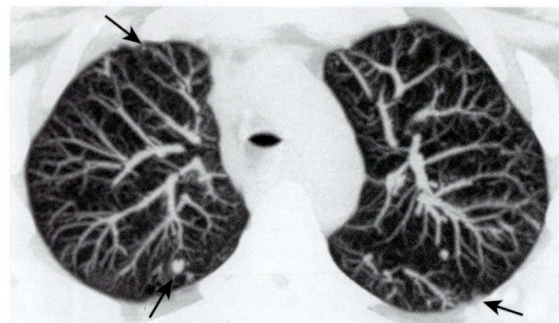

Figura 18-15 TC de tórax em um paciente com carcinoma cervical metastático. A TC projetada em intensidade máxima mostra inúmeros nódulos pulmonares bilaterais (*setas*) que não estavam visíveis na radiografia de tórax. A TC é mais sensível que a radiografia para a detecção de pequenos nódulos de qualquer etiologia. (Cortesia de Michael Gotway, MD.)

à terapia. As principais fontes de controvérsia em relação ao uso da TC para a avaliação de possíveis metástases tem sido sua especificidade limitada e a relação custo-benefício.[84]

A TC é claramente mais sensível que as radiografias de tórax no diagnóstico de nódulos pulmonares múltiplos em pacientes com suspeita de metástase.[83-85] A sensibilidade da TC para detectar nódulos cirurgicamente comprovados varia de 50% a 75% (i.e., 50% a 75% de todos os nódulos ressecados são observados nas imagens da TC pré-operatória), enquanto a sensibilidade das radiografias de tórax é de aproximadamente 25%. Em alguns estudos, a maioria dos nódulos (55% a 60%) observados na TC e subsequentemente ressecados mostrou ser benigno (granulomas, linfonodos intrapulmonares e outros).[86] Em outros estudos, a maior parte dos nódulos detectados na TC (80% a 95%) mostrou ser de lesões metastáticas.[87] Em um antigo estudo da era pré-MSCT envolvendo a correlação radiológico-cirúrgica, Peuchot e Libshitz[87] avaliaram 84 pacientes com malignidades extratorácicas previamente documentadas e nódulos pulmonares recentemente identificados. Estes autores notaram importantes limitações tanto na sensibilidade quanto na especificidade da TC. De um total de 237 nódulos ressecados, a TC foi capaz de identificar apenas 173 (73%); 207 (87%) eram tumores metastáticos, 21 (9%) eram benignos e 9 (4%) eram carcinomas broncogênicos. Dos 65 nódulos interpretados como solitários nas radiografias de tórax, a TC revelou múltiplos nódulos em 46%, sendo que 84% destes nódulos adicionais eram metástases. Apesar de extremamente sensível para a detecção de pequenos nódulos, a TC não é infalível. Em um estudo de 53 pacientes pré-operatórios que foram submetidos a 60 cirurgias de metastectomia de 1996–2004, nos quais os nódulos detectados na TC de tórax foram comparados com as metástases confirmadas por exame patológico, 46% a 47% das metástases pulmonares cirurgicamente palpáveis não foram reportadas na TC pré-operatória.[88] Embora existam tendências intrínsecas que afetam estes relatos, incluindo a possibilidade de que a palpação cirúrgica vai detectar nódulos benignos e pode desprezar alguns nódulos malignos que vão se manifestar de modo subsequente como nódulos em crescimento na TC de tórax, bem como as dificuldades inerentes de correlacionar a localização dos nódulos detectados na TC de tórax com as amostras patológicas, os resultados deste estudo destacam, no entanto, as limitações da TC de tórax para a detecção e caracterização do nódulo pequeno.[88]

Desta maneira, os resultados da TC devem ser interpretados à luz das características clínicas do paciente. Os tumores primários que comumente se disseminam para os pulmões, as malignidades mais avançadas e a ausência de qualquer simulador de metástase (silicose, sarcoidose e infecção granulomatosa prévia) favoreceriam a malignidade nos nódulos pulmonares detectados por TC. Ademais, os nódulos menores e menos numerosos são mais prováveis de ser benignos. Porém, os achados na TC por si só são inespecíficos, e o acompanhamento pode ser necessário para demonstrar o crescimento ou a estabilidade de nódulos pequenos.

ESTADIAMENTO DO CÂNCER DE PULMÃO

Nos pacientes com câncer de pulmão, o estadiamento anatômico exato é essencial para planejar a conduta terapêutica.[89,90] A TC é empregada tanto na avaliação da extensão do tumor primário quanto na detecção de metástases para linfonodos. Entretanto, sua exatidão em ambas as situações é limitada.[89,90] O estadiamento do câncer de pulmão é revisto em detalhes no Capítulo 53.

Tomografia Computadorizada

A meta primária da TC é a de ajudar a diferenciar os pacientes que provavelmente apresentam tumores ressecáveis daqueles que não possuem. A malignidade pulmonar é considerada como sendo provavelmente irressecável (estágio T4) quando o tumor primário (1) envolve a traqueia ou a carina; (2) invade o mediastino com o envolvimento das estruturas mediastinais; (3) invade a parede torácica com o envolvimento dos grandes vasos, plexo braquial ou coluna vertebral; ou (4) resulta em um derrame pleural ou implantes pleurais malignos.[92-95] Contudo, observe que a morbidade e a mortalidade aceitáveis foram reportadas após a ressecção do corpo vertebral em bloco com reconstrução para as neoplasias que invadem a coluna vertebral, principalmente após a quimioterapia de indução,[93] mas estas cirurgias extensas estão relativamente restritas a centros acadêmicos maiores ou de alto volume. A presença de nódulos satélites no mesmo lobo que o tumor primário é atualmente designada como T3 na sétima edição da Classificação TNM de Tumores Malignos e não impede a ressecção cirúrgica.[93,94]

A invasão da traqueia ou da carina pode ser sugerida pela TC, mas requer a confirmação por biópsia. O diagnóstico de invasão da parede torácica ou mediastinal pode ser um problema, sendo que muitas imagens de TC sugerindo a invasão da parede torácica são relativamente inespecíficas e podem ser observadas com inúmeros distúrbios inflamatórios. A sensibilidade e a especificidade da TC para diagnosticar a invasão da parede torácica ou mediastinal T4 são cerca de 90% e 60%,[96,97] respectivamente, embora alguns achados (p.ex., destruição do corpo vertebral, aprisionamento das estruturas mediastinais, infiltração gordurosa mediastinal) sejam quase diagnósticos.[93-101] A invasão limitada da parede torácica ou mediastinal é considerada potencialmente ressecável por muitos cirurgiões, mas o conhecimento da extensão do tumor é um fator importante quando se planeja a terapia.

Os achados da TC sugerindo a invasão mediastinal[97,99] incluem (1) a substituição da gordura mediastinal por atenuação de tecidos moles; (2) a compressão ou o deslocamento dos vasos mediastinais pelo tumor; (3) o tumor que se contata em mais de 90 graus da circunferência de uma estrutura como a aorta ou artéria pulmonar (quanto maior for a extensão do contato circunferencial, i.e., 180 graus, maior será a probabilidade de invasão); (4) mais de 3 cm de contato entre o tumor e o mediastino; e (5) a obliteração do plano da gordura mediastinal normalmente observado adjacente à maioria das estruturas mediastinais. Contudo, individualmente, estes achados não são confiáveis para fazer a diferenciação entre a invasão mediastinal e a contiguidade anatômica.[99]

A TC tem pouco valor no diagnóstico do derrame pleural maligno, porque este diagnóstico requer a confirmação citológica.[102] No entanto, em alguns pacientes, a TC pode mostrar o espessamento pleural difuso ou nodular com ou sem líquido pleural.[102,103] A PET pode exibir a captação do marcador nos pacientes com derrame pleural maligno, mesmo quando a TC não demonstra evidência de espessamento pleural nodular e quando a análise citológica é negativa.[104]

O diagnóstico de metástase para linfonodo mediastinal por TC é determinada, em grande parte, pelo tamanho do linfonodo, embora a preservação da gordura dentro dos linfonodos, frequentemente, reflita a ausência de infiltração patológica, ao passo que a necrose pode implicar em infiltração patológica mesmo dentro de linfonodos com tamanho normal.[90] Por convenção, um diâmetro do eixo menor do linfonodo de 1 cm ou mais é considerado como anormal em todas as localizações de linfonodo (Fig. 18-16),[90,94] exceto no espaço subcarinal.[105,106] Em geral, um tumor não pode ser detectado nos linfonodos com tamanho normal através da TC, sendo que não existem aparências características que possibilitem que as causas benignas e malignas do aumento do linfonodo sejam diferenciadas.[106-108] As informações coletadas de 35 estudos publicados entre 1991 e junho de 2006 avaliando o desempenho do exame de TC para o estadiamento não invasivo do mediastino mostraram que este limite de tamanho possui uma sensibilidade de apenas 51% e uma especificidade de 86% para diagnosticar as metástases para linfonodos mediastinais em pacientes com câncer de pulmão.[95,109,110] Além disso, a exatidão da TC para detectar o envolvimento de grupos de linfonodos individuais é baixa, talvez tão baixa quanto 40%.[109] Em uma revisão mais recente[90] da exatidão do estadiamento de linfonodo mediastinal usando a TC, uma combinação de estudos avaliando 7.368 pacientes mostrou a sensibilidade e a especificidade medianas para a detecção de metástases para linfonodos mediastinais na TC de tórax de 55% e 81%, respectivamente.

Apesar de sua exatidão limitada, a TC é útil na determinação da necessidade de mediastinoscopia pré-operatória, principalmente em conjunto com a PET. Ademais, a TC também

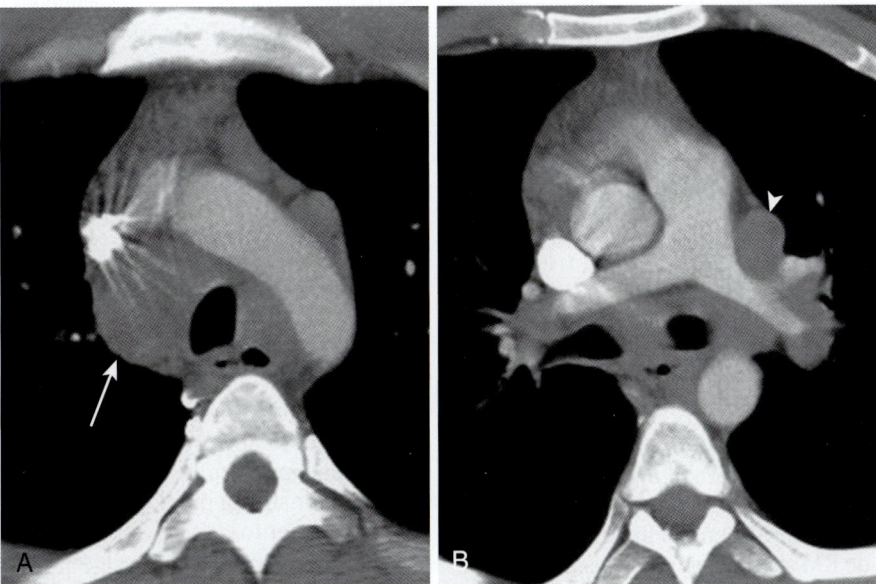

Figura 18-16 TC de tórax realizada para o estadiamento em um paciente com câncer de pulmão de células não pequenas. A, O tumor primário estava presente em outro nível no pulmão direito. A linfadenopatia paratraqueal direita (*seta*) está presente; os linfonodos mediastinais esquerdos também se mostram aumentados. **B,** A TC de tórax axial em um nível ligeiramente abaixo mostra linfonodos hilares esquerdos e subaórticos (*ponta de seta*), os quais medem mais de 1 cm no diâmetro menor, o limiar de tamanho mais amplamente aceito para a anormalidade, e seriam considerados suspeitos para a metástase. (Cortesia de Michael Gotway, MD.)

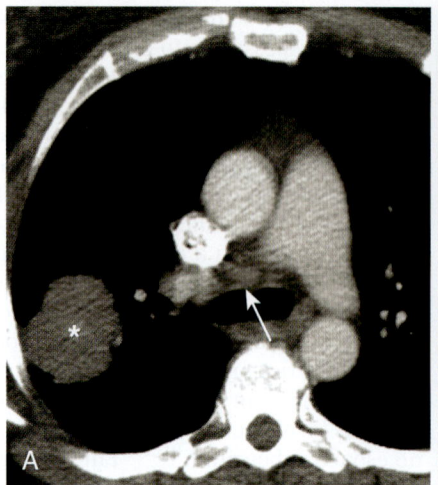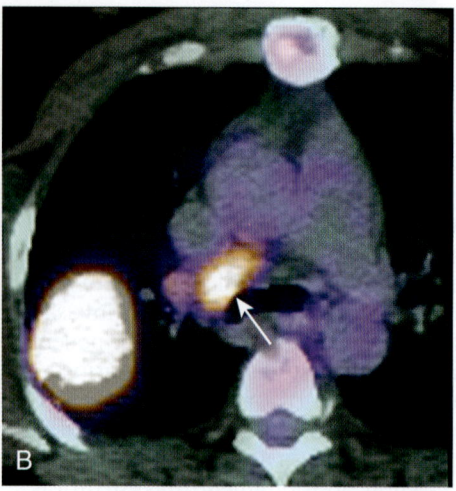

Figura 18-17 PET-TC no estadiamento da malignidade pulmonar. Este paciente foi diagnosticado com câncer de pulmão de células não pequenas, sendo que a TC e a PET-TC foram realizadas para o estadiamento. **A,** O tumor primário é visível na porção periférica do pulmão direito (*). Os linfonodos paratraqueais direitos limítrofes estão presentes. **B,** A PET-TC mostra a intensa captação do marcador na neoplasia primária do pulmão direito, bem como dentro dos linfonodos paratraqueais direitos (*seta*). O último achado levou à mediastinoscopia, a qual confirmou a doença metastática dos linfonodos. (Cortesia de Michael Gotway, MD.)

pode ser útil ao se decidir sobre a necessidade de mediastinoscopia pré-operatória, de mediastinotomia anterior (p.ex., a operação de Chamberlain) ou ao sugerir procedimentos alternativos para o estadiamento dos linfonodos (p.ex., biópsia por agulha, ultrassonografia endoscópica e/ou endobrônquica).

Talvez, a contribuição potencial mais importante da TC para o estadiamento intratorácico reside no mapeamento exato dos linfonodos prováveis de estar envolvidos pelo tumor, e, por conseguinte, no direcionamento dos procedimentos diagnósticos adicionais necessários para o estadiamento exato do câncer de pulmão.

Tomografia com Emissão de Pósitron e Tomografia com Emissão de Pósitron-Tomografia Computadorizada

O papel do exame de imagem por PET no estadiamento da malignidade broncogênica é explorado em detalhes nos Capítulos 21 e 53. O valor primário da PET reside em aumentar a sensibilidade para a detecção da malignidade local e à distância de modo a evitar que os pacientes com doença irressecável passem por cirurgia desnecessária. A PET e a PET-TC são mais úteis para avaliar os componentes N (Fig. 18-17) e M do estadiamento, embora a atividade da PET no tumor primário (componente T) possa fornecer um *insight* sobre a agressividade biológica e sobre a possibilidade de futura disseminação de tumores localizados precocemente.[111]

Exame de Imagem por Ressonância Magnética

Existem poucas situações em que a RM constitui a modalidade de imageamento preferida para os pacientes com câncer de pulmão primário. A extensão da invasão da parede torácica adjacente a um tumor pulmonar pode ser por vezes demonstrada através da RM e pode existir alguma vantagem da RM em relação à TC para a avaliação da invasão mediastinal, invasão do corpo vertebral e envolvimento da parede torácica. As imagens de RM sagitais ou coronais podem ser vantajosas na delineação da extensão de tumores no ápice do pulmão.[90,112] Como consequência, a RM é mais exata que a TC para determinar o envolvimento da parede torácica nos tumores do sulco superior; além disso, o envolvimento do feixe neurovascular[112] é mais bem demonstrado com a RM coronal e sagital que com as imagens de TC axiais.

Na maioria dos pacientes com câncer de pulmão primário, a RM não tem informações únicas a oferecer, e a TC consiste no procedimento de imagem preferido.[90] A RM é similar à TC em sua capacidade de identificar linfonodos mediastinais[90] e de diagnosticar as metástases mediastinais. Apesar de ter sido reportado que a RM é mais exata que a TC na detecção da invasão mediastinal,[90,95,113] cardíaca ou vascular pelo câncer de pulmão, as diferenças reportadas na exatidão são pequenas. Em geral, as propriedades da RM de linfonodos mediastinais benignos e portadores de tumor não diferem significativamente na maioria dos pacientes e, da mesma maneira que com a TC, o tamanho do linfonodo é usualmente o principal discriminador útil do ponto de vista diagnóstico. Entretanto, dados recentes com sequências de RM mais novas — sobretudo os exames de imagem ponderados por difusão,[114] a *imagem de recuperação com inversão do tau (de tempo) curto* (STIR),[115,116] e as recentes observações relativas aos achados na RM de tórax ponderada em T2[117] — podem permitir a discriminação entre o envolvimento benigno e maligno do linfonodo, mesmo para linfonodos com dimensões do eixo menor inferiores a 1 cm. Além disso, em alguns casos, a RM é capaz de demonstrar massas de um modo melhor que a TC através do imageamento no plano coronal ou sagital, sendo que, em alguns casos, a RM pode ser empregada como um instrumento de resolução de problema.

Plexopatia Braquial

O exame de imagem do plexo braquial é útil para pacientes com suspeita de doença metastática, lesão por radiação, tumor primário ou lesão traumática. A avaliação clínica pode sugerir possíveis etiologias da plexopatia braquial e se o déficit neurológico se deve mais provavelmente a uma lesão central ou a uma periférica.[118] No entanto, a avaliação clínica não pode demonstrar a patologia e localizar com exatidão o sítio do envolvimento.

A doença metastática e a lesão por radiação constituem as causas mais comuns de plexopatia braquial, sendo difícil a diferenciação clínica entre as duas, embora a dor, a síndrome de Horner e o envolvimento da parte inferior do tronco sejam características do envolvimento metastático.[119,120] A TC é de valor comprovado a pacientes com tumores primários ou metastáticos,[118,121] mas pode ser menos útil para pacientes com fibrose por radiação. A TC é superior para a detecção do envolvimento ósseo decorrente de tumores do sulco superior.[112] Dados antigos indicaram nitidamente que a RM é superior à TC para a avaliação do envolvimento do plexo braquial por lesões dentro do sulco superior, principalmente devido às capacidades multiplanares da RM. Contudo, conforme mencionado anteriormente, os avanços na tecnologia da TC permitem atualmente a reconstrução das imagens em qualquer plano e é provável que estas melhorias tenham aumentado as capacidades diagnósticas da TC para o exame dos tumores do sulco superior. Apesar disto, a RM possui resolução de contraste inerentemente superior à TC, o que se torna uma propriedade inestimável para o imageamento da região do sulco superior. Portanto, a RM ainda é considerada o padrão de referência para a avaliação de tumores dentro do sulco superior e para o exame do envolvimento do plexo braquial por tumores nesta região.[90,112]

A mielografia por TC, frequentemente em conjunto com a mielografia convencional e o exame de imagem por RM, consiste na modalidade de imageamento ótima para a avaliação da lesão traumática do plexo braquial.[122]

TRIAGEM DE CÂNCER DE PULMÃO

A utilidade da TC para a triagem de câncer de pulmão foi tema de controvérsia significativa, mas, com a publicação dos resultados do National Lung Screening Trial (NLST),[123] o benefício da triagem para câncer de pulmão por TC para fumantes em alto risco não está mais em dúvida. Antes do NLST, inúmeros estudos de coorte sugeriram o benefício significativo para a triagem com TC pulmonar nos fumantes, mas estes estudos eram persistentemente questionados devido a diversas tendências, incluindo a tendência do tempo de cessação, a tendência da duração temporal e a tendência do diagnóstico excessivo, inerentes aos estudos não randomizados. Muitos destes estudos de triagem mostraram a descoberta de um alto percentual de cânceres em estágio inicial, sugerindo a detecção precoce e uma maior chance de cura. Por exemplo, 85% dos cânceres detectados estavam no estágio I no estudo International ELCAP.[124] Como nenhum destes estudos teve um braço de controle, o benefício sobre a mortalidade a partir do diagnóstico precoce assume que o câncer de pulmão é uma doença invariavelmente fatal; todavia, isso não é necessariamente verdadeiro. Apesar destes resultados encorajadores, a presença de tendências no *design* do estudo impediu a aceitação do uso da TC para a triagem do câncer de pulmão e ressaltou a necessidade de estudos randomizados e controlados para resolver o debate.

A segunda questão potencial com a triagem do câncer de pulmão é a elevada incidência de nódulos pulmonares não malignos detectados. De acordo com os dados da *Mayo Clinic*,[125] setenta e quatro por cento dos pacientes apresentavam pelo menos um nódulo detectado durante o período de 4 anos do estudo e somente 2% dos nódulos não calcificados mostraram ser malignos. Diante do fato de que a maioria dos pacientes com nódulos é acompanhada com TC para demonstrar 2 anos de estabilidade, a aceitação da triagem do câncer de pulmão resultaria indubitavelmente em um grande número de exames de TC subsequentes que, de outra forma, não seriam realizados. Isso poderia ter um impacto significativo sobre a relação de custo-eficácia da triagem do câncer de pulmão e sobre a exposição à radiação nesta população de pacientes. Esforços de pesquisa contínuos foram direcionados para identificar as populações mais apropriadas para ser submetidas à triagem do câncer de pulmão por TC e como otimizar a conduta para as anormalidades detectadas na triagem, em particular para limitar os resultados falso-positivos, e para desenvolver estratégias para o tratamento de nódulos detectados na triagem por TC.

Embora tenham sido publicados diversos estudos não randomizados avaliando a capacidade da triagem por TC de reduzir a mortalidade por todas as causas e específica ao câncer de pulmão, e vários estudos randomizados estejam em andamento (principalmente na Europa), os dados do NLST[121] representam o maior estudo controlado randomizado de triagem de câncer de pulmão com TC até o momento. Entre agosto de 2002 e abril de 2004, foram arrolados 53.454 pacientes assintomáticos, em alto risco para malignidade pulmonar, em 33 centros médicos acadêmicos nos Estados Unidos e randomizados para ser submetidos a três triagens anuais com TC de tórax em dose baixa (26.722 participantes) ou radiografia de tórax posteroanterior em incidência única (26.732 pacientes). A TC de tórax com "dose baixa" reduz a dose efetiva para aproximadamente 2 mSv em comparação com os 5-8 mSv típicos da TC de tórax com "dose padronizada" (Tabela 18-2). Os pacientes de "alto risco" elegíveis foram definidos como pacientes de 55 a 74 anos de idade, com pelo menos uma história de fumo por 30 anos e que ou ainda eram fumantes ou pararam de fumar nos últimos 15 anos. Oito participantes tinham câncer de pulmão e outros sete morreram antes da primeira triagem, deixando 26.715 pacientes no grupo da triagem por TC com dose baixa e 26.724 no grupo da triagem por radiografia de tórax.[123] As características basais adicionais do paciente do grupo de estudo do NLST incluíram 59% dos homens com uma idade média de 61 (±5) anos e 91% dos pacientes eram caucasianos. A duração de fumo média foi de 43 maços-anos, e 48% dos pacientes ainda eram fumantes ativos.[123]

A primeira triagem agendada foi realizada com sucesso em 98,5% (n = 26.309) dos pacientes no grupo da TC em dose baixa e 97,4% (n =26.035) dos pacientes no grupo da radiografia de tórax. Nenhuma diferença na adesão à triagem foi notada entre os dois grupos.[123]

Um resultado de triagem "positivo" na TC em dose baixa foi definido como a detecção de qualquer nódulo não calcificado com pelo menos 4 mm em qualquer diâmetro, enquanto um resultado positivo na radiografia de tórax foi definido como qualquer massa ou nódulo não calcificado "suspeito de" câncer de pulmão. A presença da linfadenopatia ou de derrame pleural também poderia ser considerada um resultado positivo. A proporção de resultados de triagem positivos foi maior no grupo da triagem por TC com dose baixa (24,2%) em comparação com o grupo de triagem por radiografia de tórax (6,7%) durante todos as três vezes de triagem; no geral, 39,1% dos pacientes que se submetem à triagem com TC em dose baixa exibiram pelo menos um resultado de triagem positivo, ao passo que 16% daqueles no ramo da radiografia de tórax tiveram pelo menos um resultado positivo. A proporção de pacientes com resultados de triagem negativos, mas com achados incidentais significativos, foi mais de três vezes mais elevado no grupo da TC em dose baixa na comparação com o grupo triado com radiografia de tórax (7,5 *vs.* 2,1%, respectivamente).[121]

Durante as três etapas da triagem, 96,4% dos resultados positivos na TC em dose baixa e 94,5% dos resultados positivos na radiografia de tórax eram resultados falso-positivos.

Um total de 1.060 carcinomas pulmonares (645 por 100.000 pessoa-anos) foi diagnosticado no grupo de triagem por TC em dose baixa e 941 (543 por 100.000 pessoa-anos) de cânceres de pulmão foram diagnosticados por meio da radiografia de tórax. A proporção de carcinomas de pulmão em estágio I entre aqueles com resultados de triagem positivos no grupo triado pela TC em dose baixa foi de 63%, enquanto o valor foi de 47,6% no grupo avaliado por radiografia de tórax.[123] Uma preponderância de adenocarcinomas foi encontrada no grupo triado por TC. Uma redução relativa de 20% na mortalidade específica por câncer de pulmão foi encontrada no grupo triado pela TC em dose baixa com 6 anos após o exame de prevalência inicial e de duas etapas de triagem em comparação com o grupo avaliado por radiografia de tórax. De forma similar, a mortalidade por todas as causas diminuiu em 6,7% no grupo triado por TC em dose baixa na comparação com o grupo examinado por radiografia de tórax.[123] Observou-se que o benefício sobre a mortalidade decorrente da triagem pulmonar por TC é provavelmente maior que os 20% de redução reportados no NLST, pois este estudo foi interrompido precocemente quando a análise mostrou que o nível-alvo para a redução da mortalidade por câncer de pulmão havia sido alcançado.[126] Embora a triagem por TC ou por radiografia de tórax estivessem associadas a taxas de falso-positivo relativamente altas, a maioria dos achados falso-positivos passou por avaliações seriadas, em lugar de exames invasivos, e, por conseguinte, as complicações relacionadas com a avaliação diagnóstica invasiva foram raras.

Após a publicação dos resultados bem sucedidos observados no NLST, diversas organizações, incluindo a National Comprehensive Cancer Network,[127,128] a American Lung Association,[127,129] o American College of Chest Physicians, a American Society of Clinical Oncology,[127,130] a American Cancer Society,[131] a American Thoracic Society,[130,132] a American Association for Thoracic Surgeons,[127,133] e, mais recentemente, a U.S. Preventive Services Task Force[134-136] endossaram a triagem por TC em dose baixa para o câncer de pulmão em pacientes de alto risco. Apesar disto, inúmeras questões permanecem sem resposta[137]:

1. As populações de paciente com perfis de risco diferentes daqueles estudados no NLST vão se beneficiar com a triagem por TC em dose baixa?
2. Os intervalos de triagem por TC menos frequentes são tão efetivos quanto a triagem anual e por quanto tempo a triagem deve prosseguir? Uma recente diretriz baseada em evidência sugere a triagem com TC de dose baixa anual em indivíduos de alto risco por 3 anos consecutivos e, quando estes estudos são negativos (definidos como nenhum nódulo sólido ≥ 5 mm ou nódulo com opacificação em vidro moído [GGO] ≥ 8 mm), a triagem a cada 2 anos depois disto.[137]
3. Como devem ser tratados os nódulos pulmonares detectados na triagem por TC em dose baixa, cuja vasta maioria representa achados falso-positivos?
4. Os diferentes critérios para um resultado de triagem "positivo" aumentariam ou diminuiriam a eficácia da triagem por TC?
5. Os resultados do NLST podem ser extrapolados para a prática na comunidade? De modo importante, o NLST foi realizado entre centros com excelência reconhecida no exame de imagem diagnóstica e na cirurgia torácica, sendo que um dos fatores mais importantes que influenciaram o sucesso da triagem do câncer de pulmão — a mortalidade associada à cirurgia torácica — foi de apenas 1% no NLST, o que foi substancialmente menor que a taxa de mortalidade de 4% reportada para a população nos Estados Unidos em geral.[121,138]

Os estudos iniciais[139,140] do custo-eficácia da triagem do câncer de pulmão com TC sugerem que a TC com dose baixa realizada em pacientes de alto risco comercialmente segurados, usando tipicamente os critérios de seleção de paciente similares àqueles empregados no NLST, compara-se favoravelmente com outros programas de triagem amplamente aceitos, como a triagem para as malignidades cervicais, colorretais e de mama.[140] Uma destas análises sugeriu que o custo por vida preservada para a triagem do carcinoma de pulmão com a TC em dose baixa é inferior a $19.000 e ainda é menor que os $27.000 no cenário "de custo mais alto", com ambos os valores abaixo dos custos para programas de triagem já recomendados pela U.S. Preventive Services Task Force.[139] Quando abordado pela perspectiva do pagador, o custo adicional por membro do plano de seguro comercial por mês para a triagem de câncer de pulmão por TC em dose baixa foi de $0,76 em 2012, na comparação com $2,50, $1,10 e $0,95 para as triagem de câncer de mama, cervical e colorretal, respectivamente.[140] Acrescentar os programas de cessação de fumo a esforços de triagem por TC em dose baixa melhora ainda mais o custo-eficácia da triagem do câncer de pulmão com a TC.[140]

Finalmente, embora a NLST tenha gerado grande otimismo para a redução da mortalidade ligada ao câncer de pulmão, este otimismo foi algo detido pela falta de uma redução similar na mortalidade por câncer de pulmão a partir da triagem por TC em diversos estudos europeus.[132,141-143] Estes resultados levantam a possibilidade de que a magnitude do benefício da triagem por TC para o câncer de pulmão possa não se materializar por completo na prática comunitária. Notou-se que a falta de redução na mortalidade a partir da triagem por TC nestes outros estudos[132,141-143] pode ser a consequência dos tamanhos de amostra menores destes estudos[132,141-143] em comparação com o NLST (número de pacientes randomizados para o ramo da intervenção variando de 1.202 a 2.052 nos estudos menores[132,141-143] versus 26.722 no NLST), mas vários aspectos peculiares do NLST levam questões sobre a capacidade de generalização deste estudo. Tais aspectos incluem a adesão muito maior ao acompanhamento da triagem entre os pacientes do NLST (> 90%) que pode ser esperado na prática e que os pacientes do NLST exibiam nível mais elevado de educação e menor probabilidade de serem fumantes ativos atuais na comparação com a população em geral, sugerindo que os pacientes do NLST podem ser mais saudáveis que os pacientes na população geral elegíveis para a triagem por TC.[132] Além disso, questões relacionadas com os danos potenciais da triagem por TC para o câncer de pulmão permanecem quando este procedimento é aplicado a indivíduos na população geral. Em conjunto, estas preocupações indicam que os programas para a triagem do câncer de pulmão utilizando a TC devem ser implementados da maneira mais segura e efetiva, sendo que os futuros esforços de pesquisa para identificar tais métodos permanecem como sendo de importância crítica.[132,144]

MASSAS HILARES E MEDIASTINAIS

A TC está indicada como a modalidade de imageamento primária na maioria dos pacientes com suspeita de massas hilares ou mediastinais. A demonstração transversal e a discriminação tecidual da TC revolucionaram o exame de imagem diagnóstico do hilo e do mediastino.

As lesões podem ser detectadas com alta sensibilidade e localizadas com precisão em sua estrutura de origem ou região anatômica (Fig. 18-18; e Cap. 83.) Ao localizar uma

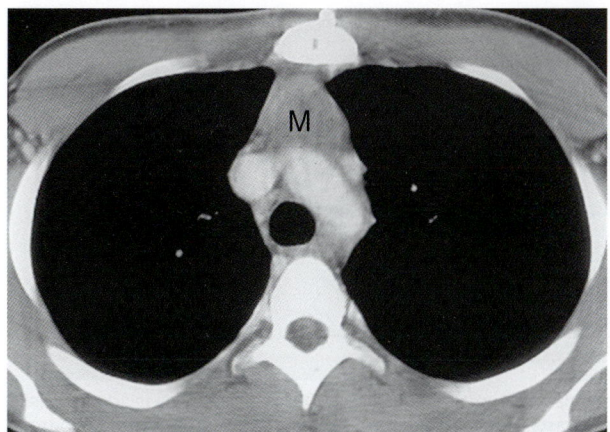

Figura 18-18 TC de tórax para a localização de massas mediastinais. Uma imagem de TC axial mostra a massa de tecidos moles mediastinais anterior (*M*). Não há a atenuação característica (p.ex., tecido adiposo, cálcio). A localização da massa, no entanto, é documentada com precisão, sendo que, desta maneira, o diagnóstico diferencial foi limitado e a biópsia foi facilitada. A lesão era um seminoma. (Cortesia de Michael Gotway, MD.)

massa em uma determinada região do mediastino,[145,146] o diagnóstico diferencial pode ser feito de modo mais específico, sendo que os procedimentos de biópsia podem ser planejados com maior exatidão. Além das informações obtidas a partir da localização da massa, a discriminação da densidade da TC possibilita que anormalidades dos tecidos moles, coleções de líquido e tecido adiposo sejam diferenciados com exatidão (Fig. 18-19).[147-149] Com o emprego do material de contraste intravenoso, as massas e as anomalias vasculares podem ser delineadas com precisão. A TC é útil na avaliação adicional de uma massa inicialmente detectada na radiografia de tórax, para demonstrar a patologia que é suspeitada com base no quadro clínico (mas não é visível nos exames de imagem convencionais) e para delinear com precisão a localização das lesões a fim de planejar a terapia.

A RM pode estar indicada como a modalidade de imageamento primária nos pacientes com suspeita de massa mediastinal em muitas situações: para determinar se as anormalidades mediastinais são vasculares, para demonstrar as lesões na entrada torácica no plano coronal, para diferenciar as massas císticas das sólidas,[150] para detectar os componentes hemorrágicos dentro de uma lesão mediastinal, para diferenciar entre as massas mediastinais cirúrgicas e as não cirúrgicas,[151] e para a avaliação de massas mediastinais posteriores e os tumores neurogênicos, que podem possuir componentes intraespinhais.[150,152,153] A experiência inicial com a RM mediastinal sugeriu que esta modalidade pode ser capaz de distinguir entre uma massa tumoral e uma massa fibrosa benigna[154-156] após a radioterapia, uma diferenciação que pode ser difícil com a TC. No entanto, na prática, é difícil a diferenciação do tumor de uma inflamação associada ou das alterações pós-tratamento,[154,155] sendo que, em geral, a PET é preferida para esta distinção.

A RM raramente é indicada ao exame de imagem de massas hilares; em geral, dá-se preferência à TC para esta aplicação. Tradicionalmente, a RM realçada por contraste seria considerada como uma alternativa à TC de tórax realçada por contraste para a avaliação de lesões hilares ou mediastinais em pacientes com comprometimento da função renal; entretanto, o reconhecimento de que, nos pacientes com função renal comprometida, o gadolínio pode predispor à dermopatia fibrosante, referida como fibrose sistêmica nefrogênica, refreia esta conduta.[157] Apesar disto, a RM sem realce, devido à sua resolução de alto contraste inerente, ainda pode fornecer informações valiosas em relação às massas hilares e mediastinais.

Em geral, os tumores cardíacos primários e metastáticos são, muitas vezes, detectados a princípio pela ecocardiografia, mas a RM também consiste em um método apurado para delinear estas lesões.[158-160] Desta forma, é apropriada como uma técnica de resolução de problema para pacientes com exames ecocardiográficos inconclusivos, mas também está emergindo como um exame de primeira linha para inúmeras aplicações cardiovasculares. Tanto a RM quanto a TC podem demonstrar especificamente a gordura dentro de lesões cardíacas e o líquido dentro de cistos pericárdicos. O tumor intracardíaco (Fig. 18-20) e o trombo podem ser, frequentemente, diferenciados por RM, principalmente após a administração de contraste.

DOENÇA PULMONAR DIFUSA

O exame clínico de um paciente com suspeita de *doença pulmonar intersticial difusa* (DILD) pode ser um problema difícil e complexo. Os exames de imagem, com frequência, são importantes na obtenção de um diagnóstico final, na sugestão de procedimentos diagnósticos apropriados e na avaliação da evolução e prognóstico do paciente.

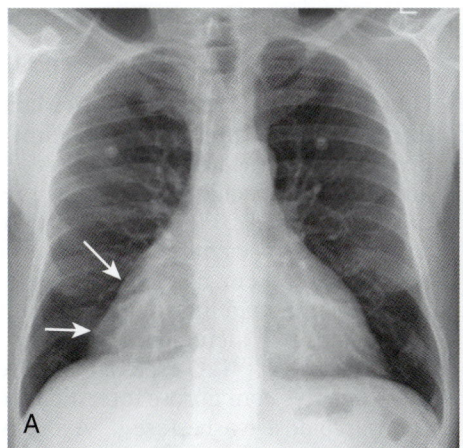
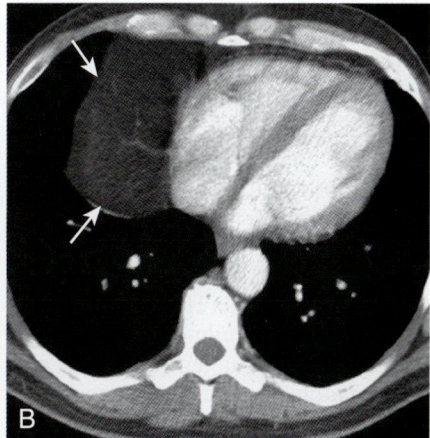

Figura 18-19 Caracterização de massas mediastinais adiposas na TC de tórax. A, A radiografia frontal do tórax mostra uma anormalidade de contorno (*seta*) ao longo do mediastino inferior direito. **B,** A TC de tórax axial mostra uma massa paracardíaca direita gordurosa (*setas*), compatível com o timolipoma. (Cortesia de Michael Gotway, MD.)

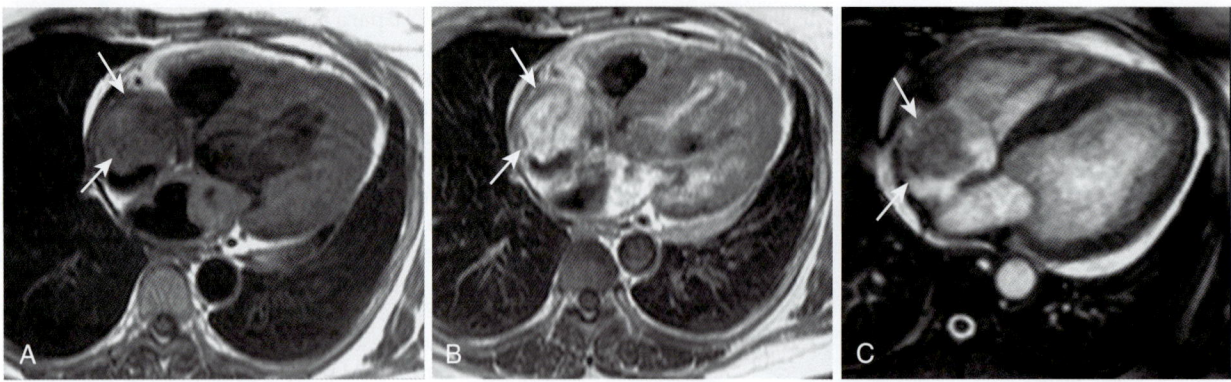

Fig. 18-20 Caracterização de massas cardíacas por RM. A, A imagem axial ponderada em T1 mostra uma massa com intensidade de tecido mole (*setas*) dentro do átrio direito. **B,** A imagem de RM axial ponderada em T1 realçada por contraste mostra o realce intenso da massa (*setas*), excluindo o trombo como o diagnóstico e sugerindo a neoplasia. **C,** A imagem da ecocardiografia em campo rápido balanceada (obtida para a função) mostra a massa como uma lesão de sinal baixo (*setas*) dentro do átrio direito. A ressecção confirmou o mixoma atrial direito. (Cortesia de Michael Gotway, MD.)

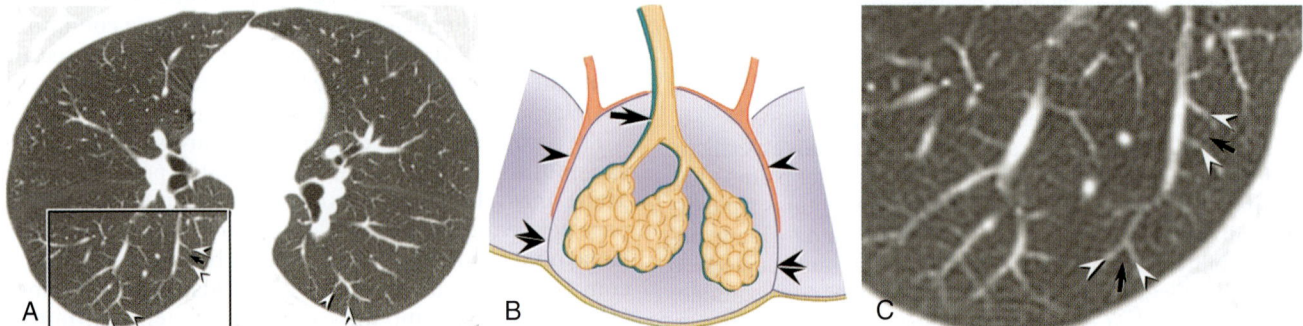

Fig. 18-21 TC de tórax de alta resolução (HRCT) normal: anatomia lobular. A, (**C**, Destaque de imagem detalhada da área de interesse no lobo inferior direito), A imagem da HRCT axial através do nível do brônquio do lobo inferior direito mostra as fissuras maiores (oblíquas), vias aéreas centrais e vasos pulmonares normais. Estão visíveis as pequenas veias pulmonares periféricas (*pequenas pontas de seta brancas*). As veias pulmonares fazem trajeto dentro dos septos interlobulares e, portanto, podem delinear os lóbulos pulmonares secundários (parênquima pulmonar entre as *pequenas pontas de seta brancas*). Ocasionalmente, a artéria centrilobular (*pequenas setas pretas*), a estrutura arterial que penetra no centro do lóbulo pulmonar, pode estar normalmente visível. Uma compreensão da anatomia lobular pulmonar secundária fundamenta a abordagem anatômica para a localização dos pequenos nódulos detectados na HRCT, o que proporciona a base para o diagnóstico diferencial destes nódulos. **B,** A ilustração do lóbulo pulmonar secundário normal. As veias pulmonares (*pontas de seta únicas*) fazem trajeto dentro dos septos interlobulares (*pontas de seta duplas*). A artéria centrilobular e o brônquio (*seta*) penetram no lóbulo secundário e se ramificam sequencialmente, estendendo-se mais adiante até o nível das unidades de troca gasosa — bronquíolos respiratórios, ductos alveolares, sacos alveolares e alvéolos e a rede capilar associada a estas estruturas. (**A** e **C**, Cortesia de Michael Gotway, MD.)

Na prática clínica, os exames de imagem mais frequentemente empregados para avaliar os pacientes com suspeita de DILD são as radiografias de tórax e a HRCT. A HRCT é tipicamente utilizada quando o diagnóstico é incerto na radiografia de tórax e na avaliação clínica, sendo que o exame adicional é considerado garantido, bem como para avaliar a resposta ao tratamento nos pacientes com diagnósticos estabelecidos.

Os achados da HRCT em uma ampla gama de doenças parenquimatosas foram descritos, incluindo as pneumonias intersticiais idiopáticas,[161] sarcoidose,[162-165] neoplasias difusas, pneumoconioses,[166-170] infecções e vários outros distúrbios.[171-183] Estes estudos mostraram que a HRCT delineia tanto estruturas anatômicas normais (Fig. 18-21) quanto alterações patológicas na morfologia do pulmão com maior nitidez que a TC comum ou as radiografias de tórax.[165,179,184,185] Grande parte da base da interpretação da HRCT repousa no reconhecimento da anatomia do lóbulo pulmonar secundário (Fig. 18-21) conforme refletido nas imagens da HRCT; em particular, os padrões histopatológicos do envolvimento do lobo pulmonar secundário pela doença refletem-se, com frequência, nas imagens da HRCT, sendo que o reconhecimento dos correlatos de HRCT destas doenças facilita o diagnóstico não invasivo. Esta conduta é particularmente útil para a localização anatômica de pequenos nódulos na HRCT, conforme será ilustrado subsequentemente.

Em geral, os achados da doença pulmonar na HRCT podem ser divididos em opacificação pulmonar aumentada, incluindo as opacificações reticulares, lineares e nodulares, consolidação e GGO, e opacificações pulmonares diminuídas, como cistos, cavidades, enfisema e perfusão em mosaico.[186]

Opacificação Pulmonar Aumentada

Opacificações Lineares e Reticulares. O espessamento da rede de fibras intersticiais do pulmão por líquido, tecido fibroso ou infiltração intersticial por células resulta em um aumento nas opacificações lineares e reticulares, conforme notado na HRCT.[186] O espessamento septal interlobular é percebido nos pacientes com diversas doenças pulmonares intersticiais, porém, de modo mais típico, no edema pulmonar, disseminação linfangítica do tumor (Fig. 18-22),[186] e sarcoidose,[164] além de um pequeno número de causas mais raras.[169,187,188] O espessamento septal não é comum nos pacientes com fibrose intersticial, exceto para aqueles com sarcoidose e asbestose.[189] A formação em favo de mel ("faveolamento") reflete a fibrose extensa com destruição pulmonar e resulta na aparência cística e reticular característica na HRCT (Fig. 18-23).[186,189] Quando a formação em favo

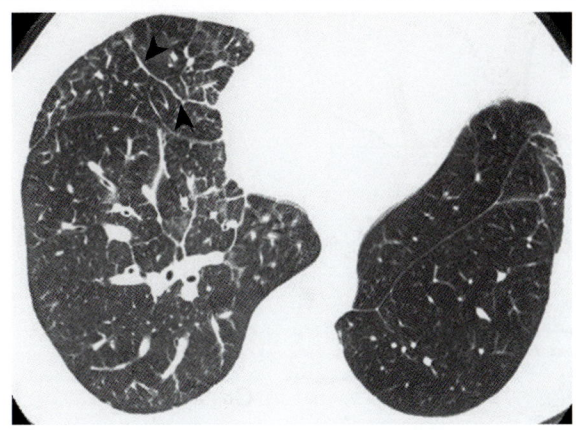

Figura 18-22 Esta imagem de HRCT em uma paciente com metástase linfangítica a partir do carcinoma de mama mostra septos interlobulares ligeiramente espessados (*pontas de seta*); observe a assimetria do processo. (Cortesia de Michael Gotway, MD.)

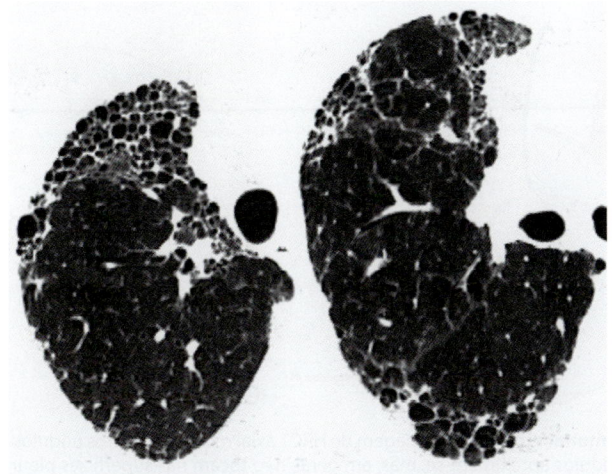

Figura 18-23 A HRCT em dois níveis mostra a doença pulmonar reumatoide com formação em favo de mel. O aparecimento de múltiplas estruturas císticas cheias de ar contíguas, exibindo uma predominância subpleural, é típico. (Cortesia de Michael Gotway, MD.)

de mel está presente, a arquitetura pulmonar normal está distorcida e os lóbulos secundários tem reconhecimento difícil ou impossível. Os espaços císticos da formação em favo de mel podem variar desde vários milímetros até vários centímetros de diâmetro e se caracterizam por paredes fibrosas espessas e nitidamente identificadas, sendo, com frequência, encontradas empilhadas em diversas camadas nas regiões subpleurais do pulmão.[190,191]

Nódulos. Os nódulos podem ser classificados de acordo com sua distribuição como perilinfáticos, aleatórios ou centrilobulares, de acordo com sua distribuição dentro do lóbulo pulmonar secundário (Fig. 18-21).[186,192] O reconhecimento de uma destas distribuições é fundamental na geração dos diagnósticos diferenciais.[192,193] Os nódulos perilinfáticos afetam os compartimentos peribroncovascular, septal interlobular, subpleural e intersticial centrilobular e são típicos da sarcoidose, a qual tende a exibir uma predominância peribroncovascular e subpleural (Fig. 18-24);[164,192-194] da silicose e da pneumoconiose dos mineiros de carvão, que predominam nas regiões subpleural e centrilobular;[169,174,187] e na disseminação linfangítica do tumor, que comumente é peribroncovascular e septal.[186] Os nódulos *aleatórios* são mais típicos das infecções miliares (Fig. 18-25)[195] e das metástases hematogênicas.[186] Os nódulos *centrilobulares bem definidos* podem ser observados na silicose e na pneumoconiose dos mineiros de carvão,[167] asbestose,[166] e histiocitose de células de Langerhans.[196] Os nódulos *centrilobulares mal definidos* frequentemente refletem as anormalidades bronquiolares ou peribronquiolares[193] e podem ser notados na silicose e na pneumoconiose dos mineiros de carvão,[167] disseminação endobrônquica da infecção,[195] hemorragia pulmonar (Fig. 18-26), pneumonite por hipersensibilidade (Fig. 18-27),[197,198] e edema pulmonar.[199]

Consolidação e Opacificação em Vidro Moído. Por definição, a consolidação do espaço aéreo é observada quando o ar alveolar é substituído por líquido, células ou outro material.[191] Na HRCT, a consolidação resulta em um aumento na opacificação pulmonar associada ao obscurecimento dos vasos subjacentes. Entre os pacientes com DILD crônica, as causas comuns deste padrão incluem a pneumonia eosinofílica

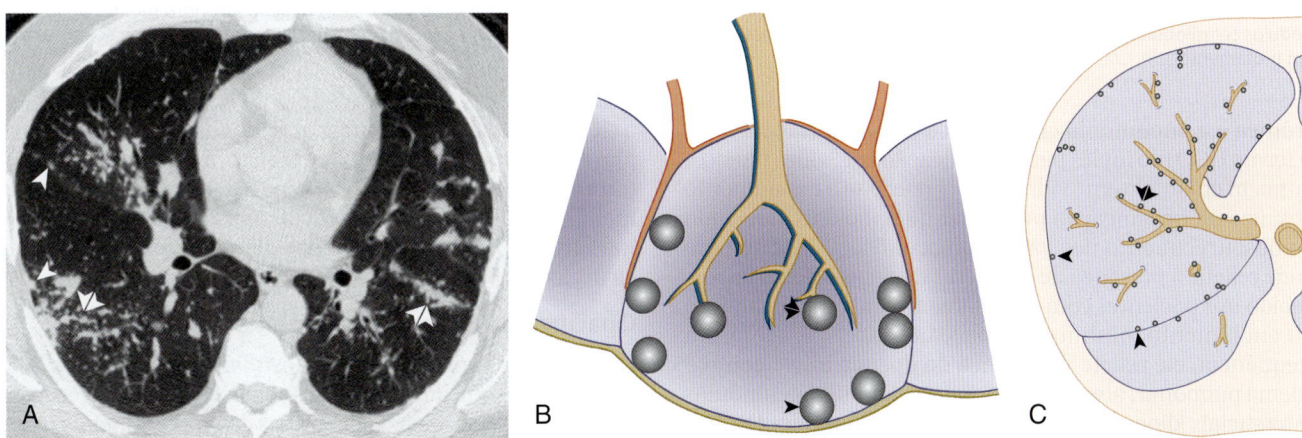

Figura 18-24 Ilustração de nódulos perilinfáticos na HRCT: sarcoidose. A, A imagem da HRCT axial de um paciente com sarcoidose mostra inúmeros nódulos subpleurais em relação às superfícies pleurais costal e visceral fissural (*pontas de seta únicas*), sendo que os nódulos também se encontram claramente visíveis ao longo dos feixes broncovasculares (*pontas de seta duplas*). Juntamente com a distribuição em placa dos nódulos, estes achados são diagnósticos da sarcoidose no quadro clínico apropriado. **B,** A distribuição de nódulos perilinfática no lóbulo pulmonar secundário. Os pequenos nódulos distribuem-se sobretudo ao longo das superfícies pleurais viscerais (*ponta de seta isolada*), septos interlobulares e feixes broncovasculares (*ponta de seta dupla*). **C,** A localização anatômica de pequenos nódulos na HRCT. Os nódulos perilinfáticos distribuem-se principalmente ao longo das superfícies pleurais costal e visceral fissural (*pontas de seta únicas*), septos interlobulares e feixes broncovasculares (*ponta de seta dupla*). (A, Cortesia de Michael Gotway, MD.)

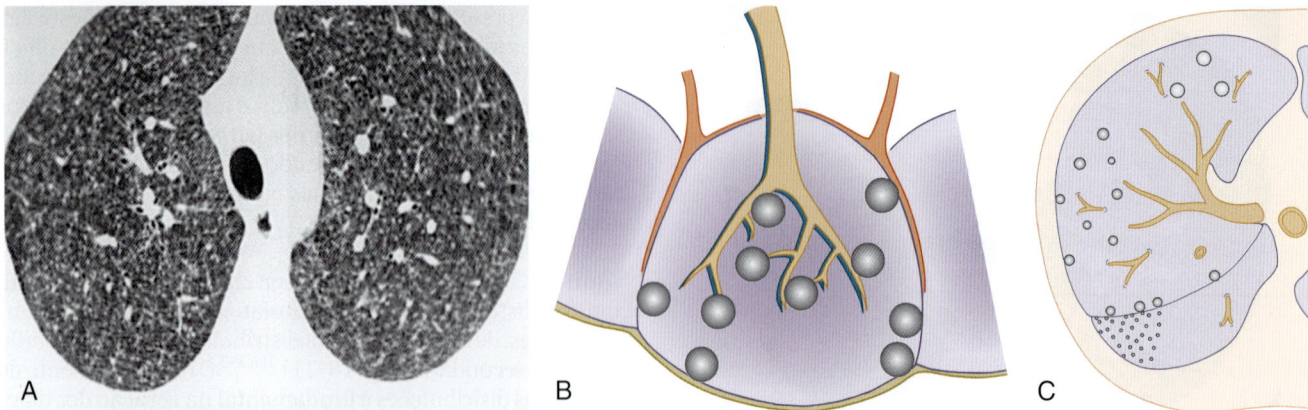

Figura 18-25 Ilustração de nódulos aleatórios na HRCT: tuberculose miliar. A, A imagem de HRCT axial mostra inúmeros nódulos circunscritos pequenos igualmente distribuídos por todo o pulmão em ambos os lados, com nódulos observados em contato com as superfícies pleurais fissurais, bem como poupando as superfícies fissurais. **B,** A distribuição aleatória de nódulos no lóbulo pulmonar secundário. Os nódulos pequenos são observados ao longo dos feixes broncovasculares, septos interlobulares e superfícies pleurais viscerais. **C,** A localização anatômica dos pequenos nódulos na HRCT. Os nódulos aleatórios distribuem-se ao longo das superfícies pleurais costal e visceral fissural, septos interlobulares e feixes broncovasculares em uma distribuição difusa, bastante uniforme, bilateralmente. (A, Cortesia de Michael Gotway, MD.)

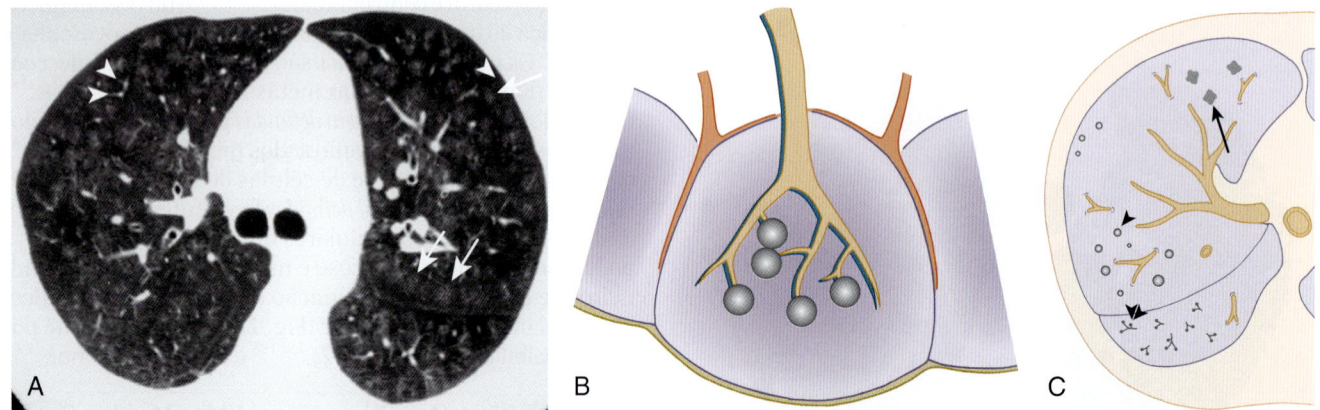

Figura 18-26 Ilustração dos nódulos centrilobulares na HRCT: hemorragia pulmonar crônica. A, A imagem de HRCT axial mostra inúmeros nódulos de opacificação em vidro moído bilaterais e mal definidos (*setas*). Observe que os nódulos aproximam-se, mas, em geral, não tocam nas superfícies pleurais costal e visceral fissural; esta relação fica particularmente evidenciada ao longo da fissura maior esquerda. Da mesma forma, note que, ocasionalmente, a relação dos nódulos com as veias pulmonares (*pontas de seta únicas*, lobo superior direito) e com os septos interlobulares (*ponta de seta única*, lobo superior esquerdo) adjacentes está aparente — os nódulos possuem uma pequena quantidade de pulmão "poupado" que os separa dos septos interlobulares e das pequenas veias pulmonares, um indicador-chave da distribuição centrilobular. **B,** A distribuição centrilobular no lóbulo pulmonar secundário. Os pequenos nódulos são notados principalmente no centro do lóbulo, ao longo dos feixes broncovasculares, respeitando muito os septos interlobulares, as veias pulmonares e as superfícies pleurais viscerais. **C,** A localização anatômica dos pequenos nódulos na HRCT. Os nódulos centrilobulares aproximam-se, tipicamente, das superfícies pleurais costal e visceral fissural e dos septos interlobulares, mas não fazendo contato com eles. Os nódulos centrilobulares podem ser arredondados (*ponta de seta única*) e sólidos, com forma mal definida e irregular (*seta*), ou mostrar atenuação em vidro moído. Quando os nódulos centrilobulares mostram configurações ramificadas (*ponta de seta dupla*), a morfologia é, frequentemente, descrita como opacificação "em árvore em brotamento"). (A, Cortesia de Michael Gotway, MD.)

crônica e a pneumonia criptogênica em organização.[200,201] O termo GGO (do inglês para opacificação em "vidro moído", também chamado em "vidro fosco") refere-se a um aumento obscuro na opacificação pulmonar que não está associado ao obscurecimento dos vasos subjacentes.[191] Este achado pode refletir a presença de inúmeras doenças e pode ser percebido nos pacientes com espessamento intersticial mínimo ou enchimento mínimo do espaço aéreo.[178,180,202-205] Com frequência, ele reflete a presença da doença ativa, como o edema pulmonar; alveolite associada a algumas pneumonias intersticiais idiopáticas; hemorragia pulmonar (Fig. 18-26); pneumonias infecciosas (sobretudo a pneumonia por *Pneumocystis jirovecii*; pneumonia lipoide; proteinose alveolar; pneumonite por hipersensibilidade (Fig. 64.4), muitas vezes com uma aparência nodular centrilobular (Fig. 18-27); e sarcoidose.[206] No entanto, a GGO pode refletir a presença de fibrose abaixo da resolução da HRCT, principalmente quando a GGO está associada a outros achados de doença pulmonar fibrótica, como a reticulação do trajeto, a distorção da arquitetura, a bronquiectasia por tração e a formação em favo de mel.[203] Por causa de seu potencial reflexo da doença pulmonar ativa, a presença da GGO pode levar à biópsia pulmonar cirúrgica, dependendo do estado clínico do paciente.

Opacificação Pulmonar Diminuída

Enfisema. O enfisema é diagnosticado com exatidão pela HRCT, sendo que a HRCT é mais sensível para a detecção do enfisema que a TC ou as radiografias de tórax rotineiras.[141,181] O enfisema resulta em áreas focais de baixa atenuação que podem ser facilmente contrastadas com o parênquima pulmonar normal adjacente com atenuação mais elevada (Fig. 18-28). Nos pacientes com enfisema centrilobular, as áreas de lucência podem ser observadas adjacentes à artéria centrilobular e possuem uma distribuição em placa no lobo

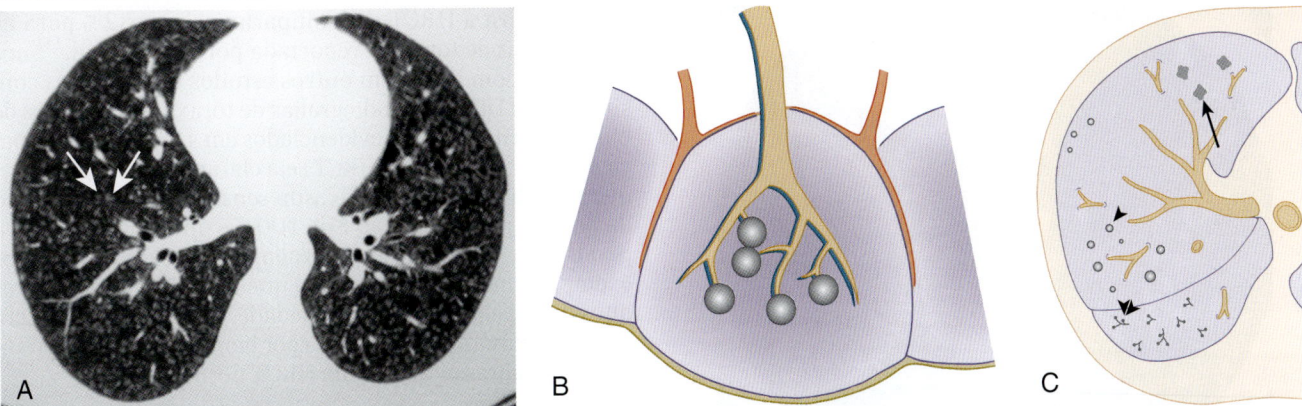

Figura 18-27 Ilustração dos nódulos centrilobulares na HRCT: pneumonite por hipersensibilidade. A, A imagem da HRCT axial mostra inúmeros nódulos com opacificação em vidro moído, bilaterais e mal definidos (*setas*). Observe que os nódulos se aproximam das superfícies pleurais costal e visceral fissural, mas, em geral, não as tocam — esta aparência é um indicador-chave da distribuição centrilobular. **B,** A distribuição do nódulo centrilobular no lóbulo pulmonar secundário. Os pequenos nódulos são notados principalmente no centro do lóbulo, ao longo dos feixes broncovasculares, respeitando muito os septos interlobulares, as veias pulmonares e as superfícies pleurais viscerais. **C,** A localização anatômica dos pequenos nódulos na HRCT. Tipicamente, os nódulos centrilobulares se aproximam, mas não fazem contato com as superfícies pleurais visceral fissural e costal e com os septos interlobulares. Os nódulos centrilobulares podem ser arredondados (*ponta de seta única*) e sólidos, com formato mal definido e irregular (*seta*), ou mostrar atenuação em vidro moído. Quando os nódulos centrilobulares mostram configurações ramificadas, a morfologia do nódulo é, frequentemente, descrita como opacificação "em árvore em brotamento". (A, Cortesia de Michael Gotway, MD.)

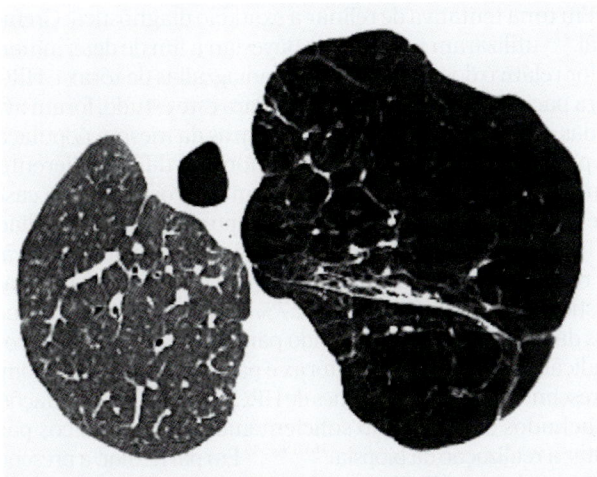

Figura 18-28 Imagens da HRCT para o enfisema. Esta HRCT é de um paciente com enfisema panlobular que foi submetido ao transplante de pulmão direito. O pulmão esquerdo enfisematoso contrasta-se facilmente com o pulmão direito de aparência normal. O pulmão esquerdo enfisematoso é menos denso, é maior em volume, e contém vasos menores e em menor número. (Cortesia de Michael Gotway, MD.)

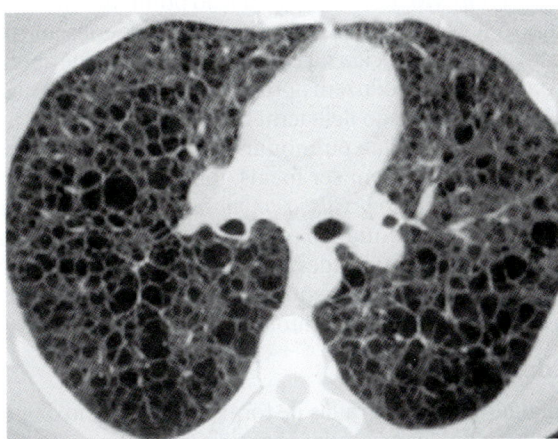

Figura 18-29 HRCT para lesões císticas. Uma HRCT em um paciente com linfangioleiomiomatose mostra as múltiplas áreas císticas, as quais possuem paredes claramente identificáveis, em contraste com a aparência do enfisema (Fig. 18-28). (Cortesia de Michael Gotway, MD.)

superior. No enfisema panlobular, as áreas focais de lucência não estão comumente presentes, mas se observa uma simplificação difusa da arquitetura pulmonar e uma diminuição na atenuação pulmonar (Fig. 18-28). Na prática clínica, a HRCT raramente é empregada em uma tentativa de diagnosticar o enfisema. Em geral, a combinação de uma história de fumo, uma baixa capacidade de difusão, a obstrução da via aérea nas provas de função pulmonar e uma radiografia de tórax anormal mostrando grandes volumes pulmonares é suficiente para fazer o diagnóstico. A HRCT é útil para avaliar os pacientes com DPOC que estão sendo considerados como candidatos para a cirurgia de redução de volume pulmonar. Além disso, alguns pacientes com enfisema inicial podem apresentar-se com achados clínicos mais típicos de doença pulmonar infiltrativa ou doença vascular pulmonar, a saber, a falta de ar e baixa capacidade de difusão, sem evidência de obstrução das vias aéreas nas provas de função pulmonar.[207]

Nestes pacientes, a HRCT pode ser inestimável para detectar a presença do enfisema e para excluir uma anormalidade intersticial. Quando o enfisema significativo é encontrado na HRCT, não há necessidade de avaliação adicional.[208]

Doenças Pulmonares Císticas. A linfangioleiomiomatose (veja as imagens associadas ao Cap. 69, Fig. 18-29) e a histiocitose de células de Langerhans frequentemente resultam em múltiplos cistos pulmonares (Fig. 69-3B), os quais exibem uma aparência distinta na HRCT.[196,209-215] Os cistos possuem uma parede fina, mas facilmente perceptível, variando até alguns milímetros de espessura. Os achados associados da fibrose em geral estão ausentes ou são muito menos evidentes que nos pacientes com formação em favo de mel. Nestas doenças, os cistos comumente estão interespaçados dentro de áreas de pulmão com aparência normal. Nos pacientes com histiocitose de células de Langerhans (Fig. 69-3B), os cistos podem apresentar formatos bizarros e uma predominância no lobo superior. Reconhecem-se inúmeras causas de lesões pulmonares císticas e cavitárias.[216]

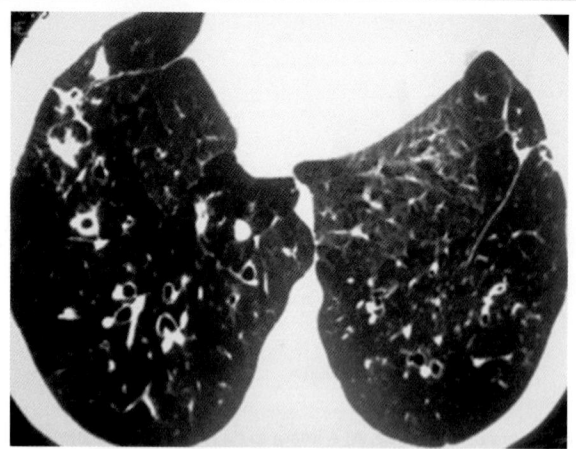

Figura 18-30 HRCT para a perfusão em mosaico. A HRCT em um paciente com fibrose cística mostra a opacificação não homogênea nas bases pulmonares em ambos os lados, por vezes distribuída de maneira geográfica. As áreas de atenuação diminuída representam a perfusão em mosaico neste paciente resultando de uma combinação do aprisionamento de ar regional devido à doença da via aérea de grande monta e à hipoperfusão nas áreas afetadas do pulmão. (Cortesia de Michael Gotway, MD.)

Perfusão em Mosaico. A atenuação pulmonar diminuída que não reflete a presença de lesões císticas ou enfisema pode ser por vezes reconhecida na HRCT em pacientes que apresentam doenças que produzem aprisionamento de ar, ventilação deficiente ou perfusão deficiente.[181,200,202,204-208,211-213,217,218] As áreas de atenuação pulmonar diminuída que são observadas na HRCT podem ser focais, lobulares,[219] lobares ou multifocais. O termo *perfusão em mosaico* tem sido utilizado para se referir à atenuação pulmonar diminuída em placa decorrente de anormalidades da perfusão (Fig. 18-30).[191] Nos pacientes com aprisionamento de ar, esta aparência pode ser realçada com a HRCT expiratória.[181,218,220,221]

Utilidade Diagnóstica

A utilidade das radiografias de tórax e da HRCT no diagnóstico clínico da doença pulmonar difusa relaciona-se com a capacidade destes exames para detectar a presença da doença pulmonar (sensibilidade e especificidade), para caracterizar sua natureza, avaliar a atividade da doença e orientar a biópsia pulmonar.

Sensibilidade e Especificidade. Está bem documentado que as radiografias de tórax são limitadas tanto em sua sensibilidade quanto em especificidade nos pacientes com DILD.[222-224] Por exemplo, Gaensler e Carrington[223] reportaram que quase 16% dos pacientes com prova patológica de doença pulmonar intersticial tinham radiografias de tórax normais. A sensibilidade da TC para detectar a doença pulmonar foi comparada com aquela da radiografia de tórax em inúmeros estudos; sem exceção, estes mostraram que a TC, e principalmente a HRCT, é mais sensível que a radiografia de tórax para detectar as doenças pulmonares difusas tanto agudas quanto crônicas.[163,170,175,197,225,226] Os resultados médios de diversos estudos mostram que a sensibilidade da HRCT para detectar a DILD é de aproximadamente 94% na comparação com 80% para as radiografias de tórax.[224] A sensibilidade da HRCT também mostrou ser superior àquela da TC rotineira obtida com a colimação mais larga.[166,205,206]

É importante notar que a sensibilidade aumentada da HRCT não é conseguida à custa da diminuição da especificidade ou da exatidão diagnóstica.[171,174,324] Uma especificidade de 96% para a HRCT em comparação com 82% para as radiografias de tórax foi reportada por Padley et al.[224] nos pacientes com DILD. Em outros estudos de pacientes com suspeita de DILD nas radiografias de tórax, os resultados de biópsia normais foram evidenciados em 10% a 20% dos pacientes.[222,223] Embora a HRCT seja claramente mais sensível que as radiografias de tórax, sua sensibilidade na detecção da doença pulmonar não é de 100% e uma HRCT negativa geralmente não pode ser utilizada para excluir a DILD. Por exemplo, em um estudo, ainda que a HRCT tivesse valores altos de sensibilidade e especificidade, 4% dos pacientes com doença pulmonar comprovada por biópsia foram interpretados como apresentando uma HRCT normal.[224]

Exatidão Diagnóstica. Mesmo na presença de anormalidades definidas, as radiografias de tórax possuem exatidão diagnóstica limitada para pacientes com DILD.[227] Inúmeros relatos mostraram que a HRCT é muito mais exata que as radiografias de tórax no diagnóstico da doença pulmonar difusa, tanto aguda quanto crônica, sendo que, comumente, ela permite um diagnóstico mais fidedigno e está sujeita à variação interobservador muito menor em sua interpretação.[171,173,174,181,189,205,228-234]

Em uma tentativa de refinar a exatidão diagnóstica, Grenier et al.[172] utilizaram a análise de Bayeslan a fim de determinar o valor relativo dos dados clínicos, radiografias de tórax e HRCT para pacientes com DILD crônica. Para este estudo, foram avaliadas consecutivamente duas amostras da mesma população de pacientes com 27 doenças pulmonares difusas diferentes: um conjunto inicial avaliado de forma retrospectiva de casos "de treinamento" ($n = 208$) e um grupo subsequente avaliado de forma prospectiva de casos-"teste" ($n = 100$) para validação. Os resultados mostraram que, para o grupo de teste, um diagnóstico exato podia ser feito em 27% dos casos com base apenas nos dados clínicos, aumentando para 53% ($P < 0,0001$) com a adição das radiografias de tórax e para 61% ($P = 0,07$) com o acréscimo adicional de exames de HRCT. Em algumas situações, os achados da HRCT são suficientemente diagnósticos para evitar a realização da biópsia.[161,186,235] Em particular, a presença de um padrão de HRCT típico da pneumonia intersticial/fibrose pulmonar idiopática usual, observado em mais de 50% dos pacientes com suspeita deste distúrbio, é por vezes suficiente para evitar a biópsia pulmonar cirúrgica quando encontrada no contexto de aspectos clínicos típicos.[190,235,236]

Avaliação da Atividade da Doença. Além de ser mais sensível, específica e exata que as radiografias de tórax, a HRCT também pode desempenhar um papel crítico na avaliação da atividade da doença nos pacientes com doença pulmonar difusa.[161,186,235] Os dados disponíveis sugerem que, em certos casos, a HRCT pode ser utilizada para determinar a presença ou a ausência, e a extensão, da doença pulmonar reversível (aguda ou ativa) na comparação com a doença pulmonar irreversível (fibrótica). Além disso, como a HRCT pode identificar de maneira exata a doença pulmonar "ativa" sutil, ela pode ser empregada para estudar os pacientes que estão sendo tratados a fim de monitorar o sucesso ou fracasso do tratamento.[161,162,186,235,237-240]

Embora inúmeros achados da HRCT tenham sido descritos como sendo indicativos de doença pulmonar ativa ou reversível nos pacientes com entidades patológicas diferentes, grande parte da atenção foi focalizada sobre o significado potencial do GGO nos pacientes com DILD crônica.[178,201]

Este achado foi reportado em uma ampla gama de DILDs, incluindo a pneumonia intersticial usual, pneumonite intersticial descamativa, pneumonia intersticial linfoide, sarcoidose, pneumonite por hipersensibilidade, proteinose alveolar, pneumonia criptogênica em organização, bronquiolite respiratória e pneumonia eosinofílica crônica.[178] A opacificação em vidro moído (GGO) também foi descrita nos pacientes com lesões pré-malignas e neoplasias pulmonares, em particular na hiperplasia adenomatosa atípica e no adenocarcinoma *in situ* (anteriormente referido como *carcinoma broncovascular*), respectivamente, bem como em uma ampla variedade de processos pulmonares agudos, como a pneumonia intersticial aguda; infecções bacterianas, fúngicas, virais e parasitárias; síndromes hemorrágicas pulmonares; e insuficiência cardíaca congestiva e outras causas de edema de pulmão.

Embora a GGO seja um achado inespecífico e possa refletir diversas anormalidades histológicas, ela pode representar a inflamação parenquimatosa ativa nos pacientes com DILD crônica. Em um estudo de 26 pacientes com DILD nos quais se obteve a correlação histopatológica, as amostras de biópsia demonstraram que a GGO correspondia à inflamação em 24 casos (65%), sendo que, em 8 casos adicionais (22%), a inflamação estava presente, porém havia predomínio da fibrose[178,203]; em apenas 5 casos (13%) a fibrose era o único achado histológico. De forma similar, Leung et al.[202] mostraram que 18 pacientes (82%) tinham a doença potencialmente ativa identificada na biópsia pulmonar em um estudo de 22 pacientes com uma gama de DILDs crônicas e evidência de GGO como um achado predominante ou exclusivo da HRCT.

A opacificação em vidro moído também foi notada na presença de fibrose intersticial sem inflamação ativa.[178,202,203] Para que a GGO indique a doença ativa, este achado em geral não deve estar associado a achados de fibrose na HRCT.[178,202,203] Nos pacientes com fibrose pulmonar idiopática, encontrou-se uma correlação significativa entre a presença de achados de opacificação em vidro moído na HRCT e achados patológicos de inflamação ativa, o desenvolvimento de fibrose pulmonar, o prognóstico do paciente,[182,237,238,240,247] e a probabilidade da resposta à terapia.[237,238,240] A HRCT também tem sido utilizada para avaliar a atividade da doença, bem como a probabilidade da resposta à terapia nos pacientes com sarcoidose.[162,165,194,204,239] Na maioria das séries de pacientes com sarcoidose, o principal determinante da atividade da doença na HRCT foi a presença e, em menor grau, a extensão e a distribuição dos nódulos pequenos.[165,204]

Direcionamento da Biópsia de Pulmão. Dentre as muitas indicações para a HRCT, uma importante é como um guia potencial para as biópsias pulmonares cirúrgicas. Muitas doenças pulmonares "difusas" apresentam distribuição em placas, com áreas de pulmão anormal frequentemente interespaçadas entre áreas de parênquima pulmonar relativamente normal. Além disso, tanto a doença ativa, quanto a fibrótica podem estar presentes no mesmo pulmão.[142,144,161,182,186,194,199-201,235,246,247] Para estabelecer um diagnóstico específico e avaliar o significado clínico das anormalidades existentes, é de vital importância coletar amostras daquelas partes do pulmão que são as mais anormais e das mais prováveis de exibir doença ativa. Os sítios de amostragem ótimos podem ser selecionados com a HRCT. Da mesma forma, como uma consequência direta de sua capacidade de visualizar, caracterizar e determinar a distribuição da doença parenquimatosa, a HRCT também fornece um *insight* impar sobre a provável eficácia da biópsia pulmonar transbrônquica ou cirúrgica nos pacientes com doença pulmonar difusa aguda ou crônica. Com frequência, a biópsia pulmonar cirúrgica é diagnóstica, com exatidões geralmente relatadas superiores a 90%,[186,223,235,248,249] porém este procedimento também está sujeito ao erro de amostragem. A HRCT tem considerável valor na determinação dos sítios mais apropriados para a biópsia.[161,186,229,235]

DOENÇA DAS VIAS AÉREAS INTRATORÁCICAS

Antigamente, a TC foi empregada para avaliar a traqueia ou as vias aéreas centrais, mas, hoje em dia, a HRCT é mais adequada para o exame de imagem das vias aéreas periféricas. Com o desenvolvimento da MSCT, a HRCT volumétrica é atualmente possível, o que possibilita a avaliação simultaneamente otimizada das vias aéreas centrais em combinação com a técnica da HRCT para a avaliação das vias aéreas periféricas em um único exame.[190]

Vias Aéreas Centrais

A TC pode avaliar de maneira efetiva as lesões (Fig. 18-31) da traqueia e das vias aéreas centrais,[250] incluindo os estreitamentos e as estenoses, as doenças inflamatórias como a policondrite (Fig. 18-32), alguns casos de obstrução extrínseca *versus* intrínseca,[251] corpos estranhos aspirados, traqueobronquiomalácia e neoplasias.[250] A MSCT é particularmente útil nesta avaliação com sua capacidade de adquirir rapidamente

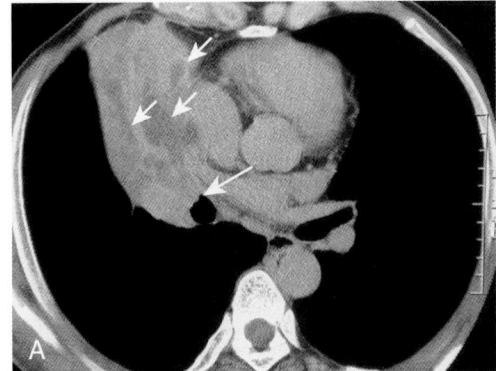
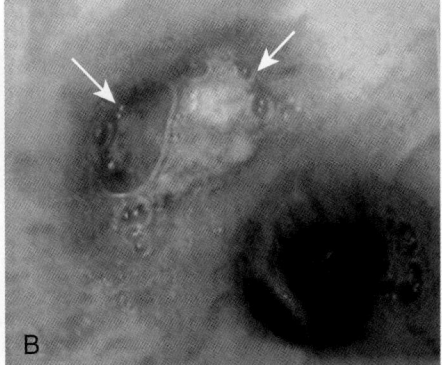

Fig. 18-31 TC de tórax para as lesões da via aérea. A, A imagem de TC axial mostra um carcinoma escamoso que oclui o orifício do brônquio do lobo médio direito (*seta grande*), produzindo o colapso completo do lobo médio direito. Os focos tubulares de baixa atenuação (*setas pequenas*) visíveis dentro do lobo médio direito colapsado representam os brônquios impactados por muco. **B,** A imagem broncoscópica mostra o carcinoma ocluindo o brônquio do lobo médio direito e fazendo protrusão para dentro do brônquio intermediário (*setas*). (Cortesia de Michael Gotway, MD.)

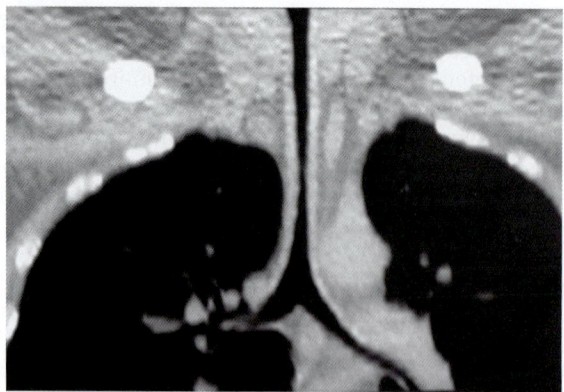

Figura 18-32 TC com múltiplos cortes para a avaliação das vias aéreas centrais. Com o imageamento de alta resolução volumétrico rápido, a MSCT permite a análise tridimensional detalhada das vias aéreas. Em um paciente com policondrite recidivante, a imagem coronal reconstruída mostra o espessamento difuso e o estreitamento da traqueia. (Cortesia de Michael Gotway, MD.)

Bronquiectasia

A TC deve constituir no exame inicial em todos os pacientes com suspeita de bronquiectasia, conforme discutido adicionalmente no Capítulo 48.[252-255] A sensibilidade e a especificidade da HRCT (imagens em intervalos de 1 mm) para diagnosticar a bronquiectasia até o nível segmentar são de 95% a 98% (Fig. 18-33), ao passo que a sensibilidade e a especificidade da TC de corte espesso são aproximadamente de apenas 80%. Na prática clínica atual, a TC substituiu a broncografia, tendo sido publicada uma revisão dos critérios de TC para diagnosticar a bronquiectasia e as armadilhas técnicas que podem ser encontradas.[256] O exame de imagem por MSCT com colimação estreita (na ordem de 1 mm) propicia um maior volume de cobertura com resolução espacial superior à TC em espiral de corte único rotineira, além de possibilitar o exame volumétrico e a criação de imagens reformatadas excelentes, incluindo aquelas ponderadas em volume.

Doença das Pequenas Vias Aéreas

A HRCT tem a capacidade de demonstrar as anormalidades das pequenas vias aéreas que possuem um diâmetro de alguns milímetros ou menos.[161,193,199,200,218,220,221,235,257] As anormalidades que podem ser diagnosticadas incluem (1) as formas inflamatórias de bronquiolite, como a bronquiolite celular (usualmente decorrentes da infecção [Fig. 18-34A], aspiração ou pneumonite por hipersensibilidade [Figs. 18-27 e 18-34B]), bronquiolite respiratória (Fig. 18-34C), bronquiolite folicular e panbronquiolite (Fig. 18-34D); e (2) as doenças das pequenas vias aéreas associadas à obstrução do fluxo aéreo (p.ex., bronquiolite constritiva [Fig. 18-34E e F]).[257] A pneumonia criptogênica em organização foi previamente classificada como uma doença das pequenas vias aéreas, mas, hoje em dia, é considerada uma pneumonia intersticial idiopática.[161,235,257] O emprego da HRCT pós-expiratória é particularmente importante no diagnóstico das doenças das pequenas vias aéreas, porque

as imagens com igual resolução em todos os planos, bem como pode proporcionar a análise tridimensional detalhada das vias aéreas centrais. A capacidade de produzir imagens tridimensionais de excelente qualidade ajuda na avaliação de estenoses sutis das vias aéreas e de lesões complexas da via aérea, principalmente quando elas são oblíquas em relação ao plano de aquisição da imagem. Na avaliação de neoplasias traqueais e dos brônquios centrais, a TC não substitui a broncoscopia e biópsia, mas pode ser útil para determinar a extensão da invasão e para direcionar o broncoscopista para um determinado segmento ou para uma localização exata da doença peribrônquica. O principal valor da imagem por TC reside em sua capacidade de visualizar o conteúdo luminal, a parede da via aérea e o tecido mole adjacente. Desta forma, a utilização da TC gera grande benefício nas circunstâncias que requerem todas estas três capacidades.

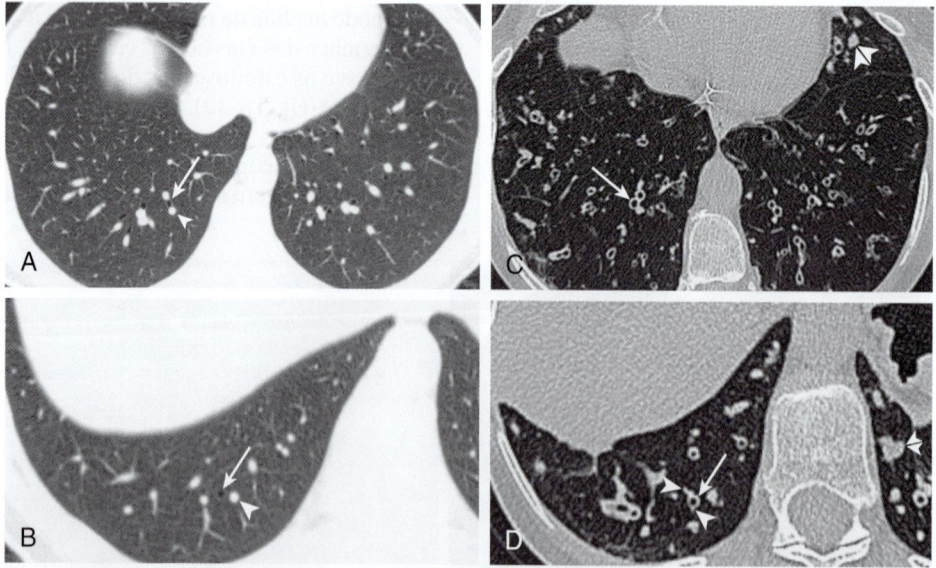

Figura 18-33 Aparência normal dos brônquios na TC de tórax na comparação com a bronquiectasia. **A** e **B,** As imagens da TC de tórax axial mostram a aparência dos brônquios periféricos normais — o diâmetro interno do brônquio (*setas*) é similar à artéria pulmonar adjacente (*pontas de seta*), sendo que os brônquios estão permeáveis e exibem paredes finas e uniformes. **C** e **D,** As imagens detalhadas através das bases pulmonares mostrando as características de TC da bronquiectasia e da doença das grandes vias aéreas. Os brônquios exibem dilatação anormal — o diâmetro interno dos brônquios (*setas*) supera nitidamente o tamanho das artérias pulmonares adjacentes (*pontas de seta únicas*). Os brônquios também são claramente visualizados em uma posição mais periférica que o normal (comparar com **A** e **B,** onde os brônquios periféricos não são muito visíveis). Por fim, os brônquios (*setas*) exibem paredes visivelmente espessas, sendo que diversas vias aéreas mostram secreções intraluminais e impacção (*pontas de seta duplas*). (Cortesia de Michael Gotway, MD.)

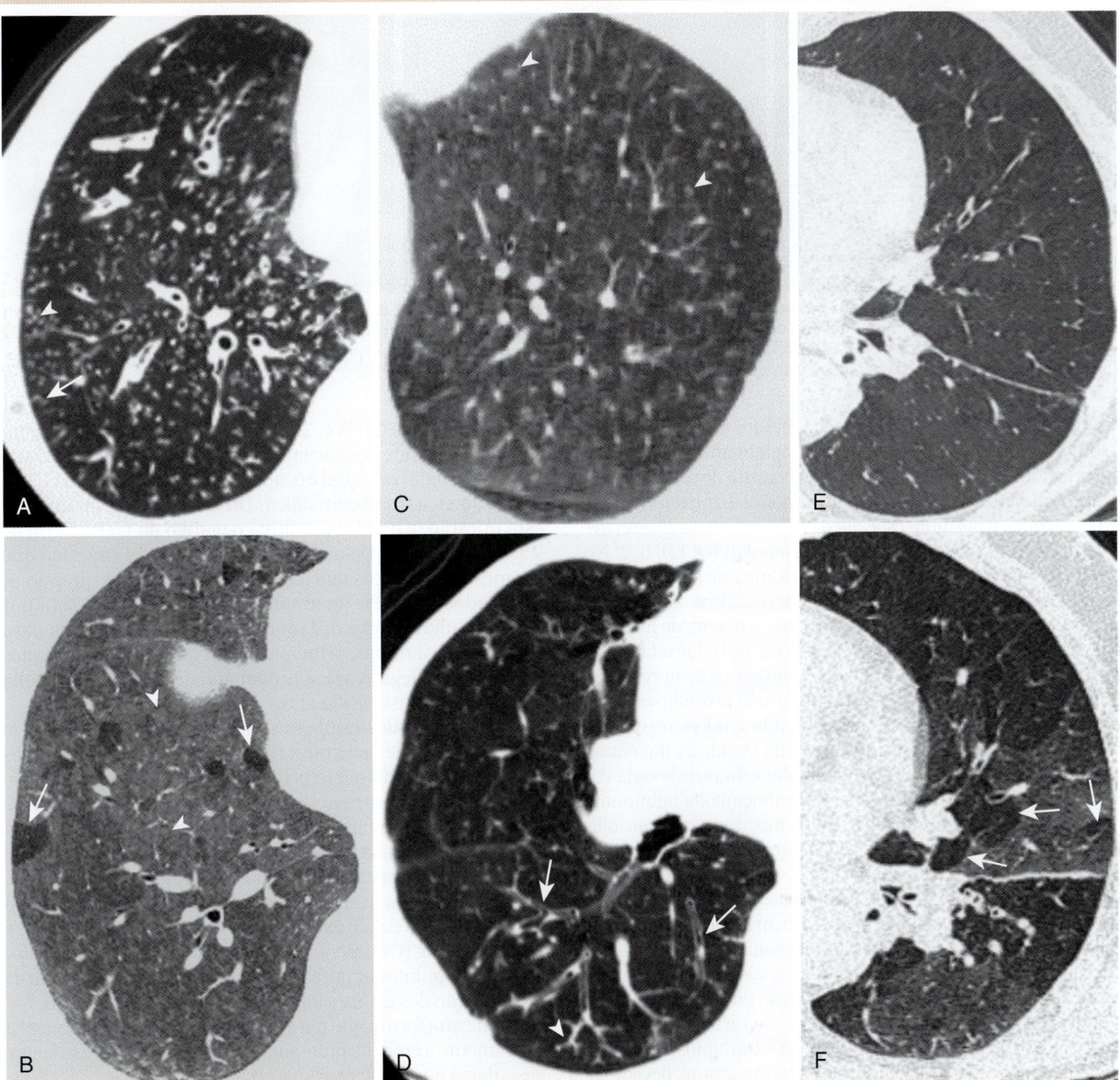

Figura 18-34 **Manifestações da doença das pequenas vias aéreas na HRCT. A,** Broncopneumonia e bronquiolite. A imagem da TC de tórax axial através do lobo inferior direito mostra inúmeros nódulos centrilobulares sólidos pequenos (*seta*), alguns com configurações ramificadas (*ponta de seta*), os últimos compatíveis com a opacificação "em árvore em brotamento", representando a impacção bronquiolar. (Compare com os diagramas nas Figs. 18-26 e 18-27). **B,** A bronquiolite celular na pneumonite por hipersensibilidade. A imagem da TC de tórax axial através do lobo inferior direito mostra nódulos centrilobulares com opacificação em vidro moído mal definidos (*pontas de seta*). Estão presentes áreas de atenuação lobular baixa (*setas*), representando o aprisionamento de ar decorrente da bronquiolite inflamatória. **C,** Bronquiolite respiratória. A imagem da TC de tórax axial através do lobo superior esquerdo mostra nódulos com atenuação em vidro moído fracamente detectáveis (*pontas de seta*). **D,** Panbronquiolite. A imagem de TC de tórax axial através do lobo inferior direito mostra o espessamento e dilatação das grandes vias aéreas (*setas*), associados ao material intraluminal e impacção das pequenas vias aéreas (*ponta de seta*). **E** e **F,** Bronquiolite constritiva (bronquiolite obliterante). A imagem de TC de tórax axial através do pulmão esquerdo mostra achados de imagem inspiratória normal (**E**). A imagem posteroanterior (**F**) mostra o desenvolvimento de inúmeras áreas de baixa atenuação compatíveis com o aprisionamento de ar, em algumas áreas com uma configuração lobular (*setas*), devido à obstrução das pequenas vias aéreas. (Cortesia de Michael Gotway, MD.)

o aprisionamento de ar pode estar visível na ausência de outras anormalidades.[220,221] A HRCT pós-expiratória pode ser realizada através da obtenção da imagem após uma manobra de capacidade vital forçada[258] ou com a TC em decúbito lateral.[259] Os dados disponíveis sugerem que a TC pós-expiratória realizada durante uma manobra de capacidade vital forçada, chamada de "TC expiratória dinâmica", é uma técnica mais efetiva para a demonstração do aprisionamento de ar sutil ou transitório.[258,260,261]

DOENÇA CARDIOVASCULAR

Tromboembolia Pulmonar

A MSCT do tórax, realizada com injeção de contraste intravenoso usando uma técnica específica de *angiografia pulmonar por TC* (CTPA), surgiu como o exame de escolha para a avaliação por imagem da suspeita de embolia pulmonar. A varredura de ventilação-perfusão foi empregada durante muito tempo como o exame inicial para estes pacientes. Seus aspectos positivos e suas

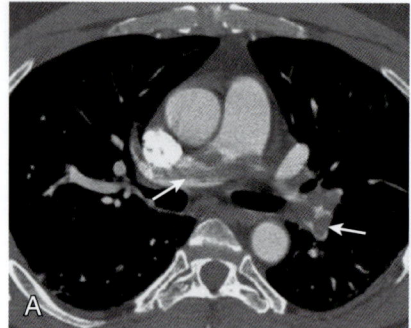 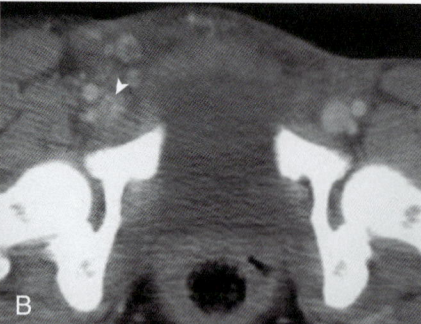 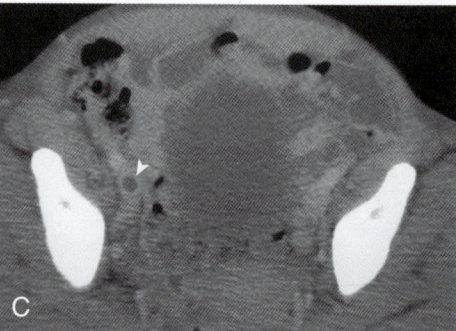

Fig. 18-35 As imagens da angiografia pulmonar por TC (CTPA) e da venografia indireta por TC demonstram a embolia pulmonar e a trombose de veias profundas. **A,** A CTPA mostra grandes defeitos de enchimento bilaterais (*setas*) compatíveis com a embolia pulmonar. **B** e **C,** A venografia por TC indireta axial (i.e., sem injeção de contraste adicional) mostra defeitos de enchimento nas veias femoral comum e ilíaca direitas (*pontas de seta*) compatíveis com trombose venosa. (Cortesia de Michael Gotway, MD.)

limitações são bem conhecidos, sendo revistos no Capítulo 57. O exame é extremamente seguro, está amplamente disponível e é surpreendentemente sensível: uma varredura de perfusão normal exclui efetivamente a embolia pulmonar. Um exame de alta probabilidade é bastante específico (97% no estudo *Prospective Investigation of Pulmonary Embolism Diagnosis* [PIOPED] I).[262] No entanto, uma fração substancial dos exames de perfusão gera resultados que são anormais, porém inespecíficos. Além disso, tem sido reconhecido cada vez mais que o exame de imagem das veias dos membros inferiores pode ser útil e ter relação de custo-eficácia para muitos pacientes suspeitos de apresentar embolia pulmonar aguda; assim, um único procedimento de imagem que avalia tanto as veias dos membros inferiores quanto as artérias pulmonares seria bastante útil. Devido a estas considerações, as técnicas de CTPA melhoradas estão sendo cada vez mais utilizadas para diagnosticar a tromboembolia pulmonar.

A CTPA em espiral com corte único mostrou uma sensibilidade e especificidade totais que alcançam 90% a 96%, respectivamente, em dados coletados a partir de inúmeros estudos. Não obstante, as críticas relacionadas com a metodologia empregada nos estudos de CTPA com corte único, bem como a antiga fé na exatidão diagnóstica da angiografia pulmonar por cateter para a suspeita de embolia pulmonar, levaram à adoção relativamente lenta do uso da CTPA para esta aplicação em alguns centros. Porém, logo que a tecnologia da MSCT se tornou disponível, ficou claro que as imagens de CTPA com múltiplos cortes podiam demonstrar vasos menores e, por conseguinte, devem ser logicamente mais sensíveis que a CTPA com corte único para a detecção da doença tromboembólica. Diversos estudos investigando o valor adicional da CTPA com múltiplos cortes em relação à CTPA com corte único para o diagnóstico da doença tromboembólica (Fig. 18-35A) foram realizados logo depois da introdução desta tecnologia, inclusive o estudo PIOPED II,[263] cujos resultados foram publicados em 2006. No PIOPED II, a sensibilidade da CTPA com múltiplos cortes para o diagnóstico da embolia pulmonar foi de 83% (limite de confiança de 95%, 76% a 92%) e a especificidade foi de 96%. O valor preditivo positivo de uma CTPA com múltiplos cortes positiva foi de 86%, e o valor preditivo negativo foi de 95%. A sensibilidade da CTPA com múltiplos cortes no estudo PIOPED II levou alguns pesquisadores a questionarem a utilidade da CTPA para a avaliação da suspeita de embolia pulmonar; no entanto, atualmente, a CTPA com múltiplos cortes é amplamente utilizada como a modalidade diagnóstica de primeira linha para a avaliação diagnóstica para tais pacientes em todo o mundo.

Por fim, a questão principal que deve ser respondida quando pacientes suspeitos de apresentar doença tromboembólica são submetidos à CTPA é, "A anticoagulação pode ser suspensa com segurança nos pacientes com um resultado negativo?" Em outras palavras, qual é o valor preditivo negativo da CTPA para a doença tromboembólica? Diversos estudos abordaram esta questão, e o valor preditivo negativo da CTPA varia de 95% a 99%.[263,264] De maneira importante, foi sugerido que exames diagnósticos adicionais devem ser feitos quando os resultados da CTPA (com ou sem venografia indireta por TC, veja adiante) discordam da probabilidade clínica para a embolia pulmonar, principalmente quando os resultados da CTPA são negativos e a probabilidade clínica de embolia pulmonar é considerada alta.[263]

Diversos estudos também sugerem que a CTPA também pode ser capaz de detectar a trombose venosa profunda nas veias pélvicas e da parte proximal da perna sem a injeção de material de contraste adicional (Fig. 18-35B e C), uma técnica conhecida como venografia indireta por TC.[265-267] A adição da venografia por TC aos exames da CTPA obtidos para a avaliação da suspeita de embolia pulmonar permite o exame simultâneo para a trombose venosa profunda e a embolia pulmonar com um único exame. A combinação da CTPA com a venografia por TC aumentou a sensibilidade para o diagnóstico da embolia pulmonar para 90% e o valor preditivo negativo da combinação dos exames foi de 97% no estudo PIOPED II.[263]

Da mesma forma que para a CTPA, a RM pode demonstrar diretamente a embolia pulmonar como defeitos de enchimento vasculares nas imagens transversais (Fig. 18-36).[268-280] A experiência com a RM nos pacientes suspeitos de apresentar embolia pulmonar é muito mais limitada que aquela com a CTPA. Provavelmente, as duas técnicas são, no geral, grosseiramente similares em exatidão para a detecção da embolia pulmonar, embora a RM possa mostrar variabilidade interobservador mais pronunciada que a CTPA e possa evidenciar sensibilidade ligeiramente diminuída na comparação com a CTPA nos níveis vasculares segmentar e sub-segmentar.[278] A exatidão diagnóstica da RM para a avaliação da embolia pulmonar é aumentada por meio da utilização de protocolos com múltiplos parâmetros que incluem uma combinação do imageamento de precessão livre em estado de equilíbrio em tempo real, o imageamento da perfusão, o baixo ângulo de incidência, exame de imagem com gradiente-echo tridimensional e angiografia por RM realçada por contraste;[268,269,272,275,276] nem todos os estudos que reportaram a exatidão diagnóstica da RM para o diagnóstico da embolia pulmonar aguda utilizaram uma conduta de múltiplos parâmetros.[278] Além disso, demonstrou-se que a RM é altamente exata para detectar a trombose venosa profunda.[281,282]

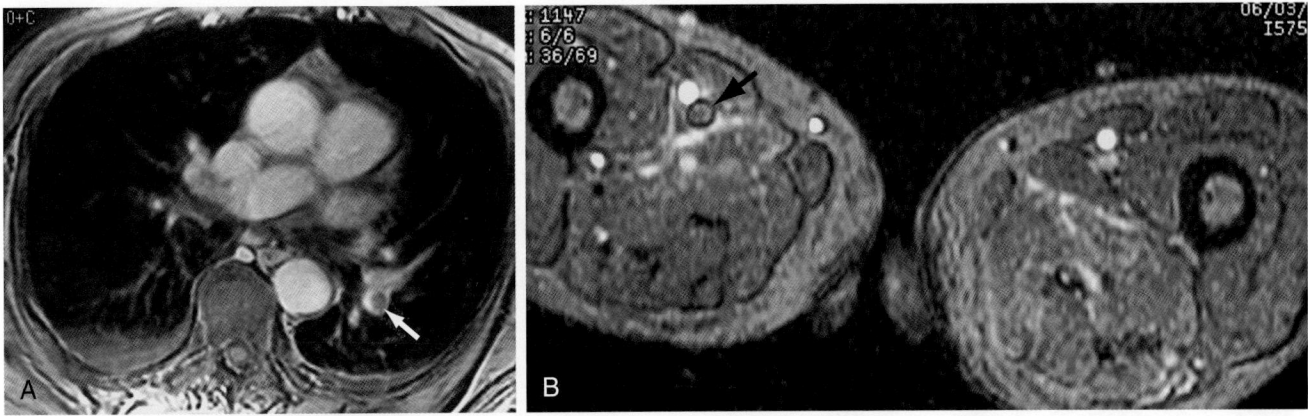

Figura 18-36 A RM demonstra a embolia pulmonar e a trombose de veias profundas. A, Esta imagem de angiografia por ressonância magnética (MRA) mostra um defeito de enchimento consistente com a embolia pulmonar na artéria do lobo inferior esquerdo (*seta*).**B,** Esta imagem de RM obtida sem material de contraste mostra um defeito de enchimento na veia femoral superficial direita compatível com a trombose venosa (*seta*), ao passo que a veia contralateral está pérvia e sem defeitos de enchimento. (Cortesia de Michael Gotway, MD.)

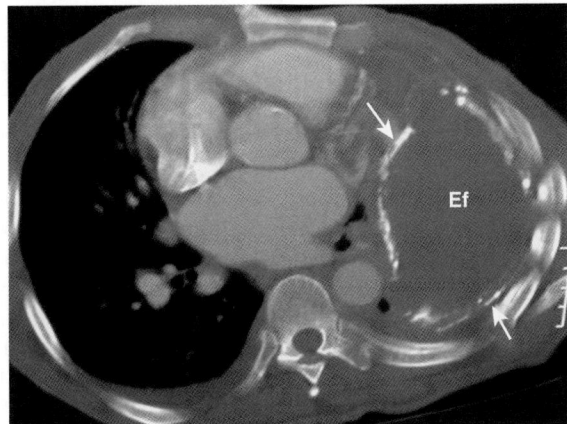

Figura 18-37 **TC de tórax para a doença pleural.** A TC de tórax realizada em um paciente com uma história de tuberculose mostra o espessamento pleural e a calcificação (*setas*) e um derrame pleural residual (*Ef*) indicativo de empiema. (Cortesia de Michael Gotway, MD.)

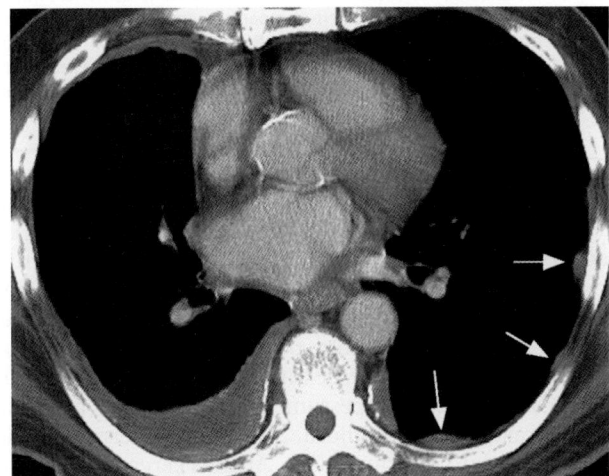

Figura 18-38 **TC de tórax para o derrame pleural.** Um paciente com exposição prévia ao asbesto apresenta áreas focais de espessamento pleural ou placas pleurais dentro do hemitórax esquerdo (*setas*). O espessamento pleural à direita está associado ao derrame pleural. Isso refletiu a presença do mesotelioma maligno inicial. (Cortesia de Michael Gotway, MD.)

As vantagens potenciais da RM são a falta de necessidade de material de contraste iodado ou de radiação ionizante, a capacidade de imagear as artérias pulmonares e o sistema venoso profundo em um único exame, a capacidade de avaliar ao mesmo tempo a função ventricular direita, e a capacidade de realizar o imageamento da perfusão. O último ponto tem significado particular diante da sensibilidade imperfeita da CTPA. As vantagens da CTPA residem na maior resolução espacial, disponibilidade mais ampla, menor número de artefatos, tempo de exame mais rápido e tecnologia mais simples e mais robusta, bem como, de modo importante, a disponibilidade de diagnósticos alternativos para os pacientes com resultados negativos. Hoje em dia, a CTPA consiste em uma opção realista no tratamento clínico de pacientes com suspeita de embolia pulmonar; o uso clínico da RM está limitado aos centros médicos com profissionais que estão altamente habilitados com a tecnologia da RM avançada.[278]

DOENÇA PLEURAL

Conforme discutido adicionalmente nos Capítulos 79 e 82, a maioria dos processos pleurais pode ser imageado com exatidão e custo-eficácia através da radiografia convencional ou da ultrassonografia. Contudo, a TC pode ser útil na avaliação de vários problemas clínicos relacionados com a pleura, incluindo a espiral com corte único, a com múltiplos cortes e a de alta resolução.[102,296,297] Estes incluem a diferenciação da doença pleural e parenquimatosa (incluindo a distinção entre abscesso pulmonar e empiema). A detecção de anormalidades pleurais sutis (como as placas pleurais precoces ou pequenos pneumotóraces); a localização de coleções de líquido pleural e de tumores pleurais, incluindo a localização para fins intervencionais (p.ex., drenagem por tubo, biópsia); a determinação da extensão de tumores pleurais (em particular, metástases e mesotelioma); e, ocasionalmente, a caracterização das lesões pleurais (Figs. 18-37, 18-38 e Fig. 18-11) ou das lesões paradiafragmáticas. Hoje em dia, a RM tem um papel limitado na avaliação das anormalidades pleurais.

Tipo de Líquido

A maioria dos derrames exibe atenuação próxima a da água; por conseguinte, os números de TC não podem ser usados para predizer a densidade específica do líquido ou sua causa. No entanto, uma exceção reside no hemotórax agudo ou subagudo. O hemotórax pode por vezes parecer não homogêneo na atenuação, com algumas áreas tendo um valor de atenuação mais elevado que aquele da água.

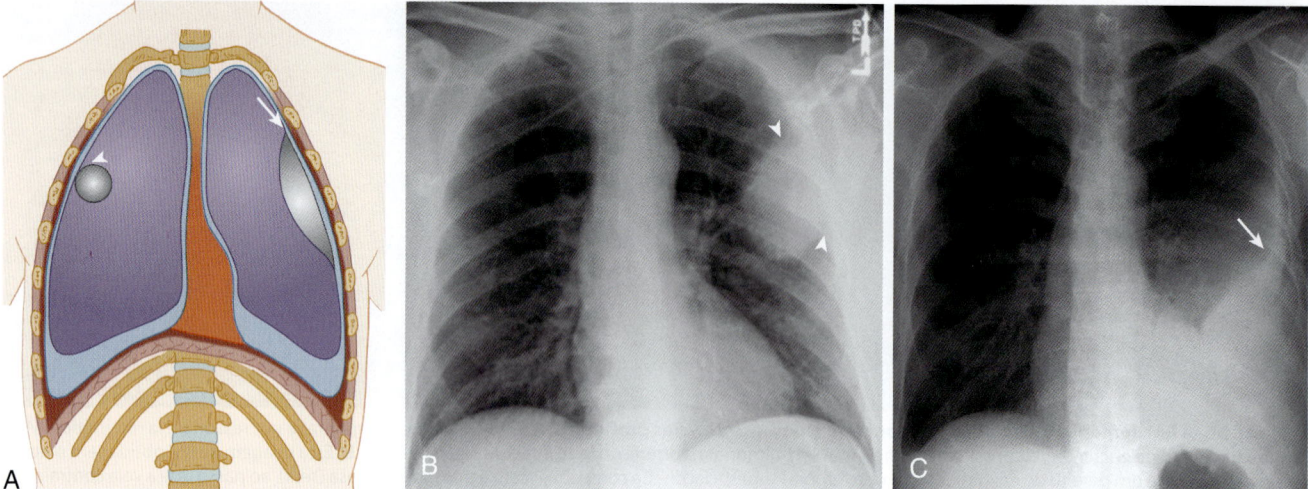

Figura 18-39 Localização radiográfica no tórax de uma opacificação como parenquimatosa ou extraparenquimatosa: o ângulo da opacificação com a parede torácica. **A,** Ilustração mostrando os ângulos tipicamente *agudos* (*ponta de seta*) formados por um processo parenquimatoso, como um abscesso pulmonar, com a parede torácica em comparação com os ângulos *obtusos* (*seta*) comumente formados com a parede torácica adjacente por um processo *extraparenquimatoso*, como o empiema. **B,** A radiografia frontal do tórax em um paciente com um abscesso pulmonar mostra os ângulos tipicamente *agudos* (*pontas de seta*) formados com a parede torácica por um processo *parenquimatoso*. **C,** A radiografia frontal do tórax em um paciente com empiema mostra os ângulos *obtusos* usuais (*seta*) formados com a parede torácica por um processo *extraparenquimatoso*. (B e C, Cortesia de Michael Gotway, MD.)

A presença do espessamento pleural é, com frequência, inestimável na predição da natureza do derrame. Nos pacientes com derrame (Cap. 79), a presença do espessamento pleural na TC indica que o derrame é um exsudato.[102] Por definição, a pleura é considerada espessada quando é visível em uma TC com ou sem realce por contraste. Os transudatos não estão associados ao espessamento pleural. Em contrapartida, a ausência do espessamento pleural na TC realçada por contraste é menos valiosa. Neste caso, o derrame pode ser um exsudato ou transudato. Apenas cerca de 60% dos exsudatos estão associados ao espessamento pleural visível. Todavia, a ausência do espessamento pleural em uma imagem realçada por contraste exclui o empiema; o empiema sempre está associado ao espessamento pleural parietal na TC realçada por contraste.

Doença Pleural *Versus* Parenquimatosa

As opacificações detectadas na radiografia de tórax podem ser frequentemente definidas como tendo localização parenquimatosa ou extraparenquimatosa (pleural ou na parede torácica). Os aspectos da radiografia de tórax que favorecem uma localização parenquimatosa para uma opacificação pulmonar incluem um contorno relativamente arredondado; ângulos relativamente agudos entre a opacificação e a parede torácica (Fig. 18-39), e os níveis hidroaéreos (quando presentes) que tem comprimento relativamente similar nas projeções frontal e lateral (Fig. 18-40). Em contraste, as opacificações com localização extraparenquimatosa com frequência mostram um contorno elíptico ou lenticular; a opacificação forma ângulos obtusos no ponto de contato com a parede torácica (Fig. 18-39), sendo que os níveis hidroaéreos comumente formam comprimentos muito diferentes nas projeções frontal e lateral (Fig. 18-40). Porém, a radiografia de tórax pode, ocasionalmente, não ser capaz de diferenciar entre a doença parenquimatosa, doença pleural e patologia que afeta a ambos os compartimentos. A TC pode ser útil neste quadro. Tipicamente, as lesões pleurais apresentam margens obtusas, com afilamento progressivo, e interfaces nítidas com o parênquima pulmonar adjacente, enquanto as lesões parenquimatosas tendem a se misturar com o parênquima pulmonar e exibem margens agudas e irregulares. Um dos problemas mais comuns e importantes do ponto de vista terapêutico nesta categoria consiste em diferenciar o abscesso pulmonar do empiema. De modo peculiar, os empiemas apresentam bordas internas e externas mais lisas, um formato lenticular e uma nítida interface com o pulmão subjacente; eles tendem a deslocar os vasos pulmonares a seu redor e, com frequência, demonstram o realce proeminente da borda (o "sinal da pleura desdobrada") com a administração intravenosa do contraste iodado. Os abscessos pulmonares caracterizam-se por formato esférico ou poligonal, uma parede espessa com uma margem interna irregular ou com aparência áspera, além de permeio entre os vasos pulmonares adjacentes. Nenhuma destas características é própria, mas, quando consideradas em conjunto, elas possibilitam a categorização da anormalidade na maioria dos casos.

Detecção Precoce

A resolução do contraste e o formato transversal da TC a tornam altamente sensível e exata na detecção do espessamento pleural e de placas pleurais iniciais nos pacientes com doença pleural relacionada com asbesto (Fig. 18-38).[166,297] Com frequência, as placas circunscritas passam despercebidas nas radiografias de tórax a menos que estejam calcificadas ou atinjam uma espessura de aproximadamente 5 mm ou mais. Além disso, os tecidos moles extrapleurais normais e o tecido adiposo podem ser erroneamente interpretados como placas quando são proeminentes na radiografia de tórax. A TC comum e a HRCT são exatas para detectar as placas pleurais, mas a HRCT pode ser mais exata para caracterizar as placas sutis.

Demonstrou-se que a TC é exata e mais sensível que as radiografias convencionais na detecção de pneumotóraces. Isso pode ser de particular importância nos pacientes vítimas de trauma, os quais podem precisar de intubação e ventilação com pressão positiva.

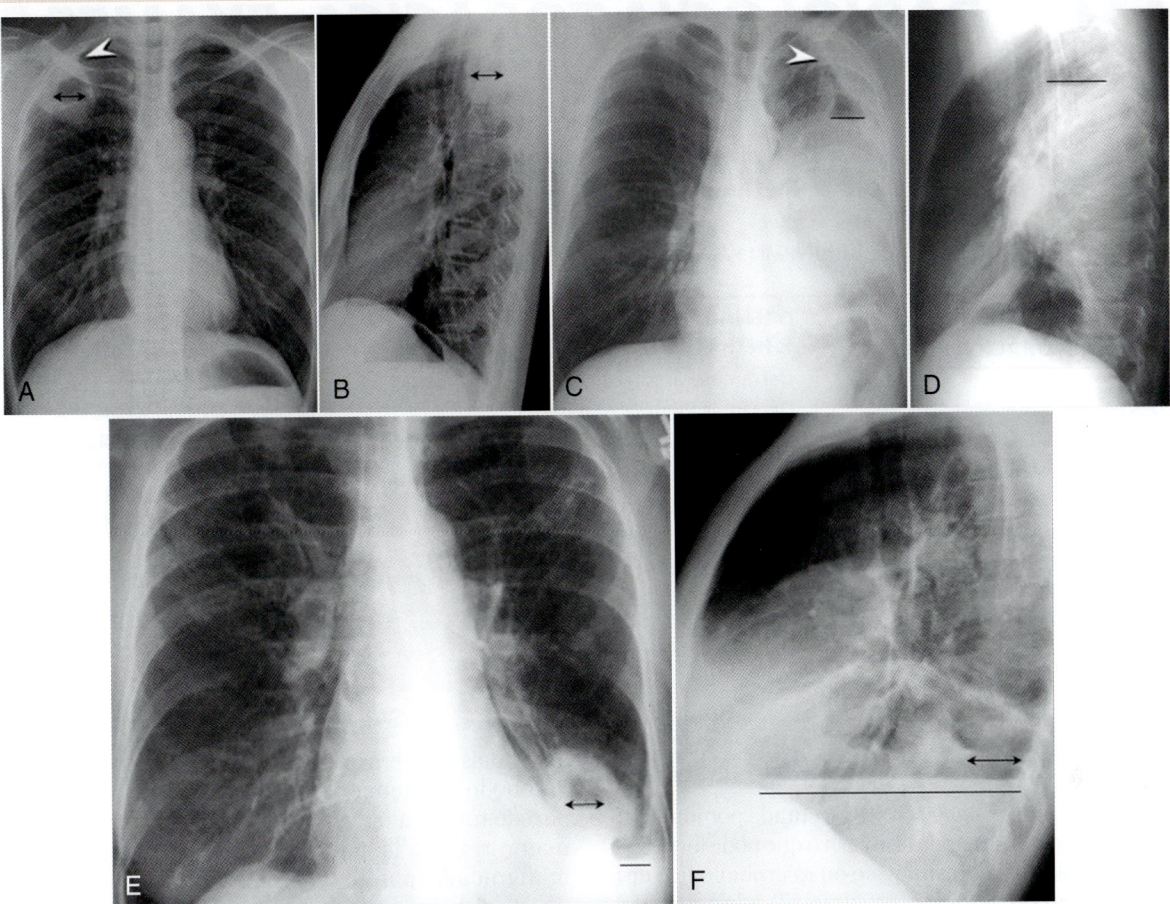

Fig. 18-40 **Localização radiográfica torácica de uma opacificação como parenquimatosa ou extraparenquimatosa: comprimento hidroaéreo diferencial. A,** As radiografias de tórax frontal, **A**, e lateral, **B**, em um paciente com abscesso pulmonar mostram uma opacificação com um nível hidroaéreo (*linha*) que tem, grosseiramente, o mesmo comprimento nas projeções tanto frontal (**A**) quanto lateral (**B**). O ângulo agudo típico formado pelo processo parenquimatoso com a parede torácica (*ponta de seta*) está evidente. As radiografias de tórax frontal, **C**, e lateral, **D**, em um paciente com empiema mostram uma opacificação que cria os ângulos obtusos com a parede torácica, característicos de um processo extraparenquimatoso (*ponta de seta*). Um nível hidroaéreo está presente (*linha*) e mostra um comprimento diferente nas projeções frontal (**C**) e lateral (**D**), o que sugere a localização extraparenquimatosa do processo. **E,** As radiografias de tórax frontal, **E**, e lateral, **F**, em um paciente com abscesso pulmonar criando uma fístula broncopleural mostram uma opacificação com um nível hidroaéreo (*linha com ponta de seta dupla*) com a mesma extensão nas projeções frontal (**E**) e lateral (**F**), representando um abscesso pulmonar. Outro processo com níveis hidroaéreos que diferem em extensão acentuadamente entre as projeções frontal (**E**) e lateral (**F**) (*linha*) representa o empiema. (Cortesia de Michael Gotway, MD.)

Pontos-chave

- Depois da história clínica e do exame físico, a radiografia consiste na técnica mais comumente utilizada na avaliação de pacientes com doença torácica suspeitada ou conhecida.
- As radiografias frontal e lateral do tórax de alta qualidade podem abordar muitas questões clínicas. As técnicas atualmente disponíveis de registro digital das imagens oferecem muitas vantagens de interpretação e logística.
- A tecnologia da TC em espiral (ou helicoidal) possibilita que todo o tórax seja imageado durante uma única pausa respiratória, permitindo, assim, o imageamento *volumétrico*, o qual gera um bloco contínuo de dados (em lugar de cortes) que pode ser reconstruído para produzir imagens em diferentes espessuras de corte ou orientações. A TC com múltiplos cortes utiliza *múltiplos* canais durante a aquisição em espiral, aumentando assim, de maneira dramática, a quantidade de dados adquirida e a velocidade da aquisição.
- A TC com múltiplos cortes, com seu tempo de aquisição rápido e a resolução muito melhorada, transformou-se no método de imageamento de escolha para a avaliação adicional do(s) nódulo(s) pulmonar, câncer de pulmão, anormalidades mediastinais, doenças pulmonares difusas, doenças das vias aéreas e suspeita de embolia pulmonar.
- A radiação é um carcinógeno relativamente fraco, sendo que o risco para a carcinogênese induzida por radiação a partir de um exame de imagem por TC geralmente é muito menor que as informações obtidas a partir de um estudo indicado da maneira apropriada.
- O *exame de imagem por ressonância magnética* (MRI) é útil na avaliação das lesões do sulco superior, plexopatia braquial e determinadas anormalidades cardíacas e mediastinais. A RM também é valiosa, embora utilizada com frequência menor que a TC com múltiplos cortes, para examinar a suspeita de dissecção da aorta e a embolia pulmonar.
- Informações adicionais sobre a aplicação das técnicas de imageamento e os resultados destes estudos são apresentadas nos capítulos relativos às doenças pulmonares específicas que aparecem mais adiante neste livro.

As Referências estão disponíveis exclusivamente no site www.elsevier.com.br/expertconsult

19 RADIOLOGIA TORÁCICA: EXAMES DE IMAGEM INVASIVOS E INTERVENÇÕES ORIENTADAS POR IMAGEM

JEFFREY S. KLEIN, MD • ANANT D. BHAVE, MD

INTRODUÇÃO
BIÓPSIA TRANSTORÁCICA POR AGULHA
Indicações e Contraindicações
Seleção de Paciente-Lesão e Avaliação Pré-procedimento Clínica e por Imagem
Escolha da Orientação por Imagem
Procedimento
Tratamento do Paciente Pós-procedimento
Resultados
Complicações

DRENAGEM DE COLEÇÕES INTRATORÁCICAS POR CATETER
Derrames Parapneumônicos — Empiema
Derrames Pleurais Malignos
Pneumotórax
Abscesso Pulmonar
ARTERIOGRAFIA BRÔNQUICA
Indicações e Contraindicações
ARTERIOGRAFIA PULMONAR
Indicações e Contraindicações

ABLAÇÃO TÉRMICA DO CÂNCER DE PULMÃO LOCALIZADO E DA DOENÇA METASTÁTICA PULMONAR
Indicações e Contraindicações
LOCALIZAÇÃO ORIENTADA POR TC PRÉ-OPERATÓRIA PARA A RESSECÇÃO DE NÓDULO POR CIRURGIA TORÁCICA VIDEOASSISTIDA
Indicações e Contraindicações

INTRODUÇÃO

A *biópsia transtorácica por agulha* (TNB) orientada por imagem é um procedimento minimamente invasivo que pode fornecer um diagnóstico citológico, histológico ou microbiológico em 90% dos pacientes com lesões torácicas localizadas, a qual é tipicamente realizada utilizando a orientação da *tomografia computadorizada* (TC) sob anestesia local e sedação consciente.[1] A decisão de realizar a TNB em lugar de procedimentos diagnósticos invasivos alternativos ou do acompanhamento por imagem, em particular para as lesões pulmonares indeterminadas, geralmente é tomada após uma revisão multidisciplinar do material clínico, laboratorial e de imagem e exige a consideração da *expertise* local, da disponibilidade de procedimentos diagnósticos invasivos alternativos, inclusive a broncoscopia e a *cirurgia torácica videoassistida* (VATS) e as necessidades do médico assistente e do paciente.

Os radiologistas intervencionais também desempenham um importante papel no tratamento de coleções de ar e líquido intratorácicas, usando a imagem em corte para orientar o posicionamento do cateter e para monitorar a resposta à drenagem, bem como no controle da hemoptise maciça através da embolização de artérias brônquicas ou sistêmicas. Mais recentemente, a ablação térmica orientada por TC do câncer de pulmão em estágio inicial e da doença metastática pulmonar limitada mostrou eficácia como uma alternativa minimamente invasiva ao tratamento cirúrgico e à radioterapia com feixe externo em pacientes selecionados com câncer de pulmão em estágio IA ou naqueles com metástases pulmonares limitadas.

BIÓPSIA TRANSTORÁCICA POR AGULHA

INDICAÇÕES E CONTRAINDICAÇÕES

A indicação mais comum para a TNB é o diagnóstico de um nódulo pulmonar solitário (Fig. 19-1).[2] As indicações adicionais incluem o diagnóstico de uma massa mediastinal, linfonodo pulmonar ou mediastinal aumentado,[3] massa da parede torácica ou espessamento ou massa pleural.[4] Com maior frequência, a preocupação diagnóstica primária é a malignidade, porém o diagnóstico da infecção pulmonar oportunista produzindo lesões pulmonares focais em pacientes imunocomprometidos constitui uma indicação adicional para a TNB orientada por imagem. Nestes últimos pacientes, a obtenção de material para colorações e culturas microbiológicas em lugar da análise citológica para a malignidade é a principal finalidade para a TNB.[5] Em pacientes selecionados com *câncer de pulmão não pequenas células* NSCLC) conhecido com base em análise citológica a partir de biópsia prévia, a TNB de tecido central pode ser feita para a análise imuno-histoquímica (p.ex., metástases de câncer de mama avaliadas para a presença de receptores de estrogênio e progesterona)[6] ou para testes moleculares (p.ex., receptor de fator de crescimento epidérmico ou quantificação do rearranjo da *cinase semelhante à proteína 4 do linfoma anaplásico associada ao microtúbulo equinodérmico* [EML4-ALK][7] para ajudar a nortear a terapia. Ocasionalmente, coleta-se uma amostra, utilizando-se a TNB, de uma lesão creditada como sendo provavelmente benigna com base na análise clínica e de imagem, de modo a fornecer um diagnóstico benigno definitivo.

A única contraindicação absoluta à TNB é a incapacidade de um paciente cooperar para a amostragem segura e bem-sucedida da lesão torácica em questão. Muitos adultos podem ser submetidos à TNB orientada por imagem bem-sucedida, empregando anestesia local e sedação consciente ou cuidados anestésicos monitorados, mesmo aqueles com função pulmonar comprometida. Para a amostragem de pequenas lesões (< 15 mm de diâmetro), o paciente deve ser capaz de prender sua respiração, quando solicitado, para permitir que o operador posicione a agulha com exatidão dentro da lesão para a obtenção bem-sucedida do material citológico. Para lesões maiores, principalmente aquelas na periferia do pulmão e aquelas nos lobos superiores que estão menos sujeitas ao movimento craniocaudal durante a respiração normal, a pausa

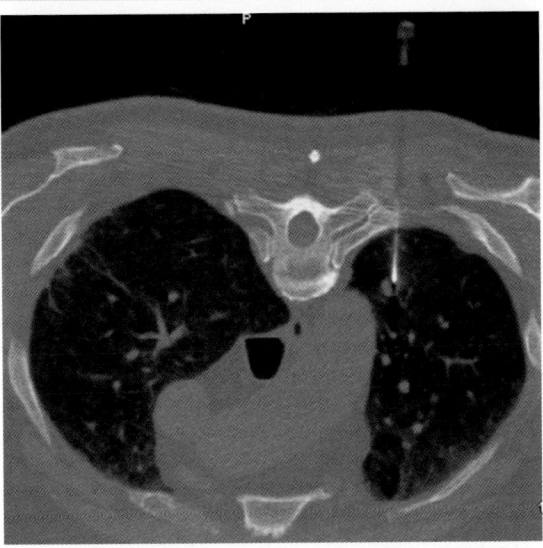

Figura 19-1 Biópsia transtorácica por agulha de um nódulo pulmonar solitário. A TC com o paciente em decúbito ventral durante a biópsia transtorácica por agulha mostrando o trajeto vertical da agulha coaxial com sua extremidade na borda de um nódulo de 1 cm no lobo superior esquerdo.

respiratória é menos importante e a TNB pode ser seguramente realizada na maior parte destes pacientes sem a necessidade de que o paciente responda a comandos verbais. A TNB pode ser feita de maneira seletiva nos pacientes que recebem anestesia geral e intubação endotraqueal, quando necessário. Mesmo os pacientes com dispneia grave — que são incapazes de deitar reclinadamente para a biópsia orientada por TC ou por fluoroscopia e que não conseguem prender a respiração — podem ser submetidos à TNB orientada por ultrassonografia na posição sentada, de maneira bem-sucedida, quando a lesão a ser puncionada no pulmão ou pleura proporciona uma janela acústica intercostal adequada para possibilitar a visualização em tempo real e a biópsia. Da mesma forma que com as lesões mediastinais superiores, pode ser empregada uma conduta supraesternal orientada por ultrassonografia com o paciente na posição sentada.

As diáteses hemorrágicas constituem a única contraindicação relativa para a TNB e, quando identificadas, podem ser comumente corrigidas antes do procedimento. Embora não exista nenhum dado objetivo mostrando um risco aumentado para sangramento a partir da TNB em pacientes com parâmetros de coagulação anormais, como uma proporção normalizada internacional elevada, maior que 1,5, ou uma contagem de plaquetas inferior a 50.000 células/μl, a maioria dos profissionais e diretrizes publicadas recomendam a correção dos parâmetros sanguíneos anormais antes do procedimento.[8] Os pacientes que recebem agentes antiplaquetários, incluindo a aspirina e/ou o clopidogrel (Plavix) para a profilaxia depois de infarto do miocárdio, acidente vascular cerebral ou aplicação recente de *stent* coronário, que precisam da TNB devem passar por uma avaliação dos riscos e benefícios relativos decorrentes da interrupção destes agentes na comparação com as complicações potenciais do sangramento induzido pela TNB. As diretrizes publicadas recomendam a interrupção dos agentes antiplaquetários pelo menos 5 dias antes da TNB.[8] Aqueles pacientes que são considerados como em risco para a trombose caso a anticoagulação ou os agentes antiplaquetários sejam suspensos antes da biópsia podem fazer a transição para receber a heparina intravenosa, a qual pode ser interrompida em algumas horas antes da TNB, proporcionando, desta maneira, uma janela periprocedimento curta sem a anticoagulação.

Para grandes massas mediastinais ou grandes lesões pulmonares periféricas ou da parede torácica/pleurais, a biópsia por aspiração pode ser efetuada com segurança enquanto o paciente permanece sob anticoagulação ou sob os agentes antiplaquetários. Quando há necessidade da biópsia tecidual de núcleo, tipicamente para o diagnóstico de uma massa mediastinal anterior como o linfoma ou a neoplasia tímica ou para a análise molecular do NSCLC (adenocarcinomas), os agentes antiplaquetários devem ser interrompidos, de modo ideal, por 7 dias antes da biópsia. Os pacientes que foram submetidos a uma pneumonectomia prévia estão em maior risco para o comprometimento respiratório, caso desenvolvam sangramento ou pneumotórax a partir da biópsia de pulmão. No entanto, como estas complicações podem ser geralmente antecipadas e tratadas com sucesso, a pneumonectomia prévia não impede a TNB para a avaliação de uma lesão suspeita no pulmão residual.

SELEÇÃO DE PACIENTE-LESÃO E AVALIAÇÃO PRÉ-PROCEDIMENTO CLÍNICA E POR IMAGEM

A decisão de realizar uma biópsia transtorácica por agulha para o diagnóstico sucede a uma avaliação do tórax por exames de imagem e ao exame clínico do paciente; em geral, isto inclui uma consulta com o pneumologista ou com oncologista que entrevista e examina o paciente para determinar a probabilidade clínica da malignidade depois que se identificou uma lesão torácica suspeita. Para pacientes com menos de 35 anos de idade sem fatores de risco significativos para a malignidade que apresentam lesões pulmonares focais, o acompanhamento por exames de imagem é empregado de maneira quase invariável, porque a probabilidade de malignidade nestes pacientes é muito baixa. Em contrapartida, para pacientes com lesões localizadas que apresentam uma alta probabilidade de câncer de pulmão pré-biópsia, a referência direta para o parecer cirúrgico é razoável e exibe maior relação de custo-eficácia, porque será pouco provável que o resultado da TNB impeça a ressecção da lesão. Apesar disso, a biópsia de nódulos provavelmente malignos pode ter utilidade nos pacientes que são candidatos cirúrgicos ruins, naqueles em que a lesão não é acessível à ressecção por VATS para o diagnóstico por corte congelado intraoperatório e naqueles com uma história de malignidade prévia nos quais a doença metastática é uma consideração e que um diagnóstico de doença metastática por TNB não levaria à metastasectomia cirúrgica. Para as massas mediastinais anteriores, a biópsia de núcleo quase sempre é necessária para o diagnóstico inicial do linfoma, em particular quando o diagnóstico impediria a esternotomia e a ressecção desnecessárias, porque estas lesões são tratadas com radioterapia e/ou quimioterapia sistêmica.

É importante determinar o seguinte antes do procedimento: (1) se a biópsia transtorácica por agulha irá alterar a abordagem terapêutica da lesão em questão e (2) se um paciente com suspeita de malignidade optaria pelo tratamento com base nos resultados do procedimento caso ele demonstre material maligno. É razoável referir os pacientes com alta probabilidade de NSCLC diretamente para o VATS com ressecção sublobar ou em cunha para o diagnóstico inicia, visto que este procedimento pode fornecer o material diagnóstico e o tratamento definitivo, principalmente para as lesões pulmonares periféricas menores passíveis de refletir o adenocarcinoma, conforme determinado pela análise por TC com cortes finos. Nos pacientes com NSCLC em estágio I que tem mais de 75 anos, a segmentectomia ou a ressecção em cunha estendida podem ser oferecidas como uma alternativa efetiva e potencialmente benéfica à lobectomia, em particular quando os pacientes exibem lesões indolentes (i.e., em vidro moído ou subsólidas) ou morbidades clínicas concomitantes significativas como a doença pulmonar obstrutiva crônica grave.[9]

Todos os pacientes referidos para uma TNB orientada por imagem devem ter sido submetidos ao exame de TC com cortes finos (espessura de corte < 2 mm) recente (de maneira ótima dentro de 4 semanas do procedimento) da lesão a ser biopsiada. Para a TNB de massas mediastinais, linfonodos mediastinais aumentados ou massas pleurais e da parede torácica, um exame de imagem de ressonância magnética ou TC realçada por contraste ajuda a determinar a vascularização da lesão e sua proximidade com as estruturas vasculares críticas.

O consentimento informado é obtido na chegada ao departamento de radiologia para todos os pacientes que são submetidos à TNB, quer pelo profissional que realiza o procedimento, quer por um profissional de saúde que seja capaz de descrever o procedimento com exatidão e de responder às dúvidas do paciente e dos familiares acompanhantes. O consentimento informado deverá incluir a duração esperada do procedimento no departamento (comumente 1 hora para o procedimento e 3 horas de observação pós-procedimento) e os benefícios da conduta transtorácica orientada por imagem em comparação com as opções diagnósticas não invasivas alternativas, incluindo a opção de não realizar quaisquer procedimentos diagnósticos adicionais, uma vez que foram descritos os riscos e benefícios para a biópsia transtorácica por agulha. A incidência publicada de pneumotórax induzido por TNB (aproximadamente 20%), inserção de dreno torácico (3%) e hemoptise (5%)[10] é fornecida antes que o paciente assine o formulário do consentimento impresso.

ESCOLHA DA ORIENTAÇÃO POR IMAGEM

Embora a TNB possa ser realizada sob orientação fluoroscópica, por TC ou por ultrassonografia, a maior parte dos operadores utiliza a orientação por TC exclusivamente ou para a maioria de seus procedimentos. A TC fornece informações rápidas e precisas em relação à lesão e à localização da agulha. Ela constitui a única modalidade de imageamento que possibilita o acesso a lesões centrais pequenas e o acesso seguro aos linfonodos mediastinais aumentados (Fig. 19-2). A capacidade de visualizar as estruturas intervenientes permite que o operador evite bolhas ou grandes vasos no trajeto projetado da agulha. A localização exata da extremidade da agulha gera uma avaliação mais confiável da adequação do posicionamento da agulha, principalmente dentro de lesões pequenas ou daquelas com um centro necrótico ou cavitário. As complicações como o sangramento ou o pneumotórax são prontamente identificadas e tratadas de forma rápida.

A fluoroscopia pode ser usada para a biópsia de lesões que são facilmente observadas por meios radiográficos.[11] De maneira ideal, uma unidade com dois planos ou braço em C que possibilita que incidências ortogonais sejam obtidas durante a aplicação da agulha sem rolar o paciente a partir da posição reclinada ajuda a examinar a exatidão do posicionamento da agulha dentro da lesão. A dose de radiação para o paciente a partir da TNB orientada por meios fluoroscópicos geralmente é inferior à da biópsia transtorácica por agulha orientada por TC. Como a maior parte dos radiologistas que hoje realizam a TNB foram treinados para utilizar a TC para as intervenções abdominais e pélvicas orientadas por imagem, a maior parte dos radiologistas emprega a TC para realizar a biópsia transtorácica por agulha.

A ultrassonografia pode ser utilizada para orientar a TNB em casos selecionados.[12] Sua principal vantagem é a visualização em tempo real durante a administração da anestesia local, aplicação da agulha dentro da lesão, e amostragem da lesão, em particular a biópsia de núcleo por agulha automatizada para a análise histológica. As estruturas vasculares intervenientes são facilmente identificadas usando o Doppler, de tal modo que elas possam ser evitadas. Ainda que a técnica dependa do operador, muitos radiologistas possuem experiência com sondas de ultrassom diagnósticas e com técnicas de biópsia que são facilmente aplicadas à TNB. O uso da ultrassonografia para orientar a TNB limita-se às lesões com uma janela acústica adequada, como as massas mediastinais anteriores e as lesões pulmonares periféricas com um amplo contato pleural entre a lesão e a parede torácica (Fig. 19-3).

PROCEDIMENTO

Para a biópsia transtorácica por agulha orientada por TC, o paciente é colocado deitado reclinado e posicionado para fornecer a distância mais curta entre o sítio de punção cutânea previsto e a lesão, tipicamente com o sítio da punção cutânea em uma

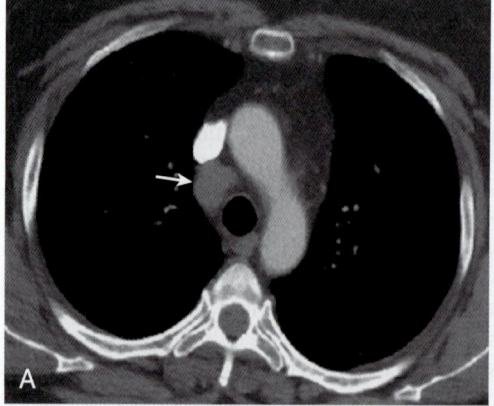
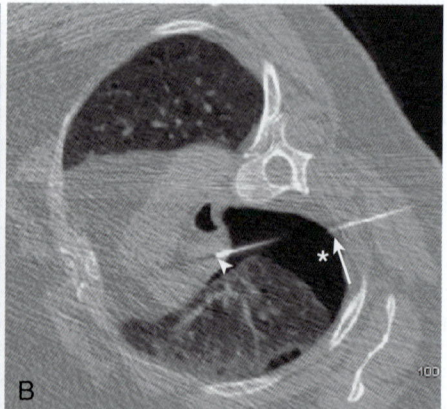

Figura 19-2 Biópsia transtorácica por agulha na linfadenopatia mediastinal. A, A TC realçada com contraste exatamente abaixo do nível do arco aórtico mostra um nódulo paratraqueal (4R) inferior direito aumentado (*seta*). O paciente possuía uma massa no lobo superior esquerdo (não demonstrada). **B,** A TC com o paciente na posição de decúbito lateral direito mostrando a extremidade da agulha coaxial (*ponta de seta*) dentro do linfonodo paratraqueal inferior direito aumentado. Observe a presença de um pneumotórax iatrogênico (*asterisco*) induzido por uma segunda agulha com extremidade cega (*seta*) que foi inicialmente colocada no espaço pleural com o ar injetado para fornecer um acesso pleural extravisceral para o nódulo. A aspiração e a biópsia de núcleo dos nódulos confirmaram a presença de metástases nodais contralaterais (N3) a partir do adenocarcinoma primário do lobo superior esquerdo.

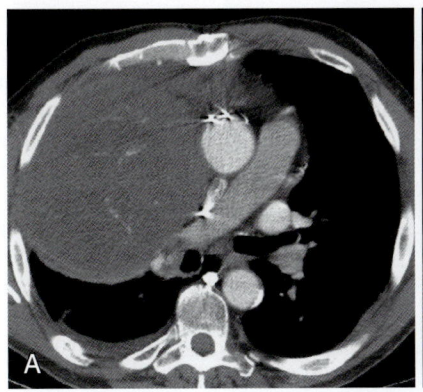
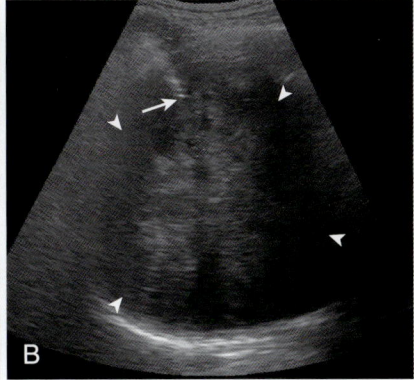

Figura 19-3 Biópsia de uma grande massa pulmonar orientada por meios ultrassonográficos. A, TC realçada por contraste no nível da artéria pulmonar direita mostrando uma grande massa torácica direita que apresenta uma larga área de contato com a superfície pleural anteriormente e lateralmente. **B,** A imagem ultrassonográfica transversa através da região anterior direita do tórax durante a biópsia de núcleo mostra a massa (*pontas de seta*) com uma região ecogênica irregular centralmente. A agulha de biópsia é observada com sua extremidade (*seta*) dentro da massa. O diagnóstico histológico foi de rabdomiossarcoma.

posição não dependente, permitindo uma trajetória vertical da agulha (Fig. 19-1). Para aqueles pacientes incapazes de deitar em decúbito ventral para o procedimento por causa de dificuldades respiratórias, o paciente pode ser colocado na posição de decúbito lateral e uma punção posterior é efetuada com a agulha com orientação horizontal. Muitos pacientes recebem sedação consciente com agentes analgésicos e amnésicos de ação relativamente curta e facilmente reversível, como o fentanil e o midazolam (Versed), respectivamente; apesar disso, quando necessário, pacientes ocasionais requerem cuidados anestésicos monitorados ou anestesia geral. Para a TNB realizada com o emprego da sedação consciente, uma enfermeira de radiologia intervencionista exclusiva administra os medicamentos e monitora a saturação de oxigênio, frequência cardíaca e nível de responsividade do paciente durante todo o procedimento. De modo ideal, o paciente deve ser capaz de cooperar com a pausa respiratória consistente, a qual se faz necessária para posicionar a agulha de biópsia com exatidão dentro das lesões pequenas para a amostragem bem-sucedida; isto é particularmente importante para as lesões próximas ao diafragma, as quais mostram movimentação craniocaudal significativa, mesmo durante a respiração corrente.

Uma vez que o paciente tenha sido posicionado da forma apropriada, uma incidência de observação (uma imagem planar do tórax análoga a uma radiografia frontal que é utilizada para planejar as imagens axiais) é obtida na capacidade residual funcional. Da mesma forma, todas as imagens obtidas através da região de interesse são obtidas no final da expiração normal, o que é um volume pulmonar confortável e reprodutível para a obtenção pelo paciente, mesmo quando sedado. Para a TNB de pequenos nódulos pulmonares, deve ser obtida uma espessura de imagem reconstruída não superior à metade do diâmetro da lesão, para identificar e marcar o sítio da punção por agulha. Isto proporciona uma visualização detalhada das costelas e espaços intercostais, ajuda a visualizar a trajetória prevista da agulha e qualquer grande vaso ou bolha interveniente que deva ser evitada, e minimiza a média de volume parcial quando se avalia a posição da extremidade da agulha em relação à lesão que está sendo biopsiada. Os cortes finos são particularmente importantes quando se realiza a amostragem de lesões com atenuação subsólida, porque é importante identificar quaisquer componentes sólidos dentro da lesão de modo a direcionar a TNB para fornecer um diagnóstico citológico de malignidade mais confiável. Quando foram obtidos os cortes finos englobando a lesão, uma grade eletrônica é superposta na imagem no nível desejado para a entrada da agulha no console do técnico. Esta grade possui eixos principais que marcam o meridiano central do pórtico nos planos coronal (eixo x) e sagital (eixo y) e correspondem com exatidão às lâmpadas de laser no pórtico da TC que se projetam sobre a pele do paciente no nível axial selecionado. Então, são feitas medições no console a partir do eixo mais próximo do ponto de entrada desejado e, usando uma régua na pele do paciente, o ponto é marcado na pele com um marcador resistente.

Em seguida, a área é coberta com campos e preparada com uma solução esterilizante, como a povidona-iodada (*Betadine*), ou, para aqueles com alergia a iodo, gluconato de clorexidina (*Hibiclens*). Administra-se lidocaína a 2% local, por via subcutânea, no sítio de entrada e em um plano mais profundo, aproximando-se da superfície pleural, porque a pleura parietal é intensamente inervada e é mais bem anestesiada antes da aplicação transpleural da agulha de biópsia. Nós e muitos outros operadores empregamos uma conduta de agulha coaxial, com uma outra agulha-guia de paredes finas, de diâmetro 18 ou 19, colocada através da parede torácica e pleura adjacente e posicionada com sua extremidade na borda da lesão. As amostras são obtidas ao se colocar uma agulha de núcleo ou de aspiração 20 a 22 através da agulha-guia coaxial externa. A pausa respiratória do paciente durante a aplicação e reposicionamento da agulha no mesmo volume término-expiratório, conforme direcionado pelas imagens preliminares, é primordial para a aplicação exata da agulha. O exame rápido da posição da agulha depois do avanço e reposicionamento pode ser feito através de imagens axiais repetidas obtidas através da região ou ao usar a fluoroscopia por TC, a qual permite que o operador consiga diversas imagens em cortes finos com dose baixa contíguas e rápidas através da lesão e da agulha, sem precisar sair da sala.

Quando a agulha-guia está adequadamente posicionada na borda da lesão a ser biopsiada, a biópsia por aspiração é efetuada por meio do uso de um movimento de vai-e-vem rápido e rotatório, com a agulha interna acoplada a uma seringa em que se aplica a sucção. O conjunto agulha-seringa é removido e passado para um citologista que espalha o conteúdo sobre uma lâmina de vidro e, em seguida, o fixa com álcool. Depois, as lâminas são coradas com azul de toluidina O e examinadas em um microscópio situado em uma área adjacente. Tipicamente, obtêm-se amostras de aspiração

Tabela 19-1	Indicações para a Biópsia de Núcleo por Agulha no Tórax

Massa mediastinal anterior ou posterior
Provável lesão benigna (hamartoma, granuloma)
Marcadores moleculares no adenocarcinoma
Mesotelioma
Revisão citopatológica rápida indisponível
Lesões pulmonares subsólidas?

adicionais para a análise imunocitoquímica, bloco de células ou colorações e culturas, quando necessário. As amostras de biópsia de tecido de núcleo podem ser conseguidas ao se usar agulhas de corte automáticas 20 ou mais e são reservadas para situações em que a análise histológica é julgada necessária (Tabela 19-1).

É nossa prática ter um citopatologista à disposição em cada procedimento de biópsia orientada por imagem realizado no departamento de radiologia, a fim de empreender uma interpretação rápida do material aspirado usando a microscopia ótica. Este *feedback* ajuda a orientar o radiologista na obtenção de amostras aspiradas adicionais para cultura ou análise imunocitoquímica ou para efetuar a biópsia por agulha de núcleo para a análise histológica.[13] De maneira ideal, o patologista responsável pelo processamento e interpretação das amostras obtidas a partir do procedimento de biópsia é consultado antes da biópsia; isto permite a revisão das amostras patológicas existentes, o que ajuda na interpretação da amostra da biópsia. Quando se prevê a realização da biópsia de núcleo para material histológico, como para uma massa mediastinal, ou quando é provável que sejam obtidas culturas, o patologista ou o citologista podem trazer os materiais apropriados até o local da biópsia para o processamento das amostras no departamento de radiologia. A solução *CytoLyt* deve ser utilizada para preservar o material celular para o bloco celular e se utiliza o meio do *Roswell Park Memorial Institute* para a citometria de fluxo quando o linfoma é uma hipótese diagnóstica e a biópsia por agulha de núcleo não é possível. O meio de cultura deve ser usado para o processamento de aspirados para corantes e culturas microbiológicas, mesmo quando existe suspeita remota de infecção.

A conduta inicial para a avaliação patológica de uma amostra de TNB obtida a partir de uma massa ou nódulo pulmonar reside em determinar se a lesão representa um *câncer pulmonar de células pequenas* (SCLC) ou um NSCLC. Esta diferenciação é tipicamente realizada com base no exame de microscopia ótica da amostra corada.[14] Na maior parte das amostras de biópsia que evidenciam uma malignidade epitelial, são necessários testes imunocitoquímicos adicionais, realizados nas amostras aspiradas, visando à determinação definitiva do sítio primário da doença. A imunocitoquímica envolve a ligação de anticorpos monoclonais ou policlonais a antígenos específicos dentro das células tumorais que tornam estas proteínas antigênicas visíveis sob a microscopia ótica.[6] A técnica é versátil, porque ela pode ser realizada no material citológico obtido fixado em lâminas, em um bloco celular ou em amostras histológicas que estão embebidas em parafina. Ao usar os controles positivo e negativo e ao examinar para a coloração nuclear, citoplasmática ou membranosa, o patologista pode incorporar os resultados das colorações imunocitoquímica no algoritmo diagnóstico, com a finalidade de produzir uma impressão relacionada com a causa específica da lesão amostrada.

Os marcadores neuroendócrinos, incluindo a cromogranina, a sinaptofisina e o CD56, são utilizados para ajudar a confirmar o diagnóstico do carcinoma de células pequenas, os tumores carcinoides típicos e atípicos, e o carcinoma neuroendócrino de células grandes. Os marcadores mais frequentemente empregados para determinar o sítio primário do adenocarcinoma incluem o fator de transcrição 1 da tireoide (positivo nos carcinomas de pulmão e tireoide) (Fig. 19-4), as citoqueratinas 7 e 20 (positivas no carcinoma de pulmão e colorretal, respectivamente, e valiosas na diferenciação entre os dois), o *CDX2* (positivo no carcinoma colorretal) (Fig. 19-5), e os receptores de estrogênio e HER2neu (positivos em alguns carcinomas de mama).[15] Cada vez mais, amostras essenciais para a análise mutacional de *EGFR* e *ALK* em pacientes com NSCLC que se acredita refletirem adenocarcinoma, deveriam ser obtidas em pacientes que poderiam se beneficiar destas informações (Fig. 19-6).

TRATAMENTO DO PACIENTE PÓS-PROCEDIMENTO

Quando termina a biópsia, o paciente é monitorado e se instituem as precauções para minimizar as complicações tardias. Tipicamente, os pacientes são mantidos em posição reclinada,

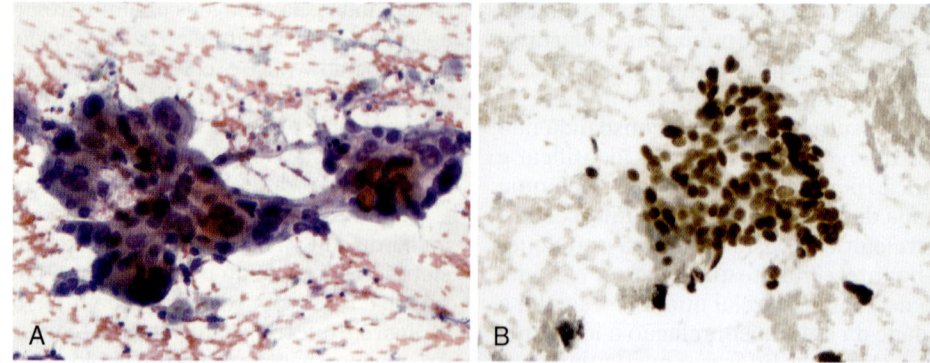

Figura 19-4 Diagnóstico imunocitoquímico do adenocarcinoma pulmonar primário. A, A microfotografia da amostra aspirada a partir de um paciente com 71 anos de idade com um nódulo pulmonar de 15 mm, espiculado, no lobo superior, mostrando agrupamentos coesos de grandes células tumorais pleiomórficas com contornos nucleares irregulares e citoplasma algo vacuolado (coloração de Papanicolaou; ampliação original ×20). **B,** A coloração imunocitoquímica do fator de transcrição tireóideo 1 mostra forte positividade nuclear, sustentando a origem pulmonar para este adenocarcinoma (ampliação original ×20). (Cortesia de Sharon Mount, MD, University of Vermont College of Medicine, Department of Pathology.)

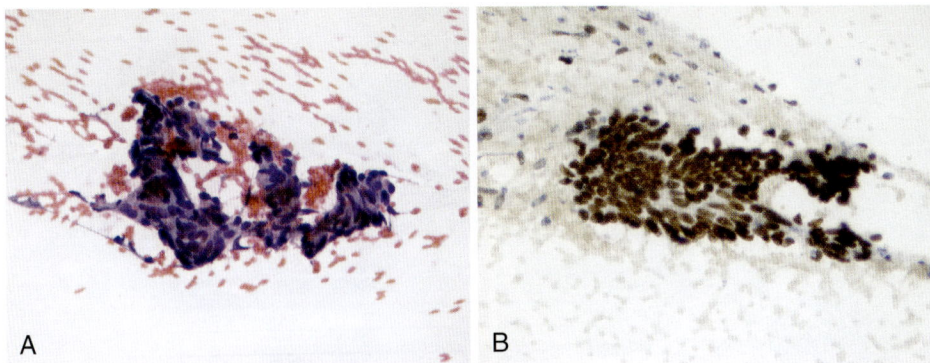

Figura 19-5 Diagnóstico imunocitoquímico do adenocarcinoma colorretal metastático para o pulmão. A, Microfotografia da amostra aspirada a partir de um paciente com uma história de carcinoma colorretal em estágio III e um nódulo pulmonar solitário mostrando um agrupamento coeso de células tumorais com núcleos ovalados muito uniformes e citoplasma delicado. (Coloração de Papanicolaou; ampliação original ×20). **B,** A coloração imunocitoquímica para CDX2 mostra a imunorreatividade nuclear, sustentando o diagnóstico do adenocarcinoma metastático de origem gastrointestinal (ampliação original ×20). (Cortesia de Sharon Mount, MD, University of Vermont College of Medicine. Department of Pathology.)

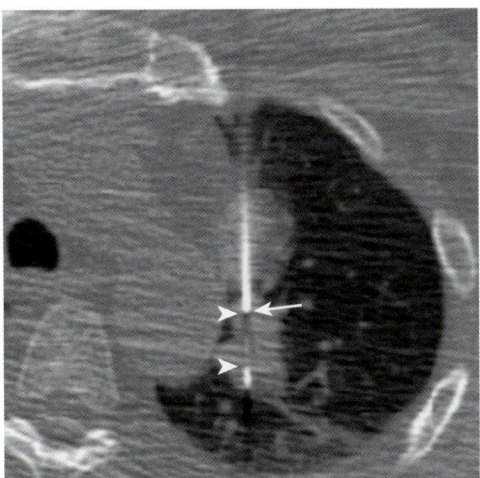

Figura 19-6 Biópsia de núcleo para análise molecular. A TC realizada no nível do arco aórtico mostra a agulha-guia coaxial (*seta*) com sua extremidade na borda anterior de um nódulo lobulado no lobo superior esquerdo, com o estilete da agulha de corte interna no receptáculo (*entre as pontas de seta*) dentro do nódulo. As amostras de núcleo foram obtidas para subsequente análise molecular deste conhecido adenocarcinoma pulmonar.

de forma ideal com o lado da biópsia para baixo, em um esforço para reduzir a probabilidade de extravasamento de ar a partir do sítio da punção pulmonar,[16,17] bem como para diminuir a possibilidade de que qualquer hemorragia alveolar induzida pela biópsia venha a ser aspirada para dentro do pulmão não afetado e produza comprometimento respiratório. Depois de encerrada a biópsia, a agulha coaxial é retirada e o paciente é imediatamente movido pelos profissionais da radiologia da mesa de biópsia para uma maca, com o lado da biópsia colocado para baixo; isto impede o esforço que produziria um aumento na pressão intratorácica, o que promoveria o extravasamento de ar. Alguns radiologistas injetam o coágulo de sangue autólogo ou soro fisiológico após a retirada da agulha-guia externa de um sistema coaxial em uma tentativa de selar a superfície pleural visceral, a fim de evitar um extravasamento de ar e o pneumotórax após a biópsia. O paciente recebe oxigênio suplementar como uma precaução, enquanto se recupera da sedação consciente, e também para ajudar a promover a reabsorção de qualquer pneumotórax.

Uma radiografia de tórax ereta é obtida em 2 a 3 horas depois do término da biópsia, a fim de examinar com o objetivo de detectar hemorragia intraparenquimatosa ou pleural e para excluir um pneumotórax. Quando não se detecta nenhum pneumotórax, o paciente pode receber alta para casa com segurança.[18] Quando um pequeno pneumotórax (< 2 cm desde o ápice torácico até a linha pleural do lobo superior) está presente e o paciente se mostra assintomático, o paciente pode receber alta com segurança, caso o pneumotórax tenha sido detectado na TC durante a biópsia. Em outras circunstâncias, o paciente é observado por mais 2 horas, com a finalidade de confirmar que o pneumotórax se encontra estável; quando ele aumenta, um tubo de drenagem pleural é aplicado sob orientação fluoroscópica ou de TC, sendo que o paciente é internado para observação e tratamento. Qualquer pneumotórax sintomático, de tamanho moderado (2 a 4 cm) ou crescente é evacuado e o paciente é internado para tratamento. Pacientes selecionados que se submetem à evacuação de um pneumotórax induzido por biópsia por um dreno acoplado a uma válvula de Heimlich podem ser seguramente tratados em uma base ambulatorial, desde que eles tenham familiares ou amigos que possam monitorá-los e quando eles residem dentro de uma curta distância de uma instituição de saúde que possa examiná-los e tratá-los caso a falta de ar volte a se desenvolver. Os pacientes que se submetem à drenagem por cateter passam por sucção e selo d'água até que o pneumotórax tenha resolvido e que nenhum extravasamento de ar possa ser demonstrado, em cujo momento o dreno pode ser removido com segurança.

RESULTADOS

A biópsia transtorácica por agulha mostrou ser altamente sensível para o diagnóstico citológico da malignidade, com sensibilidades superando a 90% nas maiores séries publicadas.[1,2] A diferenciação entre o NSCLC e o SCLC é feita com alta exatidão (> 8,5%).[14] Demonstrou-se que diversos fatores afetam a sensibilidade, inclusive a capacidade do paciente de ficar parado e cooperar o suficiente, a presença de enfisema subjacente, a experiência do operador, o tamanho e a localização da lesão, a densidade da lesão, e a disponibilidade da análise citopatológica especializada; todos estes fatores afetam a taxa de sucesso da biópsia transtorácica por agulha. Mesmo para lesões menores que 10 mm, a taxa de sensibilidade da TNB é alta.[19] Determinadas lesões podem ser mais difíceis de diagnosticar do ponto de vista citológico, sobretudo os grandes linfomas mediastinais, como o linfoma de Hodgkin esclerosante nodular, e certas formas de linfoma

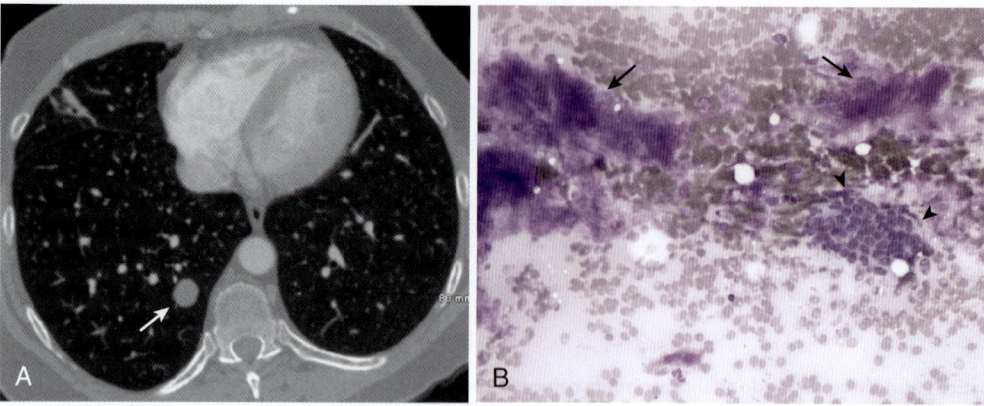

Figura 19-7 Hamartoma pulmonar na biópsia transtorácica por agulha. A, A imagem de TC através dos lobos inferiores, exibida nas janelas ósseas, mostrando um nódulo de 13 mm lobulado no lobo inferior direito, sem tecido adiposo ou cálcio evidente (*seta*). **B,** A microfotografia da amostra aspirada mostra fragmentos condroides (*setas*) com células epiteliais brônquicas normais adjacentes (*ponta de seta*), compatíveis com um hamartoma condroide (coloração de Giemsa; ampliação original ×20). (Cortesia de Gladwyn Leiman, MD. University of Vermont College of Medicine, Department of Pathology.)

não Hodgkin que contém fibrose significativa, tumores fibrosos localizados da pleura e lesões neurogênicas; as biópsias de núcleo por agulha são tipicamente obtidas para o diagnóstico definitivo destas lesões. As amostras de TNB de adenocarcinomas subsólidos podem ser difíceis de diferenciar por meios citológicos da atipia ou da hiperplasia adenomatosa, embora nossa experiência sugira que o resultado da TNB a partir destas lesões é similar àquele para os nódulos sólidos.

O diagnóstico citológico exato das lesões pulmonares benignas, como os granulomas, é muito mais difícil que aquele das lesões malignas, porque o tamanho relativamente pequeno deles e a matriz fibrótica tipicamente hipocelular dificultam a obtenção de material diagnóstico a partir da TNB. A biópsia de núcleo por agulha como um auxiliar para a análise citológica isolada pode aumentar o resultado diagnóstico da biópsia transtorácica por agulha de lesões benignas em aproximadamente 80%.[20] Os hamartomas pulmonares podem ser de difícil aspiração, sobretudo aqueles com um componente cartilaginoso significativo, sendo que a biópsia de núcleo por agulha pode ser necessária para estas lesões. Contudo, um citopatologista experiente pode fazer o diagnóstico de um hamartoma pulmonar uma vez recebido o material citológico adequado (Fig. 19-7).

O resultado diagnóstico da TNB para a infecção é algo menor que para a malignidade. Contudo, a TNB pode identificar os micro-organismos causais que produzem as lesões focais em 80% dos pacientes imunocomprometidos com suspeita de infecção pulmonar.[21]

COMPLICAÇÕES

As complicações mais comuns da biópsia transtorácica por agulha incluem o pneumotórax e o sangramento. O pneumotórax desenvolve-se em aproximadamente 20% dos pacientes submetidos à biópsia transtorácica por agulha, dos quais 3% precisam de drenagem por dreno ou cateter.[10] Os fatores que podem estar associados a uma frequência aumentada de pneumotórax induzido por TNB incluem a inexperiência do operador, a idade avançada do paciente, o menor tamanho da lesão, a maior profundidade da lesão a partir da superfície pleural, a presença de enfisema ou doença pulmonar obstrutiva subjacente, o maior diâmetro da agulha coaxial externa, o tempo prolongado de permanência da agulha, e a maior obliquidade do ângulo entre a agulha de biópsia e a superfície pleural visceral penetrada.[22-24]

A hemorragia com ou sem hemoptise se desenvolve em aproximadamente 5% dos pacientes que se submetem à biópsia transtorácica por agulha, mas raras vezes é a causa de observação prolongada, hospitalização ou de necessidade de transfusão. A hemorragia induzida por biópsia pode impedir o término bem-sucedido da TNB quando ela leva à tosse intratável ou quando o sangue no sítio da biópsia no pulmão obscurece a lesão que está sendo biopsiada, impossibilitando, assim, as tentativas adicionais na coleta de amostras exata.

As complicações raras da TNB incluem o hemotórax a partir da lesão da artéria intercostal, a embolia gasosa, a semeadura maligna da trajetória da biópsia e, raramente, a morte.

DRENAGEM DE COLEÇÕES INTRATORÁCICAS POR CATETER

A drenagem por tubo ou cateter orientada por imagem de coleções intratorácicas consiste em um método efetivo e minimamente invasivo para tratar um espectro de coleções intrapleurais e intrapulmonares (discussão adicional no Cap. 79). Esta seção revisará as indicações comuns, as considerações de exames de imagem, a aplicação do cateter e o tratamento pós-procedimento de coleções intratorácicas com uma revisão das complicações e resultados em pacientes selecionados.

DERRAMES PARAPNEUMÔNICOS — EMPIEMA

As coleções intrapleurais passíveis de drenagem orientada por imagem incluem um amplo espectro de causas comuns de derrames pleurais (discussão adicional no Cap. 80). Pacientes selecionados com derrames parapneumônicos complicados, definidos como aqueles pouco prováveis de resolver de forma espontânea com o tratamento da infecção pulmonar subjacente, ou empiema franco podem beneficiar-se da drenagem orientada por imagem, evitando, assim, a hospitalização prolongada e a drenagem cirúrgica aberta e/ou procedimentos de decorticação (Tabela 19-2).

De acordo com a declaração de consenso do *American College of Chest Physicians* sobre o tratamento clínico e cirúrgico dos derrames parapneumônicos, a anatomia das coleções de líquido pleural infectado, a presença ou ausência de bactérias

Tabela 19-2	Indicações para a Drenagem de Derrame Parapneumônico por Cateter

Coleção de fluxo livre com tamanho pequeno a moderado que carece de septações na ultrassonografia
Coleções uniloculares que carecem de septações na ultrassonografia
Coleções multiloculares ou septadas selecionadas em candidatos não cirúrgicos

dentro do derrame parapneumônico, e a bioquímica do líquido pleural possuem utilidade prognóstica para predizer a morbidade e a mortalidade do paciente.[25] A ultrassonografia pode detectar derrames parapneumônicos muito pequenos e ajuda a orientar a coleta de amostra diagnóstica segura destas coleções, quando necessário. Os achados ultrassonográficos que predizem a possibilidade de drenagem por tubo ou cateter bem-sucedida, correspondendo às coleções parapneumônicas em estágio exsudativo inicial, incluem as coleções não loculadas, de fluxo livre, de tamanho pequeno a moderado, que carecem de septações ou ecos internos. De forma alternativa, as septações detectadas por meios ultrassonográficos dentro de coleções parapneumônicas complicadas e empiemas aumentam a probabilidade de que será necessária uma duração mais longa da drenagem por tubo torácico e da hospitalização.

Como é provável que estas coleções precisem de fibrinolíticos (discussão a seguir) e, por fim, da intervenção cirúrgica, o tratamento cirúrgico primário pode estar garantido neste subgrupo de pacientes.[26] A análise de toda a extensão da coleção de líquido pleural e a caracterização da doença pulmonar subjacente e da parede torácica adjacente são mais bem demonstrados na TC com múltiplos detectores realçada por contraste, que fornece imagens reformatadas axial, sagital e coronal que propiciam informações importantes quando se consideram as opções terapêuticas para os derrames parapneumônicos. De forma similar, os derrames fibrinopurulentos ou exsudativos em estágio inicial, caracterizados na TC como coleções uniloculares ou meniscoides dependentes, adequam-se melhor à aplicação de cateter de pequeno calibre orientada por imagem, com séries de casos reportando taxas de sucesso tão elevadas quanto 93%.[27] A presença de camadas pleurais parietal e visceral realçadas envolvendo uma coleção de líquido pleural loculada é relativamente específica para a presença de um empiema, embora a identificação deste sinal da pleura desdobrada não impeça a drenagem por cateter bem-sucedida. Pacientes selecionados com empiemas uniloculares ou coleções multiloculadas que constituem candidatos cirúrgicos ruins para o tratamento aberto das coleções pleurais infectadas podem ser tratados com sucesso com um ou mais cateteres orientados por imagem, quer como terapia definitiva, quer como uma ponte para o tratamento cirúrgico definitivo.

Depois da localização ultrassonográfica para o tratamento de derrames parapneumônicos por cateter de pequeno calibre orientados por imagem, preferimos uma técnica de aplicação de cateter com trocarte usando um cateter de drenagem 14 ou 16 para o fluxo livre ou coleções parapneumônicas uniloculadas não septadas que apresentam uma área de contato adequada com a superfície pleural costal e largura suficiente para possibilitar a aplicação segura da combinação cateter-trocarte de extremidade fina dentro da parte dependente da coleção (Fig. 19-8). Para o tratamento do empiema franco ou de grandes coleções com septações detectadas por TC ou por ultrassonografia nos pacientes não cirúrgicos, preferimos um grande tubo 28 aplicado com o uso de uma técnica de Seldinger, o que envolve a colocação de uma agulha 18 seguida de uma guia e a dilatação sequencial até o diâmetro 30 antes da inserção do tubo. Quando necessário, múltiplos cateteres ou tubos podem ser empregados para drenar diferentes locos dentro do tórax, conforme demonstrado na TC, principalmente para aqueles pacientes percebidos como sendo candidatos ruins para a drenagem cirúrgica primária.[27]

Quando os cateteres e tubos foram aplicados sob a orientação da imagem, o estado clínico do paciente, o débito do tubo e os exames radiológicos são revistos diariamente para determinar a eficácia da drenagem. O tubo ou cateter deve ser lavado com soro fisiológico, três vezes ao dia, de modo a manter a permeabilidade da luz e evitar a oclusão dos orifícios de drenagem localizados na face distal do dispositivo pela fibrina e por resíduos. Uma resposta inadequada ao tratamento é definida como uma falta de melhoria na febre, contagem de leucócitos periféricos e oxigenação, com dor ou dispneia persistente; vale ressaltar que uma coleção persistente ou crescente na radiografia ou TC exige uma reavaliação do paciente com a consideração de manobras adicionais para melhorar a drenagem ou prosseguir para o tratamento cirúrgico. Supondo que a avaliação radiológica e o tratamento demonstrem o posicionamento e o funcionamento adequados do cateter

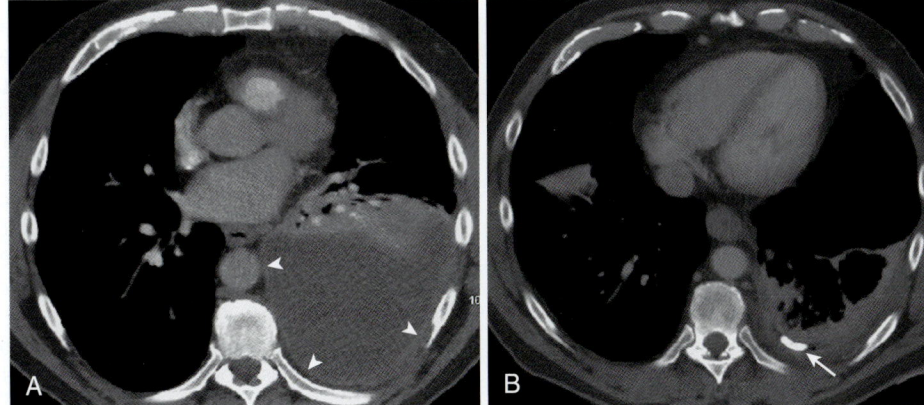

Figura 19-8 Drenagem por cateter orientada por TC de um empiema loculado tratado com fibrinolíticos intrapleurais. A, A TC realçada por contraste, exibida nas janelas mediastinais através do nível do átrio esquerdo, mostrando uma coleção unilocular no espaço pleural esquerdo posterior inferior. Observe o realce sutil da superfície pleural parietal (*pontas de seta*), sugerindo a presença de um derrame exsudativo. **B,** A imagem de TC realçada por contraste repetida, exibida nas janelas mediastinais, feita através dos lobos inferiores após a aplicação de um cateter de drenagem espiralado 14 e da instilação intrapleural de ativado do plasminogênio tecidual recombinante por 5 dias, mostra o cateter (*seta*) no espaço pleural posterior com a evacuação do líquido pleural.

ou tubo de drenagem dentro da(s) coleção(ões), a drenagem inadequada pode exigir o aumento do tamanho do tubo e/ou o emprego de agentes fibrinolíticos intrapleurais para promover a drenagem. A avaliação por TC de tórax realçada com contraste é valiosa para os pacientes que não melhoraram após a aplicação do tubo adequado para detectar locos não drenados e para orientar a troca do tubo, quando necessária; a TC pode avaliar o estado do abscesso ou pneumonia subjacente para determinar se a falta da melhoria clínica é mais uma consequência da infecção pulmonar progressiva que da drenagem pleural inadequada. Quando houve resolução clínica e radiográfica da coleção e a drenagem diminuiu para menos de 100 ml/dia, o cateter é removido.

O uso de agentes fibrinolíticos intrapleurais como um adjunto da drenagem por tubo ou cateter pode ajudar no tratamento bem-sucedido de derrames parapneumônicos e empiemas complicados, principalmente aquelas coleções nos estágios fibrinopurulento ou em organização da formação do empiema.[28] Múltiplas séries de casos avaliando o uso intrapleural de estreptoquinase, uroquinase ou ativador do plasminogênio tecidual recombinante mostraram a resolução radiográfica de coleções de líquido pleural infectado (Fig. 19-8), acabando com a necessidade da drenagem cirúrgica. Diante dos problemas com reações alérgicas à estreptoquinase e à disponibilidade limitada de uroquinase, muitos centros usam o ativador de plasminogênio tecidual recombinante para a fibrinólise intrapleural, inclusive o nosso serviço. Apesar de haver literatura para indicar que os fibrinolíticos intrapleurais não proporcionaram benefício adicional na comparação com a drenagem isolada em relação à sobrevida, duração da hospitalização ou necessidade de drenagem cirúrgica aberta,[29] foram identificadas limitações metodológicas destes estudos.[30]

De modo específico, o maior estudo controlado randomizado, o estudo MIST1, utilizou apenas a radiografia de tórax para avaliar as características morfológicas do líquido pleural, o que não é tão exato quanto a TC ou a ultrassonografia para examinar para septações, loculações e locos pleurais mediais e intrafissurais.[29] Na sustentação do uso dos fibrinolíticos intrapleurais na população adulta está uma recente metanálise de sete estudos controlados randomizados feitos na Europa, publicada em 2012, comparando os fibrinolíticos com o placebo, utilizando os dados coletados durante outubro de 2011.[31] Este estudo mostrou que os fibrinolíticos são potencialmente benéficos para o tratamento de derrames parapneumônicos e empiemas em adultos.

A evidência de sustentação mais recente da terapia intrapleural para o tratamento da infecção pleural é um estudo controlado randomizado comparando o ativador de plasminogênio tecidual recombinante intrapleural em combinação com a DNase ou com outro agente isolado *versus* nenhum tratamento intrapleural, o qual demonstrou uma mudança significativa na opacificação pleural média na radiografia com 1 semana depois de 3 dias de administrações intrapleurais de ambos os agentes duas vezes ao dia.[32] A análise de subgrupo não mostrou diferenças no efeito do tratamento entre o uso de tubos de calibre grosso ou pequeno, líquido pleural purulento ou não purulento, ou presença ou ausência de loculações. Além disso, a frequência de referência para a cirurgia e a duração da hospitalização foram reduzidas para os pacientes que recebem o tratamento intrapleural combinado na comparação com aqueles que recebem apenas um agente ou que não recebem agente, sendo que não houve diferença nos eventos adversos em todos os grupos. Embora sejam necessários estudos adicionais do tratamento intrapleural para coleções pleurais infectadas, este último estudo sugere que a combinação de ativador do plasminogênio tecidual recombinante para a fibrinólise e de DNase para clivar o DNA extracelular e reduzir a viscosidade do líquido pleural pode se transformar no padrão de tratamento para pacientes selecionados com coleções de líquido pleural infectado. No entanto, o custo-eficácia potencial do tratamento fibrinolítico intrapleural não foi bem delineado.

DERRAMES PLEURAIS MALIGNOS

Um derrame pleural maligno é definido pela presença de resultados citológicos positivos na análise do líquido pleural ou de biópsia pleural positiva em um paciente com malignidade. O derrame pleural maligno deve-se mais comumente ao câncer de pulmão ou de mama, ainda que nenhum tumor primário possa ser identificado em 10% a 15% dos pacientes com derrames malignos.[33] A drenagem de um derrame maligno por cateter acompanhada por pleurodese química ou pelo uso de um cateter em túnel duradouro pode ser utilizada para proporcionar a drenagem estendida de derrames malignos sintomáticos em pacientes com uma expectativa de vida limitada e constitui uma alternativa razoável para a drenagem toracoscópica ou cirúrgica aberta e esclerose (Fig. 19-9).[34]

Como a maioria dos derrames malignos sintomáticos e recorrentes é grande e com fluxo livre, a aplicação de cateter para a drenagem e subsequente pleurodese com talco é tipicamente realizada com o emprego da orientação ultrassonográfica com o paciente na posição sentada. Um exame ultrassonográfico diagnóstico é feito para confirmar o tamanho e a localização dependente da coleção. Uma abordagem intercostal inferior é utilizada para posicionar a extremidade do cateter em uma localização dependente, de modo a facilitar a drenagem do líquido dependente, independentemente da posição mantida pelo paciente (i.e., decúbito dorsal ou ereto). De maneira ótima, o cateter é aplicado através da junção dos músculos serrátil anterior e grande dorsal ao longo da parede torácica posterolateral inferior, onde ele atravessa a menor quantidade de músculo e não será comprimido ou dobrado quando o paciente deita sobre suas costas. Para os derrames seroso ou serossanguinolento fino, um cateter 10 ou 12 possibilita a drenagem adequada, ao passo que um diâmetro maior (12 ou 14) é empregado quando o talco molhado deve ser administrado para a pleurodese subsequente após a drenagem adequada do espaço pleural e reexpansão do pulmão subjacente. As coleções loculadas podem beneficiar-se de fibrinolíticos intrapleurais para lisar as aderências antes de tentativas com a esclerose química.

Quando o talco molhado é utilizado para a pleurodese química, quatro gramas de talco misturadas com 50 ml de soro fisiológico normal são injetados dentro do espaço pleural evacuado e deixados ficar por 1 hora. Em seguida, a sucção é reinstituída, com o cateter removido quando a drenagem diminuiu para menos de 150 ml/dia e o paciente evidenciou melhoria sintomática e radiológica. As taxas de resposta completa de 70% ou mais foram reportadas para o uso de cateteres de pequeno calibre e pleurodese com talco em pacientes selecionados.[35]

PNEUMOTÓRAX

A drenagem de pneumotórax por cateter de pequeno calibre (< 12) orientada por TC ou fluoroscopia pode ser empregada

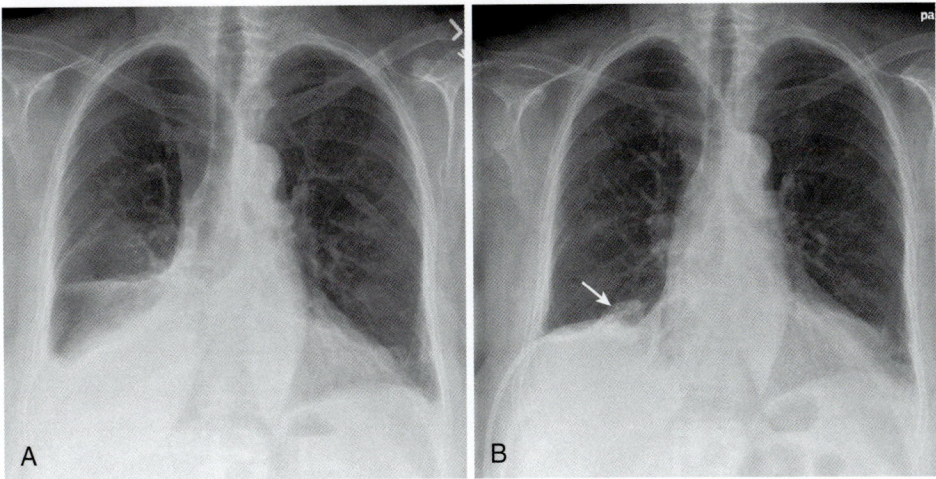

Figura 19-9 Drenagem de um derrame pleural maligno orientado por ultrassonografia. A, A radiografia frontal em uma mulher de 68 anos de idade com um derrame pleural direito maligno a partir do carcinoma de ovário metastático mostrando um derrame pleural direito com atelectasia passiva do lobo inferior direito. **B,** Radiografia repetida depois da aplicação de um cateter espiralado 10 sob orientação ultrassonográfica mostra o cateter (*seta*) na face dependente do espaço pleural direito com a evacuação do derrame e reexpansão do lobo inferior.

para o tratamento de pneumotóraces moderados a grandes ou crescentes, ou para o pneumotórax de qualquer tamanho que seja sintomático (discussão adicional no Cap. 81). Hoje em dia, a drenagem de pneumotórax por cateter orientada por imagem é mais frequentemente realizada para o pneumotórax que se desenvolve como uma complicação da TNB ou para a ablação térmica da malignidade torácica localizada, embora a drenagem por cateter tenha sido tradicionalmente usada para tratar o pneumotórax espontâneo e o pneumotórax relacionado com as causas traumáticas (Fig. 19-10).[36]

Para o pneumotórax decorrente de um procedimento orientado por TC, a aplicação do cateter é tipicamente realizada com o uso da TC. De outra forma, a fluoroscopia proporciona a visualização em tempo real da aplicação do cateter e constitui a modalidade de orientação preferida. Comumente, utiliza-se uma abordagem através do segundo espaço intercostal anterior na linha clavicular média, ainda que, no sexo feminino, uma abordagem lateral por meio do quinto ou sexto espaço intercostal na linha clavicular média possa ser empregada para evitar atravessar o tecido mamário. A sedação consciente e a anestesia local são usadas, com o entorpecimento adequado da pleura parietal altamente inervada com lidocaína sendo a chave para o conforto do paciente durante a aplicação do cateter. Empregamos uma técnica de trocarte na qual, após a anestesia pleural bem-sucedida, um cateter de drenagem com uma configuração de extremidade enrolada com autorretenção carregado sobre uma cânula de resistência e o trocarte com extremidade fina interna é colocado no espaço pleural e posicionado dentro do ápice pleural sob visualização direta. Quando se confirma que a extremidade do cateter se localiza dentro do ápice do espaço pleural, a extremidade enrolada é "travada" na posição por meio do emprego de uma corrente que se fixa à extremidade do cateter até uma porção mais proximal do cateter, sendo que a lidocaína é injetada através da luz do cateter, a fim de fornecer a anestesia local para a pleura apical, a qual, quando em contato com o cateter, pode produzir dor significativa no ombro ipsilateral. De forma alternativa, o cateter pode ser introduzido no espaço pleural por etapas, seguido da aplicação de uma guia e, depois, da dilatação progressiva do trajeto até o diâmetro do cateter a ser introduzido para a drenagem.

Quando o cateter foi aplicado de modo bem-sucedido, ele é fixado na pele com o emprego de curativo adesivo do tipo ostomia, com os cadarços circundando o cateter, sendo acoplado a um dispositivo Pleur-evac para a drenagem por sucção. O cateter deve ser lavado duas a três vezes ao dia, de modo a evitar a deposição de fibrina, a qual pode ocluir os orifícios de drenagem situados no componente distal do cateter em forma de espiral.

As taxas de sucesso para a drenagem do pneumotórax iatrogênico por cateter de pequeno calibre superam 85% em diversas séries,[36,37] mas a drenagem também é bem-sucedida na maioria dos pacientes quando usada nos ambientes de emergência para os pneumotóraces espontâneo e traumático não iatrogênico.[38]

ABSCESSO PULMONAR

Embora a drenagem postural e os antibióticos sejam os métodos padronizados para o tratamento clínico do abscesso pulmonar, aquelas coleções que não se comunicam prontamente com uma via aérea ou para as quais o tratamento clínico não é bem-sucedido podem ser tratadas com drenagem por cateter sob orientação por TC, conforme discutido no Capítulo 33. Como a maioria destas coleções tem como base a pleura, com as típicas aderências intrapleurais no sítio de contato com a pleura, o risco para o desenvolvimento de uma fístula broncopleural é mínimo. Da mesma maneira que com a drenagem de coleções pleurais complexas, a drenagem por cateter orientada por imagem pode ser definitiva ou pode ser empregada como uma ponte para o tratamento cirúrgico.[39]

A drenagem do abscesso pulmonar ou de uma bolha infectada é mais bem realizada sob orientação por TC, porque isto proporciona a visualização direta do trajeto do cateter e ajuda a minimizar a travessia do pulmão normal interveniente pelo cateter de drenagem. Os princípios da aplicação do cateter são semelhantes àqueles para a drenagem de abscessos em outras localizações no corpo. O paciente é posicionado para permitir o acesso àquela parte do abscesso que está mais próxima de uma superfície pleural. Quando possível, é melhor evitar colocar o paciente em posição de decúbito com o lado sadio dependente, porque o pus ou o sangue pode derramar a partir da cavidade do abscesso para dentro do pulmão dependente durante a aplicação do cateter, produzindo comprometimento respiratório. Comumente, utilizamos uma técnica de trocarte

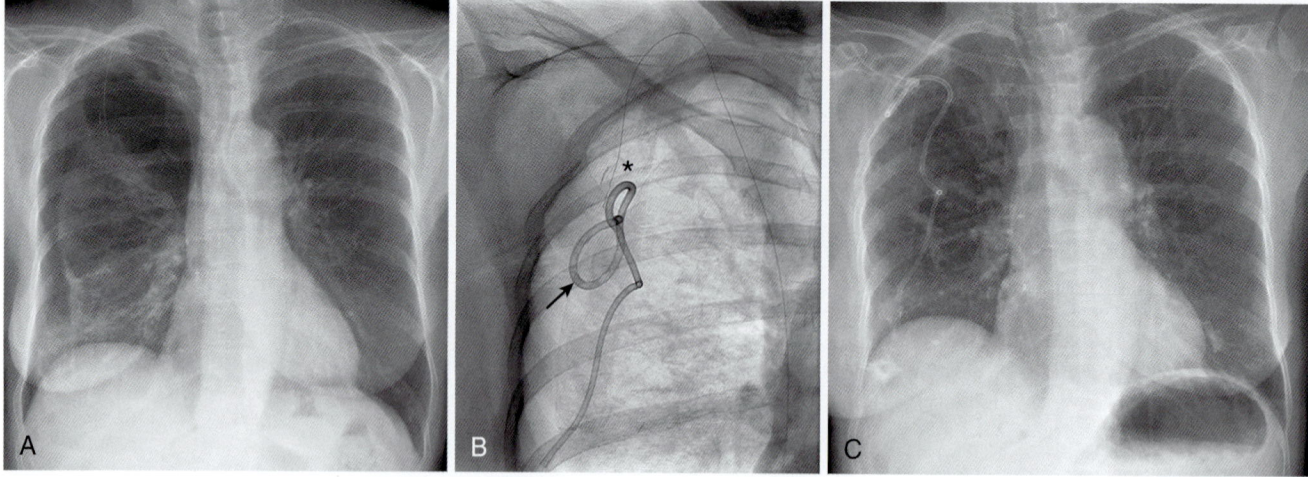

Figura 19-10 Drenagem por cateter de um pneumotórax induzido por biópsia. A, Uma radiografia de tórax frontal ereta obtida 2 horas depois de biópsia de uma metástase cavitária para o pulmão direito orientado por TC mostrando um grande pneumotórax à direita. **B,** A radiografia de acompanhamento durante a aplicação do cateter de drenagem mostra o cateter (*seta*) aplicado através do segundo espaço intercostal anterior com o cateter fazendo trajeto sobre o ápice pleural direito (*asterisco*). **C,** A radiografia frontal de repetição obtida na manhã seguinte mostra o cateter sobre o ápice pulmonar direito e a evacuação completa do pneumotórax.

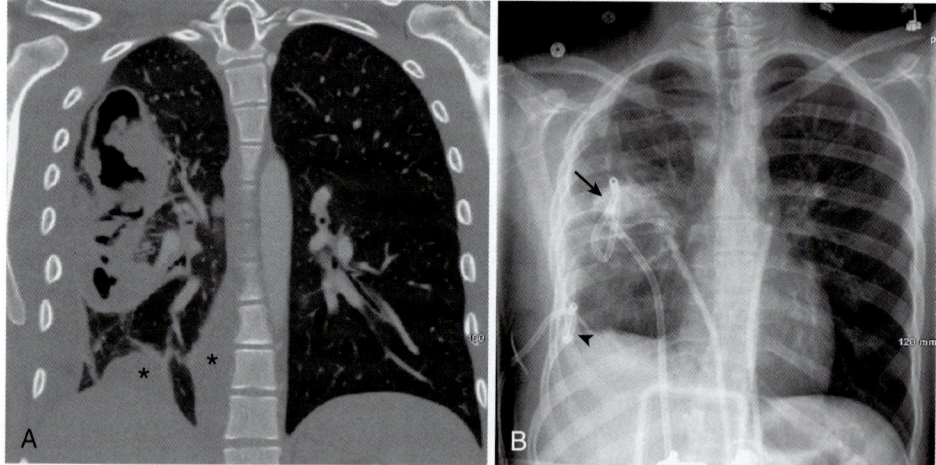

Figura 19-11 Drenagem do abscesso pulmonar direito orientada por TC. A, A imagem de TC coronal reformatada, exibida nas janelas ósseas através do tórax posterior em um homem de 19 anos de idade, mostrando uma grande lesão cavitária que se estende desde o lobo superior até o inferior, representando um abscesso. Existe um derrame parapneumônico direito multiloculado (*asteriscos*). **B,** Radiografia de tórax frontal ereta após a aplicação de um cateter de drenagem curvo 16 orientada por TC (*seta*) dentro do abscesso e de um cateter espiralado 12 (*ponta de seta*) na coleção de líquido pleural direita lateral inferior mostra a melhoria no abscesso e na coleção pleural. O paciente mostrou melhoria clínica significativa após a drenagem.

para a aplicação do cateter nos abscessos maiores, por meio da qual o cateter de drenagem (geralmente 12 ou 14) é carregado sobre uma cânula resistente com um trocarte de extremidade aguda que permite a punção da parede da cavidade. De modo alternativo, para coleções menores, uma agulha pode ser colocada na cavidade, com sua posição confirmada na imagem de TC repetida ou pela aspiração do pus através da agulha, seguido da aplicação de uma guia na cavidade e da dilatação progressiva, até que se atinja o diâmetro de cateter desejado. Então, o cateter é diretamente aplicado dentro da cavidade do abscesso por sobre a guia. A extremidade em espiral deve ser colocada na porção dependente da coleção de modo a facilitar a drenagem do líquido infectado por gravidade. Quando adequadamente posicionado, o cateter de drenagem é fixado na pele e acoplado à drenagem por aspiração até que a drenagem do líquido cesse e que exista evidência de melhoria clínica e radiológica (Fig. 19-11).

Existem séries de casos apenas limitadas descrevendo a taxa de sucesso e as complicações decorrentes da drenagem por cateter percutâneo de abscessos pulmonares. Uma recente atualização resumindo os resultados de 21 estudos mostrou uma taxa de sucesso de 84%, com uma taxa de complicação de 16%.[40] O entupimento de tubos de drenagem menores, pneumotórax, hemotórax, hemoptise e formação de fístula broncopleural constituem as complicações mais frequentes após a drenagem de abscesso por cateter.

ARTERIOGRAFIA BRÔNQUICA

INDICAÇÕES E CONTRAINDICAÇÕES

A indicação mais comum para a arteriografia brônquica urgente ou emergencial é a hemoptise maciça. O critério mais comumente empregado para a hemoptise maciça é 500 mL de sangue expectorado em um período de 24 horas, embora tenha sido definido a partir desde a expectoração tão reduzida de 100 mL até a maior que 1.000 mL de sangue em um período de 24 horas.[41] A necessidade da intervenção

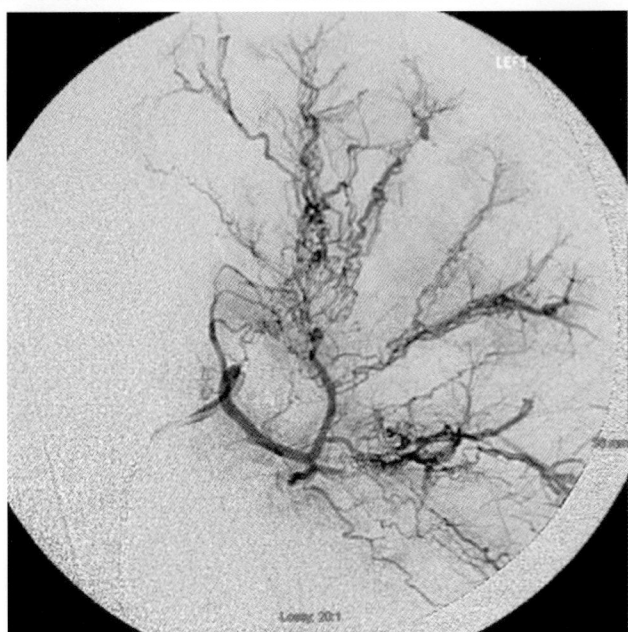

Figura 19-12 Arteriografia brônquica esquerda em um paciente com fibrose cística e hemoptise maciça. Uma arteriografia brônquica esquerda seletiva demonstra artérias brônquicas esquerdas anormalmente aumentadas e tortuosas. A broncoscopia diagnosticou a hemorragia aguda a partir do segmento apical posterior do lobo superior esquerdo.

emergencial é mais comumente determinada pelo início súbito da hipoxemia grave no paciente a partir do sangramento intrapulmonar e da retenção de sangue; a hemoptise raramente causa exsanguinação com risco de vida. Para fins práticos, deve ser considerada emergencial qualquer quantidade de hemoptise que provoque a incapacidade de manter uma via aérea permeável com risco de vida.

A hemoptise maciça resulta mais comumente de doenças pulmonares inflamatórias crônicas decorrentes da bronquiectasia, fibrose cística (Fig. 19-12) ou infecção fúngica complicadora.[41] As neoplasias também podem provocar a hemoptise, como o carcinoma broncogênico ou a doença metastática vascular. As etiologias menos comuns da hemoptise incluem o abscesso pulmonar, pneumonia, bronquite crônica, aneurisma de artéria brônquica rompido, malformações arteriovenosas pulmonares e aneurismas traumáticos ou inflamatórios da artéria pulmonar. Nos países menos desenvolvidos, a tuberculose pulmonar é, sem dúvida, a causa mais comum de hemoptise maciça.

As indicações para a arteriografia brônquica e intervenção não emergenciais incluem os pacientes com hemoptise crônica sem risco de vida que não é responsiva à terapia clínica.[42] As indicações menos frequentes para a arteriografia brônquica compreendem os aneurismas ou pseudoaneurismas da artéria brônquica e as fístulas arteriovenosas. Uma falha do enxerto de um *stent* torácico provocada pelo fluxo colateral arterial brônquico para dentro do saco aneurismático (um endoextravasamento do tipo II) consiste em uma rara indicação adicional para a arteriografia brônquica e intervenção. A arteriografia brônquica e intervenção foi utilizada para pacientes com câncer de pulmão e outras malignidades intratorácicas que produzem sangramento significativo, como as metástases hipervasculares para o tórax. As contraindicações relativas para a arteriografia brônquica incluem a alergia grave ao contraste iodado e a doença renal aguda ou crônica. A doença oclusiva aortoilíaca ou do membro superior grave também pode gerar um desafio no acesso às origens das artérias brônquicas.

O tratamento conservador da hemoptise maciça está associado a uma taxa de mortalidade de 50% a 100%.[43] Além disso, as taxas de mortalidade reportadas para a cirurgia realizada para a hemoptise maciça são tão elevadas quanto 35%. A embolização da artéria brônquica constitui uma alternativa segura e efetiva para o tratamento clínico ou cirúrgico da hemoptise com o controle bem-sucedido da hemoptise aguda com risco de vida em 73 a 98% dos pacientes, embora a hemoptise possa reincidir.[42-44]

As artérias brônquicas possuem anatomia variável, com múltiplas combinações diferentes das origens, padrões de ramificação e trajetória dos vasos. Mais amiúde, as artérias brônquicas se originam da aorta torácica descendente entre os níveis dos corpos vertebrais T5 e T6, mas podem originar-se em qualquer ponto desde o nível de T3 até T7. Oitenta por cento dos indivíduos apresentarão uma artéria brônquica direita que se origina como um *tronco intercostobrônquico* (ICBT) comum a partir da face posterolateral da aorta torácica. As outras artérias brônquicas surgem da face anterolateral da aorta torácica. Foram descritos quatro padrões de ramificação clássicos: duas à esquerda e uma à direita que se originam como um tronco intercostobrônquico (40%); uma à esquerda e um tronco intercostobrônquico à direita (20%); duas à esquerda e duas à direita (20%); e uma à esquerda e duas à direita (10%), (Fig. 19-13).[41,43] As artérias brônquicas direita e esquerda podem originar-se da aorta torácica como um tronco comum.

As artérias brônquicas anômalas, que podem ser encontradas em até 35% dos indivíduos, podem surgir a partir do arco aórtico, das artérias intercostais, artérias mamárias internas, tronco tireocervical, tronco costocervical, artéria braquiocefálica, artéria subclávia ou da artéria frênica inferior. Os vasos brônquicos anômalos seguem o trajeto dos brônquios principais. As artérias que suprem a parede torácica e o diafragma também podem ser recrutadas como colaterais não brônquicas sistêmicas no quadro da doença pleural ou parenquimatosa. Tipicamente, estes vasos colaterais suprem o pulmão depois de atravessar diretamente a pleura doente ou através do ligamento pulmonar. Diferente dos vasos colaterais da artéria brônquica, estes vasos colaterais sistêmicos não seguem o trajeto dos brônquios. É importante avaliar a presença de suprimento sanguíneo anômalo ou colateral quando se avalia a hemoptise, mas, quando o suprimento da artéria brônquica para uma anormalidade parenquimatosa conhecida não é demonstrado durante a angiografia dos ramos arteriais brônquicos convencionais, o procedimento pode tornar-se difícil e consumir tempo.

ARTERIOGRAFIA PULMONAR

INDICAÇÕES E CONTRAINDICAÇÕES

A *angiografia pulmonar por TC* (CTPA) com múltiplos detectores substituiu em grande parte a angiografia pulmonar convencional na localização e diagnóstico de condições patológicas arteriais pulmonares, em particular para a embolia pulmonar (Cap. 57). Portanto, a CTPA diagnóstica raramente é feita na prática atual para fins puramente diagnósticos, mas é mais comumente empregada como um instrumento de navegação antes da intervenção da artéria pulmonar transcateter. Apesar disso, as indicações mais comuns para a CTPA convencional são a embolia pulmonar aguda e o diagnóstico

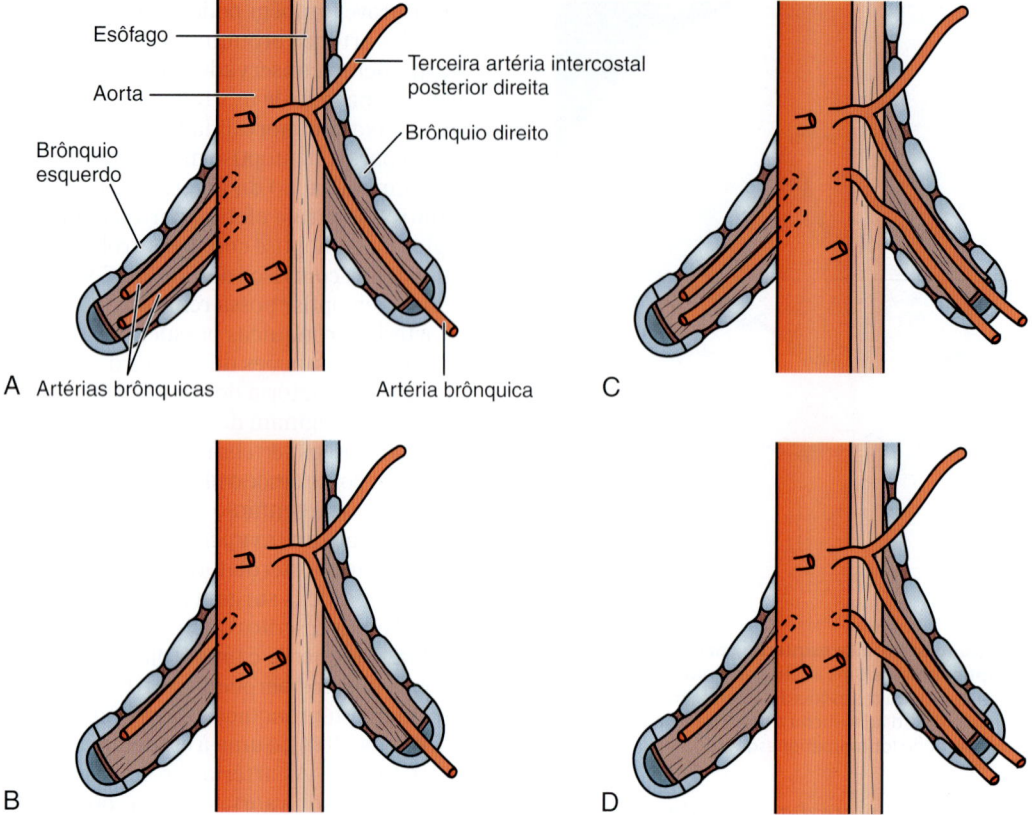

Figura 19-13 Os quatro padrões de ramificação mais comuns da artéria brônquica (vistos a partir da incidência posterior). A, Dois vasos esquerdos e um vaso direito que representa um tronco intercostobrônquico. **B,** Um vaso esquerdo e um vaso do tronco intercostobrônquico à direita. **C,** Dois vasos esquerdos e dois vasos direitos (um tronco intercostobrônquico e uma artéria brônquica). **D,** Um vaso esquerdo e dois vasos direitos (um tronco intercostobrônquico e uma artéria brônquica). (Redesenhada de Cauldwell EW, Siekert RG, Lininger RE, Anson BJ: The bronchial arteries: an anatomic study of 105 human cadavers. *Surg Gynecol Obstet* 86:395-412, 1948.)

de malformações arteriovenosas pulmonares (Fig. 19-14), conforme discutido adicionalmente no Capítulo 61. As indicações menos comuns para a arteriografia pulmonar incluem a embolia pulmonar crônica, sequestro pulmonar, estenose da artéria pulmonar, pseudoaneurisma ou aneurisma pulmonar, e neoplasias da artéria pulmonar.[45-47] As contraindicações relativas para a arteriografia pulmonar incluem a alergia grave ao contraste, a hipertensão pulmonar grave e o bloqueio de ramo esquerdo.

A artéria pulmonar principal é intrapericárdica. Ela começa anteriormente na válvula pulmonar, em seguida corre em uma direção posterior e craniana até que se divide nas artérias pulmonares principais direita e esquerda. A artéria pulmonar principal direita cruza o mediastino posterior à aorta ascendente e à veia cava superior e anterior à carina e ao brônquio principal direito. Saindo do hilo pulmonar direito e lateral ao mediastino, a artéria se ramifica nos troncos superior e inferior e, em seguida, nas artérias lobar e segmentar, que, em geral, fazem paralelo com os brônquios. A artéria pulmonar principal esquerda continua superiormente e, em seguida, cruza anterior ao brônquio principal esquerdo e exatamente inferior ao arco aórtico, antes de fazer trajeto posteriormente até o hilo pulmonar esquerdo. No hilo pulmonar esquerdo, a artéria pulmonar principal esquerda gera os ramos arteriais segmentares para o lobo superior antes de prosseguir como um tronco único para suprir o lobo inferior. O suprimento sanguíneo para a língula é variável, porém se origina, em geral, do ramo lingular do lobo superior esquerdo. Da mesma forma que com o pulmão direito, o tronco do lobo inferior da artéria pulmonar esquerda ramifica-se, então, nos vasos segmentares que acompanham os brônquios.

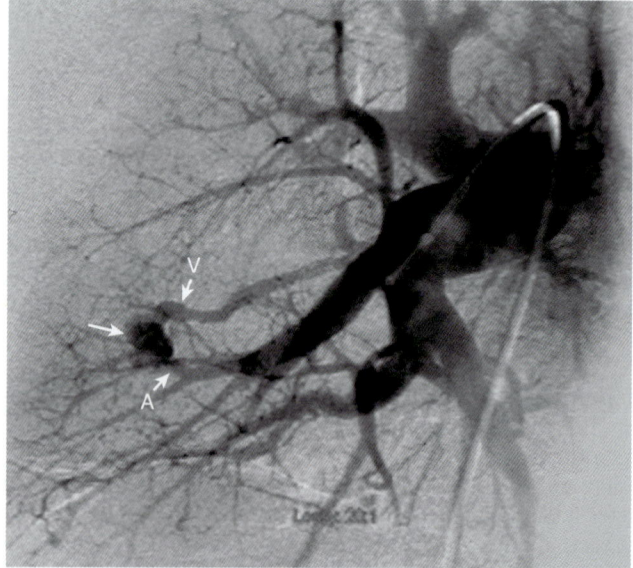

Figura 19-14 Malformação arteriovenosa pulmonar na angiografia pulmonar. Uma arteriografia pulmonar descendente direita seletiva em uma mulher de 64 anos com telangiectasia hemorrágica hereditária demonstra uma malformação arteriovenosa pulmonar (*seta*) no lobo médio. Observe a artéria nutridora característica (A) e a veia de drenagem inicial (V).

ABLAÇÃO TÉRMICA DO CÂNCER DE PULMÃO LOCALIZADO E DA DOENÇA METASTÁTICA PULMONAR

INDICAÇÕES E CONTRAINDICAÇÕES

A ablação térmica de nódulos pulmonares usando ondas de *radiofrequência* (RF) ou uma criossonda tem sido utilizada para obter o controle local da malignidade no tórax por mais de 10 anos.[48-50] Todas as três técnicas minimamente invasivas envolvem o direcionamento orientado por imagem para os nódulos ou massas pulmonares usando agulhas que induzem a necrose do tumor por meio da necrose por coagulação (ablação por RF, micro-onda) ou congelamento e descongelamento dos tecidos (crioablação). Embora todas as três técnicas tenham sido utilizadas no tratamento da malignidade torácica localizada, a experiência mais extensa foi com a ablação por RF. Quando usadas no tórax, as sondas em agulha geralmente são posicionadas por meio da orientação por TC com o paciente sob sedação consciente como na TNB.

Dois grupos principais de pacientes são considerados para a ablação térmica do pulmão: (1) aqueles com NSCLC em estágio IA (< 3 cm) pequeno, nos quais a cirurgia está contraindicada ou foi recusada e (2) os pacientes com malignidade e metástases pulmonares limitadas (menos de quatro) que não são candidatos para a metastasectomia cirúrgica e que tem controle documentado de seu tumor primário. Para aqueles com metástases pulmonares limitadas, deve haver um benefício de sobrevida potencial a partir do tratamento bem-sucedido de suas metástases, com o objetivo de considerar estes pacientes para a ablação térmica. Como muitos destes mesmos pacientes também são candidatos para a radiação por feixe externo usando técnicas estereotáxicas, a decisão para os candidatos não cirúrgicos para utilizar uma ou ambas as técnicas é feita, quando disponíveis, por um grupo multidisciplinar em consulta com o paciente. As indicações adicionais menos comuns para a ablação pulmonar térmica estão listadas na Tabela 19-3.

Existem diversas contraindicações relativas ou absolutas para realizar a ablação térmica do pulmão orientada por TC. A incapacidade de um paciente cooperar com um procedimento prolongado (90 minutos) na mesa de TC apesar do uso da sedação consciente pode ser tratada por meio da utilização da anestesia geral com manutenção da via aérea. A coagulopatia é uma preocupação particular com a crioablação, a qual tende a induzir o sangramento local como uma consequência do congelamento e descongelamento do tecido inerente a esta técnica. Por estes motivos, qualquer diátese hemorrágica deve ser corrigida antes da ablação térmica. As lesões que estão imediatamente adjacentes ao coração, aorta, veia cava superior, traqueia ou esôfago não são apropriadas para a ablação térmica, devido à preocupação com a lesão para estas estruturas.

Adicionalmente, a ablação térmica das lesões adjacentes aos vasos intratorácicos maiores pode não ser adequadamente aquecida (ablação por RF, micro-onda) ou congelada (crioablação), porque o fluxo sanguíneo nestes vasos produz um efeito de "dissipador de calor", onde as temperaturas na parte da lesão mais próxima do fluxo sanguíneo não alcançam a temperatura necessária para produzir um efeito citotóxico e a necrose por coagulação, sendo que, por conseguinte, o componente perivascular do tumor permanece viável após a ablação. Os pacientes com marca-passos ou cardioversores-desfibriladores implantáveis são capazes de passar pela ablação por RF, mas, devido à possível interferência eletromagnética das ondas de RF emitidas a partir da sonda de ablação, estes pacientes devem ser reprogramados por um eletrofisiologista para a duração do procedimento, de modo a evitar o possível funcionamento errôneo do dispositivo cardíaco.

O procedimento da realização da ablação por RF é semelhante a outros dois métodos de tratamento térmico aprovados. O paciente é posicionado como se fosse ser submetido à TNB orientada por TC, com o sítio de punção previsto colocado em uma posição não dependente. Como a ablação por RF envolve a corrente elétrica que se estende da sonda para dentro dos tecidos adjacentes e através do corpo, as placas de aterramento são posicionadas sobre as coxas dos pacientes antes do procedimento para evitar o potencial para queimaduras cutâneas por permitir a saída segura da corrente elétrica do corpo. Para a maioria das lesões pulmonares, uma única sonda em agulha é utilizada e aplicada através do meridiano da lesão ao longo de seu eixo longitudinal. Para o tratamento das lesões menores que 2,5 cm, uma sonda 14 comum faz a ablação de uma zona de tecido com aproximadamente 3 a 4 cm, o que proporciona o tratamento efetivo da lesão, e com uma zona de 1 cm de pulmão normal ao redor da lesão, o que deve tratar qualquer doença microscópica na margem do tumor. Para lesões maiores que 2,5 cm ou para lesões com formato irregular que não podem ser efetivamente tratadas com o emprego de uma única aplicação da ablação, podem ser feitas múltiplas zonas de ablação superpostas com o reposicionamento da agulha entre as aplicações, embora alguns radiologistas prefiram sondas com múltiplas agulhas ou eletrodos agrupados que são idealizados para fornecer uma zona de ablação maior.

Para a ablação por RF usando um algoritmo de *feedback* para monitorar a impedância, a temperatura intratumoral e a corrente elétrica, a agulha é acoplada a um gerador e conduz uma corrente alternada na frequência das ondas de rádio (460 a 500 kHz) através dos 3 cm distais que foram colocados através da lesão a ser tratada. Um ciclo de 12 minutos é tipicamente administrado, durante o qual a corrente flui de maneira intermitente através dos 3 cm distais da agulha. A impedância é monitorada e as temperaturas são medidas para confirmar o aquecimento adequado dos tecidos, de modo a garantir a morte do tumor e uma zona adjacente de necrose tecidual. De modo ideal, a temperatura medida pelo eletrodo dentro do tumor após o ciclo de ablação supera a 50° C, uma temperatura em que as células morrem dentro de minutos. A ablação por RF bem-sucedida produz uma zona de opacificação em vidro moído ao redor da lesão e o do eletrodo em agulha nas imagens por TC obtidas imediatamente após a ablação (Fig. 19-15). Depois que um ou mais ciclos produziram uma zona de ablação adequada conforme determinado pela TC, a agulha é removida e o paciente é tratado da mesma maneira que para a biópsia transtorácica por agulha.

Tabela 19-3 Indicações para a Ablação Térmica de Tumores Pulmonares

Câncer de pulmão de células não pequenas em estágio IA (T1a ou T1b) em candidato não cirúrgico
Metástases pulmonares limitadas (< 4); todas < 3 cm de diâmetro; tumor primário controlado
Controle da recidiva localizada do câncer de pulmão no paciente com câncer de pulmão em estágio avançado prévio
Pacientes selecionados com tumor carcinoide de pulmão irressecável

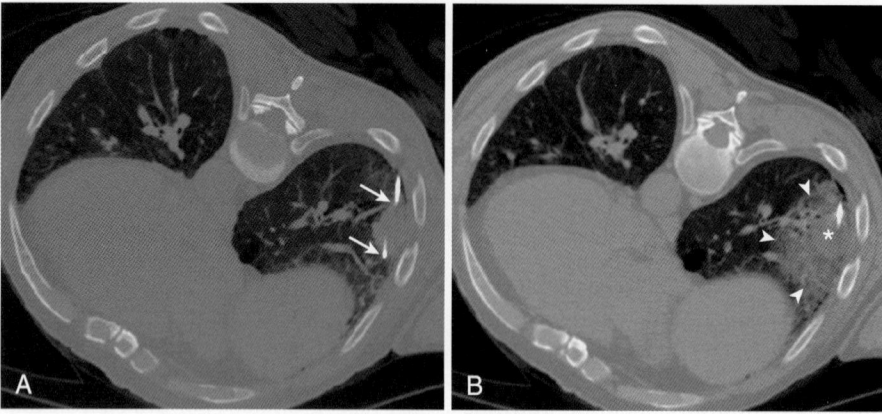

Figura 19-15 Aparência da TC imediatamente após a ablação por radiofrequência de uma lesão pulmonar. A, A TC de tórax exibida nas janelas ósseas com o paciente em decúbito ventral durante a ablação por radiofrequência de uma metástase de 3,5 cm solitária a partir de um carcinoma urotelial mostra duas sondas de ablação (*setas*) empregadas para criar uma grande zona de ablação. **B,** A imagem de TC repetida após a ablação mostra um grande halo de opacificação em vidro moído (*pontas de seta*) englobando a lesão tratada (*asterisco*).

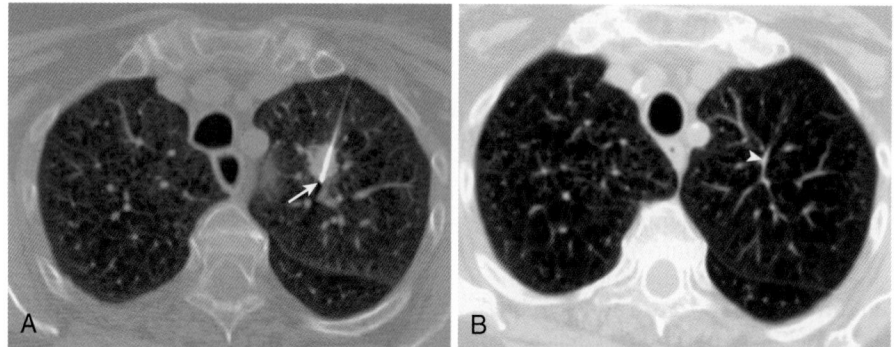

Figura 19-16 O sucesso de longo prazo da ablação por radiofrequência para um carcinoma de pulmão de células não pequenas T1a. A, A TC sem realce, exibida nas janelas ósseas, realizada através dos lobos superiores durante a ablação por radiofrequência mostra o eletrodo (*seta*) colocado através do nódulo do lobo superior esquerdo sabido por refletir um carcinoma pulmonar de células não pequenas. **B,** A imagem de TC 5 anos depois da ablação mostra uma cicatriz linear (*ponta de seta*) no local do antigo nódulo.

Múltiplas séries detalhando a ablação por RF orientada por TC do câncer de pulmão em estágio inicial irressecável e da doença metastática pulmonar limitada mostraram que o procedimento é seguro, com uma taxa de complicação aceitável.[48-50] As complicações mais comuns incluem o pneumotórax em 30% a 50% dos pacientes, com 10% a 20% exigindo drenagem por cateter.[51] Para as lesões situadas ao longo da borda externa do pulmão, a dor tipicamente se desenvolve, quer durante o procedimento de ablação, quer dentro de 5 dias do tratamento, porque a ablação por RF induz infarto tecidual significativo e irritação pleural parietal secundária. Vinte por cento dos pacientes desenvolverão um derrame pleural, sendo, mais uma vez, mais comum quando se tratam de lesões periféricas, embora a maior parte permaneça pequeno e não gere comprometimento respiratório ou precise de drenagem.

Apesar de nenhum estudo controlado randomizado ainda ter comparado os procedimentos de ablação por RF ou de outra ablação térmica com as terapias de tratamento padronizadas, como a cirurgia e a radioterapia, diversas séries mostraram taxas de sobrevida por 2 anos de 50% a 60% para o tratamento do NSCLC em estágio I (Fig. 19-16) e aproximadamente 70% para as metástases colorretais tratadas por RF em pacientes selecionados, quando as lesões tem 3 cm ou menos de diâmetro.[52-54] A maioria das recorrências é local e está diretamente relacionada com o diâmetro tumoral médio, com as lesões maiores que 3 cm mostrando taxas de recidiva significativamente mais elevadas e sobrevida do paciente geral e específica para a doença menores que aquelas com menos de 3 cm de diâmetro.[55]

LOCALIZAÇÃO ORIENTADA POR TC PRÉ-OPERATÓRIA PARA A RESSECÇÃO DE NÓDULO POR CIRURGIA TORÁCICA VIDEOASSISTIDA

INDICAÇÕES E CONTRAINDICAÇÕES

Com a detecção aumentada dos pequenos nódulos pulmonares nos exames de TC de tórax com múltiplos detectores, há um aumento concomitante na necessidade do diagnóstico patológico daquelas lesões muito pequenas para caracterizar como definitivamente benignas ou para coletar amostras com exatidão com a TNB. O cenário clínico mais comum é o paciente com um nódulo pulmonar pequeno, ou nódulos, e uma malignidade extratorácica ou torácica primária conhecida, nos quais o diagnóstico da doença metastática deve ser excluído. Um paciente com um nódulo pulmonar pequeno solitário em que a ressecção em cunha proporcionaria tanto as informações diagnósticas quanto o benefício terapêutico potencial também pode ser considerado para a ressecção por VATS.

Muitos nódulos sólidos com 1,5 cm ou menos na periferia do pulmão (i.e., dentro de 1,5 cm da superfície pleural costal ou diafragmática) podem ser identificados com sucesso e ressecados na VATS. Em determinados pacientes com lesões menores que 10 mm ou com nódulos subsólidos, a localização pré-operatória da agulha pode ajudar o cirurgião na identificação dos nódulos

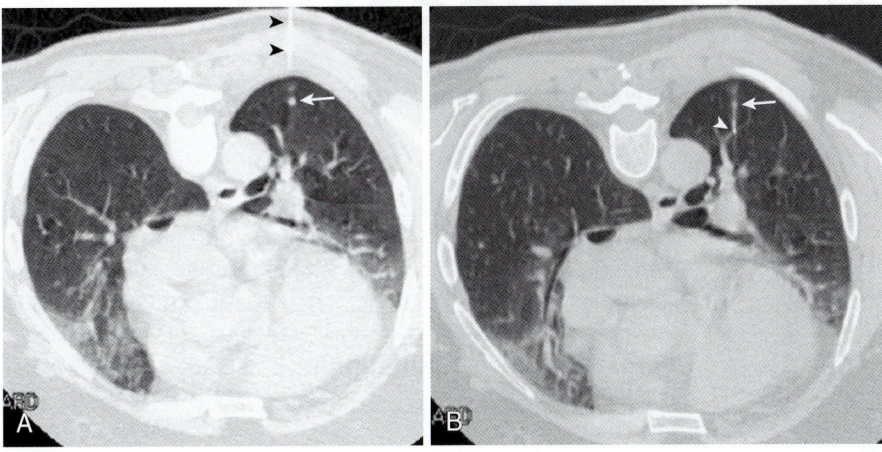

Figura 19-17 Localização da agulha orientada por TC de um pequeno nódulo periférico para a ressecção por cirurgia torácica videoassistida. **A**, A TC exibida nas janelas pulmonares realizada através da região média do tórax com o paciente em posição de decúbito ventral mostra um nódulo de 3 mm no lobo inferior esquerdo (*seta*) com a agulha-guia na parede torácica posterior (*pontas de seta pretas*). **B**, Imagem repetida após a aplicação da guia em gancho mostra a guia com sua extremidade (*ponta de seta*) profundamente ao nódulo (*seta*). A lesão foi identificada com sucesso e ressecada no período intraoperatório.

no período intraoperatório. Isto facilita a ressecção intraoperatória bem-sucedida destas lesões, principalmente quando o nódulo está a mais de 1 cm a partir da superfície pleural visceral e será difícil de identificar no período intraoperatório.

A preparação pré-operatória do paciente e a técnica básica de marcação dos nódulos subpleurais para a ressecção por VATS são semelhantes àquelas da TNB. O procedimento é tipicamente realizado sob orientação por TC e é coordenado com a sala de operação, de modo que o paciente prossiga de imediato da radiologia para a área de espera pré-operatória e para a sala de cirurgia imediatamente após a localização orientada por imagem.

O paciente é posicionado como acontece para a realização de uma biópsia transtorácica por agulha orientada por TC, com a conduta por agulha planejada sendo a distância mais curta entre o nódulo e a superfície pleural costal. Isto ajuda o cirurgião na utilização da agulha ou guia de localização para palpar o nódulo subpleural no curso da cirurgia e para ressecar a quantidade mínima de pulmão normal juntamente com a lesão a ser removida. Raramente, uma biópsia de um nódulo pequeno é tentada antes do procedimento de localização, de tal maneira que uma VATS planejada para o diagnóstico possa ser cancelada quando a TNB recupera uma amostra com resultados citológicos positivos ou possa prosseguir quando a TNB não é diagnóstica. Para os pacientes em que a ressecção por VATS será efetuada independentemente do diagnóstico pré-operatório, efetua-se apenas um procedimento de localização. Comumente, a sedação consciente é utilizada como se fosse para a TNB.

Embora diversas técnicas diferenciais tenham sido detalhadas para marcar os pequenos nódulos periféricos com o objetivo de ajudar a ressecção por VATS, muitos descrevem a aplicação de uma agulha através do nódulo, com uma guia em forma de gancho introduzida através da agulha e posicionada com o gancho profundamente ao nódulo e permanecendo na posição para ajudar na ressecção na sala de operação (Fig. 19-17).[56] Em seguida, aplica-se um curativo na pele e o paciente é transferido para a sala de cirurgia para a VATS.

As taxas de sucesso publicadas a partir de múltiplas séries detalhando a localização pré-operatória antes da ressecção por VATS bem-sucedida de nódulos periféricos, em geral, ficam em torno de 90%.[56,57] Mesmo quando uma guia se desloca depois da aplicação, o sítio de punção na pleura visceral geralmente é visível no período intraoperatório e ajuda a orientar o cirurgião para a ressecção bem-sucedida. O pneumotórax desenvolve-se em aproximadamente 10% dos pacientes, mas raras vezes leva ao deslocamento da guia e é tratado com facilidade, porque os pacientes prosseguem invariavelmente para a toracoscopia onde um pneumotórax é induzido como parte do procedimento operatório.

Pontos-chave

- As indicações mais comuns para realizar a biópsia transtorácica por agulha incluem o diagnóstico patogênico definitivo de um nódulo pulmonar solitário, massa mediastinal, linfonodo aumentado, massa da parede torácica ou espessamento ou massa pleural.
- Os derrames parapneumônicos em estágio inicial, particularmente aqueles que têm livre movimentação ou são uniloculares, são adequados para a drenagem por cateter orientada por imagem bem-sucedida usando a orientação ultrassonográfica ou a tomografia computadorizada, com frequência com o emprego de agentes fibrinolíticos intrapleurais.
- A drenagem por cateter com ou sem esclerose pleural proporciona o tratamento efetivo de derrames pleurais malignos recorrentes sintomáticos.
- A drenagem por cateter de pequeno calibre é um tratamento particularmente efetivo para o pneumotórax iatrogênico, com taxas de sucesso excedendo a 85%.
- Quando indicado, a drenagem por cateter para abscessos pulmonares deve ser feita sob orientação da tomografia computadorizada, colocando o cateter naquela parte do abscesso mais próxima da superfície pleural, evitando, de forma ideal, atravessar o pulmão normal.
- A ablação de tumores pulmonares por radiofrequência orientada por imagem é mais efetiva para lesões com menos de 3 cm de diâmetro, com taxas de recidiva mais elevadas e sobrevida total menor para os pacientes com lesões que excedem a 3 cm.
- A localização de nódulos pulmonares com agulha-guia antes da ressecção cirúrgica toracoscópica videoassistida é mais útil para lesões com 1 cm ou menos e mais de 1 cm a partir da superfície pleural.

As Referências estão disponíveis exclusivamente no site www.elsevier.com.br/expertconsult

20 ULTRASSONOGRAFIA

DEVANAND ANANTHAM, MBBS • ARMIN ERNST, MD

INTRODUÇÃO
FUNDAMENTOS DA ULTRASSONOGRAFIA
  Princípios Físicos do Ultrassom
  Modalidades Ultrassonográficas
  Transdutores
  Ultrassonografia com Doppler
AQUISIÇÃO DA IMAGEM ULTRASSONOGRÁFICA
  Posicionamento dos Pacientes e da Sonda
  Orientação da Varredura/Sonda
  Manuseio da Sonda
  Aquisição da Imagem
  Interpretação da Imagem
ULTRASSONOGRAFIA PULMONAR
  Pulmões Normais
  Pneumotórax
  Consolidação Pulmonar/Atelectasia
  Padrão Intersticial Alveolar
  Outros Diagnósticos
  Avaliação Algorítmica da Dispneia Aguda
ULTRASSONOGRAFIA PLEURAL
  Derrames Pleurais
  Lesões Pleurais Sólidas
  Orientação do Procedimento Torácico
DOCUMENTAÇÃO
TREINAMENTO
VANTAGENS E DESVANTAGENS

INTRODUÇÃO

A aplicação torácica da ultrassonografia pode ser grosseiramente dividida em imageamento pulmonar e pleural. As aplicações adicionais destinadas para a avaliação de pacientes com dispneia incluem o imageamento vascular para o diagnóstico de trombose venosa profunda no membro inferior e a ultrassonografia básica do coração. Além disso, a ultrassonografia proporciona a orientação visual para intervenções no espaço pleural. Em lugar de ser considerada como uma modalidade ótima de imageamento torácico, a ultrassonografia no leito é vista cada vez mais como uma extensão do exame físico na avaliação clínica e tratamento de pacientes.[1]

A ultrassonografia continua a revolucionar a medicina pulmonar ao estender as capacidades diagnósticas no leito. Persistem as preocupações a respeito das implicações médico-legais dos erros na interpretação da imagem. Contudo, a utilidade da ultrassonografia também está tornando cada vez mais o contrário verdadeiro: cada vez mais é indesculpável não empregar a ultrassonografia.[2,3] Portanto, parece inevitável que a ultrassonografia se estabeleça no currículo padronizado do treinamento pulmonar.

FUNDAMENTOS DA ULTRASSONOGRAFIA

PRINCÍPIOS FÍSICOS DO ULTRASSOM

O ultrassom é a energia sonora inaudível empregada para aplicações médicas em uma faixa de frequência de 2 a 20 MHz, frequências que mostraram proporcionar a melhor combinação de penetração e resolução no organismo. Estas frequências são mais de 1.000 vezes maiores que a faixa de som audível, a qual alcança apenas até 20 kHz. À medida que as ondas de ultrassom viajam através dos tecidos, elas sofrem atenuação e também são defletidas por disseminação, refração e reflexão; é a reflexão das ondas que forma a base das imagens ultrassonográficas. A reflexão depende da diferença nas características de transmissão do som do tecido, ou a impedância, que é uma medida da resistência à propagação das ondas sonoras de um meio para outro. No limite entre duas estruturas teciduais com impedâncias diferentes (i.e., um desequilíbrio de impedância), um pulso de ultrassom é parcialmente refletido. Quanto maior for a diferença na impedância acústica, maior será a força do sinal de ultrassom refletido. A diferença na impedância entre o ar e o tecido é máxima e, desta maneira, quase toda a energia é refletida de volta; é necessário um gel de acoplamento para remover todo o ar entre o transdutor e a pele para permitir que a energia do ultrassom penetre no corpo. As diferenças menores na impedância entre os diferentes tecidos corporais permitem a reflexão parcial das ondas que comportam as informações sobre a localização e as características dos tecidos. O processamento do sinal da energia refletida dentro de uma imagem em escala de cinza em uma tela forma a base da tecnologia ultrassonográfica. (A Tabela 20-1 fornece um glossário da terminologia ultrassonográfica.)

O pulso de ultrassom é gerado por cristais piezoelétricos dentro da sonda do transdutor. Quando se aplica uma corrente alternada, estes cristais vibram para converter a energia elétrica em energia mecânica e produzir a emissão de um pulso. Depois que o pulso é transmitido, o sistema espera o retorno dos sinais refletidos, os quais são recebidos pelos mesmos cristais piezoelétricos no transdutor. A energia do ultrassom que retorna gera dois tipos de informação: a amplitude do sinal, a qual indica quanto de energia é refletido, e o momento do retorno do sinal, que está relacionado com a distância do alvo até a sonda emissora.

MODALIDADES ULTRASSONOGRÁFICAS

O processamento dos sinais refletidos determina o tipo de imagem observada. Na modalidade A (ou modo de *amplitude*), a amplitude da energia recebida a partir do transdutor é exibida como picos ou ondas demonstradas na distância determinada pela profundidade da imagem. Esta modalidade não é utilizada atualmente na ultrassonografia torácica. Com o modo B (ou modo de *brilho*), a amplitude da energia é exibida como manchas com brilhos distintos, de tal maneira que uma série de imagens em modo B pode ser utilizada para produzir uma imagem ultrassonográfica bidimensional convencional. No modo M (ou modalidade de *movimento*), a imagem de um determinado objeto é rastreada ao se capturar uma imagem em modo B à medida que ela vagueia através da tela contra um eixo de tempo. Isto proporciona uma única imagem em que as posições relativas das imagens são mostradas contra o

Tabela 20-1 Glossário da Terminologia Ultrassonográfica

Realce acústico	Um artefato que mostra um aumento na ecogenicidade em uma região distal a uma coleção de líquido.
Impedância acústica	Definida como a proporção da pressão do som em relação ao fluxo. Uma medida da "resistência" do meio à transmissão das ondas sonoras de um tecido para outro. A diferença na impedância acústica (desequilíbrio) entre dois tecidos determina a reflexão das ondas na interface.
Sombra acústica	Área anecoica atrás das estruturas ósseas.
Janela acústica	Trajetória de um feixe de ultrassom entre a sonda e o alvo.
Padrão intersticial alveolar (ou síndrome)	Múltiplas linhas B que significam a presença de septos interlobulares espessados. Este sinal é definido por pelo menos três linhas B em qualquer espaço intercostal isolado e em pelo menos duas zonas de imageamento do tórax.
Atenuação	A redução progressiva da amplitude e da intensidade de um sinal transmitido à medida que ele se move através de um meio.
Artefato	Imagens criadas por efeitos físicos sobre a propagação da onda sonora que não refletem a presença de tecidos reais.
Linhas de artefato	
Artefatos em cauda de cometa	Linhas hiperecoicas *verticais* que se originam da linha pleural (inclui as linhas B e Z).
Linhas B	Artefatos em cauda de cometa que se espalham o tempo todo até a borda da tela sem esmaecer.
Linhas Z	Artefatos em cauda de cometa que esmaecem rapidamente sem alcançar a borda da tela.
Outras linhas	
Linhas A	Ecos hiperecoicos *horizontais* da linha pleural.
Doppler	Técnica para imagear partículas em movimento por meio da detecção de uma mudança na frequência da energia do ultrassom refletida.
Ecogenicidade	
Hiperecoico	Uma aparência que é mais brilhosa ou mais branca que aquela das estruturas de órgãos sólidos normais, como o fígado ou o baço, que são considerados isoecoicos.
Hipoecoico	Uma aparência que é mais escura ou mais preta que aquela das estruturas de órgãos sólidos normais.
Anecoico	Uma aparência que é preta e sem ecos.
Deslizamento pulmonar	O movimento de "vai e vem" brilhoso do pulmão durante a respiração, à medida que ele desliza na parede torácica na linha pleural.
Modos	Os meios pelos quais a energia do ultrassom refletida é exibida na tela. Em cada caso, o tempo para que a energia seja refletida a partir de um objeto determina a profundidade da imagem resultante na tela.
Modo A	Modo de amplitude — a energia refletida é mostrada como picos de tamanhos diferentes; atualmente não é usado na ultrassonografia torácica.
Modo B	Modo de brilho — a energia refletida é exibida como áreas de brilho diferente; usado para gerar a imagem ultrassonográfica bidimensional padronizada
Modo M	Modo de movimento — a energia refletida é mostrada como áreas de brilho acompanhadas da esquerda para a direita na tela com o tempo no eixo x, usado como um auxiliar do modo B.
Sinais do modo M	
Sinal sinusoide	Uma linha sinusoidal hiperecoica profundamente a um derrame pleural que representa o movimento da pleura visceral com a respiração adjacente a um derrame pleural.
Sinal do litoral	Uma imagem granulosa "arenosa" com algumas linhas horizontais que denota o "mar" acima, um sinal que representa o pulmão aerado.
Sinal da estratosfera	Uma série de linhas horizontais proeminentes que representa um pneumotórax.
Ponto pulmonar	Uma transição súbita de um sinal do litoral para um sinal da estratosfera, representando o aparecimento rápido do pulmão aerado que se expande na inspiração dentro de um pneumotórax. Um sinal ultrassonográfico positivo para o pneumotórax.
Sondas de arranjo faseado	Sondas que podem dirigir eletronicamente os feixes de ultrassom através da pulsação dos elementos do transdutor em sequência (fases). Isto permite que um feixe de ultrassom altamente focalizado imageie como um farol através do tecido antes que se monte uma imagem composta em modo B.
Linha pleural	Linha hiperecoica horizontal que corresponde à interface entre o pulmão e a parede torácica.
Resolução	A capacidade de demonstrar duas interfaces teciduais que estão próximas entre si como imagens separadas através da ultrassonografia.
Ganho tempo-variável	Uma amplificação da energia ultrassonográfica refletida proporcional ao momento dos sinais de retorno, para possibilitar que os objetos mais profundos fiquem tão brilhosos quanto aqueles mais próximos.

tempo no eixo x. O modo B é a modalidade padrão para todos os exames, sendo que o modo M comumente é empregado como um auxiliar, em especial quando os achados no modo B são duvidosos.

TRANSDUTORES

Tipicamente, a ultrassonografia torácica utiliza a faixa de frequência de 3,5 a 5 MHz, a qual fornece o comprometimento ótimo entre a resolução espacial e a profundidade de penetração para as indicações torácicas. As frequências mais elevadas melhoram a resolução, porém limitam a profundidade da imagem; frequências menores visualizam com menor resolução, mas com uma maior profundidade. Em geral, a ultrassonografia torácica usa sondas curvilíneas ou microconvexas, as quais empregam uma superfície curva para criar um campo imageado que é mais largo que a impressão da base da sonda, produzindo uma imagem em forma de leque ou setor; pequenas impressões também podem ser conseguidas com sondas de conjunto faseado com direção eletrônica. Pequenas impressões possibilitam o melhor acesso através de janelas acústicas estreitas disponíveis entre as costelas, através das quais o feixe pode acessar os tecidos mais profundos. Em comparação com as sondas lineares, as sondas de transdutor curvilíneo exibem resolução lateral reduzida; no entanto, a resolução é aceitável para discriminar os tamanhos relativos das estruturas imageadas no tórax.

ULTRASSONOGRAFIA COM DOPPLER

O imageamento com Doppler é empregado para detectar o movimento. O imageamento com Doppler baseia-se no princípio de que a frequência do som aumenta à medida que a origem do som se move no sentido de um observador e diminui quando a fonte do som se afasta. No Doppler com onda pulsada, o pulso é transmitido e a mudança na frequência do eco que retorna é medida em um determinado tempo. Tradicionalmente, o vermelho indica os objetos que se movem no sentido da sonda e o azul na tela denota os objetos que se afastam da sonda. O imageamento ótimo para o Doppler colorido é obtido quando o transdutor é direcionado *em paralelo* com o fluxo do alvo; em contraste, para a ultrassonografia em modo B e em modo M, o imageamento ótimo é produzido quando o transdutor está direcionado perpendicular ao alvo.

AQUISIÇÃO DA IMAGEM ULTRASSONOGRÁFICA

POSICIONAMENTO DOS PACIENTES E DA SONDA

Em um espaço pleural livre sem septações, os derrames vão se coletar nas regiões dependentes do tórax, enquanto o ar livre vai se coletar em localizações superiores não dependentes. Portanto, as posições do paciente e da sonda ultrassonográfica têm importância crucial para avaliar estas indicações. Na maioria das avaliações torácicas, o paciente é examinado na posição sentada ereta. Os pacientes doentes podem ser examinados na posição de decúbito dorsal ou lateral, mas isto deve ser levado em consideração quando são interpretadas as imagens. Ao abduzir o braço, a distância do espaço intercostal pode ser aumentada para proporcionar uma janela acústica maior. Para uma avaliação sistemática, o hemitórax deve ser examinado em cada uma das quatro zonas demarcadas pelas linhas paraesternal, axilar anterior e axilar posterior[4,5] (Fig. 20-1). Em seguida, o paciente é solicitado a sentar ereto e é escaneado ao longo da linha paravertebral posterior. Cada varredura deve visualizar o diafragma inferiormente. Para o melhor acesso ao tórax posterior, os pacientes em decúbito dorsal que não conseguem sentar podem ser movidos até a borda lateral do leito.

ORIENTAÇÃO DA VARREDURA/SONDA

As varreduras longitudinais através dos espaços intercostais (i.e., em paralelo com o eixo longitudinal do corpo) são preferidas à varredura transversal, tanto por causa da convenção, quanto porque uma imagem longitudinal incluirá o diafragma para a referência fácil. Objetivando manter a orientação da sonda e da imagem resultante, a sonda do transdutor possui uma crista ou sulco. Com o sulco orientado no sentido da cabeça do paciente, a imagem resultante mostrará a direção craniana à esquerda da tela. As estruturas superficiais estarão na parte superior da tela e as estruturas profundas na parte inferior da tela (Fig. 20-2).

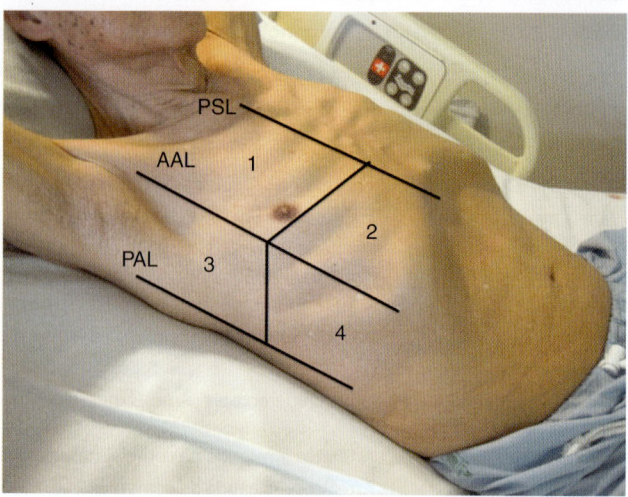

Figura 20-1 Quatro zonas da ultrassonografia torácica. A conduta sistemática para a ultrassonografia do tórax começa por avaliar o hemitórax em cada uma das quatro zonas demarcadas pelas linhas paraesternal (PSL), axilar anterior (AAL) e axilar posterior (PAL).[2] O operador deve obter pelo menos uma imagem intercostal representativa a partir de cada região. O paciente é então solicitado a sentar ereto e é imageado ao longo da linha paravertebral posterior (não mostrado).

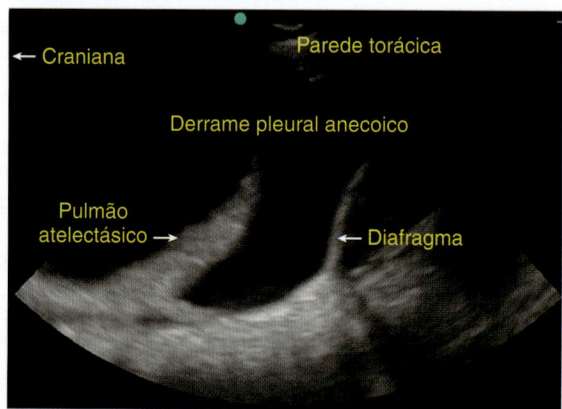

Figura 20-2 Derrame pleural. Nesta imagem em modo B, um derrame pleural anecoico é limitado pelo diafragma hiperecoico e por um pulmão atelectásico isoecoico. A *mancha verde* no ápice da tela indica que a orientação craniana está à esquerda da tela.

MANUSEIO DA SONDA

A sonda é segurada na mão dominante como se segurássemos uma caneta, com o indicador sobre o sulco de orientação. A mão do examinador repousa sobre a pele do paciente como um suporte para estabilizar o transdutor. A sonda é movida de um espaço intercostal para outro e movida de forma transversal dentro dos espaços intercostais. Para este movimento, chamado de "movimento do transdutor", a sonda é mantida perpendicular à pele. Para outros dois movimentos, a sonda é inclinada: a "inclinação do transdutor" descreve o movimento de balanço da sonda em uma posição determinada qualquer para obter imagens ao longo do mesmo plano tomográfico e a "angulação do transdutor" para obter imagens nos planos adjacentes. A inclinação e a angulação são movimentos finos, sendo que grande parte dos dois pode resultar na perda de contato com a pele, gerando uma imagem ruim. Como o ar forma uma barreira quase impermeável ao ultrassom, o aprisionamento de ar é minimizado pelo uso de um gel de acoplamento a base de água e por segurar a sonda firmemente contra a pele. A sonda pode ser mantida parada durante a aquisição da imagem para evitar a confusão entre o movimento da sonda e os sinais dinâmicos dentro do tórax.

AQUISIÇÃO DA IMAGEM

Dois parâmetros precisam ser ajustados para a aquisição ótima da imagem: profundidade e ganho. A profundidade do campo é determinada de acordo com as necessidades do exame ultrassonográfico: uma profundidade de 10 cm geralmente será suficiente para a maioria dos exames torácicos. A profundidade menor amplia a imagem e permite a visualização mais clara do campo próximo, como para avaliar a superfície pleural para o deslizamento pulmonar. A penetração mais profunda pode ser por vezes necessária para definir os limites de interesse da imagem. O ganho é determinado para amplificar os sinais em relação ao ruído do ambiente. O aumento do ganho torna uma imagem mais branca, ao passo que a diminuição do ganho torna a imagem mais preta. O ganho variável com o tempo possibilita que o operador amplifique os sinais do ultrassom proporcionalmente à profundidade para fazer com que as estruturas mais profundas apareçam tão brilhosas quanto as estruturas mais superficiais. Como se considera que os órgãos sólidos como o fígado normal possuem densidade intermediária (isoecoico), o ganho pode ser ajustado com referência à imagem hepática, a fim de torná-la cinza na tela; então, os outros tecidos podem ser avaliados em comparação com esta imagem cinza padronizada. Embora os filtros de ruído possam melhorar a qualidade do imageamento de estruturas sólidas e líquidas, o uso destes filtros também pode obliterar os artefatos de sinal que são primordiais para a análise diagnóstica do pulmão aerado.

INTERPRETAÇÃO DA IMAGEM

Dois tipos de imagem são visualizados por ultrassonografia, estruturas anatômicas ou artefatos.[6] As estruturas anatômicas são identificadas com base em sua localização e ecogenicidade. A ecogenicidade das estruturas corporais pode ser referenciada com órgãos sólidos, como o fígado, que se pode fazer que apareça como cinza ou isoecoico na tela. As coleções líquidas descomplicadas aparecem mais escuras que estes órgãos sólidos e são denominadas "hipoecoicas"; quando elas aparecem pretas, elas são chamadas "anecoicas". O ar aparece em branco e é hiperecoico. A homogeneidade ou heterogeneidade dos ecos também contribui para o reconhecimento de diferentes tecidos.

Os artefatos são imagens que não correspondem a estruturas anatômicas específicas, mas que fornecem informações úteis quando reconhecidas da maneira apropriada. Os exemplos de artefatos são as janelas acústicas, o realce acústico e os ecos de reverberação (Tabela 20-1). Diferente das estruturas anatômicas, os artefatos tendem a se mover com o movimento da sonda e convergem no sentido do campo próximo no ápice da tela. As *janelas acústicas* são regiões anecoicas que se localizam atrás das estruturas ósseas, como as costelas. Como as janelas acústicas não fornecem informações ultrassonográficas, a sonda do transdutor deve ter uma impressão adequadamente pequena para transmitir os pulsos de ultrassom entre as estruturas ósseas e, desta maneira, evitando-as. O *realce acústico* é uma região hiperecoica (mais brilhosa que o fígado) localizada distalmente a uma coleção de líquido; a região destacada distal ao líquido não deve ser confundida com outra estrutura tecidual. Os *ecos de reverberação* são linhas escuras e brancas alternantes produzidas quando os feixes de ultrassom refletem para frente e para trás entre duas superfícies, com frequência em uma interface de ar-tecido mole. Estes ecos produzem imagens com múltiplas cópias observadas em profundidades diferentes, dependendo do número de vezes que o feixe foi refletido (Fig. 20-3).

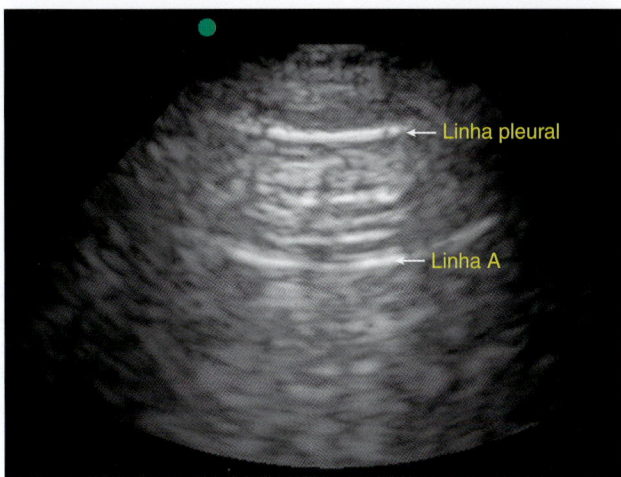

Figura 20-3 Pulmão normal. Nesta imagem do pulmão normal em modo B, há indicação da linha pleural e das linhas A. As linhas A são ecos da linha pleural e indicam a presença de uma interface ar-pleural, quer o ar esteja no pulmão aerado, quer livre no espaço pleural (p.ex., pneumotórax).

ULTRASSONOGRAFIA PULMONAR

A competência na ultrassonografia pulmonar envolve o conhecimento da terminologia das assinaturas ultrassonográficas no tórax, bem como a identificação do pulmão consolidado e dos artefatos de ar.[7] (A Tabela 20-2 lista os sinais ultrassonográficos pulmonares e a Tabela 20-3 compara as competências ultrassonográficas pulmonar e pleural.) Os diagnósticos principais que podem ser feitos incluem o pneumotórax, a consolidação pulmonar e o edema pulmonar.

PULMÕES NORMAIS

O "deslizamento pulmonar" é o principal sinal utilizado para identificar os pulmões normais.[6] Para identificar o deslizamento pulmonar, primeiramente identificamos a "linha pleural" como uma linha hiperecoica horizontal localizada aproximadamente 0,5 cm abaixo da superfície da pele, correspondendo à interface entre o pulmão e a parede torácica.[8] A linha pleural é limitada pelas janelas anecoicas pelas costelas. As linhas A são linhas horizontais mais profundas que constituem artefatos de eco de reverberação da linha pleural[8] (Fig. 20-3). Quando se identificam estas linhas, o deslizamento pulmonar é observado como uma cintilação que vai e vem, e o movimento do pulmão adjacente à linha pleural, ritmado com a inspiração e expiração. A imagem acima da linha pleural na tela fica imóvel. Por conseguinte, o deslizamento pulmonar identifica o deslizamento da pleura visceral sobre a pleura parietal. Uma imagem desta incidência em modo M mostrará como um padrão granulado que retrocede distalmente e é denominado de "sinal do litoral" (Fig. 20-4A).

Tabela 20-2 Sinais Ultrassonográficos dos Pulmões Normais e de Condições Patológicas Pulmonares

Condição	Achados Ultrassonográficos
Pulmões normais	Deslizamento pulmonar Linhas A 1-2 linhas B Sinal do litoral no modo M
Pneumotórax	Ausência do sinal do deslizamento pulmonar Linhas A Ausência de linhas B Sinal da estratosfera e ponto pulmonar no modo M
Consolidação/atelectasia pulmonar "Padrão alveolar"	Hepatização isoecoica do pulmão com broncogramas aéreos lineares ou ramificados brancos Vascularização dentro da consolidação preservada no Doppler colorido A atelectasia pode apresentar-se com hemidiafragma elevado e broncogramas pretos (cheios de líquido)
Edema pulmonar	Linhas B difusas e múltiplas com distribuição homogênea Deslizamento pulmonar presente Linha pleural normal Derrames pleurais anecoicos bilaterais Evidência de disfunção ventricular na ecocardiografia
ARDS/fibrose pulmonar "Padrão intersticial alveolar"	Linhas B difusas e múltiplas com distribuição heterogênea Deslizamento pulmonar reduzido ou ausente Linha pleural anormal (espessamento irregular ou fragmentação)
Paralisia ou paresia do diafragma	Diafragma que se move < 5mm ou de modo paradoxal na inspiração Afilamento do diafragma ou perda da espessura normal com a inspiração Perda do sinal de deslizamento pulmonar
Embolia pulmonar	Infartos pulmonares que aparecem como consolidação periférica em formato de cunha com vascularização diminuída no Doppler colorido Derrame hiperecoico (hemorrágico) ipsilateral Sinais de suporte a partir da ultrassonografia do coração (*cor pulmonale* agudo) e ultrassonografia vascular com compressão dos membros inferiores (trombose venosa profunda proximal)

ARDS, síndrome da angústia respiratória aguda.

Tabela 20-3 Competências Necessárias para a Ultrassonografia Pulmonar e Pleural[48]

Ultrassonografia Pulmonar	Ultrassonografia Pleural
1. Conhecimento dos sinais ultrassonográficos: deslizamento pulmonar, linhas A, linhas B, ponto pulmonar	1. Identificação de um derrame pleural conforme definido pelos limites anatômicos típicos
2. Identificação do pulmão normal	2. Identificação dos sinais dinâmicos dos derrames pleurais
3. Identificação dos sinais que excluem e incluem o pneumotórax	3. Identificação da ascite e de órgãos adjacentes como fígado, baço, rim e coração
4. Identificação do pulmão consolidado	4. Caracterização do líquido pleural com base na ecogenicidade, homogeneidade e presença de resíduos/septações
5. Identificação do padrão intersticial alveolar	5. Avaliação semiquantitativa do volume do derrame pleural
6. Reconhecimento de que a ausência do deslizamento pulmonar e das linhas B é um sinal sensível, mas não específico, para o pneumotórax	6. Identificação de lesões pleurais sólidas e do espessamento pleural
	7. Reconhecimento das limitações da ultrassonografia na identificação do líquido pleural

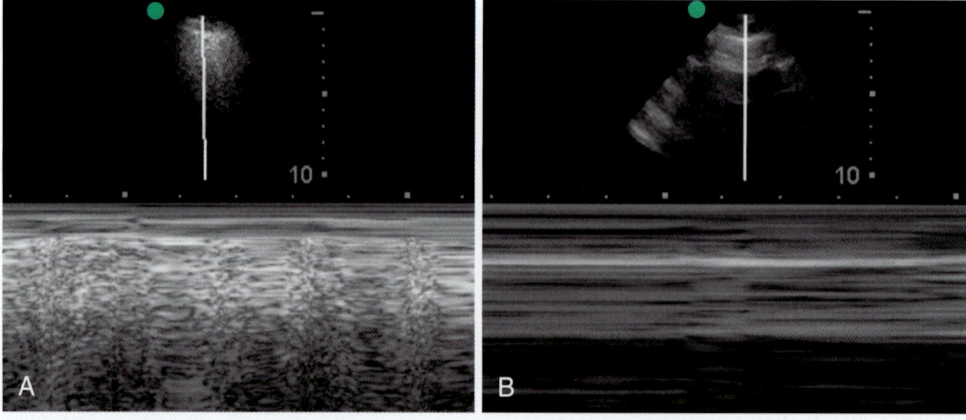

Figura 20-4 Pulmão normal comparado com um pneumotórax. Nestas imagens em modo M, observa-se um pulmão normal mostrando o sinal do litoral (**A**) próximo a um pneumotórax mostrando o sinal da estratosfera (**B**). O sinal do litoral é reconhecido pela textura granulosa e é diferenciado do sinal da estratosfera, no qual a qualidade granulosa está ausente e se observam apenas as linhas horizontais. *Acima*, As imagens em modo B a partir das quais foram geradas as imagens em modo M.

O deslizamento pulmonar é um sinal importante para identificar o pulmão normal, mas depende de questões técnicas e da interpretação. Por exemplo, o sinal pode não ser detectado com sondas de baixa frequência abaixo de 2,5 MHz ou quando a profundidade é determinada como muito profunda.[9] Além disso, a amplitude do deslizamento pulmonar diminuirá no ápice do pulmão, onde o movimento do pulmão é menor. O deslizamento pulmonar pode ser imitado por contrações da musculatura respiratória acessória, embora, diferente do deslizamento pulmonar, o movimento muscular aparecerá superficialmente à linha pleural. O deslizamento pulmonar também pode estar ausente nas condições patológicas em que o movimento pulmonar se mostra prejudicado, como a pleurisia, pleurodese, pneumotórax, enfisema subcutâneo, apneia, ventilação por jato, broncospasmo extremo, pneumonia extensa e a *síndrome da angústia respiratória aguda* (ARDS).[8] Desta maneira, a ausência do deslizamento pulmonar pode não ser útil, enquanto sua presença é efetiva na exclusão de muitas das anormalidades do pulmão.

PNEUMOTÓRAX

A ultrassonografia é mais exata que as radiografias torácicas anteroposteriores em decúbito dorsal no diagnóstico do pneumotórax.[10] O próprio pneumotórax apresenta poucos achados positivos; em geral, é identificado pela ausência dos sinais do pulmão aerado normal. Conforme descrito anteriormente, o pulmão aerado é notado pela presença do sinal do deslizamento pulmonar; o pulmão também é percebido por artefatos denominados "caudas de cometa", incluindo as linhas B e as linhas Z, as quais são linhas hiperecoicas verticais que surgem da linha pleural e se movem em sincronia com o deslizamento pulmonar.[9] As linhas B espalham-se de todos os modos a partir da linha pleural até a borda da tela, sem diminuição da intensidade.[9] Estas linhas são as mais importantes das caudas de cometa, sendo que a presença ou ausência delas pode ajudar a orientar o valor diagnóstico da ultrassonografia. As linhas Z são similares, porém, diferentes das linhas Z, esmaecem com rapidez e não alcançam a periferia da tela.[9]

Em qualquer exame ultrassonográfico para o pneumotórax, a parte não dependente do hemitórax precisa ser imageada. Em um pneumotórax, as linhas A que representam os ecos de reverberação da linha pleural ainda serão observadas, mostrando que existe uma interface ar-tecido, mas não haverá movimento do deslizamento pulmonar na linha pleural e nenhuma evidência de linhas B.[11,12] No contexto clínico apropriado, a ausência do deslizamento pulmonar e das linhas B indica a presença do pneumotórax com uma sensibilidade de 100% e uma especificidade de 96,5% reportadas.[13] Por outro lado, a presença do sinal do deslizamento pulmonar basicamente exclui um pneumotórax, com um valor preditivo negativo de 100% reportado.[11] Em um pneumotórax, podem ser observadas múltiplas linhas A acentuadas, sendo que isto pode ser capturado no modo M como uma série de linhas horizontais semelhantes à estratosfera (i.e., o sinal da estratosfera),[9] (Fig. 20-4B). As linhas horizontais observadas no sinal da estratosfera, que são características do ar livre, podem ser contrastadas com o padrão granuloso proeminente no sinal do litoral do pulmão aerado normal (Fig. 20-4A). Um pneumotórax pode ser macroscopicamente quantificado como grande se a perda do deslizamento pulmonar e das caudas de cometa se estender até as partes dependentes do tórax. O aparecimento súbito e fugaz do deslizamento pulmonar e das linhas B em uma região onde eles estavam ausentes anteriormente pode indicar o pulmão aerado que se expande de modo intermitente em um pneumotórax de tamanho moderado. Esta aparência fugaz quando capturada no modo M é denominada de o "ponto pulmonar" e se relatou que apresenta sensibilidade de 66% e especificidade de 100% para o diagnóstico de um pneumotórax.[14] Estes sinais ultrassonográficos, quando empregados em conjunto, podem diagnosticar pneumotóraces ocultos não detectados nas radiografias de tórax em decúbito dorsal[15] e são úteis na avaliação dos pacientes depois de procedimentos, como a aplicação de cateter venoso central, biópsia pulmonar transbrônquica e clampeamento de dreno torácico. A presença de um pneumotórax deve ser fortemente suspeitada quando as linhas B que estavam presentes antes do procedimento não são detectadas depois do procedimento.

Os erros que podem conduzir a uma falha em diagnosticar o pneumotórax incluem a falha em imagear as regiões não dependentes do tórax, a falha em imagear no sentido longitudinal, o uso excessivo de filtros de ruído e uma mão de varredura instável que pode fornecer a falsa impressão de deslizamento pulmonar. Um diagnóstico falso de pneumotórax pode surgir nos pacientes com *doença pulmonar obstrutiva crônica* (DPOC), bolhas pulmonares e aderências, os quais podem imitar o pneumotórax na ultrassonografia.[4] Nos pacientes com DPOC, a especificidade do diagnóstico do pneumotórax está reduzida para 71% mesmo entre os operadores experientes, indicando que os exames de imagem adicionais são necessários para confirmar um pneumotórax nestes pacientes.[16]

CONSOLIDAÇÃO PULMONAR/ATELECTASIA

A consolidação alveolar pode ser identificada na ultrassonografia quando a área da consolidação se estende até a pleura visceral; quando não, o pulmão aerado interveniente produzirá artefatos que dificultam o diagnóstico. Na consolidação alveolar, o deslizamento pulmonar será abolido e um padrão tecidual semelhante ao fígado se desenvolverá por causa da consolidação e "hepatização" do pulmão. Este sinal, que foi chamado de a "síndrome alveolar" em alguns estudos[17] e é aqui referido como "padrão alveolar", pode ser decorrente de inúmeras causas, incluindo pneumonia, atelectasia, contusão, malignidade e infarto. A discriminação entre estes diagnósticos pode ser tentada com a análise ultrassonográfica adicional, incluindo o exame das margens profundas da consolidação, identificar os broncogramas aéreos ou líquidos, e avaliar o padrão vascular dentro da consolidação utilizando o Doppler colorido.[4]

Nos pacientes portadores de pneumonia, um limite superficial do pulmão consolidado geralmente é regular e se conforma à pleura visceral, ao passo que a borda profunda é irregular e esmaecida, variando com a respiração.[17,18] Os artefatos em cauda de cometa também podem ser observados nesta borda mais distante.[18] Os broncogramas aéreos podem ser observados como sombras lineares ou ramificadas hiperecoicas (brancas), que podem variar com a respiração.[19,19a] (Fig. 20-5). O ar aprisionado nas vias aéreas distais evidencia-se como manchas brancas puntiformes.[20] No Doppler colorido, os vasos sanguíneos pulmonares ramificados podem ser visualizados dentro da área da consolidação.[21] Estes sinais juntamente com a ausência de um padrão sinusoidal no

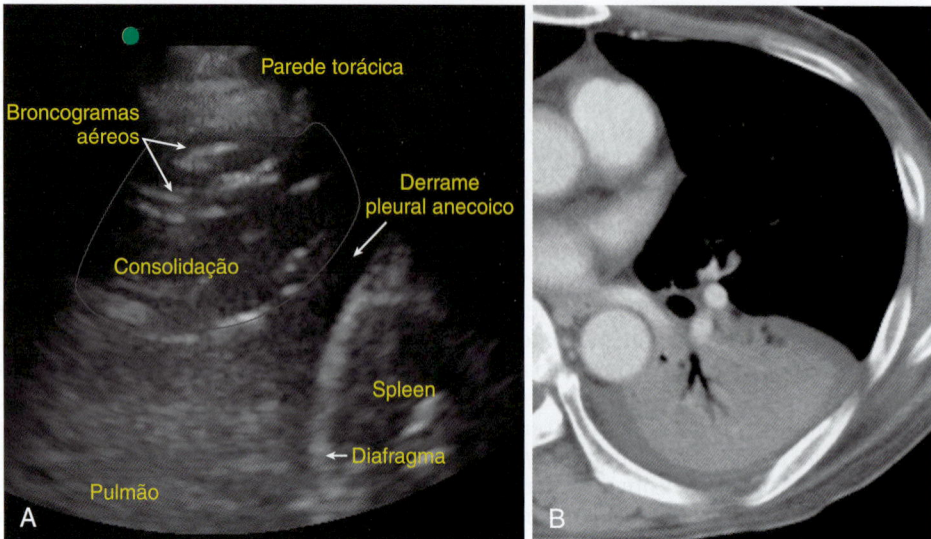

Figura 20-5 **Pulmão consolidado.** Nesta imagem em modo B (**A**), demonstra-se a consolidação subpleural com sombras ramificadas hiperecoicas (*setas*) que corresponde aos broncogramas aéreos notados na imagem de TC adjacente do mesmo paciente (**B**).

modo M, que indicaria o movimento pulmonar, proporciona à ultrassonografia uma sensibilidade diagnóstica de 90% e especificidade de 98% na detecção da consolidação, quando comparada com as imagens por *tomografia computadorizada* (TC).[22] Um diagnóstico de consolidação falso-positivo pode sobrevir quando derrames pleurais ecogênicos complexos ou a gordura intratorácica são confundidos com a consolidação. O tamanho da consolidação é tipicamente menor nas imagens ultrassonográficas que nas radiografias de tórax, porque as periferias de uma área pneumônica comumente estão parcialmente cheias de ar.[23]

A atelectasia é imageada por varredura ultrassonográfica de uma maneira similar àquela para a consolidação. Além disso, os espaços intercostais podem estar estreitados e o hemidiafragma elevado. Quando se observam aerobroncogramas, eles não mudam de tamanho com a respiração. Quando os brônquios estão cheios de líquido em uma atelectasia pós-obstrutiva, então os broncogramas líquidos podem ser observados como sombras lineares anecoicas dentro da área da consolidação.[24] As características das malignidades pulmonares periféricas com a invasão da parede torácica e infartos associados à embolia pulmonar são descritas nas seções subsequentes.

PADRÃO INTERSTICIAL ALVEOLAR

O padrão (ou síndrome) intersticial alveolar é um termo utilizado para descrever múltiplas linhas B em múltiplas zonas de varredura do tórax, um padrão que pode ser visto em diversas condições patológicas, como o edema de pulmão, ARDS e fibrose pulmonar. Embora as linhas B isoladas sejam encontradas em pulmões normais conforme descrito, demonstrou-se que as múltiplas linhas B se correlacionam com septos interlobulares espessados.[25] Para identificar um padrão intersticial alveolar, devemos observar pelo menos três linhas B em qualquer espaço intercostal único e em pelo menos duas zonas de varredura do tórax (Fig. 20-1).[4,26] A descoberta de linhas B múltiplas difusas e bilaterais possui uma sensibilidade e uma especificidade diagnósticas de 93% quando comparado com as radiografias de tórax no diagnóstico do edema pulmonar.[27,27a] O diagnóstico pode ser confirmado pelo desaparecimento deste achado com o tratamento adequado da insuficiência cardíaca.

Este padrão ultrassonográfico mostrou correlacionar-se com níveis de peptídio natriurético cerebral pró-N-terminal.[28] A quantidade total de linhas B nas regiões anterior e lateral do tórax de pacientes em decúbito dorsal também mostrou correlacionar-se com os níveis de oxigenação e com a pressão de cunho da artéria pulmonar.[29,30]

A presença de derrames pleurais anecoicos bilaterais pode contribuir para o diagnóstico do edema de pulmão. A ecocardiografia no mesmo quadro pode avaliar a função e o tamanho ventricular esquerdo para confirmar o diagnóstico e a etiologia. Um ventrículo esquerdo dilatado, sugestivo de sobrecarga de volume, pode ser identificado na incidência do eixo longitudinal paraesternal na borda esternal esquerda no terceiro ao quinto espaço intercostal com o sulco de orientação apontando para o ombro direito. Quando há uma aproximação de 5 mm ou menos da válvula mitral anterior no sentido do septo interventricular, é provável que a fração de ejeção esteja normal. A rotação da sonda em 90 graus até o ponto no sentido do ombro esquerdo deve produzir a incidência do eixo transversal paraesternal no corte transversal do músculo papilar. Esta incidência ajuda a identificar a contratilidade heterogênea, sugestiva de isquemia/infarto do miocárdio. As incidências em eixo longo e curto também ajudam o médico a observar a função ventricular esquerda global. Estes são exemplos de avaliações qualitativas que podem ser feitas por médicos que receberam o treinamento apropriado e podem fornecer os diagnósticos de cuidados pontuais exatos.[31]

A fibrose pulmonar e a ARDS podem ser confundidas com o edema pulmonar, porque a ultrassonografia não consegue diferenciar entre o espessamento interlobular decorrente do edema e o espessamento intersticial devido à inflamação ou infiltração.[27] No entanto, na ARDS e na fibrose pulmonar, o deslizamento pulmonar está reduzido ou ausente, o padrão da linha B não é homogêneo, e podem ser detectadas as anormalidades da linha pleural, como o espessamento irregular e a fragmentação.[4,32] Além disso, a ARDS se apresenta com consolidação anterior em placa e áreas poupadas que representam regiões de pulmão normal.[32] Quando se encontra um padrão intersticial alveolar unilateral ou focal, os diagnósticos diferenciais incluem pneumonia, pneumonite, atelectasia, contusão, infarto e malignidade.[4,33]

OUTROS DIAGNÓSTICOS

A função diafragmática pode ser avaliada por meio da ultrassonografia. Isto pode ser particularmente útil na avaliação de pacientes com dificuldades no desmame da ventilação mecânica. Para estes estudos, a fim de garantir o recrutamento diafragmático e de evitar os resultados de exame falso-negativos, os pacientes devem ser colocados em uma tentativa de respiração espontânea. Com a inspiração, o diafragma normal se movimenta caudalmente em 10 mm a 15 mm.[18] Neste quadro de disfunção diafragmática, o movimento do diafragma na inspiração pode ser inferior a 5 mm, sendo que podem ser perdidos os sinais de movimento, como o deslizamento pulmonar.[18] Também se pode notar o movimento paradoxal do diafragma que se movimenta cranialmente durante a inspiração. O diafragma normal deve ter mais de 2 mm de espessura na zona de aposição com o gradil costal e deve espessar-se em mais de 20% com a inspiração.[34] O adelgaçamento do diafragma em repouso ou um espessamento reduzido com a inspiração sugerem a paralisia.[35] O espessamento normal pode predizer o sucesso do desmame a partir da ventilação.[35a]

A embolia pulmonar é sugerida pela consolidação periférica representando o infarto pulmonar e pela detecção de um derrame pleural unilateral, o qual pode ser hiperecoico devido à hemorragia. Tipicamente, os infartos pulmonares aparecem como lesões arredondadas ou triangulares com base na pleura,[36] com evidência de vascularização reduzida no Doppler colorido.[23] Os achados ultrassonográficos torácicos podem ser suplementados pela ultrassonografia vascular por compressão dos membros inferiores em mais de 50% dos pacientes com embolia pulmonar sintomática.[37,37a,37b] A ultrassonografia venosa é realizada com o emprego de uma sonda linear de 5 MHz a 10 MHz, a qual possui resolução mais elevada que uma sonda torácica. O paciente em decúbito dorsal é posicionado com a coxa rodada externamente e o joelho flexionado em 45 graus. A varredura transversal começa na veia femoral comum, proximal à junção da veia safena maior, e se move distalmente em intervalos de 2 cm ao longo da veia femoral superficial e, em seguida, pela veia poplítea até sua bifurcação nas veias da panturrilha. O trombo organizado clássico é ecogênico e é observado se localizando dentro da veia. O trombo agudo é hipoecogênico e requer uma manobra de compressão para a identificação. Usando uma artéria adjacente como uma referência, o operador amplia a compressão dos tecidos suprajacentes às estruturas vasculares. No quadro normal, a veia pode ser totalmente comprimida, com as paredes anterior e posterior fazendo aposição e a luz obliterada, enquanto existe deformação apenas mínima da artéria adjacente. Na presença do trombo, a veia não será comprimida ou se comprimirá de maneira apenas parcial. A ultrassonografia com compressão realizada por intensivistas possui uma sensibilidade e especificidade diagnósticas de 86% e 96%, respectivamente.[38] Quando o diagnóstico pela ultrassonografia por compressão permanece incerto, então pode ser usada a evidência de ausência do fluxo no Doppler, em especial durante o aumento pela compressão da panturrilha.[39]

O *cor pulmonale* agudo provocado pela embolia pulmonar pode ser diagnosticado ao se identificar a dilatação e sobrecarga de pressão do ventrículo direito.[40] Quando a ultrassonografia é usada para avaliar o coração, o operador deve ser treinado no reconhecimento da função e tamanho do ventrículo em diferentes incidências. Na incidência apical de quatro compartimentos em pacientes normais, o ventrículo esquerdo forma o ápice do coração, e o ventrículo direito tem aproximadamente 60% do tamanho do esquerdo. A disfunção ventricular direita pode ser identificada por uma dilatação do ventrículo direito em relação ao esquerdo e por identificar uma discinesia do septo interventricular causada pela sobrecarga de pressão. Na incidência de eixo curto paraesternal, o septo achata-se e o ventrículo direito perde seu formato normal em crescente, em lugar de assumir uma configuração em forma de D. O sinal de McConnell (i.e., a disfunção ventricular direita regional com acinesia da parede livre na região medial, mas com movimento normal da parede no ápice) é muito específico para a embolia pulmonar aguda, mas tem sensibilidade limitada.[41]

A invasão da parede torácica pelo câncer de pulmão pode ser avaliada com maior exatidão por ultrassonografia que por imagens de TC, com a sensibilidade e a especificidade de 89% e 95%, respectivamente.[42] A invasão da parede torácica é diagnosticada pela descoberta do crescimento tumoral através da pleura, invasão das costelas e ausência do deslizamento pulmonar. Uma sonda vascular de alta frequência pode ser necessária para identificar a invasão tumoral.[1] Tipicamente, os tumores subpleurais apresentam ecogenicidade heterogênea e vascularização distorcida, conforme observado na imagem por Doppler colorido.[23,43]

Em geral, as doenças das vias aéreas não são avaliadas com o emprego da ultrassonografia. Embora a ultrassonografia tenha pouco valor diagnóstico nas doenças das vias aéreas, o broncospasmo pode ser suspeitado em um paciente com falta de ar com base em linhas A proeminentes e o deslizamento pulmonar preservado.[44,44a] A intubação de brônquio principal unilateral resulta na cessação da ventilação para um pulmão e, consequentemente, faz com que o deslizamento pulmonar naquele lado seja abolido. Entretanto, o pulmão ainda pode estar aerado, fazendo com que sejam retidas as linhas A e o sinal de pulso pulmonar das contrações cardíacas transmitidas.[45]

Os abscessos pulmonares apresentam-se como coleções de líquido hipoecoicas dentro de uma área de consolidação com paredes bem-definidas.[46] As bordas irregulares da consolidação encostam na pleura em um ângulo agudo, e, no centro do abscesso, pode ser observado o líquido em movimento. As cavidades cheias de ar apresentarão focos ecogênicos dentro do abscesso.[1] Pode ser difícil diferenciar um abscesso pulmonar de um empiema pleural, sendo que uma distinção entre os dois diagnósticos pode ser importante por causa das implicações para a drenagem pleural. A identificação dos vasos na consolidação pericavitária usando o Doppler colorido possui uma especificidade que se aproxima de 100% para os abscessos pulmonares periféricos. Em contrapartida, a presença de septações e a atelectasia passiva são achados comuns no empiema.[47]

AVALIAÇÃO ALGORÍTMICA DA DISPNEIA AGUDA

A ultrassonografia pode ser utilizada na avaliação de um paciente com dispneia grave de início súbito, empregando uma abordagem algorítmica chamada de protocolo de *Ultrassonografia Pulmonar no Leito na Emergência* (i.e. o protocolo "BLUE"), (Fig. 20-6). Para este protocolo, o tórax anterior é primeiramente escaneado com o paciente na posição de decúbito dorsal.[44] Avalia-se o deslizamento pulmonar e, em seguida, são pesquisados quatro padrões: linhas A bilaterais, padrão intersticial alveolar bilateral e padrão intersticial alveolar unilateral ou consolidação. Então, o diagnóstico é refinado, dependendo da presença concomitante do derrame

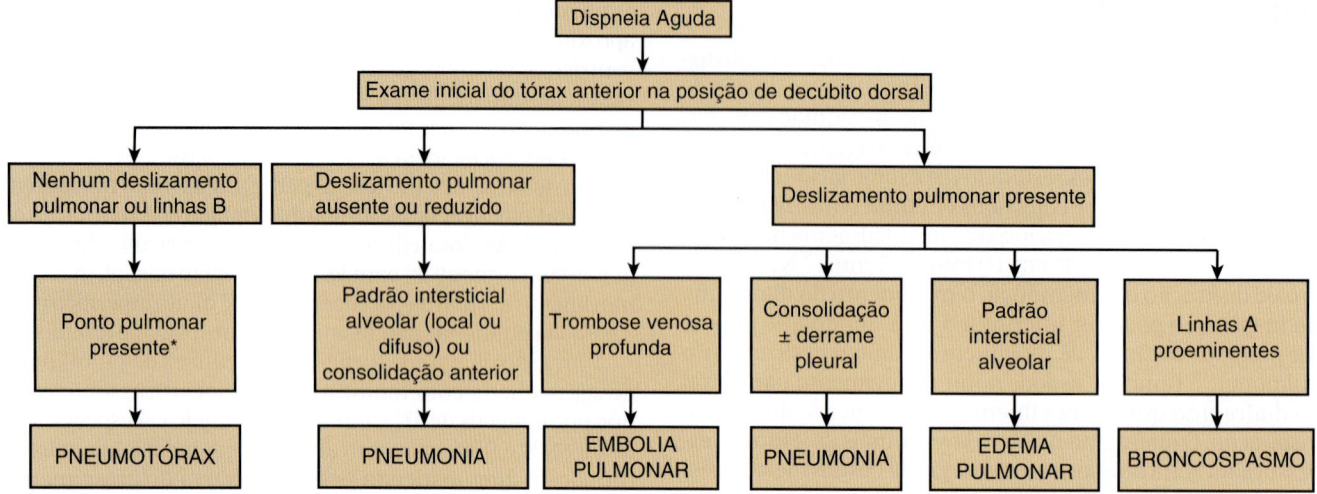

Figura 20-6 Avaliação algorítmica da dispneia grave de início agudo, mostrando os possíveis diagnósticos.[44] Esta conduta por etapas foi denominada o protocolo de Ultrassonografia Pulmonar no Leito na Emergência (BLUE). *Quando um ponto pulmonar não é identificado, outras condutas diagnósticas são aconselhadas para confirmar ou excluir o pneumotórax.

pleural, consolidação posterior ou trombose de veias profundas.[44] Nos pacientes que se apresentam no departamento de emergência com dispneia aguda, existe um alto grau de concordância entre a ultrassonografia e as radiografias de tórax para diagnósticos como o edema pulmonar ($\kappa = 95,0\%$), pneumotórax ($\kappa = 85,5\%$) e consolidação ($\kappa = 70,0\%$).[17] A ultrassonografia cardíaca direcionada para objetivo pode suplementar a avaliação ao examinar as causas cardíacas da dispneia. Podem ser excluídas a disfunção ventricular direita ou esquerda, bem como o derrame pericárdico. Os derrames pericárdicos são diferenciados dos derrames pleurais na incidência de eixo longitudinal paraesternal através da localização em relação à aorta: os derrames pericárdicos situam-se anteriormente à aorta descendente. As características fisiológicas do tamponamento são identificadas através do colapso diastólico inicial do ventrículo direito, o qual é mais bem observado na incidência apical de quatro compartimentos ou na incidência subcostal. Certamente, este uso diagnóstico da ultrassonografia possui grande potencial, mas também exige o treinamento adequado para a interpretação correta.

ULTRASSONOGRAFIA PLEURAL

A ultrassonografia é extremamente valiosa para diversas indicações pleurais (Tabela 20-4). A ultrassonografia é mais sensível que a radiografia de tórax para diagnosticar pequenos derrames pleurais e é especialmente efetiva na diferenciação a partir da atelectasia pulmonar.[7] A competência na ultrassonografia pleural envolve a identificação de uma região hipoecoica circundada pelos limites anatômicos apropriados, a identificação do fígado/baço e de outros órgãos abdominais, o reconhecimento das características dinâmicas dos derrames pleurais, a caracterização do líquido pleural, o exame semiquantitativo do volume do derrame e a identificação de massas baseadas na pleura, bem como a compreensão das limitações das varreduras ultrassonográficas da pleura (Tabela 20-3).[7]

DERRAMES PLEURAIS

Os derrames pleurais são diagnosticados quer pelo uso da varredura longitudinal através dos espaços intercostais, quer pela utilização da varredura abdominal subcostal para visualizar a pleura diafragmática através do fígado ou baço. As imagens subcostais — que identificam os derrames em relação à posição do diafragma, baço/fígado e pulmão atelectásico — são particularmente úteis quando o ar intratorácico (p.ex., hidropneumotórax) impede a aquisição da imagem por meio das varreduras intercostais. Os derrames pleurais podem ser identificados ao se usar os sinais estáticos e dinâmicos.

Os *sinais estáticos* para identificar os derrames pleurais são a descoberta de uma região hipoecoica dentro dos limites anatômicos do diafragma caudalmente, a parede torácica superficialmente e o pulmão atelectásico na parte inferior da tela (Fig. 20-2). Embora o derrame comumente seja hipoecoico, a ecogenicidade não pode-se constituir no único critério para identificar um derrame pleural. Por exemplo, enquanto todos os derrames transudativos e alguns derrames exsudativos são anecoicos, as regiões anecoicas também podem ser observadas por causa do espessamento pleural[48] ou da ascite abdominal. De maneira alternativa, as regiões ecogênicas podem ser observadas com os derrames pleurais complexos, como o hemotórax ou o empiema.

Os *sinais dinâmicos* usados para identificar os derrames pleurais incluem o movimento do diafragma adjacente ao derrame e do pulmão dentro do derrame. O diafragma é identificado como uma estrutura côncava hiperecoica que desce com a inspiração e é limitada caudalmente pelo fígado ou pelo baço, ambas as estruturas, isoecoicas. A posição do diafragma ajuda a diferenciar um derrame pleural e a ascite no recesso hepatorrenal, onde o diafragma e seu movimento não serão observados. Vale ressaltar que se deve exercer cautela na interpretação das imagens subcostais, pois o diafragma côncavo apresenta altas propriedades de reflexão, que podem levar a artefatos de realce acústico os quais podem ser confundidos com a consolidação.[9] Outro sinal dinâmico dos derrames pleurais que pode ajudar a evitar estes diagnósticos errôneos inclui o movimento do pulmão atelectásico observado como um "retalho" dentro do derrame. Além disso, por vezes no modo B, uma "cortina" de pulmão aerado desliza para dentro e para fora de derrames pequenos. Quando o diagnóstico é duvidoso no modo B, as informações adicionais podem ser obtidas com o emprego do modo M; no modo M, um derrame pleural pode ser identificado ao se visualizar

Tabela 20-4	Sinais Ultrassonográficos de Condições Patológicas Pleurais
Condição Patológica	**Achados Ultrassonográficos**
Derrame pleural (fluxo livre)	Os sinais estáticos mostram uma coleção usualmente anecoica que é limitada pelo diafragma, pulmão atelectásico e a parede torácica Os sinais dinâmicos incluem a formação de retalho do pulmão atelectásico no derrame e o movimento do diafragma com a respiração, permitindo que um derrame seja diferenciado da ascite O sinal da cortina no modo B mostrando o aparecimento intermitente do pulmão em expansão dentro do derrame pleural O sinal da sinusoide no modo M mostrando o movimento da pleura visceral adjacente a um derrame
Transudatos	Coleção anecoica
Exsudatos	Coleção anecoica ou ecogênica Quando ecogênica, pode ser homogênea ou heterogênea
Empiema/derrames parapneumônicos complicados	Coleção heterogeneamente ecogênica Presença de septações Sinal do hematócrito
Derrames malignos	Coleção heterogeneamente ecogênica Resíduos em redemoinho Sinal de hematócrito Espessamento pleural > 10 mm Espessamento diafragmático > 7mm Presença de nódulos pleurais
Mesotelioma	Espessamento hipoecoico e irregular que cobre grandes áreas de pleura com bordas indistintas
Pleurite	Casca de tecido espessa Nenhum componente móvel (i.e., Doppler negativo) Ecogenicidade variável Calcificação observada como manchas hiperecoicas Inflamação pleural visceral associada à consolidação Qualquer derrame associado tende a ser multiloculado

o movimento respiratório da pleura visceral no sentido da parede torácica como um padrão sinusoidal.[9]

A caracterização ultrassonográfica do líquido pleural baseia-se na ecogenicidade e na homogeneidade. No entanto, a toracocentese ainda é necessária para diferenciar os transudatos dos exsudatos. Nos derrames heterogêneos, a presença de ecos internos como os resíduos em movimento ou septações é altamente preditiva de derrames parapneumônicos complicados ou de malignidade.[49,50] Nos pacientes imóveis, os componentes celulares podem-se acamar para criar uma dupla camada com um componente inferior mais ecogênico. Isto foi denominado de "sinal do hematócrito" e pode ser visualizado no hemotórax ou no empiema.[48] Durante a varredura, a pleura também deve ser cuidadosamente examinada, pois se demonstrou que o espessamento pleural de mais de 10 mm, a nodularidade pleural e o espessamento diafragmático maior que 7 mm são altamente sugestivos de um derrame maligno.[51]

A utilização da ultrassonografia para quantificar o volume dos derrames pleurais ainda deve ser estabelecida na prática clínica. O tamanho da cavidade torácica, a presença de loculações, a posição do diafragma e o grau de colapso pulmonar afetam, sem exceção, as medições ultrassonográficas.[52] Apesar destas limitações, demonstrou-se que a distância da separação máxima das pleuras parietal e visceral na ultrassonografia nos pacientes em decúbito dorsal correlaciona-se melhor com o volume da drenagem da toracocentese que as medições nas radiografias de tórax em decúbito lateral.[52,53] Para a comparação do tamanho do mesmo derrame com o passar do tempo, o transdutor e o paciente devem estar exatamente na mesma posição para cada medição.

LESÕES PLEURAIS SÓLIDAS

A pleurite é visualizada como uma casca de tecido espessa e hipoecoica, sem componentes móveis (i.e., Doppler negativa).[54] A calcificação dentro da fibrose pleural, indicando a inflamação crônica como a tuberculose prévia, pode ser observada como manchas hiperecoicas, mas, amiúde, é de difícil detecção por causa do pulmão aerado adjacente. A inflamação e o espessamento pleural visceral estão associados à consolidação subjacente.[48]

A carcinomatose pleural é visualizada através da janela acústica proporcionada pelo derrame adjacente como espessamento ou nódulos ecogênicos de diversas formas e tamanhos.[55] O mesotelioma maligno é notado como espessamento hipoecoico e irregular que cobre grandes áreas da pleura com bordas indistintas. Os nódulos e a invasão da parede torácica também podem ser detectados no mesotelioma.[48] Os tumores pleurais benignos, como os condromas e os lipomas, tanto são raros quanto de difícil diagnóstico. Eles demonstram ecogenicidade ultrassonográfica variada, possuem cápsulas distintas, não invadem o tecido adjacente e não apresentam derrame pleural associado.[48]

ORIENTAÇÃO DO PROCEDIMENTO TORÁCICO

A orientação ultrassonográfica pode ser inestimável no aumento do sucesso e segurança da toracocentese. A toracocentese orientada por ultrassonografia pode obter líquido em até 88% dos casos não orientados ou "cegos" previamente mal sucedidos.[56] Na maioria das punções pleurais cegas fracassadas, o exame subsequente por ultrassonografia mostrou que a agulha tinha sido inserida a nível subdiafragmático.[56,57] Ao utilizar a orientação ultrassonográfica, os operadores podem evitar puncionar órgãos como pulmões, fígado, baço e coração. A orientação ultrassonográfica pode reduzir a incidência de pneumotórax iatrogênico de 5% a 39% após a toracocentese para tão pouco quanto 0% a 5,4%.[58-63] Com a toracocentese orientada por meios ultrassonográficos, a frequência de pneumotórax pode ser mantida tão baixa quanto 1,3%, mesmo nos pacientes sob ventilação com pressão positiva.[64]

Uma toracocentese dirigida por ultrassonografia é realizada ao se identificar e marcar primeiramente o local-alvo com o paciente colocado em posição confortável. Para reduzir o risco de complicações, o operador deve posicionar a sonda do transdutor de tal modo que a porção mais espessa da coleção de líquido examinada fique no centro da tela. A separação de 10 mm entre as pleuras visceral e parietal geralmente é considerada adequada para realizar a punção com segurança.[65] As áreas com o sinal da cortina representando o pulmão com aparecimento intermitente ou com incursão do diafragma durante a respiração evidenciam contraindicação relativa. Todas as estruturas intervenientes ao longo da trajetória da agulha devem ser identificadas. Quando o ar livre está presente no tórax em virtude do hidropneumotórax, perde-se a visualização; neste caso, a orientação ultrassonográfica deve ser limitada a identificar a posição do diafragma.[48] A profundidade da inserção da agulha pode ser estimada na tela da ultrassonografia, mas, como a sonda comprime os tecidos moles próximos ao campo, esta distância pode ser julgada de forma errônea; o problema na estimativa da distância é exacerbado nos pacientes edemaciados ou obesos.

O momento do procedimento pode ser concomitante com a ultrassonografia (i.e., em tempo real) ou em um momento mais adiante. Em um procedimento em tempo real, a agulha comumente é direcionada em um ângulo de 45 graus para baixo com o eixo longitudinal da sonda sobre a costela; o operador tenta manter todo o comprimento da agulha sob visualização ao longo de sua trajetória. A toracocentese em tempo real exige uma bainha de sonda estéril e um assistente para segurar a sonda durante a inserção da agulha. Isto complica desnecessariamente o procedimento sem qualquer evidência de melhoria da segurança ou de sucesso.[48] Quando o sítio é marcado para uma toracocentese que será realizada em um momento mais adiante, a posição do paciente deve ser mantida constante para evitar uma mudança na localização do líquido pleural. Em seguida, o paciente é limpo, coberto com campos cirúrgicos e anestesiado, sendo que a agulha é introduzida no mesmo ângulo da sonda, em geral perpendicular, no local-alvo. O ponto de entrada é, de maneira ideal, superior à costela, a fim de evitar a lesão do feixe neurovascular. Quando os cateteres são inseridos, a ultrassonografia pode ser usada para confirmar a posição dos cateteres. O cateter pleural aparecerá como uma estrutura linear hiperecoica dentro de uma coleção de líquido anecoica. As imagens ultrassonográficas pós-procedimento da parede torácica não dependente para identificar o deslizamento pulmonar e os artefatos em cauda de cometa excluem um pneumotórax iatrogênico.[12,13]

Apesar da orientação por ultrassom, as punções podem ser ocasionalmente mal sucedidas. Os motivos incluem o tamponamento da agulha de aspiração ou a presença de loculações ou septações que impedem a drenagem livre. O erro do operador devido aos artefatos de compressão podem resultar no julgamento errôneo da profundidade do derrame. O paciente pode ter se movimentado no intervalo entre a imagem e a punção. Quando a punção é seca, a agulha de toracocentese deve ser imediatamente removida, sendo que o paciente passa por nova varredura ultrassonográfica. O imageamento repetido possibilita o reposicionamento do ponto de entrada, bem como a exclusão de complicações como o pneumotórax.

A varredura ultrassonográfica também pode examinar o resultado das intervenções anteriores. Uma pleurodese bem-sucedida, resultando em sínfise pleural, pode ser determinada pela ausência do deslizamento pulmonar.[66] A resolução bem-sucedida do pneumotórax através da drenagem por aspiração ou tubo torácico pode ser avaliada através da ultrassonografia; na realidade, a ultrassonografia pode identificar o pneumotórax residual melhor que as radiografias de tórax.[67]

A orientação ultrassonográfica pode ser empregada para nortear a biópsia das lesões pulmonares periféricas, massas pleurais e tumores mediastinais anteriores. Demonstrou-se que as biópsias pleurais fechadas com uma agulha de Abrams, quando orientadas por ultrassonografia, contêm pleura em 91% e são diagnósticas para a tuberculose em 82% dos casos.[68] Como ela pode diferenciar os componentes sólidos e líquidos, a ultrassonografia é especialmente útil na prevenção das áreas necróticas. No entanto, a biópsia por agulha transtorácica de uma lesão pulmonar ou mediastinal somente deve ser feita por pneumologistas com conhecimento especializado da ultrassonografia e das técnicas de biópsia por agulha,[69] pois a visualização da agulha em tempo real é necessária e o potencial para complicações é aumentado.

Os pré-requisitos para a biópsia transtorácica por agulha orientada por meios ultrassonográficos são a presença de uma janela acústica e a ausência de estruturas suprajacentes, como osso ou pulmão aerado. As contraindicações absolutas incluem a incapacidade dos pacientes para cooperar, manter uma posição ótima ou controlar a tosse. A coagulopatia não corrigida, a trombocitopenia (contagem de plaquetas $< 50 \times 10^9/L$), a uremia e a hipertensão pulmonar grave são contraindicações relativas. As lesões bronquiectásicas e cavitárias crônicas são consideradas candidatos ruins para a biópsia por causa da capacidade limitada para o tamponamento local de qualquer sangramento.[69]

O método preferido de biópsia é através da técnica coaxial, no qual um estilete com um introdutor é inserido e as biópsias são coletadas através do introdutor quando o estilete é removido. Os pacientes são solicitados a prender sua respiração quando a agulha é avançada, durante a biópsia e sempre que o introdutor não é ocluído pelo estilete. A agulha deve ser visualizada durante todo seu trajeto, sendo que a falha em fazer isto geralmente é a consequência da angulação ruim. Qualquer resistência indevida deve levantar a suspeita do posicionamento errôneo. Os aspirados por agulha fornecem o material citológico; as biópsias de núcleo para um diagnóstico tecidual são necessárias quando se suspeita de tumores como mesotelioma, linfoma, teratoma ou timoma. As biópsias de núcleo também são preferidas para os marcadores tumorais do câncer de pulmão, como a análise da mutação do receptor do fator de crescimento epidérmico.

As complicações da biópsia incluem o pneumotórax, hemoptise, embolia gasosa e perfuração de outros órgãos. A taxa de pneumotórax na biópsia de lesões pulmonares por agulha foi reportada em menos de 4%,[70-71] uma taxa baixa, provavelmente porque a maior parte das lesões biopsiadas estavam encostando na pleura. A embolia gasosa pode resultar quando uma oscilação na pressão intratorácica puxa o ar para dentro das veias pulmonares através do introdutor.

DOCUMENTAÇÃO[74]

A documentação adequada dos achados ultrassonográficos e de procedimentos intervencionistas é essencial para a pesquisa, reembolso e comunicação de informações médicas. A captura de imagens ou de videoclipes permite comparações com futuras imagens e a avaliação da evolução do paciente. A documentação habitual deve incluir a identificação do paciente, o momento e a data do procedimento, a identificação do operador, a posição do paciente, a localização e o tipo de transdutor, e as indicações e a extensão anatômica do exame. Os relatos devem comentar sobre os achados normais, condições patológicas, medidas subjetivas de certeza (provável versus possível) e as alterações na comparação com as imagens anteriores. Os relatos sobre os derrames pleurais devem mencionar a localização, ecogenicidade, grau de homogeneidade e tamanho estimado. Também deve ser feito um comentário sobre as características da superfície pleural e sobre a presença de quaisquer nódulos ou septações, quando aplicável. Quaisquer limitações do exame também devem ser anotadas. Quando foram empreendidos procedimentos intervencionistas, a documentação comumente inclui o local, a anestesia, as amostras obtidas, as complicações e as instruções de acompanhamento.

TREINAMENTO

O *American College of Chest Physicians* e a *La Société de Réanimation de Langue Française* listaram as competências necessárias para a ultrassonografia pulmonar e pleural[7] (Tabela 20-3). A *European Society of Intensive Care Medicine* concordou em utilizar isto como um documento de base na determinação dos padrões de treinamento.[3] Os princípios básicos necessários antes de adquirir estas competências específicas incluem o conhecimento da física do ultrassom, parâmetros do aparelho e manipulação da sonda para adquirir as imagens adequadas. Uma compreensão da anatomia ultrassonográfica e da interpretação da imagem também se faz necessária.[7] Para a segurança do paciente, é necessária a autoconsciência das limitações da capacidade quando se utiliza a nova tecnologia. Os pneumologistas precisam identificar as imagens de má qualidade ou complexas que exigem consulta adicional com colegas experientes ou referência para um radiologista. Além disso, quando as imagens não se correlacionam com os achados clínicos, as imagens não devem ser consideradas até que se obtenha a opinião do especialista ou que se consiga um método de imagem alternativo como a TC.

As atuais recomendações para a ultrassonografia em cuidados críticos gerais requerem um programa teórico com aprendizado baseado em imagens antes de realizar procedimentos supervisionados.[3] O treinamento ativo em voluntários normais facilita o ensino da manipulação da sonda, orientação espacial e anatomia normal. Isto auxilia a aperfeiçoar as habilidades psicomotoras e o uso adequado dos botões no aparelho de ultrassonografia. Para procedimentos supervisionados em pacientes, recomenda-se um diário de anotações no qual os *trainees* devem escrever relatos de interpretação detalhados para a verificação pelos professores.[3] Não existe consenso sobre o número de procedimentos necessários para o credenciamento. Contudo, com base nos padrões da ecocardiografia e da medicina de emergência, os exames supervisionados em 25 a 30 casos para cada aplicação única constituem uma meta razoável para alcançar a competência na aquisição da imagem.[1,75,76]

VANTAGENS E DESVANTAGENS

As vantagens do exame de imagem por ultrassonografia incluem a disponibilidade ao lado do leito e a relativa facilidade de realizar exames repetidos. O imageamento ocorre em tempo real e sem radiação lesiva. Não existem efeitos colaterais documentados, sendo que o desconforto é mínimo. A ultrassonografia também propicia excelente delineação de estruturas de tecidos sólidos e líquidos. Além disso, esta modalidade é facilmente dominada quando se aprendem a aquisição da imagem, a interpretação e o jargão técnico (Tabela 20-1). Apesar da ausência de estudos controlados randomizados, os procedimentos intervencionistas orientados por ultrassonografia no tórax são prováveis de melhorar o resultado diagnóstico e reduzir as complicações ao proporcionar a orientação visual.[77] A ultrassonografia no leito possibilita que médicos que compreendam o contexto clínico dos pacientes realizem as imagens mais apropriadas dirigidas para abordar questões clinicamente relevantes.

As desvantagens da ultrassonografia relacionam-se, principalmente, com o fato de que ela é intensamente dependente do operador. A revisão retrospectiva das imagens proporciona controle de qualidade apenas limitado. Não existe imagem de orientação para fornecer um quadro global para a orientação. Além disso, a avaliação ultrassonográfica básica não pode determinar a posição exata dos dispositivos como o tubo endotraqueal, linhas centrais e sondas de alimentação no corpo. A qualidade da imagem está degradada nos pacientes que estão edemaciados, são musculosos ou obesos. As feridas ou curativos torácicos impedem a aplicação ótima da sonda, sendo que o enfisema subcutâneo pode refletir tanto o sinal que impossibilita o imageamento. A natureza da ultrassonografia no leito levanta questões de controle de infecção. Os aparelhos portáteis nunca devem ser colocados nos leitos dos pacientes e, de maneira ideal, devem possuir suportes independentes. As bainhas estéreis devem ser empregadas em todos os procedimentos intervencionistas em tempo real, juntamente com as técnicas assépticas padronizadas. O gel do ultrassonografia pode ser um meio de cultura para bactérias,[78] sendo que é uma cortesia comum limpar todo o gel do corpo do paciente no final do procedimento. O aparelho de ultrassonografia também deve ser limpo entre os exames, com atenção especial dada para os componentes que podem contribuir para a transmissão hospitalar da infecção: a sonda do transdutor, os cabos e o teclado.

> ### Pontos-chave
>
> - A ultrassonografia oferece as vantagens do imageamento em tempo real, ao lado do leito e sem radiação, que estende as possibilidades de diagnóstico e tratamento por médicos de cuidados críticos e pulmonares.
> - A escolha das sondas de transdutor depende da frequência (comprometimento entre a resolução espacial e a profundidade da imagem) e da impressão (determinando o tamanho da janela acústica).
> - A posição do paciente e da sonda deve ser considerada quando se avaliam condições patológicas dependentes da gravidade, como o pneumotórax e o derrame pleural.
> - As estruturas anatômicas são identificadas com base em sua localização e ecogenicidade.
> - A orientação ultrassonográfica para a toracocentese e para a aplicação de cateter pleural aumenta o sucesso destes procedimentos e reduz as complicações.
> - Uma desvantagem importante da ultrassonografia é que ela é dependente do operador, limitando, assim, a análise retrospectiva de imagens previamente adquiridas.

As Referências estão disponíveis exclusivamente no site www.elsevier.com.br/expertconsult

21
TOMOGRAFIA POR EMISSÃO DE PÓSITRON

JOHAN F. VANSTEENKISTE, MD, PhD • CHRISTOPHE DEROOSE, MD, PhD • CHRISTOPHE DOOMS, MD, PhD

INTRODUÇÃO
PRINCÍPIOS
Câmera de Pet
Marcador Metabólico: FDG
Interpretação das Imagens da Pet
DIAGNÓSTICO
ESTADIAMENTO
Estadiamento TNM

Influência das Escolhas de Tratamento e Planejamento com Intenção Curativa
Prognóstico
ECONOMIA DA SAÚDE
INDICAÇÕES MENOS CLÁSSICAS
Câncer de Pulmão de Pequenas Células
Mesotelioma
Tumores Neuroendócrinos

Resposta à Terapia
Acompanhamento
NOVOS MARCADORES

INTRODUÇÃO

A *tomografia por emissão de pósitron* (PET) com ^{18}F-*fluorodeoxiglicose* (FDG) é uma técnica de imageamento não invasiva com várias aplicações importantes na medicina respiratória. Há muito, a PET vem sendo empregada para avaliar condições inflamatórias, como a sarcoidose ou a fibrose pulmonar idiopática; por exemplo, em pequenas séries de aproximadamente 20 pacientes, a extensão e/ou a atividade destas doenças poderiam ser avaliadas com maior exatidão por PET/*tomografia computadorizada* (TC) que pela cintilografia com tomografia computadorizada com emissão de fóton único com ^{67}gálio.[1-3] A PET também foi estudada nos pacientes com doença linfoproliferativa pós-transplante, na qual foi sugerido um possível papel no estadiamento e acompanhamento.[4,5]

A vasta maioria dos dados e aplicações clínicas da PET, no entanto, atinge os pacientes com malignidades respiratórias, como câncer de pulmão ou mesotelioma, sendo que estas constituem os temas principais de discussão neste capítulo. Como a FDG é, sem dúvida, o marcador mais comumente utilizado para esta finalidade, o termo PET refere-se à FDG-PET, a menos que dito em contrário.

PRINCÍPIOS

CÂMERA DE PET

Uma câmera de PET produz imagens tridimensionais que representam a distribuição da radioatividade dentro do corpo de um paciente. Qualquer molécula marcada com um radioisótopo emissor de pósitron pode ser usada para gerar imagens de PET. A câmera de PET consiste num anel completo de vários milhares de detectores de cintilação para produzir a imagem, resultando em maior sensibilidade à radioatividade e melhor resolução espacial que a câmera gama convencional. A resolução espacial das câmeras de PET está em torno de 4 mm, permitindo a caracterização exata de lesões maiores que 8 mm.

As modernas câmeras de PET são sistemas híbridos em que uma câmera de PET é combinada a uma câmera de TC[6] ou de ressonância magnética. As câmeras de PET/TC híbridas são atualmente consideradas como padrão, enquanto que a PET/ressonância magnética é uma tecnologia emergente.

Em comparação com a PET isolada, as câmeras de PET/TC híbridas proporcionam três vantagens principais: (1) a *correção da atenuação* (AC) baseada na TC é aplicada na imagem de PET a fim de corrigir para a absorção pelo corpo do paciente; (2) existe exatidão aumentada da posição exata da lesão e da caracterização morfológica do correlato subjacente, reduzindo os achados duvidosos; e (3) a imagem combinada aumenta a confiança do médico avaliador.

Os tempos de varredura típicos para a PET/TC moderna estão na ordem de 15 minutos para uma imagem do crânio-a-coxa, "corporal total". A menos que uma imagem de TC realçada com contraste exclusiva separada já esteja disponível, a PET/TC é preferivelmente combinada com a TC diagnóstica realçada por contraste com dose alta que com a TC com dose baixa; com a TC com dose alta, a PET/TC é mais exata para o estadiamento do *tumor-linfonodo-metástase* (TNM) por causa da melhor AC e localização.[7] Demonstrou-se que o uso de agentes de contraste orais ou intravenosos não induz alterações clinicamente significativas nas imagens da PET.[8]

MARCADOR METABÓLICO: FDG

Para o imageamento do câncer clínico, o análogo da glicose FDG é, sem dúvida, o marcador mais comum. Sua utilização baseia-se na captação celular aumentada de glicose, devido a uma expressão aumentada das proteínas transportadoras de glicose e a uma taxa de glicólise muito maior das células cancerosas.[9] A FDG, um análogo da glicose no qual a molécula de oxigênio na posição 2 é substituída por um átomo de 18-fluorina emissor de pósitron, sofre a mesma captação que a glicose, porém é metabolicamente aprisionada e sequestrada nas células neoplásicas depois da fosforilação pela hexoquinase.[10] A dose de radiação para um exame típico está na ordem de 5 a 8 mSv,[11] comparável com a dose efetiva de uma TC de tórax diagnóstica (7 a 7,5 mSv). A captação da FDG geralmente é expressa como o *valor de captação padronizado* (SUV), uma medida semiquantitativa da captação de FDG que expressa a captação de uma lesão como uma função da dose injetada total.

INTERPRETAÇÃO DAS IMAGENS DA PET

Para o diagnóstico e o estadiamento, a análise visual fundamenta-se na detecção de focos com atividade mais elevada que a basal não provocada por processos fisiológicos, tanto para a discriminação dos nódulos, quanto para a avaliação do envolvimento mediastinal. As imagens não AC devem ser examinadas para detectar pequenas lesões pulmonares, porque as imagens não AC apresentam melhor contraste para estes nódulos que as imagens AC.[12] A alta captação fisiológica da FDG está presente no cérebro, rim e trato urinário (excreção urinária) e pode estar presente no coração.[13] A elevada captação no cérebro interfere com a detecção da lesão. Existe um baixo grau de captação fisiológica da FDG nas outras estruturas intratorácicas.

Os *achados falso-positivos* são possíveis, porque a captação da FDG não é específica do tumor e pode ser encontrada em todos os tecidos ativos com alto metabolismo de glicose, em particular nos locais de inflamação. Por conseguinte, os achados FDG-específicos requerem confirmação, em especial quando isolados e decisivos para o tratamento do paciente. A diferenciação entre a metástase, uma lesão benigna ou inflamatória e, até mesmo, uma segunda malignidade não correlata deve ser estabelecida por outros exames ou biópsia tecidual.[14] As principais causas de resultados falso-positivos nas condições patológicas do tórax são distúrbios infecciosos, inflamatórios e granulomatosos (Tabela 21-1)[15] e os procedimentos médicos recentes.[16,17]

Os *achados falso-negativos* são menos frequentes e podem decorrer de fatores dependentes da lesão ou de fatores técnicos (Tabela 21-1). Para a detecção por PET é necessária uma massa crítica de células malignas metabolicamente ativas. Portanto, a interpretação cuidadosa está assegurada nos tumores com baixa captação de FDG, como o adenocarcinoma muito bem diferenciado de tamanho pequeno, o adenocarcinoma com crescimento graduado, ou tumores carcinoides. Além disso, mesmo nos tumores com alta captação de FDG, as lesões com menos de 8 mm podem-se evidenciar como falsamente negativas devido às limitações na resolução espacial; nos campos pulmonares inferiores, em virtude do maior movimento respiratório neste local, o limite de detecção pode ser até mesmo de 10 mm.[18] Um fator de interferência inerente à técnica é um nível alto de glicose no sangue, o qual deve ser verificado e estar dentro de uma faixa aceitável (comumente de 60 a 180 mg/dL) antes da injeção do marcador.

DIAGNÓSTICO

Os *nódulos pulmonares solitários* (SPNs) não calcificados constituem achados comuns no exame de radiografia de tórax ou de TC na prática clínica e se tornaram ainda mais frequentes com o recente interesse na TC de tórax com dose baixa para a detecção do câncer de pulmão inicial.[19] Inicialmente, os estudos da PET no diagnóstico dos SPNs utilizaram um limiar de *SUV máximo* (SUV_{max}) acima de 2,5 para o diagnóstico da malignidade. Aplicando este critério, foram reportados a sensibilidade total, a especificidade e os valores preditivos positivo e negativo de 96%, 78%, 91% e 92%, respectivamente, em uma metanálise baseada em séries com nódulos maiores que 1 cm[20] (Fig. 21-1).

Entretanto, mais recentemente, o uso de um nível de SUV_{max} abaixo de 2,5 para excluir a malignidade foi contestado como muito restritivo.[21] É verdade que as lesões malignas sólidas de pelo menos 1 cm geralmente apresentarão um SUV_{max} acima de 2,5, mas os cânceres menores, as lesões com aparência de vidro moído na TC (p.ex., o tipo graduado do adenocarcinoma[22,23]), (Fig. 21-2), ou os tumores com metabolismo baixo (p.ex., tumores carcinoides[24,25]) podem ter uma SUV_{max} abaixo de 2,5. Em um grande estudo prospectivo de exames de PET/TC de lesões indeterminadas, demonstrou-se que os SPNs menores que 2,5 cm têm uma chance de 24% de ser malignos quando o SUV_{max} estava entre 0 e 2,5, de 80% quando entre 2,6 e 4,0, e de 96% quando com 4,1 ou mais.[26]

Em lugar de utilizar um critério de SUV_{max} fixo como um limiar, a informação visual oriunda das imagens de PET — com lesões com qualquer captação de FDG aumentada sendo potencialmente malignas — deve ser somada a uma avaliação abrangente do nódulo com base nas características clínicas, como o fumo e a idade, as características das imagens

Tabela 21-1 Causas de Achados Falso-Negativos e Falso-Positivos no Imageamento por PET

ACHADOS FALSO-NEGATIVOS
  Dependentes da lesão
    Tumores pequenos (< 8–10 mm)
    Neoplasias com opacificação em vidro moído (adenocarcinoma com padrão organizado)
    Tumores carcinoides
  Dependentes da técnica
    Hiperglicemia
    Injeção de FDG paravenosa
    Tempo excessivo entre a injeção e o imageamento

ACHADOS FALSO-POSITIVOS
  Lesões infecciosas – inflamatórias
    Pneumonia (pós-obstrutiva) –abscesso
    Infecção micobacteriana ou fúngica
    Distúrbios granulomatosos (sarcoidose, granulomatose com poliangeíte [granulomatose de Wegener])
    Linfadenite inespecífica crônica
    Artrite (reumatoide)
    Exposição ocupacional (antracosilicose)
    Bronquiectasia
    Pneumonia em organização
    Esofagite de refluxo
  Causas iatrogênicas
    Embolia por FDG
    Procedimento invasivo (punção, biópsia)
    Pleurodese com talco
    Esofagite e pneumonite por radiação
    Expansão da medula óssea após quimioterapia
    Fatores estimuladores de colônia
    Hiperplasia tímica depois de quimioterapia
  Lesões de massa benignas
    Adenoma de glândula salivar (Warthin)
    Adenoma de tireoide
    Adenoma de suprarrenal
    Pólipos displásicos colorretais
  Captação de FDG fisiológica focal
    Trato gastrointestinal
    Atividade muscular
    Gordura marrom
    Atividade unilateral da corda vocal
    Placas ateroscleróticas

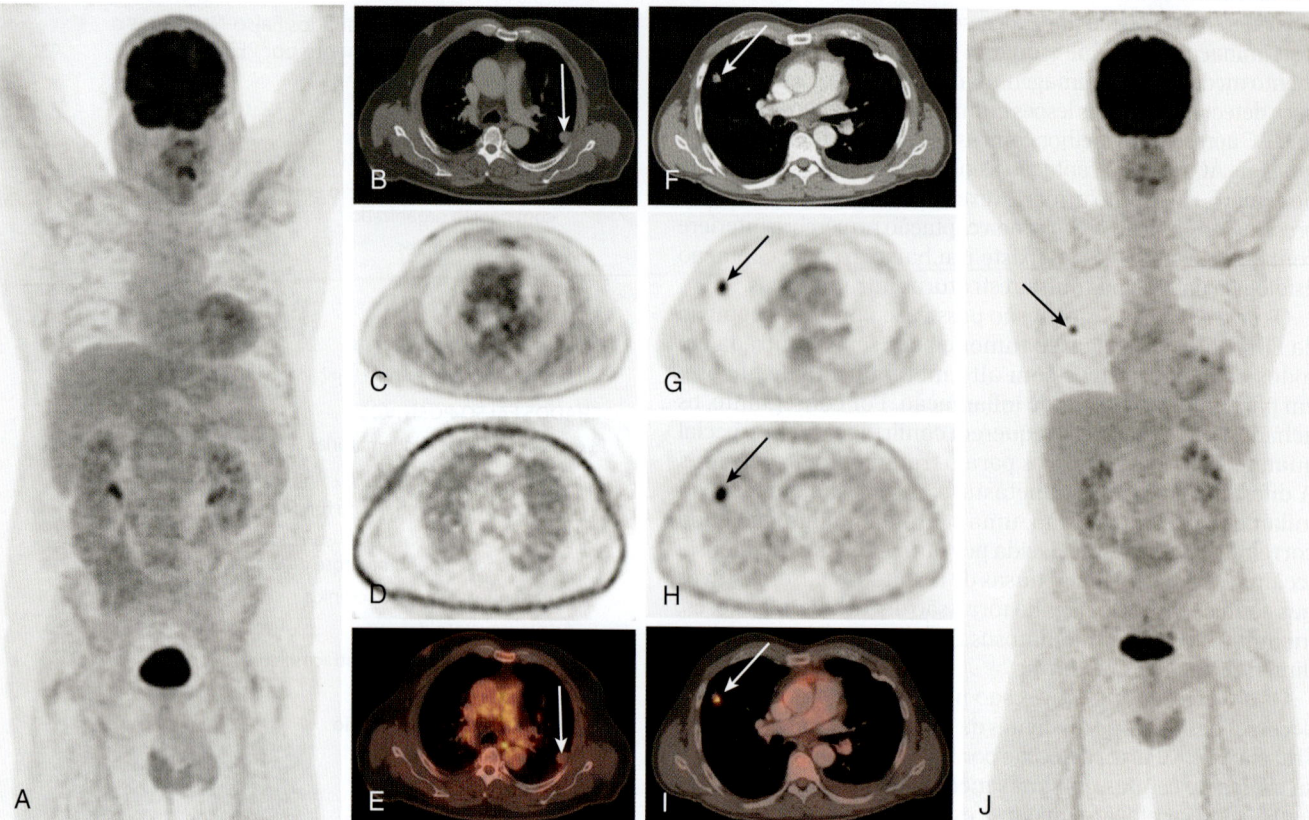

Figura 21-1 **Dois homens de 60 anos de idade com nódulos pulmonares solitários diferenciados por PET/TC.** O primeiro paciente (**A-E**) apresentou-se com um nódulo liso de 19 mm (*setas*, **B** e **E**) no lobo superior esquerdo na TC (**B**), com crescimento limitado durante um período de 4 meses. As imagens de PET coronal com atenuação corrigida (**A**) e transversal sem atenuação corrigida (**C** e **D**) não mostram a captação aumentada da ^{18}F-fluorodeoxiglicose (FDG) dentro do nódulo, com um valor de captação padronizado máximo (SUV$_{max}$) de 2,1. A imagem de fusão (**E**) mostra a captação na lesão menor que nos vasos mediastinais. A análise histológica após a ressecção em cunha demonstrou um hamartoma fibroso pulmonar. O segundo paciente (**F-J**) apresentou-se com um nódulo de 15 mm mais irregular (*setas*) no lobo superior direito. Há intensa captação focal no pulmão direito na imagem de projeção em intensidade máxima (**J**) e nas imagens transversais com atenuação corrigida (**G**) e sem atenuação corrigida (**H**), correspondendo ao sítio do nódulo (**I**). O SUV$_{max}$ foi de 6,4, sendo que a amostra da lobectomia demonstrou o adenocarcinoma pulmonar moderadamente a mal diferenciado.

de TC como a aparência (vidro moído, semissólida, sólida) e margens, e o padrão de crescimento quando disponível. Usando esta conduta, a chance de identificar um SPN como maligno é melhorada na comparação com o uso apenas das informações a partir apenas da PET. O benefício da PET neste quadro foi confirmado em uma série de 106 SPNs radiologicamente indeterminados, dos quais 61 eram malignos[27]; a PET melhorou a exatidão em relação a um modelo de predição que não incorporou os dados da PET[28] em 13,6%.

ESTADIAMENTO

ESTADIAMENTO TNM

O sistema de estadiamento TNM classifica os tumores malignos de acordo com a extensão do *tumor* (T) primário, a disseminação para os *linfonodos* (N) regionais locais e com a presença de *metástase* (M) à distância; como consequência, os pacientes com câncer de pulmão de diferentes subgrupos TNM com progressos similares podem ser agrupados em estágios. O estágio constitui o fator mais importante no prognóstico e escolha do tratamento,[29] o que significa que os métodos não invasivos confiáveis para o estadiamento exato são extremamente importantes. As imagens de TC, as técnicas endoscópicas e os procedimentos de estadiamento cirúrgico são fatores primordiais, mas a adição da PET a estes métodos convencionais mostrou melhorar substancialmente o processo de estadiamento; a PET ajuda muito na diferenciação de pacientes que são candidatos para a terapia com intenção curativa, como a ressecção cirúrgica ou ao tratamento de multimodalidades intenso, daqueles que não são.[10]

O Fator T

As modernas imagens de TC com múltiplos cortes permitem a avaliação detalhada das relações anatômicas entre o tumor e as fissuras pulmonares, o que pode determinar o tipo de ressecção, e entre o tumor e tanto com as estruturas mediastinais quanto com a pleura e a parede torácica. Além disso, as imagens de PET/TC integradas podem aumentar a definição exata da infiltração da parede torácica e do mediastino ou corrigir a diferenciação entre tumor e inflamação peritumoral ou atelectasia[31-33] (Fig. 21-3).

O Fator N

Ficou claro, desde os estudos iniciais,[34,35] que a adição da PET à TC resulta em estadiamento mais exato dos linfonodos que com a TC isolada, com uma sensibilidade total de 80% a 90% e uma especificidade de 85% a 95% para a detecção de linfonodos patológicos.[36-38] Além disso, a ausência da doença nos linfonodos mediastinais na PET/TC apresenta um elevado valor preditivo negativo, de tal modo que os testes invasivos de estadiamento de linfonodos podem ser frequentemente evitados, permitindo que estes pacientes prossigam diretamente

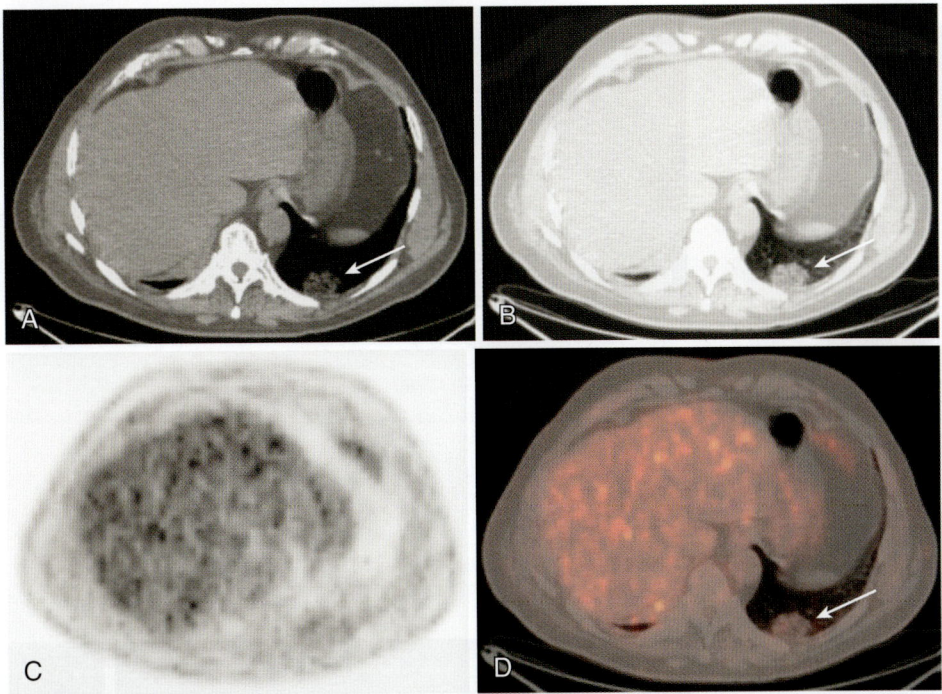

Figura 21-2 Achado de "FDG-PET" falso-negativo. A TC de tórax axial obtida nas janelas de tecidos moles (**A**) e pulmonar (**B**) em um homem de 69 anos de idade mostra uma opacificação pulmonar em vidro moído que persiste há 1 ano (*seta*). Não existe captação aumentada de FDG nas imagens com atenuação corrigida (**C**), e a lesão apresenta captação de FDG baixa comparável com o tecido pulmonar adjacente nas imagens de fusão (*seta*, **D**). O valor de captação padronizada máximo foi de 1,5. A análise histológica demonstrou adenocarcinoma pulmonar com padrão de crescimento organizado.

para a ressecção cirúrgica. Entretanto, existem limitações para se fundamentar nos resultados de PET negativos; devemos ter menos confiança nos resultados de PET negativos nos casos de um tumor primário maior que 3 cm, de captação insuficiente de FDG no tumor primário, de um tumor com localização central, ou de doença concomitante dos linfonodos hilares que podem obscurecer a doença N2 coexistente na PET. Por outro lado, os achados de PET/TC positivos determinam a localização dos linfonodos suspeitos e, portanto, ajudam a direcionar os procedimentos de amostragem de tecidos, como a aspiração por agulha transbrônquica orientada por ultrassonografia endobrônquica ou a mediastinoscopia cervical. Por causa das imagens falso-positivas nos linfonodos — com base nas condições listadas na Tabela 21-1 — a prova do envolvimento do linfonodo nos processos patológicos deve ser pesquisada na maioria dos pacientes com linfonodos mediastinais positivos na PET, exceto aqueles com linfonodos volumosos evidentes nos exames de imagem.

O Fator M

A PET adicionada à TC é quase uniformemente superior à TC isolada, exceto para o imageamento cerebral, onde a sensibilidade para detectar lesões é inaceitavelmente baixa em virtude da alta captação de glicose do tecido cerebral adjacente normal. Para detectar metástases extratorácicas, a sensibilidade e a especificidade agrupadas para a PET/TC foram de 77% (*intervalo de confiança* [CI] de 95%, 47% a 93%) e 95% (CI de 95%, 92% a 97%), respectivamente, em uma recente metanálise.[39] A TC e principalmente o imageamento por ressonância magnética permanecem como os métodos de escolha para o imageamento cerebral.

Para as metástases ósseas, a PET é mais exata que o imageamento ósseo com ^{99m}Tc metileno difosfato: a sensibilidade é pelo menos tão boa (90% a 95%) e a especificidade é muito melhor (95% *versus* 60% para a cintilografia óssea).[40,41] As limitações são de que a PET apenas faz imagens desde a cabeça até exatamente abaixo da pelve e, desta maneira, deixará muitas lesões fora desta faixa e de que a PET pode não detectar lesões osteoblásticas, as quais, no entanto, são raras no câncer de pulmão sem tratamento. Para as metástases para a glândula suprarrenal, a PET apresenta uma alta sensibilidade, de tal modo que uma lesão duvidosa na TC sem a captação de FDG comumente não será metastática. A PET também pode ajudar na diferenciação das lesões hepáticas que permanecem indeterminadas por meio dos exames convencionais. A PET também pode revelar metástases em locais que não recebem atenção no estadiamento convencional (Fig. 21-4), incluindo as lesões de tecidos moles, linfonodos retroperitoneais, linfonodos supraclaviculares dificilmente palpáveis e lesões ósseas indolores. A exclusão da malignidade requer cautela quando as lesões menores (< 1 cm) estão presentes (Tabela 21-1). Um exemplo particular é um pequeno nódulo pulmonar contralateral — um achado comum na era do imageamento do tórax por TC com múltiplos cortes — onde os resultados negativos da PET/TC frequentemente não conferem certeza, de tal modo que a amostragem invasiva (p.ex., toracoscopia) ainda é necessária para excluir a malignidade.

A PET/TC vem sendo utilizada há muito para avaliar o envolvimento pleural, inicialmente com resultados promissores,[42,43] mas, recentemente, com resultados mais variáveis.[44] Os pequenos depósitos pleurais podem passar despercebidos na PET/TC, por causa de sua baixa carga tumoral e/ou efeitos de volume parcial, enquanto os achados falso-positivos podem ser causados por lesões pleurais inflamatórias. Quando o diagnóstico das anormalidades pleurais determinar a chance de tratamento com intenção curativa, há necessidade, com frequência, de verificação de um processo patológico por uma análise citológica ou toracoscopia.

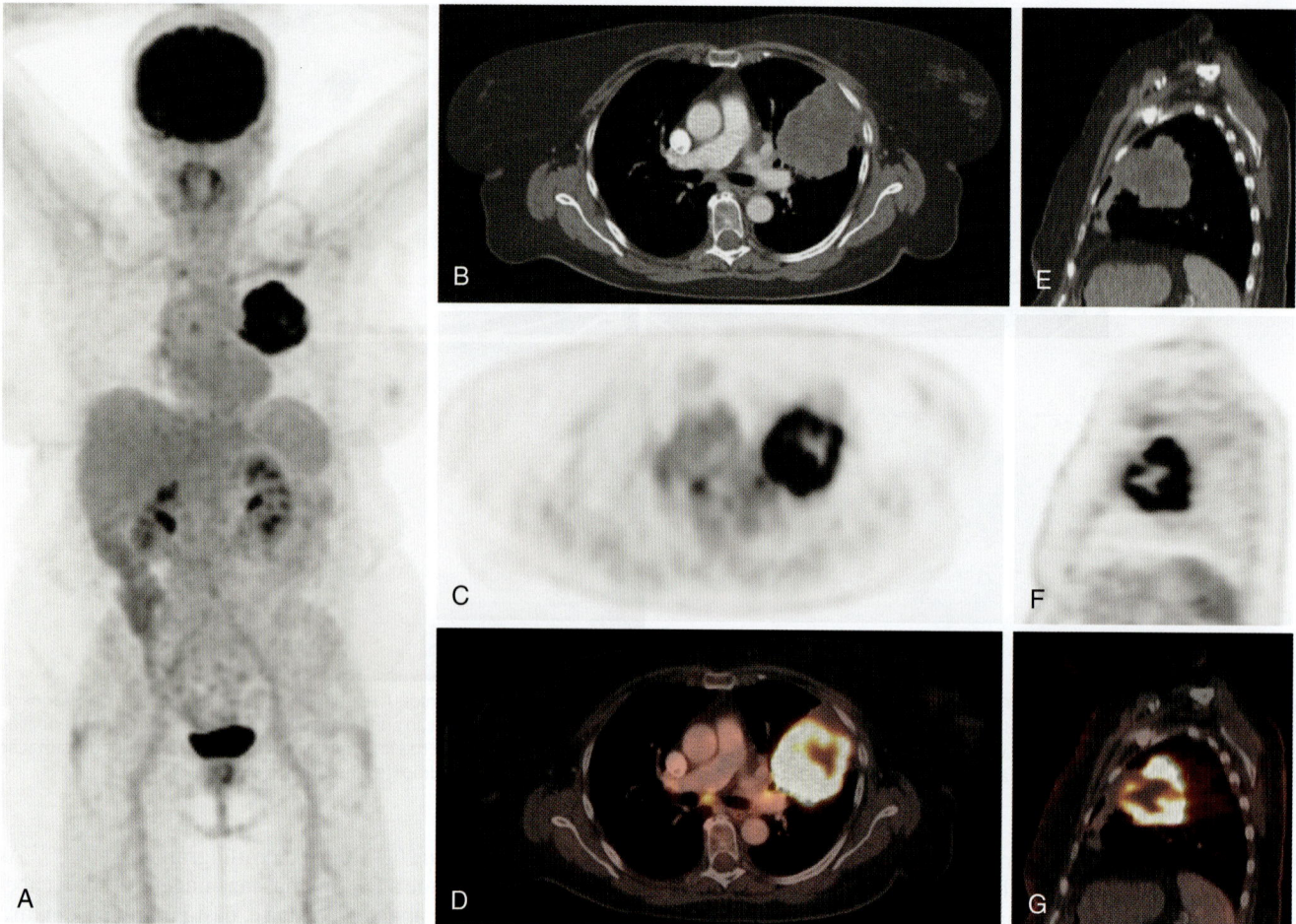

Figura 21-3 Uso da ¹⁸F-FDG-PET/TC para determinar o estágio tumoral. Uma mulher de 76 anos apresentou-se com uma grande massa tumoral no lobo superior esquerdo que evidenciou intensa captação de FDG (**A**). Nas imagens de TC transversal (**B**) e sagital (**E**), a consolidação estende-se até a parede torácica. As imagens de PET correspondentes mostram intensa captação na borda viável, com fotopenia central na parte necrótica do tumor (**C** e **F**). As imagens de fusão demonstram que o componente tumoral metabolicamente ativo não atinge a parede torácica (**D** e **G**) e está circundado pela atelectasia pós-obstrutiva.

INFLUÊNCIA DAS ESCOLHAS DE TRATAMENTO E PLANEJAMENTO COM INTENÇÃO CURATIVA

A PET possui um papel complementar significativo em relação à TC por dois motivos. Em primeiro lugar, a PET pode detectar o envolvimento de linfonodo inesperado ou a disseminação metastática para órgãos à distância (Fig. 21-4). Depois de um estadiamento convencional negativo, as metástases previamente desconhecidas são encontradas na PET/TC em 5% a 20% dos pacientes, em quantidades crescentes, a partir de tumores em estágios clínicos I-III.[45-54] Em segundo lugar, a PET é capaz de determinar a natureza de algumas lesões que se mostram duvidosas no imageamento convencional.[45-47,48] Não existe problema de interpretação quando a PET corporal total mostra metástases em muitos locais, mas uma lesão suspeita isolada que determina a intenção de tratamento radical sempre deve ser verificada por outros exames ou por amostragem tecidual, por causa do risco de um achado falso-positivo (Tabela 21-1) ou de um segundo tumor primário. Em uma grande série retrospectiva, as lesões extratorácicas solitárias foram documentadas em aproximadamente 20% dos pacientes; cerca da metade delas eram metastáticas, ao passo que a outra metade não estava correlacionada com o câncer de pulmão (lesões inflamatórias ou outras lesões benignas) ou segundos tumores primários.[55]

O efeito de acrescentar a PET ou a PET/TC a um algoritmo de estadiamento padronizado foi investigado em diversos estudos controlados randomizados. Dois estudos anteriores pesquisaram as vantagens da PET isolada e os resultados aparentemente contraditórios reportados, talvez por causa das diferenças no *design* do estudo. No estudo holandês,[56] que encontrou valor na adição da PET à pesquisa padronizada, o ponto final — a "toracotomia frustra" — foi claramente definido como indicando a doença benigna, a toracotomia exploradora, o estágio patológico IIIA-N2/IIIB ou a recidiva pós-operatória ou morte dentro de 12 meses. Em contraste, no estudo australiano também se focalizou apenas nos pacientes em estágio clínico I e II, a partir dos quais se esperava menos benefício adicional da PET com base nos estudos de exatidão não randomizados prévios.

Três estudos posteriores usaram o imageamento com PET/TC em adição à pesquisa diagnóstica padronizada, dos quais dois ocorreram em ambiente cirúrgico (Tabela 21-2). O estudo de Fischer *et al.*[58] reproduziu em grande parte o estudo holandês, no qual a adição da PET levou a uma redução significativa de toracotomias frustras. O estudo de Maziak *et al.*[59] visou principalmente ao estadiamento correto melhorado nos estágios ressecáveis I-III do *câncer de pulmão de não pequenas células* (NSCLC) e satisfez este objetivo primário. No geral, nos dois estudos, houve um aumento de 4% a 11%

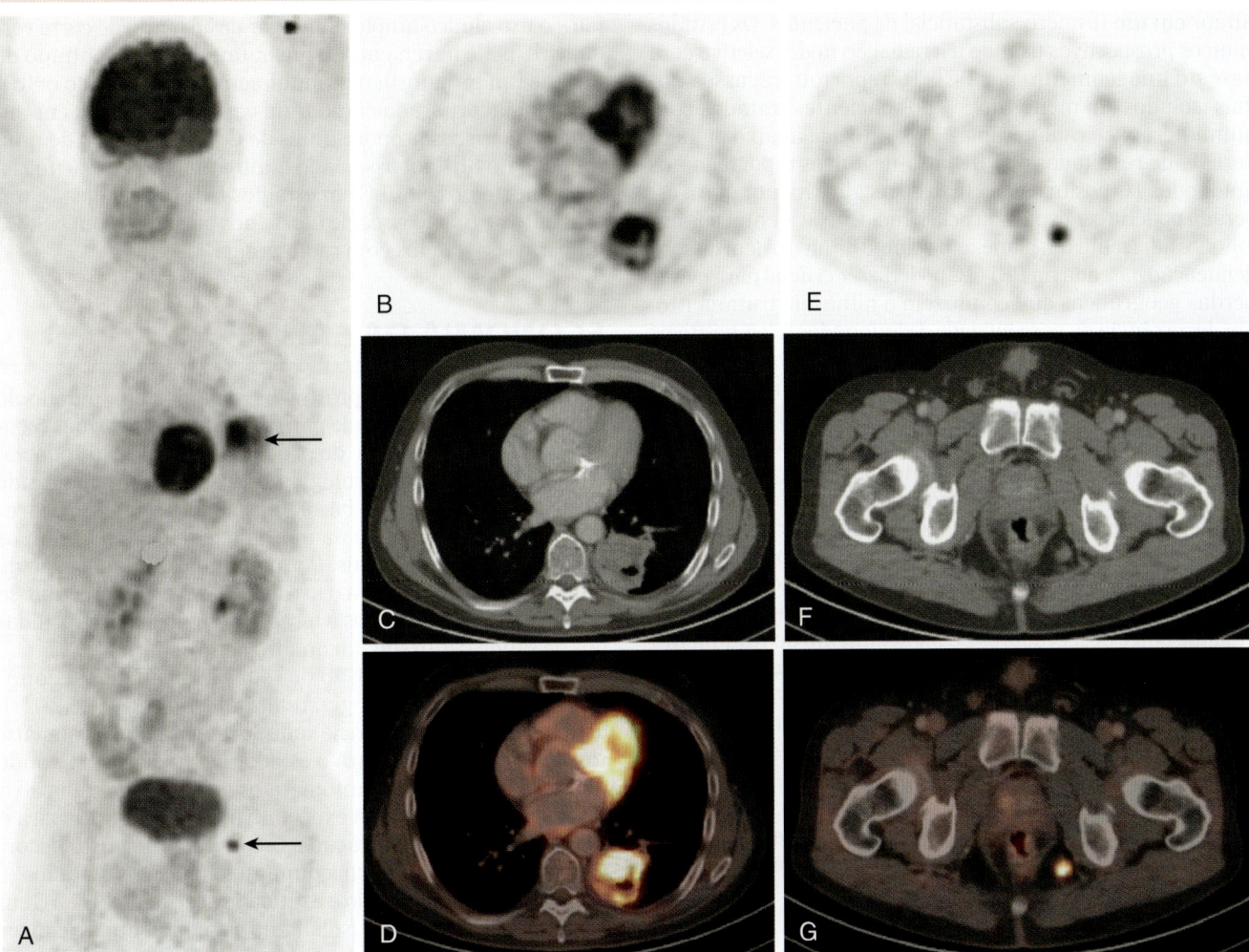

Figura 21-4 Detecção da metástase à distância (M1b) fora da faixa de varredura tradicional da TC para o estadiamento do câncer de pulmão. A ^{18}FDG-PET/TC foi realizada em um homem de 54 anos de idade com um adenocarcinoma pulmonar primário. A imagem com projeção em intensidade máxima mostra dois sítios com intensa captação patológica (**A**, *setas*). Observe a captação intensa no tumor primário com fotopenia central (**B-D**) devido à necrose (valor de captação padronizada máxima [SUV$_{max}$] de 13,7). Além disso, há forte captação focal (**E-G**) na fossa isquiorretal esquerda (SUV$_{max}$ 8,4). Esta lesão não foi detectada com a conduta convencional de realizar a TC através do tórax e da parte superior do abdome para o estadiamento do câncer de pulmão. Foi efetuada uma biópsia da lesão sob orientação ultrassonográfica, sendo que se demonstrou que a lesão representa uma metástase oriunda do adenocarcinoma pulmonar.

Tabela 21-2 Estudos Controlados Randomizados Comparando o Estadiamento Convencional com o Estadiamento por PET/TC Integrado nos Pacientes com NSCLC

Estudo e ano	N	População	Proporção de Estágios I-II	Resultado Primário
Fischer *et al.*[58] 2009	189	Estágios I-III	33%	Toracotomia frustra 52% *versus* 35% ($P = 0,05$)
Maziak *et al.*[59] 2009	337	Estágios I-IIIA	90%	Estadiamento para maior correto 6,8% *versus* 13,8% ($P = 0,046$)
Ung *et al.*[60] 2009	304	Estágio III	0%	Estadiamento para maior correto 2,7% *versus* 15% ($P = 0,002$)

N, número de pacientes; NSCLC, câncer de pulmão de células não pequenas.

na taxa de detecção da doença em estágio IV,[58,59] sendo que o uso da PET/TC levou a uma modificação no tratamento do paciente, tanto na intenção (curativo *versus* paliativo) quanto na modalidade (quimioterapia *versus* outras modalidades). Em um estudo do NSCLC em estágio III irressecável, 21/140 (15%) pacientes foram corretamente elevados de estágio com a PET/TC *versus* 4/149 (2,7%) apenas com a TC.[60] Desta maneira, a evidência total aponta para o estadiamento TNM muito mais exato com a PET/TC que com o imageamento convencional isolado. Isso leva a benefícios verdadeiros, como a migração de estágio,[61] as melhores opções de tratamento e, talvez, ao melhor resultado,[62] embora o último ainda precise ser comprovado, porque os estudos controlados randomizados não tiveram força suficiente para avaliar este ponto final.

Demonstrou-se em muitos estudos de planejamento de radioterapia que a PET/TC influencia a delineação exata dos volumes-alvo para a radioterapia. Em geral, as delineações de volume baseadas na PET são menores que aquelas fundamentadas na TC isolada, principalmente em virtude do estadiamento nodal mais exato;[63] o volume tumoral menor permitiu o aumento gradativo da dose de radiação para o tumor em um número substancial de pacientes. Os estudos clínicos prospectivos usando a irradiação nodal seletiva com base no imageamento por PET/TC reportou fracassos nodais isolados em menos de 5% dos pacientes tratados com quimioterapia e radioterapia,[64,65] o que fica abaixo da taxa de 13% de resultados de PET falso-negativos reportado nos linfonodos TC-positivos.[66] A taxa de recidiva menor que a esperada poderia ser explicada pela irradiação acidental dos linfonodos adjacentes ao planejar o volume do alvo. Além disso, a delineação baseada na PET/TC poderia ser crucial para evitar perdas geográficas que conduzem a falhas de tratamento. Em decorrência da possibilidade de linfonodos falso-positivos na PET, o estadiamento nodal invasivo usando a endossonografia (ultrassonografia endobrônquica ou ultrassonografia endoscópica) ou a mediastinoscopia pode estar assegurado quando os linfonodos envolvidos teriam um maior impacto na definição do campo de tratamento com radiação (Cap. 22).

A delineação do tumor primário com base na PET comumente não acrescenta muito à definição com base na TC, exceto em situações com atelectasia pós-obstrutiva. O método de delineação ótimo ainda precisa ser definido. Uma delineação automatizada por PET/TC pode reduzir a variabilidade entre observadores no planejamento do tratamento na comparação com a TC isolada.[67] A PET também pode identificar as regiões com alta captação de FDG dentro do tumor primário como sendo mais radiorresistentes.[68] Está em andamento uma pesquisa para planejar doses de radiação mais elevadas para estas áreas potencialmente radiorresistentes. O aumento gradativo da dose de radiação usando um reforço integrado para as regiões de alta captação de FDG dentro do tumor primário mostrou ser seguro e apropriado em um pequeno estudo de fase II randomizado.[69]

PROGNÓSTICO

Diversos estudos de estadiamento com PET demonstraram claramente a migração do estágio TNM. O possível efeito da migração do estágio pode contribuir, em parte, para uma aparente melhoria na sobrevida dos pacientes tratados em coortes de estágio de doença tanto iniciais quanto avançados. A melhoria artefatual observada com a migração de estágio é amplamente referida como o "fenômeno Will Rogers", no qual os pacientes que mudam de um estágio para outro podem melhorar a sobrevida aparente em ambos os estágios.[61,70] (Will Rogers, o comediante norte-americano, observou: "Quando os Okies saíram de Oklahoma e se mudaram para a Califórnia, eles aumentaram o nível médio de inteligência nos dois estados.") Conforme mencionado anteriormente, os estudos controlados randomizados até o momento não tiveram força para avaliar o benefício de sobrevida do paciente individual potencial devido à migração do estágio TNM determinado pela PET.

Demonstrou-se que a PET também prediz o prognóstico dos pacientes com NSCLC.[71] Em uma revisão sistemática e metanálise recente, descobriu-se que o SUV do tumor primário no diagnóstico prediz o resultado no NSCLC, em especial nos estágios mais iniciais.[72] Estes estudos encontraram, de maneira quase uniforme, uma melhor sobrevida global entre os pacientes com uma atividade metabólica menor que o valor de SUV limítrofe, calculado quer a partir do valor de SUV log-rank mais discriminativo, quer do SUV mediano. No entanto, embora o SUV possa ser uma maneira de avaliar o prognóstico, não existe ponto de corte verdadeiro aceitável para o uso clínico amplo. Em lugar deste ponto de corte verdadeiro, pode haver, em seu lugar, um espectro contínuo de SUV de um prognóstico gradualmente pior. Quando o SUV basal foi incorporado como uma variável contínua em um modelo de riscos proporcionais de Cox, o aumento de uma unidade no SUV foi associado a um aumento de 7% no risco de morte nos NSCLC em estágios I-III ressecados[73] e um aumento de 6% no risco de morte nos pacientes com NSCLC inoperáveis tratados com radioterapia.[74]

ECONOMIA DA SAÚDE

Como oncologistas respiratórios, visamos ao cuidado de saúde da melhor qualidade para nossos pacientes, mas reconhecemos a necessidade de prudência financeira. Todavia, o principal custo da oncologia prática moderna não reside no processo diagnóstico basal, mas no fornecimento de tratamentos dispendiosos e na morbidade relacionada com os possíveis efeitos colaterais. Por conseguinte, a aplicação de modelos econômicos para o uso da PET deve fundamentar-se nos aspectos diagnósticos e terapêuticos do gasto em cuidados de saúde dentro de um quadro clínico diário.

Em uma recente revisão de todas as avaliações econômicas da PET na oncologia, realizada entre 2005 e 2010, concluiu-se que a evidência mais forte para o uso com custo-eficácia da PET foi para o estadiamento do NSCLC, onde pode haver benefícios tanto para os pacientes em relação a um possível aumento na expectativa de vida quanto para o sistema de saúde em relação às economias do custo decorrentes do número de procedimentos invasivos evitados.[75] Levando em consideração a exatidão superior da PET/TC em comparação com a PET isolada no estadiamento do câncer de pulmão, o impacto econômico na saúde em relação ao custo-eficácia pode ser estendido, mais provavelmente, à PET/TC. Desde a introdução da tecnologia da PET/TC na medicina clínica em 2001, exames adicionais na oncologia respiratória confirmaram a relação de custo-eficácia deste método de imageamento integrado.[76,77] Além disso, demonstrou-se que a PET apresenta boa relação de custo-eficácia por caracterizar os SPNs e consiste na estratégia de diagnóstico com maior relação de custo-eficácia para os nódulos com probabilidade de malignidade pré-teste baixa a moderada na TC.[78]

INDICAÇÕES MENOS CLÁSSICAS

CÂNCER DE PULMÃO DE PEQUENAS CÉLULAS

O *câncer de pulmão de pequenas células* (SCLC) mostra, tipicamente, o acúmulo muito acentuado de FDG; no entanto, o valor da PET para o SCLC não está bem estabelecido como para o NSCLC. Para o tratamento do SCLC, os dados sobre o uso da PET são menos consistentes que para o NSCLC, porque a ênfase sobre a terapia sistêmica e a radioterapia, em oposição à ressecção cirúrgica, proporciona menos dados histológicos para servir como o padrão-ouro. Ademais, a maior parte dos estudos era bastante pequeno (n médio = 40) e de natureza retrospectiva. Uma revisão de 14 estudos comparando a PET-TC com os procedimentos de estadiamento convencionais encontraram uma concordância de estadiamento cumulativa global entre a PET e o imageamento convencional em 84%.[79] Com base na PET, o estágio do SCLC limitado foi elevado para

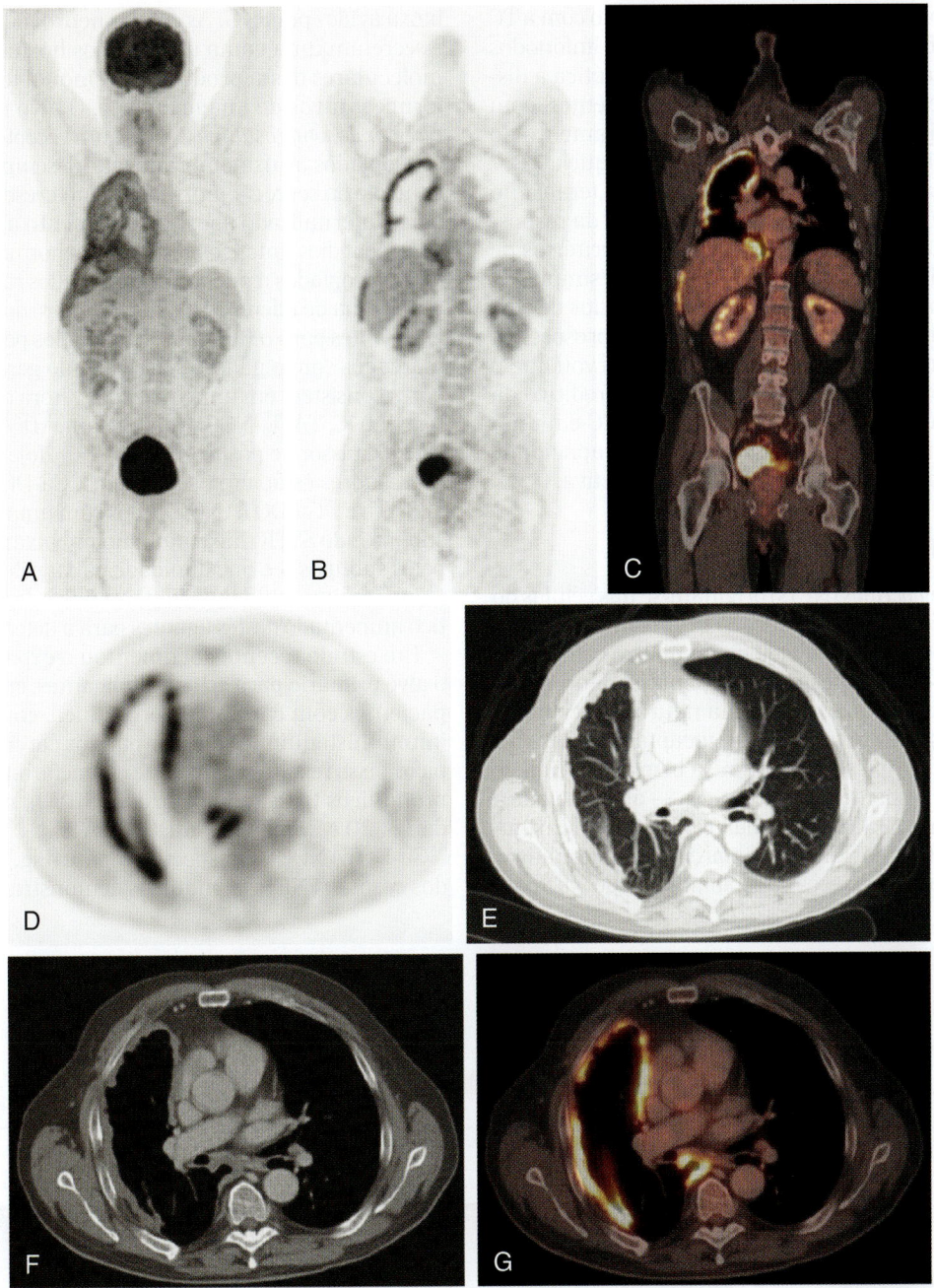

Figura 21-5 ¹⁸F-FDG-PET/TC no mesotelioma. Um paciente de 67 anos realizou a FDG-PET/TC para o estadiamento de um mesotelioma pleural epitelioide primário. As imagens em projeção com intensidade máxima (**A**) mostram a captação intensa e difusa que corresponde à superfície pleural direita. As imagens de PET coronais (**B** e **C**) mostram a captação linear intensa envolvendo uma grande parte das pleuras lateral e medial, com uma pequena área no lado lateral sem captação aumentada. As imagens de PET transversais mostram a captação aumentada envolvendo quase 330 graus da circunferência pleural (**D** e **G**), correspondendo ao espessamento necrótico irregular da pleura nas imagens de TC correspondentes (**E** e **F**).

o estágio de SCLC extenso em 18% dos pacientes, sendo que o estágio de SCLC extenso foi abaixado para estágio limitado em 11%. A informação na PET poderia resultar em consideráveis alterações no tratamento do paciente, variando de 27%[80] a 47%[81] por meio dos estudos. O emprego da PET/TC resultou em alterações para o plano de radioterapia conformacional tridimensional em 58% dos pacientes, sobretudo por diminuir o volume-alvo (no quadro da atelectasia) ou por detectar focos pulmonares ou nodais insuspeitos.[82] Para as predições prognósticas, os valores da PET pré-tratamento não tiveram valor para o SCLC nos estágios I-III, porém uma resposta metabólica completa na PET/TC pós-tratamento foi associada ao melhor resultado nas análises retrospectivas.[83,84]

MESOTELIOMA

A imagem de PET/TC integrada está desempenhando um papel cada vez maior na avaliação do *mesotelioma pleural maligno* (MPM, Fig. 21-5) suspeitado ou conhecido. A PET/TC poderia ser um instrumento efetivo na diferenciação correta das doenças pleurais malignas (principalmente o MPM) e benignas nos achados de TC relacionados com o asbesto, com uma exatidão total de mais de 90% e um valor preditivo negativo de mais de 90%.[85,86] Em comparação com a TC isolada, a PET/TC é muito mais exata no estadiamento de TNM basal dos pacientes que são considerados candidatos para a terapia multimodal.[87-89] Embora a PET/CT não forneça informações adicionais sobre o tumor primário em comparação com a TC isolada, ela identifica um número mais elevado de linfonodos mediastinais metastáticos e/ou a doença metastática à distância desconhecida em até dois terços dos pacientes, com um impacto clínico significativo sobre o planejamento do tratamento. A evidência inicial também sugere que a PET/TC pode ter um papel na avaliação da resposta à terapia no MPM,[90] o que é interessante porque a avaliação da resposta nos pacientes com MPM de acordo com os critérios de resposta padronizados na TC está longe de ser simples. É necessário muito trabalho para definir os critérios de resposta para o MPM na PET. Além disso, um estudo prospectivo em pacientes com MPM não sarcomatoide observou que o volume glicolítico total basal na PET era mais preditivo da sobrevida que o estágio de TNM avaliado por TC em uma análise multivariada.[91] Estas observações da capacidade prognóstica ainda precisam de validação prospectiva.

TUMORES NEUROENDÓCRINOS

Os *tumores neuroendócrinos* (NETs) originam-se nas células do sistema de captação e descarboxilação de precursor de aminas. Os NETs do pulmão são divididos em quatro categorias: carcinoide típico, carcinoide atípico, carcinoma neuroendócrino de células grandes, e carcinoma neuroendócrino de células pequenas.[92] Com frequência, a captação de FDG é baixa no carcinoide típico — uma causa bem conhecida de resultados potencialmente falso-negativos — ao passo que a captação de FDG nos NETs de grau mais elevado pode ser similar àquela do NSCLC e do SCLC.[93] Os marcadores alternativos foram estudados para a detecção e estadiamento do NET com baixa avidez por FDG. As células neuroendócrinas sintetizam e secretam uma gama de peptídios hormonais. Os aspectos moleculares desta produção hormonal foram visados para fornecer alvos de imageamento. O alvo mais estudado é o *receptor de somatostatina* (SSTR), um receptor de sete peptídios G-acoplados transmembrana, que desempenha um papel no controle da secreção hormonal e no crescimento celular[94] e que é internalizado após o acoplamento a um ligante.[95]

Os peptídios sintéticos derivados do hormônio somatostatina foram acoplados a quelantes e marcados radioativamente por uma gama de diferentes radionuclídeos, dos quais os mais interessantes para o PET são os chamados peptídios ^{68}Ga-DOTA marcados com o gálio-68 derivado do gerador. Estes marcadores consistem em uma molécula vetora que se liga ao SSTR (p.ex., TOC, TATE, NOC), um quelante (DOTA) e um radionuclídeo emissor de pósitron (gálio-68). Hoje em dia, três destes marcadores estão em uso clínico: ^{68}Ga-DOTATOC, ^{68}Ga-DOTATATE e ^{68}Ga-DOTANOC, todos com uma alta afinidade pelo subtipo 2 do SSTR (faixa nanomolar baixa), afinidade variada pelos subtipos 3 e 5, e afinidade baixa pelos subtipos 1 e 4.[96] Houve muitos estudos documentando o desempenho diagnóstico aumentado destes ligantes para a detecção dos NETs.[97,98]

Um estudo recente documentou a expressão do SSTR2A, o alvo primário para estes radioligantes, em mais de 80% dos pacientes com carcinoide brônquico, com a expressão por imuno-histoquímica similar para os carcinoides típico e atípico.[99] Isso resulta em taxas de captação altas nos carcinoides brônquicos típico e atípico, com SUV_{max} mediano em torno de 15, 20 e 25 para ^{68}Ga-DOTATATE,[93] ^{68}Ga-DOTATOC[100] e ^{68}Ga-DOTANOC[101], respectivamente (Fig. 21-6). Na maioria dos casos, os NETs brônquicos demonstrarão uma captação

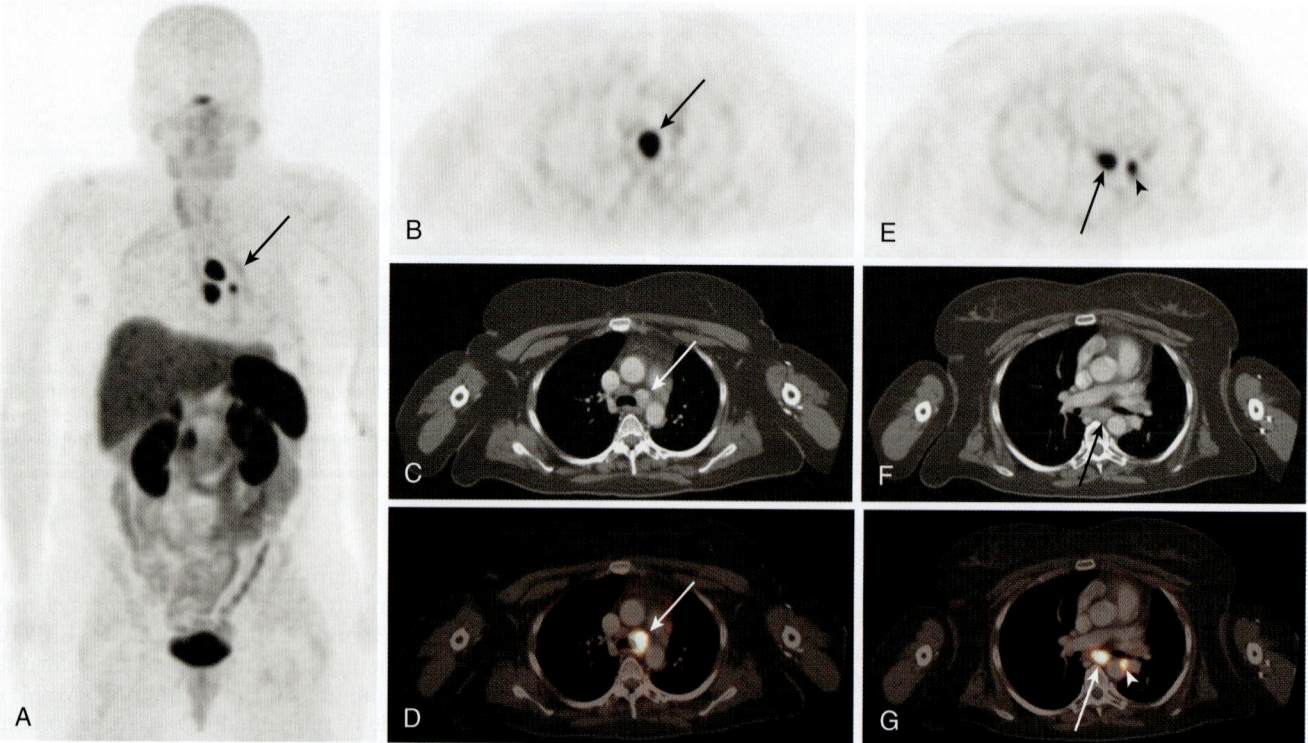

Figura 21-6 ^{68}**Ga-DOTATATE PET em um paciente com carcinoide típico.** Uma mulher de 45 anos com história de uma lobectomia inferior esquerda para um carcinoide brônquico típico foi submetida a ^{68}Ga-DOTATATE PET/TC para um nível de cromogranina sérica crescente. As imagens em projeção com intensidade máxima (**A**) mostram a captação fisiológica na hipófise, fígado e glândulas suprarrenais, bem como uma captação particularmente intensa no baço, rins e bexiga. Existem três focos de captação fisiológica intensa no mediastino (*seta*, **A**). Os cortes transversais mostram a captação aumentada do marcador no ângulo traqueobrônquico esquerdo e nos linfonodos periesofágicos (*setas*, **B-G**) e nos linfonodos posteriores ao brônquio principal esquerdo (*pontas de seta*, **E** e **G**). Depois de uma dissecção cirúrgica completa dos linfonodos mediastinais, estes três linfonodos foram confirmados como os únicos com metástases do carcinoide típico.

de um ligante do SSTR ou da FDG, com quase nenhum tumor exibindo a captação de ambos os marcadores ou de nenhum deles[93]; os carcinoides típicos mostram maior avidez pelo ligante do SSTR, enquanto os carcinoides atípicos e as lesões de grau mais elevado mostram maior avidez pela FDG.[101a] Comparando a captação da FDG e do ^{68}Ga-DOTATATE, foi feita uma observação interessante a respeito dos carcinoides brônquicos centrais,[102] que, com frequência, se apresentam com atelectasia pós-obstrutiva. O ^{68}Ga-DOTATATE mostrou de maneira consistente a baixa captação nestes tumores, ao passo que a FDG mostrou captação moderada a muito alta por causa da inflamação pós-obstrutiva ou infecção com baixa captação no tumor primário.[93]

RESPOSTA À TERAPIA

A captação de FDG nos tumores está relacionada com (1) o número de células cancerosas viáveis, (2) a atividade metabólica e a capacidade de proliferação destas células, e (3) a presença de células inflamatórias.[103] Em muitos quadros clínicos, as alterações metabólicas provocadas pela terapia do câncer precedem às alterações morfológicas. Esta discriminação do tumor viável do tumor inviável constitui a base para o uso da PET para a determinação da resposta à terapia. Sempre que as imagens da PET devem ser comparadas em diferentes momentos de obtenção, é primordial realizar cada procedimento de PET de acordo com uma metodologia similar ao padronizar o intervalo desde a última terapia, a preparação do paciente, os parâmetros do aparelho, os parâmetros de reconstrução e a análise da imagem.[104,105]

Para o NSCLC *em estágio inicial* tratado com *radioterapia ablativa estereotáxica* (SABR), a predição do resultado e a avaliação da resposta se tornaram muito importantes.[106] Para a predição da resposta à SABR, os dados retrospectivos relacionados com o valor da captação da FDG pré-tratamento são muito conflitantes para ser empregados na prática clínica.[107,108] Por outro lado, a avaliação da resposta usando uma captação de FDG quantitativa na PET com 3, 6 e 9 meses depois da SABR para o NSCLC em estágio I foi mais promissora. Uma revisão sistemática da literatura sugere que é pouco provável que as alterações na TC comumente observadas após a SABR sejam uma recidiva quando o SUV_{max} está abaixo de 5 (i.e., um valor preditivo negativo de 100%).[109] Contudo, são necessários estudos adicionais para validar estes achados.

Para o NSCLC *em estágio III potencialmente ressecável*, é primordial a avaliação da elegibilidade para a ressecção depois da quimiorradioterapia de indução, sendo que o reestadiamento depois da terapia de indução foi abordado em diversos estudos. Quando os linfonodos mediastinais são novamente estagiados, a PET/TC integrada apresenta uma sensibilidade de até 70% com uma especificidade de até 90%. O reestadiamento mediastinal com PET/TC alcança, assim, um nível de exatidão de algum valor clínico, mas a confirmação tecidual ainda é obrigatória para certificar o real estado nodal. As novas lesões positivas precisam ser interpretadas com cuidado, em especial os linfonodos, porque estes novos achados apresentam uma alta taxa falso-positiva.[110] Os achados na predição do resultado neste quadro são ainda mais interessantes. Os parâmetros prognósticos clássicos para a cirurgia nestes pacientes são obtidos a partir da amostra ressecada que demonstra (1) o estadiamento para menor dos linfonodos mediastinais e (2) a resposta patológica no tumor primário. Estes parâmetros são mal preditos pela evolução clínica ou tomográfica durante a terapia. No entanto, nos estudos prospectivos, tanto a captação de FDG residual no tumor primário depois da indução, quanto a mudança na captação da FDG quando se comparam os valores pré-indução e pós-indução tiveram força suficiente para predizer a resposta patológica e o resultado depois do tratamento com modalidades combinadas (Fig. 21-7). Em uma metanálise recente, a PET teve uma sensibilidade de 83% e uma especificidade de 84% na predição da resposta patológica.[111] Com o advento do estadiamento mediastinal basal endoscópico para confirmar a doença N2/N3, a avaliação pós-indução pode basear-se na resposta do tumor primário por meio da PET seriada e da avaliação de linfonodos por uma mediastinoscopia depois da terapia de indução. Em um modelo, a combinação do envolvimento dos linfonodos e a resposta do tumor primário na PET pode discriminar os pacientes com "bom prognóstico" (sobrevida de 5 anos de 62%) daqueles pacientes com "prognóstico ruim" (apenas 6%, proporção de risco 0,18).[112] No quadro da quimiorradioterapia de indução, também houve uma separação no prognóstico, com uma sobrevida de 5 anos de 70% no grupo com boa resposta na PET e de 22% no grupo com resposta ruim na PET.[113]

Para o NSCLC *de estágios I-III não ressecáveis* tratados com radioterapia radical, os dados ainda estão em concordância com os achados na doença operável. Na realidade, as respostas da PET iniciais na terceira semana de radioterapia correlacionaram-se com o prognóstico depois da radioterapia isolada, ou da quimiorradioterapia sequencial ou concomitante; a sobrevida por 2 anos foi de 92% para aqueles que responderam bem versus 33% para aqueles que não responderam.[114,115] A PET obtida após o término da quimioterapia e radioterapia também pode discriminar o prognóstico, com aqueles com uma resposta metabólica completa tendo uma mediana de 31 meses versus 11 meses daqueles com resposta metabólica incompleta, e superou a resposta à TC, estadiamento ou desempenho pré-tratamento.[116,117] Nos pacientes com doença localmente avançada com quimioterapia e radioterapia concomitantes depois do término do tratamento, a PET apresenta uma exatidão de aproximadamente 90% para predizer a resposta tumoral.[118] A PET também foi empregada para predizer o controle do tumor durante o tratamento com radiação, com uma sensibilidade de 100% e especificidade de 63%, e uma probabilidade de detecção de controle de tumor de 80%.[119] Um estudo sugeriu que, na comparação com TC, a PET identificou melhor a recidiva depois do tratamento definitivo com quimioterapia e radioterapia e que os pacientes avaliados por PET tiveram um resultado melhor quando referidos para a cirurgia salvadora, com uma sobrevida global mediana de 12 meses nos pacientes operados para a recidiva na TC versus 43 meses para pacientes operados para recidiva na PET.[120]

Nos pacientes com NSCLC *em estágio IV*, a quimioterapia sistêmica efetiva provoca uma rápida diminuição na captação de FDG na PET durante o primeiro ciclo e, por conseguinte, a PET poderia identificar aqueles que respondem à quimioterapia e os que não respondem em um estágio de tratamento inicial.[121,122] As terapias direcionadas estão avançando em uma velocidade rápida no tratamento do NSCLC e, conceitualmente, a PET poderia ser de grande interesse na avaliação da resposta a estas terapias. Dois estudos independentes mostraram que a PET inicial pode predizer a sobrevida isenta de progressão e global nos pacientes tratados com erlotinib, mesmo na ausência de uma resposta na TC.[123,124]

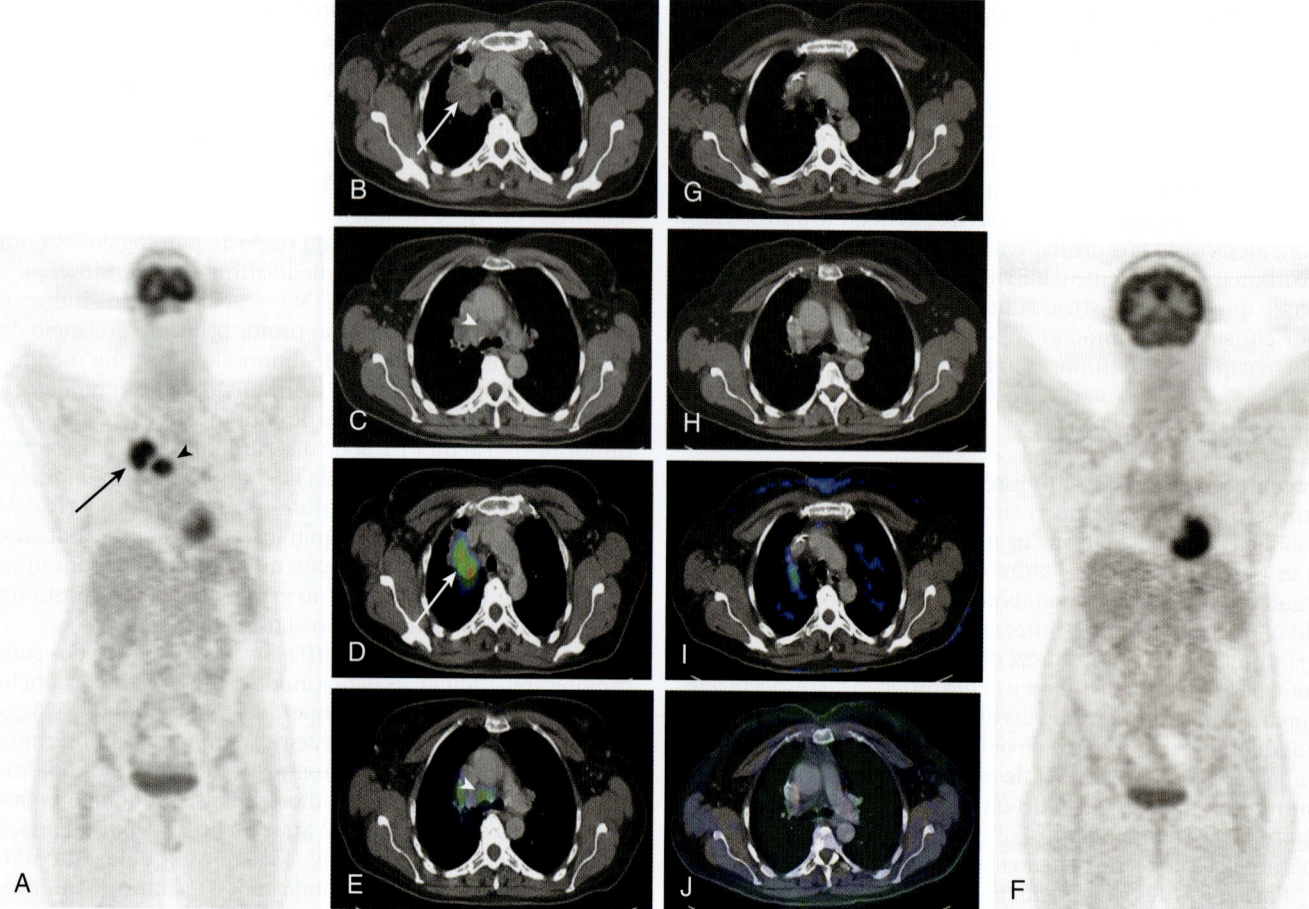

Figura 21-7 ¹⁸F-FDG-PET/TC antes e depois da quimioterapia de indução. O paciente com um carcinoma de células grandes no lobo superior direito (*seta*) com adenopatia hilar direita e paratraqueal direita (**A**, imagem de PET coronal; **B, C**, imagem de TC; **D, E**, imagens de fusão). Depois da quimioterapia de indução, nota-se uma importante diminuição na atividade metabólica do tumor primário e a ausência de captação de FDG no mediastino (**F-J**). Os achados cirúrgicos depois da quimioterapia de indução indicaram pT1N0.

ACOMPANHAMENTO

Depois da terapia do NSCLC, a detecção precoce da recidiva é importante, porque as terapias de salvamento podem ser úteis, em especial nas recidivas regionais locais assintomáticas.

O *uso seletivo* da PET pode ser recomendado para a avaliação de uma suspeita de recidiva local no exame de imagem radiológica convencional nos pacientes com câncer de pulmão previamente tratados para o NSCLC em estágio inicial com intenção curativa. Dois estudos prospectivos compararam o desempenho diagnóstico diferencial da PET e da TC na detecção precoce da recidiva local[125,126]; em ambos, a exatidão da PET foi melhor que a da TC (93% *versus* 82%; 96% *versus* 84%). Diversas séries prospectivas em pacientes com uma anormalidade torácica residual depois do tratamento abordaram o valor da PET para fazer a diferenciação entre a recidiva local e as alterações residuais inespecíficas pós-tratamento.[125-132] Um corte de SUV de 2,5, diferenciando as lesões benignas das malignas, conforme sugerido para as lesões pulmonares recentemente diagnosticadas, teve uma sensibilidade que variou de 97% a 100% e uma especificidade que variou de 62% a 100%.

Não se pode recomendar a *vigilância* por meio da PET/TC a cada 6 a 12 meses depois de um tratamento com intenção curativa (cirurgia ou SABR) para o NSCLC em estágio inicial.

Apesar dos vários relatos de uma melhor sensibilidade para detectar a recidiva da doença na PET/TC em pacientes assintomáticos na comparação com o imageamento do tórax por TC isolada, nenhum benefício para a sobrevida foi demonstrado no quadro do acompanhamento pós-operatório. Além disso, os achados falso-positivos não são incomuns depois da SABR.[109,133-135]

NOVOS MARCADORES

Os marcadores da PET foram desenvolvidos para toda uma gama de processos biológicos e fisiopatológicos. Uma área de grande interesse foi o imageamento da proliferação, a principal característica das células cancerosas. A *¹⁸F-fluorodeoxitimidina* (FLT) é um análogo da timidina marcado com o flúor-18 emissor de pósitron.[136] Após entrar na célula, a FLT é fosforilada pela timidina cinase do tipo 1, mas não é adicionalmente metabolizada e, desta maneira, não pode ser incorporada ao DNA recentemente sintetizado. A timidina cinase do tipo 1 é uma enzima importante dentro da via de salvamento do DNA, sendo que sua atividade se correlaciona fortemente com a proliferação celular, porque ela é regulada para maior antes e durante a síntese do DNA. Uma metanálise recente fornece forte evidência para a relação entre a captação da FLT e o escore KI-67 em uma gama de tipos tumorais, incluindo o câncer de pulmão.[137] A captação da FLT nos tumores malignos é menor que a captação da FDG, resultando em uma sensibilidade diminuída para o diagnóstico e o estadiamento.[138] Para a avaliação da resposta à terapia com antirreceptor do fator de crescimento epidérmico, os resultados iniciais com a FLT foram encorajadores, pois as mudanças na captação da FLT no início do curso da terapia predisseram a sobrevida isenta de progressão.[139] Estudos mais recentes comparando a FLT e a FDG em um quadro terapêutico similar confirmou o potencial da FLT, mas, apesar disso, se demonstrou que a FDG é um melhor preditor da resposta.[123,124]

A hipóxia dentro dos tumores pulmonares pode ser demonstrada por intermédio do uso de marcadores que se acumulam nos tecidos que exibem baixa tensão de oxigênio, como o ^{18}F-fluoromisonidazol e o ^{64}Cu-diacetil-bis(N4-metil-tiosemicarbazona).[140] Ambos os marcadores sofrem redução sob condições hipóxicas e, subsequentemente, se ligam a macromoléculas intracelulares. Como a hipóxia tumoral é um componente importante da resistência à radioterapia, a mensuração não invasiva das áreas hipóxicas poderia direcionar doses de radiação aumentadas para as áreas hipóxicas e, talvez, melhorar o controle tumoral regional local.

Outra via de interesse potencial reside no uso de drogas radiomarcadas para determinar a biodistribuição e o direcionamento para o tumor.[141] Os inibidores da tirosina cinase e os agentes quimioterápicos podem ser marcados com o emprego de carbono-11 e flúor-18, resultando em ^{11}C-gefitinib, ^{18}F-gefitinib, ^{11}C-erlotinib e ^{11}C-docetaxel. O ^{11}C-docetaxel foi estudado em pacientes com câncer de pulmão, sendo que a captação do marcador foi preditiva da resposta medida na TC subsequente.[142] Os anticorpos monoclonais, como o bevacizumabe, também podem ser marcados com o uso do zircônio-89, o qual possui uma meia-vida de 78 horas com a cinética se compatibilizando com aquela dos anticorpos monoclonais.

> **Pontos-chave**
>
> - A PET melhora a exatidão do diagnóstico dos nódulos pulmonares solitários, porque seu padrão de captação de FDG melhora a avaliação abrangente da probabilidade de malignidade quando combinada com as características demográficas, clínicas e de TC.
> - A combinação de PET/TC faz o estadiamento do câncer de pulmão com muito maior exatidão que os exames de imagem convencionais isoladamente e leva a melhores escolhas de tratamento em uma proporção substancial de pacientes com *câncer de pulmão de não pequenas células* (NSCLC).
> - A captação da FDG pode correlacionar-se com a agressividade e o prognóstico do NSCLC.
> - O uso da PET para o diagnóstico ou estadiamento exibe relação de custo-eficácia nos pacientes com NSCLC com um potencial para a cura.
> - Demonstrou-se que a PET é mais útil no direcionamento das decisões sobre o tratamento com modalidades combinadas nos pacientes com NSCLC localmente avançado.
> - A PET/TC não está indicada para o acompanhamento comum do paciente depois do tratamento curativo para a malignidade, porém é útil para caracterizar os achados anormais detectados nos exames de imagem convencionais.
> - A PET parece ser tão útil na avaliação do câncer de pulmão de pequenas células e no mesotelioma quanto no NSCLC, porém isto é sustentado por dados em número muito menor; a PET usando marcadores neuroendócrinos especiais é valiosa nos pacientes com tumores carcinoides brônquicos.
> - A pesquisa atual com a PET está se focalizando nas aplicações da PET/ressonância magnética e sobre novos marcadores para o imageamento molecular e predição da resposta, o que pode orientar as terapias direcionadas e a radioterapia individualizada.

As Referências estão disponíveis exclusivamente no site www.elsevier.com.br/expertconsult

22 BRONCOSCOPIA DIAGNÓSTICA

ELIF KÜPELI, MD • DAVID FELLER-KOPMAN, MD • ATUL C. METHA, MBBS

INTRODUÇÃO E FUNDAMENTOS HISTÓRICOS	BRONCOSCOPIA DIAGNÓSTICA BÁSICA	BRONCOSCOPIA DIAGNÓSTICA AVANÇADA
INDICAÇÕES	Lavagem Broncoalveolar	Broncoscopia Ultrafina
PROCEDIMENTO	Lavados Brônquicos	Broncoscopia Confocal
Sedação e Anestesia	Raspados Brônquicos	Navegação Broncoscópica Virtual e Eletromagnética
Anestesia Local	Biópsia Endobrônquica	Broncoscopia Autofluorescente
MONITORAÇÃO	Biópsia Transbrônquica	Imageamento em Faixa Estreita
	Aspiração por Agulha Transbrônquica	
	Ultrassonografia Endobrônquica	

INTRODUÇÃO E FUNDAMENTOS HISTÓRICOS

A *broncoscopia flexível* (FB) é um dos principais exemplos de uma área da medicina pulmonar transformada pelos avanços tecnológicos. Hoje em dia, tornou-se um dos procedimentos invasivos mais frequentemente realizados na medicina pulmonar. O emprego da broncoscopia para o *diagnóstico* é coberto neste capítulo, sendo que o uso da broncoscopia para a *terapia* é abordado no Capítulo 23. A broncoscopia diagnóstica também pode ser dividida em procedimentos *básicos*, aqueles disponíveis na maioria das instituições e com evidência significativa para sustentar sua utilização, e procedimentos *avançados*, aqueles disponíveis apenas em alguns centros e que ainda estão sob investigação para determinar seus usos mais apropriados.

Gustav Killian realizou a primeira broncoscopia em 1897 para extrair um pedaço de um osso de porco a partir do brônquio principal direito.[1] A partir deste início escasso, a tecnologia na broncoscopia avançou de maneira exponencial. Em 1966, foi introduzido o broncoscópio flexível na prática clínica por Shigeto Ikeda.[2] Atualmente, este instrumento é um dos mais importantes para o diagnóstico e o tratamento das doenças pulmonares.

A broncoscopia pode ser facilmente realizada em um ambiente ambulatorial, sob sedação moderada e anestesia local. Em comparação com a FB, a broncoscopia rígida é usada hoje em dia principalmente para as indicações seletivas, como a hemoptise maciça e terapêutica (Cap. 21).[3-6]

INDICAÇÕES

As indicações para a FB diagnóstica são amplas e estão aumentando (Tabela 22-1). Apesar disto, determinadas condições não são consideradas indicações para a broncoscopia flexível. Por exemplo, a FB não está indicada para avaliar pacientes com tosse, a menos que a tosse não responda ao tratamento convencional ou quando haja uma alteração em seu caráter. De maneira similar, a broncoscopia não está indicada para avaliar pacientes com atelectasia ou derrame pleural isolado,[7-9] sendo que seu emprego para remover as secreções durante as exacerbações agudas da doença pulmonar obstrutiva crônica também é considerado inapropriado.[10] A broncoscopia flexível também tem pouca importância na descoberta de lesões sincrônicas nos pacientes que se submetem à ressecção pulmonar de um nódulo pulmonar solitário suspeito de ser um carcinoma broncogênico primário.[11] As contraindicações absolutas e relativas de realizar a broncoscopia flexível são apresentadas na Tabela 22-2.

PROCEDIMENTO

Em geral, a broncoscopia flexível (FB) é realizada pela via oral ou nasal.[12] Ambas as vias proporcionam acesso excelente para as vias aéreas inferiores. Por ambas as vias, também se deve dar atenção à via aérea superior. Em particular, a broncoscopia realizada para a avaliação da hemoptise ou sibilância deve incluir um exame minucioso da via aérea superior, incluindo a nasofaringe e a orofaringe e cordas vocais.

SEDAÇÃO E ANESTESIA

A necessidade de sedação durante a FB permanece como tema de algum debate na literatura.[13-15] A finalidade da sedação consiste em melhorar o conforto do paciente e aumentar a facilidade do procedimento para o broncoscopista.[16,17] Embora a broncoscopia possa ser realizada sem sedação,[18,19] a maior parte é feita sob sedação moderada.[20-23]

As preparações intravenosas de diversos sedativos, como diazepam, midazolam, lorazepam, sulfato de morfina, fentanil e hidrocodona, foram utilizadas quer isoladamente, quer em combinação, com base na preferência do broncoscopista e na disponibilidade da droga.[24-29] O fentanil apresenta uma potência analgésica maior que a morfina.[25] A hidrocodona apresenta uma maior propriedade antitussígena que a codeína, porém menor que a da morfina.[30] Devido a seu início de ação rápido e suas propriedades ansiolíticas e amnésicas, o midazolam é um dos sedativos mais comumente utilizados; a sedação com midazolam na FB melhora o o conforto do paciente e diminui as queixas, sem causar comprometimento hemodinâmico significativo. Ela deve ser oferecida ao paciente em uma base rotineira.[31,32]

A combinação de um benzodiazepínico e um opioide mostrou ser segura e sinérgica para os fins de sedação durante a broncoscopia flexível.[28,33] Como a combinação de

Tabela 22-1 Indicações para a Broncoscopia Flexível Diagnóstica (Adulto)

Hemoptise

Sibilos e estridor: suspeita de estenose, obstrução da via aérea superior

Opacificações pulmonares de etiologia desconhecida
- Infecções pulmonares suspeitas que não respondem ao tratamento convencional
   (a) Localizadas
   (b) Difusas
- Opacificações pulmonares em um hospedeiro imunocomprometido
- Pneumonia recorrente ou não resolvida
- Lesão cavitária
- Opacificações intersticiais
- Novo nódulo pulmonar

Colapso pulmonar inexplicado

Carcinoma broncogênico suspeitado ou conhecido
- Achados citológicos positivos ou suspeitos no escarro
- Estadiamento
- Acompanhamento depois de tratamentos endobrônquicos

Massas e linfadenopatia mediastinal e hilar

Transplante de pulmão
- Inspecionar a anastomose da via aérea
- Vigilância da rejeição

Avaliação do câncer esofágico

Intubação endotraqueal
- Confirmar a posição do tubo
- Avaliar para a lesão relacionada com o tubo

Avaliação para aspiração de corpo estranho

Trauma torácico
- Excluir a ruptura das vias aéreas centrais
- Examinar para o conteúdo aspirado

Avaliação após queimaduras ou lesão química das vias aéreas

Síndrome da veia cava superior inexplicada

Rouquidão ou paralisia das cordas vocais inexplicadas

Suspeita de fístulas
- Broncopleural
- Traqueoesofágica e broncoesofágica
- Traqueoaórtica ou broncoaórtica
- Iatrogênica (pós-cirúrgica)

Tabela 22-2 Contraindicações para a Broncoscopia Flexível

ABSOLUTAS

Hipoxemia incorrigível
Falta de cooperação do paciente
Falta de profissionais habilitados
Falta de equipamento e instalações apropriados
Angina instável
Arritmias descontroladas

RELATIVAS

Hipercarbia inexplicada ou grave
Asma descontrolada
Coagulopatia intratável
Coluna cervical instável
Necessidade de uma amostra tecidual grande para o diagnóstico
Debilidade, idade avançada, desnutrição

benzodiazepínicos e opiáceos pode provocar hipoventilação, principalmente nos pacientes com insuficiência respiratória pré-existente, os pacientes devem ser monitorados da maneira apropriada.[34] A combinação de hidrocodona e midazolam reduz a tosse durante a FB sem provocar dessaturação significativa e melhora a tolerância do paciente ao procedimento.[28,33]

A dexmedetomidina (Precedex, Dexdomiror) também possui propriedades favoráveis de sedação, simpatólise, analgesia e um baixo risco de apneia. Estas propriedades sugerem que a dexmedetomidina pode ser útil na sedação para o procedimento. No entanto, demonstrou-se que a dexmedetomidina como um agente único é incapaz de proporcionar a sedação adequada para a FB diagnóstica acordada sem a necessidade de sedação de salvamento em uma grande parcela dos pacientes.[35]

O dextrometorfano também pode ser administrado por via oral, 90 minutos antes do procedimento, visando a melhorar a supressão da tosse durante o procedimento.[36]

De modo interessante, de acordo com alguns estudos, 16% a 21% dos médicos usam a sedação profunda ou a anestesia geral para a broncoscopia flexível.[20,22] O uso de propofol isolado é tão efetivo e seguro quanto a sedação combinada nos pacientes que se submetem à FB sob sedação consciente, representando, assim, uma opção atraente quando a alta agendada constitui uma prioridade.[17] A sedação profunda com propofol para a broncoscopia ganhou popularidade nos últimos anos, embora tenha surgido preocupação a respeito de sua capacidade potencial de induzir depressão respiratória grave. Em um estudo prospectivo, demonstrou-se que o emprego de pequenas doses em bolo de propofol em intervalos curtos, com a monitoração transcutânea do nível de dióxido de carbono, é seguro; os autores concluíram que o propofol usado desta maneira não provoca a depressão respiratória excessiva e representa uma alternativa excelente para os agentes de sedação tradicionais.[38] Em outro estudo prospectivo, a combinação de propofol e hidrocodona foi segura e melhor para a supressão da tosse que o propofol isolado na FB.[39]

O fospropofol dissódico é um pró-medicamento hidrossolúvel do propofol. Uma análise de subgrupo foi realizada entre os pacientes idosos (> 65 anos) que se submeteram à broncoscopia flexível; o fospropofol propiciou sedação segura e efetiva, tempo rápido para o estado vígil total, e alta satisfação, que foram comparáveis aos resultados em pacientes mais jovens.[40]

Os pacientes com infecção por *vírus da imunodeficiência humana* (HIV), os receptores de transplante de células-tronco, os receptores de transplante de pulmão para a fibrose cística, e os usuários de drogas comumente requerem doses mais elevadas de sedativos que outros pacientes.[31-43] Além disso, como os inibidores da protease usados em pacientes com infecção por HIV mostraram estender a meia-vida dos benzodiazepínicos de maneira significativa, muitas instituições nos Estados Unidos incentivam, em lugar disso, o uso da sedação profunda nestes pacientes.

ANESTESIA LOCAL

Ainda que os bloqueios nervosos possam ser utilizados para fornecer analgesia excelente para a via aérea, os médicos geralmente se fundamentam-se na administração tópica de agentes anestésicos locais. A lidocaína é a substância mas comumente utilizada para fornecer a anestesia local.[44] Ela proporciona uma margem de segurança relativamente ampla com um início rápido e duração de ação para permitir o término da maioria dos procedimentos broncoscópicos. A preparação de lidocaína em gel é preferida em relação ao spray para a anestesia nasal.[45-47] Dado que a anestesia sensorial não depende da concentração da lidocaína, a concentração de 1% é preferida, pois os volumes maiores podem ser instilados para cobrir uma maior área de superfície da mucosa antes que atinjam as dosagens tóxicas.[48,49] A orofaringe pode ser anestesiada com lidocaína a 2% a 4% aplicada como *spray*, solução nebulizada ou gargarejo.

As cordas vocais, bem como a árvore traqueobrônquica, são anestesiadas por meio da instilação direta da lidocaína através do canal de trabalho do broncoscópio. A dose total de lidocaína deve ser limitada a 8,2 mg/kg nos adultos, com cautela adicional nos idosos ou naqueles com comprometimentos hepático, renal ou cardíaco.[24]

Os agentes anticolinérgicos como a atropina e o glicopirrolato têm sido comumente empregados como pré-medicação para a broncoscopia flexível[50,51] com o objetivo de reduzir as secreções brônquicas e suprimir a hiperatividade vagal. Diversos estudos mostraram que os anticolinérgicos oferecem pouca vantagem como pré-medicações, sendo que a sua utilização deve ser abandonada.[52-54]

MONITORAÇÃO

Para garantir a oxigenação adequada (saturação de oxigênio > 92%) e a estabilidade hemodinâmica, então a oximetria de pulso, a frequência cardíaca e a pressão arterial são monitoradas durante todo o procedimento. Deve haver acesso intravenoso e equipamento para a reanimação. O oxigênio suplementar deve estar disponível. Em muitas instituições, utiliza-se a monitoração contínua do dióxido de carbono término-expiratório para examinar a ventilação. Todos os procedimentos de broncoscopia flexível são efetuados com observância das precauções universais. Após cada procedimento, o instrumento é totalmente desinfetado ou esterilizado de acordo com as declarações de consenso recentemente publicadas.[55,56,56a]

BRONCOSCOPIA DIAGNÓSTICA BÁSICA

O procedimento padronizado para a broncoscopia flexível (FB) envolve um exame completo de toda a árvore traqueobrônquica de uma maneira sistemática, desde a via aérea superior e cordas vocais, passando pela traqueia e carina, brônquios principais e os brônquios segmentares em cada um dos cinco lobos pulmonares. Uma compreensão completa das características normais pode possibilitar a detecção de anormalidades na anatomia (p.ex., ausência ou duplicação de brônquios), no formato (p.ex., estreitamento ou distorção) ou na mucosa endobrônquica (p.ex., induração, friabilidade, eritema, lesões).

O exame da via aérea superior pode ser instrutivo. As cordas vocais podem estar envolvidas por infecções (Fig. 22-1) ou por malignidade; as cordas vocais podem estar paralisadas em consequência da interrupção do nervo laríngeo recorrente ou eritematosas ou edemaciadas em virtude do refluxo gastroesofágico. A traqueia pode estar anormal devido a condições congênitas ou adquiridas (Fig. 22-2A e B). A mucosa endobrônquica exibe alterações características decorrentes de condições infiltrativas ou sistêmicas (Fig. 22-2C e D). As lesões endobrônquicas podem ser causadas por inúmeras condições, inclusive doenças inflamatórias, malignas ou infecciosas, ou por corpos estranhos (Fig. 22-3). Também deve ser dada atenção para o colapso expiratório normal da via aérea central, bem como para a presença de colapso dinâmico excessivo da via aérea/traqueobronquiomalácia.[57,57a-e]

LAVAGEM BRONCOALVEOLAR

A *lavagem broncoalveolar* (BAL) transformou-se em um instrumento clínico e investigacional importante.[58,59] É um procedimento diagnóstico padrão em todos os pacientes com anormalidades pulmonares difusas de etiologia desconhecida, quer se suspeite de uma causa infecciosa, não infecciosa, imunológica ou maligna.[60,61] A BAL permite a recuperação de componentes celulares e não celulares do líquido de revestimento epitelial (alveolar) e da superfície epitelial do trato respiratório inferior. Os componentes do

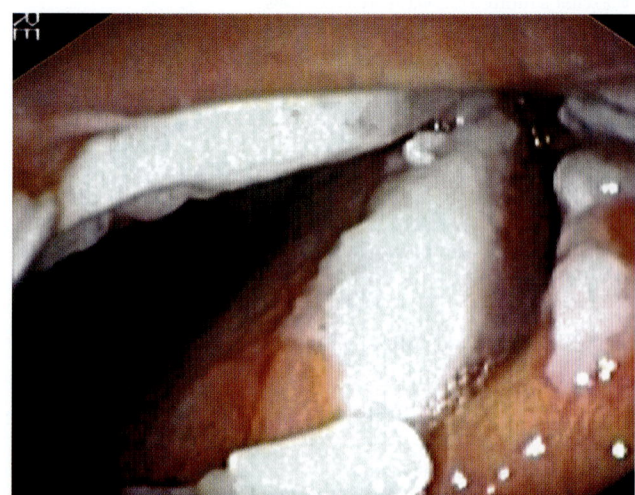

Figura 22-1 Candidíase da corda vocal em um hospedeiro imunocomprometido.

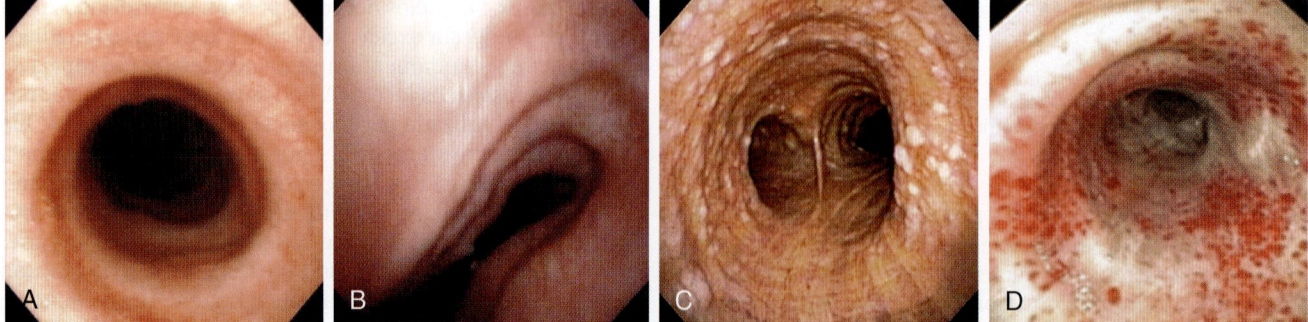

Figura 22-2 A, Anel traqueal completo, também chamado de "traqueia em chaminé de fogão". Observe a ausência da membrana posterior. **B,** Uma traqueia em "bainha de sabre" em um paciente com enfisema. **C,** A aparência de "parede de seixos" difusa na sarcoidose endobrônquica. **D,** Petéquias endobrônquicas em um paciente que recebe clopidogrel. (A, Cortesia do Dr. James Stoller.)

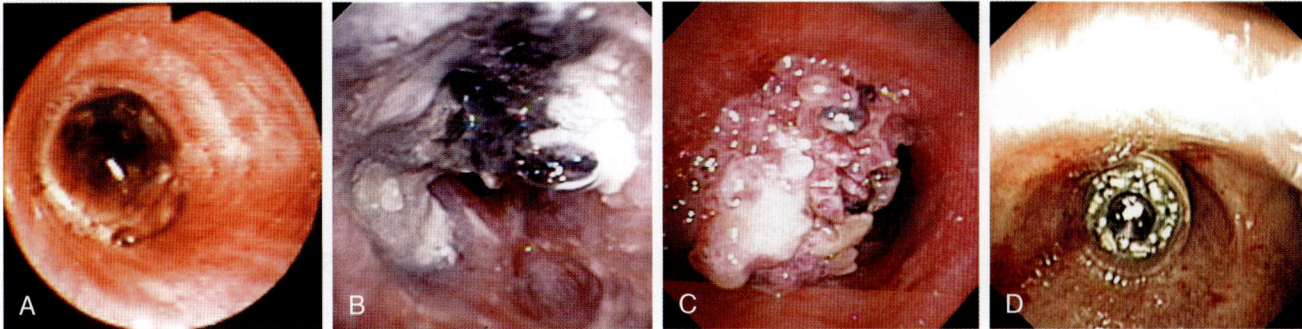

Figura 22-3 Lesões endobrônquicas. A, Melanoma metastático envolvendo o brônquio principal esquerdo. Observe a pigmentação escura do tumor. **B,** A infecção por *Aspergillus niger* em um receptor de transplante de pulmão. O pigmento escuro indica o fungo e o pigmento branco indica os cristais de oxalato de cálcio produzidos pelo fungo. **C,** Papilomatose respiratória recorrente envolvendo a traqueia. Note a típica aparência em amoreira. **D,** Um corpo estranho no brônquio principal esquerdo. O objeto é uma câmera usada para a endoscopia por cápsula que foi aspirado para dentro dos pulmões. (*D*, Cortesia do Dr. Thomas Gildea.)

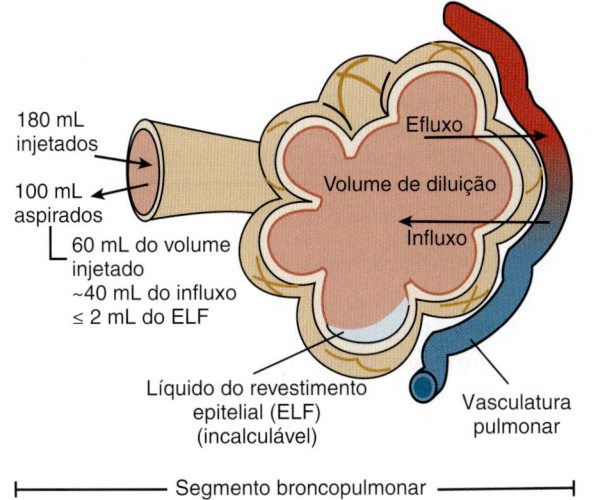

Figura 22-4 Apresentação esquemática dos constituintes do líquido da lavagem broncoalveolar. (De Kuvuru MS, Dweik RA, Thomassen MJ: Role of bronchoscopy in asthma research. *Clin Chest Med* 20(1):153-189, 1999; modificada, com permissão, de Walters EH, Ward C, Xun LI: Bronchoalveolar lavage in asthma research. *Respirology* 1:233-245, 1996.)

líquido da BAL representam o estado inflamatório e imune do trato respiratório inferior e dos alvéolos[58,62] (Fig. 22-4). O BAL, que coleta amostras dos espaços aéreos distais, difere muito de um lavado brônquico, o qual amostra as grandes vias aéreas por meio da aspiração de pequenas quantidades de soro fisiológico instiladas.[61,63,64] A BAL deve ser considerada um procedimento-padrão na avaliação das doenças pulmonares difusas, suspeita de infecção ou malignidade, em especial quando o risco de sangramento é proibitivo para o raspado brônquico, *biópsia transbrônquica* (TBB) ou *aspiração por agulha transbrônquica* (TBNA).

Para as opacificações difusas, qualquer área pode ser escolhida para a BAL; no entanto, em certos casos, o lobo médio direito ou a língula são preferidos porque, em um paciente em decúbito dorsal, a gravidade ajuda a recuperação de uma quantidade máxima no retorno do líquido da BAL.[59,60,65] No caso da doença localizada, a lavagem deve ser realizada na área da anormalidade radiográfica focal,[61,63,65] sendo que, para a recuperação máxima, o paciente pode ser posicionado da maneira apropriada para melhorar a recuperação do segmento desejado. Em geral, a posição em "cunha boa" significa que o broncoscópio é avançado o máximo possível sem perder a visualização da luz distal. Nesta posição ótima, uma aspiração manual suave e lenta, sem permitir que as paredes da via aérea sofram colapso, tende a maximizar o retorno da lavagem.

A lavagem broncoalveolar (BAL) melhorou muito a pesquisa diagnóstica das doenças pulmonares, quer difusa, quer localizada. Na proteinose alveolar pulmonar, ela possui valor diagnóstico e terapêutico.[60,66-69] Em uma declaração internacional sobre as principais doenças pulmonares intersticiais, a BAL é considerada como sendo valiosa no fortalecimento do diagnóstico de sarcoidose na ausência de um diagnóstico tecidual, ao encontrar uma linfocitose (> 25%) e uma proporção de Cd4/CD8 maior que 4.[70,71] A BAL pode ser um instrumento útil no diagnóstico do câncer de pulmão primário com localização periférica, com uma faixa de resultado diagnóstico global de 33% a 69%, sendo exclusivamente diagnóstica em 9% a 11% dos casos.[72-79] Inúmeros relatos de caso confirmam a capacidade da BAL de diagnosticar a leucemia e o envolvimento pulmonar linfomatoso, bem como a discrasia de células plasmática.[80-82] Encontrar corpos de asbesto no líquido da BAL pode correlacionar-se com a exposição ocupacional, ainda que, por si só, não seja prova de uma doença relacionada com o asbesto.[83,84] A presença de mais de 25% dos eosinófilos no líquido da BAL confirma o diagnóstico de doenças pulmonares eosinófilas, sendo que a presença de mais de 4% de células de Langerhans CD1$^+$ confirma um diagnóstico de histiocitose de células de Langerhans, embora com baixa sensibilidade.[85] Na doença crônica por berílio, os linfócitos a partir da BAL proliferam quando estimulados *in vitro* com sais de berílio solúveis, com uma sensibilidade e especificidade se aproximando de 100%; este teste de linfócitos transformou-se em um instrumento diagnóstico valioso para esta condição e substituiu a biópsia pulmonar aberta.[86,87]

Nos pacientes com pneumonia associada ao ventilador, uma cultura quantitativa positiva (> 10^4 *unidades formadoras de colônia* (CFU)/ml) no líquido da BAL pode ser clinicamente útil com uma sensibilidade de 22% a 93% e uma especificidade de 45% a 100%, dependendo do estado clínico do paciente.[88-95] A BAL também é um instrumento útil no diagnóstico das infecções pulmonares nos pacientes imunocomprometidos, com o resultado reportado tão elevado quanto 93%.[96-103] (Fig. 22-5). Desta maneira, em determinadas condições, os achados da BAL podem ser diagnósticos e, assim, evitar a necessidade da TBB ou da biópsia pulmonar aberta (Tabela 22-3). Em outros quadros, embora não diagnóstica, a BAL pode ser usada como um adjunto para o diagnóstico quando interpretada no contexto de todo o quadro clínico.

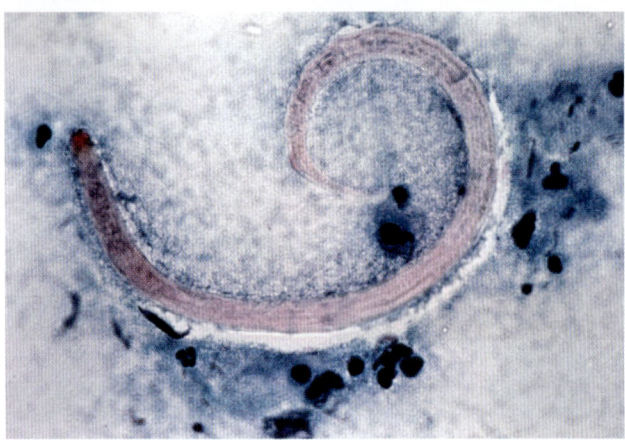

Figura 22-5 A amostra da lavagem broncoalveolar revela uma larva de *Strongyloides stercolaris*. (Cortesia do Dr. Suhail Raoof.)

Tabela 22-3 Doenças em que a Lavagem Broncoalveolar Pode Ser Diagnóstica

Infecções oportunistas (*Pneumocystis jirovecii*, fungos)
Aspergilose invasiva (através dos níveis de galactomanano)
Proteinose alveolar pulmonar
Síndrome da hemorragia alveolar
Opacificações malignas (tumores sólidos, linfoma, leucemia)
Doença pulmonar eosinofílica
Doença crônica por berílio
Histiocitose de células de Langerhans

Enquanto realiza a BAL em um hospedeiro imunocomprometido e quando se suspeita da infecção invasiva por *Aspergillus*, o líquido deve ser submetido à detecção do antígeno de parede celular galactomanano, usando um imunoensaio enzimático. A sensibilidade e a especificidade dos níveis elevados de galactomanano no líquido da BAL são valiosos nos pacientes imunocomprometidos. De acordo com uma metanálise recente, relatou-se que a sensibilidade, a especificidade e a exatidão são de 79%, 86% e 89%, respectivamente. Precisa ser apontado que o uso concomitante de determinados antibióticos, como a piperacilina-tazobactam, amoxicilina ou amoxicilina-clavulanato e todos os produtos de fermentação da espécie *Penicillium* podem produzir resultados falso-positivos. Além disso, o teste também pode ter reatividade cruzada com o antígeno de parede celular do *Histoplasma capsulatum*. Daí, os resultados devem ser interpretados no contexto do quadro clínico total e verificados novamente de tempos em tempos.[104]

As complicações mais comuns associadas a BAL são a febre, que pode ser percebida em até 30% dos pacientes, e a hipoxemia transitória, que é prontamente controlada com oxigênio suplementar.

LAVADOS BRÔNQUICOS

Os lavados brônquicos são obtidos ao se avançar o broncoscópio para dentro de uma via aérea, instilando 10 a 20 mL de soro fisiológico estéril e, em seguida, aspirando rapidamente o soro fisiológico instilado para dentro de um recipiente de amostra. A utilidade dos lavados brônquicos reside, em grande parte, no diagnóstico das doenças das vias aéreas, incluindo o carcinoma pulmonar primário ou metastático e a infecção fúngica ou por micobactérias. Dentre os vários procedimentos broncoscópicos, o lavado brônquico é o de mais fácil realização, mas é o de pior resultado (sensibilidade, 27% a 90%),[105-110] com um resultado melhor para as lesões centrais.[108,111-113] Os lavados brônquicos constituem um adjunto barato e devem ser coletados durante uma broncoscopia diagnóstica, quando apropriado, porque, mesmo que por um pequeno percentual, eles podem aumentar o resultado diagnóstico global do procedimento.[108,114,115]

RASPADOS BRÔNQUICOS

Os raspados brônquicos foram analisados pela primeira vez em 1973 e mostraram achados citológicos altamente suspeitos na maioria dos casos com câncer de pulmão.[116] Em geral, os raspados brônquicos fornecem material diagnóstico em 72% (44% a 94%) dos pacientes com cânceres pulmonares centrais e em 45% dos pacientes com lesões periféricas, quando obtidos sob orientação fluoroscópica.[117] Quando o raspado brônquico é combinado à *biópsia endobrônquica* (EBB) das lesões centrais, o resultado diagnóstico da FB aumenta para entre 79% e 96%.[118] Em geral, realizamos o raspado depois de obter todas as outras amostras de broncoscopia, a fim de evitar que o sangramento ou a distorção celular interfiram na obtenção ou interpretação das amostras subsequentes. O diâmetro ou o comprimento da escova não mostraram afetar o resultado diagnóstico a partir do raspado brônquico.

Raspado de Amostra Protegida

O raspado de amostra protegida foi descrito pela primeira vez em 1979 por Wimberley *et al.*[119] como uma técnica para estabelecer um diagnóstico exato nos pacientes com suspeita de pneumonia. As amostras de raspado são coletadas com o uso de uma escova especial que é envolta por uma bainha de cateter dupla. O cateter é fechado em sua extremidade distal por um tampão de cera, o qual pode ser facilmente deslocado antes de se obter a amostra. A finalidade da bainha do cateter e do tampão de cera consiste em evitar a contaminação da escova pela flora orofaríngea que permanece dentro do canal de trabalho do broncoscópio.

Nos pacientes com pneumonia associada ao ventilador, a sensibilidade do raspado brônquico protegido varia de 58% a 86% e a especificidade de 71% a 100%.[120,121] Atualmente, o procedimento parece ter perdido a popularidade frente ao empirismo para o diagnóstico da pneumonia associada ao ventilador; no entanto, quando é usado, as culturas quantitativas com um valor de corte maior que 10^3 CFU/mL devem ser obtidas para otimizar sua exatidão (também, Cap. 34).

BIÓPSIA ENDOBRÔNQUICA

A biópsia endobrônquica (EBB) é um instrumento essencial e tecnicamente simples no diagnóstico de neoplasias endobrônquicas, bem como para as condições inflamatórias, como a sarcoidose e a amiloidose. Quando as pinças são abertas, elas são avançadas sobre o alvo e fechadas, prendendo assim o alvo. A pinça é puxada rapidamente para trás, obtendo uma amostra de 2 a 4 mm de diâmetro da lesão endobrônquica. A pinça e a amostra da biópsia são então puxadas através do canal de trabalho, sendo que a amostra tecidual é coletada em soro fisiológico ou fixador. A EBB é usada para lesões diretamente visualizadas durante a broncoscopia. Ela fornece amostras histológicas, ao passo que o lavado brônquico fornece apenas amostras citológicas. O resultado diagnóstico reportado da EBB é de 80%, com uma faixa de 51% a 97%, dependendo da população de pacientes.[105,106,117,122-124] O número de amostras de biópsia necessário para o resultado diagnóstico ótimo varia de acordo com o diagnóstico suspeitado. Três amostras de biópsia de uma lesão endobrônquica suspeita de ser um carcinoma broncogênico podem fornecer um resultado diagnóstico em torno de 97%.[125] A biópsia da superfície dos tumores endobrônquicos pode ser falsamente negativa quando há necrose de superfície; nestas circunstâncias, a amostragem por agulha mais profunda na massa tumoral pode ser diagnóstica.

BIÓPSIA TRANSBRÔNQUICA

A biópsia transbrônquica (TBB) é a técnica pela qual um pedaço do parênquima pulmonar é obtido por meio do uso de pinça flexível posicionada distalmente por meio da FB. As amostras de TBB podem ser conseguidas às cegas ou sob orientação por fluoroscopia, *tomografia computadorizada* (TC) ou por ultrassonografia endobrônquica com sonda radial. Em muitos casos, a TBB pode impedir a necessidade de uma biópsia pulmonar aberta; no entanto, determinados diagnósticos como a fibrose pulmonar idiopática geralmente precisam de amostras teciduais maiores que aquelas que podem ser obtidas por broncoscopia. A biópsia transbrônquica é útil do ponto de vista diagnóstico em 38% a 79% dos pacientes (sensibilidade média, 52%), dependendo da doença subjacente.[126-130] Por exemplo, na sarcoidose, a TBB apresenta um resultado diagnóstico de 40% a 90%,[131,132] embora estudos recentes indiquem que a *TBNA orientada por ultrassonografia endobrônquica* (EBUS-TBNA) dos linfonodos mediastinais/hilares pode proporcionar um resultado diagnóstico maior.[133] A biópsia transbrônquica também mostrou ser diagnóstica em até 10% a 40% dos casos de histiocitose de células de Langerhans,[134] de 88% a 97% na pneumonia por *Pneumocystis jirovecii*[98,135] e de 57% a 79% nas infecções pulmonares causadas por *Mycobacterium tuberculosis*.[136] Nos pacientes suspeitos de ter proteinose alveolar pulmonar, relatou-se que seu resultado diagnóstico é tão elevado quanto 100% (Fig. 22-6).

O resultado diagnóstico da TBB aumenta com o número de amostras de biópsia obtidas.[117] Comumente, obtêm-se 6 a 10 amostras de biópsia sob orientação fluoroscópica. No entanto, o uso da fluoroscopia não é obrigatório nos pacientes com doença parenquimatosa difusa, sendo que as amostras de biópsia podem ser obtidas ao se avaliar a proximidade com a pleura, conforme orientado pela percepção da dor

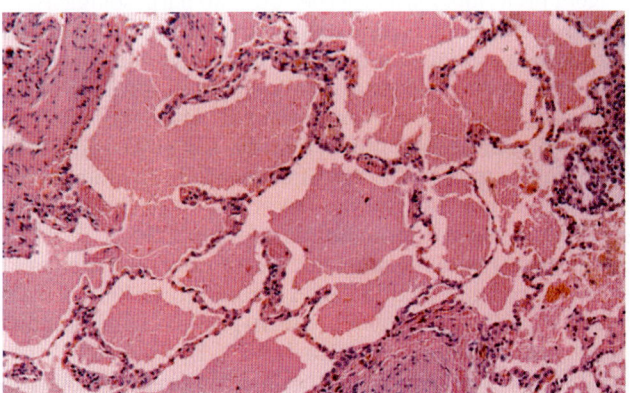

Figura 22-6 A amostra da biópsia transbrônquica confirma o diagnóstico da proteinose alveolar pulmonar. Observe o material positivo para a coloração positiva pelo ácido periódico de Schiff preenchendo os espaços alveolares.

torácica pelo paciente. O resultado da TBB para lesões periféricas malignas com mais de 2 cm de diâmetro também foi reportado como sendo de 70% em um estudo recente, mesmo sem orientação fluoroscópica.[138] Quando realizada em associação com os raspados brônquicos e a TBNA, a biópsia transbrônquica aumenta o resultado diagnóstico da FB para os cânceres de pulmão periféricos.[112,117,139-144]

O sucesso do transplante de pulmão não pode ser imaginado sem a contribuição da broncoscopia flexível e, em especial, da biópsia transbrônquica. Nos receptores de transplante de pulmão, a TBB ajuda a diagnosticar ou a excluir a rejeição celular aguda. Ela também ajuda a estabelecer o diagnóstico da rejeição mediada por anticorpo, bem como aquele da rejeição crônica, embora com resultado menor. Contudo, até o momento, não existem achados de padrão-ouro para diagnosticar a rejeição na população dos transplantes de pulmão.

O pneumotórax e a hemorragia constituem as complicações mais temidas após a biópsia transbrônquica, com uma incidência de até 5% dos casos. A insuficiência renal (nível de *ureia sanguínea* [BUN] > 30 mg/dL [10,7 mmol/L] e nível de creatinina de > 3 mg/dL [265 μmol/L]) e outras coagulopatias são considerados fatores de risco para o sangramento após a TBB.[145,146] A biópsia transbrônquica pode ser realizada com segurança enquanto os pacientes estão recebendo aspirina ou agentes antiinflamatórios não esteroides; entretanto, o bissulfato de clopidogrel deve ser suspenso por um mínimo de 5 a 7 dias antes do procedimento.[147,148]

ASPIRAÇÃO POR AGULHA TRANSBRÔNQUICA

A aspiração por agulha transbrônquica (TBNA) é uma técnica sensível, exata, segura e com custo-eficácia no diagnóstico e estadiamento do câncer de pulmão,[144,149-154] sendo que ela também pode ser aplicada para o diagnóstico de doenças não malignas como a sarcoidose.[155-159] Apesar das vantagens comprovadas, a prática da TBNA permanece sub-utilizada.[160-162] Não existem contraindicações absoluta específicas para a TBNA.

O diagnóstico e o estadiamento do carcinoma broncogênico, linfoma e sarcoidose podem ser estabelecidos com o emprego de agulhas de citologia 21 ou 22.[133,161,163,164] Para o diagnóstico do câncer de pulmão, a sensibilidade, a especificidade e a exatidão reportadas da TBNA são de 60% a 90%, 98% a 100% e 60% a 90%, respectivamente.[163-170] Para o estadiamento mediastinal, a sensibilidade, a especificidade e a exatidão totais da TBNA são de 50%, 96% e 78%, respectivamente.[117] Desta maneira, o uso criterioso da TBNA pode reduzir a necessidade do estadiamento cirúrgico. No diagnóstico do envolvimento mediastinal ou dos linfonodos hilares pela sarcoidose ou tuberculose, a TBNA também pode ser útil[155-159] (Fig. 22-7). Nos casos com nódulos pulmonares, a TBNA aumenta o resultado diagnóstico da broncoscopia flexível em 25%.[133] A biópsia por agulha transbrônquica também pode ser efetuada com segurança nos pacientes sob ventilação mecânica.[168]

O procedimento da TBNA é seguro, com uma taxa de complicação maior geral de aproximadamente 0,26%. As complicações incluem a lesão do canal de trabalho do broncoscópio, febre, bacteremia e sangramento a partir do local da punção (Fig. 22-8).[139,144,161] O uso da orientação por TC, fluoroscopia e ultrassonografia mostrou melhorar o resultado da TBNA.[171,172,172a-d]

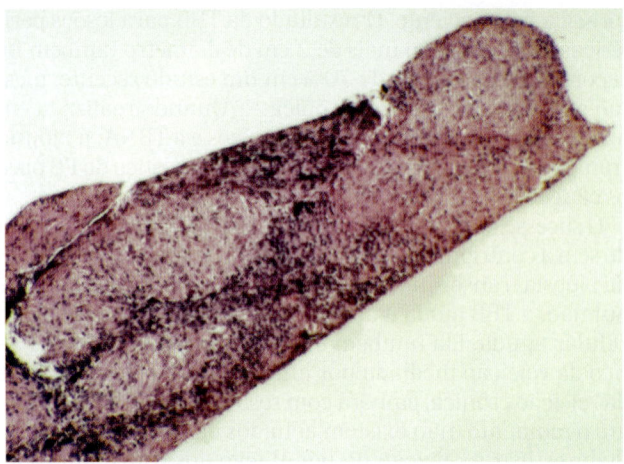

Figura 22-7 A amostra de aspiração por agulha transbrônquica obtida com o uso de uma agulha de histologia 18 revela os granulomas não caseosos sob ampliação alta (200× a ampliação original) após a coloração por hematoxilina e eosina.

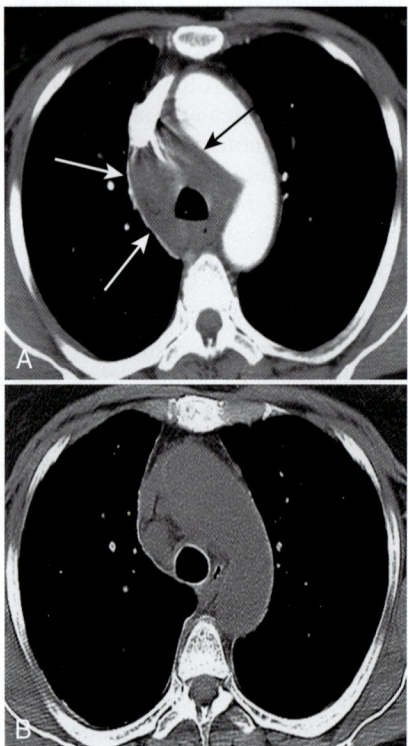

Figura 22-8 Complicação da aspiração por agulha transbrônquica. **A,** No dia 1, observa-se a hemorragia mediastinal (*seta*). **B,** No dia 6, a anormalidade foi resolvida. (Cortesia do Dr. Stefano Gasparini.)

ULTRASSONOGRAFIA ENDOBRÔNQUICA

A *ultrassonografia endobrônquica* (EBUS) é uma técnica broncoscópica que emprega o ultrassom para visualizar as estruturas dentro e adjacentes à parede da via aérea. Existem dois tipos de aparelhos de EBUS: *EBUS com sonda radial* (RP-EBUS) (Fig. 22-9A-C) e a *EBUS com sonda convexa* (CP-EBUS) (Fig. 22-9D).[173,174]

A RP-EBUS é uma técnica em que uma pequena sonda de ultrassom (diâmetro de 1,4 a 2,8 mm, 20 MHz) é introduzida nas vias aéreas através do canal de trabalho do broncoscópio flexível, para obter as imagens ultrassonográficas dos tecidos peribrônquicos. Como o RP-EBUS é colocado na árvore endobrônquica através do canal de trabalho do broncoscópio convencional, ele impede a amostragem em tempo real. Usando um balão cheio de líquido ao redor da sonda, a estrutura da parede da via aérea pode ser estudada, por exemplo, para determinar a profundidade da invasão tumoral ou para examinar a estrutura da parede brônquica em doenças como a traqueobronquiomalácia. A RP-EBUS fornece uma visão de 360 graus do tecido peribrônquico com visualizações ultrassonográficas de alta resolução das camadas teciduais em íntimo contato com a sonda ou com o balão com líquido (Fig. 22-9C).

Para obter amostras empregando a RP-EBUS, o aparelho de RP-EBUS é introduzido por meio de uma bainha-guia e é avançado para dentro da lesão pulmonar periférica sob orientação broncoscópica. Quando a lesão é identificada com as imagens ultrassonográficas, a sonda é removida, deixando a bainha-guia na posição; os acessórios endobrônquicos são inseridos através da bainha até a lesão periférica, com o fim de obter as amostras diagnósticas (Fig. 22-9B e C). Empregando esta técnica, o resultado diagnóstico da FB para as lesões pulmonares periféricas com menos de 3 cm de tamanho melhorou para quase 75%.[175] Durante os primeiros anos da aplicação da EBUS, a sonda radial também foi utilizada para orientar a TBNA no diagnóstico da doença mediastinal e para o estadiamento do carcinoma de células não pequenas. Não obstante, como a orientação em tempo real não é possível com a RP-EBUS, nos últimos anos a amostragem de condições patológicas mediastinais foi feita com o broncoscópio e a CP-EBUS (Fig. 22-9D).

A CP-EBUS é uma técnica ultrassonográfica endobrônquica que permite o imageamento em tempo real durante a amostragem. Um transdutor de ultrassom curvo de 7,5 MHz integrado na extremidade distal do broncoscópio libera as ondas sonoras de uma maneira linear ou longitudinal, englobando uma área de 55 graus. O espectro de um diâmetro externo de 6,9 mm e uma visualização oblíqua endoscópica anterógrada de 30 graus.[176,177] Embora o sítio esteja sendo imageado por meios ultrassonográficos, a amostra de TBNA é obtida com uma agulha 21 ou 22 especialmente idealizada inserida através do canal de trabalho do aparelho para obter uma amostra citológica. O procedimento é realizado sob sedação moderada ou sob anestesia geral.

O papel primário da CP-EBUS é no estadiamento dos linfonodos no câncer de pulmão de células não pequenas. Quando os linfonodos mediastinais/hilares com menos de 20 mm no eixo menor, especialmente no estágio 4L, precisam ser amostrados, a CP-EBUS-TBNA deve ser o método de amostragem preferido. Para as lesões que são paraesofágicas, no mediastino inferior, ou que envolvem a glândula suprarrenal esquerda, a aspiração por agulha fina orientada por ultrassom *endoscópico* pode ser um método de amostragem inicial mais apropriado. O uso combinado de EBUS-TBNA com a aspiração por agulha fina orientada por ultrassonografia endoscópica mostrou reduzir a necessidade da amostragem cirúrgica e, por estagiar com exatidão os pacientes irressecáveis, evitar as "toracotomias desnecessárias".[172,178-180] Em diversos relatos de seu valor para o estadiamento para o câncer de pulmão, a EBUS-TBNA apresenta excelente sensibilidade, especificidade, valor preditivo positivo, valor preditivo negativo e exatidão diagnóstica de 95%, 100%, 100%, 90% e 96%, respectivamente.[179,181] Apesar da natureza citológica da amostra de EBUS-TBNA, o tecido adequado é facilmente obtido para os exames moleculares e análise da mutação genética para o tratamento personalizado para o adenocarcinoma

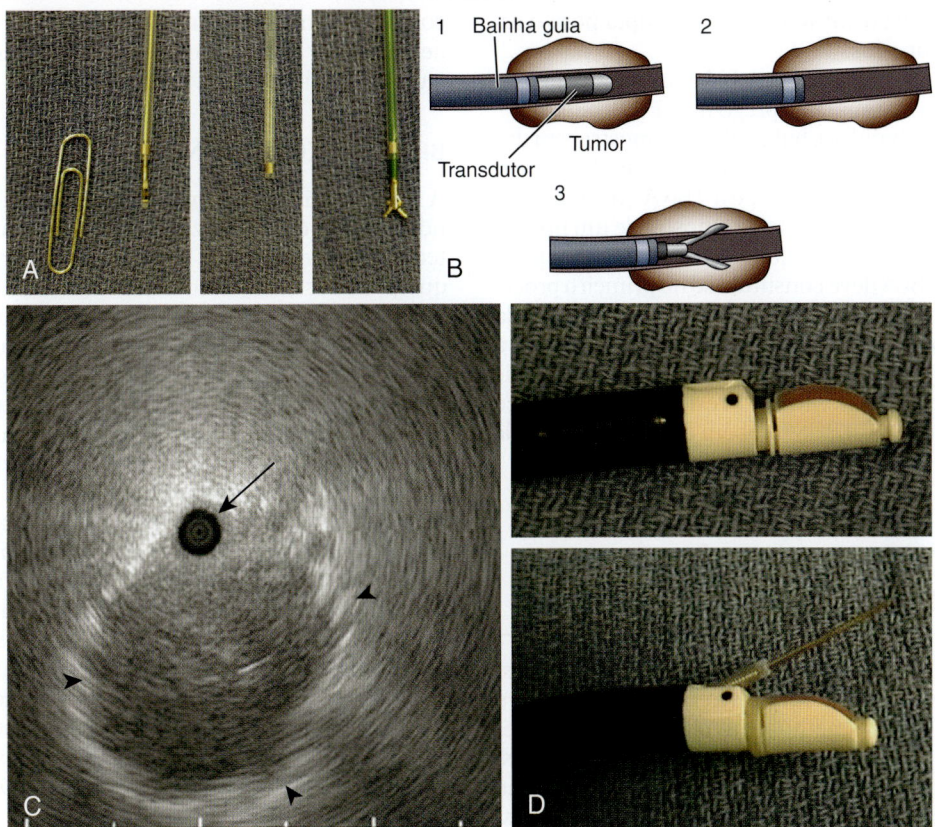

Figura 22-9 Ultrassonografia endobrônquica (EBUS) usando a sonda radial (RP) ou a sonda convexa (CP). A, À esquerda, demonstra-se uma sonda radial estendendo-se através de uma bainha guia. Um clipe de papel é mostrado para ter referência como escala. Na imagem *do meio*, a bainha é mostrada com a sonda removida. Na imagem à *direita*, uma pinça é novamente estendida através da bainha-guia. **B,** Representação esquemática da técnica de amostragem de um tumor periférico utilizando a RP-EBUS através de uma bainha-guia. Dentro da bainha-guia, a sonda é avançada para obter imagens ultrassônicas e posicionar a bainha-guia dentro do tumor (*1*); a sonda é retirada em seguida (*2*); a pinça é então avançada até o local do tumor para a coleta da amostra (*3*). **C,** A lesão pulmonar periférica através dos olhos da RP-EBUS. A lesão é indicada por uma pobreza do padrão ultrassônico (*pontas de seta*) mostrado abaixo do brônquio escuro (*seta*); O padrão de "nevasca" acima do brônquio é observado com o parênquima pulmonar normal. **D,** A extremidade distal do broncoscópio de CP-EBUS antes e depois que a agulha de amostragem é estendida.

Tabela 22-4 Ultrassonografia Endobrônquica

Vantagens	Desvantagens
Procedimento ambulatorial usando anestesia local e sedação consciente. Amostragem de linfonodos mediastinais altos, paratraqueais e subcarinais possível, similar à mediastinoscopia. Também permite a amostragem de linfonodos hilares. Alto resultado diagnóstico. Procedimentos diagnósticos mais invasivos (p.ex., mediastinoscopia) frequentemente se tornam desnecessários. As complicações são incomuns, ao passo que a amostragem é feita em tempo real. O imageamento em tempo real permite a amostragem dos linfonodos que são menores que 100 mm no eixo curto e/ou próximos a vasos sanguíneos importantes.	Não pode imagear ou coletar amostras de linfonodos para-aórticos e paraesofágicos inferiores Tecnicamente desafiadora. Não amplamente disponível. Apenas agulhas pequenas (i.e., 21 e 22) podem ser usadas para a aspiração por agulha transbrônquica orientada por EBUS. A condição benigna pode requerer a amostra histológica.

EBUS, ultrassonografia endobrônquica.

irressecável do pulmão.[182] Em comparação com aquele para a broncoscopia flexível, o procedimento para a EBUS-TBNA leva mais tempo e requer treinamento adicional. O EBUS-TBNA é mais caro que o TBNA convencional, mas poderia reduzir os gastos ao limitar o número de procedimentos cirúrgicos mais dispendiosos (Tabela 22-4). No futuro, o EBUS-TBNA pode ter aplicações no diagnóstico da doença da via aérea, bem como na doença vascular pulmonar.[183]

Em comparação com a mediastinoscopia, a EBUS-TBNA foi igualmente efetiva na determinação do estado de linfonodos patológicos nos estudos prospectivos envolvendo os pacientes com câncer de pulmão potencialmente ressecável.[184] A especificidade e o valor preditivo positivo para ambas as técnicas foi de 100%, enquanto a sensibilidade, o valor preditivo negativo e a exatidão diagnóstica foram de 81%, 91% e 93%, respectivamente, para a EBUS-TBNA e de 79%, 90% e 93%, respectivamente, para a mediastinoscopia. Estes estudos sugerem que, quando realizados sob anestesia geral, com um exame citológico no local rápido, e usando diferentes agulhas para cada local de linfonodo, a

EBUS-TBNA pode substituir a mediastinoscopia para o estadiamento de linfonodos.[184]

Para determinar se uma lesão endobrônquica é invasiva ou ressecável, recomendamos o emprego da RP-EBUS[172,185,186] com um cateter com bainha e balão. Para a amostragem das lesões, a EBUS-TBNA raramente é necessária, sendo que, em seu lugar, a biópsia endobrônquica e a TBNA convencional devem ser efetuadas. Para a coleta de amostra de um nódulo pulmonar periférico, sugerimos que a biópsia transbrônquica orientada por RP-EBUS deve constituir-se no primeiro procedimento de amostragem. A biópsia transbrônquica orientada por RP-EBUS de nódulos pulmonares periféricos detecta a doença maligna com uma sensibilidade e especificidade de 73% e 100%, respectivamente.[187] O resultado diagnóstico da TBB orientada por RP-EBUS também é maior que aquele da biópsia transbrônquica convencional.[172,180,188]

BRONCOSCOPIA DIAGNÓSTICA AVANÇADA

As técnicas a seguir estão evoluindo o campo da broncoscopia usando novas tecnologias, quer para melhorar o imageamento, quer para melhorar a navegação até lesões periféricas. Suas aplicações específicas e benefícios ainda estão sendo determinados, mas elas mantêm-se promissoras no sentido de estender a gama da broncoscopia para o diagnóstico de lesões centrais ou periféricas.

BRONCOSCOPIA ULTRAFINA

A broncoscopia ultrafina que está sendo atualmente estudada tem um diâmetro externo de 2,8 mm e um diâmetro de canal interno de 1,2 mm, sendo constituída principalmente de feixes de fibras óticas (Fig. 22-10). Este aparelho foi desenvolvido para superar o baixo resultado diagnóstico da broncoscopia flexível para lesões com menos de 20 mm de diâmetro.[189-192] As complexidades da anatomia da via aérea distal requerem orientação fluoroscópica ou por TC para manobrar o aparelho até as lesões periféricas.[193] Estes broncoscópios também podem ser utilizados com facilidade em pacientes sob ventilação mecânica com pequenos tubos endotraqueais. Os broncoscópios ultrafinos ajudam a avaliar a natureza e a extensão da obstrução da via aérea superior onde existe um risco para o comprometimento completo das vias aéreas com os broncoscópios comuns.[192] Um broncoscópio ultrafino também é útil para definir a extensão distal de um tumor endobrônquico quando ele está causando obstrução significativa da via aérea.[194]

BRONCOSCOPIA CONFOCAL

A microscopia com fluorescência confocal por fibras é uma nova técnica que produz o imageamento microscópico de um tecido vivo por meio de uma sonda de fibra óptica de 1 mm que pode ser introduzida através do canal de trabalho do broncoscópio convencional. A endomicroscopia confocal é um método apropriado para analisar a arquitetura da parede da via aérea humana e as anormalidades endobrônquicas em detalhes histológicos *in vivo*. Em um estudo recente, a microscopia brônquica por fluorescência confocal por fibras foi realizada em comprimento de onda de excitação de 488 nm em duas amostras brônquicas *ex vivo* e em 29 indivíduos em alto risco para câncer de pulmão *in vivo*; as alterações no sinal fluorescente pareceram originar-se do componente elastina da zona da membrana basal.[195] As alterações na microestrutura autofluorescente foram observadas em 19 das 22 amostras metaplásicas ou displásicas, em 5 dos 5 carcinomas *in situ*, e em 2 das 2 lesões invasivas, representando um método minimamente invasivo de estudar as alterações específicas da membrana basal associadas a lesões brônquicas pré-malignas *in vivo*. No futuro, a técnica pode ser usada para estudar a remodelação da parede brônquica nas doenças brônquicas crônicas não malignas.

NAVEGAÇÃO BRONCOSCÓPICA VIRTUAL E ELETROMAGNÉTICA

A *navegação eletromagnética* (EMN) e a navegação broncoscópica virtual podem ser utilizadas para orientar o broncoscopista até lesões que não podem ser visualizadas nas vias aéreas, porque elas são distais ou paratraqueais. A EMN cria um campo eletromagnético em torno do tórax de um paciente que se submete à FB, sobrepõe o campo sobre imagens de TC tridimensionais previamente adquiridas e determina a posição de uma guia localizável contendo sensores dentro da árvore endobrônquica.[196] Uma vez fixada na posição, a guia é removida e os instrumentos de biópsia são avançados através da bainha da guia, para obter amostras de biópsia no local. Em princípio, o sistema de navegação é similar ao sistema de posicionamento global utilizado em automóveis e aviões. A navegação broncoscópica virtual, por outro lado, cria um mapa broncoscópico virtual a partir dos dados de TC existentes e, em seguida, sugere o melhor trajeto até a lesão-alvo.

A EMN pode melhorar o resultado diagnóstico de outra forma limitado da FB para as lesões pulmonares periféricas e nódulos pulmonares solitários.[168] Estudos recentes demonstraram que a EMN aumenta este resultado até a faixa de 63% a 90%.[197-207] A EMN e a navegação broncoscópica virtual são bem toleradas e mostraram ser seguras e úteis na localização de lesões pulmonares pequenas ou invisíveis do ponto de vista fluoroscópico, com um nível suficiente de exatidão (Fig. 22-11).[208-209] Não se conhece o valor final destes auxílios navegacionais e se seus benefícios justificarão seus custos.

BRONCOSCOPIA AUTOFLUORESCENTE

No tratamento do câncer de pulmão, o melhor resultado é atingido quando a lesão é descoberta no estágio intraepitelial.

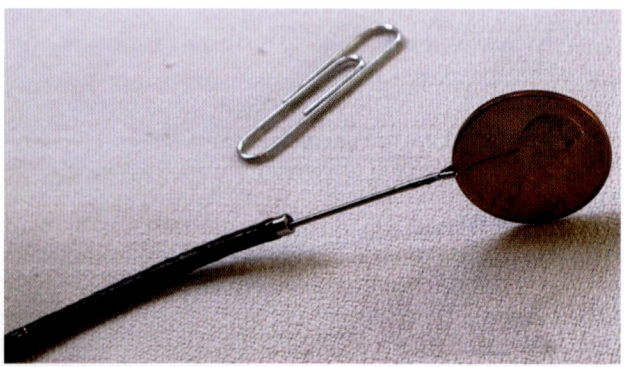

Figura 22-10 Broncoscópio ultrafino com uma pinça flexível inserida através do canal de trabalho. (Cortesia do Dr. Rex Yung.)

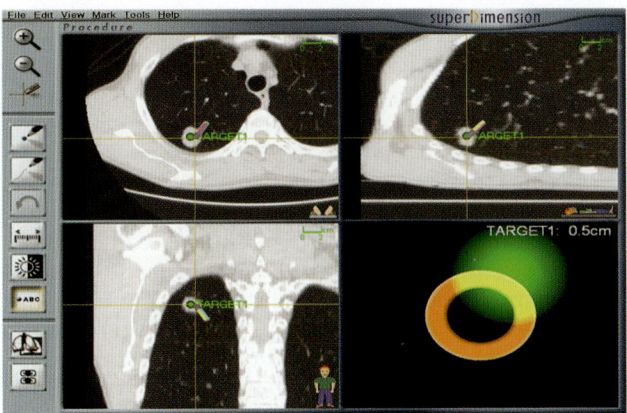

Figura 22-11 Monitor de navegação eletromagnética. Um nódulo pulmonar é demonstrado em três incidências diferentes. A imagem do *quadrante inferior direito* exibe a posição do microssensor (*anel laranja*) em relação ao nódulo pulmonar virtual (*círculo verde*).

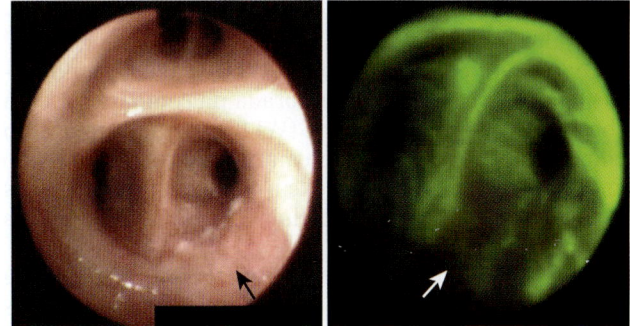

Figura 22-12 Broncoscopia por autofluorescência. A imagem com luz branca (*esquerda*) *versus* a imagem por autofluorescência (*direita*). Uma lesão que é mal observada usando a luz branca (*seta preta*, esquerda) se torna mais evidente sob a luz fluorescente (*seta branca*, direita). A coloração acastanhada envolvendo a parede da via aérea posterior mostra uma área suspeita para o câncer de pulmão inicial.

Contudo, as lesões neoplásicas intraepiteliais são difíceis de localizar por meio da *broncoscopia de luz branca* (WLB) convencional. A *broncoscopia autofluorescente* (AFB) tem estado em uso desde 1988 como um auxiliar para o diagnóstico de lesões pré-cancerosas brônquicas e de cânceres de pulmão iniciais.[210-215] Neste método, as vias aéreas são iluminadas com uma luz azul. A fluorescência emitida a partir da superfície da mucosa é parcialmente suprimida nas áreas de displasia, um resultado que pode ser aumentado pelo processamento do sinal de vídeo. Em geral, as áreas normais são exibidas em uma cor verde, enquanto as áreas suspeitas aparecem com uma coloração avermelhada a marrom (Fig. 22-12). As lesões detectadas pela AFB incluem o câncer de células escamosas e as displasias "pré-malignas" do epitélio escamoso.[216] A AFB também pode capturar a extensão endobrônquica do tumor; desta forma, ela pode ser valiosa para decidir a linha de ressecção no período pré-operatório ou para planejar as terapias endobrônquicas.

A discriminação entre as lesões cancerosa e pré-cancerosa e a inflamação não é possível por meio apenas das imagens endoscópicas, sendo que ainda se faz necessário um diagnóstico histológico.[210] Em um estudo multicêntrico, a combinação da WLB e a AFB teve maior sensibilidade (82,3%) para detectar a displasia que a WLB (57,9%) isolada, ainda que o benefício para detectar o carcinoma *in situ* não fosse significativo.[213] Em diversos estudos, embora a especificidade da AFB juntamente com a WLB seja menor que a da WLB isolada, a AFB mais a WLB parece melhorar a sensibilidade para a detecção da neoplasia intraepitelial. Entretanto, ambas as técnicas são similares para detectar o câncer de pulmão invasivo.[217,218]

A baixa especificidade da AFB, a falta de evidência para uma diminuição na mortalidade específica para a doença, e a falta de análises de custo constituem alguns dos obstáculos desta técnica.[216] Por conseguinte, A AFB ainda não é considerada um instrumento de triagem para o câncer de pulmão e está sendo utilizada principalmente como um instrumento de pesquisa[213,216] (Fig. 22-13).

IMAGEAMENTO EM FAIXA ESTREITA

A visualização do padrão vascular da superfície epitelial brônquica permite avançar a compreensão da angiogênese nas fases iniciais da carcinogênese do tecido pulmonar e avançar no diagnóstico das lesões pré-malignas. O *imageamento em faixa estreita* (NBI) é um sistema de captura de comprimento de onda alternativo e novo que pode ser utilizado para detectar a morfologia do vaso sanguíneo alterado da displasia brônquica. Os comprimentos de luz no espectro visível (400 a 700 nm) são filtrados para estreitar o comprimento de onda até faixas no espectro do azul e verde (415 e 540 nm), coincidindo com o espectro de absorção máxima da oxi-hemoglobina e, portanto, aumentando a detecção dos vasos sanguíneos. Ele pode ser valioso para detectar as lesões gravemente displásicas; estima-se que o carcinoma invasivo se desenvolverá em 40% a 83% dos pacientes com lesões gravemente displásicas.[219,220] O NBI em combinação com a broncoscopia de alta ampliação pode ser útil na caracterização de padrões de alças capilares das lesões displásicas das vias aéreas.[221,222]

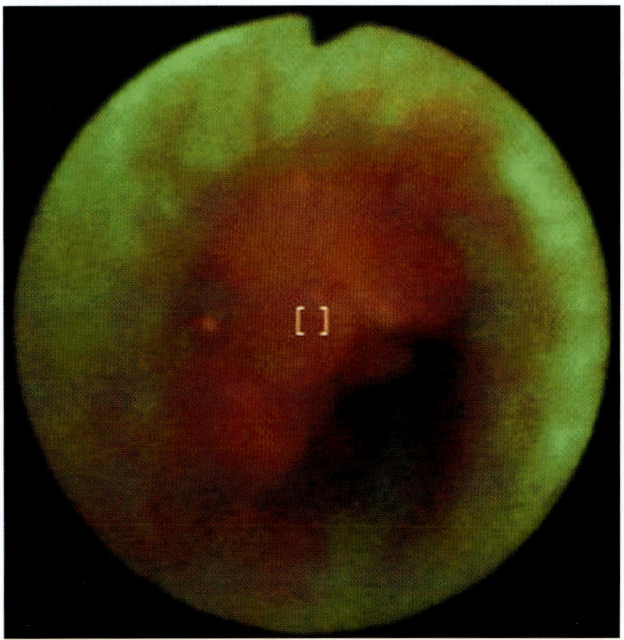

Figura 22-13 A imagem de broncoscopia por autofluorescência falso-positiva no paciente com papilomatose respiratória recorrente afetando a traqueia. Todas as amostras de biópsia endobrônquica a partir das áreas suspeitas foram negativas para a malignidade.

O imageamento em faixa estreita pode ser mais específico que a AFB para detectar a displasia quando usado como um adjunto da AFB para avaliar os padrões vasculares visualizados nas áreas com autofluorescência anormal.²⁰³ Quando o NBI é utilizado com a WLB, a detecção da displasia brônquica é muito melhorada na comparação com a broncoscopia de luz branca (WLB) isolada. Ao mesmo tempo, o NBI requer o exame mais próximo, tanto como uma tecnologia isolada quanto em comparação com outras estratégias de imageamento, incluindo a AFB, no quadro dos estudos clínicos.²²³

Como a broncoscopia com autofluorescência (AFB) e o NBI são "tecnologias em busca de uma indicação", elas permanecem, em grande parte, como instrumentos de pesquisa e não devem ser realizadas como rotina fora de estudos clínicos bem idealizados ou de circunstâncias clínicas especiais.²¹⁶,²²³ Em um estudo, demonstrou-se que a broncovideoscopia de alta ampliação combinada com o NBI é útil na detecção de vasos sanguíneos capilares na displasia escamosa angiogênica nos sítios de fluorescência anormal. Estas condutas combinadas podem possibilitar a discriminação entre a displasia escamosa angiogênica e outras lesões brônquicas pré-invasivas.²²¹

Pontos-chave

- Desde a sua introdução em 1966, a broncoscopia flexível substituiu a broncoscopia rígida para a maioria das indicações diagnósticas e terapêuticas; a broncoscopia rígida permanece como opção para algumas indicações, como a hemoptise maciça e a remoção de grandes corpos estranhos, em especial na população pediátrica.
- A lavagem broncoalveolar, que gera amostras dos espaços aéreos distais, pode diagnosticar diversas doenças que envolvem os espaços aéreos, incluindo as infecções oportunistas, pneumonia eosinofílica e proteinose alveolar pulmonar.
- A *biópsia transbrônquica* (TBB) tem valor no diagnóstico das doenças pulmonares difusas infiltrativas. Com o advento de novas técnicas de orientação, como a navegação eletromagnética, a TBB pode tornar-se exata na amostragem de lesões focais distais.
- A *ultrassonografia endobrônquica* (EBUS) representa um avanço importante na broncoscopia diagnóstica, permitindo biópsias orientadas por ultrassom além dos confins da árvore traqueobrônquica. Hoje em dia, sua principal indicação é a coleta de amostras de linfonodos para examinar o estadiamento de tumor-linfonodo-metástase do câncer de pulmão de não pequenas células.
- A combinação da EBUS e a ultrassonografia endoscópica é tão exata quanto a mediastinoscopia no estadiamento do câncer de pulmão de não pequenas células.
- Os avanços na broncoscopia confocal, a broncoscopia com autofluorescência e o imageamento em faixa estreita podem vir a ser inestimáveis na detecção das lesões malignas iniciais do parênquima pulmonar e das grandes vias aéreas no futuro; até o momento, estes métodos permanecem como instrumentos de pesquisa.

As Referências estão disponíveis exclusivamente no site www.elsevier.com.br/expertconsult

23 THERAPEUTIC BRONCHOSCOPY

DAVID FELLER-KOPMAN, MD • ATUL C. MEHTA, MBBS • MOMEN M. WAHIDI, MD, MBA

INTRODUCTION AND HISTORICAL BACKGROUND
THERAPEUTIC BRONCHOSCOPY
EVALUATION AND MANAGEMENT OF CENTRAL AIRWAY OBSTRUCTION
Foreign Body Removal
Electrocautery
Argon Plasma Coagulation
Laser Photoresection
Stent Placement
Microdébrider
Cryotherapy
Photodynamic Therapy
Brachytherapy
EMERGING TECHNOLOGIES
Bronchoscopic Lung Volume Reduction
Bronchial Thermoplasty
Endobronchial Valve Placement for Prolonged Air Leaks

O Capítulo 23 está disponível, em inglês, exclusivamente no site www.elsevier.com.br/expertconsult

24 THORACOSCOPY

ROBERT LODDENKEMPER, MD • JULIUS P. JANSSEN, MD, PhD

INTRODUCTION
THORACOSCOPY (PLEUROSCOPY/ MEDICAL THORACOSCOPY)
Historical Development
Techniques
Equipment

Indications
Contraindications
Complications
Patient Preparation
Access to the Pleural Space
Anesthesia

Thoracoscopic Technique
Talc Pleurodesis
Results
DIFFERENCES BETWEEN THORACOSCOPY AND VIDEO-ASSISTED THORACIC SURGERY

O Capítulo 24 está disponível, em inglês, exclusivamente no site www.elsevier.com.br/expertconsult

SEÇÃO F

AVALIAÇÃO

25 PROVAS DE FUNÇÃO PULMONAR

WARREN M. GOLD, MD • LAURA L. KOTH, MD

INTRODUÇÃO
PROPRIEDADES MECÂNICAS DO SISTEMA RESPIRATÓRIO
Medições da Função Ventilatória
Aplicações Clínicas das Relações Fluxo-Volume
DISTRIBUIÇÃO DA VENTILAÇÃO
Medições da Distribuição da Ventilação
Aplicações Clínicas

DIFUSÃO
Medições da Capacidade de Difusão Pulmonar (Fator de Transferência)
Aplicações Clínicas
REGULAÇÃO DA VENTILAÇÃO
Medições da Regulação da Ventilação
Aplicações Clínicas
RELAÇÕES DA VENTILAÇÃO-PERFUSÃO

Medições das Relações de Ventilação-Perfusão
Aplicações Clínicas
APLICAÇÕES DAS PROVAS DE FUNÇÃO PULMONAR
Exames de Triagem
Padrões de Resposta
Viagem de Avião
Controle de Infecção e Segurança

INTRODUÇÃO

As provas de função pulmonar permitem a avaliação exata e reprodutível do estado funcional do sistema respiratório. É válido enfatizar que as provas de função pulmonar não diagnosticam doenças específicas. As diferentes doenças causam diferentes padrões de anormalidades em uma bateria de provas de função pulmonar. Estes padrões nos permitem quantificar a gravidade da doença respiratória, o que nos capacita a detectar a doença precocemente e a caracterizar a história natural e a resposta ao tratamento. Contudo, é importante lembrar que estas conclusões se baseiam em deduções, não em provas específicas. A exatidão de nossas deduções depende de um conhecimento completo da base fisiológica das funções testadas, de equipamento adequadamente validado e de protocolos apropriados. A finalidade deste capítulo consiste em descrever estas provas de função pulmonar, revendo resumidamente suas bases fisiológicas, seus equipamentos e requisitos de protocolo, e seus resultados clínicos.

PROPRIEDADES MECÂNICAS DO SISTEMA RESPIRATÓRIO

MEDIÇÕES DA FUNÇÃO VENTILATÓRIA

Os determinantes fisiológicos do fluxo de ar durante a respiração tranquila, o fluxo de ar máximo, os volumes pulmonares e o recolhimento elástico são revistos em detalhes no Capítulo 5. A Figura 25-1 revê os mecanismos envolvidos na determinação do fluxo aéreo máximo.

Fluxo

Espirometria Forçada. A espirometria requer o registro do volume de ar inalado e exalado, plotado contra o tempo, durante uma série de manobras ventilatórias. As curvas resultantes permitem determinar se a pessoa apresenta uma reserva ventilatória normal ou um padrão anormal característico de anormalidades ventilatórias obstrutivas, restritivas ou mistas. Nenhum destes padrões é específico, embora a maioria das doenças cause um tipo previsível de

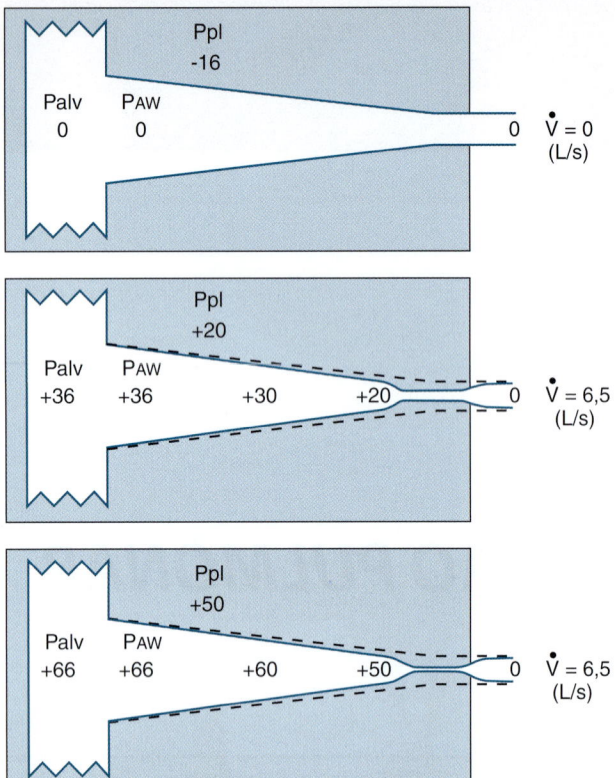

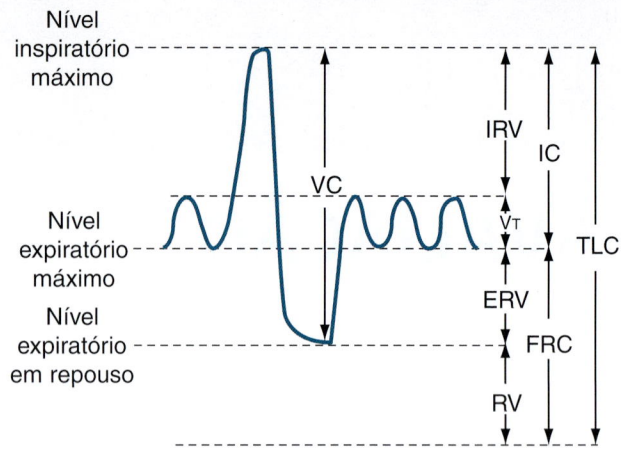

Figura 25-1 Modelo de limitação do fluxo expiratório. *Acima,* A relação estática da pressão pleural (P_{pl}), pressão alveolar (P_{alv}) e pressão intraluminal da via aérea (P_{AW}) e as dimensões das vias aéreas em um volume pulmonar fixo. *Meio e abaixo,* As condições no início do fluxo máximo e com o esforço expiratório aumentado, respectivamente. As *linhas tracejadas* mostram as dimensões estáticas das vias aéreas para a comparação com o estado dinâmico. Todos os três painéis mostram as pressões (cm H_2O) no mesmo volume pulmonar: 60% da capacidade pulmonar total onde a pressão de recolhimento elástico pulmonar é +16 cm H_2O e se iguala à pressão transpulmonar (P_L) ($P_L = P_{alv} - P_{pl}$). *Acima,* Quando as condições são estáticas, a P_{alv} é zero (i.e., atmosférica) e o fluxo (V) na boca é zero. *Meio,* O indivíduo faz um esforço expiratório forçado no mesmo volume pulmonar. Agora, V é 6,5 L/s impulsionado por P_{alv} de + 36 cm H_2O. Por causa da resistência nas vias aéreas desde o alvéolo até a boca, a P_{AW} diminui até o ponto onde a $P_{AW} = P_{pl}$ (+ 20 cm H_2O), que é chamada de *ponto de pressão igual* [EPP] porque $P_{pl} = P_{AW}$). Entre o alvéolo e o EPP, as vias aéreas não estão comprimidas, mas, distal ao EPP, há compressão e estreitamento da via aérea, porque a P_{pl} excede a pressão dentro das vias aéreas. Para este volume pulmonar, o fluxo máximo possível é de 6,5 L/s (veja a discussão do *painel inferior*, a seguir). *Abaixo,* O indivíduo faz um esforço expiratório forçado começando no mesmo volume que nos painéis superior e médio ($P_L = P_{alv} - P_{pl} = +16$). Neste caso, o esforço expiratório está acentuadamente aumentado, refletido pela P_{pl} aumentada (+ 50 cm H_2O) e P_{alv} (+ 66cm H_2O). Entretanto, o fluxo gerado ainda é de apenas 6,5L/s porque o esforço aumentado somente tem sucesso em comprimir mais as vias aéreas, dissipando a pressão de direcionamento aumentada por meio da resistência aumentada oferecida pelas vias aéreas mais estreitadas; desta maneira, o fluxo é máximo para este volume pulmonar em particular. (Modificada de Rodarte JR: Respiratory mechanics. In *Basics of RD*, New York, 1976, American Thoracic Society.)

Figura 25-2 Capacidade e volume pulmonar. *Volumes:* Existem quatro volumes, os quais não se sobrepõem: (1) volume corrente (TV) é o volume de gás inalado ou expirado durante cada ciclo respiratório; (2) volume da reserva inspiratória (IRV) é o volume máximo de gás inspirado a partir do final da inspiração; (3) *volume de reserva expiratório* (VER) é o volume máximo de gás exalado a partir do final da expiração; e (4) volume residual (RV) é o volume de gás que permanece nos pulmões após uma expiração máxima. *Capacidades:* Existem quatro capacidades, cada uma das quais contem dois ou mais volumes primários: (1) capacidade pulmonar total (TLC) é a quantidade de gás contida no pulmão na inspiração máxima; (2) capacidade vital (VC) é o volume máximo de gás que pode ser expelido a partir dos pulmões por um esforço vigoroso após a inspiração máxima, sem considerar o tempo envolvido; (3) a capacidade inspiratória (IC) é o volume máximo de gás que pode ser inspirado a partir do nível expiratório em repouso; e (4) a capacidade residual funcional (FRC) é o volume de gás nos pulmões no final da expiração em repouso.

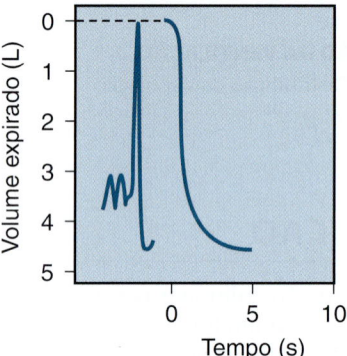

Figura 25-3 A espirografia obtida em uma pessoa normal mostrando as manobras para determinar a capacidade vital e a capacidade vital forçada. No traçado mostrado à *esquerda,* o indivíduo respira calmamente (velocidade de registro lenta), em seguida empreende uma inspiração máxima seguida de uma expiração máxima sem preocupação com o tempo (capacidade vital). No traçado mostrado à *direita,* depois de uma inspiração máxima (não mostrada), com uma velocidade de registro rápida, o indivíduo exala por completo em seguida, de maneira vigorosa e o mais rapidamente possível (capacidade vital forçada).

defeito ventilatório. A espirometria isolada não consegue estabelecer um diagnóstico de uma doença específica, porém é suficientemente reprodutível para ser útil no acompanhamento do curso de muitas doenças distintas. Além disso, os resultados da espirometria possibilitam que ela estime o grau de limitação aos esforços devido a um defeito ventilatório (p.ex., a *ventilação voluntária máxima* [MVV] pode ser predita a partir do *volume expiratório forçado em 1 segundo* [FEV_1])[4] e identifique o tipo de paciente provável de desenvolver insuficiência ventilatória depois da pneumonectomia.[5,6]

Os volumes de ar inalado e exalado com o paciente relaxado e em esforço máximo podem ser medidos com facilidade com o equipamento comum. Os volumes e as capacidades pulmonares são definidos na Figura 25-2. Os resultados são obtidos e demonstrados de uma maneira padronizada em um espirograma (Fig. 25-3). Os testes podem ser realizados com um espirômetro de registro simples, o qual é barato o suficiente para ser o equipamento-padrão no consultório de um médico ou no laboratório diagnóstico de uma pequena clínica ou hospital. Foram publicados os critérios recomendados para os padrões de desempenho aceitáveis para o equipamento.[7]

Tabela 25-1 Termos Utilizados para Medições Espirométricas

Termo	Termos Previamente Utilizados	Descrição
Capacidade vital (VC)		Maior volume medido na expiração completa depois da inspiração completa
VC Forçada (FVC)	VC regulada, VC rápida	VC realizada com a expiração forçada
Volume expiratório forçado com subscrito indicando o intervalo em segundos (FEV_t) (p.ex., FEV_1)	VC regulada	Volume de gás exalado em um determinado tempo durante o desempenho da FVC
Percentual expirado em t segundos ($FEV_t\%$) (p.ex., $FEV_1\%$)	VC regulada	FEV_t expressa em percentual da FVC
Fluxo mesoexpiratório forçado ($FEF_{25\%-75\%}$)	Taxa de fluxo médio durante os 50% médios da FVC	Fluxo mesoexpiratório máximo
Fluxo expiratório forçado com subscrito indicando o segmento do volume (FEF_{V1-V2}) (p.ex., $FEF_{200-1.200}$)	Taxa de fluxo expiratório máximo	Taxa média do fluxo para um segmento especificado da FVC, mais comumente 200–1.200 mL em adultos
Ventilação voluntária máxima (MVV)	Capacidade respiratória máxima (MBC)	Volume de ar que uma pessoa pode respirar com o esforço máximo voluntário por um determinado tempo

Modificada de Kory RC: Clinical spirometry recommendation of the Section on Pulmonary Function testing, Committee on Pulmonary Physiology, American College of Chest Physicians. *Dis Chest* 43:214, 1963.)

Ainda que os valores normais tenham sido estabelecidos em um espectro de pessoas de sexo, idade, tamanho e raça diferentes, poucos foram reportados usando os padrões da *American Thoracic Society* (ATS).[8-11] Muitas amostras carecem de pessoas idosas. Quase não existem dados relacionados com as equações de predição apropriadas para usar em indivíduos estrangeiros depois que a família viveu nos Estados Unidos por muitas gerações. Algumas equações de regressão que incluem o "peso" como um determinante fornecem valores absurdos nos indivíduos muito obesos.[12] Todas estas medições dependem muito da compreensão e cooperação do paciente e devem ser realizadas por um técnico bem treinado, capaz de comunicar claramente as instruções.

CAPACIDADE VITAL EXPIRATÓRIA EM ESFORÇO MÁXIMO. Para se obter uma *capacidade vital* (VC) expiratória em esforço máximo, a pessoa inala de maneira máxima até a *capacidade pulmonar total* (TLC) e, em seguida, expira da maneira mais rápida e vigorosa possível. Quando o volume é registrado no eixo y e o tempo no eixo x, a curva resultante é chamada de curva da *capacidade vital forçada* (FVC). A análise desta curva permite a computação do volume exalado durante o intervalo de tempo após o início da manobra (*volume expiratório forçado durante o tempo*, ou FEV_1), uma proporção entre o FEV_1 e a FVC total, e as velocidades de fluxo médias durante diferentes partes da curva. Os termos utilizados na espirometria clínica, incluindo estes componentes diferentes, estão resumidos na Tabela 25-1.[13]

Diversas variáveis úteis podem ser derivadas da FVC com esforço máximo.

VOLUME EXPIRATÓRIO FORÇADO SOBRE O TEMPO. O FEV_1 é a medição do volume dinâmico mais frequentemente utilizada em conjunto com a FVC na análise da espirometria (Fig. 25-4). A medição incorpora a porção inicial da curva, dependente de esforço, e grande parte da porção média para torná-la reprodutível e sensível para fins clínicos. As medições do *volume expiratório forçado* (FEV) obtidas com 0,5, 0,75, 2 e 3 segundos acrescentam pouca informação à medição da FEV_1. No entanto, o *volume expiratório forçado em 6 segundos* (FEV_6) é útil porque ele se aproxima muito da FVC, mostrou ser uma alternativa válida para a FEV_1/FVC

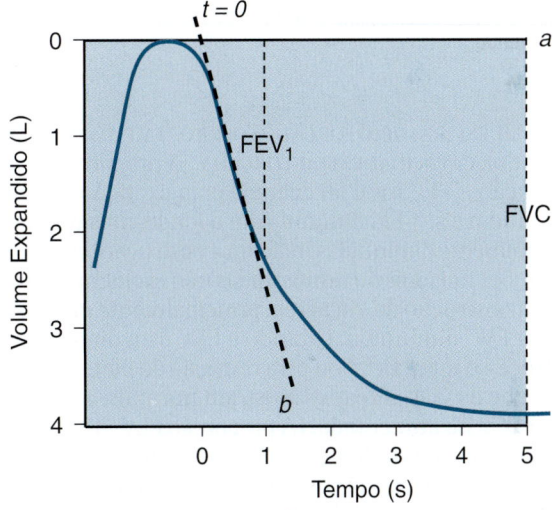

Figura 25-4 Medição do volume expiratório forçado em 1 segundo. Este diagrama ilustra a medição do volume expiratório forçado em 1 segundo (FEV_1) usando o método de extrapolação retrógrada ("retroextrapolação") para definir o *momento zero* (i.e., o ponto durante a manobra da capacidade vital forçada [FVC] quando o indivíduo começou a soprar com a maior força e velocidade possível). Uma *linha horizontal cheia (a)* indica o nível da inspiração máxima. Uma *linha tracejada forte (b)* passa através da porção mais inclinada do traçado de volume-tempo. O ponto de interseção destas duas linhas se transforma no momento zero, a partir do qual se inicia a marcação do tempo, conforme indicado; um segundo depois do momento zero, a *linha tracejada vertical* é desenhada, indicando o FEV_1, e, cinco segundos depois, outra linha tracejada vertical é feita, indicando a FVC.

convencional, e é mais fácil de obtenção para os pacientes com obstrução grave do fluxo aéreo.[14] Além disso, o final do teste é definido de maneira mais clara, permitindo a correspondência mais confiável entre os valores medidos e referenciados.[15] Acrescente-se que, conforme demonstrado por Swanney *et al.*,[15] o grau de obstrução do fluxo de ar, refletido na FEV_1/FVC obtida na espirometria, pode servir como um preditor independente do declínio subsequente na função pulmonar; portanto, ele pode ser usado para detectar fumantes em risco mais elevado para desenvolver *doença pulmonar obstrutiva crônica* (DPOC).[15]

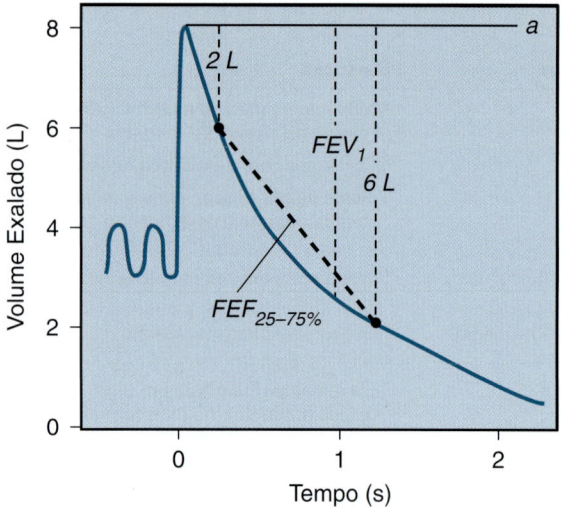

Figura 25-5 Determinação do fluxo expiratório forçado entre 25% e 75% da capacidade pulmonar total (FEF$_{25\%-75\%}$). Uma *linha tracejada forte* conecta dois pontos na curva de volume-tempo da manobra de capacidade vital forçada (FVC). Um ponto é marcado quando 25% da FVC foram exalados (2 L); o outro ponto é marcado quando 75% da FVC (6 L) foram exalados a partir do nível da inalação máxima indicado pela *linha cheia (a)*. Neste exemplo, o tempo transcorrido entre estes dois pontos é 1 segundo; desta maneira, o FEF$_{25\%-75\%}$ calculado é de 4 L/sFEV$_1$, volume expiratório forçado em 1 segundo.

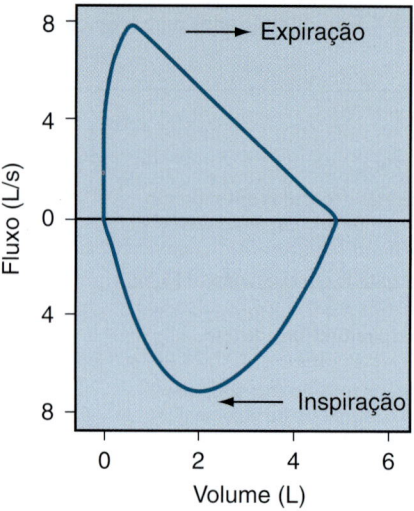

Figura 25-6 A curva fluxo-volume. O traçado da curva fluxo-volume é registrado durante a inspiração e expiração máximas em uma pessoa normal.

VOLUME EXPIRATÓRIO FORÇADO SOBRE O TEMPO COMO UM PERCENTUAL DA CAPACIDADE VITAL FORÇADA. A proporção da FEV$_1$ em relação a FVC total foi definida com exatidão em indivíduos saudáveis.[16] Ela diminui com a idade, mas proporções anormalmente diminuídas indicam a obstrução da via aérea; proporções normais ou aumentadas não excluem com segurança a obstrução da via aérea, principalmente na presença de uma FVC diminuída. Quando a FVC está diminuída por um processo intersticial ou pela restrição da parede torácica, sendo que as vias aéreas se mostram normais, a proporção FEV$_1$/FVC está aumentada. (A proporção FEV$_1$/FVC também pode estar aumentada nos indivíduos que falham em empreender o esforço máximo durante toda a manobra expiratória.) A ausência de uma proporção aumentada nos pacientes em que esperaríamos isso sugere a presença de obstrução concomitante da via aérea. O fluxo absoluto pode estar inicialmente aumentado, provavelmente por causa da tração das forças elásticas aumentadas para fora sobre as paredes das vias aéreas. Todavia, como o fluxo depende do volume, ele diminui mais adiante nos distúrbios restritivos sem obstrução da via aérea, embora a quantificação exata para vários tipos de distúrbios restritivos puros não esteja disponível. Examinar os volumes e fluxos exalados como um percentual dos valores preditos pode facilitar a interpretação do espirograma nos pacientes com defeitos ventilatórios mistos.

FLUXO EXPIRATÓRIO FORÇADO MÉDIO. O FEF$_{25\%-75\%}$, ou *fluxo expiratório forçado entre 25% e 75% da FVC*, foi introduzido como ma taxa do fluxo expiratório médio máximo (Fig. 25-5). Esta medição destinou-se a refletir a porção da curva mais independente do esforço e a porção mais sensível ao fluxo de ar nas vias aéreas periféricas, onde se acredita que se origine a obstrução crônica do fluxo aéreo.[17] Estas propriedades ganharam sustentação a partir da experiência clínica e da análise teórica,[18] sendo que a FEF$_{25\%-75\%}$ é amplamente utilizada em nossos dias. Contudo, a FEF$_{25\%-75\%}$ mostra acentuada variabilidade nos estudos de grandes amostras de indivíduos saudáveis, sendo que os limites de confiança de 95% para os valores normais são tão grandes que eles limitam sua sensibilidade na detecção da doença em um indivíduo.[6,19]

Relações Fluxo-Volume

PRINCÍPIOS GERAIS. A ampla disponibilidade de aparelhos de prova de função pulmonar eletrônicos baseados em computador permite que as curvas fluxo-volume estejam tão prontamente disponíveis no consultório do médico quanto a espirometria. Todas as indicações para a espirometria provavelmente se aplicam de forma igual à curva de fluxo-volume. Esta manobra requer que a pessoa inspire e expire por completo com o esforço máximo para dentro de um instrumento que mede simultaneamente o fluxo e o volume. Estes valores são plotados em dois eixos de um registro de x-y ou em um monitor de computador (Fig. 25-6). Conforme resumido na Figura 25-1, a análise destas curvas contribuiu para a compreensão básica dos eventos mecânicos que limitam a expiração máxima. O fluxo máximo depende claramente do volume pulmonar: para cada ponto nos dois terços inferiores da VC, existe um fluxo máximo que não pode ser excedido independente do esforço exercido pela pessoa. Desta maneira, o fluxo máximo deve depender das características mecânicas dos pulmões. As curvas de fluxo-volume também fornecem uma maneira útil para demonstrar os dados ventilatórios para fins diagnósticos.

Por superposição de curvas repetidas usando meios gráficos ou um computador, um envelope de fluxo-volume máximo pode ser construído para cada indivíduo. Este envelope representa os valores de fluxo máximo dos quais o sistema respiratório é capaz, sendo que ele pode exceder as taxas de fluxo de ar atingidas em qualquer manobra isolada. Conforme ilustrado na Figura 25-7, o envelope de fluxo-volume máximo pode ser aproximado ao se fazer que o indivíduo empreenda repetidas tentativas de aumentar o esforço ou por fazer que o indivíduo tussa repetidamente enquanto se registram as relações de fluxo-volume. A curva de fluxo-volume e a curva de FEV-tempo são matematicamente intercambiáveis; qualquer uma pode ser derivada por meios gráficos ou por análise computadorizada a partir da outra. Esta relação pode proporcionar uma verificação interna da exatidão dos testes. Os valores espirométricos podem ser computados a

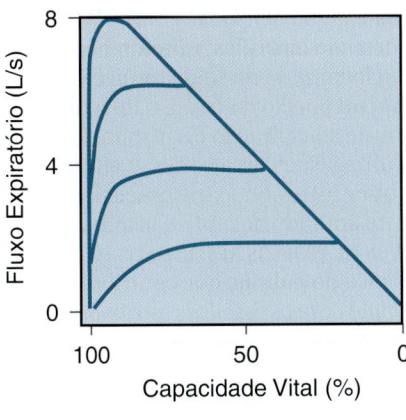

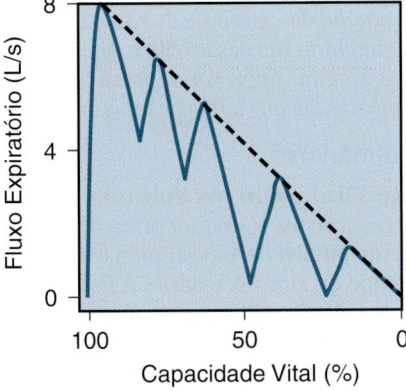

Figura 25-7 Curvas fluxo-volume criadas pelo esforço crescente e pela tosse. *Superior,* A curva fluxo-volume expiratório registrada durante uma série de expirações com esforços crescentes, produzindo, finalmente, um envelope de fluxo-volume máximo. *Inferior,* A curva fluxo-volume expiratório registrada durante a tosse (*linha cheia*), aproximando-se do envelope de fluxo-volume máximo (*linha tracejada*).

partir de curvas fluxo-volume. Desta maneira, os valores para ambos os testes expiratórios forçados podem ser obtidos com menos esforços, apesar de ainda definirem a capacidade máxima do sistema respiratório com exatidão. De um ponto de vista prático, isto significa que o indivíduo pode produzir os dados necessários com esforços máximos menores e em um tempo mais curto.

Na *expiração* forçada, a curva fluxo-volume possui uma aparência característica. A curva mostra uma ascensão rápida até o fluxo máximo e, subsequentemente, uma descendente linear lenta proporcional ao volume. A porção inicial da curva (os primeiros 25% a 33% da VC exalada) depende do esforço. À medida que uma pessoa exerce esforço crescente durante a expiração, associado à pressão intratorácica crescente, é gerado um fluxo crescente. Esta porção da curva apresenta uso diagnóstico limitado, pois sua aparência depende principalmente do esforço muscular e da cooperação do paciente em lugar da característica mecânica do pulmão.

Logo depois do desenvolvimento do fluxo máximo, a curva segue um envelope nitidamente reprodutível, independente do esforço, à medida que o fluxo diminui em proporção ao volume até que se alcance o *volume residual* (RV). Para cada ponto no eixo do volume, existe um fluxo máximo que não pode ser superado independente da pressão gerada pelos músculos respiratórios. Embora esta porção da curva seja muito reprodutível em um determinado indivíduo de tempos em tempos, ela é alterada de uma maneira característica pelo efeito das doenças sobre as propriedades mecânicas dos pulmões. Na maioria dos indivíduos com mais de 30 anos e nos pacientes com doença pulmonar, o RV é determinado pelo fechamento da via aérea, de modo que a curva fluxo-volume mostra uma doença progressiva no fluxo até que o RV seja atingido. Em alguns indivíduos jovens, no entanto, e talvez em alguns pacientes com doença da parede torácica, o RV é determinado pela rigidez da parede torácica, a qual limita a expiração máxima. Nestes casos, o fluxo expiratório diminui de maneira abrupta até zero nos volumes pulmonares baixos.

Na *inspiração* forçada, as curvas fluxo-volume normalmente são integralmente dependentes do esforço. A forma da porção inspiratória exibe simetria com o fluxo, aumentando até um máximo a meio caminho através da inspiração e, em seguida, diminuindo à medida que a inspiração prossegue até a TLC. Ela é menos influenciada pela doença difusa parenquimatosa ou da via aérea. Quando a obstrução da via aérea central é suspeitada, o ramo inspiratório da curva fluxo-volume possui grande utilidade diagnóstica, enquanto a espirometria comum revela um padrão inespecífico.

DEFEITOS VENTILATÓRIOS OBSTRUTIVOS. Alguns estudos sugerem que os distúrbios obstrutivos da via aérea assintomáticos iniciais podem estar associados ao fluxo máximo diminuído nos volumes pulmonares baixos,[26] mas não estão disponíveis números suficientes de estudos anatômicos que correlacionam os achados nos pacientes com enfisema e com as lesões da via aérea central e periférica.[17,27] A variabilidade da curva fluxo-volume em volumes pulmonares baixos dificultou a interpretação das curvas individuais mesmo quando comparada com estudos de grandes populações.[28]

Nos pacientes com padrões ventilatórios obstrutivos, o fluxo máximo se mostra diminuído. No entanto, é provável que o esvaziamento abrupto das grandes vias aéreas centrais associado à expiração vigorosa faz com que estas vias aéreas centrais sejam comprimidas, gerando um breve período de fluxo relativamente alto, o que preserva o fluxo máximo em relação ao fluxo nos volumes pulmonares menores. Ademais, a descendente linear usual da curva fluxo-volume é rompida por uma concavidade exagerada do ramo descendente da curva. Esta porção curvilínea da metade inferior da curva de fluxo-volume é característica de padrões ventilatórios obstrutivos e sugere a presença de obstrução do fluxo de ar mesmo quando a FVC, FEV_1 e a proporção FEV_1/FVC estão bem preservados.[29,30,30a]

Esta perda da linearidade relaciona-se com a gravidade da obstrução, bem como com o tipo de doença. Uma diminuição no volume é observada em conjunto com os defeitos ventilatórios tanto obstrutivos, quanto restritivos, refletindo a VC diminuída. A diminuição é relativamente menor na obstrução da via aérea que nos defeitos ventilatórios restritivos, de modo que a curva fluxo-volume característica nos defeitos ventilatórios obstrutivos tende a ter seu eixo maior orientado ao longo do eixo horizontal (volume); nos defeitos restritivos, o eixo maior parece estar ao longo do eixo vertical (fluxo) (veja a seção "Padrões Fisiopatológicos").

Quando a alça do volume corrente está superposta à curva de fluxo-volume, a comparação das duas pode ser útil na avaliação clínica. A diferença entre o fluxo durante a respiração corrente e o fluxo durante o esforço máximo é uma medida da reserva pulmonar. À medida que a gravidade da obstrução do fluxo de ar aumenta, o fluxo expiratório durante as duas manobras se torna superposto; a princípio, no volume pulmonar baixo e, em seguida, quando a doença se torna mais grave, nos volumes pulmonares mais altos.

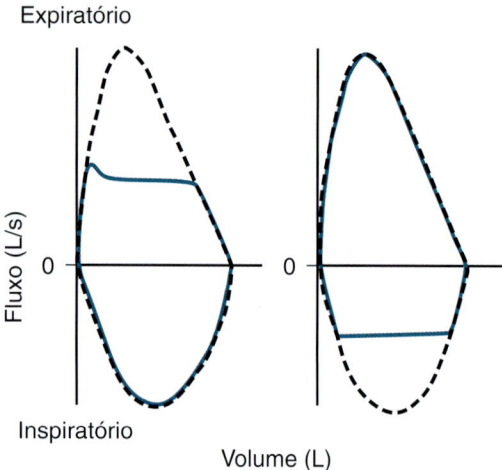

Figura 25-8 Curvas fluxo-volume obtidas a partir de pacientes com obstrução das vias aéreas superiores. A *linha tracejada* representa uma curva obtida a partir de um indivíduo normal com a mesma capacidade vital que aquela observada nos pacientes. A *linha cheia* indica uma curva obtida a partir de um paciente com obstrução intratorácica (*esquerda*) e de outro paciente com obstrução extratorácica (*direita*).

A "dependência do esforço negativo" está presente quando as taxas de fluxo de ar expiratório durante a respiração tranquila excedem aquelas durante o esforço máximo. Quando presente, este fenômeno sugere que as vias aéreas se encontram menos estáveis que o normal, conforme pode ser observado no enfisema e em algumas formas de bronquite crônica. (Veja a discussão mais adiante do defeito ventilatório obstrutivo na seção "Padrões Fisiopatológicos" para maiores detalhes sobre este fenômeno.)

Por fim, a posição relativa das duas curvas no eixo do volume é uma medida gráfica da quantidade de volume expiratório em reserva. À medida que esta reserva diminui devido à obesidade, gravidez ou ascite, a alça do volume corrente se move para mais próximo do RV.

Dois outros fatores que afetam as curvas de fluxo-volume são a obstrução das vias aéreas superiores e a densidade do gás.

OBSTRUÇÃO DA VIA AÉREA SUPERIOR: ESTENOSE E MALÁCIA. As curvas fluxo-volume podem ser especialmente valiosas na identificação de lesões traqueais ou de outras lesões da via aérea superior como uma causa de obstrução.[31] A obstrução da via aérea central (i.e., proximal à carina traqueal) que se localiza dentro do tórax produz um platô durante a expiração forçada, em lugar da elevação até e descendente usuais a partir do fluxo máximo (Fig. 25-8). Quando mais de 50% da VC foram exalados, a curva segue então o envelope de fluxo-volume usual até o RV. Nos pacientes com estridor, deve ser dada atenção especial para a configuração da porção inspiratória, bem como para a porção expiratória da curva fluxo-volume. As lesões localizadas na traqueia dentro do tórax causam fluxo aéreo diminuído, em particular durante a expiração; durante a inspiração, a membrana traqueal posterior é puxada para fora pela pressão intratorácica negativa, de modo que o esforço aumentado aumenta as taxas de fluxo de ar e o ramo inspiratório da curva fluxo-volume pode parecer normal. Em contrapartida, as lesões traqueais localizadas fora do tórax causam o fluxo de ar diminuído durante a inspiração; durante a inspiração, a membrana traqueal é sugada para dentro e comumente está associada ao estridor. É possível estimar o diâmetro de uma lesão estenótica por meio da análise da curva fluxo-volume com uma exatidão de ± 1 mm, mas o comprimento do segmento limitador do fluxo deve ser confirmado por imagem de *tomografia computadorizada* (TC), com o intuito de planejar a correção cirúrgica, quando necessário. Como um orifício crítico localizado na saída torácica não é afetado pela pressão acima ou abaixo da lesão, o fluxo de ar é igualmente limitado durante a inspiração e a inspiração.[32] De modo similar, quando uma lesão é fixa e não se altera com as pressões adjacentes, quer intra- ou extratorácicas, o fluxo de ar deve ser igualmente limitado durante a inspiração e a expiração.

DEFEITOS VENTILATÓRIOS RESTRITIVOS. O aumento no recolhimento elástico do pulmão que contribui para a diminuição na VC observado com os defeitos restritivos também aumenta a força que direciona o fluxo expiratório e que puxa para fora as paredes da via aérea; desta maneira, a curva fluxo-volume usual nos defeitos ventilatórios restritivos é alta e estreita. O fluxo expiratório máximo está relativamente preservado, sendo que a porção descendente do ramo expiratório é linear, diminuindo rapidamente desde o fluxo máximo até o RV. Com frequência, a alça mantém uma forma quase normal, mas parece miniaturizada em todas as dimensões.

Volumes Pulmonares

Capacidade Vital e Outros Volumes Pulmonares Estáticos.
A medição da VC requer que a pessoa inspire o mais profundamente possível e, em seguida, expire por completo, levando o tempo que for necessário. A Figura 25-2 ilustra as subdivisões do volume pulmonar.[37] A medição também pode ser obtida ao se somar dois de seus componentes: o volume da reserva expiratória, obtido ao se fazer com que a pessoa expire ao máximo a partir do nível término-expiratório em repouso; e a capacidade inspiratória, obtida ao se fazer com que a pessoa inspire por completo a partir do nível término-expiratório em repouso. O somatório destas duas medições fornece a "VC combinada"; enquanto o volume pulmonar término-expiratório em repouso for o mesmo para as duas manobras componentes, a VC combinada e a VC são iguais. Nos pacientes com obstrução grave ao fluxo de ar, a VC combinada parece ser maior que a VC, sugerindo a presença de regiões mal ventiladas dos pulmões, ou o chamado gás aprisionado. Este resultado provavelmente reflete a pressão transmural aumentada, o que tende a causar o fechamento da via aérea durante uma grande porção da manobra única—mas apenas na porção próxima ao RV durante a manobra da VC.

Uma dedução similar pode ser feita ao se comparar a "VC lenta" (realizada sem considerar o tempo) e a FVC, ou ao comparar a VC inspirada (volume máximo inspirado a partir do RV até a TLC) com a manobra da VC expirada acima descrita. Exceto para aquelas subdivisões que envolvem o RV, cada um dos volumes definidos pode ser registrado e medido através da espirometria simples. O RV pode ser medido apenas por métodos indiretos (p.ex., depuração de nitrogênio, diluição de hélio ou pletismografia corporal). A Figura 25-2 ilustra o fato de que a VC pode ser diminuída de duas maneiras distintas: por uma diminuição na TLC ou por um aumento no RV. A medição isolada do RV e da TLC pode diferenciar estas duas causas.

A causa de uma redução na VC pode ser frequentemente deduzida a partir da análise do fluxo expiratório máximo. Os fluxos anormalmente diminuídos sustentam o diagnóstico de um defeito ventilatório obstrutivo, sugerindo que a VC diminuída se deve a um RV aumentado (como na asma, bronquite crônica e enfisema). Os valores normais para o fluxo de ar tornam improvável um defeito ventilatório obstrutivo e sugerem que uma diminuição na VC pode decorrer de uma TLC diminuída. Os defeitos ventilatórios restritivos (p.ex., fibrose pulmonar, ressecção do tecido pulmonar) diminuem a VC ao diminuir a

TLC. Assim, a descoberta apenas da VC diminuída se mostra inadequada e inespecífica para avaliar a reserva ventilatória diminuída. O desempenho da espirometria completa (i.e., a FVC e suas subdivisões, bem como a VC) melhora o esclarecimento do mecanismo e da gravidade de um defeito ventilatório. A medição do RV fornece prova convincente da presença ou ausência da insuflação excessiva ou deficiente dos pulmões.

Métodos de Diluição de Gás. Os dois métodos de diluição de gás mais comumente utilizados para medir o volume pulmonar são o método do *nitrogênio* (N_2) *em circuito aberto* e o método do *hélio* (H) *em circuito fechado*. Ambos os métodos empregam um gás fisiologicamente inerte que é pouco solúvel no sangue alveolar e nos tecidos pulmonares, sendo que ambos são usados com maior frequência para medir a *capacidade residual funcional* (FRC), o volume de gás que permanece no pulmão ao término de uma expiração normal. No método do *circuito aberto*, todo o gás exalado é coletado enquanto a pessoa inspira o oxigênio puro. Ao supor os valores para a concentração inicial do nitrogênio nos pulmões (a fração de nitrogênio alveolar varia ligeiramente com o quociente respiratório, mas se supõe que seja de aproximadamente 0,81) e, para a taxa de eliminação de nitrogênio a partir do sangue e dos tecidos (cerca de 30 mL/min), a medição da quantidade total de nitrogênio depurada dos pulmões permite o cálculo do volume de gás portador de nitrogênio presente no início da manobra (Fig. 25-9). No método de diluição do hélio em *circuito fechado* (Fig. 25-10), a teoria é similar. O indivíduo reinala uma mistura gasosa contendo hélio, um gás marcador fisiologicamente inerte, em um sistema fechado até que se alcance o equilíbrio. Quando o volume e a concentração de hélio na mistura gasosa reinalada são conhecidos, a medição da concentração de equilíbrio final do hélio permite o cálculo do volume de gás nos pulmões no início da manobra.

Pletismografia Corporal

TIPOS DE PLETISMOGRAFIA. Existem três tipos de pletismografia: pressão, volume e pressão-volume.

PLETISMOGRAFIA POR PRESSÃO (TIPO FECHADO). Este tipo de pletismografia possui uma câmara fechada com um volume fixo na qual a pessoa respira o gás no pletismógrafo (ou caixa corporal), (Fig. 25-11). As alterações de volume associadas à compressão ou à expansão do gás dentro do tórax são medidas como mudanças de pressão no gás que circunda a pessoa dentro da caixa. A troca de volume entre o pulmão e a caixa não causa diretamente as alterações da pressão, embora as diferenças térmica, de umidade e da troca de dióxido de carbono-oxigênio entre os gases inspirado e expirado provoquem alterações de pressão. O volume de gás torácico e a resistência da via aérea são medidos durante as manobras rápidas, de modo que se toleram pequenos extravasamentos ou são introduzidos para ventilar o lento desvio térmico-pressórico. Este dispositivo é mais bem adaptado para medir pequenas alterações de volume por causa de sua elevada sensibilidade e da excelente frequência de resposta. Ele não precisa ser isento de extravasamento, ser absolutamente rígido ou ser refrigerado, porque as medições geralmente são breves e são empregadas para estudar eventos rápidos.

VOLUME DE GÁS TORÁCICO. O volume de gás torácico é o gás compressível no tórax, quer ele esteja ou não em livre comunicação com as vias aéreas. Através da lei de Boyle, a pressão vezes o volume do gás no tórax é constante quando sua temperatura permanece constante (PV = P'V'). No final da expiração, a *pressão alveolar* (Palv) se iguala à *pressão*

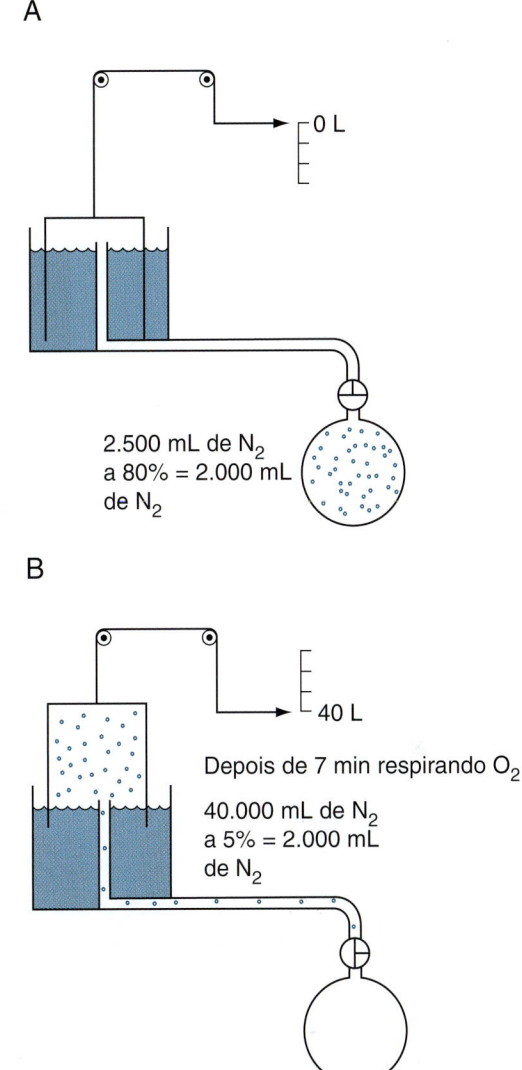

Figura 25-9 Método do nitrogênio em circuito aberto para medir a capacidade residual funcional. Os pontos representam as moléculas de nitrogênio (N_2). **A,** Inicialmente, todas as moléculas de N_2 estão nos pulmões (como N_2 80%). **B,** Quando o oxigênio livre de N_2 ("O_2 puro") é respirado, as moléculas de N_2 são depuradas dos pulmões e coletadas com o O_2 como gás expirado no espirômetro. O espirômetro contém 40.000 ml de gás expirado misto com uma concentração de 5%. Assim, o espirômetro contém 0,05 x 40.000 = 2.000 ml de N_2; os 38.000 ml de gás restantes consistem principalmente no O_2 usado para depurar o nitrogênio para fora dos pulmões, mais algum dióxido de carbono. Os 2.000 ml de N_2 estavam distribuídos dentro dos pulmões em uma concentração de N_2 a 80% quando a depuração começou; portanto, o volume alveolar em que o N_2 se distribuiu foi de 2.000/0,8 ml = 2.500 ml. As correções devem ser feitas para a pequena quantidade de N_2 depurada do sangue e dos tecidos quando o O_2 é respirado e para as pequenas quantidades de N_2 no "O_2 puro".

atmosférica (P), porque não existe fluxo de ar; V (volume de gás torácico) é desconhecido. Então, a via aérea é ocluída e o indivíduo faz pequenos esforços inspiratórios e expiratórios contra a via aérea ocluída. Durante os esforços inspiratórios, o tórax se dilata (ΔV) e descomprime o gás intratorácico, criando um novo volume de gás torácico (V' = V + ΔV) e uma nova pressão (P' = P + ΔP). Um transdutor de pressão entre a boca do indivíduo e a via aérea ocluída mede a nova pressão (P'). Supõe-se que a *pressão da boca* (Pboca) é igual à Palv durante as alterações de compressão, enquanto não há fluxo de ar na boca, porque as alterações de pressão são iguais por todo um sistema líquido estático (princípio de Pascal). Assim,

A

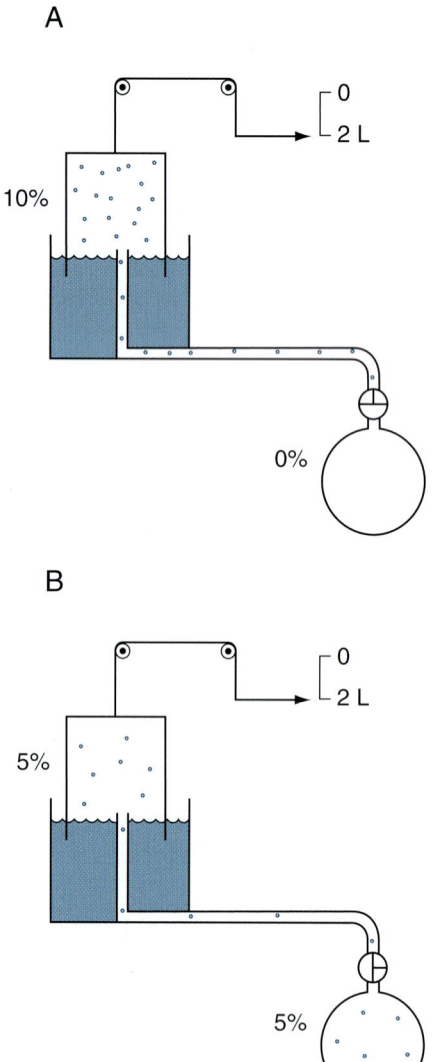

B

Figura 25-10 **O método do hélio em circuito fechado para medir a capacidade residual funcional.** Os pontos representam as moléculas de hélio (He). **A,** Inicialmente, todas as moléculas de He estão no espirômetro (como He a 10%) e nenhuma molécula está nos pulmões. Quando o espirômetro contém 2.000 mL de gás, dos quais 10% são compostos de He, então 2.000 mL x 0,1, ou 200 mL, de He estão presentes no espirômetro antes da reinalação. **B,** A reinalação resulta na redistribuição das moléculas de He até que se desenvolva o equilíbrio, em cujo momento o volume pulmonar pode ser calculado. No final do teste, a mesma quantidade de He (200 mL) deve ser redistribuída nos pulmões, tubos e espirômetro, supondo que o He é inerte e não solúvel no sangue ou nos tecidos.

$$PV = P'V' = (P + \Delta P)(V + \Delta V) \quad (2)$$

$$0 = P\Delta V + \Delta PV + \Delta P\Delta V \quad (3)$$

$$\text{Quando } \Delta P \ll P, \text{ então } \Delta P\Delta V \approx 0 \quad (4)$$

$$V = -\frac{\Delta V}{\Delta P}P \quad (5)$$

onde P é igual à pressão atmosférica menos a pressão de vapor d'água (em mm Hg), assumindo que o gás alveolar está saturado com vapor d'água na temperatura corporal; ΔV é igual a alteração no volume de gás torácico; e ΔPboca iguala-se à alteração na Pboca, que é igual à alteração na pressão alveolar (ΔPalv). Então, o volume de gás torácico é calculado da seguinte maneira:

$$V = -\frac{\Delta V(mL)}{\Delta Palv(cm\,H_2O)} \times (P - 47\,mm\,Hg)(1.36\,cm\,H_2O / mm\,Hg) \quad (6)$$

Quando se utiliza um pletismógrafo fechado, ΔV é detectado ao se medir a pressão pletismográfica aumentada com um transdutor sensível à pressão. Quando a pressão pletismográfica é exibida no eixo x e a Pboca Palv é demonstrada no eixo y de um osciloscópio (Fig. 25-12), a inclinação da linha (α) pode ser medida durante os esforços ofegantes contra a via aérea fechada:

$$V = \frac{(P - 47\,mm\,Hg)(1.36\,cm\,H_2O / mm\,Hg) \times \text{calibragem da caixa}(mL/cm)}{\alpha \times \text{pressão de calibragem}(cm\,H_2O/cm)} \quad (7)$$

$$V = \frac{970 \times \text{calibragem da caixa}}{\alpha \times \text{pressão de calibragem}} \quad (8)$$

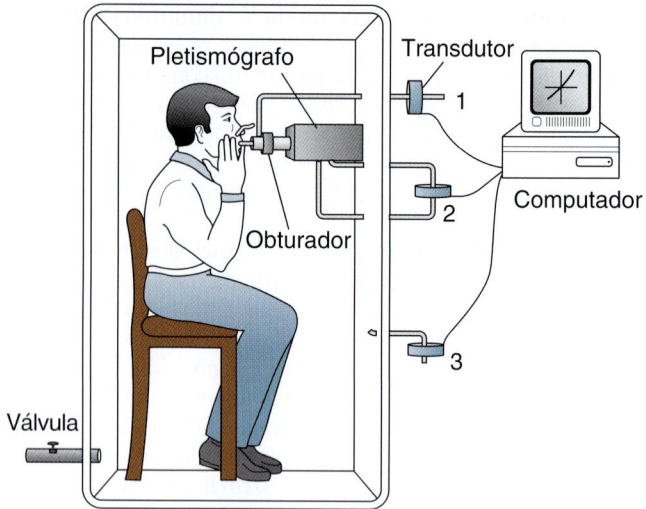

Figura 25-11 **Pletismógrafo de pressão (tipo fechado).** O indivíduo respira através de um obturador/pneumotaquígrafo. O obturador é aberto durante a respiração corrente e para as medições da resistência das vias aéreas e é fechado para as medições do volume gasoso torácico. Quando o obturador é fechado, a pressão na boca (igual à pressão alveolar com ausência de fluxo) é medida por um transdutor de pressão (*1*). O pneumotaquígrafo mede o fluxo aéreo com outro transdutor (*2*), sendo que o sinal do fluxo é integrado ao volume por meios eletrônicos. A pressão do pletismógrafo é medida através de um terceiro transdutor (*3*). Os sinais oriundos dos três transdutores são processados por um computador. A pressão excessiva na caixa causada por alterações da temperatura quando o indivíduo senta na caixa fechada é contornada através de uma válvula.

O volume de gás torácico comumente medido é um pouco maior que a FRC, a menos que o obturador seja fechado exatamente depois de exalado um volume corrente normal. Conectar um bocal a uma válvula e espirômetro (ou pletismógrafo e integrador) ou usar um pletismógrafo de pressão-volume possibilita medir a TLC e todas as suas subdivisões em conjunto com a medição do volume de gás torácico.

PROBLEMAS TÉCNICOS. Conforme se poderia esperar, diversos problemas podem complicar estas medições. Os mais importantes são os seguintes.

EFEITOS DO CALOR, DA UMIDADE E DA PROPORÇÃO DA TROCA GASOSA RESPIRATÓRIA. Os efeitos do calor, da umidade e da

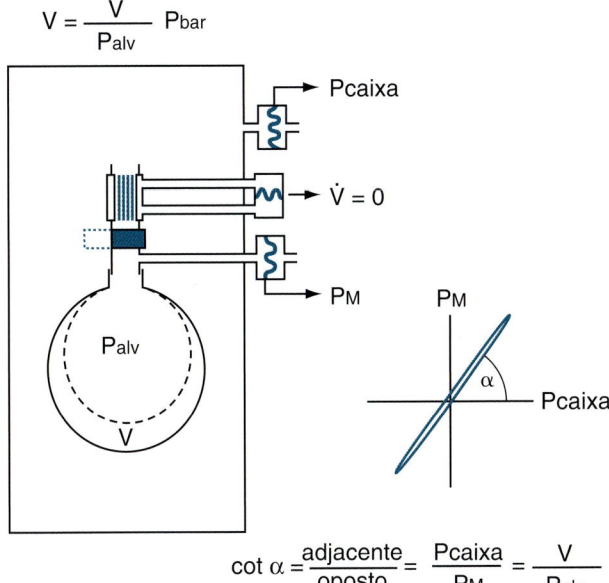

Figura 25-12 Um pletismógrafo corporal total fechado com volume constante e pressão variável. No final da expiração, o fluxo aéreo é zero, o volume de gás torácico (V) = capacidade residual funcional, e pressão alveolar (P_{alv}) = pressão na boca (P_M) = pressão barométrica (P_{bar}). O retângulo representa o pletismógrafo. Quando a pessoa inspira contra o obturador ocluído na via aérea, o fluxo de ar permanece em zero, mas V aumenta por ΔV até V' e P_M (=P_{alv}) aumenta por ΔP (P +ΔP) para igualar P'. Quando a P_M é plotada contra a pressão da caixa (Pcaixa), a inclinação da linha (α) fornece $\Delta V/\Delta P_{alv}$ e V = $\Delta V/\Delta P_{alv}$ x P_{bar}, conforme indicado no texto. $\dot{V}$, fluxo de ar. (Modificada de Comroe JH Jr, Forster RE II, DuBois AB, et al: *The Lung: clinical physiology and pulmonary function tests*, ed 2, Chicago, 1962, Year Book.)

proporção da troca gasosa respiratória geram dificuldades na obtenção de linhas de base estáveis.

ALTERAÇÕES NA PRESSÃO EXTERNA. As alterações na pressão externa podem dificultar a detecção do "sinal" em relação ao "ruído".[46]

RESFRIAMENTO. A refrigeração é necessária para muitas destas caixas, mas ela pode provocar vários problemas relacionados com a vibração e o resfriamento localizado (p.ex., um corpo frio e uma cabeça aquecida podem sobrevir por causa das correntes de circulação deficientes).

SUBESTIMAÇÃO DA PRESSÃO DA BOCA. Stanescu et al.[47] reportaram que, em pacientes com asma, o volume pulmonar medido por pletismografia pode ser superestimado devido à subestimação da Palv por medições da Pboca.

VOLUME DE COMPRESSÃO. Atualmente, estão disponíveis pletismógrafos comerciais que corrigem estes problemas; alguns destes aparelhos também levam em consideração a compressão do gás torácico durante uma expiração forçada.

Resistência da Via Aérea

PRINCÍPIOS GERAIS. A *resistência da via aérea* (R_{AW}) é fácil de medir e sempre está relacionada com o volume pulmonar em que ela é medida. É útil para detectar doenças como a asma que estão associadas ao tono aumentado da musculatura lisa da via aérea. Isto pode ser feito ao demonstrar que a R_{AW} está anormalmente aumentada em relação ao volume pulmonar ou ao induzir o relaxamento significativo do tono broncomotor por meio da administração de medicamentos broncodilatadores. O teste é muito sensível na detecção do tono aumentado da musculatura lisa da via aérea induzido por estímulos provocativos. Esta conduta é útil na avaliação da hipersensibilidade inespecífica em resposta a agentes farmacológicos, exercício ou ar frio ou em resposta a agentes específicos como alérgenos ou substâncias químicas (p.ex., isocianatos) que estão associados à asma ocupacional (veja seção "Provocação Brônquica"). As medições da R_{AW} também podem ser úteis no diagnóstico diferencial do tipo de obstrução da via aérea ou na localização do principal sítio de obstrução.

A R_{AW} é medida durante o fluxo de ar e representa a proporção da pressão de direcionamento (entre os alvéolos [Palv] e a boca [Pboca]) e o fluxo de ar instantâneo ($\dot{V}$). Em um pletismógrafo fechado, a inspiração de 500 mL de gás a partir da caixa para dentro dos pulmões aumenta a pressão pletismográfica. No início da inspiração, o volume de gás torácico aumenta e a Palv (previamente na pressão atmosférica) se torna sub-atmosférica durante toda a inspiração; desta maneira, o gás alveolar ocupa um volume maior. Esta descompressão do gás torácico equivale a adicionar um pequeno volume de gás ao pletismógrafo, de modo que sua pressão aumente (conforme medido por um transdutor sensível à pressão). O inverso sobrevém durante a expiração, quando o gás alveolar é comprimido. Assim, $\dot{V}$ é medido continuamente com um pneumotaquígrafo, Pboca é medida com um transdutor de pressão conectado a um orifício lateral no bocal e Palv é estimada continuamente com o pletismógrafo corporal (Fig. 25-13).

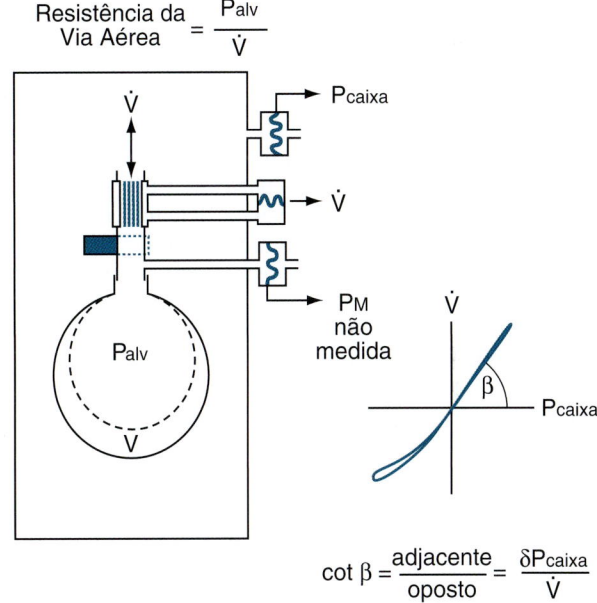

Figura 25-13 Medição da resistência da via aérea por pletismografia. O retângulo representa um pletismógrafo corporal total fechado com volume constante e pressão variável. O indivíduo é representado por um único alvéolo e sua via aérea. O transdutor de pressão superior mede a pressão dentro do pletismógrafo ou pressão da caixa (P_{caixa}). O transdutor de pressão médio mede a queda da pressão através do pneumotaquígrafo conectado em série com o obturador aberto para a via aérea, que fornece o fluxo de ar ($\dot{V}$). O transdutor de pressão inferior mede a pressão da via aérea (pressão alveolar durante a ausência de fluxo ou P_{alv}). Durante a inspiração, o alvéolo aumenta por ΔV a partir do volume original (linha tracejada) até um novo volume (*linha cheia*); durante a expiração, o alvéolo retorna a seu volume original. Durante toda a inspiração, o gás alveolar (previamente na pressão atmosférica) está subatmosférico e, por conseguinte, ocupa mais volume. Isto é idêntico a adicionar este aumento do volume de gás resultante da descompressão do gás alveolar para o pletismógrafo, de tal modo que P_{caixa} aumenta e é registrada pelo transdutor sensível a P_{caixa}. O inverso acontece durante a expiração quando o gás alveolar é comprimido. Desta maneira, a pressão alveolar pode ser monitorada durante todo o ciclo respiratório. Quando $\dot{V}$ é plotado contra P_{caixa}, a inclinação da linha (β) fornece a relação $\Delta P_{caixa}/\dot{V}$ conforme indicado no texto. (Modificada de Comroe JH Jr, Forster RE II, DuBois AB, et al: *The Lung: clinical physiology and pulmonary function tests*, ed 2, Chicago, 1962, Year Book.)

Fatores Fisiológicos. Diversos fatores fisiológicos afetam os valores obtidos durante a medição pletismográfica da R_{AW}.

FLUXO DE AR. A R_{AW} relaciona-se com uma velocidade de fluxo particular durante as curvas de pressão-fluxo contínuas, de tal modo que a inclinação pode ser lida em qualquer velocidade de fluxo de ar desejada. Em geral, a R_{AW} é medida em fluxos baixos, nos quais as pressões compressivas transmurais através das vias aéreas são pequenas e a relação com a Palv é linear. A R_{AW} será transitoriamente aumentada com as manobras respiratórias forçadas nas quais as velocidades de fluxo de ar se tornam limitadas pelas grandes pressões compressivas transmurais através das vias aéreas, pela compressão dinâmica máxima da via aérea e pelas possíveis alterações no tono da musculatura lisa da via aérea. Desta maneira, visando a evitar os artefatos, a conduta-padrão consiste em medir a R_{AW} em fluxos baixos.

VOLUME. Próximo à TLC, a resistência é pequena, mas, próximo ao RV, a resistência é grande. O volume pulmonar pode ser modificado voluntariamente para avaliar a R_{AW} em volumes maiores ou menores na saúde e na doença.

PRESSÃO TRANSPULMONAR. A R_{AW} está diretamente relacionada com a pressão de recolhimento elástico do pulmão em qualquer volume pulmonar. Os indivíduos com recolhimento elástico pulmonar aumentado apresentam uma R_{AW} menor em um determinado volume pulmonar que as pessoas normais por causa da tensão tecidual aumentada que faz tração para fora sobre as paredes das vias aéreas. Em contraste, a perda do recolhimento elástico resulta em perda da tensão tecidual e na tração diminuída sobre as paredes das vias aéreas, de modo que a R_{AW} se mostra aumentada. Esta relação pode ser empregada para analisar o mecanismo de limitação da via aérea em diversos defeitos ventilatórios obstrutivos (p.ex., doença pulmonar bolhosa).[48,49]

TONO DA MUSCULATURA LISA DA VIA AÉREA. As vias aéreas são acentuadamente afetadas pelo tono da musculatura lisa, dependendo do estado de insuflação e do padrão respiratório prévio do paciente (referido como "história do volume").[50] Estas relações são relevantes para as doenças em que o tono da musculatura lisa está aumentado (p.ex., asma) ou em que são encontrados volumes pulmonares baixos (p.ex., durante a tosse). Assim, a broncoconstrição não é temporariamente demonstrável depois de uma respiração profunda ou na TLC em indivíduos saudáveis. De modo similar, a R_{AW} nos indivíduos saudáveis pode ser maior quando se alcança um determinado volume pulmonar a partir do RV que a partir da TLC.

OFEGÂNCIA. A ofegância (arquejo) minimiza as alterações no pletismógrafo provocadas por diferenças térmicas, na saturação de água e na troca de dióxido de carbono-oxigênio durante a inspiração e expiração; portanto, estes fatores podem passar despercebidos quando as medições são feitas durante um período ofegante. A ofegância também melhora a relação sinal-desvio, porque cada ciclo respiratório é completado em uma fração de segundo; as alterações térmicas graduais e os pequenos extravasamentos na caixa se tornam insignificantes em comparação com as alterações de volume atribuíveis à compressão e descompressão do gás alveolar. A glote permanece aberta, em lugar de variar sua posição como acontece durante a respiração normal. As alterações da pressão abdominal também são minimizadas.

RESPIRAÇÃO NORMAL. Cada vez mais os laboratórios estão utilizando pletismógrafos comerciais que estimam a R_{AW} durante a chamada respiração normal, fundamentando-se em um programa de computador em lugar da ofegância para compensar para os efeitos da umidade, temperatura e troca gasosa. Na realidade, o indivíduo deve respirar em frequências e volumes correntes mais elevados que o normal para estimar a R_{AW} usando este programa. A limitação desta conduta é que os valores da resistência médios tendem a ser ligeiramente maiores que aqueles observados durante o arquejo porque a glote está, com frequência, parcialmente fechada durante a medição. Apesar disto, mais e mais laboratórios estão mudando para esta conduta.

Stanescu e Rodenstein[51] demonstraram que, para evitar a superestimação do volume de gás torácico, conforme descrito anteriormente, a ofegância deve ser feita a 1 Hz; no entanto, para medir a R_{AW} e evitar o artefato da temperatura, o arquejo deve ser feito a aproximadamente 2 Hz, conforme defendido originalmente por DuBois et al.[52] Esta diferença nas frequências da ofegância, necessárias para as medições exatas, podem se mostrar impraticáveis no uso clínico. De modo alternativo, ambos os artefatos podem ser evitados quando os indivíduos respiram tranquilamente na *temperatura corporal (37° C) e com a pressão padrão totalmente saturada com vapor de água (760 mm Hg)*, (BTPS), ou pode ser compensada por meios eletrônicos.[53]

A R_{AW} determinada por meio da pletismografia não é a média de resistências desiguais por todo o pulmão; em vez disto, é a Palv média por unidade de volume dividida pela taxa de fluxo de ar média na boca. Ela corresponde à *condutância da via aérea* (G_{AW}) média. $G_{AW} = G_1 + G_2 + \ldots + G_n$, que equivale a adicionar as resistências em paralelo de acordo com seus inversos: $1/R_{AW} = (1/R_1) + (1/R_2) + \ldots + (1/R_n)$. Com frequência, o controle destas influências fisiológicas é crítico na determinação dos fatores específicos que influenciam a G_{AW} (ou a R_{AW}) em uma determinada pessoa (p.ex., perda do recolhimento elástico pulmonar, espasmo da musculatura lisa da via aérea).

Recolhimento Elástico Pulmonar

Princípios Gerais. O recolhimento elástico pulmonar é uma importante característica fisiológica dos pulmões, que pode se modificar de modos qualitativamente diferentes em várias doenças. Em geral, o recolhimento elástico está aumentado em um defeito ventilatório restritivo associado a volumes pulmonares diminuídos. Em contrapartida, em quase todas as formas de obstrução do fluxo aéreo, o recolhimento elástico está diminuído. O teste para o recolhimento elástico consome tempo, é de difícil realização, é caro e invasivo. Assim, o teste pode não ser prático para a avaliação rotineira de pacientes com defeitos ventilatórios restritivos, mas pode ser de grande valia no exame de inúmeros defeitos ventilatórios obstrutivos, incluindo aqueles com bolhas isoladas ou enfisema avançado, de modo a determinar se os pacientes vão se beneficiar da ressecção do tecido pulmonar não funcional ou com funcionamento muito deficiente. Em outros pacientes, ele pode ser útil para diferenciar o enfisema da asma ou bronquite. Ao avaliar pacientes com defeitos ventilatórios mistos (p.ex., enfisema mais fibrose), o teste pode confirmar a presença de ambas as doenças.

A pressão de recolhimento elástico do pulmão, ou *pressão transpulmonar* (P_L), é a diferença entre a pressão dentro dos pulmões (a pressão alveolar) e a pressão fora dos pulmões (a *pressão pleural* [P_{pl}]): $P_L = P_{alv} - P_{pl}$. Para manter uma inspiração sustentada em um volume de três quartos da TLC com a boca e a glote abertas, os músculos da inspiração devem manter uma pressão pleural de aproximadamente 12 cm H_2O abaixo da pressão atmosférica (Ppl = –12 cm H_2O). Nas condições de ausência de fluxo e as pressões na boca, alvéolos e atmosfera são iguais: P_L = 0 – (–12 cm H_2O). Quando os músculos da inspiração relaxam, permitindo que a parede torácica se recolha para dentro, a P_{pl} se eleva de –12 para 0 cm H_2O e a P_{alv} de 0 para +12 cm H_2O no instante antes do início do fluxo. Este exemplo ilustra dois dos princípios que fundamentam a medição do recolhimento pulmonar: (1) a pressão necessária para expandir um pulmão até qualquer volume é igual à pressão de recolhimento naquele volume, e (2) sob condições de ausência de fluxo, com a glote aberta, a P_{alv} e a P_{boca} são idênticas. É fácil medir a P_{boca}; o volume pulmonar absoluto pode ser medido por qualquer um dos vários métodos já discutidos; e a alteração no volume pode ser facilmente medida com um espirômetro. Tudo o que é necessário para medir a pressão de recolhimento elástico do pulmão e a complacência pulmonar é uma medição da P_{pl} em relação ao volume pulmonar.

Como o esôfago atravessa o espaço pleural, parece razoável supor que a pressão dentro do esôfago se aproxima da P_{pl}. Esta suposição funciona enquanto os esfíncteres superior e inferior do esôfago são competentes e não há força comprimindo a luz esofágica, como a contração ativa dos músculos esofágicos ou a compressão passiva pelas estruturas mediastinais adjacentes. Grande parte destas condições é satisfeita nos indivíduos sem doença esofágica que estão sentados ou em pé eretos.

Análise

COMPLACÊNCIA. Quando o balão está em posição, pode ser medida a relação entre as alterações no volume pulmonar e as alterações na P_{pl}.

A *complacência pulmonar dinâmica* refere-se à proporção da alteração no volume em relação à alteração na pressão durante uma respiração normal, com a pressão medida nos momentos de fluxo zero durante a respiração. A medição da complacência pulmonar dinâmica em frequências respiratórias crescentes permite a estimativa da dependência da frequência pela complacência. Uma queda na complacência pulmonar dinâmica quando a frequência aumenta implica em estreitamento de alguma das vias aéreas que delimitam os alvéolos. Desta forma, na ausência de anormalidades na R_{AW} total ou na FEV_1 (que, conforme descrito anteriormente, são determinadas em grande parte pela resistência nas grandes vias aéreas), a complacência pulmonar dinâmica diminuída sugere o possível estreitamento das pequenas vias aéreas periféricas.[68]

A *complacência pulmonar estática* é a inclinação da curva de pressão-volume do pulmão obtida durante a desinsuflação a partir da TLC.

Os dados obtidos são convenientemente expressos em relação à complacência pulmonar, a proporção da alteração no volume pulmonar em relação à alteração na P_L. No entanto, está claro que a complacência pulmonar se altera com o volume pulmonar, com os valores mais elevados observados em volumes ao redor da FRC e valores menores prevalecendo à medida que os pulmões são expandidos mais perto da TLC (Fig. 25-14). Portanto, a complacência geralmente é reportada como a inclinação da curva no ponto de 0,5 L acima da FRC. Contudo, quando se utiliza esta convenção, o valor expresso para a complacência pulmonar é influenciado pelos determinantes da FRC, em lugar de apenas pela relação entre o volume pulmonar e a pressão de distensão. Outro valor comumente calculado é o *coeficiente de retração* (pressão de recolhimento elástico do pulmão na TLC dividida pela TLC). Os valores

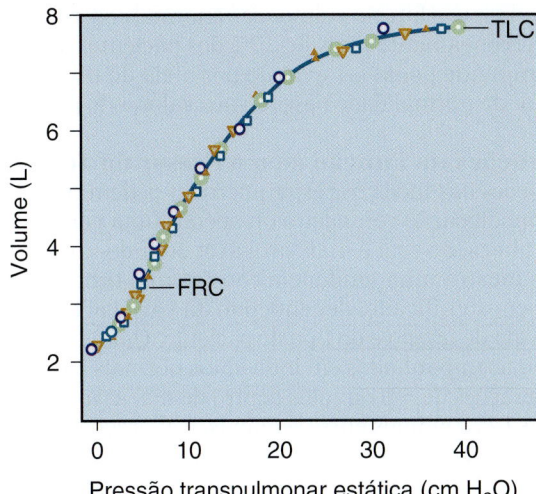

Figura 25-14 Curva de pressão-volume estática dos pulmões durante a desinsuflação em um indivíduo normal. As medições foram obtidas durante cinco manobras diferentes. FRC, capacidade residual funcional; TLC, capacidade pulmonar total.

normais estão disponíveis tanto para a complacência quanto para o coeficiente de retração, embora a grande variabilidade destas medições limite sua utilidade em pacientes individuais. Como a complacência pulmonar é muito dependente do volume pulmonar (a complacência pode cair em 50% com a ressecção de um pulmão, por exemplo, ainda que as propriedades elásticas do pulmão remanescente permaneçam inalteradas), sua variabilidade pode ser algo reduzida ao corrigi-la para a altura, TLC predita ou FRC medida.[69]

A informação máxima sobre o recolhimento elástico pulmonar pode ser derivada ao se analisar a curva toda, quando, por exemplo, a pressão de recolhimento elástico pulmonar estática é plotada contra o volume pulmonar expresso como um percentual da TLC *predita*.[70] Tal marcação frequentemente torna evidente se uma redução na TLC é uma função da incapacidade de gerar uma pressão de recolhimento elástico pulmonar adequada devido à doença nervosa, muscular ou da parede torácica ou é causada por uma perda verdadeira da complacência pulmonar. Quando a complacência pulmonar está reduzida, ainda pode ser difícil determinar se a anormalidade se deve a um aumento verdadeiro nas forças elásticas ou a uma diminuição no número de alvéolos que se comunicam com as vias aéreas (veja a discussão mais adiante).

APLICAÇÕES CLÍNICAS DAS RELAÇÕES FLUXO-VOLUME

Valores Normais

Os valores espirométricos variam com a altura, sexo, idade e etnicidade. As publicações que descrevem as populações de referência devem incluir não somente as equações de predição, mas também um meio para definir seus limites inferiores. Um limite inferior pode ser estimado a partir de um modelo de regressão: para a espirometria, os valores abaixo do percentil 5 são considerados como abaixo do "limite inferior da normalidade".[28] Não existe base estatística para a prática comum de usar 80% dos valores normais preditos para o FEV_1 e FVC como o limite inferior da normalidade em adultos. De fato, Miller *et al.*[71] estudaram 11.413 pacientes e descobriram que a utilização de pontos de corte fixos para determinar se a função pulmonar é anormal poderia diagnosticar erroneamente mais de 20% dos pacientes, o que eles acharam que podia ser evitado por meio do uso do limite inferior da normalidade baseado nos valores do percentil 5.

Alterações na Função com o Passar do Tempo. As alterações nas medições espirométricas podem representar uma modificação verdadeira ou apenas uma variabilidade. Uma alteração real é mais provável quando uma série de testes mostra uma tendência consistente. Uma mudança varia em significado, dependendo da variável medida, do intervalo de tempo e do tipo de paciente. Quando a FVC e o VC são acompanhados em indivíduos normais e saudáveis, as alterações de 5% ou mais dentro do dia, as alterações de 11% a 12% ou mais entre semanas, e alterações anuais de 15% ou mais provavelmente são clinicamente significativas. Em um estudo epidemiológico clássico das alterações do FEV_1 com o passar do tempo, demonstrou-se que os homens normais apresentam uma diminuição de aproximadamente 40 a 50 mL no FEV_1 por ano; a taxa da perda aumentou nos fumantes, que eram suscetíveis ao efeito lesivo do fumo e que poderiam retornar a uma taxa normal de perda com a cessação do fumo.[79aa] Estudos mais recentes utilizando os dados da coorte *Framingham Offspring* expandiram esta análise para incluir mulheres, com a finalidade de aumentar a faixa etária e de padronizar as medições espirométricas. Neste estudo, tanto homens quanto mulheres não fumantes mostraram ter uma perda gradual equivalente do FEV_1 com a idade (cerca de 20 mL/ano nos homens, 18 mL/ano nas mulheres).[80] Houve um aumento na perda com o fumo (38 mL/ano em homens, 24 mL/ano nas mulheres) e um benefício a partir da cessação.

Curvas Fluxo-Volume. A faixa de normalidade para as medições derivadas das curvas fluxo-volume foi ainda mais difícil de definir que aquela para a espirometria. As correlações com sexo, idade e altura são piores e não parecem diminuir a variabilidade. A maioria dos estudos publicados fornece equações de predição apenas para os valores médios; alguns relatam o desvio-padrão ou alguma outra estimativa da variância populacional, mas isto tem pouca utilidade na predição do limite inferior de normalidade. Diversos pesquisadores analisaram este problema e forneceram valores médios preditivos e estimativas do limite inferior dos valores normais.[6,28]

Esta ampla gama de valores normais limita a interpretação das curvas espirométrica e de fluxo-volume.[81] Quando um indivíduo apresenta valores na faixa de normalidade muito baixa em um determinado momento, os resultados podem ser normais para aquela pessoa ou podem estar muito anormais em uma pessoa cuja VC ou as taxas de fluxo eram muito maiores que a média antes do início da doença. Nestes casos, uma discrepância entre as medições estática e dinâmica expressa como um percentual do valor predito pode fornecer um indício para esta situação. Por exemplo, seria incomum que uma pessoa normal tivesse uma VC que é 115% do valor predito e uma $FEF_{25\%-75\%}$ que é 85% do valor normal predito. Estes achados sugerem a possibilidade de alguma forma de obstrução da via aérea. Da mesma forma que com todos os exames laboratoriais, a avaliação dos resultados no contexto clínico pode ser valiosa na interpretação.

Embora a gama de valores preditos seja grande, as mesmas provas de função pulmonar tendem a ter reprodutibilidade no mesmo indivíduo. Quando a variabilidade é limitada pela padronização cuidadosa das provas de função pulmonar, a espirometria deve ser reprodutível dentro de 5% dos valores iniciais obtidos. Além disso, quando os pacientes são extremamente cooperativos, a variabilidade pode ser tão pequena quanto 2% a 3%.[82] Desta maneira, as medições repetidas da espirometria com o passar do tempo proporcionam uma maneira sensível de monitorar a doença. Esta reprodutibilidade também contribui para a utilidade de se realizar inicialmente a espirometria em trabalhadores que iniciam em um emprego o qual vai expô-los aos riscos de defeitos ventilatórios obstrutivos ou restritivos.[83]

Padrões Fisiopatológicos

O diagnóstico e a quantificação da obstrução da via aérea estão entre os usos mais comuns das provas de função pulmonar. No entanto, a R_{AW} não é medida diretamente através da espirometria. As variáveis derivadas da espirometria e das curvas de fluxo-volume podem ser empregadas para deduzir a R_{AW} a partir das medições do fluxo aéreo expiratório atingido em um esforço máximo pela pessoa. Como este esforço máximo não é quantificado, o observador somente pode presumir que o fluxo diminuído se deve à resistência aumentada, em lugar de um esforço diminuído para produzir o fluxo. Quando necessário, o grau de esforço pode ser determinado com o emprego de um balão intraesofágico para estimar a pressão pleural ou, de modo não invasivo, ao estimar o volume de compressão em um pletismógrafo de pressão-volume (veja a discussão anterior).

Defeito Ventilatório Obstrutivo. Apesar da dependência do esforço, os padrões reprodutíveis são obtidos em indivíduos normais e nos pacientes com defeitos ventilatórios obstrutivos (Fig. 25-15). Uma dedução da R_{AW} aumentada pode ser feita com razoável segurança, sendo que é boa a correlação com as medições feitas por pletismografia corporal.

Nos pacientes com enfisema, a maioria dos autores sugere que se acredite que o fluxo expiratório máximo diminuído seja decorrente do efeito da perda do recolhimento elástico do pulmão sobre as dimensões das vias aéreas, o que resulta em uma resistência aumentada ao fluxo em virtude da complacência aumentada e do colapso das paredes das vias aéreas.

No enfisema e em outros distúrbios obstrutivos difusos, a diminuição no fluxo expiratório está usualmente associada à VC diminuída. A VC diminuída resulta do "aprisionamento de gás" associado ao RV aumentado. A medição real do RV pode ser necessária para documentar este fenômeno e para excluir um defeito ventilatório obstrutivo e restritivo misto. Expressas como percentuais dos valores preditos, a diminuição na VC nos pacientes com defeitos ventilatórios obstrutivos é relativamente menos grave que a diminuição no fluxo de ar.

A ventilação pulmonar é limitada por fim pelos fluxos mais elevados que podem ser gerados pela pessoa. Mesmo durante o exercício de alta intensidade, a maioria das pessoas saudáveis não experimenta limitação do fluxo expiratório.[84] Contudo, os pacientes com DPOC podem experimentar limitação do fluxo expiratório em taxas de esforço baixas durante o exercício ou mesmo em repouso, conforme sugerido primeiramente por Potter *et al.*[84] O grupo de Potter reportou que os pacientes com DPOC avançada com frequência respiram em suas curvas de fluxo-volume expiratórios máximos durante a respiração normal. Eles sugeriram que este fenômeno se desenvolve por causa da limitação do fluxo expiratório (i.e., a incapacidade de aumentar o fluxo além de um limite em um

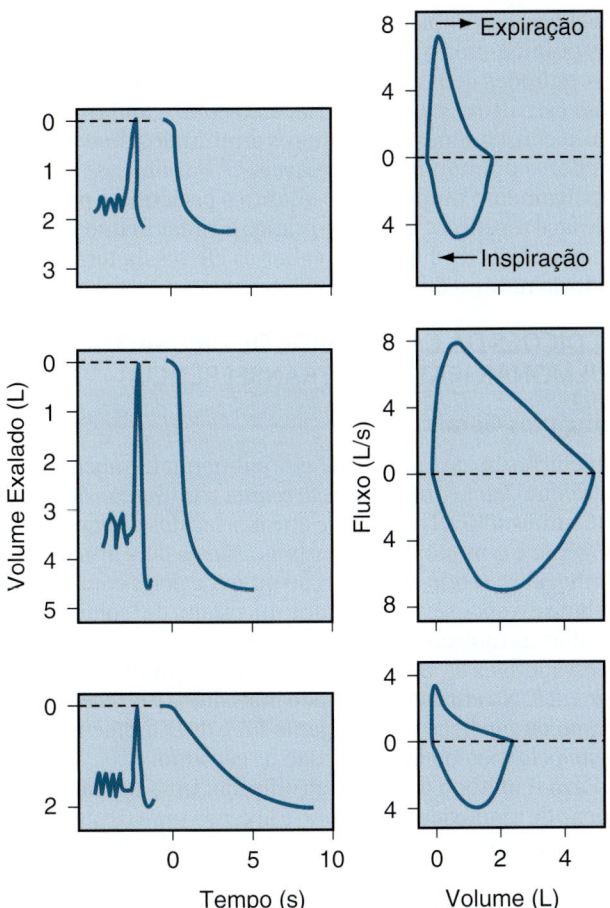

Figura 25-15 **Os três principais padrões de fluxo.** As espirografias e as curvas de fluxo-volume são demonstradas, as quais foram obtidas em um paciente com defeito ventilatório restritivo (*superior*), em um indivíduo normal (*meio*) e em um paciente com um defeito ventilatório obstrutivo (*inferior*).

determinado volume pulmonar). O fenômeno da limitação do fluxo expiratório foi extensivamente estudado nos pacientes com DPOC, tanto em repouso quanto durante o exercício.[85,86] Os fluxos observados durante a respiração normal nos pacientes com DPOC frequentemente superam o envelope de fluxo-volume expiratório máximo.[84,85] Este padrão foi denominado de "dependência de esforço-negativa" e é atribuído à compressibilidade anormal ou colapso das paredes das vias aéreas; nesta situação, a respiração corrente envolve menos força expiratória, menor colapso das vias aéreas altamente colapsáveis, e fluxo ligeiramente maior que o observado com uma manobra expiratória forçada máxima.

Defeitos Ventilatórios Restritivos. Um defeito ventilatório restritivo é sugerido por uma VC diminuída, refletindo a limitação na excursão torácica (que, de acordo com o painel de especialistas da ATS, requer a confirmação por uma TLC diminuída). Os resultados típicos consistem em uma VC diminuída, pouca ou nenhuma redução no fluxo aéreo expiratório e a relativa preservação do MVV. No início do desenvolvimento de uma doença pulmonar intersticial, antes do desenvolvimento de volumes pulmonares diminuídos, o fluxo *corrigido para o volume* (i.e., o fluxo dividido pela capacidade pulmonar total, a fim de contribuir para o tamanho do pulmão) e as proporções de FEV_1/FVC estão aumentados. Estas taxas de fluxo aéreo aumentadas resultam da força aumentada que causa a tração para fora sobre as paredes das vias aéreas. Desta maneira, os diâmetros das vias aéreas se tornam maiores que o normal em relação ao volume pulmonar, de tal modo que as taxas de fluxo aéreo estão aumentadas. Por causa dos fluxos aumentados em relação ao volume pulmonar, a curva de fluxo-volume usual nos defeitos restritivos é alta e estreita (Fig. 25-15). Com o tempo, à medida que a doença se torna mais grave, os volumes pulmonares diminuem, conforme refletido por uma VC diminuída. Quando a doença pode ser revertida, os volumes voltam ao normal em primeiro lugar, depois os fluxos corrigidos para o volume e, em seguida, a proporção FEV_1/FVC.[98-100]

DISTRIBUIÇÃO DA VENTILAÇÃO

Para a discussão da ventilação, do fluxo sanguíneo e da troca gasosa, veja o Capítulo 4.

Os testes que medem a distribuição da ventilação são muito sensíveis às anormalidades na estrutura e função do pulmão, mas são inespecíficos. Assim, eles são úteis para detectar inicialmente a presença da função anormal, quando outros resultados de teste estão normais ou para confirmar a presença da obstrução da via aérea quando os resultados de outros testes estão apenas discretamente anormais. Eles são particularmente importantes na avaliação dos pacientes com suspeita de obstrução das vias aéreas para determinar se há doença associada das vias aéreas distais à traqueia. Eles podem ser muito úteis nos estudos epidemiológicos, como a avaliação dos efeitos do fumo ou da poluição do ar em grandes populações.

MEDIÇÕES DA DISTRIBUIÇÃO DA VENTILAÇÃO

Os determinantes fisiológicos da distribuição da ventilação são revistos no Capítulo 4.

Gás Residente, Teste da Respiração Única

O teste de lavado de nitrogênio em respiração única (por vezes chamado de teste de oxigênio em respiração única) destina-se a avaliar a uniformidade da distribuição do gás nos pulmões e o comportamento das vias aéreas dependentes.[101] No momento, o aspecto mais útil do ponto de vista clínico é a medição da inclinação da fase III (platô do gás alveolar) para determinar a uniformidade da distribuição gasosa.

Um índice de depuração pulmonar pode ser medido não somente pelo N_2 residente, mas também por um gás marcador exógeno usando um espectrômetro de massa ou, mais recentemente, um moderno analisador de gás (Innocor), proporcionando, assim, um instrumento clínico potencialmente útil como um marcador inicial para a doença em crianças e adultos.[110] Com o emprego de gases marcadores exógenos não encontrados no ar normal, os pacientes podem realizar os testes de depuração enquanto respiram o ar e não o oxigênio puro, como é necessário para a depuração do nitrogênio. Ao respirar o ar, o paciente evita as alterações indesejadas na ventilação relacionadas com a respiração de oxigênio. O hexafluoreto de enxofre, um gás inerte, é um marcador utilizado para esta finalidade.[111]

APLICAÇÕES CLÍNICAS

Os testes de distribuição da ventilação têm sido amplamente usados nos estudos epidemiológicos. Os estudos de fumantes e os estudos de pacientes com obstrução branda das vias aéreas sugeriram que o teste de depuração de nitrogênio em respiração única (fase III) tem os resultados deste mais anormais da função pulmonar, sendo, por vezes, os únicos resultados de teste anormais. A sensibilidade destes testes de distribuição também pode vir a ser útil no campo da saúde ocupacional para a detecção precoce dos efeitos dos riscos ocupacionais, mas o valor prático destes testes para a triagem ocupacional ainda precisa ser estabelecido.

A utilidade dos testes de distribuição da ventilação na avaliação clínica está bem estabelecida. O teste de depuração de nitrogênio em respiração única apresenta resultados anormais nos defeitos ventilatórios tanto restritivos quanto obstrutivos. Presumivelmente, isto reflete sua sensibilidade às anormalidades nas propriedades mecânicas dos pulmões. Ainda que a fibrose pulmonar intersticial ou o enfisema possam afetar difusamente o pulmão, o processo nunca se distribui de maneira homogênea. Desta maneira, algumas regiões do pulmão enchem e esvaziam de maneira mais lenta que outras, resultando em resultados anormais do teste de nitrogênio em respiração única. Então, por que um teste de distribuição está indicado nas avaliações clínicas? Em primeiro lugar, na doença branda, a espirometria e a evidência clínica podem ser duvidosas, mas os testes de distribuição podem fornecer um indicador mais sensível da presença da doença e da resposta ao tratamento. Em segundo lugar, não somente o teste é sensível, mas o grau de anormalidade dos resultados do teste de depuração de nitrogênio em respiração única geralmente é proporcional à quantidade da doença pulmonar subjacente. Em terceiro lugar, o grau de anormalidade dos resultados do teste pode fornecer uma indicação das dificuldades a serem esperadas na troca gasosa. Quando o volume de fechamento (fase IV) está elevado acima da FRC, é provável que esteja associado à atelectasia e à hipóxia, principalmente quando substâncias narcóticas ou hipnóticas deprimem o estímulo da ventilação. Por fim, nos pacientes com suspeita de obstrução da via aérea superior, um teste de distribuição da ventilação (p.ex., depuração de nitrogênio em respiração única) pode ser a única maneira para examinar se existe doença associada das vias aéreas distais à carina.

DIFUSÃO

Os fisiologistas idealizaram diversos métodos para estudar a difusão dos gases através das membranas alveolocapilares; muitos destes métodos são úteis do ponto de vista clínico, sendo que seus fundamentos fisiológicos são debatidos no Capítulo 4. As vantagens dos testes fisiológicos para medir a capacidade de difusão são que eles permitem o diagnóstico de uma área de superfície comprometida para a transferência de gases desde os alvéolos para os capilares pulmonares, por vezes mesmo durante os estágios iniciais da doença. Muitas doenças pulmonares manifestam-se por um defeito de difusão quando não existe anormalidade aparente em outras provas de função pulmonar rotineiras. Estas doenças incluem todas as doenças pulmonares intersticiais, asbestose, esclerodermia, lúpus eritematoso, enfisema, tromboembolia pulmonar, câncer metastático difuso dos pulmões,[112] pneumonia por *Pneumocystis jirovecii*, e a rejeição de um pulmão transplantado. Hoje em dia, existem consideráveis evidências que correlacionam a capacidade de difusão e suas subdivisões (*capacidade de difusão da membrana* [D_M] e o *volume sanguíneo capilar pulmonar* [V_c]) com o estudo morfométrico dos pulmões normais.[113] Os estudos de correlação similares dos pulmões de pacientes com enfisema[48] documentam a base estrutural para a interface alveolar-capilar anormal como consequência de números diminuídos de segmentos capilares pulmonares permeáveis.[114] Por fim, os testes são relativamente simples (até o quanto o paciente se preocupe) e de fácil repetição, tornando prático estudar frequentemente a capacidade de difusão e avaliar os efeitos da terapia ou a história natural da doença.

MEDIÇÕES DA CAPACIDADE DE DIFUSÃO PULMONAR (FATOR DE TRANSFERÊNCIA)

Princípios Gerais

A medição da *capacidade de difusão* pulmonar (também conhecida como *fator de transferência*) requer a utilização de um gás que é mais solúvel no sangue que nos tecidos pulmonares. O oxigênio e o monóxido de carbono são os dois únicos gases conhecidos, sendo que a reação química deles com a hemoglobina é responsável pelo padrão incomum de "solubilidade". Ambas as moléculas medem o mesmo processo, sendo que as estimativas da D_{LO2} podem ser feitas ao multiplicar o D_{LCO} por 1,23. No entanto, o método mais difícil e de consumo de tempo da medição pelo oxigênio foi substituído em grande parte pelo método do monóxido de carbono.

Para o método da D_{LCO} padronizado, uma baixa concentração de monóxido de carbono é liberada para os pulmões ao adicionar aproximadamente 0,3% de monóxido de carbono ao ar inspirado. Supõe-se que a concentração venosa de monóxido de carbono é zero para todos os fins práticos (a menos que o teste seja repetido com frequência durante um curto intervalo de tempo). As moléculas de monóxido de carbono se difundem através da membrana, dissolvem-se no plasma e, em seguida, combinam-se com a hemoglobina. O monóxido de carbono apresenta uma elevada afinidade pela hemoglobina, 210 vezes aquela do oxigênio; assim, o monóxido de carbono nas vizinhanças de uma molécula de hemoglobina se liga com avidez a ela, sendo que a pressão parcial de monóxido de carbono dissolvido permanece muito baixa. Exceto em um paciente com anemia grave, os sítios de ligação disponíveis para o monóxido de carbono são tão numerosos que eles não podem ser saturados pela quantidade de moléculas de monóxido de carbono que se difundem a partir dos espaços aéreos para o sangue capilar em baixas concentrações de monóxido de carbono usadas no teste. Portanto, a transferência de monóxido de carbono não é limitada pelo fluxo sanguíneo pulmonar; em lugar disto, ela é limitada principalmente pela taxa de difusão alveolar-capilar e, em menor extensão, pela taxa de difusão da membrana eritrocitária e pela taxa de reação química entre a hemoglobina e o monóxido de carbono. Portanto, a transferência do monóxido de carbono pode ser considerada uma medida da área de superfície capilar disponível para a troca gasosa.

Em contraste, gases como fréon, óxido nitroso e acetileno são igualmente solúveis nos tecidos pulmonares e no sangue, porque eles não se combinam quimicamente com os componentes sanguíneos. Estes gases difundem-se através das membranas alveolocapilares e saturam rapidamente o plasma; a difusão adicional é impedida até que o sangue novo entra nos capilares pulmonares. Desta forma, estes gases podem ser empregados para estimar o fluxo sanguíneo capilar pulmonar para as unidades pulmonares ventiladas.

Existem algumas diferenças importantes na transferência do monóxido de carbono e oxigênio. Tanto o plasma quanto a hemoglobina contem oxigênio (mas não monóxido de carbono) quando o sangue venoso misto penetra nos capilares pulmonares. A taxa de difusão de oxigênio para dentro do sangue depende da diferença de P_{O2} alveolocapilar. A medida que o oxigênio cruza as membranas alveolocapilares, a P_{O2} aumenta, estreita a diferença alveolocapilar da P_{O2} e lentifica a difusão. Assim, antes de calcular uma capacidade de difusão para o oxigênio, a P_{O2} sanguínea deve ser conhecida em cada ponto ao longo do capilar e esta pode ser obtida através de uma combinação de determinadas medições e cálculos matemáticos.[115]

Métodos de Monóxido de Carbono para a Medição Clínica da Capacidade de Difusão Pulmonar.

A D_{LCO} é calculada da seguinte maneira:

$$D_{LCO} = \frac{\text{CO transferido do gás alveolar para o sangue (mL/min)}}{\text{/Pressão do CO alveolar média} - \text{Pressão do CO capilar média (mm Hg)}} \quad (18)$$

Para determinar a quantidade de monóxido de carbono transferida do gás alveolar para o sangue por minuto, é necessário medir a pressão de monóxido de carbono alveolar média e a pressão de monóxido de carbono capilar pulmonar média. Existem diversos testes disponíveis.

O teste da D_{LCO} *em respiração única padronizado* é provavelmente o mais amplamente utilizado e o mais bem padronizado dentre os vários métodos descritos. Ele foi utilizado no maior número de indivíduos normais e foi corrigido para os efeitos da idade, tamanho corporal, sexo, raça, fumo e fatores fisiológicos.

O método *intrarrespiratório* requer um analisador infravermelho muito rápido e especial, mas isto também se encontra comercialmente disponível. Como este método não requer uma pausa respiratória e o fluxo expiratório pode ser controlado por um orifício crítico, o método intrarrespiratório é provavelmente o de mais fácil realização dos quatro métodos para os pacientes doentes. Com os filtros adequados, o mesmo analisador pode ser utilizado para medir metano, acetileno e monóxido de carbono simultaneamente. A capacidade de difusão pode ser medida durante o exercício para definir a distensibilidade do leito capilar usando o método intrarrespiratório ou da interação de três gases, mas isto também precisa de extensa validação e do estabelecimento dos valores normais preditos.[116-118]

O método de *interação de três gases* pode ser mais reprodutível e não é afetado por uma ampla gama de fatores que modificam os métodos da respiração única ou intrarrespiratório, em especial as anormalidades na distribuição da ventilação. Mais dados normais são necessários, assim como a validação em outros laboratórios, mas o método está comercialmente disponível.

O método do *estado de equilíbrio* ou da reinalação também pode ser medido durante o exercício, mas não é amplamente utilizado porque seus resultados são acentuadamente afetados pela distribuição desigual da ventilação ou pelas anormalidades da ventilação-perfusão. O método da reinalação é mais variável que o método da respiração única e exige considerável cooperação do paciente para atingir a frequência respiratória rápida necessária.

MÉTODO DA RESPIRAÇÃO ÚNICA. No método da respiração única, o paciente inspira uma mistura gasosa contendo 0,3% de monóxido de carbono e uma concentração baixa de gás inerte (0,3% de neon, 0,3% de metano ou 10% de hélio), em seguida prende sua respiração por aproximadamente 10 segundos. Durante a pausa respiratória, o monóxido de carbono deixa os espaços aéreos e entra no sangue. Quanto maior for a capacidade de difusão, maior será a quantidade de monóxido de carbono que penetra no sangue em 10 segundos.

A equação utilizada no método da respiração única é a seguinte:

$$D_{LCO} = \frac{V_A \times 60}{(P_{bar} - 47) \times t} \ln \frac{F_{ACO0}}{F_{ACOt}} \quad (19)$$

onde F_{ACOt} é a *concentração de monóxido de carbono alveolar fracionada no tempo* (t), t é o tempo de pausa respiratória em segundos, P_{bar} é a *pressão barométrica* (em mm Hg), V_A é o *volume alveolar* (em ml) obtido a partir da proporção das concentrações inspirada e expirada do gás inerte e o volume inspirado. A F_{ACO0} é a concentração de monóxido de carbono inspirada corrigida para a diluição pelo RV conforme estimado pela proporção das concentrações inspirada e expirada do gás inerte, e 60 é o fator de conversão de segundos para minutos.

No teste da respiração única, a P_{CO} alveolar não é mantida em uma concentração constante, porque o monóxido de carbono é absorvido durante o período da pausa respiratória. Além disso, a P_{CO} alveolar média não é a média da P_{CO} no início e no final do período da pausa respiratória. Entretanto, a P_{CO} alveolar média pode ser estimada e a capacidade de difusão medida. O teste da respiração única requer pouco tempo ou cooperação por parte do paciente, a não ser inspirar e prender a respiração por 10 segundos. As análises são feitas com um analisador de infravermelho ou por cromatografia gasosa, não sendo necessárias amostras de sangue. O teste pode ser repetido inúmeras vezes com rapidez, caso desejado. Entretanto, é necessária uma medição do RV do paciente, porque um valor para o volume alveolar total durante a pausa respiratória deve ser calculado para medir a captação de monóxido de carbono. Além disso, um gás inerte como o hélio, metano ou neon deve ser inspirado com o monóxido de carbono para corrigir para a diluição do monóxido de carbono inspirado. O método possui as desvantagens de que o monóxido de carbono não é um gás fisiológico, a pausa respiratória não é um padrão normal da respiração e a pausa respiratória por 10 segundos pode não ser possível para pacientes com dispneia grave ou durante o exercício.

Fatores como o tempo inspiratório, o tempo da pausa respiratória, o volume pulmonar na pausa respiratória, o tempo expiratório e o tamanho e a porção do gás alveolar amostrados mostraram, sem exceção, afetar a D_{LCO} na respiração única. Ogilvie *et al.*[119] reconheceram que estas discrepâncias poderiam existir quer porque a capacidade de difusão não se distribui de forma homogênea dentro do pulmão, quer porque a equação da respiração única ignora o fato de que a captação de monóxido de carbono acontece durante a inspiração e a expiração, bem como durante a pausa respiratória. Eles tentaram se desviar destes problemas ao padronizar o teste.

Jones e Mead[120] mostraram que, como a equação da difusão era válida apenas para a pausa respiratória, havia erros no cálculo da D_{LCO} com respiração única devido à natureza da captação de monóxido de carbono durante a inspiração e expiração. Como o retardo na coleta da amostra alveolar mostrou provocar um aumento aparente na D_{LCO}, o projeto de padronização epidemiológica ATS[23] desenvolveu uma variação do método de Jones e Mead que levou este problema em consideração e colocou forte ênfase sobre um sistema automatizado, o qual padronizou o procedimento e que está disponível na maioria dos sistemas comerciais modernos.

MÉTODO INTRARRESPIRATÓRIO. O método da D_{LCO} intrarrespiratório (dentro da respiração ou exalado), a D_{LCO} é medida em aumentos do volume exalado usando um método idealizado por Newth et al.[127] e modificado por Halleborg et al.[128]

Embora mais complicada que o método da respiração única padronizado, esta técnica não faz suposições sobre o início da captação do monóxido de carbono ou do volume em que se manifesta a captação do monóxido de carbono, mede a captação do monóxido de carbono diretamente durante toda a manobra e pode ser empregada durante o exercício, bem como em repouso. O método requer um medidor de monóxido de carbono de resposta rápida ou uma modificação especial de um espectrômetro de massa (para medir o $C^{18}O$) com o intuito de fazer o número de medições da concentração de monóxido de carbono necessárias durante uma única expiração. O método intrarrespiratório foi útil na detecção da hemorragia pulmonar[128] e da obstrução vascular pulmonar.[130] Atualmente, o método está disponível comercialmente, usando um analisador infravermelho de resposta rápida. Com os filtros apropriados, o dispositivo pode medir não somente o monóxido de carbono, mas também o metano (para medir a diluição do gás marcador) e o acetileno (para medir o fluxo sanguíneo capilar pulmonar para as unidades pulmonares ventiladas), sendo que a resposta de todos os três gases é linear.[109,131-133]

Indicações

A capacidade de difusão é afetada por aquelas condições fisiológicas e fisiopatológicas que modificam a área de superfície dos capilares pulmonares disponível para a troca gasosa. Para a maioria das finalidades, podemos pensar na D_{LCO} como uma medida dos capilares cheios de sangue no pulmão.

É interessante considerar as condições que podem aumentar a D_{LCO}. Na realidade, muitos processos podem aumentar a área de superfície capilar pulmonar ao aumentar o volume sanguíneo no pulmão, incluindo a postura reclinada, gravidez e obesidade. Muitos processos patológicos que não envolvem a doença pulmonar também podem aumentar o volume sanguíneo no pulmão, como a insuficiência cardíaca congestiva. Acredita-se que as doenças pulmonares que podem aumentar o volume sanguíneo incluem a asma, talvez por pressões intratorácicas negativas aumentadas, e a hemorragia alveolar difusa.

A maioria dos processos patológicos que envolvem os capilares pulmonares *diminuem* a D_{LCO}. Portanto, as indicações clínicas mais comuns para medir a D_{LCO} incluem a avaliação de pacientes com lesões intersticiais difusas como a sarcoidose e a asbestose,[134] a avaliação dos pacientes suspeitos de ter enfisema, para os quais atualmente estão disponíveis vários estudos de estrutura-função,[48] e a avaliação de pacientes com obstrução vascular pulmonar.[135] É importante reconhecer que a D_{LCO} depende da concentração de hemoglobina; a D_{LCO} diminuída causada por anemia grave não deve ser erroneamente interpretada como secundária à doença pulmonar inexistente. Desta maneira, a D_{LCO} é rotineiramente corrigida para a concentração de hemoglobina, quando conhecida.

Padronização dos Métodos de Respiração Única

A ATS recomendou a padronização do teste utilizando critérios que incluem a inspiração rápida, o volume inspirado de no mínimo 90% da maior VC, o tempo de pausa respiratória entre 9 e 11 segundos, e os volumes de amostragem e depuração adequados. A média dos testes aceitáveis é reportada; quando são feitos mais de dois testes, a média de todos os testes aceitáveis é relatada. Os cálculos são padronizados para o tempo de pausa respiratória e ajustados para o espaço morto, condições de coleta de gás e a concentração de dióxido de carbono. A reprodutibilidade de dois testes aceitáveis deve estar dentro de 10% ou 3 ml/min por mm Hg (nas [condições] de *temperatura, pressão e umidade padronizadas* [STPD]), o que for maior. Quando a proporção da D_{LCO} em relação ao volume alveolar (D_{LCO}/V_A) é reportada, a D_{LCO} está na STPD e o V_A está na BTPS.

Interpretação

Subdivisões da Capacidade de Difusão Total. É possível separar a capacidade de difusão pulmonar em seus dois componentes: a *capacidade de difusão da membrana* (D_M) e o componente relacionado com os capilares pulmonares (V_C). Não obstante, demonstrou-se que quase todas as diminuições na capacidade de difusão se devem às diminuições no componente capilar (V_C).

$$1/D_{LCO} = 1/\theta V_C + 1/D_M \tag{31}$$

O método de separação depende da medição da D_{LCO} em diferentes pressões de oxigênio alveolar. Quando o oxigênio alveolar é aumentado ao se respirar misturas enriquecidas de oxigênio, as moléculas de oxigênio competem com as moléculas de monóxido de carbono pelos sítios de reação na hemoglobina, diminuindo, assim, a captação de monóxido de carbono pelos eritrócitos. Porém, mesmo na concentração mais elevada de oxigênio, supõe-se que a transferência de monóxido de carbono através das membranas alveolocapilares não é afetada. Desta maneira, as medições da D_{LCO} no oxigênio a 21% e em várias concentrações maiores de oxigênio permitem a separação dos dois componentes da D_{LCO}.[150]

Capacidade de Difusão para o Óxido Nítrico

A *capacidade de difusão do pulmão para o óxido nítrico* (D_{LNO}) é uma prova de função pulmonar relativamente nova e semelhante de muitas maneiras para a D_{LCO} mais estabelecida.[151] Ela difere da última por ser independente da PO_2 e do hematócrito. Foi sugerido que a D_{LNO} pode ser usada para descrever diretamente a D_M pulmonar.[151a]

APLICAÇÕES CLÍNICAS

A D_{LCO} em respiração única pode ser usada para diferenciar a obstrução do fluxo de ar associada aos distúrbios intrínsecos das vias aéreas da obstrução relacionada com o enfisema. Uma capacidade de difusão em respiração única normal no quadro de um padrão obstrutivo argumenta contra a presença do enfisema.[48] De fato, uma D_{LCO} em respiração única normal ou aumentada associada à obstrução da via aérea está, frequentemente, associada à asma.[160] A D_{LCO} em respiração única pode estar anormal nos pacientes com enfisema quando não há evidência de obstrução do fluxo aéreo e ela pode se tornar cada vez mais anormal com rapidez muito maior que as provas da função das vias aéreas, mesmo

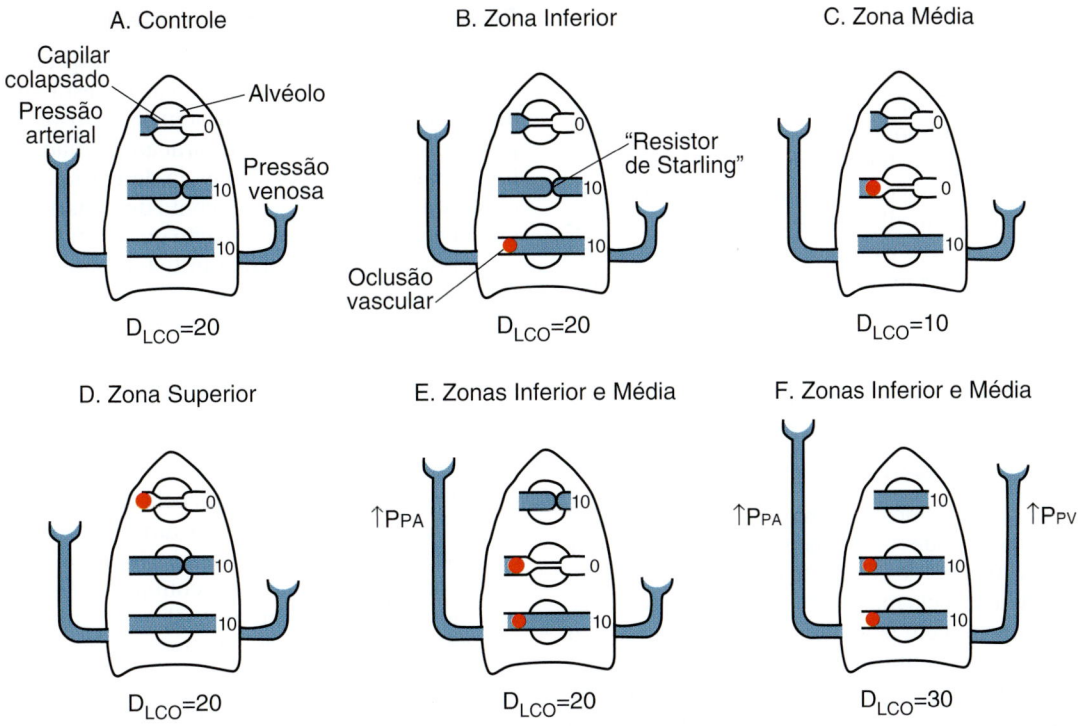

Figura 25-16 Modelo teórico mostrando o efeito da pressão arterial pulmonar (P_{PA}) e pressão venosa pulmonar (P_{PV}) sobre os capilares pulmonares em diferentes níveis dos pulmões. A magnitude da P_{PA} e da P_{PV} é indicada pela altura das colunas de líquido. Para simplificar, supõe-se que a pressão nos alvéolos (P_{alv}) é igual à pressão atmosférica. A capacidade de difusão do monóxido de carbono em respiração única (D_{LCO}) é fornecida em unidades arbitrárias indicando a contribuição relativa das diversas zonas do pulmão. **A,** No estado de controle, na parte inferior do pulmão, tanto a P_{PA} quanto a P_{PV} são maiores que a P_{alv}, sendo que ambas mantém os capilares abertos. Na zona média, a P_{PA} é maior que a P_{alv} e a P_{PV}, de modo que a P_{PA} mantém abertos os capilares. (A anatomia exata dos capilares na zona em que a P_{alv} é maior que a P_{PV} é desconhecida; no diagrama, o segmento comprimido no final do capilar pretende sugerir o efeito de um "resistor de Starling".) Na zona superior, a P_{alv} é maior que a P_{PA} e a P_{PV}, sendo que os capilares estão "colapsados". **B,** Quando o influxo arterial é ocluído para a zona inferior (indicado pela *esfera vermelha cheia*), a P_{PV} é maior que a P_{alv}, de modo que, nesta zona, os capilares permanecem distendidos e a D_{LCO} fica inalterada. **C,** Quando o influxo arterial para a zona média está ocluído, a P_{alv} é maior que a P_{PV} e os capilares nesta área estão colapsados, de modo que existe uma diminuição na D_{LCO}. **D,** Quando o influxo arterial para a zona superior está ocluído, os capilares já estão colapsados, de tal maneira que não há alteração na D_{LCO}. **E,** Quando os influxos arteriais para as zonas inferior e média estão ocluídos simultaneamente, os capilares na zona média podem colapsar. Entretanto, quando a P_{PA} aumenta, os capilares na zona superior podem ficar distendidos, sendo que o resultado final pode ser a ausência de mudança na D_{LCO}. Sob estas circunstâncias, quando a P_{PV} também aumenta (**F**), a D_{LCO} pode realmente aumentar. (Modificada de Nadel JÁ, Gold WM, Burgess JH: Early diagnosis of chronic pulmonary vascular obstruction: value of pulmonary function tests. *Am J Med* 44:16-25, 1968.)

quando estas se tornam anormais.[161] Diversos estudos demonstraram uma correlação não apenas com a presença do enfisema, mas também com a quantidade deste.[134,162-165]

A D_{LCO} também foi empregada para estudar os estágios mais iniciais do enfisema. Por exemplo, alguns estudos sugerem que a destruição dos septos alveolares pode ser percebida nos fumantes antes do desenvolvimento do tamanho aumentado do espaço aéreo ou da evidência anatômica do enfisema.[166] Em nosso laboratório, demonstrou-se que a D_{LCO} se correlaciona com o grau do enfisema através da graduação do painel[167] do grau 1 ao 100 ($r = -0,73$) em 50 pacientes cujos pulmões foram estudados na ressecção cirúrgica, que foi realizada dentro de 1 semana de suas provas de função pulmonar. Todavia, para o enfisema inicial mais brando em grau 30 ou menos, a D_{LCO} intrarrespiratória pareceu ser mais sensível e específica que a D_{LCO} em respiração única.[127]

Obstrução Vascular Pulmonar

As alterações na D_{LCO} no quadro da obstrução vascular pulmonar podem ser complexas, dificultando a obtenção do diagnóstico direto. Quando os *capilares* pulmonares estão ocluídos, a D_{LCO} em respiração única está diminuída.[114] Na presença da obstrução vascular *pré-capilar*, com a obstrução dos capilares à jusante, a D_{LCO} em respiração única pode estar diminuída,[168] normal[169] ou, até mesmo, aumentada, dependendo do efeito sobre o volume sanguíneo capilar pulmonar. Por sua vez, o volume sanguíneo capilar depende da relação entre a pressão arterial pulmonar, a pressão venosa pulmonar (ou a pressão atrial esquerda) e o fluxo sanguíneo colateral brônquico. Por exemplo, a pressão arterial brônquica pode distender os capilares através dos canais colaterais, de tal modo que, mesmo quando as artérias pulmonares estão obstruídas, uma D_{LCO} normal possa ser mantida. Em nosso laboratório, todo paciente com obstrução vascular pulmonar que diminuiu a D_{LCO} em respiração única tinha um volume sanguíneo capilar pulmonar diminuído.

Por fim, a distensão capilar pode variar em diferentes partes do pulmão (Fig. 25-16). De acordo com o modelo das zonas de perfusão do pulmão apresentado por West *et al.*,[170] na zona inferior na base pulmonar, os capilares estão distendidos pelas pressões arterial pulmonar e venosa pulmonar. Mesmo quando as artérias pulmonares estão obstruídas, os capilares estão distendidos pela pressão venosa pulmonar e a D_{LCO} é mantida. A D_{LCO} está diminuída nesta zona quando os capilares estão ocluídos ou quando a pressão venosa pulmonar está diminuída.

Na zona média do pulmão, os capilares estão distendidos apenas pela pressão arterial pulmonar; eles não são afetados pela pressão venosa pulmonar. A D_{LCO} seria diminuída apenas pela obstrução vascular pulmonar; contudo, a D_{LCO} estaria normal se a obstrução levou a um aumento na pressão arterial pulmonar que, então, distendeu os capilares apicais que não foram perfundidos previamente. Além disso, a D_{LCO} aumentaria quando a pressão venosa pulmonar aumentou, enquanto os capilares pulmonares permanecessem permeáveis, apesar da oclusão da artéria pulmonar nesta região.

Na zona superior no ápice do pulmão, os capilares pulmonares podem não estar distendidos, porque a Palv excede as pressões tanto arterial, quanto venosa (supondo que o pulmão sempre está nesta condição). Nesta situação, a obstrução das artérias pulmonares não afetaria a D_{LCO}. As alterações na Palv afetariam a análise do teste e, desta forma, poderiam afetar a D_{LCO}.[171] Concluindo, uma D_{LCO} diminuída pode sustentar o diagnóstico de obstrução vascular pulmonar, mas uma D_{LCO} normal não exclui este diagnóstico.[135]

Defeitos Ventilatórios Restritivos

A D_{LCO} está reduzida na fibrose pulmonar intersticial e se correlaciona com os achados anatômicos no tecido pulmonar ressecado ou nas imagens de TC de alta resolução. Embora a D_{LCO} esteja reduzida em pelo menos metade destes pacientes, o teste pode ser normal em pelo menos um terço mais em quem apresenta respostas anormais ao exercício e possuem fibrose documentada por biópsia pulmonar ou imagem de TC.[172] A D_{LCO} frequentemente está diminuída nos pacientes com muitas outras formas de restrição pulmonar. A D_{LCO} (expressa como percentual do normal predito) reflete melhor a extensão da alveolite fibrosante intersticial na imagem da TC de tórax associada à esclerose sistêmica.[173] A D_{LCO} (expressa como percentual do normal predito) também se correlaciona intimamente com a dessaturação de oxigênio arterial durante o exercício nestes pacientes. Comumente, a D_{LCO} está diminuída nos pacientes com fibrose pleural induzida por asbesto, os quais apresentam um defeito ventilatório restritivo sem evidência de anormalidades parenquimatosas associadas conforme documentado pela radiografia do tórax, lavagem broncoalveolar e imageamento por TC de alta resolução.[174] Na fibrose pulmonar intersticial, a D_{LCO} pode definir melhor o comprometimento da troca gasosa pulmonar que a PO_2 arterial em repouso, as diferenças na PO_2 alveolar-arterial ($(A-a)PO_2$) no exercício ou a saturação de oxigênio arterial no teste de caminhada por 6 minutos.[175,176]

Quando a capacidade de difusão está reduzida nos pacientes com doenças pulmonares intersticiais, geralmente ela está diminuída desproporcionalmente aos volumes pulmonares; assim, a proporção de D_{LCO}/V_A também se mostra diminuída. No entanto, este pode não ser o caso em todos os pacientes com um defeito restritivo. Por exemplo, um paciente com sarcoidose pode apresentar-se com uma TLC com 50% do normal predito, associado a uma D_{LCO} que também é de 50% do normal predito, em cujo caso a proporção da D_{LCO}/V_A se mostra normal. Após o tratamento com corticosteroides sistêmicos, o volume pulmonar pode voltar ao normal, mas a difusão pode não fazer isto, em cujo caso a D_{LCO} e a proporção D_{LCO}/V_A podem, ambas, estar a 50% do normal predito. Nestes casos, acredita-se que os granulomas e a fibrose causam lesão duradoura das membranas alveolares e capilares, mesmo quando os volumes pulmonares retornam aos níveis normais. Portanto, há limitação da interpretação clínica da D_{LCO} corrigida para o volume alveolar nos pacientes com doenças pulmonares intersticiais. Não se deve supor que uma relação D_{LCO}/V_A normal indica que os leitos capilares estão funcionando normalmente.

Rejeição de Pulmões Transplantados

O transplante de pulmão gera desafios especiais para a avaliação fisiológica. Relata-se que a D_{LCO} está anormalmente diminuída na maioria dos pacientes com transplantes de um pulmão, dois pulmões ou de coração-pulmão. Grande ênfase foi colocada na importância da detecção da bronquiolite obliterante nestes pacientes como uma manifestação potencialmente reversível da rejeição que é letal quando tratada da maneira inadequada ou muito tardiamente.[177] Diante da frequência dos defeitos de difusão nos pacientes com transplantes de pulmão e diante do fato de que a rejeição é mediada por meio do leito vascular, é surpresa que pouca ênfase tenha sido dada ao valor potencial da avaliação seriada da D_{LCO} para detectar precocemente a rejeição.[178,179]

Uma importante limitação para o uso da monitoração simples da função pulmonar nos pacientes de transplante de um pulmão é a tendência causada pela contribuição do pulmão original. Ikonen et al. empregaram a ventilação, a perfusão e a proporção de ventilação-perfusão do pulmão transplantado, conforme determinado com a radioespirometria com xenônio-133 (^{133}Xe) com múltiplos detectores, para avaliar especificamente a função do enxerto. As frações do FEV_1, FVC e D_{LCO} em respiração única também foram determinadas usando os parâmetros radioespirométricos correspondentes, a fim de calcular suas distribuições entre os pulmões. Esta conduta pode ter o potencial para distinguir entre a rejeição aguda e a infecção.[178]

REGULAÇÃO DA VENTILAÇÃO

MEDIÇÕES DA REGULAÇÃO DA VENTILAÇÃO

A regulação da ventilação pode ser avaliada ao se medir a resposta ventilatória à hipóxia ou à hipercapnia ou ao se medir o estímulo respiratório total. A resposta à hipóxia e à hipercapnia foi examinada usando métodos de reinalação, que consomem menos tempo e cansam menos que os clássicos métodos em estado de equilíbrio. Em um método de reinalação descrito por Severinghaus et al.,[180] as alterações da marcha rápida na P_{O_2} do paciente, enquanto a P_{CO_2} está estabilizada, proporciona a vantagem de um breve período estável de hipóxia. O estímulo respiratório pode ser avaliado ao se medir a pressão de oclusão respiratória em 100 ms (0,1 segundo), que se acredita que reflita o débito neural total do centro respiratório. Ele não é influenciado pelo esforço muscular consciente e é menos influenciado pelas propriedades mecânicas anormais do sistema respiratório que a medição da ventilação. Outros métodos — incluindo as medições eletromiográficas do diafragma, a medição das cargas inspiratórias isométricas e o uso de drogas que estimulam o corpo carotídeo — não foram utilizados o suficiente para estabelecer suas utilidades clínicas.[181]

APLICAÇÕES CLÍNICAS

Respostas do Dióxido de Carbono

Em geral, existem três condições clínicas associadas a respostas anormais ao dióxido de carbono: a resposta do quimiorreceptor central diminuída, a doença neuromuscular impedindo uma resposta normal ao dióxido de carbono, e as anormalidades das propriedades mecânicas do sistema respiratório.

Os pacientes com a resposta do quimiorreceptor central diminuída ao dióxido de carbono podem ter defeitos variados. A responsividade diminuída pode resultar de anormalidades congênitas ou pode ser adquirida após trauma ou lesões inflamatórias no sistema nervoso central. A responsividade diminuída também pode resultar da retenção crônica de dióxido de carbono com os níveis de bicarbonato aumentados associados e capacidade de tamponamento aumentada do sangue e de outros líquidos teciduais.

Os pacientes com doença neuromuscular têm respostas de quimiorreceptor normais a partir dos centros ventilatórios, mas uma resposta periférica inadequada. Assim, os pacientes com miastenia grave não conseguem responder por causa da junção neuromuscular defeituosa, sendo que os pacientes com poliomielite não podem responder por causa das células do corno anterior lesionadas. Estes pacientes apresentam trabalho inspiratório diminuído e força inspiratória máxima diminuída em resposta ao dióxido de carbono inalado e podem ser diagnosticados com o uso de testes da força da musculatura respiratória.

Os pacientes com obstrução crônica do fluxo aéreo, restrição pulmonar ou deformidades da parede torácica possuem limitações mecânicas à expansão torácica em resposta ao dióxido de carbono inalado. Estes pacientes possuem respostas de quimiorreceptores normais a partir dos centros ventilatórios, uma resposta periférica normal, mas uma limitação mecânica que impede que os músculos respiratórios aumentem normalmente a ventilação. Desta maneira, a resposta ventilatória ao dióxido de carbono inalado pode estar reduzida, mas a resposta refletida pela *eletromiografia* (EMG) diafragmática, a $P_{0,1}$, é apropriada ao dióxido de carbono.

Respostas Hipóxicas

Existem poucas indicações clínicas para a avaliação das respostas hipóxicas. A resposta à hipóxia alveolar foi utilizada em pacientes com denervação do corpo carotídeo, com o objetivo de testar o grau de sensibilidade deprimida ao oxigênio. Os pacientes nascidos em altitude elevada e os pacientes com cardiopatia congênita cianótica podem ter resposta diminuída à hipóxia. O grau de anormalidade pode ser examinado através da administração de misturas pobres em oxigênio para a respiração, mas isto consiste, em grande parte, em um procedimento de pesquisa.

Nos pacientes com retenção crônica de dióxido de carbono, pode ser aconselhável testar as respostas hipóxicas, porque a ventilação pode ser dirigida principalmente pela hipóxia. Esta possibilidade pode ser examinada ao se medir o nível da ventilação quando o paciente respira o ar ambiente e novamente com oxigênio. Enquanto os indivíduos normais mostram uma pequena diminuição na ventilação, alguns pacientes com retenção crônica de dióxido de carbono mostram uma diminuição acentuada na ventilação. Embora esta resposta diminuída seja incomum nos pacientes com obstrução crônica do fluxo de ar que são tratados com oxigênio, é importante estar ciente de que esta resposta pode ser notada em alguns pacientes que podem precisar de ventilação assistida.

RELAÇÕES DA VENTILAÇÃO-PERFUSÃO

Para a discussão da ventilação, fluxo sanguíneo e troca gasosa, veja o Capítulo 4.

MEDIÇÕES DAS RELAÇÕES DE VENTILAÇÃO-PERFUSÃO

O ar inalado e o fluxo sanguíneo capilar pulmonar não são distribuídos de maneira uniforme ou proporcional entre si, mesmo no pulmão normal. As distribuições da ventilação e do fluxo sanguíneo são alteradas pela postura, volume pulmonar e exercício não somente nos indivíduos saudáveis, mas ainda mais nos pacientes com doença respiratória. A causa mais comum da hipoxemia arterial é o desequilíbrio aumentado da ventilação e perfusão, resultando em hipoventilação regional em relação à perfusão. Ao passo que as amostras do gás alveolar e do sangue capilar pulmonar não podem ser obtidas para analisar a troca gasosa, os gases inspirados e expirados (gases que entram e saem dos alvéolos) e o sangue venoso (sangue que entra nos capilares pulmonares) e o sangue arterial podem ser obtidos e analisados.

APLICAÇÕES CLÍNICAS

Os diversos métodos de medição das relações da ventilação-perfusão foram usados amplamente no diagnóstico e tratamento de pacientes com vários distúrbios pulmonares. Isto não causa surpresa, porque quase toda doença pulmonar afeta o delicado equilíbrio entre a ventilação e perfusão no início do processo, com o equilíbrio piorando à medida que a doença progride.

Compreender o desequilíbrio da ventilação-perfusão pode ser essencial para o diagnóstico e tratamento apropriados. Por exemplo, a medição do espaço morto fisiológico forneceu *insights* sobre os defeitos da troca gasosa do paciente na unidade de terapia intensiva e do paciente com embolia pulmonar crônica que se apresenta com a queixa de dispneia aos esforços. A medição dos *shunts* intrapulmonares ao fazer que o paciente respire oxigênio puro pode ser usada para estimar o tamanho dos *shunts* e para avaliar a eficácia da embolização terapêutica dos vasos com *shunt*.

Embora a medição das relações de distribuição da ventilação-perfusão tenha nos ensinado muito sobre a fisiopatologia do equilíbrio da ventilação-perfusão na doença pulmonar, ela não foi útil como um instrumento clínico. Por outro lado, o imageamento pulmonar com radioisótopos é criticamente importante no tratamento de muitos de nossos pacientes, não somente naqueles com problemas vasculares pulmonares, mas também os pacientes que foram submetidos a transplante de um pulmão, nos quais podemos compreender o papel desempenhado pelo pulmão original, bem como do enxerto.

APLICAÇÕES DAS PROVAS DE FUNÇÃO PULMONAR

EXAMES DE TRIAGEM

Conforme sugerido por Comroe e Nadel,[252] as provas de função pulmonar de triagem devem separar os indivíduos que possuem pulmões normais daqueles que apresentam pulmões anormais em alguns minutos do tempo dos pacientes, com pouco ou nenhum desconforto. O aparelho deve ser barato e portátil, devendo requerer pouco ou nenhum treinamento técnico para a operação. Os testes devem ser livres de erro e devem apontar a anormalidade funcional específica e sua localização de uma maneira quantitativa.

O teste único que melhor se adapta a esta definição é a espirometria. Em geral, a espirometria é capaz de separar aqueles com pulmões normais daqueles com pulmões anormais; ela é barata, pode ser portátil e requer menos treinamento. As provas de triagem sempre incluem a espirometria, com a compreensão de que a principal limitação da espirometria é a incapacidade de medir o volume pulmonar total. As provas adicionais podem ser acrescentadas para triar a função pulmonar, conforme exigido pela situação.

As provas de triagem são úteis para a detecção precoce da doença pulmonar ou cardiopulmonar (p.ex., enfisema, fibrose pulmonar, doença vascular pulmonar); diagnóstico diferencial de pacientes com dispneia; detecção da presença, localização e extensão da doença regional; avaliação de pacientes antes de procedimentos cirúrgicos. Determinação do risco de determinados procedimentos diagnósticos; detecção precoce da insuficiência respiratória e monitoração do tratamento em unidades de terapia intensiva; avaliação quantitativa do tratamento específico em pacientes com doença pulmonar conhecida; exame periódico da função pulmonar em profissionais cujas ocupações estão associadas a riscos pulmonares conhecidos; e estudos epidemiológicos de populações para fornecer indícios em relação à patogenia da doença pulmonar.

Nos defeitos ventilatórios obstrutivos, as provas de função pulmonar de triagem permitem o diagnóstico em pacientes assintomáticos com base na $FEF_{25\%-75\%}$ diminuída a partir de espirografias e no fluxo máximo diminuído em volumes pulmonares baixos a partir das curvas de fluxo-volume. Na obstrução mais avançada, a FEV_1, a relação FEV_1/FVC e os fluxos máximos em todos os volumes pulmonares podem estar anormalmente diminuídos. A evidência da obstrução da via aérea pode estar associada à distribuição desigual da ventilação, conforme refletido por um teste de depuração de nitrogênio em respiração única anormal, e a hiperinsuflação associada, conforme refletido pelo RV e FRC aumentados. Quando a obstrução da via aérea é grave (relação $FEV_1/FVC < 0,4$), a TLC medida pela diluição na respiração única pode ser muito subestimada.[43,44]

Nos defeitos ventilatórios restritivos, quando a função da via aérea se mostra normal, as provas de função pulmonar de triagem permitem um diagnóstico precoce ao encontrar uma relação FEV_1/FVC aumentada associada ao fluxo aéreo expiratório máximo aumentado. Com a doença mais avançada, a TLC, a VC e os volumes pulmonares associados estão diminuídos, com evidência da distribuição desigual da ventilação. Nos defeitos ventilatórios mistos, a interpretação da espirografia pode ser auxiliadas pelo exame da FEV_1 como um percentual do normal predito em lugar de um percentual do FVC; no entanto, os defeitos mistos são mais facilmente definidos pela medição da TLC com o emprego de uma técnica de diluição em múltiplas respirações ou, de modo preferível, pela pletismografia corporal.

Nos pacientes com um defeito ventilatório nem restritivo, nem obstrutivo, a descoberta de uma D_{LCO} em respiração única diminuída isolada pode ser o primeiro indício para a presença de um processo intersticial, enfisema ou obstrução vascular pulmonar. Em geral, o grau da gravidade de um determinado padrão pulmonar está indicado pela diminuição no percentual dos valores preditos, ilustrados na Tabela 25-2.

Quando os resultados das provas de triagem são normais, mas o paciente apresenta sintomas, estão indicados os estudos mais completos da função pulmonar. Esta conduta diagnóstica é essencial quando os níveis de ABG revelam a evidência da hiperventilação crônica. A hiperventilação crônica (P_{CO2} arterial diminuída com evidência de compensação renal e um pH arterial quase normal) é observada em vários distúrbios pulmonares importantes, refletindo provavelmente um estímulo ventilatório anormal.[253-255] Nos pacientes com tosse ou com uma história de sibilância com infecções do trato respiratório, os testes de provocação brônquica podem determinar se o paciente apresenta responsividade anormal nas vias aéreas. Quando o paciente se queixa de dispneia aos esforços ou fadiga, principalmente quando os sintomas provocaram uma alteração significativa no estilo de vida e os testes de triagem não explicam os sintomas, o teste de esforço é indicado (Cap. 26, disponível em inglês no site www.elsevier.com.br/expertconsult).

PADRÕES DE RESPOSTA

Defeitos Ventilatórios Obstrutivos

A obstrução da via aérea caracteriza-se por uma diminuição no fluxo (Tabela 25-3). Os dados suplementares confirmando

Tabela 25-2 Gravidade do Comprometimento Pulmonar[229]

Comprometimento	FEV_1*	TLC†	VC†	D_{LCO}
Normal	IC ± 95%	IC ± 95%	IC ± 95%	IC ± 95%
Brando	< LLN e ≥ 70	< LLN e ≥ 70	< LLN e ≥ 70	< LLN e ≥ 60
Moderado	60–69	< 70 e ≥ 60	< 70 e ≥ 60	< 60 e ≥ 40
Moderadamente grave	50–59		< 60 e ≥ 50	
Grave	35–49	< 60	< 50 e ≥ 35	< 40
Muito grave	< 35		< 35	

IC, intervalo de confiança; D_{LCO}, difusão do monóxido de carbono no pulmão; FEV_1, volume expiratório forçado em 1 segundo; LLN, limite inferior do intervalo de confiança de 95%; TLC, capacidade pulmonar total; VC, capacidade vital.
*A obstrução do fluxo de ar se baseia em uma relação FEV_1/VC diminuída. Quando a relação está diminuída abaixo do menor intervalo de confiança (IC) de 95%, a gravidade do fluxo de ar é graduada no percentual do FEV_1 predito.
†A restrição pulmonar baseia-se na TLC diminuída. Quando a TLC não está disponível, uma redução na VC sem uma redução na relação FEV_1/VC é uma "restrição da excursão do volume do pulmão".

Tabela 25-3 Defeitos Ventilatórios Obstrutivos

CARACTERÍSTICAS DO DEFEITO VENTILATÓRIO OBSTRUTIVO
Diminuição do fluxo de ar expiratório máximo
Diminuição da MVV
VC normal ou diminuída

DADOS SUPLEMENTARES QUE CONFIRMAM A OBSTRUÇÃO
RV aumentada
Aumento da resistência das vias aéreas
Distribuição anormal do gás inspirado
Resposta significativa ao broncodilatador
D_{LCO} diminuída
Recolhimento elástico pulmonar diminuído

D_{LCO}, capacidade de difusão do pulmão para o monóxido de carbono; MVV, ventilação voluntária máxima; RV, volume residual; VC, capacidade vital.
Adaptada de Welch MH: Ventilatory function of the lungs. In Guenter CA, Welch MH, editors: *Pulmonary medicine*, Philadelphia, 1977, JB Lippincott, pp72-123.

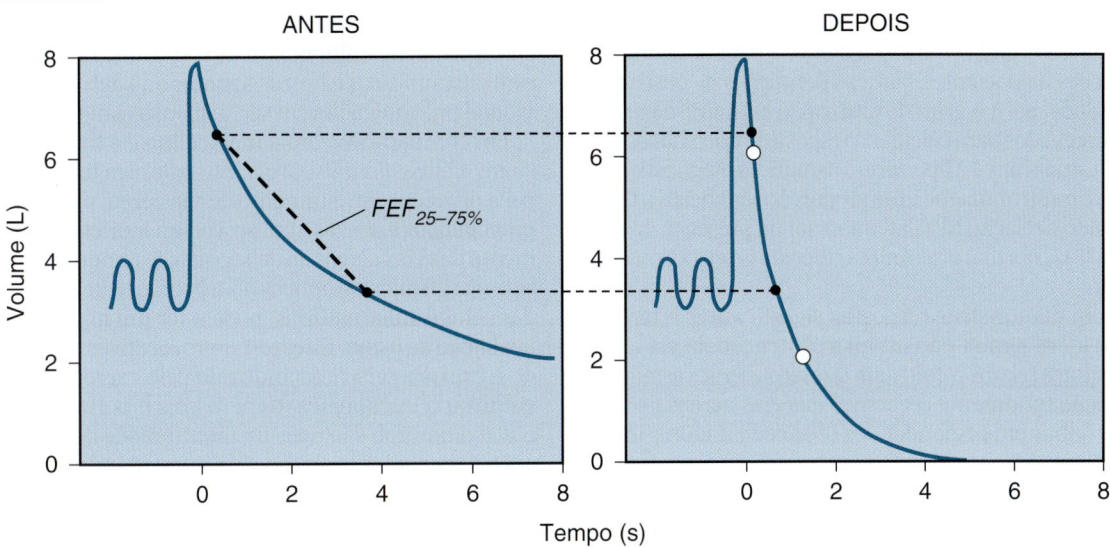

Figura 25-17 Ilustração esquemática do ajuste de volume para calcular o $FEF_{25\%-75\%}$ isovolumétrico ou fluxo expiratório forçado entre 25% e 75% da capacidade vital forçada. *Esquerda*, Antes da administração do broncodilatador, a $FEF_{25\%-75\%}$ é calculada a partir de uma linha que une dois pontos na curva de volume-tempo da capacidade vital forçada (FVC). Um *círculo cheio* indica quando 25% da FVC são exalados (6,5 L) e o outro *círculo cheio* indica quando 75% da FVC foram exalados (3,5 L). Esta mudança de volume (3,0 L) desenvolve-se em 3,4 segundos, de tal modo que a $FEF_{25\%-75\%}$ é de 0,88 L/s. *Direita*, Depois da administração do broncodilatador, um *círculo vazio* indica quando 25% da FVC foram exalados (6,0 L) e outro *círculo vazio* indica quando 75% da FVC são exalados (2,0 L). Esta mudança de volume se desenvolve em 1,3 segundo, de tal modo que a $FEF_{25\%-75\%}$ é de 3,0 L/s. Os valores baseados nos volumes "antes" da curva de pré-tratamento (*círculos cheios*) foram estendidos para a curva de pós-tratamento ("depois"). O $FEF_{25\%-75\%}$ ajustado para volume ou isovolumétrico é determinado a partir de uma linha que une os *círculos cheios* no gráfico "depois". Neste caso, a alteração de volume é idêntica àquela observada no gráfico "antes", ou 3,0 L, mas acontece em apenas 0,6 segundo, de maneira que o $FEF_{25\%-75\%}$ isovolumétrico é de 5,0 L/s, uma melhoria acentuada induzida pelo broncodilatador. Esta conduta foi desenvolvida porque os relatos iniciais indicaram que alguns pacientes pareceram ter melhoria significativa no volume expiratório forçado em 1 segundo (FEV_1), mas não no $FEF_{25\%-75\%}$ quando nenhum ajuste de volume foi feito no cálculo do $FEF_{25\%-75\%}$. Quando um ajuste de volume foi realizado no cálculo do $FEF_{25\%-75\%}$, houve melhoria no FEV_1 e no $FEF_{2\%-75\%}$, conforme ilustrado.

a obstrução incluem o RV e a R_{AW} aumentados, a distribuição desigual da ventilação e a reversibilidade significativa da obstrução da via aérea, com ou sem a capacidade de difusão diminuída. É válido apontar que alguns pacientes com pulmões normais podem ter uma diminuição nos limites inferiores da normalidade para a relação FEV_1/FVC com um FEV_1 normal, sendo que todos os outros parâmetros medidos podem estar normais. Nesta situação, isto seria considerado uma variante normal.[256] De modo alternativo, quando este padrão é observado em uma pessoa com uma curva de fluxo-volume em formato curvilíneo, acompanhado por outros padrões sugestivos de obstrução da via aérea, isto pode sugerir a obstrução precoce da via aérea.

Por causa da incidência aumentada de obesidade nos Estados Unidos, é importante estar atento para o efeito deletério da obesidade sobre os pacientes com obstrução do fluxo de ar. Além disso, a massa aumentada da parede torácica diminui o volume da reserva expiratória, subsequentemente a FRC e, em seguida, a TLC. À medida que o volume expiratório em reserva diminui, o volume corrente é deslocado no sentido do RV, demonstrado graficamente quando a alça do volume corrente está superposta sobre a alça de fluxo-volume. À medida que o paciente respira em volumes pulmonares menores, a R_{AW} aumenta, as diferenças na (A-a) P_{O2} aumentam e os sintomas respiratórios aumentam. Esta situação é agravada na posição de decúbito dorsal. Estes efeitos da obesidade são particularmente limitadores nos pacientes com a obstrução do fluxo aéreo (Cap. 98).

Reversibilidade. Outra conduta para o diagnóstico diferencial do padrão obstrutivo é o exame da reversibilidade do fluxo aéreo expiratório comprometido. A reversibilidade pode aparecer de maneira aguda em resposta à administração de aerossóis broncodilatadores, de maneira crônica em resposta a diversos tratamentos da via aérea, ou de maneira espontânea durante a remissão da asma brônquica. A reversibilidade implica em um melhor prognóstico que a obstrução fixa e pode ter considerável significado no planejamento de um programa de tratamento.

A ATS recomenda que a VC (lenta ou forçada) e o FEV_1 sejam os índices espirométricos primários utilizados para determinar a resposta broncodilatadora.[6] O tempo expiratório total deve ser considerado quando se emprega a FVC para avaliar a resposta dilatadora, porque, nos pacientes obstruídos, a FVC aumenta quando o tempo expiratório aumenta. Um aumento de 12% acima do valor pré-broncodilatador *e* um aumento de 200 ml na FVC ou no FEV_1 indicam uma resposta broncodilatadora positiva em adultos. A $FEF_{25\%-75\%}$ e as taxas de fluxo instantâneas devem ser consideradas apenas secundariamente na avaliação da reversibilidade. Eles devem ser ajustados para o volume ou o efeito de mudar a FVC deve ser considerado na interpretação (Fig. 25-17). As relações, como o FEV_1/VC, não devem ser utilizadas para avaliar a reversibilidade.

Eliasson e Degraff[257] reportaram que estes critérios convencionais ainda podem ser enganosos. Em seus estudos, estes critérios não foram úteis para diferenciar os pacientes com asma daqueles com outras formas de obstrução crônica das vias aéreas em uma população clinicamente definida. Além disso, quando aplicados a uma população de pacientes, eles resultaram na seleção dos pacientes mais obstruídos (uma contradição da definição de reversibilidade). Em lugar disso, estes autores sugeriram que a diferença no FEV_1 antes e depois da administração do broncodilatador (expressa como um valor absoluto ou como um percentual da FEV_1 predita) pareceu mais apropriada como uma expressão da reversibilidade. O estudo deles indicou que, quando se comparam os resultados de dois estudos broncodilatadores diferentes, deve ser dada cuidadosa atenção para as definições das populações de pacientes, para as definições de obstrução e reversibilidade, para o grau de obstrução existente e para os métodos empregados para calcular a resposta broncodilatadora. Jain et al.[258] estudaram 321 pacientes asmáticos diagnosticados por médicos e mostraram que uma proporção significativa tinha RV aumentado e relação RV/TLC anormal na presença da proporção FEV_1/FVC normal e nenhuma resposta broncodilatadora significativa.

A falha em demonstrar respostas significantes à terapia broncodilatadora aguda não exclui a obstrução da via aérea reversível. Muitos relatos confirmam que os pacientes asmáticos com obstrução totalmente reversível das vias aéreas podem, a princípio, falhar em responder aos broncodilatadores inalados.[259]

De fato, um dos benefícios farmacológicos atribuídos aos corticosteroides nesta situação é que eles aumentam a responsividade aos agonistas β-adrenérgicos.[260] Observamos que muitos pacientes com obstrução crônica grave da via aérea são subtratados com os regimes de tratamento usuais. Estes pacientes mostram broncodilatação significativa durante o exercício e em resposta ao tratamento com β-adrenérgico aumentado.

Provocação Brônquica. Os testes de provocação podem ser extremamente úteis no diagnóstico e tratamento de pacientes com asma ou asma ocupacional e no diagnóstico diferencial de pacientes com tosse crônica, sibilância ou dispneia intermitente. Embora muitos laboratórios utilizem a espirometria para avaliar a resposta da via aérea, a medição da R_{AW} em um pletismógrafo corporal é mais sensível, mais específica para as anormalidades no tono da via aérea e, em geral, é de mais fácil realização para o paciente que os testes que dependem da inspiração para a TLC seguida de uma expiração forçada. Em um número limitado de pacientes, os testes com alérgenos específicos podem ser valiosos na avaliação da asma alérgica. De modo similar, em um pequeno número de pacientes com suspeita de ter asma ocupacional, o desafio específico com agentes encontrados no local de trabalho pode ser útil no diagnóstico. Entretanto, o médico assistente deve estar ciente de que estes testes de provocação são perigosos e tediosos, comumente requerem hospitalização para a observação e podem não ser úteis quando o paciente é exposto a múltiplos agentes no local de trabalho. (Quando múltiplos agentes estão envolvidos, os testes de provocação para cada agente comumente não são práticos, porque exigiria muitas semanas e hospitalizações repetidas com grande custo para avaliar cada um deles e todos os agentes em múltiplas concentrações ou doses [Cap. 72].)

Provas de Responsividade Inespecífica da Via Aérea. A responsividade anormal da via aérea é vista por muitos como um aspecto característico da asma. Ela também pode ser encontrada nos pacientes com bronquite crônica e fibrose cística. Apesar de terem sido utilizados diversos estímulos, incluindo o exercício e a ventilação eucapneica, os estímulos mais comuns são a histamina e a metacolina. As respostas a estes estímulos possuem boa correlação e reprodutibilidade.[261] Estes agentes são liberados em concentrações progressivamente maiores até que se alcance um efeito desejado sobre a função pulmonar; comumente, menos de 0,1 mg/ml é a concentração inicial para evitar a indução de uma reação incomumente grave.

O FEV_1 é o teste mais comumente empregado para avaliar o resultado deste procedimento, ainda que a R_{AW} possa ser mais sensível. Medicamentos, função basal das vias aéreas, infecções respiratórias e exposição a alérgenos e sensibilizadores químicos específicos influenciam as respostas. Broncodilatadores, anti-histamínicos e outros agentes que diminuem a responsividade brônquica devem ser suspensos antes do teste.[262]

Em comparação com a metacolina e a histamina, que possuem efeitos *diretos* sobre a musculatura lisa das vias aéreas para provocar estreitamento da via aérea, os chamados testes provocativos *indiretos* (que provocam indiretamente o estreitamento das vias aéreas ao deflagrar a desgranulação do mastócito por estímulos osmóticos ou a liberação de mediador a partir das células inflamatórias) podem ter um lugar importante na avaliação da asma. Estes testes provocativos indiretos (incluindo a broncoconstrição induzida pelo exercício, a hiperpneia voluntária eucapneica, os aerossóis hipertônicos e hipotônicos, e omanitol) são uteis na monitoração do tratamento com corticosteroides inalados.[263] Os testes indiretos identificam os indivíduos com o potencial para a broncoconstrição induzida pelo esforço e, por conseguinte, são uteis para membros das forças armadas, bombeiros, policiais e atletas de elite. Um resultado de teste indireto positivo sugere que as células inflamatórias e seus mediadores estão presentes em quantidades e concentrações suficientes para indicar que a asma está ativa no momento do teste. Um resultado de teste negativo em um paciente sabidamente asmático significa o bom controle ou a doença branda. Os indivíduos saudáveis não experimentam a broncoconstrição durante os testes indiretos.[263]

Embora a histamina e a metacolina sejam agentes bem estabelecidos para identificar a hiper-responsividade das vias aéreas, a resposta a estes agonistas não é específica para o diagnóstico da asma. Ambos os agentes são melhores na exclusão do diagnóstico da asma que na elaboração do diagnóstico. Além disso, nenhum agonista pode estabelecer ou excluir o diagnóstico da asma induzida pelo esforço, de tal modo que eles não são apropriados para a avaliação de pessoas em risco ocupacional ou de atletas. A identificação da hiper-responsividade das vias aéreas por agentes farmacológicos não indica quem vai responder aos corticosteroides inalados, nem vai distinguir entre os efeitos das diferentes doses de esteroides. Muitos pacientes asmáticos permanecem reativos à histamina e à metacolina muito tempo depois do tratamento, de tal maneira que a hiper-responsividade das vias aéreas não é útil como um guia para suspender o tratamento com esteroide.

De acordo com Anderson e Brannan,[263] o manitol em pó pode identificar aqueles pacientes com asma induzida por esforço que vão responder aos corticosteroides inalados. Uma resposta positiva ao manitol depende da ativação dos mastócitos secundariamente às alterações osmóticas nas vias aéreas, liberação de leucotrienos e outros mediadores, e o desenvolvimento da inflamação aguda nas vias aéreas.[263] Quando a resposta ao manitol é positiva, quantidades suficientes de células inflamatórias estão presentes para liberar mediadores suficientes para provocar a broncoconstrição. A resposta ao manitol é reduzida através da terapia com corticosteroides e pode desaparecer dentro de 6 a 8 semanas. Desta maneira, a responsividade ao manitol pode ser capaz de predizer o risco para uma exacerbação clínica durante a redução da dose de corticosteroide. O manitol isoladamente pode ser capaz de identificar aqueles pacientes que vão responder aos corticosteroides inalados e também (nos pacientes já tratados com corticosteroides) servem para orientar a redução da dose de esteroide.[264-268]

Testes da Responsividade Específica das Vias Aéreas. As concentrações de alérgeno crescentes são administradas sequencialmente até que se desenvolva a alteração desejada da função pulmonar. A resposta ao alérgeno inalado depende da sensibilidade alérgica, conforme refletida pelo teste cutâneo, e da responsividade inespecífica das vias aéreas, conforme refletido pela responsividade à histamina ou à metacolina.

Avaliação Objetiva da Função Pulmonar no Tratamento da Asma. Os fluxômetros máximos (fluxômetros de Pico de Fluxo Expiratório) desempenham um papel muito importante nas diretrizes do *National Institutes of Health* para o tratamento adequado da asma. Os fluxômetros máximos oferecem as vantagens da conveniência e portabilidade; no entanto, eles também são menos reprodutíveis que a espirometria padronizada. Desta forma, é crucial que os médicos reconheçam a importância do uso de espirômetros na avaliação inicial do paciente suspeito de apresentar asma e na monitoração periódica do programa de tratamento.

De acordo com a diretriz do *National Institutes of Health* para o diagnóstico e tratamento da asma (*Expert Panel Report* No. 2, 1977), "as medições da espirometria (FEV_1, FVC, FEV_1/FVC) antes e depois do paciente inalar um broncodilatador de ação rápida devem ser feitas para os pacientes nos quais está sendo considerado o diagnóstico de asma."[271] Os médicos que cuidam de pacientes com asma em seus consultórios devem ter acesso à espirometria, a qual é útil tanto no diagnóstico quanto na monitoração periódica da função da via aérea. Quando a espirometria de consultório mostra anormalidades graves ou quando surgem dúvidas a respeito da exatidão ou interpretação do teste, o Painel de Especialistas recomenda a avaliação adicional em um laboratório especializado em função pulmonar.

Estas medições objetivas da função pulmonar (p.ex., o fluxo máximo, a espirometria) são necessárias para o diagnóstico da asma, pois a história clínica e o exame físico não excluem de maneira confiável outros diagnósticos ou caracterizam o comprometimento pulmonar. Os médicos parecem ser capazes de identificar a presença da obstrução do fluxo aéreo,[272] mas eles possuem uma capacidade limitada para avaliar o grau de obstrução,[273] ou para predizer se ela é reversível.[272] Além disso, grandes segmentos de nossa população, principalmente os idosos, parecem ter obstrução das vias aéreas não diagnosticada e, também, asma não diagnosticada. Estes pacientes não são detectados, nem diagnosticados da maneira adequada sem o exame espirométrico.[274,275,275a]

Doença Pulmonar Bolhosa. Em determinados defeitos ventilatórios obstrutivos, diversos testes específicos podem vir a ser úteis. Por exemplo, em um paciente com uma bolha localizada que está sendo considerado para a ressecção cirúrgica da lesão, é importante mostrar que a bolha, e não a doença intrínseca das vias aéreas ou o enfisema, é responsável pelas anormalidades da função pulmonar e pela incapacidade. Um estudo com exercício pode quantificar a incapacidade provocada pela bolha ou pela doença associada. Os estudos fisiológicos relacionando a R_{AW} e a V_{max} com a P_L estática podem diferenciar os efeitos da perda do recolhimento elástico pulmonar daqueles da doença intrínseca das vias aéreas. Os imageamentos da perfusão pulmonar com radioisótopos, as angiografias pulmonares e as imagens de TC com cortes finos podem determinar se os defeitos vasculares são localizados (i.e., bolhas) ou difusos (i.e., enfisema). Estes estudos também podem indicar se a bolha está comprimindo o tecido pulmonar normal. Esta possibilidade pode ser confirmada por um estudo de *shunt* para determinar se a compressão do tecido pulmonar normal pela bolha está tendo um efeito semelhante a um *shunt* sobre a P_{O_2} arterial. As imagens da ventilação pulmonar com radioisótopos também ajudam a determinar se os defeitos ventilatórios são localizados (i.e., bolhas) ou difusos (i.e., enfisema). A D_{LCO} em respiração única é útil para detectar as quantidades diminuídas de capilares pulmonares, refletindo a presença do enfisema pulmonar. A medição do "gás aprisionado" por comparação da TLC medida por diluição de gás em respiração única e pela pletismografia corporal deve proporcionar uma estimativa do tamanho da bolha. Esta mesma conduta com múltiplas cânulas pode ser útil para avaliar pacientes com enfisema avançado antes da consideração para o possívelttto cirúrgico (veja a discussão mais adiante).

Enfisema: Cirurgia de Redução do Volume Pulmonar

A *cirurgia de redução do volume pulmonar* (LVRS) para o enfisema, primeiramente introduzida por Brantigan[276] em 1954, baseia-se na teoria de que a redução no volume pulmonar nos pacientes com enfisema difuso melhora o recolhimento elástico pulmonar, aumenta a tração radial sobre os brônquios e, desta forma, aumenta o fluxo expiratório e alivia a dispneia. Depois de resultados iniciais desapontadores, esta conduta foi revivida como uma terapia para a DPOC no início dos anos 1990, mas somente depois que Cooper e Patterson[277] reportaram suas 20 primeiras operações usando a conduta da esternotomia em 1995 é que aumentou dramaticamente o entusiasmo pela LVRS.

As explicações convencionais para os efeitos benéficos da LVRS são o recolhimento elástico aumentado na TLC[278] e a capacidade aumentada dos músculos inspiratórios para produzir força.[279] Um importante conceito relacionado com o mecanismo da LVRS foi proposto por Fessler e Permutt.[280] Eles desenvolveram uma análise matemática e o modelo gráfico do mecanismo de melhoria tanto na VC quanto no fluxo aéreo expiratório, com base no conceito deles da interação entre a função pulmonar e a função da musculatura respiratória. Eles estenderam suas análises desde a LVRS até dados previamente publicados sobre as propriedades mecânicas dos pulmões em pacientes com deficiência de $alfa_1$-antitripsina, DPOC e asma. Em cada uma destas doenças, um determinante importante da limitação do fluxo de ar é a relação entre *o volume residual e a capacidade pulmonar total* (RV/TLC). Suas análises sugeriram que a RV/TLC determina a melhoria na função pulmonar após o tratamento cirúrgico do enfisema. Independentemente da doença subjacente, o fluxo de ar comprometido parece decorrer do desequilíbrio entre o tamanho do pulmão e o tamanho da parede torácica; a ressecção cirúrgica do tecido pulmonar melhora o equilíbrio. Fessler e Permutt também sugeriram que sua análise pode ser utilizada para orientar a seleção de paciente para a LVRS.

Desta forma, quando a LVRS melhora a limitação do fluxo de ar, ela o faz ao melhorar a adequação entre os pulmões e a parede torácica ao diminuir o VR mais que a TLC. Embora o recolhimento elástico aumentado na TLC e a capacidade aumentada dos músculos inspiratórios para gerar força são as explicações convencionais para os efeitos benéficos da LVRS, nenhum destes fatores aumentaria necessariamente a VC, bem como o FEV_1.

Esta análise demonstra que, independentemente da causa do RV aumentado (enfisema, pressão de fechamento da via aérea aumentada, ou um pulmão normal contido em uma parede torácica que é muito pequena), a LVRS melhora o FEV_1. O nível do RV/TLC é de maior importância que a causa específica da relação RV/TLC aumentada. Além disso, há pouca diferença na melhoria no FEV_1 se o cirurgião remove por completo o tecido pulmonar afuncional ou se o tecido com a mesma função permanece. As implicações para os critérios de seleção são diretas: quando o FEV_1 aumentado é a meta da LVRS, então os candidatos ótimos são aqueles com a RV/TLC mais alta. Por fim, o fator crítico na comparação dos resultados entre pacientes, procedimentos ou centros reside na quantidade de pulmão removida, o que não pode ser estimado com exatidão ao se pesar as amostras ressecadas. Fessler e Permutt[280] sugeriram que a melhor medição da fração de pulmão ressecada pode ser derivada da proporção dos volumes residuais: $1 - RV_A/RV_b$, onde RV_A é o volume residual antes da LVRS e RV_B é o volume residual depois da LVRS. Diversos estudos examinaram os mecanismos responsáveis pela função melhorada nestes pacientes. Fessler et al.[281] estudaram 78 pacientes e descobriram que os resultados sustentavam seu modelo, conforme discutido anteriormente; isto é, a RV/TLC é um preditor importante da melhoria na FVC, pois reflete o desequilíbrio no tamanho entre os pulmões hiperinsuflados e o tórax adjacente, sendo que a FVC aumentada é um determinante importante do FEV_1 aumentado depois da LVRS. Ingenito et al.[282] realizaram um estudo de 37 pacientes submetidos à LVRS e mostraram que o FEV_1 aumentado (aumentado em 28% ± 44%) correlacionou-se intimamente com o aumento no fluxo máximo de 78% ± 132%. O fluxo expiratório aumentado deveu-se em grande parte à pressão de recolhimento pulmonar aumentada, sendo que o FEV_1 melhorou sem alterações na condutância das pequenas vias aéreas, pressão de fechamento da via aérea ou complacência pulmonar. Estes resultados suportam o conceito de Fessler e Permutt de que "a reforma do tamanho do pulmão em relação à parede torácica" é o principal mecanismo pelo qual a LVRS melhora a função. Em outro estudo, Mineo et al.[283] mostraram melhoria dramática na função cardíaca direita durante o exercício após a LVRS; além disso, a melhoria na fração de ejeção ventricular direita durante o exercício se correlacionou intimamente com a mudança na relação do RV/TLC, sustentando também a teoria de Fessler e Permutt.

Em uma revisão dos músculos respiratórios, Laghi e Tobin[284] sustentaram fortemente o conceito de Fessler e Permutt. Eles argumentaram que um desequilíbrio entre os pulmões hiperinsuflados e um gradil costal relativamente pequeno foram responsáveis principalmente pela função anormal da musculatura respiratória nos pacientes com DPOC; portanto, reduzir o volume dos pulmões melhora o equilíbrio entre os pulmões e o gradil costal e, por conseguinte, a capacidade dos músculos respiratórios para gerar pressão. Eles notaram que a maioria dos pacientes submetidos a LVRS mostra fluxo expiratório melhorado e menos hiperinsuflação e aprisionamento do ar. Estes efeitos resultam do recolhimento elástico pulmonar aumentado e da melhor compatibilidade dos tamanhos do pulmão e do gradil costal, o que também leva à pressão respiratória diminuída necessária para a respiração corrente e ao custo diminuído da remoção do dióxido de carbono. Os mecanismos responsáveis por estes benefícios incluem a ventilação alveolar melhorada, os volumes pulmonares operacionais diminuídos, a pressão término-expiratória positiva dinâmica diminuída, e a diminuição da rigidez dinâmica do pulmão e da parede torácica. De acordo com Laghi e Tobin, a cirurgia também melhora a relação de comprimento-tensão dos músculos respiratórios. Eles também perceberam o acoplamento melhorado entre o esforço inspiratório e o débito do diafragma, o que se correlaciona intimamente com os resultados melhorados no teste de caminhada por 6 minutos.

Os benefícios de longo prazo são mais difíceis de identificar. O FEV_1 melhorado parece atingir o máximo com 3 a 6 meses e, em seguida, diminui 100 a 150 mL ou mais durante o ano subsequente. A melhoria na TLC e no RV pode ser mais estável no primeiro ano. Gelb et al.[285] reportaram que o FEV_1 diminuiu 141 ± 60 mL por ano durante 3,8 ± 1,2 anos depois da cirurgia. Obviamente, muitos outros dados de longo prazo são necessários antes que fique claro se este procedimento é útil no tratamento da DPOC.[286,287]

Defeitos Ventilatórios Restritivos

Uma diminuição paralela no FEV_1 e na FVC com uma relação de FEV_1/FVC aumentada sugerem defeito restritivo, mas este diagnóstico requer uma TLC diminuída através do método de diluição em múltiplas respirações ou por pletismógrafo. Os dados suplementares que confirmam a restrição incluem a D_{LCO} em respiração única diminuída, a distribuição desigual da ventilação, a hiperventilação alveolar crônica e a $(A-a)P_{O2}$ aumentada (Tabela 25-4). Como a pressão do recolhimento elástico pulmonar estático depende do volume pulmonar, o diagnóstico de um defeito ventilatório restritivo geralmente não requer a medição das curvas depressão-volume do pulmão. Nos pacientes com doença mista ou naqueles em que se suspeita de má cooperação, pode ser valiosa a medição das curvas de pressão-volume.

As provas de função pulmonar têm sido amplamente aceitas e utilizadas no tratamento das doenças pulmonares intersticiais. Embora as provas realizadas tenham mudado pouco durante as últimas décadas, foi publicada uma extensa literatura destacando seu papel clínico no diagnóstico, estadiamento, prognóstico e acompanhamento de pacientes com uma ampla variedade de doenças pulmonares intersticiais. As provas de função pulmonar ajudam na avaliação e tratamento de pacientes com doença pulmonar intersticial. Estas provas de função podem fornecer uma estimativa basal do prognóstico e podem ser usadas para monitorar a progressão da doença e a resposta à terapia. A FVC e a D_{LCO} constituem as medições seriadas mais valiosas,[288,289] mas dados adicionais são necessários para examinar o escore composto e a troca gasosa no exercício.[290]

Dois grupos tentaram desenvolver uma conduta sistemática para melhorar a avaliação inicial destes pacientes. Wells et al.[291] do *Brompton Hospital* desenvolveram um índice fisiológico composto, usando a D_{LCO}, FVC e FEV_1, que se destina a refletir a extensão morfológica da fibrose pulmonar, com o objetivo de excluir o enfisema confundidor nos pacientes com fibrose pulmonar. A sobrevida de 106 pacientes com fibrose pulmonar foi predita mais intimamente pelo índice composto que por qualquer prova de função pulmonar isolada. King et al.[292] agruparam sua extensa experiência com a doença pulmonar intersticial no *National Jewish Medical and Research Center* em um novo sistema de pontuação e no

Tabela 25-4 Defeito Ventilatório Restritivo

CARACTERÍSTICAS DO DEFEITO VENTILATÓRIO RESTRITIVO
Diminuição da VC
Taxas de fluxo expiratório relativamente normais
MVV relativamente normal

DADOS SUPLEMENTARES QUE CONFIRMAM O PADRÃO RESTRITIVO
Diminuição da TLC
Complacência pulmonar diminuída
Hiperventilação alveolar crônica
Aumento da $(A-a)P_{O2}$
Distribuição anormal do gás inspirado

$(A-a)P_{O2}$, diferença da P_{O2} alveolar-arterial; MVV, ventilação voluntária máxima; TLC, capacidade pulmonar total; VC, capacidade vital.
Adaptada de Welch MH: Ventilatory function of the lungs. In Guenter CA, Welch MH, editors: *Pulmonary medicine*, Philadelphia, 1977, JB Lippincott, pp72-123.

Tabela 25-5 Padrões de Função Anormal para Vários Distúrbios Pulmonares

Teste	Enfisema	Bronquite Crônica	DPOC	Asma	RESTRIÇÃO Parenquimatosa	RESTRIÇÃO Parede Torácica	Neuromuscular	PVO	ICC
FVC (L)	(N)⇒↓	(N)⇒↓	(N)⇒↓	(N)⇒↓	↓	↓	N⇒↓	N	↓
FEV$_1$ (L)	↓	↓	↓	↓	↓	↓	N⇒↓	N	↓
FEV$_1$/FVC (%)	↓	↓	↓	N⇒↓	N⇒↑	N	N	N	N⇒↓
FEF (L/s)	↓	↓	↓	↓	N⇒↓	↓	N⇒↓	N	↓
PEF (L/s)	↓	↓	↓	↓	N⇒↓	↓	N⇒↓	N	↓
MVV (L/min)	↓	↓	↓	↓	N⇒↓	↓	N⇒↓	N	↓
FEF$_{50}$ (L/s)	↓	↓	↓	↓	N⇒↓	↓	N⇒↓	N	↓
TLC (L)	↑	N⇒↑	↑	N⇒↑	↓	↓	N⇒↓	N⇒↓*	↓
RV (L)	↑	↑	↑	↑	↓	↓	N⇒↑	N	↑⇒N⇒↓
RV/TLC (%)	↑	↑	↑	↑	N	N⇒↑	N⇒↑	N	↑⇒N⇒↓
D$_{LCO}$ (mL/min/mm Hg)	↓	N⇒↓	N⇒↓	↑⇒N	↓	N⇒↓	N⇒↓	↓⇒N⇒↑	↓
Pa$_{O_2}$ (mm Hg)	N⇒↓	↓	N⇒↓	N⇒↓	↓	N⇒↓	N⇒↓	N⇒↓	N⇒↓
S$_{aO_2}$ (%)	N⇒↓	↓	N⇒↓	N⇒↓	↓	N	N⇒↓	N⇒↓	N⇒↓
Pa$_{CO_2}$ (mm Hg)	N⇒↑	↑	N⇒↑	N⇒↓	N⇒↓	↑	N⇒↑	↓	N⇒↓
pH (–log [H$^+$])	N⇒↓	N⇒↓	N⇒↓	N⇒↑	N⇒↑	↓	N⇒↓	N⇒↑	N⇒↑
R$_{AW}$ (cm H$_2$O/L/s)	↑	↑	↑	↑	↑⇒N⇒↓	N⇒↑	N⇒↑	N	N⇒↑
Cst$_L$ (L/cm H$_2$O)	↑	N	N⇒↑	N⇒↑	↓	N	N	N	N⇒↓
Cdin$_L$ (L/cm H$_2$O)	↓	N⇒↓	N⇒↓	N⇒↓	↓	N	N	N	N⇒↓
Pst (cm H$_2$O)	↓	N	N⇒↓	↓	N⇒↑	N	N⇒↓	N	N⇒↓
Fase III (% N$_2$/L)	↑	↑	↑	↑	N⇒↑	N	N	N	N⇒↑
Fase IV (% VC)	A	↑⇒A	↑⇒A	↑⇒A	N⇒↑	N	N	N	N⇒↑
MEP (cm H$_2$O)	N⇒↓	↑	↓⇒N⇒↑	N	N⇒↑	N⇒↓	↓↓	N	N⇒↓
MIP (cm H$_2$O)	↓	N	N⇒↓	N	N⇒↑	N⇒↑	↓↓	N	N⇒↓

A, frequentemente ausente; N, normal; (N), ocasionalmente normal; ⇒, para; ↑, aumentado; ↓, diminuído; Cdin, complacência dinâmica do pulmão; Cst, complacência estática do pulmão; D$_{LCO}$, capacidade de difusão do pulmão para o monóxido de carbono; D$_L$/V$_A$, capacidade de difusão do pulmão/volume alveolar; FEF, fluxo expiratório forçado; FEF$_{50}$, fluxo expiratório forçado depois de 50% da capacidade vital exalada; FEV$_1$, volume expiratório forçado em 1 segundo; FVC, capacidade vital forçada; ICC, insuficiência cardíaca congestiva; MEP, pressão expiratória máxima; MIP, pressão inspiratória máxima; MVV, ventilação voluntária máxima; Pa$_{CO_2}$, P$_{CO_2}$ arterial; Pa$_{O_2}$, P$_{O_2}$ arterial; PEF, fluxo expiratório máximo; Pst$_{max}$, pressão estática máxima; PVO, obstrução vascular pulmonar; R$_{AW}$, resistência das vias aéreas; RV, volume residual; Sa$_{O_2}$, saturação de oxigênio arterial; TLC, capacidade pulmonar total.
*Os volumes estão diminuídos na presença da hipertensão pulmonar primária, mas não na tromboembolia crônica.

modelo de sobrevida para a doença pulmonar intersticial. Eles revisaram 238 pacientes com pneumonia intersticial usual confirmada por biópsia para desenvolver um sistema de pontuação que faria a predição da sobrevida em pacientes recentemente diagnosticados, com base em dados clínicos, radiológicos e fisiológicos. Em contraste com o índice de Brompton, o sistema do *National Jewish Medical and Research Center* descobriu que os dados da função pulmonar contribuíram com 45% do escore da seguinte maneira: D$_{LCO}$/V$_A$, 5%; (A – a)P$_{O2}$ em repouso, 10%; e troca gasosa durante o exercício, 30% (dos quais a P$_{O2}$ arterial durante o exercício contribuiu com 10,5%). Assim, King *et al.* mostraram que a hipoxemia arterial é o fator isolado mais importante na limitação do exercício nestes pacientes.

Três grandes centros de referência publicaram observações qualitativamente semelhantes: uma diminuição na função pulmonar, especialmente na FVC, com o tempo transcorrido depois da referência para o centro terciário prediz a sobrevida diminuída nos pacientes com fibrose pulmonar idiopática.[290,293-295] Aparentemente, as alterações na função pulmonar tão precoces quanto 6 meses depois da referência, em lugar da função pulmonar basal ou das características histopatológicas, são de primordial importância em relação ao resultado final. Estudos adicionais são essenciais para determinar os aspectos específicos dos pacientes com fibrose pulmonar idiopática que experimentam velocidades variadas de deterioração com o tempo, esperando compreender os mecanismos envolvidos e melhorar o tratamento. (Para a comparação com outros padrões de função anormal, veja a Tabela 25-5.)

Defeitos Ventilatórios Obstrutivos e Restritivos Mistos

Este padrão de defeito da função pulmonar não é comum; no entanto, as diretrizes da ATS não fornecem sugestões sobre como avaliar os componentes de um defeito ventilatório misto em separado. É lógico supor que usar o percentual do FEV$_1$ predito para graduar a gravidade da obstrução em um distúrbio misto vai superestimar a gravidade em virtude da perda concomitante de volume gerada pela restrição. Um estudo por Gardner[296] *et al.* começou a abordar esta questão ao ajustar o percentual do FEV$_1$ predito para o grau de restrição. Eles fizeram isto ao dividir o percentual do FEV$_1$ predito pelo percentual da TLC predito. Em sua coorte de 199 indivíduos com um defeito ventilatório misto, usando o percentual do FEV$_1$ predito *ajustado*, eles classificaram 33% com obstrução grave ou muito grave, enquanto que usando o percentual do FEV$_1$ predito *não ajustado*, eles classificaram 76% nesta categoria.[296] Eles também mostraram que a correlação entre o percentual do FEV$_1$ ajustado e a RV/TLC era melhor que com o percentual do FEV$_1$ não ajustado. Como este trabalho não foi validado, não existe amplo consenso sobre sua utilização na prática clínica; no entanto, é importante que o clínico esteja ciente da possibilidade de superestimar a gravidade da obstrução em um paciente com um defeito fisiológico misto.

Obstrução Vascular Pulmonar

Os pacientes que apresentam dispneia durante o esforço, especialmente aqueles com D_{LCO} diminuída sem evidência de defeitos ventilatórios obstrutivos ou restritivos, merecem estudos detalhados da função pulmonar e da circulação pulmonar. Estes estudos incluem as provas de esforço, especialmente quando os sinais de hipertensão pulmonar estão ausentes e os métodos radiográficos fracassam em demonstrar a obstrução das grandes artérias pulmonares. De fato, é importante fazer o diagnóstico da obstrução vascular pulmonar antes do desenvolvimento da hipertensão pulmonar, quando possível. As medições do V_D/V_T podem estar normais em repouso, mas aumentadas durante o esforço, indicando regiões ventiladas do pulmão, porém mal perfundidas. O diagnóstico da obstrução vascular pulmonar pode ser feito através de medições do V_D/V_T durante o esforço, desde que não existam anormalidades da $\dot{V}_A/\dot{Q}_C$ em consequência de defeitos ventilatórios restritivos ou obstrutivos. A obstrução vascular pulmonar pode provocar anormalidades na V_D/V_T *apenas* durante o esforço por inúmeras razões. Em repouso, as regiões mal perfundidas podem ser mal ventiladas; durante o esforço, a ventilação pode aumentar quando as respirações profundas superam a constrição da musculatura lisa nas vias aéreas periféricas.[297] Em repouso, o fluxo sanguíneo brônquico pode manter o débito normal do dióxido de carbono a partir de uma região mal perfundida; durante o esforço, o fluxo sanguíneo colateral pode não ser capaz de aumentar de maneira proporcional a ventilação. Em repouso, as artérias pulmonares estreitadas podem perfundir regiões mal ventiladas; com o exercício, o fluxo sanguíneo pode falhar em aumentar tanto quanto a ventilação.

As gasometrias arteriais devem ser estudadas, porque muitos pacientes com obstrução vascular pulmonar parecem ter um *drive* anormal para a ventilação, resultando em taquipneia e hiperventilação alveolar em repouso e durante o exercício.[297a] Este estímulo anormal resulta em P_{CO2} arterial diminuída e alcalose respiratória parcialmente compensada. A P_{O2} arterial deve ser medida; em muitos pacientes com obstrução vascular pulmonar, a P_{O2} pode estar normal em repouso, mas diminuída durante o esforço. Respirar oxigênio puro permite a determinação da presença de um *shunt* da direita para a esquerda, o qual, com frequência, depende da postura ou do exercício. O *shunt* tende a aumentar sob condições que aumentam as pressões do lado direito em relação às pressões do lado esquerdo, como durante o retorno venoso aumentado durante o exercício, na postura de decúbito dorsal ou em volumes pulmonares altos *versus* baixos.

Padrão de "Cooperação Deficiente"

Em geral, as provas de função pulmonar dependem muito da cooperação do indivíduo que vai ser testado. Quando um técnico competente realiza os procedimentos e os registros dos testes acompanham as medições, comumente é possível determinar a validade dos dados. Em alguns casos, principalmente naqueles que envolvem compensação financeira, as provas de função pulmonar devem ser realizadas como parte de uma avaliação clínica completa, sendo que o médico examinador envolvido deve observar os resultados de teste gerados. Contudo, a "cooperação deficiente" pode ser usualmente identificada com base nos aspectos listados na Tabela 25-6. A VC está diminuída e não mostra uma curva suave, alcançando um valor máximo. A VC diminuída é frequentemente acompanhada pelo fluxo de ar expiratório relativamente normal, relação FEV_1/FVC aumentada e MVV diminuído. Os dados suplementares que confirmam os resultados de teste inválidos incluem as curvas desiguais, arrastadas ou incisadas na inspeção; a reprodutibilidade ruim nos testes repetidos; e a pressão de recolhimento elástico pulmonar máxima diminuída. Um padrão restritivo difuso difere de um teste com esforço ruim pelo fato de que ele é reprodutível e mostra curvas expiratórias suaves no exame direto, recolhimento elástico pulmonar aumentado e um MVV normal ou quase normal.

Padrão "Inespecífico"

Em um estudo de 80.929 resultados de provas de função pulmonar, o que foi denominado de padrão "inespecífico" foi descrito, o que consiste em um FEV_1 e/ou reduzido com uma FEV_1/FVC normal e a TLC normal. Este padrão foi identificado em 7.702 indivíduos (ou ≈10%).[298] A declaração de consenso da ATS/*European Respiratory Society* considera que este padrão representa a inalação e/ou expiração incompleta e, por fim, classificou este padrão como obstrutivo.[299] O estudo original foi acompanhado por um estudo longitudinal de 1.284 indivíduos que haviam feito uma ou mais provas de função pulmonar há 6 meses ou mais depois do teste inicial, com um acompanhamento mediano de 3 anos. Os autores usaram um modelo de regressão logística multinominal e multivariado para estudar a associação entre as diferentes variáveis e o padrão da função pulmonar final. Seus achados revelaram que o padrão inespecífico foi reproduzido em 64% dos indivíduos. Quantidades grosseiramente iguais de indivíduos (≈15%) prosseguiram para desenvolver um padrão restritivo ou obstrutivo, ao passo que 3% normalizaram e 2% mostraram um padrão misto.[300] Estes dados destacam a importância do acompanhamento longitudinal em pacientes com padrões de função pulmonar conflitantes.

Papel da Obesidade

A obesidade é comum nos Estados Unidos e contribui com o risco aumentado de morte por doenças cardíacas e diabetes. Ela também aumenta o risco em caso de anestesia e procedimentos cirúrgicos, em especial em procedimentos que envolvem a parte superior do abdome e o tórax. A obesidade também complica a vida dos indivíduos com doença pulmonar, porque ela aumenta o trabalho da respiração. A obesidade também aumenta os sintomas e as consequências fisiológicas adversas da obstrução das vias aéreas. Em virtude da massa extratorácica aumentada, esses pacientes são forçados a respirar em volumes pulmonares baixos, onde os diâmetros das vias aéreas se encontram diminuídos. O trabalho aumentado da respiração em volumes pulmonares baixos e os diâmetros reduzidos das vias aéreas interagem com o trabalho aumentado da respiração devido à massa extratorácica aumentada. Estes fatores são particularmente problemáticos, em especial quando o paciente obeso desenvolve a obstrução

---

Tabela 25-6 Cooperação Deficiente

CARACTERÍSTICAS DA COOPERAÇÃO DEFICIENTE
Diminuição da capacidade vital
Fluxos aéreos expiratórios relativamente normais (relação FEV_1/FVC aumentada)

RESULTADOS SUPLEMENTARES QUE CONFIRMAM O PADRÃO
Diminuição da capacidade pulmonar total
Diminuição da pressão transpulmonar estática máxima
Registros de espirografias desiguais, turvos e irregulares

FEV_1, volume expiratório forçado em 1 segundo; FVC, capacidade vital forçada.
Adaptada de Welch MH: Ventilatory function of the lungs. In Guenter CA, Welch MH, editors: *Pulmonary medicine*, Philadelphia, 1977, JB Lippincott, pp72–123.

mesmo branda do fluxo aéreo.[301] A obesidade também está muitas vezes associada a distúrbios do sono e a regulação comprometida da ventilação. Em geral, a obesidade limita a tolerância ao exercício e ela dificulta a obtenção e manutenção do condicionamento físico.

A massa aumentada das paredes torácica e abdominal e de seus conteúdos resulta em recolhimento para fora da parede torácica diminuído e pressão aumentada dentro do abdome. O volume da reserva expiratória e a FRC estão diminuídos, em especial quando o indivíduo obeso está reclinado.[302] Os resultados do teste de depuração de nitrogênio em respiração única estão anormalmente aumentados, sendo que a perfusão está aumentada para as zonas das bases do pulmão dependentes e mal ventiladas.[303] Isto resulta no fechamento da via aérea, com frequência em volumes pulmonares maiores que a FRC, com hipoxemia arterial associada.[304] Com frequência, a D_{LCO} está aumentada na obesidade branda a moderada e está associada a um aumento na massa eritrocitária, débito cardíaco e volume sanguíneo central. Por outro lado, na obesidade mórbida, a D_{LCO} geralmente está diminuída de modo secundário ao fechamento das vias aéreas e à atelectasia.[305] A resposta ventilatória ao dióxido de carbono se mostra, frequentemente, reduzida. Em algumas pessoas, as respostas ventilatórias tanto à hipóxia quanto à hipercapnia estão anormais.[306] A infiltração gordurosa dos músculos respiratórios pode diminuir as pressões respiratórias máximas, agravar os volumes pulmonares anormais e inibir a capacidade de manter o trabalho aumentado da respiração. Conforme mencionado, os pacientes obesos que também apresentam asma ou outras formas de defeitos ventilatórios obstrutivos comumente exibem sintomas aumentados relacionados com a gravidade da obstrução da via aérea, pois eles são forçados a respirar em volumes pulmonares baixos, onde a resistência ao fluxo de ar se mostra aumentada.[306aa]

Um grande estudo de quase 1.500 adultos na população geral que foram acompanhados por 8 anos revelou que o efeito deletério do ganho de peso poderia ser reversível, porque a função pulmonar melhorou em todos aqueles que perderam peso. Os pacientes obesos com comprometimento ventilatório devem, portanto, ser incentivados a perder peso.[307,308,308a]

Pulmão em Envelhecimento

O envelhecimento está associado a uma diminuição na pressão de recolhimento elástico pulmonar na TLC e em todos os volumes pulmonares menores. Colebatch et al.[309] mostraram que o índice de curvatura na expressão exponencial do recolhimento elástico pulmonar (veja a seção "Recolhimento Elástico Pulmonar") aumenta com a idade. Eles concluíram que esta alteração estava relacionada com o tamanho alveolar aumentado. Estes achados foram confirmados por Knudson e Kaltenborn[310] e os estudos morfológicos confirmaram as dimensões alveolares aumentadas. O efeito da idade sobre as taxas de fluxo de ar depende da condição dos dados se basearem em estudos transversais ou em estudos longitudinais. Burrows et al.[311] mostraram que o declínio progressivo na FVC e no FEV_1 não começou até a metade dos 30 anos ou mais, e que o declínio subsequente na FEV_1/FVC foi linear com a idade, independente da FVC, semelhante em homens e mulheres, e muito menos grave que aquele descrito nos estudos transversais. Gelb e Zamel[312] reportaram fluxos máximos diminuídos, mas nenhuma alteração na pressão de recolhimento elástico pulmonar ou na R_{AW} com a idade, sugerindo que a capacidade de colapso da via aérea aumentou com a idade. Mais recentemente, Babb e Rodarte[313] confirmaram o trabalho de Janssens et al.[114] indicando que as diminuições no fluxo aéreo expiratório máximo e na pressão mínima necessária para gerar o fluxo máximo nos indivíduos idosos decorria do recolhimento elástico pulmonar estático diminuído em comparação com aquele nos indivíduos mais jovens. O VC diminui com a idade, já o RV e o volume de fechamento aumentam com a idade,[315] sugerindo que o esvaziamento pulmonar é limitado com a idade crescente por causa do fechamento das vias aéreas (veja a discussão anterior).[316] O MVV diminui aproximadamente 30% entre 30 e 70 anos de idade, provavelmente como uma consequência das pressões respiratórias máximas diminuídas, distensibilidade diminuída do sistema respiratório total, recolhimento elástico pulmonar diminuído, e coordenação comprometida dos músculos respiratórios.

A inclinação do platô alveolar medido no teste de depuração de nitrogênio em respiração única aumenta com a idade. Embora a P_{CO_2} não se altere com a idade, a P_{O_2} arterial diminui[316] e a $(A-a)P_{CO_2}$ alarga-se com a idade.[317] Estas alterações provavelmente refletem o aumento no volume de fechamento em relação ao volume da reserva expiratória. Georges et al.[318] reportaram que a D_{LCO} diminui porque a capacidade de difusão da membrana diminui depois de 40 anos de idade; o volume sanguíneo capilar pulmonar é mantido até a sétima década e, em seguida, diminui rapidamente. O declínio acelerado na D_{LCO} depois dos 40 anos foi confirmado por Viegi et al..[319] Estas alterações parecem ser consistentes com os resultados dos estudos morfológicos do pulmão em envelhecimento, os quais mostram uma diminuição na área de superfície dos alvéolos e do leito capilar.

Função Anormal da Musculatura Respiratória

Atenção crescente tem sido focalizada sobre a avaliação dos músculos respiratórios para detectar a função anormal como uma causa da dispneia ou insuficiência respiratória inexplicada. Os músculos inspiratórios podem ficar fatigados e falhar em se contrair da maneira adequada apesar da estimulação neural efetiva. Quando não detectada e tratada da forma adequada, pode sobrevir a falência respiratória. Este problema pode desenvolver-se em pacientes com defeitos ventilatórios obstrutivos ou restritivos, distúrbios neuromusculares como a miastenia grave, choque cardiogênico ou sepse.[284]

Provas de Função dos Músculos Inspiratórios. A função dos músculos inspiratórios pode ser clinicamente testada ao se medir a resistência ou a força do músculo. As medições comuns incluem a pressão negativa máxima da via aérea, a *pressão transdiafragmática máxima* (Pdi_{max}), o MVV, a EMG diafragmática e a fluoroscopia.

Eventos Precipitantes da Insuficiência Respiratória. Qualquer um dos três eventos pode precipitar a insuficiência respiratória: o trabalho respiratório aumentado, o suprimento de energia diminuído e a eficiência muscular diminuída.

TRABALHO RESPIRATÓRIO AUMENTADO. A resistência mais elevada ao fluxo de ar ou o maior recolhimento elástico do pulmão ou da parede torácica, ou ambos, podem aumentar o trabalho da respiração e a energia necessária dos músculos respiratórios.

SUPRIMENTO DE ENERGIA DIMINUÍDO. A redução no suprimento de substratos metabólicos vitais pode limitar a eficiência dos músculos respiratórios sob determinadas circunstâncias. A redução no débito cardíaco, o conteúdo arterial de oxigênio ou a extração de oxigênio a partir do sangue (ou uma combinação destes fatores) podem prejudicar o metabolismo aeróbico e comprometer a função da musculatura respiratória. O aporte diminuído de oxigênio pode ser criticamente importante sob as condições que aumentam o trabalho respiratório. O consumo de oxigênio pelos músculos respiratórios pode elevar-se em 25 vezes acima do basal em condições de alto requisito ventilatório e R_{AW} aumentada, sendo que isto pode exceder o suprimento. A contração muscular vigorosa isolada impede o fluxo sanguíneo para os músculos respiratórios nos animais que respiram contra cargas de trabalho respiratório aumentadas. As outras variáveis relacionadas com o metabolismo (p.ex., hipercapnia, desnutrição, acidose, distúrbios eletrolíticos) também podem limitar a resistência.

EFICIÊNCIA MUSCULAR DIMINUÍDA. A quantidade e a distribuição dos tipos de fibra determinam a reserva inspiratória. Os processos patológicos e a inatividade podem alterar o número e as proporções relativas das fibras no diafragma. Sob determinadas condições, as mudanças na distribuição dos tipos de fibra ou a perda das fibras podem desempenhar um papel importante no desenvolvimento ou na manutenção da insuficiência respiratória. Por exemplo, a atrofia dos músculos respiratórios é um problema potencialmente importante nos pacientes que são submetidos à ventilação mecânica por longo prazo.[326]

A eficiência muscular depende de fatores mecânicos, bem como da estrutura.[284] A posição e a configuração do diafragma no início da inspiração determinam o comprimento em repouso das fibras musculares. À medida que a FRC aumenta, o contorno do diafragma se achata e as fibras musculares não são esticadas até seu comprimento ótimo. A hiperinsuflação aguda (como na asma) pode provocar uma desvantagem mecânica do diafragma ao encurtar as fibras musculares. Além da modificação do comprimento da fibra muscular, a hiperinsuflação também causa uma desvantagem mecânica ao modificar o formato do diafragma. A Pdi_{max} é determinada pelo raio da curvatura do diafragma em qualquer valor de tensão muscular (lei de Laplace). Desta maneira, aumentar o raio da curvatura do diafragma (i.e., achatando o diafragma) reduz muito sua capacidade de desenvolver a P_{di} e mudar o volume pulmonar.

Ainda que os músculos abdominais geralmente sejam considerados como expiratórios, o tônus da musculatura abdominal pode ser necessário para manter a vantagem mecânica do diafragma. Desta forma, a flacidez da musculatura abdominal contribui para a ventilação ineficaz observada nos pacientes paraplégicos, em especial quando estes pacientes estão na posição ereta.

A VC é um teste útil da fraqueza da musculatura respiratória porque, normalmente, uma pequena fração da força muscular é necessária para insuflar o pulmão. Além disso, a relação curvilínea entre a pressão e o volume significa que uma maior perda da força muscular (pressão) é necessária para produzir uma perda do volume; por exemplo, uma diminuição de 50% na MIP está associada a uma diminuição de apenas 15% na VC. Embora a MIP possa estar acentuadamente reduzida antes que o volume pulmonar diminua, muitos pacientes com fraqueza da musculatura respiratória apresentam VC diminuída e complacência pulmonar diminuída. Acredita-se que o último achado resulta da atelectasia, a qual pode ser detectável nas radiografias de tórax. A FRC, a capacidade inspiratória, o volume de reserva expiratória e a TLC também podem estar diminuídos em associação com o recolhimento elástico pulmonar diminuído, sugestivo de recolhimento externo da parede torácica diminuído.

De acordo com Rochester e Esau,[327] a força substancial da musculatura respiratória pode ser perdida sem uma alteração nos valores espirométricos ou nos níveis da gasometria arterial. Há uma diminuição moderada no MVV e RV aumentado, sendo que a MIP e a MEP podem ser de 50% do normal predito. Na doença crônica avançada, os pacientes ainda podem não exibir sintomas porque eles não estão realizando esforço. Quando os pacientes alcançam o estágio da tosse deficiente, escoliose, reflexo de ânsia ausente e MIP e MEP inferiores a 50% do normal predito, o MVV está mais diminuído e o RV aumenta ainda mais. A insuficiência respiratória franca pode desenvolver-se de maneira abrupta, de tal modo que é importante seguir estes pacientes de forma seriada com estudos da VC e da MIP/MEP.

Transplante de Pulmão

O transplante de pulmão pode melhorar a qualidade de vida e a capacidade de exercitar-se nos pacientes com enfisema em estágio terminal ou doença pulmonar intersticial, porém não está claro se isto prolonga a vida.[3298,328a] No transplante de pulmão único para o enfisema, o raio de curvatura da cúpula do diafragma e a zona de aposição do diafragma com a parede torácica no lado do enxerto retornam ao normal. A área de superfície da cúpula também se torna menor no lado do enxerto na comparação com os controles.[329] Este efeito resulta do deslocamento do mediastino no sentido do enxerto, devido ao menor recolhimento elástico pulmonar do pulmão original (enfisematoso) e do maior recolhimento elástico pulmonar do enxerto. A disparidade no recolhimento elástico pode ser aumentada quando o enxerto está infectado ou sofre rejeição. Também se sugeriu que o desvio mediastinal no sentido do enxerto pode refletir a hiperinsuflação dinâmica do pulmão original. Esta hiperinsuflação dinâmica parece improvável, porque os transplantes de pulmão único não mostram limitação do fluxo durante a respiração corrente, exceto durante o exercício máximo.[330] O deslocamento mediastinal, geralmente, é contrabalançado pela expansão igual a do gradil costal no lado do enxerto. A expansão compensatória do gradil costal no lado do enxerto nem sempre é suficiente para acomodar a expansão do pulmão hiperinsuflado contralateral. Nos casos raros, o desvio mediastinal pode comprometer a função do enxerto. Este risco depende da gravidade da obstrução e do aprisionamento de ar no período pré-operatório.

Quando os pacientes com um transplante de pulmão único inalam até a TLC, eles alcançam apenas 78% do volume dos controles compatíveis. O volume menor se deve ao desvio mediastinal, desequilíbrio no tamanho do enxerto em relação ao pulmão original e ao gradil costal, e à capacidade reduzida dos músculos inspiratórios de produzir as pressões necessárias. Pressões inspiratórias menores podem resultar do comprimento operacional menor dos músculos inspiratórios, da miopatia por esteroides ou da miopatia respiratória provocada pelo veículo empregado com a ciclosporina.[331]

O transplante de dois pulmões resulta em uma TLC normal em pacientes com hiperinsuflação crônica (FRC aproximadamente 1 L acima dos níveis preditos).[332] A estimulação elétrica e a P_{di} induzida por cheirar não são afetados pelo transplante de pulmão único. Contudo, depois do transplante de pulmão bilateral, o comprimento em repouso aumentado das fibras musculares e a normalização do raio da curvatura do diafragma levam à pressão de inspiração melhorada e a MIP normal.[333] Ainda não se sabe por que a MEP fica apenas 70% da normalidade, mesmo depois do transplante duplo de pulmão. O fato de que a fraqueza dos músculos respiratórios expiratórios e dos dorsiflexores do tornozelo são equivalentes sugere que estes músculos podem ser vulneráveis a um fator que não afeta o diafragma, talvez porque o diafragma mostre atividade contínua.[334] A resistência da musculatura inspiratória não se muda depois do transplante de pulmão único ou duplo.

Um problema importante, bem reconhecido pelos cirurgiões de transplante, é a necessidade de obter uma adaptação adequada do enxerto doador dentro da cavidade torácica do receptor. Conforme sugerido por Fessler e Permutt (veja a discussão anterior da cirurgia de ressecção de volume do pulmão), um desequilíbrio no tamanho do enxerto de pulmão único (ou duplo) e o tamanho do tórax adjacente, conforme refletido pela RV/TLC, tem um profundo efeito sobre a função pulmonar. Quando o enxerto doador é muito grande para a cavidade torácica, independente de quão saudável é o enxerto, os músculos respiratórios do receptor são incapazes de gerar pressões suficientes para melhorar o fluxo aéreo expiratório e reduzir a hiperinsuflação e o aprisionamento de ar.

Nos pacientes com transplante de pulmão único ou duplo, a capacidade de exercício máxima é aproximadamente a metade da normal. Isto não é o resultado da limitação ventilatória, como acontece nos pacientes com DPOC sem transplante. A reserva ventilatória durante o exercício máximo é similar nos pacientes de transplante e nos controles compatíveis. A evidência sugere que a limitação do exercício depois do transplante resulta da força e resistência diminuídas dos músculos locomotores. Na comparação com os controles saudáveis, os pacientes de transplante apresentam um menor intervalo de tempo para a exaustão, maior acidose no quadríceps durante o exercício de extensão do joelho, fibras do tipo I diminuídas e capacidade oxidativa mitocondrial acentuadamente diminuída.[335,336]

VIAGEM DE AVIÃO

O aumento nas viagens de avião torna importante que os médicos de família e os especialistas sejam capazes de aconselhar os pacientes em relação aos riscos médicos envolvidos. Os problemas cardiovasculares e pulmonares são os motivos mais comuns para excluir a viagem aérea. A hipóxia no avião, apesar da pressurização equivalente a 1.800 a 2.400 metros de altitude, pode ser perigosa para os pacientes com angina instável, insuficiência cardíaca congestiva grave ou obstrução crônica das vias aéreas.[337] Os pacientes com doença pulmonar grave associada à dessaturação do oxigênio arterial devem ser avaliados a nível do mar para o risco de hipóxia durante a viagem aérea ou durante a viagem para altitudes elevadas. A medição da P_{O_2} no nível do mar (o mais próximo possível da viagem) é um bom preditor da tolerância à altitude, porque a hipóxia é o estresse mais importante para os pacientes com doença pulmonar em altitudes elevadas. Quando a P_{O_2} arterial na altitude é de 55 mm HG ou mais com saturação de 85% a 90% ou mais, o paciente deve tolerar razoavelmente bem a viagem aérea.

Usando a *simulação* de altitude (utilizando misturas de oxigênio baixas ou câmaras hipobáricas), é possível avaliar os sintomas, a tolerância aos esforços, a quantidade de oxigênio suplementar necessária, e os efeitos da hipóxia controlada sobre os distúrbios hematológicos, cardíacos e neurológicos associados. Estas informações não podem ser obtidas a partir apenas da predição da P_{O_2} arterial na altitude. Além disso, as equações para a estimativa da hipóxia na altitude são relativamente população-específicas (i.e., limitadas aos pacientes com DPOC) e lidam apenas com os efeitos da altitude sobre a oxigenação arterial.

Assim, embora as predições possam ser úteis nos pacientes com DPOC, elas podem ser enganosas nos pacientes com outras condições. Por exemplo, nas crianças com fibrose cística, a espirometria simples e a P_{O_2} arterial basal podem subestimar a resposta da pessoa à viagem aérea ou à altitude.[342] Em um estudo de 17 pacientes com defeitos ventilatórios restritivos, Christensen et al.[343] reportaram o efeito da viagem aérea simulada em uma câmara hipobárica sobre a gasometria arterial, pressão arterial e frequência cardíaca durante o repouso e o exercício brando, e a resposta ao oxigênio suplementar. Eles mostraram que a PO_2 arterial em repouso era muito menor que a predita por uma equação e que a PO_2 arterial caiu ainda mais com o exercício leve. Desta maneira, para pacientes com doenças diferentes da DPOC, provavelmente é prudente usar alguma forma de simulação de altitude, a fim de predizer os possíveis efeitos fisiológicos e clínicos da altitude ou da viagem aérea sobre os pacientes com doença pulmonar.[344-346]

CONTROLE DE INFECÇÃO E SEGURANÇA

Quando os pacientes com doenças infecciosas transmissíveis são referidos para as provas de função pulmonar, eles sempre se apresentam com um risco potencial de transmissão das doenças infecciosas para a equipe técnica e administrativa do laboratório, bem como para outros pacientes que podem estar no laboratório para exames ao mesmo tempo. Os diretores de laboratório pulmonares estão familiarizados com o risco de disseminação da tuberculose por aerossóis produzidos por pacientes escarro-positivos. Também houve a possibilidade mais teórica de transmitir a tuberculose de um paciente para outro por meio de secreções infectadas, as quais podem contaminar o equipamento das provas de função pulmonar. A quantidade crescente de pacientes imunossuprimidos em tratamento de câncer e em programas de transplante aumentou a possibilidade do risco aumentado de transmissão da infecção para estes pacientes.

> ### Pontos-chave
>
> - Existem dois padrões ventilatórios principais medidos pelas provas de função pulmonar: obstrução e restrição. A categorização destes padrões é ditada pelos volumes pulmonares, tanto estático, quanto forçado, bem como pela interpretação da alça de fluxo-volume.
> - Como as provas de função pulmonar dependem de esforço, os técnicos devem estar suficientemente treinados e os laboratórios devem aderir ao altos padrões para obter os resultados mais exatos e reprodutíveis possíveis.
> - As medições para exclusivas da espirometria isolada podem ser uteis nos pacientes cujo comprometimento fisiológico principal é a obstrução da via aérea. Os achados da espirometria podem fornecer indícios de que está presente a restrição concomitante; no entanto, para a avaliação da restrição, devem ser medidos os volumes pulmonares.
> - Nos pacientes com doença branda reversível das vias aéreas, os resultados das provas de função pulmonar podem ser normais porque a doença é dinâmica e os pacientes com obstrução branda da via aérea podem retornar espontaneamente ao normal.
> - A medição da capacidade de difusão é utilizada para determinar os defeitos da unidade alveolar-capilar pulmonar. Um defeito na capacidade de difusão alerta o médico de que a transferência de oxigênio, as membranas alvéolocapilares e/ou os capilares pulmonares podem não estar normais, sendo que deve ser estabelecida a avaliação adicional da causa subjacente deste defeito.
> - O teste de provocação com metacolina é usado para identificar se a responsividade anormal das vias aéreas está presente. Em geral, isto indica um diagnóstico de asma, porém o médico deve compreender que outras condições que envolvem a inflamação das vias aéreas, como a sarcoidose, também podem mostrar responsividade anormal das vias aéreas.

As Referências estão disponíveis exclusivamente no site www.elsevier.com.br/expertconsult

26 CLINICAL EXERCISE TESTING

ANDREW M. LUKS, MD • ROBB W. GLENNY, MD

INTRODUCTION
PHYSIOLOGIC RESPONSES TO EXERCISE
Exercise as a Multisystem Process
Normal Individuals
Individuals with Underlying Cardiopulmonary Disease

CARDIOPULMONARY EXERCISE TESTING
Indications and Contraindications
Safety Considerations and Contraindications to Cpet
Conducting Exercise Tests

Interpreting Cardiopulmonary Exercise Tests
Alternative Methods of Assessing Exercise Performance

O Capítulo 26 está disponível, em inglês, exclusivamente no site www.elsevier.com.br/expertconsult

27 AVALIAÇÃO PRÉ-OPERATÓRIA

PAUL H. ALFILLE, MD • JEANINE P. WIENER-KRONISH, MD • ARANYA BAGCHI, MBBS

INTRODUÇÃO
Definição e Impacto das Complicações Pulmonares Pós-operatórias em Cirurgia Torácica
Mortalidade e Morbidade em Cirurgia Torácica: Podemos Identificar Pacientes sob Risco mais Elevado de Desfechos Adversos?
AVALIAÇÃO DO RISCO CARDÍACO EM PACIENTE COM DOENÇA PULMONAR
Indicações para Revascularização Coronariana
β-Bloqueio
Profilaxia da Fibrilação Atrial
POPULAÇÕES DE PACIENTES ESPECIAIS
Pacientes que Fumam
Asma
Doença Pulmonar Obstrutiva Crônica
Obesidade e Apneia Obstrutiva do Sono
RESSECÇÃO PULMONAR
Predição da Função Pós-operatória
Diretrizes para Ressecção Pulmonar
Princípios do Teste Ergométrico Cardiopulmonar — Pontos Fortes e Fracos
Preditores Pré-operatórios
Diretrizes Recentes para Testes Pré-operatórios em Pacientes de Câncer de Pulmão
Modificações do Risco

INTRODUÇÃO

Pacientes que serão submetidos a cirurgias torácicas são diferentes daqueles que passarão pela maioria das cirurgias não cardíacas. Embora o risco de complicações cardíacas maiores perioperatórias seja significativo, *complicações pulmonares pós-operatórias* (CPPO) contribuem igualmente, se não em maior grau, para a morbidade e mortalidade perioperatórias nesse grupo de pacientes. Quase por definição, a ressecção pulmonar deixa os pacientes com comprometimento da função pulmonar (com algumas exceções importantes, veja adiante). O propósito da avaliação pré-operatória de pacientes com cirurgia torácica é identificar os pacientes sob alto risco (incluindo aqueles cujo risco pode inviabilizar a realização de cirurgia), planejar o manejo intraoperatório e pós-operatório, e tratar os problemas clínicos concomitantes, com o objetivo de otimizar os resultados do paciente.

Neste capítulo iremos fornecer uma abordagem para a avaliação pré-operatória de pacientes que serão submetidos a cirurgia torácica à luz das evidências mais recentes sobre demandas fisiológicas que tais cirurgias impõem aos pacientes. Também iremos discorrer brevemente sobre problemas importantes sobre os períodos intraoperatório e pós-operatório imediato que podem influenciar os resultados e ser de interesse para os pneumologistas que estão envolvidos no manejo desse interessante e desafiador grupo de pacientes.

DEFINIÇÃO E IMPACTO DAS COMPLICAÇÕES PULMONARES PÓS-OPERATÓRIAS EM CIRURGIA TORÁCICA

De maneira não surpreendente, pacientes de cirurgia pós-torácica têm um risco mais elevado de CPPO (Tabela 27-1) do que pacientes de cirurgias abdominais altas ou baixas (19% a 59% em comparação com 16% a 17% e 0% a 5%, respectivamente[1]).

Uma razão para a ampla variabilidade na incidência relatada de CPPO é a variabilidade em definir o que constitui uma CPPO. Para os propósitos deste capítulo iremos definir CPPO conforme demonstrado na Tabela 27-1. As CPPO após ressecção pulmonar são uma causa ou um fator contribuinte importante para mortes pós-operatórias, sendo responsáveis por até 84% de todos os óbitos.[1] CPPO apresentam um impacto desproporcional nos custos hospitalares, bem como com um achado de estudo que CPPOs (definida pelos autores como pneumonia, entubação não planejada e insuficiência para desmamar da ventilação mecânica) representou mais custos hospitalares do que complicações cardiovasculares, infecciosas ou tromboembólicas.[2] Um importante estudo usando dados do National Surgical Quality Improvement Program coletados prospectivamente demonstrou que uma complicação pós-operatória no prazo dos primeiros 30 dias após oito cirurgias comuns (incluindo ressecção pulmonar) foi associada de maneira independente com um aumento na mortalidade em curto prazo (30 dias) e em longo prazo (1 a 5 anos).[3] Comparadas com as complicações da ferida, a outra complicação pós-operatória mais comum, as CPPOs apresentaram um impacto adverso desproporcional na sobrevida, conforme mostrado na Figura 27-1.

MORTALIDADE E MORBIDADE EM CIRURGIA TORÁCICA: PODEMOS IDENTIFICAR PACIENTES SOB RISCO MAIS ELEVADO DE DESFECHOS ADVERSOS?

O câncer de pulmão é a indicação mais comum para ressecção pulmonar no mundo ocidental,[4] e, para pacientes com câncer localizado, a ressecção pulmonar fornece a melhor chance de cura.[5] Os desfechos desfavoráveis associados com o manejo não operatório do câncer de pulmão, juntamente com melhorias na técnica cirúrgica, no manejo anestésico e no manejo pós-operatório, resultaram em números maiores de pacientes mais doentes tendo indicações de cirurgia. Atualmente está bem estabelecido que o volume operatório do hospital onde a ressecção pulmonar é realizada tem um impacto importante nos resultados.[6-8] Também foi relatado que a mortalidade é mais baixa quando as cirurgias são realizadas por cirurgiões de tórax certificados pelos órgãos profissionais comparados aos não especialistas, muito embora os cirurgiões de tórax certificados pelos órgãos profissionais

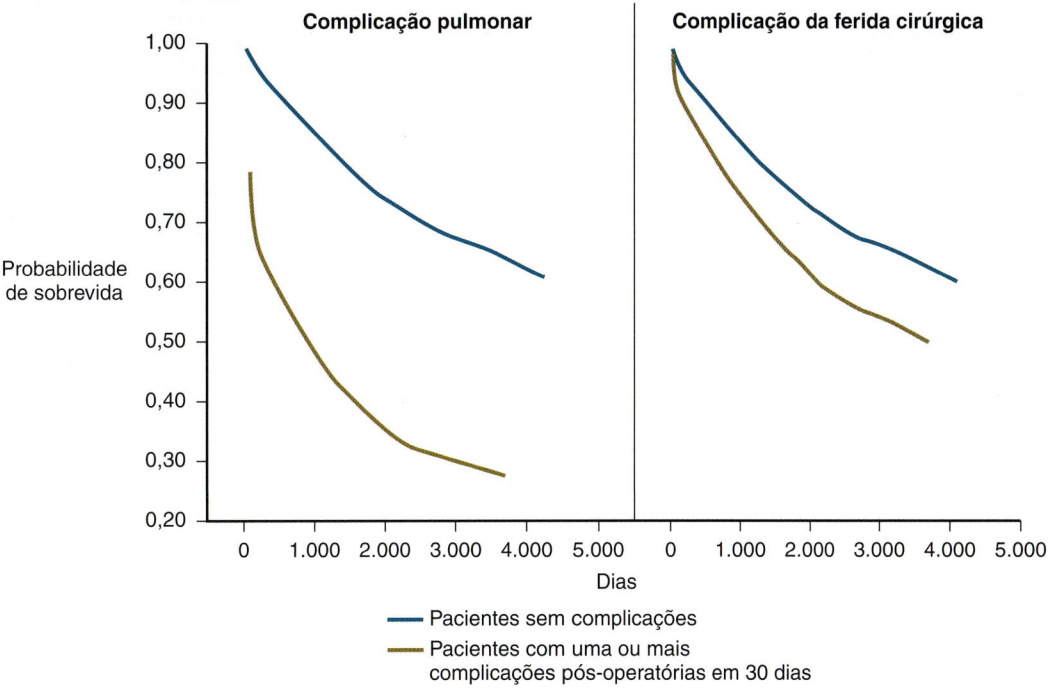

Figura 27-1 Complicações pós-operatórias pulmonares (CPPO) têm uma influência significativa na mortalidade em longo prazo. Curvas de sobrevida de Cox de pacientes em estudo estratificados conforme os pacientes tiveram ou não uma CPPO (*à esquerda*) ou complicação da ferida cirúrgica (*à direita*) nos primeiros 30 dias de pós-operatório. Comparadas com as complicações da ferida cirúrgica, as complicações pulmonares tiveram um impacto desproporcional sobre a sobrevida. (Reproduzida de Khuri SF, Henderson WG, DePalma RG, et al: Determinants of long-term survival after major surgery and the adverse effect of postoperative complications. *Ann Surg* 242[3]:326–341; discussion 341–343, 2005.)

Tabela 27-1 Definição de Complicações Pós-operatórias Pulmonares

1. Pneumonia nosocomial (bacteriologicamente confirmada)
2. Atelectasia lobar ou de todo pulmão na radiografia de tórax
3. Insuficiência respiratória aguda: ventilação mecânica por > 24 horas OU reentubação
4. Escape de ar prolongado exigindo > 7 dias de drenagem de tórax
5. Embolia pulmonar (confirmada radiograficamente ou na autópsia)
6. Síndrome do desconforto respiratório agudo
7. Pneumotórax
8. Broncospasmo
9. Pneumonite por aspiração

Reproduzida de Stephas F, Boucheseiche S, Hollande J, et al: Pulmonary complications following lung resection: a comprehensive analysis of incidence and possible risk factors, *Chest* 118:1263–1270, 2000.

frequentemente operem pacientes com uma carga maior de doença comórbida.[9]

Consequentemente, existe um interesse significativo na habilidade de os clínicos serem capazes de predizer o risco de mortalidade e morbidade maior após cirurgia torácica, tanto para garantir qualidade quanto para fornecer pacientes com uma estimativa razoável do risco envolvido antes da realização da cirurgia.[10] As ferramentas atualmente disponíveis têm sua utilidade limitada pela qualidade das bases de dados que são usadas para gerá-las.

O Thoracoscore foi desenvolvido na França usando dados obtidos a partir de mais de 15.000 pacientes que foram registrados em uma base de dados de cirurgia torácica nacionalmente representativos (Epithor, desenvolvida pela French Society of Thoracic and Cardiovascular Surgery) Os autores identificaram nove fatores preditivos de aumento na mortalidade: idade, sexo, escore de dispneia, *status* na American Society of Anesthesiologists, *status* de desempenho, prioridade da cirurgia, diagnóstico, classe do procedimento e doença comórbida.[11] O modelo foi subsequentemente validado nos Estados Unidos[12] e incorporado às diretrizes da British Thoracic Society para avaliação de risco de pacientes com câncer de pulmão;[13] encontra-se disponível em uma calculadora na Internet (http://sfctcv.fr/pages/epithor/thoracoscore_engl.php). Contudo, estudos mais recentes acharam que o Thoracoscore tem uma força preditiva inferior à previamente relatada.[14,15] Recentemente, Kozower et al.[16] relataram um modelo de risco perioperatório para mortalidade e morbidade maior a partir de uma base de dados de mais de 18.000 pacientes — a *General Thoracic Database* (Base de Dados Torácica Geral) da Society of Thoracic Surgeons (STS). Esses autores identificaram que 12 fatores de risco estão associados com mortalidade, incluindo o *status* da American Society of Anesthesiologists, a escala de *status* funcional Zubrod, disfunção renal, quimiorradiação de indução, *volume expiratório forçado no primeiro segundo* (VEF_1), índice de massa corporal (um aumento foi protetor), sexo masculino, e, de maneira importante, o tipo de cirurgia (pneumectomia e bilobectomia apresentam riscos de mortalidade significativamente mais elevados).[16] Uma limitação importante de ambos os modelos, Thoracoscore e STS, é a falta de incorporação dos dados de *capacidade de difusão de monóxido de carbono* (DL_{CO}, do inglês, *diffusing capacity for carbon monoxide*) em seus modelos, uma vez que a maioria dos pacientes nessa base de dados não tinha a medida da capacidade de difusão. Em um subconjunto dos pacientes da base de dados STS que tiveram valores de DL_{CO} (quase 7.900 pacientes), foi identificado que a DL_{CO} é um forte preditor independente de mortalidade, juntamente com os fatores previamente mencionados.[17] Embora esses e outros modelos preditivos ainda estejam longe do ideal,

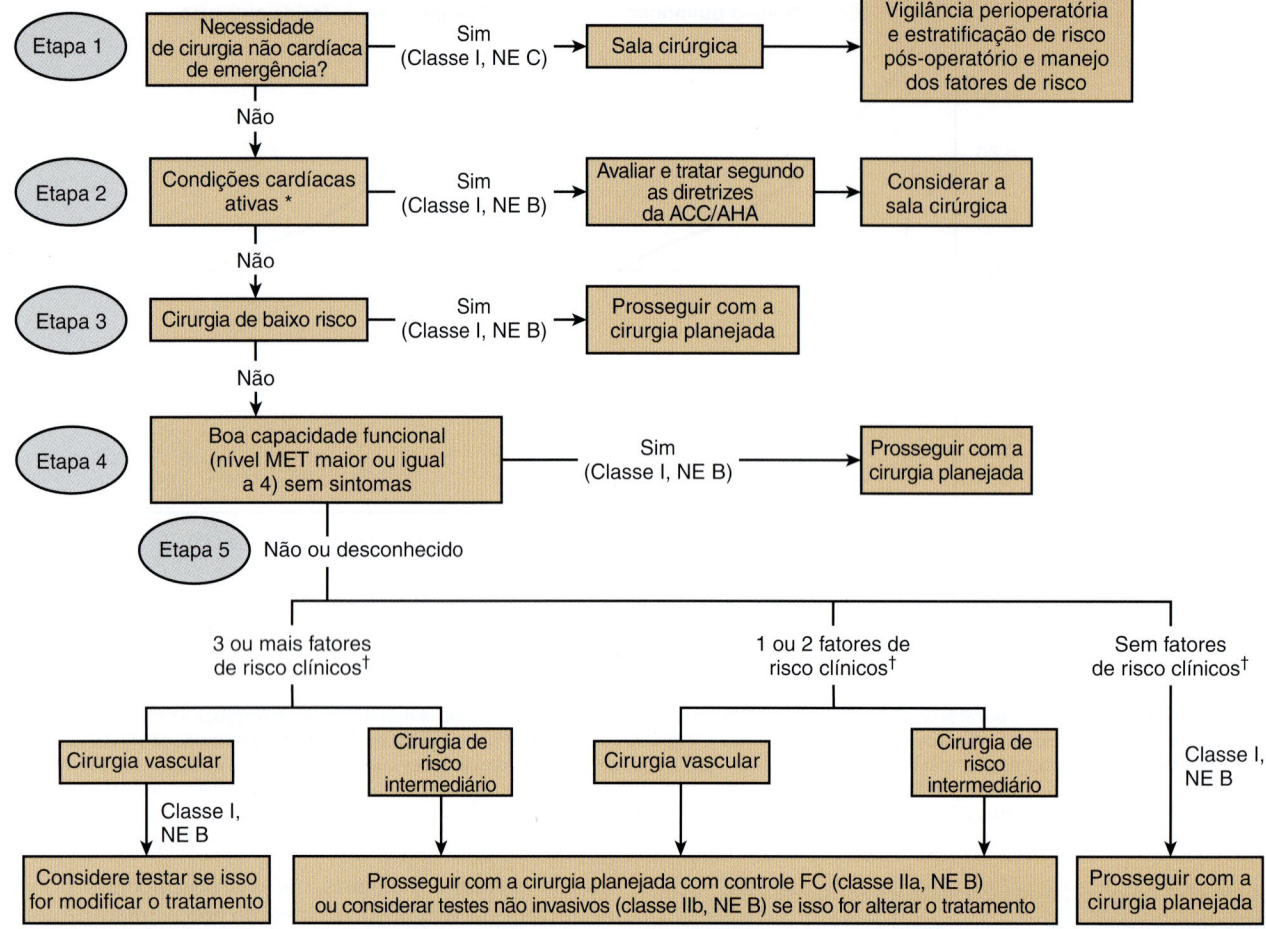

Figura 27-2 Algoritmo de avaliação cardíaca e de cuidados para a cirurgia não cardíaca com base nas condições clínicas ativas, doença cardiovascular conhecida ou fatores de risco cardíacos para pacientes com 50 anos de idade ou mais. * As condições cardíacas ativas incluem síndromes coronárias instáveis, insuficiência cardíaca descompensada, arritmias significativas e doença valvular grave. † Fatores de risco clínicos incluem doença cardíaca isquêmica, insuficiência cardíaca compensada ou prévia, diabetes melito, insuficiência renal e doença vascular encefálica. ACC, American College of Cardiology; AHA, American Heart Association; NE, nível de evidência; MET, equivalente metabólico; FC, frequência cardíaca. (Reproduzida de Fleisher LA, Beckman JA, Brown KA, et al: ACC/AHA 2007 guidelines on perioperative cardiovascular evaluation and care for noncardiac surgery. *Circulation* 116[17]:e418–e499, 2007.)

eles fornecem ao clínico dados objetivos que podem ajudar a avaliação individual suplementar no planejamento para o melhor curso de ação para pacientes complexos.

AVALIAÇÃO DO RISCO CARDÍACO EM PACIENTE COM DOENÇA PULMONAR

Pacientes com câncer de pulmão, frequentemente, apresentam doença cardiovascular, porque o tabagismo é um fator de risco compartilhado para ambas as doenças. As diretrizes revisadas do *American College of Cardiology e da American Heart Association* (ACC/AHA) são especialmente úteis na avaliação do risco cardíaco [18] (Fig. 27-2).

A trajetória tanto para cirurgias de emergência quanto eletivas em pacientes com condições cardíacas ativas (um *infarto do miocárdio* [IM] < 30 dias antes, angina instável, insuficiência cardíaca descompensada, arritmias significativas, ou doença valvular grave) é relativamente direta. A maioria dos procedimentos torácicos cai dentro da categoria de risco intermediário (com um risco combinado de morte cardíaca e IM não fatal entre 1% e 5%), e irá precisar de um processo diagnóstico cardíaco caso tenha *tanto* uma capacidade funcional insuficiente — definida como uma capacidade de exercício inferior a 4 equivalentes metabólicos (METs; 1 MET é aproximadamente o nível de esforço necessário para subir um lance de escada) — *quanto* mais do que um fator de risco no Índice de Risco Cardíaco Revisado [19] (abrangendo uma história de doença cardíaca isquêmica, doença vascular cerebral, insuficiência cardíaca, diabetes melito e insuficiência renal). A maioria dos pacientes de cirurgia torácica nesse grupo provavelmente irá se beneficiar com um controle da frequência cardíaca no perioperatório. As diretrizes da ACC/AHA recomendam teste de esforço não invasivo nesse grupo de pacientes somente se for provável que esse exame altere o manejo clínico. Alguns pacientes podem recair em áreas relativamente mal definidas nas diretrizes e serão beneficiados com a opinião de um cardiologista experiente. Algumas situações específicas serão examinadas na próxima seção.

INDICAÇÕES PARA REVASCULARIZAÇÃO CORONARIANA

Havia um consenso durante a última década que exames invasivos e revascularização coronariana (seja com cirurgia de *bypass*, seja com intervenção coronariana percutânea) não tinham uma probabilidade de melhorar os resultados da cirurgia não cardíaca, exceto se a intervenção fosse indicada

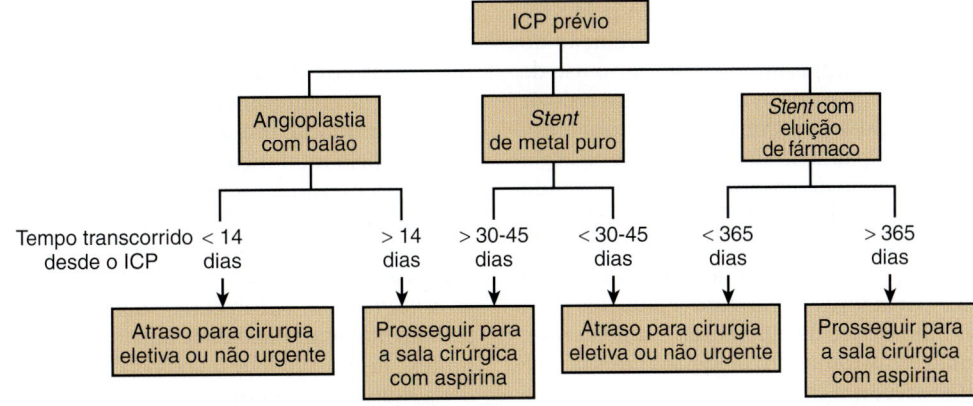

Figura 27-3 Abordagem proposta a para o tratamento de pacientes com intervenção coronária percutânea (ICP) prévia, que necessitam de cirurgia não cardíaca, com base na opinião de especialistas. (Reproduzida de Fleisher LA, Beckman JA, Brown KA, et al: ACC/AHA 2007 guidelines on perioperative cardiovascular evaluation and care for noncardiac surgery: a report of the American College of Cardiology/American Heart Association Task Force on Practice Guidelines (Writing Committee to Revise the 2002 Guidelines on Perioperative Cardiovascular Evaluation for Noncardiac Surgery): desenvolvido em colaboração com American Society of Echocardiography, American Society of Nuclear Cardiology, Heart Rhythm Society, Society of Cardiovascular Anesthesiologists, Society for Cardiovascular Angiography e Interventions, Society for Vascular Medicine and Biology, e Society for Vascular Surgery. *Circulation* 116[17]:e418-e499, 2007.)

independentemente para uma síndrome coronariana aguda. No ensaio *Coronary Artery Revascularization Prophylaxis* (Profilaxia de Revascularização da Artéria Coronária) para pacientes a serem submetidos a procedimentos vasculares, McFalls et al.[20] designaram randomicamente 510 pacientes com estenose significativa da artéria coronária entre 5.858 pacientes para revascularização da artéria coronária ou não revascularização antes da cirurgia. O risco em curto prazo de morte ou IM ou resultados em longo prazo foram similares em ambos os grupos. É importante recordar que o estudo excluiu pacientes com mais de 50% da doença do vaso principal esquerdo, uma fração de ejeção ventricular esquerda de menos de 20% e estenose aórtica grave.[20] Estudos subsequentes apoiaram essas conclusões.[21, 22] (Esses estudos foram realizados na população de cirurgia vascular, uma vez que esse grupo de pacientes encontra-se sob o risco mais elevado de morte cardíaca/IM não fatal perioperatórios.[18]) Embora estejam faltando dados prospectivos em pacientes de cirurgia torácica, não é ilógico extrapolar esses dados para a população de cirurgia torácica. Diversos estudos retrospectivos mostram uma incidência mais elevada de eventos adversos maiores em pacientes que se submetem a cirurgia pulmonar após a colocação de um *stent* metálico puro ou um *stent* com eluição de medicamento.[23-25] O difícil problema de um paciente que necessita tanto de revascularização coronariana quanto de ressecção pulmonar para câncer é mais bem resolvido em um base caso a caso. A abordagem recomendada pela ACC/AHA para cirurgia não emergencial em pacientes que foram submetidos a uma intervenção coronariana percutânea está estabelecida na Figura 27-3.

β-BLOQUEIO

A publicação do ensaio POISE (do inglês, *PeriOperative ISchemic Evaluation*, Avaliação Isquêmica Perioperatória) em 2008 resultou em mudanças significativas nas recomendações feitas em 2009 pela ACC/AHA relativas ao β-bloqueio perioperatório que foram estabelecidas na atualização focada no β-bloqueio perioperatório.[26] Os pesquisadores do POISE randomizaram 8.351 pacientes com ou sob risco de doença aterosclerótica para uma dose relativamente alta e fixa de metoprolol de liberação prolongada (200 mg/dia) em comparação com placebo, iniciando com 100 mg, 2 a 4 horas antes da cirurgia e continuando por 30 dias. Um número menor de pacientes no grupo do metoprolol teve um IM. Contudo, mais pacientes morreram no grupo metoprolol do que no grupo do placebo. Essas mortes foram atribuídas a uma incidência mais alta de AVCs no grupo metoprolol, talvez secundária a uma incidência mais elevada de hipotensão e bradicardia nesses pacientes.[27] Desse modo, o estudo POISE aumentou a possibilidade de que iniciar a terapia com β-bloqueadores perioperatoriamente em pacientes naïve para β-bloqueadores *sem titular a dose para os parâmetros de frequência cardíaca e pressão arterial* pode estar associado com desfechos piores. Consequentemente, embora continuar com β-bloqueadores em pacientes que já utilizavam esses medicamentos permaneça sendo uma recomendação classe I, a ACC/AHA rebaixou a classificação de grau dessa recomendação para iniciar os β-bloqueadores em pacientes de cirurgia vascular de alto risco de classe I para classe IIA e acrescentou a ressalva de que os β-bloqueadores devem ser titulados em relação à frequência cardíaca e à pressão arterial. Uma recomendação similar se aplica a pacientes cirúrgicos torácicos de alto risco. Uma nova recomendação foi acrescentada, aconselhando contra o início de altas doses de β-bloqueadores na ausência de titulação (classe III).[26] Um outro problema com o β-bloqueio perioperatório é que os clínicos são algumas vezes relutantes em utilizar esses medicamentos em pacientes idosos e em pacientes com doença pulmonar obstrutiva crônica (DPOC) pelo receio de exacerbar a obstrução das vias respiratórias. Contudo, os dados sugerem que, não somente é seguro administrar β-bloqueadores a tais pacientes, como também deixar de utilizar esses medicamentos pode ser associado com resultados piores.[28-30]

PROFILAXIA DA FIBRILAÇÃO ATRIAL

A *fibrilação atrial* (FA), a arritmia mais comum após procedimentos cirúrgicos torácicos gerais, se desenvolve em 12% a 44% dos pacientes após ressecção pulmonar e cirurgias esofágicas.[31, 32] Pacientes com FA pós-operatória apresentam duração aumentada de permanência hospitalar, custos médicos aumentados e aumento dos riscos para AVC, disfunção cognitiva e óbito.[31,33] Consequentemente, uma profilaxia efetiva para prevenir a FA pós-operatória é uma importante meta. As recomendações nesta seção são derivadas das diretrizes de prática clínica sobre profilaxia de FA pela STS.[34] Assim como nas diretrizes da ACC/AHA em relação ao β-bloqueio perioperatório, é importante continuar o uso de β-bloqueadores em pacientes que já os utilizam, para reduzir o risco de abstinência de β-bloqueador. Os dados aqui apresentados se originam principalmente da literatura de cirurgia cardíaca, onde a abstinência de propranolol foi associada com FA de início novo.[35,36] A dose de β-bloqueadores nesses pacientes deve ser ajustada, e "parâmetros de suspensão" devem ser estabelecidos, porque muitos dos pacientes têm a probabilidade de ser portadores de cateteres epidurais para analgesia, aumentando o risco de hipotensão e bradicardia. Em pacientes que não estão tomando β-bloqueadores no pré-operatório e que não precisam começar a tomá-los com base nas recomendações do ACC/AHA descritas anteriormente, bloqueadores dos canais de cálcio tais como diltiazem têm provado ser eficazes na profilaxia da FA.[37,38] A amiodarona é eficaz na profilaxia da FA;[39,40] contudo, em um estudo, a amiodarona foi associada com um aumento na incidência de síndrome de desconforto respiratório agudo — principalmente se administrada após uma pneumectomia.[39] O uso de amiodarona também pode ser associado com uma incidência mais alta de síndrome do desconforto respiratório agudo pós-operatório[41,42] e, no caso de doença pulmonar preexistente, com um risco mais elevado de toxicidade pulmonar induzida por amiodarona.[43] Por outro lado, dois estudos mais recentes realizados por Tisdale et al. em pacientes após ressecção pulmonar[40] e após esofagectomia[44] não detectaram um aumento na toxicidade pulmonar com amiodarona, embora as doses usadas tenham sido menores. Para o presente, a STS recomenda o uso de amiodarona somente em circunstâncias muito limitadas e em doses cuidadosamente controladas. A STS recomenda contra o uso de amiodarona para profilaxia da FA em pacientes que irão se submeter à pneumectomia. Digitálicos e flecainida não devem ser usados para a profilaxia da FA.[37,45] Desse modo, as recomendações atuais para a profilaxia da FA são continuar com o β-bloqueio durante todo o período perioperatório se o paciente já estiver tomando β-bloqueadores. Caso o paciente não esteja tomando β-bloqueadores, então os bloqueadores dos canais de cálcio seriam recomendados para a profilaxia.

POPULAÇÕES DE PACIENTES ESPECIAIS

PACIENTES QUE FUMAM

Fumar é uma das causas mais importantes de morte prevenível no mundo. Estudos sugerem que fumar é responsável, por si só, por quase meio milhão de mortes e mais de 200 bilhões de dólares em custos de cuidados de saúde e perda de produtividade nos Estados Unidos.[46] Por ocasião do diagnóstico de câncer de pulmão, estima-se que até 18% dos pacientes nunca tenham fumado, 58% sejam ex-fumantes e 24% a 40% sejam atualmente fumantes.[47] Aproximadamente 20% dos pacientes fumam na ocasião da cirurgia do câncer, e metade desses continua a fumar posteriormente.[47] Existem dados extensos documentando os efeitos adversos de fumar sobre a função pulmonar e os resultados clínicos. Fumar reduz a função dos macrófagos, prejudica a função endotelial vascular, diminui a reserva coronária e coloca os pacientes em risco aumentado de taquicardia, hipertensão e isquemia.[48,49] Além disso, fumar aumenta o risco de dessaturação arterial e de laringospasmo durante a anestesia.[50] Fumantes também têm níveis aumentados de carboxiemoglobina (entre 3% e 15%), o que compromete tanto o conteúdo de oxigênio total do sangue quanto prejudica a liberação de oxigênio em nível tecidual pela mudança da curva de dissociação de oxigênio para a esquerda.[51] Resultados de estudos multicêntricos recentes confirmaram a associação entre fumar e piores resultados perioperatórios. Usando dados da base de dados do *American College of Surgeons National Surgical Quality Improvement Program*, Turan et al.[52] demonstraram que fumantes tinham maior probabilidade ajustada de complicações importantes e de mortalidade no pós-operatório, aproximadamente 30% mais elevada em comparação com os não fumantes. Outra análise extensa de base de dados utilizando o *Veterans Affairs Surgical Quality Improvement Program* (com mais de 390.000 pacientes) mostrou que ex-fumantes têm uma probabilidade de complicações maiores e de mortalidade no pós-operatório aproximadamente 20% mais elevada.[53] Em uma base de dados da STS com quase 8.000 pacientes submetidos à cirurgia de ressecção pulmonar para câncer, Mason et al.[54] demonstraram que fumantes tinham um risco significativamente aumentado de complicações pulmonares e mortalidade hospitalar (mortalidade hospitalar, 1,5% em fumantes, comparado com 0,39% em não fumantes), e que parar de fumar gradualmente atenuou esses riscos. Contudo, esses autores não conseguiram identificar um intervalo ideal para a cessação do hábito de fumar.

Existe alguma controvérsia sobre o melhor momento para parar de fumar porque alguns estudos sugeriram um aumento nas CPPO em pacientes que param de fumar há menos de 8 semanas antes da cirurgia.[55,56] O risco pareceu ser mais elevado em pacientes que param mais próximos do dia da cirurgia. Contudo, estudos mais recentes não foram capazes de mostrar esse risco aumentado nos pacientes que haviam parado de fumar mais recentemente. Parece que os benefícios aumentam com a duração da interrupção do hábito de fumar. Uma metanálise de seis ensaios randômicos e 15 estudos observacionais de interrupção do hábito de fumar demonstrou uma redução do risco relativo de 41% nas CPPO. Além disso, cada semana de interrupção aumentou a magnitude do efeito até 19%.[57] Outra metanálise recente examinou os resultados pós-operatórios em pacientes que pararam de fumar há menos de 8 semanas antes da cirurgia em comparação com aqueles que continuaram a fumar. Os pesquisadores relataram que não houve evidências de qualquer efeito positivo ou negativo da interrupção do hábito de fumar tardiamente sobre as CPPO.[58] Frente a esses dados, parece prudente incentivar a interrupção do hábito de fumar independentemente da determinação do momento da cirurgia. O Serviço de Saúde Pública dos EUA recomenda que os médicos aconselhem firmemente os fumantes a pararem de fumar, porque o conselho do médico para parar de fumar tem sido associado com aumento das taxas de abstinência. Intervenções efetivas incluem o aconselhamento médico e a farmacoterapia, tais como terapia de substituição de nicotina (que geralmente é segura no período perioperatório) e opções sem nicotina, tais como bupropiona e vareniclina. A vareniclina parece ser a intervenção farmacológica mais eficaz para promover abstinência de fumar.[59,60] É importante notar que a Food and Drug Administration lançou advertências oficiais para ambos os medicamentos em virtude dos relatos de aumento de sintomas psiquiátricos ou ideação suicida.[61]

ASMA

É improvável que a asma bem controlada seja um fator de risco para complicações intraoperatórias ou pós-operatórias (para aspectos clínicos de asma, veja o Cap. 42). Contudo, a asma mal controlada, evidenciada por sibilos ativos, pode aumentar as CPPO.[62] A combinação de β-agonistas por via inalatória, tais como albuterol, e esteroides inalados com β-agonistas de duração prolongada frequentemente é muito útil para obter o controle dos sintomas antes da cirurgia. Caso o broncospasmo persista, um período breve de baixas doses de esteroides sistêmicos pode ser considerado e não parece ter um impacto na cicatrização da ferida pós-operatória.[63] É importante ter em mente que sintomas sugestivos de asma podem de fato ser devidos a outras condições patológicas, tais como carcinoide pulmonar,[64] estenose traqueal,[65] e outros tumores endobrônquicos,[66] e que a asma de difícil tratamento deve suscitar um procedimento diagnóstico para essas condições mais raras.

DOENÇA PULMONAR OBSTRUTIVA CRÔNICA

A DPOC está cada vez mais sendo reconhecida como um transtorno com manifestações pulmonares e extrapulmonares, incluindo um aumento na incidência de câncer de pulmão[67] (para aspectos clínicos da DPOC, veja o Cap. 44). Entre 50% e 80% dos pacientes com câncer de pulmão têm DPOC, e a associação é independente da intensidade do tabagismo.[68] Ao contrário da asma bem controlada, a DPOC está associada com um aumento no risco de CPPO.[69] Como uma regra geral, o manejo da DPOC antes da cirurgia é o mesmo que para pacientes que não farão cirurgia. O manejo ideal da DPOC, incluindo abordagens cirúrgicas tais como cirurgia de redução do volume pulmonar, é discutido em outro capítulo deste livro. (Para discussão clínica da cirurgia de redução de volume pulmonar, consulte o Cap. 44.) A reabilitação pulmonar pré-operatória pode melhorar a evolução perioperatória nesses pacientes[70] (veja mais adiante).

OBESIDADE E APNEIA OBSTRUTIVA DO SONO

Mais de 65% dos estadunidenses estão com sobrepeso ou obesidade. A obesidade é associada com múltiplas comorbidades, incluindo diabetes e doenças cardíacas. Há evidências de que a obesidade seja um fator de risco independente para resultados perioperatórios piores em muitos tipos de cirurgia[71] — no entanto, em cirurgias torácicas, o efeito da obesidade sobre a evolução é menos evidente. Conforme mencionado, um índice de massa corporal elevado parece ser protetor no estudo de modelo de risco por desenvolvido por Kozower et al. no banco de dados STS.[16] Uma comparação recente pareada por propensão da sobrevida após a ressecção pulmonar em grupos com índice de massa corporal alto *versus* baixo também sugeriu um efeito protetor da obesidade no caso de câncer de pulmão.[72] Em outro estudo retrospectivo, Dhakal et al.[73] não encontraram nenhum efeito adverso da obesidade na morbidade pós-operatória ou mortalidade após a ressecção pulmonar. Ainda não está claro porque a obesidade não teve nenhum efeito prejudicial ou até mesmo teve um protetor sobre a evolução perioperatória — é tentador especular que, no caso do câncer de pulmão, a obesidade seja um marcador de melhor estado nutricional e imunológico, levando a melhor evolução do quadro.

Em contraste, pacientes com *apneia obstrutiva do sono* (AOS) têm uma maior incidência de CPPO (principalmente respiratórias) do que aqueles sem AOS[74] (para ter acesso a uma discussão sobe a AOS, consulte o Cap. 88). Naqueles indivíduos submetidos à colocação de prótese de quadril ou do joelho, 39% dos pacientes com AOS desenvolveram CPPO ou complicações cardíacas em comparação com 18% dos pacientes sem AOS; 24% dos pacientes com AOS necessitaram de admissões em unidades de cuidados intensivos em comparação com 9% dos pacientes sem AOS.[75] Poucas investigações identificaram os riscos perioperatórios para pacientes cirúrgicos com AOS,[76] mas a insuficiência cardíaca esquerda ou a disfunção do coração direito devida à hipertensão pulmonar podem ser responsáveis e devem ser pesquisadas. Em particular, a hipertensão pulmonar está associada com risco perioperatório significativo.[77-79] Como a disfunção cardiovascular em pacientes com AOS pode ser modificada pelo tratamento,[80-82] é importante identificar pacientes com AOS e começar o tratamento. O uso de questionários padronizados como os formulários STOP (sigla dos termos em inglês para *ronco, cansaço durante o dia, apneia observada, pressão arterial elevada*) e o STOP-Bang (sigla dos termos em inglês para *índice de massa corporal, idade, circunferência do pescoço, gênero*) foi validado no contexto perioperatório e mostrou ser uma ferramenta de triagem simples e útil para pacientes com AOS.[83] Estudos atuais sugerem que o diagnóstico e tratamento da AOS possam melhorar os resultados pós-operatórios.[83a]

RESSECÇÃO PULMONAR

A avaliação pré-operatória dos pacientes para a cirurgia de pulmão difere daquela para outras cirurgias. Esses pacientes não só são mais propensos a ter doenças pulmonares, mas a função pós-operatória pode ser prejudicada permanentemente por causa dos efeitos da cirurgia. Na maioria das outras cirurgias, a avaliação é realizada principalmente para otimizar o plano anestésico e cirúrgico e preparar o paciente, mas na ressecção pulmonar, a avaliação determina se a cirurgia pode ou não prosseguir.

PREDIÇÃO DA FUNÇÃO PÓS-OPERATÓRIA

O desafio na avaliação dos pacientes para ressecção pulmonar é conseguir prever o curso pós-operatório, tanto para as alterações agudas quanto para a morbidade pós-operatória e para o *status* pós-operatório final. Dependendo do tipo de procedimento cirúrgico, o *status* final pode ser melhor ou pior que o *status* atual (Tabela 27-2).

O método típico utilizado para prever a função pulmonar pós-operatória é usar uma cintilografia de ventilação-perfusão regional (cintilografia V/Q, usando um gás radioativo) para estimar a proporção da função pulmão que deverá ser

Tabela 27-2 Ressecções que Podem Alterar a Função Pulmonar no Pós-operatório

Piorar a Função	Melhorar a Função
■ Ressecção sublobar	■ Decorticação/pleurodese
■ Lobectomia	■ Ressecção de bolhas
■ Pneumonectomia	■ Redução do volume
	■ Transplante de pulmão

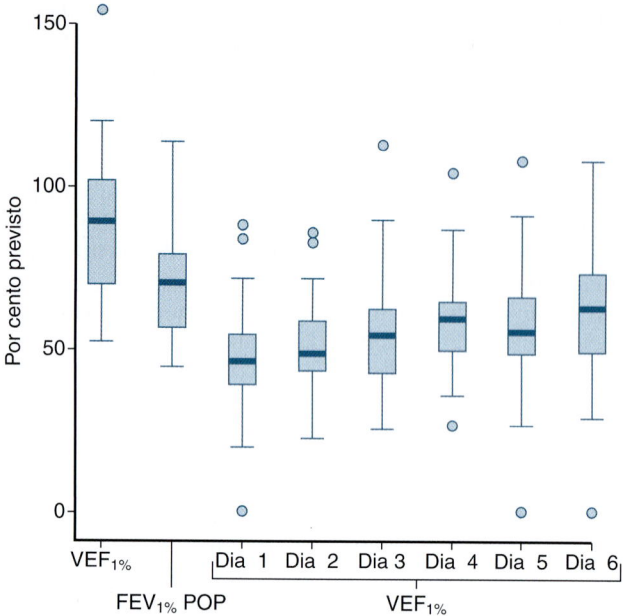

Figura 27-4 O $VEF_{1\%}$ real medido na primeira semana após a lobectomia em comparação com o $VEF_{1\%}$ pós-operatório previsto. Em um estudo prospectivo de 125 pacientes submetidos à lobectomia, o $VEF_{1\%}$ real, após a cirurgia, foi menor do que o $VEF_{1\%}$ pós-operatório previsto ($VEF_{1\%}$ POP). Embora o $VEF_{1\%}$ real tenha aumentado mais de 6 dias, manteve-se abaixo do nível previsto ($VEF_{1\%}$ POP). $VEF_{1\%} = VEF_1/CVF$. (Reproduzida de Varela G, Brunelli A, Rocco G, et al: Predicted versus observed FEV 1 in the immediate postoperative period after pulmonary lobectomy. *Eur J Cardiothorac Surg* 30[4]44–648, 2006.)

perdida. Essa avaliação era baseada em estudos mais antigos que mostravam uma correlação excelente.[84] No entanto, um estudo mais recente mostra as *nuances* da previsão funcional pós-operatória. Por exemplo, em um estudo prospectivo, a função no pós-operatório imediato foi significativamente pior do que o $VEF_{1\%}$ pós-operatório previsto e, embora tenha havido recuperação na primeira semana, o $VEF_{1\%}$ não atingiu o nível previsto[85] (Fig. 27-4). Em um estudo que seguiu os pacientes por mais de 3 meses após a alta hospitalar para lobectomia, foi observado que a função pulmonar alcançou níveis previstos em 1 mês e na verdade ultrapassou-os em cerca de 10% em 3 meses[86] (Fig. 27-5).

Em um relato do STS no seu grande registro de ressecções pulmonares (18.000 procedimentos cirúrgicos, 111 centros), a ressecção pulmonar foi associada com uma mortalidade global de 2%.[16] Fatores preditivos significativos de morbidade e mortalidade incluíram baixo VEF_1 pré-operatório, insuficiência renal, a alta classificação da American Society of Anesthesiologists, uso de esteroides, quimiorradiação de indução e especialmente o tipo de ressecção, com a pneumonectomia sendo relacionada com mais risco do que a lobectomia. A cirurgia por videotoracoscopia foi um pouco protetora.[16]

DIRETRIZES PARA RESSECÇÃO PULMONAR

Existem várias diretrizes de consenso publicadas para avaliar a aptidão do paciente para a ressecção pulmonar. Normalmente alguma medida da função pulmonar é usada. Especialmente para a ressecção mais ampla (p. ex., pneumonectomia), a possibilidade de que o pulmão doente não possa estar contribuindo com uma parcela proporcional da função e, portanto, possa ser ressecado é abordada com segurança por valores *pós-operatórios previstos* (POP). A estimativa é normalmente calculada usando-se citilografias de ventilação-perfusão.

As diretrizes da American Thoracic Society/American College of Chest Physicians revisam as provas cardiopulmonares detalhadamente mas abordam apenas brevemente a avaliação pré-operatória. Elas recomendam critérios para VEF_1 e DL_{CO} como as principais medidas e, quando esses valores são limiares, testes de exercício cardiopulmonar têm sua utilidade.[87] A British Thoracic Society recomenda uma avaliação inicial do VEF_1 e uma análise mais detalhada em casos marginais.[88]

PRINCÍPIOS DO TESTE ERGOMÉTRICO CARDIOPULMONAR — PONTOS FORTES E FRACOS

(Ver Cap. 26, disponível on-line, em inglês, no site www.elsevier.com.br/expertconsult)

Os testes cardiopulmonares aumentam as demandas tanto do sistema respiratório quanto do cardiovascular, mas, dado que a capacidade respiratória é utilizada apenas no pico de exercício em pacientes saudáveis, o exercício é geralmente limitado por fatores cardíacos antes que a função respiratória limite a capacidade de realizar exercícios em indivíduos normais.[89] O teste ergométrico em pacientes está associado a complicações graves em 1: 10.000 e é contraindicado em pacientes com doença cardíaca grave (p. ex., cardiomiopatia, angina instável, arritmias), asma não controlada, infecções significativas, transtornos metabólicos e pacientes não cooperativos.[90]

Nem todas as investigações detectaram uma associação entre o desempenho nos exercícios e um risco para as complicações perioperatórias.[90] Alguns dos problemas com as medições do consumo de oxigênio são que elas são afetadas pela massa muscular, tamanho corporal e nível de aptidão.[89] Portanto, usando o *consumo máximo de oxigênio* ($VO_2máx$) podem influenciar a avaliação pré-operatória contra indivíduos mais velhos e obesos.[89]

Algumas outras questões que precisam ser consideradas são que as previsões de VO_2/kg com base em medições no pré-operatório superestimaram significativamente o grau de perda de capacidade de realizar exercício após um procedimento cirúrgico.[91] Embora o VO_2/kg POP não preveja com precisão a capacidade de realizar exercícios no pós-operatório, ele foi, no entanto, o melhor fator preditivo de morbidade e mortalidade pós-operatórias.[91]

Também não está claro se o desempenho para realizar exercícios no pré-operatório tem qualquer influência sobre os resultados clínicos de longo prazo. Em um relato, 68 de 86 pacientes classificados como sendo de alto risco, com VO_2/kg pré-operatório medido de menos de 15, bem como tendo VEF_1 POP de menos de 33%, foram submetidos a ressecções pulmonares. Apesar de ter morbidades mais elevadas, o grupo de alto risco teve uma baixa mortalidade de apenas 4% (3/68).[92] Por outro lado, os 68 pacientes de alto risco submetidos à ressecção tiveram melhores resultados em 5 anos do que os pacientes de alto risco semelhantes, aos quais foi negada a cirurgia.[92] A evolução dos pacientes após a cirurgia é influenciada por melhoras nas técnicas cirúrgicas e nos cuidados pós-operatórios, bem como pelas terapias não cirúrgicas para câncer de pulmão em estágio inicial, de modo que as diretrizes e outras recomendações precisam ser revisitadas regularmente.[89]

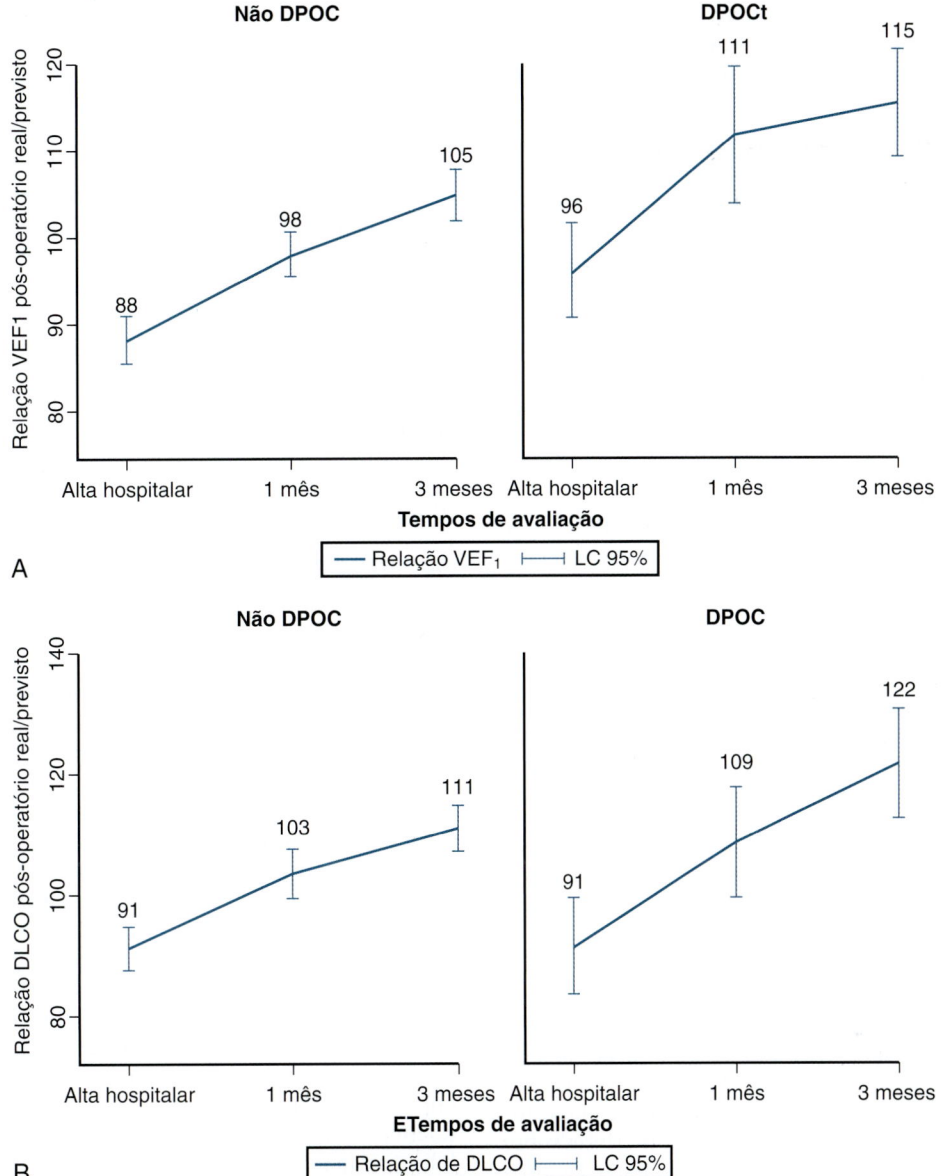

Figura 27-5 As proporções dos valores pós-operatórios reais para previstos em pacientes com doença pulmonar obstrutiva crônica (DPOC) ou sem DPOC após lobectomia demonstrados para VEF$_1$ **(A)** e DL$_{CO}$ **(B)**. A DPOC foi definida como VEF$_1$ igual ou inferior a 80% e VEF$_1$/CVF inferior a 0,7. Os valores previstos foram bastante precisos em 1 mês em prever o VEF$_1$ real ou DL$_{CO}$, mas os valores reais foram subestimados em 3 meses, especialmente em pacientes com DPOC. LC, limite de confiança. (Reproduzida de Brunelli A, Refai M, Salati M et al: Predicted versus observed FEV$_1$ and DLCO after major lung resection: a prospective evaluation at different postoperative periods. *Ann Thorac Surg* 83(3):1134–1139, 2007.)

PREDITORES PRÉ-OPERATÓRIOS

Apesar de ter uma variedade de esquemas de testes ter sido usada para prever as complicações pós-operatórias após a ressecção pulmonar, a VO$_2$máx atualmente é considerada o melhor fator preditivo. Em uma metanálise de 2007 da VO$_2$máx como fator preditivo que agrupou 14 estudos e quase 1.000 pacientes, uma VO$_2$máx maior (20 contra 16 mL/kg/min) foi encontrada no grupo sem CPPO. DL$_{CO}$ e VEF$_1$ também foram um pouco maiores no grupo sem complicações. No entanto, foram considerados menos úteis clinicamente do que a VO$_2$máx.[93] A VO$_2$máx também foi avaliada em um estudo grupo B de câncer e leucemia que incluiu 400 pacientes e uma avaliação de ressectabilidade em duas camadas. O primeiro grupo foi baseado em de VEF$_1$ e os critérios de VEF$_1$ POP foram considerados de "baixo risco". Pacientes que não preenchiam os critérios de VEF$_1$ foram estratificados ainda mais por um valor de VO$_2$máx maior do que 15 mL/kg/min em "alto risco" e "somente a critério médico." A taxa de mortalidade e morbidade foi maior para o grupo de alto risco, em comparação com o grupo de baixo risco, mas a sobrevida global foi muito melhor em todos os pacientes cirúrgicos. Houve também uma tendência para os pacientes de alto risco serem submetidos a uma ressecção menos extensa.[92]

DIRETRIZES RECENTES PARA TESTES PRÉ-OPERATÓRIOS EM PACIENTES DE CÂNCER DE PULMÃO

Uma recente diretriz de prática clínica baseada em evidências apoiada pelo American College of Chest Physicians foi publicada na terceira edição do seu suplemento de diagnóstico e manejo de câncer de pulmão.[94] Doze recomendações foram feitas e foram atribuídas notas para o nível de evidência existente.[94] Essas recomendações para pacientes com câncer de pulmão considerados para cirurgia são elencadas com nossos comentários:

1. A avaliação pré-operatória deve ser realizada por uma equipe multidisciplinar. [Isto é razoável, dado que o paciente seja tratado por um pneumologista antes e após a cirurgia, mas seja tratado no intraoperatório e operatório por um cirurgião e um anestesiologista.]
2. As avaliações devem ser feitas para todos os pacientes, independentemente da idade. [Muitos estudos da evolução perioperatória documentaram que a idade fisiológica é mais importante do que a duração da vida].
3. O risco cardiovascular deve ser manejado de acordo com as diretrizes existentes para a cirurgia não cardíaca. [Veja a discussão anterior sobre as indicações para a revascularização coronária.]
4. VEF_1 e DL_{CO} devem ser medidos, e ambos VEF_1 POP e DL_{CO} POP devem ser calculados. Se ambas essas medições POP forem superiores a 60% do valor previsto, não são recomendados testes adicionais.
5. No entanto, se eles são menos de 60% do previsto, mas acima de 30% do previsto, deve ser realizado um teste de exercícios de baixa tecnologia.
6. Se o VEF_1 POP ou o DL_{CO} POP forem menos de 30% do previsto, um teste de exercício cardiopulmonar formal deve ser feito com medição do VO_2máx.
7. Da mesma forma, se um paciente for considerado para a cirurgia e andar menos que 25 segmentos [< 400 m] no teste de caminhada controlada ou subir menos de 22 metros em um teste de subir escadas, um teste de exercício cardiopulmonar formal com medição de VO_2máx também é recomendado.
8. Se os pacientes com câncer de pulmão que são considerados para cirurgia tiverem um VO_2máx inferior a 10 mL/kg/min ou menos de 35% do valor previsto, eles devem ser aconselhados sobre as opções de tratamento não cirúrgico, ressecções sublobares ou cirurgia minimamente invasiva. [Veja os comentários anteriores sobre pacientes que eram considerados de alto risco devido a seus resultados nos testes de realização de exercícios, mas tiveram mortalidade perioperatória baixa.[92]]
9. Em pacientes com câncer de pulmão que estão sendo considerados para cirurgia e que se submetem a terapia neoadjuvante, sugere-se que a repetição da prova de função pulmonar com capacidade de difusão seja realizada após a conclusão da terapia neoadjuvante. [Esses pacientes podem ser mais propensos a problemas com medicamentos, tais como a amiodarona — veja a discussão anterior.]
10. Em pacientes com câncer de pulmão em uma área de enfisema do lobo superior que são candidatos à cirurgia de redução do volume pulmonar, recomenda-se a cirurgia combinada de redução de volume pulmonar e ressecção do câncer de pulmão.
11. Em todos os pacientes com câncer de pulmão que são considerados para a cirurgia que estejam fumando ativamente, recomenda-se o tratamento contra a dependência de tabaco.
12. Em pacientes com câncer de pulmão que são considerados para cirurgia e considerados de alto risco [VEF_1 POP ou o DL_{CO} POP inferior a 60% do valor previsto e VO_2máx inferior a 10 mL/kg/min ou menos de 35% do previsto], a reabilitação pulmonar pré-operatória ou pós-operatória é recomendada.[94]

MODIFICAÇÕES DO RISCO

Cessação do Tabagismo

A modificação de risco mais óbvia disponível para pacientes é a cessação do tabagismo (veja "Pacientes que Fumam," anteriormente). Curiosamente, havia uma preocupação de que eles tivessem um aumento das secreções e da reatividade durante o período de cessação imediata. No estudo mais relevante do momento sobre a cessação antes da toracotomia, Barrera et al.[95] não encontraram nenhuma diferença na mortalidade ou morbidade em função da duração da cessação e, portanto, não encontraram nenhuma prova de um aumento paradoxal nas complicações entre os indivíduos que haviam abandonado o tabagismo recentemente. Parar de fumar deve sempre ser encorajado antes da toracotomia.

Abordagem Cirúrgica

A abordagem cirúrgica tem implicações para a evolução pós-operatória. Com base no banco de dados STS de mais de 1.000 pacientes submetidos à lobectomia, uma abordagem de videotoracoscopia tinha melhorado a evolução, incluindo menos FA, necessidade de transfusão e escapes de ar prolongados e menor tempo de permanência hospitalar.[96] Achados semelhantes foram encontrados recentemente em um estudo que pareou os grupos pela pontuação de propensão em que a lobectomia assistida por videotoracoscopia foi associada com uma menor incidência de complicações pulmonares (1,1% contra 12,1%), uma duração mais curta de permanência hospitalar e menor tempo cirúrgico do que a lobectomia por meio de toracotomia.[97] Os estudos agora estão também demonstrando que essa lobectomia por videotoracoscopia oferece resultados similares em longo prazo: em um estudo de pacientes com câncer de pulmão de não pequenas células de fase clínica I, a lobectomia vídeo-assistida por videotoracoscopia ofereceu uma sobrevida global e sobrevida livre de doença semelhantes às observadas no grupo tratado com lobectomia por toracotomia.[98]

Treinamento de Exercícios

(Para o Teste de Exercícios Clínicos, consulte o Cap. 26, disponível on-line, em inglês, no site www.elsevier.com.br/expertconsult)

É interessante que a VO_2máx seja uma medida passível de modificação. As intervenções pré-operatórias podem melhorar a capacidade de realizar exercícios nos candidatos à ressecção pulmonar. Para pacientes com DPOC prestes a serem submetidos a lobectomia, Stefanelli et al.[99] detectaram que o "treinamento de alta intensidade" melhorou a VO_2máx em até 20%, uma melhora que persistiu por pelo menos 2 meses de pós-operatório. Medidas estáticas da função pulmonar (DL_{CO} e VEF_1) mantiveram-se inalteradas com o treinamento e diminuíram após a cirurgia, como esperado. Em outro estudo de 27 pacientes com DPOC candidatos a serem submetidos à ressecção pulmonar, a reabilitação pulmonar melhorou a VO_2máx (de 13 a 19 mL/kg/min), a PO_2 arterial e até mesmo o VEF_1 para níveis ressecáveis, e a ressecção subsequente foi tolerada com uma morbidade de apenas 15% em curto prazo.[100]

Mesmo que a reabilitação não seja iniciada antes da ressecção, há evidências de que a função dos exercícios no pós-operatório pode ser melhorada com a reabilitação pulmonar após a ressecção pulmonar.[101] Evidentemente, apenas melhorar a VO_2máx não garante melhores resultados. A esperança é que a melhor função permitirá um curso mais seguro do perioperatório em pacientes em condições marginais[102] e irá melhorar a função pós-operatória geral. No entanto, a literatura atual ainda não é suficiente para chegar a essa conclusão. Certamente não há nenhum indício de prejuízos da reabilitação pulmonar nessa população, e a terapia está em harmonia com as recomendações para os indivíduos na população em geral com insuficiência pulmonar.

Manejo Intraoperatório

Há um crescente reconhecimento de que o manejo intraoperatório pode afetar os resultados pós-operatórios. A ventilação protetora pulmonar, especificamente menores volumes correntes, o uso de pressão expiratória final positiva, e as manobras de recrutamento periódicas reduziram significativamente as complicações pós-operatórias pulmonares, a necessidade de reentubação e o tempo de permanência hospitalar em casos de cirurgia abdominal eletiva.[103] A extensão dessas manobras protetoras para a cirurgia torácica não é simples. A cirurgia pulmonar geralmente se beneficia da ventilação de um pulmão, com o pulmão do lado operatório ficando desinsuflado. No entanto, como a circulação pulmonar não é ocluída de rotina, há um *shunt* pulmonar obrigatório e uma chance real de hipoxemia durante a cirurgia. Tradicionalmente, os grandes volumes correntes, sem pressão expiratória final positiva e alta concentração de frações de oxigênio no gás inspirado, foram usados para combater a hipoxemia.[104] No entanto, há agora evidências de que essas estratégias de manejo possam causar complicações pós-operatórias pulmonares.[105] Em um estudo destinado a testar diferentes estratégias ventilatórias durante a ventilação de um pulmão para a cirurgia de ressecção pulmonar, uma estratégia ventilatória protetora pulmonar foi associada com significativamente menos disfunção pulmonar pós-operatória[105] (Fig. 27-6).

A escolha do agente anestésico também parece influenciar o desenvolvimento de lesões pulmonares. Por exemplo, em pacientes submetidos à ventilação de um pulmão para cirurgia cardiotorácica, os agentes inalatórios sevoflurano e desflurano suprimiram o aumento de um grande número de marcadores inflamatórios (fator de necrose tumoral, interleucina-1 β, interleucina-8) no líquido do lavado broncoalveolar em comparação com propofol intravenoso.[106]

Que fatores preveem a hipoxia durante a execução da ventilação de um pulmão? A posição do paciente tem um efeito intenso, com a gravidade melhorando o fluxo para o pulmão dependente, ventilado.[107,108] Uma doença mais intensa no pulmão não ventilado, por exemplo, conforme medido pelo gradiente de CO_2 corrente final arterial, prediz a melhor tolerância à ventilação de um pulmão.[108] Em geral, a maioria dos anestesiologistas torácicos compreende e trabalha para diminuir os danos aos pulmões durante a ventilação de um pulmão, mas também para preservar a troca gasosa.

Manejo da Dor

Uma incisão de toracotomia é considerada uma das incisões cirúrgicas mais dolorosas e pode prejudicar significativamente a função respiratória pós-operatória[109] (para discussão de dor torácica, consulte o Cap. 31). Além disso, o alívio inadequado da dor pós-operatória tem sido associado a uma maior incidência de dor crônica pós-toracotomia,[110] a um

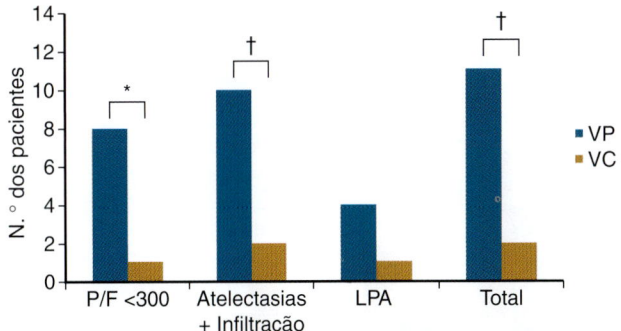

Figura 27-6 Complicações pulmonares observadas após duas estratégias ventilatórias na ventilação de um pulmão para ressecção pulmonar. Cinquenta pacientes foram ventilados com ventilação convencional (VC, azul) e 50 com ventilação pulmonar protegida (VP, marrom). As complicações pulmonares dentro de 72 horas da operação incluem PO_2 arterial /concentração fracionária de oxigênio no gás inspirado (P/F) inferior a 300 mmHg, novos infiltrados pulmonares ou lesão pulmonar aguda (LPA). Note-se que menos pacientes desenvolveram complicações no pós-operatório após ventilação protetora para todas as complicações, exceto LPA. * $P < 0,05$ pelo teste exato de Fisher; †$P < 0,05$ pelo teste × 2. (Reproduzida de Yang M, Ahn HJ, Kim K, et al: Does a protective ventilation strategy reduce the risk of pulmonary complications after lung cancer surgery?: a randomized controlled trial. *Chest* 139[3]:530–537, 2011.)

estado funcional mais pobre,[111] e a um efeito adverso sobre a qualidade de vida.[112] O manejo eficaz da dor pós-operatória, portanto, é um componente crítico do manejo perioperatório dos pacientes submetidos à cirurgia torácica. A modalidade mais comum de dor para pacientes submetidos a toracotomias (em oposição aos procedimentos de videotoracoscopia) tem sido a *analgesia epidural torácica* (TEA, do termo em inglês), que é comumente considerada como o padrão-ouro para o manejo da dor nessa população de pacientes.[113] Na TEA, a infusão contínua de uma combinação de anestésicos locais e opioides no espaço epidural bloqueia seletivamente as fibras de dor e as fibras nervosas simpáticas do sítio cirúrgico; a simpatectomia pode reduzir as respostas de estresse no pós-operatório. Em uma metanálise de 100 ensaios clínicos randomizados comparando a analgesia peridural contínua com opioides parenterais em cirurgia torácica, abdominal e da extremidade inferior, Block et al. descobriram que a analgesia peridural promoveu um alívio da dor significativamente superior em todas as categorias de cirurgia em comparação com os opioides parenterais desde o dia da cirurgia até o terceiro dia de pós-operatório[114] (Fig. 27-7).

No entanto, a analgesia peridural é associada com um risco pequeno mas significativo de complicações maiores, incluindo a formação de hematoma epidural, danos dos nervos (por meio de trauma direto e pela toxicidade dos fármacos), infecção e depressão respiratória quando os opioides são usados juntamente com anestésicos locais. As complicações menos graves, porém mais frequentes, incluem hipotensão, prurido, náuseas e retenção urinária. Uma alternativa emergente à TEA nos últimos anos tem sido o *bloqueio paravertebral* (BPV) torácico contínuo guiado por ultrassom. O BPV, pode ser mais fácil de ser instituído do que uma anestesia epidural torácica, é unilateral (portanto, menos provável de causar bloqueio simpático completo e hipotensão) e é menos provável de causar hemorragia significativa ou danos dos nervos.[115] Um número significativo de estudos comparou as duas técnicas em pacientes submetidos à toracotomia e detectou uma eficácia analgésica equivalente nas modalidades tanto de TEA quanto de BPV, com um perfil de efeitos colaterais de

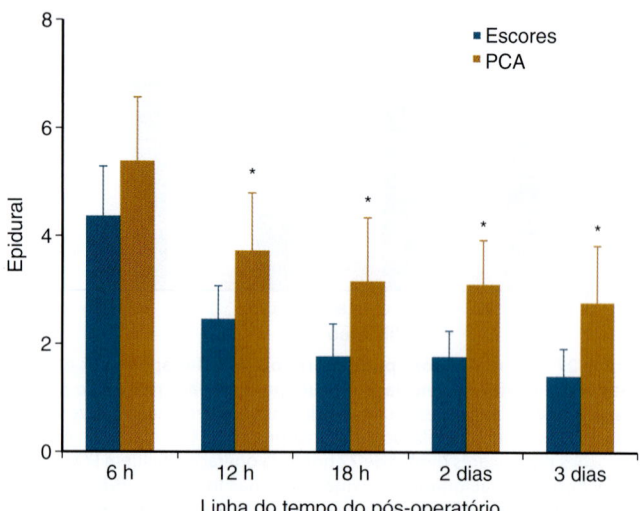

Figura 27-7 Principais escores de dor para os grupos PCA e epidural.
Os valores representam as médias com intervalos de confiança de 95%. A anestesia peridural é mais eficaz do que a PCA de 12 horas em diante. (Reproduzida de Ali M, Winter DC, Hanly AM, et al: Prospective, randomized, controlled trial of thoracic epidutal or patientcontrolled opiate analgesia on perioperative quality of life. *Br J Anaesth* 104:292–297, 2010, Fig. 2.)

curto prazo melhor para o BPV.[115-118] A analgesia contínua do BPV, portanto, está sendo cada vez mais empregada em pacientes submetidos à cirurgia torácica. Na ausência de um ensaio randomizado, prospectivo, com poder adequado, no entanto, continua a ser difícil endossar uma técnica inequivocamente em detrimento da outra.

Pontos-chave

- As complicações pós-operatórias pulmonares são muito comuns após a cirurgia torácica e contribuem para a evolução inadequada para os pacientes e o aumento dos custos.
- O risco aumentado de complicações pulmonares e a mortalidade estão associados aos pacientes que têm escores mais elevados pela classificação da American Society of Anesthesiologists, quimiorradiação de indução, DL_{CO} baixo, VEF_1 baixo e a necessidade de uma grande ressecção (i.e., pneumonectomia ou bilobectomia).
- A fibrilação atrial é muito comum depois das cirurgias torácicas e a profilaxia eficaz deve ser o objetivo.
- Os pacientes que são tabagistas no pré-operatório devem ser incentivados a parar de fumar e devem receber ajuda para conseguirem abandonar o hábito de fumar.
- A reabilitação pulmonar pré-operatória pode melhorar a evolução no perioperatório em pacientes com DPOC e pode permitir que os pacientes com consumo de oxigênio máximo marginal melhorem e, assim, qualifiquem-se para a ressecção. Mudanças nas técnicas cirúrgicas e nos agentes quimioterápicos também podem melhorar os resultados perioperatórios para esses pacientes.
- A analgesia epidural contínua através de uma epidural torácica utilizando opioides e analgesia local proporciona alívio da dor ideal por até 3 dias após a toracotomia.

As Referências estão disponíveis exclusivamente no site www.elsevier.com.br/expertconsult

28 EVALUATION OF RESPIRATORY IMPAIRMENT AND DISABILITY

ANNYCE S. MAYER, MD, MSPH • LISA A. MAIER, MD, MSPH

INTRODUCTION
DEFINITIONS
Impairment
Disability
Additional Terms
CLINICAL APPROACH TO IMPAIRMENT EVALUATIONS
History
Physical Examination
Diagnosis, Causation, and Maximum Medical Improvement
GUIDES TO RESPIRATORY IMPAIRMENT RATINGS
American Thoracic Society Guidelines for Evaluation of Impairment or Disability
American Medical Association Guides to the Evaluation of Permanent Impairment
Classification of Impairment Resulting from Specific Pulmonary Diseases
ROLE OF DIAGNOSTIC TEST RESULTS IN IMPAIRMENT RATINGS
Radiographic Data
Pulmonary Function Testing
Cardiopulmonary Exercise Testing
Blood Gas Analysis
Addressing Discrepancies between Objective and Subjective Data
MAJOR STATE AND FEDERAL BENEFIT AND COMPENSATION PROGRAMS
WORKPLACE PROTECTIONS
Respiratory Protection
Work Restrictions
Americans with Disabilities Act Amendments Act
Family Medical Leave Act
FUTURE DIRECTIONS
Developing an Improved Framework of Disability
Institute of Medicine Framework
Disease-Specific Impairment

O Capítulo 28 está disponível, em inglês, exclusivamente no site www.elsevier.com.br/expertconsult

PARTE 3

MEDICINA RESPIRATÓRIA CLÍNICA

Sintomas da Doença Respiratória e seu Manejo
Dispneia
Tosse
Dor Torácica

Doenças Infecciosas dos Pulmões
Infecções Virais
Pneumonia Bacteriana e Abscesso Pulmonar
Pneumonia Associada à Ventilação
Tuberculose
Infecções Micobacterianas não Tuberculosas
Micoses Endêmicas
Micoses Oportunistas
Infecções Parasitárias
Bioterrorismo

Doenças Obstrutivas
Asma: Patogênese e Fenótipos
Asma: Diagnóstico Clínico e Tratamento
DPOC: Patogênese e História Natural
DPOC: Diagnóstico Clínico e Tratamento
Genética na Asma e DPOC
Perigos do Tabagismo e Cessação
Fibrose Cística
Bronquiectasias
Transtornos das Vias Aéreas Superiores
Bronquiolite e Outros Distúrbios Intratorácicos das Vias Aéreas

Neoplasias do Pulmão
Biologia do Câncer de Pulmão
Epidemiologia do Câncer de Pulmão
Aspectos Clínicos do Câncer de Pulmão
Tumores Primários de Pulmão Raros
Tumores Malignos Metastáticos
Tumores de Pulmão Benignos

Distúrbios da Circulação Pulmonar
Tromboembolismo Pulmonar
Hipertensão Pulmonar

Hipertensão Pulmonar devido à Doença Pulmonar
Vasculite Pulmonar
Anormalidades Vasculares Pulmonares
Edema Pulmonar

Doenças Pulmonares Infiltrativas e Intersticiais
Pneumonia Intersticial Idiopática
Pneumonite por Hipersensibilidade
Doenças do Tecido Conjuntivo
Sarcoidose
Hemorragia Alveolar e Doenças Infiltrativas Raras
Doenças Pulmonares Eosinofílicas
Linfangioleiomiomatose
Síndrome da Proteinose Alveolar Pulmonar
Doença Pulmonar Induzida por Fármaco

Riscos Ambientais e Ocupacionais
Asma no Trabalho
Pneumoconioses
Poluição do Ar Interna e Externa
Respostas Agudas a Exposições Tóxicas
Lesões por Trauma e Golpe
Altitude Elevada
Medicina do Mergulho

Distúrbios da Pleura
Derrame Pleural
Infecções Pleurais
Pneumotórax, Quilotórax, Hemotórax, e Fibrotórax
Tumores Pleurais

Distúrbios do Mediastino
Tumores e Cistos Mediastinais
Pneumomediastino e Mediastinite

Distúrbios do Sono e Controle da Respiração
Controle da Respiração e Vias Aéreas Superiores durante o Sono

Hipocapnia e Hipercapnia
Consequências da Interrupção do Sono
Apneia Obstrutiva do Sono
Apneia Central do Sono

Manifestações Respiratórias de Distúrbios Extrapulmonares
Complicações Pulmonares da Infecção por HIV
Complicações Pulmonares do Transplante de Células-tronco e de Órgãos Sólidos
Complicações Pulmonares de Imunodeficiências Primárias
Complicações Pulmonares de Doenças Abdominais
Complicações Pulmonares de Doenças Hematológicas
Complicações Pulmonares de Doenças Endócrinas
Os Pulmões em Doenças Ginecológicas e Obstétricas
O Sistema Respiratório e Doenças Neuromusculares
O Sistema Respiratório e Doenças da Parede Torácica

Manejo da Insuficiência Respiratória
Insuficiência Ventilatória Aguda
Insuficiência Respiratória Hipoxêmica Aguda e SARA
Ventilação Mecânica
Ventilação não Invasiva
Suporte de Troca Gasosa Extracorpórea
Cuidados no Fim da Vida, na Insuficiência Respiratória
Reabilitação Pulmonar
Transplante de Pulmão

SEÇÃO G

SINTOMAS DA DOENÇA RESPIRATÓRIA E SEU MANEJO

29 *DISPNEIA*

RICHARD M. SCHWARTZSTEIN, MD • LEWIS ADAMS, PhD

INTRODUÇÃO
DEFINIÇÃO DE DISPNEIA
LINGUAGEM DE DISPNEIA
Frases Qualitativas — A Dimensão Descritiva da Dispneia
Frases Emocionais — A Dimensão Afetiva da Dispneia
MECANISMOS DA DISPNEIA
AVALIAÇÃO DA DISPNEIA
Desempenho no Exercício como uma Indicação de Dispneia
Limitação do Exercício por Dispneia
Qualidade de Vida e Dispneia
Medição Psicométrica da Dispneia
Avaliação Multidimensional da Dispneia
ABORDAGEM DIAGNÓSTICA DO PACIENTE COM DISPNEIA
Visão Geral: Categorias Fisiológicas da Dispneia
História
Exame Físico
Avaliação Laboratorial
Estudos Especiais (Incluindo Testes de Função Pulmonar)
TRATAMENTO SINTOMÁTICO DA DISPNEIA
Reduzindo o Esforço Respiratório e Melhorando a Função Muscular Respiratória
Diminuindo a Atividade Respiratória
Alterando a Percepção Central
O Papel do Treinamento Físico no Alívio da Dispneia
Alívio da Dispneia na Doença Pulmonar em Estágio Terminal

INTRODUÇÃO

Dispneia (do grego *dis*, que significa "doloroso", "difícil", e *pneuma*, que significa "respiração") é um termo clínico para a sensação de ausência de ar ou falta de ar experimentada tanto por indivíduos normais como por pacientes com doenças que afetam o sistema respiratório. A sua importância foi reconhecida pela American Thoracic Society por uma Declaração atualizada.[1] A dispneia assume importância clínica quando é sentida a um nível de esforço que é inaceitavelmente baixo para o indivíduo ou modifica drasticamente o estilo de vida de um paciente na tentativa de evitar o desconforto respiratório. É cada vez mais considerada como um resultado importante tanto para fins de prognóstico como terapêuticos, relacionados com uma ampla gama de condições clínicas, principalmente a *doença pulmonar obstrutiva crônica* (DPOC), insuficiência cardíaca,[2,3] câncer avançado[4] e doenças pulmonares intersticiais.[5]

Não há dados precisos sobre a prevalência da dispneia.[6] Uma metanálise sugere uma prevalência mundial de 10% para a DPOC em adultos com idade superior a 40 anos,[7] fazendo do seu sintoma cardinal, a dispneia, uma causa importante de morbidade, especialmente em pessoas mais velhas. A alta prevalência da dispneia devido a todas as causas é indicada por uma pesquisa com 4.900 adultos de meia-idade e mais velhos, em que 27,2% relataram ter dispneia, enquanto apenas 12,5% relataram ter DPOC.[6] Em uma pesquisa com 1.556 pacientes gravemente doentes hospitalizados, 49% relataram ter dispneia, em comparação com 51% que relataram dor.[8] A morbidade associada à dispneia é variável, desde pequenos incômodos até a incapacidade funcional.[9] Além disso, a dispneia é um forte preditor independente de mortalidade em pacientes com DPOC,[10] insuficiência cardíaca[11] e idosos.[12] Comparada à dor, a dispneia é relativamente refratária ao tratamento eficaz dos sintomas, afetando provavelmente não apenas os pacientes mas também os seus prestadores de cuidados (incluindo profissionais de saúde) durante condições terminais ou crônicas severas.[13]

A dispneia engloba uma variedade de sensações experimentadas quando a respiração parece desconfortável, trabalhosa e insatisfatória,[1] sensações provavelmente ligadas a discretos mecanismos fisiológicos.[14] Como um sintoma, a dispneia pode ser relatada somente pelo paciente e é distinta de achados objetivos ou sinais associados ao exame físico, tais como taquipneia, hiperinsuflação e cianose. A dispneia é multifatorial e, embora resulte de eventos fisiopatológicos, é provável que seja influenciada por fatores como estado psicológico, preocupação, nível de consciência, nível normal de atividade física, peso corporal, estado de nutrição e medicamentos. Esses vários fatores modificadores podem explicar a correlação variável entre os níveis de dispneia e a limitação do fluxo de ar ou o desempenho ao exercício.[14] Como a maioria das doenças para as quais a dispneia é um sintoma comum é essencialmente irreversível (p. ex., doença pulmonar crônica, insuficiência cardíaca, câncer), o manejo eficaz do sintoma de dispneia para melhorar a qualidade de vida é uma meta desejável.

DEFINIÇÃO DE DISPNEIA

Ao longo dos anos, tem havido muitas tentativas de se definir dispneia, e estas têm compartilhado um ponto em comum: uma percepção desconfortável associada ao ato de respirar. No entanto, a definição mais formalizada no consenso da American Thoracic Society é agora amplamente aceita e tem proporcionado uma base sólida para pesquisadores e médicos preocupados com a compreensão e manejo deste sintoma.[1] Esta afirma: "*Dispneia* é um termo usado para caracterizar uma experiência subjetiva de desconforto respiratório que é composta de sensações qualitativamente distintas que variam de intensidade. A experiência deriva de interações entre múltiplos fatores fisiológicos, psicológicos, sociais e ambientais e que podem induzir respostas fisiológicas e comportamentais secundárias". A declaração da American Thoracic Society sobre a dispneia também enfatiza que "sensações distintas na maioria das vezes não ocorrem de forma isolada", e que as sensações "variam em seu desagrado e sua significância emocional e comportamental[1]."

LINGUAGEM DE DISPNEIA

O desconforto respiratório associado a vários transtornos cardiopulmonares é caracterizado por uma gama de palavras e frases utilizadas para descrever a sensação e pode provocar fortes respostas emocionais. Estudos da linguagem da dispneia fornecem reflexões sobre a percepção do problema do paciente, e esses descritores muitas vezes oferecem pistas para os transtornos fisiológicos subjacentes. Um modelo multidimensional para a dispneia, que inclui intensidade sensorial, descritores qualitativos, e elementos emocionais, foi proposto.[15]

FRASES QUALITATIVAS — A DIMENSÃO DESCRITIVA DA DISPNEIA

Quando os pacientes se queixam de falta de ar, eles geralmente estão relatando sensações familiares que se tornaram perceptíveis em níveis mais baixos de esforço. Quando questionados mais profundamente, os pacientes podem se voluntariar a comentários como "difícil de respirar", "não consigo ter ar suficiente", ou "se sentir apertado", mas muitas vezes têm dificuldade em ser mais específicos.

Em sobreposição a isso, diferenças culturais ou linguísticas podem resultar em pacientes usando palavras diferentes para descrever a mesma experiência sensorial.[16]

Com base na utilidade clínica comprovada de avaliar a linguagem da dor (p. ex., avaliação de doença cardíaca isquêmica), os pesquisadores questionaram se a linguagem da dispneia poderia ser igualmente útil.

Desde o início de 1980, os estudos em indivíduos saudáveis e pacientes dispneicos têm identificado grupos distintos de descritores, de expressões comumente usadas de desconforto respiratório. Em geral, quatro categorias principais de desconforto respiratório podem ser identificadas pelos seguintes descritores: "aperto", "necessidade ou urgência de respirar", (muitas vezes rotulada como "fome de ar"), "trabalho ou esforço para respirar" e "profundidade e frequência de respiração". Em populações de pacientes, "aperto" parece estar claramente associado à broncoconstrição, considerando que "urgência para respirar" está associada ao aumento da atividade respiratória e/ou a limitações de volume corrente central, e "esforço para respirar" é visto em condições caracterizadas por alterações na bomba respiratória (p. ex., fraqueza no músculo ventilatório ou aumento da resistência das vias aéreas). O descritor "profundidade e frequência de respiração", tipicamente associado com a atividade ou o exercício, provavelmente se relaciona melhor com a consciência do movimento da parede torácica do que com a consciência do desconforto respiratório, mas pode, contudo, ser preocupante para o paciente.

Embora existam poucos estudos interculturais da linguagem da dispneia, as categorias básicas de frases observadas anteriormente parecem consistentes entre os países.[14] Além disso, as crianças usam descritores qualitativos para descrever o desconforto respiratório associado à asma de uma forma bastante semelhante à dos adultos, e a sua utilização da linguagem é confiável ao longo do tempo.[17] Outros fatores, tais como a obesidade, podem ser associados a diferentes qualidades sensoriais que se relacionam com a intensidade da falta de ar.[17a] Os estudos primários que têm definido e explorado a utilidade dos descritores qualitativos foram sumarizados.[14]

FRASES EMOCIONAIS — A DIMENSÃO AFETIVA DA DISPNEIA

O modelo de dor dos atributos dos sintomas tem sido mais aplicado para explorar a importância do componente afetivo (p. ex., desconforto, medo, ansiedade) da dispneia em adição à sua intensidade e qualidade.[15] Um estudo relatou que para uma dada intensidade de dispneia, um componente de "fome de ar" maior é percebido como uma experiência substancialmente mais desagradável do que com um componente de maior "trabalho/esforço".[18] Esses autores desenvolveram um perfil multidimensional para a dispneia, com base em um instrumento análogo para a dor, o qual deve proporcionar uma melhor compreensão do componente afetivo da dispneia com a finalidade de desenvolver abordagens terapêuticas mais orientadas; a confiabilidade e a validade do instrumento foram demonstradas.[18,19] Esforços semelhantes têm produzido uma única ferramenta para a dispneia, que incorpora tanto a dimensão descritiva como a afetiva em um único instrumento.[20,21]

Em pacientes com DPOC, aqueles com graus mais severos de disfunção do sistema respiratório, como evidenciado pelo índice BODE (do inglês, *body mass index, airflow obstruction, dyspnea and exercise capacity* — índice de massa corporal, obstrução de vias aéreas, dispneia e capacidade de exercício), expressaram frases afetivas mais extremas, tais como "assustador" e "preocupado".[22] Além disso, aqueles pacientes que expressam maior medo relacionado a dispneia podem ter maiores melhorias na mesma com o programa de reabilitação pulmonar.[23] Curiosamente, não parece haver diferença na resposta afetiva em pacientes com DPOC quando eles apresentam dispneia em repouso em comparação com quando a dispneia é estimulada em um ambiente laboratorial,[24] o que sugere que a capacidade de controlar a dispneia por redução da atividade pode reduzir a dimensão emocional de uma maneira semelhante a dizer a um pesquisador para interromper o experimento.

Uma análise mais cuidadosa da linguagem e impacto emocional da dispneia por profissionais da saúde pode produzir percepções de diagnóstico importantes ou um melhor manejo dos pacientes com falta de ar e está se tornando cada vez mais um marcador de qualidade dos cuidados da dispneia.[25]

MECANISMOS DA DISPNEIA

Os mecanismos neurofisiológicos que dão origem à percepção da dispneia não são completamente compreendidos (Fig. 29-1). O pensamento atual sugere que o desconforto originado pela dispneia é composto por dois componentes principais: (1) uma "urgência para respirar" (referida como "fome de ar") e (2) uma "sensação de esforço excessivo" associado à respiração. Embora as duas sensações aumentem juntamente com o esforço, elas podem ser separadas experimentalmente,[26] com a primeira sendo relatada como mais desagradável em indivíduos saudáveis.[27] O terceiro componente do desconforto respiratório, "aperto no peito", é comumente relatado por pacientes asmáticos.[28] A dispneia em um paciente individual pode muito bem representar uma combinação desses componentes e corresponder às diferentes qualidades de dispneia mencionadas anteriormente.

Tal como acontece com todas as sensações, a experiência de dispneia deve resultar de mudanças na atividade neural dentro das estruturas corticais e subcorticais do cérebro envolvidas na percepção. Informações relacionadas com problemas respiratórios aferentes das vias aéreas superiores, pulmões, caixa torácica e quimiorreceptores, bem como outros sinais de, por exemplo, membros em exercício e sistema cardiovascular, fornecem inúmeras entradas periféricas relacionadas com a função cardiorrespiratória. Tais informações podem integrar-se com redes neurais respiratórias centrais, especialmente no córtex cerebral, sistema límbico e tronco cerebral, e gerar uma gama de sensações respiratórias.[29] Além disso, essas experiências tendem a ser moduladas pelo tráfego neural relacionado à entrada sensorial cognitiva, emocional e não respiratória. O fato de a dispneia clínica poder surgir com ou sem deficiências na troca gasosa e na presença ou ausência de mecanismo respiratório prejudicado ressalta a complexidade desse sintoma. Como indicado anteriormente, a utilização de uma linguagem para identificar variações qualitativas na dispneia, talvez relacionada a diferentes padrões de ativação neuronal central, pode conduzir a uma compreensão mais abrangente da origem da dispneia e a melhores estratégias terapêuticas para seu manejo em pacientes individuais.

Uma vez que a dispneia é uma percepção, os estudos sobre os seus mecanismos devem restringir-se aos seres humanos e são limitados pela dificuldade de medir a experiência subjetiva e a atividade neural subjacente a ela. Tecnologias de neuroimagem, principalmente PET e ressonância magnética nuclear funcional, permitem imagens do funcionamento cerebral associadas a processos cognitivos sensoriais e motores, e estes têm sido aplicados para estudar a base neural da dispneia em indivíduos saudáveis. Diferentes pesquisadores têm induzido a dispneia de maneiras diferentes, com diferentes graus de "urgência para respirar" e "sensação de esforço". Apesar disso, um padrão consistente de atividade neural associada com a percepção de dispneia está surgindo a partir desses estudos. De particular interesse é a ativação de estruturas límbicas e paralímbicas, especialmente o córtex insular anterior, giro cingulado anterior, a amídala e o cerebelo. A ativação dessas regiões cerebrais filogeneticamente antigas tem sido vista em estudos de imagem cerebral de dor, de sede[30,31] e de fome[32] e é consistente com a ideia de que a dispneia é uma experiência primal associada a comportamentos destinados a combater uma ameaça à sobrevivência.[33-35] Esses estudos são definitivamente de difícil interpretação e não são facilmente generalizáveis para populações clínicas. No entanto, as técnicas de neuroimagem estão se tornando rapidamente mais sofisticadas e estudos futuros em populações sintomáticas oferecem o potencial de um retrato mais claro da base neural da dispneia clínica.

Existe uma boa evidência de que o componente "urgência para respirar" da sensação de dispneia depende, em grande extensão, do grau em que os neurônios relacionados aos problemas respiratórios, no tronco cerebral, são estimulados. O estímulo da ventilação com o exercício, hipoxia, hipercapnia e acidose metabólica induz a dispneia,[36,37] enquanto um aumento na ventilação voluntária induz pouca dispneia, mesmo em pacientes com limitação respiratória mecânica.[38] Além disso, a dispneia é fortemente sentida quando os neurônios respiratórios são estimulados na ausência de uma possível resposta ventilatória, como com a transecção espinal e a paralisia experimental dos músculos respiratórios.[39,40] O papel da resposta aferente a partir dos pulmões e da parede torácica na gênese da dispneia é complexo. Condições consideradas como ativadoras de receptores irritantes dos pulmões e/ou de fibras C pulmonares (p. ex., edema pulmonar, atelectasia, insuficiência cardíaca congestiva) podem muito bem contribuir para a dispneia via nervo vago aferente, tanto diretamente como através da modulação de outras entradas sensoriais que dão origem à dispneia.[40,41] Por outro lado, a ativação fisiológica de receptores de estiramento que se adaptam lentamente durante a insuflação do pulmão pode inibir a atividade respiratória central e, dessa forma, melhorar a dispneia. Quando a ventilação desejada e a ventilação alcançada não são correspondentes, com base na resposta dos receptores mecânicos e de fluxo (de temperatura) nos pulmões, vias aéreas, e parede torácica, a intensidade de dispneia aumenta. O alívio imediato da dispneia, observado com os movimentos torácicos

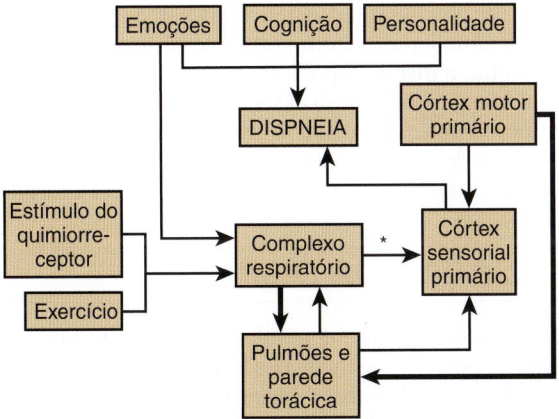

Figura 29-1 O complexo respiratório no tronco cerebral é fundamental para a nossa compreensão da dispneia. A ativação do complexo respiratório por entrada aferente de uma variedade de receptores ou pelas emoções, com entrada a partir dos pulmões e da parede torácica, determina o comando eferente para os pulmões e parede torácica para respirar. O cérebro se torna ciente disto como dispneia por uma descarga corolária simultânea (*) para o córtex sensorial primário. Alternativamente, o córtex motor primário pode iniciar os comandos eferentes voluntários para os pulmões e parede torácica para controlar a respiração, com coativação do córtex sensorial primário, o que contribui para a dispneia. O córtex sensorial primário também recebe a entrada a partir dos pulmões e da parede torácica, o que pode afetar a percepção da dispneia. A experiência central de dispneia pode também ser afetada por emoções, cognição e personalidade. (Linhas em negrito indicam comandos de saída eferentes para os pulmões e a parede torácica para respirar).

seguintes à apneia voluntária, porém sem melhoria na troca gasosa do sangue, é consistente com este conceito.[42]

Em sua revisão dos papéis dos nervos das vias aéreas em doenças inflamatórias das vias aéreas, Undem e Nassenstein[40] implicaram mecanismos vagais na produção da dispneia, tanto diretamente, pela sinalização neural, como indiretamente, aumentando o trabalho respiratório através da liberação de acetilcolina (que estimula a contração do músculo liso das vias aéreas e a secreção de muco). Nishino[43] sugeriu que os mecanismos vagais associados à tosse afetavam a sensação de dispneia, embora o autor tenha concordado que outros mecanismos neurais poderiam desempenhar papéis concomitantes. Um apoio adicional para isso vem da observação em pacientes tetraplégicos, que não possuem informações aferentes da parede torácica, de que os aumentos de volume corrente reduzem a dispneia a partir da inalação de dióxido de carbono, sem qualquer alteração nos níveis de gases no sangue.[44] Além disso, a furosemida inalatória, que potencializa a atividade do receptor de estiramento de adaptação lenta num modelo animal, demonstrou aliviar a sensação de dispneia experimental em indivíduos saudáveis[45] e a dispneia por esforço em pacientes com DPOC.[46] No que diz respeito à "sensação de esforço", a resposta proprioceptiva de músculos, articulações e metaborreceptores (nervos periféricos aferentes que respondem a subprodutos metabólicos do metabolismo do músculo esquelético) provavelmente se integra com a saída do motor cortical na gênese dessa percepção.[14]

À luz da discussão anterior, a dispneia por esforço em pacientes com doença pulmonar pode ser considerada uma manifestação do aumento do impulso respiratório central necessário para atingir uma ventilação adequada através um aparelho respiratório comprimido mecanicamente. Esse conceito se encaixa com a observação de que, em pacientes com DPOC, a hiperinsuflação progressiva está associada com o aumento da dispneia porque demandas ventilatórias exigem maior atividade muscular respiratória para superar o aumento do trabalho elástico em volumes pulmonares elevados e para compensar o encurtamento da musculatura inspiratória que os coloca em desvantagem mecânica.[14,47] Além disso, na medida em que a capacidade inspiratória fica comprometida pelo aumento no volume pulmonar expiratório final nesses pacientes, o volume corrente esperado e volume corrente alcançado não são compatíveis, e a dispneia aumenta de intensidade.[14,47] A partir disso, a diminuição da dispneia que se segue à cirurgia bem-sucedida de redução de volume pulmonar, bem como a redução farmacológica do volume do pulmão,[47] é consistente com a melhora de ambos os pulmões e da mecânica dos músculos respiratórios. O apoio desse conceito vem de um estudo que mostra que uma diminuição da dispneia após redução de volume foi associada ao alívio da hiperinsuflação dos pulmões e a uma diminuição no estímulo neural para o diafragma.[48] Além disso, o conceito é apoiado pela observação de que o suporte ventilatório não invasivo durante o exercício alivia a dispneia em pacientes com DPOC,[48] presumivelmente reduzindo o trabalho respiratório e, consequentemente, a atividade neural eferente para os músculos respiratórios.

A utilidade desse conceito de dispneogênese se estende a condições em que a doença pulmonar não é o principal problema. Em particular, a dispneia por insuficiência cardíaca pode ser explicada em termos de uma atividade respiratória elevada secundária à limitação do fluxo expiratório[49] ou de disfunção muscular periférica.[50] Um fenômeno similar pode surgir com o descondicionamento. Os benefícios do treinamento físico para aqueles com dispneia podem ser mediados, em parte, por alterações na função muscular periférica. Outras condições em que a dispneia, na ausência de doença pulmonar, poderia ser contabilizada pelo aumento da atividade respiratória incluem a doença do neurônio motor/fraqueza do músculo respiratório,[51] gestação em estágio avançado,[52] anemia,[53] distúrbios da tireoide, transtornos de pânico e ansiedade.[54]

A sensação da dispneia, como a da dor, tem uma dimensão psicológica.[55] O estado emocional de um indivíduo, personalidade, experiência anterior e função cognitiva são passíveis de influenciar a experiência e o relato da dispneia. A dispneia é pior quando é inesperada, quando acontece em situações inapropriadas e quando é percebida pelo paciente como perigosa.[56] Estudos em voluntários saudáveis e em pacientes com doença subjacente sugeriram que a percepção da intensidade da falta de ar pode ser influenciada pela experiência anterior da sensação.[57,58] Além disso, tanto a distração auditiva[59] como as alterações experimentalmente induzidas de humor[60] demonstraram aumentar o desconforto de dispneia por esforço em pacientes com DPOC. Não se sabe se tais observações estão relacionadas à frequência da experiência prévia de dispneia (p. ex., com o exercício) ou a algum fator psicológico mal definido. Em pacientes com síndrome da hiperventilação, tanto a dispneia como a ventilação podem aumentar dramaticamente na ausência de qualquer estímulo fisiológico conhecido para respirar.[54] A dispneia é um problema particular em pacientes com ataques de pânico. Uma pesquisa baseada na Internet descobriu que 95% dos entrevistados relataram problemas para respirar durante os ataques de pânico, e 68% relataram dispneia "digna de nota".[61] Um exemplo interessante de falta de ar clinicamente significativa relacionada com a atividade na gravidez humana saudável é relatada por Jensen et al.[62] Eles observaram que a variabilidade na resposta perceptiva para o exercício não poderia ser explicada pela variação do estímulo ventilatório central ou por fatores respiratórios mecânicos/musculares, mas, em última análise, reflete a diferença na consciência do aumento da ventilação. A fonte de variação na percepção não é clara. O'Donnell et al.[63] analisaram o papel de "centro mais elevado" de processamento neural na percepção da dispneia e sua relevância para a autogestão desse sintoma.

Em suma, a dispneia pode se desenvolver quando há (1) estímulo respiratório central secundário ao exercício, hipoxia, hipercapnia, ou outra entrada aferente; (2) necessidade aumentada de atividade respiratória para superar restrições mecânicas ou fraqueza; e (3) percepção central alterada.

AVALIAÇÃO DA DISPNEIA

Os médicos geralmente dependem de uma combinação de relatos dos pacientes e medições fisiológicas (p. ex., o *volume expiratório forçado no primeiro segundo* [VEF_1]) para avaliar a presença e a intensidade de dispneia e suas origens patológicas. Ao avaliar a natureza e gravidade dos sintomas, como a dispneia, os médicos rapidamente ganham uma vantagem no processo de tomada de decisão. Com uma melhor compreensão da base fisiológica dos sintomas, os médicos podem direcionar os tipos e a extensão dos testes diagnósticos, bem como a urgência com que um diagnóstico deve ser feito. Compreender os mecanismos da dispneia ou as respostas às intervenções, no entanto, requer a medição objetiva do sintoma. Embora usadas principalmente para a investigação clínica, há cada vez mais interesse em aplicar medições de dispneia para a prática clínica.[64] Para uma revisão dos fatores que limitam o desempenho do exercício na DPOC e a identificação de fatores que contribuem para a variabilidade da dispneia durante o exercício, veja Stendardi et al.[65] O'Donnell et al. apresentaram um modelo hipotético para a dispneia por esforço com base em conceitos neurofisiológicos atuais que foram desenvolvidos para explicar as origens do "esforço", "fome de ar", e resposta afetiva que acompanha a "angústia".

DESEMPENHO NO EXERCÍCIO COMO UMA INDICAÇÃO DE DISPNEIA

O teste ergométrico é comumente usado para melhor compreender a dispneia,[66] embora haja discrepâncias nos algoritmos de diagnóstico disponíveis.[67] Essa forma de teste se concentra mais nas limitações fisiológicas do que nos sintomas que limitam o exercício e pode não ser necessária para todos os grupos de pacientes.

Dois testes de campo amplamente utilizados são os testes de distância de caminhada em 6 minutos e o de caminhada com transporte,[68] que são fáceis de executar e exigem o mínimo de equipamento; o teste ergométrico cardiopulmonar mais sofisticado pode ser particularmente útil quando não está claro se o paciente é limitado pelo sistema respiratório ou o cardiovascular.[69,69a] Quando um teste de exercício é limitado por sintomas, é importante perguntar ao paciente a razão exata para a interrupção. Embora o paciente possa parecer estar em desconforto respiratório, não é incomum que a dor articular, a fadiga ou o desconforto nas pernas ou fraqueza generalizada seja o real fator limitante.

LIMITAÇÃO DO EXERCÍCIO POR DISPNEIA

As primeiras tentativas de avaliar a gravidade da dispneia envolveram avaliações do paciente de sua própria tolerância ao exercício (p. ex., os cinco pontos da escala do Medical Research Council[70] e sua versão modificada, a escala da American Thoracic Society). Embora tais escalas sejam simples, elas são insensíveis, requerem que os indivíduos façam comparações com os outros e não podem medir facilmente as mudanças após as intervenções terapêuticas. O Índice de Dispneia Basal, um teste administrado por classificação, foi desenvolvido para avaliar pacientes no que diz respeito não só à "magnitude da tarefa" que provoca a dispneia (p. ex., subidas em comparação com terreno plano), mas também ao impacto da dispneia nas atividades da vida diária e do esforço necessário para produzir dispneia.[71] As medições podem ser repetidas ao longo do tempo, ou em resposta a intervenções. Diversos questionários fáceis de utilizar e autoadministrados para avaliar a limitação funcional devido à dispneia foram desenvolvidos, mas, em geral, não têm uso generalizado.[72]

QUALIDADE DE VIDA E DISPNEIA

O impacto negativo da dispneia na qualidade de vida de um indivíduo tem sido cada vez mais reconhecido desde meados da década de 1980 e agora é uma medida de resultado importante em estudos de intervenção terapêutica para a DPOC/dispneia. Dois questionários, o Questionário de Doença Respiratória Crônica e o Questionário Respiratório de St. George, são mais frequentemente utilizados. O Questionário de Doença Respiratória Crônica é um questionário administrado por classificação com 20 itens que incidem em quatro aspectos da doença: dispneia, fadiga, função emocional e o sentimento do paciente de controle sobre a doença.[73] A dispneia é avaliada em uma escala de sete pontos em relação às cinco atividades mais importantes que provocaram dispneia durante as 2 semanas anteriores. Com efeito, o Questionário de Doença Respiratória Crônica avalia como as sensações respiratórias alteram a qualidade de vida do paciente. O Questionário Respiratório de St. George é um questionário autoadministrado com 76 itens que abordam os sintomas, a atividade e o impacto da doença na vida diária. A dispneia não é avaliada especificamente, mas está incluída com outros sintomas respiratórios, tais como tosse, expectoração e sibilância.[74] Esses instrumentos demonstraram ser reprodutíveis, se correlacionar uns com os outros e se relacionar de forma adequada com as medições fisiológicas.[75-77]

Embora sejam importantes para a investigação clínica, essas ferramentas são um pouco exigentes na utilização, frequentemente exigindo profissionais da saúde treinados, e não são de valor comprovado para o atendimento clínico de rotina.

MEDIÇÃO PSICOMÉTRICA DA DISPNEIA

Diversos instrumentos estão disponíveis para classificar diretamente o sintoma de dispneia; eles permitem uma classificação razoavelmente reprodutível da intensidade da dispneia em uma escala linear simples ou numérica durante o exercício ou em resposta a perguntas específicas. A escala visual analógica (EVA) é uma linha horizontal ou vertical, de, geralmente, 10 cm de comprimento, ancorada em ambas as extremidades com palavras como "sem dispneia" e "dispneia máxima" (Fig. 29-2). Em resposta a uma pergunta (p. ex., "Quanta falta de ar você sente?"), o indivíduo marca um ponto ao longo da linha para que o comprimento reflita a intensidade da sensação. A escala de Borg é uma escala de 10 pontos com extremos de "nada" e "máximo".[78] Ao contrário da escala analógica visual, a escala de Borg (Tabela 29-1) inclui descritores verbais (p. ex., "leve", "severo") para ajudar na classificação do sintoma. Ambas as escalas demonstram boa reprodutibilidade,[79,80] mas a proximidade dos termos "leve" e "severo" na escala de Borg

ESCALA ANALÓGICA VISUAL PARA DISPNEIA

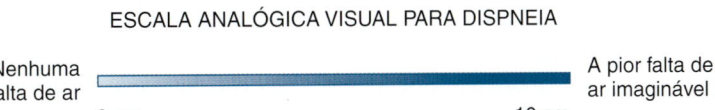

Figura 29-2 Escalas analógicas visuais, como a horizontal mostrada aqui, podem ser utilizadas para medir a dispneia durante uma atividade (p. ex., o teste de esforço) ou em resposta a perguntas. Tais escalas podem também ser representadas verticalmente. Quando solicitado, o indivíduo marca um ponto na linha em resposta a uma questão (p. ex., Com quanta falta de ar você está agora?). A pontuação é determinada pelo comprimento da linha de "falta de ar" ao ponto marcado pelo paciente. As escalas possuem, geralmente, 10 cm de comprimento para facilitar a pontuação, e escalas eletrônicas podem ser usadas para permitir a marcação *online* (p. ex., durante o teste de esforço). Instruções sobre o que se entende pelos termos utilizados para descrever uma sensação (p. ex., "com extrema falta de ar") devem ser claras e ser apresentadas de um modo uniforme para proporcionar resultados com significado. A descrição das "âncoras" em cada extremidade da escala também deve ser claramente definida em termos que sejam significativos para o paciente ou participante da pesquisa.

Tabela 29-1 Escala de Categorias de Borg Modificada para Classificação da Dispneia

Classificação da Intensidade da Sensação	
0	Nada
0,5	Muito, muito leve (apenas perceptível)
1	Muito leve
2	Leve
3	Moderada
4	Um pouco severa
5	Severa
6	
7	Muito severa
8	
9	Muito, muito severa (quase máxima)
10	Máxima

pode reduzir a sua sensibilidade e desencorajar indivíduos a utilizar a totalidade da escala, como fazem com a escala analógica visual.[81] Uma abordagem válida, que talvez tenha melhor utilidade clínica, tem sido a de empregar uma escala de avaliação numérica simples variando de 0 a 10.[82] Escalas adicionais continuarão a ser desenvolvidas.[72] Qualquer um desses instrumentos validados pode ser apropriado durante a concepção de estudos de investigação, mas é crítico que eles sejam administrados de forma padronizada.

AVALIAÇÃO MULTIDIMENSIONAL DA DISPNEIA

Tem havido um crescente foco sobre a extensão da avaliação de dispneia além do domínio da intensidade para incluir os componentes qualitativos e afetivos desse complexo sintoma. Usando uma abordagem multidimensional (modelada naquelas amplamente utilizadas na pesquisa sobre a dor), há agora um número de instrumentos validados que está sendo usado na pesquisa e nos estudos clínicos. Alguns deles estão referenciados na seção "Linguagem da Dispneia"[19-21] e foram amplamente revisados no contexto global da avaliação da dispneia.[83]

ABORDAGEM DIAGNÓSTICA DO PACIENTE COM DISPNEIA

VISÃO GERAL: CATEGORIAS FISIOLÓGICAS DA DISPNEIA

O diagnóstico diferencial de dispneia inclui doenças neuromusculares, renais, endócrinas, reumatológicas, hematológicas e psiquiátricas, bem como doenças pulmonares, cardíacas e da parede torácica. A abordagem diagnóstica é determinada pela acuidade do problema. Para a dispneia aguda, o diagnóstico diferencial é relativamente estreito, e a causa é, em geral, facilmente identificável (p. ex., pneumonia, embolia pulmonar, insuficiência cardíaca congestiva, asma), embora a dispneia psicogênica ou a síndrome de hiperventilação possam representar um desafio diagnóstico.[84] Para a dispneia subaguda ou crônica, uma abordagem sistemática, baseada fisiologicamente, permite que se faça sentido, sobre o que, de outro modo, se tornaria uma longa lista de potenciais diagnósticos.

Em seu cerne, o objetivo dos sistemas respiratório e cardiovascular é tirar o oxigênio do ar que respiramos, transferir para a hemoglobina, entregá-lo ao tecido metabolicamente ativo e transportar o dióxido de carbono, o produto principal do metabolismo, de volta para o pulmão, onde ele pode ser eliminado. A dispneia surge (1) quando este objetivo não foi cumprido e o paciente se torna hipoxêmico, hipercápnico e/ou acidêmico, com consequente estimulação dos quimiorreceptores; (2) quando alcançar esse objetivo produz estresse dentro do sistema cardiorrespiratório (p. ex., aumento do trabalho para respirar, volume corrente inadequadamente pequeno para um dado nível de atividade respiratória, ou pressões elevadas no ventrículo esquerdo e nos capilares pulmonares, secundárias a anormalidades patológicas); ou (3) quando os receptores pulmonares (p. ex., receptores irritantes, mais uma vez resultantes de um processo patológico) são estimulados. Em última análise, pode-se considerar a dispneia como proveniente dos sistemas respiratório ou cardiovascular, o que inclui transtornos na oferta de oxigênio, como na anemia, e problemas na absorção e utilização do oxigênio, tais como em doenças mitocondriais. Para facilitar uma abordagem sistemática para este problema, pode-se dividir o processo de respiração em três componentes (Tabela 29-2):

1. Um controlador, que determina a taxa e a profundidade da respiração.
2. Uma bomba ventilatória, que facilita o movimento do gás para dentro e para fora do alvéolo; e
3. Um permutador de gás, o qual consiste na vasculatura pulmonar e no alvéolo.

Anormalidades em qualquer um desses elementos pode levar à dispneia. Da mesma forma, podem-se considerar os transtornos do sistema cardiovascular dentro de três categorias: condições caracterizadas por débito cardíaco elevado, débito cardíaco normal e débito cardíaco baixo.

Anormalidades do *controlador*, como qualquer estímulo de ventilação (p. ex., exercício, hipoxia, acidose, edema intersticial, hipertensão pulmonar), podem provocar a sensação de dispneia. Doenças que interferem com a *bomba ventilatória* aumentam o esforço de respiração, seja por causa do estreitamento da via aérea ou por causa de uma alteração nas propriedades elásticas dos pulmões ou da parede torácica. Se os músculos respiratórios estão enfraquecidos, o esforço para respirar parece maior porque uma fração maior de força muscular máxima disponível é necessária. (Isto é análogo à função muscular periférica, em que, por exemplo, seria mais difícil levantar um peso quando um braço acaba de ser liberado de um arremesso.) Transtornos mecânicos da bomba também resultam frequentemente em volumes correntes inadequadamente pequenos. Pacientes com complacência reduzida da parede torácica ou hiperinsuflação dinâmica, o que reduz a capacidade inspiratória uma vez que o volume pulmonar expiratório final se aproxima da capacidade pulmonar total, comumente se queixam de fome de ar ou de uma inspiração insatisfeita, como consequência do volume corrente limitado.[63,85] Um estudo descreveu uma mudança nos descritores qualitativos usados por pacientes com DPOC de "trabalho e esforço" para "inspiração insatisfeita", uma vez que a hiperinsuflação dinâmica leva ao volume corrente cada vez menor.[86] Anormalidades nas funções de *troca gasosa* podem levar a um aumento da atividade respiratória e resultar em dispneia. A disfunção psicológica pode causar ou exacerbar a dispneia e é considerada como uma alteração no controle comportamental da respiração.[87] Em muitas condições, a origem da dispneia é apenas parcialmente compreendida (p. ex., a embolia pulmonar sem hipoxemia) ou é devido a vários fatores (p. ex., anormalidades da bomba ventilatória e da troca gasosa em um paciente com DPOC).

Tabela 29-2 Doenças que Causam Dispneia Agrupadas por Mecanismo Fisiológico de Ação*

CONTROLADOR VENTILATÓRIO E TROCA GASOSA — ATIVIDADE RESPIRATÓRIA AUMENTADA

Simulação de Quimiorreceptores

Condições que levam à hipoxemia aguda
  Troca gasosa prejudicada (p. ex., asma, embolia pulmonar, pneumonia, insuficiência cardíaca congestiva[†])
  Hipoxia ambiental (p. ex., altitude, espaço restrito com fogo)
Condições que levam ao aumento do espaço morto e/ou hipercapnia aguda
  Troca gasosa prejudicada (p. ex., asma aguda severa, exacerbações da DPOC, edema pulmonar severo)
  Bomba ventilatória comprometida (veja adiante) (p. ex., fraqueza muscular, obstrução das vias aéreas)
Acidose metabólica
  Doença renal (insuficiência renal, acidose tubular renal)
  Diminuição da capacidade de transporte de oxigênio (p. ex., anemia)
  Diminuição da liberação de oxigênio aos tecidos (p. ex., hemoglobinopatia)
  Redução do débito cardíaco

Estimulação de Receptores Pulmonares (Irritantes, Mecânicos, Vasculares)[‡]

Pneumopatia intersticial
Derrame pleural (atelectasia)
Pneumopatia vascular (p. ex., tromboembolismo, hipertensão pulmonar idiopática)
Insuficiência cardíaca congestiva
Asma leve
Inalação de gases tóxicos

Fatores Comportamentais

Síndrome da hiperventilação, transtornos de ansiedade, ataques de pânico

BOMBA VENTILATÓRIA — AUMENTO DO ESFORÇO OU DO TRABALHO PARA RESPIRAR

Fraqueza Muscular

Miastenia grave, síndrome de Guillain-Barré, lesão da medula espinal, miopatia, síndrome pós-poliomielite

Complacência da Parede Torácica Diminuída

Cifoescoliose severa, obesidade, derrame pleural

Obstrução das Vias Aéreas (Inclui Aumento da Carga Resistiva por Estreitamento das Vias Aéreas e Aumento da Carga Elástica por Hiperinsuflação)

Asma, DPOC, laringospasmo, aspiração de corpo estranho, bronquite

*Algumas doenças aparecem em mais de uma categoria. Eles agem através de vários mecanismos fisiológicos.
[†]Insuficiência cardíaca inclui tanto a disfunção sistólica como a diastólica. A disfunção sistólica pode produzir dispneia no repouso e com atividade. A disfunção diastólica tipicamente leva a sintomas principalmente com o exercício. Além dos mecanismos anteriormente referidos, a insuficiência cardíaca sistólica pode igualmente produzir dispneia via metaborreceptores; postula-se que estes são os receptores se encontram nos músculos e são estimulados e por alterações no meio metabólico tecidual que resultam quando a oferta de oxigênio não atende à demanda de oxigênio.
[‡]Estas condições provavelmente produzem dispneia por uma combinação de maior estímulo ventilatório e entrada sensorial primária a partir dos receptores.
DPOC, doença pulmonar obstrutiva crônica.

HISTÓRIA

Uma história médica completa é importante para se descobrir o diagnóstico responsável pela dispneia.[88] É importante identificar as atividades que a precipitam e compreender o seu impacto na vida do paciente. Uma vez que a diminuição da tolerância ao exercício pode passar despercebida pelo paciente, devido a mudanças no estilo de vida que não sobrecarregam os sistemas respiratório e cardiovascular (p. ex., um paciente que desenvolve dispneia ao subir escadas pode se mudar de uma casa de dois andares para um apartamento térreo), a contribuição de pessoas próximas pode ser útil. Embora a maioria dos pacientes com doença pulmonar severa relate que suas atividades são limitadas pela dispneia, alguns pacientes são realmente mais limitados por fadiga, fraqueza, dor nas articulações, ou dor torácica do que pela dispneia. Questões-chave para fazer com que seu paciente localize a causa da limitação ao exercício incluem as seguintes: "No momento em que você sente que precisa parar (caminhada, corrida etc.), o que faz você parar?" ou "Se eu pudesse consertar uma coisa para que você possa caminhar mais, o que seria?"

As principais áreas de questionamento são: (1) a qualidade do sintoma, (2) a persistência ou a variabilidade do sintoma, e (3) agravantes ou fatores precipitadores que levam ao sintoma. Conforme observado anteriormente (em "Mecanismos da Dispneia"), a sensação de "aperto no peito" é comumente associada ao broncospasmo, uma maior sensação de "esforço ou trabalho de respiração" é típica de distúrbios da bomba ventilatória, e uma sensação de "fome de ar" ou "urgência para respirar" é característica de problemas que estimulam o controlador respiratório (muitas vezes exacerbados pelo volume corrente inadequadamente pequeno). A sensação de dificuldade de uma respiração profunda pode estar associada com a hiperinsuflação devido à pneumopatia obstrutiva com a síndrome da hiperventilação.

A dispneia intermitente é provavelmente devido a condições reversíveis (p. ex., broncoconstrição, insuficiência cardíaca congestiva, derrame pleural, embolia pulmonar aguda, síndrome da hiperventilação), enquanto a dispneia persistente ou progressiva é mais característica de doenças crônicas (p. ex., DPOC, fibrose intersticial, embolia pulmonar crônica, disfunção da parede do diafragma ou torácica). A dispneia noturna pode ser causada por asma, insuficiência cardíaca congestiva, refluxo gastroesofágico,[89] apneia obstrutiva do sono ou até mesmo obstrução nasal. A dispneia na posição de decúbito (i.e., ortopneia) é classicamente associada à insuficiência ventricular esquerda, mas pode também ser observada com processos abdominais (p. ex., ascite) ou disfunção do diafragma. A dispneia que piora na posição vertical (i.e., platipneia) pode estar relacionada à ortodesoxia, uma diminuição na PO_2 arterial na posição vertical, observada com cirrose, malformações arteriovenosas pulmonares ou desvios interatriais.[90-93] A atividade física geralmente acentua a dispneia de origem fisiológica, como quando a ventilação é estimulada pela produção de ácido lático em níveis relativamente baixos de exercício (p. ex., anemia, doença cardíaca, descondicionamento). A dispneia após o exercício pode ser afetada por diversos de fatores (p. ex., atividade, hora do dia, posição, exposições, refeições, medicamentos). Na medida em que a dispneia pós-exercício pode ser atenuada por atividades de aquecimento ou uso de broncodilatadores inalatórios, a asma induzida por exercício deve ser considerada. Embora estados emocionais possam afetar a dispneia proveniente de qualquer causa,[84] a dispneia psicogênica deve ser suspeitada quando a dispneia varia em uma base diária ou horária, especialmente quando não está relacionada ao esforço ou se litígio está envolvido.[87]

O reconhecimento de fatores que possam precipitar (p. ex., cigarros, alérgenos, poluição atmosférica) ou aliviar (p. ex., posição, medicamentos) a falta de ar é útil. A obesidade pode agravar a dispneia por causa do aumento das demandas metabólicas e ventilatóriass, bem como pela interferência mecânica no movimento torácico.[94] A perda de peso severa pode enfraquecer os músculos respiratórios.[95] Os sintomas de insuficiência ventricular direita (p. ex., inchaço abdominal, edema de extremidades) sugerem hipoxemia, problemas pulmonares vasculares (p. ex., hipertensão pulmonar por qualquer causa, apneia obstrutiva do sono), ou insuficiência ventricular esquerda. Doenças neuromusculares, como a esclerose lateral amiotrófica, podem apresentar dispneia como um resultado da fraqueza dos músculos respiratórios.[96] O fenômeno de Raynaud sozinho ou em combinação com problemas cutâneos, articulares ou de deglutição sugere doença vascular do colágeno.

EXAME FÍSICO

O padrão de respiração (p. ex., movimento respiratório limitado devido à dor, uso de lábios contraídos ou de músculos acessórios), hábito corporal (p. ex., caquexia, obesidade), postura (p. ex., inclinar-se sobre os cotovelos para recrutar os músculos peitorais como músculos ventilatórios, como na DPOC), deformidades esqueléticas e estado emocional podem ser pistas importantes para o diagnóstico subjacente. Tosse na inspiração profunda ou na expiração sugere asma ou doença pulmonar intersticial. Una diminuição generalizada na intensidade dos sons respiratórios sugere enfisema ou broncoconstrição moderada a severa, enquanto uma diminuição localizada pode resultar de pneumotórax, derrame pleural, obstrução localizada das vias aéreas ou hemidiafragma elevado por qualquer causa. Manobras expiratórias forçadas podem provocar sibilância focal ou difusa. O exame cardíaco pode sugerir hipertensão pulmonar (p. ex., elevação do ventrículo direito ou P_2 proeminente) ou insuficiência do ventrículo direito (p. ex., distensão jugular venosa, galope S_3 do lado direito). O baqueteamento digital é um sinal facilmente negligenciado em muitos processos, especialmente no câncer ou doença pulmonar purulenta (p. ex., bronquiectasia). A cianose, uma coloração azulada da região perioral ou unhas, indica que há pelo menos 5 g de hemoglobina desoxigenada a cada 100 mL de sangue (nota: hipoxemia na presença de anemia significativa pode não causar cianose por causa da hemoglobina insuficiente). O edema de extremidades inferiores sugere insuficiência cardíaca congestiva se for simétrico e doença tromboembólica se for assimétrico. A avaliação do estado emocional do paciente pode ser útil.[84]

Se a história de um paciente inclui um relato de que ele desenvolve dispneia ao caminhar uma curta distância (p. ex., < 200 metros deve-se considerar caminhar com o paciente em um corredor ou até um lance de escadas perto da sala de exames para provocar os seus sintomas. Quando o paciente se torna dispneico, observe o paciente, repita os sinais vitais, reexamine o tórax e o coração e verifique a saturação de oxigênio com oximetria de pulso. O desenvolvimento de um aumento abrupto na frequência cardíaca e na pressão arterial (p. ex., produto da pressão de pulso) ou o aparecimento de crepitações basilares ou sibilância aguda sugerem um rápido aumento da pressão pulmonar capilar e edema intersticial. Respiração rápida e superficial pode ser um sinal de rigidez dos pulmões ou da parede torácica. Ocasionalmente, o paciente irá andar mais do que se poderia esperar a partir da história; a motivação e a incapacidade do paciente de tolerar qualquer desconforto respiratório podem, de fato, ser a causa da limitação do paciente. Não é incomum encontrar pacientes que levam vidas extremamente sedentárias, especialmente se lhes foi dito que eles possuem uma condição que pode causar falta de ar e para interpretar qualquer aumento na ventilação como patológico.

AVALIAÇÃO LABORATORIAL

O laboratório ajuda apenas ocasionalmente no diagnóstico da dispneia. A anemia por qualquer causa pode contribuir para a dispneia. A policitemia pode ser a única pista para a hipoxemia crônica. A elevação da taxa de sedimentação dos eritrócitos pode sugerir infecção oculta ou doença autoimune. Um painel bioquímico pode revelar doença renal oculta ou desarranjo acidobásico; o nível de bicarbonato sérico elevado pode ser uma pista para a presença de hipercapnia. Uma varredura mais elaborada pode descobrir doença do colágeno ou da tireoide. A medição do nível de peptídeo natriurético tipo B tem encontrado ampla aceitação no refinamento do diagnóstico diferencial da dispneia aguda,[97,98] principalmente no cenário do departamento de emergência,[99] onde a sua utilização foi demonstrada em uma metanálise para reduzir a duração da hospitalização, mas não para alterar outros desfechos clínicos.[100] O ventrículo secreta peptídeo natriurético tipo B em resposta a uma pressão elevada. Portanto, é geralmente elevado em pacientes com insuficiência no ventrículo esquerdo ou *cor pulmonale*, mas não em pacientes com exacerbações de doença pulmonar obstrutiva. Essa medição tem demonstrado ser mais precisa do que a ecocardiografia no reconhecimento da disfunção ventricular esquerda como uma causa de dispneia aguda.[101]

O banco de dados clínicos deve incluir radiografia de tórax, espirometria e, possivelmente, a eletrocardiografia. As radiografias de tórax são úteis quando anormais, mas são insensíveis para detectar doenças intersticiais e obstrutivas precoces; aproximadamente 10% dos pacientes com doença intersticial terão radiografia de tórax normal. A *angiografia pulmonar por tomografia computadorizada* (angio-TC) tornou-se a modalidade padrão para a avaliação de suspeita de doença tromboembólica. Embora não seja recomendada como teste de triagem geral, pode ser utilizada para avaliação tanto para doença pulmonar intersticial oculta como para doença tromboembólica em pacientes com evidência de anormalidades de troca gasosa, por exemplo, baixa capacidade de difusão e/ou hipoxemia em repouso ou com o exercício (dessaturação durante a oximetria de esforço), ou hipertensão pulmonar na ecocardiografia.

A espirometria é um teste de triagem útil tanto para doenças da via aérea como do parênquima. Uma vez que a obstrução das vias aéreas na asma pode ser intermitente, o monitoramento do pico de fluxo em casa ou no local de trabalho pode ser produtivo. O rendimento da eletrocardiografia de rotina é baixo, embora possa revelar doença arterial coronariana, doença valvular oculta ou disfunção diastólica anteriormente insuspeitadas e pode sugerir hipertensão pulmonar (i.e., se os sinais de hipertrofia ventricular direita ou de regurgitação tricúspide estiverem presentes). Como a tecnologia da ultrassonografia tem avançado, pequenas máquinas de ultrassonografia portáteis estão cada vez mais sendo empregadas por não radiologistas à beira do leito, especialmente para avaliar a função ventricular esquerda, pressão venosa central, preenchimento alveolar e derrame pleural.[102,103]

ESTUDOS ESPECIAIS (INCLUINDO TESTES DE FUNÇÃO PULMONAR)

Uma variedade de estudos especiais pode não ser necessária para o diagnóstico de condições que causam dispneia (Tabela 29-3). Os testes de função pulmonar são úteis, mas se correlacionam apenas de forma moderada com a severidade da dispneia.[104] No paciente com dispneia episódica, mas

Tabela 29-3 Estudos Especiais para a Avaliação da Dispneia
ESTUDOS DA FUNÇÃO PULMONAR
Volumes pulmonares e taxas de fluxo
DL_{CO}
Gasometria arterial
Teste de esforço cardiopulmonar
Desafio brônquico (p. ex., metacolina)
Pressão inspiratória máxima
TÉCNICAS DE IMAGEM
Ultrassonografia no leito
Varredura de ventilação-perfusão pulmonar
Tomografia computadorizada (de alta resolução) torácica
Angiografia pulmonar por TC torácica
Varredura com gálio
Fluoroscopia diafragmática
AVALIAÇÃO CARDÍACA
Ventriculografia ecocardiográfica ou com radionuclídeo
Varredura com tálio
Monitoramento Holter (para isquemia ou arritmia ocultas)
Cateterismo cardíaco (de preferência com exercício para avaliação do átrio esquerdo e da pressão da artéria pulmonar)
EXAME ESOFÁGICO OU PHMETRIA
AVALIAÇÃO OTORRINOLARINGOLÓGICA
ESTUDOS DO SONO
AVALIAÇÃO PSICOLÓGICA

DL_{CO}, capacidade de difusão do dióxido de carbono; TC, tomografia computadorizada.

com espirometria normal, testes de inalação de metacolina podem ajudar no diagnóstico da asma. Os pacientes que caracterizam sua dispneia como "aperto no peito" são mais propensos a ter resultados positivos do estudo.[105]

A oximetria de pulso pode revelar hipoxemia não reconhecida anteriormente, uma possível pista para muitas doenças. Uma vez que os pulmões têm uma capacidade significativa de reserva em repouso, a oximetria de esforço pode ser necessária para provocar hipoxemia em pacientes com anormalidades de trocas gasosas. A oximetria deve sempre ser avaliada em pacientes com uma baixa capacidade de difusão, o que pode ser observado em indivíduos com enfisema, doença vascular pulmonar e doença pulmonar intersticial. A ortodesoxia (i.e., hipoxemia agravada na posição vertical) leva a uma busca de uma das muitas causas dessa condição incomum.[92,93,106]

Se a fraqueza dos músculos ventilatórios for sugerida pela história do paciente, exame físico ou medição dos volumes pulmonares, a força dos músculos ventilatórios deve ser avaliada. As pressões inspiratória e expiratória máximas podem ser facilmente medidas e seguidas sequencialmente ao longo do tempo.

O teste de esforço cardiopulmonar ajuda a determinar se o exercício é limitado pelo sistema pulmonar, cardiovascular ou musculoesquelético.[69] Na medida em que os pacientes com doença pulmonar estão frequentemente em risco para ou apresentar problemas cardíacos concomitantes devido ao tabagismo, o teste de esforço cardiopulmonar pode ser muito útil. Infelizmente, o teste de esforço é insensível para distinguir doenças cardíacas do descondicionamento.[107] Portanto, uma avaliação cardíaca adicional pode ser necessária. A angiotomografia computadorizada de tórax (APTC) substituiu a varredura de ventilação-perfusão pulmonar como o procedimento de varredura de escolha para o diagnóstico de embolia pulmonar.[108,109] Deve-se lembrar que os pacientes com doença tromboembólica crônica frequentemente se apresentam com a piora gradual da dispneia na ausência da falta de ar característica episódica de embolia pulmonar aguda.

Se o teste de esforço sugerir disfunção cardíaca, a ecocardiografia, cintilografia, medição do peptídeo natriurético tipo B ou mesmo cateterismo cardíaco (de preferência combinado com exercício supino) podem identificar disfunção ventricular insuspeita, doença valvular, ou hipertensão pulmonar.[101,110] A disfunção diastólica, caracterizada por pressões ventriculares normais em repouso, mas com elevações durante o exercício, é uma causa comum de insuficiência cardíaca, mas é frequentemente negligenciada como a causa da dispneia ao esforço. Em um paciente com história de hipertensão e/ou hipertrofia ventricular esquerda, a disfunção diastólica deve ser considerada, mesmo na presença de função sistólica normal em um ecocardiograma. O teste de esforço cardiopulmonar estágio III (com cateter de artéria pulmonar no local) pode ser necessário para confirmar o papel da disfunção diastólica nos sintomas do paciente.

A tomografia computadorizada com gálio e a de alta resolução são sensíveis mas inespecíficas para doenças pulmonares infecciosas e inflamatórias ocultas.[111]

É claro que uma cascata de estudos especiais pode ser necessária antes de se chegar a um diagnóstico específico. Se extensos testes não forem reveladores, a avaliação psiquiátrica pode ser valiosa, especialmente se existir um componente emocional ou comportamental forte. No entanto, é mais provável que o paciente apresente uma fase inicial de uma condição ainda não diagnosticada que pode ser revelada por exames em série.

TRATAMENTO SINTOMÁTICO DA DISPNEIA

A dispneia pode ser aliviada de modo mais eficaz pelo tratamento da doença subjacente e suas complicações. O foco deve ter como objetivo aliviar os sintomas, bem como melhorar função pulmonar.[112,113] A cirurgia de redução do volume pulmonar para alívio da dispneia no enfisema avançado merece menção especial. A remoção de múltiplas porções bolhosas ou enfisematosas dos pulmões reduz a hiperinsuflação e melhora a complacência pulmonar, potencialmente levando a uma melhora dramática da função pulmonar e da dispneia em alguns indivíduos.[114] Por causa da morbidade associada às abordagens cirúrgicas para redução do volume pulmonar, no entanto, abordagens broncoscópicas que empregam válvulas endobrônquicas, bobinas, e colas poliméricas biológicas para bloquear a ventilação das regiões bolhosas, levando assim à redução de volume conforme o ar na bolha for absorvido, estão sendo estudadas.[115,116]

Quando a dispneia persiste apesar do tratamento ideal da doença subjacente, o tratamento deve focar o sintoma e não a doença e, particularmente, os mecanismos específicos que contribuem para a dispneia de um indivíduo (p. ex., disfunção muscular respiratória, hipoxemia, ansiedade).[1,113] Até que diretrizes para a terapia específica sejam estabelecidas, deve-se ter uma abordagem genérica para o tratamento, com foco em melhorar a função muscular respiratória, reduzir a atividade respiratória, alterar a experiência do sistema nervoso central da dispneia e instituir o treinamento físico (Tabela 29-4 e Fig. 29-3).

REDUZINDO O ESFORÇO RESPIRATÓRIO E MELHORANDO A FUNÇÃO MUSCULAR RESPIRATÓRIA

Técnicas de conservação de energia reduzem o esforço físico (p. ex., andar mais lentamente) e, assim, reduzem o esforço ventilatório necessário. Técnicas de respiração (p. ex., os lábios contraídos) podem reduzir o desconforto respiratório, diminuindo a respiração, reduzindo a hiperinsuflação e melhorando a saturação de oxigênio.[117,118] Em uma revisão sistemática de Cochrane, exercícios respiratórios ao longo de 1 a 4 meses demonstraram melhorar a capacidade funcional em pacientes com DPOC;[119] os efeitos sobre dispneia, no entanto, foram inconsistentes, talvez devido às causas variáveis de dispneia dentro dessa população. Se a ventilação limita o exercício, fortalecer os músculos respiratórios deve melhorar a ventilação máxima e o desempenho no exercício, aliviando assim a dispneia. Infelizmente, os resultados dessa abordagem têm sido inconsistentes,[120,121] embora uma metanálise tenha concluído que esta possa ser de valor, especialmente em pacientes com fraqueza muscular respiratória documentada.[122] Os esforços para reduzir o fluxo turbulento e o consequente trabalho para respirar, fazendo com que o paciente inale uma mistura de hélio e oxigênio (i.e., heliox, gás de baixa densidade em relação ao oxigênio isoladamente, ou oxigênio mais nitrogênio) têm sido eficientes em casos de estreitamento das vias aéreas superiores,[123] porém os dados na asma[124] e DPOC[125] têm sido mistos; a função no exercício pode ser melhorada em pacientes com DPOC que se exercitam enquanto inalam heliox, mas as mudanças na dispneia são inconsistentes.[125]

A repleção nutricional em pacientes caquéticos pode melhorar a força muscular respiratória e diminuir a dispneia, embora a eficácia clínica dessa terapia não seja clara.[120,126] É intuitivamente atraente "descansar" a musculatura respiratória cronicamente "cansada" com ventilação mecanicamente assistida (pressão positiva ou negativa) para que ela tenha um desempenho melhor, com menos dispneia; embora nem todos os estudos mostrem muito benefício,[127] há cada vez mais provas apoiando essa estratégia de tratamento em pacientes com exacerbações de doenças crônicas[128] ou insuficiência respiratória.[129] Em circunstâncias menos agudas, uma metanálise concluiu que o suporte ventilatório agudo não invasivo durante o exercício realmente alivia a dispneia e melhora o desempenho no exercício em pacientes com DPOC.[48] Estudos de medicamentos para aliviar a dispneia, aumentando a contratibilidade muscular, têm sido pouco convincentes.[130]

Tabela 29-4 Tratamento Sintomático da Dispneia

REDUZIR A SENSAÇÃO DE ESFORÇO E MELHORAR A FUNÇÃO MUSCULAR RESPIRATÓRIA
Conservação de energia (p. ex., estimulação)
Estratégias de respiração (p.ex., respiração com lábios contraídos)
Posição (p. ex., inclinado para a frente)
Corrigir a obesidade ou desnutrição
Exercício do músculo inspiratório
Descanso do músculo respiratório (p. ex., couraça, ventilação não invasiva,
oxigênio transtraqueal)
Medicamentos (p. ex., teofilina)

DIMINUIÇÃO DA ATIVIDADE RESPIRATÓRIA
Oxigênio
Opiáceos e sedativos
Exercício condicionado
Secção do nervo vago (não realizada)
Ressecção do corpo carotídeo (não realizada)

ALTERAR A FUNÇÃO DO SISTEMA NERVOSO CENTRAL
Educação
Intervenções psicológicas (p. ex., estratégias de enfrentamento, psicoterapia, apoio em grupo)
Opiáceos e sedativos

UTILIZAR O EXERCÍCIO FÍSICO ISOLADAMENTE OU EM CONJUNTO COM A REABILITAÇÃO PULMONAR
Aumentar a autoestima e autoconfiança na capacidade de realizar
Melhorar a eficiência do movimento
Melhorar a oferta e a utilização do oxigênio através dos músculos esqueléticos
Dessensibilização da dispneia (p. ex., por exercício repetitivo)

DIMINUINDO A ATIVIDADE RESPIRATÓRIA

Uma vez que muitas formas de dispneia estão intimamente relacionadas à atividade respiratória, tratamentos que reduzem a atividade devem reduzir a dispneia. O oxigênio suplementar pode reduzir a ativação do corpo carotídeo e diminuir a dispneia diminuindo a ventilação e reduzindo a hiperinsulflação durante o exercício.[131]

O oxigênio pode também diminuir a dispneia, melhorando a função muscular ventilatória,[132] aumentando a contratibilidade ventricular esquerda e reduzindo a pressão da artéria pulmonar.[133] O oxigênio suplementar administrado através de uma cânula nasal pode reduzir a dispneia, em grande parte, estimulando receptores de fluxo na nasofaringe, o que reduz a atividade respiratória.[134] A quantidade de oxigênio deve ser titulada para prevenir a dessaturação abaixo de 90%, apesar de quantidades ainda mais elevadas poderem ser vantajosas para prevenir a dispneia e melhorar o desempenho no exercício. De fato, a suplementação de oxigênio pode melhorar a capacidade de exercício em indivíduos sem hipoxemia ao exercício.[135] A suplementação de oxigênio é recomendada para uso durante programas de reabilitação pulmonar.[121]

Os tratamentos que visam aos receptores periféricos ou vias reflexas têm mostrado alguns resultados positivos. Em indivíduos saudáveis a anestesia tópica dos receptores das

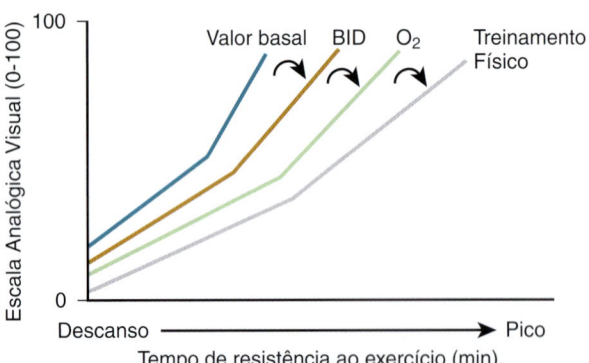

Figura 29-3 Os benefícios cumulativos do tratamento no momento da resistência ao exercício a uma carga de trabalho fixa e a dispneia, medida pela escala analógica visual. O tempo de resistência melhora gradualmente com o tratamento cumulativo usando um broncodilatador inalatório dosimetrado (BID), oxigênio (O_2) e treinamento físico. A dispneia em relação à carga de trabalho é aliviada tanto no descanso como durante o exercício, apesar de a dispneia máxima permanecer aproximadamente a mesma. A melhoria no teste ergométrico deve ser traduzida na melhoria com as atividades de vida diárias, de modo que o paciente deve apresentar menos dispneia com as atividades de vida diárias.

vias aéreas[136] ou mucosa oral[137] reduziu a falta de ar induzida experimentalmente.

A inalação de furosemida, proposta para potenciar a atividade de receptores de adaptação lenta ao estiramento nos pulmões, tem demonstrado reduzir a dispneia em alguns indivíduos com DPOC.[45,46]

Em estudos realizados em pacientes com DPOC, um ventilador soprando ar na face demonstrou diminuir a dispneia,[138] e a vibração da parede torácica[139] demonstrou reduzir a dispneia ao esforço, aumentando a esperança para tratamentos dirigidos a receptores periféricos.

Abordagens cirúrgicas mais drásticas, incluindo a secção do nervo vagal e a ressecção do corpo carotídeo, foram sempre controversas e não estão disponíveis no momento.

ALTERANDO A PERCEPÇÃO CENTRAL

A experiência de dispneia é afetada por muitos fatores, incluindo a educação, a formação cultural, o conhecimento, o estado emocional, a preocupação corporal e a experiência prévia. Alguns estudos recentes sobre o alívio da dispneia enfatizam a importância dos processos centrais na diminuição da dispneia.[140] Indivíduos com dispneia que não pode ser explicada por distúrbios cardiopulmonares parecem ser particularmente sensíveis aos desconfortos da dispneia associada à hipercapnia aguda.[141] Alterar a experiência central de dispneia pode ser útil mesmo quando abordagens fisiológicas são inadequadas.[1] A educação, incluindo estratégias especficas de imitação (p. ex., relaxamento muscular[142]), ajuda os pacientes a entender sua doença e desenvolver sentimentos de domínio sobre ela.[143] Compartilhar experiências com os outros ou fazer psicoterapia pode reduzir a intensidade da dispneia e o sofrimento associado a ela.[144,145] Essas estratégias educacionais e psicossociais para o gerenciamento do sintoma foram extensivamente avaliadas, e sua utilização, em conjunto com o treinamento físico, é recomendada.[121]

A maior parte das discussões sobre fármacos de ação central para a dispneia se concentra em opiáceos. Os opiáceos têm efeitos farmacológicos que devem reduzir a severidade da dispneia (incluindo a redução da ventilação) e é provável que os opiáceos possam afetar a experiência de dispneia de um indivíduo, tal como eles fazem com a dor.[146,147] No entanto, o medo dos efeitos secundários, especialmente a depressão respiratória, tem desencorajado seu uso em pacientes com DPOC.[148-151] Alguns desses medos podem ser injustificados. Em um estudo em indivíduos normais nos quais a dispneia foi induzida em ambiente laboratorial, pequenas doses de morfina aliviaram a dispneia com efeitos relativamente menores sobre a ventilação imediata.[152] Além disso, em estudos laboratoriais em pacientes com DPOC, os opiáceos têm produzido melhora modesta no desempenho no exercício e nos escores de dispneia e apenas efeitos colaterais ligeiros e pouco frequentes (p. ex., sonolência) com benefícios que têm sido relacionados tanto à diminuição das necessidades ventilatórias para uma determinada carga de trabalho como à redução da percepção da falta de ar em cada nível de ventilação.[146,153] Inversamente, estudos ambulatoriais controlados com placebo mostraram benefícios inconsistentes e efeitos colaterais frequentes.[148,150,154,155] Por exemplo, em um estudo cruzado, controlado, de 14 semanas de 16 pacientes com DPOC severa estável,[154] a morfina de ação prolongada não produziu nenhum alívio da dispneia, conforme medido pelo Questionário de Doença Respiratória Crônica ou durante a caminhada. No entanto, os autores enfatizaram que um indivíduo teve uma resposta "espetacular" e o tratamento continuou. Quase todos os indivíduos apresentaram efeitos colaterais significativos, embora não potencialmente fatais. Assim, os opiáceos podem ser apropriados para dispneia em um paciente ocasional cuidadosamente selecionado com a doença bastante avançada.[156]

Os opiáceos são menos controversos como paliativos para a dispneia em doenças malignas terminais ou insuficiência respiratória crônica. Pacientes com DPOC severa temem o sufocamento[157] e, neste cenário, a importância de aliviar o sofrimento apesar do risco de abreviar a vida é mais amplamente aceito. Diversas avaliações sistemáticas demonstram claramente a eficácia dessa abordagem no tratamento paliativo da dispneia refratária,[158,159] e várias grandes sociedades profissionais nacionais incluem os opiáceos na consideração para o tratamento paliativo de dispneia.[160-162]

Com base no conceito de que existem receptores opiáceos nas vias aéreas, a inalação de opiáceos foi examinada como uma maneira de aliviar a dispneia, sem os efeitos secundários observados com a administração sistêmica. Apesar dos relatos anteriores de que opiáceos inalados aumentaram o tempo submáximo de resistência ao exercício em pacientes com DPOC severa[163] e de a dispneia ter sido reduzida em pacientes com doença pulmonar terminal e insuficiência cardíaca,[164] revisões sistemáticas recentes baseadas em estudos controlados têm falhado em demonstrar qualquer benefício verdadeiro em administrar opiáceos por esta via.[158,159]

Agentes farmacológicos de ação central têm um papel limitado no tratamento da dispneia, embora estudos controlados em pacientes com DPOC não selecionados não tenham demonstrado nenhum benefício ansiolítico na dispneia.[148,165] Da mesma forma, há pouca evidência experimental para apoiar o uso de antidepressivos no tratamento da dispneia, embora resultados positivos tenham sido relatados em estudos de caso.[166,167] Apesar de uma falta de evidências, há um reconhecimento generalizado de que há associações clínicas claras entre a dispneia, a ansiedade e a depressão. Considera-se que pacientes individuais com dispneia crônica podem se beneficiar com o manejo das morbidades psicológicas com terapias adequadas.[168,169]

O PAPEL DO TREINAMENTO FÍSICO NO ALÍVIO DA DISPNEIA (Cap. 105)

Atualmente, há evidências convincentes de que programas de reabilitação pulmonar, juntamente com a melhoria da capacidade de exercício e da qualidade de vida relacionada à saúde, melhoram o sintoma da dispneia em pacientes com DPOC.[121] O treinamento físico parece ser uma parte crítica de programas de reabilitação pulmonar para a redução da dispneia e, apesar de um estudo randomizado e controlado ter relatado um melhor resultado com treinamento de alta intensidade em comparação com o de intensidade moderada,[170] mais estudos são necessários para esclarecer o impacto da intensidade do treinamento na evolução da dispneia. Embora a maioria dos estudos tenha empregado treinamento de resistência usando esteiras ou ciclos em ambientes clínicos supervisionados, não há evidência cumulativa de que os programas de reabilitação pulmonar possam produzir benefícios relacionados à dispneia com (1) o intervalo do treinamento,[171] (2) a força do treinamento,[172] e (3) o treinamento físico realizado em casa.[173] Indivíduos que relatam altos níveis de ansiedade e medo relacionados à dispneia podem ser particularmente sensíveis aos benefícios dos programas de exercícios.[23] Não é certo quão importante é o componente educativo da reabilitação pulmonar no alívio da dispneia. Um programa de manejo da dispneia (incluindo o relaxamento, o retreinamento da respiração, a estimulação, o autodiálogo e o controle de pânico), sem um componente de exercício, foi comparado com a educação geral da saúde; a medida não aliviou nem melhorou a dispneia ou a caminhada em 6 minutos.[174] Em contraste, tem sido demonstrado que o treinamento em esteira com ou sem o treinamento de um enfermeiro é igualmente eficaz em reduzir a dispneia durante o teste de esforço e nas atividades da vida diária.[175] Apesar da incerteza sobre o impacto da educação em si nos resultados da dispneia, recomendações atuais endossam fortemente a inclusão de um componente educacional como parte de um programa de reabilitação pulmonar.[121]

O treinamento físico pode aliviar a dispneia através de vários mecanismos. Nem a mecânica pulmonar nem a força muscular respiratória são geralmente afetadas.[121,176] O verdadeiro condicionamento pode diminuir a produção de lactato e diminuir a estimulação da ventilação mesmo em pacientes com doença severa.[177] O relaxamento e o aumento da eficiência mecânica (p. ex., maior comprimento do passo[178]) podem reduzir o consumo de oxigênio e a ventilação para uma determinada atividade.[179]

O exercício físico pode melhorar a autoconfiança, reduzindo, dessa forma, a ansiedade e a dispneia.[23,180,181] O exercício repetido pode resultar em dessensibilização ao sintoma (i.e., o mesmo estímulo ventilatório resulta em menos dispneia[57,175,182,183]). Em qualquer paciente, é difícil saber qual desses mecanismos é operante, mas para fins clínicos, isso pode não importar.

ALÍVIO DA DISPNEIA NA DOENÇA PULMONAR EM ESTÁGIO TERMINAL

A dispneia é um dos sintomas mais devastadores conhecidos para os seres humanos. Em nenhuma área da medicina o alívio é mais importante do que quando se lida com a dispneia na doença pulmonar em estágio terminal. A severidade desse sintoma é bem reconhecida na doença maligna terminal, interferindo tanto na função física como na psicológica.[184] Essa consciência está em falta em outras áreas da doença pulmonar terminal, onde a maioria das informações é anedótica.[185,185a] Uma exceção é o tratamento da fase terminal da esclerose lateral amiotrófica. O valor de opiáceos e ansiolíticos para o alívio dos sintomas (especialmente a dispneia) nas últimas 24 horas de vida dos pacientes com esclerose lateral amiotrófica tem sido documentado por entrevistas por telefone, pós-morte, com membros da família tanto no Reino Unido como na Alemanha.[186]

Embora os pacientes com doença pulmonar crônica sejam normalmente incentivados a se exercitar para manter o seu estado de condicionamento físico, chega um momento em que uma abordagem diferente é requerida e o foco muda do prolongamento da vida para o alívio do sofrimento.[160,161,185] Quando a dispneia ao esforço é extrema, pode ser mais adequado restringir e atividade a concentrar-se em tratamentos tais como oxigênio, opiáceos e ansiolíticos. O tratamento paliativo pode incluir suporte ventilatório parcial ou, em raras circunstâncias, uma traqueostomia com ventilação mecânica. Tais medidas drásticas para aliviar a dispneia devem ser tomadas com pleno entendimento das ramificações e complicações. Como mencionado, muitos pacientes com DPOC em estágio terminal temem o sufocamento no fim da vida.[157,187] Alguns pacientes podem escolher uma dose de morfina para permitir uma morte confortável, enquanto outros podem escolher uma abordagem agressiva centrada no prolongamento da vida, bem como no alívio do desconforto. Cabe ao prestador de cuidados de saúde ajudar o paciente individual a entender essas escolhas.

Pontos-chave

- A dispneia é um sintoma complexo decorrente do processamento central da informação retransmitida a partir do complexo respiratório, com informações modificadas a partir de numerosas fontes aferentes.
- A informação sensorial é integrada dentro do contexto da constituição psicológica e intelectual do indivíduo. Ainda não está claro se existe uma via final comum para a sensação.
- A dispneia é cada vez mais vista como um sintoma multidimensional, com componentes qualitativos e afetivos em adição aos componentes de sensação da intensidade.
- A dispneia pode ocorrer devido a doenças em praticamente qualquer sistema de órgãos, como a causada pela interferência com a respiração, aumento da demanda da respiração ou enfraquecimento da bomba respiratória. Na maioria dos casos, no entanto, se trata de um distúrbio do sistema respiratório ou cardiovascular.
- O diagnóstico da condição subjacente causadora da dispneia requer um banco de dados abrangente. O teste de esforço cardiopulmonar pode ser particularmente útil quando um paciente apresenta doenças cardiopulmonares concomitantes ou quando houver suspeita de descondicionamento cardiovascular.
- Quando a causa da dispneia não é óbvia, uma série de estudos que analisam a função cardiopulmonar em repouso e com o exercício normalmente revela um diagnóstico específico. Estudos sofisticados do coração, leito vascular pulmonar, parênquima pulmonar, e até do esôfago podem ser necessários.
- O tratamento da dispneia é mais eficaz quando se baseia em um diagnóstico específico. Quando o tratamento da doença subjacente é inadequado, o tratamento deve se concentrar no alívio da intensidade e/ou do desconforto do sintoma.
- Uma combinação de educação, treinamento físico, oxigênio e fortalecimento muscular auxilia a maioria dos pacientes; na doença muito avançada, a compaixão pode exigir a utilização de agentes que bloqueiam diretamente a frequência assustadora e debilitante da sensação de desconforto respiratório, embora eles possam abreviar a vida.

As Referências estão disponíveis exclusivamente no site www.elsevier.com.br/expertconsult

30 TOSSE

KIAN FAN CHUNG, MD, DSc • STUART B. MAZZONE, PhD

INTRODUÇÃO
DEFINIÇÃO DE TOSSE
FISIOLOGIA
Receptores Sensoriais para o Reflexo de Tosse
Controle do Sistema Nervoso Central
Respostas Motoras
Mecânica da Tosse
Mecanismos Neurais da Hipersensibilidade à Tosse
ABORDAGEM DO PACIENTE COM TOSSE
Mensuração da Tosse
Mensuração do Reflexo de Tosse
Mensuração da Frequência e Intensidade da Tosse
Questionários de Qualidade de Vida
Diagnóstico e Investigações da Tosse Crônica
CAUSAS E TRATAMENTO DA TOSSE AGUDA E CRÔNICA
Tosse Aguda
Tosse Crônica
TERAPIAS DE SUPRESSÃO DA TOSSE
Abordagem não Farmacológica: Manejo da Fonoaudiologia
Antitussígenos "Sintomáticos", "Indiretos" ou "Inespecíficos"
Antitussígenos Narcóticos e não Narcóticos
Outros Antitussígenos não Narcóticos
Anestésicos Locais
Expectorantes e Mucolíticos
Novos Antitussígenos em Potencial

INTRODUÇÃO

A tosse é um sintoma que tem sido vivenciado por todos os seres humanos e é um mecanismo de proteção inato essencial que garante a remoção de muco, substâncias nocivas e infecções da laringe, traqueia e brônquios principais. A tosse também minimiza a inalação de material tóxico. Deficiência ou ausência de tosse pode ser prejudicial ou até fatal na doença. A tosse também pode ser um sinal de doença nas vias aéreas, nos pulmões e fora destes, sendo indicador útil para o paciente e o médico para o início do diagnóstico e tratamento de doenças. Quando a tosse em si é persistente e excessiva, pode ser prejudicial e deletéria e demandar supressão direta.

Devido ao fato de a tosse ser um mecanismo de defesa normal, é um sintoma vivenciado por indivíduos saudáveis. Pesquisas epidemiológicas demonstraram que entre 11% e 18% da população em geral relata tosse persistente,[1-3] mas não se sabe até que ponto essa tosse é "normal" ou está associada a doença. Relatos de tosse crônica nessas pesquisas podem ser devidos à presença de fumantes; à exposição de uma população urbanizada a irritantes ambientais internos e externos e poluição do ar ou a doenças não diagnosticadas associadas com tosse. A contribuição potencial de irritantes para a tosse é ilustrada pelo relato de tosse em excesso nos bombeiros de Nova Iorque que trabalharam nos escombros dos ataques ao World Trade Center de 11 de setembro de 2001.[4] A tosse também é um sintoma de apresentação comum para o clínico. Nos Estados Unidos, a tosse é a queixa mais comum para a qual os pacientes buscam atenção médica e a segunda razão mais comum para consulta médica geral; pacientes com tosse persistente constituem cerca de 10% a 38% dos pacientes ambulatoriais de especialistas em tórax. No Reino Unido, cerca de três milhões de receitas são prescritas anualmente para preparações contra tosse por clínicos gerais, representando um custo de 3 milhões de dólares; isso está subestimado, pois um vasto número de preparações contra tosse também é comprado diretamente no balcão sem prescrição médica. Nos Estados Unidos, medicações contra tosse e resfriado vendidas diretamente no balcão somaram 2,3 bilhões de dólares entre 2007 e 2012.

DEFINIÇÃO DE TOSSE

A tosse é iniciada como uma série de manobras respiratórias que levam a expulsão repentina de ar, criando um som de tosse característico. Normalmente se inicia como uma inspiração profunda seguida de expiração forte contra a glote fechada, a qual então abre com um fluxo de expulsão de ar, seguido de inspiração restaurativa. Essas são as fases da tosse inspiratória, compressiva, expiratória e de relaxamento (Fig. 30-1). O som da tosse na primeira das três fases é um som explosivo ouvido durante a fase expiratória que consiste em ondulação semelhante a ruído. Isso é seguido por uma fase intermediária quando há fluxo de ar diminuído associado à amplitude de som em diminuição. Finalmente, há frequentemente uma terceira fase chamada de fase *falada* ou *glótica* que constitui o segundo som, produzido pela vibração de uma glote parcialmente fechada, o que produz um barulho periódico regular (Fig. 30-2).

A inspiração inicial da tosse pode ser seguida por uma série de esforços expiratórios, com fechamentos da glote mas sem inspirações interferentes — um "acesso de tosse" ou um "período" (Fig. 30-2). Estimulação mecânica puntiforme da traqueia ou laringe causa esforço expiratório curto, porém forte — o "reflexo de expiração" em vez de tosse verdadeira e no caso da glote, fechamento glótico reflexo;[5-7] esses reflexos presumidamente atuam para prevenir ou minimizar entrada de material estranho na traqueia e pulmões. Pigarrear, como

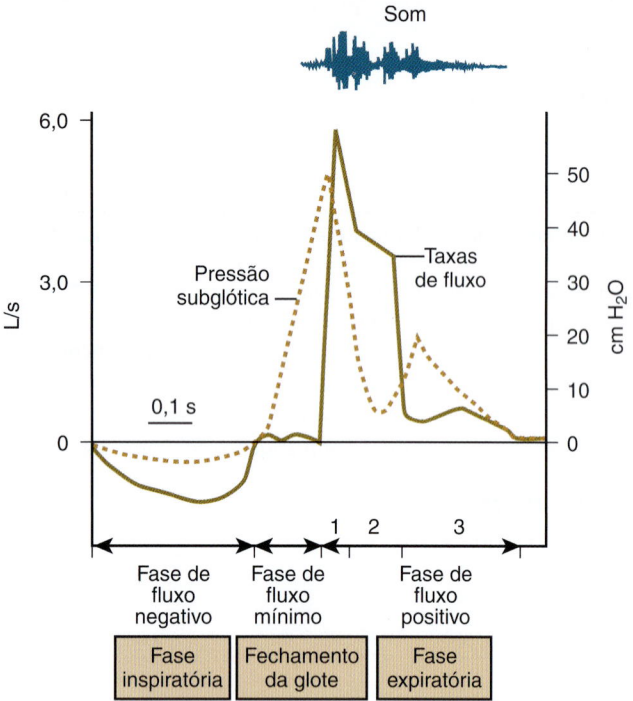

Figura 30-1 Representação diagramática das alterações das seguintes variáveis durante uma tosse representativa: som, taxa do fluxo, pressão subglótica. Durante a inspiração, a taxa do fluxo é negativa; no fechamento da glote, a taxa do fluxo é zero e durante a fase expiratória, a taxa de fluxo é positiva. A fase expiratória pode ser dividida em três partes: durante a *primeira* fase expiratória (1), há um som de tosse explosivo, o primeiro som da tosse; durante a *segunda* fase (2), conforme o fluxo de ar expiratório diminui, a amplitude do som diminui, e durante a *terceira* fase (3) a vibração de uma glote parcialmente fechada produz um som periódico regular, o segundo som. Confira a Figura 30-2 para representação da ondulação da tosse. (De Bonica JJ: *Obstetric analgesia and anesthesia*. World Federation of Societies of Anaesthesiologists, Amsterdam, 1980.)

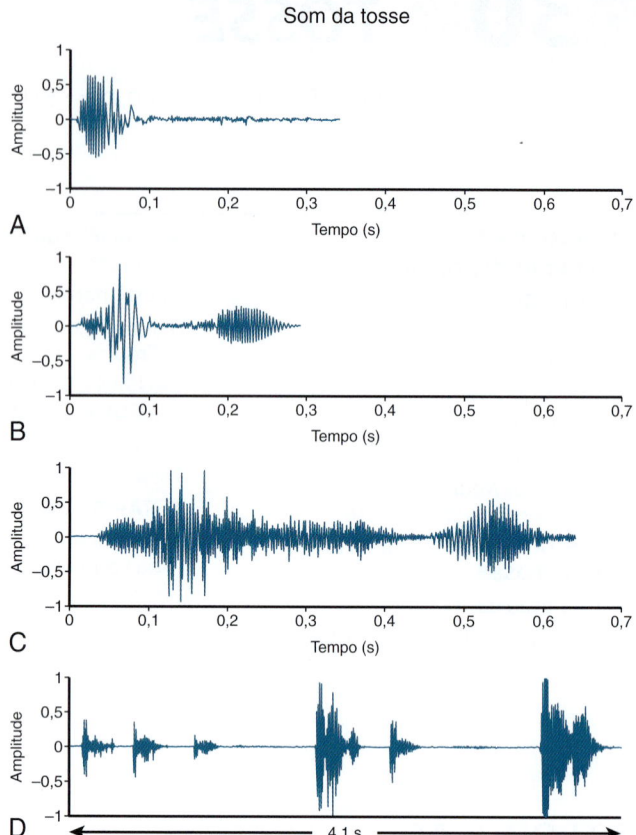

Figura 30-2 Ondulações do som da tosse de pacientes com tosse crônica. O painel A mostra duas fases com fase expiratória inicial que é o primeiro som da tosse, seguido por fase intermediária com som em diminuição. **Os painéis B** (de tosse crônica "idiopática") e **C** (de um paciente com tuberculose pulmonar) mostram uma terceira fase adicional chamada *fase falada ou glótica*, que dá origem a um segundo som da tosse. **O painel D** mostra período de seis tosses em sucessão em uma mulher com tosse crônica idiopática. (Cortesia de Sergio Matos e Surinder Birring, Kings College Hospital, London, e Richard Turner. Homerton University Hospital, London.)

na rinorreia posterior, consiste mais em reflexo expiratório ou "irritação" do que em tosse completa. Não apenas há padrões diferentes de "tosse", mas também esses padrões podem ser afetados de forma diferente por estímulos farmacológicos e fisiológicos.[5-7] Sons da tosse podem ter padrões harmônicos claros,[8] mas a base desses padrões tem sido pouco analisada e sua significância, se é que existe, não foi estabelecida. *Tosse induzida* costuma ser precedida de percepção de irritação da via aérea e "necessidade de tossir,"[9] que envolve ativação do processamento sensorial e regiões límbicas no córtex cerebral.[10,11] *Tosse evocada* pode ser involuntária (evocada reflexivamente) ou voluntária (um resultado comportamental em resposta a necessidade de tossir), a primeira mediada por estímulos sensoriais em nível de tronco cerebral e a segunda se originando nas regiões motoras do córtex cerebral.[12,13] Não é claro qual a proporção de tosse reflexiva *versus* comportamental nas doenças. *Tosse por hábito* é uma variante de tosse voluntária, a qual pode ou não estar associada com necessidade de tossir. Uma vez que tosse foi induzida, haverá *feedbacks* secundários de ambos os pulmões e partes mais altas do cérebro, o que aparentemente não foi avaliado.

Assim, a definição de tosse pode precisar ser estendida para abranger, ou ao menos considerar, esses diferentes padrões e circuitos neurais. Essa consideração não é uma alegação semântica. Os diversos padrões respiratórios de defesa definidos como tosse possuem vias diferentes aferentes e do sistema nervoso central, mas descrições clínicas de tosse dificilmente fazem a diferenciação entre elas. Medicamentos antitussígenos poderiam ter ação seletiva nas diferentes vias neurais e, portanto, ter indicações diferentes na clínica.

FISIOLOGIA

Experimentalmente, tosse involuntária aparenta iniciar apenas a partir das estruturas inervadas pelo nervo vago e seus ramos.[5,14] Essas estruturas são predominantemente a laringe e a árvore traqueobrônquica proximal, mas também incluem a parte mais inferior da orofaringe e os brônquios menores, bem como a membrana timpânica e o meato auditivo externo. A irritação de todos esses locais pode causar tosse. A única exceção clara à tosse mediada pelo vago é a causada voluntariamente[15,16] (Fig. 30-3): de todos os mecanismos de defesa altamente complexos, a tosse é o único que podemos imitar voluntariamente e com acurácia. Também podemos inibi-la voluntariamente. A maioria dos pacientes pode suprimir a tosse por 5 a 20 minutos caso eles se esforcem bastante.[15]

Tosse espontânea pode ser iniciada por uma variedade ampla de alterações inflamatórias ou mecânicas nas vias aéreas e por inalação de um número grande de irritantes químicos e mecânicos. Alterações grandes e rápidas no

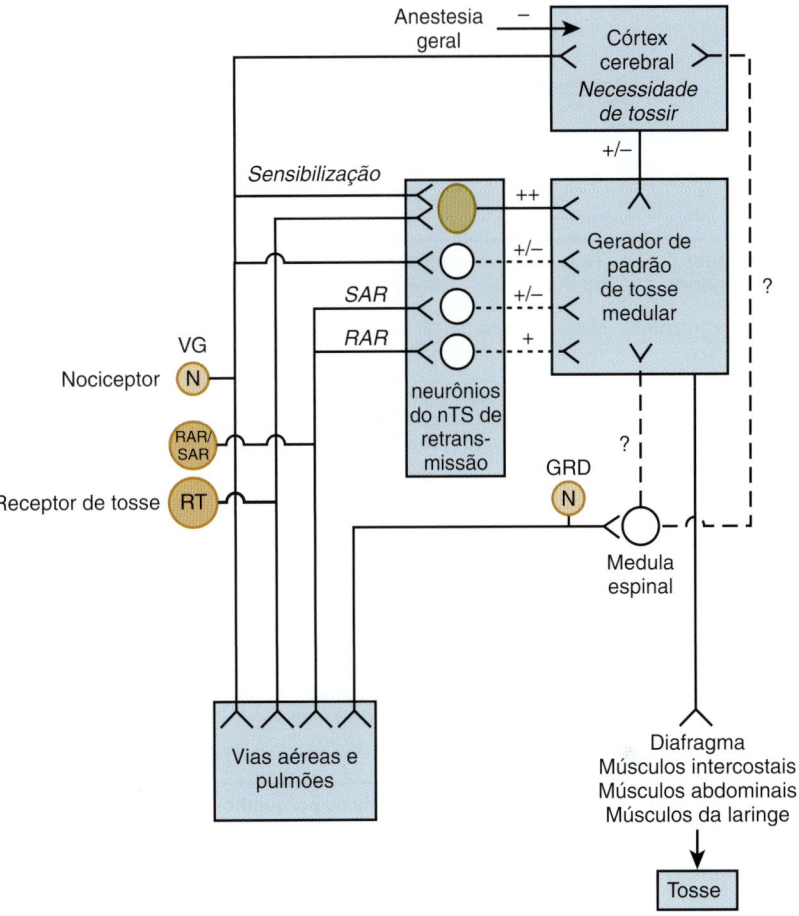

Figura 30-3 **Modelo ilustrando as vias aferentes e eferentes no controle da tosse.** Receptores de adaptação rápida (RARs), receptores de adaptação lenta (SARs) e nociceptores (N) podem modular as respostas da tosse e um conjunto distinto de receptores de tosse (RT) foi descrito no porquinho-da-índia. Talvez haja promoção de tosse através de interações com estruturas corticais e de tronco cerebral, além das supostas contribuições via aferente espinal da via área. O gerador do padrão da tosse coordena a resposta efetora dos músculos e efetores que resulta na resposta de tosse. No entanto, vias de tosse voluntária que têm origem no córtex podem desviar dos centros respiratórios do tronco cerebral e regular diretamente neurônios motores respiratórios espinais (não exibido). GRD, gânglio de raiz dorsal; nTS, núcleo do trato solitário; +, aumentando; –, inibitório; ?, suposto; +/–, existem evidências tanto de aumentar quanto inibir. (Adaptada e atualizada de Mazzone SB: Sensory regulation of the cough reflex. *Pulm Pharmacol Ther* 17:361–368, 2004.)

volume pulmonar podem causar tosse, assim como efeitos psicológicos como a risada. A variedade extremamente ampla de estímulos que podem disparar a tosse aponta para uma variedade semelhantemente ampla de propriedades dos receptores sensoriais que são o ponto de partida do reflexo da tosse.[5,14,17]

RECEPTORES SENSORIAIS PARA O REFLEXO DE TOSSE

Os locais mais sensíveis para iniciar a tosse são a laringe e a árvore traqueobrônquica, especialmente a carina e pontos da ramificação brônquica.[5,14,17-19] Materiais inalados atuam nesses pontos. Em animais de experimentação e nos humanos, é difícil ou impossível induzir tosse a partir das vias aéreas menores e alvéolos. Isto é teleologicamente compreensível, pois nas vias aéreas menores mesmo uma tosse vigorosa não moveria gás rápido o suficiente para causar turbulência e forças de cisalhamento na parede da via aérea, portanto a tosse seria ineficaz. Em vista da variedade ampla de estímulos para a tosse, seria esperado que houvesse diversos tipos de nervos sensoriais que evoquem a tosse e que os receptores nervosos sensoriais seriam "polimodais" (i.e., para responder a uma variedade de mediadores químicos, físicos e farmacológicos). De fato, foram descritos pelo menos dois subtipos de nervo sensorial de vias aéreas para iniciar a tosse e cada um responde a uma gama de estímulos diferentes.[20] No entanto, de uma maneira ampla, esses subtipos sensoriais podem ser categorizados como nociceptores, os quais detectam uma variedade de irritantes químicos nocivos mas são relativamente insensíveis a estímulos mecânicos, ou mecanorreceptores, os quais têm algumas (porém limitadas) propriedades quimiossensoriais, mas são requintadamente sensíveis a estímulos mecânicos puntiformes (semelhantes a toque).

Laringe e Faringe

Receptores nervosos (ou talvez, mais adequadamente chamados de "sensores", o que é utilizado neste capítulo) na mucosa da laringe são ativados por estímulos mecânicos e químicos para tosse, suas fibras correm principalmente nos nervos laríngeos superior e recorrente antes de se juntar ao vago. Muitos estudos da inervação aferente da laringe sugerem que os sensores da tosse pertencem ao grupo amplo de *receptores de adaptação rápida* (RARs), mas uma classe diferente dos clássicos RARs descritos nas vias aéreas intrapulmonares e pulmões.[21-24] Mecanossensores da laringe e faringe são normalmente silenciosos, como seria o esperado, e quando ativados causam descargas de adaptação rápida com padrão irregular que são conduzidas em fibras mielinizadas vagais (Aδ) de alta velocidade. Os muitos estímulos incluem fumaça de cigarro, amônia, vapor de éter, soluções ácidas e alcalinas, salina hipotônica e hipertônica e estímulo puntiforme mecânico por cateter, muco ou poeira (mas não distensão ou broncospasmo). Todos esses estímulos podem provocar tosse. A laringe e a faringe também são inervadas por nociceptores que evocam tosse, os quais são fibras C não mielinizadas de condução lenta que são caracterizadas por sua responsividade à substância química capsaicina, o ingrediente ativo em pimentas *chilli*. Nociceptores também são sensíveis a uma variedade ampla de moléculas pró-inflamatórias, que

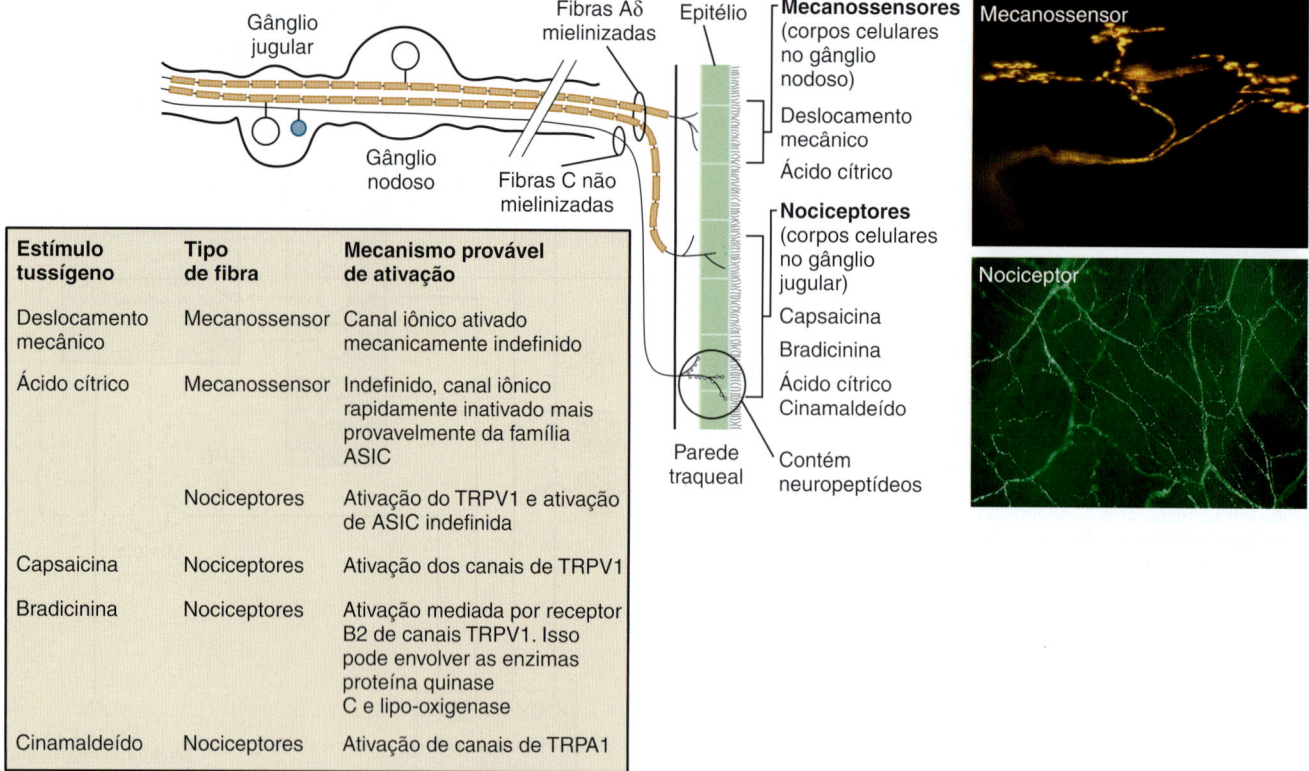

Figura 30-4 Inervação aferente vagal da traqueia do porquinho-da-índia. Mecanismo de estimulação de nervo sensorial por vários estímulos indutores de tosse (veja a tabela). As micrografias mostram a estrutura dos mecanossensores da via aérea (superior) e nociceptores (inferior). ASIC, canal iônico sensível a ácido; TRPA1, receptor de potencial transiente de canal de cátion, subfamília A, membro 1; TRPV-1, receptor de potencial transiente vaniloide do tipo 1. (Retirada e modificada de Undem BJ, Carr MJ, Kollarik M: Physiology and plasticity of putative cough fibers in the guinea pig. *Pulm Pharmacol Ther* 15:193–198, 2002.)

notadamente incluem bradicinina, prostaglandinas, leucotrienos, proteases e citocinas, bem como irritantes nocivos como capsaicina, ácido, nicotina e acroleína.[25] A ativação de nociceptores da laringe durante a anestesia tem mostrado induzir apneia em vez de tosse, o que talvez indique que essas fibras sensoriais são inibidoras para a tosse. No entanto, estudos em animais conscientes mostram que a ativação de nociceptores da laringe é um estímulo poderoso para a tosse, sugerindo que a anestesia confunde o papel dos nociceptores da laringe na geração de resposta de tosse.

Apesar da tosse forte poder ser induzida pela laringe, sua denervação ou desvio faz pouca diferença na força da tosse causada por inalação de irritantes. Semelhantemente a muitos mecanismos de proteção/defesa, o reflexo de tosse exibe muita "redundância" — ou seja, um estímulo sensorial duplicado para tosse não resulta em resposta motora duplicada. A ativação de sensores na laringe ou faringe pode causar tanto uma tosse "típica", que inicia com uma inspiração, ou o reflexo de expiração, que inicia com esforço expiratório.[5-7] A diferença presumidamente é devida a diversos tipos de sensores de tosse na mucosa ou à hora do estímulo sensorial para o tronco cerebral relevante ao ciclo respiratório. Apesar de a tosse induzida da faringe poder parecer a exceção à regra vagal, pois a faringe é suprida principalmente pelo nervo glossofaríngeo, há um pequeno ramo faríngeo do nervo superior laríngeo (vagal) que poderia mediar a tosse, e isso parece estar especialmente ativo nos humanos.[26] Por exemplo, rinorreia posterior associada a inflamação devido a nasofaringite e sinusite pode induzir tosse possivelmente devido à disseminação de mediadores da inflamação na laringe.

Árvore Traqueobrônquica

Mecanossensores sensíveis ao toque (insensíveis à distensão) são também encontrados na traqueia e nos brônquios principais nas espécies que tossem. Esses sensores possuem terminações nervosas abaixo ou no epitélio (Fig. 30-4), concentradas nos pontos de ramificação da via aérea; alguns deles ficam próximo (1 μm) ao epitélio.[27-29] Sua aparência e localização sugerem que eles possam ser sensíveis a irritantes intraluminais ou à matéria particulada que desloque fisicamente o epitélio. São comparáveis àqueles da laringe em sua sensibilidade a irritantes químicos e mecânicos. Mais distante da árvore brônquica nas vias aéreas intrapulmonares e pulmões, os mecanorreceptores mudam em função, no sentido de que ganham sensibilidade a estímulo de distensão, além de quimiossensibilidade adicional (notavelmente se tornando sensíveis a análogos do *trifosfato de adenosina* (ATP) que ativam receptores purinérgicos).[21] Esses sensores representam os clássicos RARs sabidamente envolvidos no reflexo Hering-Breuer de deflagração. Em animais de experimentação, a atividade intrapulmonar de RAR é aumentada pela congestão pulmonar, atelectasia, broncoconstrição e redução na complacência pulmonar, todos os quais podem contribuir para a tosse nos pacientes. No entanto, não é claro se os RARs intrapulmonares podem iniciar diretamente a tosse. O outro tipo de mecanorreceptor intrapulmonar (*receptores de deformação de adaptação lenta* [SARs – do inglês, *slowly adapting stretch receptors*] envolvidos no reflexo de inflação de Hering-Breuer) pode inibir a tosse através de mecanismos centrais.

Sensores de fibra C também são encontrados nas paredes traqueal, brônquica e alveolar. São ativados por uma variedade de estímulos semelhantes aos da laringe, mas suas respostas evocadas não são homogêneas e, pelo menos para aqueles nas paredes alveolares, não incluem tosse.[17,29,30] Em algumas espécies os sensores de fibra C podem liberar taquicininas, como a substância P, por um reflexo axonal, a qual, por sua vez, causa inflamação neurogênica. Isso pode explicar o efeito de antagonistas de taquicinina em inibir a tosse, apesar de que reflexos axonais não aparentam ser prevalentes nas vias aéreas em humanos. Fibras C também são responsáveis por gerar a necessidade de tossir, o que pode disparar tosse comportamental como uma tentativa de aliviar a necessidade.[31] De fato não há evidências convincentes de que receptores de fibra C podem ser um estímulo sensorial primário da tosse reflexiva. Sensores de fibra C da via aérea foram diferenciados em dois grupos[28,32] e, no porquinho-da-índia, um novo grupo de nociceptores Aδ foi identificado. Gânglios de fibras C jugulares podem iniciar a tosse, enquanto que gânglios nodosos de fibras C não o fazem e podem até mesmo ser inibidores da tosse.[33,38] O papel dos nociceptores Aδ na tosse não foi definido. Assim, o fato de múltiplos subtipos de nervos sensoriais poderem eliciar ou modificar a tosse sugere que o padrão total da tosse possa ser devido a interação de diversos reflexos. Essa visão, juntamente com a variedade de padrões fisiológicos de sensibilidade e resposta de mecanossensores e nociceptores em diversas partes do trato respiratório, poderia explicar a grande divergência de padrões de tosse em diferentes condições e em diferentes pacientes. A eficácia de medicamentos antitussígenos que atuam em locais periféricos (p. ex., pela inalação de aerossóis anestésicos) pode depender de suas ações relativas nos diferentes grupos de receptores que afetam a tosse ou em suas conexões centrais.

Receptores de Membrana/Canais nas Terminações Sensoriais para a Tosse

A última década apresentou estudos extensos sobre receptores de canal/membrana nos nervos sensoriais envolvidos com a tosse.[29,34-37] Os detalhes são complexos, portanto são resumidos apenas brevemente; no entanto, os resultados são de importância considerável em não apenas indicar como a tosse pode ser induzida, mas também em apontar possíveis alvos futuros em terapia antitussígena.

Sensores de tosse mecanicamente ativados são estimulados pelo toque, mas não por distensão, e se acredita que expressem canais de membrana ativados mecanicamente que são únicos a essa classe de neurônio sensorial das vias aéreas.[21] Esses canais ainda precisam ser identificados. Além disso, eles possuem outros canais que podem ser ativados por ácido e pertencem a família de *canal iônico sensível a ácido* (ASIC, do inglês, *acid-sensing ion channel*) e o subtipo NaV1.7 de canais de sódio sensíveis a voltagem,[38] caracterizados por sua sensibilidade à neurotoxina tetrodoxina. No entanto, as membranas mecanossensoras normalmente não possuem diversos canais de *receptor de potencial transitório* (TRP, do inglês, *transient receptor potential*), os quais são encontrados em nociceptores C e Aδ, o *receptor de potencial transitório vaniloide tipo 1* (TRPV-1, do inglês, *transient receptor potential vanilloid-1*) sensível à temperatura e o *receptor de potencial transitório de canal de cátion, subfamília A, membro 1* (TRPA1, do inglês *transient receptor potential cátion channel, subfamily A, member 1*), apesar de que a expressão desses canais TRP nos mecanossensores pode ser induzida durante a inflamação.[39]

Receptores TRPV1 são ativados diretamente por capsaicina, muito utilizada como agente tussígeno, e são sensibilizados ou indiretamente ativados por calor, prótons, bradicinina, derivados de ácido araquidônico, ATP e fosfoquinase C. TRPA1 é coexpresso com TRPV1 em muitas fibras C vagais nas vias aéreas[40] e é ativada por alil isotiocianato (óleo de mostarda), cinamaldeído (da canela) e acroleína (da fumaça de cigarro). TRPA1 tem mostrado mediar uma miríade de processos dependentes de nervos sensoriais e pode interagir funcionalmente com TRPV1. Fibras C também expressam canais de sódio sensíveis à voltagem insensíveis à tetrodoxina.[41]

Assim, a maneira pela qual uma grande variedade de estimulantes tussígenos ativam os nervos sensoriais responsáveis pela tosse e necessidade de tossir está começando a ser esclarecida, e atualmente é reconhecido que estímulos devem produzir o padrão correto para disparar o potencial de ação e resultar em tosse.[42] Digno de nota, os receptores de membrana dos sensores de tosse têm sido estudados principalmente em animais de experimentação,[25,34] e sua relevância para a tosse no homem ainda não é clara.

CONTROLE DO SISTEMA NERVOSO CENTRAL

Foi proposto um (possível) diagrama de circuito para a interação de estímulos e resposta efetora da tosse e o gerador do ritmo respiratório no tronco cerebral.[44-47] Tosse reflexa está integrada na medula oblonga, onde as fibras aferentes para a tosse primeiramente revezam-se no núcleo do trato solitário ou perto dele; as respostas efetoras motoras estão no núcleo retroambíguo, enviando neurônios motores aos músculos respiratórios, e no núcleo ambíguo, enviando neurônios motores à laringe e à árvore brônquica. No gato, vias do tronco cerebral para o reflexo de expiração diferem daquelas para a tosse típica,[47,48] e vias para tosse da laringe diferem daquelas da árvore traqueobrônquica.[49] Essas observações, se verdadeiras para o homem, podem apontar para diferentes agentes antitussígenos apropriados para os dois locais.

Estímulo aferentes para o tronco cerebral são repassados para regiões cerebrais mais altas onde estímulos são integrados no núcleo pontino, subcortical e cortical.[31] No entanto, essas vias ascendentes podem ser diferentes para sensores que inervam as vias áreas superiores *versus* as inferiores.[49a] Estudos com exame de ressonância magnética funcional do cérebro humano durante tosse induzida estão delineando as áreas envolvidas e mostraram que são importantes para os diferentes aspectos sensorial discriminativo e motor da estimulação nociva das vias aéreas[10-12,49b] (Fig. 30-5). Por exemplo, o córtex insular anterior é ativado de uma maneira dependente de estímulo, sugerindo ter um papel no monitoramento da quantidade de estímulo sensorial que se origina das vias aéreas. O córtex sensorial primário, por outro lado, é ativado de uma maneira dependente de percepção, sugerindo que está intimamente envolvido na assimilação de estímulos sensoriais e codificação para a intensidade da necessidade de tossir. Os córtices parietal posterior e pré-frontal fornecem percepção espacial (p. ex., onde o estímulo está localizado), e partes do sistema límbico (p. ex., o córtex orbitofrontal) auxiliam a modelar as respostas emotivas à irritação. A tosse também pode ser iniciada voluntariamente, um processo que se origina nas regiões cerebrais corticais motora e pré-motora. Essas vias descendentes voluntárias podem provavelmente desviar-se dos centros integrativos do tronco cerebral[15,16] (Fig. 30-4), pois alguns pacientes com lesão no

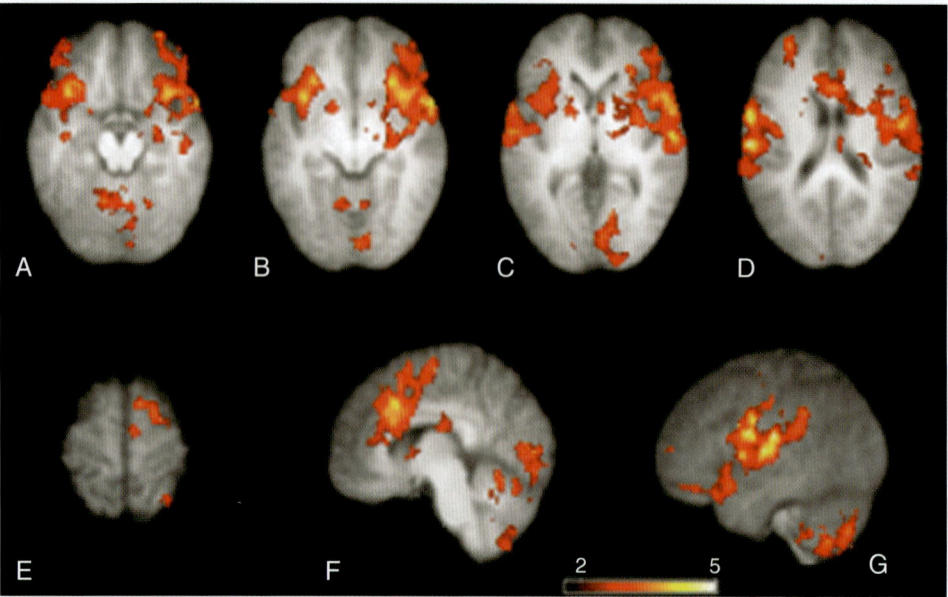

Figura 30-5 Ativação de vias cerebrais associadas à inalação de capsaicina para causar "necessidade de tossir" exibida por ressonância magnética funcional em indivíduos normais. As imagens mostram atividade combinada de diferentes indivíduos em níveis diferentes do cérebro. A maioria das ativações regionais foi distribuída nos dois hemisférios, incluindo o córtex orbitofrontal (**A**), giro frontal inferior (**A** e **B**), ínsula anterior (**B** e **C**), giro temporal superior (**C**) e córtices motor primário e somatossensorial (**D** e **G**). Ativações na linha média de capsaicina incluem a área motora suplementar (**E**) e córtex cingulado médio anterior (**F**). Os locais de ativações da capsaicina nos córtices motor primário e somatossensorial foram na terminação caudal no sulco central nos dois hemisférios (**D**) e são claramente diferenciáveis na imagem tridimensional do hemisfério esquerdo. (**A–G**, de Mazzone SB, McLennan L, McGovern AE, et al: Representation of capsaicin-evoked urge-to-cough in the human brain using functional magnetic resonance imaging. *Am J Respir Crit Care Med* 176:327–332, 2007.)

tronco cerebral não têm reflexo de tosse espontâneo, mas podem conscientemente induzir a tosse para limpar as vias aéreas.[50] O córtex motor e o giro frontal inferior também podem gerar supressão da tosse, o que inibe a tosse mediada pelo tronco cerebral por vias mal definidas.[13,50a] Um entendimento melhor do controle central da tosse é desejável, pois a maioria dos medicamentos antitussígenos agem de forma central, e nós sabemos pouco sobre como eles fazem isso. No entanto, pesquisas mostraram que receptores de membrana nervosa central para tosse incluem aqueles que respondem a serotonina, ácido gama-aminobutírico, N-metil D-aspartato (NMDA), neurocininas e dopamina, resultados que podem ter implicações terapêuticas consideráveis.[44,51]

As vias do sistema nervoso central para a tosse mostram interações e plasticidade, assim como os mecanismos periféricos já descritos.[52-54] Por exemplo, fibras aferentes dos mecanorreceptores e receptores de fibras C convergem no núcleo do trato solitário. Neurocininas liberadas do último potencializam a atividade do primeiro, especialmente tosse e broncoconstrição reflexa, e essa potencialização é aumentada por atividade contínua da fibra C. Atividade em andamento aferente periférica pode, portanto, levar a plasticidade central dos circuitos da tosse,[55] reduzindo assim a necessidade de estímulos periféricos para incitar a tosse. Isto provavelmente é importante para tosse crônica em doenças respiratórias, mas também pode ser visto em alguns casos de *doença do refluxo gastroesofágico* (DRGE), em que a atividade em vias esofágicas aferentes, que não costuma causar tosse, pode ativar o reflexo de tosse quando ocorre sensibilização.

RESPOSTAS MOTORAS

Apesar de o fechamento da glote normalmente ser considerado um componente essencial e definitivo da tosse, tanto em humanos quanto em animais de experimentação, o fechamento pode ser incompleto ou até ausente e isso não parece prejudicar a eficácia da tosse em termos de limpeza das vias aéreas. Além disso, o reflexo de fechamento da glote tem um limiar menor a irritantes do que os reflexos de expiração e tosse, e pode, portanto, depender de vias diferentes.[18,19]

A tosse é associada com ações respiratórias diferentes das dos músculos esqueléticos respiratórios.[5,14,17] Normalmente há broncoconstrição, apesar de isso poder ser mascarado ou revertido pelas alterações dramáticas no volume pulmonar. Os mecanismos aferentes para tosse e broncoconstrição reflexas podem ser diferentes, apesar de o estímulo inicial ser o mesmo. Assim, mecanossensores extrapulmonares e fibras C derivadas de gânglio jugular podem evocar tosse, ao passo que a broncoconstrição é principalmente por RARs intrapulmonares e sensores de fibra C derivados de gânglio nodoso. A broncoconstrição aumentaria a velocidade linear do fluxo de ar e diminuiria a entrada de material irritante em partes mais profundas das vias aéreas.

Os sensores aferentes para tosse também causam secreção reflexa de muco das glândulas submucosas das vias aéreas.[5,14,17,56] O muco prende partículas inaladas e substâncias químicas irritantes e o material é então removido das vias aéreas por transporte mucociliar e pela tosse em si. O muco também poderia agir como uma barreira físico-química entre irritantes luminais e a parede das vias aéreas. No entanto, um aumento na secreção de muco em condições associadas à tosse nunca foi mensurado de forma acurada, talvez devido à falta de métodos apropriados.

MECÂNICA DA TOSSE

A fase inspiratória da tosse consiste em uma inspiração profunda através da glote amplamente aberta. O volume inalado varia muito, desde pouco a quase capacidade vital completa. A inspiração pode levar material para os pulmões;

no entanto, o amplo volume pulmonar provê uma eficiência mecânica melhor para os músculos expiratórios da tosse, pois estão distendidos, seu reflexo de distensão é ativado e há recuo elástico mais forte do pulmão para auxiliar na expiração. Além disso, a inspiração profunda abre as vias aéreas em preparação para sua desobstrução durante a fase expiratória.[53]

Na fase compressiva da tosse, a qual dura cerca de 200 ms, a glote fecha enquanto os músculos expiratórios contraem-se, e as pressões intrapleural e intra-alveolar aumentam rapidamente para uma amplitude de valores que podem variar de 40 a 400 cm H_2O, o que pode ser utilizado como índice de intensidade da tosse.[53,57] A fase de expiração segue quando a glote abre. A taxa de fluxo expiratório depende tanto da saída do ar das vias aéreas centrais durante colapso dinâmico como resultado da pressão intratorácica alta e do efeito da pressão alveolar alta, aumentada durante a fase compressiva e mantida em um nível alto pela contração dos músculos expiratórios. A fase expiratória da tosse pode ser duradoura, com grande volume expiratório oscilatório, ou pode ser interrompida por fechamentos da glote em esforços expiratórios curtos, cada um com uma fase compressiva e uma expiratória. O que determina o padrão da tosse não foi estabelecido, mas pode depender do local anatômico de origem da tosse, dos diferentes tipos de nervos do receptor ativado e da força de sua ativação.

O fluxo expiratório máximo é independente de esforço, pois é limitado pela compressão dinâmica das vias aéreas.[53] Essa compressão se inicia imediatamente a jusante do "ponto de pressão igual" no qual as pressões intraluminal e extraluminal ao redor da parede brônquica são iguais, de forma que a pressão transbrônquica é zero. A eficácia da tosse depende do pico de fluxo de ar e irá, portanto, ser maior com recuo elástico maior do pulmão e maior rigidez das vias aéreas centrais. A compressão dinâmica das vias aéreas a jusante do ponto de pressão igual aumenta a velocidade, a energia cinética e a turbulência do ar passando pelas vias aéreas proximais. Assim, a capacidade de limpeza da tosse é melhorada. Se a tosse consiste em uma série de esforços expiratórios, com volume pulmonar diminuindo a cada esforço, espera-se que a compressão dinâmica desloque-se para os brônquios mais periféricos, os quais serão progressivamente limpos do material intraluminal. No entanto, no momento essa descrição é largamente teórica e precisa ser estabelecida experimentalmente.

Enquanto o transporte mucociliar é o principal método de limpeza do lúmen da via aérea em indivíduos saudáveis, a tosse é um mecanismo importante de reserva, especialmente em pacientes com doença pulmonar. Em muitas doenças pulmonares, a limpeza mucociliar encontra-se impedida e a tosse é necessária para remoção da quantidade aumentada de secreções e debris. Indivíduos saudáveis têm o dobro da taxa de limpeza mucociliar em comparação com os pacientes com bronquite crônica, mas quando a tosse é permitida ou encorajada, o paciente aumenta a limpeza em 20%, enquanto indivíduos saudáveis aumentam em apenas 2,5%. Assim como seria esperado, todos os estudos apontam para o fato de que a tosse é eficaz em causar limpeza caso haja hipersecreção de muco. Por definição, uma tosse seca é improdutiva.

MECANISMOS NEURAIS DA HIPERSENSIBILIDADE À TOSSE

Na doença, os receptores sensoriais para tosse podem exibir uma resposta exagerada a estímulos que normalmente seriam inofensivos ou pouco irritantes. Esse aumento na sensibilidade dos mecanossensores e receptores de fibra C pode ser causado por estímulos que incluem desafio alergênico, infecções virais, ozônio, fumaça de cigarro e uma variedade de mediadores inflamatórios.[34] Mecanossensores também podem ser sensibilizados por muco nas vias aéreas, contração de músculo liso e edema da mucosa.[29,30,35,52,58] Aumentos na sensibilidade têm sido correlacionados com alterações estruturais nos receptores nervosos, em particular em seus mediadores intracelulares e nos corpos celulares do nervo no gânglio jugular e nodoso e nas vias aferentes que entram no tronco cerebral. Esses efeitos levam à sensibilização central, um mecanismo neural no *sistema nervoso central* (SNC) que amplifica os estímulos sensoriais que chegam e produz estados hiper-reflexivos.[59]

As alterações na estrutura e função dos neurônios sensoriais vagais e vias centrais de processamento vistas em modelos de doença de sensibilidade aumentada da tosse a estímulos conhecidos (tipo pertússis) refletem neuropatia de tosse (Fig. 30-6). O conceito de neuropatia sensorial vagal produzindo hipersensibilidade de via aérea é comparável ao papel bem conhecido de neuropatia sensorial periférica levando a síndromes de dor crônica.[55] Em pacientes com dor neuropática, lesão ou doença no sistema nervoso sensorial periférico ou suas vias de projeção central sustentam hipersensibilidade à dor, caracterizada pelos sintomas clínicos de dor de hiperalgesia (sensibilidade elevada a estímulos dolorosos) e alodinia (dor em reposta a estímulos não dolorosos). A dor neuropática pode agir em conjunto com mecanismos de dor inflamatória nos quais a atividade de fibras nervosas alteradas é associada tanto com inflamação tecidual local quanto com lesão ou doença do sistema nervoso.[60,61] De fato, uma quantidade grande de mediadores inflamatórios liberados de células residentes e infiltrativas pode sensibilizar ou lesar o sistema nervoso das vias aéreas para alterar suas funções normais.[25,41,62] Apesar de o dano nervoso em dor neuropática ser de fácil identificação (p. ex., esmagamento ou separação de nervos periféricos associado a trauma importante), as neuropatias podem se manifestar como resultado de insultos menos aparentes, incluindo infecção viral, doenças metabólicas (p. ex., diabetes) e outras causas de neuroinflamação.

ABORDAGEM DO PACIENTE COM TOSSE

Conforme enfatizado em todas as diretrizes nacionais,[63,64] a abordagem ao manejo de um paciente com tosse é primeiramente identificar a(s) causa(s) da tosse e depois tratá-la(s). A tosse pode ser indicativa de doenças triviais ou sérias pulmonares ou de vias aéreas e também de processos extrapulmonares. Frequentemente, a causa pode não ser encontrada, o tratamento da causa suposta pode não suprimir ou melhorar a tosse, ou ainda a causa pode não ter tratamento eficaz. Nesses casos, é necessária terapia que suprima a tosse por inibição da via da tosse sem tratar a causa (antitussígenos "sintomáticos", "inespecíficos" ou "indiretos").

O diagnóstico diferencial de tosse é extenso e inclui infecções, condições inflamatórias e neoplásicas e muitas condições pulmonares e também extrapulmonares (Tabela 30-1). O protocolo para investigação de tosse crônica — definida como uma tosse que persiste por mais de 3 semanas — leva em consideração diversos fatores referentes à fisiopatologia

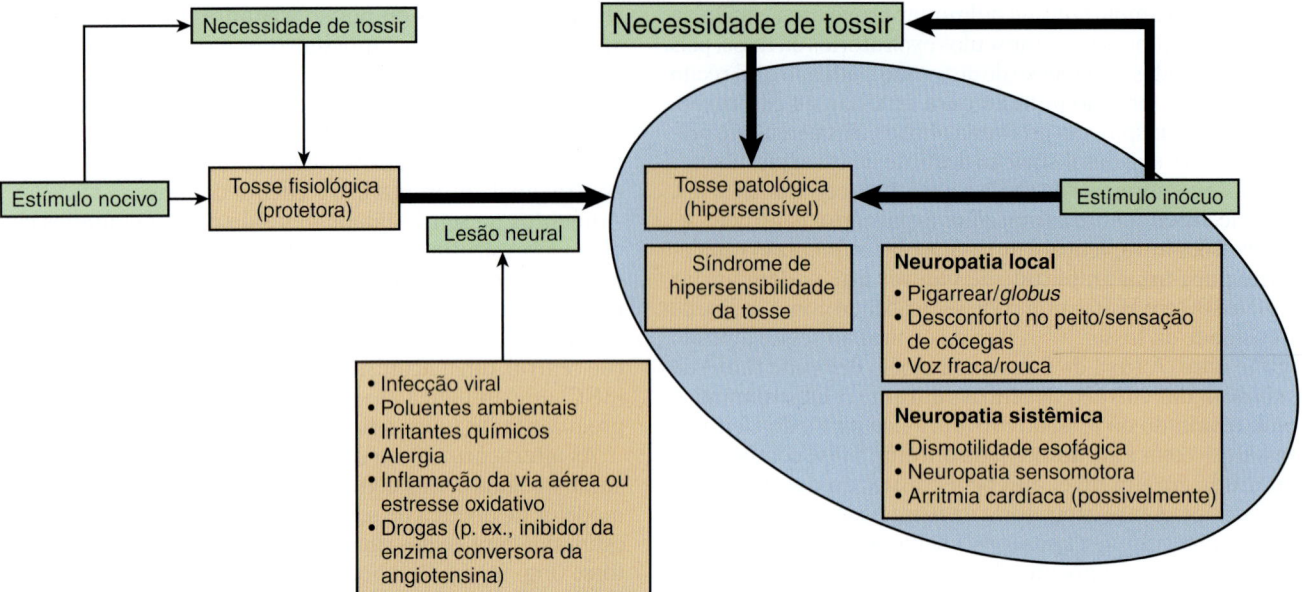

Figura 30-6 Síndrome de hipersensibilidade da tosse. O efeito proposto de lesão no nervo vagal surge de inflamação causada por exposição da via aérea a insultos infecciosos, físicos, químicos e alérgicos. O oval azul enfatiza a patologia (neuropatia) da síndrome de hipersensibilidade da tosse. (De Chung KF, McGarvey L, Mazzone S: Chronic cough as a neuropathic disorder. *Lancet Respir Med* 1:414–422.)

Tabela 30-1	Causas Comuns da Tosse
INFECÇÕES AGUDAS	**TUMORES**
Traqueobronquite	Carcinoma broncogênico
Broncopneumonia	Carcinoma de células alveolares
Pneumonia viral	Tumores benignos de via aérea
Bronquite crônica agudizada	Tumores mediastinais
Coqueluche	**CORPOS ESTRANHOS ASPIRADOS**
INFECÇÕES CRÔNICAS	**PATOLOGIA DO OUVIDO MÉDIO**
Bronquiectasia	**DOENÇAS CARDIOVASCULARES**
Tuberculose	Insuficiência ventricular esquerda
Fibrose cística	Infarto pulmonar
DOENÇAS DA VIA AÉREA	Aneurisma aórtico
Asma	**OUTRAS DOENÇAS**
Bronquite eosinofílica	Doença do refluxo gastroesofágico
Asma variante com tosse	Refluxo laringofaríngeo
Bronquite crônica	Microaspiração recorrente
DPOC	Suturas endobrônquicas
Rinorreia posterior crônica	Apneia obstrutiva do sono
DOENÇAS DO PARÊNQUIMA	Disfunção da laringe
Fibrose pulmonar intersticial	**FÁRMACOS**
Enfisema	Medicações com inibidor da enzima conversora da angiotensina
Sarcoidose	

da tosse e as causas mais comuns de tosse. Tosse persistente pode ser devida à presença de secreção em excesso, lesão e infecção da via aérea ou estabelecimento de reflexo de tosse hipersensível. A abordagem mais preconizada para o diagnóstico e tratamento é um protocolo baseado em avaliação sistemática utilizando investigações do histórico, exame e exames laboratoriais com foco nos locais anatômicos dos receptores de tosse que constituem o ramo aferente do reflexo de tosse.

A primeira consideração para o clínico na primeira visita é (1) determinar a severidade, (2) avaliar a(s) causa(s) da tosse e (3) planejar as investigações e o tratamento. Diversos indicadores no histórico e exame do paciente podem prover pistas do diagnóstico, apesar de que esses podem não ser totalmente confiáveis ou específicos e estar ausentes em muitos casos.

Uma tosse aguda devida à infecção viral do trato respiratório superior geralmente não dura mais do que 3 semanas, apesar de algumas tosses pós-virais poderem persistir por muitas semanas ou meses. Assim, a tosse crônica é considerada a que persiste por mais do que 3 semanas. A única ressalva é que muitos pacientes com tosse "idiopática" costumam dizer que sua tosse teve origem durante uma infecção do trato respiratório superior. Contudo, uma tosse que durou por mais de 2 a 3 meses é improvável que seja devido à infecção do trato respiratório superior, e outras causas associadas devem ser investigadas.

Tosse com produção de escarro normalmente aponta na direção de condições como bronquite crônica e bronquiectasia ou outras causas de broncorreia. O valor diagnóstico de saber que a tosse é produtiva provavelmente é limitado, pois causas semelhantes frequentemente são encontradas tanto na tosse produtiva quanto na seca.[65] Além disso, o volume do escarro produzido é difícil de ser estimado de forma acurada (normalmente dependendo da informação da quantidade de xícaras de escarro e blocos de contaminação por saliva) e a tosse em si leva à produção de escarro. O conceito de tosse seca *versus* produtiva delineando uma tosse secundária ao reflexo de tosse aumentado para a primeira e uma tosse secundária à produção excessiva de muco para a última não é totalmente correto. Um reflexo de tosse aumentado pode estar presente tanto na tosse produtiva quanto na não produtiva. Características que são associadas a reflexo de tosse aumentado incluem tosse causada por realizar uma inspiração profunda, rir, inalar ar gelado e fala prolongada. Portanto, a abordagem diagnóstica permanece semelhante quer ou não a tosse seja produtiva.

As características da tosse, no entanto, podem às vezes auxiliar na avaliação diagnóstica. Pigarro pode estar associado com rinorreia posterior, tosse predominantemente noturna pode ser atribuída à asma, ou tossir após as refeições pode ser relacionado à DRGE coexistente. No entanto, o valor preditivo dessas características é baixo.[66] Uma tosse com característica de "buzina" ou "latido", particularmente em uma criança, tem sido associada com tosse psicogênica ou por hábito.

Muitos fumantes têm tosse crônica, mas raramente procuram ajuda médica em relação à tosse, pois acreditam que o efeito irritante da fumaça do cigarro é a causa da tosse. No entanto, fumantes crônicos podem na verdade ter redução na sensibilidade do reflexo de tosse, talvez devido à dessensibilização ou ao dano nas terminações nervosas do epitélio. Uma alteração no padrão ou característica de sua tosse, como aumento na intensidade (normalmente após uma infecção do trato respiratório superior), ou hemoptise associada, pode forçar o fumante a procurar ajuda médica. Nessa situação uma radiografia de tórax é obrigatória.

MENSURAÇÃO DA TOSSE

A avaliação da frequência e severidade da tosse depende principalmente do histórico. Em tosse severa, pacientes podem apresentar complicações como vômito, fratura de costela, cansaço, incontinência e síncope (Tabela 30-2), e sua presença indica que a cronicidade e intensidade da tosse são severas. O efeito da tosse no estilo de vida do paciente e bem-estar psicológico também pode prover uma ideia da severidade da tosse. Já foram desenvolvidos e validados questionários que foram feitos especificamente para mensurar esses efeitos.[67,68] Já foi desenvolvida também mensuração direta da frequência e severidade da tosse.[8,69] Em muitos estudos publicados, a eficácia de intervenções, em particular na tosse, foi determinada qualitativamente na clínica, mas o uso de ferramentas mais quantitativas atualmente está gradualmente sendo introduzido (veja a seguir).

A tosse pode ser mensurada de diversas maneiras: (1) a severidade da tosse pode ser avaliada pelo paciente através de anotações de sua percepção em uma escala análoga visual que varia de discreta a severa ou em uma linha nominal de 0 a 10; (2) o reflexo de tosse pode ser mensurado pela contagem das respostas de tosse à inalação de agentes tussígenos como a capsaicina, o extrato pungente de pimentas ou ácido cítrico – ou soluções de baixa concentração de cloreto; (3) a frequência e intensidade da tosse podem ser mensuradas por anotações ambulatoriais quantitativas e (4) questionários de qualidade de vida relacionado à saúde, específicos para a tosse, podem prover mensuração quantitativa do impacto da tosse crônica no paciente.[67,68,70] Há uma correlação entre as diversas mensurações da tosse, como, por exemplo, entre medidas objetivas da frequência da tosse e sistemas de escore subjetivos mensurados por escala análoga visual da tosse ou questionário de Leicester (LCQ – *Leicester Cough Questionnaire*), apesar de que essa correlação permanece fraca.[71] Isso significa que sistemas de escore subjetivos podem ser responsivos não apenas à frequência da tosse, mas também a outros fatores relacionados com a tosse. Portanto, idealmente, uma combinação das mensurações subjetivas e objetivas deve ser utilizada. Todas essas características são importantes para o paciente.

MENSURAÇÃO DO REFLEXO DE TOSSE

Tosse persistente pode ser resultado de um aumento na sensibilidade dos sensores de tosse. A maior parte dos pacientes com tosse persistente, devido a uma variedade de causas, possui reflexo de tosse aumentado à inalação de aerossol de capsaicina ou ácido cítrico quando comparados a indivíduos saudáveis sem tosse.[72] O sucesso no tratamento da condição primária de base da tosse crônica (tratamento específico ou específico para a doença) às vezes leva à normalização do reflexo de tosse.[73] O grau de responsividade da tosse à capsaicina inalada pode contribuir para a severidade da tosse. A resposta da tosse pode ser aumentada por diversos mediadores inflamatórios como as *prostaglandinas* PGE_2 e $PGE_{2\alpha}$ e bradicinina através de um processo de sensibilização, fato o qual é relevante para as estratégias de avaliação e tratamento da tosse persistente.[74,75] A mensuração da resposta do reflexo de tosse a esses agentes pode ser útil na confirmação da presença de tosse persistente ou na avaliação da resposta ao tratamento. No momento, apenas centros com interesse em tosse utilizam isso para fins clínicos e de pesquisa.

MENSURAÇÃO DA FREQUÊNCIA E INTENSIDADE DA TOSSE

Avanços em tecnologia computacional e gravação digital de som levaram ao desenvolvimento de sistemas ambulatoriais para gravação de áudio ou audiovisual da tosse, com o objetivo final de obter de forma automática contagens de tosse e possivelmente intensidade em um cenário real. Diversos aparelhos foram descritos.[8,76] O número de sons de tosse e os segundos de tosse, uma mensuração do tempo de tosse, têm mostrado correlação com escores no *Questionário de Leicester de Tosse* (LCQ) e em uma escala análoga visual da tosse.[8]

Apesar de os métodos serem valiosos para contagem do número de esforços expiratórios associados à tosse, eles não permitem avaliação da intensidade de tosse (pois isso não se correlaciona com intensidade do som expiratório). Podem ser utilizados para diferenciação entre tosses individuais e aquelas associadas com tosse sazonal, apesar de que a definição da distinção é arbitrária. Tanto a frequência quanto a intensidade de esforços da tosse são características importantes para o paciente. Métodos atuais não permitem a distinção entre uma tosse "verdadeira" e um reflexo de expiração, uma característica que pode parecer trivial para o paciente, mas

Tabela 30-2	Complicações Potenciais de Tosse Excessiva
RESPIRATÓRIAS	**MUSCULOESQUELÉTICAS**
Pneumotórax	Dor no músculo intercostal
Enfisema subcutâneo	Ruptura do músculo reto abdominal
Pneumomediastino	Aumento na creatina fosfoquinase sérica
Pneumoperitônio	Prolapso de disco cervical
Dano à laringe	**GASTROINTESTINAL**
CARDIOVASCULARES	Perfuração esofágica
Disritmias cardíacas	**OUTRAS**
Perda de consciência	Constrangimento social
Hemorragia subconjuntival	Depressão
SISTEMA NERVOSO CENTRAL	Incontinência urinária
Síncope	Ruptura de feridas cirúrgicas
Dores de cabeça	Petéquias
Embolismo aéreo cerebral	Púrpura

deveria ser importante para o investigador, pois pode trazer compreensão do local no qual a tosse teve início.

QUESTIONÁRIOS DE QUALIDADE DE VIDA

Questionários de qualidade de vida específicos para a avaliação do impacto da tosse crônica[67,68] fornecem mensurações subjetivas que provavelmente refletem a severidade da tosse do ponto de vista do paciente. Tais mensurações integram o impacto da frequência e intensidade da tosse. O LCQ utiliza uma escala de resposta de Likert de sete pontos para 19 itens de três domínios (físico, psicológico e social) e demonstrou ser reprodutível e sensível em pacientes com tosse crônica.[77] Ele está se tornando cada vez mais uma ferramenta clínica útil.

DIAGNÓSTICO E INVESTIGAÇÕES DA TOSSE CRÔNICA

O histórico e o exame às vezes irão indicar o provável diagnóstico ou diagnósticos associados, e o tempo de diversas investigações pode variar de acordo com a apresentação (Tabela 30-3). Investigações iniciais podem ser limitadas a uma radiografia de tórax, particularmente em um fumante. Foram relatadas anormalidades em 10% a 30% das radiografias torácicas de fumantes, apesar de a quantidade de tumores provavelmente ser mais baixa. Investigações posteriores (p. ex., *tomografia computadorizada* [TC] ou broncoscopia com fibra óptica) podem ser feitas apesar de uma radiografia torácica "normal".

Pacientes em terapia com inibidor da *enzima conversora da angiotensina* (ECA) devem descontinuar tal terapia, com substituição por outros tratamentos adequados. Pacientes que fornecem um bom histórico de infecção do trato respiratório superior podem ser observados por 3 a 4 semanas antes de outras investigações ou teste terapêutico, apesar de a instituição de terapia anti-inflamatória como corticosteroides inalatórios poder ser útil no controle desse tipo de tosse.

Tabela 30-3 Avaliação Diagnóstica da Tosse Crônica

1. Histórico e exame físico.
2. Radiografia de tórax, particularmente em fumantes.
3. A avaliação inicial pode levar ao diagnóstico de bronquite crônica em fumantes e de tosse por inibidor da enzima conversora da angiotensina. Descontinue o fumo e o fármaco agressor.
4. Avaliação diagnóstica posterior com base na avaliação inicial:
   i. Caso sugestivo de rinorreia posterior, pedir TC de seios e testes de alergia.
   ii. Caso sugestivo de asma, pedir anotações de mensurações de pico de fluxo expiratório em casa por 2 semanas e teste de broncoprovocação com histamina ou metacolina e/ou teste com tratamento antiasma.
   iii. Caso sugestivo de doença do refluxo gastroesofágico, pedir monitoramento do pH de 24 horas e, se necessário, exame endoscópico do esôfago ou imagens seriadas da ingestão de bário.
   iv. Caso a radiografia de tórax for anormal, considere exame do escarro e broncoscopia por fibra óptica. Pode ser necessário um exame do tórax com TC de alta resolução e avaliação posterior da função pulmonar.
5. Trate especificamente as condições associadas. A(s) causa(s) de tosse é(são) determinada(s) quando terapias específicas eliminam ou melhoram a tosse. Pode haver mais de uma causa associada para a tosse.

Após esses passos iniciais, deve ser considerada investigação das principais causas de tosse. Rinorreia posterior ("catarro nasal" ou "síndrome da tosse de vias aéreas superiores"), asma e DRGE são as três condições mais comuns associadas com tosse crônica, e uma abordagem diagnóstica para excluir essas condições é algo sensato. Rinorreia posterior secundária a rinossinusite é uma condição frequentemente negligenciada. Se há histórico de rinorreia posterior ou rinossinusite, pode ser indicado o exame do nariz e seios com tomografia axial computadorizada dos seios. O tratamento consiste em pingar corticosteroide no nariz juntamente com um anti-histamínico, com possibilidade de adicionar terapia antibiótica e um período curto de tratamento com descongestionante nasal. A presença de variação diurna nas mensurações do pico de fluxo, hiper-responsividade brônquica a desafio com histamina ou metacolina e presença de eosinófilos no escarro dão suporte a um diagnóstico de asma. Na categoria "asma" também seria incluso asma variante com tosse e bronquite eosinofílica. No entanto, um teste terapêutico com corticosteroides inalatórios pode ser a melhor abordagem inicial, particularmente quando o histórico e exame fornecem pistas que dão suporte. É importante fornecer doses eficazes de medicação durante um período suficiente de tempo. Com frequência, um período de tratamento mais longo do que o normal é necessário para controlar a tosse, e DRGE pode ser inicialmente avaliada com monitoramento ambulatorial do pH esofágico.

Frequentemente, mais de uma dessas condições pode coexistir e a tosse pode responder apenas com o tratamento concomitante delas. Por exemplo, terapia com esteroide inalatório e supressão do ácido gástrico com inibidor de bomba de prótons ou bloqueador de H_2-histamina seria indicado na coexistência de asma e DRGE, respectivamente.

Tendo em mente que há uma miríade de outras causas menos comuns de tosse crônica, as investigações devem proceder adiante se as causas comuns foram excluídas. Devem-se considerar testes de função pulmonar para incluir volume pulmonar e capacidade de difusão, bem como TC do pulmão no caso de doença bronquiolar ou do parênquima ou bronquiectasia que não foi suspeitada. Broncoscopia de fibra óptica deve ser considerada, e, além da exclusão de tumores centrais pequenos, ela fornece biópsias da mucosa para diagnóstico histológico (p. ex., para diagnosticar bronquite eosinofílica).

CAUSAS E TRATAMENTO DA TOSSE AGUDA E CRÔNICA

TOSSE AGUDA

Tosse aguda normalmente é devido à infecção viral ou bacteriana do trato respiratório superior. A tosse de resfriado comum costuma ser autolimitada e acompanha o resfriado na maioria dos indivíduos dentro das primeiras 48 horas.[78] Outros sintomas de rinorreia posterior, pigarro, irritação da garganta, garganta inflamada, obstrução nasal e descarga nasal também acompanham a tosse, a qual geralmente cessa dentro de 2 semanas, apesar de às vezes poder ser prolongada. A coqueluche deve ser considerada no diagnóstico diferencial, particularmente em caso com característica de tosse comprida, e é frequentemente associada com vômito. Cerca de 20% dos adolescentes e adultos com tosse de duração de 2 ou mais semanas exibe evidência de tosse comprida recente.[79] Outras causas de tosse aguda são pneumonia, falência cardíaca congestiva, exacerbação de *doença pulmonar obstrutiva crônica* (DPOC), aspiração ou embolismo pulmonar. Essas condições costumam estar acompanhadas de outros sintomas como falta de ar e febre, mas a tosse pode permanecer predominante ou, raramente, o único sintoma.

Pacientes com resfriado comum geralmente se automedicam com preparações antitussígenas compradas diretamente no balcão da farmácia. Uma revisão Cochrane revelou que não há boa evidência a favor ou contra a eficácia de remédios adquiridos diretamente no balcão como antitussígenos e anti-histamínicos na tosse aguda. Respostas "satisfatórias" com xaropes pediátricos contra tosse foram relatadas em 46% e 56% das crianças, comparados com 21% das crianças no grupo de placebo.[80] Codeína foi ineficaz quando comparada com o placebo na tosse aguda do resfriado comum,[81] enquanto o dextrometorfano teve algum efeito na metanálise,[82] mas não em dois estudos menores.[83,84] Em um estudo com 100 crianças, dextrometorfano ou difenidramina administrados como dose única antes de dormir não foram melhores do que o placebo em fornecer alívio dos sintomas noturnos para as crianças com tosse e dificuldade em dormir devido à infecção do trato respiratório superior.[85] Em vez disso, um estudo subsequente mostrou alívio sintomático com mel de trigo sarraceno,[86] mas um efeito placebo não foi excluído. A American Academy of Pediatrics ressaltou o fato de que não se sabe a eficácia de preparações antitussígenas em crianças e essas medicações podem ser potencialmente prejudiciais.[87] A recomendação é que a tosse devido a infecções virais agudas das vias aéreas é autolimitada e deve ser tratada somente com fluidos e umidade.

Foi proposto o uso de anti-histamínicos e descongestionantes de primeira geração para o tratamento de tosse associada à rinorreia posterior na tosse aguda,[78] mas em um estudo utilizando um anti-histamínico de geração mais recente, a loratadina, em combinação com um descongestionante, não se obteve efeito.[88] A rinite associada com o resfriado comum pode se tornar purulenta, mas isso não é um indicativo para terapia antibiótica a menos que persista por mais de 10 a 14 dias.

TOSSE CRÔNICA

A tosse crônica (tosse que persiste por mais de 3 semanas) pode ser causada por muitas doenças, mas de acordo com diversos dados, mais comumente é devido a rinorreia posterior, asma, DRGE, bronquite crônica e bronquiectasia.[73,89] Uma pesquisa mundial recente revelou características demográficas marcantes no gênero e idade dos portadores de tosse crônica, a maior parte dos quais é de mulheres com idades entre 60 e 69 anos.[89a]

Rinorreia Posterior (Rinossinusite, Síndrome da Tosse de Vias Aéreas Superiores)

Rinorreia posterior tem sido relatada como a causa mais comum de tosse crônica.[89,90] A *síndrome da tosse de vias aéreas superiores* (STVAS) foi cunhada como um termo melhor do que rinorreia posterior para denotar tosse crônica relacionada a anormalidades na via aérea superior. A forte associação entre rinorreia posterior e tosse crônica persistente é baseada em evidências epidemiológicas e em um estudo prospectivo em adultos. A rinorreia posterior ("catarro nasal") é caracterizada por uma sensação de secreções nasais ou um "gotejamento" no fundo da garganta acompanhado muitas vezes de necessidade frequente de pigarrear. A voz pode ficar um pouco anasalada devido à obstrução e congestão nasal concomitante, e pode ficar rouca. O exame físico da faringe normalmente é pouco notável, apesar de poderem ser observadas aparência de paralelepípedo da mucosa e drenagem de secreções. TC de seios da face e fossas nasais pode revelar rinossinusite com espessamento de mucosa ou opacificação do seio e níveis hidroaéreos. Obstrução variável extratorácica de vias aéreas superiores nem sempre está presente.[91] Realizar o teste para alérgenos pode ser útil, e a presença de alergia a pólen dá suporte à rinite alérgica sazonal.

O melhor tratamento é administração tópica de corticosteroides com a cabeça abaixada, frequentemente com o uso concomitante de anti-histamínicos. Esteroides tópicos fornecem um efeito local com efeitos colaterais mínimos. Ocasionalmente, sintomas severos podem ser inicialmente controlados com uso de esteroides orais por pouco tempo, seguido de terapia tópica. Um anticolinérgico tópico borrifado no nariz (como brometo de ipratrópio) para secar secreções nasais excessivas pode fornecer benefício adicional. Uma combinação de tratamentos com corticosteroide tópico, anti-histamínico e anticolinérgico mostrou ter benefícios na tosse crônica acompanhando rinorreia posterior, associada com melhora da descarga nasal e aparência endoscópica.[92] *Spray* de descongestionante tópico vasoconstritor pode ser uma terapia adjuvante útil por alguns dias, mas pode ocorrer desenvolvimento de obstrução nasal de rebote com o uso prolongado. A terapia antibiótica é necessária na presença de sinusite aguda envolvendo infecção bacteriana com presença de secreção mucopurulenta persistente por pelo menos 10 dias.

Asma e Condições Eosinofílicas Associadas

A asma pode levar à tosse crônica em diferentes cenários clínicos. A asma pode se apresentar predominantemente com tosse, geralmente noturna, e a presença de limitações reversíveis do fluxo aéreo e hiper-responsividade brônquica dá suporte ao diagnóstico.[93] Essa condição de asma "variante com tosse" é um tipo comum de asma nas crianças. Asmáticos idosos também podem fornecer histórico de tosse crônica antes do diagnóstico de asma. A tosse como o único sintoma de asma tem sido relatada em até 57% dos pacientes e frequentemente é o sintoma mais proeminente.[94] A tosse também pode surgir como primeiro sinal de piora da asma; a tosse em geral se apresenta primeiramente à noite, associada a outros sintomas como ato de ofegar e falta de ar com diminuição do pico do fluxo no início da manhã. Alguns pacientes com asma também podem desenvolver tosse seca persistente apesar do bom controle da asma.

A tosse atópica é reconhecida no Japão como uma tosse crônica isolada, caracterizada por fundo atópico, eosinofilia no escarro, hipersensibilidade à tosse, função pulmonar normal e hiper-responsividade da via aérea.[95] Por outro lado, bronquite eosinofílica é caracterizada por tosse sem sintomas de asma ou hiper-responsividade brônquica, mas com eosinofilia no escarro.[96]

Um reflexo de tosse aumentado, apesar de não ser comumente observado em pacientes com asma, pode ser visto em um subgrupo de asmáticos com tosse persistente.[97] Nesses pacientes, sensores de tosse podem estar sensibilizados por mediadores inflamatórios como bradicinina, taquicininas e prostaglandinas. A tosse na asma também pode ser devida à contração de músculo liso brônquico, o que pode ativar receptores de tosse por deformação física. De fato, em alguns pacientes com asma variante com tosse, broncodilatadores β-adrenérgicos são antitussígenos eficazes.[98] Na asma variante com tosse está presente predomínio de eosinófilos em escarro induzido e biópsias brônquicas, juntamente com membrana basal espessada e hiper-responsividade brônquica. Na bronquite eosinofílica, por outro lado, a responsividade de tosse à capsaicina está aumentada sem hiper-responsividade brônquica, mas as anormalidades imunopatológicas são semelhantes às da asma.[99]

Tosse associada com asma deveria ser tratada com medicação antiasma, incluindo terapia corticosteroide inalatória e broncodilatadores como agonistas β_2-adrenérgicos. Tal tratamento deve ser prescrito por um tempo prolongado (3 a 6 meses) na dose mínima que controle a tosse. Frequentemente, um teste com corticosteroides orais (p. ex., prednisolona 40 mg/dia por 2 semanas) pode ser recomendado, particularmente nos asmáticos que tiveram tosse apesar de tratamento adequado com medicação antiasma. Atualmente, o melhor tratamento de manutenção para asma moderada a severa é a combinação de corticosteroides inalatórios e β-agonistas de longa ação. Antagonistas de receptor de leucotrieno também podem controlar a asma variante com tosse.[100] Bronquite eosinofílica responde bem à terapia corticosteroide inalatória ou oral.

Doença do Refluxo Gastroesofágico

DRGE, a movimentação de ácido e outros componentes do conteúdo gástrico do esôfago na laringe e traqueia, é uma das causas mais comumente associadas à tosse crônica em todas as faixas etárias. A DRGE pode levar a sintomas como queimação, dor no peito, gosto azedo, regurgitação e tosse crônica persistente. A exposição prolongada do esôfago inferior a ácidos pode levar a esofagite, esôfago de Barrett, ulceração e estenose esofágica e sangramento. No entanto, também pode não haver sintomas associados com DRGE ou com exposição do esôfago a ácido. Um mecanismo de reflexo de tosse esofágico-traqueobrônquico foi proposto com base em estudos nos quais a perfusão do esôfago distal com ácido induziu episódios de tosse que puderam ser suprimidos com perfusão local do esôfago distal com lidocaína e por um agente anticolinérgico inalatório, brometo de ipratrópio.[101] Foi demonstrado que mais de 90% dos episódios de tosse eram temporariamente relacionados a episódios de refluxo. Refluxo significativo acontece nas posições dorsal e ereta. Devido à má resposta do tratamento da tosse com supressores de ácido gástrico como inibidores de bomba de prótons,[102,103] há uma possibilidade de fatores de refluxo não ácidos como líquido, gás, pepsina ou outras enzimas serem importantes na estimulação da tosse. Uma grande proporção de pacientes com DRGE também parece ter refluxo laringofaríngeo,[104] o que pode representar um efeito direto do refluxo gastroesofágico nos receptores de tosse na laringe e traqueia. No entanto, um estudo não mostrou diferença em eventos de refluxo não ácidos no esôfago proximal ou distal entre pacientes com tosse crônica e indivíduos normais.[105] A tosse em si pode precipitar o refluxo, criando um círculo vicioso de tosse induzida por ácido que, por sua vez, induz refluxo de ácido. Monitoração contínua do pH da traqueia e esôfago em pacientes com DRGE sintomática mostrou aumentos significativos na acidez da traqueia com queda no pH para 4 ou menos durante episódios de refluxo.[106] Outros componentes do refluxato, além do ácido, como a pepsina ou outras enzimas, também pode contribuir para a tosse.

Não há um padrão em particular da tosse causada pela DRGE. A tosse pode ser duradoura e produtiva. Na presença de refluxo e microaspiração, sintomas laríngeos podem estar presentes com disfonia, rouquidão, pigarro frequente, *globus* faríngeo (p. ex., a sensação de nódulo na garganta) e garganta inflamada. Com frequência é perceptível inflamação da laringe com edema, eritema, ulceração por contato e/ou granuloma na corda vocal posterior. Pode haver associação com dismotilidade esofágica caracterizada por azia, aumento da salivação e regurgitação oral, que pode ser pior na posição dorsal. Peristaltismo esofágico ineficaz tem sido relatado em tosse crônica, e isso pode aumentar o tempo de exposição da laringe e faringe a qualquer refluxato.[107,108]

Os testes mais específicos para DRGE são o monitoramento ambulatorial do pH de 24 horas, exame de episódios de pH abaixo de 4, juntamente com o monitoramento de refluxo não ácido no esôfago proximal e distal com análise da relação temporal entre tosse e episódios de refluxo. Em um estudo de pacientes com tosse crônica, no entanto, o refluxo ácido precedeu a tosse em apenas até 13% das tosses; contudo, muitos dos pacientes tinham refluxo, sugerindo que a associação pode ser mais indireta.[109] São relatados valores preditivos positivos para o uso de monitoramento do pH esofágico entre 68% e 100%, e um teste negativo quase exclui DRGE como a causa da tosse. No entanto, tem havido maior associação de evento de tosse com episódio de refluxo não ácido em pacientes com tosse crônica.[110] Em metade de um grupo não selecionado de pacientes com tosse crônica, foi relatada uma associação positiva para refluxo de ácido detectado por testes de pH esofágico e para refluxo não ácido detectado por impedância intraluminal e sons da tosse em contador de tosse ambulatorial. Isso foi associado à sensibilidade aumentada do reflexo da tosse.[111] Outros testes que podem ser utilizados são manometria esofágica para mensurar dismotilidade, particularmente associada a episódios de refluxo; exame radiográfico contrastado gastrointestinal superior para detectar refluxo de bário para o esôfago ou endoscopia gastrointestinal superior. Um teste de tratamento antirrefluxo com inibidor de bomba de prótons ou anti-histamínico H_2 pode ser utilizado em pacientes como medida diagnóstica em um local em que não esteja disponível monitoramento ambulatorial do pH de 24 horas. Isso também pode ser indicado em pacientes com tosse crônica que permanece inexplicável após o protocolo diagnóstico ou exclusão de outras causas associadas.

O objetivo do tratamento de DRGE é diminuir a frequência e duração dos eventos. Devem ser defendidas medidas conservadoras como redução de peso, dieta com quantidade alta de proteína e baixa de gordura, elevação da parte de cima da cama e evitar o consumo de café e o hábito de fumar. Pode-se obter redução da produção de ácido pelo estômago através de bloqueadores de histamina H_2 ou inibidores de bomba de prótons, apesar de eles não terem sido comparados. Devido ao crescente uso de inibidores de bomba de prótons e ao seu efeito superior na supressão de ácido e no tratamento de DRGE, esses fármacos permanecerão a melhor escolha.

Apesar de estudos não controlados iniciais fornecerem efeitos otimistas dos anti-histamínicos H₂ ou inibidores de bomba de prótons no controle da tosse associada à DRGE, estudos duplo-cegos, placebo-controlados[103,112] relatam efeitos mais limitados. Não obstante, costuma ser recomendado o tratamento durante 3 meses, com inibidor de bomba de prótons na dose máxima recomendada. Tem sido relatado que pacientes com evidência de refluxo de ácido patológico podem se beneficiar mais da terapia com IBP.[113] O efeito de tratamentos específicos para dismotilidade esofágica não é conhecido. Foi relatado um caso bem-sucedido no tratamento da tosse com baclofeno em três pacientes com DRGE não responsiva a IBP,[114] e o baclofeno talvez aja reduzindo tanto o refluxo ácido quanto o não ácido. O uso de domperidona para aumentar o esvaziamento gástrico na DRGE permanece incerto.

Uma das razões para fracasso em uma estratégia com antiácido pode ser o efeito contínuo do refluxato não ácido. Cirurgias antirrefluxo como fundoplicatura laparoscópica podem ser consideradas para pacientes com DRGE comprovada, cuja tosse não reponde a tratamentos medicamentosos.[115] A resolução completa da tosse foi relatada em cerca de 60% dos indivíduos,[116] mas não foram definidos preditores de boa resposta à cirurgia.

Bronquite Crônica/Doença Pulmonar Obstrutiva Crônica

A bronquite crônica deveria ser considerada em um paciente que produz escarro na maioria dos dias por pelo menos 3 meses consecutivos, particularmente nos meses de inverno, por pelo menos 2 anos consecutivos. Apesar de 30% a 40% da comunidade fumar tabaco, a bronquite crônica é relata em apenas 5% dos pacientes que buscam atenção médica devido a tosse. Em um fumante, a presença de bronquite crônica pode ser preditiva de obstrução progressiva irreversível do fluxo aéreo, levando a DPOC.[117] Além disso, a presença de tosse e escarro na DPOC identifica pacientes com maior risco de exacerbações subsequentes.[118]

A tosse de bronquite crônica pode resultar de produção excessiva de escarro associada à hiperplasia de células mucosas e inflamação bronquiolar. Além disso, há evidência de um aumento na hipersensibilidade de tosse a capsaicina em pacientes com DPOC,[97,119] que pode resultar do processo inflamatório da via área. A presença de obstrução do fluxo de ar diagnosticada com base na proporção entre *volume expiratório forçado no primeiro segundo* e *capacidade vital forçada* (VEF_1/CVF) de menos de 70% ou de VEF_1 de menos de 70% do valor presumido indica a presença de DPOC.[120]

A tosse produtiva na bronquite crônica é exacerbada por infecções respiratórias superiores com vírus ou bactérias respiratórias comuns ou por exposição a poeiras irritantes ou poluentes ambientais. Devem ser excluídas outras causas de tosse produtiva como bronquiectasia ou rinorreia posterior. É importante excluir também a presença de tumores pulmonares. A cessação do tabagismo costuma estar acompanhada de redução na tosse, com mais frequência dentro de 4 a 5 semanas.[121] Parar de fumar pode ser auxiliado por vários adjuntos como reposição de nicotina, bupropiona ou vareniclina, um agonista parcial de receptor de nicotina.[122] Deve ser considerado o tratamento de qualquer obstrução crônica do fluxo aéreo associado com agonistas de β_2-adrenoreceptores de curta e/ou longa duração e agentes anticolinérgicos, particularmente na presença de dispneia.

Pode ser tentada a supressão de processos inflamatórios nas pequenas vias aéreas com combinação de corticosteroides inalatórios e β-agonista de longa duração. Corticosteroides orais ou sistêmicos são efetivos no tratamento de exacerbação de DPOC. Terapia mucolítica pode reduzir a incidência de exacerbações. Terapias antitussígenas indiretas (sintomáticas) não são recomendadas, mas podem ser necessárias em pacientes com tosse excessiva que está prejudicando sua qualidade de vida.

Bronquiectasia

A tosse de bronquiectasia é associada com superprodução de secreções da via aérea juntamente com redução da limpeza, com frequência em um círculo vicioso de infecções bacterianas recorrentes. Normalmente, o paciente produz 30 mL ou mais de escarro mucoide ou mucopurulento por dia, às vezes acompanhado de febre, hemoptise e perda de peso. No começo, a bronquiectasia pode estar presente apenas como uma tosse produtiva persistente. A bronquiectasia pode estar associada com rinorreia posterior e rinossinusite, asma, DRGE e bronquite crônica. Patógenos comuns cultivados de escarro incluem *Haemophilus influenzae*, *Staphylococcus aureus* e *Pseudomonas aeruginosa*. A radiografia de tórax pode mostrar aumento de espessamento da parede brônquica, particularmente nos lobos inferiores em casos avançados, mas secções finas de TC do tórax podem revelar alterações iniciais de espessamento de parede, dilatação e distorção de via aérea, com tampão de muco e evidência de bronquiolite.[123]

A tosse na bronquiectasia é o mecanismo mais eficaz de eliminar secreções da via aérea. A fisioterapia de tórax para melhorar a limpeza da via aérea se mantém essencial. Além disso, há resposta de tosse aumentada à capsaicina na bronquiectasia.[124] A tosse durante exacerbações ineficazes de bronquiectasia pode se tornar um sintoma exaustivo. Terapia de longa duração com macrolídeo pode levar à melhora nas exacerbações e função pulmonar. A tosse devido à bronquiectasia pode ser controlada com uso de β_2-agonista inalatório para melhorar a limpeza mucociliar e reverter qualquer broncoconstrição associada, por drenagem postural de secreções de via aérea e pelo uso de terapia antibiótica intermitente. O uso de antitussígenos não é recomendado, mas no contexto de tosse severa, um efeito supressivo pode ser clinicamente benéfico.

Tosse por Inibidor da Enzima Conversora da Angiotensina

Inibidores da ECA frequentemente são prescritos para o tratamento de hipertensão e insuficiência cardíaca, e a tosse tem sido observada em 2% a 33% dos pacientes.[125,126] A tosse tipicamente é descrita como "seca", associada com uma sensação irritante de cócegas na garganta. Pode aparecer poucas horas após a administração do fármaco, mas também pode se tornar aparente apenas após semanas ou até meses de administração. A tosse desaparece dentro de dias a semanas após a retirada do medicamento. Pacientes com tosse por inibidor da ECA demonstram resposta aumentada a desafio de inalação de capsaicina. O acúmulo de bradicinina e prostaglandinas, que sensibilizam diretamente os receptores de tosse, tem sido implicado. A melhor abordagem para a tosse por inibidor da ECA é descontinuar o tratamento e substituir por terapias alternativas como antagonista de receptor da angiotensina II, os quais normalmente não estão associados à tosse.

Tosse Pós-infecção

A tosse pós-infecção tem sido relatada em 11% a 25% dos pacientes com tosse crônica.[127,128] Uma tosse persistente se desenvolve em 25% a 50% dos pacientes após infecção por *Mycoplasma* ou *Bordetella pertussis*.[129] Infecção por *B. pertussis* tem sido cada vez mais reconhecida como causa de tosse tanto aguda quanto crônica, particularmente em crianças mais velhas e adultos.[130] Em crianças, outras infecções respiratórias associadas à tosse crônica incluem vírus (vírus sincicial respiratório e parainfluenza), *Mycoplasma* e *Chlamydiae*.[131] A tosse de *B. pertussis* costuma durar por apenas 4 a 6 semanas (mas pode durar mais) e é espasmódica, com característica de tosse comprida. Na maioria dos pacientes com tosse pós-infecção, o gatilho inicial normalmente é uma infecção do trato respiratório superior, e a tosse, que se espera que dure apenas 1 semana, persiste por muitos meses. Frequentemente tais pacientes são encaminhados a uma clínica de tosse e costuma-se investigar a causa de tosse mais comumente associada. Assume-se que a infecção inicial pode ter induzido inflamação persistente da via aérea ou dano epitelial que então permitiu a facilitação da entrada de irritantes, dessa forma estabelecendo um círculo vicioso de eventos que mantêm e disparam tosse adicional.

Corticosteroides inalatórios são frequentemente prescritos, mas com sucesso variável. O uso de esteroides orais pode ser bem-sucedido.[127] Brometo de ipratrópio inalatório foi relatado como eficaz em um estudo pequeno.[132] Antibióticos macrolídeos ou trimetropim/sulfametoxazol são eficazes em eliminar *B. pertussis*, mas não alteram o curso clínico subsequente.[133]

Outras Condições

Outras condições que causam tosse incluem carcinoma broncogênico, carcinoma metastático, sarcoidose, aspiração crônica, doença pulmonar intersticial ou insuficiência ventricular esquerda, condições que normalmente podem ser excluídas através de uma radiografia normal do tórax. Mais recentemente, foram relatadas associações de tosse crônica com apneia obstrutiva do sono, aumento crônico da tonsila e disfunção da laringe. Tosse psicogênica ou por hábito é comum, particularmente em crianças, e costuma ser um diagnóstico feito após a exclusão de outras causas. Tosse por hábito é um som de pigarrear realizado por uma pessoa que está nervosa e inibida. A tosse pode estar associada com doença depressiva, e a tosse duradoura pode causar depressão. Na população pediátrica, é preciso considerar outras etiologias da tosse específicas para esse grupo: anormalidades congênitas incluindo anéis vasculares e traqueobroncomalacia, sequestro pulmonar ou tumores mediastinais, corpos estranhos na via aérea ou esôfago, aspiração devido a coordenação ruim para engolir ou dismotilidade esofágica e insuficiência cardíaca.

Tosse Crônica Persistente de Causa Desconhecida (Tosse "Idiopática")

A identificação da potencial causa de uma tosse tem sido relatada em 78% a 99% dos pacientes que vão a uma clínica de tosse, e o sucesso do tratamento específico das causas identificáveis também tem sido relatado em até 69% a 99% dos casos.[89,134] No entanto, dados mais recentes identificaram 7% a 46% dos pacientes com tosse crônica como tendo tosse idiopática, apesar de terem sido submetidos a avaliação diagnóstica meticulosa. Essas diferenças podem estar relacionadas à definição de tratamento bem-sucedido e à mescla de casos. O paciente com tosse idiopática deveria ser diagnosticado como tal apenas após a realização de avaliação diagnóstica intensa e testes empíricos de terapia(s). Em um relato, pacientes com tosse idiopática tenderam a ser mulheres de meia-idade que frequentemente forneceram histórico de início da tosse na menopausa e tinham distúrbios autoimunes associados, como hipotireoidismo autoimune.[135] Pacientes com reflexo de tosse aumentado frequentemente reclamam de uma sensação de cócegas persistente na garganta que leva a paroxismos de tosse. Essa sensação pode ser disparada por fatores como alterações na temperatura do ambiente, inspiração profunda, rir, falar ao telefone por alguns minutos e exposição à fumaça do cigarro ou a outros irritantes como *sprays* ou perfumes ou a certos odores. Biópsias da mucosa de um grupo de pacientes não asmáticos com tosse idiopática revelou um número aumentado de mastócitos e características de remodelamento de parede da via aérea como espessamento de membrana sub-basal aumentada, aumento da massa de músculo liso da via aérea, hiperplasia de células de Goblet e aumento de vasos sanguíneos.[136] Essas alterações poderiam representar sequelas de trauma crônico na parede da via aérea após tosse refratária e poderia por sua vez levar a sensibilização do reflexo de tosse. Há um aumento nos perfis neurais que expressam o neuropeptídeo, *peptídeo relacionado ao gene da calcitonina* (PRGC), e o canal de cálcio TRPV1 no epitélio da via aérea de pacientes com tosse crônica que poderia contribuir para o reflexo de tosse aumentado.[137,138]

Síndrome de Hipersensibilidade à Tosse

O conceito de uma *síndrome de hipersensibilidade à tosse* (SHT) foi introduzido para abranger a maior parte das tosses crônicas, particularmente aquelas com uma definição de tosse idiopática.[55,139,139a] Esse conceito foca na patogênese da tosse em si e pode ser definido como uma síndrome neuropática que se apresenta com tosse crônica persistente que durou por mais de 8 semanas e é associada com sintomas de gatilho característicos e sensações que indicam a presença de reflexo de tosse aumentado (Fig. 30-6). Pacientes com SHT frequentemente se queixam de sensação de cócegas ou irritação persistente na garganta (sensação de coceira), ou de sensação de engasgo que pode às vezes ser sentida no tórax, o que frequentemente leva a paroxismos de tosse incontrolável. Outros sintomas associados a pacientes com tosse crônica incluem pigarrear, aperto no peito, voz rouca e disfonia, sintomas de disfunção de corda vocal, sensação de *globus*, sintomas de refluxo de ácido, sensação de esforço e fome de ar. São comuns gatilhos como deitar, comer, cantar, falar, rir e inspirar profundamente (através de mecanorreceptores); alterações na temperatura do ambiente (através de termoativação); aerossóis, perfumes, odores fétidos e fumaça de cigarro (através de quimioativação).[140] Além desses sintomas, pacientes com tosse crônica demonstram hipersensibilidade à tosse no desafio inalatório com ácido cítrico ou capsaicina.

Na SHT, a neuropatia sensorial da laringe descrita pelos laringologistas pode ser incluída como uma condição que se apresenta com tosse crônica, laringospasmo ou disfunção paradoxal da corda vocal.[141] Isso vem sido descrito após infecção viral do trato respiratório superior que afeta os nervos laríngeos superior ou recorrente. Uma laringe irritável mensurada como hiper-responsividade laríngea à inalação de histamina está presente na maioria dos pacientes com tosse crônica associada à rinorreia posterior, DRGE e asma e com tosse inexplicada.[142] Movimento paradoxal da corda vocal presente em tosse crônica também está associado com hiper-responsividade de vias aéreas extratorácicas.[143]

TERAPIAS DE SUPRESSÃO DA TOSSE

ABORDAGEM NÃO FARMACOLÓGICA: MANEJO DA FONOAUDIOLOGIA

Em pacientes com tosse crônica refratária a tratamento médico, manejo da fonoaudiologia ou terapia supressora da tosse consistindo em componente educacional sobre tosse, terapia supressora da tosse, treinamento de higiene vocal e aconselhamento psicoeducacional tem mostrado ser eficaz na melhora do escore de sintoma da tosse, bem como na respiração, voz e sintomas de via aérea superior.[144] Ainda, essa terapia também reduziu a sensibilidade de tosse à capsaicina.[145] Melhora de sintomas da tosse e respiração também foram observados em pacientes com tosse crônica e movimento paradoxal da corda vocal após combinação de terapia com inibidor de bomba de prótons e intervenção fonoaudiológica.[146] Esse tratamento administrado por especialista em voz, fala e linguagem ou fisioterapeuta respiratório deve ser considerado para pacientes com tosse crônica refratária.[147]

ANTITUSSÍGENOS "SINTOMÁTICOS", "INDIRETOS" OU "INESPECÍFICOS"

Quando o tratamento da causa da tosse não é eficaz ou disponível, podem-se tentar terapias direcionadas em eliminar o sintoma da tosse seja qual for a sua causa[148] (Tabela 30-4). Essas terapias também são chamadas de antitussígenos "sintomáticos", "indiretos" ou "inespecíficos". Isso é particularmente relevante para pacientes com câncer pulmonar e tosse persistente, dos quais 50% graduam sua tosse como moderada a severa.[149] Fármacos que afetam o mecanismo complexo do reflexo de tosse podem funcionar por inibição dos mecanismos centrais no tronco cerebral ou mecanismos periféricos nos sensores de tosse nas vias aéreas. Alternativamente, a atividade antitussígena de alguns fármacos pode não ser resultado de métodos farmacológicos, pois a tosse exibe uma sensibilidade robusta incomum à supressão com placebo.[16,150] Devido à eficácia relativamente baixa dos antitussígenos atuais, diversas novas classes de antitussígenos estão sendo desenvolvidas com base em nosso conhecimento do reflexo da tosse, receptores e canais de membrana nos sensores da tosse.[151,152] Uma terapia ideal contra tosse seria uma que suprimisse tosse excessiva na doença e ainda sim permitisse que a tosse de proteção fosse mantida. Até o momento não foram identificados tais compostos. Um resumo dos antitussígenos diretos e indiretos existentes e seus potenciais modos e locais de ação é mostrado na Figura 30-7.

ANTITUSSÍGENOS NARCÓTICOS E NÃO NARCÓTICOS

Opiáceos incluindo a morfina, diamorfina e codeína são os agentes antitussígenos mais eficazes. (Diamorfina não é prescrita nos Estados Unidos.[152a]) Em suas doses efetivas, causam dependência física, depressão respiratória e cólica gastrointestinal. A morfina e a diamorfina são reservadas para o controle da tosse e dor de pacientes terminais de câncer brônquico, mas a codeína, di-hidrocodeína e folcodina podem ser tentadas em outros casos de tosse crônica. Codeína é o éter metílico da morfina e já há algum tempo é o medicamento antitussígeno de ação central padrão contra o qual os efeitos farmacológicos e clínicos de novos agentes têm sido mensurados. A codeína é provavelmente o antitussígeno mais comumente prescrito. Possui alguma atividade antitussígena, comparada com o placebo quando administrada por via oral. Apesar de a codeína possuir atividade antitussígena contra a tosse patológica[152] e contra a tosse induzida em voluntários sadios,[153] um estudo recente sugeriu,

Tabela 30-4 Tratamentos contra Tosse

1. TRATANDO A(S) CAUSA(S) DE BASE ESPECÍFICA(S)	
Asma, asma variante com tosse	Broncodilatadores e corticosteroides inalatórios
Bronquite eosinofílica	Corticosteroides inalatórios, inibidores de leucotrieno
Rinite alérgica e rinorreia posterior	Esteroides tópicos nasais e anti-histamínicos Anticolinérgicos tópicos nasais (com antibióticos, caso necessário)
Refluxo gastroesofágico	Medidas conservativas Anti-histamínico H_2 ou inibidor de bomba de prótons
Inibidor de enzima conversora de angiotensina	Descontinue e substitua por fármacos alternativos como antagonista do receptor da angiotensina II
Bronquite crônica/DPOC	Parar de fumar Tratar a DPOC
Bronquiectasia	Drenagem postural Tratar exacerbação ineficaz e obstrução do fluxo aéreo
Traqueobronquite infecciosa	Terapia antibiótica apropriada Trate qualquer rinorreia posterior
2. TRATAMENTO SINTOMÁTICO (APENAS APÓS CONSIDERAÇÃO DA CAUSA DA TOSSE)	
Tosse aguda provavelmente transiente (p. ex., infecção viral do trato respiratório superior)	Linctus simples (xarope contra tosse)
Tosse persistente, particularmente noturna	Opiatos (codeína ou folcodina)
Tosse persistente refratária devido a doença terminal incurável	Opiatos (morfina ou diamorfina)
Tosse em crianças	Aerossol anestésico local Linctus simples (pediátrico)

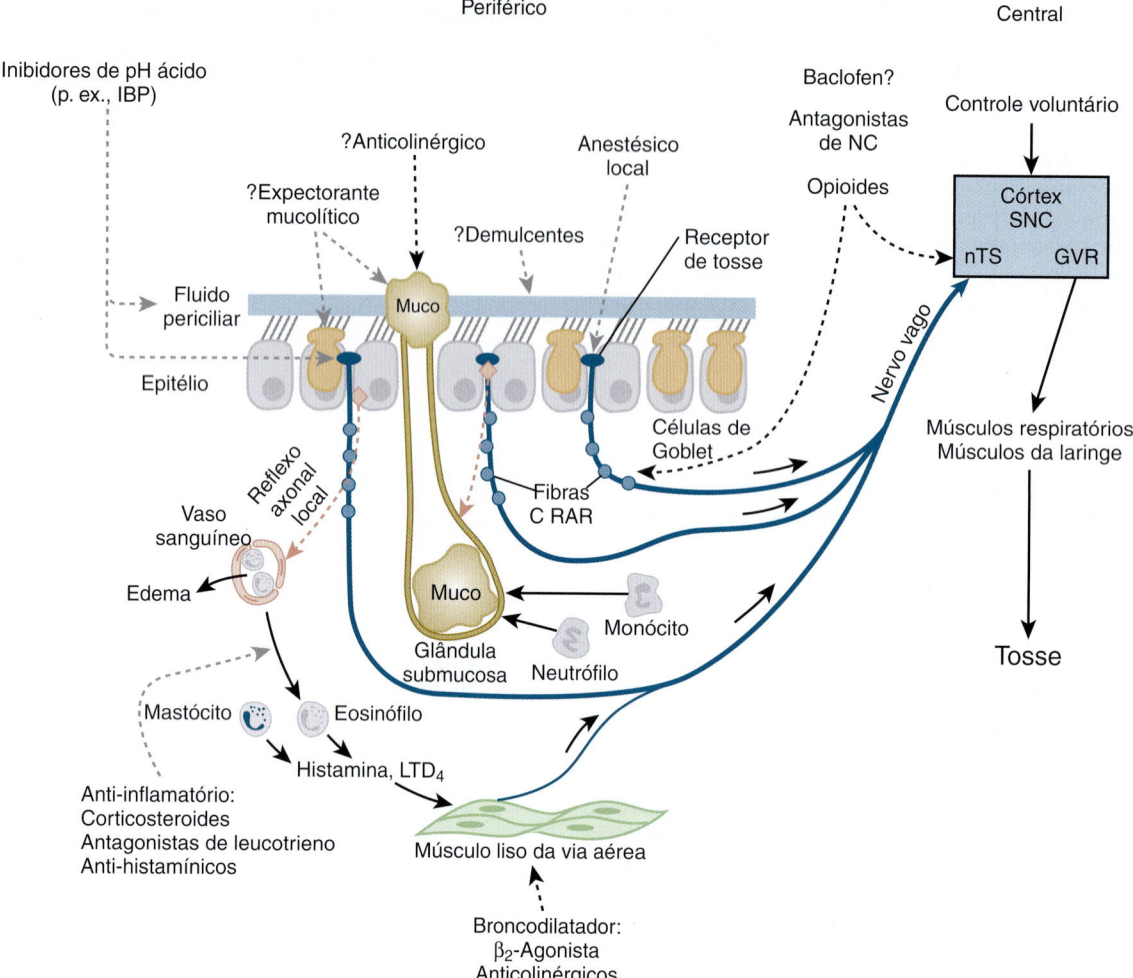

Figura 30-7 Vias aferentes do reflexo da tosse e locais potenciais de ação de terapias antitussígenas diretas e indiretas. Os fármacos podem ser divididos de acordo com seus efeitos periféricos nas vias aéreas ou seus efeitos centrais no sistema nervoso central (SNC). GRV, grupo respiratório ventral; IBP, inibidor de bomba de prótons; LTD_4, leucotrieno D_4; NC, neurocinina; nTS, núcleo do trato solitário; RAR, receptor de adaptação rápida; (Retirada e modificada de Chung KF: Management of cough. In Chung KF, Widdicombe JG, Boushey HA, editors: Cough: causes, mechanisms and therapy. Oxford, 2003, Blackwell, pp 283–297.)

ao contrário de evidências anteriores, que ela teve pouco efeito na tosse em pacientes selecionados com DPOC[154] ou contra tosse aguda da gripe comum[81] em comparação com o placebo.

A codeína deve ser utilizada com cautela em pacientes com função hepática reduzida, mas pode ser usada sem modificação da dose em pacientes com insuficiência renal. A sonolência pode ser um efeito colateral incapacitante, juntamente com náusea, vômito e constipação. Raramente foram descritas reações cutâneas alérgicas como eritema multiforme. Codeína pode causar dependência física, mas em menor escala do que a morfina. Di-hidrocodeína não possui nenhuma vantagem em particular em relação à codeína e pode causar mais vício do que a codeína. Folcodina também é tão eficaz quanto à codeína, mas possui pouco ou nenhum efeito analgésico.

Morfina e diamorfina (diamorfina não é prescrita nos Estados Unidos) deveriam ser usadas apenas para tosse angustiante severa que não pode ser aliviada com outros antitussígenos potentes, e são, portanto, geralmente limitadas a pacientes com doenças terminais como carcinoma brônquico.[149] Morfina de liberação lenta tem mostrado ser parcialmente eficaz em controlar tosse crônica severa sem alterar a resposta de reflexo da tosse.[155] Esses opioides também aliviam ansiedade e dor. Eles causam sedação, depressão respiratória e constipação. Opioides podem exacerbar a respiração ofegante através da liberação de histamina, mas isso é raro. Diamorfina pode ser preferida em relação à morfina devido a sua incidência mais baixa de náusea e vômito.

Dextrometorfano é um antitussígeno não narcótico, um derivado sintético da morfina sem propriedades analgésicas ou sedativas e geralmente é incluso como constituinte de muitas preparações compostas para tosse vendidas diretamente no balcão da farmácia. É tão eficaz quanto a codeína em suprimir tosse aguda e crônica por via oral,[152a,156,157] com um estudo mostrando superioridade em relação à codeína.[158] Foi demonstrada eficácia antitussígena de dose única de

30 mg na tosse associada com infecções do trato respiratório superior em adultos.[82] No entanto, em crianças, o dextrometorfano se mostrou ineficaz na tosse devido a infecções do trato respiratório superior.[85,86] É comumente utilizado como constituinte de muitas preparações compostas contra tosse vendidas diretamente no balcão. Os efeitos colaterais são poucos na dose usual, mas em doses maiores podem ser relatados tontura, náusea, vômito e dores de cabeça. Deve ser evitado em pacientes com insuficiência hepática, pois a degradação metabólica ocorre no fígado. A American Academy of Pediatrics ressaltou os efeitos adversos potenciais e superdosagem associada a preparações antitussígenas que contêm dextrometorfano em crianças,[87] em que não é eficaz na tosse devido a infecções do trato respiratório superior.[85,86] Dextrometorfano deve ser empregado com cautela em pacientes que estão utilizando inibidores da monoamina oxidase nos quais foram relatadas depressão do sistema nervoso central e morte.

Outras preparações não narcóticas incluem noscapina e levopropoxifeno, apesar de sua eficácia antitussígena não ter sido comprovada. Levodropropizina, um antitussígeno não opioide com inibição periférica de receptores sensoriais da tosse, possui perfil risco/benefício favorável quando comparado ao dextrometorfano.[152a,159] Outros fármacos que agem nos receptores de tosse incluem benzonatato, que inibe os receptores pulmonares vagais de distensão, com possível efeito central.

OUTROS ANTITUSSÍGENOS NÃO NARCÓTICOS

A amitriptilina e a gabapentina têm sido utilizadas como antitussígenos. Um estudo aberto prospectivo, randomizado, controlado, que comparou a eficácia de amitriptilina *versus* a codeína/guaifenesina na tosse crônica posterior à infecção do trato respiratório superior mostrou que a amitriptilina levou à resposta completa da tosse na maioria dos indivíduos, enquanto ninguém do grupo codeína/guaifenesina teve resposta completa.[160] A gabapentina foi eficaz na redução da tosse em pacientes com tosse crônica em um estudo randomizado, duplo-cego, sugerindo que há sensibilização central do reflexo na tosse crônica refratária.[161] Tanto a amitriptilina quanto a gabapentina possuem ações antinociceptivas centrais e ambas têm sido utilizadas com sucesso no tratamento de dor neuropática. A gabapentina pode reduzir a dor via ação na neurotransmissão de ácido gama-aminobutírico ou canais iônicos induzidos por voltagem na medula espinal, mesencéfalo, tálamo e córtex insular no cérebro. O sucesso desses agentes no controle da tosse crônica pode indicar que esta é uma condição neuropática.[55]

ANESTÉSICOS LOCAIS

A inalação de aerossol de lidocaína através de nebulizador tem sido administrada para casos de tosse refratária, com resultados variáveis, e deve ser reservada para casos selecionados individuais.[162] Ela funciona por inibição da atividade neural sensorial, mas também remove os reflexos que protegem o pulmão de substâncias nocivas. Seus efeitos são transitórios e deve ser evitada em pacientes com asma ou histórico de asma, pois podem induzir broncoconstrição severa. Não houve estudos controlados com anestésicos locais, mas sua eficácia no controle na tosse não é ideal devido à duração curta do efeito. Uma análise retrospectiva sugere que lidocaína nebulizada pode ser uma opção segura, e um teste com duração de 2 semanas pode identificar aqueles pacientes que terão mais benefício terapêutico.[163]

EXPECTORANTES E MUCOLÍTICOS

Expectorantes e mucolíticos podem alterar o volume ou composição de secreções. Apesar da falta de prova, agentes mucolíticos como acetilcisteína, carbocisteína, bromexina e metilcisteína são utilizados com frequência para facilitar a expectoração através da redução da viscosidade do escarro em pacientes com bronquite crônica. Foi relatada pequena redução na exacerbação de bronquite com acetilcisteína oral, acompanhada de pequena melhora na tosse, diminuição do volume de escarro e alguma melhora da expectoração. Agentes aromáticos como o eucalipto e mentol possuem efeitos descongestionantes no nariz e podem ser úteis no alívio de curto prazo da tosse. O mentol inibe a tosse induzida por capsaicina em voluntários normais[164] e age em receptor sensível ao frio. Demulcentes também formam um componente importante de muitas preparações contra tosse registradas e podem ser úteis, pois a preparação açucarada espessa pode atuar como uma camada protetora na superfície da mucosa.

NOVOS ANTITUSSÍGENOS EM POTENCIAL

Novos supressores da tosse em desenvolvimento incluem novos opioides ou bloqueadores de canal iônico nas terminações vagais aferentes,[165] mas poucos foram testados em humanos. Um agonista seletivo oralmente ativo de receptor NOP1 (*nociceptina opioide 1*) foi testado na tosse subaguda sem eficácia subjetiva ou objetiva significativa comparada com o placebo.[166] Estudos pré-clínicos identificaram canais de TRP como um alvo empolgante para a supressão da tosse. Agonistas de TRPV1 são indutores potentes da tosse,[167] e pacientes com tosse crônica possuem aumento de fibras nervosas positivas para TRPV1 em suas vias aéreas. Antagonistas de TRPV1 estão atualmente sendo desenvolvidos para o controle de dor e diversos componentes foram examinados no homem.[168] No entanto, testes iniciais com bloqueadores de TRPV1 em pacientes com tosse têm sido decepcionantemente negativos.[168a] Entre os efeitos adversos desses antagonistas de TRPV1 estão hipertermia e sensação de calor nocivo, o que tem limitado seu uso. Agonistas que agem no TRPA1, como cinamaldeído, acroleína, e alil isotiocianato (óleo de mostarda), também podem causar tosse, inclusive em humanos,[169] e antagonistas de TRPA1 estão atualmente sendo testados na tosse. Canais de sódio dependentes de voltagem são canais que iniciam e conduzem potenciais de ação. A lidocaína é um bloqueador não seletivo dessa família de canais de sódio. Foi observado que a subunidade NaV1.7 está especificamente envolvida no controle da resposta de tosse a ácido cítrico no porquinho-da-índia,[170] mas até então não há bloqueadores específicos de NaV1.7. A memantina, o bloqueador não competitivo de canal NMDA desenvolvido para uso no mal de Alzheimer, inibe a tosse no porquinho de índia[171] e está atualmente sendo testado em humanos.

Pontos-chave

- Tosse pode ser um sinal de doença nas vias aéreas e pulmão ou fora deles e um indicador útil tanto para o paciente quanto para o médico para o início de avaliação diagnóstica e tratamento de processos de doença.
- Deficiência ou ausência de tosse pode ser prejudicial ou até mesmo fatal em uma doença. Por outro lado, quando a tosse em si é persistente e excessiva, também pode ser prejudicial e deletéria e pode requerer supressão direta.
- Os locais mais sensíveis para início da tosse são a laringe e árvore traqueobrônquica.
- No manejo do paciente com tosse, o primeiro passo é identificar a(s) causa(s) da tosse e tratá-la(s).
- Rinorreia posterior, asma e refluxo gastroesofágico são as três condições mais comumente associadas com tosse crônica e é sensata uma abordagem diagnóstica para excluir essas condições precocemente.
- Muitos fumantes têm tosse crônica, mas uma alteração no padrão ou na característica da tosse, como aumento na intensidade ou hemoptise acompanhante, deve forçar um fumante a procurar ajuda médica. Uma radiografia de tórax é obrigatória nessa situação.
- Pacientes com tosse crônica em uso de terapia com inibidor da enzima conversora de angiotensina devem descontinuar a terapia, com substituição por outros tratamentos apropriados.
- Quando o tratamento da causa da tosse não é efetivo, podem-se tentar terapias direcionadas em eliminar o sintoma da tosse independente da causa (Tabela 30-4).

As Referências estão disponíveis exclusivamente no site www.elsevier.com.br/expertconsult

31 DOR TORÁCICA

BRETT E. FENSTER, MD • TEOFILO L. LEE-CHIONG, JR., MD • G.F. GEBHART, PhD • RICHARD A. MATTHAY, MD

INTRODUÇÃO	Inflamação ou Trauma da Parede Torácica	Doença Pericárdica
EPIDEMIOLOGIA	Transtornos Cardiovasculares	Tamponamento Cardíaco
NEUROBIOLOGIA DA DOR	**DOR TORÁCICA NÃO CARDÍACA**	Hipertensão Arterial Pulmonar
Dor Somática	Transtornos Musculoesqueléticos	Dissecção da Aorta Torácica
Dor Visceral	Transtornos Gastrointestinais	Pneumotórax
HIPERALGESIA	Fatores Psicológicos	Pneumotórax Hipertensivo
MENSURANDO A DOR	Outras Causas de Dor Torácica	Tumor de Pancoast
SÍNDROMES DE DOR TORÁCICA	**AVALIAÇÃO E TRATAMENTO DA DOR TORÁCICA**	Trauma Torácico
Transtornos Pleuropulmonares		Refluxo Gastroesofágico
Traqueobronquite	Isquemia Cardíaca	Pancreatite
	Embolia Pulmonar	

INTRODUÇÃO

Dor é uma sensação complexa e subjetiva que varia de pessoa para pessoa em qualidade, intensidade, duração, localização, frequência e fatores associados. Sua percepção é influenciada por fatores pessoais culturais, emocionais e estado cognitivo; *status* socioeconômico, histórico familiar, fatores psicológicos, antecipação e experiências prévias e o contexto clínico.

Dor torácica é caracterizada por uma sensação desagradável que é tanto localizada no tórax quanto se acredita que se origine em estruturas localizadas no tórax. Pode indicar a presença de doenças severas e até com risco de morte. O diagnóstico da dor torácica é sempre complicado pela apresentação vaga e localização anatômica imprecisa de muitas de suas causas.

EPIDEMIOLOGIA

Existe imprecisão sobre a exata prevalência de dor torácica. Em um estudo de 500 domicílios selecionados randomicamente em Burlington, Canadá, 16% dos 827 entrevistados relataram ter sentido dor torácica nas últimas 2 semanas anteriores ao estudo.[1] A dor persistente era aproximadamente duas vezes mais frequente que a dor temporária e a dor torácica era o quinto tipo mais comum de dor temporária. Nos estudos de dor aguda forte o suficiente para que se procurasse atendimento médico, a dor torácica foi sempre um fator importante.

Uma pesquisa de 1.016 candidatos selecionados randomicamente num plano de saúde de Seattle, Washington, revelou que eles reportaram uma alta incidência de dor que durava um dia inteiro ou mais, por diversas vezes nos 6 meses anteriores;[2] a queixa mais comum era dor nas costas, seguida de dor de cabeça, dor abdominal, dor facial e dor torácica. Dor torácica somou 12% das diferentes causas de dor, mas foi a localização de dor que mais levou as pessoas (35%) a procurar atendimento médico. Dor é um motivo comum para a procura do pronto-socorro. Numa pesquisa de 36.271 avaliações randômicas, dor estomacal, outras dores abdominais e dor torácica foram as razões mais frequentemente citadas; elas se apresentaram com praticamente a mesma frequência e, juntas, contabilizaram 10,7% de todas as visitas ao departamento de emergência.[3]

NEUROBIOLOGIA DA DOR

Dor não é uma sensação simples. Os componentes neurobiológicos e funcionais dos canais sensoriais para dor não são fixos ou imutáveis. O sistema nervoso, do nível dos nociceptores (o receptor que responde a estímulos nociceptivos) até os locais de integração supraespinal, é caracterizado por sua resposta dinâmica (plasticidade) ao insulto tecidual.

Dor originada nos órgãos viscerais (p. ex,. coração ou trato gastrointestinal) é diferente em muitos sentidos daquela originada de estruturas *somáticas*, como a pele. Dor visceral é difícil de localizar, tem uma característica difusa e é tipicamente referida para estruturas somáticas. Além disso, é mais frequentemente associada a grandes respostas autonômicas e motoras que a dor somática. Essas diferenças entre a dor visceral e somática são devido a aspectos característicos da inervação sensitiva que são típicos das vísceras.

DOR SOMÁTICA

Estruturas somáticas, como a pele, têm uma grande variedade de nociceptores, cada um com sensibilidade seletiva a estímulos mecânicos, térmicos ou químicos, além dos nociceptores polimodais que respondem a múltiplas modalidades de estímulos nocivos.[4,5] Nociceptores cutâneos são caracterizados por uma descarga muito infrequente ou praticamente ausente, uma habilidade de codificar a intensidade do estímulo no âmbito nocivo (mas não inócuo), e mais importante, sensibilização. *Sensibilização* se refere a um aumento da magnitude da resposta após injuria tecidual, algumas vezes associada a um aumento na atividade espontânea, bem como a uma diminuição no limiar de resposta. Esses atributos dos nociceptores contribuem para o desenvolvimento da hiperalgesia, ou um aumento na resposta a um estímulo que é normalmente doloroso.

Quando um tecido é lesado, uma série de sensibilizadores químicos é sintetizada no local da injúria ou liberada pelas células circulantes que foram atraídas para o local da lesão. Estas incluem aminas (p. ex., histamina e serotonina), peptídeos (p. ex., substância P e peptídeos relacionados ao gene da calcitonina), cininas (p. ex., bradicinina), neurotrofinas, citocinas, prostaglandinas, leucotrienos, aminoácidos excitatórios (p. ex., glutamato) e outros radicais livres. Embora a substância P, por exemplo, esteja presente na maioria dos corpos celulares nociceptores, também está presente em um número significativo de outros corpos celulares não nociceptores. Da mesma maneira, outros neuropeptídeos, como os peptídeos relacionados ao gene da calcitonina, somatostatina e galanina, são encontrados mais comumente nos corpos celulares dos pequenos e médios gânglios da raiz dorsal.

DOR VISCERAL

Estímulos ao sistema nervoso central vindos dos barorreceptores aórticos, dos quimiorreceptores gástricos e dos receptores de expansibilidade pulmonar dificilmente são percebidos. Apesar disso, é evidente que as vias aferentes viscerais possuam muitas das características dos nociceptores.

Todas as vísceras possuem inervação dupla. Órgãos da cavidade torácica são inervados por fibras aferentes vagais com corpos celulares nos gânglios nodosos e jugulares, bem como fibras aferentes com corpos celulares nos gânglios da raiz dorsal. Diferentemente dos seus pares somáticos, as fibras aferentes espinais vicerais atravessam um ou ambos os gânglios pré-vertebrais e paravertebrais em seu caminho até a medula espinal. Portanto, em contraste com os estímulos somáticos ao sistema nervoso central, que têm um destino único, normalmente espinal, os estímulos ao sistema nervoso central proveniente dos órgãos da cavidade torácica provêm de duas localidades, nomeadamente o núcleo do trato solitário do tronco cerebral (estimulo aferente vagal) e da medula espinal torácica. Por conseguinte, existe potencial de interação no sistema nervoso central de estímulos dos mesmos órgãos torácicos. O esôfago e o coração também possuem um sistema nervoso intrínseco com corpos celulares na parede do órgão ou nos gânglios da gordura epicárdica.[6]

Diferenças adicionais entre a inervação somática e visceral são relacionadas à densidade de inervação e ao tipo de terminações nervosas na medula. Em geral, o número de fibras aferentes viscerais é desproporcionalmente menor que o número de fibras aferentes somáticas, embora a progressão rostrocaudal dos terminais das fibras aferentes viscerais na medula espinal seja consideravelmente maior que a propagação dos terminais centrais das fibras aferentes somáticas. Embora isso signifique que existam menos terminais viscerais nos segmentos centrais da medula espinal, os terminais das fibras aferentes viscerais tem mais terminações axonais (sugestivos de sinapses) que os terminais somáticos nociceptores e se espalham por diversos segmentos da medula espinal.[7] A consequência óbvia do menor número de aferentes viscerais e da maior propagação intramedular é a perda de discriminação espacial, consistente com a natureza da dor visceral difusa e difícil de localizar.

Os axônios dos neurônios sensitivos viscerais são, com raras exceções, ou finas fibras mielinizadas Aδ ou fibras C desmielinizadas. Em geral, como as fibras Aδ têm um pouco de mielina, transportam moderadamente rápido os estímulos de dor aguda, penetrante e também de temperatura. As fibras C, sem mielina, transportam impulsos lentos, geralmente de dor em queimação. Em geral, a proporção de fibras Aδ nos nervos sensitivos viscerais é menor que a proporção de fibras C. Some-se a isso o fato que as fibras Aδ são fibras com um baixo limiar de resposta à estimulação mecânica, enquanto as fibras C têm um alto limiar; entretanto, isso não é universal.

Ao contrário dos estímulos de dano tecidual que produzem dor nas estruturas somáticas, injúria tecidual não é necessária para produzir dor nas vísceras. Para as vias aéreas inferiores, substâncias irritativas contidas na fumaça, amônia e outras substâncias inaladas são capazes de produzir desconforto e dor. Para o coração e mesentério, isquemia pode ser um estímulo adequado. Para os órgãos ocos do trato gastrointestinal, a distensão do lúmen do órgão, que ativa os receptores de estiramento e tensão nos músculos lisos, é tipicamente adequado.[8] Para os órgãos ocos do trato gastrointestinal, a distensão do lúmen do órgão, que ativa os receptores de estiramento e tensão nos músculos lisos, é tipicamente adequado.

Vísceras ocas, incluindo o esôfago, são inervadas por duas populações de fibras aferentes mecanossensitivas, nomeadamente um grupo maior de fibras (70% a 80%) que tem baixo limiar de resposta (p. ex., dentro do intervalo fisiológico), e um grupo menor de fibras (20% a 30%) que tem um limiar de resposta que cai dentro do intervalo nocivo.[9] Todas as fibras aferentes viscerais mecanossensitivas podem funcionar em algumas circunstâncias como nociceptivas, e as fibras mecanossensitivas tanto de baixo como de alto limiar contribuem para o desconforto e a dor que provêm das vísceras.

Nociceptores silenciosos, uma categoria relativamente nova de receptores/fibras aferentes, também podem contribuir para sensação alteradas vindas das estruturas viscerais.[10] Nociceptores silenciosos, mais corretamente chamados de "aferentes mecânicos insensitivos", não têm atividade espontânea e não respondem à estimulação aguda e de alta intensidade em circunstâncias normais. Após injúria tecidual, aferentes mecânicos insensitivos tipicamente começam a descarregar espontaneamente e adquirem sensibilidade ao estímulo mecânico. Entretanto, a contribuição dessas fibras aferentes "silenciosas" ou "adormecidas" para os desconfortos que provêm das vísceras permanece incerta no momento.[11,12]

HIPERALGESIA

Alguns indivíduos são uniformemente mais sensíveis (p. ex., têm baixo limiar para dor produzida por estímulos) que outros. *Hiperalgesia*, o aumento da resposta para um estímulo que é normalmente nocivo, consiste em componentes primários e secundários. *Hiperalgesia primária* se refere ao aumento da sensibilidade para estímulos aplicados no local do dano tecidual (p. ex., uma incisão). *Hiperalgesia secundária*, ao contrário, se refere ao aumento da sensibilidade ao estímulo aplicado em locais sem dano tecidual, adjacente e até mesmo distante do local da injúria. Mecanismos periféricos (sensibilização de nociceptores e fibras aferentes que inervam o tecido lesado) e mecanismos centrais (mudanças na excitabilidade dos neurônios espinais e supraespinais) contribuem para a hiperalgesia primária e secundária, respectivamente. Fibras aferentes que inervam as vísceras pélvicas têm demonstrado sensibilizarem-se quando os órgãos são experimentalmente inflamados. Após inflamação, ambas as fibras mecanoceptoras aferentes de baixo e alto limiar na inervação pélvica exibem respostas exageradas à distensão em relação às respostas que exibiam antes da inflamação. Acredita-se que essa mudança na excitabilidade dos neurônios aconteça principalmente através da ação do glutamato nos receptores do N-metil-D-aspartato. Contribuição dos receptores não relacionados ao N-metil-D-aspartato, AMPA ou cainato, e os receptores nos quais age a substância P (receptores de neurocinina 1) também ocorre.[13] O glutamato e a substância P estão presentes em muitas das raízes dorsais de pequeno diâmetro e presumivelmente são liberados de forma concorrente no corno medular dorsal, onde os receptores de N-metil-D-aspartato nos terminais nociceptores podem agir como autorreceptores para facilitar a liberação adicional tanto de glutamato como de substância P.[14] Adicionalmente, existe evidência de que a substancia P pode agir sinergicamente com o glutamato para aumentar a resposta dos neurônios espinais.[15]

Virtualmente, todos os neurônios espinais que recebem um estímulo visceral também recebem estímulos de estruturas somáticas, incluindo a pele, músculo e articulações. Essa conversão de estímulos do corno espinal dorsal inclui tanto as vias viscerossomáticas como as vias viscerovicerais, e se acredita que essa seja a base da sensação referida que caracteriza a dor visceral. Essa convergência sugere que a lesão em tecidos somáticos pode levar à hiperalgesia visceral e, ao contrário, que lesões viscerais podem levar à hiperalgesia somática.

A transmissão nociceptiva espinal pode ser modulada por estimulação elétrica ou química na medula ou no mesencéfalo.[16] Influências tanto facilitatórias quanto inibitórias na transmissão nociceptiva espinal estão presentes e aparentemente têm um importante papel na manutenção da hiperalgesia secundária.[17] Ativação elétrica das fibras aferentes vagais, da mesma maneira, estimula a modulação facilitadora descendente e a modulação inibitória da transmissão nociceptiva espinal. Respostas dos neurônios no corno dorsal torácico tanto para distensão esofágica[18] quanto para irritação das vias aéreas inferiores causadas por fumaça ou amônia[19] são alteradas quando a medula espinal é bloqueada ou sofre transecção ou quando o vago é cortado. Poderiam ser esperadas respostas ao estímulo esofágico ou respiratório aumentadas quando a medula espinal cervical é bloqueada, porque as influências inibitórias descendentes estão geralmente presentes; de modo inesperado, entretanto, as respostas estão mais frequentemente reduzidas, sugerindo a presença de uma influência facilitadora descendente que é associada ao estímulo vagal ao tronco cerebral. Em um estudo relacionado, tanto o estímulo vagal aferente quanto a inervação cardíaca aferente espinal contribuíram para a sensação de dor cardíaca, particularmente a referida como dor no pescoço ou mandíbula.[20]

MENSURANDO A DOR

A dor tem se mostrado difícil de se definir, e também complexa para se mensurar. Uma vez que a dor só pode ser medida indiretamente, tem sido difícil determinar qual o método ideal de medição para todos os tipos de sensações dolorosas. Duas técnicas amplamente usadas, a saber, escala numérica e questionários, são frequentemente usadas nos estudos clínicos e epidemiológicos de dor torácica.

A escala numérica consiste na medida mais simples de mensuração da dor. Uma das mais fáceis de se usar é a escala graduada, assim como a popular escala analógica visual.[21] Entretanto, a sensação dolorosa tem muitos outros componentes além de apenas da intensidade; portanto, uma escala unidimensional sempre deixa muitos aspectos da sensação não documentados.

Para avaliar as qualidades multidimensionais da dor, questionários foram desenvolvidos.[23] O Questionário de McGill, o método mais amplamente usado na língua inglesa para o estudo epidemiológico da dor, foi desenvolvido nos anos 1970[23] e tem se mostrado confiável e útil. Embora questionários sejam uma maneira poderosa se de obter dados sobre os aspectos tanto qualitativos quanto quantitativos da dor, não é sempre possível comparar os resultados de estudos com os mesmos questionários devido às diferenças nas maneiras como eles foram utilizados.[24] Embora questionários sejam uma maneira poderosa se de obter dados sobre os aspectos tanto qualitativos quanto quantitativos da dor, não é sempre possível comparar os resultados de estudos com os mesmos questionários devido às diferenças nas maneiras como eles foram utilizados.

SÍNDROMES DE DOR TORÁCICA

Dor originária de diversos órgãos da cavidade e da parede torácica é frequentemente semelhante qualitativamente e exibe características superponíveis de referência, localização e qualidade, dada a proximidade dos vários órgãos e a imprecisão da percepção da dor nos órgãos de origem. Isto leva à dificuldade para o diagnóstico diferencial da dor torácica (Tabela 31-1). Entretanto, como muitas síndromes de dor torácica são suficientemente distintas, os esforços diagnósticos sempre recaem na descrição acurada das características específicas da dor. A importância da história clínica em revelar as várias causas de dor torácica não pode ser supervalorizada. As localizações em que as várias síndromes são referidas no tórax são ilustradas na Figura 31-1.

TRANSTORNOS PLEUROPULMONARES

Embora o parênquima pulmonar e a pleura visceral sejam considerados insensíveis aos estímulos nocivos, estudos com imuno-histoquímica de modelos animais com denervação vagal e pleurodese com talco indicam a presença de fibras nervosas na pleura visceral que pode ser capaz de conduzir estímulos dolorosos.[25,26] Dor realmente ocorre da estimulação da mucosa da traqueia e dos brônquios principais.[25] Os pulmões e os brônquios são inervados por mecanorreceptores que respondem ao estiramento (inspiração e expiração dos pulmões), bem como quimiorreceptores chamados receptores J, que respondem a uma variedade de substâncias químicas produtoras de dor, incluindo bradicinina, prostaglandinas, serotonina e capsaicina.[27,28] Inalação de substâncias irritantes, como amônia, podem deflagrar tosse reflexa e podem produzir uma sensação de crueza, aperto no tórax e dor. Além disso, mecanorreceptores de rápida adaptação que respondem à deflação também são "receptores irritantes" e sinalizam dor respiratória. Tem sido proposto que receptores J contribuem para o desconforto e dor que acompanham a falta de ar.

Esses receptores são, por sua vez, inervados por fibras vagais e fibras aferentes esplâncnicas espinais. Fibras nervosas que trafegam pelo nervo vago, incluindo os axônios mielinizados que carregam impulsos dos receptores de adaptação lenta de distensão nas vias aéreas, axônios mielinizados que levam impulsos dos receptores irritativos rapidamente adaptativos da tosse na traqueia e nos brônquios, e axônios não mielinizados que servem à extensa rede dos receptores das fibras C (p. ex., receptores J "pulmonares" e fibras C "bronquiais"), são as mais importantes.

As causas pulmonares de dor torácica podem ser relacionadas ao tecido pleural, vasos pulmonares ou parênquima pulmonar. Causas de dor torácica relacionadas ao parênquima pulmonar incluem infecção, câncer e doenças crônicas

Tabela 31-1	Causas Comuns de Dor Torácica

PROBLEMAS PLEUROPULMONARES
Pleurites
Infecção
Embolia pulmonar
Pneumotórax espontâneo
Doença do colágeno vascular
Doença falciforme
Febre familiar do Mediterrâneo
Malignidade (p. ex., mesotelioma)
Hipertensão pulmonar
Embolia pulmonar
Hipertensão pulmonar idiopática
Síndrome de Eisenmenger

TRAQUEOBRONQUITE
Infecção
Inalantes ou irritantes
Malignidade

INFLAMAÇÃO OU TRAUMA DA PAREDE TORÁCICA
Fratura de costela
Dano muscular (mialgia)
Infecção
Malignidade
Doença falciforme
Neurite-radiculite
Infecção por herpes-zóster

PROBLEMAS CARDIOVASCULARES
Angina *pectoris*
Angina variante
Infarto do miocárdio
Doença valvar aórtica
Prolapso da valva mitral
Cardiomiopatia hipertrófica
Pericardite
Toxicidade por cocaína

PROBLEMAS DA AORTA
Dissecção aórtica

PROBLEMAS GASTROINTESTINAIS
Esofagite de refluxo
Problemas da motilidade esofágica
Colecistite
Úlcera péptica
Pancreatite
Problema da motilidade intestinal

CAUSAS DIVERSAS DE DOR TORÁCICA
Síndrome do desfiladeiro torácico
Enfisema mediastinal
Iatrogenia

como sarcoidose. Essas serão discutidas em maiores detalhes em outros locais deste livro.

Pleurite

A pleurite resulta da inflamação da pleura parietal. Processo de inflamação na periferia do parênquima pulmonar que envolve a pleura visceral (p. ex., pneumonia), frequentemente causa inflamação na pleura parietal adjacente, que, por sua vez, causa dor pleurítica transportada por nervos somáticos. A pleura parietal que reveste o interior da caixa torácica formada pelas costelas e cobre a porção externa de cada hemidiafragma é inervada pelos nervos intercostais da vizinhança; quando as fibras dolorosas nessas regiões são estimuladas, a dor pleurítica é localizada na distribuição cutânea dos neurônios envolvidos ao redor da parede torácica. Ao contrário, a pleura parietal que delineia a região central de cada hemidiafragma é inervada por fibras que trafegam com os nervos frênicos; quando essa porção do diafragma é estimulada (p. ex., por inflamação contígua), a dor resultante é referida ao ombro e pescoço do mesmo lado. Essa dor referida acontece provavelmente porque os impulsos aferentes viscerais carregados pelo nervo frênico convergem com os estímulos somáticos carregados pelos nervos supraclaviculares que inervam a pele do ombro nos neurônios C3-5 do corno dorsal da medula (i.e., convergência viscerossomática, uma característica comum de dor visceral levando a sensações referidas). Portanto, quando essa porção do diafragma é estimulada (p. ex., por inflamação contígua), a dor resultante é referida no ombro ou pescoço do mesmo lado.

Devido à inervação somática da pleura parietal, bem como à localização da maioria das doenças dos pulmões ou da parede torácica em um ou outro hemitórax, a dor pleurítica tende a ser limitada à região afetada em vez de ser difusa, com exceção da irradiação para o ombro e pescoço ipsolateral. Dor pode ser descrita de várias maneiras, como "aguda", "vaga", "dolorida" (ou "dolente"), "em queimação" ou simplesmente "pegada repentina". Existe uma distintiva e inconfundível relação com os movimentos respiratórios e uma inspiração profunda tipicamente piora a dor pleurítica.[31] Tossir e suspirar pode causar dor intensa. Movimentos do tronco, como se curvar para a frente, inclinar-se ou se virar na cama, pioram tanto a dor pleurítica que o paciente geralmente se posiciona de maneira que a dor incomode menos.

Um início imediato de dor pleurítica sugere injúria traumática ou pneumotórax espontâneo. Um início súbito, frequentemente associado a dispneia e taquipneia, também caracteriza a apresentação clínica de uma embolia pulmonar.[32] Um início mais insidioso, mas ainda assim agudo, levando minutos a algumas horas geralmente acompanha o desenvolvimento de uma pneumonia adquirida na comunidade (tipicamente pneumocócica), especialmente quando acompanhada de febre e calafrios. Dor pleurítica aguda recorrente é uma característica da febre familiar do Mediterrâneo.[33] Finalmente, um início gradual ao redor de dias a semanas, geralmente associado com características de doença crônica, como febre baixa, fraqueza e perda de peso, sugere tuberculose ou malignidade.

Hipertensão Pulmonar

Pessoas com hipertensão pulmonar podem apresentar dor subesternal constritiva ou em aperto que pode se irradiar para o pescoço ou braços, lembrando, portanto, a dor da isquemia miocárdica.[34] A dor da hipertensão pulmonar tem sido reportada em pacientes com condições agudas (p. ex., embolia pulmonar maciça ou múltipla) e crônica (p. ex., síndrome de Eisenmenger, vasculite pulmonar ou estenose mitral). Em adição, aproximadamente metade dos pacientes com hipertensão pulmonar idiopática pode ter dor torácica precordial.[35]

Na hipertensão pulmonar aguda resultante de embolia pulmonar maciça, a dor pode ser causada por uma súbita distensão das artérias pulmonares principais e estimulação dos mecanorreceptores.

Na hipertensão pulmonar idiopática, a dor torácica pode ser relacionada tanto à (1) isquemia ventricular direita, devido ao fluxo sanguíneo coronário não ser suficiente para suprir a demanda de uma massa ventricular direita sobrecarregada que tenta manter as pressões sistólicas e diastólicas pulmonares,[36] quanto (2) à compressão do tronco da coronária esquerda pela dilatação do tronco da artéria pulmonar.[37]

Embora a dor precordial relacionada ao surgimento súbito de hipertensão pulmonar possa se desenvolver em casos de embolia pulmonar, é muito mais comum que a dor associada

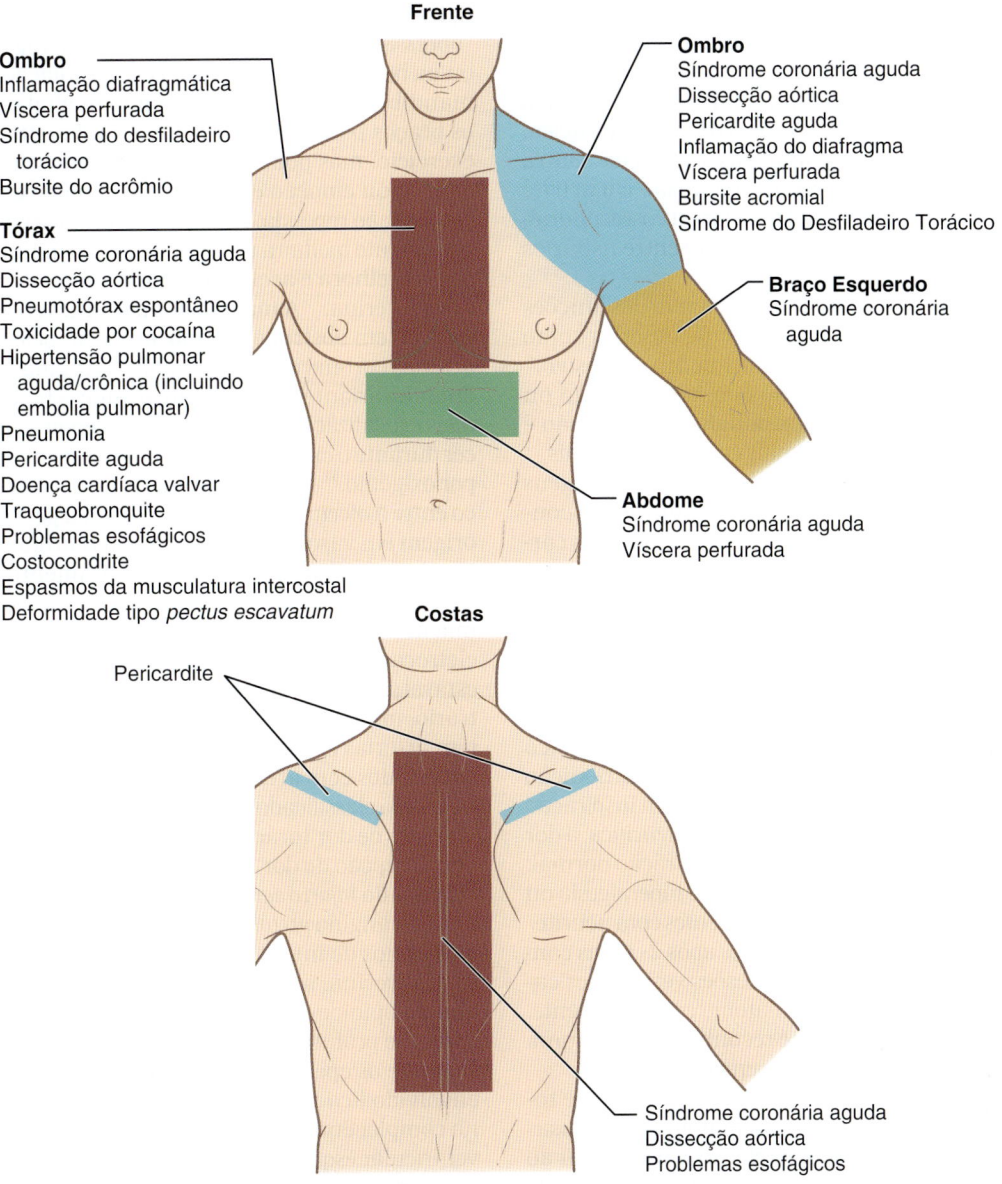

Figura 31-1 Localizações de dor referida no tórax. Algumas condições mostradas que devem ser consideradas causas de dor referida em certas localizações do tórax. Causas potenciais são listadas em grau de severidade. Dor referida geralmente é devido à convergência viscerossomática, na qual neurônios medulares recebem impulsos tanto de origem visceral quanto somática, de modo que a dor visceral pode ser interpretada como dor surgindo de origem somática. Não são mostradas causas psicológicas de dor, que podem constituir as causas mais comuns, embora devam ser consideradas para diagnóstico apenas depois de excluídas essas causas de dor.

ao embolismo tenha características pleuríticas, com ou sem infarto pulmonar.[38]

Estenose da artéria pulmonar também pode causar dor subesternal, presumivelmente pelo mesmo mecanismo de sobrecarga de pressão pelo qual a hipertensão pulmonar com hipertrofia ventricular direita provoca dor.[39]

TRAQUEOBRONQUITE

Dor de origem traqueal é geralmente sentida na linha média, anteriormente, da laringe até o apêndice xifoide. Ao contrário, a dor de ambos os brônquio-fontes é sentida no tórax anterior ipsolateral próximo ao esterno ou na linha média do pescoço.[40] Qualquer que seja a origem, a dor relacionada à traqueobronquite é tipicamente descrita como áspera ou em "queimação", mas pode ser "vaga" ou "dolente", e exagerada pela inspiração profunda. Esse tipo de desconforto geralmente sugere a presença de traqueobronquite viral ou bacteriana ou, menos frequentemente, malignidade, mas também pode acontecer durante exposição a gases tóxicos. Imagina-se que a dor traqueobrônquica é mediada por fibras C bronquiais. Dor traqueal induzida experimentalmente pode ser abolida com bloqueio vagal[41] ou por vagotomia.[42]

INFLAMAÇÃO OU TRAUMA DA PAREDE TORÁCICA (Cap. 98)

Inflamação ou trauma dos músculos, articulações, cartilagens, ossos e fáscia que constituem a caixa torácica podem causar dor torácica.[43-45] Fibromialgia, fibrosite e outras alterações reumatológicas como espondilite anquilosante são causas conhecidas de dor e desconforto no tórax. Inflamação aguda ou crônica do apêndice xifoide (xifodínia) e tromboflebite superficial da parede torácica (síndrome de

Mondor)[48] também podem ser causas infrequentes de dor torácica. Ocasionalmente dor relacionada à respiração pode ser experimentada ao longo da margem das costelas após exercício vigoroso.[49] Em adição, malignidade metastática pode se apresentar como lesões dolorosas na parede torácica, algumas vezes com fraturas espontâneas de costelas. Outra causa de dor torácica que pode gerar confusão é a artrite infecciosa da articulação esterno-clavicular ou costocondral, que é um problema cada vez mais frequente entre usuários de drogas.[50]

Na *costocondrite*, a dor na parede torácica vem das junções cartilaginosas costocondrais. É geralmente descrita como vaga, com uma característica de dolorimento corrosivo." Existe pequena, se alguma, relação com a respiração ou outros movimentos corporais. Sensibilidade à palpação é claramente localizada em uma ou mais cartilagens costais.[51] Pode haver vermelhidão, edema e aumento das cartilagens costais (síndrome de Tietze). O local mais comum de pericondrite costocondral são as segundas, terceiras e quartas cartilagens, mas qualquer parte da ampla arcada cartilaginosa nas porções central e inferiores da caixa torácica anterior pode estar envolvida.

A dor da *neurite intercostal* ou *radiculite*, que frequentemente se origina de problemas na medula cervicodorsal ou raízes nervosas, geralmente é percebida na caixa torácica. A dor espontânea, superficial e lancinante ou como choque elétrico da neurite intercostal é tipicamente percebida na distribuição cutânea dos nervos acometidos e pode piorar com inspiração profunda, tosse e espirros. Ao contrário da dor pleurítica, a dor pela neurite não tende a se agravar com a respiração normal; o diagnóstico fica mais evidente quando existe hiperalgesia ou anestesia ao exame da pele. Em alguns pacientes com neurite/radiculite, o diagnóstico se torna evidente após 2-3 dias com o desenvolvimento de *rash* cutâneo e lesões vesiculares característicos de herpes-zóster no dermátomo correspondente. Radiculite muito dolorosa também é reconhecida como uma manifestação inicial importante da doença de Lyme.[52]

Danos às costelas (fraturas) e aos músculos da parede torácica (estiramento, rompimento ou hematoma) são causas comuns de dor torácica localizada. A relação causal da dor ao trauma é óbvia na maioria dos casos, mas o diagnóstico pode ser mais complicado, particularmente se o evento causador for de menor magnitude (p. ex., um episódio de tosse não percebido) ou quando o início da dor é mais tardio.

TRANSTORNOS CARDIOVASCULARES

Fibras aferentes mecanossensitivas e quimiossensitivas estão presentes no miocárdio.[27,53] Acredita-se que estímulos químicos sejam as causas mais importantes de dor cardíaca, mas a distensão ou distorção mecânica também pode estar envolvida.[54] Fibras sensitivas trafegam do coração à medula espinal através de diversos nervos cardíacos, os cinco gânglios simpáticos superiores, e finalmente as cinco raízes dorsais superiores; fibras aferentes também alcançam o cérebro através do nervo vago.[55] Dor cardíaca deve estar relacionada à atividade nas fibras aferentes contidas na inervação espinal aferente do coração.

Síndrome Coronária Aguda

Síndrome coronária aguda inclui todas as condições com isquemia miocárdica causada por obstrução ao fluxo sanguíneo coronário. *Angina pectoris* devido à isquemia miocárdica é tipicamente descrita como "pressão forte", "em aperto" ou "opressão" com a maior intensidade na região retroesternal ou na borda esquerda do esterno. Irradiação para o pescoço, mandíbula, ombro, ou na região medial de um ou ambos os braços pode estar presente. Usualmente é induzida pelo exercício, mas pode ser provocada por refeições fartas, excitação ou emoção extrema. A dor tende a reaparecer com provocação repetida, embora a severidade possa variar. A dor geralmente melhora ao redor de 2 a 10 minutos com o repouso e a melhora é acelerada com tratamento sublingual com nitroglicerina.[56] A maioria dos pacientes com angina *pectoris* estável tem obstrução significativa em pelo menos uma das artérias coronarianas principais.[57] Angina de Prinzmetal ou angina variante é semelhante à angina típica em características e localização, mas aparece no repouso, em vez de aparecer durante o exercício ou em maiores demandas miocárdicas por oxigênio.[58] Nessa síndrome, pressupõe-se que o desbalanço entre a oferta e demanda de oxigênio pelo miocárdio tenha origem em vasospasmo das artérias coronárias epicárdicas, geralmente superposto com estreitamento não crítico dos vasos por ateromas. A dor nem sempre acompanha a isquemia miocárdica, e muitos episódios de isquemia detectáveis eletrocardiograficamente nos pacientes com angina *pectoris* estável são assintomáticos ("isquemia silenciosa").[59] Ao contrário, muitos indivíduos com dor torácica típica de angina têm artérias coronárias normais ou praticamente normais em estudos com arteriografia (cateterismo). Até 30% desses casos são classificados como "síndrome X"[60], com o desenvolvimento de dor torácica atribuída a espasmo microvascular ou percepção de dor aguçada.[60-61]

A dor do *infarto agudo do miocárdio* é similar em localização à dor da angina *pectoris*, mas tipicamente é muito mais severa em termos de intensidade e não á aliviada pelo repouso ou nitroglicerina, sendo frequentemente necessária uma dose alta de opioides para controle, e em geral é associada com sudorese profusa, náuseas, dispneia e fraqueza profunda.[56] Durante os episódios de isquemia miocárdica, o miocárdio envolvido fica mais rígido; quando grave, essa diminuição na complacência pode aumentar as pressões de enchimento ventricular esquerda suficientemente para aumentar as pressões atriais esquerdas e a pressão vascular pulmonar e causar edema pulmonar. Infarto do miocárdio maciço também pode levar a hipotensão intratável e choque. Infarto agudo do miocárdio também pode ser silencioso,[62] especialmente nos pacientes com diabetes melito.[63]

Cardiopatia Valvar

Dor torácica também pode surgir de outros *distúrbios não relacionados às artérias coronárias*, incluindo prolapso da valva mitral, miocardite,[56] pericardite, e cardiomiopatia hipertrófica.[64] Também pode estar relacionado ao uso de cocaína.

Paciente com estenose aórtica podem se queixar de dor semelhante à da angina no esforço. A frequência da dor é maior na estenose aórtica do que em todos os outros problemas valvares e é encontrada em dois terços dos pacientes com estenose severa.[56] Quando um paciente se apresentar com angina progressiva, dispneia ou síncope, estenose aórtica deve ser considerada. Em contraste, pacientes com estenose mitral ou estenose pulmonar raramente apresentam dor torácica.

Pericardite

A dor da *pericardite* mais frequentemente é pleurítica e surge da progressão do processo inflamatório através do pericárdio até a pleura parietal adjacente. Tipicamente a dor é maior na posição deitada e quando virado para o lado esquerdo e é parcial ou completamente aliviada quando o paciente se senta, inclina o tronco para a frente ou se deita para o lado direito. Ocasionalmente a dor pericárdica pode ser confundida com angina, mas a irradiação para os braços é incomum. Embora existam poucos nociceptores no pericárdio, parece existir alguns nociceptores na porção diafragmática da sua camada parietal, que é inervada por axônios sensitivos que trafegam entre os nervos frênicos.[65] Estimulação dessas fibras causam dor que pode ser aguda e estável e referida para as margens do musculo trapézio. Dor nessa localização é tida como específica para pericardite porque outras doenças raramente causam desconforto nessa área[56] (Fig. 31-1).

Atrito pericárdico, presumivelmente indicando pericardite subsequente, é mais comum que a dor pericárdica durante os primeiros dias de infarto agudo do miocárdio e com uremia progressiva.[56,66] Outras causas de pericardite, geralmente associadas com dor pericárdica, são infecções, geralmente virais, mas também bacterianas,[67] e doenças do tecido conjuntivo (p. ex., lúpus eritematoso sistêmico). Pericardite, geralmente com febre, também pode se desenvolver após cirurgia miocárdica (síndrome pós-pericardiotomia) e após infarto do miocárdio (síndrome de Dressler), ambas as quais são consideradas doenças autoimunes.[68] Geralmente não é possível fazer o diagnóstico etiológico e a pericardite é considerada idiopática.

Toxicidade por Cocaína

Toxicidade por cocaína é associada a mais visitas ao departamento de emergência por reação adversa do que com qualquer outra droga ilícita, e a queixa mais relevante é a dor torácica.[69] Dor torácica associada ao uso de cocaína tipicamente se inicia 60 minutos após a injeção ou uso inalatório da substância e dura 12 minutos.[70] A dor é mais frequentemente subesternal em localização e com característica de aperto; pode ser acompanhada de falta de ar e diaforese. Interessante é que a apresentação clínica não é diferente entre as pessoas que desenvolvem infarto do miocárdio documentado por marcadores de necrose e aqueles que não.

Dor torácica induzida pela cocaína é sem dúvida provocada pela combinação de aumento da demanda miocárdica de oxigênio devido ao aumento da frequência cardíaca e das pressões arteriais sistólica e média, bem como uma diminuição do aporte de oxigênio ao miocárdio pela vasoconstrição das artérias coronárias epicárdicas.[71]

Apesar do uso disseminado da cocaína e da associação causal frequente (mesmo entre os usuários casuais) com dor torácica, os pacientes com dor torácica que procuram atendimento médico raramente são questionados a respeito de uso de cocaína. Consequentemente, na avaliação de sintomas cardíacos, a identificação da exposição a cocaína deve ser um objetivo real na obtenção da história clínica. Adicionalmente, esta é uma importante questão a ser levantada, porque existe consenso de que agentes β-bloqueadores, que estão indicados nas síndromes coronárias agudas, podem agravar a isquemia induzida pela cocaína por deixarem o sistema α-adrenérgico sem oposição e potencialmente agravar a hipertensão e a vasoconstrição coronária. Portanto, para dor torácica induzida por cocaína, nitroglicerina e bloqueadores do canal de cálcio (p. ex., verapamil) são os tratamentos de escolha. Cessação do uso de cocaína é essencial para prevenção secundária.

Distúrbios da Aorta

Dissecção da aorta geralmente é associada com dor que é quase sempre súbita e extremamente intensa desde o início. A dor pode ser descrita, apropriadamente, como "cortante" ou "rasgando" e frequentemente se irradia amplamente para o pescoço, garganta, mandíbula, dorso ou abdome, de acordo com a extensão da dissecção desde seu ponto de origem.[72] Características frequentemente associadas são sudorese profusa, náuseas e vômitos e tontura. Dor torácica anginosa também pode surgir devido à redução do fluxo coronário decorrente de aortite sifilítica ou vasculite de Takayasu.

DOR TORÁCICA NÃO CARDÍACA

O termo *dor torácica não cardíaca* é usado para descrever a entidade que lembra uma dor anginosa. Estima-se que nos Estados Unidos a dor torácica não cardíaca tenha uma incidência anual que chega a 450.000 casos e gera considerável morbidade em longo prazo, bem como a utilização dos serviços de saúde. Existem três grandes categorias de doenças extracardíacas que causam dor tipo anginosa: (1) problemas musculoesqueléticos da parede torácica, que somam 10% a 20% dos casos; (2) uma variedade de problemas esofágicos, particularmente refluxo gastroesofágico, os quais podem causar 30% a 40%; e (3) fatores psicológicos, que podem explicar até 50% do total de casos.

TRANSTORNOS MUSCULOESQUELÉTICOS

Das causas musculoesqueléticas de dor torácica, as mais confundidas com angina são problemas na coluna cervical, costocondrites, bursite subacromial, espasmo da musculatura intercostal, ou malformações congênitas como *pectus excavatum* ou *carinatum*. A melhor maneira de distinguir dor musculoesquelética da angina verdadeira é tentando reproduzir a dor pela palpação ou manipulação da área afetada. Uma história de trauma recente, infecção torácica ou tosse também apoia esse diagnóstico.

TRANSTORNOS GASTROINTESTINAIS

Receptores estão presentes no esôfago e podem causar dor quando ativados por estímulos mecânicos (espasmo), químicos (refluxo ácido), ou térmicos (líquidos quentes). Nervos aferentes trafegam tanto nos trajetos vagais quanto medulares (T3-T12).[73] A dor que se origina no esôfago geralmente é referida nas estruturas da linha média, como garganta, pescoço e região esternal, mas também pode envolver braços. Estimulação do esôfago distal pode causar dor diretamente na região cardíaca.

Dor torácica pode surgir tanto do refluxo gastroesofágico (a causa esofágica identificável mais comum de dor torácica) ou de problemas na motilidade esofágica, como espasmo esofágico difuso, acalasia, esfíncter inferior do esôfago hiperativo, ou esôfago em "quebra-nozes" (um problema de dismotilidade com pressões de peristalse muito altas).[74,75] Dor esofágica pode imitar angina *pectoris* por sua irradiação para pescoço e braços, bem como pelo alívio com o uso de nitroglicerina.[56] Desconforto torácico que dura 1 hora ou mais, que deixa um dolorimento residual ou que está associado à queimação, odinofagia ou disfagia, pode sugerir dor de origem esofagiana. A história clínica, isoladamente, não pode distinguir de maneira confiável a dor que se origina do esôfago da dor cardíaca.

Finalmente, outros problemas gastrointestinais, como colelitíase, doença péptica e pancreatite aguda, podem estar presentes com dor que é percebida na parte inferior do tórax.[65]

FATORES PSICOLÓGICOS

Muitos pacientes apresentam dor torácica para a qual nenhuma causa é encontrada, mesmo após completa e cuidadosa avaliação. Fatores psicológicos claramente afetam a interpretação de cada indivíduo das sensações corporais e uma causa psiquiátrica deve ser excluída nos casos de dor torácica sem diagnóstico.

Uma associação entre dor torácica não cardíaca e ansiedade, particularmente, transtorno do pânico, tem sido reportada. Isto é particularmente bem descrito nos pacientes com prolapso da valva mitral.[76] Pacientes com doença cardíaca diagnosticada também podem ter ataques de pânico. Alternativamente, pessoas com dor torácica podem ter alterações psicológicas relacionadas à síndrome do pânico, e não à condição cardíaca.

OUTRAS CAUSAS DE DOR TORÁCICA

Lesões obstrutivas do desfiladeiro torácico podem comprimir o plexo braquial e a artéria subclávia e causar dor no tórax anterior e braços. A *síndrome do desfiladeiro torácico* é geralmente causada por compressão do feixe neurovascular por uma costela cervical ou uma anormalidade estrutural na 1ª costela ou clavícula. Anormalidades neuronais associadas têm sido descritas,[77] e estudos eletrofisiológicos são úteis, não só para definir o diagnóstico, bem como definir quais pacientes vão se beneficiar da descompressão cirúrgica.[78] Dor torácica também podem surgir de causas iatrogênicas, como pneumotórax após broncoscopia ou cateter central mal posicionado.[79]

AVALIAÇÃO E TRATAMENTO DA DOR TORÁCICA

Devido à ampla variedade de causas e à gravidade da dor torácica, é necessário um bom julgamento clínico para decidir quais pacientes devem ser mais bem investigados e quais exames devem ser realizados na avaliação. Em muitos casos pode ser necessário iniciar uma terapia empírica mesmo concomitante a um procedimento de avaliação, com subsequente reajuste no protocolo de tratamento quando maiores informações são obtidas e esclarecem o quadro clínico.

A avaliação da dor torácica se inicia com uma anamnese completa. A história pode revelar nuances na qualidade, localização, duração, eventos provocativos, fatores de melhora, que servem para definir a avaliação subsequente. Entretanto, com poucas exceções, como lesão evidente à parede torácica, um diagnóstico específico não pode ser feito com certeza apenas com base na história clínica. O exame físico pode revelar evidências de doenças da pleura, do parênquima pulmonar ou das vias aéreas; envolvimento localizado da parede torácica; ou sinais de prolapso da valva mitral, estenose valvar aórtica, ou outras anormalidades cardíacas.

Para adultos que se apresentam ao departamento de emergência com início súbito de dor torácica, a preocupação imediata é identificar e caracterizar possíveis condições com risco de morte, como infarto do miocárdio, embolia pulmonar aguda, pneumotórax hipertensivo, requerendo tratamento imediato. Algumas características diagnósticas são listadas na Tabela 31-2.

Um *eletrocardiograma* de 12 derivações (ECG), imagem torácica apropriada, medição de níveis de saturação de oxigênio e níveis de gases no sangue arterial, e perfis bioquímicos (p. ex., troponina e D-dímero) frequentemente dão informações importantes. No cenário clínico adequado, alguns pacientes podem necessitar de ecocardiograma e testes de função pulmonar. Muitos outros exames invasivos e não invasivos estão disponíveis para a avaliação da dor que pode ter suspeita de causa respiratória, cardíaca ou gastrointestinal. Se o diagnóstico permanece incerto, deve ser considerada admissão para unidades de observação de dor torácica com mecanismos seguros e efetivos de atenção ao paciente com possível angina instável que se considera estar em moderado risco de eventos cardiovasculares.

O tratamento mais definitivo de dor torácica, não importa sua origem, é encontrar a sua causa e curá-la. Os princípios gerais de tratamento para causas respiratórias, cardíacas, musculoesqueléticas, esofágicas e transtorno do pânico estão disponíveis e o clínico é encorajado a procurá-los. Dor torácica não cardíaca crônica é mais difícil de ser tratada, principalmente se o fator de gatilho não pode ser encontrado. Por conta da complexidade e das dificuldades em se lidar com aqueles poucos pacientes com dor crônica, severa e geralmente refratária, é recomendado o encaminhamento para centros de controle de dor crônica com especialistas e equipe multidisciplinar. Em alguns momentos, avaliação psiquiátrica para tratamentos específicos pode ser útil.

ISQUEMIA CARDÍACA

A avaliação inicial de pacientes com suspeita de síndrome coronariana aguda, incluindo angina instável ou infarto do miocárdio sem elevação do segmento ST, deve sempre incluir um ECG de 12 derivações. ECGs seriados devem ser considerados se o ECG inicial não for diagnóstico ou se é suspeito que o paciente esteja tendo isquemia miocárdica progressiva ou injúria cardíaca. Avaliação com marcadores de necrose miocárdica devem incluir creatina quinase-MB, mioglobina e troponina. Pacientes que estão sem dor torácica, que não têm alterações no ECG suspeitas de isquemia ou elevação dos marcadores cardíacos podem ser considerados para estratificação de risco com teste cardíaco funcional, incluindo teste ergométrico, ecocardiograma com estresse ou PET-TC.[80-82] A indicação de ecocardiograma sob estresse foi revista recentemente e agora inclui a avaliação de dor torácica aguda e outras síndromes de dor torácica como equivalentes isquêmicos, com ou sem insuficiência cardíaca, bem como na avaliação de risco dos pacientes sintomáticos após procedimentos de revascularização.[81,82]

Alterações agudas no ECG, como desvios do segmentos ST ou inversões agudas de ondas T, marcadores cardíacos positivos ou resultados de testes de estresse, ou instabilidade hemodinâmica, devem levar a admissão imediata do paciente

Tabela 31-2 Diagnóstico Diferencial de Dor Torácica

Diagnóstico	Dor	Características	ECG	RX de tórax	Características Associadas
Angina *pectoris*	Subesternal, constrição	Transitória, relacionada ao exercício	Infradesnivelamento de ST, supradesnivelamento ocasional	Normal	Alívio com nitroglicerina
Infarto do miocárdio – IAM	Subesternal, em aperto	Persistente, severa	Supra ou infradesnivelamento do ST	Possível congestão ou cardiomegalia	Alívio com opioides, possibilidade de hipotensão, ↑troponina
Embolia pulmonar – TEP	Pleurítica	Início súbito com dispneia	Inespecífico, ocasionalmente distensão de VD	Normal ou com opacidades, pequeno derrame pleural	Fatores de risco para trombose venosa
Hipertensão pulmonar	Início gradual	Associada com dispneia, fadiga e edema	Ondas R precordiais altas, desvio do eixo para direita, distensão de VD	Artérias pulmonares proeminentes	Excluir embolia pulmonar e doenças intersticiais pulmonares
Pneumonia bacteriana	Pleurítica	Início em minutos e horas	Normal	Consolidação	Febre, tosse produtiva
Pneumotórax	Aguda, unilateral	Início súbito com dispneia	Normal	Pulmão colapsado	Hábito astênico, recorrência
Pericardite	Pleurítica	Bilateral, início gradual, dor referida no trapézio	Elevação generalizada do ST	Possível aumento da silhueta cardíaca	Atrito pericárdico
Dissecção aórtica	Subesternal, severa	Irradiação para o dorso	Inespecífico, HVE ou infarto inferior	Alargamento do mediastino	Prostração, perda de pulso, insuficiência aórtica
Espasmo esofágico, refluxo	Subesternal	Pode mimetizar angina; queimação	Normal ou com alterações de ST-T	Normal	Alívio com nitroglicerina ou antiácidos
Costocondrite	Dolorimento difuso, localizado	↑ com a tosse ou inspiração profunda	Normal	Normal	Inflamação localizada
Herpes-zóster	Aguda, unilateral	Parestesia, disestesia	Normal	Normal	Erupção vesicular

HVE, Hipertrofia ventricular esquerda; VD, ventricular direito.

em uma unidade de terapia intensiva. Internação hospitalar também deve ser considerada se o diagnóstico permanece incerto apesar das avaliações iniciais. Modelos de avaliação e estratificação de risco como o Escore TIMI podem ajudar no diagnóstico e condução dos casos.[83] Aspirina, preferencialmente sem formulações de dispersão entérica, deve ser administrada, a não ser que existam contraindicações ou se já foi tomada pelo paciente. Outras medicações que podem ser úteis no manejo da doença cardíaca isquêmica incluem a nitroglicerina (sublingual ou intravenosa), β-bloqueadores, inibidores da enzima de conversão da angiotensina, bloqueadores dos canais de cálcio não di-hidropiridínicos, morfina (para desconforto torácico persistente), agentes antiplaquetários (clopidogrel, prasugrel, ticagrelor ou inibidores da glicoproteínas IIb/IIIa) e terapia anticoagulante (p. ex., heparina não fracionada, enoxaparina ou fondaparinux).[84] Pacientes devem ser colocados em repouso restrito no leito, e suplemento de oxigênio deve ser iniciado, particularmente se o paciente estiver com desconforto respiratório ou a saturação de oxigênio for menor que 90%. Todo paciente com síndrome coronária aguda deve ser avaliado para possível revascularização, preferencialmente por intervenção coronária percutânea.[85] O manejo das síndromes coronárias agudas sem elevação do segmento ST por estratégias invasivas precoces aumenta a sobrevida de longo prazo e reduz os eventos adversos cardiovasculares (infarto do miocárdio tardio e reinternação por angina instável), quando comparado com uma estratégia mais conservadora.[86] Terapia de reperfusão com agentes trombolíticos deve ser reservada para pacientes com infarto do miocárdio com elevação do segmento ST que se apresentam em centros que não têm capacidade de realizar a angioplastia ou a espera pela angioplastia é estimada em mais de 120 minutos desde o primeiro contato com o serviço de saúde. Cirurgia de revascularização de urgência deve ser considerada nas síndromes coronárias agudas ou nos infartos com elevação do segmento ST quando a angioplastia primária falhou ou quando a anatomia coronária não é favorável à intervenção coronária e fatores de alto risco estão presentes — incluindo isquemia ativa sintomática, choque cardiogênico, insuficiência cardíaca, regurgitação mitral isquêmica, defeito do septo ventricular (CIV), perfuração da parede livre do VE ou arritmias com risco de morte.[87]

Avaliação e tratamento da angina variante de Prinzmetal consiste na angiografia coronária nos pacientes com dor torácica acompanhada de elevação do segmento ST. Nitratos e bloqueadores do canal de cálcio podem ser dados se não for evidente nenhuma obstrução coronária, com a intervenção coronária percutânea ficando reservada para aqueles com estenose coronariana significativa. Testes provocativos podem ser considerados em casos de dúvida diagnóstica, se não houver contraindicação.

Para a dor torácica isquêmica associada ao uso de cocaína ou metanfetamina, nitroglicerina e bloqueadores do canal de cálcio podem ser considerados, como também deve ser considerada angiografia coronária imediata (preferível) ou terapia fibrinolítica (se a angiografia coronária não é possível) se persistir elevação do segmento ST (ou novo infradesnivelamento do segmento ST ou alterações de onda T) mesmo com intervenção farmacológica. Um agente com ação combinada α e β-bloqueadora como o labetalol pode ser útil nos pacientes com taquicardia sinusal associada ao uso de cocaína se um vasodilatador (nitroglicerina ou bloqueador do canal de cálcio) foi administrado na última hora.

Pacientes com síndrome X também podem se beneficiar de intervenções medicamentosas com nitratos, bloqueadores do canal de cálcio e/ou bloqueadores β-adrenérgicos. Ultrassom intracoronário, angiografia coronária, Holter de 24 horas, testes provocativos ou medida de reserva de fluxo coronário podem ser considerados para ajudar nesse diagnóstico.

Estratificação de risco com teste ergométrico (usando protocolo de Bruce ou Duke), exames de imagem de perfusão coronária com exercício ou ecocardiografia associada ao exercício devem ser considerados para os pacientes com angina estável crônica sintomática que têm capacidade de se exercitar e não apresentam contraindicações para tais testes. Para aqueles que não têm capacidade de se exercitar, teste com estresse farmacológico com dipiridamol, adenosina, dobutamina ou exame de imagem miocárdica nuclear com regadenoson ou ecocardiografia associada ao estresse com dobutamina são recomendados, a não ser que existam contraindicações para tais exames.[88]

EMBOLIA PULMONAR (Cap. 57)

Embolia pulmonar é uma faceta do tromboembolismo venoso com risco à vida e mais frequentemente se origina de trombose venosa profunda das extremidades inferiores.

Pacientes com embolia pulmonar aguda que têm níveis aumentados de troponina apresentam maior risco de mortalidade e eventos adversos num curto prazo.[89] Uma metanálise recente das estratégias para diagnóstico diferencial para suspeita de embolia pulmonar divulgou o valor preditivo positivo para um resultado de alto risco numa cintilografia de ventilação-perfusão (18,3), angiotomografia computadorizada de pulmão (24,1), e ultrassonografia de membros inferiores (16,2).[90] O valor preditivo negativo correspondente foi de 0,05 para uma cintilografia normal ou praticamente normal, 0,04 para um resultado negativo na angiotomografia associada a uma ultrassonografia negativa, e 0,08 para uma concentração de D-dímero abaixo de 500 μg/L pelo método imunoenzimático quantitativo. Usando esses exames, os pacientes com probabilidade pré-teste alto ou moderado têm uma probabilidade pós-teste maior que 85%, enquanto pacientes com uma baixa ou moderada probabilidade pré-teste têm uma probabilidade pós-teste de 5%. Devido ao valor preditivo negativo mais alto, angio-TC isolada, uma cintilografia ventilação-perfusão de baixo risco, angiografia por ressonância magnética, teste quantitativo de D-dímero de látex ou por hemaglutinação podem excluir o diagnóstico de embolia pulmonar nos pacientes com uma baixa probabilidade pré-teste.[90]

Pacientes com embolia pulmonar podem ser tratados tanto com heparina não fracionada quanto com heparina de baixo peso molecular. Dabigatrana, um inibidor direto da trombina, foi recentemente demonstrada como não inferior à varfarina para o tratamento do tromboembolismo venoso e pode ser adotada como um tratamento aceitável para embolia pulmonar no futuro.[91] Anticoagulação é mantida por 3-6 meses para eventos relacionados a fatores de risco transitórios ou por mais de 12 meses para tromboembolismo venoso recorrente.[92]

DOENÇA PERICÁRDICA

Pericardite aguda é frequentemente associada a derrame pericárdico, elevação côncava difusa do segmento ST e/ou infradesnivelamento do segmento PR. O tratamento para pericardite aguda envolve a identificação e tratamento de qualquer motivo causador da condição (p. ex., infecção ou malignidade). Na pericardite constritiva, o ecocardiograma pode demonstrar a presença de espessamento pericárdico e calcificação que limita o enchimento diastólico dos ventrículos e causa um padrão bifásico do retorno venoso com um componente diastólico que é igual ou maior que o componente sistólico. Em pacientes selecionados, pericardiotomia é um tratamento altamente efetivo da pericardite constritiva.[93]

TAMPONAMENTO CARDÍACO

Tamponamento cardíaco (ou pericárdico) é a presença de líquido dentro do saco pericárdico levando a compressão do coração. Isso acaba limitando o enchimento ventricular diastólico e pode iniciar dor torácica, dispneia, taquicardia, queda da pressão arterial sistêmica, aumento da pressão venosa (caracteristicamente perda da descendente Y atrial com manutenção da onda de enchimento atrial e da descendente X) e pulso paradoxal (uma diminuição exagerada na pressão arterial sistólica > 10 mmHg com a inspiração). Tamponamento cardíaco deve ser suspeitado em um paciente com hipotensão inexplicada e/ou pulso paradoxal após quadro de infarto do miocárdio, trauma torácico, intervenção coronária percutânea ou cirurgia cardíaca. Outros fatores de risco incluem anticoagulantes, malignidade, ou uma doença do tecido conjuntivo subjacente. Um atrito pericárdico pode ser percebido durante o exame físico. Alterações no ECG compatíveis com pericardite aguda podem estar presentes, bem como uma área cardíaca aumentada nos raios X. O diagnóstico geralmente é determinado pelo ecocardiograma bidimensional, que mostra um aumento inspiratório das dimensões do ventrículo direito e diminuição do ventrículo esquerdo, compressão do átrio direito, colapso diastólico do ventrículo direito e um coração que "dança" com as contrações cardíacas. Colapso do átrio esquerdo é menos comum que o do átrio direito, mas é altamente específico para tamponamento cardíaco. Existe ainda comumente um aumento anormal inspiratório da velocidade do fluxo sanguíneo através da valva tricúspide acompanhado de uma diminuição da velocidade do fluxo pela valva mitral, bem como dilatação da veia cava inferior com perda do colapso inspiratório. Reposição volêmica agressiva e drenagem do líquido pericárdico de maneira percutânea ou cirúrgica leva a um alívio imediato do desconforto torácico, da dispneia, da hipertensão venosa e do pulso paradoxal.[93,94]

HIPERTENSÃO ARTERIAL PULMONAR (Cap. 58)

A avaliação inicial da suspeita de hipertensão pulmonar geralmente consiste em ECG, determinação dos níveis dos gases arteriais, RX de tórax, teste de função pulmonar, teste de caminhada de 6 minutos, BNP ou pró-BNP e ecocardiografia não invasiva com Doppler com e sem contraste com solução salina agitada.[95] Doença tromboembólica crônica é avaliada com cintilografia de ventilação-perfusão e angiotomografia de tórax. Recentemente, a cateterização cardíaca direita tem sido requerida tanto para confirmar o diagnóstico quanto para avaliar o grau de severidade da hipertensão pulmonar. Exames para doenças reumatológicas e infecção pelo vírus da imunodeficiência humana devem ser considerados em história clínica para essas patologias.[96] Exame de vasorreatividade aguda com óxido nítrico inalado (ou outro vasodilatador pulmonar, incluindo epoprostenol, adenosina ou nitroprussiato de sódio) pode ser realizado nos pacientes com hipertensão pulmonar para guiar a terapia.[96a] Polissonografia é indicada para os pacientes com história clínica sugestiva de apneia obstrutiva do sono. O tratamento da hipertensão arterial pulmonar inclui potentes vasodilatadores como prostaciclinas intravenosas e análogos das prostaciclinas como treprostinil, iloprostol ou treprostinil inalado, antagonista do receptor da endotelina (bosentan ou ambrisentan), e inibidor na fosfodiesterase 5 (sildenafil e tadalafil).[96b] Terapia com bloqueadores do canal de cálcio é reservada para aqueles pacientes que mostraram vasorreatividade durante o teste de cateterização do coração direito. Trombo-endarterectomia pulmonar pode ser benéfica nos pacientes com hipertensão pulmonar devido a tromboembolismo crônico. Transplante de pulmão (de preferência bilateral) ou transplante coração-pulmão podem ser considerados para pacientes com classe funcional NYHA III e IV.[97]

DISSECÇÃO DA AORTA TORÁCICA

O diagnóstico e tratamento rápidos são críticos para o paciente com dissecção da aorta torácica. Arteriografia invasiva para o diagnóstico de dissecção da aorta torácica tem sido substituída por técnicas menos invasivas, incluindo ecocardiograma transesofágico e *tomografia computadorizada* com contraste (TC), e ressonância magnética. Todas as modalidades provêm dados clínicos confiáveis tanto para confirmar quando para excluir essa condição. Em uma revisão, foram avaliadas a sensibilidade (98% a 100%) e a especificidade (95% a 98%) em 16 estudos envolvendo 1.139 pacientes, e os três testes diagnósticos menos invasivos foram comparáveis.[98] O valor preditivo positivo combinado foi maior para ressonância magnética em comparação com o ecocardiograma transesofágico e TC. Nessa revisão, se o paciente tinha uma probabilidade pré-teste alta (i.e., 50%), a probabilidade pós-teste para a presença de dissecção da aorta torácica para um dos três testes positivos era de 93% a 96%; se o paciente tinha uma probabilidade pré-teste baixa (i.e., 5%), a probabilidade pós-teste para um resultado negativo de cada um dos três exames caía para 0,1% a 0,3%.[98]

PNEUMOTÓRAX (Cap. 81)

Pneumotórax espontâneo pode ser tanto primário quanto secundário. Pacientes com pequenos pneumotórax espontâneos podem ser observados tanto para progressão quanto para resolução se eles estão clinicamente estáveis. Punção ou drenagem torácica estão indicadas caso o pneumotórax aumente ou a condição clínica do paciente se deteriore, bem como nos pacientes com grandes pneumotórax primários ou secundários. Pacientes com pneumotórax espontâneos secundários pequenos podem ser tanto observados quanto tratados com drenagem torácica, dependendo da gravidade clínica e da evolução do pneumotórax.[99,100]

PNEUMOTÓRAX HIPERTENSIVO

Um pneumotórax hipertensivo é uma condição com risco de morte, que requer tratamento urgente. Um aumento da pressão intratorácica se desenvolve pelo ingresso de ar dentro do espaço pleural em um processo valvulado em que o ar consegue entrar, mas não consegue sair; isto leva a aumento da compressão da veia cava, redução do retorno venoso, e diminuição do débito cardíaco. Radiograficamente, o pneumotórax hipertensivo se apresenta como um colapso total do pulmão ipsolateral, depressão/retificação do diafragma ipsolateral, e desvio do mediastino para o hemitórax contralateral. O tratamento consiste em punção torácica percutânea de emergência ou drenagem torácica.

TUMOR DE PANCOAST

Tumor de Pancoast (sulco superior) requer um diagnóstico etiológico antes do início do tratamento, que pode, em pacientes selecionados, incluir ressecção cirúrgica e/ou quimioterapia. Ressonância magnética, tanto mediastinal quando extratorácica, frequentemente é feita para excluir envolvimento das estruturas neurovasculares adjacentes (plexo braquial, coluna vertebral e vasos subclávios) que podem influenciar no planejamento cirúrgico.

TRAUMA TORÁCICO (Cap. 76, disponível *on-line*, em inglês, no site www.elsevier.com.br/expertconsult)

Traumatismo contuso ou penetrante do tórax pode levar a dor torácica relacionado a hemotórax (presença de sangue no espaço pleural); pneumotórax, fratura de costelas, esterno ou clavícula, ou lesão nas estruturas musculares da parede torácica.

Numa radiografia de tórax em decúbito, mesmo 5 mL de hemotórax podem ser visualizados, mas uma quantidade de aproximadamente 200 mL é necessária para ser facilmente identificada numa radiografia na posição em pé, onde vai aparecer como um apagamento ou, com maior volume de sangue, uma linha côncava de fluido ao longo do ângulo costofrênico ipsolateral. A presença de uma interface ar-líquido indica um hemopneumotórax. A TC de tórax é mais sensível que a radiografia de tórax para detectar pequenos hemotórax; em adição, pode ocasionalmente dar pistas para a origem do sangramento.

Fraturas de costelas podem estar associadas a lesões do plexo braquial e veias subclávias (fraturas das costelas superiores) ou vasos esplênicos e hepáticos (fratura das costelas inferiores). Um tórax instável, resultando de pelo menos três arcos costais consecutivos em dois ou mais locais, pode criar uma instabilidade da parede torácica e desconforto respiratório. As fraturas de esterno, mais frequentemente no corpo ou manúbrio, em geral se seguem após trauma direto ao tórax anterior ou de desaceleração. Deslocamento posterior significativo do esterno pode estar associado a trauma nas estruturas cardiovasculares subjacentes. TC de tórax é mais sensível que radiografia de tórax para detecção de fraturas de arcos costais e esterno.[100]

REFLUXO GASTROESOFÁGICO (Cap. 93)

Dispepsia secundária ao refluxo gastroesofágico pode ser tratada com inibidores de bomba de prótons, antagonistas do receptor da histamina ou agentes procinéticos. Um teste terapêutico com uma dessas medicações pode ser considerado se a história clínica sugerir fortemente o diagnóstico de refluxo gastroesofágico e se o paciente não tiver alto risco para malignidade gástrica. Fatores de risco, como o uso de anti-inflamatórios não esteroides, devem ser investigados. Endoscopia pode ser necessária em alguns pacientes com dispepsia inexplicada e sintomas persistentes. Foram publicadas recomendações para erradicação nos casos de dispepsia com *Helicobacter pilory* positivo.

PANCREATITE

Causas comuns de pancreatite aguda incluem cálculos biliares (aproximadamente 50% dos casos) e abuso de álcool (20% a 25%). Os pacientes tipicamente reclamam de dor abdominal e vômitos, mas também pode se desenvolver dor torácica. Elevação da lipase tem maiores sensibilidade e especificidade para pancreatite que a elevação da amilase, talvez porque, comparada à amilase, a lipase é produzida apenas no pâncreas. Em adição, a meia-vida da lipase é mais longa que a da amilase. Portanto, a medida da lipase é preferível. Outros exames de laboratório úteis incluem dosagem de bioquímica hepática, níveis de triglicérides e cálcio. Quando existe dúvida diagnóstica, imagem abdominal por TC com contraste pode ser benéfica. Adicionalmente às medidas de suporte, colangiopancreatografia retrógrada endoscópica terapêutica pode ser considerada, particularmente se a pancreatite aguda é severa, devido a cálculos biliares, ou quando estão presentes colangite, icterícia ou dilatação do ducto biliar comum. A presença de colangite é uma indicação para esfincterotomia endoscópica ou drenagem do ducto com *stent*. Aspiração guiada com agulha fina é recomendada para pacientes com necrose pancreática significativa, que podem precisar de desbridamento se infecção estiver presente.[103,104]

> **Pontos-chave**
>
> - Dor torácica é caracterizada por uma sensação desagradável que tanto é localizada no tórax quanto creditada a estruturas localizadas ali. Pode ser sinal da presença de doenças com risco de morte.
> - Dor com origem nos *órgãos viscerais* (p. ex., coração ou trato gastrointestinal) difere de muitas maneiras da dor com origem nas estruturas *somáticas*, como a pele. A dor visceral é difícil de localizar, tem característica difusa e é, tipicamente, referida nas estruturas somáticas. A dor visceral também é geralmente associada com respostas motoras e autonômicas maiores que na dor somática.
> - A inervação visceral e somática difere em relação à densidade da inervação e ao tipo de terminação espinal. Em geral, o número de fibras aferentes viscerais é menor que o número de fibras aferentes somáticas, e a dispersão rostrocaudal das fibras aferentes terminais viscerais é consideravelmente maior que a dispersão de terminações centrais das fibras aferentes somáticas. O menor número de fibras aferentes viscerais e a maior dispersão intramedular são responsáveis pela perda de discriminação espacial, consistente com a característica difusa e difícil de localizar da dor visceral.
> - Dor é tanto difícil de definir quanto difícil de se mensurar. Duas técnicas amplamente utilizadas, a escala audiovisual e questionários, são usadas nos estudos clínicos e epidemiológicos de dor torácica. Embora escalas de graduação consistam simplesmente numa graduação, a sensação dolorosa tem muitos outros componentes que apenas a sua intensidade; portanto, uma escala de graduação unidimensional deixa muitos aspectos da sensação não documentados.
> - Por causa da proximidade dos vários órgãos e da percepção espacial vaga da dor de origem visceral, a dor com origem nas várias vísceras na cavidade torácica e da parede torácica frequentemente tem qualidades semelhantes e exibe características sobrepostas de referência, localização e qualidade. Isto leva a dificuldade na diferenciação diagnóstica da dor torácica.

As Referências estão disponíveis exclusivamente no site www.elsevier.com.br/expertconsult

SEÇÃO H

DOENÇAS INFECCIOSAS DOS PULMÕES

32 INFECÇÕES VIRAIS

FRANCES EUN-HYUNG LEE, MD • JOHN J. TREANOR, MD

INTRODUÇÃO
Classificação
Transmissão
Patogênese da Infecção
SÍNDROMES CLÍNICAS
Resfriado Comum
Faringite
Bronquite Aguda
Síndrome Gripal

Crupe
Bronquiolite
Pneumonia
PRINCIPAIS PATÓGENOS VIRAIS
Adenovírus
Coronavírus
Citomegalovírus
Hantavírus
Vírus Herpes Simples

Vírus Influenza
Vírus do Sarampo
Metapneumovírus
Vírus Parainfluenza
Vírus Sincicial Respiratório
Rinovírus
Vírus da Varicela-zóster

INTRODUÇÃO

As infecções virais são causas importantes de doença do trato respiratório. O resfriado comum é uma síndrome infecciosa encontrada com muita frequência em seres humanos, enquanto a influenza (gripe) continua sendo a principal causa de mortalidade e morbidade grave no mundo todo. As infecções virais respiratórias frequentemente complicam a evolução clínica de pacientes com *doença pulmonar obstrutiva crônica* (DPOC) e asma. Com o aumento do número de indivíduos imunocomprometidos na população, as infecções causadas por citomegalovírus e outros vírus, como herpes vírus, adenovírus e paramixovírus, têm recebido importância crescente na pneumologia. Nos últimos anos temos observado o surgimento de novos patógenos virais respiratórios, incluindo os hantavírus, metapneumovírus humano, vírus da influenza aviária tipo A, assim como os coronavírus da *síndrome respiratória aguda grave* (SARS, do inglês, *severe acute respiratory syndrome*) e da *síndrome respiratória do Oriente Médio* (MERS, do inglês *Middle East respiratory syndrome*). Este capítulo introdutório aborda os conceitos gerais das infecções virais respiratórias e das síndromes clínicas associadas. As seções seguintes fornecem uma revisão dos principais patógenos virais que infectam o trato respiratório.

CLASSIFICAÇÃO

Os vírus no trato respiratório (Tabela 32-1) incluem aqueles considerados como os principais vírus respiratórios, sendo a replicação geralmente restrita ao trato respiratório, além de outros cujo comprometimento respiratório é parte da infecção generalizada. A classificação dos vírus depende em parte do tipo e da configuração do ácido nucleico no genoma viral, das características das proteínas estruturais do vírus e da presença ou ausência de um envelope ao redor da partícula viral. O número de tipos antigênicos distintos dentro de cada família de vírus também varia.

TRANSMISSÃO

As vias pelas quais os diferentes vírus respiratórios propagam-se de pessoa para pessoa são variáveis e incluem combinações de transmissão por contato, gotículas e aerossol. Por exemplo, o rinovírus e o vírus sincicial respiratório (RSV, do inglês, *respiratory syncytial virus*) são propagados primariamente pelo contato direto com a pele e superfícies ambientais contaminadas, seguido pela autoinoculação do vírus na mucosa nasal ou conjuntiva. A disseminação de outros vírus, tais como os vírus do sarampo e varicela-zóster, ocorre na forma de pequenas partículas de aerossóis. Outros vírus podem se propagar por meio de grandes partículas de aerossóis a curtas distâncias (1 m). A importância

Tabela 32-1 Infecções Virais do Trato Respiratório

Grupo	Ácido Nucleico	Envelope	Tipos	Doença/Síndrome*
Adenovírus	DNA	Não	1-47	Resfriado comum; bronquiolite; febre faringoconjuntival; doença respiratória aguda (DRA) em militares; pneumonia
Coronavírus	RNA	Sim	229E, OC43, SARS-CoV, MERS-CoV	Resfriado comum, síndrome respiratória aguda grave (SARS), síndrome do Oriente Médio (MERS)
Hantavírus	RNA	Sim	Múltiplos	Desconforto respiratório agudo, pneumonite
Ortomixovírus	RNA	Sim		
Vírus influenza			A, B, C	Influenza; resfriado comum; faringite; crupe; bronquite; bronquiolite; pneumonia
Paramixovírus	RNA	Sim		
Vírus do sarampo				Sarampo; pneumonia; bronquiectasia
Vírus parainfluenza			1-4	Resfriado comum; crupe; bronquite; bronquiolite; pneumonia
Vírus sincicial respiratório			A, B	Resfriado comum; crupe; bronquite; bronquiolite; pneumonia
Metapneumovírus humano			A, B	Bronquiolite, resfriado comum
Picornavírus	RNA	Não		
Enterovírus				
Coxsackievírus			1-24	Resfriados tipo A21 e DRA; outros (tipos 2, 4, 5, 6, 8, 10); herpangina
Ecovírus			1-34	Resfriado comum (importância incerta)
Rinovírus			1-100	Resfriado comum
Herpesvírus	DNA	Sim		
Vírus herpes simples			1, 2	Faringite aguda em pessoas normais; faringite ulcerativa crônica; traqueíte; pneumonia em pacientes imunossuprimidos
Citomegalovírus			1	Mononucleose; faringite aguda e crônica; pneumonia em pacientes imunossuprimidos
Vírus da varicela-zóster			1	Pneumonia em pessoas normais e pacientes imunossuprimidos
Vírus Epstein-Barr			1	Pneumonia em pacientes imunossuprimidos
Herpesvírus humano 6			1	Pneumonia em pacientes imunossuprimidos
Filovírus	RNA	Sim	Marburg; Ebola 1, 2	Faringite como uma manifestação inicial de febre hemorrágica
Vírus da imunodeficiência humana	RNA	Sim	1, 2	Faringite com infecção primária; infecções pulmonares secundárias devido à imunodeficiência
Papilomavírus	DNA	Não	> 60	Papilomatose laríngea e traqueobrônquica

*Infecções bacterianas, incluindo sinusite, otite média e pneumonia, complicam a infecção pelo vírus respiratório. Também, a infecção pelos vírus respiratórios pode precipitar os ataques de asma e causar exacerbações em pacientes com doença pulmonar obstrutiva crônica.

relativa das várias vias de transmissão em condições naturais para cada vírus varia e em muitos casos é desconhecida.

PATOGÊNESE DA INFECÇÃO

Os sítios iniciais de infecção e patogênese diferem para os vários grupos de vírus. Alguns, tais como os rinovírus, estão associados principalmente com o acometimento do trato respiratório superior. Outros, tais como o vírus influenza, invadem normalmente as vias aéreas inferiores e algumas vezes o parênquima pulmonar, além de causarem doença nas vias aéreas superiores. Os vírus também diferem nas apresentações clínicas da doença a partir de danos ocasionados por mecanismos diretos e danos provocados pelas respostas imunes do hospedeiro e pela inflamação.

Um importante aspecto adicional das infecções do trato respiratório é o seu efeito na flora bacteriana residente das vias aéreas respiratórias. As infecções respiratórias virais alteram os padrões de colonização bacteriana, aumentam a adesão bacteriana ao epitélio respiratório e reduzem o transporte mucociliar e a fagocitose. Isso prejudica as defesas do hospedeiro contra o vírus, permitindo a colonização por bactérias patogênicas e a invasão de áreas normalmente estéreis, tais como os seios paranasais, orelha média e trato respiratório inferior, resultando em infecção secundária.

SÍNDROMES CLÍNICAS

Como demonstrada na Tabela 32-1, a infecção por um dos vírus respiratórios pode resultar em mais de uma síndrome clínica. Similarmente, uma síndrome em particular pode resultar da infecção por diferentes vírus. A baixa correlação entre o agente e a síndrome torna o diagnóstico etiológico específico difícil, embora o conhecimento dos padrões sazonais de infecção possa ser útil. Além disso, a infecção por um único vírus pode causar doença em múltiplos níveis do trato respiratório.

RESFRIADO COMUM

Não há uma definição padronizada de resfriado que seja seguida universalmente, mas o termo em geral é usado para referir-se à rinite aguda com graus variáveis de faringite. As queixas sistêmicas estão ausentes ou de gravidade leve e a febre é incomum. As doenças alérgicas das vias aéreas superiores frequentemente apresentam manifestações clínicas similares àquelas dos resfriados. Os

Tabela 32-2	Vírus Associados ao Resfriado Comum
Vírus	**Porcentagem de Casos***
Rinovírus	40
Coronavírus	10
Vírus parainfluenza	10-15
Vírus sincicial respiratório	
Vírus influenza	
Adenovírus	
Outros vírus (enterovírus, rubéola, varicela)	5
Vírus supostamente desconhecidos	20-30
Estreptococos β-hemolíticos do grupo A[†]	5-10

*Porcentagem estimada de resfriados anualmente.
[†]Incluído, pois a diferenciação de faringite estreptocócica e viral não é possível pela análise clínica.

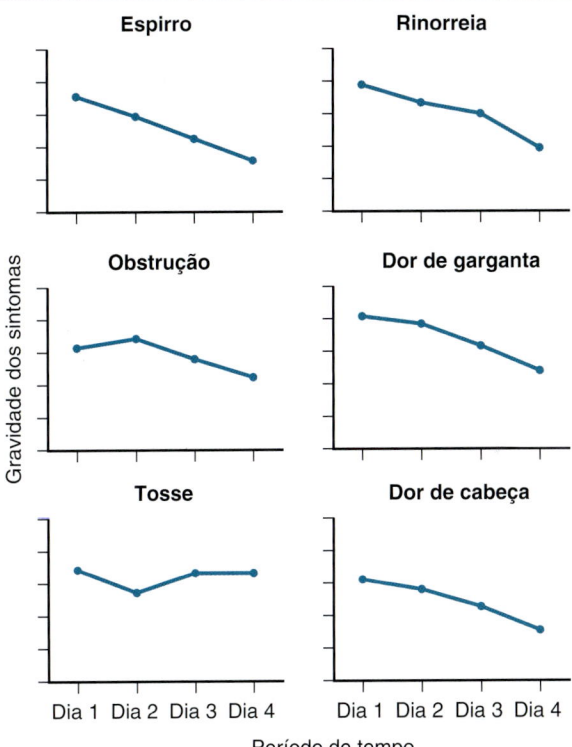

Figura 32-1 Alguns achados clínicos comuns dos resfriados com o rinovírus (105 infecções naturais). Os gráficos mostram a gravidade do sintoma pelo período de tempo. (Adaptada de Gwaltney JM Jr, Hendley JO, Patrie JT: Symptom severity patterns in experimental common colds and their usefulness in timing onset of illness in natural colds. *Clin Infect Dis* 36:724–723, 2003, Fig. 2.)

resfriados estão frequentemente associados ao envolvimento da orelha média, provavelmente devido à disfunção do tubo auditivo. Os resfriados estão associados à otite média sintomática em aproximadamente 2% dos casos em adultos e em uma proporção maior em crianças. Os resfriados estão frequentemente relacionados a secreções ou ao espessamento da mucosa sinusal, que podem ser visualizados na tomografia computadorizada, mas raramente resultam em sinusite sintomática. A vertigem associada à labirintite viral também pode ser observada.

A síndrome do resfriado comum pode ser causada por um grande número de vírus antigenicamente distintos encontrados em quatro principais grupos (Tabela 32-2). Estudos epidemiológicos indicam que, anualmente, qualquer tipo antigênico de vírus é responsável por menos de 1% de todos os resfriados. Com a descoberta dos vírus respiratórios na década de 1960, o rinovírus tornou-se o patógeno emergente considerado o protótipo de vírus do resfriado comum (Fig. 32-1).

A abordagem recomendada para os resfriados é o uso de remédios individuais para tratar os sintomas específicos. Os *sprays* nasais contendo descongestionantes não devem ser usados por mais de 3 dias, para evitar uma rinite vasomotora de rebote. Xaropes contendo expectorantes não apresentam valor comprovado em resfriados comuns. Os sintomas de espirro e rinorreia podem ser aliviados com anti-histamínicos não seletivos, tais como bromofeniramina, clorfeniramina ou fumarato de clemastina,[1] mas o tratamento com inibidores seletivos H_1 não é eficaz. Estudos com pseudoefedrina demonstraram melhoras significativas no fluxo aéreo nasal consistente com um efeito descongestionante.[2] Os medicamentos anti-inflamatórios não esteroidais como o naproxeno, limitam os sintomas sistêmicos da infecção pelo rinovírus. Contudo, o uso de fenilpropanolamina descongestionante demonstrou estar associado a um risco aumentado de acidente vascular cerebral hemorrágico.[3] A aplicação tópica de ipratrópio, um agente anticolinérgico quaternário que é pouco absorvido através das membranas biológicas, reduz de forma significativa a rinorreia em resfriados naturais. Esse agente provavelmente exerce seu principal efeito na regulação parassimpática das glândulas mucosa e seromucosa. Sobretudo, grande parte dos medicamentos para tosse e resfriado sem prescrição médica não é estudada em populações pediátricas, em que podem estar associados a efeitos adversos significativos.[4]

FARINGITE

A faringite manifesta-se com maior frequência como parte de uma síndrome do resfriado comum e, portanto, geralmente

Tabela 32-3	Importantes Agentes Microbianos Associados à Faringite Aguda
Faringite com resfriados e doença causada por influenza (sem exsudato)	Rinovírus Vírus influenza Coronavírus Vírus sincicial respiratório
Faringite exsudativa (exsudato não está presente em todos os casos)	*Streptococcus pyogenes* (estreptococo β-hemolítico do grupo A) Infecção anaeróbica mista (angina de Vincent e abscesso peritonsilar) Adenovírus Vírus herpes simples Vírus Epstein-Barr *Corynebacterium diphtheriae* (pseudomembrana)

está associada aos mesmos vírus que causam os resfriados. Em alguns casos, os sintomas que acometem a faringe predominam em um determinado grau de modo a encobrir outras queixas. As cininas são potentes estimuladores das terminações nervosas de dor e altos níveis de bradicinina e lisilbradicinina estão presentes nas secreções nasais de pacientes com resfriados induzidos pelo rinovírus. A aplicação intranasal de bradicinina promove sintomas nasais e dor de garganta em voluntários, indicando que esses agentes apresentem um papel na patogênese dos sintomas do resfriado.[5]

Os vírus respiratórios que causam faringite podem ser divididos em dois grupos: aqueles associados ao exsudato faríngeo ou tonsilar e aqueles sem exsudato (Tabela 32-3). A faringite é frequentemente uma queixa constante na infecção por adenovírus e vírus influenza. Além disso, alguns vírus estão associados a outros tipos de *enantemas*, ou seja, lesões nas membranas mucosas, tais como vesículas e úlceras. Os vírus coxsackie A estão associados à condição de herpangina, uma faringite dolorosa e frequentemente febril que acomete crianças e adultos jovens, caracterizada por lesões vesiculares do palato mole.

Os vírus da família herpes causam uma pequena proporção de casos de faringite. A infecção primária com o vírus herpes simples manifesta-se como uma faringite vesiculoulcerativa aguda ou gengivoestomatite que pode apresentar um caráter exsudativo. Em pacientes imunocomprometidos, o vírus herpes simples provoca o aparecimento de grandes úlceras superficiais na mucosa, que se tornam crônicas e progressivas se não tratadas. A mononucleose causada pelo vírus Epstein-Barr caracteristicamente apresenta uma faringite exsudativa aguda. A mononucleose em decorrência da infecção pelo citomegalovírus pode levar a uma faringite não exsudativa, aguda ou crônica, e raramente, o citomegalovírus causa ulcerações orais em pacientes imunocomprometidos. A faringite pode ocorrer durante a infecção primária com o *vírus da imunodeficiência humana* (HIV, do inglês, *human immunodeficiency virus*). Os vírus pertencentes ao grupo que causa febre hemorrágica produzem uma faringite aguda em fase precoce da doença, antes do surgimento das lesões. A faringite exsudativa é uma manifestação clínica comum na febre de Lassa.

Tipicamente, é mais provável que a dor de garganta acompanhada por sintomas nasais seja causada por infecção natural por vírus. A infecção mista com bactérias anaeróbicas (angina de Vincent) ou com *Corynebacterium diphtheria* também faz parte do diagnóstico diferencial da faringite exsudativa. O tratamento da maioria dos casos de faringite viral é sintomático.

BRONQUITE AGUDA

O diagnóstico de bronquite aguda geralmente é atribuído a casos de doença respiratória aguda com tosse grave e prolongada que continua após a diminuição dos outros sinais e sintomas de infecção aguda. A tosse aparece durante as primeiras semanas da doença em 30% dos resfriados por rinovírus em adultos jovens e em 80% ou mais em casos de infecção pelo vírus influenza A, nos quais é frequentemente prolongada. As infecções pelo adenovírus caracteristicamente envolvem a árvore traqueobrônquica, resultando em bronquite que, em populações de militares, é parte da síndrome da doença respiratória aguda.

Os mecanismos de produção da tosse em infecções virais não estão bem compreendidos, mas podem incluir dano direto à mucosa respiratória, liberação de substâncias inflamatórias em resposta à infecção, produção aumentada e/ou redução de *clearance* das secreções respiratórias e estimulação dos receptores de irritação das vias aéreas. A aplicação intranasal de várias prostaglandinas também produz tosse em voluntários não infectados.[5] A infecção também pode aumentar a reatividade das vias aéreas, conduzindo à sensibilidade aumentada ao ar frio e poluentes, tais como o cigarro.

O diagnóstico diferencial da bronquite aguda inclui infecções não virais e etiologias não infecciosas, tais a tosse variante da asma. Infecções com *Bordetella pertussis*, *Mycoplasma pneumoniae* e *Chlamydia pneumoniae* causam tosse prolongada. Em indivíduos saudáveis, a presença de pneumonia deve ser confirmada e, caso não esteja presente, o tratamento com agentes antibacterianos não será benéfico.[6]

O tratamento sintomático é dirigido à supressão da tosse. Em crianças, uma única dose noturna de mel é tão efetiva quanto o dextrometorfano para suprimir a tosse noturna,[7] mas o mel não deve ser administrado em crianças menores de 1 ano (devido ao risco de botulismo infantil).

SÍNDROME GRIPAL

A síndrome clínica de influenza é caracterizada pelo início rápido dos sintomas, incluindo febre, calafrios, prostração, dor muscular e dor de cabeça, simultaneamente com ou seguidos por sintomas que acometem os tratos respiratórios superior e inferior. Os sintomas sistêmicos tendem a sobressair nos primeiros dias da doença, enquanto as queixas respiratórias, particularmente a tosse, predominam depois da primeira semana da doença. Fotofobia, lacrimejamento excessivo e dor com movimento ocular são comuns no início da doença. Conjuntivite leve, descarga nasal evidente sem obstrução, inserção faríngea e linfonodos cervicais diminuídos e sensíveis estão presentes na maioria dos casos. A febre pode chegar a 39°-40°C ou mais e pode durar por 1 a 5 dias. Tosse não produtiva persistente, fadiga e astenia são comuns na segunda semana de doença.

Os vírus influenza tipo A e B são as causas mais importantes da síndrome gripal, particularmente quando a doença apresenta uma forma epidêmica. Entretanto, a síndrome também pode ser encontrada em associação à infecção por outros vírus, incluindo adenovírus, parainfluenza e RSV. Aspectos clínicos característicos de influenza e sua natureza epidêmica geralmente permitem que o profissional da área médica faça um diagnóstico acurado durante epidemias notificadas de infecção pelo vírus influenza, particularmente se a tosse e a febre estão presentes.[8] A terapia antiviral específica é eficaz se administrada em fase precoce da doença (veja seção sobre o vírus influenza). O tratamento sintomático (repouso, hidratação oral, antitérmicos e antitussígenos) também é benéfico. A febre deve ser tratada em certas situações clínicas, tais como em crianças com convulsões febris prévias ou pacientes com doença cardíaca preexistente. Por causa de sua associação à síndrome de Reye, a aspirina deve ser evitada em pacientes pediátricos.

CRUPE

A síndrome do crupe em crianças é caracterizada por uma tosse ladrante ou ruidosa incomum que pode ser acompanhada por estridor inspiratório, dispneia e rouquidão.[8a] Os sintomas são precedidos frequentemente por vários dias de doença do trato respiratório superior e se agravam geralmente à noite. O crupe é observado principalmente em crianças menores de 6 anos. O termo *crupe infeccioso agudo* ou *laringotraqueobronquite* aplica-se à doença contagiosa que afeta crianças saudáveis, frequentemente associada à doença respiratória na família. O termo *crupe espasmódico agudo* é aplicado a uma síndrome similar que é mais comum em crianças pequenas propensas a ataques reincidentes desencadeados por infecções virais respiratórias e possivelmente por fatores alérgicos ou outros. Nessas crianças, a febre frequentemente está ausente e os sintomas são muitas vezes reduzidos dentro de várias horas.

A maioria das crianças com laringotraqueobronquite aguda tem sintomas de intensidade reduzida ao longo de vários dias e pode ser tratada em casa. No entanto, a obstrução laríngea crescente pode estar associada à insuficiência respiratória. Isso se manifesta por agitação, falta de ar, estridor em repouso, uso dos músculos acessórios e retrações intercostais, que podem

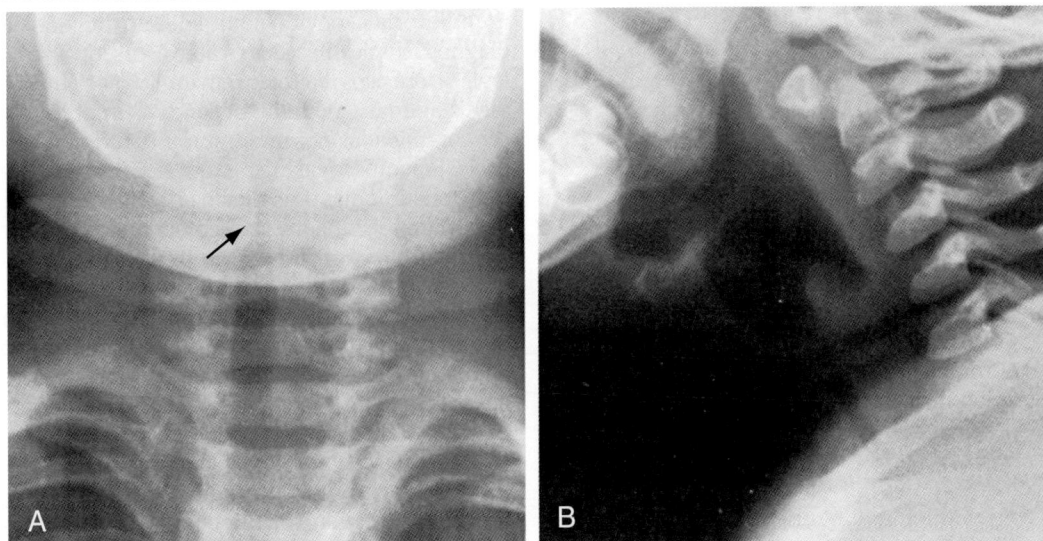

Figura 32-2 Laringotraqueobronquite. As radiografias anteroposterior (**A**) e lateral (**B**) do pescoço de uma criança de 2 anos de idade com tosse crupal, estridor inspiratório e febre. A vista anteroposterior mostra o estreitamento subglótico, referido como sinal de "campanário" (*seta*), característico de laringotraqueobronquite. A vista lateral mostra o balonamento da hipofaringe resultante da obstrução laríngea. (Cortesia de Joan McIlhenny, MD, Department of Radiology, University of Virginia Medical Center.)

ser seguidos pelo desenvolvimento de exaustão com hipoventilação grave, cianose e colapso cardiovascular. Um curso variável de manifestações clínicas é tipicamente observado.

O exame radiológico das vias aéreas superiores mostra a presença de edema da glote e subglote (Fig. 32-2) e auxilia na diferenciação da desordem com a epiglotite bacteriana aguda. Contudo, os exames radiológicos são limitados em termos de acurácia e, quando o diagnóstico é incerto, os exames radiológico e faríngeo devem ser evitados devido ao risco de parada cardiorrespiratória na epiglotite aguda. A avaliação emergencial por um otolaringologista ou um anestesiologista é indicada nessa situação.

A síndrome do crupe infeccioso agudo está associada principalmente à infecção por um dos vírus parainfluenza, assim como pelos vírus influenza A e B, RSV, adenovírus e rinovírus. O sarampo é uma causa importante de crupe grave em países em desenvolvimento, e as epidemias de influenza A também estão associadas ao crupe grave. O diagnóstico diferencial de difteria inclui a epiglotite bacteriana aguda, crupe diftérico, asma e obstrução das vias aéreas superiores intrínsecas ou extrínsecas, relacionados a um corpo estranho aspirado, angioedema alérgico e abscesso retrofaríngeo.

Como a maioria das crianças hospitalizadas são hipoxêmicas, o oxigênio é a base para o tratamento da doença em sua forma grave. Ar umidificado ou terapia com nebulizador é comumente empregado, mas o valor do tratamento com nebulizador não é comprovado e o afastamento da criança do convívio direto com os pais e a acomodação em um ambiente de nebulização podem ser mais estressantes do que benéficos para a criança.

A administração de epinefrina inalatória é utilizada comumente para o alívio sintomático do crupe. Acredita-se que a estimulação α-adrenérgica por esse fármaco causa vasocontrição da mucosa, levando à redução do edema na subglote. O início da ação é rápido, frequentemente dentro de minutos, mas a duração do alívio também é limitada, levando no máximo 2 horas. Portanto, os indivíduos tratados devem ser observados cuidadosamente para evitar agravamento clínico. Embora o alívio sintomático seja considerável, o uso de epinefrina não está associado à melhora na oxigenação.

Os esteroides parecem conferir benefícios significativos no tratamento do crupe leve, moderado e grave, incluindo melhora rápida dos sintomas, permanência reduzida no hospital e menor tempo de entubação. A administração de uma única dose de esteroides como tratamento nessas condições não está associada a efeitos adversos significativos e provavelmente deve ser utilizada em qualquer paciente doente o suficiente para requerer um tratamento emergencial ou uma visita clínica.[9]

Os agentes antivirais não foram testados para avaliar a eficácia nessa situação, embora o benefício potencial da terapia antiviral durante o curso normal autolimitado do crupe provavelmente seja restrito. Visto que o crupe é uma doença viral, o uso de antibióticos não é benéfico para o tratamento.

BRONQUIOLITE

Bronquiolite é uma desordem inflamatória aguda das vias aéreas de menor calibre, caracterizada por obstrução com "aprisionamento de ar", hiperinsuflação dos pulmões e atelectasia normalmente observadas em crianças menores de 2 anos. Após um pródromo de vários dias de sintomas leves no trato respiratório superior, os pacientes geralmente apresentam sibilo ou chiado inspiratório e expiratório. Os achados clínicos, que incluem taquipneia, retrações intercostais e supraesternais, queimação nasal, peito com ruído intenso, chiado e estertores inspiratórios, geralmente conduzem a um diagnóstico clínico acurado. A criança, na maioria das vezes, não apresenta febre e, em casos brandos, os sintomas se resolvem em alguns dias. As radiografias torácicas mostram volumes pulmonares aumentados com achatamento dos diafragmas, espessamento peribrônquico e normalmente atelectasia ou consolidação do parênquima indicativos de broncopneumonia concomitante (Fig. 32-3). A *tomografia computadorizada* (TC) do tórax pode mostrar o espessamento da parede brônquica e áreas aumentadas de atenuação representando atelectasia em conjunto com áreas de atenuação reduzida devido à inflamação das vias aéreas de pequeno calibre e obstrução com aprisionamento de ar. A contagem de leucócitos e a contagem diferencial geralmente estão dentro dos limites normais.

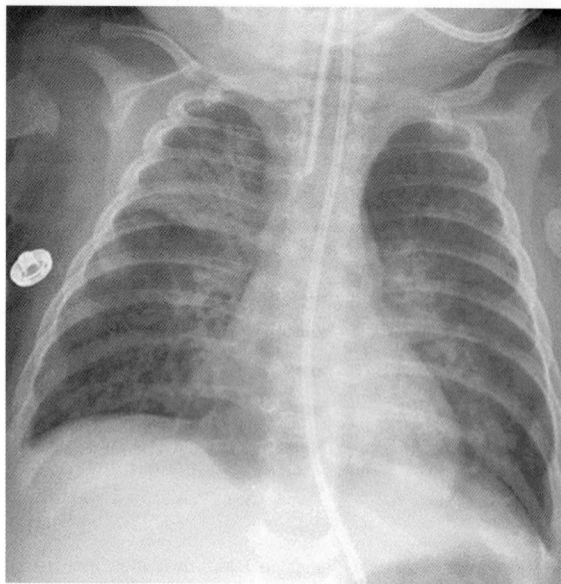

Figura 32-3 Pneumonia pelo vírus sincicial respiratório. A radiografia frontal do tórax em um bebê entubado mostra o espessamento intersticial peribrônquico bilateral e consolidação do lobo superior direito e do lobo inferior esquerdo; a opacidade do lobo superior direito está associada à perda leve do volume. (Cortesia de Michael Gotway, MD.)

Grande parte dos casos, nos quais um agente etiológico é identificado, está associada ao RSV. Outros vírus relacionados à bronquiolite incluem metapneumovírus humano, bocavírus, vírus parainfluenza, vírus influenza A e B, adenovírus, vírus do sarampo e rinovírus. A principal consideração no diagnóstico diferencial é a asma, que é incomum em crianças com menos de 1 ano de idade.

A correção da hipoxemia é o aspecto mais importante no tratamento da doença no trato respiratório inferior. Estudos sobre terapias com corticosteroides não evidenciaram benefícios consistentes. Já os estudos com broncodilatadores alcançaram resultados conflitantes, sendo que o uso de medicamentos broncodilatadores pode contribuir para a agitação aumentada e estresse cardiovascular. Dessa forma, as orientações médicas não indicam a aplicação de broncodilatores para o uso em rotina. Um recente ensaio randomizado sugere que o uso "sob demanda" de epinefrina racêmica inalada pode resultar em permanência reduzida de crianças hospitalizadas com bronquiolite.[10] Devido ao efeito desidratante causado pela taquipneia e ingestão oral reduzida em crianças hospitalizadas, a reidratação parenteral é frequentemente necessária, mas alguns cuidados devem ser tomados para evitar a indução de hiponatremia. O tratamento com aerossol utilizando o nucleosídeo sintético ribavirina está associado às reduções nos títulos virais, mas possui benefícios clínicos inconsistentes. Medicamentos antibacterianos, incluindo azitromicina, não são benéficos.[11]

PNEUMONIA

Os vírus são causas importantes de pneumonia em adultos e crianças. Estão associados a pneumonias comprovadas radiologicamente em adultos hospitalizados em até 40% dos casos e estima-se causarem 16% do total de pneumonias em ambulatórios pediátricos e até 49% em crianças hospitalizadas. Esses índices podem subestimar a importância das infecções virais como causa de pneumonia, particularmente em atendimentos ambulatoriais, devido à falta de sensibilidade dos métodos diagnósticos de infecções virais e à ausência de exames radiológicos torácicos realizados em muitos pacientes com infecções virais agudas. Além disso, como as infecções virais podem ser complicadas por pneumonias bacterianas secundárias, procedimentos invasivos seriam necessários para diferenciar entre pneumonias de etiologia unicamente viral, pneumonias bacterianas secundárias e infecções mistas bacterianas e virais.

Hospedeiro Normal

A relativa importância dos diferentes vírus como causa de pneumonia depende da estação do ano e da faixa etária da população em estudo. Durante os surtos, o vírus influenza é responsável por mais de 50% das pneumonias virais em adultos. Além disso, o RSV, adenovírus, vírus parainfluenza e o vírus da varicela causam pneumonia em adultos normais. Vírus incomuns continuam emergindo em epidemias de pneumonite aguda grave, incluindo hantavírus, coronavírus (SDRA) e os vírus influenza A aviário.

Em crianças, os RSV, vírus parainfluenza e adenovírus, assim como os vírus influenza, são as causas mais importantes de pneumonia. A pneumonia com o vírus do sarampo acomete crianças e adultos durante epidemias que afetam populações suscetíveis. Há relatos de casos de pneumonia em adultos e crianças atribuídos ao rinovírus, mas as evidências de que esses vírus são agentes etiológicos definitivos da pneumonia são apenas circunstanciais.

Os achados clínicos e radiológicos de casos esporádicos de pneumonia viral geralmente não são suficientemente característicos para permitir o diagnóstico viral específico ou a diferenciação entre pneumonias bacterianas apenas com base nos dados clínicos. Exceções incluem a pneumonia em decorrência do sarampo e da varicela, nos quais a erupção cutânea associada estabelece o diagnóstico. Portanto, a atenção é primeiramente direcionada para excluir a pneumonia bacteriana primária ou secundária. Os testes para detectar antígenos virais ou ácidos nucleicos estão cada vez mais disponíveis e estão sendo rapidamente adotados como as abordagens de escolha para o estabelecimento do diagnóstico etiológico[11a,b] (Cap. 17).

O tratamento da pneumonia viral no hospedeiro normal é de caráter assistencial e conduzido no início da terapia antimicrobiana em infecções bacterianas secundárias, se presentes. A terapia antiviral específica pode ser benéfica, considerando-se os patógenos individuais. As pneumonias virais com envolvimento extenso do tecido pulmonar podem requerer assistência ventilatória prolongada e reabilitação pulmonar. Alguns casos de pneumonia viral têm uma evolução fatal rápida e persistente, com opacidades intersticiais e alveolares generalizadas, desenvolvimento da *síndrome do desconforto respiratório do adulto* (SDRA) e falência respiratória progressiva.

Hospedeiro Imunocomprometido

A pneumonia viral pode ser um problema importante para um número crescente de pessoas na população que apresentam deficiências na imunidade, como resultado da quimioterapia citotóxica, transplante de órgãos e *síndrome da imunodeficiência adquirida* (AIDS, do inglês, *acquired immunodeficiency syndrome*). Os principais vírus respiratórios que afetam pessoas normais podem causar também pneumonia em hospedeiros debilitados; pneumonias graves e prolongadas causadas por adenovírus, vírus sincicial respiratório, vírus influenza, do sarampo ou parainfluenza podem se desenvolver nesses pacientes. Pacientes imunocomprometidos também podem liberar os vírus respiratórios por períodos prolongados e, assim, ser responsáveis pela ampla transmissão da infecção para outros indivíduos. Além disso, esses pacientes podem desenvolver pneumonia causada por vírus, tais como citomegalovírus, que raramente causam doença do trato respiratório inferior em hospedeiros normais. O citomegalovírus causa pneumonia viral primária grave, assim como predisposição de pacientes a superinfecções bacterianas e fúngicas, devido aos seus efeitos imunossupressores.[11,c,d] Pneumonias causadas pelos vírus varicela-zóster e herpes simples são relativamente incomuns, mas podem ocasionar infecções graves em pacientes imunossuprimidos.

PRINCIPAIS PATÓGENOS VIRAIS

ADENOVÍRUS

O adenovírus é um vírus de tamanho médio (65 a 80 nm), não envelopado, com genoma composto por DNA de dupla-fita linear[12] (Fig. 32-4). Atualmente, 47 tipos antigênicos de adenovírus estão associados à infecção humana, embora nem todos os tipos estejam associados à doença em humanos. A capa proteica do vírus é composta por 252 capsômeros hexagonais e pentagonais em um arranjo icosaédrico com longas fibras que se projetam em cada vértice. Acredita-se que essas fibras sejam o sítio de adesão à célula hospedeira. Os adenovírus tipo 2 e 5, assim como o vírus coxsackie B, utilizam o mesmo receptor, designado receptor do *vírus coxsackie e do adenovírus* (CAR, *coxsackie virus and adenovirus receptor*), cuja função é mediada por interações celulares com proteínas da matriz extracelular. Alguns adenovírus utilizam a proteína regulatória do complemento CD46 como um receptor celular. A entrada do vírus na célula também é promovida pela interação da proteína base de penton do vírus com integrinas alfa-V. Antígenos virais tipo específicos, que dão origem a anticorpos neutralizantes, estão presentes nos hexons e nas fibras do capsídeo. Os hexons também contêm um antígeno de fixação do complemento com reatividade cruzada entre os adenovírus de mamíferos.

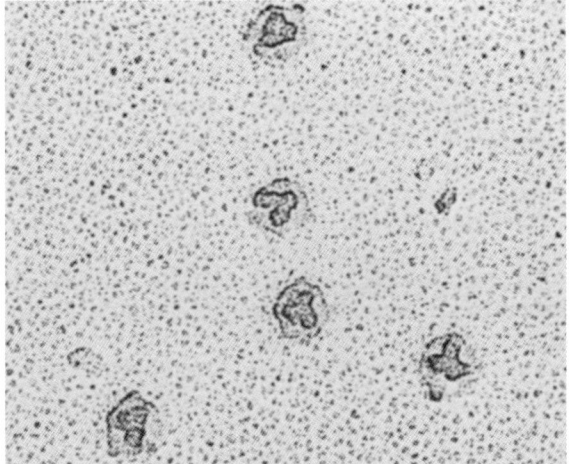

Figura 32-4 Micrografia fotoeletrônica ilustrando o adenovírus humano tipo 2. Cada virion contém um grupo lobulado de três adenossomos, que são compostos de DNA e proteína. As partículas completas do virion contêm um total de 12 adenossomos, cada qual localizado abaixo de um vértice do capsídeo icosaédrico. (Cortesia de J. Brown and W. Newcomb, University of Virginia.)

Epidemiologia e Transmissão

Os adenovírus que causam doença humana não possuem reservatórios não humanos, embora os vírus não humanos sejam encontrados em outras espécies. Alguns sorotipos, particularmente os tipos 1 e 2, comumente infectam bebês e crianças pequenas, que apresentam excreção viral assintomática prolongada nos tratos respiratório e *gastrointestinal* (GI). Outros tipos, incluindo aqueles frequentemente envolvidos em doenças respiratórias (p. ex., tipos 3, 4 e 7), são adquiridos em fase tardia da vida, caracteristicamente em condições epidêmicas. Na maioria dos casos, a transmissão viral provavelmente acontece pelo contato direto com secreções infecciosas. Entretanto, a natureza explosiva da doença respiratória aguda por adenovírus observada em recrutas militares provavelmente reflete a propagação pelas vias aéreas.

Grande parte da doença respiratória adquirida na comunidade é reconhecida nos meses do verão em associação a surtos ou casos esporádicos de faringite febril ou bronquite. Surtos nosocomiais de infecção pelos adenovírus surgem em ambientes hospitalares, unidades de cuidados especiais e de serviços psiquiátricos. Novas variantes de adenovírus ocasionalmente emergiram e foram associadas a surtos de ocorrência global. Desde 1996, uma variante específica do *adenovírus tipo 7* (Ad7d2) vem sendo responsável por vários surtos na população civil e um grande surto militar.[13] Mais recentemente, o *adenovírus tipo 14* (Ad14), um sorotipo considerado previamente raro, foi responsável por surtos da doença em populações militares e civis.[14-16] A maioria dos casos compreende doenças respiratórias febris relativamente brandas, mas alguns casos são acompanhados por pneumonia grave, necessitando de hospitalização. A infecção pelo adenovírus tipo 36 está associada ao ganho de peso em camundongos[17] e a positividade sorológica para esse sorotipo parece ser mais comum em adultos e crianças com obesidade.[18]

Patogênese

Os adenovírus podem ser isolados das vias aéreas superiores, olhos, urina, fezes e, raramente, sangue. O período de incubação para a aquisição natural da doença com o adenovírus, a partir do trato respiratório, geralmente é de 4 a 7 dias, mas pode ser de até 2 semanas.

Alterações citopatológicas também são observadas em células epiteliais brônquicas,[19] e arranjos cristalinos de partículas virais são encontrados em células de revestimento alveolar de pessoas infectadas com a forma grave da doença.[20] A extensão dos danos ao trato respiratório na doença respiratória não fatal por adenovírus não está bem definida, mas pode resultar de uma combinação de mecanismos virais diretos e respostas inflamatórias relacionadas ao hospedeiro frente à infecção. Em casos de pneumonia fatal pelo adenovírus, observa-se a presença de necrose do epitélio brônquico, obstrução brônquica e pneumonia intersticial.[21] Células contendo grandes inclusões intranucleares, basofílicas, chamadas "sombras nucleares", parecem características (Fig. 32-5). Em receptores de transplante pulmonar, relata-se a ocorrência de pneumonia broncocêntrica necrotizante com lesão alveolar difusa.[22]

Manifestação Clínica da Doença

Doença Respiratória por Adenovírus. As síndromes respiratórias não pneumônicas associadas à infecção pelo adenovírus incluem doença respiratória aguda em militares e febre faringoconjuntival em civis, que apresentam características similares (Fig. 32-6). A doença respiratória causada pelo

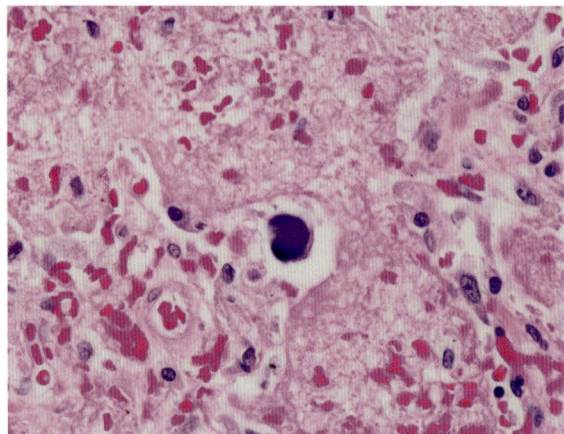

Figura 32-5 Adenovírus causando pneumonia necrosante. A necrose focal é evidente; a célula proeminente no centro do campo é uma "sombra nuclear" com núcleo aumentado contendo inclusões basofílicas rodeadas por uma borda fina de citoplasma (H&E, aumento original 80 ×). (Cortesia de William D. Travis, MD, Memorial Sloan Kettering Cancer Center, New York, NY.)

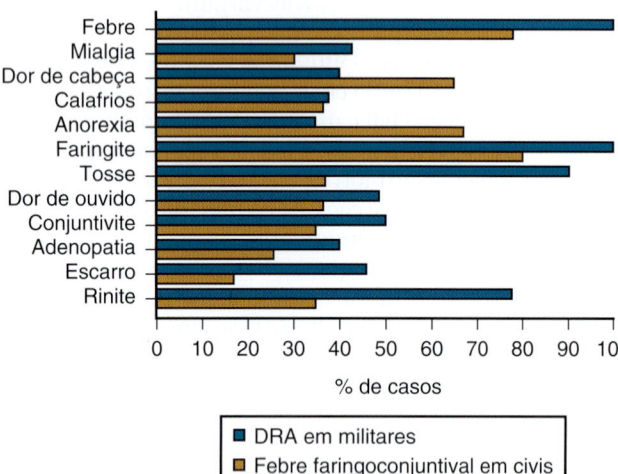

Figura 32-6 Gráfico comparando as características clínicas da doença respiratória aguda (DRA) em militares e da febre faringoconjuntival em civis. (Adaptada de Dascomb HE, Hilleman MR: Clinical and laboratory studies in patients with respiratory disease caused by adenoviruses. *Am J Med* 21:161–174, 1956, and Martone WJ, Hierholzer JC, Keenlyside RA, et al: An outbreak of adenovirus type 3 disease at a private recreation center swimming pool. *Am J Epidemiol* 111:229–237, 1980.)

adenovírus normalmente envolve a faringe, conduzindo a uma faringite moderada a grave, algumas vezes purulenta. Também característica dessa doença é a acentuada traqueíte, bronquite ou traqueobronquite, assim como a rinite e conjuntivite. A conjuntivite não é um aspecto característico da infecção por outros vírus respiratórios de importância e, portanto, quando presente, é um achado diagnóstico útil na doença respiratória causada por adenovírus. Com a doença respiratória, a conjuntivite geralmente é branda e folicular, embora alguns tipos de adenovírus também causem uma condição mais grave denominada ceratoconjuntivite epidêmica. Febre, calafrios, mialgia e prostração são aspectos evidentes de infecção pelo adenovírus, e assim observa-se frequentemente no paciente uma doença semelhante à gripe ou a um resfriado raramente grave.

Casos de doença respiratória aguda tendem a manifestar mais sintomas de traqueobronquite, talvez refletindo a aquisição de infecção pela via aérea. Por outro lado, na febre faringoconjuntival, a frequência incomum de tosse e outras queixas traqueobrônquicas em alguns surtos pode refletir infecção contraída pela inoculação do vírus na faringe e/ou conjuntiva a partir da água contaminada. As duas síndromes estão associadas aos mesmos sorotipos virais e, em civis, ambas podem ser vistas em casos esporádicos. Em crianças pequenas, a infecção pelo adenovírus não está associada à forma branda da doença respiratória febril e acompanhada por otite média em aproximadamente 40% desses casos.

Pneumonia por Adenovírus. O adenovírus foi primeiramente reconhecido como causa de pneumonia viral em militares e desde então é reconhecido como causa rara de pneumonia em adultos civis e crianças. As características clínicas da pneumonia causada por adenovírus são similares àquelas encontradas em outras pneumonias, tornando difícil a realização de um diagnóstico etiológico acurado com base em aspectos clínicos. Em casos fatais, observa-se dano pulmonar extenso, com morte, decorridas 2 a 3 semanas da manifestação da doença. A coagulopatia intravascular também é uma característica tardia em alguns casos, e um quadro de choque séptico é descrito.[23] Os adenovírus causam uma forma de pneumonia particularmente agressiva em neonatos, caracterizada por bronquiolite necrosante e alveolite.[24] O vírus pode ser adquirido da mãe, talvez via canal de parto. Sequelas em longo prazo decorrentes da infecção pelo adenovírus incluem anormalidades radiológicas persistentes, testes de função pulmonar anormal, bronquiectasia e bronquiolite obliterante.

Infecção por Adenovírus em Pessoas Imunocomprometidas. Os adenovírus podem causar pneumonia fatal e infecção disseminada, com hepatite, cistite hemorrágica e falência renal, em pacientes transplantados e outras pessoas imunodeficientes.[25] Vários imunotipos são encontrados nesses pacientes, incluindo números elevados dos sorotipos observados apenas em tais pacientes. Os tipos observados com uma determinada frequência incluem o 1, 2, 5, 6, 7, 11, 21, 31, 34 e 35. A importância clínica da detecção de um adenovírus a partir desses pacientes, particularmente de amostras de fezes, frequentemente é difícil de determinar, pois pacientes imunodeficientes podem liberar os adenovírus na ausência de doença aparente causada por esses patógenos.

Diagnóstico

Embora o diagnóstico seja obtido tradicionalmente pela cultura do vírus, os antígenos ou ácidos nucleicos virais podem ser detectados diretamente de espécimes coletados adequadamente de secreções respiratórias, *swabs* da conjuntiva, fezes ou urina, dependendo da síndrome clínica. A detecção rápida de antígenos virais em espécimes clínicos por ELISA ou imunofluorescência e de DNA viral por técnicas de amplificação de ácidos nucleicos é cada vez mais crescente, em vez da cultura viral, pois alguns sorotipos são fastidiosos e possuem taxas lentas de isolamento[25a] (Cap. 17). Medidas quantitativas dos níveis plasmáticos de DNA do adenovírus podem ser úteis para o diagnóstico e resposta à terapia.[26]

Espécimes congelados (−70° C) são adequados para o teste por causa da relativa estabilidade dos adenovírus. Em cultura celular, o efeito citopático geralmente aparece em 3 a 7 dias, mas pode levar semanas, limitando assim a utilidade da cultura viral em guiar a conduta clínica. O tempo requerido para detectar o vírus em cultura celular pode ser reduzido para apenas 2 dias por meio de sistemas de cultura por centrifugação. O sorodiagnóstico depende principalmente de testes para avaliar a resposta mediada por anticorpos grupo-específicos via fixação do complemento, utilizando amostras de soro na fase aguda ou de convalescença; contudo, a infecção por alguns tipos de adenovírus não é detectada pelo teste de fixação do complemento. Em amostras de biópsia, o aparecimento de corpos de inclusão basofílicos e intranucleares característicos observados por microscopia de luz, assim como de arranjos cristalinos do vírus visualizados por microscopia eletrônica, é útil no diagnóstico histopatológico.

Tratamento e Prevenção

O tratamento antiviral da infecção pelo adenovírus não tem valor comprovado. Ganciclovir e cidofovir são ativos *in vitro*, e um número crescente de estudos indica que o ganciclovir intravenoso pode ser útil em pacientes gravemente enfermos, embora seja a expensas de toxicidade renal significativa.[27] O cidofovir também é utilizado para o tratamento e terapia presuntiva da infecção pelo adenovírus em pacientes de alto risco em condições de imunocomprometimento.[28] Embora a ribavirina intravenosa (que é ativa *in vitro* contra os adenovírus do grupo C)[29] ou a ribavirina combinada com imunoglobulina[30] sejam utilizadas em casos individuais, falhas terapêuticas são comuns.[31]

Em razão da ocorrência evidente de febre e queixas sistêmicas associadas à doença respiratória pelo adenovírus, o uso de analgésicos, tais como aspirina e acetaminofeno, torna-se necessário em maior frequência do que na doença branda na presença de coriza, tal como o resfriado pelo rinovírus. Gargarejos com salina aquecida são úteis para aliviar a dor de garganta, que geralmente não requer o auxílio de medicamentos. A presença de exsudato faríngeo pode levar algumas vezes a um diagnóstico incorreto de faringite estreptocócica, resultando no início da terapia antimicrobiana.

Vacinas orais vivas eficazes e seguras para os adenovírus tipos 4 e 7 foram desenvolvidas para uso militar, e quando fornecidas em cápsulas com revestimento entérico, esse grupo de indivíduos desenvolve doença respiratória aguda controlada. O uso dessas vacinas não foi associado à substituição por sorótipos não vacinais. Quando a fabricação dessas vacinas foi descontinuada, os adenovírus reemergiram como causa importante de doença respiratória aguda nessa população. Uma nova vacina para o Ad4 e Ad7 foi subsequentemente introduzida.[32]

CORONAVÍRUS

Coronavírus são vírus envelopados contendo um genoma de *ácido ribonucleico* (RNA) de fita simples e polaridade positiva, com aproximadamente 29.000 nucleotídeos. Projeções características em forma de clava estão presentes na superfície do vírus, dando a aparência de uma coroa, do qual o seu nome tem origem. Os coronavírus são classificados em quatro gêneros: alfa, beta, gama e delta. O gênero beta é também subdivido em quatro linhagens, A-D. As cepas de coronavírus humanos 229E (HCoV 229E) e HCoV NL63 são membros do gênero alfa, enquanto as cepas humanas HCoV OC43 e HKU1 são membros do gênero beta. Os novos coronavírus, SARS-CoV e MERS-CoV, também são membros do gênero beta, nas linhagens B e C, respectivamente.[33]

O vírus contém cinco proteínas estruturais: proteína *spike* ou S, *hemaglutinina-esterase* (HE), M (*matriz*), E (*envelope*) e N (*nucleocapsídeo*). A proteína *spike* é a principal glicoproteína do envelope e é responsável por mediar a adesão às células, assim como a fusão com a membrana celular; acredita-se que os anticorpos para a proteína *spike* estejam associados à proteção e, dessa forma, sejam candidatos a alvos terapêuticos e para produção de vacinas. A segunda proteína do envelope, HE, é encontrada apenas em algumas cepas de coronavírus. Proteínas não estruturais, tais como as replicases e proteinases virais, particularmente a proteinase do tipo 3C, também são alvos para os agentes antivirais.

Epidemiologia e Transmissão

Os coronavírus humanos OC43 e 229E foram reconhecidos como causa de resfriado comum por muitos anos e causam reinfecções frequentes durante a vida. Em adultos, esses vírus são responsáveis por 4% a 15% das doenças respiratórias agudas anualmente e por até 35% durante os períodos de pico. As taxas anuais da doença em crianças alcançam 8%, com taxas de pico que atingem 20%.[34] Quando as técnicas de *reação em cadeia da polimerase* (PCR, do inglês, *polymerase chain reaction*) foram aplicadas em amostras coletadas por um período de 20 anos a partir de crianças menores de 5 anos, os coronavírus foram associados a 11,4 episódios de doença do trato respiratório inferior e a 67,3 doenças do trato respiratório superior por 1.000 pessoas-ano.[35] A frequência relatada de infecção em adultos com os vírus 229E e OC43 varia de 15 a 25 por 100 pessoas ao ano, com até 80% das infecções observadas em pessoas com detecção prévia de anticorpos contra o vírus infectante.[36] Os coronavírus geralmente circulam durante o inverno e início da primavera, mas podem ser detectados durante o ano inteiro.[37]

Os novos coronavírus foram associados recentemente à doença respiratória grave em surtos ao redor do mundo. A SARS emergiu no sul da China em 2003 e rapidamente se espalhou globalmente.[38] O vírus causador foi subsequentemente denominado SARS-CoV. Finalmente, pelo menos 8.098 casos prováveis de doença respiratória grave e 774 mortes de indivíduos de todas as idades foram atribuídos à SARS mundialmente, antes de o surto ter acabado em 2004. Acredita-se que a fonte desse surto seja proveniente de um reservatório animal, o gato civeta ou de algália. Mais recentemente, um segundo surto de doença respiratória grave por coronavírus foi reconhecido, com casos encontrados principalmente nos países do Oriente Médio.[39,39a,39b] Em maio de 2014, o primeiro caso de MERS foi confirmado em um viajante, da Arábia Saudita para os Estados Unidos. Um segundo caso foi identificado em um viajante, da Arábia Saudita para a Flórida. Os dois casos não foram relacionados.[39c] O vírus responsável pelo MERS foi denominado MERS-CoV. É relacionado geneticamente ao coronavírus encontrado em morcegos, e evidências indicam que o MERS-CoV também infecta camelos, mas o papel de cada um deles na transmissão para humanos ainda precisa ser definido.[40,41] Informações sobre o MERS-CoV estão ativamente em progresso; informações atualizadas podem ser encontradas em http://www.cdc.gov/coronavirus/mers/.

Para todos os coronavírus, a transmissão envolve provavelmente o contato íntimo e inoculação do trato respiratório com secreções infecciosas por meio de grandes gotículas, como demonstrado em experimentos com desafio em humanos empregando a cepa OC43[42] e em estudos com SARS-CoV[43]. Para o SARS-CoV, a excreção do vírus atingiu o pico no dia 10 do início dos sintomas, que foi no auge da gravidade da doença.[44] Esse fenômeno foi responsável pela predominância da transmissão em hospitais, um fator que permitiu o controle do surto com procedimentos de contenção da infecção. O período de incubação de SARS é estimado em 2 a 10 dias e para os coronavírus humanos convencionais, em 3 a 4 dias.

Patogênese

O antígeno do coronavírus convencional é detectado em células epiteliais liberadas da nasofaringe de voluntários infectados[45] e, durante a infecção experimental, resistência da vias aéreas nasais, temperatura das mucosas e o conteúdo de albumina em secreções nasais tornam-se aumentados.[46] Contudo, relativamente pouco se conhece sobre a patogênese do resfriado comum induzido pelos coronavírus humanos convencionais.

A marca característica da patologia pulmonar em casos fatais de SARS é o dano alveolar difuso,[47] associado à hiperplasia de pneumócitos tipo II, metaplasia escamosa e presença de células gigantes multinucleadas. A hemofagocitose ou fagocitose de eritrócitos, leucócitos e plaquetas pelos histiócitos foi potencialmente relatada como uma consequência da desregulação da produção de citocinas.[48] Além disso, o vírus foi detectado dentro de células epiteliais pulmonares.[49] A partir desses achados, postula-se que a patogênese da doença envolva tanto o dano direto aos epitélios pulmonares pelo vírus quanto a combinação de uma resposta imune do hospedeiro excessiva ou desregulada.

Manifestação Clínica da Doença

Os coronavírus humanos convencionais produzem uma doença com produção de coriza típica, indistinguível dos resfriados causados por outros vírus. Os coronavírus também estão associados à otite média aguda, exacerbações da asma em crianças e agravamento da bronquite crônica e da pneumonia em adultos.

Por outro lado, a SARS apresenta uma manifestação inespecífica que é difícil de distinguir de outras doenças respiratórias virais agudas, particularmente influenza. Os sintomas comuns no quadro clínico são febre, calafrios e/ou rigidez, mialgias e ocasionalmente diarreia. Tosse e dispneia são sintomas respiratórios predominantes, mas podem não estar presentes inicialmente. A doença respiratória torna-se mais grave depois de 4 a 7 dias e aproximadamente 20% dos pacientes precisam de assistência médica respiratória. A MERS apresenta um quadro similar, embora os sintomas GI possam ser mais evidentes.[50] As taxas de mortalidade na SARS foram de 9,6% para todas as idades, porém maiores em idosos[51] e crianças que tiveram a forma mais branda da doença.[52] Similarmente, a maioria dos casos reconhecidos da MERS até aqui ocorre em indivíduos com comorbidades.[53] As anormalidades laboratoriais da SARS incluem níveis elevados de lactato desidrogenase, transaminases e creatina quinase, assim como anormalidades hematológicas, particularmente linfopenia (depleção de células T CD4 e CD8) e trombocitopenia.

Diagnóstico

Os achados comuns na TC do tórax incluem áreas uni ou bilaterais com opacidades em vidro fosco e espessamento septal interlobular e intersticial intralobular. Na maioria dos pacientes, observa-se o envolvimento periférico nas zonas pulmonares inferiores. Em alguns casos, após recuperação da doença aguda, a fibrose pulmonar se desenvolve.[54] Os achados clínicos preditivos de mau prognóstico incluem a presença de doença bilateral, níveis significativamente elevados de lactato desidrogenase, idade avançada e outras comorbidades.

O principal sítio de replicação viral de SARS-CoV parece ser o trato respiratório inferior.[49] A detecção pela PCR é mais confiável no escarro, mas o RNA viral também pode ser detectado no sangue e nas fezes.[55] Anticorpos séricos aparecem no intervalo de 2 a 3 semanas da doença, embora medidas realizadas em 4 semanas tornem-se o padrão para excluir a SARS.

Tratamento e Prevenção

A imunidade contra o coronavírus parece ser de curta duração. Estudos epidemiológicos da infecção pelo coronavírus demonstraram altas taxas de reinfecção.[56] Em experimentos com voluntários humanos, a infecção por um coronavírus do tipo 229E induziu apenas uma imunidade efetiva em curto prazo, pois a reexposição com o vírus homotípico, o sorótipo 229E, resultou em infecção e doença.[57] Além disso, sob certas circunstâncias, as vacinas contra o coronavírus de animais conduziram à doença mais grave.[58] Isso deve ser levado em consideração, mas não está contendo os esforços para o desenvolvimento de uma vacina eficaz contra a SARS-CoV.[59]

Atualmente, não há agentes antivirais disponíveis com atividade clínica demonstrada contra os coronavírus em humanos. Agentes com potencial atividade contra o SARS-CoV incluem cloroquina, inibidores de protease, ribavirina, interferons tipo I, niclosamida e agentes anti-inflamatórios, tais como indometacina[60-62] A ribavirina em combinação com lopinavir/ritonavir (inibidores de protease utilizados no HIV) foi associada à menor incidência de efeitos adversos em comparação aos controles históricos de ribavirina empregados sozinho em um estudo. O nelfinavir, outro inibidor de protease, também demonstrou atividade antiviral *in vitro*. Outros alvos para o controle da replicação viral na SARS incluem interferons. Embora os mecanismos sejam desconhecidos, a cloroquina, niclosamida e indometacina inibem o SARS-CoV *in vitro*.[63-65]

CITOMEGALOVÍRUS

O *citomegalovírus* (CMV) é um membro da subfamília gama-herpesvírus dos vírus herpes e apresenta as mesmas características estruturais e bioquímicas, que incluem um cerne interno contendo DNA de dupla-fita linear, um capsídeo icosadeltaédrico contendo 162 capsômeros e um envelope derivado da membrana nuclear da célula hospedeira. Entretanto, a maior dimensão do vírion (200 nm) e o maior genoma (>200.000 pb) tornam o CMV distinto de outros herpesvírus humanos. Há aproximadamente 80% de homologia entre os genomas de várias cepas de CMV, mas existem diferenças suficientes que permitam a identificação de cepas pela análise de endonucleases de restrição. O genoma do CMV codifica aproximadamente 33 proteínas estruturais, muitas delas com funções atualmente desconhecidas. Além disso, os isolados clínicos codificam frequentemente múltiplos produtos gênicos não observados em cepas de laboratório. As glicoproteínas B e H do envelope foram identificadas como antígenos principais que induzem anticorpos neutralizantes. A glicoproteína B também pode ser um alvo para as respostas de células T citotóxicas,[66] enquanto várias proteínas também servem como alvos para as respostas de células T. As respostas de células T citotóxicas, específicas para o CMV, são um importante mecanismo de defesa do hospedeiro associado à sobrevida de receptores de transplantes de medula óssea na infecção pelo CMV.[67] No entanto, o CMV utiliza vários mecanismos, incluindo a regulação inibitória do HLA classe I na superfície celular e a interferência no processamento de antígeno, como formas de evasão do reconhecimento pelo hospedeiro.

Epidemiologia e Transmissão

A infecção pelo CMV, se assintomática ou não, é seguida por excreção prolongada do vírus na urina, saliva, fezes, lágrimas, leite materno, secreções vaginais e sêmen. Portanto, o principal reservatório para o CMV constitui as pessoas infectadas assintomáticas. A excreção do vírus persiste por anos em crianças com infecções congênitas ou perinatais com o CMV. Acredita-se que o vírus seja transmitido por contato direto, principalmente sob condições de contato íntimo, como observados em creches[68] e em ambientes familiares. Desse modo, a taxa de aquisição de infecção é maior em populações de elevada densidade, levando à infecção em idade precoce. Além da transmissão por relação sexual, passagem pelo canal do parto contaminado e ingestão de leite materno, a infecção pelo CMV pode ser adquirida por produtos sanguíneos transfundidos e órgãos transplantados. Não se observam padrões sazonais de infecção pelo CMV.

Patogênese

Em cultura celular de fibroblastos humanos, o CMV produz uma infecção lítica lentamente progressiva. As células infectadas contêm enormes inclusões intranucleares basofílicas irregulares e também inclusões eosinofílicas em áreas paranucleares. As inclusões intranucleares são uma característica marcante da infecção pelo CMV e foram encontradas em células de vários órgãos, incluindo rins, fígado e trato GI, assim como pulmões (Fig. 32-7). No pulmão, fibroblastos, células epiteliais, células endoteliais e células do músculo liso são alvos da infecção pelo CMV.[69]

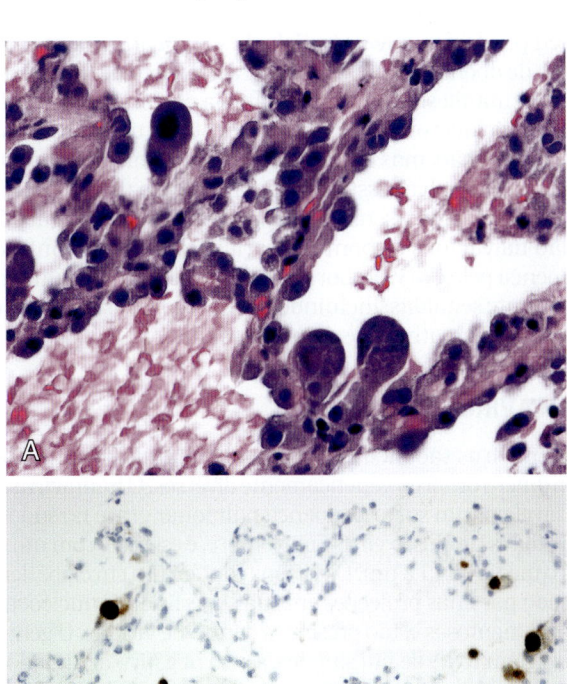

Figura 32-7 Infecção por citomegalovírus. A, Pneumonite por CMV com espessamento leve da parede alveolar e hiperplasia de pneumócitos tipo II, alguns dois quais infectados, mostrando citomegalia, nucleomegalia, membranas nucleares basofílicas espessadas e inclusão nuclear, além de pequenas inclusões citoplasmáticas basofílicas (hematoxilina e eosina, aumento original de 80 ×). **B,** Pneumonite por CMV com células infectadas evidenciadas por imuno-histoquímica com uma cor marrom (imuno-histoquímica do CMV, aumento original 40 ×). (Cortesia das imagens de William D. Travis, MD, Memorial Sloan Kettering Cancer Center, New York, NY.)

Em indivíduos imunocompetentes, a maioria das infecções é subclínica. Se os sintomas aparecem, a manifestação mais característica é a faringite aguda com aspectos similares à mononucleose. Em hospedeiros imunocomprometidos, pode haver uma variedade de síndromes clínicas, cuja gravidade é impactada caso a infecção seja adquirida "de novo" ou represente reativação do vírus endógeno. O risco de doença grave é particularmente alto em pacientes transplantados, quando o receptor CMV-soronegativo recebe um órgão de doador soropositivo.

A patogênese da pneumonia por CMV é parcialmente relacionada à replicação viral, mas acredita-se que também tenha uma base imunopatológica.[70] O desenvolvimento da pneumonite pelo CMV indica uma interação complexa entre a infecção viral e a doença do enxerto-*versus*-hospedeiro, particularmente em receptores de transplante de medula óssea[71,72,72a] (Cap. 91). Dois padrões histopatológicos são descritos no tecido pulmonar de pacientes com transplante de medula óssea apresentando pneumonia grave.[73] Um é o padrão miliar, com lesões focais múltiplas mostrando importante aumento celular com necrose localizada, hemorragia alveolar, deposição de fibrina e resposta neutrofílica (Fig. 32-7). O outro é um padrão intersticial, com hiperplasia de células alveolares, edema intersticial, infiltração linfoide e distribuição difusa de células citomegálicas.

Manifestação Clínica da Doença

O citomegalovírus causa uma variedade de doenças humanas, incluindo infecções congênitas e perinatais, mononucleose infecciosa, hepatite, infecção pós-transfusional e infecção invasiva em pacientes imunossuprimidos. Em populações transplantadas, a infecção pelo CMV envolve frequentemente múltiplos sistemas orgânicos em conjunto com outros agentes infecciosos oportunísticos.

Como o vírus raramente causa pneumonia em hospedeiros saudáveis, o principal impacto do CMV como patógeno respiratório atinge pacientes imunocomprometidos. Em receptores de transplantes de medula óssea alogênica, o CMV é a causa infecciosa mais comum de pneumonia intersticial e, se não tratada, é responsável pela taxa mais alta de mortalidade. O risco de pneumonia por CMV é maior entre 30 e 90 dias após o transplante de medula. Contudo, as síndromes de início tardio causadas pela infecção pelo CMV, em um período maior que 180 dias pós-transplante, são identificadas cada vez mais a partir do controle efetivo realizado em uma fase mais precoce da doença.

Os fatores de risco da doença incluem idade avançada, a presença de doença do enxerto-*versus*-hospedeiro aguda, regimes de condicionamento intensivos e aloenxertos. A infecção e pneumonite pelo CMV também se desenvolvem na maioria dos receptores de transplante pulmonar que são soronegativos e, no caso de desenvolvimento de infecção em um único receptor de pulmão, a doença é particularmente acentuada no pulmão transplantado.[74] Nesses pacientes, a pneumonite por CMV pode ser um fator no desenvolvimento de bronquiolite obliterante. O CMV também pode ser um patógeno primário em pessoas com AIDS, embora seja encontrado com mais frequência em conjunto com outros patógenos pulmonares[74a] (Cap. 90). Caracteristicamente, pacientes com pneumonia pelo CMV apresentam febre persistente, tosse não produtiva e dispneia. Sibilo e taquipneia estão presentes com frequência e a hipoxemia acentuada é um indicador de infecção com risco de morte. A pneumonite pode ser acompanhada por neutropenia branda, trombocitopenia e níveis elevados de enzimas hepáticas, que podem ser úteis no diagnóstico diferencial.

Recentemente, a reativação do CMV demonstrou ter um papel em pacientes críticos, previamente imunocompetentes. Durante a doença crítica, algumas evidências sugerem um período transitório e vulnerável de "imunoparalisia", tornando a reativação e a infecção não exógena com o CMV mais prováveis. A viremia com o CMV foi encontrada em 33% desses pacientes e foi associada à hospitalização prolongada e morte.[75] Atualmente é incerto se a profilaxia para a infecção pelo CMV seria benéfica nessa condição.

Diagnóstico

A pneumonia pelo citomegalovírus deve estar presente no diagnóstico diferencial para qualquer paciente imunocomprometido com queixas inexplicáveis envolvendo o trato respiratório inferior ou a presença de opacidades pulmonares. Entretanto, a avaliação clínica dos pacientes com suspeita de pneumonia pelo CMV é complicada, porque muitas vezes as infecções pulmonares com outros microrganismos ocorrem simultaneamente[76,77] e porque os achados clínicos e radiológicos de pneumonia com o CMV não são suficientemente característicos para permitir um diagnóstico etiológico acurado. Além disso, condições pulmonares não infecciosas também são comuns na população de risco para a pneumonite com o CMV, incluindo câncer ou hemorragia pulmonar e desordem linfoproliferativa pós-transplante.

Alterações radiológicas no tórax geralmente são bilaterais, com consolidação difusa ou focal envolvendo os campos pulmonares médio ou inferior. Ambos os padrões, miliar e intersticial, são descritos. Pacientes com o padrão miliar podem apresentar um início súbito de taquipneia, desconforto respiratório grave e hipoxemia, resultando em um curso rapidamente fatal,[78] enquanto pacientes com um padrão intersticial da doença frequentemente apresentam um início insidioso de pneumonia com hipoxemia lentamente progressiva. Nesses pacientes, as opacidades pulmonares podem ser primeiramente localizadas, com disseminação bilateral ao longo de dias ou semanas. Frequentemente a distribuição peri-hilar da opacidade é sugestiva de edema pulmonar.[74] Os achados comuns no exame de TC torácica incluem pequenos nódulos, consolidação e atenuação em vidro fosco.[79]

Em pacientes com possível pneumonia por CMV, a abordagem preferida para o diagnóstico é a PCR quantitativa em soro ou *lavado broncoalveolar* (LBA).[80] A cultura e o exame patológico de espécimes obtidos de LBA e de biópsia transbrônquica também podem ter valor diagnóstico, embora essas amostras sejam menos adequadas para a tomada de decisões no tratamento de pacientes com doença aguda. A detecção do vírus em secreções respiratórias, urina ou sangue não estabelece com certeza se o CMV é responsável por uma determinada síndrome clínica. Isso é particularmente verdadeiro em pacientes com AIDS, nos quais a detecção de CMV em LBA é frequentemente associada à patologia pulmonar. No entanto, em receptores de transplantes, a presença de CMV no sangue aumenta o risco de desenvolvimento subsequente de pneumonia pelo CMV e é utilizada para guiar a terapia preemptiva. O teste sorológico não tem valor diagnóstico na infecção aguda e é utilizado apenas para determinar o *status* sorológico de doadores e receptores antes do transplante.

Tratamento e Prevenção

Uma vez estabelecida a pneumonite por CMV, especialmente em pacientes submetidos a transplante de medula óssea alogênica, maus prognósticos são comuns. Ganciclovir é altamente ativo contra o CMV *in vitro*, mas a monoterapia não é eficaz na pneumonite em receptores de transplante de células-tronco/medula óssea. A combinação da terapia com ganciclovir e imunoglobulina anti-CMV intravenosa pode reduzir a mortalidade de aproximadamente 90% a 50% ou menos nesses pacientes. O efeito da imunoglobulina nessa situação pode ser principalmente para melhorar a doença do enxerto contra o hospedeiro. Se a terapia combinada é necessária em receptores de transplantes de órgãos com pneumonia por CMV, ainda é incerto. Cidofovir e foscarnet são outros agentes antivirais com atividade contra o CMV. Ambos são empregados com sucesso para tratar a retinite por CMV, mas a eficácia para o tratamento da pneumonia não foi estabelecida. Todos os antivirais disponíveis para o CMV têm potencial para causar graves efeitos adversos que necessitam de acompanhamento rigoroso.

Diretrizes para reduzir o risco de doença por CMV em receptores de células tronco hematopoiéticas foram publicadas.[82] Os candidatos ao transplante devem ser examinados para evidência de imunidade anti-CMV e os receptores CMV-soronegativos submetidos a transplantes de células-tronco alogênicas a partir de doadores CMV-soronegativos devem receber apenas glóbulos vermelhos soronegativos para o CMV ou com quantidades reduzidas de leucócitos e/ou plaquetas com número reduzido de leucócitos. Em receptores de transplante de órgãos sólidos não compatíveis (receptor soronegativo/doador *soropositivo*), a profilaxia pós-transplante com ganciclovir oral ou seu pró-fármaco valganciclovir significativamente reduz o risco de doença pelo CMV, embora a doença de início tardio ainda se manifeste.[83] Outra estratégia é a terapia preventiva com ganciclovir ou outro agente anti-CMV quando o exame detecta infecção, mas antes que a doença clinicamente detectável se desenvolva. Essa estratégia requer o uso de testes laboratoriais rápidos, sensíveis e específicos para o diagnóstico.

Não há vacinas disponíveis para a prevenção de infecção ou doença pelo CMV, embora várias estratégias estejam sendo ativamente seguidas, incluindo vacinas do vírus vivo atenuado e do vírus inativado e de subunidades.

HANTAVÍRUS

Os hantavírus são membros da família Buniavírus e incluem um número de vírus geneticamente diversos. O hantavírus responsável por um surto de doença pulmonar grave no sudoeste dos Estados Unidos, o vírus Sin Nombre, é esférico, com um diâmetro médio de 112 nm. Os virions contêm um envelope denso, rodeado por finas projeções em sua superfície. Os nucleocapsídeos filamentosos estão presentes dentro de virions. O genoma consiste em RNA de fita simples, senso negativo arranjado em três segmentos gênicos fisicamente discretos. O *segmento menor* (S, do inglês, *smallest*) codifica a nucleoproteína, o *segmento médio* (M), as duas glicoproteínas do envelope, G1 e G2, e o *maior* (L, do inglês, *largest*), a proteína polimerase putativa.[84]

A entrada do vírus na célula é mediada por uma variedade de integrinas de superfície celular,[85] que podem estar relacionadas aos padrões de patogenicidade do vírus. O genoma é segmentado e os rearranjos genéticos em células dualmente infectadas são comuns. Acredita-se que novas cepas patogênicas estejam surgindo por esse mecanismo.

Epidemiologia e Transmissão

A *síndrome pulmonar por hantavírus* (HPS, do inglês, *hantavirus pulmonary syndrome*) é uma zoonose, na qual seres humanos manifestam doença grave, frequentemente fatal. Cada cepa de hantavírus individual parece estar associada a um hospedeiro roedor específico [p. ex., o vírus Sin Nombre com o rato-veadeiro, vírus Bayou com o rato do arroz, *vírus do Canal Black Creek* (BCCV, do inglês, *Black Creek Canal Virus*) com o rato do algodão e o vírus New York com o rato de pata branca]. Os hospedeiros roedores manifestam infecção assintomática prolongada, mas os fatores que estão associados à manutenção do vírus em populações de roedores e com a transmissão roedor-roedor são incertos. Estudos sorológicos sugerem que a infecção de roedores selvagens com o hantavírus encontra-se disseminada por toda a América do Norte.[86]

Supõe-se que a transmissão para humanos resulte do contato com excretas de roedores infectados. Os hantavírus são estáveis e podem persistir no ambiente durante 10 a 15 dias sem perda de viabilidade.[87] Os fatores de risco para a aquisição da HPS incluem altas densidades de roedores em ambiente doméstico, limpeza de ambientes contaminados, atividades agrícolas e outras formas de exposição ocupacional às fezes de roedores. Na região de Four Corners, sudoeste dos Estados Unidos, os eventos do El Niño oscilação-sul estão relacionados à pluviosidade aumentada, densidades populacionais elevadas de roedores e números aumentados de casos da HPS.[88]

A transmissão pessoa a pessoa não é observada nos surtos da América do Norte.[89] Por outro lado, um recente surto da HPS na América do Sul sugeriu que, sob certas circunstâncias, a transmissão pessoa a pessoa possa ocorrer.[90] Essa característica parece única para um determinado hantavírus que foi responsável por aquele surto (vírus dos Andes), mas não corresponde ao principal componente de outros surtos. Atualmente, aproximadamente 11 a 48 casos da HPS ao ano são relatados nos Estados Unidos,[91] com uma taxa de 35% de casos fatais.

Patogênese

A infecção pelo vírus Sin Nombre ou outros agentes da HPS possuem períodos de incubação relativamente longos (média de 14 a 17 dias; variação de 1 a 51 dias)[92] e as respostas imunes mediadas por células e por anticorpos em humanos geralmente são detectáveis no tempo do surgimento dos sinais e sintomas.[93] O anticorpo neutralizante é dirigido contra glicoproteínas de superfície G1 e G2, e baixos títulos durante a manifestação clínica correlacionam-se a uma maior gravidade da doença.[94] A viremia é detectável durante a apresentação clínica e declina imediatamente após a resolução da febre.

Os achados patológicos em casos fatais incluem efusões pleurais, edema e fibrina alveolar, além de infiltrado intersticial de células mononucleares[95] com presença de pouca necrose ou de infiltrado neutrofílico. Esses achados são considerados mais consistentes com uma síndrome de extravasamento capilar aliada ao edema pulmonar não cardiogênico subsequente. As respostas imunopatológicas têm um papel fundamental na HPS.[96] A infecção de seres humanos com o vírus Sin Nombre e outros hantavírus resulta da expressão disseminada de antígenos virais nas células endoteliais dos tecidos pulmonares e cardíacos[97], além das respostas de células T CD8 mais elevadas durante os períodos máximos de sintomas clínicos, envolvendo essas respostas na patogênese da doença.[98] A depressão miocárdica é também atribuída à indução de óxido nítrico e citocinas secretadas localmente em resposta à infecção.[99] Outro mecanismo patogênico pode ser o antagonismo da resposta imune inata do hospedeiro por meio da cauda da proteína G1 do hantavírus.[100]

Manifestações Clínicas da Doença

O quadro clínico da HPS inicia-se com um pródromo de febre, calafrios e mialgias, ocasionalmente acompanhado por desconforto abdominal e sintomas GI, além de mal-estar generalizado. Os sintomas observados no trato respiratório superior geralmente estão ausentes. Após um período variável de dias, o paciente apresenta tosse branda, não produtiva e dispneia progressiva, resultante do extravasamento de edema rico em proteínas para os alvéolos. No exame físico, os pacientes estão febris, com taquipneia e taquicardia com hipotensão branda. O exame torácico pode revelar crepitações discretas, mas em outras condições é pouco notado.

Estudos laboratoriais geralmente revelam hemoconcentração, trombocitopenia leve e testes de função hepática moderadamente elevados. A tríade composta por trombocitopenia, desvio à esquerda com mieloblastos circulantes, além de imunoblastos circulantes é altamente sugestiva de HPS.[101] A análise multivariada tem identificado vertigem, náusea e ausência de tosse como sintomas clínicos preditivos de HPS, assim como trombocitopenia, hematócrito elevado e bicarbonato sérico reduzido, como fatores que auxiliam na distinção entre HPS e outras causas de desconforto respiratório agudo, tais como pneumonia pneumocócica e influenza.[102] Anormalidades renais brandas podem ser detectadas, mas ao contrário das condições em outra doença por hantavírus, na febre hemorrágica com síndrome renal, não há progressão para falência renal. A disfunção renal pode ser mais comum na HPS associada ao hantavírus Bayou.[103]

Efusões pleurais estão presentes na maioria dos casos. Na fase inicial da HPS, essas efusões são transudativas, enquanto tardiamente desenvolvem maior conteúdo proteico e, em casos graves, possuem as características proteicas do plasma.[104] Manifestações cardiovasculares em casos graves incluem um estado de choque com baixo índice cardíaco, baixo índice de volume sistólico e alta resistência vascular sistêmica.[104] A progressão está associada ao agravamento da disfunção cardíaca e desenvolvimento de acidose lática. Naqueles pacientes que sobrevivem, a dispneia por esforço e o fluxo expiratório reduzido são comuns na convalescença precoce e resolvem-se na maioria dos pacientes.[105] Entretanto, alguns pacientes manifestam disfunção cognitiva e pulmonar em longo prazo.[106]

Diagnóstico

Os exames radiológicos do tórax são característicos de edema pulmonar, sem consolidação. Na ausência de imunodeficiência, pacientes geralmente produzem níveis séricos detectáveis de *imunoglobulina M* (IgM) e anticorpo IgG no momento da admissão e técnicas sorológicas são a base principal para o diagnóstico. Em áreas de baixa prevalência, IgM positiva é diagnóstica.[107] O vírus também pode ser detectado no sangue pela *reação em cadeia da polimerase via transcriptase reversa* (RT-PCR, do inglês, *reverse transcriptase polymerase chain reaction*) durante os primeiros 10 dias de doença.[108] Por outro lado, os hantavírus são difíceis de isolar a partir de material clínico em cultura celular e crescem lentamente. O isolamento do vírus a partir de tecido é laborioso e demorado, devendo ser realizado em ambientes com nível de contenção adequado, pois, caso contrário, não será útil para o diagnóstico.

Tratamento e Prevenção

O tratamento é auxiliar e requer conduta cuidadosa para manter a perfusão de fluidos sem exacerbar o edema pulmonar. Sugere-se que a terapia com altas doses de esteroides possa ser útil[96] devido à patogênese da doença e utilidade potencial dos esteroides na síndrome do extravasamento capilar sistêmico. Em casos graves, a oxigenação extracorpórea por membrana pode ser benéfica.[109,110] O agente antiviral de amplo espectro, ribavirina, é ativo contra o hantavírus *in vitro* e demonstrou ser eficaz contra a febre hemorrágica induzida por hantavírus com síndrome renal na Coreia.[111] Contudo, ensaios com a ribavirina para tratamento da HPS não têm apresentado eficácia.[112]

VÍRUS HERPES SIMPLES

Os tipos 1 e 2 do *vírus herpes simples* (HSV, do inglês, *herpes simplex virus*) pertencem à subfamília alfa-herpesvírus dos herpesvírus e compartilham os mesmos aspectos estruturais básicos. O HSV-1 é mais comumente associado à infecção respiratória, enquanto o HSV-2 é mais relacionado à infecção genital. Os dois tipos de HSV foram diferenciados originalmente pelo ensaio de neutralização, além de diferenças em um número de propriedades biológicas e bioquímicas. Infecção por ambos os tipos resulta em produção de anticorpos tipo-específicos, mas também de reatividade cruzada, com altas concentrações de anticorpos sendo produzidas contra o tipo homólogo.

Epidemiologia e Transmissão

Os seres humanos são o reservatório para os vírus HSV-1 e HSV-2. Com a infecção primária, o vírus infeccioso é produzido na pele e membranas mucosas, estando presente em fluidos vesiculares e debris celulares de úlceras herpéticas. Após o estabelecimento de latência nos gânglios nervosos, o vírus é intermitentemente liberado nas secreções respiratórias, vaginais e uretrais, na ausência de doença clínica. A propagação assintomática pelo trato respiratório pode ser detectada em aproximadamente 1% a 2% das crianças e adultos soropositivos.

A disseminação do HSV-1 ocorre por meio da transferência de secreções respiratórias contendo o vírus, assim como de fluidos vesiculares e debris celulares por meio de contato pessoal íntimo. As vias de entrada para a infecção primária são as membranas mucosas da orofaringe e possivelmente o olho. A deposição do vírus em áreas da pele com queimadura ou escoriação e a inoculação exógena ou autoinoculação do vírus também podem conduzir a lesões clínicas. Casos de HSV-1 surgem esporadicamente ao longo do ano, ocasionalmente em pequenos aglomerados. A infecção por HSV-1 geralmente é adquirida na infância ou adolescência, com levantamentos epidemiológicos mostrando uma prevalência do anticorpo anti-HSV-1 em 30% a 100% em indivíduos adultos.

Patogênese

A infecção primária pelo HSV tem um período médio de incubação de aproximadamente 1 semana. A infecção primária tem início no sítio local, com replicação viral nas células epiteliais parabasais e intermediárias, e resultante destruição celular e início das respostas inflamatórias do hospedeiro. Células contendo inclusões nucleares características e algumas vezes multinucleação podem ser observadas nas lesões. Em indivíduos imunocompetentes, linfonodos regionais podem estar envolvidos durante a infecção primária, mas a doença geralmente é contida no sítio primário por respostas imunes inatas antivirais. Em neonatos e em outros com sistemas imunes deficientes ou suprimidos, a infecção local pode ser seguida pela disseminação virêmica para múltiplos órgãos, incluindo pele, fígado, cérebro, adrenais e pulmões. Também pode ocorrer a propagação da doença em tais indivíduos após reativação da infecção latente. A infecção visceral é caracterizada pela necrose de coagulação altamente destrutiva de sítios envolvidos.[113] Em uma série de casos fatais de pneumonia por HSV, infiltrados inflamatórios, necrose do parênquima e hemorragia foram encontrados na autópsia.[114] Pacientes com laringotraqueíte herpética associada apresentaram lesões necrosantes nessas áreas.

A infecção latente é estabelecida em gânglios nervosos sensoriais e seguida por recidivas prolongadas da excreção viral, frequentemente com lesões na pele e membranas mucosas dos dermátomos envolvidos. A imunidade celular é de suma importância no controle da infecção pelo HSV; estudos em pacientes com AIDS e infecção mucocutânea grave pelo HSV indicam que as células T CD4 e CD8 contribuem para controlar a replicação e disseminação viral.[115]

Manifestação Clínica da Doença

Gengivoestomatite Aguda e Faringite. A doença herpética da cavidade oral e da faringe é a manifestação evidente mais comum de infecção primária com o HSV-1. Vesículas dispersas ou agrupadas e úlceras de vários tamanhos (3 a 7 mm) estão localizadas na mucosa bucal, língua, gengiva ou assoalho da boca. Lesões individuais geralmente aparecem como úlceras brancas superficiais, rodeadas por uma borda fina de eritema. A dor é acentuada em áreas da boca e faringe acometidas, além dos linfonodos regionais que estão sensíveis e aumentados, particularmente com a faringite. Febre, mal-estar e ingestão oral reduzida podem contribuir para a gravidade geral dessas enfermidades, que duram até 2 semanas.

Faringite Ulcerativa Crônica e Laringotraqueíte. Em pacientes imunocomprometidos, incluindo aqueles com AIDS, a infecção primária, assim como a recidivante causada pelo HSV, pode manifestar-se como um processo crônico erosivo das membranas mucosas da cavidade oral e trato respiratório superior. Caracteristicamente, as lesões aparecem como ulcerações individuais de tamanho acentuado (5 a 15 mm) que são lentamente progressivas e podem coalescer quando presentes em sítios adjacentes. A base da úlcera é branca ou cinza. Embora superficial, as lesões são geralmente dolorosas e podem reduzir a ingestão oral. As lesões herpéticas estão algumas vezes presentes no lábio e na pele da face. A disseminação da infecção pode ocorrer em direção ao esôfago e vias aéreas inferiores, possivelmente facilitada por dispositivos médicos, tais como entubação orotraqueal ou broncoscopia, resultando no desenvolvimento de lesões similares nesses sítios. O quadro clínico de traqueobronquite herpética inclui dispneia, tosse, febre, calafrios, diaforese, dor no peito, chiados, hipotensão e hipoxemia.[116] A traqueobronquite herpética também é relatada em pacientes idosos com broncospasmo que não possuem história de doença pulmonar crônica ou de imunossupressão.[117]

Pneumonia. O vírus herpes simples causa pneumonia em neonatos com infecções congênitas ou no período periparto e também em pacientes com tumores malignos, queimaduras, transplante de órgãos e outras condições associadas à imunodepressão. A pneumonia causada por vírus herpes simples é relatada em neonatos entre o 3° e o 14° dia de vida e está associada à marcante opacidade intersticial central e dos hilos na radiografia torácica.[118] Outros achados associados incluem trombocitopenia, coagulação intravascular disseminada, anormalidades na função hepática, lesões cutâneas vesiculares e deterioração durante o tratamento antimicrobiano. Os achados patológicos em bebês, crianças e adultos sugerem que a doença pode ser resultante da extensão direta da infecção da árvore traqueobrônquica para o pulmão ou como resultado da disseminação hematogênica do vírus a partir das lesões mucocutâneas das vias aéreas superiores ou do trato geniturinário. Os achados de TC incluem opacidades em vidro fosco, multifocais, subssegmentadas ou segmentadas, mas não são distintivas.[119] Em um estudo, mais da metade dos pacientes tinham infecção pulmonar concomitante causada por outros microrganismos, incluindo espécies de bactérias, *Candida* e *Aspergillus*, além de citomegalovírus.[114] Evidências histológicas de esofagite herpética foram observadas em 10 dos 16 pacientes com pneumonia por herpes, na qual o exame do esôfago foi realizado. Alguns casos são adquiridos por infecção nosocomial.[120]

A infecção das vias aéreas inferiores com o vírus herpes simples também é encontrada em associação com a SDRA. A relação entre infecção pelo HSV e a SDRA é incerta, mas a presença de HSV no trato respiratório inferior foi associada à necessidade de suporte respiratório prolongado e a uma mortalidade tardia elevada. O isolamento do HSV proveniente de secreções do trato respiratório inferior também é comum em pacientes submetidos à ventilação mecânica e pode estar relacionado ao mau prognóstico,[121,122] embora seja incerto se isso representa reativação como consequência da doença grave ou se o vírus tem um papel direto na mortalidade.[123,124]

Diagnóstico

Os achados clínicos de gengivoestomatite herpética são suficientemente característicos para permitir o diagnóstico acurado na maioria dos casos. Outras condições com lesões orais similares são limitadas e incluem herpangina, estomatite aftosa, síndrome de Steven-Johnson e outros enantemas, resultantes da infecção e sensibilidades a fármacos. Na herpangina, as lesões são menores (1 a 3 mm), geralmente mais vesiculares e muitas vezes localizadas no palato mole. Na estomatite aftosa, observa-se a presença de poucas úlceras, relativamente profundas e circunscritas. A afta é caracterizada por recidiva periódica, enquanto a gengivoestomatite herpética aguda e a faringite são limitadas a uma única ocorrência. A faringite herpética, quando exsudativa, deve ser diferenciada da faringite causada por *Streptococcus pyogenes*, adenovírus, vírus Epstein-Barr e vírus da difteria. O diagnóstico de doença herpética aguda da orofaringe pode ser confirmado pelo exame dos esfregaços de raspados da base de uma lesão fresca, corados com Giemsa ou Wright (teste de Tzanck) e pela cultura de amostras do raspado ou do *swab*. Técnicas para a rápida detecção dos antígenos virais ou DNA estão amplamente disponíveis.

A faringite ulcerativa crônica causada pelo HSV tem um aspecto clínico característico que é altamente sugestivo do diagnóstico. A cor branca das lesões pode ser confundida com candidíase, mas a lesão na candidíase oral é formada por uma placa facilmente removível, não uma úlcera. A faringite herpética crônica e a candidíase oral podem coexistir no mesmo paciente. As lesões da estomatite aftosa não são caracteristicamente encontradas na parte posterior da orofaringe e são relativamente pequenas (2 a 5 mm), com um diâmetro fixo.

O diagnóstico da laringotraqueíte herpética pode ser difícil devido à inacessibilidade das lesões. Deve-se suspeitar da doença em qualquer paciente imunocomprometido com lesões herpéticas da boca, via aérea superior ou pele da face, principalmente se a entubação endotraqueal foi realizada. Em tais pacientes, o exame broncoscópico é indicado para analisar amostras de áreas suspeitas coletadas e encaminhadas para citologia e cultura viral.

O diagnóstico de pneumonia por HSV deve ser suspeito em qualquer paciente imunocomprometido com opacidades pulmonares de origem desconhecida, particularmente na presença de laringotraqueíte herpética ou lesões herpéticas de outros sítios mucocutâneos, incluindo área genital. O diagnóstico definitivo de pneumonia por HSV depende da obtenção de uma amostra de pulmão para a cultura viral e teste para o antígeno ou ácido nucleico do HSV. A experiência limitada com biópsia pulmonar de pacientes com pneumonia pelo HSV sugere que a coleta de amostras adequadas para cultura e exame histológico pode ser um problema[114] e, quando possível, espécimes generosos de biópsia devem ser obtidos.

Tratamento e Prevenção

Atualmente, vacinas de valor comprovado não estão disponíveis. A gengivoestomatite primária por HSV em pessoas imunocompetentes responde ao tratamento oral com o aciclovir. A terapia específica para a pneumonia causada pelo herpes simples não é avaliada em ensaios clínicos controlados, mas a maioria dos médicos recomenda o uso de aciclovir intravenoso. Em pacientes imunossuprimidos com infecção mucocutânea crônica por HSV, incluindo faringite e laringotraqueíte, o tratamento imediato com aciclovir é recomendado para controlar a infecção local e prevenir uma possível disseminação para o pulmão. Valaciclovir, o pró-fármaco éster valina do aciclovir, e o fanciclovir, o pró-fármaco do penciclovir, são antivirais administrados oralmente e também eficazes para a infecção mucocutânea por HSV.

O teste de suscetibilidade antiviral deve ser considerado em pacientes com infecção grave pelo HSV que não respondem ao tratamento inicial com valaciclovir oral ou aciclovir intravenoso. O forscarnet provavelmente é a melhor terapia alternativa disponível. Os regimes profiláticos com aciclovir oral e intravenoso são eficazes na prevenção de recidivas da infecção mucocutânea com o HSV em pacientes soropositivos e que sofrem períodos intensos de imunossupressão, tais como receptores de transplante de medula óssea ou pacientes recebendo quimioterapia combinada para leucemia.

VÍRUS INFLUENZA

Os vírus influenza pertencem à família Orthomyxoviridae e são classificados em três tipos distintos: vírus influenza A, influenza B e influenza C. Todos os três vírus compartilham a presença de um envelope derivado da célula hospedeira, glicoproteínas do envelope importantes para a entrada e saída das células, além de um genoma de RNA de fita simples, polaridade negativa, segmentado. A nomenclatura-padrão dos vírus influenza inclui o tipo de influenza, o local de isolamento inicial, a denominação da cepa e o ano de isolamento. Por exemplo, um vírus influenza A de um paciente de Porto Rico em 1934 é nomeado como cepa A/Porto Rico/8/34.

As glicoproteínas do envelope são a *hemaglutinina* (HA) e a *neuraminidase* (NA). A ligação do vírus aos resíduos de ácido siálico (também conhecido como *neuramínico*) presentes nas glicoproteínas e glicolipídeos da célula hospedeira é mediada pela HA e é essencial para a entrada do vírus. A NA cliva os resíduos terminais de ácido siálico (ácido neuramínico) derivados de moléculas da célula hospedeira, dessa forma, liberando novas partículas virais a partir da célula na qual foram replicados. Pelo menos 16 HAs antigenicamente distintas (H1 a H16), altamente divergentes e pelo menos nove NAs distintas (N1 a N9) foram descritas nos vírus influenza A. Os vírus influenza A são adicionalmente divididos em subtipos com base na *hemaglutinina* (H) e *neuraminidase* (N) (p. ex., H1N1 ou H3N2). A infecção pelo vírus influenza resulta em resistência de longa duração à reinfecção pelo vírus homólogo. A infecção induz tanto anticorpos sistêmicos e locais, assim como respostas celulares, cada um dos quais com um papel na recuperação da infecção e resistência à reinfecção.

Epidemiologia e Transmissão

A infecção pelo vírus influenza é adquirida por transferência de secreções respiratórias contendo vírus. Gotículas e pequenas partículas de aerossóis provavelmente possuem um papel nessa transmissão, mas para propósitos de controle da infecção, geralmente considera-se que a transmissão do vírus influenza ocorra por gotículas. Em climas temperados em ambos os hemisférios, as epidemias são vistas quase que exclusivamente nos meses de inverno (geralmente outubro a abril no hemisfério norte e maio a setembro no hemisfério sul), enquanto nos trópicos, o influenza pode ser observado durante o ano todo.

As epidemias de influenza estão regularmente associadas à morbidade e à mortalidade, geralmente expressas na forma de taxas excessivas de hospitalizações e mortes associadas ao vírus influenza e à pneumonia, com mais de 51.000 mortes nos Estados Unidos, anualmente.[125] As taxas de ataque geralmente são mais altas em jovens, enquanto a mortalidade é comumente maior em idosos. A morbidade e mortalidade excessivas são particularmente acentuadas naqueles indivíduos com problemas de saúde, incluindo condições pulmonares, tais como asma e DPOC. Taxas de hospitalizações relacionadas à influenza são particularmente altas em crianças saudáveis menores de 2 anos, cujas taxas aproximam-se daquelas observadas em crianças mais velhas em condições de alto risco.[126,127]

Uma alta frequência de variação antigênica é um aspecto único do vírus influenza que ajuda a explicar porque esse vírus continua causando doença epidêmica. A variação antigênica envolve principalmente as duas glicoproteínas externas do vírus, a HA e NA, e referidas como deriva antigênica ou desvio antigênico, dependendo se a variação é menor ou maior. A *deriva* antigênica refere-se a alterações antigênicas relativamente pequenas que resultam de mudanças dos aminoácidos em um ou mais de cinco sítios antigênicos principais identificados na molécula de HA.[128] O *desvio* antigênico refere-se à substituição completa da HA ou NA por uma nova HA ou NA. Esses vírus são considerados vírus "novos" para os quais a população não tem imunidade específica. Quando tal vírus novo é introduzido na população, uma epidemia mundial grave ou pandemia, de influenza pode ser resultante. As pandemias de influenza no século XX incluem a pandemia de H1N1 de 1918, a pandemia de H2N2 de 1957 e a pandemia de H3N2 de 1968. A vigilância extensiva e a informação das sequências genéticas sugerem que esses novos genes da HA e NA são introduzidos nos vírus circulantes em humanos a partir de populações residentes de vírus influenza provenientes de aves.[129]

Desde 1997, surtos esporádicos de influenza em humanos causados pela transmissão direta de vírus aviários para humanos são relatados. Embora a transmissão de humano para humano prolongada não seja observada, os subtipos aviários, tais como H5N1[130] e H7N9, continuam representando uma potencial ameaça pandêmica. Na primavera de 2009, emergiu um novo vírus H1N1 contendo genes de vírus de origem suína, aviária e humana. Vale mencionar que o gene da HA desse vírus foi derivado do vírus influenza suíno. Embora seja ainda um vírus H1N1, o novo ou *pandêmico H1N1* (pH1N1) é antigenicamente distinto dos vírus H1N1 humanos em circulação desde 1977. Por outro lado, a HA foi intimamente associada aos vírus H1 humanos do início do século XX, que foram introduzidos em suínos aproximadamente no ano de 1918 sem sofrer evolução antigênica significativa nesses animais desde aquele tempo. Talvez por esse motivo, os idosos foram relativamente poupados e a doença pandêmica afetou principalmente crianças, adolescentes e adultos jovens com menos de 50 anos.

Embora a circulação de diversos subtipos antigênicos seja confinada aos vírus influenza A, os vírus influenza B também sofrem variação antigênica significativa. Atualmente, houve a cocirculação de duas linhagens antigenicamente distintas de influenza B, denominadas linhagens "Yamagata" e "Victoria". Visto que os anticorpos contra os vírus em uma linhagem não fornecem proteção significativa contra a outra linhagem, as recentes vacinas contra o vírus influenza têm incluído exemplos de ambas (veja adiante).

Patogênese

A infecção pelo vírus influenza em humanos geralmente é limitada ao trato respiratório. Após inoculação, acredita-se que o período de incubação seja de 18 a 72 horas, dependendo, em parte, da dose de inóculo. A excreção do vírus é máxima no início da doença e pode continuar por 5 a 7 dias ou por mais tempo em crianças. Em pacientes imunocomprometidos, particularmente receptores de transplante de órgãos sólidos ou de células-tronco hematopoiéticas, a excreção viral pode ser prolongada por semanas ou meses.[132]

A broncoscopia de indivíduos com influenza revela tipicamente inflamação difusa da laringe, traqueia e brônquios, assim como uma variedade de achados histológicos, de vacuolização de células colunares com perda celular a descamação acentuada do epitélio colunar ciliado para a camada de células basais.[133,134] Geralmente, a resposta tecidual torna-se mais evidente à medida que se desloca distalmente no trato respiratório. A recuperação está associada à rápida regeneração da camada celular epitelial e à pseudometaplasia. A pneumonia fatal por influenza apresenta dano alveolar difuso com membranas hialinas revestindo os alvéolos e espaços aéreos alveolares contendo edema, filamentos de fibrina, células epiteliais descamadas e células inflamatórias (Fig. 32-8A-D).

Anormalidades da função pulmonar são frequentemente observadas em adultos jovens não asmáticos, saudáveis, com influenza aguda não complicada (não pneumônica). Defeitos observados incluem taxas de fluxo expiratório forçado reduzido, resistência pulmonar total elevada e taxas reduzidas de fluxo expiratório forçado dependente de densidade consistente com resistência generalizada aumentada nas vias aéreas com menos de 2 mm de diâmetro,[135,136] assim como respostas aumentadas à broncoprovocação.[135] Além disso, anormalidades são observadas na capacidade de difusão do monóxido de carbono[137] e na diferença no oxigênio alveolar-arterial.[138] Os defeitos na função pulmonar podem persistir por semanas após a recuperação clínica. A influenza em asmáticos ou pacientes com doença obstrutiva crônica com influenza pode resultar em declínio agudo na capacidade vital forçada ou VEF_1. Indivíduos com influenza aguda podem ser mais suscetíveis à broncoconstrição decorrente de poluentes atmosféricos, tais como nitratos.[139]

Manifestação Clínica da Doença

A influenza não complicada frequentemente começa com sintomas repentinos após um período de incubação de 1 a 2 dias. Os sintomas sistêmicos incluem febre, calafrio ou francos calafrios tremulantes, dores de cabeças, mialgia, mal-estar e anorexia. Os sintomas respiratórios típicos incluem tosse seca, dor faríngea

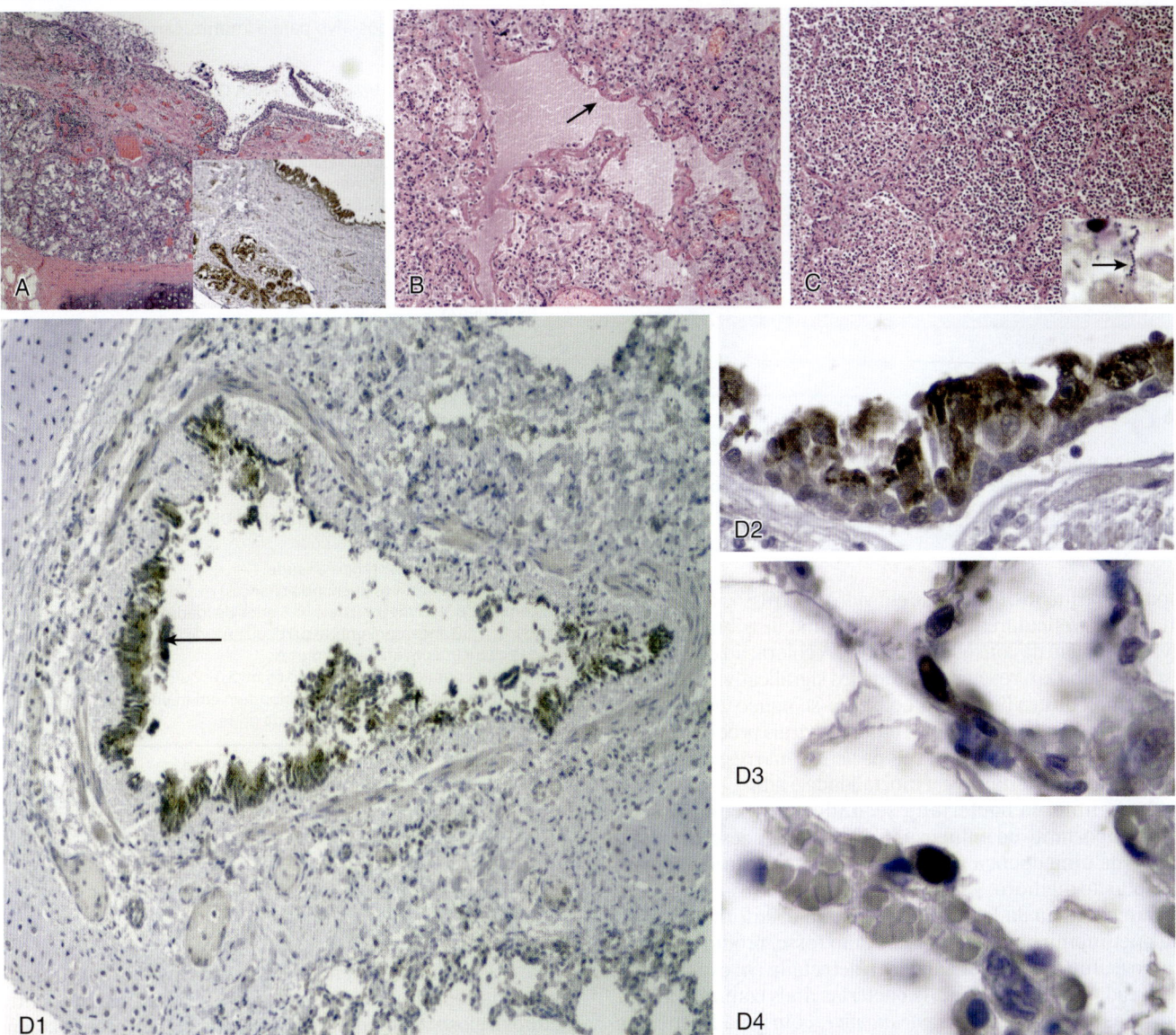

Figura 32-8 Envolvimento pulmonar causado por influenza A H1N1 2009. A, Traqueíte necrosante aguda e inflamação de glândulas mucosas na submucosa da traqueia (H&E, aumento original 400 ×). *Detalhe:* Coloração imuno-histoquímica de influenza. O antígeno viral é corado em castanho-avermelhado com um fundo corado com hematoxilina, é evidente a coloração do epitélio respiratório e da glândula mucosa subjacente. **B,** Secção de pulmão autopsiado mostrando dano alveolar difuso com membranas hialinas (*seta*) revestindo um ducto alveolar e alvéolos adjacentes. Os espaços aéreos alveolares contêm edema, filamentos de fibrina, células epiteliais descamadas e células inflamatórias (H&E, aumento original 100 ×). **C,** Infiltração maciça de neutrófilos nos espaços aéreos dos alvéolos associados à broncopneumonia bacteriana secundária (H&E, aumento original 100 ×). *Detalhe:* Coloração de Gram em tecido, modificado por Brown e Hopps, mostrando as cadeias de bactérias morfologicamente compatíveis com estreptococos ou pneumococos (*seta*) (aumento original 1.000 ×). **D1,** Coloração imuno-histoquímica para influenza em brônquio. O antígeno viral é corado em castanho-avermelhado em um fundo corado com hematoxilina e eosina. A *seta* mostra células positivas para o antígeno de influenza no epitélio brônquico. **D2,** O corte ilustra uma bronquite necrosante aguda com infiltração transmural de células inflamatórias (aumento original 100 ×). **D3 e 4,** Coloração imuno-histoquímica para influenza em bronquíolo. Células positivas para o antígeno de influenza são observadas no epitélio bronquiolar, incluindo células ciliadas e nos núcleos de algumas células basilares (aumento original 400 ×). Coloração imuno-histoquímica para influenza em células alveolares, tanto tipo I (**D3**) quanto tipo II (**D4**) (aumento original 1.000 ×). (Adaptada de Gill JR, Sheng ZM, Ely SF, et al: Pulmonary pathologic findings of fatal 2009 pandemic influenza A/H1N1 viral infections. *Arch Pathol Lab Med* 134(2):235–243, 2010. Fig 1.)

grave, além de obstrução nasal e corrimento nasal. Idosos podem manifestar apenas febre, fadiga e confusão sem qualquer queixa respiratória característica. Pode ocorrer uma ampla variedade de sintomas, mas a presença de febre, odinofagia ou tosse é preditiva de cultura positiva para influenza em adultos.

A síndrome da pneumonia primária causada pelo vírus influenza foi bem documentada primeiramente no surto que ocorreu entre os anos de 1957-1958. A doença tem um início característico de influenza, seguido por uma rápida progressão para febre, tosse, dispneia e cianose. O exame físico e a análise de imagem torácica revelam anormalidades bilaterais (Fig. 32-9), algumas vezes sugestivas de um padrão de lesão pulmonar aguda ou SDRA. A infecção pelo vírus influenza H1N1 ("origem suína") apresenta uma característica relativamente inespecífica, variando de exames radiológicos torácicos normais ou quase normais na apresentação a opacidades multifocais bilaterais lembrando a pneumonia multifocal ou um padrão de injúria pulmonar aguda não infecciosa. A TC torácica frequentemente mostra áreas multifocais de opacidade em vidro fosco e consolidação, que podem apresentar uma distribuição periférica, semelhante à pneumonia em organização, embora outros padrões possam ser observados, incluindo

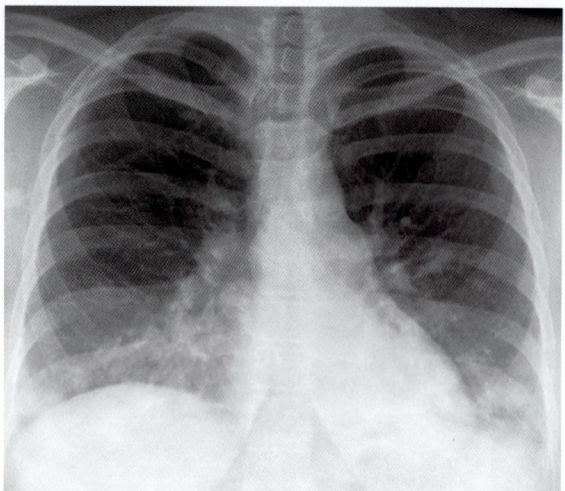

Figura 32-9 **Influenza A sazonal.** A radiografia frontal do tórax mostra espessamento broncovascular predominante no lobo inferior, multifocal, bilateral e peri-hilar, além de um pouco de consolidação nodular. (Cortesia de Michael Gotway, MD.)

Tabela 32-4 Grupos-alvo para a Imunização contra o Influenza*

PESSOAS EM RISCO AUMENTADO PARA COMPLICAÇÕES

- Todas as crianças com 6 a 59 meses de idade
- Todas as pessoas com idade ≥ 50 anos
- Adultos e crianças que tiveram desordens pulmonares crônicas (incluindo asma) ou cardiovasculares (exceto hipertensão isolada), renais, hepáticas, neurológicas, hematológicas ou metabólicas (incluindo diabetes melito)
- Pessoas que tiveram imunossupressão (incluindo imunossupressão causada por medicamentos ou por infecção pelo HIV)
- Mulheres que estão ou estarão grávidas durante a temporada de influenza
- Crianças e adolescentes (idades de 6 meses a 18 anos) que estão recebendo terapia prolongada com aspirina e que poderiam estar em risco de desenvolver a síndrome de Reye após a infecção pelo vírus influenza
- Residentes de casas de repouso e outras instalações de cuidados permanentes
- Índios americanos/nativos do Alasca
- Pessoas com obesidade mórbida (IMC ≥ 40)

PESSOAS QUE PODEM TRANSMITIR INFLUENZA AOS INDIVÍDUOS EM ALTO RISCO

- Profissionais de assistência à saúde
- Contatos domésticos (incluindo crianças) e cuidadores de crianças com idade ≤59 meses (p. ex., < 5 anos de idade) e adultos com idade ≥ 50 anos, com ênfase particular na vacinação de contatos das crianças com idade < 6 meses
- Contatos domiciliares (incluindo crianças) e cuidadores de pessoas em condições médicas que os coloquem em maior risco para complicações graves em decorrência da gripe

*Vacinação anual de rotina de influenza é recomendada para todas as pessoas com idade ≥ 6 meses que não tem contraindicações.
Adaptada de from Summary Recommendations: Prevention and Control of Influenza with Vaccines: Recommendations of the Advisory Committee on Immunization Practices – (ACIP) – United States, 2013-14. Influenza Prevention and Control Recommendations http://www.cdc.gov/flu/professionals/acip/2013-summary-recommendations.htm

nódulos pequenos, opacidade em vidro fosco associada a anormalidades reticulares e lineares sem uma distribuição zonal evidente, além de consolidação lobar. A coloração de Gram do escarro falha em revelar quantidades significativas de bactérias, e na cultura bacteriana observa-se pouco crescimento da flora normal, enquanto as culturas virais produzem altos títulos de vírus influenza A. Tais pacientes não respondem aos agentes antibacterianos e a mortalidade é alta.

A pneumonia bacteriana secundária é a complicação mais importante de influenza (Fig. 32-8C). A descrição clássica é de uma doença pelo vírus influenza seguida por um período de melhora, geralmente durando de 4 a 14 dias. A recrudescência da febre está associada a sintomas e sinais de pneumonia bacteriana, tais como tosse, produção de escarro e uma área de consolidação detectada em exame físico e na radiografia torácica. As bactérias mais comumente envolvidas são *Streptococcus pneumoniae*, com uma frequência significativamente aumentada de *Staphylococcus aureus*,[140,141] incluindo *Staphylococcus aureus resistentes à meticilina* (MRSA, do inglês, *methicillin-resistant staphylococcus*). Os pacientes podem manifestar pneumonia mista, viral e bacteriana. Postula-se que a superinfecção bacteriana de influenza tenha sido a principal causa de morte durante a pandemia de 1918.[142]

Pacientes com uma ampla variedade de condições preexistentes são bem conhecidos pelo alto risco de desenvolvimento da pneumonia e outras complicações causadas pela influenza, conduzindo à hospitalização ou morte (Tabela 32-4). Recentemente, novas condições que levam ao aumento do risco foram reconhecidas, incluindo a presença de condições neuromusculares que comprometem a respiração[143] e, na pandemia de 2009, a presença de obesidade.[144,145] Além disso, a pandemia de 2009 reafirmou o risco acentuado conhecido de hospitalização ou morte em mulheres em todos os estágios da gravidez ou no período imediato do pós-parto.[146,147]

Diagnóstico

A detecção imunológica dos antígenos de influenza em amostras respiratórias pode ser utilizada para o rápido diagnóstico, e um grande número de testes está disponível comercialmente[147a] (Cap. 17). As sensibilidades relatadas de cada teste em comparação à cultura celular ou amplificação do ácido nucleico variam entre 40% e 80% e dependem da natureza das amostras testadas e da cepa de vírus. Em geral, sensibilidades em pacientes adultos e idosos tendem a ser menores do que aquelas relatadas em crianças pequenas, que liberam maiores quantidades do vírus e concentrações elevadas do antígeno nas amostras.[148] Similarmente, a sensibilidade provavelmente é maior na fase precoce da doença, quando a excreção viral é máxima.

As técnicas de diagnóstico molecular recentemente emergiram como a modalidade diagnóstica de escolha na maioria dos laboratórios. Os métodos de RT-PCR em tempo real foram desenvolvidos e licenciados, e são discutidos em maiores detalhes no Capítulo 17. Muitos desses testes são desenvolvidos para detectar múltiplos patógenos respiratórios simultaneamente e estão levando a um crescente reconhecimento do papel dos vírus respiratórios e da coinfecção em diferentes infecções respiratórias.[148a] A maioria dos casos de influenza, em indivíduos saudáveis com sintomas característicos durante o curso de uma epidemia de influenza reconhecida, não necessita de confirmação específica do vírus. Contudo, o teste diagnóstico deve ser empregado se os resultados do teste influenciarem a conduta clínica subsequente, tal como o uso de agentes antivirais, a necessidade de fármacos antibacterianos e o uso de medidas de controle de infecção.[149]

O vírus também pode ser isolado prontamente de espécimes do *swab* nasal, aspirados nasais, *swabs* combinados da garganta e do nariz, escarro ou espécimes do aspirado endotraqueal. Mais de 90% das culturas positivas de influenza podem ser detectadas dentro de 3 dias da inoculação.[150]

Tratamento e Prevenção

Vacinas. Dois tipos de vacina estão disponíveis para a prevenção de influenza. As vacinas inativadas consistem em preparações parcialmente purificadas de HA e NA derivadas de virions produzidos em ovos ou em cultura celular ou, em um determinado caso, HA recombinante purificado produzido em células de inseto. As vacinas atuais contêm o subtipo H1N1, o subtipo de H3N2 e uma ou ambas as linhagens de influenza B. As vacinas inativadas são administradas pela via intramuscular ou intradérmica e são desenvolvidas principalmente para induzir anticorpo sistêmico, embora também induzam respostas imunes celulares que podem estar associadas à proteção. Vacinas inativadas são bem toleradas em todas as faixas etárias, embora a hipersensibilidade aos ovos de galinha seja uma contraindicação relativa para o uso de vacinas produzidas em ovos. Geralmente, a vacinação é considerada segura, caso as pessoas não apresentem restrições para o consumo de ovos ou produtos contendo ovos. Se necessário, indivíduos com anafilaxia podem ser dessensibilizados e vacinados com segurança[151] ou podem ser empregadas vacinas sem produtos contendo ovos.

Aumentos nos níveis de anticorpos de inibição da hemaglutinina são detectados em aproximadamente 90% dos adultos saudáveis que recebem a vacina. Apenas uma única dose da vacina é necessária em indivíduos previamente vacinados ou que tiveram infecção prévia com um subtipo relacionado, porém, uma programação de duas doses da vacina é necessária em indivíduos não sensibilizados. Isso inclui crianças com até 9 anos que não foram previamente vacinadas ou que foram vacinadas pela primeira vez com uma única dose em época anterior.[152] Respostas diminuídas e eficácia reduzida são observadas em idosos e populações imunocomprometidas.

Estima-se que a eficácia protetora da vacina do vírus influenza inativado seja entre 70% e 90% em adultos saudáveis, quando há uma boa compatibilidade antigênica entre a vacina e os vírus epidêmicos.[153,154] Poucos ensaios prospectivos de eficácia protetora foram conduzidos em populações de alto risco. Em um ensaio prospectivo controlado com placebo, a vacina inativada teve aproximadamente 58% de eficácia na prevenção de influenza entre adultos com mais de 60 anos e 29% naqueles com mais de 70 anos.[155] Entretanto, esse estudo utilizou uma definição sorológica de infecção por influenza, possivelmente influenciando os resultados em favor da eficácia da vacina.

Estudos observacionais sugerem que, na prática, a eficácia da vacina inativada na prevenção de doença respiratória aguda causada pelo influenza varia de 40% a 60%, com eficácia ainda menor em idosos e em épocas com incompatibilidade antigênica do influenza. Esforços para melhorar a eficácia das vacinas inativadas incluem o uso de doses maiores e de adjuvantes.

A vacina viva atenuada, administrada pela via intranasal, induz uma infecção assintomática e limitada do trato respiratório superior, além de uma variedade de respostas imunes desenvolvidas para mimetizar a imunidade protetora induzida por infecção natural.[156,157] A vacina é bem tolerada e altamente efetiva em crianças, mas está associada a uma frequência elevada de chiado em crianças menores de 2 anos de idade. A vacina viva também é protetora em adultos, resultando em redução dos casos de influenza confirmados laboratorialmente em estudos de desafio e frequências menores de síndrome gripal na área.[158] Embora a vacina seja bem tolerada em idosos e naqueles com doença pulmonar crônica, as respostas imunes são menos frequentes em receptores mais velhos e a vacina não é licenciada para uso em indivíduos com mais de 49 anos de idade.

Embora o vírus da vacina possa ser recuperado de indivíduos vacinados, particularmente crianças, após diversos dias da vacinação, a transmissão é extremamente incomum.[159] A vacina viva pode ser administrada com segurança em profissionais da saúde, exceto naqueles que prestam assistência aos indivíduos imunossuprimidos que necessitam de precauções de barreira.

Comparações realizadas em estudos controlados e randomizados para avaliar a eficácia da vacina inativada e viva atenuada em crianças consistentemente mostram que a vacina viva fornece eficácia superior nessa população, com uma incidência cumulativa de influenza menor que 50% naqueles que recebem vacina viva.[160] Comparações similares em adultos sugerem eficácia discretamente superior da vacina inativada[161] e grandes estudos de coorte também são consistentes com a interpretação de que a vacina inativada tenha eficácia ligeiramente maior que a vacina viva em adultos, principalmente naqueles que receberam vacinas nos anos anteriores.[162]

Estratégias anteriores para prevenção de influenza nos Estados Unidos e em outros países têm como objetivo principal a busca de vacinas para pessoas em risco maior de complicações relacionadas à influenza (Tabela 32-4) e para pessoas em contato íntimo com os indivíduos em alto risco. Tais recomendações são complexas e, em alguns casos, difíceis de implementar, levando à incorporação e à adesão ao uso da vacina fora das metas almejadas. Além disso, reconheceu-se que mais estratégias de vacinação universal, particularmente de crianças, seriam capazes de ter um impacto na disseminação de influenza na comunidade. Atualmente, os Estados Unidos e muitos outros países têm adotado uma estratégia de vacinação universal anualmente de todos os membros da população. Naturalmente, isso inclui profissionais de saúde e, dessa forma, mais instituições estão adotando uma política de vacinação obrigatória de indivíduos em contato com os pacientes.

As respostas mediadas por anticorpos contra o vírus influenza A, se induzidas pela vacinação ou infecção natural, são predominantemente dirigidas contra o domínio da "cabeça globular" da proteína HA envolvida na ligação a células do hospedeiro. Esse domínio da HA sofre mutações com frequência e as substituições dos aminoácidos nesse domínio permitem que um novo variante do vírus escape do reconhecimento pelos anticorpos desenvolvidos na resposta ao vírus original. Portanto, novos variantes antigênicos do vírus emergem regularmente, tornando necessários o desenvolvimento e a administração de novas vacinas contra o vírus influenza a cada ano. Os requisitos complexos relacionados ao custo e à logística para uma vacina distinta contra o vírus influenza a cada ano têm promovido esforços para desenvolver uma vacina que tenha como alvo domínios conservados da hemaglutinina do vírus influenza, em vez de um domínio variável da cabeça globular. Embora esses esforços tenham revelado evidências para os anticorpos de neutralização ampla produzidos por determinados indivíduos, ainda não há uma estratégia clara para a produção de uma vacina que induza esses anticorpos.[163-165]

Antivirais. Duas classes de agentes antivirais estão atualmente disponíveis para o tratamento e prevenção de influenza: os *inibidores M2* (M2Is, do inglês, *M2 inhibitors*) amantadina e rimantadina (adamantanos) e os *inibidores da neuraminidase* (NAIs, do inglês, *neuraminidase inhibitors*) oseltamivir e zanamivir. A proteína M2 está localizada no envelope viral, onde atua como um canal de próton e é essencial para o escape viral para o citoplasma da célula hospedeira, onde a replicação viral ocorre. Os adamantanos inibidores da proteína M2 bloqueiam especificamente a função do canal iônico da proteína M2 do vírus influenza A e não são ativos contra os vírus influenza B. A resistência a esses antivirais surge rapidamente em indivíduos tratados, particularmente crianças,[166] e pode haver prolongada excreção de vírus resistentes em pacientes imunocomprometidos mesmo após o término da terapia.[167] Por razões que permanecem incertas, a primeira década deste século registrou a emergência e disseminação dos vírus influenza A (H3N2) resistentes ao adamantano[168] e dos vírus pH1N1, que também são uniformemente resistentes. Portanto, os antivirais adamantanos M2I não têm utilidade contra os vírus influenza atuais, mas podem ser utilizados se cepas suscetíveis emergirem no futuro.

NAIs são potentes inibidores do vírus influenza in vitro e in vivo, pois a atividade de neuraminidase é essencial para a liberação do vírus, um passo necessário para a disseminação do vírus para outras células. Os vírus influenza B são em parte menos sensíveis do que os vírus influenza A, mas estão bem dentro das concentrações clinicamente aceitáveis. Os vírus aviários com todos os nove subtipos de neuraminidase conhecidos também são sensíveis. Embora o zanamivir e o oseltamivir tenham um mecanismo de ação idêntico e perfil similar de atividade antiviral, apresentam propriedades farmacológicas distintas. O zanamivir não apresenta biodisponibilidade oral e é administrado como um pó seco para a inalação oral, utilizando o aparelho de nebulização denominado "diskhaler". O fosfato de oseltamivir é um pró-fármaco etil éster de biodisponibilidade oral que é rapidamente absorvido do trato GI e convertido no fígado por esterases hepáticas para o metabólito ativo, carboxilato de oseltamivir. O metabólito é excretado na forma inalterada na urina pela secreção tubular, com uma meia-vida sérica de 6 a 10 horas.

Os principais efeitos adversos relatados do oseltamivir são indisposições do trato gastrointestinal observadas em aproximadamente 10% a 15% dos indivíduos, provavelmente devido à irritação causada por rápida liberação do fármaco no estômago. A ocorrência de náuseas pode ser substancialmente reduzida se o antiviral é administrado com alimentos. Os efeitos adversos relatados do zanamivir são essencialmente os mesmos observados em receptores placebo. Entretanto, a vigilância pós-comercialização tem observado que o zanamivir inalado pode estar associado raramente ao broncospasmo em pacientes com influenza, particularmente aqueles com doença de base acometendo as vias aéreas; o broncospasmo agudo algumas vezes é grave ou fatal.

A dose de oseltamivir deve ser reduzida para 75 mg uma vez ao dia em indivíduos com comprometimento renal (i.e., com clearance de creatinina 15-30 mL/min e 75 mg em dias alternados no tratamento profilático). Não existem dados disponíveis sobre o uso do antiviral em indivíduos com níveis mais significativos de disfunção renal. Do mesmo modo, não há informação disponível quanto ao uso de oseltamivir em indivíduos com comprometimento hepático. Interações medicamentosas de importância clínica não são relatadas. Como o medicamento é eliminado por secreção tubular, a probenecida aumenta em quase duas vezes os níveis séricos do metabólito ativo. No entanto, os ajustes da dosagem não são necessários em indivíduos que tomam probenecida. A coadministração de cimetidina, amoxicilina ou acetaminofeno não tem efeito nos níveis séricos de oseltamivir ou carboxilato de oseltamivir.[169] Como não há absorção sistêmica significativa do zanamivir, não existem reduções recomendadas da dosagem.

Ambos os NAIs são eficazes no tratamento de influenza causada pelos vírus influenza A ou B, se administrados dentro das primeiras 48 horas do início dos sintomas, com duração reduzida da doença e retorno mais precoce ao trabalho ou às atividades normais. Os estudos de metanálise desses ensaios também sugerem que o tratamento precoce pode reduzir a frequência das complicações relacionadas ao vírus influenza, com reduções no uso de antibacterianos e hospitalização.[170] Atualmente, somente o oseltamivir está licenciado para uso em crianças menores de 5 anos de idade. A administração de oseltamivir líquido em uma dose de 3 mg/kg em crianças de 0 a 8 meses de idade e 3,5 mg/kg em crianças de 9 a 11 meses de idade, duas vezes ao dia por 5 dias, alcançou as faixas-alvo. Estudos iniciais mostraram que foram bem tolerados e resultaram em uma redução de 36 horas na duração dos sintomas em crianças com influenza A.[170a,171] NAIs também são empregados com sucesso na profilaxia sazonal ou de contato.

Para avaliação da terapia com NAI, os ensaios clínicos iniciais controlados com placebo, conduzidos primeiramente em adultos saudáveis, não observaram números substanciais de complicações causadas pelo vírus influenza. Entretanto, análises combinadas dos estudos de terapia precoce com zanamivir[172] e oseltamivir[170,173] demonstraram uma redução significativa na taxa de complicações pelo vírus influenza em indivíduos tratados. A experiência subsequente com a epidemia emergente do vírus pH1N1 também sugeriu um efeito benéfico da terapia precoce nas complicações. Esse estudo incluiu observações em pacientes hospitalizados[174,175] e dados de vigilância sugerindo que a terapia até os 5 dias melhorou a sobrevida de pacientes hospitalizados.[176] Os dados de vigilância também sugeriram que crianças tratadas tiveram taxas menores de complicações.[177]

São descritas mutações no sítio catalítico da NA que anulam a ligação aos antivirais.[178,179] Dependendo da localização da mutação, esses vírus podem ser especificamente resistentes para um dos inibidores.[180] As mutações de resistência na NA podem estar associadas a características alteradas da enzima com atividade significativamente reduzida.[181,182] Vírus resistentes ao fármaco são isolados com mais frequência em crianças tratadas.[183] O fitness ou valor adaptativo viral parece menos comprometido por mutações de resistência ao oseltamivir presentes na neuraminidase N1,[184] sendo que a resistência foi mais comum entre os vírus H1N1 sazonais antes da pandemia do H1N1. Atualmente, a maioria dos vírus influenza sazonais é suscetível a ambos os antivirais, mas a resistência à N1 está sendo relatada esporadicamente e é importante dar continuidade ao monitoramento dos padrões de suscetibilidade.

Embora os benefícios da terapia antiviral fossem demonstrados inicialmente como uma redução da duração da doença em adultos saudáveis com casos não complicados de influenza, este geralmente não era considerado o grupo-alvo prioritário para a terapia antiviral. Recomendações atuais incluem o uso de antivirais em pacientes de risco para a forma mais grave de influenza ou em indivíduos com doença grave ou necessitando de hospitalização.[149] O tratamento deve ser iniciado o quanto antes e mesmo a terapia tardia pode ser benéfica em pacientes hospitalizados.

O tratamento de pacientes que necessitam de ventilação mecânica pode ser desafiador. A administração de oseltamivir por sonda nasogástrica é eficaz e as preparações intravenosas de zanamivir e do NAI peramivir experimental estão disponíveis em programas de uso compassivo.

VÍRUS DO SARAMPO

O vírus do sarampo é classificado no gênero *Morbillivirus* da família Paramyxoviridae e é estruturalmente similar ao vírus parainfluenza e ao RSV. As glicoproteínas de superfície incluem uma hemaglutinina responsável pela adesão às células, uma proteína de *fusão* (F) responsável pela fusão da membrana celular e penetração das células, mas sem proteínas com atividade de neuraminidase. A molécula de superfície celular SLAM (do inglês, *Signaling Lymphocyte Activation Molecule*, molécula de ativação sinalizadora de linfócitos) serve como um receptor de entrada do vírus nas células suscetíveis.[185] Além disso, a proteína regulatória do complemento CD46 pode servir também como um receptor, particularmente para a cepa da vacina.[186] Somente um sorotipo de vírus selvagem do sarampo é reconhecido, embora pequenas diferenças antigênicas sejam detectáveis com anticorpos monoclonais. O ser humano é o único hospedeiro natural para o vírus do sarampo.

Epidemiologia e Transmissão

O sarampo é encontrado mundialmente, mas padrões epidêmicos variam dependendo da densidade populacional e dos níveis de imunidade adquirida. Antes do uso da vacina, o sarampo surgia em epidemias de 3 a 4 meses de duração a cada 2 a 5 anos em regiões temperadas.[187] Exceto em áreas isoladas, a maior parte das pessoas desenvolveram infecção até os 20 anos de idade e 90% dos casos relatados foram observados naqueles com menos de 10 anos. A infecção confere proteção duradoura contra o sarampo, embora reinfecções assintomáticas possam ocorrer.

A infecção pelo vírus do sarampo é altamente contagiosa e pode ocorrer a disseminação viral apesar dos altos níveis de imunidade adquirida na população. A transmissão por via aérea de pequenas partículas de aerossóis e de possível propagação por fômites parece responsável por sua alta transmissibilidade. O vírus permanece infeccioso em pequenas partículas de aerossóis por várias horas em ambiente de baixa umidade relativa e causa infecções secundárias na ausência de contato pessoal com um caso-índice.[188] O período de incubação geralmente é de 9 a 14 dias, mas pode ser maior em adultos. Pacientes são mais infecciosos durante o pródromo tardio, quando o envolvimento respiratório contribui para a criação de aerossóis infecciosos. O vírus pode ser excretado por vários dias após o início da erupção cutânea em hospedeiros normais.

A mortalidade associada ao sarampo em países desenvolvidos é geralmente de 0,1% ou menos, mas chega a 2% dos casos nos países em desenvolvimento. As taxas de caso-fatalidade chegam a 25% em algumas áreas. A maioria das mortes resulta do envolvimento do trato respiratório, complicações neurológicas, ou de ambos, e estão relacionadas a várias combinações de desnutrição, pouca idade e complicações em decorrência da imunossupressão induzida pela própria infecção pelo vírus do sarampo.

Patogênese

O trato respiratório e possivelmente o epitélio da conjuntiva são as portas de entrada e sítios iniciais de replicação do vírus do sarampo, assim como os órgãos-alvo subsequentes para a expressão da doença. Uma fase inicial de viremia conduz à infecção de fagócitos mononucleares, incluindo células dendríticas; e uma segunda fase de viremia, correspondendo ao estágio prodrômico da doença, resulta em disseminação do vírus para as células epiteliais da pele, trato respiratório, intestino, ducto biliar e bexiga, assim como para os órgãos linfoides.

Células gigantes induzidas pelo vírus do sarampo podem estar presentes nas tonsilas, apêndice, outros órgãos linfoides e várias superfícies epiteliais, incluindo aquelas do trato respiratório. Os efeitos da infecção no sistema linfoide incluem leucopenia e imunossupressão manifestada por anergia cutânea e imunossupressão de células *natural killer*[189] por semanas após o surgimento das erupções cutâneas. Os mecanismos pelos quais o sarampo induz imunossupressão não são totalmente elucidados, mas acredita-se que a infecção de células dendríticas e a supressão da produção de IL-12 tenham um papel importante.[190]

O aparecimento de erupção cutânea correlaciona-se temporalmente com o desenvolvimento de respostas imunes do hospedeiro e o subsequente término da excreção viral. As erupções cutâneas desenvolvem-se em pacientes agamaglobulinêmicos com sarampo, enquanto a pneumonia progressiva de células gigantes (vírus do sarampo) sem erupção cutânea pode desenvolver-se naqueles com deficiência na função imune mediada por células. As alterações patológicas em órgãos envolvidos incluem hiperplasia linfoide, infiltração de células mononucleares e a presença de células gigantes multinucleadas. O envolvimento do trato respiratório inferior pode estar associado à destruição do epitélio respiratório ciliado, pneumonia intersticial, hiperplasia de células epiteliais e formação de células sinciciais.

Manifestação Clínica da Doença

Sarampo Típico. O pródromo típico de sarampo tem duração de 2 a 8 dias e é caracterizado por febre, mal-estar, anorexia, tosse, coriza e conjuntivite. As manchas de Koplik são lesões maculares eritematosas com pontos centrais branco-amarelados ou cinzentos, que aparecem nas membranas mucosas bucais ou labiais no final do período do pródromo. A erupção maculopapular, eritematosa, começa na face e pescoço e progride para os membros superiores, tronco e extremidades. O exantema normalmente se resolve após 5 a 6 dias na ordem em que apareceram. A febre diminui e os sintomas melhoram vários dias após o aparecimento do exantema, embora a tosse persistente seja comum. A leucopenia é comum durante os estágios prodrômicos e exantematosos precoces do sarampo. A leucopenia pronunciada (< 2.000 células/µL) está associada a mau prognóstico. O desenvolvimento de leucocitose neutrofílica sugere a possibilidade de superinfecção bacteriana ou outras complicações.

Complicações do trato respiratório inferior desenvolvem-se em 4% a 50% dos pacientes e incluem bronquite, pneumonia e, com menos frequência, crupe ou bronquiolite. Em adultos jovens, a opacidade reticulonodular multilobar é a anormalidade radiológica mais comum.[191] Na ausência de superinfecção bacteriana ou sarampo atípico, a efusão pleural ou consolidação lobar é incomum. Em pacientes com alterações na função imune mediada por células e raramente em indivíduos aparentemente normais, a infecção pelo vírus selvagem do sarampo pode causar uma pneumonia letal de células gigantes com ou sem exantema.[192] A pneumonia grave induzida pelo vírus é reconhecida durante o sarampo em mulheres grávidas[193] e naqueles infectados por HIV.[194] Em pacientes hospitalizados, as taxas de mortalidade são de aproximadamente 70% em pacientes oncológicos e de 40% em pacientes com HIV.[192]

A infecção bacteriana secundária é encontrada em 30% a 50% dos adultos jovens com pneumonia relacionada ao sarampo. Sintomas e sinais indicativos de infecção bacteriana geralmente começam 5 a 10 dias após o surgimento das erupções cutâneas. Um estudo que utilizou a aspiração transtraqueal encontrou uma gama de patógenos bacterianos em adultos, mais comumente *Haemophilus influenzae*, *Neisseria meningitidis* e *S. pneumoniae*.[191] Até 30% dos casos são complicados pela otite média ou sinusite. Complicações agudas não respiratórias incluem hepatite, encefalite, ceratite, adenite mesentérica, assim como uma alta taxa de doença grave diarreica em crianças em países desenvolvidos. A infecção pelo vírus do sarampo ou a vacinação pode ser acompanhada por conversão da reação cutânea à tuberculina de positiva para negativa durante semanas. O sarampo pode exacerbar a tuberculose ativa, mas ainda não está esclarecido se o sarampo pode reativar a tuberculose latente.[195]

Sarampo Atípico. Uma síndrome clínica incomum é reconhecida em adolescentes e jovens adultos que receberam a vacina inativada contra o sarampo entre os anos de 1963 e 1968 e que foram depois reexpostos ao vírus selvagem. A doença começa abruptamente, com febre alta, dor de cabeça, mialgia, vômito, dor abdominal e tosse não produtiva. Sintomas respiratórios, incluindo dispneia, coriza, dor de garganta e dor torácica pleurítica, são comuns. Uma erupção polimórfica, que pode incluir vesículas, petéquia, púrpura e lesões urticárias, começa normalmente nas extremidades distais e espalha-se proximalmente por 3 a 5 dias. Embora as manchas de Koplik estejam ausentes, conjuntivite e glossite com língua em forma de morango são descritas.

Anormalidades pulmonares são encontradas na maioria dos casos e a insuficiência respiratória aguda é descrita. Alterações radiológicas torácicas incluem opacidades lobares irregulares, difusas ou densas, efusões pleurais e linfadenopatia hilar.[196] As opacidades pulmonares nodulares residuais podem persistir por anos e levar ao diagnóstico inconsistente. A febre e outros sintomas geralmente desaparecem em 1 a 3 semanas. No sarampo atípico, as alterações na função pulmonar incluem hipoxemia transitória e volumes pulmonares significativamente reduzidos.

Diagnóstico

O diagnóstico de sarampo é confirmado com mais facilidade em pacientes imunocompetentes pela detecção de IgM específica para o vírus do sarampo por meio de ELISA. Em pacientes imunodeficientes, a detecção do vírus do sarampo por amplificação de ácido nucleico a partir de urina ou de amostras obtidas por *swab* da garganta ou nasofaringe é sensível e específica; as amostras podem ser enviadas para o Centers for Disease Control dos Estados Unidos (http://www.cdc.gov/measles/lab-tools/rt-pcr.html). O vírus do sarampo também pode ser isolado do sangue, urina ou secreções respiratórias durante o pródromo e até vários dias após o surgimento do exantema. O isolamento do vírus a partir de espécimes clínicos é realizado em vários tipos de culturas celulares de humanos e macacos, mas é demorado e ineficiente. Secreções respiratórias e da conjuntiva ou sedimento da urina corado por várias técnicas revelam a presença de células gigantes multinucleadas na maioria dos casos. A coloração imunofluorescente de espécimes de biópsia cutânea, células de amostras combinadas de *swab* da nasofaringe e da garganta, e menos frequentemente, células esfoliadas na urina, demonstra os antígenos virais do sarampo em fase precoce da doença.

Tratamento e Prevenção

O tratamento do sarampo envolve cuidado de suporte e terapia específica para complicações bacterianas. Não há valor clínico comprovado para os agentes antivirais, mas a ribavirina e imunoglobulina intravenosas e na forma de aerossóis são utilizadas no tratamento da pneumonia causada pelo sarampo.[193,197] A terapia com vitamina A reduz a morbidade e mortalidade nas formas graves do sarampo em crianças.[198] Pacientes com suspeita de terem adquirido sarampo devem ser colocados em um isolamento respiratório.

A vacina viva atenuada do sarampo atualmente empregada nos Estados Unidos fornece imunidade duradoura em mais de 90% dos receptores. Surtos recentes registraram casos em adolescentes e adultos que receberam duas doses da vacina do sarampo, mas a doença parece benigna e não está associada à transmissão.[199,200] A vacina é segura e demonstrou-se de maneira conclusiva que não há associação com autismo.[201,202] Recentes surtos de sarampo ocorreram em comunidades subvacinadas nos Estados Unidos, frequentemente introduzidos por um caso importado em um imigrante ou viajante.[202a]

METAPNEUMOVÍRUS

Os *metapneumovírus humanos* (hMPVs, do inglês, *human metapneumoviruses*) são partículas pleomórficas com projeções curtas no envelope viral, semelhantes aos outros paramixovírus.[203] Esses vírus são intimamente relacionados ao pneumovírus (dos quais o RSV é o exemplo em humanos), diferenciando-se apenas pela ausência de duas proteínas não estruturais e um arranjo gênico discretamente diferente organizado no genoma de RNA de fita simples de polaridade negativa. A virologia básica desses vírus lembra bastante aquela observada nos RSVs. As glicoproteínas do envelope incluem a SH (*sulfidrila*), F (*fusão*) e G (*adesão*), embora exista pouca homologia nas sequências desses genes entre o RSV e o hMPV.[204] Por analogia, espera-se que o anticorpo para as proteínas F e G do hMPV tenham um papel na proteção contra a reinfecção. Pelo menos dois principais grupos genéticos foram identificados, que correspondem essencialmente aos subgrupos A e B do RSV.[205] Infecções sequenciais do mesmo indivíduo tendem a envolver diferentes genogrupos. A função da imunidade mediada por células nessa infecção é desconhecida.

Epidemiologia e Transmissão

As infecções com o hMPV são distribuídas mundialmente e foram documentadas tanto em ambientes ambulatoriais[206] quanto hospitalares.[207] Estimativas recentes da incidência da doença com base no diagnóstico pela PCR sugerem que o hMPV resulte em 1 a 1,2 hospitalização, 13 visitas ao setor de emergência e 55 visitas ambulatoriais por 1.000 crianças menores de 5 anos.[208,209] Crianças menores de 6 meses estão em maior risco. Como visto em outros vírus respiratórios, a infecção está relacionada à frequência em creches.[210] Estudos sorológicos sugerem que essencialmente todas as crianças já foram infectadas até os 5 anos de idade.[203]

Similar ao caso com o RSV, a doença também é documentada em adultos e em idosos,[211] embora a infecção assintomática também seja comum em adultos. Surtos da doença grave foram documentados em serviços de assistência domiciliar em idosos.[212,213] A doença grave pode ser observada também em indivíduos imunocomprometidos, tais como receptores de células-tronco hematopoiéticas.[214,215] O modo de transmissão ainda não foi documentado, mas provavelmente ocorre pela propagação de gotículas como a observada com o RSV. Há uma variação sazonal evidente na incidência, com grande parte dos casos surgindo durante os meses de inverno.[206]

Um aspecto interessante da epidemiologia desses vírus é que crianças com hMPV são frequentemente coinfectadas por outros patógenos virais respiratórios, particularmente

RSV.[216] Infecções duplas com ambos os vírus podem resultar em bronquiolite mais intensa em alguns bebês.[217] O hMPV foi detectado também em muitos casos de SARS, mas não parecem exacerbar essa doença.[218]

Aspectos Clínicos

O metapneumovírus humano parece ser responsável por um espectro de doenças respiratórias agudas, variando de infecção branda ou assintomática a bronquiolite grave e pneumonite. O quadro clínico assemelha-se bastante ao visto com o RSV, sendo a bronquiolite a principal manifestação em crianças.[206,219] Achados clínicos em crianças hospitalizadas incluem chiado e hipoxia.[220] Uma variedade de outras síndromes que acometem o trato respiratório superior e inferior também está associada à infecção pelo hMPV, incluindo crupe e pneumonite.[206,207] Não existem achados clínicos que possam distinguir entre a doença causada por hMPV e RSV, embora o RSV possa ser mais grave.

A infecção sintomática em adultos e em idosos também foi descrita.[211] As infecções com o hMPV em adultos jovens têm características de resfriado comum, com predomínio de congestão nasal, rinorreia, tosse e rouquidão. Idosos debilitados e adultos em condição de risco têm menores taxas de infecção por hMPV, mas sintomas clínicos mais graves, com frequências significativamente maiores de dispneia e chiado, além de doença mais prolongada.[211] Estudos mostram que pacientes idosos com infecção pelo hMPV foram hospitalizados com diagnóstico de DPOC, bronquite e pneumonia. O hMPV parece ser a principal causa de infecção do trato respiratório em pacientes com transplante pulmonar.[221] Em um estudo, o hMPV foi o vírus RNA mais comumente detectado em amostras de LBA provenientes de pacientes imunocomprometidos.[222]

Patogênese

Sabe-se relativamente pouco a respeito da patogênese dessa doença. Em crianças hospitalizadas com hMPV, observou-se a supressão dos níveis de RANTES da secreção nasal, enquanto os níveis de IL-8 nasal foram aumentados.[223] As respostas imunes induzidas por hMPV são similares àquelas observadas na infecção pelo RSV, mas frequentemente não vigorosas.[224]

Diagnóstico

A cultura viral é demorada e tem baixa sensibilidade. A maioria das infecções é detectada por técnicas de amplificação do ácido nucleico, que estão disponíveis em painéis para detectar e identificar vírus respiratórios[224a-d] (Cap. 17).

Prevenção e Tratamento

O tratamento é de suporte. Atualmente, não há agentes antivirais ou vacina licenciadas para o tratamento ou prevenção de infecções por hMPV e é improvável que ocorram mudanças nos próximos anos. A ribavirina é tão ativa *in vitro* contra o hMPV quanto o é contra o hRSV,[225] mas não existem dados que comprovem a eficácia terapêutica desse agente antiviral. Não há disponibilidade de anticorpos monoclonais específicos para uso clínico, embora a imunoglobulina intravenosa seja sugerida como um possível agente terapêutico em hospedeiros imunocomprometidos.[226]

VÍRUS PARAINFLUENZA

Os vírus parainfluenza pertencem ao gênero *Paramyxovirus* da família Paramyxoviridae, que inclui o vírus da caxumba e patógenos de importância veterinária. Esse grupo de vírus envelopados, pleomórficos, de tamanho médio (150 a 200 nm) possuem um genoma de RNA de fita simples, não segmentado, contido em um nucleocapsídeo helicoidal. Os vírus parainfluenza humanos são separados em tipos 1 a 4, sendo ainda o tipo 4 dividido em subtipos A e B, com base nas diferenças antigênicas. Uma glicoproteína do envelope (HN) tem atividade de hemaglutinina e de neuraminidase e é responsável por mediar a adsorção do vírus aos receptores celulares para a entrada na célula hospedeira, assim como a liberação subsequente de novos virions de células infectadas após replicação viral. A glicoproteína F tem atividade de fusão à membrana e é responsável pela penetração viral nas células e pela formação de células sinciciais multinucleadas. Anticorpos contra as glicoproteínas HN e F estão envolvidos na imunidade protetora.

Epidemiologia e Transmissão

Os vírus parainfluenza têm uma distribuição global e quase todas as pessoas são infectadas inicialmente durante a infância. O vírus parainfluenza tipo 3 pode causar infecção na infância, enquanto as infecções com os vírus tipos 1 e 2 parecem ser prevenidas pelo anticorpo materno e geralmente surgem em uma fase mais tardia da vida. A vigilância nacional demonstrou sazonalidade distinta para os vírus tipo 1, com surtos bianuais no outono de anos ímpares. Por outro lado, surtos anuais envolvendo o vírus tipo 3 ocorrem na primavera, com surtos menores no outono naqueles anos sem surtos com o tipo 1. Os vírus tipo 2 são detectados com menos frequência, mas parecem prevalentes no outono; o tipo 4 não apresenta notável sazonalidade.[227]

Os vírus parainfluenza podem ser transmitidos de uma pessoa para outra por contato direto com secreções respiratórias infecciosas ou grandes partículas de aerossóis. O período de incubação é aproximadamente de 3 a 6 dias. O vírus é transmitido facilmente dentro de ambientes familiares. Surtos de infecção foram encontrados em populações fechadas, tais como berçários, creches e hospitais, sendo que as populações suscetíveis tiveram taxas elevadas de ataque (40% a 80%).

Infecções com o vírus parainfluenza, mais comumente o vírus tipo 1, estão associadas a aproximadamente 40% dos casos de crupe e até a 75% daqueles com causa documentada de infecção viral, com menores proporções de casos de pneumonia ou bronquiolite em crianças. A incidência de crupe e doença do trato respiratório inferior causados por infecções com os tipos 1 ou 2 é mais alta entre 6 meses e 3 anos de idade, enquanto o parainfluenza tipo 3 é uma importante causa de bronquiolite ou pneumonia em crianças menores de 6 meses. As reinfecções com os vírus parainfluenza são comuns e, em crianças pequenas, podem surgir dentro de um intervalo de alguns meses. Estimativas sobre a incidência recente da doença com estudo de base populacional sugerem que uma em 1.000 crianças menores de 5 anos passa por hospitalização relacionada ao vírus parainfluenza e cerca de 6,8% das hospitalizações por febre ou doença respiratória nessa faixa etária podem ser atribuídas ao vírus parainfluenza.[228]

Patogênese

Embora a viremia seja descrita, a replicação do vírus é geralmente restrita à mucosa do trato respiratório. A quantidade de vírus liberado nas secreções respiratórias tende a seguir em paralelo com a gravidade da doença.[229] A excreção do vírus geralmente continua por períodos de 8 a 10 dias nas infecções iniciais, mas pode durar por 3 semanas ou mais. A excreção prolongada (meses) do vírus parainfluenza tipo 1 ou 3 foi relatada em hospedeiros aparentemente normais,[230] assim como em crianças imunodeficientes.[231]

Os achados patológicos em casos fatais são típicos de outras pneumonias virais e incluem um infiltrado linfocítico alveolar e peribronquiolar.[232] A infecção do epitélio traqueal com edema localizado e exsudato fibrinoso contribui para o estreitamento das vias aéreas no crupe. Os mecanismos responsáveis pela localização laringotraqueal da doença induzida pelo vírus parainfluenza não estão esclarecidos. Postula-se que as interações entre células do hospedeiro e o vírus (principalmente clivagem da proteína F) e outros fatores do hospedeiro, incluindo a natureza da resposta imune, têm funções que podem contribuir para a patogênese do crupe. As concentrações de IgE específica para o vírus parainfluenza, histamina e leucotrieno C4 obtidos de secreção nasofaríngea, assim como as respostas celulares ao antígeno viral, são maiores em pacientes com chiado no peito do que naqueles que manifestam apenas a doença no trato respiratório superior.[233]

Manifestação Clínica da Doença

As infecções primárias são geralmente sintomáticas e estão associadas às formas mais graves da doença. As infecções iniciais com os vírus parainfluenza tipos 1 ao 3 causam rinite febril, faringite, laringite e bronquite em crianças. Dependendo do sorótipo que causa a infecção, 50% a 80% das infecções primárias associam-se à febre e até um terço das crianças apresenta evidência de envolvimento do trato respiratório inferior. Nas infecções com os vírus parainfluenza tipos 1 e 2, a doença no trato respiratório inferior manifesta-se principalmente como crupe, enquanto a infecção pelo tipo 3 está associada ao crupe, bronquiolite e pneumonia.

Em adultos e crianças mais velhas, as reinfecções são frequentemente assintomáticas. As manifestações clínicas das infecções sintomáticas são os resfriados, geralmente sem febre, e com menos frequência, faringite, traqueobronquite ou síndrome gripal. Pneumonia e exacerbação da doença respiratória crônica foram descritas após infecção pelo vírus parainfluenza em adultos e idosos.[234]

Embora incomum, os vírus parainfluenza podem causar doença grave do trato respiratório inferior, incluindo pneumonia fatal com ou sem células gigantes, em crianças com imunodeficiência ou leucemia e em receptores de transplante de células-tronco pediátricos e adultos.[235] Surtos nosocomiais são relatados em pacientes imunossuprimidos.[236] Com a ausência de doença do trato respiratório superior e culturas nasofaríngeas negativas, o LBA torna-se frequentemente necessário para o diagnóstico.

Diagnóstico

O diagnóstico rápido da infecção pelo parainfluenza pode ser feito por detecção do antígeno viral ou RNA em secreções respiratórias obtidas a partir de *swabs* da garganta ou nasofaringe. A detecção do RNA de parainfluenza é realizada em painéis multiplex de amplificação de ácido nucleico para vírus respiratórios[224a-d] (Cap. 17), que podem estar disponíveis com maior facilidade do que os ensaios rápidos de detecção do antígeno. As secreções respiratórias contêm o vírus no período do aparecimento dos sintomas. A cultura viral também é sensível e os vírus parainfluenza podem ser isolados em menos de 3 dias e geralmente dentro de 10 dias após inoculação da cultura celular com espécimes obtidos de bebês e crianças. A replicação viral na cultura celular é geralmente detectada por hemadsorção de eritrócitos de cobaia ou imunofluorescência.

Tratamento e Prevenção

Atualmente, não há disponibilidade de agentes antivirais com eficácia comprovada contra o vírus parainfluenza. A ribavirina é ativa contra os vírus parainfluenza *in vitro* e seria teoricamente esperado que também fosse ativa *in vivo*. Relatos informais com crianças imunodeficientes apresentando infecções graves pelo vírus parainfluenza sugerem que a ribavirina na forma de aerossol possa estar associada aos efeitos antivirais e ao benefício clínico,[237] embora o tratamento tardio com a ribavirina em aerossol não esteja relacionado ao aumento de sobrevida em receptores de transplante de medula óssea.[238] A combinação da ribavirina em aerossol e da imunoglobulina intravenosa é frequentemente utilizada em pacientes imunocomprometidos,[239] mas não há evidência direta da eficácia. A sialidase DAS-181 é ativa *in vitro* e em estudos clínicos de pequeno porte,[240,240a] mas não se encontra atualmente disponível para uso clínico.

Tentativas iniciais para desenvolver vacinas para a prevenção do vírus parainfluenza envolveram o uso do vírus inativado com formalina. No entanto, essas vacinas falharam em fornecer proteção nos ensaios de campo realizados na década de 1960, apesar de serem moderadamente imunogênicas. Ao contrário das vacinas contra o RSV, o uso de vacina contra o vírus parainfluenza inativado com formalina não foi associado ao aumento da doença em infecção subsequente. Várias abordagens foram exploradas posteriormente, incluindo o uso de vírus vivos atenuados e vacinas recombinantes de subunidades. Os ensaios clínicos dessas vacinas estão em andamento.

VÍRUS SINCICIAL RESPIRATÓRIO

O RSV é classificado no gênero *Pneumovirus* da família Paramyxoviridae. Estruturalmente similar aos vírus parainfluenza, o RSV é um vírus envelopado, pleomórfico (150 a 300 nm), com um genoma de RNA de fita simples não segmentado. As proteínas de superfície incluem a proteína F responsável pela fusão do envelope viral com as membranas da célula hospedeira e formação do sincício, e a proteína G, uma proteína altamente glicosilada responsável pela adesão celular. Anticorpos contra as proteínas F e G neutralizam o RSV *in vitro*, mas os anticorpos anti-G não previnem a formação do sincício. A distinção entre os dois grupos antigênicos principais (denominados A e B)[241] é dada principalmente por diferenças na glicoproteína G. A importância clínica e epidemiológica da variação entre as cepas está sendo estudada, mas infecções por cepas do grupo A parecem mais graves.[242] Adicionalmente, a presença de heterogeneidade genômica e de subgrupos antigênicos é reconhecida entre as cepas circulantes do RSV.

Epidemiologia e Transmissão

O RSV possui distribuição global e, em climas temperados, causa surtos anuais de infecção no final do outono, inverno ou primavera. As epidemias estão associadas ao aumento de hospitalizações pediátricas e mortes causadas por doença do trato respiratório inferior em bebês e crianças pequenas.[243] Aproximadamente 50% das crianças são infectadas dentro do primeiro ano de vida e quase todas são infectadas até os 3 anos de idade. Reinfecções em crianças e adultos são muito comuns mesmo com a mesma cepa,[244] sugerindo que a imunidade é apenas parcial. Fatores epidemiológicos relacionados à doença grave em bebês infectados incluem baixo nível socioeconômico, aglomeração, tabagismo materno, falta de aleitamento materno, frequência em creche e história de doença alérgica. O RSV é também reconhecido como uma causa de doença grave em idosos[245] e pode resultar em maior incidência total de mortalidade em idosos do que em bebês.[125]

A disseminação do RSV se dá por meio de partículas grandes de aerossol durante o contato pessoal íntimo e pela contaminação das mãos com secreções infecciosas, com posterior autoinoculação do olho ou nariz. O RSV é o principal patógeno nosocomial em unidades pediátricas e pode levar a altas taxas de ataque durante surtos em hospitais, unidades de transplante, creches e casas de repouso. As taxas de ataque em crianças chegam a 100% durante surtos em creches e geralmente entre 20% e 50% em pacientes e na equipe hospitalar durante períodos de epidemia. Em ambiente familiar, a infecção secundária desenvolve-se em aproximadamente metade dos bebês e em até um terço dos contatos com adultos após introdução do vírus por um irmão mais velho.[246]

Patogênese

A replicação viral geralmente começa no trato respiratório superior com progressão gradual (4 a 5 dias) para envolver o trato respiratório inferior. Em crianças com imunidade normal, a duração da excreção viral varia de 1 a 3 semanas. Os sinais clínicos de bronquiolite incluem aprisionamento de ar e chiado. Os achados patológicos na bronquiolite com o RSV incluem necrose do epitélio bronquiolar, perda de células epiteliais ciliadas e inflamação mononuclear peribronquiolar evidente.[247] A citopatologia induzida pelo vírus e o edema da submucosa associado levam à obstrução dos bronquíolos de menor calibre, particularmente em bebês, com colapso distal ou aprisionamento de ar.

As respostas mediadas por anticorpos séricos e das mucosas são observadas na infecção, mas associam-se à proteção limitada. A magnitude da resposta imune humoral está relacionada à idade na infecção primária, com crianças menores de 8 meses apresentando níveis 10 vezes menores de anticorpos do que crianças mais velhas.[248] A reinfecção pode ocorrer em poucas semanas após a infecção primária.[244] Níveis de anticorpos circulantes e das mucosas aumentam em cada infecção sucessiva e parecem estar associados à doença mais branda. Altos títulos de anticorpos neutralizantes séricos estão geralmente associados ao menor risco de doença grave em bebês e crianças.[249]

A imunidade mediada por células parece ser importante na eliminação do vírus e também pode estar envolvida na patogênese. Por exemplo, pacientes adultos com transplante de medula óssea estão em alto risco de doença grave do trato respiratório inferior causada pelo RSV, provavelmente em decorrência de períodos prolongados de baixa imunidade celular.[250,251] Em contrapartida, pacientes com AIDS que apresentam baixa imunidade celular podem ser acometidos apenas pela forma branda da doença, mas a excreção viral pode continuar por até 6 meses.[252]

Estudos que investigam a associação entre doença grave causada pelo RSV em bebês e polimorfismos genéticos envolvem vários genes candidatos relacionados à imunidade inata e adquirida, incluindo surfactantes, TLR4 e vários genes de citocinas e quimiocinas como moduladores de gravidade da doença com o RSV.

Manifestação Clínica da Doença

As manifestações clínicas de infecção dependem tanto da idade quanto do *status* imunológico do hospedeiro. Em bebês e crianças pequenas é comum a ocorrência de doença do trato respiratório superior, acompanhada por febre e otite média. O RSV é a principal causa de doença do trato respiratório inferior em bebês e crianças pequenas, sendo responsável por 45% a 90% da bronquiolite, até 40% da pneumonia e menores proporções de casos de crupe e bronquite nesse grupo etário.

A maioria das infecções graves é observada em crianças menores de 6 meses e quase todas as infecções primárias são sintomáticas, com 40% ou mais casos associados à bronquiolite ou pneumonia. Aproximadamente 1% a 2% das infecções resultam em hospitalização e cerca de um em 10 bebês hospitalizados necessita de assistência ventilatória mecânica.

O risco de hospitalização e de bronquiolite grave é particularmente alto em bebês com doença cardíaca congênita, doença pulmonar crônica ou imunodeficiência. Além disso, crianças nascidas prematuramente também apresentam alto risco para a doença grave, talvez por causa da perda de anticorpos maternos. A mortalidade geralmente é de 0,5% a 1,5% em bebês previamente saudáveis, hospitalizados com doença pelo RSV, mas é de 15% a 40% naqueles com imunodeficiência primária, quimioterapia antineoplásica ou doença pulmonar e cardíaca. A hipertensão pulmonar está associada a uma frequência particularmente alta de mau prognóstico. A doença grave também é observada em associação a crianças com história familiar de asma e aquelas expostas à fumaça de cigarro em ambiente doméstico.[253] Entretanto, é importante reconhecer que a maioria dos indivíduos hospitalizados infectados por RSV é previamente composta por crianças pequenas saudáveis.[243]

Os achados radiológicos torácicos na doença do trato respiratório inferior incluem espessamento da parede brônquica, sombreamento peribrônquico, aprisionamento aéreo e, na pneumonia, sombreamento multilobar irregular ou nodularidade pouco definida (Fig. 32-3). Embora não haja padrão radiológico específico, o aprisionamento aéreo, sozinho ou com outras anormalidades, está altamente associado à infecção de crianças hospitalizadas com o RSV.[254] Os achados de TC torácica são relativamente inespecíficos, lembrando, com frequência, outras infecções virais pulmonares, incluindo áreas multifocais de opacidade em vidro fosco, consolidação e pequenos nódulos, que podem apresentar configurações ramificadas (opacidade com padrão de "árvore em brotamento").

A anormalidade fisiológica mais comum é a hipoxemia, que pode persistir por semanas após a recuperação aparente.[255] Anormalidades prolongadas da função pulmonar, incluindo aumento de resistência e obstrução periférica das vias aéreas, além de saturação reduzida do oxigênio arterial, são detectadas em crianças anos após os ataques de bronquiolite.[256] A bronquiolite infantil também está associada ao risco aumentado de chiado e tosse recidivantes subsequentes, além de hiper-reatividade das vias aéreas.

Em adultos, metade ou mais das infecções recidivantes estão associadas à infecção do trato respiratório superior. Indivíduos adultos normalmente desenvolvem coriza, faringite e tosse, algumas vezes acompanhadas por febre baixa. Bronquite, síndrome gripal, pneumonia e exacerbações da asma e bronquite crônica também são descritas em adultos com infecção pelo RSV. Nos Estados Unidos, aproximadamente 170.000 hospitalizações e mais de 10.000 mortes estão associadas anualmente ao RSV em adultos maiores de 65 anos de idade.[125] Em adultos idosos, os achados clínicos de infecção pelo RSV podem mimetizar aqueles observados na infecção pelo influenza, embora a febre seja menos frequente e o chiado, mais comum.[257] Em um estudo, a infecção pelo RSV foi observada em 3% a 7% dos idosos saudáveis e em 4% a 10% dos adultos em alto risco, anualmente. Comparado com o influenza, as admissões em UTI foram maiores e a mortalidade similar, de 7% a 8%.[245] O RSV também contribui para 5% a 10% das exacerbações em decorrência da DPOC.[258] Pacientes idosos com infecção grave pelo RSV tiveram um período maior de excreção viral, níveis elevados de IL-6 nas mucosas e uma frequência maior de células T ativadas circulantes em relação aos pacientes jovens com a doença branda,[259] sugerindo que as cargas virais e a inflamação possam ter um papel na gravidade da doença.

Em crianças e adultos imunossuprimidos, a aquisição frequentemente nosocomial de RSV leva à doença grave do trato respiratório inferior. A infecção do trato respiratório superior geralmente precede o desenvolvimento de pneumonia, e complicações em decorrência da sinusite e otite média são comuns. Dois terços ou mais dos receptores de transplante de medula óssea que desenvolvem pneumonia por RSV morrerão por causa da infecção.

Diagnóstico

A rápida detecção de antígeno constitui o método mais ágil e prontamente disponível para o diagnóstico de infecção pelo RSV. A sensibilidade de tais técnicas é dependente da qualidade do espécime obtido de nasofaringe, sendo os aspirados nasofaríngeos superiores ao escovado brônquico ou *swabs*.[260] Além disso, a sensibilidade está relacionada à quantidade de antígeno sendo liberado, dessa forma, geralmente é maior em crianças do que em adultos. Em pacientes transplantados com suspeita de pneumonia pelo RSV, as amostras de LBA do trato respiratório inferior são mais sensíveis do que os *swabs* da garganta para a detecção de antígenos do RSV.[261] Os ensaios de PCR multiplex para detecção de RSV e de outros vírus respiratórios também foram aprovados pelo Food and Drug Administration dos Estados Unidos (FDA) e estão se tornando amplamente disponíveis[224a-d] (Cap. 17). O RSV tem um bom crescimento em várias linhagens celulares humanas, nas quais dá origem aos sincícios característicos. O vírus pode ser detectado antes de 2 dias e geralmente dentro de 7 dias do isolamento primário a partir de espécimes coletados de crianças.

Tratamento e Prevenção

A correção da hipoxemia é o aspecto mais importante no tratamento da doença do trato respiratório inferior causada pelo RSV. A ribavirina é altamente ativa contra o RSV *in vitro* e demonstrou-se que a ribavirina na forma de aerossol reduziu a excreção viral e diminuiu o curso da infecção em alguns estudos. A ribavirina em aerossol é atualmente recomendada para uso somente em crianças pequenas e bebês selecionados com alto risco para o desenvolvimento de doença grave pelo RSV.[262]

Em pacientes imunossuprimidos, particularmente receptores de transplante de células-tronco hematopoiéticas, tanto a ribavirina em aerossol quanto a ribavirina oral de alta dose são empregadas para o tratamento precoce no intuito de prevenir a progressão para pneumonia.[263] Estudos recentes sugerem que a ribavirina aerossolizada de uso intermitente é tão eficaz quanto à ribavirina aerossolizada de uso contínuo nesses pacientes.[264] A ribavirina intravenosa sozinha é ineficaz, uma vez que a pneumonia já tenha se desenvolvido, porém, se o tratamento for iniciado antes da ocorrência de insuficiência respiratória, combinações de ribavirina aerossolizada com imunoglobulina intravenosa e particularmente o palivizumab (veja a seguir) podem ser benéficos.[265,266] Em adultos, períodos curtos de tratamento com corticosteroides sistêmicos para o chiado relacionado ao RSV não afetam a excreção ou as cargas virais, e apenas respostas mediadas por anticorpos discretamente reduzidas são observadas.[267]

Ainda não foi desenvolvida uma vacina eficaz para a prevenção contra o RSV. Em um estudo sobre a vacina com o RSV inativado com formalina, conduzido na década de 1960, bebês vacinados desenvolveram doença mais grave quando comparados às crianças não vacinadas.[268] Os mecanismos desse aumento permanecem incertos, embora estudos desenvolvidos naqueles indivíduos que receberam a vacina e em modelos com roedores indiquem baixos níveis ou baixa afinidade dos anticorpos induzidos pela vacina inativada com formalina, dessa forma permitindo o desenvolvimento de respostas imunes excessivas mediadas por células T citolíticas e o subsequente dano tecidual. Além disso, os anticorpos de baixa afinidade também podem ter contribuído para a formação e deposição de imunocomplexos, acarretando a inflamação local.[269,270] O RSV inativado com formalina também sensibiliza a resposta T auxiliar (*helper*) 2 (Th2), com altos níveis de interleucina-4 e interleucina-5, que podem promover inflamação das vias aéreas.[271] Embora essa experiência adversa tenha levado a precauções extras, atuais esforços para o desenvolvimento da vacina contra o RSV estão em curso e atentam para as vacinas vivas atenuadas e de subunidades com proteínas recombinantes.

Em oposição às experiências prévias com as vacinas, a transferência passiva do anticorpo antiproteína F do RSV demonstrou ser um meio altamente eficaz para prevenir a morbidade relacionada ao RSV em crianças de alto risco. O palivizumab, produto atualmente disponível para venda, é um anticorpo monoclonal humanizado para a proteína F.[272] A administração do palivizumab em bebês prematuros ou com displasia broncopulmonar resultou em redução de 55% das hospitalizações relacionadas ao RSV e menor incidência de admissões na UTI.[273] Em um segundo ensaio, a administração de palivizumab em bebês e crianças com doença cardíaca congênita hemodinamicamente significativa foi bem tolerada e resultou em uma redução de 45% das hospitalizações associadas ao RSV.[274]

A profilaxia com o palivizumab deve ser considerada em crianças menores de 24 meses que possuem doença crônica pulmonar grave o suficiente para exigir tratamento dentro dos 6 meses do início previsto da temporada de RSV.[275] A profilaxia com palivizumab (e não RSV-IVIG) deve ser dada ao bebês com doença cardíaca congênita com repercussão hemodinâmica significativa e às crianças nascidas antes das 32 semanas de gestação. A profilaxia depende da presença de outros fatores de risco para o RSV, tais como exposição à fumaça de cigarro, frequência em creches, irmãos em idade escolar em ambiente domiciliar e anormalidades congênitas das vias aéreas. Não foi comprovada a eficácia do palivizumab no tratamento da doença estabelecida com o RSV.

Recomendações para a interrupção da transmissão nosocomial incluem higienização das mãos, descontaminação de superfícies e objetos inanimados, além do isolamento de pacientes infectados. O uso de óculos e máscaras descartáveis para proteção dos olhos e nariz pela equipe pediátrica reduz o risco de infecção nosocomial com o RSV, tanto da equipe médica quanto dos pacientes.[276] O uso regular de vestuário hospitalar, luvas e possivelmente máscaras pela equipe de profissionais da saúde que cuida de crianças infectadas também pode reduzir o risco de propagação nosocomial do RSV. O isolamento protetor de bebês em alto risco ou adiamento da admissão eletiva dessas crianças é recomendado durante os surtos institucionais de RSV.

RINOVÍRUS

Os *rinovírus* (RVs) são espécies pertencentes ao gênero *Enterovirus*, família Picornaviridae. O virion do RV é uma partícula não envelopada de 30 nm de diâmetro com quatro principais proteínas estruturais. O genoma do RV consiste em RNA de fita simples de aproximadamente $2,5 \times 10^6$ dáltons e codifica uma proteína de 240 kDa que é clivada em unidades estruturais do vírion. Os genomas do RV possuem 45% a 62% de homologia com os genomas do poliovírus. O poliovírus e o RV diferem, contudo, na construção de suas capas proteicas: a do RV é frouxamente empacotada, tornando-o sensível à inativação em baixo pH, enquanto a do poliovírus é firmemente empacotada, fornecendo ao vírion a resistência à inativação ácida. Acredita-se que a sensibilidade ácida do RV e seu crescimento ótimo, que varia de 32° a 34°C, seja responsável por sua replicação nas passagens nasais (e possivelmente nas grandes vias aéreas), mas não no trato GI.

Com base nos dados de sequências, os rinovírus são agrupados em três genogrupos: A, B e C.[277] Além disso, três das quatro proteínas da capa do RV (VP1, VP2 e VP3) reagem com o anticorpo neutralizante, formando a base a partir da qual mais de 100 tipos antigênicos foram enumerados. A presença de anticorpo neutralizante no soro e em secreções nasais correlaciona-se à proteção da infecção. Estudos de difração de raio X do RV revelaram a presença de uma grande depressão na superfície da capa viral em uma junção entre o platô das três proteínas (Fig 32-10).[278] Essa depressão contém o sítio de reconhecimento do receptor da célula hospedeira, a *molécula de adesão intercelular-1* (ICAM-1, do inglês, *intercellular adhesion molecule-1*), que se liga a 91 dos 102 sorotipos do rinovírus conhecidos.[279] Os sorotipos do RV que não se ligam ao ICAM-1 são referidos como os *vírus dos grupos receptores menores*, que parecem utilizar o receptor da lipoproteína de baixa densidade.[280] A manipulação dessas proteínas receptoras foi explorada como potencial medida de controle da infecção pelo rinovírus.

Epidemiologia e Transmissão

Os RVs apresentam distribuição global. Nos Estados Unidos, observa-se que o RV causa 0,74 a 0,77 infecção por pessoa ao ano em adultos. Acredita-se que o RV produza taxas de infecção ainda maiores em crianças, levando à aquisição de anticorpo para diferentes tipos de RV durante a infância e a adolescência, com prevalência de picos dos níveis de anticorpos em adultos jovens. A imunidade ao RV é tipo-específica e confere proteção prolongada após a infecção, embora possa haver infecções secundárias com o mesmo tipo de vírus. Os diferentes imunotipos circulam em uma dada população de maneira aparentemente randômica. Nos Estados Unidos, as infecções com o RV são prevalentes no início do outono e final da primavera.

Os principais reservatórios do RV são as crianças em idade escolar, que transmitem a infecção entre os colegas de classe e introduzem o vírus nos domicílios, infectando outros membros da família. Estudos sobre resfriados experimentais com o RV em voluntários demonstraram que o vírus é disseminado eficientemente pelos dedos contaminados que acidentalmente depositam o vírus no nariz ou olhos. A transmissão experimental do RV também é obtida pelas vias aéreas, provavelmente por grandes partículas de aerossol. A importância relativa dessas duas rotas de transmissão do RV em condições naturais ainda não foi determinada.

Patogênese

Aproximadamente dois terços das infecções naturais e experimentais com o RV resultam em manifestação clínica. O período de incubação dos resfriados causados pelo RV geralmente é de 2 dias, mas pode ser de até 1 semana. Os sintomas começam 1 dia após infecção. Pequenas doses do RV instiladas no nariz ou olho de voluntários suscetíveis regularmente conduzem à infecção, indicando que o transporte mucociliar não é efetivo contra o vírus. No período de manifestação da doença, as células epiteliais ciliadas descamativas contendo antígeno viral estão presentes nas secreções nasais.[281]

Em geral, o número de células infectadas pelo RV na nasofaringe parece limitado[282] e a infecção não provoca danos detectáveis ao epitélio dos condutos nasais. Esses resultados sugerem que a lesão celular induzida pelo vírus não é a causa direta dos sintomas nos resfriados causados por RV e também que os mediadores inflamatórios têm um papel importante. As secreções nasais durante a resposta inicial à infecção pelo RV são predominantemente o resultado da permeabilidade vascular aumentada, como demonstrado pelos elevados níveis de proteínas plasmáticas em secreções nasais.[283] As secreções glandulares (lactoferrina, lisozima e IgA secretória) predominam na fase tardia dos resfriados.[283] Ao contrário da condição na rinite alérgica, a histamina não parece ter um papel na indução dos sintomas nos resfriados. Os níveis de cinina na secreção nasal correlacionam-se aos sintomas observados em resfriados naturais e experimentais, e a administração intranasal de bradicinina causa permeabilidade vascular nasal aumentada, rinite e dor de garganta.[284] Concentrações de *interleucina* (IL)-1, IL-6 e IL-8 também estão aumentadas nos resfriados experimentais com o RV e correlacionam-se bem com a

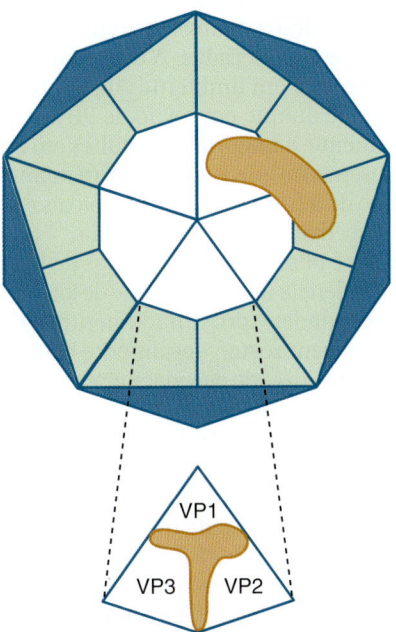

Figura 32-10 Vista de um lado da capa do rinovírus desenhada para representar em escala a ligação com a molécula de anticorpo. *Em cima,* A capa proteica é constituída de 12 pentâmeros, um dos quais é demonstrado (*branco*). Cada uma das cinco subunidades do pentâmero em forma de cunha (*branco*) é denominada "protômero". O sítio de ligação do anticorpo (*marrom*) forma uma ponte com os protômeros de dois pentâmeros adjacentes. *Embaixo,* Organização da superfície do protômero. Três das cadeias polipeptídicas (VP1, VP2, VP3) constituindo cada protômero estão expostas na superfície viral, enquanto o menor polipeptídeo (VP4) está localizado na parte inferior do protômero. Acredita-se que a ligação do receptor da célula hospedeira ao vírus ocorra próximo à base da fenda formada pelos platôs antigênicos compondo VP1, VP2 e VP3. O sítio rombudo de ligação do anticorpo é amplo demais para encaixar na base da fenda. (Cortesia de Dr. Roland Rueckert, University of Wisconsin.)

gravidade dos sintomas.[285] A síntese aumentada de citocinas pró-inflamatórias e de moléculas de adesão na orelha média também pode contribuir para a patogênese da otite média associada aos resfriados.[286] Polimorfismos no gene da IL-6 afetam a resposta sintomática ao desafio experimental com o RV em adultos.[287]

Manifestação Clínica da Doença

Os resfriados causados pelo RV variam em gravidade, de episódios brandos, caracterizados por 1 a 2 dias de coriza, ou coceira na garganta a doenças totalmente desenvolvidas com rinorreia profunda e prolongada, faringite e bronquite. O perfil do resfriado típico causado pelo RV, com base em resultados obtidos em estudos com adultos jovens com infecção natural, é mostrado na Figura 32-1. A duração média da doença é de 1 semana, com sintomas que duram até 2 semanas em um quarto dos casos. Sintomas máximos geralmente são detectados no segundo e terceiro dias da doença. As características da doença com o RV não são diferenciadas o suficiente para permitir distingui-las dos resfriados em decorrência de outros vírus respiratórios. O RV está entre os vírus respiratórios responsáveis pelo desenvolvimento de sinusite aguda e representa aproximadamente metade de todos os vírus recuperados de efusões da orelha média em crianças com otite média aguda.[288] Recentemente, uma forma clínica indistinguível daquela observada na influenza também foi relatada em adultos saudáveis.[289]

O RV sozinho ou em combinação com bactérias pode ser recuperado de aspirados obtidos pela punção direta dos seios maxilares de pacientes com sinusite.[290] O espessamento da mucosa e/ou exsudatos sinusais foram observados em até 77% dos indivíduos com resfriados agudos.[291] Essas anormalidades são transitórias e em casos não complicados, resolvem-se dentro de 21 dias. No entanto, a sinusite bacteriana aguda clinicamente manifesta é encontrada em uma pequena (0,5% a 5%) proporção de indivíduos com resfriados naturais. Presume-se que a infecção por RV prejudique o transporte mucociliar e outras defesas locais na cavidade sinusal, permitindo a invasão bacteriana secundária.

Há evidência crescente para um importante papel dos rinovírus na doença do trato respiratório inferior em adultos e crianças.[292] O RV é o segundo agente mais frequentemente reconhecido em associação à pneumonia e bronquiolite em bebês e crianças pequenas e geralmente causa exacerbações da doença respiratória preexistente naqueles indivíduos com DPOC ou fibrose cística.[293] Os resfriados geralmente são mais graves em indivíduos atópicos e os rinovírus são as principais causas de exacerbação da asma.[294] Crianças com história de chiado/asma tiveram mais hospitalizações associadas ao RV do que aquelas sem história prévia.[295]

As infecções por RV também podem estar associadas à doença grave do trato respiratório inferior em pacientes transplantados[296] e, em alguns casos, podem estar associadas à excreção prolongada.[297] Esses vírus também podem ser detectados na doença do trato respiratório inferior em indivíduos com câncer hematológico, frequentemente em conjunto com outros patógenos.[298]

Diagnóstico

Testes rápidos para detecção de ácido nucleico do RV estão disponíveis em painéis de vírus respiratórios (Cap. 17); geralmente não distinguem rinovírus de enterovírus. Os RVs podem ser isolados em cultura celular, geralmente em 2 a 7 dias após inoculação. O vírus está presente em secreções nasofaríngeas em altas concentrações durante o primeiro e o segundo dia da doença, mas pode ser excretado por um período de até 3 semanas. Quando indicada, a identificação do sorótipo específico de um determinado isolado do rinovírus é feita por teste de neutralização.

Tratamento e Prevenção

Atualmente, a única terapia eficaz disponível para os resfriados causados pelo RV é o tratamento sintomático das queixas individuais. Os medicamentos recomendados para tal tratamento estão descritos na seção sobre resfriados comuns neste capítulo. Embora a higienização das mãos seja sem dúvida importante na prevenção da transmissão, um estudo recente mostrou não haver benefício com a desinfecção de rotina das mãos na prevenção dos resfriados por RV.[299] Conforme mencionado, a infinidade de sorótipos do rinovírus sugere que uma vacina eficaz não estará disponível em um futuro próximo. Avanços na compreensão da biologia molecular e estrutural dos rinovírus conduziram ao desenvolvimento de um número de estratégias para a intervenção antiviral, incluindo o bloqueio do receptor e agentes de ligação ao capsídeo. Contudo, nenhum desses agentes foi aprovado para uso clínico.

VÍRUS DA VARICELA-ZÓSTER

O *vírus da varicela-zóster* (VZV) é um vírus DNA de dupla-fita envelopado, com um grande genoma (≈ 125.000 pb). A varicela ou catapora é uma doença infantil altamente contagiosa, que normalmente causa surtos na comunidade durante os meses finais do inverno e meses iniciais da primavera em regiões temperadas. A disseminação da varicela ocorre rapidamente em ambientes de contato domiciliar, com uma taxa de ataque em torno de 90% em 2 semanas. Consequentemente, a maioria dos adultos em áreas de clima temperado desenvolve infecção durante a infância, mas uma alta proporção de adultos em áreas tropicais e semitropicais permanece suscetível à infecção primária.[300] O herpes-zóster não é sazonal e é observado em pessoas de todas as idades, embora sua incidência aumente quase de forma linear depois dos 30 anos de idade. Aproximadamente 10% a 20% dos adultos desenvolvem zóster, geralmente como um episódio único após a quinta década de vida. Reinfecções clinicamente aparentes podem ser vistas com o VZV.

Embora o vírus não seja recuperado normalmente de secreções respiratórias de pacientes com varicela, evidências epidemiológicas indicam que a disseminação do vírus ocorra de pessoa para pessoa por meio da transmissão aérea. As lesões cutâneas também podem ser a fonte do vírus infeccioso. Pessoas suscetíveis são infectadas após o contato com pacientes com varicela, ou menos frequentemente, com o herpes-zóster. Antes do surgimento da vacina, o VZV foi uma importante causa de surtos nosocomiais em unidades pediátricas, com disseminação por meio de pequenas partículas de aerossol.

Patogênese

O período de incubação da varicela é em média de 2 semanas e quase todos os casos de varicela desenvolvem-se dentro de 11 a 20 dias após exposição. A porta de entrada da infecção é o trato respiratório, com disseminação virêmica levando a extensas lesões cutâneas e das membranas mucosas. Após a infecção, o VZV estabelece latência nos gânglios da raiz dorsal posterior. A reativação da replicação viral e a disseminação centrífuga ao longo dos nervos sensoriais levam à distribuição dermatomal única do vírus zóster. A disseminação do vírus para outros sítios pode ocorrer em hospedeiros imunocomprometidos infectados por zóster.

Manifestação Clínica da Doença

Varicela. Em crianças imunocompetentes, a varicela geralmente não está associada a manifestações sistêmicas ou respiratórias significativas. O exantema normalmente começa ao redor do couro cabeludo e cabeça, com envolvimento subsequente do tronco e extremidades. As lesões progridem em várias fases (máculas eritematosas, vesículas, pústulas, crostas), desse modo, uma área terá lesões em diferentes estágios de evolução. Por outro lado, na varíola, uma doença com a qual a varicela frequentemente foi confundida, as lesões começam na face e espalham-se em direção às extremidades, acompanhadas de lesões adjacentes no mesmo estágio de desenvolvimento.

Em crianças e adultos suscetíveis que estão imunocomprometidos, particularmente aqueles com defeitos na imunidade celular, incluindo infecção pelo HIV,[301] a varicela segue um curso mais grave. O desenvolvimento progressivo das lesões, particularmente envolvendo as extremidades; febre alta; e envolvimento visceral com pneumonia, menigoencefalite e hepatite são comuns. Durante a gravidez, a pneumonia grave pode desenvolver-se em aproximadamente 10% dos casos de varicela.

A pneumonia viral é a principal complicação da varicela em adultos normais, em que se estima uma frequência 25 vezes maior do que a observada em crianças.[302] O tabagismo é um fator de risco significativo. A pneumonia associada à varicela geralmente é evidente após 1 a 6 dias do início do exantema. Os sintomas incluem tosse, dispneia, dor torácica pleurítica e hemoptise. Outros achados físicos além de febre e taquipneia são frequentemente menos graves. A intensidade do exantema não se correlaciona necessariamente à gravidade da pneumonia. O padrão radiológico torácico característico é de opacidades nodulares difusas (1 a 10 mm) (Fig. 32-11), que podem regredir com nódulos miliares calcificados.[303] Linfadenopatia hilar, efusões pleurais e opacidades peribrônquicas frequentemente estão presentes. O infarto pulmonar pode complicar o quadro clínico. A TC torácica em pacientes com pneumonia por varicela normalmente mostra nódulos multifocais ou difusos, de tamanho variável (1 a 10 mm), que podem ser circunscritos ou pouco definidos. Halos com opacidade em vidro fosco podem ser vistos ao redor de alguns nódulos. Os estudos de função pulmonar têm encontrado valores normais de fluxo expiratório, mas redução da capacidade de difusão do monóxido de carbono, que pode persistir por meses. Entretanto, muitos indivíduos com alterações radiológicas são relativamente assintomáticos.

Herpes-zóster. O zóster representa a reativação do vírus latente ao longo de um a três dermátomos e, em adultos, geralmente é associado a dor. Os dermátomos torácicos estão envolvidos em aproximadamente metade dos casos. A dor grave prolongada ou a neuralgia pós-herpética pode ser uma complicação séria, com frequência elevada em pessoas com mais de 50 anos.

O zóster manifesta-se com mais frequência naqueles que recebem terapia imunossupressora ou quimioterapia para o câncer e em sítios anatômicos irradiados para o tratamento de doenças malignas. Dependendo do grau de imunossupressão, o herpes-zóster pode desenvolver-se em 30% ou mais dos pacientes. O desenvolvimento da disseminação cutânea (definida como mais de 20 lesões fora do dermátomo primário) ocorre em 25% a 50% dos pacientes imunossuprimidos e em até 2% dos pacientes aparentemente normais infectados por zóster. O vírus está associado ao comprometimento visceral, incluindo pneumonite, assim como hepatite, meningoencefalite e uveíte em aproximadamente metade dos indivíduos afetados. A mortalidade depende do grau de imunossupressão e varia de zero a 10%.

Diagnóstico

O diagnóstico rápido de infecção pelo grupo herpes pode ser estabelecido por exame citológico de raspagens da lesão (esfregaço de Tzanck e outros), que tem sensibilidade de 70% a 85% quando as lesões estão no estágio vesicular. A imunofluorescência direta para o antígeno de VZV nas lesões é o teste laboratorial mais rápido e sensível. O vírus é lábil, mas pode ser isolado de fluido vesicular durante os primeiros 3 dias da varicela em hospedeiros normais e por até 10 dias em hospedeiros imunocomprometidos ou pacientes com zóster disseminado. A inoculação direta do fluido vesicular em monocamadas de cultura celular (fibroblastos pulmonares de embrião humano) no leito aumenta a probabilidade de isolamento.

Tratamento e Prevenção

A vacina da varicela viva, atenuada, gera anticorpos neutralizantes em mais de 95% dos receptores e também produz respostas de células T citotóxicas CD8$^+$ duradouras contra o vírus da varicela.[304] A vacinação de crianças imunossuprimidas, incluindo aquelas com leucemia, é segura, embora uma pequena proporção de crianças desenvolva uma síndrome clínica branda, do tipo varicela, aproximadamente 1 mês após a vacinação.[305] Tanto em crianças saudáveis quanto em imunocomprometidas, a vacina é altamente eficaz na prevenção da varicela, com

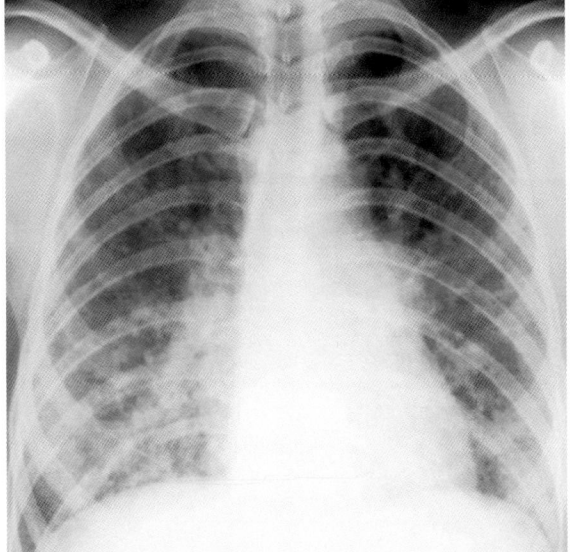

Figura 32-11 **Pneumonia aguda por varicela.** A radiografia frontal do tórax mostra opacidades nodulares multifocais, bilaterais, pouco definidas, distribuídas predominantemente na região peri-hilar e no lobo inferior do pulmão. Ausência de efusão pleural. (Cortesia de Michael Gotway, MD.)

taxas de eficácia de 50% a 90%. Duas doses da vacina contra a varicela administradas subcutaneamente são recomendadas em crianças de 12 meses ou mais, adolescentes e adultos sem evidência de imunidade prévia.[306] A segunda dose de vacinação de resgate é recomendada para aqueles que receberam previamente uma única dose da vacina.

A vacina viva de maior dose reestimula a imunidade celular específica para o vírus em adultos e pode reduzir a frequência de reativação, assim como a gravidade clínica do zóster.[307] A vacina viva de alta dose é recomendada como uma dose única em todos os indivíduos saudáveis com 60 anos ou mais.[308]

Embora a varicela não complicada em crianças geralmente não necessite de tratamento específico, o aciclovir oral iniciado dentro de 24 horas do surgimento de exantema reduz o número de lesões, duração da febre e tempo de cura, comparado ao placebo em crianças, adolescentes e adultos.[309] O uso sequencial de aciclovir oral e intravenoso é empregado na terapia da varicela em crianças imunocomprometidas.[310] Em pacientes imunocomprometidos com zóster localizado, o aciclovir intravenoso parece deter a disseminação. Além disso, aciclovir, valaciclovir e fanciclovir na formulação oral são eficazes para o tratamento de zóster e podem reduzir a duração da neuralgia pós-herpética em adultos saudáveis.[311] O aciclovir intravenoso (10 mg/kg a cada 8 horas por 5 a 7 dias) parece eficaz na pneumonia causada por varicela em adultos previamente saudáveis, quando a terapia é iniciada precocemente.[312]

Pontos-chave

- As infecções virais, causas importantes de doença do trato respiratório, estão associadas a substanciais morbidade e mortalidade em todos os grupos etários.
- Síndromes clínicas, tais como resfriado comum, faringite, bronquite aguda, síndrome gripal, crupe, bronquiolite e pneumonia — podem ser causadas por vários vírus distintos, e a maioria dos principais vírus respiratórios pode causar mais de uma síndrome clínica.
- O reconhecimento do papel dos vírus respiratórios na doença do trato respiratório inferior é crescente em indivíduos imunocomprometidos; a disponibilidade cada vez maior dos testes diagnósticos moleculares levará ao aumento dos diagnósticos de infecção viral.
- Vacinas eficazes estão disponíveis para a prevenção da doença causada por alguns patógenos virais, incluindo os vírus influenza, do sarampo, caxumba, rubéola e varicela. Os agentes antivirais estão disponíveis para alguns, incluindo vírus influenza, herpesvírus, citomegalovírus e da varicela-zóster. Para a maioria dos patógenos virais, as vacinas ou os antivirais não estão atualmente disponíveis.
- Novos vírus respiratórios estão emergindo continuamente na interface entre espécies humanas e animais. Exemplos recentes incluem vírus da influenza aviária e suína, síndrome respiratória aguda grave, síndrome respiratória do Oriente Médio e síndrome pulmonar causada pelo hantavírus. A vigilância permanente para novos agentes é crítica no controle de pandemias.

As Referências estão disponíveis exclusivamente no site www.elsevier.com.br/expertconsult

33 PNEUMONIA BACTERIANA E ABSCESSO PULMONAR

ANTONI TORRES, MD, PhD • ROSARIO MENÉNDEZ, MD, PhD • RICHARD G. WUNDERINK, MD, PhD

INTRODUÇÃO
FISIOPATOLOGIA E PATOGÊNESE
EPIDEMIOLOGIA
Pneumonia Adquirida na Comunidade
Pneumonia Adquirida no Hospital (Nosocomial)
Pneumonia Associada aos Cuidados de Saúde
QUADRO CLÍNICO
Pneumonia Típica Versus Atípica
AVALIAÇÃO DO PACIENTE
Avaliação Clínica
Avaliação Laboratorial
Avaliação Radiológica
Avaliação Microbiológica

Técnicas Diagnósticas Invasivas
Diagnóstico Diferencial
ABORDAGEM TERAPÊUTICA PARA A PNEUMONIA
Avaliação da Gravidade
Seleção dos Agentes Antimicrobianos
Ajustes na Terapia Antimicrobiana
CAUSAS COMUNS DE PNEUMONIA PIOGÊNICA
Streptococcus pneumoniae (Pneumonia Pneumocócica)
Outros Estreptococos
Haemophilus influenzae
Mycoplasma pneumoniae
Chlamydophila pneumoniae

Staphylococcus aureus
Pneumonia Bacilar Gram-negativa
Legionella
Bactérias Anaeróbias
PNEUMONIA NÃO RESPONSIVA/ FALHA NO TRATAMENTO
Causas Infecciosas
Causas não Infecciosas
Avaliação Diagnóstica
Estudos Microbiológicos
Manejo Terapêutico
ABSCESSO PULMONAR
PREVENÇÃO DA PNEUMONIA
Vacinas
Cessação do Tabagismo

INTRODUÇÃO

A *pneumonia adquirida na comunidade* (PAC) é uma doença respiratória infecciosa comum.[1] Embora muitos pacientes com PAC possam ser tratados em regime ambulatorial, a mortalidade da PAC naqueles que necessitam de hospitalização varia de 5% a 15% e aumenta para 20% a 50% em pacientes que necessitam de cuidados em *unidade de terapia intensiva* (UTI). A *pneumonia adquirida no hospital* (PAH) é a segunda infecção nosocomial fatal mais comum e mais frequente.

Um diagnóstico clínico de pneumonia pode ser estabelecido geralmente com base em sinais, sintomas e radiografias torácicas, apesar de algumas vezes ser difícil distinguir entre PAC ou PAH e outras condições, tais como insuficiência cardíaca congestiva, embolia pulmonar e pneumonia por aspiração química. A definição de um agente etiológico é também desafiadora. Embora a terapia empírica precoce seja necessária, é importante identificar o patógeno causador em pacientes que necessitam de hospitalização, tanto para confirmar a adequação da terapia quanto para reduzir o uso desnecessário de antimicrobianos.

O diagnóstico e o tratamento da pneumonia tornaram-se mais complexos em razão do número crescente de indivíduos com idade avançada e comorbidades, debilitados, institucionalizados e imunocomprometidos, bem como devido ao conjunto diverso de microrganismos que causam pneumonia e à resistência crescente aos antimicrobianos.

FISIOPATOLOGIA E PATOGÊNESE

A aspiração das secreções orofaríngeas ou nasofaríngeas é o principal mecanismo de contaminação das vias aéreas respiratórias inferiores por bactérias. Enquanto uma pessoa está acordada, os reflexos glóticos previnem a aspiração; durante o sono, 50% das pessoas normais aspiram pequenos volumes de secreções faríngeas. Como as secreções orofaríngeas podem conter de 10^7 a 10^{11} microrganismos por mililitro, a aspiração de apenas 0,001 mL pode carregar mais de 100.000 bactérias.

A orofaringe de indivíduos saudáveis é colonizada por diversos microrganismos que divergem em seu potencial de virulência. A capacidade dos microrganismos para colonizar a orofaringe e causar infecções do trato respiratório inferior é determinada em parte pela interação de adesinas microbianas específicas com receptores celulares. Por exemplo, *Streptococcus pneumoniae*, que contém múltiplas adesinas,[2] liga-se ao receptor por meio do fator ativador de plaquetas em células epiteliais, e essa interação é aumentada pela fumaça do cigarro, infecção por vírus respiratórios e poluentes particulados do ar,[3-5] todos associados ao risco aumentado de pneumonia pneumocócica. Do mesmo modo, *Staphylococcus aureus* expressa múltiplas adesinas que se ligam às proteínas da matriz extracelular do hospedeiro.[6,7] Patógenos bacterianos Gram-negativos também possuem adesinas específicas, muitas das quais formam estruturas macromoleculares, denominadas *pili*. *Klebsiella pneumoniae* usa dois tipos distintos de *pili* para aderir às células epiteliais: *pili* tipo 1, que se ligam a diversas moléculas alvo do hospedeiro com resíduos de manose expostos, e *pili* tipo 3, que interagem com proteínas da matriz extracelular.[8]

Vários mecanismos nas vias aéreas previnem a aderência e colonização por patógenos bacterianos potenciais. As células epiteliais respiratórias sintetizam e secretam peptídeos, denominados *defensinas* e *catelicidinas*, que possuem atividade antimicrobiana de amplo espectro.[9] Nas vias aéreas distais e nos alvéolos, as proteínas surfactantes pulmonares A e C podem inibir a ligação bacteriana às células do hospedeiro

Tabela 33-1 Causas Comuns de Pneumonia Adquirida na Comunidade em Pacientes que não Necessitam de Hospitalização*

Mycoplasma pneumoniae
Streptococcus pneumoniae
Chlamydophila pneumoniae
Haemophilus influenzae
Vírus respiratórios

*Organismos listados na ordem geral de frequência.

Tabela 33-2 Causas Comuns de Pneumonia Adquirida na Comunidade em Pacientes que Necessitam de Hospitalização*

Streptococcus pneumoniae
Mycoplasma pneumoniae
Chlamydophila pneumoniae
Haemophilus influenzae
Staphylococcus aureus
Infecções mistas
Bacilos Gram-negativos entéricos
Aspiração (anaeróbios)
Vírus respiratórios
Espécies de Legionella

*Organismos listados na ordem geral de frequência.

Tabela 33-3 Causas Comuns de Pneumonia Grave Adquirida na Comunidade*†

Streptococcus pneumoniae
Bacilos Gram-negativos entéricos
Staphylococcus aureus
Espécies de Legionella
Mycoplasma pneumoniae
Vírus respiratórios
Pseudomonas aeruginosa (frequência relativa determinada pela presença ou ausência de fatores de risco específicos)

*Gravidade da doença justificando o tratamento em uma unidade de terapia intensiva.
†Organismos listados na ordem geral de frequência.

e também promovem a fagocitose de determinadas bactérias.[10,11] A presença de complemento e de imunoglobulinas (particularmente *imunoglobulina A* [IgA]), também previne a colonização da orofaringe. Além da proteção fornecida por fatores do hospedeiro, a microbiota das vias aéreas superiores pode modular a suscetibilidade aos patógenos, como indicado pela evidência de que a terapia antimicrobiana de amplo espectro predispõe à colonização e infecção. Os efeitos da microbiota funcionam por meio da competição por sítios de ligação ou fontes nutricionais, ou pela modulação da expressão de moléculas específicas de defesa do hospedeiro.[12-15] Interações entre a virulência e a quantidade de microrganismos aspirados ou inalados e as respostas imunes inatas e adaptativas do indivíduo determinam o desenvolvimento da pneumonia.[16]

Como uma alternativa à aspiração de bactérias das vias aéreas superiores, *Mycoplasma pneumoniae*, espécies de *Chlamydophila*, *Coxiella burnetti*, *Legionella* e *Mycobacterium tuberculosis* entram no trato respiratório inferior por inalação. A pneumonia por inalação é mais frequente por causa de microrganismos que sobrevivem suspensos no ar por períodos prolongados, presentes em núcleos goticulares menores do que 5 μm e que são capazes de evadir das respostas imunes inatas.

EPIDEMIOLOGIA

PNEUMONIA ADQUIRIDA NA COMUNIDADE

A incidência real de PAC é incerta, pois a doença não é relatada e apenas 20% a 50% dos pacientes necessitam de hospitalização. Estimativas da incidência de PAC variam de dois a 15 casos por 1.000 pessoas ao ano, com taxas consideravelmente maiores em idosos.[17]

Embora a gravidade da doença seja influenciada pela idade do paciente e pela presença e tipo de condições coexistentes,[18-21] também está relacionada ao patógeno. *M. pneumoniae*, *S. pneumoniae*, *Chlamydophila pneumoniae*, *Haemophilus influenzae* e vírus são causas de formas brandas da PAC (Tabela 33-1), enquanto *S. pneumoniae*, *M. pneumoniae* e *H. influenzae* podem causar PAC grave suficiente para justificar a internação hospitalar (Tabela 33-2).[21-23] Os patógenos identificados com mais frequência como causa de PAC grave (p. ex., PAC com necessidade de cuidados em UTI) incluem *S. pneumoniae*, bacilos Gram-negativos entéricos, *S. aureus*, *Legionella pneumophila*, *M. pneumoniae*, *H. influenzae* e vírus respiratórios (Tabela 33-3).[21-25] Até 20% dos episódios graves de PAC são causados por infecção polimicrobiana. Mesmo com a realização de procedimentos diagnósticos abrangentes, o patógeno responsável não é isolado em até 50% a 60% dos pacientes com PAC grave.

Bacilos Gram-negativos entéricos, *S. aureus*, espécies de *Legionella* e vírus respiratórios são causas incomuns de PAC, embora surtos locais possam aumentar consideravelmente a incidência de *Legionella*.[26,27] *Staphylococcus aureus* resistentes à meticilina (MRSA, do inglês, *Methicillin-resistant Staphylococcus aureus*), originalmente um patógeno nosocomial, tem surgido na comunidade onde é referido como *MRSA adquirido na comunidade*. MRSA adquirido na comunidade pode levar a infecções pulmonares graves, incluindo pneumonia necrosante e hemorrágica.[28] A infecção por *Pseudomonas aeruginosa* é incomum na ausência de fatores de risco específicos (tratamento recente com antibiótico, *síndrome da imunodeficiência adquirida* [AIDS] e comorbidade pulmonar grave, principalmente bronquiectasia, fibrose cística e *doença pulmonar obstrutiva crônica* [DPOC]).[21,22,24]

A provável etiologia da PAC grave varia em diferentes populações de pacientes, dependendo da idade e das comorbidades, incluindo infecção pelo HIV.[22,29-31a]

Fatores Relacionados à Idade

A pneumonia permanece como uma das principais causas de morbidade em crianças. Na Europa, existem mais de 2,5 milhões de casos de pneumonia infantil anualmente, responsáveis por aproximadamente 50% das admissões hospitalares de crianças. A pneumonia definida radiologicamente está presente em 7,5% das doenças febris em bebês até 3 meses de idade e em 13% das doenças infecciosas durante os primeiros 2 anos de vida. Em crianças menores de 2 anos, *S. pneumoniae* e o vírus sincicial respiratório são os microrganismos mais frequentes, enquanto *M. pneumoniae* é a principal causa de pneumonia em crianças mais velhas e adultos jovens.

Em adultos, a idade avançada está associada a uma mudança na distribuição das causas microbianas e a um aumento na frequência e gravidade da pneumonia.[32] A incidência anual de PAC em idosos não institucionalizados é estimada entre 18 a 44 por 1.000 comparada a 4,7 a 11,6 por 1.000 na população geral.[17,32,33] Embora os idosos estejam particularmente em risco de pneumonia pneumocócica, também apresentam altas taxas de pneumonia por estreptococos do grupo B, *Moraxella catarrhalis*, *H. influenzae*, *L. pneumophila*, bacilos Gram-negativos, *C. pneumoniae* e infecções polimicrobianas.[17,24,34] Embora a taxa absoluta de infecção por *M. pneumoniae* não diminua com a idade, esse patógeno responde por uma menor proporção de pneumonia em idosos do que em populações mais jovens. Em pacientes com idade superior a 80 anos, observam-se incidência maior de pneumonia aspirativa e menor incidência de infecção por espécies de *Legionella* do que em pacientes mais jovens.[35]

Hábitos Pessoais

O consumo de álcool é um importante fator de risco de PAC, por causa de seu potencial para prejudicar o nível de consciência, aumentando assim o risco de aspiração de conteúdos orofaríngeos. Além disso, efeitos diversos do alcoolismo na imunidade inata e adaptativa são relatados, os quais podem contribuir para o risco aumentado. O alcoolismo demonstra ser um fator de risco independente da taxa aumentada e gravidade da pneumonia, principalmente aquela causada por *S. pneumoniae*.[36,37] Essa predisposição persiste por vários meses após a interrupção do consumo de álcool.[37]

O tabagismo é um dos fatores de risco mais importantes para a PAC e está associado a uma frequência elevada de PAC devida ao *S. pneumoniae*, *L. pneumophila* e influenza.[38] O tabagismo altera o transporte mucociliar e as defesas humorais e celulares, afeta as células epiteliais e aumenta a adesão de *S. pneumoniae* e *H. influenzae* ao epitélio orofaríngeo.[4]

Comorbidades

A comorbidade mais frequente associada à PAC é a DPOC. Pacientes com DPOC têm um risco aumentado de PAC, devido às alterações nas defesas mecânicas e celulares que permitem a colonização bacteriana das vias aéreas inferiores. Pacientes com DPOC grave (volume expiratório forçado em 1 segundo < 30% do previsto) e bronquiectasia apresentam um risco aumentado de pneumonia causada por *H. influenzae* e *P. aeruginosa*.[38] Em pacientes com DPOC tratada com corticosteroides orais por longos períodos, o risco de infecção por espécies de *Aspergillus* é acentuado.[39]

A pneumonia permanece como a principal causa de morbidade e mortalidade em pacientes com fibrose cística. Durante a primeira década de vida, *S. aureus* e *H. influenzae* não tipável são os patógenos mais comuns, embora *P. aeruginosa* seja ocasionalmente isolada em bebês. Até os 18 anos de idade, 80% dos pacientes com fibrose cística abrigam *P. aeruginosa* e 3,5% abrigam *Burkholderia cepacia*.[40] *Stenotrophomonas maltophilia*, *Achromobacter xylosoxidans* e micobactérias não tuberculosas são patógenos emergentes nessa população.[41]

Outras comorbidades associadas a taxas elevadas de PAC e consequente mortalidade incluem insuficiência cardíaca congestiva, doença renal ou hepática crônica, câncer, diabetes, demência, doenças cerebrovasculares e imunodeficiências (p. ex., neutropenia, doenças linfoproliferativas, deficiências em imunoglobulinas e infecção pelo vírus *da imunodeficiência humana* [HIV]).[42-44]

Considerações Geográficas e Ocupacionais

Fatores geográficos, sazonalidade, história de viagens e exposições ocupacionais ou incomuns modificam o risco de várias etiologias microbianas de PAC. Por exemplo, uma frequência elevada de *S. pneumoniae* é encontrada em soldados, pintores e mineradores de ouro da África do Sul. A bactéria *Burkholderia pseudomallei* (melioidose) é endêmica nos trópicos rurais.[45] Exposição às aves domésticas de estimação, trabalho em fazenda de criação de aves (principalmente peru) ou unidades de processamento aumentam o risco de psitacose (*Chlamydophila psittaci*), enquanto o contato com cavalos ou outros mamíferos de grande porte, incluindo bovinos, suínos, ovinos, caprinos ou veados, aumenta a exposição a *Rhodococcus*. O contato com roedores sugere a possibilidade de infecção por *Yersinia pestis* (praga) na região rural Sudoeste dos Estados Unidos[46] e *Francisella tularensis* (tularemia) na zona rural de Arkansas ou Nantucket, Massachusetts.[47] A exposição a ovelhas, cães e gatos exige avaliação imediata para *Coxiella burnetti* (febre Q).[48] O papel da sazonalidade é ilustrado pela incidência elevada de infecções do trato respiratório inferior ocasionadas por *S. pneumoniae* e *H. influenzae* nos meses de inverno. A emergência de pneumonia causando a *síndrome respiratória aguda grave* (SARS, do inglês, *severe acute respiratory syndrome*) devido a um coronavírus ocorreu na forma epidêmica no Sudeste Asiático,[49,50] enquanto outro coronavírus causa a *síndrome respiratória do Oriente Médio* (MERS, do inglês, *Middle East respiratory syndrome*). Finalmente, os agentes infecciosos que causam antraz, tularemia e praga podem ser utilizados para propósitos de bioterrorismo ou guerra biológica e causam infecções do trato respiratório inferior.[51,52]

PNEUMONIA ADQUIRIDA NO HOSPITAL (NOSOCOMIAL)

A PAH de início precoce (< 5 dias de hospitalização) é frequentemente ocasionada por microrganismos que são associados também à PAC, tais como *S. pneumoniae*, *H. influenzae* e anaeróbios. A PAH de início tardio (> 5 dias de hospitalização) é causada principalmente por MRSA, bacilos Gram-negativos entéricos, *P. aeruginosa*, não fermentadores, tais como *Acinetobacter baumannii* e *S. maltophilia*, e infecções polimicrobianas.[53] Fatores que aumentam o risco de PAH incluem exposição a antibióticos, idade avançada, comorbidades graves, imunossupressão de base, colonização da orofaringe por microrganismos virulentos, condições que promovem a aspiração pulmonar ou inibem a tosse (p. ex., cirurgia toracoabdominal, entubação traqueal, inserção do tubo nasogástrico, posição supina) e exposição a equipamentos respiratórios contaminados. Um estudo recente sugere que os microrganismos multirresistentes são mais frequentes na PAH de início precoce do que inicialmente se imaginava[54] e que os fatores de risco para a pneumonia de início precoce devem ser reavaliados.

PNEUMONIA ASSOCIADA AOS CUIDADOS DE SAÚDE

O cuidado em saúde agora reflete um contínuo com muitos serviços tradicionais hospitalares fornecidos em condições ambulatoriais. Os médicos frequentemente categorizam as novas infecções em tais indivíduos como "adquiridas na comunidade". Entretanto, essas infecções associadas aos cuidados de saúde possuem uma epidemiologia única mais semelhante àquela observada nas infecções adquiridas no hospital, resultando na *pneumonia adquirida em cuidados de saúde* (PACS), sendo reconhecida como uma entidade distinta pela *American Thoracic Society* (ATS) e pela *Infectious Diseases Society of America* (IDSA).[53] *S. aureus* (tanto sensível à meticilina quanto resistente à meticilina) e *P. aeruginosa* são os microrganismos mais frequentemente associados. Comparada à PAC, pacientes com PACS manifestam doença mais grave, maior mortalidade e tempo de internação hospitalar mais prolongado, além de maior custo em cuidados da saúde.[55]

QUADRO CLÍNICO

A pneumonia é caracterizada pela presença de febre, mal-estar geral e sintomas respiratórios, tais como tosse (90%), produção de escarro (66%), dispneia (66%), dor pleurítica (50%) e hemoptise (15%). Em pacientes idosos e em imunocomprometidos, os sinais e sintomas de infecção pulmonar podem ser discretos e encobertos por queixas inespecíficas. Temperaturas acima de 38,5°C ou acompanhadas por calafrios nunca devem ser atribuídas à bronquite sem a avaliação de uma radiografia torácica.

Algumas vezes, há uma história "clássica", como aquela do paciente com infecção pneumocócica que desenvolve início repentino de calafrio seguido por dor torácica pleurítica, dispneia e tosse com escarro cor de ferrugem. Similarmente, um paciente com pneumonia por *Legionella* pode queixar-se predominantemente de diarreia, febre, dor de cabeça, confusão e mialgia. Na infecção por *M. pneumoniae*, as manifestações extrapulmonares, tais como miringite, encefalite, uveíte, irite e miocardite, podem estar presentes. Contudo, a história clínica claramente sugere um diagnóstico etiológico específico.

A informação obtida a partir da história clínica e do exame físico não é suficiente para confirmar o diagnóstico de pneumonia. Um diagnóstico definitivo requer o achado de uma nova opacidade na radiografia torácica.

Em pacientes idosos, principalmente aqueles com múltiplas comorbidades, a pneumonia pode manifestar-se com fraqueza geral, apetite reduzido, estado mental alterado, incontinência ou descompensação devida à doença de base. A presença de taquipneia pode preceder outros sinais de pneumonia por 1 a 2 dias. A taquicardia é outro sinal inicial comum, mas é menos frequente e específica do que a taquipneia. A febre está ausente em 30% a 40% dos pacientes idosos. Devido à falta de sintomas específicos, o diagnóstico de PAC é frequentemente tardio nessa população.[17,34] Pacientes idosos com pneumonia que apresentam estado mental alterado sem febre podem demorar a receber os antibióticos por mais de 4 horas após o atendimento médico, aumentando dessa forma a mortalidade.[56]

PNEUMONIA TÍPICA *VERSUS* ATÍPICA

A divisão de PAC em síndromes típicas e atípicas é utilizada para predizer os prováveis patógenos e selecionar a terapia empírica adequada.[18-21] O quadro clínico de PAC "típica" é de doença caracteristicamente causada por bactérias, tais como *S. pneumoniae, H. influenzae* e *K. pneumoniae*. A manifestação inicial é frequentemente aguda, com um calafrio intenso. A tosse produtiva está presente e o escarro é purulento ou

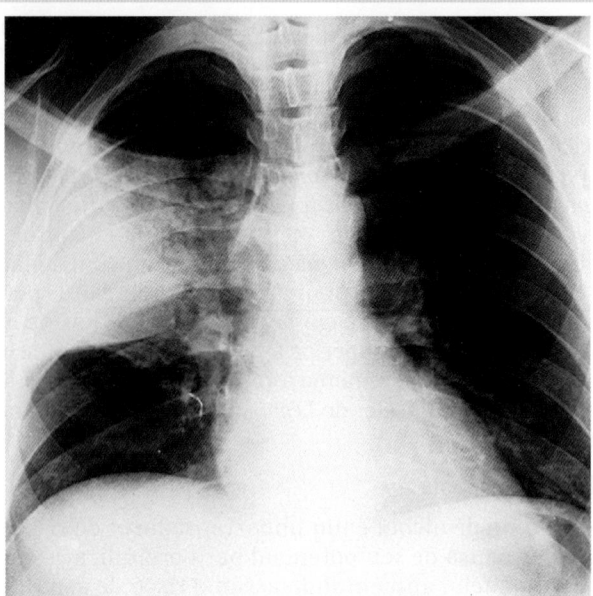

Figura 33-1 Pneumonia pneumocócica com consolidação lobar.

sanguinolento. A dor pleurítica pode sugerir *S. pneumoniae*. O exame físico revela achados típicos de consolidação pulmonar (Cap. 16). Os testes sanguíneos mostram leucocitose com neutrofilia e células em banda na maioria dos casos. A radiografia torácica revela consolidação lobar com broncogramas aéreos (Fig. 33-1).

Por outro lado, a síndrome com início gradual de febre, tosse não produtiva e uma contagem de leucócitos relativamente normal em um paciente sem um patógeno bacteriano facilmente visualizado é denominada "pneumonia atípica". Com frequência, as queixas sistêmicas são mais evidentes do que as respiratórias. A síndrome atípica é característica de infecções por patógenos, tais como *M. pneumoniae*, espécies de *Chlamydophila, C. burnetti* e vírus. Entretanto, vários estudos, incluindo aquele com pacientes apresentando PAC branda tratada em um regime ambulatorial,[57] não encontraram sintomas clínicos nem manifestações radiológicas suficientemente sensíveis ou específicas para guiar o tratamento com antibióticos direcionado ao patógeno, contra microrganismos "típicos" *versus* "atípicos".[57] Portanto, as recomendações atuais não enfatizam o uso da classificação típica *versus* atípica para determinar a antibioticoterapia empírica inicial da PAC.[18-21,58]

AVALIAÇÃO DO PACIENTE

AVALIAÇÃO CLÍNICA

Os achados clínicos que melhor diferenciam a PAC de outras infecções respiratórias agudas são tosse, febre, taquipneia, taquicardia e crepitações pulmonares; a PAC está presente em 20% a 50% das pessoas que têm todos os cinco fatores.[59] Sinais específicos de consolidação pulmonar estão presentes em apenas um terço dos casos que justificam hospitalização e são frequentemente ausentes em pacientes menos doentes. Na fase inicial da evolução da doença, dor e tosse podem estar ausentes e o exame físico pode ser normal, com exceção da febre. Em pacientes idosos debilitados, as manifestações clínicas imprecisas de pneumonia são comuns e a presença de febre sem fonte aparente, principalmente quando acompanhada por confusão ou taquipneia, justifica a obtenção de uma radiografia torácica.

Indícios para o diagnóstico etiológico podem excluir o trato respiratório. A bradicardia em relação à quantidade de febre (o pulso deve aumentar em até 10 batimentos/min/°C de elevação de temperatura) está associada à pneumonia causada por *Legionella*, *C. psittaci*, *Mycoplasma* ou *F. tularensis*. A infecção por *M. pneumoniae* pode apresentar manifestações extrapulmonares, incluindo artralgia, linfadenopatia cervical, miringite bolhosa, diarreia, mialgia, miocardite, hepatite, náusea, pericardite e vômito.[60] Lesões cutâneas de eritema multiforme ou eritema nodoso sugerem infecção por *Mycoplasma* (assim como tuberculose e infecção fúngica endêmica), enquanto as lesões do ectima gangrenoso são muitas vezes observadas na infecção por *P. aeruginosa*. Finalmente, o examinador deve observar a presença de complicações, tais como efusão pleural, pericardite, endocardite, artrite e comprometimento do sistema nervoso central, que pode necessitar de procedimentos diagnósticos adicionais e, potencialmente, uma mudança na terapia.[61]

AVALIAÇÃO LABORATORIAL

Uma vez que há supeita de que o paciente apresenta pneumonia, os estudos laboratoriais devem incluir contagem de células sanguíneas, medidas séricas de glicose e de eletrólitos e oximetria de pulso ou gasometria arterial.[18-21] Esses dados fornecem a base para a tomada de decisões considerando a necessidade de hospitalização. A incidência elevada de PAC em indivíduos infectados pelo HIV proporciona uma razão adicional para o teste do HIV, particularmente em pacientes sem outros fatores de risco de PAC.

A leucocitose acentuada com um desvio à esquerda é mais comumente encontrada em infecções causadas por *S. pneumoniae*, *H. influenzae* e bacilos Gram-negativos do que com *M. pneumoniae*, espécies de *Chlamydophila*, *Coxiella* ou causas não bacterianas de pneumonia. A leucopenia pode estar presente com a pneumonia pneumocócica ou bacilar Gram-negativa fulminante. O nível sérico de proteína C-reativa e a taxa de sedimentação de eritrócitos estão em valores mais elevados nas pneumonias bacterianas do que nas virais. A trombocitopenia e a trombocitose estão associadas à maior gravidade da pneumonia e à maior mortalidade.

A *procalcitonina* (PCT), um precursor da calcitonina, está presente em concentrações elevadas no sangue de pessoas com infecções bacterianas, e os ensaios de PCT são utilizados para avaliar a gravidade, prognóstico e evolução da pneumonia.[62] É importante mencionar que a procalcitonina é utilizada para reduzir os antibióticos ou parar os antibióticos quando os níveis diminuem para um determinado ponto de corte.[63] Um ensaio randomizado para avaliar uma estratégia guiada por PCT comparada a um algoritmo baseado em orientações revelou desfechos primários equivalentes no tratamento das infecções do trato respiratório inferior, mas a estratégia guiada por PCT resultou em exposição e duração reduzidas no uso de antibióticos, menores efeitos adversos do tratamento com antibióticos e menor tempo de internação.[64]

AVALIAÇÃO RADIOLÓGICA

A avaliação radiológica é necessária para estabelecer a presença de pneumonia, pois não existe combinação de dados históricos, achados físicos ou resultados laboratoriais que confirmem de forma acurada o diagnóstico.[18,21,59,65] As limitações da radiografia torácica incluem variabilidade interobservador e especificidade subótima, particularmente em pacientes com *síndrome do desconforto respiratório agudo* (SDRA).[21] Por outro lado, a sensibilidade da radiografia torácica é reduzida em (1) pacientes com enfisema, bolhas ou anormalidades estruturais do pulmão, que podem apresentar alterações radiológicas tardias ou sutis; (2) pacientes obesos, nos quais pode ser difícil detectar a existência de pneumonia; e (3) pacientes com infecção muito precoce, desidratação grave, ou granulocitopenia profunda. A *tomografia computadorizada* (TC) do tórax fornece um método mais sensível para a detecção de mínimas anormalidades radiográficas.[59] Todavia, a TC torácica não é recomendada para pacientes com suspeita de pneumonia que apresentam uma radiografia torácica aparentemente normal.[21]

Embora vários padrões radiográficos estejam associados à pneumonia causada por microrganismos específicos, a presença de um determinado padrão não é um método confiável para diagnosticar um patógeno específico.[66,67] Entretanto, a presença de broncogramas aéreos e um padrão lobar ou segmentar é mais característica de causas de pneumonia típica do que atípica. Por outro lado, um padrão misto (doença alveolar e intersticial) é mais frequentemente observado em pneumonias atípicas. A pneumonia aspirativa (frequentemente por anaeróbios) afeta com mais frequência o segmento superior do lobo inferior direito ou segmento posterior do lobo superior direito, ou ambos, assim como os segmentos correspondentes do lado esquerdo. As infecções que se desenvolvem pela via hematogênica frequentemente aparecem como múltiplas opacidades esféricas, pequenas, algumas vezes com cavidades, com uma predominância basal, onde a distribuição do fluxo de sangue é mais acentuada. A demonstração de um abscesso pulmonar, cavitação ou pneumonia necrosante sugere infecção por anaeróbios, *S. aureus*, *Streptococcus pyogenes* ou bacilos Gram-negativos. A efusão pleural frequentemente acompanha a pneumonia; o tamanho da efusão pleural na radiografia torácica auxilia para determinar se a toracocentese deve ser realizada.

AVALIAÇÃO MICROBIOLÓGICA

A identificação do microrganismo infectante facilita o uso de terapia específica em vez do emprego desnecessário de agentes antimicrobianos de amplo espectro. Embora se considere a utilidade do exame de escarro (veja a seguir), o fluido pleural (se presente) e dois conjuntos de hemoculturas devem ser obtidos em pacientes hospitalizados por PAC. Resultados ideais de cultura exigem que os espécimes sejam obtidos antes do início da terapia antimicrobiana. As amostras de escarro devem ser cuidadosamente coletadas, transportadas e processadas com o intuito de otimizar a recuperação de patógenos bacterianos comuns. Essas recomendações são sumarizadas nas Tabelas 33-4 e 33-5.

Exame de Escarro

O exame microscópico de escarro expectorado é o método mais fácil e rapidamente disponível para a avaliação microbiológica das infecções do trato respiratório inferior. Um espécime de escarro expectorado considerado válido pode ser obtido em aproximadamente 40% dos pacientes hospitalizados com PAC. Ao interpretar as culturas do escarro, é essencial assegurar que os conteúdos orofaríngeos não

Tabela 33-4 Avaliação Microbiológica Recomendada em Pacientes com Pneumonia Adquirida na Comunidade

PACIENTES QUE NÃO NECESSITAM DE HOSPITALIZAÇÃO

Nenhuma*

PACIENTES QUE NECESSITAM DE HOSPITALIZAÇÃO

Dois conjuntos de hemoculturas (obtidos antes da antibioticoterapia)
Coloração de Gram e cultura de uma amostra de escarro válida
Teste de antígeno urinário para detecção de *Legionella pneumophila* (em áreas endêmicas ou durante surtos)
Coloração de bacilos álcool-acidorresistentes e cultura de escarro (se a tuberculose é sugerida pela história clínica ou pelos achados radiológicos)
Coloração do fungo e cultura de escarro, assim como sorologias para detecção de fungos (se a suspeita de infecção indicar uma micose endêmica sugerida pela história clínica ou achados radiológicos)
Exame de escarro para *Pneumocystis jirovecii* (se sugerido pela história clínica ou por achados radiológicos)
Testes de amplificação de ácido nucleico para *Mycoplasma pneumoniae*, *Chlamydophila pneumoniae*, *Chlamydophila psittaci*, *Coxiella burnetti*, espécies de *Legionella* e vírus respiratórios (em áreas endêmicas ou durante surtos)
Cultura e avaliação microscópica de fluido pleural (se fluido significativo está presente)

TESTES ADICIONAIS PARA PACIENTES QUE NECESSITAM DE TRATAMENTO EM UTI

Coloração de Gram e cultura de aspirado endotraqueal ou espécimes obtidos broncoscopicamente utilizando um escovado de espécime protegido ou LBA
Outros procedimentos realizados como em outros pacientes hospitalizados

*A coloração de Gram e a cultura devem ser fortemente consideradas em pacientes com fatores de risco de infecção por um organismo resistente aos antimicrobianos ou um patógeno incomum.
LBA, Lavado broncoalveolar; UTI, unidade de terapia intensiva.

Tabela 33-5 Avaliação Microbiológica Recomendada em Pacientes com Pneumonia Adquirida no Hospital

Dois conjuntos de hemoculturas
Coloração de Gram e cultura de uma amostra de escarro válida*
Teste de antígeno urinário para detecção de *Legionella pneumophila* (em áreas endêmicas ou durante surtos)

*Coloração de Gram e cultura de amostra de escarro válida, aspirado endotraqueal ou espécimes obtidos por broncoscopia utilizando um escovado de espécime protegido ou lavado broncoalveolar (se o paciente é entubado).

Tabela 33-6 Indicações Clínicas de Testes mais Extensivos na Pneumonia Adquirida na Comunidade

Admissão em unidade de terapia intensiva
Falha da terapia com antibióticos em regime ambulatorial
Cavidades radiográficas
Leucopenia
Abuso ativo no consumo de álcool
Doença hepática crônica grave
Doença pulmonar obstrutiva/estrutural grave
Asplenia
Viagem recente (dentro das 2 últimas semanas)
Resultado positivo do TAU para *Legionella*
Resultado positivo do TAU pneumocócico
Efusão pleural

De Mandell LA, Wunderink RG, Anzueto A: Infectious Diseases Society of America/American Thoracic Society Consensus Guidelines on the Management of Community-Acquired Pneumonia. *Clin Infect Dis* 44(Suppl 2):S27–S72, 2007.
TAU, Teste de antígeno urinário.

---

contaminem indevidamente os espécimes. A presença de mais de 10 células epiteliais escamosas por campo em menor aumento (aumento de 100×) indica contaminação orofaríngea excessiva e o espécime deve ser descartado porque não é representativo do ambiente pulmonar.[18] Um espécime com um número pequeno ou ausente de células escamosas e muitos leucócitos polimorfonucleares (> 25 células/campo de menor aumento em uma amostra de um paciente que não é granulocitopênico[68]) é ideal (Fig. 33-3). Espécimes do escarro expectorados corados pelo Gram de qualidade aceitável devem ser cuidadosamente examinados utilizando-se um aumento de 1.000× (objetiva com óleo de imersão). Os anticorpos fluorescentes específicos são utilizados para avaliar o escarro ou outros espécimes do trato respiratório quanto à presença de *Legionella* e outros patógenos selecionados (Cap. 17).

Quando a amostra de escarro é satisfatoriamente obtida, a especificidade da coloração de Gram para a pneumonia pneumocócica é estimada como sendo maior do que 80%.[69] Visto que a natureza fastidiosa de *S. pneumoniae* e *H. influenzae* conduz à morte desses organismos, a sensibilidade da cultura do escarro pode ser inferior àquela obtida no exame do escarro pela coloração de Gram para a detecção de *S. pneumoniae* ou *H. influenzae*. Por outro lado, *S. aureus* e bacilos Gram-negativos podem dominar, mesmo se não correspondem à causa da doença do paciente, porque essas bactérias são mais resistentes e podem proliferar durante o transporte e processamento da amostra. A pneumonia verdadeira causada por *S. aureus* ou bacilos Gram-negativos é duvidosa se a coloração de Gram de um espécime de escarro válido não corrobora a presença dessas bactérias. No escarro de boa qualidade corado pelo Gram, a presença de um único ou um preponderante morfotipo de bactérias (≥ 90%) é considerada diagnóstica. Na ausência de uma coloração de Gram informativa, o valor preditivo da cultura do escarro é muito baixo.

As últimas diretrizes da IDSA/ATS[58] recomendam a obtenção de uma amostra de escarro para a coloração de Gram e cultura em pacientes hospitalizados com as indicações clínicas listadas na Tabela 33-6, mas são opcionais para pacientes sem essas condições.

Para pacientes com PAH ou *pneumonia associada à ventilação* (PAV), a variedade de patógenos potenciais é tão ampla e os padrões de suscetibilidade antimicrobianos tão diversos, que medidas diagnósticas rigorosas são justificadas. Em pacientes em ventilação mecânica, o equivalente do escarro é o aspirado endotraqueal, para o qual os critérios de validade são os mesmos que aqueles do escarro. Embora a coloração de Gram e as culturas qualitativas dos aspirados endotraqueais tenham excelente sensibilidade, apresentam baixa especificidade.[70] Culturas quantitativas das amostras de aspirado endotraqueal podem auxiliar na distinção entre colonização e infecção. Entretanto, observa-se a dificuldade em escolher um limite quantitativo para a PAV; alguns escolhem considerar uma faixa de culturas quantitativas, de 10^3 a 10^6 C UFC/mL, mais do que um único ponto de corte.[71]

Alguns agentes bacterianos de pneumonia não podem ser cultivados em meios convencionais de laboratório. Por exemplo, a *Legionella* requer um ágar tamponado com extrato de levedura e carvão para o isolamento, enquanto a recuperação de espécies de *Chlamydophila* e *C. burnetti* necessita de cultura em linhagem de células de mamíferos. Quando necessário, os espécimes podem ser enviados para laboratórios especializados ou de referência para os procedimentos apropriados. A cultura de determinados agentes de pneumonia bacteriana representa grandes riscos à saúde para profissionais de laboratório (p. ex., *F. tularensis*, *Bacillus anthracis*, *C. burnetti*). Espécimes suspeitos de abrigar um desses agentes devem ser examinados cuidadosamente em uma cabine de segurança biológica e o isolamento dos patógenos deve ser reservado para laboratórios especializados.

Culturas do Sangue e do Fluido Pleural

Embora o rendimento total das hemoculturas seja inferior a 20% em pacientes hospitalizados por PAC, uma cultura positiva do sangue ou fluido pleural estabelece o diagnóstico etiológico de pneumonia.[72,73] Como esperada, a taxa detectada de bacteriemia é menor em pacientes com PAC branda e maior em pacientes com PAC grave, particularmente naqueles que precisam de cuidados intensivos. O tratamento prévio com antibióticos diminui o rendimento das hemoculturas.[74] As últimas diretrizes da IDSA/ATS[58] recomendam a obtenção de amostras de sangue para a cultura em pacientes hospitalizados com as indicações clínicas listadas na Tabela 33-6, mas são opcionais para pacientes sem essas condições.

Em até 40% dos casos de PAC, uma efusão pleural pode estar presente. Apesar de a especificidade das culturas do exsudato pleural ser muito alta, a sensibilidade é baixa por causa da baixa incidência de invasão da pleura. A toracocentese diagnóstica deve ser realizada quando uma efusão pleural significativa está presente. A coloração de Gram do fluido pleural pode produzir uma indicação dos organismos infectantes dentro de 1 hora, enquanto a identificação pela cultura pode necessitar de 24 a 48 horas.

Detecção de Antígeno

Os ensaios comerciais podem ser utilizados para detectar antígenos polissacarídicos capsulares de *S. pneumoniae* ou *L. pneumophila* sorogrupo 1 na urina e podem ser realizados em menos de 1 hora.[69,74,75] A sensibilidade desses testes é pouco afetada pelo tratamento prévio com antibióticos; na verdade, os resultados podem permanecer positivos por várias semanas após o tratamento bem-sucedido. Para *L. pneumophila* sorogrupo 1, a sensibilidade é de 60% a 80% e a especificidade é maior que 95%.[76] Atualmente, o ensaio para detecção de antígeno na urina é o teste mais rápido e útil para o diagnóstico de infecções por *Legionella*. A principal limitação dos testes de antígeno na urina é que os ensaios atualmente disponíveis são destinados para detectar apenas o antígeno de *L. pneumophila* sorogrupo 1, embora este seja a causa mais comum de infecção por *Legionella*.

A sensibilidade da detecção do antígeno urinário de *S. pneumoniae* é de 50% a 80% e a especificidade, de 90%.[77] O grau de positividade para o teste de antígeno urinário de *S. pneumoniae* correlaciona-se ao *Índice de Gravidade da Pneumonia* (IGP).[78] O teste de antígeno de *S. pneumoniae* também pode ser aplicado com o fluido pleural apresentando sensibilidade e especificidade de quase 100%. Espécimes de urina de crianças, portadores frequentes de *S. pneumoniae* na nasofaringe, podem ser positivos na ausência de evidência de pneumonia, e o teste deve ser interpretado com precaução em crianças.[79] As diretrizes mais recentes da IDSA/ATS[58] recomendam a detecção de antígeno urinário de *S. pneumoniae* e *L. pneumophila* em pacientes hospitalizados com as indicações clínicas listadas na Tabela 33-6, mas são opcionais para pacientes sem essas condições.

Os antígenos de muitos vírus respiratórios comuns, vírus influenza, vírus sincicial respiratório, adenovírus e vírus parainfluenza podem ser detectados por imunofluorescência direta ou por ensaio imunoenzimático. Um teste rápido de detecção de antígeno de influenza pode fornecer um diagnóstico etiológico dentro de 15 a 30 minutos. O desempenho do ensaio varia de acordo com o teste utilizado, cepa viral, tipo de amostra, duração da doença e idade do paciente. A maioria apresenta uma sensibilidade que varia de 50% a 70% e uma especificidade próxima de 100% em adultos (Cap. 17).

Testes de Amplificação de Ácido Nucleico

Os procedimentos de cultura para vírus e bactérias fastidiosas, *M. pneumoniae*, *C. pneumoniae*, *L. pneumophila* e *Bordetella pertussis*, que normalmente não colonizam o trato respiratório humano, são bastante insensíveis e muito demorados para serem úteis na conduta terapêutica. Esses patógenos devem ser detectados por testes de amplificação do ácido nucleico; a sensibilidade é geralmente superior à dos procedimentos tradicionais e alguns são considerados como o "padrão-ouro".[80] Os ensaios multiplex de reação em cadeia da polimerase em tempo real detectam vírus respiratórios em hospedeiros imunocompetentes e imunossuprimidos.[81] (veja o Cap. 17 para informação detalhada a respeito dos testes de amplificação de ácidos nucleicos para patógenos respiratórios.)

Avaliação Sorológica

Antes do desenvolvimento dos testes de amplificação de ácidos nucleicos, as técnicas sorológicas eram empregadas para estabelecer um diagnóstico sorológico de pneumonia causada por patógenos que não podem ser facilmente cultivados. Exemplos incluem patógenos comuns, tais como *M. pneumoniae*, *C. pneumoniae* e *L. pneumophila*, e causas menos comuns de pneumonia, tais como aquelas originadas de agentes de tularemia, brucelose e psitacose, e alguns vírus. O diagnóstico geralmente requer que um espécime de paciente convalescente demonstre um aumento de quatro vezes no título de *imunoglobulina* (Ig) G superior ao observado em um espécime de doença aguda. Esses testes não são úteis na avaliação inicial do paciente, mas são de utilidade para definir a epidemiologia de agentes infecciosos relevantes. Como os anticorpos IgM aparecem mais cedo do que os anticorpos IgG, a detecção de IgM específica para o patógeno no soro é utilizada para o diagnóstico sorológico precoce de algumas infecções agudas.

TÉCNICAS DIAGNÓSTICAS INVASIVAS

Por causa dos problemas encontrados com o uso de escarro expectorado, pode ser necessário realizar um procedimento invasivo para obter material adequado para microscopia e cultura. Isso pode ser importante no manejo de pacientes com PAC de risco à vida em cujos materiais diagnósticos não podem ser obtidos de outra forma, pacientes com pneumonia progressiva apesar da terapia antimicrobiana aparentemente adequada, pacientes imunocomprometidos e pacientes com PAH, principalmente na condição de entubação traqueal.[61,82] Embora a cultura qualitativa de materiais obtidos por sucção endotraqueal tenha excelente sensibilidade, a especificidade de tais culturas é baixa; portanto, a confiança excessiva nessas culturas pode levar ao tratamento excessivo com os antibióticos.[71]

Amostras Broncoscópicas

A confiabilidade dos procedimentos broncoscópicos para determinar a etiologia microbiana de pneumonia depende da técnica utilizada e do organismo procurado. Quando comparados às culturas do escarro, espécimes broncoscópicos processados adequadamente demonstram melhor sensibilidade e igual especificidade à da cultura de fungos patogênicos e micobactérias. Entretanto, tais materiais apresentam inaceitavelmente especificidade mais baixa para culturas bacterianas de rotina por causa da contaminação orofaríngea. Culturas semiquantitativas ou quantitativas de materiais obtidos broncoscopicamente com um escovado de bainha protegido ou por *lavado broncoalveolar* (LBA) e por aspirado pulmonar direto são utilizadas com sucesso para culturas bacterianas aeróbias e anaeróbias[83-85] (Caps. 17 e 22). Para culturas com escovado protegido, um limite de 10^3 *unidades formadoras de colônias* (UFC)/mL foi recomendado para distinguir colonização de infecção. Todavia, 14% a 40% das amostras em duplicata renderam resultados quantitativos distintos.

O fluido do LBA pode ser quantitativamente cultivado para obtenção de bactérias e qualitativamente cultivado para fungos, micobactérias e vírus. Um concentrado pode ser corado para avaliação citoquímica e fluorescência.[85] Em um estudo, o limite de detecção de 10^3 UFC/mL para o diagnóstico de pneumonia bacteriana correlacionou-se bem aos diagnósticos baseados nos resultados do escovado com bainha protegido e de exame histológico do pulmão.[86] O LBA permite a identificação de espécimes contaminados (i.e., aqueles com mais de 1% de células epiteliais escamosas), o diagnóstico imediato de infecção (i.e., bactérias intracelulares em mais de 2% a 5% dos leucócitos polimorfonucleares examinados) e a exclusão da infecção (i.e., a ausência de patógenos bacterianos na cultura do LBA, embora a sensibilidade seja reduzida pela administração prévia de antibióticos).[87,88]

Em um estudo, o uso de culturas quantitativas obtidas por escovado com bainha protegido e LBA, comparadas às culturas qualitativas dos aspirados endotraqueais e à avaliação clínica, foi associado a menores taxas de mortalidade de 14 dias, reversão mais precoce da disfunção do órgão e menor uso de antibióticos.[89] Todavia, outros ensaios randomizados sobre o uso de culturas quantitativas de escovado protegido e espécimes de LBA, mais do que as culturas quantitativas dos aspirados endotraqueais, em pacientes com PAV, não encontraram resultados consistentes com esses achados.[90,91] O uso de um algoritmo sofisticado (i.e., Escore Clínico de Infecção Pulmonar) aumenta a acurácia diagnóstica do julgamento clínico.[92]

Aspirado Pulmonar Transtorácico

O aspirado pulmonar transtorácico obtém espécimes adequados para o exame microbiológico e citológico diretamente do parênquima pulmonar. É mais amplamente utilizado para diagnosticar lesões pulmonares malignas do que doenças infecciosas, sendo que, em hospedeiros imunocompetentes, o rendimento diagnóstico pelo aspirado pulmonar transtorácico é de aproximadamente 50%. As complicações graves do aspirado pulmonar transtorácico incluem pneumotórax e hemoptise, mesmo quando as agulhas de pequeno calibre são utilizadas.

DIAGNÓSTICO DIFERENCIAL

Várias doenças podem manifestar febre e opacidades radiográficas no tórax e mimetizar a PAC;[59] tais doenças devem ser suspeitadas quando a resolução radiológica é raramente rápida ou quando há falta de resposta aos tratamentos iniciais ou subsequentes com antibióticos. Em pacientes com PAH e particularmente naqueles com PAV, os sinais e sintomas clássicos de pneumonia (incluindo novas alterações radiográficas, febre, leucocitose ou leucopenia e secreções purulentas) não são suficientemente sensíveis nem específicos para confirmar a presença de uma infecção pulmonar. Atelectasia, hemorragia pulmonar, SDRA e embolia pulmonar, entre outras, são condições que podem mimetizar a pneumonia. Em pacientes com suspeita de PAH ou PAC, a confirmação microbiológica de pneumonia é importante no intuito de evitar tratamentos desnecessários e resistência aumentada aos antibióticos.

ABORDAGEM TERAPÊUTICA PARA A PNEUMONIA

Uma vez que o diagnóstico de pneumonia é realizado, o clínico deve decidir a condição adequada de tratamento: ambulatorial, leito hospitalar geral ou UTI. A aplicação das regras de predição pode facilitar essa decisão. A segunda decisão-chave inicial é a seleção da terapia antimicrobiana inicial.

AVALIAÇÃO DA GRAVIDADE

O IGP é um sistema de escore derivado de uma análise retrospectiva de uma coorte de 14.199 pacientes com PAC e prospectivamente validada em uma coorte independente de 38.039 pacientes com PAC.[93] O IGP é fortemente influenciado pela idade, significando que é pouco útil nos extremos de idade e não é válido em crianças. O tratamento em regime ambulatorial é recomendado para pacientes com escore IGP menor ou igual a 70 (classe I ou II). Pacientes com um escore IGP de 71 a 90 (classe III) podem beneficiar-se de uma breve internação, enquanto o cuidado em ambiente hospitalar é apropriado para pacientes com um escore superior a 90 (classes IV e V). Estudos prospectivos na comunidade e em hospitais-escola demonstram que as decisões para admissão hospitalar com base no IGP podem ser segura e efetivamente aplicadas na prática clínica.[94-96] O IGP é complexo e frequentemente precisa de ferramentas de apoio à decisão para uso eficiente em um departamento de emergência lotado.

A British Thoracic Society validou um escore mais simples denominado CURB-65 para decisões na triagem de admissão.[25,97] Seus algoritmos atribuem 1 ponto para cada um dos seguintes achados na admissão: (1) confusão; (2) ureia maior que 7 mmol/L (igual ao NUS maior que 20 mg/dL); (3) taxa respiratória maior ou igual a 30/min; (4) pressão sanguínea sistólica (< 90 mmHg) ou diastólica baixa (≤ 60 mmHg); e (5) idade maior ou igual a 65. O tratamento em regime ambulatorial é recomendado para pontuação de 0-1, o cuidado ambulatorial supervisionado ou hospitalar breve é recomendado para escore igual a 2 e a hospitalização para pontuação maior ou igual a 3, considerando-se também o cuidado em UTI para pacientes com escores de 4 ou 5.

A estratificação de risco para o IGP e CURB-65 foi baseada na mortalidade associada. Portanto, não são sensíveis para questões logísticas e sociais, tais como segurança do consumo oral, incluindo antibióticos e suporte domiciliar.

Pacientes inicialmente admitidos em uma unidade hospitalar geral, com posterior transferência para a UTI, apresentaram maior mortalidade do que pacientes com gravidade equivalente da doença admitidos diretamente na UTI.[98] Nem o IGP ou o CURB-65 são acurados para determinar a necessidade de cuidados em UTI para pacientes sem uma indicação evidente, tais como necessidade de ventilação mecânica ou suporte com vasopressores enquanto permanecem no departamento de emergência. Vários escores foram

Tabela 33-7 Critérios para Considerar a Admissão de Pacientes com Pneumonia Adquirida na Comunidade sem Choque ou Insuficiência Respiratória em uma Unidade de Terapia Intensiva

Taxa respiratória > 30 respirações/min*†‡§

Razão PaO_2/FiO_2 < 250 ou saturação arterial ≤ 90% no ar ambiente*†‡§

Comprometimento radiográfico multilobar ou bilateral ou efusão pleural*†‡§

Confusão ou desorientação*†‡

Uremia (nível de NUS > 20 mg/dL)*†‡

Leucopenia (contagem de glóbulos branco [WBC] < 4.000 células/dL) ou leucocitose extrema (> 20.000 células/dL)*§

Trombocitopenia (contagem de plaquetas < 100.000 células/dL)*

Hipotermia (temperatura interna < 36°C)*

Hipotensão com necessidade de ressuscitação agressiva com fluido*

Acidose (pH < 7,30)†‡§

Hipoalbuminemia (albumina < 3,5 g/dL)†

Hiponatremia (sódio < 130 mEq/L)§

Taquicardia (> 125/min)†§

FiO_2, concentração da fração de oxigênio no gás inspirado; NUS, nitrogênio ureico do sangue; PaO_2, pressão de oxigênio arterial.
*IDSA/ATS[58]
†SMART-COP[99]
‡CURXO[100]
§REA-ICU[101]

desenvolvidos para essa decisão crítica.[58,99-101] Esses escores compartilham muitos fatores de risco comuns (Tabela 33-7) e parecem ser igualmente eficientes,[102] e o manejo da PAC grave por essas recomendações está associado à redução da mortalidade.[103-105] O uso ideal desses escores é para identificar pacientes em risco que necessitam de avaliação adicional ou monitoramento mesmo se não admitido inicialmente na UTI.

SELEÇÃO DOS AGENTES ANTIMICROBIANOS

Sempre que possível, o tratamento da pneumonia deve ser realizado com o uso de antibióticos com o espectro mais estreito possível, selecionados com base no patógeno causador da doença. Entretanto, os patógenos são raramente identificados durante a apresentação clínica, principalmente quando a pneumonia é tratada no regime ambulatorial. Visto que os desfechos ideais estão associados a um início rápido do uso de antibióticos, o tratamento inicial de pacientes com pneumonia deve ser empírico. Na seleção inicial da terapia antimicrobiana empírica, os clínicos devem considerar o cenário clínico em que a pneumonia é desenvolvida (p. ex., comunidade, hospital, casa de repouso), a gravidade da doença, idade do paciente, presença de comorbidades e de imunossupressão, terapia antimicrobiana recente e manifestações clínicas específicas da doença. Fatores específicos geográficos e institucionais, tais como prevalência local de microrganismos específicos (p. ex., *C. burnetti*, *L. pneumophila*, micoses endêmicas e patógenos *resistentes a multifármacos* [MDR, do inglês, *multidrug-resistant*]), podem também afetar a escolha do tratamento inicial.

Em pacientes hospitalizados, espécimes de culturas do sangue, escarro e fluido pleural (se presente) devem ser obtidos antes do tratamento. Uma pequena demora para o início da terapia, enquanto os procedimentos diagnósticos são realizados, é razoável em pacientes que não estão em choque. Todavia, demoras acima de 4 a 8 horas podem aumentar o tempo de permanência de hospitalização e estão associadas à mortalidade elevada.[106,107]

Pneumonia Adquirida na Comunidade

A terapia-padrão da PAC baseada na cobertura com antibióticos empíricos em regime de internação é um dos dois regimes: a combinação de uma cefalosporina de segunda ou terceira geração combinada a um macrolídeo ou uma das fluoroquinolonas com eficácia contra patógenos respiratórios (levofloxacina, moxifloxacina, gatifloxacina).[58] Ambas as terapias devem ser eficazes contra *S. pneumoniae* resistente à penicilina.[108] As orientações norte-americanas[20,21,58] recomendam que qualquer regime empírico para PAC deve ser ativo contra patógenos "atípicos", tais como *M. pneumoniae*, *C. pneumoniae* e *L. pneumophila*. As análises retrospectivas de pacientes hospitalizados com PAC indicam que os regimes que cobrem patógenos "atípicos" e aqueles que seguem as recomendações feitas pela ATS e IDSA estão associados aos melhores desfechos clínicos.[18,20,96,109,110] Por outro lado, algumas recomendações da Europa Setentrional sugerem que a cobertura atípica não é necessária a menos que os pacientes manifestem um quadro clínico mais comum para patógenos atípicos.[97] É importante reconhecer que todas as recomendações de tratamento de PAC são baseadas em considerações epidemiológicas amplas que podem variar de acordo com o local. A variação desses regimes deve ser fundamentada nas características epidemiológicas ou clínicas específicas que fortemente sugerem um dos patógenos menos comuns de PAC, tais como a flora mista aeróbia-anaeróbia devida à aspiração ou a presença de bactérias Gram-negativas da família Enterobacteriaceae ou *P. aeruginosa* em pacientes com fatores de risco especificados.[24,111]

Quando a tuberculose é uma possibilidade, as fluoroquinolonas devem ser utilizadas com atenção na PAC, porque um período inferior a 10 dias de administração de fluoroquinolona é suficiente para selecionar *M. tuberculosis* resistente às fluoroquinolonas.[112]

O maior fator a ser considerado na escolha dos regimes é a história de uso recente de qualquer um dos agentes.[113] O uso generalizado de fluoroquinolona, principalmente em doses subterapêuticas, e o uso de ciprofloxacina foram associados à resistência de fluoroquinolona em até 13% dos isolados de *S. pneumoniae* em Hong Kong.[114] Na PAC pneumocócica, relatam-se a resistência à fluoroquinolona e as falhas subsequentes no tratamento,[114-116] mas isso é menos comum com o uso de fluoroquinolonas com melhor atividade contra patógenos respiratórios. Por outro lado, a frequência de resistência aos macrolídeos está crescendo em *S. pneumoniae*, e um macrolídeo não deve ser utilizado na monoterapia da infecção por *S. pneumoniae*, a menos que o teste *in vitro* confirme que a cepa isolada do paciente é suscetível aos macrolídeos.

O tratamento empírico da *PAC grave* (PACG) com antibióticos permanece controverso, predominantemente devido à falta de estudos sobre tratamento particularmente focados em PACG. O espectro de etiologias é claramente maior na PACG. Mesmo assim, os pneumococos sensíveis à penicilina ainda são a etiologia mais provável. Ainda não foi estabelecida se a PACG justifica a realização de testes diagnósticos mais agressivos ou o tratamento empírico de maior espectro em todos os casos. Estudos retrospectivos sugerem que a terapia combinada, particularmente para a pneumonia pneumocócica grave e para a PACG, em geral está associada à menor mortalidade. Em uma grande coorte de pacientes idosos com PAC necessitando de hospitalização, o tratamento com antibióticos, incluindo azitromicina, foi associado à menor mortalidade aos 90 dias comparado a outros antibióticos.[116a]

Tabela 33-8 Diretrizes para o Tratamento Empírico de Pneumonia Nosocomial com Antibióticos*

Condição	Principais Patógenos	Escolhas dos Antimicrobianos
2 A 5 DIAS NO HOSPITAL		
Pneumonia branda a moderada[†]	Enterobacteriaceae	β-lactâmico/Inibidor de β-lactamase[‡] ou ceftriaxona ou fluoroquinolona[§]
Pneumonia grave de "baixo risco"[†]	Streptococcus pneumoniae	Todos ± um aminoglicosídeo
	Haemophilus influenzae	
	Staphylococcus aureus sensível à meticilina	
≥ 5 DIAS NO HOSPITAL		
Pneumonia branda a moderada	Como anteriormente	Como anteriormente
≥ 5 DIAS NO HOSPITAL		
PAH grave de "baixo risco"	Pseudomonas aeruginosa	Carbapenem ou β-lactâmico/inibidor de $β_1$-lactamase[‡] ou cefepima
	Enterobacter spp.	Todos mais amicacina ou fluoroquinolona[§]
	Acinetobacter spp.	
≥ 2 DIAS NO HOSPITAL		
PAH grave de "alto risco"	Como anteriormente	Como anteriormente
CIRCUNSTÂNCIAS ESPECIAIS[19,58]		
Cirurgia abdominal recente ou aspiração comprovada	Anaeróbios	Conforme a Tabela 33-9
Outros sítios de infecção por MRSA ou uso prévio de antibióticos contra estafilococos	MRSA	Conforme Tabela 33-9
Permanência prolongada em UTI ou uso prévio de antibióticos de amplo espectro ou doença pulmonar estrutural (fibrose cística, bronquiectasia)	P. aeruginosa	Conforme a Tabela 33-9
Endemicidade dentro da unidade e ou imunidade mediada por células comprometida ou falha na resposta aos antibióticos	Legionella	Conforme a Tabela 33-9

Este protocolo não inclui o tratamento de indivíduos neutropênicos ou infectados por HIV.
A pneumonia grave necessitando de cuidado em UTI é caracterizada por progressão radiográfica, doença multilobar ou cavitação. Todos os outros casos de pneumonia nosocomial são considerados como formas branda a moderada.
*Critérios de alto risco incluem idade superior a 65 anos, pancreatite, doença pulmonar obstrutiva crônica, disfunção do sistema nervoso central (acidente vascular encefálico, overdose de drogas, coma, estado epiléptico), insuficiência cardíaca congestiva, desnutrição, diabetes melito, entubação traqueal, insuficiência renal, cirurgia toracoabdominal complicada e alcoolismo. Todos os pacientes são considerados em baixo risco.
[†]Tratamento antimicrobiano também deve ser suficiente para cobrir os principais patógenos.
[‡]Ticarcilina-clavulanato e piperacilina-tazobactam são os β-lactâmicos/inibidores de $β_1$-lactamase preferidos para o tratamento de pneumonia nosocomial. A ampicilina-sulbactam perde adequada atividade contra muitos bacilos Gram-negativos entéricos nosocomiais.
[§]Levofloxacina (IV ou VO), gatifloxacina (IV ou VO), moxifloxacina (IV ou VO) ou Gemifloxacina (VO somente) são preferidas para Streptococcus pneumoniae. Quando utilizada para PAH grave, a levofloxacina deve ser usada em doses de 750 mg IV/dia. A ciprofloxacina apresenta a melhor atividade in vitro contra Pseudomonas aeruginosa.
PAH, pneumonia adquirida na comunidade; MRSA, Staphylococcus aureus resistente à meticilina; UTI, unidade terapia intensiva.
Modificada da American Thoracic Society: Hospital-acquired pneumonia in adults: Diagnosis assessment of severity, initial antimicrobial therapy, and preventative strategies. Am J Respir Crit Care Med 153:1711-1725, 1995.

Pneumonia Adquirida no Hospital e Pneumonia Associada à Ventilação

A terapia empírica da PAV é necessariamente ampla, pois a variedade de patógenos potenciais é grande e a mortalidade é aumentada quando o patógeno responsável é resistente ao regime empírico inicial com antibióticos (Tabela 33-8). Os regimes empíricos recomendados incluem agentes β-lactâmicos de amplo espectro, geralmente em combinação com aminoglicosídeos e com cobertura para MRSA.[53] O β-lactâmico empírico deve ser baseado nos padrões de sensibilidade aos antibióticos para patógenos Gram-negativos comuns na instituição de relevância ou na unidade específica.

Os antibióticos empíricos para a PAH são menos estudados. A PAH em pacientes não entubados é uma mistura de patógenos da PAC e patógenos encontrados na PAV, embora a frequência dos últimos seja provavelmente menor, principalmente em casos que se apresentam precocemente após a admissão. O risco mais acentuado de patógenos MDR em pacientes não entubados com PAH é a terapia antibiótica recente, e a monoterapia provavelmente é adequada para a maior parte dos pacientes sem exposição recente aos antibióticos. Os anaeróbios parecem ter um papel ligeiramente maior na PAH do que na PAV por causa do risco de macroaspiração, mas a cobertura anaeróbica específica não é necessária se um β-lactâmico adequado é utilizado. A menos que Legionella seja considerada endêmica na instituição, a terapia específica para esse patógeno é raramente necessária no tratamento empírico de PAH. Esforços para identificar a causa de infecção são particularmente essenciais em pacientes com PAH ou PAV, permitindo a seleção de terapia antimicrobiana ótima e minimizando a duração da cobertura empírica de amplo espectro.

Pneumonia Associada aos Cuidados de Saúde

A abordagem ideal para a cobertura empírica da PACS permanece controversa, em virtude das variações nos sistemas de cuidado em saúde e nas definições.[55,117-119] A pneumonia em residentes de casas de repouso e unidades de cuidados crônicos é observada em um padrão bimodal. Pacientes ambulatoriais que são capazes de cuidar de grande parte das suas atividades diárias manifestam a doença que se assemelha à PAC,[29] enquanto, de outro lado, pacientes gravemente debilitados com traqueostomias, sondas de alimentação, admissões hospitalares de cuidados agudos frequentes e recentes, assim como frequente exposição aos antibióticos, estão em alto risco de infecção por patógenos MDR e devem ser tratados com regimes para PAV. Os pacientes PACS negativos na cultura apresentam prognósticos equivalentes ou melhores quando tratados com antibióticos para PAC como com o tratamento de amplo espectro,[119] mas são difíceis de identificar na admissão. Se iniciada com a terapia de amplo espectro, parece segura a diminuição para a terapia de PAC após os resultados da cultura serem negativos.[120]

Outras Síndromes Associadas à Pneumonia

Na apresentação inicial, uma variedade de outras síndromes pulmonares infecciosas não pode ser prontamente diferenciada da pneumonia bacteriana aguda. Exemplos incluem influenza A, síndrome respiratória aguda grave,[49,50] síndrome pulmonar por hantavírus e outras pneumonias virais. Casos mais brandos de pneumonia viral podem ser diferenciados por um baixo nível de PCT, e os antibióticos podem ser seguramente suspensos ou retirados nesses pacientes.[121]

Questões sobre a ocorrência potencial de bioterrorismo ou guerra biológica requerem atenção em relação ao significado epidemiológico, clínico e microbiológico da pneumonia causada por *B. anthracis* (antraz),[51] *F. tularensis* (tularemia)[52] e *Y. pestis* (praga). Esses agentes infecciosos são individualmente discutidos adiante neste capítulo. Informações adicionais podem ser obtidas de organizações, tais como Centers for Disease Control and Prevention (www.cdc.gov), IDSA (www.idsociety.org), e OMS (www.who.org) (Cap. 40).

AJUSTES NA TERAPIA ANTIMICROBIANA

Se o agente etiológico de uma pneumonia em um paciente foi identificado, o regime antimicrobiano inicial deve ser ajustado com base nos resultados do teste de suscetibilidade *in vitro*. O fármaco ideal para um patógeno conhecido possui o espectro de atividade mais estreito e é o mais eficaz, menos tóxico e mais barato. A modificação da terapia baseada no patógeno é particularmente importante na PAH, pois o uso prolongado de agentes empíricos de amplo espectro promove a emergência de patógenos MDR. Recomendações para escolhas de fármacos específicos para os microrganismos específicos são discutidas nas seções dedicadas aos microorganismos individuais e são sumarizadas na Tabela 33-9. Se um patógeno não é identificado, a reavaliação do regime terapêutico inicial deve levar em consideração a resposta do paciente à terapia. Mudança da terapia antimicrobiana parenteral para a oral pode seguramente ser realizada em pacientes PAC hospitalizados quando clinicamente estáveis e capazes de absorver antimicrobianos orais efetivos;[122,123] isso é frequentemente alcançado dentro de 3 dias. A observação em ambiente hospitalar após a mudança dos antibióticos intravenosos para os orais em pacientes PAC não é necessária. Visto que patógenos PAH são frequentemente resistentes aos antimicrobianos orais disponíveis, a absorção enteral é menos previsível e a gravidade da doença é maior, a terapia antimicrobiana oral inicial é a menos adequada.

CAUSAS COMUNS DE PNEUMONIA PIOGÊNICA

Patógenos individuais causadores de pneumonia podem ter aspectos únicos relacionados à epidemiologia, testes diagnósticos e/ou tratamento. As seções seguintes enfatizam esses aspectos singulares para os patógenos selecionados (ou grupos).

STREPTOCOCCUS PNEUMONIAE (PNEUMONIA PNEUMOCÓCICA)

Epidemiologia

S. pneumoniae é a causa mais frequente de PAC entre pacientes que necessitam de hospitalização.[21,22] A incidência total de pneumonia pneumocócica é de aproximadamente 200 casos por 100.000 pessoas ao ano, com nove a 14 casos por 100.000 casos de bacteremia. Essa infecção é responsável por 40.000 mortes anualmente nos Estados Unidos, com a maioria das mortes em indivíduos muito jovens e em idosos. Os fatores de risco, particularmente em adultos, incluem tabagismo, infecção pelo HIV (mesmo com contagem de CD4 preservada), consumo excessivo de álcool, doença hepática crônica, defeitos genéticos na imunidade do hospedeiro e desnutrição.[124,125] As infecções pneumocócicas ocorrem predominantemente no inverno e início da primavera e são frequentemente associadas à infecção prévia por influenza ou pelo vírus sincicial respiratório.[126]

O uso de vacina pneumocócica conjugada tem diminuído significativamente as infecções pneumocócicas invasivas em crianças, com uma redução secundária em adultos.[127,127a] Esse último efeito provavelmente representa a interrupção da transmissão por gotículas aerossolizadas e contato físico direto, sendo a vacina conjugada efetiva no bloqueio da colonização.[128] Entretanto, o uso difundido da vacina conjugada nos Estados Unidos resultou em um aumento no número e proporção de casos de doença pneumocócica invasiva causada por isolados com tipos de cápsula polissacarídica que não estão incluídas na vacina heptavalente.[129] Consequentemente, uma vacina conjugada contendo 13 antígenos polissacarídicos capsulares foi desenvolvida e aprovada pelo FDA nos Estados Unidos em 2012.

Manifestações Clínicas

A manifestação clássica de pneumonia pneumocócica consiste em rigidez única, seguida por febre persistente, tosse, dispneia e produção de escarro cor de ferrugem ou mucoide; hemoptise extensa é incomum. A dor pleurítica torácica grave é comum. O achado radiográfico de pneumonia pneumocócica é frequentemente representado por consolidação lobar (Fig. 33-1) ou broncopneumonia irregular. Embora os pneumococos possam causar pneumonia necrosante, a cavitação raramente se desenvolve.[125] Efusões pequenas e parapneumônicas são frequentemente encontradas e podem progredir para evidenciar o empiema. A neutropenia pode desenvolver-se em pacientes com infecção fulminante.

Diagnóstico Microbiológico

Embora a coloração de Gram no escarro purulento, que revela inúmeros diplococos característicos "em forma de lanceta" com extremidades afiladas (geralmente observadas em pares e cadeias curtas) na ausência de outra flora predominante, seja fortemente sugestiva de pneumonia pneumocócica (Fig. 33-2),

Tabela 33-9 Agentes para a Terapia Específica contra os Principais Patógenos Respiratórios

Tipo de Infecção	Agentes Preferidos	Agentes Alternativos
PNEUMONIA ADQUIRIDA NA COMUNIDADE		
Streptococcus pneumoniae		
Suscetível à PCN	Penicilina G, amoxicilina, clindamicina, doxiciclina	Cefalosporina, macrolídeo,* (CIM < 2 g/mL) fluoroquinolona[†]
Resistente à PCN	Agentes identificados pelo teste de suscetibilidade *in vitro*, incluindo cefotaxima, ceftriaxona, vancomicina e fluoroquinolona[†]	Macrolídeo, se suscetível
Mycoplasma	Doxiciclina, macrolídeo	Fluoroquinolona[†]
Chlamydophila pneumoniae	Doxiciclina, macrolídeo	Fluoroquinolona[†]
Legionella	Azitromicina, fluoroquinolona (incluindo ciprofloxacina),[†] eritromicina (± rifampicina)	Doxiciclina ± rifampicina
Haemophilus influenzae	Cefalosporina de segunda ou terceira gerações, claritromicina, doxiciclina, β-lactâmico/inibidor de β-lactamase, sulfametoxazol-trimetoprim, azitromicina	Fluoroquinolona[†]
Moraxella catarrhalis	Cefalosporina de segunda ou terceira geração, sulfametoxazol-trimetoprim, macrolídeo, doxiciclina, β-lactâmico/inibidor de β-lactamase	Fluoroquinolona[†]
Neisseria meningitidis	Penicilina	Ceftriaxona, cefotaxima, cefuroxima, cloranfenicol, fluoroquinolona[†]
Estreptococos (além de *S. pneumoniae*)	Penicilina, cefalosporina de primeira geração	Clindamicina (suscetibilidade deve ser confirmada), vancomicina
Anaeróbios	Clindamicina, β-lactâmico/inibidor de β-lactamase, β-lactâmico mais metronidazol	Carbapenem
Staphylococcus aureus		
Suscetível à meticilina[‡]	Oxacilina, nafcilina, cefazolina; todos ± rifampicina ou gentamicina[‡]	Cefuroxima, cefotaxima, ceftriaxona, fluoroquinolonas,[†] clindamicina, vancomicina
Resistente à meticilina[‡]	Vancomicina[‡] ± rifampicina ou gentamicina	Linezolida, quinupristina-dalfopristina; sulfametoxazol-trimetoprim, fluoroquinolonas[†] e tetraciclinas também podem apresentar atividade (teste *in vitro* necessário)
Klebsiella pneumoniae e outras Enterobacteriaceae (excluindo *Enterobacter* spp.)	Cefalosporina de terceira geração ou cefepima (todos ± aminoglicosídeo) carbapenem	Aztreonam, β-lactâmico/inibidor de β-lactamase,[§] fluoroquinolona[†]
INFECÇÕES ADQUIRIDAS NO HOSPITAL		
Enterobacter spp.	Carbapenem, β-lactâmico/inibidor de β-lactamase, fluoroquinolona, todos + aminoglicosídeos em pacientes gravemente enfermos	Cefalosporina de terceira geração + aminoglicosídeo
Pseudomonas aeruginosa	β-lactâmico anti-*Pseudomonas*[§] + aminoglicosídeo, carbapenem + aminoglicosídeo	Ciprofloxacina + aminoglicosídeo, ciprofloxacina + β-lactâmico anti-*Pseudomonas*[‖]
Acinetobacter	Aminoglicosídeo + piperacilina ou um carbapenem	Doxiciclina, ampicilina-sulbactam, colistina
PATÓGENOS MENOS COMUNS		
Nocardia	Sulfametoxazol-trimetoprim	Imipinem ± amicacina, doxiciclina ou minociclina, sulfonamida ± minociclina ou amicacina
Coxiella burnetti (Febre Q)	Doxiciclina	Fluoroquinolona
Chlamydophila psittaci (psitacose)	Doxiciclina	Eritromicina, cloranfenicol
Eikenella corrodens	Penicilina	Tetraciclinas, β-lactâmico/inibidor de β-lactamase, cefalosporina de segunda e terceira geração, fluoroquinolonas

*Azitromicina (IV ou VO) é o macrolídeo preferido; claritromicina (VO) ou eritromicina (IV ou VO) também podem ser utilizadas.
[†]Levofloxacina (IV ou VO), gatifloxacina (IV ou VO), moxifloxacina (IV ou VO) ou gemifloxacina (VO somente) são escolhidas para *Streptococcus pneumoniae*. Ciprofloxacina possui a melhor atividade *in vitro* contra *Pseudomonas aeruginosa*.
[‡]Rifampicina e gentamicina devem ser reservadas para casos de pneumonia bacteriêmica por *Staphylococcus aureus*, formação de empiema ou abscessos pulmonares. A atividade de rifampicina e gentamicina necessita de confirmação laboratorial para *S. aureus* resistentes à meticilina.
[§]Ticarcilina-clavulanato e piperacilina-tazobactam são os β-lactâmicos/inibidores de β-lactamase selecionados para o tratamento de pneumonia nosocomial causada por cepas do grupo das Enterobacteriaceae. A ampicilina-sulbactam perde atividade adequada contra muitos bacilos Gram-negativos entéricos nosocomiais.
[‖]β-lactâmicos anti-*Pseudomonas* ceftazidima, cefepima, imipenem, meropenem, mezlocilina, piperacilina ou piperacilina-tazobactam.
CIM, Concentração inibitória mínima.
Modificada de Bartlett JG, Dowell SF, Mandell LA, et al: Practice guidelines for the management of community-acquired pneumonia in adults: Infectious Diseases Society of America. *Clin Infect Dis* 31:347 — 382, 2000.

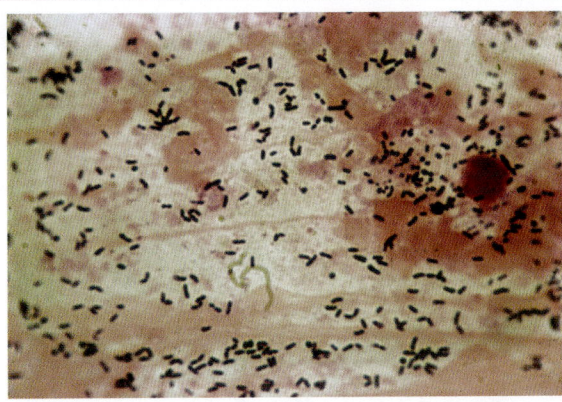

Figura 33-2 Coloração de Gram do escarro de um paciente com pneumonia pneumocócica. Os organismos predominantes são diplococos Gram-positivos em forma de lanceta.

um espécime de escarro de boa qualidade nem sempre pode ser obtido.[130] O organismo é recuperado a partir da cultura de escarro em pouco menos da metade dos casos e mesmo uma única dose de antibióticos pode afetar o rendimento das culturas de escarro, que contribui para a discrepância entre os resultados da coloração de Gram e da cultura no escarro. A frequência de hemoculturas positivas diminui de 30% em pacientes hospitalizados[20] para menos de 10% em muitas séries contemporâneas. Esse decréscimo pode refletir uma porcentagem maior de hemoculturas retiradas após o uso de antibióticos, por causa da ênfase nas doses de antibióticos administradas no tempo certo no departamento de emergência, perda do valor diagnóstico das hemoculturas na PAC no geral, e/ou benefício da vacinação na doença pneumocócica invasiva.

O teste rápido de detecção do antígeno de *S. pneumoniae* na urina oferece uma abordagem alternativa para o diagnóstico de PAC pneumocócica e está se tornando amplamente utilizado no diagnóstico e no estreitamento da terapia com antibióticos.[74,75,77,131] Apesar das sensibilidade e especificidade satisfatórias, o teste de antígeno urinário é complementar aos métodos de cultura, uma vez que não pode fornecer informação na suscetibilidade antimicrobiana do organismo infectante.

Curso Clínico

Com um antibiótico apropriado, uma resposta clínica é geralmente esperada dentro de 24 a 48 horas. O aparecimento das complicações supurativas, tais como pericardite purulenta, meningite, endocardite, artrite e celulite após o início da terapia é incomum na era moderna. A exceção é o empiema, que parece ser aumentado devido à substituição do sorótipo nas populações vacinadas pelos sorótipos mais comumente associados ao empiema.[132] A pneumonia pneumocócica permanece uma causa de choque séptico e SDRA.[133]

Tratamento

A resistência antimicrobiana complica o tratamento da infecção por *S. pneumoniae* em muitos lugares do mundo, incluindo nos Estados Unidos.[134] Para os isolados não meníngeos de *S. pneumoniae*, a redefinição de suscetibilidade total como uma *concentração inibitória mínima* (CIM) de penicilina menor ou igual a 2 µg/mL e alto nível de resistência como CIM maior ou igual a 8 µg/mL alterou significativamente a incidência de resistência à penicilina.[135] Essa redefinição foi conduzida pela discordância entre os prévios pontos de corte (*breakpoints*) das CIMs mais baixas e as taxas de sucesso clínico. A taxa de aumento na frequência de resistência à penicilina pode estar estabilizada, possivelmente como uma consequência da vacina conjugada pneumocócica e uma mudança nos padrões de prescrição do antibiótico no regime ambulatorial, excluindo os β-lactâmicos.[136]

A resistência à penicilina em *S. pneumoniae* é devida a alterações nas proteínas de ligação à penicilina mais do que a produção de β-lactamase. Ao contrário de outros β-lactâmicos, cefotaxima, ceftriaxona e cefepima retêm atividade contra 75% a 95% dos isolados não meníngeos de *S. pneumoniae*.[137] As taxas de resistência de *S. pneumoniae* a outros antimicrobianos podem ser maiores do que 30% para *sulfametoxazol- trimetoprim-* (TMP-SMX, do inglês, *trimethoprim-sulfamethoxazole*), 16% para as tetraciclinas, 26% para os macrolídeos e 9% para a clindamicina; essas taxas são mais elevadas entre pneumococos resistentes à penicilina.[134,136] O alto nível de resistência aos macrolídeos (CIM > 64 µg/mL) associado ao fenótipo MSLB (macrolídeo, lincosamida, estreptogramina B) é mais comum na Europa[138] e está relacionado à resistência *in vitro* à clindamicina.[139] A resistência de *S. pneumoniae* às fluoroquinolonas também emergiu com as falhas associadas ao tratamento clínico.[113,136]

Exposição recente a um antibiótico aumenta a probabilidade de o paciente ter um isolado pneumocócico resistente àquele antibiótico (ou classe de antibióticos). Portanto, é importante evitar antibióticos que foram utilizados nos 90 dias prévios ao selecionar um regime de tratamento empírico de uma infecção pneumocócica.[113] Estudos observacionais retrospectivos e prospectivos sugeriram um benefício para o tratamento de pacientes gravemente enfermos com infecções pneumocócicas provadas com um β-lactâmico e um macrolídeo.[76,140,141] Explicações que foram propostas para interpretar aqueles resultados incluem os efeitos não bactericidas, tais como inibição da produção de biofilme ou um efeito anti-inflamatório do macrolídeo.

OUTROS ESTREPTOCOCOS

Epidemiologia

S. pyogenes (estreptococos β-hemolíticos do grupo A) pode ser encontrado na orofaringe em mais de 20% das crianças e em uma menor porcentagem de adultos. As taxas de transmissão aumentam durante as epidemias e em condições de aglomeração.[128,142] Nos Estados Unidos, a incidência de pneumonia causada por *S. pyogenes* foi de 0,15 a 0,35 por 100.000 pessoas ao ano, mas pode ser superior a 3,6 por 100.000 em crianças.[143,144] O organismo é facilmente transferido entre contatos, acarretando a epidemia de pneumonia por estreptococos do grupo A em recrutas militares, casas de repouso e outros ambientes com aglomeração.[142] A pneumonia causada por *S. pyogenes* frequentemente manifesta-se durante o final do inverno e nos meses da primavera, pode seguir um episódio de influenza, sarampo ou varicela e está associada à idade avançada, abuso no consumo de álcool, diabetes melito, câncer e infecção pelo HIV.[143,144] *S. pyogenes* pode causar pneumonia necrosante[145] e está associada ao empiema pleural.[146]

Estreptococos do grupo B (i.e., *Streptococcus agalactiae*) são a principal causa de sepse neonatal e pneumonia. Em adultos, a pneumonia é responsável por aproximadamente 15% das infecções causadas por estreptococos do grupo B em adultos.[147] A maioria dos adultos com pneumonia por estreptococos do grupo B é debilitada e desenvolve pneumonia como consequência de aspiração.[147] Diabetes, cirrose, acidente vascular encefálico, úlcera de decúbito e bexiga neurogênica também são fatores de risco.[147]

Os estreptococos do grupo C de *Streptococcus milleri* (que incluem *S. intermedius*, *S. anginosus* e *S. constellatus*) emergiram como importantes patógenos respiratórios, predominantemente causando empiema e abscessos pulmonares, assim como pneumonia por superinfecção na pneumonia viral grave.[148,149] Infecções com bactérias nesse grupo compartilham muitas características das infecções por anaeróbios, incluindo risco aumentado de doença periodontal e alcoolismo. Outros estreptococos *viridans* e microaerofílicos (α-hemolíticos, não pneumocócicos) raramente são os únicos patógenos em pacientes com pneumonia; são mais comumente encontrados em conjunto com outros organismos anaeróbios e facultativos na pneumonia aspirativa.

Manifestações Clínicas

A PAC causada por esses patógenos é clinicamente indistinguível da pneumonia pneumocócica. A faringite exsudativa pode ser evidente e o comprometimento unilobar é comum na pneumonia por estreptococos do grupo A. As efusões pleurais na pneumonia por estreptococos do grupo A são frequentes e podem ser extensas, acumularem-se rapidamente e aparecerem em fase precoce no curso da doença, particularmente em crianças.[148] A pneumonia causada por outros estreptococos β-hemolíticos é geralmente menos repentina e mais branda; as efusões pleurais são incomuns e a necrose no tecido pulmonar é rara, apesar da frequente bacteriemia.[147] A infecção por *S. milleri* é predominantemente associada ao empiema, com ou sem pneumonia concomitante.[148] O pneumotórax durante a apresentação inicial parece ser mais comum com *S. milleri* do que com outros empiemas por estreptococos.

Diagnóstico Microbiológico

Visto que estreptococos são comuns na orofaringe, a documentação de infecção desses organismos requer isolamento de uma cultura do sangue, fluido pleural ou espécime respiratório obtido por meio de um procedimento invasivo (Fig. 33-3). As culturas do fluido pleural de crianças com pneumonia por *S. pyogenes* são frequentemente positivas. A tecnologia de reação em cadeia da polimerase oferece perspectivas promissoras para auxiliar no diagnóstico, principalmente de infecções por estreptococos do grupo A[150] e empiema por *S. milleri*.[149]

Evolução Clínica

Empiema e/ou pericardite são observados em 5% a 30% dos pacientes com pneumonia por estreptococos do grupo A;[143] outras complicações incluem pneumotórax, mediastinite e formação de fístula broncopleural. A única complicação clássica não supurativa que segue a pneumonia por *S. pyogenes* é a glomerulonefrite.

Tratamento

A maioria desses estreptococos é suscetível à penicilina G, ampicilina e várias cefalosporinas, embora os estreptococos α-hemolíticos possam necessitar de alta dosagem, por causa do fenômeno de tolerância (inibição do crescimento sem morte, em concentrações baixas e intermediárias). Visto que a resistência à clindamicina e à eritromicina é encontrada em até 15% a 20% dos isolados, o teste de suscetibilidade é aconselhável antes da monoterapia com um macrolídeo ou clindamicina.[151] Conforme realizada nos empiemas causados por outros patógenos, a drenagem do fluido no empiema é um importante componente da terapia.

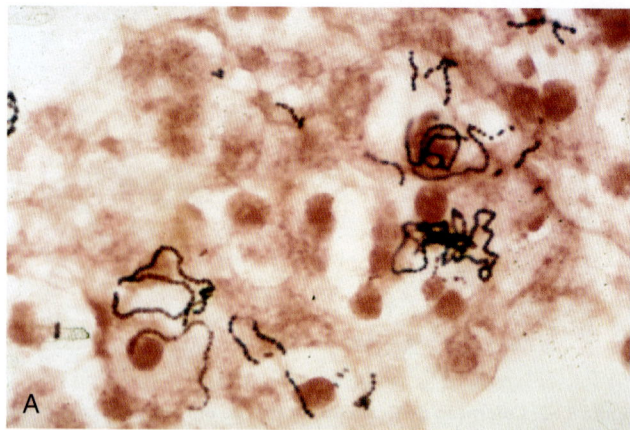

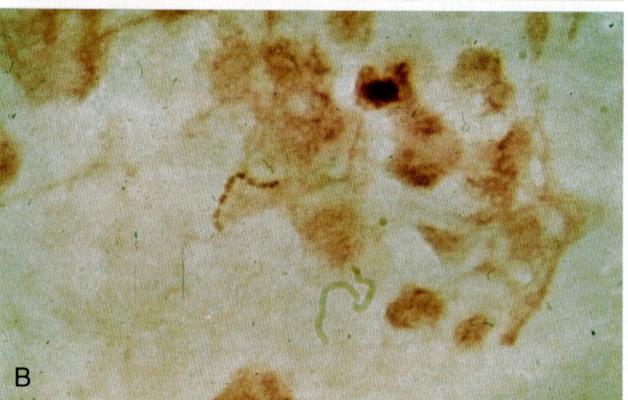

Figura 33-3 *Streptococcus*. **A,** Estreptococos do grupo A (*Streptococcus pyogenes*, estreptococos β-hemolíticos). **B,** Estreptococos do grupo B (*Streptococcus agalactiae*) são indistinguíveis de *Streptococcus pneumoniae* na coloração de Gram. Ambos formam longas cadeias contendo múltiplas bactérias.

HAEMOPHILUS INFLUENZAE

Epidemiologia

Estima-se que a infecção invasiva, principalmente pneumonia, causada por *H. influenzae* seja responsável por aproximadamente 1,2 caso por 100.000 adultos ao ano nos Estados Unidos e seja uma das causas mais comuns de pneumonia em adultos que necessitam de hospitalização. A doença pulmonar crônica, neoplasias, infecção pelo HIV e alcoolismo estão entre as condições de predisposição mais comuns à pneumonia por *Haemophilus*. O tabagismo ativo parece particularmente aumentar o risco de pneumonia por *H. influenzae*.

Como observado com *S. pneumoniae*, a vacinação contra *H. influenzae* tipo b significativamente mudou a epidemiologia da pneumonia infantil.[152] As crianças vacinadas ainda permanecem suscetíveis às cepas não encapsuladas (ou não tipáveis), mas a incidência de pneumonia por *H. influenzae* tem diminuído consideravelmente. A infecção não bacterêmica por cepas não encapsuladas ou não tipo b é a forma mais comum de pneumonia por *H. influenzae* em adultos.[152]

Manifestações Clínicas

A pneumonia por *Haemophilus* é indistinguível clinicamente de outras pneumonias bacterianas. Nas radiografias, a pneumonia por *Haemophilus* pode ser uma broncopneumonia multilobar, irregular ou apresentar áreas de consolidação evidente. Opacidades radiográficas esféricas (por isso denominada pneumonia esférica) foram descritas, mas a cavitação

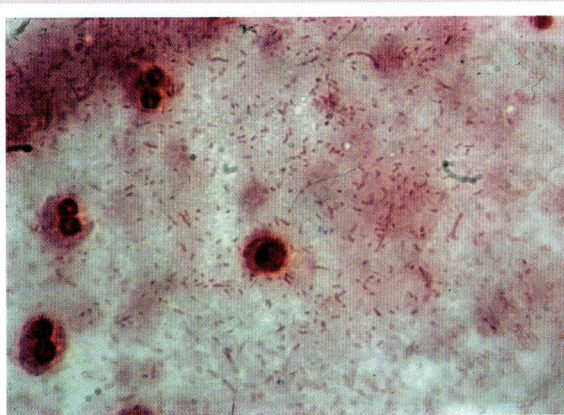

Figura 33-4 *Haemophilus influenzae*. A coloração de Gram mostra pequenos cocobacilos pleomórficos dispostos difusamente no campo, os quais, por causa do seu tamanho, podem ser perdidos no exame de escarro.

é incomum. Pequenas efusões parapneumônicas podem ocasionalmente progredir para o empiema. A bacteriemia é mais comum em crianças do que em adultos.

Diagnóstico Microbiológico

O diagnóstico de pneumonia por *H. influenzae* utilizando a coloração de Gram no escarro é um procedimento difícil, porque os cocobacilos pequenos, pleomórficos, são frequentemente ignorados. A cultura do escarro expectorado revela *H. influenzae* em apenas metade dos casos bem documentados de pneumonia. A colonização assintomática com cepas não tipáveis em pacientes com DPOC complica a análise da coloração de Gram e de culturas do escarro (Fig. 33-4).

Evolução Clínica

A taxa de mortalidade geral de pneumonia por *H. influenzae* é de 5% a 7%, porém é mais elevada em pacientes com bacteriemia ou doença extrapulmonar.[152] Focos associados de infecção, tais como empiema, meningite, artrite, pericardite e epiglotite, são mais comuns com *H. influenzae* encapsulado (tipo b).

Tratamento

Os isolados de *H. influenzae* produzem β-lactamase em 20% a 50% dos casos e são, portanto, resistentes à ampicilina. A resistência crescente aos macrolídeos também compromete a terapia empírica com esses agentes. Consequentemente, as infecções graves do trato respiratório por *H. influenzae* devem ser tratadas com uma cefalosporina de segunda ou terceira geração, β-lactâmico/inibidor de β-lactamase ou fluoroquinolona, enquanto se esperam os resultados do teste de suscetibilidade.

MYCOPLASMA PNEUMONIAE

Epidemiologia

M. pneumoniae é responsável por até 37% dos casos de PAC em pessoas tratadas em regime ambulatorial e 10% das pneumonias que necessitam de hospitalização.[20,22] Nos Estados Unidos, estima-se que ocorram dois casos ao ano por 1.000 indivíduos. As infecções por *Mycoplasma* são encontradas ao longo do ano, mas surtos são mais comuns no outono. Como *Mycoplasma* é rapidamente transmitido de pessoa para pessoa por gotículas respiratórias aerossolizadas, surtos são mais comuns em famílias ou populações fechadas.[153]

Manifestações Clínicas

O quadro clínico de pneumonia por *M. pneumoniae* é o paradigma de PAC atípica,[18,21] como descrito previamente. Faringite, adenopatia cervical e miringite bolhosa podem ser encontradas, embora a última não seja mais comum com a pneumonia por *Mycoplasma* do que com a pneumonia/otite pneumocócica. Uma grande variedade de exantemas, incluindo erupções maculopapulares, urticária, eritema multiforme e eritema nodoso, desenvolve-se em 10% a 25% dos pacientes. A radiografia torácica geralmente revela um padrão intersticial ou misto que pode ser mais evidente do que o esperado com base nos achados físicos do tórax (Fig. 33-5). Outros padrões radiográficos do tórax também são ocasionalmente encontrados.

Diagnóstico Microbiológico

Quando obtido, o escarro geralmente apresenta números moderados de leucócitos polimorfonucleares sem um organismo predominante. A recuperação de *M. pneumoniae* a partir da cultura de espécimes clínicos requer meios especiais e leva em torno de 10 dias. Embora a pneumonia aguda por *Mycoplasma* possa estimular a produção de aglutinina fria em um título maior ou igual a 32, esse resultado inespecífico também é encontrado em várias outras condições infecciosas e não infecciosas, incluindo pneumonia por *Legionella*, adenovírus e influenza.[18] Os problemas na coloração, cultura e sorologia para detecção de *Mycoplasma pneumoniae* tornam esse patógeno particularmente adequado para o diagnóstico utilizando ensaios com ácidos nucleicos. Vários testes moleculares estão disponíveis atualmente para a identificação de *M. pneumoniae* e seu papel no manejo da PAC está sendo definido (Cap. 17).

Evolução Clínica

A pneumonia por *Mycoplasma* é geralmente uma infecção benigna, frequentemente autolimitada, com um excelente prognóstico para a completa recuperação. A ocorrência de SDRA e morte é relatada, mas é rara. Um aspecto único

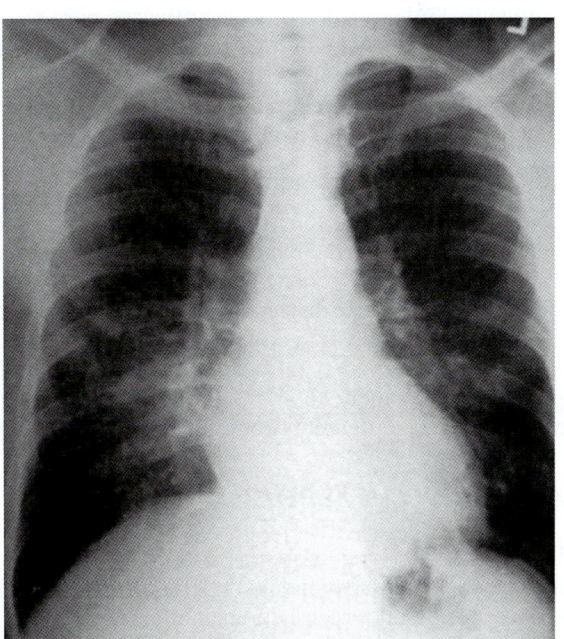

Figura 33-5 **Os achados radiográficos na pneumonia por *Mycoplasma pneumoniae* são inespecíficos.** A broncopneumonia bilateral é observada nesse paciente.

da infecção por *M. pneumoniae* é a frequência de desordens autoimunes associadas, incluindo anemia hemolítica autoimune fulminante, síndrome de Stevens-Johnson, meningite asséptica, meningoencefalite, pericardite e miocardite.[154]

Tratamento

A terapia antimicrobiana com tetraciclina, macrolídeo ou fluoroquinolona reduz a evolução dos sintomas clínicos e acelera a resolução das anormalidades radiográficas. Para prevenir a recidiva clínica, 2 semanas é a duração mínima recomendada para o tratamento.[18] O isolamento respiratório pode limitar a transmissão e a profilaxia com azitromicina pode prevenir a infecção em contatos íntimos de pacientes.[155]

CHLAMYDOPHILA PNEUMONIAE

Epidemiologia

C. pneumoniae (inicialmente *Chlamydia pneumoniae*) é responsável por 5% a 15% dos casos de PAC.[22] Os estudos soroepidemiológicos sugerem que *C. pneumoniae* eventualmente cause infecção em 40% a 50% da população geral.

Manifestações Clínicas

A infecção primária por *C. pneumoniae* geralmente é assintomática: uma infecção do trato respiratório aguda e branda é observada em apenas 10% dos adolescentes e adultos jovens infectados.[156] Os indivíduos infectados podem manifestar bronquite, sinusite, laringite, tonsilite ou exacerbações da asma, com ou sem pneumonia associada. Dor de garganta com rouquidão é muitas vezes grave e pode preceder a pneumonia por até 1 semana, com resolução antes do início da pneumonia, resultando em uma doença bifásica. A taxa de sedimentação de eritrócitos é elevada, mas a leucocitose ou a PCT elevada pode estar ausente.

Diagnóstico Microbiológico

C. pneumoniae não pode ser visualizado por coloração de Gram, e a cultura tecidual é necessária para o crescimento do patógeno. Embora a detecção de anticorpo para *C. pneumoniae* por fluorescência direta esteja disponível, o teste de amplificação de ácido nucleico surge como um método de detecção rápido e sensível que fornece resultados em um período de tempo útil para o manejo clínico (Cap. 17).

Evolução Clínica e Tratamento

A recuperação completa após infecção por *C. pneumoniae* é a regra; fatalidades são principalmente observadas em pacientes com infecção mista e doença preexistente.[156,157] Quando associado à exacerbação da asma, *C. pneumoniae* pode exigir um tempo prolongado de recuperação. O tratamento de 2 semanas com macrolídeo, tetraciclina, doxiciclina ou fluoroquinolona é recomendado.[18,157] Adultos idosos podem ser reinfectados, frequentemente com sintomas graves.

STAPHYLOCOCCUS AUREUS

Epidemiologia

S. aureus é responsável por menos de 10% dos casos de PAC,[21] mas é a segunda ou terceira etiologia mais comum em pacientes com PAC necessitando de admissão em UTI. *S. aureus*, principalmente MRSA, é responsável por até 30% das pneumonias nosocomiais.[29] A colonização nasal é a principal fonte de pneumonia e de outras infecções invasivas por *S. aureus*: 30% a 50% dos adultos saudáveis carregam o organismo transitoriamente nas narinas anteriores. Os profissionais da saúde podem apresentar até mesmo taxas de transmissão mais elevadas. Embora o organismo seja facilmente transferido de pessoa para pessoa pelo contato direto com as mãos, 67% dos pacientes que desenvolvem pneumonia por MRSA apresentam colonização nasal na admissão, indicando que grande parte dos casos de PAH por *S. aureus* não é causada por transmissão de *S. aureus* no ambiente hospitalar.[158]

Uma *cepa de MRSA adquirida na comunidade* (MRSA-AC) tornou-se um importante patógeno de PAC.[159-162] Além de resistência ao antibiótico, o cassete de DNA contendo o gene *mecA* que confere resistência à meticilina nessa cepa inclui outros fatores de virulência. A combinação de resistência aos antibióticos e múltiplos fatores de virulência está associada à mortalidade significativamente mais elevada.[163] As cepas típicas de MRSA adquiridas no hospital também causam PAC, mas geralmente em pacientes com fatores de risco de PACS.[164] A capacidade para diferenciar clinicamente casos adquiridos no hospital e na comunidade é cada vez mais difícil, pois os fatores de risco, tais como a terapia prévia com antibióticos, frequentemente se sobrepõem.

Os fatores de risco que predispõem pacientes à aquisição de pneumonia por estafilococos incluem doença pulmonar subjacente (p. ex., DPOC, carcinoma, fibrose cística), doença crônica (p. ex., diabetes melito, insuficiência renal) ou infecção viral (p. ex., influenza, sarampo).[165] *S. aureus*, incluindo MRSA-AC, é o segundo em frequência depois de *S. pneumoniae* como causa de pneumonia bacteriana pós-influenza. A PAC pós-influenza causada por MRSA-AC está associada a uma alta frequência de complicações e mortalidade. A pneumonia causada por disseminação hematogênica de *S. aureus* é um tipo único de pneumonia, geralmente uma consequência de uso de fármacos intravenosos ou embolização séptica resultante da endocardite ou um sítio vascular infectado.

Manifestações Clínicas

A pneumonia por MRSA-AC pode ser detectada em pacientes jovens sem doenças de base. A manifestação clínica em casos graves inclui febre alta, hipotensão e hemoptise com deterioração rapidamente progressiva e choque séptico. A leucopenia, mais do que a leucocitose, é observada em uma fração substancial de casos e está associada ao mau prognóstico.[159,161,165] Os achados radiográficos de pneumonia por MRSA-AC incluem opacidades multilobares e/ou lesões cavitárias.

Em casos adquiridos por via hematogênica, tais como na endocardite ou outra infecção endovascular, os sinais e sintomas relacionados à infecção endovascular subjacente predominam; se o infarto pulmonar resulta de uma embolia séptica, a dor pleurítica torácica e a hemoptise são frequentemente observadas. Por outro lado, os sintomas do trato respiratório são leves ou ausentes. A radiografia torácica em pacientes com pneumonia estafilocócica hematogênica frequentemente revela múltiplas sombras discretas e cavitárias, com predileção pelos lobos inferiores (Fig. 33-6).[166]

Diagnóstico Microbiológico

O escarro purulento com múltiplos agrupamentos de cocos Gram-positivos grandes, particularmente se intracelulares, é fortemente sugestivo de pneumonia por *S. aureus* (Fig. 33-7). O organismo é facilmente recuperado de culturas de escarro. A ausência de MRSA na cultura, mesmo após várias doses de

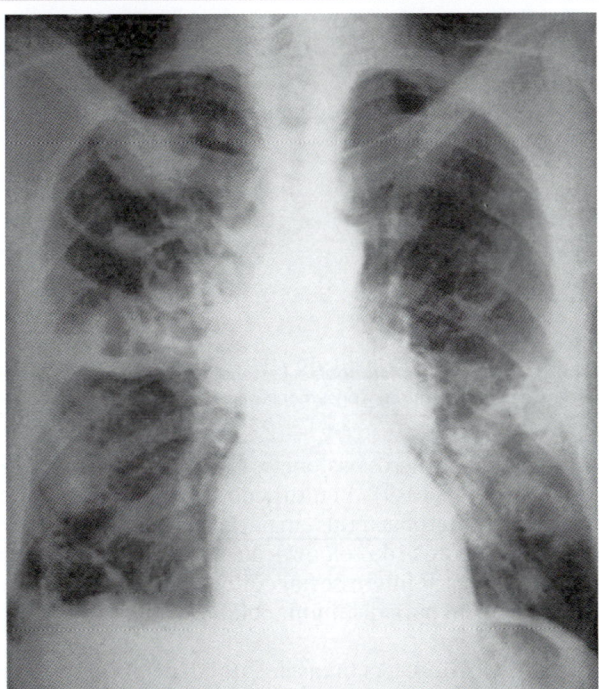

Figura 33-6 A radiografia torácica mostra pneumonia estafilocócica hematogênica associada à endocardite bacteriana. A pneumonia é caracterizada por muitas cavidades.

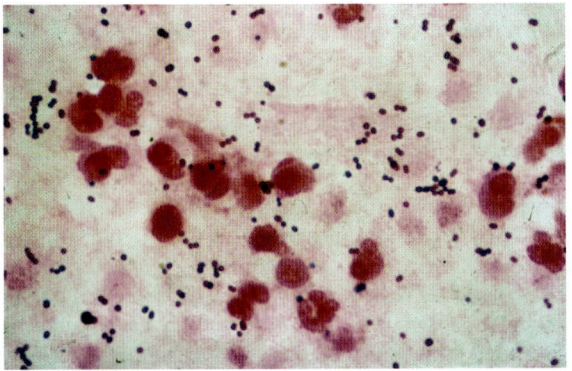

Figura 33-7 *Staphylococcus*. A coloração de Gram do escarro de um paciente com pneumonia por estafilococos mostra agrupamentos de cocos Gram-positivos grandes e esféricos encontrados em abundância.

antibióticos, é forte evidência de que o MRSA não é o patógeno causador da pneumonia. Menos de 15% das pneumonias ocasionadas por aspiração são associadas a hemoculturas positivas. Por outro lado, a pneumonia estafilocócica hematogênica geralmente fornece múltiplas hemoculturas positivas. As efusões pleurais por MRSA-AC são frequentemente exsudativas mais do que intensamente purulentas, mas ainda fornecem alto rendimento na cultura. Um importante indício de MRSA-AC é a presença de lesões cutâneas,[167] que também são frequentemente positivas na coloração de Gram.

Evolução Clínica

Mesmo com antibióticos apropriados, a duração da febre e a necessidade de cuidados em UTI são muitas vezes prolongadas pela pneumonia causada por *S. aureus*, particularmente MRSA-AC. As complicações locais de pneumonia estafilocócica incluem empiema e formação de abscesso. A infecção pode disseminar-se hematogenicamente para o sistema nervoso central, ossos, articulações, pele e rins. Cavidades e tecidos necróticos podem prevenir a penetração local adequada dos antibióticos, enquanto o empiema não reconhecido ou incompletamente drenado pode prolongar a febre. A maior parte das manifestações ocorre por causa das cepas secretoras de leucocidina Panton-Valentine ou uma das outras exotoxinas produzidas por *S. aureus*. Pleuroscopia ou decorticação é necessária em uma grande porcentagem de casos de empiema.

A mortalidade em decorrência da PAC por *S. aureus* é geralmente maior do que na maioria das etiologias, com a mortalidade em torno de 30% nas infecções com cepas sensíveis à meticilina. A PAC por *S. aureus* após influenza possui uma mortalidade relatada maior do que 60%, mesmo se não resistente à meticilina.[16]

Tratamento

O tratamento de escolha para a pneumonia por *S. aureus* suscetível à meticilina é uma penicilina resistente à penicilinase (p. ex., oxacilina 8 a 12 g/dia) ou uma cefalosporina de primeira geração. A terapia durante um período de 7 a 10 dias é adequada em casos não complicados, mas 4 a 6 semanas de tratamento é o recomendável para pacientes com bacteriemia ou cavitação. No paciente alérgico à penicilina, clindamicina ou linezolida podem ser utilizadas.

O tratamento de pneumonia por MRSA é mais desafiador e a incidência de PAC causada por cepas de MRSA e MRSA-AC associadas aos cuidados de saúde é crescente. Embora a resistência à vancomicina ainda seja rara, um aumento crescente da CIM tem sido observado, e as CIMs superiores a 1 µg/mL foram associadas à falha clínica. Em pacientes de alto risco, tais como aqueles com PAV ou insuficiência renal subjacente, a linezolida apresenta taxas de resposta clínica melhores do que a vancomicina, embora as diferenças na sobrevida do paciente sejam variáveis.[168-170] Para MRSA-AC, a terapia administrada somente com vancomicina foi associada a uma taxa de falha significativa.[160,163] A adição de clindamicina ou uso de linezolida foram associados aos melhores desfechos nas séries de casos pequenas. Ao contrário das infecções cutâneas por MRSA, clindamicina, fluoroquinolonas e TMP-SMX não são confiáveis nos casos graves de MRSA-AC. A daptomicina é ineficaz para o tratamento de pneumonia, pois se liga ao surfactante pulmonar e é inativada por ele.[171]

PNEUMONIA BACILAR GRAM-NEGATIVA

O termo *pneumonia bacilar Gram-negativa* refere-se às infecções causadas por membros de dois grupos, a Enterobacteriaceae e Pseudomonadaceae e outros bacilos aeróbios Gram-negativos. As infecções causadas por *Haemophilus*, *Legionella* e anaeróbios geralmente são excluídas dessa classificação.

Enterobacteriaceae

Epidemiologia. Enquanto são mais comuns como causas de PAH, os bacilos Gram-negativos podem causar até 5% a 10% da PAC.[21,24,111] A PAC devida aos bacilos Gram-negativos é frequentemente grave e requer cuidado em UTI. Pacientes em UTI, principalmente aqueles submetidos à ventilação mecânica, apresentam o risco mais elevado para o desenvolvimento de pneumonia bacilar Gram-negativa.

Os isolados do grupo das Enterobacteriaceae normalmente colonizam o trato digestório e a pneumonia em geral resulta de aspiração da flora orofaríngea. Embora incomum em indivíduos saudáveis e não hospitalizados, a colonização orofaríngea por bacilos Gram-negativos é aumentada pela hospitalização e uso de antimicrobianos; o risco de aspiração é aumentado pelas comorbidades, tais como acidentes cerebrovasculares, convulsões ou anestesia.[24] Ocasionalmente, equipamentos domiciliares de terapia respiratória contaminados diretamente introduzem bastonetes Gram-negativos no trato respiratório. Finalmente, a pneumonia por enterobactérias pode resultar de disseminação hematogênica resultante da infecção em outros sítios anatômicos.

Entre as enterobactérias, *Escherichia coli* é a causa mais frequente de PAC.[24] A causa clássica de pneumonia bacilar Gram-negativa adquirida na comunidade, *K. pneumoniae* (pneumonia de Friedlander), promove menos de 10% das PACs, porém mais de 20% das pneumonias nosocomiais. O abuso no consumo de álcool é a condição de risco mais comum para pneumonia causada por *K. pneumoniae* adquirida na comunidade. Outras condições de base que predispõem a infecções por *Klebsiella* são diabetes melito e DPOC.

Manifestações Clínicas. Na PAC causada por *Klebsiella*, uma síndrome constituída por dor pleurítica torácica, hemoptise e escarro sanguinolento (algumas vezes com aspecto de "gelatina de groselha") é clássica, mas raramente observada. As manifestações clínicas de pneumonias por enterobactérias não são suficientemente únicas para diferenciar essas infecções das pneumonias devidas a outras causas.[24]

Grande parte das anormalidades laboratoriais é inespecífica, mas a neutropenia está associada ao baixo prognóstico. As radiografias torácicas frequentemente revelam broncopneumonia do lobo inferior, que é muitas vezes bilateral. Um achado radiográfico clássico de pneumonia por *Klebsiella* é a consolidação do lobo superior (principalmente à direita) (Fig. 33-8) com uma fenda curva ou protuberante. Essa manifestação é atualmente incomum. *Klebsiella* também pode causar abscesso pulmonar em pacientes com PACS.

Diagnóstico Microbiológico. A pneumonia por enterobactérias deve ser suspeita quando a coloração de Gram no

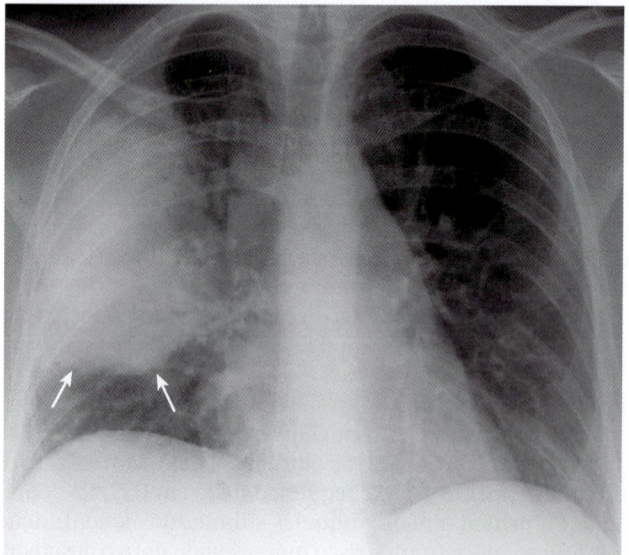

Figura 33-8 Pneumonia lobar por *Klebsiella* com fenda "saliente". A radiografia frontal torácica mostra opacidade do espaço aéreo no lobo superior direito, que inclina a pequena fissura à direita inferiormente (*setas*). O sinal da fenda saliente na radiografia torácica é tradicionalmente associado à infecção por *Klebsiella pneumoniae*, mas é na realidade inespecífico, e pode ser detectado em outras infecções pulmonares e também em processos pulmonares não infecciosos. (Cortesia de Michael Gotway, MD.)

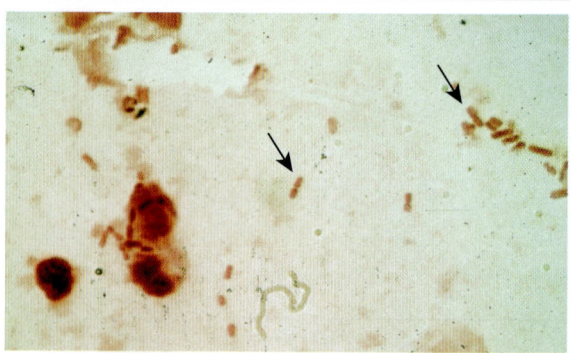

Figura 33-9 *Klebsiella pneumoniae*. Bastonetes Gram-negativos grandes no escarro de um paciente com pneumonia por *Klebsiella pneumoniae* (*setas*).

escarro revela inúmeros bastonetes Gram-negativos de aspecto uniforme (Fig. 33-9). A cultura do escarro sozinha é inespecífica para enterobactérias em pacientes não entubados ou entubados por causa da colonização orofaríngea e é uma das principais razões de interesse nas culturas quantitativas como uma abordagem para distinguir colonização de infecção.

Evolução Clínica. As taxas de fatalidade decorrentes da pneumonia por enterobactérias são de 25% a 50%.[24] Bacteriemia, neutropenia e idade avançada contribuem para um mau prognóstico. A destruição dos septos alveolares nos pulmões pode levar à cavitação.

Tratamento. O tratamento de infecções graves causadas por cepas de enterobactérias é complicado pela ampla resistência antimicrobiana. A resistência à β-lactamase, carbapenemase, fluoroquinolona e aminoglicosídeos de amplo espectro é comum em pacientes infectados por enterobactérias.[172,173] Por causa das variações regionais e institucionais na frequência de resistência aos fármacos específicos e classes de fármacos, a terapia inicial de uma possível pneumonia por enterobactérias deve ser selecionada utilizando-se o conhecimento de padrões locais de resistência aos antibióticos. Em pacientes com infecção grave, um regime de dois fármacos de um aminoglicosídeo com um β-lactâmico ou carbapenem de amplo espectro é recomendado para o tratamento até a obtenção dos resultados de suscetibilidade. A monoterapia pode ser razoável para pacientes imunocompetentes com doença branda a moderada que são infectados por cepas suscetíveis de *Proteus*, *Morganella*, *K. pneumoniae* ou *E. coli*. As recomendações para terapia empírica da PAH são listadas na Tabela 33-8, embora os padrões de resistência locais devam ser considerados.

Pseudomonas aeruginosa e Organismos Relacionados

Epidemiologia. *P. aeruginosa* é uma causa incomum de PAC, exceto em grupos de risco específicos. Um grande estudo na Espanha encontrou 7% de PAC causada por *P. aeruginosa*, mas a maioria dos estudos relata taxas substancialmente mais baixas.[24,111] Um fator de risco principal de PAC por *Pseudomonas* é a doença pulmonar estrutural, tal como fibrose cística, bronquiectasia e DPOC grave (volume expiratório forçado em 1 segundo < 30%). Outro fator de risco é a infecção pelo HIV, principalmente com uma deficiência evidente de células T $CD4^+$.[174-176] A pneumonia por *Pseudomonas* em pacientes com AIDS pode ser grave, com taxas de mortalidade superiores a 50%, e estar associada à cavitação, mesmo quando o paciente tem uma profunda deficiência de células T $CD4^+$. Houve uma redução na incidência de pneumonia por *Pseudomonas* com a disponibilidade ampla da terapia antirretroviral combinada. A pneumonia por *Pseudomonas* é rara em hospedeiros normais, mas pode desenvolver-se após exposição a aerossóis de água contaminada, tais como banheiras de hidromassagem.[21,24,40,68,177,178]

P. aeruginosa é a causa principal de pneumonia nosocomial e uma causa particularmente frequente de PAV.[179] A entubação traqueal prolongada e a terapia prévia com antibiótico, principalmente antibióticos de amplo espectro, são os principais fatores de risco para PAV por *Pseudomonas*. Outras bactérias não fermentadoras, tais como *S. maltophila* e *B. cepacia*, causam pneumonia em pacientes após a terapia prolongada com antibióticos de amplo espectro e estão associadas a uma alta taxa de mortalidade. *B. cepacia* também é encontrada em pacientes em regime ambulatorial com fibrose cística.

Manifestações Clínicas. O quadro clínico de pneumonia causado por *P. aeruginosa* é indistinguível daquele observado para enterobactérias. A bacteriemia é discretamente mais comum do que para outros patógenos Gram-negativos; o exame físico pode revelar o ectima gangrenoso e a leucopenia é comum. Sua propensão para invadir o tecido vascular torna *Pseudomonas* a causa mais comum de pneumonia cavitária em pacientes hospitalizados ou imunocomprometidos, e o empiema pode desenvolver-se.

Diagnóstico Microbiológico. O escarro corado pelo Gram obtido de pacientes com pneumonia por *Pseudomonas* tipicamente mostra inúmeros bacilos Gram-negativos finos (Fig. 33-10); os neutrófilos são normalmente abundantes no escarro, exceto em pacientes neutropênicos. Visto que *Pseudomonas* e outros bacilos Gram-negativos colonizam a orofaringe em pacientes hospitalizados ou debilitados, os resultados da coloração pelo Gram nesses pacientes podem ser errôneos. Nos pacientes entubados pela via endotraqueal, a ausência de *Pseudomonas* na cultura é forte evidência contra essa bactéria como causa de pneumonia, porque o organismo é tipicamente fácil de recuperar.

Evolução Clínica. A mortalidade na pneumonia por *P. aeruginosa* adquirida na comunidade pode exceder 25%,[24] e em pessoas com PAV causada por *P. aeruginosa*, as taxas de mortalidade são de 40% a 70%. O prognóstico em pacientes neutropênicos com pneumonia por *P. aeruginosa* é particularmente mau.[180] A PAV por *P. aeruginosa* pode retornar em 25% a 50% dos casos, aproximadamente metade por causa de uma nova cepa.

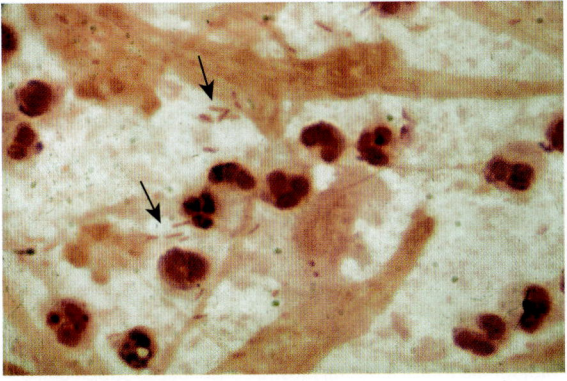

Figura 33-10 **Pseudomonas.** Coloração de Gram do escarro mostrando bacilos Gram-negativos delgados (*setas*).

Tratamento. Pneumonia por *P. aeruginosa* deve ser inicialmente tratada com dois agentes antimicrobianos que se espera que sejam ativos contra isolados na região, tais como um aminoglicosídeo e um antibiótico β-lactâmico anti-*Pseudomonas*; isso é particularmente verdadeiro para pacientes bacteriêmicos ou neutropênicos.[180] A amicacina é o aminoglicosídeo mais seguramente ativo na maioria das regiões. Os antibióticos β-lactâmicos, na ordem descendente de atividade provável contra *P. aeruginosa*, são os carbapenens (imipenem e meropenem), as acilureidopenicilinas (p. ex., piperacilina), cefepima e ceftazidima.[181] Embora as fluoroquinolonas (particularmente ciprofloxacina) inicialmente possuam boa atividade intrínseca contra *P. aeruginosa*, a resistência é atualmente comum, tornando a monoterapia empírica com fluoroquinolona prejudicial. A resistência pode emergir em *Pseudomonas* durante o curso de monoterapia com fluoroquinolona.

S. maltophilia apresenta resistência intrínseca à maioria dos antibióticos-padrão.[182] TMP-SMX é o agente mais confiável, enquanto as fluoroquinolonas ou a ticarcilina-clavulanato apresentam atividade contra algumas cepas.[180] Isolados de *S. maltophilia* podem tornar-se resistentes frente à terapia aparentemente eficaz. *B. cepacia* pode ser suscetível às acilureidopenicilinas, ceftazidima, TMP-SMX, fluoroquinolonas, minociclina e cloranfenicol. As taxas de resistência são mais elevadas em isolados de pacientes com fibrose cística.

Acinetobacter baumannii

Epidemiologia. *A. baumannii* pode causar tanto PAC ou PAH/PAV. *Acinetobacter* causa PAC em climas quentes, tanto secos[183] quanto úmidos,[45,184] tornando-se uma das causas mais comuns de PAC no Sudeste Asiático. Nos Estados Unidos, a PAC por *Acinetobacter* é mais comumente observada em alcoólatras do gênero masculino. O risco de PAV por *Acinetobacter* varia amplamente por região e pela unidade de cuidados em saúde. As infecções nosocomiais causadas por *Acinetobacter* mostram variação sazonal, com picos no final do verão, similares aos padrões na PAC.

Manifestações Clínicas. Pacientes com PAC por *Acinetobacter* frequentemente apresentam doença aguda e podem manifestar leucopenia, efusões pleurais e empiema.[185] A pneumonia nosocomial por *Acinetobacter* tem uma apresentação menos dramática, similar àquela de outras pneumonias por bactérias Gram-negativas adquiridas no hospital.[45]

Diagnóstico Microbiológico. O exame de escarro expectorado, que é geralmente purulento, pode revelar uma predominância de cocobacilos Gram-negativos pareados que lembram espécies de *Neisseria*, *Haemophilus* e *Moraxella*. A bacteriemia causa complicações mais frequentes na pneumonia por *Acinetobacter* adquirida na comunidade do que na pneumonia nosocomial.

Evolução Clínica. A taxa de mortalidade de pneumonia por *Acinetobacter* adquirida na comunidade chega a 50%.[45] Pacientes em risco aumentado de morte são aqueles com leucopenia ou empiema. A taxa de fatalidade da pneumonia nosocomial por *Acinetobacter* é determinada pela gravidade da doença de base.

Tratamento. Os isolados de *A. baumannii* adquiridos na comunidade podem ser suscetíveis à amicacina, tobramicina, ceftazidima, carbapenens e doxiciclina.[186] As espécies nosocomiais de *Acinetobacter* são resistentes à maioria dos β-lactâmicos e aminoglicosídeos e, dessa forma, são tratadas mais seguramente com carbapenens, mas prognósticos reservados são comuns.[187] Alguns pesquisadores relataram tratamento bem-sucedido com ampicilina-sulbactam ou colistina nas infecções com isolados altamente resistentes.[188,189] A resistência aos antimicrobianos β-lactâmicos, carbapenens, aminoglicosídeos, fluoroquinolonas e mesmo polimixina B e colistina[189] está cada vez mais comum entre isolados nosocomiais.

LEGIONELLA

Epidemiologia

L. pneumophila causa infecções epidêmicas e esporádicas; ambos os padrões podem ser vistos na comunidade ou em hospitais. Os surtos são associados à contaminação de sistemas de água potável, aparelhos de nebulização ultrassônica, banheiras de hidromassagem, condensados de ar-condicionado e sistemas de evaporação de água.[190]

Legionella é adquirida por meio da inalação de aerossóis contaminados ou aspiração. Casos esporádicos de pneumonia por *L. pneumophila* (50% a 80% ocasionados pelo sorogrupo 1) são responsáveis por 2% a 6% das PACs em hospedeiros imunocompetentes.[21] *L. pneumophila* é uma das causas mais comuns de PAC grave em algumas comunidades. Os fatores de risco incluem exposição à água contaminada, imunossupressão, tabagismo, diabetes, câncer, doença renal em estágio terminal e consumo de álcool. A infecção por *L. pneumophila* é mais comum em regiões geográficas específicas, tais como o Mediterrâneo ou o Noroeste dos Estados Unidos.

Além de *L. pneumophila*, outras 40 espécies de *Legionella* foram identificadas. Muitas, tais como *Legionella micdadei* e *Legionella longbeachae*, produzem uma doença pneumônica indistinguível daquela causada por *L. pneumophila*. Muito menos se conhece a respeito da epidemiologia das infecções por *Legionella* não *L. pneumophila*, mas também parecem ser provenientes de fontes relacionadas à água ou ao solo. A imunossupressão parece ser o principal risco de infecção do hospedeiro por essas espécies.

Manifestações Clínicas

O período de incubação da pneumonia por *Legionella* é de 2 a 10 dias. Letargia, dor de cabeça, rigidez recorrente, anorexia e mialgias são sintomas precoces frequentes. Após vários dias, a tosse torna-se mais pronunciada; ocasionalmente, observa-se escarro aquoso ou purulento. A dispneia é evidente em metade dos casos e um terço dos pacientes queixa-se de dor pleurítica torácica. As manifestações extrapulmonares podem ofuscar as queixas respiratórias; sintomas gastrointestinais (diarreia aquosa, náusea, vômito, dor abdominal) e neurológicos e sinais (dor de cabeça, confusão, perda do nível de consciência, convulsões, alucinações) são particularmente significativos. Pacientes podem manifestar doença aguda. As temperaturas chegam a 40,5°C em um terço dos pacientes, geralmente são persistentes e podem ser acompanhadas por bradicardia relativa. Os achados físicos geralmente são limitados ao tórax, incluindo o atrito pleural, mas a dor abdominal generalizada, hepatomegalia, esplenomegalia, erupção cutânea, rigidez nucal e *deficits* neurológicos focais são descritos.

Hiponatremia e hipofosfatemia estão presentes em mais da metade dos casos graves. Elevações brandas da creatinina sérica, creatina fosfoquinase e enzimas hepáticas também são comuns, como são a hematúria e proteinúria e, ocasionalmente, a rabdomiólise evidente. Leucopenia e trombocitopenia podem ser observadas principalmente em pacientes gravemente enfermos. As aglutininas frias podem estar presentes, como na infecção causada por *M. pneumoniae*.

Os achados radiográficos torácicos tipicamente retardam a doença clínica inicial (Fig. 33-11). Pequenas efusões pleurais

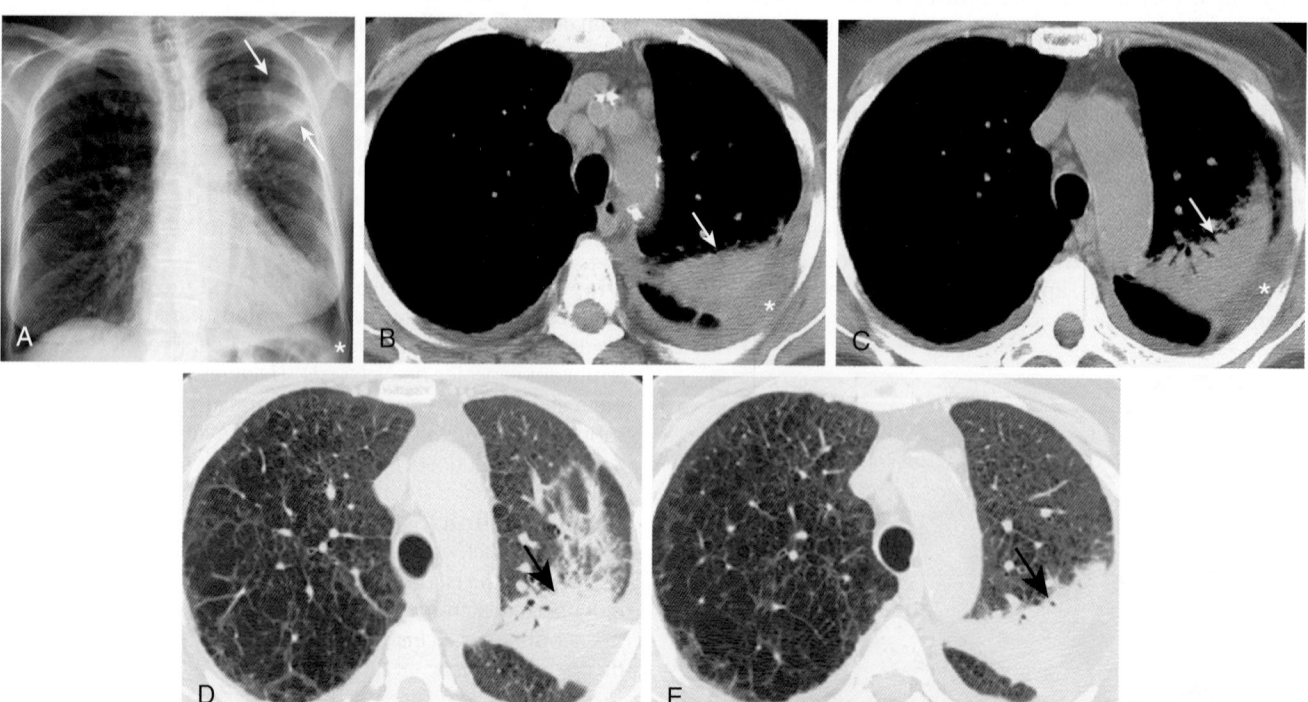

Figura 33-11 Pneumonia por *Legionella pneumophila*: doença unilateral. A, A radiografia torácica frontal mostra consolidação subpleural do lobo superior esquerdo (*setas*). **B-E,** TC torácica axial mostrada nas janelas do tecido mole (**B** e **C**) e pulmão (**D** e **E**) confirma a consolidação no lobo superior esquerdo (*setas*). Uma pequena efusão pleural à esquerda (*) está presente. (Cortesia de Michael Gotway, MD.)

desenvolvem-se em 50% e podem preceder o processo parenquimatoso. Opacidades multilobares são comumente observadas, particularmente na TC torácica. A cavitação evidente é raramente detectada.[66]

Diagnóstico Microbiológico

O gênero *Legionella* é constituído por bacilos Gram-negativos, aeróbios, fastidiosos, que se coram fracamente com a coloração de Gram (Cap. 17, Fig. 17-4) e crescem pouco em meios convencionais. Na coloração de bactérias álcool-acidorresistentes, *L. micdadei* e algumas espécies de *Legionella* podem corar-se fracamente. No início da infecção, a coloração de Gram no escarro de pacientes com pneumonia por *Legionella* contém poucos leucócitos polimorfonucleares ou estes estão ausentes. A sensibilidade das culturas de espécimes respiratórias é inferior a 10%, apesar do uso de meios apropriados. O diagnóstico de infecção por *L. pneumophila* pela cultura frequentemente requer procedimentos invasivos, pois pelo menos 25% dos pacientes infectados por *Legionella* não produzem escarro.[76] Raramente, *Legionella* é recuperada do sangue, fluido pleural e outros sítios extrapulmonares.

O teste para detecção de antígeno urinário de *Legionella* é atualmente o método diagnóstico mais comumente utilizado. Tem uma sensibilidade entre 60% e 80% e especificidade maior do que 95% para *L. pneumophila* do sorogrupo 1, mas o teste é limitado a essa única espécie e sorogrupo.[76] A sensibilidade do ensaio de imunofluorescência direta para detecção de anticorpos no escarro varia de 33% a 68%, com especificidade superior a 95%,[76] mas seu uso é prejudicado pela dificuldade na obtenção do escarro em alguns pacientes, a experiência requerida para a interpretação e a necessidade de anticorpos específicos para a multiplicidade de espécies e sorogrupos de *Legionella*. Os ensaios baseados na reação em cadeia da polimerase realizados com escarro apresentam sensibilidade maior que 80% e especificidade superior a 90%, e provavelmente sua disponibilidade se tornará mais difundida em breve.[76]

Evolução Clínica

Uma resposta clínica à terapia apropriada com antibióticos é geralmente observada dentro das primeiras 48 horas. Por outro lado, os achados radiográficos podem continuar a progredir temporariamente, apesar da melhor clínica observada, e, por fim, podem levar meses para se resolver.[66] A insuficiência renal aguda e oligúria, frequentemente independentes de choque e mioglobinúria, podem desenvolver-se em aproximadamente 10% dos pacientes, e a diálise pode ser necessária. Muitos pacientes notam fadiga prolongada e fraqueza por meses após a pneumonia por *Legionella*.

A mortalidade causada pela pneumonia por *Legionella* adquirida na comunidade é de aproximadamente 15%. Os piores desfechos clínicos estão associados a imunodeficiências, comorbidades, início tardio da terapia adequada e a necessidade de suporte ventilatório ou diálise.

Tratamento

Azitromicina e fluoroquinolonas são superiores à eritromicina ou à claritromicina para o tratamento de infecções por *Legionella*. Embora nunca utilizada individualmente, a adição de rifampicina é recomendada para pacientes que são gravemente enfermos ou imunocomprometidos.[18] Antibióticos devem ser utilizados continuamente por 10 a 21 dias em pacientes imunocompetentes, para reduzir a taxa de recidiva.[18]

BACTÉRIAS ANAERÓBIAS

Epidemiologia

A infecção mista causada por bactérias aeróbias e anaeróbias geralmente é uma complicação da macroaspiração de conteúdos orofaríngeos. Causas raras incluem ruptura do esôfago e extensão dos abscessos intra-abdominais. As condições pulmonares subjacentes, tais como neoplasias e infarto pulmonar, estão presentes em 20% dos pacientes que apresentam infecção pulmonar anaeróbica. Embora as complicações agudas da macroaspiração sejam em grande parte resultantes de uma pneumonite por injúria química (síndrome de Mendelson) e/ou infecção por aeróbios patogênicos na flora oral, muitos desses episódios resultam posteriormente na emergência de pneumonia mista por bactérias aeróbias e anaeróbias.

Manifestações Clínicas

As infecções anaeróbicas manifestam-se como quatro diferentes síndromes: pneumonite química, pneumonia aspirativa, pleuropneumonia anaeróbica ou empiema primário por anaeróbios.

A *pneumonite química* pode preceder a pneumonia anaeróbica e é caracterizada pelo início agudo de hipoxemia, febre, tosse (frequentemente seca), dispneia e dor pleurítica. O escarro fétido e a hemoptise característica do abscesso pulmonar anaeróbico estão ausentes nesse estágio. O risco de infecção é dependente da natureza do inóculo; muitos casos de pneumonite por aspiração são apenas inflamatórios e não infecciosos. A análise de imagem pode revelar opacidades broncopneumônicas, mas geralmente não apresenta consolidação lobar, nos segmentos pulmonares propensos à aspiração (p. ex., segmento posterior do lobo superior direito e segmento superior do lobo inferior direito). A SDRA é uma complicação comum de aspiração do fluido gástrico com baixo pH.

A *pneumonia aspirativa* não pode ser diferenciada da PAC ou PAH, com a exceção de que é observada em pacientes com fatores de risco para macroaspiração. O desenvolvimento rápido de opacidades pulmonares em um curto período de tempo pode sugerir o diagnóstico de pneumonia aspirativa (Fig. 33-12). Altas concentrações de amilase ou pepsinogênio no fluido do LBA são bastante sugestivas dessa entidade.[191] A localização de uma opacidade em um segmento pulmonar dependente tem um valor discriminatório mais baixo.

A *pleuropneumonia anaeróbica* é caracterizada por necrose e supuração do parênquima pulmonar. No início da infecção, a imagem pode mostrar opacificação segmentar densa com múltiplas e pequenas áreas lucentes de necrose pulmonar (< 2 cm de diâmetro), geralmente sem níveis de fluidos aéreos. Na ausência de tratamento apropriado, essas lesões podem evoluir para um abscesso pulmonar primário e empiema. Pacientes comumente apresentam fadiga, febre baixa, perda de peso e tosse produtiva por várias semanas após um episódio de perda de consciência. Aproximadamente metade descreve escarro pútrido e alguns podem desenvolver hemoptise. Pacientes parecem cronicamente enfermos e intoxicados, com temperaturas acima de 39°C. Em alguns pacientes, um único abscesso pulmonar maior do que 2 cm de diâmetro é detectado em um segmento pulmonar dependente pela radiografia (Fig. 33-13). O abscesso pode ser multilocular; às vezes, múltiplos abscessos estão localizados em diferentes segmentos pulmonares.

Os empiemas primários anaeróbicos geralmente são causados por *S. milleri/intermedius* mais do que por anaeróbios.[149]

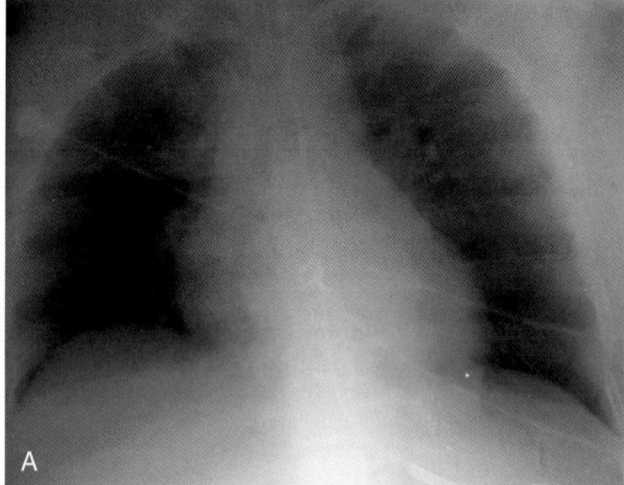

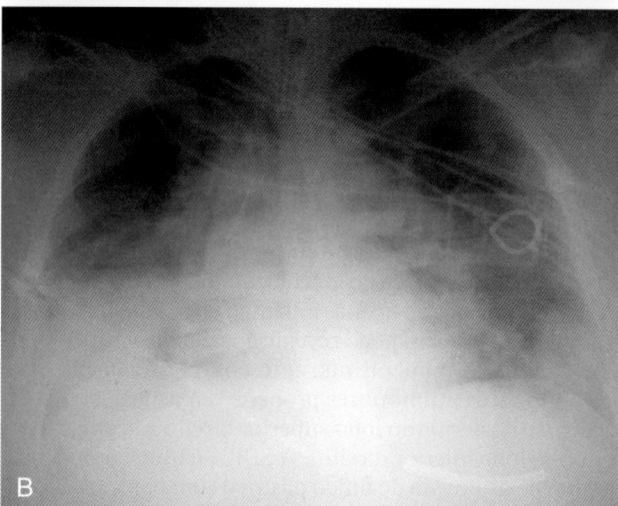

Figura 33-12 Pneumonite aspirativa: rápido intervalo para o desenvolvimento de opacidades pulmonares. A, Radiografia frontal do tórax realizada para a colocação do cateter venoso central (CVC) mostra um CVC subclávio à direita sem pneumotórax; os pulmões estão limpos. **B,** A radiografia frontal do tórax, repetida após um episódio de nível alterado de consciência e vômito, foi realizada apenas poucas horas depois de **A** e mostra um intervalo para o desenvolvimento de consolidação pulmonar inferior e extensa média. O rápido desenvolvimento das opacidades pulmonares extensas, no contexto da alteração do estado mental acompanhada por vômito, é característico de aspiração. O diagnóstico diferencial do intervalo rápido para o aparecimento de opacidades pulmonares extensas também inclui edema por pressão, injúria por edema não cardíaco e hemorragia. (Cortesia de Michael Gotway, MD.)

Todavia, as bactérias anaeróbias ainda possuem um papel significativo. Nesses casos, as manifestações pleurais podem dominar, sendo a pneumonia menos evidente. O empiema anaeróbico também pode ser observado na ausência de infecção parenquimatosa pulmonar quando o empiema desenvolve-se em associação à ruptura esofágica ou a partir de abscessos subfrênicos ou outros abscessos intra-abdominais. Mais informações a respeito do empiema pleural estão disponíveis no Capítulo 80.

Diagnóstico Microbiológico

A coloração de Gram do escarro ou o exame de um espécime obtido por broncoscopia de um paciente com pneumonia anaeróbica revelam inúmeros leucócitos polimorfonucleares com abundância de bactérias intra e extracelulares. Normalmente, uma mistura de reações e morfologias é observada na coloração

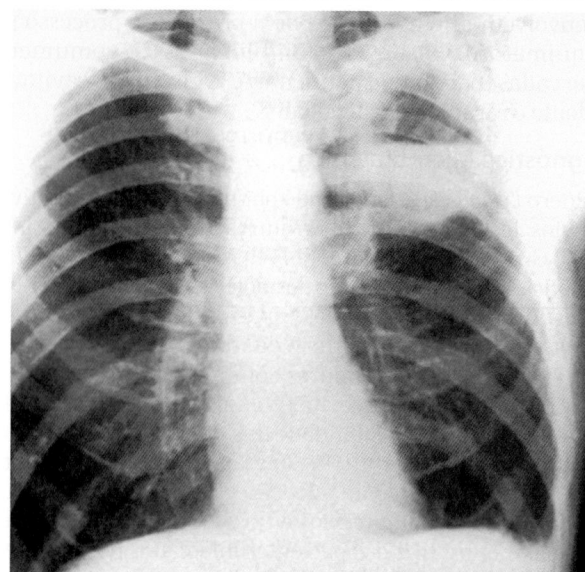

Figura 33-13 Uma cavidade parenquimatosa única com um nível de fluido aéreo caracteriza um abscesso pulmonar por bactérias anaeróbias. Com frequência, as lesões estão localizadas nos segmentos pulmonares dependentes, propensos à aspiração (segmento superior do lobo inferior direito e lobo inferior esquerdo e segmentos posteriores dos lobos superiores). Esse paciente também apresenta um pequeno empiema à esquerda.

de Gram, incluindo bastonetes Gram-negativos de coloração pálida com extremidades afiladas (sugestivos de *Fusobacterium nucleatum*), pequenos cocobacilos Gram-negativos de coloração pálida e cadeias de pequenos cocos Gram-positivos.

Visto que a flora endógena do trato respiratório superior predominantemente consiste em bactérias anaeróbicas, as culturas do escarro expectorado não são adequadas para o diagnóstico de infecções por anaeróbios. Com procedimento técnico cuidadoso, a recuperação média de 3,2 isolados bacterianos, dos quais 80% são anaeróbios, é possível em um caso de pneumonia mista por bactérias aeróbias/anaeróbias ou empiema. Os anaeróbios mais comuns em infecções pleuropulmonares incluem *F. nucleatum*, *Prevotella*, *Porphyromonas*, *Peptostreptococcus* e *Streptococcus* microaerofílicos. Os principais organismos aeróbios facultativos recuperados em conjunto com os anaeróbios são as espécies de *Streptococcus*. Embora *S. aureus*, vários bacilos Gram-negativos entéricos e *Pseudomonas* possam também ser isolados, seu significado é frequentemente questionável. As técnicas moleculares podem muitas vezes identificar as bactérias anaeróbias em casos que apresentam culturas negativas.[149]

Evolução Clínica

A pneumonia aspirativa não complicada em geral responde rapidamente aos antibióticos adequados. A febre é eliminada dentro de poucos dias e a radiografia torácica é normalizada em 3 semanas. A febre diminui mais lentamente na infecção pleuropulmonar anaeróbica. O fechamento das cavidades do abscesso e a reabsorção das coleções de empiema podem necessitar de meses. As taxas de fatalidade são baixas em pacientes tratados adequadamente, exceto naqueles com pneumonia necrosante, em que a mortalidade chega a 20%.[149] O abscesso pulmonar crônico é complicado pelo abscesso cerebral, outro abscesso metastático, amiloidose secundária, hemoptise de risco à vida, fístula broncopleural ou *empiema necessitans* (ruptura através da parede torácica), mas essas complicações são, no momento, consideradas raras.

Tratamento

A emergência de resistência mediada por β-lactamases estabelece que a penicilina G e a ampicilina deixaram de ser os fármacos de escolha no tratamento de pacientes com infecção pleuropulmonar anaeróbica grave. Observa-se resistência não apenas entre espécies de *Bacteroides*, mas também entre *Prevotella* e algumas cepas de *F. nucleatum*. O tratamento empírico da infecção pleuropulmonar anaeróbica grave requer o uso de β-lactâmicos/inibidor de β-lactamase (p. ex., ampicilina-sulbactam, ticarcilina-clavulanato ou piperacilina-tazobactam) ou clindamicina. Por causa da presença frequente e simultânea de aeróbios, a monoterapia com metronidazol não é adequada quando há suspeita de pneumonia por anaeróbios. Os isolados pulmonares ocasionais são resistentes para um ou mais desses agentes. Por exemplo, *Eikenella corrodens* é resistente à clindamicina. A monoterapia com carbapenem também é eficaz, mas em geral fornece cobertura desnecessariamente ampla.

Dez dias de tratamento total é geralmente adequado para a pneumonite não complicada. A pneumonia necrosante, o abscesso e o empiema necessitam de terapia parenteral prolongada para alcançar a melhora clínica, e o uso estendido de terapia oral, frequentemente necessitando de vários meses, pode ser requerido para a cura.

A drenagem do fluido do empiema é necessária. A ressecção cirúrgica do abscesso pulmonar anaeróbico quase nunca é indicada. A broncoscopia é útil para excluir uma neoplasia subjacente em pacientes sem outros fatores de risco (p. ex., pacientes desdentados).

PNEUMONIA NÃO RESPONSIVA/ FALHA NO TRATAMENTO

Dois padrões clínicos distintos de falha do tratamento na pneumonia foram descritos:[212] a pneumonia progressiva com deterioração clínica, incluindo insuficiência respiratória ou choque séptico; e a pneumonia não responsiva, em que a melhora clínica não é alcançada (febre e sintomas clínicos persistem). Naqueles tratados como pacientes em regime ambulatorial ou hospitalar, a avaliação da resposta deve ser realizada após 72 horas do tratamento com o antibiótico, quando isso representa o tempo médio necessário para atingir a melhora clínica.[212] Além da avaliação clínica, a redução dos níveis de *procalcitonina* (PCT) após 3 a 4 dias de tratamento correlaciona-se às respostas clínicas.[213] Os níveis de certos biomarcadores, principalmente PCT e proteína C-reativa, também são úteis para prever a resposta inadequada. Os níveis iniciais mais elevados de PCT ou proteína C-reativa representam um fator de risco para a resposta inadequada (*odds ratio* [razão de chances], 2,6),[213] enquanto os baixos níveis estão associados às respostas à terapia. Um biomarcador recentemente descrito, MR-pró-adrenomedulina, demonstrou ter uma associação maior à avaliação de gravidade, e os níveis superiores a 1,8 foram associados à deterioração subsequente e à admissão em UTI.[214]

As causas de pneumonia não responsiva são classificadas como infecciosas, não infecciosas e de origem desconhecida.[212]

CAUSAS INFECCIOSAS

Em pacientes hospitalizados com PAC, infecções específicas são responsáveis por 40% dos casos não responsivos. Os microrganismos mais frequentes encontrados são *S. pneumoniae*, *Legionella*, *P. aeruginosa* e *S. aureus*.

Pacientes com PAC, PAH ou PAV podem falhar em responder por causa da resistência ao regime empírico com antibióticos selecionados. *P. aeruginosa*, que não é coberta pela terapia empírica da PAC, causa aproximadamente 10% dos casos de PAC não responsiva.[212] Até 50% dos episódios de PAV não responsiva são causados por microrganismos multirresistentes; as causas mais frequentes são MRSA, *P. aeruginosa*, *Klebsiella* produtora de carbapenemase e espécies de *Acinetobacter*.[215]

Outros microrganismos incomuns na PAC não responsiva[212] incluem micobactérias, espécies de *Nocardia*, anaeróbios, fungos, *Pneumocystis jirovecii* e outros organismos que necessitam de antibióticos, além daqueles recomendados para PAC ou PAH. A investigação da etiologia de alguns desses microrganismos requer testes diagnósticos microbiológicos mais acurados, assim como uma revisão exaustiva em busca de fatores de risco, incluindo epidemiologia (viagem, atividades profissionais, de lazer e exposição a animais), hábitos pessoais e fatores ambientais.

As complicações infecciosas locais ou metastáticas também contribuem para a falha no tratamento. O empiema é uma das complicações mais frequentes na pneumonia e, desse modo, é uma causa da ausência de resposta que deve ser avaliada com toracocentese quando uma efusão pleural estiver presente. Outras causas de falha no tratamento são a formação de abscesso e a pneumonia necrosante. As infecções metastáticas, tais como endocardite, artrite, pericardite, meningite ou peritonite podem contribuir para a falha do tratamento e são mais comuns na pneumonia bacterêmica. Em aproximadamente 30% dos casos, nenhuma causa específica para falta de resposta pode ser identificada, apesar do tratamento adequado com antibióticos. Isso pode ocorrer em decorrência da presença de comorbidades ou a uma resposta inflamatória exagerada ou diminuída.[215a]

CAUSAS NÃO INFECCIOSAS

Doenças não infecciosas com comprometimento agudo do parênquima pulmonar podem simular a pneumonia. Essas manifestações incluem infarto pulmonar, hemorragia pulmonar, pneumonia em organização, pneumonia eosinofílica, pneumonite de hipersensibilidade, doença pulmonar induzida por fármacos e neoplasias. O câncer pulmonar de células alveolares pode ser particularmente difícil de distinguir radiologicamente da pneumonia piogênica. A frequência de etiologias não infecciosas é relatada como sendo de 22% na PAC[212] e de 19% na pneumonia nosocomial.[215]

AVALIAÇÃO DIAGNÓSTICA

A abordagem diagnóstica para a falha do tratamento requer uma reavaliação completa da história, exame físico e estudos laboratoriais, incluindo fatores que podem ser relacionados à resposta tardia.[212,216] A reconsideração do diagnóstico inicial também é um importante componente da abordagem diagnóstica. Os indícios epidemiológicos importantes podem sugerir microrganismos incomuns, juntamente com a resistência inesperada aos antimicrobianos ou imunodeficiência subjacente, como a infecção pelo HIV.

ESTUDOS MICROBIOLÓGICOS

A investigação microbiológica das falhas terapêuticas necessita de reavaliação detalhada dos resultados microbiológicos iniciais, juntamente com a obtenção de novas amostras para a cultura e outros ensaios. Técnicas invasivas (p. ex., broncoscopia) para amostras microbiológicas e a avaliação local das vias aéreas são recomendadas quando não contraindicadas. A obtenção de amostras a partir de escovado com bainha protegido e de LBA deve ser feita durante o mesmo procedimento para as culturas bacterianas, detecção de anticorpo por fluorescência direta e teste baseado na análise de ácidos nucleicos. Embora os resultados da cultura possam ser alterados por administração prévia de antibióticos, a sensibilidade da cultura do escovado ou LBA atinge 40% na PAC não responsiva. Em pacientes submetidos à ventilação mecânica, o aspirado traqueal pode fornecer informação diagnóstica. A coloração de Gram do LBA citocentrifugado pode rapidamente identificar microrganismos intracelulares[88] e guiar as decisões considerando as mudanças na terapia antimicrobiana. Estudos microbiológicos detalhados devem ser realizados também em amostras de sítios não respiratórios. Quando presente, o fluido pleural deve ser obtido para cultura, detecção de anticorpo por fluorescência direta e ensaios de amplificação de ácidos nucleicos para os patógenos prováveis. O papel da biópsia transbrônquica não está estabelecido e sua indicação depende da possível suspeita diagnóstica alternativa.

Estudos de Imagem

As radiografias torácicas podem demonstrar complicações, tais como efusão pleural, cavitação ou novas opacidades. Os exames de TC torácica fornecem um estudo mais detalhado do parênquima, interstício, pleura e mediastino, potencialmente sugerindo microrganismos específicos ou diagnósticos alternativos. Em um paciente com fatores de risco aplicáveis, a visualização de imagens nodulares com o sinal do halo (p. ex., um nódulo circundado por um halo de atenuação em vidro fosco, principalmente próximo à pleura) na imagem da TC é sugestiva de aspergilose pulmonar (Cap. 91) ou mucormicose (Caps. 38, 91 e 95).[217,218] Os nódulos de aspecto similar também foram descritos na infecção por citomegalovírus (Cap. 91), granulomatose com poliangeíte (inicialmente granulomatose de Wegener), sarcoma de Kaposi e metástases com necrose e/ou hemorragia. Opacidades em vidro fosco consistentes com pneumonia intersticial sugerem pneumonia por *P. jirovecii*. Nódulos ou múltiplas massas com ou sem cavitação são compatíveis com espécies de *Nocardia*, *M. tuberculosis* ou febre Q. Opacidades alveolares ou intersticiais mistas ou difusas podem ser causadas por infecções virais ou *M. pneumoniae*. Outros estudos de imagem tais como a angiografia pulmonar por TC torácica devem ser considerados para avaliar a possibilidade de embolias pulmonares.

MANEJO TERAPÊUTICO

Correção das Anormalidades do Hospedeiro

Defeitos relacionados ao sistema imune do hospedeiro podem impedir a recuperação da pneumonia. A imunodeficiência pode surgir como uma complicação da quimioterapia para o câncer, agentes imunossupressores ou uso de corticosteroides; ou pode resultar de um defeito imune congênito (p. ex., agamaglobulinemia) ou adquirido (p. ex., infecção pelo HIV). Muitas dessas imunodeficiências não são reparáveis; contudo, a imunossupressão relacionada a fármacos pode ser resolvida pela interrupção no uso do agente agressor ou redução da dose. Embora a redução da imunossupressão possa promover a recuperação da infecção ativa, pode também ser complicada pela inflamação aumentada em função da reconstituição imune.[219,220]

A granulocitopenia (contagem absoluta de granulócitos inferior a 500 células/mm^3) está associada à pneumonia fulminante, não responsiva ao antibiótico, e a administração do *fator estimulador de colônia de granulócito* (G-CSF, do inglês, *granulocyte colony-stimulating factor*) ou do *fator estimulador de colônia de granulócito e macrófago* (GM-CSF, do inglês, *granulocyte-macrophage colony-stimulating factor*) é eficaz ao aumentar o número de neutrófilos circulantes. Apesar desse efeito em neutrófilos, a administração em rotina de G-CSF ou GM-CSF não parece melhorar a sobrevida nas infecções.[221] Visto que a pneumonia é a infecção frequentemente associada a um prognóstico clínico reservado em pacientes com neutropenia profunda, o uso de G-CSF ou GM-CSF nesses pacientes pode ser justificado, embora o benefício não tenha sido demonstrado.[222] O tratamento com corticosteroides é investigado por causa de seu efeito supressor nas respostas inflamatórias; os estudos encontraram resultados discordantes. Uma metanálise recente evidenciou um efeito positivo na sobrevida em casos graves de PAC.[223] Por outro lado, um recente ensaio randomizado não demonstrou benefício, embora o número de pacientes com PAC grave possa ter sido insuficiente para revelar uma diferença nesse grupo restrito.[224]

Ajuste da Terapia Antimicrobiana

A abordagem terapêutica ótima para pneumonia não responsiva requer monitoramento rigoroso, transferência a um nível de cuidados mais elevado e otimização do regime de antibióticos, incluindo dosagem.[212] O tempo ideal para realizar essas mudanças não é definido, embora seja sugerido que se espere até 72 horas após o início do tratamento, exceto na presença de deterioração clínica grave ou progressão dramática como determinada pela radiografia torácica. Antes de dar início à mudança no tratamento antimicrobiano, novas amostras devem ser coletadas para estudos microbiológicos.

Na PAC não responsiva, deve-se considerar profundamente a extensão do espectro antibacteriano para assegurar a cobertura de *S. pneumoniae*, *P. aeruginosa*, *S. aureus* e anaeróbios resistentes. Tal terapia de amplo espectro deve ser considerada após a drenagem de todos os abscessos ou empiemas, revisão dos resultados de todas as culturas prévias, e, quando possível, novos esforços vigorosos devem ser feitos para identificar os microrganismos responsáveis. O regime antimicrobiano específico escolhido depende dos fatores de risco do hospedeiro, gravidade da doença e epidemiologia local de resistência antimicrobiana. No MRSA adquirido na comunidade, os tratamentos com antimicrobianos podem incluir linezolida ou clindamicina mais vancomicina, dependendo dos resultados do teste de suscetibilidade.[21,163]

Na pneumonia nosocomial não responsiva, combinações de até três antibióticos podem ser necessárias para cobrir *P. aeruginosa*, MRSA e a flora endêmica de cada hospital, tais como espécies de *Acinetobacter* ou outros organismos.[215] A disseminação crescente de *K. pneumoniae* virulenta e produtora de carbapenemase também exige a vigilância para esses organismos, considerando-se as combinações de polimixina B ou E, tigeciclina e/ou ampicilina-sulfabactam.[225] Às vezes, a cobertura empírica contra espécies de *Aspergillus* deve ser considerada (i.e., DPOC grave, terapia imunossupressora significativa, tratamentos com corticosteroides), principalmente se sustentada por dados clínicos, radiológicos[217] ou laboratoriais. A abordagem recomendada é feita para cobrir empiricamente todos os microrganismos provavelmente causais, enquanto se aguardam os resultados de amostras respiratórias repetidas, para posteriormente realizar o ajuste e o descalonamento dos antibióticos de forma apropriada.

ABSCESSO PULMONAR

Os abscessos pulmonares são lesões necróticas contendo pus, formadas no parênquima pulmonar e que resultam da aspiração de secreções carregadas de bactérias e mostram um nível de fluido aéreo (Fig. 33-13). Os abscessos pulmonares são distintos da pneumonia necrosante, mas podem ocorrer em seguida a ela, na qual múltiplas e pequenas cavidades desenvolvem-se em áreas contíguas do pulmão.[226,227] Os abscessos pulmonares devem ser diferenciados da embolia pulmonar séptica, que é frequentemente múltipla e bilateral, acomete os lobos inferiores (Fig. 33-6) e é secundária a uma infecção endovascular.

Ao contrário da maioria das infecções respiratórias que é causada por patógenos individuais, os abscessos pulmonares são causados por populações mistas de bactérias. Os componentes mais comuns das populações bacterianas mistas nos abscessos pulmonares são bactérias anaeróbias (principalmente espécies de *Peptostreptococcus*, agora denominadas *Finegoldia magna*), *F. nucleatum* e *Prevotella melaninogenica* (inicialmente *Bacteroides melaninogenicus*). Os estreptococos microaerofílicos e estreptococos *viridans* também são frequentemente isolados e podem contribuir para a falha do tratamento, caso não sejam utilizados os antibióticos apropriados.[228] O abscesso pulmonar também pode estar associado a bactérias piogênicas, micobactérias, fungos e parasitas, tais como *Paragonimus*, *Entamoeba* e *Echinococcus* (Cap. 39). Os abscessos pulmonares secundários desenvolvem-se a partir de anormalidades pulmonares congênitas, neoplasias obstrutivas, corpos estranhos e bronquiectasia. O abscesso pulmonar também pode complicar o infarto pulmonar, câncer pulmonar primário (carcinoma central com necrose), neoplasias metastáticas e lesões em conglomerados necróticos de silicose e pneumoconiose dos mineradores de carvão. As lesões nas doenças, tais como granulomatose com poliangeíte (primeiramente denominada graulomatose de Wegener) e artrite reumatoide com nódulos reumatoides também podem mimetizar o abscesso pulmonar.

As manifestações clínicas dos abscessos pulmonares são distintas daquelas da PAC, porque são geralmente prolongadas em tempo (2 semanas a 3 meses ou mais) e incluem febre, sudorese noturna, tosse com escarro fétido, fadiga, perda de peso e, algumas vezes, hemoptise.

O aspecto característico de um abscesso pulmonar em uma radiografia torácica é uma cavidade de parede espessa com um nível de fluido aéreo (Fig. 33-13). Uma TC com contraste em algumas situações é necessária para diferenciar o abscesso pulmonar de outras condições, e a broncoscopia pode ser necessária para distinguir abscesso pulmonar de carcinoma endobrônquico.

Os antibióticos com atividade contra bactérias anaeróbias e aeróbias e que não são afetados por β-lactamases produzidas por anaeróbios são a base do tratamento dos abscessos pulmonares.[228] A clindamicina é amplamente utilizada e é superior à penicilina sozinha, sem dúvida por causa da prevalência crescente de produção de β-lactamase por anaeróbios que causam abscessos pulmonares. Mais recentemente, combinações de β-lactâmicos/inibidores de β-lactamase (amoxicilina-clavulanato ou ampicilina-sulfabactam) parecem fornecer taxas de cura indistinguíveis daquelas com clindamicina; moxifloxacina e carbapenens também são utilizados com sucesso.[228] O metronidazol sozinho não é recomendado, porque perde atividade adequada contra estreptococos microaerofílicos e estreptococos *viridans* que são frequentemente parte da flora microbiana mista nos abscessos pulmonares. Se metronidazol é utilizado, a penicilina deve ser acrescida para cobrir os estreptococos. A duração ótima do tratamento com antibióticos não foi determinada, embora o tratamento de 6 a 8 semanas seja normalmente empregado.

A falha para responder aos antibióticos em um período de 7 a 10 dias justifica a investigação de diagnósticos alternativos ou complicações. O tratamento com antibióticos pode falhar se o paciente tem imunodeficiência, se a cavidade é extensa (> 8 cm) ou se o abscesso é devido a bactérias piogênicas, tais como *P. aeruginosa* ou *S. aureus*. A drenagem com tubo transtorácico percutâneo guiado por TC[229] ou drenagem endoscópica[230] são alternativas para a ressecção cirúrgica; as taxas de sucesso relatadas com ambos os procedimentos são altas, apesar de não serem descritos ensaios controlados prospectivos. Complicações da drenagem com tubo guiado por TC incluem pneumotórax, piopneumotórax e fístula broncopleural. Após a drenagem, pacientes demonstram melhora clínica geralmente em 48 horas. A febre persistente também pode ser detectada, se houver um empiema pleural secundário que necessite de drenagem.

PREVENÇÃO DA PNEUMONIA

VACINAS

A prevenção da pneumonia pode ser alcançada pela administração de vacinas contra influenza e pneumococos.

A vacinação com influenza inativado é recomendada anualmente para todas as pessoas com idade superior ou igual a 6 meses, incluindo mulheres grávidas. Para aqueles aversos a injeções, uma vacina de influenza com vírus vivo atenuado pode ser administrada pela via intranasal a pessoas saudáveis de 5 a 49 anos de idade. A vacina com o vírus vivo atenuado deve ser evitada na gravidez, em pessoas de alto risco com doenças de base crônicas ou imunodeficiências, e em equipes de cuidados em saúde dando assistência a pacientes imunossuprimidos; não é aprovado para o uso em pessoas com idade superior a 49 anos. Enquanto a vacinação anual contra a influenza é largamente recomendada, a imunogenicidade e eficácia da vacina atualmente disponível são mais baixas em indivíduos com idade superior a 65 anos, e as infecções de escape são frequentes.[232]

Atualmente, duas vacinas pneumocócicas estão disponíveis. A *vacina com polissacarídeo purificado* (PPSV23, do inglês, *purified polysaccharide vaccine* 23) contém antígenos capsulares isolados de 23 dos tipos de cápsulas prevalentes e é imunogênica em adultos, embora os níveis de anticorpos diminuam para níveis de pré-vacinação após 4 a 7 anos. A vacina conjugada pneumocócica (PCV13, do inglês, *pneumococcal conjugate vaccine*) contém os antígenos polissacarídicos de 13 dos tipos capsulares mais prevalentes, conjugados a uma proteína da toxina diftérica de mutante não tóxico, que gera células T auxiliares e células B de memória de vida longa específicas para antígenos pneumocócicos. A PPSV23 deve ser administrada a todos os indivíduos com idade superior ou igual a 65 anos, assim como naqueles com 19 a 64 anos com condições crônicas que aumentam o risco de infecção pneumocócica invasiva (p. ex., diabetes melito, doença pulmonar, cardíaca ou hepática crônica; tabagismo ou alcoolismo). Pacientes com idade igual ou superior a 19 anos com imunodeficiências ou outras condições que impõem um risco principalmente alto de infecção pneumocócica invasiva (asplenia, HIV ou outras imunodeficiências adquiridas ou congênitas, mieloma, linfoma, leucemia, insuficiência renal crônica) devem receber uma dose inicial de PCV13 seguida por 8 semanas ou posteriormente por tempo prolongado com PPSV23. Em 2014, as recomendações atualizadas da ACIP são que PCV13 e PPSV23 devem ser administradas em séries para todos os adultos com idade superior ou igual a 65 anos. Uma dose de PCV13 deve ser recebida primeiramente, seguida por uma dose de PPSV23 durante 6 a 12 meses seguintes. Indivíduos previamente vacinados com PPSV23 devem receber uma dose de PCV13 aproximadamente 1 ano depois.[234,235]

CESSAÇÃO DO TABAGISMO

O tabagismo não é o único fator de risco de doença pneumocócica, mas deixar de fumar reduz o risco.[236] A IDSA/ATS recomendam o aconselhamento da cessação do tabagismo, assim como a vacinação pneumocócica para fumantes que estão hospitalizados com pneumonia.[18]

> ### Pontos-chave
>
> - Todos os pacientes com suspeita de pneumonia devem fazer uma radiografia torácica. As colorações de Gram do escarro e as culturas de sangue, escarro e outros sítios devem ser obtidas em pacientes hospitalizados antes do tratamento. Os antígenos urinários de *S. pneumoniae* e *L. pneumophila* podem servir para o diagnóstico etiológico com razoáveis sensibilidade e especificidade.
> - A aspiração é a causa de infecção por *S. pneumoniae*, *H. influenzae*, bacilos Gram-negativos e outros organismos, enquanto a aerossolização é a rota de infecção por bactérias intracelulares como *M. pneumoniae*, espécies de *Chlamydophila* e *C. burnetti*. Além da pneumonia por inalação causada por *Legionella* ou aerossóis médicos contaminados, a aspiração é a causa de pneumonia adquirida no hospital, principalmente em pacientes intubados.
> - Os testes de amplificação de ácido nucleico devem ser utilizados cada vez mais para diagnosticar vírus e bactérias fastidiosas, *M. pneumoniae*, *C. pneumoniae*, *L. pneumophila* e *B. pertussis*, porque os procedimentos de cultura são muito insensíveis e demorados para serem relevantes terapeuticamente.
> - Em pacientes imunocomprometidos e idosos, os sinais e sintomas de pneumonia podem ser discretos e ofuscados por queixas inespecíficas. A temperatura acima de 38,5°C ou acompanhada por calafrios nunca deve ser atribuída à bronquite sem o exame radiográfico do tórax. Pacientes idosos com pneumonia que apresentam estado mental alterado sem febre, frequentemente apresentam uma demora na administração dos antibióticos; e essa demora pode aumentar a mortalidade.
> - O tratamento da pneumonia deve ser direcionado ao patógeno, mas a identificação definitiva do patógeno causal isolado do paciente pode se difícil. Portanto, a unidade em que o paciente está localizado (p. ex., comunidade, hospital, casa de repouso), a gravidade da doença, a idade do paciente, a presença de comorbidades e imunossupressão, terapia antimicrobiana prévia e manifestações clínicas e radiológicas específicas da doença são utilizadas para selecionar a terapia antimicrobiana empírica inicial.
> - Se o agente etiológico for identificado, o regime antimicrobiano deve ser ajustado com base nos resultados do teste de suscetibilidade *in vitro*. O fármaco ideal para um patógeno conhecido tem um espectro mais estreito de atividade e é o mais eficaz, menos tóxico e mais barato.

As Referências estão disponíveis exclusivamente no site www.elsevier.com.br/expertconsult

34 PNEUMONIA ASSOCIADA À VENTILAÇÃO

JEAN CHASTRE, MD • CHARLES-EDOUARD LUYT, MD, PhD

INTRODUÇÃO
PATOGÊNESE
EPIDEMIOLOGIA
Incidência
DIAGNÓSTICO
Estratégia de Diagnóstico Clínico
Estratégia de Diagnóstico Invasivo
Sumário de Evidências
TRATAMENTO
Tratamento Inicial
Evitando o Uso Excessivo de Antibióticos
Terapia por Aerossol
PREVENÇÃO
Abordagens Convencionais de Controle da Infecção
Profilaxia Específica contra a Pneumonia Associada à Ventilação
Implementação de uma Política de Prevenção Estruturada

INTRODUÇÃO

A *pneumonia associada à ventilação* (PAV) é a infecção mais frequentemente adquirida por pacientes que fazem uso de ventilação mecânica em *unidades de terapia intensiva* (UTI).[1,2] Em contraste às infecções de outros órgãos (p. ex., trato urinário e pele), cuja taxa de mortalidade varia de 1% a 4%, a taxa de mortalidade na PAV, definida como pneumonia que ocorre mais de 48 horas após o início da ventilação mecânica, varia de 20% a 50%, podendo ser mais elevada se o pulmão estiver acometido por infecção causada por patógenos de alto risco.[1-3] Apesar de a taxa de mortalidade atribuível à PAV ainda ser objeto de discussão, boas evidências indicam que a PAV prolonga a duração de ventilação mecânica e a permanência na UTI.[1,2] Aproximadamente 50% dos antibióticos prescritos na UTI são administrados para infecções do aparelho respiratório.[4] Vários estudos demonstram que o uso adequado de tratamento antimicrobiano em pacientes com PAV melhora de forma significativa o desfecho, sendo a identificação rápida dos pacientes infectados e a escolha assertiva do agente antimicrobiano duas metas clínicas importantes.[1] No entanto, ainda há falta de consenso sobre estratégias de diagnóstico e terapias preventivas adequadas para PAV.

PATOGÊNESE

Vários mecanismos de defesa protegem o trato respiratório normal de infecções em humanos, como barreiras anatômicas, tais como laringe e glote; reflexos de tosse; constituintes das secreções traqueobrônquicas; movimento mucociliar; fluido de revestimento epitelial; componentes surfactantes; imunidade inata humoral e mediada por células; um sistema fagocítico, que envolve macrófagos alveolares e neutrófilos recrutados; imunidade adaptativa celular e humoral.[5,6] Quando esses componentes funcionam de forma correta e coordenada, os patógenos invasores são eliminados e a doença clínica é evitada. A pneumonia ocorrerá quando os mecanismos de defesa estiverem prejudicados ou são dominados por uma inoculação maciça de organismos ou por patógenos de virulência incomum.

A maioria dessas infecções parece resultar da aspiração de potenciais agentes patogênicos que colonizam as superfícies das mucosas das vias aéreas da orofaringe, da placa dentária e/ou dos seios paranasais, portanto a associação de PAV com bacteriemia é pouco frequente, como já sugerido.[6] A entubação traqueal não somente compromete a barreira natural entre a orofaringe e a traqueia, como também facilita a entrada de bactérias nos pulmões por vazamento e contaminação de secreções ao redor do manguito do tubo endotraqueal, da área subglótica abaixo das cordas vocais verdadeiras.[7] O vazamento de secreções contaminadas para dentro dos pulmões, na maioria dos pacientes entubados, pode ser facilitado pela posição supina.[8] Além disso, a formação de biofilme nas superfícies, internas e externas, do tubo endotraqueal proporciona um ambiente protegido para os patógenos. Agrupamentos de bactérias em biofilmes, as quais são desalojadas durante a aspiração, são perigosos para os pulmões, uma vez que são difíceis de serem eliminadas pelas defesas do sistema imune do hospedeiro e de se erradicar com antibióticos.

A colonização traqueobrônquica por *bacilos Gram-negativos* (BGN) geralmente precede o início de PAV e os fatores de risco para a sua ocorrência parecem ser os mesmos que favorecem a pneumonia, que são idade avançada, doenças graves, longo tempo de internação, uso prévio ou concomitante de antibióticos, desnutrição, entubação endotraqueal, depressão do nível de consciência, supressão de resposta imune por doença ou medicação, azotemia, doença pulmonar subjacente e tempo prolongado de ventilação mecânica.[1,9,10] Estudos experimentais têm associado alguns desses fatores de risco com alterações na adesão de BGN às células epiteliais do sistema respiratório. Embora anteriormente atribuídas à perda de fibronectina da superfície celular, essas mudanças na aderência também refletem alterações nos carboidratos de superfície celular. Adesinas bacterianas e a terapia antimicrobiana prévia parecem facilitar o processo. Curiosamente, as *Enterobacteriaceae* geralmente aparecem primeiro na orofaringe, enquanto cepas de *Pseudomonas aeruginosa* surgem primeiramente na traqueia.[11]

Embora o estômago possa ser reservatório para potenciais patógenos causadores de pneumonia, a rota de infecção gastropulmonar não é a principal via de infecção da maioria dos doentes.[12] A progressão da colonização do estômago para o trato respiratório superior, com episódios subsequentes de PAV, não pôde ser demonstrada em vários estudos, e tentativas de se eliminar o reservatório gástrico com terapia antimicrobiana sem a descontaminação da cavidade orofaríngea tem, em geral, falhado na prevenção de PAV.[13] Nesse cenário, realmente, há mais de uma via em potencial para colonização da orofaringe e traqueia, incluindo infecção cruzada a partir das mãos dos profissionais de saúde e de equipamentos contaminados utilizados em terapia respiratória. Quando não é seguindo um protocolo meticuloso para controle de infecção, atividades de atendimento ao paciente, tais como banho, higiene oral, aspiração traqueal, alimentação enteral e manipulações com sondas, podem favorecer a transmissão de patógenos.

EPIDEMIOLOGIA

INCIDÊNCIA

A incidência exata de PAV varia, enormemente, de acordo com a definição de caso de pneumonia e a população avaliada. Por exemplo, quando o diagnóstico é realizado através de cultura qualitativa ou semiquantitativa de escarro, a incidência de PAV é duas vezes superior às dos pacientes que realizaram testes de cultura quantitativa de secreções do trato respiratório inferior. Entretanto, estudos têm demonstrado que a pneumonia nosocomial é consideravelmente mais frequente em pacientes ventilados que em outros pacientes de UTI, com incidência que varia de seis a 20 vezes mais nos pacientes ventilados do que nos não ventilados.[14,15] A PAV manifesta-se em 9% a 27% de todos os pacientes entubados e essa incidência poderá aumentar de acordo com a duração da entubação.[10] O risco de PAV é mais elevado no início da internação hospitalar — estima-se ser de 3% ao dia, durante os primeiros 5 dias de entubação, 2% ao dia, durante 5 a 10 dias de entubação, e 1% ao dia, após 10 dias.[10] Como a maioria da ventilação mecânica é de curto prazo, aproximadamente metade de todos os episódios de PAV desenvolve-se dentro dos primeiros 4 dias de ventilação mecânica. Na maioria dos estudos epidemiológicos, os preditores independentes de PAV, determinados por análise multivariada, foram os seguintes: diagnóstico primário de admissão de queimaduras, trauma, doença do sistema nervoso central, doenças respiratórias ou doença cardíaca; ventilação mecânica durante as 24 horas anteriores; aspiração de secreção; e uso de agentes paralíticos. A exposição a antibióticos confere proteção, mas esse efeito pode ser atenuado em longo do prazo.[10] De acordo com quatro estudos, a taxa de PAV era mais elevada em pacientes com *síndrome do desconforto respiratório agudo* (SDRA) do que em outros pacientes ventilados, afetando entre 34% e acima de 70% dos pacientes com SDRA e frequentemente levando ao desenvolvimento de sepse, falência múltipla de órgãos e morte.[16-19]

Mortalidade, Morbidade e Custos Atribuíveis

Dos pacientes submetidos à ventilação mecânica na UTI, os portadores de PAV parecem apresentar risco de morte duas a 10 vezes mais do que os que não apresentam pneumonia. Embora essas estatísticas indiquem que PAV pode ser letal, estudos anteriores não demonstraram claramente que a pneumonia é responsável por taxa de mortalidade mais elevada nesses pacientes. Com frequência, é difícil determinar se pacientes em UTI, com doença de base grave, sobreviveriam se não tivessem desenvolvido PAV. Entretanto, a PAV tem sido reconhecida em inúmeros estudos de caso-controle ou estudos de análise multivariada, como importante fator prognóstico para diferentes grupos de pacientes gravemente doentes.[20-26] Com base em um modelo multiestado progressivo de incapacidade que analisou adequadamente a PAV em um evento tempo-dependente em um banco de dados de alta qualidade com 2.873 pacientes mecanicamente ventilados, a mortalidade atribuível à PAV foi de 8,1% do total.[27] Esses resultados são consistentes com aqueles obtidos em outros estudos observacionais utilizando também modelo multiestado e análise causal, detectando um valor de mortalidade atribuída à PAV relativamente limitado.[28,29]

Além do simples desenvolvimento de PAV, outros fatores, tais como gravidade da doença, a adequação de terapia antimicrobiana, ou patógenos responsáveis, podem ser os determinantes mais importantes do desfecho para pacientes cuja pneumonia se desenvolve. De fato, pode ser que a PAV aumente a mortalidade apenas no subgrupo de pacientes com gravidade intermediária da doença,[24] quando o tratamento inicial é inadequado,[30-34] e/ou em pacientes com PAV causada por agentes patogênicos de alto risco, tais como *P. aeruginosa*.[35] Pacientes com pneumonia de baixa gravidade e de início precoce causada por organismos tais como *Haemophilus influenzae* ou *Streptococcus pneumoniae* têm excelentes prognósticos com ou sem PAV, enquanto pacientes graves com início tardio de PAV provavelmente não sobreviveriam.

Estudos demonstraram nitidamente que pacientes com PAV têm uso prolongado de ventilação mecânica e longo período de internação hospitalar e em UTI quando comparados com aqueles que não desenvolveram PAV.[1,2] Resumindo os dados disponíveis, parece que a PAV tende a prolongar a permanência na UTI por pelo menos 4 dias, com a duração atribuível de permanência na UTI sendo mais longa para pacientes clínicos do que cirúrgicos e para os infectados por organismos de "alto risco" do que nos de "baixo risco".[36] A hospitalização prolongada dos pacientes com PAV leva a considerável ônus financeiro, que recai sobre o sistema de saúde pelo desenvolvimento de PAV.[37,38]

Agentes Etiológicos

Microrganismos responsáveis pela PAV diferem de acordo com a população de pacientes e o tempo de permanência em UTI, além da especificidade dos métodos de diagnóstico utilizados para estabelecer os agentes patogênicos responsáveis. Alguns estudos demonstraram que BGN causam muitas infecções respiratórias nesse cenário.[1,2] Dados de 24 trabalhos, realizados em pacientes ventilados, cujos estudos bacteriológicos foram restritos a amostras não contaminadas, confirmaram os seguintes resultados: BGN representou 58% dos organismos recuperados (Fig. 34-1). Os BGN predominantes representados foram *P. aeruginosa* e *Acinetobacter* spp., seguidas por *Proteus* spp., *Escherichia coli*, *Klebsiella* spp. e *H. influenzae*. Uma taxa relativamente elevada de pneumonias Gram-positivas também foi relatada nesses trabalhos, com *Staphylococcus aureus* envolvido em 20% dos casos. Muitos episódios de PAV são causados por vários agentes patogênicos.[39]

Doenças de base podem predispor os pacientes à infecção por organismos específicos. Pacientes com doença pulmonar obstrutiva crônica têm um risco acrescido para infecções com *H. influenzae*, *Moraxella catarrhalis* ou *S. pneumoniae*; a fibrose cística aumenta o risco para *P. aeruginosa* e/ou infecções por *S. aureus*, e o trauma e a doença neurológica aumentam o risco de infecção por *S. aureus*. O agente causador de pneumonia

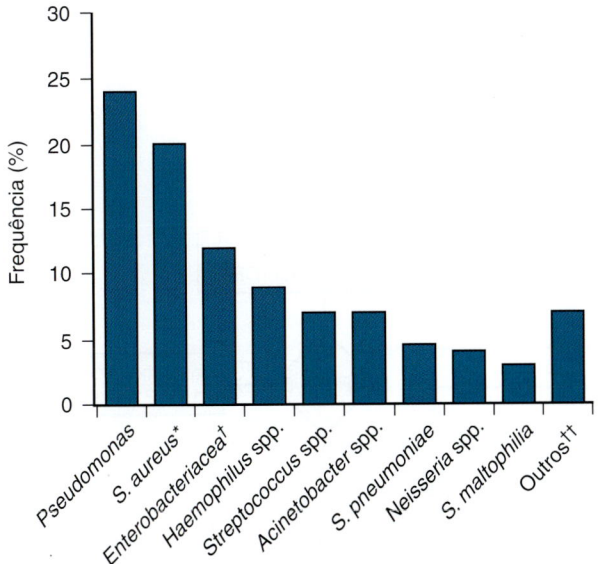

Figura 34-1 Etiologia da pneumonia associada à ventilação (PAV) documentada por técnicas broncoscópicas em 24 estudos de um total de 1.689 episódios e 2.490 patógenos. *Haemophilus influenzae, Streptococcus pneumoniae, Staphylococcus aureus* sensível à meticilina (MSSA), e Enterobacteriaceae suscetível são encontrados no início precoce de PAV ao passo que são mais frequentes no início tardio de PAV os seguintes patógenos: *Pseudomonas aeruginosa, Acinetobacter* spp., *S. aureus* resistentes à meticilina (MRSA) e bacilos Gram-negativos multirresistentes. *MRSA, 56%; MSSA, 44%. †*Klebsiella* spp., 16%; *Escherichia coli*, 24%; *Proteus* spp., 22%; *Enterobacter* spp., 19%; *Serratia* spp., 12%; *Citrobacter* spp., 5%. ††Incluindo *Corynebacterium* spp., *Moraxella* spp. e *Enterococcus* spp. (Adaptada de Chastre J, Fagon JY: Ventilator-associated pneumonia. *Am J Respir Crit Care Med* 165:867–903, 2002.)

também difere entre as populações cirúrgicas de UTI, com 18% das pneumonias nosocomiais sendo causadas por *Haemophilus* spp. ou pneumococos, especialmente em pacientes com traumatismos. Porém, esses mesmos agentes são menos frequentes causadores de pneumonia em outros pacientes de UTI cirúrgica, tais como aqueles com neoplasia maligna, transplantes de órgãos, cirurgia abdominal ou cardiovascular.[1,2]

Apesar de uma pequena diferença entre os conceitos sobre início precoce de pneumonia, que pode variar entre 3 e 7 dias, altas taxas de infecção por *H. influenzae, S. pneumoniae, S. aureus* sensível à meticilina, ou Enterobacteriaceae suscetíveis foram consistentemente encontradas na PAV de início precoce. Os microrganismos *P. aeruginosa, Acinetobacter* spp., *S. aureus* resistente à meticilina (MRSA, do inglês, methicillin resistant *S. aureus*) e BGN multirresistente foram significativamente mais frequentes no início tardio da PAV.[1] Os diferentes padrões de distribuição de agentes etiológicos entre início precoce e tardio de PAV estão ligados à terapia antimicrobiana prévia em muitos pacientes com a forma tardia de PAV. Quando a análise multivariada foi utilizada para identificar fatores de risco para PAV causadas por bactérias resistentes a medicamentos como MRSA, *P. aeruginosa, Acinetobacter baumannii* e/ou *Stenotrophomonas maltophilia* em 135 episódios consecutivos de PAV, apenas três variáveis permaneceram significativas: duração da ventilação mecânica por mais de 7 dias antes do início da PAV, uso de antibiótico profilático, e uso prévio de fármacos de amplo espectro (cefalosporinas de terceira geração, fluoroquinolonas e/ou imipenem).[40] Nem todos estudos confirmaram esse padrão de distribuição e, em alguns deles, os patógenos mais comuns associados ao início precoce de PAV foram *P. aeruginosa*, MRSA, e *Enterobacter* spp. com patógenos similares associados à PAV de início tardio.[41,42] Esses achados podem ser explicados em parte pela hospitalização prévia e pelo uso de antibióticos antes da transferência para a UTI.

Legionella spp., anaeróbios, vírus e fungos, incluindo *Pneumocystis jirovecii*, também são potenciais agentes causadores, porém esses patógenos não são comumente encontrados quando a pneumonia é adquirida durante a ventilação mecânica. Vários desses agentes causadores, incluindo vírus, podem ser mais comuns do que o relatado, porque são difíceis de serem identificados.[43,44] Isolamento de fungos em concentrações significativas, mais frequentemente *Candida* spp., leva a problemas de interpretação. A forma invasiva tem sido relatada na PAV, mas as leveduras são isoladas com mais frequência a partir de amostras do trato respiratório, na ausência de doença aparente. A utilização dos métodos de amostragem respiratória comumente disponíveis (broncoscópico ou não broncoscópico) em pacientes sob ventilação não é suficiente para fazer o diagnóstico de pneumonia por *Candida*, e evidências de invasão do tecido pulmonar também são necessárias.[45]

DIAGNÓSTICO

Quando se suspeita de PAV, duas estratégias diagnósticas podem ser utilizadas, geralmente quando paciente tem infiltrado radiográfico novo ou progressivo e achados clínicos sugestivos de infecção, tais como início abrupto de febre, escarro purulento, leucocitose e uma diminuição da oxigenação arterial. A primeira estratégia é tratar todos os pacientes com suspeita clínica de infecção pulmonar com novos antibióticos, mesmo quando a probabilidade de infecção é baixa, uma vez que vários estudos demonstraram que a terapia precoce com antibióticos apropriados foi associada à redução da mortalidade.[46] A segunda estratégia é a utilização de uma abordagem de diagnóstico invasivo com base em culturas quantitativas de espécimes respiratórios distais obtidos usando broncoscopia ou outras técnicas, tais como, *lavado broncoalveolar* (LBA) ou *espécime de escovado protegido* (EEP), a fim de melhorar a identificação de pacientes realmente afetados por PAV e assim facilitar as decisões sobre tratar ou não com antibióticos.[2,47,48] Embora não exista consenso sobre a melhor estratégia diagnóstica para pacientes com suspeita clínica de PAV, o objetivo de cada estratégia é iniciar o tratamento com antibióticos adequados precocemente em pacientes com PAV e contê-la em outros.[1,2]

ESTRATÉGIA DE DIAGNÓSTICO CLÍNICO

Com a estratégia clínica, todos os pacientes com suspeita de PAV são tratados com novos antibióticos. A seleção da terapêutica empírica adequada é baseada em fatores de risco, padrões microbiológicos e de resistência locais, e envolve testes qualitativos para identificar possíveis agentes patogênicos. A terapia antimicrobiana inicial é ajustada de acordo com os resultados da cultura ou a resposta clínica (Fig. 34-2). O tratamento antimicrobiano é interrompido somente se os três critérios seguintes forem cumpridos no dia 3: (1) diagnóstico clínico de PAV é improvável (não há infiltrados definitivos encontrados na radiografia de tórax no seguimento e não está presente mais de um dos três seguintes achados: temperatura

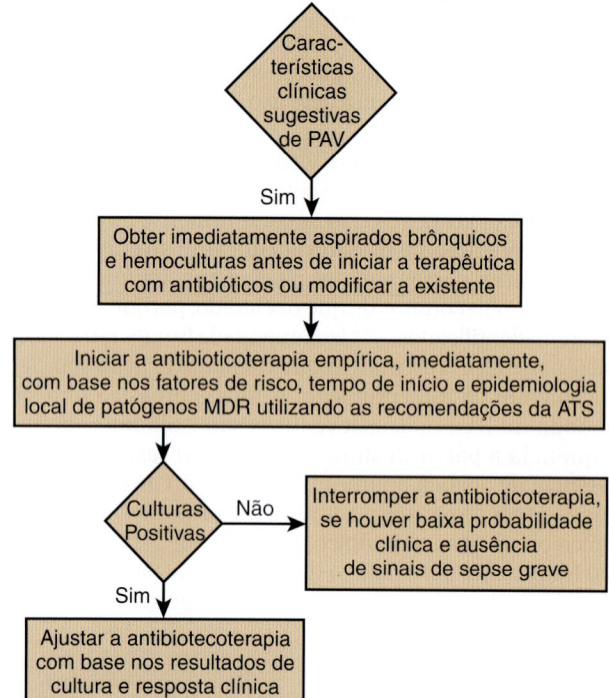

Figura 34-2 Estratégia diagnóstica e terapêutica aplicada a pacientes com suspeita clínica de pneumonia associada à ventilação mecânica (PAV), orientada com estratégia "clínica". ATS, American Thoracic Society; MDR, fármacos multirresistentes.

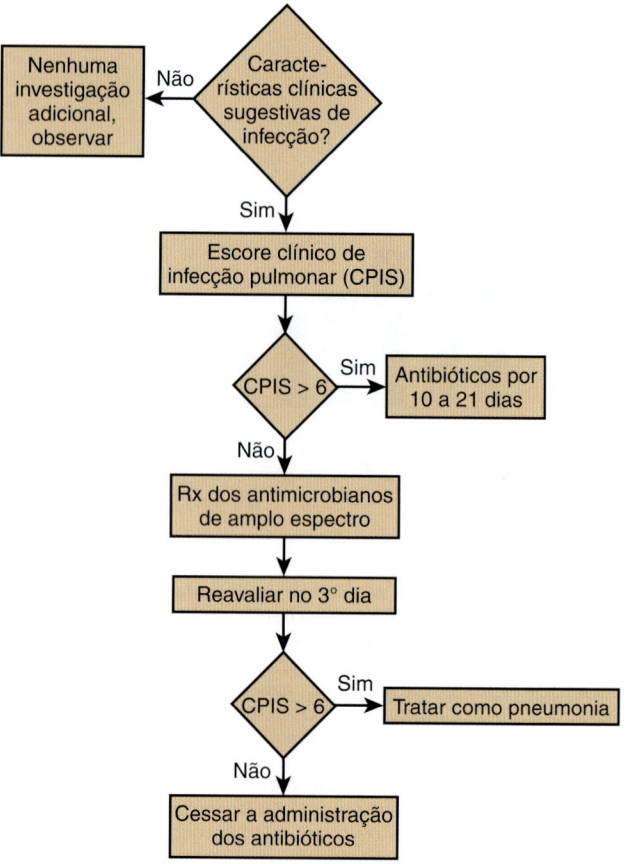

Figura 34-3 Estratégia diagnóstica e terapêutica aplicada em pacientes utilizando uma estratégia "clínica" conduzida para um escore clínico de infecção pulmonar (CPIS, do inglês, *Clinical Pulmonar Infection Score*).[51]

superior a 38,3°C, leucocitose ou leucopenia e presença de secreção purulenta traqueobrônquica) ou é confirmado um diagnóstico de não infecção; (2) os resultados da cultura de aspirado traqueobrônquico não são significativos; e (3) não há presença de sepse grave ou choque.[49]

Essa abordagem clínica tem, indiscutivelmente, duas vantagens: primeira, não são necessárias técnicas microbiológicas especializadas e, segunda, o risco de perder um paciente que precisa de tratamento antimicrobiano é mínimo quando todos os pacientes suspeitos são tratados com novos antibióticos.

Enquanto a cultura qualitativa simples de *aspirados endotraqueais* (AEs) é uma técnica simples que apresenta elevada porcentagem de resultados falso-positivos em função da colonização das vias aéreas proximais em muitos pacientes de UTI, estudos utilizando técnicas de cultura quantitativas sugerem que a precisão diagnóstica de culturas de AE é semelhante à acurácia das técnicas mais invasivas.[50] As vantagens inerentes a essas técnicas são: elas são menos invasivas, menos dispendiosas do que a broncoscopia, têm menos probabilidade de comprometer as trocas gasosas, e podem ser realizadas em doentes com pequenos tubos endotraqueais. As desvantagens incluem: erros de amostragem potenciais inerentes à técnica cega e menor especificidade para distinguir colonização das vias aéreas da pneumonia verdadeira.

Ao utilizar a abordagem clínica, outra opção é a de seguir a estratégia descrita por Singh et al.,[51] em que as decisões em relação à antibioticoterapia inicial são baseadas em um escore clínico, construído a partir de sete variáveis, denominado *Clinical Pulmonary Infection Score* (CPIS). Os doentes com um CPIS superior a 6 são considerados como tendo PAV e são tratados com antibióticos por 10 a 21 dias; se a pontuação CPIS estiver inferior ou igual a 6, os antibióticos são interrompidos após 3 dias (Fig. 34-3). Tal abordagem evita tratamento prolongado de pacientes que têm baixa probabilidade de infecção, enquanto permite o tratamento imediato de pacientes que são mais propensos a ter PAV. Duas condições devem ser cumpridas quando utilizar essa estratégia. Primeiramente, a seleção de terapia antimicrobiana inicial deve ser calculada com base nos microrganismos mais comumente responsáveis por PAV em cada instituição. Por exemplo, a ciprofloxacina não seria a escolha certa em hospitais com alta prevalência de infecções por MRSA. Em segundo lugar, os médicos devem reavaliar o tratamento antimicrobiano no dia 3, quando os padrões de suscetibilidade dos microrganismos recuperados a partir de secreções pulmonares estão disponíveis, a fim de selecionar o tratamento com um antibiótico de espectro estreito.

ESTRATÉGIA DE DIAGNÓSTICO INVASIVO

Com a abordagem invasiva, culturas quantitativas de secreções respiratórias inferiores (LBA ou EEP, recolhidos com ou sem um broncoscópio) são usadas para definir tanto a presença de pneumonia quanto a do agente etiológico patogênico. É necessário o crescimento acima de um limiar de concentração para fazer o diagnóstico de PAV e determinar os microrganismos causadores.[52] Quando o crescimento for abaixo do limiar, é assumido como sendo devido à colonização ou à contaminação. Usando essa estratégia, as decisões terapêuticas são feitas de acordo com rigoroso protocolo, utilizando os resultados de exame direto de amostras pulmonares distais e resultados de culturas quantitativas para decidir

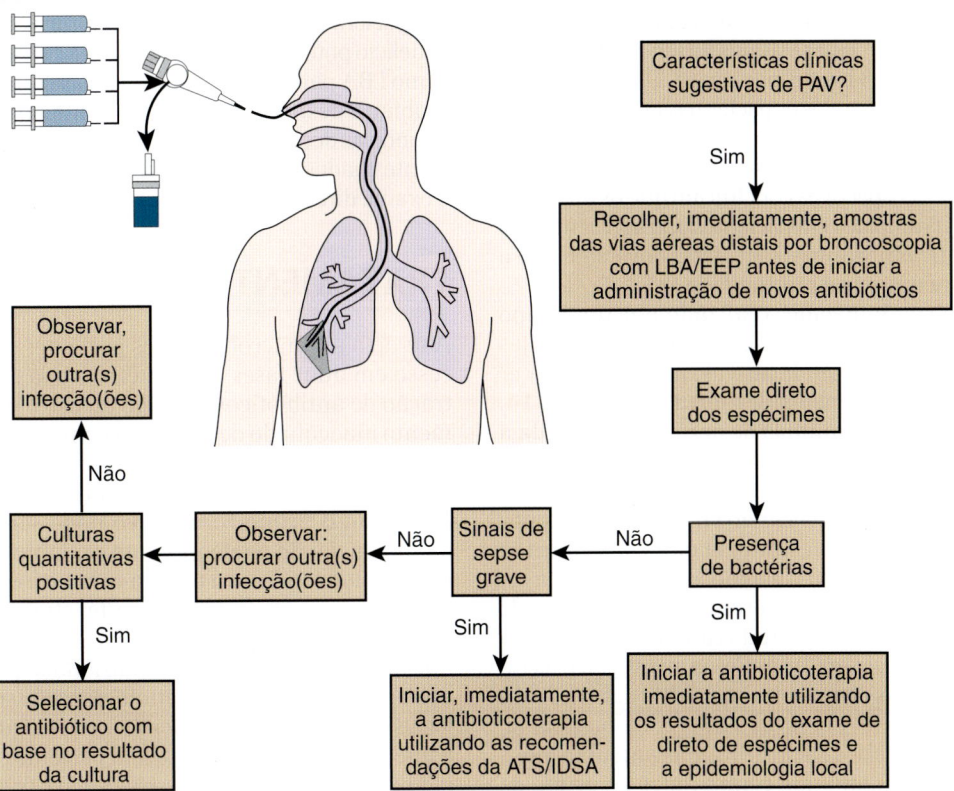

Figura 34-4 Estratégia diagnóstica e terapêutica aplicada a pacientes com suspeita clínica de pneumonia associada à ventilação mecânica administrada de acordo a estratégia "invasiva". ATS, American Thoracic Society; EEP, escova de espécime protegido; IDSA, Infectious Diseases Society of America; LAB, lavado broncoalveolar;.

se poderá entrar com terapia antibiótica, quais patógenos são responsáveis pela infecção, quais agentes antimicrobianos deve-se usar e se a terapêutica deverá ser mantida (Fig. 34-4).

Culturas quantitativas do LBA e/ou EEP produzem, de forma consistente, menos microrganismos acima do limiar de diagnóstico do que os presentes em culturas qualitativas da secreção traqueal.[2,53] Dessa forma, quando as decisões terapêuticas são baseadas nesses dados, poucos pacientes são tratados com antibióticos e um espectro potencialmente mais estreito de terapia é usado quando comparado àquela utilizada na abordagem clínica, limitando assim o surgimento e disseminação de cepas resistentes aos medicamentos e minimizando a toxicidade relacionada ao antibiótico.[48,54,55]

Outro argumento favorável à estratégia invasiva é que essa abordagem direciona a atenção para longe dos pulmões como fonte da febre, quando os resultados da cultura quantitativa de LBA/EEP forem negativos. Muitos pacientes de UTI com culturas de broncoscopia negativas têm outros sítios potenciais de infecção, tais como feridas, trato urinário e cateteres intravasculares, que precisam ser identificados, a fim de se evitar atrasos no início do tratamento apropriado.[56]

A acurácia das técnicas de broncoscopia é questionável em pacientes que receberam antibióticos prévios, particularmente quando novos antibióticos são introduzidos após o início dos sintomas sugestivos de pneumonia nosocomial e antes da coleta das secreções pulmonares. Quando a pneumonia desenvolve-se em pacientes que receberam antibióticos sistêmicos por vários dias, as culturas de secreções respiratórias não são modificadas de forma decisiva, enquanto as amostras para cultura são obtidas antes de iniciar os novos antibióticos, porque as bactérias responsáveis pela nova infecção são provavelmente resistentes aos antibióticos que foram utilizados previamente.[57,58] No entanto, se as amostras de culturas microbiológicas de secreções pulmonares forem obtidas após a administração de novos antibióticos em pacientes com suspeita de PAV, esses medicamentos recém-iniciados podem contribuir para o aumento do número de resultados falso-negativos, independentemente da forma em que foram obtidas as secreções.[58-60]

Um problema técnico importante, em todas as técnicas de broncoscopia, é a seleção adequada da área de amostragem na árvore brônquica, que geralmente é selecionada com base na localização do infiltrado radiográfico ou na identificação broncoscópica de um segmento pulmonar que tem secreções purulentas.[61] Poderá ser difícil determinar o segmento correto para a coleta das amostras nos pacientes que apresentarem infiltrados pulmonares difusos ou novas alterações mínimas em uma radiografia de tórax anormal prévia. Em tais casos, a amostragem deve ser direcionada para a área onde anormalidades endobrônquicas são máximas. Uma vez que estudos em autópsias indicam que PAV frequentemente envolve a porção posterior do lobo inferior direito, provavelmente deve considerada esta área como prioritária para a amostragem.[62]

SUMÁRIO DE EVIDÊNCIAS

Além de estudos de análise de decisão e um único estudo retrospectivo,[63-65] cinco ensaios até a data de hoje utilizaram um esquema randomizado para avaliar o efeito de uma estratégia de diagnóstico sobre o uso de antibióticos e os resultados em pacientes com suspeita de PAV.[31,32,48,66,67] Em três estudos randomizados realizados na Espanha, não foram encontradas diferenças na mortalidade e morbidade quando foram usadas técnicas tanto invasivas (LBA e/ou EEP) ou não invasivas (culturas quantitativas aspirado endotraqueal) para diagnosticar PAV.[31,32,66] Esses estudos foram relativamente pequenos, variando de 51 a 88 pacientes. Os antibióticos foram de uso contínuo em todos os pacientes, apesar de culturas negativas, compensando assim a vantagem potencial do teste de diagnóstico específico em pacientes com suspeita de PAV. Vários estudos prospectivos concluíram que os antibióticos podem ser interrompidos em pacientes que apresentaram culturas quantitativas negativas, sem afetar adversamente a reincidência de pneumonia e mortalidade.[47,55,68,69]

Em um estudo randomizado, realizado por um grupo francês com 413 pacientes, notou-se que os pacientes cujas estratégias diagnósticas foram invasivas, através de LBA e/ou EEP, apresentaram taxa menor de mortalidade no dia 14, menor escore em falência múltipla de órgãos relacionada à sepse entre 3 e 7 dias, e menor utilização de antibiótico.[48] Notou-se, no grupo avaliado por estratégia invasiva, que foram diagnosticadas 22 infecções não pulmonares e apenas cinco no grupo denominado estratégia clínica, sugerindo que os clínicos supervalorizam o diagnóstico de PAV pela estratégia clínica e, desse modo, falharam na identificação de infecções não pulmonares. Um estudo randomizado conduzido pelo *Canadian Critical Care Trials Group* investigou o efeito de diferentes abordagens diagnósticas em 740 pacientes com suspeita de PAV.[67] Não foi observada diferença na taxa de mortalidade após 28 dias nos pacientes que foram submetidos ao diagnóstico por LBA, quando comparados ao grupo de pacientes cujas amostras foram colhidas por aspiração endotraqueal, que foi empregada como estratégia diagnóstica. As taxas foram semelhantes tanto nas amostras do grupo LBA quanto nas amostras de aspiração traqueal; também apresentaram taxas semelhantes de antibioticoterapia no dia 6, nos dias sem administração de antibióticos, e escores máximos de falência de órgãos. Infelizmente, não foram obtidas informações sobre como os algoritmos de decisão foram seguidos nos dois protocolos de diagnóstico, uma vez que as culturas estavam disponíveis, levantando incertezas sobre como foi efetuado o descalonamento da antibioticoterapia nos pacientes que apresentaram culturas negativas no LBA. O benefício potencial da utilização de ferramentas diagnósticas como LBA para restringir, de forma segura, a terapia antimicrobiana desnecessária em tal cenário só pode ser obtido quando as decisões relativas a antibióticos estiverem estreitamente ligadas aos resultados bacteriológicos, incluindo tanto o exame direto quanto culturas de espécimes respiratórios.

TRATAMENTO

A terapia antimicrobiana nos pacientes com PAV é um processo em duas fases. A primeira etapa envolve a administração de antibióticos de largo espectro para evitar o tratamento inadequado de pacientes com pneumonia bacteriana verdadeira.[1] A segunda fase concentra-se em tentar alcançar esse objetivo sem uso excessivo ou abusivo de antibióticos. Em geral, o primeiro objetivo pode ser conseguido pela identificação de pacientes com pneumonia de uma forma rápida e iniciando-se a terapia com um regime empírico que provavelmente irá tratar os agentes etiológicos mais comuns em uma determinada instituição. Isso requer que a escolha inicial do antibiótico seja impulsionada pelo conhecimento dos agentes patogênicos etiológicos possíveis e os padrões locais de resistência antimicrobiana. A segunda meta envolve a interrupção do tratamento em pacientes com baixa probabilidade de PAV, focando e estreitando o tratamento, uma vez que o agente etiológico é conhecido, com a mudança para a monoterapia após o dia 3, sempre que possível, e a redução na duração da terapia para 7 a 8 dias na maioria dos pacientes, como determinado pela resposta clínica do paciente e as informações sobre a bacteriologia (Tabela 34-1).

TRATAMENTO INICIAL

A falha em não iniciar rapidamente uma terapia adequada (p. ex., utilizando um agente para o qual o organismo é sensível, com a dose e via de administração ideais) tem sido

Tabela 34-1 Estratégia Proposta para o Manejo da Terapia Antimicrobiana em Pacientes com Pneumonia Associada à Ventilação

Estratégia Proposta	Análise Racional
Passo 1: Iniciar a terapia com antibióticos de amplo espectro	Devido ao surgimento em muitas instituições de BGN multirresistentes, como *P. aeruginosa* e BGN produtoras de ESBL, bem como o papel crescente de MRSA, o tratamento empírico com antibióticos de amplo espectro é justificado na maioria dos pacientes com suspeita clínica de PAV.
Passo 2: Parar a terapia se o diagnóstico de infecção tornar-se improvável	O objetivo é garantir que os pacientes internados na UTI com infecção bacteriana verdadeira recebam tratamento adequado imediato. No entanto, isso pode resultar em fluxo maior de pacientes sem necessidade da terapia, porque os sinais clínicos de infecção não são específicos.
Passo 3: Usar antibióticos com espectro mais estreito, uma vez que o agente etiológico é identificado	Para muitos pacientes com PAV, incluindo aqueles com infecção tardia, a terapia pode ser limitada, uma vez que os resultados das culturas do trato respiratório e de sangue estão disponíveis, quer por um organismo previsto (p. ex., *P. aeruginosa* e *Acinetobacter* spp. ou MRSA) não recuperado ou porque o organismo isolado é mais sensível ao antibiótico de espectro mais estreito do que o utilizado no regime inicial.*
Passo 4: Use os dados de farmacocinética e farmacodinâmica para otimizar o tratamento	Os resultados clínicos e bacteriológicos podem ser melhorados pela otimização do regime terapêutico, de acordo com as propriedades farmacocinéticas e farmacodinâmicas dos agentes selecionados para o tratamento.
Passo 5: Mudar para monoterapia nos dias 3 a 5	Não há benefícios clínicos em se utilizar um regime de combinação de dois antibióticos por 3 a 5 dias, desde que a terapia inicial seja adequada, a evolução clínica pareça favorável e os dados microbiológicos não apontem para um microrganismo muito difícil de ser tratado.
Passo 6: Reduzir a duração da terapia	A redução do tempo de tratamento com menos uso de antibióticos em pacientes com PAV levou a bons resultados. A terapia prolongada leva à colonização por bactérias resistentes a antibióticos, que podem preceder um episódio de reincidência de PAV.

*Chastre J, Fagon JY: Pneumonia in the ventilator-dependent patient. *In* Tobin MJ, editor: *Principles and practice of mechanical ventilation*, New York, 1994, McGraw-Hill, pp 857–890; and Rello J, Vidaur L, Sandiumenge A, et al: De-escalation therapy in ventilator-associated pneumonia. *Crit Care Med* 32:2183–2190, 2004.
BGN, bactéria Gram-negativa; ESBL, β-lactamase de amplo espectro; MRSA, *Staphylococcus aureus* resistente à meticilina; PAV, pneumonia associada à ventilação; UTI, unidade de terapia intensiva.

associada, de forma consistente, com o aumento da mortalidade em pacientes com PAV.[33,46,70] Devido ao surgimento de BGN multirresistentes, como por exemplo, *P. aeruginosa*, Enterobacteriaceae produtora de β-lactamase de espectro estendido, *Klebsiella pneumoniae* produtora de carbapenemase (KPC), e o papel cada vez maior de bactérias Gram-positivas, como MRSA, o tratamento empírico com antibióticos de amplo espectro é justificado na maioria dos pacientes com suspeita clínica de PAV.[2,3] A escolha dos agentes deve ser baseada em padrões locais de suscetibilidade antimicrobiana e os efeitos colaterais esperados, e deve-se levar em conta os antibióticos que os pacientes tenham recebido dentro das 2 semanas anteriores, esforçando-se, se possível, para não usar as mesmas classes de antimicrobianos.[71,72] Tendo conhecimento sobre os padrões bacteriológicos locais, pode-se aumentar a probabilidade de que a administração inicial de antibiótico adequada será prescrita.[73,73a] Somente os pacientes com infecção de início recente e sem fatores de risco específicos, tais como tempo de hospitalização longo, internação em uma instalação de cuidados de saúde e uso recente de antibiótico por longo tempo, podem ser tratados com um fármaco de espectro relativamente estreito, como uma cefalosporina não *Pseudomonas* de terceira geração.[1]

Diversos artigos publicados demonstraram a necessidade de se ajustar a dose-alvo de agentes antimicrobianos utilizados no tratamento da forma grave de PAV para a farmacocinética individual do paciente e as suscetibilidades dos supostos patógenos bacterianos.[74-83c] A maioria dos pesquisadores diferencia entre agentes antimicrobianos que matam por um mecanismo dependente da concentração (p. ex., aminoglicosídeos e fluoroquinolonas) daqueles que matam por um mecanismo dependente do tempo (p. ex., β-lactâmicos e vancomicina). A farmacocinética alterada secundária ao aumento do volume de distribuição em pacientes críticos pode resultar em concentrações insuficientes no soro de β-lactâmicos quando doses-padrão são administradas, enfatizando a necessidade de monitorar cuidadosamente os níveis de pico e de vale de antibióticos no tratamento de patógenos resistentes.[83,84] Dosagens mais elevadas que a usual e/ou perfusão de longa duração são frequentemente necessárias em tais circunstâncias. O desenvolvimento, *a priori*, de um algoritmo de dosagem com base em concentrações inibitórias mínimas, *clearance* de creatinina e peso do paciente, bem como a área específica médica sob o alvo da curva inibitória, pode ser um caminho válido para melhorar o tratamento desses pacientes, levando a uma abordagem mais precisa do que as diretrizes atuais para o uso de agentes antimicrobianos.

EVITANDO O USO EXCESSIVO DE ANTIBIÓTICOS

A necessidade de assegurar que pacientes de UTI acometidos por verdadeiras infecções bacterianas recebam rapidamente uma terapia de antibiótico adequada pode levar ao aumento do número de pacientes que recebem esse tipo de terapia além do que é realmente necessário, uma vez que os sinais clínicos de infecção são relativamente inespecíficos. Portanto, quando uma abordagem clínica de PAV é empregada, é importante realizar avaliações clínicas e microbiológicas em série e reavaliar a terapia entre 48 e 72 horas, a fim de que possa ser retirada, caso a infecção seja improvável. Para alcançar isso, todas as estratégias de diagnóstico que são projetadas para o manejo de pacientes com suspeita clínica de PAV devem explicitar a árvore de decisão usada para identificar pacientes com baixa probabilidade de infecção, nos quais a terapia pode ser interrompida quando a infecção parece improvável.

Para a maioria dos pacientes com PAV, incluindo aqueles com infecção tardia, a terapia pode ser reduzida, uma vez que os resultados das culturas do trato respiratório e de sangue estejam disponíveis, se nenhum organismo resistente (p. ex., *P. aeruginosa*, *Acinetobacter* spp. ou MRSA) for recuperado ou se o organismo isolado for sensível a um antibiótico de espectro estreito. Por exemplo, a vancomicina e linezolida devem ser interrompidas se o MRSA não for identificado, a menos que o paciente seja alérgico a β-lactâmicos ou tenha desenvolvido uma infecção causada por um microrganismo Gram-positivo. Vários antimicrobianos de amplo espectro, tais como carbapenem, piperacilina-tazobactam e/ou cefepima, devem ser também de uso restrito em doentes com infecção causada por patógenos que são suscetíveis somente a esses agentes. Os clínicos devem estar cientes de que a emergência de variantes resistentes pode levar a falha no tratamento quando as cefalosporinas de terceira geração são escolhidas para o tratamento de infecções causadas por *Enterobacter*, *Citrobacter*, *Morganella morganii*, *Proteus* indol-positivo e *Serratia* spp., devido à presença de β-lactamases induzíveis, mesmo se o isolado for inicialmente caracterizado como suscetível.

A razão mais comum para o uso de terapia combinada no manejo inicial em pacientes com PAV é alcançar uma sinergia no tratamento de *P. aeruginosa* ou outro BGN difícil de tratar. No entanto, a sinergia do antibiótico tem se mostrado valiosa apenas *in vitro* e em pacientes com neutropenia[85] ou infecção com bacteriemia,[86] que é incomum em PAV. Uma recente metanálise avaliou todos os estudos clínicos, prospectivos, randomizados, de monoterapia com β-lactâmicos em comparação com o regime de combinação de β-lactâmicos/aminoglicosídeo em 7.586 pacientes com sepse, dos quais pelo menos 1.200 tiveram PAV.[87] As taxas de sucesso clínico foram semelhantes na monoterapia *versus* terapia combinada, sendo que esta última não obteve nenhuma vantagem no tratamento de infecções por *P. aeruginosa*. É importante ressaltar que a terapia combinada não impediu o surgimento de resistência aos antimicrobianos durante o tratamento, mas foi associada a um aumento significativo na taxa de nefrotoxicidade. Com base nesses dados, o ideal é utilizar a monoterapia na maioria dos pacientes após 3 ou 5 dias, enquanto a terapia inicial for apropriada, o curso clínico, favorável, e dados microbiológicos não encontrarem microrganismos difíceis de serem tratados com uma concentração inibitória mínima elevada *in vitro*, como é encontrada em alguns BGN não fermentadores de lactose.

Tentativas para reduzir a duração da terapia em pacientes acometidos por PAV são justificadas em estudos sobre a história natural da resposta à terapia. A maioria dos pacientes com PAV que recebem a terapia antimicrobiana adequada tem uma boa resposta clínica dentro dos 6 primeiros dias.[88-90] O uso de terapia prolongada promove a colonização por bactérias resistentes a antibióticos que podem levar a um episódio reincidente de PAV. Um ensaio controlado, randomizado, multicêntrico, com 401 pacientes com PAV microbiologicamente comprovada, demonstrou que os resultados clínicos dos pacientes que receberam terapia empírica adequada durante 8 dias foram semelhantes aos dos pacientes que receberam a terapia por 15 dias.[91] A tendência para maiores taxas de recaída, na terapia de curta duração, foi observada quando o agente etiológico era *P. aeruginosa* ou *Acinetobacter* spp., mas os resultados clínicos foram indistinguíveis. Esses resultados foram confirmados em dois estudos posteriores, incluindo um estudo prospectivo, randomizado, de 290 pacientes avaliando uma política de interrupção de antibiótico.[92,93] Possíveis exceções para esse protocolo incluem pacientes imunossuprimidos, aqueles cujo tratamento antimicrobiano inicial não foi adequado para os microrganismos causadores, e pacientes cuja infecção foi causada por BGN não fermentadores e que não apresentaram melhora nos sinais clínicos de infecção.

Muitos clínicos continuam hesitantes sobre uso de antibióticos de curta duração em pacientes com PAV, e preferem individualizar a duração do medicamento com base no curso clínico da doença e/ou utilizando dosagens seriadas de um biomarcador como procalcitonina. A justificativa para o uso de um biomarcador para adaptar a duração do tratamento antibiótico depende de provas de que a resposta inflamatória muitas vezes é proporcional à gravidade da infecção. Quando essa resposta é baixa, ou ausente, pode ser lógico interromper o uso de antibióticos anteriormente. Assim, adaptar a duração do tratamento antimicrobiano à cinética da procalcitonina parece razoável e tem demonstrado ser útil em diversos estudos clínicos randomizados em pacientes com infecção respiratória aguda, incluindo cinco ensaios clínicos conduzidos em pacientes de UTI.[94-100]

TERAPIA POR AEROSSOL

Visto que administração insuficiente de antibióticos no local da infecção em pacientes com PAV pode levar a falhas clínicas e microbiológicas, tentativas para aumentar a administração pulmonar de agentes antimicrobianos têm sido investigadas. Utilizar medicamentos através de aerossolização é uma abordagem, assumindo que essa técnica promove realmente concentrações de fármaco mais elevadas no sítio infectado. Pelo fato de o antibiótico atingir elevadas concentrações pulmonares, essa via de administração pode aumentar a atividade antibacteriana dos antibióticos de concentração dependentes, tais como aminoglicosídeos, ou proporcionar uma atividade bactericida dos antibióticos em infecções causadas por agentes patogênicos de sensibilidade prejudicada. Ao limitar a exposição sistêmica, também pode permitir a administração de antibióticos com alta toxicidade sistêmica, como aminoglicosídeos e polimixinas.

Vários estudos, com base no uso de nebulizadores de tecnologia desenvolvida, têm renovado o interesse na terapia com antibióticos em aerossol para a PAV.[101-104] Em trabalhos com leitões anestesiados em ventilação mecânica que desenvolveram broncopneumonia grave por *E. coli*, as concentrações de amicacina nos tecidos do pulmão foram significativamente mais elevadas após aerossolização, quando comparadas com a administração intravenosa.[105] Em um outro estudo, utilizando dispositivo com uma placa vibratória e múltiplas aberturas para produzir um aerossol de amicacina, o fármaco nebulizado foi bem distribuído no parênquima pulmonar, com níveis elevados na traqueia e alvéolos e baixa concentração sérica do limiar de toxicidade renal.[106] Amicacina via aerossol foi bem tolerada, sem quaisquer eventos adversos graves, e os pacientes que receberam duas vezes ao dia a amicacina necessitaram de quantidades significativamente inferiores de outros antibióticos do que os pacientes que receberam placebo.[107]

A polimixina em aerossol também é utilizada para tratar infecções causadas por BGN multirresistentes, principalmente *Acinetobacter baumannii*, *P. aeruginosa* e *K. pneumoniae* produtora de carbapenemase, com resultados mistos.[103,104,108,109] Em um estudo randomizado que compreendeu 100 pacientes com PAV devido a BGN (predominantemente *A. baumannii* e/ou *P. aeruginosa* multirresistentes), os pacientes tratados com uma combinação de antibióticos sistêmicos e colistina via nebulização tiveram maior taxa de desfecho microbiológico favorável em comparação com pacientes tratados somente com antibióticos (erradicação microbiológica ou erradicação presumida, 61% *vs.* 38%), mas não houve diferenças na taxa de desfechos clínicos favoráveis (51% *vs.* 53%).[104] Em um estudo de caso-controle retrospectivo, com 86 pacientes com PAV devido a BGN multirresistentes (predominantemente *A. baumannii*) tratados com uma combinação de colistina intravenosa e em aerossol, comparada com colistina intravenosa sozinha, só havia uma tendência para melhores taxas de cura clínica, erradicação do patógeno e mortalidade nos pacientes que receberam colistina em aerossol e intravenosa.[103]

Dessa forma, embora as investigações recentes enfatizem a potencial contribuição de antibióticos em aerossol para tratar PAV como uma terapia adjuvante para antibióticos intravenosos, o impacto clínico de tal estratégia não foi estabelecido. Atualmente, os antibióticos aerossolizados só podem ser recomendados para o tratamento de pacientes com PAV multirresistente, uma vez que não há disponibilidade de antibióticos intravenosos eficazes. Portanto, são necessários estudos prospectivos mais robustos para se avaliar a utilidade potencial dessa modalidade terapêutica.

PREVENÇÃO

A prevenção é um objetivo importante, uma vez que PAV está associada ao aumento da morbidade, ao tempo de internação hospitalar, à elevação dos custos de cuidados de saúde e a altas taxas de mortalidade.[1,110,111]

ABORDAGENS CONVENCIONAIS DE CONTROLE DA INFECÇÃO

A arquitetura da UTI tem um efeito direto sobre o potencial de infecções nosocomiais. Espaço adequado e com iluminação, sistemas de ventilação funcionando corretamente e instalações apropriadas para lavagem das mãos levam à diminuição nas taxas de infecção.[112] É importante notar, no entanto, que melhorar o ambiente físico não reduz a taxa de infecção, a menos que as atitudes e práticas dos profissionais de saúde também tenham melhorado. Um dos fatores mais importantes em qualquer UTI é a equipe de saúde que inclui número, qualidade e motivação dos médicos, da equipe de enfermagem e pessoal de apoio. Esse grupo deve incluir um número suficiente de enfermeiros de forma a minimizar o movimento a partir de um paciente para outro e evitar que eles trabalhem sob pressão constante.[113-116] A importância da higiene pessoal e a atenção aos procedimentos de assepsia devem ser enfatizadas sempre que possível. É claro que o monitoramento atento, a descontaminação e a conformidade com as orientações para o uso de equipamento respiratório poderão reduzir a incidência de pneumonia nosocomial.[117] A lavagem das mãos e a posterior higienização com soluções à base de álcool continuam sendo os componentes mais importantes das práticas de controle de infecção eficazes na UTI.[118,119]

O monitoramento microbiológico ambiental e orientado para o paciente facilita o reconhecimento precoce de colonização e infecção e tem sido associado a reduções significativas nas taxas de infecção nosocomial.[120] O ponto focal para as atividades de controle de infecção em UTI é um sistema de vigilância projetado para estabelecer e manter um banco de dados que identifique taxas endêmicas de infecções nosocomiais. Essa informação facilita o reconhecimento de epidemias, quando as taxas de infecção sobem acima do limiar endêmico para um tipo específico de infecção nosocomial.

É de suma importância adotar uma política de tratamento que restrinja a prescrição de antibióticos de amplo espectro e inadequados. A melhor utilização dos antibióticos na UTI pode ser alcançada com a implementação de diretrizes rígidas, evitando o tratamento de pacientes que não desenvolveram infecções bacterianas, administrando antibióticos de espectro estreito sempre que possível, e reduzindo a duração do tratamento.[121,122] Da mesma forma, a transfusão de hemácias e outros derivados de sangue alogênico deve seguir uma política rigorosa, pois vários estudos têm identificado essa exposição como fator de risco para a infecção pós-operatória e pneumonia.[123,124]

PROFILAXIA ESPECÍFICA CONTRA A PNEUMONIA ASSOCIADA À VENTILAÇÃO

Estratégias específicas destinadas a reduzir o tempo de ventilação mecânica (um importante fator de risco para PAV), tais como melhores métodos de sedação,[125] uso de protocolos para facilitar e acelerar a remoção da terapia,[125-127] uso de níveis adequados de pressão expiratória final positiva[128] e uso de insulinoterapia intensiva para controlar a glicose no sangue[129] são partes integrantes de qualquer programa de controle de infecção e são todos apoiadas na aplicação de protocolos rigorosos. Da mesma forma, a ventilação por pressão positiva não invasiva utilizando uma máscara facial deve ser utilizada, sempre que possível.[130]

Algumas medidas muito simples, seguras e de baixo custo podem apresentar grandes efeitos sobre a frequência de PAV em pacientes sob ventilação mecânica.[1,119] Estas incluem evitar a inserção nasal de sondas endotraqueais e gástricas,[131] manter o manguito do tubo endotraqueal para pressão acima de 20 cm H_2O com a finalidade de evitar escape de bactérias ao redor do manguito para o trato respiratório inferior,[132,133] reintubar rapidamente pacientes que são propensos à falha na extubação,[134] manter os pacientes na posição semi-inclinada, especialmente quando a nutrição enteral é usada,[135] remover o condensado de tubulação[136] e fornecer higiene bucal adequada com antisséptico, como a clorexidina.[137-139]

Aspiração contínua ou intermitente de secreções da orofaringe tem sido proposta como um meio para evitar a aspiração de secreções crônicas através do manguito traqueal de pacientes entubados. A aspiração de secreções subglóticas requer o uso de um tubo endotraqueal especialmente concebido, com um lúmen separado que se abre para a região subglótica. Treze ensaios clínicos controlados e randomizados com um total de 2.442 pacientes randomizados, estudaram aspiração de secreções subglóticas para a prevenção de PAV.[140-148] Dos 13 estudos, 12 relataram uma redução das taxas de PAV na ramificação da drenagem de secreção subglótica. Quando os resultados foram combinados em uma metanálise, a razão de risco global para PAV foi de 0,55 (95% IC, 0,46-0,66; $P < 0,00001$) sem heterogeneidade, e o uso de drenagem de secreção subglótica foi associado à permanência reduzida em UTI, duração reduzida da ventilação mecânica e tempo maior para o primeiro episódio de PAV.[148] No entanto, não houve qualquer efeito sobre a mortalidade hospitalar ou de UTI.[148] Os dados preliminares em modelos animais e de pequenos estudos randomizados em humanos suportam a hipótese de que um tubo endotraqueal revestido externa e internamente com um produto antisséptico potente, tal como a prata, pode ter um efeito antimicrobiano sustentável dentro das vias aéreas proximais e bloquear a formação de biofilmes na sua superfície.[149-154] Um determinado dispositivo foi avaliado em um grande ensaio clínico, randomizado, multicêntrico, duplo-cego.[155] Os autores concluíram que o novo dispositivo foi capaz de diminuir a frequência de PAV de 7,5% para o grupo-controle, para 4,8% para o grupo que recebeu o tubo endotraqueal com revestimento de prata. No entanto, o tubo com revestimento de prata não reduziu as taxas de mortalidade, tempo de entubação, tempo de internação hospitalar, ou a frequência ou gravidade dos efeitos adversos.

A colonização gástrica por organismos potencialmente patogênicos aumenta com a diminuição da acidez gástrica.[156] Desse modo, medicamentos que diminuem a acidez gástrica (antiácidos, bloqueadores de *histamina* 2 [H_2]) podem aumentar a carga bacteriana gástrica e, consequentemente, aumentar o risco de PAV; medicamentos que não afetam a acidez gástrica (p. ex., sucralfato) não parecem aumentar esse risco. Várias metanálises de mais de 20 estudos randomizados avaliaram o risco de PAV associado a métodos utilizados para impedir o sangramento gastrointestinal em pacientes criticamente enfermos.[157] O maior estudo randomizado comparando ranitidina a sucralfato mostrou que ranitidina foi superior na prevenção de sangramento gastrointestinal e não aumentou o risco de PAV.[158] Portanto, apesar da vantagem potencial do sucralfato (potencialmente menos PAV com mais sangramento gastrointestinal) sob bloqueadores H_2 (potencialmente mais PAV com menos sangramento gastrointestinal) na prevenção de PAV, a profilaxia para úlcera de estresse com bloqueadores H_2 parece ser segura em pacientes que são considerados de alto risco para sangramento, bem como PAV. Embora os inibidores da bomba de prótons sejam, ultimamente, amplamente utilizados para a profilaxia de sangramento gástrico na UTI, com base em seu potencial mais eficaz elevado, o seu uso está associado a taxas semelhantes de pneumonia nosocomial como os bloqueadores H_2.[159-164]

A *descontaminação seletiva do trato digestório* (DSD) inclui um ciclo curto de terapia com antibióticos sistêmicos, tais como cefotaxima, trimetoprim ou fluoroquinolona e administração tópica de antibióticos não absorvíveis (geralmente um aminoglicosídeo, polimixina B e anfotericina) na boca e no estômago, com o objetivo de erradicar bactérias e leveduras potencialmente patogênicas que podem causar infecções.[165] Desde o estudo original publicado por Stoutenbeek et al. em 1984,[166] mais de 40 ensaios clínicos randomizados e oito metanálises foram publicados e demonstraram uma diminuição da taxa global de infecção em pacientes que receberam o regime DSD. Todas as oito metanálises relataram uma redução significativa no risco de PAV e quatro relataram uma redução significativa na mortalidade.[167-171] Recentemente, três ensaios clínicos randomizados, controlados e prospectivos, todos realizados em UTI com baixas taxas de resistência a antibióticos, publicaram que foram suficientemente significativos para demonstrar um benefício da sobrevida em doentes tratados com DSD.[172-174] Todos os três eram a favor do tratamento com DSD, o maior e mais recente demonstrou uma diminuição relativa na taxa de mortalidade em 28 dias (OR 0,83, 95% IC, 0,72-0,97) e um benefício absoluto de sobrevida de 3,5%.[174] Mesmo assim, o uso disseminado de DSD em pacientes de UTI permanece controverso. A maior preocupação com a utilização de DSD é que ela pode promover a emergência de bactérias resistentes, em particular as Gram-positivas, tais como MRSA.[175-179] Isso é possível de ser ainda um problema maior em UTI com uma alta taxa de linha basal de resistência.[110,111,180] Ao contrário do que era esperado, no entanto, a maioria dos estudos que avaliaram essa questão demonstrou uma menor incidência de colonização por bactérias resistentes em pacientes tratados com DSD do que em pacientes-controle.[173,181-184] Explicações putativas sobre o motivo pelo qual a colonização por microrganismos resistentes é menor após tratamento com DSD incluem a suscetibilidade das bactérias aeróbias Gram-negativas para a combinação normalmente utilizada de polimixina E e tobramicina, o fato de que o tratamento com polimixina E raramente induz a resistência a elevadas concentrações locais no intestino de antibióticos utilizados, e a menor taxa de uso de antibióticos sistêmicos em pacientes tratados com DSD.[185]

IMPLEMENTAÇÃO DE UMA POLÍTICA DE PREVENÇÃO ESTRUTURADA

A aplicação de intervenções baseadas em evidências consistentes para prevenir a PAV é altamente variável de uma UTI para outra e é, frequentemente, abaixo do ideal. Além disso, nenhuma única medida preventiva pode ter sucesso sozinha, mas deve-se enfatizar a necessidade de se usar programas multifacetados e multidisciplinares para se evitar a PAV. Tais programas são frequentemente referidos como "pacote de cuidados". Pode-se afirmar que um pacote de cuidados é um conjunto de ações prontamente implementáveis, necessárias para serem executadas para cada paciente em uma base regular.[186] O objetivo-chave é que cada ação deve ser implementada em cada um dos pacientes, em seu dia a dia, durante sua estada na UTI. A adesão é avaliada pelo pacote como um todo, de modo que o insucesso em completar uma única ação significa falhar no "pacote de cuidados" em uma determinada avaliação. As ações devem ser combinadas de tal modo que as conformidades sejam facilmente avaliadas, o que usualmente significa que não serão incluídas em cada pacote mais que cinco ações. Portanto, o objetivo é alcançar mais de 95% de conformidade do desempenho de forma rotineira. O "pacote de cuidados" torna possível a introdução de medidas de prevenção baseadas em evidências, incluindo níveis adequados de recrutamento de pessoal em enfermagem, a higienização das mãos com formulações à base de álcool, padronização dos protocolos de remoção e interrupção diária da sedação, higiene bucal com clorexidina e manutenção dos pacientes que recebem nutrição enteral em um posição semi-inclinada.[187] Vários estudos usando delineamento quase experimental confirmam a utilidade dessa estratégia na prevenção de PAV em UTI.[188-202]

A falta de rigor metodológico dos estudos relatados, entretanto, impede qualquer confirmação sobre eficácia, ou custo-eficácia, do "pacote de cuidados". O conjunto exato de intervenções-chave que deveria fazer parte do "pacote de prevenção de PAV" também não é conhecido atualmente, nem os fatores que contribuem para o seu sucesso.[199,203-205b] Uma prevenção de PAV bem-sucedida requer uma equipe interdisciplinar, ações educativas, inovações de sistemas, indicador de processo de avaliação e *feedback* para os profissionais da saúde. Como demonstrado em um estudo recente, simplesmente ter uma lista de verificação disponível para referência, sem considerar uma estratégia de implementação e adesão robusta, é improvável que melhore o desfecho clínico do paciente.[202]

Nos Estados Unidos, os centros de serviços de saúde Medicare e Medicaid propuseram interromper os reembolsos dos hospitais, nos atendimentos cujas complicações poderiam ser evitadas, incluindo infecções nosocomiais, objetivando taxa zero para PAV.[206] Embora esse plano possa ter consequências desejáveis de melhora na qualidade de atendimento, também poderá penalizar hospitais que admitem pacientes de alto risco e, inadvertidamente, incentivar as instituições a não relatar PAV ou o uso excessivo de antibióticos, favorecendo, dessa forma, a disseminação de microrganismos multirresistentes. Essa possibilidade enfatiza ainda mais a necessidade de se avaliar todas as novas estratégias que potencialmente são destinadas a prevenir PAV contra as melhores práticas clínicas da atualidade.

Pontos-chave

- *Pneumonia associada à ventilação mecânica* (PAV) está associada à alta mortalidade ocasionada pela doença de base somente, em particular no caso de infecção devido a patógenos de alto risco, tais como *P. aeruginosa* e *S. aureus* resistente à meticilina, e/ou quando a terapia inicial é inadequada.
- Os organismos predominantes responsáveis pela infecção são *P. aeruginosa*, *S. aureus* e *Enterobacteriaceae*, mas esses agentes etiológicos amplamente divergem, de acordo com a população de pacientes do hospital, o tempo de internação hospitalar e a terapia antimicrobiana prévia.
- Deve-se colher o material de cultura microbiológica e secreções pulmonares dos pacientes com suspeita de terem desenvolvido PAV, antes da administração de um novo agente antimicrobiano, porque até mesmo pequenas doses desses fármacos poderão negativar os resultados do exame.
- A abordagem inicial da terapia antimicrobiana envolve a administração de antibióticos de amplo espectro, com a finalidade de evitar tratamento inadequado nos pacientes que realmente forem acometidos por pneumonia bacteriana.
- A administração de terapia à base de antibióticos para PAV deve otimizar o atendimento sem o uso excessivo e abusivo desses medicamentos ao cessar a terapia em pacientes com baixa probabilidade de desenvolver PAV, racionalizando o tratamento assim que o agente etiológico for estabelecido, alterando a monoterapia após 3 a 5 dias, e encurtando a duração da terapia para 7 a 8 dias, conforme prescrita pela resposta clínica do paciente à terapia e pela informação sobre a bacteriologia da infecção.
- Medidas muito simples e sem custo podem ter um importante efeito sobre a diminuição da frequência de PAV: manter a pressão acima de 20 cm H_2O do manguito do tubo endotraqueal, com a finalidade de evitar escapes de bactérias ao redor do manguito para o trato respiratório inferior; reintubar rapidamente pacientes que estão em falha de extubação; realizar higienização oral com clorexidina; manter os pacientes na posição semirreclinada, especialmente aqueles que recebem nutrição enteral; remover condensados de tubos de ventilação com exposição mínima dos pacientes; e reduzir o período de ventilação.

As Referências estão disponíveis exclusivamente no site www.elsevier.com.br/expertconsult

35 TUBERCULOSE

PHILIP C. HOPEWELL, MD • MIDORI KATO-MAEDA, MD • JOEL D. ERNST, MD

INTRODUÇÃO
CARACTERÍSTICAS DOS ORGANISMOS DO COMPLEXO *MYCOBACTERIUM TUBERCULOSIS*
EPIDEMIOLOGIA DESCRITIVA DA TUBERCULOSE
TRANSMISSÃO DE *MYCOBACTERIUM TUBERCULOSIS*
Caso-Fonte
Fatores Ambientais
Circunstâncias de Exposição
Fatores do Hospedeiro
PATOGÊNESE
Tráfego Intracelular de *Mycobacterium tuberculosis*
Sistema de Secreção da Proteína ESX-1
Indução de Interferons Tipo I
Lipídeos Micobacterianos Biologicamente Ativos
Granulomas
Modulação da Apoptose
Variação na Patogênese Dependente da Cepa e da Linhagem Filogenética
Latência/Dormência e Reativação
IMUNIDADE
Imunidade Inata contra *Mycobacterium tuberculosis*
Imunidade Adaptativa contra *Mycobacterium tuberculosis*
Contribuições das Respostas Imunes para a Patologia da Tuberculose
Infecção Exógena *Versus* Endógena
FATORES DE RISCO PARA A DOENÇA
DIAGNÓSTICO DE TUBERCULOSE LATENTE
Teste Cutâneo da Tuberculina
Ensaios de Liberação de Interferon-γ
DIAGNÓSTICO DE TUBERCULOSE PULMONAR
Avaliação Diagnóstica
História do Paciente
Exame Físico
Aspectos Radiológicos
Avaliação Bacteriológica
TUBERCULOSE PLEURAL
TUBERCULOSE DISSEMINADA
Regimes Padronizados Atuais
TUBERCULOSE EXTRAPULMONAR
Tuberculose Linfática
TRATAMENTO DE TUBERCULOSE LATENTE
Indicações para o Tratamento
Regimes Atuais de Tratamento
Manejo da Exposição a Organismos Resistentes aos Fármacos
IMUNIZAÇÃO COM O BACILO CALMETTE-GUÉRIN
ENFRENTANDO PROBLEMAS ATUAIS

INTRODUÇÃO

As micobactérias têm um papel extremamente importante em influenciar a sociedade ao longo da história. A tuberculose e a doença de Hansen (hanseníase), as duas doenças micobacterianas mais comuns, são reconhecidas como flagelos da humanidade desde a antiguidade. Enquanto a hanseníase era mais evidente como uma metáfora de destituído, inválido e desfigurado, a tuberculose era a "capitã de todos esses homens de morte", de acordo com John Bunyan — uma praga que atingiu os membros jovens e talentosos da sociedade. Atualmente, apesar de o reaparecimento da tuberculose ter diminuído em países industrializados, que se iniciou na metade dos anos 1980, a doença continua a devastar muitos países em desenvolvimento e a matar ou incapacitar muitos indivíduos jovens e produtivos da sociedade.[1,2]

Visto que as tuberculoses pulmonar e extrapulmonar geralmente aparecem juntas, assim como as manifestações gerais e os aspectos microbiológicos são os mesmos em todos os sítios da doença, este capítulo abordará tanto a tuberculose pulmonar como a extrapulmonar.

Como a infecção tuberculosa está presente em boa parte dos países em desenvolvimento, os conflitos e mudanças sociopolíticas, que resultam na imigração de indivíduos de países de baixa renda para países desenvolvidos, terão uma influência contínua na incidência da tuberculose em todo o mundo. Por esse motivo, a tuberculose deve ser vista como um problema global, que não é contido pelas fronteiras nacionais e cujos efeitos são notados em todos os países, independentemente do seu estado de desenvolvimento.[3] Além da infecção pelo *vírus da imunodeficiência humana* (HIV, do inglês, *human immunodeficiency virus*), a resistência aos fármacos proporciona desafios crescentes na tentativa de controlar a tuberculose.[4] A *tuberculose multirresistente aos fármacos* (MDR, do inglês, *multidrug-resistant*) (causada por organismos resistentes a pelo menos dois agentes antituberculose, isoniazida e rifampicina) e a tuberculose *extensivamente resistente aos fármacos* (XDR, do inglês, *extensively drug-resistant*) (causada por organismos MDR que também são resistentes a uma das fluoroquinolonas e pelo menos a um agente injetável de segunda linha) podem representar dificuldades significativas para os programas de controle da tuberculose na maior parte do mundo.

CARACTERÍSTICAS DOS ORGANISMOS DO COMPLEXO *MYCOBACTERIUM TUBERCULOSIS*

A principal característica fenotípica que define o gênero *Mycobacterium* é a propriedade de "álcool-acidorresistência", a capacidade de resistir à descoloração com uma mistura de ácido-álcool após a coloração com corantes, tais como carbol-fucsina ou auramina O (Fig. 35-1).[5] Além de serem álcool-acidorresistentes, as micobactérias são patógenos primariamente intracelulares, são aeróbios obrigatórios e, na presença de uma resposta imune normal, induzem uma resposta granulomatosa nos tecidos. Grande parte dos membros do gênero que causam a doença em humanos imunocompetentes é filogeneticamente próxima e possui genes que codificam os fatores de virulência ESAT-6 e CFP-10 (veja posteriormente "Sistema de Secreção da Proteína ESX-1").[6]

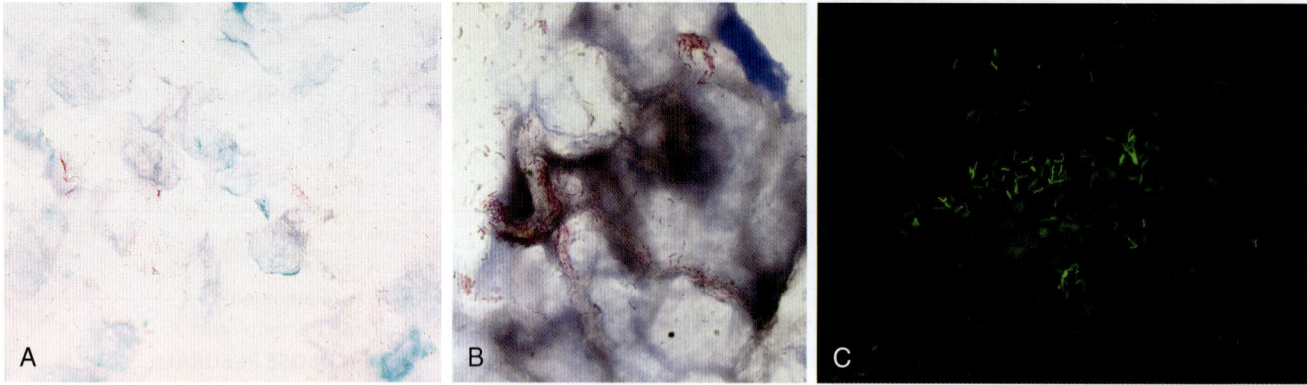

Figura 35-1 **Imagem diagnóstica de *M. tuberculosis*. A** e **B**, Esfregaços de escarro corados com Kinyoun mostrando bacilos álcool-acidorresistentes (*Mycobacterium tuberculosis* confirmada pela cultura). (Aumento original **A:** 400×; **B:** 960×.) **C,** Coloração do esfregaço de escarro com o fluorocromo auramina (*M. tuberculosis* confirmado pela cultura) (aumento original, 400×.) Amostras e fotomicrografias são cortesia de Dr. Maria Aguero-Rosenfeld e do Dr. Ludovic Desvignes, Bellevue Hospital e New York University Medical Center (**A** e **B**), e do Dr. Niaz Banaei, Stanford University Medical Center (**C**).

A tuberculose é causada por qualquer um dos três patógenos micobacterianos que pertencem ao complexo *M. tuberculosis*: *M. tuberculosis*, *Mycobacterium bovis* e *Mycobacterium africanum*. Os outros membros do complexo *M. tuberculosis* são: *Mycobacterium microti*, *Mycobacterium pinnipedii* e *Mycobacterium caprae*, que raramente causam doença em humanos. Não há relatos de que *Mycobacterium mungi*[7] e *Mycobacterium orygi*[8] causem doença em humanos. *M. africanum* causa doença clinicamente indistinguível daquela ocasionada por *M. tuberculosis*, mas é restrita a regiões específicas da África ou às pessoas dessas regiões. *Mycobacterium canetti* não é parte do complexo *M. tuberculosis*, mas é identificado como causa de tuberculose em um pequeno número de pacientes da ou com conexão à África Oriental.[9] *M. canetti* divergiu do ancestral comum de todos os bacilos da tuberculose muito antes do complexo *M. tuberculosis*.

Desde a publicação do primeiro genoma completo da cepa de laboratório H37Rv de *M. tuberculosis*,[10] vários isolados clínicos foram sequenciados e encontram-se disponíveis ao público no GenBank[11] e no Banco de Dados de Tuberculose (TBDB, Tuberculosis Database; www.tbdb.org). A sequência do genoma de H37Rv é anotada e frequentemente revisada e atualizada (http://tuberculist.epfl.ch/). A versão mais recente da anotação de H37Rv (R27-março de 2013) incluiu 4.018 genes codificadores de proteínas, dos quais 88% possuem uma função definida ou possível e os demais são anotados como proteínas hipotéticas conservadas sem função conhecida.[12] O genoma de *M. tuberculosis* difere de outros genomas bacterianos, de modo que 6% dos genes são preditos ou conhecidos por serem envolvidos na biossíntese e degradação de lipídeos.[11] Quase 400 do total de proteínas putativas não compartilham homologia com proteínas conhecidas e, portanto, devem ser únicas em *M. tuberculosis*.[13] A composição genética do organismo indica que ele tem potencial para sobreviver em uma variedade de ambientes, incluindo aqueles com baixa tensão de oxigênio.

O potencial para o desenvolvimento de novos fármacos, vacinas e testes diagnósticos com base no conhecimento do complexo conjunto de genes em *M. tuberculosis* é enorme e está apenas no início para uma maior compreensão. Por exemplo, a análise de sequências do genoma completo de 21 isolados clínicos de *M. tuberculosis* representativos da população bacteriana global demonstrou que os epítopos para as células T humanas (fragmentos peptídicos em *M. tuberculosis* utilizados por linfócitos T para reconhecer o patógeno) são altamente conservados, em contraste ao observado em outros patógenos, nos quais os antígenos sofrem uma alta frequência de variação.[14] Esses resultados indicam que *M. tuberculosis* não utiliza a variação antigênica como um mecanismo principal de evasão do sistema imune e os resultados podem guiar o desenvolvimento de novas vacinas.

Além de fornecer informações sobre a biologia de *M. tuberculosis*, a análise e comparação das sequências completas do genoma fornecem marcadores filogeneticamente robustos que capacitam a avaliação da evolução e classificação dos isolados clínicos de *M. tuberculosis*, assim como fornecem ferramentas para examinar o impacto da diversidade genética na epidemiologia e nos aspectos clínicos da tuberculose.[15]

A árvore filogenética de *M. tuberculosis* apresenta uma estrutura geográfica da qual os nomes das linhagens principais iniciais de *M. tuberculosis* foram derivados: Indo-Oceânica (linhagem 1), Leste-Asiática (linhagem 2), Indiana e Leste-Africana (linhagem 3) e Euro-Americana (linhagem 4), África Ocidental 1 (linhagem 5) e África Ocidental 2 (linhagem 6). As duas últimas linhagens são também conhecidas como *M. africanum*.[15] Essa classificação foi confirmada avaliando-se os polimorfismos de sequências em larga escala (inserções e deleções), a análise de sequências *multilocus* e o sequenciamento do genoma, que é atualmente o padrão-ouro para os estudos filogenéticos.[16] Diversos estudos sugeriram que as diferentes linhagens de *M. tuberculosis* podem estar associadas a diferentes graus de patogenicidade.[17-21] Na Gâmbia, a taxa de transmissão (medida pela conversão do teste cutâneo) de *M. tuberculosis* em contatos intradomiciliares foi similar entre diferentes linhagens. Contudo, a proporção de contatos desenvolvendo tuberculose ativa dentro de um período de 2 anos de seguimento variou: 1% para aqueles expostos às cepas de *M. africanum*, 6% para aqueles expostos às cepas da linhagem 2 e de 1% a 4% para cepas da linhagem 4.[20] Em São Francisco, as cepas da sublinhagem 207, uma sublinhagem da linhagem 2, foram provavelmente as mais associadas ao agrupamento genotípico (uma medida da capacidade de uma cepa causar casos secundários), além de terem sido as mais virulentas em cobaias quando comparadas às outras sublinhagens da linhagem 2.[22,23] Similarmente, as cepas da sublinhagem 183, dentro da linhagem 4, causaram mais casos secundários comparadas às outras sublinhagens da linhagem 4.[24] Na Califórnia, a infecção por *M. tuberculosis* MDR causada por organismos da linhagem 2 foi associada ao agrupamento genotípico, enquanto as cepas da linhagem 1 não produziram casos secundários (agrupados).[25]

EPIDEMIOLOGIA DESCRITIVA DA TUBERCULOSE

Em grande parte da história já registrada, a tuberculose tem sido considerada um problema de enormes dimensões mundiais — e ainda o é. A *Organização Mundial da Saúde* (OMS) estima que cerca de um terço (1,9 bilhão de pessoas) de todas as pessoas no mundo é infectado com *M. tuberculosis*. De acordo com o último registro Global da OMS (2013), estima-se que em 2012 ocorreram 8,6 milhões de novos casos, dos quais apenas 6,1 milhões foram relatados nos programas nacionais de tuberculose, deixando um número estimado de 2,5 milhões de casos não registrados.[2] Essa lacuna é provavelmente relacionada às limitações na vigilância global e nos sistemas de registro, assim como ao grande número de cuidados transferidos ao setor privado sem notificação. Estima-se que o número total de casos prevalentes (novos e existentes) no mundo foi de 12 milhões, dos quais se calculam 1,26 milhão de mortes, tornando a tuberculose a oitava causa mais comum de morte em países de baixa renda.[26] Grande parte das pessoas com tuberculose (> 95%) e quase todos aqueles que morrem devido a essa doença (98%) residem em países de baixa e média renda.

Desde 1990, houve uma diminuição progressiva na incidência de tuberculose em todas as nove regiões da OMS no mundo, embora as taxas de declínio no Leste Europeu e África fiquem para trás em relação a outras regiões.[2] Globalmente, a taxa de declínio na incidência é de aproximadamente 2% ao ano, apesar de essa taxa variar de região para região. Ademais, em 2012, estimou-se que 1,1 milhão de novos casos e 300.000 mortes foram causados por tuberculose em pessoas com infecção pelo HIV. A distribuição de pessoas com HIV e tuberculose varia consideravelmente ao redor do mundo, mas a maioria (79%) reside na África subsaariana.

Apesar do impressionante impacto da tuberculose nos países em desenvolvimento, acredita-se que a doença esteja bem a caminho de ser eliminada na maioria dos países de baixa incidência e alta renda, incluindo os Estados Unidos. Nos países de alta renda, a partir do começo do século XX, as taxas de mortalidade na tuberculose foram continuamente decrescendo, um declínio que foi acelerado pela introdução da quimioterapia antituberculose no final da década de 1940. Nos Estados Unidos, após a introdução da quimioterapia eficaz, houve redução contínua das taxas de novos casos de tuberculose em uma taxa anual média de aproximadamente 5%. Entretanto, entre 1984 e 1992, o número de casos de tuberculose aumentou em 20%. Com esforço renovado e recursos consideravelmente elevados, as taxas de casos mais uma vez começaram a declinar em 1993, como demonstrado na Figura 35-2.

Em 2012 nos Estados Unidos, 9.945 casos de tuberculose (3,2 casos em 100.000 indivíduos na população) foram relatados, o número mais baixo desde o relato sistemático nacional iniciado em 1953 e um declínio de 5,4% desde 2011.[27] As razões para o reaparecimento da tuberculose no final da década de 1980 e início da década de 1990 nos Estados Unidos, assim como na Europa Oriental, são complexas, mas giram principalmente em torno de dois fatores: a epidemia de infecção por HIV e a deterioração dos sistemas públicos de saúde.[28,29] Duas circunstâncias adicionais que interagem e ampliam esses dois principais fatores são: (1) condições socioeconômicas, particularmente a falta de moradia, que leva à aglomeração de pessoas; e (2) imigração de pessoas dos países no mundo onde a prevalência de tuberculose era alta.

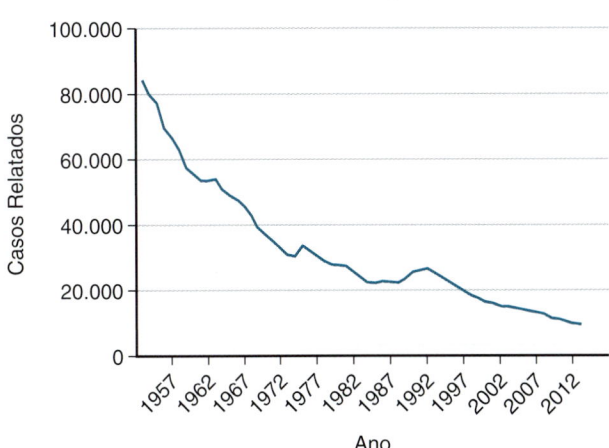

Figura 35-2 Casos de tuberculose relatados anualmente nos Estados Unidos, 1953 – 2013. (De Centers for Disease Control and Prevention: Reported tuberculosis in the United States, 2013. Atlanta, 2014.)

Enquanto a incidência de tuberculose diminuiu globalmente em 81% de 1993 a 2012, a incidência reduziu-se desproporcionalmente na população nascida nos Estados Unidos.[27] Houve uma redução de 53% na incidência entre os estrangeiros durante o mesmo período; porém, a taxa permanece relativamente alta em 15,9/100.000. Entre as pessoas nascidas no exterior, as taxas de tuberculose são as mais altas durante os 2 primeiros anos após o ingresso no país, independentemente da idade, com taxas anuais particularmente altas (> 250/100.000 pessoas) entre imigrantes da África subsaariana e Sudeste Asiático.[3] Por outro lado, nos Estados Unidos e em outros países de baixa incidência, as taxas de casos de tuberculose em pessoas nascidas nesses países apresentaram tendência aumentada em indivíduos idosos, pelo fato de que quanto mais idosa a pessoa, mais provável que ela tenha adquirido a tuberculose por ter vivido durante um período em que a doença foi mais prevalente do que é hoje.

TRANSMISSÃO DE *MYCOBACTERIUM TUBERCULOSIS*

O conhecimento dos fatores que governam a transmissão de *M. tuberculosis* a partir de um caso-fonte e da sequência pela qual a doença desenvolve-se em um novo hospedeiro em potencial é vital para elaborar estratégias para o controle da tuberculose e para avaliar o risco de uma pessoa tornar-se infectada após ser exposta a um paciente com tuberculose.[30]

A transmissão de *M. tuberculosis* é influenciada por características do caso-fonte, particularmente a carga bacilar, pela proximidade do potencial receptor do organismo à fonte e pela condição do ar ambiental que eles compartilham. Um possível fator ambiental é a infectividade do organismo — o grau de capacidade de *M. tuberculosis* para estabelecer-se dentro do pulmão ou em outros sítios no novo hospedeiro. Todavia, mesmo levando em consideração esses fatores, existe uma substancial variabilidade inexplicada no grau de transmissão da doença entre pessoas com tuberculose não tratada e pessoas expostas a esses indivíduos infectados.

CASO-FONTE

A transmissão de M. tuberculosis é um exemplo clássico de infecção por via aérea.[31] Em quase todos os casos, a infecção tuberculosa é adquirida por inalação de um ou mais bacilos contidos em partículas em suspensão no ar suficientemente pequenas (1 a 5 μm) para alcançarem um alvéolo. Para uma pessoa com tuberculose ser infecciosa, os organismos devem ter acesso ao ar ambiental e ser aerossolizados. De modo geral, isso significa que apenas pacientes com tuberculose pulmonar podem ser considerados como infecciosos. Entretanto, as partículas respiráveis contendo M. tuberculosis podem raramente ser geradas a partir de outras fontes (p. ex., irrigação de um abscesso causado pela tuberculose).[32] Após as secreções respiratórias aerossolizadas serem expelidas do nariz ou da boca, seu teor de água evapora rapidamente, deixando apenas um pequeno resíduo de matéria sólida — o *núcleo goticular* — que pode incluir bacilos da tuberculose e também pode permanecer suspensos no ar por várias horas.[33] Um único bacilo em um pequeno núcleo goticular é mais perigoso do que vários bacilos em grandes partículas aéreas, que quando inaladas depositam-se nas vias aéreas mais do que nos alvéolos e que então são rapidamente removidas pelo transporte mucociliar ou eliminadas.

A tosse é o mecanismo mais efetivo na geração de aerossóis que criam núcleos goticulares, mas não é o único. As manobras expiratórias forçadas além da tosse — tais como espirro, grito, cantoria e conversa em voz alta — todos envolvem, em maior ou menor extensão, a aceleração repentina de ar requerido para interromper uma superfície líquida ou filamentos mucosos, desse modo aerossolizando as partículas. Secreções finas e aquosas são fragmentadas com mais facilidade em pequenas gotículas respiráveis do que o muco mais viscoso. De modo geral, quanto maior o volume de secreções respiratórias, maior o número de gotículas potencialmente infecciosas. Riley et al. demonstraram variabilidade acentuada no potencial infeccioso de pacientes com tuberculose que, em parte, poderia estar relacionada à gravidade da tosse. Um paciente com tuberculose excepcionalmente infecciosa não apresenta somente tuberculose pulmonar grave, mas também laringite tuberculosa. Calcula-se que esse paciente foi tão contagioso quanto uma criança com sarampo é para outras crianças suscetíveis. Estudos similares realizados por Escombe et al.,[35] que descreveram a infecciosidade de pacientes infectados por HIV com tuberculose, relataram que a infectividade foi muito heterogênea. De 97 pacientes (118 admissões) hospitalizados em um setor de HIV-tuberculose, 10 causaram 90% das infecções em cobaias expostas ao ar de exaustão do setor. Dos 10 pacientes infecciosos, seis tiveram tuberculose MDR que foi inadequadamente tratada; além de apresentarem tuberculose MDR, tanto a positividade no esfregaço do escarro como tratamento subótimo contribuíram para o grau de infecciosidade. Do mesmo modo, em um estudo de contatos intradomiciliares de pacientes com tuberculose, a probabilidade de transmissão foi mais baixa se o caso-fonte era um paciente infectado com HIV apresentando uma contagem de células T CD4 inferior a 250/μL.[36] Nesse estudo, o efeito do HIV e da imunodeficiência foi maior do que poderia ser explicado pelas diferenças nos resultados do esfregaço, no tratamento tardio ou presença de lesões cavitárias. Mesmo quando a carga bacilar é levada em consideração, há substancial variabilidade na infecciosidade que é inexplicável. Jones-Lopez et al.[37] utilizaram um dispositivo de amostragem de ar para capturar M. tuberculosis no ar exalado (tosse) e demonstraram que a infecciosidade foi associada à presença de organismos cultiváveis no ar amostrado. A constatação de organismos no ar exalado foi muito variável de paciente para paciente e não houve correlação com os resultados do esfregaço de escarro.

Manobras simples, tais como cobrir a boca ao tossir, podem reduzir a formação de núcleos goticulares ao desviar as gotículas da corrente de ar. Similarmente, uma máscara usada pelo paciente é efetiva porque as partículas são capturadas enquanto ainda são grandes, antes da evaporação do conteúdo de água. As máscaras (respiradores descartáveis de particulados) utilizadas por pessoas expostas a uma fonte infecciosa são menos efetivas do que são aquelas utilizadas por pacientes, pois a maior parte dos núcleos goticulares provenientes do ar é muito menor do que as gotículas originais. Entretanto, máscaras adequadamente produzidas e bem ajustadas são muito eficientes na remoção de partículas respiráveis de 1 a 5 μm[38] (Cap. 11).

Um segundo fator de caso-fonte a ser considerado na determinação da infecciosidade é o número de organismos contidos nos pulmões. Isso pode ser inferido por meio da extensão e morfologia da doença, conforme determinadas pela radiografia torácica e estimadas diretamente a partir do exame microscópico de escarro. Canetti demonstrou que a população bacilar de lesões tuberculosas varia acentuadamente, dependendo da morfologia da lesão.[39] O número de bacilos em lesões nodulares sólidas varia de 10^2 a 10^4 organismos, enquanto nas lesões cavitárias, as populações estão na ordem de 10^7 a 10^9 bacilos. Loudon e Spohn,[40] entre outros, demonstraram que a prevalência de reatores à tuberculina entre contatos jovens de pacientes com tuberculose recém-descoberta aumentou quando a extensão radiológica do envolvimento aumentou. Portanto, no controle da tuberculose, deve-se conceder maior prioridade para avaliação dos contatos de pessoas com tuberculose extensiva do que para os contatos de pessoas com doença menos grave.

O método mais direto para estimar a população bacilar é o exame microscópico dos esfregaços de escarro adequadamente corados. Uma média de população bacilar viável de 5.000 a 10.000 organismos por mililitro de escarro é requerida para a detecção dos organismos em um esfregaço de escarro pela coloração de bacilos álcool-acidorresistentes.[41] Os contatos de pacientes que tiveram organismos presentes nos esfregaços de escarro apresentaram prevalência muito mais alta de infecção do que os pacientes com esfregaços negativos e culturas tanto positivas quanto negativas.[42] Contudo, os contatos de pacientes negativos no esfregaço do escarro podem ainda adquirir a infecção e desenvolver tuberculose. Foi observada que a transmissão a partir de pacientes com esfregaço negativo foi a causa de aproximadamente 17% dos casos recém-diagnosticados em São Francisco.[43]

Um terceiro fator importante na determinação da infecciosidade de um caso-fonte é o uso de quimioterapia. Em estudos desenvolvidos para identificar e quantificar os fatores que influenciam a transmissibilidade de M. tuberculosis, Sultan et al.[44] e Riley et al.[34] observaram que pacientes com resultados positivos no esfregaço de escarro, mas que recebiam fármacos antituberculose, foram menos infecciosos para cobaias do que para os pacientes não tratados. Pelos cálculos, a infecciosidade relativa de pacientes não tratados em comparação aos pacientes tratados foi de 50:1. Escombe et al.,[35] como mencionado, chegaram a uma conclusão similar. Consistente com essas observações experimentais, um corpo substancial de dados clínicos acumulados indica que, uma vez iniciado o tratamento para os organismos suscetíveis, a transmissão de *M. tuberculosis* diminui rapidamente. A quantificação da infecciosidade de aerossóis gerados pela tosse demonstrou o mesmo resultado — que o principal fator associado aos aerossóis com culturas positivas persistentes foi a falta de tratamento eficaz durante a semana anterior.[37] O mecanismo mais importante pelo qual a quimioterapia reduz a infecciosidade é o efeito direto do fármaco na população bacilar encontrada nos pulmões. Hobby et al.[41] observaram que, após uma média de 15,6 dias de quimioterapia com múltiplos fármacos, houve redução no número de bacilos tuberculosos por mililitro de escarro de pelo menos 2 logs, de aproximadamente 10^6 a cerca de 10^4 ou uma redução de 99%. Esses dados são similares àqueles relatados por Jindani et al., que demonstraram uma redução na contagem de colônias de quase 2 logs por mililitro de escarro nos dois primeiros dias de tratamento e uma diminuição adicional de 1 log durante os 12 dias seguintes.[45] Portanto, nas 2 semanas iniciais de tratamento, houve um decréscimo de aproximadamente 10^7 a 10^4 organismos por mililitro de escarro ou uma redução de 99,9%. Todavia, mesmo com essa profunda redução na população bacilar, o número remanescente de organismos (10.000 por mililitro de escarro) ainda seria o suficiente para resultar em um esfregaço de escarro álcool-acidorresistente positivo. Além de reduzir o número de bacilos viáveis, a quimioterapia também diminui rapidamente a tosse. Loudon e Spohn[40] notaram que a tosse foi reduzida em 40% após 1 semana de tratamento e em 65% após 2 semanas. A soma desses efeitos sugere que, uma vez que o paciente com tuberculose é submetido à terapia efetiva, a transmissão dos bacilos da tuberculose deixa de ser uma preocupação. O declínio na infecciosidade é causado principalmente pela redução rápida da população bacilar nos pulmões como resultado da quimioterapia antituberculose, particularmente isoniazida. Os regimes de tratamento que não incluem isoniazida provavelmente não devem tornar o paciente não infeccioso tão rapidamente quanto à terapia com isoniazida. Do mesmo modo, a redução imediata na infecciosidade não pode ser considerada em pacientes que abrigam organismos resistentes à isoniazida.

Diferentes cepas apresentam distintas infecciosidades. Por exemplo, as cepas de *M. tuberculosis* resistentes à isoniazida podem ser menos patogênicas do que os organismos totalmente suscetíveis.[46,47] Estudos epidemiológicos moleculares sugerem que a mutação conferindo resistência pode ter um papel na patogenicidade de *M. tuberculosis*, principalmente mutações associadas à resistência à isoniazida.[48] Os isolados que contêm a mutação mais comum, *katG* S315T e a do promotor *inhA* 15c-t, foram capazes de causar casos secundários de tuberculose (definidos como o agrupamento genotípico de cepas em uma população). Em contrapartida, mutações no *katG* além da mutação comum S315T não resultaram em casos secundários. Embora informações adicionais sejam necessárias para confirmar essa associação, esse achado pode explicar os diferentes resultados considerando a patogenicidade de algumas cepas resistentes aos fármacos. É evidente também que a menor patogenicidade pode facilmente ser compensada por um período prolongado de infecciosidade, como seria de se esperar com o tratamento ineficaz sugerido por Escombe et al.[35] ou com a exposição de um hospedeiro imunocomprometido. Surtos de tuberculose causados por cepas MDR e XDR dos bacilos da tuberculose têm ocorrido em hospitais ou instituições penitenciárias e de forma desproporcional envolvem pessoas infectadas com HIV,[49] embora também envolvam pessoas imunocompetentes.

As implicações operacionais dessas hipóteses a respeito da infecciosidade devem ser modificadas de acordo com as circunstâncias de trabalho e do modo de vida do paciente. Os princípios gerais do controle da infecção implicam uma avaliação da vulnerabilidade de pessoas à tuberculose que potencialmente serão expostas e as consequências de aquelas que são expostas tornarem-se infectadas.

FATORES AMBIENTAIS

As leis da física que se aplicam às partículas aerossolizadas, descritas em detalhes no Capítulo 11, impõem que os núcleos goticulares essencialmente tornam-se parte do ar ambiental; portanto, os fatores ambientais são de extrema importância em influenciar a transmissão dos bacilos da tuberculose. Estudos de Loudon et al.[50] demonstraram que, sob condições-padrão de temperatura e umidade em ambientes internos, 60% a 71% dos organismos de *M. tuberculosis* aerossolizados sobreviveram por 3 horas, 48% a 56%, por 6 horas, e 28% a 32%, por 9 horas. Além da taxa natural de morte, os únicos fatores que influenciam a infectividade dos organismos em um núcleo goticular sob circunstâncias comuns são a sua remoção pela ventilação ou filtração e a morte de organismos com a exposição à luz ultravioleta. Os fatores ambientais podem ser manipulados para diminuir a concentração de bacilos da tuberculose, principalmente removendo-os pela filtração eficaz, eliminação com a luz ultravioleta ou ambas.[51] A influência da concentração de organismos no ar ambiental na transmissão de *M. tuberculosis* é bem ilustrada em várias microepidemias nas quais a recirculação de ar tem um papel importante. O exemplo mais dramático aconteceu a bordo de um navio da marinha norte-americana que tinha um sistema de ventilação com recirculação fechada.[52] O caso-índice teve um esfregaço de escarro positivo e uma tosse vigorosa. Como resultado desse caso, 53 de 60 pessoas (88%) no compartimento de cabine adquiriram infecção tuberculosa e seis desenvolveram tuberculose. Em um segundo compartimento conectado ao mesmo sistema de ventilação, 43 de 81 pessoas (53%) tornaram-se infectadas e uma desenvolveu tuberculose. Epidemias menores, uma delas causada por um paciente que foi submetido à broncoscopia em uma unidade de terapia intensiva, foram descritas.[53]

Desde o início do século XX, sabe-se que a exposição à radiação ultravioleta mata os bacilos tuberculosos. Riley et al.,[34] em seus estudos clássicos de infecciosidade em uma série de pacientes, demonstraram que a irradiação ultravioleta do ar passando um ducto de ar-condicionado eliminou completamente a transmissão de *M. tuberculosis* a cobaias localizadas além do compartimento com as luzes ultravioletas. A principal utilidade da luz ultravioleta é fornecer irradiação UV do ar ambiente, utilizando lâmpadas adequadamente protegidas nas paredes superiores das áreas hospitalares ou de clínicas onde os pacientes com tuberculose não tratada são provavelmente encontrados. Isso é particularmente importante em áreas abertas, tais como salas de espera, onde a ventilação pode ser inadequada para remover as partículas infecciosas e também dentro dos sistemas de ventilação.[51]

CIRCUNSTÂNCIAS DE EXPOSIÇÃO

As condições de exposição têm uma grande influência no número de partículas infecciosas inaladas. Se a exposição é de longa duração e ocorre sob condições que estariam associadas a uma alta concentração de núcleos goticulares no ar inalado pelo contato, obviamente existe uma grande probabilidade de transmissão. Isso é simplesmente uma reafirmação do que foi conhecido por muitos anos: aglomeração e contato íntimo são importantes determinantes da transmissão de *M. tuberculosis*.[54] Estudos realizados nos Estados Unidos mostram que as taxas de tuberculose clínica e reatividade à tuberculina são muito maiores entre contatos próximos (geralmente domiciliares) do que entre os não próximos (geralmente não domiciliares). No geral, a taxa de tuberculose está na faixa de 15 por 1.000 contatos próximos e três por 1.000 contatos não próximos. Entre aqueles com proximidade de contato, em torno de 50% são infectados, em comparação com aproximadamente 15% dos contatos não próximos.[55] Devido ao risco de tuberculose ser mais alto entre os contatos íntimos, estes devem ser considerados também candidatos de alta prioridade para a terapia preventiva com isoniazida. No entanto, uma série de estudos utilizando epidemiologia molecular para rastrear a dinâmica de transmissão demonstrou que a transmissão substancial pode ocorrer fora do ambiente domiciliar, particularmente em locais de encontros sociais, tais como bares ou lugares informais onde o álcool é consumido.[56]

FATORES DO HOSPEDEIRO

Evidências substanciais sugerem que a suscetibilidade à aquisição de infecção por *M. tuberculosis* é altamente variável. A maioria das descrições obtidas em investigações sobre contato revela que 40% a 60% dos contatos íntimos de um caso-índice tornam-se infectados, como observado pela conversão do *teste cutâneo da tuberculina* (TCT) ou do *ensaio de liberação de interferon* (IFN)-γ de negativo para positivo. Embora as variações na intensidade da exposição contribuam para a probabilidade de infecção, as variações na suscetibilidade do hospedeiro também podem contribuir. Forte evidência para a suscetibilidade variável à aquisição de infecção por *M. tuberculosis* foi observada em um estudo prospectivo com estudantes de enfermagem em um hospital para tratamento de tuberculose na Filadélfia na era da pré-quimioterapia.[57] Nesse estudo, nos quais os estudantes de enfermagem foram distribuídos em rodízios nas mesmas alas de tuberculose, 30% permaneceram não infectados (TCT não reativo) após 2 anos de escola de enfermagem, indicando que, apesar da exposição repetida, alguns estudantes foram menos suscetíveis à aquisição de infecção do que outros. Todavia, ao final do terceiro ano de faculdade, 100% dos estudantes tornaram-se infectados, mostrando que a resistência à infecção é quantitativa, não absoluta, e pode ser vencida por exposição suficiente a cepas de bactérias particularmente virulentas.

Poucos esforços foram realizados até o momento para identificar os determinantes de resistência para aquisição de infecção, embora um estudo recente em uma comunidade de alta prevalência na África do Sul tenha apresentando evidência de pelo menos um determinante genético do hospedeiro que influencia a probabilidade de aquisição de infecção em crianças. A análise de associação genômica ampla de crianças TCT-não reativas (enduração de zero mm) e TCT-reativas (maior que zero; média, enduração de 11,2 mm) revelou evidência de um *locus* principal que mapeia a região do cromossomo 11p14.[58] A identidade do(s) gene(s) naquele *locus*, juntamente com a análise de distribuição celular e regulação da expressão e das funções dos produtos gênicos, pode revelar informações mecanísticas importantes na resistência humana à aquisição de infecção por *M. tuberculosis*.

Atualmente, ainda é incerto se a infecção pelo HIV, que apresenta um efeito principal na progressão da tuberculose ativa, também afeta a suscetibilidade à aquisição de infecção.[59]

PATOGÊNESE

A gênese das reações patológicas na tuberculose é indissociavelmente ligada à resposta do hospedeiro ao bacilo invasor da tuberculose. Em grande parte dos indivíduos infectados com *M. tuberculosis*, a resposta do hospedeiro — inata e adaptativa — restringe o crescimento do patógeno, dessa forma contendo a infecção.[60] Paradoxalmente, porém, a resposta imune contra *M. tuberculosis* é provavelmente responsável pela manifestação característica da tuberculose.[61] Por outro lado, a quase ausência de imunidade adaptativa mediada por células em pacientes com infecção avançada pelo HIV é considerada responsável pelas manifestações atípicas da tuberculose em pacientes com o HIV. Tais pacientes tendem a apresentar comprometimento multissistêmico, mas não desenvolvem lesões pulmonares cavitárias.[62] Embora a ausência de resposta imune minimize o dano tecidual, o organismo não entra em contato com uma resposta protetora efetiva, assim facilitando a proliferação e a disseminação dos bacilos.

A Figura 35-3 descreve esquematicamente os eventos e os desfechos resultantes da exposição humana ao

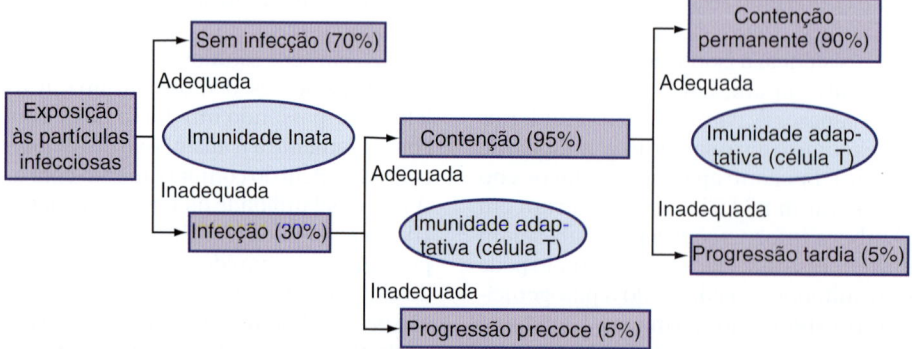

Figura 35-3 **Consequências da exposição a um caso-fonte infeccioso de tuberculose dependendo do estado imunológico.** A exposição a um paciente com tuberculose infecciosa causa infecção em aproximadamente 30% dos indivíduos expostos. Dos infectados, 3% a 10% desenvolvem tuberculose dentro de 1 ano após a infecção. Depois de 1 ano, um adicional de 3% a 5% desenvolve tuberculose durante o resto de suas vidas.

M. tuberculosis. Existem duas fases: a aquisição da infecção e o desenvolvimento subsequente de tuberculose. A tuberculose pode desenvolver-se como a progressão direta da infecção para a doença (probabilidade de 3% a 10% dentro de 1 ano de infecção) ou de uma progressão tardia muitos anos após a infecção (até 5% de probabilidade ao longo da vida de uma pessoa infectada depois do primeiro ano de infecção).[63] Em populações infectadas com o HIV, a taxa de doença em fase de desenvolvimento é consideravelmente mais elevada.[62]

Embora *M. tuberculosis* possua muitos aspectos em comum com outras bactérias, as características únicas que são restritas ao *M. tuberculosis* e às espécies filogeneticamente relacionadas são responsáveis pela patogênese distinta da tuberculose. Esses aspectos únicos, principalmente compreendidos por proteínas secretadas específicas e por complexos lipídicos biologicamente ativos, foram caracterizados por uma combinação de estudos *in vitro*, estudos em modelos experimentais e em humanos. Em conjunto, essas particularidades únicas são responsáveis pela patogênese celular, subcelular e molecular da tuberculose.

TRÁFEGO INTRACELULAR DE *MYCOBACTERIUM TUBERCULOSIS*

Estudos originais de Armstrong e D'Arcy-Hart et al.[64,65] revelaram que as micobactérias patogênicas sobrevivem e replicam-se em fagócitos do hospedeiro, incluindo macrófagos, interferindo na via normal de maturação do fagossomo que resulta na fusão com os lisossomos, morte e digestão de outros patógenos. Estudos subsequentes sobre biologia celular básica revelaram que a formação do fagolisossomo segue uma série ordenada de interações entre as proteínas de membrana do fagossomo e os fosfolipídeos, dependendo das proteínas que regulam o tráfego intracelular. Uma dessas proteínas regulatórias, uma GTPase de baixo peso molecular denominada Rab7, é essencial para o estágio tardio da aquisição de constituintes lisossomais pelo fagossomo; o *M. tuberculosis* interrompe o recrutamento de Rab7 à membrana do fagossomo.[66] O tráfego normal também requer a conversão do fosfatidilinositol da membrana do fagossomo ao fosfatidilinositol-3-fosfato; as micobactérias virulentas também interferem nessa etapa essencial por mecanismos que permanecem incompletamente definidos. Em conjunto, esses mecanismos permitem que *M. tuberculosis* sobreviva e replique-se intracelularmente. Estudos recentes revelaram um requisito adicional para a via ESCRT (do inglês, *Endosomal Sorting Complex Required for Transport*, Complexo de Separação do Endossomo Requerido para o Transporte) de tráfego intracelular de vesículas na maturação do fagossomo.[67] Fortes evidências sugerem que EsxH, uma proteína secretada por *M. tuberculosis*, interrompe a via do ESCRT.[68] Além disso, o sistema de autofagia, originalmente caracterizado por seu papel na degradação de proteínas e organelas celulares endógenas, tem recebido considerável atenção em função do seu papel na restrição do crescimento de micobactérias intracelulares,[69] principalmente após a estimulação de células pela citocina IFN-γ. Entretanto, *M. tuberculosis* utiliza mecanismos de evasão da autofagia, incluindo a ruptura da membrana do fagossomo, dando à bactéria acesso ao citoplasma da célula hospedeira.[70-72] Portanto, *M. tuberculosis* pode ocupar vários nichos intracelulares distintos: fagossomos imaturos, autofagossomos e o citoplasma.

SISTEMA DE SECREÇÃO DA PROTEÍNA ESX-1

O sistema de secreção 1 (ESX-1) do antígeno de 6 quilodáltons secretado precocemente (ESAT-6, do inglês, *6-kDa Early Secreted Antigenic Target*) foi o primeiro sistema de secreção bacteriano tipo VII a ser descoberto e é essencial para a virulência de *M. tuberculosis*. Isso foi primeiramente indicado pela descoberta de que todas as cepas de BCG, a cepa atenuada de *M. bovis* utilizada como uma vacina para tuberculose, perdem um sistema ESX-1 funcional.[73-75] Das proteínas secretadas pelo sistema ESX-1 de *M. tuberculosis*, ESAT-6 e a *proteína do filtrado de cultura de 10 kDa* (CFP-10, do inglês, *culture filtrate protein of 10 kD*) são as mais bem caracterizadas. Essas proteínas não estão presentes no BCG e, assim, conferem especificidade para os ensaios de liberação de IFN-γ no diagnóstico de infecção na tuberculose latente.

Embora diversas propriedades sejam atribuídas às proteínas secretadas do sistema ESX-1, as mais bem caracterizadas são aquelas com efeitos na integridade da membrana do hospedeiro. As bactérias deficientes de ESX-1 não escapam do fagossomo[72] e não estimulam as vias de sinalização do hospedeiro, cujos mecanismos de detecção estão no citoplasma,[70] indicando que um alvo das proteínas ESX-1 é a membrana do fagossomo. Micobactérias deficientes de ESX-1 também são defeituosas na disseminação célula a célula, provavelmente por serem menos capazes de causar a necrose da célula hospedeira; com a necrose celular, as bactérias são liberadas para o espaço extracelular, onde podem acessar as células adjacentes que auxiliam nos ciclos seguintes de replicação bacteriana.[73,74,76,77] Os estudos com a proteína purificada diretamente implicaram o ESAT-6 na perturbação da membrana. O ESAT-6 também está associado ao estímulo de células epiteliais na expressão da metaloproteinase-9 da matriz, que promove a migração de macrófagos não infectados à região adjacente às células infectadas que estão morrendo quando liberam bactérias viáveis, desse modo sustentando o ciclo de infecção.[78]

M. tuberculosis possui cinco sistemas de secreção tipo VII, dos quais ESX-1 é o mais bem caracterizado. Entre os demais, ESX-3 é essencial para a sobrevivência de *M. tuberculosis*[79] e contribui para a patogênese; é responsável pela secreção da proteína, EsxH (também conhecida como Tb10.4), que interfere na via ESCRT do hospedeiro[68] e também é um alvo frequente para o reconhecimento de pessoas infectadas com *M. tuberculosis* pelas células T.

INDUÇÃO DE INTERFERONS TIPO I

Um aspecto importante da patogênese da tuberculose é a indução de secreção de IFN tipo I (IFN-α e/ou IFN-β). A análise do transcriptoma em sangue total para descobrir os genes humanos que são diferencialmente expressos na tuberculose revelou uma assinatura transcricional dominada por genes responsivos para o IFN,[80] e esse achado é reproduzido em coortes adicionais de pacientes.[81-83] A força de assinatura transcricional com o IFN correlaciona-se à extensão da doença e a assinatura transcricional é rapidamente revertida com a quimioterapia efetiva.[84] Ainda precisa ser definido se o IFN tipo I tem um papel patogênico ou é um efeito secundário da tuberculose ativa em humanos. Contudo, em camundongos, evidências sugerem que os IFNs tipo I apresentam um papel patogênico na infecção por *M. tuberculosis*,[85] pelo menos parcialmente, com o aumento do recrutamento de células mononucleares que sustentam a replicação bacteriana intracelular.[86,87] Além disso, os IFNs tipo I limitam a expressão de *interleucina* (IL)-1-β, uma citocina que é essencial para o controle de *M. tuberculosis*.[88,89] Uma associação entre a virulência e a indução de uma resposta de IFN tipo I deletéria ao hospedeiro foi estabelecida pela observação de que a secreção intacta de ESX-1 e a permeabilização do fagossomo são necessárias para a indução da expressão de IFN tipo I por *M. tuberculosis*.[70,71] Apesar da evidência crescente de um papel prejudicial de IFNs tipo I na tuberculose, a administração terapêutica de IFN tipo I na esclerose múltipla ou hepatite C não é acompanhada por um aumento notável na frequência de tuberculose ativa.

LIPÍDEOS MICOBACTERIANOS BIOLOGICAMENTE ATIVOS

Já se conhece há muito tempo que *M. tuberculosis* é rico em lipídeos, incluindo ácidos micólicos que possuem cadeia acil contendo até 90 carbonos. Entretanto, mais do que ser uma mera "cobertura cerosa" que age como uma barreira para fármacos e outras moléculas polares, os lipídeos micobacterianos interagem diretamente com o hospedeiro contribuir para a sua patogênese.

A *trehalose dimycolate* (TDM), um lipídeo da parede celular encontrado em grande quantidade e tradicionalmente conhecido como "fator corda" micobacteriano, modula a imunidade inata e as respostas inflamatórias contra *M. tuberculosis* e é suficiente para induzir a formação transitória do granuloma quando injetado em animais experimentais. A deficiência de TDM diminui a patogenicidade de uma cepa mutante de *M. tuberculosis* em modelo experimental,[90] indicando que as respostas induzidas por TDM favorecem a bactérias. A TDM é reconhecida por dois receptores de lectina do tipo C, denominados Mincle (também chamando Clec4e)[91] e MCL (também denominado Clec4d),[92] expressos em macrófagos e células dendríticas, que transduzem sinais que resultam na produção de citocinas pró-inflamatórias.

Outros complexos lipídicos micobacterianos contribuem na patogênese por mecanismos que permanecem sob investigação. O *ftiocerol dimicocerosato* (PDIM, do inglês, *phthiocerol dimycocerosate*) está presente em todos os isolados clínicos examinados, apesar de sua frequente perda durante a passagem seriada de *M. tuberculosis* em cultura líquida; a persistência de PDIM em isolados clínicos implica sua importância na patogênese, mas dispensável na cultura.[93] Os mutantes deficientes em PDIM são menos patogênicos do que as bactérias repletas de PDIM em camundongos[94,95]; o PDIM mascara as moléculas reconhecidas por receptores *Toll-like* (TLR, do inglês, *Toll-like receptor*) e limita as respostas inflamatórias iniciais.[96] As lipoglicanas estruturalmente relacionadas, *fosfatidilinositol mananas* (PIMs, do inglês, *phosphatidylinositol mannans*) e *lipoarabinomanana* (LAM), são envolvidas em interações específicas com o hospedeiro. As PIMs podem estimular a imunidade inata e as respostas inflamatórias ao servirem como agonistas do *receptor Toll-like 2* (TLR2),[97] e estudos com esferas revestidas por LAM indicam um papel potencial de LAM em alterar a maturação do fagossomo.[98]

GRANULOMAS

Granulomas, que consistem em agregados de macrófagos, frequentemente incluindo células gigantes multinucleadas e macrófagos "epitelioides", juntamente com números variáveis de linfócitos, são uma característica patológica da tuberculose.

Os granulomas podem conter também números variáveis de células necróticas e centros necróticos micro e macroscópicos; alguns também exibem necrose *caseosa* (caracterizada por perda completa de estrutura tecidual e uma textura que se assemelha a um queijo mole) e podem tornar-se calcificados. Os granulomas são tradicionalmente considerados estruturas protetoras do hospedeiro, emparedando as bactérias e evitando a disseminação dos patógenos. Enquanto essa visão pode ser aplicada em estágios tardios dos granulomas fibróticos e calcificados, a formação do granuloma em fase precoce na verdade promove a infecção ao facilitar a disseminação célula a célula dentro de agregados de macrófagos, assim facilitando a expansão da população bacteriana.[76] Além disso, a microscopia intravital revelou que macrófagos e linfócitos nos granulomas são dinâmicos, com linfócitos migrando livres entre macrófagos aparentemente justapostos intimamente.[99] Em conjunto, esses e outros estudos indicam que os granulomas são estruturas dinâmicas que podem beneficiar tanto o patógeno como o hospedeiro, dependendo do estágio de infecção.

MODULAÇÃO DA APOPTOSE

Como um patógeno intracelular facultativo, *M. tuberculosis* modela seu ambiente para aperfeiçoar sua sobrevivência e crescimento. Um mecanismo é inibir a apoptose (morte celular programada) e prolongar a vida de células infectadas, permitindo o crescimento bacteriano a um tamanho populacional maior em cada célula infectada antes da disseminação para células adjacentes.[100] Existem outros benefícios resultantes da inibição da apoptose que favorecem *M. tuberculosis*. Visto que a incorporação de fragmentos de células apoptóticas por macrófagos não sensibilizados resulta na morte de bactérias primeiramente residentes em uma célula apoptótica, a inibição da apoptose permite a evasão de *M. tuberculosis* nesse mecanismo de morte.[101] Como os antígenos bacterianos associados a fragmentos de células apoptóticas são submetidos à incorporação e "apresentação cruzada" às células T CD8, a inibição da apoptose de células infectadas minimiza a frequência de ativação das células T CD8.[102] Evidências sugerem que a inibição da apoptose é um mecanismo de virulência em modelos animais de tuberculose demonstrado em achados que revelam a menor patogenicidade *in vivo* de mutantes pró-apoptóticos de *M. tuberculosis*.[103]

VARIAÇÃO NA PATOGÊNESE DEPENDENTE DA CEPA E DA LINHAGEM FILOGENÉTICA

Como observado anteriormente, o uso de métodos de genotipagem em alta resolução revelou recentemente a diversidade genética do complexo *M. tuberculosis*. Isso forneceu a base para estudos comparativos no intuito de compreender as consequências fenotípicas da diversidade genética. Por exemplo, *M. africanum*, que representa uma linhagem genética distinta do complexo *M. tuberculosis* e é endêmico na África Ocidental, comparado às cepas de outras linhagens, é menos patogênico em etapas específicas do ciclo de infecção. É transmitido tão prontamente quanto os membros de outras linhagens, mas a progressão para a doença é menos frequente do que em outras linhagens.[20] No entanto, uma vez que a tuberculose ativa desenvolve-se com *M. africanum*, é clinicamente indistinguível da tuberculose causada por outras linhagens. Evidências de que esses achados não são estritamente atribuídos às diferenças na população do hospedeiro são obtidas pelo fato de que *M. africanum* é também menos patogênico em camundongos isogênicos.[104] Como outro exemplo, observou-se que uma subfamília da família Beijing foi transmitida mais rapidamente do que outras cepas na mesma comunidade e causa doença mais grave em cobaias infectados experimentalmente.[22,23] Esses exemplos fornecem evidência para diferenças intrínsecas em cepas de *M. tuberculosis* e indicam que os estudos relacionando epidemiologia e patogênese (utilizando modelos animais) podem oferecer informação complementar.

LATÊNCIA/DORMÊNCIA E REATIVAÇÃO

Uma das características mais importantes da tuberculose é o estado de infecção latente, que se desenvolve na maioria dos humanos infectados, com a capacidade para reativar e causar doença ativa transmissível. Embora fatores do hospedeiro (descritos posteriormente) contribuam para estabelecer e manter o estado latente, as bactérias também possuem mecanismos altamente evoluídos que estão envolvidos na latência e reativação. Uma quantidade considerável de trabalhos recentes concentra-se em certos genes de *M. tuberculosis* nos quais a expressão é induzida por hipoxia, e que parecem estar envolvidos na latência (moldados como dormência bacteriana, onde grande parte da população bacteriana não está ativamente em divisão). Um grupo de genes cuja expressão é controlada pelo fator de transcrição, dosR, é induzido transitoriamente por hipoxia, enquanto outros genes, coletivamente denominados de *Resposta Duradoura à Hipoxia*, estão sob regulação alternativa.[105,106] Juntamente com as evidências de que a reoxigenação reverte as mudanças na expressão gênica, esses achados fornecem um paradigma para a compreensão de como *M. tuberculosis* pode reversivelmente adaptar-se ao seu ambiente e alterar seu estado metabólico e de crescimento. Estudos que sugerem a ocorrência de tais mecanismos durante a tuberculose latente em humanos observaram que as respostas de células T às proteínas codificadas por esses genes de "dormência" são mais comuns em indivíduos com infecção latente do que naqueles com tuberculose ativa.[107,108]

As contribuições dos determinantes bacterianos para a reativação de infecção latente são menos compreendidas do que são aquelas associadas à latência. No entanto, o genoma de *M. tuberculosis* codifica cinco proteínas com homologia a uma família de "*fatores de promoção da ressuscitação*" (RPFs, do inglês, *resuscitation promoting factors*) caracterizada em outras bactérias pela capacidade de estimular o crescimento de bactérias em culturas inativas. Apesar de os RPFs em outras bactérias poderem atuar na comunicação interbacteriana, os RPFs de *M. tuberculosis* caracterizados até o momento são os peptidoglicanos glicosidases, que parecem envolvidos no remodelamento da parede celular. Cepas mutantes de *M. tuberculosis*, nas quais os genes codificadores de RPFs foram deletados, são defeituosas na reativação em modelos animais,[109-111] sugerindo que os RPFs possam contribuir para a progressão da tuberculose latente para a forma ativa em humanos.

IMUNIDADE

O combate dos mecanismos patogenéticos altamente evoluídos de *M. tuberculosis* envolve as respostas do hospedeiro que limitam a progressão da infecção à doença. Embora os mecanismos que determinam se um indivíduo exposto se tornará infectado ou não (Fig. 35-3) ainda sejam pouco definidos, os mecanismos que determinam o desfecho após infecção são cada vez mais compreendidos.

IMUNIDADE INATA CONTRA *MYCOBACTERIUM TUBERCULOSIS*

A imunidade inata inclui defesas celulares e humorais que não dependem do rearranjo clonal dos genes de receptores antigênicos, a característica determinante da imunidade adquirida efetuada por linfócitos B e T. Embora as respostas imunes inatas tenham um papel importante na tuberculose, estudos em indivíduos com HIV e em modelos animais demonstraram que a imunidade inata é insuficiente para controlar a infecção por *M. tuberculosis*.

Células da Imunidade Inata na Tuberculose

M. tuberculosis interage com diversos tipos celulares. Os macrófagos constituem os alvos de interesse de longa data, desde que os estudos de Florence Sabin et al.[112,113] na década de 1920 revelaram que os bacilos tuberculosos habitam as células mononucleares. Embora se acredite amplamente que os macrófagos alveolares sejam as primeiras células a encontrarem *M. tuberculosis* após inalação de pequenos núcleos goticulares, os macrófagos inflamatórios recrutados para o sítio de infecção provenientes do sangue são provavelmente os principais reservatórios das bactérias. Além disso, os neutrófilos[114-116] são cada vez mais reconhecidos como tendo importantes funções como sítios celulares de infecção e colaboradores nas respostas imunes inatas na tuberculose. Nos casos de tuberculose pulmonar envolvendo contatos íntimos, uma contagem de neutrófilos mais baixa foi associada à probabilidade mais elevada de aquisição de infecção e os neutrófilos contribuíram para eliminar *M. tuberculosis* em um ensaio *in vitro* realizado com sangue total.[116] Observou-se também que as células dendríticas contêm *M. tuberculosis* em humanos e em camundongos experimentalmente infectados;[117,118] essas células servem como fonte dominante da citocina IL-12 e transportam bacilos da tuberculose dos pulmões para os linfonodos drenantes locais, onde as respostas de células T antígeno-específicas são iniciadas.[119] Os fagócitos mononucleares, principalmente células dendríticas e macrófagos ativados por citocinas, também são especializados na apresentação de antígenos micobacterianos para o reconhecimento por células T CD4+.

M. tuberculosis é fagocitado por macrófagos, células dendríticas e neutrófilos, utilizando qualquer um dos múltiplos receptores distintos que reconhecem ligantes expressos nas bactérias.[120] Além dos receptores fagocíticos, componentes específicos das bactérias são reconhecidos por receptores de reconhecimento padrão, incluindo TLR 2, 4 e 9; NOD2; DC-SIGN; Dectina-1; Mincle e MCL.[121] Esses receptores não são mediadores da fagocitose, mas iniciam a sinalização que resulta na secreção de citocinas pró-inflamatórias e anti-inflamatórias, assim como na ativação e diferenciação celular.

Além dos fagócitos mononucleares e polimorfonucleares, alguns linfócitos inatos, incluindo células T *natural killer* (NKT) e pelo menos duas subpopulações de linfócitos T inatos, respondem à infecção por *M. tuberculosis*[122] e são considerados como fontes de citocinas na fase inicial da infecção, antes da ativação das respostas imunes adquiridas. As células NKT reconhecem moléculas do hospedeiro expressas em células sob estresse, enquanto as células NKT invariantes reconhecem complexos lipídeos do hospedeiro e estranhos ligados à molécula associada ao HLA classe I, CD1d. Estudos *in vitro* indicam que as células NKT invariantes podem ser ativadas para secretarem IFN-γ e granulisina e assim restringirem o crescimento intracelular de *M. tuberculosis*.[123] As células

NKT invariantes são depletadas do sangue em pacientes com tuberculose ativa, indicando que estão envolvidas na resposta in vivo ao M. tuberculosis.[124,125] As *células T Invariantes Associadas à Mucosa* (MAITs, do inglês, *Mucosal-Associated Invariant T cells*) reconhecem metabólitos bacterianos de vitaminas B ligados a uma molécula do tipo HLA classe I denominada MR1 e são ativadas por células infectadas com M. tuberculosis ou outras bactérias.[126,127] A abundância e localização sugerem que as MAITs podem estar envolvidas na eliminação de M. tuberculosis inalado em núcleos goticulares que são grandes demais para alcançarem os alvéolos. As MAITs são depletadas do sangue em pessoas infectadas com HIV, provavelmente por um efeito indireto, e não são totalmente reconstituídas com a terapia antirretroviral.[128,129]

Mediadores Moleculares da Imunidade Inata na Tuberculose

Macrófagos e células dendríticas respondem ao M. tuberculosis pela secreção de citocinas com atividades distintas que contribuem para controlar a infecção e regular aspectos específicos da imunidade. Das citocinas induzidas por M. tuberculosis, o *fator de necrose tumoral* (TNF, do inglês, *tumor necrosis factor*) é particularmente bem caracterizado como um componente essencial para a imunidade na tuberculose em humanos. Pacientes com artrite reumatoide e outras condições que são tratadas com agentes que bloqueiam a atividade do TNF apresentam até 25 vezes mais risco de tuberculose do que populações-controles[130] e são mais suscetíveis à infecção disseminada.[131] O risco de tuberculose é maior em pacientes tratados com anticorpos neutralizantes de TNF do que com análogos solúveis do receptor.[130] TNF contribui na imunidade contra a tuberculose por meio da ativação de atividades microbicidas de macrófagos[132] e modulação da morte de células infectadas.[132-134] Além disso, um dos anticorpos anti-TNF, o infliximab, quando administrado aos pacientes com artrite reumatoide, depleta uma subpopulação específica de células T CD8$^+$ que contém TNF ligado à membrana e contribui para a morte intracelular de M. tuberculosis, como observado em um ensaio in vitro.[135]

O IFN-γ tem um papel essencial no controle imune da tuberculose. Camundongos deficientes em IFN-γ[136,137] ou deficientes no receptor de IFN-γ[87] sucumbem à infecção rapidamente progressiva com M. tuberculosis e, em pacientes com mutações no receptor de IFN-γ, a tuberculose é principalmente grave clinicamente (disseminada e/ou reincidente).[138] Acredita-se que o IFN-γ contribua para o controle imune da tuberculose por meio da ativação da ação microbicida de macrófagos, incluindo autofagia,[139-140] e pela modulação da inflamação no sítio de infecção.[87,141] Diversos tipos celulares podem ser fontes de IFN-γ, mas as principais fontes celulares são os linfócitos, incluindo células T inatas, assim como células T CD4$^+$ e CD8$^+$ adaptativas.

A *interleucina-12* (IL-12) é outra citocina inata essencial da imunidade contra a tuberculose. A função mais bem caracterizada de IL-12 é direcionar a diferenciação de células T CD4 em células *T auxiliares tipo 1* (Th1) que secretam IFN-γ e contribuem para controlar a tuberculose (veja a seguir). Estudos evidenciaram um papel essencial de IL-12 no controle da tuberculose a partir de experimentos em camundongos deficientes em IL-12[142,143] e pelas observações que crianças com mutações na cadeia beta-1 do receptor de IL-12 são suscetíveis à tuberculose e a outras infecções micobacterianas.[144]

E por fim, evidências cada vez maiores sugerem que a vitamina D contribui para a imunidade humana contra a tuberculose. A vitamina D e a tuberculose compartilham uma longa história; de fato, alguns acreditam que se houve um papel benéfico dos sanatórios, este pode ser atribuído em parte à "helioterapia", ou seja, a exposição à luz solar causando a ativação de vitamina D. Mais importante é que vários estudos encontraram baixos níveis séricos de vitamina D em pacientes com tuberculose (revisados em Martineau[145]). Além disso, um estudo prospectivo encontrou que os contatos domiciliares de pessoas com tuberculose infecciosa tiveram mais chances de progredir para a doença ativa quando apresentavam deficiência de vitamina D nos níveis basais.[146] Estudos in vitro demonstraram que o tratamento de macrófagos humanos infectados por M. tuberculosis com a vitamina D levou à restrição da replicação bacteriana intracelular por intermédio da indução do peptídeo antibacteriano, catelicidina.[147,148] Estudos adicionais revelaram que a vitamina D é essencial para a ação antimicobacteriana de IFN-γ em macrófagos humanos, agindo por meio da indução de catelicidina e ativação da autofagia.[139] Até o momento, tentativas para aumentar os efeitos da quimioterapia na tuberculose pela adição de vitamina D apresentaram efeitos limitados nos pontos finais (*end points*) microbiológicos,[145] mas claramente aceleram a resolução da inflamação.[149]

IMUNIDADE ADAPTATIVA CONTRA *MYCOBACTERIUM TUBERCULOSIS*

Os primeiros estudos realizados para avaliar os mecanismos de imunidade contra micobactérias observaram que a transferência adotiva de células, mas não de soro, conferia hipersensibilidade cutânea à tuberculina nos receptores.[150] Essa observação inicial foi seguida por estudos que revelaram que a transferência celular também melhorava a capacidade para controlar as micobactérias[151-153] e que as células responsáveis eram os linfócitos T.[154] Portanto, os estudos sobre a imunologia na tuberculose são focados mais em células T do que nos anticorpos.

Células T CD4$^+$

As células T CD4$^+$ são essenciais para a imunidade na tuberculose. Em camundongos, a depleção de células CD4$^+$ ou a deficiência de seu desenvolvimento (pela deleção de moléculas do MHC classe II, que se ligam aos peptídeos antigênicos, essenciais ao desenvolvimento de células T CD4$^+$) acentuadamente aceleram o curso letal de infecção.[155] Em humanos coinfectados com o HIV, a depleção progressiva de células CD4$^+$ aumenta o risco de tuberculose, e a reconstituição de células T CD4$^+$ por meio da terapia antirretroviral reduz o risco de tuberculose.[62] Além do risco aumentado de tuberculose propriamente dita, a depleção profunda de células T CD4$^+$ pelo HIV altera as manifestações clínicas, com uma frequência mais elevada de doença extrapulmonar e uma frequência menor de lesões pulmonares cavitárias.[62]

Embora a função principal das células T CD4$^+$ seja secretar citocinas, tais como IFN-γ, TNF, IL-2, IL-4, IL-17 ou IL-22, algumas células T CD4$^+$ também possuem atividade citolítica e podem matar células infectadas com M. tuberculosis.[156] Vários estudos revelaram que as células T CD4$^+$ multifuncionais (que produzem diversas citocinas distintas por célula) são mais comuns em indivíduos com TB latente, enquanto as células T CD4$^+$ monofuncionais (que produzem somente uma citocina, geralmente TNF) são mais comuns naqueles com tuberculose ativa.[157,158] Em conjunto, esses achados indicam que as células T multifuncionais podem ser particularmente importantes na prevenção da progressão da tuberculose latente para a forma ativa.

Células T CD8⁺

Os pacientes também desenvolvem respostas de células T CD8⁺ antígeno-específicas na tuberculose. Embora a contribuição funcional de células T CD8⁺ na tuberculose humana não seja bem definida, as células T CD8⁺ contribuem para controlar *M. tuberculosis* em bovinos e camundongos experimentalmente infectados.[159] Evidência para um papel funcional das células T CD8⁺ humanas na tuberculose é demonstrada a partir da descoberta de que o tratamento de pacientes com artrite reumatoide empregando o anticorpo anti-TNF, o infliximab, aumenta o risco de tuberculose e depleta uma subpopulação específica de células T CD8⁺ que contribui para a eliminação *in vitro* de *M. tuberculosis*.[135] Células T CD8⁺ antígeno-específicas para *M. tuberculosis* são detectadas com maior frequência na tuberculose ativa do que na infecção latente,[160] sugerindo que essas células respondem principalmente quando a carga bacteriana é particularmente alta.[161]

Antígenos de *Mycobacterium tuberculosis* Reconhecidos por Células T Humanas

Células T clássicas reconhecem fragmentos peptídicos de proteínas (incluindo de bactérias), ligados a moléculas do MHC (HLA em humanos) classe II (células T CD4⁺) ou classe I (células T CD8⁺) em células dendríticas e macrófagos. Apesar de grande parte dos estudos focar em um número restrito de antígenos secretados de *M. tuberculosis*, evidência crescente indica que um amplo conjunto de proteínas micobacterianas pode fornecer fragmentos peptídicos (epítopos) que se ligam a moléculas do HLA classe II e são reconhecidos por células T CD4⁺ de pessoas infectadas com *M. tuberculosis*.[162]

Além de fornecerem proteção contra a doença ativa, as respostas de células T aos antígenos de *M. tuberculosis* são a base para o TCT e para os *ensaios de liberação de IFN-γ* (IGRA, do inglês, *IFN-γ release assays*, tais como o QuantiFERON®-TB e T-SPOT®.TB). Como observado em uma seção distinta, a especificidade aumentada dos IGRAs em relação aos TCTs para a infecção por *M. tuberculosis* é devida ao uso de dois antígenos (ESAT-6 e CFP-10) que estão presentes em todas as cepas de *M. tuberculosis* e uniformemente ausentes nas vacinas BCG. Uma visão mais detalhada acerca de outra potencial base para os resultados discordantes entre os TCTs e IGRAs é obtida pela identificação de antígenos presentes no derivado proteico purificado (PPD, do inglês, *purified protein derivative*) utilizado nos TCTs. O PPD é dominado pela presença de proteínas chaperonas de *M. tuberculosis* (denominadas GroEs, GroEL2, HspX e DnaK) e contém pouca quantidade de ESAT-6 ou CFP-10.[163] Portanto, os testes diagnósticos, além de dependerem dos diferentes procedimentos, medem as respostas aos diferentes antígenos bacterianos.

CONTRIBUIÇÕES DAS RESPOSTAS IMUNES PARA A PATOLOGIA DA TUBERCULOSE

A tuberculose é o principal exemplo de infecção na qual as respostas imunes claramente contribuem para a patologia da doença, sugerindo que o balanço entre proteção e patologia requer regulação rigorosa. Por exemplo, o tratamento com imunossupressores da classe dos corticosteroides predispõe à tuberculose,[164] pode mascarar os sintomas e reduz as manifestações radiológicas da tuberculose pulmonar,[165] além de prevenir a mortalidade em alguns pacientes com meningite tuberculosa.[166,167]

De modo semelhante às doenças autoimunes, tais como diabetes melito tipo 1 e esclerose múltipla, as respostas de células T podem contribuir para a destruição tecidual na tuberculose. Em camundongos que seletivamente perdem PD-1, uma molécula que transmite sinais inibitórios em células T, a infecção por *M. tuberculosis* é rapidamente letal, em razão da excessiva ativação de células T CD4⁺ e níveis bem altos de citocinas pró-inflamatórias.[168] Em humanos coinfectados com HIV, a frequência de lesões cavitárias nas radiografias torácicas está diretamente correlacionada à contagem de células T CD4⁺ durante o diagnóstico de tuberculose.[62] Visto que a tuberculose cavitária promove mais casos secundários do que a tuberculose não cavitária,[169,170] a indução micobacteriana das respostas de células T deletérias pode beneficiar o patógeno ao promover a sua transmissão. A análise dos epítopos de células T humanas em diversas cepas de *M. tuberculosis* revelou um alto nível de sequências conservadas (mais do que a variação, como nos alvos antigênicos em outros patógenos), implicando uma vantagem evolutiva para as bactérias durante o reconhecimento pelas células T.[14] Esses resultados sugerem que as respostas de células T ao *M. tuberculosis*, que fornecem uma vantagem às pessoas infectadas, podem também beneficiar as bactérias ao promoverem a patologia em uma fração de pessoas infectadas, resultando em aumento da transmissão. Esse achado pode guiar a seleção de antígenos para a vacina contra a tuberculose e enfatiza a necessidade de avaliar os potenciais efeitos adversos das novas vacinas.

INFECÇÃO EXÓGENA *VERSUS* ENDÓGENA

Uma das controvérsias históricas na tuberculose tem sido determinar até que ponto a tuberculose pode ser atribuída à nova infecção por organismos exógenos recém-inalados (p. ex., do ambiente) em oposição a uma reativação de bacilos viáveis que são mantidos por muitos anos em um estado de dormência ou de crescimento restrito dentro do corpo.[171] Esse conceito é importante pelo fato de que os esforços atuais para o controle da tuberculose são baseados, em grande parte, na ideia de que a tuberculose observada em áreas de baixa incidência é o resultado de reativação endógena. Portanto, a prevenção acarreta a identificação das pessoas infectadas e a administração de terapia preventiva com isoniazida.

Desde o início dos anos 1990, a genotipagem de *M. tuberculosis* é utilizada de forma bem-sucedida para determinar se a tuberculose é causada por infecção exógena ou endógena. O DNA *fingerprinting* de *M. tuberculosis* derivado de diferentes marcadores e métodos de genotipagem é utilizado para rastrear os isolados específicos de *M. tuberculosis* em uma comunidade.[172] Por exemplo, os isolados de bacilos tuberculosos de indivíduos HIV-positivos, em unidades de assistência à saúde ou instituições penitenciárias, frequentemente demonstram genótipos idênticos (Fig. 35-4), indicando que foram provavelmente infectados pela mesma fonte dentro de uma instituição.[59,173] Em tais situações, a tuberculose pode ser considerada como resultante de uma infecção exógena recente com progressão rápida para a tuberculose ativa. Por outro lado, considera-se que pacientes com um único DNA *fingerprint* tenham tuberculose por causa da reativação de infecção latente adquirida previamente. Os métodos de genotipagem podem ser utilizados de forma similar para diferenciar a recidiva de reinfecção em um paciente com tuberculose reincidente: um paciente com recidiva terá um DNA *fingerprint* de *M. tuberculosis* similar em ambos os episódios, enquanto um paciente com reinfecção terá diferentes cepas.[174-177] Desde o início dos anos 1990, esses marcadores também permitiram

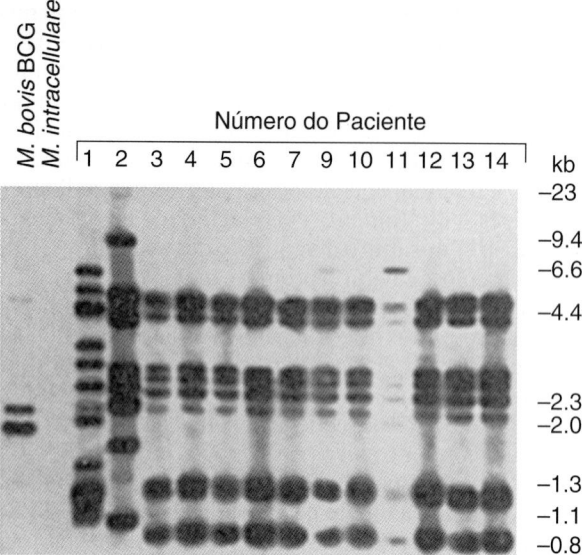

Figura 35-4 Eletroforese em gel do DNA extraído de organismos isolados de pacientes em um surto de tuberculose em São Francisco. Os casos 3 ao 14 foram associados epidemiologicamente, enquanto os casos 1 e 2 não o foram. Esse é um exemplo do uso da análise de polimorfismo do tamanho do fragmento de restrição para rastrear cepas de *Mycobacterium tuberculosis*. (De Daley CL, Small PM, Schecter GF, et al: An outbreak of tuberculosis with accelerated progression among persons infected with the human immunodeficiency virus: an analysis using restriction fragment length polymorphisms. *N Engl J Med* 326:231–235, 1992.)

que os programas de controle da tuberculose, principalmente em condições de alta renda, pudessem rastrear os isolados específicos de *M. tuberculosis* em uma comunidade[172] para determinar os fatores de risco para transmissão em nível populacional, estabelecer estratégias de saúde pública adaptadas e também avaliar o sucesso das medidas de controle.[178]

Os marcadores genéticos utilizados para rastrear as cepas na comunidade são suficientemente polimórficos para distinguir entre isolados não relacionados ainda que estáveis o suficiente para reconhecer isolados que são parte da cadeia de transmissão. Esses marcadores incluem (1) o elemento de inserção (IS, do inglês, *insertion element*) 6110,[179] (2) as *sequências polimórficas repetitivas ricas em GC* (PGRS, do inglês, *polymorphic GC-rich repetitive sequences*), (3) polimorfismos nas *repetições palindrômicas curtas agrupadas e regularmente interespaçadas* (CRISPRs, do inglês, *clustered regularly interspaced short palindromic repeats*),[180] e (4) número variável de repetições em tandem (VNTRs, do inglês, *variable number tandem repeats*) de *unidades repetitivas interespaçadas micobacterianas* (MIRU, do inglês, *mycobacterial interspersed repetitive unit*).[181] Atualmente, os genótipos analisados com CRISPR (também conhecidos como espoligotipos) e MIRU-VNTR (tipo MIRU) são amplamente utilizados para localizar uma cepa na comunidade. Para ambos os métodos, existem bancos de dados *online* nos quais os pesquisadores podem comparar (e submeter) seus genótipos.[182,183] Mais recentemente, a disponibilidade da tecnologia de alto rendimento e a diminuição dramática nos custos permitiram o uso de sequenciamento de genomas inteiros para identificar mutações como marcadores em estudos de transmissão de *M. tuberculosis* em uma comunidade.[184-189] Comparado a outros marcadores genéticos, o sequenciamento do genoma inteiro permite a identificação de eventos microevolutivos (p. ex., polimorfismos de nucleotídeo único) dentro de uma cadeia de transmissão, identifica as relações epidemiológicas e determina a direcionalidade dos eventos de transmissão.

FATORES DE RISCO PARA A DOENÇA

Após adquirir uma infecção, nem todas as pessoas têm o mesmo risco de desenvolverem a doença. Muitas condições aumentam a probabilidade de ocorrência da tuberculose e servem como marcadores de risco aumentado. Como observado anteriormente, em populações saudáveis, o risco de desenvolverem a tuberculose é mais acentuado durante o primeiro ano após infecção; entre 3% e 10% das pessoas recém-infectadas desenvolvem tuberculose durante esse período. Os três fatores provavelmente envolvidos são a patogenicidade da cepa bacteriana, a quantidade de bacilos introduzida nos pulmões e a competência da resposta imune em combater a invasão. O "efeito inóculo" (no qual a probabilidade de infecção é diretamente relacionada à dose de bactérias) não é claramente demonstrado em humanos, mas é fortemente sugerido a partir de resultados com experimentos em animais.[34] Atualmente, considera-se que depois do primeiro ano de infecção, a resposta imune está totalmente desenvolvida, o número de organismos presentes foi substancialmente reduzido e a população bacteriana remanescente alterou-se para o estado de persistência e baixa replicação. A compreensão de como essa infecção latente pode alterar a doença é fundamental no controle da tuberculose.

A idade é um fator de risco. Entre as pessoas com infecção tuberculosa, as taxas de casos variam consideravelmente com a idade. As taxas são significativamente aumentadas em bebês e relativamente elevadas em adolescentes e adultos jovens.[190] Os motivos para as variações não são totalmente compreendidos, mas é provável que estejam relacionados às influências dependentes da idade em relação à eficiência da resposta imune.[191]

A infecção pelo HIV é sem dúvida o fator de risco mais importante no mundo. Na era anterior à terapia antirretroviral efetiva, Selwyn et al.[192] observaram que oito em 212 usuários de drogas intravenosas infectados com HIV desenvolveram tuberculose em um período de 2 anos de observação, uma taxa de casos de oito por 100 pessoas/ano de observação. Desses, sete casos foram observados dentro de um subgrupo de 49 pessoas que foram TCT-positivos. Portanto, a taxa de casos para pessoas que foram duplamente infectadas, ou seja, com HIV e *M. tuberculosis*, foi de 7,9 em 100 pessoas/ano, excedendo a taxa em uma população com infecção tuberculosa não infectada pelo HIV. Também parece que o risco de progressão rápida da tuberculose entre pessoas que são infectadas com HIV e aquelas que então se tornam infectadas com *M. tuberculosis* é extremamente alto, como demonstrado nas descrições de dois surtos.[59,193] As taxas relatadas de tuberculose em coortes de pessoas com infecção por HIV variam largamente e dependem da prevalência de tuberculose no ambiente, em particular da presença de casos infecciosos; da requência em que o tratamento de infecção latente é utilizado; da gravidade do comprometimento imune dentro do grupo de infectados com HIV; e de se os indivíduos duplamente infectados estão recebendo terapia antirretroviral, que consideravelmente reduz o risco.[194,195]

O único estudo prospectivo conduzido para determinar a incidência de tuberculose em um grupo amplo de pessoas com infecção pelo HIV nos Estados Unidos — antes do uso difundido de terapia antirretroviral combinada — foi o Estudo de Complicações Pulmonares da Infecção pelo HIV.[196] Nessa coorte, avaliada a partir de seis centros em todo o país, a taxa de tuberculose foi de 0,71 por 100 pessoas/ano de observação. Nas análises multivariadas, os fatores que foram associados a taxas aumentadas foram a residência na cidade de Nova Iorque ou Newark (os dois centros da costa leste), com TCTs positivos (reação > 5 mm) e contagem de células CD4+ abaixo de 200 células/μL.

O tratamento antirretroviral do HIV reduz acentuadamente a incidência de tuberculose, embora o efeito não seja completo. Uma metanálise que incluiu 11 estudos publicados revelou que a terapia antirretroviral e a reconstituição da contagem de células T CD4+ reduzem a incidência de tuberculose em aproximadamente seis vezes.[197] Todavia, apesar da reconstituição imune com contagem de células T CD4 maior do que 700 células/μL, a incidência de tuberculose em pessoas infectadas com HIV e submetidas à terapia antirretroviral permanece 4,4 vezes maior do que em indivíduos não infectados com HIV na mesma comunidade.[198]

Em pessoas com infecção pelo HIV e infecção tuberculosa, a terapia antirretroviral e o tratamento preventivo com isoniazida significativamente reduzem a incidência de tuberculose. Na análise retrospectiva de incidência da tuberculose entre pessoas com infecção pelo HIV no Rio de Janeiro, Brasil, entre pacientes que não receberam tratamento antirretroviral e nem terapia preventiva com isoniazida, a incidência de tuberculose foi de 4/100 pessoas ao ano.[199] Entre pacientes que receberam terapia antirretroviral, a incidência foi de 1,9/100 pessoas ao ano (95% de *intervalo de confiança* [IC], 1,7 a 2,2), e aqueles tratados com isoniazida apresentaram taxa de 1,3/100 pessoas ao ano (95% de IC, 0,4 a 3,0). Contudo, a incidência entre pacientes que receberam tanto a terapia antirretroviral quanto a isoniazida foi apenas de 0,8/100 pessoas ao ano (95% de IC, 0,3 a 1,5). Portanto, houve uma redução de 76% no risco de tuberculose entre pacientes recebendo ambas as terapias. (A terapia preventiva com isoniazida é discutida em seção posterior.)

A inibição do TNF é outro fator de risco bem caracterizado de tuberculose. O TNF pode ser antagonizado pelo tratamento com um agente biológico, tanto com um anticorpo monoclonal anti-TNF quanto por análogos solúveis do receptor que bloqueia a interação do TNF com seu receptor. Como mencionado, o TNF contribui para a imunidade contra a tuberculose por meio da intensificação de atividades microbicidas dos macrófagos[132] e modulação da apoptose.[132,133] Pacientes tratados com antagonistas de TNF apresentam até 25 vezes mais risco de tuberculose do que populações-controle.[130] Anticorpos neutralizantes para o TNF aumentam muito mais o risco e induzem tuberculose mais precocemente do que os análogos solúveis do receptor.[200] Isso pode ser em parte por causa dos anticorpos anti-TNF que depletam uma subpopulação de células T CD8+ de memória que contribui para a morte intracelular de *M. tuberculosis*, como determinado em um ensaio *in vitro*.[135] O exame de pacientes pelo TCT, seguido pelo tratamento de tuberculose latente antes do início da terapia com os antagonistas de TNF, reduz o risco de tuberculose ativa nessas populações de pacientes.[201]

Outras condições ou terapias que interferem na imunidade mediada por células também aumentam o risco de tuberculose. Essas relações, embora bem descritas e geralmente aceitas, são pouco quantificadas. Exemplos dessas desordens incluem neoplasias hematológicas e quimioterapia para o câncer. Além disso, acredita-se que condições tais como diabetes melito[202] e uremia estejam enquadradas nessa categoria geral de doenças com risco aumentado, embora a base para esse efeito não esteja estabelecida. O risco de tuberculose é também elevado consideravelmente em pessoas com silicose,[203] provavelmente devido ao efeito da sílica na função de macrófagos pulmonares.

Os fatores de risco genéticos foram sugeridos por estudos em gêmeos nos quais houve uma concordância maior de doença em gêmeos monozigóticos do que em dizigóticos.[204] Entretanto, é difícil separá-los de fatores ambientais associados. As taxas de casos entre pessoas infectadas com *M. tuberculosis* morando na Dinamarca na década de 1950 foram de apenas 28 por 100.000/ano.[205] Isso contrasta claramente com as taxas anuais de 1.500 a 1.800 por 100.000 em populações de esquimós no Alasca e na Groenlândia.[206] Diferenças genéticas também são sugeridas pelo padrão de tuberculose observado entre filipinos na marinha dos EUA, cuja taxa de doença aumentou com a duração de alistamento, em contraste à redução observada em negros e brancos.[207]

A subnutrição é conhecida por interferir nas respostas mediadas por células, portanto acredita-se que seja responsável pela frequência aumentada de tuberculose em pessoas subnutridas.[208] Além de salientar a desnutrição, outros fatores relacionados às deficiências nutricionais específicas, mas pouco definidos, podem estar associados também ao risco aumentado de tuberculose. Por exemplo, observações sugerem que o risco é aumentado em pessoas que foram submetidas à gastrectomia ou a um procedimento de derivação intestinal para controle do peso.[209] A musculação também está relacionada ao risco de doença entre pessoas infectadas. Na marinha dos EUA, as taxas de tuberculose foram quase três vezes mais acentuadas entre homens que eram magros para seu peso; a incidência elevada de tuberculose não pareceu estar associada ao estado nutricional naquele grupo.[207]

A deficiência de vitamina D também está associada à tuberculose. Estudos realizados em vários continentes documentaram uma frequência maior de deficiência em vitamina D em pacientes com tuberculose ativa do que em indivíduos-controle. Além disso, um estudo realizado na África do Sul revelou variações sazonais recíprocas nos níveis séricos de vitamina D e nas taxas de notificação da tuberculose: durante o inverno, os níveis de vitamina D foram mais baixos e as notificações de tuberculose, mais altas, enquanto o oposto foi verdadeiro no verão.[210] Estudos *in vitro* revelaram um papel da vitamina D na regulação da expressão de peptídeos antimicrobianos por macrófagos, que restringem o crescimento intracelular de *M. tuberculosis*, provavelmente indicando que a deficiência de vitamina D atua mais como um fator que aumenta o risco de tuberculose, do que como uma consequência da tuberculose.

Apesar do número de fatores de risco de tuberculose já identificado, a maioria dos casos não identificou anormalidade imunológica ou fisiológica.

DIAGNÓSTICO DE TUBERCULOSE LATENTE

Como indicado previamente, a infecção não segue necessariamente a exposição ao *M. tuberculosis*, mas, quando se desenvolve, causa uma resposta imune mediada por células que pode ser identificada por uma resposta positiva a um teste intradérmico (TCT) com o derivado proteico purificado ou o ensaio de *liberação de IFN-γ* em sangue total (IGRA). Até recentemente o TCT era o único teste disponível para identificar a infecção por *M. tuberculosis*. Embora o TCT continue a ser empregado, os IGRAs são amplamente utilizados em locais com maiores recursos.[211-213]

TESTE CUTÂNEO DA TUBERCULINA

A tuberculina foi primeiramente preparada por Robert Koch em 1890 e foi indicada por ele como sendo terapêutico para a tuberculose. Pouco depois, as potencialidades diagnósticas do material foram reconhecidas por meio do seu uso em animais. Em 1934, Seibert e Glenn[214] providenciaram o primeiro lote de uma preparação mais purificada, que foi denominada *derivado proteico purificado* (PPD, do inglês, *purified protein derivative*). As proteínas antigênicas predominantes no PPD são atualmente conhecidas: as proteínas do choque térmico bacteriano (ou chaperoninas) GroES, GroEL2, HspX e DnaK.[163] O antígeno é preparado na forma líquida contendo o detergente Tween 80 para diminuir a adsorção da proteína ao vidro do frasco. O teste tuberculínico intermediário padrão consiste na injeção intracutânea (método de Mantoux) de 0,1 mL do material, que contém cinco *unidades de tuberculina* (UT). O sítio geralmente escolhido é a superfície volar do antebraço, mas qualquer área acessível pode ser utilizada. Uma agulha de bisel curto com calibre de 26 ou 27 deve ser utilizada com uma seringa graduada de 1 mL. Uma injeção intracutânea posicionada adequadamente causa uma pápula bem demarcada de 6 a 10 mm de diâmetro na qual os folículos pilosos formam depressões. Tradicionalmente, a leitura é feita 48 a 72 horas após a injeção, mas pode ser adiada em até 1 semana.[215]

Em pessoas tais como funcionários do hospital, que provavelmente são testadas repetidamente — se a tuberculina é negativa no primeiro momento — um procedimento para teste realizado em duas etapas é recomendado para evitar confundir entre uma reação de reativação da resposta à tuberculina (*boosted*) e uma conversão verdadeira.[216] O fenômeno de reforço pode acontecer em uma pessoa que está infectada, mas perde a reatividade ao teste cutâneo após vários anos. Nessa situação, um único teste de tuberculina pode ser um falso-negativo, mas o teste em si pode relembrar (p. ex., reforço) a reatividade atenuada. Um teste subsequente pode então induzir uma reação positiva. Uma reação positiva após uma negativa pode levar a pessoa testada a ser classificada como uma conversora de tuberculina. Para induzir qualquer potencial resposta *boosted* e categorizar de forma mais acurada a pessoa como infectada ou não infectada, um segundo teste de tuberculina com 5-UT é aplicado dentro de 1 a 2 semanas do primeiro teste. Se o segundo teste apresenta uma reação positiva, é interpretado como uma resposta *boosted* indicativa de infecção prévia; se a reação permanece negativa, considera-se verdadeiramente negativa.

A reação ao teste deve ser lida pela inspeção e palpação da área onde a tuberculina foi injetada. O tamanho da reação é determinado pela medida do diâmetro de qualquer enduração com uma régua. A quantidade de eritema não deve ser levada em consideração; somente a extensão da enduração é importante. As leituras devem ser registradas acuradamente em milímetros.

A interpretação dos testes tuberculínicos requer avaliação clínica, assim como a compreensão do teste. Em uma população na qual a única espécie micobacteriana causadora de infecção é o *M. tuberculosis*, a curva que descreve a distribuição das medidas da reação em pessoas saudáveis com um PPD de 5-UT seria em forma de sino, com uma moda de 17 a 18 mm e poucas reações menores do que 10 mm. Portanto, a definição do tamanho mínimo da reação indicando a infecção tuberculosa seria simples.[217] Contudo, em muitas partes do mundo, uma porção da população é infectada com micobactérias não tuberculosas, que induzem algum grau de sensibilização à tuberculina; a inoculação com BCG, por muitos anos a vacina mais utilizada no mundo, tem o mesmo efeito estimulador na reatividade da tuberculina. Embora essas reações sejam em geral menores do que as causadas por *M. tuberculosis*, confundem a distinção entre as reações em pessoas infectadas com *M. tuberculosis* e as não infectadas. Com base em uma grande quantidade de dados epidemiológicos e testes cutâneos com antígenos preparados a partir de micobactérias não tuberculosas, o consenso entre leituras falso-positivas e falso-negativas nos testes tuberculínicos com PPD 5-UT é de 10 mm. Portanto, na maioria dos casos, uma leitura de 10 mm ou mais é considerada indicativa de infecção por *M. tuberculosis*. Entretanto, em algumas situações, reações menores devem ser consideradas por indicarem infecção tuberculosa. Por exemplo, uma reação de 5 mm em uma criança que é um contato de uma pessoa com tuberculose positiva no esfregaço provavelmente indica infecção e é considerada positiva. Do mesmo modo, uma reação de 5 mm em um indivíduo com infecção pelo HIV deve ser considerada positiva. Nos Estados Unidos, a história da administração do BCG é geralmente ignorada na interpretação dos resultados do TCT.[218]

Existem várias razões pelas quais a reação da tuberculina pode ser interpretada como negativa na presença de infecção tuberculosa, incluindo erros na aplicação ou leitura do resultado do teste, geralmente relacionados à inexperiência do profissional responsável pela aplicação do teste/leitor, e devem ser facilmente corrigidos com treinamento adequado. Problemas com o antígeno são incomuns, a menos que seja inadequadamente manipulado. Muitos estados patológicos, principalmente a infecção pelo HIV, interferem nas respostas imunes mediadas por células. As neoplasias linforreticulares, tais como doença de Hodgkin, são potentes supressores da imunidade mediada por células. Os corticosteroides e os imunossupressores diminuem a reatividade à tuberculina se o paciente é tratado com uma dose suficiente por um período adequado de tempo; para os corticosteroides, a dose mínima é de 15 a 20 mg de prednisona ou o equivalente de outra preparação, administrada diariamente por 2 a 3 semanas.[219] Como relatado previamente, a idade avançada está associada à perda de reatividade à tuberculina, embora possa ser reforçada.[215] A desnutrição também pode causar defeitos na imunidade celular com consequente diminuição da reatividade à tuberculina. Finalmente, a tuberculose pleural e a tuberculose grave por si sós podem causar a diminuição ou ausência da responsividade à tuberculina.

Mesmo quando o teste é aplicado e o resultado é lido com cuidado especial em pacientes com tuberculose comprovada e sem imunossupressão aparente durante a admissão no hospital, apenas 80% a 85% apresentam reações de 10 mm ou mais ao PPD de 5-UT.[220] Portanto, um resultado do teste tuberculínico negativo não pode ser utilizado para excluir a tuberculose como uma possibilidade diagnóstica.

A interpretação do TCT em pessoas infectadas com HIV é um problema específico por causa da imunossupressão progressiva na doença com o HIV. Indivíduos infectados pelo HIV têm menor probabilidade de apresentarem reação positiva à tuberculina. Em um estudo transversal com pessoas infectadas pelo HIV e um grande número de contagens de linfócitos CD4$^+$, a anergia — definida como a perda de qualquer reação à tuberculina (5 UT), à caxumba e aos antígenos de *Candida* — foi mais comum quando a contagem de CD4$^+$ foi inferior a 400 células/μL.[221]

ENSAIOS DE LIBERAÇÃO DE INTERFERON-γ

Os *ensaios de liberação de IFN-γ* (IGRAs) são utilizados para o diagnóstico de *infecção por tuberculose latente* (LTBI, do inglês, *latent tuberculous infection*); esses ensaios não podem distinguir LTBI de tuberculose ativa. Dois IGRAs são atualmente aprovados nos Estados Unidos, o teste *QuantiFERON®-TB* e o teste *T-SPOT®.TB*. Os testes *QuantiFERON®-TB* (Qiagen, Alameda, CA), especialmente o *QuantiFERON®-TB Gold* e o *QuantiFERON®-TB Gold In-tube* (QFT-GIT), medem a quantidade de IFN-γ liberado de linfócitos sensibilizados em sangue total incubado durante a noite com misturas de antígenos de *M. tuberculosis*, ESAT-6 e CFP-10.[222] Um teste de nova geração inclui um antígeno adicional, Tb7.7. O outro teste aprovado, o *T-SPOT®.TB*, utiliza um formato *ELISPOT* para quantificar o número de células no sangue periférico que secretam IFN-γ quando estimuladas com ESAT-6 e CFP-10 (Oxford Immunotec, Abingdon, Reino Unido).[223]

Nem o TCT ou os IGRAs possuem valor diagnóstico na tuberculose ativa em adultos. Uma revisão sistemática e uma metanálise demonstraram que a sensibilidade para diagnosticar a tuberculose em países de baixa a média rendas foi de 76% para o T-SPOT®.TB e de 60% para o QFT-GIT. Já a especificidade foi de 61% para o *T-SPOT®.TB* e de 52% para o QFT-GIT.[224]

Comparados ao TCT, os IGRAs apresentam diversas vantagens: os testes podem ser realizados em uma visita ao paciente, são mais específicos na presença de vacinação com o BCG ou infecção por micobactérias não tuberculosas, não estão sujeitos à variabilidade na leitura e não estimulam imunidade atenuada (a reação de *booster*, descrita anteriormente).[223] Uma revisão sistemática demonstrou que os IGRAs apresentam excelente especificidade e não são afetados pela vacinação com o BCG (em virtude da ausência de ESAT-6 e CFP-10 em todas as cepas do BCG).[225] A sensibilidade para diagnosticar a infecção (utilizando casos de cultura positiva para *M. tuberculosis* como referência) foi variável nos diferentes estudos, mas o T-SPOT®.TB pareceu ser mais sensível do que o QuantiFERON®-TB Gold e o QFT-GIT e o TCT.[225,226] Em pacientes com infecção pelo HIV, as respostas no TCT e QFT-GIT correlacionam-se ao grau de imunodeficiência, enquanto os resultados do T-SPOT®.TB são independentes do nível de depleção de células T CD4,[227] que podem explicar os resultados variáveis dos diferentes ensaios de liberação de IFN-γ e do TCT entre pacientes com infecção pelo HIV.[228]

Os IGRAs possuem algumas desvantagens: os testes necessitam da retirada de sangue e de seu processamento dentro de um tempo específico e são menos conhecidos do que o TCT e, portanto, apresentam menos evidências para caracterizar seu desempenho no diagnóstico de infecção latente e nos estudos epidemiológicos. Por exemplo, os fatores de risco para a conversão (de negativo para positivo) e a reversão (de positivo para negativo) foram diferentes para o T-SPOT®.TB comparado ao TCT.[229] Os autores atribuíram esses achados à falta de compreensão da dinâmica de resposta do IFN-γ ao ESAT-6 e CFP-10. Também, como não há conhecimento sobre o tempo necessário para os ensaios de liberação de IFN-γ tornarem-se positivos após o início da infecção, a interpretação de um ensaio negativo requer precaução.

Outros autores, que também encontraram uma proporção substancial de reversões, atribuíram os seus achados à redução da carga bacteriana em função do tratamento e à resolução natural da infecção.[230] Em um estudo no Reino Unido, Wilkinson et al.,[231] utilizando o T-SPOT®.TB, demonstraram um aumento precoce nas contagens formadoras de *spots* (manchas) em pacientes tratados com isoniazida e rifampicina, seguido por uma redução no terceiro mês. Nenhuma alteração foi observada nos indivíduos sem tratamento. Na Índia, Pai et al.[232] acompanharam 216 estudantes de enfermagem e medicina e observaram que nove (24%) dos 38 indivíduos com um teste de QFT-GIT inicialmente positivo apresentaram reversão, que foi associada a um resultado de TCT negativo. É interessante notar que, aquelas pessoas com conversão no teste cutâneo também apresentaram um aumento nos níveis de IFN-γ. Em conjunto, esses dados destacam as inconsistências em relação à interpretação dos ensaios de liberação de IFN-γ para fornecer informação sobre o desfecho da infecção por *M. tuberculosis*, tratada e não tratada.

Atualmente, o *Centers for Disease Control and Prevention* (CDC) nos EUA recomenda o uso do teste QuantiFERON®-TB Gold para as mesmas indicações feitas para o TCT: avaliação de pessoas suspeitas de apresentarem tuberculose e para triagem, incluindo contatos de um caso infeccioso de tuberculose, crianças menores de 17 anos de idade, mulheres grávidas e pessoas com risco aumentado de tuberculose, particularmente aquelas com infecção pelo HIV, imigrantes recentes que receberam a vacinação com o BCG e profissionais da área da saúde. O teste QuantiFERON®-TB Gold geralmente pode ser utilizado no lugar de — e não como complemento do — TCT.[233]

DIAGNÓSTICO DE TUBERCULOSE PULMONAR

Atualmente, nos Estados Unidos, 69% dos novos casos de tuberculose envolvem apenas os pulmões, 21% somente os sítios extrapulmonares e 10% ambos os locais.[27] Embora a tuberculose miliar (disseminada) e a tuberculose pleural acometam os pulmões e/ou o espaço pleural, são consideradas formas extrapulmonares da doença.

AVALIAÇÃO DIAGNÓSTICA

Os médicos devem reconhecer que, ao avaliarem pessoas com suspeita de tuberculose, assumem um papel essencial na saúde pública, e promovendo assistência a um paciente em particular. O diagnóstico precoce e acurado é fundamental para o cuidado e controle da tuberculose.[234] Apesar do acesso efetivamente aperfeiçoado aos serviços de alta qualidade para o tratamento da tuberculose no mundo todo durante as duas últimas décadas, evidências substanciais sugerem que a falha para identificar precocemente os casos é a principal limitação nos esforços para assegurar melhores prognósticos para o paciente e para controlar a doença. O diagnóstico tardio resulta em transmissão contínua na comunidade e doença mais grave e progressiva na pessoa afetada.

Globalmente, existem três principais razões para o diagnóstico tardio da tuberculose: a pessoa acometida não busca ou não tem acesso aos cuidados médicos; o profissional médico não suspeita da doença; e a falta de sensibilidade do teste diagnóstico de maior disponibilidade, a microscopia do esfregaço de escarro (ou outro espécime).[235,236] As abordagens para reduzir a demora no diagnóstico são, obviamente, muito diferentes. Uma das abordagens está relacionada à pessoa afetada, ou seja, implica disponibilizar recursos de assistência à saúde, aumentar a conscientização individual e da comunidade e buscar casos ativos em populações de alto risco. Para reduzir a demora no diagnóstico, aconselha-se ampliar a conscientização do prestador de saúde sobre os riscos e sintomas da tuberculose e de testes diagnósticos apropriados e disponíveis. Os testes moleculares rápidos que aumentam a velocidade e a sensibilidade da identificação de *Mycobacterium tuberculosis* estão cada vez mais acessíveis e, em algumas situações, são recomendados pela OMS como o teste diagnóstico inicial.

HISTÓRIA DO PACIENTE

Deve haver uma suspeita clínica de tuberculose antes que os testes diagnósticos adequados sejam solicitados. A suspeita clínica é indicada principalmente pela presença de sintomas e

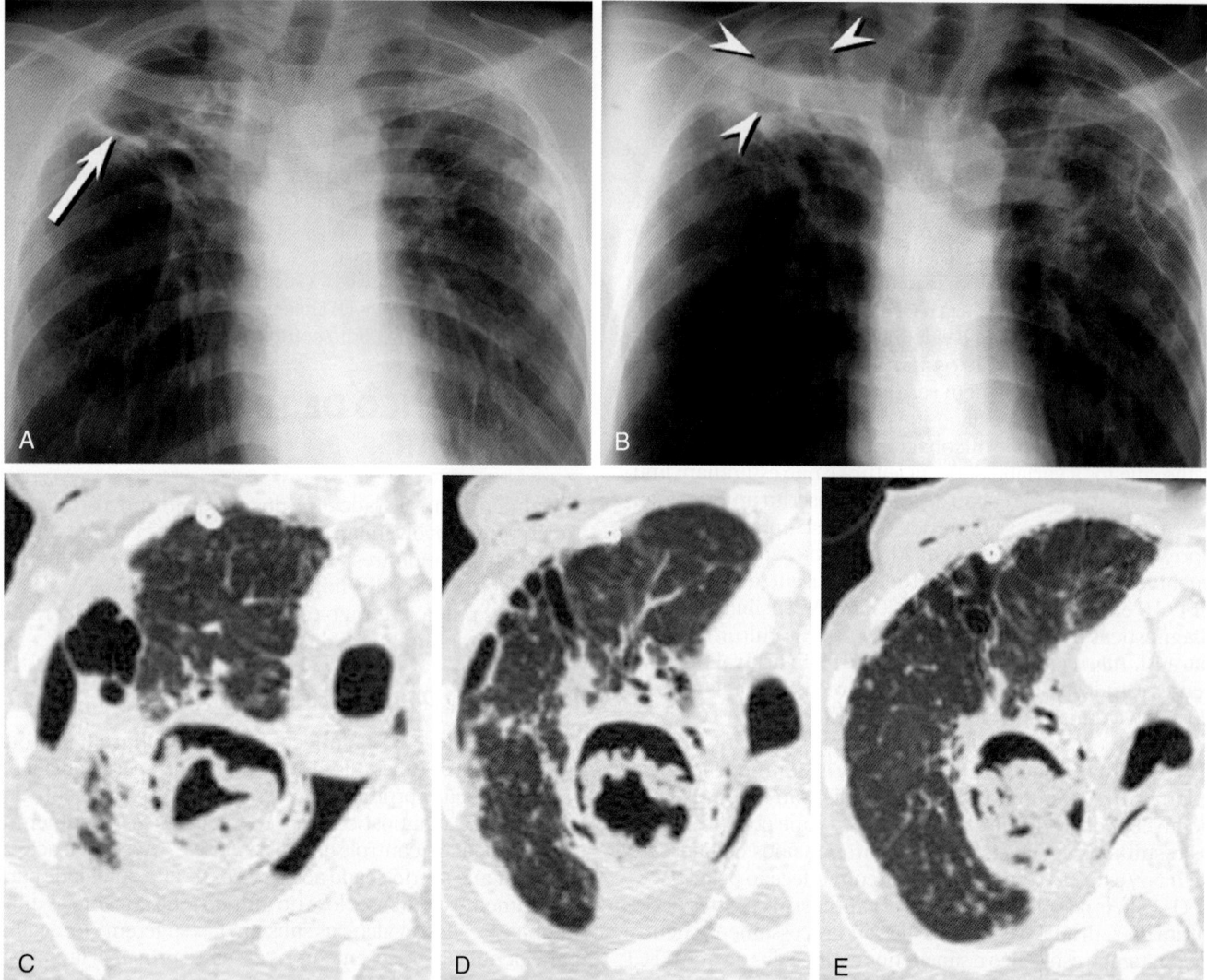

Figura 35-5 Desenvolvimento de aspergiloma em uma cavidade tuberculosa antiga. A, A radiografia frontal do tórax em paciente com tuberculose mostra alterações fibronodulares bilaterais no lobo superior com uma cavidade apical à direita (*seta*). **B,** Radiografia frontal do tórax vários anos depois (**A**) quando o paciente apresentou queixa de hemoptise com o desenvolvimento de uma opacidade dentro da cavidade apical à direita (*cabeças de setas*) representando o aspergiloma. **C-E,** A TC axial torácica focalizada confirma a presença de aspergiloma. (Cortesia de Michael Gotway, MD.)

pelo conhecimento de comorbidades e condições epidemiológicas que aumentam o risco de tuberculose em um determinado paciente. Esses riscos são sumarizados nas diretrizes da OMS para os exames de triagem da tuberculose.[237] O sintoma mais relatado na tuberculose pulmonar é a *tosse* persistente que, em geral, embora nem sempre, é produtora de muco e pode conter sangue. Em pessoas com tuberculose, a tosse é frequentemente acompanhada por sintomas sistêmicos, tais como febre, sudorese noturna e perda de peso. Além disso, achados como linfadenopatia, consistente com tuberculose extrapulmonar concomitante, podem ser observados, principalmente em pacientes com infecção pelo HIV. Contudo, a tosse crônica com produção de escarro não está sempre presente, mesmo entre pessoas com esfregaços de escarro mostrando bacilos álcool-acidorresistentes. Dados de vários levantamentos de prevalência da tuberculose em países com uma alta incidência da doença indicam que uma proporção importante de pessoas com tuberculose ativa não apresenta tosse por um período de 2 ou mais semanas, um critério que, convencionalmente, é utilizado para definir tuberculose suspeita.[238,239] Nesses estudos, 10% a 25% dos pacientes com tuberculose confirmada bacteriologicamente não relatam tosse. Esses dados sugerem que a avaliação da tuberculose, utilizando a revisão dos sintomas que inclui tosse de qualquer duração, febre, sudorese noturna ou perda de peso, pode ser indicada em grupos de risco seletivos, principalmente em áreas onde há uma alta prevalência da doença e em populações de alto risco e indivíduos com suscetibilidade aumentada, tais como pessoas com infecção pelo HIV. O uso desse amplo conjunto de questões em uma população de pessoas com infecção pelo HIV revelou ter um valor preditivo negativo de 97,7% para a tuberculose.[240] A presença de qualquer um dos sintomas deve ser vista como uma indicação para uma avaliação da tuberculose em grupos de alto risco ou em áreas de alta incidência.

A hemoptise geralmente é observada no envolvimento mais generalizado, mas não indica necessariamente um processo de tuberculose ativa. A hemoptise pode também resultar da bronquiectasia deixada como um processo residual da tuberculose curada; da ruptura de um vaso dilatado na parede de uma cavidade antiga (*aneurisma de Rasmussen*); da infecção bacteriana ou fúngica (principalmente na forma de bola fúngica [*aspergiloma* ou *micetoma*]) em uma cavidade antiga residual (Fig. 35-5); ou da erosão de lesões calcificadas no lúmen de uma via aérea respiratória (*broncolitíase*).

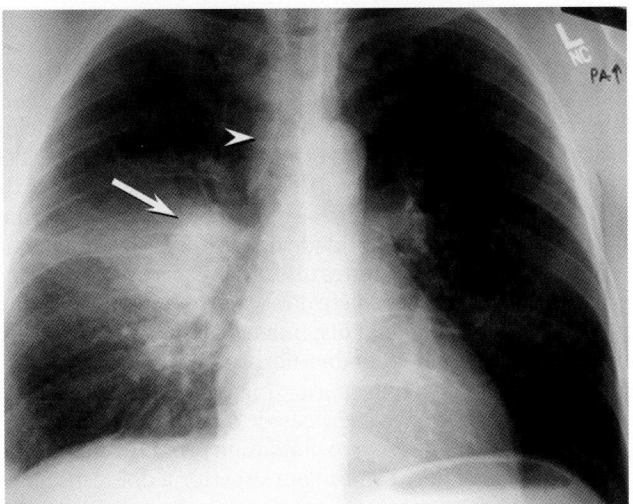

Figura 35-6 **Tuberculose primária.** A radiografia frontal torácica em um jovem adulto mostra consolidação no segmento superior do lobo inferior direito associada à linfadenopatia hilar à direita (*seta*) por causa da infecção primária com *Mycobacterium tuberculosis*. A linfadenopatia branda paratraqueal à direita (*cabeças de seta*) também é visível. (Cortesia de Michael Gotway, MD.)

Os aspectos sistêmicos da tuberculose incluem febre em aproximadamente 35% a 80%, mal-estar e perda de peso; pode ser uma variedade de anormalidades hematológicas, principalmente leucocitose e anemia.[241-243]

EXAME FÍSICO

Na maioria dos casos, os achados físicos não são particularmente úteis. As crepitações podem ser ouvidas na área do envolvimento, juntamente com os sons da respiração brônquica, quando a consolidação pulmonar é próxima da parede torácica. Os sons de respiração anfórica (como o som baixo do sopro na porção superior de uma garrafa aberta) podem ser indicativos de uma cavidade. Os achados que incluem linfadenopatia, sugestivos de tuberculose extrapulmonar, podem indicar também envolvimento pulmonar concomitante.

ASPECTOS RADIOLÓGICOS

O exame radiológico do tórax é comumente o primeiro estudo diagnóstico realizado, após a história clínica do paciente e o exame físico.[244,245] Todavia, em condições de recursos limitados, uma radiografia torácica não é necessariamente incluída como parte da avaliação de rotina, por causa do custo, complexidade e inespecificidade dos achados.

A tuberculose pulmonar quase sempre causa anormalidades detectadas na radiografia torácica, embora em pacientes com infecção pelo HIV, uma radiografia do tórax possa ser normal em até 11% dos pacientes com culturas positivas no escarro.[196] Na tuberculose primária, resultante de infecção recente, o processo é geralmente visto como uma opacidade da zona pulmonar média ou inferior, frequentemente associada à adenopatia hilar ipsolateral (Fig. 35-6). A atelectasia pode resultar da compressão das vias aéreas pelo aumento dos linfonodos. Se o processo primário persistir além do tempo, quando a imunidade celular específica desenvolver-se, as cavidades podem ser formadas (a assim denominada tuberculose primária progressiva).

A tuberculose que se desenvolve em uma fase remota da infecção original (reativação endógena) geralmente envolve os lobos superiores de um ou ambos os pulmões. A cavitação é comum nessa forma de tuberculose. Os sítios mais frequentes

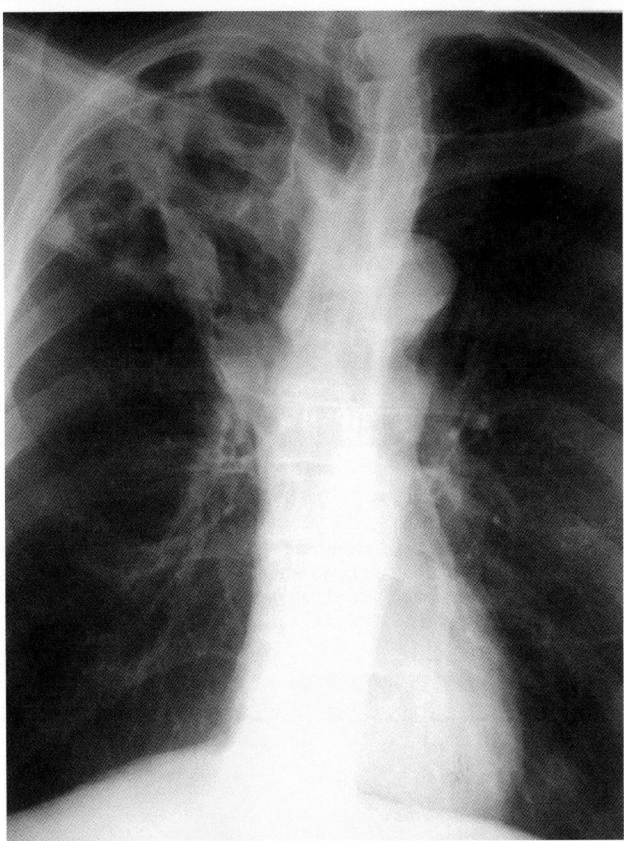

Figura 35-7 **Tuberculose cavitária.** A radiografia frontal do tórax em um paciente com tuberculose mostra cavitação extensa do lobo superior direito. (Cortesia de Michael Gotway, MD.)

são os segmentos apicais e posteriores do lobo superior direito (Fig. 35-7) e o segmento apical-posterior do lobo superior esquerdo. A resolução das lesões tuberculosas geralmente resulta no desenvolvimento de uma cicatriz fibrótica com retração do parênquima pulmonar e, frequentemente, calcificação. O envolvimento apenas dos segmentos anteriores é raro. No adulto imunocompetente com tuberculose, a adenopatia intratorácica é incomum. Quando a doença progride, o material infectado pode ser disseminado pelas vias aéreas (i.e., "disseminação broncogênica") em direção às porções inferiores do pulmão envolvido ou para o outro pulmão. A erosão de um foco parenquimatoso da tuberculose para um vaso sanguíneo ou linfático pode resultar em disseminação do organismo e um padrão miliar na imagem torácica (Fig. 35-8, veja a Fig. 18-25). Os achados radiológicos em pacientes infectados com o HIV são influenciados pelo grau de imunossupressão. Como explicado com mais detalhes e ilustrado no Capítulo 90, a tuberculose relativamente precoce no curso da infecção pelo HIV tende a produzir achados radiológicos típicos com infiltração e cavitação predominantemente no lobo superior.[246] Com a doença mais avançada pelo HIV, os achados radiológicos tornam-se mais "atípicos": a cavitação é incomum e a zona pulmonar inferior ou as opacidades difusas e a adenopatia intratorácica são frequentes (Fig. 35-9). Surpreendentemente, um número considerável de pacientes infectados pelo HIV com tuberculose pulmonar apresentou radiografias normais no final do curso de tratamento.[247]

A atividade de um suposto processo de tuberculose não pode ser determinada simplesmente a partir de um único exame radiológico do tórax. Uma cavidade poderia ser uma lesão residual estéril de uma infecção anterior, enquanto a lesão de aspecto fibrótico pode ser ativa. Em contrapartida, nem toda a piora

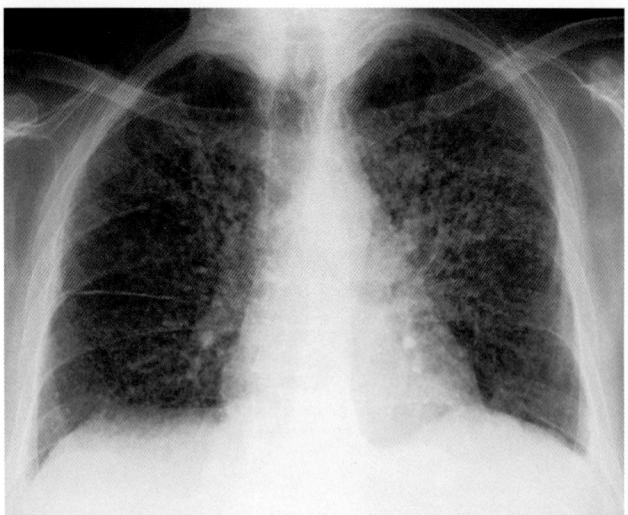

Figura 35-8 Tuberculose disseminada. A radiografia frontal do tórax em um paciente com tuberculose disseminada mostra inúmeros nódulos pequenos distribuídos randômica e bilateralmente, representando o padrão miliar. (Cortesia de Michael Gotway, MD.)

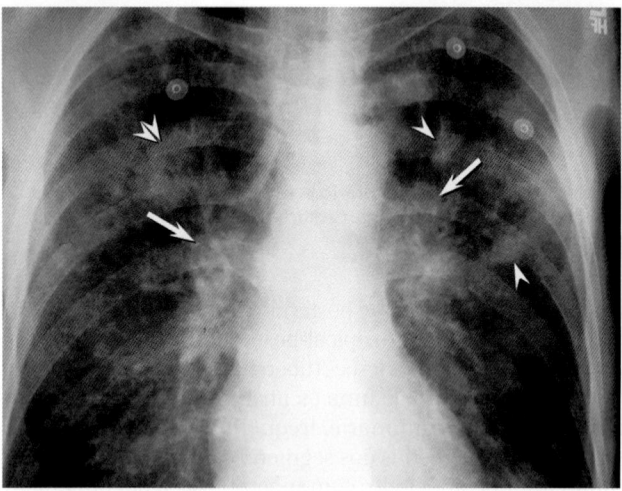

Figura 35-9 Tuberculose em um paciente com HIV. A radiografia frontal do tórax em um paciente com tuberculose mostra linfadenopatia hilar bilateral (*setas*) associada a opacidades nodulares parenquimatosas pouco definidas (*cabeças de setas*) e áreas nodulares de consolidação (*cabeças de setas duplas*). (Cortesia de Michael Gotway, MD.)

radiológica das lesões residuais em uma tuberculose anterior pode ser atribuída à reativação da doença, embora tal agravamento deva ser sempre preocupante. As infecções secundárias com outros organismos ou o sangramento devido à bronquiectasia ou às cavidades residuais podem levar ao aparecimento de novas infiltrações. Além disso, os carcinomas podem surgir dentro de uma área de cicatrização (assim denominadas carcinomas associados à cicatriz) e ser a causa das alterações radiológicas.

Dessa discussão, deve ser óbvio que a radiografia torácica, embora extremamente valiosa, não pode fornecer um diagnóstico definitivo de tuberculose. Por causa das similaridades radiológicas entre outras desordens no diagnóstico diferencial e em decorrência das incertezas na análise da atividade da doença e na determinação das razões para as alterações radiológicas progressivas, a avaliação microbiológica cuidadosa é sempre indicada. Uma avaliação microbiológica não diagnóstica deve conduzir a um exame criterioso em busca de outras causas da anormalidade radiológica.

AVALIAÇÃO BACTERIOLÓGICA

Como mencionado, um diagnóstico definitivo de tuberculose pode ser estabelecido somente pelo isolamento de bacilos tuberculosos na cultura ou pela identificação de sequências de ácidos nucleicos específicos. Quando o pulmão é envolvido, o escarro é o espécime inicial de escolha. Dois espécimes de escarro devem ser coletados, os quais podem ser obtidos no mesmo dia, pois a sensibilidade dos testes utilizando essas amostras é similar à dos testes utilizando espécimes coletados em dias diferentes.[248] A coleta do escarro em um dia permite que os resultados estejam disponíveis no mesmo dia, assim aumentando a eficiência da microscopia do esfregaço do escarro.[248] As estratégias para a microscopia realizada no mesmo dia incluem a preparação de duas ou três lâminas a partir de amostras de escarro obtidas no primeiro dia em que o paciente é avaliado. Uma coleta superior a dois espécimes de escarro pode aumentar discretamente o rendimento.[249]

Existem várias opções para a obtenção de espécimes de pacientes que não são produtores de escarro. O primeiro e o mais útil em termos de rendimento e de redução do desconforto do paciente é a indução da produção de escarro pela inalação de salina hipertônica (3% a 5%) nebulizada e gerada por um nebulizador ultrassônico. O escarro induzido por essa técnica é limpo e lembra a saliva; portanto, deve ser adequadamente identificado ou pode ser descartado pelo laboratório. Esse é um procedimento benigno e bem tolerado, embora o broncospasmo possa ser precipitado em pacientes asmáticos.

A amostragem dos conteúdos gástricos por um tubo nasogástrico tem um rendimento inferior do que a indução de escarro e é mais complicada e desconfortável para o paciente. Entretanto, em crianças e alguns adultos, os conteúdos gástricos podem ser o único espécime a ser obtido. A lavagem gástrica deve ser realizada no início da manhã, antes que o paciente saia da cama, alimente-se ou realize a higiene dental. Uma vez obtido o espécime, este deve ser encaminhado ao laboratório e processado no mesmo dia. Para prolongar a viabilidade das bactérias, a neutralização do ácido gástrico com um volume igual de bicarbonato de sódio a 1% é recomendada quando o espécime não é processado imediatamente.[250,251]

Dependendo das condições clínicas, se o escarro é negativo ou não pode ser obtido, a próxima etapa diagnóstica geralmente é a broncoscopia de fibra óptica com lavagem broncoalveolar e, em alguns casos, a biópsia pulmonar transbrônquica. O rendimento da broncoscopia é alto na tuberculose miliar e também na doença focal. Os procedimentos broncoscópicos são especialmente úteis nas avaliações diagnósticas dos pacientes com infecção pelo HIV com microscopia negativa no esfregaço do escarro.[252] A biópsia por aspiração com agulha também pode fornecer espécimes para o isolamento de micobactérias, mas a técnica é particularmente adequada para a avaliação de lesões nodulares periféricas nas quais se suspeita de neoplasia.

Em algumas situações, o ensaio terapêutico da quimioterapia antituberculose pode ser indicado antes que os estudos mais invasivos sejam realizados. Por exemplo, a anormalidade radiológica consistente com tuberculose em uma pessoa com idade inferior a 40 anos, não fumante, proveniente de um país onde a prevalência de tuberculose é alta, tanto na tuberculose atual quanto na anterior é mais provável do que uma neoplasia, mesmo na presença de esfregaços e culturas negativas no escarro. Em tal paciente, a melhora na radiografia torácica concomitante com o tratamento antituberculose seria motivo suficiente para realizar um diagnóstico de tuberculose e

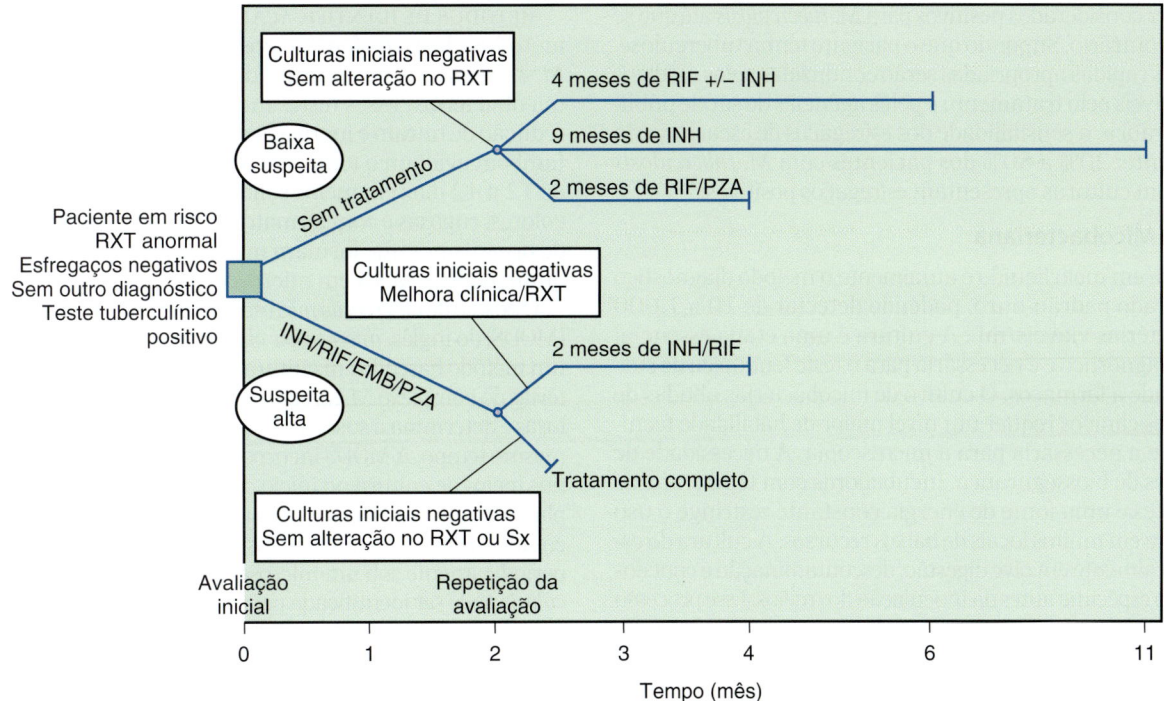

Figura 35-10 Algoritmo de tratamento da tuberculose pulmonar ativa, com cultura negativa e da tuberculose inativa. A decisão de iniciar o tratamento de um paciente com esfregaços de escarro que são negativos depende do grau de suspeita de tuberculose. Se a suspeita clínica é alta (porção inferior da figura), então a terapia com múltiplos fármacos deve ser iniciada antes dos resultados de esfregaço/cultura de bacilos álcool-acidorresistentes. Se o diagnóstico é confirmado por uma cultura positiva (Fig. 35-11), o tratamento pode ser continuado para completar um ciclo padrão de terapia. Se as culturas iniciais permanecem negativas e o tratamento é realizado com a combinação de vários fármacos durante 2 meses, então são observadas duas opções dependendo da avaliação, que é repetida em 2 meses (porção inferior da figura). Na opção 1, se o paciente demonstra melhora sintomática ou radiológica sem outro diagnóstico evidente, então o diagnóstico de tuberculose com cultura negativa pode ser inferido. O tratamento deve ser continuado com isoniazida e rifampicina por um período adicional de 2 meses. Na opção 2, se o paciente não apresenta melhora sintomática nem radiológica, é provável que não seja tuberculose e o tratamento pode ser interrompido. Em pacientes com baixa suspeita sem tratamento inicial (porção superior da figura), se as culturas permanecem negativas, o paciente não apresenta sintomas e a radiografia torácica é inalterada em 2 a 3 meses, três opções de tratamento são recomendados: (1) isoniazida por 9 meses; (2) rifampicina com ou sem isoniazida por 4 meses; ou (3) rifampicina e pirazinamida por 2 meses. (Veja a seguir a discussão sobre infecção tuberculosa latente.) EMB, Etambutol; INH, isoniazida; PZA, pirazinamida; RIF, rifampicina; RXT, raios X torácicos; Sx, sintomas. (De Blumberg HM, Burman WJ, Chaisson RE, et al, for the American Thoracic Society/Centers for Disease Control and Prevention/Infectious Diseases Society of America: Treatment of tuberculosis. *Am J Respir Crit Care Med* 167:603–662, 2003.)

continuar com o curso completo de terapia. Uma resposta deve ser encontrada dentro de 2 meses do início do tratamento. Se a melhora não é observada, a anormalidade deve ser o resultado de uma tuberculose antiga ou outro processo. Um algoritmo ilustrando essa abordagem é demonstrado na Figura 35-10.

Por causa das consequências potencialmente desastrosas do diagnóstico tardio da tuberculose, é essencial que os testes para detecção de *M. tuberculosis* sejam realizados rapidamente e os resultados, relatados imediatamente. Os dias de espera para os resultados dos exames microscópicos, semanas para os resultados da cultura e meses para a os estudos de suscetibilidade e identificação de espécies não são aceitáveis.

Coloração para Pesquisa de Bacilos Álcool-acidorresistentes

O primeiro passo na sequência da análise diagnóstica é quase sempre a coloração e o exame de espécimes disponíveis para o AFB (do inglês, *acid-fast bacilli*). (Veja a seguir as recomendações para o uso de testes moleculares rápidos na avaliação inicial). A visualização do AFB é geralmente específica para micobactérias, mas não fornece qualquer informação sobre as espécies. Entretanto, a sensibilidade do exame microscópico é relativamente baixa; o nível de detecção é de aproximadamente 10.000 bacilos por mililitro de secreções, se 100 campos microscópicos no óleo de imersão são examinados. A sensibilidade da microscopia do esfregaço do escarro pode ser aumentada pela concentração da amostra tanto por centrifugação quanto por sedimentação precedida por processamento químico.[253] A sensibilidade também pode ser aumentada em aproximadamente 10% utilizando-se o procedimento de coloração com o corante fluorescente auramina O[254] (Fig. 35-1). Esse procedimento requer o uso de um microscópio de fluorescência, que necessita de uma fonte de excitação de luz. Existem dois tipos de fontes de luz. A primeira é a *lâmpada de vapor de mercúrio* (MVP, do inglês *mercury vapor lamp*) de arco curto que tem uma vida útil limitada (200 a 300 horas), é cara, requer alta manutenção e é potencialmente tóxica devido ao conteúdo de mercúrio. A segunda é o diodo emissor de luz (LED, do inglês, *light-emitting diode*) que tem uma vida útil acima de 50.000 horas, é mais barata e tem um desempenho similar ao da microscopia com o MVP.[255] Os procedimentos baseados nos fluorocromos são mais rápidos do que a coloração de bacilos álcool-acidorresistentes, pois a intensidade e o contraste do sinal de fluorescência no fundo escuro possibilitam que as lâminas sejam visualizadas em um aumento menor (Fig. 35-1).

Os esfregaços são geralmente interpretados como negativos ou, se positivos, são relatados como raros (três a nove organismos por lâmina), poucos (10 ou mais por lâmina) ou numerosos (um ou mais por campo em aumento maior no óleo de imersão). Na maior parte das situações em que os organismos álcool-acidorresistentes são detectados pela microscopia, devem ser considerados positivos para *M. tuberculosis* até que se prove o contrário. Supondo que o paciente tenha tuberculose, respostas rápidas apropriadas serão conduzidas pelos médicos responsáveis pelo tratamento e pelas agências de saúde pública. Na prática, a sensibilidade dos esfregaços de escarro varia largamente: 20% a 80% dos pacientes com *M. tuberculosis* isolado em culturas apresentam esfregaços positivos.[253]

Cultura Micobacteriana

A cultura em meio líquido é atualmente o método diagnóstico considerado padrão-ouro, podendo detectar de 10 a 1.000 micobactérias viáveis/mL. A cultura é uma etapa essencial para o diagnóstico e é necessária para o teste fenotípico de suscetibilidade a fármacos. O cultivo de micobactérias obtidas de espécimes clínicos requer um nível maior de habilidade técnica do que a necessária para a microscopia. A necessidade de condições de biossegurança, incubadoras com temperaturas constantes e uma fonte de energia constante restringe o uso de cultura em muitos locais de baixos recursos. A cultura do escarro geralmente envolve digestão, descontaminação e concentração do espécime antes da inoculação dos meios. Esse processo diminui o crescimento excessivo de bactérias e, quando meios sólidos são utilizados, permite o plaqueamento mais uniforme do espécime. Para outros espécimes além do escarro, a digestão e descontaminação não são necessárias. No mínimo, os laboratórios que realizam a cultura devem ser capazes de identificar *M. tuberculosis*. Isolados que não são *M. tuberculosis* ou possuem identidade questionável devem então ser enviados para um laboratório mais especializado para a identificação definitiva.

A cultura pode ser realizada em meios sólidos ou líquidos. Os meios sólidos geralmente são mais baratos e permitem que a análise morfológica das colônias seja empregada para a identificação presuntiva da espécie. Contudo, os resultados em meios sólidos são demorados em decorrência do baixo crescimento das micobactérias e, em algumas condições, os resultados tardios da cultura podem limitar ou não ter impacto no tratamento do paciente.[256] Os meios sólidos podem ser constituídos por ovos, tais como o meio *Lowenstein-Jensen* (LS), ou por ágar, incluindo o meio Middlebrook 7H10 ou 7H11. As colônias de *M. tuberculosis* aparecem em 2 a 8 semanas, e as culturas sem crescimento em 8 semanas são relatadas como negativas, embora sejam mantidas por mais 2 a 4 semanas antes de serem descartadas, pois algumas cepas crescem mais lentamente do que a média.

Os meios líquidos são mais sensíveis e aumentam o rendimento em 10%. Possibilitam a detecção do crescimento de *M. tuberculosis* em 10 a 14 dias. Todavia, os meios líquidos possuem também uma taxa maior de contaminação com outras bactérias ou com não micobactérias.[257] O crescimento em meio líquido produz reações fluorimétricas ou colorimétricas que são detectadas utilizando-se sistemas manuais ou automatizados. Os sistemas automatizados permitem uma alta produtividade e devem ser utilizados em condições com elevada carga de trabalho, principalmente para o teste de suscetibilidade a fármacos. Os sistemas manuais são mais baratos e empregados em áreas com recursos limitados.

Identificação de *M. tuberculosis*. Os métodos para identificar *M. tuberculosis* podem ser classificados como (1) métodos fenotípicos que incluem testes bioquímicos e a análise de características específicas das células e colônias e (2) métodos moleculares que têm como alvos ácidos nucleicos ou proteínas específicas do *complexo M. tuberculosis*.

MÉTODOS DE IDENTIFICAÇÃO BASEADOS NO FENÓTIPO. Os métodos clássicos fenotípicos para identificar o complexo *M. tuberculosis* necessitam de uma cultura positiva para micobactérias. Esses testes incluem a produção de niacina, redução de nitrato e inativação de catalase a 68°C. Os ensaios também avaliam o tempo de crescimento, que geralmente é de 12 a 42 dias em meios sólidos; a presença de colônias incolores, rugosas e com formato de couve-flor; e a visualização de organismos que formam massas de cordas emaranhadas quando observados em microscópio.

O ensaio de *observação microscópica da suscetibilidade a fármacos* (MODS, do inglês, *microscopic observation of drug susceptibility*) é um método baseado em cultura que discrimina entre micobactérias do complexo *M. tuberculosis* e micobactérias não tuberculosas e determina a suscetibilidade à rifampicina e isoniazida ao mesmo tempo. A MODS incorpora os fármacos antituberculose nos meios de cultura no início do ensaio. O método utiliza uma placa de cultura selada de 24 poços com meio de cultura líquido contendo diferentes antibióticos e controles que são examinados periodicamente sob um microscópio de luz invertido. *M. tuberculosis* pode ser identificado pela observação de organismos formando uma massa emaranhada ou em corda e por um tempo de detecção (incluindo o teste de suscetibilidade), normalmente inferior a 2 semanas. Quando comparado à cultura tradicional em meio sólido ou líquido, a sensibilidade geral agrupada da MODS para detectar o crescimento de *M. tuberculosis* foi de 92% e a especificidade, de 96%, em comparação à cultura convencional. O tempo médio de recebimento do espécime até os resultados foi de 9,2 dias e a contaminação foi observada em 7%.[258] Atualmente, encontra-se disponível um *kit* comercial de MODS.

MÉTODOS DE IDENTIFICAÇÃO MOLECULAR. Vários métodos moleculares estão disponíveis para identificar *M. tuberculosis* diretamente em espécime ou em cultura micobacteriana. São realizados com base nas *tecnologias de amplificação do ácido nucleico* (TAAN) na qual uma a 10 cópias de DNA ou ácido desoxirribonucleico específico para o complexo *M. tuberculosis* são amplificadas em níveis detectáveis. Outros alvos incluem proteínas específicas para *M. tuberculosis*. Todos os testes identificam a presença do complexo *M. tuberculosis* e excluem a presença de micobactérias não tuberculosas. É importante mencionar que alguns desses métodos identificam mutações associadas à resistência a fármacos no mesmo teste. Existem várias tecnologias comerciais, embora apenas uma, o teste GenProbe *Amplified M. tuberculosis Direct* (AMTD), esteja disponível nos Estados Unidos. A recomendação atual pelo CDC é o uso de uma TAAN em pelo menos um espécime, preferivelmente no primeiro espécime diagnóstico de cada paciente em que a TB está sendo considerada.[259] O algoritmo de interpretação recomendado inclui o uso de julgamento clínico quando o teste de amplificação de ácido nucleico é negativo. Essa limitação é aplicada porque se observa que a sensibilidade dos testes não é suficientemente alta para excluir *M. tuberculosis*.[259,260]

Um principal avanço na TAAN foi o desenvolvimento de um ensaio de *reação em cadeia da polimerase* (PCR, do inglês, *polymerase chain reaction*) em tempo real, independente e automatizado para detectar o complexo *M. tuberculosis* e as mutações associadas à resistência à rifampicina diretamente em espécimes clínicos (Xpert® MTB/RIF).[261] Esse sistema é baseado na amplificação de uma sequência do gene *rpoB* específico para os membros do complexo *M. tuberculosis* e a região de determinação de resistência à rifampicina. Pode ser utilizado diretamente com espécimes clínicos ou espécimes que foram digeridos e descontaminados.[262] Requer medidas mínimas de biossegurança[263] e tempo técnico prático reduzido.[264] Consiste em dois principais componentes: (1) um módulo descartável que inclui o processamento da amostra e os reagentes de PCR em tempo real específicos para *M. tuberculosis* e (2) um instrumento que controla os componentes fluidos no módulo e realiza a análise pela PCR.[261] Os desafios operacionais são relacionados às necessidades específicas dos componentes: os cartuchos exigem uma temperatura inferior a 28°C, o prazo de validade é de 12 meses e o instrumento requer uma fonte de energia elétrica estável e uma temperatura ambiente abaixo de 30°C.[264] Uma metanálise demonstrou que, como um teste inicial para substituir a microscopia do esfregaço, a sensibilidade agrupada do Xpert® MTB/RIF foi de 89% e a especificidade agrupada, de 99%.[265] Como um teste adicional após um resultado negativo de microscopia do esfregaço, a sensibilidade agrupada do Xpert® MTB/RIF foi de 67% e a especificidade, de 99%. Para um esfregaço positivo, cultura positiva para TB, a sensibilidade agrupada do Xpert® MTB/RIB foi de 98%. Em pessoas infectadas com o HIV, a sensibilidade agrupada do mesmo teste molecular foi de 79% e, para pessoas não infectadas pelo HIV, foi de 86%. A sensibilidade agrupada para detectar a resistência à rifampicina foi de 95% e a especificidade agrupada, de 98%.[265] Esse ensaio tem um tempo médio para detecção de *M. tuberculosis* de horas, comparado ao tempo de 1 dia para a microscopia, 16 dias para a cultura em meio líquido e 30 dias para a cultura em meio sólido. O tempo médio para detecção de resistência à rifampicina com o ensaio de PCR em tempo real independente e automatizado foi de 1 dia comparado aos 106 dias para os testes fenotípicos.[266] Mais importante, o Xpert® MTB/RIF reduziu o tempo médio do tratamento dos pacientes com tuberculose negativa no esfregaço do escarro de 56 dias para 5 dias.[266] Com base em sua acurácia diagnóstica, a OMS aprovou o Xpert® MTB/RIF para o diagnóstico de tuberculose em 2010.[267,268] A OMS recomenda que, para todos os pacientes (incluindo crianças) que são suspeitos de desenvolverem tuberculose pulmonar e são capazes de produzir escarro, um único espécime submetido ao teste com o Xpert® MTB/RIF pode ser utilizado como teste inicial no lugar de dois espécimes analisados pela microscopia do esfregaço. Além disso, a OMS recomenda que esse teste molecular deva ser empregado como o teste inicial de escolha para pacientes que estão em risco de resistência aos fármacos, que possuem risco de infecção pelo HIV, ou que são criticamente enfermos; devido à rapidez do diagnóstico, o teste também é preferido para uso com fluido cefalorraquidiano em pacientes suspeitos de apresentarem meningite tuberculosa.

Outros métodos moleculares comercialmente disponíveis podem ser utilizados diretamente com as amostras clínicas ou culturas micobacterianas para a identificação do complexo *M. tuberculosis* e mutações associadas à resistência a fármacos no mesmo dia em que o espécime é recebido.[269] Entretanto, essas tecnologias exigem mais experiência técnica e uma infraestrutura laboratorial mais complexa. O ensaio com sonda linear utiliza um teste de DNA em tiras que permite a identificação simultânea de *M. tuberculosis* e mutações genéticas comuns, causando resistência à isoniazida e à rifampicina a partir de amostras de escarro positivas no esfregaço ou de culturas positivas. Atualmente existem três ensaios com sondas lineares: o ensaio INNO-LiPA® Rif.TB (Fujirebio, Europa, N.V.),[270] que está disponível para uso apenas em pesquisa para a detecção de *M. tuberculosis* e resistência à rifampicina e duas versões do ensaio GenoType®MTBDR (Hain Life-Science GmbH, Nehren, Alemanha). O GenoType®MTBDR plus detecta *M. tuberculosis* e resistência à rifampicina e à isoniazida,[271] e o GenType®MTBDRsl detecta as mutações mais comuns no gene *gyr*A de resistência à fluoroquinolona; no gene *rrs* de resistência à amicacina, capreomicina e canamicina; e no gene *emb*B de resistência ao etambutol.[272] A sensibilidade do INNO-LiPA® Rif.TB para detecção de resistência à rifampicina em isolados de cultura foi maior do que 95% e a especificidade foi de 100%.[270] Uma metanálise do desempenho do GenoType®MTBDR demonstrou sensibilidade agrupada de 98,1% e especificidade de 98,7% para resistência à rifampicina e uma sensibilidade mais baixa de 84,3% e especificidade de 99,5% para a isoniazida.[271] Outra metanálise do desempenho do MTBDRsl observou: para sensibilidade à fluoroquinolona — 87,4%, especificidade — 97,1%; sensibilidade à amicacina — 82,6%, especificidade — 99,5%; sensibilidade à capreomicina — 82%, especificidade — 97,3%; sensibilidade à canamicina — 44,4%, especificidade — 99,3%; e sensibilidade ao etambutol — 67,9%, especificidade — 79,9%.[272] Em 2008, a OMS aprovou os ensaios com sondas lineares para a rápida detecção de resistência a fármacos de primeira linha em locais de baixa e média rendas.[273]

Testes Sorológicos

Vários antígenos, incluindo antígenos recombinantes altamente purificados específicos para o complexo *M. tuberculosis*, são utilizados nos testes sorológicos para detecção de anticorpos com resultados variáveis. Uma revisão sistemática comprovou que os resultados dos testes sorológicos são altamente variáveis e não são melhores do que a microscopia do esfregaço de escarro.[274] Com base nesses resultados, a OMS não recomenda o uso dos testes sorológicos para o diagnóstico de tuberculose pulmonar e extrapulmonar.[275]

Teste de Suscetibilidade aos Fármacos

A determinação da suscetibilidade aos agentes antimicrobianos é de considerável importância clínica. Em virtude das preocupações relativas à tuberculose causada por organismos resistentes aos fármacos, o teste de suscetibilidade é recomendado para todos os primeiros isolados de *M. tuberculosis*. Infelizmente, devido à falta de recursos, o teste de suscetibilidade aos fármacos não é realizado na maioria das áreas de alta prevalência ou é limitado para cepas de *M. tuberculosis* isoladas de pacientes em alto risco de desenvolverem tuberculose resistente a fármacos (Tabela 35-3). Existem dois métodos gerais para determinar a resistência: fenotípico e genotípico.[276] Alguns dos métodos são desenvolvidos para identificar *M. tuberculosis* e determinar a suscetibilidade antimicrobiana no mesmo teste, tais como MODS, Xpert® MTB/RIF e ensaios com sondas lineares, que foram revisados na seção prévia sobre identificação de *M. tuberculosis*.

Os *métodos fenotípicos* são baseados na cultura de *M. tuberculosis*. Existem dois métodos: absoluto e proporcional, que podem ser feitos em meio líquido ou sólido. O padrão de referência é o método de proporção e é recomendado em meio líquido. Os métodos proporcionais envolvem a inoculação de uma ou mais diluições de micobactérias cultivadas em meios livres de fármacos e em meios contendo concentrações adequadas dos fármacos antituberculose. A resistência é geralmente considerada como estando presente quando o crescimento no meio contendo o fármaco é de 1% ou mais do crescimento-controle nos meios livres de fármacos.

Existem várias abordagens para detectar o crescimento micobacteriano.[277] O método colorimétrico é baseado na redução de um indicador de oxidação-redução (i.e., Alamar Blue, resazurina ou tetrazólio) adicionado ao meio de cultura após exposição das células de *M. tuberculosis* ao antibiótico. A resistência aos antibióticos é identificada pela mudança de cor no meio devido ao processo de oxidação/redução pelas micobactérias viáveis. Esse método é altamente sensível e específico para a detecção de resistência à rifampicina e à isoniazida (98% e 97% sensíveis, respectivamente; 99% e 98% específicos, respectivamente) quando comparados aos métodos convencionais de suscetibilidade aos fármacos baseados na cultura.[276,278] O ensaio de nitrato redutase baseia-se na capacidade de *M. tuberculosis* para reduzir nitrato em nitrito, que também é detectado pela reação que origina um produto colorido. A sensibilidade do teste foi de 97% e a especificidade, de 100% para a detecção de resistência à rifampicina, e de 97% e 99% de sensibilidade e especificidade, respectivamente, para a detecção de resistência à isoniazida.[276,278]

O teste de suscetibilidade à isoniazida e rifampicina é acurado,[278] e a resistência à rifampicina é utilizada como um indicador de tuberculose multirresistente.[279] O teste de suscetibilidade à estreptomicina, etambutol e pirazinamida é menos confiável e reprodutível.[278] No caso dos fármacos de segunda linha, os testes são realizados em laboratórios de referência e são recomendados principalmente para cepas MDR. Os ensaios de resistência aos aminoglicosídeos, capreomicina e fluoroquinolonas são relativamente acurados e reprodutíveis, e a recomendação é empregar os sistemas de cultura líquida automatizados.[278,280] Em relação à resistência aos fármacos de segunda linha (etionamida, protionamida, ciclosserina, terizidona, ácido para-aminossalicílico, clofazimina, amoxicilina-clavulanato, claritromicina, linezolida), os testes não estão padronizados e não são atualmente recomendados.[279]

Os *métodos genotípicos* para identificar resistência a fármacos são integrados com os métodos de identificação de *M. tuberculosis*; portanto, esses métodos são mais rápidos do que os testes de cultura. Os métodos genotípicos são baseados na detecção de mutações associadas à resistência aos fármacos: mutações na região de determinação de resistência à rifampicina *rpoB* estão presentes em 96% das cepas resistentes à rifampicina,[281] mutações em *katG* ou *inhA* em 65% a 75% das cepas resistentes à isoniazida,[281] e mutações em *gyrA* e *gyrB* em 42% a 85% das cepas resistentes à quinolona.[281,282]

Uma limitação comum de todos os métodos genotípicos é a incapacidade para detectar as cepas resistentes aos fármacos que não apresentam as mutações comuns. Portanto, é essencial utilizar os métodos fenotípicos convencionais para excluir a tuberculose multirresistente.

Existem vários métodos genotípicos não comerciais. Os ensaios baseados na *temperatura de melting* (Tm, do inglês, *melting temperature*) utilizam fitas totalmente complementares de DNA que possuem temperaturas de *melting* maiores do que o DNA com um ou mais pareamentos errôneos de nucleotídeos. Esse ensaio é utilizado juntamente com sondas moleculares "frouxas" do tipo *beacons* para detectar mutações na região de determinação de resistência à rifampicina em um sistema fechado, minimizando a contaminação cruzada.[283] Outros métodos genotípicos baseiam-se no sequenciamento de genes ou fragmentos de genes conhecidos por conterem mutações associadas à resistência aos fármacos. O pirossequenciamento, um método rápido em tempo real rápido para o sequenciamento de segmentos pequenos do DNA genômico, foi utilizado com sucesso para detectar mutações em cepas resistentes a fármacos de primeira e segunda linha.[284]

Outra categoria de métodos não comerciais inclui os ensaios com bacteriófagos, nos quais os micobacteriófagos causam a emissão de luz na presença de micobactérias vivas, mas não mortas (i.e., mortas pelo fármaco). São ensaios promissores, mas várias questões técnicas limitam o seu uso.[285] O *ensaio biológico amplificado pelo fago* (PhaB, do inglês, *phage-amplified biologic assay*) pode ser utilizado em escarro ou cultura micobacteriana para identificar *M. tuberculosis* e mutações de resistência aos fármacos.[286] Os ensaios são relativamente simples de executar, não necessitam de grande quantidade de materiais e os resultados estão disponíveis dentro de 48 horas do processamento. Uma metanálise demonstrou que, embora esses ensaios tivessem boa sensibilidade, a especificidade foi baixa e a contaminação foi também um problema observado na metodologia.[285,287]

Apesar dos recentes avanços, nenhum dos métodos diagnósticos é um teste laboratorial remoto (*point-of-care*), significando que, no momento, nenhum dos testes pode ser utilizado em serviços médicos localizados em áreas de baixa renda. Atualmente, a programação de tais métodos rápidos e simples para o diagnóstico de tuberculose inclui os ensaios genotípicos que poderiam ser utilizados potencialmente no leito do paciente. Um grupo de ensaios é baseado na tecnologia de amplificação isotérmica que requer temperatura de incubação uniforme (ao contrário da PCR, que depende de uma temperatura de incubação cíclica e requer equipamentos complexos) utilizando uma tecnologia simples que poderia ser utilizada potencialmente em laboratórios periféricos onde a microscopia do esfregaço é realizada. A amplificação isotérmica mediada por *loop* (LAMP, do inglês, *loop-mediated isothermal amplification*), onde os produtos de amplificação podem ser observados pela fluorescência sob luz ultravioleta, é um exemplo dessa tecnologia.[288] Dados preliminares demonstraram que o ensaio de LAMP para diagnóstico de TB apresentou desempenho comparável ao dos ensaios de PCR disponíveis comercialmente e utilizados para identificar *M. tuberculosis*[288] e poderia também identificar eventualmente mutações de resistência a fármacos nas mesmas reações. Outros testes *point-of-care* fundamentam-se na identificação de antígenos específicos de *M. tuberculosis*, tais como os ensaios imunocromatográficos de fluxo lateral ou testes com tiras utilizando a *lipoarabinomanana* (LAM) para analisar a urina não processada. Infelizmente, seu desempenho é baixo e seu uso não é recomendado, exceto para pacientes com imunodeficiência avançada causada pelo HIV.[289]

TUBERCULOSE PLEURAL (Cap. 80)

Embora o espaço pleural esteja dentro do tórax, para propósitos do estudo é considerado um sítio extrapulmonar da tuberculose. A pleurite tuberculosa é responsável por 17% dos casos extrapulmonares nos Estados Unidos.[27] A epidemiologia da tuberculose pleural correlaciona-se à do padrão geral da tuberculose, sendo mais comum entre homens e aumentando em incidência com o avançar da idade entre 5 e 45 anos. Como observado previamente, esse padrão epidemiológico é modificado pela presença de infecção pelo HIV, embora o envolvimento pleural pareça menos frequente entre pessoas infectadas com o HIV.

Existem dois mecanismos pelos quais o espaço pleural torna-se envolvido na tuberculose. A diferença na patogênese resulta em distintas apresentações clínicas, abordagens diagnósticas, tratamento e sequelas. O primeiro mecanismo manifesta-se em fase precoce da infecção tuberculosa — poucos bacilos da tuberculose podem ter acesso ao espaço pleural e, na presença de imunidade celular, podem causar resposta de hipersensibilidade.[290,291] Essa forma de pleurite tuberculosa geralmente passa despercebida e o processo resolve-se espontaneamente; os indivíduos com pleurite tuberculosa resolvida têm uma probabilidade mais acentuada de desenvolverem tuberculose ativa nos próximos 2 anos,[292] e assim a pleurite tuberculosa deve ser considerada e tratada, se detectada. Entretanto, em alguns pacientes, o acometimento da pleura na tuberculose é manifestado como uma doença aguda com febre e dor pleurítica.[293] Se a efusão é suficientemente extensa, pode causar dispneia, embora as efusões sejam geralmente bem pequenas e raramente bilaterais.

O diagnóstico de tuberculose pleural é geralmente estabelecido pela análise do fluido pleural e por uma biópsia pleural. Em um paciente com efusão pleural que poderia ser tuberculosa, uma toracocentese diagnóstica deve ser realizada. Volume suficiente de fluido deve ser obtido para contagem de células, exame citológico, análise bioquímica e avaliação microbiológica (todos descritos em detalhes nos Caps. 79 e 80), mas fluido suficiente deve ser separado para permitir a realização de uma biópsia de agulha se o espécime original demonstrar ser exsudativo e sem diagnóstico evidente. O fluido é quase sempre cor de palha, embora possa ser levemente sanguinolento. A contagem de leucócitos geralmente está situada na faixa de 100 a 5.000 células/µL.[294] Em uma fase inicial do processo, os leucócitos polimorfonucleares podem predominar, mas as células mononucleares logo se tornam a maioria. O fluido é exsudativo, com uma concentração proteica superior a 50% da concentração proteica do soro, e o nível de glicose pode ser normal a baixo.

A adenosina desaminase demonstra ter alta sensibilidade, exceto em pacientes infectados com HIV, mas apresenta especificidade variável, para o diagnóstico de efusão pleural tuberculosa.[295] IFN-γ é relatado como tendo sensibilidade (0,99) e especificidade (0,98) altas e sendo igualmente confiável em pacientes infectados e não infectados com o HIV.[296,297] Estudos adicionais são necessários para definir o papel diagnóstico desse teste potencialmente útil. Visto que poucos organismos estão presentes no espaço pleural, os esfregaços álcool-acidorresistentes do fluido pleural são raramente positivos e M. tuberculosis é isolado pela cultura em apenas 20% a 40% dos pacientes com pleurite tuberculosa provada.[293,298] Uma única biópsia fechada com agulha realizada na pleura com uma agulha de Cope ou de Abrams, com coleta de três ou quatro espécimes para o exame histológico, coloração de bacilos álcool-acidorresistentes e cultura do tecido, confirma o diagnóstico em aproximadamente 65% a 75% dos pacientes em que a pleurite tuberculosa é finalmente diagnosticada. Um segundo conjunto de espécimes em pacientes cuja biópsia inicial é negativa aumenta o rendimento em 80% a 90%.[298] Os resultados da toracoscopia são quase sempre diagnósticos, mas o procedimento é invasivo, caro e nem sempre disponível. O tratamento antituberculose deve ser iniciado em um paciente que apresente efusão pleural mononuclear exsudativa que permanece sem diagnóstico após uma avaliação completa, incluindo biópsia pleural, e que apresente uma reação de tuberculina ou resultado de IGRA positivo.

O tratamento da variedade de hipersensibilidade na efusão pleural tuberculosa consiste em regimes padrões com fármacos antituberculose.[299] A drenagem realizada por um tubo pela toracotomia raramente é necessária, embora a toracocentese de repetição possa ser necessária para aliviar os sintomas. O uso de corticosteroides pode aumentar a taxa de resolução e diminuir o fluido residual, mas tal tratamento raramente é indicado.[300]

Uma segunda variedade de comprometimento pleural decorrente da tuberculose, que é muito menos comum do que a pleurisia tuberculosa com efusão, é um empiema verdadeiro que segue o derramamento para o espaço pleural de um grande número de organismos, geralmente a partir da ruptura de uma cavidade ou um foco parenquimatoso adjacente por meio de uma fístula broncopleural.[301] O empiema tuberculoso geralmente é associado à doença parenquimatosa pulmonar evidente nos filmes radiológicos do tórax. Nessa situação, o fluido geralmente é espesso e turvo, podendo conter colesterol, o que torna o fluido semelhante ao quilo (efusão pseudoquilosa). O fluido é exsudativo e geralmente apresenta uma contagem de leucócitos relativamente alta, quase todas formadas por linfócitos. Os esfregaços álcool-acidorresistentes e as culturas micobacterianas geralmente são positivos, tornando a biópsia pleural desnecessária.

Além da quimioterapia antituberculosa, a drenagem cirúrgica com um tubo simples de toracotomia é frequentemente necessária e pode ser necessária por um período prolongado de tempo. Em pacientes selecionados que precisam de drenagem contínua, o procedimento de escolha é a técnica de Eloesser (Eloesser *flap*), na qual uma pequena porção da costela sobreposta ao espaço do empiema é removida e a pele é suturada junto à pleura.[302]

TUBERCULOSE DISSEMINADA

A tuberculose miliar, apesar de quase sempre envolver os pulmões, é considerada entre as formas extrapulmonares da doença por causa da multiplicidade dos órgãos afetados. O termo *miliar* é derivado da similaridade das lesões às sementes de milheto. Macroscopicamente, essas lesões são nódulos amarelados de 1 a 2 mm que, no exame histológico, correspondem aos granulomas. No passado, a tuberculose miliar foi observada principalmente em crianças pequenas, como uma consequência precoce de infecção inicial e bacilemia; atualmente, porém, exceto entre pessoas infectadas com HIV, é mais comum entre idosos, como resultado de reativação endógena e invasão hematogênica. A mudança na incidência específica por idade provavelmente é causada pelo menos em parte pela escassez de novas infecções em relação ao número de reativações endógenas nos Estados Unidos. As incidências em ambos os gêneros são quase iguais, com exceção da população de infectados com o HIV, na qual a doença predomina entre homens.

Em razão do envolvimento multissistêmico na tuberculose disseminada, as manifestações clínicas são variáveis. Os estudos laboratoriais de triagem inicial não são particularmente úteis. A radiografia torácica, contudo, é anormal em grande parte, embora não em todos os pacientes com tuberculose disseminada: a frequência de um padrão miliar clássico varia de 50% a 90%. De modo geral, parece que, durante o diagnóstico, cerca de 85% dos pacientes apresentam pequenos nódulos difusos característicos de tuberculose miliar. Outras anormalidades também podem estar presentes e incluem: opacidades nos lobos superiores com ou sem cavitação, efusão pleural e efusão pericárdica. Como mencionado, pacientes com HIV podem ser incapazes de formar granulomas; portanto, apesar de lesões individuais discretas, um padrão difuso uniforme de infiltração pode ser observado.

Uma série de autópsias demonstrou que os órgãos mais frequentemente envolvidos na tuberculose miliar são o fígado, pulmões, medula óssea, rins, glândulas adrenais e baço, mas qualquer outro órgão pode ser o sítio da doença.[303] Por causa da multiplicidade dos sítios acometidos, existem muitas fontes potenciais de material que podem fornecer o diagnóstico. Esfregaços álcool-acidorresistentes do escarro são positivos em 20% a 25% dos pacientes (mesmo quando o paciente não está tossindo espontaneamente) e as culturas do escarro são positivas em 30% a 65%.[304-306] Em um paciente com uma radiografia torácica anormal e exames de escarro negativos, a broncoscopia deve ser a próxima etapa. A expectativa é de que combinações de lavado broncoalveolar e biópsia transbrônquica teriam um alto rendimento.[307] Outros sítios potenciais de biópsia incluem fígado e medula óssea, cada uma com probabilidade de apresentar granulomas (70% a 80%), mas somente com 25% a 40% de chances de fornecer confirmação bacteriológica; as culturas de urina podem ser positivas em até 25% dos pacientes.[305,306] A seleção de outras fontes potenciais de material diagnóstico deve ser conduzida por achados específicos.

O papel dos testes rápidos de amplificação do ácido nucleico para a identificação de M. tuberculosis em pacientes com tuberculose miliar não foi definido e nenhum dos dois testes licenciados pela Food and Drug Administration nos Estados Unidos é aprovado para espécimes respiratórios, embora o Xpert® MTB/RIF seja recomendado para uso com espécimes de sítios extrapulmonares pela OMS.[308] Os dados reportados são difíceis de interpretar porque, frequentemente, os resultados das amostras de diferentes sítios são combinados, os pacientes são selecionados por uma variedade de critérios e o desempenho do teste é variável.[309-311] Por outro lado, vários estudos demonstraram que o Xpert® MTB/RIF pode fornecer uma análise diagnóstica molecular rápida quando a tuberculose extrapulmonar é suspeita. Um volume crescente de literaturas, incluindo dois grandes estudos, demonstrou uma sensibilidade de 81% e especificidade de 99%.[312-314]

Antes da era da quimioterapia, a tuberculose disseminada era uniformemente fatal. Com o tratamento, porém, as taxas de caso-fatalidade relatadas variam de 29% a 64%.[306] O envolvimento meníngeo aumenta a mortalidade e, quando está presente, a duração da quimioterapia-padrão deve ser estendida de 6 a 9 ou 12 meses, e os corticosteroides podem ser úteis para reduzir a mortalidade.[315]

REGIMES PADRONIZADOS ATUAIS

Os regimes de tratamento atualmente recomendados pela American Thoracic Society, CDC, Infectious Diseases Society of America e também pela OMS são apresentados na Tabela 35-1.[299,316] O regime de tratamento básico recomendado para pacientes com tuberculose pulmonar não tratada previamente consiste em uma fase *inicial (ou intensiva)* de isoniazida, rifampicina, pirazinamida e etambutol administrados por 2 meses, seguida por uma fase de *continuação* com isoniazida e rifampicina por 4 meses. A fase inicial reduz rapidamente a carga bacteriana, pela morte de bactérias ativamente em crescimento, enquanto a fase de continuação é prolongada e dirigida para eliminar a subpopulação de bactérias que estão replicando-se lentamente. A última população é algumas vezes denominada *tolerante a fármacos*, significando que as bactérias não são eficientemente eliminadas pelos medicamentos, mas não possuem mutações de resistência adquirida. Como mostrado na Tabela 35-1, existem variações na frequência de administração dos fármacos que são amplamente desenvolvidas para capacitar os profissionais de assistência à saúde (ou seus substitutos) para fornecer supervisão mais rigorosa do tratamento e produzir resultados aceitáveis.[299,316] A administração intermitente de fármacos antituberculose possibilita que a supervisão seja fornecida mais eficiente e economicamente sem redução na eficácia, embora a administração diária possibilite uma margem mais elevada de segurança. Evidências a respeito da eficácia dos regimes intermitentes têm sido revisadas.[317,318] Essas revisões sugerem que o tratamento antituberculose pode ser oferecido descontinuamente três vezes por semana ao longo do período completo de terapia ou duas vezes por semana na fase de continuação, sem perda aparente de eficácia, exceto entre indivíduos com infecção avançada pelo HIV.[317,319-321] No entanto, a OMS não recomenda o uso de regimes intermitentes realizados duas vezes por semana, por causa das consequências potencialmente maiores de perda de uma das duas doses.

Várias advertências aplicam-se a essas recomendações para que o tratamento seja bem-sucedido. Primeiramente, os organismos devem ser suscetíveis aos fármacos utilizados. Por conta das preocupações relativas à resistência aos medicamentos, os testes de suscetibilidade devem ser realizados com os primeiros isolados coletados dos pacientes com tuberculose e os resultados devem ser utilizados para guiar o tratamento. Em segundo lugar, os pacientes devem receber todo ou quase todo tratamento prescrito. Em terceiro, o sucesso deve ser documentado pela avaliação bacteriológica; isto é, as culturas positivas devem ser negativas ao final de 3 meses de tratamento. Se o escarro ainda contiver M. tuberculosis após 3 meses de terapia, o paciente deve ser reavaliado cuidadosamente para determinar se uma mudança no tratamento é necessária. A avaliação deve incluir uma revisão da adesão e a análise para qualquer comorbidade que poderia interferir na resposta. Após 3 meses de quimioterapia, mais de 90% dos pacientes recebendo regimes contendo isoniazida e rifampicina devem apresentar culturas negativas de escarro. Se o escarro continuar positivo, geralmente significa que ou os organismos são resistentes aos agentes utilizados ou o paciente não está tomando os medicamentos. Pacientes que continuam com M. tuberculosis no escarro após 3 meses de tratamento devem ser encaminhados ao início da terapia diretamente observada, se já não estiverem sendo supervisionados, e devem realizar os testes de suscetibilidade aos fármacos por meio de métodos fenotípicos ou por um teste molecular rápido. Se a resistência é encontrada, o regime deve ser modificado em conformidade. Se as amostras de escarro ainda são positivas após 4 meses de terapia, o regime deve ser considerado uma falha terapêutica e um novo regime deve ser iniciado, em condições ideais baseadas nos resultados recentes de testes de suscetibilidade a fármacos. Uma lista de possíveis regimes para a tuberculose resistente a fármacos não MDR (cepas resistentes a um ou mais fármacos, excluindo aqueles com resistência combinada à isoniazida e rifampicina) é mostrada na Tabela 35-2.

A recomendação de uma fase intensiva com quatro agentes antituberculose é baseada, em parte, nos achados do British Medical Research Council, que revelou a necessidade de um regime que seria eficaz na presença de resistência à isoniazida; a inclusão de etambutol durante a fase intensiva reduz a probabilidade de seleção de resistência à rifampicina em cepas com resistência primária à isoniazida.[322-324] Vários fatores foram encontrados como sendo preditivos de um baixo prognóstico terapêutico, incluindo tuberculose extensiva e uma grande população de bacilos, a rapidez ou demora com o qual o escarro torna-se negativo após o início do tratamento, e diversos fatores associados à adesão.[299,320,325,326] No *Public Health Service Study 22* dos Estados Unidos, a presença de cavitação no filme radiográfico inicial do tórax e a positividade na cultura do escarro ao final de 2 meses de fase intensiva de tratamento foram altamente preditivas de um desfecho adverso — falha no tratamento ou recidiva.[320] Por

Tabela 35-1 Regimes com Fármacos para Tuberculose Positiva na Cultura causada por Organismos Suscetíveis aos Fármacos

Regime	Fármacos	FASE INICIAL Intervalo e Doses* (Duração Mínima)	Regime	Fármacos	FASE DE CONTINUAÇÃO Intervalo e Doses*†‡ (Duração Mínima)	Faixa do Total de Doses (Duração Mínima)
1	INH	7 dias/sem para 56 doses (8 sem.) ou 5 dias/sem. para 40 doses (8 sem.)‡	1a	INH/RIF	7 dias/sem para 126 doses (18 sem.) ou 5 dias/sem. para 90 doses (18 sem.)§‡	182-130 (26 sem.)
	RIF		1b§	INH/RIF	Duas vezes por semana para 36 doses (18 sem.)	92-76 (26 sem.)
	PZA		1c‖	INH/RPT	Uma vez por semana para 18 doses (18 sem.)	74 ou 58 (26 sem.)
	EMB					
2	INH	7 dias/sem. para 14 doses (2 sem.), seguida por duas vezes por semana para 12 doses (6 sem.) ou 5 dias/sem. para 10 doses (2 sem.)‡, e duas vezes por semana para 12 doses (6 sem.)	2a§	INH/RIF	Duas vezes por semana para 36 doses (18 sem.)	62-58 (26 sem.)
	RIF		2b‖	INH/RPT	Uma vez por semana para 18 doses (18 sem.)	44 ou 40 (26 sem.)
	PZA					
	EMB					
3	INH	Três vezes por semana para 24 doses (8 sem.)	3a	INH/RIF	Três vezes por semana para 54 doses (18 sem.)	78 (26 sem.)
	RIF					
	PZA					
	EMB					
4	INH	7 dias/sem. para 56 doses (8 sem.) ou 5 dias/sem. para 40 doses (8 sem.)‡	4a	INH/RIF	7 dias/sem. para 217 doses (31 sem.) ou 5 dias/sem. para 155 doses (28 sem.)‡	273-195 (39 sem.)
	RIF		4b§	INH/RIF	Duas vezes por semana para 62 doses (31 sem.)	118-102 (39 sem.)
	EMB					

*Quando a *terapia diretamente observada* (TDO) é utilizada, os fármacos podem ser administrados durante 5 dias/semana e o número necessário de doses, ajustado adequadamente. Embora não existam estudos que comparem cinco e sete doses diárias, a experiência ampla indica que seria uma prática eficaz.
†Pacientes com cavitação na radiografia inicial do tórax e culturas positivas ao término de 2 meses de terapia devem receber uma fase de continuação de 7 meses (28 semanas; 196 doses [diárias] ou 56 doses [duas vezes por semana]).
‡Administração de 5 dias por semana é sempre dada pela TDO.
§Opções 1b, 2a, 4b não são recomendadas para pacientes infectados pelo HIV com contagem de células CD4+ inferior a 100 células/μL.
‖Opções 1c e 2b devem apenas ser utilizadas em pacientes HIV-negativos que têm esfregaços de escarro negativos no término de 2 meses de terapia e que não apresentam cavitação na radiografia inicial do tórax (veja o texto). Para pacientes iniciados nesse regime e com cultura positiva no segundo mês, o tratamento deve ser estendido por um período extra de 3 meses.
EMB, etambutol; INH, isoniazida; PZA, pirazinamida; RIF, rifampicina; RPT, rifapentina.
Modificada de Blumberg HM, Burman WJ, Chaisson RE, et al, for the American Thoracic Society/Centers for Disease Control and Prevention/Infectious Diseases Society of America: Treatment of tuberculosis. *Am J Respir Crit Care Med* 167:604–662, 2003.

esse motivo, em pacientes com cavitação no filme radiográfico torácico inicial e que apresentam culturas positivas no escarro ao final da fase inicial de tratamento, recomenda-se a prorrogação da fase de continuação para 7 meses, totalizando 9 meses de tratamento. Fatores que foram associados à baixa frequência clínica dos pacientes e, portanto, chances menores de resposta favorável, incluem uso de álcool, faixa etária mais jovem (mas acima de 18) e estado civil solteiro. Pacientes com qualquer uma dessas características devem ser monitorados com especial atenção. Embora a terapia diretamente observada (TDO) seja bastante laboriosa, os melhores prognósticos observados em análises retrospectivas justificam o seu uso na prevenção de falha terapêutica e recidiva, ambas com consideráveis custos e consequências negativas à saúde pública.

O algoritmo apresentado na Figura 35-11 ilustra a abordagem para o tratamento de tuberculose pulmonar em pacientes com *M. tuberculosis* isolados de escarro e a Figura 35-10 mostra um algoritmo de tratamento para pacientes com evidência radiológica de tuberculose, mas exames bacteriológicos negativos. Na ausência de confirmação bacteriológica, o tratamento depende primeiramente do grau de suspeita de doença ativa e em segundo lugar, de se o tratamento inicial promove ou não melhora clínica ou radiológica.

Infecção pelo HIV

O regime de tratamento recomendado para pacientes com tuberculose infectados pelo HIV consiste no mesmo regime de 6 meses como descrito para pessoas não infectadas pelo HIV, mas se observam diferenças na terapia de acordo com as diversas áreas importantes. Apesar de, no geral, as taxas de recidiva não serem elevadas entre pacientes com HIV que recebem um regime-padrão de 6 meses nos Estados Unidos, há

Tabela 35-2 Regimes de Tratamento Selecionados para a Tuberculose Não Multirresistente*

Resistência a	Regime de Tratamento	Duração da Terapia	Comentários
Isoniazida (± estreptomicina)	Rifampicina Etambutol Pirazinamida	6-9 meses	Uma fluoroquinolona pode reforçar o regime em pacientes com doença grave.
Isoniazida e pirazinamida	Rifampicina Etambutol Fluoroquinolona†	9-12 meses	O tratamento de duração prolongada deve ser utilizado em pacientes com doença grave.
Isoniazida e etambutol	Rifampicina Pirazinamida Fluoroquinolona	9-12 meses	Um tratamento com duração prolongada deve ser utilizado em pacientes com doença grave.
Rifampicina	Isoniazida Etambutol Fluoroquinolona mais 2 meses de pirazinamida, no mínimo	12-18 meses	Um fármaco injetável pode reforçar o regime em pacientes com doença grave.
Rifampicina e etambutol (± estreptomicina)	Isoniazida, pirazinamida Fluoroquinolona mais um fármaco injetável‡ por um período mínimo de 2-3 meses	18 meses	Um curso mais longo (6 meses) com o fármaco injetável pode reforçar o regime em pacientes com doença grave.
Rifampicina e pirazinamida (± estreptomicina)	Isoniazida Etambutol Fluoroquinolona mais fármaco injetável nos 2-3 primeiros meses, pelo menos	18 meses	Um curso prolongado (6 meses) com o fármaco injetável pode reforçar o regime em pacientes com doença grave.
Isoniazida, etambutol, pirazinamida (± estreptomicina)	Rifampicina Fluoroquinolona mais um agente oral de segunda linha,§ mais um fármaco injetável nos 2-3 primeiros meses, no mínimo	18 meses	Um curso prolongado (6 meses) com o fármaco injetável pode reforçar o regime em pacientes com doença grave.
Pirazinamida	Isoniazida, rifampicina mais 2 meses de etambutol, no mínimo	9 meses	Com frequência observada na infecção por *M. bovis*

*Cepas resistentes a um ou mais fármacos, excluindo a resistência combinada de isoniazida e rifampicina.
†Fluoroquinolonas: levofloxacina ou moxifloxacina.
‡Fármacos injetáveis: estreptomicina, amicacina, canamicina ou capreomicina.
§Fármacos orais de segunda linha: etionamida, ciclosserina ou ácido para-aminossalicílico.
Do Curry National Tuberculosis Center and California Department of Public Health, Drug-Resistant Tuberculosis: *A survival guide for clinicians*, ed 2. Sacramento, CA, 2008, California Department of Public Health, pp 34–35.

uma associação à resistência adquirida à rifampicina.[327-329] Na África subsaariana, porém, a probabilidade de morte, principalmente nos primeiros 2 meses de terapia e de recidiva após tratamento aparentemente bem-sucedido, é maior em pacientes infectados do que em não infectados pelo HIV.[330]

A causa de monorresistência à rifampicina não é definida, mas está associada à administração do medicamento, uma ou duas vezes por semana, na fase de continuação e uso prévio de rifabutina como profilaxia de infecções pelo complexo *Mycobacterium avium*.[321,327] Por esse motivo, o regime de rifapentina (RPT) realizado uma vez por semana é contraindicado para todos os pacientes com infecção pelo HIV, e um regime de duas vezes por semana não é recomendado para aqueles infectados pelo HIV com contagens de CD4+ inferiores a 100 células/µL.[299] Um questão importante no tratamento da tuberculose em pacientes com HIV é o potencial de interações com outros fármacos, principalmente agentes antirretrovirais, como discutido em detalhes no Capítulo 90. As recomendações detalhadas, regularmente atualizadas para o manejo das interações medicamentosas durante o tratamento da tuberculose e HIV estão disponíveis *online* (http://www.cdc.gov/publications/guidelines/TB_HIV_Drugs/default.htm). Os meios mais práticos para minimizar os efeitos das interações é utilizar um regime consistindo em dois inibidores nucleosídeos da transcriptase reversa mais o efavirenz ou, em mulheres grávidas, nevirapina no regime de tratamento anti-HIV e rifabutina no lugar da rifampicina no regime antituberculose. O monitoramento das concentrações dos fármacos no soro pode ser útil no intuito de evitar as consequências adversas das interações. As recomendações atuais para pessoas com infecção pelo HIV e com tuberculose apresentando profunda imunossupressão (contagens de CD4 < 50 células/mm^3) são que a TARV deve ser iniciada dentro de 2 semanas do princípio do tratamento da tuberculose, a menos que a meningite tuberculosa esteja presente. Para todos os outros pacientes com HIV e tuberculose, independentemente da contagem de CD4, a terapia antirretroviral deve ser iniciada dentro de 8 semanas do tratamento inicial da tuberculose. Em parte, a recomendação para o tratamento antirretroviral independentemente da contagem de células CD4 é por causa

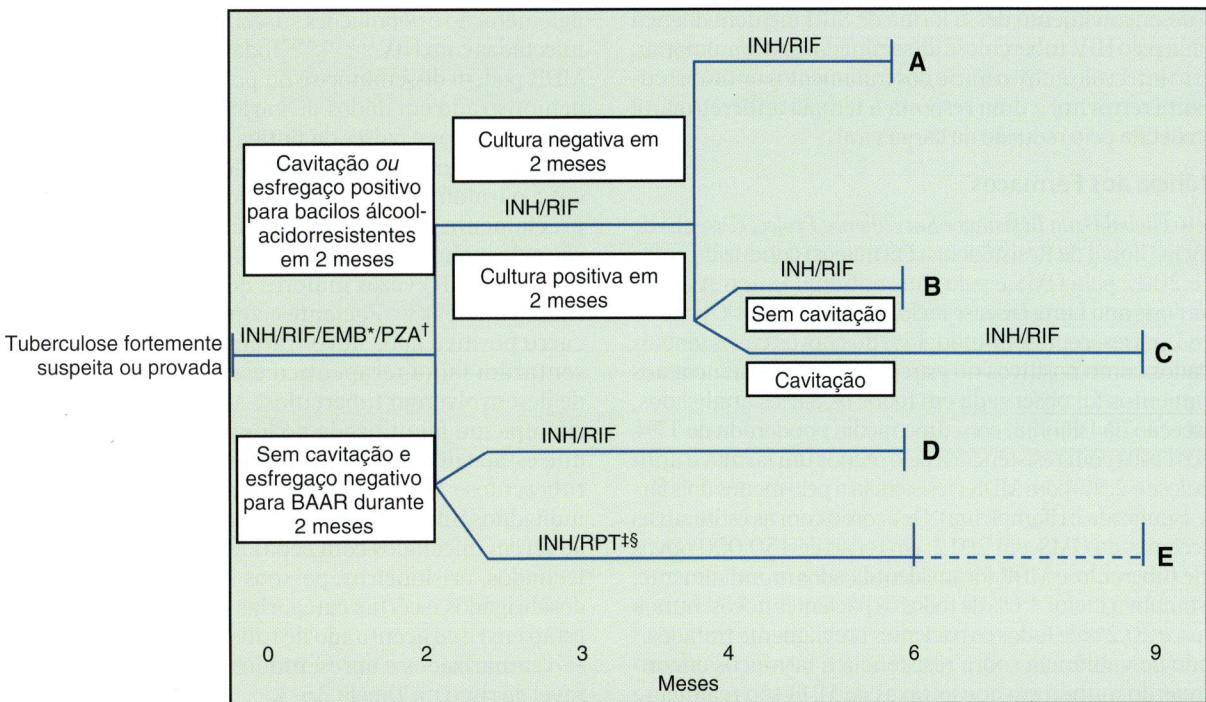

Figura 35-11 Algoritmo do tratamento de pacientes com tuberculose confirmada ou fortemente suspeita. Para pacientes com tuberculose confirmada ou fortemente suspeita, a *fase intensiva* de tratamento deve consistir em isoniazida, rifampicina, pirazinamida e etambutol por 2 meses. A escolha do regime para a *fase de continuação* depende de três fatores: 1) a presença ou ausência de cavitação na radiografia inicial do tórax, 2) resultado da cultura ao término da fase intensiva de tratamento (mês 2), e 3) a presença ou ausência de infecção avançada pelo HIV. Em pacientes sem infecção avançada pelo HIV, se houver cavitação na radiografia torácica inicial e cultura positiva no segundo mês, a fase de continuação do tratamento deve consistir em isoniazida e rifampicina diariamente ou duas vezes semanalmente por 7 meses para completar um total de 9 meses de tratamento. (**Braço C**) Por outro lado, a fase de continuação deve consistir em isoniazida e rifampicina diariamente ou duas vezes por semana durante 4 meses para completar um total de 6 meses de tratamento. (**Braços A, B & D**) Uma opção adicional para pacientes sem infecção avançada pelo HIV, que não apresentam cavitação na radiografia inicial e que têm esfregaços de escarro negativos no mês 2, é um regime constituído por isoniazida e rifapentina, uma vez por semana. (**Braço E**) Nesse braço, se a cultura realizada no segundo mês torna-se positiva, o tratamento é estendido por um período adicional de 3 meses de um total de 9 meses (*linha tracejada*). Em pacientes com infecção avançada pelo HIV (contagem de CD4 inferior a 100 células/μL), a fase de continuação deve seguir as mesmas recomendações como descritas anteriormente, exceto que a administração do fármaco deve ser diária ou três vezes por semana. Em razão da perda de eficácia, pacientes com HIV avançado não devem receber o fármaco duas vezes por semana ou o regime de isoniazida-rifapentina uma vez por semana. *EMB pode ser descontinuado quando os resultados do teste de suscetibilidade aos fármacos indicam ausência de resistência. †PZA pode ser descontinuada após ser administrada por 2 meses (56 doses). ‡RPT não deve ser utilizado em pacientes infectados com HIV e com tuberculose ou em pacientes com tuberculose extrapulmonar. §A terapia deve ser estendida para 9 meses, se a cultura do segundo mês é positiva. EMB, Etambutol; INH, isoniazida; PZA, pirazinamida; RIF, rifampicina; RPT, rifapentina; RXT, raios X torácicos. (Modificada de Blumberg HM, Burman WJ, Chaisson RE, et al, for the American Thoracic Society/Centers for Disease Control and Prevention/Infectious Diseases Society of America: Treatment of tuberculosis. *Am J Respir Crit Care Med* 167:603–662, 2003.)

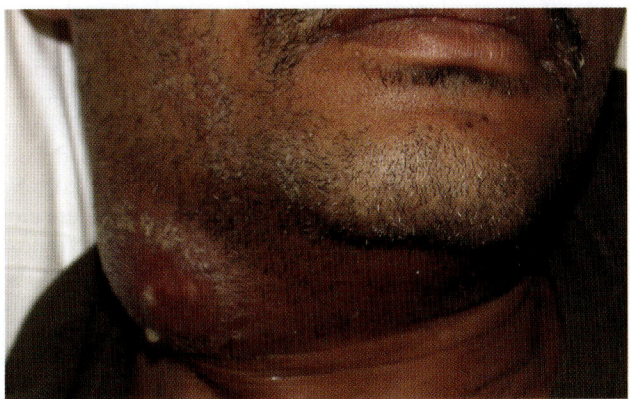

Figura 35-12 Linfadenite tuberculosa em um paciente com síndrome inflamatória da reconstituição imune (SIRI) após o início da terapia antirretroviral. Com o desenvolvimento da SIRI, observa-se inchaço de um nodo cervical anterior e o começo da drenagem purulenta do nodo. (Cortesia de Dr. Henry M. Blumberg, Emory University.)

do efeito na redução de transmissão do HIV.[332] Uma exceção a essa recomendação é dada para pacientes com meningite tuberculosa na qual a reconstituição imune pode ter sérias consequências.[333] O benefício mais relevante na redução da mortalidade em pacientes com tuberculose e infecção pelo HIV é percebido naqueles que apresentam contagem de CD4+ inferior a 200 células/μL. Em pacientes com contagens elevadas de CD4+, o benefício em relação à mortalidade é incerto.[334-336]

Outro aspecto do tratamento da tuberculose, assim como de outras infecções oportunísticas, é a piora paradoxal que pode ser observada em pessoas infectadas pelo HIV que estão recebendo a terapia antirretroviral, um fenômeno clínico conhecido como *síndrome inflamatória da reconstituição imune* (SIRI). A frequência de SIRI relacionada à tuberculose varia, dependendo das definições de caso utilizadas.[333,337] Duas principais síndromes ou formas de SIRI estão associadas à tuberculose em pessoas com infecção pelo HIV.[338] A síndrome mais comum é a SIRI paradoxal associada à tuberculose que surge nas primeiras semanas ou meses após o início da terapia antirretroviral em pacientes já em tratamento da tuberculose. A segunda síndrome SIRI, conhecida como *tuberculose associada à terapia antirretroviral*, origina-se quando a tuberculose (ou alguma outra complicação escondida não diagnosticada e relacionada ao HIV) é "desmascarada" e reaparece logo após o início da terapia antirretroviral. Aspectos característicos de ambas as formas incluem sintomas novos ou exacerbados ou sinais de tuberculose, incluindo piora das opacidades pulmonares, aumento das efusões pleurais ou da linfadenopatia (Fig. 35-12). Geralmente, a síndrome é autolimitante, com uma duração média de 2 meses. Os fatores de risco para o desenvolvimento dessa forma de SIRI incluem doença avançada pelo HIV, tuberculose disseminada e extrapulmonar, um curto intervalo entre o início dos tratamentos antituberculose e antirretroviral e uma resposta à terapia antirretroviral como refletida pela redução da carga viral.

Resistência aos Fármacos

O quarto *Global Drug Resistance Surveillance Project* (Projeto de Vigilância Global de Resistência a Fármacos) conduzido entre 2002 e 2007 pela OMS e pela International Union Against Tuberculosis and Lung Disease incluiu mais de 90.000 pacientes de 81 países, representando 35% dos novos casos globais notificados como positivos no esfregaço.[339] A resistência aos medicamentos foi observada em todos os países analisados, com exceção da Islândia, com uma média ponderada de 17% de novos casos com resistência a pelo menos um fármaco antituberculose e 2,9% com MDR (resistência a pelo menos dois fármacos, isoniazida e rifampicina). De acordo com as estimativas mais recentes da OMS, em 2012, em torno de 450.000 novos casos de tuberculose MDR foram identificados mundialmente. Essa estimativa inclui 3,6% de todos os pacientes novos, nunca tratados, e 20,2% de todos os pacientes previamente tratados.[2] O estudo de vigilância sobre resistência a fármacos encontrou áreas do mundo em que as taxas de MDR são realmente alarmantes, tais como Baku e Azerbaijão, onde 56,3% dos novos casos foram resistentes a qualquer fármaco e 22,3% foram MDR, uma piora considerável desde o relato anterior.[339]

Em 2006, a tuberculose XDR — definida como tuberculose causada por *M. tuberculosis* que não é apenas MDR, mas também resistente a qualquer uma das fluoroquinolonas e a pelo menos um dos três fármacos injetáveis de segunda linha (amicacina, capreomicina ou canamicina) — foi identificada e rapidamente reconhecida como uma grave ameaça emergente para a saúde pública global.[49,340] Relatos subsequentes identificaram a tuberculose XDR em todas as regiões do mundo, com países da antiga União Soviética relatando até 24% de casos de tuberculose XDR entre os casos MDR.[2] Os dois fatores de risco mais importantes para a tuberculose XDR são a falha de um regime terapêutico para a tuberculose que contém fármacos de segunda linha, incluindo um agente injetável e uma fluoroquinolona, e o contato íntimo com um indivíduo com tuberculose XDR documentada ou com um indivíduo em que o tratamento com um regime incluindo fármacos de segunda linha não está funcionando ou falhou.

A resistência aos agentes antituberculose é amplamente de causa humana; uma consequência dos regimes subótimos e de interrupções do tratamento.[341] Erros clínicos que comumente levam à emergência de resistência a fármacos incluem falha em fornecer suporte efetivo no tratamento e garantia de adesão; regimes de tratamento inadequados; adição de um único novo fármaco a um regime que está falhando; e dificuldades para reconhecer a resistência aos fármacos já existentes. Além disso, as condições de comorbidade associadas aos níveis séricos reduzidos de fármacos antituberculose (p. ex., má absorção, diarreia de trânsito rápido, uso de agentes antifúngicos) e interrupções causadas por reações medicamentosas adversas podem conduzir também à aquisição de resistência aos fármacos.[342] Uma potencial fonte adicional de resistência aos fármacos é o uso de medicamentos de baixa qualidade, que podem existir devido à má fabricação ou à deterioração resultante da estocagem inadequada.[343]

A transmissão de cepas resistentes de *M. tuberculosis* foi bem descrita em unidades de assistência à saúde, em ambientes de aglomeração e populações suscetíveis, notavelmente pessoas infectadas com HIV.[173,344,347] Todavia, cepas de *M. tuberculosis* MDR podem disseminar-se na população em geral, como foi demonstrado em dados de vários países, incluindo China, Países Bálticos e países da antiga União Soviética.[339,348-350]

O fator mais relevante associado à resistência aos fármacos é o tratamento antituberculose prévio.[339] Em pacientes previamente tratados, as chances de qualquer resistência são pelo menos quatro vezes maiores, e daqueles com MDR, no mínimo 10 vezes maiores do que nos novos pacientes (não tratados).[351] Pacientes com tuberculose crônica (escarro positivo após novo tratamento) e aqueles que apresentaram falha terapêutica estão em risco mais elevado de desenvolverem tuberculose MDR, particularmente se a rifampicina foi utilizada ao longo do tratamento. Pessoas que estão em contato íntimo com pacientes apresentando tuberculose MDR confirmada, principalmente crianças e indivíduos infectados pelo HIV, também estão em alto risco de serem infectados com cepas MDR. Em alguns ambientes fechados, prisioneiros, pessoas residindo em centros para desabrigados e certas categorias de imigrantes e migrantes estão em risco acentuado de tuberculose MDR. Esses fatores são sumarizados e apresentados em ordem decrescente de nível de risco na Tabela 35-3.

Dada a importância de resistência aos fármacos, tanto para um indivíduo quanto para a comunidade, todos os pacientes em que o tratamento está sendo iniciado devem ser avaliados quanto ao risco de desenvolverem tuberculose causada por organismos resistentes a fármacos. A análise deve ser baseada na história de tratamento prévio, exposição a um caso-fonte possível com organismos resistentes aos agentes antituberculose e a prevalência de resistência na comunidade (se conhecida). Quando possível, a avaliação deve também incluir história de uso da fluoroquinolona no período precedendo o diagnóstico de tuberculose, pois a monoterapia com fluoroquinolonas em um período inferior a 10 dias aumenta a incidência de *M. tuberculosis* resistente à fluoroquinolona.[352-354] Embora o teste de suscetibilidade aos fármacos deva ser realizado no início da terapia em todos os pacientes, aqueles que estão em risco aumentado de resistência aos fármacos devem ser priorizados e um teste molecular rápido (se disponível) deve ser realizado. Além disso, pacientes que permanecem com cultura positiva no escarro ao final de 3 meses de tratamento, pacientes com falha terapêutica e pacientes que perderam o seguimento ou apresentaram recidiva depois de um ou mais ciclos de tratamento, devem ser sempre avaliados quanto à resistência aos fármacos.

Em virtude das dificuldades no delineamento de ensaios controlados randomizados sobre o tratamento da tuberculose MDR/XDR utilizando regimes com múltiplos fármacos, nenhum estudo foi conduzido para avaliar as abordagens atualmente disponíveis para o tratamento. Na ausência de dados provenientes de ensaios clínicos, as recomendações atuais para o tratamento de tuberculose MDR/XDR são baseadas em estudos observacionais, princípios gerais microbiológicos e terapêuticos, extrapolação de evidências disponíveis derivadas de projetos pilotos de tratamento de tuberculose MDR e opinião de especialistas.[351-362]

Orientações mais sistemáticas foram obtidas de uma metanálise conduzida criteriosamente com paciente individuais que examinou os desfechos de tratamento da tuberculose MDR e concluiu que o sucesso do tratamento, comparado à falha/recidiva ou morte, foi associado ao uso de fluoroquinolonas de

Tabela 35-3 Avaliação de Risco de Resistência aos Fármacos

Fatores de Risco para Resistência	Comentários
Falha do novo regime de tratamento (um segundo curso de tratamento após falha, recidiva ou desistência)	Pacientes que ainda apresentam esfregaço positivo no escarro ao final do novo regime terapêutico talvez tenham as taxas mais elevadas de resistência aos fármacos do que qualquer grupo, frequentemente excedendo 80%.
Contato próximo com um caso conhecido de resistência aos fármacos	A tuberculose em contatos próximos de pacientes com TB resistentes aos fármacos é provavelmente uma TB resistente aos fármacos.
Falha do regime inicial de tratamento	Pacientes que não se tornam negativos no esfregaço do escarro durante o tratamento provavelmente são infectados com organismos resistentes aos fármacos. Contudo, a probabilidade depende de vários fatores, incluindo se a rifampicina foi utilizada na fase de continuação e se a TDO foi utilizada ao longo do tratamento. Portanto, uma história detalhada sobre os fármacos utilizados é essencial. Isso é particularmente verdadeiro em pacientes tratados por prestadores de serviços médicos privados, frequentemente com regimes não padronizados.
Recidiva após tratamento aparentemente bem-sucedido	A maioria dos pacientes com recidiva tem organismos totalmente suscetíveis. Contudo, sob condições do programa, uma recidiva evidente, principalmente uma recidiva precoce, pode, de fato, ser uma falha terapêutica não conhecida e, assim apresentar uma probabilidade mais acentuada de resistência aos fármacos.
Retorno após desistência sem falha terapêutica recente	A probabilidade da TB resistente aos fármacos varia substancialmente nesse grupo, dependendo em parte da duração do tratamento e do grau de adesão antes da desistência.
Exposição em instituições que tiveram surtos de TB resistentes aos fármacos ou uma prevalência alta de TB resistente aos fármacos	Pacientes que frequentemente ficam em abrigos de sem-teto, prisioneiros em muitos países e profissionais da área da saúde em clínicas, laboratórios e hospitais podem apresentar altas taxas de TB resistente aos medicamentos.
Residência em áreas com alta prevalência de TB resistente aos fármacos	Taxas de TB resistentes aos fármacos em muitas áreas do mundo podem ser altas o suficiente para justificar o teste de rotina de sensibilidade aos fármacos em todos os novos casos.

Modificada de World Health Organization: Guidelines for the programmatic management of drug-resistant tuberculosis. WHO/HTM/TB/2008.402. www.who.int/tb/publications/2008/en/. Acessado em 8 de julho de 2014.

última geração, assim como ofloxacina, etionamida ou protionamida, uso de quatro ou mais fármacos com mais chances de eficácia na fase inicial intensiva e três ou mais fármacos mais eficazes na fase de continuação.[363] Além disso, como se pode esperar, os desfechos em pacientes com tuberculose MDR são piores quando se observou resistência aos fármacos adicionais além daquelas que compreendem a definição de XDR.[364]

Com base nas informações disponíveis, existem três opções de tratamento para a tuberculose MDR/XDR: regimes padronizados, empíricos e individualizados. A abordagem é dependente da existência de uma história acurada de tratamento prévio, resultados confiáveis de testes de suscetibilidade aos fármacos em pacientes individuais e/ou dados populacionais sobre padrões de resistência prevalentes. Em geral, em áreas onde a suscetibilidade aos agentes antituberculose é amplamente detectada, os regimes de tratamento individualizados são utilizados.

As atuais recomendações globais são que pacientes com tuberculose MDR confirmada devem ser tratados com um regime consistindo em uma fase intensiva de 6 a 8 meses contendo pelo menos cinco fármacos: pirazinamida e quatro fármacos para os quais os organismos são sabida ou supostamente suscetíveis, incluindo um agente injetável. A fase de continuação deve conter pelo menos três fármacos para os quais os organismos são reconhecida ou supostamente suscetíveis. A duração total de tratamento deve ser no mínimo de 18 a 24 meses depois da conversão na cultura.[351] As medidas centradas no paciente, incluindo a observação do tratamento, são necessárias para assegurar a adesão. A consulta com um especialista experiente no tratamento de pacientes com tuberculose MDR/XDR deve ser estabelecida.

Com base na atividade, eficácia, rota de administração, tolerância, disponibilidade e custos, os fármacos antituberculose podem ser classificados em cinco grupos.[357] O grupo 1 consiste em fármacos de primeira linha: isoniazida, rifampicina, etambutol, pirazinamida e rifabutina. Qualquer um desses fármacos deve ser utilizado caso acredite-se que a suscetibilidade permaneça. Apenas um fármaco deve ser selecionado do grupo 2 (fármacos injetáveis — canamicina, amicacina, capreomicina, estreptomicina) e do grupo 3 (fluoroquinolonas) por causa da resistência cruzada total ou parcial e toxicidades similares dentro dos grupos. O grupo 4 consiste em agentes orais menos potentes: etionamida, protionamida, ciclosserina, terizidona e ácido p-aminossalicílico. O grupo 5 é composto por fármacos para os quais a ação antituberculosa não foi documentada em ensaios clínicos (exceto para a tiacetazona): clofazimina, linezolida, amoxicilina/clavulanato, tioacetazona, imipenem/cilastatina, alta dose de isoniazida e claritromicina. Um fármaco que é utilizado em um regime que está falhando nunca deve ser considerado dentro do total dos quatro fármacos para o novo tratamento, mesmo se a suscetibilidade é demonstrada em laboratório. As doses e os efeitos adversos de fármacos de segunda linha são descritos em detalhes nas recomendações da ATS/CDC/IDSA para o tratamento da tuberculose.[299]

Dois novos fármacos de segunda linha, delamanida e bedaquilina, foram introduzidos, embora apenas a bedaquilina tenha sido aprovada pela U.S. Food and Drug Administration quando este texto foi escrito.[365-368] Dada a escassez de dados descrevendo os desfechos e eventos adversos, a OMS recomenda que a bedaquilina pode ser adicionada a um regime recomendado pela OMS em pacientes adultos com tuberculose pulmonar causada por organismos MDR. As recomendações também especificam as condições bastante rígidas sob as quais o fármaco deve ser empregado. Portanto, o consentimento informado deve ser obtido do paciente e deve haver monitoramento cuidadoso dos efeitos adversos dos fármacos.

Os regimes de tratamento empírico são comumente utilizados enquanto os resultados de suscetibilidade aos fármacos são aguardados. Os regimes empíricos são fortemente recomendados para evitar deterioração clínica e prevenir a transmissão de cepas MDR de *M. tuberculosis* aos contatos enquanto se esperam os resultados dos testes de suscetibilidade. Uma vez que os resultados são obtidos, um regime individualizado pode ser iniciado. Os regimes de tratamento individualizados (baseados nos perfis de suscetibilidade e na história de uso de fármacos pelos pacientes individuais ou nos padrões locais de utilização do fármaco) têm a vantagem de evitar os medicamentos tóxicos e caros para os quais a cepa MDR é resistente. Contudo, uma abordagem individualizada requer acesso à considerável capacidade humana, financeira e técnica (laboratorial). Os testes de suscetibilidade aos fármacos de segunda linha são notoriamente difíceis de realizar, em grande parte devido à instabilidade do fármaco e pelo fato de que as concentrações críticas para definir a resistência ao fármaco são próximas da concentração inibitória mínima (CIM) de fármacos individuais.[369]

Um regime padronizado de curta duração utilizado em Bangladesh foi descrito com bons resultados, que foram relatados em um pequeno estudo observacional.[370] Embora promissor, neste momento não há evidência suficiente para recomendar o uso desse regime no tratamento de tuberculose MDR. Um ensaio clínico em curso deve fornecer novas informações substanciais que serão a base para as recomendações. A orientação atual da OMS é que um regime curto para tratamento da tuberculose MDR deve ser utilizado apenas em condições de pesquisa.[371]

Os desfechos de tratamento dos pacientes com tuberculose MDR ou XDR foram avaliados em duas revisões sistemáticas. Na revisão de Johnson et al.,[372] foi estimado que 62% dos pacientes tiveram desfechos bem-sucedidos, 13% apresentaram falha terapêutica e 11% foram a óbito. Fatores associados ao mau prognóstico incluem gênero masculino, abuso no consumo de álcool, positividade do esfregaço no diagnóstico, resistência à fluoroquinolona e um padrão de resistência XDR. Fatores associados ao bom prognóstico foram intervenção cirúrgica sem tratamento prévio e inclusão de uma fluoroquinolona no regime (quando o isolado é suscetível).

Orenstein et al.[373] observaram que estudos combinando pelo menos um tratamento com duração de 18 meses e o tratamento diretamente observado apresentaram sucesso estimado significativamente maior — 69%, comparados a outros estudos sobre desfechos no tratamento em que o sucesso estimado foi de 58%. Além disso, regimes individualizados tiveram um sucesso estimado de 64%, comparados aos regimes padronizados em que o sucesso estimado foi de 54%, embora a diferença não tenha sido estatisticamente significativa.

Uma experiência mais limitada com o tratamento de tuberculose XDR sugere um prognóstico consideravelmente pior. Em uma metanálise de desfechos em 560 pacientes, Jacobson et al.[374] relataram um desfecho bem-sucedido em 44% dos indivíduos avaliados. Essa análise também sugeriu que o uso de uma fluoroquinolona de última geração foi associado a um bom prognóstico. Suporte substancial no tratamento é geralmente necessário para possibilitar que os pacientes completem um regime de segunda linha. O tratamento de tuberculose MDR/XDR é uma intervenção médica complexa: a consulta com um especialista experiente no tratamento desses pacientes é fortemente recomendada. Com frequência, os fármacos de segunda linha são a última esperança para os pacientes com tuberculose resistente a fármacos e é crucial que tal tratamento seja delineado para alcançar a eficácia máxima com a participação ativa do paciente no intuito de vencer os desafios enfrentados tanto pelo prestador de serviço médico como pelo paciente com tuberculose MDR/XDR.[375]

É importante mencionar que a tuberculose causada por organismos resistentes a todos os fármacos testados foi descrita na Índia, mas é provável que exista também em outros lugares do mundo.[376,377] Entretanto, por causa das incertezas sobre a conexão entre os resultados dos testes de suscetibilidade a fármacos de segunda linha e os desfechos dos pacientes, não existem evidências que indiquem as melhores opções de tratamento. Todavia, pelo menos até o momento, não existem opções específicas de tratamento recomendados para tais pacientes e os cuidados sintomáticos ou paliativos podem ser requeridos. Embora o número de tais casos seja provavelmente pequeno, os prestadores de saúde devem estar atentos à possibilidade de tais situações e preparados para oferecer um tratamento paliativo adequado para aliviar o sofrimento causado pela doença.

Tratamento em Outros Grupos de Pacientes

Crianças. Os princípios básicos que se aplicam ao tratamento de adultos com tuberculose pulmonar são igualmente aplicáveis em crianças. Apesar de as crianças serem excluídas de quase todos os ensaios clínicos de quimioterapia com curtas durações, existem vários relatos documentando a utilidade de regimes de 6 e 9 meses em crianças.[378,379] A diferença mais frequente entre tratar crianças e adultos é o uso mais limitado de etambutol. Visto que as crianças tendem a manifestar formas de tuberculose que estão associadas a populações bacilares menos elevadas, a probabilidade de resistência ao fármaco é menor. Além disso, crianças pequenas normalmente não podem ter o teste de acuidade visual realizado com precisão, e assim não podem ser monitoradas quanto à toxicidade. Contudo, se o etambutol é utilizado, a dose deve ser aumentada para 20 mg/kg, por causa das diferenças na farmacocinética entre adultos e crianças.[380] Pelo menos em crianças mais novas, os espécimes de escarro geralmente não podem ser obtidos para avaliações bacteriológicas.[381] Consequentemente, a resposta ao tratamento é mensurada por critérios clínicos e radiológicos. Por esse mesmo motivo, a suscetibilidade ou resistência aos medicamentos deve ser frequentemente inferida a partir do padrão de caso-fonte suspeito ou dos dados da comunidade, em vez de ser determinada em laboratório.

O tratamento de crianças com tuberculose resistente a fármacos é principalmente difícil devido à falta de cultura e de testes de suscetibilidade para guiarem o tratamento. Consequentemente, existe limitada evidência para conduzir o tratamento ideal e o seguimento em crianças. Todavia, os princípios básicos e as abordagens descritas para a tuberculose resistente aos fármacos, incluindo tuberculose MDR e XDR, aplicam-se em crianças e adultos.[382]

Gravidez e Amamentação. A tuberculose ativa não tratada representa um perigo ainda maior para uma mulher grávida e para seu feto do que o próprio tratamento da doença.[383] Mulheres grávidas ou mães de crianças pequenas, portanto, devem iniciar o tratamento com isoniazida, rifampicina e etambutol. A pirazinamida é incluída nas recomendações para o tratamento de tuberculose em mulheres grávidas pela OMS, mas não faz parte das recomendações nos Estados Unidos, por causa de informação insuficiente sobre os possíveis danos ao feto. A estreptomicina, que interfere no desenvolvimento da audição e pode causar surdez congênita, é o único fármaco antituberculose documentado com efeitos prejudiciais ao feto.[384] Esse efeito potencial é supostamente compartilhado pela amicacina, canamicina e capreomicina; contudo, há pouca ou nenhuma informação sobre os efeitos desses fármacos no feto ou sobre os potenciais danos da ciclosserina, etionamida e pirazinamida. Embora os vários fármacos antituberculose estejam presentes no leite materno, as concentrações e as quantidades totais que poderiam ser ingeridas por uma criança em fase de amamentação são pequenas, de tal forma que os efeitos adversos seriam improváveis. Portanto, modificações dos regimes de tratamento não são recomendadas em mães lactantes.[299]

Condições Associadas. A tuberculose comumente se desenvolve em associação a outras condições, tanto por causa de uma doença de base ou porque o seu tratamento altera a responsividade imunológica, assim predispondo o indivíduo à tuberculose (p. ex., infecção com o HIV, neoplasias hematológicas ou reticuloendoteliais, doença renal crônica ou diabetes melito, uso de inibidores do fator de necrose tumoral) ou porque a condição secundária é comum no mesmo ambiente social e cultural que a tuberculose, particularmente alcoolismo e todas as suas complicações e outras formas de abuso no consumo de drogas.[385-387] Visto que todas essas condições podem afetar a resposta e o desfecho do tratamento, as decisões terapêuticas devem ser feitas em uma base individualizada e, quando possível, as etapas devem ser consideradas para corrigir a imunossupressão.

Em pacientes com função renal prejudicada, estreptomicina, canamicina, amicacina e capreomicina devem ser evitadas se possível ou administradas duas a três vezes por semana na dose usual. Se a função renal é gravemente prejudicada, pode ser necessária a redução na frequência de administração de etambutol e pirazinamida, duas a três vezes por semana.[299] A doença hepática, particularmente a hepatite alcoólica e a cirrose, é geralmente associada à tuberculose. No geral, as complicações dos fármacos antituberculose potencialmente hepatotóxicos não têm sido maiores em pacientes com doença hepática.[388] Entretanto, a detecção de qualquer efeito adverso pode ser difícil devido à desordem preexistente relacionada à função hepática. Além disso, um fármaco que causaria mínima hepatotoxicidade em uma pessoa com função hepática normal poderia ter grandes consequências em um paciente com doença hepática grave. Nesses pacientes, as opções de tratamento incluem terapia sem isoniazida e uso de rifampicina, etambutol e pirazinamida por 6 meses; o tratamento sem pirazinamida com uma duração total de 9 meses; tratamento com apenas um fármaco potencialmente hepatotóxico, geralmente retendo a rifampicina e adicionando etambutol e uma fluoroquinolona por um período total de 12 a 18 meses; ou um regime terapêutico sem fármacos hepatotóxicos, incluindo estreptomicina, etambutol, uma fluoroquinolona e talvez outro fármaco de segunda linha por 18 a 24 meses.[299] Em pacientes com doença hepática grave, o teste de rotina da função hepática deve ser realizado no nível basal e frequentemente durante o tratamento. Finalmente, em pacientes com desordens psiquiátricas, torna-se essencial a supervisão rigorosa do tratamento com a terapia diretamente observada de todos os medicamentos.

Terapia Adjuvante

Atualmente, as terapias adjuvantes da tuberculose pulmonar incluem cirurgia e tratamento com corticosteroides. Embora a cirurgia tenha sido anteriormente considerada a base do tratamento da tuberculose pulmonar, desde o advento da quimioterapia, a cirurgia passou a ser raramente indicada. O pneumotórax artificial, pneumoperitônio, interrupção do nervo frênico, plumbagem e toracoplastia — procedimentos desenvolvidos para romper porções do pulmão e cavidades próximas — foram intervenções comuns até a década de 1960, mas depois se tornaram obsoletos devido à eficácia da quimioterapia.[389] Raramente, mesmo agora, pacientes com tuberculose pulmonar MDR são tratados com pneumoperitônio ou toracoplastia.

Atualmente, a ressecção cirúrgica é o procedimento cirúrgico comumente realizado e pode ser indicado em várias situações. Em pacientes com tuberculose causada por organismos MDR ou XDR anatomicamente limitados ao pulmão e que são, de outro modo, considerados candidatos à cirurgia, a ressecção pode ser uma opção terapêutica eficaz. Uma revisão sistemática e metanálise sugeriram que os desfechos clínicos foram melhores em pacientes submetidos à cirurgia além da terapia médica.[390] O desfecho avaliado no pós-procedimento de 12 meses foi estimado como bem-sucedido em 87% dos pacientes com cirurgia por causa da tuberculose MDR. A mortalidade por todas as causas foi de 6%. Os resultados em pacientes com tuberculose XDR foram estimados como bem-sucedidos em 69% dos casos, com uma mortalidade por todas as causas de 4%. Entretanto, é difícil interpretar a literatura existente por causa das diferenças na seleção dos casos com procedimentos cirúrgicos, diferenças nos procedimentos realizados (que frequentemente não são mencionadas nas metanálises), variações na extensão do processo tuberculoso, regimes de terapia diversos e, finalmente, o fato de que os ensaios clínicos controlados não foram realizados (e seriam difíceis de delinear). Idealmente, antes da cirurgia a população bacilar deve ser reduzida o máximo possível com fármacos para os quais o organismo é suscetível. Entretanto, o tempo de cirurgia pode ser difícil, com isso a eficácia de um regime de fármaco de segunda linha não pode ser prevista. A ressecção também pode ser necessária por causa da hemoptise maciça associada à tuberculose atual ou antiga, em função do dano pulmonar residual (p. ex., bronquiectasia) exacerbado por infecções bacterianas reincidentes ou devido à fístula broncopleural geralmente relacionada a um empiema tuberculoso. Além dessas indicações terapêuticas de cirurgia, a tuberculose é algumas vezes diagnosticada pelo exame de uma massa pulmonar ou nódulo que foi removido devido à suspeita de um tumor maligno.

Em qualquer situação envolvendo uma possível cirurgia pulmonar em pacientes com ou sem suspeita de desenvolverem tuberculose, incluindo a ressecção de um nódulo solitário em um paciente com uma reação de tuberculina positiva, é desejável para o paciente receber quimioterapia antituberculose adequada antes da operação. Isso minimizará a possibilidade de disseminação da tuberculose no pulmão e de infecção do coto brônquico e empiema. Não é claramente definido o tempo ideal antes da operação para que o tratamento deva ser administrado, mas em emergências, tais como hemoptise maciça, ao menos doses únicas dos fármacos devem ser oferecidas, enquanto nos procedimentos eletivos é desejável aguardar até que o esfregaço do escarro seja negativo. Se o esfregaço do escarro é negativo, 2 semanas de tratamento é razoável para iniciar a terapia.

Corticosteroides. O uso de corticosteroides na tuberculose pulmonar ainda permanece controverso. Em face dos efeitos bem conhecidos dos corticosteroides na inibição das respostas imunes mediadas por células, parece um contrassenso que esses mesmos agentes possam ser benéficos. Entretanto, os corticosteroides, ao interferirem na resposta imune que causa dano tecidual, podem minimizar os efeitos adversos da reação inflamatória. Por esse motivo, os corticosteroides podem, sob certas condições, ser benéficos em pacientes com tuberculose pulmonar que estão recebendo quimioterapia adequada. Essas condições foram definidas em um ensaio clínico controlado, relatado por Johnson et al.,[391] no qual todos os pacientes foram tratados com quimioterapia antituberculose eficaz (embora a rifampicina ainda não estivesse disponível) e foram distribuídos ao acaso para receber tanto metilprednisolona quanto placebo. Esse estudo demonstrou que o tratamento com corticosteroide beneficiou principalmente o paciente gravemente enfermo (definido pela baixa concentração de albumina sérica, baixo peso corporal e grave perda de peso) que desenvolveu tuberculose extensa. Esse benefício foi evidenciado principalmente por um aumento na taxa de melhora radiológica; não houve efeito adverso na resposta bacteriológica. Em pacientes com doença menos grave, a metilprednisolona não apresentou benefício, na verdade, reduziu a velocidade de conversão do escarro. Esses dados sugerem que o principal papel do tratamento com corticosteroides é observado em pacientes com tuberculose grave e com efeitos sistêmicos graves. Embora não considerados no estudo de Johnson et al., os esteroides também podem beneficiar pacientes com anormalidades acentuadas na troca gasosa e insuficiência respiratória.[392] Uma revisão sistemática mais recente examinou os resultados de ensaios clínicos utilizando corticosteroides como terapia adjuvante da tuberculose pulmonar e chegaram essencialmente às mesmas conclusões.[393] A dexametasona é também recomendada na meningite tuberculosa[166] e, embora a evidência seja menos persuasiva, os corticosteroides são frequentemente administrados na pericardite tuberculosa.

TUBERCULOSE EXTRAPULMONAR

A tuberculose extrapulmonar apresenta problemas diagnósticos e terapêuticos maiores do que a tuberculose pulmonar. Em parte, isso está relacionado à sua menor frequência e, dessa forma, é menos familiar para grande parte dos médicos.[394,395] Além disso, a tuberculose extrapulmonar envolve sítios relativamente inacessíveis e geralmente, por causa da vulnerabilidade das áreas envolvidas, danos muito mais extensos podem ser causados por quantidades menores de bacilos. A combinação de pequenos números de bacilos em sítios inacessíveis torna a confirmação bacteriológica de um diagnóstico mais difícil e os procedimentos invasivos são frequentemente necessários para estabelecer um diagnóstico. Além da necessidade de procedimentos diagnósticos invasivos, a cirurgia pode ser um importante componente do tratamento.

Em 2012, nos Estados Unidos, 21% dos casos recém-relatados de tuberculose envolveram sítios extrapulmonares apenas e um adicional de 10% envolveu tanto os sítios pulmonares quanto os extrapulmonares.[27] A proporção de pacientes com comprometimento extrapulmonar é maior entre pacientes com infecção pelo HIV. Em um amplo estudo retrospectivo sobre tuberculose em pacientes infectados pelo HIV, aproximadamente um terço dos pacientes desenvolveu apenas comprometimento dos sítios extrapulmonares, um terço teve doença pulmonar e extrapulmonar, e um terço apresentou somente envolvimento pulmonar.[396] Em razão da frequência de tuberculose extrapulmonar entre pacientes infectados pelo HIV, os espécimes diagnósticos de qualquer sítio suspeito da doença devem ser cultivados para micobactérias, incluindo sangue e medula óssea de qualquer paciente febril no qual um sítio localizado da doença não foi evidenciado.

TUBERCULOSE LINFÁTICA

A tuberculose linfática é responsável por aproximadamente 42% dos casos de tuberculose extrapulmonar nos Estados Unidos.[27] Embora a epidemiologia básica descritiva da tuberculose aplique-se à tuberculose linfática, observam-se poucas diferenças. Essa forma da doença é mais comum entre crianças do que entre adultos. Além disso, a tuberculose linfática difere do padrão geral por ocorrer com mais frequência em mulheres. Também parece ser mais comum entre habitantes de Ilhas da Ásia e do Pacífico do que entre negros e brancos. Entre pessoas infectadas pelo HIV, a incidência de linfadenite tuberculosa aumenta quando o nível de células T $CD4^+$ diminui.[397]

A linfadenite tuberculosa geralmente manifesta-se como um edema doloroso de um ou mais linfonodos. Os nodos mais comumente envolvidos são aqueles da cadeia cervical posterior ou anterior ou aqueles na fossa supraclavicular. Frequentemente, o processo é bilateral e outros grupos descontínuos de nodos podem ser acometidos. Pelo menos inicialmente, os nodos são discretos e a pele sobrejacente é normal. Com o progresso da doença, os nodos podem tornar-se opacos e a pele sobrejacente, inflamada. A ruptura do nodo pode resultar na formação de um trato sinusal que pode persistir por anos. A adenopatia intratorácica pode comprimir os brônquios, causando atelectasia, acarretando assim a infecção pulmonar e talvez bronquiectasia. Embora rara, a obstrução das vias aéreas superiores pode ser resultante do aumento do nodo cervical. A efusão quilosa pleural e a ascite resultam do comprometimento do nodo intratorácico ou abdominal com obstrução dos linfáticos retroperitoneais ou do ducto torácico. A linfadenite tuberculosa também pode surgir ou agravar-se como uma manifestação da SIRI (Fig. 35-12).

O diagnóstico de linfadenopatia tuberculosa é estabelecido por biópsia ou aspiração do linfonodo com exame histológico, incluindo colorações para organismos álcool-acidorresistentes e cultura do material. Os esfregaços mostram organismos álcool-acidorresistentes em aproximadamente 25% a 50% dos espécimes de biópsias e *M. tuberculosis* é isolado em cerca de 70% dos casos em que a tuberculose é considerada o diagnóstico final.[398] Os granulomas caseosos são encontrados em quase todos os espécimes de biópsias de pacientes imunocompetentes. Em condições de imunodeficiência, os granulomas podem ser malformados ou ausentes.[399]

A taxa de resposta da linfadenite tuberculosa ao regime padrão de 6 meses é muito menor do que a encontrada na tuberculose pulmonar. Os nodos podem aumentar, novos nodos podem aparecer e fístulas podem desenvolver-se durante o tratamento, que por fim demonstra ser efetivo, mas a recidiva bacteriológica verdadeira após o término da terapia é incomum.[400]

O tratamento com corticosteroides é utilizado para diminuir os nodos intratorácicos e aliviar a obstrução brônquica, principalmente em crianças. Em um estudo controlado, Nemir et al.[401] demonstraram que os corticosteroides aumentam a taxa de resolução das alterações radiológicas que se acreditavam serem resultantes do estreitamento brônquico pelas lesões endobrônquicas ou nos linfonodos em crianças com tuberculose primária. Além dessa indicação, não se observa um papel evidente dos corticosteroides na tuberculose linfática.

A intervenção cirúrgica pode ser necessária para a realização do diagnóstico de linfadenite tuberculosa e, nessa situação, a incisão cirúrgica e drenagem são necessárias para prevenir drenagem espontânea e formação de fístulas. A excisão cirúrgica dos nodos envolvidos, precisamente como um adjuvante à quimioterapia, está associada talvez a um desfecho discretamente pior do que o tratamento médico com aspiração do nodo ou apenas com o tratamento médico.[402]

TRATAMENTO DE TUBERCULOSE LATENTE

O tratamento da tuberculose latente é realizado com base nas observações feitas na década de 1950. Em estudos experimentais, observou-se que a administração de isoniazida em animais antes do desafio com *M. tuberculosis* levou a uma frequência mais baixa de tuberculose.[431] Posteriormente, verificou-se que a isoniazida administrada em crianças com tuberculose primária quase eliminou a disseminação extrapulmonar da doença.[432] Esses resultados forneceram os fundamentos para vários estudos amplos realizados pelo U.S. Public Health Service sobre eficácia da isoniazida na prevenção da tuberculose. Esses estudos compreenderam ensaios clínicos duplo-cegos, controlados por placebo, que envolveram cerca de 70.000 participantes em diferentes condições e que tiveram uma variedade de fatores de risco distintos para o desenvolvimento de tuberculose. O delineamento e os resultados desses estudos são descritos em detalhes por Ferebee.[433] Os achados foram notavelmente similares em todos os grupos estudados; participantes que receberam isoniazida apresentaram redução de aproximadamente 80% na incidência de tuberculose durante o ano de administração do fármaco, em comparação com aqueles que receberam placebo. Houve diminuição do efeito protetor durante os anos subsequentes, mas os grupos tratados ainda apresentaram cerca de 50% menos tuberculose do que os grupos-controle, a cada ano após o ano de tratamento, durante um período de 10 a 12 anos de observação. De modo geral, a isoniazida reduziu a incidência de tuberculose em aproximadamente 60%.

A eficácia dos fármacos antituberculose na prevenção da doença é supostamente um resultado da redução da população viável de bacilos sequestrados em lesões inativas ou radiologicamente invisíveis nos pulmões e em outros sítios. Todavia, ocasionalmente, o tratamento pode ser concedido às pessoas que foram expostas à tuberculose, mas não possuem TCT ou IGRA positivos. Nessa situação, considera-se que o tratamento previna o estabelecimento de uma infecção tuberculosa, um exemplo de "profilaxia primária". Entretanto, a eficácia dos fármacos antituberculose na prevenção da doença é limitada em populações de alta prevalência: um amplo ensaio realizado recentemente em mineradores de ouro da África do Sul encontrou um benefício apenas temporário do tratamento preventivo com isoniazida, muito provavelmente em virtude da frequente reexposição à tuberculose após o término do tratamento.[433a]

INDICAÇÕES PARA O TRATAMENTO

As recomendações do teste para a LTBI e o seu tratamento refletem o conceito de que apenas as pessoas que estão em risco aumentado de tuberculose devem ser testadas para infecção latente; portanto, qualquer pessoa que é testada e apresenta um teste positivo, deve ser considerada para o tratamento.[434,435] As duas grandes categorias de pessoas cujo risco de tuberculose é consideravelmente maior do que o observado na população geral dos Estados Unidos são: pessoas que sabida ou supostamente foram recém-infectadas com *M. tuberculosis* e pessoas com condições clínicas que aumentam o risco de progressão da infecção latente para a tuberculose ativa. Os grupos específicos nos quais o tratamento é indicado são os seguintes (em ordem decrescente de risco para o desenvolvimento de tuberculose).

Pessoas com Infecção pelo HIV

Vários estudos demonstraram que as taxas de tuberculose entre pessoas que são infectadas com *M. tuberculosis* e HIV são extremamente altas, variando de 3% a 10% ao ano.[436,437] A eficácia da terapia preventiva entre pessoas com infecção pelo HIV foi analisada em uma revisão Cochrane incluindo dados até abril de 2008.[438] A terapia preventiva (com qualquer fármaco anti-TB) *versus* placebo foi associada a uma menor incidência de tuberculose ativa com um *risco relativo* (RR) de 0,68. O benefício foi maior em indivíduos com um TCT positivo (RR 0,38) do que naqueles com um teste negativo (RR 0,89). A eficácia foi similar para todos os regimes, independentemente do tipo de fármaco, frequência ou duração do tratamento. Entretanto, em comparação à monoterapia com isoniazida, os regimes de curta duração com múltiplos fármacos tiveram maior probabilidade de necessitarem da descontinuação do tratamento devido aos efeitos adversos. Embora se observe a redução na mortalidade com a monoterapia utilizando isoniazida, não houve evidência de que a terapia preventiva reduziu a mortalidade por todas as causas.

Atualmente, a OMS recomenda o uso de isoniazida por no mínimo 6 meses em pessoas com infecção pelo HIV e em risco de tuberculose independentemente do resultado do TCT. Alguns dados sugerem que um tratamento de 36 meses de duração reduz ainda mais o risco de tuberculose em pessoas infectadas pelo HIV em um país com alta incidência de tuberculose, talvez por reduzir a reinfecção pelo *M. tuberculosis*.[439] Todavia, esse regime não é recomendado atualmente pela OMS.

Do mesmo modo, embora os dados demonstrem eficácia do regime de isoniazida-rifapentina em 12 doses, administrado em adultos com HIV, ainda não é recomendado pela OMS.[440] Embora a terapia antirretroviral tenha um efeito substancial na redução do risco de tuberculose, observa-se um benefício aditivo do tratamento preventivo com isoniazida.[197,199,441]

Contatos Próximos de Novos Casos

Dois porcento a 4% das pessoas em contato próximo com uma pessoa que apresenta tuberculose infecciosa desenvolvem tuberculose no ano seguinte à exposição.[442-444] Em crianças pequenas e adolescentes, o risco é talvez duas vezes maior do que em adultos. Visto que os resultados do TCT ou do IGRA podem ser negativos quando a infecção é recente, todos os contatos próximos devem ser tratados. Aqueles com um TCT de 5 mm ou mais devem ser considerados como infectados e devem receber um ciclo completo de terapia preventiva. Contatos próximos que apresentam TCT negativo devem ser testados novamente 2 a 3 meses após o caso-índice ter deixado de ser infeccioso ou após o contato ter sido interrompido. Se o TCT nesse período for inferior a 5 mm ou se o IGRA não for convertido, a isoniazida pode ser descontinuada; se a reação é igual ou superior a 5 mm ou um IGRA é convertido de negativo ou indeterminado a positivo, o fármaco deve ser continuado por um ciclo completo. Os contatos infectados com HIV devem ser tratados mesmo se o resultado do TCT for negativo.[434]

Pessoas com Infecção Recente

Como discutido na seção que descreve a patogênese da tuberculose, o risco de desenvolvimento da tuberculose é mais elevado durante os dois primeiros anos após a aquisição de infecção. Qualquer pessoa que é documentada com conversão do TCT ou um IGRA de negativo para positivo deve ser considerada como recém-infectada e deve receber o tratamento. Uma conversão do teste cutâneo é definida como um aumento no tamanho da reação para 10 mm ou mais dentro de um período de 2 anos em pessoas com idade inferior a 35 anos e um aumento maior ou igual a 15 mm em pessoas com mais de 35 anos. Aos reatores do TCT com idade inferior a 5 anos deve ser concedida uma alta prioridade para terapia preventiva, tanto pelo fato de obviamente estarem infectados em um período relativamente recente quanto por causa do potencial de doença grave nessa faixa etária. Não há consenso sobre mudanças no resultado do IGRA para definir uma conversão.

Pessoa com Achados Radiológicos Estáveis Consistentes com Tuberculose Prévia

Este grupo inclui pessoas com uma história de tuberculose e que nunca receberam quimioterapia ou não foram tratadas adequadamente e também pessoas sem história conhecida de doença. A taxa observada de novos episódios de tuberculose nesses grupos varia de aproximadamente 0,4% a 3,5% ao ano.[445-447] O risco é inferior em pessoas com pequenas lesões que se tornaram estáveis por um longo período. Em pessoas com anormalidades radiológicas, é essencial que a tuberculose atual seja excluída por uma avaliação clínica e bacteriológica cuidadosa. Como a exclusão da tuberculose ativa não poderia ser viável ou possível no início da terapia, uma abordagem alternativa é iniciar a terapia com múltiplos fármacos: isoniazida, rifampicina e pirazinamida, e algumas vezes com etambutol. Se a doença é considerada ativa em função de uma cultura positiva ou pela melhora radiológica, a terapia deve ser continuada por 6 meses. Se não há suspeita de doença ativa, a terapia pode ser interrompida após 4 meses e o ciclo de tratamento será suficiente para propósitos preventivos.[434]

Pessoas com Outras Condições que Aumentam o Risco de Tuberculose

Embora o risco de tuberculose não seja sempre quantificável, evidências suficientes justificam a terapia preventiva em determinadas condições: terapia prolongada com corticosteroides (geralmente 15 a 20 mg ou mais de prednisona diariamente, ou equivalente, por mais 2 a 3 semanas); terapia imunossupressora; neoplasias hematológicas ou reticuloendoteliais e talvez alguns tipos de tumores sólidos; doença renal em fase terminal; condições clínicas associadas à rápida perda de peso (incluindo derivação intestinal para obesidade e consumo alimentar inadequado); após gastrectomia; e antes do tratamento com agentes anti-TNF; silicose ou pneumoconiose de trabalhadores do setor carbonífero.[434,448] Além disso, mesmo na ausência de qualquer um desses fatores de risco, as pessoas nas seguintes circunstâncias que apresentaram leituras de TCT de 10 mm ou mais devem ser consideradas para a terapia preventiva: estrangeiros provenientes de áreas com alta prevalência de tuberculose; populações de baixa renda carentes em atendimento médico, incluindo grupos raciais e étnicos de alto risco; residentes de unidades de cuidados continuados (p. ex., instituições penitenciárias e casas de repouso); e outros grupos que, com base em padrões epidemiológicos locais, apresentaram uma alta incidência de tuberculose (p. ex., trabalhadores migrantes, pessoas desabrigadas).[434]

REGIMES ATUAIS DE TRATAMENTO

Por muitos anos, o único regime disponível para o tratamento da infecção latente era a isoniazida administrada por 6, 9 ou 12 meses. Posteriormente, demonstrou-se a eficácia da rifampicina administrada individualmente durante um período de 4 meses.[434] Mais recentemente, observou-se que uma combinação de isoniazida e rifapentina em doses únicas semanais sob observação direta de 12 doses não foi inferior à isoniazida administrada individualmente por 9 meses.[449] O CDC posteriormente publicou as recomendações para o uso do regime de 12 doses, indicando que deve ser utilizado sob observação direta em adultos sem infecção pelo HIV.[450] O regime que é apoiado firmemente é a isoniazida administrada diariamente por 9 meses. Um regime de 6 meses também demonstra produzir proteção considerável e pode fornecer o melhor balanço entre custo e benefício. Ambos os regimes de 6 e 9 meses com isoniazida podem ser oferecidos duas vezes por semana sob observação direta. A segunda opção é a rifampicina administrada diariamente por 4 meses, embora poucos dados sustentem essa alternativa de tratamento.

A isoniazida é administrada em uma única dose diária de 300 mg em adultos e 5 a 10 mg/kg de peso corpóreo (até 300 mg/dia) em crianças. O fármaco também pode ser administrado em doses de 15 mg/kg, duas vezes por semana, que podem facilitar a observação direta do tratamento. A duração mínima de tratamento é de 6 meses; 9 meses de terapia é considerado ótimo. A rifampicina é dada em uma única dose de aproximadamente 10 mg/kg de peso corpóreo tanto para adultos quanto para crianças, até um total de dose diária de 600 mg. A mesma dose é utilizada quando o fármaco é administrado duas vezes por semana. Se a rifabutina é substituída por rifampicina, a dose é de 5 mg/kg/dia ou 300 mg/dia.

O tratamento de LTBI com isoniazida ou rifampicina não deve ser realizado em pessoas que têm doença hepática instável, ativa. A doença hepática crônica estável não é uma contraindicação, mas tais pacientes merecem consideração cuidadosa em relação às indicações e precisam de atenção especial durante o período de tratamento. Outras pessoas que devem ser monitoradas especialmente de perto durante a administração de terapia preventiva incluem pessoas com mais de 35 anos; aquelas recebendo outros medicamentos que podem apresentar interações (tais como fenitoína, dissulfiram ou fármacos antirretrovirais); e pessoas com outras desordens, tais como alcoolismo, diabetes melito ou insuficiência renal, que podem aumentar o risco de reações adversas, principalmente hepatite e neuropatia periférica.

A gravidez não é uma contraindicação à isoniazida; contudo, em vista da preocupação com a administração eletiva de qualquer fármaco durante o curso da gravidez, em geral é prudente esperar até o parto para iniciar a terapia com isoniazida. As exceções a essa abordagem geral são mulheres que apresentam conversão do TCT documentada durante a gravidez ou que estão infectadas pelo HIV e possuem um TCT positivo.

MANEJO DA EXPOSIÇÃO A ORGANISMOS RESISTENTES AOS FÁRMACOS

Contatos de pessoas com tuberculose resistente aos fármacos apresentam um risco substancial de serem infectados e desenvolverem tuberculose ativa.[451] Fornecer terapia preventiva para pessoas expostas a organismos MDR ou XDR é particularmente problemático porque não existem regimes com eficácia comprovada. As opções que estão disponíveis incluem a observação somente ou a administração de dois fármacos para os quais o isolado do caso-fonte demonstrou ser suscetível (p. ex., regime de 6 meses de etambutol e pirazinamida ou de pirazinamida e uma fluoroquinolona). Deve-se notar que não existem dados para guiar a escolha de uma opção. Em tais situações, a consulta de especialistas deve ser obtida. Independentemente da abordagem escolhida, se houver evidência sugerindo tuberculose, o paciente deve ser tratado imediatamente com um regime de múltiplos fármacos para os quais o organismo seria supostamente suscetível com base no teste de suscetibilidade do isolado obtido no caso índice.

IMUNIZAÇÃO COM O BACILO CALMETTE-GUÉRIN

A administração da vacina BCG é a principal técnica preventiva utilizada por muitos anos em boa parte do mundo, ainda que nenhuma outra vacina tenha sido tema de maior controvérsia.[452] O BCG é um bacilo tuberculoso atenuado (*Mycobacterium bovis*), criado no início dos anos 1908 por Calmette e Guérin na França, e que mostrou proteger uma variedade de espécies animais contra a tuberculose. Foi primeiramente utilizado em humanos em 1921 e desde então se tornou a vacina mais utilizada no mundo: até 80% dos bebês nos países em desenvolvimento recebem imunizações com o BCG. Em crianças, o BCG demonstrou prevenir a tuberculose disseminada e miliar e também a meningite tuberculosa.[453] Em adultos, os resultados da vacinação com o BCG são menos evidentes; dos oito ensaios clínicos controlados de BCG contra a tuberculose pulmonar em adultos, a proteção variou de 0 a 70%.[452] É interessante notar que, quando duas diferentes vacinas foram utilizadas em um Ensaio do Conselho de Pesquisa Médica no Reino Unido, uma delas produziu apenas baixa reatividade ao TCT, e graus iguais de proteção foram observados. Por outro lado, nenhuma proteção foi encontrada no Ensaio do Sul da Índia com mais de 200.000 pessoas monitoradas por 15 anos, embora todos os pacientes que desenvolveram tuberculose converteram a positividade do TCT por meio da vacina.[454] É incerto por qual motivo o BCG parece ser eficaz em algumas partes do mundo e não em outras (um achado que é evidente também na proteção contra a hanseníase). Claramente, existe um grande interesse em aprender sobre a natureza das respostas imunes protetoras, fatores genéticos do hospedeiro, variações na patogenicidade dos bacilos tuberculosos e o papel da exposição às micobactérias ambientais não tuberculosas que podem fornecer resistência ou aumentar a suscetibilidade.

Existem muitas variáveis que potencialmente poderiam ser responsáveis pelos resultados discordantes. Incluem variações na potência das cepas de BCG utilizadas, técnica de administração, manuseio da vacina e prevalência da infecção por micobactérias não tuberculosas, que podem conferir algum grau de proteção.[455] Em parte por causa desses fatores, atualmente se aceita em geral que o BCG não representa uma ferramenta que pode ser utilizada para reduzir a incidência total de tuberculose em uma população. Entretanto, parece que o BCG reduz a probabilidade das formas mais graves da doença em crianças e é com esse objetivo em mente que continua sendo um componente das recomendações de imunização da OMS para países em desenvolvimento. Em virtude da ampla aceitação e o uso de BCG e seus benefícios em crianças, não é provável que novas vacinas para a tuberculose substituam imediatamente o BCG. Em vez disso, provavelmente serão utilizadas inicialmente para reforçar as respostas após uma dose inicial de BCG, em uma tentativa de induzir respostas que protejam confiavelmente os adultos contra a tuberculose pulmonar.

Nos Estados Unidos, o BCG tem limitada aplicabilidade. É recomendado apenas para pessoas com TCT negativo que são repetidamente expostas a pacientes potencialmente infecciosos que estão sendo tratados ineficazmente. De modo geral, a recomendação é limitada às crianças. Como uma vacina viva, o BCG não deve ser administrado em pessoas imunocomprometidas, incluindo aquelas com infecção sintomática pelo HIV ou mulheres grávidas.

ENFRENTANDO PROBLEMAS ATUAIS

A tuberculose está se tornando uma doença mais complicada globalmente por causa do surgimento de organismos MDR e XDR e pelo aumento da frequência de comorbidades, particularmente infecção pelo HIV, mas também de outros fatores que aumentam o risco, tais como diabetes, insuficiência renal, fármacos imunossupressores, tabaco e outras substâncias que causam dependência. Evidentemente, novas ferramentas diagnósticas e opções terapêuticas são urgentemente necessárias. Atualmente, os métodos amplamente utilizados em todo o mundo, tanto para a tuberculose ativa (microscopia do esfregaço do escarro) quanto para a tuberculose latente (TCT), foram inventados no final do século XIX. Similarmente, a vacina BCG, apesar de seu amplo uso, não oferece a proteção necessária. O tratamento padrão atual com quatro fármacos (isoniazida, rifampicina, etambutol e pirazinamida) permanece inalterado por mais de 30 anos, deve ser tomado por um mínimo de 6 meses e é insuficiente para tratar pacientes com tuberculose MDR ou XDR. Apesar da existência de novos métodos diagnósticos, todos representam uma melhora das técnicas antigas ou são baseados na detecção de ácidos nucleicos; nenhum preenche a necessidade urgente de testes diagnósticos laboratoriais rápidos (*poin-of-care*).

Novos agentes e mecanismos para reduzir a resistência a novos fármacos são uma necessidade vital, como destacado pelo aumento de tuberculose resistente a fármacos e a detecção de casos de XDR.[456] No topo da lista de necessidades também encontramos o teste para a detecção rápida de resistência a fármacos adequada para o uso *point-of-care*. A tecnologia atual identificou alguns alvos de fármacos e possibilitou o teste de novos compostos com métodos de avaliação de alto rendimento. Diversos fármacos para a tuberculose ativa estão sendo testados atualmente nos ensaios clínicos.[456,457] Alguns deles são candidatos a fármacos de primeira linha que podem reduzir o tempo de tratamento, enquanto outros fármacos possuem menos interações medicamentosas, com potencial benefício de utilização com fármacos antirretrovirais. Outros fármacos possuem novos alvos. Entretanto, nós estamos distantes de atingir um tratamento verdadeiramente curto (atualmente o termo *curto prazo* é utilizado em um regime de 6 meses).

As vacinas eficazes exigirão uma compreensão melhor da resposta imune protetora ao *M. tuberculosis* e da patogênese da doença. A disponibilidade de sequências genômicas inteiras de milhares de isolados clínicos de *M. tuberculosis* e a evidência recente da importância da coevolução do hospedeiro e do organismo[458] devem auxiliar o delineamento de distintas abordagens de vacinação.[459] Um recente ensaio clínico demonstrou que uma nova vacina para tuberculose denominada MVA85A induziu respostas imunes esperadas, mas fracassou em proteger contra a tuberculose quando utilizada para reforçar a vacina BCG em bebês;[458a] tais resultados novamente demonstram que maior compreensão da patogênese da tuberculose e da imunidade protetora é necessária para informar o desenvolvimento de vacinas eficazes. Nós ainda estamos longe de entender por qual motivo o sistema imune natural (que previne 90% das pessoas infectadas de desenvolverem tuberculose ativa) falha em 10% daqueles infectados e por que a resposta imune adaptativa na tuberculose não nos protege de infecções repetidas. Apesar dessas lacunas no conhecimento, vários candidatos adicionais a vacinas estão sendo testados no momento (http://www.aeras.org/candidates/ e http://www.tbvi.eu/).

Embora os avanços científicos importantes tenham sido alcançados recentemente, grandes lacunas ainda permanecem em relação à compreensão da biologia básica do organismo e da resposta humana à infecção por *M. tuberculosis*. Os novos desafios rapidamente emergentes relativos à assistência e controle da tuberculose, tais como HIV, tuberculose MDR e mais recentemente tuberculose XDR, podem superar os avanços e ameaçar a nossa capacidade de controlar a doença.

Pontos-chave

- Embora os casos de tuberculose e as taxas de casos estejam consistentemente declinando em países de alta e, em grande parte, de média renda, a doença continua sendo altamente prevalente em países de baixa e alguns de média renda.
- A epidemia de infecção pelo HIV, principalmente na África subsaariana, está levando às taxas extremamente altas de casos de tuberculose.
- Tanto a infecção pelo HIV quanto a resistência aos fármacos antituberculose, principalmente resistência a múltiplos fármacos e também resistência extensa, representam os principais problemas no controle global da tuberculose.
- O tratamento adequado da tuberculose, tanto suscetível quanto resistente aos fármacos, é a principal intervenção para a diminuição da transmissão de *Mycobacterium tuberculosis*. O tratamento consiste em uma fase *intensiva* inicial para eliminar as bactérias em replicação ativa rapidamente seguida pela fase de *continuação* para eliminar os organismos tolerantes aos fármacos.
- Adotar um regime adequado é o indicado, e a adesão do paciente é o fator crítico que determina o sucesso do tratamento.
- O tratamento da tuberculose extrapulmonar é amplamente o mesmo da tuberculose pulmonar. As exceções são a tuberculose do sistema nervoso central e a tuberculose envolvendo os ossos e as articulações, nas quais o tratamento de longa duração é recomendado.
- O tratamento de infecção tuberculosa latente em pessoas com risco aumentado de progredir para a tuberculose ativa significativamente reduz o risco de doença. Tais riscos elevados incluem a conversão recente dos testes cutâneos de tuberculina, infecção concomitante com o HIV, doença renal crônica e uso de terapia com o anti-TNF.

As Referências estão disponíveis exclusivamente no site www.elsevier.com.br/expertconsult

36 INFECÇÕES MICOBACTERIANAS NÃO TUBERCULOSAS

CHARLES L. DALEY, MD • DAVID E. GRIFFITH, MD

INTRODUÇÃO
MICROBIOLOGIA E TAXONOMIA
EPIDEMIOLOGIA
Incidência e Prevalência
Distribuição e Variação Geográfica
TRANSMISSÃO E PATOGÊNESE
Transmissão
Fatores Associados à Infecção
Fatores Associados à Doença
DIAGNÓSTICO E TRATAMENTO DE PATÓGENOS ESPECÍFICOS
Diagnóstico Laboratorial
Micobactérias de Crescimento Lento
Micobactérias de Crescimento Rápido
Monitoramento Terapêutico de Fármacos
Doença Pulmonar por MNT do tipo Pneumonite por Hipersensibilidade
DOENÇA POR MNT ASSOCIADA AOS CUIDADOS DE SAÚDE E PREVENÇÃO DE INFECÇÕES POR MNT

INTRODUÇÃO

Pouco depois da descoberta de *Mycobacterium tuberculosis* em 1882 por Robert Koch, várias outras espécies de micobactérias foram descritas. No entanto, apenas na metade do século XX essas micobactérias foram reconhecidas por causar doenças nos seres humanos, e na década de 1980 foram conhecidas por causar um amplo espectro de doenças.[1] Ao longo dos anos, esses organismos tiveram muitos nomes, incluindo "micobactérias outras do que a da tuberculose", "micobactérias do meio ambiente", "micobactérias anônimas ou atípicas", e "micobactérias não tuberculosas" (MNT), o termo preferido nos Estados Unidos. A epidemia do vírus da imunodeficiência humana (HIV, do inglês, *human immunodeficiency virus*) anunciou uma nova conscientização de infecções por MNT por causa das altas taxas de infecções disseminadas pelo complexo *Mycobacterium avium*[2] (ou, como geralmente abreviado, CMA) e por outras espécies.[3] Infecções disseminadas por MNT têm diminuído significativamente em populações infectadas pelo HIV após o advento dos medicamentos antirretrovirais, ao passo que as taxas de doenças por MNT em populações não infectadas pelo HIV parecem estar aumentando.

MNT representam um amplo espectro de organismos que são ubíquos em nosso ambiente. Essas bactérias são isoladas a partir de águas naturais e potáveis, bem como solos, e a exposição a essas reservas parece ser a fonte da infecção em humanos. Pelo menos 160 espécies de MNT foram identificadas e muitas delas têm sido relatadas como causadoras de doença em pacientes imunocompetentes e imunocomprometidos. Ao contrário de *Mycobacterium tuberculosis*, a transmissão de MNT parece não ocorrer de humano para humano na ausência de circunstâncias extraordinárias, essas micobactérias variam muito em sua capacidade de causar doença, e há poucas evidências sobre a sua capacidade de latência. Infelizmente, MNT são difíceis de tratar devido aos elevados níveis de resistência *in vitro* dos fármacos antimicrobianos, que necessitam de longas terapias com resultados relativamente pequenos quando comparados com a tuberculose. Não surpreendentemente, esses fatores resultam em um custo comparável ao tratamento de outras doenças infecciosas crônicas, como a infecção pelo HIV e a *síndrome da imunodeficiência adquirida* (AIDS, do inglês, *acquired immunodeficiency syndrome*).[4] Até hoje a falta de compreensão da transmissão e patogênese dessas infecções cada vez mais importantes tem limitado nossa capacidade de desenvolver medidas de saúde pública destinadas a prevenir a infecção.

MICROBIOLOGIA E TAXONOMIA

O gênero *Mycobacterium* é constituído por organismos dentro do complexo *M. tuberculosis*, *Mycobacterium leprae* e MNT. Mais tarde foram classificados em 1959 por Runyon em grupos adicionais com base na sua pigmentação, na presença ou ausência de luz (fotocromogênicas, escotocromogênicas, não cromogênicas) e por características de crescimento (lento *versus* rápido).[5] Todas as micobactérias são caracterizadas pela sua taxa de crescimento quando comparadas com outras espécies bacterianas, e as MNT ainda são caracterizadas em organismos que *crescem rapidamente* ou *lentamente*: os de crescimento rápido podem ser diferenciados por um crescimento em subcultura com menos de 7 dias, e os de crescimento lento, por um crescimento entre 2 a 3 semanas. MNT, como todas as micobactérias, são também caracterizadas por uma fina camada de peptidoglicanos envolvida por uma espessa membrana externa rica em lipídeos.[6] Essa membrana resulta em um número de propriedades que permitem aos organismos sobreviverem em diversos ambientes. Por exemplo, a superfície celular hidrofóbica permite a adesão às superfícies, resistência aos desinfectantes e antibióticos, crescimento lento e tolerância ao calor.[7] Propriedades importantes adicionais que permitem a sobrevivência no meio são a capacidade de crescer em baixas concentrações de carbono (oligotrofia) e de oxigênio.

A disponibilidade de métodos moleculares tornou obsoleta a classificação de Runyon para fins clínicos e resultou em um aumento significativo na identificação de novas espécies. Em 1997, das cerca de 50 espécies de MNT que haviam sido identificadas, apenas 13 eram descritas como patógenos respiratórios.[8] Atualmente, existem mais de 160 espécies identificadas de MNT, com pelo menos 50 que podem ser associadas à infecção pulmonar[9] (Tabela 36-1). Assim, é razoável se perguntar por que há uma profusão de espécies de MNT em geral e aquelas associadas a doenças pulmonares em pequeno número.

A principal explicação pode ser encontrada no laboratório de micobacteriologia. Anteriormente à era dos métodos de alta resolução para a identificação do organismo, MNT eram identificadas com base em suas características morfológicas e

Tabela 36-1 Micobactérias não Tuberculosas Causadoras de Doença Pulmonar de Crescimento Lento e de Crescimento Rápido

Micobactérias de Crescimento Lento		Micobactérias de Crescimento Rápido	
M. arupense	M. nebraskense	M. abscessus	M. holsaticum
M. avium	M. nonchromogenicum	M. alvei	M. houstonense
M. asiaticum	M. palustre	M. boenickei	M. mageritense
M. branderi	M. parascrofulaceum	M. bolletii*	M. massiliense*
M. chimaera	M. phlei	M. brumae	M. mucogenicum
M. celatum	M. riyadhense	M. chelonae	M. peregrinum
M. florentinum	M. saskatchewanse	M. confluentis	M. phocaicum
M. heckeshornense	M. scrofulaceum	M. elephantis	M. septicum
M. intermedium	M. senuense	M. fortuitum	M. thermoresistible
M. interjectum	M. shimodei	M. goodii	
M. intracellulare	M. simiae		
M. iranicum	M. szulgai		
M. kansasii	M. triviale		
M. kubicae	M. triplex		
M. lentiflavum	M. xenopi		
M. malmoense			

*Taxonomia em transição: considerar essas subespécies de *M. abscessus*.
Dados de Griffith DE, Aksamit T, Brown-Elliott BA, et al: An official ATS/IDSA statement: diagnosis, treatment, and prevention of nontuberculous mycobacterial diseases. *Am J Respir Crit Care Med* 175:367–416, 2007.

bioquímicas, bem como em seus padrões de suscetibilidade *in vitro*. A inadequação ou falta de sensibilidade dessas técnicas refletiu-se no número de organismos que foram agrupados como "complexos", tais como o "complexo *Mycobacterium fortuitum*", que incluíam várias espécies de rápido crescimento, como *M. fortuitum*, *Mycobacterium chelonae* e *Mycobacterium abscessus*. Embora fosse evidente a similaridade no crescimento e nas propriedades morfológicas das diferentes espécies, as técnicas laboratoriais padronizadas não eram adequadas para separá-las confiavelmente em nível de espécie.

Atualmente, existem vários métodos para identificação das espécies de MNT, incluindo *cromatografia líquida de alto desempenho* (HPLC, do inglês, *high-performance liquid chromatography*) e as sondas de DNA para as espécies de MNT mais comumente isoladas.[9] HPLC tem sido especialmente útil na identificação de novas espécies de MNT, mas não apresenta a sensibilidade das técnicas moleculares. A mudança revolucionária na identificação das MNT deveu-se ao sequenciamento de DNA prontamente disponível, especialmente o sequenciamento do gene do RNA ribossomal 16S, que é altamente conservado, de modo que diferenças de 1% ou mais nessa sequência do gene podem definir uma espécie de MNT. Bases de dados publicamente disponíveis de sequências da região 16S do RNA ribossomal permitem a comparação rápida de isolados de micobactérias para determinar se uma nova espécie de MNT está presente. Alternativamente, as sequências de genes da proteína de choque térmico 65, *rpoB*, *secA* ou a sequência completa de DNA genômico de uma espécie de MNT podem ser comparadas a outras bases de dados de sequências genéticas disponíveis publicamente.

A expansão de novas espécies de MNT nos últimos 15 anos é, portanto, principalmente uma consequência de técnicas de identificação com maior resolução, capazes de separar espécies de MNT estreitamente relacionadas, em vez da proliferação de novas espécies de MNT. Previsivelmente, muitas dessas espécies identificadas recentemente têm propriedades microbiológicas muito similares às de outras MNT intimamente relacionadas, de modo que a identificação das novas espécies de MNT não pode estar associada a quaisquer propriedades clínicas novas ou inesperadas. Ainda não se sabe se essa revolução na identificação de espécies de MNT terá impacto igualmente profundo na compreensão dos aspectos clínicos da doença causada por MNT. O que é certo, porém, é que os médicos terão de se familiarizar com muitos mais nomes conforme a identificação de novas espécies de MNT.

EPIDEMIOLOGIA

INCIDÊNCIA E PREVALÊNCIA

Há uma dificuldade em se determinar a epidemiologia da doença por MNT, pois a notificação não é obrigatória na maioria dos países e a diferenciação entre infecção e doença é muitas vezes difícil. A incidência e prevalência de infecções por MNT têm variado significativamente entre os estudos, em parte porque os estudos utilizam diferentes metodologias e avaliam diferentes populações.[10] Os dados existentes sugerem que a incidência e prevalência de infecções por MNT estão aumentando.

Estudos epidemiológicos de infecções e doenças causadas por MNT utilizam uma das três abordagens: (1) estudo da reatividade à hipersensibilidade do tipo tardio aos antígenos de micobactérias; (2) análise da taxa de isolamento de MNT relatada a partir de laboratórios; ou (3) uso de dados clínicos e laboratoriais para definir a doença com mais precisão.[10] Estudos utilizando a reação de hipersensibilidade tipo tardio para antígenos micobacterianos injetados subcutaneamente estimam que 11% a 33,5% da população nos Estados Unidos tem teste cutâneo positivo para MNT.[10-12] Um estudo utilizou dados da coorte do National Health and Nutritional Examination Survey para descrever a reatividade cutânea ao derivado proteico purificado B durante dois períodos de tempo. Para os anos de 1971-1972 e 1999-2000, as taxas de um teste cutâneo positivo foram de 11,2% e 16,6%, respectivamente.[13]

Notou-se o aumento da reatividade do teste cutâneo entre os dois períodos de tempo em estrangeiros, mas não em indivíduos nascidos nos Estados Unidos, sugerindo uma maior taxa de exposição e infecção nos indivíduos estrangeiros.

Os primeiros estudos laboratoriais usaram isolados consecutivos a partir de uma área de influência bem definida para estimar a frequência de infecção. Dados de inquéritos de laboratórios estaduais nos Estados Unidos no início dos anos 1980 estimaram uma prevalência de infecção por MNT de um a dois casos por 100.000 habitantes.[14] Uma pesquisa de seguimento semelhante de 1993 a 1996 relatou uma taxa anual de casos de pessoas não infectadas pelo HIV de sete a oito por 100.000, documentando um aumento no isolamento de MNT em comparação com a pesquisa anterior.[15] Essas pesquisas em laboratório sofrem com o fato de que apresentam informações baseadas nos isolados, mas não levam em conta o número de pacientes e se os pacientes tiveram ou não a doença. Esses estudos iniciais têm sido largamente substituídos por melhores estudos baseados em metodologias mais rigorosas.

Estudos que combinam dados clínicos e de cultura podem ser mais úteis para estimar a incidência e a prevalência da doença. Estudos desde o início de 1950 da Tchecoslováquia,[16] Gales,[17] Irlanda,[18] Austrália,[19] e Estados Unidos[14] relataram aumentos na incidência ou prevalência. Em alguns relatos, o aumento da taxa de infecção por MNT foi associado a um declínio na taxa de tuberculose. Por exemplo, no Japão, de 1971 a 1984, a incidência da tuberculose pulmonar diminuiu de 133,1 para 46,3 por 100.000, enquanto a incidência da doença pulmonar por MNT aumentou de 0,89 para 2,15.[20] Da mesma forma, na Suíça, a incidência da tuberculose pulmonar diminuiu de 16,2 para 13,2 por 100.000 durante 6 anos, enquanto a incidência de MNT pulmonar aumentou de 0,4 para 0,9 por 100.000.[21] Em Queensland, na Austrália, onde MNT são comunicadas, a incidência da doença pulmonar clinicamente relevante aumentou de 2,2 por 100.000 em 1999 para 3,2 por 100.000 em 2005.[22]

Os aumentos mais significativos na prevalência de MNT foram relatados na América do Norte. Marras et al.[23] relataram um aumento no número de MNT pulmonar isolados em Ontário, entre 1997 e 2003; durante esse mesmo período de tempo, a taxa de isolamento de *M. tuberculosis* diminuiu naquela província. Em um estudo posterior, a prevalência da doença pulmonar MNT em um período de 5 anos em Ontário foi relatada com um aumento de 29,3 casos por 100.000 em 1998-2002 para 41,3 casos por 100.000 pessoas no período de 2006-2010.[24] Um estudo recente relatou aumento significativo da prevalência anual da doença pulmonar MNT em pacientes internados em 11 estados entre 1998 e 2005;[25] a prevalência anual aumentou entre homens e mulheres na Flórida (3,2% ao ano e 6,5% ao ano, respectivamente) e entre as mulheres de Nova Iorque (de 4,6% ao ano), mas não houve aumento significativo na Califórnia. A prevalência anual da doença pulmonar por MNT em beneficiários do U.S. Medicare (todos de 65 anos de idade ou mais) aumentou de 20 por 100.000 em 1997 para 47 por 100.000 em 2007.[26] A variação percentual anual para as mulheres foi de 9,1%, significativamente mais elevada do que para os homens (6,4%) (Fig. 36-1). Em um estudo particularmente rigoroso do Oregon, foram avaliados estudos clínicos e radiológicos de pacientes com doenças respiratórias por MNT. Esse estudo encontrou uma prevalência geral de 8,6 casos por 100.000 pessoas e 20,4 por 100.000 naqueles acima dos 50 anos de idade.[27] Embora nem todos os estudos tenham documentado

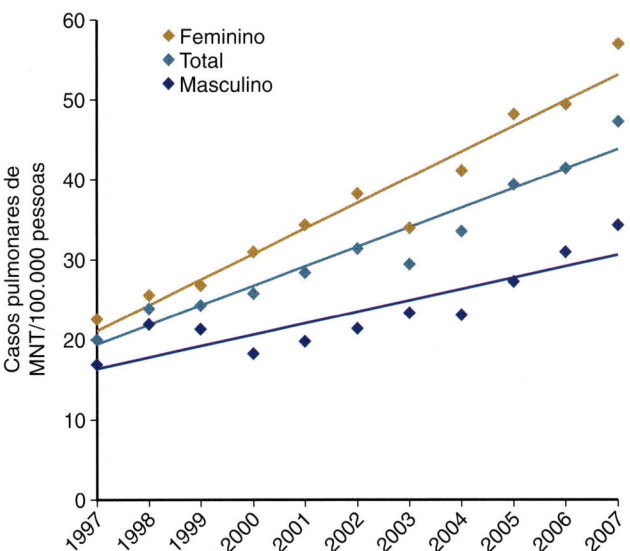

Figura 36-1 Prevalência anual de casos pulmonares de micobactérias não tuberculosas entre uma amostra do *U.S. Medicare Parte B* inscritos por gênero de 1997 a 2007. MNT, Micobactérias não tuberculosas. (Adjemian J, Olivier KN, Seitz AE, et al: Prevalence of nontuberculous mycobacterial lung disease in U.S. Medicare beneficiaries: *Am J Respir Crit Care Med* 185:881–886, 2012.)

um aumento na prevalência de MNT,[28] grande parte das evidências sugere o aumento da doença pulmonar por MNT.

As razões para o aumento na incidência e prevalência não têm sido explicadas, embora o aumento da conscientização sobre a doença e a melhoria das técnicas diagnósticas, principalmente a aplicação generalizada da análise de imagem do tórax pela *tomografia computadorizada* (TC) de alta resolução, pudessem ser um fator. Um verdadeiro aumento na incidência poderia estar relacionado a alterações no hospedeiro, como o envelhecimento da população, com o aumento da prevalência de doença pulmonar crônica, ou com um aumento no número de indivíduos imunocomprometidos. A observação de uma diminuição na incidência de tuberculose pulmonar e um aumento na incidência de MNT pulmonar, como notado anteriormente, poderia ser explicada pela imunidade cruzada entre as espécies micobacterianas. Finalmente, um aumento na prevalência ou na virulência de organismos ambientais ou mudanças no comportamento humano que conduzissem ao aumento da exposição aos organismos poderiam ser fatores contribuintes.

DISTRIBUIÇÃO E VARIAÇÃO GEOGRÁFICA

MNT têm sido relatadas como causa de doença pulmonar em todo o mundo, embora seja marcante a variação na prevalência da doença e das espécies predominantes.[29] Nos Estados Unidos, a região Sudeste tem sido considerada por muito tempo como aquela cujas taxas de infecção são as mais elevadas.[14,30,31] Isolados de MNT têm sido recuperados com maior frequência a partir de amostras de água do sudeste *versus* o norte dos Estados Unidos, de modo que a exposição é provavelmente maior nessas regiões.[32] No entanto, um estudo recente relatou que, entre os pacientes do Medicare, os estados com as maiores prevalências de MNT pulmonar foram Havaí (396/1.000.000), seguido por Califórnia (191/100.000).[26] Flórida, Louisiana e Mississippi também tiveram altas prevalências, variando entre 151/100.000 e 200/100.000.

As razões para tal variação geográfica não são bem compreendidas. Casos pulmonares por MNT foram identificados a partir de uma amostra nacionalmente representativa de beneficiários do Medicare Part B, e seus municípios de residência foram divididos em municípios de baixo e de alto risco, a fim de identificar potenciais fatores de risco sociodemográficos e ambientais.[33] Os pesquisadores identificaram sete grupos de casos de MNT pulmonares dentro de áreas de alto risco que constituem 55 municípios. Os municípios de alto risco foram então comparados com 746 municípios de baixo risco. Municípios de alto risco eram maiores, apresentaram maiores densidades populacionais e níveis de educação e renda mais elevados do que os municípios de baixo risco. Além disso, municípios de alto risco apresentaram maior potencial médio diário de evapotranspiração (a soma da evaporação e da transpiração de água das plantas para a atmosfera) e áreas cobertas por água de superfície. Também foram mais propensos a ter níveis mais altos de cobre e sódio e níveis mais baixos de manganês no solo. Assim, fatores ambientais específicos correlacionam-se com as taxas de infecção pulmonar por MNT.

As espécies predominantes na América do Norte têm sido as pertencentes ao CMA, seguida por *Mycobacterium kansasii*, *M. abscessus*, *M. fortuitum*, *M. chelonae* e *M. scrofulaceum*.[14,30] O CMA também foi avaliado como as espécies predominantes nas Américas Central e do Sul, Europa e Ásia. As espécies predominantes do CMA também variam de região para região. Na Europa e na América do Sul, *M. avium* é a espécie predominante, ao passo que *M. intracellulare* é a espécie predominante na Austrália e na África do Sul.[29] *Mycobacterium xenopi* é comum na Europa e no Canadá, enquanto *Mycobacterium malmoense* é mais comum no norte do que no sul da Europa. Populações de mineiros na Tchecoslováquia[16] e na África do Sul[34,35] têm sido descritas com altas taxas de infecção por *M. kansasii*.

TRANSMISSÃO E PATOGÊNESE

TRANSMISSÃO

MNT são ubíquas no ambiente e foram encontradas em águas naturais e potáveis, biofilmes, solo e aerossóis.[36] A fonte presumível de infecção é a exposição a esses reservatórios ambientais, porque a transmissão de humano para humano foi documentada apenas em circunstâncias extraordinárias.[37,38] Estudos utilizando técnicas de genotipagem, como eletroforese em gel de campo pulsado, análise do *número variável de repetição em tandem* (VNTR, do inglês, *variable numer tandem repeat*), e sequenciamento do genoma inteiro foram capazes de isolar as mesmas cepas de MNT de pacientes e de seus ambientes.[39-41] Apesar da falta de compreensão a respeito do mecanismo pelo qual a exposição ambiental, eventualmente, leva à infecção pulmonar,[42] foi levantada a hipótese de que a exposição aos aerossóis infectados pode levar à infecção e possivelmente à doença. Em um estudo para determinar se o encanamento doméstico poderia servir como uma fonte para um isolado de MNT de paciente, amostras de água foram obtidas a partir das residências de 37 pacientes em todo Estados Unidos.[43] Dezessete (46%) das residências apresentaram pelo menos um isolado micobacteriano da mesma espécie encontrada no paciente e, em sete pacientes, o isolado tinha o mesmo genótipo. Em um recente relatório da Austrália, 35% dos pacientes com doença pulmonar por MNT tinham as mesmas espécies isoladas do suprimento de água da casa.[44] Em outros relatórios, há pelo menos dois casos que tiveram a mesma cepa do CMA isolada a partir de espécimes do trato respiratório dos pacientes e da água de seu chuveiro.[39,40] Em outro trabalho, a cepa do CMA do paciente foi isolada do solo de vaso na residência.[41] Também houve relatos de surtos em que os isolados dos pacientes foram pareados com isolados ambientais de MNT.[45] Em um estudo recente realizado por meio de entrevistas com adultos HIV-negativos com CMA, atividades geradoras de aerossol e recursos de abastecimento da água da casa e do jardim não foram considerados fatores de risco, mas a doença pulmonar prévia e os imunossupressores foram.[46]

Até recentemente, a transmissão de pessoa para pessoa era considerada um improvável modo de transmissão.[47] No entanto, dois estudos recentes descreveram possível transmissão em uma clínica de avaliação da fibrose cística (FC).[37,38] O primeiro relatório descreveu um potencial foco de *M. abscessus* subsp. *massiliense* em uma clínica de FC em Seattle.[37] Um paciente com baciloscopia positiva pode ter transmitido a infecção a outros quatro pacientes com FC na mesma clínica; a cepa infectante era indistinguível por eletroforese de campo pulsado e análise de reação em cadeia de polimerase. Outro trabalho realizado no Reino Unido também descreveu a transmissão de *M. abscessus* subsp. *massiliense* em um centro de FC.[38] Os autores observaram que a transmissão direta de pessoa para pessoa era pouco possível, mas a infecção cruzada no ambiente hospitalar era mais provável.

Infecções extrapulmonares por MNT em pacientes imunocompetentes são geralmente o resultado de um ferimento ou cirurgia. Um recente surto de infecções da pele e tecidos moles devido a *M. abscessus* subespécie *massiliense* envolveu mais de 2.000 pacientes que se submeteram a procedimentos invasivos, como laparoscopia, artroscopia, cirurgia plástica ou cosmética.[48]

FATORES ASSOCIADOS À INFECÇÃO

Em um estudo prospectivo randomizado de base populacional, usando dados de testes cutâneos em Palm Beach, Flórida, relatou que 32,9% de 447 participantes de uma pesquisa domiciliar tiveram uma reação positiva aos antígenos de *M. avium*.[49] Fatores preditivos independentes de uma reação positiva incluíam a raça negra, local de nascimento fora dos Estados Unidos e exposição cumulativa com mais de 6 anos ao solo. Exposição à água, alimentos e animais de estimação não foram associados à reatividade ao teste cutâneo. Usando dados do *National Health & Nutritional Examination Survey*, os pesquisadores relataram resultados semelhantes, no que diz respeito à sensibilização à *Mycobacterium intracellulare*:[13] gênero masculino, raça negra não hispânica, e nascimento fora dos Estados Unidos foram, cada um, independentemente, associado à sensibilização. A maior taxa de reatividade ao teste cutâneo foi encontrada em pessoas que tinham 20 a 39 anos de idade; entre indivíduos com 20 anos ou mais, que trabalham na agricultura ou na construção, foi fortemente associado à sensibilização. Esses dois estudos interessam na medida em que a reatividade ao teste cutâneo a quaisquer antígenos de *M. avium* ou *M. intracellulare* foi vinculada a fatores provavelmente associados à exposição ao solo e foi mais comum em homens e em indivíduos estrangeiros. No entanto, a doença parece ser mais comum em mulheres idosas e, pelo menos nos Estados Unidos, em americanos natos. Além disso, a fonte de infecção por *M. avium*, frequentemente associada à doença pulmonar pelo CMA com bronquiectasia e nódulos, parece ser principalmente a água municipal (de torneira) nos Estados Unidos, enquanto a infecção por *M. intracellulare* é adquirida por alguma outra fonte, como provavelmente, o solo.[50] Assim, é provável que os fatores de risco para a infecção sejam diferentes daqueles associados à doença.

FATORES ASSOCIADOS À DOENÇA

A maior parte das MNT é significativamente menos patogênica do que *M. tuberculosis* e provavelmente exige algum grau de comprometimento do hospedeiro para o estabelecimento da doença. Diversos fatores de risco para a doença foram descritos e estes podem ser subdivididos, de forma geral, em três grupos: (1) fatores que prejudicam a imunidade do hospedeiro, (2) fatores que levam ao comprometimento da imunidade (pulmonar) local, e (3) fatores relativos às espécies. Esses fatores podem ser reduzidos ainda mais no modelo de "dose incomum" e no modelo de "indivíduo suscetível".[46] No modelo de "dose incomum", postula-se que indivíduos que se tornam infectados o fazem por causa de uma ampla exposição à MNT, enquanto no segundo modelo, presume-se que seja necessária alguma suscetibilidade para a infecção se manifestar. É provável que, na maioria dos pacientes, ambos os modelos de patogênese tenham um papel em graus variados.[51]

O aumento da idade tem sido constantemente descrito como um fator de risco para MNT pulmonar, em pacientes com e sem doença pulmonar subjacente.[12,14,52,53] O fator de risco mais comumente relatado é o gênero masculino, embora também haja uma população de mulheres idosas com risco para doença pulmonar nodular e com bronquiectasia. Talvez o fator de risco mais importante para o desenvolvimento da doença pulmonar por MNT seja a doença pulmonar crônica subjacente. A doença por MNT foi descrita em associação à FC, doença pulmonar obstrutiva crônica (incluindo deficiência de alfa$_1$-antitripsina), doença pulmonar cavitária, pneumoconiose, bronquiectasia, tuberculose prévia e proteinose alveolar pulmonar.[54] Estudos têm documentado uma alta prevalência de MNT em culturas de escarro de pacientes com FC, com estimativas que variam de 3% a 19,5% de prevalência de isolados de MNT, dos quais a maioria foi identificado como CMA.[55,56]

Pacientes com doença pulmonar por MNT são frequentemente associados à *doença do refluxo gastroesofágico* (DRGE) ou a outras doenças esofágicas. Historicamente, tem sido relatada a associação entre pacientes com *micobactérias de crescimento rápido* (MCR) e doenças do esôfago;[57,59] entretanto, relatos recentes informam que pacientes com doença pulmonar devida ao CMA de crescimento lento também possuem uma alta frequência de DRGE.[60,61] Em um estudo da Coreia do Sul, que utilizou sondas de pH para diagnosticar DRGE, os autores relataram que a prevalência de DRGE foi de 26%, embora apenas um quarto desses pacientes tenha apresentado sintomas típicos da DRGE.[60] Pacientes com infecção por *M. abscessus* foram mais propensos a desenvolver DRGE do que aqueles com CMA, embora a diferença não alcançasse significância estatística.

Uma interessante população de pacientes com doença pulmonar por MNT consiste em mulheres no período pós-menopausa que, muitas vezes, têm certas características morfológicas associadas. Essa constatação foi descrita primeiramente por Prince et al.[52] em 1989, mais tarde conhecida como a "Síndrome de Lady Windermere", após o filme "O Leque da Lady Windermere" de Oscar Wilde, onde a personagem foi caracterizada por seu comportamento exigente em suprimir ativamente uma tosse crônica.[62] Características morfológicas como *pectus excavatum* ("peito escavado"), escoliose, baixo peso corporal e prolapso da válvula mitral foram descritas em seguida por Iseman et al.[63] Recentemente, pesquisadores relataram que mulheres com doença pulmonar por MNT eram mais altas, esguias e pesavam menos do que os indivíduos-controle[63] (Fig. 36-2): 51% tinham escoliose, 11%, *pectus excavatum* e 9%, prolapso da válvula mitral, todos os sintomas significativamente mais comuns do que nas populações de referência. Outra característica dessa síndrome é a predileção pelo lobo médio direito e a bronquiectasia lingular. Até o momento, as extensas avaliações do sistema imune desses pacientes mostraram diferentes resultados, mas as mutações no gene *regulador da condutância transmembrana da FC* (CFTR, do inglês, *CF transmembrane conductance regulator*) são comuns.[64,66] Entre 103 mulheres com MNT pulmonar, foram encontradas intrigantes relações com citocinas anormais: em comparação com os achados nos indivíduos-controle e não infectados,[66] naqueles com MNT, a relação normal entre adipocinas, leptinas, adiponectinas e gordura corporal não foi observada, e os níveis de *interferon-γ* (IFN-γ) e *interleucina* (IL)-10 foram significativamente suprimidos no sangue total estimulado. Esses curiosos achados *in vivo* e *in vitro* sugerem um imunofenótipo predisponente à infecção por MNT.

Em AIDS, MNT é causa comum de doença disseminada que se apresenta com sintomas inespecíficos, tais como febre, sudorese noturna, diarreia, dor abdominal e linfadenopatia, sendo o CMA o isolado mais frequente[67] (Cap. 90). Apesar do isolamento do CMA a partir de escarro em até 10% dos pacientes com AIDS e com contagens de células T CD4 inferiores a 50 células/μL, a doença pulmonar causada por CMA é incomum.[68] A doença pulmonar é relatada em 2,5% a 8% de pacientes com CMA[69] e raramente documentada na ausência de disseminação.[69,70] Pacientes com doença pulmonar tendem a ter contagens de CD4 mais elevadas e opacidades alveolares focais, que raramente podem cavitar. *Mycobacterium kansasii* também pode causar doença em pacientes com HIV e AIDS. Em um estudo, o risco de infecção por *M. kansasii* foi 150 vezes maior em pacientes infectados por HIV e 900 vezes maior em pessoas com AIDS.[71] Em contraste ao CMA, *M. kansasii* deve sempre ser tratado como um patógeno em potencial.[72]

A doença pulmonar por MNT foi descrita em várias outras populações de imunocomprometidos, incluindo receptores de transplantes. As taxas podem ser superiores a 6,5%, seguidas de transplante cardíaco ou de pulmão[73] e 2,9% seguidos pelo transplante de medula óssea,[74] mas provavelmente são menores nos pacientes com transplante fígado ou rins.[75,76] Infecções por *M. abscessos* em pacientes com FC que foram submetidos a transplante de pulmão foram associadas à doença grave e por vezes fatal.[77-79]

Diferentes citocinas são necessárias para a contenção das infecções micobacterianas. Entre essas, as mais importantes são IFN-γ, IL-12 e o fator de necrose tumoral. Pacientes com defeitos em qualquer uma dessas citocinas são suscetíveis à infecção por MNT. Mutações nos genes que codificam o *receptor 1 de IFN-γ* (IFN-γR1), o receptor 2 de IFN-γ, IL-12 p40 e o receptor de IL-12 têm demonstrado conduzir à doença humana.[80] Deficiências dominantes e recessivas de IFN-γR1 possuem apresentações clínicas distintas.[80] O início da imunodeficiência na idade adulta, que pode resultar do desenvolvimento de autoanticorpos contra IFN-γ, está associado a infecções oportunísticas graves, incluindo infecções disseminadas por MNT.[81] Mutações no *GATA2* são associadas à monocitopenia autossômica dominante e esporádica e a infecções micobacterianas disseminadas, chamadas de síndrome MonoMAC.[82] Um grande número de pacientes com doença inflamatória intestinal, artrite reumatoide ou artrite psoriática

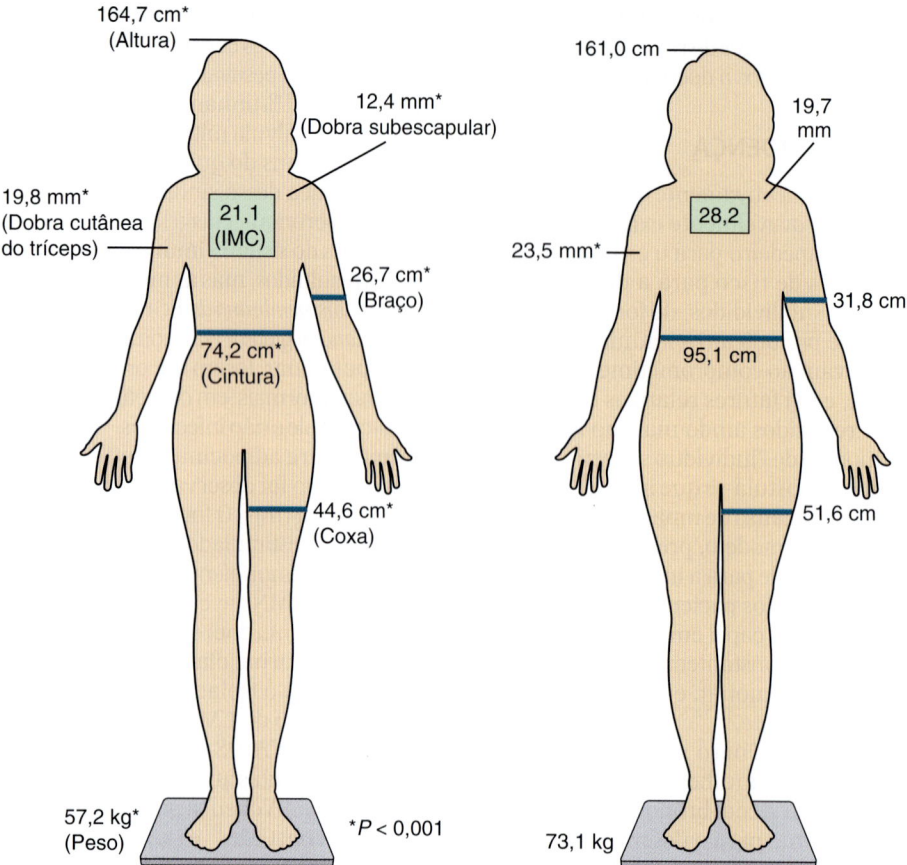

Figura 36-2 Representação esquemática antropométrica de mulheres com doença pulmonar por micobactérias não tuberculosas (n = 60) (*à esquerda*) em comparação com controles (*à direita*) pareados por idade, gênero e raça a partir do *National Health and Nutrition Exame Survey*. (Reproduzida com permissão de Kim RD, Greenberg DE, Ehrmantraut ME, et al: Pulmonary nontuberculous mycobacterial disease: Prospective study of a distinct preexisting syndrome. *Am J Respir Crit Care Med* 178:1006–1074, 2008.)

é tratado com inibidores do fator de necrose tumoral. Embora inicialmente tenha sido demonstrado que eles predispõem à tuberculose,[83] um trabalho recente também relacionou essa terapia às infecções por MNT.[84] Pacientes com suspeita ou com infecção por micobactérias conhecidas não devem receber esses medicamentos sem uma terapia antimicobacteriana adequada. Um fator de risco em potencial para infecções MNT pulmonares em pacientes com FC é a utilização prolongada de azitromicina, que inibe a autofagia, um mecanismo intracelular que restringe a infecção micobacteriana.[85] A exposição prolongada à azitromicina, nesse contexto, também pode selecionar CMA resistentes aos macrolídeos.

Embora a maioria dos estudos se concentre na avaliação de possíveis anormalidades do hospedeiro que possam levar à doença por MNT, fatores microbianos também podem ser importantes. Estudos recentes identificaram, em modelos *in vitro*, os isolados e fenótipos associados à maior virulência.[86-88] *M. abscessus* são conhecidos por apresentarem fenótipos lisos e rugosos. Dados clínicos limitados, bem como dados obtidos de modelos murinos, sugerem que o fenótipo rugoso pode ser mais virulento do que o fenótipo liso. Tem sido relatada que a presença de glicopeptidolipídeos nos isolados lisos mascaram os agonistas dos receptores *Toll-like* 2 e previnem a indução da citocina pró-inflamatória, o fator de necrose tumoral, permitindo a colonização e a formação de biofilmes pelo patógeno nas vias aéreas pulmonares.[85] Se o organismo, em seguida, muda para um fenótipo rugoso, os glicopeptidolipídeos são perdidos, permitindo que o isolado induza uma resposta inflamatória, promovendo paradoxalmente uma infecção invasiva. Além disso, uma recente avaliação de base populacional sobre a significância clínica da MNT em uma região da Holanda demonstrou uma grande variedade da patogenicidade entre diferentes espécies de MNT.[87]

DIAGNÓSTICO E TRATAMENTO DE PATÓGENOS ESPECÍFICOS

Infecções pulmonares por MNT apresentam-se com diversas manifestações (Tabela 36-2). Este capítulo se concentra nas apresentações clínicas mais comuns dos hospedeiros

Tabela 36-2 Diversidade da Doença Pulmonar por Micobactérias não Tuberculosas

- Doença semelhante à tuberculose (cavitação)
- Doença associada a nódulos/bronquiectasia
- Doença associada a alterações genéticas das vias aéreas e anomalias na desobstrução das vias aéreas (fibrose cística, discinesia ciliar primária, deficiência de alfa$_1$-antitripsina)
- Pneumonite do tipo hipersensibilidade
- Doença associada a distúrbios motores do esôfago
- Doença associada à infecção disseminada e supressão imunológica
- HIV/AIDS
- Defeitos nas vias de interferon-γ e interleucina-12
- Doença associada ao tratamento com antagonistas do fator de necrose tumoral-α

imunocompetentes: principalmente, doença semelhante à tuberculose (cavitação), doença associada a nódulos e bronquiectasia (doença bronquiecstásica/nodular). A avaliação diagnóstica normalmente consiste em (1) avaliação da presença de um ou mais sintomas compatíveis, que são geralmente insidiosos no início (tosse, produção de escarro, fadiga, perda de peso, febre, hemoptise); (2) avaliação radiográfica, que frequentemente inclui *tomografia computadorizada de alta resolução* (TCAR) do tórax; e (3) avaliação microbiológica, que geralmente consiste em três ou mais amostras de escarro para a microscopia e cultura de micobactérias e/ou coleta de amostras por broncoscopia. O diagnóstico mais importante é excluir a tuberculose. Avaliações laboratoriais adicionais para identificar as razões potenciais da infecção subjacente poderão incluir testes para FC, deficiência de alfa$_1$-antitripsina, discinesia ciliar primária ou distúrbios esofágicos em pacientes com doenças pulmonares e, no caso de doença disseminada, a presença de imunodeficiência celular ou de autoanticorpos anti-IFN-γ.

O diagnóstico de doença pulmonar por MNT pode ser um desafio. Ao contrário da tuberculose pulmonar, em que, salvo contaminação laboratorial, uma única cultura positiva de escarro ou de uma amostra por broncoscopia estabelece o diagnóstico, a confirmação do diagnóstico de doença pulmonar por MNT geralmente requer isolamento repetido de uma espécie particular de MNT. Os critérios de diagnóstico foram desenvolvidos para auxiliar o clínico na avaliação de pessoas em que há suspeita de doença pulmonar por MNT.[9] Os critérios de diagnóstico de MNT descritos na Tabela 36-3 são baseados na experiência com patógenos respiratórios comuns e bem descritos, tais como CMA, *M. kansasii* e *M. abscessus*. No entanto, é importante notar que, devido à variada patogenicidade entre as muitas espécies de MNT, uma abordagem individual diagnóstica não irá funcionar para todos os casos.[87] Critérios de diagnóstico muito sensíveis promovem o sobrediagnóstico e a exposição desnecessária dos pacientes a medicamentos antimicrobianos potencialmente tóxicos. Por outro lado, critérios diagnósticos excessivamente rígidos colocam os pacientes em risco de subtratamento e de doença progressiva por MNT. Felizmente, as doenças pulmonares por MNT costumam ser indolentes o suficiente para que haja tempo para uma avaliação cuidadosa para determinar com confiança a presença ou ausência de doenças significativas.

A dificuldade em determinar o significado clínico de um isolado respiratório de MNT é resultado de vários fatores. Isolados de MNT podem contaminar amostras clínicas, geralmente a partir de fontes ambientais. Muitas espécies de MNT, tais como *Mycobacterium gordonae*, são geralmente não patogênicas e quase sempre representam contaminação da amostra em vez de infecção verdadeira. MNT pode ser encontrada em água potável (torneira) (*M. kansasii*, CMA, *Mycobacterium simiae*, *M. abscessus*, *M. xenopi*), de modo que sua presença em uma amostra clínica pode decorrer da contaminação da amostra por via aquática, mesmo se as espécies isoladas forem capazes de causar doença clínica. A recuperação até mesmo de uma MNT potencialmente virulenta e patogênica pode estar associada à ausência de doença ativa ou progressiva, por razões que não são compreendidas. Infelizmente, não é fácil a aplicação dos algoritmos para as espécies de MNT em todas as circunstâncias clínicas. O clínico deve ter algum conhecimento sobre o potencial das espécies de MNT no desenvolvimento de doenças e, também, consciência das condições associadas ao isolamento das espécies de MNT.

Uma única cultura de escarro positiva para MNT é geralmente considerada como indeterminada para o diagnóstico de doença pulmonar por MNT. Em contraste, quando duas ou mais culturas de escarro são positivas, o diagnóstico da doença é mais provável. Por exemplo, 98% dos pacientes com duas ou mais culturas de escarro positivas para CMA apresentavam evidências de doença progressiva durante seu acompanhamento.[89] Uma única cultura positiva de broncoscopia para MNT pode ser diagnóstica para a doença (Tabela 36-3), assim a repetição da broncoscopia não é apropriada se o único objetivo for a obtenção de múltiplas culturas positivas. Contudo, o clínico deve ter em mente que, normalmente, essas espécies de MNT são contaminantes respiratórias (especialmente *M. gordonae*), e que espécies de MNT podem ser encontradas na água da torneira (discutido anteriormente) desde que "pseudossurtos" da doença por MNT podem ser a consequência de equipamentos de broncoscopia lavados inadequadamente com água da torneira.[90] Os pacientes com suspeita de doença pulmonar por MNT mas que não preencham os critérios de diagnóstico devem ser acompanhados clinicamente até que o diagnóstico seja firmemente estabelecido ou excluído, um processo que pode levar meses ou anos.

O diagnóstico de doença pulmonar por MNT não exige a instituição de terapia, que é uma decisão baseada em potenciais riscos e em benefícios da terapia para os pacientes individualmente. Os fatores que podem influenciar a decisão em tratar a doença pulmonar por MNT incluem a virulência do patógeno MNT e seu potencial para a progressão da doença, a gravidade (ou falta de gravidade) de sintomas e achados radiográficos, a presença de doença indolente conhecida e a presença de idade avançada e/ou comorbidades graves (com expectativa de vida limitada); outro fator é a incapacidade de tolerar os regimes antimicrobianos, prolongados e às vezes tóxicos, para a doença por MNT. Mais uma vez, para uma gestão eficaz da doença pulmonar por MNT, não há substituto para o médico além da familiaridade com patógenos MNT e para o cuidado individual do paciente.

Outras manifestações clínicas das infecções por MNT incluem linfadenite, doença disseminada, e doença de pele, tecidos moles e óssea. Linfadenite é a manifestação da doença por MNT mais comum em crianças e geralmente causada

Tabela 36-3 Critérios Microbiológicos para o Diagnóstico de Doença Pulmonar por MNT

Espécime	Resultados
Pelo menos três resultados de escarro disponíveis com: ou	Duas culturas positivas, independentemente dos resultados de BAAR no esfregaço
Único lavado brônquico disponível ou lavagem com: ou	Uma cultura positiva, independentemente dos resultados da pesquisa de BAAR no esfregaço
Biópsia de tecido com:	Histopatologia compatível (inflamação granulomatosa) e uma cultura de biópsia positiva para MNT
	Histopatologia compatível (inflamação granulomatosa) e um escarro positivo ou cultura de lavagem brônquica para MNT

BAAR, Bacilo álcool-acidorresistente; MNT, micobactérias não tuberculosas.
Dados de Griffith DE, Aksamit T, Brown-Elliott BA, et al: An official ATS/IDSA statement: Diagnosis, treatment, and prevention of nontuberculous mycobacterial diseases. *Am J Respir Crit Care Med* 175:367–416, 2007.

por CMA ou, menos comumente, por *Mycobacterium haemophilum* ou por *M. scrofulaceum*.[91] O diagnóstico diferencial mais importante é a linfadenite tuberculosa, embora MNT seja responsável por aproximadamente 90% das linfadenites por micobactérias em crianças americanas (mas apenas por 10% em adultos).[92] Os sintomas são geralmente mínimos, com frequente acometimento unilateral submandibular, submaxilar, pré-auricular, ou dos linfonodos cervicais. As infecções da pele e tecidos moles são geralmente devido a "micobactérias de crescimento rápido", *M. abscessus*, *M. fortuitum*, *M. chelonae*, ou *M. marinum* e resultam da inoculação direta após trauma our cirurgia.[1,93] A disseminação dos patógenos MNT é mais frequentemente associada à imunossupressão grave por AIDS avançada e é causada por CMA.[67,94-96] Infecções disseminadas por MNT podem ser encontradas em outros estados de imunocomprometimento, tais como o transplante de órgãos, autoanticorpos para IFN-γ, ou em associação à inserção de corpos estranhos, tais como cateteres venosos, cateteres de diálise ou outros dispositivos protéticos.[97-100]

DIAGNÓSTICO LABORATORIAL

O diagnóstico das doenças por MNT é baseado no isolamento desses organismos a partir de espécimes clínicos. As culturas devem incluir meios sólidos e caldos sensíveis para a detecção de micobactérias e, idealmente, uma análise semiquantitativa da contagem de colônias.[9] A temperatura ideal para o crescimento de grande parte das espécies de MNT é entre 28°C e 37°C, embora algumas espécies necessitem de temperaturas mais elevadas ou mais baixas para o crescimento e a suplementação especial para sua recuperação a partir da cultura.[9] A maioria dos isolados de MNT cresce em subcultivos de 2 a 3 semanas, mas o grupo de crescimento rápido de MNT cresce dentro de um período de 7 dias.

A identificação das espécies específicas pode ser baseada em métodos fenotípicos, quimiotaxonômicos e moleculares.[9] As MNT podem ser categorizadas por sua taxa de crescimento e pigmentação, embora essas características não sejam específicas o suficiente para a identificação final em nível de espécie. Além disso, testes bioquímicos podem ser utilizados para ajudar na identificação das MNT. No entanto, nenhum desses procedimentos é suficiente para diferenciar todas as MNT, particularmente algumas das espécies recém-identificadas.

Técnicas adicionais para identificação incluem HPLC, sondas de ácidos nucleicos, reação em cadeia de polimerase e outros métodos de amplificação, além do sequenciamento de ácidos nucleicos.[101-106] A HPLC, que analisa o perfil cromatográfico dos ácidos micólicos extraídos a partir da parede celular bacteriana, pode ser utilizada para a identificação de um grande número de MNT.[107] A identificação de micobactérias por sequenciamento da região 16S do DNA ribossomal[101,102] fornece maior acurácia na determinação das espécies, embora nem a HPLC nem o sequenciamento da região 16S do DNA ribossomal possam diferenciar todas as espécies de MNT. A tecnologia *AccuProbe*® (Gen-Probe, San Diego, CA), disponível comercialmente, é atualmente recomendada para identificação do complexo *M. tuberculosis*, complexo *M. avium* (além da distinção de *M. avium* e de *M. intracellulare*), *M. kansasii* e *M. gordonae*.

A utilidade clínica dos testes de sensibilidade aos antimicrobianos no tratamento dos pacientes com doença por MNT permanece controversa, pois para algumas espécies de micobactérias, os resultados *in vitro* não são bem correlacionados com os resultados clínicos. Nenhum método de suscetibilidade individual é indicado para todas as espécies de micobactérias de crescimento lento. Para o CMA, os métodos de cultura baseados em microdiluição e macrodiluição em caldo são considerados aceitáveis.[9] Os isolados iniciais devem ser testados para a resposta à claritromicina, para os isolados com falhas no tratamento e recidivas, para pacientes que tomaram macrolídeos anteriormente e pacientes com AIDS que desenvolveram bacteriemia em profilaxia com macrolídeos. Para *M. kansasii*, os isolados devem ser testados para a resposta à rifampina (rifampicina), pois a resistência à rifampicina é associada à falha do tratamento ou recidiva. Se a resistência à rifampicina é documentada, fármacos adicionais devem ser testados.[9] Para MCR, é recomendada a determinação da concentração inibitória mínima para os testes de suscetibilidade por microdiluição em caldo.

MICOBACTÉRIAS DE CRESCIMENTO LENTO

Embora existam menos espécies de MNT de crescimento lento do que espécies de crescimento rápido, as de crescimento lento são as causas mais comuns de doença pulmonar (Tabela 36-1). As micobactérias de crescimento lento incluem mais de 70 espécies com grande diversidade de patogenicidade, com organismos como *M. kansasii*, que provavelmente perdem apenas para *M. tuberculosis* em termos de capacidade de produção de doença para *M. gordonae*, que raramente causa doença pulmonar.

Complexo *Mycobacterium avium*

O complexo *Mycobacterium avium* inclui as espécies de MNT *M. avium* e suas subespécies: *M. intracellulare*, *M. chimaera*, *M. colombiense* e *M. vulneris*, bem como algumas espécies pouco descritas. Conforme mencionado, *M. avium* e *M. intracellulare* são provavelmente adquiridos a partir de diferentes fontes ambientais. A diferenciação das diversas espécies do CMA não é possível com as técnicas laboratoriais de rotina, apesar de sondas de DNA estarem disponíveis para *M. avium* e *M. intracellulare*. Atualmente, na maioria dos casos, a diferenciação de *M. avium* e *M. intracellulare* não implica diferenças clínicas ou terapêuticas significativas (embora *M. avium* seja mais frequente na doença disseminada e, nos Estados Unidos, *M. intracellulare* seja o agente patogênico respiratório mais isolado). No entanto, dados recentes da Coreia do Sul sugerem que *M. intracellulare* pode ser mais virulento do que *M. avium*: comparando pacientes com *M. avium*, os pacientes com *M. intracellulare* apresentaram doença mais grave e um pior prognóstico.[108]

A doença pulmonar causada por CMA manifesta-se tipicamente como doença pulmonar fibrocavitária apical semelhante à tuberculose, por vezes com grandes cavidades, geralmente em homens, mas também em mulheres por volta dos 50 e 60 anos após longa história de tabagismo e abuso no consumo de álcool (Fig. 36-3). Se não tratada, essa forma da doença é geralmente progressiva, pode resultar em extensa destruição pulmonar cavitária, e é associada ao aumento da mortalidade em comparação com a doença pulmonar não cavitária pelo CMA.[109-111] A necessidade de iniciar a terapêutica com a doença pulmonar cavitária por CMA é claramente muito mais urgente do que nas doenças não cavitárias também causadas por CMA.

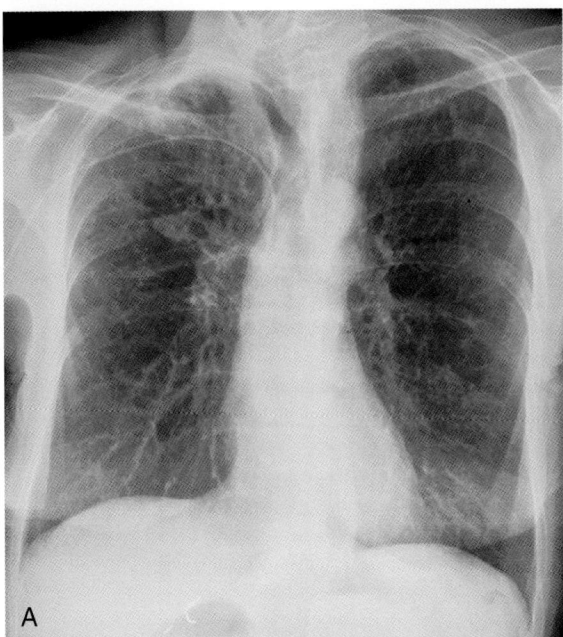
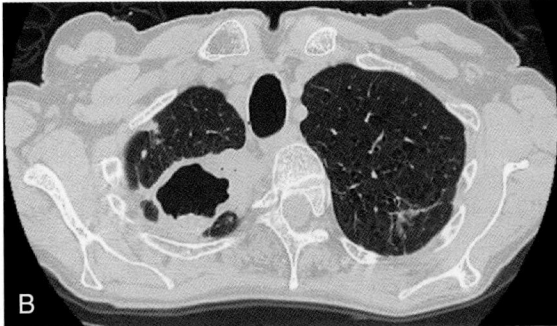

Figura 36-3 Fumante do gênero feminino, 63 anos de idade, com doença pulmonar cavitária pelo complexo *Mycobacterium avium* (CMA). A paciente, que apresentava tosse, fadiga, perda de peso e hemoptise intermitente, foi diagnosticada com CMA em 2004. Houve falha em dois ciclos de terapia com múltiplos fármacos e, no momento dessa imagem, ela apresentava escarro ainda positivo na cultura para CMA. **A,** A radiografia de tórax mostrando consolidação cavitária no ápice direito e opacidades nodulares dispersas e reticulonodulares em ambos os pulmões. **B,** A TC axial de tórax mostra uma grande cavidade apical à direita.

Doenças pulmonares por CMA também apresentam opacidades nodulares intersticiais, que frequentemente acometem o lobo médio direito ou a língula, predominantemente em mulheres brancas não fumantes e na pós-menopausa (Fig. 36-4). Essa forma da doença, denominada doença *nodular/doença bronquiectática*, tende a ter uma progressão muito mais lenta que a doença cavitária, de modo que, em longo prazo de seguimento, pode ser necessária a procura de alterações clínicas ou radiológicas. No entanto, mesmo com essa forma mais branda da doença, a doença progressiva pode resultar em morte.[52] A doença pulmonar nodular/bronquiectática causada por CMA é radiograficamente caracterizada por achados de TCAR apresentando múltiplos e pequenos nódulos pulmonares periféricos bronquiolocêntricos com arranjo em ramificações e bronquiectasia cilíndrica (Fig. 36-4). Na TCAR, o padrão dessas pequenas opacidades predominantemente em ramificações nodulares periféricas tem sido descrito como "árvore em brotamento" e reflete alterações inflamatórias, incluindo bronquiolite.

Frequentemente, nos pacientes com doença pulmonar nodular/bronquiectásica por CMA, novos achados microbiológicos associados à bronquiectasia são encontrados, incluindo culturas respiratórias positivas para *Pseudomonas aeruginosa*, espécies de *Nocardia* e, ocasionalmente, outras MNT como *M. abscessus*. Uma vez que as exacerbações da bronquiectasia causadas por organismos não micobactérias muitas vezes complicam a avaliação e o tratamento da doença por CMA, estratégias que visam ao tratamento da bronquiectasia podem melhorar os sintomas dos pacientes.

Para muitos, talvez a maioria dos pacientes com doença nodular/bronquiectática, não se sabe se a bronquiectasia é o resultado da infecção micobacteriana ou se é decorrente de algum outro processo que, em seguida, predispõe à infecção micobacteriana subsequente. Em alguns pacientes com doença pulmonar por MNT, a bronquiectasia é claramente o resultado de doenças como a FC, discinesia ciliar primária, ou deficiência de alfa$_1$-antitripsina e, portanto, é anterior à doença por CMA.[65,112,113] A avaliação de rotina das causas subjacentes da bronquiectasia, como FC e deficiência de alfa$_1$-antitripsina em pacientes com doença nodular/bronquiectática pelo CMA, é atualmente controversa e não há consenso.

Terapia da Doença Pulmonar por CMA. Vários aspectos do tratamento para a doença pulmonar por CMA são difíceis de serem explicados e mesmo contraintuitivos. O grande erro sobre os regimes terapêuticos para patógenos MNT resulta da expectativa de que todas as infecções por MNT devam responder de uma maneira previsível à terapia antimicrobiana, semelhantes às infecções causadas por *M. tuberculosis*. No entanto, mesmo quando os regimes de tratamento são baseados em testes de suscetibilidade *in vitro*, frequentemente o patógeno MNT não responde a agentes antimicrobianos, como previsto nos resultados de suscetibilidade. Para muitos médicos, o aspecto mais difícil e frustrante na terapia de MNT é a falta de uma clara associação entre os resultados de suscetibilidade *in vitro* e a resposta clínica *in vivo*. Para muitos isolados de MNT, incluindo do CMA, os *cutoffs* (pontos de corte) laboratoriais para organismos sensíveis e resistentes não possuem correlação clínica demonstrável e não foram confirmados como tendo significância clínica. A resposta ao tratamento da doença causada por CMA correlaciona-se, principalmente, com a suscetibilidade *in vitro* aos macrolídeos (claritromicina e azitromicina) e não para a maioria dos outros agentes.[114-119] No entanto, estão surgindo evidências de que suscetibilidade ou resistência *in vitro* à amicacina tem impacto sobre os desfechos dos regimes de tratamento que incluem amicacina.[120] Várias outras espécies de MNT (p. ex., *M. abscessus, M. simiae, M. malmoense, M. xenopi*) perdem a correlação estabelecida entre suscetibilidade *in vitro* e a capacidade de resposta *in vivo* a qualquer agente antimicrobiano. A razão para a discordância entre os resultados dos testes de suscetibilidade em laboratório e o benefício clínico para muitos isolados de MNT não é conhecida. Assim, os clínicos devem usar os dados de sensibilidade *in vitro* para MNT com a consciência de que os resultados são um guia imperfeito para o desfecho do tratamento. Duas revisões recentes resumem os fatores múltiplos e complexos que provavelmente têm impacto sobre os aspectos preocupantes da terapia contra a doença por MNT.[121,122]

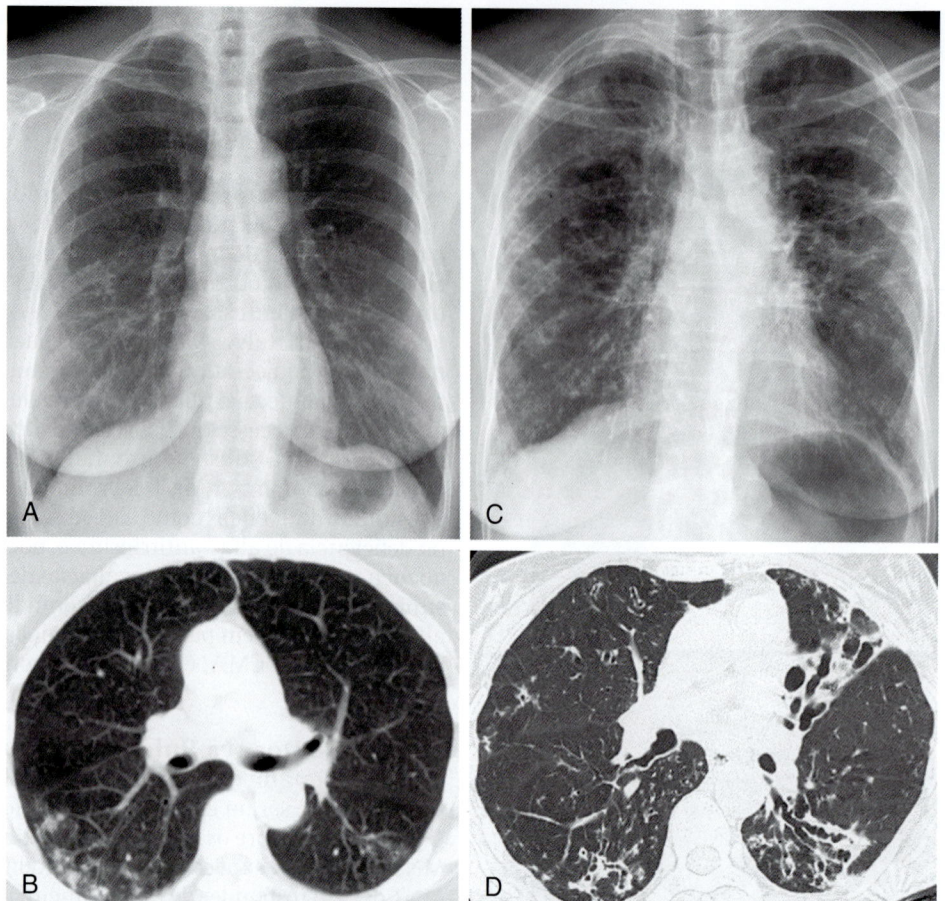

Figura 36-4 **Radiografias e imagens de TC de tórax de duas mulheres com doença pulmonar por CMA. A** e **B**, Uma mulher de 60 anos de idade, não fumante, com vários anos de tosse crônica e "pneumonia recorrente." Escarro positivo para bacilos álcool-acidorresistentes (BAAR) e cultura positiva para CMA no momento da radiografia e em múltiplas amostras subsequentes. **A**, Radiografia frontal de tórax mostrando principalmente nódulos pulmonares na parte média e inferior e anormalidades reticulonodulares. **B**, TC de alta resolução do tórax dessa paciente mostrando bronquiectasia bilateral com nódulos centrilobulares de tamanho variável, alguns demonstrando configuração de ramificação, consistentes com nódulos de padrão "árvore em brotamento". **C** e **D**, Uma mulher com 74 anos de idade, com mais de 20 anos de tosse, com produção de escarro, "pneumonia recorrente", fadiga grave e perda de peso. O escarro é intensamente positivo para BAAR e a cultura, positiva para CMA em múltiplas coleções. **C**, Radiografia frontal de tórax mostrando espessamento e dilatação multifocal e bilateral da parede brônquica e opacidades nodulares. **D**, TC de alta resolução do tórax dessa paciente mostra bronquiectasia multilobar grave e extensa.

Tabela 36-4 Tratamento da Doença Pulmonar Causada por Infecções com o Complexo *Mycobacterium avium*

Tipo de Doença	Regime
Doença nodular/bronquiectasia	1. Claritromicina 1.000 mg tvs *ou* azitromicina 500 a 600 mg tvs *e* 2. Etambutol 25 mg/kg tvs *e* 3. Rifampicina 600 mg tvs
Doença cavitária	1. Claritromicina 500 a 1.000 mg/dia *ou* azitromicina 250 a 300 mg/dia *e* 2. Etambutol 15 mg/kg/dia *e* 3. Rifampicina 450 a 600 mg/dia *e* 4. Considerar estreptomicina ou amicacina 15 mg/kg tvs nos primeiros 2 a 3 meses
Doença avançada ou previamente tratada	1. Claritromicina 500 a 1.000 mg/dia *ou* azitromicina 250 a 300 mg/dia *e* 2. Etambutol 15 mg/kg/dia *e* 3. Rifabutina 150 a 300 mg/dia *ou* rifampicina 450 a 600 mg/dia *e* 4. Incluir estreptomicina ou amicacina 15 mg/kg tvs nos primeiros 2 a 3 meses

tvs, três vezes por semana.
Dados de Griffith DE, Aksamit T, Brown-Elliott BA, et al: An official ATS/IDSA statement: Diagnosis, treatment, and prevention of nontuberculous mycobacterial diseases. *Am J Respir Crit Care Med* 175:367–416, 2007.

Uma vez que os macrolídeos — claritromicina e azitromicina — são os principais agentes antimicrobianos para os quais existe uma correlação demonstrada entre a suscetibilidade *in vitro* e resposta *in vivo* para as doenças pulmonares pelo CMA, estes agentes, em parceria com etambutol, servem como base da terapia para CMA (Tabela 36-4). Como também demonstrado, esse regime deve ser reforçado com rifamicina e, possivelmente, um aminoglicosídeo injetável (amicacina ou estreptomicina), necessário para evitar a emergência de resistência dos isolados do CMA aos macrolídeos. Macrolídeos nunca devem ser usados como monoterapia para o tratamento da doença pelo MAC, seja pulmonar ou disseminada.[123]

Um fenômeno adicional associado à terapia para o CMA é que pacientes que falharam na terapêutica prévia contra CMA, com ou sem uso de macrolídeos, têm menores taxas de conversão do escarro com regimes de tratamento contendo macrolídeos, mesmo com isolados CMA suscetíveis aos macrolídeos, do que pacientes sem tratamento prévio.[115,118,124,125] Embora a explicação para isso não seja clara, é evidente que a melhor chance de sucesso do tratamento na doença pulmonar pelo CMA é resultado de tratamentos primários. Por fim, pacientes que são tratados com sucesso para doença nodular/bronquiectática pelo CMA podem ser infectados novamente por novos isolados do CMA e, às vezes, com recidiva de doença progressiva.[126]

A duração recomendada de tratamento para a doença pulmonar por CMA sugere continuar a terapêutica até 12 meses de negatividade da cultura de escarro,[9] uma meta que obriga os pacientes a coletarem o escarro para cultura de micobactérias em tempos regulares durante todo o curso de tratamento.

Para alguns dos pacientes que fazem uso da claritromicina, as doses podem ser divididas (p. ex, 500 mg, duas vezes ao dia) devido à intolerância gastrointestinal. Para pacientes com baixo peso corporal (< 50 kg) ou com idade avançada, a dose de claritromicina para regimes diários pode necessitar de redução para 500 mg/dia ou 250 mg, duas vezes por dia, em razão da intolerância gastrointestinal. No entanto, deve-se notar que, em um pequeno estudo retrospectivo do Japão com três grupos de pacientes (N = 34), a dose de 400 mg/dia foi associada a uma menor taxa de conversão do escarro em 18 meses do que o uso de 800 mg/dia.[127] Os pacientes que utilizarem claritromicina e rifabutina devem ser cuidadosamente monitorados devido à toxicidade relacionada com rifabutina, especialmente a toxicidade hematológica (leucopenia) e ocular (uveíte). Para alguns pacientes, principalmente aqueles com doença nodular/bronquiecática pelo CMA, a terapia intermitente ou três vezes na semana parece facilitar a tolerância ao regime de tratamento com múltiplos antimicrobianos para o CMA e está associada a uma alta taxa de sucesso do tratamento.[127a]

A resistência aos macrolídeos na doença pulmonar pelo CMA está associada a um mau prognóstico.[123] Os dois principais fatores de risco para doença com o CMA resistente aos macrolídeos são a monoterapia com macrolídeo ou o tratamento com macrolídeo combinado inadequadamente com outros medicamentos. A estratégia de tratamento relacionado com as maiores taxas de sucesso para a doença pulmonar pelo CMA resistente a macrolídeos inclui a utilização de um regime de múltiplos fármacos, contendo um aminoglicosídeo parenteral (estreptomicina ou amicacina) e a ressecção cirúrgica (*debulking*) do pulmão doente.[123] O regime antimicrobacteriano ideal para o tratamento de isolados resistentes aos macrolídeos é desconhecido, mas alguns especialistas recomendam etambutol, rifabutina, um agente injetável, e possivelmente, um outro fármaco oral, tal como 8-metoxifluoroquinolona ou clofazimina. Nesse contexto, um estudo recente sugere um impacto modesto e favorável de moxifloxacina.[128]

Os pacientes cuja doença seja predominantemente localizada em um pulmão e que toleram a ressecção cirúrgica devem ser considerados para a intervenção nas seguintes condições: (1) baixa resposta à terapia medicamentosa, (2) desenvolvimento de doença por CMA resistente ao macrolídeo ou (3) presença de complicações significativas relacionadas à doença, tais como hemoptise. Resultados cirúrgicos geralmente são favoráveis, documentando mais de 80% de conversão da cultura no pós-operatório.[129] A mortalidade operatória tem sido baixa na maioria das séries, exceto naquelas que relataram resultados em pacientes submetidos a pneumonectomia. Em um recente estudo relatando os desfechos de 134 pacientes submetidos à cirurgia torácica vídeo-assistida, não houve mortes, a taxa de complicação foi de 7% e as culturas, convertidas em 84% dos pacientes.[130] Sempre que possível, a cirurgia deve ser realizada por cirurgiões torácicos com ampla experiência em cirurgia pulmonar para doenças micobacterianas.[131]

Terapia da Doença Disseminada pelo CMA. O sucesso do tratamento da doença disseminada pelo CMA em pessoas com AIDS baseia-se no tratamento das infecções por HIV e micobactérias. Os médicos devem, portanto, estar cientes das interações entre os medicamentos antirretrovirais e antimicobacterianos. As orientações atuais para a utilização de terapias com fármacos antimicobacterianos e anti-HIV podem ser encontradas em www.cdc.gov/tb/default.htm.

Os pacientes com doença disseminada pelo CMA devem ser tratados com claritromicina, com uma dose de 1.000 mg/dia ou 500 mg/duas vezes por dia (ou, como alternativa, a azitromicina, em doses de 500 mg/dia), e etambutol em dose de 15 mg/kg diariamente.[132-134] Caso seja adicionada a rifabutina, esta deve ser usada em doses de 300 mg/dia, com ajustes para as interações com os agentes antirretrovirais. Assim como acontece com a doença pulmonar pelo MAC resistente a macrolídeos, os pacientes com doença disseminada a partir de cepas resistentes a macrolídeos são menos propensos ao sucesso do tratamento.[114] Nos anos anteriores ao uso de terapia antirretroviral combinada para o HIV, a clofazimina era associada ao excesso de mortalidade em doentes infectados pelo HIV com bacteriemia pelo CMA.[135] Sabe-se que esses resultados são desconhecidos para as pessoas não infectadas pelo HIV ou para o cenário atual em que a terapia antirretroviral combinada é usada. Na ausência da reconstituição imune, o tratamento da infecção pelo CMA em pacientes com AIDS deve ser considerado ao longo da vida, embora a terapia possa ser interrompida para os pacientes assintomáticos que completaram 12 meses ou mais de tratamento, com contagem de células T CD4$^+$ superior a 100 células/μL por pelo menos 12 meses.[136]

A terapia preventiva para a doença disseminada causada pelo CMA é recomendada para todos os pacientes infectados pelo HIV com menos de 50 células T CD4$^+$/μL.[137] Com base na eficiência e na facilidade do uso, a azitromicina na dose de 1.200 mg/semana é o agente preferido.[138] A claritromicina é igualmente eficaz; no entanto, considera-se um agente alternativo, pois deve ser utilizado duas vezes ao dia e o risco de escape de cepas resistentes ao macrolídeo é maior com claritromicina diária do que com azitromicina semanal. Rifabutina também é eficaz, mas só deve ser usada quando um macrolídeo não pode ser tolerado. A profilaxia primária de CMA deve ser interrompida entre os pacientes adultos e adolescentes que tenham respondido à terapia antirretroviral com um aumento nas contagens de linfócitos T CD4$^+$ maior do que 100 células/μL por mais de 3 meses. A profilaxia primária deve ser reintroduzida se a contagem de linfócitos T CD4$^+$ cair abaixo de 50 a 100 células/μL.

Terapia da Linfadenopatia pelo CMA. O tratamento de escolha para a linfadenopatia causada por CMA, bem como para a linfadenopatia localizada decorrente da infecção pela maioria dos patógenos MNT, é a ressecção cirúrgica completa dos linfonodos acometidos.[91,92,139,140] Quando esse procedimento não é possível devido à compressão de nervos ou ao encarceramento pelos nodos infectados, a quimioterapia com regimes de tratamento para o CMA semelhantes aos utilizados na doença pulmonar e disseminada é eficaz.[141] Alguns estudos têm sugerido que uma abordagem conservadora,

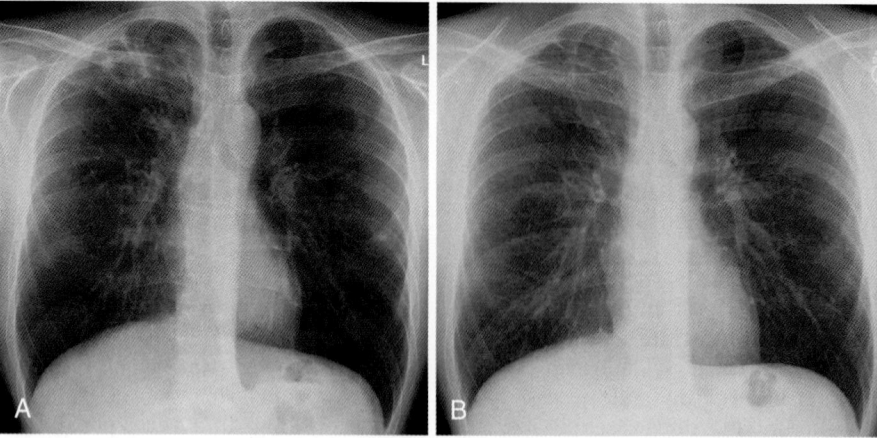

Figura 36-5 Fumante do gênero masculino, 46 anos de idade, com doença pulmonar por *Mycobacterium kansasii*. O paciente apresentava tosse e perda de peso. Inicialmente foi tratado como suspeita de tuberculose, mas sua cultura de escarro mostrou-se positiva para *M. kansasii*. **A,** Radiografia frontal de tórax mostrando cavidade no lobo superior direito. **B,** Radiografia frontal de tórax mostrando melhora nas anormalidades do lobo superior direito após completar o tratamento.

do tipo "esperar para ver", é tão eficaz quanto a cirurgia ou a antibioticoterapia para a maioria das crianças com esse processo.[142-144] A avaliação de especialistas é aconselhável para o acompanhamento dessas crianças.

Doenças Pulmonares por *Mycobacterium kansasii*

Mycobacterium kansasii é a segunda causa mais comum de doença pulmonar por MNT nos Estados Unidos, mas também é relatada na Europa, Ásia e África. A água da torneira é o principal reservatório de *M. kansasii*.[145-147] Doenças pulmonares causadas por *Mycobacterium kansasii* assemelham-se mais com a evolução clínica de *M. tuberculosis*, incluindo anormalidades radiográficas (Fig. 36-5). Enquanto a maioria dos pacientes com doença pulmonar por *M. kansasii* apresenta achados fibrocavitários no lobo superior, alguns pacientes apresentam alterações radiológicas nodulares/bronquiectásicas. Pacientes infectados pelo HIV e *M. kansasii* podem manifestar um amplo espectro de alterações radiográficas.[148]

Terapia das Doenças Pulmonares por *Mycobacterium kansasii*. O regime recomendado para o tratamento de doença pulmonar por *M. kansasii* inclui o uso diário de rifampina (600 mg/dia), isoniazida (300 mg/dia) e etambutol (15 mg/kg/dia) durante um período de 12 meses de culturas de escarro negativas.[9] Os dados limitados sugerem que a terapia com rifampicina, etambutol e claritromicina para a doença por *M. kansasii* pode ser bem-sucedida,[149] incluindo terapia intermitente.[150] A duração do tratamento recomendada, similarmente à da doença pulmonar pelo CMA, é um período que inclui 12 meses de cultura negativa para micobactérias no escarro.

Pacientes com isolados de *M. kansasii* resistentes à rifampicina são tratados com sucesso com um regime que consiste em dose elevada de isoniazida diária (900 mg), dose elevada de etambutol (25 mg/kg/dia) e sulfametoxazol (1 g, três vezes ao dia) combinado com vários meses de estreptomicina ou amicacina.[151] A excelente atividade *in vitro* da claritromicina e moxifloxacina contra *M. kansasii* sugere que os regimes com múltiplos fármacos contendo esses agentes e pelo menos um outro agente com base em resultados de suscetibilidade *in vitro*, tais como etambutol ou sulfametoxazol, tem eficácia provável para o tratamento de um paciente com doença causada por *M. kansasii* resistente a rifampicina.

Terapia das Doenças Disseminadas por *Mycobacterium kansasii*. O regime de tratamento das doenças disseminadas, como normalmente observado nos pacientes com AIDS, deve ser o mesmo que para a doença pulmonar.[9] Devido ao papel extremamente importante das rifamicinas no tratamento das doenças por *M. kansasii*, é importante o desenvolvimento de regimes de tratamento para *M. kansasii* em conjunto aos antirretrovirais que sejam compatíveis (www.cdc.gov/tb/default.htm). Uma opção para o tratamento de pacientes infectados pelo HIV que recebem regimes antirretrovirais não compatíveis com as rifamicinas é a substituição de um macrolídeo ou moxifloxacina por uma rifamicina. Não há regime de profilaxia recomendada para a doença disseminada por *M. kansasii*.

Mycobacterium xenopi

Mycobacterium xenopi é uma espécie termófila que sobrevive nos sistemas e nos reservatórios naturais de água quente. Sua sobrevivência em sistemas de escoamento de água e sua resistência a desinfetantes comuns permitem que *M. xenopi* contamine amostras de laboratório e dispositivos médicos, tais como broncoscópios, causando assim doenças adquiridas em ambientes de cuidados em saúde, pseudoinfecções e contaminação laboratorial de espécimes. O agrupamento de isolados hospitalares é relatado nos Estados Unidos e na Europa.[152] Devido a sua presença ambiental, a diferenciação de infecção clínica verdadeira de pseudoinfecções pode ser difícil, mas é de suma importância.

M. xenopi raramente é isolado nos Estados Unidos; no entanto, é a segunda causa mais comum de doença pulmonar por MNT no Canadá, Reino Unido e em outras partes da Europa.[153] As infecções pulmonares são mais comuns, mas infecções extrapulmonares e infecções disseminadas têm sido relatadas. Comprometimento da imunidade, tanto local (doença pulmonar preexistente) quanto sistêmica (HIV, medicamentos imunossupressores), parece predispor a infecções por *M. xenopi*. Achados radiológicos de doença pulmonar por *M. xenopi* são variáveis, mas, na maioria das vezes, incluem anormalidades cavitárias no lobo superior semelhantes à tuberculose.

Em um trabalho sobre a terapia das infecções por *M. xenopi*, a mortalidade global foi alta e, principalmente, não relacionada à doença por *M. xenopi*; além disso, a resposta à quimioterapia não foi correlacionada aos resultados de suscetibilidade *in vitro*.[154] Em outro estudo europeu, isolados de *M. xenopi* demonstraram concentrações inibitórias mínimas *in vitro* favoráveis à isoniazida, rifampicina e etambutol.[153] Mesmo com regimes de tratamento variáveis, 58% dos pacientes que preenchiam os critérios da American Thoracic Society para doença pulmonar por *M. xenopi* foram curados com o tratamento antimicrobiano.[153] Nesse estudo, não houve correlação entre o fracasso ou a recidiva após o tratamento com resultados de suscetibilidade *in vitro*. Nos últimos resultados publicados sobre o tratamento, um regime de claritromicina, rifampicina e etambutol foi comparado com ciprofloxacina, rifampina e etambutol; o sucesso do tratamento, falha ou recidiva não diferiram entre os dois grupos.[155] Todas as causas de mortalidade foram novamente altas e pouco maiores na estratégia com ciprofloxacina, rifampicina e etambutol. Uma combinação de rifampicina e etambutol, seja com claritromicina ou com moxifloxacina, apresentou atividade bactericida *in vitro* e *ex vivo*.[156] Regimes contendo amicacina foram os mais efetivos em modelos com camundongos *nude*. No geral, o melhor tratamento farmacológico ainda precisa ser determinado; entretanto, um regime que consiste em claritromicina (ou moxifloxacina), rifampicina e etambutol, administrado por um período de terapia que inclui 12 meses de cultura negativa no escarro, é comumente utilizado. O uso da amicacina pode ser aconselhável para pacientes com doenças mais extensas. A mortalidade global excepcionalmente elevada com essa infecção é de difícil explicação, mas pode ser um reflexo das comorbidades dos pacientes com a doença causada por *M. xenopi*.

Mycobacterium malmoense

Mycobacterium malmoense é uma espécie considerada o segundo patógeno mais grave após o CMA no norte da Europa. Em pacientes da Europa, 70% a 80% dos isolados de *M. malmoense* foram considerados clinicamente relevantes, enquanto nos Estados Unidos, isolados clínicos clinicamente importantes são considerados com menor frequência.[157] Pacientes com doença pulmonar por *M. malmoense* frequentemente apresentam doença pulmonar obstrutiva preexistente. A doença pulmonar por *M. malmoense* manifesta-se muitas vezes de forma semelhante a outras doenças pulmonares cavitárias por MNT. Em geral, a resposta *in vivo* aos agentes antimicrobianos não se correlaciona à suscetibilidade *in vitro* para os agentes antimicrobianos. Em um trabalho recente, claritromicina, rifampicina e etambutol foram comparados com um regime que consiste em ciprofloxacina, rifampina e etambutol.[155] Embora uma resposta mais favorável à terapia tenha sido obtida com o regime contendo macrolídeo, a mortalidade global não diferiu entre os dois regimes, e o tratamento farmacológico mais adequado para *M. malmoense* ainda precisa ser determinado.[155,158] Atualmente, um regime sugerido para *M. malmoense* consiste em rifampicina, etambutol e claritromicina com ou sem isoniazida por um período de 12 meses após cultura de escarro negativa.

Mycobacterium simiae

O isolamento de *M. simiae* de amostras clínicas tem sido relatado em três regiões geográficas, Israel, Cuba e no sudoeste dos Estados Unidos, incluindo Texas, Arizona e Novo México. O organismo é frequentemente isolado como um único espécime positivo que é negativo no esfregaço e não associado à doença clínica. Para vários grupos de organismos isolados, foram também recuperados a partir da água da torneira local, sugerindo-a como a fonte provável.[159,160] Um grande pseudossurto de isolados de *M. simiae* em um hospital urbano no Texas foi relatado.[161] A fonte para a maioria dos organismos recuperados era uma área de armazenamento de água quente. Em outras séries publicadas, a maioria dos isolados de *M. simiae* foi considerada sem significância clínica.[161,162] Em recente publicação, os autores observaram que "os critérios diagnósticos disponíveis são inadequados para a seleção de pacientes aos quais os tratamentos medicamentosos para a infecção por *M. simiae* seriam benéficos".[162] Quando *M. simiae* é um patógeno significativo, é mais frequentemente associado à doença pulmonar ou, em hospedeiros imunocomprometidos, à doença disseminada.

Tal como acontece com outras MNT, não existe uma correlação estabelecida entre suscetibilidade do organismo *in vitro* e resposta clínica *in vivo* aos agentes antimicrobianos, nem existe um regime de tratamento estabelecido e previsivelmente confiável para doenças com *M. simiae*. Em um estudo realizado em Israel,[163] não foram relatadas reincidências em 102 pacientes com doença pulmonar por *M. simiae* após tratamento com rifampicina, etambutol e claritromicina administrados diariamente por pelo menos 12 meses após culturas de escarro negativas. Esses resultados estão em nítido contraste com a experiência de muitos especialistas nos Estados Unidos que consideram *M. simiae* como um dos patógenos MNT pulmonares mais difíceis de tratar. Alguns especialistas sugerem o uso de regimes baseados em macrolídeos semelhantes aos utilizados para CMA; além disso, outros agentes, tais como fluoroquinolonas, sulfametoxazol e linezolida, podem ter alguma atividade contra esse organismo.

Mycobacterium szulgai

Mycobacterium szulgai é caracterizado principalmente por doença pulmonar cavitária em pacientes com doença pulmonar crônica subjacente. Tal como acontece com outros agentes patogênicos MNT, *M. szulgai* também pode ser associado à doença nodular/bronquiectática. A maioria dos isolados respiratórios de *M. szulgai* está relacionada à doença pulmonar significativa: 11 de 15 pacientes (73%) na Holanda nos quais cresceu *M. szulgai* em seu escarro enquadram-se nos atuais critérios da American Thoracic Society para a doença.[164] Ensaios de suscetibilidade *in vitro* demonstram a suscetibilidade a rifampicina, isoniazida, etambutol e claritromicina. Um estudo recente sugeriu que os regimes contendo rifamicina, etambutol e claritromicina, com ou sem uma fluoroquinolona por aproximadamente 12 meses, têm quase 100% de sucesso no tratamento.[164] Ao contrário de muitos outros agentes patogênicos MNT, a suscetibilidade *in vitro* de *M. szulgai* parece prever a resposta ao tratamento.

MICOBACTÉRIAS DE CRESCIMENTO RÁPIDO

MCR distinguem-se por crescimento em subcultura em menos de 7 dias e compreendem mais de 80 espécies distintas, das quais ao menos 18 foram associadas à doença pulmonar (Tabela 36-1). Por muitas MCR não serem patogênicas aos seres humanos, é importante subclassificar os organismos dentro deste grupo em nível de espécie, uma vez que afeta tanto o tratamento quanto o prognóstico. Embora MCR possam produzir doença pulmonar, possuem maior propensão às infecções da pele e dos tecidos moles.

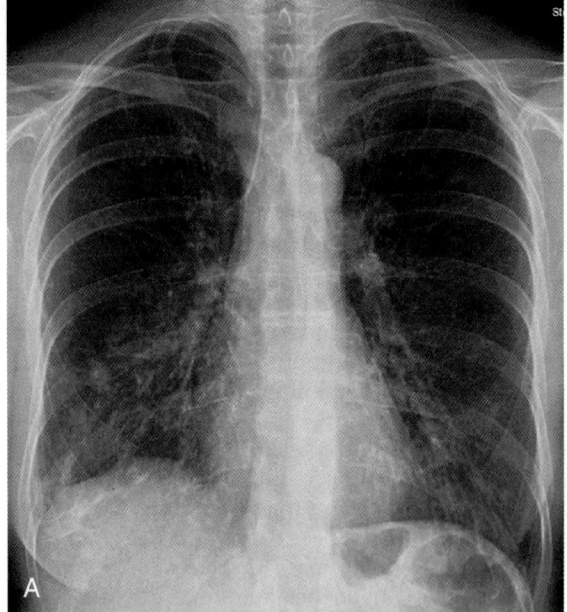

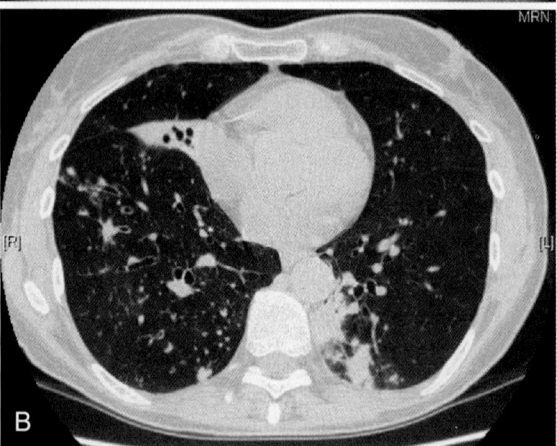

Figura 36-6 Mulher, não fumante, 68 anos de idade, com história clínica de vários anos de tosse, fadiga e perda de peso. Suas culturas de escarro foram consistentemente positivas para *M. abscessus*. **A,** Radiografia frontal de tórax mostrando opacidades nodulares em zona pulmonar média e baixa e bronquiectasia. **B,** TC axial de tórax apresentando atelectasia do lobo médio direito e bronquiectasia bilateral do lobo inferior e opacidades nodulares. Observe a opacidade do espaço aéreo no lóbulo inferior esquerdo nesse paciente com grave refluxo e provável aspiração crônica.

Mycobacterium abscessus

Mycobacterium abscessus é a terceira causa de infecção por MNT mais comum nos Estados Unidos e ocasiona, pelo menos, 80% das infecções pulmonares causadas por MCR.[57] Por meio do sequenciamento do genoma, *M. abscessus* pode ser dividido em subespécies adicionais, *Mycobacterium bolletii* e *Mycobacterium massiliense*.[165] A maioria dos pacientes com doença pulmonar por *M. abscessus* compreende mulheres brancas não fumantes com mais de 60 anos sem condições predisponentes. A apresentação clínica usual é semelhante àquela observada em outras infecções pulmonares por MNT e inclui tosse e cansaço fácil. Para a maioria dos pacientes sem condições predisponentes, a doença é lentamente progressiva; no entanto, a doença mais fulminante e rapidamente progressiva é encontrada em pacientes com distúrbios gastroesofágicos e FC. A radiografia de tórax geralmente mostra opacidades alveolares multilobares, desiguais, reticulonodulares ou reticulonodulares mistas[57] (Fig. 36-6). Na TCAR, os achados incluem a presença de bronquiectasia cilíndrica com múltiplos nódulos pequenos, semelhantes aos achados na doença pulmonar pelo CMA.[57,112,166] A cavitação foi avaliada em 10% a 40% dos pacientes. Em um trabalho, 20% dos pacientes morreram em consequência de *M. abscessus*.[57]

Terapia da Doença Pulmonar por *Mycobacterium abscessus*. *M. abscessus* são tipicamente resistentes *in vitro* para a maior parte dos medicamentos utilizados no tratamento da tuberculose e demonstram atividade *in vitro* a apenas alguns agentes antimicrobianos. A cura pode ser inatingível para muitos pacientes com doença pulmonar por *M. abscessus* em terapia médica. Entre 65 pacientes provenientes da Coreia do Sul com doença pulmonar por *M. abscessus* que foram tratados com um regime padronizado, incluindo 4 semanas de amicacina intravenosa e cefoxitina, juntamente com ciprofloxacina oral, claritromicina e doxiciclina com duração total de 24 meses, o escarro foi convertido e culturas negativas foram mantidas por mais de 12 meses em apenas 58% dos pacientes.[166a] Em um estudo norte-americano com 107 pacientes tratados com a terapia individualizada, que incluiu imipenem intravenoso (ou cefoxitina) e amicacina, juntamente com várias combinações de terapias orais e inalatórias,[167] apenas 48% dos casos foram convertidos com culturas mantidas negativas por pelo menos 12 meses. As orientações atuais recomendadas de terapia consistem, geralmente, em 2 a 4 meses de agentes intravenosos, tais como imipenem ou cefoxitina mais amicacina administrada diariamente ou três vezes por semana.[9] Quaisquer agentes orais que demonstraram atividade *in vitro* podem ser incluídos no regime de tratamento. Enquanto os macrolídeos são tradicionalmente utilizados para o tratamento, estudos recentes têm questionado a importância desse antimicrobiano para o tratamento de *M. abscessus* subespécie *abscessus*, uma vez que o organismo possui o gene da eritromicina metilase ribossomal (*erm*[41], do inglês, *erythromycin ribosomal methylase*).[168] Quando o organismo é incubado na presença de claritromicina, o gene é induzido e o organismo rapidamente adquire resistência ao macrolídeo. Em contraste, *M. massiliense* tem uma cópia não funcional do gene, assim a resistência ao macrolídeo não é induzida na presença de claritromicina. Em um estudo da Coreia do Sul, os pacientes infectados por *M. massiliense* eram mais propensos à melhora clínica, radiográfica e bacteriológica do que aqueles com *M. abscessus*: em 88% das pessoas com *M. massiliense*, houve conversão das culturas do escarro para negativas versus 25% com *M. abscessus*.[169] Dados limitados sugerem que a azitromicina pode ser mais eficaz do que a claritromicina contra *M. abscessus*.[170,171]

A discriminação da identificação da espécie entre *M. abscessus* e *M. massiliense* informa ao médico a presença do gene *erm* ativo para a escolha presuntiva de antibióticos, mas não é frequentemente disponível em laboratórios de referência. No entanto, a presença de um gene *erm* ativo pode ser verificada na maioria dos laboratórios de micobacteriologia em tempo relativamente curto e é a informação crítica necessária ao clínico para orientar a terapia com antibióticos para isolados inicialmente identificados como *M. abscessus*.

A linezolida, uma oxazolidinona, é ativa contra algumas cepas de *M. abscessus*, mas é frequentemente associada à toxicidade hematológica significativa e neuropatia periférica.[171,172] A tigeciclina possui atividade *in vitro* contra *M. abscessus*, mas está disponível apenas como preparação intravenosa, sendo associada a náuseas e vômitos significativos.[172a] A clofazimina apresenta atividade *in vitro* contra *M. abscessus* e atividade sinérgica com a amicacina;[173] no entanto, o seu papel no tratamento desses pacientes continua indefinido.

Uma vez que o paciente demonstrou uma resposta clínica ao tratamento, existem várias opções possíveis para a continuação do tratamento: (1) parar a terapia de 2 a 4 meses e acompanhar o paciente observando os sinais de progressão da doença e, se presente, reestabelecer periodicamente o tratamento; (2) interromper o aminoglicosídeo e continuar a cefoxitina ou imipenem por um longo período, juntamente com um agente por via oral; e (3) continuar com um agente oral e incluir a amicacina inalada. Infelizmente, nenhuma dessas opções é baseada em evidências, por isso as decisões de tratamento precisam ser individualizadas e muitas vezes outra forma de terapia será periodicamente necessária ao longo da vida.

Uma combinação de ressecção cirúrgica e quimioterapia pode aumentar a chance de cura em pacientes com doença pulmonar focal e que possam tolerar o procedimento. Os pacientes devem ser tratados com um período inicial de antimicrobianos antes da cirurgia para diminuir a carga bacilar.[9] Em três estudos, os pacientes que foram submetidos à ressecção cirúrgica, além da quimioterapia antimicrobiana, apresentaram melhora nos resultados microbiológicos em comparação com aqueles que receberam apenas quimioterapia.[57,167,174] Como na doença pulmonar pelo CMA, a cirurgia deve ser realizada por cirurgiões torácicos experientes em realizar esse tipo de cirurgia.[131]

A infecção pulmonar por *M. abscessus* é considerada uma contraindicação para o transplante pulmonar em pacientes com FC; no entanto, estudos recentes sugerem que o transplante de pulmão de pacientes com FC pode ser realizado com taxas de sucesso comparáveis às dos pacientes não infectados.[175,176]

Terapia das Infecções de Pele, Tecido Mole e Ossos Causadas por *Mycobacterium abscessus*. As infecções graves devem ser tratadas com um regime similar ao utilizado na doença pulmonar. As infecções cutâneas e do tecido mole devem ser tratadas por um período mínimo de 4 meses e as infecções ósseas, por 6 meses. A cirurgia é geralmente indicada para a doença extensa, para os abscessos ou quando a terapia antimicrobiana é difícil.[9] Corpos estranhos, tais como próteses articulares, catéteres percutâneos e implantes mamários, devem ser removidos e o paciente, tratado com um regime antimicrobiano prolongado.

Mycobacterium chelonae

A espécie *M. chelonae* é um agente mais relacionado a infecções de pele, tecidos moles e ossos do que à doença pulmonar. A ceratite por *M. chelonae* é associada a lentes de contato e à cirurgia ocular, tais como a ceratomileuse *in situ* assistida por *laser* (LASIK, do inglês, *laser-assisted in situ keratomileusis*).[177,178] Doenças disseminadas foram relatadas em pacientes imunocomprometidos apresentando, geralmente, lesões cutâneas características.[179] A apresentação clínica e radiográfica da doença pulmonar por *M. chelonae* é semelhante à de outras MCR.

Isolados de *M. chelonae* são geralmente suscetíveis à tobramicina, macrolídeos, linezolida e imipenem.[99,180,181] O genoma de *M. chelonae* não inclui gene *erm* ativo, indicando que a suscetibilidade *in vitro* para macrolídeos tem valor em prever as respostas *in vivo* à terapia.[168] Outros fármacos ativos podem incluir amicacina, clofazimina, doxiciclina e as fluoroquinolonas. Isolados de *M. chelonae* são uniformemente resistentes à cefoxitina. O tratamento de infecções por *M. chelonae* devem ser baseados em resultados de suscetibilidade *in vitro*. A administração de 500 mg de claritromicina duas vezes por dia durante 6 meses foi relatada com alta taxa de cura em pacientes com lesões cutâneas associadas à doença disseminada.[182] Um paciente apresentou recaída por uma cepa resistente aos macrolídeos. Os pacientes também responderam à linezolida com ou sem claritromicina.[183,184] Pacientes com graves infecções de pele, de tecidos moles e de ossos devem ser tratados da mesma forma que aqueles com doença por *M. abscessus*. Para infecções de córnea, os agentes tópicos e orais são muito utilizados e vários pacientes podem necessitar de transplantes de córnea para a recuperação ou para a cura da visão.

Mycobacterium fortuitum

M. fortuitum é responsável por até 15% dos casos de MCR nos Estados Unidos, mas é causa relativamente incomum de doença pulmonar, exceto em pacientes com distúrbios associados à aspiração crônica.[57] Entre 26 pacientes na República da Coreia com duas ou mais culturas positivas para *M. fortuitum*, apenas um foi tratado e nenhum dos 25 pacientes não tratados apresentou progressão durante um seguimento médio de 12,5 meses.[185] A apresentação clínica e radiológica dos pacientes com doença pulmonar é semelhante à de outros com MCR. A aplicação de diretrizes diagnósticas contemporâneas deve ser usada com cautela e até mesmo com algum ceticismo ao avaliar pacientes com isolados respiratórios de *M. fortuitum*. Infecções de pele, de tecidos moles e de ossos são mais comuns do que a doença pulmonar. Surtos esporádicos e agrupados de furunculose por *M. fortuitum* (e outras MCR) foram relatados após a exposição à água contaminada durante procedimentos com pedicures.[186-188]

Em contraste ao *M. abscessus*, *M. fortuitum* demonstra maior sensibilidade *in vitro* para fármacos antimicrobianos oral e intravenoso, incluindo os macrolídeos mais novos, as fluoroquinolonas, doxiciclina, minociclina, as sulfonamidas e dois fármacos intravenosos, imipenem e cefoxitina.[9] Embora a maioria dos isolados de *M. fortuitum* seja suscetível *in vitro* para os macrolídeos, esses fármacos devem ser utilizados com cuidado devido à presença de um gene *erm* induzível.[189]

Doenças pulmonares por *M. fortuitum* podem ser tratadas com, pelo menos, dois fármacos em que a suscetibilidade *in vitro* foi demonstrada.[9] Tal como acontece com outras infecções pulmonares por MNT, o tratamento deve ser continuado por pelo menos 12 meses de culturas de escarro negativas. As infecções de pele, de tecidos moles e de ossos devem ser tratadas de forma similar àquela para infecções por *M. abscessus*, embora os agentes orais sejam frequentemente mais eficazes.

MONITORAMENTO TERAPÊUTICO DE FÁRMACOS

O papel da monitoração terapêutica no tratamento da doença pulmonar por MNT permanece controverso. Baixas concentrações séricas de claritromicina foram relatadas quando o medicamento foi administrado em combinação com rifampicina.[190-192] Um estudo recente examinou as relações farmacocinéticas e farmacodinâmicas em 481 pacientes com doença pulmonar pelo CMA.[191] Esse estudo relatou que os picos de concentrações no soro estavam abaixo do intervalo-alvo para etambutol em 48% dos pacientes, 56% para claritromicina e em 35% para azitromicina. A administração concomitante de rifampicina reduziu a concentração sérica média de claritromicina em 68% e da azitromicina em 23%. Índices farmacodinâmicos (a razão desejada das concentrações séricas para a concentração inibitória mínima do fármaco) foram raramente encontrados para rifampicina, claritromicina, amicacina e moxifloxacina. Esse estudo não analisou a possível correlação entre os desfechos clínicos e os baixos índices farmacodinâmicos. Um estudo da Coreia do Sul informou que as concentrações plasmáticas máximas de claritromicina foram menores nos pacientes com CMA que receberam terapia diária ou intermitente quando combinada com rifampicina, em comparação aos pacientes com M. abscessus que receberam claritromicina sem rifampicina.[192] Nesse estudo, os desfechos do tratamento não foram associados às concentrações plasmáticas do fármaco; no entanto, não foi realizada nenhuma tentativa de aumentar a dose em pacientes com baixas concentrações para determinar se os desfechos seriam satisfatórios. Assim, enquanto o papel da monitoração terapêutica continua a ser definido nos casos não complicados de infecção por MNT, esta deve ser considerada em doentes que estão em falha terapêutica, com doença renal em estágio terminal ou que estejam em uso de medicamentos conhecidos por seu envolvimento em interações com outros medicamentos.

DOENÇA PULMONAR POR MNT DO TIPO PNEUMONITE POR HIPERSENSIBILIDADE

A maioria dos trabalhos que descreve o desenvolvimento de um padrão típico de doença pulmonar do tipo pneumonite por hipersensibilidade é realizada em pacientes com uso de banheira de água quente, embora manifestações clínicas semelhantes tenham sido associadas a outras exposições e fontes de água permanentes em recintos.[40,193,194] Em um relato de caso, a doença pulmonar de hipersensibilidade semelhante foi observada em associação a um chuveiro.[40] Alguns pesquisadores têm utilizado a frase "hot tub lung" para descrever a apresentação clínica em associação a fontes de água parada. Nos casos de exposição a banheiras de hidromassagem, as micobactérias do CMA são os organismos isolados em escarro, lavado broncoalveolar, tecido e banheira de água quente. Além disso, quando avaliados por métodos de genotipagem, isolados do CMA, tanto de banheiras de água quente quanto das amostras de pulmão, têm demonstrado padrões idênticos. A controvérsia ainda existe, porém, não se sabe se "hot tub lung" é um processo infeccioso, um processo inflamatório ou uma combinação dos dois.

Pacientes com doença pulmonar do tipo pneumonite por hipersensibilidade tendem a ser jovens e sem doença pulmonar preexistente. A apresentação clínica pode variar de sintomas respiratórios leves a insuficiência respiratória com suporte ventilatório mecânico.[195] Os elementos-chave para o diagnóstico de doença pulmonar de hipersensibilidade pelo CMA incluem história clínica compatível (início subagudo de sintomas respiratórios, exposição a banheiras de hidromassagem), achados radiográficos característicos e isolados do CMA no escarro, lavado broncoalveolar, tecido e banheira de água quente (com histopatologia compatível, quando disponível).

O prognóstico é geralmente excelente e independente da gravidade na apresentação.[193] O maior benefício é adquirido pela simples remoção do paciente da exposição ao antígeno. No caso de "hot tub lung", a remoção da exposição ao antígeno geralmente envolve a drenagem da banheira de água quente e interrupção completa do uso. Se a exposição for continuada, não se sabe se os organismos ambientais do CMA podem ocasionar reação de hipersensibilidade pulmonar. Para pacientes acometidos de doença pulmonar do tipo pneumonite por hipersensibilidade, o uso de corticosteroides sistêmicos pode ser benéfico, promovendo a recuperação de sintomas pulmonares, alterações nas trocas gasosas e anormalidades radiográficas. Do mesmo modo, a terapia antimicobacteriana, com os mesmos medicamentos utilizados na doença pulmonar padrão por CMA, pode ser necessária em alguns pacientes, mas por períodos mais curtos de terapia, geralmente 3 a 6 meses. Para a maior parte dos pacientes é esperada quase completa resolução dos sintomas respiratórios, bem como da função pulmonar e alterações radiológicas.

DOENÇA POR MNT ASSOCIADA AOS CUIDADOS DE SAÚDE E PREVENÇÃO DE INFECÇÕES POR MNT

As MNT são ubíquas no ambiente, de modo que é difícil evitar completamente o contato com esses microrganismos, se não impossível. Em comparação com M. tuberculosis, MNT tem baixa virulência para os seres humanos, dessa forma as doenças por MNT podem ser mais um problema relacionado à suscetibilidade do hospedeiro do que o contato com o organismo. Com algumas exceções notáveis discutidas anteriormente, a suscetibilidade específica de um paciente à infecção por MNT pode ser impossível de ser determinada pelo conhecimento atual da imunidade e patogênese; consequentemente, a prevenção de doenças continua a ser problemática. Também não está claro se os pacientes com elevada suscetibilidade às infecções por MNT devem ser aconselhados a evitar fontes ambientais conhecidas de MNT. Por exemplo, não é evidente se pacientes suscetíveis devem ser aconselhados a não tomar banho em locais que estejam associados aos aerossóis contendo MNT.[39]

Progressos foram observados na prevenção de infecções nosocomiais por MNT. A transmissão de MNT em ambientes de cuidados de saúde é frequentemente ligada à exposição à água de torneira (municipal).[90] Enquanto várias espécies de MNT (incluindo CMA, M. kansasii, M. xenopi e M. simiae) foram isoladas em sistemas de abastecimento de água municipal, M. fortuitum e M. abscessus foram frequentemente envolvidos em doenças por MNT associadas aos cuidados de saúde. Mesmo com a utilização de potentes desinfetantes, incluindo organomercúrios, cloro, bromo, formaldeído a 2% e glutaraldeído, as MNT podem persistir em equipamentos ou dispositivos após exposição à água da torneira. Um grande surto de M. massiliense no Brasil envolveu um único clone que foi tolerante ao glutaraldeído a 2%.[196] A incapacidade de eliminar esses organismos ressalta a importância de evitar a água da torneira para a prevenção de doenças associadas aos cuidados de saúde, tais como após a esternotomia mediana, procedimentos de cirurgia plástica, lipoaspiração, LASIK, diálise e a implantação de cateteres centrais intravenosos de longa permanência, tubos de ventilação e dispositivos protéticos, tais como válvulas cardíacas, articulação do joelho e quadril, implantes de lentes e estabilizadores ósseos com haste de metal.[9] Os pseudossurtos envolvendo broncoscópios contaminados com *M. abscessus* e *Mycobacterium immunogenum* foram documentados. Além disso, surtos documentados de furunculose por *M. fortuitum* e *Mycobacterium mageritense* ligada à higiene em associação ao uso de hidromassagem contaminado foram descritos em salões de pedicures.[188,197]

Como resultado do aumento da compreensão dos reservatórios ambientais de MNT, os trabalhos que associam o uso de água da torneira às infecções por MNT relacionadas aos cuidados em saúde recomendam que a água da torneira não deve ser utilizada na preparação de procedimentos cirúrgicos, próteses e cateteres intravasculares; não deve ser empregada na limpeza de endoscópios de fibra óptica; e não deve ser usada para lavar a boca antes de coleta de amostras de escarro. Além disso, o reconhecimento de que as medicinas alternativas ou substâncias não aprovadas para injeção também podem estar em risco de contaminação por MNT, é aconselhável a precaução contra o uso desses produtos.

Pontos-chave

- Micobactérias não tuberculosas (MNT) compreendem mais de 160 espécies diferentes que são ubíquas no meio ambiente. Os membros do complexo *Mycobacterium avium* (CMA) são as causas mais comuns de doença pulmonar por MNT.
- A infecção desenvolve-se após a exposição à MNT no ambiente; transmissão pessoa a pessoa é excepcionalmente rara.
- Apesar de existirem menos espécies de MNT de crescimento lento do que espécies de crescimento rápido, as de crescimento lento são causas mais comuns de doença pulmonar.
- Estudos epidemiológicos sugerem que a prevalência de infecções por MNT está aumentando em algumas áreas do mundo, incluindo nos Estados Unidos.
- Fatores de risco para a doença pulmonar por MNT incluem doenças pulmonares crônicas subjacentes, como bronquiectasias, doenças pulmonares obstrutivas crônicas, fibrose cística, deficiência de alfa$_1$-antitripsina e tuberculose prévia.
- O diagnóstico de infecção pulmonar por MNT requer que o paciente atenda a certos critérios clínicos, radiológicos e microbiológicos.
- O tratamento recomendado para a doença pulmonar pelo CMA é um macrolídeo, mais etambutol e uma rifamicina, com ou sem um aminoglicosídeo, administrado por um período mínimo de 12 meses de culturas de escarro negativas.
- Em razão da importância crítica de macrolídeos para o sucesso do tratamento da infecção por CMA, o uso de macrolídeos deve ser evitado em pacientes que podem necessitar de tratamento contra CMA no futuro.
- O tratamento recomendado para doença pulmonar por *Mycobacterium kansasii* é a isoniazida (ou macrolídeo), rifamicina e etambutol administrados por pelo menos 12 meses de culturas de escarro negativas.
- O tratamento de infecções por micobactérias de crescimento rápido deve basear-se nos resultados de testes de suscetibilidade *in vitro* aos fármacos, mas o desfecho clínico varia significativamente dependendo da espécie causadora.

As Referências estão disponíveis exclusivamente no site www.elsevier.com.br/expertconsult

37 MICOSES ENDÊMICAS

JOSHUA D. NOSANCHUK, MD

INTRODUÇÃO
HISTOPLASMOSE
História e Epidemiologia
Patogênese
Manifestações Clínicas
Diagnóstico
Tratamento
COCCIDIOIDOMICOSE
História e Epidemiologia
Patogênese
Manifestações Clínicas
Diagnóstico
Tratamento
BLASTOMICOSE
História e Epidemiologia
Patogênese
Manifestações Clínicas
Diagnóstico
Tratamento
PARACOCCIDIOIDOMICOSE
Epidemiologia
Patogênese
Manifestações Clínicas
Diagnóstico
Tratamento
ESPOROTRICOSE
PENICILIOSE

Informações detalhadas sobre os fármacos antifúngicos e seu uso clínico estão disponíveis no Capítulo 38, Micoses Oportunistas.

INTRODUÇÃO

As micoses de distribuição geográfica restrita (ou endêmicas) incluem histoplasmose, coccidioidomicose, blastomicose, paracoccidioidomicose, esporotricose e peniciliose. Dessas, a histoplasmose, coccidioidomicose, blastomicose e paracoccidioidomicose são as micoses com distribuições geográficas mais definidas nas Américas (Fig. 37-1). São consideradas patógenos *dimórficos*, pois crescem como micélio na natureza e sofrem um processo de morfogênese, transformando-se em leveduras ou esférulas durante a aquisição por humanos. As fases miceliana e leveduriforme podem ser reproduzidas em laboratório pelo cultivo em baixas (aproximadamente 25°C) ou altas (37°C) temperaturas, respectivamente. Portanto, esses fungos são denominados "termodimórficos". A aquisição ocorre normalmente pela inalação de esporos ou fragmentos micelianos, embora a esporotricose ocorra principalmente por implantação ou inoculação traumática na pele. Os micélios produzem esporos situados na parte externa do fungo e são facilmente aerossolizados quando perturbados no seu *habitat*; acredita-se que esses esporos (p. ex., conídios, macroconídios, microconídios ou artroconídios) sejam os agentes infecciosos e que a sua inalação leve à doença pulmonar. A gravidade da doença clínica está relacionada à quantidade de inóculo, bem como à suscetibilidade do indivíduo infectado. Defeitos na imunidade celular estão associados à forma mais grave da doença. As infecções latentes podem ser reativadas em indivíduos cujas respostas imunes estão comprometidas, incluindo uso de esteroides, inibição do fator de necrose tumoral, quimioterapia ou infecção pelo *vírus da imunodeficiência humana* (HIV). As micoses geograficamente restritas são, em grande parte, negligenciadas como etiologias de doenças infecciosas, tais como na pneumonia adquirida na comunidade; por exemplo, não é incomum esses pacientes receberem vários antibióticos antibacterianos por suspeita de infecções anaeróbicas, antes que a histoplasmose seja de fato diagnosticada.[1] Isso se deve à ocorrência da manifestação clínica da doença em regiões geográficas onde os fungos são incomuns ou ausentes, levando à demora no reconhecimento e no tratamento da doença, que requer vários meses a períodos superiores a 1 ano. A terapia prolongada pode ser necessária em condições de imunodeficiência irreversível.

HISTOPLASMOSE

HISTÓRIA E EPIDEMIOLOGIA

Histoplasma capsulatum é um fungo dimórfico primariamente adquirido por exposição respiratória, responsável por aproximadamente 500.000 infecções anualmente nos Estados Unidos, o que o torna a causa prevalente de doença pulmonar fúngica.[2] Similarmente, essas estatísticas também indicam que em torno de 50 milhões de residentes norte-americanos apresentam infecção latente com o fungo. Embora sejam encontradas áreas com alta incidência da doença, a histoplasmose é considerada endêmica no mundo inteiro. Os Vales do Rio Mississipi e Ohio nos Estados Unidos são regiões altamente endêmicas, e testes cutâneos demonstraram até 90% dos adultos expostos ao fungo nessas regiões.[3,4] Áreas de alta endemicidade estão presentes também na América Latina, particularmente no Brasil, Venezuela, Equador, Paraguai, Uruguai e Argentina. Por exemplo, relata-se a prevalência de aproximadamente 63% e 93% em regiões do Centro-oeste e Sudeste do Brasil, respectivamente.[5]

Os dados epidemiológicos mais recentes sobre as taxas de doença clinicamente significativa nos Estados Unidos são extraídos de informações da *Nationwide Inpatient Sample*, uma base de dados de códigos diagnósticos de doenças para o ano de 2002.[6] Essa metodologia provavelmente subestima a incidência de hospitalizações em decorrência da histoplasmose ou de outras micoses endêmicas devido às dificuldades para o diagnóstico acurado e aos códigos de informações incompletos. Contudo, em 2002, 3.259 adultos (60% do gênero masculino, 40% do gênero feminino) e 111 crianças (42% do gênero masculino, 58% do gênero feminino) foram hospitalizados com histoplasmose. A maioria dos pacientes não apresentava imunodeficiência como doença de base, sendo que apenas 14% dos adultos e 32% das crianças foram considerados imunocomprometidos. As taxas de mortalidade em ambiente hospitalar foram de 8% e 5% em adultos e

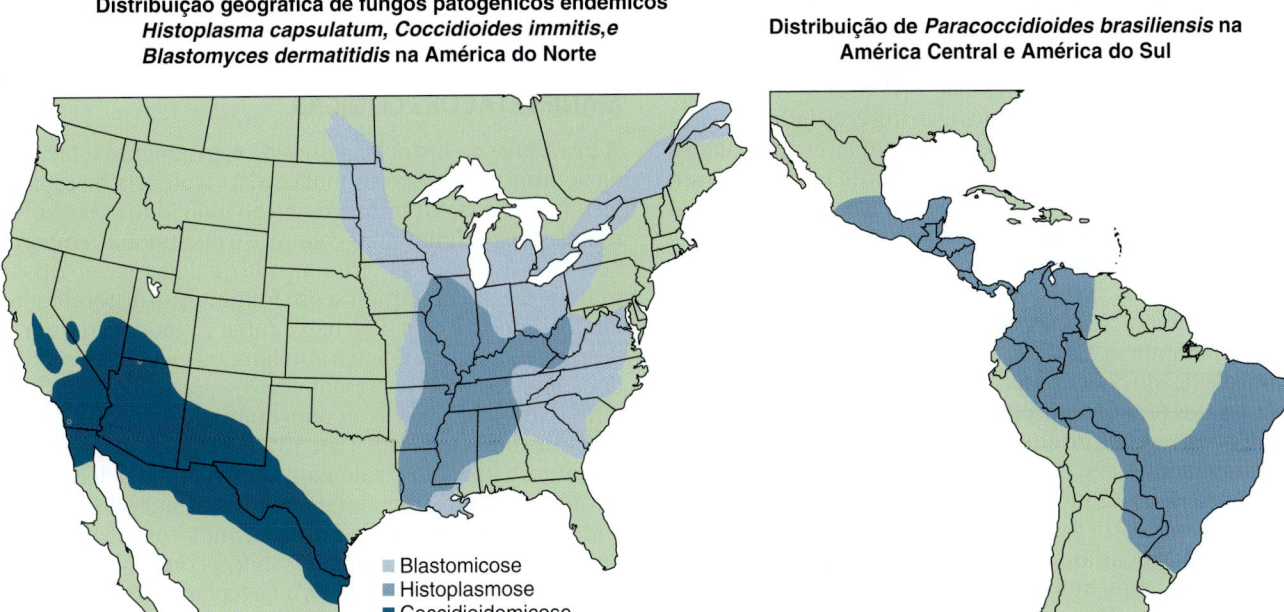

Figura 37-1 Distribuição geográfica de fungos endêmicos nas Américas. Na América do Norte, as regiões endêmicas da histoplasmose, coccidioidomicose e blastomicose são mostradas. Na América do Sul, a região onde a paracoccidioidomicose é encontrada também é mostrada. Note que a histoplasmose e a coccidioidomicose também podem ser encontradas na América Central e na América do Sul; contudo, a blastomicose e a paracoccidioidomicose parecem limitadas à América do Norte ou América do Sul, respectivamente.

crianças, respectivamente. Portanto, aproximadamente 270 mortes causadas por infecção por *H. capsulatum* ocorrem anualmente nos Estados Unidos. Por comparação, no ano de 2009 (a estatística mais completa e atualizada das taxas de mortalidade nos EUA), 529 mortes foram causadas por tuberculose (405 resultantes da tuberculose respiratória), 99 devido à infecção meningocócica, 26 por salmonelose e três por malária.[7]

O gênero *Histoplasma* foi designado em 1906 por Samuel Darling, que descreveu o fungo nos pulmões, fígado, baço e linfonodos de um carpinteiro da Martinica que trabalhava no canal do Panamá.[8] Darling caracterizou incorretamente a levedura ovoide intracelular de 1 a 4 μm como protozoário, similar à *Leishmania* sp. Após a identificação de *H. capsulatum* por Darling, diversas variedades de *Histoplasma* foram identificadas, com distintos nichos geográficos ou hospedeiros. Mais recentemente, a análise de diversidade das sequências de quatro genes codificadores de proteínas de *H. capsulatum* revelou que as diferentes variedades de *Histoplasma* não são filogeneticamente distintas e que *H. capsulatum* compreende sete espécies filogenéticas, que irradiaram-se rapidamente de um ancestral único entre 3 milhões e 13 milhões de anos atrás.[9]

PATOGÊNESE

H. capsulatum encontra-se tanto na forma miceliana ou de levedura, dependendo principalmente da temperatura e das condições nutricionais.[10] Na natureza e em temperatura ambiente, *H. capsulatum* apresenta a forma miceliana ou filamentosa. Este fungo saprofítico cresce particularmente bem em solos enriquecidos com fontes de nitrogênio orgânico, tais como áreas contaminadas com fezes de aves ou morcegos. As hifas têm 1,25 a 2 μm de diâmetro e produzem dois tipos de esporos denominados conídios: macroconídios formados por parede espessa (8 a 15 μm de diâmetro) e microconídios (2 a 5 μm de diâmetro). Ambas as formas de conídios são produzidas individualmente nas extremidades de curtos e estreitos conidióforos que se ramificam em ângulos retos com as hifas vegetativas. Acredita-se que os microconídios sejam as partículas infecciosas, pois com o seu tamanho, são mais efetivos para a aerossolização e posteriores inalação e deposição em estruturas pulmonares distais. Distúrbios ambientais, principalmente causados por construções ou remoção de árvores, estão altamente associados à aerossolização de *H. capsulatum*. À temperatura de 37°C ou em tecidos humanos, a forma de levedura é a morfologia predominante. As células leveduriformes possuem paredes finas e são ovais, com diâmetros de 2 a 5 μm. A reprodução dessas células ocorre por brotamento polar com uma ponte estreita entre as células-mãe e as células-filhas. Raramente é possível encontrar as formas micelianas e de leveduras nos tecidos pulmonares,[11] bem como em dispositivos intravasculares.[12]

A histoplasmose é iniciada pela inalação e deposição de microconídios dentro dos alvéolos. Esse evento é seguido por conversão dos microconídios em células leveduriformes,[13] que começa dentro de algumas horas a poucos dias.[14] A morfogênese é iniciada pela mudança de temperatura e disponibilidade de nutrientes. Notavelmente, apesar do nome da espécie, as células não possuem cápsula. Durante a infecção primária, as células leveduriformes são fagocitadas, entram no compartimento dos endossomos dos fagócitos, que então migram para os linfonodos hilares e mediastinais e posteriormente disseminam-se por via hematogênica, distribuindo o fungo para diversos tecidos. De fato, estudos realizados com autópsias observaram que aproximadamente 70% dos indivíduos com história de histoplasmose desenvolveram granulomas esplênicos.[15] O período de incubação para a manifestação da doença é geralmente de 8 a 17 dias, embora a exposição a uma quantidade elevada de inóculo possa resultar em doença em um período menor que 3 dias.[16]

Sabe-se que o controle eficaz da histoplasmose requer ativação da imunidade celular em conjunto com as respostas inatas, pois a ausência de imunidade intacta conduz à doença disseminada e progressiva.[17] Além disso, defeitos na imunidade celular em indivíduos com infecção latente podem resultar em reativação de focos previamente controlados de infecção. Apesar de significativamente menos comum na atual era dos medicamentos antirretrovirais de eficácia comprovada, indivíduos com a *síndrome da imunodeficiência adquirida* (AIDS) estão em alto risco para a reativação da doença (Cap. 90). A histoplasmose também é reativada em pacientes que recebem terapias anticitocinas.[18] A doença reativada também é documentada em receptores de transplante de fígado com doença originada a partir de infecções latentes nos órgãos transplantados[19] e está associada à alta incidência de perda de enxerto e mortalidade.

Os neutrófilos são considerados as primeiras células de defesa na resposta à infecção pulmonar com *H. capsulatum*,[20] contudo, a maioria das leveduras é encontrada dentro de células dendríticas imaturas no primeiro dia após infecção pulmonar experimental de camundongos. No mesmo modelo murino, os neutrófilos predominam por vários dias seguintes. Os neutrófilos humanos inibem efetivamente o fungo, e os grânulos azurófilos são responsáveis por esse efeito fungistático.[21] Macrófagos residentes e inflamatórios contêm números significativos de células leveduriformes após 3 dias da infecção experimental e essas células fúngicas permanecem essencialmente em macrófagos inflamatórios até o final da primeira semana. Embora os sistemas experimentais demonstrem que as células dendríticas e os macrófagos murinos falhem em controlar a replicação e facilitem a disseminação, células dendríticas e macrófagos humanos, particularmente macrófagos ativados, podem matar eficazmente as células leveduriformes de *H. capsulatum*.[22] Além disso, células dendríticas humanas podem inibir a germinação conidial,[23] modificando a progressão subsequente da doença pela apresentação de antígenos do fungo às células T $CD8^+$. Vários estudos experimentais sugerem que as células T $CD8^+$ são fundamentais na eliminação inicial das células leveduriformes de *H. capsulatum*, enquanto as células T $CD4^+$ são importantes para a sobrevida do hospedeiro.[17] O papel do anticorpo na histoplasmose é controverso, embora estudos revelem que os anticorpos monoclonais possam modificar a patogênese da doença.[24,25] Consistente com um papel-chave das células B na histoplasmose, um estudo observou que a depleção de células B aumenta significativamente a gravidade da doença.[26]

Entre os diversos elementos da imunidade inata responsáveis pelo aumento de imunidade protetora contra o *H. capsulatum*, destacam-se várias citocinas, incluindo interleucina-12, *fator de necrose tumoral* (TNF)-α, fator estimulador de colônia de granulócitos e macrófagos[27] e interferon-γ.[17] A capacidade dos linfócitos e fagócitos para produzir essas citocinas constitui o principal mecanismo efetor de resistência do hospedeiro. Destaca-se o papel fundamental do TNF, como descrito anteriormente, em virtude da associação da citocina ao desenvolvimento de histoplasmose grave. A inibição de TNF parece diminuir o controle do crescimento intracelular dos fungos e acarreta a desregulação do desenvolvimento dos granulomas contendo células leveduriformes de *H. capsulatum* e/ou incapacidade para formar novos granulomas. Em condições de imunidade intacta, a formação do granuloma pode ser caseosa e indistinguível daquela causada por *Mycobacterium tuberculosis*. Como na tuberculose, a resolução dos granulomas pode resultar também na calcificação das lesões, principalmente nos linfonodos e também no fígado e baço.[15]

MANIFESTAÇÕES CLÍNICAS

A gravidade da histoplasmose está estreitamente relacionada ao número de esporos inalados, à virulência da cepa infectante e ao *status* imunológico do indivíduo exposto.[28] A manifestação clínica mais comum é a pneumonia, embora a doença possa envolver virtualmente qualquer tecido e possa manifestar-se como uma sepse fulminante, disseminada e fatal. A infecção com uma baixa carga do inóculo resulta no desenvolvimento de doença autolimitante em 1% dos indivíduos, enquanto 99% apresentam a infecção subclínica.[29] Por outro lado, a infecção com uma quantidade alta de inóculo leva à doença sintomática em 50% a 100% das exposições.[30] Portanto, a infecção geralmente resulta em uma doença respiratória branda, frequentemente assintomática, mas que pode progredir para a doença sistêmica com risco à vida, particularmente em indivíduos imunocomprometidos. Na condição de infecção pelo HIV, a histoplasmose disseminada é considerada uma doença definidora de AIDS, apesar de a prevalência de histoplasmose em indivíduos com HIV ter diminuído com os regimes antirretrovirais atualmente disponíveis.

Histoplasmose Aguda

Como observado, a consequência mais comum após exposição ao *H. capsulatum* é a ocorrência de uma infecção assintomática. Entretanto, 1 a 3 semanas após a aquisição, a doença aguda pode manifestar-se.[31] A histoplasmose sintomática normalmente desenvolve-se como uma doença com sintomas gripais, com uma evolução rápida para febre, calafrios, dor de cabeça, mialgia, tosse não produtiva e dor torácica. As radiografias torácicas geralmente não são reveladoras, embora a linfadenopatia mediastinal com (Fig. 37-2A) ou sem opacidades possa estar presente. Contudo, aproximadamente um em 2.000 adultos desenvolverá a pneumonia progressiva aguda,[32] associada à exposição a uma carga elevada de inóculo do *H. capsulatum*.[33] Na doença aguda, aproximadamente 10% dos pacientes apresentam sintomas reumatológicos, tais como artrite ou artralgia grave acompanhada por eritema nodoso.[34] Além disso, a pericardite pode desenvolver-se em aproximadamente 10% dos pacientes com doença aguda,[35] embora seja tipicamente uma manifestação tardia após a resolução dos sintomas pulmonares. Raramente, a linfonodomegalia pode causar compressão das estruturas mediastinais.[36] Embora a resolução seja característica, a descompressão cirúrgica pode ser requerida para aliviar a compressão esofágica ou a colocação de um *stent* intravascular pode ser necessária para prevenir a oclusão da veia cava superior. A fibrose mediastinal é uma complicação rara pós-infecciosa que é detectada devido a uma resposta inflamatória anormal aos antígenos residuais de *H. capsulatum*; essa doença é mais comum em indivíduos com um alelo HLA-A2.[37] Os esteroides ou agentes antifúngicos não são úteis na fibrose mediastinal e a cirurgia não provou ser particularmente efetiva, embora o uso de *stent* intravascular seja relatado como procedimento para aliviar complicações vasculares.[38] A maioria dos pacientes com histoplasmose pulmonar aguda recupera-se depois de várias semanas sem sequelas, mas pacientes ocasionais podem queixar-se de fadiga que persiste por meses. As radiografias subsequentes podem parecer normais ou mostrar um nódulo calcificado

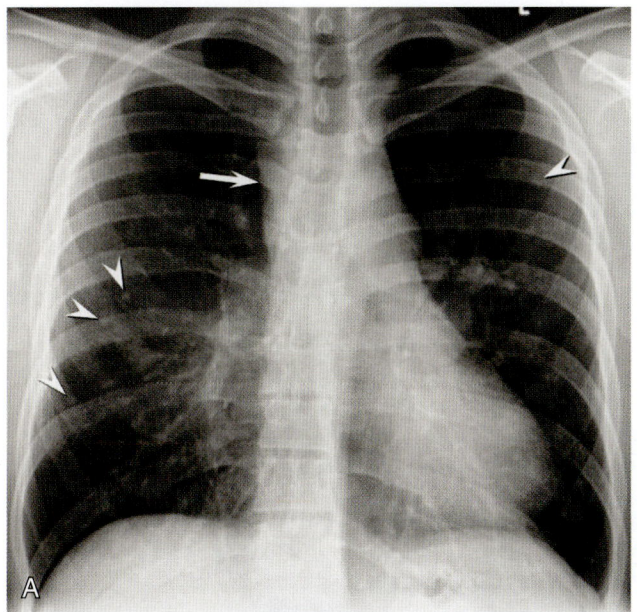

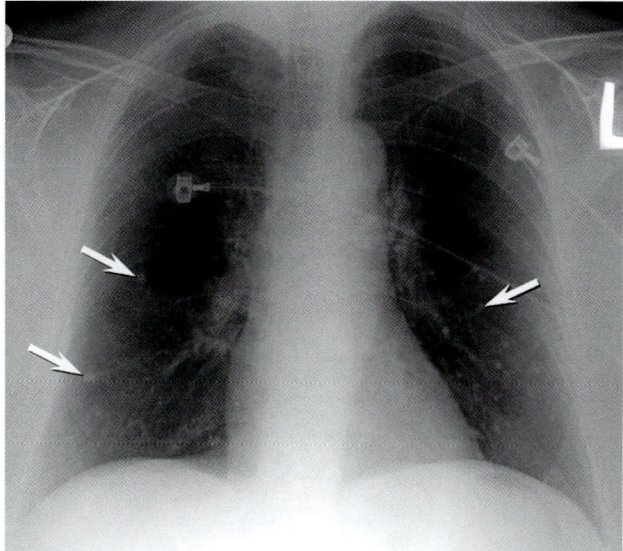

Figura 37-3 Múltiplos granulomas pulmonares calcificados devido à histoplasmose. A radiografia frontal do tórax mostra vários nódulos pequenos calcificados (*setas*) bilateralmente, devido à ocorrência prévia de histoplasmose disseminada. (Cortesia de Michael Gotway, MD.)

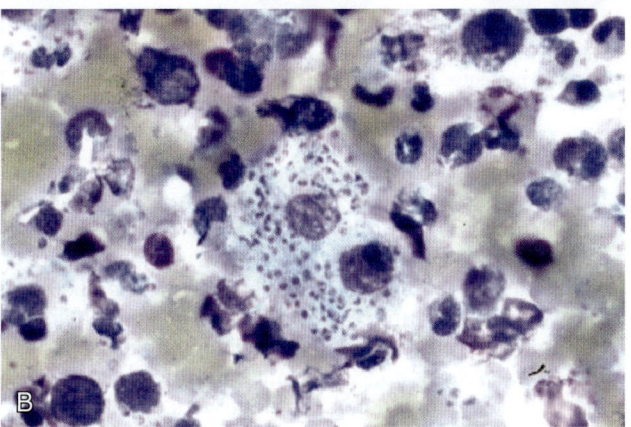

Figura 37-2 Histoplasmose aguda. A, A radiografia frontal do tórax em um paciente com histoplasmose aguda mostra inúmeros nódulos pequenos bilaterais (*cabeças de seta*) e linfadenopatia paratraqueal à direita (*seta*). **B,** Fotomicrografia de espécime de medula óssea mostrando grande quantidade de leveduras pequenas em macrófagos. Granulomas bem formados não foram observados. (Coloração de Wright; aumento original 450×.) (**A,** Cortesia de Michael Gotway, MD.)

único ou não calcificado, ou uma lesão numular (em forma de "moeda"), ou mesmo um padrão miliar de granulomas calcificados indistinguível daquele encontrado em certos pacientes com tuberculose[16] (Fig. 37-3). O aspecto miliar é mais comum na doença associada a uma alta exposição do inóculo. Apesar de ser bem reconhecido que as lesões pulmonares numulares possam ser sequelas da histoplasmose, as ressecções cirúrgicas continuam sendo realizadas por causa da suspeita de neoplasia.[39] A tomografia por emissão de pósitrons pode ter valor limitado, porque pode revelar a captação aumentada em nódulos resultantes da histoplasmose.[40]

Histoplasmose Disseminada

A disseminação rápida de *H. capsulatum* pode ocorrer em um hospedeiro infectado, porque o fungo é transportado intracelularmente por fagócitos dos pulmões via linfáticos hilares para a circulação sistêmica.[20] Embora esse processo seja controlado na maioria dos pacientes infectados, a histoplasmose torna-se sistêmica em aproximadamente 0,05% dos indivíduos após a exposição.[32] A disseminação da histoplasmose ocorre comumente em indivíduos com imunossupressão preexistente muitas vezes devido à presença de doenças malignas, uso de corticosteroides ou AIDS. As manifestações clínicas da histoplasmose disseminada podem variar de indolentes a fulminantes. Os pacientes geralmente manifestam febre, perda de peso e sintomas respiratórios, além de desenvolverem com frequência hepatomegalia e/ou esplenomegalia. As lesões cutâneas e das membranas mucosas não são incomuns, sendo que os pacientes devem ser considerados quanto à presença de doença disseminada, caso o *H. capsulatum* seja isolado desses sítios. Pacientes com doença aguda frequentemente apresentam anemia, trombocitopenia, leucopenia e teste de função hepática anormais, assim como coagulopatias.[41] A maioria dos pacientes apresenta opacidades pulmonares difusas, mas as radiografias torácicas podem não ser reveladoras em aproximadamente 30% dos pacientes.[42] O sistema nervoso central está envolvido em 10% a 20% dos casos.[43] A doença intravascular não é comum, mas, é interessante notar que as formas miceliana e de levedura podem estar presentes na vegetação.[12] A disfunção adrenal pode desenvolver-se em cerca de 50% dos pacientes com histoplasmose disseminada e é variavelmente reversível com o tratamento antifúngico.[44] O envolvimento mucocutâneo é incomum em indivíduos imunocompetentes, mas pode estar presente como uma lesão ulcerada, principalmente na pele, mucosa oral e/ou trato gastrointestinal. A doença progressiva aguda é letal sem o tratamento.

Histoplasmose Pulmonar Crônica

A doença respiratória crônica pode desenvolver-se em indivíduos com doenças pulmonares de longa duração que adquirem *H. capsulatum*, particularmente enfisema ou doença pulmonar obstrutiva crônica. A doença manifesta-se após infecção aguda ou por causa de reativação da infecção latente. A histoplasmose crônica é caracterizada por opacidades pulmonares progressivas, indolentes, fibrose e cavitação[45] (Fig. 37-4). A maioria dos pacientes apresenta queixas que incluem febre, perda de peso, tosse cada vez mais acentuada e dispneia, uma manifestação clínica e radiologicamente similar àquela observada na

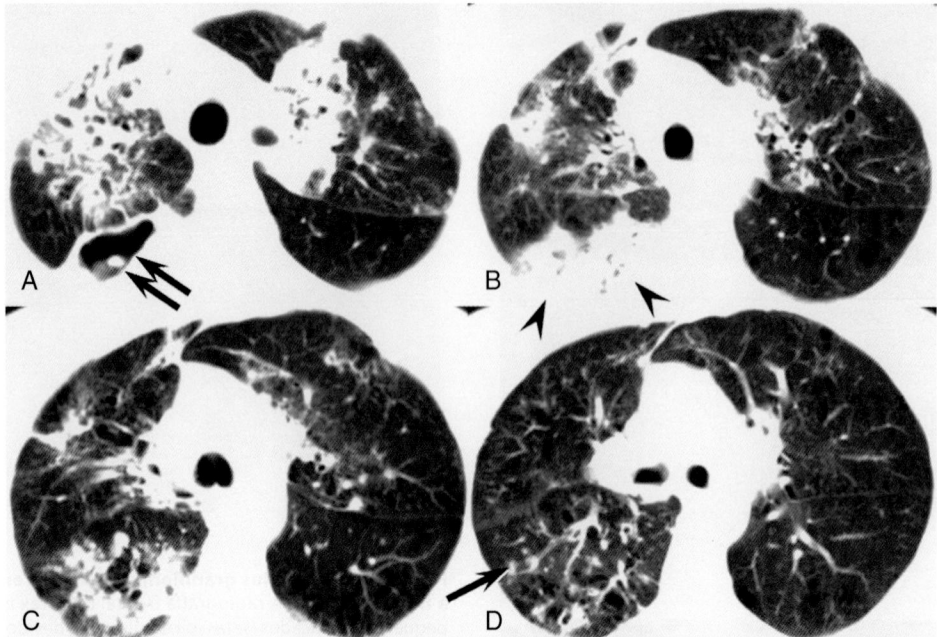

Figura 37-4 Histoplasmose crônica. A TC axial do tórax (**A–D**) mostra espessamento broncovascular do lobo superior com distorção da arquitetura pulmonar e áreas de consolidação (*cabeças de seta*, **B**). Pequenos nódulos (*seta única*, **D**) também estão presentes. Uma cavidade (*setas duplas*, **A**) está presente dentro do lobo superior direito. A aparência lembra bastante a tuberculose pós-primária. (Cortesia de Michael Gotway, MD.)

tuberculose cavitária.[46] Sem a terapia, a doença progride em aproximadamente 50% dos indivíduos afetados.[45]

Transmissibilidade

Em geral, *H. capsulatum* não é contagioso pelo contato de uma pessoa com outra.[47] No entanto, o fungo pode ser transmitido aos receptores de transplante pelo órgão transplantado.[48] A doença reativada pode desenvolver-se durante a imunossupressão em receptores de transplante com infecção latente por *H. capsulatum*. Contudo, o risco para reativação durante a imunossupressão é baixo (< 0,5%), mesmo em grupos de alto risco, tais como pacientes submetidos a transplante renal ou de medula óssea.[49] Vale lembrar que o crescimento miceliano de *H. capsulatum* é extremamente perigoso para os profissionais que trabalham em laboratório. A capacidade de os esporos disseminarem amplamente e causarem doença foi recentemente evidenciada em um estudo sobre doenças epidêmicas ocasionadas pela má qualidade de filtração do ar em construções dentro de uma escola médica em Texas.[50] Precauções em laboratórios com nível de biossegurança 3 são indicadas durante o processamento de culturas de *H. capsulatum* na forma miceliana, solo ou outros materiais potencialmente contaminados com conídios. Em laboratórios de diagnóstico, as precauções de biossegurança nível 2 são apropriadas para o manuseio do fungo na fase leveduriforme.

DIAGNÓSTICO

O "padrão-ouro" para o diagnóstico é a cultura de *H. capsulatum*; contudo, o crescimento do fungo leva um tempo mínimo de 1 semana e pode não ser detectado por aproximadamente 1 mês. Além disso, *H. capsulatum* é cultivado a partir de amostras respiratórias em menos de 50% dos pacientes com histoplasmose pulmonar aguda.[51] Por outro lado, as culturas são positivas em 65% a 85% dos pacientes com histoplasmose pulmonar crônica. Entretanto, esses estudos não avaliaram de forma crítica o valor relativo das diferentes amostras respiratórias, embora a broncoscopia com biópsia possa fornecer o mecanismo mais efetivo para a rápida visualização do fungo no tecido (Fig. 37-2B). A visualização direta do fungo nas secreções respiratórias tem alta especificidade, mas baixa sensibilidade, podendo ser dificultada pela localização do fungo dentro de macrófagos. Na doença disseminada, o fungo geralmente é detectado em aspirados da medula óssea[52] e pode ser ainda identificado no sangue periférico, principalmente nas camadas leucoplaquetárias.[53]

Na ausência de culturas positivas, as técnicas sorológicas, tais como imunodifusão,[54] fixação de complemento,[55] ensaio imunoenzimático[56] e radioimunoensaio,[57] são utilizadas para fornecer evidência imunológica de infecção por *H. capsulatum*. Esses testes sorológicos para a detecção de anticorpos e/ou antígenos em espécimes clínicos (p. ex., soro ou urina) oferecem um método alternativo rápido para o diagnóstico de histoplasmose (Cap. 17). Embora promissoras, a reação em cadeia da polimerase e a espectroscopia de massas para detecção de *H. capsulatum* ainda não foram desenvolvidas para o uso em rotina. O teste cutâneo com antígenos de *H. capsulatum* não é recomendado para o diagnóstico, mas é essencial para os estudos epidemiológicos.

Nos Estados Unidos, a histoplasmose é geralmente diagnosticada pela detecção de antígenos. Antígenos polissacarídicos de *H. capsulatum* podem ser detectados pelo *ensaio imunoabsorvente ligado à enzima* (ELISA, do inglês, *enzyme-linked immunosorbent assay*) na urina de 92% dos pacientes com histoplasmose disseminada, 83% com doença aguda e 88% com histoplasmose pulmonar crônica.[51] Além disso, o antígeno pode ser frequentemente detectado no soro de pacientes com doença disseminada, sugerindo que o teste tanto na urina como no soro aumentará a sensibilidade do ensaio. A análise do lavado broncoalveolar ou do fluido cefalorraquidiano pode conduzir ao diagnóstico de histoplasmose pulmonar ou meníngea, respectivamente. O ensaio é útil para o seguimento da resposta à terapia e a avaliação de doença recidivante. As diretrizes atuais da *Infectious Diseases Society of America*

(IDSA) recomendam o monitoramento dos níveis antigênicos durante e após o tratamento da histoplasmose.[58] Contudo, os ensaios existentes para a detecção de antígenos também podem identificar antígenos relacionados, provenientes de outros fungos endêmicos, indicando que a interpretação deve ser realizada no contexto de outras informações diagnósticas.[59]

No momento, os ensaios anteriormente mencionados ainda são considerados caros e impraticáveis para o uso em países economicamente menos desenvolvidos. A base principal do diagnóstico em muitas regiões é o teste de imunodifusão para detecção de bandas de precipitina H e M utilizando a *histoplasmina* (HMIN) como antígeno; a HMIN é um antígeno bem caracterizado, secretado por micélios e leveduras de *H. capsulatum*.[60] O antígeno H é uma β-glicosidase[61] e o antígeno M é uma catalase.[62] Os anticorpos para esses antígenos podem ser detectados por cerca de 1 mês após infecção. A banda M é detectável em aproximadamente 75% dos pacientes e pode persistir por anos, enquanto os anticorpos para o antígeno H podem ser identificados em menos de 25% dos pacientes e são indetectáveis após 6 meses.[63] Os testes de fixação do complemento utilizam tanto HMIN quanto células leveduriformes intactas, e essa reação torna-se positiva por aproximadamente 3 semanas após a manifestação da doença e pode persistir por meses a anos.[64] Um título maior ou igual a 32 é fortemente sugestivo de doença aguda, apesar de um título de oito em um paciente com suspeita alta de histoplasmose ser consistente com doença. Os títulos não são considerados diagnósticos em cerca de 30% dos pacientes com histoplasmose aguda e em 50% com doença disseminada. A maioria dos laboratórios realiza os testes de imunodifusão e fixação do complemento simultaneamente para aumentar a sensibilidade. Em pacientes imunocomprometidos com histoplasmose, os anticorpos específicos para a doença não podem ser rotineiramente detectados, tornando os testes menos sensíveis nessa população.[65]

Testes de ELISA com o antígeno HMIN foram estabelecidos para a detecção de anticorpos nos soros. Quando comparados no ELISA, os antígenos HMIN e HMIN deglicosilado apresentam sensibilidades e especificidades de 57% e 93% *versus* 92% e 96%, respectivamente.[5,56] O tratamento da HMIN purificada com metaperiodato pode melhorar ainda mais a utilidade do ELISA.[66]

TRATAMENTO

Informações detalhadas sobre os antifúngicos, suas características e aplicações encontram-se disponíveis no Capítulo 38.

Recomendações gerais sobre o tratamento da histoplasmose foram estabelecidas pela American Thoracic Society em 2011[67] e pela IDSA em 2007.[58] A maioria dos indivíduos que adquirem *H. capsulatum* é assintomática ou desenvolve uma síndrome gripal leve e autolimitada. A menos que o paciente seja imunocomprometido, não há necessidade para administração imediata de antifúngicos nessas circunstâncias.[68]

Histoplasmose Pulmonar Aguda Leve a Moderada

Se um paciente apresenta a doença sintomática por mais de 3 semanas ou se um paciente tem a doença moderada, o itraconazol é o antifúngico de escolha. O itraconazol deve ser administrado como uma dose de ataque de 200 mg, três vezes ao dia, por 3 dias, seguida por 200 mg, duas vezes ao dia, durante 6 a 12 semanas. O uso de voriconazol e posaconazol pode ser considerado em pacientes que não respondem ao itraconazol.[69-71] Cetoconazol e fluconazol são menos eficazes que o itraconazol, e as equinocandinas não devem ser utilizadas para tratar a histoplasmose.[72]

Histoplasmose Pulmonar Aguda Moderadamente Grave a Grave

Em comparação ao itraconazol, a anfotericina lipossomal é mais eficaz na eliminação de *H. capsulatum* em modelo de infecção experimental.[73] A anfotericina lipossomal é favorecida em relação às formulações convencionais de anfotericina desoxicolato, pois a anfotericina lipossomal encapsulada tem menor toxicidade, além de aumentar a sobrevida em pacientes com HIV/AIDS com histoplasmose, quando comparada à formulação convencional.[74] A anfotericina lipossomal deve ser administrada em doses de 3 a 5 mg/kg/dia, durante 1 a 2 semanas, seguida por itraconazol a 200 mg, três vezes ao dia, por 3 dias e, em seguida, 200 mg, duas vezes ao dia, por 12 semanas. Se a anfotericina lipossomal não está disponível, doses de 0,7 a 1 mg/kg de anfotericina convencional devem ser utilizadas. Em pacientes com hipoxemia ou desconforto respiratório significativo, o uso de corticosteroides deve ser considerado, particularmente em indivíduos infectados com HIV recebendo terapia antirretroviral e que estão em risco para o desenvolvimento de síndromes de reconstituição imune.[75] A metilprednisolona nas doses de 0,5 a 1 mg/kg pode ser administrada pela via intravenosa durante as 2 primeiras semanas juntamente com os antifúngicos. Alternativamente, a prednisona nas doses de 40 a 60 mg/dia pode ser administrada oralmente.

Histoplasmose Crônica Cavitária

O itraconazol deve ser administrado como uma dose de ataque de 200 mg, três vezes ao dia, por 3 dias, seguida por 200 mg, duas vezes ao dia, por um mínimo de 1 ano. O tratamento prolongado para 18 a 24 meses pode reduzir a probabilidade de recidiva, que em outros casos ocorre em aproximadamente 15% dos pacientes. Pacientes gravemente enfermos podem beneficiar-se do tratamento inicial com anfotericina.[76]

Histoplasmose Disseminada

O tratamento deve ser iniciado com anfotericina lipossomal, se disponível, por 1 a 2 semanas, seguida por itraconazol. O tratamento deve ser mantido por no mínimo 1 ano. Ocasionalmente, a doença disseminada pode ser diagnosticada em pacientes que apresentam apenas sintomas leves a moderados. Em indivíduos imunocompetentes, o itraconazol pode ser considerado para a terapia inicial.

Pacientes Imunocomprometidos

A terapia com itraconazol a 200 mg, uma ou duas vezes ao dia, deve ser mantida em pacientes imunocomprometidos, cuja imunossupressão não pode ser revertida. Em pacientes com HIV, a terapia deve ser continuada permanentemente a menos que a contagem de CD4 seja restaurada para níveis acima de 200/μL.[76a] Pacientes com uma dose de manutenção do itraconazol devem fazer periodicamente o teste para detecção de antígenos de *Histoplasma*.

Monitoramento Terapêutico

Em virtude da biodisponibilidade variável, os níveis séricos de itraconazol devem ser mensurados após 2 semanas de terapia e, em seguida, a cada 3 a 6 meses durante a terapia.[77] Similarmente, os níveis de voriconazol devem ser monitorados caso esteja sendo utilizado como terapia de resgate.[78]

Tratamento das Complicações

A pericardite sintomática durante a histoplasmose aguda geralmente é tratada com a administração de medicamentos não esteroides. A pericardiocentese deve ser realizada se o comprometimento hemodinâmico estiver presente. Em pacientes com comprometimento hemodinâmico ou sintomas persistentes mesmo com a terapia não esteroide, a prednisona deve ser administrada e reduzida gradualmente por um período de aproximadamente 2 semanas. Pacientes tratados com esteroides devem receber tratamento antifúngico, como itraconazol durante 6 a 12 semanas. A broncolitíase é uma condição incomum na qual um linfonodo calcificado atinge as vias aéreas, provoca erosões na parede brônquica e, por conseguinte, causa sibilo, dispneia ou hemoptise. Caso os pacientes não consigam expectorar o broncólito, a remoção broncoscópica pode ser necessária[79] e, raramente, se houver o desenvolvimento de obstrução grave, fistulização ou hemoptise maciça, a cirurgia torna-se necessária.[80] O tratamento antifúngico não deve ser realizado em pacientes com broncolitíase na ausência de outros achados. A linfadenite mediastinal geralmente não requer tratamento, mas se ocorrer a doença grave com complicações devido à compressão, os pacientes devem receber esteroides e itraconazol. Enquanto não houver tratamento médico eficaz para a mediastinite fibrosante, caso seja incerto se o paciente apresenta mediastinite fibrosante ou doença granulomatosa mediastinal causada por *H. capsulatum*, considera-se então o uso de itraconazol, que deverá ser administrado a uma dose de 200 mg por via oral, uma ou duas vezes ao dia, durante 12 semanas. As síndromes reumatológicas, tais como o eritema nodoso, também são tratadas geralmente com terapia não esteroide. Entretanto, se os sintomas não diminuem, o uso de prednisona e itraconazol deve ser considerado. A terapia antimicrobiana é desnecessária quando a biópsia de um nódulo incidentalmente mostra *H. capsulatum* em um indivíduo assintomático, principalmente quando o fungo não pode ser cultivado.

COCCIDIOIDOMICOSE

HISTÓRIA E EPIDEMIOLOGIA

A coccidioidomicose é uma infecção predominantemente pulmonar causada por duas espécies de *Coccidioides*, *C. posadasii* e *C. immitis*, que são endêmicas no Vale Central da Califórnia, sudoeste dos Estados Unidos, e na América Central e América do Sul, onde existem zonas de clima árido a semiárido. A associação de *Coccidioides* à doença humana foi primeiramente descrita pela observação de sintomas tradicionalmente relacionados à "febre do Vale" em um estudante de medicina exposto à cultura do fungo em um laboratório. Nos Estados Unidos, estima-se que aproximadamente 150.000 pessoas sejam infectadas anualmente e que dessas, em torno de 50.000 desenvolvem a doença sintomática.[81] Califórnia e Arizona ativamente rastreiam os casos de coccidioidomicose e ambos os estados têm reportado aumentos significativos nas taxas da doença ao longo da última década,[81] com o estado do Arizona tendo o maior número de casos. Em 2009, relatou-se 10.233 casos de coccidioidomicose confirmados em laboratório (155/100.000 na população) no Arizona. Dados de 2011 na Califórnia indicam que a infecção por *Coccidioides* causou cinco hospitalizações/100.000 indivíduos na população.[81a] Em outra estimativa, também se observou que esses fungos foram responsáveis por aproximadamente 2.200 admissões hospitalares nos Estados Unidos, com uma taxa de mortalidade de 6% a 8%.[6]

A aquisição do fungo está associada a perturbações do solo. Supostamente, as hifas crescem no solo úmido e os artroconídios viáveis permanecem por tempos prolongados durante os períodos de seca. Acredita-se que o fungo cresça em uma profundidade de aproximadamente 20,32 cm. Os artroconídios são frequentemente aerossolizados em função de atividades como agricultura, escavação ou construções; os indivíduos que trabalham nessas condições estão em alto risco de desenvolver coccidioidomicose em regiões endêmicas. Adicionalmente, soldados que marcham atrás de tanques ou de outros veículos estão em risco significativo de inalação dos artroconídios. A compreensão particularmente valiosa da epidemiologia da coccidioidomicose foi obtida após o terremoto que causou o desmoronamento de cadeias montanhosas e a dispersão de grandes nuvens de poeira para uma comunidade próxima do local, no sul da Califórnia em 1994.[82] Como uma exposição isolada, limitada em espaço e tempo, a dispersão transitória de poeira contendo artrósporos de *Coccidioides* revelou uma evidente dose-dependência entre exposição e taxa de doença (a doença foi mais grave naqueles indivíduos mais próximos à fonte das nuvens de poeira e que permaneceram por mais tempo nas nuvens de poeira). Além disso, quando ajustada para a dose de exposição, a doença sintomática foi mais frequente nas pessoas com mais de 40 anos de idade. Indivíduos com a forma avançada da infecção pelo HIV ou pacientes em uso de corticosteroides ou outros imunossupressores estão em risco aumentado para a doença grave. A doença disseminada também ocorre com mais frequência em mulheres no terceiro trimestre de gravidez e pode ser mais provável em indivíduos de origem filipina ou africana.[83]

A doença é indistinguível entre as duas espécies de *Coccidioides*, que foram somente diferenciadas com base em estudos filogenéticos criteriosos, demonstrando divergência entre *C. immitis*, a espécie historicamente bem descrita, e a mais nova espécie nomeada, *C. posadasii*.[84] Existem certas diferenças fenotípicas, tais como distintas taxas de crescimento em condições de estresse, porém são morfologicamente similares, e os testes laboratoriais de rotina são incapazes de separar as espécies. Inicialmente, *C. immitis* foi definido como limitado ao Vale de San Joaquin na Califórnia, enquanto *C. posadasii* foi observado por todas as regiões endêmicas descritas para o fungo; dados mais recentes sugerem que há uma sobreposição significativa na distribuição das duas espécies.

A coccidioidomicose foi primeiramente descrita em 1892 por Alejandro Posadas em um soldado argentino.[85] O organismo foi inicialmente considerado um protozoário da ordem Coccidia, que deu origem ao nome da espécie. *Coccidioides* não era classificado como um fungo até o ano de 1900.[86]

PATOGÊNESE

Os artroconídios são esporos especializados que se originam das hifas e formam cadeias de células. Os artroconídios são células ovoides que possuem dimensões que variam de 2 a 4 μm × 5 a 6 μm. A cadeia de células geralmente é formada por um artroconídio multinucleado intacto alternando com uma célula degenerada. A parede mais fina da célula degenerada é facilmente rompida quando a cadeia é perturbada, como durante vendavais, desmoronamentos ou construções, possibilitando que os artroconídios individuais ou em pequenas coleções sejam aerossolizados e subsequentemente inalados.[87] Os artroconídios sofrem morfogênese em humanos ou em condições laboratoriais especializadas à temperatura de 37°C, formando uma estrutura única, a esférula. Um artroconídio converte-se em esférula em aproximadamente 2 a 4 dias, sendo que, na primeira fase, o artroconídio desenvolve-se em uma célula arredondada. Posteriormente, a esférula é formada pelo crescimento sucessivo e segmentação que origina uma estrutura oval de 20 a 150 μm de diâmetro contendo dezenas a centenas de endósporos de 2 a 4 μm (Fig. 37-5F). A ruptura das esférulas maduras leva à liberação de endósporos que, na ausência de imunidade efetiva do hospedeiro, podem desenvolver-se localmente em esférulas ou disseminar-se pelas vias hematogênica ou linfática para causar doença em outros tecidos. Notavelmente, os artroconídios e hifas septadas podem ser identificados em alguns pacientes com doença crônica, particularmente em diabéticos, que apresentam baixa tensão de oxigênio e necrose tecidual.

Coccidioides causa doença em indivíduos imunocompetentes ou imunocomprometidos, com a gravidade da doença sendo geralmente pior em pacientes imunodeficientes.[88] As respostas iniciais do hospedeiro aos artroconídios incluem influxos de macrófagos e neutrófilos. Os neutrófilos podem estimular a conversão dos artroconídios em esférulas,[89] ainda que possam impedir a morfogênese após o desenvolvimento de respostas imunes humorais.[90] O estresse oxidativo é efetivo contra artroconídios e esférulas imaturas, mas não maduras. Além disso, após conversão em esférula, o tamanho absoluto dessa forma exclui sua fagocitose por neutrófilos ou macrófagos. Nos tecidos, a inflamação granulomatosa organizada e de caráter necrosante predomina, com presença de linfócitos T e B nas margens das lesões.

As respostas de linfócitos T são fundamentais para a proteção contra *Coccidioides*: as respostas Th1 são protetoras, enquanto as respostas Th2 são menos efetivas e podem conduzir a desfechos adversos. Dessa forma, a secreção de interferon-γ por linfócitos está associada à resistência, enquanto a interleucina-4 está associada à suscetibilidade.[91] Os papeis de outras subpopulações de linfócitos T auxiliares na imunidade humana contra *Coccidioides* ainda são desconhecidos. Em função da importância dos linfócitos T CD4+, a doença grave é mais comum em pacientes com a infecção avançada pelo HIV.

Indivíduos com infecção sintomática prévia geralmente estão protegidos contra a reinfecção por ambas as espécies de *Coccidioides*. Contudo, a supressão da imunidade, tal como ocorre na infecção avançada com o HIV ou no tratamento com imunossupressores, pode levar à reativação de lesões latentes ou anular a proteção contra a reinfecção.

MANIFESTAÇÕES CLÍNICAS

As manifestações clínicas podem variar de aquisição assintomática a pneumonia, doença pulmonar cavitária ou infecção disseminada que pode envolver a pele, ossos, sistema nervoso central e órgãos viscerais.[92] Entre os indivíduos infectados por *Coccidioides*, 60% a 80% são assintomáticos

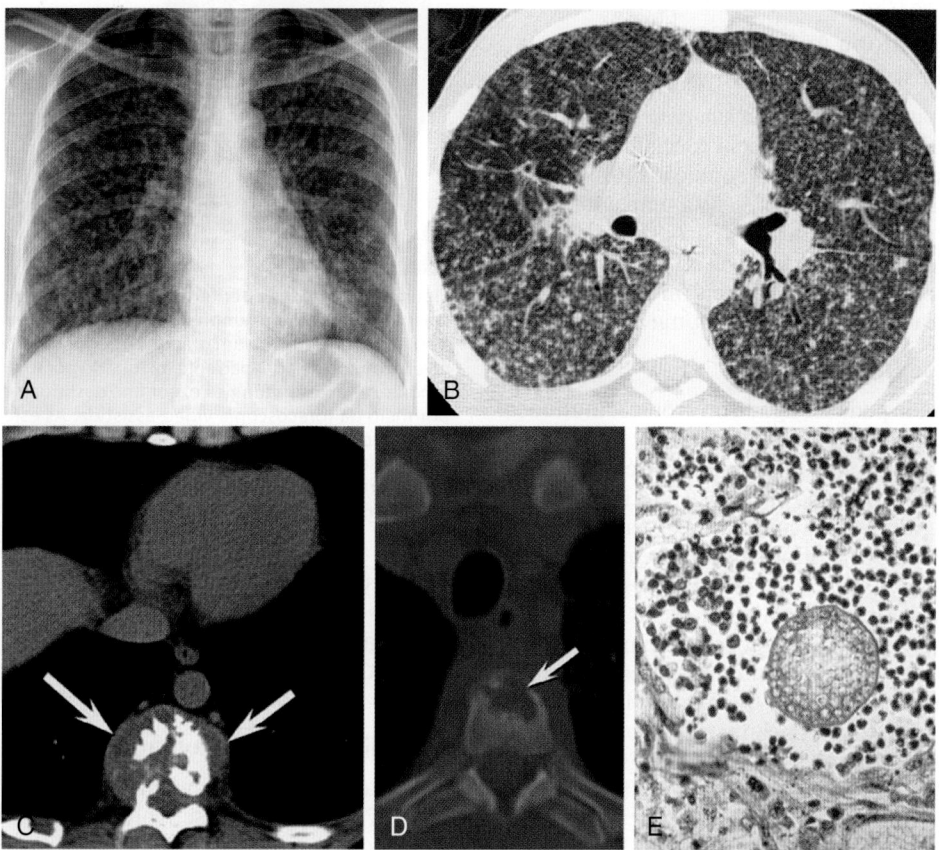

Figura 37-5 Coccidioidomicose disseminada em um paciente imunossuprimido. A, A radiografia frontal do tórax mostra vários nódulos randomicamente disseminados bilateralmente, consistentes com um padrão miliar. **B,** A TC do tórax nas janelas pulmonares confirma o padrão miliar. A TC axial do tórax apresentada nas janelas do tecido mole (**C**) e dos ossos (**D**) revela massas paraespinhosas bilaterais (*setas*) associadas à destruição do corpo vertebral. A imagem da TC apresentada nas janelas ósseas (**D**) revela a destruição do corpo vertebral (*seta*) em destaque. **E,** Fotomicrografia mostrando uma esférula gigante característica de coccidioidomicose em uma biópsia pulmonar. (Coloração hematoxilina e eosina; aumento original 450×.) (Cortesia de Michael Gotway, MD.)

ou possuem sintomas respiratórios leves.[93] Todavia, de 15% a 35% dos indivíduos desenvolvem sintomas respiratórios, 1 a 4 semanas após a inalação dos artroconídios. Embora ocorra a resolução sem sequela na maioria desses casos, aproximadamente 5% dos indivíduos desenvolvem doença pulmonar persistente ou progressiva. Além disso, em torno de 1% a 5% desenvolverão a doença disseminada, que é mais comum em mulheres grávidas, pessoas de origem africana e indivíduos imunocomprometidos[88] (Fig. 37-5).

Coccidioidomicose Pulmonar (Febre do Vale ou Infecção Primária com *Coccidioides*)

A infecção primária sintomática é normalmente uma doença pulmonar subaguda. Os sintomas iniciais lembram a influenza, com febre, tosse, dispneia, fadiga, dores de cabeça, mialgias e artralgias. Pacientes cuja doença progride para pneumonia, geralmente manifestam doença lobar ou segmentar, e a linfadenopatia mediastinal e/ou hilar é comum. Em áreas com alta endemicidade, aproximadamente 15% a 30% dos casos de pneumonia adquirida na comunidade podem ser causados por *Coccidioides*.[94] As manifestações imunológicas dermatológicas, tais como eritema nodoso ou eritema multiforme, estão associadas a uma resposta favorável do hospedeiro frente à infecção pelo fungo. Complicações resultantes de efusões pleurais são observadas em 5% a 15% dos casos, embora a presença de uma efusão não corresponda ao aumento da gravidade da doença. O fluido pleural pode ser transudativo ou exsudativo, com predomínio de linfócitos e eosinófilos. O empiema atribuído ao *Coccidioides* pode desenvolver-se, exigindo intervenções agressivas (Fig. 37-6A).

Insuficiência Respiratória Aguda e Síndrome do Desconforto Respiratório Agudo

A insuficiência respiratória aguda ou *síndrome do desconforto respiratório agudo* (SDRA) causada pela coccidioidomicose é atípica e geralmente é observada na condição de imunodeficiência avançada. No entanto, exposição a uma quantidade elevada de artroconídios durante construções ou escavações arqueológicas pode levar a uma falência respiratória rapidamente progressiva. A SDRA é ainda mais rara, mas as taxas de mortalidade para essa forma clínica atingem 100%.

Coccidioidomicose Disseminada

A doença disseminada pode ser aguda ou crônica, multifocal ou restrita a um único sítio extrapulmonar. O prognóstico de infecção em um único sítio extrapulmonar é geralmente melhor do que aquele observado na doença multifocal, exceto no caso de meningite. A doença multifocal tem uma taxa de mortalidade de até 50%. A meningite é frequentemente progressiva e os desvios (*shunts*) são muitas vezes necessários para tratar as pressões intracranianas elevadas.

Uma manifestação incomum é a coccidioidomicose miliar, na qual inúmeros e pequenos granulomas desenvolvem-se nos pulmões e em outros órgãos. As radiografias mostram nódulos de 3 a 4 mm em todos os campos pulmonares, indistinguíveis, em aspecto, da tuberculose miliar. Essa manifestação é um fator de risco para o desenvolvimento de SDRA.

Nódulo Pulmonar (Coccidioidoma)

Um coccidioidoma encontra-se geralmente como um nódulo solitário no tecido pulmonar periférico, podendo ser difícil distingui-lo de uma lesão maligna. Para minimizar procedimentos invasivos desnecessários, os médicos devem considerar o

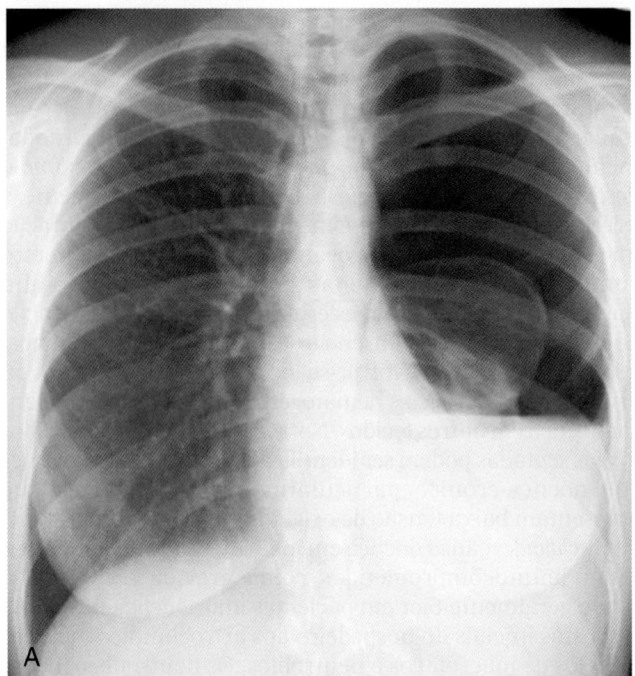

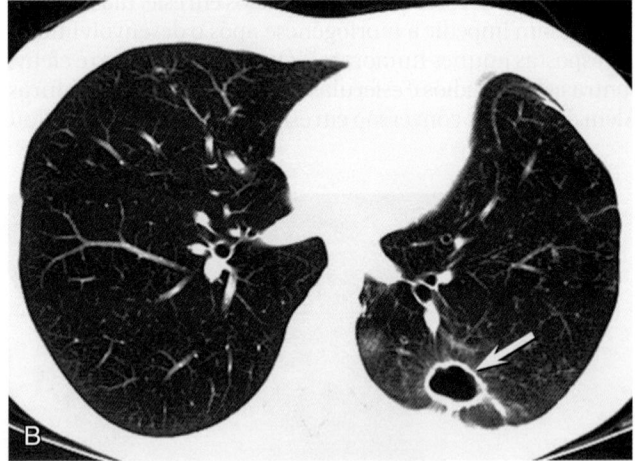

Figura 37-6 Cavidade periférica na coccidioidomicose com ruptura para o espaço pleural, com empiema e fístula broncopleural. A, A radiografia frontal do tórax mostra um grande hidropneumotórax à esquerda; note o nível do fluido de ar. O paciente foi tratado por toracostomia com tubo estendido, terapia antifúngica e, por fim, desbridamento do espaço pleural por meio da toracoscopia vídeo-assistida. As esférulas de *Coccidioides* foram recuperadas do espaço pleural à esquerda. **B,** Um ano depois, a TC torácica mostra uma cavidade periférica de parede uniformemente fina (*seta*), característica de infecção pulmonar com *Coccidioides immitis*.
(Cortesia de Michael Gotway, MD.)

diagnóstico de coccidioidomicose em pacientes com história de residência em uma área endêmica. Nessa condição, a revisão das radiografias torácicas realizadas previamente pode ser particularmente útil para determinar a probabilidade de doença maligna ou infecção fúngica cicatrizada.

Coccidioidomicose Cavitária

Embora incomum, as cavidades de parede espessa ou fina (Fig. 37-6B) podem desenvolver-se durante a resolução da coccidioidomicose. As cavidades provavelmente se formam por causa de infarto ou necrose de liquefação. Se as cavidades são periféricas, existem riscos para a formação de fístula e/ou pneumotórax (Fig. 37-6). Grandes cavidades podem ser removidas cirurgicamente para prevenir a ruptura.

Pequenas cavidades podem ser monitoradas radiologicamente. Um segundo processo designado como doença cavitária na coccidioidomicose é uma pneumonia fibrocavitária crônica caracterizada por opacidades e cavidades multilobares. Essa forma é mais comum em pacientes com diabetes, e outros sintomas típicos são febre, calafrios, sudorese noturna e perda de peso.

Transmissibilidade

A transmissão de pessoa a pessoa é rara e restrita a poucos casos de exposição acidental aos artroconídios, por exemplo, de um paciente com osteomielite ocasionada por infecção por *Coccidioides* ou transplante de órgão de um doador infectado.[95,96] A infectividade de *Coccidioides* é digna de atenção e a infecção ocupacional é um risco para profissionais de laboratório.[97] A associação da febre do Vale com *Coccidioides* foi estabelecida em 1929, quando um estudante de medicina abriu uma placa de Petri com micélios de *Coccidioides* e posteriormente desenvolveu a coccidioidomicose. Portanto, as culturas de *Coccidioides* devem ser manuseadas somente em condições de BSL3.

DIAGNÓSTICO

O padrão-ouro para o diagnóstico continua sendo o isolamento de *Coccidioides* a partir de tecidos infectados; contudo, os pacientes muitas vezes não produzem escarro e as culturas levam um mínimo de 1 semana para crescerem ou, com frequência, várias semanas. O exame direto do escarro não é um método sensível. As culturas frequentemente são utilizadas em pacientes hospitalizados.

Os testes diagnósticos mais utilizados dependem dos ensaios sorológicos para a detecção de anticorpos contra os antígenos de *Coccidioides*. Todavia, as respostas imunes humorais podem não acompanhar os sintomas clínicos, principalmente em indivíduos imunocomprometidos. Portanto, o teste negativo para os anticorpos em tais pacientes não exclui a infecção por *Coccidioides*. Os ensaios de imunodifusão para os anticorpos IgM e IgG são comumente utilizados, porque fornecem maior especificidade. Um ensaio imunoenzimático comercial pode detectar anticorpos IgM e IgG contra *Coccidioides* e é mais sensível, porém menos específico do que o ensaio de imunodifusão. Um método de fixação do complemento que detecta anticorpos IgG contra a quitinase de *Coccidioides* também é empregado em muitos laboratórios. Ambos os ensaios de imunodifusão ou fixação do complemento podem ser utilizados para monitorar as respostas ao tratamento. As metodologias moleculares ainda não foram validadas para a identificação do patógeno. Informações adicionais sobre os exames sorológicos e outros testes diagnósticos para coccidioidomicose estão disponíveis no Capítulo 17.

TRATAMENTO

Orientações gerais sobre o tratamento da coccidioidomicose foram estabelecidas pela American Thoracic Society em 2011[67] e pela IDSA em 2005.[81]

Pneumonia Aguda não Complicada

A doença pulmonar leve a moderada não é uma indicação para o tratamento em indivíduos com um sistema imune normal, pois não existem evidências de que o tratamento antifúngico acelere a resolução dos sintomas.[98] Entretanto, o tratamento deve ser realizado em pacientes com HIV, mulheres grávidas ou pacientes que por outras razões sejam imunocomprometidos. Em indivíduos imunocompetentes, o tratamento é recomendado se os sintomas persistirem por mais de 8 semanas ou se o paciente perdeu mais de 10% do peso total do corpo, apresenta sudorese noturna por mais de 3 semanas ou se a doença está presente em mais da metade de um único pulmão, é multilobar ou se houve persistência de linfadenopatia hilar. Além disso, títulos de fixação do complemento maiores que 16 normalmente exigem tratamento. Se a terapia antifúngica é iniciada para a doença leve a moderada, geralmente é administrada durante 3 a 6 meses. Se a doença não tratada progride para a pneumonia fibrocavitária crônica, um mínimo de 1 ano de terapia antifúngica é recomendado. O tratamento prolongado com azólicos deve ser considerado em indivíduos imunocomprometidos.

O tratamento geralmente recomendado é com fluconazol oral (400 a 800 mg/dia) ou itraconazol (200 mg, duas ou três vezes ao dia); as doses mais altas são normalmente reservadas para casos mais complicados. Os níveis de itraconazol devem ser obtidos após 2 semanas do início da terapia, devido a sua biodisponibilidade variável.[77] Na forma mais grave da doença, as formulações lipídicas de anfotericina B (2 a 5 mg/kg/dia) ou a anfotericina B convencional (0,5 a 1,5 mg/kg/dia) são preferíveis, porém, os dados gerados nos ensaios comparativos randomizados são incompletos. Não existem informações suficientes para avaliar a eficácia do voriconazol e posaconazol na coccidioidomicose, apesar de existirem relatos de respostas em outros casos considerados refratários. As equinocandinas não são recomendadas, por causa da resistência intrínseca de *Coccidioides* a essa classe de antifúngicos. Mesmo na ausência de tratamento, os pacientes devem ser monitorados a cada 3 a 6 meses durante 2 anos, com intuito de documentar a resolução das evidências radiológicas da doença e confirmar a ausência de complicações pulmonares ou de outros tipos.

Pneumonia Complicada com ou sem Disseminação

A doença difusa, particularmente a pneumonia reticulonodular ou as opacidades miliares, é tratada inicialmente com uma formulação de anfotericina ou alta dose de fluconazol; o último também é utilizado após uma resposta inicial ser alcançada em pacientes primeiramente tratados com anfotericina. Se a disseminação estiver presente, particularmente em paciente com meningite, o tratamento com fluconazol é a abordagem de escolha. A terapia com corticosteroides pode ser útil em pacientes com coccidioidomicose pulmonar grave associada à SDRA, utilizando abordagens validadas para infecção por *Pneumocystis jirovecii*: prednisona 40 mg, duas vezes ao dia, por 5 dias, seguida por 40 mg/dia e, posteriormente, 20 mg/dia, durante 11 dias. Para a pneumonia complicada, a recuperação é frequentemente lenta, com sintomas que se resolvem em semanas. O tratamento é realizado por um período mínimo de 1 ano.

Nódulo Pulmonar

Se um nódulo solitário é identificado como resultante da infecção por *Coccidioides* após a análise de uma biópsia, não há necessidade de administração da terapia antifúngica ou ressecção da lesão. Se o nódulo for removido, nenhum tratamento adicional é necessário. A terapia com azólicos deve ser considerada em um paciente com nódulo, caso o paciente posteriormente se torne imunocomprometido.

Cavidade Pulmonar

As lesões cavitárias assintomáticas devem ser acompanhadas por exames clínicos e radiológicos. Se um paciente é sintomático ou tem um título elevado de anticorpos, o tratamento com azólicos por 3 a 6 meses deve ser considerado, embora um período de 12 a 18 meses seja necessário para os indivíduos imunocomprometidos. Grandes cavidades são em geral removidas cirurgicamente após um período maior ou igual a 2 anos, caso não sejam resolvidas. A superinfecção bacteriana é uma complicação que requer tratamento antimicrobiano agressivo, sendo apropriada a subsequente ressecção da cavidade. A ruptura da cavidade é rara, mas pode levar ao piopneumotórax (Fig. 37-6A e B), o que requer terapia antifúngica e decorticação.

BLASTOMICOSE

HISTÓRIA E EPIDEMIOLOGIA

Blastomyces dermatitidis, o agente causador da blastomicose, é um fungo dimórfico endêmico na América do Norte, ao longo dos rios Mississipi, Ohio e St. Laurence, assim como em regiões adjacentes aos Grandes Lagos. O fungo também pode causar, raramente, doença esporádica em partes da África, embora os isolados africanos estudados variem em expressão antigênica em relação aos isolados norte-americanos.[99] *B. dermatitidis* é um fungo encontrado no solo associado às margens de rios.[100] Consequentemente, os fatores de risco para aquisição do fungo incluem exposições a cursos de água, solos ou madeiras: aproximadamente 30% dos trabalhadores florestais em áreas endêmicas dos estados de Minnesota e Wisconsin apresentam evidência sorológica de infecção prévia. Acredita-se que a infecção por *B. dermatitidis* ocorra após inalação de conídios aerossolizados, e as manifestações clínicas comuns incluem pneumonia, lesões cutâneas e ósseas, além de envolvimento do trato geniturinário.

As taxas de doença variam significativamente com as regiões, mesmo dentro do mesmo estado. Por exemplo, um estudo de 1992, realizado por um período de 11 anos sobre casos de blastomicose confirmada em laboratório, demonstrou que a taxa de doença em Wisconsin é de aproximadamente 1,4 caso por 100.000, mas em algumas regiões chegam a 40 casos por 100.000.[101] A maioria dos casos é esporádica, mas surtos da doença são reportados. Em 2003, 771 pacientes hospitalizados foram diagnosticados com blastomicose, com uma taxa de mortalidade de 6% em adultos hospitalizados.[6]

Thomas Gilchrist descreveu a blastomicose em 1894,[102] que também era denominada doença de Gilchrist. É interessante notar que Gilchrist identificou erroneamente o fungo como protozoário, mas depois corrigiu esse erro. As primeiras descrições enfatizavam as manifestações cutâneas, desse modo, a blastomicose foi inicialmente considerada uma condição dermatológica localizada, em vez de uma infecção sistêmica.

PATOGÊNESE

B. dermatitidis está presente na forma filamentosa no meio ambiente ou em condições laboratoriais a uma temperatura de 25°C. A inalação de conídios ou o cultivo a 37°C resulta em transformação para células leveduriformes (8 a 12 μm de diâmetro), que formam brotamentos com uma conexão de base larga entre as células-mãe e células-filhas (veja as Figs. 37-7B e 17-6). No tecido, células leveduriformes com

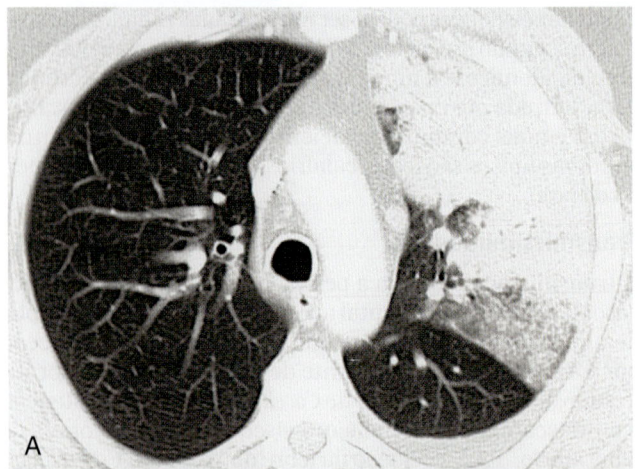

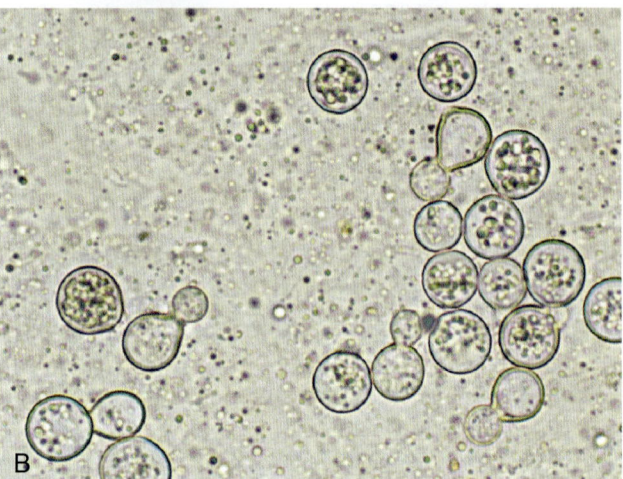

Figura 37-7 Blastomicose pulmonar focal. A, TC axial do tórax mostra um padrão de consolidação do lobo superior esquerdo. **B,** Micrografia mostrando *Blastomyces dermatitidis* em escarro a fresco após digestão com 10% de hidróxido de potássio. Note a base larga de ligação entre as células, a parede celular birrefringente e múltiplos núcleos. (Aumento original 1.000×.) (**A,** Cortesia de Jeff Kanne, MD, Associate Professor, Thoracic Imaging, Department of Radiology University of Wisconsin School of Medicine and Public Health.)

25 a 40 μm de diâmetro também podem ser observadas. Após inalação, os conídios são fagocitados por neutrófilos e macrófagos, que podem matar as células e/ou inibir a morfogênese para conídios.[103] A célula leveduriforme é mais resistente à morte, principalmente por neutrófilos,[104] e a levedura inibe diretamente a atividade enzimática da sintase de óxido nítrico induzida em macrófagos.[105] A disseminação das células leveduriformes pode ocorrer por via hematogênica ou linfática dos pulmões para qualquer tecido. Nos tecidos, os infiltrados neutrofílicos são observados no início da doença seguidos por uma resposta granulomatosa caracterizada por células gigantes multinucleadas e granulomas não caseosos. A ativação de respostas mediadas por células T efetoras é requerida para deter a doença.[106] BAD-1, um fator de virulência essencial de *B. dermatitidis* que apresenta atividade de adesina, promove a doença por supressão da resposta inflamatória do hospedeiro ao inibir a citocina TNF-α.[107] Consequentemente, o resultado dessa dinâmica entre respostas do hospedeiro e do patógeno determina as manifestações clínicas da doença. Existem dois grupos genéticos distintos de *B. dermatitidis*; os isolados do grupo 1 geralmente causam doença restrita aos pulmões, enquanto os isolados do grupo 2 têm propensão aumentada para causar doença disseminada.[108]

MANIFESTAÇÕES CLÍNICAS

A infecção pulmonar com *B. dermatitidis* leva à infecção assintomática, pneumonia aguda ou crônica, ou doença disseminada. A infecção é assintomática em aproximadamente 50% dos indivíduos;[109,110] a doença sintomática desenvolve-se geralmente após um período de incubação de 4 a 8 semanas ou mais. Alguns estudos sugerem uma sazonalidade para a ocorrência de blastomicose, que corresponde às atividades ao ar livre nas regiões endêmicas, resultando em infecções no final do verão e início do outono e posterior manifestação de doença extrapulmonar no ano seguinte.[111] O quadro clínico inicial na forma branda da doença manifesta-se com sintomas gripais, incluindo febre, tosse, mialgias e artralgias.[112]

Blastomicose Pulmonar Aguda

O diagnóstico de blastomicose pulmonar é frequentemente tardio, pois as manifestações não são suficientemente distintas daquelas observadas na pneumonia bacteriana adquirida na comunidade, para levantar a suspeita do diagnóstico de micose. Além de febre e tosse, hemoptise branda pode estar presente.[113] A resolução da doença pode ocorrer, mas a incidência de resolução sem subsequente disseminação é desconhecida. Os achados radiológicos podem variar bastante na doença aguda e essas manifestações podem estar presentes também na forma crônica da doença. A apresentação clínica mais comum é a consolidação focal (Fig. 37-7A) ou difusa dos espaços aéreos.[42,114] Todavia, até mesmo pacientes assintomáticos podem desenvolver lesões expansivas, cavidades) ou nódulos solitários ou múltiplos. A blastomicose progressiva aguda é rara, mas a doença pulmonar pode progredir para a SDRA, que está associada a taxas de mortalidade de aproximadamente 78%,[115] sendo a mortalidade normalmente observada dentro de 1 semana da apresentação ao atendimento médico. A doença progressiva pode manifestar-se como opacidades multilobares difusas, infecção endobrônquica ou blastomicose miliar. Aproximadamente metade dos pacientes com doença grave é imunossuprimida,[116] incluindo pacientes com câncer, receptores de transplante, pacientes em tratamento com antagonistas de TNF ou indivíduos com infecção avançada pelo HIV.

Blastomicose Pulmonar Crônica

Similar à histoplasmose e à coccidioidomicose, a blastomicose pode manifestar-se como uma pneumonia crônica que é indistinguível da tuberculose ou de doenças malignas pulmonares. Pacientes com a blastomicose crônica frequentemente relatam estar doentes por um período superior a 2 meses, com sintomas de febre, perda de peso, sudorese noturna, tosse e dores torácicas.[110,117] Os achados radiológicos mais comuns incluem consolidações, lesões expansivas e opacidades fibronodulares intersticiais.[114] A cavitação é incomum, embora pequenas efusões pleurais possam estar presentes.

Doença Extrapulmonar

A incidência relatada de doença extrapulmonar é de aproximadamente 20% a 75% do total de casos, com as taxas mais elevadas em pacientes com blastomicose crônica não tratada.[101,110] Em razão do diagnóstico mais rápido, as taxas gerais de doença disseminada são atualmente mais próximas dos 20% a 25%. O sítio mais frequente de disseminação é a pele, representando 40% a 80% dos casos de doença extrapulmonar. A manifestação típica é uma lesão verrucosa em crosta com microabscesso central drenante (Fig. 37-8); também

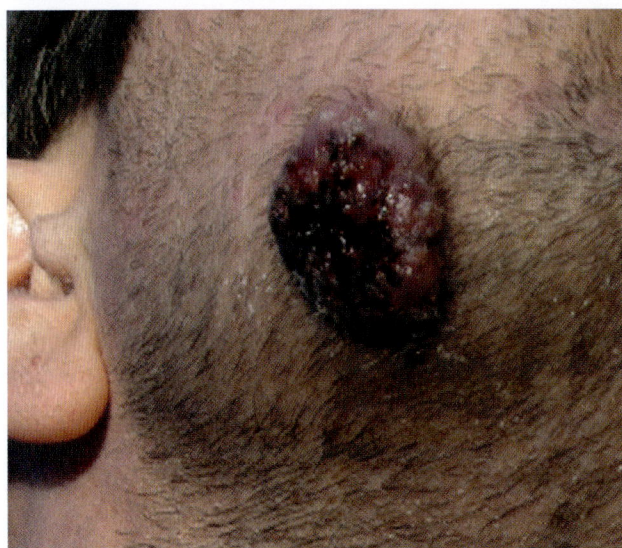

Figura 37-8 Lesão cutânea da blastomicose. (Foto: Cortesia de Bruce Klein, MD, University of Wisconsin Departments of Pediatrics and Medical Microbiology and Immunology.)

se observam lesões nodulares, pustulares ou ulcerativas.[118] Múltiplas lesões geralmente estão presentes e as membranas mucosas também podem estar envolvidas. As lesões cutâneas podem sobrepor-se às lesões ósseas que produzem tratos sinusais sobre a pele. *B. dermatitidis* infecta os ossos em aproximadamente 5% a 50% dos pacientes com doença extrapulmonar; cerca de 75% dos pacientes com doença óssea apresentam simultaneamente comprometimento pulmonar ativo.[119] As radiografias ósseas geralmente revelam lesões osteolíticas focais sem reatividade periosteal, mas algumas lesões podem ser altamente destrutivas. O terceiro sítio mais frequente de doença extrapulmonar é o trato geniturinário, encontrado em 10% a 30% dos casos. A incidência é maior em homens, cuja doença frequentemente se manifesta como uma blastomicose que acomete a próstata, testículos ou epidídimo. *B. dermatitidis* pode afetar qualquer tecido, mas a doença mais agravante atinge o sistema nervoso central, sendo observada em até 10% dos casos de blastomicose extrapulmonar e geralmente em pacientes imunossuprimidos. Antes da disponibilidade da terapia antirretroviral combinada, 40% dos indivíduos com AIDS e blastomicose desenvolviam doença do sistema nervoso central com aproximadamente 40% de mortalidade.[120] A frequência de doença grave ou pulmonar é maior e a mortalidade é aumentada em aborígenes canadenses e naqueles com imunodeficiências celulares e/ou idade avançada.[117]

Transmissibilidade

B. dermatitidis geralmente não é transmissível de uma pessoa para outra. No entanto, casos raros de suposta transmissão sexual entre casais, assim como de aquisição intrauterina foram documentados. Cães estão em alto risco de infecção por *B. dermatitidis* em áreas endêmicas; uma vacina utilizando a proteína BAD-1 mostrou ser protetora em cães,[121] sugerindo-se como plataforma candidata à vacina humana. Mordidas de cães infectados podem levar à blastomicose cutânea em humanos.

DIAGNÓSTICO

O padrão-ouro para o diagnóstico de blastomicose é a cultura.[119] O crescimento pode ser detectado após vários dias a semanas em meio micológico. Todavia, as culturas são problemáticas, pois mesmo com os espécimes obtidos de broncoscopia, a taxa de cultura positiva não é maior do que 67%. A observação direta é o método diagnóstico mais rápido. O exame microscópico de espécimes tratados com *hidróxido de potássio* (KOH) pode revelar a presença de células leveduriformes de *B. dermatitidis* (Figs. 37-7B e 17-6) em até 46% dos pacientes. A avaliação citológica a partir do exame de Papanicolaou ou outras colorações pode detectar *B. dermatitidis* em até 71% dos pacientes com doença pulmonar. O exame histológico também pode ser útil.

Um ELISA comercial para detectar antígenos de *Blastomyces*, similar ao ensaio para identificação de *Histoplasma* na urina, foi desenvolvido recentemente, relatando-se uma sensibilidade de aproximadamente 93%, apesar da falta de informações clínicas dos indivíduos analisados.[122] A antigenúria pode ser detectada em pacientes com doença pulmonar ou extrapulmonar, e os testes também podem ser realizados no soro, plasma, fluido cefalorraquidiano, lavado broncoalveolar ou outros fluidos estéreis. O ensaio também é relatado como sendo útil para monitorar a resposta ao tratamento ou avaliar a ocorrência de recidiva. Entretanto, observa-se uma reatividade cruzada significativa com *H. capsulatum* e outros fungos dimórficos. Um novo e promissor ELISA foi recentemente documentado e baseia-se na detecção da proteína imunodominante BAD-1 específica para esse fungo.[122a] Apesar da disponibilidade de testes comerciais para detecção de anticorpos, esses ensaios têm pouca utilidade clínica.

TRATAMENTO

Recomendações gerais a respeito do tratamento da blastomicose foram estabelecidas pela American Thoracic Society em 2011[67] e pela IDSA em 2008.[123] Em um indivíduo imunocompetente, a doença aguda é frequentemente leve e resolvida sem a necessidade de terapia antifúngica. Entretanto, as recomendações clínicas sugerem que o tratamento deve ser considerado para qualquer paciente, porque atualmente não é possível determinar a probabilidade de disseminação extrapulmonar.

Blastomicose Leve a Moderada

O consenso atual é que pacientes com a blastomicose pulmonar leve a moderada devem receber itraconazol (200 mg, duas vezes ao dia) por 6 meses. Os níveis de itraconazol devem ser monitorados após 2 semanas de administração e periodicamente durante o tratamento devido às variações nos níveis sanguíneos.[77] A terapia para a blastomicose leve a moderada não é alterada se houver disseminação não meníngea, exceto na condição de doença óssea, quando a terapia é estendida por 1 ano.

Blastomicose Moderadamente Grave a Grave

Pacientes com a blastomicose pulmonar moderadamente grave à forma de alto risco à vida, incluindo SDRA, devem ser tratados inicialmente com anfotericina B lipossomal (5 mg/kg/dia) ou anfotericina convencional (0,7 a 1 mg/kg/dia) até a melhora clínica ser evidente (geralmente 1 a 2 semanas), alterando-se posteriormente para o itraconazol (200 mg, duas vezes ao dia, durante 6 a 12 meses). As formulações lipossomais geralmente são preferíveis. Embora existam dados limitados que apoiem o uso de corticosteroides, a administração de esteroides pode ser benéfica na condição de doença extensiva com hipoxemia. Se os pacientes apresentam meningite, a anfotericina com ou sem fluconazol (800 mg/dia) ou itraconazol (200 mg, duas vezes ao dia) é utilizada inicialmente (em geral por 4 a 6 semanas), seguindo-se por 6 a 12 meses de tratamento com um azólico, sendo que muitos especialistas sugerem um mínimo de 12 meses. O voriconazol deve ser considerado para uso na doença refratária. Equinocandinas não são recomendadas, devido à resistência intrínseca de *Blastomyces* para essa classe de antifúngicos. Pacientes imunocomprometidos devem ser tratados por um período mínimo de 12 meses ou a terapia mantida indefinidamente, se a imunodeficiência for irreversível.

PARACOCCIDIOIDOMICOSE

EPIDEMIOLOGIA

Paracoccidioides brasiliensis, o agente causador da paracoccidioidomicose, é um fungo dimórfico endêmico no sul do México, América Central e América do Sul. *P. brasiliensis* é o principal agente causador de micoses sistêmicas na América Latina[124] e a maior causa de incapacitação e morte entre trabalhadores rurais jovens adultos.[125] Estima-se que, em 2001, aproximadamente 10 milhões de pessoas foram infectadas por *Paracoccidioides* spp.[126] Contudo, o desenvolvimento de doença sintomática seria esperado apenas em aproximadamente 1% a 2% dos casos, com a doença pulmonar como a forma mais comum. Os tatus-galinha que fazem tocas no solo de regiões endêmicas também são infectados com frequência acentuada, fornecendo evidências para um reservatório ambiental (solo) do fungo.

Análises filogenéticas recentemente conduziram à separação de *Paracoccidioides brasiliensis* e *Paracoccidioides lutzii* (primeiramente *P. brasiliensis* isolado 01).[127] As manifestações da infecção pelas duas espécies são indistinguíveis.

PATOGÊNESE

No meio ambiente ou em condições laboratoriais a uma temperatura inferior a 28°C, *P. brasiliensis* cresce como um micélio que produz clamidoconídio, conídios terminais e artroconídios, sendo este último considerado o agente infeccioso. Em tecidos ou à temperatura superior a 37°C, as células leveduriformes predominam, normalmente constituídas por células-mãe ovoides com 5 a 30 μm de diâmetro, exibindo vários blastoconídios (formando uma "roda de leme") (Fig. 37-9).

É interessante notar que, a doença clínica em homens e mulheres ocorre na proporção de aproximadamente 13:1, mas pode ser chegar a 150:1. *P. brasiliensis* expressa receptores para o β-estradiol na membrana celular dos conídios; a ligação a esses receptores inibe a morfogênese para a célula leveduriforme, bloqueando a progressão da doença.[128] Mulheres não estão protegidas contra a infecção, mas a doença clínica é menos provável. O tabagismo também pode exacerbar a doença, embora o mecanismo seja incerto.

A resposta inicial do hospedeiro ao *P. brasiliensis* consiste predominantemente em neutrófilos, seguida pelo recrutamento de macrófagos e formação do granuloma. Esse processo é altamente regulado por respostas celulares; as respostas tipo Th1 são protetoras, enquanto as respostas Th2 são comuns em pacientes incapazes de controlar a doença.

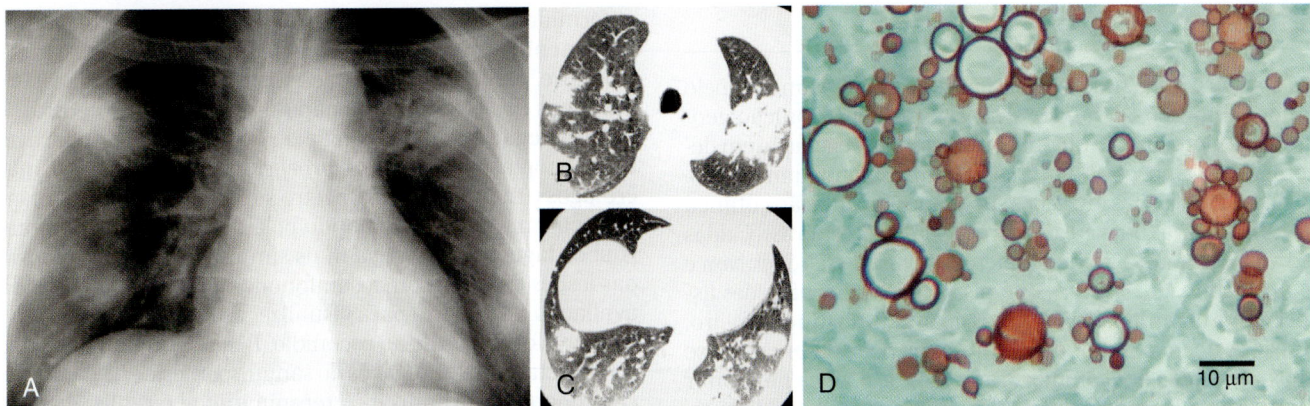

Figura 37-9 Paracoccidioidomicose pulmonar. A, Radiografia frontal do tórax revelando a presença de massas bilaterais pouco definidas. **B** e **C,** Imagens de TC axial do tórax confirmam a presença de nódulos bilaterais, massas e áreas de consolidação com aspecto de massa. A biópsia transtorácica percutânea com agulha confirmou posteriormente a paracoccidioidomicose. **D,** Células leveduriformes de *Paracoccidioides brasiliensis*. Várias células-mãe grandes com blastoconídios associados (formando uma "roda de leme") estão presentes. (Coloração de metenamina de prata de Gomori.) (**A–C**, Cortesia de Michael Gotway, MD; **D,** fotomicrografia: cortesia de Dr. Carlos Taborda, PhD, Universidade de São Paulo, Brasil.)

O impacto da imunidade celular é ainda ressaltado pela incidência elevada de doença disseminada em pacientes com AIDS. Uma revisão dos casos de óbitos em 3.583 pacientes com AIDS, atribuídos às micoses sistêmicas no Brasil, de 1996 a 2006, revelou que a paracoccidioidomicose foi responsável por aproximadamente 50% das mortes.[129] Indivíduos em tratamento com esteroides, pacientes recebendo quimioterapia ou pacientes submetidos a transplantes de órgãos estão em alto risco para o desenvolvimento de doença grave.

MANIFESTAÇÕES CLÍNICAS

Como observado, a grande maioria das infecções é assintomática e acredita-se principalmente que a aquisição inicial aconteça na infância. Existem dois padrões de manifestação da doença: a forma aguda ou subaguda (também chamada tipo juvenil) e a forma crônica (ou tipo adulto). O tipo juvenil é visto em menos de 10% dos casos e desenvolve-se com mais frequência na faixa etária que inclui adolescentes pré-púberes a adultos jovens com mais de 30 anos de idade. Pacientes com a doença aguda frequentemente apresentam febre, perda de peso e linfadenopatia. Além disso, os pacientes podem apresentar hepatoesplenomegalia, lesões intestinais e doença óssea com ou sem disfunção da medula óssea. Por outro lado, a forma crônica envolve os pulmões em aproximadamente 90% dos pacientes, provavelmente devido à reativação da doença latente. Contudo, nova aquisição do fungo é possível. A doença é confinada aos pulmões em aproximadamente 25% dos pacientes, com os demais apresentando doença multifocal, incluindo disseminação para as membranas mucosas, linfonodos, pele, adrenais e outros órgãos. As manifestações da doença podem mimetizar a tuberculose, que também pode coinfectar cerca de 10% desses pacientes.[130]

Os achados radiológicos são inespecíficos e variam de opacidades difusas à presença de massas (Fig. 37-9) e cavidades. A linfadenopatia é muitas vezes uma característica evidente. Complicações em longo prazo desenvolvem-se em mais de 50% dos pacientes com doença pulmonar crônica expressiva, em grande parte devido à função respiratória diminuída resultante da formação de fibrose ou de cavidades; o *cor pulmonale* é comum nesses pacientes. Além disso, a compressão de estruturas, incluindo a traqueia, pode ocorrer. Nódulos residuais solitários sem calcificação são comuns.

DIAGNÓSTICO

O diagnóstico pode ser confirmado pela detecção de anticorpos. O principal antígeno diagnóstico é uma glicoproteína de 43 kDa de *P. brasiliensis* (gp43, uma proteína de ligação à laminina); os anticorpos podem ser identificados no soro de aproximadamente 90% dos pacientes.[131,132] No entanto, a cultura e a microscopia geralmente são utilizadas no diagnóstico em áreas endêmicas. Como observado, a levedura possui formas distintas que podem ser identificadas em até 90% das amostras de escarro, exsudato ou pus de pacientes com a paracoccidioidomicose crônica (Fig. 37-9D). A cultura ainda é um problema, pois o fungo leva rotineiramente 20 a 30 dias para crescer em ágar micológico; dessa forma, a cultura é menos útil na tomada de decisões clínicas.

TRATAMENTO

Os regimes terapêuticos ideais da paracoccidioidomicose não foram validados formalmente.[67,130] Todavia, em pacientes gravemente enfermos e com disseminação, o tratamento com anfotericina é utilizado como terapia inicial. A anfotericina é mantida até que uma dose total de 2 g seja alcançada ou até que o paciente apresente melhora e possa mudar para um antifúngico oral. O tratamento com anfotericina B sozinho, mesmo quando uma dose cumulativa de 2 g é alcançada, está associado à recidiva em 25% a 30% dos casos de paracoccidioidomicose. O cetoconazol (200 a 400 mg/dia) ou itraconazol (200 a 400 mg/dia) são os azólicos mais utilizados na paracoccidioidomicose. O itraconazol é atualmente o antifúngico de escolha, pois seu uso é associado às menores taxas de recidiva em comparação ao cetoconazol (3% a 5% vs. 10%) e é mais bem tolerado pela maioria dos pacientes. Voriconazol e posaconazol também podem ter utilidade, embora um estudo publicado tenha relatado que o voriconazol não apresentou melhor tolerância nem mais eficácia do que o itraconazol.[133] Os regimes de tratamento com os azólicos variam de 6 meses a 18-24 meses, dependendo da taxa de resposta clínica e da evidência de eliminação fúngica, conforme refletidas pelo teste sorológico. *P. brasiliensis* também é suscetível para as sulfonamidas, embora o seu uso exija períodos muitos prolongados de tratamento (3 a 5 anos) e esteja associado a taxas de recidiva de 20% a 25%.

ESPOROTRICOSE

A esporotricose é uma micose causada principalmente pelo fungo dimórfico *Sporothrix schenckii*, cuja distribuição geográfica é globalmente ubíqua, crescendo na vegetação em decomposição, musgo esfagno, solo e outros nichos ambientais. A vasta maioria das infecções surge após inoculação cutânea do fungo. Várias outras espécies de *Sporothrix* estão associadas à doença humana, principalmente *S. brasiliensis*, *S. globosa* e *S. mexicana*.[134] *S. brasiliensis* é responsável por infecções associadas a arranhaduras de gatos no estado do Rio de Janeiro, Brasil. A doença pulmonar é rara, mas pode desenvolver-se após a inalação dos conídios. Tais casos de doença pulmonar manifestam-se principalmente em homens de meia-idade; os fatores de risco incluem doença pulmonar obstrutiva crônica e alcoolismo. No exame radiológico, a esporotricose pulmonar aparece como uma doença cavitária e fibronodular.[135] A doença disseminada é rara e observada principalmente em indivíduos gravemente imunocomprometidos, particularmente pacientes com infecção avançada pelo HIV.

O método-padrão para o diagnóstico de esporotricose invasiva é a cultura, embora *Sporothrix* tipicamente necessite de 1 a 4 semanas para o crescimento detectável a partir de uma amostra clínica. O exame microscópico de um material de biópsia normalmente falha em revelar o organismo, provavelmente devido ao pequeno número de organismos que são necessários para causar a doença. As células leveduriformes ovoides possuem de 3 a 5 µm de diâmetro e as projeções eosinofílicas da levedura podem estar presentes, resultando em um "corpo asteroide" característico. As formas clínicas graves e de risco à vida da esporotricose pulmonar devem ser tratadas inicialmente com anfotericina B (3 a 5 mg/kg/dia de anfotericina lipossomal ou 0,7 a 1 mg/kg de anfotericina convencional).[136] Uma vez estabilizada a condição do paciente, geralmente dentro de 2 semanas o itraconazol (200 mg, duas vezes ao dia) pode ser administrado por um período mínimo de 1 ano da terapia antifúngica total. A cirurgia adjuvante pode ser útil no tratamento da doença focal grave. Se a doença é menos grave, o itraconazol pode ser empregado como terapia inicial.[135] Níveis séricos de itraconazol devem ser monitorados após 2 semanas de tratamento e periodicamente nas fases seguintes. O tratamento geralmente é realizado durante 3 a 6 meses. Os antifúngicos utilizados para outras manifestações da esporotricose, tais como terbinafina, solução saturada de iodeto de potássio ou fluconazol, não são eficazes para a doença pulmonar.

PENICILIOSE

Penicillium marneffei é um fungo dimórfico responsável por uma micose sistêmica geograficamente restrita ao sudeste da Ásia, Índia e sul da China, principalmente em indivíduos com HIV[137] (Cap. 90). No meio ambiente, *P. marneffei* ocorre na forma filamentosa, enquanto nos tecidos apresenta estrutura leveduriforme (artroconídio), que é notável pela replicação por fissão. A peniciliose é a terceira infecção oportunística mais comum em indivíduos com HIV em partes da Ásia tropical, depois da tuberculose e da criptococose. Embora a maioria dos casos seja observada na condição de infecção avançada pelo HIV, a doença também se desenvolve em pacientes com imunossupressão em decorrência de doenças malignas ou terapias médicas, assim como em pacientes com enfermidade pulmonar como doença de base. Os pacientes geralmente apresentam doença disseminada caracterizada por febre, perda de peso, linfadenopatia generalizada, lesões cutâneas (frequentemente pápulas com necrose central) e hepatomegalia. A patobiologia de *P. marneffei* é comparável à da histoplasmose, pois *P. marneffei* sobrevive dentro de macrófagos e manifesta um espectro similar da doença. O diagnóstico é normalmente obtido pela cultura e microscopia. A abordagem diagnóstica mais simples é feita pela biópsia das lesões cutâneas ou dos linfonodos e também a partir da avaliação histológica para visualização do processo de fissão celular e formação do artroconídio. *P. marneffei* também pode ser detectado em esfregaços do sangue periférico de pacientes com doença fulminante. A terapia inicial é realizada com anfotericina B seguida por itraconazol.[138]

> **Pontos-chave**
>
> - As infecções pulmonares causadas por fungos dimórficos endêmicos são mais comuns do que são normalmente consideradas nos diagnósticos diferenciais de rotina.
> - Os fungos dimórficos endêmicos também devem ser considerados em qualquer condição em que o *Mycobacterium tuberculosis* esteja presente em um diagnóstico diferencial; de fato, as infecções com fungos dimórficos causam números similares de morte nos Estados Unidos anualmente, quando comparadas à tuberculose.
> - Os fungos dimórficos endêmicos mais comuns na América do Norte são *Histoplasma*, *Coccidioides* e *Blastomyces*; na América do Sul, o fungo dimórfico endêmico mais comum é o *Paracoccidioides*.
> - A doença pode desenvolver-se agudamente após aquisição do fungo dimórfico ou permanecer latente por períodos prolongados com subsequente ativação na condição de supressão imunológica.
> - As manifestações das micoses causadas por fungos dimórficos variam de enfermidades brandas, com sintomas gripais, a processos sistêmicos com risco de morte. Os fungos endêmicos podem causar doença em qualquer tecido, embora a histoplasmose envolva muitas vezes o sistema fagocítico-mononuclear; a infecção por *Coccidioides* leva ao acometimento da pele, ossos e sistema nervoso central; e a blastomicose, ao envolvimento de pele e ossos.
> - A gravidade da doença é altamente associada ao tamanho do inóculo, assim como à imunidade do hospedeiro. Pacientes com defeitos na imunidade celular, principalmente de células T CD4$^+$ (i.e., infecção avançada pelo HIV) ou com bloqueio do fator de necrose tumoral-alfa, estão em risco para o desenvolvimento de doença mais grave.
> - O diagnóstico pode ser desafiador, pois a identificação direta possui baixa sensibilidade e as culturas podem necessitar de um período superior a 4 semanas antes da detecção do crescimento. O diagnóstico frequentemente utiliza o teste sorológico para detectar antígeno ou anticorpo. A identificação baseada na morfologia do fungo em amostras de tecido também pode auxiliar no diagnóstico.
> - Os regimes de tratamento são prolongados (um mínimo de vários meses, até períodos permanentes), e o monitoramento das respostas sorológicas e radiológicas, assim como dos níveis de antifúngicos, é necessário.

As Referências estão disponíveis exclusivamente no site www.elsevier.com.br/expertconsult

38 MICOSES OPORTUNISTAS

JENNIFER L. HORAN-SAULLO, MD, PharmD • BARBARA D. ALEXANDER, MD, MHS

INTRODUÇÃO
TERAPIA ANTIFÚNGICA
Poliênicos
Azólicos
Equinocandinas
Flucitosina
Terbinafina
CRIPTOCOCOSE
Epidemiologia
Patogênese

Manifestações Clínicas
Diagnóstico
Tratamento
CANDIDÍASE
ASPERGILOSE
Introdução e Epidemiologia
Patogênese
Tipos de Infecção
MUCORMICOSE
Epidemiologia

Patogênese
Manifestações Clínicas
Diagnóstico
Tratamento
HIALO-HIFOMICETOS NÃO *ASPERGILLUS*
Epidemiologia e Patogênese
Apresentação Clínica e Diagnóstico
Tratamento
FUNGOS DEMÁCEOS (MELANIZADOS)

INTRODUÇÃO

A epidemiologia das micoses oportunistas está em progresso. Em certas populações, a frequência de micoses oportunistas está aumentando em virtude do uso de terapias imunomoduladoras, uma frequência mais elevada de procedimentos e dispositivos médicos invasivos, além de mudanças climáticas e nos ambientes regionais. Em outras populações, a frequência de micoses oportunistas está diminuindo, devido à profilaxia antifúngica em pacientes de alto risco e à reconstituição da imunidade com a terapia antirretroviral na infecção pelo *vírus da imunodeficiência humana* (HIV, do inglês, *human immunodeficiency virus*). A conscientização clínica intensificada acerca das infecções fúngicas e a disponibilidade de métodos diagnósticos acurados contribuem para o reconhecimento crescente dessas micoses, e a disponibilidade de novos antifúngicos proporciona opções terapêuticas mais variadas.

Os fungos são microrganismos eucariontes que crescem como leveduras ou fungos filamentosos. Os fungos endêmicos, tais como *Blastomyces dermatitidis* e *Histoplasma capsulatum*, revisados no capítulo anterior, são considerados fungos dimórficos, crescendo como fungos filamentosos à temperatura ambiente e como leveduras na temperatura corpórea do hospedeiro. As leveduras são fungos unicelulares e existem como células individuais arredondadas ou alongadas que se reproduzem principalmente por brotamento. As principais leveduras oportunistas revisadas neste capítulo são *Candida* e *Cryptococcus*. Por outro lado, os fungos filamentosos são organismos multicelulares compostos por hifas que crescem pela ramificação a partir da extensão nos ápices das hifas. Os fungos filamentosos oportunistas de importância clínica são frequentemente categorizados com base em suas hifas. As hifas septadas contêm paredes transversais que dividem as hifas em compartimentos, enquanto as hifas asseptadas (cenocíticas) ou esparsamente septadas perdem ou apresentam raramente essas paredes transversais, respectivamente. Essa distinção pode ser utilizada na identificação dos fungos filamentosos em amostras respiratórias e no exame histopatológico dos tecidos. As hifas asseptadas (ou esparsamente septadas) são observadas na mucormicose, infecção causada por fungos filamentosos, tais como *Mucor* e *Rhizopus* (historicamente denominados *Zigomicetos*). Fungos filamentosos oportunistas produtores de hifas septadas são subdivididos em fungos hialinos ou demáceos. Os fungos hialinos produzem hifas incolores ou levemente pigmentadas nos tecidos e as infecções são referidas como *hialo-hifomicoses*. Os fungos negros ou demáceos são fungos septados que contêm melanina na parede celular, resultando em pigmentação marrom, que pode ser observada em espécimes histopatológicos e no exame microscópico direto. As infecções com fungos demáceos são denominadas *feo-hifomicoses*.

Este capítulo discute a respeito das micoses oportunistas mais comuns do trato respiratório e sua epidemiologia, características clínicas, diagnóstico e tratamento. O capítulo começa tratando sobre os agentes antifúngicos atualmente disponíveis.

TERAPIA ANTIFÚNGICA

O início precoce da terapia antifúngica é essencial no tratamento das *infecções fúngicas invasivas* (IFI). As classes principais de agentes antifúngicos têm como alvo a membrana plasmática ou a parede celular. A *anfotericina B* (AmB, do inglês, *amphotericin B*) era anteriormente o agente antifúngico primário das IFI; contudo, os novos antifúngicos, incluindo os azólicos de amplo espectro e as equinocandinas, têm ampliado as opções terapêuticas, e também as formulações lipídicas de AmB apresentam menos toxicidade. Além disso, a terapia combinada deve ser considerada em certas IFI. A seção a seguir é uma visão geral dos principais agentes antifúngicos. As Tabelas 38-1 e 38-2 fornecem um resumo detalhado sobre os agentes disponíveis, incluindo seu espectro de atividade, principais toxicidades, interações, recomendações para o monitoramente terapêutico dos antifúngicos e as indicações aprovadas pela U.S Food and Drug Administration (FDA).

POLIÊNICOS

Os poliênicos foram os primeiros antifúngicos de uso clínico e incluem nistatina e AmB. A AmB liga-se ao ergosterol, um componente essencial da membrana celular fúngica, aumenta

Texto continua na p. 666

Tabela 38-1 Comparação dos Agentes Antifúngicos

Terapia Antifúngica	Espectro de Atividade Antifúngica[1,5,13,294-308]	Monitoramento Terapêutico dos Fármacos[5,11,309-312]	*Principais Efeitos Adversos[1,5,295-308]	*Principais Interações Medicamentosas[1,5,295-308]
POLIÊNICOS				
Anfotericina B desoxicolato (AmB-d, Fungizone®) Formulações lipídicas de AmB: (LAmB, AmBisome®) Complexo Lipídico de AmB (ABLC, Abelcet®) Dispersão Coloidal de AmB (ABCD, Amphotec®)	*Aspergillus* (resistência em *A. terreus*, suscetibilidade reduzida em outros, incluindo *A. nidulans*, *A. ustus*) *Candida* (resistência em *C. lusitaniae*) *Cryptococcus* Fungos demáceos (p. ex., *Alternaria*, *Bipolaris*, *Cladophialophora*, *Exserohilum*, *Rhinocladiella*) Fungos endêmicos (p. ex., blastomicose, coccidioidomicose, histoplasmose, paracoccidioidomicose, *Penicillium marneffei*, esporotricose) Mucormicose (p. ex., *Rhizopus*, *Rhizomucor*, *Mucor*) Hialo-hifomicetos não *Aspergillus* (resistência em algumas espécies, incluindo *Fusarium* e *Scedosporium*, *Purpureocillium lilacinum*)	MTF não recomendado	Anemia normocítica, normocrômica, hipocalemia, hipomagnesemia Reações relacionadas à infusão (p. ex., calafrios/rigidez, febre, náusea, vômito; podem ser reduzidas com pré-infusão de acetaminofeno e difenidramina; meperidina pode ser utilizada para rigidez) Nefrotoxicidade (pode ser reduzida com hidratação, frequentemente 500 mL de salina normal administrada antes e depois da infusão) Nefrotoxicidade pode ser reduzida com as formulações lipídicas de AmB	Acompanhamento rigoroso quando utilizado com outras terapias nefrotóxicas
AZÓLICOS				
Fluconazol (FLU, Diflucan®)	*Candida* (resistência intrínseca com *C. krusei*, suscetibilidade variável de *C. glabrata*) *Cryptococcus* Alguma atividade contra micoses endêmicas (p. ex., coccidioidomicose)	MTF não recomendado Ajuste da dosagem em casos de disfunção renal é requerido	Alopecia (com terapia prolongada) Efeitos GI (diarreia, náusea, vômito) Efeitos cardíacos (associados ao prolongamento do intervalo QT e *torsades de pointes* (taquicardia ventricular polimórfica) em pacientes com outros riscos Hepatotoxicidade	Fluconazol é um potente inibidor de CYP2C9 e inibidor moderado de CYP3A4 Pode interagir com fármacos metabolizados por meio desses sistemas enzimáticos Fármacos que reduzem a concentração de FLU: rifampicina, rifabutina FLU aumenta a concentração de carbamazepina, fenitoína, midazolam, rifabutina, sirolimo, alguns AINEs, tacrolimo, alcaloides da vinca, zidovudina Outras considerações: – Prolongamento do intervalo QT com astemizol, haloperidol, macrolídeos – Potencialização da varfarina – Efeitos adversos no SNC com o ácido *all*-trans-retinoico – Risco aumentado de rabdomiólise com atorvastatina, fluvastatina, sinvastatina

Tabela 38-1 Comparação dos Agentes Antifúngicos *(Cont.)*

Terapia Antifúngica	Espectro de Atividade Antifúngica[1,5,13,294-308]	Monitoramento Terapêutico dos Fármacos[5,11,309-312]	*Principais Efeitos Adversos[1,5,295-308]	*Principais Interações Medicamentosas[1,5,295-308]
Itraconazol (ITRA, Sporanox®)	*Aspergillus* (resistência em alguns isolados) *Candida* (incluindo *C. krusei*, *C. glabrata* e *C. tropicalis*) *Cryptococcus* Fungos demáceos Micoses endêmicas (incluindo paracoccidioidomicose) *Penicillium marneffei* *Sporothrix schenckii* *Trichophyton* ITRA geralmente não é ativo contra a mucormicose ou diversas espécies de *Fusarium* e *Scedosporium*	MTF é recomendado Concentração aleatória mensurada após ≥ 2 semanas da terapia com meta de dose ≥ 1 µg/mL Para a HPLC, a concentração-alvo é a soma de ITRA e do metabólito ativo, hidroxi-ITRA Cápsulas: tomar com alimento e bebida ácida (p. ex., cola); evitar inibidores de bomba de prótons e bloqueadores H2, que diminuem a absorção Solução: tomar com estômago vazio Concentrações sanguíneas ~ 30% maiores com solução de ITRA *vs.* formulação de ITRA em cápsula	Insuficiência da adrenal (uso prolongado, raro) ICG (evitar em pacientes com disfunção ventricular ou história de ICG) Efeitos GI (diarreia, náusea, vômito) Dor de cabeça Perda auditiva Hepatotoxicidade Neuropatia Edema periférico QT prolongado e *torsades de pointes* em pacientes com múltiplos riscos Erupção cutânea	ITRA é um potente inibidor de CYP3A4 e substrato de CYP3A4; pode interagir com fármacos metabolizados por esse sistema enzimático Fármacos que reduzem a concentração de ITRA: carbamazepina, nevirapina, fenitoína, rifabutina, rifampicina Fármacos que aumentam a concentração de ITRA: antibióticos macrolídeos, inibidores de protease ITRA aumenta a concentração de bussulfan, ciclosporina, carbamazepina, digoxina, di-hidropiridinas, midazolam, rifabutina, ritonavir, sirolimo, tacrolimo, alcaloides da vinca Outras considerações: – QT prolongado com dofetilida, pimozida, quinidina – Risco aumentado de rabdomiólise com atorvastatina, fluvastatina, sinvastatina
Posaconazol (POSA, Noxafil®)	*Aspergillus* *Candida* *Cryptococcus* Fungos endêmicos, dados limitados (blastomicose, coccidioidomicose, criptococose, histoplasmose) Hialo-hifomicetos não *Aspergillus* (espécie-dependentes, dados limitados) Mucormicose Fungos demáceos	MTF é recomendado quando POSA é utilizado para profilaxia e tratamento de infecções sistêmicas. Recomendações são aplicadas para suspensão de POSA. Veja o texto que se refere ao comprimido de liberação prolongada e à formulação intravenosa. Concentrações mínimas mensuradas em período ≥ 8 dias de terapia com a concentração-alvo ≥ 0,7 µg/mL Em pacientes que não respondem ao tratamento, considerar concentrações > que 1 a 1,25 µg/mL Administrar com dieta rica em gordura, bebida ácida (p. ex., cola, cerveja de gengibre) e evitar inibidores de bomba de prótons Note que o escalonamento da dose acima de 800 mg/dia apresenta pouca probabilidade de resultar em concentração mais elevada quando a absorção é saturável; a concentração aumentada é mais bem alcançada com intervalos de dosagem mais frequentes (p. ex., 400 mg, duas vezes ao dia, deve ser alterada para 200 mg, quatro vezes ao dia, via oral) Não requer ajuste da dosagem em condição de disfunção renal	Efeitos GIs (diarreia, náusea, vômito) Dor de cabeça Hepatotoxicidade QT prolongado (menos comum do que com ITRA ou VORI)	POSA é um inibidor de CYP3A4 e substrato de P-glicoproteína; pode interagir com fármacos metabolizados por esses sistemas Os fármacos que reduzem a concentração de POSA: cimetidina, efavirenz, esomeprazol, fenitoína, rifabutina POSA aumenta a concentração de atazanavir, ciclosporina, digoxina, di-hidropiridinas, midazolam, rifabutina, ritonavir, sirolimo, tacrolimo, alcaloides da vinca Outras considerações: – QT prolongado com pimozida, quinidina – Risco aumentado de rabdomiólise com atorvastatina, lovastatina, sinvastatina – Evitar o uso com alcaloides do ergot

(Continua)

Tabela 38-1 Comparação dos Agentes Antifúngicos *(Cont.)*

Terapia Antifúngica	Espectro de Atividade Antifúngica[1,5,13,294-308]	Monitoramento Terapêutico dos Fármacos[5,11,309-312]	*Principais Efeitos Adversos[1,5,295-308]	*Principais Interações Medicamentosas[1,5,295-308]
Voriconazol (VORI, VFEND®)	*Aspergillus* *Candida* spp. *Cryptococcus* Fungos demáceos Fungos endêmicos, dados limitados (blastomicose, coccidioidomicose, criptococose, histoplasmose, paracoccidioidomicose) Hialo-hifomicetos não *Aspergillus*, incluindo *Acremonium*, *Fusarium*, *Paecilomyces*, *Scedosporium* e *Trichoderma* VORI não é ativo contra a mucormicose	MTF para a profilaxia e tratamento de infecções sistêmicas é recomendado Concentração sérica mínima ("vale") mensurada ≥ 5 dias de terapia com concentração- alvo vale ≥ 1,0 μg/mL a 5,5 μg/mL; alguns argumentam para um alvo ≥ 2 μg/mL para o tratamento Administrar 1 hora antes ou após a refeição Ajuste da dosagem da formulação IV é necessário em pacientes com ClCr (*clearance* de creatinina) < 50 mL/min devido ao acúmulo potencial de sulfobutileter betaciclodextrina sódica (veículo solubilizante)	Fluorose e periostite Efeitos GI (diarreia, náusea, vômito) Dor de cabeça Hepatotoxicidade QT prolongado Erupção cutânea, fotossensibilidade Distúrbios visuais (p. ex., fotopsia, alteração na percepção de cores, fotofobia, outras alucinações visuais), neurite óptica rara e papiledema Uso prolongado e associação ao câncer de pele (veja o texto)	VORI é substrato de CYP2C19, CYP2C9 e CYP3A4 e é um inibidor de CYP3A4 Pode interagir com fármacos metabolizados por esses sistemas Fármacos que reduzem a concentração de VORI: carbamazepina, efavirenz, fenobarbital, fenitoína, rifabutina, rifampicina, ritonavir, erva-de-São-João Fármacos que aumentam a concentração de VORI: fluconazol, alguns contraceptivos orais VORI aumenta a concentração de ciclosporina, efavirenz, fentanil, metadona, alguns fármacos AINEs, fenitoína, rifabutina, sirolimo, tacrolimo Outras considerações: – QT prolongado com astemizol, pimozida ou quinidina – Potencialização da varfarina – Evitar o uso com alcaloides do ergot
EQUINOCANDINAS Caspofungina (CAS, Cancidas®) Micafungina (MICA, Mycamine®) Anidulafungina (ANI, Eraxis®)	*Aspergillus* (fungistática) *Candida* spp. (fungicida, CIM elevadas foram relatadas com *C. parapsilosis* e *C. guilliermondii*) Equinocandinas têm atividade moderada contra a fase miceliana de fungos dimórficos, mas perde atividade contra a fase leveduriforme e não são utilizadas no tratamento de micoses endêmicas Equinocandinas perdem atividade significativa contra mucormicose, fungos demáceos, fungos filamentosos hialinos não *Aspergillus* (embora alguns utilizem na terapia combinada, veja o texto)	MTF não recomendado Sem ajuste da dosagem nos casos de disfunção renal	Efeitos GI (diarreia, náusea, vômito) Hepatotoxicidade (incomum) Reações infusionais (induzida por histamina, mais acentuada com CAS) Tromboflebite no local da injeção	Interações medicamentosas mínimas comparadas com outros antifúngicos No geral, maus substratos de CYP (CAS/MICA) e/ou fracos inibidores de CYP3A4 (MICA) e não afetadas pela P-glicoproteína ANI não sofre metabolismo hepático, somente degradação química Concentração de CAS reduzida com rifampicina, efavirenz, nevirapina, fenitoína, carbamazepina CIM aumenta a concentração de sirolimo e nifedipina

Tabela 38-1 Comparação dos Agentes Antifúngicos *(Cont.)*

Terapia Antifúngica	Espectro de Atividade Antifúngica[1,5,13,294-308]	Monitoramento Terapêutico dos Fármacos[5,11,309-312]	*Principais Efeitos Adversos[1,5,295-308]	*Principais Interações Medicamentosas[1,5,295-308]
OUTROS				
Flucitosina (5-FC, Ancobon®)	Aspergillus Candida Cryptococcus Fungos demáceos (alguns, incluindo *Phialophora* e *Cladosporium* spp.) *Sporothrix schenckii* (CIM variáveis) 5-FC é utilizada na terapia combinada, normalmente com AmB	Infecção por *Cryptococcus*: concentração mensurada nos dias 3 a 5 da terapia, 2 horas após a dose, alvo: 30 a 80 µg/mL Quando o MTF não é disponível, a função renal e a contagem de células devem ser monitoradas rigorosamente Ajuste da dosagem na condição de disfunção renal é requerido	Supressão da medula óssea Efeitos GI (dor abdominal, diarreia, náusea, vômito) Hepatotoxicidade Nefrotoxicidade	Suspensão de hidróxido de alumínio ou hidróxido de magnésio (retarda a absorção de 5-FC) Citarabina (citosina arabinosídeo, inibidor competitivo de 5-FC) Monitoramento rigoroso quando utilizada com outras terapias nefrotóxicas e mielossupressoras
Terbinafina (TBF, Lamisil®)	Aspergillus Esporotricose Alguma atividade (geralmente na terapia combinada) contra fungos hialinos não *Aspergillus* (espécie-dependentes), fungos demáceos (espécie-dependentes)	MTF não recomendado *Clearance* reduzido em 50% quando a ClCr é ≤ 50 mL/min	Sintomas de depressão Hepatotoxicidade Neutropenia Erupção cutânea Distúrbios do olfato e paladar	TBF é um inibidor de CYP2D6 Pode interagir com fármacos metabolizados por esse sistema, incluindo antidepressivos tricíclicos, inibidores seletivos da recaptação de serotonina, beta-bloqueadores, antiarrítmicos classe 1C (p. ex., flecainida, propafenona) Fármacos que reduzem TBF: rifampicina Fármacos que aumentam TBF: fluconazol TBF pode diminuir a concentração de ciclosporina

*Esta não é uma lista que inclui todos os efeitos adversos e/ou as interações medicamentosas. Algumas das interações medicamentosas listadas são consideradas contraindicações para a terapia concomitante.

ABCD, anfotericina B em dispersão coloidal; ABLC, complexo lipídico de anfotericina B; AINEs, anti-inflamatórios não esteroidais; AmB, anfotericina B; AmB-d, anfotericina B desoxicolato; ANI, anidulafungina; CAS, caspofungina; CIM, concentração inibitória mínima; ICG, insuficiência cardíaca congestiva; SNC, sistema nervoso central; ClCr, *clearance* de creatinina; CYP, sistema enzimático do citocromo P-450; FLU, fluconazol; GI, gastrointestinal; H2, receptor de histamina-2; ITRA, itraconazol; IV, intravenoso; LAmB, anfotericina B lipossomal; MICA, micafungina; MTF, monitoramento terapêutico do fármaco; POSA, posaconazol; spp., espécies; TBF, terbinafina; VORI, voriconazol; 5-FC, flucitosina.

Tabela 38-2 Indicações dos Agentes Antifúngicos Específicos Aprovados pela FDA

Agente Antifúngico	Indicações Aprovadas pela FDA[266,296-308]
POLIÊNICOS	
Anfotericina B desoxicolato (Fungizone®), Apothecon Genérico disponível (EUA): sim	Tratamento de infecções fúngicas com risco potencial à vida: Aspergilose Blastomicose Candidíase sistêmica Coccidioidomicose Criptococose Histoplasmose Mucormicose (incluindo espécies suscetíveis dos gêneros *Absidia*, *Mucor* e *Rhizopus*, e infecções causadas por espécies relacionadas de *Conidiobolus* e *Basidiobolus*) Esporotricose
Complexo lipídico de Anfotericina B, ABLC (Abelcet®), Sigma-Tau Pharmaceuticals Genérico disponível (EUA): não	Tratamento de infecções fúngicas invasivas em pacientes que são refratários ou intolerantes à terapia com anfotericina B convencional
Anfotericina B em dispersão coloidal, ABCD (Amphotec®), Alkopharma Genérico disponível (EUA): não	Tratamento de aspergilose invasiva em pacientes com disfunção renal ou que são refratários ou intolerantes à terapia com anfotericina B convencional
Anfotericina B lipossomal (AmBisome®), Astellas Pharma US Genérico disponível (EUA): não	Tratamento de: Aspergilose e candidíase (em pacientes com disfunção renal ou que são refratários ou intolerantes à terapia com anfotericina B convencional) Criptococose (em pacientes HIV-positivos com meningite criptocócica e para infecções criptocócicas em pacientes com disfunção renal ou que são refratários ou intolerantes à terapia com anfotericina B convencional) Terapia empírica em caso de suspeita de infecção fúngica em pacientes neutropênicos febris

(Continua)

Tabela 38-2 Indicações dos Agentes Antifúngicos Específicos Aprovados pela FDA *(Cont.)*

Agente Antifúngico	Indicações Aprovadas pela FDA[266,296-308]
AZÓLICOS	
Fluconazol (Diflucan®), Pfizer Genérico disponível (EUA): sim	Tratamento de: Candidíase (incluindo candidíase mucocutânea, candidíase esofágica e orofaríngea, infecção do trato urinário e peritonite causada por *Candida*, outras infecções sistêmicas, incluindo candidemia, candidíase disseminada e pneumonia, candidíase vaginal) Meningite criptocócica Profilaxia para pacientes submetidos a TCTH que recebem quimioterapia citotóxica e/ou radioterapia
Itraconazol (Sporanox®), Janssen Pharmaceuticals Genérico disponível (EUA): sim	Tratamento de: Aspergilose (pulmonar e extrapulmonar em pacientes que são intolerantes ou refratários à anfotericina B) Blastomicose (infecção pulmonar e extrapulmonar) Histoplasmose (doença pulmonar crônica e infecção não meníngea disseminada) Onicomicose das unhas das mãos e dos pés causada por dermatófitos (não imunocomprometidos somente)
Posaconazol (Noxafil®), Merck & Co., Inc. Genérico disponível (EUA): não	Tratamento da candidíase orofaríngea, incluindo aquela refratária ao itraconazol e/ou fluconazol Profilaxia da aspergilose invasiva e candidíase invasiva (em pacientes com imunocomprometimento grave, tais como receptores de TCTH com DEVH ou aqueles com neoplasias hematológicas com neutropenia prolongada resultante da quimioterapia)
Voriconazol (VFEND®), Pfizer Genérico disponível (EUA): sim	Tratamento de: Aspergilose (invasiva) Candidíase (candidíase esofágica, candidemia em pacientes não neutropênicos e as infecções com *Candida* descritas a seguir: infecções disseminadas na pele e infecções no abdome, rins, parede da bexiga e em ferimentos) Infecções sérias causadas por *Scedosporium apiospermum* e espécies de *Fusarium*, incluindo *Fusarium solani*, em pacientes intolerantes ou refratários à outra terapia
EQUINOCANDINAS	
Caspofungina (Cancidas®), Merck & Co., Inc Genérico disponível (EUA): não (aprovação pendente)	Tratamento de: Aspergilose (doença invasiva em pacientes que são refratários ou intolerantes a outras terapias, tais como anfotericina B, formulações lipídicas de anfotericina B ou itraconazol). Candidíase (candidíase esofágica, candidemia e as infecções com *Candida* descritas a seguir: abscessos intra-abdominais, peritonite e infecções do espaço pleural) Terapia empírica em casos de suspeita de infecções fúngicas em pacientes neutropênicos febris
Micafungina (Mycamine®), Astellas Pharma US Genérico disponível (EUA): não	Tratamento de candidíase (candidíase esofágica, candidemia, candidíase disseminada aguda, peritonite e abscessos) Profilaxia de infecções com *Candida* em pacientes submetidos a TCTH
Anidulafungina (Eraxis®), Pfizer Genérico disponível (EUA): não	Tratamento de candidíase (candidíase esofágica, candidemia e outras formas de infecções com *Candida*, incluindo abscesso intra-abdominal e peritonite)
OUTROS	
Flucitosina (Ancobon®), Valeant Pharmaceuticals Genérico disponível (EUA): sim	Tratamento de: Candidíase (cepas suscetíveis causando septicemia, endocardite, infecções do trato urinário e pneumonia) Criptococose (cepas suscetíveis causando meningite, infecções pulmonares, septicemia e infecções do trato urinário) Note que a flucitosina deve ser utilizada em combinação com a anfotericina B para o tratamento de candidíase e criptococose sistêmicas, devido à emergência de resistência à monoterapia com flucitosina
Terbinafina (Lamisil®), Novartis Genérico disponível (EUA): sim, dependente do produto	Tratamento de onicomicose das unhas dos pés ou das mãos causada por dermatófitos

DEVH, doença do enxerto-*versus*-hospedeiro; TCTH, transplante de células-tronco hematopoiéticas; EUA, Estados Unidos da América.

a permeabilidade da membrana e causa morte celular fúngica.[1] A AmB também induz citocinas pró-inflamatórias pela ativação do receptor *Toll-like* 2, que contribui para os efeitos adversos agudos, incluindo febre e mialgias, e pode aumentar as respostas do hospedeiro frente à infecção fúngica.[2] A AmB tem atividade contra múltiplos patógenos fúngicos, incluindo *Aspergillus* spp., *Candida* spp., agentes causadores de micoses endêmicas (p. ex., blastomicose, coccidioidomicose, criptococose, histoplasmose) e de mucormicose.[3] No entanto, alguns fungos, incluindo *Aspergillus terreus, Candida lusitaniae, Scedosporium prolificans* e *Trichosporon* spp., podem ser intrinsecamente resistentes à AmB, enquanto outros patógenos, tais como espécies de *Fusarium* e os fungos demáceos, podem apresentar altas *concentrações inibitórias mínimas* (CIM) de AmB.[4]

As formulações lipídicas de AmB foram introduzidas para reduzir a nefrotoxicidade encontrada com a anfotericina B convencional, denominada *anfotericina B desoxicolato* (AmB-d). Atualmente, as formulações lipídicas de AmB são frequentemente utilizadas como a primeira linha no tratamento, particularmente em pacientes com disfunção renal ou em uso concomitante de medicamentos nefrotóxicos. As formulações lipídicas incluem a *AmB lipossomal* (LAmB, do inglês, *liposomal AmB*) e o *complexo lipídico de AmB* (ABLC, do inglês, *AmB lipid complex*). Em razão de seu custo 10 a 60 vezes menor quando comparada às formulações lipídicas, a AmB-d convencional continua tendo um importante papel no tratamento de pacientes com baixo risco de toxicidade, tais como pacientes ambulatoriais sem comorbidades.

AZÓLICOS

Alguns fármacos contendo um anel imidazólico apresentam atividade antimicrobiana. Os azólicos N-substituídos, denominados triazólicos, possuem atividade antifúngica e toxicidade aceitável no hospedeiro, emergindo como a primeira classe de antifúngicos no tratamento e prevenção das IFI. Por uma questão de brevidade, os antifúngicos triazólicos são comumente denominados *azólicos*, como serão descritos neste capítulo. Os azólicos amplamente utilizados são o fluconazol, itraconazol, posaconazol e voriconazol. Esses agentes agem na membrana celular fúngica pela inibição da 14-α-demetilase dependente do citocromo P-450, uma enzima essencial na conversão de lanosterol em ergosterol. Os azólicos são fungistáticos ou fungicidas, dependendo do azólico e da espécie do fungo.[5] Efeitos imunomoduladores foram descritos com os azólicos, tais como fluconazol, e podem contribuir para sua eficácia.[2] Enquanto os azólicos de 1ª geração, como o fluconazol, são ativos contra leveduras, os azólicos de amplo espectro, incluindo voriconazol e posaconazol, são ativos contra leveduras e fungos filamentosos. O fluconazol é ativo contra *Cryptococcus* spp. e *Candida* spp. e possui atividade variável contra fungos endêmicos, incluindo *Coccidioides*. *Candida krusei* é intrinsecamente resistente ao fluconazol e o alto nível de resistência é crescente entre algumas espécies de *Candida* não *C. albicans*, incluindo *C. glabrata*. O itraconazol tem uma função pouco relevante no tratamento de infecções fúngicas oportunistas; suas principais indicações são para o tratamento da histoplasmose ou blastomicose indolente, sem comprometimento do *sistema nervoso central* (SNC), além de ser utilizado como alternativa ao fluconazol no tratamento da coccidioidomicose indolente sem acometimento do SNC. O itraconazol também é indicado no tratamento da *aspergilose broncopulmonar alérgica* (ABPA). O itraconazol exibe absorção e farmacocinética altamente variáveis; o monitoramento terapêutico do fármaco é essencial para guiar a dosagem ótima em cada paciente.

Os azólicos de amplo espectro têm atividade contra diversos fungos filamentosos, incluindo *Aspergillus* spp., hialo-hifomicetos não *Aspergillus*, tais como *Fusarium*, *Scedosporium* e *Paecilomyces*, e alguns fungos demáceos. O voriconazol é o medicamento de escolha para o tratamento de infecções invasivas com *Aspergillus*. Entre os azólicos, somente o posaconazol tem atividade contra os agentes da mucormicose.

EQUINOCANDINAS

As equinocandinas, incluindo caspofungina, micafungina e anidulafungina, são utilizadas cada vez mais em virtude da eficácia, tolerabilidade, baixa interação medicamentosa e a prevalência de espécies de *Candida* resistentes aos azólicos. Ao contrário da AmB e dos azólicos, as equinocandinas atuam na parede celular fúngica pela inibição da (1→3)-β-D-glucana sintase, dessa forma inibindo a produção de (1→3)-β-D-glucana (β-D-glucana), um componente essencial da parede celular fúngica. As equinocandinas são fungicidas contra diversas espécies de *Candida*, incluindo *C. albicans*, *C. dubliniensis*, *C. glabrata* e *C. krusei*; contudo, algumas espécies de *Candida*, tais como *C. guilliermondii* e *C. parapsilosis*, normalmente apresentam CIM mais elevadas. As equinocandinas são mais fungistáticas do que fungicidas contra fungos filamentosos, tais como espécies de *Aspergillus*, por conta de sua atividade restrita aos sítios onde a parede celular do fungo está ativamente em crescimento (p. ex., as pontas das hifas e células juncionais ramificadas), e também não são ativas em células com hifas subapicais.[6] As equinocandinas perdem atividade significativa contra outros patógenos fúngicos, tais como *Cryptococcus*, *Mucorales*, espécies de *Trichosporon* e fungos endêmicos.[7] Os efeitos imunomodulatórios das equinocandinas em monócitos e macrófagos derivados de monócitos podem ser de particular importância contra *Aspergillus*.[8,9]

FLUCITOSINA

A flucitosina é um antimetabólito que inibe a síntese de DNA e de proteínas do fungo. É utilizada em combinação com outros agentes antifúngicos em decorrência da alta frequência de emergência da resistência com a monoterapia.[10] É fungistática ou fungicida, dependendo do organismo, e é com frequência utilizada em combinação com a AmB contra *Cryptococcus*[11] e em infecções graves com *Candida*, tais como endocardite e infecções do SNC.[12]

TERBINAFINA

A terbinafina é uma alilamina sintética que exerce seus efeitos antifúngicos pela inibição da esqualeno epoxidase do fungo, uma enzima envolvida na formação do ergosterol. A terbinafina é fungicida e é empregada comumente em infecções causadas por dermatófitos e no tratamento da cromoblastomicose.[13] Estudos de sinergia *in vitro* demonstram o uso de terbinafina em combinação, na maioria das vezes, com azólicos de amplo espectro e AmB, para o tratamento de infecções graves ou refratárias por fungos filamentosos, tais como *Scedosporium*,[14] *Fusarium*[15] e outros fungos hialinos e demáceos.[13]

CRIPTOCOCOSE

EPIDEMIOLOGIA

Cryptococcus neoformans apresenta distribuição global e pode ser isolado de solo e excretas de aves, tais como pombos. *C. neoformans* var. *grubii* (sorótipo A) é o patógeno predominante no mundo todo; contudo, infecções com *C. neoformans* var. *neoformans* (sorótipo D) são prevalentes no norte da Europa. *C. gattii* pode causar doença em pacientes imunocompetentes. Até recentemente, *C. gattii* era encontrado na Austrália, sudeste da Ásia e África Central, frequentemente associado a eucaliptos e abetos. Recentemente, infecções graves com *C. gattii* foram reconhecidas na cidade de Vancouver, Columbia Britânica, e na região noroeste do Pacífico, nos Estados Unidos.[16,17] A maioria das infecções criptocócicas é observada em hospedeiros imunocomprometidos, incluindo pacientes com infecção avançada pelo HIV,[18] doenças malignas,[19] *transplantes de órgãos sólidos* (TOS)[20] e outras condições.[21]

A criptococose é uma das infecções fúngicas de alto risco mais comuns em pacientes infectados com o HIV[22] e é o terceiro patógeno fúngico invasivo mais comum (depois de *Candida* e *Aspergillus*) em receptores de TOS, nos quais causa 8% das IFI.[23] *Cryptococcus* acomete pacientes submetidos a *transplante de células-tronco hematopoiéticas* (TCTH) com menos frequência, causando 0,6% das IFI.[24]

PATOGÊNESE

Infecções com *Cryptococcus* são iniciadas pela inalação de pequenas leveduras ou esporos (produzidos por cruzamento). Uma vez nos alvéolos, a evolução da infecção é determinada pela virulência, cepa infectante, por polimorfismos genéticos do hospedeiro, respostas imunes inatas e adaptativas e presença de comorbidades. A virulência de *Cryptococcus* está relacionada a sua cápsula polissacarídica, assim como à presença de enzimas específicas, incluindo lacase (requerida para a produção de melanina fúngica), fosfolipase B e fosfolipase-fosfoesfingolipídeo inositol.[25] Nos pulmões, as células de *Cryptococcus* replicam e sintetizam uma grande cápsula polissacarídica, que protege contra a fagocitose. As células fúngicas, quando fagocitadas, residem e replicam-se em fagolisossomos maduros e posteriormente disseminam-se para outras células utilizando múltiplos mecanismos.[26]

Cryptococcus encontra diversos elementos da resposta imune inata, incluindo células polimorfonucleares, macrófagos e células dendríticas, que produzem citocinas responsáveis por dirigir a resposta mediada por células T CD4$^+$ auxiliares tipo 1.[27] As células CD4$^+$ são necessárias para prevenir a disseminação a partir dos pulmões; as células CD4$^+$ e CD8$^+$ são requeridas para combater a infecção em camundongos.[28] Defeitos na imunidade humoral são menos associados a infecções criptocócicas do que os defeitos na imunidade celular,[29] embora a imunidade mediada por anticorpos contribua para o controle do patógeno em camundongos.[27,30] A presença de autoanticorpos para os fatores estimuladores de colônias de granulócitos e macrófagos parece predispor indivíduos imunocompetentes à infecção por *C. gattii*.

MANIFESTAÇÕES CLÍNICAS

A apresentação clínica das infecções com *Cryptococcus* é determinada pelo *status* imunológico do hospedeiro, as espécies de *Cryptococcus* e o sítio de infecção. Os pulmões são os sítios primários geralmente envolvidos, enquanto o SNC é o sítio mais comum de disseminação. O envolvimento pulmonar abrange desde a colonização assintomática a consolidação multifocal, além de síndrome do desconforto respiratório agudo. A maioria das infecções pulmonares é assintomática ou levemente sintomática em hospedeiros imunocompetentes, e pode ser descoberta incidentalmente em imagens radiológicas. Acredita-se também que *Cryptococcus* cause infecção latente no pulmão, com reativação em um quadro de imunodepressão. De fato, a maioria das infecções pode representar reativação, e a transferência de infecção com órgãos de doadores pode contribuir para elevar o risco em pacientes com TOS.[31] A disseminação pode desenvolver-se durante a infecção primária ou reativação. A infecção aguda no hospedeiro imunocompetente pode manifestar-se com febre, fadiga, tosse e produção de escarro. Em pacientes imunocomprometidos, os sintomas graves, incluindo febre, tosse e falta de ar, podem progredir rapidamente para insuficiência respiratória e síndrome do desconforto respiratório agudo. Em um estudo prospectivo multicêntrico internacional com 111 receptores de TOS, as infecções criptocócicas foram geralmente observadas em uma média de 21 meses após o transplante, com maior envolvimento pulmonar (60%) e do SNC (58%).[32] Em pacientes com infecção avançada pelo HIV, a menigoencefalite é a manifestação predominante.[33]

Os achados radiológicos nas infecções pulmonares por *Cryptococcus* geralmente incluem nódulos pulmonares focais ou difusos, ou consolidação irregular dos espaços aéreos. Entretanto, outros achados incluem cavitação, lesões expansivas (p. ex., criptococomas), padrões reticulonodulares, atenuação em vidro fosco e efusões ou linfadenopatias associadas.[34,35] Em um estudo realizado com achados radiológicos e *tomografia computadorizada* (TC) de criptococose, pacientes imunocomprometidos apresentaram comprometimento pulmonar mais extenso com cavitação e consolidação do parênquima do que os hospedeiros imunocompetentes — um achado que contrasta com o observado na tuberculose.[34] Criptococomas no SNC e nos pulmões são encontrados com maior frequência na infecção por *C. gattii* do que com *C. neoformans* e são mais comuns em hospedeiros imunocompetentes.[36]

DIAGNÓSTICO

O diagnóstico de criptococose pulmonar é baseado em sintomas, radiografia torácica, cultura e/ou achados histopatológicos (Fig. 38-1), assim como no teste de antígenos criptocócicos. *Cryptococcus* pode ser cultivado de espécimes respiratórios, incluindo escarro e *lavado broncoalveolar* (LBA); hemoculturas são positivas apenas em infecções disseminadas. *Cryptococcus* é facilmente identificado na microscopia como células leveduriformes esféricas a ovais, com 5 a 10 μm

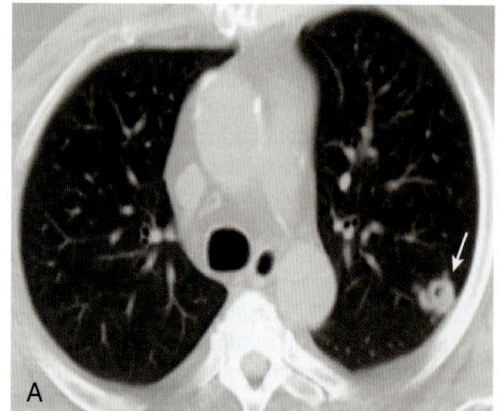
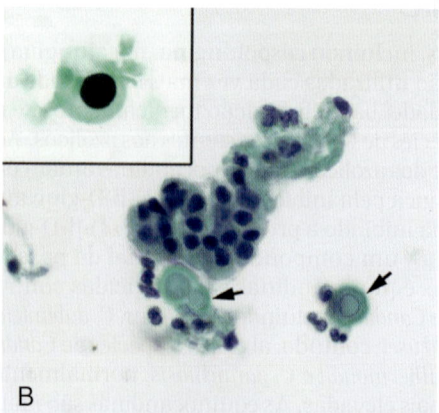

Figura 38-1 Cryptococcus. Infecção pulmonar com *Cryptococcus* em paciente assintomático submetido ao transplante cardíaco em condição de imunossupressão crônica, apresentando nódulos pulmonares novos e bilaterais. **A,** A TC axial do tórax revela um nódulo cavitário (*seta*) com pequenos nódulos satélites adjacentes. **B,** Punção aspirativa com agulha fina guiada por TC do nódulo pulmonar mostra levedura encapsulada (*setas*), com morfologia típica de *Cryptococcus neoformans* (coloração de Papanicolaou; aumento original 400×). *Detalhe*: Levedura apresentando cápsula mucinosa com coloração positiva do organismo. (Coloração de metenamina prata; aumento original 400×). (**B,** Cortesia de Dr. Thomas Sporn, Duke University Medical Center, NC.)

de diâmetro e presença de uma cápsula circundante. O teste bioquímico é utilizado para confirmar a identificação; o meio de cultura com ágar canavanina-glicina-azul de bromotimol pode ser empregado para diferenciação entre C. gattii e C. neoformans.[37] Novos métodos estão em desenvolvimento para a identificação rápida e confiável de espécies de Cryptococcus, incluindo a *reação em cadeia da polimerase* (PCR, do inglês, *polymerase chain reaction*)[38] e espectrometria de massa por tempo de voo com ionização/dessorção de matriz assistida por *laser*.[39]

Em amostras de tecido, colorações específicas, como mucicarmim de Mayer, que cora a melanina do fungo, também são úteis no estabelecimento do diagnóstico.[37] O ensaio sorológico para detecção de antígeno criptocócico tem altas sensibilidade e especificidade na infecção disseminada e na meningoencefalite criptocócica, mas pode ser negativo em pacientes com infecção pulmonar isolada. Em um estudo com pacientes submetidos ao TOS, o antígeno criptocócico no soro foi detectado em 73% dos pacientes (22 de 30) com envolvimento pulmonar isolado, provavelmente mais negativo em nódulos pulmonares solitários do que em nódulos múltiplos e na doença pulmonar extensa. Os títulos séricos de antígeno criptocócico foram maiores naqueles pacientes com infecção extrapulmonar concomitante.[40]

Determinar a presença de infecção disseminada e a extensão do envolvimento dos órgãos é crucial para a seleção de terapia apropriada. Portanto, a avaliação do líquido cefalorraquidiano (p. ex., contagem de células, cultura e antígeno criptocócico) deve ser realizada em todos os pacientes imunossuprimidos com criptococose pulmonar. É menos evidente se a análise do líquido cefalorraquidiano for essencial em pacientes imunocompetentes com criptococose pulmonar. Fatores associados à probabilidade mais elevada de doença disseminada e a necessidade da análise do líquido cefalorraquidiano incluem achados neurológicos, sinais de infecção sistêmica, tais como febre e perda de peso, além de títulos séricos de Ag criptocócico de no mínimo 64.[41]

TRATAMENTO

A escolha da terapia depende do *status* imunológico do hospedeiro e da presença de infecção extrapulmonar; as recomendações atuais de tratamento foram disponibilizadas pela American Thoracic Society[42] e *Infectious Diseases Society of America (IDSA)*.[11] Na criptococose pulmonar em pacientes com evidência de infecção disseminada, comprometimento do SNC ou pneumonia grave, o tratamento é separado em regimes de indução, consolidação e manutenção. Os antimicrobianos, as doses e a duração são dependentes do grupo de risco ao qual pertence o paciente (p. ex., receptor de transplante de órgão, infectado por HIV e receptor não transplantado, não infectado por HIV). A terapia de indução é dada tipicamente com AmB-d 0,7 mg a 1 mg/kg/dia mais flucitosina 100 mg/kg/dia. Em pacientes transplantados e pacientes com função renal reduzida, as formulações lipídicas de AmB (p. ex., LAmB 3 a 4 mg/kg/dia ou ABLC 5 mg/kg/dia) são utilizadas em substituição da AmB-d para minimizar a nefrotoxicidade. O fluconazol é utilizado para as terapias de consolidação e manutenção, com doses variando de 400 a 800 mg/dia e 200 a 400 mg/dia, respectivamente.[11]

A infecção leve a moderada isolada nos pulmões é tratada com fluconazol na dose de 400 mg/dia por um mínimo de 6 a 12 meses. Alguns especialistas asseguram que os pacientes assintomáticos com nódulos solitários removidos cirurgicamente, antígeno criptocócico indetectável no soro e sem evidência de infecção extrapulmonar podem ser acompanhados rigorosamente sem terapia antifúngica específica.[11] Infecções com C. gattii estão associadas a respostas clínicas tardias à terapia antifúngica; as explicações potenciais incluem CIM elevadas para o fluconazol *in vitro* e uma incidência mais acentuada de criptococomas pulmonares e cerebrais com penetração reduzida do antifúngico nessas lesões.[11,43,44]

A *síndrome inflamatória da reconstituição imune* (SIRI) pode complicar o tratamento de qualquer micose oportunista, mas é mais comum na criptococose. A SIRI é geralmente caracterizada por agravamento dos sinais e sintomas clínicos da infecção primária, que pode ser interpretada erroneamente como infecção progressiva.[11,45] A SIRI ocorre com mais frequência no início de uma potente terapia antirretroviral na infecção pelo HIV e com a melhora repentina na imunocompetência em receptores de TOS. Embora menos comum, a SIRI pode ocorrer também em pacientes com doenças malignas hematológicas durante a recuperação de neutrófilos e monócitos após a quimioterapia mieloablativa,[46] e com a recuperação de linfócitos após administração de anticorpos monoclonais, tais como o alentuzumab.[47] As manifestações da SIRI na doença pulmonar podem ser graves e incluem a síndrome do desconforto respiratório agudo. Os receptores de transplante que desenvolvem SIRI associada à infecção por *Cryptococcus* também apresentam potencial aumentando para perda do aloenxerto.[48] O tratamento da SIRI em receptores de transplante inclui ajuste das dosagens dos imunossupressores para moderar os sintomas sem promover a progressão da infecção.[11] Os agentes anti-inflamatórios não esteroides são frequentemente suficientes para melhorar os sintomas da SIRI, mas os corticosteroides em altas doses podem ser necessários para tratar as complicações da SIRI grave.

CANDIDÍASE

A epidemiologia das infecções invasivas com *Candida* tem evoluído substancialmente nas 2 últimas décadas.[49,50] Embora *Candida albicans* permaneça de modo geral como a espécie mais comum associada à doença invasiva, mais de 17 espécies de *Candida* são associadas à doença humana,[51] e as espécies de *Candida* não *C. albicans* respondem pela proporção crescente das infecções.[12,49,52]

Infecções torácicas com *Candida* incluem empiema, infecção traqueobrônquica e mediastinal, além de pneumonia. A pneumonia por *Candida* é rara e muitas vezes é encontrada em um quadro de candidemia com disseminação para os pulmões em pacientes imunocomprometidos.[53,54] Raramente, a pneumonia primária desenvolve-se em decorrência da aspiração de conteúdos orofaríngeos.[53,55,56] A mediastinite pode complicar os procedimentos cirúrgicos torácicos e a doença traqueobrônquica pode ocorrer após o transplante pulmonar.[57,58] As espécies de *Candida* apresentam múltiplos determinantes de virulência; as cepas virulentas exibem consistentemente aderência a dispositivos e tecidos e formam biofilmes.[51] Múltiplos polimorfismos genéticos humanos foram identificados, contribuindo para a suscetibilidade aumentada às infecções das mucosas e invasivas causadas por *Candida*. Isso inclui variantes comuns e raras de sequências de genes codificadores dos receptores *Toll-like* 1, 2 e 4, de sinalização de citocinas (*interleucina* [IL]-10 e a subunidade compartilhada dos receptores IL-12 e IL-23) e de diversos genes cujos produtos contribuem para produzir ou responder à IL-17.[59]

As manifestações de pneumonia por *Candida* incluem tosse, dispneia e febre. Os achados radiológicos são variáveis e podem incluir consolidação lobar e multilobar, assim como cavitação.[54] O diagnóstico de pneumonia por *Candida* é complicado pela especificidade geralmente baixa e pelo baixo valor preditivo positivo de isolamento de *Candida* em espécimes respiratórios, que frequentemente é interpretado como colonização.[53,54,60,61] Consequentemente, a evidência histopatológica de invasão tecidual é necessária para confirmar a pneumonia por *Candida*. A detecção sérica do componente β-D-glucana da parede celular fúngica pode auxiliar na diferenciação entre colonização e infecção invasiva com *Candida*. Em pacientes com doença maligna hematológica e em pacientes gravemente enfermos, demonstrou-se que detecção de β-D-glucana resulta em diagnóstico mais precoce de candidemia e de candidíase invasiva,[62,63] embora a especificidade desse teste seja limitada por várias fontes de testes falso-positivos e de reatividade cruzada em razão da síntese de β-D-glucana por outros fungos, além do baixo valor preditivo. Métodos moleculares estão em fase de desenvolvimento, tais como a PCR em tempo real em amostras de sangue para diagnóstico de candidíase invasiva, mas ainda não estão disponíveis para uso clínico.[64,65]

Em virtude do número crescente de infecções com espécies de *Candida* não *albicans* e do potencial para infecção por cepas resistentes aos azólicos, as equinocandinas ou preparações lipídicas de AmB são preferidas para a terapia inicial, enquanto se espera pela identificação da espécie e pelo teste de suscetibilidade. Embora os azólicos de amplo espectro, tais como voriconazol, possam ser mais ativos contra *C. glabrata* do que o fluconazol,[66] a resistência cruzada é frequente entre os azólicos.[67-69] Além disso, os isolados de *C. glabrata* demonstraram resistência às equinocandinas, frequentemente com mau prognóstico.[70,71,73,74] *C. lusitaniae* é intrinsecamente resistente à AmB e *C. tropicalis* demonstrou ter resistência adquirida cada vez maior aos azólicos e às equinocandinas.[70-72,75] *C. parapsilosis* e *C. guilliermondii* tendem a apresentar CIM mais elevadas para as equinocandinas do que as outras espécies, mas o significado clínico é incerto.[76-78] Essas observações enfatizam a importância de conhecer a epidemiologia local e os padrões de resistência de *Candida* dentro de uma instituição, identificando o patógeno infectante em nível de espécie e, em infecções com *Candida* não *albicans*, testando a suscetibilidade para guiar a conduta terapêutica. A drenagem de coleções de fluidos infectados, incluindo aqueles obtidos no mediastino ou no espaço pleural, é essencial para a cura.

ASPERGILOSE

INTRODUÇÃO E EPIDEMIOLOGIA

A aspergilose, causada por diversas espécies do gênero *Aspergillus*, é a infecção mais comum causada por fungos filamentosos no mundo todo. *Aspergillus* é um fungo saprofítico ubíquo encontrado em ambientes internos e externos em associação ao solo, debris orgânicos, alimento e água. A cabeça dos conídios de *Aspergillus* produz um grande número de conídios de 2 a 3 μm (esporos assexuados), que facilmente

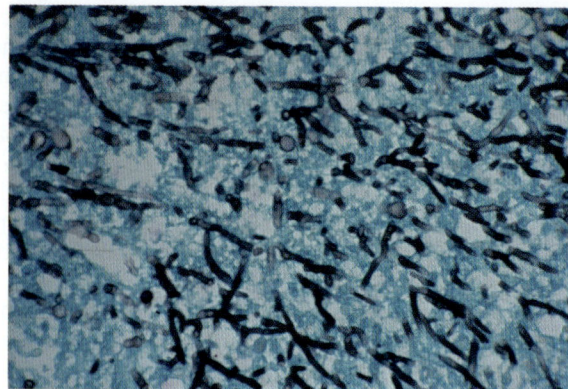

Figura 38-2 Aspergilose invasiva. A fotomicrografia revela achados de infecção invasiva com *Aspergillus* representada por hifas septadas com ramificação em forma de dedos e em ângulo agudo. (Coloração metenamina prata; aumento original 450×.)

entram nos pulmões por inalação. Surtos frequentemente ocorrem após reformas e construções, atividades que colocam uma grande quantidade de conídios de *Aspergillus* no ar. Embora o pulmão seja o sítio de entrada mais comum, *Aspergillus* pode ter acesso ao hospedeiro por outras rotas, incluindo inoculação cutânea direta. Entre as espécies de *Aspergillus*, *A. fumigatus* é o patógeno mais comum, em parte devido aos fatores de virulência específicos,[79] mas as espécies de *Aspergillus* não *fumigatus*, incluindo *A. flavus*, *A. niger* e *A. terreus*, também causam doença humana.[23,24,80] *A. terreus* é notável por exibir resistência *in vitro* à AmB.[81,82] *A. nidulans*, embora considerado um patógeno raro, é o segundo fungo filamentoso mais comum, depois de *A. fumigatus*, como causa de infecção em pacientes com doença granulomatosa crônica.[83]

Aspergillus é um hialo-hifomiceto caracterizado por hifas septadas estreitas (3 a 6 μm) com ramificações em ângulo agudo (45 graus) (Fig. 38-2) observadas em secreções respiratórias e em espécimes teciduais. Os hialo-hifomicetos não *Aspergillus*, discutidos posteriormente, apresentam um aspecto similar nas amostras clínicas e são diferenciados de *Aspergillus* na cultura com base nas características morfológicas de suas estruturas reprodutivas.

A aspergilose pode manifestar-se como uma infecção cutânea/tecidos moles, ocular, gastrointestinal, cardíaca, dos seios paranasais, SNC ou disseminada, mas ocorre comumente como uma infecção limitada aos pulmões.[85] As cinco formas clínicas descritas nas seções seguintes incluem duas formas não invasivas, as entidades saprofíticas (aspergiloma) e alérgicas (ABPA), assim como as três formas invasivas, incluindo *aspergilose pulmonar invasiva* (API), *aspergilose traqueobrônquica* (ATB) e a aspergilose pulmonar necrosante crônica.

PATOGÊNESE

Embora as espécies de *Aspergillus* não sejam patógenos obrigatórios, a evolução para sobrevivência em matérias orgânicas em decomposição tem fornecido, a esses fungos, mecanismos que contribuem para a virulência em humanos e em outros mamíferos. Com a análise de sequências genômicas, estudos de mutantes por deleção de genes e estudos de infecção em modelos animais, vários determinantes e mecanismos de patogênese de *Aspergillus* foram identificados. *Aspergillus* possui diversos mecanismos de defesa contra intermediários reativos de oxigênio, sendo que algumas dessas defesas incluem melanina, catalases, superóxido dismutases e glutationa transferases. Ao mesmo tempo, *Aspergillus* é capaz de sobreviver em ambientes hipóxicos, que podem permitir a sobrevivência do fungo nos tecidos que se tornam hipóxicos com a invasão das paredes dos vasos sanguíneos. Outros mecanismos que podem contribuir para a patogênese incluem produção de diversas toxinas, incluindo gliotoxina e fumagilina, e secreção de elastase, que por sua vez pode promover a invasão tecidual.[88]

Estudos em humanos e em modelos murinos têm fornecido uma visão considerável a respeito dos elementos e mecanismos de respostas imunes inata e adquirida que fornecem proteção contra a aspergilose invasiva (Caps. 12 e 13).[89,90-93] Os esporos de *Aspergillus* possuem uma superfície proteica hidrofóbica formada por estruturas em forma de bastão (*rodlets*), que mascaram a parede celular e previnem o reconhecimento pelos receptores da imunidade inata. Isso permite que os indivíduos inalem milhões de esporos fúngicos todos os dias sem a indução de uma resposta inflamatória. Os esporos que incham e germinam antes de serem mortos expõem a parede celular fúngica que contém múltiplos padrões moleculares associados ao patógeno, reconhecidos pelas células imunes inatas. Em particular, a β-D-glucana é reconhecida pela dectina-1 do hospedeiro, que dá início à produção de citocinas pró-inflamatórias e quimiocinas, assim como promove a modulação da diferenciação de células T $CD4^+$. A importância das vias específicas de reconhecimento imune inato é demonstrada em estudos nos quais pacientes submetidos ao transplante de células tronco hematopoiéticas, que recebem células doadoras contendo sequências variantes do receptor *Toll-like* 4 ou dectina-1, estão em risco aumentado de infecções invasivas por *Aspergillus*.[94-96] As quimiocinas produzidas no início da infecção recrutam neutrófilos e monócitos, ambos com papéis importantes na ingestão e morte de esporos em desenvolvimento e de hifas. Outros elementos importantes da imunidade inata foram identificados pela constatação de que os polimorfismos da lectina de ligação à manose,[97,98] *ligante de quimiocina (motivo C-X-C) 10* $(CXCL-10)^{94}$ e plasminogênio,[95] estão associados à suscetibilidade aumentada à aspergilose alérgica ou invasiva em algumas populações.

Em humanos e camundongos, as células T $CD4^+$ também contribuem para a defesa contra a aspergilose invasiva; ambas as células T, auxiliar 1 (Th1) e Th17, colaboram para a imunidade protetora. Em contrapartida, as respostas T auxiliares 2 (Th2) excessivas contribuem para a patogênese da ABPA.

TIPOS DE INFECÇÃO

Aspergiloma

Epidemiologia e Definições. Um aspergiloma (ou bola fúngica) desenvolve-se dentro de uma cavidade pulmonar preexistente; é uma massa formada por um aglomerado de hifas fúngicas, debris celulares, muco e fibrina, que pode ou não estar aderida à parede da cavidade. Os aspergilomas eram encontrados comumente em cavidades causadas por tuberculose,[99] mas eles também desenvolvem-se em outras cavidades, tais como aquelas causadas por enfisema bolhoso, sarcoidose fibrocavitária, câncer pulmonar, *fibrose cística* (FC),[100] ou outras infecções fúngicas[101,102] ou não fúngicas.[86] Os aspergilomas são em sua maioria causados por *A. fumigatus*, mas podem ser observados também com *Aspergillus* não *fumigatus* e outros fungos filamentosos.[87,103-105] O aspergiloma cavitário crônico, também conhecido como aspergilose pulmonar cavitária crônica, é caracterizado por múltiplas cavidades com ou sem aspergilomas intracavitários e com sintomas pulmonares e sistêmicos.[85] A aspergilose pulmonar cavitária crônica não invade o parênquima pulmonar circundante.[106]

A história natural dos aspergilomas é variável. Os aspergilomas podem permanecer estáveis por longos períodos, regredir, resolver-se espontaneamente ou aumentar progressivamente.[107] Pacientes com aspergilomas são frequentemente assintomáticos e a lesão pode ser descoberta incidentalmente na radiografia torácica. Os sintomas mais comuns são tosse e hemoptise. A hemoptise pode desenvolver-se em até 85% dos casos e varia de formas leves a graves, com risco de morte.[107,108] Os mecanismos propostos para o desenvolvimento de hemoptise incluem dano vascular por efeitos mecânicos da bola fúngica, assim como devido às toxinas do fungo.[107]

A análise de imagem é a chave para o diagnóstico dos aspergilomas, que são tipicamente encontrados nos campos pulmonares superiores e classicamente aparecem como massas sólidas arredondadas dentro de uma cavidade (Fig. 38-3). A massa pode ser móvel ou aderente à parede da cavidade; as lesões periféricas podem estar associadas ao espessamento pleural. O método diagnóstico não radiológico inclui a detecção de anticorpos precipitantes no soro positivos para espécies de *Aspergillus*, que são detectáveis em aproximadamente 95% dos pacientes.[105] Isolados de *Aspergillus* spp. podem crescer em culturas respiratórias, mas a sensibilidade e especificidade desse método são baixas.[104,107]

O tratamento ideal dos aspergilomas depende dos sintomas do paciente, da localização do aspergiloma e do *status* do hospedeiro. Em pacientes com hemoptise, a intervenção

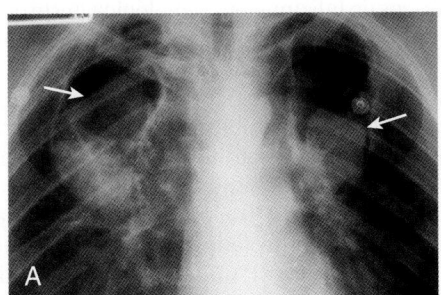 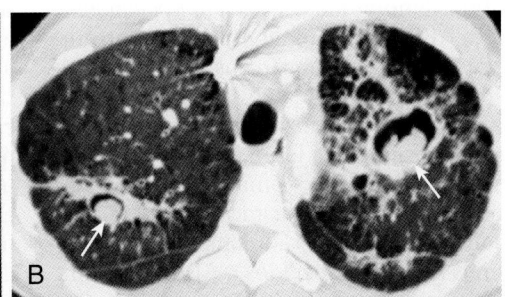

Figura 38-3 Aspergilomas em sarcoidose cavitária. A, Radiografia frontal do tórax em paciente com sarcoidose mostra cavidades de parede fina biapicais contendo opacidades intracavitárias esféricas (*setas*) que representam os aspergilomas. **B,** TC axial do tórax exibida nas janelas pulmonares realizada em outro paciente com sarcoidose revela aspergilomas biapicais (*setas*). O espessamento broncovascular de fundo e a nodularidade subpleural refletem a sarcoidose. (Modificada de Gotway MB, Dawn SK, Caoili EM, et al: The radiologic spectrum of pulmonary *Aspergillus* infections. *J Comput Assist Tomogr* 26:159-173, 2002.)

curativa primária é a ressecção cirúrgica. Entretanto, a ressecção cirúrgica permanece como uma intervenção de alto risco em pacientes com doença pulmonar e baixa reserva pulmonar. As complicações potenciais desse procedimento incluem hemorragia persistente, desenvolvimento de fístula broncopleural com posterior disseminação da infecção, seguida de morte.[85] Consequentemente, a ressecção realizada para prevenir futuras complicações e a progressão da doença devem ser feitas com cautela.[109] A embolização da artéria brônquica pode ser utilizada na condição de sangramento agudo como uma medida temporizadora em candidatos não cirúrgicos.

A terapia antifúngica sistêmica e/ou tópica (nebulizada ou instilada em uma cavidade) é realizada com o intuito de tratar os aspergilomas. A terapia sistêmica com azólicos é pouco curativa e pode ser empregada para a melhora ou estabilização dos sintomas e, em hospedeiros imunocomprometidos, para prevenir a disseminação e a infecção invasiva.[110] A preponderância dos dados sustenta o uso de itraconazol oral. Um estudo aberto internacional compreendendo 42 pacientes com aspergiloma tratados com itraconazol a uma dose de 100 a 400 mg por dia, durante 18 a 780 dias, encontrou melhora sintomática em 62% dos pacientes avaliáveis ($n = 34$) e melhora radiológica em 12 (30%).[111] Apesar de poucos dados disponíveis, o voriconazol está sendo cada vez mais utilizado em vez do itraconazol.[110,112,113]

Uma preocupação enorme em relação à administração de azólicos em longo prazo é a emergência de resistência e de toxicidades,[114,115] principalmente com o voriconazol, que é associado ao desenvolvimento de câncer de pele, incluindo carcinoma de células escamosas.[116] A instilação intracavitária direta de agentes antifúngicos, tais como AmB, nistatina, natamicina, fluconazol e itraconazol, é empregada por meio de abordagens endobrônquicas ou percutâneas guiadas pela TC, e também pode reduzir a carga fúngica e o risco de sangramento recorrente, porém não é curativa.[117-119] O tratamento ótimo dos aspergilomas permanece indefinido e existem ainda poucos ensaios controlados randomizados.

Aspergilose Broncopulmonar Alérgica

Epidemiologia e Patogênese. A ABPA (Cap. 48), primeiramente descrita no início da década de 1950, é uma desordem pulmonar alérgica causada pela hipersensibilidade aos antígenos de *Aspergillus*.[120] É com frequência encontrada em asmáticos dependentes do tratamento com esteroides e em até mais de 15% dos pacientes com FC.[121] A ABPA é comumente associada à infecção por *A. fumigatus*; contudo, as espécies de *Aspergillus* não *fumigatus*, assim como fungos filamentosos não *Aspergillus*, podem causar uma manifestação clínica similar (a última denominada *micose broncopulmonar alérgica* ou MBPA). Na ABPA, conídios de *Aspergillus* entram pelas vias aéreas, segue-se a germinação dos esporos e, por fim, a colonização das hifas, mas não a invasão. *Aspergillus* contribui para a patogênese ao produzir enzimas, tais como elastase, colagenase e tripsina, com lesão nas vias aéreas e liberação de citocinas inflamatórias.[100] Uma intensa resposta inflamatória ocorre, resultando em impactação mucoide e inflamação granulomatosa, incluindo granulomas broncocêntricos. Os mecanismos imunes associados à ABPA incluem uma resposta exacerbada de células T $CD4^+$ tipo Th2 contra os antígenos de *Aspergillus*, níveis elevados de IgE total e específica para *Aspergillus* e eosinofilia.[100,122] O determinante primário da desregulação das respostas imunes na ABPA ainda não foi identificado. A ABPA é comum em pacientes com FC e está ligada a polimorfismos nos genes que codificam o *regulador de condutância transmembrana na FC* (CFTR, do inglês, *CF transmembrane conductance regulator*) e a proteína-A2 do surfactante pulmonar.[100]

Manifestação Clínica e Diagnóstico

Sintomas de ABPA incluem ataques agudos de chiado no peito, expectoração do escarro contendo tampões marrons, dor torácica pleurítica e febre. Os achados radiológicos incluem opacidades pulmonares transitórias, particularmente nos lobos superiores, espessamento da parede brônquica (sinal do anel), bronquiectasia ("trilhos de trem"), impactação brônquica, criando o aspecto de dedo de luva e, em estágio mais avançado, fibrose.[123] Os critérios clínicos propostos para o diagnóstico de ABPA diferem com base na doença de base do paciente. Os critérios clínicos essenciais mínimos propostos por Greenberger et al.[124] para asmáticos incluem (1) asma, (2) bronquiectasia central, (3) reatividade cutânea imediata para espécies de *Aspergillus*, (4) IgE total sérica superior a 1.000 UI/mL e (5) níveis séricos elevados de IgE ou IgG específicos para *Aspergillus*. Os asmáticos são designados como bronquiectasia central-ABPA ou ABPA-soropositivos, sendo o último com ausência de bronquiectasia central. Cinco estágios da doença foram caracterizados, incluindo (1) ABPA aguda, (2) remissão, (3) exacerbação recorrente, (4) asma dependente de esteroides e (5) fibrose. Em pacientes com FC, o diagnóstico é mais complicado, pois as infecções frequentes e as exacerbações na FC podem manifestar-se com sintomas similares aos observados na ABPA. No entanto, critérios clínicos foram preconizados pela Consensus Conference of the Cystic Fibrosis Foundation para auxiliar no diagnóstico: (1) deterioração pulmonar aguda ou subaguda não atribuída à outra etiologia; (2) IgE total no soro maior do que 500 UI/mL; (3) reatividade cutânea imediata para *Aspergillus* ou anticorpos IgE específicos para *Aspergillus* e (4) um dos seguintes: precipitinas séricas para *Aspergillus*, IgG anti-*Aspergillus* elevado, ou novas ou recentes anormalidades observadas na radiografia ou na TC torácica que não foram eliminadas com o uso de antibióticos e fisioterapia torácica.[122]

O objetivo da terapia para a ABPA é tratar a doença aguda e prevenir recidiva e progressão para fibrose. Os corticosteroides permanecem como a base da terapia, embora não existam recomendações de ensaios clínicos controlados randomizados que avaliem a dose ótima e a duração do tratamento. Para o tratamento agudo, prednisona oral em uma dose de 0,5 mg/kg/dia por 1 a 2 semanas, seguida por dosagem em dias alternados por um período adicional de 6 a 8 semanas, reduzida gradualmente, é comumente empregada.[121] Concentrações séricas de IgE, imagem radiológica, teste de função pulmonar e sintomas clínicos são utilizados para monitorar a resposta à terapia e identificar exacerbações.

A terapia antifúngica é destinada à redução da carga fúngica total, assim, a inibição da resposta imune e da inflamação nas vias aéreas respiratórias é frequentemente utilizada como uma intervenção adjuvante. O agente mais estudado para essa indicação é o itraconazol. Uma metanálise[125] identificou três ensaios controlados randomizados que avaliaram o uso de azólicos na ABPA, incluindo dois ensaios com itraconazol.[126,127] Embora os estudos tenham utilizado diferentes desfechos, os resultados conjuntos demonstraram reduções nos parâmetros inflamatórios sistêmicos e restritos às vias aéreas, reduções na dose de esteroide, melhora na função pulmonar e um aumento na duração do tempo entre as exacerbações. O itraconazol foi estudado em uma dose de 400 mg/dia durante 16 semanas; na prática clínica, alguns defendem o tratamento contínuo por um mínimo de 6 meses.[128] A eficácia também foi demonstrada em pacientes com FC.[129] Com base nos dados existentes, a IDSA recomenda a terapia combinada com corticosteroides e antifúngicos.[85] Considerando a tolerabilidade ao itraconazol, a substituição por voriconazol e posaconazol tem fornecido bons resultados.[130] Considerações terapêuticas adicionais incluem omalizumab, um anticorpo monoclonal humanizado que possui como alvo a IgE, aprovado para o tratamento da asma alérgica grave. Esse agente é utilizado em pacientes asmáticos e com ABPA e FC, apesar de os estudos demonstrarem resultados variados no tratamento.[131,132]

Aspergilose Pulmonar Invasiva

Epidemiologia e Patogênese. A API é a forma mais grave de aspergilose pulmonar e é a principal causa de morbidade e mortalidade causadas por fungos, observada comumente em pacientes imunodeficientes, incluindo receptores de TCTH e TOS, além de indivíduos com infecção avançada pelo HIV, doença granulomatosa crônica e doenças malignas hematológicas. Em um estudo de coorte retrospectivo realizado na Itália, com aproximadamente 12.000 pacientes com neoplasias hematológicas, mais da metade das 538 IFI provadas ou prováveis foram ocasionadas por fungos filamentosos, principalmente *Aspergillus*, e pacientes com leucemia mieloide aguda foram os mais afetados.[133] O risco elevado nessa população é principalmente resultante da neutropenia prolongada induzida por quimioterapia citotóxica.[134] Dados epidemiológicos obtidos de estudos prospectivos multicêntricos também confirmam *Aspergillus* como a causa mais comum de infecção fúngica invasiva em receptores de TCTH e TOS.[23,24] Em receptores de TCTH, *Aspergillus* é o patógeno mais comum em IFI, predominantemente observado durante dois períodos: (1) logo após o transplante, durante a neutropenia, e (2) após o transplante, na condição de doença do enxerto-*versus*-hospedeiro. Dos pacientes submetidos a TOS, os receptores de transplante pulmonar estão em risco aumentado de API. Essa doença também é relatada cada vez mais em pacientes que previamente eram considerados de baixo risco para doença invasiva, incluindo aqueles com DPOC sob tratamento de longa duração com corticosteroides e pacientes gravemente enfermos admitidos em unidade de terapia intensiva.[135]

A API é caracterizada por invasão tecidual, frequentemente envolvendo os vasos sanguíneos. As hifas dentro dos alvéolos penetram a mucosa respiratória e os capilares alveolares em direção às células endoteliais e arteríolas pulmonares. A injúria celular e a inflamação contribuem para a trombose intravascular, hipoxia local e necrose. A doença angioinvasiva é acompanhada por infarto tecidual e necrose coagulativa, enquanto a doença não angioinvasiva é geralmente associada à inflamação piogranulomatosa e à necrose inflamatória.[106]

Apresentação Clínica e Diagnóstico. A apresentação clínica da API geralmente envolve febre, tosse, hemoptise e dor torácica pleurítica. A API angioinvasiva é observada predominantemente na condição de neutropenia e o curso pode ser rápido em pacientes neutropênicos, com deterioração clínica em horas a dias. Pacientes com a doença disseminada podem manifestar sintomas adicionais relacionados a outros sítios de infecção. *Aspergillus* pode estender-se diretamente para áreas adjacentes, incluindo parede torácica (Fig. 90-27),[136] mediastino e vasos de grande calibre.[137]

O diagnóstico precoce de API é essencial para o início imediato da terapia, que está associada à maior sobrevida.[138] Contudo, diversos fatores tornam o diagnóstico difícil, incluindo a falta de sintomas no início do curso da doença, desafios na obtenção de tecido apropriado para a histopatologia e cultura em hospedeiros gravemente enfermos ou citopênicos, assim como sensibilidade e especificidade variáveis dos vários testes diagnósticos disponíveis. Os achados de imagem associados à API são muitas vezes inespecíficos, incluindo nódulos, consolidação, cavitação e efusões. O sinal do halo, demonstrado por opacidades em vidro fosco circundando um nódulo pulmonar, é o resultado da hemorragia alveolar ao redor de uma área infartada do pulmão (Fig. 38-4A) e normalmente é encontrado em fase precoce da infecção.[139] O sinal do halo tem uma alta especificidade para a API em pacientes neutropênicos.[140] O sinal de ar crescente tende a ser visto mais tardiamente no curso da infecção (geralmente com recuperação de neutrófilos no hospedeiro neutropênico) e representa o ar que preencheu o espaço entre o tecido pulmonar necrótico e saudável (Fig. 38-4B).[141]

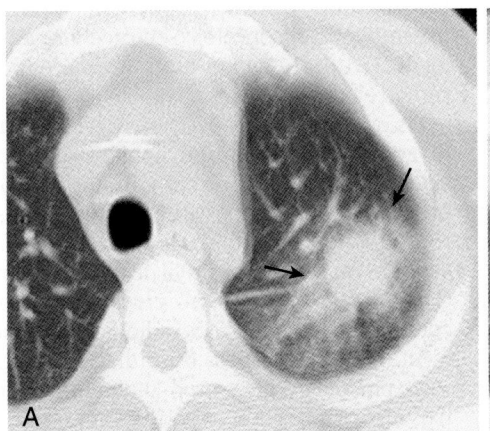
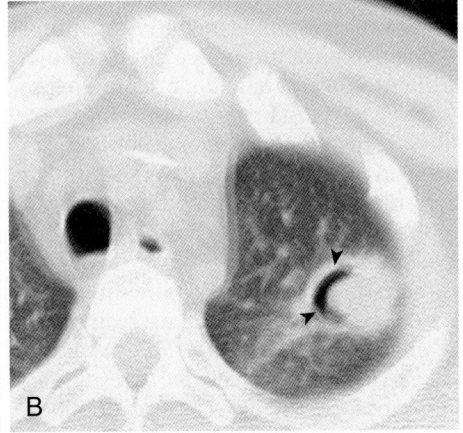

Figura 38-4 Aspergilose pulmonar invasiva. A, TC axial do tórax, exibida nas janelas pulmonares e realizada em receptor de células-tronco hematopoiéticas durante neutropenia profunda, revela um nódulo pouco definido com opacidade em vidro fosco adjacente (*setas*) representando o "sinal do halo". **B,** Após o enxerto, o nódulo tornou-se cavitário (*cabeças de seta*), representando o sinal do "ar crescente".

A microscopia direta do escarro ou do LBA apresenta baixas sensibilidade (que varia de 0% a 90%) e especificidade.[142] A avaliação histopatológica de espécimes teciduais com a coloração padrão de hematoxilina e eosina, coloração de ácido periódico de Schiff e/ou metenamina prata de Gomori com demonstração de hifas características auxilia o diagnóstico de API, mas a cultura ou a análise de dados de sequências são necessárias para confirmar a identidade do patógeno (Fig. 38-2). Além disso, em 48% a 70% dos tecidos com evidência de hifas septadas invasivas o crescimento em cultura não é observado.[143] Quando positivas, as culturas da maioria das espécies de Aspergillus geralmente crescem dentro de 48 a 72 horas em meios micológicos padronizados.[144]

Testes não invasivos são cada vez mais utilizados para pacientes em risco de API. Esses ensaios incluem a detecção de galactomanana (GM) e β-D-glucana fúngica. A GM é um componente heteropolissacarídico da parede celular de Aspergillus e de outros fungos, liberado durante o crescimento das hifas. O ensaio imunoenzimático Platelia® Aspergillus (Bio-Rad Laboratories) é um método diagnóstico comercialmente disponível aprovado pela FDA para a detecção de GM em pacientes neutropênicos e de TCTH com aspergilose invasiva, incluindo API. O valor positivo de corte (cutoff) é um índice de densidade óptica (DO) igual a 0,5. Uma metanálise de 27 estudos realizados de 1966 a 2005, utilizando o ensaio de detecção de GM na vigilância de aspergilose invasiva em hospedeiros imunocomprometidos, relatou sensibilidade e especificidade totais de 71% e 89%, respectivamente.[145] A análise dos subgrupos demonstrou que o desempenho do teste foi maior em pacientes com doença hematológica (sensibilidade, 70%; especificidade, 92%) e em receptores de TCTH (sensibilidade, 82%; especificidade, 86%), comparados aos receptores de TOS (sensibilidade, 22%; especificidade, 84%). Uma potencial explicação para o melhor desempenho em pacientes com doença hematológica ou em receptores de TCTH foi obtida a partir de um modelo in vitro com alvéolos humanos, mostrando que a detecção de GM foi correlacionada a sua liberação na circulação após a angioinvasão,[146] que é mais comum em pacientes neutropênicos.

A detecção de GM em espécimes de LBA utilizando o mesmo ensaio imunoenzimático pode complementar os testes realizados com soro. Uma metanálise de 30 estudos que avaliou GM em amostras de LBA encontrou sensibilidade de 87% e especificidade de 89%, utilizando um índice de cutoff com DO de 0,5 para aspergilose invasiva provada e provável. Em comparação ao soro, a detecção de GM em LBA teve uma sensibilidade maior, mas especificidade menor. Aumentando o valor de cutoff positivo para um índice de DO igual a 1, observou-se o aumento da especificidade sem redução da sensibilidade.[147] Isso é particularmente importante em pacientes submetidos a transplante pulmonar nos quais as altas taxas de colonização com fungos, tais como Aspergillus e Penicillium, podem resultar em testes falso-positivos de GM. Em um estudo, receptores de transplante pulmonar (16 de 81) responderam por mais de 40% dos testes de LBA com resultados falso-positivos de GM.[148] Outros fatores que comprometem a utilidade do ensaio de GM incluem a reatividade cruzada com outros fungos (p. ex., Alternaria, Fusarium, Geotrichum, Histoplasma, Paecilomyces e Penicillium) e resultados falso-positivos secundários à presença de GM em antimicrobianos, tais como piperacilina-tazobactam, em suplementos nutricionais e em Plasmalyte®. No entanto, observou-se que a magnitude da detecção de GM sérica teve utilidade prognóstica em um estudo de único centro de aspergilose invasiva em receptores TCTH alogênicos, com valores mais elevados correlacionados à alta mortalidade por múltiplas causas.[149] O uso do ensaio de GM para monitorar a resposta ao tratamento e detectar recidiva está sob investigação.

A β-D-glucana, outro componente da parede celular, é utilizada no diagnóstico de aspergilose invasiva, assim como de outras IFI, incluindo aquelas causadas por Candida e Pneumocystis. O ensaio licenciado comercialmente e aprovado pela FDA nos Estados Unidos é o ensaio Fungitell®, que tem um valor de cutoff positivo maior ou igual a 80 pg/mL ou (sensibilidade, 64%; especificidade, 92%) para pacientes com aspergilose invasiva provada ou provável.[150] A β-D-glucana pode ser detectada mais precocemente durante a aspergilose invasiva do que a GM.[151] Os resultados falso-positivos de β-D-glucana podem ser associados à hemodiálise com membranas de celulose, imunoglobulina intravenosa e infecções bacterianas hematogênicas.[142] Um estudo avaliou a utilidade do monitoramento sequencial de receptores de transplante pulmonar com o ensaio de β-D-glucana, observando que 90% dos indivíduos sem IFI tiveram pelo menos um resultado positivo de β-D-glucana (≥ 80 pg/mL), acarretando um baixo valor preditivo positivo (9%).[152] Problemas similares foram observados em um estudo utilizando β-D-glucana para monitorar candidíase invasiva em unidade de terapia intensiva; 45% dos indivíduos apresentaram resultados falso-positivos, que foram atribuídos à administração de imunoglobulina intravenosa e hemodiálise.[63]

Os testes baseados na análise de ácidos nucleicos, incluindo PCR, estão sendo explorados no diagnóstico de aspergilose invasiva, embora nenhum deles tenha sido incorporado nos critérios diagnósticos formais. Uma metanálise dos testes de PCR em sangue, plasma ou soro relatou sensibilidade e especificidade de 75% e 87%, respectivamente.[153] Avni et al.[154] encontraram desempenhos comparáveis do testes de PCR versus GM em amostras de LBA (com um índice de DO igual a 0,5), assim como maior sensibilidade acompanhada de especificidade estável quando utilizados em conjunto, sugerindo uma possível vantagem para o teste combinado. Até o momento, não existem ensaios baseados na análise de ácidos nucleicos de Aspergillus aprovados pela FDA nos Estados Unidos. Tentativas para a padronização[155] e a disponibilidade de uma plataforma comercial de PCR[156] são etapas necessárias para a validação e uso de rotina no diagnóstico clínico. Novos métodos diagnósticos, incluindo o teste de fluxo lateral incorporando um anticorpo monoclonal, JF5, para detectar um antígeno glicoproteico extracelular de Aspergillus, podem fornecer um teste laboratorial remoto (point-of-care testing) rápido e barato.[157]

Os critérios diagnósticos de API foram propostos pelo Mycoses Study Group/European Organization for Research and Treatment of Cancer e incluem aspergilose invasiva provada, provável e possível.[158] Um diagnóstico de IFI provada requer evidência microscópica de invasão tecidual de Aspergillus ou cultura positiva de um sítio normalmente estéril. O diagnóstico de API provável requer um hospedeiro em risco, corroborando os achados radiológicos e evidência micológica direta (p. ex., cultura) ou indireta (p. ex., GM positiva no soro, plasma ou LBA, ou β-D-glucana positiva no soro). Outros algoritmos clínicos continuam sendo introduzidos para auxiliar na diferenciação entre colonização por Aspergillus e aspergilose invasiva verdadeira em pacientes gravemente enfermos em unidades de terapia intensiva, sem fatores de predisposição evidentes, mas com espécimes respiratórios positivos e/ou evidência clínica de aspergilose invasiva.[159]

Tratamento. Como em outras IFI, o tratamento de API pode envolver uma combinação de intervenções cirúrgicas, farmacológicas e outros procedimentos adjuvantes. Tentativas para restaurar a imunidade do hospedeiro devem ser feitas sempre que possível, estando atento ao risco de SIRI.[160] Indicações para a intervenção cirúrgica incluem hemoptise com risco de morte, lesões contíguas aos grandes vasos e/ou pericárdio e invasão da parede torácica, assim como lesões isoladas em pacientes que estão prestes a submeter-se à quimioterapia intensiva ou ao TCTH.[85] O antifúngico de escolha para a API é o voriconazol, baseado nas recomendações da IDSA[85] e da American Thoracic Society,[42] e também a partir de dados obtidos de um grande ensaio clínico prospectivo randomizado de aspergilose invasiva que demonstrou resposta e sobrevida total significativamente melhores naqueles tratados com voriconazol do que nos tratados com AmB-d.[161] A dose de voriconazol para a API é de 6 mg/kg intravenosamente a cada 12 horas no dia 1, seguida por 4 mg/kg a cada 12 horas nos tempos seguintes. A terapia pode ser alterada para a via oral, uma vez que o paciente esteja estável e tolerando as medicações orais. Embora a maioria dos pacientes seja tratada por um mínimo de 6 a 12 semanas, a duração total da terapia farmacológica para a API não é claramente definida e é dependente do *status* imune do hospedeiro e da resposta clínica ao tratamento.

O posaconazol pode ser uma alternativa eficaz para o voriconazol, embora seja mais utilizado como terapia de resgate, pois não é estudado como tratamento primário. Em pacientes com aspergilose invasiva refratária ou intolerante a outras terapias antifúngicas, a resposta ao posaconazol foi superior (45/107, 42%) comparada ao grupo-controle externo (22/86, 26%), primariamente tratado com AmB ou itraconazol.[162] Outros pesquisadores também demonstraram sucesso com o posaconazol como terapia de resgate.[163]

A resistência de *Aspergillus* aos azólicos foi primeiramente relatada com *A. fumigatus* em 1997 e parece estar crescendo em frequência.[164,165] O mecanismo conhecido de resistência é decorrente da variação na sequência do gene *cyp51A* do fungo, que codifica o alvo do fármaco, 14-α-demetilase.[165] Muitas das variantes das sequências resultam em resistência cruzada entre os compostos azólicos, denominados itraconazol, voriconazol e posaconazol. Embora os pontos de corte (*breakpoints*) interpretativos que definem a resistência clínica não tenham sido ainda estabelecidos para fungos filamentosos, os métodos-padrão para testar fungos filamentosos foram validados,[166] e os valores de *cutoff* epidemiológico (que define a suscetibilidade utilizando a distribuição de CIM de cepas selvagens de *Aspergillus* sem mecanismos conhecidos de resistência aos azólicos) têm sido propostos.[167] Embora os valores de *cutoff* epidemiológico não possam predizer os desfechos, podem auxiliar na detecção de isolados com mutações de resistência potenciais, incluindo aquelas no *cyp51A*. Alguns especialistas defendem o teste de CIM como um procedimento para rastrear a presença de mutações de resistência em pacientes com aspergilose invasiva que falham em responder à terapia com azólicos.

Os poliênicos são utilizados para o tratamento de API na condição em que a mucormicose permanece no diagnóstico diferencial ou em pacientes intolerantes ou refratários aos azólicos. As formulações lipídicas de AmB são atualmente preferidas devido à nefrotoxicidade reduzida quando comparada à da AmB-d. Atualmente, a IDSA recomenda ABLC de 5 mg/kg/dia ou LAmB de 3 a 5 mg/kg/dia para o tratamento de API. A LAmB de 3 mg/kg/dia foi comparada à LAmB de 10 mg/kg/dia em um ensaio duplo-cego de pacientes com aspergilose invasiva provada ou provável para avaliar se as doses mais altas poderiam melhorar a resposta; não houve vantagem clínica com a dose mais elevada, porém observou-se significativamente mais hipocalemia e nefrotoxicidade.[168]

As equinocandinas podem ser utilizadas em pacientes que são refratários ou intolerantes a outras terapias, embora não existam ensaios controlados randomizados que avaliem as equinocandinas como terapia primária para a aspergilose invasiva. Em um estudo, 83 adultos com aspergilose invasiva provável/provada, incluindo 64 com API, foram tratados com caspofungina; 45% (50% daqueles com API) obtiveram uma resposta completa ou parcial.[169,170] Com base nesses dados, a caspofungina foi removida pela FDA como terapia de resgate para a aspergilose invasiva. Para micafungina, um estudo extenso de grande porte realizado no Japão indicou uma taxa de resposta clínica de 71% (90 de 130) em pacientes com aspergilose invasiva submetidos à monoterapia utilizando micafungina (doses variando de 50 a 300 mg/dia) como terapia de escolha.[171]

Considerando a alta mortalidade associada à API, a terapia combinada é frequentemente usada. Enquanto os dados *in vitro* e *in vivo*[172,173] reforçam um papel para a terapia combinada, a IDSA não recomenda o uso desse tipo de terapia como o de escolha para aspergilose invasiva, por conta da falta de dados derivados de ensaios controlados randomizados. Quando a terapia combinada é empregada, as equinocandinas são frequentemente pareadas com os poliênicos ou azólicos com base em suas atividades em um sítio diferente (parede celular fúngica), comparadas aos azólicos e poliênicos (membrana celular fúngica).[174,175] Um ensaio controlado randomizado comparando a monoterapia com voriconazol ao tratamento com voriconazol mais anidulafungina em pacientes com aspergilose invasiva está em andamento.[176] Outras medidas adjuvantes utilizadas para otimizar os desfechos da API incluem infusões do fator estimulador de colônias de granulócitos ou de granulócitos-macrófagos, interferon-gama e de granulócitos.[85]

Aspergilose Traqueobrônquica

Epidemiologia e Patogênese. A *aspergilose traqueobrônquica* (ATB) deve ser considerada como um espectro, incluindo traqueobronquite leve e ATB obstrutiva, ulcerativa e pseudomembranosa, frequentemente com mais de uma forma presente concomitantemente.[177] A traqueobronquite leve apresenta apenas uma inflamação superficial da mucosa; as formas obstrutiva, ulcerativa e pseudomembranosa podem ser superficiais ou evoluir envolvendo toda a parede brônquica com traqueobronquite necrosante e invasão do tecido adjacente.[178] Uma forma rara de API, a ATB é encontrada comumente em receptores de transplante de pulmão e coração-pulmão,[179,180] embora seja relatada em pacientes com doença avançada pelo HIV[181] e doenças hematológicas, incluindo pacientes submetidos a TCTH.[182,183]

Manifestações Clínicas, Diagnóstico e Tratamento. Em receptores de transplante de pulmão e coração-pulmão, a ATB é muitas vezes descoberta no início do período

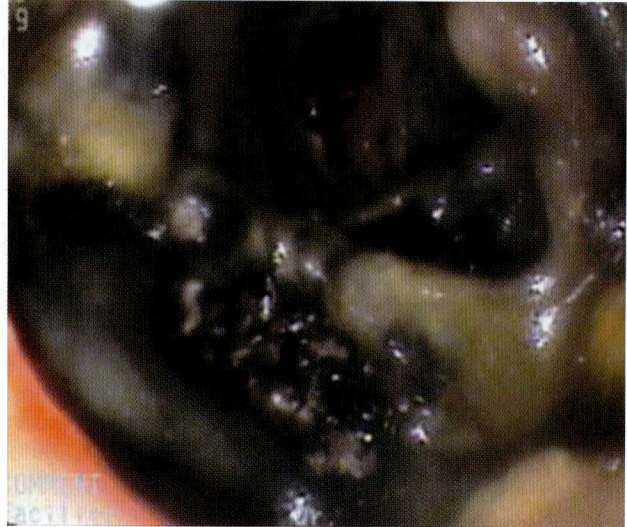

Figura 38-5 Aspergilose traqueobrônquica. A visualização broncoscópica do brônquio principal direito em receptor de transplante pulmonar mostra aspergilose traqueobrônquica com *Aspergillus fumigatus*. Estenose, pseudomembranas e debris necróticos extensos são observados no sítio anastomótico. (Cortesia de Dr. Scott Shofer, Duke University Medical Center, NC.)

pós-transplante quando os pacientes desenvolvem ulceração e/ou formação de pseudomembrana em sítio anastomótico do brônquio visíveis pela broncoscopia (Fig. 38-5), mesmo sem sintomas.[184] Por outro lado, pacientes com doenças malignas hematológicas são normalmente sintomáticos no momento da descoberta de ATB, com tosse produtiva, dispneia, febre, chiado no peito, estridor, hemoptise e insuficiência respiratória.[177,185] O diagnóstico precoce é crucial em virtude do potencial para sintomas progressivos e infecção disseminada, além de complicações como obstrução brônquica, ruptura anastomótica e fístulas broncopleurais ou broncoarteriais.[179,186] As imagens do tórax podem mostrar o espessamento da parede brônquica, estreitamento luminal e/ou lesões endobrônquicas,[185,187] mas não podem estabelecer o diagnóstico. A GM sérica é de valor limitado na aspergilose traqueobrônquica.[188] O diagnóstico é realizado por broncoscopia com visualização de placas, ulceração, pseudomembranas e tampões e/ou massas mucosas obstrutivas (Fig. 38-6) em conjunto com os achados patológicos e microbiológicos.

O tratamento da ATB é similar ao de outras formas de API.[85] O voriconazol é a terapia de escolha; outros antifúngicos, incluindo itraconazol, posaconazol, AmB e equinocandinas, podem ser utilizados. A terapia sistêmica também é combinada com a aplicação endobrônquica aerossolizada e tópica de AmB-d (a última em doses que variam de 2 a 50 mg) na ATB grave em receptores de transplante pulmonar.[189]

Aspergilose Pulmonar Crônica

Epidemiologia e Definições. A aspergilose pulmonar crônica inclui três formas clínicas, de acordo com uma recente nomenclatura baseada nos achados radiológicos e clínicos.[190] A primeira forma, denominada *aspergilose pulmonar cavitária crônica*, representa a doença cavitária crônica que pode ser acompanhada por formação de nova cavidade, mas não apresenta invasão de hifas no parênquima circundante. A segunda forma, a *API subaguda*, é mais invasiva. Ao contrário da API, a API subaguda é caracterizada por progressão mais lenta e tipicamente surge dentro de uma cavidade formada por uma parede fina. Diferentemente do aspergiloma, a API subaguda inclui destruição do parênquima pulmonar e invasão de hifas no tecido adjacente, incluindo a parede torácica e as vértebras. A terceira forma, a *aspergilose pulmonar fibrosante crônica*, é definida por fibrose evidente ao redor da cavidade. Essas formas crônicas da aspergilose são encontradas em indivíduos com doença pulmonar estrutural, incluindo doença micobacteriana prévia, sarcoidose, câncer pulmonar, enfisema e asma.[106] Entretanto, a API subaguda é observada também em pacientes com graus variáveis de imunossupressão ou comorbidades, incluindo diabetes, alcoolismo e infecção avançada com o HIV.[191,192] A progressão da aspergilose pulmonar cavitária crônica para a API subaguda durante a terapia com esteroides demonstra a sobreposição das diferentes formas.[190] Polimorfismos das sequências dos genes que codificam a lectina de ligação à manose e o surfactante estão associados às formas crônicas da aspergilose pulmonar em alguns pacientes.[97,193]

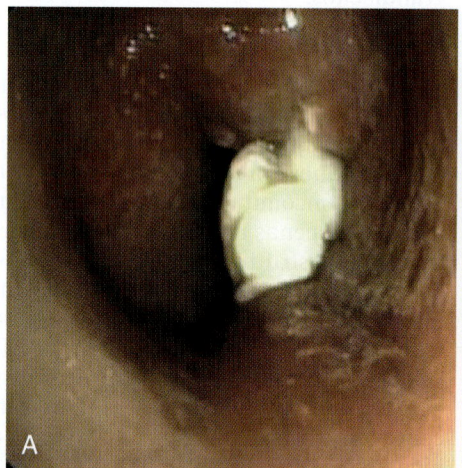 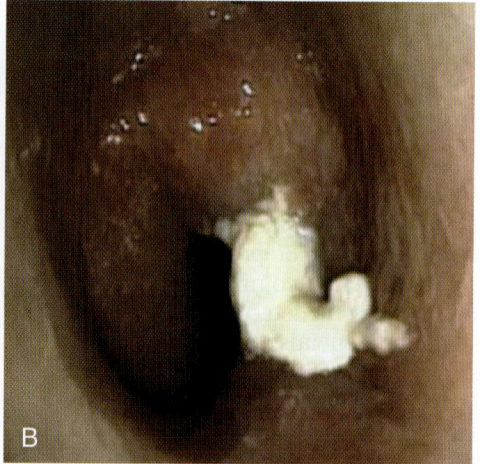

Figura 38-6 Aspergilose traqueobrônquica. Massa subglótica em paciente com neoplasia hematológica e neutropenia prolongada, com resultados da histopatologia e cultura consistentes com aspergilose traqueobrônquica causada por *Aspergillus fumigatus*. **A,** Visualização broncoscópica acima das cordas vocais revelando uma massa traqueal subglótica friável, com edema da mucosa adjacente resultando em aproximadamente 50% de obstrução. **B,** Movimento da massa com a respiração cria uma obstrução extratorácica, com válvula esférica. **A,** Fechamento parcial com a inspiração, **B,** abertura parcial com a expiração. (Cortesia de Kamran Mahmood, MD, MPH, Duke University Medical Center.)

Apresentação Clínica, Diagnóstico e Tratamento. Pacientes com a API subaguda normalmente exibem sintomas sistêmicos. O curso é geralmente indolente, com tosse, dispneia, hemoptise, fadiga e perda de peso.[190] Os achados de imagem incluem cavidades com espessamento de parede variável, consolidação e opacidades paracavitárias.[105,190] Anticorpos precipitantes contra *Aspergillus* são detectáveis no soro de quase todos os pacientes. As culturas respiratórias podem ser positivas para *Aspergillus* e outros testes diagnósticos, tais como GM positiva no soro e/ou LBA, assim como taxas elevadas de sedimentação de eritrócitos ou de proteína C-reativa podem também auxiliar o diagnóstico. Os achados histopatológicos de lesões removidas cirurgicamente demonstram inflamação com hifas dentro da cavidade e invadindo o tecido circundante, com ou sem granulomas.

O tratamento de todas as formas de aspergilose pulmonar crônica é realizado com terapias antifúngicas sistêmicas, tais como voriconazol.[85] Em função da necessidade de terapia em longo prazo, o tratamento oral é preferível. No entanto, em pacientes com doença grave, o tratamento inicial com voriconazol ou AmB intravenosa pode ser justificado.[42]

MUCORMICOSE

EPIDEMIOLOGIA

A mucormicose é causada por fungos filamentosos da ordem Mucorales pertencentes ao subfilo Mucormicotina.[194] *Rhizopus* e *Mucor* são os gêneros mais comumente associados às infecções, embora *Apophysomyces*, *Cunninghamella*, *Rhizomucor*, *Syncephalastrum* e outros gêneros também causem doença.[195-198] São fungos ubíquos encontrados no solo e material vegetal em decomposição, que têm acesso ao hospedeiro pela inalação, penetração cutânea ou, menos frequentemente, ingestão. Os sítios de infecção incluem pele e tecido mole, tratos rino-órbito-cerebral, gastrointestinal e respiratório inferior, assim como infecção disseminada com envolvimento de múltiplos órgãos.[197,199,200] Em uma série retrospectiva de 929 casos de mucormicose, os pacientes mais afetados foram aqueles com diabetes mal controlado, entre os quais o envolvimento dos seios paranasais, incluindo infecções rino-órbito-cerebrais, foi a manifestação mais frequente. Pacientes com doenças hematológicas ou submetidos a TCTH foram o segundo grupo mais acometido, no qual as infecções pulmonares predominaram.[199] A mucormicose é a terceira IFI mais comum na população com TCTH, representando 8% das IFI,[24] comparados aos 2% das IFI em receptores de TOS.[23] Os dados de vigilância sugerem uma incidência crescente de mucormicose,[24,201] e diversos relatos de mucormicose "de escape" (*"breakthrough"*) em pacientes recebendo voriconazol[202-206] levantam a questão de se a exposição ao voriconazol é um risco. Contudo, essa associação provavelmente é multifatorial, incluindo mudanças na imunossupressão e sobrevida do paciente, e não apenas atribuída ao antifúngico.

PATOGÊNESE

Após os esporos fúngicos terem acesso ao hospedeiro, fagócitos mononucleares e polimorfonucleares normalmente atuam como uma defesa primária do hospedeiro contra a invasão.[207] Entretanto, a hiperglicemia e a acidose em pessoas com diabetes mal controlado prejudicam a função fagocítica.[208] Além disso, o crescimento de fungos patogênicos da ordem Mucorales é aumentado pelo ferro livre; assim, o excesso de ferro e o tratamento com deferoxamina, que se comporta como um sideróforo que aumenta a disponibilidade de ferro para o fungo, estão associados à mucormicose. Do mesmo modo, a acidose sistêmica aumenta o ferro livre ao reduzir a ligação do ferro à transferrina.[200] Similar à infecção por *Aspergillus* e outros fungos filamentosos patogênicos, a mucormicose é angioinvasiva, resultando em trombose, infarto e necrose tecidual, com risco de disseminação para outros sítios. Fortes evidências experimentais indicam que um mecanismo que promove angioinvasão por *Rhizopus oryzae* (a espécie mais comum em pacientes com mucormicose) é a expressão da proteína-78 regulada por glicose, induzida por glicose e ferro em células endoteliais vasculares, que promove a ligação de *Rhizopus* às células endoteliais *in vitro* e *in vivo*.[209] Os ligantes de *Rhizopus* para a proteína-78 regulada por glicose de células endoteliais são duas proteínas de superfície intimamente relacionadas, CotH2 e CotH3, que são responsáveis por mediar a invasão de células endoteliais *in vitro* e são essenciais para a virulência *in vivo*.[210]

MANIFESTAÇÕES CLÍNICAS

A mucormicose pulmonar é frequentemente aguda e grave, particularmente em pacientes neutropênicos, com febre, tosse, dispneia, dor torácica pleurítica e hemoptise.[211,212] Em pacientes com diabetes, o curso pode ser mais subagudo.[213] O envolvimento pulmonar pode estar associado também à hemoptise com risco à vida, resultante da invasão vascular pelo fungo, com disseminação ou expansão local da infecção para envolver estruturas contíguas, incluindo o mediastino e a parede torácica.[211] Embora incomuns, fístulas broncopleurais, broncocutâneas e broncoarteriais foram documentadas.[211,214] A infecção traqueobrônquica é relatada em pacientes com diabetes e em receptores de transplante pulmonar.[215] Os achados endoscópicos incluem estreitamento luminal ou obstrução com pseudomembranas e necrose.

Os achados de imagem são similares aos descritos com a API e incluem lesões nodulares e expansivas, opacidades em vidro fosco e lesões consolidativas e cavitárias. A presença de nódulos pulmonares em múltiplos de 10 ou mais e de efusões pleurais favorece o diagnóstico de mucormicose pulmonar invasiva sobre a API, embora não seja absoluta.[212] Tanto o sinal do halo quanto o sinal de halo invertido (opacidade em vidro fosco ao redor de um anel ou crescente de consolidação; Fig. 38-7) podem ser vistos,[140] mas em pelo menos uma série, o halo invertido foi mais comum na mucormicose.[216]

DIAGNÓSTICO

O diagnóstico é geralmente realizado com base na combinação de achados clínicos, de imagem, cultura e histopatológico. Atualmente os testes não invasivos disponíveis, tais como os ensaios de β-D-glucana no soro, não contribuem para o diagnóstico, pois os fungos que causam a mucormicose não produzem β-D-glucana. O exame direto de espécimes de escarro e LBA pode mostrar hifas largas características, de 10 a 20 μm, em forma de fita, irregularmente ramificadas.[217] As montagens úmidas com hidróxido de potássio intensificadas com calcoflúor (que cora quitina) podem auxiliar na detecção do fungo em espécimes frescos; as colorações com ácido periódico de Schiff e/ou metenamina prata de

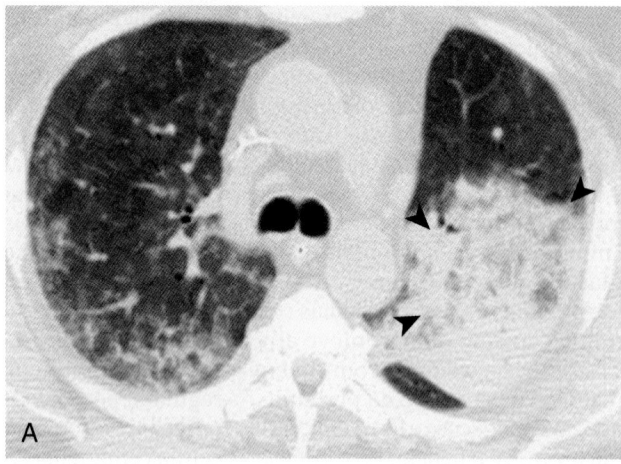
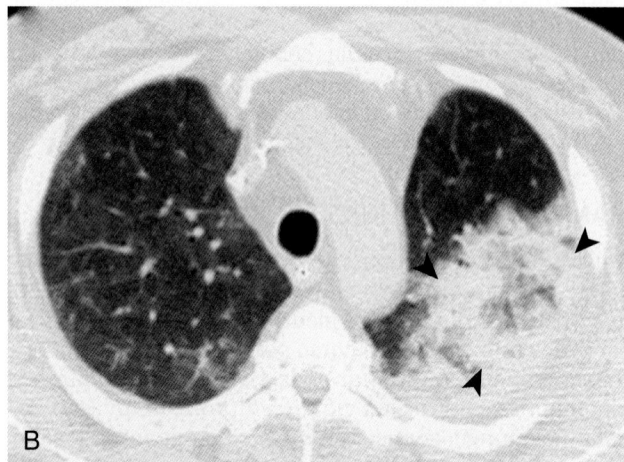

Figura 38-7 Mucormicose. TC axial do tórax exibida nas janelas pulmonares realizada em paciente com transplante de células-tronco hematopoiéticas mostra consolidação do lobo superior à esquerda (*pontas de seta*) com opacidade em vidro fosco adjacente consistente com o sinal do "halo invertido".

Gomori são utilizadas para visualizar os fungos nas amostras de tecido.[218] A administração prévia de terapia ativa contra o fungo pode alterar a morfologia característica em espécimes a fresco. Embora os organismos possam ser visualizados em amostras respiratórias ou em tecido, as culturas podem ser negativas em até um terço dos casos.[219] O uso de técnicas diagnósticas, incluindo PCR direta em amostras de tecido, está sob investigação.[218,220] Em razão das dificuldades na obtenção de espécimes para o diagnóstico em muitos desses hospedeiros gravemente enfermos, os métodos diagnósticos não invasivos, incluindo PCR quantitativa no soro, também estão sendo pesquisados.[221]

TRATAMENTO

O tratamento precoce da mucormicose é essencial para o ótimo prognóstico[222] e inclui intervenção farmacológica, médica (redução da imunossupressão, correção da acidose metabólica e otimização do controle de diabetes) e frequentemente cirúrgica. A cirurgia, quando viável, é útil na remoção da infecção e prevenção da disseminação para estruturas contíguas, e está associada à mortalidade reduzida, comparada ao tratamento médico utilizado isoladamente.[223,224]

Existem poucos ensaios controlados para guiar a seleção da terapia antifúngica na mucormicose, de modo que as recomendações são baseadas em informações obtidas em testes *in vitro*, modelos animais e observações clínicas. Os poliênicos permanecem como os agentes de escolha no tratamento da mucormicose. A AmB-d é amplamente substituída por formulações lipídicas. A LAmB é considerada por muitos o antifúngico de escolha, em virtude da nefrotoxicidade reduzida, atividade superior em modelos murinos de infecção,[225] dados clínicos retrospectivos,[226] e modelos em coelhos demonstrando melhor penetração no SNC comparada à AmB-d e ao ABLC.[227] A LAmB é normalmente iniciada em uma dosagem de 5 mg/kg/dia, mas é aumentada para 10 a 15 mg/kg/dia em infecções graves que não respondem adequadamente.[228] Entre os azólicos ativos contra fungos filamentosos, o itraconazol e o posaconazol têm atividade *in vitro* contra a mucormicose; existem mais experiências clínicas com posaconazol, principalmente em casos refratários ou intolerantes aos poliênicos ou para retirada da terapia após indução com um poliênico. Entre 91 casos de mucormicose nos quais o posaconazol foi utilizado na terapia de resgate (isoladamente ou em combinação), 60% apresentaram resposta completa ou parcial em 12 semanas.[229] Uma revisão retrospectiva de 96 casos de mucormicose também relatou respostas similares.[230] A dosagem do tratamento com a suspensão de posaconazol é de 200 mg, quatro vezes/dia e é geralmente administrada até o aparecimento de evidência clínica e radiológica de resolução, acompanhada por restauração das funções imunes. O monitoramento terapêutico do antifúngico com a formulação em suspensão para assegurar níveis adequados de posaconazol é particularmente importante no tratamento da mucormicose, dados os problemas de biodisponibilidade reduzida.[231] No entanto, os comprimidos de liberação prolongada do posaconazol foram aprovados pela FDA no final de 2013 e as informações disponíveis sugerem melhor biodisponibilidade total quando comparados à suspensão de posaconazol,[231a,231b,302] e em 2014, a FDA aprovou uma formulação intravenosa.[302] Além disso, a atividade do posaconazol contra agentes de mucormicose é variável, dependendo do gênero e da espécie.[232-234] Por conseguinte, a identificação do patógeno infectante é essencial quando o posaconazol for a opção terapêutica escolhida.

As equinocandinas não têm atividade significativa *in vitro* contra agentes da mucormicose e não devem ser utilizadas como monoterapia no tratamento dessas infecções. Contudo, pode haver um papel para a terapia combinada empregando-se um poliênico e uma equinocandina. O gene que codifica a β-D-glucana sintase, a enzima-alvo das equinocandinas, foi identificado em *Rhizopus oryzae*. Além disso, estudos demonstram sobrevida aumentada com a caspofungina quando comparada a um grupo sem tratamento em um modelo murino[235] e à terapia combinada com poliênicos e equinocandinas.[236,237] Os dados clínicos sobre terapia combinada são limitados e contraditórios. Um pequeno estudo retrospectivo de dois centros avaliou 41 pacientes, a maioria dos quais apresentando diabetes (83%) com mucormicose rino-orbital e rino-órbito-cerebral, e observou que a terapia combinada com poliênico-equinocandina melhorou o prognóstico em comparação à monoterapia com poliênicos.[238]

O uso de terapia adjuvante com deferasirox, um agente quelante de ferro, revelou ser promissor em modelos murinos e também em um pequeno ensaio clínico.[239,240] Entretanto, um ensaio clínico multicêntrico comparando LAmB/deferasirox a LAmB/placebo encontrou uma mortalidade significativamente maior aos 90 dias naqueles indivíduos que receberam deferasirox.[241] A mortalidade aumentada pode estar relacionada ao processo de seleção dos pacientes no estudo, pois um maior número de indivíduos no grupo em tratamento com deferasirox apresentou doenças hematológicas e neutropenia, que estão associadas ao mau prognóstico. O papel do deferasirox no tratamento da mucormicose ainda é incerto, mas seu uso não é atualmente recomendado. Outros agentes adjuvantes utilizados incluem oxigênio hiperbárico, fatores estimuladores de colônia de granulócitos e interferon-gama.[242]

HIALO-HIFOMICETOS NÃO *ASPERGILLUS*

EPIDEMIOLOGIA E PATOGÊNESE

A hialo-hifomicose refere-se a infecções causadas por fungos filamentosos septados com hifas incolores ou discretamente pigmentadas. *Aspergillus* é o gênero mais comum de fungos filamentosos hialinos; contudo, os hifomicetos não *Aspergillus*, incluindo *Acremonium*,[243,244] *Fusarium*,[245] *Geosmithia*,[246,247] *Paecilomyces*,[248] *Scedosporium*[249] e *Trichoderma*,[250] entre outros, são cada vez mais relatados.[80,201,251] Esses patógenos podem causar infecção em hospedeiros imunocompetentes ou imunocomprometidos. *Fusarium* e *Scedosporium* são as causas mais comuns de infecção por esse grupo em receptores de TOS e TCTH.[201]

Mais de 50 espécies de *Fusarium* foram identificadas; alguns são patógenos comuns de plantas, incluindo legumes e verduras. *F. solani* é a espécie mais associada à infecção humana, embora *F. oxysporum* e *F. moniliforme* também sejam relatados.[201,245] *Scedosporium apiospermum* (a forma assexuada de *Pseudallescheria boydii*) e *S. prolificans* são as espécies patogênicas mais comuns.[252] As espécies de *Acremonium* de relevância clínica são difíceis de identificar com base somente na morfologia e podem ser identificadas incorretamente como outros fungos, tais como *Fusarium*.[244] As espécies associadas à doença clínica incluem *A. falciforme*, *A. kiliense*, *A. roseogriseum* e *A. strictum*.[243] *Paecilomyces* é outro patógeno emergente que historicamente foi representado por infecções com *P. variotii* e *P. lilacinus*. Mais recentemente, *P. variotii* foi dividido em múltiplas espécies[253,254] e *P. lilacinus* foi reclassificado como *Purpureocillium lilacinum*.[255] *Geosmithia argillacea*, frequentemente identificado incorretamente como *P. variotii*,[247,254] também está associado a infecções pulmonares graves, particularmente em pacientes com FC[246] e doença granulomatosa crônica.[247] Finalmente, infecções com *Trichoderma*, particularmente *T. longibrachiatum*, são cada vez mais relatadas.[250]

A maioria desses fungos é ubíqua na natureza, assim, são frequentemente considerados saprófitas ambientais quando recuperados de espécimes clínicos. As infecções são comumente associadas à inoculação traumática ou não traumática com infecções localizadas na unha, olhos, pele e tecido mole. A inalação de conídios do ar (esporos) pode levar a infecções sinopulmonares que variam de sinusite alérgica leve e MBPA a infecções sinopulmonares invasivas e graves. Muitos desses patógenos são excepcionalmente capazes de promover a esporulação adventícia, ou seja, a capacidade de esporular no tecido infectado, que quando associada à invasão intravascular, resulta em fungemia. Embora a fungemia seja incomum nas infecções com *Aspergillus*, é relatada em mais de 50% dos pacientes com infecções disseminadas por *Fusarium*.[256] A esporulação adventícia também foi descrita com *Acremonium* e *Paecilomyces*,[257] *Scedosporium*[258] e *Trichoderma*.[250] A produção de micotoxina e de fatores de aderência que promovem a colonização e infecção pode contribuir para a patogenicidade desses fungos.[259]

As infecções sinopulmonares e as localizadas na pele, tecido mole e olhos são observadas em hospedeiros imunocompetentes, e a colonização crônica pode estar presente em pacientes com doença pulmonar (p. ex., bronquiectasia, fibrose pulmonar). A fungemia e as infecções invasivas desenvolvem-se predominantemente em pacientes com deficiências na imunidade celular e/ou humoral. Nesses pacientes, a disseminação da infecção a partir dos pulmões ou a disseminação local dos seios paranasais pode resultar na expansão para o SNC e formação de abscesso cerebral. A infecção invasiva é limitada a pacientes imunodeficientes com uma exceção notável: em vítimas de quase afogamento imunocompetentes, foram descritas infecções graves do SNC e sinopulmonares com *S. apiospermum*, provavelmente porque a imersão vigorosa na água resultou em dano alveolar com penetração fúngica e pneumonia fúngica grave.[260,261]

APRESENTAÇÃO CLÍNICA E DIAGNÓSTICO

A apresentação respiratória da hialo-hifomicose causada por fungos não *Aspergillus* lembra aquela observada na aspergilose invasiva e inclui sinusite, MBPA, doença traqueobrônquica, pneumonia e infecções pleuropulmonares. Pacientes podem apresentar febre, congestão e dor dos seios paranasais, tosse, escarro purulento e hemoptise. Em pacientes com infecção disseminada, as manifestações cutâneas podem ser um indício inicial. As lesões cutâneas são tipicamente erupções nodulares, dolorosas e eritematosas, que rapidamente desenvolvem palidez central e necrose (Fig. 38-8).

O diagnóstico de infecção por qualquer um desses patógenos é desafiador, devido às dificuldades na diferenciação entre colonização fúngica e infecção verdadeira e na obtenção de espécimes teciduais adequados para avaliação. Além disso,

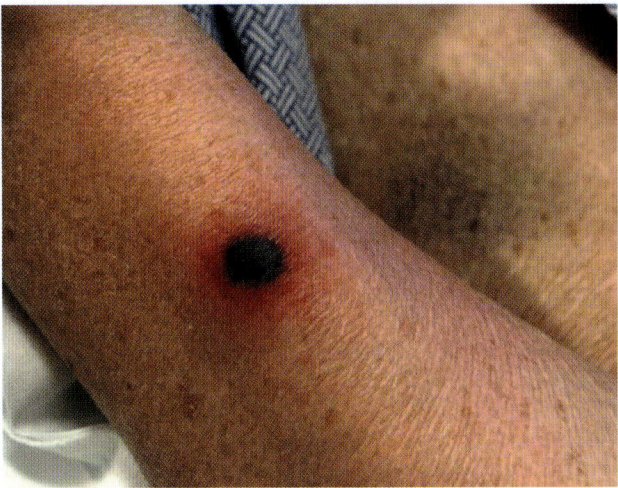

Figura 38-8 Fusariose disseminada. Lesões cutâneas em paciente com infecção disseminada por *Fusarium* mostrando necrose central com eritema circundante.

embora os exames de microscopia direta, histopatológico ou citopatológico de tecidos afetados sejam fundamentais para realizar o diagnóstico,[158] esses achados não discriminam entre os fungos filamentosos hialinos; resultados da cultura são necessários para identificação e diagnóstico definitivos. Os achados radiológicos (p. ex., nódulos pulmonares, cavitação e halo, halo invertido e sinais de ar crescente) fornecem suporte adicional de infecção, mas não são específicos. Os testes diagnósticos não invasivos, tais como GM no soro ou LBA, utilizados principalmente para o diagnóstico de aspergilose invasiva, podem ter reatividade cruzada com fungos filamentosos hialinos não *Aspergillus*, incluindo *Fusarium*,[262] *Paecylomyces* e *Penicillium*,[263] mas perdem em sensibilidade e especificidade no diagnóstico dessas infecções. O papel de outros métodos diagnósticos moleculares, tais como ensaios para detecção de ácidos nucleicos ou espectrometria de massa por tempo de voo e ionização/dessorção de matriz assistida por *laser*, continua a ser definido.

TRATAMENTO

O tratamento dessas infecções é multimodal. A imunossupressão deve ser reduzida quando possível e o aumento das respostas do hospedeiro com transfusões contendo fatores de crescimento e granulócitos deve ser considerado. A remoção de dispositivos médicos e a intervenção/desbridamento cirúrgico, particularmente na doença localizada, também são essenciais no tratamento. Muitos desses patógenos são intrinsecamente resistentes às terapias antifúngicas convencionais e/ou possuem variabilidade espécie-dependente nas CIM dos antifúngicos; a identificação em nível de espécie é imperativa. Em alguns casos (p. ex., *Fusarium*, para o qual a atividade de AmB é variável), o teste de suscetibilidade pode fornecer orientação adicional na seleção do antifúngico.

Exemplificando a complexidade do tratamento das infecções com fungos não *Aspergillus*, observa-se que espécies de *Fusarium* e *Scedosporium* exibem níveis variados de resistência à maioria dos antifúngicos.[264] *F. solani*, a espécie mais comum entre os isolados clínicos, é também o mais resistente, com CIM altas para voriconazol e posaconazol.[245,256] O tratamento de infecções invasivas, com *Fusarium* utilizando o ABLC em pacientes com doença hematológica ou submetidos a TCTH, resultou em melhora ou cura da infecção em 46% dos pacientes avaliados.[265] A análise combinada de 21 pacientes com fusariose invasiva tratada com voriconazol revelou sucesso similar em 43% dos indivíduos, resultando na aprovação do voriconazol pela FDA para infecções refratárias ou intolerância a outras terapias.[266] Enquanto não é aprovado pela FDA para essa indicação, o posaconazol é utilizado como terapia de resgate em pacientes com doença hematológica e fusariose invasiva.[267] As espécies de *Fusarium* são intrinsecamente resistentes às equinocandinas; porém, na terapia combinada com AmB,[268] a sinergia foi demonstrada in vitro e in vivo.[269,270] Outras combinações, incluindo formulações lipídicas de AmB e voriconazol,[271] são utilizadas com sucesso clínico, além de combinações que incluem terbinafina.[272]

Entre as espécies de *Scedosporium*, *S. prolificans* frequentemente demonstra alto nível de resistência para todos os antifúngicos e está associado a mau prognóstico clínico.[252] Por outro lado, *S. apiospermum* tende a ser mais suscetível aos antifúngicos, particularmente azólicos de amplo espectro, como voriconazol.[273] As respostas bem-sucedidas com voriconazol foram encontradas em 63% (15 de 24) dos pacientes com infecções por *S. apiospermum*, resultando na aprovação desse antifúngico pela FDA para essa espécie de *Scedosporium*. Uma compilação mais recente dos dados aqui mencionados mais os casos adicionais de scedosporiose invasiva obtidos nas bases de dados de ensaios clínicos globais com voriconazol (Pfizer) relatou uma resposta terapêutica bem-sucedida em 57% (61 de 107) dos pacientes, com melhor resposta nas infecções por *S. apiospermum* (45 de 70, 64%) comparada à infecção por *S. prolificans* (16 de 36, 44%).[273] As terapias combinadas de voriconazol com terbinafina[274] ou com uma equinocandina com ou sem AmB,[275] particularmente em infecções com patógenos multirresistentes, podem ser eficazes. A AmB tem baixa atividade contra *P. lilacinum*, mas é bastante ativa contra *P. variotti*.[276] Além disso, enquanto o voriconazol apresenta baixos valores de CIM com *P. lilacinum*, as faixas de CIM são notavelmente maiores para as espécies do complexo *P. variotti*, tornando assim o posaconazol o azólico de amplo espectro escolhido para esse grupo.[254,277]

FUNGOS DEMÁCEOS (MELANIZADOS)

Os fungos demáceos representam um grupo diverso com mais de 50 gêneros e mais de 100 espécies.[278] Embora a presença desses fungos em cultura seja frequentemente considerada uma contaminação, são cada vez mais associados à infecção e podem ser detectados em hospedeiros imunodeficientes e imunocompetentes. Os fungos demáceos contêm melanina na parede celular, o que contribui para a patogenicidade e é responsável pela coloração marrom-escura observada em cultura e/ou histopatologia.[279] Esses fungos são encontrados no solo e na vegetação global e podem ter acesso ao hospedeiro por inalação ou via cutânea. São responsáveis pela feo-hifomicose, uma gama de infecções, incluindo infecções da pele e tecidos moles, doença alérgica e invasiva dos seios paranasais ou pneumonia, além de infecções oculares, do SNC e disseminadas. As infecções isoladas na pele e tecidos moles são mais comuns em hospedeiros imunocompetentes, enquanto as infecções pulmonares e disseminadas são predominantemente observadas em pacientes imunossuprimidos. *Alternaria*, *Bipolaris*, *Cladophialophora*, *Curvularia*, *Exophiala*, *Exserohilum*, *Ochroconis* (previamente *Dactylaria*) e *Phialophora* são alguns dos fungos negros mais comuns associados à infecção. A injeção intratecal de corticosteroides contaminados com *Exserohilum* conduziu recentemente a um grande surto de meningite fúngica em pacientes imunocompetentes nos Estados Unidos.[280,281] Os gêneros *Bipolaris* e *Curvularia* são frequentemente associados às doenças inflamatórias alérgicas e crônicas, incluindo sinusite fúngica alérgica e MBPA.[282] *Cladophialophora bantiana*,[283,284] *Rhinocladiella mackenziei*,[285,286] *Exophiala* (*Wangiella*) *dermatitidis*[287] e *Ochroconis gallopava*[288] têm predileção para disseminação cerebral e podem causar doença grave em pacientes imunocompetentes e imunossuprimidos.[289] As infecções disseminadas com fungos demáceos são associadas a taxas de mortalidade de até 80%.[290]

Manifestações sinopulmonares com fungos demáceos incluem nódulos assintomáticos, MBPA e sinusite fúngica alérgica, assim como infecções dos seios paranasais e pulmonares invasivas. As duas últimas enfermidades infectam com mais frequência hospedeiros imunocomprometidos e aqueles com doença pulmonar preexistente. Os achados da TC são frequentemente inespecíficos e consistentes com aqueles descritos em outras micoses pulmonares invasivas. Os elementos fúngicos observados na microscopia direta de espécimes clínicos podem estar relacionados à colonização ou à contaminação; a documentação da invasão tecidual é essencial para o diagnóstico. As hifas pigmentadas podem ser observadas na coloração padrão pela hematoxilina e eosina. Entretanto, a coloração de Fontana Masson é geralmente preferida para assegurar que os fungos com quantidades reduzidas de pigmentação não sejam identificados incorretamente como fungos hialinos.[291]

Como visto em outras infecções fúngicas invasivas, o tratamento inclui redução da imunossupressão e ressecção cirúrgica (quando possível) para aumentar as terapias antifúngicas. Os pontos de corte para determinar a suscetibilidade aos antifúngicos não foram definidos para os fungos demáceos. Embora a resistência à AmB seja observada, esse antifúngico demonstra boa atividade *in vitro* contra a maioria dos fungos demáceos. Contudo, os azólicos de amplo espectro mais recentes apresentam a melhor atividade *in vitro* contra a maioria dos fungos demáceos[292,293] e são utilizados com mais frequência em virtude do melhor perfil de toxicidade. As terapias combinadas incluindo azólicos, terbinafina e equinocandinas são empregadas para a doença grave; porém, um regime ótimo ainda não foi definido.[291]

> **Pontos-chave**
> - A aspergilose pulmonar invasiva pode ter uma apresentação clínica similar à de outras infecções causadas por fungos filamentosos angioinvasivos, tais como a mucormicose e as ocasionadas por hifomicetos não *Aspergillus*, como *Fusarium* e *Scedosporium*.
> - A β-D-glucana é um componente da parede celular de alguns, mas não de todos os fungos, e pode ser um elemento auxiliar no diagnóstico não invasivo no soro ou lavado broncoalveolar.
> - O voriconazol é o tratamento de escolha para a aspergilose pulmonar invasiva. A duração total da terapia depende do *status* imune do hospedeiro e da resposta clínica e radiológica à infecção. Contudo, pacientes são tratados por um período mínimo de 6 a 12 semanas.
> - Embora a mucormicose possa estar associada a uma grande variedade de manifestações clínicas com envolvimento de múltiplos órgãos, as manifestações mais comuns incluem infecções rino-órbito-cerebrais e pulmonares, particularmente naqueles com diabetes não controlado e em pacientes imunodeficientes, principalmente com neoplasias hematológicas.
> - A pneumonia causada por *Candida* é rara e desenvolve-se frequentemente após a candidemia e disseminação para os pulmões em populações imunocomprometidas.
> - A terapia antifúngica combinada pode oferecer benefícios em infecções causadas por fungos resistentes aos fármacos.

As Referências estão disponíveis exclusivamente no site www.elsevier.com.br/expertconsult

39 INFECÇÕES PARASITÁRIAS

KAMI KIM, MD • LOUIS M. WEISS, MD, MPH • HERBERT B. TANOWITZ, MD

INTRODUÇÃO
Avaliação de um Paciente com Possível Infecção Parasitária do Pulmão
HELMINTOS
Nematódeos
Trematódeos
Cestódeos
PROTOZOÁRIOS
Amebíase
Malária
Toxoplasmose
Outros Protozoários

INTRODUÇÃO

Os parasitas patogênicos que acometem os pulmões incluem os helmintos multicelulares, assim como os protozoários unicelulares. Embora as infecções parasitárias estejam classicamente associadas a regiões tropicais e subtropicais, algumas são prevalentes no mundo inteiro. Além disso, viagens e imigrações resultaram na globalização de doenças infecciosas com distribuição geográfica inicialmente restrita, sendo que algumas dessas doenças acometem os pulmões.

Certas infecções parasitárias geralmente apresentam manifestações pulmonares, enquanto em outras, o envolvimento pulmonar é uma complicação incomum. Com a exceção de *Paragonimus*, o parasita pulmonar, poucos parasitas apresentam especificamente como órgão-alvo os pulmões, embora muitos helmintos migrem pelos pulmões no percurso para o trato gastrointestinal. Alguns parasitas que infectam os pulmões, normalmente infectam outros sítios, tais como o trato gastrointestinal (*Entamoeba*, *Echinococcus*); enquanto outros acometem os pulmões como parte de uma infecção sistêmica generalizada (*Toxoplasma*, *Plasmodium*) (Tabela 39-1).

O uso crescente de terapias imunossupressoras, transplante de órgãos e o vírus da imunodeficiência humana (HIV, do inglês, *human immunodeficiency virus*)/síndrome da imunodeficiência adquirida (AIDS, do inglês, *acquired immunodeficiency syndrome*) levaram à expansão de populações vulneráveis a determinadas doenças parasitárias. Além disso, mudanças climáticas e distúrbios ecológicos afetam a transmissão e a distribuição geográfica dos parasitas humanos. Esses fatores necessitam de maior familiaridade de todos os médicos com as infecções que eram anteriormente consideradas apenas por especialistas em medicina tropical. As manifestações clínicas das infecções parasitárias podem ser inespecíficas e os especialistas em doenças pulmonares devem estar cientes quanto às potenciais manifestações pulmonares.

Este capítulo revisa as complicações pulmonares causadas por infecções parasitárias que apresentam quatro padrões principais: (1) parasitas que primariamente envolvem os pulmões; (2) parasitas que acometem os pulmões como um evento transitório em seus ciclos de vida; (3) parasitas que envolvem os pulmões menos frequentemente do que envolvem outros órgãos, tais como aqueles do trato gastrointestinal; (4) aqueles que acometem os pulmões durante as infecções disseminadas e sistêmicas.

Alguns tópicos neste capítulo serão discutidos também nos capítulos sobre complicações pulmonares relacionadas ao HIV (Cap. 90) e doenças pulmonares eosinofílicas (Cap. 68).

AVALIAÇÃO DE UM PACIENTE COM POSSÍVEL INFECÇÃO PARASITÁRIA DO PULMÃO

Em virtude das diferenças na distribuição geográfica das diversas infecções parasitárias, os médicos devem considerar as doenças que são prevalentes nas áreas onde um paciente viajou ou residiu. Uma história detalhada da viagem com informações sobre os alimentos e líquidos consumidos, banhos ou caminhadas em águas contaminadas, picadas de inseto e medicamentos ingeridos é particularmente útil na definição do diagnóstico diferencial. O intervalo entre o tempo de viagem ou emigração e o aparecimento dos sintomas pode fornecer alguns indícios: infecções com protozoários entéricos ou helmintos geralmente se manifestam após 2 semanas de exposição, e alguns parasitas, tais como *Strongyloides*, *Plasmodium vivax* ou *P. ovale* e *Entamoeba histolytica*, podem causar infecção anos após a exposição.

Alguns parasitas possuem ciclos de vida complexos com vários hospedeiros e muitos são transmitidos por vetores, enquanto outros são adquiridos por exposição ao solo e água contaminados. Muitas infecções parasitárias emergentes são zoonoses, nas quais a doença é disseminada de animais para humanos. Para o desenvolvimento de um diagnóstico diferencial de problemas respiratórios que podem ter uma etiologia parasitária, torna-se essencial o conhecimento da distribuição geográfica de vários parasitas, de potenciais vetores e de fontes potenciais de contaminação ambiental.

Os testes laboratoriais que podem ser úteis nas avaliações iniciais incluem um hemograma com testes de função hepática diferenciais e um painel metabólico básico; em algumas situações, o exame do escarro e/ou amostras de fezes é essencial. A eosinofilia periférica sugere uma potencial causa parasitária da doença pulmonar, mas a maioria das infecções com protozoários não está associada à eosinofilia e a sua ausência não exclui a infecção parasitária. O diagnóstico de parasitas intestinais é frequentemente dependente da análise microscópica que requer espécimes adequados e profissionais de laboratório especializados. Dependendo do parasita suspeitado, diferentes ensaios podem ser necessários: testes de antígenos nas fezes (*E. histolytica*), exame microscópico de esfregaços sanguíneos (malária e *Babesia*), ou coleta de amostras respiratórias, incluindo escarro ou lavado broncoalveolar (LBA) ou testes sorológicos (ensaio imunoenzimático ligado à enzima para *Strongyloides*, *enzyme-linked immunosorbent assay* [ELISA]).[1] Os laboratórios especializados são capazes de realizar testes de reação em cadeia da polimerase (PCR, do inglês, *polymerase chain reaction*) ou testes baseados na análise de ácidos nucleicos

Tabela 39-1 — Características dos Parasitas mais Comuns Causadores de Patologia Pulmonar

Parasita	Distribuição	Manifestação Pulmonar	Diagnóstico	Tratamento
HELMINTOS				
Nematódeos				
Ascaridíase: *Ascaris lumbricoides*	Global, mas amplamente em regiões tropicais	Síndrome de Loeffler, geralmente 9 a 12 dias após exposição aos ovos	Exame de escarro	Albendazol
		Tosse	Eosinofilia durante a migração larval	Mebendazol
		Desconforto subesternal	Ovos e parasitas em fezes: geralmente positivos após desaparecimento dos sintomas pulmonares	
		Crepitações e chiados	Sorologia	
		Opacidades transitórias		
Dirofilariose (verme do coração de cães): *Dirofilaria immitis* e *D. repens*	Global (associada a cães)	Nódulo pulmonar	Geralmente requer biópsia para examinar outras causas	Nenhum (por ser benigna, o tratamento não é necessário)
Ancilostomíase: *Ancylostoma duodenale* e *A. caninum*; *Necator americanus*, *N. brasiliense*	Global, principalmente em regiões tropicais	Síndrome de Loeffler	Eosinofilia durante a migração larval	Albendazol
		Opacidades transitórias		Mebendazol
Estrongiloidíase (também um verme em forma de gancho, similar ao ancilostomídeo, mas único devido aos ciclos de autoinfecção): *Strongyloides stercoralis* (e algumas vezes outras espécies de *Strongyloides*)	Global, mas particularmente em regiões tropicais ou subtropicais	Síndrome de Loeffler	Exame de escarro	Ivermectina (pode precisar de doses mais prolongadas para hospedeiros imunocomprometidos); por causa do risco de hiperinfecção, considerar o tratamento de todos os soropositivos
		Tosse crônica	Eosinofilia durante a migração larval	
		Pneumonia ou sepse na hiperinfecção	Ovos e parasitas nas fezes	
			Sorologia (não pode discriminar infecção aguda *vs.* anterior)	
Triquinose (também um verme em forma de gancho, mas encista): *Trichinella spiralis*	Zoonose global	Desconforto respiratório	Sorologia	Albendazol
		Achado radiológico variável		
Eosinofilia pulmonar tropical (filariose linfática): *Wuchereria bancrofti* e *Brugia malayi*	Região tropical, particularmente sul da Ásia	Pneumonia eosinófila tropical com opacidades intersticiais	Sorologia, lavado broncoalveolar	DEC
		Tosse crônica	Eosinofilia	Doxiciclina (trata simbiontes)
Larva migrans visceral (ascarídeo não humano): *Toxocara canis* e *T. cati*	Global	Opacidades intersticiais com pneumonia eosinofílica	Sorologia	Pode não ser necessário
			Eosinófilos no sangue e escarro	Albendazol (ou ivermectina) em casos graves
Cestódeos				
Cistos hidátides: *Echinococcus granulosus* e *E. multilocularis*	Global (principalmente em locais de criação de ovelhas)	Cisto pulmonar; segundo sítio mais comum após o fígado; hemoptise	Sorologia, eosinofilia rara	Cirúrgico, albendazol
Trematódeos				
Paragonimíase (parasita pulmonar): *Paragonimus westermani*, *P. africanus*, *P. caliensis*, *P. kellicoti* (EUA)	Sudeste asiático, América Central e América do Sul, África; EUA	Invasão do parênquima pulmonar (larvas maduras no pulmão) com lesões cavitárias	Eosinofilia	Praziquantel
		Hemoptise	Ovos em escarro ou fezes	
			Sorologia	
Esquistossomose: *Schistosoma mansoni*, *S. haematobium*, *S. japonicum*, *S. intercalatum*	Ásia, América do Sul, África	Disseminação hematogênica com infecção intensa	Eosinofilia	Praziquantel
		Hipertensão pulmonar	Sorologia	
			Ovos e parasitas nas fezes	

(Continua)

Tabela 39-1 Características dos Parasitas mais Comuns Causadores de Patologia Pulmonar *(Cont.)*

Parasita	Distribuição	Manifestação Pulmonar	Diagnóstico	Tratamento
PROTOZOÁRIOS				
Amebíase: *Entamoeba histolytica*	Global; maioria tropical	Abscesso Pulmões são o segundo sítio extraintestinal mais comum Hemoptise	Aspiração percutânea Sorologia Antígeno PCR	Metronidazol Tinidazol
Malária: espécies de *Plasmodium* (*falciparum, vivax, ovale, malariae, knowlesi*)	África, Ásia, América Central e América do Sul	Opacidades intersticiais Síndrome do desconforto respiratório agudo	Esfregaço sanguíneo Teste diagnóstico rápido	Tratamento antimalárico; terapia específica depende da espécie e distribuição geográfica da resistência ao fármaco
Toxoplasmose: *Toxoplasma gondii*	Global; mais comum em imunocomprometidos, principalmente infectados por HIV com CD4 < 100	Pneumonia intersticial geralmente associada à doença disseminada	Esfregaço do lavado broncoalveolar PCR Sorologia (não pode discriminar infecção aguda de prévia)	Pirimetamina/ sulfadiazina Pirimetamina/ clindamicina
Síndromes Parasitárias Pulmonares causadas por Protozoários mais Raros				
Ameba de vida livre: *Acanthamoeba castellani* ou *A. polyphagia, Balamuthia mandrillaris, Naegleria fowleri*	Global	Rara, geralmente em imunocomprometido; frequentemente observada como doença do sistema nervoso central	Esfregaço/secção tecidual	Tratamento não muito eficaz. Varia de acordo com a espécie envolvida na infecção
Babesiose: *Babesia microti, Babesia divergens*	EUA, Europa	Opacidades intersticiais: síndrome do desconforto respiratório agudo	Esfregaço sanguíneo, PCR, sorologia	Quinina/clindamicina Atovaquona/azitromicina
Criptosporidiose: *Cryptosporidium parvum* e *C. hominus*	Global	Primariamente gastrointestinal; síndrome respiratória e transmissão proposta	Esfregaço do lavado broncoalveolar ou escarro Ovos e parasitas nas fezes	Tratamento pouco eficaz (nitazoxanida aprovada para crianças com diarreia)
Leishmaniose: *Leishmania donovani*	África, América Central e América do Sul	Pneumonia intersticial normalmente associada à doença disseminada	Esfregaço ou histopatologia do tecido PCR, sorologia	Antimoniais pentavalentes Anfotericina B Pentamidina Miltefosina
Microsporidiose (relacionada a fungos): Muitas espécies	Global; principalmente em imunocomprometidos	Pneumonia intersticial Traqueobronquite	Colorações com *Chromotope* 2A: escarro, esfregaços ou tecido	Albendazol Fumagilina
Tripanossomíase americana: *Trypanosoma cruzi*	América Central e América do Sul	Pneumonia intersticial normalmente relacionada à doença disseminada	Sorologia, esfregaço sanguíneo, PCR	Nifurtimox Benznidazol

O teste sorológico pode ser realizado pelo ensaio imunoassorvente ligada à enzima (ELISA, do inglês, *enzyme-linked immunosorbent assay*), imunofluorescência ou *Western blot*. No geral, o ELISA é mais comum nas condições em que existem pontos de corte padronizados (*cut-off points*) e menos variabilidade do operador.
Testes com antígenos podem ser realizados por *Western blot* ou ELISA desenvolvidos para detectar o antígeno de escolha.
PCR (*polymerase chain reaction*), Reação em cadeia da polimerase

para parasitas específicos, mas esses métodos não estão comumente disponíveis no diagnóstico de rotina. Os testes rápidos para detecção de antígenos para o diagnóstico de malária são aprovados e estão se tornando cada vez mais disponíveis. Em alguns casos, o teste especializado está disponível no *Centers for Disease Control and Prevention* (CDC); o *website* do CDC fornece recursos úteis para o teste diagnóstico (http://www.cdc.gov/dpdx/) e também dá acesso para certos medicamentos que não estão rotineiramente disponíveis nos Estados Unidos.

HELMINTOS

Helmintos, ou vermes, causam as infecções parasitárias mais comuns no mundo todo. São classificados em dois filos principais: (1) nematódeos, ou vermes cilíndricos, incluem os principais vermes intestinais e as filárias que causam a filariose linfática e a oncocercose; (2) platelmintos ou vermes achatados, que incluem os trematódeos (*flukes*), tais como *Schistosoma* e as tênias (ou cestódeos). Os helmintos infectam principalmente pessoas que residem em zonas rurais e de baixo nível socioeconômico, sendo que a infecção crônica em crianças pode estar relacionada ao *deficit* no crescimento e efeitos de longo prazo na saúde e função cognitiva.[2] Com exceção de *Strongyloides*, os helmintos não possuem ciclos internos de autoinfecção no hospedeiro e a doença geralmente é proporcional à carga parasitária, como mensurada pelo número de ovos por grama de fezes.

Os helmintos são causa comum de pneumonia eosinofílica, embora o diagnóstico diferencial inclua outras síndromes infecciosas e não infecciosas[3] (Cap. 68). As infecções por helmintos classicamente manifestam-se com a síndrome de Loeffler, caracterizada por opacidades pulmonares intersticiais transitórias e eosinofilia resultantes da migração das formas larvais dos helmintos pelos pulmões. As infecções helmínticas são geralmente acompanhadas por eosinofilia periférica, broncospasmo e níveis elevados de *imunoglobulina* E (IgE). As larvas migram pelos pulmões até a árvore respiratória e, em seguida, são deglutidas, assim alcançando o trato gastrointestinal. Como as larvas ainda não amadureceram para a forma adulta que transporta os ovos, os exames para detecção de ovos e parasitas nas fezes podem ser de pouca utilidade durante a infecção aguda. Dependendo da carga de infecção, a infestação por helmintos e a pneumonia eosinofílica que a acompanha podem resultar em uma síndrome asmática ou em injúria pulmonar devido à liberação de proteínas catiônicas citotóxicas a partir de grânulos de eosinófilos.[4]

NEMATÓDEOS

Os nematódeos parasitas (vermes cilíndricos) de humanos que causam ascaridíase, ancilostomíase, triquinose e estrongiloidíase apresentam uma parte de seus ciclos de vida no trato respiratório inferior. Em cada um deles, as larvas migram pelos pulmões na passagem para o trato gastrointestinal. Na maioria dos casos, essa fase migratória é assintomática, mas sintomas como tosse, desconforto subesternal e chiado no peito podem ser acompanhados por opacidades radiológicas transitórias e eosinofilia (síndrome de Loeffler).

Ascaridíase

A ascaridíase causada pelo nematódeo *Ascaris lumbricoides* é a infecção mais comum causada por helmintos em humanos e estima-se que infecte quase um bilhão de pessoas.[2] Embora tenha distribuição global, a ascaridíase é mais comum em regiões tropicais e subtropicais. Apesar de altamente prevalente, a ascaridíase está mais associada à incapacitação crônica do que à morte. Estima-se que quatro milhões de pessoas nos Estados Unidos estejam infectadas,[5] principalmente crianças em áreas rurais do sul dos Estados Unidos. Os seres humanos são o único hospedeiro conhecido de *A. lumbricoides*, embora a espécie suína *A. suum* seja similar bioquímica e morfologicamente. As fêmeas produzem ovos que são depositados nas fezes. Os ovos amadurecem em ambientes úmidos; os humanos são infectados pela deglutição de ovos que contaminam a água, alimento ou solo. Em regiões onde existem altas cargas parasitárias, a infecção também pode ser adquirida pela inalação dos ovos. Os ovos carregam as larvas rabditiformes que eclodem no intestino. As larvas resultantes são liberadas, atravessam a parede intestinal e entram na circulação hepática pelos capilares e vasos linfáticos. Em seguida, migram pelo lado direito do coração em direção aos pulmões. Os vermes migram até a árvore brônquica, são deglutidos e deslocam-se para o duodeno, onde sofrem maturação para o estágio adulto após vários meses. Uma vez que os vermes chegam ao intestino, as crianças podem apresentar náusea, vômito, dor abdominal e anorexia, refletindo altas cargas parasitárias que podem acarretar a obstrução ou desnutrição crônica.[5] Os vermes adultos podem residir no intestino humano por vários anos.

Aspectos Clínicos. Indivíduos infectados, geralmente crianças, são tipicamente assintomáticos. Os sintomas mais comuns são queixas abdominais inespecíficas. Contudo, alguns podem apresentar mal-estar e febre com ou sem sintomas respiratórios, tais como tosse, dor torácica, dispneia, broncospasmo e hemoptise. Os sintomas pulmonares desenvolvem-se 9 a 12 dias após a ingestão dos ovos e podem persistir por 2 a 3 semanas. Esse estágio de infecção pode estar associado à leucocitose e à eosinofilia. Relata-se a ocorrência de pneumonia eosinofílica aguda resultando em desconforto respiratório agudo com entubação, porém é rara.[6,7] Em algumas regiões do mundo, a pneumonite é sazonal, por causa das condições climáticas que favorecem a transmissão da ascaridíase.[8]

Diagnóstico. A imagem do tórax durante o estágio inicial da infecção pode revelar opacidades transitórias uni ou bilaterais. O diagnóstico é difícil de confirmar durante o estágio agudo, pois os ovos não aparecem nas fezes até 2 a 3 meses após a infecção. A eosinofilia periférica pode ser detectada, assim como larvas, eosinófilos ou cristais de Charcot-Leyden podem ser encontrados no escarro ou em conteúdos gástricos.

Tratamento. O tratamento de escolha para a ascaridíase é o albendazol, embora o mebendazol e a ivermectina sejam eficazes também contra vermes adultos. Apesar de a fase pulmonar ser autolimitada, a fase gastrointestinal persistente justifica o tratamento para aliviar os sintomas e reduzir a transmissão.

Ancilostomíase

A ancilostomíase é causada por *Ancylostoma duodenale*, *Ancylostoma ceylanicum* ou *Necator americanus*. Esses helmintos infectam pelo menos meio bilhão de pessoas no mundo,[2] principalmente em regiões tropicais e subtropicais. Residem no intestino delgado, onde aderem à mucosa e alimentam-se de sangue e de tecido do hospedeiro, causando anemia ferropriva como a principal causa de morbidade. Ao contrário de outros helmintos, a prevalência da ancilostomíase aumenta com a idade e a imunidade protetora está ausente.

Aspectos Clínicos. Os ovos de ancilostomídeos são transmitidos pelas fezes de uma pessoa infectada, que então eclodem e liberam larvas rabditiformes, que por sua vez evoluem para as larvas filariformes. As larvas filariformes presentes no solo penetram na pele de um hospedeiro humano; isso pode estar associado ao exantema pruriginoso. As larvas entram nos vasos linfáticos ou nas vênulas e, por fim, alcançam a circulação pulmonar. Algumas pessoas apresentam tosse, broncospasmo e opacidades pulmonares transitórias com ou sem febre.[9,10] Bronquite e/ou pneumonia podem desenvolver-se quando as larvas rompem os capilares e entram nos espaços alveolares. As eosinofilias periféricas e pulmonares são comuns durante esse estágio de infecção.

Uma vez que os vermes atingem o intestino, um indivíduo pode apresentar sintomas gastrointestinais inespecíficos, incluindo náusea e dor abdominal. A anemia ferropriva é a consequência mais importante da ancilostomíase e pode levar a problemas cognitivos. A desnutrição e a hipoproteinemia podem também complicar a doença.

Diagnóstico e Tratamento. O exame de fezes revela a presença de ovos de ancilostomídeos 2 a 3 meses após os sintomas pulmonares, mas em casos de infecção branda, a concentração das fezes pode ser necessária para detectar os ovos. O diagnóstico durante a fase pulmonar é difícil e baseia-se no isolamento de larvas das secreções respiratórias, LBA ou secreções gástricas. O tratamento de escolha é o albendazol (única dose) ou o mebendazol (duas vezes ao dia, por 3 dias). Esses medicamentos eliminam os vermes adultos, mas não são eficazes contra as larvas nos estágios pulmonares. Os pacientes devem ser examinados quanto à presença de ovos nas fezes 1 mês após o tratamento e, se os ovos ainda estiverem presentes, um novo tratamento é indicado para eliminar os vermes adultos que se desenvolvem após o tratamento inicial.

Estrongiloidíase

Mais de 50 espécies de *Strongyloides* são reconhecidas, das quais a espécie *Strongyloides stercoralis* é a mais comum em humanos. Este helminto possui distribuição geográfica global e é endêmico na América Latina, sul da Ásia, África subsaariana, Estados Unidos (principalmente nos estados do sul e região dos Apalaches), Europa e Austrália.[11] Estima-se que até 100 milhões de pessoas sejam infectadas,[12] apesar de alguns especialistas acreditarem que a prevalência mundial de infecção por *Strongyloides* seja muito mais elevada.[13] Devido à falta de informação entre os médicos e também a sua prevalência em pessoas em condições de pouco poder aquisitivo, a infecção por *Strongyloides* é, com frequência, diagnosticada incorreta ou tardiamente.

Strongyloides tem um ciclo de vida complexo, consistindo em formas de vida livre e parasitárias. Os humanos são o reservatório primário e adquirem a infecção a partir do solo e vegetação contaminada com fezes humanas. Similar à ancilostomíase, a estrongiloidíase é iniciada pela penetração da pele por larvas filariformes infectantes, frequentemente através das solas dos pés. Após a penetração das larvas infectantes pela pele ou mucosa intestinal, as larvas são carregadas pela circulação até os pulmões, penetram os alvéolos e depois ascendem para a árvore traqueobrônquica. As larvas são deglutidas e passam a residir no intestino delgado, onde finalmente se desenvolvem como vermes adultos. Os ovos são liberados e eclodem para formar as larvas rabditiformes, que são transmitidas nas fezes. Essas larvas transformam-se em larvas filariformes. As larvas podem também realizar muda e transformarem-se em adultos de vida livre no solo, no qual podem converter-se em larvas filariformes infectantes. Algumas larvas rabditiformes podem realizar muda para tornarem-se larvas filariformes, enquanto ainda estão no intestino delgado, e em seguida invadem a mucosa intestinal ou a área perianal. As larvas filariformes que se formam internamente podem causar autoinfecção, migrando pela circulação para os pulmões, dessa forma recapitulando a fase migratória inicial.[14] A infecção também pode ocorrer na mucosa do trato gastrointestinal inferior ou área perianal[15] a partir das larvas que se transformaram em larvas filariformes infectantes no intestino.

A infecção por *Strongyloides* resulta em uma variedade de síndromes clínicas que variam de doença branda à síndrome hiperinfecciosa observada em hospedeiros imunocomprometidos.[16] A imunidade mediada por células que se desenvolve após a infecção primária limita a extensão da autoinfecção, assim as larvas e os vermes adultos permanecem em grande parte confinados no intestino, onde podem sobreviver por décadas em indivíduos imunocompetentes. Com a imunossupressão, principalmente causada por esteroides e outros estados imunodeficientes, particularmente a infecção pelo *vírus linfotrópico de células T humanas tipo 1* (HTLV-1, do inglês, *human T-lymphotropic vírus-1*),[16a] a autoinfecção pode tornar-se acentuada e acarretar a hiperinfecção.

Aspectos Clínicos. As manifestações clínicas de estrongiloidíase dependem da intensidade de infecção e do *status* imunológico do indivíduo. A infecção aguda é raramente sintomática, mas a pneumonite pode desenvolver-se durante a fase de migração larval. Mais de 50% dos pacientes com infecções crônicas são assintomáticos. Até 75% dos pacientes sintomáticos desenvolvem eosinofilia periférica e níveis séricos elevados de IgE; a estrongiloidíase deve estar presente no diagnóstico diferencial de qualquer pessoa que manifeste eosinofilia persistente.

Pacientes podem apresentar dor abdominal, diarreia e perda de peso.[12] Os sintomas dermatológicos incluem prurido, urticária e erupções cutâneas, incluindo larva *currens*, que se manifesta como estrias lineares que podem ser vistas no tronco, nas coxas e nas nádegas, devido às larvas migratórias (Fig. 39-1). As manifestações pulmonares mais comuns em indivíduos imunocompetentes são opacidades pulmonares transitórias com tosse produtiva, dispneia e broncospasmo. As radiografias torácicas vão desde opacidades inespecíficas normais a bilaterais. A estrongiloidíase pode causar asma e a melhora dos sintomas pode seguir com a erradicação da infecção. A artrite reativa, síndrome nefrótica, má absorção

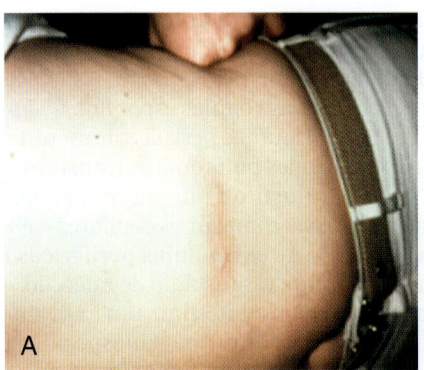
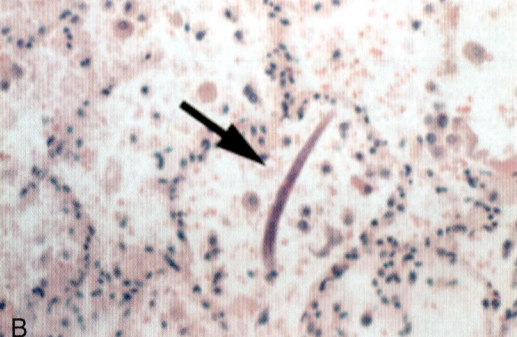
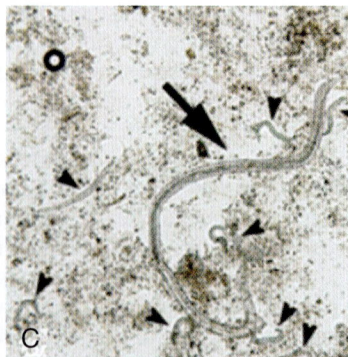

Figura 39-1 Estrongiloidíase. A, Larva *currens* em paciente com estrongiloidíase crônica. **B,** Larva filariforme em espécime de biópsia pulmonar (*seta*). **C,** Estágios larvais filariformes (*seta*) e rabditiformes (*cabeças de seta*) de *Strongyloides stercoralis* nas fezes de um paciente com síndrome de hiperinfecção. Esses estágios são encontrados também no escarro. (**A** e **B,** de Herman Zaiman's "A Pictorial Presentation of Parasites" com permissão da American Society of Tropical Medicine and Hygiene.)

crônica, obstrução duodenal e lesões hepáticas também estão associadas à estrongiloidíase crônica. Pacientes de áreas de alta endemicidade que têm asma ou doença pulmonar obstrutiva crônica com eosinofilia devem ser sempre examinados para infecção por *Strongyloides*, antes da instituição da terapia com esteroides, para evitar a hiperinfecção.

A síndrome da hiperinfecção por *Strongyloides* desenvolve-se devido à autoinfecção acelerada. A hiperinfecção é geralmente observada na condição de imunossupressão, principalmente quando causada por altas doses de corticosteroides,[16-19] embora outros fármacos imunossupressores e a radioterapia estejam envolvidos. A infecção pelo vírus linfotrópico de célula T humanas tipo-1 significativamente predispõe à hiperinfecção; acredita-se que seja secundária à deficiência de células T auxiliares 2 que normalmente contribuem para o controle de helmintos.[16,20] Além disso, a imunossupressão associada ao linfoma, leucemia, desnutrição, transplante de órgãos e HIV/AIDS predispõe à hiperinfecção por *Strongyloides*, embora alguns estudos indiquem que o risco não é aumentado pelo HIV.[16,21]

A hiperinfecção por *Strongyloides* é caracterizada por sintomas gastrointestinais evidentes, incluindo dor abdominal, náusea, vômito, diarreia e íleo paralítico. O pulmão é também um alvo importante em pacientes com hiperinfecção por *Strongyloides*. Como as larvas filariformes migram pelos pulmões, causam pneumonite com tosse, hemoptise e insuficiência respiratória. Quando as larvas deixam o lúmen do trato gastrointestinal e invadem a mucosa intestinal, podem carregar bactérias do trato gastrointestinal, resultando em bacteriemia polimicrobiana, pneumonia bacteriana, síndrome do desconforto respiratório agudo e meningite bacilar Gram-negativa.[22] A hiperinfecção por *Strongyloides* também é relatada mimetizando a fibrose pulmonar idiopática acelerada.[23] A mortalidade da estrongiloidíase disseminada pode ser superior a 90%.

Diagnóstico. Na hiperinfecção por *Strongyloides*, larvas, ovos e vermes adultos podem ser observados no escarro, urina, LBA e outros fluidos corpóreos (Fig. 39-1). O diagnóstico de infecção por *Strongyloides* pode ser dificultado se a carga parasitária for baixa, pois o teste diagnóstico mais comum é baseado na detecção de ovos de *Strongyloides* nas amostras de fezes (Fig. 39-1). Os ensaios sorológicos desenvolvidos recentemente utilizam o ELISA ou o teste de imunofluorescência para detectar anticorpos séricos para *Strongyloides*. Embora o ELISA seja mais sensível que a detecção de ovos nas fezes, a especificidade desse teste é subótima em regiões onde outros nematódeos são endêmicos, tais como as filárias, pois os anticorpos de reatividade cruzada são comuns.[24] A eosinofilia é comum durante a hiperinfecção; a ausência de eosinofilia é comumente associada ao baixo prognóstico.[16,25]

Tratamento. A ivermectina é o tratamento de escolha e elimina o verme em mais de 90% dos indivíduos;[13] a ivermectina é significativamente mais eficaz do que o albendazol.[26] Embora a ivermectina seja geralmente prescrita como um tratamento de 2 dias, a terapia é geralmente estendida e individualizada no caso de síndrome hiperinfecciosa, para assegurar a erradicação.[16] A coinfecção pelo HTLV-1 está relacionada às altas taxas de falha no tratamento,[27] e alguns pacientes podem necessitar de terapia adicional para prevenir a recidiva. O tratamento combinado com ivermectina e albendazol também foi proposto em casos graves ou em infecções crônicas com a coinfecção pelo HTLV-1, quando a ivermectina individualmente leva à falha terapêutica. Nos casos de hiperinfecção em que o tratamento oral não pode ser absorvido ou tolerado, a preparação veterinária de ivermectina é administrada subcutaneamente.[28,29] Não existem testes confiáveis para monitorar a cura, mas muitos indivíduos apresentam reversão ou declínio das sorologias de IgG com o tratamento bem-sucedido.[24] Todos os pacientes com infecção por *S. stercoralis* devem ser tratados, por causa do risco de autoinfecção e disseminação.

Alguns especialistas recomendam que os pacientes de áreas altamente endêmicas façam uma sorologia de triagem para estrongiloidíase antes (ou durante) o início do tratamento com esteroides ou transplante de órgãos e, se soropositivos, o tratamento é indicado para prevenir a síndrome da hiperinfecção.

Eosinofilia Pulmonar Tropical

A *eosinofilia pulmonar tropical* (EPT) é uma síndrome clínica distinta em pacientes de áreas tropicais endêmicas da filariose linfática, tais como *Wuchereria bancrofti* ou *Brugia malayi*.[30] A maioria dos casos é descrita na Índia, Paquistão, Sri Lanka, sudeste da Ásia, partes do continente africano e América do Sul, principalmente Brasil e Guiana. Atualmente, a EPT é reconhecida em áreas não endêmicas, predominantemente em imigrantes; acredita-se que a EPT não seja um risco significativo durante uma breve visita a uma área endêmica.

As filárias possuem cinco estágios morfológicos; os humanos são infectados pelas larvas no terceiro estágio, transmitidas por mosquitos. As larvas infectantes realizam duas vezes a muda e desenvolvem a forma adulta, que sobrevive em um hospedeiro humano por até 20 anos. O primeiro estágio larval, ou de microfilárias, é liberado na circulação por vermes adultos fêmeas. Microfilárias de *Wuchereria* e *Brugia* circulam no sangue em um padrão temporal que coincide com os hábitos de alimentação dos mosquitos vetores.

Aspectos Clínicos. A EPT é observada predominantemente (80%) em indivíduos do gênero masculino, geralmente de meia-idade. Os principais aspectos clínicos da EPT incluem tosse paroxística noturna e broncospasmo, febre de baixo grau, perda de peso e linfadenopatia; alguns pacientes também manifestam hepatoesplenomegalia. Leucocitose, eosinofilia periférica intensa e níveis séricos elevados de IgE são comuns, e os espécimes de escarro ou LBA frequentemente contêm eosinófilos. Os testes de função pulmonar revelam defeitos restritivos e obstrutivos. Embora a EPT seja causada por filárias, pacientes com EPT não possuem microfilaremia detectáveis. A patogênese da EPT é pouco compreendida, mas acredita-se que represente uma resposta às microfilárias que ficam retidas nos pulmões.[31,32]

Diagnóstico. O diagnóstico de EPT é baseado na combinação de dados clínicos, radiológicos, epidemiológicos e laboratoriais, sem a necessidade de biópsia pulmonar. Pacientes manifestam dispneia noturna com eosinofilia, IgE sérica elevada e teste sorológico positivo (ELISA) para anticorpos contra antígenos filariais. Outros dados são importantes para o diagnóstico acurado, pois a especificidade dos testes sorológicos filariais é comprometida pela reatividade cruzada com outros helmintos.[1,33] As radiografias torácicas geralmente revelam tramas broncovasculares e opacidades reticulonodulares ou lesões miliares difusas, assim como opacidades nos campos pulmonares médios e inferiores (Fig. 39-2).

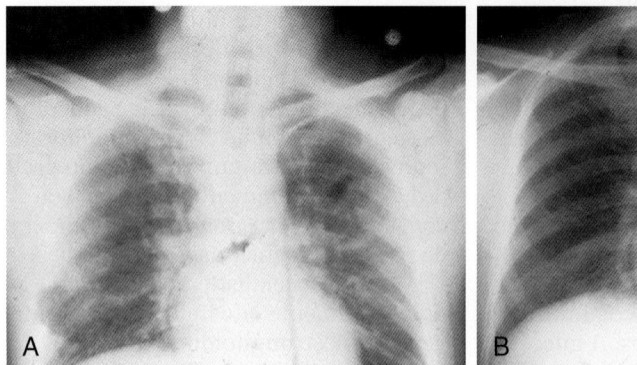
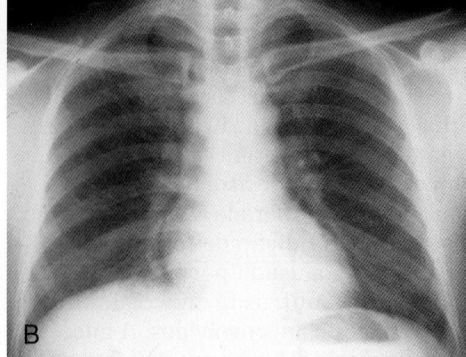

Figura 39-2 **Eosinofilia pulmonar tropical. A,** A radiografia torácica de paciente do Sri Lanka com eosinofilia pulmonar tropical confirmada mostra consolidação pulmonar à direita subpleural, opacidade na região média pulmonar subpleural e espessamento intersticial peri-hilar bilateral. **B,** Radiografia torácica do mesmo paciente após tratamento com dietilcarbamazina. Note a melhora no parênquima.

Cavitação, bronquiectasia e efusão pleural foram relatadas, mas são incomuns; as radiografias torácicas também podem ser normais. Quando espécimes patológicos são obtidos, infiltrado eosinofílico das áreas intersticiais e perivasculares, formação de abscesso eosinofílico e de granulomas eosinofílicos podem ser observados, e fragmentos dos vermes são ocasionalmente encontrados.[34] A análise de microscopia eletrônica do pulmão mostra a degranulação de eosinófilos, sugerindo que a destruição tecidual pode ser mediada por proteínas dos grânulos citotóxicos liberadas por essas células. A fibrose pode estar presente se o curso da doença é prolongado.

Tratamento. Todos os pacientes devem ser tratados, pois a EPT pode progredir para a doença pulmonar restritiva crônica. A administração de dietilcarbamazina, um fármaco antifilarial, resulta em melhora nos sinais e sintomas de EPT, com redução da eosinofilia e dos níveis séricos de IgE. Alguns especialistas sugerem a terapia com ivermectina individualmente ou em combinação com a dietilcarbamazina, embora a ivermectina tenha pouco efeito sobre as filárias adultas e alguns pacientes necessitem de novo tratamento, independentemente do regime. Estudos recentes demonstraram que a doxiciclina, um antibiótico que elimina a bactéria endossimbionte (*Wolbachia*) de *W. bancrofti*, é eficaz no tratamento de vermes adultos e microfilárias da filariose.[35] Um endossimbionte é um organismo que reside dentro de outro com benefícios mútuos; acredita-se que *Wolbachia* tenha um papel importante na doença causada por *Wuchereria* e na sobrevida do parasita. Ele tem-se provado um alvo valioso para muitas doenças filariais, principalmente por ser um alvo da doxiciclina, que é mais bem tolerada do que a dietilcarbamazina. A terapia com os esteroides deve ser administrada com precaução, porque a EPT e a estrongiloidíase pulmonar têm manifestações similares e os esteroides podem aumentar a morbidade e a mortalidade da estrongiloidíase.

Larva Migrans Visceral

A *larva migrans visceral* (LMV) é uma síndrome clínica causada pela infecção de humanos com o ascarídeo canino *Toxocara canis* ou o ascarídeo felino *Toxocara cati* em regiões de clima temperado e tropical. Crianças adquirem infecção pela ingestão de ovos embrionados em solo contaminado ou conteúdos de caixa de areia; uma história de alotriofagia é comum em crianças infectadas.[36] Embora a LMV geralmente afete crianças, adultos também são acometidos pela LVM. A síndrome da LMV também é relatada como resultado da infecção por *A. suum*, o parasita de suínos,[37] e *Baylisascaris procyonis*, o ascarídeo do guaxinim.[38]

Visto que as larvas que sofrem eclosão não podem amadurecer para a forma adulta em humanos (que são hospedeiros terminais ou acidentais), elas migram pelos órgãos viscerais, causando uma síndrome eosinofílica aguda.

Aspectos Clínicos. A infecção por *Toxocara* afeta diversos sistemas orgânicos.[39] As manifestações pulmonares estão presentes em 80% dos casos e incluem tosse, falta de ar e chiado no peito, lembrando a asma.[40] Embora os sintomas sejam geralmente brandos, são relatados sintomas respiratórios graves.[41,42] Essas manifestações são um resultado da lesão pulmonar ocasionada pelas larvas e pelas respostas imunes frente à infecção parasitária.[43] Outras manifestações podem incluir urticária, linfadenopatia, hepatoesplenomegalia e convulsões. O envolvimento do sistema nervoso central,[44-46] olhos e miocárdio[47,48] é relatado, mas não é comum.

Diagnóstico e Tratamento. O achado radiográfico na LMV é variável e inclui opacidades irregulares bilaterais ou segmentares, que podem ser migratórias; as opacidades subpleurais podem ser detectadas por *tomografia computadorizada* (TC). A avaliação laboratorial pode revelar leucocitose, eosinofilia acentuada, títulos elevados de iso-hemaglutinina anti-A ou anti-B e testes anormais da função hepática; os níveis de IgE são frequentemente elevados. O diagnóstico é feito por ELISA e pelo teste de *imunoblot*. Não se observam ovos nas fezes, pois as larvas não amadurecem para a fase adulta em humanos.

Os antiparasitários podem não ter utilidade, pois a LMV é uma síndrome autolimitada. Contudo, se os sintomas são moderados ou graves, o albendazol é o fármaco de escolha; a dietilcarbamazina é uma terapia alternativa. Em casos graves, os esteroides adjuvantes podem acelerar a resolução dos sintomas. As medidas preventivas incluem o controle da contaminação do solo, evitar a alotriofagia e tratar regularmente cães e gatos com vermífugos.

Outros Ascarídeos

A infecção por *Baylisascaris procyonis*, um ascarídeo de guaxinins, resulta em doença sistêmica caracterizada por eosinofilia. O envolvimento pulmonar é relatado nessa infecção,[38] apesar de as principais manifestações clínicas serem neurológicas e oculares. Não existe terapia comprovada, embora o albendazol possa ser benéfico.

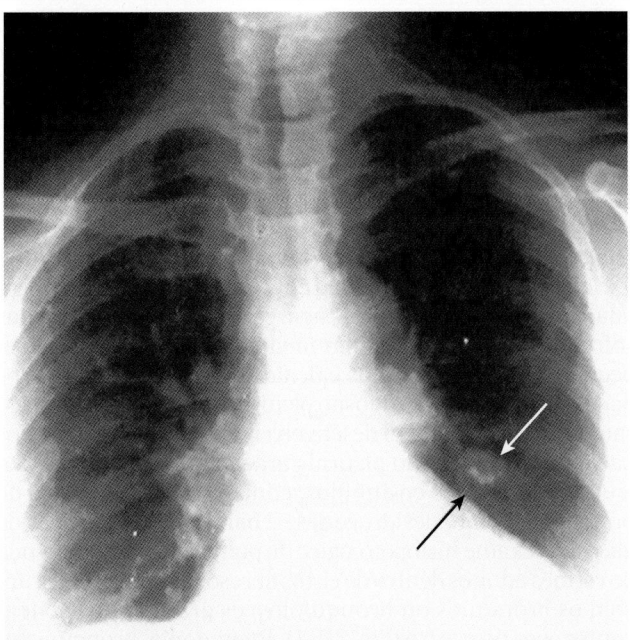

Figura 39-3 Infecção por dirofilárias no pulmão. A radiografia torácica mostra um nódulo solitário (*setas*) no pulmão de paciente com *Dirofilaria immitis* confirmada. (De McCall GW, Genchi C, Kramer LH, et al: Heartworm disease in animals and humans. *Adv Parasitol* 66:193–285, 2008.)

Dirofilariose

Dirofilaria immitis, o "verme do coração de cães", é uma importante causa de morbidade e mortalidade em cães.[49] É transmitida por mosquitos, mas os seres humanos são hospedeiros acidentais. Nos Estados Unidos, a maioria dos casos é descrita no sudeste. Os vermes migram pela circulação venosa e pelo lado direito do coração, onde alcançam as artérias pulmonares. Em humanos, as filárias são parasitas vasculares na artéria pulmonar, induzindo vasculite e formação de um nódulo pulmonar até a morte do parasita (Fig. 39-3).[50] As radiografias torácicas geralmente revelam uma lesão esférica homogênea bem definida ou numular oval com bordas lisas. A maioria dos casos é assintomática, embora alguns indivíduos possam apresentar tosse e pneumonite.[50] A eosinofilia está ausente. Como não existe teste não invasivo confiável para detectar a infecção por *Dirofilaria*, quase todos os casos requerem biópsia para estabelecer o diagnóstico. A cirurgia é diagnóstica e curativa.

Triquinose

A triquinose é causada por parasitas do gênero *Trichinella*, principalmente *T. spiralis*; são os únicos nematódeos que ocupam uma localização intracelular e que são adquiridos pela ingestão de carne contaminada. Os humanos geralmente adquirem a infecção pela ingestão de cistos contendo larvas espiraladas em carne suína, produtos suínos ou de caça, crus ou parcialmente cozidos. As larvas que emergem dos cistos ingeridos invadem o intestino delgado.

Aspectos Clínicos. O estágio entérico pode ser assintomático ou pode ser acompanhado por sinais e sintomas de gastroenterite. Durante o estágio parenteral subsequente, as larvas recém-nascidas entram na corrente sanguínea e circulam para vários órgãos. Contudo, somente encistam no músculo esquelético periférico, formando a "célula acessória", consistindo em um miócito infectado nutrido por vasos formados pela neoangiogênese. A maioria dos sintomas é ocasionada por inflamação associada à invasão intestinal pelas larvas e ao influxo de eosinófilos e mastócitos na região das células acessórias. Durante o estágio agudo da infecção, sintomas comuns incluem mal-estar, dor abdominal, febre, náusea, vômito, mialgias e fraqueza muscular com edema facial e generalizado. O comprometimento do trato respiratório é incomum, mas em casos graves, a presença de dispneia e de opacidades pulmonares pode ser observada. A dispneia pode ser resultante da invasão larval do diafragma e dos músculos acessórios da respiração;[51] porém, a inflamação pulmonar também pode ter um papel nesse quadro clínico.[52]

Diagnóstico e Tratamento. A triquinose é geralmente diagnosticada com base na apresentação clínica, epidemiologia, eosinofilia e resultado positivo no ELISA.[1] A biópsia muscular é definitiva, mas não é recomendada por causa da baixa sensibilidade. O tratamento é feito com albendazol; corticosteroides podem ser incluídos nos casos graves, principalmente naqueles com pneumonite, miocardite ou meningoencefalite. É incerto se o tratamento altera o curso da infecção, particularmente por não afetar os vermes depois que já foram encistados. A triquinose é prevenida pelo consumo de carnes que são totalmente cozidas à temperatura de 60 graus.

Gnatostomíase

A gnatostomíase é causada por helmintos do gênero *Gnathostoma*; é endêmica no sul da Ásia e sudeste asiático, China e América Latina, principalmente em culturas cujo consumo de peixe cru é comum.[53,54] *Gnathostoma spinigerum* é o agente mais comum de gnatostomíase humana. Os seres humanos são hospedeiros acidentais; gatos e cachorros são os hospedeiros definitivos. *G. spinigerum* tem um ciclo de vida complexo, envolvendo dois hospedeiros intermediários.[55] Os humanos geralmente se tornam infectados com larvas no terceiro estágio pela ingestão de peixes de água doce crus ou inadequadamente cozidos ou outros hospedeiros intermediários, tais como serpentes, sapos e frangos. Entretanto, sugerem-se rotas alternativas de infecção, tais como ingestão de água contendo copépodes infectados e a penetração da pele de manipuladores de alimentos por larvas no terceiro estágio obtidas de carne infectada.[54] As larvas infectantes liberadas no intestino migram para o fígado e a cavidade abdominal e retornam para o estômago, onde são embebidas na parede, parecendo um tumor com um orifício comunicando-se com o lúmen para a liberação dos ovos.[56] O dano mecânico causado pelas larvas migratórias é citado como a causa primária dos sintomas. A migração das larvas nos tecidos resulta em tratos hemorrágicos característicos, rodeados por infiltração eosinofílica. Quando os pulmões são envolvidos, os pacientes apresentam tosse, dor torácica pleurítica, hemoptise, consolidação lobar, colapso lobar, efusão pleural, pneumotórax ou hidrotórax. Inchaços subcutâneos, efusão pleural eosinofílica inexplicável e eosinofilia periférica são considerados uma tríade clínica e devem indicar suspeita imediata de gnatostomíase.

Diagnóstico e Tratamento. O diagnóstico de gnatostomíase é baseado na presença de eosinofilia, inflamação migratória e história de risco de exposição. O diagnóstico pode ser confirmado pela identificação do verme em tecido ou por sorologia. O tratamento de escolha é o albendazol ou a ivermectina.

TREMATÓDEOS

Paragonimíase

Os parasitas pulmonares do gênero *Paragonimus* compreendem várias espécies importantes na doença humana. O *Paragonimus westermani* é encontrado em humanos e animais na Ásia, África e América do Sul. No entanto, mais de 90% dos casos são encontrados na Ásia; *P. westermani* é raramente contraído nos Estados Unidos.[57] Grande parte dos casos de paragonimíase adquirida nos Estados Unidos é causada pela espécie *Paragonimus kellicotti*[55,58] após ingestão de lagostim. O parasita tem um ciclo de vida complexo envolvendo caramujos, crustáceos e mamíferos de água doce.

Os humanos tornam-se infectados pela ingestão de caranguejo ou lagostim cru, parcialmente cozido ou em conserva contendo metacercárias, que são liberadas dos cistos no duodeno e penetram a parede intestinal para entrarem na cavidade peritoneal. As formas larvais penetram no diafragma e entram na cavidade pleural e no parênquima pulmonar, onde amadurecem para vermes adultos. Pares de vermes adultos residem em cavidades císticas próximas das passagens brônquicas (Fig. 39-4) e produzem ovos. As cavidades císticas eventualmente se rompem em um bronquíolo, permitindo que os ovos sejam expectorados ou deglutidos e passados para as fezes.

Aspectos Clínicos. Uma minoria de indivíduos infectados apresenta um estágio sintomático de infecção aguda aproximadamente 2 semanas após a exposição, evidenciada por dor abdominal, diarreia, febre, dor torácica, tosse, urticária, eosinofilia periférica e níveis elevados de IgE.[59] Por outro lado, a maioria das infecções tem um início insidioso com manifestações clínicas que surgem 5 a 10 anos depois da exposição. Os sintomas de infecções em estágios tardios incluem tosse produtiva contendo escarro espesso, sanguinolento ou cor de ferrugem com cristais de Charcot-Leyden, com ou sem dor torácica pleurítica.[60] Ao mesmo tempo, observa-se hemoptise repentina semelhante àquela da tuberculose.[61] Febre e eosinofilia podem estar ausentes em infecções crônicas; um achado comum é a radiografia torácica anormal em paciente assintomático (Fig. 39-4).

Diagnóstico. As radiografias torácicas podem revelar uma variedade de lesões, incluindo envolvimento focal ou consolidação. As lesões cavitárias aparecem quando os parasitas sofrem maturação e podem medir até 4 cm de diâmetro; pequenos cistos e nódulos calcificados ou não calcificados podem estar presentes. Efusão pleural, pneumotórax e espessamento pleural podem desenvolver-se em uma minoria dos pacientes.[60,62] O fluido pleural caracteristicamente contém leucócitos, muitos eosinófilos, concentrações elevadas de proteína e lactato desidrogenase e baixas concentrações de glicose. O exame histopatológico do pulmão revela a presença de vermes adultos dentro de cistos fibrosos que se comunicam com os brônquios ou bronquíolos; os granulomas podem conter ovos no centro (Fig. 39-4). Pneumonia, bronquiectasia e vasculite podem estar presentes. Alterações patológicas agudas e crônicas podem coexistir dentro das mesmas lesões pulmonares.

Quando o diagnóstico de paragonimíase é suspeitado, essa parasitose pode ser confirmada pela detecção de ovos morfologicamente característicos no escarro, fezes, aspirados gástricos ou no tecido (Fig. 39-4). O escarro sanguinolento é a amostra clínica com maiores chances de produzir resultados positivos. O ELISA e os ensaios de *imunoblot* para detecção de anticorpos para antígenos de *Paragonimus* são oferecidos pelo CDC em Atlanta, Geórgia, nos Estados Unidos.

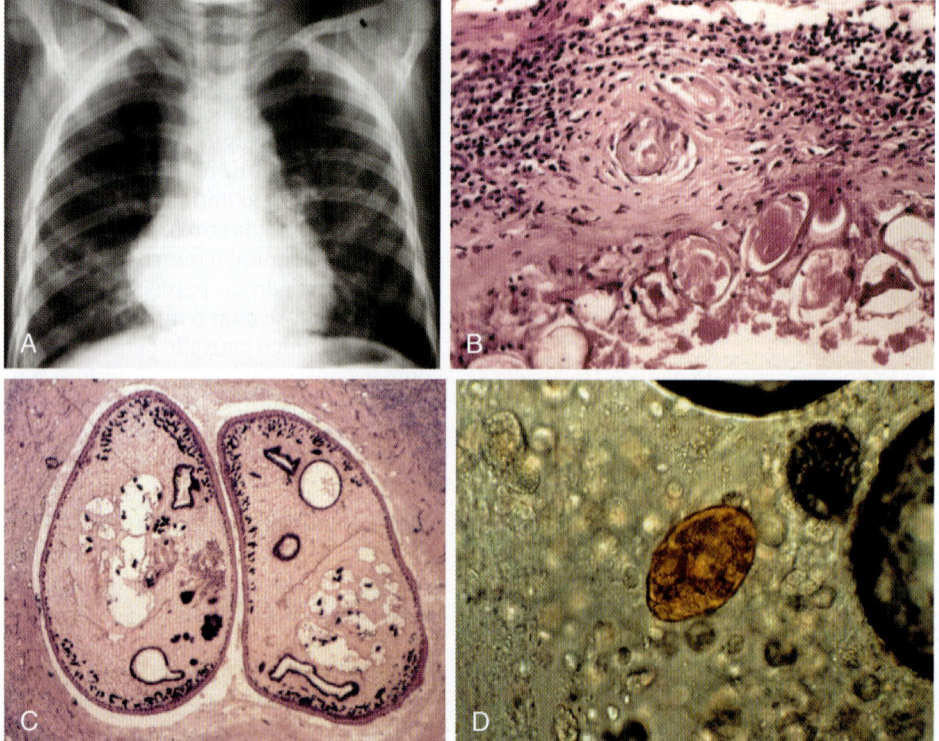

Figura 39-4 *Paragonimus westermani*. **A,** A radiografia torácica de paciente que apresentou hemoptise mostra opacidades discretas reticulares e lineares peri-hilares e infra-hilares à esquerda e à direita. **B,** Granuloma circundando os ovos. **C,** Corte transversal de um par de vermes adultos no pulmão. **D,** Ovo no escarro. (De Herman Zaiman's "A Pictorial Presentation of Parasites" com permissão da American Society of Tropical Medicine and Hygiene.)

Tratamento. O praziquantel é o fármaco de escolha. A paragonimíase pulmonar não tratada pode resolver-se dentro de 5 a 10 anos (vida média dos vermes adultos), mas as infecções crônicas podem ser acompanhadas por fibrose extensa. A paragonimíase pode ser prevenida pelo cozimento total de caranguejos e lagostins antes da ingestão.

Esquistossomose

A esquistossomose é uma das infecções parasitárias mais importantes da humanidade. É encontrada em áreas tropicais e subtropicais do mundo, tais como América do Sul, África, Oriente Médio e Leste Asiático, incluindo as Filipinas.[63] A Organização Mundial da Saúde estima que mais de 200 milhões de pessoas sejam infectadas no mundo inteiro.[64] Cinco espécies de esquistossomos causam doença humana: *Schistosoma hematobium, S. mansoni, S. japonicum, S. mekongi* e *S. intercalatum*. A infecção é adquirida quando as cercárias penetram na pele durante o banho, caminhada ou lavagem de roupa em água fresca. Após penetrarem na pele, as cercárias perdem suas caudas e rapidamente se transformam nas formas juvenis (esquistossômulos), que migram para o pulmão e fígado. Os esquistossômulos transformam-se nas formas adultas que se reproduzem e, em seguida, percorrem para o tecido de destino. A espécie *S. hematobium* é encontrada no plexo venoso da bexiga urinária, enquanto *S. mansoni* e *S. japonicum* residem nas veias mesentéricas. Vermes fêmeas depositam os ovos que são excretados na urina (*S. hematobium*) ou nas fezes (*S. mansoni, S. japonicum*). Os esquistossomos adultos podem viver e produzir ovos por até 30 anos.

Aspectos Clínicos. A reação cutânea (lesões eritematosas em relevo de 1 a 3 cm) pode desenvolver-se dentro de horas (em até 1 semana) após a penetração de cercárias naqueles indivíduos infectados pela primeira vez. Em algumas pessoas não previamente expostas, a esquistossomose aguda, conhecida como febre de Katayama, desenvolve-se após intensa exposição ao *S. japonicum* ou *S. mansoni*.[65,66] Os sintomas geralmente se manifestam entre 4 e 8 semanas após a exposição, que coincide com a maturação da forma adulta e o início da deposição dos ovos. A esquistossomose aguda é caracterizada por urticária, febre, calafrios, tosse, chiado no peito, dores de cabeça, linfadenopatia, hepatoesplenomegalia, eosinofilia periférica e níveis séricos elevados de IgE. A resolução dessa fase aguda geralmente ocorre dentro de várias semanas, mas pode levar à morte em raras circunstâncias.

Os principais achados patológicos na esquistossomose em qualquer órgão são os granulomas circundando os ovos[67] (Fig. 39-5). A esquistossomose pulmonar crônica pode ser o resultado da deposição dos ovos nos vasos pulmonares seguida pela formação do granuloma e obstrução do fluxo sanguíneo.[68] Contudo, o vasospasmo e a inflamação também contribuem para os achados pulmonares.[69] A hipertensão pulmonar crônica desenvolve-se em cerca de 5% dos pacientes com esquistossomose hepatoesplênica, geralmente muitos anos depois da infecção não tratada.[70,71]

Diagnóstico e Tratamento. As radiografias torácicas de pacientes com sintomas agudos podem revelar opacidades ou nódulos pulmonares difusos com bordas indistintas, que na TC podem ter um aspecto de "halo" em vidro fosco (Fig. 39-5A).[72] Efusões pleurais e linfadenopatia torácica também podem estar presentes na esquistossomose aguda. A análise de imagem na esquistossomose pulmonar crônica revela a presença de nódulos, lesões miliares e cavitárias.

O diagnóstico de esquistossomose é realizado pelo exame de fezes ou urina, ou por biópsia retal, embora a eliminação dos ovos geralmente comece somente depois de um período de 6 semanas da exposição.[73] Quase todos os pacientes com esquistossomose aguda sintomática apresentam eosinofilia e níveis séricos elevados de IgE. Os testes de ELISA e os ensaios de *imunoblot* estão disponíveis para a detecção de anticorpos para antígenos do esquistossomo, mas podem ser negativos na infecção aguda e permanecerem positivos anos após o tratamento. As biópsias pulmonares podem revelar a presença de granulomas ao redor dos ovos (Fig. 39-5B).

O tratamento de escolha para a esquistossomose é o praziquantel. Este fármaco elimina os vermes adultos, mas pode não matar os parasitas imaturos. Em alguns casos, os sintomas podem piorar transitoriamente após o tratamento; presume-se que ocorra devido à liberação de componentes pró-inflamatórios dos parasitas mortos. A hipertensão pulmonar ocasionada pela esquistossomose também pode agravar-se com o tratamento antiparasitário.

CESTÓDEOS

Equinococose

O cestódeo *Echinococcus granulosus*, a tênia de cães, apresenta uma distribuição mundial dispersa. Permanece como um importante problema de saúde pública na bacia do Mediterrâneo, onde é principalmente comum na Itália, Espanha, Albânia e países da antiga Iugoslávia. *E. granulosus* também é encontrado em toda a América Central e América do Sul, assim como em áreas dispersas da África subsaariana, China, Rússia e países da antiga União Soviética. *Echinococcus multilocularis*, a tênia da raposa, é endêmico no Canadá,

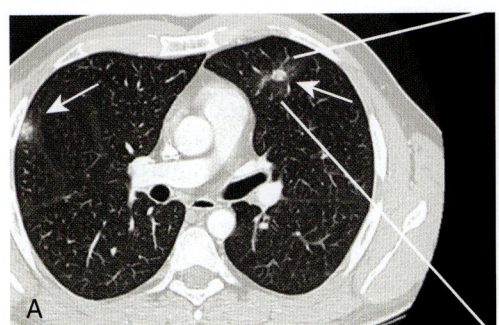
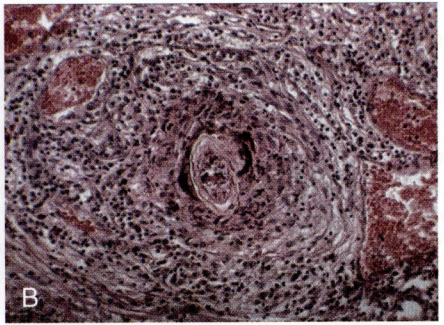

Figura 39-5 Esquistossomose no pulmão. A, TC torácica mostrando macronódulos com halo em vidro fosco (*setas*). **B,** Granuloma no pulmão circundando um *Schistosoma ovum*. (**A,** De Weber-Donat G, Donat N, Margery J: Acute pulmonary schistosomiasis: computed tomography (CT) findings. *Am J Trop Med Hyg* 82:364, 2010; **B,** de Herman Zaiman's "A Pictorial Presentation of Parasites" com permissão da American Society of Tropical Medicine and Hygiene.)

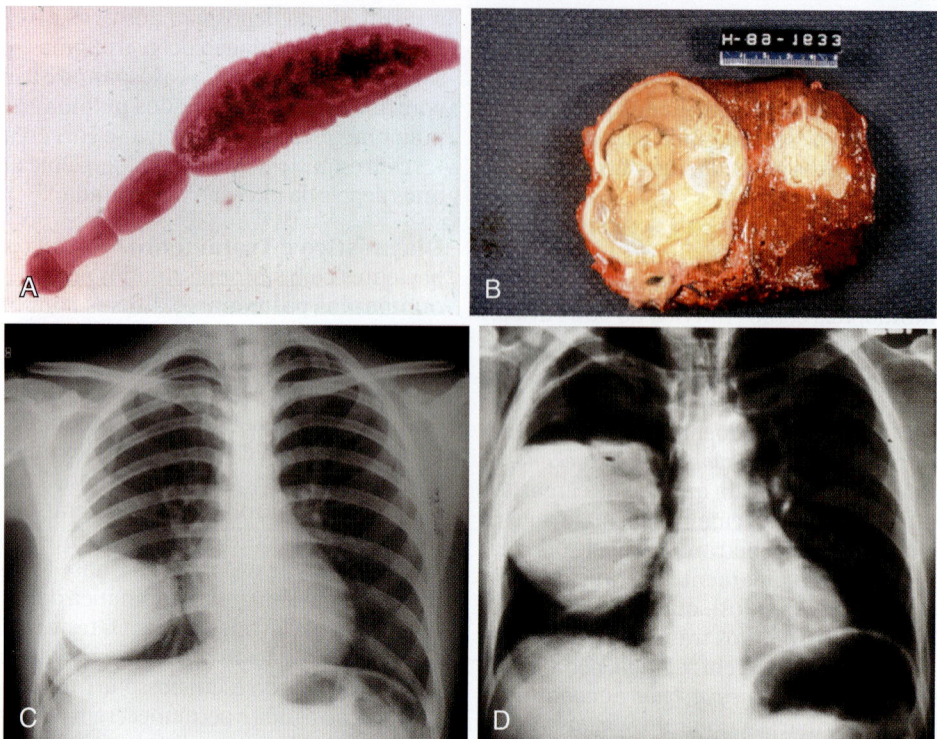

Figura 39-6 Cistos de equinococos. A, *Echinococcus granulosis* adulto. **B,** Cisto de *Echinococcus* no fígado próximo ao diafragma. **C,** Cisto de *Echinococcus* no pulmão. **D,** Cisto de *Echinococcus* rompido no pulmão com o sinal de "vitória-régia". (**A** e **D,** De Herman Zaiman's "A Pictorial Presentation of Parasites" com permissão da American Society of Tropical Medicine and Hygiene; **C,** cortesia de Dr. Saul Santivanez, Lima, Peru.)

partes dos Estados Unidos, Europa Central, países da antiga União Soviética, China e partes do norte do Japão.[74-76]

A tênia adulta (Fig. 39-6) normalmente infecta cães e libera milhões de ovos. Os ovos são excretados nas fezes, e os hospedeiros intermediários, incluindo humanos, tornam-se infectados quando ingerem os ovos em alimentos e águas contaminados. Em grande parte das áreas, os cães são os hospedeiros definitivos e as ovelhas são os principais hospedeiros intermediários. As larvas são liberadas dos ovos após a ingestão e migram pela corrente sanguínea ou pelos vasos linfáticos para vários órgãos, geralmente fígado e pulmão, mas podem envolver os rins, ossos e cérebro. Em seguida, amadurecem para a forma cística e, no caso de *E. granulosus*, o cisto é unilocular e preenchido por fluido, consistindo em uma camada germinal interna e uma camada laminada acelular externa. Os cistos-filhos podem surgir da camada interna e observa-se uma camada externa composta por tecido fibroso derivada do hospedeiro, que também é chamada de pericisto. Embora *E. granulosus* seja mais comum em humanos, *E. multilocularis* geralmente é mais patogênico.

Aspectos Clínicos. Os pulmões são envolvidos em 20% a 40% dos casos de equinococose cística; o fígado é envolvido em 50% a 70%.[77] A equinococose cística normalmente se manifesta como um cisto solitário envolvendo um órgão, em geral o fígado ou pulmão; 10% a 15% dos indivíduos possuem mais de um órgão acometido. Em crianças, os pulmões são envolvidos com mais frequência do que o fígado.[78]

A equinococose pulmonar é geralmente descoberta como um achado incidental na imagem torácica. Nos pacientes sintomáticos, as manifestações clínicas da equinococose pulmonar são a consequência mais comum da ruptura do cisto; menos frequentemente, os sintomas são decorrentes da compressão pelo aumento do tamanho do cisto. A ruptura de um cisto de equinococo (hidátide) em um brônquio resulta em febre e tosse, que pode ter um início repentino. Em alguns pacientes, o escarro pode conter fragmentos macroscópicos do parasita. Os cistos rompidos que se comunicam com uma via aérea respiratória podem tornar-se secundariamente infectados por bactérias e/ou fungos. A ruptura de um cisto hidátide no espaço pleural pode estar associada às respostas de hipersensibilidade, incluindo febre, urticária e chiado; a anafilaxia clinicamente evidente também pode ocorrer, mas é raramente fatal. A ruptura no espaço pleural também pode causar empiema, com ou sem superinfecção bacteriana. Os cistos que aumentam sem rompimento podem destruir estruturas adjacentes e causar dor óssea, hemorragia ou compressão das vias aéreas.[79]

Diagnóstico e Tratamento. O diagnóstico de equinococose pulmonar depende da combinação do exame de imagem, sorologia e microscopia. Nas radiografias torácicas, os cistos hidáticos não complicados (sem ruptura) aparecem como massas homogêneas ovais ou esféricas, com 1 a 20 cm de diâmetro, contendo bordas lisas e tecido pulmonar adjacente normal (Fig. 39-6C). Se um cisto se rompe em uma via aérea de grande calibre, a descarga parcial dos conteúdos císticos resulta em um nível hidroaéreo. Um cisto hidático que é completamente esvaziado de conteúdos líquidos e colapsado pode exibir um sinal de "vitória-régia" (Fig. 39-6D), que é patognomônico de um cisto rompido, mas é raro. O sinal de vitória-régia é criado quando o ar entra no cisto, permitindo o descolamento do endocisto interno a partir do pericisto externo, para que o endocisto rompido flutue sobre o líquido no pericisto parcialmente preenchido, criando um aspecto de uma vitória-régia flutuando sobre um lago. As imagens de TC podem permitir a distinção entre cistos hidáticos e outros cistos pulmonares ao revelarem a presença de cistos-filhos dentro de um grande cisto. A equinococose cardíaca e a embolização pulmonar dos organismos são condições raras.

Atualmente, o teste sorológico para a equinococose consiste em um ELISA que detecta anticorpos para um antígeno do cisto. Embora o ensaio seja bastante sensível em pacientes com envolvimento hepático, a sensibilidade em pacientes com equinococose pulmonar é de aproximadamente 50%. Uma limitação adicional do atual ensaio é que pode ocorrer reatividade cruzada se um paciente tem outra infecção tecidual com helmintos, principalmente a cisticercose. Como consequência da sensibilidade e especificidade subótimas, os resultados do teste sorológico para os equinococos devem ser interpretados no contexto de outras evidências clínicas e radiológicas.

Se ocorrer ruptura do cisto, os fragmentos dos cistos, principalmente as partes rígidas da boca (escólices) do parasita, podem ser detectados pelo exame microscópico do escarro ou fluido pleural.

Tratamento. A remoção cirúrgica é a principal abordagem terapêutica em pacientes que podem tolerar o procedimento. A abordagem cirúrgica deve ser planejada para minimizar a probabilidade de ruptura intraoperatória do cisto, na qual a liberação dos conteúdos pode resultar em anafilaxia e na disseminação dos parasitas, com subsequente recidiva. A administração pré-operatória de albendazol é recomendada, para reduzir as consequências da disseminação.[79] O praziquantel é frequentemente adicionado se um cisto se rompe, pois apresenta um efeito escolicida. A administração intraoperatória de um agente helminticida, tal como salina hipertônica ou formaldeído a 1%, mantido no lúmen do cisto por 15 minutos ou mais antes da manipulação adicional, parece minimizar as consequências do extravasamento dos conteúdos císticos.[79-81]

Em pacientes com cistos de equinococos sintomáticos ou complicados que não podem tolerar um procedimento cirúrgico torácico, o tratamento prolongado com um anti-helmíntico pode melhorar os sintomas, mas provavelmente será curado somente em uma pequena parcela dos casos. O albendazol é atualmente o fármaco de escolha; o praziquantel também tem atividade, e a combinação do albendazol e praziquantel pode ter uma eficácia maior do que o fármaco aplicado individualmente. O monitoramento das respostas ao tratamento antiparasitário deve ser baseado nos achados clínicos e nos procedimentos de imagem; os ensaios sorológicos seriados parecem não ter valor diagnóstico.

Echinococcus multilocularis

A equinococose alveolar causada por *E. multilocularis* é uma doença rara, mas potencialmente fatal. Cães selvagens são os hospedeiros definitivos e os animais de pequeno porte são os hospedeiros intermediários. O fígado é o alvo inicial desse parasita, e o período de incubação pode ser extremamente longo. A disseminação para o pulmão é resultante da disseminação metastática ou da extensão direta através do diafragma de um cisto hepático com ruptura no tórax. O *E. multilocularis* pode envolver a árvore brônquica, a cavidade pleural e as estruturas mediastinais. O diagnóstico é realizado pela sorologia e biópsia. O único procedimento curativo é a ressecção radical seguida pela terapia em longo prazo com o albendazol. Se não é tratável com a cirurgia, a terapia prolongada com albendazol pode ser benéfica.

PROTOZOÁRIOS

Os protozoários são organismos eucariontes unicelulares adquiridos por ingestão ou picada de um vetor. Os sintomas gastrointestinais ou sistêmicos geralmente predominam nas infecções com protozoários, embora os sintomas pulmonares também possam ser evidentes.

AMEBÍASE

A amebíase causada por *E. histolytica* é uma das doenças parasitárias mais comuns em humanos. Apesar de afetar predominantemente indivíduos que residem no México, América Central e América do Sul, África e subcontinente indiano, as viagens e imigrações têm promovido a globalizado dessa infecção. Estima-se que *E. histolytica* cause 40.000 a 100.000 mortes anualmente,[82] e que 500 milhões de pessoas no mundo inteiro sejam infectadas por *Entamoeba*,[82] embora muitas sejam mais infectadas por *Entamoeba dispar* não patogênica do que por *E. histolytica* patogênica.

E. histolytica não envolve hospedeiros intermediários e tem um ciclo de vida simples, alternando entre cistos ambientalmente resistentes e trofozoítos invasivos. Embora os trofozoítos sejam eliminados na diarreia sanguinolenta, essas formas não conseguem sobreviver no ambiente e não são transmitidas para novos hospedeiros. Os trofozoítos também podem sobreviver no intestino de portadores assintomáticos; alguns deles sofrem diferenciação para cistos no intestino e, por sua vez, são liberados e servem como a fonte de transmissão para novos hospedeiros. Os cistos possuem uma parede celular quitinosa que capacita a persistência no ambiente por semanas a meses e a infecção subsequente de hospedeiros que ingerem alimento ou água contaminada. Em 4% a 10% dos indivíduos infectados por *E. histolytica*, os trofozoítos invadem a mucosa intestinal para causarem a doença intestinal. Em outros, os trofozoítos entram na corrente sanguínea e podem estabelecer a infecção no fígado, cérebro ou pulmões.[83,84]

Aspectos Clínicos. A amebíase intestinal está associada a dor abdominal, tenesmo (necessidade constante de defecar) e diarreia, que pode ser sanguinolenta, mucoide ou aquosa. A febre pode estar presente, mas não é típica e o início dos sintomas pode ser gradual com pacientes que apresentam sintomas por várias semanas. O curso da amebíase intestinal pode ser fulminante, com íleo paralítico e perfuração intestinal.

O sítio mais comum de amebíase extraintestinal é o fígado; em uma pequena proporção dos casos ocorre o comprometimento pulmonar. Os abscessos cerebrais formados em decorrência da amebíase são raramente observados. O paciente típico com abscesso hepático amebiano é um indivíduo do gênero masculino adulto que adquiriu a infecção em uma área endêmica e apresenta febre e dor no quadrante superior direito sem sintomas intestinais. Embora a colite amebiana afete crianças e adultos de ambos os gêneros, os abscessos hepáticos de origem amebiana são aproximadamente 10 vezes mais comuns em homens do que em mulheres; o motivo para essa diferença é desconhecido, mas não está relacionado às diferenças nas taxas de infecção.[85] Modelos murinos de amebíase também demonstram diferenças na resposta imune do hospedeiro entre fêmeas e machos.[86] Muitos pacientes que desenvolvem amebíase extraintestinal não apresentam cistos ou trofozoítos nas fezes. Um abscesso amebiano prévio ou amebíase não conferem imunidade nos casos de recidiva.

As manifestações extraintestinais da amebíase podem manifestar-se anos após deixar uma área endêmica.[82] O pulmão é o segundo sítio extraintestinal mais comum de infecção por *E. histolytica* e geralmente resulta da extensão de um abscesso hepático no lobo direito, de modo que os pacientes podem apresentar dor abdominal no quadrante superior direito, assim como sintomas pulmonares. A amebíase pleuropulmonar complica o abscesso hepático amebiano em 7% a 20% dos casos,[2] apesar de a radiografia torácica ser anormal em quase 50% dos casos. Embora qualquer lobo pulmonar possa ser afetado, o lobo inferior direito é o mais acometido,[87] e a amebíase pulmonar pode ser confundida com a pneumonia bacteriana.[82] Os achados podem incluir um hemidiafragma direito elevado, efusão pleural à direita, atelectasia do lobo direito, consolidação pulmonar com formação de abscesso e fístulas bronco-hepáticas. Além disso, um empiema pode desenvolver-se a partir da ruptura de um abscesso hepático no espaço pleural.[88] Um paciente ocasional pode manifestar falta de ar[89] ou, raramente, insuficiência respiratória[90] ou expectoração de escarro com aspecto de "pasta de anchova", que representa os conteúdos de um abscesso amebiano.[91] Raramente, a amebíase pulmonar pode ser resultante da disseminação hematogênica sem abscesso hepático. Os abscessos hepáticos podem também causar ruptura no pericárdio e levar ao tamponamento cardíaco.[88,92,93]

Diagnóstico. Os estudos moleculares demonstram que a *Entamoeba* humana consiste na espécie virulenta *E. histolytica* e na espécie comensal não patogênica, *Entamoeba dispar*. As duas espécies estão frequentemente presentes em amostras de fezes; os trofozoítos são indistinguíveis, mas os ensaios com antígenos e de PCR são capazes de discriminar entre as espécies.[94] Os testes sorológicos são altamente sensíveis para o diagnóstico de amebíase extraintestinal, mas podem permanecer positivos por anos após a infecção. Portanto, a sorologia pode não diferenciar entre infecção atual e prévia. Nos casos de envolvimento pulmonar conhecido ou suspeito na amebíase, a análise de imagem da TC do pulmão e fígado adjacente deve ser utilizada para definir a extensão do envolvimento e a presença de fístulas.[95]

Tratamento. Pacientes com abscessos hepáticos geralmente podem ser tratados sem aspiração percutânea, mas as efusões pleurais ou pericárdicas[88] devem ser drenadas e as lesões maiores (> 300 mL) podem melhorar rapidamente a resposta ao tratamento, se drenadas.[96]

Atualmente, o tratamento médico de escolha é o metronidazol sistêmico na dose de 750 mg, três vezes ao dia, por pelo menos 10 dias, monitorando-se os achados clínicos cuidadosamente. O monitoramento das respostas com procedimentos repetidos de imagem geralmente não é necessário, e não é raro o achado radiológico piorar antes da melhora.[95] Outro nitroimidazol, o tinidazol, é uma alternativa e possui eficácia e toxicidade similares às do metronidazol. Agentes tais como paromomicina e furoato de diloxanida, que eliminam os cistos no intestino, não são eficazes contra a amebíase extraintestinal. Após o tratamento da amebíase invasiva tecidual com metronidazol ou tinidazol, grande parte dos especialistas recomenda um curso de diloxanida ou paromomicina para erradicar os cistos que podem servir como fontes de transmissão ou recidiva.[82] Em virtude de o potencial para a infecção assintomática desenvolver disenteria ou doença extraintestinal, ou ser transmitida, todas as infecções com *E. histolytica* devem ser tratadas.

MALÁRIA

A malária humana é uma infecção sistêmica aguda causada por *Plasmodium falciparum*, *P. vivax*, *P. malariae*, *P. ovale* ou *P. knowlesi*. Em 2010, a Organização Mundial da Saúde estimou que 550 milhões de casos de malária por ano são causados por *P. falciparum*, a espécie causadora da malária humana mais letal. Acredita-se que *P. vivax*, o segundo agente etiológico mais comum de malária humana, cause 80 a 300 milhões de casos. Recentemente, *P. knowlesi*, patógeno causador da malária em símios no sudeste asiático, foi associado a infecções por malária zoonótica em humanos.[97] Em virtude da semelhança morfológica entre *P. knowlesi* e *P. malariae*, as duas espécies eram comumente confundidas, porém a malária causada por *P. knowlesi* tem um curso mais agressivo e é frequentemente mais fatal do que a malária por *P. malariae*.

A Organização Mundial da Saúde estimou que em 2010, 660.000 mortes foram causadas por malária, principalmente em crianças infectadas por *P. falciparum* na África subsaariana. Embora muitos casos de malária sejam brandos, a forma grave da malária, incluindo a malária cerebral, é ainda encontrada em muitas áreas tropicais e subtropicais e entre viajantes e imigrantes em áreas não endêmicas. Grande parte da mortalidade observada no mundo desenvolvido está relacionada ao diagnóstico tardio, pois tanto os pacientes como os médicos não estão cientes do risco de malária grave.

As espécies de *Plasmodium* são transmitidas pela picada do mosquito fêmea de *Anopheles*. Esporozoítos injetados na corrente sanguínea chegam ao fígado e iniciam a fase hepática clinicamente silenciosa, que resulta na liberação de milhares de merozoítos que infectam os eritrócitos. Os estágios eritrocíticos são responsáveis pela doença clínica, e a malária grave inclui anemia, coma e insuficiência respiratória; essas manifestações são mais frequentes na infecção por *P. falciparum*.

A patogênese da malária grave não é totalmente compreendida, mas acredita-se que seja causada por mediadores inflamatórios, tais como citocinas e quimiocinas, e por moléculas de adesão vascular de leucócitos. *P. falciparum* produz uma família de variantes antigênicos que capacita a adesão dos eritrócitos infectados ao endotélio microvascular.[98] O sequestro de eritrócitos infectados nos microvasos teciduais é considerado essencial para a patogênese das manifestações mais graves da malária, incluindo a malária cerebral.[99] Não existe imunidade estéril na malária e esta exerce uma profunda pressão seletiva na evolução humana. Quase todos os defeitos genéticos eritrocitários, incluindo anemia falciforme, talassemia e deficiência de piruvato quinase, são prevalentes nas regiões do mundo com alta frequência de malária, e alguns, incluindo a forma heterozigota da hemoglobina S (HbS), protegem da malária grave.[100]

Aspectos Clínicos. A malária grave está associada a febre, calafrios, anemia, trombocitopenia, icterícia e insuficiência renal. A gravidade dos sintomas é proporcional à carga parasitária, e sem o tratamento, a malária causada por *P. falciparum* pode progredir dentro de dias para causar falência de múltiplos órgãos, principalmente em pacientes não imunes. As febres em decorrência da malária estão associadas à lise de eritrócitos infectados e são classicamente periódicas (a cada 2 dias para *P. falciparum*, *P. vivax* e *P. ovale*; a cada 3 dias para *P. malariae*) e noturnas. Entretanto, isso não é um sinal clínico confiável, particularmente para *P. falciparum*. *P. knowlesi* tem um ciclo de 24 horas nos eritrócitos e pode estar relacionado à rápida deterioração clínica e à morte.

P. falciparum e *P. vivax* estão relacionados aos sintomas sistêmicos, incluindo sintomas pulmonares. Pacientes com malária podem apresentar tosse e envolvimento mínimo do pulmão ou sintomas graves e sinais de injúria pulmonar aguda e síndrome do desconforto respiratório agudo.[101] As radiografias torácicas podem revelar opacidades bilaterais, consolidação lobar e efusões pleurais, além da presença de macrófagos alveolares contendo hemozoína, um produto marrom de degradação da hemoglobina produzido pelo parasita. Bronquiolite e pneumonia são relatadas na condição de infecção por *P. vivax*.[102] Pacientes em coma como resultado da malária cerebral podem ser suscetíveis à pneumonia por aspiração e podem necessitar de terapia com antibióticos. O edema pulmonar não cardiogênico pode desenvolver-se em pacientes com malária grave com qualquer espécie de *Plasmodium*, mesmo após vários dias de terapia antimalárica.

Crianças, mulheres grávidas e viajantes não imunes em áreas endêmicas são mais suscetíveis às complicações pulmonares (Fig. 39-7). A patogênese do edema pulmonar não cardiogênico é incerta. A permeabilidade aumentada dos capilares alveolares parece ser um importante mecanismo pelo qual os fluidos preenchem o espaço alveolar, e o edema pulmonar pode ser agravado pela sobrecarga do volume hídrico. A taxa de mortalidade da malária grave por *P. falciparum* é alta.

Diagnóstico. O diagnóstico de malária é frequentemente realizado pelo exame do esfregaço sanguíneo. Para determinar a presença de parasitas, utilizam-se esfregaços sanguíneos de gota espessa; já para a identificação das espécies de *Plasmodium* pela morfologia, os técnicos experientes utilizam esfregaços sanguíneos delgados. Para *P. falciparum*, a principal causa de malária humana fatal, apenas as formas anelares imaturas são detectadas no sangue periférico, dessa forma os primeiros esfregaços podem ser negativos. As formas intraeritrocíticas maduras de *P. falciparum* levam à adesão de células infectadas à microvasculatura e por essa razão são raramente evidenciadas no sangue periférico. A presença de formas maduras de *P. falciparum* no sangue e a parasitemia alta (> 10% dos eritrócitos contendo parasitas) são sinais de doença grave. *P. vivax* infecta somente os reticulócitos, assim as parasitemias são menores do que as observadas com *P. falciparum*. Visto que a malária pode ser negativa no estágio inicial, o esfregaço deve ser repetido após 8 horas e o tratamento empírico, iniciado, se o paciente é gravemente enfermo.

Os testes diagnósticos rápidos que detectam os antígenos maláricos de *P. falciparum* e *P. vivax* estão disponíveis como testes diagnósticos *point-of-care* (testes laboratoriais remotos ou rápidos). Por causa da persistência dos antígenos, esses testes não discriminam acuradamente entre infecção atual e recente.

Tratamento. O cuidado de suporte associado à terapia antimalárica específica é muito importante, principalmente no caso de edema pulmonar não cardiogênico. O tratamento da malária é dependente da espécie e da área geográfica onde foi contraída. As espécies *P. vivax*, *P. ovale*, *P. malariae* e *P. knowlesi* podem ser tratadas com cloroquina, todavia, *P. falciparum* é quase universalmente resistente a esse antimalárico. O artesunato intravenoso, disponível pelo CDC, é o tratamento de escolha para pacientes com manifestações pulmonares de malária, que geralmente significam malária grave.[103] Foi relatado que o artesunato elimina a parasitemia mais rapidamente do que a quinina intravenosa, mas se o artesunato não estiver disponível, a quinina ou a quinidina intravenosa devem ser utilizadas. A resistência ao artesunato é detectada em *P. falciparum* com a frequência aumentada principalmente no sudeste asiático e manifesta-se pela eliminação mais lenta da parasitemia, assim necessitando de um tratamento de longa duração para alcançar a cura.[103a] Atenção cuidadosa ao balanço hídrico é requerida para manter a perfusão orgânica terminal e prevenir a insuficiência respiratória devido à sobrecarga hídrica. A correção da hipoglicemia e a atenção à oxigenação são fundamentais e, com altas parasitemias, a transfusão de troca pode ser empregada, embora o seu benefício não tenha sido ainda estabelecido. A malária grave pode ser complicada também pela pneumonia ou sepse bacteriana que devem ser tratadas com antibióticos apropriados.

Com a melhora do paciente, existe uma variedade de escolhas para o tratamento oral. Os regimes de tratamento para *P. vivax* e *P. ovale* devem incluir primaquina para eliminar as formas dos hipnozoítos dentro do fígado, após determinar o *status* de G6PD (glicose-6-fosfato desidrogenase) do paciente.

A administração de profilaxia antimalárica é aconselhada para todos os viajantes de regiões endêmicas da malária, assim como o uso de mosquiteiro tratado com inseticida para prevenir a malária. No entanto, a história de profilaxia para a malária não descarta essa infecção e alguns viajantes que tomaram medidas profiláticas podem apresentar níveis subterapêuticos do fármaco ou organismos de resistência adquirida. Embora os ensaios existentes investiguem vacinas contra a malária, até agora não há vacinas antimaláricas clinicamente aprovadas. Os médicos que buscam auxílio para o diagnóstico ou tratamento da malária devem ligar para a Linha aberta do CDC para Malária 770-488-7788 ou 855-856-4713 (ligação gratuita), com informações adicionais disponíveis em www.cdc.gov/malaria/.

TOXOPLASMOSE

Toxoplasma gondii é um protozoário ubíquo do filo Apicomplexa, parasita de mamíferos e aves. *T. gondii* não requer passagem pelo seu hospedeiro definitivo e, desse modo, pode

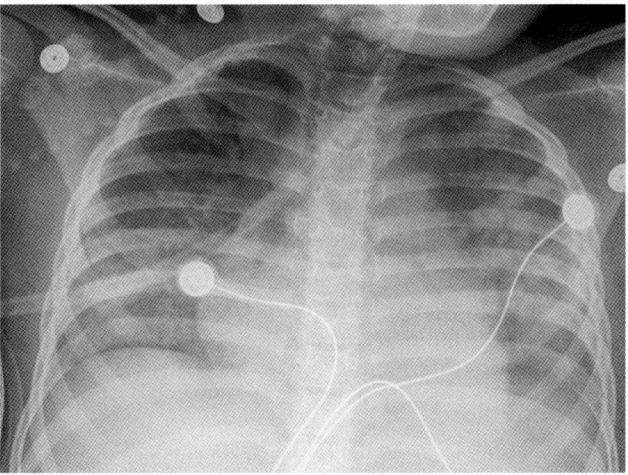

Figura 39-7 Malária. Opacidades pulmonares simétricas bilaterais difusas semelhantes ao edema pulmonar em criança com malária.

propagar-se clonalmente em seus hospedeiros intermediários. Estes transmitem os bradizoítos latentes de *T. gondii* dentro dos cistos, que podem iniciar a infecção em novos hospedeiros que ingerem os cistos em carne crua ou malcozida. Os gatos são os hospedeiros definitivos e os oocistos liberados nas fezes são altamente infecciosos, fornecendo uma fonte para contaminação de alimento e água. Em humanos, a nova infecção em uma mãe previamente não infectada pode levar à toxoplasmose congênita, mas a transmissão vertical do parasita de uma mãe previamente exposta para seu filho é muito rara, com apenas poucos relatos isolados de mulheres que foram infectadas antes da gravidez.[104] A prevalência de infecção, conforme avaliada pela soropositividade, varia com a área geográfica, com taxas de 10% a 90%.

T. gondii causa infecções congênitas em hospedeiros imunocompetentes e infecções oportunísticas em hospedeiros imunocomprometidos, incluindo indivíduos com AIDS (Cap. 90).[105] *T. gondii* tem predileção pelo sistema nervoso central, onde causa a encefalite necrosante, e pelos olhos, onde causa coriorretinite. Embora haja disseminação pelo corpo inteiro, as doenças ocular e do SNC são as mais comuns. O desenvolvimento de toxoplasmose clinicamente aparente é em geral uma consequência da reativação de bradizoítos encontrados dentro dos cistos nos tecidos durante a replicação ativa dos taquizoítos.[106-108]

Aspectos Clínicos. Na maioria dos casos de toxoplasmose pulmonar, a doença pulmonar é parte da doença multissistêmica em um hospedeiro imunocomprometido, tais como pessoas com HIV/AIDS (células TCD4 < 50/μL[109-111a]), em pacientes com neoplasias hematológicas e em receptores de transplante de órgãos.[112-115] A toxoplasmose pulmonar pode desenvolver-se raramente em pessoas imunocompetentes, podendo lembrar a pneumonia atípica.[116] Os sintomas clínicos incluem febre, tosse e falta de ar.[109-111] Uma pneumonia mais fulminante associada à toxoplasmose aguda é observada na América do Sul, onde as cepas altamente virulentas de *T. gondii* causam "toxoplasmose amazônica", manifestando-se como uma doença sistêmica disseminada grave.[117]

Diagnóstico. As radiografias torácicas revelam opacidades difusas bilaterais e/ou opacidades bilaterais nodulares que podem ser confundidas com pneumonia por *Pneumocystis*.[109-111] O exame de escarro ou fluido do LBA pode revelar a presença de organismos na coloração com Giemsa.[118] O fluido pleural, se presente, pode conter taquizoítos.[119] As técnicas moleculares baseadas na PCR também estão disponíveis, quando o parasita é suspeitado, mas não pode ser encontrado pela coloração. Na autópsia, os pulmões estão congestionados e hemorrágicos, com áreas de consolidação. O exame histopatológico revela uma pneumonite intersticial e dano alveolar. Uma pneumonia necrosante clinicamente evidente também pode ser observada, com muitos taquizoítos extra e intracelulares. Quase todos os pacientes com toxoplasmose são soropositivos, e um teste sorológico negativo sugere outro diagnóstico. Raramente, a infecção primária pode manifestar-se como doença disseminada e as sorologias podem ser negativas.

Tratamento. O tratamento de escolha da toxoplasmose é a pirimetamina e a sulfadiazina com leucovorina (para prevenir toxicidade da medula óssea), porém existem alternativas, incluindo pirimetamina e clindamicina com leucovorina. Embora pirimetamina e sulfadiazina sejam considerados o tratamento de escolha, trimetoprim/sulfametoxazol é ativo contra *T. gondii* e seu uso é sugerido na terapia primária em áreas de poucos recursos, por causa de seu baixo custo.[120]

OUTROS PROTOZOÁRIOS

Vários outros protozoários estão associados a manifestações pulmonares. Alguns dos parasitas mais comuns que podem ocasionalmente causar doença pulmonar serão discutidos aqui. Muitos desses patógenos são cada vez mais reportados, resultando em doença disseminada com envolvimento de múltiplos órgãos, incluindo os pulmões, em associação à infecção por HIV ou outras condições de imunocomprometimento.[121] Além disso, *Cyclospora cayetanensis*, *Trichomonas vaginalis*, *Trichomonas tenax*, *Trichomonas hominis* e *Balantidium coli* foram relatados como causa de doença pulmonar.[121]

Babesiose

Babesia é um gênero de protozoários parasitas intraeritrocitários.[122,123] *Babesia microti* é carreado e transmitido pelo carrapato *Ixodes scapularis*. *B. microti* é encontrado em Massachusetts, Nova Iorque, Rhode Island, Connecticut, Nova Jérsei e norte dos EUA. Na Europa, a babesiose é mais rara, porém mais fatal e associada à *Babesia divergens*. A transfusão sanguínea é outro modo de transmissão. O início geralmente é gradual, com mal-estar, febre, calafrios, sudorese e mialgias. Náusea, vômito, dor de cabeça e problemas psiquiátricos também são relatados. Outras manifestações que podem ser observadas incluem esplenomegalia, anemia, trombocitopenia, contagem normal ou baixa de leucócitos, elevação discreta das enzimas hepáticas e evidência de hemólise. A principal complicação pulmonar é o edema pulmonar não cardiogênico.[124,125] Como na malária, a etiologia do edema pulmonar não cardiogênico não é bem compreendida. A parasitemia pode variar de menos de 1% a mais de 20% em pessoas com baço intacto. Pacientes com asplenia e imunocomprometidos frequentemente apresentam doença mais grave, incluindo icterícia, falência renal, pancitopenia, altos níveis parasitêmicos, choque e coagulação intravascular disseminada.

Diagnóstico. O diagnóstico de babesiose é realizado pela identificação de eritrócitos parasitados em esfregaços sanguíneos revelando um aspecto de "cruz de Malta". Os testes sorológicos baseados em anticorpo fluorescente indireto (IFA, do inglês, *indirect fluorescent antibody*) para *Babesia* também foram desenvolvidos, mas a alta taxa de soroprevalência em regiões endêmicas limita a utilidade desses testes. O sangue pode ser injetado em *hamsters* para verificação de infecção ativa e os testes diagnósticos baseados em PCR disponíveis podem ser incorporados no exame de sangue.[126]

Tratamento. O tratamento da babesiose é realizado com quinina e clindamicina ou azitromicina e atovaquona.[127] Estudos relatam o desenvolvimento de possível resistência à azitromicina e atovaquona em pacientes imunocomprometidos após múltiplos tratamentos.[128]

Criptosporidiose

O gênero *Cryptosporidium* compreende várias espécies amplamente distribuídas em animais, incluindo aves, bovinos e ovelhas. *C. parvum*, *C. hominis* e *C. meleagridis* infectam

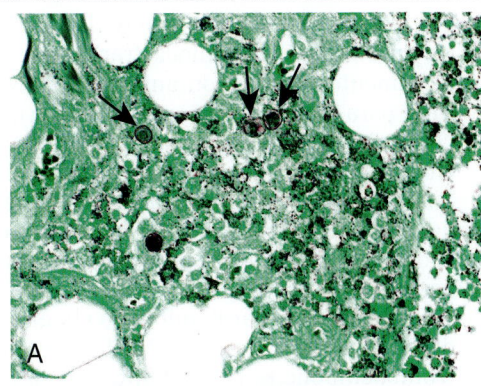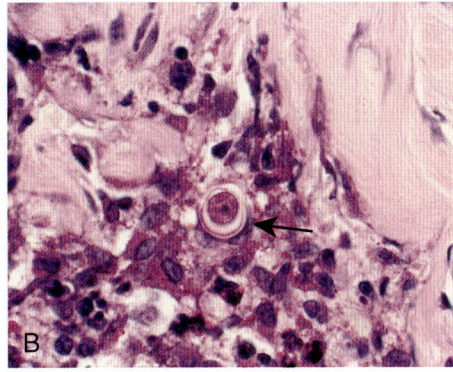

Figura 39-8 *Acanthamoeba* no pulmão. **A,** Coloração da prata mostrando *Acanthamoeba* (*setas*). **B,** Coloração de PAS mostrando o organismo (*seta*). (**A,** De Herman Zaiman's "A Pictorial Presentation of Parasites" com permissão da American Society of Tropical Medicine and Hygiene; **B,** cortesia de Dr. Govinda S. Visvesvara.)

comumente humanos e são adquiridos pela ingestão de oocistos pela água ou alimentos.

A manifestação clínica mais comum de criptosporidiose é a diarreia aquosa, que é autolimitada em hospedeiros imunocompetentes, mas crônica em hospedeiros imunocomprometidos. Nos indivíduos com HIV/AIDS, a diarreia pode ser persistente e também intensa e fatal.[129] As manifestações extraintestinais de criptosporidiose são observadas com frequência em indivíduos imunocomprometidos. O envolvimento do trato respiratório inferior na infecção por *Cryptosporidium* é mais comum em pacientes com HIV/AIDS, mas pode também se desenvolver em pacientes com outras condições.[130-132] Os sintomas comuns incluem tosse, febre e falta de ar; a insuficiência respiratória também pode estar presente.

Embora seja incerto o mecanismo pelo qual *Cryptosporidium* coloniza o trato respiratório, sugere-se a ocorrência de aspiração e disseminação hematogênica a partir do trato intestinal.[133] As radiografias torácicas são consistentes com pneumonite intersticial. Dano alveolar, fibrose intersticial e hiperplasia de pneumócitos tipo II são encontrados na autópsia de pacientes com criptosporidiose pulmonar.[133]

Um recente estudo realizado com crianças HIV-negativas da Uganda apresentando diarreia, tosse ou outros sintomas respiratórios decorrentes da infecção por *Cryptosporidium* revelou que 17 das 48 (35,4%) crianças tinham o protozoário no escarro,[134] sugerindo que *Cryptosporidium* possa causar mais doença pulmonar do que previamente suspeitado e que a transmissão respiratória é possível.

Diagnóstico. Os criptosporídeos podem ser detectados nas fezes ou amostras respiratórias pela coloração acidorresistente modificada ou por imunofluorescência.

Tratamento. A nitazoxanida é eficaz e aprovada para o tratamento de criptosporidiose em crianças imunocompetentes e em adultos.[135-137] A nitazoxanida não é eficaz em indivíduos imunodeficientes com criptosporidiose; a azitromicina e paromomicina foram associadas à melhora em alguns pacientes, mas os ensaios clínicos não confirmaram sua eficácia em adultos imunodeficientes.

Amebas de Vida Livre

Quatro gêneros de ameba de vida livre infectam humanos: *Naegleria*, *Acanthamoeba*, *Balamuthia* e *Sappinia*.[138] Infecções com essas espécies são raras, mas mundiais. *Naegleria* e *Acanthamoeba* são comumente encontradas em lagos, piscinas, água de torneira e aparelhos de ar-condicionado. *Acanthamoeba* spp. geralmente estão associadas a lesões cutâneas granulomatosas e úlceras córneas. Em pacientes imunocomprometidos, *Acanthamoeba* sp. e *Balamuthia mandrillaris* podem causar encefalite granulomatosa subaguda ou crônica acompanhada por sintomas respiratórios, opacidades nodulares, consolidação e insuficiência respiratória. Nesses pacientes, os parasitas são recuperados do LBA; os organismos podem ser detectados também no tecido pulmonar (Fig. 39-8). *Naegleria fowleri* está associada à meningoencefalite amebiana primária, que é aguda e geralmente letal. Um ensaio baseado em PCR para identificar espécies de amebas em amostras clínicas está disponível no CDC.[139] A mortalidade dessas infecções é alta e não existem agentes antimicrobianos com eficácia comprovada.

Leishmaniose

Leishmania spp. são encontradas na Ásia, África, América Central, América do Sul e regiões da Europa que fazem fronteira com o Mediterrâneo.[140] A transmissão de *Leishmania* spp. ocorre por picadas de insetos flebotomíneos e três síndromes clínicas são reconhecidas: cutânea, mucocutânea e visceral. As formas cutânea e mucocutânea podem ser observadas também nas vísceras de indivíduos imunocomprometidos. A leishmaniose visceral causada por *Leishmania donovani*, *L. infantum* e *L. i. chagasi* é caracterizada por febre, dor abdominal e hepatoesplenomegalia, geralmente acompanhadas por anemia, trombocitopenia, leucopenia e supressão generalizada da medula óssea.

Em pacientes imunocomprometidos, tais como aqueles com HIV/AIDS,[141] as formas intracelulares (amastigotas) podem ser observadas em macrófagos de vários órgãos. No trato respiratório, os amastigotas são observados na mucosa da laringe, no pulmão e na pleura.[142-147] Pneumonite intersticial, inflamação granulomatosa da mucosa brônquica e linfadenopatia mediastinal foram descritas em pacientes com leishmaniose visceral.[148]

Diagnóstico e Tratamento. A identificação do parasita pela microscopia é o método diagnóstico comumente utilizado. A cultura e as técnicas moleculares, tais como a PCR com *primers* espécie-específicos para *Leishmania*, também estão disponíveis. Os amastigotas de *Leishmania* podem ser encontrados em amostras obtidas de LBA, toracocentese ou biópsia transbrônquica.[149] A terapia da leishmaniose inclui compostos antimoniais pentavalentes e formulações de anfotericina B.[141] Mais recentemente, a miltefosina, um agente oral, foi aprovada para o tratamento da leishmaniose.[149a]

Microsporidiose

Os microsporídeos são parasitas intracelulares ubíquos encontrados em hospedeiros invertebrados e vertebrados; acredita-se que sejam relacionados aos fungos. O filo contém mais de 1.200 espécies distribuídas em mais de 192 gêneros; alguns estão relacionados à doença em humanos. Os microsporídeos infectam quase todos os filos animais, incluindo outros protistas, e são importantes parasitas de ambientes agrícolas que infectam insetos, peixes, roedores de laboratório, coelhos, animais com pelos e primatas. Os microsporídeos infectam predominantemente o trato digestório, mas as infecções de quase todos os sistemas orgânicos são documentadas.

Microsporídeos que causam doença humana são zoonóticos e/ou de origem aquática. *Enterocytozoon bieneusi* e *E. intestinalis* são os patógenos humanos mais comuns, seguidos por *E. cuniculi* e *E. hellem*. A emergência da epidemia de HIV/AIDS conduziu a relatos desses organismos associados à diarreia e à síndrome do emagrecimento crônico. Os fatores de risco incluem tratamento com anticorpos anti-TNF-α, quimioterapia, outros fármacos imunomoduladores e transplante de órgãos. A restauração imune com a terapia antirretroviral reduziu marcantemente a incidência de microsporidiose em pessoas infectadas pelo HIV.[120]

Aspectos Clínicos. O comprometimento do trato respiratório e dos seios paranasais por microsporídeos pode causar rinite, sinusite e polipose nasal.[150-155a] O envolvimento do trato respiratório inferior é observado na condição de doença disseminada e manifesta-se como pneumonite intersticial. Foi relatado que a infecção por *Enterocytozoon hellem* envolve a extensão total do trato respiratório, com manifestações que incluem traqueíte erosiva e bronquiolite. Há relatos de casos de *E. cuniculi*, *E. hellem* e *E. intestinalis* causando bronquiolite com e sem pneumonia e também infecção do trato respiratório por *E. bieneusi*.[156] A infecção por *Tubulonosema acridophagus* associada à ocorrência de insuficiência respiratória e opacidades pulmonares foi observada a partir da recuperação de esporos do organismo em LBA.[157]

Diagnóstico e Tratamento. O diagnóstico de infecção por microsporídeos é feito pela detecção de esporos do parasita em amostras clínicas pela microscopia; as técnicas moleculares baseadas em PCR também estão disponíveis. O tratamento depende da espécie identificada. De modo geral, o albendazol combinado à reconstituição imune é o tratamento de escolha, embora esse fármaco não seja recomendado para infecção por *E. bieneusi* ou *Vittaforma corneae* devido à resistência intrínseca.[120]

Tripanossomíase

Tripanosoma cruzi é a causa da doença de Chagas, que é encontrada em áreas do México, América Central e América do Sul.[158] É transmitida por insetos da subfamília Triatominae ou por transfusão sanguínea, transplante de órgãos, ingestão de alimento e fluidos contaminados ou transmissão vertical (mãe para filho). Os bebês nascidos com a doença de Chagas congênita apresentam uma variedade de manifestações, incluindo pneumonia, e a presença de amastigotas no pulmão é relatada nesses casos.[159] A pneumonite e o edema pulmonar agudo podem ser observados na doença de Chagas aguda. A doença congênita e aguda é tratada com nifurtimox ou benznidazol.[160]

Pacientes com cardiomiopatia chagásica crônica podem desenvolver insuficiência cardíaca congestiva e eventos tromboembólicos. Os pacientes chagásicos crônicos com megaesôfago podem apresentar uma variedade de complicações pulmonares, incluindo pneumonia por aspiração, bronquiectasia e abscesso pulmonar.

> **Pontos-chave**
>
> - Os parasitas helmínticos migram frequentemente pelos pulmões no percurso para outro órgão, particularmente o trato gastrointestinal. A migração é frequentemente associada à eosinofilia ou à pneumonia eosinofílica.
> - A eosinofilia pulmonar tropical está no diagnóstico diferencial de pneumonias eosinofílicas e deve ser considerada em qualquer paciente de uma área endêmica de filariose e que apresente eosinofilia e opacidades pulmonares.
> - Paragonimíase, equinococose e dirofilariose podem ser sintomáticas ou assintomáticas, apresentando nódulos pulmonares ou lesões expansivas ou em massa.
> - A paragonimíase pulmonar é comumente associada à hemoptise. Visto que a tuberculose e a paragonimíase frequentemente coexistem nas mesmas áreas geográficas do mundo, é importante examinar o escarro e as fezes para a detecção dos ovos e para a realização do teste sorológico para esse parasita nos indivíduos com suspeita de tuberculose.
> - A esquistossomose pode causar hipertensão pulmonar, geralmente após muitos anos de infecção não tratada, que se acredita acontecer devido à deposição de ovos nos vasos pulmonares, formação do granuloma e obstrução do fluxo sanguíneo.
> - A estrongiloidíase é única em determinadas condições nas quais ocorre a infecção crônica com autoinfecção, que pode resultar em uma síndrome de hiperinfecção potencialmente fatal, particularmente em pacientes tratados com glicocorticoides.
> - Os protozoários parasitas, de modo geral, não infectam preferencialmente os pulmões, mas pelo fato de muitos deles serem altamente prevalentes em populações humanas, a doença pulmonar pode ser observada, particularmente como parte de uma infecção disseminada.

As Referências estão disponíveis exclusivamente no site www.elsevier.com.br/expertconsult

40 BIOTERRORISM

CHRISTIAN SANDROCK, MD, MPH

INTRODUCTION **BIOTERRORISM: A HISTORICAL PERSPECTIVE** **BASICS OF BIOTERRORISM** **CDC CATEGORY A AGENTS** Anthrax Smallpox Plague	Tularemia Botulism Viral Hemorrhagic Fevers **SELECT CDC CATEGORY B AGENTS** Direct Pulmonary Agents Nonpulmonary Agents (Gastrointestinal and Toxin)	**IMPACT OF H1N1 INFLUENZA PANDEMIC OF 2009 ON BIOTERRORISM RESPONSE** **RECOGNITION AND RESPONSE TO A BIOTERRORISM EVENT** **INFECTION CONTROL** **PUBLIC HEALTH AND CRITICAL CARE RESPONSE**

O Capítulo 40 está disponível, em inglês, exclusivamente no site www.elsevier.com.br/expertconsult

SEÇÃO I

DOENÇAS OBSTRUTIVAS

41 ASMA: PATOGÊNESE E FENÓTIPOS

PRESCOTT G. WOODRUFF, MD, MPH • NIRAV R. BHAKTA, MD, PhD • JOHN V. FAHY, MD, MSc

INTRODUÇÃO
EPIDEMIOLOGIA
Métodos
Prevalência
Mortalidade
Fatores de Risco
História Natural
BASE MOLECULAR E CELULAR DA ASMA
Início da Resposta Alérgica nas Vias Aéreas Inferiores e Asma
Atopia, Asma e Outras Doenças Alérgicas

Eixo IL-33/ST2 na Asma
Mecanismos de Persistência da Asma
Mecanismos Inflamatórios na Asma Crônica
Produtos do Metabolismo do Ácido Araquidônico – Leucotrienos, Prostaglandinas e Lipoxinas
Nervos e Receptores Nervosos na Asma
Reações Imunes não Tipo 2 na Asma
Microbioma das Vias Aéreas e do Intestino na Asma
Mecanismos de Exacerbação da Asma

Alterações Patológicas nas Vias Aéreas na Asma
FENOTIPAGEM
Heterogeneidade na Asma
Fenótipos Celulares
Fenótipos Clínicos
Fenótipos Moleculares (Endotipos)
Biomarcadores Celulares
Óxido Nítrico Exalado como Biomarcador
Inflamação com Th2 como Biomarcador
Fenótipos de Asma não Th2

INTRODUÇÃO

A asma é uma doença comum cuja prevalência tem aumentado em todo o mundo há várias décadas. Por muitos anos, o foco principal de investigações e tratamento da asma se encontrava nos mecanismos alérgicos. Mais recentemente, estudos da epidemiologia, história natural e patogênese têm demonstrado claramente que a asma é uma doença heterogênea com múltiplas etiologias e cofatores contribuintes, mecanismos biopatológicos complexos e diferentes fenótipos moleculares. Compreender essas diferenças é crítico para desenvolver estratégias terapêuticas que serão efetivas para os vários fenótipos da asma.

EPIDEMIOLOGIA

A asma é comum e sua prevalência tem crescido constantemente ao longo do tempo. Nos Estados Unidos, a prevalência e a intensidade da asma são mais altas em populações vulneráveis, incluindo crianças, pessoas que vivem abaixo da linha da pobreza e grupos de minorias específicas (porto-riquenhos e negros, estadunidenses não hispânicos). Embora uma história familiar de alergia seja o fator de risco mais forte para asma, infecções nos primeiros anos de vida são cofatores importantes pelo menos de dois modos. Por um lado, a prevalência crescente de asma pode estar relacionada com o sucesso da higiene doméstica em reduzir a taxa de exposição a produtos bacterianos ou em alterar o microbioma comensal nos anos pré-escolares, o que, de outro modo, consolidaria respostas imunes antibacterianas e não alérgicas. Por outro lado, pensa-se que infecções respiratórias virais nos primeiros anos de vida aumentem o risco de doenças sibilantes e asma com o passar do tempo. Uma variedade de outras exposições tem sido identificada como fatores de risco para asma, incluindo exposições intrauterinas, prematuridade, aleitamento materno, dieta (especialmente consumo de vitaminas), estresse, exposição a outras crianças, obesidade, poluição do ar e exposições ocupacionais. Em última análise, a história natural da asma é heterogênea; entretanto, certos padrões gerais são comuns e podem diferir o tipo de asma que predomina naqueles que têm seu início na infância, adolescência e vida adulta.

MÉTODOS

Para estudos da epidemiologia da asma, a definição de asma é uma questão crítica. As opções para definição de caso por

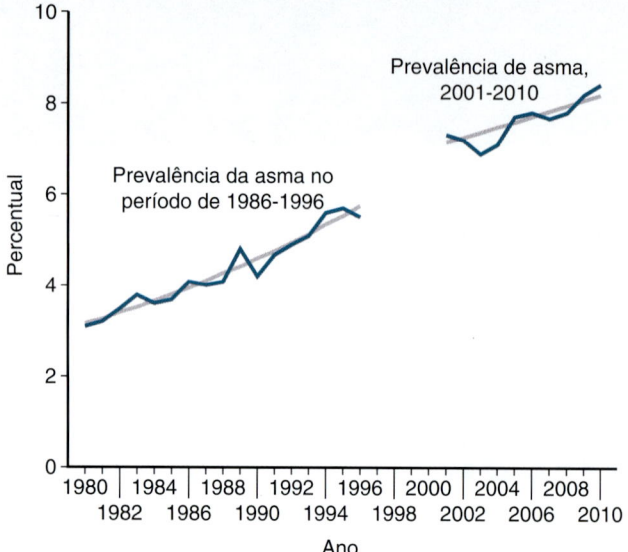

Figura 41-1 Prevalência corrente de asma nos Estados Unidos. Os dados se baseiam na *National Health Interview Survey* ao longo de dois períodos que usaram diferentes definições de casos (1980-1996 e 2001-2010). As porcentagens estão ajustadas para a idade até a população 2000. As *linhas azuis* conectam estimativas de dados reais, e as *linhas cinza* mostram uma estimativa de tendência modelada. A prevalência de asma nos Estados Unidos aumento durante ambos os períodos. (De Moorman JE, Akinbami LJ, Bailey CM, et al. National surveillance of asthma: United States, 2001–2010. *Vital Health Stat* 3 Nov(35), 1–67, 2012.)

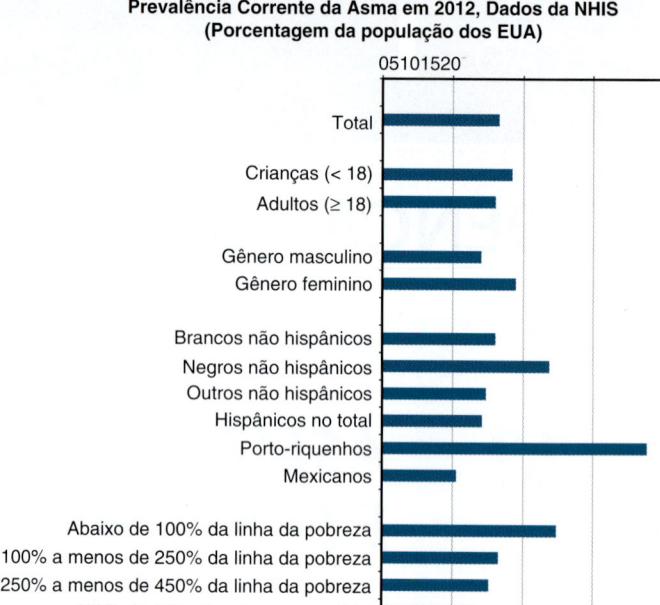

Figura 41-2 Prevalência corrente de asma nos Estados Unidos por idade, gênero, grupo étnico e renda. A prevalência da asma é mostrada em porcentagem da população dos EUA para diferentes grupos. A prevalência de asma é mais alta em certas populações vulneráveis, incluindo crianças, porto-riquenhos, negros não hispânicos e os que vivem abaixo da linha da pobreza. (Dados de 2012 National Health Interview Survey compilados pelo Centers for Disease Control and Prevention on 3/5/2014 e postados em http://www.cdc.gov/asthma/nhis/2012/table4-1.htm.)

questionário incluem avaliação dos sintomas da asma, uso de medicamentos para asma, autoavaliação da asma e relato de asma diagnosticada por médico. Esses dados de questionário podem ser complementados por testes de função pulmonar ou determinação de hiper-responsividade brônquica.[1] Em geral, a autoavaliação dos sintomas de asma produz estimativas de prevalência mais altas do que o relato de diagnóstico de asma.

PREVALÊNCIA

Nos Estados Unidos, a prevalência total de asma se elevou inexoravelmente entre 1980 e 2011, mesmo depois de levar em conta mudanças da definição corrente de asma nos questionários da *National Health Interview Survey* (NHIS) (Fig. 41-1). Desde 2001, a estimativa da prevalência de asma se baseia nas seguintes perguntas: "Algum médico ou outro profissional de saúde lhe disse que você tinha asma?" para fazer a estimativa da prevalência durante toda a vida, e depois "Você ainda tem asma?" para estimativa da prevalência corrente. Em 2012, a prevalência total de asma durante a vida toda foi de 13%, e a prevalência corrente de asma foi de 8,3%.[1a]

Além de ser um diagnóstico frequente entre a população dos EUA, existem diferenças persistentes na prevalência de asma entre subgrupos específicos da população dos EUA, que tornam a asma extremamente mais comum em certas populações vulneráveis (Fig. 41-2). Em 2012, a prevalência corrente de asma foi muito alta em negros não hispânicos (11,9%), naqueles com ascendência porto-riquenha (18,8%) e entre os que vivem abaixo da linha da pobreza (12,4%). A prevalência atual de asma também foi mais alta entre as crianças (9,3%) do que em adultos (8,0%) e entre pacientes do gênero feminino (9,5%) do que no gênero masculino (7,0) no total, embora o balanço entre gênero feminino para masculino mude durante o desenvolvimento, sendo a asma menos comum em meninas do que em meninos (idade abaixo de 18 anos, 8,6% vs. 10%, respectivamente), porém mais comum nas mulheres do que nos homens durante a idade adulta (idade de 18 anos ou mais, 9,8% vs. 6% respectivamente). Esses desequilíbrios de prevalência entre o gênero masculino e o feminino, adultos e crianças, grupos étnicos e níveis de pobreza não têm mudado desde 2001.

Internacionalmente, a prevalência de asma varia dramaticamente, sendo encontradas taxas particularmente altas em países desenvolvidos específicos, incluindo Reino Unido, Nova Zelândia, Austrália, Estados Unidos e Canadá (Fig. 41-3). Além do mais, como nos Estados Unidos, a prevalência internacional está aumentando com o passar do tempo.[2] Dois grandes estudos multinacionais avaliaram sistematicamente a prevalência de asma no mundo todo em adultos[3] e crianças.[4] O estudo *International Study of Asthma and Allergies in Childhood* (ISAAC) usou o diagnóstico médico e a presença de sintomas de asma por um questionário validado. Em sua primeira iteração, o ISAAC Fase I estudou transversalmente 156 centros em 56 países durante o período de 1992 a 1996.[5,6] Esse estudo confirmou a grande variabilidade na prevalência de asma inferida de estudos menores que o precederam, observando uma diferença de prevalência de 20 vezes entre os centros. No entanto, também verificou que alguns países de rendas baixa e média tinham uma prevalência de sintomas de asma semelhante à dos países desenvolvidos ocidentais. Desse modo, as tendências geográficas não são absolutas. O ISAAC confirmou o aumento total da prevalência de asma em avaliação repetida desde seu período de Fase I (1992-1996) até seu período de Fase III (2000-2003). No entanto, essas tendências de prevalência dos sintomas de asma com o tempo mostraram diferentes padrões regionais.[7] Com exceção da Índia, todos os países com taxas de prevalência de sintomas muito baixa na primeira avaliação relataram aumentos de

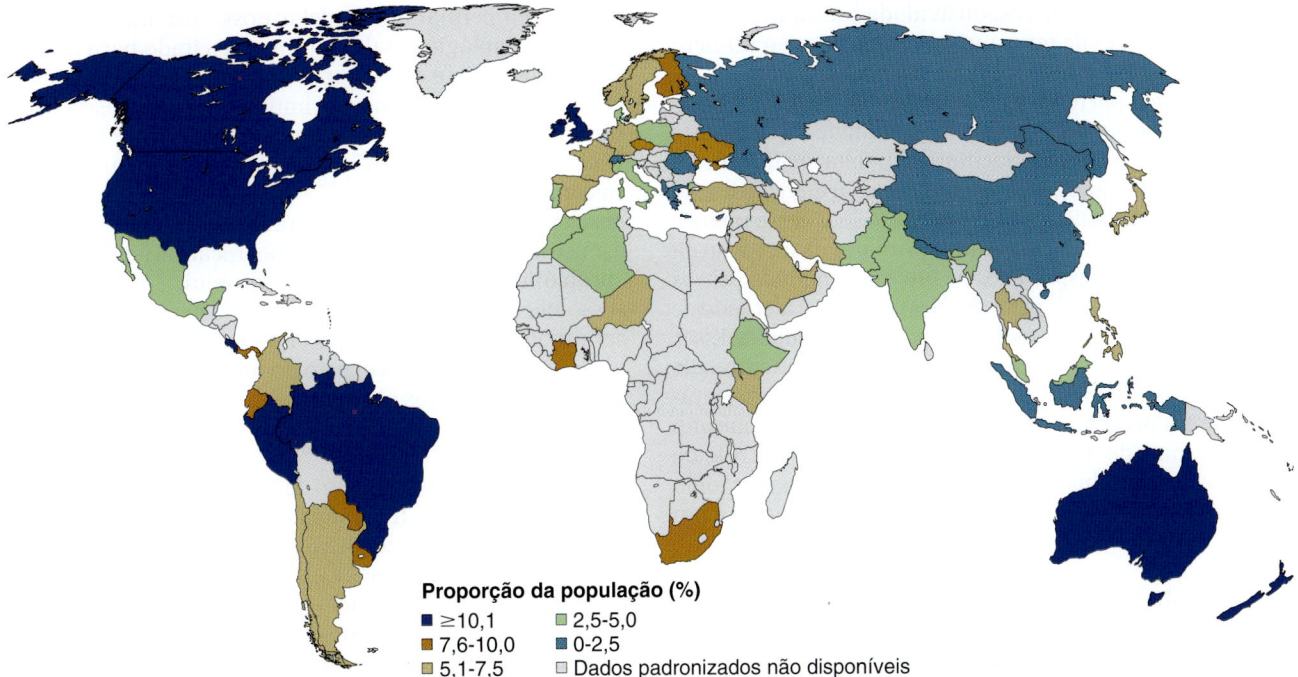

Figura 41-3 Prevalência de asma clínica estimada no mundo todo. Os dados de prevalência são estimativas refletindo 50% da prevalência de sintomas de sibilância ao longo de um período de 12 meses em crianças de uma variedade de estudos, com base em dados sobre a relação entre os sintomas de sibilância e asma clínica de outros estudos. (De Masoli M, Fabian D, Holt S, Beasley R: The global burden of asthma: executive summary of the GINA Dissemination Committee report. *Allergy* 59(5):469–478, 2004.) Embora Taiwan esteja assinalado em azul no mapa, a prevalência de asma clínica em crianças apresenta-se na faixa de 5,1-7,5 (proporção da população em percentuais).

prevalência. No entanto, nos países desenvolvidos de língua inglesa, nos quais a prevalência da asma já era alta, houve pouco aumento. A *European Community Respiratory Health Survey* (ECRHS) usou um questionário com sete perguntas relacionadas à prevalência dos sintomas de asma em 12 meses e estudou amostras representativas de homens e mulheres com 20 a 44 anos em 48 centros, predominantemente na Europa Ocidental.[8] Embora a ECRHS incluísse dados de menos países do que o ISAAC e não destilasse o conjunto mais amplo de perguntas em dados de prevalência totais simples, houve uma concordância relativamente boa entre o ISAAC e a ECRHS com respeito à prevalência de sintomas de asma entre os 17 países dos quais ambos os estudos tiveram amostras.[9]

MORTALIDADE

Antigamente, pensava-se que o óbito por asma fosse tão incomum que justificasse o adágio de Osler de que "o asmático arqueja até a idade avançada";[10] não obstante, dados da Organização Mundial da Saúde sugerem que existam 250.000 óbitos relacionados com asma a cada ano no mundo todo.[11] Embora a mortalidade por asma tenha aumentado em termos históricos paralelamente com a prevalência de asma em muitos países, aqueles com as taxas mais altas de óbitos no relatório da OMS não foram necessariamente os que tiveram as prevalências mais altas, sugerindo que a dificuldade de acesso ao atendimento e às medicações essenciais são fatores contribuintes adicionais da mortalidade. O evento que inicialmente atraiu atenção para a mortalidade por asma foi um aumento abrupto dramático dos óbitos por asma na década de 1960, especialmente nas Ilhas Britânicas, Austrália, Nova Zelândia e Noruega.[12] Nesses países, a mortalidade por asma aumentou duas a 10 vezes em menos de 5 anos. Esse aumento foi atribuído ao uso de preparação em alta dose de um β-agonista inalatório não seletivo altamente potente, o isoproterenol, e a mortalidade caiu após a retirada da preparação. Um segundo aumento ainda mais dramático da mortalidade por asma, na Nova Zelândia na década de 1980, foi novamente atribuído às vendas de um β-agonista peculiar, o fenoterol.[13]

Nos Estados Unidos, a mortalidade por asma tem sido avaliada, ao longo do tempo, usando o Componente Mortalidade do National Vital Statistics System (Sistema Nacional de Estatísticas Vitais). Esses dados indicam um aumento da mortalidade por asma de 1,4 por milhão de habitantes, em 1980, para 21,9 por milhão de habitantes em 1995.[14] Desde 1995, a mortalidade por asma nos Estados Unidos parece ter diminuído para 17,2 por milhão de pessoas em 2009.[15a] No entanto, como é verdade para a prevalência da asma, a mortalidade por asma afeta desproporcionalmente os afrodescendentes (38,7 por milhão de pessoas em 1999).[15] Não se sabe se a alta mortalidade entre estadunidenses negros e de origem porto-riquenha se relaciona unicamente a fatores sociais, como acesso aos serviços médicos, cobertura por seguro de saúde e acesso à medicação ou às orientações sobre a asma ou se influências ambientais ou genéticas específicas afetam esses grupos étnicos.

FATORES DE RISCO

Alergia

O fator de risco mais importante para asma são os antecedentes familiares de atopia.[16,17] Eles aumentam cinco vezes o risco de desenvolver rinite alérgica e três a quatro vezes o risco de asma.[18] Em pacientes com 3 a 14 anos de idade, testes cutâneos positivos e aumentos da IgE total no sangue se associam fortemente à asma.[19,20] A IgE no sangue também se correlaciona fortemente com a hiper-responsividade brônquica.[21] Nos adultos, as chances de ter asma aumentam com o número de testes cutâneos positivos para os alérgenos comuns.[22]

Como grande parte da asma alérgica se associa à sensibilidade aos alérgenos de hipersensibilidade do ambiente interno e como os estilos ocidentais de habitação favorecem maior exposição a alérgenos dos interiores, a atenção inicial se concentrou no aumento da exposição a esses alérgenos nos primeiros anos de vida como causa primária da elevação da asma. Os alérgenos específicos de interesse incluem ácaros da poeira doméstica,[23,24] pelos de cães e gatos[25] e alérgeno de baratas[26] especialmente nos bairros pobres das cidades. Essas e outras observações sustentam fortemente a conclusão de que os controles de alérgenos devam ser valiosos no tratamento ou na prevenção da asma.[27,28] No entanto, mesmo depois de mais de 50 estudos individuais de controle de alérgenos, as conclusões tiradas desses estudos por meio de metanálises e revisão de especialistas não chegaram a um consenso e são calorosamente debatidas.[29,30]

"Hipótese da Higiene". Uma hipótese convincente para a causa do aumento da asma e das alergias em países ocidentalizados é a "hipótese da higiene". Ela sustenta que a elevação das alergias em crianças é uma consequência não pretendida do sucesso da higiene doméstica em reduzir a taxa de infecções ou a exposição a produtos bacterianos nos primeiros anos de vida. Essa hipótese foi divulgada para explicar a relação inversa entre rinite sazonal e tamanho da família.[31] A hipótese foi citada mais tarde quando se verificou que as crianças criadas na Alemanha Ocidental tinham taxas significativamente mais altas de asma e rinite sazonal do que aquelas criadas na Alemanha Oriental comunista,[32] apesar de sua poluição mais intensa pela industrialização pesada e queima de carvão.[33] Nesse estudo, crianças que viviam em fazendas tiveram uma prevalência mais baixa de rinite sazonal e asma do que seus pares que não viviam em ambiente agrícola. A redução do risco foi mais forte para as crianças cujas famílias administravam uma fazenda em tempo integral e mais forte ainda se a fazenda incluísse criação de gado.[34,35] Fatores relacionados com as influências ambientais, como aumento da exposição a compostos bacterianos em estábulos, podem prevenir o desenvolvimento de transtornos alérgicos em crianças. A exposição contínua por longo prazo a estábulos até a idade de 5 anos se associou a taxas muito baixas de asma (0,8%), rinite alérgica sazonal (0,8%) e sensibilização atópica (8,2%).[36] Estudos de seguimento dos efeitos protetores da vida em fazenda produziram achados fascinantes. Um estudo mostrou que os níveis de endotoxinas em amostras de poeira das casas das crianças, vistos como um marcador de exposição ambiental a produtos microbianos, foram inversamente proporcionais à presença de rinite sazonal, asma atópica e sensibilização atópica.[37] Outro estudo empregando duas coortes verificou que crianças que viviam em fazendas tinham prevalências mais baixas de asma e atopia e se expunham a uma variedade maior de microrganismos ambientais do que as crianças nos grupos de referência, e que a diversidade de exposição microbiana foi inversamente proporcional ao risco de asma.[38]

Microbioma Humano

Uma ligação em potencial entre as alterações de higiene e a doença alérgica é o efeito que a "melhora" da higiene pode ter sobre nossa microbiota nativa e o papel que essa microbiota pode desempenhar em modelar nosso sistema imune.[39-43] O modelo biológico mais comumente citado para explicar essa associação é que a exposição, nos primeiros anos de vida, a fatores que promovam imunidade por Th1 seja necessária para neutralizar a imunidade exuberante por *células T auxiliares do tipo 2* (Th2). Estudos com animais dão certa sustentação a esse modelo.[44-52] No entanto, os resultados de ensaios clínicos humanos elaborados para tratar ou prevenir asma e alergia por meio da administração de bactérias vivas "probióticas" têm sido variáveis até aqui.[53-55] Desse modo, serão necessários mais estudos para determinar se podem ser amoldadas intervenções clinicamente relevantes que alavanquem o papel proposto do microbioma humano em modelar as respostas alérgicas.

Infecções Virais Respiratórias

Paralelamente ao surgimento da "Hipótese da Higiene", mas distintamente dela, tem havido progresso significativo em documentar e compreender o papel que as infecções virais do trato respiratório desempenham no desenvolvimento da asma. Um estudo populacional relatou que uma história de bronquiolite ou crupe nos primeiros anos de vida foi um preditor de aumento da responsividade brônquica e de atopia mais à frente.[56] Em um estudo prospectivo longitudinal de crianças que nasceram de pais alérgicos, observaram-se *infecções de vias aéreas superiores* (IVAS) 1 a 2 meses antes do início da sensibilização alérgica.[57] Crianças que têm *infecções de vias aéreas inferiores* (IVAI) causadas pelo vírus sincicial respiratório (VSR) têm risco três a quatro vezes mais alto de sibilância subsequente durante o início da idade escolar.[58-61] Surpreendentemente, a presença de rinovírus durante episódios de sibilância é um preditor ainda mais forte de asma subsequente.[62,63] Em alguns estudos, a associação entre IVAI e asma subsequente depende de doença atópica concomitante, sugerindo que uma interação entre predisposição atópica e IVAI em um estágio precoce do desenvolvimento seja criticamente importante.[62]

Um fator que complica a relação entre sibilância precoce e IVAI e o risco de asma subsequente é que estudos longitudinais da história natural das doenças sibilantes têm relações inconsistentes identificadas entre os fenótipos da sibilância precoce e o desenvolvimento final de asma. A história natural da asma é discutida com mais detalhes na seção seguinte deste capítulo, mas, resumindo, algumas crianças que têm doenças sibilantes antes de 3 anos continuam a sibilar aos 6. No entanto, nem todas as crianças se encaixam nesse padrão de "sibilador persistente". De modo semelhante, existem crianças que sibilam aos 6 anos e que nunca haviam apresentado doenças sibilantes antes dos 3 anos. Desse modo, a propensão para sibilar pode ser transitória, e as causas podem ser diferentes em idades diferentes. Por exemplo, fatores associados à sibilância antes dos 3 anos incluem calibre pequeno das vias aéreas e tabagismo materno, enquanto os fatores associados à sibilância depois dos 3 anos incluem IgE elevada no sangue e antecedente de asma na mãe.[64] Além do mais, é possível que IVAI virais não induzam asma, mas desmascarem uma predisposição para reações Th2-*like* predominantes já presentes na ocasião da infecção[65] e que se manifestam mais tarde como asma. O recente acesso a terapias específicas para o tratamento e a prevenção de infecção pelo VSR na idade pré-escolar pode fornecer instrumentos para futuros estudos para testar se as IVAI virais realmente causam sibilância persistente e asma.[66]

Infecções Bacterianas Atípicas

Embora não se pense que as infecções bacterianas atípicas causem asma, pelo menos duas causas bacterianas de pneumonia "atípica" têm sido implicadas no desenvolvimento de doenças sibilantes crônicas, Chlamydia pneumoniae e Mycoplasma pneumoniae. Ambas infectam comumente o epitélio das vias aéreas, podem tornar-se crônicas e estimulam reações inflamatórias locais. Existem algumas evidências de *reação em cadeia da polimerase* (PCR, do inglês, *polymerase chain reaction*) de que o M. pneumoniae ou a C. pneumoniae seja mais comum nas vias aéreas de pacientes com asma estável crônica, em comparação com controles saudáveis, e sua presença se associa a aumento dos mastócitos teciduais.[67] Outros estudos verificaram que essas infecções atípicas se associam a exacerbações da asma.[68] Ambos os microrganismos são sensíveis a antibióticos macrolídeos, e vários estudos têm avaliado a utilidade dos macrolídeos em pacientes com asma crônica, sendo os resultados variáveis. Um ensaio clínico randomizado da claritromicina para tratamento de asma controlada de maneira subótima não mostrou aumento do controle da asma, quer fosse detectado ou não M. pneumoniae ou C. pneumoniae por PCR em biópsias endobrônquicas.[69] Outro estudo mostrou que a azitromicina não reduziu as exacerbações totais na asma grave, mas uma análise de subgrupos pré-especificada mostrou melhora no grupo com asma não eosinofílica por análise do escarro.[70] Esse resultado deixa aberta a questão de algum efeito benéfico dos macrolídeos ser ou não mediado por atividade antibacteriana ou anti-inflamatória desses medicamentos.

Poluição do Ar

Embora se aceite amplamente que a poluição do ar pode exacerbar asma preexistente,[71,72] tem sido mais difícil demonstrar que a poluição do ar contribua para o desenvolvimento da asma. Na teoria, a exposição do pulmão à poluição do ar pode aumentar o estresse oxidativo local, induzir ou modificar a reação inflamatória local, aumentar a sensibilização a alérgenos, comprometer o desenvolvimento pulmonar ou lesar pequenas vias aéreas. No entanto, as evidências epidemiológicas para uma associação entre níveis ambientais de poluentes no ar e asma prevalente ou incidente produziram resultados mistos.[73] Não obstante, vários estudos recentes enfocaram especificamente a incidência e a prevalência da asma por proximidade com tráfego intenso de automóveis e sugeriram que a exposição a material particulado respirável e NO_2 nesse contexto se associa ao futuro desenvolvimento de asma.[72,74-79]

Outros Fatores nos Primeiros Anos de Vida

Outros fatores dos primeiros anos de vida que influenciam o risco de asma são as exposições intraútero, no período perinatal e nos primeiros anos de vida. Os fatores de risco intrauterinos incluem taxas de crescimento (altas e baixas),[80,81] deficiência das vitaminas D e E na dieta,[82,83] exposição a produtos microbianos,[84] tabagismo parental[85] e estresse parental.[86] Os fatores de risco perinatais associados à asma incluem prematuridade[87] e corioamnionite.[88] Finalmente, os fatores de risco nos primeiros anos de vida associados à asma incluem período mais curto de amamentação,[89,90] obesidade,[80] ausência de irmãos mais velhos e não frequência a creches,[91] colonização bacteriana das vias aéreas nos primeiros anos,[92] uso de antibióticos[93] e uso de paracetamol.[94]

Exposições Ocupacionais

Finalmente, as exposições ocupacionais constituem um importante fator de risco para um subgrupo específico de pacientes. A asma induzida por exposições ocupacionais é responsável por até 17% de todos os casos de asma com início na vida adulta.[95] Está além do intuito deste capítulo dar uma descrição completa das exposições ocupacionais porque o número de exposições conhecidas chega a centenas. No entanto, em geral, a asma ocupacional pode resultar de sensibilização imunologicamente mediada a agentes ocupacionais (i.e., asma ocupacional induzida por sensibilizador) ou pela exposição a altas concentrações de compostos irritantes (i.e., asma ocupacional induzida por irritantes) (Cap. 72).

HISTÓRIA NATURAL

A história natural da asma é heterogênea, sendo que diferentes pacientes seguem diferentes evoluções da doença. Em geral, os sintomas podem começar em qualquer idade, embora difira o tipo de asma que predomina naqueles que têm seu início na infância, adolescência e idade adulta. Com o passar do tempo, os sintomas da asma podem ter remissão em qualquer paciente, especialmente na infância. Alternativamente, os sintomas e o achado de obstrução do fluxo de ar podem persistir ou até piorar progressivamente em alguns pacientes. Outros pacientes podem estar aparentemente bem na maior parte do tempo, mas sofrem pioras ou exacerbações periódicas. De um ponto de vista populacional, um subgrupo relativamente pequeno, mas importante, de pacientes com asma pode sofrer morbidade significativa e alguns correm o risco de ir a óbito em razão da asma.

Período Neonatal

A predisposição para a asma pode começar já no período neonatal. O meio imunológico na interface fetal-materna se inclina para um fenótipo Th2, e esse viés imune é levado à vida neonatal.[96] A menos que o padrão de reação imune nas vias aéreas seja "reprogramado" para padrão Th1, o lactente pode ter uma janela de alto risco prolongada para sensibilização alérgica aos aeroalérgenos.[97]

Infância

Os padrões de sibilância em pré-escolares têm sido intensivamente estudados em coortes longitudinais.[64,98] O *Tucson Children's Respiratory Health Study*[64] verificou que 48% das crianças tiveram pelo menos uma doença sibilante em algum ponto nos primeiros 6 anos de vida, 34% tiveram pelo menos uma doença sibilante antes dos 3 anos (o que é definido como sibilância precoce) e aproximadamente metade dessas crianças continuava a ter pelo menos uma doença sibilante aos 6 anos. No restante das crianças com episódios sibilantes antes dos 3 anos, os episódios foram transitórios e se resolveram antes dos 6 anos. Como já descrito, a maioria das doenças sibilantes precoces (antes da idade de 3 anos) pode ser atribuída a infecções respiratórias virais, por exemplo, por VSR ou rinovírus, e não reflete necessariamente atopia.[99] Além disso, sibilos precoces transitórios se associaram ao tabagismo materno. No entanto, sibilância aos 6 anos, seja ela "persistente" ou "de início tardio", associou-se a atopia. Além do mais, as crianças que tinham sibilância "persistente" ou "de início tardio" aos 6 anos de idade tiveram mais probabilidade de continuar a sibilar mais tarde e de receber o diagnóstico de asma. O risco de persistência, e não remissão, depois dos

6 anos parece associar-se à intensidade da obstrução do fluxo de ar e ao grau de sensibilização por alérgenos.[100] O *British Avon Longitudinal Study of Parents and Children* forneceu detalhes adicionais às categorias de doenças sibilantes da infância, definindo "sibilos de início intermediário" (definidos como início dos sintomas depois dos 18 meses) e "sibilos precoces prolongados" (definidos como início no primeiro ano de vida, mas remissão até os 69 meses).[98]

Marcha Atópica ou Alérgica

Os termos "marcha atópica" e "marcha alérgica" são sinônimos que se referem a um padrão característico de desenvolvimento de doença atópica durante a primeira infância.[101,102] O padrão mais comum começa com dermatite atópica no primeiro ano de vida, algumas vezes associada a intolerância alimentar ou alergia alimentar, seguida por rinoconjuntivite e/ou doenças sibilantes finalmente diagnosticadas como asma. Desse modo, a história natural de doença atópica, em geral, pode seguir um padrão específico de desenvolvimento organo-específico, o que sugere um conjunto estereotipado de mecanismos celulares e moleculares subjacentes.[103]

Adolescência

Depois da puberdade, os dados demográficos de pacientes com asma prevalente mudam de uma predominância masculina para feminina, o que sugere uma alteração da natureza dos casos incidentes de asma. Uma inferência clara seria que alguns casos incidentes de asma em meninas durante a adolescência se relacionam especificamente a fatores hormonais. Essa é uma hipótese convincente e existem alguns dados que fornecem indícios de mecanismos em potencial,[104-106] mas as hipóteses específicas são difíceis de testar e estabelecer em estudos clínicos. Não obstante, essas observações convidam à especulação de que o início da asma em fases específicas da vida possa refletir diferentes sustentáculos biológicos subjacentes ou diferentes endotipos de asma.

Remissão

O seguimento de longo prazo de uma coorte de nascimento populacional de mais de 1.000 crianças nascidas em Dunedin, Nova Zelândia, ao longo de um período de 12 meses em 1972-1973 e avaliadas anualmente até a idade de 26 anos, forneceu um quadro claro da história natural da doença.[107] Pouco mais de metade das crianças (51%) relataram sibilância em mais de uma avaliação, confirmando a alta prevalência de asma na Nova Zelândia. A sibilância persistiu até a idade adulta em 15%, enquanto apareceu e teve remissão em 27%. Essa remissão muitas vezes não se sustentou, contudo, pois a sibilância recorreu aos 26 anos em aproximadamente metade daqueles que haviam apresentado remissão. Esse achado faz eco aos achados de 15 estudos anteriores sobre a história natural da asma, mostrando que aproximadamente 50% dos adultos que se lembram de ter apresentado asma na infância continuam a ter sintomas.[108] Os fatores de risco associados à maior probabilidade de persistência da asma até a idade adulta incluem sensibilização a ácaros da poeira doméstica, VEF_1 mais baixo, hiper-reatividade das vias aéreas, gênero feminino e tabagismo na idade de 21 anos.[107] Não se tem certeza se a "remissão espontânea" verdadeiramente reflete desaparecimento da inflamação eosinofílica e linfocitária brônquica da asma. Mesmo nos pacientes com ausência completa de sintomas enquanto não tomavam medicamentos para asma há pelo menos 12 meses, a fração de óxido nítrico no ar expirado é elevada, a reatividade das vias aéreas aumenta e biópsias brônquicas mostram aumentos dos eosinófilos, linfócitos T, mastócitos e aumento da fibrose subepitelial.[109,110]

Obstrução Progressiva do Fluxo de Ar

Estudos longitudinais têm mostrado que as pessoas com asma têm taxas mais altas de declínio da função pulmonar do que os não tabagistas saudáveis, e os tabagistas asmáticos têm taxas mais altas de declínio do que os tabagistas saudáveis.[111,112] Além do mais, muitos dos asmáticos que não fumam têm obstrução grave e irreversível ao fluxo de ar.[113,114] Levanta-se a hipótese de que o estreitamento progressivo das vias aéreas, na asma crônica, resulte da deposição de colágeno e crescimento de vasos, músculo liso, células secretoras e glândula, presumivelmente mediados pelos produtos de células inflamatórias ativadas nas vias respiratórias.[115,116] Não obstante, não é possível provar que essa "remodelação das vias aéreas" seja a causa da obstrução progressiva das vias aéreas na asma.

Idade Adulta

Como muitos adultos com asma crônica tiveram o início dos sintomas durante a infância,[117-119] compreender os eventos biológicos subjacentes ao desenvolvimento e à prevenção da asma durante a infância provavelmente terá um impacto significativo na prevalência da asma também nos adultos. No entanto, embora muitos adultos com asma tivessem asma durante a infância, a asma do adulto é particularmente heterogênea. A predominância feminina da prevalência da asma, que aparece pela primeira vez na adolescência, continua na asma do adulto, sugerindo que uma proporção significativa de adultos com asma compartilha os fatores subjacentes comuns da asma de início na adolescência. Finalmente, os sintomas da asma podem começar como ocorrência nova em um adulto. Alguns desses pacientes têm atopia nítida, mas outros têm mais características não atópicas predominantes. Em alguns casos, o início da sibilância é atribuído a uma doença respiratória aguda específica que se tornou persistente. Em outros, é possível que a atopia e as doenças sibilantes fossem modestas e subclínicas durante a infância.

Asma no Idoso

Se a asma estiver presente em um adulto, é frequente que continue quando a idade avança. Surpreendentemente, asma de início recente também pode surgir no idoso. Um estudo retrospectivo de coorte de moradores de Rochester, Minnesota, relatou que a incidência de asma de início recente depois dos 65 anos foi de 95/100.000.[120] Nesse grupo etário, o diagnóstico equivocado da asma (muitas vezes como DPOC) e subtratamento parecem ser comuns.[121,122] Além do mais, os pacientes idosos com asma têm mais probabilidade do que os pacientes mais jovens de ter obstrução fixa das vias aéreas.[123] As taxas de mortalidade por asma parecem ser mais altas nos idosos porque dados do NHIS de 2001 a 2003 indicam que a taxa de mortalidade ajustada para a idade foi de 10,5 por 100.000 entre pessoas com mais de 65 anos. Todos os outros grupos etários de adultos tiveram taxas de mortalidade específicas para asma abaixo de 2,2 por 100.000.[124] No entanto, esses dados do NHIS parecem contrastar com aqueles do estudo de coorte retrospectivo de Rochester, Minnesota, descrito antes, o qual não encontrou diferença de mortalidade entre pacientes idosos com asma e controles históricos com idade semelhante.[120] O termo "asma intrínseca", muitas vezes usado para descrever constrição brônquica reversível não atópica, tradicionalmente se associa à asma no idoso,[125] e mais de 60% dos pacientes idosos em um estudo relataram o primeiro aparecimento de sintomas de asma após uma IVAS.[120] No entanto, pelo menos um estudo mostra reatividade cutânea a um ou mais alérgenos em quase dois terços dos pacientes asmáticos idosos.[126]

BASE MOLECULAR E CELULAR DA ASMA

As respostas imunes tipo 2 nas vias aéreas inferiores são a anormalidade imunológica central na asma. As respostas imunes tipos 1 e 2 diferem em como são induzidas e pelos tipos de células e moléculas efetoras que empregam.[127] Por exemplo, as respostas imunes tipo 1 são montadas contra bactérias intracelulares, vírus e protozoários e medidas por células $CD4^+$ Th1, células T $CD8^+$ citotóxicas e anticorpos IgG. As respostas tipo 1 também podem ser impropriamente montadas contra autoantígenos, e esse é um mecanismo de doença autoimune. Diferentemente, as respostas imunes tipo 2 também geralmente se originam em resposta a infestações por helmintos e parasitas e são mediadas por células $CD4^+$ Th2 e IgE. As respostas tipo 2 também podem ser impropriamente montadas contra antígenos inócuos do ambiente, resultando em alergia. As células $CD4^+$ Th2 se caracterizam por alta expressão dos fatores de transcrição específicos das células T transatuantes GATA-3 e por secreção de citocinas do tipo 2 (*interleucina* [IL]-4, IL-5, IL-9 e IL-13).[128] Um excesso de citocinas tipo 2 nas vias aéreas inferiores promove hipersensibilidade mediada por IgE, ativa células epiteliais, medeia influxo de células inflamatórias às vias aéreas e causa reações de remodelação no epitélio e na matriz subepitelial.[129,130] Essa cascata de eventos inflamatórios distais das citocinas tipo 2 explica grande parte da patologia subjacente às características clínicas básicas da asma (hiper-reatividade das vias aéreas, obstrução do fluxo de ar e secreção de muco).

INÍCIO DA RESPOSTA ALÉRGICA NAS VIAS AÉREAS INFERIORES E ASMA

Um ponto de vista aceito atualmente é que estímulos ambientais na idade pré-escolar ativam células epiteliais das vias aéreas a iniciar reações alérgicas nas vias aéreas e asma em crianças suscetíveis porque têm atopia preexistente, fatores de risco genéticos específicos e outras vulnerabilidades menos compreendidas. Não é entendido completamente como a atopia e as infecções virais das vias aéreas interagem para iniciar as respostas imunes tipo 2. Postula-se que a comunicação entre células no epitélio das vias aéreas e as células do mesênquima/submucosa subjacentes seja o mecanismo fundamental da asma[131,132] (Fig. 41-4). Estímulos ambientais que podem ativar as células epiteliais incluem oxidantes (fumo de cigarros, poluentes emitidos por carros), aeroalérgenos e infecções microbianas, especialmente virais. As células epiteliais das vias aéreas expressam múltiplos receptores de reconhecimento de padrão para detectar e reagir a sinais de perigo, como os *padrões moleculares associados a patógenos* ("PAMP", do inglês, *pathogen-associated molecular patterns*) nos micróbios ou *padrões moleculares associados a dano* ("DAMP",

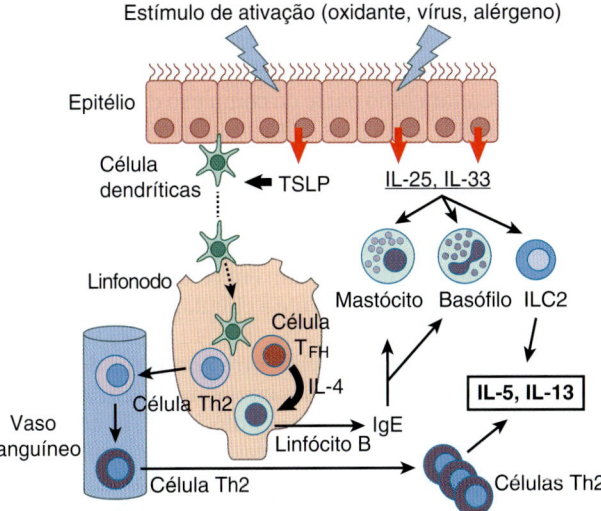

Figura 41-4 Geração de reações imunes tipo 2 nas vias aéreas inferiores. O epitélio das vias aéreas é ativado a liberar linfopoietina estromal tímica (TSLP), IL-25 e IL-33. A TSLP medeia a maturação e a migração de células dendríticas para os linfonodos locais, onde têm os seguintes efeitos: (1) geração de células Th2 a partir de células Th0; (2) geração de células T_{FH} secretoras de IL-4; e (3) mudança de isótipos de linfócitos B para IgE, que arma os mastócitos e basófilos para ativação alérgeno-específica. A IL-33 promove liberação de IL-4 dos basófilos, e a IL-25 e a IL-33 promovem liberação de IL-5 e IL-13 das células linfoides inatas tipos 2 (ILC2) e das células Th2 (detalhes no texto). T_{FH}, linfócitos auxiliares foliculares T. (De Locksley RM: Asthma and allergic inflammation. *Cell* 140(6):777–783, 2010.)

do inglês, *damage-associated molecular patterns*) liberados por células endógenas durante períodos de inflamação ou estresse celular. Outros receptores de reconhecimento de padrões nas células epiteliais das vias aéreas incluem *receptores Toll-like* (TLR, do inglês, *Toll-like receptors*) e receptores para *alarminas*, como o ácido úrico e a adenosina trifosfato, que são moléculas endógenas que sinalizam dano. A ativação dos receptores de reconhecimento de padrões nas células epiteliais das vias aéreas pode desencadear a liberação de várias citocinas, quimiocinas, peptídeos antimicrobianos, mediadores lipídicos, óxido nítrico e espécies reativas de oxigênio. Esses mediadores inflamatórios têm múltiplas consequências, inclusive o recrutamento de leucócitos circulantes para as vias aéreas, regulação do tono das vias aéreas, regulação das secreções das vias aéreas e promoção de atividade antimicrobiana e antiviral. A liberação de citocinas epiteliais, particularmente IL-25, IL-33 e *linfopoietina estromal tímica* (TSLP), parece ser o evento proximal básico que inicia as reações imunes tipo 2 e o ambiente inflamatório alérgico na asma.[128,133] Especificamente, IL-25, IL-33 e TSLP liberadas das células epiteliais por estímulos alergênicos têm como alvo as células hematopoiéticas residentes para induzir o influxo de células inflamatórias e a ativação e mobilização de células dendríticas. Estas são células imunes especializadas que usam o sistema do *complexo principal de histocompatibilidade* (MHC, do inglês, *major histocompatibility complex*) classe 2 para mediar as reações dos linfócitos auxiliares T a proteínas estranhas, como os aeroalérgenos.[134] As células dendríticas são necessárias para a diferenciação de linfócitos T *naïve* em subgrupos T auxiliares, incluindo células Th2. As células dendríticas imaturas da medula óssea se dirigem para as vias aéreas sob a influência de sinais de células epiteliais. Uma vez na mucosa das vias aéreas, as projeções das células dendríticas interdigitam-se entre células epiteliais e formam junções oclusivas com elas, mantendo a integridade da barreira epitelial. Nesse local, as células dendríticas tomam amostra dos antígenos inalados, processam-nos até peptídeos lineares e os apresentam em sua superfície celular como parte do complexo de heterodímeros do MHC classe II. Citocinas epiteliais, especialmente a TSLP, promovem mobilização das células dendríticas para linfonodos que drenam localmente, onde ativam linfócitos T CD4+ naïve a um estado competente para IL-4. Esses linfócitos T competentes para IL-4 em linfonodos migram para zonas de linfócitos B, onde se diferenciam em células T auxiliares foliculares (T_{FH}). Além disso, vão até a circulação para completar a maturação como células Th2 (Fig. 41-4).[128] Conquanto as células T_{FH} em desenvolvimento secretoras de IL-4 nas áreas dos linfócitos B parafoliculares e nos centros germinativos medeiam a troca de IgE nos linfócitos B, as células Th2 que migram para o epitélio das vias aéreas e para a mucosa subepitelial secretam IL-5 e IL-13 para mediar as características patológicas da asma, incluindo inflamação eosinofílica e alterações de remodelação no epitélio e na submucosa.[130]

Os aeroalérgenos de relevância para a asma, como os polens, as proteínas dos ácaros da poeira doméstica e as proteínas de animais com pelos são considerados inócuos e devem induzir imunotolerância quando inalados. A ruptura da tolerância que tem lugar nas vias aéreas dos asmáticos ainda não foi completamente entendida. Alguns aeroalérgenos têm propriedades físicas que lhes permitem ser aerossolizados e chegar às vias aéreas de condução. Alguns também têm atividade de proteases que os capacita a entrarem nas barreiras de muco das vias aéreas. Ainda outros têm propriedades de mimetismo molecular que desencadeiam receptores de reconhecimento de padrões inatos nas células epiteliais das vias aéreas e em outras células apresentadoras de antígenos. Por exemplo, os alérgenos dos ácaros da poeira doméstica têm uma protease de cisteína semelhante à papaína e um mimético molecular MD-2 de ligação a lipídeos capaz de aumentar a sinalização de TLR4,[135] enquanto muitos outros alérgenos contêm quitina, que induz um infiltrado de eosinófilos e basófilos mediado por leucotrienos e dirige a ativação alternativa de macrófagos.[136]

A quebra de tolerância também pode envolver um comportamento patológico cooperativo entre células epiteliais e dendríticas. Em modelos com camundongos, as células dendríticas nem sempre reconhecem alérgenos inalatórios. Em lugar disso, as células epiteliais ativadas usam uma molécula de reconhecimento de padrões, como TLR4, para coletar amostras de alérgenos, como a proteína de ácaros da poeira doméstica, e depois orquestrar reações de células dendríticas (recrutamento, ativação, migração para os linfonodos) que levam à sensibilização.[133] Esses achados fornecem uma estrutura de como um estímulo ambiental pode direcionar reações de células epiteliais e dendríticas nas vias aéreas para reações alérgicas. A tolerância normal nas vias aéreas também pode ser quebrada porque a função da célula regulatória T (Treg) está comprometida. As Tregs podem induzir tolerância periférica a alérgenos por meio de interações diretas com as células dendríticas ou competição com células T naïve para fatores de crescimento e diferenciação.[137] Outro mecanismo possível é que as Tregs caracteristicamente secretam IL-10 e fator transformador do crescimento (TGF)-β, citocinas que têm múltiplas atividades relevantes para a tolerância, incluindo síntese de isotipos IgG4 e IgA não inflamatórios e efeitos regulatórios sobre as células T e dendríticas. Embora faltem evidências específicas de disfunção de células Treg na asma, o papel central das células Treg em controlar as reações imunes já é bem reconhecido nas doenças humanas.[138]

Infecções virais estão entre os mais importantes estímulos ambientais implicados no início da asma. As células epiteliais das vias aéreas são consideradas sentinelas ativas e coordenadoras mestras das reações antivirais no pulmão. As células epiteliais das vias aéreas são sensibilizadas para produzir *interferon* (IFN) e expressar centenas de *genes estimulados pelo interferon* (ISG, do inglês, *IFN-stimulated genes*) em resposta à infecção viral. STAT1 é um regulador básico da expressão de ISG, e as ISG codificam proteínas que inibem a produção viral direta ou indiretamente por ativação de células imunes e morte de células infectadas do hospedeiro.[139] Como o nível funcional das reações antivirais se correlaciona com o grau de proteção do hospedeiro, é possível que uma deficiência de IFN torne algumas pessoas suscetíveis à asma iniciada por vírus ou exacerbada por vírus. Dados de modelos com camundongos sugerem que uma deficiência da sinalização do IFN nas células epiteliais das vias aéreas compromete a defesa do hospedeiro contra vírus respiratórios,[139,140] e dados desses modelos e de estudos epidemiológicos mostram que infecções virais mais graves têm mais probabilidade de levar à asma.[141] Embora alguns estudos mostrem uma deficiência na produção de IFN-β e IFN-λ em resposta à infecção por rinovírus em células epiteliais das vias aéreas de asmáticos,[142,143] ainda não ficou estabelecido se um defeito no controle da replicação viral dependente do IFN é um mecanismo de início ou exacerbação da asma.[139,144]

ATOPIA, ASMA E OUTRAS DOENÇAS ALÉRGICAS

Estudos das origens da asma na infância revelam uma sequência em que a atopia surge primeiro, sendo seguida por infecções virais das vias aéreas, vindo depois o início da asma.[145] As doenças atópicas da infância incluem rinite alérgica, dermatite atópica, esofagite eosinofílica e asma. Muitas crianças apenas desenvolvem uma dessas doenças atópicas, o que levanta a possibilidade de que a atopia represente um golpe ao longo do contínuo de múltiplos golpes, resultando em diferentes golpes em diferentes doenças atópicas. Por exemplo, a atopia combinada com mutações da filagrina pode ser necessária para causar eczema atópico. Nesse caso, a disfunção da filagrina pode alterar a barreira epitelial da pele de modos que promovam o eczema.[146] A atopia combinada a mutações de TSLP pode causar esofagite eosinofílica. Nesse caso, a disfunção da TSLR nas células epiteliais do esôfago pode interagir com os linfócitos T, basófilos ou células linfoides inatas para iniciar a doença esofágica eosinofílica.[147] Conquanto estudos genéticos claramente apontem para mutações dos genes da filagrina e da TSLP como fatores de suscetibilidade para eczema e esofagite eosinofílica, respectivamente, os achados genéticos na asma apontam para IL-33 e seu receptor (ST2, supressão de tumorigenicidade 2).[148-150] Desse modo, a atopia pode ser a anormalidade patológica central em várias doenças alérgicas, mas cada uma dessas doenças atópicas pode precisar de uma suscetibilidade genética adicional e específica para conferir risco organo-específico de doença.

EIXO IL-33/ST2 NA ASMA

A IL-33 é uma citocina de células epiteliais considerada um mediador-chave das reações imunes tipo 2 na asma.[151-153] A IL-33 é classificada como membro da família IL-1 de citocinas porque tem um domínio de sinalização de citocina do tipo IL-1 em sua região C-terminal.[154,155] Diferentemente de outros membros da família de citocinas IL-1, a IL-33 é ativa em sua forma de comprimento total, embora a digestão de proteases de regiões N-terminais específicas aumente sua atividade.[155] A IL-33 desencadeia reações biológicas em células efetoras, montando um complexo de sinalização heterodimérico com duas cadeias de receptores que compreendem um receptor primário de alta afinidade chamado IL1RL1 (mais conhecido como ST2) e um correceptor com baixa afinidade chamado IL-1RAcP.[156] Nas vias aéreas, a IL-33 se localiza principalmente nos núcleos das células basais epiteliais,[157] e essa localização celular incomum reflete seus papéis duplos. Um papel que depende de sua localização nuclear é como um repressor da transcrição de genes; um segundo papel (mais conhecido) depende de sua secreção extracelular e atividade como citocina. A principal atividade de citocina da IL-33 é promover a inflamação Th2 por meio da liberação de citocinas Th2 pelas células portadoras de ST2. ST2 se expressa em ampla variedade de células imunes inatas e adaptativas, incluindo os linfócitos T CD4$^+$, mastócitos, basófilos e células *linfoides inatas tipo 2* (ILC2). As células ILC2 são células linfoides IL-25R$^+$ negativas para a linhagem caracterizadas recentemente.[158] Embora os linfócitos T CD4$^+$ sejam a fonte dominante das citocinas Th2 nas vias aéreas, a célula ILC2 é cada vez mais reconhecida como fonte celular rara, mas potencialmente importante.

A ênfase na IL-33 como mediador celular epitelial essencial das reações imunes tipo 2 na asma deriva de múltiplos *estudos de associação em todo o genoma* (GWAS, do inglês, *genome-wide association studies*) que encontraram consistentemente associações entre asma e polimorfismos genéticos no *locus* IL-33 e no *locus* ST2.[148,149,159,160] O *locus* do gene ST2 codifica o *receptor ST2 em comprimento total* (ST2L) e a *forma solúvel curta de ST2* (sST2), que atua como potente regulador negativo da atividade extracelular da IL-33. Vale observar que os polimorfismos genéticos em ST2 se associam a baixos níveis de sST2 circulante e a um número alto de eosinófilos no sangue periférico,[161] de modo que a deficiência relativa de sST2 pode ser um mecanismo de inflamação tipo Th2. Desse modo, o eixo IL-33/ST2 na asma é um sistema de sinalização complexo no qual a regulação de IL-33, ST2L e sST2 contribui para os efeitos resultantes sobre as reações imunes tipo 2 nas vias aéreas. Presume-se que os defeitos genéticos em IL-33 e ST2 identificados nos estudos GWAS cheguem a uma atividade positiva resultante da IL-33. Até o momento, não são muito conhecidas as consequências funcionais das mutações genéticas em IL-33 e ST2, mas estudos mecanísticos genéticos devem esclarecer como essas anormalidades genéticas promovem inflamação Th2 nas vias aéreas, causando asma.

MECANISMOS DE PERSISTÊNCIA DA ASMA

Como já descrito, o início da asma envolve o desenvolvimento de reações imunes tipo 2 a alérgenos inalatórios em pré-escolares que tenham história familiar e pessoal de atopia e que frequentemente tenham história de infecção do trato respiratório. Os mecanismos de reações imunes tipo 2 persistentes na asma não são bem conhecidos. Uma possibilidade é que programas imunes aberrantes se tornem fixos porque são estabelecidos durante janelas de tempo críticas no início da vida, quando o sistema imune humano é plástico. Nessa janela, pode ser que as células epiteliais sejam particularmente suscetíveis a alterações epigenéticas que levem a alterações persistentes no comportamento das células. As alterações epigenéticas incluem metilação do DNA ou modificação pós-traducional de caudas de aminoácidos de histonas por acetilação, fosforilação, metilação, sumoilação ou ubiquitilação.[162,163] Como as alterações epigenéticas persistem nas células em divisão, proporcionam um mecanismo pelo qual fatores ambientais podem causar alterações estáveis de fenótipo sem alterações do genótipo. A maioria das alterações epigenéticas tem lugar na fase pré-natal e pouco depois do nascimento, o que coincidiria com períodos de tempo específicos em que os indivíduos ficam mais suscetíveis a exposições ambientais que induzem asma. Embora a hipótese epigenética seja atraente, existem ainda poucas evidências para ela na asma.

MECANISMOS INFLAMATÓRIOS NA ASMA CRÔNICA

Os atuais conceitos sustentam que eventos proximais no epitélio das vias aéreas, envolvendo reguladores-mestres, como a IL-33, resultem em aumento da atividade das citocinas tipo 2 nas vias aéreas, secretada principalmente por linfócitos T CD4$^+$ e dirigindo uma cascata de eventos distais, incluindo hipersensibilidade mediada por IgE, ativação das células epiteliais das vias aéreas, quimioatração de células efetoras (mastócitos, eosinófilos e basófilos) e remodelação do epitélio e matriz subepitelial (Fig. 41-5).

Linfócitos T CD4$^+$

Os subgrupos de linfócitos T CD4$^+$ são categorizados com base em suas funções celulares e na capacidade de secretar citocinas específicas. Os linfócitos Th2 CD4$^+$ evoluíram para mediar reações imunes tipo 2 a helmintos e parasitas, mas também são centrais aos mecanismos de atopia e asma. IL-4 é o fator polarizante de Th2 mais potente,[164] e as células Th2 secretam IL-4, IL-5, IL-9 e IL-13.[127-129] Existem evidências, na asma humana, de um excesso de linfócitos Th2 CD4$^+$ nas vias aéreas. O líquido de lavagem de sujeitos asmáticos tem aumento do número de linfócitos T que expressam RNAm para IL-4 e IL-5 (mas não para IFN-γ).[165] Estudos subsequentes confirmaram um excesso de linfócitos Th2 ou aumentos de transcritos de citocinas Th2, proteínas ou atividade nas vias aéreas.[166,167] As células Th2 CD4$^+$ não são a única fonte de citocinas Th2 porque mastócitos, basófilos e células ILC2 também secretam essas citocinas, mas de fato parecem ser a fonte dominante na doença estabelecida crônica. As células Th2 CD4$^+$ são CCR4$^+$ e responsivas a CCL17 (também chamada quimiocina regulada pelo timo e a ativação, TARC, do inglês, *thymus and activation regulated chemokine*), que é uma quimiocina derivada de células epiteliais e importante para o acúmulo de células Th2 nas vias aéreas (Fig. 41-5). As células Th2 CD4$^+$ também exibem múltiplos outros receptores, incluindo CRTH2, ST2, TSLPR e IL17BR, o que significa que também podem reagir a PGD2, IL-33, TSLP e IL-25, respectivamente.[168] A IL-5 das células Th2 promove eosinofilia tecidual, enquanto a IL-9 promove hiperplasia de mastócitos, e a IL-13 causa ativação das células epiteliais, como já descrito.

Hipersensibilidade Mediada por IgE

Como descrito anteriormente, a produção de IgE específica para alérgenos requer que os alérgenos sejam captados por células dendríticas ou outras células apresentadoras de

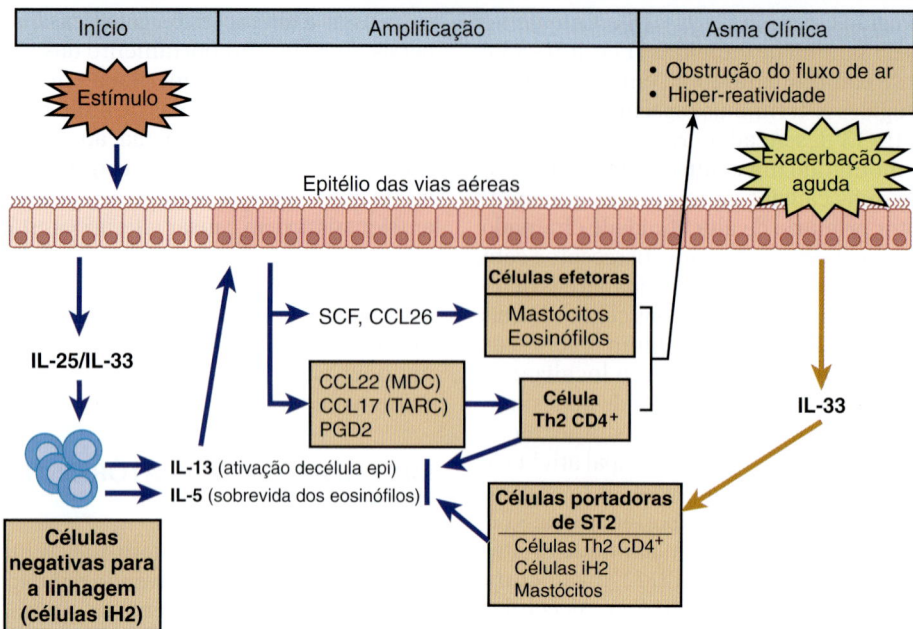

Figura 41-5 Esquema apresentando os papéis para o epitélio das vias aéreas no início e a amplificação das reações de Th2 nas vias aéreas. IL-25 e IL-33 liberadas por células epiteliais durante o início dos estímulos interagem com as células linfoides IL-25R$^+$ negativas para a linhagem, que também são portadoras do receptor ST2. A ativação dessas células causa secreção de IL-5 e IL-13, o que, por sua vez, ativa o epitélio das vias aéreas a liberar quimiocinas CC e outros mediadores, que recrutam linfócitos T CD4$^+$, eosinófilos e mastócitos para promover e sustentar a inflamação comTh2 e o fenótipo da asma. SCF, fator de células-tronco; iH2, linfócitos auxiliares tipo 2 inatos; ST2, supressão de tumorigenicidade 2. (De Fahy JV, Locksley RM: The airway epithelium as a regulator of Th2 responses in asthma. *Am J Respir Crit Care Med* 184(4):390–392, 2011.)

antígenos, que, na presença de IL-4, apresentam os antígenos processados a linfócitos T *naïve* a fim de direcioná-los para um fenótipo de célula Th2. A IL-4 também induz troca de isotipo nos linfócitos B, resultando em produção de IgE.[169] Notavelmente, as células produtoras de IL-4 que interagem com os linfócitos B em órgãos linfoides secundários são as células T$_{FH}$, e não as células Th2.[170] A IgE tem dois receptores de IgE — FcεRI e FcεRII. FcεRI é um receptor de alta afinidade encontrado nos mastócitos e basófilos.[171] FcεRII (CD23) é um receptor com baixa afinidade encontrado nas células epiteliais, linfócitos B e células mieloides.[172] A agregação de IgE ligada a FcεRI induzida pelo antígeno estimula os mastócitos a liberarem produtos diversos biologicamente ativos. Produtos pré-formados nos grânulos citoplasmáticos incluem histamina, serotonina, triptase, quimase, carboxipeptidase A3 e proteoglicanos (heparina e/ou sulfatos de condroitina). Outros produtos são sintetizados de maneira nova e incluem os mediadores derivados de lipídeos (PGD2, LTB4, LTC4, LTD4 e LTE4) e as citocinas Th2. Os mediadores são liberados em minutos após a exposição ao antígeno, e a resposta agregada aos mediadores liberados logo depois da degranulação de mastócitos induzida pelo antígeno e a IgE é chamada de reação de hipersensibilidade imediata ("de fase precoce").[173] Essa reação inclui contração do músculo liso das vias aéreas, aumento da permeabilidade broncovascular e aumentos da secreção de mucina. A consequência fisiológica é uma diminuição do fluxo de ar, mas pode incluir hipotensão e anafilaxia se a reação de hipersensibilidade imediata for sistêmica. Embora a inflamação e as alterações funcionais associadas às respostas de fase precoce se resolvam em 1 a 3 horas, pode se desenvolver uma segunda reação ("de fase tardia") em alguns asmáticos, tipicamente começando 2 a 6 horas depois da exposição e durando 24 a 48 horas.[174] Os responsivos de fase tardia costumam ser avaliados em estudos de prova de conceito de novos medicamentos controladores para asma porque a capacidade de um medicamento inibir reações de fase tardia a um alérgeno inalado é bom preditor de sua eficácia em melhorar os resultados de controle da asma. Por exemplo, o omalizumabe é um anticorpo monoclonal humanizado recombinante dirigido contra a IgE. Nos estudos iniciais de prova de conceito, mostrou-se que o omalizumabe inibe as reações de fases precoce e tardia.[175] Em ensaios clínicos subsequentes, mostrou-se que diminui as taxas de exacerbações em asmáticos.[176,177]

Ativação das Células Epiteliais das Vias Aéreas

Estudos sem vieses da expressão de genes nas células epiteliais das vias aéreas mostram um perfil de genes condizente com ativação da IL-13.[178] Os transcritos de genes para IL-13 no próprio epitélio das vias aéreas são esparsos, porém mais facilmente detectáveis no tecido da submucosa ou nas células do escarro.[166] Desse modo, a fonte celular da IL-13 são as células da submucosa ou da camada de muco acima da mucosa. Essas células produtoras de IL-13 compreendem principalmente linfócitos T CD4$^+$, mas células ILC2 e mastócitos provavelmente contribuem também. A IL-13 tem muitos efeitos sobre as células epiteliais das vias aéreas.[130] Genes regulados para cima incluem as eotaxinas (especialmente a eotaxina-3, também chamada CCL26), CCL17 (TARC) e fator de células-tronco, que fornecem sinais quimiotáticos ou de sobrevida para os eosinófilos, as células Th2 CD4$^+$ e os mastócitos, respectivamente. Também é regulada para cima o *óxido nítrico sintetase induzível* (iNOS), a periostina e alguns genes da mucina. A iNOS catalisa a produção de NO a partir da L-arginina, e o NO exalado pode, portanto, ser usado como biomarcador da ativação da IL-13 do epitélio das vias aéreas.[179] Como a iNOS é um gene sensível a esteroides, os níveis expirados de NO tipicamente estão baixos em pacientes asmáticos que tomam corticosteroides.[180] A periostina é uma proteína secretada da família das fascilinas que interage com as integrinas, o TGF-β e as proteínas da matriz para iniciar vários efeitos biológicos, inclusive a proliferação e migração de células, a regulação de células Treg e a modulação das propriedades mecânicas do colágeno.[181] Embora seja alta a expressão do gene da periostina nas células epiteliais das vias aéreas, a proteína periostina não se localiza imunologicamente nas células epiteliais das vias aéreas porque é rapidamente secretada em uma direção basal.[181] Nessa localização, a periostina também é acessível à circulação sistêmica por meio do plexo venoso brônquico subepitelial. A periostina, portanto, é biomarcador útil com base no sangue para ativação das células epiteliais das vias aéreas pela IL-13.[182] Não se tem certeza sobre a consequência biológica da regulação para cima da periostina na asma. Embora estudos *in vitro* mostrem que a periostina potencialmente regula para cima o TGF-β nas células epiteliais, induzindo *transição mesenquimal epitelial* (EMT, do inglês, *epithelial mesenchymal transition*),[181] existem poucas evidências de que a EMT ocorra *in vivo* na asma. Camundongos deficientes em periostina têm reações exageradas a alérgenos inalatórios, sugerindo que a periostina tenha funções protetoras nas vias aéreas, talvez por meio de sua regulação de TGF-β e função das células Treg.[183] Múltiplas outras proteínas no epitélio das vias aéreas são desreguladas pela IL-13, incluindo os genes da mucina.[166,184] Um princípio abrangente, entretanto, é que, embora as citocinas derivadas das células epiteliais, como a IL-33, sejam importantes para iniciar e talvez perpetuar a asma, a ativação de células epiteliais pela IL-13 é um mecanismo de amplificação importante na fisiopatologia da asma (Fig. 41-5).

Eosinófilos

Um aumento do número de eosinófilos nas vias aéreas é marca patológica da asma.[185] Também é frequente a eosinofilia no sangue periférico.[186] A eosinofilia das vias aéreas se associa a piores medidas da função pulmonar, incluindo hiper-reatividade das vias aéreas.[187] Medicamentos que suprimem a eosinofilia das vias aéreas, incluindo os corticosteroides, anti-IgE e anti-IL-5, são todos consistentemente efetivos em reduzir as taxas de exacerbação da asma.[188-191] Pensa-se que os eosinófilos alterem a função pulmonar na asma por meio da atividade das proteínas potentes dos grânulos citoplasmáticos e por meio de sua capacidade de secretar citocinas. As proteínas dos grânulos dos eosinófilos incluem *proteína básica maior* (MBP, do inglês, *major basic protein*), *proteína catiônica dos eosinófilos* (ECP, do inglês, *eosinophil cationic protein*), *peroxidase dos eosinófilos* (EPX, do inglês, *eosinophil peroxidase*) e *neurotoxina derivada dos eosinófilos* (EDN, do inglês, *eosinophil-derived neurotoxin*).[185] A MBP é citotóxica contra helmintos e pode romper a integridade das camadas duplas lipídicas em células de mamíferos.[192] Também é antagonista dos receptores muscarínicos M2 das vias aéreas que normalmente oferecem um *feedback* negativo para limitar a neurotransmissão e a constrição brônquica.[193] A ECP e a EDN têm atividades de ribonuclease que mediam efeitos neurotóxicos, e ambas as proteínas têm atividade antiviral;[192] a EPX é uma peroxidase que gera espécies reativas oxidantes e radicais.[192] Os efeitos globais das proteínas dos grânulos dos eosinófilos poderiam promover constrição brônquica mediada por nervos e ativar células epiteliais. O papel das citocinas dos eosinófilos, que incluem TGF-α e TGF-β, pode ser mediar mecanismos de secreção de mucina nas vias aéreas e fibrose, respectivamente.[194]

Mastócitos

Há muito se sabe que os mastócitos são células efetoras centrais na asma, sendo que múltiplos estudos mostram aumentos dos mastócitos na mucosa das vias aéreas e nas secreções das vias aéreas.[195-197] A importância do mastócito foi enfatizada outra vez recentemente por dados de estudos com microsséries na asma e por maior compreensão da biologia de IL-33/ST2. Especificamente, estudos com microsséries em escovações epiteliais das vias aéreas mostram que os genes dos mastócitos estão entre os genes mais altamente regulados para cima na asma.[178] Estudos de imunolocalização confirmam o aumento do número de mastócitos epiteliais na asma, caracterizado por alta expressão de triptase e carboxipeptidase A3 e baixa expressão de quimase.[197] Outros estudos têm enfatizado a imunolocalização dos mastócitos no músculo liso das vias aéreas da submucosa, onde podem contribuir para hiperplasia e hiper-reatividade do músculo liso das vias aéreas.[198] Os mastócitos constitutivamente expressam múltiplos receptores da superfície celular, incluindo FcεRI e ST2. O *cross-linking* de FcεRI por complexos IgE-antígeno leva à degranulação dos mastócitos e à liberação de múltiplos mediadores pré-formados e recém-gerados. Esses eventos de degranulação mediados pela IgE são bem conhecidos. A ativação de mastócitos mediada por ST2 é menos apreciada, porém provavelmente também importante, na patogênese da asma. Especificamente, a IL-33 se liga a ST2 nos mastócitos para aumentar a sobrevida dos mastócitos e fornecer um estímulo para a secreção de IL-6, IL-8 e IL-13.[199] A ativação de mastócitos mediada pela IL-33 pode ter particular importância na fisiopatologia das exacerbações de asma quando IL-33 é liberada das células epiteliais como uma alarmina. De fato, os mastócitos podem ser uma fonte celular dos altos níveis de IL-6 e IL-8 detectáveis nas secreções das vias aéreas na asma grave aguda.[200,201]

Basófilos

Basófilos são granulócitos circulantes que reagem a estímulos alérgicos migrando e acumulando-se em pontos de inflamação alérgica.[202,203] Eles contêm grânulos citoplasmáticos com níveis de histamina semelhantes por célula aos dos mastócitos. Diferentemente, a quantidade de triptase dos basófilos é inferior a 1% daquele dos mastócitos.[203] As ligações cruzadas do FcεRI por complexos IgE-antígeno causa degranulação dos basófilos e liberação de mediador, particularmente de histamina. Além disso, as citocinas de células epiteliais, incluindo IL-33 e TSLP, ligam-se a ST2 ou TSLPR nos basófilos, causando secreção de citocinas, particularmente de IL-4.[204] Recentemente, tem sido explorado um papel para os basófilos nas reações imunes tipo 2.[205] Por exemplo, em um modelo em camundongo de esofagite eosinofílica, os basófilos são necessários para a reação eosinofílica e de citocinas Th2.[206] Faltam atualmente informações semelhantes sobre um papel central para os basófilos na asma.

Macrófagos

Os macrófagos são abundantes no pulmão e adotam diferentes fenótipos com base nos sinais que encontram. A exposição ao IFN-γ, ao TNF-α ou a lipopolissacarídeo direciona a diferenciação dos macrófagos para um fenótipo classicamente ativado (M1).[207] Esse fenótipo tem papéis importantes na defesa do hospedeiro contra patógenos intracelulares. Embora os macrófagos M1 sejam implicados na asma não atópica e em alguns subtipos de asma grave, macrófagos alternativamente ativados (M2) geralmente se associam mais à asma. As reações imunes tipo 2 direcionam os macrófagos pulmonares para um fenótipo M2, caracterizado por expressão regulada para cima de receptores de manose e transglutaminase 2 nos humanos e camundongos e por expressão regulada para cima da arginase-1, proteína 3 quitinase-3-*like* (também conhecida como Ym1) e molécula α resistina-*like* (também conhecida com FIZZ1) somente em camundongos.[208] Encontraram-se marcadores expressos por macrófagos M2 na asma em alguns estudos,[209] mas não em outros.[210] De um modo geral, os macrófagos das vias aéreas têm a capacidade de secretar amplo conjunto de mediadores inflamatórios, mas continua incerto seu papel na patogênese da asma.

PRODUTOS DO METABOLISMO DO ÁCIDO ARAQUIDÔNICO – LEUCOTRIENOS, PROSTAGLANDINAS E LIPOXINAS

Os *cisteinil leucotrienos* (cis-LT) são mediadores inflamatórios derivados do ácido araquidônico conjugado a peptídeos que são gerados por eosinófilos, basófilos, mastócitos, macrófagos e células dendríticas mieloides.[211] Os cis-LT são gerados na dupla camada lipídica da membrana celular quando o ácido araquidônico é oxidado pela 5-lipo-oxigenase em conversões enzimáticas sucessivas, gerando *leucotrienos* C_4 (LTC_4), LTD_4 e LTE_4.[211] Os cis-LT ativam pelo menos dois receptores nas células musculares lisas para induzir contração muscular e nas células endoteliais para aumentar a permeabilidade vascular. Os medicamentos que têm essa via como alvo incluem zileuton (um inibidor da 5-lipo-oxigenase) e montelucaste e zafirlucaste (antagonistas seletivos do receptor cis-LT_1) e são efetivos na asma, especialmente em pacientes com sensibilidade à aspirina e a tríade de Samter (hipersensibilidade à aspirina, pólipos nasais e asma).[212] Quando esses pacientes ingerem inibidores da ciclo-oxigenase-1, como a aspirina ou outros *anti-inflamatórios não esteroides* (AINE), o metabolismo do ácido araquidônico é desviado para longe dos metabólitos prostanoides do araquidonato e para geração excessiva de cis-LT. Consequentemente, os níveis urinários de LTE_4 ficam especialmente altos nos pacientes hipersensíveis à aspirina.[213]

As prostaglandinas são geradas pelo metabolismo do ácido araquidônico pelas enzimas sintase das prostaglandinas e ciclo-oxigenase. A *prostaglandina* D_2 (PGD_2) é o prostanoide mais relevante para a patogênese da asma. Os mastócitos são a fonte celular mais importante de PGD_2, mas as células Th2, células dendríticas e células epiteliais das vias aéreas também produzem PGD_2 em níveis relativamente baixos.[214,215] Existem boas evidências de que a PGD_2 participe das reações das vias aéreas a alérgenos inalatórios nos asmáticos. O desafio com alérgenos em pacientes asmáticos leva a aumentos grandes e rápidos de PGD_2 no líquido de lavagem broncoalveolar,[216] e o desafio com inalação de PGD_2 causa broncospasmo e eosinofilia das vias aéreas.[217] A PGD_2 exerce seus efeitos biológicos por meio de três receptores — DP1/DP, TP e CRTH2/DP2 — que se expressam coletivamente nas células hematopoiéticas, células dendríticas, células epiteliais, células caliciformes, células endoteliais e plaquetas.[215] Inibidores de CRTH2 com pequenas moléculas atualmente estão em ensaios clínicos como tratamentos para asma, dermatite atópica e rinite alérgica.

As *lipoxinas* (LX) são produtos do ácido araquidônico e de ácidos graxos ω_3 derivados de enzimas com papéis supostos, porém menos bem estabelecidos na asma. São mediadores de lipídeos contrarregulatórios que inibem a inflamação e são rapidamente inativados. As ações anti-inflamatórias incluem inibição da ativação de granulócitos e locomoção, promoção de fagocitose de granulócitos apoptóticos de macrófagos derivada dos monócitos, bloqueio da liberação de citocinas dos linfócitos T e liberação de citocinas e quimiocinas pró-inflamatórias epiteliais. LXA_4 também impede a liberação de IL-13 dos ILC2s estimulada pela prostaglandina D_2.

NERVOS E RECEPTORES NERVOSOS NA ASMA

Os pulmões são altamente inervados, e mediadores peptidérgicos, colinérgicos, adrenérgicos e outros mediadores neurogênicos e seus receptores podem modular o tono das vias aéreas e a inflamação das vias aéreas.[218] Os agonistas dos receptores *adrenérgicos* e os antagonistas dos receptores *colinérgicos* são as bases da atual terapia broncodilatadora para asma. O termo "inflamação neurogênica" se refere a reações inflamatórias causadas por taquicininas que ativam receptores específicos como parte do sistema *não adrenérgico não colinérgico* (NANC).[219] Os efeitos excitatórios dos NANC são mediados por liberação das taquicininas, como a neurocinina A e a substância P, que atuam sobre receptores NK_1 e NK_2. Em geral, os receptores NK_1 medeiam a secreção de glândulas, extravasamento do plasma, vasodilatação e adesão de leucócitos, enquanto os receptores NK_2 medeiam as contrações da musculatura lisa das vias aéreas. Pensa-se que os efeitos inibitórios dos NANC sejam mediados principalmente pelo peptídeo intestinal vasoativo e o óxido nítrico. As evidências sobre o sistema NANC na asma vêm de estudos mostrando que sujeitos asmáticos desenvolvem broncospasmo depois da inalação de neurocinina A ou substância P.[220] Embora um antagonista do receptor NK_1/NK_2 protegesse contra o broncospasmo induzido pela bradicinina em sujeitos asmáticos, um antagonista seletivo do receptor NK_1 não protegeu contra a tosse ou o broncospasmo induzidos por solução salina hipertônica.[221]

Os nervos *parassimpáticos* inervam a musculatura lisa das vias aéreas, e a hiper-reatividade da musculatura lisa das vias aéreas é uma característica fisiopatológica central da asma. No entanto, essa hiper-reatividade não se deve a aumento da reatividade à sinalização muscarínica nas células musculares lisas porque o músculo liso das vias aéreas isolado em asmáticos não mostra aumento da sensibilidade aos agonistas muscarínicos.[222] Os nervos parassimpáticos também inervam as glândulas da submucosa e regulam a secreção de mucina das células das glândulas submucosas.[223] Notavelmente, as células inflamatórias nas vias aéreas expressam receptores muscarínicos, de modo que tais células podem estar sob controle de nervos parassimpáticos. É relevante aqui o fato de que os nervos produzem e liberam mediadores inflamatórios e podem contribuir para o recrutamento e ativação de leucócitos.[222] Esses leucócitos podem então alterar a produção e a liberação de neurotransmissores dos nervos. Desse modo, linhas cruzadas entre os nervos das vias aéreas e os leucócitos podem ajudar a manter a inflamação crônica na asma. Tudo isso sugere que o tratamento com anticolinérgicos deva beneficiar os pacientes com asma e não apenas pelos efeitos broncodilatadores. Na verdade, sabe-se que a vagotomia diminui a inflamação dos pulmões de pacientes asmáticos e que tratar pacientes com asma não controlada com anticolinérgico de longa ação (brometo de tiotrópio) melhora o controle da asma.[224]

REAÇÕES IMUNES NÃO TIPO 2 NA ASMA

Até aqui, este capítulo tem enfatizado as reações imunes tipo 2 na asma, e elas são, na verdade, as reações imunes típicas de muitos pacientes com asma. No entanto, a apreciação da natureza heterogênea da asma no nível clínico e no molecular está impulsionando novas pesquisas para descobrir os mecanismos da doença que operam nos subgrupos de asma com "Th2 baixa".[225,226] Por enquanto, sabe-se relativamente pouco sobre os mecanismos de doença nesses subgrupos de pacientes, mas existe interesse em explorar se alguns subgrupos de asma são impulsionados por reações imunes tipo 1 ou por mecanismos inflamatórios mediados por IL-17. A possibilidade de que exista um subtipo de asma mediado por inflamação por IL-17 (caracterizada por neutrofilia) tem sido de particular interesse.[227]

IL-17 na Asma

A família de citocinas IL-17 tem membros designados como IL-17A até IL-17F. Os linfócitos T CD4$^+$ que produzem IL-17 são uma linhagem distinta (células Th17), porém múltiplos outros tipos de células imunes também produzem IL-17, incluindo as células T *natural killer* invariantes, linfócitos T CD8$^+$, células *indutoras de tecido linfoide* (LTi)-*like* e células *gama delta T* ($\gamma\delta T$).[228] Os possíveis papéis patogênicos para as citocinas IL-17, na via aérea de asmáticos, incluem mediação da hiper-reatividade das vias aéreas e neutrofilia das vias aéreas. Embora dados de modelos com camundongos de que a IL-17A produzida pelas células Th17 contribua para a hiper-reatividade das vias aéreas induzida por alérgenos por meio de efeitos diretos sobre o músculo liso das vias aéreas,[229] existem apenas evidências limitadas desse mecanismo na asma humana. De modo semelhante, são limitadas as evidências que ligam a IL-17 à neutrofilia das vias aéreas na asma. Ensaios clínicos em andamento com inibidores da IL-17 na asma devem logo esclarecer a importância dos membros da família IL-17 como mediadores de citocinas na asma.

Neutrófilos na Asma

Os neutrófilos são abundantes nas secreções das vias aéreas em sujeitos saudáveis e asmáticos.[187,200] Os neutrófilos das vias aéreas não se elevam na asma leve ou moderada, mas estão caracteristicamente elevados na asma mais grave[230] e nas exacerbações da asma.[200] Além disso, o número de neutrófilos é inversamente proporcional às medidas do fluxo aéreo na asma.[231,232] Não se sabe se essa associação dos neutrófilos ao baixo fluxo aéreo é causal porque não têm sido usados tratamentos específicos dirigidos aos neutrófilos na asma. Mecanismos possíveis pelos quais os neutrófilos poderiam baixar a função pulmonar na asma incluem estresse oxidativo mediado por neutrófilos, ativação de células epiteliais das vias aéreas mediada por proteases dos neutrófilos ou degranulação de células caliciformes mediada pela protease dos neutrófilos. As proteases secretadas pelos neutrófilos incluem elastase dos neutrófilos, catepsina G e metaloproteinase da matriz, especialmente MMP9. Os neutrófilos podem não ter sempre um papel patogênico na asma. Por exemplo, o número de neutrófilos pode aumentar acentuadamente nas vias aéreas na asma grave aguda, quando podem ter um papel benéfico. Especificamente, postula-se que a elastase dos neutrófilos pode digerir polímeros de mucina para promover *turnover* de muco, uma etapa de recuperação importante na asma aguda.[233]

MICROBIOMA DAS VIAS AÉREAS E DO INTESTINO NA ASMA

Múltiplos fatores têm aumentado o interesse no microbioma das vias aéreas e do intestino como impulsionador de reações imunes alteradas na asma. Em primeiro lugar, existem dados, em modelos com camundongos, indicando que o microbioma intestinal é um regulador básico da função celular imune no início da vida,[234] e dados de crianças mostram que a colonização por *Bacteroides fragilis* com 3 semanas de vida se associou ao aumento do risco de asma.[235] Em segundo lugar, existem dados epidemiológicos de que crianças criadas em fazendas têm prevalência mais baixa de asma, associação esta que se acredita estar provavelmente relacionada com as exposições a micróbios relacionadas com fazendas, as quais influenciam o microbioma do hospedeiro.[236] Em terceiro lugar, a análise do microbioma das secreções das vias aéreas de asmáticos e controles mostra que a colonização das vias aéreas superiores, em lactentes, por *Streptococcus pneumoniae*, *Haemophilus influenzae* ou *Moraxella catarrhalis* prediz desenvolvimento de asma no futuro.[237] Além disso, análises de bioespécimes das vias aéreas inferiores com base em sequenciamento e microsséries (*microarray*) de asmáticos mostram anormalidades na composição da microbiota bacteriana, especialmente Proteobactérias (que incluem *H. influenzae*, *Pseudomonas*, *Neisseria*, espécies de *Burkholderia* e espécies de Enterobactériáceas.[237] É notável que as espécies de Proteobactérias promovem inflamação neutrofílica e agora existe grande interesse em saber se patógenos microbianos específicos impulsionam subtipos específicos de asma (como a asma neutrofílica). Estudos do microbioma das vias aéreas e do intestino na asma estão atualmente em seus primórdios, entretanto, e as pesquisas em andamento devem revelar se o tratamento com micróbios pode prevenir asma em alguns casos ou se a supressão de espécies microbianas específicas pode melhorar a asma na doença estabelecida.

MECANISMOS DE EXACERBAÇÃO DA ASMA

As exacerbações da asma representam uma piora agudizada da obstrução do fluxo aéreo que é consequência da piora da contração da musculatura lisa das vias aéreas, edema da parede das vias aéreas e obstrução luminal com muco.[238] A patologia do muco é especialmente problemática na asma fatal e quase fatal (veja adiante). Vírus comuns do trato respiratório alto, especialmente rinovírus, são a causa mais comum e importante de exacerbações em crianças e adultos.[239,240] A suscetibilidade às reduções agudas do fluxo de ar nos asmáticos se relaciona com a remodelação da mucosa das vias aéreas. Alterações do epitélio que aumentam os depósitos de mucina na musculatura lisa das vias aéreas, tornando-a mais hiper-reativa, e nos vasos, tornando-os mais permeáveis, levam muitos asmáticos a ser vulneráveis a reações exageradas das vias aéreas a agressões ambientais inalatórias, como vírus, alérgenos ou poluentes.[238] As vias aéreas dos asmáticos são hiper-reativas em mais de um modo — contração da musculatura lisa concêntrica por hiper-reatividade é um elemento, mas o edema da mucosa

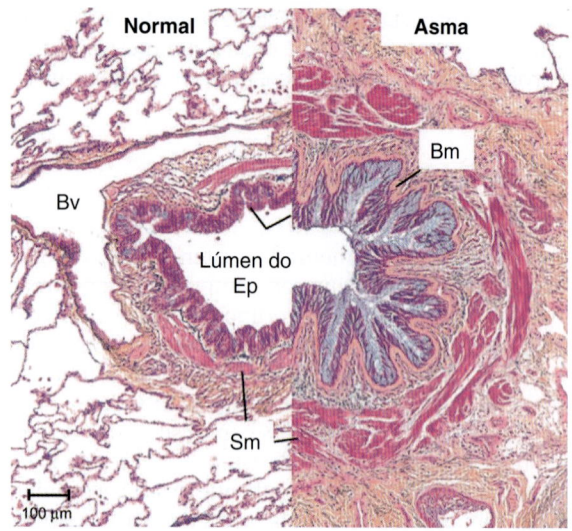

Figura 41-6 Patologia das vias aéreas na asma. Microfotografia ilustrando diferenças patológicas em uma via aérea de tamanho médio de um paciente não asmático (*à esquerda*) e de um paciente com asma (*à direita*). A coloração é pentacrômica de Movat. As vias aéreas, na asma, mostram significativa remodelação estrutural. O epitélio, na asma, mostra hiperplasia de células caliciformes, fibrose subepitelial e aumento do volume do músculo liso (Sm). Barra de escala de 100 μm. Bm, membrana basal. BV, vaso sanguíneo; Ep, epitélio. (De Wadsworth S, Sin D, Dorscheid D: Clinical update on the use of biomarkers of airway inflammation in the management of asthma. *J Asthma Allergy* 4:77-86, 2011.)

por permeabilidade vascular e o excesso de muco por hipersecreção de mucina são outros. A eficácia dos corticosteroides em prevenir exacerbações provavelmente se relaciona com seus efeitos em não apenas reduzir o número de células inflamatórias (especialmente eosinófilos), mas também em melhorar as alterações patológicas nas células caliciformes, células musculares lisas e vasos.

ALTERAÇÕES PATOLÓGICAS NAS VIAS AÉREAS NA ASMA

A asma se caracteriza por alterações estruturais no epitélio e na submucosa. Essas alterações incluem deposição anormal de colágeno no subepitélio (fibrose subepitelial) e alterações das células estruturais, como as células caliciformes, células das glândulas da submucosa, células musculares lisas e vasos (Fig. 41-6).

Alterações Patológicas das Células Epiteliais na Asma

A descamação epitelial na asma é uma característica das exacerbações agudas graves, mas não da asma crônica estável. A metaplasia escamosa também não é geralmente uma característica da asma (é mais um aspecto de doença pulmonar relacionada com o tabagismo). As principais alterações das células epiteliais vistas na asma são metaplasia e hiperplasia das células caliciformes, que têm o efeito de aumentar a quantidade de mucinas formadoras de gel armazenadas no epitélio das vias aéreas.[241]

Alterações Patológicas do Muco das Vias Aéreas na Asma

O muco das vias aéreas é qualitativamente anormal na asma, refletindo alterações em seus constituintes celulares e bioquímicos.[242] Por exemplo, o número de eosinófilos aumenta no escarro asmático,[243] sendo responsável pela presença ocasional de cristais bipiramidais (cristais de Charcot-Leyden), compostos por lisofosfolipase dos eosinófilos.[244] As glicoproteínas da mucina ("mucinas") são a proteína predominante no escarro, e as concentrações de mucina são mais altas do que o normal na asma.[245] As mucinas do muco das vias aéreas são os produtos proteicos de dois genes de mucina — MUC5AC e MUC5B. A expressão gênica do MUC5AC aumenta nas células epiteliais das vias aéreas na asma, enquanto a expressão gênica do MUC5B diminui.[166,246] Não se sabe qual é a consequência funcional da alteração das quantidades relativas de transcritos gênicos para MUC5AC e MUC5B. A albumina é mais um componente proteico proeminente do muco das vias aéreas na asma,[200,213] e sua presença no muco reflete o aumento da permeabilidade broncovascular na asma, especialmente nas exacerbações agudas. Aumentos da concentração de proteínas plasmáticas e de mucinas podem alterar as propriedades viscoelásticas do muco das vias aéreas na asma, mas tais alterações geralmente são muito mais acentuadas na asma aguda do que na asma crônica.[233]

Fibrose Subepitelial

Quantidades aumentadas de colágeno tipos I, III e V, bem como da fibronectina e tenascina, são depositadas imediatamente abaixo do epitélio na asma.[247,248] Essas proteínas estruturais diferem das proteínas típicas da membrana basal, como o colágeno IV e a laminina, de modo que a fibrose subepitelial da asma não é um espessamento da membrana basal verdadeira, mas uma deposição de uma camada de colágenos intersticiais imediatamente abaixo dela. Embora a fonte celular dessas proteínas possam ser as células epiteliais sobrejacentes, os miofibroblastos têm seu número aumentado na asma e provavelmente são uma fonte mais importante.[249] A fibrose subepitelial é mais proeminente em pacientes com eosinofilia e inflamação Th2 das vias aéreas.[166,250] O aumento das quantidades de colágeno e de outras proteínas da matriz e as ligações cruzadas anormais dessas proteínas aumentarão a rigidez da matriz subepitelial. A matriz rígida pode influenciar o crescimento celular, a sobrevida, a migração e a diferenciação específica do tecido,[251] de modo que a fibrose subepitelial pode causar ativação persistente das células epiteliais sobrejacentes e dos fibroblastos e células musculares lisas incorporados. Estudos clínicos mostram associações com obstrução do fluxo de ar e diminuição da distensibilidade das vias aéreas,[252] mas não se tem certeza sobre as consequências da fibrose subepitelial para a disfunção imune na asma. Alguns têm especulado que a fibrose represente uma barreira secundária que impede a passagem de aeroalérgenos para o espaço subepitelial.[253] Ainda outros têm levantado a hipótese de que a presença de fibrose subepitelial promova sensibilização por aeroalérgenos.[133]

Células Musculares Lisas das Vias Aéreas

Na asma leve a moderada, existe hiperplasia do *músculo liso das vias aéreas* (MLVR), o que se pensa ser importante mecanismo de hiper-reatividade brônquica.[254] O MLVR sofre hipertrofia juntamente com hiperplasia nos subtipos mais graves de asma.[255] Essas alterações morfométricas no MLVR têm sido facilmente demonstradas. Estudos da função inerente dos músculos lisos têm sido menos claros. Embora se especule há muito tempo que as células do MLVR, na asma, sejam inerentemente hipercontráteis, e tal fenótipo de células pode ser gerado *in vitro*,[256] não está provado que o MLVR na asma seja

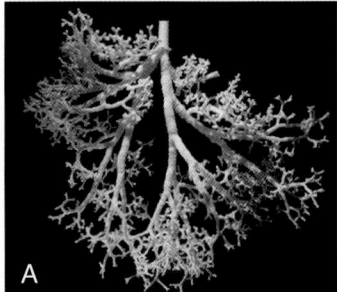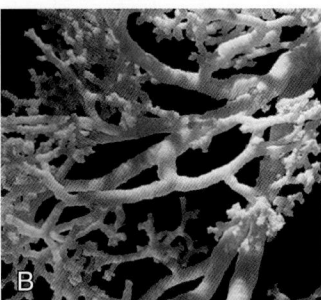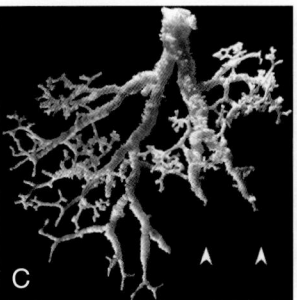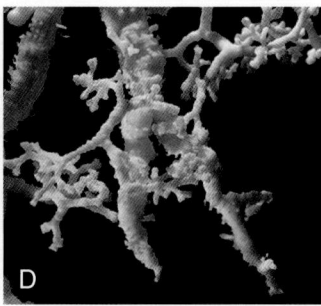

Figura 41-7 Moldes de borracha com silicone de pulmões de um controle e de um caso de asma fatal. A, Fotografia com baixo aumento de um molde de controle do segmento superior do lobo inferior esquerdo de uma pessoa sem asma. O molde mostra padrão de ramificação dicotomizada característico com segmentos lisos paralelos e enchimento completo até o nível de bronquíolos (o que é mostrado com maiores detalhes em **B**). **C,** Molde de paciente feminina de 18 anos que foi a óbito por causa de asma. O molde mostra segmentos irregulares com afilamentos, constrições e protrusões na superfície. As últimas correspondiam a ductos de glândulas mucosas ectasiados na histologia. Muitos dos segmentos estão truncados devido à constrição das vias aéreas. Close-up de duas vias aéreas truncadas (*cabeças de setas*) vistas em **C** é mostrado com maiores detalhes em **D**. (De Boser SR, Park H, Perry SF, et al: Fractal geometry of airway remodeling in human asthma. *Am J Respir Crit Care Med* 172(7):817–823, 2005.)

hipercontrátil. Na verdade, a perfilação da expressão gênica não identificou assinaturas gênicas de tal fenótipo.[254] Além disso, medidas da tensão isométrica no MLVR de sujeitos asmáticos não mostram evidências consistentes de aumento da geração de força, mas têm mostrado maior encurtamento.[257] Tais aumentos do encurtamento isotônico poderiam resultar de alterações do aparelho contrátil,[258] da elastância tecidual ou da matriz extracelular.[259]

Vasos Sanguíneos

O número e o tamanho dos vasos brônquicos aumentam na asma, e esses vasos podem ter um papel importante em regular o calibre das vias aéreas porque um aumento do volume vascular pode edemaciar a mucosa e estreitar a luz das vias aéreas.[260,261] Muitos mediadores inflamatórios causam vasodilatação, uma reação que pode ser acompanhada por aumento da permeabilidade na vênula pós-capilar, extravasamento de plasma e edema de mucosa das vias aéreas.

Patologia das Vias Aéreas em Casos Fatais de Asma

As exacerbações de asma podem ser fatais em decorrência de grave obstrução do fluxo de ar, caracterizada por intensas contrações concêntricas da musculatura lisa e extenso tamponamento das vias aéreas com muco. Essas alterações foram descritas em múltiplos estudos em meados do século XX, o que enfatizou o extenso tamponamento com muco das vias aéreas como característica patológica fundamental.[262] A asma quase fatal também se associa frequentemente ao colapso pulmonar segmentar ou subsegmentar por causa dos tampões de muco. Além disso, estudos em autópsias mostraram que os graus de espessamento da parede das vias aéreas, de hipertrofia do músculo liso e de hipertrofia das glândulas da submucosa são maiores em pacientes que morrem de uma crise asmática do que em pacientes com asma que morrem de outras causas.[263] Os eosinófilos são proeminentes nas vias aéreas na asma fatal, mas os neutrófilos também podem ser proeminentes, especialmente nas vias aéreas de pacientes asmáticos que vão a óbito rapidamente depois do início da crise fatal.[264] Estudos mais recentes que têm usado silicone para fazer moldes das vias aéreas de casos fatais de asma confirmam e estendem os estudos mais antigos de patologia macroscópica. Os estudos com moldes de silicone mostram dramática perda de vias aéreas devido aos tampões de muco e broncospasmo.[265] Casos de asma fatal e não fatal também mostram graves anormalidades da superfície das vias aéreas que correspondem à hipertrofia da musculatura lisa, a feixes elásticos longitudinais e a ductos ectasiados de glândulas de muco (Fig. 41-7).

FENOTIPAGEM

HETEROGENEIDADE NA ASMA

Todos os asmáticos manifestam limitação do fluxo aéreo na espirometria, hiper-reatividade das vias aéreas a desafio específico ou inespecífico e sintomas que incluem falta de ar, aperto no peito, sibilos e tosse. Não obstante, os pacientes com asma podem ter muita heterogeneidade com respeito à intensidade da limitação do fluxo de ar, sintomas, grau de reversibilidade e resposta terapêutica. Até 30% a 45% dos asmáticos não respondem a altas doses de *corticosteroides inalatórios* (CI) com melhora da função pulmonar.[266,267] Além do mais, existe significativa heterogeneidade nos desencadeantes da asma, na frequência e gravidade das exacerbações e nos desfechos de longo prazo, como perda irreversível da função pulmonar devido à remodelação das vias aéreas.

Têm sido assumidas várias abordagens para designar subfenótipos distintos aos asmáticos. O grau de obstrução das vias aéreas ou a frequência dos sintomas e do uso de medicação de resgate têm sido usados para classificação e atendimento da asma,[268] mas tais categorias não fornecem esclarecimentos sobre os mecanismos moleculares ou celulares. Essas diretrizes têm sido instrumentais nos esforços de saúde pública para melhorar a educação e os cuidados na asma por meio da promoção do uso de corticosteroides inalatórios, mas será importante uma apreciação melhor da heterogeneidade da doença em um nível molecular e celular ao tratar a asma grave e na aplicação clínica das terapias emergentes para asma.

FENÓTIPOS CELULARES

Análises do escarro, da lavagem broncoalveolar e de espécimes de biópsias endobrônquica de asmáticos vivos e de amostras necroscópicas de asma fatal têm verificado que a maioria dos asmáticos tem eosinófilos elevados.[269] No entanto, nem todos os asmáticos têm eosinófilos em seu escarro: pode-se ver não eosinofilia em até 25% dos asmáticos que não estão em tratamento e em até 50% daqueles em tratamento. A asma não eosinofílica responde mal aos CI.[271,272] Além do mais, a asma não eosinofílica é vista entre uma variação de intensidade da asma e, na asma grave, associa-se a um VEF_1 mais baixo, a menos mastócitos e a menos fibrose subepitelial (i.e., remodelação das vias aéreas).[273] Essas observações e outras têm levado a uma classificação celular da asma com base em análise citológica do escarro induzido, a qual tem quatro categorias: (1) eosinofílica, (2) neutrofílica, (3) mista, eosinofílica e neutrofílica, e (4) asma paucigranulocítica, na qual não existe presença observável de células inflamatórias.[270,274,275] A eosinofilia é mais comumente vista na asma atópica clássica com inflamação mediada por alérgenos e, exceto nos casos graves, em geral responde aos CI com redução dos eosinófilos, melhora da obstrução das vias aéreas e diminuição dos sintomas.[250,270,276,277] Observa-se neutrofilia em asmáticos com infecção aguda e crônica, obesidade, tabagismo e exposição a irritantes, como os poluentes;[270] nos subgrupos de pacientes com asma grave;[273] e durante exacerbações agudas de asma.[200] Neutrofilia também se associa à redução do VEF_1 independentemente dos eosinófilos.[232,278] Neutrofilia e eosinofilia mistas são relatadas na asma refratária. Um estudo verificou que sujeitos com neutrofilia e eosinofilia mistas tinham a pior função pulmonar, a mais alta frequência de sibilos diários e a taxa mais alta de utilização de serviços de atendimento à saúde.[274]

FENÓTIPOS CLÍNICOS

A heterogeneidade da asma tem sido analisada no nível clínico usando-se abordagens multivariadas à base de grupamentos, elaboradas para superar as limitações de ser usada apenas uma variável, como a intensidade da obstrução do fluxo de ar ou o tipo de inflamação celular. Haldar et al.[279] usaram uma análise de componentes principais e a experiência clínica para selecionar variáveis que foram medidas na prática clínica — idade de início da asma, gênero, *status* atópico, índice de massa corporal, variabilidade do pico de fluxo, contagens de eosinófilos no escarro induzido e pontuações dos sintomas. Eles identificaram três grupamentos distintos em asmáticos leves a moderados: um com asma atópica de início precoce e eosinofilia; outro com preponderância de obesidade, em pacientes femininas e falta de eosinofilia; e um terceiro com doença leve e falta de eosinofilia nas vias aéreas. Quando aplicada a asmáticos com doença mais grave refratária (definida pelos critérios da American Thoracic Society[280]), a mesma análise revelou quatro grupamentos, dois semelhantes aos grupamentos de atópicos com início precoce e de obesos não eosinofílicos, identificados em asmáticos mais leves; os outros dois grupamentos tiveram uma dissociação entre eosinofilia e asma, um com início precoce e sintomas na ausência de eosinofilia e o outro com início tardio, sintomas mínimos e acentuada eosinofilia no escarro. Esses grupamentos foram validados por sua presença na coorte prospectiva independente de asmáticos graves.

Moore et al.[281] estudaram a heterogeneidade da asma por meio de grupamentos multivariados de sujeitos do *Severe Asthma Research Program* (Programa de Pesquisa da Asma Grave) nos Estados Unidos, usando apenas medidas espirométricas e características clínicas. Esse estudo identificou cinco grupamentos distintos. Três (um dos quais tinha doença grave) tinham características compatíveis com doença alérgica — baixa idade de início e atopia. Um grupamento adicional era composto por um grupo obeso, predominantemente feminino, com início tardio, não atópico, semelhante ao grupamento de obesos não eosinofílicos da análise de Haldar. O grupamento final era um segundo grupo com asma grave, predominantemente de mulheres com asma de início tardio, menos atopia e pior resposta aos broncodilatadores. A duração mais longa da doença se correlacionou com a gravidade da asma e baixa função pulmonar entre todos os sujeitos do estudo.

FENÓTIPOS MOLECULARES (ENDOTIPOS)

Uma abordagem alternativa aos sujeitos agrupados com asma é agrupá-los com base nas vias moleculares que demonstram ser ativas em pacientes individuais. Criar subgrupos com base na atividade de vias de citocinas específicas acrescenta a vantagem de que aponta para alvos farmacêuticos e biomarcadores específicos para ensaios clínicos. Subgrupos de pacientes que compartilham a biologia da doença subjacente são denominados "endotipos".

Um desses estudos analisou os níveis de expressão de três genes epiteliais que podem servir como marcadores substitutos de inflamação associados às citocinas Th2, especialmente a IL-13.[166] Esses três genes, *POSTN* (gene que codifica a periostina), *CLCA1* e *SERPINB2*, foram previamente identificados usando-se o perfil do genoma todo da escovação epitelial das vias aéreas obtida na broncoscopia.[178] Nesse estudo, que examinou a expressão desses três genes em escovações epiteliais, metade dos sujeitos tinha níveis elevados, mas quase metade dos sujeitos com asma leve a moderada era indistinguível dos controles saudáveis. Tal expressão diferencial dos genes Th2 sugeriu que essa população de asmáticos fosse heterogênea; alguns tinham inflamação com Th2 altas, e outros tinham inflamação com Th2 baixas. O aumento da expressão de IL-13 e IL-5 nos sujeitos com Th2 altas, o que foi avaliado por PCR em espécimes de biópsia brônquica, proporcionou ainda maior confirmação para esses endotipos. Em análises subsequentes, verificou-se que a asma com Th2 altas tinha hiper-reatividade exagerada das vias aéreas (PC_{20} metacolina), níveis mais altos de IgE no sangue, e eosinofilia no sangue e na lavagem broncoalveolar.[166] Os sujeitos com Th2 altas também tinham aumento da espessura da fibrose abaixo da membrana basal epitelial das vias aéreas, diferenças nos genes da mucina expressos pelas células caliciformes (aumento da proporção *MUC5AC/MUC5B*) e aumento do número de mastócitos intraepiteliais.[197] Embora essas análises sugiram uma classificação dicotômica clinicamente útil de endotipos distintos de asma com base no grau de Th2 na inflamação, o grau de Th2 na inflamação presente nos sujeitos com asma pode ser alternativamente visto como um contínuo (Fig. 41-8).

BIOMARCADORES CELULARES

Três ensaios clínicos randomizados e controlados verificaram que as contagens de eosinófilos no escarro induzido, em indivíduos com asma moderada a grave, podem ser usadas para modelar a dose de CI. Todos os três ensaios clínicos verificaram uma redução na frequência e intensidade das exacerbações de asma quando a dose de CI foi ajustada com base nas contagens de eosinófilos no escarro induzido, em comparação com o ajuste por sintomas, função pulmonar ou uso de medicação de resgate.[282-284] Não houve diferença significativa na função pulmonar avaliada pelo pico do fluxo expiratório ou por espirometria. A eosinofilia no escarro também orientou o uso de um novo tratamento direcionado da asma com mepolizumabe, um anticorpo

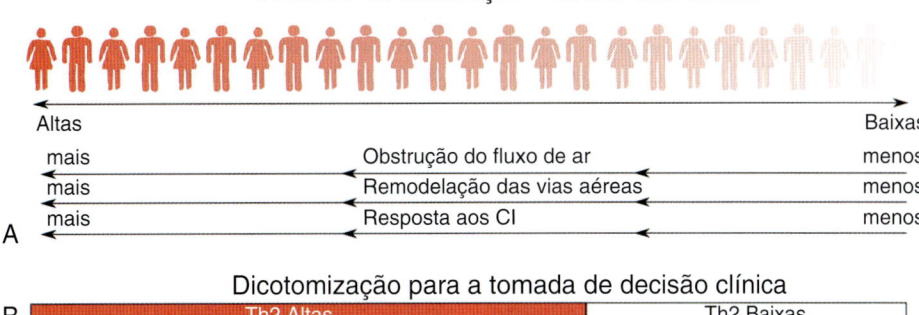

Figura 41-8 **Fenótipos moleculares (endotipos) na asma. A,** Inflamação impulsionada pelo tipo 2 (Th2) é sinal inflamatório dominante na asma. Não obstante, entre os indivíduos, existe um contínuo de inflamação com Th2, variando de altos níveis de inflamação com Th2 a baixos níveis, aproximando-se da atividade basal encontrada em controles saudáveis. A inflamação com Th2 mais altas se associa a maior obstrução das vias aéreas e remodelação das vias aéreas, bem como maior melhora da função pulmonar com corticosteroides inalatórios. A estabilidade temporal no longo prazo desses fenótipos ainda não é conhecida. **B,** O nível de inflamação com Th2 pode orientar o uso de terapias direcionadas, dicotomizando os indivíduos para grupo "Th2 Altas" ou "Th2 Balxas". Algumas vias não Th2 nas vias aéreas têm sido investigadas. Esses mecanismos adicionais podem explicar a "asma com Th2 baixas" e também coexistir com inflamação com Th2 no contínuo, contribuindo ainda mais para a variação interindividual na doença. Vias e mecanismos sob investigação incluem inflamação Th1, inflamação Th17, metabolismo do ácido araquidônico, neutrófilos, obesidade, anormalidades intrínsecas do músculo liso das vias aéreas e anormalidades em nervos e receptores de nervos.

de bloqueio monoclonal humanizado contra IL-5, um mediador fundamental na diferenciação, recrutamento e ativação de eosinófilos.[285] Embora os primeiros ensaios clínicos com mepolizumabe fossem desfavoráveis,[286,287] os resultados dos estudos clínicos melhoraram quando a escolha dos pacientes se baseou na presença de eosinófilos no escarro induzido.[288,289] Um desses estudos encontrou uma redução das exacerbações de asma quando o medicamento foi dado a sujeitos com asma eosinófila refratária, definida por uma contagem de eosinófilos no escarro acima de 3% em pelo menos uma ocasião nos 2 anos anteriores, apesar de tratamento com CI em alta dose.[288] Em outro estudo, o mepolizumabe reduziu o número de eosinófilos no sangue e no escarro e permitiu a redução da dose de prednisona.[289] Mais recentemente, um ensaio clínico randomizado de dupilumabe, um anticorpo monoclonal contra a subunidade α do receptor da IL-4, mostrou eficácia com respeito às taxas de exacerbação de asma em pacientes selecionados com base na elevação dos eosinófilos no sangue ou no escarro.[290]

ÓXIDO NÍTRICO EXALADO COMO BIOMARCADOR

A medida da *fração exalada de óxido nítrico* ($FeNO_2$) é um biomarcador não invasivo alternativo de inflamação das vias aéreas. Os níveis de $FeNO_2$ aumentam na asma[291,292] e são altamente reprodutíveis.[293] No contexto de inflamação das vias aéreas impulsionada por citocinas Th2, células como os eosinófilos e células epiteliais podem aumentar a produção de NO, em parte por meio de aumento da transcrição de iNOS induzível. Embora exista forte justificativa para o uso de FeNO como biomarcador de asma, têm sido variáveis os resultados dos ensaios clínicos que aplicam FeNO para orientar o tratamento. Um ensaio clínico randomizado de 118 sujeitos com asma não mostrou diferença na frequência de exacerbação ou CI total usado durante um período de 1 ano quando o tratamento da asma se baseou no FeNO, em comparação com as diretrizes-padrão.[294] Dois outros estudos também não mostraram alteração na frequência de exacerbações, embora em um, a dose de CI se reduzisse significativamente[295] e, no outro, a hiper-reatividade brônquica melhorasse nas crianças.[296] Possíveis razões para o desempenho misto do FeNO nesses estudos clínicos incluem alta sensibilidade, porém baixa especificidade para inflamação eosinofílica com base no ponto de corte selecionado nos estudos específicos,[294] existência de asma não eosinofílica e confusão causada pelas comorbidades que influenciam o FeNO, como os pólipos nasais.[297]

INFLAMAÇÃO COM TH2 COMO BIOMARCADOR

Como já descrito, o nível de expressão dos genes induzidos pela IL-13 nas amostras de escovação epitelial permitiu a categorização dos pacientes com asma em endotipos com altas Th2 e com baixas Th2.[166] Um ensaio clínico randomizado e controlado com placebo de CI nesse mesmo estudo mostrou que o endotipos com baixas Th2 não responderam aos corticosteroides inalatórios com melhora da função pulmonar, enquanto o grupo com altas Th2 respondeu como esperado. A periostina, um dos marcadores de Th2 usados naquele estudo, é secretada basolateralmente pelas células epiteliais,[181] pode ser dosada no sangue e tem sido usada para quantificar o grau de inflamação com Th2 nos estudos clínicos. Os níveis séricos da proteína periostina se correlacionaram com inflamação eosinofílica persistente das vias aéreas apesar de tratamento com CI.[182] Esse ensaio com periostina no sangue foi usado para avaliar a atividade da via Th2 e pré-especificar os subgrupos com Th2 alta e baixa em um ensaio clínico randomizado e controlado do anticorpo monoclonal anti-IL-13 lebriquizumabe em asmáticos graves.[179] Com a periostina no sangue marcando o endotipos Th2 altas, o resultado primário da melhora do VEF_1 após 12 semanas foi significativo somente no grupo com Th2 altas, apoiando o potencial clínico importante dos endotipos de asma na orientação da aplicação de terapias à base de citocinas para asma grave. No entanto, em um segundo ensaio clínico randomizado, dessa vez realizado com asmáticos leves a moderados que não estavam usando CI concomitantemente, o tratamento com lebriquizumabe não se associou ao benefício clínico, e os níveis de periostina no sangue não identificaram um subgrupo responsivo.[298] Não ficou claro se esse resultado representa uma falha desses biomarcadores de endotipar adequadamente os pacientes ou uma diminuição da eficácia do lebriquizumabe na ausência de um CI concomitante. Finalmente, em uma análise de subgrupos em um terceiro ensaio clínico randomizado e controlado, os níveis sanguíneos elevados de periostina, bem como o FeNO e os eosinófilos do sangue predisseram a resposta ao omalizumabe, um anticorpo monoclonal anti-IgE.[299] Dada essa experiência variável até o momento, serão necessários estudos adicionais para definir o valor dos níveis sanguíneos de periostina como auxílio diagnóstico na aplicação de terapias voltadas para Th2.

FENÓTIPOS DE ASMA NÃO TH2

Não se tem certeza se os endotipos de asma com Th2 baixas refletem mecanismos inflamatórios distintos da inflamação distorcida para Th2 ou refletem mecanismos não inflamatórios (Fig. 41-8). Apesar do foco na inflamação com Th2 em modelos de asma em camundongos e no desenvolvimento de novas terapias para a asma humana, existem evidências experimentais de que a inflamação impulsionada por Th2 e Th17 possa levar à obstrução do fluxo de ar e exacerbar o fenótipo da asma. A transferência adotiva de células Th2 antígeno-específicas para camundongos desafiados com ovalbumina levou à hiper-reatividade das vias aéreas e à inflamação das vias aéreas que era independente de IL-13 e IL-4 em um estudo[300] e dependente de IL-13 e IL-18 em outro.[301] Vale observar que a transferência adotiva de células Th1 antígeno-específicas para camundongos desfiados por antígeno levou ao desenvolvimento de hiper-reatividade das vias aéreas dependente do IFN-γ que deixava de melhorar com o tratamento usando dexametasona,[302] sugerindo um papel para a inflamação dependente de Th1 na resistência aos corticosteroides. As células Th17, por outro lado, caracterizam-se pela secreção de IL-17A, IL-17F, IL-21 e IL-22, mas não de IFN-γ ou IL-4.[303,304] A maioria das células parenquimatosas, incluindo as células epiteliais das vias aéreas, expressa receptores para citocinas Th18, incluindo IL-17A e IL-17F e, sinalizando por meio desses receptores, leva à produção de fatores pró-inflamatórios, como a IL-5, IL-1, TNF-α e IL-8 (CXCL8, um quimioatrativo para neutrófilos). A IL-17 poderia contribuir para o fenótipo da asma, causando hiper-reatividade das vias aéreas,[229] recrutando neutrófilos e aumentando a produção epitelial de mucinas secretadas.[305,306] Amostras de lavagem broncoalveolar de pacientes com asma mostram aumento do número de células produtoras de IL-17A,[307] e achados semelhantes no escarro induzido também apontam para uma correlação positiva com a intensidade da hiper-reatividade das vias aéreas.[308-310] Além do mais, também foram encontradas evidências de atividade de Th17 por meio da identificação de células Th17 e IL-17A/F específicas nos tecidos das vias aéreas humanas[311-313] e sangue periférico com uma correlação positiva com a intensidade da asma.[314,315] Também é possível que a inflamação com Th17 contribua para a resistência aos corticosteroides na asma grave, como se encontrou em um modelo de camundongo de inflamação e hiper-reatividade alérgica das vias aéreas mediada por Th17.[316] A inflamação mediada por Th17 pode coexistir com o fenótipo Th2 altas e intensificar as respostas de Th2.[317,318] Se houver evidências de que está presente inflamação mediada por Th1 ou Th17 em um subgrupo de asmáticos, podem-se indicar biomarcadores e terapia direcionada. Finalmente, é possível que a inflamação das vias aéreas não desempenhe um papel dominante nas manifestações clínicas de um subgrupo de pacientes com asma com Th2 baixas. A hiper-reatividade das vias aéreas pode decorrer de uma reação anormal da musculatura lisa das vias aéreas a mediadores de contração, como a histamina e a acetilcolina. Embora um meio com citocinas pró-inflamatórias e infiltração da musculatura lisa com células inflamatórias provavelmente tenha as principais influências sobre a contração anormal do músculo liso das vias aéreas, anormalidades intrínsecas na transdução do sinal ou das funções contráteis das células musculares lisas na asma humana são relativamente menos bem estudadas. Como foi demonstrado um papel da hiperplasia ou hipertrofia da musculatura lisa das vias aéreas em pacientes com asma,[254,319] o acúmulo anormal de músculo liso e o aumento do estreitamento das vias aéreas sobre essa base representam mais um mecanismo não inflamatório possível para aumento da hiper-reatividade das vias aéreas na asma.

> **Pontos-chave**
>
> - A asma é comum, e sua prevalência tem crescido constantemente. Nos Estados Unidos, a prevalência e a intensidade da asma são mais altas em certas populações vulneráveis, incluindo crianças, pessoas que vivem abaixo da linha da pobreza e grupos minoritários específicos (porto-riquenhos, negros e estadunidenses não hispânicos).
> - Internacionalmente, a prevalência de asma varia bastante, encontrando-se taxas particularmente altas em certos países desenvolvidos, incluindo o Reino Unido, Nova Zelândia, Austrália, Estados Unidos e Canadá.
> - A imunopatologia mais comum na asma é a inflamação tipo 2, iniciada por eventos proximais no epitélio das vias aéreas, envolvendo citocinas epiteliais, como a IL-33. As citocinas epiteliais aumentam a atividade das citocinas tipo 2 nas vias aéreas, secretadas principalmente por linfócitos T CD4$^+$ e possivelmente por células linfoides inatas.
> - A secreção de citocinas locais tipo 2 impulsiona uma cascata de eventos distais, incluindo hipersensibilidade mediada por IgE, ativação de células epiteliais das vias aéreas, quimioatração de células efetoras (mastócitos, eosinófilos e basófilos) e remodelação do epitélio e matriz subepitelial.
> - Embora a asma seja definida por características clínicas compartilhadas, como uma limitação episódica ao fluxo de ar, sintomas torácicos e hiper-reatividade das vias aéreas, ela mostra heterogeneidade em outras características clínicas, inclusive gravidade e resposta ao tratamento.
> - A heterogeneidade clínica da asma pode ser explicada por diferentes mecanismos subjacentes. Por exemplo, a inflamação tipo 2 se associa a uma obstrução maior do fluxo aéreo e de remodelamento das vias aéreas. No entanto, o grau de inflamação tipo 2 varia entre os indivíduos, indo desde altos níveis (denominada "asma com Th2 altas") a níveis baixos ou ausentes (denominada "asma com Th2 baixas").
> - O reconhecimento de que a asma é heterogênea e compreende fenótipos moleculares, ou endotipos, está levando ao desenvolvimento de terapias direcionadas e de biomarcadores que podem identificar aqueles que responderão a esses tratamentos.

As Referências estão disponíveis exclusivamente no site www.elsevier.com.br/expertconsult

42 ASMA: DIAGNÓSTICO CLÍNICO E MANEJO

NJIRA LUGOGO, MD • LORETTA G. QUE, MD • DANIEL L. GILSTRAP, MD • MONICA KRAFT, MD

INTRODUÇÃO
DEFINIÇÃO
DIAGNÓSTICO CLÍNICO
História Pessoal
História Ocupacional
Exame Físico
Fisiologia da Limitação ao Fluxo Aéreo
Provas de Função Pulmonar
Desafios Provocativos e Hiper-reatividade das Vias Aéreas
Imagens
MANEJO DA ASMA
Introdução
Avaliação
Abordagens de Tratamento da Asma
Estratégias Adicionais de Manejo
Manejo da Asma Aguda
Parceria Médico-Paciente

INTRODUÇÃO

A asma é uma das mais antigas doenças conhecidas, mas só foi reconhecida como importante problema de saúde pública desde meados da década de 1970. A prevalência de asma tem aumentado dramaticamente, e a asma agora é reconhecida como causa importante de incapacidade, gastos médicos e óbito prevenível. A asma tem atraído todo o espectro de investigação biomédica, desde estudos da prevalência de sintomas asmáticos em diferentes populações até estudos dos efeitos da substituição de pares de bases únicas em genes em modelos animais de sensibilização alérgica das vias aéreas. Esses estudos continuam a refinar os conhecimentos científicos de asma e sugerem novas abordagens do diagnóstico e tratamento. A abrangência e profundidade desses estudos apresentam desafios significativos à análise do tópico asma. Este capítulo combina as perspectivas dos autores com um "instantâneo" do corpo de conhecimentos, que está se expandindo em um ritmo explosivo.

DEFINIÇÃO

Embora a asma seja uma entidade clínica claramente reconhecida, a concordância sobre uma definição precisa tem se mostrado enganosa. A asma tem sido mais frequentemente descrita do que definida. A característica mais antiga descrita foi a respiração rápida e trabalhosa, típica das crises asmáticas; a palavra "asma" é derivada do Grego antigo para "ofegante". À medida que cresceram os conhecimentos sobre asma, as características descritas para ela se expandiram. A medida do fluxo expiratório máximo levou ao reconhecimento de obstrução reversível do fluxo aéreo como aspecto característico; a medida das alterações do fluxo aéreo depois da inalação de irritantes químicos ou físicos levou à definição de hiper-reatividade brônquica. Além disso, estudos de biópsias brônquicas acrescentaram uma descrição de aspectos patológicos característicos. Essa evolução nos conhecimentos sobre asma está resumida na definição oferecida na Atualização sobre Fisiopatologia da Asma e Diretrizes de Tratamento do National Heart, Lung, and Blood Institute (NHLBI)[1]:

"A asma é um transtorno inflamatório crônico das vias aéreas, no qual muitas células e elementos celulares desempenham um papel, incluindo mastócitos, eosinófilos, linfócitos T, macrófagos, neutrófilos e células epiteliais. Nos indivíduos suscetíveis, a inflamação causa episódios recorrentes de sibilância, dispneia, aperto no peito e tosse, particularmente à noite ou nas primeiras horas da manhã. Esses episódios geralmente se associam a uma obstrução generalizada, porém variável, do fluxo aéreo, muitas vezes reversível espontaneamente ou com tratamento. A inflamação também causa aumento associado da hiper-reatividade brônquica a vários estímulos."

Uma característica encontrada ainda mais consistentemente do que a eosinofilia nas biópsias brônquicas de pacientes com asma é o espessamento da *lâmina reticular* imediatamente abaixo da membrana basal subepitelial. Esse espessamento é considerado marca da "remodelação" das vias aéreas; entretanto, esse aspecto ainda não foi incorporado às definições de consenso de asma.

A conferência de consenso "definição" de asma serve bem como descrição das principais características, porém não se sustenta como definição precisa. Nenhuma característica é peculiar da asma e nenhuma é universal em pacientes com a doença. Por exemplo, todos os testes de calibre das vias aéreas podem ser normais entre as crises até nos pacientes cujas crises são súbitas e intensas. A reatividade brônquica pode ser normal durante a maior parte do ano em pacientes com asma sazonal e se pode encontrar hiper-reatividade brônquica em pessoas com rinite alérgica, mas sem asma. Até mesmo a associação entre inflamação brônquica eosinofílica e asma é inconstante. Alguns pacientes com episódios recorrentes de sibilância e dispneia associadas à obstrução reversível do fluxo de ar e hiper-reatividade brônquica não têm evidências de inflamação eosinofílica em biópsias brônquicas. Outros pacientes têm inflamação eosinofílica da mucosa brônquica e tosse crônica responsiva ao tratamento com um corticosteroide inalatório, mas não têm obstrução do fluxo aéreo nem hiper-reatividade brônquica. Finalmente, alguns pacientes com asma grave têm predominância de neutrófilos, e não de eosinófilos, em sua mucosa brônquica.

A falta de critérios firmes que obtenham concordância universal para definir asma complica os estudos epidemiológicos da prevalência de asma em diferentes populações e de alterações de prevalência na mesma população com o passar do tempo, mas a concordância sobre as "definições práticas" de asma tem levado a muitos estudos informativos.

O reconhecimento da asma como transtorno complexo e multifatorial tem levado a um foco maior no indivíduo e nos variados distúrbios de função que contribuem para uma expressão clínica mais ou menos comum. Avanços científicos recentes não têm necessariamente levado a uma definição mais precisa de asma; em lugar disso, esses avanços têm feito a necessidade de concordância sobre uma definição parecer menos urgente.

DIAGNÓSTICO CLÍNICO

O diagnóstico de asma costuma ser feito no contexto ambulatorial e se baseia em uma história pessoal cuidadosa, exame físico e testes de função pulmonar (Fig. 42-1). Algumas doenças diferentes podem simular asma e causar alguns ou todos os sintomas da asma. Três incluem disfunção das pregas vocais, *doença pulmonar obstrutiva crônica* (DPOC), fibrose cística, bronquiectasia, insuficiência cardíaca congestiva, apneia do sono, pneumonia, sarcoidose e doenças psicossomáticas e precisam ser consideradas ao se fazer o diagnóstico de asma.

HISTÓRIA PESSOAL

A asma pode surgir em qualquer idade, mas geralmente se apresenta pela primeira vez na infância.[2] Os fatores de risco para asma incluem antecedentes familiares de asma e antecedentes pessoais ou familiares de atopia (p. ex., dermatite atópica, rinite alérgica sazonal, conjuntivite).[3] Além disso, a asma pode se desenvolver em indivíduos sensíveis à aspirina ou expostos a toxinas químicas ou a alérgenos ambientais.[4]

Uma história abrangente, portanto, é crítica na avaliação do paciente asmático. A maioria dos pacientes com asma se queixa de sintomas intermitentes de tosse, falta de ar e/ou sibilância, muitas vezes descrita como um assobio musical em tom agudo. Os sintomas da asma podem durar alguns minutos ou dias. A tosse é queixa frequente na asma; pode ou não ser acompanhada por expectoração, piorar à noite ou com atividade e/ou se desenvolver depois da exposição a alérgenos.[5,6] Falta de ar e sibilância, geralmente na expiração, costumam se manifestar durante uma exacerbação e podem ser desencadeadas por infecção, ar frio, exercício, exposição a gases químicos ou outros irritantes originados no ar, pelos de animais de estimação, bolores, ácaros da poeira doméstica ou outros alérgenos.[7] Além disso, alguns pacientes descrevem um aperto no peito em faixa ou peso no peito durante uma exacerbação. As queixas de pontada ou dor em facada são incomuns na asma e devem direcionar o médico para diagnósticos alternativos.

HISTÓRIA OCUPACIONAL

Sintomas que melhoram nos fins de semana e férias e pioram no trabalho devem levantar a suspeita de asma ocupacional ou exacerbada pelo trabalho. A asma ocupacional é de início recente ligado a causas e condições atribuíveis a um ambiente ocupacional em particular, enquanto a asma exacerbada pelo trabalho é definida como exacerbação de asma conhecida pelo ambiente de trabalho.[8] Na verdade, até 15% de toda a asma em adultos pode ser atribuída à ocupação.[9,10] A história de exposição ocupacional deve enfocar a identificação de agentes que estavam presentes na ocasião do diagnóstico da asma ou quando os sintomas de asma pioraram. Existem dois tipos principais de asma ocupacional: asma induzida por sensibilizador e asma induzida por irritante. Os sensibilizadores costumam ainda ser classificados em agentes com baixo peso molecular (pequenas substâncias químicas) e agentes com alto peso molecular (geralmente proteínas).[4] A *síndrome da disfunção reativa das vias aéreas* (RADS, do inglês, *reactive airway dysfunction syndrome*), o mais bem definido tipo de asma induzida por irritantes, resulta de uma exposição única

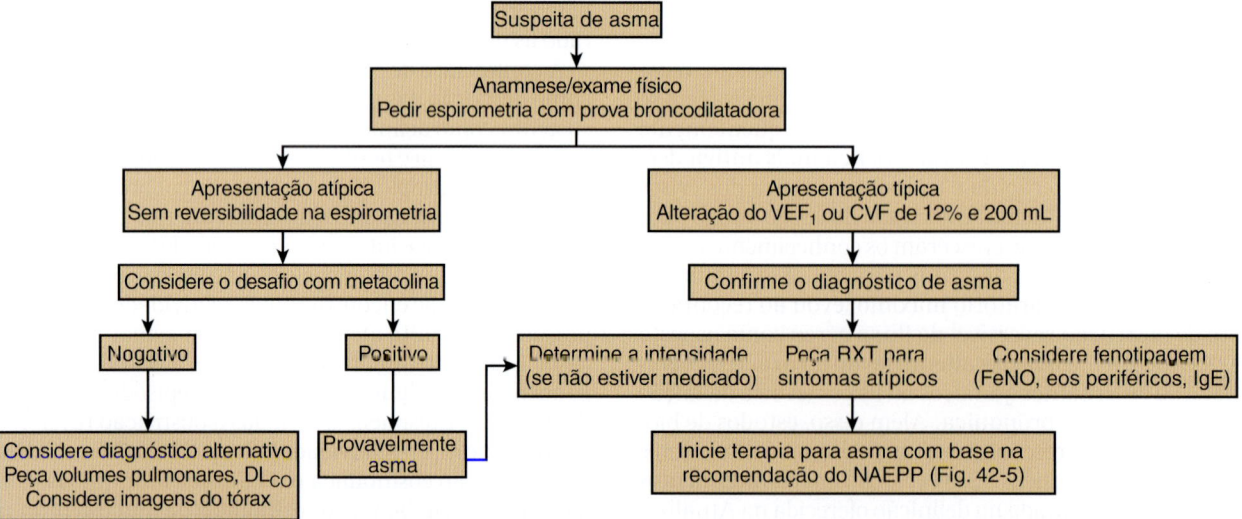

Figura 42-1 Algoritmo para diagnosticar asma em adultos. CVF, capacidade vital forçada; DL_{CO}, capacidade de difusão do monóxido de carbono; eos, eosinófilos; FeNO, fração de óxido nítrico exalado; IgE, imunoglobulina E; NAEPP, National Asthma Education and Prevention Program. RXT, radiografia do tórax; VEF_1, volume expiratório forçado em 1 segundo.

a alta dose de irritantes. (Veja discussão mais detalhada de RADS e asma ocupacional no Cap. 72).

EXAME FÍSICO

O exame físico deve se concentrar na cabeça e pescoço, tórax e pele. O exame físico geralmente é normal; entretanto, achados como sibilância durante a respiração normal e/ou fase expiratória prolongada podem sugerir asma. A manobra para potencializar a sibilância, a expiração forçada, não é específica de asma, mas sugere obstrução ou colapso das vias aéreas.[11] Além das anormalidades respiratórias, os sujeitos com asma costumam ter sinais concomitantes de condições alérgicas associadas e evidências de inflamação no trato respiratório alto e obstrução com passagens nasais inflamadas e/ou pólipos nasais ou tonsilas grandes. Os achados de eczema, urticária ou dermatite atópica no exame da pele dão suporte a um diagnóstico de asma.[12,12a]

FISIOLOGIA DA LIMITAÇÃO AO FLUXO AÉREO

À medida que melhoram os conhecimentos sobre a patogênese da asma e evoluem estratégias para tratamento, é importante reconhecer que a ligação entre a fisiopatologia e o tratamento da asma é funcional, envolvendo limitação variável ao fluxo aéreo. Essas duas manifestações importantes de asma, variabilidade de sintomas em resposta a fatores ambientais e limitação do fluxo aéreo, são cruciais para se fazer o diagnóstico de asma e distinguir a asma de outras doenças pulmonares obstrutivas.

Durante exacerbações de asma, o estreitamento difuso das vias aéreas resulta em profundas consequências fisiológicas. Acredita-se que esse estreitamento tem lugar de forma desproporcional nos pequenos brônquios,[13] embora estudos mais recentes sugiram um papel proeminente para as vias aéreas grandes e médias.[14] Como resultado, os testes de função pulmonar são anormais, tendo aumento da resistência das vias aéreas e declínio do fluxo expiratório máximo. O estreitamento das vias aéreas também impede os pulmões de se esvaziarem completamente ("aprisionamento do ar") devido à resistência ao fluxo expiratório e ao fechamento brônquico em volumes pulmonares mais altos do que o normal. A variabilidade da obstrução asmática de respiração a respiração e o aprisionamento do ar levaram ao conceito da hiperinsuflação dinâmica.[15] Em decorrência da hiperinsuflação dinâmica, os pacientes asmáticos respiram em volumes pulmonares totais mais altos, detectáveis como aumento do volume residual.[16,17] Apesar dos volumes pulmonares totais elevados, os asmáticos tipicamente têm redução da ventilação corrente. A diminuição da *capacidade vital forçada* (CVF) sugere piora do aprisionamento de ar, enquanto que a piora da relação *volume expiratório forçado em 1 segundo* (VEF$_1$)/CVF indica aumento do estreitamento das vias aéreas.[16]

Em altos volumes pulmonares, a limitação do fluxo por estreitamento brônquico é compensada pelo aumento da tração circunferencial nas vias aéreas brônquicas devido à fixação das vias aéreas aos alvéolos inflados.[18] Esse efeito de fixação pode ser menos efetivo na asma porque as propriedades mecânicas alteradas da matriz extracelular, nas vias aéreas asmáticas, enrijecem as vias aéreas e reduzem as forças mecânicas que se opõem à contração do *músculo liso das vias aéreas* (MLVA).[19] O efeito resultante é que o trabalho da respiração aumenta significativamente devido, em parte, a uma diminuição da complacência do pulmão e da parede torácica em volumes torácicos mais altos e, em parte, ao maior esforço necessário para superar a resistência das vias aéreas estreitadas. O diafragma e os músculos intercostais ficam sobrecarregados pela hiperinsuflação torácica e em desvantagem mecânica pelo posicionamento subótimo de suas curvas de comprimento-tensão.[20] Como resultado, são requisitados os músculos acessórios da respiração, incluindo os músculos abdominais e os esternocleidomastóideos.[21] Uma grande proporção de dispneia subjetiva associada às exacerbações da asma tem sido atribuída à fadiga dos músculos respiratórios.[22]

A obstrução e o fechamento das vias aéreas na asma não são uniformes, tendo significativa variabilidade regional que pode não ser refletida completamente por diminuições do pico de fluxo.[23,24] Embora o fluxo sanguíneo pulmonar se reduza em áreas de hipoventilação alveolar, a magnitude dessa reação é insuficiente para compensar obstrução do fluxo de ar mais do que moderada ou intensa. As alterações de ventilação-perfusão levam a uma diferença de oxigênio alveoloarterial que caminha com aumento da gravidade da asma; a tensão de oxigênio arterial, na asma aguda, tipicamente cai abaixo de 70 mmHg.[25,26] A tensão de dióxido de carbono arterial inicialmente cai à medida que a ventilação alveolar aumenta porque a eliminação de CO_2 é menos comprometida pelas alterações ventilação-perfusão do que a captação de oxigênio.[27] À medida que os músculos respiratórios entram em fadiga, aumenta a tensão de dióxido de carbono, de modo que uma P_{CO_2} normal ou elevada durante uma exacerbação de asma sugere insuficiência respiratória iminente.[28] A piora da obstrução do fluxo de ar ou qualquer fator que diminua o impulso respiratório (como a sedação) pode reduzir a ventilação alveolar precipitadamente; a resultante elevação da P_{CO_2} inibe ainda mais o impulso respiratório e o desempenho muscular e acelera a insuficiência respiratória.[29]

PROVAS DE FUNÇÃO PULMONAR
(Cap. 25)

Até mesmo entre as exacerbações da asma, as provas (ou testes) de função pulmonar mostram alterações características que refletem a redução do fluxo e o aprisionamento do ar da hiperinsuflação dinâmica. A diminuição do fluxo expiratório pode ser fácil e reprodutivelmente detectada com um medidor do pico de fluxo nos pacientes ambulatoriais, e a medida do *pico do fluxo expiratório* (PFE) é método aceito para correlacionar a função fisiológica com a intensidade clínica da asma. No entanto, as medidas do pico de fluxo não são padronizadas e não podem ser correlacionadas com outras medidas da função pulmonar.[30] O PFE como porcentagem do valor predito é 10% mais alto do que o VEF$_1$ em média, tendo grande variabilidade entre as medidas.[31] As medidas do PFE tendem a subestimar a obstrução menos grave e superestimar a obstrução mais grave.[32] Atualmente, o uso recomendado da medida do PFE é para a monitoração diária de pacientes ambulatoriais com asma difícil de controlar. Nessa situação, os valores devem ser comparados à medida basal de um paciente individual obtida quando assintomático e bem controlado.[33,34]

Espirometria

O melhor e mais padronizado teste de obstrução do fluxo aéreo é o VEF$_1$. Ele tem a vantagem de ser uma medida objetiva

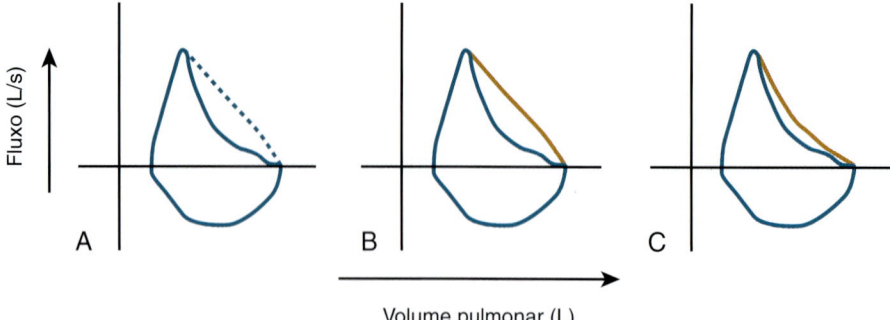

Figura 42-2 Alças fluxo-volume na asma. A, O típico aspecto escavado da alça fluxo-volume na asma é mostrado como *linha azul sólida*. A alça fluxo-volume normal predito é mostrada pela *linha tracejada*. **B,** Aspecto escavado da alça fluxo-volume inicial (*linha azul*) pode mostrar reversão completa após o uso de um broncodilatador (*linha marrom*). **C,** Em alguns casos, a reversão do aspecto escavado é incompleta após o uso do broncodilatador (*linha marrom*). (Adaptada de Sameer KM: Asthma: diagnosis and management. *Med Clin North Am* 90:39–60, 2006.)

não relatada pelo paciente da função pulmonar. A melhora do VEF_1 acima de 12% e 200 mL depois do tratamento com broncodilatador indica obstrução reversível do fluxo aéreo e é sugestiva, mas não diagnóstica, de asma.[37] A medida acurada exige parar os *β₂-agonistas de longa ação* (BALA) por pelo menos 12 horas e os broncodilatadores de ação curta por pelo menos 6 horas. Como o VEF_1 pode ser normal ou quase normal entre as reativações da asma, é um marcador insatisfatório de resposta aos broncodilatadores na asma leve. O valor absoluto do VEF_1 é dependente da CVF e também reflete as pequenas vias aéreas. A interpretação do VEF_1, portanto, exige medida simultânea da CVF. Na asma, a redução relativa do VEF_1 é tipicamente maior do que a redução da CVF. Assim sendo, a razão VEF_1/CVF, na asma, geralmente fica abaixo de 70%. Uma alça fluxo-volume característica é criada com escavação da alça expiratória compatível com limitação do fluxo aéreo (Fig. 42-2). No entanto, na asma grave, essa relação pode realmente aumentar à medida que o aprisionamento do ar aumenta o volume residual e reduz a CVF. Essa aparente restrição reversível por aprisionamento do ar é relatada na asma,[16,40] mas os volumes pulmonares medidos por pletismografia corporal geralmente são normais ou elevados.

O desempenho da manobra expiratória forçada exige inalação até a capacidade pulmonar total antes da expiração. Nos pacientes normais, a distensão resultante das vias aéreas intrapulmonares causa broncodilatação reflexa e um desvio na curva pressão-volume. Essa alteração da mecânica pulmonar, em geral, é atribuída a uma diminuição transitória do tono do MLVA.[41] No entanto, alguns asmáticos têm a resposta oposta, desenvolvendo broncospasmo durante a inspiração profunda. É desconhecido o mecanismo desse "broncospasmo induzido pela espirometria", mas algumas evidências sugerem que pode ser causado, em parte, por aumento da inflamação e da remodelação das vias aéreas asmáticas.[42]

Uma medida alternativa da obstrução do fluxo aéreo é o fluxo expiratório médio, determinado entre 25% e 75% da CVF (*fluxo expiratório forçado* [$FEF_{25\%-75\%}$]). Medidas nos volumes pulmonares mais baixos do que VEF_1, as reduções do $FEF_{25\%-75\%}$ podem ser mais sensíveis para identificar obstrução em vias aéreas pequenas.[43] Estudos em pacientes com alto risco de asma baseado nos sintomas atópicos têm mostrado que esse índice é valioso para predizer hiper-reatividade das vias aéreas.[44] De modo semelhante, nos pacientes asmáticos na infância que se tornaram assintomáticos, o $FEF_{25\%-75\%}$ é marcador sensível de anormalidades fisiológicas residuais.[45] A utilidade clínica do $FEF_{25\%-75\%}$ é limitada pela falta de valores padronizados aceitáveis. Alto número de resultados falso-positivos e falso-negativos são vistos quando 80% do $FEF_{25\%-75\%}$ predito é usado para a classificação.[46]

As limitações do $FEF_{25\%-75\%}$ se devem, em parte, à grande variação da duração das manobras de CVF. Para abordar essa questão, foi proposta a medida do *volume expiratório forçado nos primeiros 6 segundos* (VEF_6) como alternativa à CVF. As vantagens dessa manobra sobre a CVF incluem facilidade de medida, definição mais explícita do final do teste e redução do risco de síncope.[47] Existem dados sugerindo parâmetros que podem ser usados para classificação da doença, embora a sensibilidade e a especificidade de VEF_1/VEF_6, em comparação com a relação VEF_1/CVF, permaneça controversa.[48,49]

Volumes Pulmonares e Capacidade de Difusão

Em decorrência da hiperinsuflação dinâmica e do consequente aprisionamento de ar, o volume residual, a capacidade residual funcional e a capacidade pulmonar total podem estar elevados na asma. Técnicas de diluição de gases medem apenas o volume comunicante de gás que se equilibra com o gás marcador durante manobras respiratórias únicas ou múltiplas e podem subestimar esses volumes devido à heterogeneidade regional na distribuição da ventilação.[50] Por essa razão, a pletismografia corporal costuma ser considerada o método de escolha para avaliação dos volumes pulmonares na asma grave. No entanto, como a pletismografia mede o volume total do gás compressível no tórax e abdome, a inclusão do gás intra-abdominal pode levar à superestimativa da capacidade pulmonar total, particularmente nos asmáticos com obstrução grave.[51]

A capacidade de difusão em respiração única é um marcador da transferência do gás monóxido de carbono nos pulmões e se reduz na maioria das doenças pulmonares crônicas por causa da alteração do volume capilar alveolar e/ou da má distribuição do gás inspirado devido à obstrução do fluxo de ar. Na asma, a capacidade de difusão é normal ou elevada se a obstrução do aéreo não for intensa, e esse achado pode ser útil para distinguir asma de outras doenças pulmonares obstrutivas.[52] A capacidade de difusão elevada na asma tem sido atribuída ao aumento da perfusão de zonas pulmonares altas bem ventiladas e se associa a grandes volumes pulmonares. O achado inesperado de um aumento da capacidade de difusão deve levantar a possibilidade de asma não diagnosticada, enquanto a diminuição da capacidade de difusão em um paciente com suspeita de asma é sugestiva de um diagnóstico alternativo ou de condição coexistente.[53]

DESAFIOS PROVOCATIVOS E HIPER-REATIVIDADE DAS VIAS AÉREAS

Hiper-reatividade das Vias Aéreas

A *hiper-reatividade das vias aéreas* (HRVA) é um aspecto característico da asma. A hiper-reatividade pode se desenvolver em resposta a alguns irritantes ambientais inespecíficos, agonistas farmacológicos e mediadores inflamatórios. No passado, o ponto de vista predominante era que a inflamação das vias aéreas fosse o mecanismo causador de HRVA. Esse conceito tem sido criticado porque alguns estudos têm mostrado dissociação entre HRVA e inflamação,[54,55] destacando o fato de que a inflamação isoladamente seja insuficiente como mecanismo da doença. As evidências sugerem que algumas citocinas inflamatórias *auxiliares T tipo 2* (Th2), células CD4 e mediadores bioquímicos contribuam para o desenvolvimento de HRVA na asma. A exposição às citocinas Th2, nas vias aéreas de asmáticos, pode aumentar a reação constritora isométrica do MLVA, aumentando a liberação de cálcio dos depósitos intracelulares.[56,57] Além da inflamação das vias aéreas, fatores que contribuem para a obstrução mecânica das vias aéreas também têm sido implicados na patogênese da HRVA, incluindo permeabilidade epitelial, hipertrofia do músculo liso, hipersecreção de muco e remodelação das vias aéreas.

A HRVA para estímulos ambientais é marca da asma. Os pacientes com suspeita de asma, apesar de testes de função pulmonar normais, geralmente desenvolvem broncospasmo em resposta a um estímulo provocativo. A estimulação direta, durante a qual uma substância que sabidamente induz broncospasmo por meio de ação direta no músculo liso é inalada para as vias aéreas, é o método mais amplamente usado de avaliar hiper-reatividade brônquica. A metacolina nebulizada, oferecida em concentrações duplas até que o VEF_1 caia mais do que 20%, é o agente mais comumente usado para broncoprovocação. A concentração que causa uma queda de 20% é marcada como PC_{20} (concentração provocativa que resulta em queda de 20% do VEF_1) e pode ser usada para quantificar o grau de HRVA. Uma PC_{20} abaixo de 16 mg/mL é compatível com HRVA leve, menos de 4 mg/mL é compatível com HRVA moderada e menos de 1 mg/mL, com HRVA grave,[58] sendo que níveis mais baixos de PC_{20}, em geral, correspondem à asma mais grave.[59] A hiper-reatividade brônquica também se associa ao aumento do risco de desenvolver asma persistente e remodelação das vias aéreas.[60]

Estímulos indiretos, como ar frio, exercício, inalação de solução salina hipertônica, manitol e adenosina monofosfato também podem induzir broncospasmo. Em lugar de atuar diretamente no músculo liso, os estímulos indiretos causam liberação de mediadores inflamatórios das células das vias aéreas, os quais então interagem com o MLVA, induzindo broncospasmo. Embora a resposta à dose seja mais difícil de avaliar com os estímulos indiretos, os resultados têm aplicabilidade direta aos sintomas diários de asma. Por exemplo, o desafio direto de atletas com suspeita de broncospasmo induzido pelo exercício tem menos probabilidade de descobrir broncospasmo do que o desafio indireto usando um substituto para atividade física.[61] Também pode haver diferenças entre estímulos diretos e indiretos na avaliação da resposta ao tratamento, sendo que o desafio indireto oferece uma ideia melhor sobre a resposta à terapia.[62]

Oscilometria de Impulso

A *oscilometria de impulso* (IOS, do inglês, *impulse oscillometry*) é um tipo de teste de oscilometria forçado, técnica não invasiva para caracterizar as vias aéreas por meio de superposição de flutuações da pressão nas vias aéreas durante a respiração corrente normal.[63] A IOS transmite oscilações de pressão por meio de ondas quadradas fixas de 5 a 20 Hz de frequência para medir a resistência das vias aéreas, a energia necessária para propagar uma onda de pressão através das vias aéreas, e a reactância, a energia gerada pela retração dos pulmões contra essa onda de pressão. Essas medidas permitem o cálculo da força necessária para propagar a onda de pressão através do sistema respiratório, o que é conhecido como impedância. A localização das doenças das vias aéreas também pode ser conseguida porque as oscilações em frequência mais baixa tendem a se dirigir à periferia do pulmão, e as de frequência mais alta chegam somente às vias aéreas mais proximais.

As medidas são registradas durante respiração corrente passiva normal e exigem pouco treinamento. Não é de surpreender que a IOS seja mais bem estudada em crianças mais novas. São descritas correlações significativas entre VEF_1 e CVF por espirometria e impedância e resistência por IOS.[64,65] O mais impressionante é que a IOS teve desempenho melhor do que a espirometria em sensibilidade e especificidade para o diagnóstico de asma em pré-escolares, em comparação com um desafio com metacolina e questionário clínico validado.[66,67] Apesar do aumento da aceitação na população pediátrica, a experiência nos pacientes adultos continua limitada.[68]

IMAGENS

Embora tradicionalmente as imagens torácicas sejam usadas para descartar patologias alternativas, recentes avanços em imagens oferecem técnicas não invasivas adicionais para respaldar o diagnóstico de asma. A radiografia do tórax é mais comumente normal nos asmáticos estáveis, embora achados inespecíficos, como hiperinsuflação e espessamento da parede brônquica, possam ser visualizados.[69] O papel primário da radiografia simples de tórax continua a ser o de descartar patologias que simulem a asma naqueles com sintomas atípicos e avaliar os sintomas difíceis de controlar.

Mais comumente, a *tomografia computadorizada* (TC) de tórax é usada para avaliar anormalidades radiográficas no tórax ou para identificar imitações menos aparentes na radiografia do tórax tradicional, como bronquiolite, bronquiectasia, traqueobroncomalacia, lesões endobrônquicas e anomalias vasculares.[69,70] Cada vez mais, as técnicas de TC do tórax com alta resolução oferecem uma ferramenta útil para avaliar patologia das grandes e pequenas vias aéreas direta e indiretamente. Achados inespecíficos, como espessamento da parede brônquica, dilatação da parede brônquica, dilatação das vias aéreas, bronquiectasia, impacção mucoide e atenuação pulmonar em mosaico, compatível com aprisionamento do ar, são descritos nos estudos de sujeitos asmáticos. Em uma análise qualitativa recente de exames por TC de alta resolução de 185 pacientes com asma grave, estavam presentes anormalidades em 80% dos sujeitos, sendo que 62% demonstravam espessamento da parede brônquica e 40%, bronquiectasia.[71] As avaliações quantitativas da árvore das vias aéreas e do parênquima pulmonar agora são possíveis com avanços da tecnologia de TC e alguns dos algoritmos propostos associados.[72] Vários estudos têm demonstrado aumento da espessura da parede das grandes vias aéreas em pacientes asmáticos *versus* controles saudáveis independentemente da intensidade da doença.[73] Outros sustentam uma relação entre intensidade da asma e espessura das vias aéreas medida.[74-76] A aplicação clínica dessas técnicas, contudo, continua limitada por experiências principalmente em um único centro e por falta de estudos de prova de conceito. Apesar dos dados limitados, essa é uma área emergente no diagnóstico e caracterização fenotípica da asma.

Fração de Óxido Nítrico Exalado

O *óxido nítrico* (NO, do inglês, *nitric oxide*) e compostos relacionados são gerados por várias células residentes e inflamatórias das vias aéreas e têm ampla variedade de funções como mediadores inflamatórios, vasodilatadores, broncodilatadores e neurotransmissores.[77] Na via aérea asmática, o NO exibe uma resposta paradoxal, aumentando a dilatação das vias aéreas em baixas concentrações, mas propagando respostas inflamatórias em concentrações mais altas. A inflamação eosinofílica das vias aéreas, medida pela eosinofilia baseada nos tecidos, eosinofilia na lavagem broncoalveolar e densidade das proteínas básicas maiores epiteliais brônquicas, correlaciona-se com a *fração de NO exalado* (FeNO) em alguns pacientes com asma.

Medidas não invasivas de FeNO têm sido padronizadas para uso clínico e podem servir como instrumento complementar no diagnóstico da asma. No entanto, a FeNO na asma estável leve depois do uso de corticosteroides inalatórios costuma estar na mesma faixa que em pacientes normais não asmáticos.[78,79] A FeNO cai de maneira dose-dependente com o uso de esteroides, tornando a FeNO menos útil como biomarcador contínuo em pacientes que usam terapia com esteroides.[80,81] Um ensaio clínico recente mostrou que uma FeNO maior do que 45 partes/bilhão exclui asma bem controlada, tendo um valor preditivo negativo de quase 90%. FeNO alta sugere fenótipo grave responsivo aos esteroides. Um declínio da FeNO maior do que 40% entre as consultas é um sinal de melhora do controle, e baixos níveis de FeNO predizem um risco mais baixo de exacerbação aguda.[82] Medir a FeNO durante um período de bom controle pode proporcionar uma linha de base para comparar tendências com o passar do tempo ao acompanhar os sintomas e a resposta ao tratamento. A *American Thoracic Society* (ATS) publicou diretrizes sobre o uso da FeNO para o diagnóstico e tratamento da asma; entretanto, o uso generalizado dessa tecnologia ainda está atrasado.[65] Mais recentemente, as diretrizes internacionais da ATS/*European Respiratory Society* (ERS) advertiram contra o uso de FeNO para orientar o tratamento na asma grave, citando evidências com baixa qualidade.[83]

MANEJO DA ASMA

INTRODUÇÃO

As complexidades inerentes à avaliação e tratamento da asma são evidentes desde estudos nas décadas de 1970 e 1980 que documentavam um número significativo de óbitos por asma atribuíveis à falha dos médicos em reconhecerem a gravidade clínica da asma, levando ao manejo inadequado. Por exemplo, um estudo de óbitos por asma nas regiões West Midland e Mersey na Inglaterra, em 1979, levou à conclusão de que a falha em reconhecer a gravidade da asma atrasou o tratamento, que o manejo de rotina da asma era insatisfatório e que 86% dos óbitos poderiam ter sido prevenidos.[84] Um estudo semelhante de 1988 incluiu a observação de que um grande número de asmáticos internados para observação recebia alta sem intensificação no manejo de sua asma.[85] Isso finalmente levou o NHLBI a convocar o primeiro painel de especialistas para desenvolver diretrizes para o diagnóstico e tratamento de asma, e as recomendações resultantes foram publicadas em 1991.[86] Outras diretrizes logo vieram a seguir, estendendo as recomendações iniciais do NHLBI. Revisões subsequentes proporcionaram aos médicos uma estrutura confiável para manejo baseado em evidências nos pacientes com asma. Essas diretrizes enfatizam manter o controle dos sintomas por longo prazo por meio de atenção aos componentes ambientais e sociais da asma e usar esquemas de tratamento adaptados à gravidade dos sintomas de cada paciente. Os componentes cruciais do manejo incluem avaliação inicial da gravidade (Tabela 42-1) e avaliação constante do controle; terapia farmacológica apropriada para reverter o broncospasmo e abrandar a inflamação; identificação e controle dos fatores ambientais que pioram os sintomas ou desencadeiam exacerbações; e criação de uma parceria entre o paciente e o profissional da saúde para garantir que a terapia seja adaptada aos sintomas.

AVALIAÇÃO

Controle da Asma

A avaliação dos pacientes com asma envolve cinco etapas essenciais: determinar o grau de controle no momento com base nos sintomas, o uso da medicação de alívio, as exacerbações recentes e a função pulmonar; e avaliar o risco de futuras consequências adversas. Com isso em mente, o NHLBI atualizou as diretrizes e a *Global Initiative for Asthma* (GINA) propôs um esquema paralelo para controle da asma com base na opinião de especialistas[34] (Tabela 42-2). As categorizações do NHLBI e da GINA representam variáveis de intervalos categóricos com valores de limiares. Por exemplo, as diretrizes da GINA aceitam alguns sintomas diurnos (< 2 vezes/semana) na definição de asma "controlada", enquanto os sintomas noturnos mudam um paciente para a categoria "parcialmente controlado". A importância dos índices de controle é destacada pela relação entre controle insatisfatório da asma e graus substanciais de comprometimento físico e diminuição da qualidade de vida, mesmo depois de levar em conta a gravidade basal da asma.[87]

Existem vários instrumentos validados para avaliar a asma, incluindo o Questionário de Controle da Asma [*Asthma Control Questionnaire*] (Tabela 42-3), o Teste de Controle da Asma [*Asthma Control Test*] (Fig. 42-3), o Questionário de Avaliação da Terapia da Asma [*Asthma Therapy Assessment Questionnaire*] (Tabela 42-4) e o Sistema de Pontuação de Controle da Asma [*Asthma Control Scoring System*] (Fig. 42-4).[88-91] Todos são úteis porque direcionam a anamnese, fornecem objetivos para o manejo dos sintomas e orientam os ajustes do tratamento.[92]

Função Pulmonar

As provas ou testes de função pulmonar são parte importante da avaliação da asma para fazer o diagnóstico inicial e como meios de avaliar a resposta à terapia. Um estudo da *Genetics in Asthma Network*[93] sugeriu que o VEF_1 e a CVF são componentes úteis de um esquema padronizado

Tabela 42-1 Classificação de Gravidade da Asma em Adultos e Crianças com mais de 12 Anos não Realizando Tratamento de Manutenção

Componentes da Gravidade	CLASSIFICAÇÃO DA GRAVIDADE DA ASMA (JOVENS ≥ 12 ANOS E ADULTOS)			
	Intermitente	PERSISTENTE		
		Leve	Moderada	Grave
COMPROMETIMENTO				
Sintomas	≤ 2 dias/semana	> 2 dias/sem., mas não diariamente	Diária	Durante o dia todo
Despertar noturno	< 2 ×/mês	3-4 ×/mês	> 1 ×/sem., mas não todas às noites	Frequentes 7 ×/semana
Uso de β-agonista de curta ação para controle dos sintomas	≤ dias/semana	> 2 dias/semana, mas não diariamente	Diário	Várias vezes por dia
Interferência com a atividade normal	Não	Pequena limitação	Limitação perceptível	Limitação extrema
Função pulmonar	VEF_1 normal entre exacerbações ■ VEF_1 > 80% do predito ■ VEF_1/CVF normal	■ VEF_1 > 80% do predito ■ VEF_1/CVF normal	■ VEF_1 > 60%, porém < 80% do predito ■ VEF_1/CVF reduzida 5%	■ VEF_1 < 60% do predito ■ VEF_1/CVF reduzida > 5%
RISCO				
Exacerbações (considere a frequência e a gravidade)	0-2/ano	> 2/ano	> 2/ano	> 2/ano
	Frequência e gravidade podem flutuar com o passar do tempo Risco anual relativo de exacerbações pode estar relacionado com o VEF_1			

CVF, capacidade vital forçada; VEF_1, volume expiratório forçado em 1 segundo.
National Heart, Lung, and Blood Institute. National Asthma Education and Prevention Program. Full report of the Expert Panel: Guidelines for the diagnosis and management of asthma (EPR-3) DRAFT, page 74, section 3, component 1: Measures of Asthma Assessment and Monitoring.

Tabela 42-2 Classificação do Controle da Asma em Adultos e Crianças com mais de 12 Anos

Componentes de Controle	CLASSIFICAÇÃO DO CONTROLE DA ASMA (JOVENS ≥ 12 ANOS E ADULTOS)		
	Bem Controlada	Parcialmente Controlada	Não Controlada
COMPROMETIMENTO			
Sintomas	≤ 2 dias/semana	> 2 dias/semana	Durante o dia todo
Despertar noturno	≤ 2 vezes/mês	1-3 vezes/semana	≥ 4 vezes/semana
Interferência com a atividade normal	Nenhuma	Certa limitação	Extrema limitação
Uso de β-agonista de curta ação para controle dos sintomas (não prevenção de BIE)	≤ 2 dias/semana	> 2 dias/semana	Várias vezes/dia
VEF_1 ou pico de fluxo	> 80% do predito/melhor pessoal	60%-80% do predito/melhor pessoal	< 60% do predito/melhor pessoal
Questionários validados			
ATAQ	0	1-2	3-4
ACQ	≤ 0,75*	≥ 1,5	N/A
ACT	≥ 20	16-19	≤ 15
RISCO			
Exacerbações	0-1/ano	≥ 2/ano[†]	
	Considere a intensidade e o intervalo desde a última exacerbação		
Perda progressiva da função pulmonar	Avaliação exige cuidados de seguimento de longo prazo		
Efeitos adversos relacionados com o tratamento	Os efeitos colaterais da medicação podem variar de intensidade desde nenhum até muito problemáticos e preocupantes. O nível de intensidade não se correlaciona com níveis específicos de controle, mas deve ser considerado na avaliação global do risco.		

*Valores de ACQ de 0,75-1,4 são indeterminados referentemente à asma bem controlada.
[†](1) O nível de controle se baseia no comprometimento ou categoria de risco que tenha maior intensidade. Avalie o domínio de comprometimento pela lembrança do paciente das 2-4 semanas anteriores e por medidas de espirometria ou pico de fluxo. A avaliação de sintomas para períodos mais longos deve refletir uma avaliação global, como perguntar se a asma do paciente está melhor ou pior desde a última consulta. (2) No presente, existem dados inadequados correspondendo às frequências de exacerbações com diferentes níveis de controle de asma. Em geral, exacerbações mais frequentes e intensas (p. ex., exigindo atenção urgente não marcada, hospitalização ou admissão em unidade de terapia intensiva) indicam pior controle da doença. Para fins de tratamento, os pacientes que tinham duas ou mais exacerbações que precisaram de corticosteroides sistêmicos orais no ano anterior podem ser considerados o mesmo que os pacientes que têm asma parcialmente controlada, mesmo na ausência de níveis de comprometimento compatíveis com asma parcialmente controlada.
ACQ, Asthma Control Questionnaire; ACT, Asthma Control Test; ATAQ, Asthma Therapy Assessment Questionnaire; BIE, broncospasmo induzido por exercício; N/A, não se aplica; VEF_1, volume expiratório forçado em 1 segundo;
Adaptada de National Heart, Lung, and Blood Institute as a part of the National Institutes of Health and the U.S. Department of Health and Human Services, 2007.

Asthma Control Test™

Esta pesquisa foi elaborada para ajudar você a descrever sua asma e como ela o afeta, o que você sente e o que consegue fazer. Para responder a ela, marque com um X o quadro que melhor descreva sua resposta.

1. **Nas 4 semanas anteriores, quanto do seu tempo sua asma o impediu de realizar seu trabalho, estudar ou estar em casa?**

O tempo todo	A maior parte do tempo	Uma parte do tempo	Um pouco do tempo	Nunca
☐ 1	☐ 2	☐ 3	☐ 4	☐ 5

2. **Durante as 4 semanas anteriores, com que frequência você teve falta de ar?**

Mais de uma vez por dia	Uma vez por dia	3 a 6 vezes por dia	Uma ou duas vezes ao dia	Nunca
☐ 1	☐ 2	☐ 3	☐ 4	☐ 5

3. **Durante as 4 semanas anteriores, com que frequência seus sintomas de asma (sibilância, tosse, falta de ar, aperto ou dor no peito) o acordaram à noite ou antes do horário habitual pela manhã?**

4 ou mais noites por semana	2 a 3 noites por semana	Uma vez por semana	Uma vez ou duas	Nunca
☐ 1	☐ 2	☐ 3	☐ 4	☐ 5

4. **Durante as 4 semanas anteriores, com que frequência você usou inalador de resgate ou medicação por nebulizador (como salbutamol)?**

3 ou mais vezes por dia	1 ou 2 vezes por dia	2 ou 3 vezes por semana	Uma vez por semana ou menos	Nunca
☐ 1	☐ 2	☐ 3	☐ 4	☐ 5

5. **Como você classificaria seu controle da asma durante as 4 semanas anteriores?**

Absolutamente sem Controle	Mal Controlada	Mais ou Menos Controlada	Bem Controlada	Completamente Controlada
☐ 1	☐ 2	☐ 3	☐ 4	☐ 5

Asthma Control Test™ copyright, QualityMetric Incorporated 2002, 2004. All Rights Reserved.
Asthma Control Test™ is a trademark of QualityMetric Incorporated.

Figura 42-3 O Teste de Controle da Asma é um questionário validado que avalia a presença de sintomas de asma e o uso de medicações para asma ao longo do período de 4 semanas anteriores. (Copyright 2002, 2004 pela QualityMetric Incorporated. Todos os direitos reservados. O Asthma Control Test™ [ACT] é de direito autoral da QualilyMetric Incorporated. Nenhuma parte do Astham Control Test™ pode ser reproduzida ou transmitida em qualquer forma ou por qualquer meio eletrônico, mecânico, inclusive fotocópia, registro ou qualquer sistema de armazenamento de informação ou de recuperação — sem permissão do detentor do *copyright*. Deve ser usado somente como texto. Licenciamento & Registro. Para a permissão de reproduzir a pesquisa e/ou qualquer propriedade intelectual associada [p. ex., marcas registradas, algoritmos de pontuação, diretrizes de interpretação e dados normativos] para qualquer finalidade, deve ser feito o registro e obtida a licença acessando www.qualitymetric.com)

Tabela 42-3 Amostra de Pergunta de *The Asthma Control Questionnaire**

Responda, por favor, às perguntas 1-6

1. Em média, durante a semana anterior, com que frequência você **foi acordado por sua asma** durante a noite?
   - 0 Nenhuma vez
   - 1 Pouquíssimo
   - 2 Alguns minutos
   - 3 Várias vezes
   - 4 Muitas vezes
   - 5 Muitíssimas vezes
   - 6 Incapaz de dormir por causa da asma

*Este é um questionário validado que avalia o controle da asma durante a semana anterior, determinando a presença de sintomas de asma e o uso de medicação de resgate.

Observação: O pacote completo para o usuário para o ACQ pode ser obtido de: http://www.qoltech.co.uk/acq.html. Ele é fornecido a todos os clínicos e acadêmicos sem custo, mas para organizações comerciais e pesquisa comercialmente financiada, existe uma taxa de usuário única.

(© Dra. Elizabeth F. Juniper, permissões da qoltech.co.uk. The Asthma Control Questionnaire é protegido por direitos autorais. Não pode ser alterado, traduzido nem vendido [em papel ou *software*] sem permissão.)

Tabela 42-4 Questionário de Avaliação da Terapia para Asma sobre Controle da Asma

1. Nas 4 semanas anteriores, você perdeu dias de trabalho, aulas ou atividades diárias normais por causa de sua asma? (1 ponto para SIM)
2. Nas 4 semanas anteriores, você acordou à noite por causa de sua asma? (1 ponto para SIM)
3. Você acredita que sua asma esteve bem controlada nas 4 semanas anteriores? (1 ponto para NÃO)
4. Você usa um inalador para alívio rápido dos sintomas da asma? Se a resposta for sim, qual é o número mais alto de jatos em 1 dia que você usou esse inalador? (1 ponto para mais de 12)

Total de pontos — 0-4, sendo que mais pontos indicam mais problemas de controle

(Adaptada e reimpressa com permissão de Merck and Co., Inc. Copyright ©1997, 1998, 1999 Merck and Co., Inc. Todos os Direitos Reservados.)

para identificar a contribuição dos genes e ambientes para a expressão da doença. Maiores provas da importância dos testes de função pulmonar foram fornecidas por uma publicação de que pacientes asmáticos com valores mais baixos de VEF_1 tinham um risco significativamente mais alto de necessidade de cuidados agudos.[94] Embora VEF_1, relação VEF_1/CVF e PFE sejam úteis no diagnóstico e monitoração da asma, a utilidade dessas determinações em melhorar o resultado da asma continua incompletamente definida. No entanto, um baixo VEF_1 pré-broncodilatador é forte preditor de declínio no controle da asma, e um baixo VEF_1 pós-broncodilatador é marcador de risco futuro.[38,39] Na asma leve, contudo, o VEF_1 costuma ser normal ou quase normal e, desse modo, pode ser pouco responsivo aos broncodilatadores.

Sistema de Pontuação de Controle da Asma

Avaliação clínica

Pontuação de sintomas	25%	20%	15%	10%	5%	Pontuação total
Sintomas diurnos	Ausentes	< 4 vezes/semana	4-7 x/semana	> 1 x/dia	Intensos	15
Sintomas noturnos	Ausente	< 1 noite/semana	1-3 noites/semana	4-7 noites/semana	Intensos	20
β₂-agonista se necessário*	Ausente	< 4 doses/semana	> 1 dose/dia	> 1 dose/dia	> 4 doses/dia	15
Atividade física	Ausente	Muito pouca limitação	Certa limitação	Limitação moderada	Limitação intensa	15
					Pontuação total	65%

Avaliação fisiológica

Pontuação (%)†	100	80	60	40	20	Pontuação total
VEF₁ ou PFE (% do predito ou valor ótimo)	>90%	80%–89%	70%–79%	60%–69%	<60%	60%
Variação do PFE	<10% > 5 dias/semana	<10% > 5 dias/semana	10%–15% > 5 dias/semana	16%–25% > 5 dias/semana	>25% > 5 dias/semana	Não feita

Avaliação inflamatória

Pontuação (%)†	100	80	60	40	20	Pontuação total
Eosinofilia nas vias aéreas (%)	0	2 ou menos	>2–5	5.1–8	>8	60%

* Excluindo 1 dose/dia antes do exercício
† Pontuação dividida por 2 se os dois critérios forem usados.

Figura 42-4 Sistema de Pontuação de Controle da Asma é um meio de determinar o controle percentual da asma para um paciente específico com base nos sintomas, fluxos expiratórios e inflamação das vias aéreas (eosinofilia em escarro induzido). Para cada seção, obtém-se uma pontuação percentual. Pode ser acrescentada ou dividida por 3 para se obter a pontuação de controle global da asma. O presente exemplo é sobre um paciente que tem sintomas diurnos cinco vezes por semana (s), tem asma noturna mais ou menos duas vezes por mês, usa seu broncodilatador de resgate quase diariamente, tem algumas limitações de atividades e um VEF₁ basal de 74% e 5% de eosinófilos no escarro induzido. A pontuação global para este paciente é de 65 + 60 + 60%/3 =62%. (De Boulet L-P, Boulet V, Milot J: How should we quantify asthma control?: a proposal. *Chest* 122(6):2217–2223, 2002.)

A medida do PFE é método-padrão para correlacionar função fisiológica e gravidade da asma e tem sido usada como marcador de controle da asma em muitos ensaios clínicos. No entanto, medidas individuais do pico de fluxo são altamente variáveis, e a *variabilidade* do pico de fluxo tem maior valor preditivo para futuras exacerbações do que as próprias medidas individuais do PFE.[35,36] A utilidade clínica das medidas do pico de fluxo também é limitada pela resistência do paciente à monitoração domiciliar e dificuldade em manter consistentemente os registros do pico de fluxo.

Biomarcadores

A emergência de um aumento do conjunto de trabalhos da literatura corroborando a presença de endotipos de asma tornou obrigatório que desenvolvamos e identifiquemos biomarcadores associados a cada tipo de asma.[95-97] Esses biomarcadores se tornarão cada vez mais importantes em determinar as terapias específicas administradas a um paciente em particular. Atualmente, existem dois tipos aceitos de inflamação na asma com base na presença ou ausência de inflamação Th2: um fenótipo "alto para Th2", caracterizado pela presença de eosinofilia periférica, eosinófilos no escarro, elevação da FeNO e/ou aumento dos marcadores associados à inflamação Th2 (p. ex., periostina no sangue),[98] e um fenótipo "baixo para Th2", caracterizado pela ausência de alguns dos marcadores do status alto para Th2. De fato, o fenótipo baixo para Th2 não tem biomarcadores conhecidos, e esse fenótipo claramente exige estudo adicional.

Antes da introdução de biomarcadores específicos, foram propostos eosinófilos elevados no sangue como meio para identificar os pacientes com inflamação Th2 predominante. Alterações dos níveis de eosinófilos no sangue se associam a uma resposta a várias terapias,[99,100] e os aumentos de eosinófilos se correlacionam com doença mais grave.[101,102] Um nível de eosinófilos no sangue maior ou igual a $0,3 \times 10^9/L$ (300 células/μL) tem se tornado cada vez mais aceito como marcador periférico de inflamação eosinofílica. Um nível elevado de eosinófilos no sangue é preditivo de resposta a uma terapia anti-IL-5.[99]

Altas contagens de eosinófilos no escarro predizem resposta a corticosteroides inalatórios e um aumento do risco de futuras exacerbações,[103,104] e uma elevação das contagens de eosinófilos no escarro após redução da dose de corticosteroides prediz futura deterioração do controle da asma.[105-107] Uma alteração de 50% das contagens de eosinófilos no escarro é considerada um marcador clinicamente significativo de resposta à terapia.[108,109] No entanto, os eosinófilos do escarro podem ser difíceis de quantificar na prática clínica e seu valor atual está primariamente na pesquisa clínica.

A FeNO tem algumas vantagens, em comparação com a contagem do número de eosinófilos no escarro. A medida da FeNO pode ser realizada rapidamente em um ambiente de atenção básica, requer menos perícia técnica e fornece dados fisiológicos objetivos em tempo real. Em particular, quando acompanhada por ferramentas diagnósticas mais tradicionais, pode ser usada para identificar asma eosinofílica. As diretrizes da ATS apoiam o uso da FeNO para o diagnóstico de inflamação eosinofílica das vias aéreas quando são necessárias evidências objetivas.[65] A concentração de FeNO inferior a 25 ppb (< 20 ppb em crianças) sugere que a inflamação eosinofílica das vias aéreas e a responsividade aos corticosteroides são improváveis; níveis elevados sugerem inflamação eosinofílica das vias aéreas e responsividade aos corticosteroides.[110] As principais limitações do uso da FeNO para confirmar o diagnóstico de asma incluem a prevalência relativamente alta de fenótipos não cosinofílicos caracterizados por uma falta de aumento da FeNO e dificuldade com a interpretação clínica de valores obtidos no contexto de uso concomitante de esteroides que possa levar a resultados falso-negativos.[65,77] Vale observar que as diretrizes da ATS se aplicam predominantemente a pacientes com asma leve a moderada. Uma recente força-tarefa da ERS/ATS não recomendou o uso de rotina da FeNO para diagnosticar asma e para avaliar a resposta à terapia em pacientes com doença grave.[83] No entanto, ainda existe um papel para FeNO na fenotipagem de pacientes, identificando aqueles com um fenótipo alto em Th2/eosinofílico, independentemente da intensidade da asma.

A *imunoglobulina E* (IgE) total no soro tem sido usada para identificar pacientes com asma que provavelmente respondam à terapia com omalizumabe, um medicamento que tem como objetivo a IgE. O omalizumabe impede a IgE de se ligar a seu receptor na superfície celular e reduz a quantidade de IgE livre presente no sangue. Atualmente, não existem ensaios comercializados para dosar a IgE livre. A IgE basal é um preditor apenas modesto de resposta à terapia com omalizumabe.[111]

A periostina é secretada pelas células epiteliais brônquicas e fibroblastos em resposta a IL-4 e IL-13.[112,113] A periostina se expressa nos pacientes com asma e pode ser dosada no soro. É um biomarcador emergente que oferece algumas vantagens sobre a eosinofilia periférica e a FeNO porque os níveis séricos de periostina tendem a ser menos variáveis, correlacionam-se bem com a eosinofilia tecidual e não são alterados pelo tratamento com esteroides.[98] O mais importante é que a periostina no soro é preditiva de resposta à terapia com agentes biológicos que têm como alvo a IL-13, tornando seu futuro uso como biomarcador muito mais promissor.[114,115] A periostina é o primeiro biomarcador na asma a ser diretamente correlacionado com a fisiopatologia subjacente e torna mais provável a possibilidade de personalizar a terapia para asma.[116]

O aumento do interesse em identificar biomarcadores para uso na prática clínica e a padronização dos biomarcadores obtidos nos ensaios clínicos sobre asma levaram à convocação de uma força-tarefa para identificar biomarcadores que devam ser incluídos nos resultados para asma. A força-tarefa recomendou a FeNO, os eosinófilos no escarro, os eosinófilos no sangue, a IgE total, a IgE alérgeno-específica, o leucotrieno urinário E_4 e vários novos marcadores emergentes. Estes últimos incluem imagens das vias aéreas, condensado da respiração expirada e técnicas proteômicas e genômicas para identificar assinaturas no tecido obtido de pacientes com asma. Embora esses métodos de rendimento rápido sejam promissores, podem estar a anos da aplicação clínica.[117,117a] Os atuais biomarcadores estão resumidos na Tabela 42-5.

Tabela 42-5 Biomarcadores de Asma e Fenótipos Associados como Preditores de Resposta a Terapias Específicas

Biomarcador	Fenótipo de Asma	Prediz
Periostina	Th2 alta	Resposta a terapia anti-IL-13 e IL-4[112-116]
Óxido nítrico exalado elevado (> 50 ppb em adultos, > 35 ppb em crianças)	Th2 alta	Resposta a esteroides inalatórios[65,110]
Eosinófilos no escarro > 3%	Th2 alta	Resposta a esteroides inalatórios[103-107,109,207]
Eosinófilos periféricos (> $0,3 \times 10^9/L$ ou 300/μL)	Th2 alta	Resposta à terapia anti-IL-5[99,100,292]
IgE total elevada > 30 UI	Alérgica	Resposta ao omalizumabe[111,202]
Testes cutâneos para alergia e IgE específica elevada	Asma alérgica com atopia	Resposta à imunoterapia, omalizumabe
Falta de elevação de eosinófilos periféricos e no escarro e baixa FeNO	Th2 baixa	Resposta ao tiotrópio e macrolídeos (provavelmente respondem mal aos esteroides)[215,216]

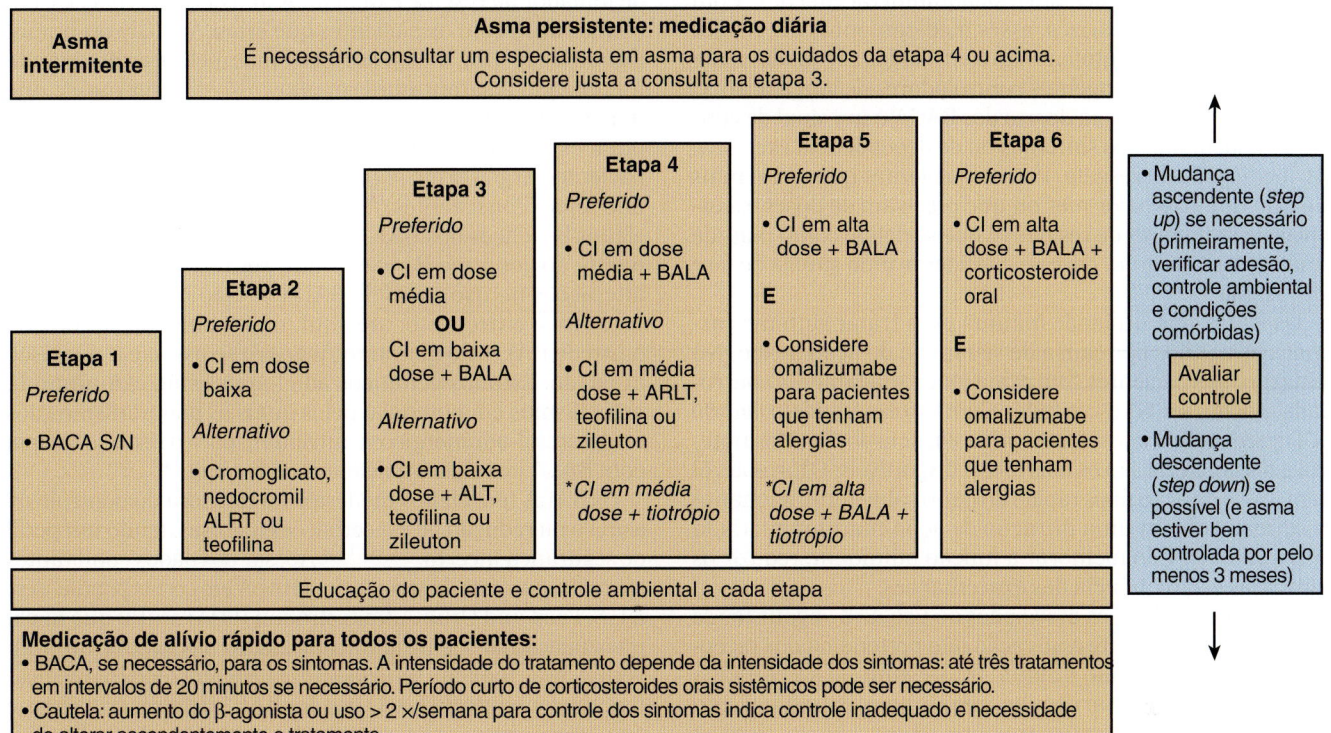

Figura 42-5 Recomendações sobre medicação para controle da asma em adultos e crianças acima de 12 anos. BACA, β₂-agonista de lona ação; CSI, corticosteroide inalatório; ARLT, antagonista do receptor de leucotrienos; BALA, β₂-agonista de longa ação. (Adaptada de National Asthma Education and Prevention Program EPR-3 guidelines from the National Heart, Lung, and Blood Institute 2007.)

ABORDAGENS DE TRATAMENTO DA ASMA

Visão Geral

As atuais diretrizes recomendam ajustar a terapia de maneira gradual para reduzir os sintomas diários e o risco de exacerbações, ao mesmo tempo minimizando o uso de medicações (Fig. 42-5).[12,118] A hierarquia das recomendações de tratamento se baseia na literatura à disposição sobre eficácia e segurança e oferece um papel proeminente para as medicações controladoras em todos os níveis de tratamento de asma. Em geral, a estratégia e as recomendações são semelhantes em adultos e crianças. No entanto, o aumento do risco de efeitos adversos e/ou a falta de dados de segurança em pacientes pediátricos para a teofilina, o omalizumabe e o inibidor da 5-lipo-oxigenase zileuton levaram à exclusão das atuais diretrizes de tratamento pediátrico.[118]

Agentes Farmacológicos Específicos

β₂-agonistas. Os β₂-agonistas têm sido usados há milhares de anos sob a forma de preparação à base de plantas contendo efedrina, o *ma Huang*.[119] No entanto, somente na década de 1940, foi introduzido o β-agonista não seletivo isoproterenol, e então os β-agonistas se tornaram o padrão de cuidado para tratar doença das vias aéreas. O subsequente desenvolvimento dos agentes β₂-seletivos salbutamol e terbutalina, com perfis de efeitos colaterais melhorados, levou ao seu atual papel como base da terapia para asma.[120]

A atividade dos β₂-agonistas é mediada primariamente por ligação a um receptor transmembrana acoplado a G específico, encontrado em grande abundância no MLVA. A ligação ao receptor leva a aumento da adenosina monofosfato cíclico intracelular e relaxamento do MLVA.[121] Notavelmente, os β₂-receptores também são encontrados em outras células residentes das vias aéreas, incluindo as células epiteliais das vias aéreas e as células imunes circulantes, e a ligação a esses sítios pode reduzir a permeabilidade vascular e a liberação de mediadores inflamatórios.[122] Uma questão levantada sobre o uso crônico dos β₂-agonistas é a da dessensibilização do receptor.[123] Como com a maioria dos receptores de sinalização, a exposição repetida aos β₂-agonistas pode levar à diminuição da responsividade dos receptores de membrana através da regulação para baixo dos receptores por meio de endocitose do receptor e desacoplamento dos receptores das vias de transdução distais. Essa resposta parece ser autolimitada e pequena no MLVA.

Os β₂-agonistas seletivos geralmente são administrados por aerossol, o que maximiza a oferta ao tecido-alvo (MLVA), ao mesmo tempo minimizando a exposição dos tecidos não alvo. Tanto os *β₂-agonistas de curta ação* (BACA) quanto os BALA são disponibilizados, e o início e a duração de ação se relacionam primariamente com a lipofilicidade.[124] Os agentes de ação curta são usados para tratamento de resgate ou emergência, enquanto os BALA são usados juntamente com corticosteroides inalatórios para o manejo crônico.

Agora existem alguns BACA altamente seletivos, e todos têm um início de ação rápido com pico entre 60 e 90 minutos. Como são inalados diretamente para as vias aéreas, os efeitos colaterais sistêmicos são mínimos até em doses altas. A preparação de β₂-agonista contendo apenas o enantiômero ativo do salbutamol foi desenvolvida na tentativa de minimizar os efeitos colaterais. No entanto, ensaios clínicos não têm mostrado diferenças significativas de resultados ou tolerabilidade, em comparação com o salbutamol racêmico.[125] Com base nas atuais diretrizes, esses medicamentos devem ser usados para tratar sintomas não controlados adequadamente em um esquema de agentes controladores de longa ação. O aumento da frequência de uso dos BACA é um sinal de controle inadequado dos sintomas ou de dependência excessiva de medicação de resgate. Para os pacientes que usam mais do que um frasco por mês ou que precisam de doses excessivas de inaladores de resgate (o que se define como mais de duas doses/semana), deve-se considerar uma subida de fase na terapia.[12,118]

Os BALA têm utilidade mínima para tratar sintomas asmáticos agudos por causa de seu início de ação tardio. No entanto, nos pacientes com asma inadequadamente controlada, podem ser acrescentados a um *corticosteroide inalatório* (CI) para melhorar os sintomas e a eficácia do CI. O formoterol e o salmeterol são os dois BALA disponíveis. O formoterol tem início de ação mais rápido do que o salmeterol, enquanto o salmeterol tem uma duração de ação mais longa. Cada um tem mostrado melhorar a função pulmonar, reduzir os sintomas e a frequência das exacerbações.[126]

Os eventos adversos associados ao uso de β_2-agonistas se devem primariamente à ativação não pretendida dos receptores β_2 no tecido não pulmonar. A estimulação cardíaca causa taquicardia e arritmias, enquanto a estimulação do músculo esquelético causa tremores e hipocalemia. Desde a introdução dos β-agonistas, tem havido preocupação com as implicações clínicas da dessensibilização dos receptores. Dois BACA peculiares, o isoproterenol forte e o fenoterol, foram implicados em duas "epidemias" de aumento de óbitos por asma nas décadas de 1960 e 1970, respectivamente;[127,128] análise posterior sugeriu que isso pode ter sido causado pelo uso excessivo, broncospasmo de rebote pela duração de ação curta, taquifilaxia ou lipofilicidade. Depois que esses agentes foram retirados do mercado, a mortalidade declinou,[129] e o perfil de segurança dos BACA subsequentes tem sido bom. Dados clínicos sugerem que o tratamento "se necessário" *versus* BACA em horário estabelecido se associa a melhora da fisiologia[130,131] e exacerbações em menor número e menos intensas.[132]

Os eventos adversos com os BALA também trouxeram preocupação, particularmente por sua duração de ação longa. No *Salmeterol Multicenter Asthma Research Trial* (SMART),[133] os pacientes foram randomizados para salmeterol ou placebo mais cuidado habitual, encontrando-se aproximadamente 13.000 pacientes em cada braço. Não houve diferença de risco de óbito significativa em nenhum dos grupos, mas a análise de subgrupos identificou um risco pequeno, mas aumentado, de óbito mais proeminente em sujeitos estadunidenses afrodescendentes no braço salmeterol do ensaio clínico. No entanto, os pacientes afrodescendentes também tinham pior controle dos sintomas na condição basal (com mais exacerbações e hospitalizações) e uma taxa mais baixa de uso de corticosteroides inalatórios do que os pacientes brancos.[133] Vale observar que o uso de BALA com corticosteroides inalatórios no mesmo inalador pressurizado com dose medida se mostra seguro e efetivo.[134]

Vários estudos têm explorado a relação entre os polimorfismos no receptor β_2 e as respostas à terapia com β-agonistas. Especificamente, nos pacientes tratados com salbutamol em horários estabelecidos, a presença do polimorfismo Arg/Arg no *locus* do códon 16 (B16) se associou a PFE e VEF$_1$ mais baixos, bem como a aumento dos sintomas, maior uso de inalador de resgate e taxa mais alta de exacerbações, em comparação com os pacientes que eram Arg/Gly ou homozigóticos Gly/Gly. Todos esses sintomas melhoraram quando foi retirado o salbutamol regular.[130,135,36] Mostrou-se que o uso de BALA (com ou sem corticosteroides inalatórios) piora os marcadores fisiológicos da função respiratória nos pacientes Arg/Arg em alguns estudos, embora esses achados não sejam consistentes.[137,138] O estudo LARGE demonstrou efeitos benéficos dos BALA combinados a CI independentemente do genótipo B16, e os autores recomendam contra alterações no uso atual de BALA.[139] São necessárias mais pesquisas; entretanto, até aqui, não há indicações de que o uso de BALA no genótipo Arg/Arg se associe a um risco indevido. Estudos genéticos adicionais estão examinando mecanismos em potencial pelos quais os polimorfismos dos receptores β-adrenérgicos contribuam para o risco de terapia com BALA em alguns pacientes com asma.[140]

Os BALA têm efeitos modestos na melhora do controle da asma e na redução de exacerbações intensas, tendo um perfil de segurança incerto.[141,142,142a] Apesar dos dados conflitantes sobre a segurança da terapia com BALA em certas populações, a U.S. Food and Drug Administration (FDA) sentiu que havia preocupação suficiente que justificasse a colocação de uma advertência de máxima seriedade (*black box*) em todos os medicamentos contendo BALA. O uso dos BALA deve ser criterioso, e os médicos devem se esforçar por descontinuar tais medicações se os pacientes não precisarem mais delas. Além do mais, é crítico prescrever BALA somente com CI concomitantes e advertir os pacientes sobre os perigos em potencial da monoterapia com BALA. De fato, a FDA recomenda o uso de uma combinação de inaladores, e não dois inaladores em separado, a fim de evitar a possibilidade de os pacientes usarem monoterapia. Em 2010, a FDA obrigou os fabricantes de medicamentos contendo BALA a conduzirem grandes estudos para demonstrar segurança, e esses estudos estão em andamento.[143]

Outros Broncodilatadores. Os anticolinérgicos atuam como broncodilatadores por meio de competição com a acetilcolina nas junções neuromusculares, bloqueando assim a transmissão dos reflexos de constrição brônquica.[144] O anticolinérgico de curta ação brometo de ipratrópio é efetivo em pacientes com DPOC, mas considerado agente de segunda escolha para tratar asma, mais provavelmente porque o tono colinérgico contribui menos para o broncospasmo na asma. Embora nenhum ensaio clínico tenha comparado os anticolinérgicos de curta ação com os BACA, ensaios clínicos randomizados estudando o acréscimo de anticolinérgicos aos β-agonistas não mostram benefício adicional nos pacientes com asma crônica.[145] No entanto, fenótipos específicos de asma podem ter mais probabilidade de responder ao tratamento anticolinérgico, incluindo os pacientes com obstrução fixa do fluxo de ar, idade avançada[146] ou duração mais longa da doença.[147] Além do mais, os anticolinérgicos podem ser uma alternativa aceitável para certos subgrupos de pacientes que não toleram o tratamento com β-agonistas ou para pacientes com genótipo Arg/Arg B16, embora isso não tenha sido estudado diretamente.

O tiotrópio, um anticolinérgico de longa ação, mostra-se benéfico para tratar sintomas de DPOC. Foi demonstrada melhora espirométrica em séries de casos de asmáticos que não têm eosinofilia no escarro[145] e asmáticos com DPOC concomitante.[149] Três ensaios clínicos randomizados e controlados recentes indicam um papel para o tiotrópio como terapia complementar de corticosteroides inalatórios e a associação CI/BALA em pacientes com asma moderada a grave, encontrando-se melhoras dos marcadores da função das vias aéreas.[150-152] A responsividade broncodilatadora ao salbutamol, o tono colinérgico de repouso mais alto (definido como frequência cardíaca de repouso mais baixa) e o aumento da obstrução das vias aéreas (definido como razão VEF_1/CVF mais baixa) são preditores de resposta ao tiotrópio.[153] Embora ainda não aprovado para a asma, espera-se que seja aprovado nos próximos 3 a 5 anos.

Corticosteroides Inalatórios. Com o reconhecimento do papel central da inflamação na fisiopatologia da asma, as estratégias contemporâneas de tratamento agora enfatizam os corticosteroides inalatórios para controle de longo prazo dos sintomas. Os corticosteroides suprimem as respostas inflamatórias por meio de ampla influência nas vias de transdução de sinais e de expressão gênica. Os corticosteroides se ligam a um receptor citoplasmático específico que se transloca ao núcleo, onde modula a expressão de genes inflamatórios por meio de inibição de acetiltransferase de histonas e recrutamento de desacetilase de histonas, duas classes de modificadores de histonas que controlam o desenrolamento do DNA e a expressão gênica epigeneticamente.[154,155] O influxo de células inflamatórias nas vias aéreas e os marcadores de inflamação das vias aéreas na asma são reduzidos pela administração de corticosteroides.[156,157]

Os corticosteroides sistêmicos têm sido usados no tratamento da asma desde a década de 1940 e continuam a ser a base do manejo das exacerbações agudas. No entanto, corticosteroides administrados pela via sistêmica se associam a vários efeitos colaterais indesejáveis. A introdução de CI na década de 1970 inaugurou uma nova era no tratamento da asma. Como com os broncodilatadores, a distribuição do medicamento diretamente aos pulmões pelo uso de preparações inalatórias minimiza a toxicidade sistêmica e melhora o benefício terapêutico.

O uso de CI melhora todos os aspectos do controle da asma. Os CI reduzem os sintomas asmáticos, melhoram a função pulmonar, diminuem a inflamação das vias aéreas e controlam a HRVA.[158,159] Uma grande metanálise mostrou que os CI reduzem as exacerbações de asma em 55% comparados ao placebo[160] e reduzem em 50% o risco de hospitalização quando comparados com o uso unicamente de β-agonistas se necessário.[161] Além do mais, o risco de óbito por asma se reduz de maneira dose-resposta com o uso de CI.[162] Assim sendo, os CI são considerados a terapia de primeira escolha para todos os pacientes que precisam do uso β-agonista mais de duas vezes por semana.[12] Os preditores de resposta aos corticosteroides inalatórios incluem nível de FeNO acima de 47 ppb,[130] reversibilidade ao salbutamol e diminuição do VEF_1[163] e a presença de aumento dos eosinófilos no escarro (> 2% a 3%).[100] É interessante observar que uma grande proporção de pacientes com asma é persistentemente não eosinofílica e tem pouca probabilidade de responder à terapia com CI, dando sustentação à necessidade de fenotipagem-padrão de asma com terapia personalizada subsequente.[100,164,165]

As recomendações iniciais referentes ao uso de CI em pacientes com asma persistente leve a moderada enfatizaram seu uso em uma base de uma ou duas vezes ao dia. Recentemente, aumentaram as evidências de que os CI são eficazes em reduzir os sintomas de asma e obter controle da asma quando usados intermitentemente em crianças e adultos.[166-169] Apesar desses estudos, ainda existe controvérsia sobre o uso intermitente do CI; certamente, o CI não deve ser usado intermitentemente em pacientes com doença grave.

Existem múltiplas preparações diferentes de corticosteroides inalatórios e dispositivos de oferta no mercado (Tabela 42-6). Os inaladores diferem no tamanho de partículas, que variam de um diâmetro mediano aerodinâmico da massa de aproximadamente 1 mícron àqueles com partículas grandes que têm 2 a 5 micra de tamanho. Os dispositivos de oferta incluem inaladores com pó seco e inaladores pressurizados com dose medida. A escolha dos corticosteroides inalatórios se baseia no critério do médico sobre as necessidades do paciente e muitas vezes depende do custo, da conveniência da posologia e da redução dos efeitos colaterais.

Um fator essencial que justifica consideração é o papel da inflamação das pequenas vias aéreas e a obstrução associada como componente fundamental da fisiopatologia da asma. A presença de VEF_1 preservado com diminuição do fluxo expiratório médio e aumento da resistência distal é indicativa de um fenótipo de pequenas vias aéreas.[172] Terapias seletivas para ajudar a modular a inflamação das pequenas vias aéreas são importantes e existem vários inaladores com tamanho pequeno das partículas que têm melhorado a deposição no pulmão distal.[173] Os inaladores com tamanho pequeno das partículas incluem a ciclesonida e a beclometasona, que demonstram melhorar a deposição nos pulmões.[170,171] A utilização desses inaladores resultam em melhoras das medidas da função pulmonar e do controle da asma.[173,174] Apesar do aumento de evidências de que os inaladores com tamanho pequeno das partículas sejam eficazes, faltam comparações de superioridade com inaladores de tamanho grande das partículas e, portanto, no momento, não é possível fazer recomendações específicas que ajudem a orientar os médicos sobre a escolha de CI para qualquer paciente em particular.[175]

O risco de toxicidade sistêmica diminui com o uso de CI, particularmente em doses inferiores a 400 μg de budesonida ao dia ou equivalente, mas o risco não está ausente. São conflitantes os dados sobre o risco de desmineralização óssea pelos CI; embora um pequeno estudo observacional sugerisse aumento do risco,[176,177] uma metanálise de vários ensaios clínicos randomizados controlados não corroborou esse achado.[177,178] Os riscos de formação de catarata[178] e glaucoma[179] são discretamente mais altos, enquanto a supressão do eixo hipotalâmico-hipofisário, o sangramento gastrointestinal e outras complicações dos esteroides sistêmicos não se associam às preparações inalatórias. O ensaio clínico *Towards a Revolution in COPD Health* (TORCH) sobre o uso de CI para DPOC mostrou aumento do risco de pneumonia, mas isso não foi demonstrado em pacientes com asma.[180] O uso de CI na população pediátrica tem levantado preocupações sobre a supressão do crescimento. No entanto, os dados disponíveis mostram apenas pequena diminuição transitória da trajetória do crescimento que não se traduz em redução da estatura do adulto.[159,164,181]

Modificadores dos Leucotrienos. Os *leucotrienos* (LT) são derivados do metabolismo do ácido araquidônico da membrana celular. Os receptores de LT no MLVA e nos macrófagos mediam a constrição brônquica, hipersecreção de muco e edema da mucosa.[182] Assim sendo, a via dos LT é um alvo primário para o desenvolvimento de novas medicações para controle da asma. Os *modificadores de leucotrienos* (MLT) já comercializados funcionam em um entre dois lugares na via de LT. O zileuton inibe a atividade da 5-lipo-oxigenase, a enzima que converte o ácido araquidônico em leucotrieno

Tabela 42-6 Preparações de Esteroides Inalatórios e Doses

CI Genérico/ Nome Comerciais	Tipos de Doses	Idade	Dose Diária Baixa	Dose Diária Média	Dose Diária Alta
Beclometasona ▪ QVAR	HFA MDI: 40 ou 80 µg/jato	5-11 ≥ 12	80-160 80-240	> 160-320 > 240-480	> 320 > 480
Budesonida ▪ Pulmicort ▪ Symbicort (com formoterol)	Respules para nebulização: 0,25, 0,5, 1,0 mg/neb Flexhaler DPI: 90 ou 180 µg/inal Symbicort HFA MDI: 80/4,5 ou 160/4,5 µg/jato	0-4 5-11 5-11 ≥ 12 ≥ 12	0,25-0,5 0,5 180-400 320 (80/4,5-2 jatos 2 ×/d)	> 0,5-1,0 1,0 > 400-800 640 (160/4,5-2 jatos 2 ×/d)	> 1,0 2,0 > 800 > 1.200
Ciclesonida ▪ Alvesco	HFA MDI: 80 ou 160 µg/jato	5-11* ≥ 12	80-160 160-320	> 160-320 > 320-640	> 320 > 640 (Dose mais alta recomendada pelo fabricante de 640 µg/dia)
Fluticasona ▪ Flovent ▪ Advair (com salmeterol)	HFA MDI: 44, 110 ou 220 µg/jato Flovent Diskus DPI: 50, 100 ou 250 µg/jato Advair HFA MDI: 45/21, 115/21 ou 230/21 µg/jato Advair Diskus DPI: 100/50, 250/50 ou 500/50 µg/inal.	0-11 ≥ 12 5-11 ≥ 12 4-11 ≥ 12 4-11 ≥ 12	88-176 88-264 100-200 100-300 180 (45/21-2 jatos 2 ×/d) 180 (45/21-2 jatos 2 ×/d) 200 (100/40-1 inal. 2 ×/d) 200 (100/40-1 inal. 2 ×/d)	> 176-352 > 264-440 > 200-400 > 300-500 460 (115/21-2 jatos 2 ×/d) 500 (250/50-1 inal. 2 ×/d)	> 352 > 440 > 400 > 500 460-920 (115-230/21-2 jatos 2 ×/d) 920 (230/21-2 jatos 2 ×/d) 500-1.00 (250-500/50 1 inal. 2 ×/d) 1.000 (500/50-1 inal. 2 ×/d)
Mometasona ▪ Asmanex ▪ Dulera (com formoterol)	Asmanex Twisthaler DPI: 110 ou 220 µg/inal. Dulera HFA MDI: 100/5 ou 200/5 µg/jato	4-11 ≥ 12 ≥ 12	110 (Dose mais alta recomendada pelo fabricante 110 µg/dia) 220	220-440 440 400 (100/5-2 jatos 2 ×/d)	> 440 > 440 (Dose mais alta recomendada pelo fabricante de 800 µg/dia) 800 (200/5-2 jatos 2 ×/d)

*Não aprovado pela FDA para crianças < 12 anos.
DPI, inalador com pó seco; HFA, hidrofluoroalcano, propelente seguro; MDI, inalador dosimetrado.
Adaptada de National Asthma Education and Prevention Program EPR-3 guidelines from the NHLBI 2007. Obtida de ainotes.wikispaces.com/Asthma + controller + medications. Acessado em 8 de março de 2014.

A_4, que é a primeira etapa na síntese de LT. O montelucaste, o zafirlucaste e o pranlucaste são todos *antagonistas do receptor do cisteinil leucotrieno 1 (CisLT1) (LTRA)*, bloqueando a etapa final na via LT. Todos são tomados por via oral em uma ou duas doses ao dia.

Os MLT têm modesto efeito broncodilatador e podem melhorar os sintomas de asma e as taxas de exacerbações.[183] Também se veem benefícios fisiológicos na espirometria e nas medidas de inflamação das vias aéreas.[184] Enquanto a subpopulação de pacientes com asma sensível à aspirina pode obter grande benefício dos MLT,[185] dados também sugerem que os MLT são adequados como agentes únicos na asma persistente leve.[186,187] Embora os MLT tratem múltiplos sintomas da asma, são menos efetivos do que os CI em baixa dose. Os MLT podem ser usados em monoterapia na asma induzida pelo exercício e em pacientes com sintomas de asma relativamente leves que não precisam de terapia com CI.[186] No entanto, os pacientes que precisam de CI para controle da asma não costumam ser candidatos à monoterapia com MLT. Portanto, o papel primário dos MLT é como adjunto do CI, e o acréscimo de MLT tipicamente leva a uma redução na dose de corticosteroide ou a uma melhora do controle da asma.[188,189] Recentes dados sugerem que o uso dos MLT em lugar de CI em tabagistas com asma leva a benefícios sintomáticos semelhantes, possivelmente por comprometimento das respostas terapêuticas ao CI nessa população. No entanto, não está claro se esse benefício persistiria com o acréscimo de MLT ao CI em pacientes tabagistas.[190] Em geral, os MLT são menos efetivos do que os BALA como terapia complementar e não parecem conferir benefícios a mais quando acrescentados a um esquema que inclua um CI e um BALA.[191,192]

De um modo geral, os MLT são bem tolerados. As publicações iniciais sugeriram uma ligação entre MLT e granulomatose eosinofílica com poliangeíte (síndrome de Churg-Straus), mas agora acredita-se que isso mais provavelmente seja causado por um desmascaramento da síndrome por redução da dose de corticosteroide com a introdução de um MLT.[193] O zileuton é metabolizado pelo sistema do citocromo P-450 e se associa a relatos de hepatotoxicidade. Assim sendo, a função hepática deve ser monitorada durante seu uso. O acesso a uma preparação de liberação prolongada de zileuton tornou-o uma opção melhor como terapia complementar. No presente, o zileuton está reservado para pacientes com asma refratária ou que tenham um fenótipo asmático, sugerindo benefício com o uso de um modificador de leucotrienos.[194]

Inibidores da Fosfodiesterase (Teofilina). A teofilina é um inibidor da fosfodiesterase bem estabelecido que tem leves propriedades anti-inflamatórias. Por causa de seu índice terapêutico estreito, a teofilina não é amplamente usada no tratamento da asma. No entanto, a descoberta de propriedades anti-inflamatórias adicionais, provavelmente mediadas por desacetilação de histonas, levou a um ressurgimento do interesse.[195] Embora já não seja terapia de primeira escolha, a teofilina é atualmente usada em baixas doses como tratamento complementar para asma que seja difícil de controlar unicamente com esteroides.[196] O acréscimo de teofilina a um esquema medicamentoso existente para asma que esteja mal controlada melhora os marcadores de controle (menor uso de inalador de resgate, melhor função pulmonar) em um grau maior do que os MLT.[190] Os efeitos colaterais relacionados com a dose, como anorexia, palpitações, arritmias e crises convulsivas, exigem monitoração clínica e laboratorial cuidadosa. Foram desenvolvidos medicamentos mais modernos inibidores específicos da fosfodiesterase tipo 4, e seu perfil de segurança é melhor do que o da teofilina. O roflumilaste tem demonstrado eficácia em melhorar o VEF_1 na asma.[197,198] O roflumilaste não está aprovado para asma, porém certamente tem propriedades broncodilatadoras e anti-inflamatórias que podem ser benéficas na asma.

Agentes Biológicos Orientados. A introdução do omalizumabe, um anticorpo monoclonal que se liga à IgE, representa uma nova era de terapia direcionada para fenótipos de asma específicos. O omalizumabe tem como alvo a parte de ligação ao receptor da IgE, impedindo-a de interagir com células imunes e causar degranulação.[199] É preciso ser administrado pela via subcutânea, e a dose se baseia nos níveis de IgE e na superfície corporal. O acréscimo do omalizumabe ao CI em asmáticos alérgicos mal controlados se associa a melhora do controle da asma e a menos exacerbações.[200] O omalizumabe, em geral, é bem tolerado, mas relatos raros de anafilaxia têm levado a recomendações de que os pacientes sejam observados por 2 horas depois de cada uma das primeiras três injeções para garantir a segurança.[201] O alto custo, a necessidade de monitoração durante o tratamento e a necessidade de seleção cuidadosa dos pacientes com probabilidade de se beneficiarem têm limitado o uso do omalizumabe. A importância de usar biomarcadores para identificar os responsivos ao omalizumabe foi destacada pelo estudo EXTRA, que demonstrou diminuição significativa do número de exacerbações em sujeitos com FeNO alta, eosinófilos altos no sangue e periostina elevada no sangue, em comparação com sujeitos com baixos níveis de biomarcadores.[202] É crítico desenvolver parâmetros clinicamente aplicáveis que possam orientar a tomada de decisão do médico sobre quais pacientes devem receber omalizumabe para asma grave. Existe um aumento do grau de urgência, dado o custo e a complexidade de administrar terapia com omalizumabe. No entanto, a análise do custo sugere que a terapia anti-IgE, em pacientes com asma alérgica grave, resulta em um custo por anos potenciais de vida passados com qualidade que se compara favoravelmente a outros usos de recursos caros para atenção à saúde.[203] Existe um número cada vez maior de terapias biológicas direcionadas atualmente em ensaios clínicos de fases II e III. Os estudos em fases iniciais com terapia anti-IL-5 não demonstraram eficácia; entretanto, isso pode ter sido causado pelos resultados primários escolhidos e pela população de pacientes recrutados nesses estudos, enfatizando a importância de identificar a população-alvo correta para dadas terapias.[204,205] O mepolizumabe, um anticorpo monoclonal humanizado contra IL-5, já demonstra eficácia em reduzir exacerbações em pacientes com asma grave.[99,206] O anticorpo anti-IL-5 diminui significativamente a diferenciação, maturação e migração de eosinófilos.[207] Outros agentes biológicos mostram-se promissores para pacientes com asma grave e inflamação eosinofílica persistente, incluindo anticorpos do receptor alfa anti-IL-13 e anti-IL-4.[208,209] O surgimento de novas terapias para asma se mostra promissor para amenizar o sofrimento de pacientes com asma grave que apresentam falha com todas as terapia existentes e efeitos colaterais indesejáveis dos corticosteroides orais e inalatórios em altas doses.

Macrolídeos e Asma. Os macrolídeos se mostraram efetivos em um subgrupo de pacientes com asma que tinham evidências de micoplasma em suas vias aéreas, o que foi visto pela reação em cadeia da polimerase.[210,213] Esses resultados positivos geraram interesse em um uso mais amplo dos macrolídeos para a asma que não está bem controlada. Ensaios clínicos randomizados e controlados adicionais demonstraram efeitos variáveis sobre a melhora dos sintomas de asma[212,213] e a HRVA, sem efeito na redução do controle da asma ou das exacerbações.[214] Recentemente, os macrolídeos estão ressurgindo como terapia em potencial para pacientes com asma não eosinofílica nem neutrofílica intensa. Dois ensaios clínicos randomizados e controlados demonstraram melhoras das exacerbações em pacientes com asma não eosinofílica tratados com macrolídeos; entretanto, esses resultados foram vistos somente em análises de subgrupos.[215,216] Portanto, continua controverso o papel dos macrolídeos, e uma declaração recente da ATS/ERS sobre asma grave não recomendou seu uso.[83] São claramente necessários outros estudos antes que se resolva a controvérsia.

Tratamento não Farmacológico

Acredita-se que a hipercontratilidade do MLVA seja um determinante fundamental do desenvolvimento de HRVA na asma. Ainda não está claro se a força contrátil é potencializada nas vias aéreas do asmático em quem os mediadores inflamatórios se acumulam ou se o músculo liso é anormal na asma. Numerosos trabalhos têm identificado aumento da massa de MLVA na asma fatal e não fatal. O mecanismo celular do aumento da massa do MLVA representa um equilíbrio entre a hipertrofia e a proliferação de músculo liso.[217] Benayoun et al.[218] verificaram que os pacientes com asma leve tinham diâmetro maior das células musculares lisas em suas vias aéreas do que os controles. O aumento da massa de MLVA se correlacionou com a intensidade da asma, sugerindo um papel causal para a hipertrofia do músculo liso no desenvolvimento da HRVA. Inversamente, Woodruff et al.[219] verificaram que a hiperplasia do músculo liso é vista na asma leve a moderada sem alterações no tamanho da célula ou na expressão gênica.

As abordagens de tratamento não farmacológico alternativo atual na asma se concentram na redução mecânica da massa muscular lisa das vias aéreas a fim de melhorar a função fisiológica. A aplicação da energia térmica controlada por meio de um cateter de radiofrequência para reduzir a massa muscular lisa mostra a redução da responsividade à metacolina em cães.[220] A termoplastia brônquica é uma nova intervenção para asma direcionada à massa aumentada de MLVA. Durante a termoplastia, a energia térmica controlada é distribuída à parede das vias aéreas, reduzindo a massa de MLVA. Em estudos de termoplastia ou termoplastia falsa em pacientes com asma moderada, a termoplastia mostrou reduzir a reatividade das vias aéreas a um constritor inalatório e melhorar a função pulmonar.[221] O tratamento leva a melhora dos sintomas e da qualidade de vida e a redução no uso de medicação de resgate em pacientes com asma moderada ou intensa.[222] A melhora dos resultados para a asma nos que receberam o procedimento falso e o uso da qualidade de vida com asma como desfecho primário tornam difícil fornecer recomendações fortes apoiando a termoplastia brônquica no momento. Além disso, o tratamento exige uma série de três broncoscopias, expondo os pacientes ao risco do procedimento concomitantemente. Dados de longo prazo por 5 anos demonstram melhoras sustentadas no controle da asma, redução das exacerbações e diminuição do uso de medicação, bem como uma falta de evidências de efeitos adversos no longo prazo.[213] Apesar disso, em 2014, as diretrizes da ERS/ATS para asma grave se manifestaram contra o uso generalizado da termoplastia brônquica e sugeriram que esse procedimento fosse recomendado no contexto de um ensaio clínico ou em um grande centro acadêmico, juntamente com um registro com o objetivo de identificar preditores de resposta.[83] Essa recomendação se baseou na percepção de que faltam dados de segurança de longo prazo e que o procedimento não oferece benefícios universais a todos os pacientes com asma grave.[223a] Quanto a outras terapias caras para asma, é obrigatório identificar os responsivos e direcionar essa terapia àqueles que tenham mais probabilidade de se beneficiar do procedimento.

Com um aumento dos conhecimentos dos mecanismos moleculares da fisiopatologia da asma e da remodelação das vias aéreas, podem ser exploradas estratégias terapêuticas mais concentradas.[224] Estudos *in vitro* de compostos buscando supostos mediadores envolvidos na remodelação sugerem um papel para novos agentes no tratamento da asma.[225-227] Recentes estudos destacando novos genes associados à remodelação das vias aéreas e sintomas asmáticos sugerem novos caminhos direcionados à patogênese subjacente da remodelação das vias aéreas na asma.[228]

ESTRATÉGIAS ADICIONAIS DE MANEJO

Controle dos Desencadeantes

Fatores que incluem tabagismo, condições comórbidas, exposições a alérgenos, exposições ocupacionais, poluentes e infecções respiratórias se mostram contribuintes para a patogênese e as manifestações da asma (Tabela 42-7). O tabagismo diminui o controle da asma e reduz a eficácia dos corticosteroides. Todos os pacientes com asma que fumam devem ser fortemente incentivados a parar.[229] Condições comórbidas, inclusive *doença do refluxo gastroesofágico* (DRGE) e rinossinusite, podem piorar os sintomas da asma e sua intensidade. Como o tratamento da DRGE e da sinusite costuma melhorar o controle da asma, devem-se pesquisar essas condições subjacentes em todos os pacientes com asma difíceis de tratar.[230-234] A redução da exposição a alérgenos e o fornecimento de *imunoterapia* (IT) contra os alérgenos são estratégias comuns para tratar asma. Os asmáticos alérgicos melhoram quando retirados de seu ambiente doméstico, mas o controle ambiental costuma ser difícil de conseguir.[235] Os alérgenos mais comuns incluem ácaros da poeira e pelos de gatos. Embora o ideal seja evitar alérgenos ambientais, a maioria dos pacientes não gosta da ideia de evitar ou doar seus bichos de estimação. Apesar de os dados gerais serem mistos, vários estudos têm mostrado benefícios clínicos em medidas de controle dos ácaros da poeira (p. ex., capas de colchões impermeáveis, aspiração de pó frequente, controle das baratas).[236,237] Para os pacientes com um fenótipo de asma alérgica, a IT alérgeno-específica pode reduzir os sintomas da asma e melhorar a hiper-reatividade brônquica.[218,219] No entanto, a IT precisa ocorrer sob condições cuidadosas devido ao risco de anafilaxia, e a duração ideal do tratamento ainda não foi completamente esclarecida.

Tabela 42-7 Fatores que Contribuem para a Piora do Controle da Asma e Condições Coexistentes

Fator Contribuinte	Intervenção Proposta
Tabagismo	▪ Incentive abandono do tabagismo e auxilie com métodos não farmacológicos e farmacológicos para ajudar os pacientes a pararem de fumar
DRGE	▪ Considere terapia empírica para DRGE sintomática ▪ Exame com bário ou estudo por pH-metria para diagnosticar DRGE ▪ Estudo de impedância se suspeita de refluxo não ácido ▪ Encaminhamento ao gastroenterologista para avaliação e tratamento ▪ Considere conduta cirúrgica para casos refratários
Atopia e rinite alérgica	▪ Considere terapia empírica com esteroides nasais, anti-histamínicos nasais e orais, antagonistas dos leucotrienos ▪ Considere *prick-test* (hipersensibilidade imediata) cutâneo ou teste específico para IgE ▪ Encaminhamento ao alergista ou ORL para avaliação ▪ Considere imunoterapia para a alergia para casos de doença intensa ou sintomas refratários
Pólipos nasais e sinusite crônica	▪ Encaminhe para ORL para avaliação e tratamento ▪ Possível intervenção cirúrgica para casos refratários ▪ Considere dessensibilização à aspirina e tratamento para pacientes com pólipos nasais e hipersensibilidade à aspirina
Disfunção das pregas vocais*	▪ Laringoscopia para diagnosticar disfunção das pregas vocais ▪ Encaminhamento a fonoaudiólogo para avaliação e tratamento
Obesidade*	▪ Incentive a perda de peso ▪ Considere cirurgia bariátrica
Apneia do sono obstrutiva*	▪ Encaminhamento para estudo do sono e iniciar terapia para apneia do sono ▪ Encaminhamento para especialista em sono para casos complexos
Fatores psicológicos*	▪ Pesquise ansiedade e depressão

*Pode coexistir com asma com sintomas sobrepostos.
DRGE, doença do refluxo gastroesofágico; ORL, otorrinolaringologista.

Ajuste da Medicação com Base no Controle da Asma

A definição de intensidade da asma se baseia na intensidade dos sintomas quando feito o diagnóstico. Definições mais recentes levam em conta o grau de tratamento necessário para manter o controle e a frequência das exacerbações. O controle da asma, definido com o grau de sintomas presentes enquanto se faz terapia apropriada, é mais fluido. Dependendo do grau de controle, pode ser necessária uma abordagem mais ou menos agressiva para o manejo dos sintomas. Estudos recentes corroboram a importância de enfocar o controle da asma como meio de reduzir as exacerbações e a morbidade.[240] Diretrizes publicadas fornecem uma estrutura atualizada para escolhas de medicação ao "subir a fase" da terapia para melhorar o controle da asma e ao "descer a fase" da terapia quando se obtém o controle (Fig. 42-5). Para pacientes com asma leve e intermitente, com sintomas que retornam ao basal entre os episódios, o uso de um broncodilatador de curta ação, se necessário, geralmente é suficiente para manter o controle dos sintomas. Para pacientes com asma crônica (sintomas presentes mais do que duas vezes/semana, sintomas noturnos ou sintomas que afetam a atividade), é necessário o acréscimo de uma medicação de controle, e um CI é o agente de escolha inicial.[159,241,242] Como já mencionado, ao usar apropriadamente os CI, amenizam-se todos os sintomas da asma, há melhora da fisiologia das vias aéreas e se reduzem as hospitalizações e a mortalidade por asma. A falta de resposta aos CI sugere não adesão às medicações, exposições não controladas aos desencadeantes e/ou comorbidades ou ainda fenótipo não responsivo aos esteroides. Aproximadamente 30% dos asmáticos caem na segunda categoria e demonstram inflamação não eosinofílica associada à diminuição da resposta à terapia convencional para asma com CI,[100] diferentemente dos pacientes com inflamação eosinofílica que demonstram resposta máxima a uma baixa dose de CI.[243,244] Os MLT são uma alternativa para os pacientes que não toleram nem respondem aos CI e são agentes preferidos para pacientes com rinite alérgica concomitante.[183,184,245]

Para pacientes com sintomas asmáticos persistentes, apesar do uso apropriado de uma medicação para controle, os médicos têm diferentes opções para "subir a fase" da terapia. Algumas diretrizes recomendam o acréscimo de um BALA ao CI em baixa dose (muitas vezes associados em um inalador) com base em uma grande quantidade de dados de eficácia.[245-248] No entanto, por causa das preocupações sobre efeitos colaterais em potencial dos BALA, as diretrizes do *National Asthma Education and Prevention Program* dão as opções de aumentar a dose de CI ou acrescentar um BALA. Essa também é a abordagem preferida para pacientes pediátricos. As recomendações referentes à titulação ascendente dos esteroides inalatórios têm enfocado tipicamente duplicar a dose de corticosteroides inalatórios em pacientes que não estejam bem controlados com CI em baixa dose. No entanto, há maior reconhecimento de que dobrar a dose não é eficaz para melhorar o controle da asma ou as medidas da função pulmonar. Além do mais, descreve-se a resistência aos glicocorticoides em asmáticos obesos.[249-251] De fato, estudos recentes têm apoiado a afirmação de que quadruplicar a dose de CI produz melhoras do controle da asma e pode ter tanto efeito quanto acrescentar terapia com BALA.[252] Esses achados provavelmente resultarão em alterações das futuras revisões das diretrizes. Uma terceira opção é acrescentar MLT aos CI em baixa dose.[189]

Se os sintomas ainda não estiverem controlados com um dos esquemas discutidos, a medicação seguinte acrescentada depende das escolhas de medicação prévia. Para pacientes em uso de aumento das doses de CI, a etapa seguinte recomendada é a associação de um CI em dose moderada a alta com um BALA. No entanto, aumentar a dose de CI para um paciente que já faz uso da associação CI/BALA tem menor probabilidade de efeito.[253,254] Outras opções incluem o acréscimo de um MLT ou teofilina de liberação prolongada a um CI.[255] Se os sintomas não forem controlados com um complemento inteiro de medicações tradicionais, as opções incluem acrescentar corticosteroides sistêmicos ou terapia específica anti-IgE para pacientes com asma alérgica.[200]

Uma vez controlados os sintomas por um período prolongado de tempo, a terapia pode ser diminuída. As estratégias para desagravamento da terapia são determinadas pelo esquema controlador do paciente. Para os pacientes em uso exclusivamente de CI, pode-se considerar uma diminuição da dose ou aumento dos intervalos entre as doses. Alguns dados sugerem que a conversão para a associação BACA/CI, se necessária, pode ter efeito com uma dose total mais baixa de esteroide.[166,256] No entanto, o esquema "se necessário" ainda não faz parte das diretrizes do NHLBI. De modo semelhante, para os pacientes no esquema associado CI/BALA ou CI/MLT, os médicos devem focar primeiro a redução do componente CI.

Avaliação e Manejo de Diagnósticos Concomitantes

Disfunção da Prega Vocal. A *disfunção da prega vocal* (DPV), também denominada movimento paroxístico da prega vocal, foi descrita pela primeira vez como entidade clínica separada em 1983 e é uma das grandes imitações de asma. A DPV se apresenta mais frequentemente em mulheres do que em homens e é comum em pessoas com 20 a 40 anos.[257,258] Caracteriza-se por adução paradoxal anormal intermitente das pregas vocais verdadeiras durante a respiração. Os pacientes com DPV costumam apresentar falta de ar, aperto no pescoço/peito, estridor, sibilância, disfonia, limpam a garganta frequentemente e têm tosse. Os pacientes com DPV podem ter exames normais da cabeça e pescoço e dos pulmões ou exames anormais com ruído ou estridor nas vias aéreas superiores. Embora tenham sido identificadas muitas causas de DPV, a maioria dos pacientes apresenta um de três subtipos: DPV psicogênica, DPV associada a irritantes ou DPV induzida pelo exercício.

A maioria dos pacientes com DPV psicogênica foi previamente diagnosticada com uma doença psiquiátrica, como depressão, ansiedade ou transtorno factício ou somatoforme.[259] Para esses pacientes, as pregas vocais são seu "órgão de estresse", sendo crítico aprender a lidar com o estresse para tratar sua doença.

A DPV induzida pelo exercício costuma ser descrita como dispneia episódica que se manifesta nos primeiros 5 minutos de exercício e se resolve abruptamente. Esses pacientes frequentemente recebem o diagnóstico errado de broncospasmo induzido pelo exercício, mas não respondem à terapia com broncodilatador ou esteroides.[260]

A DPV associada a irritantes está ligada à irritação crônica da garganta, resultando em hipersensibilidade das pregas vocais. Os irritantes são categorizados como intrínsecos (refluxo gastroesofágico, refluxo laringofaríngeo, rinite alérgica) ou extrínsecos (irritantes químicos ou sensoriais).

O diagnóstico de DPV pode ser um desafio porque os sintomas frequentemente são intermitentes, e os pacientes precisam estar sintomáticos durante os exames. A dificuldade para fazer o diagnóstico é ainda complicada pelo fato de que até 75% dos asmáticos têm DPV coexistente.[257,261] Estudos da função pulmonar podem revelar espirometria normal (sem responsividade ao broncodilatador) ou alça de volume do fluxo inspiratório truncada anormal. O desafio com metacolina tem sido usado como medida provocativa para recriar sintomas e induzir fechamento paradoxal das pregas vocais. As alças de volume de fluxo antes e depois do desafio com metacolina, em pacientes com DPV, costumam demonstrar achatamento da curva inspiratória depois do desafio com metacolina, resultando em reversão da relação FIM 50:FEM 50 (fluxo inspiratório máximo em 50% da capacidade vital para o fluxo expiratório máximo em 50%) de maior do que 1 para menor do que 1.[262] No entanto, é limitada a especificidade desses achados para DPV.[263] A laringoscopia flexível e a videolaringoscopia são os padrões-ouro para diagnosticar DPV. A visualização direta das pregas classicamente demonstra adução anormal dos dois terços anteriores das pregas vocais verdadeiras com a inspiração e "tinido" das pregas posteriores; o tinido descreve a pequena abertura triangular que permanece patente no segmento posterior das pregas vocais.[264] As pregas vocais podem ser vistas em adução durante a inspiração ou durante a inspiração e a expiração.

Além de tratar o transtorno subjacente (DRGE, rinite e depressão), não existe medicação específica que trate a DPV. DPV aguda pode ser tratada com heliox para reduzir rapidamente a resistência das vias aéreas.[265] No longo prazo, os pacientes costumam ser encaminhados para terapia de fonoaudiologia para início dos exercícios respiratórios com a garganta relaxada e exercícios de respiração diafragmática. Embora relatos de casos se refiram a esses exercícios como efetivos, são necessários ensaios clínicos randomizados para validar a efetividade (Cap. 49).

Aspergilose Broncopulmonar Alérgica. A *aspergilose broncopulmonar alérgica* (ABPA) é uma reação de hipersensibilidade complexa à colonização pelo *Aspergillus fumigatus* nas vias aéreas de pacientes atópicos.[266] Está presente em 2% a 32% dos pacientes com asma.[267] Embora sua reação seja mais comumente atribuída ao *A. fumigatus*, descrevem-se reações clinicamente idênticas para ampla variedade de fungos. No Capítulo 38, encontra-se uma descrição mais detalhada da ABPA. A imunopatogênese ainda não foi completamente esclarecida, mas evidências atuais sugerem que a colonização persistente pelo *A. fumigatus* resulta em uma reação exagerada mediada pela IgE e a IgG dirigida por células auxiliares Th2 sensíveis ao *Aspergillus* nas vias aéreas.[266] Essa inflamação das vias aéreas persistente e/ou recorrente pode ser silenciosa, mas, em geral, apresenta-se clinicamente como asma grave ou difícil de controlar, com dispneia, tosse e sibilância, bronquiectasia com produção de muco viscoso abundante e até hemoptise ou pneumonias recorrentes com opacidades pulmonares migratórias.

Os critérios de diagnóstico para ABPA incluem história de asma, opacidades pulmonares radiográficas, teste cutâneo positivo para o antígeno do *A. fumigatus*, eosinofilia periférica, anticorpos precipitantes contra o antígeno do *A. fumigatus*, IgE elevada no soro, bronquiectasia central e elevação de anticorpos de IgE e/ou IgG específicos para *A. fumigatus*.[266] O diagnóstico geralmente permanece incerto porque muitos pacientes não preenchem todos os oito critérios diagnósticos maiores, especialmente no início da evolução da doença ou quando recebem corticosteroides. O tratamento da ABPA tem como objetivo a inflamação aguda das vias aéreas e a prevenção de complicações no longo prazo da inflamação persistente das vias aéreas. Os glicocorticoides são a base da terapia, ficando os antifúngicos itraconazol ou voriconazol reservados para pacientes com doença resistente aos glicocorticoides.

MANEJO DA ASMA AGUDA

A asma é causa comum de consultas a serviços de emergência e de internações hospitalares. As hospitalizações por asma em adultos permaneceram relativamente estáveis de 2000 a 2010, aproximadamente 119 por 100.000. É interessante observar que as internações pediátricas por asma declinaram durante o mesmo período de 165 por 100.00 para 130 por 100.000.[268] O tratamento da asma aguda se baseia nas bases da terapia para asma crônica, mas tipicamente exige maior atenção à monitoração do paciente e uma intensificação da agressividade do atendimento à asma.

As exacerbações da asma se caracterizam por aumento da falta de ar, tosse e/ou aperto no peito e limitação do fluxo de ar (medida por diminuição do pico de fluxo ou VEF_1). O aumento dos sintomas tipicamente precede uma diminuição detectável do aéreo,[269,270] embora um subgrupo de pacientes tenha alto risco de exacerbações devido a uma percepção insatisfatória da limitação do aéreo. No contexto ambulatorial, um aumento da necessidade de inaladores de resgate, especialmente em um paciente previamente estável, sugere uma reativação da asma. Cada vez se reconhece mais que mecanismos fisiopatológicos subjacentes às exacerbações da asma são tão heterogêneos quanto a própria doença subjacente. Embora atualmente tratemos todas as exacerbações de modo semelhante, alguns dados sugerem que as terapias direcionadas para exacerbações de asma e o manejo dos desencadeantes possam ser justificadas e ter o potencial para reduzir a morbidade associada a nossas atuais terapias.[271] Estudos de pesquisa concentrados em exacerbações de asma têm usado várias definições, o que torna a comparação de estudos particularmente desafiadora. Dado o reconhecimento de que era necessária uma padronização, o National Institutes of Health convocou uma força-tarefa que definiu uma exacerbação como "uma piora da asma, exigindo o uso de corticosteroides sistêmicos (ou para pacientes em uma dose de manutenção estável, aumento do uso dos corticosteroides sistêmicos) para prevenir uma consequência séria".[273] As exacerbações são causadas por vários desencadeantes, incluindo infecção, exposições ambientais e alérgenos, bem como não observância do tratamento com a medicação prescrita para asma.

Os pacientes com exacerbações de asma precisam de avaliação e tratamento rápidos a fim de limitar a morbidade e a mortalidade. Os objetivos incluem alívio da obstrução do fluxo de ar e abrandamento dos sintomas respiratórios.

Os pacientes com sintomas mais leves (diminuição do pico de fluxo < 20%) podem ser avaliados ambulatorialmente, mas devem ser encaminhados para um estabelecimento de cuidado a casos agudos se deixarem de responder prontamente a um tratamento agressivo com broncodilatadores e glicocorticoides sistêmicos.[118] Inversamente, certos pacientes têm alto risco de óbito relacionado com asma e devem ser avaliados no serviço de emergência assim que possível quando seus sintomas piorarem. Isso inclui os pacientes com história de exacerbação recente ou asma quase fatal prévia, utilização excessiva de BACA ou subutilização de CI, recente uso de glicocorticoide oral, observância insatisfatória dos planos de ação para asma ou doença psiquiátrica concomitante.[270]

No contexto do cuidado agudo, a intensidade de uma exacerbação de asma deve ser avaliada por exame físico, incluindo oximetria e medida do pico do fluxo expiratório. O uso de músculos acessórios, a capacidade de completar sentenças e a pressão parcial de oxigênio no sangue arterial devem ser avaliados. Os pacientes precisam de monitoração de perto durante os primeiros estágios do tratamento porque pode levar várias horas para os sintomas se resolverem. A radiografia de tórax é útil na suspeita de pneumotórax, mas geralmente não fornece indícios quanto à etiologia de uma exacerbação. A gasometria arterial tipicamente reflete leve hipoxemia e alcalose respiratória; a normalização da $P{CO_2}$ arterial, na ausência de melhora sintomática significativa, sugere insuficiência respiratória iminente. Não se deve confiar nos gases do sangue venoso para seguir a $P{CO_2}$; embora os valores do pH venoso, em geral, concordem com os valores arteriais, a $P{CO_2}$ venosa reflete pouco a $P{CO_2}$ arterial.[274] Também pode estar presente acidose metabólica com ânion *gap* aumentado, geralmente causada por níveis elevados de lactato. Os pacientes que deixam de responder à administração de salbutamol em 30 a 60 minutos, apresentando dispneia persistente e pico de fluxo abaixo de 70% do basal, precisam de internação hospitalar.[118]

Os componentes farmacológicos essenciais do tratamento incluem repetição ou continuação da administração de broncodilatador de curta ação (via nebulizador ou inalador pressurizado com dose medida com espaçador) e glicocorticoides sistêmicos.[275,276] A associação de BACA e ipratrópio no início do tratamento reflete melhoras fisiológicas e redução da taxa de hospitalização, mas os benefícios não persistem depois da hospitalização.[277] Os corticosteroides sistêmicos se associam inequivocamente a um retorno mais rápido à função basal e são considerados a terapia de primeira escolha para exacerbações agudas da asma. É importante observar que a administração precoce de esteroides reduz a necessidade de hospitalização e melhora os sintomas da asma.[278,279] A faixa posológica inicial para pacientes adultos hospitalizados é de 1,5 a 2 mg/kg de metilprednisolona intravenosa ou equivalente.[280] Os esteroides orais mostram que têm eficácia semelhante à das preparações intravenosas no tratamento das exacerbações agudas da asma e, portanto, são uma alternativa aceitável em pacientes sem asma potencialmente fatal.[281] Os CI não são tipicamente usados na fase aguda, embora dados sugiram que o acréscimo de budesonida inalatória aos corticosteroides sistêmicos após uma passagem pelo serviço de emergência melhore os sintomas e diminua a taxa de recidivas.[282-284] O sulfato de magnésio intravenoso, geralmente dado em *bolus* de 2 g, pode atuar como relaxante da musculatura lisa e mostra redução das taxas de hospitalização.[285] Oxigênio suplementar para manter as saturações acima de 90% ajuda a manter a oferta de oxigênio aos tecidos periféricos e minimiza a vasoconstrição pulmonar hipóxica.

Exacerbações graves de asma se caracterizam por reduções persistentes do PFE abaixo de 40% do predito, com pouca resposta ao tratamento inicial. Esses pacientes podem demonstrar hipercapnia progressiva, fadiga, alteração do sensório e arritmias e apresentam alto risco de parada respiratória. A ventilação com pressão positiva não invasiva em baixo nível sem pressão expiratória final positiva reduz a taxa de hospitalização e pode ser considerada em pacientes alertas que colaborem e que não tenham necessidade imediata de intubação.[286] O heliox aumenta o fluxo na mesma pressão e pode ser um adjunto útil em pacientes com exacerbações graves que não respondam ao tratamento de emergência inicial.[287,288]

A entubação oral e a ventilação mecânica são obrigatórias para pacientes em parada respiratória ou parada respiratória iminente. A ventilação mecânica em pacientes com exacerbações intensas da asma pode ser complicada por piora pós-entubação imediata das trocas gasosas e instabilidade hemodinâmica devido a aumento das pressões das vias aéreas e intratorácicas por hiperinsuflação dinâmica do pulmão. Uma vez que o paciente seja adequadamente oxigenado, diminuir brevemente a frequência respiratória obrigatória para permitir uma fase expiratória prolongada é algo que costuma ter sucesso. Os ajustes iniciais do respirador devem concentrar-se em minimizar a hiperinsuflação dinâmica usando uma ventilação-minuto relativamente baixa (com frequência respiratória entre 12 e 14/min e volume correntes na faixa de 6 a 8 mL/kg), fluxo inspiratório alto e mínima ou nenhuma pressão expiratória final positiva.[289] Deve ser dada sedação agressiva para melhorar o conforto e a sincronia paciente-ventilador. Pode ser necessária paralisia por curto prazo em pacientes para os quais não se obtém a sincronia com o ventilador unicamente com sedação. A administração de broncodilatador deve continuar até que diminua a resistência das vias aéreas (Caps. 99 e 101).

PARCERIA MÉDICO-PACIENTE

Para asma crônica, o tratamento deve equilibrar o melhor controle de sintomas com a dose mais baixa possível de medicação.[118] O manejo efetivo exige que os pacientes formem uma parceria com os profissionais de saúde a fim de garantir um fluxo de informações apropriado, sendo que os pacientes assumem um papel importante na avaliação e tratamento de sua doença. Por meio de um esforço colaborativo, pode-se desenvolver um plano de autoconduta orientado, permitindo que os pacientes titulem seu próprio tratamento com base nas alterações dos sintomas e no pico do fluxo expiratório com certo grau de independência. O uso de tal autoconduta orientada reduz a morbidade da asma em diferentes populações de pacientes e ambientes de cuidado ao paciente.[290] É interessante observar que o uso de medicamentos para asma guiados pelo paciente com base nos sintomas foi superior aos ajustes baseados no médico e nos biomarcadores para terapias para asma, conforme publicado pela *Asthma Clinical Research Network*,[131] destacando ainda mais a importância de envolver ativamente os pacientes nas decisões referentes ao manejo de sua asma.

Componentes cruciais dos planos de autoconduta incluem educação, automonitoração com sintomas e/ou pico de fluxo, revisão regular e autoconduta dirigida pelo paciente usando um plano de ação escrito. A educação efetiva do paciente é central para essa abordagem. Melhor comunicação pelos profissionais de saúde se traduz em resultados mensuravelmente melhores sem compromisso adicional de tempo do médico. Mesmo para os pacientes incapazes de se envolverem em autoconduta orientada, o seguimento regular e a revisão da medicação são benéficos porque aproximadamente 50% dos pacientes em terapia por longo prazo deixam de tomar as medicações conforme orientados pelo menos durante parte do tempo.[291]

Pontos-chave

- A abordagem do diagnóstico, da avaliação e do tratamento da asma tem mudado em resposta ao reconhecimento de que a asma é uma doença heterogênea que engloba muitos fenótipos com respostas variáveis à terapia.
- Atualmente, os dois principais fenótipos parecem ser a asma eosinofílica (alta Th2) e não eosinofílica (baixa Th2). Futuras abordagens do manejo da asma precisarão de procedimentos mais detalhados dos fenótipos dos pacientes a fim de determinar quais terapias direcionadas serão mais eficazes.
- Os corticosteroides inalatórios são a base da terapia da asma; entretanto, somente 30% dos pacientes têm inflamação eosinofílica preditiva de resposta aos corticosteroides inalatórios. Futuros estudos devem se concentrar em terapias que possam beneficiar os asmáticos com inflamação não eosinofílica.
- Os níveis de óxido nítrico exalado podem ser usados para diagnosticar asma em pacientes com doença leve a moderada, mas não devem ser usados para guiar a terapia, particularmente em pacientes com asma grave.
- A termoplastia brônquica está aprovada para tratamento de asma; entretanto, são necessários mais estudos para determinar quais pacientes com asma persistente grave têm probabilidade de se beneficiar.
- A educação sobre asma e a colaboração entre médicos e pacientes são essenciais para melhorar os desfechos relacionados com a asma.

As Referências estão disponíveis exclusivamente no site www.elsevier.com.br/expertconsult

43 DPOC: PATOGÊNESE E HISTÓRIA NATURAL

WILLIAM MACNEE, MB, ChB, MD • JØRGEN VESTBO, DMSc • ALVAR AGUSTI, MD PhD

INTRODUÇÃO
ALTERAÇÕES PATOLÓGICAS NA DPOC
Bronquite Crônica
Enfisema
Doença das Pequenas Vias Aéreas
PATOGÊNESE DA DPOC
Circulação Pulmonar
Inflamação nos Pulmões de Tabagistas sem DPOC
Inflamação dos Pulmões na DPOC
Reações Inflamatórias Celulares
Citocinas e Quimiocinas
Hipersecreção de Muco

Proteases/Antiproteases
Oxidantes/Antioxidantes na DPOC
APOPTOSE E ENFISEMA
Morte das Células Alveolares no Enfisema
Papel do Envelhecimento na Patogênese do Enfisema
EPIDEMIOLOGIA
Tamanho do Problema
Prevalência e Incidência
História Natural
Mortalidade e Morbidade
Fatores de Risco
Genética

Tabagismo
Outros Fatores Ambientais
Infecções e Exacerbações
Asma e Hiper-reatividade Brônquica
Outros
DPOC no Futuro
CARACTERIZAÇÃO CLÍNICA DA DPOC
Gravidade, Atividade e Impacto da DPOC
Doença Precoce *Versus* Tardia
Fenótipos de DPOC
Proposta de Avaliação Combinada GOLD

INTRODUÇÃO

A doença pulmonar obstrutiva crônica (DPOC) é uma condição caracterizada por limitação persistente do fluxo de ar geralmente progressiva e associada a uma resposta inflamatória crônica exacerbada a partículas nocivas e gases nas vias aéreas e nos pulmões.[1] Nos países desenvolvidos, o tabagismo é o principal fator etiológico, ultrapassando qualquer um dos outros fatores de risco. No entanto, nos países em desenvolvimento, a principal causa é a exposição a combustíveis de biomassa. A patogênese da DPOC é fortemente ligada aos efeitos do fumo nos pulmões. Existe uma relação geral entre a extensão do histórico de tabagismo e a gravidade da limitação do fluxo de ar; entretanto, existe imensa variação individual.[2] Fletcher et al.,[3] em um estudo prospectivo por 8 anos com homens que trabalhavam na parte ocidental de Londres, mostraram que o declínio médio do VEF_1 nos tabagistas é mais rápido (60 mL/ano) do que nos não tabagistas (30 mL/ano). No entanto, os tabagistas que desenvolvem DPOC têm um declínio médio do VEF_1 maior do que 60 mL/ano, embora apenas uma parte dos tabagistas desenvolva DPOC clinicamente significativa. É a partir desses estudos que se desenvolveu o conceito do "tabagista suscetível".

Pensa-se que a patogênese da DPOC, em geral, envolva uma reação inflamatória anormal nos pulmões à inalação de partículas e gases tóxicos derivados do fumo de tabaco, da poluição do ar ou de exposições ocupacionais. Todos os tabagistas desenvolvem inflamação pulmonar,[4] mas ela é intensificada e deixa de se resolver depois do abandono do tabagismo naqueles que desenvolvem DPOC.[5] Isso sugere que, nos tabagistas que desenvolvem DPOC, existe uma regulação anormal da reação inflamatória nos pulmões. Os fatores de suscetibilidade ainda não são bem compreendidos e provavelmente envolvem fatores genéticos e epigenéticos, infecções, alteração da imunorregulação ou comprometimento da resolução da inflamação e dos mecanismos de reparo anormais.[6] No entanto, a relação entre as reações inflamatórias nos pulmões e o declínio acelerado do VEF_1, que caracteriza essa condição, ainda está longe de ser esclarecida. Além do mais, agora se reconhece bem que a DPOC é uma condição heterogênea com alterações patológicas nas grandes e pequenas vias aéreas (bronquite e bronquiolite crônicas) e no parênquima pulmonar (enfisema) que variam muito em sua expressão entre os pacientes.[7] Desse modo, os mecanismos que resultam nas alterações patogênicas provavelmente também são diferentes.

ALTERAÇÕES PATOLÓGICAS NA DPOC

BRONQUITE CRÔNICA

Define-se a bronquite crônica em termos clínicos como a presença de tosse produtiva na maioria dos dias durante 3 meses por 2 anos consecutivos. Essa definição clínica não inclui a presença de limitação ao fluxo de ar. Acredita-se que decorra de uma reação imune inata a partículas e gases tóxicos inalados, particularmente a fumaça do cigarro. A inflamação está presente no epitélio das vias aéreas centrais e nas glândulas produtoras de muco na bronquite crônica.[4,7] Essa inflamação das vias aéreas se associa a um aumento da produção de muco, redução da função mucociliar e aumento da permeabilidade da barreira epitelial dos espaços aéreos.

A contribuição que a hipersecreção de muco faz à limitação do fluxo de ar, na DPOC, é ainda incerta. Nas fases iniciais da DPOC, sua contribuição é pequena porque a produção de muco em tabagistas com função pulmonar normal não parece predizer o desenvolvimento posterior de DPOC.[8] No entanto, nos estágios mais avançados da doença, a hipersecreção crônica de muco pode acelerar a perda de VEF_1 devido a um aumento do risco de exacerbações.[9] A hipersecreção crônica de muco pode resultar de uma reação inflamatória nas glândulas submucosas. As células inflamatórias liberam proteases da serina que são potentes secretagogos para o muco.[10] Oxidantes derivados da fumaça de cigarros liberados de leucócitos inflamatórios também podem estimular a hiperprodução de mucina por indução do gene *MUC5AC*.[11]

ENFISEMA

Define-se enfisema como um aumento de volume dos espaços aéreos distalmente aos bronquíolos terminais devido à destruição das paredes alveolares (Fig. 43-1).[12] O aumento de volume dos espaços aéreos distais com destruição alveolar reduz o fluxo de ar expiratório máximo, diminuindo a retração elástica do pulmão. O tipo centrolobular ou centroacinar do enfisema resulta de dilatação ou destruição dos bronquíolos respiratórios, sendo o tipo que mais se associa à obstrução grave das pequenas vias aéreas.[13] O tipo panlobular ou panacinar de enfisema, que se associa a uma deficiência de α_1-antitripsina (α_1-AT), resulta em uma dilatação mais igual e em destruição do ácino inteiro. Embora um ou o outro desses tipos possa predominar, existe grande heterogeneidade. A distribuição desses tipos de enfisema é diferente, sendo comum uma predominância no lobo superior no enfisema centrolobular e uma predominância pelo lobo inferior no enfisema panacinar. Não está claro qual é a razão para isso e também não se sabe se diferentes mecanismos patogênicos estão envolvidos.

Existe uma relação entre o grau de enfisema e o número de maços-ano de tabagismo, mas a relação não é forte.[4] Aproximadamente 40% dos tabagistas desenvolvem substancial destruição pulmonar pelo enfisema, e este pode ser encontrado em alguns indivíduos que têm função pulmonar normal.[4]

DOENÇA DAS PEQUENAS VIAS AÉREAS

Um ponto importante de limitação do fluxo de ar na DPOC são as pequenas vias aéreas de condução (< 2 mm de diâmetro).[14] Niewoehner et al.[15] foram os primeiros a mostrar que se poderia encontrar inflamação envolvendo agrupados de monócitos e macrófagos nos bronquíolos de tabagistas assintomáticos que foram a óbito por causas não

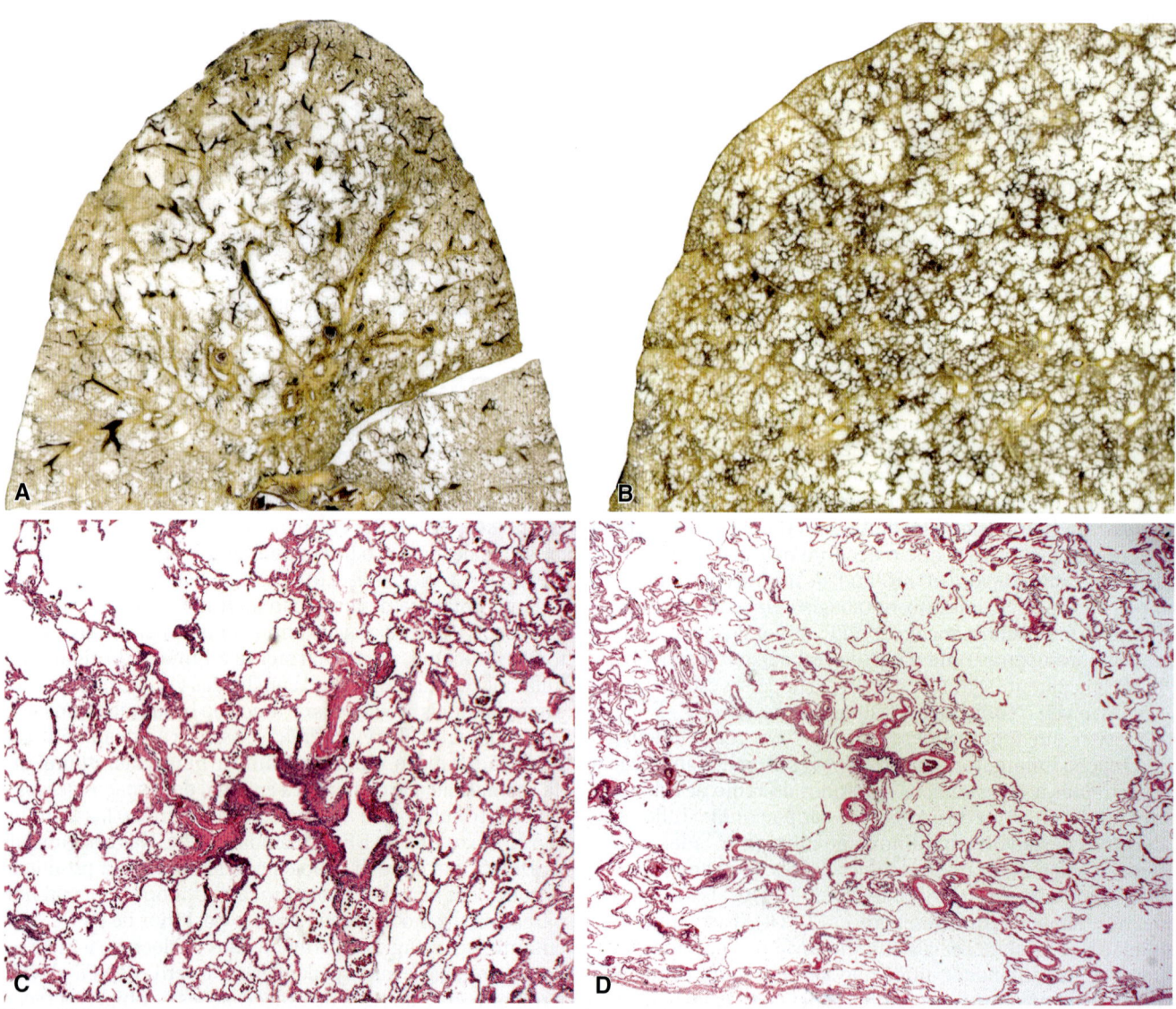

Figura 43-1 Enfisema. Cortes de Gough-Wentworth da espessura de papel preparados de pulmões totais. **A**, Enfisema centroacinar em um tabagista. **B**, Enfisema panacinar na deficiência de alfa$_1$-antitripsina. O tipo e a intensidade do enfisema podem ser difíceis ou impossíveis de determinar em bases histopatológicas. **C,** Aqui, vê-se enfisema centroacinar com dilatação dos espaços aéreos em torno do bronquíolo. **D,** Diferentemente, o enfisema panacinar apresenta uma dilatação mais difusa dos espaços aéreos. (**A** e **B**, de Leslie KO, Wick MR: Practical pulmonary pathology: a diagnostic approach, ed 2. Philadelphia, 2011, Saunders; cortes de Gough originais [**C** e **D**] preparados por T.V. Colby e a Charles B. Carrington Memorial Lung Pathology Library.)

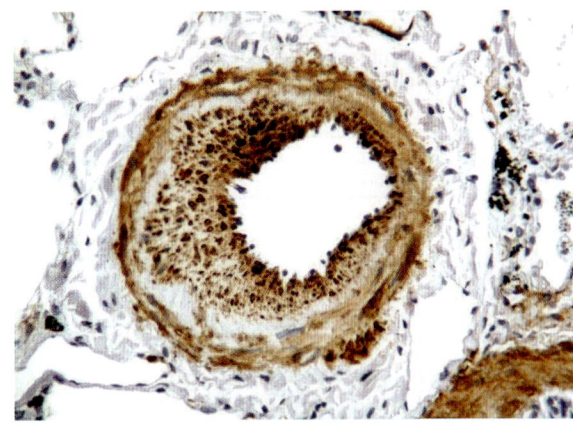

Figura 43-2 Microfotografia de uma artéria pulmonar de paciente com DPOC, mostrando proeminente hiperplasia da íntima e estreitamento da luz. Imunocoloração com anticorpo contra α-actina de músculo liso revela acentuada proliferação de células musculares lisas na íntima. (De Rodríguez-Roisin R, Barberà JA: Pulmonary vessels. In Barnes PJ, Drazen JM, Rennard SI, Thomson NC, editors: Asthma and COPD, ed 2. Waltham, MA, 2008, Academic Press, Fig. 20-1.)

Tabela 43-1 Alterações Patológicas Encontradas na DPOC

VIAS AÉREAS PROXIMAIS (CARTILAGINOSAS, DIÂMETRO > 2 MM)
- ↑ Macrófagos e linfócitos T CD8
- Poucos neutrófilos e eosinófilos (aumento de neutrófilos com doença progressiva)
- Aumento de volume das glândulas brônquicas na submucosa e metaplasia das células caliciformes (resulta em produção excessiva de muco ou bronquite crônica)
- Infiltrados celulares (neutrófilos e linfócitos) de glândulas brônquicas
- Metaplasia escamosa epitelial das vias aéreas, disfunção ciliar, ↑ músculo liso e tecido conjuntivo

VIAS AÉREAS PERIFÉRICAS (NÃO CARTILAGINOSAS, DIÂMETRO < 2 MM)
- ↑ Macrófagos e linfócitos T (CD8 > CD4)
- ↑ Linfócitos B, folículos linfoides e fibroblastos
- Poucos neutrófilos ou eosinófilos
- Bronquiolite em um estágio inicial
- Exsudatos luminais e inflamatórios
- Extensão patológica de células caliciformes e metaplasia escamosa às vias aéreas periféricas
- Fibrose peribrônquica e estreitamento das vias aéreas com doença progressiva

PARÊNQUIMA PULMONAR (BRONQUÍOLOS RESPIRATÓRIOS E ALVÉOLOS)
- ↑ Macrófagos e linfócitos T CD8
- Destruição das paredes alveolares devido à perda de células epiteliais e endoteliais
- Desenvolvimento de enfisema (aumento de volume anormal dos espaços aéreos distais aos bronquíolos terminais)
- Alterações enfisematosas microscópicas:
  - Centrolobular (dilatação e destruição dos bronquíolos respiratórios, comumente encontradas nos tabagistas e predominantemente nas zonas superiores)
  - Panacinar (destruição do ácino inteiro — comumente encontradas na deficiência de α1-antitripsina e mais comumente nas zonas inferiores)
- Alterações enfisematosas macroscópicas:
  - As alterações microscópicas evoluem para a formação de bolhas (definidas como espaço aéreo enfisematoso > 1 cm de diâmetro)

VASCULATURA PULMONAR
- ↑ Macrófagos e linfócitos T
- Alterações iniciais:
  - Espessamento da íntima
  - Disfunção endotelial
- Alterações tardias:
  - ↑ Músculo liso vascular
  - Deposição de colágeno
  - Destruição do leito capilar
  - Desenvolvimento de hipertensão pulmonar e *cor pulmonale*

relacionadas com o tabagismo fora de um hospital. Estudos mais recentes têm mostrado que existem anormalidades nas pequenas vias aéreas em tabagistas sem DPOC.[16] Também existe uma relação entre a gravidade da DPOC e o grau de oclusão da luz das vias aéreas por exsudatos inflamatórios de muco.[17] Inflamação e fibrose peribrônquica contribuem para a obstrução fixa das vias aéreas nas pequenas vias aéreas na DPOC, e a inflamação crônica, resultando na destruição das fixações alveolares nas paredes externas das pequenas vias aéreas, também pode contribuir.

PATOGÊNESE DA DPOC

CIRCULAÇÃO PULMONAR

A hipertensão pulmonar sustentada se desenvolve tardiamente no curso da DPOC, embora possam se desenvolver alterações patológicas na vasculatura pulmonar, com hiperplasia da íntima e muscularização das pequenas artérias pulmonares na DPOC leve em grandes tabagistas com função pulmonar normal (Fig. 43-2). Os fatores que contribuem para a hipertensão pulmonar incluem os seguintes:

- Constrição arterial pulmonar em decorrência de hipoxia.
- Disfunção endotelial.
- Remodelação (hipertrofia e hiperplasia da musculatura lisa) das artérias pulmonares.
- Destruição do leito capilar pulmonar.

O desenvolvimento das alterações nas arteríolas pulmonares leva à hipertensão pulmonar persistente e à hipertrofia/dilatação e disfunção do ventrículo direito (Cap. 59).

A Tabela 43-1 traz um resumo das alterações patológicas nos pulmões na DPOC.

A Figura 43-3 mostra um panorama dos mecanismos patogênicos na DPOC.

INFLAMAÇÃO NOS PULMÕES DE TABAGISTAS SEM DPOC

O tabagismo causa reações inflamatórias nas vias aéreas em minutos ou horas de exposição.[18] Uma das manifestações mais precoces é uma quebra da função de barreira vascular e nas vias aéreas,[19] com rápido recrutamento das células inflamatórias circulantes para o pulmão. A inflamação é encontrada nas vias aéreas periféricas de todos os tabagistas até antes de a DPOC se estabelecer e consiste em infiltrados de células mononucleares e grupamentos de macrófagos nas paredes dos bronquíolos respiratórios.[15] Essas lesões se desenvolvem inicialmente na ausência de destruição significativa do tecido ou fibrose e pode ser reversível. Também foi descrito um processo inflamatório envolvendo linfócitos T e macrófagos nas grandes vias aéreas de tabagistas com bronquite crônica.[20] A exposição aguda ao fumo de cigarros pode resultar em lesão tecidual, com degradação das proteínas da matriz extracelular e produtos da peroxidação dos lipídeos.[21]

Essas alterações inflamatórias nas vias aéreas provavelmente representam a reação imune inata inespecífica à lesão

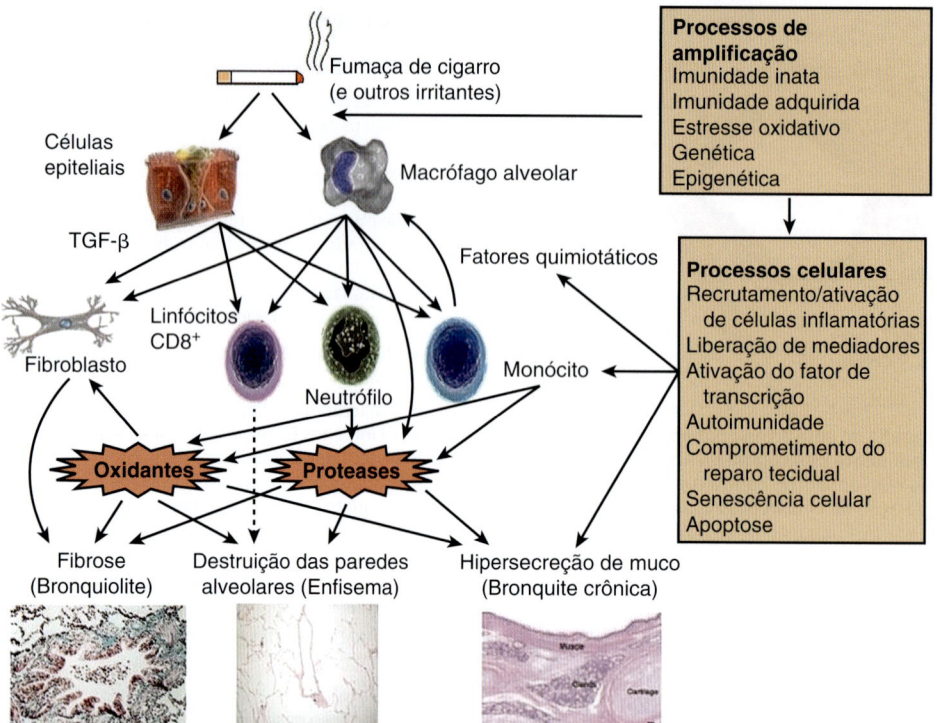

Figura 43-3 Visão geral da patogênese da DPOC. O cigarro ativa macrófagos e células epiteliais a produzirem fatores quimiotáticos que recrutam neutrófilos e células CD8 da circulação. Essas células liberam fatores que ativam fibroblastos, resultando em processos anormais de reparo e fibrose bronquiolar. O desequilíbrio entre as proteases liberadas dos neutrófilos e macrófagos e as antiproteases leva à destruição das paredes alveolares (enfisema). As proteases também causam liberação de muco. Um aumento da carga de oxidantes decorrente da inalação do fumo ou a liberação de oxidantes de leucócitos inflamatórios faz que as células epiteliais e outras liberem fatores quimiotáticos, inativa antiproteases, lesa diretamente as paredes alveolares e causa hipersecreção de muco. Vários processos estão envolvidos na amplificação das reações inflamatórias na DPOC.

das vias aéreas pelo tabagismo. Não se tem certeza de porque alguns tabagistas desenvolvem anormalidades estruturais que finalmente levam à DPOC clinicamente detectável, enquanto outros continuam a mostrar um infiltrado inflamatório, mas mantêm vias aéreas e parênquima pulmonar normais, tendo apenas leves alterações funcionais que não se tornam clinicamente relevantes.

A cessação do tabagismo altera a reação inflamatória nos pulmões em tabagistas assintomáticos e em pacientes com DPOC.[5] Estudos transversais dos efeitos do abando do tabagismo[22,23] mostram que ex-tabagistas têm menos hiperplasia de células caliciformes e menos metaplasia de células escamosas nas pequenas vias aéreas, mas não nas grandes. A massa muscular lisa nas vias aéreas periféricas e centrais, fibrose, deposição na parede das vias aéreas, fibrose das vias aéreas periféricas e grau de destruição alveolar não são diferentes em ex-tabagistas assintomáticos e em tabagistas ativos, tampouco é diferente a reação inflamatória. Existem estudos longitudinais limitados dos efeitos do abandono do tabagismo na reação inflamatória nos pulmões.[5,24] A inflamação das grandes vias aéreas, indicando bronquite crônica, diminuiu após 3 meses e desapareceu depois de 6 meses do abandono do tabagismo. A inflamação, avaliada no escarro e de biópsias brônquicas, diminuiu 1 ano depois do abandono do tabagismo em tabagistas assintomáticos.[24]

INFLAMAÇÃO DOS PULMÕES NA DPOC

Estudos em biópsias pulmonares ou brônquicas e exame do escarro induzido têm mostrado que a inflamação pulmonar está presente em todos os tabagistas. No entanto, uma reação inflamatória aumentada ou anormal a partículas ou gases inalados, além da reação inflamatória protetora normal, é um aspecto característico da DPOC e tem o potencial de produzir lesão pulmonar. A resposta inflamatória e imune inata e adaptativa está envolvida na inflamação pulmonar em pacientes com DPOC. Estudos recentes têm caracterizado a inflamação no pulmão na DPOC em termos de seu tipo, local, grau e relação com a gravidade da doença.

REAÇÕES INFLAMATÓRIAS CELULARES

Biópsias brônquicas de tabagistas com sintomas de bronquite crônica que não desenvolveram limitação do fluxo de ar demonstram que o epitélio das vias aéreas permanece intacto; entretanto, o epitélio mostra metaplasia escamosa e existe um aumento de células caliciformes.[25] Diferentemente da asma, a membrana basal reticular epitelial não fica espessada.[26] Nos pacientes com DPOC leve a moderada, existe um aumento do infiltrado de células inflamatórias nas vias aéreas centrais, em comparação com não tabagistas ou tabagistas que não desenvolveram a doença.[27] No epitélio e na submucosa brônquicos em pacientes com DPOC,[25] os monócitos são a principal célula, sendo os neutrófilos escassos.[27] Do componente mononuclear, os linfócitos T predominam, principalmente as célula CD8$^+$ (linfócitos T citotóxicos) e macrófagos (células CD68$^+$),[28] diferentemente da asma, na qual predominam os linfócitos T auxiliares CD4$^+$ (T auxiliares 2).[29] Desse modo, a relação CD8$^+$/CD4$^+$ aumenta na DPOC.[20,28] Análises morfométricas das biópsias brônquicas mostram que as relações de linfócitos T CD8$^+$/CD4$^+$ são de 1,3, 11,8 e 4,3 (média/mm^3) em tabagistas saudáveis, na bronquite estável e na bronquite crônica exacerbada, respectivamente.[25] Os linfócitos T CD8+ também são observados no escarro,[30,31] glândulas brônquicas,[32] músculo liso brônquico[33] e em torno dos folículos linfoides.[16] Sugere-se que a presença de aumento de linfócitos T CD8+ diferencie entre tabagistas com e sem DPOC e que exista uma correlação entre o número de linfócitos T, história de tabagismo, quantidade de destruição alveolar e intensidade da limitação do fluxo de ar.[25,28] No entanto, os tabagistas com função pulmonar normal também mostram aumento do número de linfócitos CD8+, em comparação com os não tabagistas controles.[20]

O mecanismo pelo qual os linfócitos T CD8+ se acumulam nas vias aéreas na DPOC ainda não foi completamente esclarecido. Existe aumento da expressão de CXCR3 nos linfócitos T nas vias aéreas periféricas nos pacientes com DPOC. CXCR3 é um receptor ativado pela *proteína indutível do interferon* (IP)-10, e a expressão da própria IP-10 aumenta nas células epiteliais bronquiolares. Isso poderia contribuir para o acúmulo de células CD8+ que expressem preferencialmente CXCR3. Os linfócitos T CD8+ circulantes também aumentam em número nos pacientes com DPOC.[34] Essas alterações sugerem estimulação imune crônica. Os linfócitos CD8+ têm um papel já reconhecido nas infecções virais respiratórias, contribuindo para a remoção dos vírus. Pode ser que a colonização crônica do trato respiratório inferior dos pacientes com DPOC por patógenos bacterianos e virais seja responsável por esse aumento da reação inflamatória.[7] Também pode estar presente um aumento dos linfócitos B e do tecido linfoide associado aos brônquios nas pequenas vias aéreas à medida que a doença evolui,[16] sugerindo uma reação imune adaptativa. É possível que o tabagismo danifique as células das vias aéreas, criando novos autoantígenos que impulsionam a reação imunoinflamatória.[35]

Ainda não se sabe inteiramente qual é o papel dos linfócitos T na patogênese da DPOC. As células CD8+ têm o potencial para liberar *fator de necrose tumoral* (TNF)-α, perforina e granzima. Os linfócitos T CD8+ isolados do escarro de tabagistas são ativados e liberam perforina.[30] Além disso, as células CD8+ ativam a via apoptótica de ligantes Fas/Fas e há uma associação entre células CD8+ e apoptose das células epiteliais alveolares em sujeitos com enfisema.

Encontra-se aumento do número de neutrófilos ativados no líquido do *lavado broncoalveolar* (LBA) e no escarro de pacientes com DPOC.[27,37] Não foi inteiramente esclarecido o mecanismo da passagem dos neutrófilos para a luz das vias aéreas na DPOC. Sabe-se que o tabagismo aumenta a contagem de neutrófilos circulantes e causa sequestro de neutrófilos nos capilares pulmonares,[18] diminuindo sua deformabilidade. O tabagismo também tem efeito estimulatório direto sobre a produção de granulócitos na medula óssea, o que possivelmente seja mediado pelo *fator estimulador de colônias de granulócitos e macrófagos* (GM-CSF) e G-CSF liberado dos macrófagos.[38] Uma vez sequestrado na microcirculação pulmonar, é possível que um desequilíbrio entre citocinas pró-inflamatórias e anti-inflamatórias resulte em migração de neutrófilos para os espaços aéreos. A expressão de mediadores anti-inflamatórios, como o *componente secretor* (CS), a proteína das células clava (de Clara) (CC16) e a *interleucina* (IL)-10 diminuem na luz das vias aéreas de tabagistas com DPOC,[39,40] enquanto aumentam as citocinas, como a IL-8 e a *proteína quimiotática dos monócitos* (MCP)-1, que promovem a quimiotaxia dos neutrófilos e monócitos, respectivamente, e o TNF-α, que ativa moléculas de adesão.[41-43] A criação de maior número de receptores da E-selectina e da *molécula 1 de adesão intercelular* (ICAM-1), nos vasos da submucosa e no epitélio brônquico de sujeitos com DPOC,[42] sugere que essas moléculas de adesão estejam envolvidas no recrutamento de neutrófilos da circulação e em sua migração dos capilares subepiteliais brônquicos para o epitélio e através dele, entrando na luz das vias aéreas. O epitélio das vias aéreas é rica fonte das citocinas/quimiocinas que recrutam neutrófilos e macrófagos para os espaços aéreos. Muitas dessas citocinas/quimiocinas são exageradamente expressas na DPOC.[43] IL-6, IL-1β, TNF-α, *gene relacionado ao crescimento-α* (GRO-α)/*quimiocinas derivadas dos queratinócitos* (KC, CXCL1). MCP-1 e IL-8 aumentam no escarro em pacientes com DPOC, e o epitélio bronquiolar expressa excessivamente MCP-1, seu receptor CCR2, MIP1α e IL-8.

Ainda não foi inteiramente compreendido o papel dos neutrófilos na patogênese da DPOC. Os neutrófilos podem secretar proteinases do soro, inclusive elastase dos neutrófilos, catepsina G e proteinase 3, bem como *metaloproteinase da matriz* (MMP)-8 e MMP-9. Essas proteases podem contribuir para a destruição alveolar e também são potentes estímulos da secreção de muco. Foram mostradas relações entre os neutrófilos circulantes e o declínio do VEF_1.[44] De modo semelhante, o número de neutrófilos em espécimes de biópsia brônquica e no escarro induzido está relacionado com a gravidade da doença[45] e com a taxa de declínio da função pulmonar.[46]

Há um aumento de cinco a 10 vezes no número de macrófagos nas vias aéreas, no parênquima pulmonar e no LBA em pacientes com DPOC. O número de macrófagos nas vias aéreas se correlaciona com a gravidade da limitação ao fluxo de ar na DPOC.[47] O tabagismo ativa os macrófagos a liberarem mediadores inflamatórios, inclusive TNF-α, IL-8 e outras quimiocinas CXC, MCP-1, leucotrieno B e *espécies reativas de oxigênio* (ERO). Os macrófagos também secretam proteases, inclusive MMP-2, MMP-9, MMP-12, catepsina K, L e S e a elastase dos neutrófilos, captada dos neutrófilos. Macrófagos de pacientes com DPOC são mais ativados, secretam mais proteínas inflamatórias e têm maior atividade elastolítica quando comparados com macrófagos de tabagistas normais; a ativação dos macrófagos é ainda intensificada pela exposição ao fumo.[47,48] O aumento do número de macrófagos nos pulmões de pacientes com DPOC e tabagistas pode resultar de aumento do recrutamento dos monócitos da circulação em resposta às quimiocinas quimiotáticas dos monócitos, como MCP-1, que aumenta no escarro e no LBA em pacientes com DPOC.[49] As quimiocinas CXC também atuam como quimioatrativo para os monócitos. A concentração de CXCL1 aumenta acentuadamente no escarro e no LBA dos pacientes com DPOC. Além do mais, os monócitos de pacientes com DPOC mostram maior reação quimiotática a CXCL1 do que os monócitos de tabagistas normais e não tabagistas.[50]

As células dendríticas estão presentes em número aumentado nas vias aéreas e paredes alveolares dos tabagistas.[51] O papel das células dendríticas na DPOC ainda não ficou definido, mas as células provavelmente têm papel importante nas reações imunes inatas e adaptativas na DPOC.

O tabagismo ativa as células epiteliais das vias aéreas a produzirem mediadores inflamatórios, inclusive TNF-α, IL-1β, GM-CSF e IL-8. O epitélio nas pequenas vias aéreas pode ser importante fonte de *fator transformador de crescimento* (TGF)-β, que pode induzir fibrose local.[52] As células epiteliais também podem secretar antioxidantes e antiproteases e imunoglobulina de transporte α e, desse modo, podem estar envolvidas na imunidade adaptativa. O tabagismo pode comprometer essas reações imunes inatas e adaptativas do epitélio das vias aéreas e aumentar a probabilidade de infecção.

A expressão de muitos mediadores inflamatórios implicados na reação inflamatória nos pulmões na DPOC é controlada pelo fator de transcrição *fator nuclear* (NF)-κB. O NF-κB tem seu número de receptores aumentado nos macrófagos alveolares em pacientes com DPOC e nas células das vias aéreas em paciente com DPOC leve/moderada, em comparação com os não tabagistas controles.[53,54] O aumento do número de receptores de NF-κB nas células pulmonares, na DPOC, pode ser mecanismo molecular fundamental na inflamação em andamento nas vias aéreas. Modificações epigenéticas também podem contribuir para o aumento da inflamação nos pulmões na DPOC. A *desacetilase de histonas* (HDAC) 2 demonstrou reduzir-se nas células pulmonares de sujeitos com DPOC; uma redução de HDAC permitiria aumento da acetilação de resíduos de histonas no DNA, maior desenrolamento do DNA e maior acesso de fatores de transcrição, como NF-κB, que aumentam o número de receptores de genes pró-inflamatórios.

Em geral, com o aumento da gravidade da DPOC, existe um aumento da reação inflamatória. Há um aumento no número de neutrófilos e macrófagos na doença grave e uma diminuição dos linfócitos T (células CD3$^+$). Parece haver uma mudança do tipo celular, na doença grave, para células com um papel fagocitário e proteolítico nos tecidos brônquicos.

CITOCINAS E QUIMIOCINAS[55]

Nos pacientes com enfisema grave, os linfócitos nos pulmões expressam fortemente as citocinas TH1 e secretam altos níveis de *interferon* (IFN)-γ, CCR 5 e CXCR 3. Além disso, mostram aumento da expressão de ligantes de CXCR 3, de *monocina induzida pelo interferon gama* (MIG) e de IP-10.[56] Essa polarização de linfócitos alveolares para o fenótipo TH1 predomina no enfisema grave.

O TNF-α também tem sido implicado no enfisema induzido pelo tabagismo. Níveis aumentados de TNF-α estão presentes nas vias aéreas de tabagistas.[16] Animais que expressam excessivamente TNF-α mostram evidências de enfisema e uma reação inflamatória alveolar exagerada,[57] enquanto camundongos *knockout* para receptor de TNF demonstram proteção significativa contra enfisema induzido pelo tabagismo.[58] Com respeito ao enfisema, o TNF-α estimula a síntese de MMP pelos macrófagos alveolares.[47] Macrófagos em cultura expostos ao extrato de fumaça de cigarros liberam TNF-α[47] e, além disso, os receptores solúveis de TNF-α p55 e p75 aumentam significativamente em pacientes com DPOC, em comparação com controles saudáveis.[59] Em estudos de animais, a ausência do receptor de TNF-α tipo 2 se associou à redução das reações inflamatórias em termos de influxo de neutrófilos, macrófagos, células CD4 e CD8 e proteção contra enfisema induzido pelo tabagismo.[60]

A IL-1β também pode desempenhar um papel no desenvolvimento do enfisema. Nos modelos animais, a indução de IL-1β específica do pulmão resultou em enfisema,[61] enquanto a inibição com anticorpo IL-1β reduziu o influxo de macrófagos alveolares aos espaços aéreos após exposição à fumaça de cigarros.[62] Além do mais, camundongos *knockout* para o receptor de IL-1 duplo e o receptor de TNF-α são protegidos contra o enfisema induzido pela elastase.[63]

Inflamação, Remodelamento das Vias Aéreas e Limitação ao Fluxo Aéreo

As vias aéreas periféricas (bronquíolos com diâmetro < 2 mm) são o principal local de aumento da resistência ao fluxo aéreo na DPOC.[14,64] As principais lesões patológicas nas vias aéreas periféricas incluem aumento do número de células inflamatórias (Tabela 43-1) e alterações estruturais, como a metaplasia das células caliciformes epiteliais, fibrose das paredes das vias aéreas e hipertrofia do músculo liso.[25,65,66] O aumento de espessura da parede das vias aéreas, inflamação, fibrose e hipertrofia do músculo liso invadirão a luz e reduzirão o diâmetro das vias aéreas; o aumento da espessura da parede também pode desunir as vias aéreas e o parênquima pulmonar em torno, reduzindo a força elástica que se opõe à contração do músculo liso bronquiolar, promovendo fechamento das vias aéreas. A inflamação da parede das vias aéreas também pode contribuir para a destruição das fixações alveolobronquiolares, produzindo deformação e estreitamento da luz das vias aéreas. Isso é apoiado pela observação de que, em tabagistas, a destruição das fixações alveolares se correlaciona com o grau de inflamação nas vias aéreas periféricas.[67]

O aumento da metaplasia das células caliciformes e a subsequente hiperplasia nas pequenas vias aéreas de tabagista também podem limitar o fluxo de ar.[65] A célula caliciforme pode contribuir para o aumento da resistência das vias aéreas periféricas, produzindo muco em um local no qual não seja normalmente produzido, levando a um aumento acentuado na tensão superficial do líquido de revestimento das vias aéreas. Isso levaria à instabilidade das vias aéreas periféricas, facilitando seu fechamento precoce durante a expiração. O aumento das células caliciformes, no epitélio das vias aéreas periféricas dos tabagistas, associa-se a um aumento do número de neutrófilos.[65] Como a elastase dos neutrófilos é um potente secretagogo,[10] a colonização dos neutrófilos e das células caliciformes no epitélio na DPOC pode resultar em aumento da secreção de muco pelas células caliciformes.

Nos tabagistas com DPOC, os linfócitos T CD8$^+$ aumentam não somente nas vias aéreas centrais, mas também nas vias aéreas periféricas no parênquima pulmonar.[68] Pensa-se que os linfócitos T citotóxicos CD8$^+$ desempenhem um papel na resolução rápida das infecções virais agudas frequentes nos pacientes com DPOC. A observação de que pessoas com frequentes infecções respiratórias na infância tenham mais tendência de desenvolver DPOC[69] corrobora o papel de infecções virais correntes e latentes nessa doença.[70,71] Em resposta à infecção viral repetida ou persistente, é possível que um número excessivo de linfócitos T CD8$^+$ seja recrutado e lese o pulmão em tabagistas suscetíveis, possivelmente por meio da liberação de TNF-α e perforinas.[72,73] Inversamente, também é possível que linfócitos T CD8$^+$ lesem o pulmão diretamente, até mesmo na ausência de infecção viral. Existe a hipótese de que o linfócito T citotóxico CD8$^+$ e outras células inflamatórias se acumulem em resposta a um autoantígeno.[35,74]

As alterações inflamatórias parecem ter como alvo as vias aéreas periféricas e alvéolos. Uma comparação entre as vias aéreas centrais e periféricas mostra que o número total de células inflamatórias aumenta nas vias aéreas periféricas (< 3 mm de diâmetro) em pacientes com bronquite crônica e função pulmonar normal, em comparação com os tabagistas-controles. Alguns estudos têm mostrado aumento do total de leucócitos e de células CD8$^+$ nas vias aéreas periféricas dos pacientes com DPOC leve/moderada, em comparação com os tabagistas-controles.[75] Estudos de tecido obtido de cirurgia de redução do volume pulmonar, em pacientes com DPOC grave, têm mostrado um aumento do total de leucócitos e de linfócitos $CD4^+$ e $CD8^+$ nas vias aéreas periféricas e no parênquima pulmonar.[16] Ao contrário, os tabagistas com função pulmonar normal mostram aumento do número de macrófagos e de linfócitos T no parênquima pulmonar, em comparação com não tabagistas-controles, sem alterações nas células $CD4^+$ e $CD8^+$. Nos pacientes com DPOC leve a moderada, existe um aumento de células $CD8^+$ nos septos alveolares, em comparação com não tabagistas-controles, sem alteração do número de neutrófilos, macrófagos ou células $CD4^+$.[75]

A reação inflamatória nas vias aéreas periféricas pode desempenhar um papel na fibrose que caracteriza as pequenas vias aéreas em pacientes com DPOC moderada/grave.[76-78] À medida que a doença evolui, as pequenas vias aéreas desenvolvem aumento da espessura e um infiltrado inflamatório mais intenso por neutrófilos, macrófagos e linfócitos T (células T $CD4^+$ e $CD8^+$) e linfócitos B. Os folículos linfoides também se acumulam nas paredes dos bronquíolos, e a luz dessas vias aéreas costuma ficar obliterada por muco.[16,17,78] Foram propostos alguns mecanismos ligando inflamação e remodelação de pequenas vias aéreas. A sinalização do *fator de crescimento de fibroblastos* (FGF, do inglês, *fibroblast growth factor*) e do *receptor de FGF* (FGFR) parece associar-se à remodelação vascular das vias aéreas na bronquite crônica. Em estudos do tecido pulmonar em DPOC, FGF1 e seu receptor FGFR1 são detectados por imuno-histoquímica no músculo liso vascular e das vias aéreas e nas células epiteliais das vias aéreas.[79] FGF1 e/ou FGR2 aumentam os níveis de RNAm do FGFR1 e induzem proliferação celular de células musculares lisas das vias aéreas humanas em cultura.[80] Os tabagistas com DPOC mostram aumento da expressão nas glândulas brônquicas nas vias aéreas centrais, predominantemente por aumento da expressão nas glândulas brônquicas, sugerindo que o FGF possa ter um papel na promoção da hipersecreção de muco nos tabagistas.[81]

O padrão de perfil das citocinas e a expressão dos receptores de quimiocinas têm sido investigados nas vias aéreas periféricas na DPOC. Os linfócitos T $CD8^+$ nas vias aéreas periféricas na DPOC se associam ao IFN-γ e expressam CXCR3,[82] um receptor de quimiocina que se acredita ser expresso preferencialmente nas células TH1. Além do mais, a expressão de CXCR3 se associa à expressão, no epitélio, de seu ligante CXCL10. Isso sugere que o eixo CXCR3/CXCL10 pode estar envolvido no recrutamento de células TH1 para as vias aéreas periféricas dos tabagistas com DPOC. Esses estudos também mostraram que a interação de CXCL10 com CXCR3 impulsiona a liberação de MMP12 dos macrófagos pelos macrófagos. A MMP12 é uma potente enzima elastolítica que pode causar destruição do tecido pulmonar. Esses dados sugerem um possível mecanismo pelo qual linfócitos TH1 dirijam a progressão da destruição das pequenas vias aéreas e enfisematosa, assim relacionando a inflamação nas vias aéreas periféricas com os alvéolos em torno. Estudos também indicam que diferenças de expressão gênica, nas pequenas vias aéreas, e no parênquima pulmonar circundante, podem resultar preferencialmente em fibrose das pequenas vias aéreas, mas em perda de células alveolares no parênquima pulmonar, resultando em destruição enfisematosa.[83]

HIPERSECREÇÃO DE MUCO

O muco forma uma película que reveste o epitélio das vias aéreas e é impulsionado da periferia do pulmão às vias aéreas superiores pelo movimento coordenado dos cílios. Os principais constituintes da camada de muco são as glicoproteínas do muco (mucinas), água e peptídeos. O muco tem um papel essencial na retirada de material estranho e agentes infecciosos e tem importantes propriedades antioxidantes. Na bronquite crônica, existe um aumento do muco nas vias aéreas, decorrente de aumento da produção de mucinas e aumento da secreção das células caliciformes.

A produção e secreção de muco na DPOC são reguladas por múltiplos mecanismos celulares e moleculares. As células caliciformes expressam MUC5AC e MUC2, enquanto as células glandulares da mucosa expressam MUC5B, MUC8 e MUC9.[84] Foi demonstrado um excesso de expressão de MUC5B no epitélio bronquiolar dos pacientes com DPOC.[85] Alguns estímulos, como a elastase dos neutrófilos, os *lipopolissacarídeos* (LPS), IL-1β, TNF-α, fumaça de cigarros e estresse oxidativo causam metaplasia das células caliciformes e hipersecreção de muco.[86] A elastase dos neutrófilos aumenta os níveis de RNAm do *MUC5AC*, aumentando a estabilidade do RNAm.[87] Os LPS também induzem expressão de MUC5AC em modelos animais, associando-se isso à infiltração de neutrófilos[88] e ao aumento da expressão de MMP9.[89]

As vias de sinalização iniciadas pela fosforilação do receptor do *fator de crescimento epidérmico* (EGF, do inglês, *epidermal growth factor*), que pode ser induzido pelo estresse oxidativo derivado da fumaça de cigarro, do EGF ou do TGF-α, também tem papel importante na produção de mucina nas células epiteliais das vias aéreas.[86] As ERO podem ativar a protease da serina tecidual calicreína, que então pode clivar o precursor transmembrana EGF.[90] O fumo dos cigarros produz ERO, também resultando em ativação do *receptor do fator de crescimento do endotélio vascular* (VEGFR, do inglês, *vascular endothelial growth factor receptor*) e produção de muco por ativação da *enzima conversora do TNF-α* (TACE, do inglês *TNFα converting enzyme*), resultando em perda de TGF-α nas células epiteliais das vias aéreas.[91] A acroleína, um componente da fumaça de cigarros, também pode induzir a expressão de MUC5AC criada por ativação de ligante/dependente de EGFR e mediada por TACE e MMP9.[93] Além disso, as ERO derivadas da fumaça dos cigarros podem ativar uma cascata de sinalização dependente de Src e desencadear a regulação transcricional de MUC5AC mediada pelo encontro do elemento de resposta da proteína-1 ativadora por JunD e Fra-2.[93] Além disso, o extrato do fumo de cigarros demonstrou sinergizar com LPCS ou TNF-α na indução da expressão de MUC5AC, sugerindo uma amplificação em potencial pela fumaça de cigarros e estímulos inflamatórios relevantes para a patogênese da DPOC.[94] Alguns experimentos com camundongos transgênicos começaram a desvendar o inter-relacionamento complexo entre inflamação, estresse oxidativo e fatores de crescimento no desenvolvimento da hiperplasia de muco. Esses estudos sugerem que as células $CD4^+$ Th2 e a rede de citocinas, incluindo IL-4, IL-10 e IL-13, têm papel crucial no desenvolvimento de hiperplasia/metaplasia das células caliciformes.[94-97]

PROTEASES/ANTIPROTEASES

Um desequilíbrio de proteases/antiproteases, levando à degradação de componentes do tecido conjuntivo, particularmente a elastina, tem sido considerado um mecanismo crítico na patogênese do enfisema em tabagistas. Esse conceito se desenvolveu a partir de estudos que mostram o desenvolvimento de enfisema de início precoce em pacientes com deficiência de α_1-*antitripsina antielastase* (A1AT)[98] e em estudos de animais mostrando o desenvolvimento de enfisema em resposta à instilação de enzimas proteolíticas.[99] Camundongos pálidos, que têm diminuição dos níveis de A1AT, desenvolvem enfisema mais cedo com a exposição à fumaça de cigarros do que os camundongo com níveis normais de A1AT.[100,101] Além disso, camundongos que não possuem elastase dos neutrófilos ficam protegidos do enfisema crônico induzido pela fumaça de cigarros.[102]

A elastina é o principal componente das fibras elásticas, sendo secretada a partir de vários tipos de células como um precursor, a tropoelastina. Essas moléculas de tropoelastina se alinham no espaço extracelular nas microfibrilas. Sob a ação da lisil oxidase, os resíduos de lisina na tropoelastina se modificam, fazendo que os monômeros de tropoelastina formem ligações cruzadas e polímeros de elastina maiores e insolúveis. Como as ligações cruzadas, conhecidas como *desmosinas*, são peculiares da elastina, têm sido usadas como marcador da degradação da elastina. O *turnover* da elastina é mínimo em indivíduos normais; desse modo, não devem ser detectáveis produtos da degradação. No entanto, a desmosina e os peptídeos da elastina se elevam em tabagistas e em pacientes com DPOC.[103] Além disso, estudos têm mostrado que a taxa anual de declínio do VEF_1, em um grupo de tabagistas, correlacionou-se positivamente com os níveis urinários de desmosina.[104]

A elastina é um importante alvo para enzimas proteolíticas, e sua destruição resulta em perda de elasticidade no parênquima pulmonar. Juntamente com a destruição da elastina, a inativação de antiproteases é central à hipótese do desequilíbrio de proteases/antiproteases. Estudos mais antigos mostraram que a função da A1AT se reduzia aproximadamente em 40% nos tabagistas, em comparação com os não tabagistas.[105] Pensava-se que essa "deficiência funcional de A1AT" resultasse da inativação da A1AT por oxidantes na fumaça dos cigarros. No entanto, a maior parte da A1AT nos tabagistas continua ativa e, portanto, ainda é capaz de proteger contra o aumento da carga de proteases. Não são definitivos os estudos que avaliaram a função da A1AT no tabagismo crônico ou agudo. Somente uma queda transitória e não significativa da atividade de A1AT foi medida no LBA 1 hora depois de fumar.[106] Desse modo, a hipótese de que o principal evento seja um desequilíbrio entre aumento da carga de elastase nos pulmões e uma "deficiência funcional" de A1AT, devido à sua inativação, é simplista demais.

Existe aumento do número de neutrófilos e macrófagos nos espaços aéreos nos tabagistas crônicos, o que pode aumentar a carga de elastase por liberação de elastase dos neutrófilos ativados. Dando apoio a isso, neutrófilos isolados de pacientes com enfisema mostram maior degradação de fibronectina induzida por elastases *in vitro* do que células de controles correspondentes para idade e história de tabagismo.[107] Outros estudos têm invocado um papel contribuinte de outras antiproteases, como a antileucoprotease, ou alterações mais sutis (p. ex., uma diminuição da constante da taxa de associação da A1AT para elastase dos neutrófilos, o que pode contribuir para a degradação da elastina).

Também existem evidências de que uma anormalidade na síntese e reparo da elastina esteja envolvida na patogênese do enfisema. Em um modelo animal de enfisema induzido por elastase, o tratamento com ácido retinoico restaurou a arquitetura alveolar normal.[108] Esses estudos em ratos adultos (que têm crescimento pulmonar contínuo durante toda a vida adulta, diferentemente dos seres humanos) fornece algumas evidências de que o processo destrutivo no enfisema, que sempre foi considerado irreversível, pode ser capaz de reparo. No entanto, estudos humanos de ácido retinoico não têm mostrado evidências de reparo do enfisema.[109]

Além das proteases da serina, as proteases da cisteína (catepsina) podem ter um papel na patogênese da DPOC. A catepsina-L tem sido detectada no LBA de pacientes com enfisema,[110] e macrófagos alveolares, em pacientes com DPOC, secretam mais proteases da cisteína do que os macrófagos de tabagistas normais ou não tabagistas.[111]

As *metaloproteinases da matriz* (MMP) são um grupo de pelo menos 20 enzimas proteolíticas que têm um papel na remodelação tecidual e no reparo associado ao desenvolvimento normal e à inflamação, degradando o colágeno, a laminina e a elastina. São caracterizadas em subclasses distintas, dependendo de sua especificidade para os substratos, similaridade de aminoácidos e moléculas com sequências identificáveis. As subclasses são colagenases (MMP1, 8, 13), gelatinases (MMP2, 9), estromelisina S (MMP3, 10,11), tipo da membrana (MMP14-MMP25), matrilisina (MMP7) e metaloelatase dos macrófagos (MMP12).[112] Os principais inibidores das MMP são a alfa-2 macroglobulina e a família do *inibidor tecidual das metaloproteases* (TIMP).

Existem evidências substanciais do papel das MMP na patogênese da DPOC.[113] Vários estudos têm mostrado aumento da expressão de várias MMP nos pulmões de pacientes com DPOC. A proteína MMP12 tem sido observada no escarro, no LBA, em biópsias brônquicas[113,114] e no tecido pulmonar periférico em pacientes com enfisema grave.[115] Concentrações aumentadas de MMP1 (colagenase) e da MMP9 (gelatinase B) estão presentes no LBA de pacientes com DPOC,[116,117] e há aumento da atividade da MMP9 no parênquima pulmonar dos pacientes com enfisema.[118] RNAm da *MMP12* pode ser induzido por exposição de células epiteliais brônquicas humanas ao extrato de fumo ou a uma mistura de citocinas (TNF-α e IFN-γ).[119,120] Os macrófagos alveolares de tabagistas expressam mais MMP9 do que os de indivíduos normais e há um aumento ainda maior nos pacientes com DPOC.[47]

Existem consideráveis evidências de modelos experimentais ligando a MMP12 com o desenvolvimento de enfisema. O aumento da expressão de MMP12 estava presente nos macrófagos alveolares depois da exposição ao fumo em camundongos C57BL/6,[121] e modelos animais têm mostrado que a fumaça de cigarros não induz enfisema em camundongos que não possuem MMP12.[122] Também se sabe que as MMP ativam o tipo latente de TGF-β. Em camundongos que não possuem a integrina $\alpha B\beta 6$, existe uma falha em ativar TGF-β, e esses animais não desenvolvem enfisema relacionado com a idade, o que pode ser superado pela expressão excessiva de TGF-$\beta 1$.[123] Esses dados sugerem que o TGF-β pode diminuir o número de receptores de MMP12 sob condições normais e que a ausência de TGF-β resulta em produção excessiva de MMP2 e enfisema. Embora MMP9 e MMP2 degradem a elastina e ambas sejam expressas nos pulmões com DPOC, ainda não se sabe ao certo qual o papel dessas MMP na patogênese da DPOC.

OXIDANTES/ANTIOXIDANTES NA DPOC

O cigarro é uma mistura complexa de mais de 4.700 compostos químicos, incluindo altas concentrações de radicais livres e outros oxidantes.[124] A carga de oxidantes nos pulmões pode aumentar ainda mais nos tabagistas pelo aumento do número de neutrófilos e macrófagos no espaço alveolar que libera quantidades altas de oxidantes, como o oxigênio e a H_2O_2.[125] Outras fontes de ERO são geradas por meio de processos celulares normais nos pulmões, como os produzidos pela respiração celular normal ou por inalação de poluentes do ar, como a poluição por partículas.

Existe um equilíbrio delicado entre a toxicidade dos oxidantes e os efeitos protetores dos sistemas de defesa de antioxidantes intra e extracelulares, os quais são criticamente importantes para a manutenção das funções celulares pulmonares normais. Um desvio do equilíbrio entre oxidantes/antioxidantes favorecendo os oxidantes é conhecido como estresse oxidativo. Agora existem consideráveis evidências de aumento do estresse oxidativo em tabagistas e pacientes com DPOC.[126]

Todos os tecidos são vulneráveis aos danos oxidantes, mas, em virtude de seu contato direto com o ambiente, a superfície epitelial dos espaços aéreos do pulmão é particularmente vulnerável. A lesão do epitélio, manifestada como um aumento da permeabilidade epitelial dos espaços aéreos, pode ser um importante evento precoce após a exposição aos cigarros.[127] A glutationa extracelular e intracelular, um antioxidante, parece ser crítica para a manutenção da integridade epitelial após exposição aos cigarros. Isso foi demonstrado em estudos nos quais o aumento da permeabilidade das monocamadas de células epiteliais *in vitro* e nos pulmões de ratos *in vivo*, após exposição a um condensado de fumo, associou-se a profundas alterações da homeostase da glutationa.[128,129] Esses estudos *in vitro* e com animais são paralelos a estudos humanos demonstrando aumento da permeabilidade epitelial nos tabagistas crônicos, em comparação com os não tabagistas, havendo um aumento ainda maior na permeabilidade epitelial após tabagismo agudo.[127] Desse modo, o cigarro tem efeito prejudicial sobre a função das células epiteliais alveolares que é, em parte, mediada por oxidantes.

Um local importante do ataque de radicais livres é nos ácidos graxos poli-insaturados nas membranas celulares produtoras de peroxidação de lipídeos, um processo que pode continuar como reação em cadeia, gerando hidroperóxidos e aldeídos com vida longa. Os níveis de produtos da peroxidação dos lipídeos no plasma e no LBA aumentam significativamente nos tabagistas saudáveis e nos pacientes com exacerbações agudas de DPOC, em comparação com não tabagistas saudáveis.[126,130]

Vários estudos demonstram aumento dos níveis de oxidantes em condensados do ar expirado ou da respiração em pacientes com DPOC.[131-134] Além disso, existem evidências de que o estresse oxidativo pode causar aumento da peroxidação de lipídeos no tecido pulmonar em pacientes com DPOC, em comparação com tabagistas que tenham antecedentes de tabagismo semelhantes, mas que não desenvolveram a doença, sendo que o nível de peroxidação de lipídeos se correlaciona com o grau de limitação do fluxo de ar.[135]

O ferro livre é um elemento crítico em muitos processos oxidativos. Macrófagos de tabagistas mostram um conteúdo maior de ferro do que os de não tabagistas e liberam mais ferro, aumentando assim potencialmente a carga de oxidantes nos tabagistas.[136,137]

Os principais antioxidantes no líquido que reveste o trato respiratório incluem mucina, redução de glutationa, ácido úrico, proteínas (principalmente albumina) e ácido ascórbico.[138] Existe informações limitadas sobre as defesas antioxidantes epiteliais respiratórias nos tabagistas e menos ainda sobre as dos pacientes com DPOC. Estudos têm mostrado que a glutationa está elevada no LBA de tabagistas crônicos.[126] Ainda assim, a glutationa pode não estar presente em quantidades suficientes para lidar com a carga excessiva de oxidantes durante o tabagismo agudo, pois a exposição aos cigarros causa depleção da glutationa de maneira dependente da dose e do tempo.[139]

Outros antioxidantes, como as vitaminas C e E, têm mostrado alterações variáveis nos pacientes com DPOC. Níveis reduzidos de vitamina E estão presentes no LBA de tabagistas, em comparação com os não tabagistas.[140] Diferentemente, outros estudos verificaram um aumento mínimo de vitamina C no LBA dos tabagistas, em comparação com não tabagistas.[141] A aparente discrepância pode ser causada por diferentes histórias de tabagismo e tabagistas crônicos, particularmente o tempo desde o último cigarro em relação à amostragem do LBA.

Existe um desequilíbrio entre os oxidantes e antioxidantes na DPOC, resultando em estresse oxidativo, que está por trás de muitos dos mecanismos patogênicos da DPOC.[142] Numerosos estudos documentaram o aumento da expressão dos marcadores de estresse oxidativo nos pulmões de pacientes com DPOC, em comparação com tabagistas que não haviam desenvolvido DPOC. O *4-hidroxi-2-nonenal* (4HNE), produto final altamente reativo da peroxidação de lipídeos, reage rapidamente com as proteínas extracelulares, formando adutos.[143] Os adutos de 4HNE estão presentes em quantidades maiores nas células epiteliais e endoteliais das vias aéreas nos pulmões de pacientes com DPOC, em comparação com tabagistas com uma história de tabagismo semelhante que não desenvolveram a doença.[135] O 4HNE pode atuar como quimioatrativo para os neutrófilos[142] e também está envolvido em numerosas funções celulares, como a proliferação celular, a inibição do crescimento,[144] a apoptose de linfócitos T[145] e a ativação de várias vias de sinalização.[146] Também foi demonstrado que o 4HNE ativa a síntese do antioxidante glutationa por indução do gene da glutamato cisteína ligase como resposta antioxidante ao aumento do estresse oxidativo e também ativa vários genes pró-inflamatórios que codificam IL-8, MCP-1, EGF e MUC5AC.[145] A presença de aumento de estresse oxidativo nos pulmões com DPOC é confirmada pelo achado de aumento da expressão de 8-hidroxi-2 desoxiguanosina, formada pela reação de hidroperóxidos com a base do DNA guanosina.[147]

Muitas ações do estresse oxidativo potencialmente desempenham um papel na patogênese da DPOC. Elas incluem a inativação de antiproteases (como A1AT ou o inibidor de leucoproteases secretoras)[148] ou ativação de metaloproteases por oxidantes, resultando em um desequilíbrio de proteases/antiproteases nos pulmões.[149] Os oxidantes podem danificar diretamente os componentes da matriz pulmonar (p. ex., elastina e colágeno) e também interferem com a síntese e reparo da elastina.[142]

O estresse oxidativo também influencia os mecanismos moleculares envolvidos na expressão de genes pró-inflamatórios. A ativação gênica por fatores de transcrição é dependente de alguns fatores, entre os quais está a remodelação do DNA dependente do equilíbrio nuclear de acetilação/desacetilação de histonas,[150] controlado pela atividade de *histona acetiltransferase* (HAT) e *histona desacetilase* (HDAC). O DNA, na célula em repouso, faz uma espiral em torno do centro do nucleossomo dos resíduos de histona. Essa configuração suprime o acesso de fatores de transcrição, como NF-κB, às suas sequências de DNA cognatas. A acetilação dos resíduos de lisina nas histonas centrais resulta em desenrolamento do DNA, aumentando o acesso dos fatores de transcrição e da RNA polimerase 2, com isso aumentando a transcrição gênica. A desacetilação, sob a influência das HDAC, resulta em enrolamento de novo do DNA em torno das proteínas histonas, diminuindo a transcrição gênica. Os macrófagos dos tabagistas mostram diminuição da atividade da histona desacetilase,[151] como foi mostrado nos pulmões de animais expostos a cigarros associados às proteínas nitrotirosina, 4HNE e HDAC modificada em aldeído, resultando em aumento da degradação no sistema de proteossomos, assim diminuindo a atividade das HDAC.[152]

Estudos de pulmão ressecado indicam que a atividade da HDAC2 se reduz no tecido pulmonar na DPOC, o que se associa a níveis mais baixos de *HDAC2* RNA e expressão da proteína HDAC2 em decorrência da modificação das HDAC por oxidantes.[153,154] Essa diminuição de HDAC aumentou com a gravidade da doença e se associou a um aumento da acetilação da histona-4 no promotor IL-8 e aumento da expressão de IL-8 no RNAm. Desse modo, os mecanismos moleculares como ativação do fator de transcrição e remodelação da cromatina, em decorrência do aumento do estresse oxidativo, podem ser responsáveis pela perpetuação da inflamação na DPOC.

Os dados mais convincentes de apoio ao papel causal do estresse oxidativo na patogênese do enfisema é fornecido por estudos que descrevem o papel do fator de transcrição antioxidante principal *fator 2 relacionado com eritroides nuclear* (NRF2, do inglês, *nuclear erythroid–related factor 2*) na doença. O NRF2 controla a expressão de mais de 100 produtos gênicos, inclusive várias das encimas antioxidantes mais importantes. Os pulmões humanos e os macrófagos alveolares dos pacientes com DPOC têm diminuição da expressão de atividade transcricional do NRF2.[155,156] O papel protetor do NRF2 no enfisema é enfatizado pelo aumento da suscetibilidade aos cigarros de camundongos anulados para NRF2.[157,158] Além disso, a expressão mais intensa de NRF2 usando ativador de pequenas moléculas protegeu camundongos tipo selvagem contra enfisema induzido pela fumaça de cigarros.[159]

O estresse oxidativo está ligado à morte celular, incluindo apoptose celular alveolar no contexto de enfisema humano e experimental.[160-162] Além disso, o estresse oxidativo é subjacente a vários dos mecanismos que provavelmente participam do envelhecimento, os quais podem baixar o limiar para lesão pulmonar pelos cigarros.[163]

APOPTOSE E ENFISEMA

MORTE DAS CÉLULAS ALVEOLARES NO ENFISEMA

Estudos têm documentado que as células pulmonares sofrem apoptose nos pulmões enfisematosos, predominantemente envolvendo células endoteliais nas paredes alveolares, em comparação com pulmões de tabagistas normais.[36,160,161,164] O enfisema experimental em animais pode ser produzido por diminuição da sinalização do VEGF ou da sinalização do VEGF, e estudos em pulmões humanos demonstraram diminuição da expressão de VEGF e da expressão do receptor 2 do VEGF associando-se ao enfisema.[160] O agregado desses dados levou ao conceito de um programa de manutenção alveolar necessário para a preservação estrutural dos pulmões. Pensa-se que o tabagismo cause destruição desse programa de manutenção, causando assim o enfisema.

O tecido pulmonar é destruído pela interação mútua da apoptose de células alveolares, estresse oxidativo e desequilíbrio de proteases/antiproteases.[164] Esse conceito é apoiado por observações de que o tratamento com antioxidantes impediu a apoptose e o enfisema induzidos por diminuição do número de receptores de VEGF.[165]

A inflamação pode ser desencadeada e amplificada por lesão alveolar, incluindo aumento da apoptose de células alveolares ou remoção defeituosa das células apoptóticas.[166] A apoptose de células alveolares pretendida usando um peptídeo quimérico contendo a sequência de retorno ligada a um peptídeo pré-apoptótico levou ao aumento enfisematoso dos pulmões murinos, associado à apoptose de células alveolares, estresse oxidativo, influxo de macrófagos e aumentos dos níveis de ceramidas.[167] Além disso, infecções virais (como pelo vírus influenza) podem agir em sinergia com o tabagismo, causando destruição de tecido enfisematoso experimental que envolve a morte de células alveolares e inflamação pulmonar secundária.[168]

PAPEL DO ENVELHECIMENTO NA PATOGÊNESE DO ENFISEMA

As evidências de características compartilhadas entre enfisema pulmonar e envelhecimento pulmonar têm levado à hipótese de que ambas as condições compartilham mecanismos subjacentes, incluindo estresse oxidativo, inflamação e apoptose.[169,170]

O equivalente celular do envelhecimento é a senescência, caracterizada por um estado não proliferativo, no qual as células são metabolicamente ativas e resistentes à apoptose. Alguns mecanismos moleculares e celulares se associam à senescência celular, incluindo o acúmulo de dano do DNA,[171] comprometimento do reparo do DNA,[172] modificações epigenéticas no DNA nuclear,[173] dano às proteínas[174] por estresse oxidativo e atrição dos telômeros.[175] É central à "senescência de replicação final" a erosão dos telômero, seguindo-se a ativação de enzimas de reparo do DNA e os inibidores de quinases de controle do ciclo celular p53, p21 e p16. Esses processos de sinalização convergem na proteína do retinoblastoma desfosforilada, que inibe potentemente a progressão do ciclo celular. A senescência celular também tem lugar *in vivo*, particularmente em condições associadas ao envelhecimento. Vários marcadores de senescência celular estão presentes *in vivo*, particularmente a *β-galactosidase associada à senescência* (SA-β-gal) e o aumento da expressão dos inibidores da ciclina-quinase p16 e p21.[176]

O extrato de tabaco leva a aumento da expressão de SA-β-gal em culturas de células tipo II[177] ou em fibroblastos pulmonares,[178] o que também tem sido mostrado em fibroblastos pulmonares de pulmões enfisematosos.[179] O estresse oxidativo intensifica o encurtamento dos telômeros.[180] Além disso, as células epiteliais e endoteliais alveolares nos pulmões enfisematosos também apresentam aumento da expressão de p21 associada à diminuição do comprimento dos telômeros.[181] A diminuição do comprimento dos telômeros é paralela a achados semelhantes nos leucócitos circulantes no sangue periférico. Foi mostrada uma associação entre o comprimento dos telômeros em leucócitos no sangue a maços-ano de tabagismo,[182] e os telômeros são mais curtos nos leucócitos do sangue de pacientes com DPOC, em comparação com controles.[183]

As sirtuinas são as histonas desacetilases tipo III, que têm um papel em alguns processos, inclusive na resistência ao estresse, apoptose, senescência celular, diferenciação e envelhecimento.[184] A *sirtuína-1* (SIRT1) é essencial para manter a cromatina silenciosa por meio da desacetilação da cromatina.[185] O estresse ambiental, como a exposição à fumaça de cigarros, diminui os níveis de SIRT1 nos macrófagos *in vitro* e nos pulmões de ratos *in vivo*, o que se associa a aumento da expressão das citocinas inflamatórias.[186] Mostra-se que a SIRT1 diminui nas células pulmonares de pacientes com DPOC, em comparação com tabagistas que não desenvolveram a doença, em decorrência de modificação oxidativa pós-traducional.[187] Isso aceleraria o processo de envelhecimento e também aumentaria a inflamação.

Nenhum mecanismo único pode ser responsável pela patologia complexa da DPOC. É provável que interações transpirem entre diferentes mecanismos. Por exemplo, há provavelmente inter-relacionamentos entre proteases/antiproteases, estresse oxidativo e apoptose como processos destrutivos no enfisema. Mais conhecimentos sobre a importância relativa desses diferentes mecanismos patológicos virão de estudos de intervenções terapêuticas de prova de conceito.

EPIDEMIOLOGIA

TAMANHO DO PROBLEMA

A DPOC é um problema de saúde global e causa importante de mortalidade em todo o mundo. A DPOC aumentará em decorrência de aumento do envelhecimento, bem como pelo tabagismo mais generalizado nos países em desenvolvimento.

A DPOC também se associa a uma carga econômica significativa. Na União Europeia, estima-se que os custos diretos totais de doença respiratória sejam de aproximadamente 6% do orçamento total para atenção à saúde.[190] Nos Estados Unidos, os custos diretos da DPOC há quase 10 anos eram estimados em US$29,5 bilhões, e os custos indiretos, de US$20,4 bilhões.[191] As exacerbações de DPOC são responsáveis pela maior proporção da carga total de DPOC sobre o sistema de atenção à saúde, especialmente os custos de hospitalização, que aumentam rapidamente à medida que aumenta a gravidade da DPOC. Os custos indiretos são difíceis de avaliar na DPOC. No entanto, particularmente nos países em desenvolvimento, o impacto da DPOC na produtividade laborativa e domiciliar ultrapassa os custos diretos para o manejo da doença.

PREVALÊNCIA E INCIDÊNCIA

Os dados de prevalência de DPOC variam significativamente por causa da variação geográfica, de diferenças nos métodos de pesquisa e dos critérios diagnósticos.[192] O sub-reconhecimento e o subdiagnóstico generalizados de DPOC[193] significam que as pesquisas de autoavaliação subestimarão a verdadeira prevalência de DPOC. Em estudos usando espirometria, a prevalência depende do critério de diagnóstico. Usar os critérios diagnósticos para um diagnóstico clínico sugeridos pela *Global Initiative for Obstructive Lung Diseases* (GOLD)[194] levará a números mais altos do que usar o *limite inferior da normalidade* (LIN) para a razão VEF_1/CVF.[195] O programa *Burden of Obstructive Lung Diseases* (BOLD), em geral, tem combinado a razão VEF_1/CVF fixa de 0,70 juntamente com um VEF_1 abaixo de 80% da porcentagem predita como critérios de diagnóstico para DPOC. O BOLD tem realizado pesquisas em várias partes do mundo e documentado doença mais grave do que antes se encontrava, sendo que a prevalência da DPOC, usando esse critério, varia de 6% em Hannover, Alemanha, a 1,9% na Cidade do Cabo, África do Sul[196] (Fig. 43-4). Nesses estudos, também se encontrou uma prevalência substancial (3% a 11%) de DPOC entre pessoas que jamais foram tabagistas.

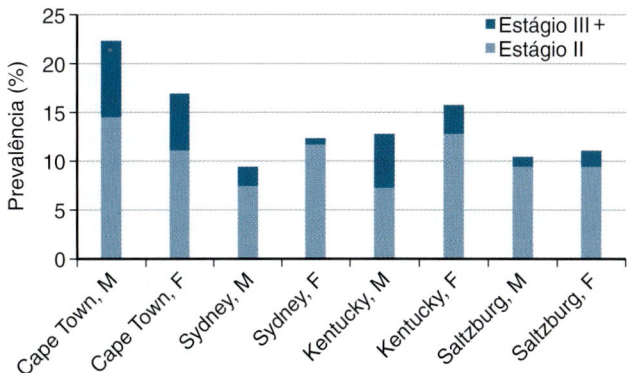

Figura 43-4 Prevalência de DPOC moderada (estágio II) e grave/muito grave (estágio III +) em regiões geográficas selecionadas. F, gênero feminino; M, gênero masculino. (Adaptada de Buist AS, McBurnie MA, Vollmer WM, et al: International variation in the prevalence of COPD (the BOLD Study): a population-based prevalence study. *Lancet* 370:741–750, 2007.)

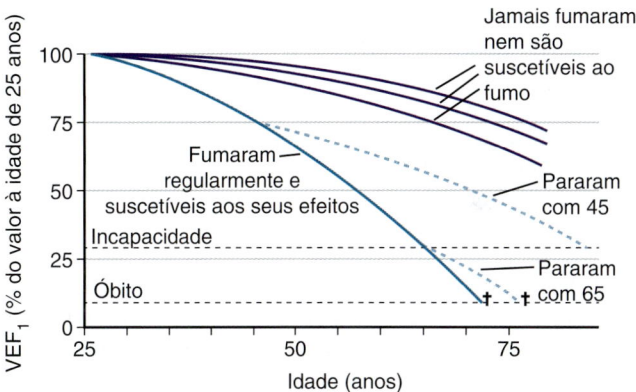

Figura 43-5 História natural da DPOC, conforme retratado por Fletcher et al. (Modificada de Fletcher C, Peto R: The natural history of chronic airflow obstruction. *Br Med J* I:1645–1648, 1977.)

Uma pesquisa telefônica por discagem de números aleatórios, nos Estados Unidos (*Behavioral Risk Factor Surveillance System*, Estados Unidos, 2011), verificou que 6,3% dos adultos tinham ouvido de um médico que apresentavam DPOC. Destes, aproximadamente três quartos tinham testes de função pulmonar e metade deles havia recebido pelo menos uma medicação diária.[197] Em uma pesquisa BOLD no Kentucky, a prevalência de DPOC, definida como VEF_1/CVF abaixo de 0,70, foi de 19,6%.[198]

Os dados de incidência são ainda menores. A noção de que 10% a 15% dos tabagistas desenvolvem DPOC não se justifica.[199] No entanto, o número pode ter valor com referência à DPOC clinicamente relevante. Estudos de seguimento de longo prazo mais recentes indicam que a prevalência de DPOC durante o tempo de vida, em tabagistas contínuos, está próxima de 50%.[200,201] Não se sabe qual é a incidência de DPOC em populações mais intensamente expostas ao combustível de biomassa ou outras exposições não relacionadas com o tabaco.

HISTÓRIA NATURAL

Nossa concepção da história natural da DPOC foi formada por Fletcher et al.[3] em seus estudos pioneiros na década de 1970 e são frequentemente ilustrados como se vê na Figura 43-5.

Esse conceito enfatiza um excesso de declínio do VEF_1 como marca de DPOC, e numerosos estudos epidemiológicos subsequentemente examinaram o VEF_1 e definiram fatores de risco de acordo com seu efeito na alteração do VEF_1.[202-208] Embora o conceito de um declínio excessivo seja indubitavelmente correto,[209] o ponto de vista de que a DPOC é causada por um declínio excessivo unicamente é simples demais, como Fletcher et al. reconheceram. Fatores pré-natais e eventos perinatais afetam o crescimento pulmonar e o subsequente risco de DPOC, e estudos mais recentes têm destacado o efeito de eventos nos primeiros anos de vida sobre o risco de DPOC subsequente.[210,211] A história natural da DPOC, portanto, inicia-se no período pré-natal e se estende pela vida inteira; fatores importantes incluem os responsáveis pelo desenvolvimento dos pulmões e das vias aéreas ao nascimento, pelo crescimento pulmonar e função pulmonar máxima alcançada, pelo platô de função pulmonar no início da idade adulta e pelo subsequente declínio da função pulmonar.

A maioria dos estudos tem usado espirometria simples para avaliar a história natural da DPOC. Hoje em dia, não temos certeza se diferentes fenótipos de DPOC mostram diferentes padrões de história natural, e podemos, de fato, estar lidando com várias histórias naturais, e não apenas com uma.[212] Na DPOC estabelecida, a evolução subsequente é altamente variável; parece claro que, em uma proporção substancial de pacientes, a progressão da doença cessa quando avaliada pelo declínio do VEF_1.[213,214]

MORTALIDADE E MORBIDADE

A DPOC é uma das causas mais importantes de óbito na maioria dos países. O *Global Burden of Disease Study* projetou que a DPOC, que era a sexta causa de óbito em 1990, se tornará a terceira causa de óbito no mundo todo em 2020;[188] uma projeção mais recente estimou que a DPOC será a quarta causa de óbito em 2030.[189] Esses dados provavelmente subestimam a verdadeira mortalidade por DPOC porque o sub-reconhecimento e o subdiagnóstico de DPOC afetam a acurácia dos dados de mortalidade, sendo a DPOC relacionada somente como causa contribuinte para o óbito ou sequer relacionada na certidão de óbito.[215] Ao mesmo tempo, a mortalidade na DPOC é fortemente influenciada pela presença de comorbidades.

Medidas de morbidade tradicionalmente incluem hospitalizações, consultas a médicos e uso de medicações. Embora seja mais difícil o acesso aos bancos de dados de DPOC para esses parâmetros de resultados e geralmente sejam bancos de dados menos confiáveis do que os de mortalidade, os dados limitados à disposição indicam que a morbidade por DPOC aumenta com a idade. A morbidade por DPOC pode ser afetada por outras condições crônicas comórbidas (p. ex., doença cardiovascular, comprometimento musculoesquelético, diabetes melito) relacionadas com DPOC e pode ter um impacto nas condições de saúde do paciente, bem como interferir no manejo da DPOC.

FATORES DE RISCO

Os fatores de risco podem ser considerados "exposições" e "fatores endógenos", como se vê na Figura 43-6 e se discute a seguir.

GENÉTICA

Observa-se um risco familiar significativo de limitação do fluxo de ar em irmãos tabagistas de pacientes com DPOC

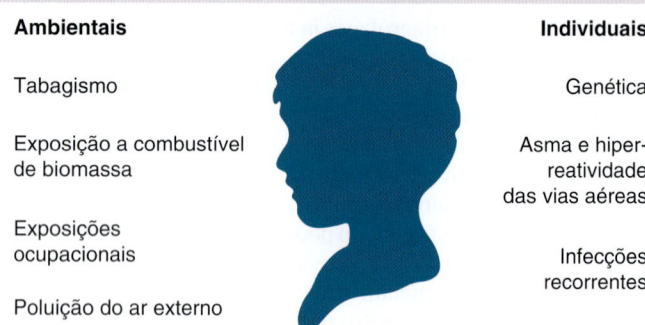

Ambientais
Tabagismo
Exposição a combustível de biomassa
Exposições ocupacionais
Poluição do ar externo

Individuais
Genética
Asma e hiper-reatividade das vias aéreas
Infecções recorrentes

Figura 43-6 Fatores de risco de DPOC, mostrando exposições ambientais que interagem com propensões individuais.

grave,[216] sugerindo que fatores genéticos, juntamente com os ambientais, poderiam influenciar essa suscetibilidade. A deficiência de A1AT, um importante inibidor circulante das proteases da serina, é o melhor fator de risco genético documentado para desenvolver enfisema.[217,218] Embora a deficiência de A1AT seja relevante somente para uma pequena parte da população do mundo, seu efeito potencializador sobre os efeitos prejudiciais do tabagismo ilustra a interação entre os genes e as exposições ambientais que levam à DPOC. Outros genes isolados têm certo efeito sobre o risco de desenvolver DPOC, inclusive o receptor alfa-nicotínico de acetilcolina, bem como o gene da proteína de interação *hedgehog*, o gene *FAM13* e o gene que codifica MMP12. Alguns outros genes têm sido implicados, mas continua a haver discrepância entre os achados das análises de DPOC e a função pulmonar, bem como entre análises do *estudo de associação do genoma inteiro* (GWAS, do inglês, *genome-wide association study*) e análises de genes candidatos.[219-221] Além disso, nenhum dos genes ainda identificados pelo GWAS, em pacientes com DPOC, sobrepõe-se aos genes que se sabe terem um efeito no nível de função pulmonar.[222,223]

TABAGISMO

Globalmente, o tabagismo é o fator de risco mais comumente encontrado para DPOC. O tabagismo durante a gravidez traz um risco para o feto, acometendo o crescimento e o desenvolvimento pulmonares intraútero.[224,225] O tabagismo na infância e na adolescência leva ao tolhimento do crescimento pulmonar e ao declínio precoce da função pulmonar, em comparação com não tabagistas.[226] Os tabagistas adultos têm uma prevalência mais alta de sintomas respiratórios, função pulmonar mais baixa, maior taxa anual de declínio do VEF_1, maior perda de densidade pulmonar e maior taxa de mortalidade por DPOC do que os não tabagistas.[202,237] O fator crucial parece ser a quantidade fumada e o grau de inalação.[204] Cigarros com filtro não diferem significativamente dos cigarros sem filtros, e outros tipos de tabaco e de *cannabis* também são fatores de risco para DPOC.[228,229] O abandono do tabagismo tem mostrado, em vários estudos, associar-se a uma prevalência mais baixa de sintomas respiratórios e a um declínio mais lento do VEF_1 em estudos populacionais e em coortes de pacientes.[204,213,230,231]

OUTROS FATORES AMBIENTAIS

Exposições a outros materiais, que não o fumo, são fatores de risco para o desenvolvimento de DPOC; entretanto, sabe-se menos sobre o impacto de fatores de risco isolados, sua relação dose-resposta e as características fisiopatológicas, bem como clínicas da DPOC não relacionada com o tabagismo. Exposições ocupacionais são um fator de risco reconhecido para DPOC.[205,208,232] Dados da pesquisa NHANES III verificaram que a fração de DPOC atribuível a exposições ocupacionais foi de 19% do total e 31% entre os que jamais fumaram.[233] Esses números são compatíveis com a declaração da American Thoracic Society, que concluiu que exposições ocupacionais são responsáveis por 10% a 20% dos sintomas ou do comprometimento funcional condizente com DPOC.[234]

Exposição a combustível de biomassa é o termo que cobre a exposição a fumaça de madeira, esterco de animais, resíduos de colheitas e carvão, tipicamente queimado em fogos abertos ou em fogões primitivos. A exposição a combustível de biomassa é fonte importante de poluição do ar em ambientes internos em países subdesenvolvidos, onde quase três bilhões de pessoas são expostas e existem evidências cada vez maiores de que essa exposição seja importante fator de risco para DPOC.[235-239]

INFECÇÕES E EXACERBAÇÕES

Uma história de infecção respiratória grave na infância associa-se a uma redução da função pulmonar e aumento dos sintomas respiratórios na idade adulta.[240,241] Na DPOC estabelecida, deu-se mais atenção recentemente a infecções e exacerbações e à progressão da doença. A suscetibilidade a infecções tem um papel nas exacerbações da DPOC, e as exacerbações aumentam o excesso de declínio do VEF_1,[242-244] embora possa ser modesto o impacto real.[213]

A tuberculose se mostra fator de risco para DPOC,[245,246] mas não está claro se isso se dá principalmente por limitação ao fluxo de ar pelas cicatrizes ou por verdadeira DPOC.

ASMA E HIPER-REATIVIDADE BRÔNQUICA

A asma e a DPOC, em geral, são vistas como duas doenças diferentes com sobreposição variável.[247-249] No entanto, a asma também pode ser vista como fator de risco para o desenvolvimento de DPOC. No estudo de Tucson, verificou-se que adultos com asma têm um risco 12 vezes mais alto de adquirir DPOC ao longo do tempo do que aqueles sem asma depois do ajuste para tabagismo.[250] Um estudo holandês de pessoas com asma verificou que 20% dos sujeitos desenvolveram limitação ao fluxo de ar irreversível,[251] e em um estudo populacional longitudinal dinamarquês, a autoavaliação de asma se associou a um excesso de perda de VEF_1.[252]

Na *European Community Respiratory Health Survey*, a hiper-reatividade brônquica ficou atrás apenas do tabagismo como fator de risco principal para DPOC, responsável por 15% do risco atribuível à população.[253] Isso está de acordo com estudos prévios mostrando forte impacto da hiper-reatividade brônquica sobre o declínio do VEF_1 também na ausência de asma.[254-256]

OUTROS

No estudo pioneiro de Fletcher et al.,[3] a bronquite crônica não se associou ao declínio da função pulmonar. No entanto, um estudo populacional mais recente encontrou uma associação entre hipersecreção de muco e declínio[9] do VEF_1 e, em adultos mais jovens que fumam, a presença de bronquite crônica se associa a aumento da probabilidade de desenvolvimento de DPOC.[257,258] Mais provavelmente, a bronquite crônica afeta o declínio do VEF_1, aumentando as infecções do trato respiratório inferior.

DPOC NO FUTURO

A DPOC era uma doença do homem tabagista no mundo industrializado. Hoje, as mulheres têm tanta DPOC quanto os homens, e embora a prevalência pareça estar estável ou até aumentando em muitos países desenvolvidos, isso é mais provavelmente decorrente do envelhecimento, e não de aumento do risco.[259] No entanto, nos países em desenvolvimento, a exposição a combustível de biomassa com o acréscimo de exposição ao tabaco está ligada ao resultado de um aumento da morbidade e mortalidade por DPOC, e isso impulsionará o aumento real da DPOC no futuro.[188,189] Desse modo, o paciente com DPOC típico, em 2030, provavelmente viverá fora da Europa e dos Estados Unidos e terá DPOC com base em um risco misto e um menor acesso ao tratamento.

CARACTERIZAÇÃO CLÍNICA DA DPOC

A apresentação clínica de DPOC é altamente heterogênea.[260] Os sintomas respiratórios mais comuns (falta de ar, tosse e expectoração), as alterações patológicas (bronquite crônica, enfisema) e as anormalidades da função pulmonar (principalmente limitação ao fluxo de ar) variam grandemente entre os pacientes e são pouco relacionadas (Fig. 43-7). De modo semelhante, a relação entre muitas das manifestações extrapulmonares e doenças comórbidas frequentemente presentes na DPOC são, de um modo geral, independentes da gravidade da limitação ao fluxo de ar e também altamente variáveis entre os pacientes.[261] Portanto, a caracterização clínica da DPOC deve ser multidimensional e considerar cuidadosamente vários aspectos e conceitos, como ainda será discutido.

GRAVIDADE, ATIVIDADE E IMPACTO DA DPOC

A *gravidade* de uma dada doença (inclusive a DPOC) se relaciona com "*o grau de comprometimento funcional do(s) órgão(s)-alvo*".[262] Tradicionalmente, a gravidade da DPOC é avaliada pela gravidade da limitação ao fluxo de ar (VEF_1)[1] No entanto, outros domínios da doença (como os sintomas e frequência de exacerbações) também são clinicamente relevantes e foram recentemente propostos pela *Global Initiative for Chronic Obstructive Lung Disease* (GOLD) a ser considerados na avaliação clínica desses pacientes.[194] Até aqui, vários índices compostos de prognóstico também foram propostos, incluindo o índice BODE[263] (índice de massa corporal, obstrução do fluxo de ar, dispneia e capacidade de exercício) e o ADO (idade, dispneia e obstrução do fluxo de ar).[264]

A **atividade** de uma doença se relaciona com o "*nível de* **ativação** *dos processos biológicos que levam à* **progressão** *da doença*".[262] Em desacordo com outras doenças crônicas, como a artrite reumatoide, este tem sido um conceito amplamente esquecido na DPOC. Tradicionalmente, a progressão da doença na DPOC tem sido avaliada pelo declínio da função pulmonar com o tempo.[203,204] Pesquisas recentes, contudo, desafiaram o paradigma de que a DPOC se associasse

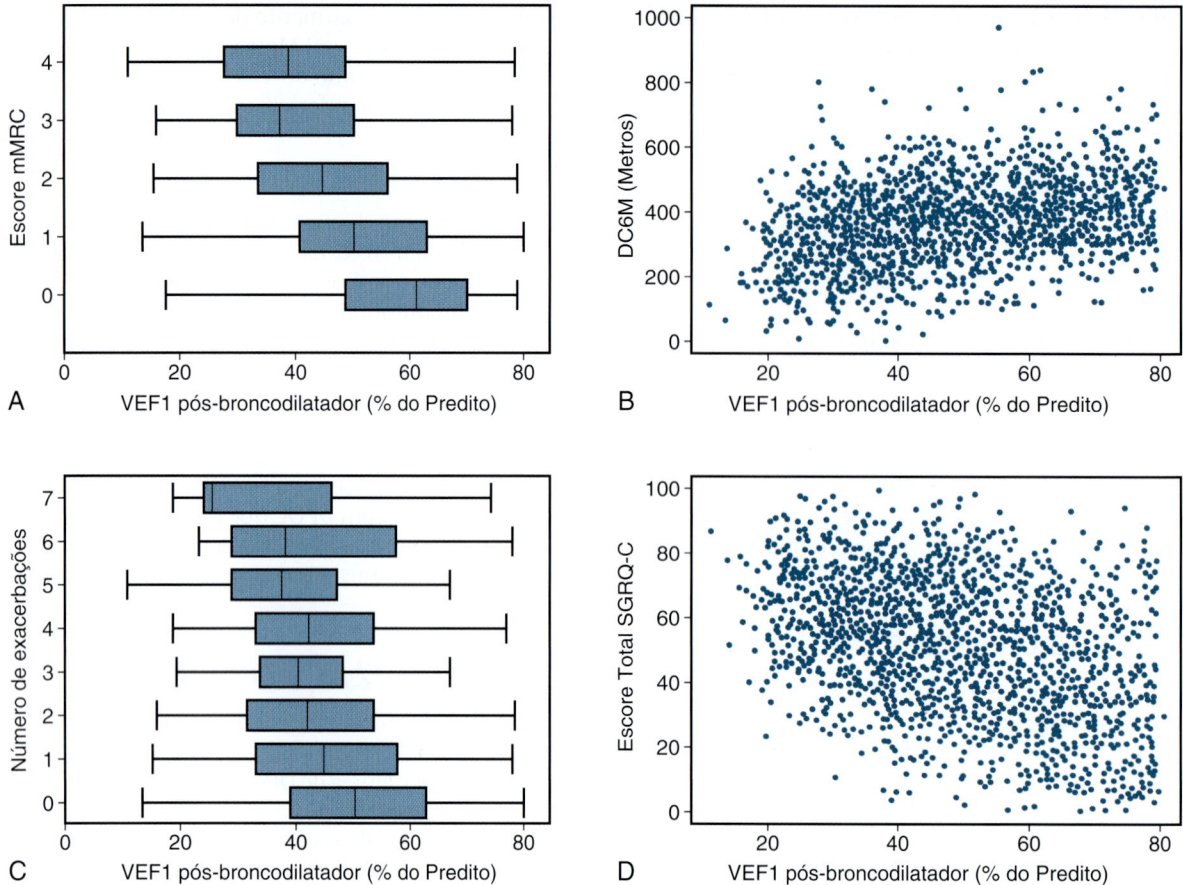

Figura 43-7 A intensidade da limitação do fluxo aéreo (VEF$_1$) se relaciona pouco com **A**, nível de falta de ar, conforme avaliado pelo questionário mMRC; **B,** capacidade de exercício avaliada pelo teste de distância caminhada em 6 minutos (DC6M); **C,** antecedentes de exacerbações; e **D,** condições de saúde avaliadas pelo *Saint George Respiratory Questionnaire* (SGRQ-C). Mais explicações podem ser encontradas no texto. (De Agusti A, Calverley P, Celli B, et al: Characterisation of COPD heterogeneity in the ECLIPSE cohort. *Respir Res* 11:122–136, 2010.)

inevitavelmente a um declínio acelerado do VEF$_1$ com o tempo, mostrando que a função pulmonar pode ser estável ou até melhorar ao longo do tempo em uma proporção de pacientes com DPOC tratados.[213,214,265] Além disso, como a DPOC é doença altamente heterogênea,[260] é provável que diferentes componentes da doença (1) evoluam em diferentes taxas, (2) exijam diferentes abordagens de monitoração para determinar a "progressão" de variáveis clínicas, funcionais, estruturais e biológicas e (3) difiram entre os pacientes, dependendo de seu fenótipo clínico e/ou do resultado da terapia.

Como determinar a *atividade* de doença na DPOC na clínica é algo ainda não resolvido, mas vários marcadores candidatos em potencial de *progressão* da doença podem ser encarados, incluindo os seguintes: (1) *marcadores clínicos*, como a presença/aumento dos sintomas,[266] taxa de declínio do VEF$_1$,[213] frequência das exacerbações,[267] perda de peso involuntária,[268] pouca capacidade para exercício e/ou aparecimento/piora de comorbidades[261]; (2) *marcadores em imagens*, como a presença/progressão de enfisema,[269-271] doença das vias aéreas, incluindo a presença de bronquiectasia[272] e/ou alguns marcadores de imagens moleculares de inflamação;[273] e, finalmente, (3) *biomarcadores de inflamação/reparo* no sangue circulante,[274-276] ar expirado[277] e/ou urina.[278]

A interação entre atividade e gravidade da doença provavelmente é determinante essencial do *impacto* da doença sobre o paciente, que é como ela é percebida pelo paciente e como a doença interfere com suas atividades da vida diária.[262] Isso tem implicações clínicas potencialmente relevantes porque é provável que a gravidade da doença e a atividade da doença precisem de abordagens terapêuticas diferentes a fim de minimizar o impacto da doença. Por isso, embora o tratamento da gravidade da doença deva ter como objetivo melhorar a capacidade funcional do paciente (broncodilatadores, oxigenoterapia, reabilitação, entre outros),[194] quando se parte da perspectiva da atividade doença, o objetivo é parar ou reduzir a intensidade dos processos biológicos que impulsionam a progressão da doença (p. ex., inflamação), usando anti-inflamatórios ou alternativas terapêuticas pró-resolução.[279]

DOENÇA PRECOCE *VERSUS* TARDIA

Desde o trabalho pioneiro de Fletcher e Peto,[3] a DPOC tem sido considerada doença progressiva, na qual os chamados "tabagistas suscetíveis" desenvolvem um declínio acelerado da função pulmonar (VEF$_1$) com a idade. No entanto, como quase todos os estudos publicados até aqui incluíram pacientes com uma média de 60 a 65 anos, existe uma escassez de informação sobre os estágios "precoces" da doença. O termo *doença precoce* se refere então a um ponto no tempo "inicial" na história natural da doença, no qual o paciente recebe o diagnóstico ou é estudado (i.e., a idade do paciente naquele ponto no tempo).[262] Ainda assim, muitas vezes o conceito de doença "precoce" é confundido com o de doença "leve", algo que tem a ver com a intensidade da doença (VEF$_1$), e não com o momento de seu aparecimento (idade); é claro que um paciente "idoso" com doença "leve" nada tem a ver com doença "precoce".[280] Embora a relação entre atividade da doença e intensidade da doença não seja clara, podem-se conceber diferentes possibilidades. Por exemplo, na doença "precoce" (i.e., em idade jovem), a "atividade da doença" provavelmente é alta e a intensidade, baixa, enquanto que, dependendo da história natural da doença e/ou da efetividade das terapias oferecidas, na doença grave (em qualquer idade), a "atividade da doença" pode ser alta, baixa ou intermediária.

FENÓTIPOS DE DPOC

Dada a apresentação clínica heterogênea da DPOC (Fig. 43-7), existe considerável interesse em identificar grupos de pacientes com prognóstico ou necessidades terapêuticas semelhantes.[281] Falando estritamente, define-se um fenótipo pelas propriedades observáveis (ou *traços fenotípicos*) de um organismo, conforme determinado por seu genótipo e modulado por seu ambiente.[282] A fim de fornecer certa perspectiva clínica, uma definição recente de consenso propôs o conceito de um *fenótipo clínico*, que é assim definido: *"um atributo único ou combinação de atributos de doença que descrevam diferenças entre indivíduos com DPOC no que se relaciona a resultados clinicamente significativos (sintomas, exacerbações, resposta à terapia, taxa de progressão da doença ou óbito)."*[283]

Muitas características da doença (i.e., traços fenotípicos) têm sido propostos como *fenótipos* de DPOC em potencial, mas apenas alguns foram validados prospectivamente de acordo com essa definição:[281] (1) *deficiência de alfa₁-antitripsina*, na qual o gene/proteína específico foi identificado e se desenvolveu terapia específica,[283] (2) *enfisema do lobo superior, com pouca tolerância ao exercício depois de reabilitação em pacientes com intensa limitação do fluxo de ar*, cuja sobrevida melhora com a cirurgia de redução do volume pulmonar,[284] e (3) *exacerbações frequentes* (duas ou mais por ano[267]) que possam se beneficiar de terapia com anti-inflamatório.[244,285]

A identificação e validação de novos fenótipos clínicos podem avançar o manejo clínico da DPOC, identificando novos alvos terapêuticos e determinando a eficácia de um tratamento farmacológico/procedimento em subgrupos com atributos específicos.[286] Até o momento, são necessários estudos longitudinais de longo prazo bem elaborados. Os estudos ECLIPSE, COPDGene e SPIROMICS estão começando a abordar essa necessidade. Importantes avisos a considerar incluem: (1) certos atributos da doença, como dispneia, depressão ou exacerbações, poderiam ser vistos como traços fenotípicos ou resultados, dependendo do contexto clínico no qual sejam usados;[281] (2) a apresentação clínica de alguns fenótipos clínicos pode mudar (para melhor ou pior) ao longo do tempo devido ao efeito da terapia e/ou a evolução natural da doença; (3) duas doenças prevalentes podem coexistir (p. ex., DPOC e asma[249] ou DPOC e apneia obstrutiva do sono[287]); (4) qualquer dado paciente pode pertencer a mais do que um fenótipo clínico; (5) insuficiência respiratória crônica, cujo prognóstico melhora com oxigenoterapia domiciliar de longo prazo na DPOC,[288,289] não deve ser considerada um fenótipo de DPOC porque é um estado funcional final comum a muitas outras doenças. É, contudo, um marcador de "intensidade" da doença; e (6) é plausível que a intensidade/atividade da doença seja avaliada diferentemente em diferentes fenótipos clínicos e que a relação entre atividade da doença e intensidade da doença seja diferente entre os fenótipos.

Os fenótipos clínicos em potencial de DPOC que precisam de validação incluem: (1) dispneia desproporcional (prediz um excesso de mortalidade,[290,291] mas o papel de comorbidades ainda não ficou esclarecido.[292] De igual modo, também não está claro se as comorbidades constituem um fenótipo específico ou simplesmente representam a coincidência de doenças prevalentes associadas ao avanço da idade no mesmo paciente[261,292]); (2) inflamação sistêmica persistente, que se associa a aumento da mortalidade e da taxa de exacerbações;[274] (3) bronquite crônica, embora sejam controversas as evidências científicas;[9,293] (4) presença de colonização bacteriana crônica nas vias aéreas;[294,295] (5) enfisema[271] e sua relação com hiperinsuflação pulmonar[296] e câncer de pulmão;[297] (6) fenótipo misto asma/DPOC;[249] e (7) hipertensão pulmonar "desproporcional".[298]

PROPOSTA DE AVALIAÇÃO COMBINADA GOLD

A GOLD propôs recentemente um novo sistema multidimensional para avaliação e manejo de pacientes com DPOC que combina: (1) os sintomas percebidos pelo paciente, (2) a intensidade da limitação do fluxo aéreo e (3) antecedentes de exacerbações.[194] Nessa avaliação proposta, os pacientes com DPOC são classificados em quatro categorias ou grupos (A, B, C e D) (Fig. 43-8) que, juntamente com a avaliação de comorbidades em potencial, pode auxiliar os clínicos a orientar a terapia. Ainda existem muitas perguntas não respondidas sobre essa nova proposta, mas não existe dúvida de que é um passo importante para uma avaliação e tratamento mais personalizados dos pacientes com DPOC.[299] É possível que, no futuro, a caracterização e avaliação da DPOC exijam a consideração de outros domínios atualmente não incluídos nessa proposta. Recentemente, foi proposto um "painel de controle de DPOC", que combina um módulo *"intensidade"*, um módulo *"atividade"* e um módulo *"impacto"* (Fig. 43-9) como caminho em potencial a seguir.[300]

Os campos recentes de *biologia de sistemas* e *medicina de rede*[301] podem ajudar a compreender a complexidade dos mecanismos biológicos inter-relacionados (os chamados *"fenótipos intermediários"*[302,303] ou *"endotipos"*[304]) subjacentes a diferentes fenótipos clínicos na DPOC, bem como na identificação de biomarcadores clinicamente úteis[305] e novos alvos terapêuticos.[299] Uma abordagem mais global sem vieses das "doenças das vias aéreas" pode finalmente gerar uma nova taxonomia com implicações terapêuticas específicas.[306]

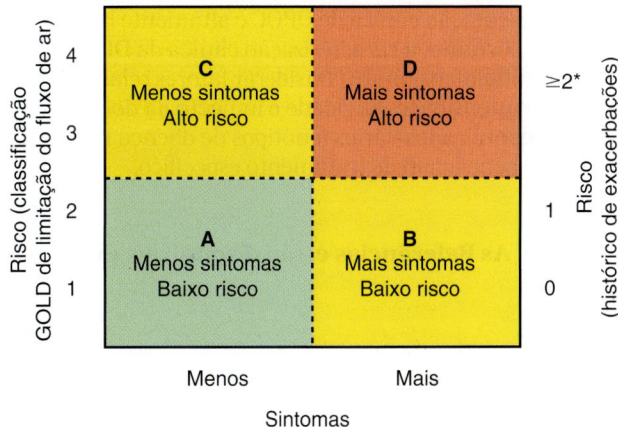

Figura 43-8 Sistema de classificação GOLD. Grupos de pacientes com DPOC de acordo com a proposta de avaliação GOLD de 2011. *ou uma hospitalização. (Modificada de Agusti A, Hurd S, Jones P, et al: Frequently asked questions (FAQs) about the GOLD 2011 assessment proposal of COPD. *Eur Respir J* 42:1391–1401, 2013.)

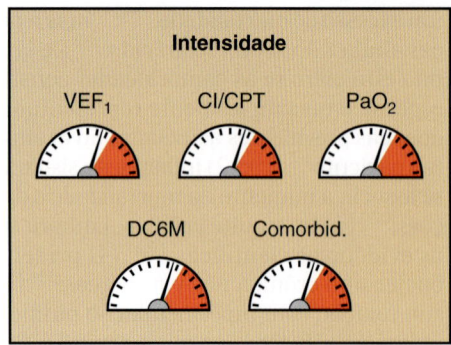
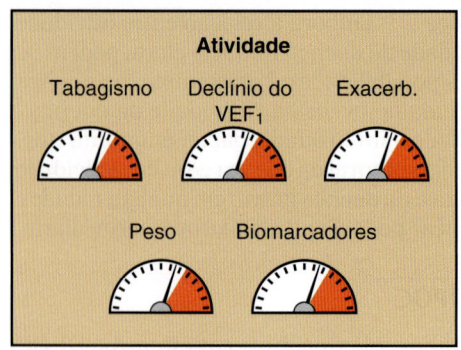
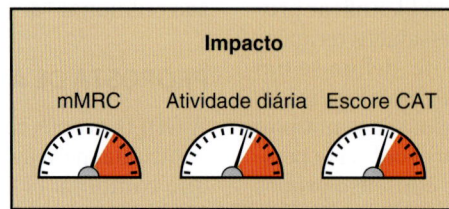

Figura 43-9 Um painel de controle de DPOC. Coletar informações nos três domínios de intensidade, atividade e impacto pode proporcionar orientação para o manejo ótimo de pacientes individuais com DPOC VEF$_1$, volume expiratório forçado em 1 segundo; CAT, teste de avaliação de DPOC; CI/CPT, razão da capacidade inspiratória para a capacidade pulmonar total; DC6M, distância caminhada em 6 minutos; mMRC, escala de dispneia do Medical Research Council modificada; PaO$_2$, pressão arterial de oxigênio. (De Agusti A, MacNee W: The COPD control panel: towards personalized medicine in COPD. *Thorax* 68:687–690, 2013.)

Pontos-chave

- A patologia da DPOC é heterogênea, tendo alterações patológicas nas grandes vias aéreas (bronquite crônica), nas pequenas vias aéreas (bronquiolite) e no parênquima pulmonar (enfisema) que variam em sua expressão entre os pacientes.
- Pensa-se que, em geral, a patogênese da DPOC resulte de uma reação inflamatória anormal nos pulmões a partículas e gases tóxicos.
- Nenhum mecanismo único pode ser responsabilizado pela patologia complexa na DPOC. É provável que estejam envolvidas interações entre diferentes mecanismos, incluindo reações imunes inflamatórias, desequilíbrio entre proteases/antiproteases e oxidantes/antioxidantes, apoptose, senescência celular e avanço da idade.
- A DPOC resulta de uma combinação de suscetibilidade genética, pouco crescimento pulmonar e um excesso de perda da função pulmonar na idade adulta.
- A apresentação clínica de DPOC é altamente heterogênea e, portanto, a caracterização clínica da DPOC deve ser multidimensional e considerar fatores relacionados com a intensidade, atividade e impacto da doença. Foram identificados vários fenótipos de doença na DPOC que se beneficiam de tratamento específico.

As Referências estão disponíveis exclusivamente no site www.elsevier.com.br/expertconsult

44 DPOC: DIAGNÓSTICO CLÍNICO E MANEJO

MEILAN K. HAN, MD, MS • STEPHEN C. LAZARUS, MD

INTRODUÇÃO E HISTÓRIA
QUADRO CLÍNICO
  Sintomas
  Exame Físico
  Provas de Função Pulmonar e Diagnóstico
  Imagens
  Exames Laboratoriais
COMPLICAÇÕES
  Pneumotórax
  Bolhas Gigantes
  Pneumonia
  Cor pulmonale
  Transtornos do Sono
  Manifestações Sistêmicas e Comorbidades
DIAGNÓSTICO DIFERENCIAL
  Asma Obstrutiva Crônica
  Bronquite Crônica sem Obstrução do Fluxo de Ar
  Bronquiectasia
  Bronquiolite Obliterante
  Panbronquiolite Difusa
  Linfangioleiomiomatose
EPIDEMIOLOGIA
  Influências Ambientais
  Fatores do Hospedeiro
TRATAMENTO
  Princípios Gerais de Tratamento
  Farmacoterapia
  Modificadores de Leucotrienos
  Tratamento não Farmacológico
  Reabilitação Pulmonar
  Tratamento Cirúrgico do Enfisema
  Exacerbações Agudas
  Desenvolvimento de Novos Tratamentos

INTRODUÇÃO E HISTÓRIA

A *doença pulmonar obstrutiva crônica* (DPOC), do modo em que é atualmente definida, é um espectro de anormalidades pulmonares caracterizadas fisiologicamente por obstrução persistente do fluxo de ar. As anormalidades histológicas vistas mais comumente são destruição do tecido pulmonar, ou enfisema, e doença das vias aéreas, reconhecida clinicamente como bronquite crônica. De um ponto de vista histórico, o enfisema foi reconhecido primeiro. Já nos séculos XVII e XVIII, os clínicos reconheciam o que era denominado pulmões anormalmente "volumosos".[1] Em 1789, Baillie publicou uma série de ilustrações demonstrando as características patológicas clássicas do enfisema. Um pouco mais tarde, foi descrita a bronquite crônica, documentada melhor pelo clínico, patologista e inventor do estetoscópio, Laennec. Em seu *A Treatise on the Diseases of the Chest*, de 1821, Laennec descreve pulmões hiperinsuflados e que não esvaziam bem.[2] No entanto, com a inspeção patológica, ele também observou que "os brônquios da traqueia estão frequentemente ...cheios de líquido mucoso". Naquele tempo, o tabagismo não era comum, e Laennec atribuiu as causas principais dessa doença a fatores ambientais e genéticos. No entanto, é importante observar que Laennec identificou ambos os aspectos característicos da DPOC: enfisema e bronquite crônica.

Na década de 1940, clínicos renomados estavam se familiarizando com uma entidade caracterizada por dispneia aos esforços, em pacientes com sinais físicos de enfisema, juntamente com bronquite crônica e asma.[3] No entanto, não foi possível diagnosticar confiavelmente tal entidade até a invenção da espirometria. Em 1846, John Hutchinson inventou o espirômetro, que era capaz de medir a capacidade vital, porém 100 anos mais tarde, foi Tiffeneau que introduziu o conceito de uma capacidade vital cronometrada como medida do fluxo de ar, o que permitiu ao espirômetro tornar-se um instrumento de diagnóstico para obstrução do fluxo de ar.[4] Na década de 1950, os clínicos reconheceram que os padrões espirométricos e de volume de fluxo específicos indicavam a presença de enfisema.[5] De fato, a primeira edição de Hinshaw e Garland, em 1956, mostrava espirogramas indicando obstrução do fluxo de ar no enfisema.[6]

As bases para a definição moderna de DPOC foram estabelecidas em duas conferências científicas principais, o CIBA Guest Symposium[7], em 1959, e a Comissão sobre Padrões Diagnósticos da American Thoracic Society (ATS)[8] em 1962. A comissão da ATS definiu bronquite crônica clinicamente como tosse crônica com duração de pelo menos 3 meses nos últimos 2 anos; enfisema foi definido histologicamente como espaços alveolares aumentados de volume; asma foi definida como hiper-reatividade brônquica.[9] Foi então que o Dr. William Briscoe, na nona Conferência sobre Enfisema em Aspen, em 1965, introduziu pela primeira vez o termo "DPOC". Vários anos mais tarde, os Drs. Charles Fletcher e Richard Peto deram sustentação à ligação entre tabagismo e o desenvolvimento de DPOC em seu livro de 1976, que é um marco, documentando que o tabagismo contínuo acelera a doença, enquanto o abandono do tabagismo atenua a perda de função pulmonar.[10]

A definição moderna de DPOC, lançada pela ATS e a European Respiratory Society (ERS), descreve-a como "um estado de doença prevenível e tratável, caracterizado por limitação do fluxo de ar que não é inteiramente reversível. A limitação do fluxo de ar geralmente é progressiva e se associa a uma reação inflamatória anormal dos pulmões a partículas ou gases nocivos, primariamente causada pelo tabagismo. Embora a DPOC afete os pulmões, também produz consequências sistêmicas significativas".[9] Embora essa definição descreva uma anormalidade fisiológica associada à exposição a estímulos nocivos, o desafio que permanece para o clínico e o pesquisador é compreender a heterogeneidade significativa da apresentação da doença e a progressão que ainda existe nessa definição central.

QUADRO CLÍNICO

SINTOMAS

Os indivíduos com DPOC em início costumam ser assintomáticos. No entanto, à medida que a doença evolui, dispneia,

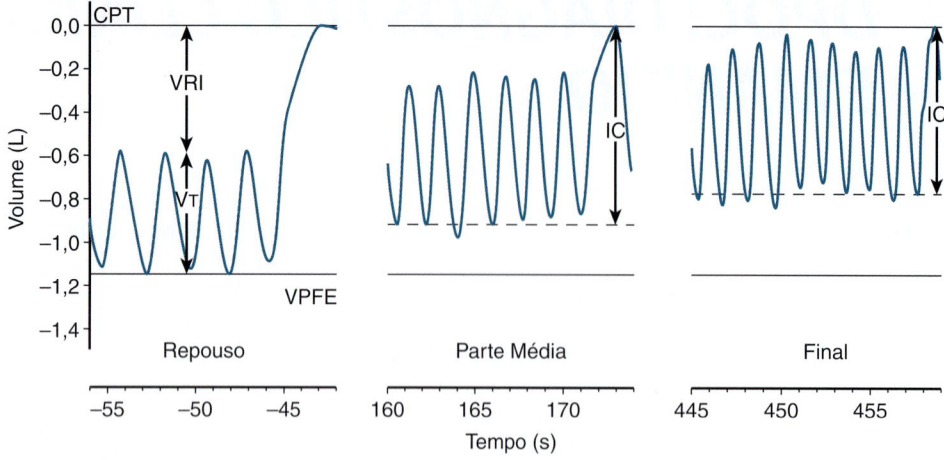

Figura 44-1 Hiperinsuflação dinâmica. Traçado de volume de um paciente com DPOC grave, que demonstrou hiperinsuflação dinâmica dependente ventilatória. A capacidade inspiratória (CI) diminui e o volume pulmonar ao final da expiração (VPFE) aumenta à medida que a ventilação aumenta durante o exercício. CPT, capacidade pulmonar total; VC, volume corrente; VRI, volume de reserva inspiratório. (De Dolmage TE, Evans RA, Goldstein RS: Defining hyperinflation as 'dynamic': moving toward the slope. *Respir Med*. Mar 7, 2013. Figure 1.)

sibilância, tosse e expectoração tipicamente se tornam mais proeminentes. Qualquer uma dessas características deve provocar uma avaliação, incluindo espirometria para diagnóstico, se ainda não estiver estabelecido, e para estadiamento da doença. No início da evolução da doença, pode estar presente dispneia apenas com esforço físico, e os pacientes podem atribuir esses sintomas a outros fatores e não procurar tratamento. Os pacientes também podem modificar suas atividades para evitar dispneia, de modo que a progressão da limitação pulmonar pode ser bem insidiosa. De fato, a atividade dos pacientes pode ficar intensamente limitada mesmo quando acreditam que seu processo de doença ainda seja leve.[11] Finalmente, contudo, à medida que a doença evolui, a dispneia pode estar finalmente presente com as atividades da vida diária. Embora o mecanismo para dispneia na DPOC provavelmente seja multifatorial, o aprisionamento de ar induzido pelo exercício, conhecido como "hiperinflação dinâmica", provavelmente desempenha um papel significativo (Fig. 44-1).

Como com a dispneia, os pacientes podem atribuir a tosse a outros fatores, como tabagismo, e, portanto, podem não se queixar desse sintoma, a menos que perguntados. Em geral, os tabagistas ativos têm mais expectoração, que paradoxalmente pode aumentar transitoriamente depois do abandono do tabagismo.[12] Embora a presença de tosse produtiva, na DPOC, costume ser mais variável do que a presença de dispneia, ela pode ter impacto significativo sobre a qualidade de vida.[11] A expectoração, quando presente, tende a ser mucoide, de aspecto claro a branco, sendo mais purulenta com as exacerbações. A bronquite crônica também é clinicamente significativa porque se associa a exacerbações mais frequentes[13] e tem implicações terapêuticas específicas (veja Tratamento).[14,15] Excessiva produção de expectoração (mais do que duas a três colheres de sopa por dia) pode indicar a presença de bronquiectasia, que se relata ter uma prevalência na faixa entre 29% e 52% na DPOC moderada a grave e se associa a aumento da mortalidade.[16] Pode-se ver hemoptise com bronquite crônica e bronquiectasia, particularmente durante exacerbações da DPOC. No entanto, a presença de hemoptise, em um paciente com DPOC, deve levantar a preocupação com outras causas possíveis, incluindo câncer de pulmão, dado o aumento do risco de câncer de pulmão nessa população de pacientes.[17]

Foram desenvolvidos vários instrumentos para avaliar o estado de saúde na DPOC, mais notavelmente o *St. George's Respiratory Questionnaire*[18] (SGRQ) e o *COPD Assessment Test*[19] (CAT) (Fig. 44-2). Ambos são instrumentos multidimensionais, englobando sintomas como tosse produtiva, bem como falta de ar e limitação da atividade. O SGRQ e o CAT demonstram correlações simples, mas imperfeitas, com o *volume expiratório forçado em 1 segundo* (VEF_1), porém, o mais importante é demonstrar alterações depois de intervenções[20,21] e com exacerbações.[22,23] Embora o SGRQ seja mais longo e usado primariamente no ambiente de pesquisa, o CAT consiste em apenas oito perguntas e é prático para uso no ambiente clínico. *The Modified Medical Research Council (mMRC)* é uma escala de dispneia de 5 pontos[24] que, embora não desenvolvida especificamente para DPOC, é relevante porque se relaciona com a mortalidade exclusivamente na DPOC[25] ou quando usada para calcular o índice BODE (IMC [**B**MI], **O**bstrução, **D**ispneia, capacidade para o **E**xercício), um preditor de mortalidade na DPOC[26] (Tabela 44-1).

EXAME FÍSICO

No início da evolução da doença, não se observam anormalidades específicas ao exame físico. Pode ou não estar presente uma sibilância e não se relaciona necessariamente com a gravidade da obstrução do fluxo de ar. Tempo expiratório prolongado é um achado mais consistente na DPOC, particularmente à medida que a doença avança. Um tempo expiratório forçado acima de 6 segundos corresponde a uma razão VEF_1/ *capacidade vital forçada* (CVF) abaixo de 50% a 60%.[27,28] Em doença muito grave, os pacientes desenvolvem sinais físicos indicativos de hiperinsuflação, incluindo o tórax na forma de barril, diminuição dos sons respiratórios à ausculta, bulhas cardíacas abafadas e aumento da ressonância à percussão. Os pacientes podem respirar em uma posição de "tripé", na qual o indivíduo se inclina para frente e sustenta a parte superior do seu corpo com os membros superiores em extensão. Essa manobra se aproveita dos músculos acessórios do pescoço e da parte superior do tórax para aumentar o movimento do ar. Os pacientes com doença grave também podem usar lábios franzidos para respirar, o que envolve expirar sob pressão pelos lábios franzidos. Essa técnica cria pressão retrógrada e

Como está sua DPOC?

Para cada item abaixo, marcar (√) no quadro o que melhor descreve seu quadro.

Exemplo: Estou muito feliz | 0 √1 2 3 4 5 | Estou muito triste

PONTUAÇÃO

Nunca tenho tosse	0 1 2 3 4 5	Tenho tosse o tempo todo
Não tenho absolutamente expectoração (muco) no peito.	0 1 2 3 4 5	Meu peito está completamente cheio de catarro (muco).
Não sinto absolutamente nenhuma sensação de aperto no peito.	0 1 2 3 4 5	Sinto muito aperto no peito.
Quando subo uma ladeira ou um lance de escadas, não tenho falta de ar.	0 1 2 3 4 5	Quando subo uma ladeira ou um lance de escadas, tenho muita falta de ar.
Não tenho limitação ao fazer as atividades domésticas.	0 1 2 3 4 5	Tenho muita limitação ao fazer as atividades domésticas.
Tenho confiança para sair de casa apesar da doença pulmonar.	0 1 2 3 4 5	Não tenho confiança para sair de casa por causa da minha doença pulmonar.
Durmo bem.	0 1 2 3 4 5	Não durmo bem por causa da minha doença pulmonar.
Tenho muita energia.	0 1 2 3 4 5	Não tenho nenhuma energia.

PONTUAÇÃO ☐☐

Reproduzida com permissão da GlaxoSmithKline. A empresa tem os direitos autorais de proprietário do Teste de Avaliação de DPOC (CAT). No entanto, terceiros poderão usar o CAT gratuitamente. O teste precisa ser sempre usado em sua totalidade. Exceto por reformatação limitada, o CAT não pode ser modificado nem combinado a outros instrumentos sem prévia aprovação por escrito. As oito perguntas do CAT precisam aparecer palavra por palavra, em ordem e em conjunto como são apresentadas, e não divididas em páginas separadas. Todas as informações sobre marca registrada e direitos autorais precisam ser mantidas como aparecem na parte inferior do CAT e em todas as cópias. O layout final do questionário CAT autorizado final pode diferir um pouco, mas o texto do item não mudará. A pontuação CAT é calculada como a soma das respostas presentes. Se estiverem faltando mais de duas respostas, não será possível calcular a pontuação; quando um ou dois itens estiverem faltando, suas pontuações poderão ser estabelecidas como a média dos pontos dos itens respondidos.

Figura 44-2 Teste de avaliação de DPOC. (Reproduzida com permissão da GlaxoSmithKline.)

acredita-se que reduza a hiperinsuflação dinâmica, embora também funcione reduzindo a constrição brônquica por meio de mecanismos mediados de maneira neutra.[29]

Nos pacientes com doença grave, outras manifestações sistêmicas podem incluir sinais de *cor pulmonale* ou insuficiência cardíaca direita, levando a um edema dos membros inferiores. Também se pode encontrar um componente P2 ou pulmonar acentuado na segunda bulha. Podem estar presentes manchas de alcatrão nos dedos pelo tabagismo. Baqueteamento digital não é característica típica de DPOC mesmo quando está presente hipoxemia, e deve sugerir pesquisa de outras comorbidades, inclusive câncer de pulmão.

Dois subtipos comumente reconhecidos de DPOC são os "sopradores rosados" *(pink puffers)* e os "cianóticos inchados"

Tabela 44-1	Índice BODE			
Variável	**Pontos no índice BODE**			
	0	1	2	3
B — Índice de massa corporal (kg/m²)*	> 21	≤ 21	—	—
O — VEF$_1$ (% do predito)†	≥ 65	50-64	36-49	≤ 35
D — Distância caminhada em 6 min (m)	≥ 350	250-349	150-249	≤ 149
E — Escala de dispneia MMRC (pontuação)	0-1	2	3	4

Quatro variáveis identificadas como preditivas de sobrevida nos pacientes com DPOC e os valores (0-3) atribuídos a cada variável por categoria.
VEF$_1$, volume expiratório forçado em 1 segundo; MMRC, escala do *Medical Research Council* modificada.
*Os valores para índice de massa corporal são 0 ou 1 devido ao ponto de inflexão na relação inversa entre sobrevida e índice de massa corporal em um valor de 21 kg/m².
†As categorias de VEF$_1$ se baseiam nos estágios identificados pela American Thoracic Society.
(De Celli B, Goldstein R, Jardim J, Knobil K: Future perspectives in COPD. *Respir Med* 99:S41–S48, 2005, Table 1.)

(blue bloaters). Os sopradores rosados, tipicamente associados a um enfisema significativo, compensam com hiperventilação e costumam manifestar atrofia muscular e perda de peso. Em comparação com os cianóticos inchados, os sopradores rosados são menos hipoxêmicos e, portanto, parecem "rosados". Os cianóticos inchados tipicamente têm bronquite crônica e tendem a apresentar diminuição da ventilação e maior alteração de *ventilação-perfusão* (V/Q) do que os sopradores rosados, levando à hipoxemia e, por isso, à cianose e ao *cor pulmonale* com edema ou "inchaço".

PROVAS DE FUNÇÃO PULMONAR E DIAGNÓSTICO

Espirometria

As provas (testes) de função pulmonar (Cap. 25) e, em particular, a espirometria são essenciais para estabelecer um diagnóstico de DPOC. Embora os sintomas sugiram um diagnóstico, infelizmente é pequeno seu valor preditivo para um diagnóstico de DPOC.[30] Foram desenvolvidos vários instrumentos de rastreio, incluindo questionários,[31] bem como questionários usados juntamente com o pico do fluxo expiratório.[32] Vários estudos sugerem que, entre os vários fatores de risco, idade avançada e história de tabagismo são os dois fatores de risco mais importantes para o desenvolvimento de DPOC.[30,31,33] Pode-se realizar a espirometria no consultório do médico e deve ser feita em qualquer paciente com sintomas (p. ex., tosse, expectoração, dispneia) e fatores de risco. Ao realizar a espirometria, um sujeito executa uma expiração forçada, e o VEF$_1$ é comparado contra o total de ar expirado, que é a CVF. Define-se DPOC por uma redução da relação VEF$_1$/CVF. O grau de redução do VEF$_1$ define a intensidade da obstrução do fluxo de ar. A alça de fluxo e volume, na DPOC, tipicamente tem um aspecto côncavo, e a curva volume-tempo demonstra um tempo expiratório prolongado (Fig. 44-3).

A ATS e a *Global Initiative for Chronic Obstructive Lung Disease* (GOLD) recomendam que sejam usados valores pós-broncodilatadores para ajudar a distinguir DPOC de asma. A GOLD recomenda uma relação VEF$_1$/CVF abaixo de 0,70 como o limite para a presença de obstrução do fluxo de ar.[34] Em lugar de usar a razão fixa, a ATS/ERS recomenda usar o quinto percentil para o limite inferior da normalidade.[9] Em geral, a abordagem com a razão fixa leva a um excesso de diagnósticos em sujeitos mais idosos porque a relação VEF$_1$/CVF declina com a idade até em indivíduos saudáveis.[35] No entanto, a abordagem com a razão fixa traz a vantagem da simplicidade.

Embora a gravidade da DPOC seja tipicamente graduada com base no VEF$_1$% predito, o que faz parte das recomendações da GOLD (Tabela 44-2) e da ATS/ERS, atualizações recentes das recomendações GOLD agora incorporam sintomas e risco de exacerbação como parte do estadiamento da doença.

Volumes Pulmonares

Outros volumes pulmonares, incluindo a *capacidade pulmonar total* (CPT) e o *volume residual* (VR), precisam ser medidos por

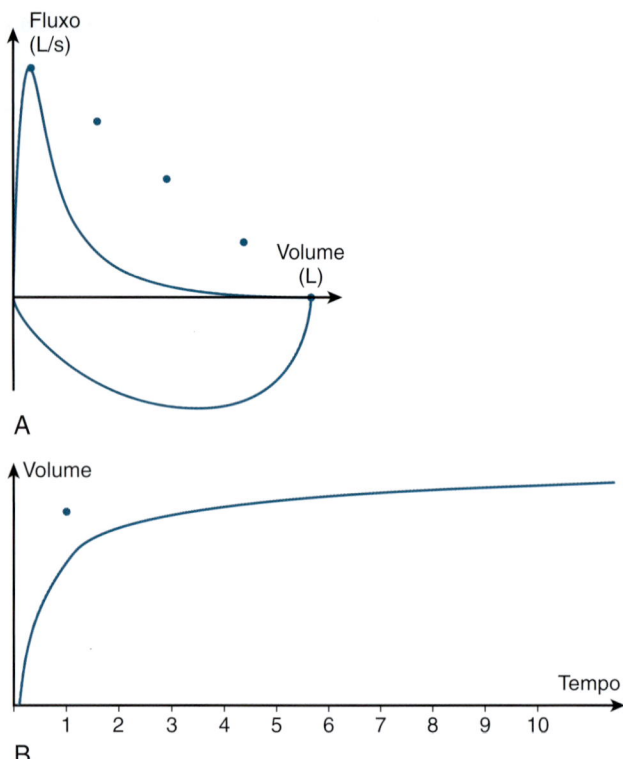

Figura 44-3 Alça fluxo-volume na DPOC. A, O traçado mostra uma alça fluxo-volume côncava com redução do fluxo em todos os volumes pulmonares. Os pontos indicam o fluxo esperado em vários volumes pulmonares. **B,** A curva volume-tempo mostra tempo expiratório prolongado. O ponto demonstra o VEF$_1$ predito.

Tabela 44-2 Classificação GOLD de Intensidade da Limitação do Fluxo de Ar na DPOC com Base no VEF$_1$ Pós-broncodilatador

Em Pacientes com VEF$_1$/CVF < 0,70	
GOLD 1: leve	VEF$_1$ ≥ 80% do predito
GOLD 2: moderada	50% ≤ VEF$_1$ < 80% do predito
GOLD 3: intensa	30% ≤ VEF$_1$ < 50% do predito
GOLD 4: muito intensa	VEF$_1$ < 30% do predito

DPOC, doença pulmonar obstrutiva crônica; VEF$_1$, volume expiratório forçado em 1 segundo.
Global Strategy for the Diagnosis, Management and Prevention of COPD, Global Initiative for Chronic Obstructive Lung Disease (GOLD) 2014. Disponível em: http://www.goldcopd.org/.

meio de pletismografia, que é tipicamente realizada em um laboratório de função pulmonar. A CPT aumenta na DPOC, particularmente na presença de enfisema, situação em que existe perda significativa da retração elástica, resultando em hiperinsuflação do pulmão. Também se podem ver aumentos de VR e da capacidade residual funcional. O VR tende a aumentar em maior escala do que a CPT, levando a um aumento da razão VR/CPT. A capacidade vital, na DPOC, também tipicamente diminui por causa da hiperinsuflação.

Capacidade de Difusão

A *capacidade de difusão para o monóxido de carbono* (DL_{CO}) reflete o volume de sangue capilar alveolar e, consequentemente, diminui na presença de enfisema, mas também pode reduzir-se na presença de outras anormalidades que afetam o leito capilar alveolar, incluindo a fibrose pulmonar. Uma espirometria e volumes pulmonares quase normais, no contexto de capacidade de difusão intensamente reduzida, sugerem possível diagnóstico da síndrome combinada de enfisema e fibrose pulmonar.[36]

Teste do Exercício

O *teste de caminhada de 6 minutos* (TC6M) provavelmente é o teste com exercício mais frequentemente empregado na DPOC. A distância que um paciente consegue caminhar em 6 minutos é denominada *distância caminhada em 6 minutos* (DC6M)[37] A medida da distância caminhada durante um período de tempo definido foi descrita pela primeira vez na década de 1960.[38] Uma vantagem do TC6M é ser necessário pouco treinamento para administrá-lo e não ser preciso equipamento especializado. Embora não seja necessário um TC6M para se fazer o diagnóstico de DPOC, ele permite ao clínico avaliar a oxigenação durante a deambulação e a necessidade em potencial de oxigênio suplementar. O TC6M também é frequentemente empregado durante a avaliação para transplante de pulmão para dimensionar o estado funcional e o prognóstico. Demonstra-se que a DC6M se relaciona com a mortalidade na DPOC e é componente do índice de mortalidade BODE.[26] O TC6M, contudo, não fornece informações diagnósticas referentes a causas específicas para dispneia ou limitação do exercício, o que só pode ser obtido por meio de *teste de esforço cardiopulmonar* (TECP). O TECP pode ser realizado com uma esteira ou bicicleta ergométrica.[39] Um grande número de parâmetros pode ser medido ou derivado durante um TECP, inclusive o consumo máximo de oxigênio ($\dot{V}_{CO_2}$), *produção de dióxido de carbono* ($\dot{V}_{O_2}$), trabalho máximo e limiar anaeróbico. Embora exista boa correlação entre DC6M e o consumo de oxigênio no pico do exercício na doença pulmonar terminal,[40,41] o TC6M deve ser considerado complementar ao TECP. A maioria dos pacientes não alcança capacidade máxima de exercício durante o TC6M e, consequentemente, a DC6M pode refletir melhor a capacidade funcional de exercício.[42] A DC6M também ser correlaciona melhor com as medidas de qualidade de vida; intervenções terapêuticas que resultem em alterações da DC6M também se correlacionam com melhoras da dispneia.[43-45] Algum tipo de teste de exercício é tipicamente empregado antes e depois da reabilitação pulmonar para avaliar a melhora. O TECP também é parte necessária da avaliação para *cirurgia de redução do volume pulmonar* (CRVP) porque a CRVP pode proporcionar um benefício em sobrevida àqueles com baixa taxa de trabalho depois da reabilitação pulmonar.[46]

IMAGENS

A radiografia do tórax e a *tomografia computadorizada* (TC) são as duas modalidades de imagens mais comumente usadas na DPOC. Embora não sejam necessárias para diagnosticar DPOC, as imagens podem ser úteis para descartar processos concomitantes. São frequentemente feitas radiografias do tórax para investigar dispneia ou hemoptise ou para procurar pneumonia, insuficiência cardíaca, câncer de pulmão ou pneumotórax. A radiografia do tórax não é particularmente sensível ou específica para o diagnóstico de DPOC. Existem certas características, entretanto, frequentemente vistas na DPOC. Radiotransparência, achatamento diafragmático e aumento do espaço aéreo retroesternal na radiografia em perfil podem ser vistos quando está presente uma hiperinsuflação (Fig. 44-4). Ocasionalmente, grandes bolhas podem se manifestar como áreas radiotransparentes.

A TC do tórax permite melhor detecção e quantificação do enfisema do que a radiografia de tórax tradicional. Áreas com baixa atenuação são um marcador de enfisema; também se podem ver vias aéreas espessadas indicativas de espessamento brônquico (Fig. 44-5). Se forem feitas imagens expiratórias, áreas de aprisionamento de ar indicativas de obstrução de pequenas vias aéreas e enfisema também poderão ser vistas. A TC não é indicada no diagnóstico ou avaliação de rotina de DPOC, mas pode ser útil ao avaliar indivíduos com DPOC muito grave. São necessárias imagens de TC para quantificar a extensão do enfisema e sua distribuição para finalidades de CRVP.[46] Os indivíduos com DPOC muito grave submetidos à avaliação para transplante tipicamente precisam de uma TC do tórax para descartar a presença de câncer de pulmão e auxiliar no planejamento cirúrgico. As imagens de TC também são úteis quando o clínico está interessado em um processo concomitante, como doença pulmonar intersticial, que pode ser sugerido nos testes de função pulmonar (veja a seção sobre TFP) ou quando se desenvolver hemoptise ou outras alterações de sintomas sem explicação. Bronquiectasia, que pode refletir-se em expectoração abundante e tosse, associando-se a um aumento de mortalidade,[16] também é mais bem avaliada com TC.

Embora a TC não seja obrigatória para a prática de rotina, a importância clínica em potencial da TC está se tornando mais apreciada. Vários estudos demonstram forte relação entre o enfisema e o declínio da função pulmonar[47,48] e a mortalidade.[49,50] Espessamento brônquico avaliado por TC também parece ter forte relação com os sintomas medidos pelo SGRQ.

A população de pacientes com DPOC tem aumento do risco de câncer de pulmão e agora se estabeleceu o benefício das TC de rastreio em tabagistas.[51] Portanto, pode ser apropriada uma TC em baixa dose para rastreio de câncer de pulmão em indivíduos com 55 a 74 anos e com história de tabagismo de pelo menos 30 maços-ano, incluindo aqueles que deixaram de fumar nos 15 anos anteriores (Caps. 18 e 53).

EXAMES LABORATORIAIS

Gasometria Arterial

As *gasometrias arteriais* (GA) não são indicadas como parte da avaliação de rotina para pacientes com DPOC leve a moderada. Para muitos pacientes, a oximetria de pulso será suficiente para fornecer uma estimativa da saturação de oxigênio. No entanto, as GA podem ser úteis para avaliar hipoxemia e fornecer

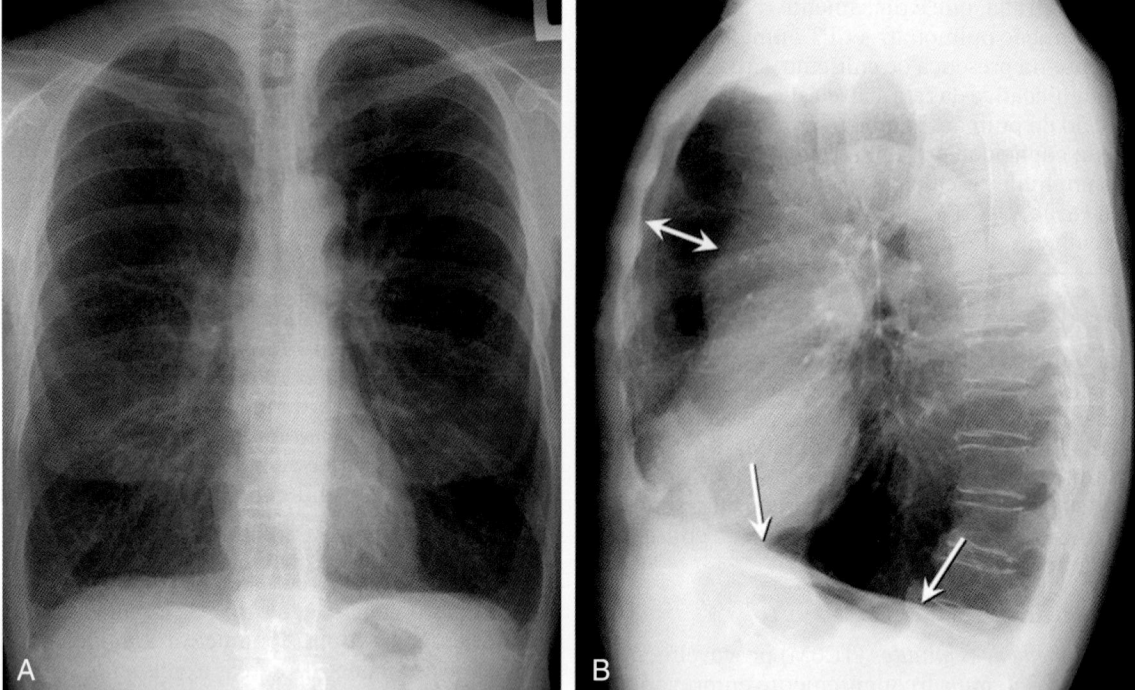

Figura 44-4 Enfisema centroacinar. Radiografia do tórax frontal (**A**) e em perfil (**B**) em tabagista feminina de 54 anos com enfisema centroacinar. Observe os volumes pulmonares muito grandes, sendo vista primariamente hipertransparência nos lobos superiores, compatível com um padrão de enfisema centroacinar. O achatamento dos diafragmas (*setas*), um espalho retrosternal claro proeminente na radiografia em perfil (*seta dupla*) e o coração de aspecto pequeno na radiografia frontal são achados compatíveis com os volumes pulmonares anormalmente aumentados e típicos do enfisema avançado. A transparência do lobo superior típica do enfisema centroacinar contrasta com a transparência predominante no lobo inferior vista nos pacientes com enfisema panacinar.

informações referentes à hipercapnia, particularmente em indivíduos com doença mais grave ou durante uma exacerbação aguda. As anormalidades da GA também tendem a piorar durante o exercício[52] e o sono.[53] No início da evolução da doença, é típico ver hipoxemia leve a moderada sem hipercapnia. Mais tarde, pode-se desenvolver a hipercapnia, particularmente em indivíduos com VEF_1 abaixo de 1 L.

Policitemia. Pode-se ver elevação da hemoglobina na DPOC, particularmente na presença de hipoxemia crônica. O valor da hemoglobina também é útil na avaliação de dispneia porque a anemia é causa comum de dispneia que deve ser descartada. Além disso, A DL_{CO} é mais acurada quando ajustada para a hemoglobina.

Bicarbonato Sérico. Um nível elevado de bicarbonato no sangue pode sugerir hipercapnia crônica; no contexto de hipercapnia, o bicarbonato sanguíneo aumenta devido à alcalose metabólica compensatória.

Deficiência de Alfa$_1$-Antitripsina

As diretrizes da ATS recomendam testes de deficiência de A1AT para todos os indivíduos com obstrução persistente do fluxo de ar.[54] A A1AT é uma protease que inativa a elastase dos neutrófilos. O quadro clínico sugestivo de deficiência de A1AT inclui enfisema em idade baixa, enfisema em indivíduo com história de tabagismo mínimo ou ausente, enfisema predominante no lobo inferior e antecedentes familiares de enfisema. No entanto, a deficiência de A1AT também pode estar presente em pacientes com apresentações mais típicas de DPOC. Nos indivíduos com DPOC estabelecida, recomendam-se exames diagnósticos. O interesse pelo diagnóstico se eleva com base em níveis séricos de A1AT abaixo de 11 micromoles/L (aproximadamente 50 mg/dL usando nefelometria [i.e., imunoturbidimetria] e 80 mg/dL por imunodifusão radial), mas deve ser confirmado com genotipagem (os genótipos de alto risco incluem S, Z e alelos nulos como os mais deficientes). Ocasionalmente, o nível sanguíneo e a genotipagem são discordantes; nessa situação, a análise do fenótipo das proteínas por meio de eletroforese pode identificar alelos com padrões anormais de migração de proteínas. A radiografia do tórax e a TC mostram a distribuição predominante do enfisema no lobo inferior, o que é compatível com o padrão panacinar (Fig. 44-6), e diferente do padrão centriacinar mais comum (Fig. 44-4).

Escarro. A avaliação do escarro não é indicada no diagnóstico de rotina e cuidados do paciente com DPOC. Nos pacientes com doença estável, o exame do escarro tipicamente revela uma predominância de macrófagos e poucas bactérias. Durante as exacerbações, o número de microrganismos na bacterioscopia tipicamente aumenta. Os patógenos mais frequentemente identificados na cultura do escarro incluem *Haemophilus influenzae*, *Moraxella catarrhalis* e *Streptococcus pneumoniae*.[55] Organismos menos frequentemente identificados incluem *Staphylococcus aureus*, *Pseudomonas aeruginosa* e outros bacilos Gram-negativos. No entanto, a relação entre a identificação de microrganismos no escarro e a contribuição patogênica para as exacerbações agudas tem sido questionada porque estudos longitudinais têm sugerido que a incidência de isolamento de bactérias do escarro, durante uma exacerbação aguda de DPOC, não tem sido diferente daquela do estado estável,[56,57] embora as bactérias identificadas no escarro durante a DPOC estável se associem a uma frequência maior de exacerbações[58] e de declínio da função pulmonar.[59] Em geral, as exacerbações respondem tipicamente ao tratamento empírico.

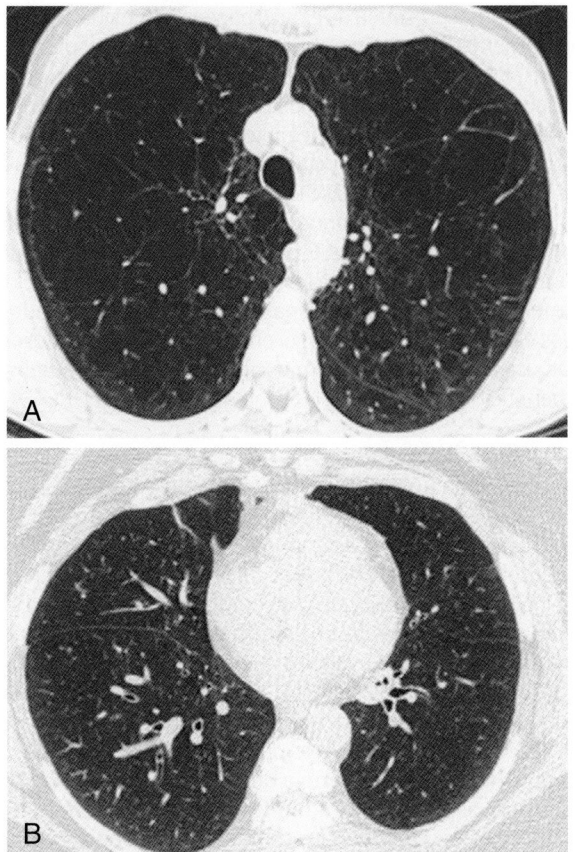

Figura 44-5 Dois fenótipos radiológicos de DPOC. TC de dois pacientes com DPOC demonstrando a significativa diferença no tipo de doença que pode estar presente. São mostrados dois pacientes com doença moderada. **A,** O paciente demonstra enfisema predominantemente, enquanto o paciente mostrado em **B** demonstra predominantemente espessamento das vias aéreas. (De Han MK, Kazerooni EA, Lynch DA, et al: Chronic obstructive pulmonary disease exacerbations in the COPDGene study: associated radiologic phenotypes. *Radiology* 261:274–282, 2011.)

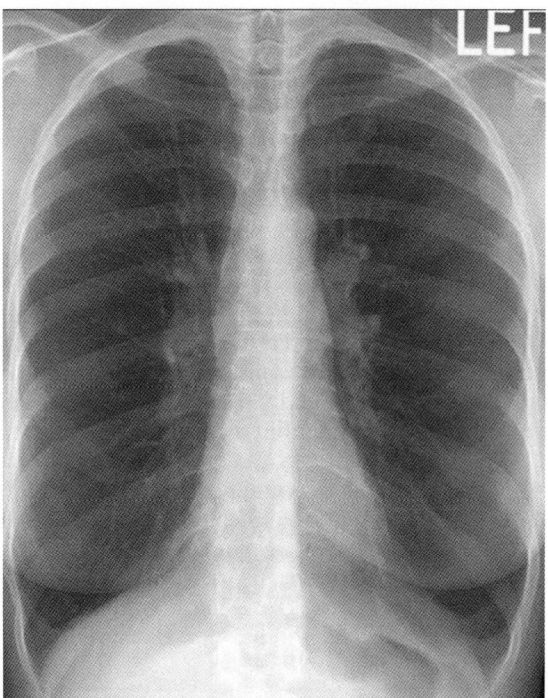

Figura 44-6 Enfisema panacinar. Radiografia de tórax frontal em mulher de 51 anos com deficiência de inibidor da α_1-protease, apresentou-se para avaliação tendo em vista transplante de pulmão. Observe os volumes pulmonares muito grandes, sendo vista primariamente hipertransparência nas bases, compatível com enfisema panacinar, bem como diafragmas planos. A transparência do lobo inferior desta radiografia contrasta com a Figura 44-4, que mostra hipertransparência do lobo superior em um paciente com enfisema centroacinar.

COMPLICAÇÕES

PNEUMOTÓRAX

Os pneumotórax podem se desenvolver espontaneamente em pacientes com DPOC. Dependendo do grau de comprometimento respiratório, um pneumotórax pode resultar em dispneia significativa e até insuficiência respiratória aguda. Os pneumotórax são tratados de modo semelhante na DPOC e em outras condições, embora os pacientes com enfisema grave tenham aumento do risco de vazamentos de ar persistentes, o que pode ser difícil de tratar.

BOLHAS GIGANTES

O enfisema pode apresentar grandes bolhas que ocupam boa porção do hemitórax. Pode-se considerar o tratamento cirúrgico se a compressão do tecido pulmonar adjacente for significativa e quando se espera que a intervenção cirúrgica melhore a mecânica pulmonar.[60] As bolhas também podem se infectar. Relata-se aumento da frequência de câncer de pulmão associado a grandes bolhas, sendo visto como massa no interior das bolhas ou como espessamento da parede.[61,62]

PNEUMONIA

A pneumonia não é incomum em pacientes com DPOC e deve estar no diagnóstico diferencial para qualquer paciente com DPOC que apresente aumento da dispneia, tosse, expectoração e/ou febre, e pode ser difícil fazer a distinção de uma exacerbação aguda de DPOC sem uma radiografia do tórax. Embora se acredite que a DPOC aumente o risco de pneumonia, os dados epidemiológicos são limitados.[63,64] Os *corticosteroides inalatórios* (CI), frequentemente empregados no tratamento de DPOC porque reduzem a frequência das exacerbações de DPOC, associam-se a um aumento do risco de pneumonia, particularmente nos pacientes mais idosos com DPOC.[65] Todos os pacientes com DPOC devem ser imunizados contra pneumococo.

COR PULMONALE

Cor pulmonale se refere à alteração da estrutura ou função do ventrículo direito decorrente de *hipertensão pulmonar* (HP) associada às pneumopatias crônicas (Cap. 59). Não se sabe com certeza qual é a prevalência de *cor pulmonale* na DPOC, mas a prevalência relatada varia de 1% a mais de 70%, dependendo da população de pacientes examinada e da metodologia empregada para definir HP.[66] Quando se desenvolve uma HP no contexto de DPOC, a intensidade tende a ser modesta; é relativamente incomum uma HP grave em repouso por DPOC (Fig. 59-3). Os sinais e sintomas de *cor pulmonale* incluem aumento da dispneia, dor torácica e síncope. O *cor pulmonale* grave costuma apresentar-se com aumento do edema das extremidades inferiores, o que deve levar ao aprofundamento da investigação. Outros achados do exame físico incluem levantamento sistólico do ventrículo direito, componente pulmonar proeminente na segunda bulha cardíaca, sopro de insuficiência tricúspide e B4 no lado direito. Os achados eletrocardiográficos podem incluir desvio do eixo para a direita, evidências de hipertrofia do ventrículo direito e bloqueio de ramo direito (Fig. 59-6), mas, de um modo geral, esses achados são um tanto insensíveis para o diagnóstico de HP. A ecocardiografia pode ser útil no diagnóstico (Fig. 59-7), embora não seja infrequente que as imagens sejam limitadas nos pacientes com doença do parênquima pulmonar e hiperinsuflação. Além disso, a correlação entre ecocardiograma e cateterização do coração direito é imperfeita; a sensibilidade tende a ser melhor do que a especificidade, sugerindo que resultados normais no ecocardiograma podem ajudar a excluir um *cor pulmonale* significativo. A cateterização do coração direito continua a ser o "padrão-ouro" para o diagnóstico (Fig. 59-9). A HP na DPOC se associa a piores desfechos, incluindo aumento do risco de hospitalização[67] e pior sobrevida.[68,69] Existem alguns dados que sustentam o uso de vasodilatadores para o tratamento de HP na DPOC. O oxigênio é a única terapia para HP na DPOC e também melhora a mortalidade em pacientes apropriadamente selecionados.[66]

TRANSTORNOS DO SONO

Até 40% dos pacientes com DPOC relatam dificuldades para dormir, como má qualidade do sono ou dificuldades para iniciar ou manter o sono.[70] A associação de DPOC e *apneia obstrutiva do sono* (AOS) é comumente denominada "síndrome de sobreposição". Estima-se que a frequência da AOS na população de pacientes com DPOC seja em torno de 16%,[71] que é semelhante à da população geral, embora as consequências da AOS, em pacientes com DPOC, sejam mais significativas. Em comparação com pacientes unicamente com AOS ou DPOC, os pacientes com DPOC e AOS tendem a apresentar um aumento do risco para HP.[72] A AOS na DPOC também se associa a uma pior qualidade de vida, exacerbações frequentes e aumento da mortalidade.[73,74] O diagnóstico de AOS na DPOC é importante porque a terapia com pressão positiva contínua nas vias aéreas, para pacientes com a síndrome de sobreposição, associa-se à diminuição do risco de óbito e da incidência de exacerbações graves.[74]

MANIFESTAÇÕES SISTÊMICAS E COMORBIDADES

Doença Cardiovascular

A doença cardiovascular isquêmica é causa importante de óbito na DPOC.[75] O uso de tabaco é um fator de risco compartilhado que contribui para essa associação, mas dados epidemiológicos sugerem que o comprometimento da função pulmonar seja um fator de risco para o aumento da mortalidade cardiovascular até quando ajustada para *status* de tabagismo.[76] Entre aqueles com DPOC, o VEF$_1$ também prediz a presença de aterosclerose[77] e mortalidade cardiovascular.[78,79] Os pacientes com DPOC também têm aumento do risco de hospitalização por eventos cardiovasculares.[80] A aterosclerose é uma doença de inflamação sistêmica,[81] que pode ajudar a explicar a ligação com a DPOC. Níveis elevados de proteína C-reativa se correlacionam não apenas com a presença de DPOC, mas também com a presença de exacerbações, intensidade do comprometimento da função pulmonar e do risco de hospitalização e óbito.[66] Embora os clínicos precisem estar cientes do aumento do risco da presença de ambos os transtornos, ainda não se demonstrou nenhuma estratégia terapêutica que beneficie esse subgrupo de pacientes especificamente. β-bloqueadores cardiosseletivos frequentemente usados em pacientes com doença cardiovascular têm tradicionalmente elevado as preocupações com segurança em pacientes com DPOC. No entanto, embora os clínicos devam estar cientes de que os β-bloqueadores teoricamente pioram o broncospasmo, acumulam-se dados de vários estudos que agora sugerem que betabloqueadores na DPOC, na realidade, reduzem a mortalidade geral, sugerindo um benefício global no uso de β-bloqueadores na DPOC.[82-84]

Osteoporose

Foi estabelecida uma clara associação entre a osteoporose e a DPOC, com estudos sugerindo um aumento de duas a cinco vezes da prevalência de osteoporose em pacientes com DPOC, em comparação com controles correspondentes para a idade.[85,86] Múltiplos fatores de risco compartilhados entre DPOC e osteoporose provavelmente influenciam essa associação, incluindo o uso de esteroides orais e inalatórios, tabagismo e baixo índice de massa corporal. No entanto, esses fatores não explicam completamente a associação porque a densidade mineral óssea mais baixa, nos pacientes com DPOC, tem sido documentada até na ausência de esteroides sistêmicos.[87] Os clínicos precisam ter em mente essa associação em homens e mulheres com DPOC. A reabilitação pulmonar melhora o *status* funcional dos pacientes com DPOC e pode diminuir o risco de fraturas diminuindo o risco de quedas.[88]

Diabetes

Como com a osteoporose, o diabetes é mais uma comorbidade com aumento da prevalência na DPOC. A diminuição da função pulmonar se associa à coexistência de síndrome metabólica, bem como ao desenvolvimento de resistência insulínica e diabetes.[89-91] Não se sabe com certeza qual é a causa para tal associação. Os CI podem ser um fator contribuinte. Alguns dados sugerem uma associação dose-dependente entre o uso de CI e o controle do diabetes ou o diabetes de início recente,[92] embora uma análise retrospectiva de oito ensaios clínicos sobre DPOC e 26 ensaios clínicos sobre asma não tenham encontrado associação entre o uso de CI e diabetes com início recente ou hiperglicemia.[93]

Doença do Refluxo Gastroesofágico

A prevalência de doença do refluxo gastroesofágico na DPOC também parece aumentar.[94,95] É importante observar que a doença do refluxo gastroesofágico, no contexto de DPOC, tem implicações clínicas específicas. O refluxo, na DPOC, associa-se a uma qualidade de vida pior,[96] bem como a exacerbações mais frequentes.[95,97] O refluxo também pode ser mais comum nos pacientes com DPOC com bronquite crônica.[98] Não se identificou uma causa clara para a associação entre doença do refluxo gastroesofágico e DPOC. Infelizmente, apenas dados limitados sugerem que o tratamento da doença do refluxo gastroesofágico possa reduzir o risco de exacerbações.[99]

Depressão e Ansiedade

Depressão e ansiedade coexistentes prevalescem na DPOC,[100,101] sendo que estimativas conservadoras sugerem que a ansiedade e a depressão estão presentes em pelo menos

10% da população geral com DPOC. Estimativas significativamente mais altas são relatadas para pacientes com DPOC grave.[102] Os fatores de risco para depressão na DPOC também incluem mobilidade limitada, necessidade de terapia com oxigenoterapia suplementar, comorbidades e gênero feminino.[103,104] Os pacientes com DPOC e depressão e ansiedade comórbidas apresentam desfechos clínicos piores. Os pacientes com ansiedade têm maior risco de exacerbações da DPOC e mortalidade mais alta.[105] Os sintomas depressivos também se associam a aumento do risco de óbito.[106,107] Terapias específicas para ansiedade e depressão não têm demonstrado melhorar os desfechos na DPOC, embora a reabilitação pulmonar mostre melhora não apenas da ansiedade e depressão, mas também outras consequências em pacientes com DPOC, incluindo a qualidade de vida e a capacidade funcional.[108]

DIAGNÓSTICO DIFERENCIAL

Vários transtornos podem simular aspectos de DPOC e certamente muitas condições podem se associar à dispneia. No entanto, existe certa quantidade de transtornos que são particularmente desafiadores porque podem se associar a tosse, expectoração e obstrução do fluxo de ar ou a alterações radiográficas enfisema-símiles. A avaliação clínica cuidadosa ajuda a diferenciar esses transtornos da DPOC, embora, em alguns casos, tais transtornos possam estar presentes além da DPOC.

ASMA OBSTRUTIVA CRÔNICA

A asma crônica pode se associar ao desenvolvimento de obstrução persistente do fluxo de ar que não seja completamente reversível (i.e., devido à "remodelação"). Por isso, pode não ser possível uma distinção clara da DPOC; a asma crônica também pode coexistir com a DPOC. No entanto, várias características clínicas tendem a se associar mais provavelmente com cada um dos dois transtornos. Em geral, a idade de início da asma tende a ser mais baixa. Os pacientes asmáticos podem ter história de atopia e antecedentes familiares de asma. As anormalidades de obstrução do fluxo de ar geralmente são menos graves com a asma, sendo maior a prevalência de reversibilidade. A expectoração é menos comum na asma. Esses pacientes tendem a ter menos história de tabagismo e maior responsividade aos esteroides do que os pacientes com DPOC. A asma crônica também não se associa ao enfisema; a $D_{L_{CO}}$ é normal ou aumentada na asma crônica, ao passo que diminui no enfisema.

BRONQUITE CRÔNICA SEM OBSTRUÇÃO DO FLUXO DE AR

Tosse crônica e expectoração podem estar presentes na ausência de obstrução do fluxo de ar. A definição aceita para bronquite crônica é uma tosse produtiva por 3 meses em 2 anos sucessivos.[109] Em se tratando de diagnóstico, isso costuma ser tomado por DPOC porque a bronquite crônica, até mesmo na ausência de obstrução do fluxo de ar, costuma associar-se ao tabagismo. A exposição crônica ao ar com baixa qualidade ou a pós/gases industriais também aumenta o risco do transtorno. Uma vez que não foram desenvolvidas terapias específicas para bronquite crônica sem obstrução do fluxo de ar, a morbidade e a mortalidade associadas a esse transtorno não devem ser ignoradas. Tais pacientes ainda apresentam pior qualidade de vida e aumento do risco de óbito, opostamente aos controles saudáveis.[110-112]

BRONQUIECTASIA

A bronquiectasia se caracteriza por dispneia e, em particular, por expectoração mucopurulenta copiosa que tende a ser maior que na DPOC típica. O diagnóstico pode ser estabelecido com o auxílio de TC de alta resolução, na qual se vê espessamento da parede brônquica e dilatação luminal. Não é incomum ver bronquiectasia leve concomitante na DPOC e na asma. A bronquiectasia na DPOC se associa a aumento da mortalidade.[16] Bronquiectasia moderada a grave deve levantar a suspeita do clínico sobre imunodeficiência, fibrose cística, transtornos reumáticos, transtornos da motilidade ciliar, deficiência de alfa$_1$-antitripsina, aspergilose broncopulmonar alérgica e infecção por micobactérias.

BRONQUIOLITE OBLITERANTE

A *bronquiolite obliterante* (BO) também é conhecida como bronquiolite constritiva. Esse transtorno se caracteriza por fibrose na submucosa, resultando em estreitamento da luz bronquiolar. A BO é complicação conhecida de transplantes de pulmão, coração e da medula óssea, mas também pode ser vista associada a doenças do tecido conjuntivo e doença inflamatória intestinal. A inalação de pós ou toxinas, infecção e reações medicamentosas são causas menos frequentes de BO. Em alguns casos, não se identifica etiologia clara. Opostamente àqueles com DPOC, os pacientes com BO podem não ter antecedente significativo de tabagismo e tipicamente não têm enfisema significativo na TC, que pode mostrar apenas hiperinsuflação e aprisionamento de ar. É comum a atenuação em mosaico, indicativa de aprisionamento localizado de ar. Também pode estar presente espessamento da parede brônquica. Os testes de função pulmonar demonstram obstrução grave, progressiva e irreversível do fluxo de ar, mas não se associa tipicamente a um comprometimento grave da $D_{L_{CO}}$. Infelizmente, a BO responde mal à terapia (Cap. 50).

PANBRONQUIOLITE DIFUSA

A panbronquiolite difusa é tipo raro de bronquiolite, envolvendo os tratos respiratórios superior e inferior, sendo vista primariamente no Japão e apenas raramente fora do Extremo Oriente. Considera-se que fatores genéticos, haplótipos específicos do antígeno de leucócitos humanos (HLA), contribuam para a patogênese e distribuição geográfica da doença. Tais pacientes tipicamente apresentam sinusite crônica, tosse produtiva com expectoração copiosa, dispneia, sibilância e perda de peso. A obstrução do fluxo de ar é característica comum, e a TCAR pode mostrar brônquios difusamente espessados e dilatados ou opacidades em árvore brotando, correspondendo à bronquiolite. É importante confirmar esse diagnóstico porque a panbronquiolite difusa costuma melhorar com antibióticos macrolídeos.

LINFANGIOLEIOMIOMATOSE

A linfangioleiomiomatose é um transtorno raro que afeta quase exclusivamente mulheres.[113] É causada por mutação no gene 1 ou 2 da esclerose tuberosa esporadicamente no contexto da esclerose tuberosa, resultando na proliferação de células musculares lisas intersticiais e formação de cistos pulmonares. Outras características clínicas incluem angiomiolipomas renais e derrames quilosos. A linfangioleiomiomatose também se caracteriza por obstrução do fluxo de ar e pneumotórax espontâneo. Portanto, não é infrequente que seja tomada pelo enfisema. No entanto, um radiologista experiente deve conseguir distinguir alterações císticas pulmonares espaços enfisematosos. A presença de outras características clínicas distintivas pode ser útil no diagnóstico.

EPIDEMIOLOGIA

A DPOC é atualmente a terceira causa de morte nos Estados Unidos[114] e se projeta que venha a ser a terceira causa de morte no mundo em 2020.[115] Para dar maior sentido ao seu impacto, em 2006, a DPOC matou mais mulheres estadunidenses do que o câncer de mama e o diabetes juntos.[116] A DPOC também se associa a significativa morbidade. Nos Estados Unidos em 2006, a DPOC foi responsável por uma estimativa de 672.000 hospitalizações. O custo de cuidar de pacientes com DPOC continua a aumentar, estimando-se US$49,9 bilhões gastos em 2010.[117] Uma proporção significativa desses custos é atribuível a exacerbações agudas.[118] A DPOC também tem comorbidades significativas que provavelmente contribuem para o aumento dos custos de seu atendimento. (A discussão mais detalhada pode ser encontrada em epidemiologia da DPOC, Cap. 43).

INFLUÊNCIAS AMBIENTAIS

O fator de risco primário para o desenvolvimento de DPOC é a exposição ao fumo de cigarros. Dados sugerem que a prevalência de DPOC entre tabagistas seja de aproximadamente 20%, em comparação com 4% em não tabagistas.[119] Embora nem todos os tabagistas desenvolvam DPOC, eles ainda perdem função pulmonar de maneira dose-dependente.[120] Além do mais, o tabagismo se associa a uma redução da expectativa de vida. A expectativa de vida para os não tabagistas com DPOC se reduz modestamente; para os tabagistas ativos e ex-tabagistas com DPOC, a expectativa de vida se reduz significativamente.[121] Dados de estudos sobre abandono do tabagismo fornecem um respaldo adicional para a associação entre tabagismo e DPOC. A taxa de declínio do VEF_1 é maior nos pacientes que fumam mais e é mais baixa naqueles que param de fumar.[122] A exposição ao "tabagismo passivo", "tabagismo de segunda mão" ou "tabagismo ambiental" também se associa a aumento do risco de DPOC.[123]

Dados da *Third National Health and Nutrition Epidemiological Survey* (Terceira Pesquisa Epidemiológica Nacional de Saúde e Nutrição) colocaram a prevalência de DPOC em não tabagistas nos Estados Unidos em aproximadamente 6,6%,[124] embora estimativas no mundo todo sobre DPOC não relacionada ao tabaco variem de 20% a 50% de todos os casos de DPOC, dependendo do local.[125] Fatores como tráfego, poluição externa e gases de biomassa contribuem para esses achados.[126,127] O tabagismo gerado de combustíveis de biomassa é etiologia importante de DPOC, particularmente nas mulheres nos países em desenvolvimento, onde combustíveis de biomassa são usados para cozinhar.[128] No total, estima-se que a fração de DPOC atribuível ao tabagismo seja de aproximadamente 80% a 90%,[129] enquanto as exposições ocupacionais, incluindo gases, poeira e vapores, contribuem para a carga de DPOC na população de aproximadamente 15%.[129]

FATORES DO HOSPEDEIRO

Genética

A DPOC resulta de uma interação entre exposições ambientais, mais notavelmente ao tabaco, e aumento da suscetibilidade genética. Os antecedentes familiares de DPOC também parecem ser um fator de risco para o desenvolvimento de DPOC, independentemente de antecedentes familiares de tabagismo, de antecedentes pessoais de tabagismo ou de exposição ambiental ao tabaco durante a infância.[130] O fator de risco genético mais forte identificado é a mutação na protease A1AT, resultando em uma deficiência na proteína resultante (já discutido). Infelizmente, a associação de deficiência de A1AT e tabagismo leva a uma aceleração acentuada na perda da função pulmonar, em comparação com a presença de apenas um deles.[131] A descoberta da deficiência de A1AT há mais de 40 anos elevou as esperanças de que outros genes de suscetibilidade à DPOC seriam identificados rapidamente. No entanto, apenas recentemente esses dados de estudos da associação no genoma inteiro levaram a associações consistentes entre novos *loci* genéticos e suscetibilidade à DPOC. Dados de estudos de associação no genoma inteiro forneceram boas evidências de que *loci* do receptor nicotínico colinérgico da acetilcolina *CHRNA3/5*, *HHIP* e *FAM13A* parecem todos associados à suscetibilidade à doença.[132] Em particular o *locus CHRNA3/5* parece associar-se a aumento da intensidade do tabagismo e enfisema em indivíduos com DPOC. O *locus HHIP* se associa aos componentes sistêmicos da DPOC, à frequência das exacerbações da DPOC e à razão VEF_1/CVF.[133,134] O *locus FAM13A* também se associa a VEF_1/CVF.[133] Estão em andamento esforços para identificar outros *loci* genéticos em múltiplas coortes. (O Cap. 45 traz mais discussão da genética da DPOC.)

Outros Fatores Modificadores

O gênero é importante característica clínica que também pode influenciar aspectos múltiplos da DPOC, inclusive suscetibilidade. Foram publicados dados conflitantes referentes a serem ou não as mulheres mais suscetíveis a desenvolver DPOC, ajustando-se para a exposição ao tabagismo.[128] No entanto, dados epidemiológicos mais recentes sugerem que a prevalência de DPOC por gênero no mundo todo está ficando cada vez mais semelhante, o que provavelmente reflete exposições aos cigarros e outros materiais ambientais.[135] O gênero pode, contudo, modificar outros aspectos da doença. Em geral, as mulheres relatam mais dispneia, intensidade de tosse semelhante, porém menos expectoração do que os homens.[136] Dados recentes também sugerem que as exacerbações da DPOC sejam mais frequentes nas mulheres, mas não se sabe se isso representa uma diferença na biologia da doença ou os padrões de publicação.[137,138] O tabagismo materno e o gênero feminino também se associam a DPOC grave de início precoce.[139]

Estão identificados vários outros fatores que modificam a prevalência e a apresentação da DPOC. *Status* socioeconômico mais baixo aumenta significativamente a morbidade e a mortalidade da DPOC.[140] As razões para isso ainda não foram compreendidas com certeza, mas podem estar ligadas a diferenças de acesso ao atendimento. Existem menos dados sobre as influências da raça, embora, nos Estados Unidos, pareça estar aumentando a prevalência de DPOC entre os afrodescendentes, bem como um aumento significativo da mortalidade.[141] Os afrodescendentes também são mais suscetíveis aos males do tabagismo do que os brancos.[142] Exacerbações durante hospitalização também podem ser mais frequentes em afrodescendentes.[143] Influências culturais, socioeconômicas e biológicas podem contribuir para tais achados.

TRATAMENTO

Até recentemente, o tratamento da DPOC se concentrava inteiramente no alívio dos sintomas porque as opções de tratamento eram poucas e se acreditava que fossem amplamente sem efeito. De fato, a literatura relatava que as únicas intervenções que mudavam a história natural da DPOC eram o abandono do tabagismo[122,124] e o oxigênio em pacientes com hipoxemia.[145,146] Mais recentemente, contudo, ensaios clínicos têm demonstrado que tratamentos farmacológicos podem prevenir ou atenuar as exacerbações agudas da DPOC, e os dados sugerem que alguns podem tornar mais lenta a inexorável perda de função pulmonar ao longo do tempo, o que é marca distintiva da DPOC.[147-149] Essas observações têm mudado apropriadamente o foco para uma abordagem mais proativa, tendo como objetivo identificar pacientes mais cedo na evolução da doença e implementar esquemas de tratamento que não apenas aliviariam os sintomas, mas também preveniriam exacerbações, impediriam a progressão da doença, melhorariam a tolerância ao exercício e a qualidade de vida.

PRINCÍPIOS GERAIS DE TRATAMENTO

Os objetivos do tratamento da DPOC são *reduzir os sintomas*, o que inclui alívio da dispneia, melhora da tolerância aos exercícios e melhora do estado de saúde, *reduzir o risco*, prevenindo e tratando as exacerbações, impedindo a progressão da doença e reduzindo a mortalidade e, ao mesmo tempo, *minimizar os efeitos adversos* das medicações.

Redução dos Fatores de Risco

No caso da DPOC, redução do risco se refere a intervenções que podem diminuir a probabilidade do desenvolvimento da doença, tornar mais lenta sua progressão, diminuir as exacerbações e reduzir a mortalidade. Embora nossos conhecimentos sobre os fatores que contribuem para cada uma das características sejam limitados, existem dados substanciais sobre alguns fatores que contribuem para cada uma delas.

Cessação do Tabagismo. Em todo o mundo desenvolvido, o tabagismo é o fator de risco mais importante para o desenvolvimento de DPOC. Programas educacionais e de saúde pública para desestimular as pessoas de fumar ("prevenção primária") e esforços para ajudar os tabagistas ativos a pararem provavelmente são a intervenção mais importante para DPOC. Em sua publicação referencial em 1977,[144] Fletcher e Peto mostraram que, em pacientes com DPOC que pararam de fumar, a perda acelerada da função pulmonar se tornou mais lenta até que ficou mais perto de paralela ao decréscimo anual visto nos não tabagistas (Fig. 44-7) (Cap. 43). Quase duas décadas mais tarde, o Estudo de Saúde Pulmonar patrocinado pelo National Institutes of Health demonstrou que, nos tabagistas com DPOC, a cessação do tabagismo reduzia a taxa de declínio da função pulmonar, enquanto o broncodilatador inalatório, não.[122] Em um seguimento por 14,5 anos para o Estudo da Saúde Pulmonar, Anthonisen et al. publicaram que o benefício para a função

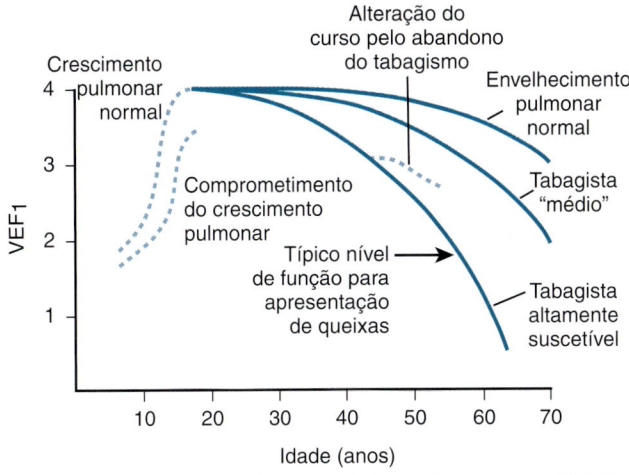

Figura 44-7 Curva de Fletcher Peto da história natural da DPOC. A função pulmonar aumenta com o crescimento na infância e adolescência. Eventos fetais e infantis podem afetar o crescimento e o desenvolvimento pulmonares, resultando em função pulmonar que não alcança seu máximo; por conveniência, isso é mostrado aqui como um VEF_1 de 4 L. Os valores preditos reais dependem da estatura e do gênero. Depois que o crescimento se completa, a função pulmonar continua constante por algum tempo, a "fase do platô", depois do que a função pulmonar declina em uma taxa acelerada com a idade. O tabagismo reduz a duração da fase de platô e acelera a taxa de perda da função pulmonar. O abandono do tabagismo no início da evolução da doença pode reduzir a taxa de perda da função pulmonar à de um não tabagista. Os pacientes tipicamente apresentam sintomas quando a função pulmonar declina abaixo de 50% daquela da idade de adulto jovem, mas pode ter limitação mais cedo. (Veja detalhes no texto.)

pulmonar continuava para os que persistiam em não voltar a fumar; também houve um benefício em mortalidade (geral) para aqueles que mantiveram a abstinência. Talvez o mais importante seja que até aqueles cujo abandono do tabagismo foi intermitente apresentaram um benefício, em comparação com os que continuaram a fumar.[150,151] A educação sobre o abandono do tabagismo e apoio a ele devem ser oferecidos a todos os pacientes com DPOC a cada consulta. (No Cap. 46, encontram-se mais detalhes sobre o abandono do tabagismo.)

Combustível de Biomassa. No mundo em desenvolvimento, o tabagismo é problema menor do que a exposição a combustível de biomassa, usado para cozinhar e aquecer. A exposição é particularmente grande para mulheres e pré-escolares, que podem passar a maior parte do dia em ambientes internos com um fogo sem ventilação, alimentado por madeira, esterco ou querosene. Tal exposição se associa à bronquite crônica e à DPOC.[152-155] Guarnieri et al. mostraram que algo tão simples quanto um fogão com passagem de ar pode diminuir a expressão gênica para marcadores de inflamação no escarro.[156] (O Cap. 74 traz mais informações.)

Controles Ambientais. Além da exposição ativa e secundária a fumaças, alérgenos e poluentes do ar têm impacto na DPOC. Os eventos catastróficos de poluição do ar do Vale do Rio Meuse, Donora e Londres falam do potencial de impacto que a qualidade do ar tem sobre as pessoas com doença pulmonar. Além disso, um conjunto cada vez maior de evidências sugere que a exposição de longo prazo até níveis baixos de poluição do ar aumenta o risco de DPOC.[157] De igual modo, pessoas com DPOC que também tenham doença alérgica têm níveis mais altos de sintoma respiratórios e têm risco mais alto de exacerbações de DPOC.[158] Em consequência, pessoas com DPOC devem evitar exposições nocivas, prestar atenção a advertências sobre a qualidade do ar e ter cautela nas exposições ocupacionais constantes.

Prevenção de Infecções Respiratórias. Uma proporção significativa de exacerbações de DPOC é desencadeada por infecções respiratórias. Embora existam alguns dados sugerindo que os pacientes com DPOC sejam mais suscetíveis a infecções respiratórias por causa do comprometimento da função mucociliar, uma questão mais importante é que aqueles com DPOC são mais suscetíveis às *consequências* das infecções do trato respiratório. Como regra geral, todos os pacientes com DPOC devem ser imunizados anualmente contra influenza, o que é efetivo para reduzir a incidência de influenza, independentemente da gravidade da DPOC,[159] e já foi demonstrado que reduz a mortalidade nos idosos.[160,161] Além disso, todos devem ser vacinados contra *S. pneumoniae*. Apesar da crença de que os pacientes idosos com DPOC não responderiam bem à imunização, as vacinas pneumocócicas têm funcionado nessa população.[162,163] Antibióticos crônicos para profilaxia não fazem parte da atenção-padrão na DPOC porque ensaios clínicos antigos mostraram que não são úteis.[164-167] No entanto, ensaios clínicos mais recentes com eritromicina e moxifloxacino demonstram uma redução das exacerbações.[168,169] Tem havido particular interesse nos macrolídeos por causa de seu valor demonstrado na panbronquiolite difusa e na fibrose cística e porque podem ter propriedades anti-inflamatórias, bem como antimicrobianas. Em um ensaio clínico prospectivo, randomizado e duplo-cego de 1.142 pacientes com DPOC com tendência para exacerbações, a Rede de Pesquisa Clínica de DPOC do National Heart, Lung, and Blood Institute verificou que a azitromicina diariamente por 1 ano diminuía em 27% a frequência das exacerbações e melhorava a qualidade de vida.[170] O entusiasmo por essa abordagem tem sido mesclado com o pequeno risco de ototoxicidade e pelo potencial de prolongamento do QTc dos macrolídeos. Dados sugerem que o rastreio de doença cardíaca na história dos sujeitos e na realização de ECG antes de iniciar os macrolídeos reduzem o risco de distúrbio do ritmo cardíaco.[171] Desse modo, em pacientes selecionados que não têm doença cardíaca nem tomam medicamentos concomitantes que afetem o intervalo QTc e que apresentam exacerbações frequentes com morbidade e mortalidade acompanhantes, provavelmente se justifica o pequeno risco da azitromicina.

Prevenção das Exacerbações. As exacerbações da DPOC são eventos sentinelas estreitamente relacionados com a progressão da doença. O aumento da intensidade da DPOC se associa ao aumento das exacerbações e da necessidade de hospitalização, mas, para cada estágio de gravidade, as exacerbações intensas se associam a aumentos da mortalidade geral no curto e no longo prazo.[172] As exacerbações têm um efeito negativo independente sobre o prognóstico, e a mortalidade aumenta com a frequência das hospitalizações. Em um estudo de 305 homens com DPOC, apenas 20% a 30% dos pacientes reinternados por exacerbações sobreviveram 5 anos.[173] Embora faltem dados de suporte, a esperança é que, prevenindo as exacerbações, a função pulmonar seja preservada e prevenida a deterioração. CI β-agonistas de longa ação, antagonistas muscarínicos de longa ação e antibióticos macrolídeos têm demonstrado reduzir as exacerbações. Infelizmente, até os pacientes que tomam essas medicações ainda podem apresentar até 1,4 exacerbação por ano.[174]

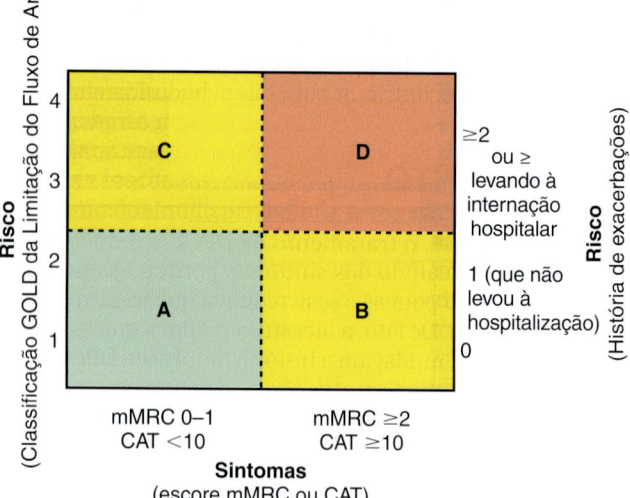

Figura 44-8 Sistema de classificação GOLD.[34] Ao avaliar o risco, escolha o risco mais alto de acordo com a limitação ao fluxo de ar ou história de exacerbações. (Uma ou mais hospitalizações por exacerbações de DPOC devem ser consideradas alto risco.) (*Global Strategy for the Diagnosis, Management and Prevention of COPD*, Global Initiative for Chronic Obstructive Lung Disease (GOLD) 2014. Disponível em: http://www.goldcopd.org.)

FARMACOTERAPIA

O objetivo do tratamento era primariamente o alívio dos sintomas. Agora esse objetivo inclui a tentativa de melhorar a função pulmonar ou tornar mais lenta a perda da função pulmonar e prevenir exacerbações. A maioria dos medicamentos para DPOC é administrada por inalação. A terapia convencional consiste em broncodilatadores β-agonistas ou antimuscarínicos (anticolinérgicos) e CI. Os agentes orais, usados menos comumente, incluem metilxantinas (p. ex., teofilina), inibidores da fosfodiesterase-4 (p. ex., roflumilaste) e corticosteroides (prednisona ou prednisolona).

A escolha da medicação deve basear-se em uma avaliação da intensidade da obstrução do fluxo de ar, nos sintomas, na frequência e gravidade das exacerbações e na limitação funcional do paciente, bem como na disponibilidade e custo local das medicações. Antigamente, as decisões sobre medicação se baseavam primariamente na intensidade da obstrução do fluxo de ar; as diretrizes agora, exemplificadas por GOLD,[175] enfatizam uma métrica que inclui obstrução (grau GOLD), com base no percentual de VEF_1 predito (Tabela 44-2), sintomas (com base na escala de dispneia do Medical Research Council[176] ou no Teste de Avaliação de DPOC[19]) e no risco de exacerbações. Usando essa ferramenta, os pacientes podem ser categorizados nas classes A, B, C ou D (Fig. 44-8), e a GOLD fornece recomendações específicas de tratamento para cada categoria (Tabela 44-3).

Broncodilatadores

Os broncodilatadores são recomendados para todos os pacientes com DPOC. As classes farmacêuticas de broncodilatadores incluem β-agonistas, antimuscarínicos (anticolinérgicos) e metilxantinas. Diferentemente da asma, na qual a reversibilidade do broncodilatador faz parte da definição, a obstrução do fluxo de ar na DPOC é geralmente considerada "irreversível". Isso não é, entretanto, completamente verdade. Embora o diagnóstico de DPOC exija obstrução do fluxo de ar que persista depois dos broncodilatadores, a maioria dos pacientes com DPOC demonstra certa melhora na espirometria. Essa resposta pode variar dia após dia.[177]

Tabela 44-3	Gestão Farmacológica da DPOC*		
Grupo do Paciente	Primeira Escolha Recomendada	Escolha Alternativa	Outros Tratamentos Possíveis[†]
A	AMCA s/n ou BACA s/n	AMLA ou BALA ou BACA e AMCA	Teofilina
B	AMLA ou BALA	AMLA e BALA	BACA e/ou AMCA Teofilina
C	CI + BALA ou AMLA	AMLA e BALA ou AMLA e in.-PDE4 ou BALA e in.-PDE4	BACA e/ou AMCA Teofilina
D	CI + BALA e/ou AMLA	CI e BALA e AMLA ou CI e BALA e in-PDE4 ou AMLA e BALA ou AMLA e in-PDE4	Carbocisteína BACA e/ou AMCA Teofilina

*Medicações em cada célula são mencionadas em ordem alfabética (em inglês) e, portanto, não necessariamente na ordem de preferência.
[†]As medicações nessa coluna podem ser usadas isoladamente ou associadas a outras opções das colunas Primeira Escolha Recomendada e Escolha Alternativa.
As abreviaturas são definidas no texto.
Global Strategy for the Diagnosis, Management and Prevention of COPD, Global Initiative for Chronic Obstructive Lung Disease (GOLD) 2014. Disponível em: http://www.goldcopd.org/.

Em um estudo de 1.552 pacientes com DPOC testados com salbutamol, ipratrópio ou a associação em quatro ocasiões durante 3 meses, apenas 37% a 56% tiveram melhora de 15% ou mais no VEF_1 em todas as quatro datas de teste, mas 90% ou mais tinham reversão de 15% ou mais pelo menos em uma ocasião.[178] Portanto, até os pacientes que não respondem ao teste com broncodilatador no laboratório de função pulmonar devem receber um teste clínico de broncodilatadores. Embora o aumento do VEF_1 possa ser modesto, pode ser suficiente para melhorar o esvaziamento pulmonar e, por esse mecanismo, reduzir a hiperinsuflação dinâmica.[179-181] Em múltiplos estudos, os broncodilatadores mostram redução da dispneia e aumento da tolerância ao exercício em pacientes com DPOC estável crônica.[182,183]

Agonistas β-Adrenérgicos

Essas medicações se ligam diretamente aos receptores β localizados no músculo liso das vias aéreas e dilatam essas vias. Efeitos menos proeminentes incluem aumento da frequência do batimento ciliar que promove transporte do muco ao longo do elevador mucociliar[184] e melhora da resistência dos músculos respiratórios.[185] Os β-agonistas são disponibilizados em apresentações de curta e longa ação e podem ser administrados por inalação, pela via oral, subcutânea ou intravenosa. Para tratamento de DPOC, os β-agonistas devem ser dados somente em aerossóis inalatórios porque as outras vias se associam a um risco inaceitavelmente alto de efeitos adversos sistêmicos.

Os *beta-agonistas de curta ação* (BACA) incluem o salbutamol, levalbuterol, terbutalina e fenoterol. O salbutamol é uma mistura racêmica dos enantiômeros R e S do salbutamol; o levalbuterol é unicamente o enantiômero R. Considera-se que o enantiômero R seja responsável pela broncodilatação, enquanto se acredita que o enantiômero S cause tremor, taquicardia e talvez inflamação das vias aéreas. Desse modo, espera-se que o levalbuterol seja mais tolerado do que o salbutamol. De fato, para a maioria dos pacientes com DPOC estável que usa seu β-agonista de curta ação para controle dos sintomas, provavelmente não é significativa a vantagem do levalbuterol sobre o salbutamol.[186,187] O salbutamol também é disponibilizado em associação ao ipratrópio (um antagonista muscarínico). Os inaladores com terbutalina já não são vendidos nos Estados Unidos; o fenoterol é encontrado na maior parte do mundo, mas não nos Estados Unidos.

Os β-agonistas de curta ação para inalação são encontrados em solução para administração por nebulizador, bem como por inalador dosimetrado e *inalador de pó seco* (IPS). A associação de salbutamol e ipratrópio é encontrada em um inalador de névoa suave. Muitos estudos têm mostrado que os inaladores dosimetrado, IPS e inaladores de névoa suave são tão efetivos quanto os nebulizadores em pacientes capazes de usá-los apropriadamente. Infelizmente, a técnica adequada para usar diferentes dispositivos não é a mesma, e os pacientes precisam de orientação detalhada e avaliação periódica de sua técnica. Além disso, os IPS exigem um fluxo inspiratório muito mais alto do que os inaladores dosimetrados, e alguns pacientes com DPOC moderada a grave podem não conseguir gerar fluxos adequados. Para esses indivíduos e para aqueles cujo estado clínico ou mental torne difíceis os esforços respiratórios coordenados, os β-agonistas nebulizados podem ser preferíveis.[188]

A principal vantagem dos β-agonistas de curta ação é seu início de ação rápido, em 5 a 15 minutos depois da inalação. Seus efeitos duram 2 a 6 horas. Como já observado, a maioria dos pacientes com DPOC demonstra modesta melhora do VEF_1, e muitos estudos e metanálises apoiam esse uso para DPOC.[189] A associação de salbutamol e ipratrópio resulta em melhora maior e mais sustentada da função pulmonar do que qualquer dos dois fármacos isoladamente.[190-192] Quando usados nas doses recomendadas, considera-se que os β-agonistas inalatórios de curta ação sejam seguros. Os principais efeitos adversos incluem tremor, ansiedade, taquicardia e hipocalemia. Um recente estudo de coortes retrospectivo de casos-controles com mais de 70.000 pacientes com DPOC feito em Quebec sugeriu que o novo uso dos β-agonistas de curta ou longa ação se associou a aumento do risco de arritmias,[193] mas o estudo não considerou múltiplos fatores de confusão em potencial. Os efeitos adversos são dose-dependentes e menos comuns com o uso inalatório, em comparação com a posologia sistêmica, e quando a técnica com o inalador é otimizada. Felizmente, a taquifilaxia para com os efeitos colaterais sistêmicos dos β-agonistas é maior do que a taquifilaxia para o efeito broncodilatador.

Os *β-agonistas de longa ação* (BALA) tipicamente produzem broncodilatação que dura 12 horas ou mais. O salmeterol foi o primeiro BALA estudado extensamente. Seu início de ação é muito mais lento do que o do salbutamol, da ordem de 20 a 30 minutos. O formoterol tem duração de ação semelhante, mas um início de ação quase idêntico ao do salbutamol. Salmeterol e formoterol precisam ser tomados duas vezes ao dia. O arformoterol é o enantiômero-(R) do formoterol. O indacaterol tem início de ação rápido e duração de ação de quase 24 horas; portanto, permite o uso uma vez ao dia. O efeito broncodilatador do indacaterol é maior do que o do salmeterol e do formoterol. O vilanterol é mais um BALA com início de ação rápido e duração de ação de aproximadamente

24 horas. Não é usado em monoterapia, mas recentemente recebeu aprovação nos Estados Unidos e Europa para uso associado ao CI fluticasona.

Muitos estudos têm demonstrado benefício dos BALA em pacientes com DPOC estável.[65,202-206] O salmeterol reduz hospitalizações.[65] O indacaterol melhora dispneia e o estado geral e reduz as exacerbações.[207-210] Os efeitos adversos publicados com os BALA são semelhantes aos descritos para os β-agonistas de curta ação. Vale observar que a associação do uso de BALA com óbitos que levantou dúvidas na comunidade que trabalha com asma (Cap. 42) não tem sido vista na DPOC, e a monoterapia com um BALA parece ser segura e eficaz.

Os BALA são frequentemente associados a um CI no mesmo inalador e atualmente as preparações à disposição incluem salmeterol/fluticasona, formoterol/budesonida, formoterol/mometasona e vilanterol/fluticasona. Muitos estudos têm mostrado que a terapia combinada costuma ser mais efetiva do que os agentes isoladamente, e várias diretrizes dão recomendações de como e quanto escalar o tratamento além dos broncodilatadores de curta ação.

Antimuscarínicos

Os antimuscarínicos, também conhecidos como anticolinérgicos ou antagonistas muscarínicos, bloqueiam os efeitos da acetilcolina nos receptores muscarínicos M3 no músculo liso das vias aéreas. Os anticolinérgicos eram usados historicamente muito tempo antes dos β-agonistas sob a forma de alcaloides do estramônio e da beladona,[211,212] depois atropina. As aminas quaternárias mais modernas, como o ipratrópio e o glicopirrolato, bem como o tiotrópio e o aclidínio, são mais toleradas porque não atravessam a barreira hematoencefálica. Além disso, o tiotrópio e o aclidínio têm seletividade farmacocinética para o receptor M3 e se dissociam mais rapidamente dos receptores M2, que são encontrados nas terminações nervosas colinérgicas e inibem a liberação da acetilcolina.[213] Desse modo, a relativa falta de ligação a M2 por esses antagonistas muscarínicos permite à acetilcolina ligar-se a receptores M2, inibindo ainda mais a liberação de acetilcolina e reduzindo o broncospasmo.[214]

Os *antagonistas muscarínicos de curta ação* (AMCA) incluem o ipratrópio e o oxitrópio. Aumentam o VEF_1, tendo um início de ação em 10 a 15 minutos e uma duração da ação de 4 a 6 horas. O ipratrópio melhora a função pulmonar, aumenta a capacidade de exercício, diminui a dispneia e diminui a tosse.[215] A magnitude da broncodilatação com ipratrópio é comparável à que se vê com o salbutamol, mas, quando usado em associação, seus efeitos são aditivos, e a duração é mais longa.[190-192]

Os *antagonistas muscarínicos de longa ação* (AMLA) incluem tiotrópio e aclidínio, que têm um início de ação mais lento do que o ipratrópio, porém duram mais tempo, sendo que a broncodilatação dura pelo menos 12 horas depois de usar o aclidínio[216] e mais de 24 horas depois do tiotrópio. Nos Estados Unidos, o tiotrópio é oferecido como HandiHaler DPI (IPS); na Europa, é oferecido como inalador de névoa suave (RespiMat). O aclidínio é fornecido em um IPS que registra quando a dose é inalada. O tiotrópio diminui os sintomas, melhora o estado geral e reduz em 20% a 25% as exacerbações[220,221] e as hospitalizações.[218] Parece melhorar a efetividade da reabilitação pulmonar, talvez por diminuir a hiperinsuflação dinâmica.[222] Comparado diretamente com o salmeterol, o tiotrópio aumentou o tempo até a primeira exacerbação e reduziu a taxa anual de exacerbações mais do que o salmeterol.[223] Embora existam menos dados sobre o aclidínio, seus efeitos sobre a função pulmonar e a dispneia parecem ser semelhantes aos do tiotrópio.[216]

Em geral, os antagonistas muscarínicos de curta e longa ação têm bons perfis de segurança. Os efeitos colaterais mais comuns são boca seca e retenção urinária. A medicação que entra em contato com o olho, seja por contato manual ou pulverização, pode causar embaçamento visual e precipitar o glaucoma. Uma análise retrospectiva de banco de dados[224] e metanálise do ipratrópio e tiotrópio na DPOC[215] sugeriram que a terapia com anticolinérgico se associa a um aumento do risco de óbito de causa cardiovascular, infarto do miocárdio e AVE. No entanto, um estudo prospectivo de quase 6.000 pacientes com DPOC que foram tratados com tiotrópio ou placebo não encontrou aumento do risco de eventos cardiovasculares ou de mortalidade,[226,227] e um estudo de longo prazo de mais de 17.000 pacientes com DPOC, desenhado especificamente para examinar a segurança, concluiu que o tiotrópio administrado pelo novo dispositivo de névoa suave Respimat apresentava um perfil de segurança semelhante ao do tiotrópio distribuído pelo atual dispositivo DPI HandiHaler em pacientes com DPOC e não se associava a aumento do risco de óbito.[228]

Metilxantinas

As metilxantinas são inibidores não seletivos da fosfodiesterase e, por esse mecanismo, têm modesto efeito broncodilatador.[205,229,230] A teofilina é a metilxantina mais comumente usada e, na DPOC estável, seu efeito é maior que o do placebo, porém menor do que o dos BALA ou AMLA. Além do efeito broncodilatador, relata-se que a teofilina melhora a função dos músculos inspiratórios[231-233] e tem efeitos anti-inflamatórios.[234] Seu efeito na redução dos sintomas é maior do que seu efeito na função das vias aéreas, sugerindo que esses mecanismos alternativos sejam importantes. Como a teofilina é um inibidor não seletivo da fosfodiesterase, suas ações não são todas benéficas. Os principais efeitos adversos são insônia, náuseas, vômitos, arritmias cardíacas e crises convulsivas. Essas toxicidades são dose-dependentes, mas o início dos eventos adversos graves (p. ex., arritmias ventriculares, crises convulsivas) pode não ser precedido por náuseas ou insônia. Além disso, os níveis sanguíneos são afetados pela idade, por doença hepática, por insuficiência cardíaca congestiva e por muitas interações medicamentosas. Para minimizar a toxicidade, as atuais diretrizes recomendam um alvo para os níveis sanguíneos de 5 a 10 μg/mL, e não de 15 a 20 μg/mL como anteriormente. Por causa de seu índice terapêutico estreito e benefícios modestos, a teofilina não é recomendada como agentes de primeira escolha, mas pode servir como alternativa para pacientes intolerantes aos BALA e AMLA ou em situações em que esses medicamentos sejam caros demais.

Inibidores da Fosfodiesterase-4

Os inibidores da *fosfodiesterase-4* (PDE-4) atuam bloqueando a degradação da adenosina monofosfato cíclico. Por esse mecanismo, diminuem a inflamação das vias aéreas; não têm atividade broncodilatadora direta. O roflumilaste é um inibidor oral da PDE-4 aprovado para pacientes com bronquite crônica e uma história de exacerbações.[14] Em uma metanálise de 23 ensaios clínicos randomizados de dois inibidores da PDE-4 diferentes (roflumilaste e cilomilaste), os inibidores da PDE-4 reduziram as exacerbações (OR de 0,78, IC 95% de 0,72 a 0,85) e produziram modesto aumento do VEF_1 (50 mL, IC 95% de 39 a 52 mL).[235] Quando o roflumilaste foi acrescentado ao salmeterol ou ao tiotrópio, o VEF_1 pré-broncodilatador aumentou.[14,15] Como seu efeito nas exacerbações é muito maior do que seu efeito na função das vias aéreas, as diretrizes recomendam que o roflumilaste seja usado juntamente com um broncodilatador de longa ação.[175] O uso dos inibidores da PDE-4 tem sido limitado pelos efeitos colaterais. Os mais comuns são náuseas, anorexia, dor abdominal, diarreia, perda de peso, distúrbios do sono e cefaleia.[14,15,236] Justifica-se a monitoração do peso durante o tratamento.[175]

Corticosteroides

Corticosteroides Inalatórios. A inflamação nas vias aéreas, bem como sistêmica, é componente crítico da patogênese da DPOC.[237-239] Portanto, os corticosteroides, com seus efeitos anti-inflamatórios, são uma intervenção atraente. Os CI oferecem a vantagem adicional de minimizar a exposição sistêmica. Os primeiros estudos sobre os CI procuraram, sem sucesso, alterar a história natural da DPOC. No entanto, os CI melhoram os sintomas, a função pulmonar e a qualidade de vida e reduzem a frequência das exacerbações da DPOC, especialmente em pacientes com um VEF_1 de 60% ou menos do predito. A melhora do VEF_1 obtida com os CI (50 a 100 mL) é tipicamente inferior à observada com os broncodilatadores.[147,148] A redução das exacerbações pelos CI é mais significativa e comparável à observada com os BALA ou AMLA (aproximadamente 20% a 25%).[240-242] As diretrizes recomendam que os CI sejam usados juntamente com um broncodilatador de longa ação em sujeitos com propensão a exacerbações, mas que não sejam usados em monoterapia.[175] Quatro grandes ensaios clínicos, nos quais os pacientes com DPOC foram tratados com CI por 3 a 5 anos, não evidenciaram redução da perda da função pulmonar ao longo do tempo.[147,148,243,244] No entanto, em uma análise *post-hoc* do ensaio clínico TORCH, no qual 6.112 sujeitos com DPOC moderada a grave foram aleatoriamente tratados por 3 anos com placebo, fluticasona, salmeterol ou fluticasona/salmetero, Celli et al.[245] relataram que cada braço de tratamento ativo reduziu a taxa de declínio do VEF_1. Não se sabe se esse benefício reflete a redução das exacerbações ou um efeito mais direto nas vias aéreas, talvez diminuindo a inflamação.

Os CI são relativamente seguros, especialmente em comparação com os corticosteroides sistêmicos. Os efeitos adversos mais comuns são a candidíase oral e disfonia, ambos os quais podem ser minimizados por cuidadosa técnica de inalação seguida por enxague da boca e gargarejo.[147,148] O aumento das contusões provavelmente é manifestação de fragilidade capilar. A redução da densidade óssea é relatada depois de tratamento de longo prazo com triancinolona,[246] mas estudos com budesonida e fluticasona não encontraram resultados semelhantes, talvez porque os pacientes com DPOC tivessem uma alta prevalência de osteoporose na condição basal.[247,248] Finalmente, embora os CI claramente reduzam a frequência das exacerbações na DPOC, associam-se a um aumento da incidência de pneumonia.[65]

Corticosteroides Sistêmicos. Com raras exceções, o uso de corticosteroides sistêmicos deve ser reservado para o tratamento das exacerbações. Em pacientes com doença estável, mesmo quando grave, o risco de efeitos adversos provavelmente é maior do que a probabilidade de benefício. O uso crônico dos corticosteroides sistêmicos se associa a aumento da mortalidade,[249,250] o que pode refletir efeitos do corticosteroide ou a intensidade da DPOC subjacente. Ocasionalmente, em pacientes propensos a exacerbações que precisam de cursos frequentes de corticosteroides sistêmicos em alta dose, uma dose diária baixa de corticosteroides pode proteger contra exacerbações e, assim sendo, reduzir a exposição anual total aos esteroides. Se essa abordagem incomum for seguida, deve-se usar a dose mais baixa possível de corticosteroides. A estabilidade da espirometria pode ser útil para incentivar os pacientes que estejam apresentando benefício não pulmonar de que a redução da dose é segura.

Terapia Combinada

Os pacientes que permanecem sintomáticos depois de um período de tratamento com um único broncodilatador de longa ação (BALA ou AMLA) podem beneficiar-se do acréscimo de um segundo medicamento. As escolhas incluem um CI ou um segundo broncodilatador de longa ação da outra classe farmacológica; ainda não existem informações claras a respeito na literatura. Os CI provavelmente devem ser considerados como primeiro acréscimo nos pacientes com evidências de inflamação das vias aéreas e naqueles com exacerbações frequentes. Em dois grandes ensaios clínicos, a terapia combinada melhorou os resultados significativamente, em comparação com cada um dos braços de tratamento isoladamente (placebo, BALA, CI, AMLA). No ensaio clínico TORCH de 6.112 pacientes com DPOC moderada a grave, a associação de salmeterol/fluticasona melhorou a função pulmonar, o estado geral e as exacerbações mais do que qualquer dos dois agentes isoladamente[65] e foi custo-efetiva.[251] No ensaio clínico INSPIRE, 1.323 pacientes com DPOC grave foram tratados aleatoriamente com salmeterol/fluticasona ou tiotrópio por 2 anos.[252] Não houve diferença nas exacerbações, mas a mortalidade foi menor no grupo salmeterol/fluticasona, e o estado geral foi melhor. As pneumonias foram mais frequentes no grupo do salmeterol/fluticasona. As associações de formoterol/budesonida, formoterol/mometasona e vilanterol/fluticasona também melhoraram alguns resultados clínicos.

Embora muitos estudos tenham comparado a associação CI/BALA com seus componentes individuais, menos estudos compararam CI/BALA com BALA/AMLA. Rabe et al.[253] randomizaram 592 pacientes com DPOC moderada a grave para tiotrópio/formoterol ou fluticasona/salmeterol. Depois de 6 semanas, o VEF_1 foi maior no grupo do tiotrópio/formoterol, e o uso de medicações de resgate não diferiu.[253]

Finalmente, as diretrizes sugerem "terapia inalatória tripla" para sujeitos cujos sintomas não sejam controlados por nenhuma das associações já descritas.[175] Essa recomendação é, em parte, empírica porque cada um dos medicamentos ou das associações já se mostrou efetivo. No entanto, vários estudos de coortes retrospectivos descreveram diminuição da mortalidade e menos exacerbações e hospitalizações com a terapia tripla.[254,255] Os únicos dados prospectivos vêm do ensaio clínico UPLIFT, no qual os pacientes foram randomizados para receber "atendimento habitual" com ou sem tiotrópio. Naqueles pacientes já tomando um CI e um BALA (dois terços do grupo), o acréscimo do tiotrópio melhorou significativamente a função pulmonar, reduziu as exacerbações e melhorou a qualidade de vida relacionada com a saúde.[226] São necessários outros estudos para definir o papel da terapia tripla.

Manejo Farmacológico em Etapas

Fizemos enorme progresso desde a época, há não muito tempo, em que tínhamos poucos agentes para DPOC em nosso arsenal terapêutico. Agora existem muitas categorias terapêuticas que melhoram os resultados na DPOC. Muitas vezes, existem muitas escolhas em cada classe de medicamentos e vários modos de atravessar um algoritmo terapêutico. As diretrizes GOLD fornecem uma base para tomar essas decisões.

No passado, as recomendações para tratamento farmacológico se baseavam primariamente na espirometria, e a Tabela 44-2 mostra o esquema de classificação GOLD apoiado na função pulmonar. Reconhecendo que o VEF_1 unicamente é um descritor insatisfatório do estado de doença, o comitê GOLD revisou a abordagem, incluindo sintomas e risco futuro de exacerbações além da função pulmonar (Fig. 44-8). Com base nessas três variáveis, os pacientes são designados aos grupos A, B, C ou D e são fornecidas recomendações para a conduta inicial para cada grupo (Tabela 44-3).

Antioxidantes e Mucolíticos

O aumento da produção de muco pelas glândulas hipertrofiadas da submucosa das vias aéreas e células caliciformes, juntamente com o comprometimento da função mucociliar e a tosse, são frequentes em pacientes com DPOC. Embora os mucolíticos tenham sido avaliados em alguns estudos de longo prazo na DPOC, os resultados são mistos e, naqueles estudos que demonstram benefício, o efeito é modesto.[256-258] A *N-acetilcisteína* (NAC) é um mucolítico e antioxidante testado por sua capacidade de tornar mais lento o declínio da função pulmonar e prevenir exacerbações. No estudo BRONCUS, 523 pacientes em 50 centros foram designados aleatoriamente para 600 mg de NAC ou placebo diariamente. Os pacientes foram seguidos por 3 anos. Não se encontrou diferença na taxa anual de declínio do VEF_1 nem no número de exacerbações por ano entre o grupo NAC e o grupo-placebo. No entanto, a análise dos subgrupos nesses sujeitos que não foram tratados com um CI sugeriu que o NAC reduziu as exacerbações e a hiperinsuflação.[259] Uma revisão Cochrane de 30 ensaios clínicos, que incluíram mais de 7.000 pacientes tratados com NAC ou outros mucolíticos, concluiu que houve pequeno efeito nas exacerbações, mas nenhum efeito na qualidade de vida.[260] Em sua revisão de 2014, o painel GOLD recomendou contra o uso generalizado desses agentes.[175]

MODIFICADORES DE LEUCOTRIENOS

Embora o inibidor da 5-lipo-oxigenase zileuton e os antagonistas dos cisteinil leucotrienos montelucaste e zafirlucaste algumas vezes sejam usados para DPOC, não existem dados sustentando seu uso, e as diretrizes não recomendam sua utilização.[175]

TRATAMENTO NÃO FARMACOLÓGICO

Remoção do Muco

Nos pacientes com hipersecreção de muco e obstrução do fluxo de ar, pode ser muito difícil mobilizar as secreções. Manobras como tosse controlada[261] e *huff* (técnica expiratória forçada na tosse)[262] podem ser úteis. Na primeira, os pacientes respiram profundamente, seguram o ar por alguns segundos e depois tossem duas ou três vezes com a boca aberta e sem respirar novamente. A sequência é então repetida várias vezes. A manobra *huff* para a tosse envolve uma ou duas respirações forçadas, iniciando com volume pulmonar médio e sendo realizada com a glote aberta. A remoção do muco também pode ser facilitada pedindo-se para os pacientes respirarem ou tossirem através de um dispositivo que gera oscilações de alta amplitude[263] ou de um dispositivo percussivo externo. Essas manobras são consideradas seguras, mas os dados que dão apoio ao seu uso são limitados.[264-267]

Oxigênio

Dois estudos referenciais conduzidos há mais de 30 anos demonstraram o valor da oxigenoterapia de longo prazo em pacientes com DPOC e hipoxemia. O *Nocturnal Oxygen Therapy Trial* (NOTT) do National Institutes of Health randomizou 203 pacientes com DPOC e hipoxemia para receberem oxigênio por 12 horas durante a noite ou por 24 horas ao dia por pelo menos 12 meses.[145] A mortalidade total, no grupo do oxigênio noturno, foi 1,94 vez a do grupo do oxigênio contínuo ($P = 0,01$). Quase simultaneamente, o British Medical Research Council comparou o efeito do oxigênio administrado por 15 horas/dia com não oferecer oxigênio (grupo-controle) em 87 pacientes com DPOC, hipoxemia, retenção de dióxido de carbono e insuficiência cardíaca. Quarenta e cinco por cento dos pacientes tratados com oxigênio morreram durante o período de seguimento de 5 anos, em comparação com 67% do grupo-controle.[146] Além desse benefício em sobrevida, a administração de oxigênio por pelo menos 15 horas por dia melhora a qualidade de vida e a métrica neuropsiquiátrica, reduz a policitemia e melhora a hemodinâmica pulmonar em pacientes com DPOC e hipoxemia.[145,268,269]

Indicações para o Oxigênio. Com base nesses dados, as diretrizes recomendam administração de oxigênio por longo prazo (> 15 horas/dia) a pacientes com DPOC e hipoxemia de repouso. Os critérios incluem Po_2 arterial abaixo de 55 mmHg ou So_2 arterial abaixo de 88% enquanto o paciente respira ar ambiente e fica em repouso. Para aqueles cuja Po_2 arterial em repouso fica entre 56 e 59 mmHg, o tratamento de longo prazo com oxigênio é indicado se demonstrarem policitemia (hematócrito ≥ 55%) ou *cor pulmonale*. Após uma exacerbação ou outro evento respiratório agudo, os pacientes costumam ter hipoxemia que se resolve lentamente ao longo de 1 a 2 meses. Por essa razão, os pacientes que recebem oxigênio quando estão se recuperando devem ser reavaliados depois de aproximadamente 1 mês para determinar se continuam a atender aos critérios para tratamento de longo prazo com oxigênio.

Oxigênio durante o Exercício. Os pacientes com Po_2 arterial ou SpO_2 limítrofes em repouso podem desenvolver piora da hipoxemia com o exercício. Isso é especialmente verdade para os pacientes com enfisema e baixa capacidade de difusão. O oxigênio suplementar melhora a resistência ao exercício,[270,271] e até os pacientes sem hipoxemia podem melhorar sua capacidade de exercício com oxigênio suplementar.[272] No entanto, não se sabe quais são os benefícios do oxigênio no longo prazo nesse grupo de pacientes. O National Heart, Lung, and Blood Institute está patrocinando o *Long-term Oxygen Treatment Trial* (LOTT), que examinará mortalidade, hospitalizações, qualidade de vida e vários outros desfechos em 737 pacientes com DPOC e SpO_2 entre 89% e 93% em repouso ou com 94% ou mais em repouso, que tenham uma dessaturação abaixo de 90% com o exercício.[273]

Um dos objetivos da oxigenoterapia é permitir que os pacientes permaneçam ativos. Os sistemas ambulatoriais de oxigênio têm a intenção de oferecer uma fonte de oxigênio portátil e leve que possa ser carregada enquanto o paciente realiza as atividades da vida diária. Infelizmente, os pacientes costumam receber sistemas "portáteis" que, na realidade, não levam à deambulação. O cilindro convencional (*E-cylinder*), por exemplo, pesa 44 kg e precisa ser puxado com um carrinho volumoso. Na verdade, existem vários reservatórios de oxigênio leves, pesando não mais do que 8 kg; os concentradores de oxigênio portáteis são outra opção leve. Os prestadores de cuidado à saúde precisam especificar aos vendedores de oxigênio qual sistema ambulatório querem para seus pacientes.

Oxigênio durante o Sono. Assim como ocorre com o exercício, os pacientes com DPOC podem apresentar queda significativa da tensão arterial de oxigênio durante o sono devido a uma associação de aumentos das alterações de ventilação-perfusão e uma alteração do padrão ventilatório.[274] Nos pacientes que não são hipoxêmicos em repouso, não se sabe quais serão as consequências desses episódios de hipoxemia noturna no longo prazo, assim como os benefícios do oxigênio de longo prazo para esses pacientes. Embora muitos clínicos prescrevam oxigênio noturno para tais pacientes, não existem evidências que sustentem essa abordagem. O ensaio clínico LOTT fornecerá informações sobre esse subgrupo clínico.

Oxigênio para Viagem Aérea. Ao voar em altitudes acima de 12.000 pés, as aeronaves são pressurizadas para proteger os passageiros e a tripulação de hipoxemia e outras manifestações da doença da altitude (Cap. 77). A *Federal Aviation Administration* (FAA) tornou obrigatório que a altitude da cabine não exceda 8.000 pés. Embora essa pressurização seja suficiente para prevenir a maior parte dos barotraumas e a doença da altitude, não elimina a possibilidade de hipoxemia. A Po_2 arterial cairá e, nos pacientes hipoxêmicos em repouso no nível do mar ou naqueles que sejam limítrofes, a Po_2 arterial pode cair a níveis perigosos nas grandes altitudes. Os pacientes cuja Po_2 arterial em repouso, no nível do mar, fica acima de 70 mmHg provavelmente estarão seguros ao voar sem oxigênio suplementar.[275,276] Quando existe incerteza sobre a necessidade em potencial de oxigênio de um paciente nas grandes altitudes, pode-se realizar um teste de simulação de altitude, usando oxigênio a 16% para simular a pressão parcial de oxigênio a 8.000 pés.[277]

Para pacientes que precisam de oxigênio durante o voo, podem ser tomadas providências antecipadas com a empresa aérea. Em geral, os pacientes talvez não tragam seu próprio suprimento de oxigênio, e a empresa aérea geralmente cobra pelo oxigênio que oferece. Os concentradores de oxigênio portáteis leves passaram a ser disponibilizados recentemente e são aprovados pela FAA para viagem aérea comercial. Algumas empresas aéreas permitem que os passageiros viajem com seus próprios concentradores.

Questões Técnicas para Uso de Oxigênio

A maioria dos pacientes recebe oxigênio por meio de cânula nasal. Os fluxos devem ser ajustados para se obter uma SpO_2 acima de 90% (Po_2 arterial > 60 mmHg). Em geral, os pacientes que usam oxigênio 24 horas/dia devem aumentar o fluxo de oxigênio em 1 L/min durante o sono e o exercício para prevenir quedas da Po_2 arterial durante esses períodos. Aparelhos que conservam o oxigênio, melhorando a eficiência da oferta de oxigênio, aumentam o tempo em que um dado volume de oxigênio portátil durará, permitindo maior mobilidade aos pacientes. Eles incluem cânulas nasais com reservatórios que armazenam oxigênio durante a expiração para oferecimento durante a inspiração, bem como reguladores ativados pela respiração que oferecem um pulso de oxigênio somente durante a inspiração. Para uso domiciliar, os concentradores de oxigênio elétricos são os mais convenientes, pois não exigem reabastecimento ou substituição, como é o caso dos cilindros de ar ou o oxigênio líquido. É importante que os pacientes que dependem de um concentrador tenham cilindros de reserva à mão no caso de uma falta de energia elétrica. Os sistemas ambulatoriais incluem cilindros (*E-cylinder*) em carrinhos com rodas, cilindros de alumínio leves, reservatórios de oxigênio líquido e concentradores portáteis. Muitos desses sistemas ambulatoriais pesam menos de 20 kg e fornecem oxigênio por 4 a 6 horas em um fluxo de 2 L/min.

REABILITAÇÃO PULMONAR

A reabilitação pulmonar é um programa abrangente que combina treinamento com exercícios, abandono do tabagismo, aconselhamento nutricional e orientação na tentativa de melhorar a capacidade funcional e a qualidade de vida dos pacientes com DPOC. Os programas de reabilitação formal melhoram a capacidade de exercício e a qualidade de vida e diminuem a dispneia e a utilização de recursos de atenção à saúde.[278-281] Além disso, recente revisão Cochrane sugere que a reabilitação pulmonar diminua a mortalidade.[282] A reabilitação pulmonar deve ser oferecida a todos os pacientes sintomáticos com DPOC (Cap. 105).

TRATAMENTO CIRÚRGICO DO ENFISEMA

Há mais de 50 anos, relatos anedóticos de melhora sintomática em pacientes com enfisema submetidos à ressecção de cânceres de pulmão ou bolhas concomitantes levaram os fisiologistas a considerar a *cirurgia de redução do volume pulmonar* (CRVP) para melhorar a eficiência mecânica dos músculos respiratórios. Em vista da hiperinsuflação, os músculos respiratórios são forçados a operar na parte desvantajosa da curva de comprimento para tensão; foi predito que reduzir a hiperinsuflação melhora a geração de força pelos músculos respiratórios, a retração elástica, e os fluxos expiratórios. Infelizmente, os procedimentos mais antigos se associaram a uma mortalidade inaceitavelmente alta. Em 1995, Cooper et al.[283] publicaram sua experiência com 20 pacientes submetidos a uma CRVP bilateral. Usando um grampeador linear e tiras de pericárdio bovino, conseguiram eliminar essa causa importante de mortalidade precoce e relataram melhoras impressionantes do VEF_1, da Po_2 arterial, do TC6, da dispneia e da qualidade de vida. Isso foi seguido pelo *National Emphysema Treatment Trial* (NETT), um esforço colaborativo no contexto precedente dos Centers for Meedicare e Medicaid Services, National Heart, Lung, and Blood Institute e Agency for Healthcare Research and Quality. O NETT recrutou 1.218 pacientes com enfisema grave e comparou a CRVP ao tratamento clínico máximo.[46] Nos pacientes com enfisema predominante no lobo superior e baixa capacidade de exercício pós-reabilitação, a CRVP melhorou a sobrevida e a qualidade de vida.[284] Naqueles pacientes com VEF_1 de 20% ou menos do predito e distribuição homogênea do enfisema ou DL_{CO} de 20% ou menos do predito, a mortalidade foi maior com CRVP, em comparação com o tratamento clínico.[285] Esses critérios são atualmente usados para selecionar pacientes para CRVP.

Na tentativa de minimizar o risco, vários grupos têm desenvolvido técnicas para redução broncoscópica do volume pulmonar. Usando um broncoscópico flexível, são colocadas válvulas endobrônquicas com direção única nas vias aéreas, levando a áreas enfisematosas do pulmão. Na presença de fissuras interlobulares intactas (portanto, pouca ventilação colateral), o ar sai e não consegue reentrar nessas áreas, fazendo com que entrem em colapso. Como resultado, a hiperinsuflação é menor, e mais ventilação vai ao pulmão mais normal.[286] O maior ensaio clínico prospectivo até o momento descreveu modestas melhoras da função pulmonar, da TC6 e dos sintomas, mas isso se associou a exacerbações mais frequentes da DPOC, mais pneumonia e hemoptise depois da implantação.[286] Ainda não foi determinado o papel das válvulas endobrônquicas para o enfisema e estão em andamento estudos para definir o melhor desenho de válvula, a melhor técnica e a população de pacientes mais apropriada.

EXACERBAÇÕES AGUDAS

Definição

Talvez seja algo surpreendente não ser fácil definir uma exacerbação aguda de DPOC. A GOLD[175] declara: *"Uma exacerbação de DPOC é um evento agudo, caracterizado por uma piora dos sintomas respiratórios do paciente que vai além das variações normais do dia a dia e leva a uma alteração da medicação."* [287-289] Isso funciona suficientemente bem para permitir a classificação dos eventos em vários estudos e para comparações entre ensaios clínicos.

Desencadeantes

As exacerbações de DPOC são precipitadas mais frequentemente por infecções do trato respiratório. Elas podem ser virais ou bacterianas. Dados recentes sugerem que um evento essencial, até nos indivíduos cujas vias aéreas estejam cronicamente colonizadas por bactérias, é a aquisição de cepas de bactéria novas para aquele paciente.[290] Muitos pacientes são sensíveis aos poluentes do ar e sofrem uma exacerbação quando os níveis ambientais aumentam.[291-293] Talvez em 30% dos pacientes com DPOC, não se identifique a causa das exacerbações. É interessante observar que alguns pacientes têm uma exacerbação sempre que um desses eventos ocorre; outros, raramente. Os que apresentam duas ou mais exacerbações por ano costumam ser definidos como "exacerbadores frequentes"[137] e trazem um desafio singular para o controle.

Tratamento

O objetivo do tratamento é minimizar o impacto da exacerbação corrente, minimizar a perda da função pulmonar e prevenir o desenvolvimento de exacerbações subsequentes. A grande maioria das exacerbações pode ser tratada sem hospitalização. As indicações para hospitalização incluem dispneia grave ou insuficiência respiratória, DPOC subjacente grave, comorbidades sérias, fenótipo exacerbador frequente, idade avançada e apoio insuficiente em casa. Deve ser administrado oxigênio suplementar, se necessário, para chegar a uma SpO_2 acima de 88%. Depois de 30 a 60 minutos, a gasometria arterial deve ser avaliada, e examinadas as evidências de retenção de dióxido de carbono.

Broncodilatadores. Durante uma exacerbação aguda, devem ser usados agressivamente os β-agonistas de curta ação isoladamente ou associados a antagonistas muscarínicos. Embora os inaladores dosimetrados, quando usados corretamente, sejam tão efetivos quanto os nebulizadores,[294] pode ser difícil para pacientes intensamente dispneicos coordenar seus esforços para usar um inalador dosimetrado ou para gerar o fluxo inspiratório suficiente necessário para alguns aparelhos.

Corticosteroides. Dados substanciais respaldam o uso dos corticosteroides sistêmicos para tratamento de exacerbações de DPOC. Seu uso se associa a uma recuperação mais rápida, melhora da função pulmonar e da hipoxemia e redução do risco de recidiva.[295-298] As diretrizes recomendam 40 a 60 mg de prednisona por dia durante 2 semanas, mas um ensaio clínico prospectivo recente de mais de 300 pacientes verificou que o uso de 5 dias de prednisona não foi inferior a 14 dias para prevenir reexacerbação em 6 meses e se associou a uma exposição total significativamente mais baixa ao corticosteroide.[299]

Antibióticos. O uso de antibióticos para exacerbações de DPOC é um tanto controverso, em grande parte por causa da pobreza de dados documentando a colonização ou infecção bacteriana. Estudos têm sugerido que quase 50% das exacerbações agudas se associam a *H. influenzae, S. pneumoniae* e *M. catarrhalis*.[300] Mesmo quando os pacientes são cronicamente colonizados, mudanças de cepa podem se associar a exacerbações.[290] Culturas de escarro têm utilidade limitada porque não distinguem entre colonização e infecção e por causa do tempo requerido para os resultados. A maioria das diretrizes recomenda tratamento empírico quando a infecção parecer provável, com base naqueles que costumam ser chamados "critérios de Anthonisen": aumento da dispneia, volume da expectoração e purulência do escarro,[301] sendo dado grande peso à presença de todos os três critérios. O período recomendado de tratamento com antibiótico é de 5 a 10 dias.

DESENVOLVIMENTO DE NOVOS TRATAMENTOS

Apesar das evidências recentes, as opções de tratamento para DPOC são lamentavelmente inadequadas. Exceto pelo abandono do tabagismo e oxigênio suplementar em pacientes hipoxêmicos, não existem tratamentos que reduzam a mortalidade. Vários fatores têm contribuído para a falta de progresso. A DPOC é altamente heterogênea: em alguns pacientes, predomina o enfisema; em outros, predomina a bronquite. Ainda outros podem ter ambos. A DPOC é uma doença sistêmica e, em consequência disso, são comuns as condições extrapulmonares comórbidas. Como os efeitos do tratamento são pequenos, são necessários estudos muito grandes para testar novas intervenções em potencial. Por todas essas razões, os pesquisadores estão começando a explorar subtipos de pacientes individuais, procurando subpopulações que se beneficiem de esquemas terapêuticos diferenciados e medidas de resultados intermediárias que aumentem a eficiência dos ensaios clínicos. Para essa finalidade, o National Heart, Lung, and Blood Institute financiou o *Subpopulations and Intermediate Outcomes in COPD Study* (SPIROMICS),[302] um estudo prospectivo observacional de sujeitos com DPOC e controles. Espera-se que estudos complementares, como o *Evaluation of COPD Longitudinally to Identify Predictive Surrogate Endpoints* (ECLIPSE)[303] e *COPDGene*[304] acrescentem algo à explosão de conhecimentos nos próximos anos com o intuito de melhorar o tratamento para pacientes com DPOC.

Pontos-chave

- A *doença pulmonar obstrutiva crônica* (DPOC) é doença altamente prevalente e uma das principais causas de mortalidade. A patologia é significativamente subdiagnosticada.
- A DPOC se caracteriza por obstrução do fluxo de ar que não é inteiramente reversível. É necessária a espirometria para o diagnóstico.
- Idade avançada e história de tabagismo são os dois fatores de risco mais importantes para DPOC.
- Enfisema em jovem ou em um indivíduo com história mínima ou negativa para tabagismo deve sugerir deficiência de α_1-antitripsina.
- A cessação do tabagismo é a única intervenção que demonstrou alterar a evolução do declínio da função pulmonar. A cessação do tabagismo também traz um benefício para a mortalidade no longo prazo.
- A farmacoterapia já não é feita apenas para alívio dos sintomas. Os antagonistas muscarínicos de curta e longa ação, os β-agonistas de longa ação e os corticosteroides inalatórios melhoram a capacidade de exercício, a qualidade de vida e reduzem as exacerbações.
- A escolha de medicações se baseia, em parte, na disponibilidade da medicação e na resposta do paciente.
- A *Global Initiative for COPD* propôs um algoritmo de tratamento em etapas com base em uma combinação de obstrução do fluxo de ar (espirometria), sintomas e risco de exacerbações futuras.
- Nos pacientes com hipoxemia, o tratamento contínuo com oxigênio por pelo menos 15 horas/dia melhora a sobrevida, a qualidade de vida e algumas outras medidas.
- Os pacientes com Po_2 arterial abaixo de 55 mmHg ou SpO_2 abaixo de 88% enquanto respiram ar ambiente em repouso ou os pacientes com Po_2 arterial de 56 a 59 mmHg e policitemia ou *cor pulmonale* devem receber tratamento contínuo com oxigênio.
- A reabilitação pulmonar melhora a capacidade de exercício e a qualidade de vida e diminui a dispneia e a utilização de serviços de atenção à saúde, bem como as hospitalizações e a mortalidade. A reabilitação pulmonar deve ser oferecida a qualquer paciente em quem se desenvolva dispneia enquanto caminha.
- A cirurgia de redução do volume pulmonar pode ser benéfica para o pequeno subgrupo de pacientes com enfisema predominante no lobo superior e baixa capacidade de exercício pós-reabilitação.

As Referências estão disponíveis exclusivamente no site www.elsevier.com.br/expertconsult

45 GENETICS IN ASTHMA AND COPD

VICTOR E. ORTEGA, MD • EUGENE R. BLEECKER, MD

INTRODUCTION

EARLY GENETIC STUDIES OF ASTHMA SUSCEPTIBILITY: FAMILY-BASED GENETIC STUDIES

Evidence That Asthma Is Heritable

The First Genome-Wide Screens for Susceptibility Loci: Family-Based Studies

Linkage Studies Provide Important Insight into the Complexity of Asthma Pathogenesis

Linkage Analysis and Positional Cloning Reveal Novel Asthma Susceptibility Loci

CANDIDATE GENE ASSOCIATION STUDIES IN ASTHMA

Highly Replicated Candidate Genes on Chromosome 5q31 and Evidence for Gene-Gene Interactions

Limitations of Candidate Gene Association Studies: Lessons Learned and the Road to GWAS

GENOME-WIDE ASSOCIATION STUDIES FOR ASTHMA SUSCEPTIBILITY

GWAS Identifies *ORMDL3* as a Susceptibility Locus

GWAS in African Americans and other Asthma Populations

Admixture Mapping as an Alternative Approach in Admixed Populations

GWAS AND ASSOCIATION STUDIES OF SEVERE ASTHMA

GENE-ENVIRONMENT INTERACTIONS: GENETIC AND EPIGENETIC STUDIES FOR ASTHMA SUSCEPTIBILITY AND SEVERITY

PHARMACOGENETICS OF ASTHMA

Rationale for Pharmacogenetic Research in Asthma

Glucocorticoid Pharmacogenetics

Cysteinyl Leukotriene Pharmacogenetics

β_2-Adrenergic Receptor Pharmacogenetics

Limitation of Current Pharmacogenetic Associations and Future Directions

GENETIC STUDIES OF COPD SUSCEPTIBILITY

Evidence that Lung Function Impairment and COPD are Heritable

Family-Based Linkage Studies for Lung Function Impairment and COPD

CANDIDATE GENE ASSOCIATION STUDIES FOR LUNG FUNCTION AND COPD

Antioxidant Pathway Genes and COPD Susceptibility

ADAM33 Is a Locus for Accelerated Lung Function Decline and COPD

MMP12 and COPD Susceptibility

GENOME-WIDE ASSOCIATION STUDIES OF LUNG FUNCTION IN THE GENERAL POPULATION

GSTO2 and *IL6R* as Loci for Lung Function

Hedgehog-Interacting Protein Gene as a Locus for Lung Function

Two Large General Population Consortia Identify Seven Loci for Lung Function

GENOME-WIDE ASSOCIATION STUDIES FOR COPD SUSCEPTIBILITY

α-Nicotinic Acetylcholine Receptor 3/5 Genes as Loci for COPD Susceptibility

FAM13A as a Common Locus for COPD and Lung Cancer Susceptibility

CYP2A6 as a Locus for COPD Susceptibility

GWAS for Emphysema, a COPD-Related Phenotype

PHARMACOGENETICS OF COPD

Rationale for Pharmacogenetics in COPD

β_2-Adrenergic Receptor Pharmacogenetics

EPIGENETICS AND RARE GENE VARIATION IN ASTHMA AND COPD

Epigenetics in Asthma and COPD

Rare Variants in Asthma and COPD

GENETICS OF ASTHMA AND COPD: LESSONS LEARNED AFTER 20 YEARS OF EXPERIENCE

O Capítulo 45 está disponível, em inglês, exclusivamente no site www.elsevier.com.br/expertconsult

46 PERIGOS E CESSAÇÃO DO TABAGISMO

NEAL L. BENOWITZ, MD • PAUL G. BRUNETTA, MD

INTRODUÇÃO
EPIDEMIOLOGIA DO TABAGISMO
TOXICOLOGIA DO TABAGISMO
DOENÇAS RELACIONADAS AO TABAGISMO
  Câncer
  Doença Pulmonar Crônica
  Infecção
  Doença Cardiovascular
Cicatrização de Feridas/Complicações Pós-operatórias
Outras Complicações do Tabagismo
RISCOS À SAÚDE DOS FUMANTES PASSIVOS
DEPENDÊNCIA DA NICOTINA
  Mecanismos Neurobiológicos da Dependência
  Cigarros de Baixo Teor
CESSAÇÃO DO TABAGISMO
Diretrizes
Aconselhamento para a Cessação do Tabagismo
Farmacoterapia para Cessação do Tabagismo
Motivando os Fumantes a Abandonarem o Cigarro
Benefícios da Cessação
Recursos para os Médicos
REGULAÇÃO FEDERAL DO TABACO
CIGARROS ELETRÔNICOS

INTRODUÇÃO

O tabagismo permanece como a principal causa de morbidade e mortalidade precoces evitável nos Estados Unidos e em muitos países ao redor do mundo. Uma média de 443.000 pessoas nos Estados Unidos morre prematuramente de doenças relacionadas ao consumo de tabaco em 1 ano, que inclui um em cada três casos de câncer e uma em cinco mortes no geral.[1] Um fumante ao longo da vida tem aproximadamente uma em três chances de morrer precocemente de uma complicação causado pelo tabagismo.[2] A expectativa de vida é reduzida em mais de 10 anos entre fumantes ativos.[3] Atualmente, o risco aumentado de morte relacionada ao cigarro é igual entre homens e mulheres nos Estados Unidos[4], e a Organização Mundial da Saúde estima que mais de um bilhão de mortes no século XXI serão atribuídas ao consumo de tabaco.

O tabagismo é particularmente relevante na medicina respiratória, porque é de longe a principal causa de câncer pulmonar e de *doença pulmonar obstrutiva crônica* (DPOC) em países desenvolvidos. O tabagismo também é um fator causal substancial de infecções respiratórias, incluindo pneumonia pneumocócica, influenza e tuberculose.

EPIDEMIOLOGIA DO TABAGISMO

Atualmente, aproximadamente 42,1 milhões de indivíduos (18,1% da população adulta) nos Estados Unidos são fumantes de cigarro, incluindo 20,5% homens e 15,8% mulheres.[1] A porcentagem de indivíduos que fumavam 30 ou mais cigarros por dia declinou significativamente, de 12,6% em 2005 para 9,1% em 2011, e a proporção daqueles que fumavam de um a nove cigarros por dia aumentou de 16,4% para 22,0%. Nos Estados Unidos, um número crescente de fumantes (cerca de 25% em algumas áreas) compreende fumantes não diários. Pessoas com menor nível de educação e/ou que possuem ocupações não qualificadas são mais propensas ao consumo de cigarros. Por exemplo, 33,8% das pessoas com escolaridade do 9° ao 11° grau são fumantes, em comparação com 9,9% daqueles com um grau universitário.

Altas taxas são observadas em indivíduos que estão abaixo da linha de pobreza federal (27,7%), aqueles com 18 a 24 anos de idade (23,8%) e aqueles em indústrias de construção e extração (30%).[5]

Há mais de um bilhão de fumantes no mundo, a maioria proveniente de países de baixa e média renda.[6] O consumo de cigarro e a exposição dos fumantes passivos são responsáveis por aproximadamente 6,3 milhões de mortes anuais em todo o mundo e 6,3% da carga global da doença. A Convenção-Quadro da Organização Mundial de Saúde sobre Controle do Tabagismo tem como objetivo reduzir tanto a demanda como o fornecimento de tabaco ao redor do mundo por meio da educação, política e legislação.[7]

TOXICOLOGIA DO TABAGISMO

A fumaça do tabaco é um aerossol de gotículas (particuladas) contendo água, nicotina e outros alcaloides, além de alcatrão. Também contém diversas substâncias químicas, muitas das quais podem contribuir para a doença humana.[8] As principais substâncias químicas tóxicas na fase particulada do tabaco incluem nicotina, benzo(a)pireno e outros hidrocarbonetos policíclicos, N'-nitrosonornicotina, β-naftilamina, polônio-210, níquel, cádmio, arsênio e chumbo. A fase gasosa contém monóxido de carbono, acetaldeído, acetona, metanol, óxidos de nitrogênio, cianeto de hidrogênio, acroleína, amônia, benzeno, formaldeído, nitrosaminas e cloreto de vinila. A fumaça do tabaco pode produzir doença por meio da absorção sistêmica de toxinas e/ou causar lesão pulmonar local por produtos químicos oxidantes.

DOENÇAS RELACIONADAS AO TABAGISMO

O tabagismo é a principal causa de morte por câncer, doença cardiovascular e doença pulmonar (Tabela 46-1). Fumar também é o principal fator de risco para osteoporose, desordens reprodutivas e lesões relacionadas ao fogo e trauma.

Tabela 46-1	Riscos do Uso de Tabaco à Saúde (Riscos Aumentados pelo Tabagismo)

CÂNCER (TABELA 46-2)

DOENÇA CARDIOVASCULAR
Morte súbita
Infarto agudo do miocárdio
Angina instável
Acidente vascular cerebral
Doença arterial oclusiva periférica (incluindo tromboangeíte obliterante)
Aneurisma aórtico

DOENÇA PULMONAR
Câncer pulmonar
Bronquite crônica
Enfisema
Asma
Suscetibilidade aumentada à pneumonia e à tuberculose pulmonar
Suscetibilidade aumentada à pneumonite intersticial descamativa
Morbidade aumentada por infecção respiratória viral

DOENÇA GASTROINTESTINAL
Úlcera péptica
Refluxo esofágico

DISTÚRBIOS REPRODUTIVOS
Fertilidade reduzida
Nascimento prematuro
Baixo peso ao nascer
Aborto espontâneo
Descolamento prematuro da placenta
Ruptura prematura das membranas
Aumento da mortalidade perinatal

DOENÇA ORAL (TABACO SEM FUMAÇA)
Câncer oral
Leucoplaquia
Gengivite
Retração gengival
Coloração do dente

OUTROS
Diabetes melito não dependente de insulina
Menopausa precoce
Osteoporose
Catarata
Ambliopia associada ao tabaco (perda de visão)
Degeneração macular relacionada à idade
Envelhecimento precoce da pele
Agravamento do hipotireoidismo
Alteração do metabolismo ou dos efeitos dos medicamentos

Tabela 46-2 Consumo do Cigarro e Risco de Câncer

Sítio do Câncer	Risco Relativo Médio
Pulmão	15,0–30,0
Laringe	10,0*
Cavidade oral	4,0–5,0
Orofaringe e hipofaringe	4,0–5,0*
Esôfago	1,5–5,0*
Pâncreas	2,0–4,0
Trato urinário	3,0
Cavidade e seios nasais, e nasofaringe	1,5–2,5
Estômago	1,5–2,0
Fígado	1,5–2,5
Rins	1,5–2,0
Cérvix uterina	1,5–2,5
Leucemia mieloide	1,5–2,0

*Interação sinergística com o consumo de álcool.
Adaptado de Vineis P, Alavanja M, Buffler P, et al: Tobacco and cancer: recent epidemiological evidence. *J Natl Cancer Inst* 96:99–106, 2004; e International Council for Research on Cancer: *Tobacco smoking and involuntary smoking*. IARC Monographs on the Evaluation of Carcinogenic Risks to Humans. IARC Scientific Publication 83. Lyon, France, 2004, IARC.

CÂNCER

O tabagismo, a causa mais evitável de câncer (Tabela 46-2), é responsável por aproximadamente 30% das mortes por câncer.[9] Muitas substâncias químicas no consumo de tabaco podem contribuir para a carcinogênese como iniciadores do tumor, cocarcinógenos, promotores de tumores ou carcinógenos completos.[8,10] Acredita-se que complexos formados de carcinógenos da fumaça do tabaco e o DNA sejam um passo crucial na indução de câncer.[11] O consumo de cigarro induz padrões específicos de mutações do gene p53 que estão associados a carcinomas de células escamosas do pulmão, cabeça e pescoço.[12] O câncer pulmonar é a principal causa de morte por câncer nos Estados Unidos e é predominantemente atribuído ao consumo de cigarro.[4] O risco de casos de câncer pulmonar e outros tipos de câncer é proporcional ao número de cigarros consumidos por dia e ainda muito mais em relação à duração do tabagismo. Nos fumantes ativos, os níveis de adutos de DNA (agentes carcinogênicos ligados covalentemente) em tecido pulmonar não tumoral ou células sanguíneas mononucleares estão relacionados ao consumo de cigarro.[13] Entretanto, vale mencionar que os níveis de adutos de DNA em ex-fumantes foram inversamente associados à idade de início do tabagismo.[14] Esse achado sugere que fumantes jovens são mais suscetíveis ao dano do DNA e a persistência de alterações genéticas do que aqueles que iniciaram o consumo de cigarro em idade mais avançada, o qual apresenta implicações consideráveis para a necessidade de prevenir os adolescentes de fumarem. Uma análise de estudo de associação genômica ampla de uma coorte de fumantes comparada a uma coorte de não fumantes confirmou que a expressão de milhares de genes é alterada pela exposição ao cigarro.[15] As informações adicionais derivadas do sequenciamento de alta eficiência de um câncer pulmonar fornecem um quadro de amplas alterações genéticas mutacionais com centenas de variantes somáticas pontuais e diversas alterações genéticas estruturais amplas, tais como deleção de segmentos cromossômicos.[16]

A exposição de locais de trabalho ao asbesto ou radiação-α (a última em mineradores de urânio) aumenta sinergisticamente o risco para câncer de pulmão em fumantes de cigarro.[17] O consumo de álcool interage de modo sinérgico com o tabaco, causando câncer oral, da laringe e esôfago.[18] O mecanismo de interação pode envolver agentes carcinogênicos do tabaco solubilizados no álcool e/ou indução relacionada ao álcool de enzimas que metabolizam e ativam as substâncias carcinogênicas do tabaco. O consumo de cigarro está associado a 15% dos casos de leucemia em adultos e a 20% dos casos de câncer colorretal.[19,20] Com base em estudos de grande coorte e uma metanálise, o consumo de cigarros em mulheres antes da primeira gravidez está associado ao risco aumentado de câncer de mama.[21]

Uma descrição detalhada da epidemiologia e patogênese do câncer pulmonar induzido pelo tabagismo é apresentada em outra parte deste livro-texto (Caps. 51 e 52).

DOENÇA PULMONAR CRÔNICA

Mais de 80% dos casos de doença pulmonar obstrutiva crônica nos Estados Unidos são atribuídos ao consumo de cigarros. O tabagismo também aumenta o risco de infecção respiratória, incluindo pneumonia, e resulta em maior deficiência causada por infecções virais do trato respiratório.[22,23] A doença pulmonar causada pelo cigarro inclui síndromes sobrepostas de bronquite crônica (tosse e secreção de muco), enfisema e obstrução das vias aéreas respiratórias. As condições patológicas pulmonares produzidas pelo consumo de cigarro incluem perda de cílios, hiperplasia de glândulas mucosas, número aumentado de células de globet nas vias aéreas centrais, inflamação, metaplasia de células de globet, metaplasia de células escamosas, muco obstruindo as pequenas vias aéreas respiratórias, destruição de alvéolos e um número reduzido de pequenas artérias. O mecanismo de injúria é complexo e parece incluir inflamação, assim como lesão direta por substâncias químicas oxidantes, atividade de elastase aumentada (uma proteína que degrada a elastina e outros componentes do tecido conjuntivo) e diminuição da atividade da antiprotease.[24] Uma deficiência genética de atividade da α_1-antiprotease produz um desbalanço similar entre a protease pulmonar e a atividade antiprotease e é um fator de risco para doença pulmonar precoce e grave induzida por consumo de cigarros.[25]

Além dos efeitos da lesão induzida pelo consumo de cigarros, a liberação de monóxido de carbono a partir da fumaça de cigarro serve para agravar o nível de funcionalidade dos fumantes que têm DPOC significativo. O monóxido de carbono liga-se avidamente à hemoglobina, reduz a capacidade de a hemoglobina transportar oxigênio e afeta a liberação de oxigênio nos tecidos. Portanto, a exposição ao monóxido de carbono produz uma anemia funcional. Os níveis de carboxi-hemoglobina geralmente são de 5% a 10% em fumantes, comparados a 1% ou menos em não fumantes. Em uma pessoa normal, o monóxido de carbono da fumaça de cigarro causa poucos sintomas, mas, em pacientes com doença pulmonar, apresenta o potencial para causar danos significativos. A exposição ao monóxido de carbono em níveis ainda menores do que o derivado da fumaça de cigarro tem demonstrado reduzir a tolerância ao exercício em pacientes com DPOC.

A fumaça de cigarro pode contribuir para o desenvolvimento de asma, embora essa potencial associação possa ser confundida pela taxa aumentada de infecções pulmonares observada em fumantes. Um estudo longitudinal de 5.800 indivíduos integrando um estudo nacional britânico sugeriu que o tabagismo regular foi associado à asma em pessoas entre os 17 e 33 anos de idade (odds ratio [OD] = 4,4).[26] A relação entre asma e tabagismo foi também estudada em mais de 14.000 adultos finlandeses e a prevalência de asma foi maior entre fumantes do que entre não fumantes do gênero masculino (risco relativo = 1,7), embora nenhum efeito do tabagismo tenha sido observado em mulheres.[27] Os fumantes ativos, comparados aos ex-fumantes e àqueles que nunca fumaram, demonstraram maiores escores de gravidade, bem como mais sintomas e ataques frequentes de asma (OR = 2,4).[28] Silverman et al.[29] avaliaram 1.847 pacientes do departamento de emergência com asma aguda e observaram que 35% dos pacientes foram fumantes ativos. Metade desses fumantes asmáticos relatou que o consumo de cigarro piorou os sintomas de asma.

A ligação entre fumo passivo e asma apoiaria a hipótese de que a exposição ao tabaco agrava a hiper-responsividade brônquica. Um estudo avaliando bebês em seu primeiro ano de vida expostos a mães fumantes demonstrou que eles tiveram 2,1 vezes mais chances de desenvolverem asma do que crianças de mães não fumantes.[30] Do mesmo modo, o *Swiss Study on Air Pollution and Lung Disease in Adults* sugeriu que o tabagismo passivo foi associado a um risco aumentado de asma (OR = 1,4) ou doença reativa das vias aéreas respiratórias em adultos não fumantes.[31]

Existem outras ligações entre tabagismo e condições pulmonares inflamatórias, tais como asma. Em uma pequena coorte de fumantes não asmáticos saudáveis, detectou-se alteração nos níveis de citocinas produzidas por macrófagos em lavado broncoalveolar, celularidade aumentada e baixos níveis de interleucina-6.[32] Essas anormalidades poderiam sugerir uma ligação plausível entre tabagismo e um aumento na incidência e gravidade das condições inflamatórias pulmonares crônicas.

O consumo de cigarros está associado a múltiplas desordens pulmonares não neoplásicas, além de enfisema e bronquite crônica. Incluem a doença respiratória pulmonar intersticial associada à bronquiolite, pneumonite intersticial descamativa, histiocitose de células de Langerhans, alveolite fibrosante intersticial criptogênica e pneumonia eosinofílica.[33] Noventa por cento dos pacientes com histiocitose de células de Langerhans pulmonares são fumantes. A bronquiolite respiratória e a pneumonite intersticial descamativa apresentam aspectos histopatológicos similares e são caracterizadas pelo acúmulo de macrófagos pigmentados dentro dos alvéolos. A bronquiolite respiratória ("bronquiolite do fumante") é frequentemente um achado assintomático que pode persistir após a cessação do tabagismo.[34] A pneumonite intersticial descamativa frequentemente afeta fumantes em sua 4ª ou 5ª década de vida e os sintomas são mais frequentes em fumantes.[33] O tabagismo também pode estar associado à fibrose pulmonar idiopática.[35] O tabagismo é bastante representado em pacientes com fibrose pulmonar idiopática comparados à população geral, e a OR total para o consumo de cigarro como um fator de risco para fibrose pulmonar idiopática foi de 1,6.[36]

INFECÇÃO

O tabagismo é o principal fator de risco para infecções do trato respiratório e outras infecções sistêmicas. Tanto a exposição ativa como a passiva à fumaça de cigarro aumentam o risco de infecção.[37,38] Os mecanismos pelas quais o tabagismo aumenta o risco são multifatoriais e incluem alterações estruturais e imunológicas. Como mencionado previamente, a fumaça de cigarro causa alterações estruturais no trato respiratório. Essas alterações incluem inflamação peribronquiolar e fibrose, permeabilidade aumentada da mucosa, deficiência do *clearance* mucociliar, alterações na aderência de patógenos e ruptura do epitélio respiratório. Inúmeros componentes da fumaça do cigarro, incluindo acroleína, acetaldeído, formaldeído, radicais livres produzidos por reações químicas na fumaça de cigarro e também o óxido nítrico, podem contribuir para as alterações estruturais observadas nas células epiteliais respiratórias.

Mecanismos imunológicos incluem alterações na função do sistema imune celular e humoral, que incluem nível reduzido de imunoglobulinas circulantes, depressão de resposta de

Tabela 46-3 Tabagismo e Infecção

	Odds Ratio (IC 95%)
Tuberculose	4,5 (4,0–5,0)
Legionelose	3,5 (2,1–5,8)
Infecção pelo HIV	3,4 (1,6–7,5)
Doença periodontal	2,8 (1,9–4,1)
Pneumonia pneumocócica	2,6 (1,9–3,5)
Doença meningocócica	2,4 (0,9–6,6)
Gripe	2,4 (1,5–3,8)
Helicobacter pylori	2,2 (1,2–4,0)
Resfriado comum	1,5 (1,1–1,8)

HIV, vírus da imunodeficiência humana; IC, intervalo de confiança.

anticorpos para certos antígenos, uma redução na contagem de linfócitos $CD4^+$, um aumento na contagem de linfócitos $CD8^+$, atividade fagocítica deprimida e liberação reduzida de citocinas pró-inflamatórias. Vários distúrbios imunológicos em fumantes se resolvem dentro de 6 semanas após a interrupção do tabagismo, sustentando a ideia de que a cessação do consumo de cigarro é altamente eficaz em um período de tempo relativamente curto na prevenção de infecção.[37]

O tabagismo está associado ao risco aumentado de infecções bacterianas e virais (Tabela 46-3). O consumo de cigarro é um fator de risco substancial para pneumonia pneumocócica, principalmente em pacientes com DPOC. Fumar é fortemente associado à doença pneumocócica invasiva, diferentemente do que é observado em adultos saudáveis.[23] Um estudo de caso-controle de base populacional demonstrou que o tabagismo foi o fator de risco independente mais expressivo para doença pneumocócica invasiva entre adultos imunocompetentes. A OR foi de 4,1 (intervalo de confiança [IC] 95%, 2,4 a 7,3) para fumantes ativos e 2,5 (IC 95%, 1,2 a 5,1) para exposição passiva ao cigarro em não fumantes em comparação aos não fumantes não expostos. O risco atribuído nessa população foi de 51% para o fumo de cigarro e de 17% para o fumo passivo, demonstrando-se que o efeito tem uma significativa dose resposta. O risco de doença pneumocócica declinou a níveis comparáveis observados em não fumantes depois de 10 anos da interrupção do tabagismo. O consumo de cigarros também foi associado a um risco aumentado de quase duas vezes para a pneumonia adquirida na comunidade, com 32% do risco atribuído ao tabagismo.[39]

O tabagismo aumenta o risco de desenvolvimento e a gravidade de infecções virais, incluindo o resfriado comum, gripe e varicela. As infecções causadas pelo vírus influenza são mais graves, com mais tosse e expectoração aguda e crônica, falta de ar e chiado no peito em fumantes.[22] As infecções causadas pela influenza resultam em mais dias de trabalho perdidos em fumantes em comparação com os não fumantes. A vacinação contra a gripe é eficaz na prevenção da doença em fumantes e o tabagismo deve ser considerado uma indicação de alta prioridade para a vacinação. O papel do desenvolvimento de pneumonite por varicela em adultos é relatado ser substancialmente maior em fumantes, quando comparados com os não fumantes.[40]

A tuberculose talvez seja a infecção mais importante associada ao consumo de cigarro. O tabagismo é um fator de risco para a reatividade no teste cutâneo com tuberculina, para a conversão do teste e para o desenvolvimento de tuberculose ativa. Um grande estudo de caso-controle da Índia examinou o tabagismo e a tuberculose em homens entre 35 e 69 anos de idade. O risco relativo de prevalência da tuberculose foi de 2,9 (IC 95%, 2,6 a 3,3) para os fumantes, comparados aos nunca fumantes, e a prevalência foi maior com um alto nível de consumo de cigarros.[41] A mortalidade atribuída à tuberculose entre homens de 25 a 69 anos de idade mostrou um risco relativo de 4,5 (IC 95%, 4 a 5) e 4,2 (IC 95%, 3,7 a 4,8) para os residentes em áreas urbanas e rurais, respectivamente. Os autores observaram que a proporção de mortes por tuberculose atribuída ao cigarro foi 61% maior do que a proporção de mortes por doença vascular ou câncer atribuído ao tabagismo. Portanto, é provável que o consumo de cigarro contribua substancialmente para a carga mundial de tuberculose.[42]

De interesse histórico é a relação entre a tuberculose e o risco de tabagismo no início do século XX. Antes daquele tempo, o tabaco de mascar era o tipo preferido de tabaco. O temor público de que os usuários de tabaco que cuspiam em lugares públicos poderiam estar espalhando a tuberculose foi um dos fatores que levaram ao aumento nas vendas de cigarro nos Estados Unidos. Isso é bem descrito por Kluger, como se segue: "O tabaco de mascar já não era apenas uma desordem, mas socialmente desagradável na América urbana mais povoada, e em seu subproduto inevitável, o cuspe, era no momento identificado como um propagador da tuberculose e outras doenças contagiosas e, assim, uma ameaça à saúde oficial. O cachimbo para lazer de repente parecia um remanescente de uma época de ritmo mais lento e as fumaças do charuto eram novamente ofensivas em meio à vida aglomerada da cidade. Por outro lado, o cigarro poderia ser consumido de modo rápido e facilmente apagado no trabalho, bem como na ida e volta do trabalho."[43]

DOENÇA CARDIOVASCULAR

Embora não seja o foco deste livro-texto, a doença cardiovascular é comum em pacientes com doença respiratória. Isso se relaciona ao fato de que ambas as doenças são comuns e aumentam com a idade e que o tabagismo é o principal fator de risco tanto para a doença respiratória quanto para a doença cardiovascular.

O consumo de cigarro é responsável por 20% das mortes por doenças cardiovasculares nos Estados Unidos. Os riscos são maiores para doença arterial coronariana, morte súbita, doença cerebrovascular e doença vascular periférica, incluindo aneurisma aórtico.[8,44] O consumo de cigarro acelera a aterosclerose e promove eventos de isquemia aguda. Os mecanismos dos efeitos do tabagismo não são totalmente elucidados, mas acredita-se que incluam (1) estresse hemodinâmico (a nicotina aumenta a frequência cardíaca e transitoriamente aumenta a pressão sanguínea); (2) injúria e disfunção endoteliais (a liberação de óxido nítrico e a resultante vasodilatação são prejudicadas); (3) desenvolvimento de um perfil lipídico aterogênico (fumantes têm em média maiores níveis de lipoproteína de baixa densidade, mais lipoproteína de baixa densidade oxidada e níveis menores de colesterol da lipoproteína de alta densidade do que os observados em não fumantes); (4) coagulabilidade aumentada; (5) arritmogênese e (6) hipoxemia relativa ocasionada pelos efeitos do monóxido de carbono.[45] Como mencionado, o monóxido de carbono reduz a capacidade da hemoglobina de transportar o oxigênio e prejudica a liberação de oxigênio da hemoglobina para os tecidos corporais, sendo que ambos se combinam resultando em um estado de "anemia" relativa. Como uma compensação para a capacidade reduzida no transporte de oxigênio, a policitemia desenvolve-se em fumantes, com hematócritos em geral superiores ou iguais a 50%. A policitemia e os níveis aumentados de fibrinogênio que são detectados em fumantes de cigarro também aumentam a viscosidade sanguínea, que acrescenta o risco de eventos trombóticos. O tabagismo também induz um estado inflamatório crônico, como evidenciado pela contagem aumentada de neutrófilos e níveis elevados de fibrinogênio e de proteína C-reativa no sangue de fumantes. Acredita-se que a inflamação crônica contribua para a aterogênese.

O tabagismo age sinergisticamente com outros fatores de risco cardíacos, aumentando o risco de aterogênese, rompimento de placas e eventos isquêmicos agudos. Embora o risco de doença cardiovascular seja aproximadamente proporcional ao consumo de cigarros, o risco persiste mesmo em baixos níveis de tabagismo, ou seja, um a dois cigarros por dia.[46] O tabagismo reduz a tolerância ao exercício em pacientes com angina de peito e com claudicação intermitente; em fumantes, a angina vasoespástica é mais comum e a resposta ao medicamento vasodilatador é prejudicada. O tabagismo substancialmente aumenta o número e duração total de episódios de isquemia, como analisados pelo monitoramento eletrocardiográfico ambulatorial em pacientes com cardiopatia coronária.[47] O aumento no risco relativo de cardiopatia coronariana devido ao consumo de cigarro é mais elevado em adultos jovens, que, na ausência do tabagismo, teriam um risco relativamente baixo.[44] Mulheres que utilizam contraceptivos orais e fumam cigarros apresentam um risco sinergisticamente aumentado de infarto do miocárdio e ao mesmo tempo de acidente vascular cerebral. Dados sugerem que a implementação de proibições do consumo de cigarro em nível comunitário tem um impacto apreciável na redução das taxas de admissão hospitalar para doença arterial coronariana.[48,49]

Após o infarto agudo do miocárdio, aqueles que persistem fumando têm um risco aumentado de infarto miocárdico recidivante e têm metade da sobrevida esperada ao longo dos próximos 12 anos em comparação com os ex-fumantes.[50] O tabagismo também interfere com a terapia de revascularização para o infarto agudo do miocárdio. Após a trombólise, fumantes persistentes apresentam um aumento na taxa de reobstrução quatro vezes maior em relação aos que interromperam o consumo de cigarro.[51] Os fumantes também possuem um risco aumentado para reobstrução de uma artéria coronária após angioplastia ou de obstrução em uma cirurgia de revascularização.[52] O tabagismo não é um fator de risco para a hipertensão por si só, mas aumenta o risco de complicações, incluindo o desenvolvimento de nefroesclerose e progressão para hipertensão maligna.[53] O consumo de cigarros demonstrou ser um colaborador substancial para a morbidade e mortalidade em pacientes com disfunção ventricular esquerda. O benefício da interrupção do tabagismo em relação à mortalidade em tais pacientes é igual ou superior ao benefício da terapia com inibidores da enzima conversora de angiotensina, β-bloqueadores ou espironolactona.[54]

CICATRIZAÇÃO DE FERIDAS/COMPLICAÇÕES PÓS-OPERATÓRIAS

O consumo de cigarro está associado a eventos pós-operatórios adversos e cicatrização tardia de feridas.[55] As complicações pós-operatórias podem estar associadas à eliminação reduzida de secreções e alteração na função imune e na síntese de colágeno, assim como à influência de doenças subjacentes relacionadas ao tabaco (p.ex., DPOC e função cardiovascular alterada). Os mecanismos que podem retardar a cicatrização incluem vasoconstrição cutânea (reduzindo o fluxo sanguíneo na pele), trombose local e capacidade reduzida de transporte do oxigênio.

A interrupção do consumo de cigarro reduz consideravelmente as complicações pós-operatórias. Moller et al.[56] publicaram os resultados de um ensaio clínico controlado, randomizado, com fumantes aguardando uma cirurgia de quadril ou joelho em três hospitais de Copenhagen. Compararam 56 pacientes em um grupo de intervenção para cessação do tabagismo (83% pararam ou reduziram o consumo de cigarro) com 62 pacientes em um grupo de cuidados usuais visando à cessação 6 a 8 semanas antes da cirurgia. A taxa de complicação geral foi de 18% no grupo com cessação do tabagismo e de 52% nos controles, uma diferença estatisticamente significativa. As principais diferenças foram observadas nas taxas de complicações relacionadas às feridas (5% *versus* 31%) e de complicações cardiovasculares (0% *versus* 2%), sem uma diferença significativa na duração da permanência hospitalar.

Um estudo com 489 pacientes adultos submetidos à cirurgia ambulatorial demonstrou uma taxa significativamente maior de complicações respiratórias em fumantes em comparação aos não fumantes (32,8% em fumantes *versus* 25,9% em não fumantes) e infecções na ferida (3,6% em fumantes *versus* 0,6% em não fumantes).[57] As causas dos principais eventos pulmonares após a pneumonectomia para a cirurgia pulmonar foram investigadas em uma análise retrospectiva de 261 pacientes.[58] Pacientes que continuaram a fumar dentro de 1 mês da operação foram considerados como tendo um risco aumentado para eventos pulmonares, que foi associado ao aumento na mortalidade pós-operatória. O consumo de cigarro está associado a um risco aumentado de trombose da artéria hepática após o transplante de fígado, e a cessação ocorrida 2 anos antes do transplante foi associada a um risco reduzido.[59] Dados similares foram obtidos considerando-se o transplante renal e a sobrevida no aloenxerto em fumantes comparados aos não fumantes.[60]

O período ideal para intervenção com cessação do tabagismo pode ser de 8 semanas antes da cirurgia eletiva, como sugerido por dados demonstrando que pacientes que interromperam o consumo de cigarro pelo menos 2 meses antes da cirurgia tiveram quase a redução máxima nas complicações respiratórias no pós-operatório.[61] Uma metanálise observou que a interrupção do fumo de cigarro reduziu as complicações pós-operatórias em 41% e que a cada semana da cessação houve um aumento na magnitude do benefício em 19%.[62] Uma questão importante relacionada à cirurgia eletiva é que pacientes são muitas vezes bastante motivados a pararem de fumar antes da cirurgia eletiva e podem se beneficiar do aconselhamento para a cessação antes da cirurgia, bem como do aconselhamento para cessação em ambiente hospitalar e medicação na condição pós-operatória. Questões específicas relacionadas à interrupção do tabagismo são discutidas posteriormente neste capítulo.

OUTRAS COMPLICAÇÕES DO TABAGISMO

O consumo de cigarro aumenta o risco de úlceras duodenais e gástricas, retarda a taxa de cicatrização das úlceras e aumenta o risco de recaída após o tratamento da úlcera.[63] O fumo também está associado aos sintomas de refluxo esofágico. O consumo de cigarro produz úlceras pelo aumento da secreção de ácido, por reduzir a secreção de bicarbonato pancreático, prejudicar a barreira da mucosa gástrica (relacionada à redução do fluxo sanguíneo gástrico e/ou inibição da síntese de prostaglandina), reduzir o tônus do esfíncter pilórico e aumentar o risco de infecção por *Helicobacter pylori*.[64,64a] O tabagismo é um fator de risco independente para o desenvolvimento de diabetes melito não dependente de insulina, que é uma consequência do desenvolvimento de resistência aos efeitos da insulina.[65] Os efeitos da nicotina parecem contribuir pelo menos em parte para a resistência à insulina, e a resistência à insulina foi descrita em usuários de tabaco sem fumaça, que não são expostos aos produtos de combustão do tabaco.

O tabagismo aumenta o risco de osteoporose pela redução do pico de massa óssea atingido no início da vida adulta e pelo aumento da taxa de perda óssea no final da idade adulta. O fumo de cigarro antagoniza o efeito protetor da terapia de reposição de estrógeno sobre o risco de osteoporose em mulheres na pós-menopausa.[66] O tabagismo é a principal causa de problemas reprodutivos e resulta em aproximadamente 4.600 mortes de bebês anualmente nos Estados Unidos. O retardo no crescimento relacionado ao tabagismo foi denominado "síndrome fetal relacionada ao tabagismo". O fumo de cigarro causa complicações reprodutivas ao promover a isquemia placentária mediada pelos efeitos hipóxicos da exposição crônica ao monóxido de carbono, disfunção endotelial e aumento geral na coagulabilidade produzida por substâncias químicas oxidantes no fumo do cigarro.[67]

Outros efeitos adversos do tabagismo incluem aparecimento de rugas faciais precoces, um risco aumentado de catarata, degeneração macular relacionada à idade, disfunção olfatória e lesões relacionadas ao fogo. O último efeito mencionado contribui significativamente para os custos econômicos do uso de tabaco. Fumar reduz a secreção de hormônio da tireoide em mulheres com hipotireoidismo subclínico e aumenta a gravidade dos sintomas clínicos do hipotireoidismo em mulheres com hipotireoidismo subclínico ou hipotireoidismo evidente, o último efeito refletindo o antagonismo da ação do hormônio tireoide.[68] O consumo de cigarro também interage potencialmente com uma variedade de medicamentos, acelerando o seu metabolismo ou por ações farmacológicas antagonísticas que a nicotina e/ou outros constituintes do tabaco têm com outros medicamentos (Tabela 46-4).

RISCOS À SAÚDE DOS FUMANTES PASSIVOS

Consideráveis evidências indicam que a exposição ao tabagismo passivo é prejudicial à saúde de não fumantes (Tabela 46-5). A U.S. Environmental Protection Agency classifica o fumo passivo como um carcinógeno classe A, que significa ser demonstrado como causa de câncer em humanos.[69]

O tabagismo passivo, também conhecido como fumaça ambiental de tabaco, consiste na fumaça secundária do cigarro que é gerada enquanto o cigarro está em combustão lenta e une-se à fumaça principal do cigarro que é exalada pelo fumante. Do total de produtos da combustão de um cigarro, 75% ou mais entram no ar. Os constituintes do fumo passivo são qualitativamente similares aqueles do fumo convencional. No entanto, algumas toxinas, tais como amônia, formaldeído e nitrosaminas, estão presentes em concentrações muito maiores no fumo passivo do que no fumo principal. A Environmental Protection Agency estima que o tabagismo passivo é responsável por aproximadamente 3.000 mortes por câncer pulmonar anualmente em não fumantes nos Estados Unidos, sendo considerado uma causa associada a 150.000 a 300.000 casos de infecção do trato respiratório inferior em bebês e crianças de até 18 meses de idade e é causalmente associado ao agravamento da asma em 200.000 a um milhão de crianças.[69] A exposição ao fumo passivo também é responsável por 40.000 mortes por doenças cardiovasculares.[70] Uma avaliação dos riscos do fumo passivo é importante para os médicos, pois fornece uma base para aconselhar os pais a não fumarem quando as crianças estão em casa, insistir para que as creches estejam livres do cigarro e para recomendar restrições do tabagismo em locais de trabalho e outros lugares públicos.

DEPENDÊNCIA DA NICOTINA

O uso de tabaco é motivado primariamente pelo desejo por nicotina. A dependência da droga é definida como uso compulsivo de uma substância psicoativa, com consequências prejudiciais ao indivíduo ou à sociedade. A compreensão da dependência é útil para fornecer a terapia efetiva para a cessação do tabagismo.[71] Com o fumo do tabaco, a nicotina é absorvida rapidamente na circulação pulmonar; em seguida, move-se rapidamente para o cérebro, onde age nos receptores colinérgicos nicotínicos produzindo seus efeitos prazerosos em 10 a 15 segundos após uma tragada. O tabaco sem fumaça é absorvido mais lentamente e resulta em efeitos farmacológicos agudos menos intensos. Com o uso prolongado de tabaco, a dependência física se desenvolve, associada a um número elevado de receptores colinérgicos nicotínicos no cérebro. Quando o tabaco é indisponível, mesmo por apenas algumas horas, desenvolvem-se com frequência os sintomas de abstinência, incluindo ansiedade, irritabilidade, dificuldade de concentração, inquietação, fome, desejo por tabaco, distúrbio do sono e, em algumas pessoas, a depressão.

A dependência por tabaco é multifatorial, incluindo um desejo por ações farmacológicas diretas da nicotina, alívio dos sintomas de abstinência e associações aprendidas. Fumantes relatam uma variedade de motivos para fumar, incluindo prazer, excitação, vigilância aumentada, melhora do desempenho, alívio da ansiedade ou depressão, redução da fome e controle do peso corporal. Gatilhos ambientais — tais como ter uma refeição ou uma xícara de café, falar ao telefone, ingerir uma bebida alcoólica, ou estar com amigos que fumam — muitas vezes, desencadeiam o desejo de fumar. O tabagismo e a depressão estão fortemente associados. Os fumantes são mais propensos a terem uma história de depressão maior que os não fumantes e aqueles com depressão provavelmente são os mais dependentes em nicotina e com menor probabilidade de desistência. Quando param, a depressão é mais apta a ser um sintoma proeminente de abstinência.

O uso de tabaco inicia-se principalmente na infância ou adolescência.[72] Os fatores de risco para o fumo entre jovens incluem influências de colegas e dos pais; problemas comportamentais (p.ex., baixo desempenho escolar); características de personalidade, tais como rebeldia ou tomada de riscos, depressão e ansiedade; e influências genéticas. O desejo do adolescente de parecer mais velho ou mais sofisticado, tais como imitar modelos de maturidade, é outro forte motivador. As influências ambientais, tais como a publicidade e o tabagismo em filmes, também contribuem. Embora as taxas de tabagismo entre adultos tenham declinado desde a década de 1970, as taxas de iniciação do consumo de cigarros entre jovens permaneceram constantes desde meados da década de 1980. Abordagens para prevenir a dependência do tabaco em jovens incluem atividades

Tabela 46-4 Interação entre Tabagismo e Medicamentos

Medicamentos	Interação (Efeitos Comparados com os não Fumantes)	Significado
Antipirina Cafeína Clorpromazina Clozapina Desmetildiazepam Estradiol Estrona Flecainida Fluvoxamina Haloperidol Imipramina Lidocaína Olanzapina Oxazepam Pentazocina Fenacetin Fenilbutazona Propranolol Tacrina Teofilina	Metabolismo acelerado	Pode necessitar de maiores doses em fumantes, doses reduzidas após a cessação do tabagismo
Contraceptivos orais	Aumento da trombose, risco aumentado de acidente vascular cerebral e infarto do miocárdio	Não prescrever para fumantes, principalmente se > 35 anos de idade
Cimetidina e outros bloqueadores-H_2	Baixa taxa de cicatrização de úlceras, altas taxas de recidiva da úlcera	Considerar o uso de agentes protetores da mucosa
Propranolol	Menos efeito anti-hipertensivo, menos eficácia antianginosa; mais eficaz na redução da mortalidade após o infarto do miocárdio	Considerar o uso de β-bloqueadores cardiosseletivos
Nifedipina (e provavelmente outros bloqueadores de cálcio)	Menos efeito antianginoso	Pode requerer maiores doses e/ou terapia antianginosa com múltiplos medicamentos
Diazepam, clordiazepóxido (e possivelmente outros sedativos-hipnóticos)	Menos sedação	Fumantes podem precisar de doses mais altas
Clorpromazina (e possivelmente outros neurolépticos)	Menos sedação, possivelmente eficácia reduzida	Fumantes podem precisar de doses mais altas
Propoxifeno	Analgesia reduzida	Fumantes podem precisar de doses mais altas

H_2, histamina$_2$.

educacionais em escolas, intensas campanhas antitabaco na mídia, tributação dos produtos do tabaco, mudanças nas normas sociais e ambientais (restrição do consumo de cigarros em lugares fechados, educar os pais para não fumarem perto dos filhos) e desglamourização do fumo.

MECANISMOS NEUROBIOLÓGICOS DA DEPENDÊNCIA

A nicotina liga-se estereosseletivamente aos receptores colinérgicos nicotínicos no cérebro, gânglios autonômicos, medula adrenal e junções neuromusculares. Os fatores mais relevantes na dependência da nicotina são os receptores colinérgicos nicotínicos neuronais. Esses receptores são encontrados em todo o cérebro, com o maior número de sítios de ligação no córtex, tálamo e núcleo interpeduncular, além de ligação substancial na amígdala, septo, núcleo motor no tronco cerebral e *locus* cerúleo. O receptor colinérgico nicotínico é um canal dependente de ligante, composto por cinco subunidades. A maioria dos receptores colinérgicos nicotínicos é composta de subunidades α e β. Geralmente existem duas

Tabela 46-5 Riscos à Saúde Relacionados ao Tabagismo Passivo em não Fumantes

Crianças	Adultos
Hospitalização por infecção respiratória no primeiro ano de vida	Câncer pulmonar
Chiado no peito	Infarto do miocárdio
Efusão do ouvido médio	Função pulmonar reduzida
Asma	Irritação dos olhos, congestão nasal, dor de cabeça
Síndrome da morte súbita do lactente	Tosse

subunidades α e três subunidades β, com as subunidades α responsáveis pela ligação ao ligante e as subunidades β mediando outros aspectos da função do receptor.[73] A diversidade dos receptores colinérgicos nicotínicos é alta, com nove isoformas da subunidade α ($α_2$ a $α_{10}$) e três isoformas da subunidade β ($β_2$ a $β_4$) identificadas nos tecidos cerebrais. Diferentes receptores nicotínicos são encontrados em diferentes partes do cérebro e apresentam diferentes condutâncias

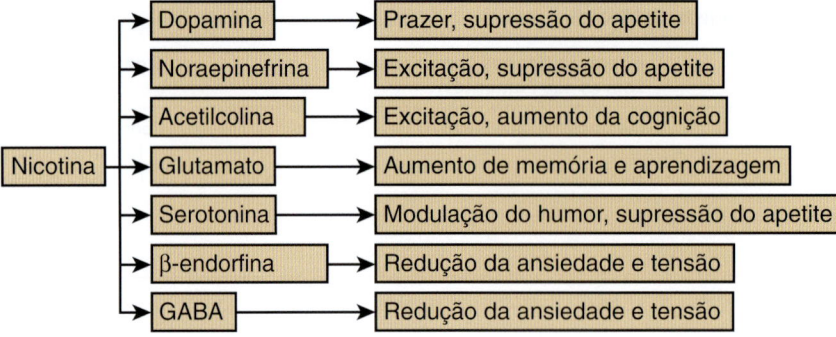

Figura 46-1 Efeitos neuroquímicos da nicotina. A nicotina leva à liberação de muitos neurotransmissores, cada um dos quais pode mediar aspectos específicos da dependência e recompensa atribuídas à nicotina. A liberação de dopamina é considerada a principal associação às recompensas comportamentais fornecidas pela nicotina. GABA, ácido gama-aminobutírico.

químicas para o sódio e cálcio e sensibilidade distinta para diferentes agonistas nicotínicos. Acredita-se que os diferentes receptores nicotínicos sejam os mediadores das diversas ações farmacológicas da nicotina, talvez correspondendo aos múltiplos efeitos da nicotina observados em fumantes humanos.[74]

Os receptores de nicotina parecem estar localizados tanto nos corpos celulares quanto nas terminações nervosas. Todos os receptores nicotínicos são permeáveis aos íons cálcio. A ativação do receptor nicotínico funciona, pelo menos em parte, e possivelmente em sua grande maioria, facilitando a liberação de neurotransmissores, incluindo acetilcolina, norepinefrina, dopamina, serotonina, β-endorfina, ácido gama-aminobutírico e outros.[75] A nicotina aumenta a transmissão sináptica excitatória rápida, que pode contribuir para a aprendizagem e memória.[76,77] A nicotina também libera o hormônio do crescimento, prolactina, vasopressina e o hormônio adrenocorticotrópico. As recompensas comportamentais da nicotina e talvez a dependência da nicotina também parecem estar ligadas à liberação de dopamina.[78]

Os dois principais sistemas da dopamina no cérebro são os sistemas mesocorticolímbicos e o nigroestriatal. O sistema mesocorticolímbico inclui a área tegmental ventral, projetando-se para o núcleo *accumbens*, o córtex e as regiões límbicas. O sistema nigroestriatal inclui a substância negra, com a *pars* compacta projetando-se para o estriado dorsal. A nicotina causa um aumento no disparo rápido e fásico dos neurônios da área tegmental ventral, resultando na liberação de dopamina no núcleo *accumbens*.[78] A liberação da dopamina é intensificada e sustentada pela liberação de glutamato mediada pela nicotina.[79] E também, a liberação da dopamina na camada exterior do núcleo *accumbens* é característica dos efeitos de muitas dependências a drogas (p. ex., heroína, cocaína, álcool) e acredita-se que seja um sítio importante de reforço mediado pela droga.[80]

Enquanto a exposição aguda à nicotina produz a estimulação dos neurônios dopaminérgicos nas vias mesolímbicas, a exposição crônica à nicotina e a outras drogas de abuso produz outras alterações na função mesolímbica. A exposição crônica resulta em neuroadaptação ou no desenvolvimento de tolerância, e a ausência de nicotina resulta em liberação subnormal de dopamina e de outros neurotransmissores. Portanto, a abstinência de nicotina pode resultar em um estado de respostas deficientes à dopamina para novos estímulos em geral e a um estado de mal-estar e incapacidade de sentir prazer. Isso tem sido denominado "desregulação hedônica" por Koob e LeMoal.[81] A desregulação hedônica pode explicar o desejo. A sensibilidade aos efeitos da droga pode explicar por que até mesmo um único deslize facilmente pode resultar em um retorno ao uso compulsivo das drogas.

A liberação de vários neurotransmissores discutida previamente resulta na excitação comportamental, ativação neural simpática e numa série de outros efeitos que são considerados recompensadores. A liberação de neurotransmissores específicos é especulativamente relacionada aos efeitos relatados de reforço da nicotina (Fig. 46-1). Por exemplo, a liberação aumentada de dopamina e norepinefrina pode estar associada ao prazer, assim como à supressão do apetite, sendo que o último pode contribuir para a redução do peso corporal.[82] A liberação de acetilcolina pode estar associada ao melhor desempenho nas tarefas comportamentais e melhora da memória. A liberação de β-endorfina pode estar associada à redução de ansiedade e tensão.

Embora os fumantes deem diferentes explicações para o tabagismo, a maioria concorda que o consumo de cigarro produz excitação, particularmente com os primeiros cigarros do dia e também relaxamento, particularmente em situações estressantes. Consistente com os relatos de excitação, a dessincronização eletroencefalográfica com um deslocamento ascendente na frequência alfa dominante e diminuição da potência alfa e teta total segue o consumo de cigarro ou a administração de nicotina.[83]

CIGARROS DE BAIXO TEOR

É bem demonstrado que os fumantes regulam o consumo de nicotina. Os fumantes mudam a forma de tragar um cigarro dependendo do teor de nicotina, como mensurado em máquina de fumar cigarro.[84,85] Eles tragam os cigarros de baixo teor de nicotina com mais frequência ou mais intensamente do que os cigarros de alto teor, presumivelmente para obter mais nicotina. Os fumantes que mudam o consumo de cigarros de alto teor para de baixo teor consomem mais nicotina dos cigarros de baixo teor do que é previsto pelos testes com máquinas de fumar. Por outro lado, os fumantes consomem menos nicotina do que o previsto a partir de cigarros com alto teor. O consumo de nicotina, como mensurado pelas concentrações sanguíneas de cotinina ou nicotina ou metabólitos da urina como marcadores do consumo de nicotina, é estudado em grandes grupos de pessoas que fumam sua própria marca escolhida de cigarros.[84] Nesses estudos, o consumo de nicotina correlaciona-se pouco com o teor determinado pela máquina. Apesar do consumo de cigarros com teores largamente distintos de nicotina, os fumantes apresentam apenas pequenas diferenças no consumo de nicotina. De modo correspondente, a mudança para cigarros de baixo teor em relação aos de alto teor de nicotina representa pouco ou nenhum benefício à saúde.[86,87]

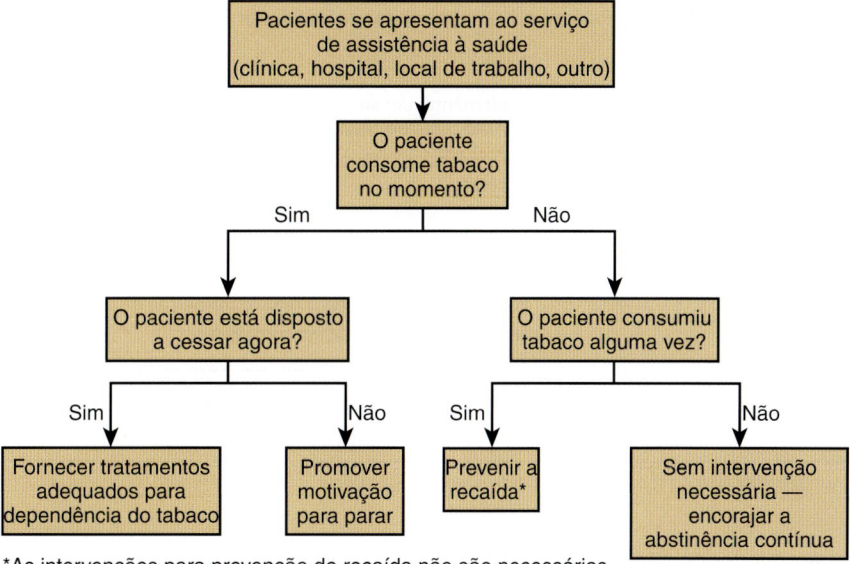

Figura 46-2 Um algoritmo para o tratamento do tabagismo. Uma das principais intervenções é o primeiro passo, ou seja, perguntar sobre e registrar o consumo de tabaco em cada visita no consultório médico.

A mudança ao longo dos anos, de cigarros de alto para de baixo teor, pode explicar a alteração nas características patológicas do câncer pulmonar.[88] Isto é, houve um aumento da porcentagem dos casos de câncer pulmonar que são adenocarcinomas, enquanto a porcentagem de câncer de células escamosas diminuiu. Acredita-se que a alteração no tipo de tumor é o reflexo da maior liberação de nitrosamina de cigarros de baixo teor e do maior volume de inalação de cigarros de baixo teor que os fumantes adotam para compensar as concentrações de nicotina em níveis inferiores no fumo.

CESSAÇÃO DO TABAGISMO

Dos fumantes, 70% declaram que gostariam de parar e aproximadamente 50% tentam parar a cada ano. As taxas de cessação espontânea são de aproximadamente 1% ao ano. O simples conselho do médico para interromper o tabagismo aumenta a taxa de cessação em 3%. Os programas de intervenção mínima aumentam as taxas de cessação do fumo em 5% a 10%, enquanto os tratamentos mais intensivos, incluindo as clínicas de interrupção do tabagismo, podem render taxas de interrupção de 25% a 30%.[89]

As principais estratégias para interrupção incluem o aconselhamento comportamental, intervenção farmacológica ou uma combinação dos dois. Muitos pacientes tentam os medicamentos de cessação de venda livre ou sem prescrição médica antes de discutirem o tabagismo com os profissionais da saúde. A eficácia dos medicamentos de venda livre pode ser limitada pelo uso impróprio de medicamentos e as questões concomitantes não tratadas, tais como depressão, alcoolismo ou outros fatores. Avaliação de estresse, exposição a familiares ou colegas de quarto que fumam ou outros fatores que demonstraram predizer a recaída são uma parte importante da história, antes que uma intervenção terapêutica seja realizada.

DIRETRIZES

As diretrizes baseadas em evidências para o tratamento da dependência do tabaco enfatizam a identificação de todos os usuários de tabaco na prática médica e determinam a intenção de cada paciente com respeito à interrupção do consumo de cigarros (Fig. 46-2).[90] A identificação do uso de tabaco é facilitada pela implementação de um sistema centralizado no consultório em que os pacientes são perguntados sobre o consumo de tabaco em cada visita. O uso de tabaco deve ser tratado como um sinal vital pelo uso de adesivos sobre a condição de tabagismo nas fichas dos pacientes, registros médicos eletrônicos ou sistemas de aviso por computador. A prática do registro rotineiro da condição de uso do tabaco pelo paciente aumenta a OR em duas vezes em relação à cessação.

Estratégias breves que auxiliam um paciente a interromper (os "5 As") (Tabela 46-6) e que podem ser implementadas em menos de 3 minutos aumentam os índices de cessação significativamente. Em uma metanálise de 31 ensaios, o aconselhamento médico breve aumentou as taxas de desistência em 70%.[89] O tratamento comportamental intensivo da dependência do tabaco produz maiores taxas de sucesso do que o aconselhamento breve e é custo-efetivo. No entanto, esses programas intensivos são menos disponíveis e podem ser menos aceitáveis para os pacientes do que as breves intervenções. No entanto, os médicos com treinamento em terapia intensiva de cessação do tabagismo devem ser identificados como uma fonte de referência para os fumantes interessados no tratamento.

Atualmente, diversos aplicativos de *smartphones* para cessação do tabagismo estão disponíveis para os pacientes, mas raramente estes aderem às diretrizes. Embora as mensagens de texto não demonstrem aumentar as taxas de cessação, podem levar à redução no consumo.[91] Esse campo de pesquisa na medicina preventiva está em rápida expansão, particularmente no tratamento de diabetes e hipertensão, e recentes mudanças na política federal estão se tornando mais favoráveis ao aconselhamento preventivo. Com a expansão dos serviços, há um concomitante aumento na atenção em relação aos custos relacionados à saúde dos fumantes e uma tendência crescente das empresas para não contratar fumantes.[92]

As diretrizes do Public Health Service recomendam que a farmacoterapia deva ser oferecida a todos os fumantes que tentem parar de fumar (Tabela 46-7).[90] Em resumo, três tipos

Tabela 46-6 Estratégias Breves para Ajudar o Paciente Disposto a Parar de Consumir Tabaco — Os "5 As"

Estratégias para Implementação	Ação
Abordar — Sistematicamente identificar todos os usuários de tabaco em cada visita.	Implementar um amplo sistema institucional que assegure que, para cada paciente em visita clínica, o consumo de tabaco seja consultado e documentado.
Aconselhar — Encorajar firmemente todos os usuários de tabaco à cessação.	Em uma maneira clara, vigorosa e personalizada, estimular cada usuário de tabaco a parar.
Avaliar — Determinar a vontade de fazer uma tentativa de parar.	Perguntar a cada usuário de tabaco, se ele tem vontade de tentar interromper nesse momento (p. ex., dentro dos próximos 30 dias).
Ajudar — Ajudar o paciente na cessação	Ajudar o paciente com um plano de cessação.
	Fornecer aconselhamento prático (resolução de problema/treinamento de habilidades).
	Fornecer suporte social intratratamento.
	Ajudar o paciente a obter suporte social extratratamento.
	Recomendar o uso de farmacoterapia aprovada, exceto em circunstâncias especiais.
Acompanhar — Agendar o contato para o seguimento.	Agendar o contato para o seguimento, tanto presencial como telefônico.

Adaptada de A clinical practice guideline for treating tobacco use and dependence: 2008 update. A U.S. Public Health Service report. *Am J Prev Med* 35:158–176, 2008.

de medicamentos foram aprovados pela U.S. Food and Drug Administration (FDA) para a cessação do tabagismo — nicotina, bupropiona, que foi originalmente comercializada como um antidepressivo, e a vareniclina (Tabela 46-8). Outros medicamentos, tais como a nortriptilina e a clonidina, têm demonstrado serem eficazes em ensaios clínicos no auxílio para a cessação do tabagismo, mas não foram aprovados pela FDA para essa finalidade.

ACONSELHAMENTO PARA A CESSAÇÃO DO TABAGISMO

O aconselhamento dos fumantes sobre os efeitos prejudiciais do tabaco deve ser uma prática médica de rotina, sendo demonstrado como um método eficaz para melhora das taxas de cessação. Com base em uma revisão de 188 ensaios randomizados, o aconselhamento pessoal e o incentivo para interromper o hábito de fumar fornecidos por um médico durante uma visita de rotina no consultório resultaram em um número estimado de interrupções de 2% em todos os fumantes, sem uma recaída por mais de 1 ano.[93] Embora essa porcentagem pareça baixa, é custo-efetiva e também importante, considerando-se a grande população e o risco para doenças. Populações específicas de pacientes podem ter melhores resultados — 8% de fumantes grávidas, 21% de homens saudáveis em risco para doença cardiovascular e 36% dos sobreviventes de infarto do miocárdio vão interromper o tabagismo quando receberem o aconselhamento e o encorajamento. Essa alta taxa de sucesso reflete a motivação inerente do paciente, uma vez desafiado pela condição que causou ou pode ser agravada pelo consumo de cigarro.

O aconselhamento em grupo é menos custo-efetivo do que o aconselhamento breve, mas pode ser necessário para fumantes que tenham dificuldade em parar de fumar com uma terapia menos intensiva. Uma revisão de 16 estudos comparando o aconselhamento em grupo encontrou taxas elevadas de cessação em comparação aos programas de autoajuda (16 estudos; OR = 2,0) ou sem intervenção (seis estudos; OR = 2,2).[89] Não há evidência de que o aconselhamento em grupo seja mais eficaz do que a intensidade similar do aconselhamento individual.

O aconselhamento pelo telefone é eficaz na promoção da cessação. Em um grande ensaio controlado e randomizado com 1.973 pessoas aconselhadas intensivamente *versus* 1.309 controles, o aconselhamento pelo telefone na California Quitline quase dobrou as taxas de abstinência.[94] As taxas de cessação de 12 meses, autorrelatadas, para aqueles que fizeram uma ou mais tentativas foi de 23,3% no grupo com tratamento e 18,4% no grupo-controle. Uma metanálise recente de ensaios com linhas telefônicas de cessação do tabagismo confirmou o benefício dessa intervenção e sugeriu

Tabela 46-7 Diretrizes Clínicas Gerais para Prescrição da Farmacoterapia para Cessação do Tabagismo

- Em geral, deve-se oferecer a farmacoterapia a todos os fumantes que tentam parar de fumar.
- Existem sete medicamentos de primeira linha para cessação do tabagismo — cinco tipos de terapia de reposição de nicotina, bupropiona de liberação prolongada e vareniclina. A vareniclina ou a combinação do adesivo de nicotina mais produtos de nicotina de ação curta administrados à vontade parecem ser mais efetivas. Entretanto, a escolha da terapia de primeira linha deve ser governada pela preferência do paciente, familiaridade do clínico com o medicamento, contraindicações para pacientes específicos e experiência prévia do paciente com as farmacoterapias específicas.
- As terapias de segunda linha incluem clonidina e nortriptilina. Devem ser reservadas para indivíduos com contraindicações a/ou fracasso da resposta aos medicamentos de primeira linha.
- A bupropiona e as terapias de reposição de nicotina podem retardar, mas não prevenir, o ganho de peso após a cessação do tabagismo. É recomendado que os pacientes iniciem ou intensifiquem a atividade física, mas a dieta rigorosa é desencorajada, pois parece aumentar a probabilidade de recaída no consumo de cigarro. Os pacientes devem ser tranquilizados de que o ganho de peso após a cessação é autolimitado e representa muito menos um risco à saúde do que o tabagismo.
- A nicotina transdérmica (adesivos), a goma de nicotina e a bupropiona parecem ser seguras para pacientes com doença cardiovascular crônica. É provável que os outros medicamentos sejam mais seguros do que fumar na presença de doença, mas necessitam de avaliação adicional.
- Em fumantes com sintomas de abstinência prolongada ou naqueles que não podem resistir ao consumo de cigarro sem medicamento, a terapia em longo prazo com o medicamento de reposição de nicotina, bupropiona ou vareniclina, parece ser uma terapia segura e eficaz.
- Uma pesquisa recente sugere que a combinação de bupropiona com adesivos de nicotina ou a combinação dos adesivos com o uso de goma de nicotina (à vontade) ou o *spray* nasal de nicotina aumenta as taxas de abstinência em comparação com as taxas observadas com uma única forma de terapia.

Adaptada de A clinical practice guideline for treating tobacco use and dependence: 2008 update. A U.S. Public Health Service report. *Am J Prev Med* 35:158–176, 2008.

Tabela 46-8 Sugestões para o Uso Clínico de Farmacoterapias para a Cessação do Tabagismo

Farmacoterapia	Precauções/Contraindicações	Efeitos Adversos	Dosagem	Duração	Disponibilidade
PRIMEIRA LINHA					
Hidrocloreto de bupropiona, liberação prolongada	História de convulsão História de transtornos alimentares	Insônia Boca seca	150 mg todas as manhãs por 3 dias, em seguida, 150 mg, duas vezes ao dia (iniciar o tratamento 1–2 semanas antes da cessação	7–12 semanas de manutenção por até 6 meses	Apenas com prescrição
Goma de nicotina	Desordem da articulação temporomandibular	Dor na boca Dispepsia	Se 1–24 cigarros/dia, 2 mg de goma (≤ 24 unidades/dia) Se ≥ 25 cigarros/dia, 4 mg de goma (≤ 24 unidades/dia)	Até 12 semanas	Apenas OTC
Inalador de nicotina		Irritação local da boca e garganta	6–16 cartuchos/dia	Até 6 meses	Apenas com prescrição
Spray nasal de nicotina	Desordens nasais crônicas, incluindo rinite, pólipos e sinusite	Irritação nasal Queimação na garganta	8–40 doses/dia	3–6 meses	Apenas com prescrição
Adesivo de nicotina	Doenças cutâneas, tais como dermatite atópica ou eczematosa	Reação cutânea local Insônia	21 mg/24 h 14 mg/24 h 7 mg/24 h 15 mg/16 h	4 semanas Em seguida, 2 semanas Depois, 2 semanas 8 semanas	Prescrição e OTC
Pastilha de nicotina	Nenhum	Náusea, soluços, pirose	Se o tempo para o primeiro cigarro > 30 min, 2 mg; se o tempo para o primeiro cigarro < 30 min, 4 mg, até 20 por dia	12 semanas	Apenas OTC
Vareniclina	Doença renal significativa	Náusea Sonhos estranhos vívidos ou anormais Humor depressivo e outros sintomas psiquiátricos Problemas para dormir	0,5 mg/dia por 3 dias, 0,5 mg duas vezes/dia por 4 dias, seguida por 1 mg, duas vezes/dia (iniciar o tratamento 1 semana antes da cessação)	3–6 meses	Apenas com prescrição
SEGUNDA LINHA					
Clonidina	Hipertensão rebote	Boca seca Sonolência Tontura Sedação	Dose inicial de 0,10 mg, duas vezes ao dia, titular para 0,15–0,75 mg/dia	3–10 semanas	Apenas com prescrição (formulação oral) Apenas com prescrição (adesivo)
Nortriptilina	Risco de arritmias	Sedação Boca seca	Dose inicial de 25 mg/dia, titular para 75–100 mg/dia	3–6 meses	Apenas com prescrição

OTC (do inglês *over-the-counter*), venda livre, sem prescrição médica.
Adaptada de A clinical practice guideline for treating tobacco use and dependence: 2008 update. A U.S. Public Health Service report. *Am J Prev Med* 35:158–176, 2008.

que as múltiplas chamadas forneceram um maior benefício do que uma única chamada.[95] As linhas diretas para a cessação do tabagismo estão disponíveis sem custo em muitos estados nos Estados Unidos. Assim, o médico mais ocupado pode facilmente encaminhar pacientes para uma linha direta para cessação, se o tempo de aconselhamento pessoal não está prontamente disponível.

O aconselhamento hospitalar é considerado eficaz para pacientes admitidos com doença cardiovascular, mas não é bem estudado em outras populações. O aconselhamento também pode ser aumentado com a farmacoterapia administrada simultaneamente. Em um ensaio controlado e randomizado de 274 pacientes, Molyneux et al.[96] observaram que a terapia de reposição de nicotina com aconselhamento breve é mais eficaz do que o aconselhamento sozinho ou os cuidados habituais. O aconselhamento sozinho não foi mais eficaz do que o cuidado habitual e as diferenças entre todos os grupos desapareceram em 12 meses. Esses achados reforçam o valor de medicamentos para cessação quando administrados mesmo com breve aconselhamento. Tempos mais prolongados de aconselhamento médico e mais visitas ao consultório significam maiores taxas de cessação, independentes da farmacoterapia. O aconselhamento hospitalar vindo de enfermeiros e profissionais de terapia respiratória pode aumentar significativamente as taxas de cessação e deve ser uma prática clínica de rotina para maximizar o "momento de aprendizado" disponível durante uma hospitalização.[97]

FARMACOTERAPIA PARA CESSAÇÃO DO TABAGISMO

Terapia de Reposição da Nicotina

Atualmente, três medicamentos foram aprovados para a cessação do tabagismo: nicotina, bupropiona e vareniclina. Todos os tipos de medicamentos de cessação do tabagismo, se empregados apropriadamente, dobram as taxas de interrupção do consumo de cigarros, quando comparadas aos tratamentos com placebos.[90,98]

Os medicamentos de reposição da nicotina incluem a goma de polacrilex de nicotina, adesivos transdérmicos de nicotina, *spray* nasal de nicotina, inalador de nicotina e pastilhas de nicotina. Todos parecem ter eficácia comparável, mas em um estudo randomizado, a aceitação foi maior para os adesivos, menor para a goma e muito menor para o *spray* e o inalador.[99] Um fumante deve ser instruído a parar de fumar totalmente antes de iniciar as terapias de reposição da nicotina.

A *goma de nicotina* deve ser utilizada com as instruções de ser mascada lentamente, mascando de oito a 10 unidades por dia, durante 20 a 30 minutos cada, e continuando por um período adequado para o fumante aprender um estilo de vida sem cigarros, geralmente por 3 meses ou mais. Os efeitos adversos da goma de nicotina são primariamente locais e podem incluir fadiga do maxilar, boca e garganta doloridas, dor de estômago e soluços.

Os *adesivos transdérmicos de nicotina* são comercializados em várias preparações — alguns disponibilizam 21 mg por um período de 24 horas, e um disponibiliza 15 mg por um período de 16 horas. A maioria das marcas possui adesivos de baixa dose para redução gradual ou para descontinuação. Os adesivos são aplicados de manhã e removidos tanto na próxima manhã como na hora de dormir, dependendo do adesivo. Os adesivos destinados ao uso por 24 horas também podem ser removidos na hora de dormir, se o paciente está apresentando insônia ou sonhos perturbadores. Os adesivos com dose total são recomendados para a maioria dos fumantes nos primeiros 1 a 3 meses, seguidos de uma ou duas doses para redução ou descontinuação por um período de 2 a 4 semanas cada.

O *spray nasal de nicotina*, por meio de um *spray* em cada narina, libera cerca de 0,5 mg de nicotina sistemicamente e pode ser usado a cada 30 a 60 minutos. A irritação local do nariz comumente produz queimação, espirros e olhos lacrimejantes durante o tratamento inicial, mas desenvolve-se tolerância a esses efeitos em 1 a 2 dias.

Os *inaladores de nicotina* efetivamente liberam a nicotina na garganta e nas vias aéreas superiores, onde é absorvida da mesma forma que a nicotina em goma. São comercializados como um dispositivo de plástico com o formato de um cigarro e podem ser usados *ad libitum* (à vontade).

As *pastilhas de nicotina* estão disponíveis sem prescrição médica em dosagens de 2 e 4 mg e devem ser colocadas na cavidade bucal, onde são absorvidas lentamente durante 30 minutos.[100] Os fumantes são instruídos a escolher a sua dose de acordo com o tempo após o despertar pela manhã que eles fumavam seu primeiro cigarro (uma medida do nível de dependência). Aqueles que fumavam dentro de 30 minutos são aconselhados a usarem a pastilha de 4 mg, enquanto aqueles que fumavam seu primeiro cigarro em tempo superior ou igual a 30 minutos são aconselhados a utilizarem as pastilhas de 2 mg. O uso é recomendado a cada 1 a 2 horas.

Os medicamentos de nicotina parecem ser seguros em pacientes com doença cardiovascular e devem ser oferecidos a esses pacientes.[101-103] Embora os medicamentos de cessação do tabagismo sejam recomendados pelo fabricante para uso relativamente de curto prazo (geralmente 3 a 6 meses), a utilização desses medicamentos por 6 meses ou mais é segura e pode ser útil em fumantes que temem a recaída sem os medicamentos. Há também evidências de que o tratamento de fumantes com adesivos de nicotina antes da cessação do tabagismo resulta em consumo reduzido do cigarro e, subsequentemente, taxas mais altas de cessação.[104]

Bupropiona

A bupropiona de liberação prolongada (Zyban®) é um inibidor da recaptação da norepinefrina-dopamina originalmente comercializada e ainda amplamente utilizada como um antidepressivo. Foi verificado que a bupropiona auxiliava na cessação do tabagismo, independentemente de o fumante ser deprimido ou não.[105] Hurt et al. demonstraram que, com uma dose de liberação prolongada de 300 mg, 44% dos pacientes pararam em 7 semanas *versus* 19% dos controles. Essa diferença foi sustentada em 12 meses (23% *versus* 12%). Esse estudo também indicou que quando os fumantes pararam, eles ganharam menos peso durante a administração de bupropiona quando comparada ao placebo. Um ensaio adicional, randomizado e controlado por placebo, demonstrou que a combinação de bupropiona com o adesivo de nicotina foi segura e que a bupropiona sozinha ou em combinação foi tão eficaz ou mais eficaz que o adesivo sozinho.[106] A bupropiona usada durante 1 ano para a prevenção de recaída demonstrou ser segura e eficaz e significativamente melhor em promover a cessação (55%) do que o placebo (42%).[107] Devido às suas propriedades antidepressivas, a bupropiona é uma escolha lógica para fumantes deprimidos, mas, como mencionado anteriormente, também tem eficácia evidente em fumantes sem depressão.

A bupropiona é administrada em doses de 150 mg de liberação prolongada por dia durante 3 dias e, em seguida, em doses de 150 mg duas vezes ao dia. A bupropiona deve ser iniciada 1 a 2 semanas antes da data da cessação do tabagismo e, em seguida, continuada em uma dose de 300 mg/dia nas próximas 6 a 12 semanas. A bupropiona em doses excessivas pode causar convulsões e não deve ser usada em um indivíduo com história de convulsões ou com transtornos alimentares (bulimia ou anorexia).

Vareniclina

A vareniclina, disponível apenas com prescrição, é um agonista parcial do receptor nicotínico que seletivamente se liga aos receptores colinérgicos nicotínicos $\alpha_4\beta_2$ no cérebro.[108] Esse receptor é responsável por mediar a liberação de dopamina e acredita-se que seja o principal receptor envolvido na dependência de nicotina. Um agonista parcial significa que o fármaco tanto ativa o receptor como bloqueia os efeitos de outros agonistas sobre o receptor. A vareniclina ativa o receptor colinérgico nicotínico $\alpha_4\beta_2$ com um efeito máximo de aproximadamente 50% em relação ao da nicotina e, ao mesmo tempo, bloqueia os efeitos da nicotina do tabaco sobre o receptor. Como consequência da estimulação do receptor, os sintomas de abstinência da nicotina são aliviados, e, como consequência do bloqueio do receptor, diminuem-se os efeitos recompensadores dos cigarros. O último efeito reduz o desejo de fumar e, no caso de um lapso, pode prevenir o tabagismo contínuo.

Nos ensaios clínicos, o tratamento com vareniclina por 12 semanas demonstrou ser mais efetivo do que a liberação prolongada de bupropiona na dose de 300 mg e o placebo.[109]

Com vareniclina, bupropiona e o placebo, as taxas de abstinência contínua em 9 a 52 semanas foram de 23%, 15% e 10%, respectivamente. A vareniclina também demonstrou ser eficaz na prevenção da recaída ao longo de 6 meses.[110]

Uma recente metanálise sugere que a vareniclina também é mais efetiva do que a terapia de reposição da nicotina sozinha. Os principais efeitos adversos da vareniclina são náusea, vômito e insônia.[98] Uma variedade de efeitos adversos neuropsiquiátricos, incluindo depressão, psicose e suicídio, foi relatada em um caso pontual, mas não foi observada em ensaios clínicos.[111] A relação causal entre vareniclina e esses eventos neuropsiquiátricos não foi estabelecida, pois a cessação do tabagismo em si pode estar associada a distúrbios de humor, incluindo suicídio. Em qualquer caso, os fumantes tratados com vareniclina devem ser informados sobre os possíveis efeitos neuropsiquiátricos e monitorados para tais eventos durante o tratamento. A vareniclina demonstrou ser efetiva em promover a cessação do tabagismo em pacientes com doenças cardiovasculares e pulmonares.[112,113] As preocupações relativas à segurança cardiovascular com vareniclina foram levantadas em uma metanálise demonstrando um pequeno, mas significativo, aumento no risco, enquanto outra metanálise não observou aumento significativo.[114,115]

A vareniclina é iniciada em uma dose de 0,5 mg/dia durante 3 dias, em seguida, por 0,5 mg, duas vezes ao dia durante 4 dias, e então por uma dose de manutenção de 1 mg, duas vezes ao dia. Deve-se iniciar o tratamento 1 semana antes da data de interrupção do consumo de cigarro. Doses mais baixas podem ser utilizadas se náusea for observada em doses mais elevadas. Como a vareniclina é eliminada pelos rins, as reduções da dose são necessárias na presença de doença renal grave. A duração aprovada do tratamento é de 3 meses, com outros 3 meses opcionais para a prevenção da recaída.

Terapia Combinada

Os medicamentos combinados para cessação do tabagismo são mais eficazes do que as terapias individuais, particularmente quando os medicamentos de longa ação são combinados, tais como o adesivo de nicotina ou a bupropiona com a terapia de reposição de nicotina de curta ação utilizados em tempos de intensa necessidade ou desejo de fumar.[98] Apenas a bupropiona e a nicotina transdérmica combinadas foram aprovadas pela FDA. Entretanto, diversos estudos investigaram várias combinações de medicamentos, mas sem questões significativas quanto à segurança.[107,116-118] Estudos comparando diferentes terapias observaram que as combinações são duas a três vezes mais eficazes do que os medicamentos utilizados individualmente. Um processo gradual que incorpora as terapias combinadas após os pacientes fracassarem em terapias individuais seria lógico e poderia equilibrar os custos elevados dos medicamentos adicionais, com aumento do benefício.

MOTIVANDO OS FUMANTES A ABANDONAREM O CIGARRO

A associação bem conhecida entre o uso de cigarro e as doenças letais, tais como câncer pulmonar, infarto do miocárdio, acidente vascular cerebral e DPOC, é insuficiente para motivar muitos fumantes à cessação do tabagismo. Isso se deve aos efeitos de dependência da nicotina, que incluem negação e racionalização, uma parte de todas as dependências das drogas. Como descrito previamente, muitos fumantes dependem da nicotina para lidar com fatores estressantes na vida diária. O efeito de redução do estresse causado pela nicotina é rápido e prontamente disponível. Por outro lado, a cessação, para muitos fumantes, resulta em um período de intensa disforia e disfunção, que pode ser facilmente evitado pelo fumo de um ou mais cigarros. Uma pesquisa baseada em inquérito telefônico conduzida em 1999 observou que apenas 29% dos fumantes sentiram que estavam em risco aumentado de infarto do miocárdio e somente 40% sentiram que estavam em maior risco para o desenvolvimento de câncer em comparação com os não fumantes.[119] Isso claramente indica negação ao risco e pode explicar porque muitos fumantes tornam-se motivados a pararem apenas quando desenvolvem uma condição médica tardia na vida. Tornar-se um ex-fumante requer uma mudança profunda de autoimagem e a descoberta de habilidades de enfrentamento pessoal que podem não ter sido utilizadas anteriormente.

O papel do médico no processo de motivação pode ser substancial. A mensagem para o fumante deve ser consistente e inspiradora. Pacientes claramente respondem ao conselho do médico e a desesperança pode ser eliminada pela descrição de muitas opções disponíveis de aconselhamento e de medicação para cessação do tabagismo. Parar de fumar é a mais importante iniciativa de saúde que muitos pacientes assumirão e é altamente custo-efetivo para o sistema de saúde. É difícil abordar o tabagismo em pacientes, quando três ou quatro questões médicas estão sendo tratadas além da cessação do fumo. Por esse motivo, recomenda-se uma consulta de retorno separada, focada exclusivamente na cessação do tabagismo.

É importante que a motivação dos pacientes para o abandono do cigarro seja mais do que orientá-los a se afastarem da doença, mas também conduzi-los em direção ao maior autocontrole, autoexpressão, independência e a um modelo de ação positiva. O exercício durante os ensaios de cessação do tabagismo pode reduzir a ansiedade, tensão e estresse, mas não demonstrou ser um preditor independente de sucesso em um ensaio randomizado e controlado.[120] A caminhada regular é um passo inicial razoável e em muitos casos melhora a autoestima e o investimento em saúde.

BENEFÍCIOS DA CESSAÇÃO

Os benefícios de parar de fumar são substanciais para os fumantes de qualquer idade. Uma pessoa que para de fumar antes dos 50 anos de idade tem a metade do risco de morte nos próximos 15 anos em comparação com um fumante contínuo.[121] A expectativa de vida foi encurtada em mais de 10 anos em uma grande coorte de fumantes ativos comparada ao grupo de não fumantes; parar de fumar em uma idade mais jovem (p. ex., 25 a 34) prolongou a expectativa de vida em 10 anos comparada à cessação tardia (p. ex., 45 a 54), quando a expectativa de vida adicional foi de 6 anos.[3] Esses resultados confirmam os riscos conhecidos do tabagismo e devem ser convertidos em um esforço acentuado para auxiliar os fumantes mais jovens a pararem de fumar.

A cessação do tabagismo reduz o risco de desenvolvimento de câncer pulmonar, com o risco caindo para a metade do observado em um fumante por 10 anos e para um sexto do observado em um fumante após 15 anos de cessação. Parar de fumar na meia-idade reduz substancialmente o risco de câncer pulmonar, com uma redução de 50% no risco se um fumante permanente desiste de fumar aos 55 anos de idade em comparação com um fumante aos 75 anos.[122] O risco de

Tabela 46-9	Desenvolvimento, Descrições e Nomes de Marcas de Cigarros Eletrônicos	
Produto	**Descrição**	**Algumas Marcas**
Cigarro eletrônico descartável	Dispositivo em forma de cigarro consistindo em uma bateria e um cartucho contendo um atomizador para aquecer uma solução (com ou sem nicotina). Não recarregável e é destinado ao descarte após o produto parar de produzir vapor.	NJoy®, Blu®, Green Smoke®
Cigarro eletrônico recarregável	Dispositivo em forma de cigarro consistindo em uma bateria que se conecta a um atomizador utilizado para aquecer uma solução tipicamente contendo nicotina. Frequentemente contém um elemento que regula a duração da tragada e/ou quantas tragadas podem ser realizadas consecutivamente.	V2 Cigs®, Halo G6®, Mark Ten®
Cigarro eletrônico recarregável em tamanho médio e formato de caneta	Maior do que um cigarro, frequentemente com uma bateria de maior capacidade, pode conter um cartucho pré-carregado ou um cartucho recarregável (frequentemente chamado *"clearomizer"/cartomizador*). Esses dispositivos muitas vezes vêm com um interruptor manual permitindo que o fumante regule a duração e a frequência das tragadas.	eGo®, Kanger EVOD®, Halo Triton®
Cigarro eletrônico recarregável em tamanho grande com modelo de tanque	Muito maior do que um cigarro, com uma bateria de alta capacidade, e normalmente contém um cartucho grande, recarregável. Frequentemente contém interruptores manuais e uma caixa de bateria para personalizar a capacidade da bateria. Pode ser facilmente modificada.	Kanger Aerotank®, Innokin iClear®, Aspire Nautilus®

De Grana R, Benowitz N, Glantz SA: Background paper on e-cigarettes (electronic nicotine delivery systems): prepared for the 7th meeting of the WHO Study Group on Tobacco Product Regulation. San Francisco, 2013, UCSF.

infarto agudo do miocárdio cai rapidamente após a cessação do tabagismo e aproxima-se dos níveis em não fumantes em 1 ano de abstinência. O fumo de cigarro produz uma perda progressiva de função respiratória ao longo do tempo, que é caracterizada pela perda acelerada de *volume expiratório forçado em 1 segundo* (VEF_1) com o aumento da idade. A perda de VEF_1 devida ao consumo de cigarro não pode ser recuperada pela cessação, mas a taxa de declínio diminui após a interrupção do fumo e volta ao valor observado em não fumantes (Fig. 43-5).[123] Mulheres que param de fumar durante os primeiros 3 a 4 meses da gravidez reduzem o risco de terem um bebê de baixo peso ao nascimento em relação ao observado em uma mulher que nunca fumou.

Após a cessação, os fumantes ganham em média 2,27 a 3,18 kg, o que é considerado por alguns fumantes como indesejável e um motivo para não pararem.[124] Os fumantes tendem a ser mais magros porque a nicotina aumenta o gasto energético e suprime um aumento compensatório no consumo de alimentos.[82] Após interromperem o consumo de cigarro, os ex-fumantes tendem a alcançar o peso esperado como se nunca tivessem fumado. Em suma, os benefícios do abandono do tabagismo superam os riscos associados ao ganho de peso, e os pacientes devem ser aconselhados de forma apropriada.

RECURSOS PARA OS MÉDICOS

A maioria dos hospitais possui serviços de cessação do tabagismo disponíveis, que permitirão o encaminhamento dos fumantes se considerado necessário. A maioria dos estados norte-americanos tem linhas telefônicas gratuitas com serviços de cessação do tabagismo que podem ser acessadas em uma rede nacional no 1-800-QUIT-NOW (1-800-784-8669) e que fornecem informação e aconselhamento para a cessação do tabagismo; esses serviços têm sido considerados efetivos.[94] Os programas de *internet*, tais como o QuitNet (www.quitnet.com), podem fornecer salas de bate-papo *online* e oferecer aos fumantes com acesso a um computador um senso de comunidade com outros fumantes em uma posição semelhante. Se os pacientes não têm seu próprio computador, a biblioteca pública é um ambiente livre de cigarro onde eles podem acessar os computadores. A American Lung Association fornece informação significativa e um programa *online* denominado "Freedom From Smoking", para o qual os pacientes podem ser encaminhados (http://www.ffsonline.org/). O Centers for Disease Control and Prevention possui informações que podem ser acessadas por adultos, jovens e pacientes que falam o idioma espanhol (www.cdc.gov/tobacco/). Pacientes com suspeita de apresentarem depressão subjacente, ansiedade ou outros transtornos de abuso de substâncias podem beneficiar-se com a consulta psiquiátrica para avaliar essas condições conhecidas por reduzirem a probabilidade de cessação do tabagismo.

REGULAÇÃO FEDERAL DO TABACO

Em 2009, o U.S. Congress, por meio da *Family Smoking Prevention and Tobacco Control Act*, deu à FDA a autoridade para regular a fabricação, distribuição e comércio de produtos do tabaco para proteger a saúde pública.[125] O *Act* (1) restringe as vendas, publicidade e *marketing* de cigarro e de tabaco sem fumaça para jovens; (2) proíbe afirmações de "redução de danos" como "leve" ou "suave"; (3) requer etiquetas de advertência maiores e mais evidentes; e (4) dá à FDA autoridade para regular as normas dos produtos, incluindo a proibição de sabores característicos (exceto mentol), e permite à FDA reduzir os constituintes potencialmente tóxicos, incluindo nicotina (embora os níveis de nicotina não possam ser reduzidos a zero). A regulação da dependência do tabaco pela FDA tem o potencial para reduzir consideravelmente a prevalência do tabagismo e, consequentemente, a incapacidade e a morte no futuro.[126]

CIGARROS ELETRÔNICOS

Os cigarros eletrônicos (também conhecidos como dispositivos eletrônicos de liberação de nicotina) aquecem uma solução de nicotina para gerar um aerossol (chamado *vapor*) que é inalado, sem a combustão de tabaco e de seus componentes tóxicos. Os dispositivos consistem em um cartucho contendo um líquido (propilenoglicol, às vezes com glicerina vegetal, nicotina e aromatizantes), um elemento aquecedor, uma bateria e um microchip (Tabela 46-9). Os cigarros eletrônicos são comercializados com propagandas de benefício à saúde comparados ao consumo de cigarros convencionais; são vendidos para consumo no intuito de reduzir e parar o tabagismo, para o uso quando uma pessoa é proibida de fumar cigarros e também para evitar a inalação passiva de fumaça irritante e de mau cheiro do cigarro. A prevalência do uso de cigarros eletrônicos aumentou desde que foram comercializados inicialmente em 2006, com uma prevalência de 11,4% para o uso constante e prevalência de 4,1% de consumo nos últimos 30 dias nos Estados Unidos no ano de 2011.[127] Na União Europeia, em 2012, 20,3% dos fumantes ativos, 4,7% dos ex-fumantes e 1,2% dos que nunca fumaram relataram ter utilizado um cigarro eletrônico.[127a] A partir de 2013, mais de 400 marcas foram vendidas no mercado dos EUA e variaram de tamanho do dispositivo, tamanho do cartucho e a capacidade da bateria. Alguns parecem cigarros e são descartáveis; outros parecem canetas ou cigarros e possuem tanques recarregáveis. Os líquidos presentes nos cigarros eletrônicos são vendidos na *internet* ou em lojas de "vapear", nas quais o usuário pode selecionar o líquido, incluindo o veículo, a concentração de nicotina e o sabor.

Atualmente, há um debate considerável na comunidade de saúde pública sobre segurança e benefício dos cigarros eletrônicos. Todos concordam que os cigarros eletrônicos poderiam ser um benefício à saúde, se as pessoas usassem esses cigarros e parassem totalmente de fumar os cigarros. Muitos relatos pontuais foram descritos de pessoas que pararam de fumar utilizando os cigarros eletrônicos; um ensaio clínico controlado demonstrou a não inferioridade dos cigarros eletrônicos comparados aos adesivos de nicotina, com mínimo aconselhamento pelas linhas telefônicas de cessação do tabagismo.[128] No entanto, as taxas de cessação nesse ensaio foram baixas e os dados de pesquisa populacional não indicaram que as pessoas que usaram os cigarros eletrônicos são mais propensas a pararem do que aquelas que não utilizaram.[129] Muitos usuários de cigarros eletrônicos relataram fumar menos cigarros por dia enquanto usavam os cigarros eletrônicos, mas os benefícios a saúde em vista de tal redução não são evidentes, e receia-se de que a disponibilidade dos cigarros eletrônicos, quando uma pessoa não pode fumar os cigarros convencionais, possa impedir a cessação, resultando em mais fumantes e mais prejuízos à população.

Existem também preocupações quanto à toxicidade potencial dos cigarros eletrônicos. Os produtos que foram comercializados inicialmente foram contaminados com nitrosaminas específicas do tabaco e alcaloides além da nicotina, que foram extraídos juntamente com a nicotina do tabaco. Alguns produtos vendidos mais recentemente não têm essa contaminação. O propilenoglicol na forma de aerossol pode ser um irritante pulmonar e reduz a resistência dinâmica das vias aéreas respiratórias.[130] O uso de cigarros eletrônicos pode ser prejudicial às pessoas com asma e DPOC. A nicotina em si tem alguns efeitos potencialmente deletérios na hemodinâmica cardiovascular (aumento na frequência cardíaca e pressão sanguínea) e pode prejudicar a função endotelial e promover a resistência à insulina; contudo, seus efeitos são certamente muito menores do que aqueles vistos com os produtos de combustão derivados do fumo de cigarro. Além disso, alguns cigarros eletrônicos liberam nanopartículas contendo estanho, níquel ou cromo, cuja toxicidade é desconhecida.

O dano potencial mais importante para a população pode ser a renormalização do comportamento no tabagismo, resultando em iniciação mais jovem e poucos adultos parando de fumar. Atualmente, a publicidade do cigarro eletrônico não é regulada e inclui o uso de modelos jovens e celebridades para transmitir imagens do produto como glamouroso e moderno. Dados recentes indicam um aumento substancial no uso do cigarro eletrônico entre jovens, incluindo vários jovens que utilizaram os cigarros eletrônicos sem mesmo terem fumado os cigarros convencionais.[131] No entanto, não se sabe no momento se tais usuários tornaram-se dependentes da nicotina e depois, fumantes de cigarro.

Atualmente, os cigarros eletrônicos não são regulados nos Estados Unidos, embora a FDA tenha sinalizado sua intenção em fazê-lo. A regulação pela FDA seria particularmente útil em garantir a segurança desses produtos, limitando a comercialização e o acesso para jovens, além de restringir o uso em situações onde o tabagismo é proibido, dessa forma minimizando a poluição ambiental com o vapor do cigarro eletrônico e, ao mesmo tempo, mitigando a renormalização do hábito de fumar. Alguns médicos provavelmente recomendarão o uso de cigarros eletrônicos para pacientes que foram incapazes de parar de fumar utilizando o aconselhamento tradicional e os medicamentos, embora o uso dos cigarros eletrônicos em tal função não seja comprovado.

Pontos-chave

- Para a maioria dos fumantes, a cessação do tabagismo é a intervenção isolada mais importante para melhorar a saúde em longo prazo e é altamente custo-efetiva para o sistema de assistência à saúde.
- Além de causar câncer e DPOC, fumar aumenta o risco de outras doenças pulmonares, incluindo infecção respiratória (como pneumonia pneumocócica e tuberculose), pneumonite intersticial descamativa e fibrose pulmonar idiopática, e também aumenta a incidência de complicações cardiopulmonares após a cirurgia e em pacientes gravemente enfermos.
- O uso compulsivo de tabaco é sustentado por efeitos de dependência da nicotina, que incluem prazer, modulação do humor e excitação, além de prevenção de sintomas de abstinência.
- As intervenções ideais para cessação do tabagismo em um consultório médico devem incluir, sistematicamente, perguntas sobre o uso do tabaco em cada visita, aconselhando os fumantes a pararem e avaliarem a sua vontade de fazê-lo, fornecendo ou encaminhando para aconselhamento, farmacoterapia e seguimento para incentivar a abstinência contínua ou controlar as recaídas.
- Parar de fumar mesmo na meia-idade reduz consideravelmente o risco de câncer pulmonar e de doença cardiovascular.
- Os cigarros eletrônicos que liberam um aerossol de nicotina sem produtos de combustão do tabaco estão sendo comercializados com pretensões de reduzir o consumo de cigarro, auxiliar na cessação e no uso onde o fumo convencional é proibido. O benefício potencial dos cigarros eletrônicos no momento é desconhecido. O maior dano potencial dos cigarros eletrônicos seria a renormalização do comportamento do tabagismo, resultando em mais iniciação de jovens e menos adultos parando de fumar.

As Referências estão disponíveis exclusivamente no site www.elsevier.com.br/expertconsult

47 FIBROSE CÍSTICA

STEVEN M. ROWE, MD, MSPH • WINTON HOOVER, MD • GEORGE M. SOLOMON, MD • ERIC J. SORSCHER, MD

INTRODUÇÃO
PERSPECTIVA HISTÓRICA
EPIDEMIOLOGIA
BASE GENÉTICA
FISIOPATOLOGIA
CFTR como um Gene ABC
Estrutura/Atividade e Mecanismo de Gating do CFTR
Biogênese e Processamento do CFTR Nativo
Defeitos Celulares Atribuíveis a F508del CFTR
Visão Geral da Fisiopatologia Pulmonar
Funções Celulares do Produto do Gene CFTR
Regulação da Homeostasia do Líquido de Superfície das Vias Aéreas
Regulação do Cloreto no Suor pelo CFTR
Epitélio Glandular Exócrino da Fibrose Cística
Biogênese, Adesão e Transporte do Muco
Defesa do Hospedeiro e Infecção
CFTR e Remodelação Pulmonar
DIAGNÓSTICO
Visão Geral
MANIFESTAÇÕES CLÍNICAS
Doença do Trato Respiratório Inferior
Microbiologia
Imagem
Função Pulmonar
Doença do Trato Respiratório Superior
Complicações da Doença do Trato Respiratório
Manifestações Gastrointestinais
Doença Pancreática
Doença Hepatobiliar
Anormalidades do Trato Geniturinário
Disfunção das Glândulas Sudoríferas
TRATAMENTO
Visão Geral
Monitoramento e Conduta Agressiva
Terapias Respiratórias
Outros Tratamentos de Suporte
Tratamento de Complicações Pulmonares

INTRODUÇÃO

Fibrose cística (FC) é uma doença genética multissistêmica que afeta crianças e adultos jovens. FC é a doença genética mais comum em populações caucasianas. A doença é causada por mutações na proteína *regulador da condutância transmembrânica FC* (CFTR, do inglês *CF transmembrane conductance regulator*), um canal aniônico expressado na superfície epitelial. FC é tipificada pela presença de infecção crônica do trato respiratório superior e inferior levando à bronquiectasia e à doença pulmonar terminal. Manifestações no pâncreas, trato gastrointestinal, pele e trato reprodutor masculino também são proeminentes.

Compreensão da biologia e das estratégias de tratamento na FC é importante por várias razões. Primeira, ela é a causa mais comum de insuficiência respiratória crônica em crianças e adultos jovens. Segunda, FC é a razão mais comum de disfunção exócrina pancreática em crianças e adultos jovens. Terceira, ela é uma causa importante de bronquiectasia e pansinusite, entre outras condições sinopulmonares neste grupo etário, e por essa razão figura proeminentemente no diagnóstico diferencial de várias síndromes. Finalmente, avanços na pesquisa em FC forneceram um mapa do caminho para a compreensão da fisiopatologia e tratamento de outras doenças graves das vias aéreas, incluindo doença pulmonar obstrutiva crônica, asma, e bronquiectasia não FC.

Através de uma compreensão aumentada da patobiologia da FC, a parceria de empreendimentos acadêmicos e de pesquisa farmacêutica com uma equipe multinacional de centros de tratamento e a Cystic Fibrosis Foundation, o tratamento da FC representa um modelo para o tratamento de doença crônica que ameaça a vida. Ele também oferece um exemplo seminal do potencial de traduzirmos a medicina em avanços científicos que transformaram uma condição universalmente fatal para o advento de centros de tratamento abrangente e terapêuticas direcionadas. Avanços futuros acumularão capital visando terapias personalizadas dirigidas para a causa subjacente da doença.

Este capítulo realça a compreensão atual da fisiopatologia da FC, com ênfase particular no papel do CFTR na patogênese da doença. São exploradas percepções do diagnóstico, prognóstico e história natural. A terapêutica da FC, incluindo uma ênfase especial no desenvolvimento de novas terapias que têm como alvo o defeito básico, também é descrita em detalhe.

PERSPECTIVA HISTÓRICA

Descrições de salinidade anormalmente alta do suor em crianças associada com morte prematura datam de tão longe quanto 1650, mas a primeira descrição abrangente da FC como uma entidade clínica distinta foi publicada em 1938 por Anderson, que chamou a doença de *"fibrose cística do pâncreas exócrino"*.[1] Em 1945, Farber descreveu a condição como uma *mucoviscidose* generalizada resultando de obstrução das glândulas exócrinas, um tema que provocou interesse logo em seguida, uma vez que pesquisa adicional descreveu anormalidades inatas do muco na FC.[2] Também em 1940, descrições clínicas associaram pela primeira vez a mucoviscidose a infecções pulmonares graves e recorrentes. Com o advento de antibióticos eficazes, a terapia antimicrobiana começou a ser usada para tratamento de infecções pulmonares graves pela primeira vez.

A instalação de uma onda extrema de calor no nordeste dos Estados Unidos no verão de 1948 levou di Sant'Agnese a descrever altas concentrações de sal no suor de bebês com FC e introduziu o conceito que associou transporte iônico anormal com as características clínicas da doença.[3] Desde então a disfunção de órgão final na glândula sudorífera causada por decréscimos funcionais no CFTR esteve entre as primeiras características reconhecidas com a doença. Neste trabalho seminal, di Sant'Agnese demonstrou níveis elevados de sódio e cloreto no suor em mais de 98% dos sujeitos com FC, um achado que permanece como uma pedra fundamental no diagnóstico hoje em dia e explica uma antiga canção irlandesa que diz que "se o seu bebê tem gosto de sal, ele não ficará longo tempo neste mundo".

Antes da descoberta do gene *CFTR* e da descrição da proteína CFTR em 1989,[4-6] observações iniciais baseadas no trabalho de di Sant'Agnese levaram à postulação de um transtorno de um canal aniônico de cloreto como central para a patogênese da doença. Para medir este fenômeno, Gibson e Cooke desenvolveram o método da pilocarpina para testagem de cloreto no suor, o qual permanece um teste diagnóstico importante para FC.[6a] Observações adicionais por Quinton demonstraram que a glândula sudorífera em pacientes de FC é impermeável a cloreto.[7,8] Ao mesmo tempo, várias contribuições examinando anormalidades do transporte iônico dentro do epitélio nasal por Knowles et al.[9,10] e a subsequente análise com *patch-clamp* de membrana em células epiteliais das vias aéreas de pacientes com FC por Welsh e Liedtke[11] forneceram evidência conclusiva de um defeito na permeabilidade das membranas plasmáticas no pulmão, em adição a uma anormalidade associada nas medidas do transporte de sódio.[9,10] Logo depois, Frizzell[12] identificou o papel do CFTR como um canal iônico afortemente regulado por fosforilação. Mapeamento de polimorfismos de comprimento de fragmentos de restrição por Collins, Riordan e Tsu[3,13,14] localizaram o gene *CFTR* entre os primeiros genes humanos a serem identificados no braço longo do cromossomo 7. Este achado ajudou a montar o palco para isolamento e clonagem do gene *CFTR* e a mutação mais comum, F508del *CFTR*, afinal conduzindo a uma compreensão melhorada da patogênese da FC e a uma nova terapêutica molecular dirigida para o defeito básico.[15]

EPIDEMIOLOGIA

FC é a doença genética mais comum em caucasianos, encontrada em um a cada 2.500 a 3.500 nascidos vivos nos Estados Unidos, com frequências menores em afro-americanos (1:17.000). Há uma incidência variada em grupos étnicos particulares, variando de 1:569 em uma população *amish* isolada no Ohio a 1:90.000 em populações asiáticas.[16]

Mutações do *CFTR* são mais prevalentes em pessoas originárias ou descendentes de populações centro e norte-europeias. Populações brancas não descendentes de europeias demonstram frequências intermediárias de mutações de *CFTR*, e populações nativo-americanas, asiáticas e negras africanas demonstram as taxas mais baixas. As razões propostas para a seletividade das mutações de *CFTR* nessas populações incluem uma vantagem dos heterozigotos em doenças epidêmicas como cólera, tuberculose ou peste; a primeira é de interesse particular porque a ausência de transporte de cloreto dependente do CFTR poderia conferir uma vantagem sobre a ativação do *3'-5'- adenosina monofosfato cíclico* (cAMP) pela toxina da cólera. Em contraposição, taxas seletivamente mais baixas de mutações do *CFTR* em populações vivendo em ambientes tropicais ou semitropicais poderiam ser devidas à propensão para desidratação e perda de sal. Em populações brancas, um em 25 caucasianos é portador de mutações do gene,[17] resultando em uma taxa de portadores de 2% a 5%. Portadores de FC não exibem manifestações da doença FC, embora tenha sido proposto que o estado de portador aumenta a propensão e/ou gravidade de doenças respiratórias, tais como asma e rinossinusite.[18,19]

BASE GENÉTICA

FC é uma doença autossômica recessiva causada por mutações de um só gene do gene *CFTR* no braço longo do cromossomo 7.[5,13,14] Esse gene codifica uma proteína de comprimento completo na família de transportadores do *cassete de ligação* (ABC) *de adenosina trifosfato* (ATP), compartilhando elementos estruturais primários e secundários com outras proteínas bombas de membrana desta família. O gene *CFTR* de aproximadamente 250 Kb codifica 27 éxons de uma proteína de comprimento completo consistindo em dois domínios abrangendo a membrana, dois *domínios de ligação de nucleotídeos* (NBD, do inglês, *nucleotide binding domains*), e um único *domínio regulador* (domínio R). Uma estrutura proposta esquemática da proteína CFTR está mostrada na Figura 47-1.

Existem muitas mutações *CFTR* causadoras, com mais de 1.900 recentemente descritas.[16] Apesar disso, relativamente poucas mutações se responsabilizam pela maioria dos alelos *CFTR* e são particularmente comuns na população de descendência norte-europeia (Tabela 47-1). Por exemplo, as 159 mutações mais frequentes se responsabilizam por 96% dos alelos causadores de FC. A mutação mais prevalente é F508del (c.1521_1523delCTT), que causa uma deleção de três pares de bases que resulta na omissão de fenilalanina na posição 508. Essa mutação se responsabiliza por cerca de 75% de todos os alelos *CFTR*, embora a distribuição dessa mutação seja heterogênea entre populações étnicas particulares e tão alta quanto 86% em caucasianos norte-europeus.

F508del *CFTR* causa pregueamento errado de proteína, resultando em degradação associada com o retículo endoplasmático. F508frl é a mutação classe II prototípica (mutações que resultam em degradação prematura ou maturação incompleta). Outras mutações caem em várias classes com base no mecanismo molecular (Fig. 47-2). Isso inclui síntese incompleta devido a *códons de terminação prematura* (PTCs, classe I [do inglês, *premature termination codons*), regulação e *gating* desordenadas, causando ligação diminuída de ATP e hidrólise (classe III), o que inclui a mutação G551D; condutância defeituosa de cloreto (classe IV), e um número reduzido de transcritos de CFTR devidos a anormalidades de promoção ou *splicing* (classe V). Mutações nas classes I, II e III tendem a causar anormalidades funcionais graves de CFTR, enquanto mutantes classes IV e V muitas vezes exibem função preservada (i.e., mutações brandas/variáveis). A compreensão da anormalidade molecular em cada classe de mutação é importante para atacar o defeito via agentes farmacológicos, tais como moduladores de CFTR, discutidos mais adiante neste capítulo.

Apesar do conhecimento robusto das várias mutações em *CFTR*, ainda apenas 90% dos pacientes com FC têm mutações causadoras de doença identificadas, embora isto esteja aumentando com uso mais frequente da sequenciação de proteínas. Além disso, o papel patogenético de muitas mutações permanece desconhecido, mas está sendo determinado de uma maneira centralizada através do projeto "CFTR2" (www.CFTR2.org).[20] Algumas variantes comuns como M470V foram determinadas como sendo polimorfismos comuns em vez de alelos causadores de doença, embora possam ter um papel na expressão do defeito F508del.[16] Outras, como a sequência poli T localizada dentro do íntron 10, podem modificar a expressão de CFTR, assim atuando como uma covariável importante para expressão de doença.[21]

A base funcional de várias mutações de *CFTR* permite correlação de genótipo com fenótipo, embora a genética do *CFTR* isoladamente só explique alguns dos resultados dos pacientes com FC. Por exemplo, quando duas mutações graves (classe I, II ou III) estão presentes, usualmente resulta insuficiência pancreática (especialmente nos pacientes homozigotos para F508del). A presença de duas mutações graves também confere risco de manifestações fenotípicas graves, incluindo íleo

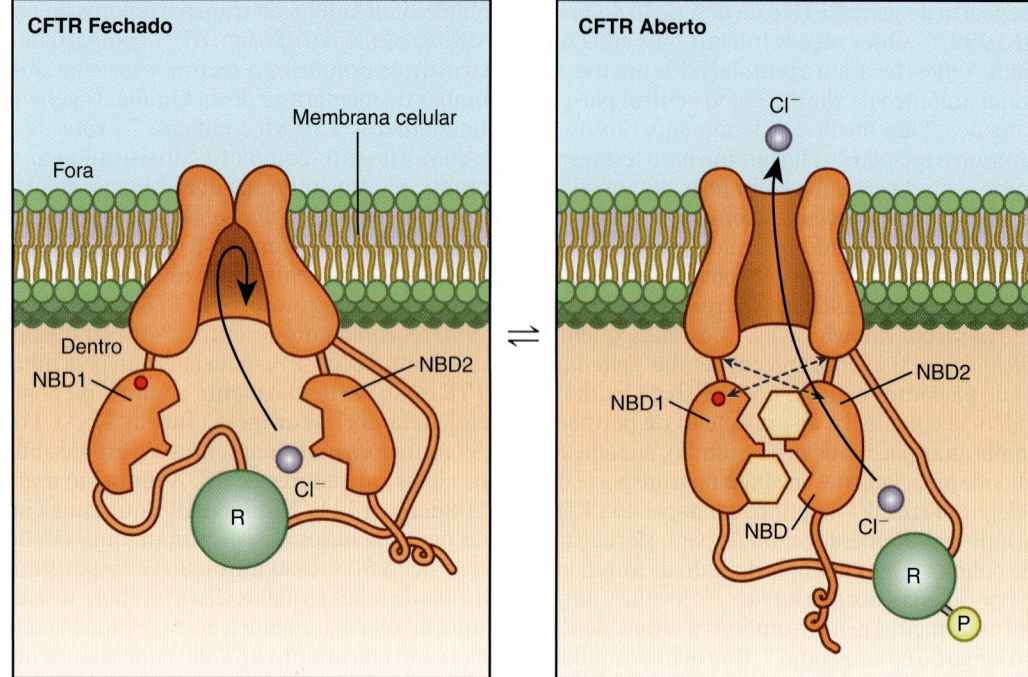

Figura 47-1 Estrutura e montagem dos domínios de CFTR. Esquema representando a estrutura proposta do regulador da condutância transmembrânica da fibrose cística (CFTR) nas suas configurações fechada (*esquerda*) e aberta (*à direita*). Os dois domínios com abrangência transmembrânica consistem em seis hélices alfa, cada um, e juntos formam o poro do canal. O *gating* do canal é controlado pelos dois domínios ligando nucleotídeos intracitoplasmáticos (*NBD1* e *NBD2*) quando eles ligam e hidrolisam ATP (hexágonos), além de um domínio regulatório (*R*), que contém numerosos locais de fosforilação. Ativação normal da proteína exige fosforilação do domínio regulatório. Os NBD ligam e hidrolisam ATP, induzindo *gating* do canal conferindo abertura do poro através de interfaces com os domínios transmembrânicos via suas alças extracelulares (simbolizadas por linhas tracejadas), as quais também funcionam para estabilizar a estrutura global da proteína. A localização da mutação F508del (*ponto vermelho*) é na superfície de NBD1, comprometendo sua estabilidade e interrompendo interações com os domínios transmembrânicos.

meconial e doença hepatobiliar. Alternativamente, a presença de uma ou mais mutações brandas/variáveis pode conferir suficiente função residual de CFTR para alterar a expressão ou a gravidade. Pacientes com FC com mutações brandas têm cloreto intermediário no suor, o qual se correlaciona com a presença de suficiência pancreática.[16,22] Quando estão presentes duas mutações brandas/variáveis, surgem formas atípicas de FC, tais como ausência congênita do ducto deferente, pancreatite idiopática ou doença respiratória de início tardio sem outros aspectos característicos da síndrome de FC.[21,23–25]

Gravidade e expressão da doença também podem ser afetadas por modificadores genéticos não *CFTR*, os quais receberam significativa atenção na última década. O *fator transformador de crescimento* (TGF)-β repetidamente demonstrou modificar a gravidade da doença, mesmo em sujeitos homozigotos para *CFTR* F508del.[26,27] Outros *loci* modificadores genéticos em regiões cromossômicas 4q35, 8p23, 11q25, e 19q13 conferem risco aumentado de íleo meconial,[28,29] e vários modificadores são associados com infecção por *Pseudomonas aeruginosa*.[30,31]

FISIOPATOLOGIA

CFTR COMO UM GENE ABC

CFTR é categorizado como um membro da família de genes ABC ou ATPase de tráfego.[15,32,33] Esses genes antigos codificam centenas de polipeptídeos de procariotas e eucariotas, os quais transportam nutrientes, metabólitos, toxinas e outras pequenas moléculas através das membranas celulares. Todas as proteínas ABC são caracterizadas por dois NBD codificando *motifs* Walker A e B canônicos (capazes de ligar e hidrolisar ATP). Proteínas ABC também contêm dois *domínios abrangendo a membrana* (MSD, do inglês, *membrane-spanning domains*) com múltiplas hélices alfa que formam passagens altamente seletivas através de bicamadas lipídicas. Entre as proteínas ABC, CFTR é atípica em virtude de um *domínio regulador* (domínio R) com numerosos locais para fosforilação de proteína quinase dependente de proteína quinase (cAMP/PKA), bem como uma *inserção reguladora* (RI) no *domínio de ligação nuclear 1* (NBD1) considerado como participante do *gating* do canal[15,34,35] (Fig. 47-1).

ESTRUTURA/ATIVIDADE E MECANISMO DE *GATING* DO CFTR

O produto do gene *CFTR* é composto de aproximadamente 1.500 aminoácidos e funciona como um transportador de Cl^- e HCO_3^- em numerosos tecidos epiteliais. Embora uma estrutura em alta resolução, tridimensional, da CFTR ainda não seja disponível, mutagênese dirigida para o local indica que o *gating* é habilitado por fosforilação dependente de cAMP/PKA do domínio R. Foi demonstrado que o passo da fosforilação evoca uma alteração conformacional na inserção reguladora, levando à heterodimerização NBD1/NBD2 e ao realinhamento estrutural em MSD1 e MSD2 que abrem o poro condutor iônico.[36] Interações importantes entre as alças intracelulares dos domínios intramembrânicos e os domínios de ligação de nucleotídeos são integrantes da estabilidade da proteína e da montagem interdomínios, bem como para a transmissão das forças necessárias para abertura do canal (Fig. 47-1).[37–39] A dimerização de NBD é grandemente aumentada quando dois locais de ligação de ATP (na interface NBD1/2) estão ocupados;

Tabela 47-1 Prevalência das Mutações mais Comuns de *CFTR* em Caucasianos de Origem Norte-europeia nos EUA

Mutação	Número de Pacientes*	Porcentagem de Pacientes*
F508del	23.053	86,7
G542X	1.217	4,6
G551D	1.149	4,3
R117H	729	2,7
N1303K	659	2,5
W1282X	616	2,3
R553X	495	1,9
621 + 1G- > T	453	1,7
1717-1G- > A	431	1,6
3849 + 10kbC- > T	412	1,5
2789 + 5G- > A	344	1,3
3120 + 1G- > A	281	1,1
I507del	218	0,8
R1162X	206	0,8
1898 + 1G- > A	190	0,7
3659delC	183	0,7
G85E	167	0,6
D1152H	167	0,6
R560T	164	0,6
R347P	154	0,6
2184insA	142	0,5
A455E	140	0,5
R334W	134	0,5
Q493X	124	0,5
2184delA	122	0,5

*Inclui pacientes com uma ou duas cópias da mutação. Cortesia de CFF Registry Report 2013.

o fechamento do CFTR é atribuível à hidrólise de ATP.[40,41] Deve ser notado que ligação de ATP não é absolutamente requerida para *gating* do canal (os chamados canais ATP-independentes também podem abrir, presumivelmente com base na tendência dos NBD a se ligarem um ao outro espontaneamente).[41] Transporte transepitelial através de CFTR é governado pela força impulsora eletroquímica, e uma assinatura bioelétrica de CFTR (por análise com *patch clamp* de membrana ou reconstituição planar de bicamada lipídica) descreve um canal de aproximadamente oito picossiemens com relação linear de corrente/voltagem e surtos de abertura característicos. CFTR, portanto, emprega ligação de ATP para habilitar transporte iônico passivo, em vez de servir à função típica da família de genes ABC (i.e., bombeamento de metabólitos maiores com uma dependência estequiométrica de hidrólise de ATP).

BIOGÊNESE E PROCESSAMENTO DO CFTR NATIVO

CFTR tipo selvagem amadurece por um caminho convencional que inclui inserção cotranslacional na membrana do *retículo endoplasmático* (RE) e modificações pós-translacionais, tais como glicosilação ligada a N e ubiquitinação (Fig. 47-3). Dobramento de subdomínios (p. ex., dentro de NBD) e obtenção da estrutura terciária final exigem interações complexas de pregueamento de domínio e representam um tópico de intenso interesse devido à importância do dobramento errado como um mediador de doença clínica.[37,38,42,43] Uma vez que mesmo o processamento de CFTR tipo selvagem não é completamente eficiente, um subconjunto de moléculas de CFTR é direcionado para hidrólise proteossômica por *degradação associada ao RE* (ERAD, do inglês, *ER-associated degradation*). Para CTFR que avança do RE para o Golgi, glicosilação complexa tem lugar em dois resíduos asparagina. CFTR atingindo o Golgi é transportado para a superfície celular por tráfego vesicular com reciclagem subsequente através de escolha e reciclagem de endossomos e reinserção na membrana plasmática ou encaminhamento para o lisossomo. O aparelho da superfície celular que governa estabilidade periférica de CFTR (i.e., membrana plasmática) foi bem caracterizado e inclui conjugação à ubiquitina para regular internalização em resposta a estresse ambiental.[44]

DEFEITOS CELULARES ATRIBUÍVEIS A F508del CFTR

A vasta maioria do F508del CFTR é retida no RE, pesadamente ubiquitinada, e encaminhada para o proteossomo pelo ERAD.[45] Como consequência, F508del CFTR visualizado por SDS PAGE é predominantemente uma glicoforma glicosilada do cerne ("banda B") aproximadamente de 150 KDa localizada no RE, enquanto uma porção substancial de proteína tipo selvagem do RE migra mais lentamente devido à glicosilação complexa (≈ 180 KDa "banda C"). O defeito de tráfego de F508del é sensível à temperatura, e crescimento de epitélio a temperaturas mais baixas (p. ex., 27°C) leva a níveis mensuráveis de banda C com restauração parcial da função na superfície celular.

O defeito de processamento maturacional mediado por F508del envolve pelo menos duas anormalidades distintas.[37,38,45] Omissão de F508 (que é localizado em uma alça peptídica externamente exposta do primeiro domínio de ligação de nucleotídeo) leva à perda pronunciada de estabilidade de NBD1, conforme julgado por calorimetria térmica e isotérmica, agregação de proteína e medições de rendimento de proteína após hiperexpressão recombinante. Além disso, F508 facilita ligação de uma alça citosólica a partir de MSD2, e ruptura da interface NBD1/MSD2 (independente de estabilidade de NBD1) leva a ainda mais prejuízo da maturação de F508del.

As moléculas de F508del CFTR que foram resgatadas para a superfície celular por baixa temperatura exibem anormalidade de *gating* intrínseco do canal, estabilidade diminuída da membrana plasmática e desdobramento térmico pronunciado com perda de função após incubação a 37°C.[47,48] Além disso, RNAm de F508del CFTR pode ser desdobrado e pouco utilizado (levando a níveis mais baixos de tradução de CFTR) devido à omissão do códon F508.[49,50] A observação de múltiplos defeitos distintos de CFTR atribuíveis a F508del aponta a dificuldade de identificar um agente único capaz de restaurar CFTR mutante para níveis terapeuticamente relevantes. Foram identificadas mutações supressoras intramoleculares que melhoram especificamente a instabilidade de F508del NBD1 ou a interface defeituosa NBD1/MSD1.[37,38] Estruturas de CFTR codificando estes supressores fornecem um meio de caracterizar estratégias corretivas de F508del e capacitarão a triagem de biblioteca de compostos adaptados a defeitos específicos de dobramento de CFTR no futuro.

VISÃO GERAL DA FISIOPATOLOGIA PULMONAR

Uma compreensão aperfeiçoada da patogênese da FC levou a melhores estratégias diagnósticas, a uma compreensão

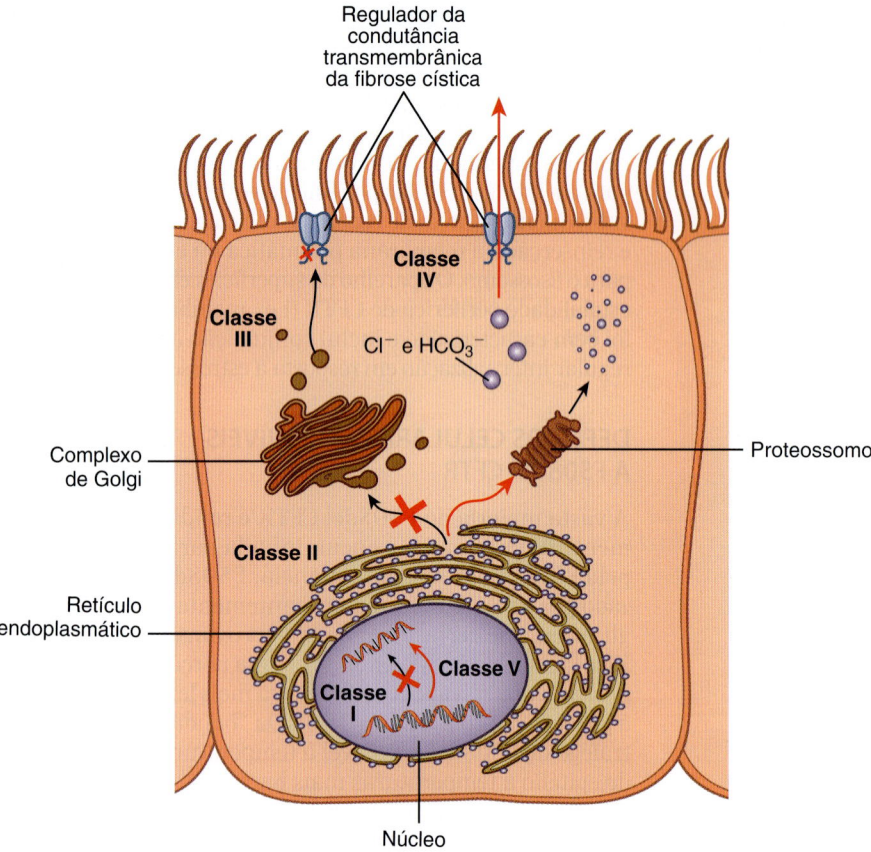

Figura 47-2 Mutações de *CFTR* e consequências moleculares. As classes de defeitos no produto do gene *CFTR* incluem a ausência de síntese (*classe I*); maturação defeituosa da proteína e degradação prematura (*classe II*); regulação desordenada, tal como ligação e hidrólise diminuídas de ATP (*classe III*); condutância de cloreto ou *gating* do canal defeituosos (*classe IV*); e um número reduzido de transcritos CFTR devido a uma anormalidade de promotor ou de *splicing* (*classe V*).

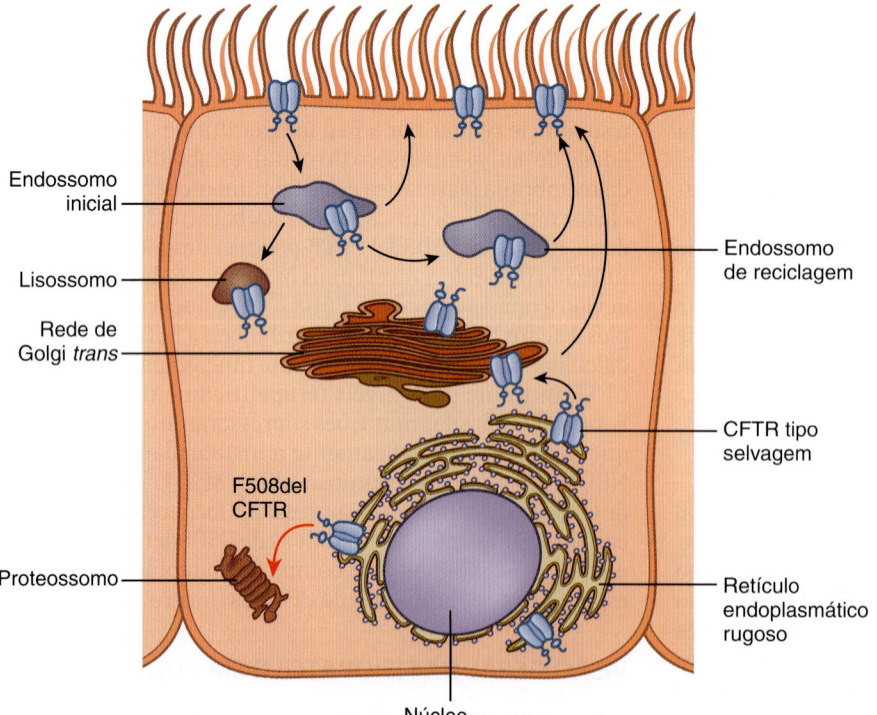

Figura 47-3 Esquema da biogênese do CFTR. Biogênese de CFTR em célula epitelial normal (lado direito da célula) e célula epitelial afetada por F508del fibrose cística (FC) (lado esquerdo). Na célula epitelial normal, CFTR é sintetizado no retículo endoplasmático rugoso, glicosilado e dobrado no aparelho de Golgi, e encaminhado para a superfície celular. Nas células epiteliais afetadas por F508del, o polipeptídeo CFTR é dobrado erroneamente e etiquetado para degradação prematura via degradação associada com o retículo endoplasmático (*seta vermelha*) antes de atingir a superfície celular (mutação classe II). (Adaptada de Ameen N, Silvis M, Bradbury NA: Endocytic trafficking of CFTR in health and disease. *J Cystic Fibrosis* 6:1–14, Fig. 1, 2007.)

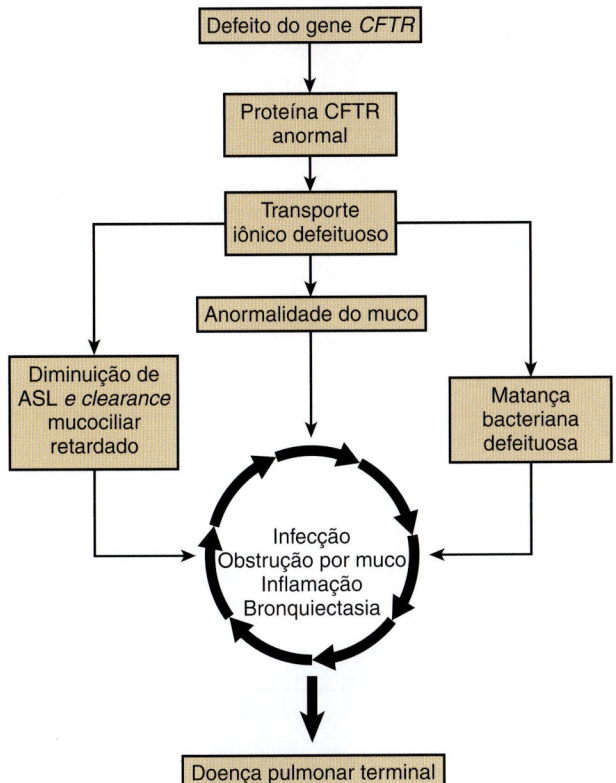

Figura 47-4 Fisiopatologia da FC. Doença pulmonar FC resulta de consequências de mutações genéticas em *CFTR*. As principais vias operativas incluem *clearance* mucociliar reduzido devido a depleção da hidratação do líquido de superfície das vias respiratórias (ASL), adesão e viscosidade anormais do muco e matança bacteriana defeituosa, que contribuem, cada um, para o ciclo de destruição.

melhorada da instalação e progressão da doença pulmonar, e a condutas terapêuticas para direcionar para a doença subjacente. Uma visão geral está apresentada na Figura 47-4 e é descrita em maior detalhe mais adiante. Como com outras doenças monogenéticas, CFTR ausente ou disfuncional resulta em proteína funcional diminuída, a qual é necessária para transportar cloreto e bicarbonato através do epitélio da via aérea. Diversas manifestações importantes incluem *clearance* mucociliar retardado por causa da depleção de *líquido de superfície das vias aéreas* (ASL, do inglês, *airway surface liquid*), anormalidades das propriedades físicas do muco da FC, e uma predisposição à infecção precoce por causa da defesa anormal da mucosa; pode também haver inflamação desregulada. Esses processos iniciam e perpetuam um ciclo de destruição que em última análise resulta em lesão pulmonar irreversível, bronquiectasia e insuficiência respiratória.[15,53]

Nos pulmões, a FC se manifesta como secreções de muco infectadas que comprometem a luz das vias aéreas e contribuem para doença pulmonar obstrutiva e VEF_1 reduzido (Fig. 47-5). A doença das vias aéreas é considerada iniciada nas pequenas vias aéreas, resultando em obstrução do fluxo aéreo detectada pelos fluxos médios na espirometria (i.e., $FEF_{25\%-75\%}$). Hiperplasia das glândulas submucosas e secreções de muco espessadas emanando das glândulas também são proeminentes. Alterações radiográficas compatíveis com obstrução das pequenas vias aéreas (p. ex., opacidades tipo árvore em brotamento) seguidas por bronquiectasia tornam-se aparentes com o passar do tempo. Desenvolvimento de bronquiectasia leva a alterações irreversíveis que encorajam infecção continuada e aceleram a patogênese da doença.

FUNÇÕES CELULARES DO PRODUTO DO GENE *CFTR*

O gene *CFTR* tem centenas de milhões de anos de idade e é utilizado por diversas espécies, incluindo peixes, anfíbios, aves e mamíferos. Embora mais bem descrito como um transportador de cloreto e bicarbonato, a proteína parece regular numerosos processos em adição à secreção de ânions. CFTR é situado dentro de complexos da membrana em virtude de *motif* de ligação tipo PDZ e configurado em estreita proximidade a várias proteínas integrantes da membrana, incluindo outros canais iônicos. Em sistemas experimentais, CFTR exerce uma influência reguladora sobre o *canal de sódio epitelial* (ENaC).[52] Análises de proteoma e de transcritoma demonstram centenas de produtos de genes celulares que se ligam diretamente ou são reguladas pelo produto do gene.[53]

REGULAÇÃO DA HOMEOSTASIA DO LÍQUIDO DE SUPERFÍCIE DAS VIAS AÉREAS

Em um modelo convencional da patogênese da FC respiratória, ausência de CFTR apical leva à falha da secreção de cloreto e bicarbonato.[15,52] Uma vez que a liberação de água para dentro da região periciliar é impulsionada em grande medida por um gradiente osmótico dependente de CFTR, a deficiência de CFTR conduz à falta de hidratação de ASL (Fig. 47-6). Além disso, um considerável volume de evidência sugere que ENaC presente na superfície da via aérea pode ser regulado para baixo pelo CFTR tipo selvagem, e que a perda do gene FC confere captação elevada de sódio e água dependente de ENaC, exacerbando ainda mais a dessecação da ASL. De acordo com este modelo prevalente, depleção de ASL leva à extensão ciliar inadequada e ao comprometimento do *clearance* mucociliar.[54,55]

Achados recentes indicam novos níveis de complexidade a respeito dos mecanismos que governam a profundidade do ASL e o *clearance* mucociliar. Por exemplo, embora a camada líquida periciliar tenha tradicionalmente sido vista como principalmente aquosa em sua composição, dados recentes indicam que uma camada líquida contendo mucinas presas é caracterizada por viscosidade intrínseca que é sensível às forças osmolares do muco sobrejacente, as quais se prevê que influenciem fortemente *clearance* mucociliar quando a camada periciliar colapsa devido à desidratação do muco.[56] Ademais, hiperatividade de ENaC através da superfície da via aérea de FC — considerada um marco típico da fisiopatologia da FC no passado — recentemente foi posta em questão com base em (1) ausência de hiperabsorção de sódio da mucosa da via aérea em porcos com FC recém-nascidos (juntamente com evidência de profundidade normal de ASL) e (2) estudos de epitélio primário da via aérea humana indicando que reabsorção elevada de sódio na FC pode ser explicada por um gradiente aumentado para captação de sódio (em vez de uma influência bioquímica direta sobre o ENaC, por si próprio).[15,57,59]

Achados como estes impõem um desafio para interpretação de terapias experimentais visando a aumentar a profundidade do ASL pelo bloqueamento do ENaC respiratório ou ativação de vias secretoras de cloreto não CFTR. Essas intervenções representam uma abordagem importante para melhorar o *clearance* mucociliar, e essas estratégias poderiam melhorar a remoção do muco independentemente da sua relação com o defeito fundamental da FC. A importância da expansão do ASL é realçada pela melhora terapêutica em pacientes tratados com aerossóis de solução de cloreto de sódio hipertônico e manitol em pó seco para melhorar o *clearance* mucociliar na doença pulmonar da CF pelo fornecimento de hidratação das vias aéreas.

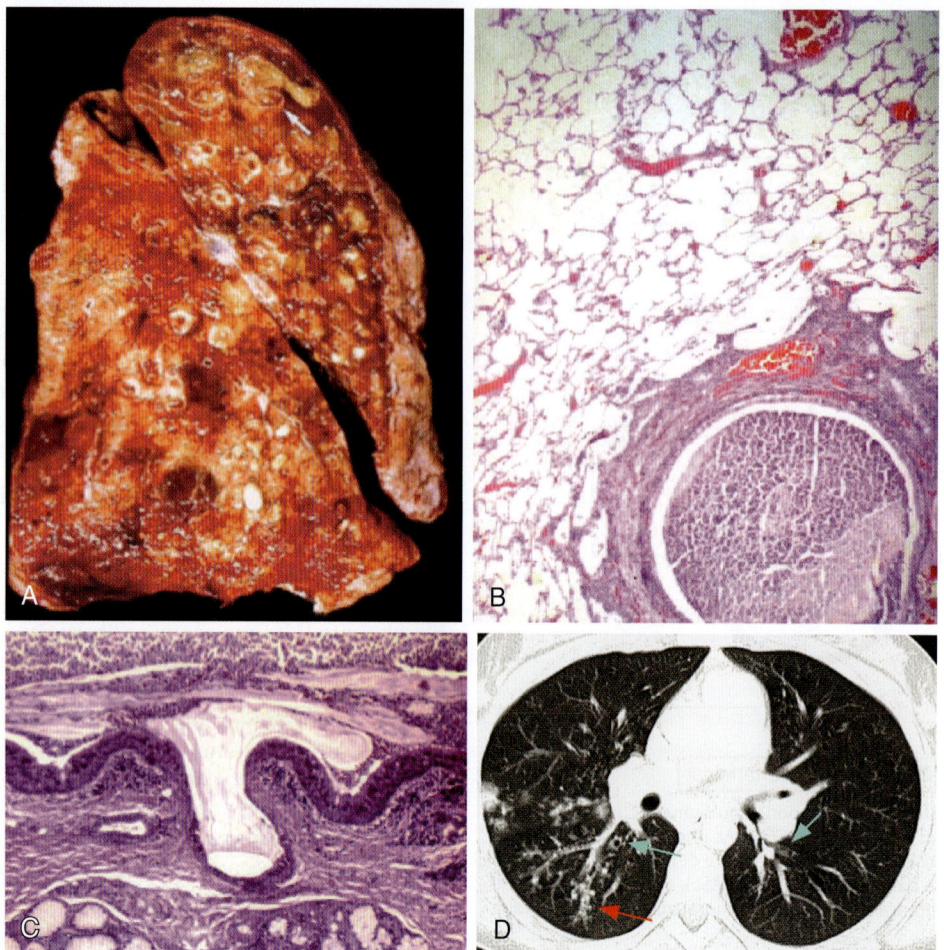

Figura 47-5 Correlação patológica e radiológica da FC. A, Peça de patologia macroscópica de pulmão de FC explantado com doença pulmonar FC terminal. Este espécime demonstra pulmões pesados caracterizados por bronquiectasia e numerosos tampões mucopurulentos. **B,** Patologia de grande via aérea de FC. Um grande tampão de muco cheio de infiltrado inflamatório é visto claramente, em adição à remodelação da via aérea de tamanho médio (coloração hematoxilina-eosina). **C,** Fotomicrografias representativas de um paciente com FC doença terminal estão representadas. Note o espessamento da lâmina própria (índice de Reid mais alto), o tampão de muco arborizado proeminente salientando-se da glândula submucosa por sobre a luz da via aérea, e o epitélio de superfície hipertrófico (coloração com ácido periódico-Schiff). **D,** Imagem de TC de alta resolução sagital de um homem de 16 anos com TC demonstrando bronquiectasia multilobar branda a moderada (*setas em ciano*) e opacidades em árvore-em-botão representando tampões de muco em pequenas vias aéreas (*seta vermelha*). (**A–C,** Imagens cortesia do Dr. David Kelly, University of Alabama, Birmingham.)

REGULAÇÃO DO CLORETO NO SUOR PELO CFTR

A concentração de cloreto no suor humano é determinada pelo balanço de secreção e reabsorção de sódio e cloreto na glândula e ducto sudorífero. Cloreto é secretado por duas vias paralelas. Uma envolve CFTR; a outra utiliza um canal de cloreto independente de CFTR, ativado por cálcio. Uma vez que CFTR não é a única via pela qual o cloreto sai pela membrana apical, o cloreto é secretado dentro do suor mesmo na ausência de CFTR funcional. Normalmente, o sódio é reabsorvido no ducto da glândula sudorífera por causa do ENaC na membrana apical das células ductais. O cloreto acompanha o sódio para dentro das células, através do canal de cloreto de CFTR. Na FC, com CFTR ausente ou deficiente, a reabsorção de cloreto é significativamente reduzida e o conteúdo de cloreto do suor é anormalmente alto.

EPITÉLIO GLANDULAR EXÓCRINO DA FIBROSE CÍSTICA

Ductos glandulares submucosos cheios de muco espessado são observados cedo na evolução do comprometimento pulmonar pela FC. CFTR é pesadamente expressado dentro das células epiteliais das glândulas submucosas, onde ele funciona para ativar secreção de líquido e eletrólitos e promover liberação de muco pela superfície da via aérea.[60] As contribuições relativas das glândulas submucosas para a fisiopatologia global da FC não são conhecidas. Embora a ausência de um fenótipo de pulmão em modelos murinos de FC tenha sido atribuída a vias secretoras de Cl⁻ não CFTR que são altamente ativas em pulmões de camundongo,[61] a escassez de glândulas nas vias aéreas murinas também foi implicada (veja o Cap. 1 para diferenças nos pulmões do camundongo e do homem). A relativa falta de glândulas nas vias aéreas murinas é uma explicação provável para falta de um fenótipo pulmonar murino, particularmente porque outros animais FC nulos com extensa formação de glândulas submucosas (p. ex., porco, furão) exibem um fenótipo pulmonar semelhante ao dos humanos. Um desenvolvimento recente em modalidades de imageamento confocal que permite visualização direta da atividade glandular em vias aéreas em espessura total e a capacidade de analisar propriedades biofísicas do muco expelido de glândulas submucosas do porco, furão ou rato[62] contribuirá com novo e importante conhecimento nesta área.

BIOGÊNESE, ADESÃO E TRANSPORTE DO MUCO

Secreções respiratórias hiperviscosas obstruem as vias aéreas de pequeno e médio tamanho na FC, levando à insuficiência profunda do *clearance* mucociliar que pode ser verificada macroscopicamente por imageamento com radioligante.[63] Um defeito bioquímico primário na composição do muco foi extensamente procurado, mas não bem estabelecido como uma causa fundamental da doença. Estudos da secreção pulmonar da FC são complicados pela dificuldade para recuperar amostras de muco padronizadas, a diversidade de patógenos respiratórios, inflamação pulmonar pronunciada, e outras variáveis. Mucinas específicas expressadas nas secreções respiratórias da FC incluem as mucinas formadoras de gel MUC5B e MUC5AC, além de uma variedade complexa de proteínas extracelulares.[64] Filamentos de DNA liberados de bactérias morrendo, células epiteliais e células inflamatórias representam um contribuinte importante para viscosidade excessiva do muco e proporcionam fundamentação para uso de DNAse recombinante como um mucolítico aerossolizado.

Em órgãos de FC extrapulmonares caracterizados por secreção hiperviscosa (p. ex., pâncreas, fígado), obstrução ductular profunda é observada na ausência de infecção polimicrobiana, permitindo estudos mais diretos da relação entre o CFTR e a formação de muco. Uma noção que está emergindo implica transporte defeituoso de bicarbonato como um mediador de hiperviscosidade e adesão mucosa nas secreções da FC. Neste modelo, muco exócrino (de carga altamente negativa) é produzido por células acinares e outras células epiteliais em forma compactada devido a cálcio ligado, o qual faz blindagem da força repulsiva negativa entre sulfatos e outros grupos aniônicos nas mucinas constituintes.[2] Secreção de bicarbonato via CFTR faz quelação do cálcio e permite expansão mucinosa e um estado viscoelástico compatível com remoção fisiológica. Está proposta a hipótese de que a liberação de bicarbonato resulta em uma expansão defeituosa da mucina, levando à secreção hiperviscosa com propriedades anormalmente aderentes (i.e., muco que é firmemente afixado à superfície respiratória e difícil de mobilizar). Evidência de adesão excessiva do muco que pode ser revertida por bicarbonato foi observada no intestino de camundongo com FC.[65,66]

DEFESA DO HOSPEDEIRO E INFECÇÃO

Pulmões de FC são caracterizados por inflamação neutrofílica intensa com células polimorfonucleares infiltrando densamente as secreções das vias aéreas. Se a inflamação pulmonar robusta é mediada diretamente por CFTR (em oposição a uma infecção polimicrobiana), é um tópico de considerável debate.[67,68] Quimioatrativos para neutrófilos, tais como interleucina-8, *fator de necrose tumoral* (TNF)-α, e um fragmento de colágeno, prolina-glicina-prolina, estão

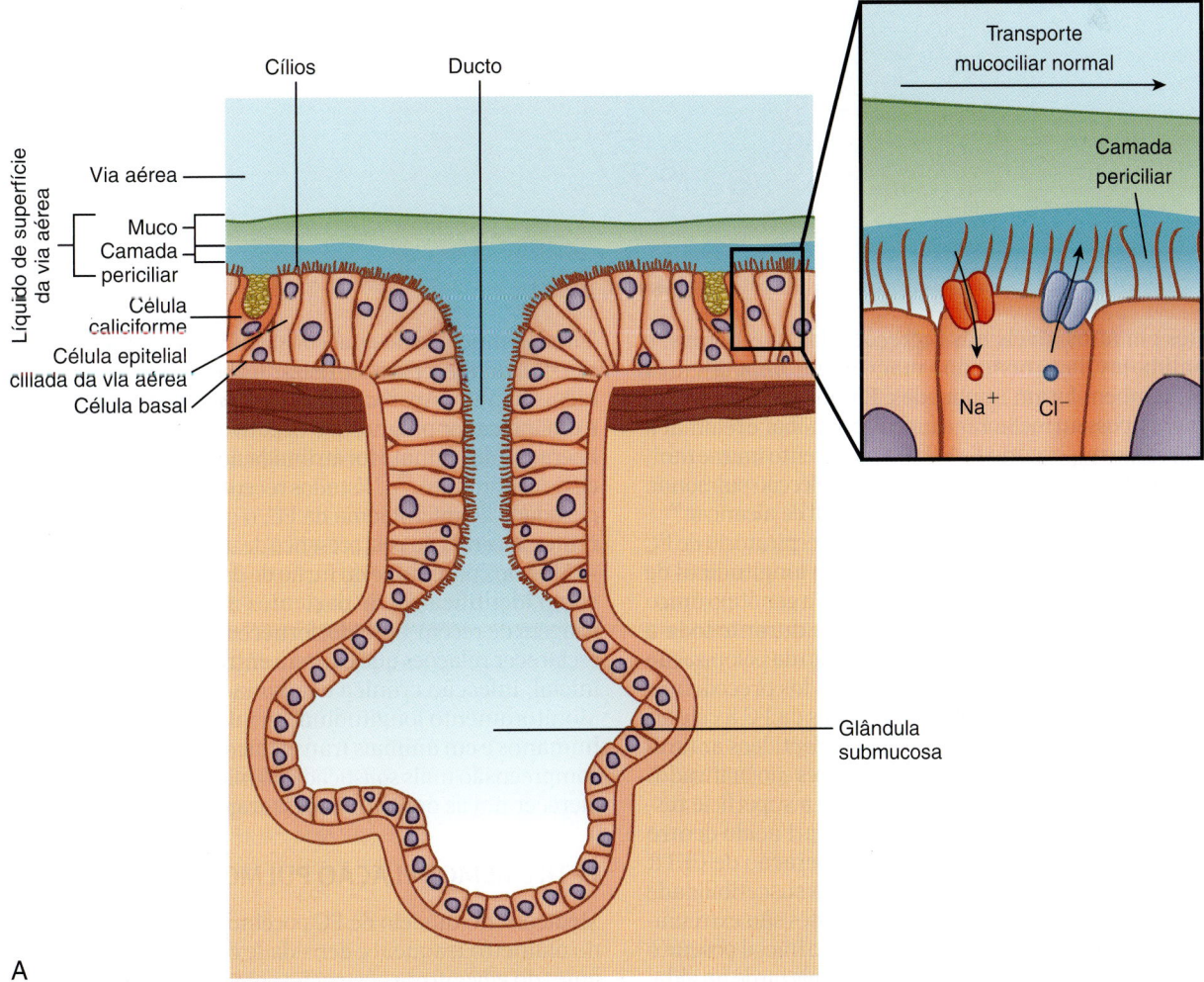

Figura 47-6 Superfície de via aérea na FC e defeito do transporte de muco. Esquema do defeito do transporte mucociliar na FC. No estado sadio **(A)**, homeostasia adequada da superfície da via aérea assegura transporte efetivo de muco expelido das células caliciformes da superfície da via aérea e das glândulas submucosas. O líquido de superfície da via aérea (ASL) é mantido por secreção de fluido via o CFTR e absorção de fluido via canal de sódio epitelial, ENaC (quadro em detalhe à direita) (CFTR, receptor na superfície em azul; ENaC, receptor na superfície em vermelho). Na FC **(B)**, ASL está em depleção através da ausência de secreção de fluido mediada por CFTR acompanhada por absorção tônica de fluixo via ENaC. Dessecação de líquido dependente de CFTR diminui a profundidade do ASL, inclusive a camada periciliar, causando remoção anormal de muco da superfície da célula epitelial nas vias aéreas.

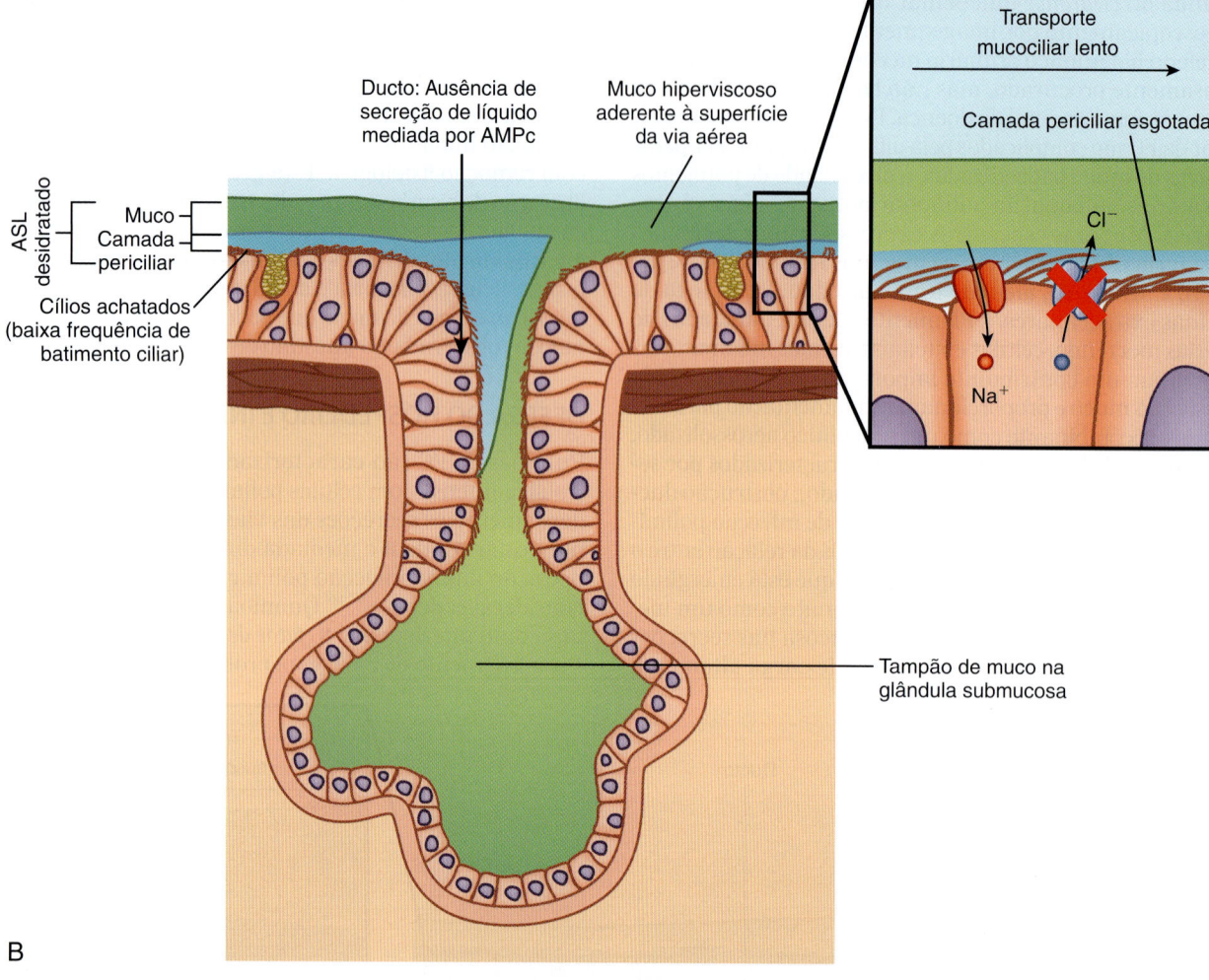

Figura 47-6, *(Cont.)*

presentes em altos níveis nas secreções das vias aéreas, e anormalidades da função dos macrófagos dependentes de CFTR também foram implicadas. Embora terapias anti-inflamatórias possam melhorar a função pulmonar e retardar a taxa de declínio respiratório da FC, bloqueamento imune também pode predispor os indivíduos à piora da infecção pulmonar, e o equilíbrio clínico adequado tem sido difícil de alcançar.[69]

Bactérias tipicamente colonizam o trato respiratório de FC no lactente ou começo da infância. Análise longitudinal de *P. aeruginosa* indica infecção sentinela devida a genótipo único do organismo que frequentemente persiste durante toda a vida de um paciente individual.[70] A explicação da colonização precoce não está bem compreendida. Estudos precedentes sugeriram ligação aumentada de patógenos da FC a células epiteliais *CFTR –/–* das vias aéreas ou que peptídeos antimicrobianos presentes nas secreções pulmonares são inativados pelas altas concentrações de sal banhando a superfície respiratória.[71,72] Um estudo recente implicou pH ácido dentro do ASL de FC (atribuível à ausência de liberação de CFTR bicarbonato) como uma causa provável da suscetibilidade aumentada a bactérias.[73] Achados como estes são extremamente relevantes para eventos de colonização inicial porque o pH da via aérea pode não ser mais afetado mais tarde na vida.

Patógenos respiratórios virulentos como *P. aeruginosa* evoluem de uma maneira estereotipada durante a duração de vida dos indivíduos com FC e são caracterizados por alteração rápida do fenótipo e hipermutabilidade.[74] Depois de vários anos de infecção pulmonar, *P. aeruginosa* tipicamente desenvolve um fenótipo mucoide no qual consideráveis reservas metabólicas são despendidas para sintetizar e liberar a proteína polianiônica, alginato. Aparecimento de *P. aeruginosa* mucoide na FC é um indicador prognóstico negativo. A vantagem seletiva da liberação de alginato foi atribuída ao papel imunomodulador desse exoproduto.[75,76] Estudos recentes demonstraram a complexidade do microbioma da FC, o qual pode ser alterado durante exacerbação pela presença de um patógeno dominante.[77]

Modelos porcinos e do furão de doença pulmonar FC, bem como identificação de pacientes muito jovens com FC por triagem de recém-nascido, fornecem um meio importante de esclarecer relações que existem entre colonização bacteriana inicial, infecção crônica e inflamação em pulmões com CF. Monitoramento longitudinal da infecção respiratória FC em humanos e em animais transgênicos também facilitará uma compreensão mais sofisticada do microbioma de FC e poderia oferecer novas oportunidades terapêuticas no futuro.

CFTR E REMODELAÇÃO PULMONAR

Medições no modelo de FC porcino indicam uma mudança no diâmetro traqueal e densidade de glândulas submucosas antes do advento da obstrução por muco hiperviscoso. Achados semelhantes foram descritos em pulmões humanos de FC e em ratos *CFTR –/–* (apesar da ausência de obstrução por muco no modelo em roedor).[78] Em tecidos como pâncreas porcino e humano, dano fibrótico e substituição gordurosa podem ser profundos, com extensa formação de fibrose parenquimatosa.[79] Proliferação de miofibroblastos parece mediar este efeito, e transdução de sinal de TGF-β (que estimula transformação em miofibroblastos) é acentuadamente aumentada em todo o pulmão de FC.[80] O TGF-β é também um modificador genético bem-definido da doença pulmonar FC F508del homozigoto,[26,81] e esses achados sugerem que as alterações nas vias pró-fibróticas dependentes de TGF-β determinam a remodelação do tecido pulmonar (além da sensibilidade inflamatória desencadeada pela citocina).

Vários algoritmos diferentes de triagem são usados e variam com o programa estadual, mas detecção sérica de *tripsinogênio imunorreativo* (IRT) é tipicamente o principal método de triagem. IRT é quantificado a partir de manchas de sangue colhidas no período perinatal. IRT é um marcador sérico altamente sensível de lesão pancreática obstrutiva, embora não seja específico para FC e, assim, seja necessária testagem adicional para confirmar o diagnóstico. IRT elevado no período perinatal é tipicamente seguido por repetição da testagem e/ou um painel de DNA para mutações comuns de CFTR. Se positivo, encaminhar para uma clínica de diagnóstico para avaliação de CFTR através de análise de mutação e ensaios funcionais, como cloreto no suor, para confirmar o diagnóstico; isto é frequentemente realizado antes do início de manifestações clínicas.

Algoritmos Diagnósticos

O diagnóstico de FC é baseado em um teste de triagem positivo de recém-nascido ou características clínicas suspeitas em pacientes desde a lactância até a idade adulta (Tabela 47-2). Em 2008, a Cystic Fibrosis Foundation publicou diretrizes diagnósticas abrangentes para bebês e adultos com suspeita de FC[89] (Fig. 47-7A e B); uma conduta similar foi adotada nas diretrizes da European CF Society de 2006. As diretrizes diferiram principalmente apenas na cronologia da análise de mutação de *CFTR* e valores normativos de cloreto no suor.[90] Além disso, em comparação com a diretriz diagnóstica europeia, a diretriz dos EUA tira ênfase da medição da *diferença de potencial nasal* (NPD, do inglês, *nasal potential difference*), uma medida bioelétrica de atividade de CFTR, principalmente devido à falta de padronização, embora NPD seja recomendada como modalidade diagnóstica alternativa. Há boa concordância ao comparar essas metodologias quanto à acurácia diagnóstica.[91]

DIAGNÓSTICO

VISÃO GERAL

O diagnóstico de FC é aconselhado em caso de suspeita clínica da doença, conforme indicado por manifestações clínicas ou histórico familiar, ou, alternativamente, através de programas de triagem neonatal. A detecção precoce através da triagem neonatal leva ao reconhecimento precoce da doença antes que as características clínicas tornem-se aparentes. Os primeiros programas de triagem neonatal de FC foram desenvolvidos na década de 1980 e implementados no Colorado em 1987 e na Austrália e Europa no decorrer da década[82] depois que ensaios retrospectivos demonstraram melhores resultados em termos de indicadores clínicos e de taxas de mortalidade.[83] O número de programas existentes nos Estados Unidos e em outros países aumentou na última década, e hoje todos os estados norte-americanos possuem programas de triagem neonatal implementados depois que um *CDC/Cystic Fibrosis Foundation Consensus Statement* publicado em 2004 recomendou essa prática.[87] O relatório invocou dados prospectivos emergentes segundo os quais a triagem e as intervenções precoces em neonatos com FC diagnosticada por triagem neonatal melhoravam as funções nutricional, gastrointestinal, respiratória e cognitiva.[85-88]

No algoritmo norte-americano (CFF) (Fig. 47-7A), os recém-nascidos são triados para FC usando-se IRT, um subproduto de inflamação pancreática pré-natal. Na maioria dos estados este teste é pareado com um painel de sondas de DNA para mutações comuns de *CFTR*. IRT não é uma medição altamente específica, devido a níveis elevados observados em prematuridade, parto traumático e outros distúrbios gastrointestinais neonatais.[92] Em virtude dos níveis declinantes de IRT nos primeiros meses após o nascimento em bebês FC e não FC,[93] este teste só é útil para triagem nas primeiras semanas após o nascimento. Nessa base, história de família ou suspeita clínica baseada nos sintomas constitui o principal impulso para avaliação diagnóstica depois que passou o período neonatal (Fig. 47-7B).

Se o IRT for elevado ou em situações nas quais FC é suspeitada, o diagnóstico deve ser confirmado por teste de cloreto no suor. Testagem de cloreto no suor é disponível em muitos laboratórios clínicos e foi padronizado para assegurar precisão. Em virtude da sua alta sensibilidade, a testagem de cloreto no suor tem um papel central no estabelecimento do diagnóstico em ambos os algoritmos, o da Cystic Fibrosis Foundation e o europeu, na presença de uma triagem de recém-nascido positiva ou características clínicas compatíveis.

Para bebês triados ao nascimento, um valor baixo de cloreto no suor (< 29 mmol/L) efetivamente exclui FC, enquanto uma concentração alta de cloreto no suor (≥ 60 mmol/L) estabelece o diagnóstico. No caso de suspeita clínica com

Tabela 47-2 Critérios Diagnósticos para FC por Fenótipo Clínico e Anormalidades Funcionais de CFTR

O diagnóstico de FC é confirmado pela presença de:

Características clínicas fenotípicas apropriadas *(qualquer delas):*
- Doença sinopulmonar crônica
  - Tosse e produção de escarro crônicos
  - Infecção persistente com patógenos característicos (Staphylococcus aureus, Pseudomonas aeruginosa, outros organismos Gram-negativos)
  - Obstrução do fluxo aéreo
  - Anormalidades crônicas em radiografia de tórax
  - Doença sinusal; polipose nasal
- Anormalidades gastrointestinais e nutricionais
  - Insuficiência pancreática exócrina
  - Pancreatite recorrente
  - Deficiência de vitaminas lipossolúveis
  - Íleo de mecônio; SOID
- Azoospermia obstrutiva em homens

Mais,

Evidência laboratorial de disfunção de CFTR (uma ou mais das seguintes):
- Cloreto elevado no suor
- Mutação causando doença no gene *CFTR* em ambos os alelos
- Anormalidades bioelétricas características (diferença de potencial) no epitélio nasal
- Medida anormal de corrente de curto-circuito intestinal *ex vivo*

CFTR, regulador da condutância transmembrânica da fibrose cística; FC, fibrose cística; SOID, síndrome de obstrução intestinal distal.

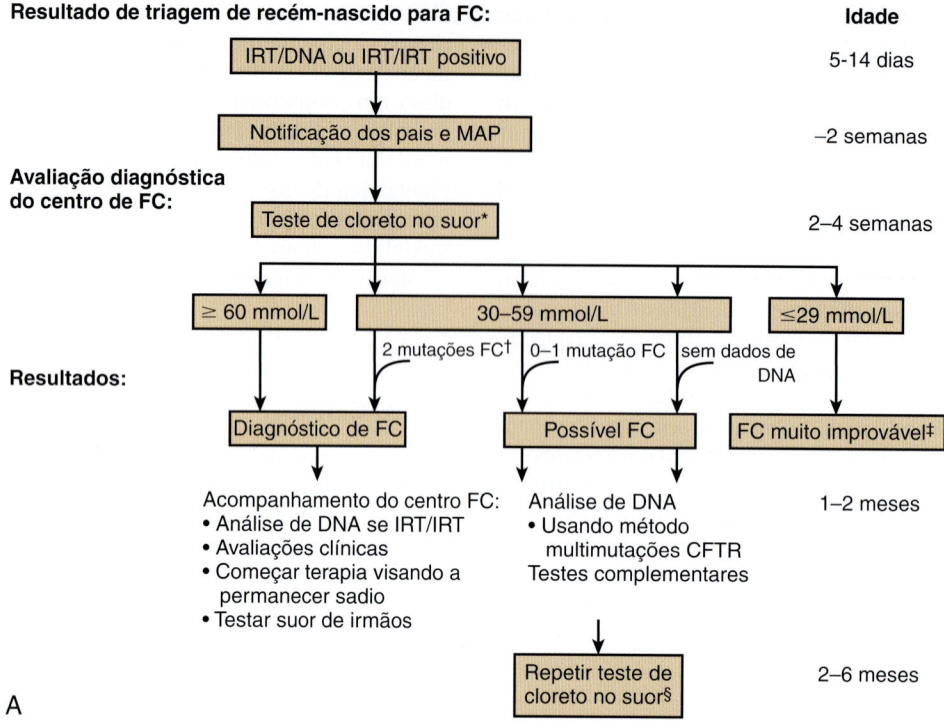

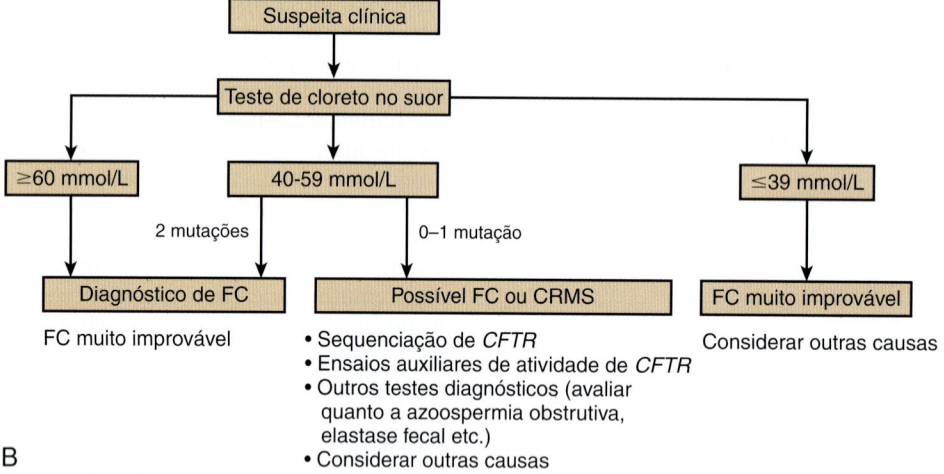

Figura 47-7 Algoritmo diagnóstico para FC. A, Representação esquemática do algoritmo diagnóstico para o diagnóstico de FC em bebês enfatizando programas de triagem de recém-nascidos. **B,** Representação esquemática de um algoritmo diagnóstico para crianças e adultos enfatizando cloreto no suor como a pedra angular do diagnóstico. Note as diferenças no limite inferior do normal de cloreto no suor para bebês *versus* crianças e adultos. Testagem genética para casos de probabilidade intermediária deve mirar sequenciação de *CFTR*, uma vez que a análise apenas para um número limitado de mutações pode resultar em avaliações falso-negativas nesta categoria de doença. *CRMS*, síndrome metabólica relacionada a CFTR; *IRT*, tripsinogênio imunorreativo; *IRT/DNA*, significa confirmação com um ensaio de DNA (veja o texto); IRT/IRT, confirmação com um segundo teste *IRT*; *MAP*, médico de atenção primária. (**B,** Adaptada de Farrell PM, Rosenstein BJ, White TB, et al: Guidelines for diagnosis of cystic fibrosis in newborns through older adults: Cystic Fibrosis Foundation consensus report. *J Pediatr* 153(2)S4–S14, 2008.)

uma concentração intermediária de cloreto no suor (30 a 59 mmol/L), as diretrizes recomendam efetuar sequenciação de *CFTR* ou testagem com sonda de DNA de alta sensibilidade para estabelecer a presença de mutações de *CFTR*. Se duas mutações de *CFTR* forem encontradas, o diagnóstico de FC está estabelecido. Se uma ou zero mutação estiver presente, então é recomendada repetição da testagem de cloreto no suor. Deve ser notado que painéis genéticos padronizados (i.e., painéis que testam menos de 40 mutações) não são suficientes em pacientes com cloreto elevado no suor e manifestações atípicas, porque raras mutações parcialmente funcionais são comuns nesses casos e podem não ser detectadas em painéis limitados. Alguns pacientes exibem doença semelhante a FC mesmo na ausência de mutações de *CFTR*, um achado provavelmente causado por mutações em genes que codificam para outras proteínas que podem imitar mutações no *CFTR* (i.e., mutações no canal ENaC).[94]

Se a suspeita clínica permanecer elevada e o cloreto no suor se situar na faixa intermediária, há diversas alternativas para confirmar *deficits* funcionais de CFTR. Testagem de NPD, disponível em centros selecionados especializados em FC, é vista como uma alternativa aceitável em casos de valores inconclusivos de cloreto no suor ou análise genética inadequada. Testagem de medições de correntes intestinais, outra alternativa, só está disponível em poucos centros no mundo e exige uma biópsia da mucosa retal.[95,96] Adicionalmente, outras medidas da função pancreática como elastase fecal podem ajudar a suportar o diagnóstico neste contexto.

De maneira análoga, crianças e adultos com síndromes clínicas suspeitas de FC são também primeiramente triadas para disfunção de CFTR usando-se testagem de cloreto no suor (Fig. 47-7B). Se o cloreto no suor for baixo (≤ 39 mmol/L), a FC é excluída e devem ser procuradas outras causas da síndrome clínica. O limite inferior do normal para valores de cloreto no suor é mais alto em adultos devido a um aumento relativo normal no cloreto do suor com o envelhecimento. Na presença de um cloreto elevado no suor (> 60 mmol/L), o diagnóstico de FC é estabelecido no paciente e o encaminhamento a um centro especializado em FC é recomendado. No caso de um valor de cloreto no suor intermediário (40 a 59 mmol/L), testagem genética adicional de *CFTR* (i.e., sequenciação) ou testagem diagnóstica alternativa como descrito anteriormente são apropriadas. Adicionalmente, em homens adultos, o diagnóstico pode ser fortemente sugerido pela presença de uma avaliação urológica positiva para azoospermia obstrutiva.

Está sendo crescentemente reconhecido que doenças relacionadas a CFTR representam um espectro de doença, com FC insuficiente pancreática como a forma mais grave (Fig. 47-8). É digno de nota que avaliações funcionais de CFTR refletem essa diversidade, embora a relação entre genótipo e decrementos funcionais de CFTR possa variar. Biomarcadores de CFTR são geralmente capazes de distinguir entre fenótipos brandos e graves pela demonstração de um *continuum* de decremento de CFTR que se correlaciona com o fenótipo clínico e não é aparente pelo genótipo isoladamente.[22]

MANIFESTAÇÕES CLÍNICAS

A FC historicamente tem se apresentado com manifestações variadas, com sintomas que podem imitar ou assemelhar-se a outros processos de doença. Apresentações usuais incluem início precoce de sintomas do trato respiratório,

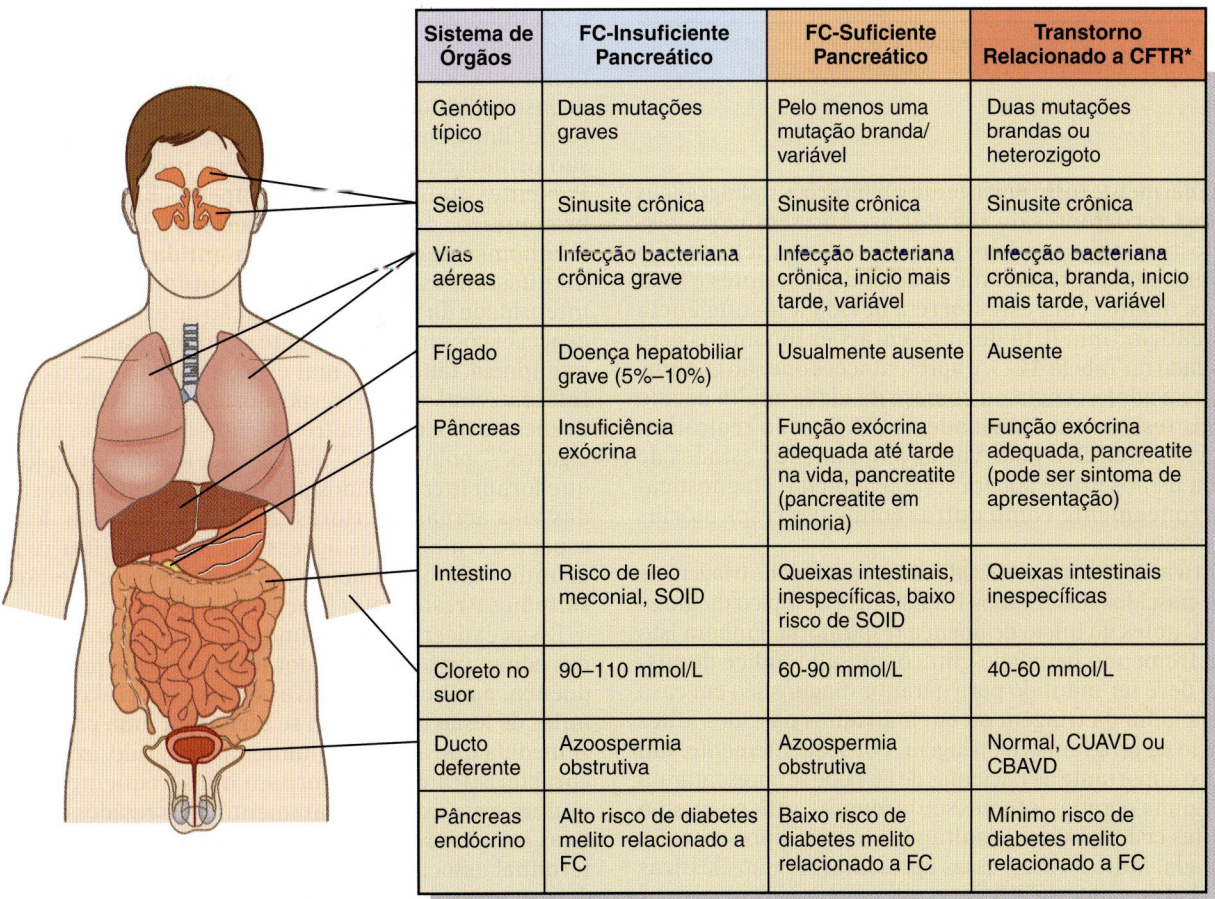

Figura 47-8 Espectro dos transtornos na FC. Esta figura compara os achados na FC grave com as formas mais brandas da doença. Embora as manifestações sejam variáveis, a gravidade em cada sistema de órgãos é geralmente consistente com o grau de disfunção de CFTR conferido pelo genótipo. CBAVD, ausência bilateral congênita do ducto deferente; CUAVD, ausência unilateral congênita do ducto deferente; SOID, síndrome de obstrução intestinal distal.
*Refere-se à síndrome metabólica relacionada a CFTR ou transtornos relacionados a CFTR que estão sendo definidos atualmente.

Tabela 47-3	Manifestações Atípicas de Fibrose Cística*
Respiratória	Bronquiolite/asma **Colonização do trato respiratório por *Pseudomonas aeruginosa* ou *Staphylococcus aureus*** Pneumonia estafilocócica **Polipose nasal** **Infecção micobacteriana não tuberculosa**
Gastrointestinal	Síndrome do tampão de mecônio Prolapso retal **Dor abdominal recorrente e/ou massa no quadrante inferior direito** Edema hipoproteinêmico Icterícia neonatal prolongada **Cirrose biliar com hipertensão portal** Estados de deficiência de vitaminas (A, D, E, K) Erupção semelhante à da acrodermatite enteropática com deficiência de ácidos graxos e zinco **Pancreatite recorrente**
Genitourinária	**Infertilidade masculina** **Infertilidade feminina**
Outras	Alcalose hipoclorêmica, hiponatrêmica **Mãe de criança com fibrose cística**

*As manifestações observadas em **negrito** são aquelas que podem apresentar-se em adolescentes ou adultos com fibrose cística.

particularmente tosse persistente e alterações radiográficas no tórax recorrentes ou refratárias. Apresentações gastrointestinais são também proeminentes e incluem íleo meconial em aproximadamente 15% dos pacientes e falta de crescimento com esteatorreia devida a insuficiência pancreática. Uma lista de apresentações incomuns está compilada na Tabela 47-3, e apresentações que são comuns durante a adolescência ou começo da idade adulta devido a níveis residuais de atividade de CFTR estão realçadas. A gravidade clínica pode variar amplamente; estados de doença menos grave podem ser inicialmente diagnosticados erroneamente como outras condições respiratórias mais comuns.

Com a aceitação generalizada dos programas de triagem de recém-nascidos nos Estados Unidos, agora é típico diagnosticar FC antes do início de doença respiratória. Embora isto tenha tremendo benefício clínico, um alto índice de suspeição deve ser mantido para garantir diagnóstico em caso de uma falha da triagem ou em indivíduos nascidos antes do início de programas de triagem. Consequentemente, um número importante de pacientes de FC pode se apresentar na idade adulta porque sintomas são incomuns, sutis ou mesmo ausentes cedo na vida, resultando em uma apresentação retardada. Muitas vezes, essas apresentações não clássicas são devidas a alelos *CFTR* parcialmente ativos ou outras mutações melhoradoras.[97] Reconhecimento das manifestações variáveis da FC é necessário para detectar FC, seja na infância ou mais tarde na vida.

DOENÇA DO TRATO RESPIRATÓRIO INFERIOR

Doença pulmonar obstrutiva progressiva levando à bronquiectasia e insuficiência respiratória causa a vasta maior parte da mortalidade em indivíduos com FC. Mesmo bebês aparentemente sadios com FC têm importante doença pulmonar subclínica; a inflamação é frequentemente desproporcional ao grau de infecção.[98] A manifestação mais comum de doença pulmonar é tosse em associação com bronquite. No início da vida, os sintomas são muitas vezes intermitentes e exacerbados por episódios de infecção aguda do trato respiratório que tendem a exibir uma evolução protraída. Com o tempo, a tosse se torna um evento diário. Ela muitas vezes é pior à noite e ao se levantar pela manhã. Com progressão ou durante exacerbações da doença pulmonar, a tosse pode se tornar produtiva, com expectoração mucopurulenta viscosa secundária a infecção bacteriana crônica e resultante inflamação neutrofílica.

Hiperinsuflação dos pulmões é comum e frequentemente observada cedo na progressão da doença pulmonar.[99] Sibilância de tipo asmático ou bronquiolítico é comum durante os primeiros 2 anos de vida, mas pode ser encontrada em qualquer idade. Sibilância é notada em até um terço dos bebês e pode estar presente com ou sem evidência de atopia.[100] Cedo na vida, a FC pode muitas vezes imitar as manifestações clínicas da asma e/ou coexistir com a síndrome da asma, levando ao reconhecimento retardado.

Os sons pulmonares são muitas vezes não dignos de nota inicialmente no processo da doença; as primeiras anormalidades detectáveis podem ser uma intensidade diminuída dos sons respiratórios ou prolongamento sutil da fase expiratória. Uma vez que a doença pulmonar FC se torne clinicamente aparente, sons pulmonares adventícios são usualmente notados primeiro nos lobos superiores. Pacientes com FC podem ter apenas brandos sintomas bronquíticos durante longos períodos de tempo enquanto a homeostasia pulmonar é mantida, mas tipicamente manifestam exacerbações dos sintomas de aumento da intensidade da tosse e da produção de expectoração. Essas exacerbações frequentemente se apresentam sob forma de taquipneia, falta de ar, mal-estar, anorexia e perda de peso. Infecção viral do trato respiratório é um gatilho frequente, do mesmo modo que outros agentes infecciosos, fumaça de cigarro,[101] poluentes,[102] alérgenos, e irritantes respiratórios que foram incriminados por perturbarem a homeostasia das vias aéreas inferiores. Antibioticoterapia de amplo espectro e manobras agressivas para facilitar remoção de muco são usualmente necessárias para melhorar os sintomas e restaurar a função pulmonar.

Essas exacerbações pulmonares são agora reconhecidas como um impulsionador importante de progressão da doença, e maiores tentativas de reconhecê-las e tratá-las antes de lesão irreversível se tornaram uma prioridade.[103] À medida que a doença pulmonar progride, exacerbações caracteristicamente se tornam mais frequentes e graves, muitas vezes exigindo tratamento prolongados de antibióticos *intravenosos* (IV) e hospitalização. Doença pulmonar terminal associada com comprometimento das atividades diárias prenuncia uma sequência de eventos terminais na ausência de transplante pulmonar, incluindo hipoxemia, hipertensão pulmonar, *cor pulmonale*, insuficiência respiratória e morte.

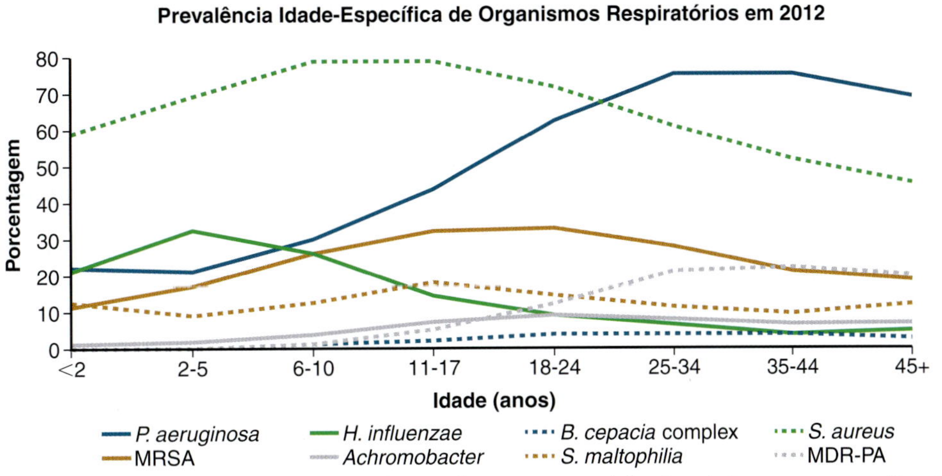

Prevalência Idade-Específica de Organismos Respiratórios em 2012

Figura 47-9 Alterações na microbiologia do escarro com a idade. Esta figura representa infecção crônica crescente com *Pseudomonas aeruginosa* e *Staphylococcus aureus* resistente à meticilina (MRSA) com o avançar da idade, baseando-se em dados de centros de FC no *National CF Patient Registry*. Isto é contrastado com a prevalência mais alta de *Haemophilus influenzae* e *S. aureus* sensível à meticilina na infância e adolescência. MDR-PA, *P. aeruginosa* resistente a múltiplos fármacos. (Dados de Cystic Fibrosis Foundation Patient Registry; Bethesda, MD, 2012.)

MICROBIOLOGIA

Os pacientes com FC demonstram colonização das vias aéreas cedo na vida com bactérias características da doença. Infecção crônica das vias aéreas inferiores, uma vez estabelecida, é difícil de erradicar. *Staphylococcus aureus* e *Haemophilus influenzae* são usualmente os primeiros organismos detectados e muitas vezes se apresentam com um quadro clínico benigno (Fig. 47-9).[104] Historicamente, a aquisição de *P. aeruginosa* ou *Burkholderia cepacia* foi vista como um achado clínico particularmente preocupante porque estas infecções são associadas com declínio acelerado na função pulmonar e mortalidade aumentada.[105] Com a prevalência aumentada de triagem microbiológica e esquemas mais agressivos de tratamento antimicrobiano, emergiu um grupo mais amplo e diversificado de patógenos respiratórios.[106] Estes patógenos incluem *S. aureus* resistente à meticilina (MRSA, do inglês, *methicillin-resistant S. aureus*), bacilos Gram-negativos resistentes a múltiplos fármacos, micobactérias atípicas e organismos fúngicos.[107] Frequentemente o significado clínico e os fatores que contribuem para a presença desses organismos na cultura do escarro são complexos e multifatoriais e, assim, exigem consideração clínica cuidadosa para determinar a cronologia e intensidade apropriadas para tratamento, porque alguns organismos podem representar colonização benigna.

A prevalência de *P. aeruginosa* aumenta com a idade, infectando mais de dois terços dos pacientes pela terceira década de vida. A frequência de detecção mais cedo na vida aumentou na era da triagem de recém-nascidos e pode ser tão alta quanto 20% em crianças com menos de 2 anos; a detecção em bebês no momento do diagnóstico não é incomum. Aquisição de *P. aeruginosa* aumenta longitudinalmente (Fig. 47-9) e foi associada com gravidade do genótipo — indivíduos homozigotos para F508del demonstram uma prevalência mais alta de infecção crônica.[108]

Considerável preocupação emergiu em torno da aquisição nosocomial de novas infecções e transmissão de organismos resistentes a múltiplos fármacos.[109] À medida que o conceito de erradicação da infecção inicial se tornou a prática padrão, a identificação e o tratamento mais cedo da infecção inicial com *P. aeruginosa* usando amostragem de expectoração respiratória frequente para detectar estes eventos incitadores são recomendados naqueles não previamente colonizados.[110–112] Bacteriologia do escarro se correlaciona razoavelmente bem com espécimes obtidos diretamente do trato respiratório inferior, embora a sequenciação microbiana esteja levando a novas percepções da validade dessa conclusão. Culturas de *swabs* orofaríngeos que fornecem *S. aureus* ou *P. aeruginosa* são modestamente preditivas de resultados de espécimes broncoscópicos, mas culturas faríngeas negativas não excluem a presença desses organismos em vias aéreas inferiores.[113] Contudo, estudos recentes suportando vigilância com cultura de escarro ou *swab* orofaríngeo e tratamento subsequente com intenção de erradicar infecção demonstraram eficácia semelhante à dos esquemas de detecção mais invasivos.[114] Outros meios mais sensíveis de detectar *P. aeruginosa*, como PCR, podem melhorar ainda mais a sensibilidade das técnicas não invasivas. Bacteriologia quantitativa pode ser particularmente útil para determinar as contribuições relativas dos organismos isolados.

À medida que a doença pulmonar progride, *P. aeruginosa* frequentemente se torna o organismo predominante recuperado do escarro e pode estar presente em múltiplas raças com diferentes padrões de sensibilidade a antibióticos. A emergência de um fenótipo mucoide devido à elaboração de grandes quantidades de alginato é associada com resultado clínico piorado.[115] Organismos mucoides são encontrados como microcolônias de *Pseudomonas* inclusas e crescendo em biofilmes de alginato.[116] Os biofilmes inibem a fagocitose e aumentam a aderência bacteriana, ao mesmo tempo limitando a exposição a antibióticos e intermediários reativos produzidos pelos leucócitos.[117–120] Embora a presença de um fenótipo mucoide seja claramente associada com colonização, nova infecção por *Pseudomonas* mucoide ou conversão para fenótipo mucoide pode também ser suscetível a estratégias agressivas de erradicação.[121,122] Isolamento de *P. aeruginosa* do trato respiratório inferior de uma criança ou adulto jovem com sintomas pulmonares crônicos é altamente sugestivo de FC, mas tem sido relatado em pacientes com discinesia ciliar primária ou outras pneumopatias obstrutivas graves.[123]

Embora *P. aeruginosa* tenha permanecido o patógeno dominante na doença pulmonar FC adulta, MRSA emergiu como um contribuinte importante para progressão da doença e mortalidade. Em contraste, raças suscetíveis a meticilina são associadas com resultados melhorados.[124] À medida que MRSA tem continuado a emergir como importante problema de saúde pública, sua prevalência e gravidade na doença pulmonar FC tem se tornado mais evidente.[125] Dois estudos usando o registro de FC dos EUA demonstraram uma associação entre MRSA e função pulmonar piorada, enquanto um outro mostrou que infecção MRSA é um fator independente de risco de mortalidade.[126,127] Considerável interesse emergiu sobre a epidemiologia e significado biológico do *cassete cromossômico estafilocócico* (SCC, do inglês, *staphylococcal chromosomal cassette*) contendo o gene de resistência à meticilina (mecA) e a *leucocidina Panton Valentine* (PVL) expressando cepas, ambos os quais têm um efeito sobre a sua virulência e impacto sobre a gravidade da doença.[107] Variantes de estafilococos de pequenas colônias também podem representar uma entidade distinta altamente resistente à terapia tradicional.[128]

Muitos patógenos Gram-negativos diferentes além de *P. aeruginosa* demonstraram importante impacto clínico sobre a saúde respiratória, trazendo suporte à consideração de que a infecção pulmonar FC representa um microbioma mais complexo do que previamente imaginado.[129] Destes, *B. cepacia* permaneceu como o mais nefasto devido à sua inerente resistência a múltiplos antibióticos e associação com declínio rápido da saúde respiratória.[130] A infecção pode se espalhar de paciente para paciente, levando a medidas rigorosas de controle de infecção dentro dos contextos de assistência a FC.[131,132] A infecção foi ligada à morte rápida de uma pequena porcentagem de pacientes, o que é designado "síndrome de *cepacia*".[133] Análises moleculares mostraram que o complexo *B. cepacia* é composto de pelo menos nove espécies fenotipicamente indistinguíveis mas geneticamente distintas conhecidas como genomovars.[11,134,135] Genomovars II (*Burkholderia multivorans*) e III (*B. cenocepacia*) foram associadas com a síndrome de *cepacia*, e genomovar III inclui a cepa altamente transmissível que pode ser ligada à expressão do *pilus* cabo.[134–137] Outros bastões Gram-negativos presentes no escarro incluem *Escherichia coli* mucoide, *Stenotrophomonas maltophilia*, *Achromobacter xylosoxidans*, *Klebsiella* e *Proteus*. Destes, *S. maltophilia* e *A. xylosoxidans* parecem ter a mais forte associação com maus resultados respiratórios, mas a sua significância clínica aguarda mais avaliação. Outros organismos Gram-negativos, tais como *Pandoraea* e *Ralstoniai* spp. foram isolados de amostras de escarro de FC, mas são necessárias investigações clínicas adicionais para determinar associações clínicas importantes. Anaeróbios obrigatórios foram identificados em tecido pulmonar de FC; eles são tipicamente não detectados por amostras microbiológicas clínicas tradicionais, mas podem ser encontrados em grandes cavidades de abscesso em raras ocasiões.[138,139]

Infecção por micobactérias não tuberculosas está aumentando na população de FC presumivelmente devido a terapia antibacteriana concomitante, resultando em um nicho ecológico favorável, suscetibilidade do hospedeiro, detecção aperfeiçoada e prevalência ambiental.[140–145] Até 20% dos pacientes adultos em algumas clínicas são colonizados por micobactérias não tuberculosas. Embora a infecção seja muitas vezes transitória, o impacto clínico da infecção por esses organismos parece estar aumentando. Infecção pelo complexo *Mycobacterium avium* é de variável significado clínico, todavia micobactérias de crescimento rápido como *Mycobacterium abscessus* podem exibir uma evolução mais rápida, exigindo esquemas de tratamento agressivos e longos.[143] Em contraste, infecção por *Mycobacterium tuberculosis* só tem sido vista em casos esporádicos. Estudos para padronizar tratamento para estes patógenos que estão aparecendo foram propostos.

Aproximadamente 40% dos indivíduos com FC irão apresentar *Aspergillus fumigatus* no escarro durante sua vida; pacientes que têm doença pulmonar grave parecem ter uma incidência ainda mais alta de positividade do escarro.[146] O potencial patogênico de *Aspergillus* em um hospedeiro imunocompetente sob todos os demais aspectos não está bem estabelecido. Entretanto, *Aspergillus* é claramente associado com *aspergilose broncopulmonar alérgica* (ABPA). ABPA está presente em aproximadamente 2% dos pacientes FC e acrescenta uma carga considerável de tratamento.[147,148] Veja ABPA nos Capítulos 38 e 48.

IMAGEM

A alteração radiográfica mais inicial na doença pulmonar FC é usualmente hiperinsuflação dos pulmões, refletindo obstrução das pequenas vias aéreas. Espessamento das vias aéreas centrais e opacidades lineares, muitas vezes produzindo uma aparência de "trilhos de trem", representando bronquiectasia, são vistos eventualmente e muitas vezes progridem com a idade. Frequentemente estes achados são mais facilmente apreciados no lobo superior direito, e este lobo é muitas vezes comprometido antes que outras regiões do pulmão sejam afetadas. A aparência de bronquiectasia em TC de tórax é característica (Cap. 48). Embora a radiografia de tórax seja atraente devido à acessibilidade e às doses relativamente baixas de exposição à radiação, sua sensibilidade para detectar alterações agudas ou crônicas sutis durante um período de exacerbação aguda permanece limitada.[149] Apesar de suas limitações, radiografias de tórax permanecem o exame de imagem padrão de primeira linha em vigilância e durante exacerbações agudas, episódios de hemoptise, ou para identificar complicações como pneumotórax[150]; seu uso é recomendado bianualmente em pacientes com FC estáveis.[151]

Imagem de corte transversal de alta resolução usando *tomografia computadorizada* (TC) é claramente superior para detectar doença branda e quantificar a extensão e padrão de bronquiectasia.[152,153] Perfusão em mosaico, manifestando-se como áreas de opacidade pulmonar não homogênea e resultando de retenção de ar produzindo perfusão parenquimatosa pulmonar desordenada que resulta em má distribuição do fluxo sanguíneo pulmonar, é comum na TC de tórax em pacientes com FC. Pequenos nódulos resultando de impacção brônquica e bronquiolar são vistos comumente em TC de tórax. Estudos de TC demonstraram alterações iniciais importantes em crianças novas, antes de doença clínica óbvia, suportando a noção de que doença pulmonar FC começa cedo na vida e sua detecção é limitada pela sensibilidade dos procedimentos clínicos de rotina, inclusive espirometria.[152] Independentemente da modalidade de imagem usada, o grau de hiperinsuflação geralmente aumenta com o tempo. À medida que emergem infecção endobrônquica e inflamação reativa, a formação de mangas peribrônquicas se torna cada vez mais evidente. Evidência de bronquiectasia, tal como sombras em anel aumentadas ou dilatação e cistos das vias aéreas, é comum mesmo cedo na vida; mais de 50% dos pacientes demonstram bronquiectasia pelos 3 a 5 anos de idade.[153]

Durante exacerbações pulmonares agudas, uma variedade de achados radiográficos pode ser observada, como densidades redondas periféricas e impacção mucoide vistas radiograficamente como opacidades ramificadas. Estas podem se resolver durante o tratamento, substituídas pelo aparecimento de bronquiectasia ou alterações císticas. Achados adicionais incluindo bolhas subpleurais frequentemente se tornam evidentes durante a segunda década de vida e são mais proeminentes ao longo da margem mediastinal.[154]

As indicações do escaneamento com TC em lugar de radiografia de tórax de rotina não estão estabelecidas. Uma indicação clara pode ser a avaliação de um paciente com doença focal que pode ser considerado para lobectomia, ou pacientes que sofrem deteriorações agudas, para ajudar a detectar complicações ou evidência de novos patógenos. Imagem de *ressonância magnética* (RM), que evita a radiação associada com TC, pode também definir a morfologia pulmonar, particularmente à medida que as técnicas forem aperfeiçoadas, mas a sensibilidade e especificidade relativas das técnicas de RM não foram ainda estabelecidas.[155] *Scans* de ventilação baseados em RM são também possíveis usando gás hiperpolarizado; embora eles demonstrem sensivelmente obstrução de vias aéreas, o método é geralmente restrito ao uso em pesquisa devido à pouca disponibilidade e à estabilidade dos gases nobres necessários.

FUNÇÃO PULMONAR

A função pulmonar é considerada normal ao nascimento em bebês com FC, embora estudos recentes tenham demonstrado que o ciclo de inflamação e infecção está presente dentro de semanas a meses, e o tamanho reduzido das cartilagens possa causar impacto de obstrução precoce das vias aéreas.[156] Bebês com FC podem exibir resistência aumentada da via aérea, retenção de gás, e taxas diminuídas de fluxo.[157-159] Muitos centros usam testagem de função pulmonar no bebê para detectar evidência precoce de obstrução das vias aéreas e guiar a instituição de estratégias terapêuticas antes de lesão pulmonar permanente. O índice de *clearance* pulmonar, um teste efetuado medindo-se o tempo para remoção de um gás inerte através da técnica de retirada por meio de múltiplas respirações, está também emergindo como uma ferramenta de pesquisa para detectar evidência precoce de anormalidade de ventilação, e não é confundido por esforço do paciente.[160-162] Espirometria confiável e constante pode ser obtida rotineiramente aos 5 a 6 anos de idade, quando as crianças são capazes de cooperar.[163,164]

A evidência mais precoce de obstrução da via aérea é tipicamente limitada às pequenas vias aéreas e é assim frequentemente detectável primeiro por baixas taxas de fluxo mesoexpiratório forçado, fluxos reduzidos a baixos volumes pulmonares, e retenção de gás (i.e., relação elevada *volume residual para capacidade pulmonar total* [VR/CPT]). Embora infrequentemente usado em aplicações clínicas, anormalidades tais como gradiente aumentado de oxigênio alveolar-arterial, dependência de frequência da complacência dinâmica, resposta reduzida dos fluxos a uma mistura de hélio-oxigênio, inclinação elevada da fase III da retirada de nitrogênio em única respiração e um espaço morto fisiológico elevado estão muitas vezes presentes.[165] Espirometria é o teste clinicamente mais útil para acompanhar o curso de progressão de doença respiratória e é tipicamente medida em cada visita clínica. Igualmente importante é a avaliação da alça de fluxo volume, que pode demonstrar obstrução por meio de concavidade na direção do eixo de volume antes que o VEF_1 ou o $FEF_{25\%-75\%}$ seja afetado.

Com o tempo, os pacientes com doença pulmonar ativa podem experimentar uma deterioração progressiva da função pulmonar, a taxa anualizada de declínio no VEF_1 é aproximadamente 2% a 3% do VEF_1 predito anualmente.[166] Apesar de avanços recentes, esta perda progressiva de função pulmonar frequentemente se acelera na idade adulta jovem.[167] À medida que a doença pulmonar progride, a obstrução das vias aéreas periféricas cede vez à obstrução mais generalizada e ao aprisionamento progressivo de ar posteriormente na doença à medida que as vias aéreas cessam de contribuir para troca gasosa, imitando um padrão restritivo em medições espirométricas da função pulmonar.[168]

À medida que o ciclo crônico de inflamação e infecção contribui para doença pulmonar, muitos pacientes com FC começam a mostrar decrementos brandos da PO_2 arterial. A oxigenação declina lentamente durante toda a vida, e este declínio muitas vezes não é clinicamente significativo até tarde na evolução da doença. Pacientes que são capazes de sustentar oxigenação adequada usualmente funcionam bem apesar da presença de comprometimento obstrutivo. Quando os valores da PO_2 arterial são sustentados abaixo de 55 mmHg, os pacientes estão em alto risco de hipertensão pulmonar sintomática.[169,170] Hipoxemia clinicamente importante se apresenta mais comumente durante o sono, em particular durante hipoventilação REM-associada, e constitui um fator significativo conduzindo à hipertensão pulmonar.[171] Dessaturação em repouso ou com esforço físico conforme medida durante uma caminhada de 6 minutos é um preditor forte de mortalidade.[172] Elevação da PCO_2 arterial e VEF_1 menor que 30% definem doença terminal. Pacientes com VEF_1 menor que 30% do predito, PCO_2 arterial maior que 50 mmHg, ou PO_2 arterial menor que 55 mmHg têm uma mortalidade predita em 2 anos de 50% e devem ser considerados para transplante pulmonar.[173] Outras ferramentas de predição também podem facilitar seleção apropriada de pacientes para encaminhamento e superam a confiança em qualquer critério único.[174]

Hiper-responsividade brônquica é um achado constante na asma, mas sua presença e significado clínico na FC permanecem controversos.[175,176] Hiper-responsividade brônquica na FC foi demonstrada durante teste de exercício, testagem de broncoprovocação, ou resposta a broncodilatadores, com dois terços dos pacientes de FC demonstrando fluxos expiratórios forçados diminuídos após um desafio broncoconstritivo. Em contrastes com estudos de corte transversal, testes repetidos a cada 1 a 3 meses durante um ano demonstraram responsividade a broncodilatador pelo menos uma vez em 95% dos sujeitos.[177] Apesar da sua frequência, a patogênese da hiper-responsividade brônquica na FC não está clara. Hiper-responsividade não é relacionada à gravidade da doença pulmonar ou a índices de atopia, mas parece ser mais prevalente durante meses de inverno. Hiper-responsividade diminui com exacerbações de doença pulmonar, mas retorna à medida que a função pulmonar melhora depois de 2 semanas de antibioticoterapia intensiva. Pacientes com FC podem também ter uma falta de resposta a broncodilatadores, que pode ser relacionada à perda de tônus em vias aéreas bronquiectásicas.

A tolerância a exercício na FC é relacionada à gravidade da obstrução das vias aéreas.[178] Quase 50% dos pacientes com obstrução moderada a grave das vias aéreas podem experimentar dessaturação de oxigênio abaixo de 90% durante exercício máximo.[179] Pessoas com FC têm resistência muscular ventilatória mais alta que o esperado, e esta pode ser ainda mais melhorada com treinamento muscular inspiratório. Entretanto, força e resistência muscular inspiratória melhoradas não aumentam o desempenho em exercício.

Terapia com exercício tem muitos benefícios fisiológicos e biológicos, mas não foi convincentemente demonstrado que melhore a espirometria padrão. Contudo, exercício aeróbico e resistivo padronizado melhora a aptidão cardiorrespiratória e a *qualidade de vida* (QOL, do inglês, *quality of life*) e foi associado com risco diminuído de hospitalização.[180] O consumo máximo de oxigênio durante exercício pode ser um melhor preditor de sobrevida do que testagem funcional pulmonar de rotina, mas o teste é demorado e não disponível em todos os contextos clínicos.[181] Várias medidas clinicamente mais eficientes de aptidão física mostram forte correlação com o consumo máximo de oxigênio e o prognóstico da doença, reforçando ainda mais que o aperfeiçoamento da saúde física através de exercício pode afetar positivamente a saúde global na FC.[182]

DOENÇA DO TRATO RESPIRATÓRIO SUPERIOR

Rinossinusite crônica está presente em virtualmente todos os pacientes com FC. Doença sinusal de FC se manifesta como sintomas recidivantes crônicos de secreções aumentadas das vias aéreas superiores, obstrução moderada do fluxo aéreo e alargamento da ponte nasal.[183] Isto é visto em imagens como opacificação dos seios paranasais em mais de 90% dos pacientes no primeiro ano de vida. Pólipos nasais são vistos em adicionais 15% a 20% dos pacientes.[184] Pólipos nasais usualmente se apresentam pelo fim da primeira ou durante a segunda década de vida e podem ser o achado clínico que desencadeia avaliação diagnóstica.[185] A presença de obstrução nasal aguda e crônica pode diminuir a função olfatória e pode contribuir para ingestão dietética diminuída e subsequente declínio nutricional.[186] Apesar da presença de anormalidades radiográficas, os sintomas podem ser surpreendentemente bem tolerados. Sintomas agudos ou crônicos de sinusite se manifestam em menos de 10% das crianças e em aproximadamente 24% dos adultos.[187,188] Contudo, a colonização da via aérea superior pode contribuir para doença das vias aéreas inferiores, exigindo atenção à sua presença e gravidade.

COMPLICAÇÕES DA DOENÇA DO TRATO RESPIRATÓRIO

Atelectasia está presente em aproximadamente 5% dos pacientes com FC durante os primeiros 5 anos de vida, com a frequência diminuindo com o avanço da idade.[189] Atelectasia pode ser lobar ou subsegmentar, com o pulmão direito sendo o mais comumente afetado. Além disso, ela pode se desenvolver concomitantemente com exacerbações pulmonares ou na ausência de sintomas clínicos. Ocasionalmente, atelectasia pode resultar de aspergilose endobrônquica, apresentando-se como impacção mucoide com perda de volume.[190] Entretanto, na maioria das ocasiões, um tampão individualizado de muco não é evidente na broncoscopia.

Pneumotórax é uma complicação bem reconhecida da FC devida à retenção de ar e à subsequente ruptura de bolhas subpleurais. Embora a incidência global seja igual entre os sexos e bastante baixa (cerca de 1% por ano), isto aumenta agudamente com a idade e gravidade da doença, com 20% dos adultos com FC experimentando pelo menos um pneumotórax durante sua vida.[191] Apresentações típicas incluem início agudo de dor torácica, dispneia, angústia respiratória ou hemoptise.[192] Pneumotórax hipertensivo, que é mais comum em FC do que em outras doenças pulmonares obstrutivas, representa uma situação emergente porque a acumulação rápida de ar pleural pode se tornar ameaçadora à vida. Similarmente, pneumotórax bilaterais simultâneos foram descritos e constituem uma emergência. Pequenos pneumotórax assintomáticos podem também ser descobertos em pacientes após radiografia de tórax de vigilância de rotina. Pneumotórax recorrentes são comuns.

Hemoptise é um evento relativamente comum na FC e é considerada resultado de erosões mucosas e hipertrofia de artéria brônquica, as quais são uma consequência de inflamação crônica.[193] A presença de hemoptise se correlaciona com a gravidade da doença e é mais comum no contexto de infecção por MRSA crônica.[192] Estrias de sangue na expectoração são um achado frequente e podem ser crônicas. Hemoptise maciça (> 240 mL de sangue em 24 horas) apresenta-se em aproximadamente 5% dos pacientes durante a vida.[194] Devido à forte correlação entre hemoptise e exacerbações de infecção pulmonar, o tratamento inicial deve incluir antibioticoterapia e repouso da fisioterapia torácica. Tipicamente, terapias por aerossol são retidas temporariamente, e são consideradas medidas para promover estabilização do coágulo. Existem relatos de casos do uso do antifibrinolítico ácido tranexâmico.[195] Beta-bloqueamento também foi descrito como útil em hemoptise aguda e crônica, presumivelmente por reduzir a pressão arterial e amortecer a resposta simpática a ataques de tosse.[196] Embora a broncoscopia possa ajudar a localizar o ponto de sangramento, a broncoscopia emergente ou radiografia são de limitada utilidade clínica. Muitas vezes, embolização de artéria brônquica deve ser tentada sem aguardar estas medidas. Avanços nas intervenções vasculares invasivas e estratégias aperfeiçoadas de tratamento clínico resultaram em mortalidade significativamente reduzida, a qual era historicamente tão alta quanto 10% após hemoptise maciça.[197]

ABPA tem uma incidência durante a vida de 2% a 8% nos pacientes com FC, embora algumas coortes pequenas relatem uma taxa de incidência tão alta quanto 20%, sugerindo uma associação ambiental.[198,199] *Aspergillus* é um bolor ambiental comum e é frequentemente recuperado em cultura de escarro. Embora até 50% dos pacientes com FC possam demonstrar anticorpos precipitantes a *A. fumigatus* no seu soro, uma hipersensibilização alérgica mediada por IgE precisa se desenvolver para manifestar ABPA clinicamente.[200] Aspectos clínicos incluem tosse aumentada, dispneia, sibilância e a expectoração de tampões castanho-ferruginosos contendo muitos eosinófilos. Achados radiográficos podem estar presentes, incluindo o padrão característico de dedos na luva. Atelectasia e perda de volume podem também resultar da impacção mucoide carregada de hifas em brônquios segmentares. Um diagnóstico de ABPA é feito preenchendo-se critérios principais e secundários que incluem achados clínicos característicos mais hipersensibilidade em prova cutânea, IgE total elevada, e níveis elevados de anticorpos IgG e IgE contra *A. fumigatus* ou outros fungos.[147] (Caps. 38 e 48.)

Empiemas estafilocócicos e pseudomônicos foram descritos em pacientes com FC, mas as infecções do trato respiratório usualmente poupam o espaço pleural, tornando incomuns complicações, tais como *derrames pleurais* e *empiema*. Contudo, exacerbações pulmonares podem muitas vezes ser acompanhadas por dor tipo pleurítica.[201]

Baqueteamento digital, que é causado por hiperplasia e hipertrofia do tecido conjuntivo e vascularidade aumentada das falanges distais, aparece em virtualmente todos os pacientes com FC avançada e está frequentemente presente cedo em indivíduos com doença pulmonar ativa. A causa de baqueteamento é desconhecida, mas é sabido que ele regride após transplante de pulmão.[202] *Osteoartropatia pulmonar hipertrófica* é uma entidade clínica comum que se apresenta com doença pulmonar FC avançada em até 15% dos adolescentes mais velhos e adultos.[170] Evidência radiográfica de periostite pode estar presente em até 8% dos sujeitos. Os aspectos distais da tíbia, fíbula, rádio e ulna são os locais mais comumente afetados. Sinais e sintomas incluem dor espontânea, dor à palpação óssea, edema e calor sobre as áreas afetadas; entretanto, alguns pacientes podem não manifestar sintomas clínicos. Derrames são incomuns mas podem surgir em articulações adjacentes. Dor com deambulação ou após exercício físico vigoroso é comum.[204] Osteoartropatia pulmonar hipertrófica é exacerbada durante períodos de má saúde respiratória e tende a regredir com a resolução das exacerbações pulmonares. Sua presença com doença pulmonar terminal pode produzir sintomas persistentes que exigem terapia analgésica crônica. Há também raros casos de vasculite cutânea causando púrpura palpável indolor autolimitada, tipicamente comprometendo as extremidades inferiores.[205,207]

Insuficiência respiratória é o maior contribuinte para mortalidade e é a causa da morte em 90% dos pacientes de CF. *Hipoxemia* é vista primeiramente durante esforço ou sono e progride com doença pulmonar.[171,208] Hipercapnia é um achado tardio que reflete doença pulmonar avançada, a qual tipicamente progride com a gravidade da doença e piora durante exacerbações pulmonares. Hipertensão pulmonar e *cor pulmonale* podem se desenvolver tarde no processo de doença, resultando em congestão hepática e edema periférico.[209] O papel da hipertensão pulmonar na FC está atualmente sendo estudado para priorizar esquemas de tratamento.[210] Hipoxemia, se não reconhecida ou adequadamente tratada, contribuirá para piorar a hipertensão pulmonar e a insuficiência cardíaca. Pneumotórax, hemoptise e infecções como vírus sincicial respiratório ou gripe podem causar insuficiência respiratória aguda que é reversível com tratamento agressivo.[211,212]

MANIFESTAÇÕES GASTROINTESTINAIS

Íleo meconial é observado em cerca de 15% dos recém-nascidos e é patognomônico de FC. Falta de eliminação de mecônio espesso nas primeiras 48 horas de vida é associada com distensão abdominal e avança rapidamente para êmese biliosa. Bebês afetados estão em risco de perfuração intestinal e peritonite acompanhada por choque. Aspectos radiográficos são típicos de obstrução intestinal de alto grau, revelando múltiplas alças dilatadas de intestino e níveis hidroaéreos. Uma aparência granular do abdome inferior pode ser notada devida a mecônio acumulado contendo pequenas bolhas de ar. O cólon é caracteristicamente pequeno quando visualizado com imagem contrastada. Calcificação escrotal e peritoneal pode ser vista após perfuração ileal *in utero*. Obstrução meconial no cólon pode apenas retardar eliminação de fezes. Isto foi chamado *síndrome de tampão de mecônio* e é muito menos específico de FC.[213]

Além do período de recém-nascido, 20% dos pacientes podem desenvolver a *síndrome de obstrução intestinal distal* (SOID). Esta é caracterizada por obstrução no ceco, cólon proximal ou íleo terminal associada com volumoso conteúdo intestinal viscoso e incompletamente digerido e é semelhante ao íleo meconial. Obstrução parcial pode se manifestar como uma entidade crônica ou recorrente com dor abdominal em cãibra intermitente como único sintoma. Obstrução completa fulminante é associada com falta de eliminação de fezes, resultando em distensão abdominal e vômito, que pode ser bilioso ou fecal se deixado progredir. Uma massa móvel no quadrante inferior direito pode ser palpável. Fatores de risco para SOID incluem episódios precedentes, desidratação, mudança na dieta, imobilização, crescimento bacteriano excessivo, tratamento com antibióticos e medicações constipantes. Outras causas de dor abdominal aguda com obstrução devem ser consideradas, incluindo intussuscepção, aderências intestinais de cirurgia abdominal prévia e apendicite, a qual pode ser parcialmente suprimida devido a antibioticoterapia concomitante. Apendicite é considerada incomum na FC, com um risco de 2% em toda a vida, em comparação com um risco de 7% a 8% na população geral.[214] Em pacientes com FC é visto não enchimento do apêndice com clister opaco; achados radiográficos e histológicos de um apêndice dilatado, cheio de muco, são aspectos típicos,[215,216] embora o apêndice não inflamado seja frequentemente aumentado em TC em pacientes com FC. A perda de secreção pancreática e intestinal de bicarbonato para tamponar o ácido gástrico pode resultar em irritação duodenal e dor epigástrica recorrente.[217]

Refluxo gastroesofágico é comum na FC; pressão abdominal aumentada associada com doença pulmonar obstrutiva contribui para sua alta prevalência.[218] A consideração de refluxo gastroesofágico é importante porque ele pode prejudicar a situação nutricional e pode contribuir para microaspiração, acelerando a doença pulmonar. A presença de refluxo gastroesofágico foi associada com resultado piorado após transplante pulmonar, e por essa razão os pacientes com FC considerados para transplante pulmonar devem ser avaliados por completo; alguns centros advogam terapia cirúrgica para refluxo continuado durante o período peritransplante.[219]

Prolapso retal se desenvolve em aproximadamente 20% das crianças com FC, mas é um evento infrequente em adultos.[220] Prolapso retal em uma criança deve suscitar consideração de FC mesmo se ele for o único sintoma clínico óbvio. Prolapso retal é precipitado pela presença de fezes volumosas, viscosas, que aderem à mucosa retal, má condição nutricional com perda da gordura perirretal que normalmente suporta o reto, e a presença de alta pressão intra-abdominal devido a frequente tosse paroxística.

DOENÇA PANCREÁTICA

Insuficiência pancreática (IP) *exócrina*, devida à obstrução intraluminal com secreções espessas, desidratadas, está presente desde o nascimento em 85% dos pacientes com FC.[221,222] Secreção pancreática exócrina adequada está presente em 10% a 15% dos pacientes e possui associações genotípicas definidas. Liberação insuficiente de enzimas pancreáticas para dentro do tubo digestivo resulta em digestão prejudicada de gordura e proteína e absorção prejudicada no intestino delgado. Insuficiência pancreática resulta em fezes frequentes, gordurosas, malcheirosas, e protuberância do abdome devido à produção bacteriana aumentada de gás intraluminal. Avaliação da função pancreática pela medição com ELISA da elastase-1 fecal pode melhorar a avaliação clínica da IP.[223]

Má absorção não tratada resulta em insuficiência nutricional e, em última análise, em insuficiência do crescimento linear, a qual foi ligada a resultados piorados.[224] Pacientes com FC também crescem lentamente por causa de fatores além da ingestão nutricional e absorção intestinal. Por exemplo, dispêndio aumentado de energia para realizar o trabalho de respirar pode ser um contribuinte importante; inflamação sistêmica também pode desempenhar um papel.[222] Deficiência de vitaminas lipossolúveis foi historicamente uma associação comum com o diagnóstico em crianças pequenas apresentando-se com insuficiência nutricional, mas é muito menos comum na era da triagem de recém-nascidos.

Pancreatite sintomática desenvolve-se em menos de 1% dos pacientes FC adolescentes ou adultos, usualmente em pacientes que têm pelo menos alguma função pancreática exócrina residual.[225] Entretanto, pancreatite recorrente foi descrita em associação com disfunção de CFTR e pode ser o aspecto de apresentação da doença.[24,226] Substituição adiposa completa do pâncreas é comum em FC, e lipomatose e fibrose pancreáticas são características de FC pediátrica. Dilatação e calcificação ductais pancreáticas também podem ser vistas em pacientes FC. Raramente, pode haver substituição cística do pâncreas, denominada *cistose pancreática*.

DOENÇA HEPATOBILIAR

Embora relativamente comum, ainda não há consenso sobre a definição da doença hepática associada com FC. Histologicamente, a doença hepática se manifesta como cirrose biliar focal e produz doença hepática clinicamente importante em uma proporção maior de pacientes com FC à medida que aumenta a longevidade. Uma descrição da doença clinicamente significativa inclui a constelação de um exame físico anormal, testes anormais de função hepática e achados em imagens.[227] Doença hepática pode se apresentar como hepatosplenomegalia ou como elevação persistente de enzimas hepáticas (AST, ALT, bilirrubina, GGT). As diretrizes atuais recomendam avaliação quanto a doença hepática quando enzimas forem elevadas mais de três vezes o normal ou permanecerem 1,5 a 3 vezes o normal durante 3 meses. Pacientes com doença hepática FC-associada raramente desenvolvem insuficiência hepática fulminante, mas com cirrose avançada podem desenvolver hipertensão portal e varizes esofágicas clinicamente importantes.[228] Esteatose é um achado clínico comum e foi associada com desnutrição, deficiência de ácidos graxos essenciais e/ou estresse oxidativo.[227] Ultrassom é usado geralmente para monitorar a gravidade e está atualmente sendo estudado em estudos longitudinais.

Doença do trato biliar é comum na FC. Colelitíase se desenvolve em aproximadamente 10% dos pacientes, mas causa sintomas clínicos em menos de 4% dos casos.[229] Formação de cálculos é incentivada pelo ambiente anormal de transporte iônico residente na vesícula biliar. Uma pequena ou microvesícula biliar é vista em 20% a 30% dos pacientes e tem significado clínico desconhecido.[230]

ANORMALIDADES DO TRATO GENITURINÁRIO

O ducto deferente é congenitamente ausente em quase todos os homens com FC.[231] Espermograma é tipicamente necessário para identificar o 1% dos pacientes FC que é fértil. O volume ejaculado é usualmente um terço à metade do normal; ausência completa de espermatozoides em adição a várias anormalidades químicas que refletem ausência de secreções das vesículas seminais é geralmente evidente.[232] Uma incidência aumentada de hérnia inguinal e hidrocele também foi descrita.

Embora significativamente menos comum, infertilidade feminina na FC pode ser tão alta quanto 20%.[233] Muitas mulheres com FC e doença pulmonar avançada e/ou desnutrição são anovulatórias. Outro obstáculo à concepção é a presença de muco cervical viscoso espesso e uma presença aumentada de endocervicite. Este muco desidratado também tem concentrações anormais de eletrólitos, impedindo o *ferning* usual no meio do ciclo. Como resultado, admite-se que esta anormalidade da mucosa impeça migração normal dos espermatozoides.[233] Incontinência urinária pode ser vista começando na adolescência e não se correlaciona claramente com a gravidade da doença; em vez disso, a incontinência provavelmente reflete tosse crônica e pressão abdominal aumentada devido à obstrução do fluxo aéreo.[234]

Gravidez em mulheres com FC parece estar aumentando à medida que os resultados clínicos melhoraram. Um estudo longitudinal de 325 mulheres grávidas com FC demonstrou 258 nascidos vivos (79%) e 67% abortos terapêuticos.[235] Em comparação com 1.142 controles pareadas por idade e gravidez, gravidez em uma mulher com FC não teve um efeito negativo independente sobre a situação pulmonar ou a mortalidade ao longo de 2 anos.[236] Gravidez e parto bem-sucedidos são possíveis e podem ser conduzidos em segurança, mas é essencial que as mulheres com FC considerem as implicações para sua saúde ao realizarem um planejamento familiar. Amamentação bem-sucedida foi descrita em mulheres com FC.[237]

DISFUNÇÃO DAS GLÂNDULAS SUDORÍFERAS

O cloreto no suor está elevado na maioria dos pacientes FC devido a reabsorção anormal de cloreto no ducto sudorífero por causa da ausência de CFTR. Isto pode predispor os indivíduos com FC à perda excessiva de sal em alguns contextos. Crianças pequenas são especialmente suscetíveis à depleção, especialmente quando expostas a climas áridos quentes ou quando há perda adicional de sal devido ao vômito ou diarreia. Tipicamente, as crianças nessa circunstância se apresentam com letargia, anorexia e alcalose hipoclorêmica e/ou hiponatremia.[238]

TRATAMENTO

VISÃO GERAL

Considerável progresso na compreensão da doença pulmonar da FC e um esforço concertado para atacar as manifestações da doença de uma maneira abrangente levaram a várias novas abordagens terapêuticas à doença.[15] Terapias incluindo mucolíticos,[239] hidratantes da superfície das vias aéreas,[240,241] antimicrobianos inalados,[242-244] tratamentos anti-inflamatórios sistêmicos[245-247] e suporte nutricional são os sustentáculos do tratamento atual da FC (Tabela 47-4). Esses tipos de terapias de suporte, em adição ao tratamento abrangente realizado em centros clínicos organizados de FC, são responsáveis pela expectativa de vida melhor firmemente observada durante a década passada (Fig. 47-10), resultando em uma esperança de vida média de 41 anos em 2012, com base na análise mais recente do registro dos Estados Unidos.[248] Aperfeiçoamentos semelhantes foram observados em outros países desenvolvidos. Mais recentemente, o primeiro tratamento que ataca o defeito básico na FC pela restauração da função de CFTR nos pacientes com a mutação G551D de *CFTR* foi aprovado, resultando em melhoras acentuadas em indivíduos com esta mutação.[249] Outras terapias que lidam com alelos *CFTR* mais comuns ou visam a substituir *CFTR* com terapia genética estão em vários estágios de desenvolvimento clínico e prometem abrir uma nova era terapêutica na doença (Fig. 47-11).

MONITORAMENTO E CONDUTA AGRESSIVA

Monitoramento e tratamento agressivo de infecções pulmonares e outras complicações comuns da FC foram um avanço-chave que se acredita que tenha contribuído significativamente para resultados clínicos melhorados na década passada.[167,250,251] Conforme discutido anteriormente, os patógenos predominantes nas vias aéreas inferiores foram alterados ao longo da vida dos pacientes de FC, com *S. aureus* e *H. influenzae* sendo os organismos mais comuns isolados no bebê e no começo da infância, enquanto *P. aeruginosa* tipicamente se torna o patógeno dominante mais tarde na doença[252] (Fig. 47-9). Nova atenção foi focalizada nos esforços para retardar ou prevenir a colonização crônica com *P. aeruginosa*, com diversos estudos avaliando vários esquemas para realizar melhor limpeza sustentada. Coincidente com esta abordagem há atenção aumentada ao controle de infecção a fim de prevenir aquisição de organismos virulentos, particularmente em contextos de assistência à saúde onde o risco de aquisição é importante. A segregação de clínicas pelo *status* de *Pseudomonas* é capaz de reduzir a aquisição de organismos epidêmicos; procedimentos-padrão de controle de infecção isoladamente podem não ser suficientes,[253,254] levando a diretrizes ainda mais rigorosas para o isolamento de pacientes e prevenção contra misturá-los.[255] Uma vez estabelecida, *P. aeruginosa* é difícil de erradicar com terapia antimicrobiana unicamente,[74,256–259] embora isso possa ser realizado em pacientes selecionados.[122] Colonização crônica com *Pseudomonas* é associada com um declínio mais rápido na condição respiratória,[105,115,260] embora não tão gravemente como organismos mais virulentos, tais

Tabela 47-4 Terapêutica da Fibrose Cística por Categoria

Agente	Mecanismo Predominante de Ação
Restauração da Hidratação da Superfície das Vias Aéreas	
Cloreto de sódio hipertônico*	Aumento osmótico da hidratação das vias aéreas; expectorante
Manitol†	Aumento osmótico da hidratação das vias aéreas
Mucolíticos	
Dornase alfa	Cliva polímeros de DNA
Anti-inflamatório	
Ibuprofeno	Reduz inflamação das vias aéreas
Anti-infecciosos	
Tobramicina inalada	Tratamento crônico de *Pseudomonas aeruginosa*
Aztreonam inalado	Tratamento crônico de *P. aeruginosa*
Tobramicina em pó seco	Tratamento crônico de *P. aeruginosa*
Azitromicina	Anti-inflamatório/anti-infeccioso para infecção crônica por *P. aeruginosa*
Terapias Nutricionais	
AquADEKs	Restaurar níveis de vitaminas lipossolúveis
Pancrelipase	Restaurar níveis de enzimas pancreáticas

*Terapia comumente usada mas não aprovada pela FDA.
†Terapia só aprovada na Europa, Austrália e Nova Zelândia.

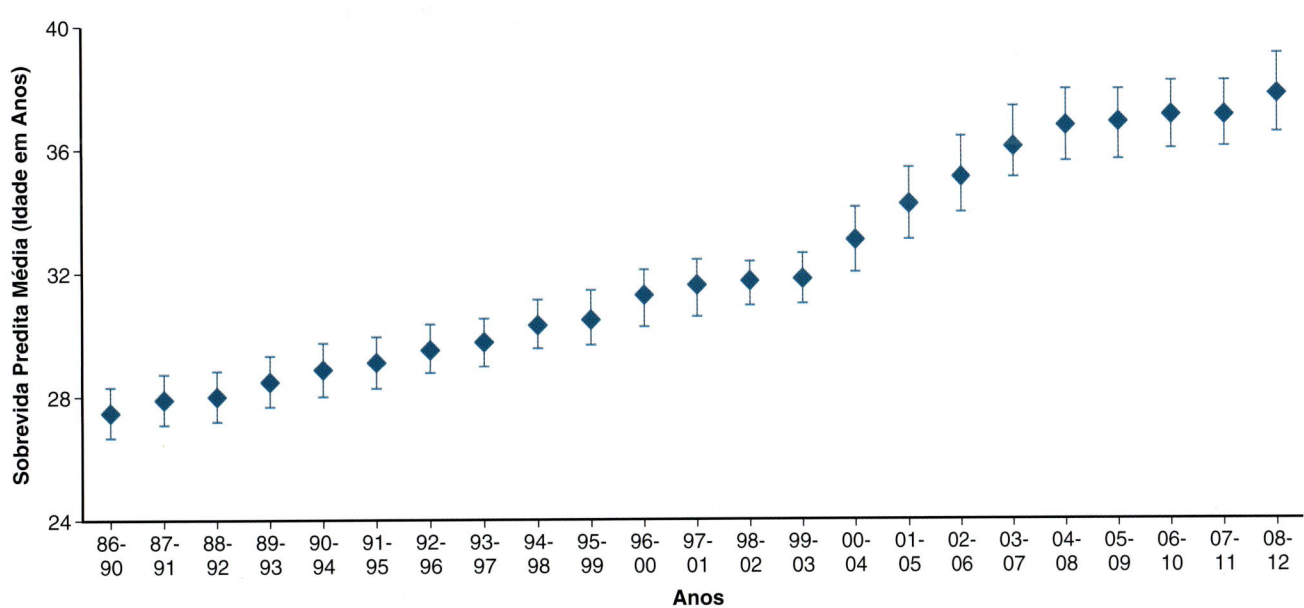

Figura 47-10 Sobrevida predita média na FC. Sobrevida predita média de pacientes de FC em centros *U.S. Cystic Fibrosis* no registro de FC de 2012. Dados estão apresentados como médias de intervalos de tempo de 5 anos de 1986–2012. Desde meados dos 1980, a sobrevida predita aumentou de cerca de 27 anos de idade a mais de 36 anos de idade para o mais recente intervalo de 5 anos. (Dados de Cystic Fibrosis Foundation Patient Registry, Bethesda, MD, 2012.)

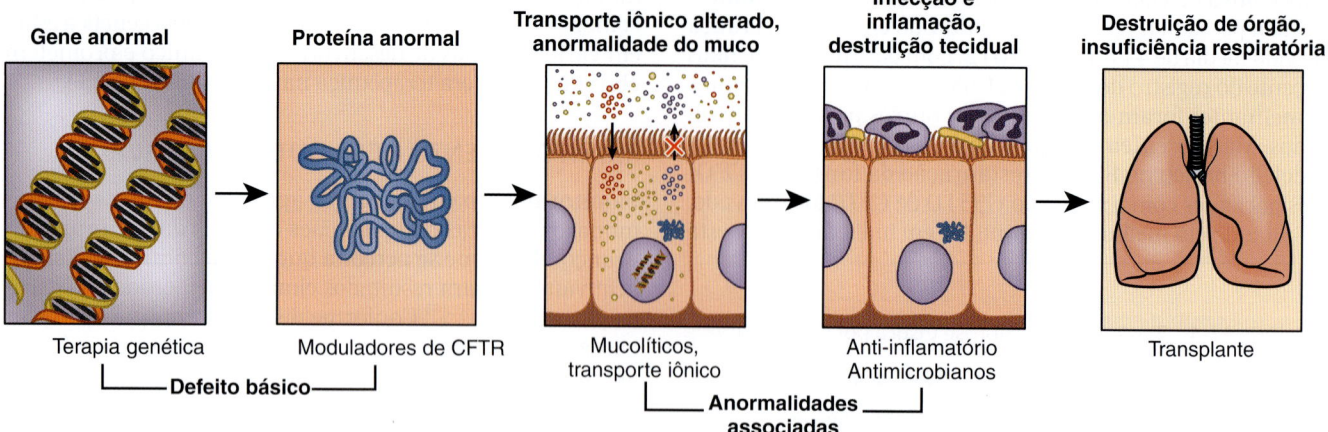

Figura 47-11 Terapêutica da FC por categoria. Esta figura apresenta os mecanismos de patologia das vias aéreas na FC. Terapêuticas na FC procuram atacar função defeituosa de CFTR por terapia genética ou modulação da expressão ou função de CFTR; lidar com o líquido de via aérea diminuído, muco anormalmente viscoso e limpeza mucociliar transtornada; e, finalmente, atacar infecção e inflamação crônicas das vias aéreas. Quando se desenvolve insuficiência respiratória, transplante pulmonar é a opção restante.

como B. cepacia[261,262] ou B. dolosa,[263] as quais também podem ser associadas com surtos devidos à disseminação nosocomial. Como com a infecção crônica, terapia nutricional precoce e agressiva, particularmente em crianças novas com FC, tem sido crucial para obter resultados melhorados. Apesar dos avanços na função pulmonar e retardos no crescimento de Pseudomonas, retardar a progressão de FC nos anos adolescentes permanece um desafio sério.

Patrocinados em parte pela CF Foundation, centros dos EUA partiram para um programa rigoroso de melhora da qualidade para facilitar melhores práticas no tratamento de FC. Resultados são comparados entre os centros e se tornam publicamente disponíveis para encorajar o aperfeiçoamento contínuo.[264] Uma cultura de cooperação entre centros, pacientes, famílias e a Cystic Fibrosis Foundation levou a diretrizes baseadas em evidência, terapias dirigidas por protocolos, e disseminação rápida de resultados para facilitar avanços no fornecimento de assistência à saúde.[265]

Potencializadores de CFTR, Corretores e Outros Tratamentos para o Defeito Básico

Baseando-se nas consequências funcionais de várias mutações de CFTR, estratégias terapêuticas específicas para restaurar função de proteínas deficientes ou defeituosas estão sendo desenvolvidas alterando-se a expressão ou função de CFTR (Fig. 47-12 e Tabela 47-5). Em virtude de ambiciosos esforços de triagem de alto rendimento,[58,266-269] os benefícios destes novos moduladores de CFTR começaram a frutificar em pacientes com FC. Resultados na clínica demonstram que o resgate da proteína CFTR pelo modulador de arquétipo ivacaftor é associado com marcadas melhoras no resultado clínico que se comparam favoravelmente com terapias prévias largamente usadas pelos pacientes com FC.[249,270,271] O potencializador de CFTR ivacaftor (antigamente VX-770) foi o primeiro a avançar como um tratamento aprovado de FC em pacientes com a mutação de gating G551D, um alelo representado em aproximadamente 4% dos pacientes CF. **Potencializadores de CFTR** funcionam ativando canais de CFTR localizados na superfície celular. Eles potencializam o gating do canal mediado por cAMP via desacoplamento com hidrólise de ATP[58m272,273] e podem ser mais amplamente úteis contra uma variedade maior de alelos de sentido errado (missense) de CFTR, inclusive outras mutações de gating classe III e outras formas de CFTR que exibem atividade residual na superfície celular (i.e., mutantes de condutância e mutantes brandos de processamento).[274,275] O benefício de tratamento altamente eficaz observado com terapia pelo ivacaftor gerou considerável interesse em recapitular seus efeitos em outros alelos CFTR mais comuns.[276] Isto inclui corretores de dobramento errado de F508del CFTR chamados corretores de CFTR. **Corretores de CFTR** tentam restaurar processamento normal de CFTR na mutação mais comum de CFTR. Outros agentes que induzem readthrough (ou supressão) de PTC para induzir expressão de CFTR de comprimento completo estão também em desenvolvimento e mostraram-se promissores em experiências clínicas de prova-de-conceito.[277-280] Outras abordagens além desses moduladores de CFTR de pequenas moléculas estão também sendo exploradas. Por exemplo, substituição de gene por terapia genética viral e não viral permanece uma abordagem sob investigação ativa,[281] bem como estratégias mais recentes que procuram expressar CFTR através de indução de RNAm isoladamente.[282,283] No total, essa classe de agentes apontados para o defeito básico da FC serve ao mesmo tempo como um exemplo principal do potencial de novas condutas genético-baseadas na FC e como um exemplo seminal para outras doenças genéticas. Uma vez que muitos pacientes (≈ 40%) são heterozigotos complexos para mais de uma mutação de CFTR,[284] a terapêutica de combinação lidando com mais de um alelo CFTR ou uso de terapia com múltiplos fármacos parece provável no futuro e ditará uma necessidade de terapêutica individualizada para pacientes particulares com base na sua doença subjacente e outras covariantes genéticas.[276]

Potencializadores de CFTR. Potencializadores de CFTR ativam CFTR mutante localizado na superfície celular, potencializando gating do canal estimulado pela ativação fisiológica de AMP cíclico.[58,269,285-287] O ímpeto para desenvolvimento incluiu a necessidade prevista de ativar F508del CFTR uma vez localizado na superfície celular, em adição à necessidade de ativar outros canais mutantes que residem na membrana plasmática mas são disfuncionais devido a gating aberrante, condutância prejudicada, ou um número reduzido de canais devido a mutações brandas de processamento ou variantes de encaixe. As tentativas iniciais incluíram uso de

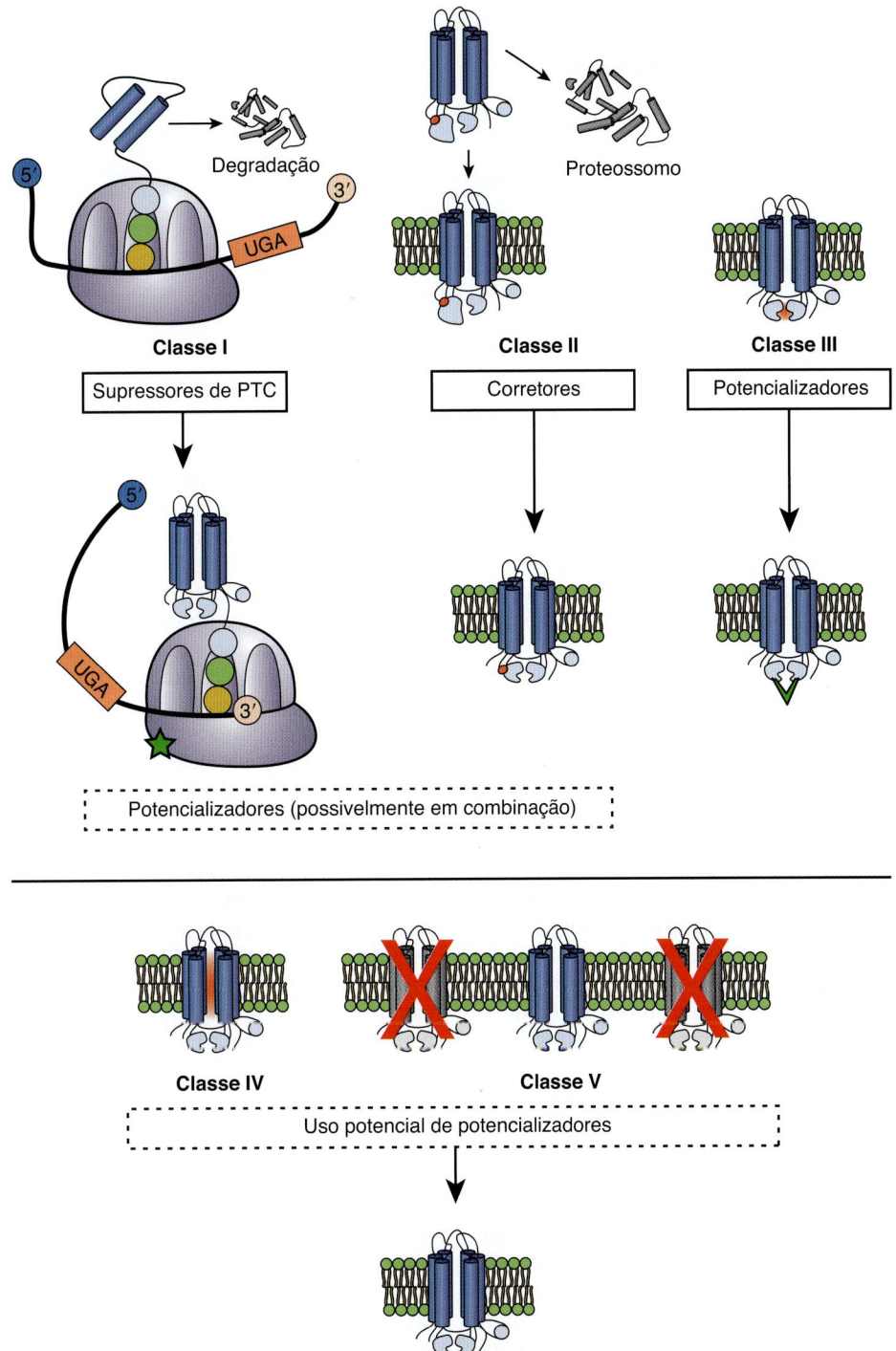

Figura 47-12 Moduladores de CFTR por classe de mutação. As classes de defeitos do gene *CFTR* incluem códons de terminação prematura (PTC) que causam tradução truncada de proteína (classe I); CFTR dobrado errado, incluindo deleção de fenilalanina na posição 508 (classe II, localização mostrada com um ponto vermelho); CFTR de extensão completa que atinge a superfície da célula mas exibe *gating* anormal do canal (classe III; hidrólise de ATP é transtornada, no local identificado em vermelho) ou condutividade reduzida do poro (classe IV); e CFTR de comprimento completo com erros de *splicing* (classe V); supressores de códon de terminação prematura (p. ex., aminoglicosídeos, ataluren) ligam-se a subunidades ribossômicas (*estrela verde*) para possibilitar supressão de PTC e expressão de comprimento total de proteína. Mutações classe II como F508del podem responder a compostos corretores pequenas moléculas para restaurar defeitos de dobramento e/ou aumentar expressão do canal na membrana celular (p. ex., lumacaftor, VX-661). Sem correção, quase todo CFTR classe II é enviado para o proteossomo, deixando proteína de superfície detectável em apenas raros indivíduos. Potencializadores de CFTR incluem ivacaftor (*verde em "V"*) para pacientes com mutações de *gating* de *CFTR*. Direções futuras incluem ivacaftor (*verde em "V"*) para pacientes com mutações de *gating* de *CFTR*. Direções futuras incluem explorar o uso de potencializadores de CFTR para outro CFTR mutante conhecido como residindo na superfície celular, como mutações de *splicing* não canônicas. Terapia de combinação com potencializadores também foi proposta para mutações de *CFTR* classes I e II. (Adaptada de Rowe SM, Borowitz DS, Burns JL, et al: Progress in cystic fibrosis and the CF Therapeutics Development Network. *Thorax 67*(10):882–890, Fig. 1, 2012.)

Tabela 47-5 Terapêuticas Aprovadas e/ou Investigacionais Mirando cada Classe de Mutação de *CFTR*

Classe de Modulador de CFTR	Moléculas Representativas	Mutações de *CFTR* Afetadas	Classe de Mutação de *CFTR*
Potencializador	Ivacaftor (VX-770)	G551D, mutações não *gating* G551D*, outros alelos *CFTR* localizados na superfície, F508del *CFTR*[†]	Classe III Possivelmente classes IV, II e I
Corretor	Lumacaftor (VX-809), VX-661, N6022 (N30 Pharma)	F508del*	Classe II
Códon de terminação prematura	Ataluren (PTC124), aminoglicosídeos	Mutações *nonsense*	Classe I
Reparo de *splicing*	Oligonucleotídeos *antisense*	Mutações de *aplicing**	Classe V

*Investigacional.
[†]Em combinação com um corretor de CFTR.
CFTR, regulador da condutância transmembrânica da fibrose cística.

genisteína, uma molécula flavonoide natural que demonstra forte ativação de CFTR, mas é precariamente absorvida e exibe outras propriedades fisiológicas indesejáveis.[286,288,289] Subsequentemente, ivacaftor e outros potencializadores de CFTR foram descobertos por meio de condutas de triagem de alto rendimento que identificaram potencializadores de pequenas moléculas otimizadas para qualidades semelhantes a fármacos através de abordagens tradicionais de química de medicamentos.[58,269,285-287] Ivacaftor induziu cerca de 50% de atividade de CFTR em células epiteliais primárias expressando G551D/F508del, uma marca de referência que está emergindo para desenvolvimento pré-clínico de moduladores de CFTR.[58]

Em uma experiência de Fase III em longo prazo controlada com placebo em crianças mais velhas e adultos (idade de 12 e acima) com FC e com pelo menos uma cópia da mutação G551D-*CFTR*, ivacaftor causou uma melhora absoluta aproximada de 10% no VEF_1% em 24 semanas, um efeito durável durante 48 semanas de testagem, fornecendo confirmação da testagem de Fase II precedente.[249] Além disso, todos os desfechos clínicos secundários mostraram melhorias com significado e estatisticamente significantes, incluindo uma redução de 55% na probabilidade de experimentar uma exacerbação pulmonar, ganho melhorado de peso e uma melhora nos sintomas respiratórios. Testagem de cloreto no suor também exibiu melhoras pronunciadas (média de cloreto no suor foi cerca de 55 mEq/L, um valor abaixo do limiar diagnóstico tradicional). Digna de nota, a melhora na espirometria foi rápida; dentro de 2 semanas, 90% da melhora máxima foi observada, sugerindo que o mecanismo fora *clearance* de muco, em vez da reversão de doença estrutural de longa duração. Em um estudo menor que inscreveu pacientes pediátricos de 6 a 12 anos de idade com G551D FC,[271] o benefício foi também documentado por medições do *clearance* pulmonar em pacientes FC com mínima anormalidade de função pulmonar detectável por espirometria, provavelmente refletindo atividade nas pequenas vias aéreas.[290] O grau de melhora na espirometria entre os participantes da experiência de Fase III do ivacaftor se compara favoravelmente com aquele de terapias comumente usadas para tratamento crônico de FC, incluindo DNase humana recombinante inalada, tobramicina inalada,[242] azitromicina,[246] e cloreto de sódio hipertônico.[240] Em todos os estudos clínicos até agora, ivacaftor pareceu seguro e bem tolerado, embora seja recomendado monitoramento de testes de função hepática.[291]

Em contraste com o grande efeito em pacientes G551D, monoterapia com ivacaftor não teve efeito significativo em pacientes CF homozigotos para F508del *CFTR*, estabelecendo que potencialização de CFTR isolado não tende a ser efetiva sem administração concomitante de uma molécula corretora para trazer F508del CFTR à superfície celular.[292]

Esses achados formaram a base da aprovação clínica do ivacaftor em pacientes CF com mutações G551D, e este tratamento foi rapidamente apresentado para crianças e adultos com a mutação apropriada. O estabelecimento da prova-de-conceito de que modulação de CFTR poderia ter efeitos clínicos pronunciados em pacientes FC também gerou interesse considerável em estender estes achados para outras mutações *CFTR*, nas quais ivacaftor pudesse ser efetivo e desenvolver moduladores de CFTR para outros alelos *CFTR* comuns.[274,275] O benefício em longo prazo da modulação efetiva de CFTR também será avaliado em estudos observacionais continuados em longo prazo, os quais examinarão os efeito do ivacaftor em pacientes G551D CF sobre o resultado clínico, microbiologia da expectoração e inflamação sistêmica, entre outros parâmetros.

Uma vez que ivacaftor também aumentou a atividade de CFTR em outras mutações do *gating in vitro*,[275] estas mutações de *gating* não G551D foram também testadas; os efeitos benéficos do ivacaftor foram também observados em pacientes com outras mutações de *gating* classe III não G551D. Os pacientes observaram um grande aumento no VEF_1 e diminuição semelhante no cloreto do suor em comparação com aqueles vistos em pacientes com G551D, sugerindo um efeito de classe. Outras mutações de *CFTR*, como mutações da condutância, mutações de processamento brando, ou variantes de encaixe de *CFTR* permitem que baixos níveis de canais CFTR parcialmente ativos atinjam a superfície celular, conferindo função parcial de CFTR[274] e tipicamente um fenótipo FC mais brando. O efeito do ivacaftor sobre mutações de sentido errado parcialmente ativas destas classes de CFTR é geralmente proporcional à função basal de CFTR, refletindo a capacidade do *gating* aumentado de compensar em parte a expressão ou condutância reduzida em superfície, mesmo quando o *gating* é normal nestas formas de CFTR.[274] Com esta informação em mente, o ivacaftor está sendo testado na mutação arquétipo da condutância R117H em adição a indivíduos que exibem função residual de CFTR e um alelo *CFTR* relevante. Esses resultados podem justificar o uso de potencializadores CFTR em um grupo mais amplo de indivíduos com FC. Combinado com indivíduos com mutações de *gating*, isto representa aproximadamente 10% a 15% da população FC que, afinal, poderia se beneficiar com monoterapia com um potencializador de CFTR.

Corretores de CFTR. Esforço importante tem sido dirigido para o objetivo de corrigir o dobramento de F508del CFTR, restaurando, assim, a atividade de canal iônico da proteína erroneamente dobrada. As tentativas iniciais incluem a avaliação de agente como 4-fenil butirato para regular para baixo HSC70 (ou outros *chaperones* [acompanhantes] de proteína processadora), uma via central do processo de dobramento da proteína que demonstrou aumentar a expressão de F508del CFTR *in vitro* e representou um exemplo inicial de compostos testados na clínica.[293,294] Curcumina e 8-ciclopentil-1,3-dipropilxantina são exemplos de corretores de processamento F508del CFTR que não se traduziram com sucesso dos estudos *in vitro* para resultados clínicos.[295-297] Esforços mais recentes resultaram de triagens de bibliotecas de alto rendimento para função de canal de cloreto após incubação de componentes de teste com células expressando F508del.[267,269,298] Várias dessas estratégias identificaram corretores de F508del que podem dirigir biogênese celular através de vias *chaperones*. Atividade farmacológica desses agentes também foi descrita aumentando a meia-vida de F508del CFTR na membrana plasmática através de reciclagem na superfície atribuída a aspectos da maquinaria de processamento celular[299] ou tráfego endocítico reduzido.[300] Essa classe de agentes pode ter candidatos a desenvolvimento de fármacos potenciais se a sua segurança *in vivo* for confirmada. Outros compostos mostraram interagir diretamente com CFTR[301,302] e podem oferecer maior especificidade do que agentes que alteram aspectos gerais do dobramento celular ou do controle de qualidade celular.

Sucesso na direção de correção efetiva de F508del CFTR foi visto durante testagem inicial de Fase II de lumacaftor (antes VX-809), um putativo corretor de F508del CFTR. Os resultados demonstraram diminuições modestas no cloreto no suor em comparação com placebo, mas não foram acompanhados por melhorias na espirometria ou outras medidas clínicas.[303] Embora isto tenha estabelecido que o resgate de F508del CFTR em humanos é atingível por pequena molécula aplicada sistemicamente, o grau de resgate de CFTR foi insuficiente para conferir melhora clínica. Uma vez que F508del CFTR também exibe *gating* de canal anormal, em adição ao processamento celular aberrante, uma abordagem para lidar com atividade insuficiente é coadministrar um potencializador de CFTR com um correto de CFTR.[304] Essa abordagem é confirmada por resultados *in vitro* demonstrando que terapia de combinação aumentou a função de CFTR em células HBE homozigotas CFTR F508del.[304] Recentemente, uma experiência de Fase II demonstrou que a coadministração de lumacaftor e ivacaftor resultou em melhoras importantes no VEF$_1$ ($\approx$ 6% efeito do tratamento), embora alterações no cloreto no suor não se correlacionassem com benefício adicional visto após adição do potencializador.[304a] Efeitos menores foram observados em pacientes com FC heterozigotos para F508del *CFTR*, fornecendo evidência de um efeito de dose de gene. O benefício potencial do ivacaftor e lumacaftor em combinação entre pacientes com FC homozigotos F508del está presentemente sendo perseguido em duas grandes experiências de Fase III internacionais. Se positivos, os resultados poderiam justificar o uso de terapia de combinação corretor-potencializador para a mutação *CFTR* mais comum. Um corretor alternativo, VX-661, que tem um mecanismo semelhante ao do lumacaftor, porém propriedades farmacológicas mais vantajosas, também demonstrou benefício adicional quando usado em combinação com ivacaftor em indivíduos homozigotos para alelos F508del *CFTR* em testagem de Fase II, fornecendo confiança adicional de que a combinação dos agentes corretores e potencializadores poderia ser efetiva em indivíduos expressando F508del CFTR. Os resultados também sugerem que ivacaftor pode ser útil para aumentar o resgate de outras formas mutantes de *CFTR*, tais como códons de terminação prematuros ou outros mutantes de processamento (p. ex., mutações classe II) sensíveis aos efeitos de corretores CFTR.

Outras estratégias para identificar agentes que aumentam o dobramento de F508del CFTR estão também sendo desenvolvidas, e o interesse foi acelerado com sucessos recentes em estudos clínicos. Usando um ensaio de tráfego baseado em CFTR com epítopo marcado, inibidores de fosfodiesterase incluindo sildenafil e outros análogos ativos demonstraram melhorar a localização em superfície da proteína mutante. Os mesmos agentes aumentam a corrente de curto-circuito em linhagens celulares F508del expressando CFTR[305] e aumentam NPD em camundongos com FC,[306,307] como o fez o composto correlato vardenafil.[308] Uma vez que F508del CFTR dobrado errado exibe duas propriedades fundamentalmente distintas que alteram seu processamento (a saber, estabilidade do domínio 1 de ligação de nucleotídeo e montagem interdomínio), subsequentemente se tornou reconhecido que os compostos que atacam estes mecanismos independentemente podem exibir efeitos aditivos ou sinergísticos de correção de dobramento errado de F508del CFTR. Além disso, a resposta celular global à proteína dobrada errado também pode representar um alvo. Por exemplo, tratamento de células de FC com inibidores de *histona desacetilase* (HDAC) é capaz de modular estresse do RE, e HDAC tais como *ácido suberoilanilida hidroxâmico* (SAHA), bem como silenciar siRNA, aumentar níveis de F508del CFTR na membrana celular.[309] Resgate aditivo ou sinergístico de F508del CFTR usando mais de uma dessas estratégias pode oferecer esperança de alcançar atividade de transporte iônico suficiente para conferir um fenótipo normal em epitélios respiratórios na FC.[298,310]

Translational Readthrough. *Readthrough* (supressão) de *códons de terminação prematura* (PTC, do inglês, *premature termination codons*) representa uma abordagem potencial para lidar com FC causada por este mecanismo, o que poderia também ser aplicável a muitas outras doenças genéticas causadas por mutações *nonsense*. A abordagem foi identificada quando se observou que certos antibióticos aminoglicosídeos interagem com o RNAr eucariótico dentro das subunidades ribossômicas.[311] Através desta interação, a fidelidade da tradução eucariótica pode ser alterada interrompendo-se a função normal de revisão (*proofreading*) do ribossomo.[312-318] Inserção de um *aminoácido* (AA) cognato próximo em um PTC permite que a tradução da proteína continue normalmente.[314] Especificidade é conferida por maior fidelidade do códon de terminação no extremo autêntico (3') do RNAm e foi estabelecida *in vitro* pela demonstração de que não há alongamento detectável além dos códons de terminação nativos.[119-322] Isto foi reforçado por um bom perfil de segurança em estudos pré-clínicos e clínicos e foi subsequentemente adotado em várias doenças genéticas relativamente comuns à parte a FC nas quais códons de terminação prematura são relativamente prevalentes, incluindo distrofia muscular de Duchenne,[323-325] síndrome de Hurler,[67,81,82] lipofuscinose ceroide,[326] cistinose nefropática,[327] e expressão de p53 mutado.[328]

Experiências de prova-de-conceito com aminoglicosídeos estabeleceram que PTC dentro de *CFTR* em pacientes humanos podem ser suprimidos, resultando na síntese de proteína CFTR funcional com extensão completa.[319-322,329] A abordagem também demonstrou sucesso em modelos murinos de FC.[330,331] Após duas experiências-piloto indicando restauração da secreção de cloreto em sujeitos com FC abrigando PTC,[320,322] uma experiência controlada com placebo duplamente-cega realizada em Israel mostrou correção do transporte iônico nasal especificamente em sujeitos com mutações *nonsense* após administração tópica de gentamicina, e como previsto, não em controles com FC homozigotos para F508del.[321] Uma experiência examinando gentamicina sistêmica em sete pacientes franceses com Y122D *CFTR*, uma mutação altamente suscetível a *readthrough*, também indicou resgate de atividade CFTR na via aérea e ducto sudorífero.[319] Nem todas as experiências com aminoglicosídeos na FC demonstraram sucesso, sugerindo baixos níveis de correção da proteína. Seja como for, devido à conhecida toxicidade e pouca biodisponibilidade dos aminoglicosídeos, agentes mais eficazes que evitem propriedades indesejáveis dos aminoglicosídeos serão necessários para o tratamento genético em longo prazo da FC. Uma conduta promissora usa otimização química medicinal para identificar os efeitos antimicrobianos, tóxicos e de *readthrough* dos arcabouços dos aminoglicosídeos, uma estratégia que demonstrou sucesso inicial usando notificadores *in vitro* de eficácia e toxicidade,[332] e modelos baseados em células e em animais de resgate de CFTR.

Outros tentaram identificar novos compostos que ataquem as desvantagens dos aminoglicosídeos. Uma molécula dessas é ataluren (antes PTC124), um agente investigacional resultante de esforços de triagem de alto rendimento para identificar molécula que induzam *translational readthrough*.[334] Ataluren é um agente biodisponível por via oral[320,335] que demonstrou eficácia *in vivo* em um modelo em camundongo transgênico de FC *nonsense*-mediada.[336] O fármaco é bem tolerado em sujeitos normais e com FC,[335,337] levando a uma série de experiências clínicas examinando ataluren em indivíduos com FC que abrigam alelos *nonsense*. Os resultados até agora foram mistos. Dois estudos, realizados em Israel em adultos[278] e na França/Bélgica em sujeitos pediátricos, detectou resgate de atividade de CFTR (conforme detectada pelo NPD) em experiências de Fase II de rótulo aberto, *crossover* com duas doses em sujeitos com FC possuindo pelo menos um códon de terminação prematura. O primeiro estudo incluiu testagem de acompanhamento que examinou o efeito do ataluren por 3 meses em 19 sujeitos previamente estudados por 2 semanas; melhora importante e dependente do tempo na atividade CFTR após o período de tratamento foi observada.[338] Em contraste, uma experiência quase idêntica realizada nos Estados Unidos não demonstrou melhora na função CFTR,[339] levantando dúvidas sobre eficácia. Testagem de Fase III subsequente realizada durante 1 ano foi negativa, embora uma tendência para VEF_1 e frequência de exacerbação melhorados tenha sido observada, o que foi estatisticamente significativo em um subgrupo de indivíduos não expostos à tobramicina inalada, uma medicação concomitante que mais tarde demonstrou atenuar o efeito benéfico do ataluren *in vitro*.[340] Estudos futuros avaliarão o efeito do ataluren em sujeitos com FC com mutações *nonsense* que não são expostos à tobramicina. Os efeitos do ataluren provavelmente também são modulados pelos efeitos fundadores genéticos, incluindo o grau de expressão de *CFTR* RNAm como valor básico conforme modulado por decaimento mediado por *nonsense*.[278,341] Má seleção e otimização da eficácia do ataluren também foram sugeridas como tendo afetado o desenvolvimento bem-sucedido deste agente, devido em parte à sua estabilização da luciferase de vaga-lume,[342] que induz um aumento paradoxal e fora do alvo na dosagem notificadora usada para selecionar o agente.[309] Estudos mais recentes salientaram sua atividade relativamente precária.[343] Dado novo conhecimento a respeito dos melhores modelos para identificar e otimizar fármacos candidatos a CFTR que emergiram desde a identificação do ataluren, é possível que a identificação de novas substâncias usando ensaios alternativos de *readthrough* possa fornecer compostos mais eficazes.

Terapia Genética

Administração nasal de agentes de transferência de gene *CFTR* resgatou transporte de Cl^- CFTR-dependente em experiências de prova-de-conceito, mas a eficiência variável de vetores acoplada com expressão transgênica heterogênea e efeitos adversos por inflamação amorteceram o entusiasmo. Com NPD como um resultado, vetores virais demonstraram entrega transgênica usando adenovírus[344,345] e *adenovírus adenoassociado* (AAV), mas resultados positivos não foram universais.[347] Falha de uma tecnologia AAV pulmonar diminuiu o entusiasmo nos Estados Unidos. Melhoras no transporte de Cl^- usando vetores de transferência genética baseados em lipídio foram inicialmente limitadas a alterações pequenas e questionáveis[348-350] Preparações mais recentes demonstraram transferência um tanto melhorada,[354-356] mas foram dificultadas por preocupações com segurança e expressão constante. Diversas tecnologias incluindo nanopartículas de DNA compactado[357,358] ou depleção de *motifs* CpG mostraram promessa de melhorar a aplicação. A última é a base do vetor principal empregado pelo consórcio de terapia genética do Reino Unido, que está atualmente sendo avaliado em uma experiência clínica grande e de longa duração.[358] Tecnologias mais novas de transferência viral que prometem expressão sustentada dos genes estão também em desenvolvimento.[359]

Splicing (Encaixe) e Outros Reparos do DNA

Mutação de *splicing* (encaixe) representa uma minoria relativamente comum de alelos *CFTR*. Por exemplo, a 10ª mutação mais comum de FC é 3849 + 10 kb C-para-T, a qual leva à inclusão de um éxon críptico de 84 pares de bases no RNAm maduro.[360] Este éxon críptico contém um *in-frame nonsense codon*, o qual conduz à produção de proteínas não funcionais truncadas. A maquinaria de *splicing* é heterogênea tanto em pacientes quanto em tecidos dentro de um indivíduo, resultando em expressão relativamente heterogênea da doença. Isto forma a base de se examinar o potencial de um potencializador de CFTR em indivíduos com expressão de CFTR relativamente preservada devido a níveis razoáveis de expressão de CFTR. A variação na eficiência de *splicing* também pode ser aproveitada usando-se oligonucleotídeos *antisense* para induzir *splicing* normal mascarando locais de *splice* mutantes. Embora isto fosse requerer oligonucleotídeos *antisense* específicos a serem desenvolvidos para cada mutação de *splice* de *CFTR*, recentemente o uso dessa tecnologia mostrou eficácia terapêutica na distrofia muscular de Duchenne.[361] Assim, foi proposta uma abordagem semelhante na FC, que poderia ser combinada com outra terapêutica CFTR em uma base individual. Transdução de RNA de extensão completa também foi sugerida para o tratamento de doenças genéticas e poderia ser aproveitada na FC.

Insights sobre Mecanismo de Doença Revelados por Moduladores de CFTR

Modulação efetiva da função de CFTR proporcionou uma nova oportunidade para determinar a patogênese da doença, incluindo efeitos até agora não previstos da CFTR. Embora CFTR claramente funcione como um transportador de cloreto na superfície epitelial, está emergindo interesse pela regulação CFTR-mediada do *clearance* mucociliar, e se CFTR tem efeitos importantes sobre as propriedades físicas do próprio muco devido ao seu papel como transportador de bicarbonato e regulador do pH das vias aéreas. Isto é suportado por dados de que ivacaftor melhora a obstrução das vias aéreas devido à resolução do tamponamento de muco nas vias aéreas suscetíveis, conforme observado por imagem de ressonância magnética com He[3] antes e depois da administração de ivacaftor em sujeitos G551D FC[362,363], e também aumenta o *clearance* mucociliar, conforme observado pelo *clearance* de partículas inaladas radiomarcadas com Tc99. Colonização de *P. aeruginosa* também melhora dentro de 6 meses, sugerindo a possibilidade de que a defesa inata seja aumentada simplesmente pelo aumento da função de CFTR, antes de qualquer melhora de doença pulmonar estrutural. A magnitude relativamente grande de ganho de peso observado com ivacaftor em pacientes FC com G551D-*CFTR* recentemente foi atribuída ao seu efeito benéfico sobre o pH intestinal via secreção de bicarbonato, levantando a possibilidade de que a integridade da mucosa possa também ser melhorada em todo o tubo digestivo. Outras avenidas para exploração incluem o efeito da modulação por CFTR sobre outras manifestações da FC, tais como metabolismo da glicose, imunidade inata e função dos leucócitos, e absorção gastrointestinal, algumas das quais podem ser diretamente amarradas à atividade de CFTR.

TERAPIAS RESPIRATÓRIAS

Clearance Físico das Vias Aéreas

A combinação de tosse aumentada com vibração ou percussão torácica para soltar o muco representa uma pedra angular do tratamento diário da FC para reduzir obstrução da via aérea e prevenir exacerbações da FC.[364] Manobras diárias de *clearance*, incluindo fisioterapia torácica por vibropercussão, terapia administrada com as mãos, ou sistema de colete de *clearance* das via aéreas de fisioterapia torácica, são consideradas padrão de tratamento, embora o benefício em longo prazo não tenha sido examinado sistematicamente em experiências controladas randomizadas.[365,366] Em vez disso, os benefícios foram estabelecidos em uma experiência pequena com crianças mais velhas demonstrando melhora no VEF$_1$ e na produção de expectoração, o que foi adicionalmente suportado por uma série de experiências não randomizadas.[367,368] Técnicas alternativas de *clearance* das vias aéreas incluem *pressão expiratória positiva* (PEP), "tossir soprando" (*huff coughing*), e o uso de válvulas de agitação (*flutter*) vibratórias.[368]

Terapia de exercício pode ter benefício adicional às manobras físicas descritas anteriormente. Programas de exercício aeróbico padronizado visando a 70% a 85% da frequência cardíaca máxima demonstraram benefícios sobre a tolerância ao exercício, mas não melhoraram a função pulmonar. Resultados semelhantes são observados em programas de exercício isométrico.[369] O papel de programas de reabilitação pulmonar supervisionados na doença pulmonar FC grave está atualmente sendo explorado.[370]

Terapia de Reidratação das Vias Aéreas

Esforços para reidratar o ASL com o objetivo de aumentar o *clearance* mucociliar levaram a estudos examinando *solução salina hipertônica* (SSH) nebulizada. SSH melhora a hidratação da via aérea em modelos de FC e causa um aumento durável no *clearance* mucociliar em sujeitos com FC.[241] Uma experiência multicêntrica, randomizada, controlada com placebo mostrou uma melhora modesta na função pulmonar e uma redução de 56% na frequência de exacerbação pulmonar de FC apesar da adesão relativamente pequena ($\approx 63\%$ no fim da experiência).[240] A evidência sugere que os efeitos da SSH são aditivos a rhDNase.[240,371,372]

O ensaio ISIS (*Infant Study of Inhaled Saline* in CF) examinou o efeito da administração de HSSH a crianças pequenas com FC (idades de 4 meses a 5 anos, antes que espirometria possa ser realizada com confiança). Embora este estudo não tenha demonstrado um benefício no desfecho principal de frequência de exacerbações pulmonares, a frequência desses eventos foi extremamente baixa, limitando a sensibilidade.[373] Contudo, um subestudo de pacientes que fizeram PFT em bebês demonstrou importantes melhoras no VEF$_{0,5}$, um achado que será testado usando-se o *Lung Clearance Index*, uma medida de obstrução pulmonar independente de esforço. Até que os resultados sejam confirmados, a terapia com SSH não é recomendada nesse grupo etário.[151]

Uma vez que uma minoria de sujeitos desenvolve broncospasmo com administração de SSH, β_2-agonista inalado é geralmente recomendado antes da aplicação de SSH; além disso, SSH deve ser usada cautelosamente naqueles com obstrução pulmonar grave. Muitos exibirão tosse excessiva, limitando o uso, embora isto frequentemente diminua com a administração repetida.[240]

O uso de açúcares inabsorvíveis, como manitol, para hidratar as vias aéreas ao gerar um gradiente osmótico de fluido na superfície das vias aéreas é uma alternativa à SSH. Depois do sucesso em experiências de fase inicial,[174] recentemente foram realizadas duas experiências clínicas em grande escala. Embora a experiência norte-americana tenha demonstrado uma tendência a VEF$_1$ melhorado às 26 semanas de terapia, uma experiência paralela na Europa e Oceania demonstrou exacerbações reduzidas no ramo de tratamento.[375,376] Com base nesse sucesso, terapia com manitol inalado está aprovada para pacientes com FC com mais de 18 anos na Europa, Austrália e Nova Zelândia, embora resultados intermediários combinados com um risco potencial de hemoptise tenham sido uma barreira à aprovação nos Estados Unidos.

Dornase Alfa

Uso de DNase (dornase alfa) humana recombinante inalada, um tratamento farmacológico para melhorar as propriedades físicas do muco, demonstrou ser benéfico em experiências randomizadas controladas com placebo em pacientes com FC e foi um dos primeiros medicamentos específicos da FC a serem aprovados para doença respiratória. Dornase alfa causa dissolução de detritos em excesso de DNA que se acumulam devido à infecção bacteriana, estase de muco, e o grande influxo de neutrófilos para dentro da luz da via aérea. Dornase alfa melhorou a função pulmonar, a frequência de exacerbação pulmonar, e QOL.[239] Experiências examinando a terapia com dornase alfa em indivíduos com doença pulmonar grave (FVC < 40% do predito) também mostram benefício continuado.[377] Ela também parece benéfica em doença branda; dornase alfa estabilizou um aumento em marcadores inflamatórios em líquido de lavado broncoalveolar de crianças pequenas[178] e melhorou medidas radiográficas de aprisionamento de gás.[379] Dornase alfa também melhorou inomogeneidade da ventilação, conforme determinado pelo índice de *clearance* pulmonar em pacientes pediátricos com diminuição mínima na espirometria.[380] Assim, terapia com dornase alfa é recomendada para pacientes com FC em todas as faixas de gravidade da doença.[381]

Antibióticos Inalados

Infecção crônica é uma condição *sine qua non* de bronquiectasia, e a terapia antimicrobiana agressiva para extinguir ou controlar infecção crônica é um sustentáculo do tratamento da FC crônica. Uma vez que a via inalada fornece doses mais altas de antibióticos às vias aéreas cheias mucopurulentas, vários antimicrobianos são frequentemente usados em tratamento crônico de FC e demonstraram melhorar a função pulmonar e reduzir exacerbações pulmonares. O uso alternado de antibióticos inalados crônicos visa a atingir as vias aéreas equanto evita toxicidades sistêmicas e limita a emergência da resistência bacteriana através de pressão de seleção contínua. O primeiro agente a ser aprovado para esta finalidade foi a tobramicina inalada, a qual demonstrou ser associada com função pulmonar melhorada, taxa reduzida de exacerbação e peso aumentado, comparado com placebo, quando administrada duas vezes por dia em períodos alternados de 4 semanas.[151,382] Preocupações com carga diária de terapia levando à não obediência dos pacientes conduziram ao desenvolvimento de uma formulação em pó seco que demonstrou não ser inferior à tobramicina nebulizada convencional[242] e melhorou a satisfação dos pacientes quando tolerada.

Mais recentemente, o monobactâmico aztreonam inalado foi desenvolvido para uso crônico na FC. Estudos iniciais demonstraram QOL melhorada e intervalo prolongado entre exacerbações.[383,384] Uma grande experiência de 6 meses envolvendo pacientes com FC com mais de 6 anos que previamente usavam tobramicina inalada demonstrou VEF_1 melhorado e exacerbações reduzidas com aztreonam em meses alternados,[385] quando comparados àqueles designados para continuar tobramicina inalada em meses alternados. Um estudo semelhante em sujeitos com anormalidades mais brandas de função pulmonar demonstrou melhoras mais modestas no VEF_1 e QOL.[386] Assim, aztreonam inalado é atualmente recomendado para pacientes com FC com mais de 6 anos e com infecção por *Pseudomonas* crônica em todas as faixas de função pulmonar.[387] Colistina inalada é muitas vezes usada como agente antipseudômonas alternativo em sujeitos com cepas resistentes, embora ela não seja aprovada pela Food and Drug Association (FDA) para esta finalidade e seja associada com efeitos colaterais como broncospasmo.[151,388,389]

Ainda não está claro qual antimicrobiano é melhor para pacientes individuais, mas a escolha do agente é geralmente dirigida pelo patógeno dominante, padrões de resistência antimicrobiana e preferência do paciente, porque a resistência a antimicrobianos nem sempre prediz a resposta clínica. Alguns clínicos, particularmente na Europa, atualmente aprovam uma conduta de terapia alternada contínua usando dois ou mais antibióticos inalados com base no achado empírico de que certos pacientes frequentemente exibem exacerbações quando sem antibióticos. Investigação formal dessa conduta usando ciclos de 28 dias alternados contínuos de tobramicina e aztreonam inalados está atualmente em andamento. Vários outros esquemas antibióticos, geralmente derivados de antibióticos sistêmicos efetivos, estão também em investigação e poderiam oferecer opções adicionais para controle em longo prazo de infecções respiratórias crônicas. Estes incluem fluoroquinolonas[390] e vancomicina[381] inaladas. É uma questão em aberto se a supressão ou erradicação de *Staphylococcus* species, incluindo MRSA, oferece benefício. Digno de nota, profilaxia oral para *S. aureus* levou à infecção *Pseudomonas* aumentada em pacientes tratados, justificando cautela.[392]

Erradicação Bacteriana

A morbidade e mortalidade principais na FC são atribuíveis à doença respiratória obstrutiva produzida pela infecção endobrônquica crônica com bactérias oportunistas. Infecção por *P. aeruginosa* é claramente associada com declínio na função respiratória, e a aquisição precoce de *Pseudomonas* é associada com morbidade e mortalidade aumentadas.[105,393,398] Consequentemente, a identificação de infecção e a erradicação via tratamento com antibióticos antpseudômonas são consideradas como resultando em função pulmonar sustentada e mortalidade retardada.[115,399] Além disso, os isolados iniciais estão presentes em mais baixa densidade, são geralmente não mucoides e exibem perfis favoráveis de resistência microbiana, refletindo uma "janela de oportunidade" para tratamento e erradicação.[400,401] Infecção por *Pseudomonas* se torna mais prevalente com o aumento da idade, com culturas positivas do trato respiratório descritas em até 30% dos bebês, 30% a 40% das crianças (2 a 10 anos), e 60% a 80% dos adolescentes e adultos.[402] Triagem de recém-nascido para FC pode permitir a identificação mais precoce de infecção por *P. aeruginosa* em crianças antes do início de doença pulmonar significativa e do desenvolvimento de resistência antimicrobiana que possa limitar a eficiência da terapia. Após a detecção de *P. aeruginosa* em crianças assintomáticas, a opinião atual suporta a intervenção clínica para erradicar o organismo. Os esquemas antimicrobianos diferem desde antibióticos inalados minimamente invasivos à aplicação intravenosa agressiva.[110] Embora diversos estudos tenham validado a eficiência de vários esquemas de tratamento, nenhum esquema de tratamento demonstrou clara superioridade. Doença pulmonar obstrutiva pode limitar a eficácia de antibióticos inalados. Erradicação bem-sucedida de outros patógenos de FC como *B. cepacia* e MRSA também foi descrita, mas não existe uma prática-padrão de erradicação conclusiva.

Terapia com Macrolídeo

Embora antibióticos macrolídeos não exibam propriedades significativas antipseudômonas, a utilidade desses agentes na panbronquiolite difusa, uma doença rara que se parece com a FC (incluindo infecção crônica com *P. aeruginosa*), levou a experiências terapêuticas em pacientes com FC.[403-406] Em um ensaio clínico multicêntrico, randomizado, controlado por placebo, azitromicina oral em dias alternados demonstrou função pulmonar melhorada, que foi acompanhada por uma grande redução nas exacerbações pulmonares.[407] Resultados semelhantes foram vistos em um estudo canadense usando claritromicina.[408] Efeitos benéficos da azitromicina podem também ser observados em pacientes com FC que não estão cronicamente infectados com *Pseudomonas* (através de efeitos anti-inflamatórios menos bem descritos), sugerindo ainda mais que o mecanismo é independente de propriedades antimicrobianas; uma grande experiência clínica demonstrou taxas melhoradas de exacerbação,[409] embora VEF_1 melhorado não fosse observado. Com base na evidência atual, as diretrizes presentes atribuem uma prioridade mais baixa para azitromicina crônica em pacientes não infectados.[245] A crescente incidência de infecções micobacterianas não tuberculosas provoca preocupação com o uso em longo prazo de azitromicina devido ao potencial de resistência induzível a macrolídeo. Alguns dados *in vitro* sugerem risco aumentado de induzir micobactérias atípicas,[151] embora isto não tenha sido observado em estudos epidemiológicos.[110] Contudo, triagem anual quanto a micobactérias típicas é recomendada e é particularmente importante em pacientes tratados com azitromicina. A segurança e eficácia da azitromicina em bebês jovens com FC em alto risco de bronquiectasia, conforme detectado por elastase neutrofílica elevada, estão atualmente em avaliação.

Terapia Anti-inflamatória

Intensa inflamação neutrofílica é característica da FC e permanece sendo um alvo terapêutico que não foi completamente atingido.[140,411-413] Experiências iniciais utilizando corticosteroides sistêmicos crônicos em dias alternados mostraram um efeito benéfico da prednisona (1 mg/kg) sobre a função pulmonar, mas seu uso permanece limitado pelas toxicidades dos esteroides e não é recomendado para uso de rotina.[414-416] Esteroides inalados foram estudados frequentemente em pequenas experiências. Em alguns estudos, foi observada reatividade melhorada das vias aéreas, mas eles não demonstraram efeitos sustentados sobre a função pulmonar, e a retirada pode ser tolerada sem deterioração clínica.[417,418] O uso é geralmente limitado a indivíduos com um fenótipo asmático, dada a preocupação potencial com desmineralização, supressão suprarrenal e retardo do crescimento em pacientes pediátricos.

Diversas outras moléculas anti-inflamatórias foram estudadas na FC, embora a janela apropriada onde há bloqueio da inflamação, o qual tem efeitos anti-infecciosos destrutivos e benéficos, ainda não esteja clara. Ibuprofeno em alta dose, um *agente anti-inflamatório não* esteroidal (AINE), mostrou melhorar a velocidade de declínio da função pulmonar, mas seus efeitos benéficos foram os maiores em crianças pequenas.[419] Estudos confirmatórios também demonstraram efeitos benéficos.[247,420] Apesar dessa evidência, a terapia com AINE não é amplamente utilizada nos Estados Unidos devido a preocupações com toxicidades crônicas, particularmente em indivíduos mais velhos, e a necessidade de monitoramento farmacocinético para alcançar níveis séricos adequados.[421] Por exemplo, níveis inadequados são associados com um efeito pró-inflamatório paradoxal produzindo migração aumentada de neutrófilos.[247,422]

Tentativas de estender os benefícios observados da terapia anti-inflamatória a outros agentes eicosanoide-ativos (p. ex., inibidores de leucotrienos) foram variáveis e incluem um aumento nas complicações pulmonares com um antagonista de LTB4 não seletivo.[69,423] Ao longo de linhas semelhantes, administração aerossolizada de interferon gama-1β não foi efetiva em uma experiência randomizada placebo-controlada,[424] nem o foram tentativas iniciais de bloquear proteases com antitripsina inalada.[425] Outros agentes, como inibidores de HMG Co-A redutase, hidroxicloroquina e metotrexato, não demonstraram benefício convincente, ilustrando a dificuldade de atingir com sucesso este mecanismo. Contudo, mais terapias estão em desenvolvimento e poderiam contornar problemas se for considerada a seleção apropriada de pacientes.

OUTROS TRATAMENTOS DE SUPORTE

Exacerbações Pulmonares

Exacerbações de doença pulmonar FC são caracterizadas por tosse aumentada e produção de expectoração, angústia respiratória, tolerância fisiológica diminuída, perda de peso, espirometria diminuída, hipoxemia aumentada, ou desenvolvimento de uma grande complicação pulmonar como hemoptise.[426-429] O tratamento inclui intensificar o *clearance* das vias aéreas e terapia antimicrobiana sistêmica geralmente dirigida contra os patógenos mais recentes. São usados ambos os tratamentos — com internação e ambulatorial; fatores importantes nessa distinção incluem a gravidade da doença, função pulmonar básica, organismos microbianos e padrão de resistência, a presença de complicações adicionais, e a capacidade de cumprir um esquema ambulatorial. Exacerbação pulmonar aguda é a indicação mais comum para hospitalização na FC e é indicada quando os episódios são graves, refratários a tratamento como paciente externo, ou inadequada para terapia domiciliar por razões psicossociais. A hospitalização facilita a administração controlada de antibióticos intravenosos para tratar infecções exacerbadas e fornece um contexto que conduz à intensificação sustentada de fisioterapia torácica. Embora o padrão histórico para exacerbações pulmonares seja a terapia baseada em hospital, com recursos adequados e aderência, a terapia domiciliar, incluindo o uso de antimicrobianos parenterais e procedimentos de retirada de muco, pode alcançar resultados equivalentes em pacientes apropriadamente selecionados.[430,431] Em geral, o objetivo principal da terapia é melhorar os sintomas clínicos e retornar a função pulmonar à básica. Entretanto, em alguns pacientes, a função pulmonar não retorna aos níveis prévios apesar da melhora clínica, e pode declinar ainda mais, dias a semanas após tratamento.[433-435] Uma diminuição grave na espirometria em relação à básica é um fator de risco importante de perda sustentada de função pulmonar, sugerindo a necessidade de tratamento precoce e agressivo ao início da exacerbação.[434-436]

Antibioticoterapia deve ser de ampla base devido à natureza polimicrobiana da doença pulmonar FC e é principalmente selecionada com base nos resultados de cultura e suscetibilidade. Digno de nota, apesar dessa recomendação, as sensibilidades *in vitro* não predizem resposta clínica, sugerindo limitações importantes a esta estratégia geral.[436] Tratamento de *Pseudomonas* é a primeira consideração, e dois antibióticos com mecanismos distintos devem ser usados para maximizar a eficácia, a não ser que seja usada terapia oral, na qual fluoroquinolonas são o suporte principal, mas que poderia potencialmente levar à aquisição aumentada de resistência bacteriana.[437] Aminoglicosídeos continuam a ter ótima atividade para terapia anti-*Pseudomonas* que requer antibióticos intravenosos e têm sido o sustentáculo por muitos anos, mas exigem monitoramento para otimizar a terapia. A administração tradicional de aminoglicosídeos duas a três vezes ao dia mudou em favor da administração uma vez ao dia.[438,439] Aplicação uma vez ao dia, na faixa de 8 a 12 mg/kg/dia, atinge mais altas concentrações (20 a 30 μg/mL) que potencializam o efeito bactericida e limitam a toxicidade prolongando as depressões, as quais são tipicamente indetectáveis no contexto de função renal normal.[168,440] Os pacientes devem ser monitorados cuidadosamente durante terapia com aminoglicosídeo quanto ao aparecimento de nefrotoxicidade e ototoxicidade. Aminoglicosídeos são usualmente pareados com um β-lactâmico para maximizar a eficácia. Um terceiro antibiótico também pode ser útil para controlar MRSA ou outro organismo atípico. Embora não haja consenso sobre a duração da terapia, uma resposta clínica referente aos sintomas ou à função pulmonar usualmente é aparente 4 a 7 dias após iniciação da terapia. Uma duração de 10 a 14 dias parece ser adequada para obter melhora máxima na função pulmonar e saúde sustentada na maioria dos casos.[441,442] Com infecção refratária, tratamento por 3 semanas ou mais não é incomum, mas pode não ter sucesso. Estudos recentes demonstraram que VEF_1 entra em platô após 10 dias de tratamento internado, levantando uma dúvida sobre o benefício e o risco de mais longo curso hospitalar e de antibiótico parenteral.[431,443] Uma vez que não há diretriz clara para a duração da terapia, cada série de tratamento exige avaliação cuidadosa pelo clínico. Tratamentos mais curtos podem melhorar QOL e a adesão, limitar morbidades associadas com fármacos e ser menos caros. Entretanto, isto pode não ser suficiente para resolver uma infecção respiratória e pode resultar em benefício menos sustentado e recorrência precoce de exacerbação. Séries prolongadas de antibioticoterapia devem incluir culturas do trato respiratório para organismos bacterianos e fúngicos porque as sensibilidades antibióticas podem mudar.[444] Em pacientes necessitando de tratamentos frequentes ou antibioticoterapia longa em casa, cateteres intravenosos centrais subcutâneos podem fornecer acesso intravenoso estável para facilitar o tratamento. Isso acarreta um risco de infecções e trombose associadas com cateter.[445] Por essa razão, estrogênio exógeno deve ser evitado em mulheres com cateteres venosos centrais se possível.

TRATAMENTO DE COMPLICAÇÕES PULMONARES

Tratamentos dirigidos para controlar a infecção das vias aéreas, limitar inflamação e otimizar o *clearance* das vias aéreas são a pedra angular da terapia na doença pulmonar FC inicial e avançada. Insuficiência respiratória hipoxêmica deve ser reconhecida e tratada com oxigênio suplementar. Oxigênio a baixo fluxo é efetivo para aliviar hipoxemia noturna, de esforço e de repouso, e usualmente não causa hipercapnia importante.[446] O desenvolvimento de hipoxemia noturna ou em repouso é fortemente associado com a instalação de hipertensão pulmonar e com mortalidade aumentada.[447] Diuréticos, agentes inotrópicos e teofilina fornecem pouco ou nenhum benefício na FC e raramente são usados. *Cor pulmonale* é um achado terminal em doença avançada com poucas opções de tratamento viáveis além daquelas para estabilizar doença pulmonar e tratar sintomaticamente a hipertensão pulmonar.[448]

Insuficiência respiratória aguda devida a insultos reversíveis pode ser estabilizada por suporte ventilatório não invasivo ou invasivo.[211,449,450] Embora a mortalidade associada com ventilação mecânica seja alta, ela não é absoluta. Foi relatado que um terço dos pacientes de FC com doença pulmonar avançada sobrevive a eventos exigindo ventilação mecânica.[212] Ventilação mecânica também pode ser usada como uma ponte para transplante em centros apropriados.[212,450,451] Oxigenação por membrana extracorpórea também tem sido usada para essa finalidade.[452]

Atelectasia é tratada escalonando-se a intensidade e frequência do *clearance* das vias aéreas, e terapia usual é dirigida para exacerbações pulmonares. Corticosteroides sistêmicos ou inalados podem ser úteis na presença de asma, ABPA, ou inflamação importante das vias aéreas refratária à terapia antimicrobiana. Há pouca evidência de que broncoscopia e lavagem sejam efetivas em tratar a atelectasia. Entretanto, avaliação broncoscópica da atelectasia e tratamento de obstrução mucoide em associação com aspergilose endobrônquica e ABPA foram descritos.[453,454] ABPA tipicamente responde a doses padronizadas de corticosteroides sistêmicos.[190] Corticosteroides inalados,[455] terapia antifúngica oral supressiva,[456] e omalizumabe[457] podem ser úteis para limitar a carga sistêmica de esteroide.

Quando pequeno e minimamente sintomático, um pneumotórax pode ser observado com expectativa de resolução espontânea. Pneumotórax de maior volume (p. ex., > 20%) ou que comprometa a ventilação ou a estabilidade fisiológica necessita de descompressão com tubo de tórax.[458] Pneumotórax recorrentes são comuns em doença pulmonar avançada e são associados com mais alta mortalidade. Pacientes com pneumotórax crônico que estejam clinicamente instáveis ou experimentem morbidade importante podem se beneficiar de pleurodese química e/ou mecânica.[459] Pleurodese prévia não é considerada uma contraindicação à transplantação pulmonar.[459]

Hemoptise importante é tratada com antibióticos e repouso torácico, embora a reinstituição da terapia tenha se tornado mais agressiva com o tempo. Vitamina K suplementar deve ser dada se o tempo de protrombina estiver prolongado devido a má absorção. Estabilização do coágulo com ácido tranexâmico e redução da pressão arterial sistêmica com beta-bloqueador podem ter alguma utilidade clínica.[195,460] Hemoptise maciça pode se resolver com terapia conservadora, mas embolização de artéria brônquica fornece controle mais definitivo e pode também ser considerada em casos recorrentes de sangramento submaciço.[196]

Tratamento de Complicações Gastrointestinais

Íleo meconial pode frequentemente ser aliviado com clisteres refluindo contraste radiográfico hidrossolúvel adentro do íleo terminal sob fluoroscopia.[197] Se isto não tiver sucesso, ou houver preocupação com perfuração intestinal devido à gravidade do comprometimento, deve ser obtido parecer cirúrgico. SOID é tipicamente tratada com soluções eletrolíticas balanceadas em grande volume contendo laxativos osmóticos (polietilenoglicol) e mucolíticos (N-acetilcisteína).[461] Enemas de contraste que atinjam o íleo terminal podem complementar a terapia. No contexto de distensão abdominal importante ou êmese intratável, a preocupação de obstrução intestinal ou êmese biliosa/fecal torna necessário um parecer cirúrgico.[462]

Prolapso retal pode ser reduzido voluntariamente em pacientes experientes com técnicas envolvendo os músculos abdominais, perineais e glúteos. Crianças novas muitas vezes necessitam de redução manual por meio de pressão delicada na posição genupeitoral.[452] Terapia apropriada de reposição de enzimas pancreáticas, estado nutricional melhorado e controle de doença pulmonar usualmente previnem recorrência. Estabilização cirúrgica do reto é necessária se o prolapso for crônico e refratário à intervenção clínica.

Disfunção de CFTR resultando em secreção anormal de bile é considerada causa de doença hepática FC. *Ácido ursodesoxicólico* (URSO) é usado para tratar cirrose biliar primária.[220] Embora seu impacto sobre a doença hepática não esteja claro, diversos estudos demonstraram que URSO melhora os testes de função hepática; entretanto, o efeito em longo prazo sobre a função hepática é desconhecido.[463] Os limiares para iniciar terapia e os resultados clínicos estão sob investigação; na ausência de dados empíricos, as diretrizes presentemente recomendam consideração do tratamento com URSO.[464] Suporte nutricional agressivo deve ser instituído na ausência de terapia específica. Varizes esofágicas sangrantes que complicam cirrose podem muitas vezes ser tratadas com ligadura elástica ou escleroterapia. Hipertensão portal e sangramento varicoso refratário grave têm sido tratados com sucesso com *shunt* portossistêmico.[465] Insuficiência hepática e ascite são tratadas de modo padrão. Transplante de fígado tem sucesso na FC com taxas de sobrevida em 1 e 5 anos descritas como acima de 80%.[466] Pancreatite é tratada com medidas-padrão, tais como repouso intestinal e tratamento clínico suportivo.

Hiperglicemia pode complicar a FC em qualquer idade, mas geralmente é encontrada pela primeira vez na segunda e terceira décadas de vida.[467,468] Cetoacidose não é tipicamente um aspecto de diabetes melito relacionado à FC. Tratamento de glicemia elevada na FC se tornou mais agressivo pelo fato de o avanço da sobrevida ter fornecido evidência das complicações do diabetes e do reconhecimento aumentado do seu impacto sobre a progressão da doença pulmonar.[469] Doença vascular afetando a retina e os rins foi documentada em pacientes com FC que tiveram hiperglicemia prolongada.[469,470] Assim, controle em longo prazo dos níveis sanguíneos de açúcar está indicado. Esquemas intensivos de triagem e tratamento foram recomendados.[468,471-473] Terapia com insulina é o sustentáculo do tratamento, uma vez que os seus efeitos anabólicos também podem ser benéficos;[468,472-474] tratamento dietético também é importante.

Terapia Cirúrgica

Cirurgia sinusal endoscópica e polipectomia nasal para aliviar obstrução são os procedimentos cirúrgicos mais comuns na FC.[474-476] Embora a maioria dos pacientes experimente melhora pós-operatória, a recorrência é comum e muitas vezes requer procedimentos repetitivos.[477] A incidência de polipose tende a regredir na idade adulta.[475] Cirurgia sinusal mais agressiva para marsupializar a cavidade sinusal pode também ser benéfica.[478] Cálculos biliares sintomáticos podem exigir colecistectomia eletiva.[477] Ressecção pulmonar tem sido historicamente considerada quando doença pulmonar focal grave conduz a instabilidade clínica e declínio acelerado na função pulmonar. Embora a terapia cirúrgica tenha sido descrita para estabilizar a evolução clínica e reduzir frequência de exacerbação, o tratamento cirúrgico é raro no presente, provavelmente devido a estratégias de tratamento e saúde global melhoradas dos indivíduos com FC.[229,479-482] Os pacientes devem ser cuidadosamente selecionados porque perda de função pulmonar no curto prazo pós-operatório é esperada.[483] Hemoptise maciça refratária à terapia-padrão pode exigir lobectomia.

Nutrição

Condição nutricional melhorada em pacientes com FC é associada com melhores resultados clínicos em longo prazo.[481] Pacientes com FC têm necessidades calóricas aumentadas que foram atribuídas a má absorção residual, trabalho aumentado da respiração e fatores relacionados a infecção e inflamação. As recomendações dietéticas incluem uma dieta de alta caloria (20% a 50% acima da ingestão recomendada padrão), alta proteína, incluindo uma quantidade moderada de gordura alimentar (35% a 45% da ingestão calórica), e limitar carboidratos processados.[484] Pacientes com um índice de massa corporal abaixo do 25° percentil são tipicamente considerados como estando em insuficiência nutricional e merecem aconselhamento nutricional agressivo e suplementação dietética. Se aconselhamento nutricional não for bem-sucedido, a consideração de estimulantes do apetite, ou alternativamente alimentações por tubo de gastrostomia, está justificada porque a suplementação com preparações dietéticas elementares pela boca não tem probabilidade de ser sustentada durante um período prolongado de tempo.

Devido à insuficiência pancreática, 90% dos pacientes com FC necessitam de terapia de reposição de enzimas pancreáticas. As enzimas são supridas em cápsulas contendo grânulos acidorresistentes com revestimento entérico, contendo doses de lipase de 3.000 a 40.000 unidades. A administração é tipicamente baseada no peso e é ajustada com base na presença de sintomas de má absorção, tais como dor abdominal, flatulência excessiva e fezes gordurosas. As faixas posológicas devem ser limitadas às diretrizes atuais (2.500 unidades de lipase/kg/refeição, 10.000 unidades de lipase/kg/dia). Posologias excedendo essas limitações foram associadas com colonopatia fibrosante.[485-488]

Uma multivitamina diária é padrão para tratamento de FC com suplementação adicional dependendo de concentrações séricas ou fatores clínicos. Vitaminas A e E são muitas vezes supridas adequadamente por uma preparação multivitamínica diária padrão. Deficiência de vitamina A é facilmente corrigida por suplementação dietética. Deficiência sintomática é rara e tipicamente é encontrada em pacientes que não tomam vitaminas suplementares ou enzimas pancreáticas, mas podem resultar em pressão intracraniana aumentada, xeroftalmia e cegueira noturna. Deficiência de vitamina D apresentando-se como raquitismo é vista raramente. Pacientes com FC frequentemente têm níveis inadequados (< 30 a 60 ng/mL) que podem ser refratários à suplementação com alta dose. Desmineralização óssea é comum, e o considerável interesse a respeito da associação de níveis inadequados de vitamina D com maus resultados relacionados à saúde conduziu a recomendações de suplementação agressiva. Vitamina E é deficiente apenas em pacientes sem suplementação, e raramente causa destruição aumentada de eritrócitos e distrofia neuroaxonal.[489] Deficiência de vitamina K pode resultar em diátese hemorrágica. Embora problemas hemorrágicos clinicamente importantes se manifestem principalmente em crianças, deficiência de vitamina K no contexto de hemoptise pode apresentar complicações importantes em pacientes mais velhos. Outras vitaminas e oligoelementos, especificamente zinco, podem estar em deficiência e necessitar de suplementação seletivamente.[490]

Fatores Psicossociais

Os resultados estão melhorando e novas terapias encerram ainda maior promessa, mas FC permanece uma doença crônica fatal. Com o advento da triagem de recém-nascido e pacientes sobrevivendo adentro da idade adulta, os aspectos psicossociais da FC se alargaram e continuam a afetar o paciente, a família e a comunidade. Terapias clínicas continuam a oferecer benefício importante, mas podem ser limitadas pelo bem-estar psicossocial do paciente, sua atitude e, em última, análise aderência à terapia. As abordagens à prestação de tratamento clínico que promovam um autoconceito positivo e suportem o paciente e/ou a família para gerenciar sua terapia clínica e maximizar a QOL relacionada à saúde tendem a ter um impacto positivo sobre os resultados e, em última análise, sobre a longevidade. Prestadores com *expertise* em suporte psicossocial são valiosos para a equipe de tratamento de FC.[485] Depressão maior é uma comorbidade comum à medida que os pacientes se tornam mais velhos e pode ser uma influência negativa sobre o resultado clínico; justificam-se monitoramento e tratamento agressivos.

Transplante Pulmonar

Transplante bipulmonar sequencial constitui uma terapia aceita para insuficiência respiratória secundária a FC.[492] Transplante lobar de vivo é uma alternativa efetiva a transplantes pulmonares cadavéricos convencionais, mas só é executado em centros selecionados.[493] Mais de 2.300 transplantes de pulmão foram efetuados em FC em todo o mundo e a proporção está aumentando. A sobrevida de 5 anos é logo acima de 50%, o que se compara favoravelmente com a sobrevida de transplante pulmonar realizado em outras doenças pulmonares.[494] Dada a sobrevida limitada e o tratamento complexo requerido, a consideração de transplante pulmonar exige uma cuidadosa avaliação psicológica e social. Caso transplante pulmonar seja escolhido, os pacientes devem ser completamente avaliados e encaminhados quando tiverem um benefício de sobrevida ou mortalidade predita na faixa de 2 a 3 anos; fórmulas de predição podem ajudar nesse processo.[174] Subsequentemente ao transplante bem-sucedido, o paciente pode experimentar uma situação respiratória e QOL dramaticamente melhoradas, mas pode permanecer um encargo importante de tratamento médico.

> ### Pontos-chave
>
> - *Fibrose cística* (FC) é a mais comum doença monogenética em caucasianos e resulta de mutações no gene *regulador da condutância transmembrânica da FC* (CFTR).
> - CFTR ausente causa *clearance* mucociliar retardado, anormalidades no muco e um defeito na defesa do hospedeiro, iniciando infecções sinopulmonares progressivas crônicas e um ciclo de destruição pulmonar que conduz à bronquiectasia e insuficiência orgânica.
> - Manifestações extrapulmonares são observadas onde CFTR é altamente expressado normalmente, como no pâncreas endócrino e exócrino, trato gastrointestinal, pele, osso e trato reprodutor masculino.
> - Os paradigmas diagnósticos enfatizam a detecção precoce por triagem de recém-nascidos, e um alto índice de suspeição para reconhecer casos atípicos mais tarde na vida, os quais são geralmente causados por alelos *CFTR* que codificam para CFTR parcialmente funcional.
> - Tratamento efetivo e monitoramento através de uma rede de tratamento especializado de FC e centros de pesquisa melhoraram a morbidade e mortalidade.
> - Tratamento agressivo de exacerbações pulmonares de FC é necessário para retardar a progressão e reduzir complicações de doença pulmonar terminal.
> - Estratégias de tratamento para doença pulmonar crônica geralmente visam a manifestações "corrente abaixo" da fisiopatologia da FC; esses tratamentos incluem reidratantes do líquido diminuído da superfície das vias aéreas, mucolíticos para aumentar a remoção de muco, terapias antimicrobianas e agentes anti-inflamatórios crônicos.
> - Recentemente, o desenvolvimento bem-sucedido e a aprovação do ivacaftor para pacientes FC com a mutação G551D *CFTR* forneceram um mapa do caminho que revigorou os pesquisadores que trabalham para desenvolver novos moduladores de função de CFTR para corrigir o defeito subjacente causado pelos alelos mais comuns de *CFTR*.

As Referências estão disponíveis exclusivamente no site www.elsevier.com.br/expertconsult

48 BRONQUIECTASIA

EDWARD D. CHAN, MD • MICHAEL D. ISEMAN, MD

INTRODUÇÃO
CLASSIFICAÇÃO
EPIDEMIOLOGIA
PATOGÊNESE
"CÍRCULO VICIOSO" E MICROBIOLOGIA
BIOFILMES
DOENÇAS E PREDISPOSIÇÕES ASSOCIADAS
Lesão Pulmonar devida a Infecção Aguda
Fibrose Cística
Doenças da Imunidade

Anomalias da Alfa$_1$-Antitripsina
DPOC
Anormalidades do Epitélio Ciliado
Defeitos da Cartilagem ou Fibras Elásticas Brônquicas
Anormalidades do Tecido Conectivo
Anomalias Congênitas e do Desenvolvimento
Doenças Inflamatórias Idiopáticas
Acidentes de Aspiração/Inalação
Doenças Pós-obstrutivas
Aspergilose Broncopulmonar Alérgica

Bronquiectasia Idiopática
Diversos
DIAGNÓSTICO
TRATAMENTO
Higiene das Vias Aéreas e Agentes Hiperosmóticos
Terapia Antimicrobiana
Terapia Anti-inflamatória
AINE
Cirurgia
Diversos

INTRODUÇÃO

Bronquiectasia é definida por dilatação, ou ectasia, das vias aéreas ou brônquios. As manifestações clínicas principais de bronquiectasia são infecções recorrentes, crônicas ou refratárias. Outras sequelas importantes incluem hemoptise, obstrução crônica do fluxo aéreo e comprometimento progressivo da respiração. Na era pré-antibiótica, amiloidose secundária e abscessos cerebrais embólicos eram descritos como consequências da supuração crônica dos pulmões; essas complicações são extremamente raras agora nas nações industrializadas.

Existem muitos e variados caminhos que conduzem ao desenvolvimento de bronquiectasia (Tabela 48-1). Em termos amplos, bronquiectasia pode se desenvolver por causa de um evento incidental ou um episódio que não reflete as defesas intrínsecas do hospedeiro. Exemplos poderiam incluir uma pneumonia necrosante após aspiração ou infecção crônica distal a um adenoma brônquico obstrutivo. Muitas vezes, no entanto, bronquiectasia evolui devido a condições que são inerentes à constituição genética básica do paciente. O exemplo mais comum e dramático disto é a *fibrose cística* (FC). A distinção entre esses dois modelos é um elemento importante de prognóstico e tratamento.

Uma questão central para compreender a patogênese da bronquiectasia é se infecção é na verdade a causa imediata de bronquiectasia ou se infecções se desenvolvem por causa de uma condição predisponente subjacente. Por exemplo, constitui um adágio comumente aceito que muitos casos de bronquiectasia em adultos são devidos a ataques de coqueluche ou sarampo na infância.[1] Pasteur et al. investigaram os fatores causais em 150 adultos com bronquiectasia.[1] Em 70 (47%) pacientes, eles conseguiram identificar uma ou mais "causas" da bronquiectasia. Embora eles constatassem que "pneumonia, coqueluche ou sarampo na infância" fora uma causa ou contribuíra para a causa de bronquiectasia em 44 dos 70 pacientes, é importante enfatizar que este achado foi baseado na lembrança da história médica pregressa e fornece apenas uma ligação associativa e não uma ligação causal.[1] Embora essas infecções na infância possam indubitavelmente causar bronquiectasia, poderíamos ser céticos sobre este constructo simples, perguntando por que doenças da infância antigamente comuns resultavam em bronquiectasia em apenas uma pequena proporção dos pacientes. A questão que deve ser atacada mais completamente é se os indivíduos eram particularmente vulneráveis a complicações; por exemplo, a coqueluche ou o sarampo resultavam em dano excessivo devido à suscetibilidade inata dos hospedeiros?

CLASSIFICAÇÃO

Embora haja consideráveis superposição e coexistência entre as várias formas de bronquiectasia, os padrões e a distribuição radiográfica podem fornecer indícios quanto ao diagnóstico, tratamento e prognóstico.[2] Assim, caracterizar os aspectos morfológicos e a distribuição da bronquiectasia é um exercício útil. Nesta era, bronquiectasia é principalmente identificada e descrita por *tomografia computadorizada* (TC) do tórax, especialmente *TC de alta resolução* (HRCT, do inglês, *high-resolution CT*; veja mais adiante).

Bronquiectasia *cilíndrica* é descrita como falha das vias aéreas comprometidas em se afilarem progressivamente no seu trajeto distal. Usualmente, nessa condição as paredes brônquicas são lisas ou regulares (Fig. 48-1A). Bronquiectasia *varicoide* é uma alusão a veias varicosas e é marcada por dilatação, estreitamento e proeminência irregulares das vias aéreas (Fig. 48-1B). Bronquiectasia *sacular*, também conhecida como bronquiectasia cística, inclui deformação focal ou cística das vias aéreas distais; pode ser isolada (Fig. 48-1C) ou pode ser mais confluente, produzindo a aparência de consolidação bronquiectásica e perda de volume (Fig. 48-2).

Uma distinção clínica tradicional dentro da bronquiectasia tem sido "úmida" *versus* "seca". Historicamente foi observado que alguns pacientes com bronquiectasia tinham tosse produtiva contínua ou frequente que tipicamente fornecia copiosas secreções purulentas — eis porque "úmida". Independentemente da causa, bronquiectasia "úmida" e "seca" tendem a ter padrões distintos de localização. Bronquiectasia comprometendo zonas inferiores (lobos inferiores, o lobo

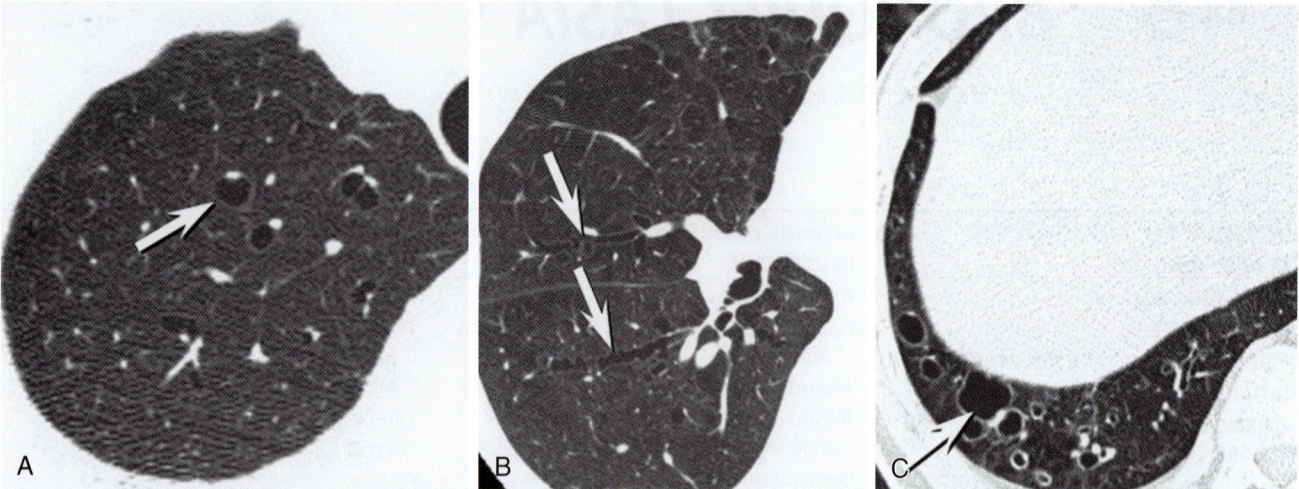

Figura 48-1 Classificação da bronquiectasia. A, Bronquiectasia cilíndrica com o aspecto característico de anel de sinete (*seta*). **B,** Bronquiectasia varicoide (*setas;* diagnostica apenas em plano longitudinal). **C,** Bronquiectasia cística (*seta*). (Cortesia de Michael Gotway, MD.)

Tabela 48-1 Condições Associadas com Bronquiectasia

CONDIÇÕES PÓS-INFECCIOSAS
Infecções do trato respiratório inferior da infância
Infecções granulomatosas
Pneumonias necrosantes em adultos
Outras infecções respiratórias

DOENÇAS IMUNES PRIMÁRIAS
Defeitos humorais
Doenças celulares e/ou mistas
Disfunção dos neutrófilos
Outras

FIBROSE CÍSTICA (FC)
FC clássica
Variantes da FC
Síndrome de Young

SISTEMA DA ALFA$_1$-ANTITRIPSINA
Deficiências
Anomalias

ANORMALIDADES ESTRUTURAIS HERDÁVEIS
Discinesia ciliar primária
Síndrome de Williams-Campbell
Síndrome de Mounier-Kuhn
Síndrome de Marfan
Sequestração, agenesia, hipoplasia, nanismo

DOENÇAS INFLAMATÓRIAS IDIOPÁTICAS
Sarcoidose
Artrite reumatoide
Espondilite anquilosante
Lúpus eritematoso sistêmico
Síndrome de Sjögren
Doença intestinal inflamatória
Policondrite recidivante

INALAÇÃO E OBSTRUÇÃO
Refluxo/aspiração gastroesofágica
Pneumonia
Lesão de inalação tóxica/térmica
Acidente pós-obstrução
Corpo estranho
Tumores benignos e malignos
Compressão extrínseca da via aérea
Aspergilose broncopulmonar alérgica/micose

DIVERSAS
Infecção HIV/AIDS
Síndrome de unhas amarelas
Radioterapia
Fibrose pulmonar

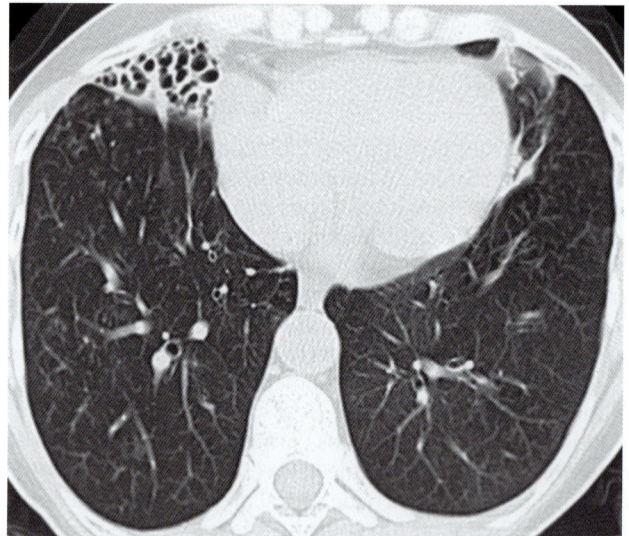

Figura 48-2 Consolidação bronquiectásica. O aspecto inferomedial do lobo médio direito está comprometido com um processo cístico grosseiro, essencialmente sem nenhum pulmão normal remanescente. Alterações semelhantes são muitas vezes vistas no segmento inferior da língula. Em muitos casos esses achados são associados com infecção micobacteriana não tuberculosa; entretanto, neste caso o paciente estava infectado apenas com bacilos Gram-negativos, incluindo *Pseudomonas aeruginosa* e *Alcaligenes xylosoxidans*.

médio direito, ou o segmento lingular do lobo superior esquerdo) tende a acarretar infecções frequentes ou crônicas e a ser de natureza "úmida". Em contraste, bronquiectasia crônica isolada dos lobos superiores é menos comumente comprometida com infecção e é frequentemente "seca". Presumivelmente, isto é relacionado em grande parte à drenagem guiada pela gravidade das zonas superiores em contraste com a acumulação de secreções nas regiões inferiores.

EPIDEMIOLOGIA

Não há dados sistemáticos sobre a incidência ou a prevalência de bronquiectasia. Historicamente tem sido admitido que, à medida que antibióticos e vacinas foram introduzidos no século XX, houve uma taxa declinante de bronquiectasia.[3,4]

O mecanismo presumido foi que essas modalidades diminuíram a frequência, gravidade e duração de infecções do trato respiratório inferior que poderiam resultar em bronquiectasia. A este respeito, foi sugerido que bronquiectasia permanece relativamente mais comum em regiões nas quais o tratamento médico pronto e efetivo não é disponível.[5] Nos Estados Unidos estima-se que a prevalência de bronquiectasia seja de aproximadamente quatro por 100.000 em adultos jovens e de 272 por 100.000 entre aqueles com 75 anos de idade ou mais.[6] Em uma análise retrospectiva de altas hospitalares de 12 estados com bronquiectasia como diagnóstico de alta registrado nos bancos de dados de pacientes internados por estados, a taxa anual média de hospitalização associada com bronquiectasia de 1993 a 2006 foi de 16,5 por 100.000.[7] Além disso, durante este período de tempo a taxa ajustada à idade aumentou significativamente com um aumento porcentual anual médio de 2,5% em homens e de 3,0% em mulheres.[7] Não sabemos se essas taxas em ascensão refletem uma elevação verdadeira na incidência ou detecção aumentada de "bronquiectasia incidental" devido ao uso mais frequente de TC. A observação de que bronquiectasia foi o diagnóstico *primário* em uma minoria (< 20%) de todas as hospitalizações associadas com bronquiectasia suporta o conceito de que maior diagnóstico incidental está sendo feito a partir do uso mais frequente de TC.[7]

Nos Estados Unidos parece haver números crescentes de casos de bronquiectasia associados com *micobactérias não tuberculosas* (MNT).[8,9] Estudos recentes estimam a incidência de doença pulmonar com MNT nos Estados Unidos em cinco a seis casos por 100.00 e em 15,5 casos por 100.000 em pessoas acima de 50 anos.[10-13] Além disso, devido a altas taxas de falha do tratamento ou recidivas, a prevalência de doença pulmonar MNT é estimada em 10 a 40 casos por 100.000.[14] Com base em observações seriadas em uma coorte que agora tem 2.000 indivíduos, nosso grupo acredita que, na maioria dos casos, as infecções micobacterianas tanto iniciam quanto "impulsionam" a evolução de bronquiectasia. Digno de interesse é que esta doença parece afetar desproporcionalmente mulheres, predominantemente mulheres brancas magras.[15,16] Embora não seja possível determinar se a incidência de bronquiectasia associada com MNT está verdadeiramente aumentando, ou é um artefato de percepção aumentada e técnicas diagnósticas aperfeiçoadas, ou ambas, há razão para suspeitar que a exposição e infecção por MNT está aumentando. Por exemplo, houve um aumento na reação positiva em prova cutânea ao antígeno Battey (derivado proteico purificado-B de *Mycobacterium intracellulare*) de 11% no período de 1971–1972 para 17% de positividade no período 1999–2000.[17]

PATOGÊNESE

Vários mecanismos operam para produzir dilatação patológica permanente e lesão das vias aéreas. De modo mais simples, eles podem ser considerados em termos de tração, pulsão e resistência enfraquecida à tração das vias aéreas. Na maioria dos casos a patogênese se torna inextricavelmente ligada e impulsionada pelos efeitos destrutivos da infecção crônica.

Em pulmões normais, as vias aéreas são mantidas desobstruídas por uma combinação de pressão intrapleural negativa (que mantém os pulmões em um estado inflado), anéis cartilaginosos da traqueia e grandes e médias vias aéreas.

As forças distensoras da pressão intrapleural negativa são transmitidas às vias aéreas por um sistema difuso de afixação intersticial. À medida que o pulmão sofre alterações fibróticas consequentes a doenças como sarcoidose, pneumopatias intersticiais, ou infecções como tuberculose, as forças retráteis resultam em dilatação fixa das vias aéreas, ou bronquiectasia "de tração".

O protótipo de bronquiectasia "de pulsão" (i.e., dilatação permanente da via aérea como resultado de inflamação intensa originada na luz) é vista com a *aspergilose broncopulmonar alérgica* (ABPA). Na ABPA há intensas reações mediadas imunologicamente a *Aspergillus* que se alojou nas vias aéreas. Os fungos em proliferação formam grandes conglomerados mucoides que enchem as vias aéreas centrais; uma sequela desse processo inflamatório e da impactação mucoide nas vias aéreas é a bronquiectasia (Fig. 48-3).

Fraqueza das vias aéreas contribuindo para o desenvolvimento de bronquiectasia pode assumir muitas formas. Bronquiectasia pós-infecciosa clássica presumivelmente é mediada em parte pelo dano crônico às paredes das vias aéreas, resultando em perda secundária da integridade estrutural.[18,19] Isto é acoplado com formação cicatricial e perda de volume das unidades pulmonares locais, levando a aumentos regionais nas forças de retração. Exemplos de fraqueza primária das vias aéreas contribuindo para bronquiectasia incluem a síndrome de Mounier-Kuhn (traqueobroncomegalia congênita devida a atrofia das fibras elásticas das vias aéreas), síndrome de Williams-Campbell (ausência de anéis cartilaginosos nas gerações segmentares e subsegmentares de brônquios), síndrome de Marfan e policondrite recorrente. Posteriormente argumentamos que a aparente propensão das mulheres magras para bronquiectasia pode ser baseada em mecanismos análogos à síndrome de Marfan.

Um componente particular do papel proposto de "vias aéreas enfraquecidas" na patogênese de bronquiectasia que não recebe atenção adequada é o impacto potencial da colapsabilidade das vias aéreas sobre a efetividade do mecanismo da tosse. Tossir é um elemento principal essencial de defesa do pulmão. Uma tosse efetiva envia colunas de ar correndo para cima através da árvore brônquica a velocidades máximas medidas na faixa de 960 km/h.[20] Para gerar estas altas taxas de fluxo, os anéis cartilaginosos precisam ter a integridade estrutural para permanecerem patentes enquanto o elemento membranoso posterior se invagina para dentro da luz da via aérea, desse modo diminuindo o diâmetro transversal da via aérea e acelerando o fluxo aéreo. Ao fazermos broncoscopia em pacientes com bronquiectasia, é comum observar extraordinária colapsabilidade das vias aéreas, virtualmente obstruindo os brônquios. Parece provável que essa compressibilidade amplificada da via aérea impeça a propulsão, impelida pelo ar, das secreções para fora da árvore brônquica e ajude a propagar as infecções crônicas ou recorrentes que marcam a maioria dos casos de bronquiectasia.

"CÍRCULO VICIOSO" E MICROBIOLOGIA

Uma vez que o pulmão é constantemente exposto ao ambiente, fagócitos pulmonares residentes ou recrutados tais como macrófagos, células dendríticas e neutrófilos desempenham um importante papel de defesa do hospedeiro contra micróbios inalados ou aspirados. Além disso, o hospedeiro

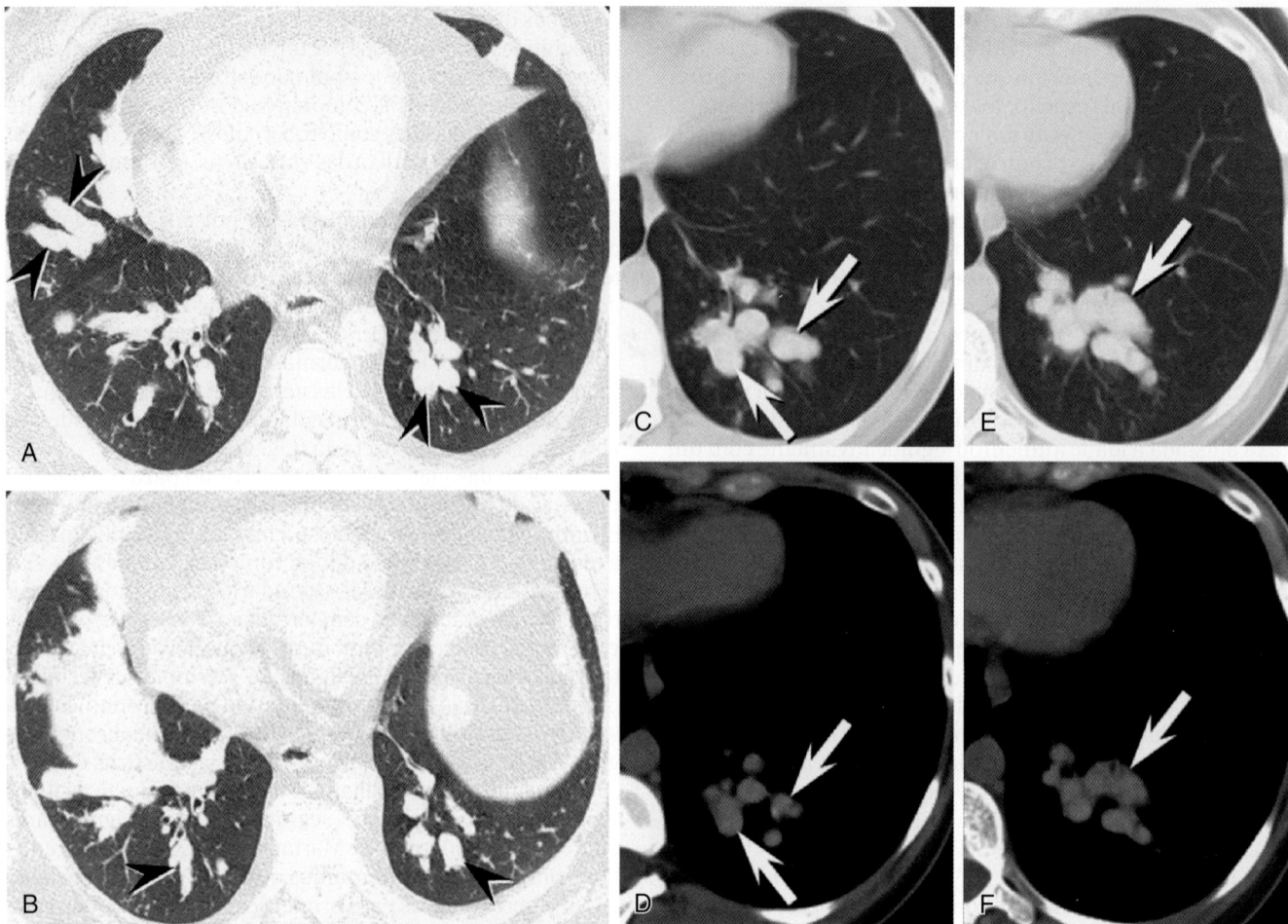

Figura 48-3 Aspergilose broncopulmonar alérgica com bronquiectasia e impactação de muco brônquica. A e B, TC axial do tórax exibida em janelas pulmonares mostra opacidades tubulares multifocais bilaterais (*cabeças de setas*) compatíveis com impactação de muco. **C–F,** TC axial do tórax de outro paciente exibida em janelas de pulmão (**C e E**) e de tecido mole (**D e F**) mostra opacidades ramificadas tubulares (*setas*) no lobo inferior esquerdo compatíveis com impactação de muco. Note que as opacidades mostram atenuação fracamente aumentada nas janelas de tecidos moles (*setas* em **D e F**), representando impactação de muco contendo sais de cálcio e/ou íons metálicos. (Cortesia de Michael Gotway, MD.)

emprega uma variedade de outros mecanismos para se defender contra organismos microbianos que invadem o trato respiratório, incluindo o reflexo de tosse, a escada rolante mucociliar, peptídeos antimicrobianos (lisozimas, inibidor de protease secretória dos leucócitos, defensinas e catelicidina), *imunoglobulina* A (IgA) secretória, e com infecção mais sustentada, o recrutamento de leucócitos T efetores. As células epiteliais das vias aéreas são também capazes de contribuir para as linhas de defesa secretando peptídeos antimicrobianos e fagocitando micróbios.[21,21a] Assim, em adição aos três mecanismos supramencionados pelos quais forças físicas ou fraqueza primária das paredes das vias aéreas podem resultar em bronquiectasia, o outro elemento importante na patogênese de bronquiectasia é o círculo vicioso de infecção e inflamação recorrente ou sustentada conforme descrito por Cole.[22,23] Inflamação transmural causa dano aos brônquios e bronquíolos, os quais então se tornam suscetíveis a colonização crônica por certos microrganismos como *Pseudomonas aeruginosa*, MNT, e *Aspergillus*, resultando em ainda mais lesão e capacidade diminuída de resistir à infecção. Análise de constituintes celulares e não celulares nas vias aéreas bronquiectásicas tipicamente demonstra infiltração intensa por neutrófilos, bem como células mononucleares e linfócitos.[24] De fato, a carga bacteriana nas vias aéreas se correlaciona diretamente com marcadores de inflamação das vias aéreas no escarro (p. ex., atividade de mieloperoxidase, atividade de elastase neutrofílica, *interleucina-8* [IL-8], *fator de necrose tumoral-α* [TNF-α] e IL-1-β) e com marcadores de inflamação sistêmica no soro (p. ex., molécula de adesão intercelular-1, E-selectina e molécula de adesão celular vascular-1).[25]

Outro componente importante no desenvolvimento de bronquiectasia é a limpeza mucociliar prejudicada, um fator-chave na fisiopatologia da FC e a *discinesia ciliar primária* (PCD) — discutida em mais detalhe adiante — doenças quase sempre caracterizadas por bronquiectasia. Na FC e PCD, produção de muco anormal e cílios disfuncionais, respectivamente, impedem a remoção suficiente de micróbios, aumentando assim o risco de colonização.[26] Quando essas defesas iniciais são incapazes de conter a infecção, segue-se uma robusta resposta imune, orquestrada por células epiteliais e fagócitos das vias aéreas através da liberação de citocinas e quimiocinas inflamatórias que influem proteína inflamatória dos macrófagos-2, IL-8 e TNF-α. Consequentemente, infiltração das vias aéreas predominantemente por neutrófilos, macrófagos e linfócitos causa dano ao epitélio das vias aéreas através da liberação de várias enzimas proteolíticas, tais como elastase neutrofílica e metaloproteinases, o que resulta em erosão das barreiras da mucosa, criando microabscessos que podem abrigar bactérias. Elastase neutrofílica também mostrou causar disfunção ciliar, hiperplasia das glândulas

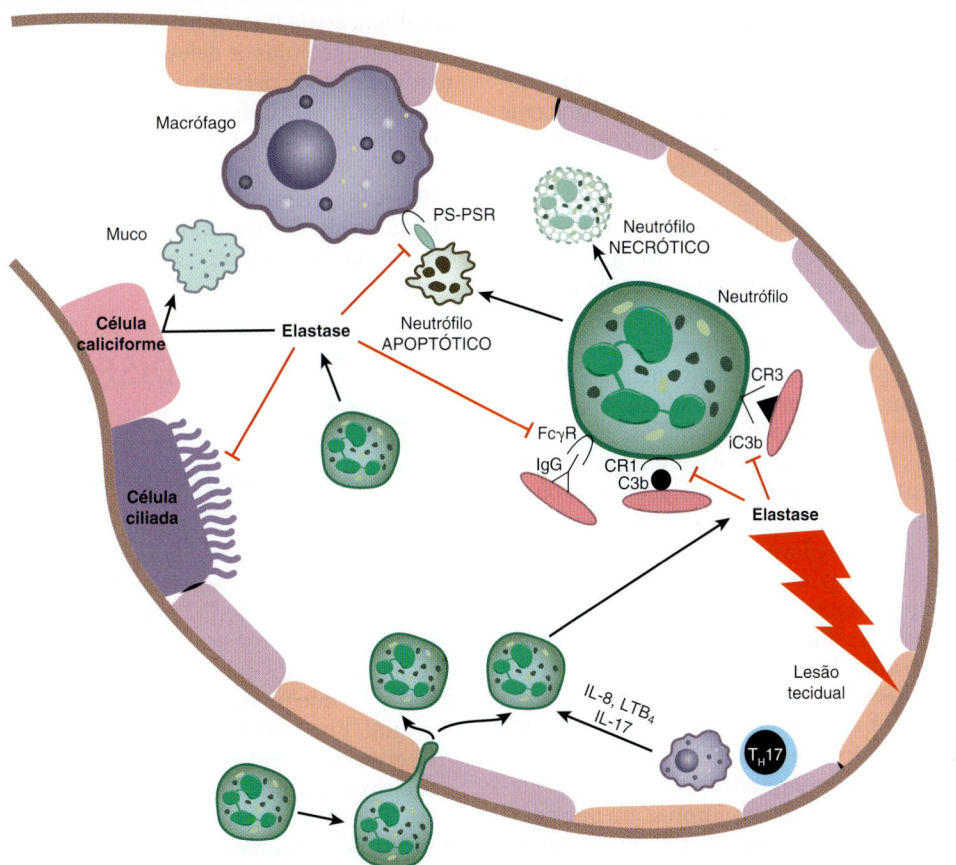

Figura 48-4 O papel proeminente dos neutrófilos e da elastase neutrofílica na patogênese da bronquiectasia. O diagrama mostra um brônquio dilatado cístico revestido por células epiteliais. Independentemente da causa primária subjacente da bronquiectasia, a fase de "círculo vicioso" da bronquiectasia é dominada pelo influxo de neutrófilos (leucócitos polimorfonucleares [PMN], *células verdes*). PMN são atraídos pela liberação de quimiocinas, tais como interleucina-8 (IL-8) e leucotrieno B_4 (LTB_4) dos macrófagos, e IL-17 de células Th17; sua migração da corrente sanguínea para as vias aéreas é facilitada pela expressão aumentada da E-selectina e molécula de adesão intercelular-1 sobre as células endoteliais, as quais se ligam à L-selectina e CD11 sobre os PMN, respectivamente. PMN, os quais então entram nas luzes das vias aéreas através de espaços entre as células epiteliais, têm uma duração de vida relativamente curta, sofrendo morte celular apoptótica e necrótica. Proteases dos PMN, tais como elastase mas também catepsinas, matriz metaloproteinases e proteinase-3 são capazes de causar dano às células epiteliais e induzir ainda mais inflamação. Em adição ao dano tecidual, a elastase pode induzir hipersecreção de muco, inibir função ciliar e prejudicar eferocitose (i.e., fagocitose de neutrófilos apoptótios) por clivagem de fosfatidilserina (PS) sobre a superfície de células apoptóticas, impedindo ligação a receptores a PS (PSR) nas superfícies dos macrófagos. Elastase também inibe matança de bactérias ao inibir a opsonização das bactérias através da degradação de opsoninas imunoglobulina G (IgG) e componente iC3B do complemento, bem como clivagem de receptores Fcγ (FcγR) e receptor ao complemento (CR) 1. *Setas negras,* ativação ou "levando a". "*barras T vermelhas*" inibição ou degradação.

mucosas e secreção aumentada de muco, assim prejudicando ainda mais a limpeza (Fig. 48-4).[27-29] Ademais, elastase e outras proteases liberadas pelos neutrófilos podem clivar receptores Fcγ e receptor do complemento 1 das superfícies dos neutrófilos, bem como digerir imunoglobulinas e componentes do complemento das superfícies bacterianas. Essas atividades prejudicam a opsonização de bactérias e reduzem o reconhecimento das bactérias pelos neutrófilos, levando a fagocitose e matança bacteriana diminuídas (Fig. 48-4).[30,31] Neutrófilos sofrem formas necrótica e apoptótica de morte celular. Neutrófilos necróticos podem incitar mais inflamação, bem como a liberação de DNA altamente viscoso, o que contribui para o volume e qualidade espessada do muco bronquiectásico. Embora fagocitose de neutrófilos apoptóticos — um processo conhecido como eferocitose e que exige encaixe de fosfatidilserina nas células apoptóticas e receptor de fosfatidilserina nos macrófagos — possa limitar a inflamação, a elastase pode inibir a eferocitose pela clivagem da fosfatidilserina.[32] Em suma, vias aéreas danificadas são vulneráveis a infecção, levando a mais dano.

A simples colonização e a infecção das vias aéreas não são suficientes para produzir bronquiectasia verdadeira. Escarro de pacientes com bronquite crônica relacionada ao fumo tipicamente produz crescimento de organismos, tais como *Haemophilus influenzae, Haemophilus parainfluenzae, Streptococcus pneumoniae* e *Moraxella catarrhalis*, um espectro microbiano semelhante ao visto com bronquiectasia.[33-36] Além disso, neste contexto há pesado tráfego celular e a presença de uma variedade de mediadores inflamatórios. Entretanto, bronquiectasia importante é incomum em pacientes com bronquite crônica típica. Por isso é provável que condições sistêmicas ou perturbações focais como as descritas anteriormente sejam necessárias para o desenvolvimento de bronquiectasia clássica. Notadamente, no entanto, o aparecimento nas secreções respiratórias de *P. aeruginosa* em uma base crônica ou recorrente impõe o risco de efeitos deletérios sobre a função ciliar e outras defesas do hospedeiro.[37] Infecções por pseudômonas podem ser de particular importância devido ao seu papel na formação de biofilmes (veja mais adiante). Três trabalhos assinalam piora da função pulmonar[37,38] e da qualidade de vida[39] em pacientes bronquiectásicos que se tornam infectados com *P. aeruginosa*. Em um estudo longitudinal das características microbiológicas de 89 pacientes com bronquiectasia ao longo de um período de 5 anos, 47% foram colonizados com *H. influenzae*, 12% com *P. aeruginosa*, e 21% não tiveram patógeno identificável. Após 5 anos houve um leve aumento no número daqueles colonizados com *P. aeruginosa*. Conforme esperado, aqueles com a doença mais branda não tiveram patógenos identificáveis, enquanto aqueles com a pior doença foram colonizados com *P. aeruginosa*.[40]

Como dito anteriormente, MNT podem colonizar vias aéreas bronquiectásicas bem como causar bronquiectasia. Com base em dois estudos recentes do Reino Unido, a prevalência de MNT isoladas de um grupo heterogêneo de pacientes bronquiectásicos foi de aproximadamente 2% a 10%.[41] Além disso, os pacientes bronquiectásicos com infecções por MNT também têm uma maior probabilidade de apresentar concomitante doença pulmonar por *Aspergillus*.[42]

Técnicas genéticas foram usadas para identificar a flora bacteriana em pacientes com bronquiectasia. Usando pirossequenciação de gene do RNA ribossômico 16S de amostras pareadas de escarro induzido e lavado broncoalveolar, a flora bacteriana de amostras da via aérea foi analisada em 41 pacientes adultos com bronquiectasia não FC.[43] Constatou-se que um grupo de espécies bacterianas centrais, definidas como aquelas detectadas frequentemente, consistia em patógenos comumente reconhecidos (p. ex., *P. aeruginosa*, *H. influenzae* e *S. pneumoniae*) mas também em organismos não tipicamente detectados por culturas de rotina (p. ex., *Veillonella*, *Prevotella*).[43] Este campo em crescimento de categorizar geneticamente a microbiota pulmonar em pacientes com bronquiectasia e determinar o significado da assinatura da microbiota com desfechos clínicos relevantes como exacerbações ainda está na sua infância. Embora um estudo tenha mostrado que não havia diferença significativa na diversidade da comunidade microbiana global entre pacientes com bronquiectasia estável e aqueles com exacerbações, ficou claro que *Acinetobacter* e *Stenotrophomonas* foram vistos principalmente durante exacerbações.[44] Em um editorial que acompanhou este trabalho, os autores levantaram a questão crítica de se a análise da montanha de dados da microbiota no contexto da comunidade microbiana ("a floresta") mascara a importância dos micróbios individuais detectados ("as árvores").

BIOFILMES

Costerton[46] em 1984 propôs a hipótese de que *P. aeruginosa* em infecções humanas "fixa-se a superfícies sólidas ou de tecidos e cresce predominantemente em biofilmes que liberam enxames de células móveis para dentro da fase fluida circundante". Esses biofilmes naturais e patogênicos são cobertos por uma matriz de exopolissacarídeo (glicocálice) que serve como uma barreira contra fatores ambientais hostis, tais como mecanismos de defesa de hospedeiro e antibióticos".[46] Desde essa descoberta, houve clara evidência do significado clínico dos biofilmes em promover infecção crônica nas vias aéreas de pacientes com FC[47], bem como uma variedade de outras infecções.[48] *P. aeruginosa*, entre seus vários atributos, aproveita motilidade impelida por cílios, a qual parece crítica na fase de agregação da formação inicial de biofilme.[49] Uma vez que comece a formação de biofilme, as características de crescimento e ativação de genes que liberam fatores de virulência são influenciadas por um tipo de comunicação célula-célula chamado "sensação de *quorum*". Devido a uma combinação de fatores físico-químicos que protegem os micróbios das células de defesa do hospedeiro e/ou antibióticos, a infecção pode persistir apesar de tratamento agressivo. A testagem *in vitro* indica que as bactérias inclusas em biofilmes podem sobreviver apesar da exposição a concentrações de antimicrobianos que excedem 1.000 vezes a concentração inibitória mínima.[50] Podemos prever que a compreensão futura e o tratamento ótimo de pacientes com bronquiectasia crônica incluirão intervenções para modificar ou interferir com os biofilmes.[49]

DOENÇAS E PREDISPOSIÇÕES ASSOCIADAS

LESÃO PULMONAR DEVIDA A INFECÇÃO AGUDA

No modelo tradicional de lesão pulmonar devida a infecção aguda, os pacientes são supostamente dotados de vias aéreas e pulmões normais até sofrerem uma infecção específica do trato respiratório inferior resultando em dano irreversível às suas vias aéreas. Na era moderna nas nações industrializadas, a maioria dos episódios de infecção do trato respiratório inferior — adequadamente tratados — se resolve sem dano residual. Entretanto, entre as gerações mais antigas, que não eram protegidas por antibióticos e vacinas facilmente disponíveis, há indivíduos que oferecem uma história convincente de infecções recorrentes localizadas após um episódio discreto de "pneumonia" na sua infância ou primeiros anos adultos que presumivelmente produziram lesão irreversível levando à bronquiectasia.[1]

Patógenos tradicionais específicos aos quais bronquiectasia foi atribuída incluem *Bordetella pertussis*, cepas mucoides de *S. pneumoniae*, *Staphylococcus aureus*, *Klebsiella pneumoniae*, adenovírus, sarampo e gripe. Patógenos granulomatosos crônicos comumente relacionados com bronquiectasia incluem *Mycobacterium tuberculosis*, *Histoplasma capsulatum* e MNT, tais como *complexo Mycobacterium avium* (CMA). Além disso, infecção mista, incluindo flora anaeróbica da boca relacionada com aspiração, pode resultar em dano extenso ao parênquima ("abscessos pulmonares") com subsequente bronquiectasia.

FIBROSE CÍSTICA

FC e variantes de FC possivelmente são as causas mais comuns de bronquiectasia nos Estados Unidos e outras nações industrializadas do hemisfério ocidental hoje. Sendo a mais comum doença recessiva autossômica em brancos (um em 2.000 a 2.500 nascidos vivos),[51] FC é cada vez mais prevalente à medida que as terapias aperfeiçoadas permitem que aqueles que são afetados vivam mais tempo. No presente, há aproximadamente 30.000 pacientes com FC nos Estados Unidos com aproximadamente 45% deles estimados como tendo mais de 18 anos de idade, ou aproximadamente 12.000 a 14.000 adultos com FC. Na próxima década prevê-se que cerca de 50% de todos os pacientes de FC serão adultos.[32] As manifestações específicas, gravidade e progressão da FC variam altamente de acordo com o genótipo e outros fatores modificados. Entretanto, a maioria daqueles com FC de início na infância que sobrevive até sua adolescência ou primeiros anos adultos tem bronquiectasia. (Veja o Cap. 47 para detalhes.)

Além dos casos "típicos" nos quais FC é reconhecida cedo na vida, variantes podem estar presentes na população, e predispor à bronquiectasia em adultos. Em uma grande série de pacientes adultos vistos no *National Jewish Health* (NJH) em Denver com bronquiectasia associada com MNT, 117 de 865 (13,5%) mostraram ter um ou mais alelos anormais do gene do regulador transmembrânico da fibrose cística, *CFTR*,[53] excedendo bastante a frequência prevista de portador de 6% na população geral. Em 19 desses pacientes (2,2% do global) havia dois alelos anormais, e nos restantes 98 (11,3%) havia apenas uma mutação. Digno de nota, a idade média desses pacientes foi de 61 anos. A importância clínica dessas mutações heterozigotas pode ser debatida; entretanto, os pacientes nessa coorte tinham uma alta frequência de obstrução crônica do fluxo aéreo, sinusite, dificuldades com concepção, e coinfecção por patógenos típicos de FC, incluindo cepas mucoides de *P. aeruginosa* — todos aspectos compatíveis com FC clínica. Entre outras séries de pacientes com bronquiectasia e/ou doença pulmonar por MNT, 24 de 50 (48%) tinham uma ou mais mutações de *CFTR*.[54] Similarmente, em uma coorte de 63 pacientes com doença pulmonar MNT estudados no National Institutes of Health, 36% tinham mutações no gene *CFTR*.[55] Condizente com a asserção de que essas mutações heterozigotas são clinicamente relevantes, é uma série de 30 pacientes com características clínicas de FC que foram descritos com alelos *CFTR* normais em sequenciamento genético abrangente.[56] Os autores concluíram que fatores outros que não mutações em *CFTR* poderiam resultar em uma condição clínica compatível com FC. Nossa visão é que anomalias heterozigotas no gene FC atuam como um fator predisponente à bronquiectasia.

Com base na compreensão contemporânea dos complexos e variados aspectos da FC, parece haver dois grupos nos quais se desenvolve bronquiectasia. O primeiro e óbvio grupo inclui aqueles com doença clássica com início no bebê/infância no qual dados clínicos e laboratoriais facilmente confirmam o diagnóstico de FC. O outro grupo envolve aqueles com doença menos grave que se manifesta mais tarde na vida e nos quais a testagem diagnóstica é ambígua.[57] Teste de cloreto no suor pode ou não ser anormal, e a genotipagem pode demonstrar alelos de *CFTR* heterozigotos ou mesmo normais. Poderíamos incluir nessa rubrica homens com ausência bilateral congênita do ducto deferente,[58] que não foram constantemente interpretados como tendo FC variante. Além disso, há uma larga variedade de fatores genéticos outros que não *CFTR* que influenciam os fenótipos clínicos dos pacientes.[59] (Veja o Cap. 47 para discussão adicional.)

Bronquiectasia foi descrita em uma condição identificada nos anos 1970 chamada síndrome de Young. Embora síndrome de Young não seja FC, ela tem vários aspectos clínicos semelhantes, tais como bronquiectasia, sinusite e infertilidade.[60] Entretanto, diferentemente da FC, a base genética da síndrome de Young não é conhecida, e, como a definição inclui azoospermia, é vista apenas em homens. Além disso, enquanto a azoospermia relacionada à FC é devida à ausência congênita do ducto deferente, na síndrome de Young ela é devida a obstrução no epidídimo distal (i.e., azoospermia obstrutiva).[58,61] Em um estudo abrangente de 15 pacientes com um diagnóstico clínico de síndrome de Young, o *clearance* mucociliar nasal médio, conforme medido pelo teste da sacarina, estava prolongado quase ao triplo em comparação com controles não fumantes, mas a frequência de batimento ciliar e a anatomia ultraestrutural dos cílios foram consideradas dentro dos limites normais.[61] Curiosamente, em um sujeito no qual uma amostra de epidídimo foi disponível, desarranjo microtubular — principalmente microtúbulos faltando ou "desviados" — foi visto em aproximadamente 13% dos cílios examinados.[61] Uma vez que a incidência de síndrome de Young parece estar diminuindo dramaticamente desde que ela foi descrita originalmente nos anos 1970, foi proposta a hipótese de que a síndrome de Young pode ser devida a envenenamento por cloreto mercuroso (calomel), um composto contido em pó para dentição e em anti-helmínticos que desde então foi banido.[62,63] Além disso, nós admitimos que, com testagem mais abrangente para a mutação *CFTR*, é muito plausível que alguns casos diagnosticados como síndrome de Young fossem de fato FC.

DOENÇAS DA IMUNIDADE

Deficiências imunológicas são também associadas ao desenvolvimento de bronquiectasia. Doenças primárias que resultam em imunodeficiência podem evoluir de mutações que prejudicam os linfócitos B ou T e causam imunidade humoral, celular ou ambas anormais. Anomalias menos frequentes podem envolver linfócitos *natural killers* (NK), neutrófilos ou proteínas do complemento. Algumas doenças imunes específicas são notadas mais tarde.

Imunodeficiência variável comum, ou hipogamaglobulinemia adquirida, é a síndrome mais frequentemente reconhecida nesse grupo de doenças. Clinicamente, ela é vista igualmente em homens e mulheres, distinguindo-a da agamaglobulinemia ligada ao X (doença de Bruton), a qual afeta exclusivamente homens jovens. Ela pode ser vista através de todos os grupos etários, embora seja mais comumente reconhecida no começo da infância. Embora haja números normais de linfócitos B circulantes, eles não se diferenciam em células produtoras de anticorpos. Isto resulta em particular vulnerabilidade a infecções com bactérias encapsuladas, tais como *S. pneumoniae, H. influenzae, S. aureus* e *P. aeruginosa*. Infecções recorrentes das vias aéreas com estes e outros organismos frequentemente resultam em bronquiectasia.[64] O diagnóstico é estabelecido pela demonstração de baixos níveis de IgG, níveis ausentes ou marcadamente reduzidos de IgA, e níveis normais ou reduzidos de IgM, e a falta de produção de respostas de anticorpo apropriadas após vacinação (resposta normal é um aumento de quatro vezes ou mais no nível de IgG específica 4 semanas após imunização ou pelo menos a presença de títulos protetores se menos do que aumento de três vezes da linha básica). Uma variedade das doenças hipogamaglobulinêmicas é a deficiência seletiva de subclasses de IgG, notadamente IgG2 e IgG4.[65] Uma vez que a repleção com gamaglobulina é muito útil em controlar as infecções recorrentes, a perseguição do diagnóstico de produção deficiente de anticorpo (imunodeficiência variável comum ou doença de Bruton) é fortemente indicada. Em contraste, deficiência seletiva de IgA secretória, outra causa de infecções respiratórias recorrentes, não pode ser controlada por repleção.[66]

Outras doenças imunes primárias menos comuns que podem resultar em infecções respiratórias recorrentes ou refratárias levando a bronquiectasia incluem hiper-IgM ou hiper-IgE (síndrome de Job) e hipoplasia tímica resultando em imunidade celular anormal (síndrome de DiGeorge). Há duas formas da síndrome de hiper-IgE: uma forma dominante autossômica causada por mutações no gene *transdutor de sinal e ativador de transcrição 3 (STAT3)*, resultando em deficiência de STAT3, e uma forma recessiva autossômica cuja causa genética precisa não é conhecida.[67] A suscetibilidade dos indivíduos com síndrome de hiper-IgE dominante a bactérias piogênicas e organismos MNT pode ser devida à produção prejudicada de citocinas secretadas pelas células T auxiliares tipo I, como *interferon-γ* (IFN-γ) e TNF-α, citocinas conhecidas como importantes em controlar essas infecções.[68] Anomalias genéticas que podem resultar em comprometimento combinado humoral e celular incluem síndrome de imunodeficiência combinada grave, síndrome "de linfócitos nus", síndrome de Wiskott-Aldrich, uma doença recessiva ligada ao X associada com pequenas plaquetas e eczema), *cartilage hair hypoplasia* (associada com nanismo de membros curtos), síndrome de ataxia-telangiectsia, e uma variedade de outras doenças raras.

ANOMALIAS DA ALFA$_1$-ANTITRIPSINA

Deficiência ou anomalias na *alfa$_1$-antitripsina* (AAT) podem predispor à bronquiectasia. Várias anormalidades fenotípicas de AAT foram descritas proeminentemente em uma série recente de pacientes vistos no NJH com bronquiectasia associada com MNT.[69] Tinha havido relatos prévios da relação entre deficiência de AAT e bronquiectasia.[70,71] Entretanto, na grande maioria dos casos na série do NJH, os pacientes não eram deficientes em AAT, mas tinham fenótipos heterozigotos, principalmente MS, em menor extensão a MZ, com níveis normais de AAT. A prevalência de anomalias de AAT na coorte global de pacientes do NJH com várias infecções MNT foi de 17%,[69] ainda mais notável foi a prevalência de 27% de anomalias de AAT nos pacientes com doença pulmonar MNT devida a micobactérias de crescimento rápido.[72] Com base em vários levantamentos, anomalias de AAT seriam previstas em aproximadamente 8% a 9% da população dos EUA.[73] Contudo, o papel de anomalias heterozigotas do sistema AAT na patogênese de doença pulmonar é controverso.[74] A maioria dos pacientes do NJH não tinha *doença pulmonar obstrutiva crônica* (COPD) clinicamente significativa ou enfisema visível macroscopicamente nas imagens de TC. Por isso nós postulamos que as anomalias da AAT tornam os pacientes mais vulneráveis a infecções do trato respiratório. Evidência inferencial em suporte a esta hipótese inclui um levantamento informal feito em pacientes com enfisema sendo preenchidos com inibidor de alfa$_1$-proteinase (Prolastina);[75] 74 dos 89 pacientes respondedores descreveram um benefício perceptível, e 56 dos 74 identificaram uma redução na frequência de exacerbações infecciosas da sua DPOC. Possivelmente relevante para o desenvolvimento de bronquiectasia é a observação de que AAT é produzida no epitélio da via aérea (bem como no fígado) e AAT "Z" pode se polimerizar no pulmão e atuar como um quimioatraente para neutrófilos.[75] Evidência em apoio a um efeito direto da AAT sobre a infecção inclui o achado de que AAT aerossolizada suprime infecção pulmonar por *P. aeruginosa* em um modelo em animal[77,78] e a observação por Shapiro et al.[79] de que AAT inibe a replicação do *vírus de imunodeficiência humana* (HIV) no sangue total. Suporte adicional de um papel direto da AAT na resistência à infecção é a observação, em uma população africana, de que duas variantes polimórficas do haplótipo de AAT foram associadas com riscos significativamente maiores de infecção HIV quando comparados com os outros nove haplótipos comuns em populações africanas subsaarianas.[80]

Chan et al.[72] mostraram que AAT inibe fagocitose de *Mycobacterium abscessus* por macrófagos humanos, negando parcialmente às micobactérias o seu meio intracelular preferido. Deve ser observado que um grupo da França estudou alelos da AAT em uma grande coorte de pacientes com bronquiectasia e chegou a uma conclusão diferente.[81] Eles encontraram os seguintes fenótipos nos seus pacientes: MS, 11,9%; MZ, 3,5%; SS, 1,5%; SZ, 0,5%; e ZZ, 0,5%. Neste estudo a distribuição destes fenótipos não foi significativamente diferente nos seus controles, e eles inferiram que anomalias da AAT não contribuíram para o risco de bronquiectasia. Em um estudo de 74 pacientes com grave deficiência de AAT (fenótipo PiZ), entretanto, notavelmente 70 (95%) tinham alterações bronquiectásicas em TC e 20 (27%) tinham bronquiectasia clinicamente importante, definida como bronquiectasia em quatro ou mais segmentos broncopulmonares e produção crônica de expectoração.[82] Assim parece que se examinarmos um grupo de pacientes com bronquiectasia não selecionado, a prevalência de anomalias da AAT é baixa; entretanto, se começarmos com um grupo com deficiência conhecida de AAT, bronquiectasia é encontrada comumente. Esta observação pode ser relacionada à noção de que a própria DPOC pode ser associada com bronquiectasia conforme discutido na próxima seção.

DPOC

Ao longo da década passada, provavelmente devido ao uso aumentado das imagens de HRCT, uma prevalência relativamente alta de bronquiectasia foi descrita em pacientes com DPOC moderada a grave.[83-87] Dada a prevalência de 30% a 60% de bronquiectasia encontrada em pacientes de DPOC nesses estudos, seria importante avaliar os fenótipos de AAT para determinar se a bronquiectasia é associada mais estreitamente com DPOC grave em si mesma ou com anomalias associadas de AAT. Em um estudo, pacientes de DPOC com bronquiectasia tiveram níveis mais altos do quimioatraente de neutrófilos IL-8 no escarro e colonização bacteriana aumentada das vias aéreas inferiores, e eles sofreram exacerbações mais graves do que aqueles sem bronquiectasia.[86] Se bronquiectasia é uma sequela coincidente em pacientes com DPOC com exacerbações frequentes, identifica um subgrupo de pacientes com DPOC com diferente mecanismo patogênico, ou ambos, resta por ser determinado.[88] Martinez-García et al. observaram que, embora os pacientes DPOC com bronquiectasia tivessem mais baixos VEF$_1$ e relação VEF$_1$/FVC, a presença de bronquiectasia foi associada independente e significativamente com mortalidade por todas as causas aumentadas em análise multivariada.

ANORMALIDADES DO EPITÉLIO CILIADO

Perturbações congênitas estruturais e funcionais das células epiteliais ciliadas são vistas em associação com bronquiectasia, bem como com problemas frequentes e graves do trato respiratório superior.[89,90] Essas doenças parecem ser um processo autossômico recessivo, com uma frequência estimada entre um em 12.500 a um em 40.000.[91] PCD abrange um grupo heterogêneo de *deficits* ultraestruturais comprometendo o axonema ou elemento funcional central dos cílios.[92] O axonema normal é composto de nove microtúbulos pareados ou dubletos arranjados perifericamente em torno de dois microtúbulos isolados centrais; afixados aos microtúbulos

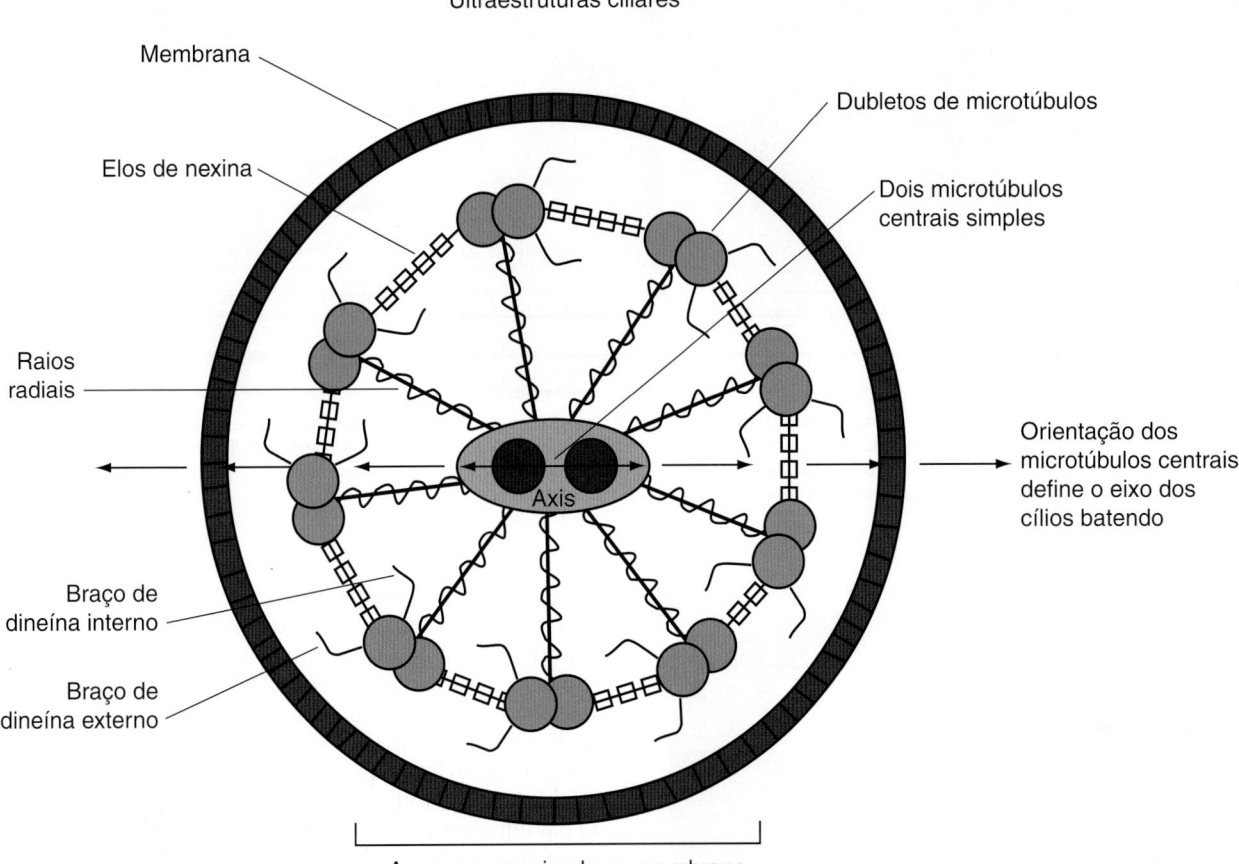

Figura 48-5 Ultraestrutura dos cílios. A estrutura e função dos cílios são elegantes e complexas. Cada célula epitelial ciliada possui aproximadamente 200 cílios. A direção do batimento ciliar é determinada pela orientação do par central de microtúbulos. Disfunção do aparelho ciliar pode envolver uma variedade de anormalidades estruturais nos cílios ou desorganização dos eixos ciliares. O batimento dos cílios em um meio periciliar relativamente fluido; acima disso, aderente por uma fina junção físico-química, é uma camada gelatinosa de muco (não mostrada).

dubletos periféricos há braços de dineína externo e interno, bem como raios radiais (Fig. 48-5). A direção na qual os cílios batem é determinada pela orientação dos dois microtúbulos centrais. Em uma folha local de epitélio ciliado brônquico, os eixos dos microtúbulos centrais estão dispostos dentro de uma faixa bastante estreita, tipicamente se desviando 25° ou menos um do outro ao longo do eixo longo da via aérea. Uma variedade de anormalidades foi descrita, incluindo a ausência completa ou parcial dos braços de dineína externos ou internos, uma ausência de raios radiais, arranjos desordenados de microtúbulos, desorientação ciliar, e outras perturbações raras. Funcionalmente essas perturbações resultam em batimento reduzido ou desorganizado das células epiteliais ciliadas ou, em alguns casos, imobilidade grosseira. Pode também haver inversão das localizações anatômicas normais dos órgãos do tórax e abdome, *situs inversus universalis* ou *partialis*. PCD com *situs inversus universalis* é conhecido como síndrome de Kartagener (Fig. 48-6). Na ausência de atividade ciliar normal, a orientação dos órgãos parece aleatória durante a embriogênese, resultando em *situs inversus* em aproximadamente metade dos casos. Evidência em suporte dessa teoria inclui orientação discordante em gêmeos monozigotos com motilidade ciliar desordenada.[93]

O batimento ineficaz das células ciliadas resulta em estagnação e acumulação de muco, o que classicamente é associado com início precoce de infecções refratárias ou recorrentes dos tratos respiratórios superior e inferior, incluindo otite média, mastoidite, sinusite, e bronquite. Bronquiectasia é uma sequela comum de PCD, tipicamente comprometendo as zonas inferiores, incluindo os lobos inferiores, lobo médio direito e/ou o segmento lingular do lobo superior esquerdo (Fig. 48-7). Pacientes com PCD, sinusite e bronquiectasia também têm uma acentuada tendência à colonização e infecção por *H. influenzae*.[94] O(s) mecanismo(s) desta predileção é(são) desconhecido(s), mas defeito da imunidade adaptativa é um candidato plausível. O defeito ciliar compromete os flagelos dos espermatozoides, resultando usualmente, embora não universalmente, em infertilidade masculina. Os pacientes podem ter uma história de angústia respiratória neonatal, uma complicação característica da PCD no início da vida.

Diagnosticar PCD é frequentemente problemático.[94] A consideração desse diagnóstico deve ser aplicada no contexto de infecções respiratórias superiores e inferiores de início precoce (veja anteriormente). Infertilidade masculina, embora sugestiva, pode ser devida à síndrome de Young em uma população norte-americana. Um aspecto sugestivo em HRCT é bronquiectasia predominante nos lobos inferiores, com ou sem comprometimento de lobo médio direito ou lingular e poupando os lobos superiores (dados não publicados). Opacidades centrolobulares floculares difusas, pouco definidas nos lobos inferiores, são típicas de PCD, refletindo bronquiolite crônica. Análise em microscopia eletrônica da ultraestrutura dos cílios ou disfunção ciliar

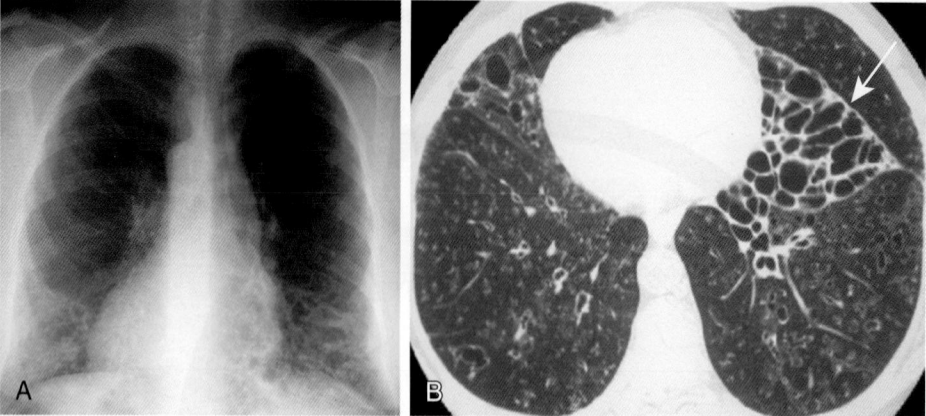

Figura 48-6 Bronquiectasia: síndrome de Kartagener. A, Radiografia frontal do tórax mostra dextrocardia com opacidades lineares predominantes basais, estas últimas compatíveis com espessamento da parede brônquica e bronquiectasia. **B,** TC axial do tórax mostra dextrocardia e bronquiectasia cística grave, particularmente à esquerda (*seta*). Observe que o pulmão esquerdo mostra uma configuração morfológica que se assemelha a um lobo médio direito (mesma *seta*). Numerosos pequenos nódulos são compatíveis com impactação nas pequenas vias aéreas. (Cortesia de Michael Gotway, MD.)

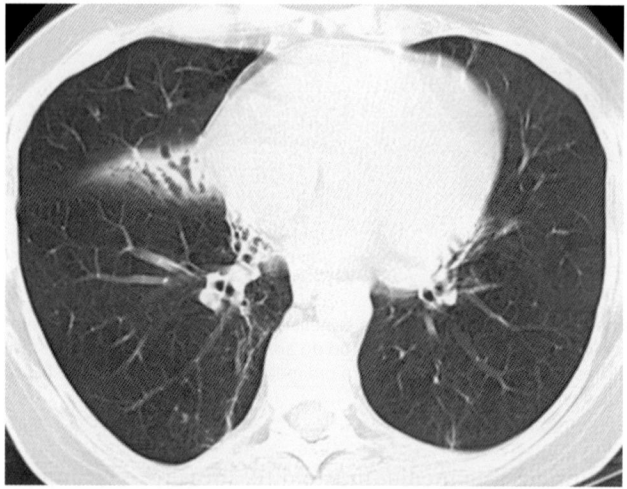

Figura 48-7 Bronquiectasia de zonas inferiores na discinesia ciliar primária (PCD). Esta mulher branca de 35 anos tem PCD clássica. Ela tem atelectasia e bronquiectasia sacular comprometendo o lobo médio direito, o segmental basilar medial do lobo inferior direito, e os aspectos anteromediais do seu lobo inferior esquerdo. Ela foi tratada anteriormente de complexo *Mycobacterium avium* e agora tem infecções refratárias por *Pseudomonas aeruginosa*.

claramente documentada por meio de videomicroscopia de alta velocidade constitui o padrão-ouro para diagnóstico. Entretanto, essa testagem é complicada pelos seguintes fatores: (1) infecção crônica pode desnudar as vias aéreas do seu epitélio ciliado, e (2) infecção crônica pode danificar os cílios, resultando em achados não diagnósticos. Em um trabalho, análise assistida por computador mostrou aumentar o rendimento diagnóstico significativamente acima da microscopia eletrônica de transmissão convencional.[95] Medições diretas da frequência ou coordenação do batimento ciliar é disponível apenas em centros selecionados de pesquisa. Usar uma frequência de batimento ciliar de menos de 11 batimentos/segundo para determinar quem deve fazer análise ultraestrutural pode resultar em um número inaceitável de casos despercebidos.[96] Em lugar disso, medição do escore de discinesia ciliar — um reflexo do padrão do batimento ciliar — é um teste de triagem significativamente mais sensível e específico para PCD usando análise ultraestrutural como o padrão-ouro.[96] Em homens, espermatozoides com dismotilidade ou imóveis podem ser demonstrados, e análise ultraestrutural dos flagelos do espermatozoide pode confirmar o diagnóstico. O teste da sacarina também tem sido empregado como um teste inferencial de disfunção ciliar. Neste teste minimamente invasivo, uma partícula de sacarina sódica (≈ 1 mm de diâmetro) é colocada sobre a concha inferior aproximadamente a 1 cm do extremo anterior da concha para evitar a área coberta com epitélio escamoso.[97] O paciente permanece na posição sentada com a cabeça levemente inclinada para frente e respirando normalmente. O tempo para o sujeito sentir gosto doce — uma indicação da remoção mucociliar nasal e assim da função ciliar em outras partes do corpo — é então registrado. Em resultados de teste negativos (normais), o tempo decorrido é de menos de 30 minutos. A principal utilidade do teste da sacarina é excluir PCD. Resultados anormais do teste da sacarina são compatíveis com, mas não diagnósticos de, PCD, porque indivíduos com outras doenças que resultam em rinossinusite crônica podem ter seu epitélio ciliado desnudado ou ter fatores inflamatórios que prejudicam batimento ciliar. Assim o teste não deve ser feito dentro de um mês de uma infecção respiratória superior.

Um teste relativamente preciso para PCD é a medição dos níveis de *óxido nítrico* (NO) nasais.[94] Em uma grande coorte com PCD comprovada, os níveis de NO nasais foram significativamente mais baixos que em pessoas normais ou sujeitos com FC. De interesse é que pais de pacientes com PCD tiveram níveis mais baixos que o normal de NO nasal, intermediários entre controles e pacientes, apesar da ausência de doença clínica. Várias mutações são conhecidas como associadas com PCD nos genes, incluindo *DNAI1*, *DNAH5* e *DNAH11*,[98-102] que codificam proteínas motoras axonêmicas, elementos estruturais e regulatórios, e proteínas citoplasmáticas envolvidas na montagem dos cílios.[102a,102b] Embora testagem genética para PCD não seja largamente disponível, é provável que seja o teste diagnóstico de escolha no futuro não demasiado distante.

DEFEITOS DA CARTILAGEM OU FIBRAS ELÁSTICAS BRÔNQUICAS

"Anéis em C" cartilaginosos estão presentes em toda a traqueia, bem como nas vias aéreas de grande e médio tamanhos,

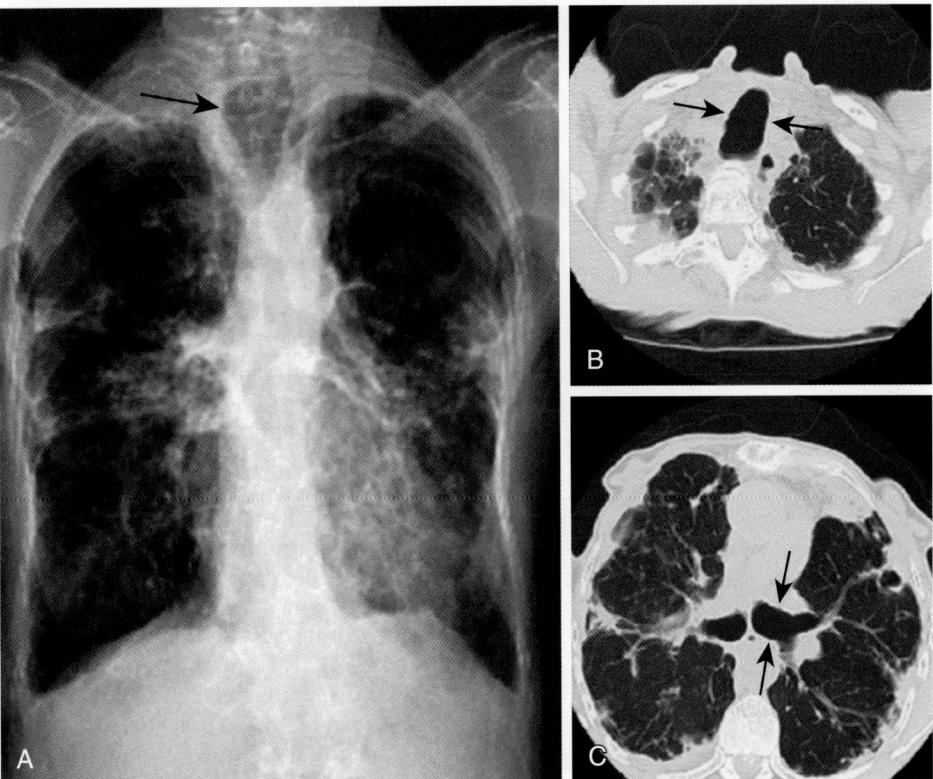

Figura 48-8 Traqueobroncomegalia congênita (síndrome de Mounier-Kuhn) com bronquiectasia. Esta mulher de 73 anos tem tido infecções respiratórias durante toda a sua vida adulta, mais recentemente associadas com complexo *Mycobacterium avium*. **A,** Na vista posteroanterior vê-se uma traqueia massivamente (*seta*) dilatada. **B,** A traqueia dilatada com anéis cartilaginosos proeminentes é confirmada em uma TC (*entre as setas*). **C,** Não apenas a traqueia é aumentada, mas os brônquios principais são dilatados (*entre as setas*). (Cortesia de Michael Gotway, MD.)

tipicamente até a quarta à sexta gerações dos brônquios ramificados. O papel funcional principal dessas estruturas é manter a patência das vias aéreas durante a expiração, inclusive durante a tosse.

Síndrome de Mounier-Kuhn, ou traqueobroncomegalia, é uma doença rara associada com aumento grosseiro ou dilatação da traqueia e brônquios segmentares[103] (Fig. 48-8). O defeito subjacente é atrofia e ausência de fibras elásticas e tecido muscular liso das grandes vias aéreas.[104] Além disso, atrofia primária ou secundária do tecido conjuntivo entre os anéis pode resultar em projeções ou divertículos, servindo potencialmente como reservatórios para infecções recorrentes. Distais às vias aéreas comprometidas, as estruturas brônquicas geralmente parecem normais. Clinicamente, os pacientes de Mounier-Kuhn podem se apresentar nos seus primeiros anos ou tão tarde quanto na quarta década com infecções respiratórias inferiores recorrentes. Em fases avançadas, a colapsabilidade das vias aéreas pode resultar em obstrução grave ao fluxo de ar. O diagnóstico é feito facilmente ao se achar dilatação extraordinária da traqueia e brônquios centrais em TC, com dimensões das vias aéreas três desvios-padrão maiores que o normal; em homens, diâmetro traqueal transverso e sagital maior que 25 mm e maior que 27 mm, respectivamente, é considerado anormalmente aumentado, enquanto em mulheres os respectivos valores são maior que 21 mm e maior que 23 mm. Considerações especiais no tratamento incluem suporte de pressão positiva expiratória final e *stent* de silicone ou metálico. Transplante pulmonar é uma opção, embora problemas únicos associados com a síndrome de Mounier-Kuhn incluam infecções recorrentes quando divertículos traqueais estão presentes e dificuldade com anastomose brônquica devido à discrepância nos diâmetros das vias aéreas entre os pulmões doadores e os receptores.

Síndrome de Williams-Campbell, ou síndrome de deficiência de cartilagem brônquica congênita, é outra doença rara que tende a se apresentar cedo na vida com infecção recorrente e bronquiectasia.[105] Casos familiares foram descritos nessa condição, embora o defeito genético preciso não seja conhecido. A ausência de cartilagem desde as vias aéreas segmentares até as primeiras gerações das subsegmentares é o achado típico na síndrome de Williams-Campbell, embora brônquios mais proximais (lobares e principais) possam raramente ser também afetados. Não há evidência de que a cartilagem seja deficiente em tecidos outros além dos pulmões. Achados característicos em TC incluem bronquiectasia periférica mais extensa do que se esperaria pela história clínica e uma extensão mais proximal de bronquiectasia do que a usual (Fig. 48-9). Dilatação como balão inspiratório e colapso expiratório das vias aéreas em TC de tórax são características da síndrome de Williams-Campbell.[106] O grau de distorção de vias aéreas periféricas sugere que esta doença acarreta mais do que simplesmente a ausência de cartilagem proximal. Pacientes com síndrome de Williams-Campbell são particularmente predispostos a broncomalacia proximal após transplante devido aos efeitos combinados da deficiência de cartilagem nos brônquios principais mais suprimento sanguíneo diminuído às vias aéreas proximais por causa da perda de circulação colateral do pulmão transplantado.[107]

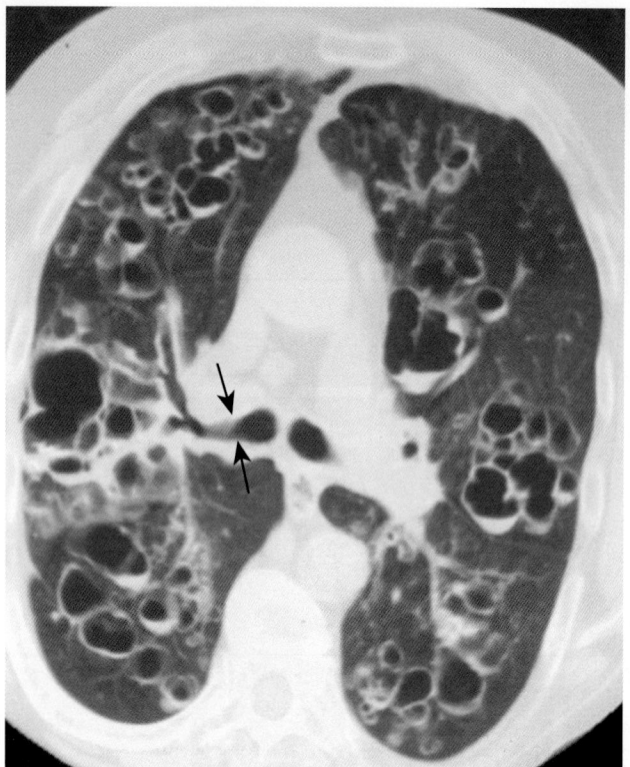

Figura 48-9 Síndrome de Williams-Campbell. Este homem de 50 anos teve toda a vida uma história de infecções respiratórias recorrentes e tosse produtiva. As vias aéreas são massivamente dilatadas com coleções de secreções respiratórias se acumulando em alguns dos espaços císticos. Notáveis são as dimensões normais dos brônquios principais (*entre as setas*).

ANORMALIDADES DO TECIDO CONECTIVO

Entre as várias doenças herdáveis formalmente descritas dos tecidos conectivos (conjuntivos), a síndrome de Marfan foi descrita associada com bronquiectasia.[108-110] Outras doenças pulmonares associadas com síndrome de Marfan incluem enfisema acinar distal, degeneração cística, pneumotórax espontâneo, bolhas, fibrose apical e uma malformação pulmonar congênita conhecida como hipoplasia do lobo médio.[110] Além das anormalidades das vias aéreas e do parênquima, as pessoas com síndrome de Marfan podem ter várias outras anomalias, incluindo *pectus excavatum*, *pectus carinatum*, escoliose, síndrome das costas retas, prolapso da valva mitral e insuficiência aórtica com dilatação da raiz aórtica. Duas dessas condições, escoliose e *pectus excavatum*, são também encontradas muitas vezes em pacientes com outras doenças herdáveis do tecido conectivo, incluindo síndrome de Loeys-Dietz, síndrome de Shpritzen-Goldberg, síndrome de Ehlers-Danlos e cútis laxa.[111-113]

Essa constelação de achados traz à lembrança as pacientes mulheres prototípicas que nós e outros vemos com bronquiectasia, mais comumente em associação com doença pulmonar com MNT crônica. Com base na analogia a essas doenças herdáveis, nós acreditamos que pode haver anomalias sutis ou variantes polimórficas de tecido conectivo que predispõem a bronquiectasia e/ou a infecção por MNT eventualmente levando à formação de bronquiectasia. Achados fenotípicos que são comuns entre estes pacientes incluem várias combinações de escoliose, síndrome das costas retas, *pectus excavatum* ou diâmetro torácico anteroposterior inusitadamente estreitado, *pectus carinatum*, e/ou prolapso de valva mitral.

Em 67 pacientes pulmonares consecutivos vistos no NJH entre 1985 e 1987, dos quais 43 (64%) eram mulheres, *pectus excavatum* e escoliose foram achados significativamente mais prevalentes em pacientes com MNT comparados com pacientes contemporâneos com tuberculose pulmonar (27% *versus* 9% para *pectus excavatum* e 52% *versus* 13% para escoliose).[114] Em uma série de 63 pacientes descritos do National Institutes of Health com doença pulmonar com MNT, manifestada predominantemente por bronquiectasia, foram feitos estudos morfométricos cuidadosos.[55] Comparadas com as mulheres no banco de dados do *National Health and Nutrition Examination Survey*, as pacientes com doença pulmonar com MNT eram significativamente mais altas e mais magras. Além disso, *pectus excavatum*, escoliose e prolapso de valva mitral foram achados que excederam as taxas esperadas. Entretanto, as pacientes não tinham dolicostenomelia (um arcabouço longo, estreito), articulações hiperdistensíveis, aracnodactilia, ou comprometimento franco da raiz aórtica sugerindo síndrome de Marfan clássica.[55] Nem tinham elas as anormalidades cutâneas ou articulares típicas da síndrome de Ehlers-Danlos.

Um grande estudo prospectivo de 103 pacientes pulmonares com MNT (todos os quais tinham bronquiectasia) e 101 controles não infectados bem pareados quanto a idade, sexo e raça observou que pacientes com MNT eram significativamente mais altos, tinham índice de massa corporal e porcentagem de gordura corporal significativamente mais baixos, e tinham prevalência significativamente mais alta de escoliose e *pectus excavatum* do que os controles.[115] Além disso, após estimulação de sangue total com vários agonistas, incluindo *M. intracellulare* vivo, pacientes com MNT pulmonar tiveram nível de IFN-γ médio significativamente mais baixo que os controles, mas níveis semelhantes de outras citocinas e quimiocinas pró-inflamatórias, incluindo TNF-α, IL-1β, IL-6, IL-8, IL-12, IL-18, e *regulado à ativação, expressado e secretado por células T normais* (RANTES, do inglês, *regulated on activation, normal T-cell expressed and secreted*).[115] Em um estudo de acompanhamento, sangue não estimulado e estimulado de 20 pacientes com MNT pulmonar e 20 controles foram selecionados ao acaso das mesmas duas coortes originais e medidos quanto a *fator transformador de crescimento-β* (TGF-β).[116] Em contraste com o observado com IFN-γ, o nível médio de TGF-β estimulado por *M. intracellulare* foi significativamente maior nos pacientes com MNT do que nos controles.[116] Permanece indeterminado se essa produção reduzida da citocina protetora do hospedeiro IFN-γ e/ou produção aumentada da citocina imunossupressora TGF-β desempenha um papel em causar doença pulmonar MNT.

Em virtude de anormalidades torácicas, tais como *pectus excavatum*, escoliose, síndrome das costas retas, e prolapso de valva mitral que foram descritas em um número substancial de pacientes com doença pulmonar com MNT serem alguns dos aspectos clássicos da síndrome de Marfan, nós raciocinamos que talvez alguns pacientes com MNT, embora não satisfazendo critérios clínicos para síndrome de Marfan clássica, possuam uma variedade subclínica de síndrome de Marfan.[55,114,117,118] Síndrome de Marfan é causada por mutações do gene da fibrilina (*FBN1*), com mais de 600 mutações diferentes de *FBN1* identificadas. Uma vez que algumas mutações podem resultar em um fenótipo mais brando de síndrome de Marfan,[118] nós propomos que alguns que possuam uma variante menor de mutação do gene *FBN1* não têm síndrome de Marfan franca mas permanecem em risco aumentado de doença pulmonar com MNT.

Nossa hipótese não identifica o "fator principal" na patogênese da bronquiectasia: as vias aéreas se dilatam por causa de um defeito estrutural intrínseco, existe um defeito imune que aumenta o risco de infecções que põem em movimento a tosse e inflamação que levam à bronquiectasia, ou estão presentes ambos os fatores? A primeira suposição é que há uma propensão à bronquiectasia devida a "fraqueza" do tecido conjuntivo da árvore brônquica. A observação de que fibrilina-1 faz parte da matriz extracelular e de que bronquiectasia e alterações císticas vistas na síndrome de Marfan podem se desenvolver sem infecção pulmonar com MNT franca sugere a plausibilidade da vulnerabilidade intrínseca da parede brônquica à bronquiectasia. Ademais, também é de grande interesse que a síndrome de Marfan tenha sido ligada à hipoplasia do lobo médio[110] porque o lobo médio direito pode ser visto como o lobo mais comumente afetado na bronquiectasia associada com MNT. A segunda suposição é suportada pelo fato de que as anomalias morfológicas vistas com síndrome de Marfan foram rastreadas até uma produção localizada e aumentada de TGF-β, uma citocina que aumenta suscetibilidade a micobactérias.[119-122] Curiosamente, algumas das outras condições herdáveis com aspectos físicos que se superpõem à síndrome de Marfan, apesar de terem mutações em genes inteiramente diferentes — *FBN1* na síndrome de Marfan, genes *TGFBR1* e *TGFBR2* na síndrome de Loeys-Dietz, e gene *SKI* na síndrome de Shprintzen-Goldberg —, todas têm em comum um aumento na sinalização de TGF-β.[123]

Poderia a própria magreza — independentemente de desnutrição ou qualquer enfermidade subjacente — predispor indivíduos a infecções micobacterianas? Uma hipótese intrigante para a suscetibilidade aumentada a infecções micobacterianas em indivíduos magros é que a suscetibilidade seja devida a uma deficiência relativa de leptina, que é normalmente produzida pelas células adiposas. Um estudo de mais de 100 pacientes com MNT pulmonar e um número semelhante de controles não infectados demonstrou que a relação direta normal entre gordura corporal e leptina — e a relação inversa esperada entre gordura corporal e adiponectina — foi preservada nos sujeitos-controle, mas ambas as relações foram perdidas nos pacientes com MNT pulmonares.[115] Corroboração experimental da hipótese da leptina vem de estudos mostrando que camundongos deficientes em leptina (Ob/Ob) são mais suscetíveis a infecções pulmonares por *Mycobacterium tuberculosis*[124] e *M. abscessus*.[125]

Em vista da preponderância de mulheres nas séries recentes com bronquiectasia associada com CMA, duas teorias foram propostas. "Síndrome de Lady Windermere", lembrando uma personagem em um romance de Oscar Wilde, propõe que as mulheres — no esforço de serem recatadas ou elegantes — suprimem voluntariamente sua tosse, conduzindo à acumulação de secreções e infecções crônicas.[126] Entretanto, tem sido nossa observação que essas pacientes tossem frequentemente.[127,128] Em vez de supressão voluntária, parece mais plausível que a sua tosse possa ser ineficaz devido à colapsabilidade das vias aéreas, a qual interrompe o movimento de secreções para fora da árvore brônquica.

Uma proposição alternativa veio do Japão, onde eles, também, observaram uma particular vulnerabilidade feminina à bronquiectasia com CMA, principalmente em mulheres na pós-menopausa idosas.[129] Tsuyuguchi et al.[129] demonstraram que em fêmeas de camundongos a ooforectomia levou a mais altas cargas de micobactérias nos pulmões e baço após desafio intravenoso com CMA. Além disso, repleção de estrogênio normalizou a carga bacilar, e macrófagos *ex vivo* suplementados por estrogênios foram mais competentes para limitar o crescimento das micobactérias.

Entretanto, nem a putativa relação a doenças do tecido conjuntivo nem o alegado papel da deficiência de estrogênio são capazes de explicar a alta prevalência de mulheres em relatos recentes de bronquiectasia relacionada a CMA. Nessas séries, 80% a 95% dos pacientes descritos foram mulheres.[8,9,15] Certamente, isto poderia refletir viés de encaminhamento ou comunicação. Além disso, não podemos excluir a possibilidade de efeitos associados com o sexo sobre a força/integridade do tecido conectivo ou a imunidade celular.

Um elemento notável adicional dos casos relatados de bronquiectasia associada com CMA é a forte preponderância de brancos. Mulheres brancas constituem 80% a 95% nas séries recentes, incluindo aquelas compiladas em comunidades/áreas com grandes populações afro-americanas, hispânicas, ou outras minorias.[8,9,15] Novamente, dado o potencial de vieses de encaminhamento, relato ou averiguação, não podemos estar certos da validade dessas observações. Contudo, entre os especialistas com os quais nos correspondemos, esta é uma percepção fortemente mantida. As prevalências relativamente mais altas de FC e anomalias da AAT em populações derivadas da Europa podem explicar parcialmente, mas não inteiramente, este aparente desequilíbrio na população branca, mas não explicaria a preponderância de *mulheres* brancas em algumas séries.

Fowler et al.[130] compararam frequência de batimento ciliar em células epiteliais obtidas das conchas nasais de pacientes com doença com MNT pulmonar, PCD, FC e de sujeitos normais sadios. É interessante que eles encontraram frequência basal reduzida de batimento ciliar ($\approx$ 2 batimentos/segundo menos que indivíduos normais) e aumentos menores do que os esperados na frequência de batimento ciliar quando da estimulação das células epiteliais com vários agonistas de receptores *Toll-like*. Em contraste, um aumento normal na frequência de batimento ciliar foi visto com estimulação por agonista de receptor *Toll-like* 4 (lipopolissacarídeo), sugerindo que o defeito ciliar pode ser mais funcional que anatômico. O nível de NO nasal estava também diminuído nos pacientes de MNT pulmonar em comparação com sujeitos normais; significativamente, adição de um doador químico de NO ou um inibidor específico de fosfodiesterase tipo 5 (sildenafil) 3',5'- monofosfato guanosina cíclico à célula epitelial respiratória de pacientes com MNT pulmonar restaurou sua frequência de batimento ciliar.

ANOMALIAS CONGÊNITAS E DO DESENVOLVIMENTO

Condições tais como sequestração, agenesia, hipoplasia e atresia podem causar primariamente bronquiectasia ou podem predispor a infecções que secundariamente causam bronquiectasia. Sequestrações presumivelmente se desenvolvem em virtude de brotos pulmonares primordiais acessórios, os quais podem estar investidos dentro de tecido pulmonar normal (intralobares) ou ser externos aos pulmões normais (extralobares). Sequestrações podem ou não se conectar com a árvore brônquica e muitas vezes derivam seu suprimento sanguíneo diretamente da aorta. Clinicamente, elas mais comumente se apresentam com infecções recorrentes e/ou crônicas do trato respiratório inferior começando na segunda ou terceira década de vida. Radiograficamente, elas geralmente aparecem como densidades irregulares, peculiares, chegando ao diafragma nas regiões basais posteriores. Pulmão hipertransparente unilateral (síndrome de Swyer-James-McLeod) é caracterizado por bronquiolite unilateral levando à hiperinsuflação. Em alguns casos está presente bronquiectasia. A etiologia e patogênese dessa doença rara são incertas, mas podem envolver perturbações do desenvolvimento ou adquiridas da árvore brônquica.

DOENÇAS INFLAMATÓRIAS IDIOPÁTICAS

Há uma larga variedade de condições associadas com bronquiectasia que poderiam ser incluídas na rubrica de doenças inflamatórias idiopáticas. Elas são todas doenças sistêmicas que comprometem variavelmente os pulmões e, nesses casos, podem ou não resultar em bronquiectasia.

Sarcoidose é de longe a mais comum destas doenças. (Veja o Cap. 66 para uma revisão abrangente.) Em termos amplos, sarcoidose pode comprometer as vias aéreas por diversos mecanismos fundamentais: cicatrização parenquimatosa difusa resultando em tração e deformação das vias aéreas, inflamação granulomatosa endobrônquica incluindo estenose com infecção pós-estenótica, ou compressão secundária a linfadenopatia peribrônquica hipertrófica.[131]

Artrite reumatoide (AR) pode acarretar uma variedade de manifestações pulmonares. Em duas séries antecedentes, bronquiectasia foi vista em 3,2%[132] e 5,2%[133] de populações de encaminhamento de pacientes de AR. Mais recentemente, bronquiectasia foi descrita em porcentagens consideravelmente mais altas de pacientes com AR submetidos a imageamento com HRCT: 20% a 35%;[134] seguramente esses estudos foram enviesados ao selecionar pacientes com problemas respiratórios para fazer TC. Entretanto, bronquiectasia foi vista em 8% dos pacientes com AR sem sintomas respiratórios.[135] Notavelmente, a maioria dos pacientes nas séries previamente discutidas não tinha fibrose intersticial associada com AR como uma causa presuntiva da bronquiectasia. Mecanismos causais potenciais incluem propensão aumentada a infecções, seja intrínseca à AR ou secundária à terapia esteroide ou citotóxica. Síndrome de Sjögren em associação com AR também foi proposta como um fator de risco, mas a evidência é inconsistente.[134] Clinicamente, deve ser assinalado que a presença de bronquiectasia em pacientes com AR foi associada com um prognóstico desfavorável em uma série.[136]

Espondilite anquilosante foi classicamente associada com degeneração fibrocística das zonas pulmonares superiores (Fig. 98-16) e fusão ancilótica das junções das costelas e vértebras, resultando em ventilação restringida. Entretanto, em uma grande série da Mayo Clinic, comprometimento pulmonar foi descrito em apenas 1,2% dos pacientes.[137] Bronquiectasia independente de doença fibrocística apical foi vista em uma pequena série do Reino Unido.[138] Espondilite anquilosante foi descrita em associação com CMA em uma série inicial do NJH.[139]

Lúpus eritematoso sistêmico pode comprometer uma porção de complicações pulmonares, incluindo aquelas intrínsecas do lúpus eritematoso sistêmico e outras relacionadas iatrogenicamente (Cap. 65). Bronquiectasia, como tal, foi descrita em 21% dos pacientes com lúpus eritematoso sistêmico estudados com HRCT em uma série;[140] fatores relacionados à bronquiectasia não foram bem estudados.

Como na AR, a presença de síndrome de Sjögren pode ser um elemento comórbido.

Síndrome de Sjögren, ceratoconjuntivite seca e xerostomia (olhos e boca secos) podem existir na forma primária ou em associação com outras doenças colagenovasculares como AR ou lúpus eritematoso sistêmico. Complicações pulmonares da síndrome de Sjögren incluem pneumonia intersticial linfocítica, linfoma ou pseudolinfoma, e/ou hipertensão pulmonar (Cap. 65). Bronquiectasia também foi observada.[141-143] O raciocínio é que inflamação linfocítica resulta em função prejudicada das glândulas mucosas, resultando, por sua vez, em volumes diminuídos e viscosidade aumentada do muco. Isto leva à obstrução das vias aéreas, *clearance* mucociliar precário, e infecção crônica. Não houve grandes pesquisas empregando TC pulmonar em pacientes com síndrome de Sjögren para quantificar o risco de bronquiectasia. Entretanto, nós vimos recentemente várias mulheres idosas com síndrome de Sjögren primária nas quais a bronquiectasia era proeminente.

Doença intestinal inflamatória foi relacionada diretamente à bronquiectasia.[144] Bronquiectasia associada com doença intestinal inflamatória parece ser mais comum com colite ulcerativa que com doença de Crohn.[145] Na maioria dos casos, a doença intestinal inflamatória precede as manifestações pulmonares, mas em alguns casos os sintomas pulmonares podem prenunciar a doença intestinal inflamatória. Uma observação única na bronquiectasia associada com colite ulcerativa é que ela pode se desenvolver depois de colectomia terapêutica.[146] As relações patogênicas propostas incluem uma infecção criptogênica que incita inflamação das vias aéreas e intestinal, alvos epiteliais comuns de autoimunidade, ou agentes sensibilizantes que são inalados e/ou ingeridos.

Policondrite recorrente é identificada essencialmente como progressiva inflamação, fraqueza e deformidade de estruturas cartilaginosas, incluindo as orelhas, nariz, laringe e árvore traqueobrônquica, tipicamente associada com polartrite não erosiva. Além disso, pode haver distúrbios inflamatórios e/ou funcionais dos olhos, componentes auditivo/vestibular dos ouvidos, e aorta (vasculite com aneurisma). Comprometimento respiratório é um elemento clínico comum da policondrite recorrente (inflamação das cartilagens traqueais e brônquicas, resultando em colapso da via aérea e limitação do fluxo aéreo) e uma causa importante de mortalidade. Bronquiectasia nesses pacientes pode ser devida a dano brônquico primário e/ou infecção recorrente.[147]

ACIDENTES DE ASPIRAÇÃO/INALAÇÃO

Derramamento de matéria estranha dentro das vias aéreas pode resultar em bronquiectasia. Há dois cenários bastante distintos nos quais esse material poderia ser aspirado para dentro dos pulmões e causar dano suficiente para resultar em deformidade crônica das vias aéreas. Um é o derramamento direto de secreções da orofaringe, incriminado por conter uma pletora de microrganismos, incluindo bactérias microaerófilas e anaeróbias, os quais podem produzir pneumonia necrosante. O outro é a introdução de materiais refluídos do esôfago e/ou estômago, os quais, além dos microrganismos anotados antes, contêm partículas de alimento, ácido clorídrico, secreções biliares ou pancreáticas, e micróbios nativos do tubo digestivo, incluindo *Helicobacter pylori*.[148]

As funções protetoras laríngeas são imperfeitas, e "microaspiração" é comum. Assim, poderíamos presumir que aspiração levando a infecções do trato respiratório inferior envolva volumes maiores que os usuais e/ou conteúdo mais nocivo. Por outro lado, é razoável postular que, uma vez que as vias aéreas tenham sido danificadas, um inóculo menor pode ter efeitos clínicos mais substanciais, uma variante da teoria do "círculo vicioso".

Muitos fatores influenciam a probabilidade/frequência de aspiração. Eles incluem (1) sensório deprimido (trauma, abuso de álcool ou droga, estado de confusão pós-ictal, anestesia geral); (2) função alterada do tronco cerebral (seguindo-se a acidente vascular cerebral, após pólio, doenças neurológicas primárias como esclerose múltipla, esclerose lateral amiotrófica ou siringomielia); (3) estrutura/função alterada da laringe (após cirurgia, após irradiação) (4) doenças esofágicas (dismotilidade, obstrução por tumor ou estenose, distrofia muscular, acalasia, fístula traqueoesofágica, ou incompetência do esfíncter inferior do esôfago); e (5) disfunção gástrica (dismotilidade ou obstrução da saída).

Embora todos esses elementos possam contribuir para o risco de infecção (e bronquiectasia), parece provável que refluxo gastroesofágico seja o fator mais comum. Em uma coorte de pacientes de bronquiectasia descritos previamente do NJH, aproximadamente três quartos deles tinham demonstrado anormalidades de características morfológicas esofágicas (dilatação e espessamento), função (dismotilidade), anatomia (hérnia hiatal) ou competência (refluxo franco).[149] De fato, a frequência de perturbações esofágicas foi tão alta que se poderia questionar se os achados esofágicos eram a causa de infecções/bronquiectasia recorrentes ou, em alguns casos, um efeito. Quanto a este último, é importante assinalar que em séries de pacientes com asma crônica e fibrose pulmonar idiopática, a incidência de disfunção esofágica demonstrada variou de 80% a 95%.[150,151] É plausível que respiração trabalhosa com largas disparidades entre pressão intra-abdominal e intratorácica e/ou tosse crônica, o que força e dilata o anel diafragmático, poderia romper o esfíncter esofágico inferior e sujeitar o esôfago a forças de distensão.[152] Um fator adicional que poderia contribuir para doença de refluxo gastroesofágico são as medicações empregadas para essas doenças pulmonares, incluindo anticolinérgicos, β_2-agonistas, teofilina, e corticosteroides, todos os quais prejudicam a função do esfíncter esofágico inferior,[153] e antibióticos de amplo espectro, os quais alteram a flora gastroesofágica.

Em qualquer caso, os clínicos devem estar alertas para o potencial de doença de refluxo gastroesofágico/aspiração como tendo um papel primário ou contributivo no desenvolvimento de bronquiectasia. Naqueles suspeitos de distúrbio da deglutição, a hipofaringografia empregando materiais de contraste de consistência variada pode identificar aspiração insuspeitada. É importante assinalar que alguns pacientes respingam material de contraste para dentro de sua traqueia sem qualquer percepção ou tosse. Esses estudos podem ser feitos com um terapeuta da fala, que também é capaz de ajudar os pacientes com técnicas mais seguras para comer, beber e engolir.

Motilidade esofágica prejudicada pode ser sugerida em TC dos pulmões nas quais o esôfago é grosseiramente dilatado, há ar excessivo presente ao longo do trajeto do esôfago, ou as paredes do esôfago estão espessadas. Motilidade prejudicada pode muitas vezes ser demonstrada em um simples gole de bário. A extensão de contratilidade prejudicada pode ser medida por manometria esofágica; isto é crítico se for contemplada reconstituição do esfíncter esofágico inferior. Demonstrar refluxo real pode ser problemático. Se refluxo grosseiro for demonstrado em um estudo de rotina, ele é suficiente para um diagnóstico presuntivo. Entretanto, se sintomas ou outros aspectos clínicos sugerirem doença de refluxo gastroesofágico e a seriografia gastrointestinal superior tiver resultados negativos, uma sonda de pH de 18 a 24 horas com ou sem medição da impedância pode ao mesmo tempo identificar e quantificar episódios de refluxo.[150] Refluxo não ácido pode resultar em tosse crônica e mesmo lesão pulmonar.[154] Entre os significados desses achados está que medidas de inibição de ácido podem não ser suficientes para proteger as vias aéreas. Em indivíduos com evidência de aspiração recorrente, a elevação da cabeceira do leito deve ser feita rotineiramente.

Inalação tóxica ou lesão térmica podem também ser associadas com bronquiectasia. Inflamação aguda e crônica da árvore traqueobrônquica, bronquiolite, bronquiolite obliterante, e lesão alveolar difusa podem ser uma consequência de exposição a fumos metálicos tóxicos (p. ex., alumínio, cádmio, cromo, níquel) ou gases tóxicos (p. ex., amônia, cloro, fosgênio, dióxido de enxofre) (Cap. 75). Em casos graves, pode seguir-se bronquiectasia por causa de infecções complicando a exposição, desnudação do epitélio ciliado, ou fibrose progressiva. Similarmente, lesão crônica da via aérea e bronquiectasia podem evoluir após lesão térmica ou por fumaça.

DOENÇAS PÓS-OBSTRUTIVAS

Corpos estranhos podem ser aspirados para as vias aéreas em consequência de bebês e crianças colocarem objetos estranhos na boca, eventos de sufocação à alimentação, trauma, ou perda de consciência, incluindo convulsões. Em alguns casos o objeto obstrutivo pode ser radiopaco (dente, osso ou objeto metálico), mas, na maioria dos casos, o material obstrutivo (p. ex., amendoim, vegetais) não é discernível por estudo radiográfico. Tumores, benignos ou malignos, também podem resultar em obstrução da via aérea, má drenagem, infecção recorrente/crônica, e bronquiectasia. Os tipos mais comuns de tumor incluem carcinoma broncogênico (particularmente a variedade de células escamosas), tumores carcinoides, e papilomas. Compressão extrínseca da via aérea devida mais frequentemente a linfadenite hipertrófica a partir de doenças granulomatosas como sarcoidose ou infecções, incluindo tuberculose ou histoplasmose, pode estreitar gravemente ou mesmo ocluir grandes vias aéreas. Em pacientes com bronquiectasia "focal" (particularmente aqueles com doença limitada só a uma região, um segmento, um lobo ou mesmo um pulmão), deve ser feito exame broncoscópico precocemente para excluir uma lesão obstrutiva se outras causas não forem evidentes.

ASPERGILOSE BRONCOPULMONAR ALÉRGICA

Na *aspergilose broncopulmonar alérgica (ou outras micoses)* (ABPA/M), os pacientes desenvolvem tampões mucoides nos brônquios de tamanho médio. A inflamação e distensão tipicamente resultam em bronquiectasia de paredes finas das vias aéreas centrais (Fig. 48-10; veja a Fig. 48-3). Bronquiectasia central, muitas vezes com impactação mucoide, é característica de ABPA, e ocasionalmente a impactação mucoide pode mostrar alta atenuação, refletindo a capacidade do organismo de fixar sais de cálcio, ferro e manganês (Fig. 48-11). Embora ABPA/M tipicamente seja vista no

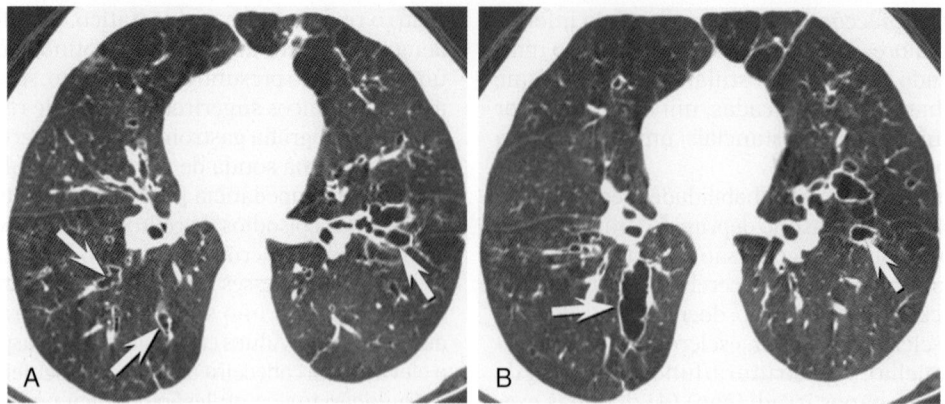

Figura 48-10 Bronquiectasia: aspergilose broncopulmonar alérgica. A e **B,** TC axial do tórax mostra bronquiectasia central (*setas*), típica da aspergilose broncopulmonar alérgica. (Cortesia de Michael Gotway, MD.)

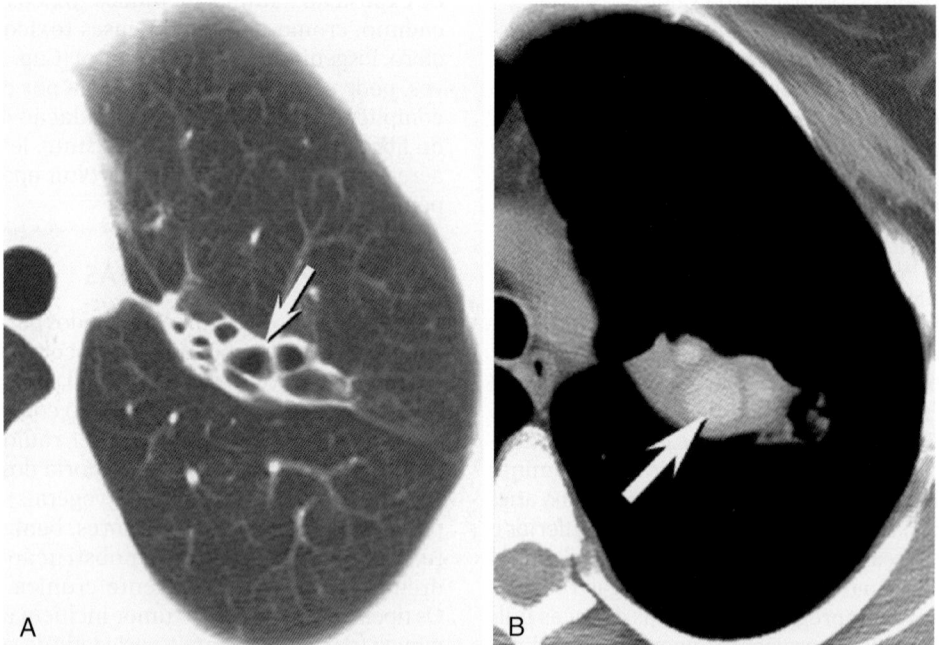

Figura 48-11 Aspergilose broncopulmonar alérgica com bronquiectasia e impactação mucosa com alta atenuação. A, TC axial do tórax apresentada em janelas para pulmão mostra bronquiectasia focal do lobo superior esquerdo (*seta*). **B,** TC axial do tórax vários anos após **A,** exibida em janelas para tecidos moles, mostra consolidação nova rodeando impactação mucosa com alta atenuação (*seta*) na região da bronquiectasia preexistente. Impactação de muco de alta atenuação é característica da aspergilose broncopulmonar alérgica devido à capacidade do organismo de fixar íons metálicos. (Cortesia de Michael Gotway, MD.)

contexto de asma recorrente/refratária (dependente de esteroide), os clínicos devem ser cônscios de que esses episódios podem incluir também febre, mal-estar, dor torácica pleurítica, e tosse produtiva de secreções purulentas. Esses episódios podem ser confundidos com pneumonia, bronquite aguda e/ou exacerbações de bronquiectasia simples, especialmente se o componente asmático for ausente ou mínimo. O quadro pode ser particularmente obscuro se a ABPA/M estiver presente em indivíduos com FC, uma doença na qual ABPA/M é relativamente mais comum. Aspectos que lembram ABPA/M incluem achados característicos em TC, eosinofilia, níveis elevados de IgE e respostas dramáticas a corticosteroides.

O outro caminho para bronquiectasia é no contexto de ABPA/M de longa duração inadequadamente controlada. Nesses casos, fibrose extensa e distorção das vias aéreas podem evoluir por causa da inflamação não controlada. Nesses casos os pacientes podem adquirir patógenos secundários da via aérea, incluindo *P. aeruginosa* ou outros bacilos Gram-negativos, bem como NTM. Nesses casos "destruídos", os pacientes podem não demonstrar asma, eosinofilia ou níveis elevados de IgE.

BRONQUIECTASIA IDIOPÁTICA

Dependendo da extensão da avaliação e talvez do viés de encaminhamento, bronquiectasia "idiopática", para a qual nenhuma predisposição conhecida é identificada, responsabiliza-se por 25% a 50% dos casos.[1,155,156] Embora o diagnóstico de bronquiectasia idiopática possa ser feito após serem efetivamente excluídas causas de bronquiectasia, ela muitas vezes tem um fenótipo de bronquiectasia de lobos inferiores bilaterais e rinossinusite crônica.[1] Estudos de genotipagem de moléculas do complexo principal de histocompatibilidade classe I e classe II indicaram que polimorfismo alélico para *antígeno leucocitário humano* (HLA)-B (HLA-B5 e HLA-B52), HLA-C (HLA-Cw*03 e especialmente HLA-C grupo 1 homozigosidade), e HLA-DR/DQ (HLA-DR1/DQ5) são estatisticamente associados com bronquiectasia idiopática.[157-160] Uma vez que as células NK usam seus "receptores semelhantes a imunoglobulina de células matadoras" para reconhecer moléculas HLA-C anormais sobre as superfícies das células infectadas, a análise genotípica de combinações de receptores semelhantes a imunoglobulinas de células matadoras HLA-C predisse a possibilidade de ativação aumentada de células NK na patogênese da bronquiectasia idiopática.[157] Entretanto, até onde sabemos, estudos funcionais para confirmar atividade excessiva de células NK em pacientes com bronquiectasia idiopática não foram feitos. Contudo, esta hipótese é suportada pela presença de bronquiectasia em pacientes com a síndrome de deficiência de transportador para apresentação de antígeno, uma doença genética com expressão prejudicada de HLA classe I e função desregulada de células NK, T citotóxicas γδ, e células T $CD8^+$. Nessa doença, a expressão defeituosa de HLA classe I resulta em atividades aumentadas de células T NK e γδ porque HLA classe I normalmente serve como um ligante inibitório para estes tipos de células; por outro lado, expressão anormal de HLA classe I reduziu a função das células T $CD8^+$.[161]

DIVERSOS

Há numerosas outras causas de bronquiectasia, incluindo entidades tão diversas como infecção HIV/*síndrome de imunodeficiência adquirida* (AIDS), síndrome de unhas amarelas, ou lesão de radioterapia.

Em pessoas com AIDS, foi identificada bronquiectasia em uma proporção importante daqueles fazendo TC, inclusive crianças.[162,163] Obviamente isto é enviesado pela seleção daqueles com problemas respiratórios para se submeterem a exames de imagem. Presumivelmente a patogênese da bronquiectasia envolve infecções graves, crônicas e recorrentes por uma variedade de patógenos oportunistas. Um elemento adicional que não foi completamente examinado é o impacto potencial de dano oxidativo associado com infecção ou outros estressores sobre o sistema AAT.[164,165] Comprometimento da função da AAT pode contribuir para o dano pulmonar acelerado, incluindo bronquiectasia, em pessoas com AIDS.[166,167]

Síndrome de unhas amarelas é uma doença incomum marcada pela tríade de unhas amarelas, grossas, distróficas; linfedema da face, mão e extremidades inferiores; e derrames pleurais.[169] Mulheres são mais frequentemente comprometidas que homens; a idade média de início é 40 anos, com casos variando desde o lactente até a sétima década. O achado pulmonar mais proeminente compreende derrames pleurais exsudativos bilaterais.[169] Sinusite recorrente e infecções do trato respiratório inferior são comuns.[170] Bronquiectasia presumivelmente evolui por causa da infecção crônica. Fatores contributivos podem acarretar estrutura linfática anormal, permeabilidade vascular aumentada, produção deficiente de imunoglobulina e/ou disfunção ciliar.

Radioterapia, tipicamente aplicada para carcinoma da mama ou tumores mediastinais incluindo linfomas, pode resultar em dano profundo às vias aéreas centrais. Essa reação não faz parte da síndrome de bronquiolite obliterante pós-irradiação, mas é uma condição distinta marcada por dano focal à cartilagem e mucosa das vias aéreas levando à distensão espatulada e a irregularidades dos brônquios

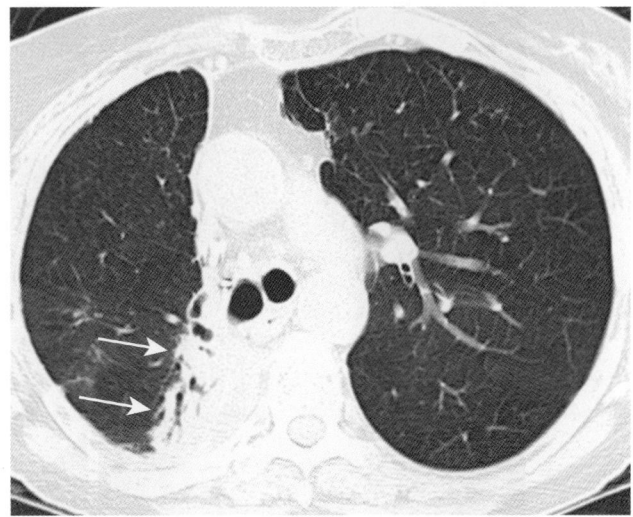

Figura 48-12 Bronquiectasia em campo de irradiação terapêutica. Esta mulher de 68 anos tinha sido diagnosticada com um carcinoma de não pequenas células do pulmão. Ela recebera radioterapia na região hilar direita aproximadamente 18 meses antes. Sua TC mostra fibrose densa e bronquiectasia no campo da irradiação (*setas*). Inferior a este processo, ela tinha um processo cavitário necrótico associado com infecção pelo complexo *Mycobacterium avium*.

principais no campo de irradiação. Na nossa experiência, bronquiectasia secundária a radioterapia para neoplasias se tornou menos comum na era atual, quando o controle da dosagem e do campo se tornou mais refinado. Em alguns casos esta condição pode ser reconhecida por cicatriz do parênquima pulmonar no campo de irradiação (Fig. 48-12).

DIAGNÓSTICO

Na grande maioria dos casos, bronquiectasia é reconhecida no contexto como "bronquite" ou "pneumonia", ao longo de muitos meses ou anos. Alguns pacientes de bronquiectasia nos quais a sibilância é um elemento proeminente podem ter sido identificados e tratados como "pacientes asmáticos" por muitos anos. Ocasionalmente pacientes vêm à atenção após um episódio de hemoptise. Menos frequentemente, bronquiectasia é identificada em TC feitas para outras considerações.

Embora a radiografia de tórax possa sugerir bronquiectasia com "trilhos de bonde" (Fig. 48-13) ou sombras de múltiplos anéis (Fig. 48-14), imagem de TC é o atual estudo diagnóstico de escolha. O achado em imagem de atelectasia do lobo médio direito e/ou da língula (Fig. 48-15) é altamente sugestivo de bronquiectasia coexistente e deve ser investigado por TC em pacientes com anormalidades persistentes e sintomas crônicos. Achados clássicos no escaneamento com HRCT de bronquiectasia incluem ausência de afilamento brônquico, brônquios visíveis no 1 cm periférico dos pulmões e relação broncoarterial aumentada, produzindo o sinal de anel de sinete (Fig. 48-1A).[171]

Uma vez que bronquiectasia tenha sido identificada na TC, que estudos devem ser efetuados para ajudar a dirigir o tratamento e classificar a doença? Certamente, uma história familiar cuidadosa pode ser útil em identificar fatores de risco genéticos; entretanto, o padrão da família raramente é específico para uma doença particular a menos que exista uma história nítida de FC.

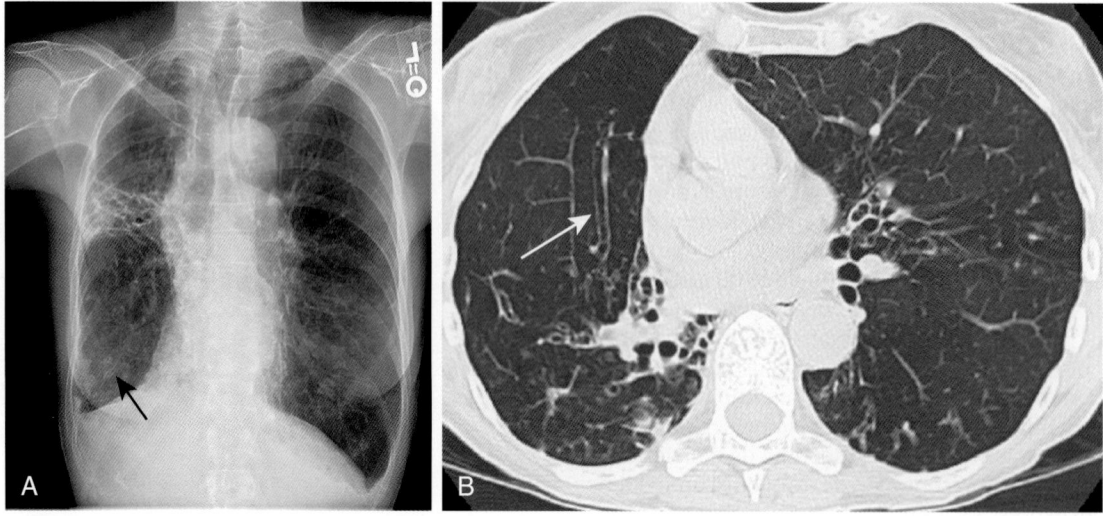

Figura 48-13 "Trilhos de bonde" na radiografia de tórax de rotina em bronquiectasia. A, No lobo inferior direito há sombras paralelas, que não se afilam, "trilhos de bonde" (seta) representando bronquiectasia. B, A via aérea é vista como bronquiectasia cilíndrica (seta).

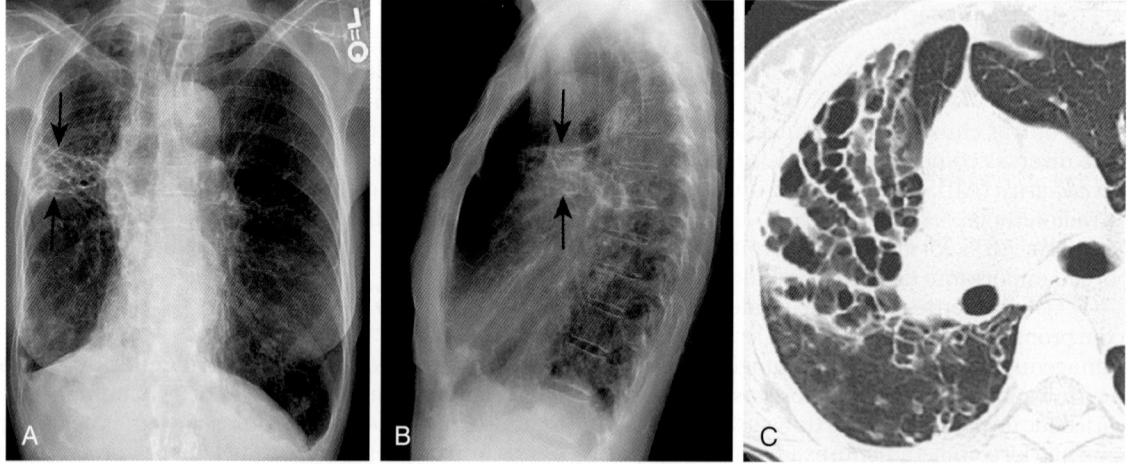

Figura 48-14 Múltiplas sombras de anéis na radiografia de tórax em bronquiectasia. A, Na vista posteroanterior, sombreamento cístico de parede fina é visto no campo médio do pulmão direito (entre setas). A traqueia e o mediastino estão desviados para a direita, indicando perda extensa de volume. B, A vista lateral confirma a presença de múltiplas sombras de anéis na zona intermediária (entre setas). C, A TC dessa mulher branca de 65 anos indica bronquiectasia varicoide grave comprometendo seu lobo médio direito inteiro e o segmento anterior do bolo superior direito.

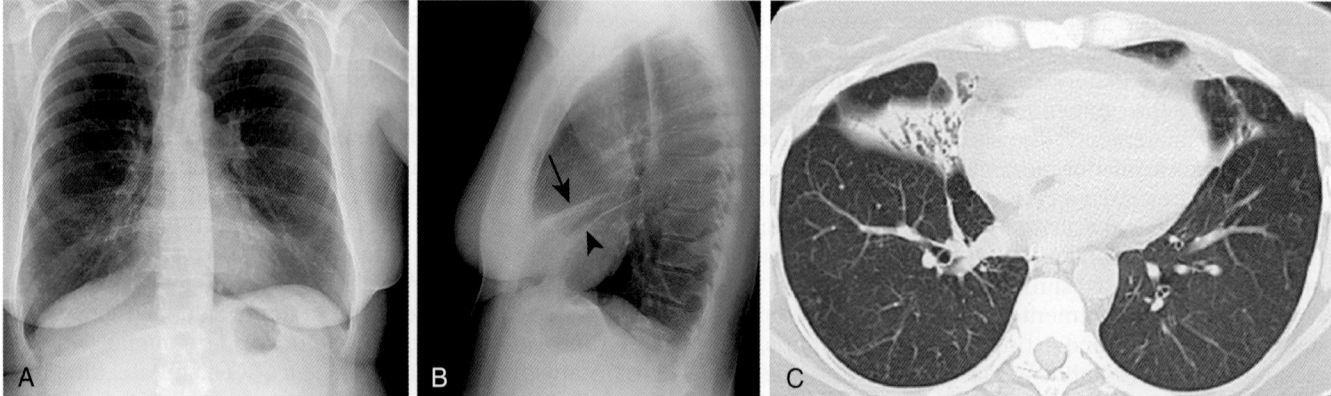

Figura 48-15 Atelectasia e bronquiectasia comprometendo o lobo médio direito e a língula em radiografia de tórax e uma TC. Esta mulher de 60 anos tivera "pneumonia" recorrente durante toda sua vida. A, Vista posteroanterior mostra apagamento sutil do bordo cardíaco direito e do sulco cardiofrênico, bem como uma opacidade nebulosa da margem cardíaca esquerda. B, Na vista lateral, há duas densidades oblíquas representando o lobo médio direito (seta) e a língula (ponta de seta) atelectásicos. C, Imagem de TC demonstra bronquiectasia e atelectasia do lobo médio direito e segmento inferior da língula.

A história médica pregressa e revisão dos sistemas devem focalizar as várias doenças anotadas na Tabela 48-1 e descritas anteriormente na discussão de doenças e predisposições associadas.

A testagem laboratorial pode incluir variadamente os estudos notados na Tabela 48-2. Estes testes não precisam ser todos realizados na avaliação inicial, mas podem ser feitos sequencialmente, com as doenças mais prováveis sendo checadas inicialmente.

TRATAMENTO

O tratamento de pacientes com bronquiectasia tipicamente envolve muitas camadas, as quais podem ser divididas em cinco componentes amplos: higiene das vias aéreas, tratamento antimicrobiano, terapia anti-inflamatória, cirurgia e diversos. Estas modalidades estão delineadas na Tabela 48-3. Embora a maioria dos pacientes com bronquiectasia requeira vários elementos de cada um destes componentes para gozar de saúde ótima, não há uma fórmula-padrão para tratar esta doença. A grande maioria dos pacientes recorrente ou cronicamente sintomáticos se beneficia de um esquema de remoção de muco e terapia antibiótica periódica. Na maioria dos pacientes é necessária uma abordagem de "tentativa e erro" para determinar as necessidades, preferências e tolerâncias individuais.

É importante notar que a maioria dos elementos descritos nesta seção não se provaram eficazes por experiências clínicas controladas randomizadas. Assim, metanálises (como a *Cochrane Database of Systematic Reviews*) geralmente não podem confirmar os benefícios ou a inutilidade dessas abordagens.[172-179] Talvez porque bronquiectasia é uma mistura tão complexa de variadas condições e/ou tem sido uma doença "órfã" subapreciada, uma escassa pesquisa sistemática foi dirigida para esta doença muito perturbadora.

HIGIENE DAS VIAS AÉREAS E AGENTES HIPEROSMÓTICOS

A higiene das vias aéreas consiste em terapias não antibióticas dirigidas para mobilizar e eliminar secreções inflamatórias da árvore traqueobrônquica e dos seios paranasais. Aparelhos modernos para facilitar limpeza de secreções das vias aéreas incluem a válvula Flutter, válvula Acapella e vestes de compressão torácica de alta frequência (Tabela 48-3). Também incluídos nesta rubrica estão passos para prevenir/limitar aspiração de conteúdo orofaríngeo ou gastroesofágico para dentro das vias aéreas.

Cloreto de sódio hipertônico a 7% duas ou quatro vezes ao dia demonstrou acelerar a remoção de muco, diminuir exacerbações e melhorar a função pulmonar em pacientes com FC.[180] Entretanto, seu papel em bronquiectasia não FC permanece por ser visto. Manitol em pó seco inalado parece promissor para limpeza das vias aéreas em pacientes bronquiectásicos,[181,182] embora sejam necessários estudos mais definitivos.

TERAPIA ANTIMICROBIANA

Terapia antimicrobiana tem sido historicamente o eixo do tratamento de bronquiectasia. Entretanto, não há consenso claro sobre a maioria das dúvidas nesta área, incluindo se o tratamento deve ser dado em uma escala de rotina periódica ("rodízio") ou na base de conforme necessário para exacerbações clínicas. Em uma metanálise que estudou o uso de antibióticos orais prolongados para bronquiectasia purulenta, estes demonstraram diminuir volume/purulência de expectoração, mas não houve efeitos benéficos significativos quanto a frequências de exacerbações, função pulmonar ou morte.[183] Também são limitados os dados sobre preferência de seleção empírica de um agente antimicrobiano ou um tratamento guiado pela identificação de espécies e testes de suscetibilidade *in vitro*. Em pacientes que não estão respondendo a antibióticos empíricos ou que experimentam exacerbações frequentes, parece prudente obter culturas microbiológicas abrangentes (inclusive para organismos MNT e fúngicos) e ajustar os antibióticos com base no tipo de organismo identificado e o perfil de suscetibilidade a fármacos.

Antibióticos aerossolizados também parecem promissores para tratar ou prevenir exacerbações. Adição de tobramicina inalada à ciprofloxacina oral para exacerbação associada com *Pseudomonas* de bronquiectasia não FC mostrou resultado microbiológico melhorado; entretanto, não houve benefício clínico adicional sobre a ciprofloxacina apenas, devido a incidência aproximadamente três vezes maior de broncospasmo no ramo de tobramicina.[184] Em pacientes com FC, tobramicina inalada duas vezes ao dia, dada em meses alternados, diminuiu a frequência de exacerbações devidas a *P. aeruginosa*.[185] Mesmo em pacientes sem FC, a tobramicina inalada revelou ser eficaz.[186] Em um estudo randomizado de soro fisiológico nebulizado *versus* gentamicina (duas vezes por dia durante 12 meses) em 65 pacientes com bronquiectasia não FC, os sujeitos tratados com gentamicina tiveram redução da carga microbiana, neutrófilos nas vias aéreas, e purulência da expectoração.[187] Capacidade melhorada de exercício, frequência diminuída de exacerbação e melhor medida de qualidade de vida relacionada à saúde também foram vistas no ramo de gentamicina, com aviso de que os pacientes não foram cegados, sugerindo que um elemento de viés pode ter sido introduzido.[188] Comparada com soro fisiológico nebulizador como controle, a gentamicina nebulizada dada profilaticamente por 12 meses também mostrou redução significativa nos marcadores de inflamação nas vias aéreas (IL-8, TNF-α, IL-1β) e na circulação (molécula de adesão intercelular-1 e E-selectina).[25]

TERAPIA ANTI-INFLAMATÓRIA

O fundamento óbvio para usar os agentes anti-inflamatórios na bronquiectasia é que eles podem reduzir a cascata inflamatória, com os objetivos de reduzir sintomas e limitar a progressão da doença e o declínio na função pulmonar. Agentes anti-inflamatórios que foram examinados em bronquiectasia incluem *os agentes anti-inflamatórios não esteroides* (AINE), corticosteroides inalados, e macrolídeos intermitentes para aproveitar suas atividades anti-inflamatórias e outras não microbicidas.[189]

AINE

Uma vez que as prostaglandinas podem desempenhar um papel de aumentar as secreções das vias aéreas, os AINE — bloqueando a via da ciclo-oxigenase — foram estudados na bronquiectasia. Em um estudo duplo-cego, controlado com placebo, em pacientes com broncorreia devida a bronquite crônica, panbronquiolite difusa e bronquiectasia, a indometacina inalada diminuiu significativamente a quantidade de

Tabela 48-2 Estudos Diagnósticos para a Classificação e Tratamento de Pacientes com Bronquiectasia

Teste	Comentários
ESTUDOS UNIVERSAIS DE ROTINA	
TC de alta resolução (HRCT) dos pulmões	Se bronquiectasia for suspeitada, TC de tórax, particularmente HRCT, é o teste definitivo para confirmar suspeita de bronquiectasia. HRCT pode ajudar a detectar dilatação sutil da via aérea antes que as paredes brônquicas sejam grosseiramente espessadas. A distribuição da bronquiectasia muitas vezes ajuda no diagnóstico diferencial da causa subjacente da bronquiectasia. HRCT pode também identificar anormalidades esofágicas.
Testes de função pulmonar (PFT)	Em pacientes com bronquiectasia importante, PFT abrangentes, incluindo espirometria, responsividade a broncodilatador, volumes pulmonares e capacidade de difusão, são estudos importantes que ajudam no tratamento e prognóstico. PFT podem também fornecer indícios úteis a respeito de condições predisponentes.
Hemograma completo	Anemia pode refletir efeitos de infecção crônica ou perda sanguínea (considerar doenças intestinais inflamatórias). Leucocitose pode marcar a gravidade da infecção. Eosinofilia pode sugerir ABPA/M.
VSG, proteína C-reativa	Marcadores inespecíficos de inflamação; níveis muito altos podem sugerir doença subjacente do tecido conjuntivo ou vasculite
Cultura de escarro de rotina	Antibioticoterapia em bronquiectasia deve geralmente ser dirigida contra patógenos específicos e guiada pela suscetibilidade *in vitro*. A presença de cepas mucoides de *Pseudomonas aeruginosa* e *Staphylococcus aureus* pode levantar suspeitas de FC. *Stenotrophomonas maltophilia*, *Alcaligenes xylosoxidans* e *Burkholderia cepacia* são bacilos Gram-negativos que podem se comprovar patógenos problemáticos em pacientes com bronquiectasia de longa duração. Isolamento de *B. cepacia* e *Helicobacter pylori* exige técnicas laboratoriais especiais.
Cultura de escarro para micobactérias	Micobactérias ambientais como *Mycobacterium avium* complex, *M. chelonae* e *M. abscessus* parecem ser cada vez mais comuns em bronquiectasia contemporânea. Podem ser comensais, mas frequentemente são patogênicas.
Cultura de escarro para fungos	Especialmente em pacientes com um componente asmático, a presença de espécies de *Aspergillus* (ou outros bolores, incluindo *Pseudoallescheria* ou *Penicillium*) pode sugerir a causa.
TC dos seios	Muitos pacientes bronquiectásicos também sofrem de rinossimusite crônica. A presença de comprometimento extenso dos seios sugere possível FC, deficiências de imunoglobulinas, ou doenças ciliares. Por outro lado, tratamento ótimo muitas vezes inclui tratamento sinusal agressivo.
ESTUDOS DIRIGIDOS ESPECÍFICOS	
Cloreto no suor, genotipagem FC, e potenciais diferenças nasais	Em pacientes bronquiectásicos com doença bilateral, sinusite e sem outro fator de risco identificado, variantes brandas de FC parecem ser relativamente comuns (veja o texto e o Cap. 47). Cloreto no suor é visto como o principal teste de triagem para FC, mas muitos adultos com FC têm resultados fronteiriços ou normais. Diferença de potencial nasal pode ser útil para identificar FC em casos duvidosos (Cap. 47).
Níveis de alfa$_1$-antitripsina (AAT) e fenótipo	Anomalias de AAT parecem ser um fator de risco substancial para bronquiectasia, especialmente em mulheres brancas. Fenótipos de inibidor de proteinase anormais, mesmo padrões heterozigotos como MS, parecem conferir risco mesmo com níveis normais de AAT (veja o texto). Repleção de AAT pode aumentar resistência a infecções do trato respiratório inferior.
Níveis de imunoglobulinas (Ig)	Deficiências de IgG ou IgA podem promover bronquiectasia; deficiências de subclasses de IgG também podem ser um fator. Níveis elevados de IgE podem sugerir ABPA/M ou síndrome de Job; Hiper-IgM pode ser associada também com infecções crônicas.
Configuração morfológica ou função ciliar	Em indivíduos com histórias sugestivas (veja o texto), uma biópsia do epitélio ciliado nasal com microscopia eletrônica de transmissão pode identificar PCD. Outros estudos, incluindo atividade ciliar *ex vivo*, o teste de sacarina, ou espermograma podem ajudar neste diagnóstico (veja o texto).
Níveis de óxido nítrico nasal (NNO)	Pacientes com PCD documentada têm níveis significativamente mais baixos de NNO do que sujeitos normais ou pacientes com CF.[94] Embora não universalmente disponível, essa testagem pode se comprovar altamente útil para identificar PCD. Paradoxalmente, níveis de NO exalados foram elevados em bronquiectasia de diversas causas[219], exceto FC.
Deglutição de bário	Deglutição de bário pode detectar deglutição perturbada, divertículos esofágicos, lesões obstrutivas (tumores ou estenoses), hipomotilidade, acalasia, hérnias hiatais ou incompetência do esfíncter esofágico inferior com refluxo. Note que a ausência de refluxo em uma deglutição de bário não exclui este problema (veja sensor de pH).
pHmetria	Em pacientes suspeitos de refluxo gastroesofágico, um estudo de 18 a 24 horas com um sensor transnasal pode identificar, quantificar e caracterizar refluxo. Obviamente, medicações que inibem produção ácida devem ser suspensas antes desses testes.
Manometria esofágica	Em pacientes que estão sendo considerados para reparo cirúrgico do esfíncter esofágico inferior, a manometria deve ser realizada para determinar que o esôfago gera suficiente pressão para propelir alimento e líquidos através do esfíncter apertado.
Hipofaringografia ajustada (TH)	TH é útil para detectar anormalidades da fase inicial da deglutição. Pessoas particularmente propensas a problemas incluem aquelas com acidente vascular cerebral prévio, doença de Parkinson, doenças bulbares incluindo síndrome pós-pólio, e aquelas com cirurgia prévia da laringe ou faringe. Mesmo sem esses fatores de risco, alguns pacientes têm aspiração grosseira sem manifestações clínicas (sufocação, tosse).
ESTUDOS MENOS COMUNS, EXÓTICOS	
Estudos sorológicos para doença colagenovascular (CVD)	Várias CVD podem contribuir para o risco de bronquiectasia, incluindo artrite reumatoide, espondilite anquilosante e lúpus eritematoso sistêmico. Assim, em pacientes com histórias ou achados físicos compatíveis, ensaios de fator reumatoide, anticorpo anti-CCP, HLA-B27 e FAN podem ser úteis. Estudos sorológicos para CVD também podem sugerir o diagnóstico de síndrome de Sjögren, particularmente SSA/Ro e/ou SSB/La.
Teste de Schirmer	Em pacientes com histórias sugestivas de "síndrome seca" (olhos secos, boca seca, úlceras orais), teste de Schirmer positivo indica a presença de síndrome de Sjögren primária ou secundária (associada com uma CVD).

ABPA, aspergilose broncopulmonar alérgica (ou outras micoses); anti-CCP, peptídeo citrulinado anticíclico; FAN, anticorpo antinuclear; FC, fibrose cística; HLA, antígeno leucocitário humano; PCD, discinesia ciliar primária; VSG, velocidade de sedimentação dos eritrócitos.

Tabela 48-3 Elementos para Tratamento de Pacientes com Bronquiectasia

Procedimento	Comentários
HIGIENE DAS VIAS AÉREAS	
Técnicas de Limpeza Traqueobrônquica	
Aparelhos "de válvula" mecânica (Flutter, Pep, Acapella e outros)	Uma variedade desses aparelhos é desenhada para transmitir forças agitadoras para as vias aéreas para soltar e ajudar a propelir secreções viscosas para fora das passagens brônquicas. Ao retardarem o fluxo expiratório, eles podem também "stentar" abertas as vias aéreas. Para resultados ótimos, terapeutas respiratórios devem avaliar as necessidades e capacidades dos pacientes individuais e treiná-los no uso adequado.
Drenagem postural e fisioterapia torácica	Em pacientes com bronquiectasia de zonas inferiores, posicionamento nas posturas prona de cabeça baixa, Trendelenburg e/ou decúbito lateral pode promover drenagem local. Isto poderia ser otimizado pelo pré-tratamento com métodos mobilizadores de muco (veja mais adiante) e técnicas de tapotagem ou vibração enquanto nestas posturas.
Veste terapêutica	A jaqueta movida pneumaticamente produz forças de insuflação e deflação de alta energia e alta frequência no tórax inteiro. Com utilidade provada na FC,[220] a veste pode também ser útil em bronquiectasia de outras causas.
Métodos Mobilizadores de Muco	
β_2-agonistas inalados e/ou broncodilatadores anticolinérgicos	β_2-agonistas inalados podem acelerar frequência de batimento ciliar, bem como aliviar o broncospasmo presente em alguns pacientes com bronquiectasia. Embora os broncodilatadores anticolinérgicos imponham um risco teórico por "secarem" as secreções, a maioria dos pacientes com bronquiectasia os tolera e aprecia benefícios modestos não fornecidos pelos β_2-agonistas.[221,222]
Cloreto de sódio hipertônico ou inalação de manitol	Soluções hipertônicas nebulizadas, incluindo cloreto de sódio ou manitol, dentro das vias aéreas parecem ajudar os pacientes na remoção de secreções viscosas.[223] Cloreto de sódio hipertônico é consideravelmente menos caro que dornase alfa (veja a seguir).
Dornase alfa (Pulmozyme)	O produto hidrolisa DNA dos neutrófilos, o qual contribui para a viscosidade das secreções inflamatórias. De utilidade provada em pacientes com FC,[224,225] ele não foi benéfico em bronquiectasia não FC em uma experiência.[226] Administração prolongada em pacientes FC demonstrou reduzir inflamação neutrofílica das vias aéreas.[227]
N-Acetilcisteína (Mucomyst)	Também usada principalmente em pacientes FC, ela foi em geral suplantada pela dornase alfa.[220] Seus efeitos colaterais incluem irritação das vias aéreas quando usada em altas concentrações. Dada via oral na Europa, esta conduta não foi provada eficaz, nem é aprovada nos Estados Unidos.
Tratamento Anti-inflamatório das Vias Aéreas	
Esteroides sistêmicos	Edema da mucosa e produção de secreções inflamatórias podem ser parcialmente aliviados por corticosteroides. Experiências controladas e randomizadas em pacientes jovens com FC mostraram melhoras nos parâmetros clínicos e fisiológicos com séries prolongadas de esteroides em dias alternados.[228,229] (Veja o Cap. 47 para detalhes.) Entretanto, houve efeitos adversos importantes, particularmente sobre velocidades de crescimento em homens.[230] Dados desses e outros efeitos deletérios dos esteroides sistêmicos em longo prazo, esse tratamento possivelmente deve ser reservado para casos refratários.
Corticosteroides inalados (CI)	Para evitar algumas das complicações dos esteroides sistêmicos, o tratamento inalado é uma conduta lógica. Evidência modesta de eficácia foi mostrada em algumas mas não todas as experiências com FC.[196] CI também podem melhorar a hiper-reatividade das vias aéreas comum nos pacientes com bronquiectasia.
Antibióicos macrolídeos	Em adição aos seus efeitos antimicrobianos, os macrolídeos demonstraram atividades modificadoras das defesas do hospedeiro que incluem efeito anti-inflamatórios.[148,231] Azitromicina, um azalídeo, dada durante muitos meses tem resultado em melhora clínica e fisiológica em pacientes com FC infectados com *Pseudomonas aeruginosa*.[232-234] Eritromicina crônica em baixa dose parece clinicamente útil em pacientes com bronquiectasia não FC.[232] Estes efeitos devem ser ponderados em relação ao custo considerável e potencial para produzir resistência ao fármaco entre patógenos bacterianos e micobacterianos comuns em bronquiectasia. (Pacientes devem ser triados quanto a infecções micobacterianas antes do uso.)
Agentes anti-inflamatórios não esteroides (AINE)	Em pacientes jovens com FC, administração em longo prazo de ibuprofeno mostrou alguns benefícios.[235] Entretanto, esses resultados podem não ser generalizados, e a terapia AINE deve ser abordada cautelosamente, dado o potencial de efeitos colaterais.
Medidas Antiaspiração	
Tratamento anti-RGE	Ensinar os pacientes a alterar suas práticas dietéticas (ingestão reduzida de alimento e líquido à noite), elevação da cabeceira da cama, ou mais drasticamente provendo revisão cirúrgica do LES ou hérnia hiatal pode diminuir o risco de derramamento recorrente para dentro da via aérea.
Deglutição melhorada	Em pacientes que aspiram ao deglutir, mudar a consistência dos alimentos ou empregar manobras como "queixo enfiado" pode diminuir o risco de contaminar a via aérea.
Redução do ácido gástrico	Embora baixar acidez gástrica com inibidores da bomba de prótons ou bloqueadores H_2 possa diminuir os sintomas do refluxo, é ilógico pensar que deva proteger contra aspiração. Teoricamente, a acidez abaixada da substância aspirada poderia resultar em dano diminuído aos pulmões; entretanto, ela não deve ser vista como uma intervenção protetora dos pulmões.

(Continua)

Tabela 48-3 Elementos para Tratamento de Pacientes com Bronquiectasia *(Cont.)*

Procedimento	Comentários
TERAPIA ANTIMICROBIANA	
Antibióticos dirigidos episódicos	Em vez de administrar agentes "em rodízio" ou "empíricos", esta conduta envolve coletar amostra de secreções respiratórias durante exacerbações clínicas e empregar antimicrobianos baseados na identificação da espécie e suscetibilidade *in vitro*. Embora logicamente seja uma opção atraente, ela acarreta atrasos inevitáveis no tratamento e pode ser confundida pela presença de múltiplos patógenos potenciais.
Terapia antibiótica em rotação	Uma prática popular, clínicos poderiam tratar pacientes de bronquiectasia com um ciclo de 1 semana/mês de antimicrobianos arbitrariamente selecionados, tais como amoxicilina, uma fluoroquinolona e um macrolídeo. Há alguma evidência de utilidade da terapia antibiótica em longo prazo[236]; entretanto, o potencial de selecionar por cepas resistentes a fármacos é uma consideração. Evidência imperfeita descrita em uma análise recente sugere que pacientes com infecção crônica *P. aeruginosa* evoluem melhor com terapia direcionada.[237]
Antibiótico empírico inicial seguido por direcionado	Esta conduta oferece a vantagem do pronto tratamento para uma exacerbação, seguido por um esquema mais estreitamente focado com base nos resultados das culturas de escarro iniciais. Para ser representativa, a amostragem da expectoração deve ser feita antes de iniciar terapia antimicrobiana empírica.
Papel de antibióticos inalados	O modelo de tobramicina inalada no controle de infecções por pseudômonas em pacientes com FC[238,239] (Cap. 47) é um modelo atraente também para bronquiectasia não FC.[240] Certamente, nos pacientes com infecções bacilares Gram-negativas crônicas ou recorrentes, esta conduta poderia ser considerada. Contudo, nossa experiência inicial sugere menos tolerância à tobramicina em pacientes idosos.
Terapia para patógenos exóticos	Pacientes podem adquirir infecções secundárias de bronquiectasia preexistente ou desenvolver primariamente bronquiectasia primariamente devida a micróbios exóticos, tais como micobactérias ou fungos do ambiente. Nesses casos pode ser indicada terapia específica.
CIRURGIA	
Cirurgia de ressecção	Não há estudos sistemáticos de intervenções cirúrgicas em bronquiectasia. Entretanto, observações de casos sugerem que a extirpação de lobos gravemente danificados pode conferir benefício considerável. Doença limitada no lobo médio direito ou na língula pode ser particularmente adequada.[241-243] Se essa ressecção deve ser feita através de toracotomia lateral ou via de acesso VATS, não está respondido, embora o nosso grupo prefira fortemente a primeira.
Transplante	Em pacientes mais jovens com insuficiência respiratória associada com bronquiectasia, a questão do transplante pode surgir. Com base no modelo da FC, é uma consideração plausível.
DIVERSAS	
Vacinação contra *Streptococcus pneumoniae* e contra gripe	Embora não especificamente provada na bronquiectasia, esta vacina parece um adjunto óbvio. Além da vacinação, os pacientes com bronquiectasia devem ser considerados para terapia antiviral se desenvolverem gripe clínica.
Cessação do tabagismo	Uma prioridade em todos os pacientes pulmonares.
Repleção de alfa$_1$-antitripsina (AAT)	Em pacientes de DPOC recebendo repleção de AAT, houve uma percepção de frequência reduzida de exacerbações infecciosas (veja o texto). Para bronquiectasia associada com anomalias da AAT, a repleção poderia conferir proteção contra infecções recorrentes.
Oxigênio	Pacientes com bronquiectasia, especialmente doença extensa de lobos inferiores, podem ficar hipoxêmicos com esforço ou com sono. Detecção precoce e suplementação de O_2 pode melhorar a tolerância ao exercício e o condicionamento físico. O_2 noturno pode diminuir hipertensão pulmonar e retardar o aparecimento de *cor pulmonale*.
Metilxantinas	Teofilina oral teoricamente poderia aumentar a broncodilatação, aumentar a remoção de muco, e melhorar a contratilidade diafragmática. Entretanto, os efeitos colaterais, a farmacocinética variável, incluindo interações com antibióticos macrolídeos, e os efeitos promotores de RGE tornam as metilxantinas um problema potencial para a maioria dos pacientes bronquiectásicos.
Cromolim, nedocromil ou modificadores dos leucotrienos	Embora essas várias medicações para asma possam ter alguns papéis teóricos na bronquiectasia, não houve estudos demonstrando sua eficácia.

FC, fibrose cística; LES, esfíncter esofágico inferior; RGE, refluxo gastroesofágico; VATS, cirurgia toracoscópica videoassistida.

expectoração à metade, bem como a dispneia percebida.[190] Outro mecanismo pelo qual indometacina pode ajudar na bronquiectasia é via inibição da quimiotaxia de neutrófilos e degradação pelos neutrófilos da fibronectina, desse modo diminuindo inflamação e purulência das vias aéreas.[191]

Em uma revisão abrangente da *Cochrane Database* de experiências randomizadas de AINE em pacientes com FC, ibuprofeno em alta dose mostrou retardar a progressão da doença pulmonar, especialmente em crianças.[192] Em contraste, não houve experiências controladas randomizadas sobre o uso de AINE em pacientes bronquiectásicos sem FC.[193]

Corticosteroides Inalados

Embora alguns estudos mostrem sintomas e função pulmonar melhoradas em pacientes com FC tratados com *corticosteroides inalados* (CI),[194,195] outros — inclusive uma revisão de experiências clínicas — não acharam os CI benéficos.[196,197] Em bronquiectasia não FC, estudos relativamente pequenos indicam que CI fornecem alívio sintomático (p. ex., redução na dispneia, tosse e produção de expectoração).[198-201] Altas doses de CI são tipicamente experimentadas em bronquiectasia por causa da noção de que neutrófilos, dominantes nas vias aéreas bronquiectásicas, são relativamente resistentes aos efeitos (apoptóticos) dos corticosteroides.[202] Embora pacientes bronquiectásicos sejam muitas vezes tratados com β_2-agonistas e CI com base em extrapolação pelos clínicos do tratamento para DPOC e asma, há evidência limitada da sua eficácia com bronquiectasia. Martinez-García et al.[202] efetuaram um estudo piloto comparando budesonida em alta dose, 800 μg cada 12 horas, com budesonida 640 μg mais formoterol uma vez por dia, e observaram que o tratamento combinado com a dose mais baixa de CI resultou em maior melhora do escore de dispneia, avaliação de qualidade de vida relacionada à saúde e reduzidos efeitos colaterais associados com CI, tais como irritação faríngea e disfonia. Em virtude do risco potencial de pneumonia com uso de CI, como foi documentado com DPOC,[203] parece prudente limitar a duração de CI sempre que possível, enquanto monitora-se estreitamente em busca de sintomas e piora da função respiratória. Está claro que estudos maiores são necessários para determinar os benefícios e riscos de CI, β_2-agonistas de ação longa, ou em combinação como tratamento de manutenção ou terapia de resgate para exacerbações.[204]

Terapia Intermitente com Macrolídeo

Independentemente das suas propriedades antimicrobianas, antibióticos macrolídeos encerram grande promessa de inibir atividade da doença em bronquiectasia por causa dos seus efeitos não imunomoduladores antimicrobianos.[205] Terapia intermitente com macrolídeo pode ajudar na bronquiectasia via diferentes mecanismos, incluindo diminuição do gradiente potencial de difusão de cloreto através da mucosa da via aérea (resultando em volume diminuído de expectoração), redução dos níveis do fator quimiotáctico para neutrófilos IL-8, inibição da migração de neutrófilos e *Pseudomonas*, supressão do sensoriamento de *quorum* de *Pseudomonas*, ruptura da camada de biofilme estabelecida, e intensificação da capacidade fagocítica dos macrófagos alveolares.[206,207] Claritromicina, mas não amoxicilina ou cefaclor, mostrou reduzir significativamente a produção de escarro em pacientes com bronquite crônica ou bronquiectasia.[208] Em um estudo de um pequeno número de pacientes com bronquiectasia randomizados para tratamento-padrão durante 6 meses, seguido pela adição de azitromicina dada a uma dose de 500 mg duas vezes por semana durante 6 meses ou vice-versa, a azitromicina diminuiu significativamente a incidência de exacerbações e volume de expectoração em comparação com tratamento-padrão.[209] Efeitos benéficos semelhantes com melhora na função pulmonar foram mostrados em várias experiências usando terapia intermitente com azitromicina em paciente com FC cronicamente infectados com *P. aeruginosa* mas também em pacientes com FC mais jovens antes de eles terem sido colonizados com *P. aeruginosa*.[210] Em um estudo duplo-cego de cerca de 200 pacientes com FC randomizados para azitromicina 250 mg por dia ou 1.200 mg por semana, não houve diferenças nas melhoras em função pulmonar, nível de proteína C-reativa ou dias hospitalizados, embora efeitos colaterais gastrointestinais fossem mais comuns com terapia semanal.[211] Em uma experiência duplo-cega, controlada com placebo de aproximadamente 120 pacientes com bronquiectasia não FC e uma história de frequentes exacerbações pulmonares, a eritromicina em baixa dose (400 mg duas vezes por dia) durante 12 meses reduziu significativamente (1) o número de exacerbações pulmonares global por aproximadamente um terço, bem como naqueles com infecção por *P. aeruginosa* básica nas vias aéreas, (2) a produção de expectoração e (3) o declínio da função pulmonar conforme medida por VEF_1.[212] Entretanto, profilaxia com eritromicina foi associada com frequência aumentada de estreptococos orofaríngeos resistentes a macrolídeos.[212] Duas experiências duplo-cegas, placebo-controladas, de azitromicina 250 mg por dia durante 12 meses ou 500 mg três vezes por semana durante 6 meses resultaram em taxas significativamente mais baixas de exacerbações em comparação com placebo.[213,214] Em um estudo, no entanto, houve um aumento de quase três vezes na resistência a macrolídeo das bactérias no grupo de azitromicina, bem como incidência significativamente mais alta de dor abdominal e diarreia, embora estes sintomas gastrointestinais não impedissem a continuação da azitromicina.[215] Em adição ao aumento potencial na resistência a antibiótico em bactérias piogênicas, a azitromicina em longo prazo pode predispor a infecções MNT resistentes a fármacos em pacientes com bronquiectasia.[215] Além disso, a azitromicina mostrou inibir autofagia, um processo celular homeostático normal pelo qual as células reciclam moléculas e organelas não essenciais em tempos de privação de nutrientes, mas um mecanismo cada vez mais reconhecido na matança de micobactérias intracelulares.[215] Outros efeitos adversos sérios e potenciais da azitromicina incluem disritmias e mortes cardiorrelacionadas, especialmente naqueles com fatores de risco subjacentes para doença cardiovascular.[216,216a]

CIRURGIA

O papel da cirurgia no tratamento de bronquiectasia é incerto. Não foram realizados estudos sistemáticos formais das indicações e eficácia da cirurgia de ressecção em pacientes com bronquiectasia. Indicações tradicionais para cirurgia resseccional incluíram infecção crônica incapacitante, infecções recorrentes de frequência intolerável, ou dano pulmonar irreversível distal a um corpo estranho ou tumor benigno. Hemoptise ameaçando a vida também pode provocar a consideração de cirurgia, embora embolização terapêutica de artéria brônquica possa ser o tratamento inicial de escolha. Um adágio histórico tem sido que cirurgia não cura bronquiectasia. Se verdadeiro, é provavelmente devido à nossa compreensão, que está evoluindo, de que a maioria dos casos de bronquiectasia é devida a fatores de risco inatos que predispõem à recorrência. Entretanto, a cirurgia pode ser uma medida paliativa apropriada em casos selecionados.

DIVERSOS

Medidas adicionais, como cessação do tabagismo e vacinação contra doença pneumocócica e gripe, são apropriadas para todos os pacientes. Intuitivamente, estas medidas parecem particularmente importantes para aqueles com bronquiectasia; no entanto, não se encontra disponível a informação sistemática para confirmar sua utilidade neste contexto. Por outro lado, reconhecimento precoce de hipoxemia no exercício e relacionada ao sono demonstrou benefícios substanciais a respeito de morbidade e mortalidade. Como em todos os indivíduos, parece lógico assegurar que os pacientes com bronquiectasia tenham níveis cheios de vitamina D, porque foi demonstrado que a vitamina D induz catelicidina, um peptídeo antimicrobiano.[217] Recentemente foi relatado que pacientes com bronquiectasia com deficiência de vitamina D têm colonização bacteriana mais frequente (especialmente *P. aeruginosa*), pior fluxo aéreo, exacerbações mais frequentes, níveis mais altos de marcadores inflamatórios na expectoração, e declínio mais rápido na função pulmonar em um acompanhamento de 3 anos.[218]

Pontos-chave

- Bronquiectasia é definida pela presença de dilatação permanente dos brônquios médios a grandes. O principal significado clínico da bronquiectasia é o de infecções recorrentes das vias aéreas por organismos bacterianos e fúngicos resultando em tosse crônica, expectoração, perda de peso e comprometimento respiratório.
- A maioria da bronquiectasia é devida a uma combinação de fatores de suscetibilidade do hospedeiro — os quais podem ser francos ou ocultos — e as infecções recorrentes e a resposta inflamatória, em grande parte neutrofílica, que perpetuam a lesão das vias aéreas.
- Enquanto bronquiectasia localizada é mais frequentemente devida a infecções bacterianas tratadas de modo subótimo, a bronquiectasia devida a micobactérias não tuberculosas parece cada vez mais prevalente; bronquiectasia devida a micobactérias não tuberculosas é tipicamente vista em mulheres pós-menopáusicas com comprometimento lingular e do lobo médio direito, mas também pode ser vista em homens.
- Bronquiectasia que é mais difusa é geralmente devida a uma doença subjacente do hospedeiro, tal como fibrose cística, discinesia ciliar primária, síndromes de Mounier-Kuhn e William-Campbell, imunodeficiência variável comum e aspergilose broncopulmonar alérgica.
- Bronquiectasia também foi associada com doenças extrapulmonares como colite ulcerativa e doenças colagenovasculares. Doenças pulmonares fibróticas graves por qualquer causa podem também resultar em uma forma de bronquiectasia conhecida como bronquiectasia de tração.
- Os eixos no tratamento da bronquiectasia são a instituição precoce de antimicrobianos empíricos para tratar os patógenos mais prováveis e medidas diligentes de limpeza das vias aéreas para melhorar sintomas. Em pacientes que não respondem a antibióticos empíricos ou naqueles com exacerbações frequentes, culturas de escarro devem ser obtidas, determinada a suscetibilidade a fármacos, e o tratamento ajustado a dados mais objetivos. Ressecção pulmonar cirúrgica deve também ser considerada em pacientes com doença localizada grave que seja recalcitrante ao tratamento clínico.
- Agentes anti-inflamatórios como anti-inflamatórios não esteroides, corticosteroides inalados e macrolídeos intermitentes em baixa dose, mostram promessa de aliviar sintomas e reduzir a velocidade de progressão da doença, mas recomendações definitivas para seu uso permanecem por ser definidas.

As Referências estão disponíveis exclusivamente no site www.elsevier.com.br/expertconsult

49 DOENÇAS DAS VIAS AÉREAS SUPERIORES

MARK S. COUREY, MD • STEVEN D. PLETCHER, MD

INTRODUÇÃO
NARIZ
  Anatomia, Histologia e Fisiologia
  Condições Patológicas da Cavidade Nasal
SEIOS PARANASAIS
  Anatomia, Histologia e Fisiologia
  Doença dos Seios Paranasais
  Rinossinusite Aguda
  Rinossinusite Crônica
  Rinossinusite Crônica com Polipose Nasal
CAVIDADE ORAL, OROFARINGE, HIPOFARINGE E LARINGE
  Anatomia, Histologia e Fisiologia
  Doenças da Deglutição
  Doença de Refluxo Gastroesofágico e Laringofaríngeo
  Distúrbio de Movimento Paradoxal de Cordas Vocais e Laringospasmo
  Paralisia de Prega Vocal
  Estenose Glótica
MALIGNIDADES DO TRATO AERODIGESTIVO SUPERIOR
SUBGLOTE E TRAQUEIA CERVICAL
  Anatomia, Histologia e Fisiologia
  Estenose Traqueal Subglótica e Cervical

INTRODUÇÃO

A via aérea superior abrange das narinas à subglote e inclui diversas estruturas anatômicas com uma larga variedade de funções. Junto com a assistência na respiração, a estrutura da via aérea superior contém os nervos para as funções sensoriais do paladar e olfato, cria uma deglutição funcionalmente segura separando a deglutição da respiração, e permite a comunicação através da geração de voz e fala. A cavidade nasal possui um papel definido de filtrar e umidificar o ar para apresentação à via aérea inferior.[1-3] A glote executa as funções de proteger a via aérea para evitar aspiração, regulando o fluxo de ar e a vocalização. A faringe e a cavidade oral assistem nestas funções controlando e dando forma a substâncias a serem engolidas e modulando os sons vocalizados a partir da glote em palavras e fala. A via aérea superior é controlada por mecanismos voluntários e involuntários. Portanto, a função respiratória pode ser afetada através de atividade muscular descoordenada ou ineficiente, atividade reflexa neurológica centralmente mediada, e/ou respostas humorais ou imunológicas. A função exata de algumas áreas dentro da via aérea superior, como os seios paranasais, não está clara.

Alterações patológicas na via aérea superior são muitas vezes associadas com doença da via aérea inferior. Distúrbios da deglutição podem resultar em aspiração com complicações inflamatórias e infecciosas nos pulmões. Inflamação crônica dos seios paranasais frequentemente é associada com asma.[4-7] Infecção de longa duração nos seios foi implicada como um possível reservatório de infecção pulmonar.[8-10] Disfunção da laringe pode criar sintomas semelhantes à doença reativa das vias aéreas. Finalmente, estenose da subglote ou da traqueia cervical é frequentemente diagnosticada como asma. Neste capítulo discutiremos a anatomia e as condições da via aérea superior e sua influência na função das vias aéreas inferiores.

NARIZ

ANATOMIA, HISTOLOGIA E FISIOLOGIA

O nariz representa o local inicial de entrada para a maior parte da respiração. O nariz externo tem componentes estruturais importantes que, quando comprometidos, podem inibir o fluxo aéreo nasal. O dorso do nariz é constituído de três subunidades estruturalmente distintas (Fig. 49-1). O terço superior do dorso nasal é suportado pelos ossos nasais. Na sua extremidade distal, os ossos nasais se articulam com as cartilagens laterais superiores em uma região conhecida como área-chave. As cartilagens laterais superiores definem o terço médio do nariz. A estrutura do terço inferior, ou a ponta nasal, é definida principalmente pelas cartilagens laterais inferiores. O septo nasal divide os lados direito e esquerdo do nariz e fornece suporte estrutural adicional para os dois terços inferiores do nariz. A cartilagem quadrangular forma o septo anterior. O osso vômer, a lâmina perpendicular do etmoide e a crista maxilar formam os aspectos posterior e inferior do septo.

O fluxo através do nariz pode ser limitado pela área de seção transversal das válvulas nasais externa e interna (Fig. 49-2). A relação entre a cartilagem lateral inferior, o septo e a concha inferior determina em grande parte a área da válvula externa. O ângulo entre a cartilagem lateral superior e o septo influencia o fluxo de ar através da válvula nasal interna. A musculatura facial que se fixa às cartilagens superiores e inferiores do nariz é capaz de alargar estas áreas principais de resistência, aumentando a respiração nasal.[11-12] Pacientes com estreitamento ou fraqueza estrutural nestas regiões podem sofrer de obstrução nasal. As válvulas nasais externa e interna são frequentemente alvo de cirurgia reconstrutora nasosseptal.

Outra área comum implicada no estreitamento da cavidade nasal e obstrução nasal subsequente é o septo nasal.

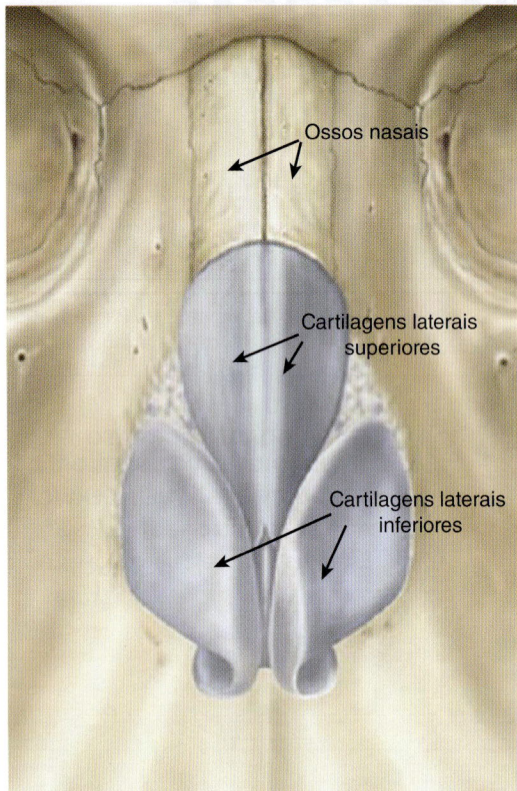

Figura 49-1 Terços verticais do nariz. Os terços superior, médio e inferior do nariz são estruturalmente suportados pelos ossos nasais, as cartilagens laterais superiores, e as cartilagens laterais inferiores, respectivamente. (De Hafezi F, Naghibzadeh B, Nouhi AH. Applied anatomy of the nasal lower lateral cartilage: a new finding. *Aesthetic Plast Surg* 342:244–248, 2010.)

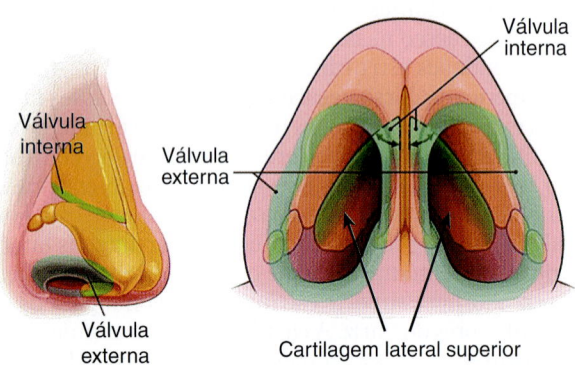

Figura 49-2 Válvulas nasais interna e externa. A válvula nasal externa existe no nível da narina interna e é formada pela margem caudal do pilar lateral da cartilagem lateral inferior, a asa de tecido mole, o septo membranoso e a soleira da narina. A válvula nasal interna se responsabiliza por aproximadamente metade da resistência total da via aérea e é delimitada medialmente pelo septo, inferiormente pelo soalho nasal, lateralmente pela concha inferior, e superiormente pela margem caudal da cartilagem lateral superior. A junção entre o septo e a cartilagem lateral superior é normalmente a 10 a 15°. (De Howard BK, Rohrich RJ. Understanding the nasal airway: principles and practice. *Plast Reconstr Surg* 109:1128–1146, 2002.)

Desvio do septo diminui a área de seção transversa da passagem nasal afetada e pode exercer impacto importante no fluxo aéreo nasal. A maioria dos pacientes tem algum grau de desvio septal, de modo que as alterações anatômicas nesta área precisam ser correlacionadas com achados clínicos ao determinar se um desvio do septo se beneficiaria com tratamento. Trauma nasal pode levar a desvios do septo e formação de esporões; muitos pacientes relatam uma história de trauma do nariz. Variações do desenvolvimento são talvez uma causa mais comum de desvio e esporões do septo nasal do que trauma. Crescimento excessivo da cartilagem quadrangular pode resultar em arqueamento da cartilagem ou esporões na junção da cartilagem e os ossos que constituem o septo nasal. Obstrução nasal relacionada a desvio do septo pode responder a tratamento cirúrgico ou clínico. Em pacientes com hipertrofia concomitante de concha ou rinite crônica, tratamento com corticosteroides intranasais pode diminuir edema da mucosa e proporcionar uma via aérea adequada, apesar do desvio septal. Cirurgia para retificar o septo tem poucos riscos e complicações e constitui um método efetivo para melhorar a via aérea nasal em pacientes com estreitamento secundário a desvio septal. Desvios de septo foram implicados como causa de rinossinusite aguda ou crônica. Esta é uma causa rara de doença inflamatória sinusal, e cautela é aconselhada ao diagnosticar ou tratar rinossinusite baseando-se em achados septais unicamente.

O ar que entra na soleira nasal (o soalho do nariz) e passa através da válvula nasal interna acelera-se ao atingir esta área de estreitamento. Há também uma mudança em direção do fluxo de ar, porque o ar inspirado é mudado de uma trajetória vertical para uma horizontal neste local. Esta combinação de aceleração e mudança do vetor de fluxo faz a maioria das partículas transportadas pelo ar ser depositada na cavidade nasal anterior.[13,14] O fluxo aéreo através do nariz se retarda quando as vias nasais se alargam além da válvula nasal interna.

Ao entrar na cavidade nasal, o epitélio escamoso estratificado da soleira nasal rapidamente transita para um epitélio respiratório. Localizados ao longo da parede nasal lateral, as conchas servem para aquecer e umidificar o ar que passa através da cavidade nasal. Vasculatura rica, incluindo sinusoides venosos, permite às conchas aumentarem e se retraírem em resposta a vários estímulos.[15-17] Capilares subepiteliais fenestrados facilitam troca de calor e gás, intensificando a umidificação durante inalação nasal.[17] Ingurgitamento das conchas aumenta a área de superfície e contato da mucosa com ar inspirado. O alentecimento do fluxo aéreo além da válvula nasal interna propicia contato prolongado com a mucosa durante a inspiração nasal de tal modo que em extremos de temperatura e umidade ambiente, o ar que alcança a traqueia está muito próximo da temperatura corporal e 98% de umidade.

A mucosa respiratória das conchas contém células caliciformes e glândulas seromucosas. Estas estruturas se combinam para produzir um cobertor de muco que é mobilizado pelo batimento coordenado deste epitélio ciliado. Irritantes nasais, micróbios e outras partículas são varridos através da cavidade nasal por este mecanismo de remoção mucociliar para serem deglutidos, evitando exposição das vias aéreas inferiores. As vias aéreas inferiores são adicionalmente protegidas pela função imune dentro da mucosa nasal. Ambos os ramos imunes inato e humoral do sistema imune funcionam no interior da mucosa nasal, resultando na secreção de imunoglobulinas (principalmente *imunoglobulina* [Ig] A)[19,19] e toxinas microbianas como lisozima e lactoferrina.[20,21] Evidência que está emergindo sugere que micróbios comensais que habitam a superfície mucosa ou a camada de muco da cavidade nasal contribuem para mecanismos de defesa do hospedeiro dentro da cavidade nasal através de colonização competitiva e talvez imunorregulação.[22]

As conchas são estruturas dinâmicas que intumescem e retraem em resposta a múltiplos estímulos. Gravidade, irritantes nasais, resposta alérgica, e *input* neural, todos regulam o suprimento sanguíneo e a drenagem venosa do tecido submucoso da concha inferior, resultando em acentuadas flutuações no tamanho da concha.[17,23] O tamanho da concha inferior flutua alternadamente nos lados direito e esquerdo como parte do ciclo nasal normal.[23] Aumento patológico da concha inferior é uma das causas mais comuns de congestão nasal e obstrução nasal.[23,25]

A estrutura tubular das conchas contribui para um padrão de fluxo aéreo laminar através da cavidade nasal.[26,27] Ressecção agressiva das conchas aumenta a área de seção transversal da cavidade nasal mas arrisca uma piora paradoxal da obstrução nasal. A função de umidificação das conchas também pode ser perdida com ressecção, resultando em possível secura e formação de crosta. Esta constelação de sintomas após ressecção de conchas foi denominada "síndrome do nariz vazio".[28] Uma conduta cirúrgica conservadora para a obstrução nasal devido à hipertrofia das conchas, portanto, é recomendada em pacientes que não recebem alívio adequado da terapia clínica.

Os aspectos superiores do septo nasal, concha média e concha superior são revestidos com epitélio olfatório. Olfação bem-sucedida requer que partículas transportadas pelo ar ou solúveis no muco atinjam este epitélio. Receptores específicos para odorantes do epitélio olfatório enviam projeções intracranialmente, através do osso da lâmina cribriforme. Axônios do epitélio olfatório fazem sinapse dentro do bulbo olfatório, e estes sinais são a seguir encaminhados para processamento central. Distúrbios do olfato podem se originar de inflamação e edema da mucosa que impedem exposição dos odorantes ao epitélio olfatório. Esta é frequentemente uma condição reversível. Lesão viral direta do epitélio olfatório também foi postulada como uma causa de perda de olfato, que pode resultar em disfunção de longo prazo.[29,30]

Espirro é uma resposta involuntária inespecífica à irritação nasal. Alergênios, micróbios e outros irritantes nasais podem precipitar esta reação quando fazem contato com a mucosa nasal e desencadeiam liberação de histamina. O núcleo do trigêmeo coordena o reflexo do espirro, o qual envolve músculos da faringe, laringe, cavidade oral e parede torácica. A pressão gerada por um espirro pode expelir irritantes e é capaz de contribuir para a disseminação de condições infecciosas. Em indivíduos suscetíveis, exposição súbita à luz intensa pode disparar o reflexo do espirro. Este é um caráter dominante autossômico que influencia aproximadamente um quarto da população humana.[31]

CONDIÇÕES PATOLÓGICAS DA CAVIDADE NASAL

Rinite

Rinite, ou inflamação da cavidade nasal, pode resultar de múltiplas causas. Rinite pode ser classificada pela duração (aguda *versus* crônica) e ainda mais segregada como alérgica *versus* não alérgica. Rinite aguda é uma inflamação autolimitada, mais comumente secundária a infecção viral. Muitos dos aspectos clínicos da rinite aguda podem resultar da resposta imune a patógenos virais. Liberação de citocinas e quimiocinas inflamatórias incluindo *interleucina* (IL)-6, fator de necrose tumoral-α, e *interferon-γ* resulta em edema tecidual, produção aumentada de muco e dilatação vascular.[32] As manifestações clínicas destas transformações são bem conhecidas como sintomas do "resfriado comum": congestão e obstrução nasal, drenagem nasal aumentada, e sentido do olfato diminuído. Irritantes nasais, incluindo perfumes, fumaça e produtos de limpeza podem causar uma constelação semelhante de sintomas, embora tipicamente de mais curta duração.

Rinite Alérgica

Epidemiologia. *Rinite alérgica* (RA) é uma doença comum que se estima seja a sexta doença crônica mais comum nos Estados Unidos.[33] A prevalência da RA é 10% a 20% nos Estados Unidos e Europa.[34] Há estimados 18 milhões de adultos nos Estados Unidos que sofrem de RA, resultando em importantes gastos de assistência à saúde.[35] Um diagnóstico de rinite alérgica acrescenta aproximadamente $1.500 por paciente por ano em custos diretos de assistência à saúde.[35] Uma prevalência semelhante de RA é evidente em crianças, e RA nesta população é associada com uma diminuição significante na saúde física e emocional, bem como em perturbação do sono.[36] Assim como 13 milhões de americanos na força de trabalho sofrem de RA, estima-se que 3,5 milhões de dias de trabalho e 2 milhões de dias de escola são perdidos a cada ano por causa desta condição.[37,38] Custos diretos e indiretos anuais globais da RA nos Estados Unidos foram estimados em $5 a $8 bilhões e $11 bilhões, respectivamente.[39]

A incidência de rinite alérgica tem vindo em ascensão durante as últimas três décadas. Uma explicação para isto é a "hipótese da higiene": exposição precoce aos antígenos permite desenvolvimento adequado do sistema imune e um risco reduzido de rinite alérgica e outras doenças atópicas.[40] Dados recentes sugerem que a exposição microbiana precoce pode ser particularmente importante na prevenção não apenas de doença atópica, mas também autoimune.[41-43]

Diagnóstico. Sintomas de rinite alérgica podem ser estacionais ou perenes, dependendo do alergênico específico. Pólens de árvores e gramíneas são os gatilhos mais comuns de sintomas estacionais, enquanto ácaros da poeira e pelos de animais representam gatilhos comuns de doença perene. Identificação dos alergênios ofensores pode ser realizada através de uma variedade de condutas. Reação cutânea a alergênios pode ser medida através de teste cutâneo por puntura (*prick test*) ou injeção intradérmica usando-se técnicas de diluição a ponto final seriado. Ambas as abordagens acarretam um risco raro mas importante de anafilaxia.[41] Centros de testagem têm que possuir pessoal e equipamento para lidar com essas emergências. Imunoensaios para IgE alergênio-específica como ImmunoCAP substituíram em grande parte os testes de radioalergossorvente como uma alternativa à testagem cutânea intradérmica. Esta conduta demonstra uma sensibilidade semelhante à testagem na pele. A eficácia de ambos, testagem dérmica e imunoensaios, é dependente da seleção apropriada de antígenos. Conhecimento da flora local é particularmente importante em pacientes com rinite alérgica estacional. Este conhecimento também é crítico na identificação de alergênios clinicamente importantes. Identificação dos alergênios ofensores permite aconselhamento de evitação de alergênio e pode ser usada para iniciar terapia imunomoduladora.

Fisiopatologia. Após uma exposição inicial a alergênico, os antígenos inalados provocam reações de fase inicial e de fase tardia na cavidade nasal. A fase inicial é iniciada pelo reconhecimento de um alergênico específico por subunidades IgE na superfície dos mastócitos e basófilos. Ativação de IgE resulta em ligação cruzada de anticorpo, o que, através de uma série de mediadores "corrente abaixo", causa desgranulação de mastócitos e basófilos com liberação de mediadores pré-formados. Histamina é o principal mediador inflamatório liberado durante a desgranulação. Liberação de triptase e formação *de novo* de leucotrienos podem também contribuir para inflamação e sintomas nasais. Exposição a mediadores inflamatórios resulta em edema tecidual acentuado e secreção de muco, a qual se manifesta clinicamente como rinorreia e congestão e obstrução nasal, frequentemente em associação com espirros. Estes sintomas se desenvolvem dentro de minutos da exposição ao alergênico.

A fase tardia da rinite alérgica origina-se tipicamente a 8 horas após exposição ao alergênio. Quimioatraentes e moléculas de adesão liberadas em resposta aos mediadores inflamatórios iniciais promovem infiltração de leucócitos, eosinófilos, basófilos, linfócitos CD4$^+$ e monócitos. Ativação destas células resulta na liberação de uma segunda onda de mediadores inflamatórios.[45] As reações de fase inicial e fase tardia na rinite alérgica imitam aquelas da asma alérgica.

Outro conceito importante na fisiopatologia da rinite alérgica é o do preparo (carga) da resposta imune. Exposição repetida ao alergênico resulta em amplificação da hiperresponsividade da mucosa. Em pacientes com rinite alérgica estacional, a gravidade da resposta alérgica depende não apenas da contagem de pólen atual e da exposição ao alergênico, mas também da exposição cumulativa durante uma dada estação de alergia. Em virtude deste fenômeno, sintomas graves de rinite alérgica podem persistir tardiamente na estação de alergia apesar de uma contagem de pólen se desvanecendo. Esta sensibilidade aumentada a alergênico pode ser secundária a uma hiperresponsividade neural e amplificação da resposta imune através do recrutamento de mastócitos e basófilos. O preparo do sistema imune não é um fenômeno específico para o alergênico; os pacientes relatam sensibilidade aumentada a irritantes nasais inespecíficos, incluindo fumaça e perfume.[46, 47]

Associação com Asma. Rinite alérgica e asma são ligadas através da fisiopatologia e epidemiologia.[45,47,48] Oitenta por cento dos pacientes com asma alérgica também sofrem de rinite alérgica. A presença de rinite alérgica é um fator de risco para o desenvolvimento futuro de asma. As diretrizes sugerem fazer triagem dos pacientes com rinite alérgica persistente quanto a asma e avaliar os pacientes asmáticos quanto a rinite.[47,48]

A teoria unificada da via aérea sugere que a migração de células inflamatórias a partir de uma área inflamada dentro da via aérea pode impactar localizações distantes nas vias aéreas. Em pacientes com rinite alérgica e asma, desafio alergênico brônquico segmentar resulta em uma resposta inflamatória não apenas nos brônquios, mas também na cavidade nasal.[49] Quando tratados com corticosteroides intranasais, estes mesmos pacientes demonstram uma diminuição nas hiper-reatividades nasal e brônquica.

Tratamento. Há três modalidades de tratamento para rinite alérgica: evitação de alergênio, farmacoterapia e tratamentos imunomoduladores. Painéis de consenso recentes sugerem avaliar a gravidade e frequência dos sintomas da RA para guiar o tratamento. A gravidade dos sintomas é categorizada como branda ou moderada/grave conforme determinado pelo nível de impacto sobre as atividades diárias e a perturbação do sono. Os sintomas são classificados como intermitentes se a duração fora menos de 4 dias por semana ou durante menos de 4 semanas, e como persistentes se a duração satisfizer estes dois critérios.[48] A Figura 49-3 apresenta uma estratégia de tratamento de consenso para rinite alérgica.[52] A vasta maioria dos pacientes é efetivamente tratada com farmacoterapia e evitação de alergênios. Irritação salina resulta em melhora sintomática modesta e pode reduzir a necessidade de medicações com perfis mais importantes de efeitos colaterais. As recomendações de tratamento de RA baseadas em evidência sobre evitação de alergênios, medicações individuais e imunoterapia foram revisadas em 2010.[53] As estratégias de evitação de alergênios em pacientes com rinite alérgica são semelhantes àquelas em pacientes com asma alérgica e requerem identificação de alergênios. Após a identificação de alergênios clinicamente importantes, podem ser instituídas as precauções ambientais.

Imunoterapia. Embora o tratamento farmacológico da rinite alérgica possa ser muito efetivo para tratar sintomas, a imunoterapia oferece a única abordagem para impactar a história natural da doença. Os esquemas de *imunoterapia subcutânea* (SCIT) envolvem injeções subcutâneas de antígeno uma ou duas vezes por semana com escalação gradual da dose de antígeno. Esta é a conduta mais bem estudada e comumente usada nos Estados Unidos. Mais recentemente, a *imunoterapia sublingual* (SLIT) emergiu como uma opção que evita agendamento de injeções. Esta abordagem foi principalmente estudada e é frequentemente usada na Europa, mas ainda não foi aprovada para uso nos Estados Unidos. A série de tratamento global de SCIT ou SLIT é de 2 a 3 anos.

Com exposição repetida ao alergênio, uma mudança nas células T alergênio-específicas para um fenótipo regulador resulta na supressão de citocinas inflamatórias das T auxiliares tipo 2 e produção aumentada de IL-10 e IgG4 antígeno-específica. Isto resulta em supressão de IgE e mastócitos alergênio-específicos e para inibir captura de antígeno e apresentação às células T.[54] Esta imunomodulação pode diminuir a instalação de distúrbios atópicos adicionais, como asma, em pacientes com rinite alérgica.

Respostas sistêmicas à imunoterapia são raras e tipicamente brandas. Inobstante, mortes foram relatadas a partir de resposta anafilática durante imunoterapia, sendo necessária vigilância. SCIT tem uma incidência mais alta (embora ainda muito baixa) de resposta sistêmica do que SLIT; SLIT tem uma alta taxa de efeitos colaterais locais brandos (em mucosa), os quais raramente impactam o esquema de tratamento.[55] Os clínicos que administram injeções em alergia necessitam treinamento apropriado e acesso a equipamento de emergência para lidar com uma rara resposta sistêmica. Com administração sublingual, os pacientes frequentemente autoadministram o alergênico, sendo crítica a seleção e educação apropriadas dos pacientes. Múltiplas experiências demonstram a eficácia da SLIT e SCIT: elas parecem ter eficácia semelhante, mas faltam experiências de comparação direta.[56–58] O uso de SLIT nos Estados Unidos é limitado pela falta de aprovação da U.S. Food and Drug Administration e cobertura limitada de seguro.[59]

Rinite Crônica não Alérgica

Globalmente, rinite não alérgica é pouco caracterizada. *Rinite vasomotora* é um subgrupo de pacientes não alérgicos considerados como sendo de inervação parassimpática aberrante no nariz. Os pacientes frequentemente notam rinorreia

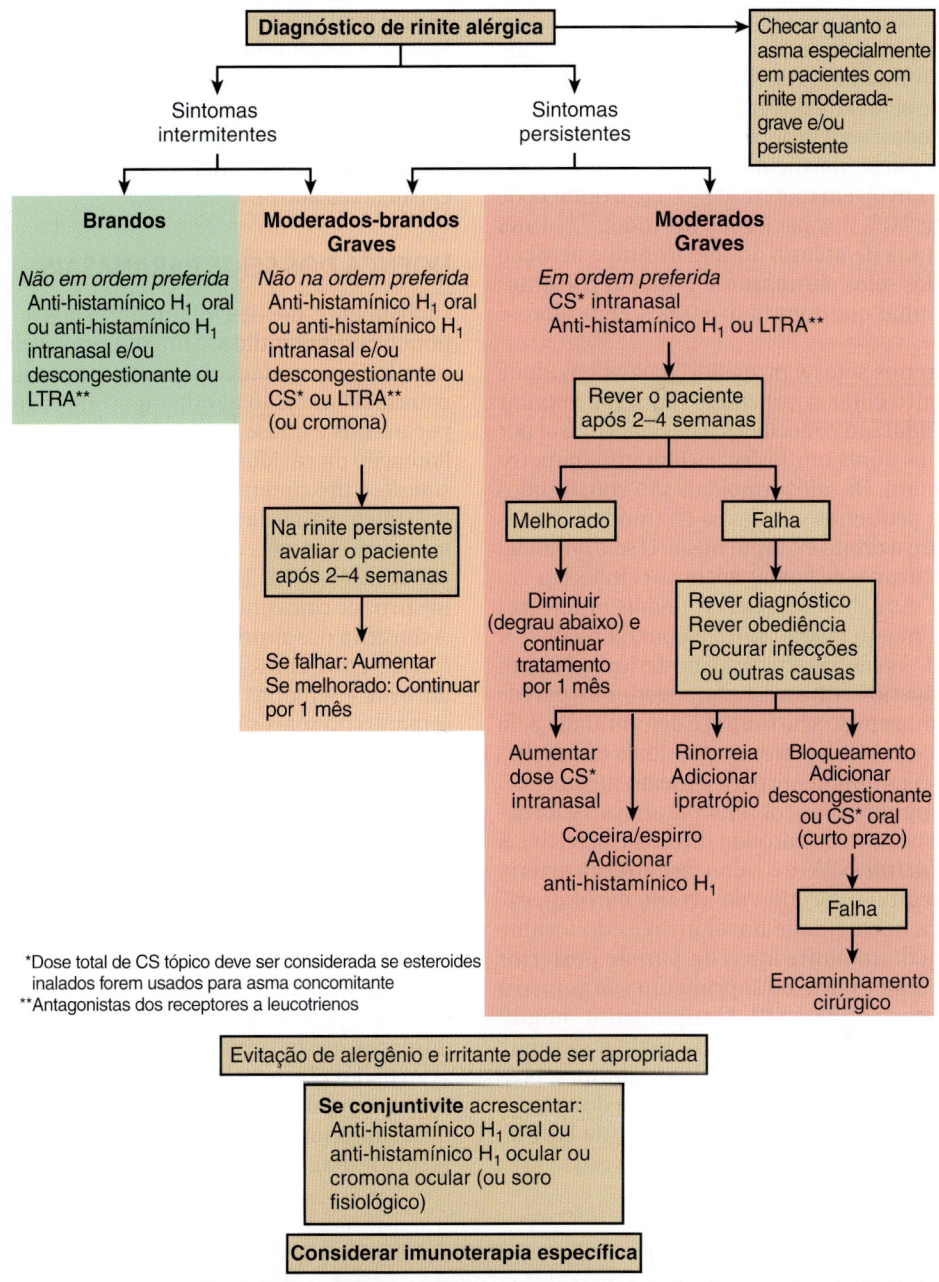

Figura 49-3 Algoritmo para o tratamento da rinite alérgica. CS, corticosteroide; H$_1$, histamina$_1$. (De Bousquet J, et al: Allergic Rhinitis and its Impacto n Asthma (ARIA), achievements in 10 years and future needs. *J Allergy Clin Immunol* 130:1049–1062, 2012.)

em associação com alimentação ou uma mudança no tempo. Esta afecção é mais comum em pacientes idosos e pode responder bem a ipratrópio nebulizador nasal. Distúrbios não inflamatórios adicionais da cavidade nasal, incluindo rinite não alérgica com eosinofilia, podem melhorar com tratamento esteroide nasal. Tratamento sintomático com irrigação de soro fisiológico é outro tratamento popular para rinite não alérgica.

SEIOS PARANASAIS

ANATOMIA, HISTOLOGIA E FISIOLOGIA

Os seios paranasais são cavidades aeradas dentro do crânio que se conectam à cavidade nasal. Existem quatro conjuntos de seios formando pares: os seios maxilar, etmoidal, frontal e esfenoidal. Os seios são revestidos com um epitélio pseudoestratificado ciliado. Células caliciformes dentro do epitélio produzem muco, e a ação coordenada dos cílios move o muco através das cavidades dos seios e para dentro do nariz. Antes consideradas estéreis, agora se sabe que comunidades bacterianas habitam as superfícies mucosas dos seios paranasais na saúde e na doença.[22]

A função dos seios da face não foi claramente estabelecida. Eles podem servir a um papel protetor na dissipação de força com trauma fechado da cabeça ou da face. Os seios paranasais podem impactar a ressonância vocal, o que pode ter ajudado sua evolução. Os seios podem permitir estética facial melhorada. Eles podem desempenhar um papel na produção de muco e na imunovigilância na cavidade nasal.

Os quatro seios pareados recebem os nomes dos ossos que eles pneumatizam. Os seios maxilares e etmoidais são os primeiros a se desenvolver e estão presentes ao nascer. Os seios frontais e esfenoidais se desenvolvem mais lentamente. Um seio frontal visível muitas vezes não está presente até 4 ou 5 anos de idade, e aeração e desenvolvimento continuados persistem durante toda a adolescência.[60] Aeração assimétrica dos seios é comum, particularmente nos seios frontais e esfenoidais que se desenvolvem mais tarde. O seio frontal pode ser ausente em até 10% dos pacientes normais.[61,62] Uma incidência aumentada de aplasia do seio frontal e aeração global diminuída dos seios paranasais é vista em pacientes com doenças congênitas que impactam os seios, como fibrose cística.

Muco produzido nos seios é propelido para a cavidade nasal por movimento ciliar coordenado. Os seios maxilar (Fig. 49-4) e esfenoidal são conectados à cavidade nasal por óstios individuais, os quais muitas vezes têm um diâmetro de não mais que 4 mm. Os seios etmoidais são constituídos de um labirinto de pequenas cavidades chamadas células aéreas sediadas entre a órbita e o septo nasal. O seio etmoidal tipicamente drena através de fendas entre as células em vez de óstios discretos. As células aéreas etmoidais anteriores drenam através do meato médio, entre a concha média e a parede nasal lateral. As células etmoidais posteriores drenam através do meato superior, entre a concha superior e a parede nasal lateral. A drenagem do seio frontal é determinada pela anatomia variável das células aéreas etmoidais anteriores subjacentes e leva eventualmente para o meato médio.

O suprimento sanguíneo para os seios paranasais é fornecido por ambos os sistemas da carótida interna e externa. A **artéria esfenopalatina** (SPA) é o ramo terminal da artéria maxilar interna, a qual se origina da artéria carótida externa. A SPA entra na cavidade nasal através do forame esfenopalatino imediatamente atrás da parede posterior do seio maxilar. A maior parte do suprimento sanguíneo à cavidade nasal é fornecida pela SPA. O suprimento sanguíneo à cavidade nasal superior, e a grande parte do sistema etmoidal, origina-se das artérias etmoidais anterior e posterior. Estes vasos são ramos da artéria oftálmica do sistema da carótida interna e tipicamente correm dentro da base do crânio ao longo do teto dos seios etmoidais. Todos estes vasos podem contribuir para epistaxes refratárias ou "posteriores". Epistaxe originada da SPA é suscetível a embolização ou ligadura cirúrgica da SPA. As artérias etmoidais anterior e posterior não se prestam a embolização devido à sua origem desde a artéria oftálmica e o risco associado de cegueira. Estes vasos são suscetíveis à ligadura cirúrgica em casos de epistaxe refratária.[64]

DOENÇA DOS SEIOS PARANASAIS

Globalmente, doença inflamatória dos seios paranasais está pouco compreendida. Sinusite provavelmente representa uma larga variedade de condições patológicas que podem causar inflamação aguda ou crônica. Inflamação de seios paranasais é quase inevitavelmente acompanhada por inflamação da cavidade nasal, ou rinite. Assim o termo *rinossinusite* é tipicamente usado para descrever esta condição.

O diagnóstico de rinossinusite é baseado na presença de ambos os sintomas clínicos e evidência objetiva de inflamação sinusal.[65,66] A Tabela 49-1 demonstra os critérios diagnósticos de rinossinusite aguda, crônica e aguda recorrente. A duração dos sintomas é o principal fator usado para diferenciar entre rinossinusite aguda e crônica. Sinusite aguda dura até 4 semanas. Pacientes com sinais e sintomas por 12 semanas ou mais são diagnosticados com sinusite crônica. Embora a duração dos sintomas seja usada para distinguir entre doenças aguda e crônica, os aspectos fisiopatológicos, sintomas e tratamento destas entidades são diferentes. Rinossinusite aguda é mais comumente uma doença infecciosa aguda, e os pacientes se apresentam com febre e dor facial como sintomas característicos. *Rinossinusite crônica* (CRS) é principalmente uma doença inflamatória na qual o papel de micróbios não está bem estabelecido. Os pacientes com CRS tipicamente observam congestão nasal, drenagem nasal espessa, e pressão facial, mas febre[67] e dor são incomuns na ausência de exacerbações agudas.

Achados objetivos de rinossinusite podem estar presentes em exame físico de rotina durante a avaliação da cavidade nasal anterior ou rinoscopia anterior. Rinossinusite aguda pode ser diagnosticada pela história e rinoscopia anterior

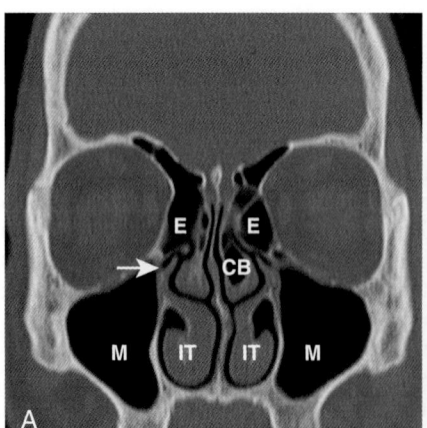 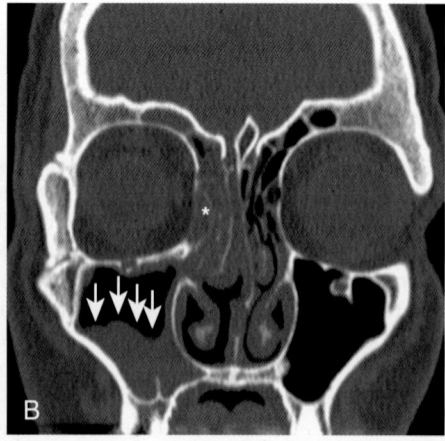 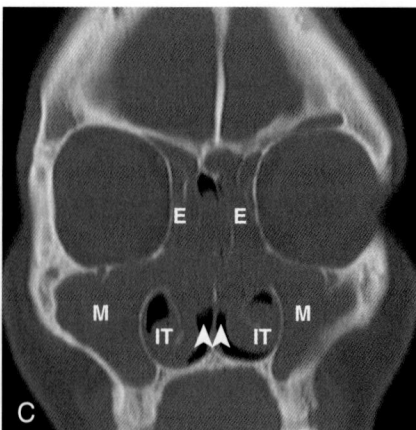

Figura 49-4 Imagem de TC coronal dos seios paranasais. A, Anatomia normal incluindo seios maxilares (M) e etmoidais (E) bem aerados bilateralmente, patência do complexo osteomeatal (*seta*), e aspecto normal das conchas inferiores (IT). Incidentalmente notada, é uma concha bolhosa esquerda (CB), uma variedade normal envolvendo aeração da concha média, que ocorre em aproximadamente 30% dos pacientes. **B,** Achados de TC compatíveis com sinusite aguda. Há opacificação unilateral dos seios etmoidais (*) bem como um nível de fluido dentro do seio maxilar direito (*setas*). Sinusite aguda pode se apresentar com doença unilateral ou bilateral e imageamento com TC de rotina não é recomendado. **C,** Sinusite crônica bilateral com polipose nasal. Há opacificação completa dos seios maxilares (M) e etmoidais (E) bilateralmente. *Pontas de setas* demonstram pólipos nasais bilaterais; densidade de tecido mole dentro da cavidade nasal e adjacente às conchas inferiores (IT).

Tabela 49-1	Critérios Diagnósticos para Rinossinusite
Termo	**Definição**
AGUDA	
Rinossinusite aguda	Até quatro (4) semanas de *drenagem nasal purulenta* (anterior, posterior ou ambas) acompanhada por *obstrução nasal, dor-pressão-repleção facial*, ou ambas
	■ *Corrimento nasal purulento* é turvo ou tem cor, em contraste com as secreções claras que tipicamente acompanham infecção viral respiratória superior, e pode ser relatado pelo paciente ou observado no exame físico
	■ *Obstrução nasal* pode ser relatada pelos pacientes como obstrução nasal, congestão, bloqueio ou entupimento, ou pode ser diagnosticada por exame físico
	■ *Dor-pressão-repleção facial* pode comprometer a face anterior, região periorbitária, ou manifestar-se com cefaleia que é localizada ou difusa
Rinossinusite viral (VRS)	Rinossinusite aguda que é causada por, ou é presumida causada por infecção viral. Um médico deve diagnosticar VRS quando:
	a. Sintomas ou sinais de rinossinusite aguda estão presentes menos de 10 dias e os sintomas não estão piorando
Rinossinusite bacteriana aguda (ABRS)	Rinossinusite aguda que é causada por, ou presume-se que seja causada por, infecção bacteriana. Um clínico deve diagnosticar ABRS quando:
	a. Sintomas ou sinais de rinossinusite aguda estão presentes 10 dias ou mais além do início de sintomas respiratórios superiores, *ou*
	b. Sintomas ou sinais de rinossinusite aguda pioram dentro de 10 dias após uma melhora inicial (dupla piora)
CRÔNICA E RECORRENTE	
Rinossinusite crônica (CRS)	Doze (12) semanas ou mais de dois ou mais dos seguintes sinais e sintomas:
	■ Drenagem mucopurulenta (anterior, posterior ou ambas)
	■ Obstrução (congestão) nasal
	■ Dor-pressão-repleção facial, ou
	■ Sentido do olfato diminuído
	■ E inflamação é documentada por um ou mais dos seguintes achados:
	■ Muco purulento (não claro) ou edema no meato médio ou região etmoidal
	■ Pólipos na cavidade nasal ou no meato médio, e/ou
	■ Imagem radiográfica mostrando inflamação dos seios paranasais
Rinossinusite aguda recorrente	Quatro (4) ou mais episódios por ano de ABRS sem sinais ou sintomas de rinossinusite entre os episódios:
	a. Cada episódio de ABRS deve satisfazer os critérios diagnósticos acima

De Rosenfeld RM, et al: Clinical practice guideline: adult sinusitis. *Otolaryngol Head Neck Surg* 137(3 Suppl):S1–31, 2007.

isoladamente; estudos de imagem não são recomendados para sinusite aguda não complicada.[65,66] Evidência objetiva de inflamação em pacientes com sinusite crônica é frequentemente difícil de estabelecer na rinoscopia anterior, de modo que endoscopia nasal ou imageamento dos seios frequentemente são necessários para estabelecer o diagnóstico. *Tomografia computadorizada* (TC) (Fig. 49-4) é o método preferido de imagem para os seios paranasais; radiografias dos seios paranasais não possuem suficiente especificidade e sensibilidade e têm pouca utilidade clínica.

RINOSSINUSITE AGUDA

Epidemiologia

Rinossinusite aguda é extremamente comum e tipicamente de etiologia viral. Estima-se que os adultos sofram dois a cinco episódios de rinossinusite viral (resfriado comum) anualmente. Crianças em idade escolar podem sofrer 7 a 10 resfriados por ano.[65] Nos Estados Unidos, infecção do trato respiratório é a terceira razão mais comum de consulta ao médico de atenção primária, com aproximadamente um terço destas atribuído a rinossinusite aguda.[68] Gwaltney et al.[69] demonstraram que 60% das infecções respiratórias superiores virais apresentam evidência radiológica de inflamação dentro dos seios etmoidais e maxilares na imagem de TC. Este estudo também realça a futilidade do imageamento com TC para distinguir entre rinossinusite viral aguda e bacteriana aguda.

Tabela 49-2 Microbiologia da Rinossinusite Aguda em Adultos	
Organismo	**Faixa de Prevalência (%)**
Streptococcus pneumoniae	20–43
Haemophilus influenzae	22–35
Streptococcus spp.	3–9
Anaeróbios	0–9
Moraxella catarrhalis	2–10
Staphylococcus aureus	0–8
Outros	4

Entre 0,5% e 2% dos episódios de rinossinusite viral progredirão para *rinossinusite bacteriana aguda* (ABRS).[65] A fisiopatologia proposta é que inflamação mucosa viralmente mediada resulta em disfunção ciliar e obstrução dos óstios dos seios. Esta interrupção da limpeza mucociliar resulta em estase de muco e uma vulnerabilidade a superinfecção bacteriana. Os organismos mais comuns vistos na ABRS estão indicados na Tabela 49-2.

Tratamento

Distinguir a inflamação induzida por vírus autolimitada do resfriado comum da ABRS é um desafio enfrentado pelos médicos de atenção primária. As diretrizes clínicas sugerem que uma história detalhada é algo efetiva para fazer esta distinção.[65,66] Pacientes que não demonstram melhora clínica significante após 10 dias ou experimentam uma piora dos sintomas após 5 dias da instalação dos sintomas, também chamada "duplo adoecimento", tendem mais a estar sofrendo de ABRS.[66] Adicionalmente, dor facial além daquela esperada de uma infecção respiratória viral ou evidência de extensão extrassinusal de infecção como edema periorbitário pode ser usado para diagnosticar ABRS. Embora os pacientes que satisfazem estes critérios clínicos demonstrem duração e gravidade diminuídas dos sintomas quando tratados com antibióticos, a magnitude da melhora é relativamente pequena.[66] Em pacientes com sintomas graves, tratamento antibiótico é recomendado. Em pacientes com sintomas moderados além de 10 dias ou que pioram após 5 dias, tratamento antibiótico é uma opção.[65] Amoxicilina foi recomendada como tratamento de primeira linha para ABRS não complicada, com trimetoprim-sulfametoxazol incentivado em pacientes alérgicos à penicilina.[66] Entretanto, com a emergência de patógenos resistentes, a Infectious Diseases Society of America agora recomenda amoxicilina-clavulanato como primeira escolha em adultos, seguida por doxiciclina ou uma fluoroquinolona respiratória.[70] Imageamento diagnóstico, incluindo radiografias e imagens de TC dos seios da face, não distinguem adequadamente entre ABRS e rinossinusite viral aguda e não são recomendados a não ser que seja suspeitada disseminação extrassinusal da infecção.[65,66]

Rinossinusite aguda recorrente, definida como quatro ou mais episódios de ABRS por ano, pode surgir no contexto de variações anatômicas predisponentes, exacerbações de CRS, imunocomprometimento, ou sem fatores predisponentes identificáveis.[66] Intervenção cirúrgica com alargamento de óstios sinusais e remoção de septações etmoidais podem diminuir a frequência e a gravidade dos sintomas.[71,72] Embora incomuns, complicações originadas de rinossinusite são vistas mais frequentemente em rinossinusite aguda do que crônica. A infecção pode se alastrar para a órbita ou intracranialmente, uma complicação mais comum em crianças.[73,74] Estreptococos do grupo B é o patógeno mais provável. Avaliação e tratamento urgentes, muitas vezes incluindo drenagem cirúrgica dos seios afetados e abscessos associados, são necessários para minimizar o risco de perda visual, convulsões, meningite e mesmo morte.

Sinusite fúngica invasiva é uma condição que põe em risco a vida e que se desenvolve em pacientes com imunocomprometimento importante. Diabéticos com níveis glicêmicos mal controlados e pacientes recebendo transplantação de medula óssea estão em mais alto risco. O diagnóstico é suspeitado nesta população de pacientes com o desenvolvimento de dor facial, edema, neuropatias cranianas, ou febres inexplicadas. Estudos de imagem (TC e imagem de ressonância magnética) são sensíveis, mas não específicos, para sinusite fúngica invasiva. O diagnóstico é estabelecido por resultados de biópsia demonstrando invasão fúngica para dentro dos tecidos sinusais. Congelamento de cortes de tecido doente pode apressar esta análise. Culturas podem ser úteis para dirigir tratamento antifúngico; as características morfológicas dos elementos fúngicos vistos na avaliação patológica também podem ajudar a identificar os fungos ofensores. Invasão extrassinusal é mais comum com mucormicose. O tratamento envolve desbridamento cirúrgico, medicações antifúngicas sistêmicas e, quando possível, reversão da disfunção imune subjacente. Mesmo com tratamento médico apropriado, a mortalidade desta condição aproxima-se de 50%.[75] Desbridamento cirúrgico agressivo deve portanto ser considerado no contexto dos objetivos de tratamento do paciente.

Uma forma indolente lentamente progressiva de sinusite fúngica invasiva é vista em pacientes com imunocomprometimento menos grave. Receptores de transplante de órgão sólido e pacientes com uso crônico de corticosteroide estão em risco desta doença. *Aspergillus* é o patógeno mais comum. Os princípios de tratamento são os mesmos dos pacientes com sinusite fúngica invasiva aguda.

RINOSSINUSITE CRÔNICA

Epidemiologia

Rinossinusite crônica (CRS) tem uma incidência incerta porque o diagnóstico muitas vezes exige sintomas subjetivos e endoscopia nasal ou avaliação com TC. As pesquisas, que dependem apenas de relatos de sintomas pelos pacientes, sugerem que mais de 15% da população dos Estados Unidos sofre de CRS,[76,77] provavelmente uma superestimativa importante da verdadeira incidência.[65] A prevalência de CRS diagnosticada pelo médico usando notificação diagnóstica codificada em uma área geográfica limitada foi mais próxima de 2%.[78] O impacto da CRS sobre a qualidade de vida global é estimada como semelhante à da *doença pulmonar obstrutiva crônica* (DPOC) e da insuficiência cardíaca congestiva.[79] Nos Estados Unidos o ônus de custo global da sinusite crônica é estimado em $8,6 bilhões/ano.[80]

Fisiopatologia

CRS é caracterizada por inflamação mucosa persistente dos seios paranasais. A causa desta inflamação é variável e frequentemente pouco compreendida. Numerosas teorias foram propostas, inclusive disfunção imune sistêmica,[81-83] superantígenos estafilocócicos,[84] biofilmes bacterianos patológicos,[85-87] respostas imunes aberrantes a fungo,[88] e disbiose (p. ex., desequilíbrio da população microbiana residente).[22] Diversos subtipos de CRS foram bem estabelecidos.

A bacteriologia da CRS difere daquela da sinusite aguda. *Staphylococcus aureus*, *Pseudomonas aeruginosa* e bactérias anaeróbias são cultivados mais comumente de pacientes com doença crônica que com doença aguda. Estudos recentes usando identificação bacteriana cultura-independente demonstram que os seios sadios contêm diversas comunidades bacterianas, as quais podem servir a um papel protetor nos seios. Seios cronicamente inflamados são caracterizados por uma perda de diversidade bacteriana com excessivo crescimento de uma espécie patológica. *Corynebacterium tuberculostearicum* pode representar um patógeno bacteriano previamente não reconhecido. Além disso, em um modelo no camundongo de sinusite, o potencial patogênico das bactérias é aumentado com depleção de comunidades bacterianas nativas através de tratamento antibiótico. A coinstilação de micróbios presumidos probióticos parece proteger contra as alterações inflamatórias induzidas por exposição a bactérias patológicas.[22]

Associação com Alergia e Asma

O papel da alergia e atopia na CRS não está claro. Estudos sugerem uma taxa mais alta de testes cutâneos positivos em pacientes com CRS[89], mas podem estar confundidos por *viés de seleção*. Embora um papel causal de alergia em pacientes com CRS não tenha sido demonstrado, o tratamento de alergia em pacientes atópicos com CRS melhora os resultados desses pacientes.[90]

CRS *com pólipos nasais* (CRSwNP) demonstra uma associação mais clara com asma. Aproximadamente 30% a 40% dos pacientes com pólipos descrevem sibilância e desconforto respiratório. Além disso, 26% dos pacientes com pólipos relatam um diagnóstico de asma, em comparação com 6% dos pacientes de controle.[91] Pacientes com asma também demonstram uma alta incidência de espessamento da mucosa sinusal em imagem de TC.[92,93] Embora os pacientes asmáticos demonstrem uma alta incidência de pólipos nasais, a asma não atópica é mais fortemente associada (13%) com pólipos nasais que com asma atópica (5%).[94] Pacientes asmáticos que se submetem à cirurgia sinusal endoscópica para CRSwNP demonstram melhora clínica em ambas as doenças das vias aéreas superiores e inferiores.[95-97]

RINOSSINUSITE CRÔNICA COM POLIPOSE NASAL

CRSwNP é vista frequentemente em combinação com asma, e os achados patológicos nestas duas doenças são semelhantes. Tecido de pólipo nasal classicamente demonstra um infiltrado eosinofílico com uma predominância de mediadores inflamatórios T auxiliares tipo 2. Os achados de TC incluem opacificação extensa dos seios paranasais e das cavidades nasais (Fig. 49-4). Embora pólipos nasais possam ser visíveis em rinoscopia anterior e mesmo se estenderem até ou além do vestíbulo nasal, mais frequentemente é necessária endoscopia nasal para visualizar pólipos nasais. Os pacientes tipicamente se apresentam com congestão nasal, obstrução, drenagem nasal espessa e anosmia. Pressão facial é comum. Dor grave, cefaleia e febre são incomuns na ausência de exacerbações agudas de doença crônica. Fadiga e dificuldade para dormir são também sintomas comuns.

Os pacientes com asma e pólipos nasais devem ser perguntados a respeito de sensibilidade a aspirina e *drogas anti-inflamatórias não esteroidais* (AINEs). Doença respiratória exacerbada por aspirina é encontrada em um subconjunto de pacientes com CRSwNP e é caracterizada por pólipos nasais, asma e sensibilidade à AINE. Pacientes com doença respiratória exacerbada por aspirina demonstram anormalidades no metabolismo do ácido araquidônico, caracterizadas por produção aumentada de produtos pró-inflamatórios da via da 5-lipo-oxigenase, e exposição a inibidores de ciclo-oxigenase-1, como aspirina e AINEs, resulta em desvio através da via da lipo-oxigenase e em inflamação das vias aéreas superiores e inferiores. Os pacientes muitas vezes desenvolvem rinite persistente na sua adolescência adiantada, com asma e sinusite se desenvolvendo durante os vários anos seguintes. Sensibilidade a aspirina e AINE pode se desenvolver em qualquer ponto ao longo do curso da doença.[98] Doença respiratória exacerbada por aspirina representa uma proporção importante dos pacientes com asma (9%) e CRSwNP (13%). Estes pacientes demonstram uma evolução clínica mais refratária no tratamento da sua doença sinusal. Dessensibilização à aspirina melhora tanto a asma quanto a sinusopatia nesta população de pacientes.[100-103]

Pacientes com pólipos nasais unilaterais devem ser avaliados quanto a neoplasia sinonasal com imageamento e consideração de biópsia. Antes de efetuar uma biópsia de uma massa sinonasal, o clínico deve avaliar a relação da massa com a base do crânio para excluir uma encefalocele. Avaliação da vasculatura circundante também é crítica porque aneurismas da artéria carótida e angiofibromas nasais juvenis podem se apresentar como uma massa nasal. Biópsia destas entidades pode levar a complicações hemorrágicas graves.

Rinossinusite fúngica alérgica (AFRS) é uma categoria distinta de sinusite crônica. Diferentemente da maioria das doenças sinusais inflamatórias crônicas, AFRS é frequentemente unilateral. Este diagnóstico é estabelecido pela presença de pólipos nasais, muco eosinofílico com cristais de Charcot-Leyden, e teste cutâneo ou sanguíneo demonstrando alergia a fungo.[104] A incidência de AFRS é mais alta em pacientes afro-americanos, e a doença é mais comum em regiões úmidas, incluindo o sul dos Estados Unidos.[105,106] Expansão e erosão ósseas podem resultar em dificuldade inicial para distinguir AFRS de neoplasias sinonasais. Nesses casos, achados de imagem de ressonância magnética também são úteis no diagnóstico de AFRS (Fig. 49-5).

Doenças congênitas que resultam em comprometimento da remoção mucociliar têm uma alta incidência de CRS. Uma vez que pólipos nasais são incomuns em pacientes pediátricos, sua presença deve desencadear avaliação quanto a fibrose cística e discinesia ciliar. Avaliação patológica de pólipos nestes pacientes tem maior probabilidade de demonstrar um infiltrado neutrofílico e um processo inflamatório predominantemente mediado por células T auxiliares tipo 1.[107,108]

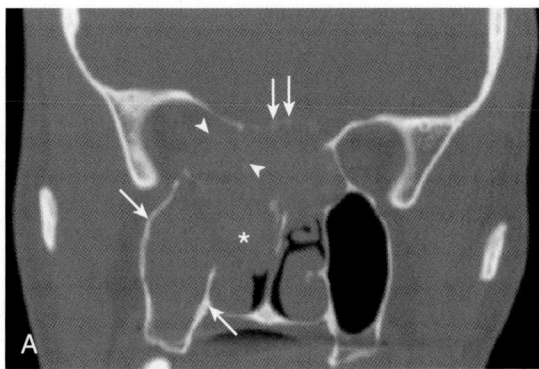
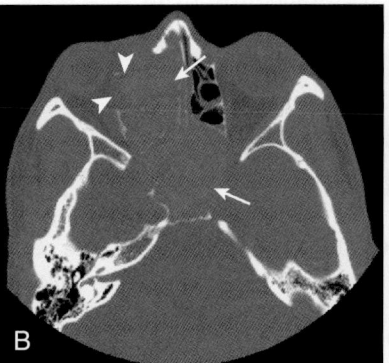
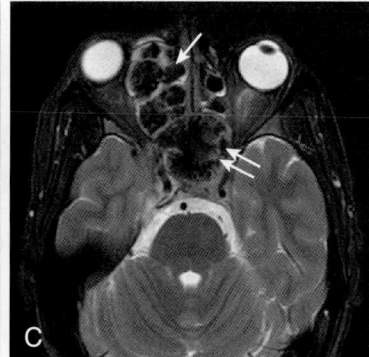

Figura 49-5 TC e RNM de rinossinusite fúngica alérgica. Imagens de TC coronal (**A**) e axial (**B**) demonstrando rinossinusite fúngica alérgica. Notar a expansão extensa do seio maxilar direito (*setas*, **A**), seios esfenoidais e etmoidais (*setas*, **B**), e nasofaringe direita (*, **A**), com extensão de tecido mole anormal para dentro da órbita direita medial (*pontas de seta*, **A** e **B**), com destruição da parede orbitária direita medial. Notar erosão da base do crânio (*duplas setas*). RNM ponderada para T2 axial (**C**) demonstra uma perda de sinal dentro dos seios afetados (*seta*, seios etmoidais direitos, *duplas setas*, seios esfenoidais), o que é característico de rinossinusite fúngica alérgica. (Cortesia do Dr. Michael Gotway, MD.)

Tratamento

Tratamento de CRSwNP é difícil. A maioria dos pacientes recebe benefício temporário, se algum, da terapia antibiótica.[109,110,110a] *Sprays* esteroides tópicos muitas vezes produzem melhora,[110,111] mas raramente trazem alívio sintomático adequado aos pacientes com uma carga importante de pólipos. Corticoterapia sistêmica frequentemente fornece melhora sintomática importante.[112] Infelizmente, os efeitos colaterais sistêmicos limitam o uso a longo prazo desta medicação, e os sintomas frequentemente recidivam brevemente depois da cessação dos glicocorticoides exógenos. O entusiasmo inicial pelas irrigações antifúngicas regrediu com a publicação de experiências que demonstram não apenas falta de eficácia, mas sintomas piorados quando comparadas com irrigações salinas de placebo.[109,110a,113] Cirurgia sinusal endoscópica com remoção de pólipos e limpeza de muco e detritos de dentro dos seios resulta em importante melhora sintomática.[114,114a] Corticosteroides sistêmicos são frequentemente iniciados antes da cirurgia para CRSwNP para diminuir inflamação mucosa, o que melhora a hemostasia e a visualização endoscópica durante cirurgia. Corticosteroides também aumentam o controle da asma durante anestesia endotraqueal e o período pós-operatório. Mesmo no contexto de cirurgia sinusal endoscópica apropriadamente executada, recorrência de pólipos é comum. Combinar intervenções clínicas e cirúrgicas é crítico nesta população de pacientes. A cirurgia melhora o acesso pós-operatório aos seios, permitindo penetração intensificada das irrigações esteroides tópicas. Materiais implantáveis impregnados de esteroides também foram usados para prolongar a duração da melhora sintomática subsequente à cirurgia.[115-117]

Novos tratamentos biológicos encerram promessa para o tratamento de CRS. Omalizumab (anti-IgE) foi usado para tratar asma refratária e, embora os dados clínicos sejam limitados, as experiências iniciais sugerem que omalizumab pode reduzir a carga poliposa e os sintomas nos pacientes com CRSwNP.[110,118] Interleucina-5 é um importante impulsionador da diferenciação e sobrevida dos eosinófilos, e uma anti–IL-5 (mepolizumab) mostrou promessa em experiências iniciais como tratamento para CRSwNP.[110] Uma experiência controlada randomizada, recentemente completada avaliando anti–IL-4 (dupilumab) como tratamento para asma refratária, demonstrou melhora nos sintomas da CRS conforme avaliados por um escore de resultado doença-específico validado.[120] Disponibilidade e custo atualmente limitam uso clínico e estudos investigativos da eficácia destes agentes biológicos como tratamentos para CRS.

CAVIDADE ORAL, OROFARINGE, HIPOFARINGE E LARINGE

ANATOMIA, HISTOLOGIA E FISIOLOGIA

Cavidade Oral

A *cavidade oral* é definida como o espaço desde os lábios até a extremidade do palato duro. Ela contém os dentes, as mucosas bucal e gengival, a mandíbula e o palato duro, o soalho da boca e a língua anterior às papilas circunvaladas (Fig. 49-6). As estruturas da cavidade oral estão predominantemente sob controle voluntário. A cavidade oral funciona para controlar a ingestão de substâncias. As estruturas controlam a substância durante a mastigação e a preparação de um bolo adequado para apresentação à orofaringe para deglutição reflexa. Isto envolve os músculos da mastigação para abertura e fechamento das maxilas, bem como os músculos nos lábios e nas bochechas para controlar o tamanho da cavidade e os músculos da língua para mover as partículas de alimento em torno da boca e dar-lhes forma para o bolo requerido. Além de controlar a ingestão de substâncias, as estruturas na cavidade oral são responsáveis pela modulação voluntária do ar exalado dos pulmões. Este controle voluntário é usado para controlar a velocidade do ar exalado, bem como para modelar os ruídos criados pelo fluxo de ar para falar e cantar.

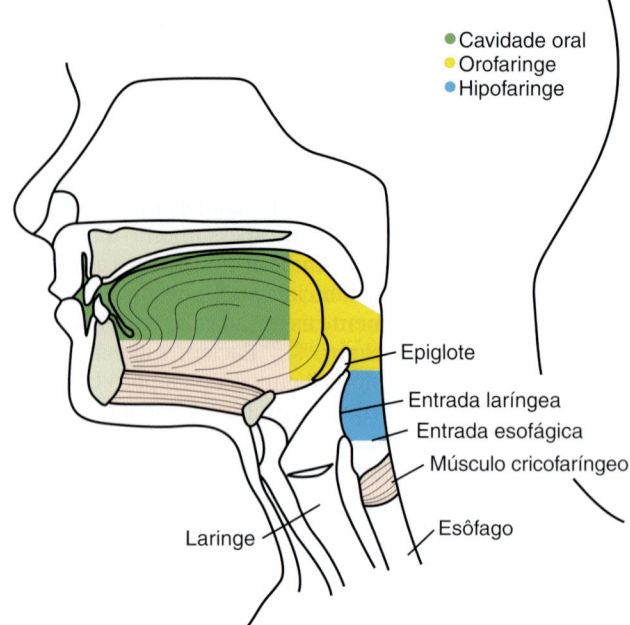

Figura 49-6 Esquema da cavidade oral (*verde*), orofaringe (*amarelo*), e hipofaringe (*azul*) juntamente com a entrada esofágica, músculo cricofaríngeo e esfíncter esofágico superior.

Orofaringe

A *orofaringe* é definida como o espaço desde o fim do palato duro até um plano paralelo ao topo da epiglote (Fig. 49-6). Este espaço inclui as estruturas das paredes faríngeas laterais constituídas pelos músculos constritores médios, o palatoglosso e o palatofaríngeo, as tonsilas palatinas, o palato mole e a úvula, a valécula e a base da língua. Embora estes músculos e estruturas estejam sob controle voluntário para assistência na velocidade do ar exalado dos pulmões e moldagem dos sons liberados do trato vocal, eles estão também sob controle reflexo para deglutição. Uma vez que os nervos sensitivos sejam disparados pela exposição a um bolo de sólidos ou líquidos, o sistema nervoso central envia uma resposta reflexa para deglutir. Este reflexo resulta na contração ordenada da base da língua, palato mole e paredes faríngeas laterais para propelir o bolo posteriormente, vedar a nasofaringe e propelir o bolo para a hipofaringe, respectivamente. Novamente, os músculos esqueléticos destas estruturas estão sob controle voluntário e reflexo do sistema nervoso central.

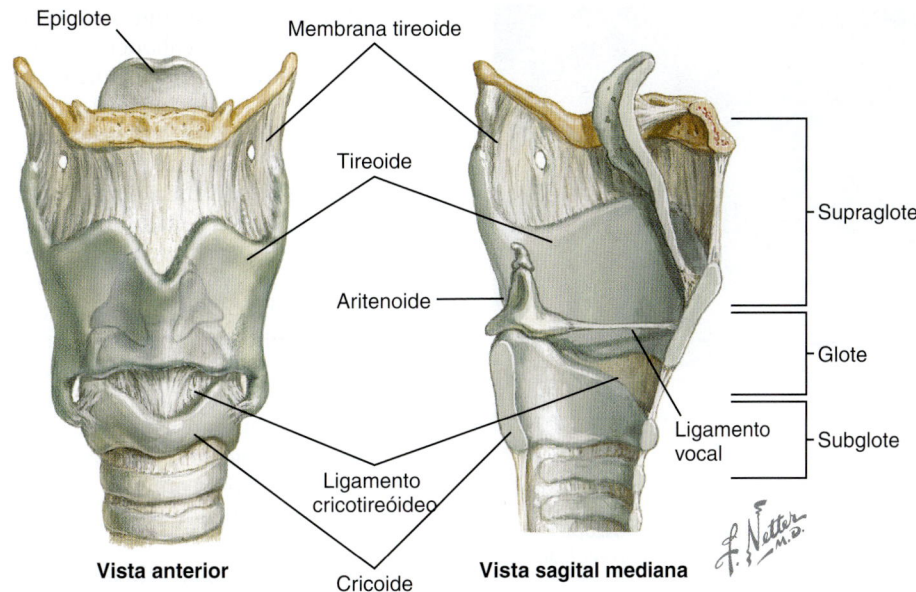

Figura 49-7 Vista esquemática da laringe com a cartilagem e estruturas ligamentares. As subdivisões da supraglote, glote e subglote estão marcadas. (Modificado de Netter FH: *Atlas of human anatomy*, 5. ed., Filadélfia, 2010, Saunders. Netter illustration from www.netterimages.com, ID: 1495, © Elsevier Inc. Todos os direitos reservados.)

Hipofaringe

A *hipofaringe* é definida como o espaço desde um plano perpendicular à extremidade da epiglote até o aspecto superior e lateral da laringe até a entrada do esôfago (Fig. 49-6). Isto inclui a estrutura das paredes faríngeas laterais, inclusive os constritores inferiores e membranas mucosas, bem como os seios piriformes bilaterais. Como na orofaringe, os músculos esqueléticos que constituem estas estruturas estão sob controle voluntário para ajudar na regulação do fluxo de ar dos pulmões e moldar o fluxo aéreo para fala bem como controle reflexo do sistema nervoso central para deglutição. A extremidade distal da hipofaringe culmina no esfíncter esofágico superior. Esta é uma região da faringe que controla a abertura do esôfago proximal para permitir passagem de alimento para dentro do trato alimentar e para prevenir regurgitação inadvertida de alimento ou secreções de volta para a faringe e a via aérea superior. Embora o esfíncter esofágico superior tenha vários centímetros de comprimento, a parte principal é constituída pelo músculo cricofaríngeo (Fig. 49-6). Este músculo circunferencial semelhante a uma funda é mantido em um estado tônico contraído e fechado. O ato da deglutição inicia inibição reflexa da estimulação neural, resultando em relaxamento muscular. À medida que a laringe e a faringe são puxadas para cima e para frente pelas ações de outros músculos, o esfíncter esofágico superior relaxado é esticado aberto. Isto permite a passagem do bolo alimentar. O bolo pode não passar, seja por causa de falha do relaxamento do segmento do músculo cricofaríngeo seja pela falta de estiramento para abrir a área, através da tração dos músculos coordenados no segmento do esfíncter esofágico superior relaxado. Ambos irão resultar na retenção de comidas e secreções, que podem atingir as vias aéreas superiores.

Laringe

A *laringe* é constituída pelas estruturas ósseas, cartilaginosas, musculares e mucosas desde a epiglote até o fundo do anel cricoide. É dividida em três regiões com base nos padrões de drenagem linfática. Estas regiões incluem (1) a supraglote desde a ponta da epiglote até o topo das pregas vocais (também conhecidas como "cordas vocais"), mais a parte superior das aritenoides; (2) a glote, que inclui o tecido desde o topo da prega vocal até 1 cm abaixo do topo das pregas vocais; e (3) a subglote, que fica abaixo da prega vocal até o primeiro anel da traqueia (Fig. 49-7).

Osso e Cartilagem. O osso e as cartilagens estruturais da laringe incluem o osso hioide, lâminas tireóideas formando um par e o anel cricoide. Estas estruturas possuem fixações ligamentares e cartilaginosas de umas às outras para lhes permitirem funcionar como um órgão. Especificamente, o hioide é afixado à cartilagem tireóidea pelo ligamento tireóideo. As lâminas tireóideas são fixadas à cricoide lateralmente pela articulação cricotireóidea fibrosa e anteriormente por ligamento e membrana cricotireóideos. O osso hioide é fixado à base do crânio pelo músculo estiloglosso, à mandíbula pelo músculo genioióideo, e à base da língua pelo músculo hioglosso. A cartilagem laríngea é fixada à parede faríngea através do músculo constritor inferior da faringe e ao anel cricoide pela articulação, membrana, ligamento e músculo cricotireóideos. A cricoide é fixada à traqueia através de conexões fibrosas. Estas conexões suportam a via aérea. Outras estruturas cartilaginosas dentro da laringe incluem as cartilagens do complexo aritenóideo conhecidas como cartilagens cuneiformes, corniculadas e aritenóideas e a cartilagem epiglótica. As estruturas mucosas e musculares da laringe incluem as pregas ariepiglóticas conectando o complexo aritenóideo à epiglote, as falsas pregas vocais correndo do corpo da aritenoide à base da epiglote, e as pregas vocais verdadeiras correndo da aritenoide à cartilagem tireóidea (Fig. 49-8). O ventrículo laríngeo é uma fenda entre as pregas vocais verdadeiras e falsas. Ele contém células produtoras de muco e salivares secundárias que lubrificam o tecido da laringe durante a respiração e a produção de voz. Além disso, a forma do ventrículo provavelmente cria turbulência no fluxo aéreo que é importante para a vibração das pregas vocais

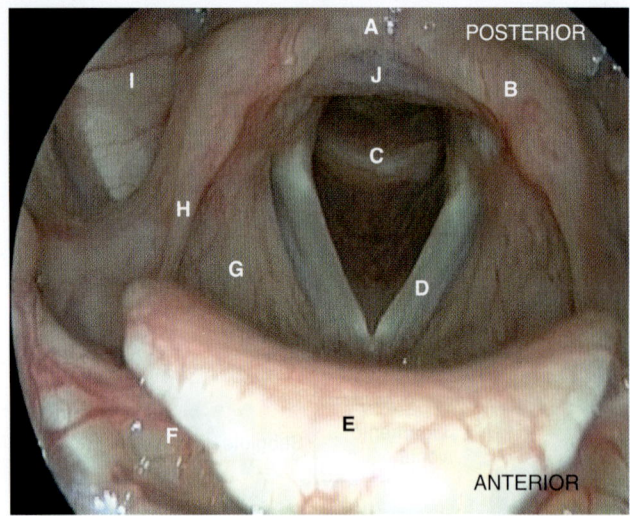

Figura 49-8 **Anatomia da via aérea superior: vista endoscópica. A**, entrada do esôfago; **B**, aritenoide; **C**, traqueia; **D**, pregas vocais verdadeiras; **E**, epiglote; **F**, valécula; **G**, falsas pregas vocais; **H**, pregas ariepiglóticas; **I**, seio piriforme; **J**, região interaritenoide.

durante a produção de voz[121], mas de relativamente pequena importância para o fluxo aéreo durante a respiração.

Complexo Aritenóideo. A cartilagem aritenóidea é fixada ao anel cricoide através de uma série de ligamentos anteriores e posteriores que formam a cápsula da articulação cricoaritenóidea sinovial. As cartilagens corniculadas e cuneiformes possuem fixações fibrosas às aritenoides e estão localizadas no topo e anteriores à cartilagem aritenóidea, respectivamente. A função verdadeira destas estruturas é desconhecida, mas elas aumentam e enrijecem a prega ariepiglótica e podem, portanto, ajudar na prevenção de aspiração durante a deglutição. A articulação cricoaritenóidea permite movimento da aritenoide sobre o anel cricoide para abdução e adução da prega vocal, que é controlada pela ação da musculatura laríngea intrínseca sobre a aritenoide. Especificamente, o músculo cricoaritenoide lateral se fixa desde o aspecto lateral da cricoide ao processo muscular no aspecto posterolateral da aritenoide. Contração do músculo cricoaritenoide lateral cria rotação para dentro da aritenoide sobre a cricoide e fecha a via aérea laríngea durante a deglutição, vocalização e respiração (exalação). Esta atividade é suplementada pela ação do músculo interaritenoide, que corre entre os corpos superiores das aritenoides e puxa as aritenoides para se juntarem. O músculo interaritenoide é provavelmente mais importante durante produção de voz que durante respiração. O músculo cricoaritenoide posterior se fixa desde o aspecto posterior do anel cricoide ao processo muscular no aspecto posterolateral da aritenoide. Contração do músculo cricoaritenoide posterior cria rotação para fora da aritenoide sobre a cricoide e abre a via aérea durante a respiração (inspiração).

Epiglote. A epiglote possui duas fixações ligamentares ao osso hioide (ligamento hioepiglótico) e à cartilagem tireóidea (ligamento tireoepiglótico) e fixações fibromusculares ao complexo aritenóideo (prega ariepiglótica). Como dão a entender os nomes destas fixações (origem à inserção), a epiglote se move em relação a estas estruturas de suporte durante a respiração e a deglutição. Este movimento é passivo.

À medida que a base da língua e as paredes faríngeas se contraem e o hioide e o arcabouço de suporte laríngeo afixado são puxados para cima, a epiglote se inclina posteriormente (inversão passiva) para cobrir o topo da via aérea e desviar o bolo a ser deglutido para fora da laringe. A epiglote não fecha completamente a via aérea, mas em vez disso dirige o bolo através do seio piriforme e para fora da via aérea laríngea. Os pacientes que perdem sua epiglote secundariamente a tratamento de câncer podem ser ensinados a deglutir outra vez por contração forte da base da língua para puxar a laringe para frente e cobrir parcialmente a via aérea laríngea. Usualmente isto resulta em uma pequena quantidade de resíduo depositado na parte de cima da laringe e/ou pregas vocais que a seguir deve ser removido da laringe para a hipofaringe com uma limpeza da garganta ou tosse e deglutida uma segunda vez. Esta é conhecida como uma "técnica de deglutição supraglótica" e é útil para prevenir aspiração em casos de perda ou má função da epiglote.

Estruturas Mucosas e Fibromusculares. As estruturas mucosas e fibromusculares incluem as pregas ariepiglóticas, falsas pregas vocais, e as pregas verdadeiras. Conforme foi dito previamente, as pregas ariepiglóticas correm desde o complexo aritenóideo à epiglote. Elas separam o seio piriforme da hipofaringe da laringe supraglótica e formam uma funda de tecido em torno das pregas vocais para evitar aspiração durante a deglutição. Elas consistem em tecido fibroadiposo e contêm pequenas glândulas salivares e células produtoras de muco. Se uma parte significante da prega ariepiglótica for removida durante cirurgia, então o líquido ou bolo de alimento pode cair dentro da laringe e aumentar o risco de aspiração. Na parte inferior da prega ariepiglótica situa-se a falsa prega vocal. Esta é uma coleção de tecido fibroadiposo também coberta com epitélio e que contém pequenas glândulas salivares e células produtoras de muco. A função verdadeira das falsas pregas vocais é desconhecida, mas elas mais provavelmente afetam as características de ressonância da voz em vez de terem um efeito sobre a respiração ou a deglutição. As pregas ariepiglóticas e as falsas pregas vocais fazem parte da supraglote e podem ser cobertas com epitélio respiratório ou epitélio escamoso.[122]

As pregas vocais verdadeiras são compostas do músculo *tireoaritenóideo* (TA) coberto com mucosa. A mucosa é um epitélio escamoso suportado por uma submucosa ou lâmina própria especializada que se diferencia em três camadas. Esta diferenciação é provavelmente secundária ao uso das pregas vocais para fonação, o que faz os fibroblastos de suporte produzirem e secretarem proteínas e carboidratos.[123] Estas partículas extracelulares são então depositadas em camadas em uma ordem particular com colágeno denso com camada mais profunda, uma camada média rica em elastina, e glicosaminoglicanos e glicoproteínas formando uma camada superficial esponjosa. A camada média e a profunda formam uma zona de transição conhecida como o ligamento vocal, que corre do aspecto anterior da cartilagem tireóidea ao processo vocal da aritenoide. Este ligamento permite que as camadas superficiais se separem das camadas mais profundas quando as pregas vocais vibram para produzir voz e é provavelmente responsável pela faixa relativamente larga de frequência vocal que os humanos são capazes de produzir. O músculo TA corre a partir do aspecto anterior da cartilagem tireóidea e se fixa ao longo do corpo da cartilagem aritenóidea. Quando o TA se contrai, ele aduz, tensiona, encurta e espessa a prega vocal. Isto é importante porque, à medida que o músculo TA muda de tensão e forma, ele tem um efeito indireto sobre a mucosa da prega vocal, a qual está envolvida na vibração da prega vocal. A frequência de vibração de um objeto é relacionada à força impulsora para a vibração bem como a tensão e a massa do objeto. Por essas razões, quando ajustamos a tensão na prega vocal, através da contração voluntária do músculo esquelético intrínseco da laringe, nós afetamos a frequência de vibração da prega vocal, o que é percebido como o timbre da voz. No caso da tensão e da massa da prega vocal, os dois músculos mais importantes são o TA junto com o músculo cricotireoide. À medida que o músculo cricotireoide, que se origina no anel cricoide anteriormente e se insere na cartilagem tireóidea, contrai-se, a cartilagem tireóidea é subluxada sobre o anel cricoide. Isto resulta em alongamento da prega vocal e aumento da tensão, o que impele para cima a frequência de vibração e o timbre da voz.

Fisiopatologia. Como pode ser inferido da seção precedente, a faringe e a laringe têm funções proeminentes e complexas na via aérea superior para separar o trato alimentar do trato respiratório para a sobrevivência humana. Para deglutição e respiração a faringe e a laringe devem trabalhar de uma maneira coordenada. Se estes sistemas deixarem de funcionar adequadamente, então a via aérea pode ser obstruída ou o conteúdo faríngeo pode ser aspirado e potencialmente conduzir à doença pulmonar.

DOENÇAS DA DEGLUTIÇÃO

Epidemiologia

Distúrbios da deglutição causados por doenças neurológicas ou musculares interrompendo as sequências normais de atividade da via aérea superior e faríngea podem levar à aspiração de conteúdo faríngeo seja diretamente, durante o ato da deglutição, seja indiretamente a partir de conteúdo gástrico refluído. Aspiração de grandes quantidades de material líquido ou grandes substâncias sólidas podem levar à obstrução com asfixia e morte. Aspiração aguda de pequenas quantidades demonstrou produzir inflamação pulmonar aguda.[124] Aspiração de materiais mais ácidos parece ser mais inflamatória que aspiração de materiais menos ácidos.[125] Entretanto, aspiração repetida pode danificar o revestimento alveolar de células e capilares e levar à invasão bacteriana, descamação da mucosa, e inflamação por células mononucleares.[125] Em pacientes de transplante de pulmão, aspiração crônica de conteúdo gástrico refluído foi associado com taxas aumentadas de falha de enxerto através do desenvolvimento de síndrome de bronquiolite obliterante.[126] Embora o mecanismo exato seja desconhecido, parece estar relacionado à fibrose que se desenvolve como uma resposta à inflamação repetida crônica. Esta resposta pode ser reduzida através do uso de agentes que diminuem a inflamação.[127]

Distúrbios da deglutição, comumente chamados disfagia, afetam entre 2% e 11% da população geral.[128] A etiologia é variada. Disfagia pode se originar em resposta ao envelhecimento normal devido ao enfraquecimento da musculatura faríngea. Doença neurológica como acidente vascular cerebral, doença de neurônio motor ou doença de Parkinson causam disfagia devido a erro de temporização da deglutição com má coordenação, bem como secundária à fraqueza ou espasticidade da musculatura faríngea. Finalmente, disfagia frequentemente resulta de intervenção médica para o tratamento de doença da cabeça e do pescoço ou após entubação em insuficiência respiratória.

Disfagia é descrita desenvolvendo-se em 40% a 50% dos pacientes entubados por mais de 48 horas.[129-131] Além disso, a incidência de disfagia pós-extubação eleva-se a 14% para cada dia adicional de entubação e é significativamente mais comum em pacientes mais velhos.[130,132] A causa da disfagia devida à entubação prolongada não está completamente compreendida. Entretanto, como a incidência é notavelmente alta, todos os pacientes entubados durante períodos prolongados devem ser avaliados com pelo menos um exame de deglutição à cabeceira antes de iniciar alimentação oral após extubação.[129] Estudos clínicos também revelaram que aspiração após extubação a partir de entubação prolongada pode ser silenciosa devido a alterações na sensibilidade laríngea e faríngea; por essa razão, alguns autores recomendam intervenção mais agressiva com exames de endoscopia flexível.[132] Embora disfagia com aspiração nem sempre leve à pneumonia,[132] disfagia isolada é correlacionada com hospitalização prolongada.[131] A incidência de disfagia pós-entubação pode ser reduzida usando-se tubos endotraqueais menores e com monitoramento cuidadoso da pressão do manguito do tubo endotraqueal.[133,134]

Sintomas dos Distúrbios da Deglutição

Os sintomas mais comuns em pacientes com deglutição perturbada são tosse crônica, perda de peso e episódios repetidos de pneumonia. Na anamnese, os pacientes relatam que tossem durante as refeições. Em geral, uma dificuldade maior com deglutição de líquidos é indicadora de disfunção neurológica ou fraqueza muscular, e uma maior dificuldade com sólidos é mais indicadora de obstrução. O examinador deve perguntar sobre quais substâncias causam a maior dificuldade, a cronologia da tosse em relação à alimentação, a duração de tempo necessária para terminar uma refeição de tamanho moderado, e quando o alimento parece criar a maior dificuldade durante a deglutição.

Tossir cedo durante o ato da deglutição indica mau controle motor oral do bolo. Pacientes com doença neurológica podem observar que não conseguem controlar o alimento dentro da cavidade oral e que o alimento se derrama prematuramente para dentro da orofaringe ou hipofaringe antes que o paciente esteja pronto para engolir. Os pacientes acham que as substâncias que se fragmentam facilmente ou consistem em líquidos e sólidos são mais difíceis porque partes do bolo podem escapar. Tosse durante ou após a deglutição é mais indicadora de disfunção faríngea devido à temporização reflexa desordenada da contração faríngea ou fraqueza muscular que impede que o bolo seja movido através da faringe conforme necessário.

Prolongamento dos tempos de refeição leva a desnutrição e perda de peso. Os pacientes com um mecanismo de deglutição intacto são normalmente capazes de acabar uma refeição completa em 15 minutos. Tempos de refeição mais longos são sugestivos de disfagia. Quando os pacientes vão além de 30 minutos para uma refeição, eles tipicamente começam a perder interesse por comer. Na maioria dos casos, este prolongamento é socialmente inaceitável, e os companheiros de jantar começam a deixar a mesa, forçando o paciente a parar de comer.

Disfagia pode ser aproximadamente dividida em disfagia de fase faríngea e disfasia de fase esofágica. Pacientes com problemas de fase faríngea se queixarão de substâncias "pegando" no dorso da sua "garganta" e de tosse, por causa da aspiração de substâncias retidas, enquanto os pacientes com distúrbios da fase esofágica se queixarão de alimento se alojando no tórax, o qual necessita ser regurgitado ou "lavado" com líquidos. Tosse também pode ser estimulada no esôfago distal, mas esta é após a deglutição, improdutiva, e não associada com o desenvolvimento de pneumonia.

Avaliação da Disfagia

Avaliação é mais bem feita por uma equipe de médicos e fonoaudiólogos interessados em distúrbios da deglutição. Após uma história cuidadosa, o paciente pode receber um gole d'água durante palpação do complexo laríngeo. Quando o paciente engole, a laringe deve se elevar rapidamente cerca de 2 cm. Além disso, o paciente não deve tossir e deve em seguida ser capaz de falar sem uma voz soando molhada. Se o paciente passar nesta triagem inicial, então ele ou ela deve ser solicitado a tomar múltiplos goles para ver se o reflexo de deglutição se rompe. A seguir, avaliação completa da cabeça e do pescoço e endoscopia indireta da hipofaringe e da laringe são realizadas para avaliar quanto à mobilidade e força de lábios e língua e quanto a padrões de fraqueza faríngea, e acumulação de secreções na entrada do esôfago é indicadora de falha da abertura cricofaríngea ou obstrução do esôfago.

Para confirmar estes padrões de fraqueza, uma avaliação endoscópica flexível da deglutição[135] é recomendada ou pode ser efetuado exame de deglutição de bário modificado. Estes testes são usualmente efetuados por um fonoaudiólogo qualificado. Em vez de serem simplesmente um teste de triagem para aspiração, estes exames devem ser usados para identificar que déficits no ato da deglutição são responsáveis pela disfagia. Esta informação irá direcionar para estratégias de tratamento.

Tratamento

Tratamento de distúrbios da deglutição envolve identificação precisa da região e tipo do déficit da deglutição. Se for identificada fraqueza muscular, os pacientes podem receber uma série de exercícios que visam áreas específicas da base da língua[136,137] ou paredes faríngeas laterais.[138] Se forem identificados déficits neurológicos que resultam em problemas de temporização do reflexo ou se os déficits musculares forem insuperáveis, então os pacientes podem ser ensinados em estratégias compensadoras para melhorar a segurança da deglutição. Estas estratégias incluem reposicionamento do paciente durante a deglutição, de tal modo que o bolo tenha menos tendência a cair dentro da via aérea, reter o mento para manter o bolo na boca durante a mastigação, ou virar a cabeça para fechar o lado enfraquecido da faringe durante o ato de engolir. Finalmente, se nenhuma destas técnicas for benéfica, e o paciente e a família estiverem interessados, um tubo de alimentação pode ser inserido para prevenir perda de peso e diminuir o encargo de necessitar ingerir uma quantidade suficiente de calorias, oralmente, para manter o peso. Se aspiração repetida persistir, então deve ser considerada separação laringotraqueal.

DOENÇA DE REFLUXO GASTROESOFÁGICO E LARINGOFARÍNGEO

Associação com Asma e DPOC

A relação entre doença de refluxo e asma e DPOC é complexa. Embora a associação entre refluxo e asma grave esteja bem aceita, a evidência empírica de uma pela outra está faltando. Doença pulmonar pode ser relacionada à doença de refluxo por mecanismos diferentes. Primeiro, microaspiração direta de conteúdo refluído para dentro da faringe cronicamente pode levar à remodelação pulmonar. A extensão da lesão é relacionada à quantidade e características do aspirado, à frequência de aspiração, e à efetividade dos mecanismos de limpeza pulmonar protetores. Este é o mecanismo proposto para o desenvolvimento da síndrome de bronquiolite obliterante em pacientes de transplante. Segundo, refluxo ou remoção reduzida de alimento por dismotilidade esofágica pode causar broncospasmo vagalmente induzido. Broncospasmo vagalmente induzido é associado com acidificação aumentada do esôfago inferior e pode ser melhorado pela desacidificação do conteúdo gástrico em pacientes com asma difícil de controlar.[139] Tratamento com um *inibidor de bomba de prótons* (IBP) melhora o controle da asma em indivíduos com *doença de refluxo gastroesofágico* (DRGE) sintomática, mas não naqueles sem sintomas.[140,141]

Contudo, como foi dito previamente, a associação entre doença de refluxo e doença pulmonar não prova causalidade. É possível que as medicações para o tratamento da asma aumentem o refluxo ou que alterações pela doença pulmonar crônica aumentem o refluxo também. Albuterol é conhecido por baixar a pressão de repouso do esfíncter esofágico inferior e diminuir a amplitude de contração esofágica. Estas alterações podem aumentar a incidência de refluxo.[142] Prednisona, que é muitas vezes prescrita em pacientes com asma difícil de controlar, demonstrou aumentar os tempos de exposição ácida esofágicos.[143] Doença pulmonar crônica pode levar à hiperinsuflação com achatamento do diafragma. O diafragma, especificamente os pilares em torno do hiato esofágico, forma uma parte crítica do esfíncter esofágico inferior. Por essa razão achatamento do diafragma diminui a barreira protetora de refluxo do diafragma. Um gradiente de pressão transdiafragmática aumentado, como visto em pacientes com DPOC, predispõe ao movimento de conteúdo gástrico para dentro do esôfago.

Avaliação da DRGE e Doença de Refluxo Laringofaríngeo

Não há achados físicos universalmente aceitos na cavidade oral e orofaringe que sejam patognomônicos de doença de refluxo extraesofágico.[144] Além disso, embora tentativas tenham sido empreendidas para desenvolver um "escore para achar refluxo" de alterações físicas na laringe em pacientes com presumido refluxo extraesofágico,[145] as tentativas de validação destes achados através de correlação com pH manometria não tiveram sucesso. Admite-se amplamente que qualquer fonte de irritação, refluxo ou outra forma, pode levar às mesmas alterações. Por essa razão os achados previamente atribuídos à doença de refluxo laríngeo são inespecíficos.

Portanto, após uma história cuidadosa para sintomas de DRGE clássica e doença de refluxo extraesofágico ter sido completada, a maioria dos pacientes será colocada com uma experiência de medicações antirrefluxo. Se a experiência resultar em melhora dos sintomas, então os sintomas são comumente considerados secundários à doença de refluxo. Este método de avaliação de refluxo com uma experiência empírica de medicações é problemático porque pode haver um considerável efeito de placebo. Meta-análise de experiências clínicas controladas e randomizadas mostrou que o efeito das medicações ao aliviar os sintomas não é significativamente diferente do efeito de placebo.[146] Alguns clínicos prosseguem para monitoramento de pH de 24 horas e/ou teste de impedância. Embora análise de pH de 24 horas seja considerada o padrão-ouro para refluxo esofágico, não há testes universalmente aceitos para o diagnóstico de refluxo extraesofágico. Mesmo se forem feitas tentativas para medir pH dentro da hipofaringe para avaliar derramamento extraesofágico de conteúdo gástrico, não existem dados normativos amplamente aceitos, e há importante debate sobre o que constitui um achado anormal.[147]

Tratamento da DRGE

Tratamento de DRGE ou doença de refluxo extraesofágico causando problemas pulmonares é mais bem iniciado com modificações da dieta e medicações IBP duas vezes ao dia. O fundamento para estas estratégias agressivas de tratamento é que a faringe, a laringe e a traqueia possuem poucos, se algum, mecanismos para a neutralização de conteúdo gástrico aspirado.[148,149]

Se houver suspeita forte de DRGE ou refluxo extraesofágico causando doença pulmonar, então uma consideração pode ser dada a terapias cirúrgicas como fundoplicatura de Nissen. Estudos avaliando a resposta verdadeira dos sintomas da doença de refluxo extraesofágico à intervenção cirúrgica mostram resultados conflitantes. Isto é devido em parte à importante dificuldade em diagnosticar refluxo extraesofágico acuradamente, bem como na compreensão do papel que o refluxo extraesofágico pode desempenhar no processo de doença pulmonar.[150] Os melhores resultados são obtidos quando se identifica DRGE, e cirurgia, fundoplicatura de Nissen, é efetuada para refluxo importante dentro do esôfago inferior.[151-153]

DISTÚRBIO DE MOVIMENTO PARADOXAL DE CORDAS VOCAIS E LARINGOSPASMO

Definição e Diagnóstico

Também conhecido como disfunção de cordas vocais, *distúrbio de movimento paradoxal de cordas vocais* (PVFMD) é um termo descritivo para adução inapropriada das pregas vocais durante a inspiração. O fechamento das pregas vocais erradamente temporizado cria dificuldade de respiração e frequentemente é diagnosticado errado como asma. O diagnóstico de PVFMD é feito com base na história seguida por espirometria e exame laríngeo. Os pacientes se apresentam com uma constelação de sintomas, incluindo dificuldade de respirar, uma sensação de corpo estranho ou caroço na sua garganta, uma tosse seca, improdutiva, e possivelmente aperto torácico. Estes sintomas podem se manifestar em repouso, após falar, ou após esforço físico. Muitas vezes os sintomas são exacerbados quando o paciente aumenta a intensidade do comportamento precipitante. A doença é comumente diagnosticada de forma errada como asma; entretanto, os sintomas são refratários aos protocolos padrão de tratamento. Em pacientes com PVFMD, espirometria efetuada durante um episódio pode revelar achatamento do ramo inspiratório da curva de fluxo-volume, indicador de uma obstrução extratorácica variável[154-156] (Fig. 25-8, painel direito). Laringoscopia, considerada por alguns como o padrão-ouro para diagnóstico,[154,157,158] pode revelar fechamento paradoxal das pregas vocais durante a inspiração. Tipicamente, fechamento paradoxal é observado durante a inalação ativa ou forçada através da boca ou do nariz, mas é considerado patognomônico por alguns, quando visto no fim de uma emissão de fala.[155] Testagem provocativa por meio de desafio de exercício aumentado, exposição à odor ou mesmo provocação com metacolina pode aumentar a sensibilidade da laringoscopia na identificação de fechamento paradoxal. Contudo, mesmo com estas provocações, a sensibilidade da endoscopia ainda é de apenas 60% em pacientes com sintomas.[159] Portanto, um diagnóstico presuntivo e tratamento empírico podem estar justificados em todos os pacientes com sintomas que não responderem bem ao tratamento clínico para asma.

Laringospasmo, fechamento das pregas vocais impedindo inalação, é um reflexo protetor fisiológico para evitar aspiração quando partículas estranhas estimulam as pregas vocais ou estruturas supraglóticas. Laringospasmo é mais comumente encontrado durante extubação de anestesia geral. É tratado com ventilação com pressão positiva e pequenas doses de agentes paralisantes para enfraquecer o fechamento das pregas vocais. Episódios graves são complicados por edema pulmonar pós-obstrutivo, o qual pode exigir tratamento relativamente prolongado na unidade de terapia intensiva. Na ausência de um estímulo conhecido, episódios recorrentes de laringospasmo podem se desenvolver em pacientes com doença neurológica progressiva[160,161] ou podem ser associados com formas graves de PVFMD. Estas levam frequentemente a viagens recorrentes ao departamento de emergência e podem ser erradamente diagnosticadas como paralisia bilateral de pregas vocais.

Em pacientes com laringospasmo episódico recorrente, deve ser feito exame neurológico completo para excluir uma doença neurológica. Na ausência de doença neurológica, laringospasmo frequentemente responderá às mesmas estratégias de tratamento que podem ser usadas em pacientes com PVFMD.

Etiologia

A etiologia da PVFMD não está clara. Considerada por alguns como um distúrbio psicológico de mulheres jovens, PVFMD é associada com asma e DRGE.[162] Altos níveis de estresse, gotejamento pós-nasal crônico, e exposição ambiental a irritantes inalados ou aspirados, alergias ou DRGE podem levar à hiper-responsividade laríngea, a qual por sua vez desencadeia fechamento paradoxal da laringe. Em um estudo,[162] quando pacientes com PVFMD foram comparados com dados normativos no *Minnesota Multiphasic Personality Inventory*, 40% dos pacientes com PVFMD demonstraram elevação nas escalas de hipocondria e histeria e pequena elevação na escala de depressão em um padrão compatível com distúrbio de conversão. Adicionais 29% destes pacientes tiveram diferenças significantes nestas escalas, mas não se encaixaram no padrão clássico de distúrbio de conversão, enquanto apenas 24% dos pacientes tiveram escores sugestivos de ausência de condições psicopatológicas. Curiosamente, pacientes com uma história de asma ou DRGE também cravaram significativamente mais alto na escala de hipocondria do que os pacientes sem esses distúrbios.

A associação de PVFMD com asma, DRGE e exposição ambiental a irritantes suscita a possibilidade de uma causa orgânica em uma porcentagem de pacientes com a doença. Alguns autores sugeriram que quando uma causa orgânica for suspeitada, então deve ser usado o termo *laringe irritável* para descrever o distúrbio.[156] Em um estudo de pacientes com asma, 19% tinham PVFMD coexistente, enquanto apenas 5% dos sujeitos controles assintomáticos tinham alguma evidência de fechamento paradoxal de pregas vocais.[163]

Tratamento

O primeiro passo no tratamento da PVFMD é o reconhecimento da doença. A apresentação clínica é muitas vezes causadora de confusão porque os pacientes podem ter asma ou DRGE coexistente e são muitas vezes resistentes à ideia de que alteração comportamental possa resultar em qualquer redução importante na gravidade dos seus sintomas. Um estudo estimou que a associação com asma e DRGE é tão alta quanto 65% e 51%, respectivamente.[157] Esta associação juntamente com os desejos dos pacientes de usar medicação para tratar os seus problemas geralmente leva a experiências clínicas tentadas para tratamento de asma e terapia de DRGE. Com estas estratégias, os sintomas podem ser reduzidos modestamente, mas os ataques agudos de dispneia intermitente, tosse e opressão torácica ainda podem ser difíceis de controlar. Por essas razões, encaminhamento a um especialista capaz de efetuar endoscopias faríngea e laríngea sem sedação é necessária. Se a coexistência verdadeira de asma for questionável porque há pouca, se alguma, resposta à terapia broncodilatadora, então está indicada testagem repetida de função pulmonar antes e depois de terapia broncodilatadora e possivelmente com desafio de metacolina. Se os resultados de teste forem positivos, então o tratamento da doença reativa das vias aéreas deve ser maximizado. Se os resultados de teste forem negativos, então toda a terapia clínica deve ser suspensa porque as medicações para asma podem estar exacerbando a doença por irritação da mucosa laríngea, aumentando o risco de refluxo gastroesofágico. Se os sintomas levarem a uma suspeita de que DRGE ou doença de refluxo laringoesofágico é um fator contributivo, então é razoável tratar o paciente com modificações da dieta e terapia com IBP. As modificações da dieta incluem evitar alimentos conhecidos por causarem refluxo, refeições pequenas, e evitar deitar após alimentação. Terapia com IBPs deve ser iniciada duas vezes ao dia 1 hora antes da primeira e da última refeição do dia. Refluxo que atinge a hipofaringe acontece mais frequentemente após refeições. Portanto, IBPs devem ser dados antes da refeição para que um nível sérico possa ser alcançado antes da estimulação da produção de ácido pelo alimento ingerido. Se os sintomas não tiverem melhorado em 2 a 3 meses depois da iniciação da terapia, então é razoável supor que refluxo ácido não está desempenhando um papel importante na patogênese da doença do paciente, e a terapia com IBP pode ser terminada.

Após história cuidadosa e endoscopia para excluir outras causas de obstrução da via aérea, o tratamento de episódios agudos de PVFMD inclui tranquilização, instrução de respiração, e possivelmente o uso de mistura de hélio e oxigênio ("heliox").[164,165] Muitas vezes, exacerbações agudas precipitarão visitas a um departamento de emergência. O paciente se apresenta com dispneia, uma frequência respiratória rápida e estridor. Em vez de pregas vocais imóveis ou uma lesão de massa obstrutiva, endoscopia usualmente revela que as pregas vocais estão mantidas em uma posição paramediana durante a inspiração e a expiração. Se for pedido aos pacientes para tossirem ou limparem sua garganta, as pregas vocais usualmente abduzirão. Abdução das pregas vocais pode ser ainda mais estimulada tranquilizando-se o paciente e tentando proporcionar um ambiente calmo, relaxado. Inalação através do nariz e exalação através do nariz ou dos lábios franzidos em bolsa (respiração medida) também podem ser benéficas. Alternativamente, o paciente pode ser solicitado a respirar através de um canudo. Colocando-se uma restrição na via aérea antes da entrada da laringe, tanto com o nariz e lábios quanto com um canudo, facilita a capacidade do paciente de controlar sua respiração e promove relaxamento laríngeo com atividade laríngea apropriada. Controle respiratório ou respiração medida reduz a hipersensibilidade laríngea ao reduzir a frequência respiratória ou o volume respiratório, ou ambos. Este tipo de retreinamento respiratório é a chave para o tratamento crônico de pacientes com PVFMD.[166,167]

As dificuldades para estabelecer critérios diagnósticos para PVFMD são ainda maiores que para asma. Com asma, medidas objetivas de função pulmonar podem documentar obstrução reversível do fluxo aéreo, ou broncoprovocação com metacolina pode demonstrar hiper-reatividade brônquica. Pacientes com PVFMD podem mostrar achatamento do ramo inspiratório da curva de fluxo-volume como é visto em pacientes com obstrução variável da via aérea extratorácica, mas estas alterações podem ser simuladas por esforço inspiratório submáximo. Portanto, verdadeiramente não há medidas objetivas da doença, e não é possível estabelecer critérios diagnósticos objetivos. Tratamento pode então envolver efeitos de placebo por medicações para outras afecções com DRGE ou asma ou retreinamento respiratório ativo para empenhar o paciente em retomar o controle da sua respiração. Este treinamento respiratório usa técnicas para reduzir a frequência e/ou o volume da respiração e para engajar o paciente em um esforço consciente para controlar sua respiração. Devido à dificuldade para estabelecer critérios diagnósticos, houve poucas experiências controladas randomizadas de retreinamento respiratório em pacientes com PVFMD. Evidência limitada de séries de casos mostrou uma redução na gravidade dos sintomas dos pacientes e melhoras na qualidade de vida, as quais podem ser mantidas com acompanhamento periódico em longo prazo.[168]

PARALISIA DE PREGA VOCAL

Unilateral

Paralisia de prega vocal unilateral raramente produz sintomas de obstrução da via aérea. Embora alterações na função pulmonar possam ser medidas durante respiração tranquila e ativa, estas raramente são clinicamente significativas.[169] O mecanismo proposto da potencial obstrução da via aérea quando ela está presente é (1) a ação do fluxo aéreo inspiratório produzindo um efeito de Bernoulli na prega vocal flácida, ou é (2) reinervação inapropriada da prega vocal paralisada com sinais ativos para adução durante inspiração (p. ex., sincinesia).[170] Os achados podem ser corrigidos através de cirurgia para estabilizar o complexo flácido de pregas vocais, injeções de toxina botulínica para reduzir os efeitos da reinervação inapropriada ou cirurgia para reduzir o suprimento nervoso à prega vocal sincinética.[171]

Bilateral

Paralisia bilateral de pregas vocais desenvolve-se mais comumente secundária à cirurgia no compartimento anterior do pescoço para doença da tireoide.[172] Os nervos laríngeos recorrentes são esmagados ou cortados durante a intervenção, e abdução das pregas vocais para inspiração e adução para fonação são perdidas. Imediatamente depois da instalação da lesão, os pacientes muitas vezes são capazes de tolerar a perda da abdução das pregas vocais, porque as pregas vocais estão flácidas e imóveis em uma posição lateral. A voz é fraca e respirada. Entretanto, o nervo laríngeo recorrente contém todos os axônios para abdução e adução em um único fascículo. À medida que os axônios crescem de novo, os músculos das pregas vocais reobtêm tônus sem adução ou abdução ativa. Devido ao aumento da massa dos músculos adutores em comparação com o músculo abdutor, as pregas vocais adotam uma posição mais medial. O tônus das pregas vocais se recupera na maioria dos pacientes que sofrem uma lesão do nervo laríngeo recorrente.[173] Este processo de regeneração neural leva de 3 a 9 meses e conduz à melhora lentamente progressiva na voz, mas com comprometimento progressivo da via aérea. Os pacientes se adaptam a este comprometimento progressivo da via aérea diminuindo seu nível de atividade. A maioria dos pacientes pode ser tratada sem uma traqueostomia.

Uma pequena porcentagem de pacientes desenvolve paralisia de pregas vocais bilateral secundária a uma malformação de Chiari com aumento da pressão intracraniana e compressão do nervo craniano X no forame magno pela base do cérebro, como se fosse uma hérnia através do forame. Esta condição pode ser extremamente difícil de diagnosticar. Finalmente, uma pequena porcentagem de pacientes terá uma etiologia idiopática. Nestes casos a paralisia pode se desenvolver bilateral e simultaneamente ou separada unilateralmente por anos.[174]

Pacientes com paralisia bilateral de pregas vocais tipicamente se queixam de mínimas alterações na voz e notam dispneia acentuada ao esforço. História cuidadosa geralmente revela a causa como intervenção cirúrgica precedente,[172] e o exame geral revela prolongamento da inspiração com brando a moderado estridor inspiratório. Exame endoscópico revela imobilidade de pregas vocais bilaterais com possível alongamento das pregas vocais à inalação.[172] Testagem de função pulmonar demonstra um padrão clássico de obstrução extratorácica variável com achatamento do ramo inspiratório da curva de fluxo-volume e pouca alteração no ramo expiratório (Fig. 25-8, painel direito). Quando o fluxo inspiratório máximo cai abaixo de 1,5 L/s, a maioria dos pacientes é marcadamente sintomática, e intervenção está justificada. Se o fluxo inspiratório for mantido em torno de 2 L/s, a maioria dos pacientes é capaz de efetuar atividade modesta como subir um lance de escada ou andar em superfície horizontal.

O tratamento da paralisia bilateral de cordas vocais é dirigido para o aumento estático da via aérea. Isto pode ser realizado através de traqueostomia. Se os pacientes escolherem esta opção, então deve ser dada consideração à criação de um trato de traqueostomia revestido com pele. Isto reduzirá o risco de crescimento de tecido de granulação no estoma, fornecerá um estoma estável para os pacientes se manejarem por si próprios em base crônica, e permitirá que os pacientes usem um aparelho que reterá uma válvula unidirecional de tal modo que oclusão digital não é requerida para fonação.[175] Paralisia bilateral de pregas vocais também pode ser tratada injetando-se toxina botulínica dentro dos músculos de adução. Isto reduz a força adutora e permite função melhorada dos músculos abdutores. A voz é bastante preservada porque o paciente é capaz usualmente de se sobrepor a alguns dos efeitos da toxina botulínica. A desvantagem desta opção de tratamento é que o paciente necessitará de injeções repetidas.[176] Cordotomia vocal ou aritenoidectomia parcial são também opções cirúrgicas para tratamento destinadas a remover a parte posterior da prega vocal ou uma parte da cartilagem aritenóidea, respectivamente. Isto aumenta a parte cartilaginosa da via aérea laríngea em 1 a 2 mm sem interferir demasiadamente com a função vibratória anterior das pregas vocais. Entretanto, como a parte posterior da via aérea é aumentada em uma base estática, o ar escapará durante a fonação, e a voz será reduzida em volume bem como em qualidade respirada. Isto é chamado "o grande compromisso", porque quanto maior for a via aérea para respiração e tolerância à atividade, então pior será a voz. O paciente e o cirurgião têm de decidir sobre um equilíbrio.[177] Adicionalmente, uma ou ambas as pregas vocais podem ser suturadas em uma posição lateral através de uma miríade de diferentes técnicas chamadas "lateralização por sutura". Algumas destas técnicas são potencialmente reversíveis e podem ser usadas em pacientes nos quais a recuperação de função é possível, para melhorar sua via aérea durante este período.[178] Finalmente, estratégias cirúrgicas experimentais para o tratamento com estimulação elétrica dos músculos abdutores para abrir a glote estão sendo realizadas. Os resultados iniciais indicam que abdução para respiração pode ser obtida sem comprometimento do fechamento das pregas vocais para produção de voz.

ESTENOSE GLÓTICA

Cicatriz da laringe, usualmente na parte posterior, chamada *estenose glótica posterior* (PGS), mais comumente se desenvolve secundariamente à entubação prolongada para ventilação mecânica. De fato, quando os pacientes se apresentam com imobilidade de pregas vocais bilaterais após entubação prolongada, então em 95% das vezes a imobilidade é devida à formação de cicatriz nas e em torno das articulações cricoariternóideas.[172] Este é um processo decididamente diferente da paralisia bilateral de cordas vocais, mas clínica e endoscopicamente ele pode ser difícil de distinguir porque a inspeção visual revela que as pregas vocais estão imóveis na posição paramediana na maioria dos pacientes. Indícios clínicos úteis para o diagnóstico são os eventos e a cronologia em torno do início dos sintomas. O evento mais comum associado com o início é entubação prolongada. À medida que o tubo endotraqueal atrita com a mucosa da laringe posterior, a mucosa é erodida e se desenvolve inflamação. Refluxo pode desempenhar um papel agravando a inflamação ou a erosão da mucosa.[179] Infecção secundária da ulceração mucosa também pode desempenhar um papel de agravamento da inflamação. Depois que o tubo endotraqueal é removido, a mucosa se cura por segunda intenção durante um período de 6 semanas. Assim o paciente observa deterioração da respiração mais rapidamente depois de uma lesão da mucosa do que após uma lesão neurológica; depois de uma lesão neurológica, a dificuldade com a respiração se desenvolve ao longo de um período de 3 a 6 meses à medida que o nervo recupera tônus parcial.

O exame também revela diferenças sutis nos pacientes com PGS daqueles com paralisia de pregas vocais bilaterais. Primeira, os pacientes com PGS usualmente têm uma voz normal porque a adução das pregas vocais é mantida. Ao exame endoscópico há diferenças sutis na aparência do movimento das pregas vocais. Uma vez que a redução da abdução e adução das pregas vocais é mecânica, a atividade física que permanece é usualmente apropriada, com abdução e adução sendo bem temporizadas com a inspiração e vocalização. Não há evidência de atividade espástica ou sincinética em pacientes com PGS como pode haver em pacientes com paralisia de pregas vocais bilaterais. Avaliação endoscópica cuidadosa usualmente revela tecido cicatricial sobre e em torno da articulação cricoaritenóidea. Isto pode ser sutil, com um aspecto relativamente normal e apenas leve redução no tamanho e forma normais da parte posterior da laringe, ou óbvio, com tecido cicatricial franco acumulado na parte posterior da glote.[180] Finalmente, testagem de função pulmonar comumente revela um padrão extratorácico fixo com achatamento de ambos os ramos inspiratório e expiratório da alça de fluxo-volume.

Distinguir entre PGS e paralisia de pregas vocais bilaterais é clinicamente importante porque as opções e os resultados de tratamento são diferentes. Embora a paralisia bilateral e a PGS respondam à traqueostomia, PGS não responde favoravelmente a injeções de toxina botulínica por causa da fixação mecânica da articulação que não permite à prega vocal inteira mover-se lateralmente quando os adutores estão relaxados. Em vez disso, o tecido muscular de pregas vocais relaxado é mantido perto da linha mediana pela articulação fixada. Esta pode então colapsar dentro da via aérea durante inspiração secundariamente a forças de Bernoulli e exacerbar obstrução da via aérea. Na PGS o tratamento cirúrgico inicial deve ser dirigido para a liberação do tecido cicatricial que retém a articulação na posição fixa. Se isto não for possível devido à perda ou remodelação da estrutura da articulação cartilaginosa, então partes da cartilagem ou da prega vocal podem ser removidas. Se possível, retalhos de avanço da mucosa devem ser desenhados para cobrir o local da excisão cirúrgica. Uma vez que o tecido da glote posterior é cicatricial, incisão simples através do tecido cicatricial tem menos probabilidade de fornecer liberação significante sustentada, e mais tendência a se curar com cicatriz recorrente. Cirurgia não recomendada pode tornar pior o problema.

MALIGNIDADES DO TRATO AERODIGESTIVO SUPERIOR

Malignidades do trato aerodigestivo superior são uma causa importante de morbidade e mortalidade. Cânceres do trato aerodigestivo superior constituem aproximadamente 4% de todas as malignidades. *Carcinoma de células escamosas* (SCC) é o câncer predominante nesta região, e fumo e álcool têm sido os fatores de risco tradicionais. Cirurgia, radiação e quimioterapia desempenham, todos, um papel importante no tratamento desta doença; uma discussão completa deste tópico está além do escopo deste capítulo.

Na orofaringe, evidência recente identificou *papilomavírus humano* (HPV) como uma causa emergente, e agora dominante, de malignidades. Ao todo, 80% a 90% do SCC recém-diagnosticado das tonsilas ou da base da língua são induzidos por HPV. SCC orofaríngeo HPV-associado representa uma entidade clínica distinta com um prognóstico significativamente melhor do que SCC orofaríngeo não associado com HPV. As diretrizes da National Cancer Center Network agora recomendam testagem HPV de todas as malignidades orofaríngeas. HPV-16 é identificado como o subtipo mais comum de HPV associado com malignidade orofaríngea.[182] No SCC da cavidade oral, língua oral e laringe, HPV é encontrado menos comumente; nesta região, uso de tabaco e álcool permanecem os principais fatores de risco. Embora a incidência destes SCCs não orofaríngeos esteja declinando, provavelmente secundariamente a uma diminuição no uso do tabaco, a incidência de carcinoma orofaríngeo está aumentando, provavelmente devido a HPV.

Os cânceres laríngeos usualmente se apresentam inicialmente com alterações vocais. Entretanto, se o câncer se originar na área supraglótica, subglote ou seio piriforme, ou se o paciente ignorar as alterações na voz e o diagnóstico for de outra forma retardado, então obstrução da via aérea pode ser um dos sintomas de apresentação. Nestes casos o diagnóstico é feito pela avaliação endoscópica, e a via aérea deve ser tratada com diminuição endoscópica do volume do tumor antes de ser empreendida terapia definitiva.[183]

SUBGLOTE E TRAQUEIA CERVICAL

ANATOMIA, HISTOLOGIA E FISIOLOGIA

A subglote é a área dentro do anel cricoide desde o fundo das pregas vocais até o topo do primeiro anel traqueal. Este último é o único anel completo na via aérea e funciona estruturalmente para suportar a laringe e suspender a traqueia. A subglote é revestida com uma mucosa respiratória com células caliciformes para a produção de muco e também pequenas glândulas salivares. Muco e saliva viajam para cima em virtude das ações do epitélio ciliado e o fluxo aéreo e ajudam a umidificar a via aérea bem como lubrificam a mucosa das pregas vocais. No adulto humano a subglote é a parte mais estreita da via aérea e varia de 15 a 18 mm de diâmetro. Ela é um espaço tubular aproximadamente redondo ou ligeiramente oval que é mais estreito abaixo das pregas vocais e se alarga no fundo na transição para a traqueia cervical. O espaço se estende por 1 a 2 cm em dimensão vertical desde o fundo das pregas vocais até o primeiro anel traqueal. A forma da subglote é provavelmente importante para estabelecer fluxo laminar através da glote. Isto é importante para a remoção de secreções e geração do fluxo que dirigirá eficientemente a vibração das pregas vocais. Irregularidades na mucosa subglótica levam muitas vezes ao fluxo aéreo turbulento com formação de crostas, o que pode comprometer ainda mais a via aérea. A traqueia cervical é o primeiro dos quatro ou cinco anéis traqueais.

ESTENOSE TRAQUEAL SUBGLÓTICA E CERVICAL

Fisiopatologia

Uma vez que a subglote é rodeada por uma estrutura cartilaginosa firme e a mucosa situa-se sobre a superfície com apenas uma submucosa normal para suporte do epitélio, a área é particularmente propensa a lesão por manipulação cirúrgica ou entubação, doença de refluxo e doença autoimune. Lesão da mucosa por qualquer um dos processos precedentes pode levar à exposição do pericôndrio, o qual então responde com inflamação e formação de tecido cicatricial. O tecido cicatricial impede fluxo de ar e remoção de muco, o que pode criar uma obstrução fixa da via aérea extratorácica.

A traqueia cervical é mais comumente lesada através de intervenção a partir de entubação prolongada ou traqueostomia. Novamente, esfacelo de mucosa por manipulação traumática devido a um movimento do tubo endotraqueal ou por uma aspiração profunda repetitiva pode levar à exposição da cartilagem com inflamação e colapso secundário. Neoplasia das pequenas glândulas salivares ou mucosa escamosa pode também levar à obstrução.

Diagnóstico

O diagnóstico de estenose subglótica ou traqueal é feito com base na história médica do paciente, história cirúrgica e sintomas. Os sintomas são principalmente dispneia de esforço e estridor bifásico. Se o paciente teve uma entubação ou traqueostomia prévia, então a possibilidade de obstrução física devido a cicatrização deve ser considerada. Se um paciente tiver granulomatose com poliangiite conhecida (granulomatose de Wegener), então deve ser dada consideração a comprometimento da mucosa subglótica com inflamação, vasculite, e formação de granuloma. No caso de estenose subglótica idiopática, os pacientes são muitas vezes tratados de doença reativa das vias aéreas sem sucesso.[184] Estes pacientes se beneficiarão com endoscopia/visualização precoce da região subglótica em vez de semanas a meses de tratamento ineficaz. Como diz o nome, não há causa conhecida de estenose subglótica idiopática. Ela foi presumida autoimune, e a relação com doença de refluxo extraesofágico está estabelecida, mas a natureza causal é desconhecida.[179,185] Uma vez que a estenose subglótica idiopática é encontrada quase exclusivamente em mulheres, alguns autores propuseram uma causa hormonal.

Imagem de TC de alta resolução e/ou reconstrução tridimensional das imagens de TC podem ajudar no diagnóstico e na caracterização do segmento estenótico da via aérea. Mas estas modalidades de imagem nem sempre são disponíveis, e, mesmo se disponíveis, podem não perceber uma curta área de obstrução. Testes de função pulmonar demonstrarão um platô característico na curva de fluxo-volume (ver Fig. 25-8, painel direito), e o fluxo máximo medido pode fornecer uma estimativa do diâmetro funcional do segmento limitador do fluxo.

O diagnóstico de estenose é confirmado com visualização endoscópica da área. Endoscopia da subglote e traqueia cervical para a confirmação de estenose é facilmente realizada com um nasofibrolaringoscópio no contexto de consultório. Lidocaína (4%) pode ser aplicada topicamente no nariz e pode também ser nebulizada sobre a prega vocal a partir de cima com uma cânula curva ou a partir de baixo por injeção percutaneamente para dentro da subglote e pedindo ao paciente para tossir. Então o endoscópico flexível pode ser passado através das pregas vocais e avaliada a área.

Tratamento

Cirurgia é o modo principal de tratamento da estenose traqueal subglótica e cervical. O tipo de cirurgia, endoscópica ou aberta, e o uso de agentes adjuvantes tais como injeções de esteroides ou inibidores de atividade de fibroblastos como mitomicina C dependem em parte da causa e das características da estenose. Usualmente o tratamento começa com um acesso endoscópico. Endoscopia rígida permite palpação da área para determinar a natureza do tecido cicatricial e a extensão do segmento da via aérea que está comprometido. Se o segmento for relativamente curto (menos de 1,5 cm de comprimento), ocluir menos de 50% do diâmetro da via aérea, e se for principalmente de natureza de tecido mole, então ele provavelmente responderá à incisão e dilatação endoscópicas executadas de uma maneira atraumática.[186] As incisões, que podem ser feitas com aço frio ou a laser, controlam a área de lesão e permitem ao cirurgião identificar a natureza da estenose sem lesão adicional do suporte cartilaginoso da via aérea. Se, no entanto, o laser for usado injudiciosamente, o cirurgião pode criar mais lesão e dano à cartilagem. Lasers de nova geração possuem uma estrutura de pulsos muito curtos que resulta em mínima dissipação de calor para dentro do tecido além do que é visto. Uma vez que a extensão da estenose mole seja identificada, o cirurgião pode usar essa informação para decidir sobre a quantidade de dilatação que a área aceitará. A área é então dilatada com um balão ao tamanho apropriado. Cuidado é tomado para poupar ilhas de mucosa entre as incisões para facilitar re-epitelização antes da reconstituição do tecido cicatricial.

Em segmentos estenóticos muito curtos ou membranas, qualquer técnica com dilatação isolada para romper a membrana geralmente funciona após um ou dois procedimentos. Quando utilizada a técnica apropriada, a área de estenose deve permanecer dilatada após o procedimento durante a inspeção visual. Se a área colapsar imediatamente após a dilatação, então é improvável que o procedimento venha a ter benefícios duradouros. Além da incisão e da dilatação endoscópicas, segmentos curtos e relativamente individualizados de colapso de cartilagem, como pode ser visto em um local de traqueostomia, podem ser ressecados endoscopicamente. Cuidado deve ser aplicado de tal modo que não mais que 90 a 120° de traqueia sejam tratados de uma só vez. Isto pode exigir estadiamento dos procedimentos com duas ou três tentativas para ressecar a área.[187] O principal objetivo da endoscopia é caracterizar o segmento estenótico. Se o segmento for longo demais, envolver muita cartilagem ou colapsar imediatamente após a conclusão do procedimento, é provavelmente sensato proceder à ressecção aberta do segmento.

> ### Pontos-Chave
>
> - A via aérea superior contém diversas estruturas anatômicas com uma variedade de funções que contribuem para respiração, vocalização, olfato e paladar.
> - Rinite alérgica e asma são ligadas em características fisiopatológicas e epidemiológicas. Os pacientes com rinite alérgica persistente devem ser triados quanto a asma, e os pacientes com asma devem ser avaliados quanto a rinite alérgica.
> - Embora múltiplas terapias clínicas demonstrem eficácia no tratamento de rinite alérgica, imunoterapia é a única abordagem que se sabe alterar a história natural da doença.
> - Rinossinusite crônica é uma doença inflamatória dos seios paranasais sem uma causa clara única. Desregulação imune, superantígenos estafilocócicos e disbiose do microbioma dos seios foram todos propostos como causas primárias de rinossinusite crônica.
> - Pacientes asmáticos demonstram uma alta incidência de pólipos nasais; esta associação é mais pronunciada em asma não atópica.

- Pacientes asmáticos com sinusite crônica comórbida muitas vezes experimentam melhora na doença das vias aéreas superiores e inferiores após tratamento clínico e cirúrgico de rinossinusite crônica.
- As estruturas da cavidade oral estão sob controle voluntário e funcionam para regular a ingestão de substâncias e o fluxo de saída de ar para respiração e comunicação.
- Na deglutição, a cavidade oral cria um bolo da substância ingerida e apresenta este, de uma maneira ordenada, à orofaringe e hipofaringe, onde a parte reflexa da deglutição tem lugar. Isto exige integridade estrutural e funcional e está sob controle do sistema nervoso central.
- A laringe é dividida em supraglote, glote e subglote, e funciona para regular o fluxo aéreo inspiratório e expiratório. Durante a deglutição, a laringe é puxada para cima e para frente, a fim de permitir a abertura do esfíncter esofágico superior. O bolo passa através do seio piriforme e para dentro do esôfago.
- Durante respiração, as pregas vocais normalmente se abrem para a inspiração e a seguir se fecham ligeiramente durante a exalação para controlar a velocidade de saída de ar. Na *doença de movimento paradoxal das pregas vocais* (PVFMD), acredita-se que estas ações estão invertidas. O mecanismo desta inversão é desconhecido. Entretanto, intervenções comportamentais destinadas a retreinar a respiração são frequentemente benéficas em pacientes que demonstram este achado.
- PVFMD pode frequentemente ser confundida com asma, mas tipicamente não responde ao tratamento clínico.
- A contribuição de doença de refluxo gastroesofágico e doença de refluxo extraesofágico para doenças respiratórias está incompletamente compreendida. A maior parte da evidência suportando uma associação é derivada de estudos que medem a resposta à terapia empírica. Alguns pequenos estudos usando controles randomizados cegados de medicação e placebo não demonstram benefício importante de medicação em comparação com placebo.
- Paralisia de pregas vocais bilaterais, estenose glótica posterior e estenose subglótica podem muitas vezes causar obstrução da via aérea que é erradamente diagnosticada como asma. O diagnóstico exige suspeita baseada em eventos na história do paciente e avaliação endoscópica. O tratamento é usualmente cirúrgico e é projetado para aumentar a via aérea.

As Referências estão disponíveis exclusivamente no site www.elsevier.com.br/expertconsult

50 BRONQUIOLITE E OUTRAS DOENÇAS DAS VIAS AÉREAS INTRATORÁCICAS

JONATHAN P. SINGER, MD, MS • KIRK JONES, MD • STEPHEN C. LAZARUS, MD

INTRODUÇÃO
DOENÇAS COM COMPROMETIMENTO DIFUSO
Características Anatômicas e Fisiológicas
Definição de Bronquiolite
Bronquiolite Infecciosa
Bronquiolite por Toxinas Inaladas ou Ingeridas
Bronquiolite Respiratória
Panbronquiolite Difusa
Bronquiolite Folicular
Definição de Bronquiolite Obliterante
Bronquiolite Obliterante após Transplante Pulmonar
Bronquiolite Obliterante após Transplante de Células-tronco
Bronquiolite Obliterante e Doenças do Tecido Conjuntivo
Tratamento da Bronquiolite Obliterante
Displasia Broncopulmonar
DOENÇAS LOCALIZADAS
Neoplasias
Compressão Brônquica
Fibrose Mediastinal (Caps. 54 e 94)
Antracofibrose Brônquica
Corpos Estranhos
Inflamação Granulomatosa
Broncolitíase
Amiloidose
Traqueomalacia e Broncomalacia
Lesão Traumática (Cap. 76)
Características Clínicas de Doenças Localizadas
Diagnóstico de Doenças Localizadas
Tratamento
Stents Traqueobrônquicos

INTRODUÇÃO

Os capítulos precedentes focalizaram as principais doenças que afetam principalmente as vias aéreas intratorácicas. Essas doenças incluem asma, bronquite, fibrose cística e bronquiectasia. Entidades menos comuns também afetam principalmente as vias aéreas. Diferentemente das doenças discutidas anteriormente, essas entidades, quando difusas, demonstram uma predileção pelas vias aéreas periféricas. Entretanto, o seu diagnóstico precoce permanece difícil. A grande área de seção transversa das vias aéreas periféricas protege os pacientes de sintomas de dispneia e limita a detecção de anormalidades do fluxo nos testes funcionais até tardiamente na evolução da doença. Doenças que afetam as vias aéreas periféricas, no entanto, podem ter efeitos profundos sobre a função pulmonar. Uma vez que o estreitamento patológico das vias aéreas periféricas é difícil de detectar, essas vias aéreas podem ser consideradas uma "zona silenciosa" do pulmão. Apesar dos esforços para elaborar testes para identificar obstrução das vias aéreas periféricas, nenhum foi inteiramente bem-sucedido. Mais recentemente, o reconhecimento elevado das entidades que afetam as vias aéreas periféricas e avanços diagnósticos aumentaram a frequência de diagnóstico. Contudo, a epidemiologia das doenças das vias aéreas periféricas permanece em grande parte desconhecida.[1] Este capítulo leva em consideração o reconhecimento clínico aumentado e os esforços de classificação em evolução à medida que avança a nossa compreensão destas entidades. Isto é mais evidente com a *bronquiolite obliterante* (BO). Neste capítulo nós reveremos primeiramente a anatomia das vias aéreas periféricas. A seguir, apresentaremos uma classificação de bronquiolite e BO que reflete uma compreensão híbrida contemporânea da bronquiolite baseada em aspectos clínicos e histológicos. Finalmente, reveremos processos focais que comprometem as vias aéreas intratorácicas, incluindo uma revisão dos *stents* traqueobrônquicos.

DOENÇAS COM COMPROMETIMENTO DIFUSO

CARACTERÍSTICAS ANATÔMICAS E FISIOLÓGICAS

Entre outros papéis, as vias aéreas intratorácicas servem como um conduto entre o ambiente exterior e as unidades alveolares. Movendo-se distalmente a partir da traqueia, os brônquios fazem trânsito para bronquíolos membranosos e afinal para as unidades respiratórias terminais. Essas transições são definidas por mudanças na constelação de tipos de células e por aspectos arquiteturais. Os *brônquios* são caracterizados por anéis cartilaginosos incompletos, epitélio ciliado, células caliciformes, glândulas submucosas, e músculo liso inervado por estimulação muscarínica via nervo vago. Os *bronquíolos* apresentam epitélio colunar simples esparsamente ciliado e células em clava secretórias (de Clara), mas são desprovidos de cartilagem, células caliciformes e glândulas. O músculo liso bronquiolar não é inervado pelo nervo vago; o diâmetro dos bronquíolos varia de 0,5 mm a 1 mm.

Em virtude da sua área de secção transversal total relativamente pequena, os brônquios são responsáveis pela maior parte da resistência ao fluxo de ar no pulmão. Em contraste, os bronquíolos contribuem pouco para a resistência total ao fluxo de ar em volumes pulmonares altos e normais. Essa contribuição limitada é atribuível à ramificação dicotomizada que dispõe vários números de bronquíolos em paralelo. Isto se traduz por uma área de secção transversal muito maior dos bronquíolos em relação aos brônquios. Em baixos volumes pulmonares, os bronquíolos aumentam sua contribuição relativa para a resistência total ao fluxo de ar. À medida que se aproxima do volume residual, os bronquíolos de paredes finas, suportados apenas pelo tecido conjuntivo (conectivo), podem se colapsar. Apesar de doença importante dos

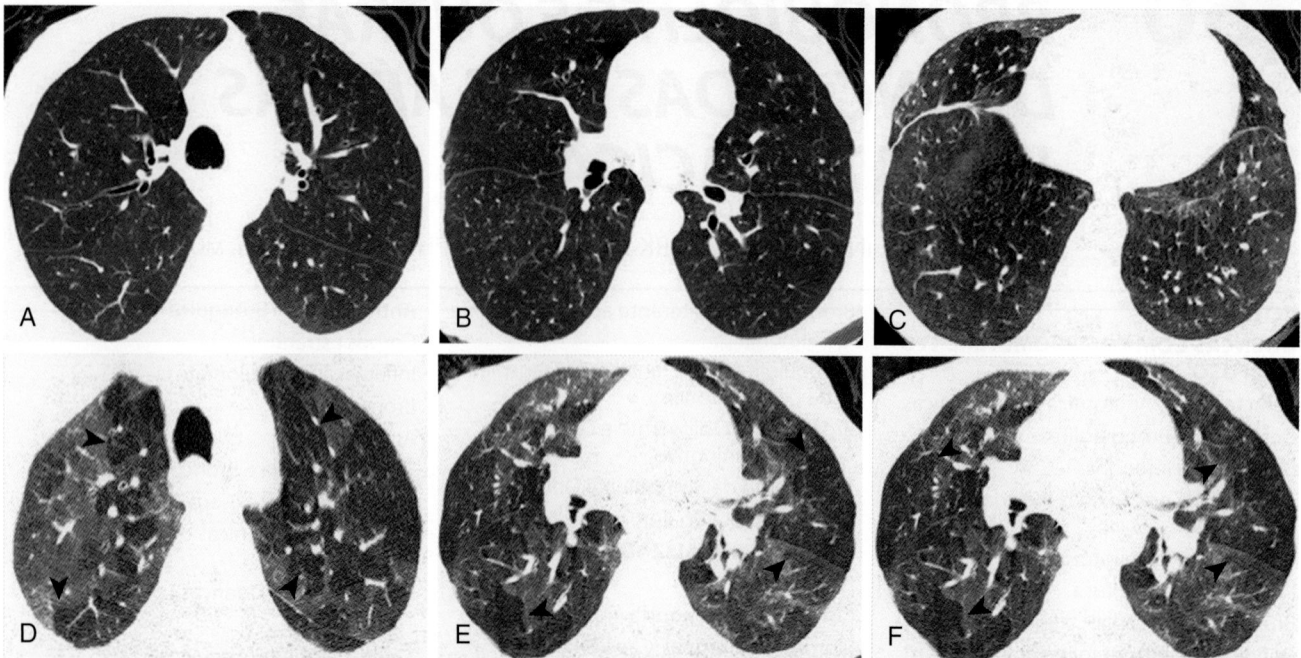

Figura 50-1 TC de alta resolução demonstrando aprisionamento aéreo durante a expiração. A-C, Imagens de TC torácicas axiais efetuadas através dos pulmões superiores **(A)**, médios **(B)**, e inferiores **(C)** obtidas durante inspiração em um receptor de transplante de pulmões bilaterais mostram apenas mínima opacidade pulmonar inomogênea. Imagens de TC torácicas expiratórias tiradas através dos pulmões superiores **(D)**, médios **(E)**, e inferiores **(F)** mostram acentuação extensa da opacidade inomogênea bilateral. As áreas de atenuação aumentada representam pulmão normal colapsando durante a exalação; as áreas de atenuação relativamente diminuída (*cabeças de setas*) representam aprisionamento de ar devido a bronquiolite constritiva como resultado de rejeição crônica.

bronquíolos, no entanto, o *teste de função pulmonar* (PFT) resulta normal. Mais comumente, eles podem demonstrar concavidade acima ("curvilinearidade") da curva de fluxo-volume, especialmente em baixos volumes pulmonares, uma fase III com inclinação aumentada (o platô alveolar) do teste de remoção de nitrogênio de única respiração, e retenção de ar. *Tomografias computadorizadas* (TC) ou imagem de ressonância magnética com gases hiperpolarizados, similarmente, podem demonstrar inomogeneidade de ventilação e aprisionamento de ar (Fig. 50-1).

DEFINIÇÃO DE BRONQUIOLITE

Bronquiolite designa uma reação celular e mesenquimal inespecífica dos bronquíolos. Desenvolver uma classificação simples, no entanto, é difícil. Talvez de modo mais importante, bronquiolite é um termo-depósito que abrange diversas síndromes clínicas únicas, bem como um conjunto histopatologicamente variado de lesões identificáveis em muitas doenças. A seguir, há muitas doenças que, além de causarem bronquiolite, também causam doença proximal (p. ex., bronquiectasia) ou distal (p. ex., pneumonia em organização) aos bronquíolos. Como resultado, alguns evitam definir o local preciso de comprometimento, em vez disso referindo-se às vias aéreas periféricas (< 2 mm de diâmetro) como "pequenas vias aéreas". Finalmente, as síndromes de bronquiolite clínica podem demonstrar mais de um padrão histológico temporal e espacialmente. Esses fatores conspiram para excluir a definição de um sistema de classificação mutuamente excludente. Por essas razões, o diagnóstico definitivo de uma entidade específica de bronquiolite exige avaliação clínica, diagnóstica (imageamento, TFP) e frequentemente histopatológica. Diagnóstico definitivo depende de excluir comprometimento brônquico e alveolar visto em diagnósticos alternativos. O resto desta seção focalizará doenças que afetam predominantemente os bronquíolos. Um esquema híbrido de classificação com base em achados histopatológicos e síndromes clínicas encontra-se apresentado na Figura 50-2. Os pontos de ramificação iniciais neste esquema são dirigidos por achados histopatológicos, enquanto os pontos de ramificação mais tardios são dirigidos pelas síndromes clínicas e as exposições.

BRONQUIOLITE INFECCIOSA

Embora relativamente rara em adultos, a bronquiolite infecciosa é comum em bebês e crianças pequenas. Vírus respiratórios adquiridos na comunidade são a causa mais comum de bronquiolite infecciosa, especialmente o vírus sincicial respiratório.[2] Rinovírus é o segundo vírus mais comumente identificado; outros vírus e bactérias também podem causar doença.[3-5] Infecção danifica células epiteliais bronquiolares. Edema, esfacelo epitelial e secreção de muco causam obstrução de pequenas vias aéreas e atelectasia. Em casos graves pode haver infiltração linfocítica peribrônquica e mesmo necrose mural (Fig. 50-3A; veja a Fig. 50-2, classificada sob o título Bronquiolite Crônica/Celular). Bronquiolite no bebê (especialmente não vírus sincicial respiratório) foi associada com um risco aumentado de subsequentes sibilância e hiper-reatividade brônquica.[6,7] Embora uma ligação direta com doença pulmonar obstrutiva crônica não tenha sido mostrada, sequelas incomuns podem incluir BO (proliferativa e constritiva), bronquiolectasia e enfisema localizado.[2]

Tipicamente afetando crianças com menos de 2 anos de idade, a bronquiolite começa como uma infecção aguda do trato respiratório superior com rinorreia ou congestão nasal e tosse. Dentro de dias, a tosse piora e se desenvolvem dispneia e febre. Embora sibilância, retrações da parede torácica e

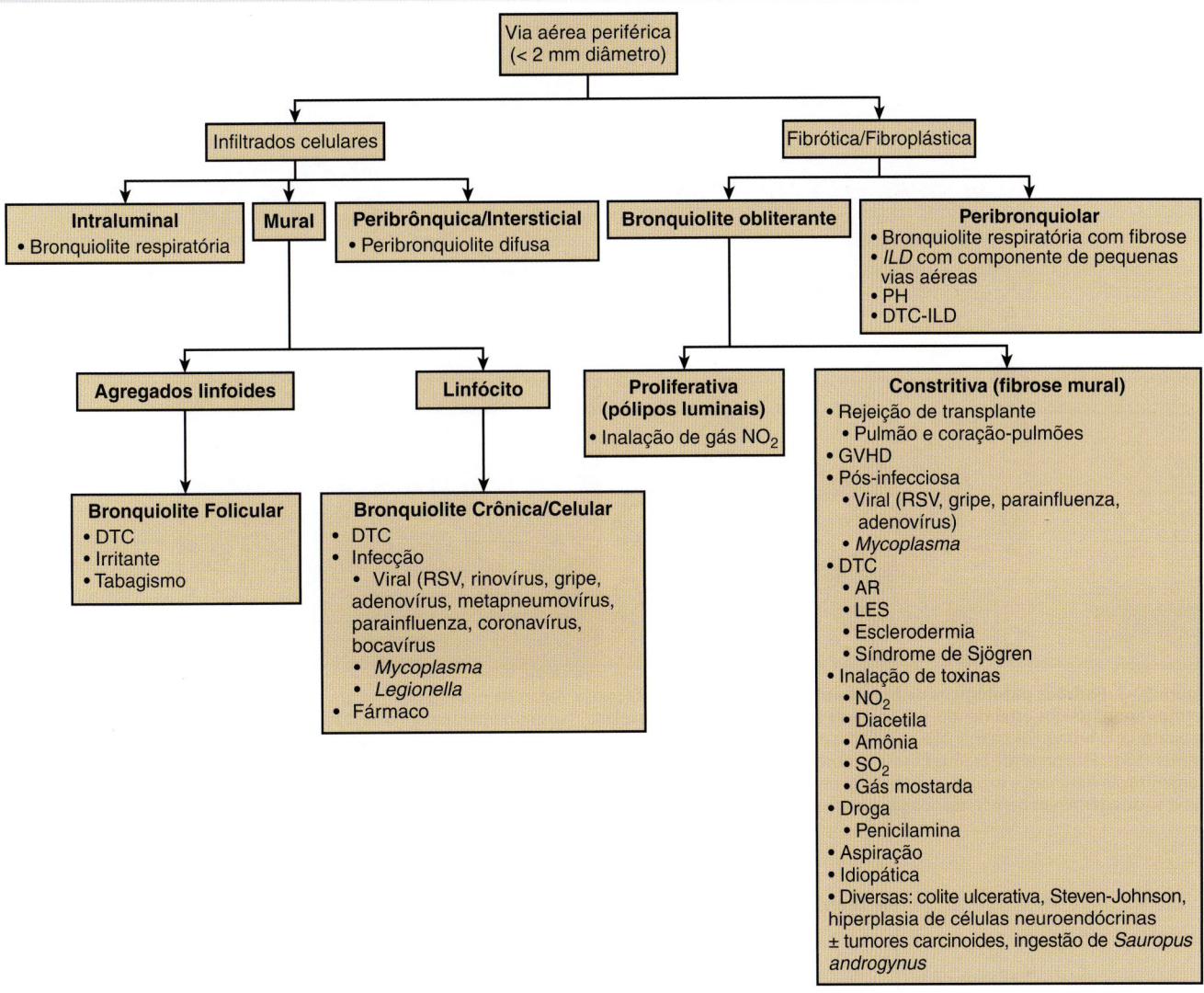

Figura 50-2 Esquema de classificação de bronquiolite. Tradicionalmente, a bronquiolite tem sido definida por síndromes clínicas bem como por lesões histopatológicas, tornando difícil a classificação. Neste esquema, pontos de ramificação iniciais da classificação são definidos por achados histopatológicos (p. ex., infiltrados celulares nas pequenas vias aéreas *versus* fibrose). Pontos de ramificação mais tardios são definidos por entidades clínicas específicas. AR, artrite reumatoide; DTC, doença do tecido conjuntivo; GVHD, doença enxerto-*versus*-hospedeiro; ILD, doença pulmonar intersticial; LES, lúpus eritematoso sistêmico; NO_2, dióxido de nitrogênio; PH, pneumonite de hipersensibilidade; RSV, vírus sincicial respiratório; SO_2, dióxido de enxofre.

cianose possam ser vistas, insuficiência respiratória é incomum. O exame tipicamente demonstra saturação de oxigênio brandamente deprimida, taquipneia, retrações brandas da parede torácica, sibilos expiratórios, e estertores; em casos mais graves, batimentos de asas do nariz, grunhidos, retrações pronunciadas da parede torácica, fase expiratória prolongada, e cianose podem ser vistos. Necrose epitelial com obstrução bronquiolar pode causar hiperinsuflação e anormalidades da troca gasosa.[8] Em geral, bronquiolite infecciosa é diagnosticada com base nos sinais e sintomas clínicos. Quando obtidas, radiografias geralmente mostram hiperinsuflação; sombras nodulares podem aparecer em áreas de atelectasia focal ou pneumonia.[5,9,10] Tratamento sintomático com aspiração com pera nasal, oxigênio suplementar e hidratação é usualmente tudo que é necessário; os pacientes em geral se recuperam dentro de semanas. Embora broncodilatadores inalados sejam comumente usados nos casos graves, sua eficácia permanece incerta.[11-14] Não há papel comprovado para corticosteroides ou antibióticos, embora os primeiros sejam às vezes usados empiricamente na esperança de evitar progressão. Níveis elevados de cisteinil-leucotrieno foram descritos,[15,16] e modificadores dos leucotrienos mostraram reduzir os sintomas respiratórios e os sibilos após bronquiolite pelo vírus sincicial respiratório em alguns[17,18] mas não em todos[19] os estudos.

BRONQUIOLITE POR TOXINAS INALADAS OU INGERIDAS

Uma resposta inflamatória generalizada das vias aéreas periféricas pode se seguir à inalação de intoxicantes em estado de gás, vapor, fumos ou aerossóis (Cap. 75). A localização do dano é determinada em parte pela solubilidade do tóxico. Irritantes altamente solúveis como dióxido de enxofre e amônia se dissolvem no líquido de revestimento da via aérea superior, causando dano principalmente nesse local. Gases menos solúveis tais como óxidos de nitrogênio são capazes de passar para dentro e, portanto, danificar as vias aéreas periféricas.[20,21] Essas exposições são um risco importante industrial e ambiental. Óxidos de nitrogênio, por exemplo, podem ser

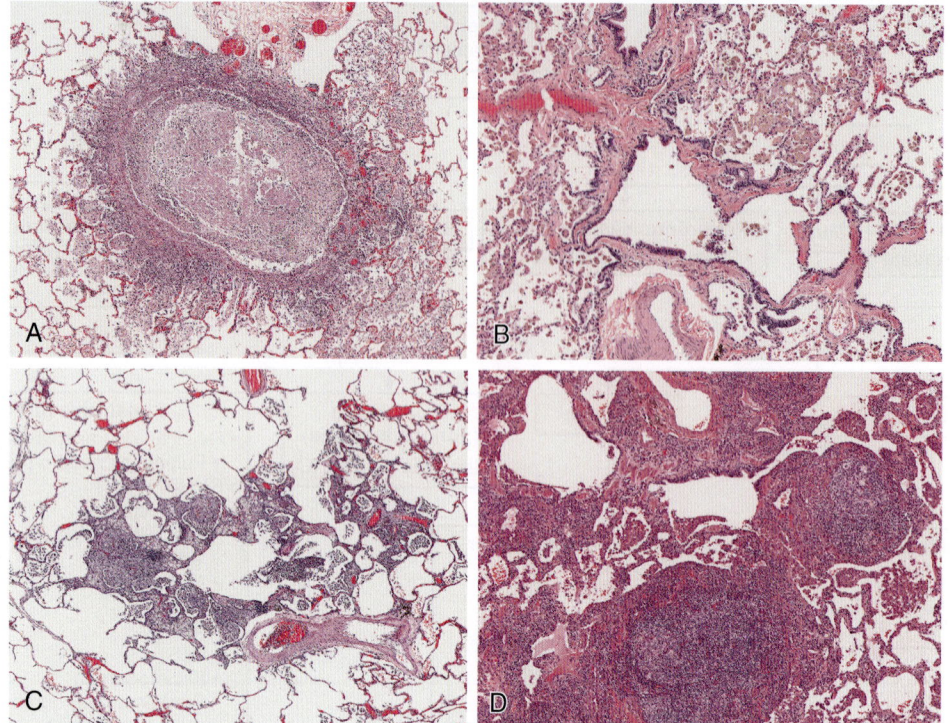

Figura 50-3 Padrões patológicos de bronquiolite. A, Bronquiolite infecciosa. A parede bronquiolar mostra acentuada inflamação com neutrófilos e detritos apopotóticos estendendo-se a partir da superfície epitelial esfacelada transmuralmente para os espaços alveolares adjacentes. **B,** Bronquiolite respiratória. O bronquíolo terminal e os espaços alveolares peribronquiolares mostram consolidação por macrófagos alveolares "de fumante" levemente pigmentados. Está presente branda fibrose peribronquiolar. **C,** Panbronquiolite difusa. O bronquíolo terminal mostra inflamação linfoide mural, inflamação e organização luminais, e expansão intersticial peribronquiolar por macrófagos espumosos. **D,** Bronquiolite folicular. Agregados linfoides proeminentes com centros germinais bem formados são observados adjacentes aos bronquíolos.

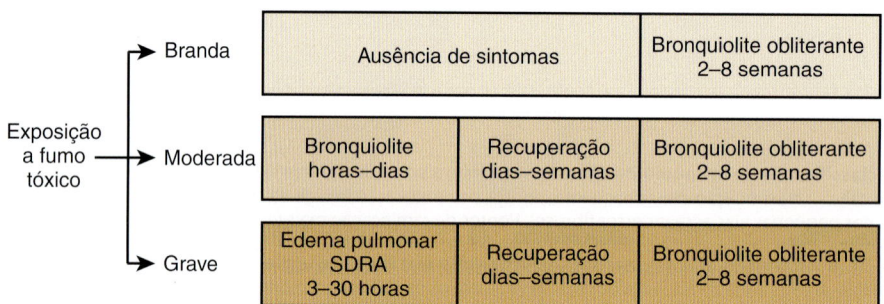

Figura 50-4 Padrões clínicos de resposta a fumos tóxicos. A gravidade da bronquiolite aguda após inalação de fumos tóxicos depende em parte da magnitude da exposição. A maioria dos pacientes irá se recuperar do evento agudo, embora alguns, inclusive alguns sem sintomas inicialmente, venham a desenvolver bronquiolite obliterante (constritiva) 2 a 8 semanas após o insulto inicial. SDRA, síndrome de angústia respiratória adulta.

encontrados no gás dos silos (doença do abastecedor de silo), combustível de jato e de mísseis, fumos de detritos metálicos, e certos incêndios. Outros fumos, como diacetil usado em temperos de alimentos, foram incriminados em bronquiolite, bem como no desenvolvimento de BO (veja a discussão de bronquiolite constritiva a seguir).[22-24] Bronquiolite também pode resultar de exposição a intoxicante sistêmico como visto após administração de bussulfan, ouro ou penicilamina.[25] Estas causas de bronquiolite estão identificadas na Figura 50-2 sob ambos os títulos — BO proliferativa e constritiva.

Três padrões clínicos podem se desenvolver após exposição a intoxicante, com base em diversos fatores, incluindo o tipo de intoxicante, a duração e intensidade de exposição, e fatores do hospedeiro (Fig. 50-4).[20,21] Agudamente, os pacientes podem desenvolver tosse, dispneia, cianose, hemoptise, hipoxemia, e perda de consciência. Esses sintomas e sinais podem durar horas a semanas antes de regredirem. Em pacientes expostos a concentrações mais altas, edema pulmonar e síndrome de angústia respiratória aguda podem se desenvolver imediatamente ou após um período latente de até 30 horas. Embora a maioria dos pacientes se recupere, alguns podem morrer de insuficiência respiratória. Finalmente, alguns pacientes desenvolvem anormalidades irreversíveis obstrutivas (i.e., BO) ou restritivas (i.e., pneumonia em organização) 2 a 8 semanas após a exposição. Isto pode mesmo ser visto em pacientes que não tiveram doença inicial; é caracterizado pela instalação gradual de dispneia e tosse improdutiva e pode resultar em insuficiência respiratória e morte.[21,26]

BRONQUIOLITE RESPIRATÓRIA

Bronquiolite respiratória (BR) é uma entidade patológica caracterizada por acumulação de macrófagos alveolares pigmentados nos bronquíolos respiratórios e alvéolos adjacentes. Inflamação peribronquiolar ou fibrose e metaplasia epitelial estendendo-se para alvéolos adjacentes (lambertose) podem estar presentes (Fig. 50-3B). Embora vista quase universalmente em fumantes de cigarros,[27] também pode ser vista após exposição a poeiras.[28,30] BR raramente causa sintomas ou anormalidades fisiológicas. Ela é diagnosticada mais comumente de modo incidental por imagem (Fig. 50-2), classificada sob o título Peribronquiolar. Em alguns casos, fibrose mais extensa estende-se para os septos alveolares. Nestes casos é aplicado o termo *doença pulmonar intersticial associada com BR* (*RB-ILD, do inglês, RB-associated interstitial lung disease*)[27,39-32] (Cap. 63). Na RB-ILD, os pacientes se apresentam com tosse subaguda, dispneia e estertores.[33] TFP mostram restrição e capacidade de difusão reduzida. Imageamento de com *TC de alta resolução* (TCAR) mostra um padrão característico de espessamento da parede brônquica, nódulos centrolobulares, reticulação e opacidades em vidro fosco difusas.[32,34,35] BR e RB-ILD podem representar uma entidade única ao longo de um *continuum* de gravidade da doença.[28,33,36] Embora a cessação do tabagismo leve à resolução ou estabilização da doença em um terço dos pacientes,[37] alguns desenvolvem ILD progressiva. Melhora com tratamento corticosteroide foi descrita, mas não estudada prospectivamente.[27,30,31]

PANBRONQUIOLITE DIFUSA

Panbronquiolite difusa (PBD) é uma doença inflamatória obscura dos bronquíolos respiratórios. Desde sua primeira descrição em 1969,[38] mais de 1.000 casos foram identificados no Japão.[39] Ao exame histológico, a PBD é caracterizada pela tríade de inflamação bronquiolocêntrica, hiperplasia linfoide e acumulação de células de espuma intersticiais (Fig. 50-2, classificada sob o título Peribronquiolar/Intersticial, e a Fig. 50-3C).[40-42] Digno de nota, achados semelhantes são também vistos na bronquiectasia, sublinhando a importância de desenvolver uma abordagem diagnóstica à bronquiolite que leve em consideração achados clínicos, funcionais, radiográficos *e* histopatológicos.

Dada a raridade da PBD, dados epidemiológicos são limitados. Ela afeta japoneses e, menos comumente, outras populações leste-asiáticas.[40] Raramente é diagnosticada em países ocidentais e em pessoas de origem não leste-asiática,[43,44] embora o reconhecimento insuficiente possa se responsabilizar por uma parte disto. Clinicamente, a PBD tem uma leve predileção masculina, e os sintomas se manifestam na idade adulta inicial a média.[39,40,45] Sinusite crônica é extremamente comum e com frequência precede sintomas pulmonares. Antes do diagnóstico, os pacientes relatam anos de corrimento ou congestão nasal, tosse, dispneia, e produção de escarro que excede 50 mL/dia.[46] Radiografias demonstram hiperinsuflação, opacidades nodulares pequenas difusas, e, em doença avançada, sombras em forma de anel e opacidades em "trilhos de bonde" compatíveis com bronquiectasia. Na doença inicial, achados de TCAR podem incluir nódulos centrolobulares, incluindo o padrão "árvore em brotamento", e aprisionamento de ar em imagens expiratórias. Perfusão em mosaico é atípica. Na doença avançada, são vistos espessamento de paredes bronquiolares, dilatação e cistos.[35,47] TFP demonstram uma obstrução progressiva do fluxo aéreo com capacidade reduzida de difusão. Menos comumente, pode ser observado um padrão misto obstrutivo-restritivo.[44] Embora critérios diagnósticos clínicos tenham sido propostos para o Japão, biópsia pulmonar cirúrgica é requerida nos países e populações nos quais a doença é rara.[45] Se não tratada, a PBD leva à bronquiectasia, hipertensão pulmonar, insuficiência respiratória e finalmente à morte. Embora a etiologia da PBD permaneça obscura, fatores genéticos e ambientais são considerados importantes.[48-50] *Antígeno leucocitário humano* (HLD)-Bw54 é associado com um aumento de 13,3 vezes no risco de panbronquiolite difusa.[49] Polimorfismos dos genes da *interleucina* (IL)-8[50] e MUC5B[51] foram associados com panbronquiolite difusa.

Macrolídeos são a pedra angular do tratamento.[52-54] Embora o mecanismo exato de ação permaneça não definido, propriedades anti-inflamatórias e imunorreguladoras dos macrolídeos provavelmente são importantes porque as suas propriedades antimicrobianas isoladamente não explicam o seu benefício.[52] Neutrofilia das vias aéreas é comum na PBD. Os macrolídeos inibem a produção de citocinas pró-inflamatórias, incluindo quimioatraentes dos neutrófilos IL-8 e leucotrieno B_4;[55,56] os níveis no líquido de lavado broncoalveolar de IL-8 e leucotrieno B_4 são reduzidos após tratamento com eritromicina.[57-59] Outros mecanismos potenciais incluem bloqueamento de moléculas de adesão necessárias para o tráfego de neutrófilos,[57,60-63] inibição da secreção de mucina,[64,65] e água[66] para a luz bronquiolar. Notavelmente, macrolídeos com anel lactona de 14 e 15 membros (p. ex., eritromicina, claritromicina, azitromicina) são efetivos para tratar PBD, enquanto macrolídeos com anel lactona de 16 membros (p. ex., tilosina, espiramicina) não o são. Em casos graves, foi realizada transplantação pulmonar, embora a doença possa recidivar no aloenxerto.[67]

Originalmente, PBD era uma doença altamente mortal. Nos anos 1980, as sobrevidas de 5 e 10 anos eram aproximadamente de 62% e 33%, respectivamente. Com terapia por macrolídeo, diagnóstico aumentado da doença, e tratamento precoce agressivo de infecções bacterianas, a sobrevida de 10 anos agora excede 90%.[54] Infecções respiratórias recorrentes são comuns, e infecção por *Pseudomonas* que muitas vezes se origina tardiamente na doença é associada com mortalidade marcadamente aumentada.

BRONQUIOLITE FOLICULAR

Bronquiolite folicular (hiperplasia linfoide) é caracterizada por folículos linfoides hiperplásticos peribrônquicos com centros germinais (Fig. 50-3D).[68,69] Ela foi descrita com hiperplasia linfoide pulmonar primária[70] ou como um evento secundário em doenças colágeno-vasculares (especialmente artrite reumatoide e síndrome de Sjögren), subjacente a imunodeficiências congênitas ou adquiridas, bronquiectasia, ou outras infecções[68,71,72] (Fig. 50-2, classificada no título Agregados Linfoides). A maioria dos pacientes relata dispneia de esforço lentamente progressiva, febre, pneumonia recorrente e tosse.[68,73] Os achados de TFP podem mostrar padrões restritivo, obstrutivo ou misto. Achados de TCAR incluem pequenos (< 3 mm) nódulos centrolobulares ou peribrônquicos e opacidades em vidro fosco.[70] A história natural dessa condição é desconhecida. O tratamento é dirigido para a doença subjacente.

DEFINIÇÃO DE BRONQUIOLITE OBLITERANTE

BO pode ser estratificada como bronquiolite "constritiva" e "proliferativa". Embora não absoluta, esta estratificação

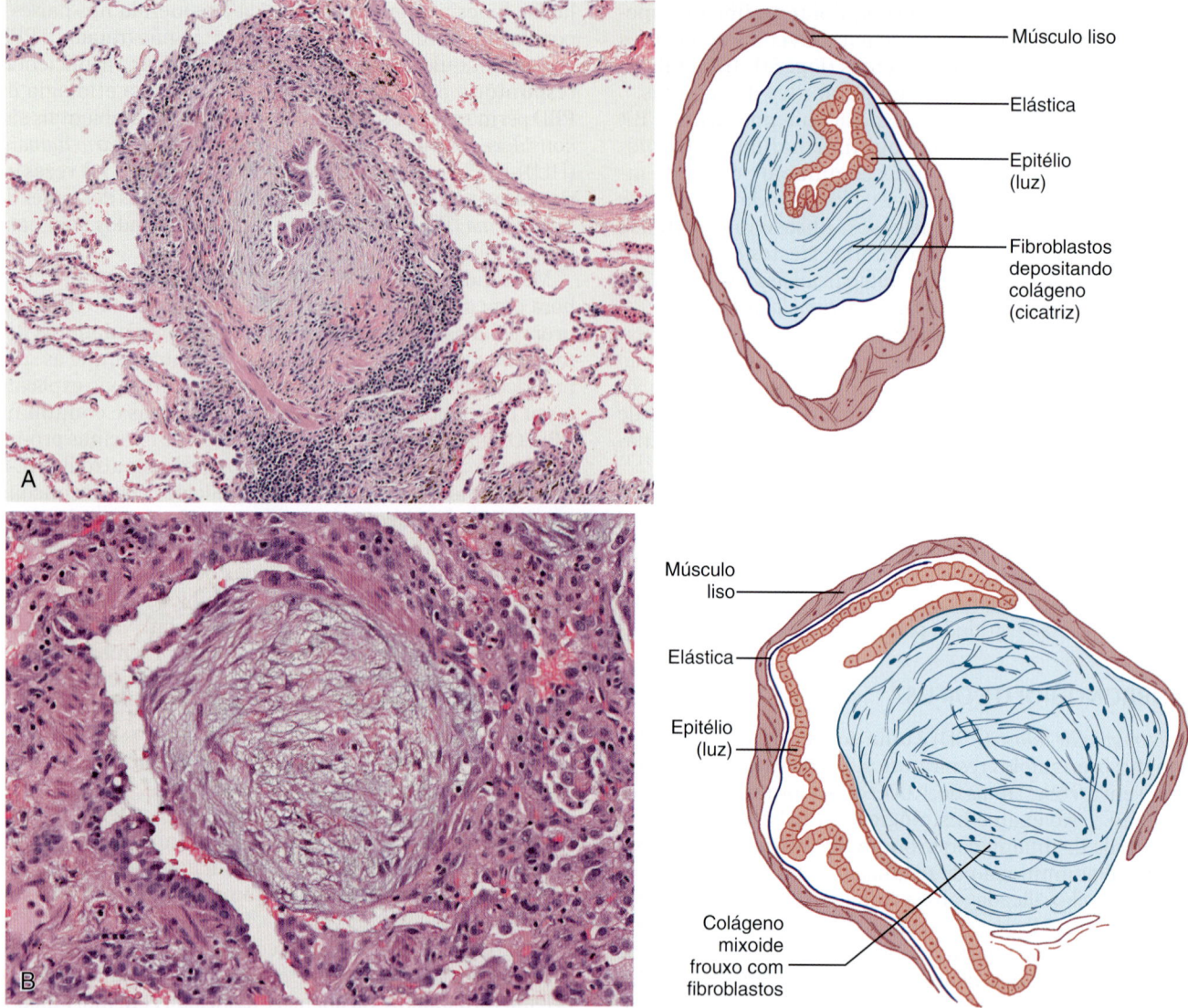

Figura 50-5 Padrões patológicos da bronquiolite obliterante. A, Bronquiolite constritiva. Está presente fibrose intramural subepitelial circunferencial. Esta fibrose separa o epitélio e a elástica normalmente aproximados. Essa cicatrização resulta em constrição e estreitamento luminais, muitas vezes com obstrução completa irreversível. **B,** Bronquiolite proliferativa. Embora o diâmetro da via aérea permaneça inalterado, a área funcional da luz está reduzida por um tampão polipoide intraluminal arredondado de tecido de granulação, estendendo-se a partir do subepitélio e enchendo a luz da via aérea.

é grandemente suportada pela evidência histopatológica e clínica. Entidades exclusivas que apresentam BO estão listadas na Figura 50-2; entidades mais comuns são discutidas adiante. Histologicamente, *bronquiolite constritiva* define um processo fibrótico submucoso e peribronquiolar que comprime circunferencial e externamente a luz bronquiolar (Fig. 50-5A).[74] Localizada e focal em distribuição, a fibrose progressiva observada na bronquiolite constritiva resulta, em última análise, em luzes bronquiolares semelhantes a fendas ou completamente obliteradas. Clinicamente, os pacientes descrevem progressivas dispneia e tosse improdutiva. Ausculta demonstra estertores inspiratórios iniciais e guinchos ocasionais. TFP demonstram obstrução e aprisionamento de ar. Radiografias podem ter achados normais ou mostrar hiperinsuflação. TCAR pode demonstrar nódulos em vidro fosco, retenção de ar, e, em doença avançada, bronquiectasia. Hoje a causa mais comum de bronquiolite constritiva é a rejeição crônica de aloenxerto em receptores de transplante pulmonar.[75]

Histologicamente, *bronquiolite proliferativa* é definida pela proliferação de tecido fibroblástico em organização polipoide intraluminal (Fig. 50-5B).[74] Bronquiolite proliferativa isolada é rara, observada apenas em exposições específicas inalacionais (p. ex., gás nitrogênio) ou lesões localizadas. Muito mais comumente, tecido fibroblástico se estende partindo dos bronquíolos para dentro dos alvéolos adjacentes. O termo *pneumonia em organização* define este tecido fibroblástico se organizando nos alvéolos. Dada a coexistência relativamente comum de bronquiolite proliferativa e pneumonia em organização, foi empregado o termo *bronquiolite obliterante com pneumonia em organização* (BOOP, do inglês, *bronchiolitis obliterans with organizing pneumonia*). Há, no entanto, pouca superposição entre as entidades clínicas que apresentam bronquiolite constritiva e aquelas que apresentam BOOP. Além disso, BOOP se apresenta como um padrão restritivo nos TFP em comparação com o padrão obstrutivo visto na bronquiolite constritiva. Por essas razões, essa nomenclatura causou confusão. Em resposta a esta confusão, em 2002 a American Thoracic Society e a European Respiratory Society conjuntamente recomendaram abandonar o termo *BOOP* em favor de *pneumonia em organização* com qualificadores apropriados. Quando idiopática, por exemplo, é usado o termo *pneumonia em organização criptogênica*.[76] Em raras situações, lesão aguda causando bronquiolite proliferativa pode progredir para bronquiolite constritiva.

Apesar desta evolução na nomenclatura, "bronquiolite obliterante" continua a ser usado imprecisamente na prática clínica e na literatura biomédica. Os termos *BOOP, bronquiolite obliterante com pólipos intraluminais* e *bronquiolite obliterante* aplicados à BO e pneumonia em organização persistem. É importante que a pneumonia em organização tende a responder ao tratamento corticosteroide, enquanto a bronquiolite constritiva é tipicamente resistente. Esta ausência de uma nomenclatura precisa torna difíceis de interpretar os estudos da epidemiologia, aspectos clínicos e responsividade ao tratamento da "bronquiolite obliterante". Dadas as diferenças substanciais na etiologia e no prognóstico, nós favorecemos o termo *proliferativa* ou *constritiva* para definir mais claramente a bronquiolite obliterante.

BRONQUIOLITE OBLITERANTE APÓS TRANSPLANTE PULMONAR

Nas últimas três décadas, avanços cirúrgicos e clínicos melhoraram a sobrevida após transplante, resultando em demanda aumentada desse procedimento.[75] Apesar desses avanços, a disfunção crônica de aloenxerto pulmonar (também conhecida como rejeição crônica) permanece a principal causa de morbidade e mortalidade em receptores de transplante pulmonar sobrevivendo além do primeiro ano pós-operatório.[75] Embora novos fenótipos de disfunção crônica de aloenxerto de pulmão tenham sido identificados,[77,78,78a] BO é a forma mais comum, observada em 50% dos receptores pelos 5 anos após o transplante.[75] É importante que, dada a natureza focal da BO, o diagnóstico por biópsias transbrônquicas é inconfiável.[79,80] Em resposta, a International Society for Heart and Lung Transplantation elaborou critérios clínicos de BO com base em obstrução do fluxo aéreo espirométrico "para a qual não há outra causa" (Tabela 50-1).[81] Chamada *síndrome de bronquiolite obliterante* (SBO), esta síndrome não exige confirmação histopatológica. A maior parte da literatura em transplante pulmonar humana emprega SBO como um marcador representante de BO.

O início de SBO é variável com base em fatores do doador, receptor e do ambiente discutidos adiante. Ela se apresenta a uma média de 16 a 20 meses após o transplante. Os pacientes têm uma sobrevida média de 3 a 4 anos após o diagnóstico. Eles relatam dispneia progressiva e, ocasionalmente, tosse seca. Em doença avançada com bronquiectasia, a tosse é produtiva. Espirometria demonstra obstrução irreversível ao fluxo aéreo com capacidade reduzida de difusão. Os achados de TC na SBO inicial demonstram aprisionamento de ar (Fig. 50-1). À medida que a SBO progride, podem ser vistos achados compatíveis com bronquiectasia.

BO representa a lesão histológica final provavelmente resultante de lesão do epitélio da via aérea e matriz subcelular via mecanismos que são tanto aloimunes quanto não aloimunes.[82] Reatividade aloimune de células T desempenha um papel central no desenvolvimento de BO (Fig. 50-6).[82] Rejeição aguda é considerada o mais importante fator isolado de risco para SBO subsequente. Embora rejeição de alto grau (≥ A3) seja um importante fator de risco para SBO,[83] rejeição ainda que mínima (grau A1) pode aumentar o risco.[84] Adicionalmente, rejeição frequente,[85] bronquiolite linfocítica[86,87] e bronquite linfocítica[88] são associadas com um risco aumentado de SBO. Expressão aumentada de antígenos do *complexo principal de histocompatibilidade* (MHC, do inglês, *major histocompatibility complex*) do doador foi encontrada em epitélio bronquiolar e alveolar de recebedores de transplante pulmonar com SBO.[89-91] Células T derivadas do receptor podem reconhecer estes antígenos como estranhos, resultando em uma cascata de ativação, proliferação e diferenciação de linfócitos.[92] Este conceito é suportado pela demonstração de infiltrados de células T ativadas em rejeição de aloenxerto.[93] Uma população predominante de células $CD4^+$ é associada com rejeição *aguda*; uma população predominante de células $CD8^+$ é associada com SBO.[94] Modelos animais demonstram que BO resulta de uma resposta aloimune de células T auxiliares tipo 1.[95-97] A alta incidência de SBO apesar de imunossupressão direcionada para células T, no entanto, realça a importância das vias alternativas para BOS.

Imunidade humoral resultando em rejeição mediada por anticorpo é cada vez mais reconhecida como um segundo impulsionador importante de SBO (Fig. 50-7). Descombinação de *locus* HLA no doador e receptor é associada com risco aumentado de BO.[98,99] Além disso, anticorpos específicos para o doador desenvolvendo-se *de novo* após transplante são capazes de danificar o epitélio das vias aéreas e o endotélio e regular para cima citocinas associadas com SBO.[86,100-103] Embora a ligação entre o aparecimento de anticorpos específicos para o doador e SBO subsequente seja forte,[104,104a] o diagnóstico de rejeição mediada por anticorpo permanece uma dificuldade. Definição dos aspectos histológicos específicos da rejeição mediada por anticorpo é um trabalho em progresso.[105]

BO pode também se desenvolver através de uma via autoimune (Fig. 50-8).[106] Por meio de uma variedade de insultos, a lesão pode expor autoantígenos do pulmão, os quais são então apresentados às células T autorreativas. Esta apresentação induz ou uma resposta celular ou uma humoral que afinal resulta em BO. Um desses antígenos é o *colágeno tipo V* (col[V]), expressado na membrana basal das células das pequenas vias aéreas e tecidos perivasculares e peribronquiolares. Em modelos murinos de rejeição aguda, foi observada deposição de anticorpo anti-col(V).[107] Além disso, tolerância oral induzida a col(V) evita rejeição aguda e crônica.[108,109] Curiosamente, administração de anticorpos anti-MHC classe I em camundongos induz geração de anticorpo anti-col(V) com resultantes lesões nas vias aéreas assemelhando-se a BO em receptores de transplante pulmonar humano. Autoanticorpos ao antígeno K-α1 epitelial das vias aéreas aumentam fatores de crescimento fibróticos e outros fatores de transcrição relacionados a BO.[110] Em receptores de transplante pulmonar, autoanticorpos circulantes contra col(V) e tubulina

Tabela 50-1 Síndrome de Bronquiolite Obliterante no Sistema de Classificação de Transplante Pulmonar

BOS 0	VEF_1 > 90% do basal e $FEF_{25\%-75\%}$ > 75% do basal*
BOS 0 p	VEF_1 81%-90% do basal e/ou $FEF_{25\%-75\%}$ < 75% do basal
BOS 1	VEF_1 66%-80% do basal
BOS 2	VEF_1 51%-65% do basal
BOS 3	VEF_1 < 50% do basal

*Basal é o melhor VEF_1 e $FEF_{25\%-75\%}$ obtido após transplante.
SBO, síndrome de bronquiolite obliterante; p, potencial.
Adaptada de Estenne M, Maurer JR, Boehler A, et al: Bronchiolitis obliterans syndrome 2001: an update of the diagnostic criteria. *J Heart Lung Transplant* 21:297-310. 2002.

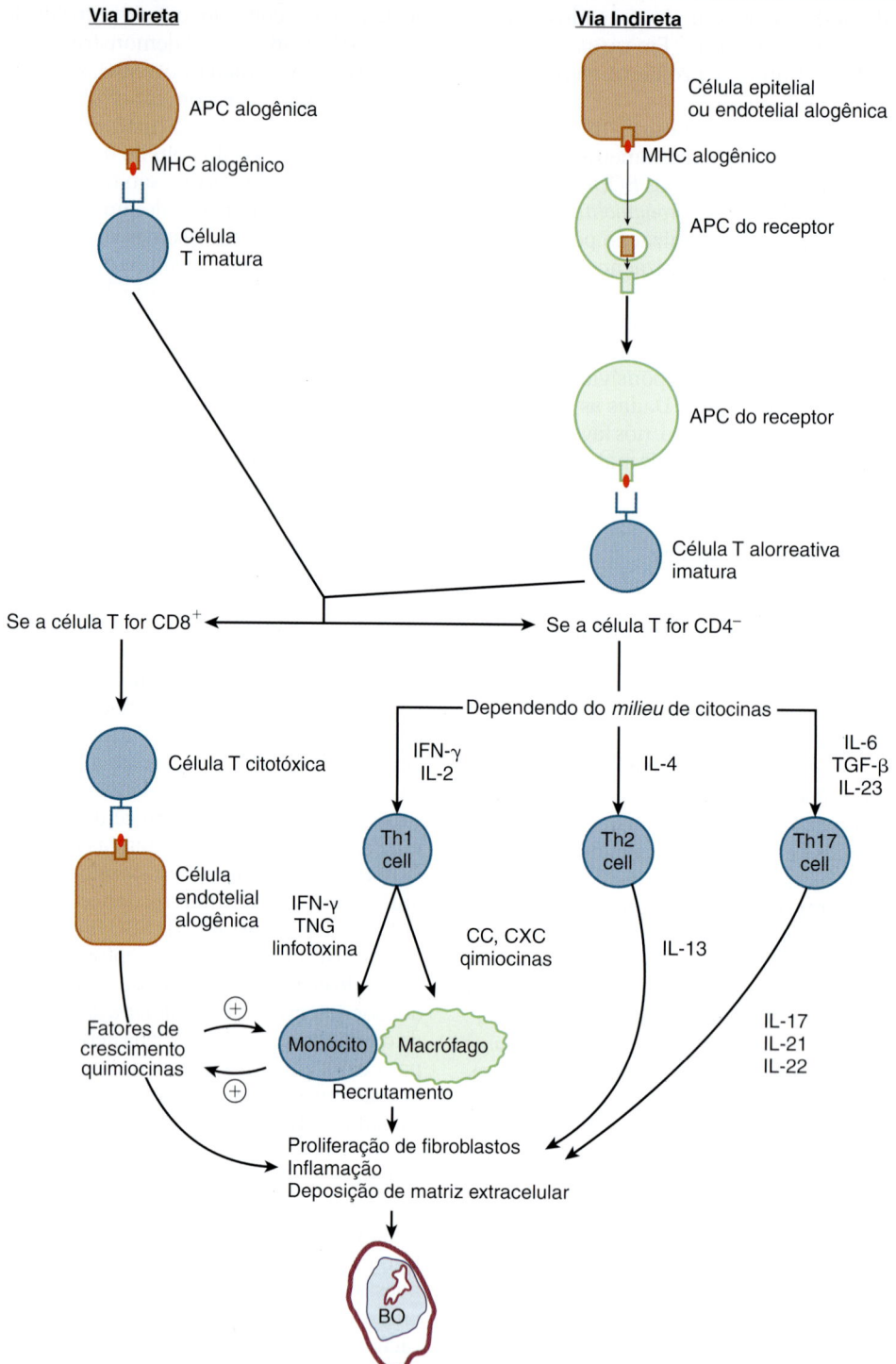

Figura 50-6 Via aloimune mediada por células T. Na via direta, partículas alogênicas exibidas sobre células apresentadoras de antígeno derivadas do doador (APC) são reconhecidas por células T imaturas alorreativas do receptor. Na via indireta, APC do receptor engolfam, processam e apresentam peptídeos alogênicos às células T imaturas. Células T CD8+ imaturas diferenciam-se para células T citotóxicas capazes de induzir fator de crescimento e secreção de quimiocinas. Esses fatores (1) induzem proliferação de fibroblastos e deposição de matriz extracelular, resultando em bronquiolite obliterante e (2) desencadeiam recrutamento de monócitos e macrófagos. Macrófagos desencadeiam ainda mais secreção de fatores de crescimento/quimiocinas, bem como proliferação de fibroblastos. Células T CD4+ imaturas desenvolvem-se para células efetoras Th1, Th2 ou Th17 dependendo do *milieu* de citocinas. Cada um desses subtipos de células T efetoras elabora citocinas únicas capazes de causar bronquiolite obliterante através de diferentes vias. BO, bronquiolite obliterante; CD, *cluster* de diferenciação (p. ex., CD4+); IFN-γ, interferon-γ; IL, interleucina (p. ex., IL-2, IL-4); INF, fator de necrose tumoral; MHC, complexo principal de histocompatibilidade; TGF-β, fator transformador de crescimento-β; Th, T auxiliar.

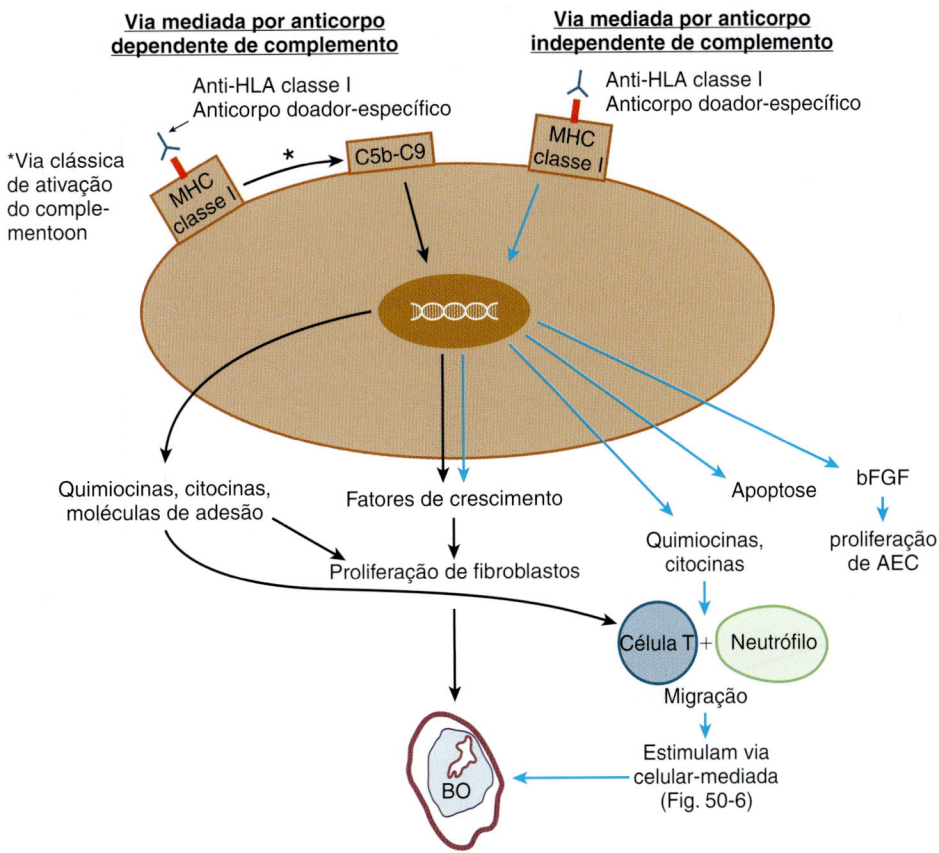

Figura 50-7 Via aloimune humoral-mediada. Anticorpos anti-HLA ligam-se a antígenos doadores expressos em células epiteliais das vias aéreas. Esta ligação dispara uma complexa cascata de sinalização intracelular através de vias ou dependente de complemento ou independente de complemento. Vias dependentes de complemento ativam genes inflamatórios que resultam na secreção de citocinas, quimiocinas, moléculas coestimuladoras (p. ex., CCL2, CCL5, CXCL8, VCAM1, ICAM-1), e fatores de crescimento (p. ex., PDGF, HBEGF, bFGF, IGF1). Estas moléculas podem estimular diretamente a proliferação de fibroblastos, resultando em bronquiolite obliterante (BO). Além da secreção de fatores de crescimento, as vias independentes de complemento estimulam secreção de quimiocinas e citocinas (p. ex., CCL2, CCL5, CXCL8), recrutando neutrófilos e estimulando vias mediadas por células (Fig. 59-6) que também levam à BO. AEC, célula epitelial alveolar; bFGF, fator de crescimento básico para fibroblastos. C5B, componente 5B do complemento; C9, componente 9 do complemento; CCL, ligante de quimiocina a CC; CXCL, ligante de quimiocina CXC; HB-EGF, fator de crescimento epidérmico ligador de heparina; HLA, antígeno leucocitário humano; ICAM1, molécula de adesão intercelular 1; IGF1, fator de crescimento semelhante à insulina 1; MHC, complexo principal de histocompatibilidade; PDGF, fator de crescimento derivado das plaquetas; VCAM1, molécula de célula vascular 1.

K-α1 tubulina são fortemente ligados ao desenvolvimento subsequente de SBO.[111,112] Essas respostas trazem apoio a uma ligação entre aloimunidade e autoimunidade.

Finalmente, a imunidade inata desempenha um papel na SBO.[112] Receptores *Toll-like* no epitélio pulmonar e células apresentadoras de antígeno regulam a resposta imunoadaptativa (Fig. 50-9). Polimorfismos de receptores *Toll-like* de perda e de ganho de função são associados com risco diferencial de SBO.[113,114] Embora os mecanismos possam ser uma miríade, é possível que fatores de risco clínicos e ambientais para SBO, incluindo disfunção primária do enxerto,[115-117] refluxo gastroesofágico e aspiração,[118] vírus adquiridos na comunidade[119,120] e citomegalovírus,[121,122] poluição do ar,[123] e colonização fúngica[124] e bacteriana[125] possam operar em parte através da via imune inata. Alguns, por exemplo, citomegalovírus, podem também aumentar o risco para SBO ao aumentarem a expressão de antígeno do MHC[126-128] ou através de imitação molecular.[129]

BRONQUIOLITE OBLITERANTE APÓS TRANSPLANTE DE CÉLULAS-TRONCO

BO é uma complicação incomum do transplante de células-tronco alogênicas, vista em 2% a 3% dos pacientes e em 6% a 10% daqueles que desenvolvem *doença do enxerto-contra hospedeiro* crônica (GVHD, do inglês *graft-versus-host disease*).[130] Os aspectos histológicos e clínicos da doença são virtualmente idênticos àqueles vistos em transplante pulmonar.[130] Como em transplante de pulmão, a morbidade e a mortalidade associadas com uma conduta cirúrgica para diagnóstico de BO levou os investigadores a evitar cirurgia definindo uma *síndrome* de BO com base em critérios clínicos, radiográficos e espirométricos.[131] Esta SBO é quase sempre precedida ou acompanhada por achados típicos de GVHD: mucosite, esofagite e/ou erupção cutânea.[132] Quatro a 6 meses após a instalação da GVHD, os pacientes desenvolvem dispneia e uma tosse improdutiva que pode ser grave e rapidamente progressiva. Exame físico pode revelar sibilância dispersa e frequentemente estertores bibasilares. Hipoxemia é comum.[130] Espirometria e achados radiográficos são os mesmos que os observados na SBO em transplante pulmonar. Em relação ao transplante pulmonar, no entanto, nós temos menos compreensão dos mecanismos que impulsionam SBO no transplante de células-tronco. A raridade de BO após transplante autólogo de células-tronco e as suas similaridades histológicas com BO em transplante pulmonar trazem suporte para patogênese aloimune mediada por células T. No entanto, outros mecanismos foram propostos.[132-134] O

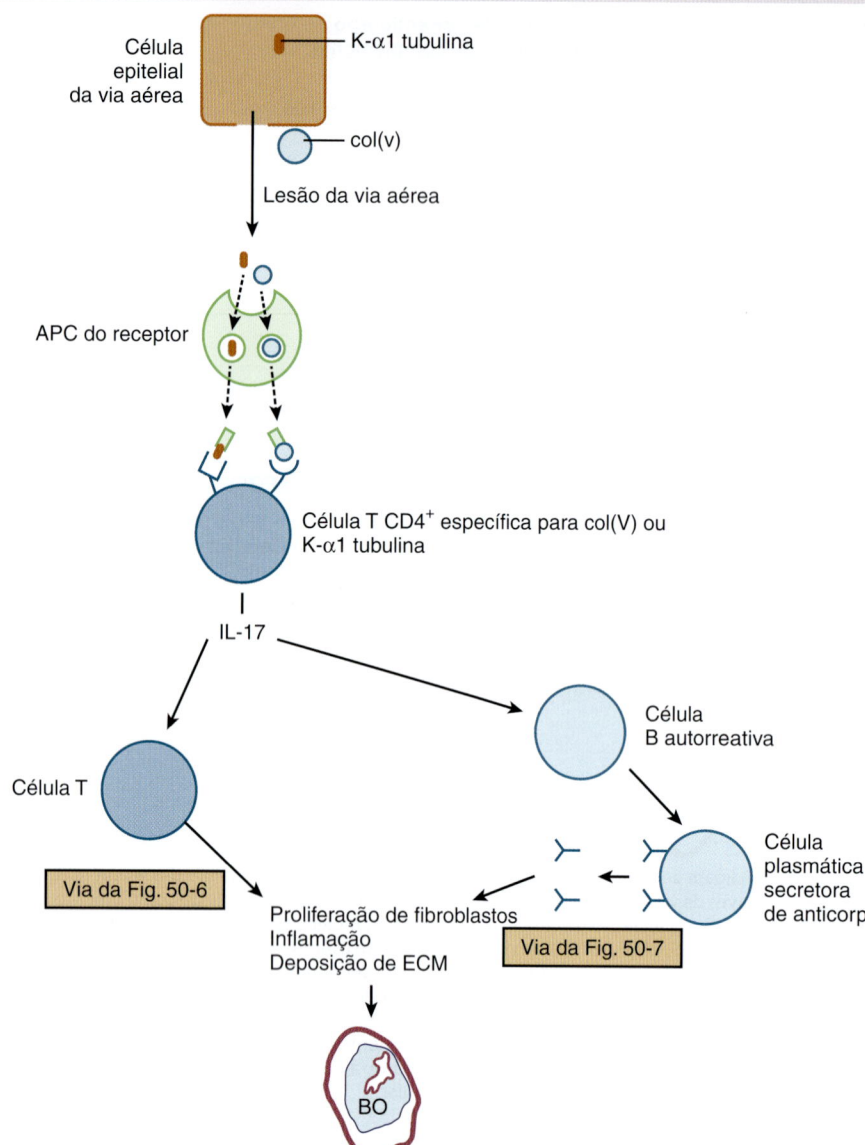

Figura 50-8 Via autoimunomediada. Lesão pulmonar causada por disfunção primária do enxerto, vírus adquiridos na comunidade, e outras causas expõe autoantígenos próprios das células epiteliais das pequenas vias aéreas col(V) e K-α1 tubulina. Células apresentadoras de antígeno (APC) engolfam, processam e apresentam fragmentos destes antígenos às células T CD4+. Estas células T CD4+ autoantígeno-reativas são capazes de ativar vias celular-mediadas ou humoral-mediadas Figs. 50-6 e 50-7), em última análise resultando em bronquiolite obliterante (BO). col(V), colágeno tipo V; ECM, matriz extracelular; IL, interleucina. (Adaptada de Weber DJ, Wilkes DS. The role of autoimmunity in obliterative bronchiolitis after lung transplantation. *Am J Physiol Lung Cell Mol Physiol* 304, L307–L311, 2013.)

mais importante fator de risco para SBO é o GVHD.[133] Outros fatores de risco incluem administração de bussulfan ou metotrexato[137] na época do transplante, idade mais velha,[135] má função pulmonar antes do transplante, e infecção viral respiratória dentro dos primeiros 100 dias depois do transplante.[135-137]

BRONQUIOLITE OBLITERANTE E DOENÇAS DO TECIDO CONJUNTIVO

A BO pode se apresentar incomumente com doenças do tecido conjuntivo (ou conectivo) ou colágeno-vasculares. A maior parte da literatura ligando BO e doenças do tecido conjuntivo refere-se a casos de "BOOP". Entretanto, BO constritiva foi descrita em associação com algumas doenças. BO constritiva é mais bem caracterizada na artrite reumatoide.[71,138] Quando presente, ela afeta principalmente mulheres com artrite reumatoide de longa duração que são fumantes.[139,140] O início e a progressão de dispneia e tosse improdutiva são rápidos, como o é a velocidade de progressão da obstrução ao fluxo de ar. Infelizmente, nenhuma resposta constante aos corticosteroides foi documentada, e o prognóstico para esses pacientes geralmente é ruim.[141] Penicilamina, usada para tratar artrite reumatoide, foi acusada como uma causa potencial de BO, mas ainda falta confirmação de uma relação etiológica. BO também foi descrita em lúpus eritematoso sistêmico,[143] na síndrome de Sjögren,[144,145] e na esclerodermia, na qual refluxo e microaspiração crônica podem desempenhar um papel importante.[146,147]

TRATAMENTO DA BRONQUIOLITE OBLITERANTE

Infelizmente, o tratamento da BO constritiva é com frequência ineficaz. Embora haja pouca evidência de que a contração de músculo liso desempenhe um papel importante, agonistas β-adrenérgicos frequentemente são tentados para fornecer alívio sintomático. A literatura que suporta o importante papel da administração precoce de corticosteroides frequentemente contém populações misturadas, incluindo casos de BOOP. Isto é particularmente verdadeiro sobre a BO após exposição a fumos tóxicos.[20,148,149] Contudo, em um paciente individual, uma experiência de terapia corticosteroide deve ser considerada; se uma resposta for identificada, o corticosteroide deve ser continuado durante pelo menos 2 a 3 meses,

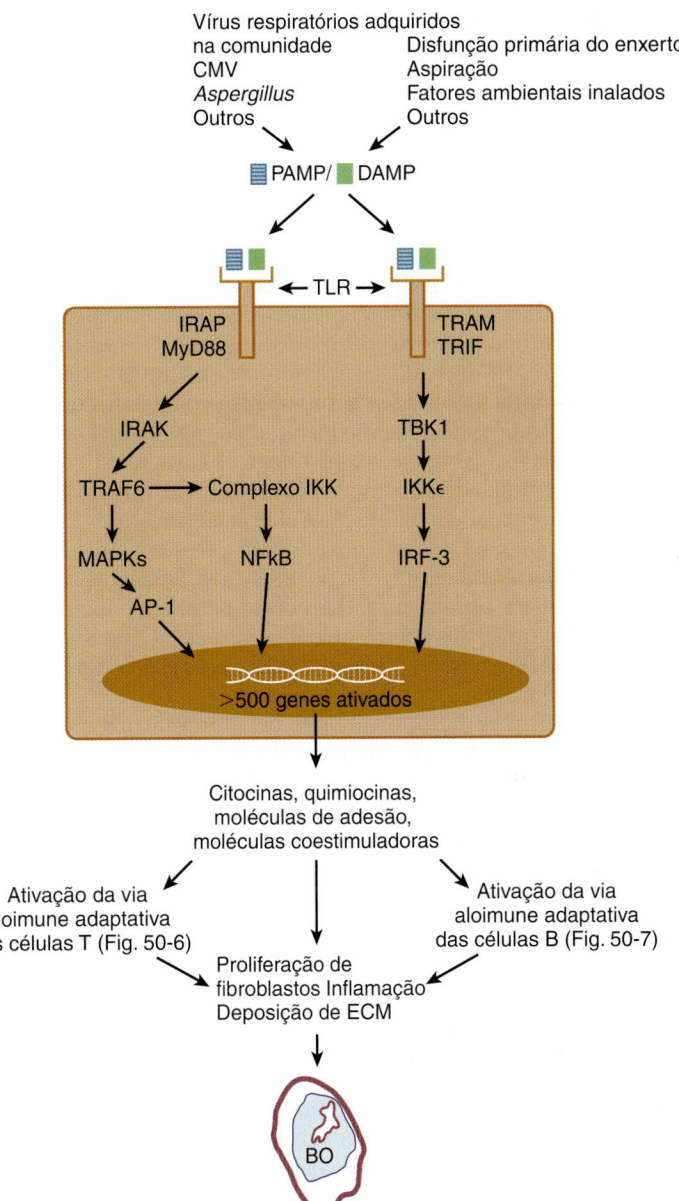

Figura 50-9 **Via inata imunomediada opera por meio de vias com sinalização por receptores** *Toll-like* **(TLR).** Estas vias em última análise resultam em ativação de genes da imunidade inata envolvidos em inflamação e ativação da resposta imune adaptativa. Numerosos eventos infecciosos e inflamatórios liberam padrões moleculares associados a patógeno (PAMP) e padrões moleculares associados a dano (DAMP) (ou associados a perigo). TLR reconhecem PAMP e DAMP e disparam transmissão de sinais intracelulares pela via da proteína MyD88 adaptadora ou através de vias independentes de MyD88. Estas vias resultam em ativação de fator de transcrição, incluindo NF-capaB, AP-1 e IRF-3. Fatores de transcrição ativam numerosos genes envolvidos na resposta imune inata, resultando na secreção de citocinas, quimiocinas e outras moléculas coestimuladoras. Essas moléculas estimulam a resposta imune adaptativa e estimulam diretamente a reprodução de fibroblastos e a deposição de matriz extracelular, em última análise resultando em bronquiolite obliterante (BO). AP1, proteína ativadora 1; CMV, citomegalovírus; ECM, matriz extracelular; IKK, complexo IκB quinase; IKKε, IκB quinase-ε indutível; IRAP, proteína antagonista do receptor a interleucina-1; IRAK1, quinase associada com receptor a interleucina-1 (IL-1R); IRF-3, fator de transcrição regulador de interferon 3; MAPK, proteína quinase mitogênio-associada, MyD88, fator de diferenciação mieloide 88; NFκB, aumentador cadeia leve nuclear fator κ de células B ativadas; TBK1, TANK-*binding* quinase 1; TRAF6, fator 6 associado com fator de necrose tumoral; TRAM, molécula adaptadora TRIF-relacionada; TRIF, proteína adaptadora contendo domínio TIR indutora de IFN-β.

e a seguir reduzido lentamente, para diminuir ao mínimo a probabilidade de recaída.[148-152] Em alguns casos pode ser necessário continuar com baixa dose ou terapia em dias alternados durante meses ou anos.

O tratamento da BOS estabelecida após transplante pulmonar permanece desapontadoramente ineficaz.[152a] Aumentar ou modificar a imunossupressão foi experimentada com resposta variável.[82] Azitromicina três vezes por semana melhora a função pulmonar em pacientes com um subconjunto de SBO que demonstra neutrofilia no LBA.[153-155,155a] Estatinas podem ser associadas com rejeição e SBO, talvez ao inibirem a expressão de moléculas de MHC classe II ou por uma variedade de outros efeitos anti-inflamatórios e imunomoduladores.[156]

Usada incomumente, fotoforese extracorpórea pode diminuir a velocidade de declínio do VEF_1 na SBO estabelecida.[157] Dados limitados e eficácia marginal em conjunção com o encargo de aplicar este tratamento intensivo temperaram o entusiasmo por esta terapia potencial. Para SBO grave, retransplante é o único tratamento definitivo e pode ser uma opção para alguns. As frequências de SBO recorrente após um segundo transplante são semelhantes àquelas do primeiro transplante.[158,159]

A estratégia mais efetiva para terapia de SBO em transplante pulmonar é a prevenção primária. Atenção substancial é dedicada a identificação e tratamento de fatores de risco de SBO específicos do paciente. Exemplos incluem broncoscopia de vigilância para rejeição aguda,[160] profilaxia antiviral específica para citomegalovírus,[161] redução de aspiração através de modificações do estilo de vida e fundoplicatura gástrica,[162,163] e tratamento de certas infecções virais respiratórias adquiridas na comunidade.[164,165]

Como nos receptores de transplante pulmonar, a resposta à terapia de SBO nos pacientes com transplante de células-tronco é precária. Broncodilatadores e corticosteroides geralmente não melhoram o fluxo de entrada, e o uso de agentes imunossupressores para tratar GVHD crônica, embora ocasionalmente efetivo,[167,168] não mudou constantemente a evolução da BO.[141] Antibióticos macrolídeos são às vezes usados empiricamente, mas há pouca evidência suportando esta prática.[179,170] Profilaxia contra GVHD e infecção viral pode reduzir o risco de SBO subsequente.

DISPLASIA BRONCOPULMONAR

Displasia broncopulmonar (DPB) é uma complicação respiratória do nascimento prematuro. Desde a primeira descrição de DPB em 1967,[171] o tratamento da prematuridade evoluiu, incluindo o uso de glicocorticoides pré-natais, surfactante perinatal, e ventilação mecânica modificada. Essa evolução resultou em diferentes entidades clínicas e histopatológicas chamadas "antiga" e "nova" DPB. DPB antiga era identificada em bebês recém-nascidos com síndrome de angústia respiratória neonatal seguindo-se a tratamento prolongado com altas concentrações de oxigênio inspirado e ventilação com pressão positiva.[171] Os aspectos histológicos característicos incluem anormalidades incomuns dos bronquíolo, incluindo metaplasia acentuada, obliteração e alterações císticas.[172] A entidade também foi descrita em adultos após síndrome de angústia respiratória adulta[173] e pode ser mais frequente do que se reconhece atualmente. O processo patológico inclui fibrose importante dos septos alveolares e assemelha-se à formação tipo favo observada em outras doenças pulmonares intersticiais fibróticas.[174,175]

O tratamento contemporâneo do bebê prematuro melhorou a sobrevida de bebês cada vez mais imaturos, os quais podem sofrer "nova" DBP.[176,177] A nova DPB é mais branda clinicamente e é provável que reflita parada do desenvolvimento em um pulmão imaturo em vez de barotrauma e toxicidade de oxigênio.[177,178] O exame histopatológico revela espaços aéreos aumentados com desenvolvimento alveolar e alveolocapilar simplificado. Diferentemente da doença original, anormalidades das vias aéreas são incomuns.[177]

DOENÇAS LOCALIZADAS

Muitas das causas específicas de anormalidades localizadas dos brônquios também podem ser subjacentes a anormalidades da via aérea superior. Exemplos são neoplasias, compressão extrínseca, doença granulomatosa, lesões de malacia e trauma. Contudo, as manifestações, o diagnóstico e a terapia das doenças brônquicas localizadas são substancialmente diferentes daqueles das doenças semelhantes na laringe ou traqueia.

NEOPLASIAS

Sendo comuns os cânceres pulmonares, qualquer massa endobrônquica deve ser avaliada cuidadosamente quanto a possível malignidade. Todos os tipos histopatológicos de câncer primário do pulmão podem fazer protrusão para dentro de um brônquio e estreitá-lo ou ocluí-lo. Os tumores malignos endobrônquicos frequentemente têm uma superfície irregular, em vez de lisa, ao exame broncoscópico. Os tumores malignos primários do pulmão estão descritos em detalhe nos Capítulos 53 e 54.

Dos pacientes com malignidades extrapulmonares metastáticas ao pulmão, aproximadamente 5% têm metástases predominantemente endobrônquicas.[179] As malignidades primárias mais comuns são carcinomas de células renais, do cólon, retais, do colo do útero, da mama e melanomas malignos.[180] Na maioria dos casos as manifestações do tumor primário é aparente antes que a metástase endobrônquica seja descoberta.[179] As malignidades metastáticas do pulmão são discutidas em detalhe no Capítulo 55.

Em pacientes com linfomas ou leucemia, infiltrações malignas na mucosa brônquica são raras. Na doença de Hodgkin ou no linfoma não Hodgkin, as células malignas endobrônquicas podem se originar em tecido linfoide associado com o brônquio, podem invadir a mucosa brônquica por extensão direta a partir de linfonodos hilares ou peribrônquicos, ou podem semear a mucosa brônquica via vasos linfáticos ou sanguíneos.[1] Infiltração leucêmica da mucosa brônquica é uma manifestação rara de leucemia linfocítica crônica.[182]

O pulmão é comprometido em um terço a metade nos pacientes com *síndrome de imunodeficiência adquirida* (AIDS) e sarcoma de Kaposi (Cap. 90). Lesões endobrônquicas são vistas frequentemente, mas elas raramente causam obstrução da via aérea ou hemoptise. As lesões são usualmente múltiplas, vermelho-vivas ou violáceas, e planas quando visualizadas através do broncoscópio. Em TC, sarcoma de Kaposi pode aparecer como nódulos irregulares e pouco definidos, às vezes com forma de chama, com espessamento intersticial peribroncovascular começando na região peri-hilar e estendendo-se para a periferia. O diagnóstico de sarcoma de Kaposi endobrônquico é estabelecido quando um paciente com AIDS tem sarcoma de Kaposi extrapulmonar disseminado e lesões endobrônquicas de aspecto característico. Biópsia das lesões endobrônquicas raramente é necessária para diagnóstico e pode ser arriscada por causa de sangramento excessivo.[183]

Tumores pulmonares benignos frequentemente se originam de células nas vias aéreas, incluindo nervos (schwannomas, neurofibromas, neurilemomas), músculo liso (leiomiomas), cartilagem (condromas), vasos sanguíneos (hemangiomas), células adiposas (lipomas), glândulas (cistadenomas, adenomas oxifílicos) e epitélio (papilomas). Esses tumores muitas vezes estreitam ou obstruem brônquios. Ao exame broncoscópico, os tumores frequentemente são lisos, redondos e bem localizados. Tumores benignos do pulmão estão descritos em detalhe no Capítulo 56.

COMPRESSÃO BRÔNQUICA

Quando linfonodos peribrônquicos são aumentados por carcinoma, linfoma ou infecção granulomatosa, eles podem estreitar os brônquios adjacentes. Embora sarcoidose frequentemente resulte em linfonodos aumentados hilares e mediastinais, estreitamento brônquico por compressão pelos linfonodos na sarcoidose é raro. Em bebês com cardiopatia congênita como tetralogia de Fallot e transposição dos grandes vasos com defeito septal ventricular, a compressão brônquica por artérias pulmonares dilatadas constitui uma complicação ocasional.

FIBROSE MEDIASTINAL (CAPS. 54 E 94)

Em pacientes com histoplasmose ou tuberculose pulmonar, uma complicação interessante e rara é fibrose mediastinal,[184-186] também chamada de mediastinite esclerosante ou fibrosante. Nesses pacientes, parece que antígenos fúngicos ou bacterianos a partir de focos granulomatosos nos linfonodos mediastinais estimulam fibrogênese no tecido circundante, talvez em virtude de sensibilidade inusitada aos antígenos.[184] A fibrose pode resultar em estreitamento ou oclusão de estruturas mediastinais vitais, e as estruturas afetadas dependem dos linfonodos específicos comprometidos pela infecção original. Fibrose mediastinal originando-se de linfonodos subcarinais ou hilares pode resultar em oclusão de brônquios principais, vasos sanguíneos ou o esôfago. Fibrose mediastinal originando-se dos linfonodos paratraqueais direitos comumente produz obstrução das veias cava superior e ázigo.[184] TC e imagem de ressonância magnética são úteis para diagnosticar e acompanhar esta condição.[187] Nenhuma intervenção médica foi demonstrada efetiva. Pacientes algumas vezes se beneficiam com *stents* endovasculares e/ou endobrônquicos.

ANTRACOFIBROSE BRÔNQUICA

Estenose ou obliteração brônquica com pigmentação antracótica na mucosa foi descrita pela primeira vez como uma entidade clínica individualizada em 1998, em uma análise retrospectiva de 28 pacientes da Coreia.[188] Caracterizada por estenose brônquica multifocal, especialmente nos lobos superior e médio direitos, com múltiplas lesões pigmentadas antracóticas, a condição é considerada devida à exposição prolongada de combustível de biomassa.[189] Há uma associação muito forte entre antracofibrose brônquica e tuberculose.[190] O diagnóstico pode ser feito em broncoscopia, mas antracofibrose brônquica frequentemente é erroneamente identificada como fibrose mediastinal ou tuberculose endobrônquica.[190a]

CORPOS ESTRANHOS

Inalação acidental de corpo estranho é uma causa importante de morte em crianças, resultando em aproximadamente 2.000 mortes anualmente nos Estados Unidos. Os corpos estranhos, que podem ser sementes, nozes, unhas ou uma variedade de outros objetos, mais frequentemente se alojam no brônquio principal direito. Crianças com corpos estranhos aspirados podem se apresentar com cianose imediata, tosse, e sibilos ou com o início retardado de pneumonia ou bronquiectasia. Aspiração suspeitada de um corpo estranho é uma indicação para exame broncoscópico imediato das vias aéreas. Na presença de asfixia, broncoscopia rígida é apropriada. Na maioria das outras situações, corpos estranhos podem ser extraídos com o broncoscópio flexível, mas devem estar disponíveis pessoal e equipamento para broncoscopia rígida (Cap. 23).

INFLAMAÇÃO GRANULOMATOSA

Em pacientes com tuberculose pulmonar, derramamento de material infectado para dentro dos lobos médio e inferior ocasionalmente causa infecção endobrônquica localizada. Pode estar presente tuberculose endobrônquica com hemoptise, broncorreia ou obstrução brônquica localizada, causando atelectasia lobar e pneumonite pós-obstrutiva persistente. Esses achados podem se desenvolver durante infecção pulmonar ativa por tuberculose ou muitos anos após o seu tratamento. O diagnóstico é estabelecido mais facilmente por broncoscopia fibroscópica.[191] O achado típico é a presença de tecido de granulação gelatinoso endobrônquico. A mucosa pode ser nodular, vermelha e ulcerada, e muitas vezes o diagnóstico de neoplasia broncogênico é sugerido até que o exame patológico de material de biópsia tenha sido realizado.

Em pacientes com sarcoidose pulmonar, inflamação granulomatosa endobrônquica localizada pode raramente conduzir à estenose de brônquios.[192] Os resultados de TFP frequentemente mostram obstrução das vias aéreas, mas as causas comuns da obstrução são a distorção estrutural de brônquios e bronquíolos que acompanha fibrose pulmonar,[193] hiper-reatividade,[194] ou sarcoidose laríngea.[195] Só raramente está presente estenose brônquica.

Granulomatose broncocêntrica é uma lesão inflamatória incomum definida morfologicamente pela presença de granulomas necrosantes circundando brônquios.[196] A entidade se desenvolve mais comumente em pacientes asmáticos com aspergilose broncopulmonar alérgica, e considerável evidência sugere que a bronquite granulomatosa é uma resposta imunológica a fungos endobrônquicos. Também foram descritos casos em associação com outras infecções (micobacterianas ou fúngicas) e com doença reumatológica, e uma proporção importante é idiopática. Os brônquios podem estar estreitados ou obliterados por causa da própria reação inflamatória ou por causa de impacção mucoide associada.[196]

BRONCOLITÍASE

Broncolitíase é definida como a presença de um fragmento calcificado de tecido dentro de um brônquio.[197] Qualquer distúrbio que leve à calcificação de tecido pulmonar ou de linfonodos pode resultar em broncolitíase. Isto acontece mais frequentemente quando linfonodos hilares ou peribrônquicos se tornam classificados como um resultado de infecções granulomatosas tais como histoplasmose ou tuberculose, ou menos comumente por actinomicose, coccidioidomicose, criptococose ou silicose.[197,197a] Pneumonias necrosantes e bronquiectasia podem levar à calcificação da cartilagem brônquica, a qual pode se fragmentar produzindo broncólitos. Ocasionalmente, corpos estranhos retidos podem se calcificar. Broncolitíase manifesta-se clinicamente quando cálculos calcificados erodem ou se soltam dentro das vias aéreas (veja mais adiante). Esses cálculos são compostos de 85% a 90% de fosfato de cálcio e 10% a 15% de carbonato de cálcio, e assim assemelham-se estreitamente à composição do osso.

AMILOIDOSE

Amiloidose é definida com base na deposição extracelular da proteína fibrosa amiloide. Em ambas as formas, primária e secundária, da doença, amiloide pode se depositar endobronquicamente, produzindo rouquidão, sibilância ou estridor, ou achados incidentais no momento da broncoscopia.[198] A mucosa da via aérea demonstra espessamento irregular com depósitos firmes cerosos que podem se mostrar brancos, cinzentos ou amarelos. Até 30% dos pacientes com amiloidose primária são sintomáticos. Comprometimento pulmonar usualmente é associado com amiloide da variedade de cadeia leve.[199] O diagnóstico definitivo de amiloidose endobrônquica exige biópsia e demonstração de depósitos de amiloide, conforme definidos pela sua birrefringência verde quando vistos com luz polarizada após coloração com vermelho Congo.[198] Uma comunicação recente sugere que endomicroscopia confocal pode identificar amiloide traqueobrônquico em estágio inicial.[200] Amiloide endobrônquico tem sido tratado com sucesso com terapia a *laser* de *neodímio:ítrio-alumínio-granada* (Nd:YAG).[201]

TRAQUEOMALACIA E BRONCOMALACIA

Amolecimento das paredes traqueais ou brônquicas pode contribuir para estreitamento e colapso das vias aéreas durante exalação. Isto pode se desenvolver como resultado de doença herdada (p. ex., policondrite congênita) ou pode ser adquirido como resultado de trauma, infecção, inflamação crônica (p. ex., policondrite recidivante) ou enfisema. Menos comumente, broncomalacia pode ser encontrada em bebês por causa do desenvolvimento inadequado da cartilagem brônquica. Esses bebês geralmente se apresentam com dispneia, atelectasia, ou pneumonias recorrentes. TC, curvas de fluxo-volume máximas, e visualização direta por broncoscopia são todos úteis para confirmar o diagnóstico. Tratamento farmacológico raramente é efetivo, e *stents* ou intervenção cirúrgica podem ser necessários nos pacientes que estão muito sintomáticos.

LESÃO TRAUMÁTICA (CAP. 76)

Lacerações ou rupturas completas de brônquio principal ou brônquio intermediário são complicações ocasionais de trauma fechado do tórax. O diagnóstico deve ser suspeitado em qualquer paciente pós-traumático com início novo de tosse, angústia respiratória, enfisema subcutâneo e mediastinal ou pneumotórax. A presença associada de hemoptise ou hemotórax indica lesão broncovascular. Ocasionalmente, o desenvolvimento de manifestações de lacerações brônquicas pode ser retardado dias ou semanas após a lesão traumática.

CARACTERÍSTICAS CLÍNICAS DE DOENÇAS LOCALIZADAS

Pacientes com lesões endobrônquicas localizadas geralmente se apresentam com manifestação sintomática, física ou radiográfica da própria lesão ou de condições subjacentes (p. ex., malignidade, infecção, AIDS ou sarcoidose). Só as manifestações das próprias lesões serão descritas nesta seção.

Os sintomas mais comuns de doença endobrônquica localizada são tosse, hemoptise, sibilos, dispneia, e febre e calafrios secundários a pneumonia pós-obstrutiva. Se uma lesão endobrônquica obstruir apenas parcialmente um brônquio, os pacientes podem mostrar manifestações de infecções pulmonares crônicas, como abscesso pulmonar (Cap. 33) ou bronquiectasia (Cap. 48). Uma história de pneumonias recorrentes no mesmo segmento ou lobo do pulmão deve provocar uma avaliação cuidadosa quanto a obstrução brônquica parcial por uma lesão endobrônquica. Similarmente, em qualquer paciente idoso com uma história de infecção pulmonar anaeróbica grave, obstrução endobrônquica deve ser considerada.

Sintomas de broncolitíase incluem tosse, hemoptise, febre associada com escarro purulento, e expectoração de cálculos. Frequentemente a tosse na broncolitíase é produtiva de partículas arenosas e escarro purulento ou sanguíneo.

O exame físico em pacientes com lesões endobrônquicas localizadas pode revelar febre e taquipneia. Quando um brônquio está estreitado mas não completamente obstruído, exame do tórax pode revelar um ronco palpável unilateral, um sibilo localizado durante uma manobra expiratória forçada, ou um som sibilante prolongado que persiste após o esforço expiratório ou inspiratório ter terminado, o "som de gaita de fole".[202] Uma vez a obstrução seja completa, há uma perda de sons respiratórios e frêmito tátil em cima da parte do pulmão distal à obstrução.

Em pacientes com doença endobrônquica localizada, a radiografia de tórax pode não mostrar nenhuma anormalidade. Colapso pulmonar radiograficamente aparente depende da completeza da obstrução e da extensão na qual está presente ventilação colateral a partir do pulmão adjacente. Em bebês, os poros de Kohn, os locais de ventilação colateral, são pouco desenvolvidos. Por isso a probabilidade de colapso completo por doença brônquica localizada é grande nesse grupo etário. Outros achados em radiografia simples do tórax incluem adenopatia mediastinal com ou sem calcificação, abscesso pulmonar, bronquiectasia ou pneumonia. A presença de broncogramas de ar em uma região consolidada do pulmão sugere que o brônquio que supre a região está pelo menos parcialmente patente.

Síndrome do lobo médio refere-se à evidência radiográfica crônica ou recorrente de colapso do *lobo médio* (LM). Originalmente foi postulado que a causa foi adenite tuberculosa de linfonodos no LM causando compressão brônquica.[203] *Síndrome do lobo médio obstrutiva* pode resultar de compressão extrínseca por linfadenopatia inflamatória ou por tumores endobrônquicos. Contudo, na maioria dos pacientes, broncoscopia e TC não demonstram obstrução. Admite-se que essa *síndrome do lobo médio não obstrutiva* esteja relacionada com o brônquio do LM normal, de relativamente longo comprimento e estreito calibre, ou com a ventilação colateral relativamente inefetiva normalmente presente neste lobo.[204] A própria anatomia leva à remoção precária de muco do LM e à obstrução mucosa das vias aéreas periféricas. A ventilação colateral pobre do LM limita a reexpansão, uma vez que exista atelectasia. Os pacientes com síndrome do lobo médio muitas vezes relatam múltiplos episódios de pneumonia recorrente do LM. Além disso, bronquiectasia é encontrada em aproximadamente 50% dos pacientes com síndrome do lobo médio. As características clínicas mais comuns da síndrome do lobo médio são infecção recorrente, tosse produtiva crônica, dor torácica ou dispneia.[205]

DIAGNÓSTICO DE DOENÇAS LOCALIZADAS

Em pacientes com obstrução apenas parcial de um brônquio, comparar radiografias obtidas em inspiração completa com aquelas obtidas em expiração completa pode ajudar no estabelecimento do diagnóstico. À inspiração, a pressão negativa intratorácica distende o brônquio parcialmente obstruído, e o ar entra no pulmão distal. Com a expiração, a obstrução se torna completa, e o ar é aprisionado atrás dele. O resultado é um desvio do mediastino para longe do lado afetado na expiração. TC podem identificar hiperinsuflação, linfonodos compressivos, ou calcificações em pacientes com broncolitíase, ou anormalidades endobrônquicas sutis.[206]

O procedimento definitivo para diagnosticar anormalidades brônquicas localizadas é o exame direto dos brônquios com fibrobroncoscopia. Em geral, qualquer anormalidade visualizada deve ser biopsiada e os materiais biopsiados devem ser enviados para exame histológico bem como para cultura. Se a lesão for friável e sangrar com facilidade durante seu exame e manipulação, pode ser necessária broncoscopia rígida.

Resultados de TFP de rotina em geral não distinguem entre obstrução brônquica localizada e disseminada. Em pacientes com compressão brônquica ou fibrose mediastinal, testes cutâneos para histoplasmose ou tuberculose podem ser positivos.[184] Na granulomatose broncogêntrica, podem estar presentes eosinofilia no sangue periférico e precipitinas séricas para *Aspergillus*.[196] Uma vez que granulomatose broncocêntrica é provavelmente uma reação de hipersensibilidade ao *Aspergillus*, os níveis de galactomanana tipicamente são normais.[207] Na amiloidose endobrônquica, análise imunoeletroforética do sangue ou urina mostra evidência de gamopatia monoclonal em 90% dos casos.[208]

TRATAMENTO

A terapia apropriada para lesões localizadas dos brônquios depende da causa subjacente específica. Tratamento de obstrução brônquica encontra-se descrito no Capítulo 23. Em alguns pacientes com neoplasia obstrutiva inoperável da traqueia, brônquio principal ou brônquio intermédio, o uso do *laser* de Nd:YAG, eletrocautério ou coagulação a plasma de argônio pode fornecer alívio imediato; os efeitos terapêuticos da crioterapia, braquiterapia e terapia fotodinâmica são mais lentos para se iniciar. Obstrução brônquica por compressão extrínseca ou inflamação granulomatosa endobrônquica podem ser aliviadas pelo tratamento clínico da condição subjacente (p. ex., linfoma, tuberculose), mas estreitamento fibrótico irreversível exige frequentemente ressecção cirúrgica ou *stent*. Há relatos de que obstrução das vias aérea e vascular devida a fibrose mediastinal pode melhorar com corticosteroides ou com *stents*, e de que a antracofibrose pode melhorar com tratamento antituberculoso, mas faltam experiências prospectivas. Corpos estranhos usualmente podem ser removidos com garras ou cestas especializadas inseridas através de um broncoscópio. Quando eles estão alojados em vias aéreas centrais, a remoção de corpos estranhos é efetuada mais efetivamente por meio de um broncoscópio rígido. Broncolitíase é muitas vezes autolimitada, não exigindo avaliação ou tratamento adicionais. Entretanto, se hemoptise, tosse persistente, atelectasia ou infecção estiverem presentes, avaliação broncoscópica deve ser considerada para remoção de cálculo. Antibióticos devem ser administrados para tratar infecções pós-obstrutivas. Ocasionalmente, intervenção cirúrgica é necessária para manejar broncolitíase persistente ou recorrente.[197] Em bebês com broncolamacia, o tratamento efetivo pode exigir ventilação em longo prazo dos pulmões até que a cartilagem normal seja formada, o que usualmente acontece pelos 6 meses a 2 anos de idade. Os pacientes com suspeita de lesão brônquica traumática devem ser submetidos a imediata intubação endotraqueal e fibrobroncoscopia seguida por toracotomia.

STENTS TRAQUEOBRÔNQUICOS

Embora próteses tenham sido usadas durante muitos anos[209] para aliviar obstrução traqueal e brônquica, avanços técnicos recentes tornaram o procedimento mais fácil e mais efetivo.[209a] Mais de 20 tipos de *stents* traqueobrônquicos são agora disponíveis, em metal, malha ou borracha de silicone; a inserção usualmente pode ser realizada por fibrobroncoscopia sem anestesia geral. *Stents* têm sido usados efetivamente para aliviar obstrução da via aérea causada por malignidade, estenose pós-inflamatória, e traqueobroncolamacia, e para ocluir fístulas traqueoesofágicas. A taxa de sucesso é acima de 80% a 90% em pacientes selecionados.[210,212] *Stents* fenestrados ou de malha são mais efetivos para lesões benignas que para neoplasias, os quais tendem a crescer através da malha metálica. Seleção cuidadosa dos pacientes, escolha do *stent* correto, e um broncoscopista experiente são importantes determinantes do sucesso. Broncoscopia virtual usando TC é útil muitas vezes no planejamento da colocação de *stent*.

> **Pontos-chave**
> - Em virtude da grande área de secção transversal das vias aéreas periféricas, sintomas e alterações fisiológicas desenvolvem-se tarde na doença, comprometendo as vias aéreas periféricas, e as condições que afetam estas vias aéreas, incluindo bronquiolite e obstrução por muco, podem ser silenciosas.
> - Síndrome de bronquiolite obliterante após transplante pulmonar resulta da rejeição crônica do enxerto; ela é o resultado final de diversas vias imunomediadas, incluindo celulares, humorais, autoimunes e inatas.
> - Bronquiolite obliterante após transplante de medula óssea resulta de doença enxerto-*versus*-hospedeiro crônica.
> - Panbronquiolite difusa responde ao tratamento com antibióticos macrolídeos.
> - *Stents* endotraqueais e endobrônquicos são efetivos para tratar obstrução causada por tumores, estenose pós-inflamatória e traqueobroncomalacia.

As Referências estão disponíveis exclusivamente no site www.elsevier.com.br/expertconsult

SEÇÃO J

NEOPLASMS OF THE LUNG

51 *BIOLOGY OF LUNG CANCER*

PIERRE P. MASSION, MD • LECIA V. SEQUIST, MD, MPH • WILLIAM PAO, MD, PhD

INTRODUCTION
PREDISPOSITION TO LUNG CANCER
Smoking
Genetic Susceptibility and Familial Predisposition
EARLY EVENTS IN LUNG TUMORIGENESIS
Field Cancerization Effect
Genomic Instability
Mucosal Response to Injury, the Emergence of Critical Mutations

Role of Inflammation in Lung Tumorigenesis
Role of Viruses in Lung Tumorigenesis
Neuroendocrine Tumor Development, Genomics of SCLC
OTHER MOLECULAR ALTERATIONS DRIVING THE TUMOR PHENOTYPE
Chromosomal Changes
Epigenetic Alterations of Gene Expression in Lung Cancer
Proteomic Alterations

STRATEGIES TO DEEPEN OUR UNDERSTANDING OF LUNG CANCER
High-Throughput Profiling Techniques
Molecular Networks—System Biology
TRANSLATING LUNG CANCER BIOLOGY TO THE CLINIC
Biomarkers
Personalized Medicine and Molecular Therapeutics
Mechanisms of Resistance

O Capítulo 51 está disponível, em inglês, exclusivamente no site www.elsevier.com.br/expertconsult

52 EPIDEMIOLOGY OF LUNG CANCER

ANTHONY J. ALBERG, PhD, MPH • MALCOLM V. BROCK, MD • JONATHAN M. SAMET, MD, MS

INTRODUCTION
PATTERNS
Temporal Trends
Race and Ethnicity
Geographic Patterns
Lung Cancer by Histologic Type
THE ETIOLOGY OF LUNG CANCER: OVERVIEW

ENVIRONMENTAL AND OCCUPATIONAL AGENTS
Smoking
Diet
Environmental Exposures
Air Pollution
HOST FACTORS
Overview
Research Findings on the Genetic Basis of Lung Cancer

Presence of Human Immunodeficiency Virus
Presence of Acquired Lung Disease
Gender
FUTURE DIRECTIONS

O Capítulo 52 está disponível, em inglês, exclusivamente no site www.elsevier.com.br/expertconsult

53 ASPECTOS CLÍNICOS DO CÂNCER PULMONAR

GERARD A. SILVESTRI, MD, MS • NICHOLAS J. PASTIS, MD •
NICHOLE T. TANNER, MD, MSCR • JAMES R. JETT, MD

INTRODUÇÃO
RASTREAMENTO DO CÂNCER PULMONAR
APRESENTAÇÃO
ESTADIAMENTO DO CÂNCER PULMONAR
TÉCNICAS NÃO INVASIVAS DE ESTADIAMENTO
   Radiografia de Tórax
   Tomografia Computadorizada de Tórax
   Tomografia de Emissão de Pósitron (PET)
   Ressonância Magnética
   Pesquisa por Doença Metastática
   Resumo

TÉCNICAS INVASIVAS DE DIAGNÓSTICO E ESTADIAMENTO
   Citologia do Escarro
   Aspiração por Agulha Transtorácica
   Broncoscopia por Fibra Óptica
   Ultrassom Endoscópico
   Ultrassom Endobrônquico
   Mediastinoscopia
TRATAMENTO DO CÂNCER PULMONAR
   Fatores Prognósticos para o Câncer de Pulmão
   Tratamento do Câncer Pulmonar de Não Pequenas Células de acordo com o Estágio
   Câncer Pulmonar de Pequenas Células

CUIDADO PALIATIVO
CONSIDERAÇÕES ESPECIAIS NO CÂNCER DE PULMÃO
   Tumores do Sulco Superior e Síndrome de Pancoast
   Síndrome da Veia Cava Superior
SÍNDROMES PARANEOPLÁSICAS
   Efeitos Musculoesqueléticos
   Efeitos Hematológicos
   Hipercalcemia
   Síndrome da Secreção Inapropriada do Hormônio Antidiurético
   Síndrome de Corticotrofina Ectópica
   Efeitos Neurológicos

INTRODUÇÃO

O câncer de pulmão é a causa mais comum de morte por câncer mundialmente. Nos Estados Unidos, o câncer pulmonar respondeu por mais de 250.000 casos de câncer e mais de 150.000 mortes por câncer em 2013.[1] O Capítulo 52 (exclusivamente, em inglês, *on-line*) é dedicado à epidemiologia do câncer pulmonar, mas vale a pena repetir parte da informação. Por exemplo, o número de mortes por câncer pulmonar cada ano excede o número de mortes por câncer de mama, cólon e próstata juntos. Um equívoco comum entre o público geral é que o câncer de mama responde por mais mortes por câncer na mulher. No entanto, o câncer pulmonar atualmente é o maior responsável por morte devido a câncer na mulher e irá responder por 25% das mortes relacionadas a câncer entre as mulheres nos Estados Unidos. As mulheres jovens estão no crescimento demográfico mais rápido de novos fumantes nos Estados Unidos, um fato que é particularmente alarmante. Muitos delinearam uma relação clara entre controle de peso e tabagismo. Isso terá efeitos na prevalência de câncer pulmonar nas décadas futuras.

Uma das tendências mais perturbadoras no câncer pulmonar é a explosão nas taxas de casos em países em desenvolvimento. Em 1985, foi estimado que houvesse 921.000 mortes por câncer de pulmão no mundo – um aumento de 17% desde 1980.[2] Em 2011, o câncer de pulmão respondeu por 13% dos casos (1,6 milhão) e 18% das mortes (1,4 milhão) no mundo.[1] A *International Agency for Research on Cancer in France* observou que as taxas de câncer pulmonar na África no início dos anos 1990 eram semelhantes àquelas dos Estados Unidos nos anos 1930, em cerca de 5 por 100.000. Até 1999, a taxa de câncer pulmonar em homens em países em desenvolvimento era de 14 em 100.000 e em ascensão, comparada com a taxa de 71 por 100.000 em países desenvolvidos, a qual continua a diminuir. Essas taxas podem na verdade estar subestimadas em relação à verdadeira taxa de câncer pulmonar, pois muitos casos podem não ser diagnosticados ou ainda sub-relatados em áreas onde a assistência à saúde não é prontamente disponível.[2] A seriedade desse problema é exemplificada na China, onde se estima que quase 800.000 homens chineses morreram devido a câncer pulmonar em 1998.[2] Permanece imperativo que a comunidade médica devote muito de seu esforço educacional e recursos na eliminação do tabagismo no mundo, o que iria quase eliminar o desenvolvimento de câncer pulmonar (consulte também o Capítulo 46).

Este capítulo revisa as estratégias atuais para o diagnóstico, revisa o sistema de estadiamento e descreve o tratamento atual para o câncer de pulmão. Foi incluída, o máximo possível, uma revisão baseada em evidências da melhor literatura disponível atualmente. O papel do pneumologista é descrito para todos os aspectos do cuidado no câncer pulmonar, do diagnóstico ao estadiamento, para cuidar das complicações da doença em si e complicações do tratamento.

RASTREAMENTO DO CÂNCER PULMONAR

A *U.S. Preventive Services Task Force* atualmente recomenda rastreamento do câncer pulmonar com *tomografia computadorizada* (TC) de baixa dose em pacientes de alto risco (ver Cap. 18). Antes de 2013, não havia evidência suficiente que desse suporte ao rastreamento do câncer pulmonar.[3] Por exemplo, a posição da *U.S. Preventive Services Task Force* em 2004 era baseada nos resultados de cinco estudos randomizados, controlados que sugeriram que nem a radiografia torácica nem a citologia do escarro satisfazem o critério primário de um teste de triagem benéfico: uma redução na mortalidade por câncer pulmonar.[4-6] Uma deficiência era que a maior parte desses estudos não incluiu um grupo "sem rastreamento". Outros discutivelmente tinham um tamanho de amostra inadequado. Em 2011, os resultados da ramificação pulmonar do *National Cancer Institute's Prostate, Lung, Colorectal and Ovarian Trial* demonstraram que, em um estudo randomizado de radiografia torácica *versus* ausência de rastreamento em população de baixo risco em ambos os gêneros, não houve redução na mortalidade por câncer pulmonar no grupo que realizou radiografia torácica em comparação com cuidado usual.[7]

A TC de tórax tem mostrado ser muito mais sensível na detecção de nódulos pulmonares do que a radiografia torácica comum. Houve diversos estudos de rastreamento com grupo único utilizando *tomografia computadorizada de baixa dose* (TCBD), definida como *scan* com aprisionamento de uma única respiração que expõe o paciente a dose de radiação cinco a seis vezes menor do que a TC padrão, com ou sem citologia do escarro.[4,8-13] Apesar de esses estudos mostrarem consistentemente que a TC de tórax detecta mais cânceres de pulmão do que a radiografia torácica, eles não foram delineados para prover informações sobre benefício em relação à mortalidade. Estudos sem grupo de controle podem estar sujeitos a diferentes fontes potenciais de viés.[10,14] *Viés de tempo de avanço* é a detecção de tumores precocemente em seu curso; *viés de tempo de duração* é a maior detecção de tumores menos agressivos de crescimento lento do que tumores mais agressivos de crescimento rápido e *superdiagnóstico* é a detecção de tumores que nunca iriam causar sintomas ou morte.

O *National Lung Cancer Screening Trial* (NLST) é o primeiro estudo randomizado de larga escala a demonstrar benefício convincente em relação à mortalidade para rastreamento do câncer pulmonar com TCBD em indivíduos de alto risco. O estudo incluiu 33 centros pelos Estados Unidos. Participantes elegíveis tinham entre 55 e 74 anos na época da distribuição aleatória, tinham histórico de fumar pelo menos 30 maços-ano e, no caso de ex-fumantes, que tenham parado nos últimos 15 anos.[15] Um total de 53.454 pessoas foram incluídas; 26.722 foram aleatoriamente designadas para rastreamento por TCBD e 26.732, por radiografia torácica. Qualquer nódulo não calcificado encontrado na TCBD medindo pelo menos 4 mm em qualquer diâmetro e imagem de radiografia torácica com qualquer nódulo não calcificado ou massa foi classificado como positivo. O grupo rastreado por TCBD tinha taxa substancialmente mais alta de testes positivos comparado com o grupo da radiografia (etapa 1: 27,3% *versus* 9,2%; etapa 2: 27,9% *versus* 6,2%; etapa 3: 16,8% *versus* 5%). De forma geral, 39,1% dos participantes do grupo TCBD e 16% no grupo da radiografia tinham pelo menos um resultado de triagem positivo. Daqueles com resultado de triagem positivo, a taxa de falso-positivo foi de 96,4% no grupo TCBD e 94,5% no grupo da radiografia.

No grupo TCBD, 649 cânceres foram diagnosticados após teste de triagem positivo, 44 após teste negativo e 367 dos participantes ou perderam o rastreamento ou receberam o diagnóstico após a conclusão da fase de triagem. No grupo da radiografia, 279 cânceres foram diagnosticados após teste de triagem positivo, 137 após teste negativo e 525 dos participantes ou perderam o rastreamento ou receberam o diagnóstico após a conclusão da fase de triagem. Houve um total de 356 mortes por câncer de pulmão no grupo TCBD e 443 no grupo da radiografia, com redução relativa da taxa de morte por câncer de pulmão de 20% com rastreamento por TCBD. A mortalidade geral foi reduzida em 6,7%. O número necessário para rastrear com TCBD para prevenir uma morte por câncer de pulmão foi 320, o que é comparável aos números em estudos de rastreamento por mamografia no câncer de mama em mulheres com mais de 50 anos.

Uma das preocupações com o uso de TCBD para rastreamento de câncer pulmonar é a alta taxa de resultados positivos do teste necessitando de mais estudos. Investigadores do estudo NELSON demonstraram que isso pode ser superado através de uso de software volumétrico semiautomático para mensurar o tempo para dobrar o diâmetro e volume.[16] O crescimento foi definido como uma alteração no volume entre o primeiro e segundo *scan* de 25% ou mais. Os nódulos que tinham os critérios de crescimento foram então classificados em três categorias baseado no tempo para dobrar o volume (< 400 dias; 400 a 600 dias; > 600 dias). Esta abordagem ao manejo do nódulo resultou em diminuição na taxa de testes positivos basais de 30% para 2%. Os resultados finais em relação à redução na mortalidade por câncer pulmonar neste estudo estão pendentes.

Apesar dos resultados impressionantes pela TCBD em adultos de alto risco, a capacidade de generalizar os resultados para outras populações tem sido questionada. Participantes no NLST foram admitidos em hospitais terciários urbanos com experiência em todos os aspectos de assistência ao câncer. Estudos com TCBD foram interpretados por radiologistas torácicos dedicados com experiência em caracterização de nódulos e fornecimento de recomendações apropriadas de acompanhamento. Como resultado, poucos pacientes precisaram de mais testes invasivos e o acompanhamento radiográfico foi suficiente para muitos.

Por outro lado, a prática comunitária dá origem ao potencial para variação considerável no manejo de nódulos pulmonares isolados identificados por rastreamento com TCBD. Um estudo mostra variação de duas vezes entre regiões geográficas no uso da biópsia guiada por TC, com variação de 14,7 a 36,2 por 100.000 adultos. Essa variação substancial no manejo de nódulos pulmonares isolados pode levar a número aumentado de procedimentos invasivos com risco de lesão. Por exemplo, complicações secundárias a biópsias transtorácicas incluem taxa de 1% de sangramento (com um terço dos pacientes afetados necessitando de transfusão) e taxa de 15% de pneumotórax. Mais de 6% das biópsias guiadas por TC resultam em pneumotórax que requer drenagem torácica, uma complicação clínica importante que resulta em dor, exames de imagem seriados com exposição à radiação e hospitalização. Pacientes mais velhos e aqueles com *doença pulmonar obstrutiva crônica* (DPOC) possuem risco aumentado de complicações relacionadas à biópsia que podem resultar em estadia hospitalar mais longa, contribuindo tanto para aumento do custo quanto para taxas maiores de insuficiência respiratória que pode afetar a saúde em longo prazo.[17-19]

Outra diferença entre os resultados do NLST e a prática comunitária é que a mortalidade por cirurgia de câncer pulmonar era de 1% no NLST, enquanto a média nacional é entre 3% e 5% para lobectomia. Enquanto os participantes do NLST tinham permissão para escolher onde seriam a avaliação e o manejo para nódulos detectados no rastreamento, muitos eram manejados em local do NLST com suporte grande e dedicado da cirurgia torácica, ambos os quais se sabe que levam a resultados melhores.[20,21] Apesar de a idade média do diagnóstico de câncer pulmonar ser de 70 anos, apenas 9% da população de estudo do NLST tinha mais de 70 anos. Os pacientes participantes do NLST eram mais jovens e mais saudáveis do que pessoas que iriam participar de rastreamento amplo do câncer pulmonar. Os participantes tinham de ser clinicamente aptos para se submeterem à cirurgia. Aqueles rastreados no NLST também tinham menor probabilidade de serem atualmente fumantes, menos etnicamente diversos e mais educados do que a população geral dos Estados Unidos.[22] Essas diferenças seguem o efeito do voluntário sadio nos estudos de rastreamento nos quais há autosseleção das pessoas que são mais educadas, mais conscientes em relação à saúde e que possuem melhor acesso a cuidados médicos.[23]

A evidência do NLST contribuiu para uma revisão sistemática que serve como base de recomendação para toda a sociedade no rastreamento daquelas pessoas que se encaixam nos critérios do NLST.[24] A ressalva às recomendações é que o rastreamento só deveria ser realizado nos centros com grupos multidisciplinares capazes de fornecer cuidado abrangente assim como o do estudo. Baseado em grande parte nos resultados do NLST, em 2013, o *U.S. Preventive Services Task Force* publicou uma proposta inicial de recomendação dando ao rastreamento do câncer pulmonar uma recomendação grau B (certeza moderada que rastreamento anual para câncer pulmonar com TCBD é de benefício moderado em pessoas assintomáticas de alto risco).[25] O *U.S. Preventive Services Task Force* observou que há evidência adequada para rastrear pacientes assintomáticos com idades entre 55 e 79 anos com histórico importante de tabagismo. Sua avaliação foi de que o benefício total moderado do rastreamento depende de dois fatores: (1) a acurácia da interpretação da imagem seria comparável à do NLST e (2) poderia se lidar com a maior parte dos falso-positivos sem procedimentos invasivos.[25]

Pode haver barreiras em potencial para o rastreamento do câncer pulmonar, especialmente em pessoas que ainda fumam. Em um estudo, pessoas que ainda fumam tinham menor probabilidade de acreditar que detecção precoce resultaria em boa chance de sobrevivência. Pessoas que ainda fumam também têm menor probabilidade de considerar rastreamento por TC para câncer pulmonar (71,2%) do que pessoas que nunca fumaram (87,6%). Além disso, apenas metade das pessoas que ainda fumam pesquisadas optariam por ressecção cirúrgica de câncer diagnosticado através de rastreamento.[26] Finalmente, é significativo que os fumantes respondem por até 31% da população abaixo da linha de pobreza comparado com 20% das pessoas na linha da pobreza ou acima dela.[27] Como resultado, os fumantes provavelmente são uma população-alvo mais difícil de atingir no rastreamento em larga escala da comunidade.

APRESENTAÇÃO

Infelizmente, os sintomas de câncer pulmonar podem ser inespecíficos e variáveis, retardando assim o diagnóstico e frequentemente levando a um estágio avançado no momento do diagnóstico. O foco da avaliação inicial do paciente deveria incluir sinais e sintomas relacionados ao seguinte: efeitos tumorais locais, extensão da doença na cavidade torácica, correlação radiológica, síndromes paraneoplásicas e doença metastática à distância. Enquanto apenas 40% dos pacientes com câncer pulmonar em população ambulatorial de alto risco rastreada tinham sintomas, 98% dos pacientes em população hospitalizada apresentavam sintomas.[28,29] De forma geral, apenas aproximadamente um quarto dos pacientes é assintomático no momento que o câncer pulmonar é diagnosticado e esses pacientes têm maior probabilidade de ter doença menos avançada.[30] A Tabela 53-1 mostra alguns dos sintomas comuns associados com a apresentação de câncer pulmonar. A maior parte é inespecífica, no entanto, algumas pistas podem ser obtidas do histórico, levantando dessa forma a suspeita do clínico de que o câncer pulmonar está presente.

Tabela 53-1 Sintomas de Apresentação do Carcinoma Broncogênico

Sintomas e Sinais	Frequência, %
Tosse	8-75
Perda de peso	0-68
Dispneia	3-60
Dor no peito	20-49
Hemoptise	6-35
Dor óssea	6-25
Baqueteamento	0-20
Febre	0-20
Rouquidão	2-18
Fraqueza	0-10
Obstrução da veia cava superior	0-4
Disfagia	0-2
Sibilância e estridor	0-2

Modificado das referências 31 e 290 a 295.

Apesar de muitos fumantes tossirem, pacientes com câncer pulmonar normalmente admitem uma alteração na característica da tosse. A tosse pode aumentar em frequência ou intensidade ou pode não ser aliviada com medidas locais. A dor no peito pode estar presente em 25% a 50% dos pacientes no momento da apresentação para avaliação do câncer pulmonar.[28,31] A dor é geralmente branda em natureza, tende a ser persistente, permanece na mesma localização e não é aliviada com medidas locais. A dor torácica costuma estar relacionada com o envolvimento da pleura, mas pode estar também relacionada com a extensão para mediastino ou parede torácica. No entanto, dor torácica intermitente não exclui o paciente de consideração para cirurgia com fins curativos. A dispneia é uma queixa frequente de pacientes que se apresentam com carcinoma broncogênico, notada em metade de todos os pacientes novos na apresentação.[28] Uma lista parcial das razões para dispneia relacionadas com câncer pulmonar inclui embolia pulmonar, síndrome da *veia cava superior* (VCS), descondicionamento, doença reativa de via aérea, obstrução endobrônquica com tumor, pneumonia obstrutiva prévia, hemoptise, hemorragia, efusão pleural maligna e compressão extrínseca da via aérea pelo tumor.

Hemoptise em um fumante deve levantar suspeita de câncer pulmonar. Hemoptise pode se apresentar com estrias de sangue no escarro e pode ser observado por um período prolongado de tempo antes da apresentação ao consultório do médico, pois o paciente atribui isso à bronquite relacionada ao fumo. O clínico não deve se deixar desviar, mesmo quando a radiografia torácica é normal, pois até 5% dos pacientes com hemoptise e histórico de fumo e uma radiografia normal podem ter câncer pulmonar.[32] Devido à natureza vascular do câncer pulmonar, os pacientes também podem apresentar hemoptise massiva.

A perda de peso, um sintoma inespecífico, no cenário clínico correto deve levantar suspeita tanto para câncer pulmonar quanto para doença metastática. A perda de peso isolada tem sido correlacionada com apresentação avançada e resultado ruim nos casos de câncer pulmonar.

Em resumo, pacientes com câncer pulmonar podem se apresentar de forma assintomática ou com sintomas relativamente inespecíficos de doença pulmonar de base. Frequentemente há pistas no histórico que deveriam alertar o clínico de que o câncer pulmonar é uma possibilidade e investigações adicionais são justificadas.

ESTADIAMENTO DO CÂNCER PULMONAR

Talvez o papel mais crítico do pneumologista no tratamento do câncer pulmonar é na avaliação diagnóstica e de estadiamento do paciente. O estadiamento acurado dos pacientes com câncer pulmonar recém-diagnosticado é crítico, pois o estadiamento dita as opções de tratamento para o paciente e prediz a sobrevida. É intuitivo que doença em estágio inicial tem sobrevida muito melhor do que doença em estágio avançado. O que pode não ser tão óbvio é que estão disponíveis procedimentos simples de estadiamento para quem faz o diagnóstico que podem ajudar a estadiar acuradamente os pacientes. As opções de tratamento para câncer pulmonar atualmente evoluíram de forma que o tratamento para pacientes em diferentes estágios é muito diferente. De forma geral, estágio I (câncer pulmonar em estágio inicial) é tratado apenas com cirurgia. Câncer pulmonar em estágio II (um estágio menos comum, intermediário entre inicial e localmente avançado) é tratado com cirurgia seguida de quimioterapia adjuvante. Estágios IIIA e B (câncer pulmonar localmente avançado) são tratados com combinação de quimioterapia e radioterapia e o estágio IV (doença metastática) é tratado apenas com quimioterapia. No entanto, há exceções importantes a essas regras gerais que são discutidas mais adiante nesse capítulo.

O estadiamento de *câncer pulmonar de não pequenas células* (CPNPC) utilizando a classificação *tumor-linfonodo-metástase* (TNM) sofreu uma grande revisão em 2007.[33,34] O novo sistema de estadiamento é notável no sentido de que é baseado em mais de 100.000 casos de câncer pulmonar de 23 instituições, 12 países e 3 continentes. Os dados são robustos, internamente validados e externamente validados contra os registros de câncer da *Surveillance Epidemiology and End Results*.[33] As Tabelas 53-2 e 53-3 mostram os descritores atuais de TNM e agrupamentos de estadiamento.

Há diversas mudanças importantes adotadas na revisão de 2007. As principais modificações estão na classificação do T e M; o N permanece o mesmo. Na classificação do T, verificou-se o que o tamanho do tumor é um fator prognóstico importante e o fator T foi subdividido baseado em cinco critérios de tamanho diferentes. Devido a melhor sobrevida do que se pensava anteriormente, um tumor primário com nódulos satélites no mesmo lobo foi reclassificado de T4 para T3 e um tumor com nódulos adicionais em um lobo diferente do pulmão ipsilateral foi mudado da designação M1 para T4. Essa alteração em classificação e estágio permite que se considerem mais pacientes para a cirurgia. Derrame pleural maligno foi reclassificado de doença T4 (ou estágio IIIB) para M1, pois se verificou que a sobrevida de pacientes nesse grupo se assemelha mais à sobrevida daqueles com doença metastática do que com doença localmente avançada. Outra alteração significativa é que o M é agora dividido em M1a (doença metastática limitada ao tórax) e M1b (doença metastática extratorácica), pois se verificou que a sobrevida é melhor

Tabela 53-2 Descritores de Tumor-Linfonodo-Metástase (TNM) na 7ª Edição Revisada da Classificação TNM do Câncer de Pulmão

T (TUMOR PRIMÁRIO)	
TX	O tumor primário não pode ser avaliado ou tumor detectado pela presença de células malignas no escarro ou lavado brônquico, mas não visualizado por exames de imagem ou broncoscopia
T0	Sem evidência de tumor primário
Tis	Carcinoma *in situ*
T1	Tumor com ≤3 cm em sua maior dimensão, circundado por pulmão ou pleura visceral, sem evidência broncoscópica de invasão mais proximal do que brônquio lobar (não em brônquio principal)*
T1a	Tumor com ≤2 cm em sua maior dimensão
T1b	Tumor entre 2 e 3 cm em sua maior dimensão
T2	Tumor >3 cm mas ≤7 cm ou tumor com qualquer uma das seguintes características (tumores T2 com essas características são classificados como T2a se <5 cm) Envolve brônquio principal, distal ≥2 cm da carina Invade pleura visceral Associado com atelectasia ou pneumonia obstrutiva que se estende à região hilar, mas não envolve todo o pulmão
T2a	Tumor > 3 e ≤5 cm em sua maior dimensão
T2b	Tumor > 5 e ≤ 7 cm em sua maior dimensão
T3	Tumor > 7 cm ou que invada diretamente qualquer uma das seguintes estruturas: parede torácica (incluindo tumores do sulco superior), diafragma, nervo frênico, pleura mediastinal, pericárdio parietal; ou tumor no brônquio principal <2 cm distal da carina* mas sem envolvimento da carina; ou associado com atelectasia ou pneumonia obstrutiva de todo o pulmão ou nódulo(s) separado(s) no mesmo lobo
T4	Tumor de qualquer tamanho que invada qualquer uma das estruturas seguintes: mediastino, coração, grandes vasos, traqueia, nervo laríngeo recorrente, esôfago, corpo vertebral, carina; nódulo(s) distinto(s) em lobo diferente ipsilateral
N (LINFONODOS REGIONAIS)	
NX	Não foi possível avaliação dos linfonodos regionais
N0	Ausência de metástase em linfonodo regional
N1	Metástase em linfonodos peribrônquico ipsilateral e/ou hilar ipsilateral e linfonodos intrapulmonares, incluindo envolvimento por extensão direta
N2	Metástase em linfonodo(s) mediastinal(ais) ipsilateral(ais) e/ou subcarinal(ais)
N3	Metástase em linfonodo(s) mediastinal(ais) contralateral(ais), hilar(es) contralateral(ais), escaleno(s) ipsilateral(ais) ou contralateral(ais) ou em supraclavicular(es)
M (METÁSTASE À DISTÂNCIA)	
MX	Não foi possível avaliação de metástase à distância
M0	Ausência de metástase à distância
M1	Metástase à distância
M1a	Nódulo(s) distinto(s) em lobo contralateral; tumor com nódulos pleurais ou efusão pleural (ou pericárdica) maligna[†]
M1b	Metástase à distância

*A disseminação superficial incomum do tumor de qualquer tamanho com seu componente invasivo limitado à parede brônquica, que pode se estender proximalmente ao brônquio principal, também é classificada como T1.
[†]A maior parte das efusões pleurais (e pericárdicas) em paciente com câncer pulmonar é devida ao tumor. Em alguns pacientes, no entanto, diversas avaliações citopatológicas de fluido pleural (pericárdico) são negativas para tumor e o fluido não é sanguinolento nem um exsudato. Onde esses elementos e avaliação clínica ditam que a efusão não está relacionada com o tumor, a efusão deveria ser excluída como elemento de estadiamento e o paciente deveria ser classificado como T1, T2, T3 ou T4.
De Goldstraw P, Crowley J, Chansky K, et al: The IASLC Lung Cancer Staging Project. *J Thorac Oncol* 2:709, 2007.

Tabela 53-3 Comparação do Agrupamento de Estágio: Descritores do Manual de Estadiamento AJCC da 6ª versus 7ª Edição, Categorias T e M e Agrupamentos dos Estágios

Descritor T e M (6ª edição)	Descritor T e M (7ª edição)	N0	N1	N2	N3
T1 (≤2 cm)	T1a	IA	IIA	IIIA	IIIB
T1 (>2 até 3 cm)	T1b	IA	IIA	IIIA	IIIB
T2 (≤5 cm)	T2a	IB	**IIA**	IIIA	IIIB
T2 (>5 até 7 cm)	T2b	**IIA**	IIB	IIIA	IIIB
T2 (>7 cm)	T3	**IIB**	**IIIA**	IIIA	IIIB
T3 (invasão)	T3	IIB	IIIA	IIIA	IIIB
T4 (nódulos no mesmo lobo)	T3	**IIB**	**IIIA**	**IIIA**	IIIB
T4 (extensão)	T4	**IIIA**	**IIIA**	IIIB	IIIB
M1 (pulmão ipsilateral)	T4	**IIIA**	**IIIA**	**IIIB**	**IIIB**
T4 (efusão pleural)	M1a	**IV**	**IV**	**IV**	**IV**
M1 (pulmão contralateral)	M1a	IV	IV	IV	IV
M1 (distante)	M1b	IV	IV	IV	IV

O negrito indica alteração da sexta edição em uma categoria em particular do TNM.

De Goldstraw P, Crowley J, Chansky K, et al: The IASLC Lung Cancer Staging Project: Proposals for the revision of the TNM stage groupings in the forthcoming (seventh) edition of the TNM classification of malignant tumours. J Thorac Oncol 2:706-714, 2007.

naqueles pacientes com doença metastática confinada ao tórax comparado àqueles com metástases extratorácicas.

Enquanto que o sistema de estadiamento TNM é aplicado ao CPNPC, uma versão mais simplificada é aplicada nos pacientes com *câncer pulmonar de pequenas células* (CPPC). Nessa classificação, os pacientes são classificados como tendo doença limitada ou extensa. *Doença limitada* (DL) é uma doença limitada a um hemitórax, apesar de que pode incluir linfadenopatia supraclavicular e mediastinal. *Doença extensa* (DE) é qualquer doença fora do hemitórax. A implicação dessa classificação é que DL é tratada com quimioterapia e radioterapia e DE é tratada apenas com quimioterapia.[35] Derrame pleural maligno pode tecnicamente ser categorizado como DL na classificação do estadiamento para CPPC se o paciente possui os critérios. No entanto, para todos os efeitos, pacientes com efusão pleural maligna e CPPC possuem as mesmas características daqueles com DE e os grupos grandes cooperativos de estudos têm-nos tratado como tal.

Algumas particularidades importantes para o estadiamento estão descritas em detalhes posteriormente neste capítulo. No entanto, há certos pressupostos do estadiamento que devem ser enfatizados. Antes de classificar um paciente dentro de determinado estágio, o clínico deveria fazer todo o esforço para verificar quaisquer achados radiológicos não invasivos com confirmação de malignidade do tecido. Isso é particularmente importante quando a ressecção cirúrgica seria excluída baseada em testes radiológicos não invasivos. Assim, um paciente que poderia ser submetido à ressecção cirúrgica exceto por uma única anormalidade suspeita de metástase deve ter confirmação dessa anormalidade tecidual antes de ser considerado irressecável. Conforme é destacado posteriormente no capítulo, nenhum exame radiológico não invasivo é infalível. Em estudos do mediastino, achados falso-positivos variam de 12% nos *scans* de *tomografia de emissão positrônica* (PET – do inglês *positron emission tomography*) a cerca de 20% nos *scans* de TC com menor proporção de falso-positivos utilizando-se PET-TC integrados, ao custo de menor sensibilidade.[36,37] Portanto, dependência apenas do *scan* para predizer malignidade simplesmente não é apropriado.

O estadiamento pode ser feito por diversos estudos não invasivos e invasivos. A escolha do estudo mais apropriado depende do clínico e é baseada na apresentação do paciente. Alguns pacientes – por exemplo, aqueles com nódulos pulmonares solitários isolados – podem ser encaminhados para ressecção cirúrgica imediata como manobra tanto diagnóstica quanto terapêutica. Outros, como aqueles com *status* de desempenho extremamente ruim ou naqueles em que se suspeita de doença amplamente metastática, podem não ser submetidos a nenhum teste. A próxima seção apresenta uma discussão dos atributos de cada uma das opções de estadiamento disponíveis, divididas em técnicas não invasivas e invasivas.

TÉCNICAS NÃO INVASIVAS DE ESTADIAMENTO

RADIOGRAFIA DE TÓRAX

Muitos cânceres de pulmão são detectados inicialmente por radiografia simples de tórax. Em certas situações, a radiografia de tórax pode ser suficiente para detectar disseminação para o mediastino. Por exemplo, a presença de linfadenopatia proeminente nas áreas mediastinais superior ou contralateral pode ser considerada evidência adequada de doença metastática para descartar avaliação de imagem do tórax posterior. Isso pode ser particularmente verdadeiro se o paciente está muito doente ou não está disposto a realizar nenhum tipo de tratamento. Ainda assim, a maior parte dos pacientes deveria ser submetida à *scan* de TC, a menos que estejam tão debilitados que não haja planos de avaliação ou tratamento futuro. A radiografia torácica é simplesmente uma medida muito insensível de envolvimento dos linfonodos mediastinais com o câncer pulmonar e assim costumam ser necessárias mais avaliações não invasivas ou invasivas.

TOMOGRAFIA COMPUTADORIZADA DE TÓRAX

A vasta maioria dos pacientes que se apresentam com câncer pulmonar irá ser submetida à TC torácica, a qual pode confirmar a suspeita de câncer pulmonar ou levantar a suspeita de outro diagnóstico. A TC é útil para definir tamanho, localização e características da massa primária (p. ex., circunscrita, espiculada, calcificada), presença ou ausência de linfadenopatia e se realizada até as glândulas adrenais, presença de anormalidades no fígado e glândulas adrenais. As estruturas ósseas da cavidade torácica também podem ser avaliadas pela TC torácica.

A TC torácica é a modalidade não invasiva mais disponível e comumente utilizada na avaliação do mediastino no câncer pulmonar. Diversos estudos de TC foram realizados comparando estadiamento clínico por TC com os "padrões-ouro" de mediastinoscopia ou cirurgia. Os resultados demonstraram que, independente do tamanho utilizado do linfonodo como corte para definir adenopatia maligna, os achados de TC isolados não puderam ser considerados evidências conclusivas de que os linfonodos apresentavam malignidade. Em outras palavras, em todos os estudos, há número significativo de casos falso-positivos detectados pela TC. A grande maioria dos relatos que avaliou a acurácia da TC para o estadiamento de linfonodo mediastinal empregou administração de material de contraste intravenoso. Apesar de o contraste não ser absolutamente necessário para realização de TC torácica para essa indicação, é útil na distinção entre estruturas vasculares e linfonodos, bem como para delinear invasão mediastinal de tumores com localização central. O critério mais aceito para linfonodo anormal na TC é um linfonodo com diâmetro de 1 cm ou mais no eixo menor.

O *American College of Chest Physicians* (ACCP) compilou os estudos que avaliam as características do desempenho da TC no estadiamento do mediastino em formato meta-analítico.[38] Trinta e cinco estudos foram identificados, o que compreende 5.111 pacientes avaliáveis. A sensibilidade de *pool* da TC para o estadiamento do mediastino foi 51% (95% IC, 47 a 54%) e a especificidade de *pool* foi 86% (95% IC, 84 a 88%). A taxa correspondente de probabilidade positiva e negativa foi 3,4 e 0,6, respectivamente, confirmando que a TC tem habilidade limitada para confirmar ou excluir metástase mediastinal.[38] No entanto, em virtude de a TC guiar a seleção dos nódulos para a biópsia por mediastinoscopia ou transbrônquica, aspiração por agulha transtorácica ou transesofágica, ela permanece uma ferramenta diagnóstica importante no câncer pulmonar. A limitação da avaliação do linfonodo mediastinal baseado na TC é evidente, pois em 5% a 15% dos pacientes com lesões clínicas T1N0 irá se descobrir positividade para o envolvimento do linfonodo na amostragem cirúrgica.[39] Talvez a mensagem mais importante na avaliação da acurácia da TC é que aproximadamente 40% dos nódulos considerados malignos por critérios da TC são na verdade benignos, dependendo da população do paciente.[40] A especificidade pode ser afetada por fatores clínicos como a presença de pneumonia obstrutiva.[40] Não há tamanho de linfonodo que possa determinar estágio e operabilidade de forma confiável. Quando os critérios da TC para identificação de linfonodo metastático são preenchidos, o clínico deve ainda provar, sem sombra de dúvidas, que o linfonodo de fato apresenta malignidade através de biópsia ou ressecção. Dadas as limitações de sensibilidade e especificidade imperfeitas da TC, normalmente é inapropriado depender apenas da TC para determinar o *status* do linfonodo mediastinal. Ainda assim, a TC continua a ter um papel importante e necessário na avaliação de pacientes com câncer pulmonar conhecido ou suspeito que são candidatos ao tratamento.[37]

A TC também pode ser útil na avaliação de efusão pleural em pacientes com câncer pulmonar. O *scan* da TC pode indicar a presença ou ausência de fluido, o contorno do espaço pleural e se nódulos e massas estão ou não presentes na superfície pleural. No entanto, o clínico deveria interpretar esses achados com cautela, pois doença pleural pode preceder o câncer e a presença de efusão pleural não garante que a citologia será positiva. Isso é uma questão importante do estadiamento, pois o achado de efusão pleural maligna no CPNPC é considerado evidência de doença metastática (estágio IV). Se o fluido for benigno na citologia (p. ex., representa fluido de pneumonia obstrutiva), pode então ainda ser considerada ressecção cirúrgica nesse paciente. Para resolver essa questão, foram feitas recomendações para realização de toracocentese com citologia em duas ocasiões diferentes, seguido de toracoscopia para avaliar diretamente a superfície pleural. Se o paciente permanece negativo na citologia, ele deve ser considerado então como em estágio mais baixo, não metastático, e ser tratado de acordo. A toracoscopia pode ser útil na diferenciação da extensão do envolvimento do tumor primário na pleura ou por ela, mas, por vezes, a toracotomia aberta é necessária para resolver essa questão (Cap. 24 – exclusivamente, em inglês, *on-line* – e 82).

TOMOGRAFIA DE EMISSÃO DE PÓSITRON (PET)

Talvez a adição mais notável ao arsenal de estadiamento para avaliação de câncer pulmonar seja a PET (Cap. 21). Devido a imagem ser criada através de atividade biológica das células neoplásicas, a PET é uma técnica de imagem metabólica baseada na função do tecido ao invés de sua anatomia. As células do câncer pulmonar demonstram captação aumentada de glicose e maior taxa de glicólise quando comparadas às células normais.[41] O análogo radiomarcado de glicose ^{18}F-*fludesoxiglicose* (FDG) é captado pelas células da mesma forma que a glicose, mas após fosforilação não é mais metabolizado e fica aprisionado nas células.[42] O acúmulo do isótopo pode ser identificado utilizando um detector PET. Os critérios específicos para PET *scan* anormal são valor padrão de captação maior que 2,5 ou captação na lesão que é maior do que a atividade de fundo no mediastino (Fig. 21-1F-J). Foi provado ser útil na diferenciação entre tecidos neoplásicos e normais. Em dois estudos bem realizados que avaliaram o uso de PET no pré-operatório de câncer pulmonar,[43,44] quase 20% dos pacientes tiveram estadiamento diferente após a avaliação pela PET (Fig. 21-3). No entanto, a técnica não é infalível, pois certos processos não neoplásicos, incluindo processos granulomatosos, outras doenças inflamatórias e infecções, também podem ser positivos na imagem do PET. Além disso, limitações de tamanho também podem ser um problema, com o limite menor de resolução do estudo em aproximadamente 7 a 8 mm, dependendo da intensidade de captação do isótopo nas células anormais.[43] Não se deve basear em um resultado negativo de PET para lesões menores de 1 cm na TC.

Um número crescente de estudos nos últimos anos relatou a utilidade da PET na avaliação do mediastino em pacientes com câncer pulmonar. A crescente disponibilidade da tecnologia atualmente permite que a PET seja amplamente empregado como ferramenta diagnóstica. A PET é primariamente uma avaliação metabólica e possui resolução anatômica limitada. É possível para a PET identificar cadeias de linfonodos, mas não os linfonodos individuais. A TC fornece muito mais detalhes anatômicos, mas não prove as informações funcionais fornecidas pela PET. A terceira edição das diretrizes do ACCP no câncer pulmonar revisou a complexidade ao redor da PET.[37] Enquanto a PET prove informação sobre o tumor primário, linfonodos mediastinais e locais de metástase à distância, a contribuição que faz a avaliação do estágio é influenciada por diversos fatores. Esses incluem a probabilidade do câncer, chance de metástase e a extensão que a investigação por metástases foi completada por outras modalidades.

Até o momento, houve cinco estudos controlados, randomizados para avaliar o papel da PET.[45-49] A variação nos resultados entre os estudos provavelmente foi devida a diferenças significativas entre os pacientes envolvidos, as avaliações anteriores e risco de doença avançada. Enquanto dois dos estudos demonstraram redução no número de ressecções não curativas de 40% para 20%,[46,49] outro não detectou diferença no número de toracotomias realizadas ou de locais de metástases à distância.[45] Esse último estudo envolveu primariamente pacientes em estágio I com exames de imagem extensivos pré-admissão, explicando por que não houve diferença detectada entre PET e estadiamento convencional.

Estudos baseados na população utilizando os registros do *U.S. National Cancer Data Base* e do *Surveillance, Epidemiology and End Results* sugeriram que o uso de PET teve impacto positivo na migração de classificação do estágio III para o IV.[50,51] Por outro lado, a PET adiciona pouco ao estadiamento de pacientes com cânceres em estágio I.[50,52] A PET também é de valor limitado naqueles com opacidades em vidro fosco com ou sem componente sólido, pois esses pacientes possuem baixo risco de doença metastática à distância e em linfonodo.[53]

Comparado ao estadiamento convencional, o estadiamento pela PET é, em média, 20% mais correto em identificar metástase à distância ou em linfonodo em estudos controlados, randomizados.[44-46] A confirmação dos achados na PET, no entanto, é obrigatória, pois, como é sabido para a TC, a PET pode estar errada. Com a PET também há a possibilidade de aumentar incorretamente o estágio do paciente. Ao passo que uma PET mediastinal negativa pode tornar desnecessária mediastinoscopia antes da toracotomia em algumas situações, uma PET mediastinal positiva não deveria evitar novas investigações ou a possibilidade de ressecção. No último caso, a amostragem do linfonodo ainda deve ser feita, pois não pode ser ignorada a possibilidade de um PET *scan* falso-positivo.

Onde a PET está disponível, um PET *scan* deveria ser obtido durante a avaliação do estadiamento para o câncer pulmonar.[54] Tecnologias mais novas incluem fusão PET-TC, uma única máquina que incorpora TC e PET durante o mesmo *scan*. Isso permite que o clínico obtenha imagens anatômicas (TC) e funcionais (PET) simultaneamente. Estudos sugerem uma melhora no número de pacientes estadiados corretamente com essa modalidade comparado a apenas TC ou PET.[55,56] O futuro da PET no câncer pulmonar pode também incluir seu uso para avaliar a resposta ao tratamento. Devido a imagens potencialmente falso-positivas, o tempo ideal para o acompanhamento com PET dos tratamentos irá requerer mais avaliações, especialmente quando a radiografia torácica for utilizada. Por exemplo, pode ser mais útil posteriormente no período pós-*terapia estereotáxica de radiação corporal* (TERC) (após o primeiro ano) ao invés de mais precocemente (dentro dos primeiros 3 a 6 meses).[56a]

RESSONÂNCIA MAGNÉTICA

Há poucas circunstâncias nas quais a *ressonância magnética* (RM) é uma ferramenta útil no estadiamento do câncer pulmonar. No entanto, RM pode ser útil na avaliação de tumores de sulco superior, especialmente em possível invasão do plexo braquial e avaliação de invasão vertebral.

PESQUISA POR DOENÇA METASTÁTICA

O propósito de escaneamento extratorácico no CPNPC é geralmente detectar doença metastática em locais comuns, como glândulas adrenais, fígado, cérebro e sistema esquelético, poupando assim o paciente de intervenções cirúrgicas infrutíferas.[57] A TC do tórax, TC ou RM com contraste do cérebro e imagem nuclear ^{99m}Tc do sistema esquelético são os estudos convencionais de estadiamento onde o clínico precisa avaliar em relação a possível doença metastática. O uso de PET do corpo inteiro e PET-TC para estadiamento extratorácico levou a avanço na avaliação de doença metastática. Estudos demonstram que PET e PET-TC têm desempenho melhor do que testes convencionais de estadiamento na avaliação de doença metastática para locais distantes específicos incluindo glândulas adrenais, fígado e osso. A PET revela metástases que não foram suspeitadas em 6% a 37% dos casos[58-61] (Fig. 21-4). Isso permite estadiamento TNM mais acurado,[62] troca de estágio[50,63] e alterações no manejo incluindo considerações mais apropriadas em relação a possibilidade de cirurgia.[62,64,65] A detecção de metástase cerebral é um problema para a PET, pois o fundo cerebral de captação de FDG pode mascarar o pequeno tamanho da maioria das metástases, que podem ser tanto hipermetabólicas quanto hipometabólicas.[66] Há alguma evidência que sugere que a PET-TC integrada possui acurácia próxima de TC cerebral diagnóstica.[67]

A avaliação clínica inicial pode revelar anormalidades, como sintomas anormais, achados físicos e testes sanguíneos de rotina que então levam à avaliação clínica expandida (Tabela 53-4).[57] Se um paciente tem anormalidades nessas avaliações clínicas, *scans* serão anormais em cerca de 50% dos casos. A terceira iteração das diretrizes para estadiamento de CPNPC recomenda PET para avaliação de metástases (exceto metástase cerebral) para pacientes com avaliação clínica normal e ausência de anormalidades extratorácicas suspeitas na TC de tórax sendo considerados para tratamento com intenção de cura.[37] Lesões torácicas avançadas e linfadenopatia mediastinal são variáveis importantes, pois estão associadas com outras anormalidades no *scan*.[57,68] Isso é particularmente verdadeiro para doença N2, na qual metástases assintomáticas foram documentadas em taxa mais alta do que seria esperado.[68] Apesar de diversos estudos documentarem uma maior incidência de metástases cerebrais em pacientes com adenocarcinoma do que naqueles com cânceres de células escamosas,[69,70] o dado com maior número de pacientes nos estágios I e II de câncer pulmonar não observou essa diferença.[71]

Diversas ressalvas importantes precisam ser consideradas na busca por doença metastática. Primeiro e mais importante, há um problema com *scans* falso-positivos. Estão presentes na população geral adenomas adrenais (presentes em 2% a 9% da população geral), cistos hepáticos, doença degenerativa das articulações, fraturas antigas e uma variedade de lesões cerebrais que ocupam espaço, não metastáticas.

Tabela 53-4 Avaliação Clínica Expandida

SINTOMAS OBTIDOS PELO HISTÓRICO
Constitucional – perda de peso >10 lb (>4,5 kg)
Musculoesquelético – dor esquelética focal
Neurológico – dores de cabeça, síncope, convulsões, fraqueza em extremidades, alteração recente no estado mental
SINAIS ENCONTRADOS NO EXAME FÍSICO
Linfadenopatia (>1 cm)
Rouquidão, síndrome da veia cava superior
Dor óssea
Hepatomegalia (>13 cm de abrangência)
Sinais neurológicos focais, papiledema
Massa em tecidos moles
TESTES LABORATORIAIS DE ROTINA
Hematócrito <40% no homem
Hematócrito <35% na mulher
Fosfatase alcalina, GGT, AST e cálcio aumentados

AST, aspartato aminotransferase; GGT, gama glutamil transpeptidase.

Quando há indicação clínica, são realizados estudos de imagem adicionais, biópsias ou ambos para estabelecer o diagnóstico. No entanto, complicações e custos resultantes dessas investigações subsequentes têm recebido menos atenção.[72] Também há o problema de *scans* falso-negativos, *scans* que falham em detectar as metástases. Por exemplo, em um estudo com TC de glândulas adrenais, Pagani[73] encontrou CPNPC metastático por biópsia percutânea em 12% das glândulas radiologicamente normais. Outro problema é que estudos nessa área com frequência falham em especificar exatamente quais elementos perfazem a avaliação clínica pré *scan* ou o fato de que os estudos utilizam indicadores clínicos diferentes. Por exemplo, são importantes achados específicos para aquele órgão como dor de cabeça e queixas não específicas de um órgão como perda de peso.[74,75] Além disso, em muitos estudos, não foram feitas biópsias para provar a doença metastática nos casos de achados anormais nos *scans*. Finalmente, há poucos estudos prospectivos randomizados e de resultado para guiar o uso apropriado e interpretação de *scan* extratorácico. É esperado que estudos cuidadosos venham a melhorar os procedimentos em pacientes com câncer pulmonar.

Exame de Imagem da Adrenal e do Fígado

É relativamente comum encontrar massas nas adrenais em TC de rotina, mas muitas dessas lesões provavelmente não estão relacionadas ao processo maligno. Uma massa unilateral em adrenal em um paciente com CPNPC é mais provável que seja uma metástase do que uma lesão benigna, de acordo com alguns estudos,[76,77] mas não de acordo com outros.[78,79] No cenário de CPNPC T1N0 clínico, os adenomas predominam,[80,81] enquanto no cenário de tumores intratorácicos grandes ou outras metástases extratorácicas, metástases adrenais são mais comuns.[77,82] Muitos estudos sugerem que o tamanho de uma anormalidade adrenal unilateral na TC é um preditor importante de disseminação metastática, mas isso não é um achado universal.[83] Lesões maiores do que 3 cm têm maior probabilidade de significar metástase, mas ainda é possível doença benigna.

Para massas adrenais, TC, RM, PET, biópsia percutânea e até adrenalectomia podem ser utilizadas no auxílio da diferenciação entre doença benigna e maligna. Lesões bem definidas, de baixa atenuação (gordurosas) com halo suave em TC sem contraste têm maior probabilidade de serem adenomas,[84-86] mas a aparência na TC de muitas lesões é insuficiente para a distinção.[84] *Scans* de acompanhamento com TC repetidos, ultrassonografia seriada, RM (especialmente com técnicas de *chemical shift* e dinâmicas com gadolínio[87]) ou *scan* com 6-β-iodo-^{131}I-metil-norcolesterol[88] podem às vezes auxiliar na distinção crítica entre doença metastática e adenoma. Um estudo demonstrou a utilidade de PET-TC na diferenciação entre massas em adrenal benigna e metastática maligna em pacientes com câncer pulmonar.[89] Em 110 massas em adrenal com tamanho entre 0,5 a 6,3 cm, a sensibilidade, especificidade e acurácia para detecção de doença metastática foi de 97% (74 de 76), 94% (31 de 34) e 95% (105 de 110), respectivamente. O valor preditivo positivo foi 95% (74 de 77) e o valor preditivo negativo foi 94% (31 de 33).

A biópsia percutânea da adrenal é relativamente segura e um meio eficaz de se obter um diagnóstico definitivo em casos duvidosos e é especialmente importante quando a histologia da massa na adrenal irá determinar o manejo subsequente.[90,91] No entanto, esse procedimento pode ser não diagnóstico ou inviável devido a restrições anatômicas. Quando resulta material insuficiente da biópsia, deve-se considerar repetição da aspiração ou até adrenalectomia.[83,84]

A maior parte das lesões hepáticas são cistos benignos e hemangiomas, mas TC com contraste intravenoso (ou ultrassom) costuma ser necessária para estabelecer o diagnóstico provável.[39] A biópsia percutânea pode ser feita quando é necessária certeza do diagnóstico. A PET pode detectar metástases hepáticas com acurácia diagnóstica entre 92% a 100%, com raros resultados falso-positivos; no entanto, os dados com CPNPC atualmente são limitados.[92-94]

Exame de Imagem do Cérebro

Na maioria dos estudos, o rendimento da TC/RM do cérebro em pacientes com CPNPC com exame clínico negativo é de 0% a 10%,[57,95-100] tornando o teste, possivelmente, pouco rentável.[101] O valor preditivo negativo da avaliação clínica nesse cenário é 95% (variação de 91% a 96%).

Foi descrita uma associação de achados positivos entre metástase cerebral e doença N2 no tórax e adenocarcinoma.[70,97,99] É relatada taxa de falso-negativo de 3%, na qual pacientes retornam com metástase cerebral dentro de 12 meses do *scan* original.[99] *Scans* falso-positivos podem ser um problema em até 11% dos casos devido a abscessos cerebrais, gliomas e outras lesões[102], portanto a biópsia pode ser essencial em casos nos quais o manejo é criticamente dependente da histologia da lesão cerebral.

A RM é mais sensível do que a TC de cérebro e capta mais lesões e lesões menores,[103] mas, em alguns estudos, isso não se traduziu em diferença clinicamente significativa em termos de sobrevida.[104] Apesar de estudos mostrarem que a RM pode identificar *lesões* cerebrais adicionais em um paciente em particular, não há estudos que mostrem que a RM é melhor que a TC em sua habilidade de identificar *pacientes* adicionais com metástase cerebral de câncer pulmonar. Portanto, a TC é uma modalidade aceitável para avaliação de pacientes com intuito de pesquisar doença metastática.[37] No entanto, a RM permanece como modalidade preferida em muitos centros.

Exame de Imagem do Osso

São preocupações comuns as anormalidades falso-positivas em cintilografia óssea com radionuclídeo devido à frequência de lesão esquelética degenerativa e traumática e à dificuldade na obtenção de diagnóstico definitivo através de acompanhamento de imagem ou biópsia. Com uma avaliação clínica negativa, o valor preditivo negativo para exame de imagem ósseo com radionuclídeo é 90%. A PET possui excelentes características de desempenho na determinação de metástase óssea com especificidade, sensibilidade, valor preditivo negativo e preditivo positivo maiores do que 90%.[94,105] A acurácia da PET foi superior ao *scan* ósseo com radionuclídeo em estudos de comparação direta.[106-108]

RESUMO

O estadiamento não invasivo do câncer pulmonar depende da avaliação clínica e diversos estudos de estadiamento prontamente disponíveis. O clínico deve ser cauteloso com *scans* anormais que podem falsamente sugerir doença metastática para o mediastino e locais distantes. A confirmação do tecido pelos meios que forem necessários é a regra e não exceção antes da decisão do estágio correto e tratamento mais apropriado. Se o paciente possui achados clínicos indicativos de doença metastática, são necessárias mais avaliações, pois em quase 50% das vezes o paciente terá metástase. Mesmo que a avaliação clínica esteja normal e a imagem não demonstre anormalidades extratorácicas suspeitas, a PET deve ser feita, onde ela é disponível, naqueles que se está considerando tratamento com intenção de cura.[37]

TÉCNICAS INVASIVAS DE DIAGNÓSTICO E ESTADIAMENTO

Há uma variedade de métodos que podem ser utilizados para diagnosticar e estadiar os pacientes com câncer pulmonar. Em algumas circunstâncias, isso é obtido através de um único teste. Por exemplo, uma biópsia percutânea positiva (ou aspiração por agulha fina endoscópica guiada por ultrassom) da glândula adrenal realizada como um primeiro teste em paciente com uma massa no pulmão irá fornecer simultaneamente tanto o diagnóstico quanto o estadiamento (estágio IV). Deve-se fazer o máximo de esforço para utilizar o procedimento menos invasivo, mais acurado para acelerar o tratamento do paciente, para minimizar desconforto e inconveniência do paciente e para garantir que o tratamento mais apropriado seja realizado.

CITOLOGIA DO ESCARRO

A citologia do escarro é o método menos invasivo para obtenção de um diagnóstico de câncer pulmonar. Sua acurácia depende da experiência da equipe de assistência à saúde na obtenção da amostra (são necessárias três amostras), a técnica de preservação e o tamanho e localização da lesão. Lesões centrais têm maior chance de resultar em citologia positiva do que as lesões periféricas.[109] A citologia do escarro deveria ser obtida em todos os pacientes com lesões centrais que são considerados de risco para técnicas de biópsia mais invasivas e considerada naqueles com hemoptise com ou sem massa na radiografia torácica. Revisões sistemáticas previamente publicadas resumem as características de desempenho da citologia do escarro para o diagnóstico na suspeita de câncer pulmonar.[109,110] As variações de sensibilidade e especificidade foram de 42% a 97% e 68% a 100%, respectivamente. A acurácia da citologia do escarro é altamente variável, de forma que em pacientes com suspeita de câncer pulmonar, com citologia de escarro negativa, é recomendado realização de mais testes.[53]

ASPIRAÇÃO POR AGULHA TRANSTORÁCICA

A *aspiração por agulha transtorácica* (AATT), geralmente com auxílio do ultrassom (Fig. 19-3), TC ou fluoroscópio, é um método conveniente e relativamente seguro de diagnosticar a massa tumoral primária e estabelecer um diagnóstico de câncer pulmonar (Figs. 19-1 e 19-6). Como regra geral, se uma lesão tem menos do que 3 cm de tamanho e lateral à linha médio-clavicular a AATT, deveria ser considerada caso seja necessário o diagnóstico do tecido. Um ponto importante em relação a AATT ou outras técnicas de biópsia não cirúrgicas para lesões pulmonares periféricas é que elas não trazem benefício pré-operatório, pois não eliminam a necessidade de cirurgia na maioria dos casos.[111] Para um paciente com um nódulo pulmonar isolado com suspeita de malignidade (p. ex., lesão não calcificada, espiculada em lobo superior em um paciente que é fumante há um longo tempo), diagnóstico, estadiamento e terapia podem ser realizados simultaneamente com uma toracotomia e ressecção cirúrgica. Assim, a AATT pode ser essencial apenas em determinadas situações: pacientes que não são bons candidatos à cirurgia, mas precisam de diagnóstico do tecido antes do tratamento; pacientes nos quais há forte suspeita de lesão não cancerígena (Fig. 19-7); pacientes que pedem que o diagnóstico de câncer seja confirmado antes de considerar a cirurgia e pacientes com grande probabilidade de doença metastática (Fig. 19-2). A sensibilidade e especificidade da AATT são de 90% e 97%, respectivamente[109] (Cap. 19).

Um problema da AATT é o risco de pneumotórax. Diversas investigações relataram um risco de pneumotórax de 15% a 45% para AATT guiada por TC.[17,112-114] Apesar de pneumotórax poder levar a comprometimento hemodinâmico sem toracostomia terapêutica com tubo, na maioria dos casos de pneumotórax secundário à AATT, o tratamento não é necessário.[115] Os fatores primários que foram demonstrados no aumento de risco ou incidência do pneumotórax são a presença de enfisema, uma lesão de tamanho menor e maior profundidade da penetração da agulha da superfície pleural até a extremidade da lesão.

BRONCOSCOPIA POR FIBRA ÓPTICA

Mais de 50% dos pacientes com câncer pulmonar avançado terão envolvimento das vias aéreas centrais, por doença endobrônquica proeminente, extensão nas vias aéreas ou compressão extrínseca das vias aéreas pelo tumor ou por linfadenopatia.[116] Pacientes com suspeita ou confirmação de câncer pulmonar podem ter sintomas devido ao envolvimento endobrônquico que requer inspeção da via aérea com broncoscopia: falta de ar, sibilância unilateral, hemoptise e tosse. Lesões endobrônquicas podem ser facilmente visualizadas e biopsiadas através de broncoscópio flexível. O rendimento com três biópsias ou mais deve atingir 100% para lesões com localização central.[117,118] Dados de 4.507 pacientes revelaram que biópsias endobrônquicas centrais fornecem a maior sensibilidade (74%), seguida por escovas (61%) e lavados (47%).[109] A combinação provê um diagnóstico em 88% dos casos.[109] A aspiração por agulha endobrônquica pode ser útil especialmente quando há um halo de debris necróticos circundando uma lesão maligna endobrônquica, pois a penetração tecidual mais profunda pode acessar células tumorais viáveis. A adição de aspiração por agulha endobrônquica às biópsias com fórceps e escovas pode melhorar a sensibilidade para 95% no diagnóstico de câncer endobrônquico.[119,120]

Lesões na Submucosa e Peribrônquicas

Quando o câncer pulmonar se apresenta com infiltração na submucosa ou compressão extrínseca da doença peribrônquica, a biópsia endobrônquica com fórceps possui menor rendimento (55%) do que a *aspiração por agulha transbrônquica* (AATB) (71%).[121] Nessas situações, a mucosa normal está obscurecida e a superfície é substituída por vasos colaterais brônquicos e tecido de superfície mais firme, o qual pode precisar ser penetrado para atingir as células malignas. Além disso, tumor peribrônquico pode não estar acessível para biópsia com fórceps. AATB pode ser mais eficaz se a lesão estiver próxima o suficiente da árvore traqueobrônquica para ser atingida por agulha com comprimento de 1,3 a 1,5 cm. Em casos assim onde um erro de amostragem pode ser alto, rendimentos diagnósticos podem ser melhorados com combinação de diferentes métodos ou utilizando *ultras-*

som endobrônquico (EBUS – do inglês endobronchial ultrasound) -AATT, que oferece as vantagens do ultrassom em tempo real e comprimento ajustável da agulha até 4 cm.

Broncoscopia Navegacional

A broncoscopia navegacional fornece uma opção nova para o diagnóstico de lesões pulmonares periféricas (ver Cap. 22). Apresenta risco menor de pneumotórax comparado à AATT e rendimento diagnóstico maior para lesões periféricas comparado com broncoscopia tradicional.[122] De forma geral, há três tipos de broncoscopia navegacional: (1) ultrassonografia endobrônquica com sonda radial, que é USEB convencional radial utilizando guias que permitam o uso de ferramentas de biópsia após a localização do alvo; (2) broncoscopia virtual, que cria um "mapa do caminho" baseado em TC sobreposto nas imagens endoscópicas em tempo real e (3) broncoscopia navegacional eletromagnética, a qual usa um sistema de navegação virtual com dispositivos manobráveis.[123] Foi mostrado que uma combinação de técnicas navegacionais aumentou o rendimento diagnóstico (88%) quando comparado com apenas ultrassonografia endobrônquica com sonda radial ou broncoscopia navegacional eletromagnética.[124] Um estudo com meta-análise relatou o perfil de acurácia e efeitos colaterais de todos os procedimentos broncoscópicos guiados disponíveis. Em 39 estudos, os quais em conjunto incluíram mais de 3.000 pacientes, o rendimento diagnóstico foi de aproximadamente 70% (com ampla variação) e a taxa de pneumotórax foi menos de 2% (necessidade de inserção de tubo torácico menos de 1%).[125] Além disso, a navegação pode ser utilizada para colocação de marcadores confiáveis para tratamentos com radiação estereotáxica.[126]

Broncoscopia para Estadiamento do Câncer Pulmonar

Inicialmente, o papel da broncoscopia no estadiamento do câncer pulmonar era limitado à determinação do *status* T (tumor). Atualmente a broncoscopia tem papel crucial na determinação de metástase do tumor em linfonodos mediastinais, dessa forma contribuindo para um método de estadiamento acurado e minimamente invasivo para o câncer pulmonar.

O uso da tradicional AATB no estadiamento do câncer pulmonar foi relatado como sendo sensível e específico no diagnóstico de disseminação do câncer para os linfonodos.[127-129] A sensibilidade geral da AATB para o CPNPC é 78% e a especificidade é 99%.[130] O método padrão para realização de AATB começa com *scan* de TC do tórax para guiar a aspiração por agulha no grupo mais comprometido de linfonodos. Lesões localizadas pela TC podem ser avaliadas com broncoscopia pela mensuração do número de cortes da TC acima ou abaixo da carina (ou outro ponto de referência da via aérea) e colocação da agulha na distância necessária acima ou abaixo da referência correspondente ao número de cortes da TC. Na realização de AATB invariavelmente surge a questão sobre o número de passadas negativas a serem feitas antes de parar. Por diversas razões, como conforto e segurança do paciente, necessidade de sedação e tempo gasto pela equipe médica, é imperativo administrar o tempo para a broncoscopia. Foi demonstrado que um platô no rendimento para malignidade é alcançado após sete passadas com a agulha pelo linfonodo.[131] Não é possível exagerar na ênfase da importância de um citopatologista qualificado e experiente no local. Foi mostrado que a interpretação meticulosa por esses indivíduos que estão disponíveis para avaliação rápida no local melhorou o rendimento da AATB.[132] Com o auxílio desses indivíduos, a adequação da amostragem pode ser rigorosamente avaliada. Todas as amostras devem conter preponderância de linfócitos para definir uma amostra verdadeiramente do linfonodo. Amostras sem linfócitos devem ser consideradas insatisfatórias e a presença de epitélio respiratório deve levantar preocupação em relação à contaminação.

A AATB permite amostragem minimamente invasiva do mediastino e linfonodos hilares e potencialmente evita procedimentos mais invasivos como mediastinoscopia, mediastinotomia e toracotomia aberta. Não há dúvida de que o uso combinado de AATB e TC pode melhorar não apenas o diagnóstico, mas também a avaliação do estadiamento do câncer pulmonar. No entanto, até o momento, tem havido grande variabilidade no treinamento e uso desse procedimento útil. Certas técnicas que permitam maior rendimento também são dependentes do operador. Consulte o Capítulo 22 para uma discussão aprofundada sobre broncoscopia.

ULTRASSOM ENDOSCÓPICO

O *ultrassom endoscópico* (USE) é outra modalidade que impactou significativamente o estadiamento de câncer pulmonar, primariamente devido a sua habilidade superior em amostrar o mediastino posterior através da parede do esôfago. Atualmente é realizado USE com aspiração por agulha fina, utilizando-se ultrassom em tempo real. Em análises em conjunto de 2.433 pacientes com câncer pulmonar e adenopatia mediastinal, o USE teve sensibilidade e especificidade de 89% e 100%, respectivamente.[37,130,133-156] Em pacientes com câncer pulmonar nos quais não foi observada adenopatia na TC, o USE revelou amostrar linfonodos tão pequenos quanto 3 mm de diâmetro. Isso é útil dada a alta incidência de metástases encontradas em linfonodos com tamanho normal no câncer pulmonar.[157] Baseado em estudos cirúrgicos, pode ser possível predizer a localização da metástase em linfonodo mediastinal em certo nível baseado na localização do tumor. Essa relação pode influenciar o uso de USE em alguns pacientes sem adenopatia na TC torácica. As vias linfáticas favorecem a disseminação para linfonodos da janela aortopulmonar de tumores no lobo superior esquerdo e para linfonodos subcarinais de lesões em lobo inferior direito e esquerdo.[158] O USE tem sido estudado em pacientes com câncer pulmonar conhecido sem aumento dos linfonodos mediastinais na TC e detectou envolvimento mediastinal (doença em estágios III ou IV) em até 42% dos casos.[159]

Além disso, o USE possui a vantagem de ser capaz de estadiar o câncer pulmonar de locais fora do mediastino. O lobo esquerdo do fígado, uma parte substancial do lobo direito do fígado e a adrenal esquerda (mas não a direita) podem ser identificados e amostrados em 97% dos pacientes.[160] Ainda, efusões pleurais esquerdas podem ser visualizadas e amostradas durante um procedimento de USE. O USE está cada vez mais sendo combinado com EBUS para estadiamento minimamente invasivo de câncer pulmonar.[161]

ULTRASSOM ENDOBRÔNQUICO

Talvez a melhor adição ao arsenal para o estadiamento de câncer seja o *ultrassom endobrônquico com aspiração por agulha transbrônquica* (EBUS-AATB). O EBUS-AATB é indicado para avaliação de linfonodos mediastinais e hilares e para o diagnóstico de tumores em pulmão e mediastino. Pode ser utilizado para amostrar os linfonodos mediastinais mais altos (cadeia 1), paratraqueais superiores (cadeia 2R, 2L), paratraqueais inferiores (cadeia 4R, 4L), subcarinais (cadeia 7), bem como os hilares (cadeia 10) e interlobares (cadeia 11) (Fig. 53-1A). As cadeias de linfonodos para-aórtico (cadeia 6), janela aortopulmonar ou subaórtica (cadeia 5), ligamento paraesofágico (cadeia 8) e ligamento pulmonar (cadeia 9) não costumam ser acessíveis por essa técnica (Fig. 53-1B). A análise em conjunto de 2.756 pacientes mostra que o EBUS-AATB possui sensibilidade e especificidade de 89% e 100%, respectivamente.[37] Se um paciente se apresenta com massa pulmonar e linfadenopatia mediastinal em cadeias de linfonodos acessíveis, o EBUS-AATB deveria ser considerado como o teste de primeira escolha, pois essa modalidade pode fornecer simultaneamente o diagnóstico e o estágio. Além disso, o papel do EBUS no câncer pulmonar expandiu para incluir estadiamento mediastinal pré-operatório e aquisição de tecido para análise molecular, além da imuno-histoquímica.[162-164]

A combinação de USE e EBUS mostrou rendimento melhor do que qualquer uma das técnicas sozinha. Uma análise em conjunto de 7 estudos e 811 pacientes mostrou sensibilidade e especificidade de 91% e 100%, respectivamente.[37,135,139,140,165-168] Esses procedimentos complementares fornecem acesso quase completo ao mediastino para o estadiamento,[135] mesmo em mediastino radiologicamente normal.[140] Entre os pacientes com (suspeita de) CPNPC, uma estratégia de estadiamento combinando endossonografia e mediastinoscopia comparado com apenas mediastinoscopia mostrou ter maior sensibilidade para metástases nodais em mediastino e levou a menos toracotomias desnecessárias.[165]

Para discussão mais detalhada de EBUS, consulte o Capítulo 22.

MEDIASTINOSCOPIA

A mediastinoscopia é o padrão-ouro histórico para estadiamento invasivo do mediastino em pacientes com suspeita ou confirmação de câncer pulmonar. No entanto, se uma pessoa habilitada está disponível, técnicas com agulha guiadas por ultrassom (EBUS-AATB, USE ou a combinação delas) são atualmente recomendadas inicialmente. Se há aumento dos linfonodos mediastinais independentemente da captação de FDG na PET ou se há captação de FDG em um linfonodo mediastinal independente de seu tamanho, deveria ser realizado um procedimento mediastinal cirúrgico antes da toracotomia apesar de negatividade em técnica com agulha. A mediastinoscopia é comumente utilizada para se obterem amostras de linfonodos das regiões paratraqueal (cadeia 4) e

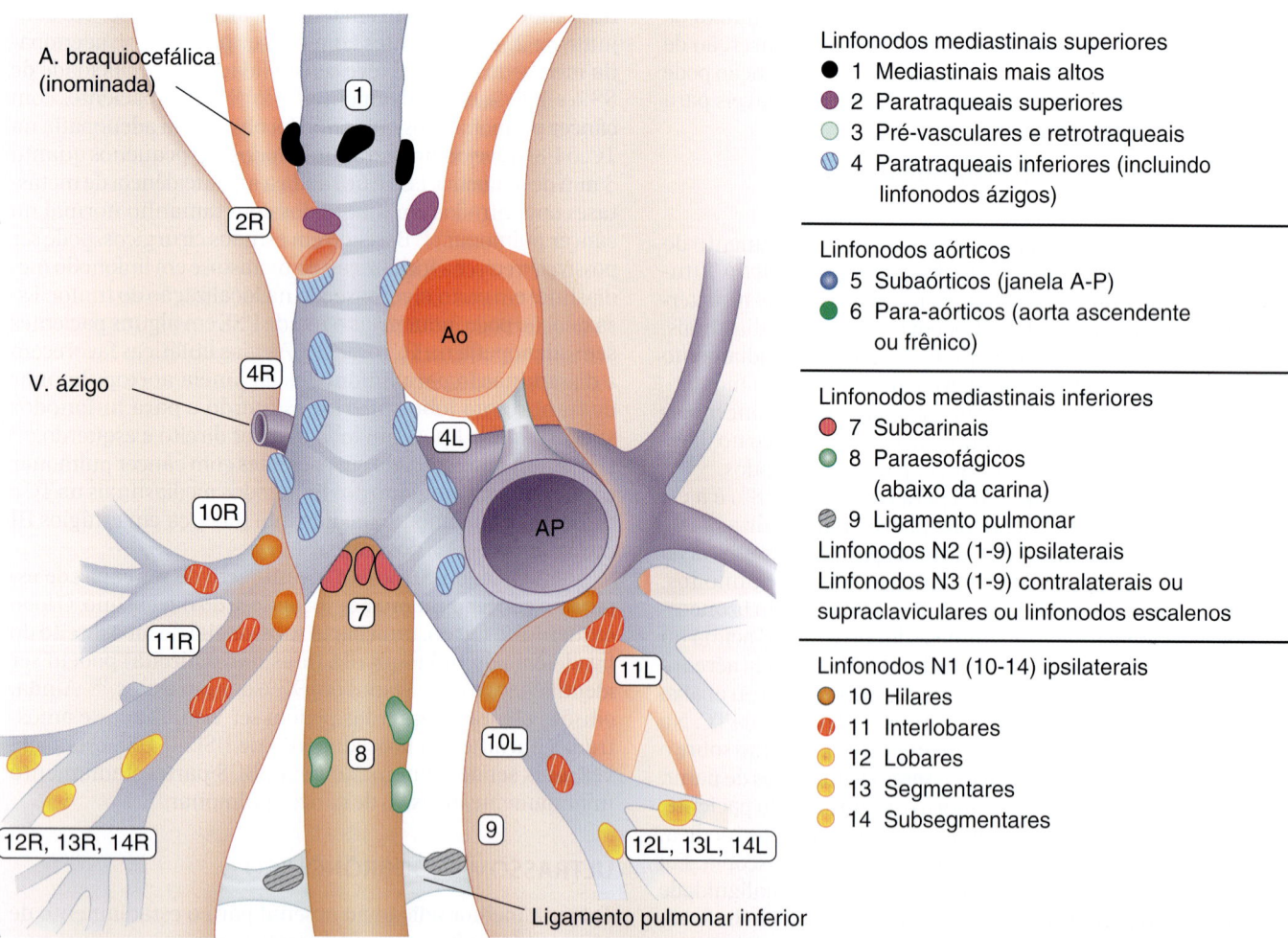

Figura 53-1 **Mapas dos linfonodos mediastinais. A** e **B**, as 14 cadeias dos linfonodos utilizadas em estadiamento do câncer pulmonar são exibidas em associação com referências anatômicas. Os linfonodos N2 estão no invólucro pleural mediastinal (1-9) e os linfonodos N1 estão fora do invólucro pleural mediastinal nas localizações hilar (10) ou intrapulmonar (11-14). a, artéria; Ao, aorta; A-P, aórtica-pulmonar; AP, artéria pulmonar; v, veia. (Adaptado de Mountain CF, Dresler CM: Regional lymph node classification for lung cancer staging. *Chest* 111:1719, 1997.)

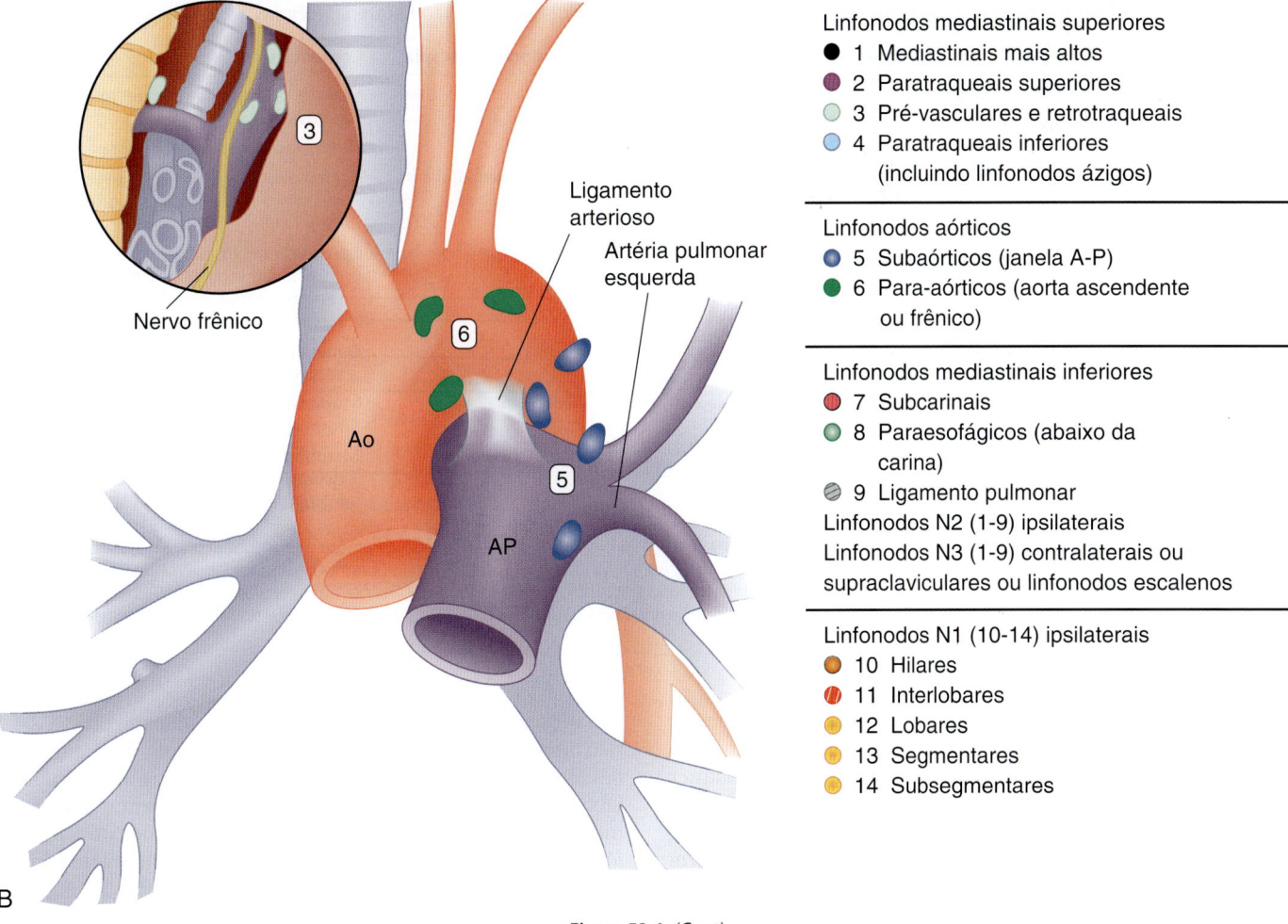

Figura 53-1, *(Cont)*

subcarinal anterior (cadeia 7) (Fig. 53-1A). Devido ao fato de a área subcarinal ser mais difícil de obter amostras, a mediastinoscopia apresenta menor rendimento para linfonodos nessa área. Uma mediastinoscopia cervical estendida pode ser realizada para atingir os linfonodos aortopulmonar e para-aórtico (cadeias 5 e 6) utilizando a mesma incisão cervical da mediastinoscopia, mas com dissecção em um plano fascial diferente. Como alternativa, uma mediastinotomia anterior (o chamado procedimento de Chamberlain) pode ser necessária para amostrar os linfonodos nessas localizações aortopulmonar e para-aórtica (cadeias 5 e 6) (Fig. 53-1B). De forma geral, a mediastinoscopia possui sensibilidade e especificidade relatadas em 78% e 100%, respectivamente.[130] A mediastinoscopia pode também diferenciar entre o envolvimento do mediastino nos estágios IIIA e IIIB, o que pode ser importante para prognóstico e terapia em potencial. Como com qualquer procedimento cirúrgico, a mediastinoscopia possui riscos e limitações. Ela requer anestesia geral, com morbidade de 2% e mortalidade de 0,08%.[130]

TRATAMENTO DO CÂNCER PULMONAR

A sobrevida geral de 5 anos para pacientes diagnosticados com câncer pulmonar é de apenas 14%.[169] Não houve mudança substancial desde a década de 1980. As curvas de sobrevida variam de acordo com o estágio, com sobrevida muito melhor dos pacientes em estágios mais iniciais do que naqueles com estágio avançado da doença. O tratamento é baseado no estágio da doença e *status* de desempenho do paciente no momento do início da terapia. De forma geral, doença em estágio inicial tem tratamento cirúrgico, doença localmente avançada é manejada com quimioterapia e radioterapia e doença avançada é tratada com quimioterapia e tratamento de suporte ou apenas tratamento de suporte. Esse paradigma mudou para terapia mais multimodal (cirurgia, quimioterapia e radioterapia).[170-173] Isso levanta a questão da melhor forma de manejar diagnóstico, estadiamento e terapia de pacientes com câncer pulmonar recém-diagnosticado. As diretrizes do ACCP para o câncer pulmonar recomendam o uso multidisciplinar no câncer pulmonar no qual os pacientes possam ser avaliados pelas principais disciplinas envolvidas em seu cuidado, ou seja, o pneumologista, o cirurgião torácico, oncologistas e radioterapeutas.[174] Um "comitê do tumor" que inclui as especialidades mencionadas anteriormente, com a adição de radiologia torácica, patologia, enfermagem e assistente social, deveria revisar todos os casos novos para garantir que os pacientes recebam o tratamento ideal e sejam considerados para participação em estudos clínicos.

Além da cirurgia, tratamentos como quimioterapia e/ou radioterapia podem ser aplicados de maneira neoadjuvante ou adjuvante. A terapia *neoadjuvante* indica terapia fornecida antes do tratamento principal, com o potencial de reduzir

Tabela 53-5 Resumo das Estratégias Atuais de Tratamento para Câncer Pulmonar de Não Pequenas Células

Estágio	Cirurgia	Quimioterapia	Radioterapia	Quimiorradioterapia	Comentários
I e II	1ª linha	Adjuvante – estágio IIA, IIB	2ª linha	Não	Melhora da sobrevida com terapia adjuvante (=5%)
					Radioterapia para pacientes inoperáveis
IIB (T3N0M0) Pancoast	1ª linha	Não	Não	1ª linha - neoadjuvante	A quimiorradioterapia neoadjuvante melhora a sobrevida no subgrupo em estágio IIB
IIIA	1ª linha	Tratamento adjuvante – em IIIA totalmente ressecado	Controverso	1ª linha	É possível quimiorradioterapia combinada seguida de cirurgia, mas são necessários mais dados para recomendar rotineiramente
IIIB irressecável	Não	Não	Não	1ª linha	Tratamento similar a estágio IIIA irressecável
IV	Não	1ª linha*	Não	Não	A radioterapia é utilizada apenas de forma paliativa
					Em todos pacientes em estágio IV deve-se realizar análise mutacional, incluindo *EGFR*, *EML4-ALK* e *KRAS*.

O bevacizumabe é aprovado como adjunto à quimioterapia de primeira linha em pacientes com histologia não escamosa e sem outras contraindicações. EGFR, receptor de fator de crescimento epidérmico; FDA, U.S Food and Drug Administration; CPNPC, carcinoma pulmonar de não pequenas células.
*As terapias-alvo são indicadas como tratamento de primeira linha para aqueles com CPNPC avançado e mutações documentadas em *EGFR* ou fusão em *EML4-ALK*. O erlotinibe é aprovado pela FDA como tratamento de primeira linha para pacientes com CPNPC metastático cujos tumores possuem deleções no éxon 19 de EGFR ou mutações de substituição do éxon 21 (L858R).

o tamanho do tumor, tratar micrometástases e melhorar o resultado final. Terapia *adjuvante* é uma terapia fornecida após o tratamento principal e seu objetivo é tratar qualquer tumor residual ou micrometástases com o intuito de prevenir a recorrência. A eficácia dos tratamentos pode ser avaliada por *tempo médio de sobrevida* (TMS) ou *sobrevida livre de progressão* (SLP), o período de tempo que um paciente vive com câncer pulmonar antes que ocorra progressão.

FATORES PROGNÓSTICOS PARA O CÂNCER DE PULMÃO

Baseado em análise de base de dados ampla de casos de câncer pulmonar inoperáveis, o melhor preditor de sobrevida é bom escore de desempenho (escala de Karnofsky), menor extensão da doença (estágio), idade e ausência de perda de peso.[175-177] Alguns trabalhos mostraram que o gênero feminino é um preditor de melhor sobrevida, mas isso varia entre os estudos. Escore de desempenho e presença ou ausência de sintomas são preditores de resultado mesmo em doença ressecável em estágio inicial.[178-180] Por exemplo, em pacientes com CPNPC estágio I em tratamento curativo com ressecção, aqueles que eram sintomáticos no momento da apresentação tiveram pior sobrevida do que aqueles que eram assintomáticos.[179] Apesar de relatos individuais terem notado sobrevida superior em pacientes com um tipo celular de CPNPC *versus* outro tipo, o consenso geral na literatura é de que subtipos histológicos não são grandes preditores de sobrevida.[178,179,181] Não ser fumante ou parar de fumar tem sido associado com melhor sobrevida. O valor máximo padrão de captação do tumor primário na PET tem sido inversamente correlacionado com sobrevida.[182]

Mais recentemente, há diversos trabalhos que afirmam que diversos marcadores moleculares são associados com o resultado. Alguns dos melhores marcadores incluem *KRAS*, *receptor de fator de crescimento epidérmico* (*EGFR* – do inglês *epidermal growth factor receptor*), translocação em *EML4-ALK*, p53, p16 e BCL2. No entanto, em muitas situações, os resultados são conflitantes em relação ao significado prognóstico desses marcadores moleculares individuais,[183-185] talvez devido aos tipos de casos avaliados e variações individuais laboratoriais nas técnicas de mensuração desses marcadores moleculares. Em uma meta-análise, as mutações no *KRAS* foram associadas com pior sobrevida, especialmente no adenocarcinoma no qual a taxa de risco era 1,6 (95% IC, 1,3 a 2).[186] Testar o perfil genético das amostras obtidas de linfonodos com metástase ou efusões pleurais malignas nos pacientes com doença em estágios III e IV se tornou uma prática padrão, pois isso permite a seleção de terapias-alvo específicas para a mutação como quimioterapia de primeira linha.

TRATAMENTO DO CÂNCER PULMONAR DE NÃO PEQUENAS CÉLULAS DE ACORDO COM O ESTÁGIO

Esta seção apresenta uma discussão sobre o tratamento de CPNPC por estágio e tipo celular, seguido de discussão do tratamento de CPPC. A Tabela 53-5 apresenta uma visão geral das estratégias de tratamento para o CPNPC baseadas no estágio.

Estágio I

No sistema de estadiamento mais recente para CPNPC, CPNPC estágio I é subdividido em estágio IA (tumores ≤ 2 cm [T1a] e tumores entre 2 e 3 cm [T1b]) e estágio IB (tumores entre 3 e 5 cm [T2a]). Todos os tumores estágio I são completamente circundados por parênquima pulmonar mais de 2 cm distante da carina e não invadem a parede torácica ou pleura parietal (Fig. 53-2). Câncer pulmonar em estágio I não inclui os pacientes que possuem doença maligna em linfonodo ou pacientes com doença metastática. Assim, a classificação TNM é T1aN0M0, T1bN0M0 (estágio IA) ou T2aN0M0 (estágio IB). As diferenças entre as duas são o tamanho do tumor primário e a sobrevida após a ressecção cirúrgica. Apesar de o estágio I oferecer mais chance de sobrevida em longo prazo, o triste fato é que

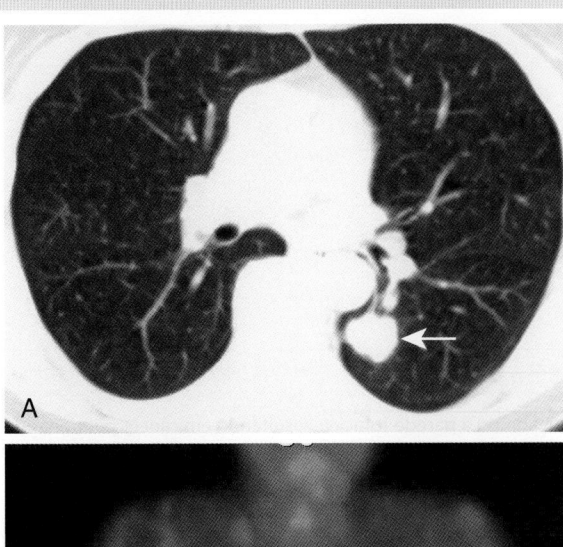
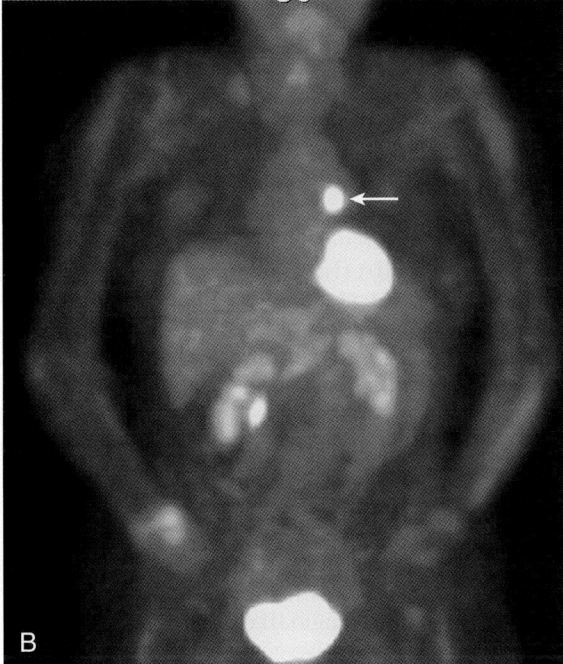

Figura 53-2 Doença em estágio I. TC (**A**) e PET (**B**) *scans* de paciente com tumor T1N0M0 (*setas*).

apenas 15% de todos os cânceres pulmonares se apresentam como doença em estágio I.[187,188]

O tratamento atual para câncer pulmonar estágio I é apenas a cirurgia. O procedimento cirúrgico de escolha é lobectomia ou pneumonectomia com amostragem de linfonodo mediastinal. Deveria ser reconhecido que o paciente deve ser um candidato razoável a cirurgia. A sobrevida de 5 anos para câncer pulmonar estágio IA removido cirurgicamente é de 73%, enquanto que para o estágio IB é de 58%.[33] Não se observou nenhum benefício com a radiação local pós-operatória para câncer pulmonar em estágios I e II, após ressecção tanto completa quanto incompleta do tumor.[187] Quimioterapia adjuvante pós-operatória não mostrou melhorar a sobrevida daqueles com doença em estágio I que sofreram ressecção.[189] Uma discussão mais aprofundada sobre terapia adjuvante pós-operatória é apresentada posteriormente ("Estágio IIIA").

Alguns pacientes podem passar por ressecção cirúrgica, mas são inoperáveis do ponto de vista médico, geralmente em virtude de o paciente não ter reserva pulmonar para aguentar a lobectomia. Esses pacientes, particularmente aqueles com tumores T1, podem conseguir aguentar uma ressecção em cunha ou segmentectomia do tumor ao invés de lobectomia ou pneumonectomia. Em tais casos, a taxa de recorrência local é maior que a da ressecção completa, mas a mortalidade geral em 5 anos não é diferente.[190] No entanto, para pacientes com cânceres pulmonares estágio I menores e periféricos, a segmentectomia anatômica pode fornecer controle local, chance de sobrevida livre de doença prolongada e sobrevida geral comparáveis à lobectomia.[190a] Ainda assim, sempre que possível, é preferida ressecção anatômica completa ao invés de ressecção mínima. Para discussão de ablação por radiofrequência e outros tratamentos não cirúrgicos, consulte o Capítulo 19.

Pacientes que "quase são candidatos" a cirurgia devem ser avaliados minuciosamente por pneumologista e cirurgião torácico antes de decidir em relação ao procedimento cirúrgico. Conforme afirmado anteriormente, há uma diferença entre um paciente que pode sofrer ressecção e um paciente que é operável. O Capítulo 27 é dedicado à avaliação pré-operatória dos pacientes com doença pulmonar, mas uma revisão rápida é justificada aqui. Pacientes com porcentagem pós-operatória prevista de volume expiratório forçado no primeiro segundo ou capacidade de difusão em menos de 40% terão uma maior morbidade e mortalidade após a cirurgia de câncer pulmonar. Pacientes com valores-limite no pré-operatório devem ser encaminhados para realização de *scan* diferencial de ventilação-perfusão para previsão melhor da função pós-operatória. Quando ainda há dúvida, pode ser realizado um teste de exercício cardiopulmonar. Em comparação com aqueles com consumo de oxigênio maior do que 20 mL/kg/min, pacientes com consumo de oxigênio entre 11 e 19 mL/kg/min apresentam maior morbidade, mas não mortalidade, e aqueles com consumo de oxigênio menor que 10 mL/kg/min apresentam prováveis maiores morbidade e mortalidade.[191]

Para pacientes que recusam a cirurgia ou são considerados incapazes do ponto de vista médico para a cirurgia, pode ser considerada a radioterapia primária com intuito de cura. Essa abordagem foi avaliada em meta-análise de um teste randomizado e 35 não randomizados.[192] Os estudos eram homogêneos e a sobrevida de 5 anos específica para o câncer variou entre 13% e 39%. Os autores concluíram que, mesmo em paciente com enfisema severo, a terapia com radiação pode ser tolerada se for realizado planejamento cuidadoso com técnica conformacional tridimensional. *Conformacional* indica que a radiação é desenhada em três dimensões para combinar com o formato do tumor e permitir alvo máximo no tumor, com lesão mínima ao tecido normal adjacente.

Mais recentemente, a terapia de radiação estereotáxica corporal foi introduzida como método altamente preciso e acurado de entrega de radiação altamente conformacional e intensivo em relação à dose para alvos de volume pequeno. Esse método também é referido como radioterapia estereotáxica ablativa corporal e radiocirurgia estereotáxica. É uma intensificação de dose mais agressiva do que anteriormente se conseguia atingir utilizando métodos de radioterapia convencional.[193]

No estudo do *Radiation Therapy Oncology Group* (ROTG 0236), pacientes com biópsia comprovando CPNPC estágio I considerados medicamente inoperáveis receberam terapia com radiação estereotáxica corporal com 60 Gy em três frações. Foram alcançados controle do tumor primário de 98%, controle regional de 87% e sobrevida geral de 56% em três anos.[194] Esse estudo e outros (ROTG 0618) demonstraram uma relação dose-resposta que favorece regimes mais intensivos com doses biologicamente equivalentes de mais de 100 Gy resultando consistentemente em controle do tumor primário em mais de 90% para tumores T1 e sobrevida geral de mais de

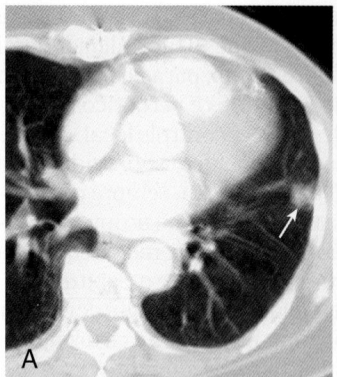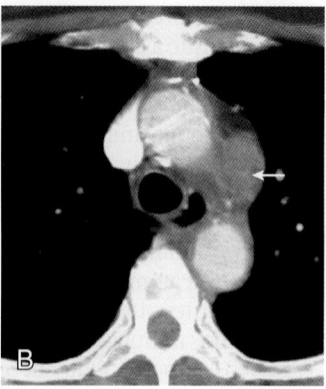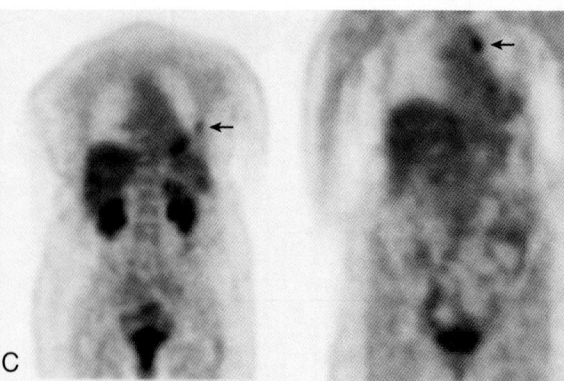

Figura 53-3 Doença em estágio IIIA. A, A TC mostra uma massa tumoral primária invadindo a parede torácica, resultando em câncer pulmonar de não pequenas células estágio IIIA (CPNPC; T3N2) (*seta*). **B**, A TC exibe linfonodo aortopulmonar aumentado (*seta*). **C**, PET com captação em tumor primário (*imagem à esquerda, seta*) e linfonodo (*imagem à direita, seta*).

50%. Uma meta-análise mostrou melhora na sobrevida geral com terapia de radiação estereotáxica corporal comparada a terapia de radiação convencionalmente fracionada.[195]

Estágio II

O câncer pulmonar CPNPC estágio II é dividido em estágio IIA e estágio IIB. O estágio IIA é definido como doença T1a-T2aN1M0 e T2bN0M0 e o estágio IIB inclui T2bN1M0 e T3N0M0. A sobrevida de 5 anos para os estágios IIA e IIB é de 46% e 36%, respectivamente.

O câncer pulmonar em estágio IIA é bem incomum e representa entre 1% e 5% dos pacientes tratados em diversos dados cirúrgicos.[196-201] O câncer em estágio IIB pode representar até 15% dos casos de ressecção cirúrgica.[189,196,198,201] Para o câncer em estágios IIA e IIB, o tratamento cirúrgico é o tratamento de eleição. Não há benefício na radioterapia pós-operatória. O valor de quimioterapia adjuvante após a cirurgia é discutido posteriormente ("Estágio IIIA"), mas, em resumo, a quimioterapia adjuvante é recomendada para todos os pacientes com doença em estágio II que sofreram ressecção. O tratamento de escolha quando há invasão da parede torácica (T3N0M0) é a ressecção em bloco de tumor e parede torácica. Posteriormente neste capítulo há uma discussão específica sobre avaliação e tratamento do tumor de Pancoast.

O resultado da cirurgia do câncer pulmonar é melhorado quando a cirurgia é realizada em hospitais com maior volume de procedimentos.[197] Também é importante que a cirurgia seja feita por um cirurgião torácico; quando a lobectomia é realizada por um cirurgião torácico em comparação com um cirurgião geral, a mortalidade cai quase para metade.[202]

Estágio IIIA

CPNPC estágio IIIA representa um grupo heterogêneo de pacientes com doença N2 (Fig. 53-3) e inclui pacientes T3N1. Além disso, pelo sistema novo de estadiamento, os pacientes com T4N0-1 foram rebaixados de estágio e colocados no estágio IIIA.[33,203]

Para pacientes T4N0-1M0 cuidadosamente selecionados, a cirurgia pode ser indicada com ou sem quimioterapia neoadjuvante ou quimiorradioterapia neoadjuvante (tumores do sulco superior).[204] Indivíduos com doença T4N0-1 devido a envolvimento da carina principal têm sido tratados com ressecção da carina com ou sem ressecção pulmonar. A ressecção da carina exibe mortalidade operacional de 10% a 15% e sobrevida de 5 anos de aproximadamente 20% em estudos cuidadosamente selecionados. Pacientes que são T4N0 apenas devido a nódulos tumorais no lobo ipsilateral não primário possuem sobrevida de 5 anos de cerca de 20% com cirurgia apenas.[205]

Há considerável debate em relação ao que constitui uma doença ressecável IIIA (N2). No entanto, não há debate de que a doença T3N1 é tratada de forma melhor com ressecção cirúrgica. Durante a cirurgia, quando é possível ressecção completa dos linfonodos e tumor primário, descobre-se que alguns pacientes tinham metástases N2 ocultas. Nesse caso, esses pacientes se beneficiam mais de ressecção de toda a doença conhecida e então por consideração para quimioterapia adjuvante.[33,203]

Há menos certeza na melhor forma de tratar pacientes quando são documentadas metástases N2 (em uma ou múltiplas cadeias) antes da toracotomia. As novas diretrizes do ACCP utilizaram o agrupamento de tumores em estágio III infiltrativo (N2/N3) e estágio III com discreto envolvimento N2. No estágio III infiltrativo com envolvimento N2/N3, os linfonodos mediastinais não podem mais ser claramente distinguidos e mensurados. Esses pacientes possuem infiltração tumoral extensa no mediastino, o que parcialmente circunda as principais estruturas. Em pacientes com estágio III infiltrativo (N2/N3), bom escore de desempenho e perda de peso mínimo ($\leq 10\%$), o tratamento recomendado com intenção de cura é a quimiorradioterapia concomitante.[33,203]

Dois estudos multicêntricos concluíram que quimiorradioterapia concomitante é superior à terapia sequencial com quimioterapia seguida de radioterapia torácica.[206,207] A terapia concomitante, no entanto, é associada à maior taxa de esofagite severa quando comparada à terapia sequencial. A quimioterapia recomendada é dupla com base em platina e os agentes mais comuns são etoposida e cisplatina.[208-210] Estudo com três grupos cooperativos de quimiorradioterapia definitiva para estágio III não ressecável teve um TMS de 19 a 22 meses com sobrevida de 2 anos de 40% a 45% e sobrevida de 5 anos de aproximadamente 20%.

Para pacientes com envolvimento N2 discreto, as diretrizes do ACCP recomendam que o plano de tratamento seja discutido com equipe multidisciplinar. É recomendado ou quimiorradioterapia definitiva ou terapia de indução seguida de cirurgia em detrimento de apenas cirurgia ou radiação. Essas recomendações foram largamente influenciadas pelos dois estudos de grupo cooperativo que avaliaram o papel da cirurgia nos pacientes com doença

N2.[208,211] O estudo europeu distribui aleatoriamente os pacientes com doença N2 comprovada pela histologia para radioterapia ou cirurgia após terapia de indução inicial com três ciclos de quimioterapia dupla com cisplatina.[211] O TMS foi de 16 meses no grupo de cirurgia e 17 meses no grupo de radioterapia.[206] A sobrevida de 5 anos nos grupos foi de 16% e 14%, respectivamente, e não foi significativamente diferente. O estudo norte-americano também exigiu prova patológica de doença N2 e distribuiu aleatoriamente os pacientes para radioterapia completa ou cirurgia após indução de dois ciclos de etoposida e cisplatina com radioterapia concomitante de 45 Gy em 25 frações durante 5 semanas.[208] O TMS foi de 24 e 22 meses no grupo de cirurgia e radioterapia, respectivamente, com sobrevida de 5 anos de 27% e 20% (taxa de risco 0,87, p = 0,24). Essas diferenças na sobrevida não foram estatisticamente significativas. No entanto a SLP favoreceu o grupo da cirurgia. Uma análise de subgrupo nos que foram submetidos a apenas lobectomia após a terapia de indução obteve resultado melhor do que em um grupo equivalente que recebeu apenas quimiorradioterapia. Essa foi uma análise de subgrupo não planejada que enfraquece a análise. Assim, o papel da cirurgia para o estágio III com doença N2 discreta não foi definitivamente caracterizado.

Em pacientes com CPNPC estágios II ou IIIA, totalmente ressecado, é recomendada a quimioterapia adjuvante com quatro ciclos de quimioterapia dupla com base em cisplatina.[203,212] A meta-análise da *Lung Adjuvant Cisplatin Evaluation* (LACE) avaliou todos os estágios de doença que foi totalmente ressecada e observou um benefício na sobrevida de 5 anos de 5,4% com quimioterapia adjuvante. O benefício foi maior para pacientes com doença em estágios II e III e naqueles com *performance status* melhor. O papel da terapia com radiação pós-operatória em pacientes em estágio III (N2) com ressecção total permanece controverso. Nos trabalhos a recorrência local varia de 20% a 60%. Alguns estudos randomizados sugerem possível benefício da terapia com radiação pós-operatória.[213,214] Assim, essa opção deveria ser discutida para se adequar ao paciente. Um estudo randomizado de fase III de *Adjuvant Radiotherapy* (ART) está em andamento para avaliar a terapia com radiação pós-operatória nesses pacientes.

Estágio IIIB

O estágio IIIB também é um grupo heterogêneo e inclui pacientes T4N2M0 e qualquer T N3M0. Não há estudos randomizados de fase III até o momento que demonstrem que a quimiorradioterapia neoadjuvante seguida de cirurgia resulte em sobrevida prolongada para a doença em estágio IIIB, comparado à quimioterapia isolada.[203]

Pacientes com CPNPC estágio IIIB não ressecável são tratados da mesma forma que aqueles com doença IIIA não ressecável. O TMS geralmente é de 19 a 22 meses, com sobrevida de 5 anos de 10% a 20%. Os estudos randomizados de quimioterapia incluíram participantes com doença em estágios IIIA e IIIB, então não é possível separar a sobrevida dos pacientes especificamente no estágio IIIB.[209,210] Quimiorradioterapia concomitante é recomendada para doença nos estágios IIIA e IIIB, não ressecáveis.[203] Os estudos avaliaram frações múltiplas diárias de radioterapia torácica, mas não há dados convincentes de que a radioterapia torácica hiperfracionada (a mesma dose total de terapia com radiação dividida em dois tratamentos no mesmo dia) seja superior ao tratamento padrão uma vez ao dia.

Estágio IV

O CPNPC estágio IV é geralmente considerado como sendo incurável com sobrevida de 5 anos de 1% a 3%. O objetivo da terapia é tentar controlar a doença e tratar paliativamente os sintomas. As maiores taxas de resposta com regimes de quimioterapia atuais são de 10% a 30%. Pacientes que respondem à quimioterapia podem ganhar em média três a nove meses adicionais de vida, mas eventualmente apresentam recidiva e morrem da doença. Em estudos prévios das décadas de 1970 e 1980, os pacientes foram distribuídos aleatoriamente para tratamento de suporte ou quimioterapia sistêmica. Uma meta-análise avaliou oito desses estudos randomizados, com mais de 700 pacientes.[215] Cada um desses testes utilizou quimioterapia com base em cisplatina *versus* cuidado de suporte. Com o melhor cuidado de suporte, o TMS foi 4 meses e sobrevida de 1 ano de 15%; com a quimioterapia, houve aumento no TMS de 1,5 mês e aumento na sobrevida de 1 ano de 10%. Nos anos 1990, diversos novos agentes quimioterápicos foram introduzidos, incluindo paclitaxel, docetaxel, irinotecano, vinorelbina e gemcitabina. Estudos de fase III incorporaram esses agentes mais novos em combinação com cisplatina ou carboplatina.[216]

Estudos comparando quimioterapia com agente único com quimioterapia dupla contendo um composto de platina mostraram que a quimioterapia dupla é superior. O tratamento com três drogas não mostrou ser superior àquele com duas drogas. Estudos randomizados importantes tentaram identificar a quimioterapia dupla ideal.[217-219] Os resultados foram uniformemente semelhantes, com taxas de resposta de 20% a 30% e TMS de 7 a 9 meses. Nenhuma dupla de platina se mostrou superior. As combinações de quimioterapia não tiveram perfis diferentes de toxicidade.

A histologia influencia a resposta a certos agentes quimioterápicos. Um estudo de fase III amplo distribuiu aleatoriamente os pacientes para tratamento com cisplatina e pemetrexede ou gemcitabina e cisplatina. Enquanto não houve diferença na sobrevida geral para os 847 pacientes com adenocarcinoma, a sobrevida foi significativamente melhor com o regime de pemetrexede (TMS de 12,6 meses *versus* 10,9 meses). Por outro lado, câncer de células escamosas teve sobrevida superior com o regime de gemcitabina (TMS de 10,8 meses *versus* 9,4 meses).[220] As diretrizes do ACCP recomendam que a quimioterapia para o CPNPC estágio IV deveria ser guiada pela histologia. O pemetrexede deveria ser limitado aos pacientes com CPNPC não escamoso.[221] Em pacientes com bom escore de desempenho, é recomendado regime de quimioterapia dupla com base em platina.

No *Eastern Oncology Group Trial* (E4500), os pacientes com histologia não escamosa foram distribuídos aleatoriamente para tratamento com carboplatina e paclitaxel com ou sem bevacizumabe, um anticorpo monoclonal que inibe o fator de crescimento endotelial vascular. O bevacizumabe continuou a ser utilizado como terapia de manutenção após seis ciclos de terapia naqueles que responderam ao tratamento ou com doença estável.[221a] Pacientes no grupo do bevacizumabe tiveram maior taxa de resposta (35% *versus* 15%) e melhor sobrevida (TMS 12,3 meses *versus* 10,3 meses; sobrevida de 2 anos de 44% *versus* 15%). Uma meta-análise de quatro estudos randomizados de pacientes com CPNPC tratados com bevacizumabe demonstrou SLP e sobrevida geral aumentadas em pacientes tratados com quimioterapia combinada e bevacizumabe quando comparada com pacientes tratados apenas com quimioterapia.[222] Em pacientes selecionados com histologia não escamosa e bons escores de desempenho, é recomendada a adição de bevacizumabe. São contraindicações do uso de bevacizumabe: hemoptise, metástase cerebral não controlada, trombose venosa profunda e tratamento com anticoagulante.[221]

Em pacientes com doença estável ou responsiva cuja terapia inicial envolvia bevacizumabe, geralmente é recomendado o tratamento de manutenção com bevacizumabe até a progressão. Para pacientes inicialmente em quimioterapia dupla com base em platina e doença responsiva ou estável, o tratamento de manutenção com pemetrexede mostrou prolongar a sobrevida.[221] Um estudo randomizado da *Eastern Oncology Group Trial* está atualmente avaliando o tratamento de manutenção com bevacizumabe vs. pemetrexede vs. a combinação das duas drogas. Este provavelmente será um estudo definitivo sobre terapia de manutenção.

Terapia-Alvo

Em 2004, pesquisadores identificaram mutações ativadoras no domínio tirosina quinase do *EGFR* que foram capazes de predizer a resposta aos novos *inibidores de tirosina quinase* (ITQ) em pacientes selecionados com CPNPC[223,224] (Cap. 51 – exclusivamente, em inglês, *on-line*). Descobriu-se que essa mutação ativadora é uma mutação "*driver*" (condutora), pois foi causal no desenvolvimento do tumor, a mutação ativou a sinalização do EGFR levando ao desenvolvimento e sustentando o tumor. Mutações *driver*, ao contrário das mutações *passageiras* que são muito mais comuns, fazem do tumor vulnerável ao bloqueio dessa via em particular.

Diversos estudos demonstraram que o fenótipo mais associado com resposta aos EGFR-ITQ, gefitinibe e erlotinibe, inclui adenocarcinoma, pessoas que nunca fumaram, mulheres e descendentes do Leste Asiático. Trabalhos subsequentes mostraram que são esses grupos que mais provavelmente são portadores das mutações ativadoras de *EGFR*. Dados recentes demonstraram que mutações em *KRAS* e *EGFR* são quase mutuamente exclusivas e que pacientes com mutações no *KRAS* não respondem a EGFR-ITQ.[225] Foi mostrado em estudo de fase III que o erlotinibe em pacientes com CPNPC previamente tratado resultou em sobrevida superior em relação ao placebo (6,7 *versus* 4,7 meses).[226] Com base nesse estudo, o erlotinibe foi aprovado pela *Food and Drug Administration* (FDA) dos Estados Unidos para tratamento de segunda linha. Um estudo de fase III de gefitinibe na terapia de segunda linha falhou em demonstrar melhora significativa na sobrevida e a aprovação para terapia de segunda linha foi retirada pela FDA na América do Norte.[227] Em estudo referencial de fase III no Leste da Ásia, pacientes com doença estágio IV não tratada foram distribuídos aleatoriamente para quimioterapia com gefitinibe ou com base em platina. Das 437 amostras dos pacientes testadas, 60% foram positivas para mutação ativadora do *EGFR*. Esse subgrupo teve resposta e SLP significativamente melhores com gefitinibe comparado com a quimioterapia. O subgrupo negativo para mutações respondeu melhor e teve SLP melhor após a quimioterapia.[228]

Desde aquele estudo-chave sobre tratamento de primeira linha com EGFR-ITQ ou quimioterapia, tem havido diversos estudos adicionais em pacientes com mutações ativadoras em *EGFR*. Uma meta-análise sobre o uso de EGFR-ITQ em cenário de primeira linha (13 estudos) ou de segunda linha (sete estudos) observou vantagem em termos de SLP (TR 0,43) naqueles pacientes com mutação ativadora no *EGFR* tratados com EGFR-ITQ como primeira linha.[229] Os resultados foram semelhantes quando foi utilizado EGFR-ITQ como segunda linha naqueles com mutação ativadora no *EGFR* (TR 0,34 para SLP). Para os pacientes cujo tumor contém mutação ativadora no *EGFR*, a taxa de resposta à EGFR-ITQ é de 60% a 80% com mediana da SLP de 9 a 12 meses e sobrevida geral de aproximadamente 2 anos.[230] Como resultado desse e de outros estudos, o erlotinibe é aprovado pela FDA como tratamento de primeira linha de CPNPC metastático para pacientes cujos tumores possuam deleção no éxon 19 ou mutações de substituição no éxon 21 (L858R) do *EGFR*.

A fusão do gene *quinase de linfoma anaplásico* (ALK – do inglês *anaplastic lymphoma kinase*) é a segunda mutação *driver* mais comum para a qual há ITQ eficaz. A eficácia do ALK-ITQ de primeira geração, crizotinibe, foi demonstrada em um estudo de fase I que foi expandido e resultou em rápida aprovação da droga pela FDA. Dos 143 pacientes com CPNPC estágio IV que possuíam a fusão *ALK*, a taxa de resposta objetiva foi de 61% e mediana de SLP foi de 9,7 meses. A sobrevida de 12 meses estimada foi de 75% e TMS não tinha sido alcançado até o momento da publicação.[231]

Em um estudo randomizado de fase III, pacientes com CPNPC em estágio avançado com a fusão *ALK* que não tiveram sucesso em tratamento prévio com base em platina foram tratados com crizotinibe (ALK-ITQ) ou com agente único pemetrexede ou docetaxel.[232] A mediana de SLP foi de 7,7 meses no grupo crizotinibe comparado com 3 meses no grupo quimioterapia (TR 0,49). A taxa de resposta favoreceu o tratamento com crizotinibe (65% *versus* 20%), apesar de que não houve diferença significativa na sobrevida entre os dois grupos de tratamento. A FDA aprovou ceritinibe para o tratamento de pacientes com CPNPC com fusão *ALK* que eram anteriormente tratados com crizotinibe, para o qual alguns cânceres desenvolvem resistência.[232a,232b]

O *Lung Cancer Mutation Consortium* consiste em 14 centros de câncer nos Estados Unidos e é patrocinado pelo *National Cancer Institute*. Esses centros testaram mais de 1.000 adenocarcinomas pulmonares para procurar mutações *driver* em 10 genes com o objetivo de determinar o tratamento baseado em subtipos moleculares.[233] Uma mutação *driver* foi detectada em 63% dos 733 casos totalmente genotipados. As mutações *driver* encontradas foram no *KRAS* (25%), *EGFR* ativadora (15%), rearranjos no *ALK* (8%), *BRAF* (2%), *HER2* (2%), *PIK3CA* (1%) e amplificação do *MET* (1%). Os resultados foram utilizados para selecionar terapia-alvo ou testes de terapia-alvo em 279 pacientes com mutação *driver* (28% de 1.007). Esse estudo demonstrou o potencial para testes genômicos *multiplex* em pacientes com CPNPC avançado e é certamente a direção para o futuro.

Recentemente, diretrizes conjuntas do *College of American Pathologists*, *International Association for the Study of Lung Cancer* e *Association of Molecular Pathology* recomendaram que todos os pacientes com adenocarcinoma em estágio avançado deveriam ser testados para mutações no *EGFR* e *ALK* e que os pacientes não deveriam ser excluídos do teste baseado em características clínicas. Esses resultados deveriam ser utilizados para selecionar pacientes para terapias-alvo com EGFR-ITQ ou ALK-ITQ. Idealmente, o teste deveria ser feito antes do tratamento inicial de câncer pulmonar em estágio avançado.[234] Além da terapia alvo baseada na análise de mutação, a imunoterapia é um direcionamento futuro promissor na terapia contra CPNPC. Há diversos estudos clínicos amplos em andamento utilizando vacinas e inibidores de pontos de checagem que podem fornecer opções terapêuticas adicionais.[234a]

CÂNCER PULMONAR DE PEQUENAS CÉLULAS

O CPPC responde por aproximadamente 15% de todos os cânceres pulmonares. Esse tipo celular possui a maior associação com o tabagismo e raramente é observado em uma pessoa que nunca fumou. É o tipo celular mais comumente associado a síndromes paraneoplásicas como síndrome de *secreção inapropriada (excessiva) do hormônio antidiurético* (SIHAD), secreção ectópica de corticotrofina, *síndrome miastênica de Lambert-Eaton* (SMLE) e neuropatia sensorial.

O CPPC costuma se apresentar na radiografia torácica como uma massa com localização central no hilo e pode estar associado com pneumonia obstrutiva. Em 5% ou menos dos casos, o CPPC pode se apresentar como um nódulo/massa pulmonar único. O CPPC é geralmente estadiado de acordo com o *Veterans Administration Staging System* e classificado como *doença limitada* (DL) ou *doença extensa* (DE). DL é confinada a um hemitórax, o mediastino e os linfonodos supraclaviculares ipsilaterais e a doença pode ser abrangida adequadamente em um portal de radiação seguro.[235] DE é qualquer doença disseminada além desses limites. Efusão pleural maligna ou doença que se estende aos linfonodos supraclavicular ou hilar contralaterais é geralmente considerada uma DE. Mais recentemente, foi proposto que o novo sistema de estadiamento TNM (7ª edição) também deveria ser utilizado para câncer pulmonar de pequenas células. Os agrupamentos de estágio clínico de I a IV foram preditores de sobrevida geral e os achados foram validados em um grupo de registro da *Surveillance Epidemiology and End Results*[236] e do *California Cancer Registry*.[237] A taxa de sobrevida para pacientes com DL com efusão pleural foi intermediária entre a daqueles com DE e DL sem efusão pleural. O estadiamento TNM é mais útil em pacientes potencialmente ressecáveis com doença T1-2N0. Dessa maneira, seria recomendável utilizar tanto o TNM para registros de tumor quanto os estudos clínicos para definir os pacientes com doença mínima.

Após o estabelecimento do diagnóstico histológico de CPPC, os pacientes geralmente são estadiados com RM do cérebro, TC do tórax (até glândulas adrenais) e *scan* ósseo ou PET. Em uma revisão da literatura baseada em evidência, o estadiamento utilizando PET foi comparado ao estadiamento convencional utilizando exames de imagem que não a PET. De 267 pacientes com DL pelos exames de imagem convencionais, 16% foram colocados em um estágio maior pela PET. De 199 pacientes com DE, a PET realocou 11% deles em estágio inferior. No total, o estadiamento com a PET melhora a acurácia do estadiamento inicial e planejamento radioterápico.[235] Se um PET *scan* é realizado, o *scan* ósseo pode ser omitido. No caso incomum de o CPPC se apresentar com um nódulo periférico, o tratamento de escolha é ressecção cirúrgica seguida de quimioterapia adjuvante e possivelmente radioterapia torácica sequencial. Deveria ser realizado estadiamento pré-operatório cuidadoso nesses indivíduos para descartar doença metastática. Também deve ser realizada mediastinoscopia pré-ressecção em todos os pacientes que estão sendo considerados para a ressecção com intenção de cura. Se há metástases em linfonodo mediastinal, a cirurgia deve então ser abandonada e o paciente, tratado com quimiorradioterapia concomitante conforme recomendado posteriormente. A sobrevida de 5 anos para CPPC periférico que é tratado com cirurgia e terapia adjuvante é de aproximadamente 40% a 50%.[238,239] Aproximadamente um terço dos pacientes tem DL no momento do diagnóstico. CPPC-DL tem taxa de resposta de 70% a 80% com quimioterapia padrão e radioterapia torácica e resposta clínica completa de 50% a 60%. Em uma meta-análise de estudos com apenas quimioterapia *versus* quimioterapia combinada e radioterapia torácica, a sobrevida foi significativamente melhor com a modalidade de terapia combinada. Uma meta-análise avaliou o tempo da radioterapia torácica.[240] Radioterapia torácica precoce (< 9 semanas do início da quimioterapia) resultou em aumento de 5,2% na sobrevida de 2 anos. O intervalo do início do tratamento ao final da radioterapia também foi identificado como preditor importante do resultado.[241] Dessa forma, dados sugerem que a radioterapia torácica deveria começar cedo e ser concluída rapidamente.[235] A quimioterapia geralmente consiste em regime com base em platina. Os dois regimes mais comumente utilizados são etoposida e cisplatina ou etoposida e carboplatina. A quimioterapia além de quatro a seis ciclos não mostrou prolongar a sobrevida.

A *National Comprehensive Cancer Network* e as diretrizes do ACCP recomendam tratamento com quatro a seis ciclos de quimioterapia baseada em platina com cisplatina ou carboplatina mais etoposida ou irinotecano.[235] Múltiplos estudos avaliaram diversos agentes novos com alvo molecular, mas, até o momento, nenhum mostrou melhorar o resultado quando adicionado ao tratamento padrão de câncer pulmonar de pequenas células.[242] Diversos estudos com inibidores de receptor de fator de crescimento semelhante à insulina, antiangiogênese e drogas imunomoduladoras estão em avaliação.

Se um paciente com CPPC atinge remissão completa, há 50% de chance de desenvolver metástase cranial dentro dos próximos 2 anos. Uma meta-análise de sete estudos randomizados de *irradiação craniana profilática* (ICP) *versus* não realização de ICP para pacientes em remissão completa relatou efeito benéfico observado após ICP, com aumento de 5,4% na sobrevida absoluta (20,7% *versus* 15,3%) aos 3 anos.[243] As principais questões levantadas pela meta-análise são em relação a dose ideal de ICP e sequelas neuropsicológicas. ICP é recomendada em pacientes que atingiram remissão completa com a terapia inicial. ICP também mostrou resultar em vantagem de sobrevida em pacientes com CPPC-DE que atingem resposta parcial ou completa com a terapia inicial.[244] O fracionamento de dose padrão utilizado no CPPC é ICP em 25 Gy em 10 frações.[245]

Quando os pacientes têm recidiva após a terapia inicial, a média de sobrevida é de 3 a 4 meses. Não há cura com terapia de segunda linha. Se um paciente está sem tratamento por 6 meses ou mais, é razoável utilizar os mesmos agentes que ele ou ela recebeu inicialmente. Se a terapia inicial não incluiu agente de platina, a terapia de segunda linha deve ser dupla, contendo platina. Atualmente, a única droga aprovada pela FDA para tratamento de segunda linha do CPPC é o agente único topotecano.[235,246] Outros agentes únicos como etoposida oral, paclitaxel, docetaxel, irinotecano, gemcitabina e amrubicina são ativos mas ainda não estão aprovados pela FDA para tratamento de segunda linha de CPPC. Amrubicina está comercialmente disponível e aprovada para tratamento de segunda linha no Japão, mas não está disponível nos Estados Unidos. Nenhuma terapia com alvo molecular foi aprovada para CPPC tanto para primeira quanto segunda linha.

CUIDADO PALIATIVO

Apesar de a maior parte desse capítulo ser dedicada a esforço na cura do câncer pulmonar, a maior parte dos pacientes eventualmente irá sucumbir à doença. Apesar de pneumologistas serem adeptos a prover cuidado de suporte na unidade de terapia intensiva, são necessárias considerações especiais para o cuidado ambulatorial dos pacientes que estão morrendo com câncer pulmonar (Cap. 104). Há literatura vasta sobre o manejo ambulatorial da dor, o uso de técnicas pulmonares interventivas como ablação tumoral e colocação de *stent* para aliviar obstrução prejudicial da via aérea (Cap. 19) e uso de *hospice* (assistência em casa para pacientes com doença terminal) para prover cuidado no final da vida no lar. Com as ferramentas atualmente disponíveis para os médicos, os pacientes não precisam sofrer com tosse debilitante, náusea, dispneia ou dor. Os pneumologistas são encorajados a prover "cuidado paliativo agressivo" com a mesma convicção que eles fornecem tratamentos para pacientes críticos na unidade de terapia intensiva.[247]

CONSIDERAÇÕES ESPECIAIS NO CÂNCER DE PULMÃO

TUMORES DO SULCO SUPERIOR E SÍNDROME DE PANCOAST

Síndrome de Pancoast é uma síndrome que inclui dor no ombro e braço pela distribuição do tronco do oitavo nervo craniano e tronco do primeiro e segundo nervo torácico, síndrome de Horner e fraqueza e atrofia da mão.[248-250] A causa de base geralmente é extensão local de tumor pulmonar apical localizado no sulco pulmonar superior (tumor de Pancoast). A síndrome de Pancoast está presente em aproximadamente um terço dos pacientes com tumores de sulco superior. A causa mais comum desse complexo de sintomas é CPNPC, no entanto, CPPC e diversos outros tipos de tumores e infecções podem raramente se apresentar dessa maneira.[248] O sintoma inicial mais comum é dor no ombro, a qual é produzida por envolvimento do tumor em pleura parietal, plexo braquial, corpos vertebrais e primeira, segunda e terceira costelas. A dor pode irradiar pela parte superior de costas ou ombro na axila e pela distribuição do nervo ulnar. Os pacientes comumente são tratados para artrite ou bursite do ombro por meses antes da determinação do diagnóstico correto. A síndrome de Horner consiste em ptose, miose e anidrose e é causada pela invasão de cadeia simpática paravertebral e gânglio cervical (estrelado) inferior.[248] Os músculos intrínsecos da mão podem se tornar fracos e atrofiados com a progressão do tumor. Pode ocorrer desenvolvimento de compressão espinhal e paraplegia com maior extensão pelo forame intervertebral.

A radiografia torácica pode mostrar tumor apical (Fig. 53-4A), apesar de que, em alguns casos, um tumor pode ser identificado apenas na TC torácica (Fig. 53-4B e C). Se há suspeita do diagnóstico, mas a radiografia torácica é negativa, deve ser feito um *scan* de TC torácico. A TC também fornece informação adicional sobre a extensão do tumor (Fig. 53-4B) e é especialmente útil na identificação de outros nódulos pulmonares e adenopatia mediastinal (Fig. 53-4C). A RM do tórax é considerada superior para avaliação de pacientes com tumores de sulco superior devido à avaliação melhor de invasão na pleura, gordura subpleural e envolvimento do plexo e definição melhor de envolvimento de vasos subclávicos.[251] Angiografia por ressonância magnética pode fornecer a melhor avaliação de invasão vascular dos vasos subclávicos. Broncoscopia com fibra óptica flexível é frequentemente o primeiro teste diagnóstico para tumores apicais e possui rendimento diagnóstico de aproximadamente 50%.[252] A AATT possui rendimento diagnóstico muito alto (> 90%) mesmo quando a broncoscopia não é diagnóstica.[253] Tumores do sulco superior geralmente são estadiados como T3N0M0 (estágio IIB) ou mais dependendo do tamanho do tumor (T3 ou T4) e extensão do envolvimento de linfonodos. Em um

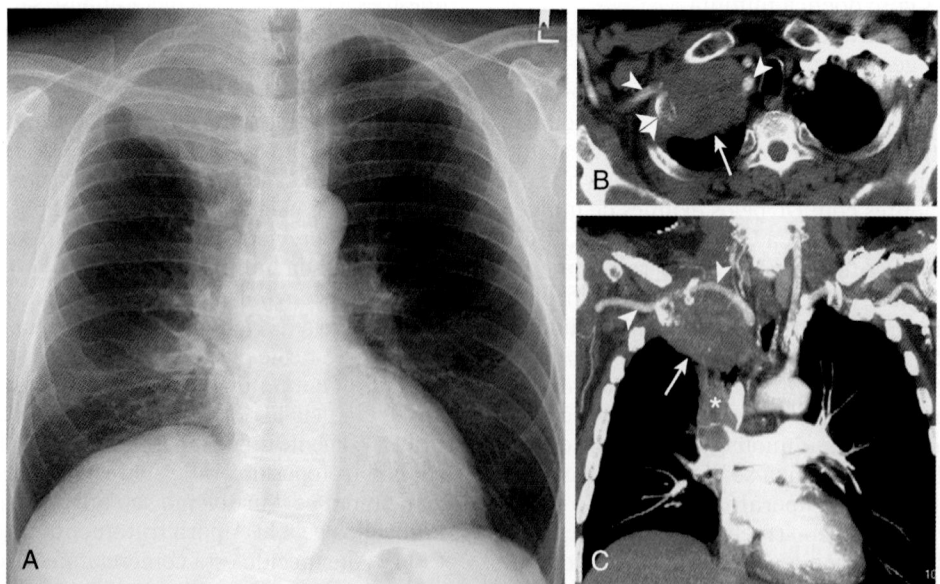

Figura 53-4 Tumor do sulco superior (Pancoast). A, A radiografia frontal do tórax mostra uma massa no eixo pulmonar direito extremo. A TC contrastada de tórax axial (**B**) e coronal (**C**) exibe uma massa (*seta*) no eixo direito, surgindo da região do sulco superior, identificada pela presença da artéria subclávia (*ponta das setas*). Note a destruição da primeira costela (*ponta de seta dupla*, **B**). Está presente linfadenopatia paratraqueal direita (*, **C**). (Cortesia do Dr. Michael Gotway, MD.)

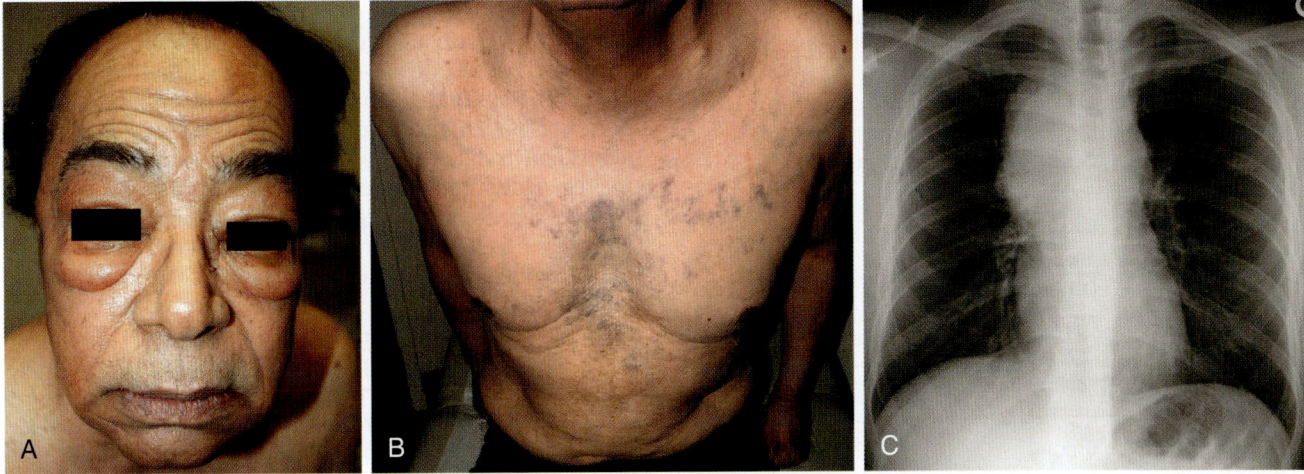

Figura 53-5 Síndrome VCS. **A**, Tumefação facial em um paciente com síndrome da veia cava superior (VCS). **B**, O mesmo paciente também apresentou placas pontiagudas, esbranquiçadas, violáceas no tórax superior e abdômen. **C**, A radiografia torácica mostra uma massa mediastinal direita em outro paciente com síndrome VCS. (**A** e **B**, de Ratnarathorn M, Craig E: Cutaneous findings leading to a diagnosis of superior vena cava syndrome: a case report and review of the literature. *Dermatol Online J* 17, 2011. Figs. 1 e 2; **C**, cortesia do Dr. Michael Gotway, MD.)

dado amplo da M.D Anderson, 25% dos pacientes estavam no estágio IIB, 22% no IIIA e 53% no IIIB (T4 ou N3).[254] Alguns pacientes que estavam no estágio IV no momento do diagnóstico foram excluídos do trabalho. É estimado que de um terço à metade de todos os tumores de sulco superior possuem metástase à distância identificável no diagnóstico. Além do estágio da doença e escore de desempenho, outros fatores prognósticos ruins importantes incluem perda de peso e envolvimento de corpo vertebral ou supraclavicular. A presença de envolvimento nodal N1 ou N2 e ressecção incompleta têm pior prognóstico.[254,255] Em pacientes tratados para doença localizada (estágios IIB ou IIIB), o cérebro é o local mais comum de recidiva.[256]

No passado, o tratamento mais comum para tumores de sulco superior localizados devido à CPNPC era radioterapia pré-operatória de 30 a 50 Gy seguida de ressecção. Isso resultou em sobrevida de 5 anos de 25% a 35%. O padrão atual é realizar quimioterapia neoadjuvante seguida de ressecção. Isso é baseado em resultados do *North America Intergroup Trial*, no qual pacientes com mediastinoscopia negativa eram tratados com dois ciclos de quimioterapia com etoposida e cisplatina e radioterapia torácica (45 Gy em 5 semanas) concomitante. No espécime de ressecção, foi identificada em 66% dos pacientes resposta patológica completa ou doença microscópica mínima. A sobrevida geral em 5 anos foi de 44% e, para aqueles com ressecção completa, 54%.[256] Em estudo de fase II no Japão, quimioterapia com mitomicina, vindesina e cisplatina com radioterapia torácica concomitante levou à sobrevida de 5 anos de 56%.[257] Apesar de o regime ideal de tratamento não ter sido provado, uma escolha razoável é aquele utilizado no estudo do *U.S. Intergroup Trial* descrito anteriormente.

SÍNDROME DA VEIA CAVA SUPERIOR

O bloqueio de fluxo sanguíneo na VCS resulta em síndrome da VCS.[258] Carcinoma broncogênico responde pela vasta maioria desses casos em adultos mais velhos.[259,260] Em adolescentes e adultos jovens, a síndrome da VCS geralmente é devido a linfoma não-Hodgkin (Fig. 83-2A-D). Os pacientes se queixam de dispneia e sensação de repleção na cabeça e/ou vertigem quando se dobram. Eles também podem notar tumefação facial. Tosse, dor e disfagia são sintomas menos frequentes. Achados no exame físico incluíram veias do pescoço dilatadas, padrão venoso proeminente no tórax, edema facial e aparência pletórica (Fig. 53-5A). A radiografia torácica tipicamente exibe alargamento do mediastino ou massa hilar direita (Fig. 53-5B). Ocasionalmente, pode estar normal. Podem ser demonstradas veias dilatadas na parede torácica anterior e compressão da VCS na TC com contraste intravenoso. A síndrome da VCS geralmente não é uma emergência médica e os pacientes não devem ser tratados sem diagnóstico tecidual. A broncoscopia ou mediastinoscopia podem ser realizadas de forma segura em pacientes com síndrome de VCS.[261] Devido ao CPPC ser quimiossensível, a síndrome da VCS devido a CPPC é tratada de forma melhor com quimioterapia. Geralmente, após o tratamento, os sintomas começam a se resolver em 5 a 7 dias.[262] O CPNPC é tratado de forma melhor com quimiorradioterapia concomitante (consulte discussão prévia sobre o tratamento de CPNPC estágio IIIA/IIIB). Se há necessidade de alívio imediato da obstrução da VCS, deve ser seriamente considerada a colocação de *stent* vascular. Uma meta-análise Cochrane relatou que *stents* em VCS aliviaram a obstrução em 95% dos casos.[262] Colocação de *stent* tem sido associada com taxa de complicação de 3% a 7%.

SÍNDROMES PARANEOPLÁSICAS

Efeitos hormonais, neurológicos, hematológicos ou outros remotos do câncer não relacionados a invasão direta, obstrução ou efeitos metastáticos do tumor geralmente são denominados *síndromes paraneoplásicas*. Síndromes paraneoplásicas relacionadas ao carcinoma broncogênico se desenvolvem em 10% a 20% dos pacientes (Tabela 53-6).

EFEITOS MUSCULOESQUELÉTICOS

Baqueteamento digital pode ser uma manifestação de câncer pulmonar ou outras doenças (Fig. 16-3). Baqueteamento pode envolver os dedos da mão e dos pés e consiste em alargamento seletivo do tecido conjuntivo nas falanges terminais.

Tabela 53-6	Síndromes Paraneoplásicas Associadas com Carcinoma Broncogênico
Sistema	**Síndrome Paraneoplásica**
Musculoesquelético	Baqueteamento
	Osteoartropatia hipertrófica
	Polimiosite
	Osteomalacia
	Miopatia
Cutâneo	Dermatomiosite
	Acantose *nigricans*
	Prurido
	Eritema multiforme
	Hiperpigmentação
	Urticária
	Escleroderma
Endocrinológico	Síndrome de Cushing
	Síndrome de secreção inapropriada de hormônio antidiurético
	Hipercalcemia
	Síndrome carcinoide
	Hiperglicemia/hipoglicemia
	Ginecomastia
	Galactorreia
	Excesso de hormônio do crescimento
	Secreção de calcitonina
	Hormônio estimulante da tireoide
Neurológico	Síndrome Miastênica de Lambert-Eaton
	Neuropatia periférica
	Encefalopatia
	Mielopatia
	Degeneração cerebelar
	Psicose
	Demência
Vascular/hematológico	Tromboflebite
	Trombose arterial
	Endocardite trombótica não bacteriana
	Trombocitose
	Policitemia
	Anemia hemolítica
	Aplasia de eritrócitos
	Disproteinemia
	Reação leucemoide
	Eosinofilia
	Púrpura trombocitopênica
Miscelânea	Caquexia
	Hiperuricemia
	Síndrome nefrótica

Os achados físicos incluem perda do ângulo entre a base do leito ungueal e a cutícula, unhas arredondadas e pontas dos dedos aumentadas. Baqueteamento é um achado isolado e geralmente é assintomático. Causas não malignas de baqueteamento incluem fibrose pulmonar, doença cardíaca congênita e bronquiectasia.

Osteoartropatia pulmonar hipertrófica (OPH) é um processo incomum associado com câncer pulmonar. OPH é caracterizada por artropatia dolorosa que geralmente envolve os tornozelos, joelhos, pulsos e cotovelos e é com maior frequência simétrica. A dor e a artropatia são causadas por periostite proliferativa que envolve os ossos longos, mas também pode afetar os ossos metacarpais, metatarsais e falangeanos. Os pacientes podem ter baqueteamento dos dedos de mão e pé além das artralgias dolorosas. A patogênese da OPH é incerta, mas ela pode surgir de agente humoral. Para os pacientes que fumam e apresentam surgimento novo de artralgias, deve-se considerar a OPH. Uma radiografia dos ossos longos (p. ex., tíbia e fíbula) geralmente exibe formação de novo osso periosteal característica (Fig. 53-6B). Um *scan* ósseo com radionuclídeo (Fig. 53-6C) tipicamente demonstra captação difusa pelos ossos longos. Os tipos histológicos grandes células e adenocarcinoma são os mais comumente associados com OPH (Fig. 53-6A). Os sintomas de OPH podem se resolver após toracotomia, independente de o câncer primário ser ressecado ou não. Para pacientes inoperáveis, o tratamento é com agentes anti-inflamatórios não esteroidais. Recentemente, relatos de caso observaram resolução ou melhora acentuada dos sintomas com tratamento com bisfosfonato.[263]

Apesar de ainda ser tópico de debate, estudos baseados na população da Escandinávia sugerem frequência de malignidade de 15% a 25% em pacientes com dermatomiosite-polimiosite.[264] O maior risco de malignidade é nos primeiros dois anos após o diagnóstico de dermatomiosite-polimiosite. Uma abordagem razoável para vigilância do câncer nesses pacientes é um histórico e exame físico cuidadosos, radiografia torácica, exames laboratoriais básicos e exame de rastreamento do câncer apropriado para a idade. Outros testes deveriam ser baseados nas anormalidades detectadas durante a avaliação básica.

EFEITOS HEMATOLÓGICOS

A anemia é comum em pacientes que têm câncer pulmonar e pode ser causada por deficiência de ferro, doença crônica ou infiltração da medula óssea. A eosinofilia é mais comumente associada com doença de Hodgkin, mas também pode ser vista em pacientes com câncer pulmonar. A produção de diversas citocinas pelas células neoplásicas pode resultar em eosinofilia, leucocitose ou trombocitose, das quais a trombocitose é de longe a mais comum. Muitos dos efeitos hematológicos do câncer pulmonar não levam a sequelas clínicas e tipicamente não se encontram hormônios específicos ou anticorpos responsáveis pelos efeitos.

A associação entre trombose venosa profunda e malignidade foi descrita por Trousseau há mais de um século e câncer pulmonar é a malignidade mais comumente associada a hipercoagulabilidade. As causas de estado de hipercoagulabilidade permanecem pouco compreendidas. Um estudo amplo documentou associação clinicamente significativa de trombose idiopática com desenvolvimento subsequente de câncer manifesto. No entanto, outros investigadores concluíram que a literatura não permite recomendações firmes sobre realização ou não de rastreamento por neoplasias malignas em pacientes que possuem tromboembolismo venoso inexplicado.[265] Tromboembolismo no paciente que apresenta algum processo maligno costuma ser refratário ao tratamento com varfarina e o tratamento de longo prazo com *heparina de baixo peso molecular* (HBPM) é provavelmente mais eficaz. Em um estudo randomizado, pacientes com câncer e trombose venosa profunda, embolismo pulmonar ou os dois foram distribuídos aleatoriamente para receber HBPM

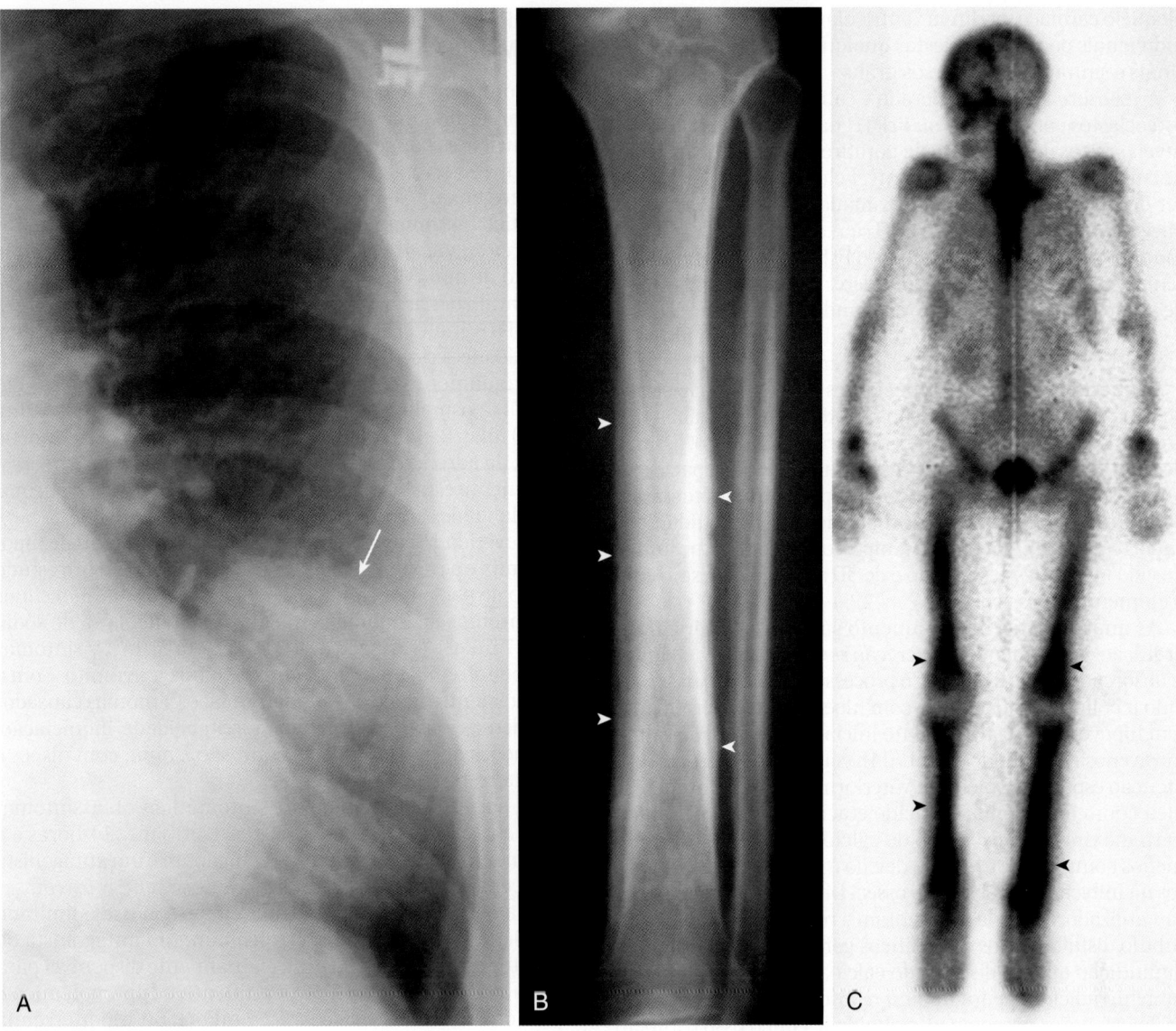

Figura 53-6 **Carcinoma pulmonar e osteoartropatia hipertrófica. A**, A radiografia torácica frontal mostra malignidade pulmonar esquerda (*seta*). **B**, A radiografia da tíbia e fíbula exibe reação periosteal diafisária (*cabeça de setas*). **C**, *Scan* com radionuclídeo do osso mostra captação razoavelmente simétrica, bilateral em extremidade inferior, compatível com osteoartropatia hipertrófica. (Cortesia do Dr. Michael Gotway, MD.)

(dalteparina) subcutânca uma vez ao dia ou varfarina oral diariamente durante 6 meses.[266] Aos 6 meses, a probabilidade de tromboembolismo recorrente foi 9% com o tratamento com dalteparina e 17% com varfarina, uma diferença que foi altamente significante. O risco de sangramento extenso ou qualquer sangramento não foi diferente nos dois grupos. A outra vantagem da HBPM é que não é necessário monitoramento do efeito anticoagulante, exceto em alguns pacientes com insuficiência renal. Uma análise Cochrane recente concluiu que, para tratamento em longo prazo em pacientes com câncer, a HBPM reduziu eventos de tromboembolismo venoso, mas não morte, quando comparado com antagonistas de vitamina K. Não houve diferença estatística no risco de sangramento[267] (Cap. 57).

HIPERCALCEMIA

A hipercalcemia devido a processo maligno pode surgir de uma metástase óssea, reabsorção óssea acelerada, deposição óssea diminuída ou reabsorção de cálcio no túbulo renal aumentada, mas, mais comumente, é devido a secreção pelo tumor de uma *proteína relacionada ao hormônio da paratireoide* (PrPTH) ou outra citocina de reabsorção de osso (Cap. 95 – exclusivamente, em inglês, *on-line*). O câncer de pulmão é o tumor sólido mais comum associado com hipercalcemia, mas outros cânceres também exibem associação, como de rim, mama, de cabeça e pescoço, mieloma e linfoma. Em um estudo de 690 cânceres pulmonares consecutivos, 2,5% dos casos tinham hipercalcemia induzida pelo tumor.[268] A histologia de células escamosas é o tipo celular mais comumente associado a hipercalcemia, mas hipercalcemia não descarta outros cânceres de pulmão como adenocarcinoma ou, raramente, carcinoma de pequenas células. Geralmente, pacientes com câncer de pulmão e hipercalcemia possuem doença avançada (estágios III ou IV) e não são ressecáveis.

Os sintomas de hipercalcemia incluem anorexia, náusea, vômito, constipação, letargia, poliúria, polidipsia e desidratação. Confusão e coma são manifestações tardias, assim como insuficiência renal e nefrocalcinose. Os efeitos cardiovasculares incluem intervalo QT diminuído, onda T com base larga, bloqueio cardíaco, arritmia ventricular e assistolia. Pacientes individuais podem manifestar qualquer combinação desses sinais e sintomas em diversos graus.

A reabsorção óssea acelerada é causada por ativação dos osteoclastos por citocinas ou PrPTH na maioria dos casos. Os níveis séricos de hormônio da paratireoide geralmente estão normais ou baixos, mas um nível elevado de PrPTH pode ser detectado no soro em aproximadamente metade desses pacientes.[268] Citocinas ou PrPTH são secretadas de forma autônoma pelo tumor. Não apenas o PrPTH causa reabsorção renal do cálcio, mas também interfere nos mecanismos renais de absorção de sódio e água, resultando em poliúria. Poliúria e vômito resultam em desidratação; diminuição da filtração glomerular agrava ainda mais a hipercalcemia.

Enquanto a maioria dos pacientes que têm cálcio sérico de 12 a 13 mg/dL ou mais são tratados, uma elevação discreta do cálcio sérico pode não requerer tratamento, assim a decisão é baseada nos sintomas do paciente. Para pacientes que possuem processo maligno amplamente metastático e incurável, pode ser mais apropriado fornecer cuidado de suporte apenas e não tratar a hipercalcemia. A expectativa de vida média nessa situação é de 30 a 45 dias, mesmo com tratamento agressivo.[269]

As quatro metas do tratamento são: (1) corrigir a desidratação, (2) aumentar a excreção renal de cálcio, (3) inibir reabsorção óssea e (4) tratar o processo maligno de base. Devido à poliúria, os pacientes com hipercalcemia geralmente têm hipovolemia. O tratamento inicial é com solução salina intravenosa, utilizando 3 a 6 L/24h conforme o tolerado, com atenção especial à volemia. Anteriormente, um diurético de alça como furosemida ou ácido etacrínico era adicionado para maximizar a excreção de cálcio, mas tem se tornado menos comumente utilizado devido à eficácia dos bifosfonatos na inibição de reabsorção óssea. Diuréticos tiazídicos não são utilizados, pois eles aumentam a reabsorção de cálcio no túbulo distal. Fluidos e diuréticos geralmente resultam em diminuição apenas discreta do cálcio, sendo necessário tratamento adicional para inibir a reabsorção óssea acelerada. Os bifosfonatos possuem alta afinidade com o osso e inibem a atividade do osteoclasto. O zoledronato, um bisfosfonato mais novo, é o mais eficaz, a dose usual é 4 mg fornecida de forma intravenosa no período de 15 minutos.[270] Níveis normais de cálcio são alcançados dentro de 4 a 10 dias em 85% dos pacientes e duram uma média de 30 a 40 dias. Os efeitos adversos geralmente são discretos e transientes e incluem febre, hipofosfatemia, hipocalcemia assintomática e ocasionalmente insuficiência renal. A calcitonina inibe reabsorção óssea, aumenta excreção renal de cálcio e tem início da ação rápido, mas a duração da ação é curta. A calcitonina é um agente relativamente fraco e, quando utilizada sozinha, não costuma normalizar o cálcio sérico de pacientes que apresentam hipercalcemia acentuada. O uso de calcitonina é apropriado quando o cálcio é maior do que 14 mg/dL ou precisa ser baixado urgentemente (o início da ação é de 4 a 6 horas) enquanto aguarda a ação dos agentes mais eficazes, porém de ação mais lenta ou quando se deseja alívio da dor óssea. Os efeitos de calcitonina e bisfosfonato são somatórios. A taquifilaxia à calcitonina pode ser vista 48 horas após a administração. Outros agentes como nitrato de gálio ou plicamicina têm sido utilizados para tratar a hipercalcemia, mas geralmente não têm sido adotados como terapia de primeira linha devido à escala de administração inconveniente ou toxicidades associadas.

SÍNDROME DA SECREÇÃO INAPROPRIADA DO HORMÔNIO ANTIDIURÉTICO

A hiponatremia é observada no momento da apresentação em aproximadamente 15% dos pacientes com CPPC e 1% dos pacientes com CPNPC e, na maioria dos casos, é devido à produção ectópica de arginina vasopressina pelas células cancerígenas.[271] Em condições normais, o hormônio antidiurético (vasopressina) é secretado no hipotálamo anterior e exerce sua ação nos ductos coletores renais aumentando o fluxo de água do lúmen para o interstício medular, concentrando dessa forma a urina. Os critérios de diagnóstico da SSIHA incluem (1) hiponatremia associada à hipo-osmolalidade sérica (< 275 mOsm/kg), (2) osmolalidade inapropriadamente elevada da urina (> 200 mOsm/kg) em relação à osmolalidade do soro, (3) sódio elevado na urina (> 20 mEq/L), (4) euvolemia clínica sem edema, (5) função renal, da adrenal e tireoidiana normais. O ácido úrico sérico geralmente está baixo e a relação de osmolalidade da urina/osmolalidade sérica é frequentemente maior do que 2.

A severidade dos sintomas é relacionada ao grau de hiponatremia e à rapidez da queda do sódio sérico. Em um estudo amplo de pacientes com SSIHA, apenas 27% tinham sinais ou sintomas de hiponatremia apesar de mediana de sódio de 117 mEq/L (variação de 101 a 129 mEq/L). Os sintomas de hiponatremia incluem anorexia, náusea e vômito. Com o aparecimento rápido da hiponatremia, os sintomas causados por edema cerebral podem incluir irritabilidade, inquietação, alterações de personalidade, confusão, coma, convulsões e parada respiratória.

Em pacientes minimamente sintomáticos ou assintomáticos, a restrição de fluido de 500 a 1.000 mL/24 horas é o tratamento inicial de escolha. O conivaptan é um antagonista de receptor de vasopressina intravenoso, que mostrou ser útil na correção de hiponatremia, mas seu uso é limitado a pacientes hospitalizados. O tolvaptan, um antagonista do receptor da vasopressina oral, é atualmente disponível para hiponatremia clinicamente significativa hipervolêmica e euvolêmica (sódio sérico < 125 mEq/L ou hiponatremia menos acentuada que é sintomática e resistiu à correção com restrição de fluidos). Não deve ser utilizado em pacientes que necessitam urgentemente de intervenção para elevar o sódio sérico para prevenir ou tratar sintomas neurológicos severos.[272-274] Se for necessário tratamento adicional, pode-se considerar a demeclociclina oral (900 a 1.200 mg/dia). A demeclociclina induz diabetes insipidus nefrogênica e bloqueia a ação do hormônio antidiurético no túbulo renal, aumentando dessa forma a excreção de água. O início da ação varia de algumas horas a algumas semanas, assim essa droga não é recomendada para tratamento emergencial agudo. A demeclociclina apresenta potencial toxicidade renal. Em pacientes que possuem sintomas mais severos ou que oferecem risco à vida (sódio sérico < 115 mEq/L), o tratamento consiste em salina intravenosa, suplementação de potássio e diurese com diuréticos de alça como furosemida ou ácido etacrínico. Se houver confusão severa, convulsões ou coma, pode ser apropriado tratar com 300 mL de salina a 3% fornecido durante 3 a 4 horas em combinação com diurético de alça (salina sem um diurético não vai aumentar a concentração de sódio).

A correção rápida do sódio pode ter consequências que oferecem risco à vida e é recomendada cautela.[275] A taxa de correção do sódio é mais bem limitada ao máximo de 12 mEq/L/dia, até que se atinja nível de 120 a 130 mEq/L.

Correção mais rápida tem sido associada ao desenvolvimento de mielinólise pontina central, o que pode resultar em quadriplegia, anormalidades em nervos cranianos que se manifestam como paralisia pseudobulbar, alteração no estado mental e subsequente morte. Assim, no curso do tratamento da hiponatremia, o sódio sérico deve ser monitorado frequentemente para garantir que a correção não seja muito rápida. Para pacientes com SSIHA devido a CPPC, o tratamento com quimioterapia deveria ser iniciado assim que possível e provavelmente resulte em melhora da hiponatremia dentro de poucas semanas. Após resposta inicial à quimioterapia, pode haver recorrência da SSIHA quando ocorre recidiva do tumor.

SÍNDROME DE CORTICOTROFINA ECTÓPICA

A produção ectópica de corticotrofina ou hormônio liberador de corticotrofina com síndrome de Cushing associada foi identificada em pacientes com CPPC, tumor carcinoide (pulmão, timo ou pâncreas) e tumores da crista neural como feocromocitoma, neuroblastoma e carcinoma medular da tireoide.[276] Daqueles com secreção ectópica de corticotrofina, CPPC responde por 75% dos casos, apesar de que a síndrome de Cushing se desenvolve em apenas 1% a 2% dos pacientes com CPPC. Raramente a síndrome da Cushing é causada por CPNPC.

Características clássicas de síndrome de Cushing incluem obesidade do tronco, estrias, facies arredondada (lua cheia), acúmulo de gordura dorsocervical (corcunda de búfalo), miopatia e fraqueza, osteoporose, diabetes mellitus, hipertensão e alterações de personalidade. No entanto, o crescimento rápido de CPPC significa que os pacientes têm maior probabilidade de apresentar edema, hipertensão e fraqueza muscular do que características clássicas de síndrome de Cushing. Alcalose hipocalêmica e hiperglicemia geralmente estão presentes. Pacientes com CPPC e síndrome de Cushing parecem ter sobrevida menor comparada àqueles sem a síndrome, talvez devido a maior frequência de infecções oportunistas.

O melhor teste de triagem para a síndrome de Cushing é a mensuração de cortisol livre na urina de 24 horas. Elevações de produção de cortisol, ausência de supressão com dexametasona de alta dose e níveis plasmáticos de corticotrofina maiores do que 200 pg/mL (40 pmol/L) são altamente sugestivos de corticotrofina ectópica como a causa de síndrome de Cushing na ausência de adenoma pituitário. O nível plasmático de corticotrofina está elevado em muitos, mas não em todos, pacientes.

O tratamento da síndrome de Cushing devido à corticotrofina ectópica inclui inibidores de enzima adrenal como a metirapona, aminoglutetimida e cetoconazol, administrados isoladamente ou em combinação. O cetoconazol administrado oralmente em dose de 400 a 1200 mg/dia ou metirapona 250 a 750 mg três vezes ao dia pode controlar o hipercortisolismo dentro de alguns dias a semanas, mas a resposta é variável.[277] Ajustes de dose são baseados em atingir níveis urinários de cortisol livre normais ou cortisol plasmático matinal de 7 a 11 µg/mL. Hipoadrenalismo sintomático pode resultar do tratamento e algumas autoridades recomendam dose de substituição de glicocorticoide quando se inicia um inibidor da enzima. Quando a síndrome de Cushing surge devido a CPPC, é recomendado proceder com quimioterapia apropriada e monitoramento cuidadoso de infecções sobrepostas, assim como com qualquer paciente que recebe corticosteroides de alta dose. A síndrome de Cushing relacionada a carcinoide brônquico ou carcinoide tímico é mais bem tratada com ressecção cirúrgica do tumor.

EFEITOS NEUROLÓGICOS

As síndromes neurológicas paraneoplásicas associadas a câncer pulmonar, principalmente do tipo pequenas células, são variáveis e incluem SMLE, neuropatia sensorial subaguda, encefalomielopatia, degeneração cerebelar, neuropatia autonômica, degeneração da retina e opsoclono/mioclono.[278] A frequência de qualquer uma dessas síndromes neurológicas no CPPC é de aproximadamente 5% e sintomas neurológicos podem preceder o diagnóstico em meses a anos.[279,280] A maior parte dos pacientes com CPPC que apresentam uma síndrome paraneoplásica associada tem CPPC-DL que pode ou não ser óbvia na avaliação inicial. É indicada avaliação radiográfica cuidadosa do pulmão e mediastino em um fumante que apresenta suspeita de síndrome neurológica paraneoplásica. Nesse cenário, mesmo anormalidades sutis do mediastino requerem uma biópsia. A PET pode ajudar a identificar uma lesão oculta e facilitar a confirmação do diagnóstico pela biópsia.[281,282] Muitos trabalhos sugeriram que os pacientes com síndromes neurológicas paraneoplásicas possuem melhor prognóstico do que aqueles sem a síndrome com estágio e histologia similar.

Acredita-se que essas síndromes neurológicas paraneoplásicas sejam imunomediadas, baseadas na identificação de diversos anticorpos no soro que reagem tanto com o sistema nervoso quanto com o câncer de base.[278] No entanto, nem todos os pacientes com síndromes paraneoplásicas possuem anticorpos identificáveis no soro. A literatura é confusa devido aos diferentes nomes utilizados por diversos pesquisadores. O anticorpo anti-Hu é o mesmo que anticorpo nuclear antineuronal tipo 1 (ANNA-1 do inglês *antineuronal nuclear antibody type 1*) e o anticorpo anti-Ri é idêntico ao ANNA-2. Ambos os anticorpos, mas predominantemente o anti-Hu, têm sido associados com CPPC. O anti-Hu é um anticorpo IgG encontrado no soro e fluido cerebroespinhal e se liga ao núcleo de todos os neurônios no sistema nervoso central e periférico, incluindo gânglio sensorial e autonômico, plexo mesentérico e células da medula adrenal. Tais anticorpos não devem ser confundidos com o anticorpo anti-célula de Purkinje (anti-Yo), o qual é caracteristicamente encontrado em pacientes que têm degeneração cerebelar subaguda como manifestação de processo maligno ginecológico ou câncer de mama. O anticorpo CRMP-5, conhecido como anti-CV-2, também tem sido associado a CPPC e timomas.[278]

Em uma revisão de 162 pacientes sequenciais que tinham anti-Hu (ANNA-1) aumentada, em 142 (88%) deles foi comprovado câncer, 132 dos quais tinham CPPC.[280] Em 97% desses casos, a síndrome neurológica precedeu o diagnóstico de CPPC, geralmente com antecedência de menos de 6 meses, mas em 20% deles esse período foi superior a 6 meses. É importante ressaltar que 90% tinham doença limitada ao pulmão ou ao pulmão e mediastino (CPPC-DL). Em um relato da Europa, 144 pacientes de 200 com anticorpos anti-Hu tinham um tumor no tórax.[279] Desses, em 111 foi provado CPPC. Em um estudo amplo, anticorpos ANNA-1 foram identificados em 16% de todos os pacientes com CPPC. Esses anticorpos foram associados com doença limitada ao estágio, resposta completa à terapia e maior sobrevida comparado com pacientes com CPPC e ausência de anticorpo ANNA-1. Essas síndromes neurológicas raramente melhoram com tratamento, assim o objetivo é prevenir a progressão iniciando o tratamento do tumor de base o mais cedo possível.

Manifestações menos comuns de síndromes neurológicas paraneoplásicas são hipotensão ortostática e dismotilidade intestinal. Os sintomas gastrointestinais podem se apresentar como náusea, vômito, desconforto abdominal ou hábitos intestinais alterados sugestivos de pseudo-obstrução intestinal. Muitos desses pacientes se apresentam com sintomas gastrointestinais e perda de peso significativa antes do diagnóstico de CPPC.

SMLE é caracterizada por fraqueza muscular proximal, hiporreflexia e disfunção autonômica.[283,284] O envolvimento de nervo craniano pode estar presente e não diferencia SMLE de miastenia grave. A SMLE tem sido fortemente associada com anticorpos direcionados contra *canais de cálcio sensíveis a voltagem* (anticorpos anti-CCSV) pré-sinápticos tipo P/Q dos terminais nervosos colinérgicos periféricos. Esses anticorpos anti-CCSV, identificados em mais de 90% dos pacientes com SMLE, bloqueiam a liberação normal de acetilcolina na junção neuromuscular. (Em contraste, miastenia grave é associada a anticorpos antirreceptores de acetilcolina, que estão presentes em aproximadamente 90% dos pacientes miastênicos.)

Dos pacientes com SMLE, processo maligno está presente em aproximadamente metade deles e, dos cânceres, CPPC é de longe o mais comum. E ainda assim, quando pacientes com CPPC são estudados de forma prospectiva, a SMLE é incomum. Em um estudo recente de 63 pacientes com CPPC examinados de forma prospectiva, apenas 3% tinham sinais clínicos e eletrofisiológicos de SMLE, 8% tinham anticorpos anti-CCSV elevados e 26% tinham outros sintomas neurológicos não relacionados à SMLE.[285] O diagnóstico de SMLE é baseado em achados eletromiográficos característicos que mostram pequena amplitude de potencial de ação muscular composto em descanso e facilitação com estimulação rápida, repetitiva do nervo supramaximal ou após exercício breve do músculo. Uma única eletromiografia de fibra é ideal para fornecer o diagnóstico. SMLE é a síndrome neurológica paraneoplásica predominante que pode melhorar com o tratamento bem-sucedido do câncer pulmonar associado. O uso de inibidores de acetilcolinesterase é de benefício limitado na SMLE.[286] No entanto, diaminopiridina, a qual aumenta a liberação de acetilcolina, tem sido utilizada com melhora sustentada por meses na maioria dos pacientes com SMLE com ou sem câncer.[287]

Opsoclono consiste em movimentos oculares involuntários rápidos nas direções vertical e horizontal. Em pacientes com CPPC, CPNPC ou outros tumores sólidos, é frequentemente associado com mioclono. Enquanto anticorpo anti-Hu foi identificado em pacientes com CPPC e opsoclono/mioclono, a síndrome de opsoclono/mioclono é apresentação primária de degeneração cerebelar paraneoplásica associada com anticorpos anti-Ri.[288,289]

Pontos-chave

- O câncer pulmonar atualmente mata mais do que câncer de mama, cólon e próstata combinados e é a primeira causa de morte por câncer tanto no homem quanto na mulher nos Estados Unidos e mundialmente.
- Atualmente é recomendada pesquisa de rotina para o câncer pulmonar com TC de baixa dose para certos grupos de risco.
- O pneumologista é o mais adequado para estadiar apropriadamente o câncer de pulmão.
- De forma geral, para o câncer pulmonar de não pequenas células, câncer pulmonar inicial (estágio I) é tratado apenas com cirurgia; câncer pulmonar estágio II é tratado com cirurgia seguida de quimioterapia adjuvante; câncer pulmonar localmente avançado (estágio IIIA e B) é tratado com combinação de quimioterapia e radioterapia e doença metastática (estágio IV) é tratada apenas com quimioterapia.
- Para o câncer pulmonar de pequenas células, doença localizada (doença em um hemitórax que pode ser abrangida em um portal de radiação) é tratada com quimiorradioterapia. Doença extensiva é tratada com quimioterapia apenas.
- Um determinado subgrupo de pacientes com câncer pulmonar com mutação ativadora do domínio tirosina quinase do receptor do fator de crescimento epidérmico responde a inibidores de tirosina quinase como erlotinibe ou gefitinibe. Pacientes com translocação em *EML4-ALK* podem responder ao inibidor de tirosina quinase crizotinibe.
- A terapia com alvo no bloqueio de mutações *driver* é um grande avanço na abordagem da terapia do câncer pulmonar e será o foco para desenvolvimento de novos tratamentos para o câncer pulmonar.

As Referências estão disponíveis exclusivamente no site www.elsevier.com.br/expertconsult

54 RARE PRIMARY LUNG TUMORS

NICOLAS GIRARD, MD, PhD • JACQUES CADRANEL, MD, PhD •
ELISABETH BRAMBILLA, MD, PhD • JEAN-FRANÇOIS CORDIER, MD

INTRODUCTION
CHARACTERIZATION OF RARE LUNG TUMORS
PRIMARY PULMONARY LYMPHOMA AND OTHER LYMPHOPROLIFERATIVE DISEASES
Mucosa-Associated Lymphoid Tissue Lymphoma
Lymphomatoid Granulomatosis
Other Lymphomas and Lymphoproliferative Diseases
CARCINOIDS AND OTHER NEUROENDOCRINE TUMORS
Pathologic Classification
Carcinoid Tumors
Large Cell Neuroendocrine Carcinoma

RARE MALIGNANT PRIMARY PULMONARY EPITHELIAL TUMORS
Mucoepidermoid Carcinoma
Pneumoblastoma
Sarcomatoid Carcinomas (Other Than Pneumoblastoma)
PRIMARY PULMONARY SARCOMAS
Parenchymal Sarcomas
Vascular Sarcomas
INTRATHORACIC PSEUDOTUMORS
Inflammatory Myofibroblastic Tumor
Mediastinal Fibrosis and Hyalinizing Granuloma
Other Pseudotumors

BORDERLINE ENTITIES
Mesenchymal Borderline Disorders
Respiratory Tract Papillomatosis
Nodular Lymphoid Hyperplasia
Amyloidosis
Nonamyloidotic Monoclonal Immunoglobulin Deposition Disease
Pulmonary Langerhans Cell Histiocytosis
LESSONS LEARNED FOR THE MANAGEMENT OF RARE PRIMARY PULMONARY TUMORS
General Issues
Distinguishing Primary Tumors from Metastases
General Therapeutic Management

O Capítulo 54 está disponível, em inglês, exclusivamente no site www.elsevier.com.br/expertconsult

55 TUMORES MALIGNOS METASTÁTICOS

DOUGLAS A. ARENBERG, MD • ALLAN PICKENS, MD

INTRODUÇÃO
Epidemiologia
História Clínica
MECANISMO DE METÁSTASE PARA O PULMÃO
DIAGNÓSTICO
Diagnóstico Diferencial
Distinguindo Metástase de Tumores de Pulmão Primários
Patologia
Opções para Obtenção de um Diagnóstico de Tecido
TRATAMENTO
Terapia Multimodal para Doença Potencialmente Curável
Cuidado Paliativo
Ablação de Metástases por Radiofrequência
Ressecção Cirúrgica de Metástases
CASOS ESPECIAIS
Metástase de Vias Aéreas
Metástase Vascular Embólica
Metástases Pleurais

INTRODUÇÃO

O pulmão é um local comum para metástases de tumores malignos de outros órgãos. A lógica sugere que o pulmão é um destino tão comum para metástases porque recebe sozinho todo o débito cardíaco.[1] De fato, este provavelmente desempenha um papel na eventual implantação nos pulmões quando os cânceres metastizam pela via hematogênica. No entanto, uma compreensão mais detalhada dos mecanismos moleculares que ditam metástases órgão-específicas tornou claro que propriedades específicas do tumor primário e do microambiente do tecido de origem e do pulmão desempenham um papel significativo na direção do processo de metástase para o pulmão. Paget inicialmente propôs o que ficou conhecido como a hipótese da "semente e solo" em 1889, com base nas suas observações da natureza não randômica de metástases de câncer de mama.[2] Enquanto podemos agora começar a definir mecanismos de metástases órgão-específicas em um nível molecular, ainda faltam ferramentas terapêuticas especificamente destinadas a impedir metástases.[3] Este capítulo analisa a epidemiologia da metástase pulmonar, os avanços no conhecimento da fisiopatologia da metástase, abordagens para ajudar a distinguir metástase de câncer de pulmão primário, os avanços nos métodos diagnósticos e opções de tratamento que variam desde paliação até cirurgia curativa.

EPIDEMIOLOGIA

As estimativas da incidência de metástases pulmonares entre pacientes com câncer variam de 20% a 40%.[1,4] No entanto, a maioria das séries se concentra em um único tipo de tumor como a origem de metástases pulmonares. A incidência de metástases pulmonares também varia, dependendo dos meios utilizados para detecção e acompanhamento; uma menor incidência é reportada quando as metástases são detectadas pela presença de sintomas respiratórios e aumenta progressivamente quando as metástases são detectadas por vigilância de rotina com radiografias de tórax ou com *tomografia computadorizada* (TC) ou dados de necrópsia.

Não é surpreendente que a detecção de metástases para qualquer tipo de tumor sólido será maior quando a *tomografia por emissão de pósitrons* (PET) *com 18-fluorodesoxiglicose* é utilizada como um método de vigilância.[5] Embora os relatórios relativos à proporção dos cânceres que metastizam para o pulmão variem, o pulmão está sempre entre os locais mais comuns de metástases de tumores sólidos.[4]

HISTÓRIA CLÍNICA

Nódulos pulmonares ou derrames em desenvolvimento no contexto de uma neoplasia extrapulmonar pode ser *sincrônica* (descobertos ao mesmo tempo que o tumor primário) ou *metacrônica* (descoberto em algum período após o tumor sólido inicial, tanto no curso do acompanhamento de uma doença maligna prévia como no contexto de novos sintomas pulmonares). Devido ao elevado grau de função pulmonar reserva na maioria dos indivíduos, as metástases para os pulmões raramente produzem sintomas e mesmo os pacientes com uma grande carga de tumor metastático podem apresentar poucos ou nenhum sintoma pulmonar. Quando sintomas não específicos de tosse, dispneia ou dor e desconforto no tórax podem ser atribuídos a lesões metastáticas, eles resultam geralmente de uma carga tumoral muito grande (Fig. 55-1), extensa infiltração linfática, envolvimento das vias aéreas ou de um grande derrame pleural. A primeira pista para a presença de metástases pulmonares vem mais comumente de radiografias de vigilância em pacientes com câncer prévio conhecido. A apresentação mais comum de metástase pulmonar é o achado de múltiplos nódulos nos lobos inferiores. O achado de um nódulo pulmonar solitário incidental como o primeiro sinal de uma neoplasia extrapulmonar faz a distinção entre metástase e um tumor pulmonar primário um desafio. É improvável que o exame físico revele evidência de metástases pulmonares, porém, no contexto de um nódulo pulmonar solitário, o exame deve incluir uma busca por doenças malignas em outras partes do corpo (p. ex., mamas ou massas abdominais, aumento dos gânglios linfáticos). Raramente, uma metástase pode afetar as vias aéreas centrais maiores, produzindo sibilos localizados, que um médico experiente descobre durante a auscultação. O acúmulo de fluido pleural maligno produz os achados de sons respiratórios reduzidos, uma nota de percussão pouco intensa e frêmito tátil diminuído.

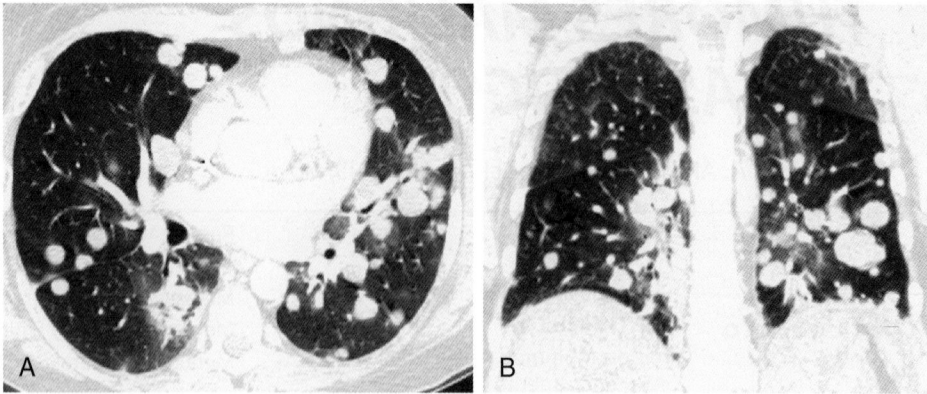

Figura 55-1 Aparência típica da doença metastática. TC de tórax axial (**A**) e coronal (**B**), disposta em janelas pulmonares de um paciente com inúmeros nódulos arredondados no lobo inferior e uma história prévia de melanoma. A probabilidade de metástases antes do exame é tão elevada neste caso que o oncologista pode não necessitar de uma confirmação tecidual.

MECANISMO DE METÁSTASE PARA O PULMÃO

Quando se considera que o pulmão recebe todo o débito cardíaco, talvez seja surpreendente que metástases pulmonares não são ainda mais comuns entre os pacientes com câncer. Contudo, a pesquisa mostrou que a maioria das células cancerosas que circulam na corrente sanguínea nunca resultam em um foco metastático clinicamente evidente,[6,7] sugerindo que o mero acesso ao pulmão não é suficiente para levar à formação de metástase clinicamente evidente. Mecanismos adicionais devem, portanto, ter em conta a propensão de certos tumores de semearem, preferencialmente, órgãos distantes.

Um dos principais processos envolve a expressão de receptores que se ligam a ligantes em locais metastáticos. Quimiocinas são um grupo de pequenas citocinas originalmente descobertas como mediadoras do tráfico de leucócitos. Quimiocinas medeiam diversos aspectos patológicos importantes da biologia tumoral, incluindo angiogênese, proliferação celular, invasão e metástases.[8] O padrão de expressão constitutiva dos receptores de quimiocina em células cancerosas, combinado à expressão dos ligantes de quimiocina correspondente em vários órgãos, pode ser responsável pelo padrão órgão-específico das metástases de uma variedade de tipos de tumores sólidos, incluindo o câncer da mama, de próstata e o câncer de pulmão.[9-11] Por exemplo, os receptores de quimiocina CXCR4 e CCR7 são altamente expressos em linhagens celulares de cânceres da mama humanos, em amostras de tumor de mama primário e em suas metástases. Os ligantes para o receptor CXCR4 e os receptores correspondentes CCR7, CCL21 e CXCL12 são constitutivamente expressos em órgãos para os quais estes tumores comumente metastizam (pulmão, cérebro, ossos e linfonodos).[11] Em linhagens celulares de câncer de mama, a sinalização através dos receptores CXCR4 ou CCR7 promove a migração e invasão *in vitro*. De modo mais interessante, anticorpos ou pequenas moléculas antagonistas dirigidas contra o CXCR4 prejudicam significativamente a metástase de células de câncer de mama para os linfonodos regionais e pulmões *in vivo*. Além disso, o melanoma maligno, que tem um padrão metastático semelhante ao do câncer de mama, mas também uma elevada incidência de metástases cutâneas, mostrou uma expressão elevada do receptor de quimiocina CCR10, além de CXCR4 e CCR7. O ligante para CCR10 (quimiocina cutânea atratora de células T ou CTACK/CCL27) é altamente expresso na derme normal.[12] Em um estudo de metástases de câncer de pulmão de células não pequenas, foram encontradas células metastáticas com a expressão aumentada de CXCR4 em comparação com as células dos tumores primários, o que sugere que as células que expressam o CXCR4 tinham uma vantagem para alcançar ou sobreviver no nicho metastático.[10] Os receptores de quimiocina em células cancerosas, em conjunto com a expressão tecido-específica de seus ligantes de quimiocina, parecem ter um papel crítico na determinação do destino metastático das células tumorais circulantes.

Certos processos moleculares podem aumentar a permeabilidade vascular pulmonar às células metastáticas. Em um estudo, o fator transformador de crescimento-β mostrou iniciar células de câncer de mama para se tornarem metástases pulmão-específicas através da regulação positiva do gene semelhante à *angiopoietina 4* (*ANGPTL4*).[13] A indução da ANGPTL4 pelo fator transformador de crescimento-β em células de câncer de mama aumentou a sua posterior retenção nos pulmões, mas não nos ossos. A ANGPTL4 derivada de células tumorais rompeu as junções célula-célula da microvasculatura pulmonar, aumentando a permeabilidade dos capilares pulmonares e facilitando a passagem de células tumorais para o parênquima pulmonar. Em contraste, nos sinusoides da medula óssea, que são, normalmente, leitos microvasculares mais permeáveis, este mecanismo não confere uma vantagem.[13]

Outros processos podem ajudar a suportar a célula metastática em seu nicho pulmonar. Em outro elegante estudo em camundongos, as células tumorais demonstraram ser precedidas, no nicho metastático, por *células derivadas da medula óssea* (BMDC) que expressam o *receptor do fator de crescimento de células endoteliais vasculares* tipo 1 (VEGFR1 + BMDC). Estes autores demonstraram que as VEGFR1 + BMDC eram células progenitoras hematopoiéticas que (1) chegaram ao local metastático antes das células tumorais, (2) se acumularam no órgão-alvo da metástase após a injeção de células tumorais ou após o tratamento com o meio condicionado por células tumorais e (3) estabeleceram um nicho pré-metastático de um modo tumor-específico (ou seja, elas estabeleceram um ambiente permissivo para a metástase em um padrão órgão-específico que variou de acordo com o tipo de tumor).

Finalmente, outros processos podem melhorar a aderência pulmão-específica. Como ilustrado por Brown e Ruoslahti,[14] a proteína metaderina foi descoberta, por expressão em fagos, por estar presente na superfície de células de câncer da mama metastático que preferencialmente permitiram a adesão ao endotélio vascular pulmonar.[14] Em resumo, metástases tecido-específicas surgem de uma forma não aleatória determinada por mecanismos moleculares específicos que envolvem tanto fatores solúveis derivados de tumores como interações ligantes-receptores específicas do microambiente.

Um refinamento adicional na nossa compreensão dos mecanismos de metástase vem de um estudo que analisou sangue eferente isolado de tumores primários em camundongos e descobriu que os tumores primários também lançam fragmentos do tumor que consistem tanto de células malignas como de fibroblastos do estroma hospedeiro. É de importância que a viabilidade de células malignas circulantes era quase duas vezes mais elevada nesses fragmentos tumorais heterotípicos do que em células tumorais únicas soltas a partir do tumor primário. Esses fibroblastos estromais acompanhantes sobreviveram, proliferaram e conferiram uma vantagem de sobrevivência para os depósitos metastáticos pulmonares. Quando os pesquisadores depletaram seletivamente os fibroblastos associados ao carcinoma dos camundongos após a remoção do tumor primário, o crescimento de depósitos metastáticos era significativamente inibido. O estudo demonstrou ainda que metástases cerebrais humanas, porém não os tumores cerebrais primários, não continham fibroblastos associados ao carcinoma, apoiando a hipótese de que os fibroblastos aumentaram o processo metastático maligno. Esta série de experimentos elegantemente concebidos e executados, os quais exigiam técnicas moleculares modernas e rastreamento da linhagem celular, trouxe de volta a campo o círculo completo com a hipótese de semente e solo de Paget porque, como os autores apontam corretamente, as células tumorais facilitam a metástase pulmonar "trazendo seu próprio solo".[15] Enquanto estas descobertas moleculares ainda não levaram a intervenções específicas para impedir a metástase, espera-se que tais avanços no conhecimento dos mecanismos moleculares que promovem ou facilitam a metástase órgão-específica conduzam à busca de novos tratamentos para prevenir a metástase tumoral. Metástases são quase universalmente responsáveis pela mortalidade por câncer e, se as metástases podem ser prevenidas ou tratadas através de novas estratégias com base nessas descobertas moleculares, a sobrevivência com o câncer (em oposição a uma cura para o câncer) é um objetivo atingível. Um diagrama ilustrando os potenciais mecanismos por trás da metástase tecido-específica para o pulmão a partir de doenças malignas extrapulmonares é mostrado na Figura 55-2.

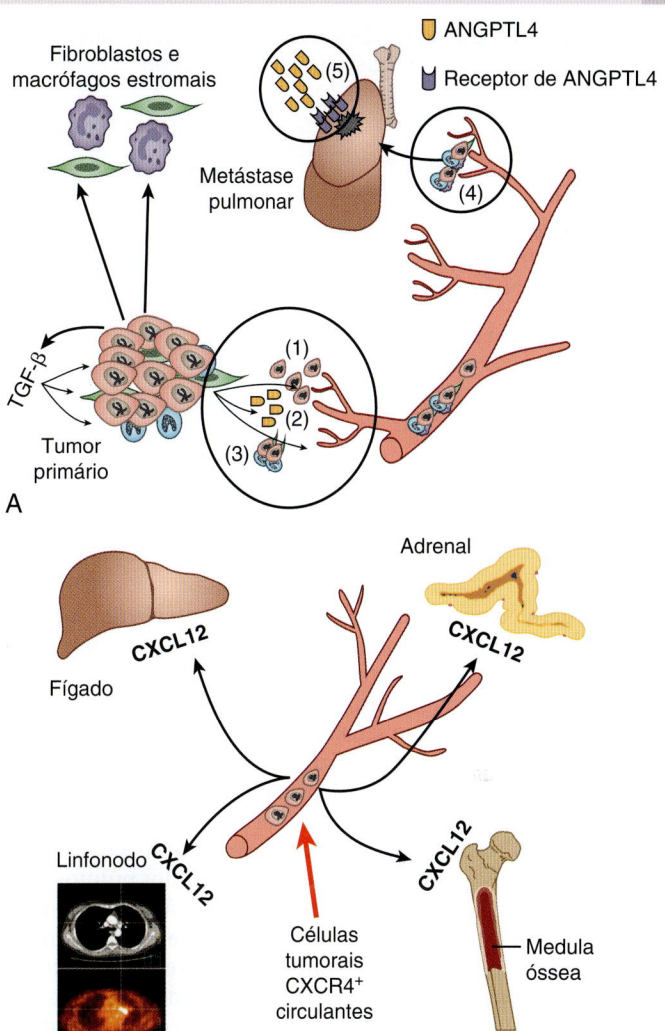

Figura 55-2 Ilustração de mecanismos moleculares que podem levar à metástase pulmonar específica a partir de uma doença maligna extrapulmonar. **A,** O tumor primário pode liberar (1) células tumorais únicas, (2) substâncias solúveis, como a proteína semelhante à angiopoietina 4 (ANGPTL4), e (3) fragmentos tumorais heterotípicos, que gozam de uma vantagem de sobrevivência que os torna mais propensos a chegar ao pulmão (4). No pulmão, a ANGPTL4 derivada do tumor cria um leito microvascular que é permeável e conducente à entrada das células tumorais no pulmão (5). **B,** Células tumorais expressando CXCR4, o receptor para a quimioquina CXC CXCL12, são preferencialmente atraídas para os órgãos que produzem CXCL12 constitutivamente.

DIAGNÓSTICO

DIAGNÓSTICO DIFERENCIAL

Dada a variedade de opções de diagnóstico e terapias em casos de suspeita ou de diagnóstico de metástase pulmonar, o cuidado com o paciente é o ideal quando realizado dentro do contexto de uma equipe multidisciplinar. Por exemplo, ao se decidir realizar a biópsia de um nódulo pulmonar em um paciente com um câncer prévio, um médico especializado em tórax é bem assistido ao conversar com o oncologista e/ou o cirurgião para saber se um paciente com câncer metastático possui opções terapêuticas e se os resultados de uma biópsia alterariam essas opções. Se um paciente com um nódulo solitário suspeito de ser uma metástase pulmonar isolada é um candidato cirúrgico e uma ressecção completa é viável, um diagnóstico pré-operatório do tecido não pode alterar o plano de tratamento e, se assim for, não deve ser realizado. Por outro lado, os cirurgiões podem preferir um diagnóstico pré-operatório do tecido para melhorar a sua discussão sobre riscos, benefícios e alternativas com o paciente. Os cirurgiões também podem preferir saber se um nódulo é uma metástase ou um câncer de pulmão primário no planejamento do procedimento cirúrgico apropriado, seja uma lobectomia ou uma segmentectomia anatômica. Por estas e outras razões, a gestão desses pacientes é mais bem servida quando os clínicos são prontamente capazes de comunicar as preocupações específicas sobre um paciente uns aos outros, tal como em uma conferência multidisciplinar.

Tabela 55-1 Diagnóstico Diferencial de Nódulos Pulmonares Únicos ou Múltiplos em Pacientes com Câncer Prévio

MALIGNO
Metástase
Câncer de pulmão primário

BENIGNO

Infeccioso
  Infecção fúngica
  Infecção micobacteriana
  Nocardia
  Êmbolos sépticos

Não infeccioso
  Nódulos reumatoides
  Hamartoma
  Carcinoide
  Sarcoidose
  Pneumonia em organização criptogênica
  Vasculite (angeíte granulomatosa)

Em geral, o paciente com uma história prévia de câncer e suspeita de metástase pulmonar deve ser tratado com o conhecimento dos vários fatores interagindo: o tipo de câncer prévio, sua história natural, a sua propensão de causar metástase pulmonar, a sua sensibilidade à terapia sistêmica ou à radioterapia e número e localização dos nódulos pulmonares. A decisão de se realizar a biópsia deverá levar em conta a probabilidade de um diagnóstico alternativo e se os resultados da biópsia alteram as opções de tratamento. As possibilidades de diagnóstico para um nódulo ou nódulos pulmonares múltiplos no paciente com uma história de câncer variam de acordo com o tipo de câncer prévio. Por exemplo, as implicações de se encontrar um nódulo cavitário em um paciente com leucemia anterior, após um transplante de medula óssea, são bastante diferentes das de encontrar o mesmo nódulo cavitário em um indivíduo com câncer de cabeça e pescoço anterior. Em geral, o diagnóstico diferencial de um nódulo pulmonar em um paciente com câncer anterior inclui os mesmos diagnósticos encontrados na população geral, com a exceção óbvia de que a doença metastática deve também ser considerada. As causas primárias benignas e malignas, incluindo etiologias infecciosas e não infecciosas, devem ser consideradas (Tabela 55-1).

DISTINGUINDO METÁSTASE DE TUMORES DE PULMÃO PRIMÁRIOS

Quando um nódulo ou nódulos são descobertos em um paciente com história prévia de câncer, é importante distinguir metástase pulmonar de um câncer de pulmão primário, porque o tratamento pode ser muito diferente. Pistas, tais como o tipo de câncer prévio, características radiológicas do nódulo e a aparência patológica do material da biópsia subsequente, podem ser utilizadas para orientar as decisões de tratamento. Múltiplos nódulos pulmonares com bordas lisas localizadas nos lobos inferiores (dependentes) são mais suscetíveis de serem metastáticos com base em motivos clínicos isolados. Quando um único nódulo é a única evidência de metástase, reconhecê-lo como metastático pode ser mais difícil. Em alguns exemplos, o tipo de câncer prévio pode fornecer uma pista para a probabilidade de uma metástase pulmonar *versus* um câncer primário. Em um estudo retrospectivo de pacientes com nódulos pulmonares únicos e uma história prévia de câncer, múltiplos fatores foram examinados como possíveis preditores de metástase, incluindo as características histológicas da neoplasia extrapulmonar original, a idade do paciente e história de tabagismo. De 161 pacientes com nódulos pulmonares solitários, foi determinado que 81 (50%) tinham um câncer de pulmão primário; este resultado foi mais comum em pacientes com história prévia de câncer de cabeça e pescoço, bexiga, mama, colo do útero, vias biliares, esôfago, ovário, próstata ou de estômago. Foi determinado que 50 pacientes (31%) tinham metástase, um achado mais comum em pacientes com tumores salivares, de tireoide e adrenais, melanoma e sarcoma. Câncer de pulmão primário ou metástases foram igualmente prováveis em paciente com câncer prévio de cólon, rim ou útero. Naqueles com linfoma ou leucemia prévia, havia uma alta proporção de pacientes com diagnóstico benigno (6 de 14), talvez reflexo da predisposição desses pacientes a infecções.[16] No total, 30 dos 161 pacientes (19%) apresentavam nódulos de natureza benigna. Uma grande porcentagem de diagnósticos benignos neste estudo realizado por Quint et al.[16] (1994-1999) contrasta com um estudo maior, porém muito mais antigo, por Cahan et al.[17] (1940-1975), no qual apenas 11 dos 800 pacientes (1,3%) apresentaram doença benigna. A maior incidência de doença benigna no estudo mais recente provavelmente pode ser explicada por dois fatores: (1) pelo maior uso de tomografia computadorizada e, portanto, maior taxa de detecção de nódulos no último estudo e (2) porque o estudo anterior foi uma série cirúrgica em que os pacientes com alta probabilidade pré-teste de doença benigna podem ter sido excluídos. Um achado consistente nestes dois estudos que representam quase 40 anos no total de dois grandes centros foi a elevada proporção de pacientes com cânceres espinocelulares de cabeça e pescoço ou esofágicos nos quais um câncer de pulmão primário se desenvolveu posteriormente. Cânceres aerodigestivos compartilham fatores de risco comuns e a presença de uma história de tabagismo aumenta a probabilidade de que um nódulo pulmonar solitário em alguém com uma neoplasia extrapulmonar prévia provará ser um câncer de pulmão. Ao compreender os dados destes e de outros estudos, os clínicos podem estimar com maior precisão a probabilidade de um nódulo pulmonar ser uma doença metastática maligna, um câncer de pulmão primário, ou benigno.

PATOLOGIA

Quando um nódulo é considerado maligno, a etiologia do nódulo pode ser avaliada comparando a patologia do câncer prévio e do nódulo pulmonar. A abordagem do patologista começa com um conhecimento prévio do câncer, ao seu estágio e grau (se aplicável) e a probabilidade pré-teste de metástase de um tumor do pulmão com tais características. O padrão macroscópico e microscópico da possível metástase pode ser suficientemente semelhante ao tumor primário original, o que faz com que o diagnóstico seja facilmente processado. Em muitas situações, a histologia não é suficientemente distintiva para permitir uma diferenciação entre metástase e câncer de pulmão primário[18] e colorações imuno-histoquímicas são usadas para ajudar a orientar o diagnóstico (Tabela 55-2). O adenocarcinoma de pulmão pode ser identificado por marcadores imuno-histoquímicos específicos, incluindo a citoqueratina-7, *fator de transcrição tireoidiano 1* (TTF1, Fig. 19-4B) e napsina.[18,19] Por exemplo, a citoqueratina-7 pode ser útil para distinguir o adenocarcinoma de pulmão da metástase

Tabela 55-2 Marcações Imuno-histoquímicas Úteis para Distinguir Câncer de Pulmão Primário de Câncer Metastático Secundário a um Câncer Extrapulmonar Primário

Câncer	Marcadores Positivos	Marcadores Negativos
Pulmão	CK7, TTF1,* SP-A, SP-B, Napsina,* p63†	CK20, PAX2, PAX8
Cólon	CK20	TTF1, Napsina
Bexiga (Urotélio)	S100P, GATA3	TTF1, Napsina
Mama	ER, PR, HER2/neu	TTF1, Napsina
Próstata	PSA, fosfatase ácida prostática	TTF1, Napsina
Melanoma	HMB45, S100, tirosina hidroxilase	Citoqueratina‡
Tireoide	TTF1, tireoglobulina	Napsina
Células germinais	Alfa-fetoproteína	TTF1, Napsina
Células renais	PAX2, PAX8, RCCma	TTF1, Napsina

CK, citoqueratina; ER, receptor de estrógeno; PAX2, gene caixa pareado; PR, receptor de progesterona; RCCma, marcador de carcinoma de células renais; TTF, fator de transcrição da tireoide; PSA, antígeno prostático específico.
*Adenocarcinoma específico.
†Carcinoma espinocelular específico.
‡Menos de 10% das metástases de melanoma marcam positivamente para citoqueratina.

de câncer de cólon, com a citoqueratina-7 favorecendo o de pulmão e a citoqueratina-20 favorecendo um primário de cólon.[18] O TTF1, uma proteína de transcrição nuclear e expressa em células epiteliais embrionárias e adultas do pulmão e da tireoide,[20] é detectado em 75% dos adenocarcinomas de pulmão, mas é raramente detectado em outros adenocarcinomas que comumente metastizam para os pulmões, exceto o câncer de tireoide.[20] A napsina é uma proteinase aspártica que está presente nas células epiteliais do pulmão e rim e é um marcador mais recente para o adenocarcinoma de pulmão com sensibilidade semelhante, mas especificidade ligeiramente maior para origem pulmonar do que o TTF1. Marcadores específicos para outros tumores podem ser usados para identificar lesões como metastáticas; por exemplo, os cânceres de mama podem, em geral, ser identificados se eles mantêm o seu padrão original de marcação para o receptor de estrógeno ou Her-2/Neu, melanomas podem ser identificados por imunorreatividade S100 ou HMB45 e carcinoma renal pode ser identificado por imunomarcação para o produto dos genes da caixa 2 ou 8, *PAX2* ou *PAX8*, pareados. Assim, quando o tumor primário é marcado para marcadores específicos, estas marcações podem ser úteis para a identificação de uma lesão como uma metástase. O carcinoma espinocelular apresenta um desafio especial para se distinguir entre uma metástase e um carcinoma de pulmão primário, porque não existem, atualmente, marcadores capazes de distinguir entre tumores espinocelulares de origem pulmonar daqueles de tecidos epiteliais extrapulmonares.

Classificação Molecular

O progresso na caracterização transcricional e proteômica dos tumores tem fornecido ferramentas para auxiliar na determinação da natureza de um nódulo pulmonar. Giordano et al. tentaram desenvolver um sistema de classificação molecular para discriminar adenocarcinomas de pulmão, de cólon e de ovário.[21] Eles identificaram três grupos de 20 genes diferencialmente expressos que identificaram corretamente as origens de todos os 154 tumores, exceto de 2.[21] Outros grupos de pesquisadores propuseram classificadores para uma representação mais ampla de tumores em um esforço para categorizar os tumores diagnosticados como carcinoma de origem primária desconhecida. Tothill et al. desenvolveram um classificador baseado em arranjo genético usando uma plataforma de microarranjo e a validaram com reação em cadeia da polimerase em tempo real em 229 amostras de origem conhecida (um conjunto teste).[22] Este classificador genético foi, então, capaz de atribuir um "tecido de origem" em 9 de 11 casos de carcinoma com origem primária desconhecida.[22] Eles observaram que as duas amostras que o classificador genético não conseguiu classificar eram, na verdade, ambas de carcinomas espinocelulares. A revisão posterior da evolução clínica dos pacientes apoiou a avaliação do classificador genético.[22] Em outro estudo, um classificador baseado na expressão gênica foi desenhado para distinguir metástases de carcinoma espinocelular de cabeça e pescoço de câncer de pulmão espinocelular primário, uma tarefa difícil tanto pela semelhança histológica quanto pelos riscos compartilhados para ambas as doenças. Dez genes foram identificados, cujas expressões permitiram a discriminação entre os tumores de pulmão e de origem aerodigestiva superior com alta precisão, tanto nas amostras de treinamento como nas de validação.[23] Certamente, técnicas moleculares proporcionam novas formas de classificação de tumores e, ao fazê-lo, melhoram a capacidade de identificar a origem de um nódulo pulmonar. Quando o tecido anterior está disponível para comparação, testes moleculares também podem auxiliar na identificação do novo nódulo como uma metástase ou um novo câncer.

Encontrar antígenos virais pode ajudar a identificar doenças malignas e revelar diferentes papéis na patogênese. O reconhecimento recente do papel de certas linhagens do *papilomavírus humano* (HPV) na carcinogênese espinocelular da mucosa do colo do útero e orofaríngea levou alguns pesquisadores a investigar se este vírus oncogênico foi envolvido no desenvolvimento do carcinoma espinocelular de pulmão.[24] No entanto, em um estudo recente, pesquisadores utilizando a genotipagem com base tanto na hibridização *in situ* como na genotipagem por reação em cadeia da polimerase descobriram que, em 132 carcinomas espinocelulares de pulmão, apenas 5 (1,5%) continham o genoma do HPV. Todos os cinco pacientes tiveram diagnóstico prévio de carcinoma espinocelular relacionado ao HPV em um tecido diferente e, portanto, os tumores HPV-positivos eram considerados metastáticos.[25] Isto sugere que o achado de carcinoma espinocelular associado ao HPV no pulmão pode servir como um indicador de metástase, especialmente no cenário de uma doença extrapulmonar maligna HPV-positiva anterior.

OPÇÕES PARA OBTENÇÃO DE UM DIAGNÓSTICO DE TECIDO

O diagnóstico pode ser feito com segurança sem a necessidade de uma biópsia, quando um paciente com uma história prévia de câncer conhecido por metastizar para os pulmões apresenta nódulos com características altamente típicas: nódulos pulmonares no lobo inferior múltiplos, novos ou em crescimento com fronteiras suaves. O diagnóstico pode também ser possível sem a necessidade de uma biópsia quando, menos comumente, marcadores sorológicos de diagnóstico são mensuráveis (CA19-9, CA125, antígeno carcinoembriônico, alfa-fetoproteína, β-gonadotrofina coriônica humana, CYFRA21-1). No entanto, para a maioria dos tumores que não aqueles de origem em células germinativas, estes marcadores epiteliais não são suficientemente específicos e uma biópsia é justificada para orientar a terapia. Em todos os casos, antes de executar uma biópsia de pulmão, é importante a busca de evidências de metástase para outros locais onde uma biópsia menos invasiva pode produzir o diagnóstico. Esta deve começar com um exame físico completo com o objetivo de encontrar qualquer aumento dos gânglios linfáticos, sensibilidade esquelética ou hepatomegalia que orientaria o próximo estudo de imagem ou amostras de tecido. Nas séries mais antigas, grande parte dos dados sobre biópsias de tecidos é derivada de material cirúrgico e este continua a ser o "padrão-ouro", devido à quantidade de material disponível para o patologista.[17] A cirurgia é frequentemente utilizada para o diagnóstico quando é a terapia definitiva apropriada para pacientes com metástases pulmonares de tumores sólidos. Contudo, há opções não cirúrgicas de biópsia, cada uma com pontos fortes e inconvenientes que podem ser pesados para alcançar o melhor equilíbrio entre segurança, risco e custo. A fibrobroncoscopia, a biópsia percutânea guiada por tomografia computadorizada e a ressecção cirúrgica são aqui discutidas, com cada opção sucessiva proporcionando uma maior precisão (sensibilidade e valor preditivo negativo), porém, também aumento do risco e do custo.

Broncoscopia

A fibrobroncoscopia é particularmente útil para avaliar lesões centrais e linfonodos mediastinais. A punção aspirativa transbrônquica dos linfonodos mediastinais aumentados é segura e tem excelente precisão diagnóstica para o envolvimento maligno dos linfonodos mediastinais. O uso da *ultrassonografia endobrônquica* (USEB) melhora a sensibilidade e permite a biópsia de linfonodos muito menores, tanto no mediastino como em estações de linfonodos hilares (Cap. 22). A precisão da broncoscopia para lesões do parênquima pulmonar diminui rapidamente à medida que a distância a partir dos brônquicos principais aumenta, de modo que as técnicas de amostragem transbrônquica tradicionais têm sensibilidade inferior a 20% para nódulos pulmonares periféricos.[26] O uso crescente e a disponibilidade da broncoscopia navegacional permitiu a biópsia de pequenos nódulos pulmonares periféricos com precisão significativamente maior. Os usuários experientes desta nova abordagem relatam uma sensibilidade de 69% a 80% para o diagnóstico de pequenos nódulos pulmonares periféricos (tão pequenos quanto 7 mm, variando até 8 cm, e de tamanho médio de menos de 2 cm).[27-29] Combinando a broncoscopia assistida por navegação com a imagem em tempo real, usando um cateter de ultrassonografia com sonda radial para confirmar a localização sugerida por imagens virtuais, aumentou ainda mais a precisão da biópsia transbrônquica para 88% em uma série.[30]

Usando a broncoscopia, múltiplas amostras podem ser processadas a partir de uma área ou a partir de múltiplos nódulos diferentes em um único procedimento sem um aumento significativo no risco de pneumotórax. Dado o baixo risco de pneumotórax (1% a 5%) e de hemorragia grave, o principal risco da biópsia broncoscópica, mesmo quando combinada com a navegação eletromagnética e com ultrassonografia com sonda radial em tempo real, é de um resultado de biópsia falso-negativo.[29]

Biópsia Guiada por TC

A biópsia guiada por TC realizada por médicos experientes tem excelente precisão (Cap. 19, Figs. 19-1 e 19-2).[31] Esta abordagem tem maior sensibilidade do que a broncoscopia, particularmente para lesões periféricas. A sensibilidade da biópsia de nódulos pulmonares guiada por TC varia com o tamanho da lesão, com uma precisão de 65% a 75% para as lesões menores (<1 cm de diâmetro) e uma sensibilidade superior a 95% para as lesões maiores que 1,5 cm de diâmetro.[32-34] Tamanhos maiores e localizações mais periféricas estão associadas à maior precisão de diagnóstico.[35] Biópsias centrais podem ser obtidas com agulhas 19 de maior calibre (Fig. 19-6). O maior risco de biópsia transtorácica com agulha guiada por TC é o de pneumotórax, que se desenvolve em até 35% dos pacientes e de 10% a 15% necessitam de drenagem pleural ou de drenagem por cateter.[36] O risco de pneumotórax parece aumentar com o comprimento da agulha, bem como com a presença de doença pulmonar obstrutiva.[35] Em uma grande série retrospectiva, complicações sérias da biópsia guiada por TC foram bastante raras. De 9.783 biópsias, 74 (0,75%) pacientes relataram ter tido complicações severas, incluindo 6 pacientes com embolia aérea, 10 com pneumotórax hipertensivo, 6 com hemorragia pulmonar severa, 9 com hemotórax e 6 com semeadura do trato da agulha. Oito mortes foram relatadas.[36] Em geral, biópsias guiadas por TC são seguras e precisas para lesões periféricas.

Cirurgia

A ressecção de um nódulo fornece a maior sensibilidade diagnóstica e pode fornecer tanto um diagnóstico como tratamento em um único procedimento. A seleção de pacientes para os quais ressecção do nódulo é apropriada é uma questão controversa. Existem poucos, se há algum, estudos randomizados comparando o tratamento cirúrgico e não cirúrgico de metástases pulmonares e dados de séries reportadas sobre o tratamento cirúrgico pulmonar sofrem de uma falta de uniformidade de critérios de seleção. A sensibilidade da cirurgia para o diagnóstico é provavelmente próxima de 100%, uma vez que é o padrão-ouro aceito para o diagnóstico tecidual de lesões pulmonares. No entanto, as lesões pulmonares muito pequenas podem ser de difícil palpação para o cirurgião e podem passar despercebidas. Os riscos da cirurgia incluem aqueles para anestesia geral, além dos riscos associados à ressecção pulmonar. A cirurgia toracoscópica é discutida mais adiante e é a opção preferida quando a cirurgia é necessária para o diagnóstico.

TRATAMENTO

TERAPIA MULTIMODAL PARA DOENÇA POTENCIALMENTE CURÁVEL

O tratamento para a metástase pulmonar é, em grande parte, ditado pelo tecido de origem (Fig. 55-3). Em casos de cânceres curáveis, pacientes com metástases pulmonares devem ser tratados agressivamente com terapia multimodal adequada. Tumores de células germinativas, neuroblastoma, tumor trofoblástico gestacional, linfoma e osteossarcoma estão incluídos nesta categoria. Em certos casos, nódulos residuais persistem após a quimioterapia e podem, então, ser ressecados. Em pacientes com tumores de células germinativas não seminomatosos, a ressecção de nódulos residuais ou massas

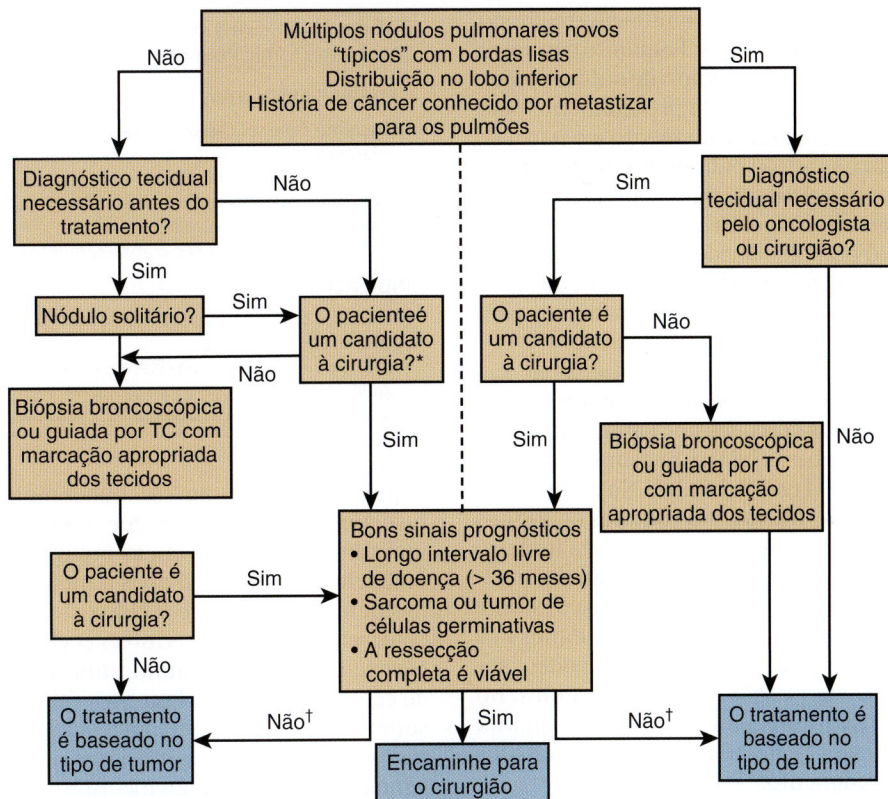

Figura 55-3 Algoritmo de tratamento sugerido para pacientes com câncer prévio conhecido e um novo nódulo pulmonar. Um algoritmo de tratamento sugerido tendo em conta o aparecimento de um nódulo pulmonar típico ou atípico em um paciente com câncer prévio conhecido, a utilidade de um diagnóstico tecidual para os médicos responsáveis pelo tratamento, a aptidão fisiológica do paciente para a cirurgia e os indicadores de prognóstico conhecidos para um resultado favorável após a metastasectomia. Cada paciente deve ser tratado de forma individual, dentro do contexto de competências e experiência dos profissionais locais, com as opções diagnósticas e terapêuticas variadas. *Os pacientes com alto risco de câncer de pulmão primário podem ser considerados para a lobectomia diagnóstica, quando apropriado. †Estes são os critérios sugeridos para ressecção cirúrgica de metástases pulmonares e as equipes multidisciplinares devem tomar esta decisão. A ablação por radiofrequência também pode ser uma excelente opção para estes pacientes.

após a quimioterapia sistêmica é uma abordagem agressiva, porém adequada. Em casos de câncer testicular, tais massas residuais pós-quimioterapia permanecem em aproximadamente 40% dos pacientes que apresentaram a doença avançada, mas marcadores tumorais séricos negativos na conclusão do tratamento.[37,38] Quando ressecadas, cerca de metade destas massas contém somente tecido necrosado, mais de 25% apresentam um teratoma maduro e o restante contém carcinoma residual. Estudos de acompanhamento a longo prazo após a quimioterapia sugerem que 90% dos pacientes possuem teratoma maduro na ressecção e 50% dos pacientes com carcinoma residual são curados por cirurgia "adjuvante".[37,38] Em outros tumores, as opções de tratamento são principalmente não cirúrgicas. Para pacientes com linfoma, por exemplo, nos quais as alternativas de tratamento são mais numerosas e a terapia sistêmica é necessária, a biópsia é mais apropriada do que a excisão. Estas opções de tratamento variadas destacam a importância de se realizar o atendimento desses pacientes com abordagem multidisciplinar.

CUIDADO PALIATIVO

Infelizmente, a maioria dos adultos com metástases pulmonares provenientes de tumores sólidos apresentam doença incurável e a terapia paliativa é justificada. Para cânceres selecionados, o tratamento paliativo pode incluir a radioterapia, quimioterapia ou terapias hormonais ou biológica/direcionadas. Os agentes escolhidos para a terapia paliativa devem equilibrar os níveis aceitáveis de toxicidade com o grau de resposta tumoral esperado e o controle dos sintomas. A radioterapia para pacientes com tumores radiossensíveis pode fornecer alívio rápido e eficaz dos sintomas. Para os pacientes com obstrução endobrônquica, a ablação tumoral endobrônquica utilizando braquiterapia, laser ou sondas criogênicas pode ser muito eficaz como tratamento paliativo (Cap. 23). Uma vez que estas abordagens requerem treinamento especializado, é melhor buscar o encaminhamento para um centro com experiência em tais técnicas quando elas são necessárias. Pelo fato de a maioria dos centros só poderem se especializar em um ou no máximo dois destes métodos de intervenção, comparações diretas da eficácia e segurança de intervenções paliativas para a obstrução maligna das vias aéreas não foram relatadas. Para os pacientes com dispneia de estágio final, opiáceos e terapia com oxigênio podem aliviar os sintomas. Em geral, para os cuidados de fim de vida, o apoio social, emocional e de reabilitação física bem como serviços de cuidados paliativos são valiosos.

ABLAÇÃO DE METÁSTASES POR RADIOFREQUÊNCIA

A ablação térmica é uma terapia minimamente invasiva que pode ser utilizada para cura ou controle de tumores pulmonares primários ou metastáticos. A *ablação por radiofrequência* (ARF), a qual usa energia de radiofrequência para gerar aquecimento por fricção, levando à morte celular, é o procedimento de ablação térmica mais comumente realizado, usada para tratar tumores pulmonares. Enquanto o papel da ARF não é tão claramente definido como o de outras opções, os estudos apoiando a utilização deste procedimento para metástases pulmonares estão em andamento e o papel da ARF no tratamento da metástase pulmonar está ganhando maior aceitação. Embora a ARF seja mais comumente realizada para tratar tumores hepáticos e renais, ela pode ser bastante adequada para o pulmão, devido à sua capacidade de concentrar a energia térmica focalmente no interior do tecido tumoral com pouca ou nenhuma energia se espalhando para o parênquima pulmonar aerado normal adjacente.[39]

Tumores menores, de 3 cm ou menos de diâmetro, são mais facilmente tratados com ARF do que os tumores maiores.[40,41] Tumores periféricos cercados por parênquima pulmonar e distantes de estruturas hilares podem ser tratados de forma segura com ARF (Fig. 19-15).[42,43] No entanto, estudos recentes relatam que até mesmo tumores contíguos com certas estruturas vitais, tais como com a aorta torácica e vasos pulmonares, podem ser tratados de forma segura,[44] porque o efeito de refrigeração do fluxo sanguíneo constante em vasos de grande calibre pode protegê-los de danos aos tecidos. Múltiplas lesões no mesmo hemitórax podem ser tratadas em uma sessão por profissionais experientes; no entanto, por causa do risco de pneumotórax (tão alto quanto 50% em uma série[45]), lesões bilaterais não devem ser tratadas durante o mesmo procedimento.

RESSECÇÃO CIRÚRGICA DE METÁSTASES

Conforme medida pelo tempo de sobrevida e de qualidade de vida, a ressecção cirúrgica de metástases pulmonares pode ser a escolha adequada. Conforme a ressecção se tornou mais comum, fatores associados com bom resultado foram identificados a partir dos registros de pacientes tratados com cirurgia. Em geral, o fator mais importante associado à melhora da sobrevida é a ressecção completa de todas as metástases. A ressecção incompleta está associada a taxas de sobrevivência desanimadoras que não diferem daquelas sem nenhum tratamento. Outro importante fator prognóstico favorável em numerosas grandes séries é um longo intervalo livre de doença entre o diagnóstico inicial de câncer e a descoberta de metástases pulmonares.[46-48] Uma sobrevivência de cinco anos foi de 33% quando o intervalo livre de doença foi de 0 a 11 meses, em comparação com 45%, quando o intervalo livre de doença foi maior que 36 meses.[49,50] Embora uma vez considerado um fator de mau prognóstico, um maior número de metástases pulmonares não tem demonstrado ser um fator preditivo negativo. Fatores prognósticos mais precisos devem ser identificados para melhorar a seleção dos pacientes para metastasectomia. Critérios de seleção sugeridos para a metastasectomia pulmonar, retirados a partir de diversas grandes séries,[48,51] são mostrados na Tabela 55-3. Em uma análise retrospectiva, a seleção de pacientes para metastasectomia pulmonar, de acordo com estes critérios, foi associada com maior tempo de sobrevida.[48]

Em 1991, o International Registry of Lung Metastases (composto por mais de 5.000 casos) foi criado para registrar e relatar os resultados a longo prazo de metastasectomia pulmonar para diversas doenças malignas primárias.[51] De acordo com o registro, o sucesso a longo prazo da metastasectomia pulmonar varia de acordo com o tumor maligno primário. Os cânceres que metastizam exclusivamente para os pulmões apresentam resultados mais favoráveis de metastasectomia pulmonar do que os cânceres que metastizam mais amplamente. Doenças malignas com a maior sobrevivência a longo prazo após a metastasectomia pulmonar incluem o sarcoma de tecido osteogênico e mole, câncer colorretal, tumores uterinos/cervicais, câncer de cabeça e pescoço, câncer de mama, tumores testiculares, tumores de células renais e melanoma (Tabela 55-4). Os pacientes submetidos à metastasectomia pulmonar por osteossarcoma apresentam alguns dos melhores resultados, mas a sobrevivência a longo prazo após metastasectomia não está limitada a pacientes com sarcoma.[51] A sobrevida prolongada livre de doença foi relatada em pacientes com câncer de cólon, câncer de mama, câncer de próstata e outras doenças malignas. A metastasectomia pulmonar para qualquer câncer requer a adesão a determinados princípios cirúrgicos: a ressecção completa é possível, o tumor primário é controlado e não há nenhuma outra metástase extrapulmonar descontrolada.

A ressecção cirúrgica de metástases pulmonares requer um cuidadoso planejamento e preparação. Como acontece com qualquer ressecção pulmonar, número, localização e tamanho da lesão, função pulmonar e condição geral do paciente devem ser considerados, bem como qualquer evidência de invasão local ou as perspectivas de resposta à terapia sistêmica. A TC tem a maior sensibilidade e precisão para localizar nódulos pulmonares para ressecção. Pequenos nódulos podem ser localizados usando fios guiados por imagem, corantes e espirais, assim como ultrassonografias e sondas de radiação. Uma estratégia emergente é marcar pequenos tumores periféricos antes de ressecção toracoscópica usando um fio, corante, marcador radioativo ou espiral (Fig. 19-17).[52] Estes marcadores podem ser colocados tanto

Tabela 55-3 Critérios e Indicações Sugeridos para Metastasectomia Pulmonar[48-51]

CRITÉRIOS ABSOLUTOS

O paciente deve ser capaz de tolerar o procedimento cirúrgico planejado
O tumor primário é controlado
Não existem metástases extrapulmonares; ou, se estiverem presentes, elas devem estar controladas
Metástases pulmonares são completamente ressecáveis

INDICAÇÕES RELATIVAS

Metástases pulmonares são sintomáticas (p. ex., pneumotórax, hemoptise)
A cirurgia é necessária para diferenciar metástase de câncer de pulmão primário

Tabela 55-4 Taxas de Sobrevivência Tumor Específicas de 5 Anos após Metastasectomia Pulmonar

Doença Maligna Primária	Sobrevivência de 5 Anos (%)
Sarcoma de tecido mole[63-65 20-35]	20–35
Osteossarcoma[66 25-50]	25–50
Melanoma[67,68 5-33]	5–33
Colorretal[69,70 13-40]	13–40
Testículo (células germinativas)[37,71 50-80]	50–80
Renal[72,73 15-20]	15–20
Mama[47,74,75 25-50]	25–50
Cabeça e pescoço[76]	30

percutaneamente como broncoscopicamente (geralmente usando broncoscopia navegacional) antes da ressecção. A localização intraoperatória de pequenos nódulos não palpáveis pode ser auxiliada com um ultrassom estéril ou sonda de radioatividade no pulmão não inflado.

Em tumores que podem ser detectados com PET, a digitalização deve ser realizada antes da metastasectomia pulmonar para excluir a presença de metástase extrapulmonar sincrônica que contraindicaria o benefício da ressecção pulmonar. A captação no PET ou linfadenomegalia vista na TC pode sugerir técnicas de biópsia menos invasivas, como a mediastinoscopia, agulha de biópsia transtorácica e biópsia transbrônquica por agulha (com ou sem ultrassonografia endobrônquica). Com exceção de certos tumores de células germinativas (que podem permanecer curáveis apesar da doença metastática), encontrar uma metástase síncrona fora do pulmão seria uma contraindicação para a metastasectomia pulmonar.

A toracotomia tem sido a abordagem mais frequentemente utilizada para a metastasectomia unilateral, principalmente porque permite ao cirurgião palpar o pulmão para lesões. Da mesma forma, a esternotomia foi usada para a palpação bilateral e metastasectomia. Para evitar a morbidade da toracotomia ou da esternotomia, abordagens cirúrgicas têm sido alternativamente procuradas. A metastasectomia pulmonar subxifoide foi descrita.[53] A abordagem subxifoide permite a palpação de ambos os pulmões sem a transecção de grandes músculos ou ossos. A toracoscopia também permite a ressecção minimamente invasiva de metástases pulmonares, mas a metastasectomia pulmonar toracoscópica tem sido criticada com base na sua capacidade limitada em permitir a palpação dos pulmões para identificar metástases desconhecidas. No entanto, conforme a resolução da digitalização por TC melhora, a probabilidade de nódulos pulmonares que podem ser palpados, mas não visualizados na TC, diminui drasticamente, melhorando assim a utilidade relativa de uma abordagem toracoscópica para a metastasectomia. Além disso, instrumentos e técnicas evoluíram para permitir melhor visualização e até mesmo a palpação toracoscópica do parênquima pulmonar. Em comparação com a toracotomia, a metastasectomia toracoscópica possui várias vantagens, incluindo incisões menores, menos dor, recuperação mais rápida e menos aderências pós-operatórias. Esta última é especialmente importante nos casos em que a metastasectomia pulmonar repetida pode ser indicada com base no mesmo critério da metastasectomia inicial.[50,51] De fato, a recorrência se desenvolve em mais de 50% dos pacientes que se submetem à metastasectomia pulmonar completa. A probabilidade de recidiva é maior para o sarcoma e o melanoma do que para tumores epiteliais ou de células germinativas. No registro internacional, a metastasectomia repetida rendeu 44% de sobrevida em 5 anos e 29% em 10 anos,[51] que é comparável aos resultados obtidos após a metastasectomia inicial. Um estudo não randomizado retrospectivo comparando resultados de pacientes que haviam sido submetidos à metastasectomia aberta *versus* abordagens toracoscópicas não encontrou diferenças na sobrevivência, embora complicações e tempo de permanência hospitalar tenham sido previsivelmente menores após uma abordagem toracoscópica nessa comparação não randomizada.[54]

Assim, a abordagem para a ressecção cirúrgica deve ser cuidadosamente planejada levando em conta diversos critérios, incluindo o número e a localização das lesões, a experiência do cirurgião e a eventual necessidade da metastasectomia repetida.

Antes de qualquer ressecção, todas as lesões pulmonares devem ser identificadas a fim de planejar uma ressecção que minimize a perda de parênquima pulmonar. A extensão da ressecção pulmonar é uma consideração importante. Entre aqueles que realizam a ressecção cirúrgica de doença metastática, a metastasectomia foi realizada por ressecções em cunha em 67%, segmentectomia em 9% e lobectomia ou bilobectomia em 21%.[51] A dissecção de linfonodo não é encorajada devido à baixa incidência de envolvimento ganglionar na metástase pulmonar, morbidade associada e baixa sobrevida dos pacientes com metástase nodal, independentemente da ressecção. A pneumonectomia ou ressecção estendida é raramente utilizada (3%) e deve ser reservada para casos especiais quando há risco cirúrgico aceitável e uma probabilidade razoável de sobrevivência a longo prazo.[51]

A morbidade e mortalidade para metastasectomia pulmonar devem ser muito baixas. A maioria das séries reporta menos de 2% de mortalidade e morbidade de 10%.[51] As complicações mais comuns são vazamento de ar persistente e infecção. A quimioterapia ou a radioterapia pré-operatória podem aumentar o risco de insuficiência respiratória após a metastasectomia quando altas concentrações fracionadas de oxigênio são utilizadas no perioperatório.[38] Os anestesistas devem ser alertados para uma história de irradiação torácica ou quimioterapia (particularmente com bleomicina utilizada para tumores de células germinativas) e a utilizar as mais baixas frações possíveis de oxigênio inspirado para estes pacientes. Com seleção adequada do paciente, a sobrevida após a metastasectomia pulmonar pode ser muito boa. A decisão de operar deve ser menos influenciada pelo tipo de câncer prévio do que pelos critérios de elegibilidade descritos na Tabela 55-3.

A maioria dos relatórios sobre a eficácia da metastasectomia pulmonar têm sido retrospectivos. Estas séries não randomizadas e descontroladas introduzem seleção e viés de tempo de condução, que devem ser mantidos em mente quando se consideram as opções de tratamento. As taxas de sobrevivência relatadas de 30% a 40% em 5 anos são encorajadoras, mas os critérios de seleção utilizada para a ressecção cirúrgica, bem como a natureza não randomizada destes estudos, devem ser levados em consideração. Estudos adicionais são necessários para definir os candidatos que receberão os benefícios máximos da metastasectomia pulmonar. Por exemplo, os preditores moleculares de prognóstico têm sido utilizados para avaliar as opções de tratamento para tumores primários, mas isto tem sido mais difícil de incorporar em um algoritmo para o tratamento de metástases em virtude da diversidade de origens dos tumores primários e números relativamente pequenos relatados em qualquer dada série de metastasectomia.[55]

CASOS ESPECIAIS

METÁSTASE DE VIAS AÉREAS

Embora raro, o envolvimento das grandes vias aéreas com metástase endobrônquica pode produzir sintomas muito angustiantes de dispneia e/ou hemoptise. A consciência da situação clínica juntamente com estratégias de diagnóstico e gestão disponíveis pode ser muito útil em paliar esses pacientes. Séries relatadas de pacientes com metástase endobrônquica são geralmente de pequenas dimensões, mas sublinham uniformemente a utilidade da fibrobroncoscopia óptica para o diagnóstico, bem como métodos intervencionistas para o controle dos sintomas e cuidados paliativos. Além do câncer de pulmão, muitos tumores metastizam para os brônquios, incluindo o câncer de cólon, de mama, carcinoma de células renais e melanoma.[56-58] Os cânceres de mama e de cólon predominam na série de casos relatados de metástases endobrônquicas, talvez porque eles sejam mais predominantes na população geral de pacientes com câncer. Deve-se notar que o câncer de cólon pode metastizar para os brônquios sem envolvimento do fígado.[57] A radiação pode ser utilizada como tratamento paliativo em pacientes com obstrução das vias aéreas e tumores malignos radiossensíveis. Os meios mecânicos, incluindo *stents* e métodos ablativos endobrônquicos (laser, sondas criogênicas, coagulação com plasma de argônio ou desbridamento físico), podem ser utilizados para tumores relativamente radiorresistentes (Cap. 23).

METÁSTASE VASCULAR EMBÓLICA

Uma apresentação rara porém dramática de metástase pulmonar é a embolia tumoral. Quando clinicamente evidente, os sintomas são os de "*cor pulmonale* subagudo" com dispneia, edema, pressão venosa jugular elevada e evidência auscultatória de hipertensão pulmonar e de insuficiência do ventrículo direito. O diagnóstico pré-morte é difícil a menos que a suspeita clínica seja alta. Êmbolos tumorais têm sido relatados como sendo a apresentação inicial de câncer extrapulmonar ou como um achado pós-morte naqueles sem sintomas respiratórios pré-morte.[59] Em uma série de 214 necrópsias selecionadas, 89 pacientes apresentaram evidências de êmbolos tumorais e apenas 50 destes tiveram registros clínicos indicando a presença de sintomas respiratórios antes da morte. No entanto, em 29 dos 50, êmbolos tumorais eram a causa de morte registrada.[60] Os tumores originados de mama, fígado e pâncreas foram responsáveis por mais de 50% dos casos, porém muitos tipos de tumor foram representados nesta série.[59] Os êmbolos tumorais arteriais pulmonares podem afetar artérias pulmonares maiores, a chamada embolização tumoral macroscópica, que pode ser visível na TC torácica. Pequenas artérias pulmonares podem também ser afetadas pela embolização tumoral, uma situação muitas vezes referida como "embolização tumoral microscópica". Achados de TC torácica desta condição incluem pequenas opacidades centrolobulares, possivelmente com configurações ramificadas (simulando infecção), espessamento dos septos interlobulares lisos ou nodulares e áreas de opacidade em vidro moído ou consolidação do parênquima, refletindo hemorragia ou infarto. Quando houver suspeita de embolia tumoral, o exame citológico do sangue capilar pulmonar obtido por meio de um cateter arterial pulmonar em cunha é um método de diagnóstico possível.[61]

METÁSTASES PLEURAIS (CAP. 82)

Derrames pleurais malignos são sempre metastáticos e causam significativa morbidade em pacientes com câncer. O diagnóstico é normalmente simples e pode ser feito em fluido pleural com citologia, embora isso possa exigir mais de uma toracentese se a citologia inicial for negativa. O exame toracoscópico flexível do espaço pleural é cada vez mais utilizado para diagnosticar metástase pleural. Um estudo recente randomizado demonstrou a superioridade dos cateteres pleurais tunelados internos usando medidas de resultados de alívio dos sintomas a longo prazo e tempo de hospitalização inicial e estadia quando comparado com pleurodese com talco. No entanto, não houve nenhuma diferença nas medidas de qualidade de vida validadas entre os dois grupos e o bloqueio do cateter foi uma complicação comum do grupo tratado com esta abordagem.[62]

> **Pontos-chave**
>
> - As metástases pulmonares são comuns e surgem da maioria dos tipos de tumores sólidos.
> - Além das causas benignas, um nódulo pulmonar em um paciente com câncer anterior pode ser uma metástase ou um câncer de pulmão primário; a probabilidade de metástase irá variar de acordo com o tipo de câncer original e os fatores de risco para câncer de pulmão.
> - Quando a avaliação clínica e/ou histológica não pode distinguir o câncer de pulmão primário de metástase, a imuno-histoquímica para marcadores tumorais específicos pode ser útil. As direções futuras incluirão a fenotipagem molecular.
> - A escolha do método diagnóstico será determinada pelo estado do paciente, a história natural do câncer anterior, a disponibilidade de métodos diagnósticos especializados e a necessidade, ou a falta dela, de um diagnóstico tecidual antes de oferecer a terapia.
> - A ablação térmica por radiofrequência é uma opção terapêutica potencial quando a ressecção cirúrgica, radioterapia ou a terapia sistêmica não são.
> - A cirurgia para o diagnóstico e tratamento é apropriada para pacientes selecionados. O preditor mais importante para um tratamento bem-sucedido é a capacidade de atingir a metastasectomia completa de todos os nódulos pulmonares visíveis e palpáveis.

As Referências estão disponíveis exclusivamente no site www.elsevier.com.br/expertconsult

56 TUMORES PULMONARES BENIGNOS

JEFFREY L. MYERS, MD • DOUGLAS A. ARENBERG, MD

INTRODUÇÃO	Hemangioma Esclerosante	Nódulos Tipo Meningoteliais
MANIFESTAÇÕES CLÍNICAS	**LESÕES NÃO EPITELIAIS BENIGNAS**	e Meningioma Intrapulmonar
TUMORES EPITELIAIS BENIGNOS	Hamartoma e Lesões Relacionadas	**DIVERSOS**
Papilomas e Adenomas	Tumor Miofibroblástico Inflamatório	**RESUMO**
Hiperplasia Micronodular Pneumocítica	Tumor Fibroso Solitário	

INTRODUÇÃO

Embora, na prática, os termos "tumoral" e "neoplasia" indiquem o uso de modo intercambiável, existe uma importante e substancial diferença entre eles. Um "tumor" não é, necessariamente, uma neoplasia (p. ex., um granuloma forma um "tumor") e "neoplasias" nem sempre formam tumores (p. ex., carcinoma linfangítico ou leucemia). As entidades discutidas neste capítulo são todas as neoplasias benignas (geralmente distinguidas de neoplasias malignas por sua falta de invasão ou metástase) que formam tumores. Em geral, essas entidades benignas são incomuns, responsáveis por menos de 5% das neoplasias pulmonares ressecadas. Enquanto muitos são raros, alguns tumores pulmonares benignos são observados com frequência suficiente para representar desafios diagnósticos periódicos para os prestadores de cuidados de saúde primários, pneumologistas, radiologistas, cirurgiões e patologistas afins. Neste capítulo, nós avaliamos brevemente as características clínicas e patológicas das neoplasias pulmonares benignas. Condições não neoplásicas que podem mimetizar tumores em estudos de imagem (p. ex., granulomas, pneumonia em organização) ou certas neoplasias de baixo grau, mas totalmente malignas, tais como tumores carcinoides, não são discutidas.

MANIFESTAÇÕES CLÍNICAS

A maioria dos tumores pulmonares benignos se apresenta como nódulos pulmonares assintomáticos solitários tipicamente descobertos em radiografias de tórax ou *tomografia computadorizada* (TC) realizadas para outros fins. Uma minoria causa sintomas devido a obstrução das vias aéreas, hemorragia ou por compressão de outras estruturas. Um diagnóstico pré-operatório pode ser possível com base em uma combinação de estudos de imagem e biópsias endoscópicas ou percutâneas por agulha, mas a maioria só é reconhecida após a ressecção cirúrgica de uma lesão em que a possibilidade de malignidade não podia ser excluída categoricamente.[1,2]

Uma decisão de prosseguir com a ressecção cirúrgica em um paciente com um nódulo pulmonar solitário inexplicável é complexa e baseada na análise de vários fatores de risco. Atualmente, as abordagens recomendadas incluem a espera vigilante em pacientes selecionados.[3-7] Modelos de previsão para a probabilidade de malignidade[8-12] e orientações de Fleischner para o tratamento de nódulos pulmonares indeterminados[11,12] são muito úteis na sugestão da espera vigilante para nódulos de baixo risco (<10% de probabilidade de malignidade). A abordagem do nódulo pulmonar solitário também é discutida no Capítulo 53.

Vale a pena notar que muitos tumores pulmonares benignos são descobertos como nódulos pulmonares solitários. Como tais, indivíduos com essas entidades são muitas vezes avaliados por *tomografia por emissão de pósitrons* (PET, do inglês, *18F-fluorodeoxyglucose positron emission tomography*) com 18-fluorodesoxiglicose. Ao contrário do que se poderia esperar, a absorção da *18-fluorodesoxiglicose* (FDG) é bastante comum entre tumores pulmonares benignos e a PET *scan* não pode, portanto, discriminar de forma confiável tumores pulmonares benignos de malignos.

TUMORES EPITELIAIS BENIGNOS

PAPILOMAS E ADENOMAS

Papilomas Solitários

Papiloma refere-se a uma lesão endobrônquica exofítica com uma arquitetura papilar (Fig. 56-1). A maioria dos papilomas solitários surge nas grandes vias aéreas centrais; raramente surge em bronquíolos menores e se apresenta como nódulos periféricos.[13] Flieder et al. dividiram os papilomas pulmonares em três categorias com base no epitélio de revestimento: epinocelulares, glandulares e de tipos mistos.[14] Lesões epinocelulares são responsáveis por quase 70% dos casos notificados e são vistas mais frequentemente em homens, sendo mais frequentemente associadas ao tabagismo e às infecções pelo *papilomavírus humano* (HPV). Focos associados de carcinoma espinocelular *in situ* são raros, com apenas um único exemplo bem documentado de carcinoma invasivo se desenvolvendo em um paciente sem papilomatose respiratória (veja mais adiante).[15] A maioria dos pacientes com papilomas permanece bem, independentemente do tipo histológico. A ressecção cirúrgica é curativa. Recorrências locais são raras e limitadas a pacientes cujo papiloma não está completamente ressecado ou porque eles são submetidos apenas a uma biópsia ou recebem uma remoção broncoscópica subtotal. O diagnóstico diferencial inclui raras variantes papilares endobrônquicas espinocelulares ou adenocarcinomas, uma distinção que depende do reconhecimento da atipia citológica e da invasão estromal.

A *papilomatose respiratória recorrente* (PRR), também denominada papilomatose laríngea ou laringotraqueal juvenil, é uma forma de papilomatose mediada por HPV que se apresenta no início na infância.[16] A apresentação dos

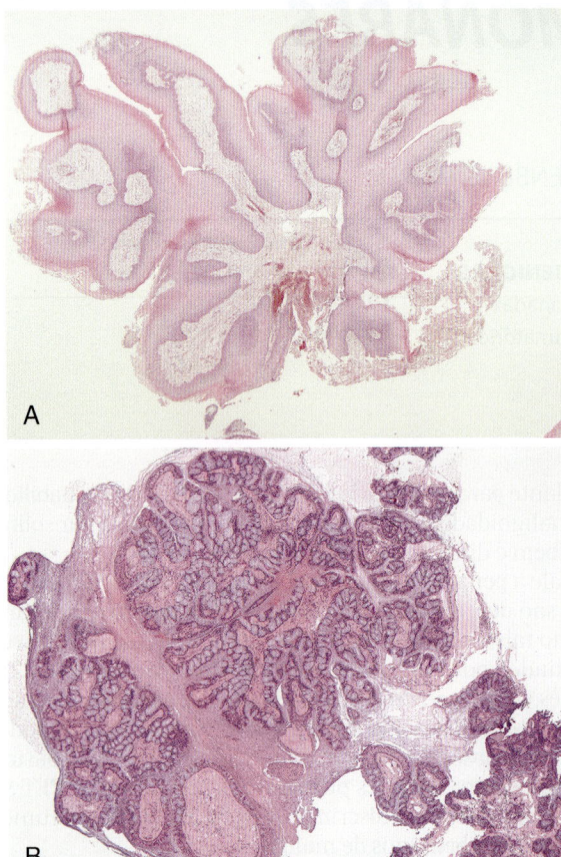

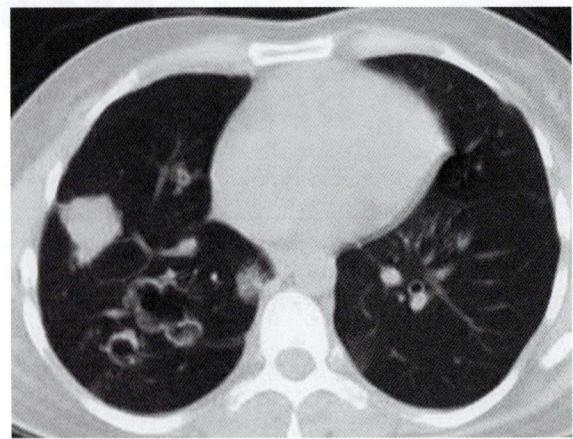

Figura 56-2 Papilomatose respiratória recorrente. TC de uma paciente com papilomatose respiratória recorrente envolvendo seu pulmão direito. Existem múltiplos nódulos e opacidades, o maior medindo 3 cm em sua maior dimensão. Alguns dos nódulos parecem cavitados. (Cortesia do Dr. Jay Ryu, Professor de Medicina da Mayo Medical School.)

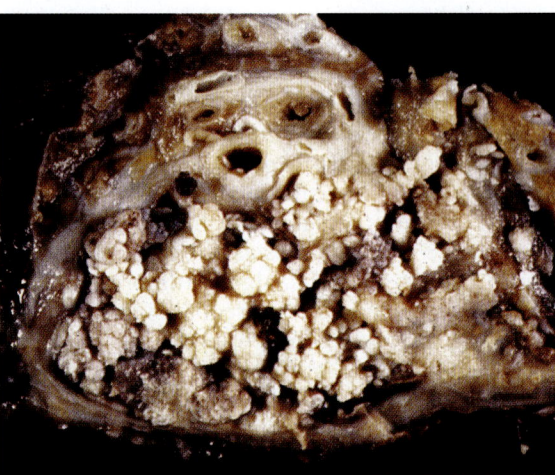

Figura 56-1 Papilomas. Microfotografias de baixa ampliação ilustram dois diferentes papilomas endobronquiais solitários de adultos. **A,** Papiloma espinocelular mostrando arquitetura papilar com talo central de tecido conjuntivo revestido por epitélio espinocelular benigno com debris queratinosos associados. (coloração H&E; aumento original 20 ×) **B,** Papiloma glandular revestido por células cilíndricas mucinosas benignas com muco extracelular abundante. (coloração H&E; aumento original 20 × .)

Figura 56-3 Papilomatose respiratória recorrente. Fotografia macroscópica do lobo inferior esquerdo excisado de um paciente de 19 anos com múltiplas recorrências de papilomatose respiratória, como descrito por Kerley et al.[22] O paciente apresentou papilomatose extensa envolvendo as vias aéreas centrais e uma grande cavidade cística contendo inúmeros papilomas substituindo grande parte de seu lobo inferior esquerdo.

sintomas inclui rouquidão, alteração ou perda de voz, tosse e desconforto respiratório ou estridor. Os HPV tipos 11 e 6 têm sido mais comumente implicados e são adquiridos no período perinatal de mães com infecção genital.[16] A excisão cirúrgica ou ablação a *laser* são os principais pilares da terapia para pacientes com doença sintomática.[16] Recorrências são a regra e muitas vezes necessitam de vários procedimentos. O carcinoma espinocelular é uma complicação pouco frequente, mas pode afetar tanto a parte superior como a inferior das vias aéreas.[17-19] O parênquima pulmonar está envolvido em cerca de 3% dos pacientes com PRR de início juvenil.[20,21] O HPV-11 é especialmente predominante nos pacientes em que a doença pulmonar periférica se desenvolve, respondendo por quase 90% nos quais foi realizado o teste.[20] O período de latência entre o diagnóstico da PRR e o reconhecimento de envolvimento pulmonar é variável, geralmente de 8 a 10 anos.[20] A doença do parênquima se apresenta como múltiplos nódulos assintomáticos que podem ser sólidos ou císticos (Figs. 56-2 e 56-3).[20-22] Pacientes sintomáticos apresentam tosse e diversas combinações de hemoptise, dispneia, febre e dor torácica. Relatos de casos descrevendo a absorção significativa de FDG na PET sugerem que as lesões de PRR podem ser muito ávidas por FDG.[19] Os achados histopatológicos são únicos, demonstrando tufos de papilomas espinocelulares benignos que emanam dos bronquíolos distais com extensões polipoides em espaços alveolares adjacentes (Fig. 56-4). Os bronquíolos envolvidos são frequentemente ectásicos, simulando, assim, a aparência de cavitação em estudos de imagem.

O envolvimento do parênquima pulmonar em pacientes com PRR é, muitas vezes, associado a uma evolução agressiva. Não há, atualmente, nenhum tratamento médico eficaz. Interferon e cidofovir, agentes antivirais, mostram resultados inconsistentes; em adição, o cidofovir tem sido implicado como potencialmente oncogênico.[20] Cerca de 15% dos pacientes com doença do parênquima desenvolvem carcinoma espinocelular de pulmão, com uma média de idade de 23 anos no momento do diagnóstico de carcinoma.[20] Nenhum fator de risco identifica claramente os pacientes propensos a desenvolver carcinoma de pulmão. Dois terços dos pacientes relatados morreram de doença, muitos de carcinoma espinocelular.[21]

Adenomas

Historicamente, o termo *adenoma* foi aplicado a um grupo patologicamente heterogêneo de doenças malignas endobrôn-

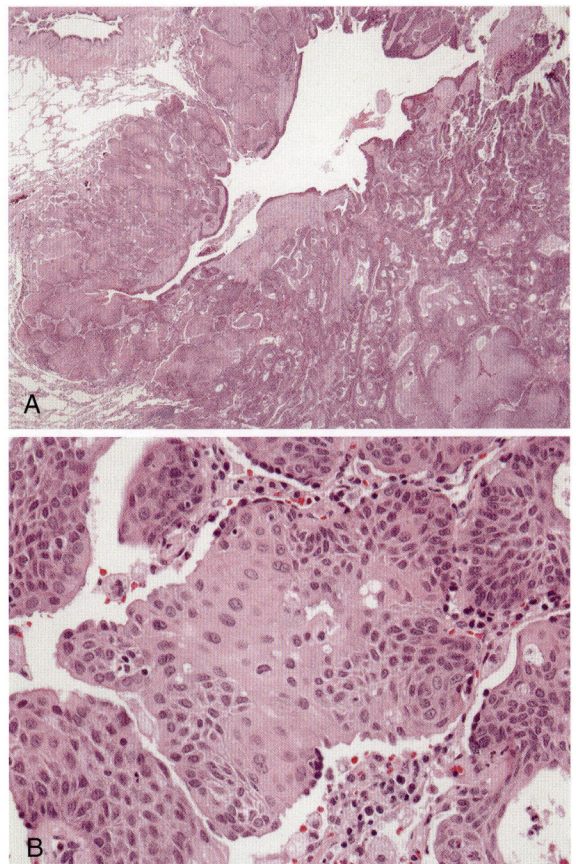

Figura 56-4 Papilomatose respiratória recorrente. Fotomicrografias ilustram envolvimento pulmonar em uma mulher de 40 anos de idade diagnosticada com papilomatose espiratória recorrente com 2 anos de idade. Ela foi submetida a múltiplas ressecções de nódulos pulmonares iniciados em sua segunda década de vida. **A,** Fotomicrografia de pequeno aumento ilustra múltiplos papilomas dentro de um bronquíolo ectásico com um lúmen centralmente dilatado. (Coloração H&E; aumento original 20 ×). **B,** Fotomicrografia de grande aumento ilustra aparência citologicamente clara e benigna dos papilomas pulmonares. (coloração H&E; aumento original 400 × .)

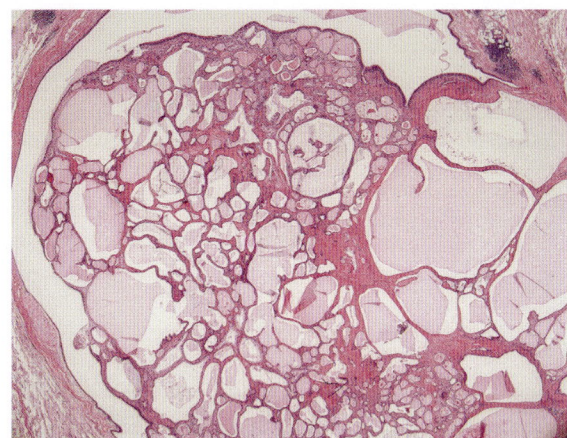

Figura 56-5 Adenoma endobrônquico de glândula mucosa. Esta microfotografia de pequeno aumento mostra que a superfície lisa é coberta por epitélio respiratório ciliado, enquanto o núcleo compreende, predominantemente, espaços císticos revestidos por células colunares mucinosas variavelmente atenuadas. (Coloração H&E; aumento original 20 × .)

quicas de baixo grau, que incluíam tumores carcinoides e carcinomas homólogos aos provenientes das glândulas salivares (i.e., carcinomas adenoides císticos e mucoepidermoides).[23-25] Hoje o termo é restrito a um grupo de neoplasias benignas com apresentações clínicas e aparências histológicas variáveis.

Adenomas endobrônquicos incluem duas entidades análogas a contrapartes das glândulas salivares. *Adenomas de glândulas mucosas* são raros, apresentando-se como massas endobrônquicas potencialmente obstrutivas, sésseis, surgindo no nível brônquico lobar ou segmentar.[26-28] A média de idade no momento do diagnóstico é de 52 a 54 anos, porém com uma faixa etária ampla que se estende até a infância. A maior parte dos pacientes é sintomática no momento do diagnóstico. As queixas mais frequentes são tosse, falta de ar e sibilos, uma combinação de achados que pode ser mal interpretada como asma.[28] Alguns pacientes são sintomáticos durante anos antes de o diagnóstico ser feito. As radiografias de tórax podem ser normais, porém mais comumente mostram um nódulo pulmonar solitário e/ou atelectasia pós-obstrutiva ou consolidação.[27] TC mostram nódulos discretos que podem ser acompanhados por um sinal de ar-menisco atestando uma localização endobrônquica.[27] Histologicamente, os adenomas de glândulas mucosas são variavelmente sólidos e císticos e compostos por células colunares mucinosas citologicamente claras (Fig. 56-5). A ressecção cirúrgica, que é frequentemente necessária para o diagnóstico, é curativa.

Adenomas pleomórficos, também denominados tumores mistos benignos, são neoplasias bifásicas compostas de elementos estromais e epiteliais. Eles geralmente surgem em glândulas salivares principais; há menos de 20 exemplos bem documentados de tumores de pulmão primários.[29-40] Adenomas pulmonares pleomórficos primários foram relatados mais comumente em mulheres do que homens (proporção de 2:1), com uma média de idade, no momento do diagnóstico, de cerca de 51 anos. A tosse é a queixa mais frequente e, algumas vezes, está associada à pneumonia pós-obstrutiva. Um terço dos pacientes é assintomático quando um nódulo pulmonar solitário é descoberto. Oitenta por cento são encontrados nas vias aéreas centrais maiores como tumores polipoides exofíticos. As radiografias de tórax e a tomografia computadorizada mostram uma massa sólida solitária bem circunscrita, sem características distintivas. A PET em um único paciente mostrou alta avidez por FDG.[33] A ressecção cirúrgica completa com margens livres de tumor é curativa. Como pode acontecer com os seus homólogos de glândulas salivares, adenomas pleomórficos benignos podem sofrer transformação para carcinoma maligno (*carcinoma ex-adenoma pleomórfico*).[34] O adenoma pleomórfico primário deve ser diferenciado dos chamados adenomas pleomórficos benignos metastizantes, um termo que se refere a pacientes raros nos quais tumores de glândula salivar histologicamente benignos inexplicavelmente metastizam para diversos locais, incluindo o pulmão.[41,42]

Adenomas envolvendo o parênquima pulmonar periférico são raros. O *adenoma alveolar* é a variante mais comum, com menos de 30 exemplos relatados.[43-47] A média de idade no momento do diagnóstico varia de 50 a 55 anos. Quase todos os pacientes são assintomáticos no momento do diagnóstico. Radiologicamente, adenomas alveolares apresentam nódulos periféricos, bem circunscritos, com média de pouco mais de 2 cm em sua maior dimensão. A ressonância magnética pode mostrar um espaço cístico com centro fluido e realce de margens finas.[44] Patologicamente, adenomas são nódulos parcialmente císticos em que septos de tecido conjuntivo são revestidos por células epiteliais de citologia clara (Fig. 56-6). As células epiteliais são derivadas de pneumócitos, enquanto

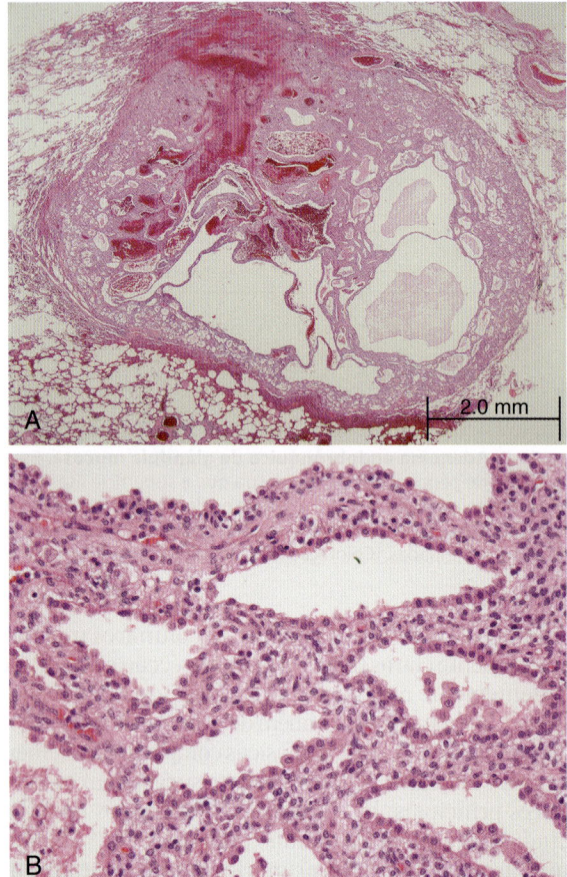

Figura 56-6 Adenoma alveolar. A, Fotomicrografia de pequeno aumento mostra uma massa parcialmente cística bem delimitada em uma biópsia pulmonar periférica. (Coloração H&E; aumento original 20 ×). **B,** Fotomicrografia de maior aumento ilustra septos do tecido conjuntivo revestidos por pneumócitos claros. (Coloração H&E; aumento original 400 × .)

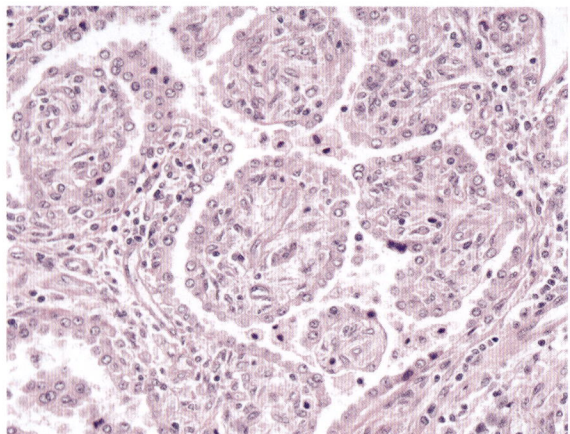

Figura 56-7 Adenoma papilar. Fotomicrografia de grande aumento de um nódulo pulmonar periférico solitário mostra os núcleos do tecido conjuntivo papilar revestidos por pneumócitos cuboides claros. (Coloração H&E; aumento original 400 × .)

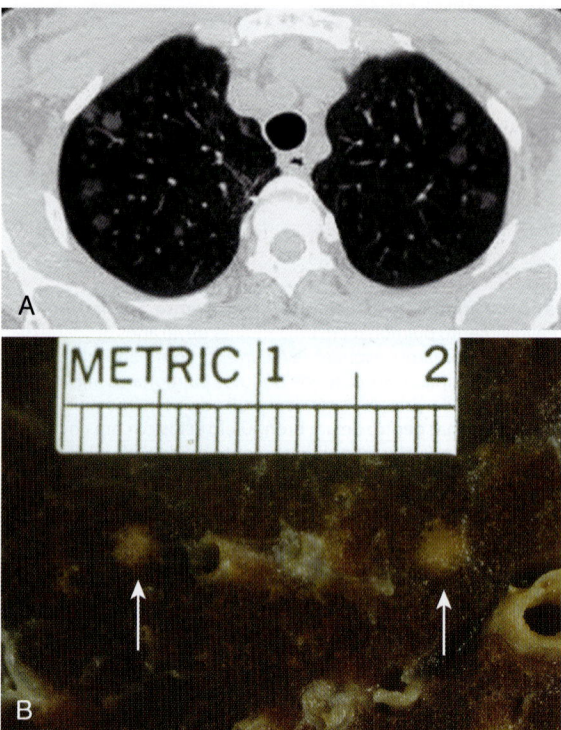

Figura 56-8 Hiperplasia micronodular pneumocítica (MNPH) no complexo de esclerose tuberosa (TSC) sem linfangioleiomiomatose. **A,** TC de uma mulher de 41 anos com TSC e MNPH mostra múltiplos nódulos bilaterais caracterizados por atenuação em vidro moído. **B,** Fotografia da amostra de necrópsia pulmonar de um outro paciente com TSC e MNPH (*setas*). (A, cortesia do Dr. Jay Ryu, Professor de Medicina da Mayo Medical School.)

as células estromais são fibroblastos indiferenciados. Estudos citogenéticos realizados em um único caso demonstraram uma translocação clonal apoiando a conclusão de que estes são, de fato, neoplasias, embora o seu comportamento seja benigno.[48]

Adenomas papilares foram descritos em menos do que 10 pacientes.[49-52] Todos os pacientes nos quais a lesão foi descoberta durante a vida foram submetidos à ressecção cirúrgica para um nódulo periférico solitário assintomático e permaneceram livres da doença no acompanhamento. Histologicamente, os adenomas papilares são lesões circunscritas compostas por frondas de tecido conjuntivo revestidos por pneumócitos tipo 2 claros (Fig. 56-7).

O *cistadenoma mucinoso* é uma neoplasia pulmonar rara que se sobrepõe com adenocarcinomas mucinosos inequivocamente malignos.[53-58] Gao e Urbanski propuseram separá-los em três categorias histologicamente definidas: cistadenoma mucinoso, tumor cístico mucinoso com atipia e cistoadenocarcinomas.[54] Histologicamente, tumores benignos sem atipia foram responsáveis por apenas 13% dos pacientes relatados, enfatizando ainda mais que esta é uma neoplasia extremamente rara. Os pacientes geralmente apresentam massas pulmonares periféricas com crescimento lento, bem demarcadas, que podem ou não parecer císticas.[56-59] Todos os pacientes com cistadenomas histologicamente benignos permaneceram livres da doença após a ressecção cirúrgica.

HIPERPLASIA MICRONODULAR PNEUMOCÍTICA

A hiperplasia micronodular pneumocítica é uma proliferação anormal do epitélio alveolar observada quase que exclusivamente em pacientes com esclerose tuberosa complexa subjacente e/ou linfangioleiomiomatose.[60-64] Mais de 85% dos pacientes relatados eram mulheres. Achados radiológicos são caracterizados por nódulos dispersos que são numerosos e, ocasionalmente, distribuídos de uma forma miliar, com ou sem alterações císticas típicas da linfangioleiomiomatose associadas.[61,63] As alterações radiológicas correspondem a nódulos periféricos pálidos mal definidos que são observados

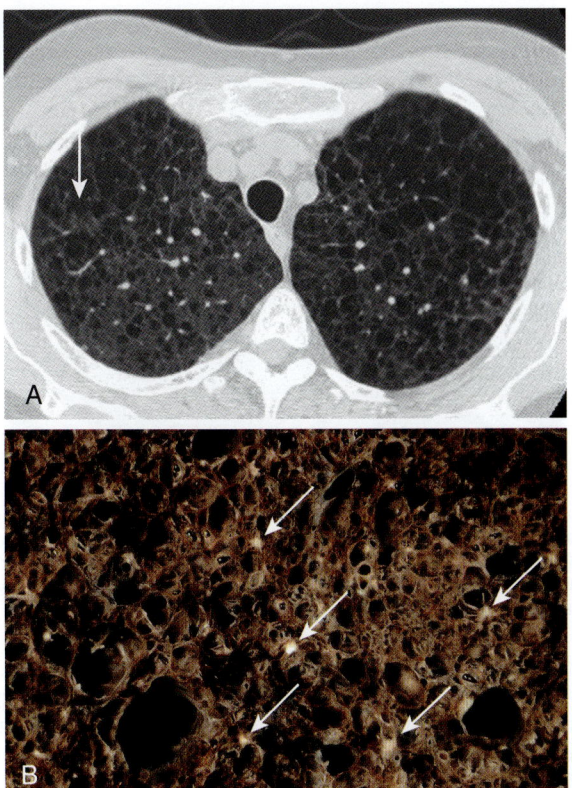

Figura 56-9 Hiperplasia micronodular pneumocítica (MNPH) associada com linfangioleiomiomatose (LAM). **A,** Tomografia computadorizada de uma mulher de 55 anos com complexo esclerose tuberosa e LAM e um nódulo no pulmão direito (seta) atribuído à MNPH. **B,** Fotografia de uma amostra pulmonar cirúrgica mostra uma combinação de LAM e MNPH (setas). (**A,** cortesia do Dr. Jay Ryu, Professor de Medicina da Mayo Medical School.)

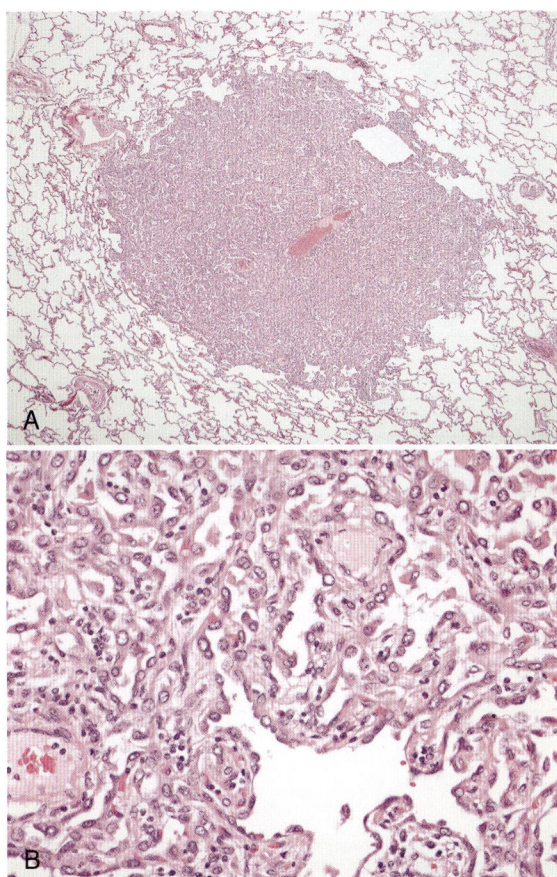

Figura 56-10 Hiperplasia micronodular pneumocítica. Características histológicas são mostradas a partir do paciente com complexo de esclerose tuberosa também ilustradas na Figura 56-8B. **A,** Fotomicrografia de pequeno aumento mostra um nódulo bem circunscrito. (Coloração H&E; ampliação original 20 × .) **B,** Fotomicrografia de grande aumento mostra a citologia clara dos pneumócitos, distribuídos ao longo dos septos alveolares. (Coloração H&E; ampliação original 400 × .)

tanto isoladamente como no cenário da linfangioleiomiomatose (Figs. 56-8 e 56-9). Histologicamente, a hiperplasia micronodular pneumocítica demonstra proliferações circunscritas de pneumócitos de citologia clara idênticos aos observados no adenoma papilar, diferindo pelo fato de serem distribuídos ao longo de septos alveolares intactos em vez de ao longo de papilas (Fig. 56-10).

HEMANGIOMA ESCLEROSANTE

Hemangiomas esclerosantes (HE) são neoplasias pulmonares benignas derivadas do epitélio respiratório incompletamente diferenciado. O termo hemangioma é um nome equivocado com base em espaços pseudovasculares preenchidos de sangue observados em alguns casos. O HE tem predominância no sexo feminino para o masculino de 7:1.[65-73] A média de idade no momento do diagnóstico é a quinta década de vida, embora eles tenham sido relatados em uma ampla faixa etária, incluindo crianças. Mais de três quartos dos pacientes são assintomáticos no momento em que se descobre um nódulo pulmonar solitário. TC mostram um nódulo subpleural arredondado ou oval bem circunscrito, com margens lisas e realce não homogêneo.[74,75] Calcificações associadas estão presentes em cerca de um terço dos pacientes. Estudos dinâmicos de TC com contraste mostram realce forte e rápido, que rivaliza com a característica de imagem de doenças malignas.[76] A PET foi relatada em apenas um paciente e se caracterizou por avidez por FDG intermediária.[77] Lesões múltiplas são vistas em cerca de 2% dos pacientes. Depósitos nos linfonodos regionais são raros e não têm qualquer impacto no comportamento fundamentalmente benigno dessas lesões.[78-80]

HE ressecados são nódulos subpleurais bem circunscritos de 2 a 3 cm de diâmetro em média (Fig. 56-11). A característica histológica é um aspecto heterogêneo resultante tanto de uma mistura de tipos celulares como de padrões de crescimento altamente variáveis. Duas populações de células epiteliais são uma característica comum: (1) células derivadas de superfície cuboide derivadas de pneumócitos ou células achatadas (de Clara) e (2) células arredondadas intersticiais pálidas com um fenótipo epitelial respiratório incompletamente diferenciado.[69,81-83] Estudos moleculares utilizando uma variedade de técnicas sugerem que ambas as populações celulares são neoplásicas, uma observação que se encaixa com descrições de ambos os componentes em depósitos nodais.[79,84,85] As células são dispostas em diversos padrões de crescimento que incluem um estroma esclerótico focalmente conspícuo muitas vezes calcificado (Fig. 56-12).

Estudos moleculares recentes do HE demonstraram alterações no *P16* e no *RB* que se assemelham às encontradas em adenocarcinomas em estágio inicial, apoiando uma origem a partir de células epiteliais respiratórias e semelhanças entre a patogênese molecular do carcinoma de pulmão e do ME86. No entanto, uma análise molecular mais recente do HE não identificou alterações em alguns genes (*EGFR, HER2*

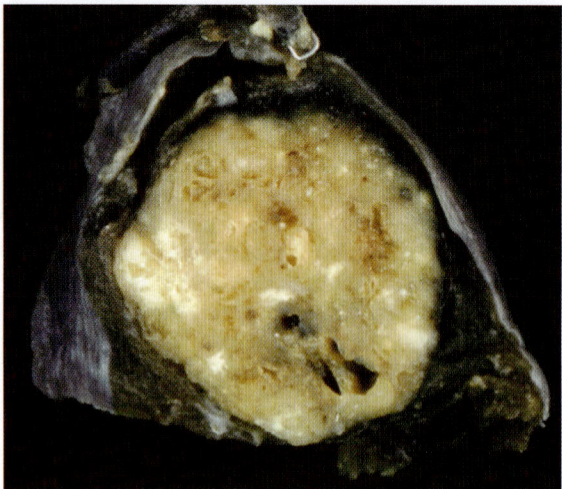

Figura 56-11 Fotografia de hemangioma esclerosante ressecado. O nódulo lobulado é bem circunscrito e situado perto da pleura visceral. A superfície do corte trai a natureza fundamentalmente heterogênea dessas neoplasias, mostrando um padrão diversificado de áreas castanho-claras e brancas com áreas sólidas e esponjosas.

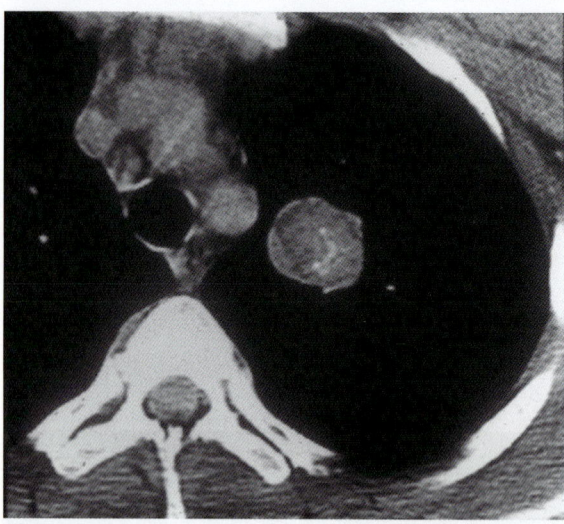

Figura 56-13 Hamartoma pulmonar. TC de um hamartoma comprovado mostra um nódulo bem demarcado em que há evidências de gordura intratumoral e calcificação. Esta combinação é característica, porém é observada em apenas cerca de um quarto dos casos.

e *KRAS*) que são comumente mutados no adenocarcinoma, aumentando assim as dúvidas sobre uma ligação comum.[85] Abordagens genômicas amplas provavelmente serão necessárias para resolver esta controvérsia.

LESÕES NÃO EPITELIAIS BENIGNAS

HAMARTOMA E LESÕES RELACIONADAS

Hamartomas pulmonares são a neoplasia benigna mais comum em adultos que se submetem à ressecção cirúrgica. Eles estão presentes em menos de 0,5% dos pacientes consecutivamente necropsiados.[2,87,88] Embora o termo *hamartoma* implique que estes são malformações semelhantes a tumores em vez de verdadeiras neoplasias, estudos recentes mostram anormalidades genéticas consistentes e características que indicam que hamartomas são neoplasias clonais.

Hamartomas pulmonares são descobertos mais frequentemente em homens do que em mulheres em uma proporção de 2 : 1, com uma média de idade no diagnóstico na sexta ou sétima décadas de vida.[89,90] A maioria dos pacientes apresenta nódulos pulmonares solitários assintomáticos sem predileção lobar. Nódulos múltiplos estão presentes em 2% ou menos dos pacientes.[89,91] Hamartomas endobrônquicos, mais provavelmente associados com tosse, são observados em cerca de 10% dos pacientes. TC mostram uma combinação característica de calcificações e/ou gordura em dois terços dos pacientes (Fig. 56-13).[92] A ressecção é quase sempre curativa, com raros relatos de recorrência ou transformação maligna.[93,94]

Hamartomas pulmonares geralmente se manifestam como nódulos bem circunscritos, com uma média de 1,5 a 2 cm de diâmetro. Uma superfície cortada variegada reflete uma mistura de elementos estromais (Fig. 56-14). A cartilagem hialina madura é um componente quase universal e está normalmente misturada com gordura madura, tecido fibromixoide e raras células de músculo liso (Fig. 56-15). Qualquer um dos componentes do estroma pode predominar, no entanto, o que resulta em um espectro histológico de

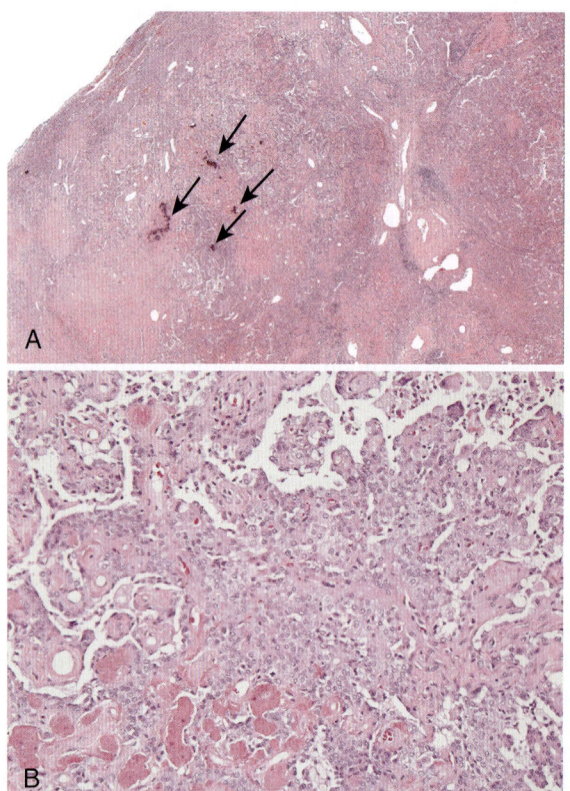

Figura 56-12 Hemangioma esclerosante. A, Fotomicrografia de pequeno aumento mostra as características clássicas do hemangioma esclerosante, em que zonas escleróticas com deposição de colágeno denso e calcificações focais (*setas*) alternam-se com regiões variavelmente celulares. (Coloração H&E; ampliação original 2 ×.) **B,** Fotomicrografia com maior aumento mostra padrões de crescimento sólidos e papilares. A área central é sólida e composta de células redondas de coloração pálida, demonstrando um fenótipo compatível com epitélio respiratório incompletamente diferenciado. (Coloração H&E; ampliação original 400 ×.)

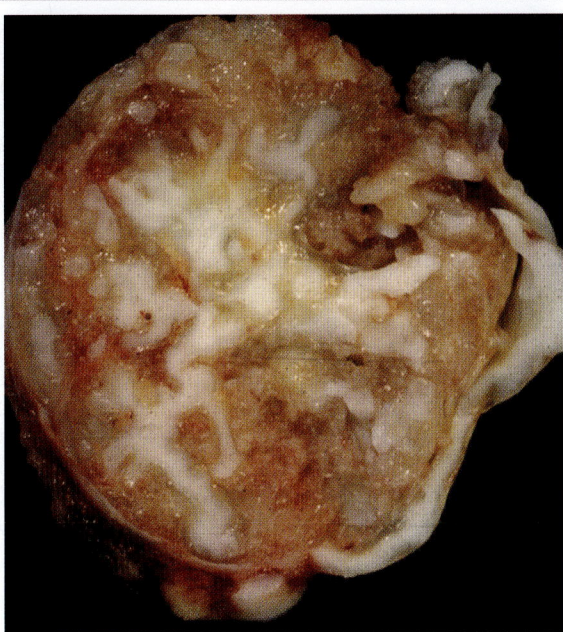

Figura 56-14 Fotografia de hamartoma ressecado. A superfície de corte deste nódulo bem circunscrito mostra ilhas cartilaginosas cintilantes de formato irregular alternadas com tecido adiposo amarelo pálido. O tumor possuía 4 cm em sua maior dimensão.

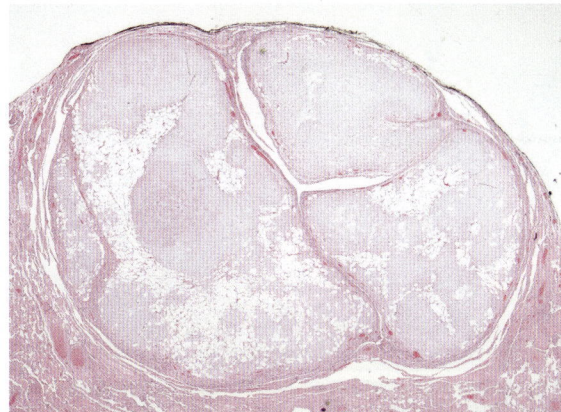

Figura 56-15 Hamartoma pulmonar. Fotografia de pequeno aumento de um hamartoma pulmonar típico em que ilhas cartilaginosas são intercaladas com tecido adiposo, resultando em uma aparência lobulada. (Coloração H&E; aumento original 20 ×.)

neoplasias que inclui *leiomiomas* e *lipomas*.[95-97] O epitélio respiratório neoplásico encarcerado frequentemente resulta em uma aparência caracteristicamente bifásica, um fenômeno que contribui para taxas relativamente elevadas de diagnósticos falso-positivos de carcinoma em biópsias de aspiração por agulha (os diagnósticos falso-positivos mais comuns são carcinoides, adenocarcinoma e carcinoma de células pequenas).[98]

Hamartomas pulmonares, assim como outros tumores mesenquimais benignos, tais como lipoma e leiomiomas, frequentemente contêm rearranjos cromossômicos de genes que codificam para a família de proteínas do grupo cromossômico de não histonas de alta mobilidade (família HMGA) com motivos de ligação ao DNA gancho AT.[99-102] Essas proteínas desempenham um papel no amplo crescimento, diferenciação, proliferação e morte das células mesenquimais através de um mecanismo que envolve a regulação da transcrição via modificação da conformação do DNA.[103] Duas principais anormalidades citogenéticas contendo regiões têm sido definidas no hamartoma pulmonar: 6p21 e 12q14-15. O gene *HMGA1* (também conhecido como *HMGIY*) se localiza no 6p21.3, enquanto o *HMGA2* (também conhecido como *HMGIC*) se localiza no 12q14-15. A sua dupla função como reguladores da diferenciação mesenquimal e da expressão gênica é provocativa, embora trabalhos adicionais precisem ser realizados para elucidar plenamente o papel dos genes de fusão *HMGA* no hamartoma pulmonar.

O *condroma pulmonar*, um tumor pulmonar cartilaginoso relacionado, constitui um componente da tríade (i.e., condroma pulmonar, paraganglioma, tumores do estroma gástrico) descrita por Carney em 1977.[104] Condromas pulmonares se desenvolvem em cerca de três quartos dos pacientes com síndrome de Carney e são múltiplos em metade deles.[91,105] Os condromas são distintos por serem puramente cartilaginosos sem outros elementos estromais e epiteliais característicos do hamartoma.[91]

TUMOR MIOFIBROBLÁSTICO INFLAMATÓRIO

Tumores miofibroblásticos inflamatórios (TMI) do pulmão correspondem a um espectro de lesões que varia desde células tumorais fusiformes benignas até sarcomas francamente malignos. Os TMI pulmonares, também denominados granulomas de células plasmáticas por Bahadori e Liebow,[106] são definidos na classificação de tumores pulmonares da OMS como "um subgrupo da vasta categoria de pseudotumores inflamatórios".[107] A profusão impressionante de sinônimos que foram aplicados a estes tumores não usuais, também observados em diversos sítios extrapulmonares, reflete a controvérsia e a confusão acerca da sua patogênese e histogênese.

Os TMI pulmonares podem surgir em qualquer faixa etária, mas tendem a afetar crianças e adultos jovens; mais da metade dos pacientes são mais novos que 40 anos de idade no momento do diagnóstico.[106-113] A maioria dos pacientes apresenta nódulos pulmonares periféricos assintomáticos. Tumores endobrônquicos afetam cerca de 15% dos pacientes e podem ser acompanhados por sintomas de tosse e/ou hemoptise. Estudos de imagem torácica tipicamente mostram uma massa bem circunscrita que varia em tamanho de 0,8 cm a mais de 30 cm (Fig. 56-16), com a maioria medindo entre 1 e 6 cm em sua maior dimensão.[106,110,112,114-116] A maioria dos TMI pulmonares primários é curada com a ressecção cirúrgica completa.[108,112,115] A ressecção incompleta está associada a um risco substancial de recidiva e, raramente, comportamento localmente agressivo e morte.[109,116] Inibidores da COX-2 podem ter valor terapêutico em grandes tumores não ressecáveis, uma estratégia de tratamento para a qual apenas evidência anedótica está disponível.[117-119]

A longa lista de termos que competem para os TMI atesta a sua diversidade histológica. O achado histológico mais consistente é uma combinação de células fusiformes neoplásicas e um infiltrado variavelmente denso de células plasmáticas policlonais (Fig. 56-17). Estudos de imuno-histoquímica e ultraestruturais mostram que as células fusiformes possuem características de miofibroblastos, incluindo a expressão de proteínas associadas ao músculo liso. O ALK1, um receptor da tirosina quinase, é expresso entre um terço e metade dos tumores pulmonares, é mais frequente em pacientes jovens[109,120-122] e reflete a observação de que o *ALK* é ligado a uma variedade de genes constitutivamente ativados através de translocações equilibradas (veja mais adiante).[123,124] Curio-

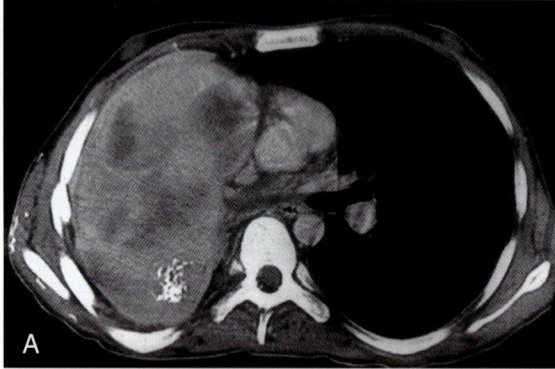

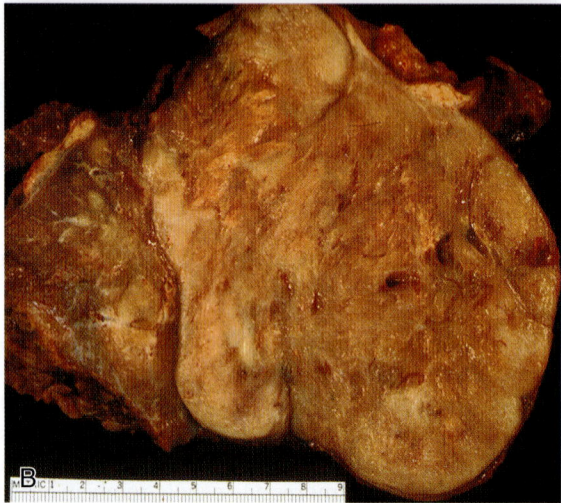

Figura 56-16 Tumor miofibroblástico inflamatório (TMI). Grande TMI em um homem de 21 anos, em que uma massa intratorácica foi primeiramente detectada aos 10 anos de idade. **A,** TC mostra uma grande massa preenchendo o hemitórax direito com atenuação heterogênea e calcificação. **B,** Fotografia da amostra da pneumonectomia direita mostra uma grande massa que, apesar de seu tamanho, era bem circunscrita e sem invasão além do parênquima pulmonar.

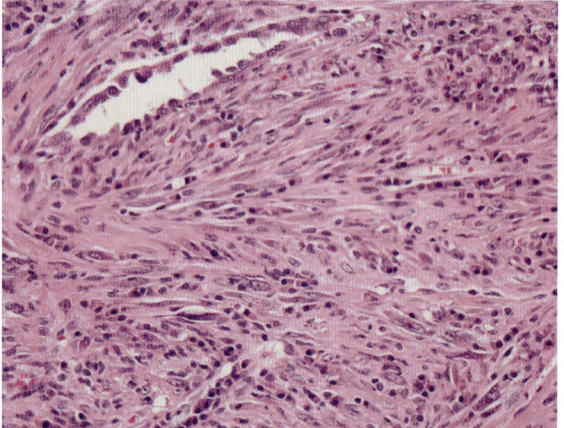

Figura 56-17 Tumor miofibroblástico inflamatório. Fotomicrografia de grande aumento do tumor ilustrado na Figura 56-16. Células fusiformes neoplásicas estão associadas com um infiltrado proeminente de células plasmáticas. O epitélio respiratório não neoplásico (*superior esquerdo*) está rodeado por células fusiformes neoplásicas, resultando em uma aparência bifásica, um fenômeno comum em tumores não epiteliais benignos ou de baixo grau. (Coloração H&E; aumento original 400 ×.)

samente, a ausência de expressão da ALK pode ser associada com um maior risco de comportamento agressivo.[109,125]

Embora o nome sugira um tumor inflamatório não neoplásico, os TMI realmente são neoplasias de baixo grau. Diversas técnicas têm identificado uma variedade de anomalias genéticas compatíveis com a natureza neoplásica dos TMI.[121,123,124,126-128] A alteração molecular mais compatível é uma translocação equilibrada do *locus* do gene *ALK* (2p23). A fusão de um gene silencioso (*ALK*) com um dos vários genes constitutivamente expressos (p. ex., *TPM3*, *TPM4*, *CLTC*) resulta em uma expressão aberrante do gene silencioso que, em seguida, tipicamente funciona como um oncogene. Um papel semelhante para fusões de genes *ALK* é observado nos linfomas anaplásicos de grandes células e no adenocarcinoma pulmonar. O inibidor de ALK crizotinibe tem sido utilizado com sucesso para induzir pelo menos uma resposta parcial em um paciente com TMI tendo um rearranjo *ALK*.[125] O papel do herpesvírus humano 8 na patogênese do TMI é controverso e incerto.[113]

TUMOR FIBROSO SOLITÁRIO

Tumores fibrosos solitários (TFS), anteriormente designados como *mesoteliomas fibrosos localizados*, são neoplasias mesenquimais que, frequentemente, surgem da pleura. TFS não são exclusivos da pleura, no entanto, têm sido descritos no parênquima pulmonar (*TFS intrapulmonar*), no mediastino e em inúmeros sítios extratorácicos.[129-133]

TFS pleurais e intrapulmonares afetam igualmente homens e mulheres.[134-139] A média de idade no momento do diagnóstico é a sexta década de vida. Pouco mais da metade dos pacientes são sintomáticos e apresentam queixas que incluem dor torácica (25%), falta de ar (15%) e/ou tosse (12%), atestando muitas vezes o grande tamanho desses tumores.[135,136,138,140] O baqueteamento é presente em cerca de 2% dos pacientes. A síndrome paraneoplásica de hipoglicemia é rara e resulta da produção de fator de crescimento semelhante à insulina pelo tumor.[36,141-144] Estudos de imagem mostram grandes massas intratorácicas com uma média máxima de diâmetro de entre 8,5 e 10,5 cm.[135,136,139,140,145] Estudos de imagens torácicas mostram uma massa lobulada e nitidamente margeada com uma ampla base se apoiando na parede torácica, frequentemente associada à compressão de estruturas vizinhas (Fig. 56-18).[145,146] A atenuação heterogênea e o realce heterogêneo são característicos.[145] Calcificações são raras. A maioria dos TFS pleurais e intrapulmonares se comporta como neoplasias benignas. Os pacientes com tumores histologicamente benignos são curados com a excisão cirúrgica completa. Uma evolução mais agressiva é observada em apenas 10% dos pacientes e está limitada àqueles que se submetem a uma excisão cirúrgica incompleta ou possuem tumores histologicamente malignos (*TFS maligno*).[134-136,138-140,147]

TFS são três vezes mais propensos a surgirem a partir da pleura visceral que da parietal. Os decorrentes da pleura visceral são frequentemente pedunculados e anexados à superfície pulmonar por um pedúnculo de tecido conjuntivo (Fig. 56-19). Exemplos ocasionais surgem dentro das fissuras, resultando em uma aparência radiológica difícil de distinguir de um tumor intrapulmonar. Lesões pleurais parietais são mais comumente sésseis, com uma ampla base de fixação na parede do tórax, diafragma ou mediastino. Histologicamente, os TFS são neoplasias de células fusiformes variavelmente celulares com um estroma colagenoso. Variantes malignas

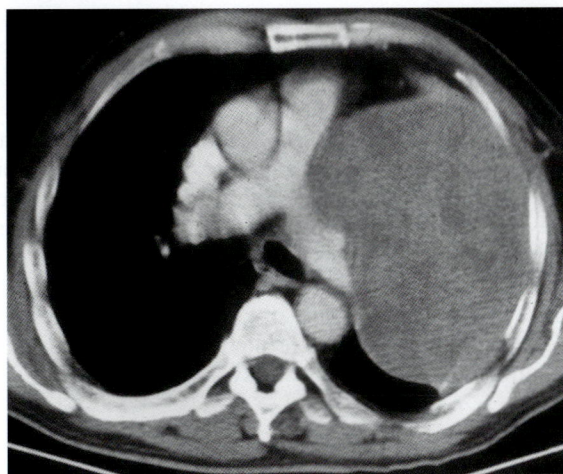

Figura 56-18 Tumor fibroso solitário (TFS). TC mostra um grande TFS benigno proveniente da pleura visceral com atelectasia quase completa do pulmão esquerdo. Juntos, o TFS e o tumor miofibroblástico inflamatório são os diagnósticos mais prováveis em pacientes que apresentam grandes tumores intratorácicos benignos.

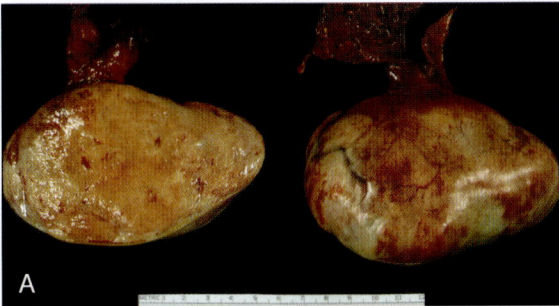
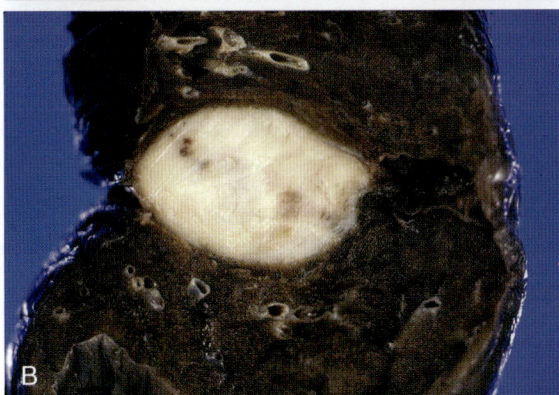

Figura 56-19 Tumor fibroso solitário (TFS). Fotografia de um TFS ressecado proveniente da pleura visceral. **A,** Como demonstrado neste exemplo, a maioria dos TFS pleurais viscerais está ligada ao pulmão por um pedúnculo e é caracterizada por uma superfície lisa brilhante (à direita) e uma superfície de corte homogênea encapsulada sem necrose (à esquerda). **B,** Menos comumente, o TFS surge dentro das fissuras, conforme ilustrado nesta amostra de bilobectomia.

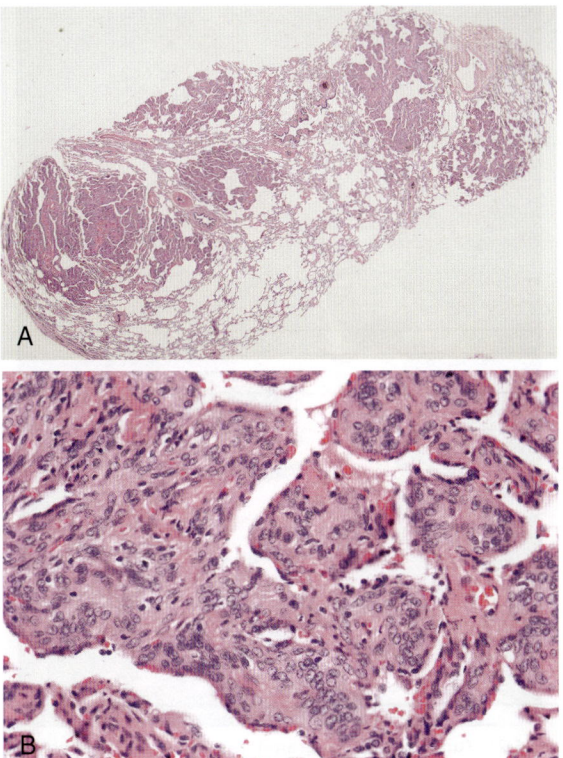

Figura 56-20 Múltiplos nódulos tipo meningoteliais. Também chamados de meningoteliomatose pulmonar difusa, os múltiplos nódulos são mostrados em uma biópsia pulmonar cirúrgica de uma mulher de 56 anos de idade que apresentou dispneia. **A,** Em pequeno aumento, múltiplos nódulos são vistos aleatoriamente distribuídos em toda a biópsia. (Coloração H&E; aumento original 20 × .) **B,** Em maior aumento, os nódulos compreendem células meningoteliais claras dispostas em ninhos mal formados e expandindo o interstício. (Coloração H&E; aumento original 400 × .)

são maiores, mais propensas a terem um padrão de crescimento invasivo e mais celulares com atipia citológica associada, maiores taxas de mitose e necrose.[135]

A descoberta recente de genes de fusões *NAB2-STAT6* recorrentes em tumores fibrosos solitários fornecem uma assinatura genética útil na separação do TFS de outras neoplasias intratorácicas de células fusiformes.[147a] Anticorpos comercialmente disponíveis para *STAT6* fornecem uma ferramenta de diagnóstico útil para a rotina clínica prática.[147b]

NÓDULOS TIPO MENINGOTELIAIS E MENINGIOMA INTRAPULMONAR

Nódulos tipo meningoteliais pulmonares (MLN, do inglês, *meningothelial-like nodules*), historicamente denominados *quimiodectomas*, estão presentes em menos de 5% das necrópsias, mas são frequentemente observados como achados incidentais em amostras cirúrgicas de adultos.[148-152] MLN são mais comuns em mulheres e são vistos com maior frequência em pacientes com doenças pulmonares crônicas, incluindo pneumonias intersticiais crônicas e doença tromboembólica.[150] Uma síndrome rara de MLN múltiplos bilaterais (*meningoteliomatose pulmonar difusa*) foi descrita em mulheres na sexta a oitava décadas de vida com múltiplos nódulos observados na TC.[153,154] Metade delas se queixa de dispneia e/ou tosse na apresentação. Microscopicamente, MLN são compostos de ninhos de células epiteliais que são histológica e imunofenotipicamente indistinguíveis das células meningoteliais do sistema nervoso central (Fig. 56-20). Apesar dessa inexplicável sobreposição fenotípica, estudos moleculares demonstram diferenças significativas entre MLN e meningiomas convencionais do sistema nervoso central.[153]

Meningiomas intrapulmonares primários são lesões solitárias raras que não têm relação com o MLN.[155-157] Homens e mulheres são igualmente afetados e apresentam uma média de idade de 56 anos, com nódulos solitários assintomáticos com média de 3 cm em sua maior dimensão. Deve-se presumir que pacientes com lesões múltiplas possuem doença metastática a partir de um primário sistema nervoso central

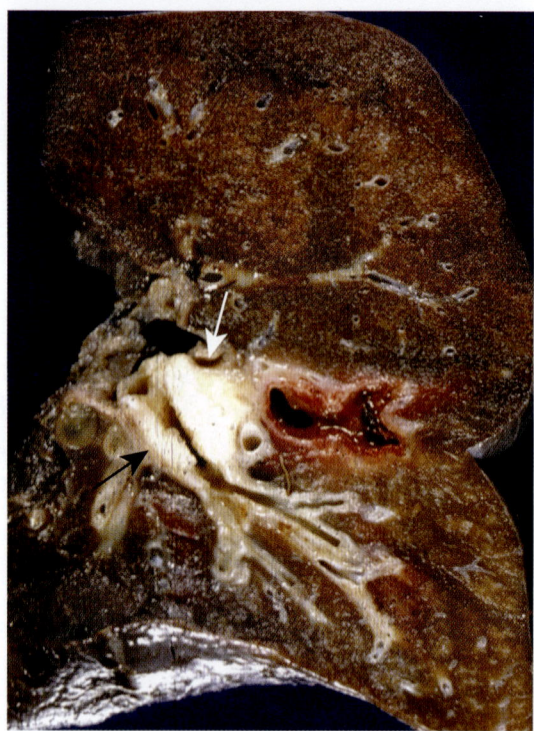

Figura 56-21 Tumor de células granulares. Fotografia demonstra o corte da superfície da amostra de pneumonectomia em que um tumor de células granulares (*setas*) obstrui parcialmente o brônquio do lobo inferior.

relatados em metade e resultam da obstrução das vias aéreas. Nódulos pulmonares periféricos são raros. TCG pulmonares são benignos e geralmente podem ser tratados com excisão conservadora.

Tumores de células claras ("açúcar") são tumores pulmonares primários raros que, invariavelmente, se apresentam como nódulos pulmonares solitários assintomáticos.[162] As características histológicas, ultraestruturais e imunofenotípicas são indistinguíveis de CEPomas e angiomiolipomas renais, uma família de neoplasias derivadas de células epitelioides perivasculares (CEP) e relacionadas com mutações do complexo de genes da esclerose tuberosa que afeta a regulação via do alvo da rapamicina em mamíferos (mTOR).[163,164]

RESUMO

Tumores pulmonares benignos são raros, mas frequentemente apresentam desafios no diagnóstico e tratamento. Eles compreendem um grupo diversificado de neoplasias epiteliais e não epiteliais que podem se apresentar como lesões endobrônquicas sintomáticas ou nódulos periféricos solitários assintomáticos. Alguns podem se tornar grandes o suficiente para causar sintomas por compressão ou o deslocamento de estruturas intratorácicas. A ressecção cirúrgica é frequentemente necessária para o diagnóstico e é geralmente curativa.

até que se prove o contrário.[158] A PET em uma série demonstrou absorção compatível com uma neoplasia pulmonar.[159] A ressecção cirúrgica completa é curativa em pacientes com meningiomas histologicamente benignos.

DIVERSOS

Os tumores de células granulares, referidos na literatura mais antiga como *mioblastomas de células granulares*, são neoplasias pulmonares primárias incomuns que normalmente se apresentam como tumores endobrônquicos pedunculados ou sésseis (Fig. 56-21).[160, 161] As lesões são múltiplas em um quarto dos pacientes. Os sintomas são

> **Pontos-chave**
>
> - Tumores pulmonares benignos podem surgir de todos os tipos de células dentro do pulmão.
> - Com poucas exceções, pistas sobre a natureza benigna dos nódulos são muitas vezes ausentes nas imagens radiográficas e, ao contrário das expectativas, exames por PET também podem ser positivos.
> - A densidade da gordura ou padrões benignos específicos de calcificação na imagem são as exceções que podem sugerir um diagnóstico benigno.
> - Tumores miofibroblásticos inflamatórios raros podem estar associados com rearranjos do gene *ALK* que respondem ao crizotinibe.

As Referências estão disponíveis exclusivamente no site www.elsevier.com.br/expertconsult

SEÇÃO K

TRANSTORNOS DA CIRCULAÇÃO PULMONAR

57 TROMBOEMBOLISMO PULMONAR

TIMOTHY A. MORRIS, MD • PETER F. FEDULLO, MD

INTRODUÇÃO
PATOGÊNESE E FATORES DE RISCO
HISTÓRIA NATURAL: TROMBOSE VENOSA PROFUNDA
HISTÓRIA NATURAL: EMBOLIA PULMONAR
APRESENTAÇÃO CLÍNICA
DIAGNÓSTICO DA TROMBOSE VENOSA
Venografia de Contraste
Ultrassonografia Duplex
Ressonância Magnética
Tomografia Computadorizada
Ensaios Hemostaseológicos
Regras de Predição Clínica
DIAGNÓSTICO DE EMBOLIA PULMONAR
Avaliação Laboratorial Padrão
Ecocardiografia

Exame de Ventilação-perfusão
Angiografia Pulmonar Computadorizada
Exames de Ventilação/ perfusão com Tomografia Computadorizada com Emissão de Fóton Único
Avaliação Venosa das Extremidades Inferiores
Teste de Dímero D
Angiografia Pulmonar
Regras de Predição Clínica
PREVENÇÃO DE TROMBOEMBOLISMO VENOSO
Heparina não Fracionada em Doses Baixas
Heparina de Baixo Peso Molecular
Dispositivos de Compressão Pneumática
Varfarina
Fondaparinux Sódico
Inibidores Diretos do Fator Xa e da Trombina

MANEJO DO TROMBOEMBOLISMO VENOSO
Heparina não Fracionada e Heparina de Baixo Peso Molecular
Fondaparinux Sódico
Inibidores Diretos do Fator Xa e da Trombina
Filtros da Veia Cava Inferior
EMBOLIA PULMONAR MACIÇA
Estratificação de acordo com o Risco de Embolia Pulmonar
Terapia Trombolítica
Embolectomia Pulmonar
PROFILAXIA PÓS-EMBÓLICA
RESOLUÇÃO *VERSUS* PERSISTÊNCIA DE TROMBOEMBOLISMO
HIPERTENSÃO PULMONAR TROMBOEMBÓLICA CRÔNICA
Diagnóstico
Tratamento

INTRODUÇÃO

Uma generalização sobre o *tromboembolismo venoso* (TEV) com que todos concordam é que muitos aspectos da doença permanecem controversos. Existem várias razões pelas quais o TEV continua a gerar debate intenso. Talvez a razão principal, não obstante os avanços substanciais que têm sido feitos desde a década de 1990, é que uma série de questões fundamentais continua a existir sobre patogênese, apresentação clínica, diagnóstico e terapêutica da doença.

O TEV representa um processo patológico potencialmente fatal, com uma apresentação clínica que muitas vezes é silenciosa ou inespecífica e para a qual uma vasta gama de técnicas de diagnóstico está disponível, muitas com limitações técnicas e interpretativas. Embora as estimativas variem amplamente, a melhor informação disponível sugere que ocorram pelo menos cinco milhões de episódios de trombose venosa anualmente nos Estados Unidos.[1] A incidência anual de *embolia pulmonar* (EP) aguda é de aproximadamente 70 por 100.000[2,3] e a EP é responsável por mais de 200.000 hospitalizações por ano com base em códigos de diagnóstico de alta (CID-9).[4] Estes dados, é claro, representam apenas aqueles pacientes nos quais o diagnóstico de EP aguda foi feito corretamente. Séries de autópsias sugerem que o verdadeiro número de mortes por EP aguda (incluindo aqueles pacientes que morreram sem o diagnóstico ter sido feito) é pelo menos três vezes mais alto.[5-8] Por esse motivo, é provável que a maioria das mortes relacionadas com a EP possa ser atribuída à EP que não foi diagnosticada (e, portanto, não foi tratada) durante a vida.

Até 10% dos pacientes que sofrem de embolia podem morrer de sua doença.[9] A esmagadora maioria dessas mortes não parece surgir de falha terapêutica. Com exceção dos pacientes que se apresentam inicialmente com comprometimento hemodinâmico, nos quais as taxas de mortalidade se aproximam de 20% a 30%, a recorrência embólica é rara e a morte é incomum, uma vez que o diagnóstico de embolia seja confirmado e seja iniciada uma terapia apropriada.[10] A maioria das mortes relacionadas com embolia parece surgir de uma falha na prevenção da doença em pacientes de risco embólico e de uma falha para fazer o diagnóstico nos pacientes que já estão com a doença vigente.[9] A incidência de EP fatal parece ter diminuído ao longo das últimas décadas.[11,12] Por exemplo, o *Arquivo de Mortalidade Comprimida* (CMF, do termo em inglês) dos Centros para Controle de Doenças relatou uma taxa de mortalidade ajustada por idade de 875/100.000 em 1999, que diminuiu constantemente durante a década para 747/100.000 em 2010.[13] Cabe ressaltar que essas estatísticas não representam EP fatal que não foi diagnosticada clinicamente, como descrito anteriormente. Para equilibrar estes fatos temos alguns dados que sugerem que a dependência crescente na angiografia de tórax por tomografia computadorizada pode estar levando ao sobrediagnóstico da EP em algumas populações.[14] Apesar desta controvérsia, a mortalidade por EP aguda permanece um problema de cuidados da saúde pública substancial como resultado da demografia de uma população que está envelhecendo.[15]

Contribuindo para o debate em torno do TEV temos o envolvimento de uma vasta gama de disciplinas médicas na sua prevenção, diagnóstico e manejo. A trombose não é uma subespecialidade clínica definida. O problema do TEV envolve pneumologistas, cardiologistas, hematologistas, internos, especialistas em doenças vasculares, radiologistas, uma gama de subespecialidades cirúrgicas, obstetras e outros. Como as estratégias específicas de profilaxia, diagnósticas e terapêuticas dentro de uma disciplina podem não ser necessariamente aplicáveis a outras, uma percepção da coerência na abordagem clínica para este processo de doença, muitas vezes, parece estar ausente.

Muitas das controvérsias antigas em torno de história natural, diagnóstico e terapia do TEV foram parcialmente ou completamente reconciliadas, resultando em mudanças substanciais na abordagem diagnóstica e terapêutica para a doença. A persistência de um número de problemas não resolvidos, bem como o surgimento de outros, ainda não deve ser motivo de descrença. Na abordagem ao paciente com suspeita de TEV, uma compreensão do que é desconhecido pode provar ser inestimável ao processo de tomada de decisão.

PATOGÊNESE E FATORES DE RISCO

A tríade de estase venosa, alterações na coagulação e lesão vascular identificadas por Virchow em 1856 como fatores primários na patogênese do TEV foi apoiada por uma quantidade considerável de evidências clínicas e experimentais.

Tabela 57-1 Fatores de Risco Tromboembólico

TROMBOFILIAS HEREDITÁRIAS
Deficiência de proteína C
Deficiência de proteína S
Deficiência de antitrombina III
Mutação do fator V Leiden
Variação de protrombina 20210 G → A
Hiper-homocisteinemia
Disfibrinogenemia
Deficiência familiar de plasminogênio

PREDISPOSIÇÕES CIRÚRGICAS ADQUIRIDAS
Procedimentos maiores neurocirúrgicos, abdominais ou torácicos que requerem anestesia geral e duram > de 30 minutos
Artroplastia de quadril
Artroplastia de joelho
Artroscopia de joelho
Fraturas de quadril
Trauma maior
Prostatectomia a céu aberto
Lesão de medula espinal

PREDISPOSIÇÕES CLÍNICAS ADQUIRIDAS
Tromboembolia venosa prévia
Idade avançada (> 60 anos)
Doença maligna
Insuficiência cardíaca congestiva
Acidente vascular cerebral
Síndrome nefrótica
Estrogenoterapia
Gravidez e período pós-parto
Obesidade
Imobilização prolongada
Síndrome do anticorpo antifosfolípide
Anticoagulante lúpico
Doença intestinal inflamatória
Hemoglobina paroxística noturna
Síndrome de Behçet

Ao longo das últimas décadas, têm sido descritas anomalias graves da coagulação e do sistema fibrinolítico, incluindo deficiências isoladas de antitrombina III, proteína C, proteína S e plasminogênio, bem como a presença de um anticoagulante lúpico, e foi confirmada sua associação com o TEV recorrente e o TEV pela primeira vez (Tabela 57-1).[16,17] Além disso, houve um reconhecimento crescente de condições "trombofílicas" menos graves, mas mais comuns, herdadas que são capazes de desviar o equilíbrio hemostático em direção à trombose e aumentar levemente o risco de eventos tromboembólicos venosos. Embora eles também pareçam aumentar ligeiramente o risco de recorrência, a magnitude do aumento é improvável de justificar as mudanças nas estratégias terapêuticas para pacientes com essas trombofilias.[18]

A mais comum das condições trombofílicas hereditárias, descrita pela primeira vez em 1993 por Dahlback e designada *mutação do fator V Leiden*, é a consequência de um único ponto de mutação no gene do fator V (adenina por guanina) resultando em fator V (fator Va) ativado com sensibilidade reduzida ao efeito anticoagulante natural da proteína C ativada.[19] Aproximadamente 5% dos leucodérmicos na Europa e América do Norte são heterozigotos para este defeito genético; taxas mais baixas de frequência de portador têm sido citadas entre nativos americanos, populações africanas e asiáticas.[20,21] Embora inicialmente detectada em até 60% dos pacientes selecionados com TEV, estudos posteriores detectaram a mutação em 10% a 20% dos pacientes não selecionados.[22] O estado heterozigoto traz consigo um aumento de 5 a 10 vezes no risco de vida por

TEV.[23,24] Embora tenha sido estimada como sendo tão alta quanto 80 vezes, as estimativas são baseadas em um pequeno número de pacientes e podem ser um tanto imprecisas.[23,24] A mutação do fator V Leiden parece ser um importante fator de risco para TEV durante a gravidez, no período pós-parto e durante o uso de contraceptivos orais.[25,26] Comparadas com mulheres que não usam contraceptivos orais e não são portadoras da mutação no fator V, o risco de trombose, entre aquelas com ambos os fatores de risco, é aproximadamente 30 vezes maior.[27] Levando em consideração a prevalência de trombofilia e a baixa prevalência de TEV em não usuárias de contraceptivos orais combinados, o risco absoluto permanece baixo. Como o aumento absoluto de TEV é modesto, a triagem seletiva da trombofilia com base no histórico pessoal ou familiar de TEV é mais rentável do que a triagem universal.

Uma variação da sequência no gene da protrombina (G20210A) foi descrita em 1996 e estima-se que exista em aproximadamente 2% a 4% da população.[28] Essa mutação resulta em uma superprodução de protrombina, que caso contrário é normal. Está associada com um risco de três a quatro vezes maior de trombose venosa da extremidade inferior.[28,29]

A hiper-homocisteinemia também foi identificada como uma predisposição potencial independente para TEV. A elevação dos níveis de homocisteína no plasma pode ser o resultado de anormalidades genéticas; deficiências nutricionais de vitaminas (B6, B12, ácido fólico); transtornos clínicos (insuficiência renal, hipotireoidismo, doença inflamatória intestinal); ou uma combinação dos três. Embora estudos de casos e controles retrospectivos tenham demonstrado uma associação entre hiper-homocisteinemia e TEV, os resultados de estudos prospectivos não foram uniformes.[30,31]

As três "trombofilias genéticas comuns" (fator V Leiden, protrombina G20210A e hiper-homocisteinemia) parecem atuar como fatores de risco independentes para aumentar o risco de trombose.[32,33] Assim, o risco relativo para pacientes com várias condições trombofílicas é maior do que para pacientes com apenas uma delas.

A identificação dos fatores de risco e a probabilidade de que existam outros levanta a possibilidade de que a triagem para determinar o risco tromboembólico relativo possa ser viável no futuro. No entanto, não existe um consenso para tal abordagem neste momento. Apesar de sua prevalência na população geral, a triagem para a mutação do fator V Leiden não é aconselhável, porque a esmagadora maioria dos pacientes com essa anormalidade nunca sofrerá um evento tromboembólico. Além disso, a ausência desta anormalidade não deve influenciar a decisão de fornecer profilaxia para pacientes de risco clínico. E mais ainda, não há nenhuma evidência de que uma anticoagulação prolongada seria mais benéfica para pacientes com TEV com fator V Leiden[34] ou o gene G20210A da protrombina[35] do que em pacientes com TEV sem essas mutações.[18]

Os pacientes com TEV espontâneo ("não provocada") que têm *ambos* o fator V Leiden e o gene G20210A da protrombina[35] parecem ter um risco um pouco maior de recorrência do que pacientes similares sem essas mutações. Esta observação não estabelece uma relação risco-benefício para a anticoagulação prolongada em pacientes com a combinação de mutações trombofílicas, que continua a ser desconhecida.

Por todas as razões que foram mencionadas anteriormente, o benefício da triagem para as trombofilias comuns é controverso. Os grupos de pacientes nos quais a triagem é suscetível de produzir resultados positivos incluem aqueles com história de TEV recorrente ou com história familiar confirmada de tromboembolismo, um primeiro episódio de tromboembolismo em idade precoce, trombose venosa espontânea, tromboses em sítios anatômicos incomuns, trombose arterial e tromboembolismo associado com gravidez[36,37] ou uso de estrogênio. Se a triagem deve ser realizada antes do início do uso de agentes contraceptivos orais continua a ser uma questão em debate.[38,39] O risco relativo de TEV é aproximadamente quatro vezes maior em usuárias de contraceptivos orais, embora o aumento de risco absoluto seja modesto.[27,40] Uma política de triagem de rotina negaria a contracepção eficaz para um número substancial de mulheres, evitando apenas um pequeno número de EP. Existe uma situação semelhante para a gravidez, em que a presença do fator V Leiden ou a mutação G20210A para a protrombina aumenta o risco relativo de TEV, mas aumenta o risco absoluto apenas um pouco.[37]

Na maioria dos pacientes, mesmo aqueles com um estado trombofílico identificado, as condições clínicas associadas com a estase venosa, lesão da túnica íntima ou ambas servem de base para o evento tromboembólico.[41] Além disso, o risco de TEV em pacientes hospitalizados não é limitado a pacientes submetidos a procedimentos cirúrgicos. O risco tromboembólico em pacientes internados com uma ampla gama de problemas médicos agudos é comparável com o que é observado em pacientes cirúrgicos.[42-44]

Os principais fatores de risco incluem fraturas da extremidade inferior ou pélvica, cirurgia de quadril e joelho, um histórico de TEV, acidente vascular cerebral agudo paralítico ou lesão na coluna vertebral, lesão traumática grave, prostatectomia aberta e cirurgia abdominal ou pélvica para doença maligna. Outros fatores que aumentam o risco incluem anestesia geral prolongada, idade avançada, doença cardíaca, gravidez,[36] o estado puerperal, o uso de terapia de reposição hormonal contendo estrogênio,[45] as condições malignas, síndrome nefrótica,[46] a presença de um anticoagulante lúpico ou anticorpo antifosfolípide e imobilização prolongada.[47] O transporte aéreo é um fator de risco relativamente modesto,[48] assim como é a presença de doença inflamatória intestinal.[49] É importante reconhecer que esses fatores de risco podem ser multiplicativos.[37,41] O risco tromboembólico em um indivíduo saudável de 45 anos de idade passando por uma colecistectomia eletiva é consideravelmente menor do que o risco vivido por um indivíduo obeso de 75 anos com história de TEV prévia que vai ser submetido ao mesmo procedimento. Da mesma forma, o paciente com fratura de quadril ou prótese de quadril tem, em virtude dessa condição isolada, 60% a 70% de risco de *trombose venosa profunda* (TVP) e um risco de 2% a 4% de sofrer um evento tromboembólico fatal na ausência de medidas preventivas. Adicione outros fatores de risco, bem como a incidência de TVP, e a probabilidade de uma complicação fatal será ainda maior. Essas considerações permitem o desenvolvimento de um "perfil de risco" razoável em um paciente individual, um perfil que deve influenciar o uso e a intensidade da intervenção profilática.[41]

HISTÓRIA NATURAL: TROMBOSE VENOSA PROFUNDA

Os trombos venosos parecem se originar nas proximidades de uma cúspide da válvula venosa, onde surgem as contracorrentes (redemoinhos), ou o risco relativo entre pacientes homozigotos para essa mutação no local da lesão da túnica íntima.[50] A agregação plaquetária e a liberação de mediadores iniciam a sequência. Com o acúmulo local de tais fatores, a cascata de coagulação é ativada e trombos se desenvolvem, compostos principalmente de fibrina e eritrócitos. À medida que o trombo se estende, a atividade fibrinolítica local é intensificada. O comportamento de trombo torna-se assim um processo dinâmico que pode resultar em dissolução completa, resolução parcial, resultando em um grau variável de estreitamento da íntima e dano valvular, extensão proximal progressiva ou embolização. Em mais da metade dos pacientes, a parede venosa sofre algum grau de cicatrizes permanentes, que são visíveis na ultrassonografia[51]; se a cicatriz da parede venosa provocar obstrução grave, desenvolvem-se veias colaterais.

A autópsia extensiva e os estudos clínicos estabeleceram que cerca de 90% das EP que requerem atenção clínica surgem da trombose venosa nas veias profundas dos membros inferiores.[52] Na verdade, uma estimativa conservadora é que pelo menos um terço das tromboses venosas profundas seja complicada pela EP sintomática ou assintomática.[53] Os trombos venosos capazes de embolização também podem surgir de outros sítios. Trombos primários ilíacos ou femorais proximais podem se desenvolver em pacientes submetidos à cirurgia envolvendo o quadril e a trombose venosa pélvica pode se desenvolver em pacientes submetidos à cirurgia pélvica ou prostática. A trombose da veia axilo-subclávia pode ser espontânea, resultante de anomalias congênitas da drenagem do tórax, ou pode estar relacionada a cateteres venosos centrais de demora, cateteres na artéria pulmonar ou fios de marca-passo transvenoso.[54,55] A crescente utilização de cateteres venosos centrais tem sido implicada em um aumento na incidência de trombose venosa profunda da extremidade superior.[56] Em pacientes com câmaras cardíacas direitas ou artérias pulmonares dilatadas, os trombos podem se formar naqueles locais e embolizar distalmente para os ramos da artéria pulmonar.

A probabilidade de embolia é influenciada pela localização de trombos nas veias da extremidade inferior. Embora a maioria dos trombos seja originada nas veias da panturrilha, foi claramente demonstrado que os trombos que permanecem limitados às veias da panturrilha raramente resultam em EP.[57] No entanto, 15% a 25% dos trombos sintomáticos isolados da panturrilha, quando deixados sem ser tratados, se estenderão para envolver as veias proximais (poplítea, femoral superficial e veias femorais comuns, ou mesmo mais proximalmente).[58,59] (Vale ressaltar que a veia femoral superficial na verdade não é superficial e representa uma das veias profundas.[60]) A extensão proximal representa um risco de embolização que se aproxima de 50%.[61,62] Por esse motivo, cerca de um em cada oito pacientes com trombose venosa distal desenvolverá EP.[53]

Esta história natural da TVP tem várias implicações importantes de diagnóstico e terapêutica. Primeiro, como a grande maioria dos êmbolos surge de trombos nas veias na extremidade inferior, abordagens de diagnóstico de TVP podem se concentrar em técnicas que detectam TVP de membros inferiores. Em segundo lugar, as técnicas que detectam trombos acima do joelho são de particular valor, possam ou não detectar trombos limitados à panturrilha. Finalmente, embora seja verdade que os trombos limitados à panturrilha raramente embolizam, muitos autores concluíram incorretamente a partir dessas informações que a TVP limitada à panturrilha *sintomática* representa uma condição clinicamente irrelevante. Os trombos limitados à panturrilha podem estender-se proximalmente. Além disso, a trombose sintomática da veia da panturrilha parece ser sujeita a recorrência, embora tenha um menor risco de trombose venosa proximal.[59,63]

Embora a maioria dos trombos acima do joelho represente extensões de trombos da panturrilha, alguns surgem nas veias maiores, proximais e como ocorrências novas. Isto parece ser restrito principalmente aos pacientes com fratura de quadril ou substituição por prótese, cirurgia pélvica (incluindo ressecção prostática) e outro trauma pélvico inguinal alto.

A qualquer momento durante esse processo, uma parte ou todo o trombo pode separar-se como um êmbolo. Este risco é maior no início do desenvolvimento do trombo, antes que haja fibrinólise significativa ou organização. Além desta fase aguda, as perspectivas de longo prazo são influenciadas principalmente pela extensão da obstrução venosa residual e pelo dano valvular. Se obstrução significativa ou dano valvular persistirem, a estase a jusante estará presente, levando a um risco de TVP recorrente e ao desenvolvimento da síndrome pós-flebítica.[64,65]

HISTÓRIA NATURAL: EMBOLIA PULMONAR

A EP causa uma série de consequências para as troca gasosas e outras funções pulmonares.[66] A obstrução regional ao fluxo sanguíneo pulmonar e o desvio do fluxo para porções desobstruídas do pulmão pode alterar o equilíbrio de perfusão de ventilação nas regiões obstruídas e desobstruídas.[67,68] Nas regiões com obstrução vascular pulmonar, o espaço morto alveolar é criado.[69] Se o fluxo de sangue a uma região estiver severamente obstruído, pode haver broncoconstrição no pulmão distal à área de obstrução como resultado da hipocapnia alveolar.[70] É provavelmente incomum em pacientes, porque eles são livres para inalar o ar de espaço morto rico em dióxido de carbono para as regiões pulmonares associadas e porque a obstrução é raramente total. A EP quase sempre leva à hiperventilação, o mecanismo pelo qual isso ocorre ainda permanece incerto.

A anormalidade da troca gasosa característica é a hipoxemia, geralmente causada pela mistura venosa devido à áreas da baixa relação ventilação/perfusão ou de derivação (*shunt*). A hipoxemia arterial pode ser agravada quando aumentos agudos da pós-carga ventricular direita diminuem o débito cardíaco o suficiente para ampliar a diferença arteriovenosa de oxigênio e diminuir a saturação de oxigênio do sangue venoso misto.[71] Esta redução do conteúdo de oxigênio venoso misto amplia os efeitos da mistura venosa normal, assim, reduzindo ainda mais a pressão arterial de oxigênio resultante (PO_2). Outro mecanismo potencial para a hipoxemia em pacientes com EP maciça é o *shunt* direita para esquerda, com base intrapulmonar ou intracardíaca.[72] Com a oclusão embólica suficiente para aumentar a pressão da artéria pulmonar, os mecanismos vasoconstritores hipóxicos podem ser oprimidos e a perfusão pode aumentar nas regiões mal ventiladas ou sem ventilação pulmonar. Nessas ocasiões, eventos embólicos massivos o suficiente para aumentar a pressão atrial direita podem resultar na derivação intracardíaca direita para esquerda através de um forame oval patente. O último mecanismo de hipoxemia refere-se à perda de surfactante pulmonar.[73] O surfactante não é perdido imediatamente. Ele requer aproximadamente 24 horas da oclusão total e falta de fluxo sanguíneo para se desenvolver. Naquele momento ou mais tarde, o surfactante torna-se depletado em zonas alveolares obstruídas, resultando em atelectasia e edema. Se o trombo se resolve e retoma a perfusão para esta região atelectática, a hipoxemia pode se desenvolver.

Uma consequência local incomum da EP é o infarto pulmonar. O infarto é incomum porque o parênquima pulmonar tem três fontes potenciais de oxigênio: as artérias pulmonares, as artérias bronquiais e as vias aéreas de condução.[74] Em pacientes sem qualquer doença cardiopulmonar coexistente, grandes infartos (tais como aqueles visíveis por radiografia de tórax) são raros.[75,76] No entanto, as séries de autópsia sugerem que os infartos de pequenas artérias pulmonares sejam mais comuns.[77,78] O infarto se desenvolve em aproximadamente 20% a 33% dos pacientes com doença cardíaca ou pulmonar significativa que comprometa o fluxo arterial brônquico ou a patência das vias respiratórias. Em pacientes com insuficiência ventricular esquerda, o infarto pode resultar se o aumento da pressão venosa pulmonar comprometer o fluxo brônquico.[79]

Os efeitos cardíacos e hemodinâmicos da embolia são relacionados a três fatores: o grau de redução da área transversal do leito vascular pulmonar, o estado preexistente do sistema cardiopulmonar e as consequências fisiológicas da vasoconstrição mediada tanto pela hipóxia quanto de mediação neuro-humoral.[80-85] A obstrução mecânica do leito vascular por embolia pulmonar é responsável por grande parte do aumento da *resistência vascular pulmonar* (RVP), apesar de a resistência normalmente ser agravada pela liberação de substâncias vasoconstritoras, tais como endotelina, tromboxano A2 e serotonina.[86,87] A combinação de fatores aumenta agudamente a carga sobre o ventrículo direito, uma câmara mal equipada para lidar com uma elevação aguda na carga de pressão. Em pacientes sem doença cardiopulmonar preexistente, a obstrução de menos de 20% do leito vascular pulmonar resulta em um número de eventos compensatórios que minimizam as consequências hemodinâmicas. Os vasos pulmonares são recrutados e tornam-se distendidos, resultando em uma RVP e pressão de artéria pulmonar normal ou quase normal; o débito cardíaco é mantido pelo aumento do volume de batimento do ventrículo direito e aumento no ritmo cardíaco. Conforme o grau de obstrução vascular pulmonar excede 30% a 40%, há aumento da pressão de artéria pulmonar e modestos aumentos na pressão atrial direita. O mecanismo de Frank-Starling mantém a carga de batimento ventricular direita e o débito cardíaco. Quando o grau de obstrução da artéria pulmonar excede 50% a 60%, os mecanismos compensatórios são sobrecarregados, o débito cardíaco começa a cair e a pressão atrial direita aumenta dramaticamente. Com a obstrução aguda além deste montante, ocorre a dilatação do coração direito, podem se desenvolver aumentos de tensão da parede ventricular direita, isquemia de ventrículo direito, o débito cardíaco cai e se desenvolve hipotensão sistêmica. A hipotensão agrava a situação, diminuindo a pressão de perfusão coronariana para o ventrículo direito já bastante tenso.[88] Em pacientes sem doença cardiopulmonar prévia, a pressão média máxima da artéria pulmonar que pode ser gerada pelo ventrículo direito parece ser 40 mm Hg (representando uma pressão sistólica da artéria pulmonar de ≈ 70 mm Hg). A correlação entre o grau de obstrução vascular pulmonar e a RVP parece ser hiperbólica; com o aumento da obstrução vascular, a RVP aumenta lentamente conforme o leito vascular pulmonar restante expande e recruta vasos adicionais e depois sobe rapidamente quando essa reserva está exaurida.[89]

A resposta hemodinâmica à EP aguda em pacientes com doença cardiopulmonar preexistente pode ser consideravelmente diferente do que em pacientes sem doença prévia.[85] Em pacientes sem doença cardiopulmonar prévia, há uma relação geral entre o aumento da pressão de artéria pulmonar e a obstrução vascular pulmonar, enquanto em pacientes com doença cardiopulmonar prévia as pressões da artéria pulmonar podem aumentar desproporcionalmente. Como resultado, a hipertensão pulmonar grave pode se desenvolver em resposta a uma redução relativamente pequena na área transversal da artéria pulmonar. Além disso, a evidência de hipertrofia ventricular direita (ao invés de dilatação do ventrículo direito) associada com pressão de artéria pulmonar média superior a 40 mm Hg (pressão sistólica da artéria pulmonar em excesso ≈ 70 mm Hg) em um paciente com a suspeita de embolia deve sugerir um elemento de hipertensão pulmonar crônica, resultante de um grupo potencialmente diversificado de possibilidades etiológicas (p. ex., hipertensão pulmonar tromboembólica crônica, insuficiência ventricular esquerda, doença valvular, *shunts* cardíacos de direita para esquerda).

Além do evento embólico agudo, o comportamento dos êmbolos é paralelo ao descrito anteriormente para trombos venosos; ou seja, eles passam por resolução pela fibrinólise, pela organização e recanalização ou ambos. Embora haja uma grande quantidade de variabilidade interpacientes, a resolução das EP normalmente é substancial durante a primeira semana, um pouco mais gradual pelas próximas 4 a 8 semanas e então lenta depois disso.[69,90-95] (A resolução mais rápida de um êmbolo grande que já foi documentada é 51 horas.[96]) O termo *resolução* é usado aqui porque é incerto, em seres humanos, até que grau a lise (em vez da organização) participa na resolução embólica. A maioria dos dados sequenciais em relação à resolução em seres humanos baseia-se em dados de exame da perfusão, não angiográficos. No entanto, esses dados sugerem que defeitos anatômicos residuais sejam comuns após a embolia e, ao contrário das opiniões anteriores, a restauração completa do fluxo sanguíneo pulmonar representa a exceção e não a regra.[69,90-95] Em termos de resolução hemodinâmica, parece que uma pressão estável da artéria pulmonar é alcançada dentro de seis semanas.[97] Quão frequentemente os residuais anatômicos e hemodinâmicos leves persistem não é conhecido. Quase um terço dos pacientes com EP aguda podem ter defeitos de perfusão residual, que podem estar associados com um espectro de sintomas que incluem dispneia, menor tolerância aos exercícios e maior pressão arterial pulmonar de diferentes intensidades.[98] No entanto, a obstrução residual suficiente para causar hipertensão pulmonar clinicamente significativa é rara. Para este pequeno grupo de pacientes com obstrução residual significativa, o curso clínico e manejo são tratados mais adiante neste capítulo.

APRESENTAÇÃO CLÍNICA

Os sintomas mais comuns e achados físicos da trombose venosa incluem inchaço, dor, eritema e calor. Os achados "clássicos", tais como o *sinal de Homan* (dor na panturrilha a flexão do joelho e dorsiflexão do tornozelo), *sinal de Moses* (dor à compressão da panturrilha contra a tíbia) ou um cordão palpável são pouco frequentes e inespecíficos.

Conforme estabelecido por várias investigações, o diagnóstico clínico de trombose venosa profunda é impreciso.[52,99-102]

Em pacientes com sinais clínicos e sintomas sugestivos de trombose venosa, 60% a 80% não terão o diagnóstico pelo teste objetivo. Além disso, e ainda mais perturbador, a maioria dos pacientes de alto risco que são monitorados e que desenvolvem TVP não terão sinais ou sintomas sugestivos do diagnóstico.[103] Modelos clínicos algorítmicos, incorporando os fatores de risco, sintomas e sinais físicos, têm demonstrado ter a capacidade para estratificar pacientes *sintomáticos* em categorias de risco, embora não a um nível no qual diagnóstico clínico, na ausência de testes objetivos, possa ser invocado para confirmar ou excluir o diagnóstico.[101,104] O diagnóstico diferencial da TVP é extenso e inclui celulite, artrite, lesões musculares ou lacerações, neuropatia, insuficiência arterial, linfedema, cisto de Baker roto, tromboflebite superficial e insuficiência venosa crônica.

Da mesma forma, o diagnóstico de EP não pode ser confirmado ou excluído unicamente com base clínica.[105-107] Entretanto, o reconhecimento dos sinais clínicos e sintomas associados com a EP é valioso, porque os achados clínicos e a suspeita clínica representam um primeiro passo essencial na trajetória diagnóstica. Embora seja uma classificação um tanto arbitrária, porque os sinais e sintomas de apresentação da embolia frequentemente se sobrepõem, a apresentação de EP pode ser classificada em uma das três síndromes clínicas: (1) dispneia isolada; (2) dor pleurítica ou hemoptise; e (3) colapso circulatório.[108] Entre os pacientes sem doença cardiopulmonar prévia no estudo *Investigação Prospectiva de Diagnóstico de Embolia Pulmonar* (PIOPED, do termo em inglês), a síndrome de dor pleurítica ou hemoptise foi o modo mais comum de apresentação, sendo observada em aproximadamente 60% dos pacientes; a dispneia isolada foi observada em cerca de 25% e o colapso circulatório, em 10%.

O sintoma de apresentação mais comum de embolia aguda é o aparecimento súbito de dispneia.[107-109] Em vários estudos, a dispneia foi um sintoma apresentado na maioria dos pacientes. No entanto, deve ser enfatizado que, no estudo PIOPED,[109] a dispneia não estava presente em 27% dos pacientes finalmente comprovados como tendo embolia. A dor torácica pleurítica estava presente em 66% dos pacientes, enquanto a hemoptise (15%) era incomum. Menos de 50% dos pacientes tiveram tosse (37%), inchaço das pernas (28%) e dor nas pernas (26%). Uma sensação de desgraça iminente também é relatada, particularmente com a embolia maciça. A angina também pode resultar da embolia maciça que representa, nesta circunstância, a isquemia de ventrículo direito. A síncope também pode ser a queixa de apresentação em casos de oclusão embólica importante.

O achado físico mais comum é a taquipneia (frequência respiratória > 20/min). No estudo PIOPED,[109] todavia, a taquipneia não estava presente em aproximadamente 30% dos pacientes com embolia. Achados clínicos observados menos frequentemente incluem crepitações (55%), taquicardia (30%) e um componente pulmonar aumentado da segunda bulha cardíaca (S2; 23%). A febre pode se desenvolver algumas horas após o evento e muitas vezes atinge, mas raramente ultrapassa, 38,3°C. Como observado anteriormente, a hemoptise pode ser observada; normalmente é bastante modesta em extensão, embora possa persistir por alguns dias. A hemoptise súbita é rara e quase nunca é a constatação inicial. Com a embolia maciça, pode haver sinais de sobrecarga ventricular direita ou insuficiência, como uma alteração de ventrículo direito ao longo da borda esternal esquerda e um ruído de fechamento acentuado da válvula pulmonar. Se a insuficiência ventricular direita se desenvolve, pode haver divisão estreitada ou fixa de S2, S3 e/ou S4, as veias do pescoço dilatadas e cianose. Um exame cuidadoso das pernas pode revelar evidências sugestivas de trombose venosa. No estudo PIOPED,[109] a trombose venosa clinicamente aparente foi encontrada em apenas 15% dos pacientes.

Obviamente, estes sinais e sintomas são inespecíficos. No estudo PIOPED,[108,109] nenhum dos sintomas de apresentação foi capaz de discriminar entre pacientes com angiografias positivas e negativas. Além disso, em termos de sinais de apresentação, apenas a presença de crepitações, S4 e um aumento componente pulmonar de S2 podem diferenciar entre aqueles pacientes com angiografias positivas e negativas.[108,109] Mais ainda, em pacientes com doença cardiopulmonar subjacente, os sintomas e sinais de apresentação frequentemente podem ser obscurecidos por elementos da doença subjacente.[106] Também é importante reconhecer que a apresentação clínica da embolia tem sido caracterizada em ensaios compostos de pacientes *sintomáticos*, embora se saiba que muitas EP não produzem sintomas. Em estudos prospectivos de pacientes de alto risco com TVP proximal, a EP pode ser documentada em 40% dos pacientes que não tinham sintomas dessa condição.[61,105,110] É provável que a frequência e a gravidade dos sintomas sejam influenciadas pela extensão da oclusão embólica e pelo *status* cardiopulmonar prévio do paciente. Êmbolos de tamanho pequeno ou moderado podem induzir poucos ou nenhum sintomas em um indivíduo normal. Em pacientes com doença cardiopulmonar preexistente, os sintomas são mais graves e comuns.[111]

Devido à apresentação inespecífica da EP, o diagnóstico diferencial é variado e extenso, especialmente em pacientes hospitalizados com doenças pulmonares ou cardíacas coexistentes. Considerações comuns incluem insuficiência cardíaca, exacerbação da doença pulmonar crônica, atelectasia pós-operatória e pleurisia viral. A EP que se apresenta com febre, dispneia e anormalidades radiográficas torácicas facilmente pode ser confundida com uma pneumonia bacteriana. A presença de febre e a leucocitose (raramente > 15.000 células/ µL) são incomuns, embora com acompanhamentos bem descritos de TVP.[112,113]

Estas declarações de precaução em matéria de diagnóstico clínico não se destinam a sugerir que a apresentação clínica de trombose venosa profunda ou EP não possa ser usada como base para decisões clínicas. No entanto, são usadas como um lembrete de que a apresentação clínica do TEV e EP pode muitas vezes ser atípica ou sutil e deve servir apenas para gerar uma suspeita desse diagnóstico. Uma dependência de sintomas e sinais que são considerados "clássicos" antes de tomar a decisão de proceder a testes de confirmação pode levar a subdiagnóstico e mortalidade desnecessária.

DIAGNÓSTICO DA TROMBOSE VENOSA

A abordagem diagnóstica adequada para TEV deve levar em conta o fato central de que a trombose venosa e a EP são manifestações do mesmo processo de doença: trombose venosa profunda que representa a fonte de EP e EP que representa uma complicação da trombose venosa.

VENOGRAFIA DE CONTRASTE

Na validação de qualquer teste, deve haver um "padrão-ouro". No caso da trombose venosa de extremidade inferior, esse padrão é a flebografia com contraste (Fig. 57-1). Em contextos de investigação, é um bom padrão-ouro (conforme indicado mais tarde, no entanto, que muitas vezes não é o caso em contextos clínicos). A venografia é realizada de acordo com um protocolo específico descrito por Rabinov e Paulin em 1972.[114] O critério mais confiável para o diagnóstico da trombose venosa profunda é um defeito constante intraluminal de enchimento evidente em duas ou mais imagens. Outros critérios tais como a não visualização das veias profundas, a presença de colaterais venosas, ou defeitos de enchimento não constantes são menos confiáveis. Em circunstâncias em que são utilizados o protocolo adequado e critérios interpretativos, a flebografia com contraste tem altas sensibilidade e especificidade. No entanto, o exame não é desprovido de defeitos. Como aqueles que já analisaram muitas flebografias reconhecem, o estudo não é fácil de interpretar, principalmente em pacientes com história prévia de trombose venosa. A punção venosa pode muitas vezes ser difícil, especialmente na presença de edema; uma interpretação feita por especialista é essencial para um diagnóstico preciso; a injeção de material de contraste com seus riscos nefrotóxicos e alérgicos associados é necessária; a trombose venosa pode ser induzida pelo procedimento em si; e o custo, a natureza invasiva e o desconforto do estudo tornam os exames sequenciais impraticáveis.

Devido a essas limitações, diversos estudos não invasivos capazes de ser executados numa base sequencial foram introduzidos na prática clínica. Presentemente, a ultrassonografia duplex é a técnica não invasiva mais comumente usada. A *ressonância magnética* (RM) e a TC revelaram-se capazes de detectar trombos, mas sua utilização generalizada foi limitada pelo custo, acesso limitado e, no caso da TC, a necessidade de administração de contraste.

ULTRASSONOGRAFIA DUPLEX

Desde a década de 1990, a ultrassonografia duplex, que se refere à combinação de detecção de fluxo por Doppler venoso e imagem em tempo real em modo B, assumiu um papel central no diagnóstico não invasivo de TVP das extremidades inferiores sintomáticas.[115] Diversos critérios são usados para diagnosticar a trombose venosa e o mais confiável deles é a não compressibilidade de um segmento venoso (Fig. 57-2). Critérios secundários, menos confiáveis, incluem a presença de material ecogênico dentro da luz venosa, distensão venosa

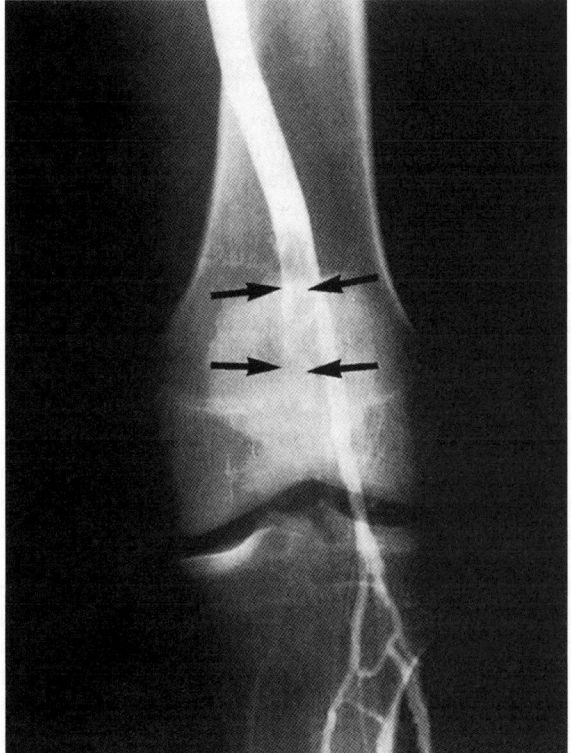

Figura 57-1 Flebografia para TVP. A venografia com contraste mostra um grande defeito de enchimento (*setas*) devido ao trombo nas veias femorais superficiais distais e poplíteas. Tais trombos representam risco embólico substancial.

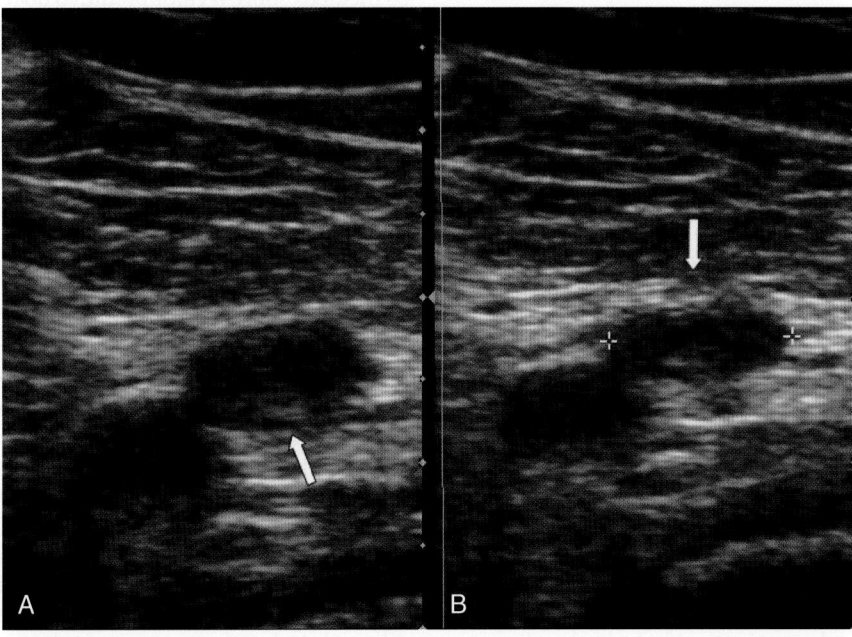

Figura 57-2 Ultrassonografia de compressão para TVP. A, Repouso e **B,** ultrassonografia duplex de compressão demonstra uma veia femoral superficial distal não compressível, contendo uma massa ecogênica (*setas*), compatível com trombose venosa.

e perda de mudança fásica com a respiração, falta de resposta na *veia femoral comum* (VFC) à manobra de Valsalva, diminuição ou ausência de fluxo de cor com ecografia Doppler colorido e a falta de aumento de fluxo na VFC com a compressão da panturrilha. Os dois sinais mostrando uma falta de aumento no fluxo, com Valsalva ou com compressão da panturrilha, podem indicar obstrução das veias entre o local de aumento da pressão e da veia medida. A ausência de uma massa ecogênica luminal não pode ser considerada útil em excluir o diagnóstico de trombose venosa, porque o trombo agudo pode não demonstrar ecogenicidade.

Vários estudos desde a década de 1990 têm demonstrado sensibilidades e especificidades superiores a 95% em pacientes *sintomáticos* com trombose venosa proximal. Embora exames de compressão simplificados limitados na perna sintomática ou para as veias poplíteas e femorais comuns (ao invés de todo o sistema venoso da extremidade inferior) tenham sido sugeridos, o tempo economizado com essas abordagens é limitado e um número de trombos isolados da veia femoral superficial ou limitados à panturrilha pode ser negligenciado.[116-118] Os trombos assintomáticos na perna contralateral podem ser detectados em aproximadamente 5% a 10% dos pacientes com trombose venosa aguda sintomática.[119] Embora a detecção de trombos assintomáticos contralaterais tenha pouco impacto sobre o manejo imediato do paciente, pode ter consequências em longo prazo quando houver suspeita de recorrência. Uma abordagem mais prudente parece ser um exame completo, estendendo-se desde o ligamento inguinal até a veia poplítea e o exame da extremidade contralateral se o trombo for detectado na perna sintomática.

A ultrassonografia duplex é menos precisa na detecção de trombos sintomáticos limitados à panturrilha (sensibilidade ≈ 70%) e em trombos assintomáticos na veia proximal (sensibilidade ≈ 50%), limitando assim a sua utilidade como um estudo de triagem em populações de alto risco.[120] Quando a ultrassonografia é negativa em pacientes com trombose venosa suspeita, uma estratégia de teste *seriado*, consistindo de um ou dois testes adicionais na semana subsequente, provou ser eficaz na detecção da extensão proximal.[121]

RESSONÂNCIA MAGNÉTICA

As técnicas de RM para a detecção de trombose venosa incluem a ressonância magnética de spin-eco, ressonância magnética de gradiente-recuperação de eco e a flebografia por ressonância magnética. Relatórios preliminares sugerem que a ressonância magnética seja pelo menos tão sensível e específica quanto a ultrassonografia duplex.[122,123] Uma vantagem potencial da RM é que todo o comprimento do sistema venoso, incluindo as veias pélvicas, pode ser avaliado. As desvantagens associadas com a RM incluem o alto custo e o acesso limitado, bem como os conhecimentos necessários para executar e interpretar os exames corretamente.

TOMOGRAFIA COMPUTADORIZADA

O papel da TC como um teste independente para trombose venosa profunda é limitado. A sensibilidade e a especificidade da flebografia por TC são comparáveis com as da ultrassonografia, mas requerem a injeção de contraste com sua exposição à radiação e riscos associados. As vantagens potenciais da flebografia por TC incluem a capacidade de visualizar as veias pélvicas e a veia cava. Uma abordagem diagnóstica combinando a flebografia por TC com a *angiografia pulmonar por TC* (CTPA) pode ter um papel em pacientes submetidos à avaliação para EP (ver mais adiante).[124,125]

ENSAIOS HEMOSTASEOLÓGICOS

O desenvolvimento de um teste de sangue rápido e preciso, capaz de diagnosticar o TEV, tem um apelo especial e tem sido objeto de considerável interesse investigativo. Um número de diferentes marcadores sorológicos foram investigados, incluindo o dímero D, monômero de fibrina, fragmento de protrombina, complexo trombina-antitrombina III, fibrino-peptídeo B e fibronectina. Desses, o dímero D, sozinho e em combinação com outros estudos não invasivos, vem sendo submetido à avaliação clínica mais rigorosa.[126,127] O teste do dímero D provou ser altamente sensível, mas não específico; ou seja, níveis elevados estão presentes em quase todos os pacientes com tromboembolismo, mas também em uma ampla variedade de circunstâncias, incluindo avanço da idade, gravidez, trauma, infecções, o período pós-operatório, estados inflamatórios e doenças malignas. Portanto, o papel do teste de dímero D é limitado a uma exclusão da presença de TEV. Desenvolveram-se vários ensaios com sensibilidades que variam de 80% até quase 100%.[126-128] Os ensaios altamente sensíveis, tais como o ensaio imunoenzimático, são capazes de excluir a presença de tromboembolismo, mas estão associados com uma alta frequência de resultados falso-positivos, de modo que sua utilidade clínica é limitada.

Ensaios menos sensíveis (p. ex., a aglutinação de látex, a aglutinação de eritrócitos) não têm a capacidade para excluir a presença de tromboembolismo isoladamente, mas têm sido utilizados com sucesso em combinação com uma estimativa de probabilidade clínica ou um estudo de diagnóstico não invasivo. Embora potencialmente de valor substancial nas vias de diagnósticos, a seleção florescente dos ensaios disponíveis, as variações na sensibilidade e especificidade relacionadas com o tipo de ensaio, uma gama de valores discriminados para a positividade e a falta de padronização limitaram a aplicação generalizada da técnica devido à incerteza entre os médicos sobre o valor preditivo do teste particular que eles estão usando. O teste de determinação do dímero D tem sido usado com sucesso como parte de um número de diferentes estratégias de diagnóstico e os negativos resultados de ensaios padronizados, altamente sensíveis, revelaram-se capazes de excluir com segurança a trombose venosa profunda em pacientes ambulatoriais, apresentando uma baixa ou intermediária probabilidade clínica da doença.[129,130]

REGRAS DE PREDIÇÃO CLÍNICA

Um grande avanço na abordagem diagnóstica para trombose venosa e EP tem sido uma transição de uma abordagem orientada pela técnica para uma abordagem que utiliza a análise bayesiana. Nesta estratégia, a probabilidade pré-teste da doença, calculada independentemente de um resultado de teste particular, seja por meios empíricos ou através de uma regra de predição padronizada, é avaliada em combinação com a relação de probabilidade de um teste (derivada da sensibilidade e especificidade do teste) para criar uma probabilidade depois do teste da doença. Esta probabilidade pós-teste então pode ser utilizada como base para o julgamento clínico, seja excluindo a doença com um determinado nível de probabilidade ou confirmando a doença com um determinado nível de probabilidade ou ainda apoiando a necessidade de testes diagnósticos adicionais. Esta abordagem para diagnóstico revelou-se especialmente útil em uma época de testes não invasivos, em que os resultados são muitas vezes apresentados como probabilidades em vez de respostas definitivas.

Várias regras de predição clínica para trombose venosa foram desenvolvidas e validadas.[131] A regra de Wells, inicialmente descrita em 1995 e posteriormente revista para incluir nove características clínicas, provou ser capaz de estratificar pacientes com trombose venosa suspeita em três categorias de probabilidade — baixa, moderada e alta — em que a incidência de trombose venosa se aproxima de 3%, 17% e 75%, respectivamente.[132] Utilizando esta regra de predição em combinação com a ultrassonografia da extremidade inferior, o diagnóstico de trombose venosa pode ser excluído com segurança em pacientes com baixa probabilidade clínica de trombose venosa em combinação com uma ultrassonografia de extremidade inferior negativa e confirmada em pacientes com uma alta probabilidade clínica e uma ultrassonografia de extremidade inferior positiva. Essa abordagem reduz drasticamente a necessidade de flebografia de contraste ou estudos de ultrassonografia em série das extremidades inferiores.

A regra de previsão de Wells foi novamente revista para incluir 10 características clínicas capazes de estratificar pacientes ambulatoriais em categorias "clinicamente prováveis" e "clinicamente improváveis" (Tabela 57-2). Para pacientes ambulatoriais recaindo na categoria clinicamente improvável, TVP foi confiantemente excluída quando o resultado de um ensaio sensível do dímero D era negativo, limitando assim a necessidade de avaliação por ultrassonografia.[130] A habilidade de excluir trombose venosa em pacientes ambulatoriais, usando uma regra de predição clínica e resultados negativos de um ensaio de dímero D, foi confirmada em outros estudos.[133] Deve-se ressaltar que as regras de previsão clínica construídas e validadas em pacientes ambulatoriais devem ser analisadas criticamente antes de serem aplicadas a uma população de pacientes internados.

DIAGNÓSTICO DE EMBOLIA PULMONAR

Existem certos paralelos entre as abordagens para o diagnóstico da TVP e da EP. Talvez os paralelos mais importantes sejam que as evidências clínicas isoladamente, embora capazes de levantar a suspeita da doença, não podem ser invocadas para confirmar ou excluir o diagnóstico e que o uso de regras de predição clínica em combinação com o teste não invasivo pode diminuir substancialmente a necessidade de testes de diagnóstico invasivo.

AVALIAÇÃO LABORATORIAL PADRÃO

Estudos laboratoriais de rotina não podem fazer o diagnóstico de EP. Embora nenhum tenha o poder discriminatório para confirmar o diagnóstico de embolia, eles fornecem informações adjuvantes valiosas e suporte para as intervenções terapêuticas e podem confirmar a presença de um diagnóstico alternativo.

A maioria dos pacientes com EP tem radiografias de tórax anormais.[134] No entanto, estas anormalidades são geralmente sutis, inespecíficas e, portanto, não diagnósticas (Fig. 57-3). No estudo PIOPED,[109] as anormalidades radiográficas mais comuns foram atelectasias e opacidades pulmonares. Há alguma confusão sobre a configuração do diagnóstico de anormalidades radiográficas devido à embolia. Embora geralmente adjacentes a uma superfície pleural, as opacidades podem ser de qualquer formato, não necessariamente cuneiformes. Embora o derrame pleural seja visto em quase metade dos pacientes, a maioria dos derrames é pequena e envolve apenas embotamento do ângulo costofrênico.[107] Os achados uma vez considerados específicos para a embolia, tais como o *sinal de Westermark* (áreas focais de avascularidade), a *corcova de Hampton* (opacidade da base pleural, em forma de cunha) e *o sinal de Fleischner* (proeminência da artéria pulmonar central), não provaram ter valor discriminatório. Em um paciente com hipoxemia ou queixas pulmonares, uma radiografia de tórax normal pode ser bastante útil para aumentar o índice de suspeita de embolia e para excluir as opções geradoras de confusão de diagnóstico. Os papéis principais da radiografia de tórax na suspeita de EP, portanto, são excluir diagnósticos concorrentes e, se a realização de exame de ventilação-perfusão (V/Q) for prevista, avaliar o parênquima pulmonar.

Do mesmo modo, achados eletrocardiográficos em EP, embora comuns, são diversos e inespecíficos.[135] Em sua maioria, as anormalidades comuns incluem taquicardia inespecífica, inversão da onda T e anormalidades do segmento ST. Com oclusão mais extensa, o eletrocardiograma pode revelar as conclusões mais "clássicas" da porção do coração direito, incluindo um padrão "S1Q3T3", um padrão de pseudoinfarto (Qr em V1), um bloqueio completo ou incompleto do ramo direito ou desvio do eixo direito.[135,136] Os distúrbios do ritmo, além de taquicardia sinusal, são incomuns e geralmente confinados aos pacientes com doença cardíaca subjacente.[135]

A gasometria arterial é útil, embora não seja definitiva.[137] A hipoxemia arterial pode estar presente e, quanto mais

Tabela 57-2 Modelo Clínico de Wells para Prever a Probabilidade Pré-teste de Trombose Venosa Profunda

Característica clínica	Índice
Câncer ativo (paciente receber tratamento para o manejo do câncer dentro dos seis meses anteriores ou atualmente recebendo tratamento paliativo)	1
Paralisia, paresia ou imobilização recente de gesso dos membros inferiores	1
Recentemente acamado por três dias ou mais, ou cirurgia de grande porte dentro das 12 semanas anteriores exigindo anestesia geral ou regional	1
Sensibilidade localizada ao longo da distribuição do sistema venoso profundo	1
Toda a perna inchada	1
Inchaço na panturrilha, pelo menos 3 cm maior do que do lado assintomático (medido 10 cm abaixo da tuberosidade da tíbia)	1
Edema mosqueado confinado à perna sintomática	1
Veias colaterais superficiais (não varicosas)	1
Trombose venosa profunda documentada anteriormente	1
Diagnóstico alternativo pelo menos tão provável quanto a trombose venosa profunda	−2

Índice	Probabilidade de avaliação clínica
< 2 pontos	Improvável
≥ 2 pontos	Provável

Reproduzido de Wells PS, Anderson DR, Rodger M, et al: Evaluation of D-dimer in the diagnosis of suspected deep vein thrombosis. *N Engl J Med* 349:1227–1235, 2003.

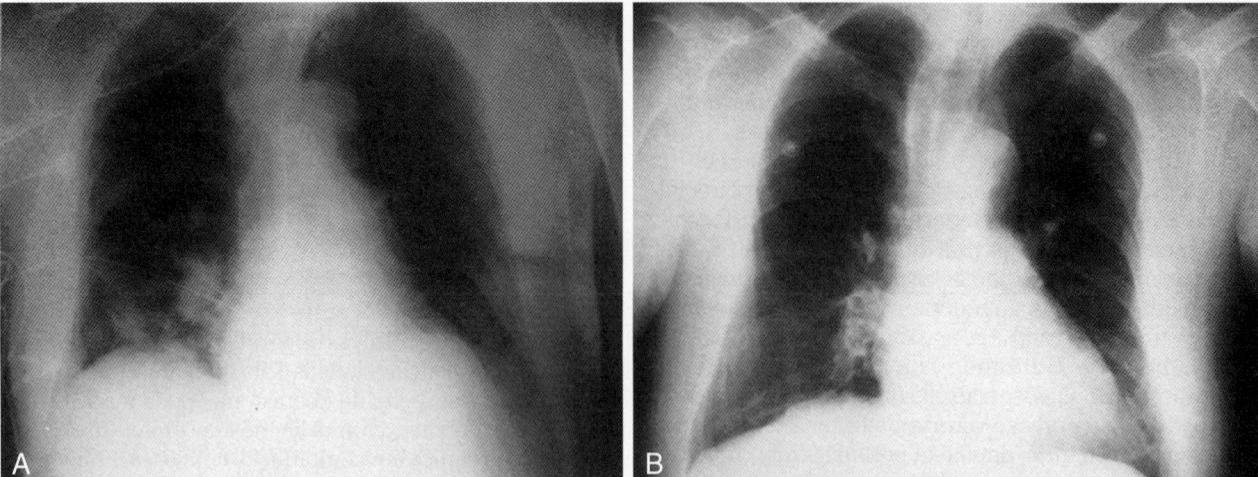

Figura 57-3 Radiografias de tórax em um paciente com embolia pulmonar. A, Opacidades causadas por atelectasia com edema no lobo inferior direito e na área retrocardíaca em um paciente com embolia pulmonar confirmada angiograficamente. **B,** Duas semanas mais tarde, as opacidades estão menos evidentes. (Cortesia do Dr. Michael Gotway, MD.)

maciça for a obstrução, mais provável que a hipoxemia seja intensa. No entanto, muitas outras condições também causam hipoxemia e a embolia geralmente não causa hipoxemia ou até mesmo um alargamento da diferença alveolar-arterial de PO_2. A hipocapnia geralmente está presente com embolia; a hipercapnia, por outro lado, é rara. A hipercapnia aparece com embolia apenas em pacientes com limitação ventilatória marcada antecedente ou quando tal limitação foi imposta porque o paciente está sob ventilação mecânica controlada.

ECOCARDIOGRAFIA

A ecocardiografia pode exercer um papel valioso na abordagem diagnóstica para a EP. Sob circunstâncias clínicas apropriadas, a detecção de volume ventricular direito inexplicável ou sobrecarga de pressão poderia sugerir a possibilidade de embolia e levar à necessidade de testes de confirmação. Um padrão ecocardiográfico distinto envolvendo acinesia da parede ventricular direita mediana livre poupando a porção apical tem sido descrito, conhecido como sinal de McConnell.[138,139] A visualização direta de êmbolos da câmara direita do coração é incomum, mas possível. A ecocardiografia *transesofágica* realizada corretamente demonstrou excelente especificidade para a detecção de embolia proximal que envolve o tronco pulmonar e as artérias pulmonares principais direitas e esquerdas.[140] A ecocardiografia transesofágica também revelou-se valiosa na avaliação das possibilidades de diagnósticos concorrentes como infarto de ventrículo direito, endocardite, tamponamento pericárdico e dissecção aórtica em pacientes com choque inexplicado e provas de elevação da pressão venosa central. A sensibilidade geral da ecocardiografia *transtorácica* em pacientes com EP se aproxima de 50%.[141] Portanto não pode ser considerada uma técnica de diagnóstico primário. Pode-se ponderar a sua utilização nesse subconjunto de pacientes com suspeita de EP maciça que estejam muito doentes para o transporte ou que tenham uma contraindicação absoluta para a administração de um agente de contraste.

EXAME DE VENTILAÇÃO-PERFUSÃO

Apesar das limitações significativas, a cintilografia de V/Q do pulmão pode ser um passo valioso no diagnóstico de EP se se encontrarem um dos dois resultados definitivos (ou seja, um exame *negativo* ou de *alta probabilidade*).[109,142]

Em primeiro lugar, um estudo negativo exclui o diagnóstico de EP com o mesmo grau de certeza como um angiograma pulmonar negativo (Fig. 57-4) e com um maior grau de certeza do que é alcançado por uma TC negativa.[143] Esta conclusão é ilustrada pelos resultados de dois grandes ensaios clínicos prospectivos comparando a avaliação da perfusão com a angiografia pulmonar, o ensaio PIOPED[109] (realizado nos Estados Unidos) e o *Estudo Investigativo Prospectivo de Diagnóstico da Embolia Pulmonar Aguda* (PISA-PED, do termo em inglês)[144] (realizado na Europa). Em ambos os ensaios, o exame de imagem da perfusão pulmonar normal era um método altamente sensível para a exclusão da presença de EP. O valor de uma imagem de perfusão normal não foi diminuído até mesmo em um subconjunto de pacientes que tiveram uma probabilidade alta de pré-teste para EP[109] ou estavam gravemente doentes.[145]

O significado de um exame de perfusão normal, conforme relatado pelos ensaios PIOPED e PISA-PED, é consistente com todos os estudos longitudinais publicados.[146-148] Uma meta-análise de estudos de diagnóstico para EP calculou a incidência de EP após um exame de perfusão normal como sendo de 0,3%.[149] Uma série de casos subsequentes de pacientes consecutivos seguidos clinicamente após testes objetivos para EP não revelaram EP em 188 pacientes que tiveram exames de perfusão normais.[150] Esses dados apoiam as diretrizes clínicas da American Thoracic Society,[151] British Thoracic Society,[152] American Heart Association[153] e European Society of Cardiology,[154] todos os quais recomendam que um exame de perfusão normal seja aceito como fator confiável de exclusão de EP, com a mesma validade que uma angiografia pulmonar.

Em segundo lugar, um estudo de "alta probabilidade" (um caracterizado por defeitos múltiplos, de tamanho segmentar e não correspondentes) está associado com embolia em aproximadamente 87% dos pacientes, conforme mostrado no estudo PIOPED[109]; quando acoplado com uma alta probabilidade clínica de embolia, o valor preditivo positivo aumentou para 96% (Fig. 57-5).

As limitações da cintilografia de V/Q são significativas. Por exemplo, os dados PIOPED forneceram várias informações inquietantes: (1) a grande maioria dos pacientes com embolia suspeita não teve resultados aos exames que recaíram em uma categoria de normal ou alta probabilidade, as únicas categorias que podem ser consideradas definitivas; (2) a maioria dos pacientes com embolia não tinha achado uma alta

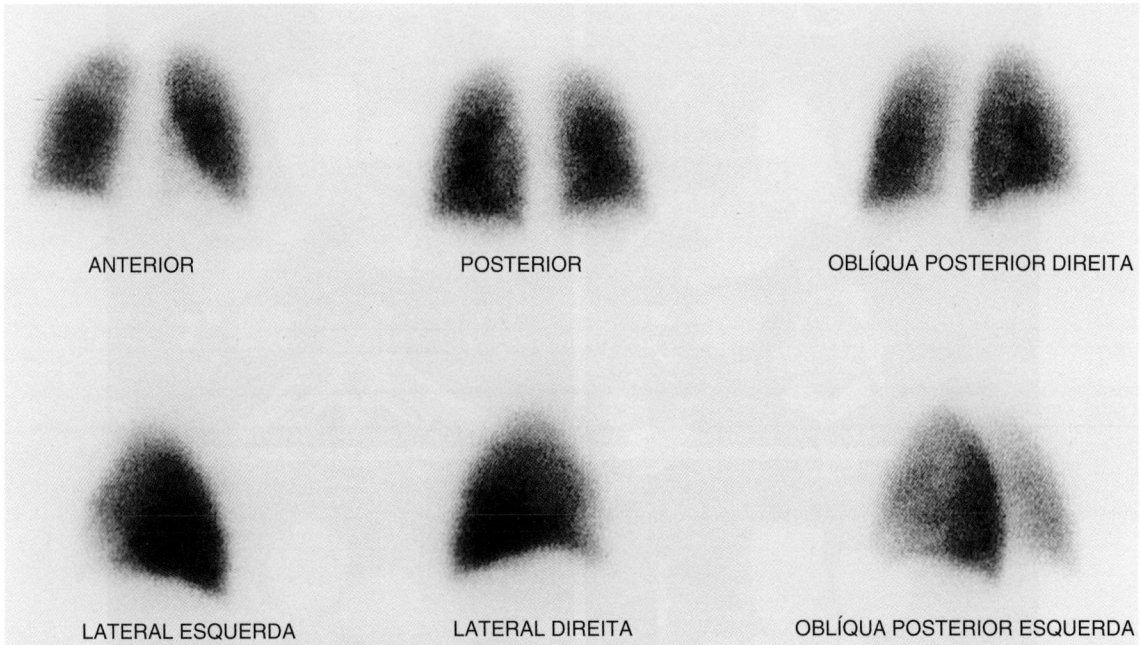

Figura 57-4 Exame de perfusão de pulmão normal em seis vistas. Esta constatação é capaz de excluir o diagnóstico de embolia.

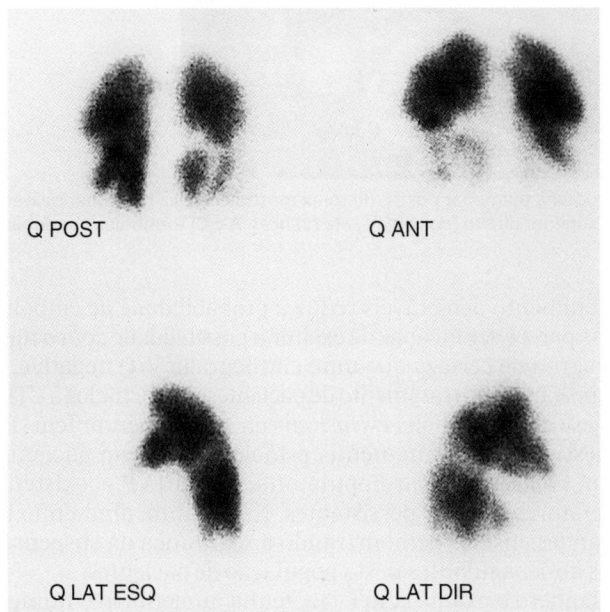

Figura 57-5 Exame de perfusão (Q) pulmonar mostra defeitos segmentares e lobares principais bilateralmente. O exame da ventilação (não mostrado) e a radiografia de tórax foram normais. Este padrão está fortemente associado com a presença de embolia.

probabilidade ao exame; (3) a grande maioria dos pacientes sem embolia não tinha um exame normal; e (4) uma porcentagem substancial e clinicamente significativa dos pacientes com resultados de exame interpretados como probabilidade intermediária (33%) e baixa probabilidade (16%) foi posteriormente demonstrada como tendo uma evidência angiográfica de embolia.[109] É essencial que os médicos reconheçam que o conceito de um exame com resultado de baixa probabilidade é enganoso e potencialmente perigoso devido à frequência de EP em pacientes que exibem esse padrão ao exame.[155]

A fim de melhorar a especificidade do exame de perfusão, critérios interpretativos tradicionais, incluindo os critérios PIOPED, baseiam-se no número e no tamanho dos defeitos de perfusão, bem como nos resultados de uma imagem de ventilação simultânea. A base pretendida para fazer isso então é diferenciar a obstrução *vascular* primária (defeitos "descombinados") de distúrbios *parenquimatosos* primários que resultam em vasoconstrição pulmonar compensatória (defeitos "combinados"). Os pesquisadores do PISAPED[156] utilizaram um esquema interpretativo fundamentalmente diferente que se baseou na forma dos defeitos de perfusão, independentemente do seu número ou tamanho ou sua associação com os achados de ventilação. Os resultados deste estudo sugerem que a embolia possa ser diagnosticada com precisão e que é necessária angiografia limitada por resultados de perfusão combinada com uma avaliação da probabilidade clínica, na ausência de exames de imagem de ventilação. Uma análise de um subconjunto dos pacientes do estudo PIOPED chegou a uma conclusão semelhante.[157]

A abordagem diagnóstica para a EP em pacientes com doença pulmonar obstrutiva crônica (DPOC) subjacente continua sendo especialmente problemática, porque a apresentação da EP nesta subpopulação pode imitar de perto uma exacerbação da doença subjacente. Infelizmente, o valor da cintilografia de V/Q nessa população é ainda mais limitado do que na população em geral, porque uma proporção ainda maior de exames se enquadra em uma categoria indeterminada.[158] No entanto, entre os mais de metade dos doentes com DPOC que tinham alta probabilidade, os exames normais ou quase normais, tanto o valor preditivo positivo quanto o valor preditivo negativo foram equivalentes aos da população em geral.

ANGIOGRAFIA PULMONAR COMPUTADORIZADA[163]*

A CTPA tem representado um grande avanço no diagnóstico da EP (ver também o Cap. 18). Ao contrário do exame de V/Q, ela fornece a capacidade de visualizar os êmbolos diretamente, bem como detectar anormalidades parenquimatosas que

---

*Nota da Revisão Científica: Denominada, também, Angiotomografia Computadorizada de Tórax (ATC ou CTPA).

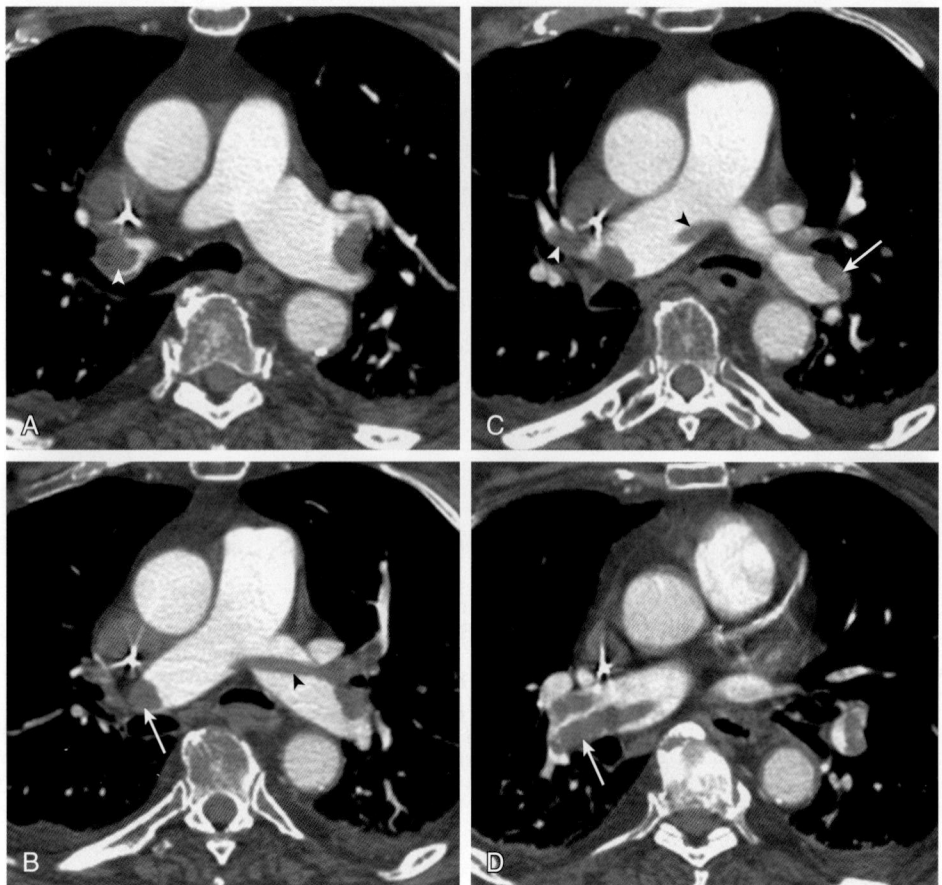

Figura 57-6 Angiografia pulmonar por TC de embolia pulmonar. A–D, A angiografia pulmonar por TC de tórax mostra embolia pulmonar bilateral, incluindo uma embolia em "sela" (*pontas de seta pretas*, **B** e **C**); êmbolos nos lobo superior direito (*pontas de seta brancas*, **A** e **C**) e êmbolos interlobares (*setas*, **B–D**).

possam apoiar o diagnóstico de embolia ou fornecer uma base alternativa para as queixas do paciente (Fig. 57-6). A sensibilidade relatada da TC de tórax para embolia tem variado de 57% a 100%, com uma especificidade variando de 78% a 100%.[159] Os fatores responsáveis por essa grande divergência se relacionam à extensão proximal da obstrução vascular que pode ser detectada e, em parte, aos avanços na tecnologia da TC que permitem maior resolução, tempos de exame dramaticamente mais rápidos, visualização mais periférica e menos artefatos de movimentação do que os fornecidos pelos aparelhos de gerações anteriores. Sensibilidade e especificidade do exame por TC para a embolia, envolvendo as artérias pulmonares principais e lobares, são superiores a 95%. O envolvimento vascular confinado aos vasos pulmonares segmentares ou subsegmentares está associado com um declínio tanto na sensibilidade quanto na especificidade. Em uma série de casos, a sensibilidade da tomografia para artérias subsegmentares relatada por dois avaliadores variou entre 71% e 84%, mesmo após exames não avaliáveis serem excluídos.[160] O envolvimento isolado das artérias pulmonares subsegmentares não é incomum e, em várias séries de casos, pode ser encontrado em até 30% dos pacientes.[161,162] Estes achados sugerem que defeitos de enchimento consistentes com embolia envolvendo as artérias pulmonares principais ou lobares possam ser considerados diagnósticos de embolia. Por outro lado, defeitos que envolvem as artérias segmentares e subsegmentares podem ser considerados sugestivos de embolia, mas devem ser apoiados por dados objetivos adicionais. A ausência de defeitos de enchimento detectáveis reduz a probabilidade de embolia, mas parece ser incapaz de excluir a possibilidade com o mesmo grau de certeza que uma cintilografia V/Q negativa. A importância do tratamento de pacientes com achados à CTPA sugestivos de embolia *exclusivamente* subsegmentar tem sido questionada recentemente, principalmente em pacientes com boa reserva cardiopulmonar e sem TVP coexistente ou fatores de risco persistentes. No entanto, ainda não há grandes ensaios demonstrando a segurança da suspensão dos anticoagulantes nesta população de pacientes.

Embora o exame com CTPA tenha aumentado o número de casos de EP aguda que são diagnosticados,[164] o exame tem limitações inerentes. A técnica requer infusão de agentes de contraste iodados intravasculares e as complicações mais comuns e graves dos testes são originadas de sua utilização. Durante a realização do exame de TC, o pigmento infundido perifericamente preenche a luz das artérias pulmonares, espera-se que no momento exato em que o tórax é captado na imagem. Os êmbolos são detectados como defeitos focais de enchimento na artéria pulmonar. Quando realizados e interpretados por especialistas, os exames de CTPA são capazes de identificar êmbolos nas artérias pulmonares segmentares ou maiores (como ocorre com a cintilografia de V/Q[165,166]). No entanto, certas áreas, tais como os hilos, são propensas a falso-positivos. A análise de êmbolos nestas áreas deveria ser feita com cuidado especial. Talvez mais importante, as tomografias computadorizadas têm dificuldade de captar imagem de êmbolos nas artérias pulmonares subsegmentares. Em populações selecionadas, êmbolos menores podem representar até 20% a 30% das EP[161,167] e representam os casos específicos nos quais as cintilografias de V/Q são as mais limitadas.[109] O estudo Investigação Potencial do Diagnóstico de Embolia Pulmonar – 2 – (PIOPED-2) patrocinado pelo *National Institutes of Health* destacou os pontos fortes e as limitações da CTPA.[125] Antes de se incluir a população de estudo de 1.090 pacientes, os investigadores excluíram 1.350 pacientes porque os níveis anormais de creatinina refletiam algum grau de disfunção renal, o que aumentaria o risco envolvido com a administração do contraste. Um grupo adicional de 272 pacientes foi excluído por causa de uma história de alergia à substância de contraste. Durante a realização do ensaio, 6% dos exames foram excluídos porque as imagens eram de má qualidade. Mesmo após os exames inconclusivos terem sido desconsiderados, a sensibilidade dos exames de tomografia foi de apenas 83%, embora seja difícil de confiar no padrão-ouro usado para comparar com a CTPA.

Os investigadores do PIOPED-2 também excluíram outros 976 pacientes do estudo, porque eles tinham histórias de anticoagulação prolongada. Isto destaca outro ponto fraco da CTPA, em que os defeitos de enchimento luminal permanecem muito tempo depois de um evento de embolia pulmonar aguda, então o teste não pode diferenciar facilmente entre TEV crônico e agudo. Isto é clinicamente relevante, porque a taxa de recorrência é de cerca de 7% durante o semestre após uma EP aguda e cerca de 3% ao ano nos cinco anos subsequentes.[168]

Por fim, a CTPA pode expor os pacientes a doses clinicamente significativas de radiação.[169,170] Os protocolos clínicos atuais fornecem uma dose de radiação para as mamas femininas, variando de 4 a 6 cGy por exame.[170] Esta dose é especialmente preocupante porque a maioria das avaliações de CTPA é negativa, mesmo quando os critérios de realização das imagens são rigorosamente seguidos.[125,142] Além disso, como a EP tem uma taxa relativamente elevada de recorrência, os pacientes são comumente submetidos a testes repetidos após sua primeira embolia. Mulheres mais jovens, que têm uma incidência elevada conhecida de EP, estão particularmente em risco de danos de radiação para as mamas e os pulmões.

Do ponto de vista clínico (baseado na evolução), a TC e a cintilografia de V/Q têm muitas semelhanças e também podem ser usadas para excluir a presença de EP clinicamente significativa em pacientes estáveis sob muitas circunstâncias. Os estudos de desfecho têm demonstrado que suspender a terapia anticoagulante em pacientes com uma TC negativa juntamente com um estudo de ultrassonografia de extremidade inferior negativo parece ser uma estratégia segura, exceto naqueles pacientes que se apresentam com uma alta probabilidade clínica de embolia.[171,172] Da mesma forma, é seguro suspender a anticoagulação de pacientes com achados de "probabilidade não alta" ao exame de V/Q, juntamente com estudos de extremidade inferiores negativos, exceto naqueles com reserva cardiopulmonar inadequada.[173,174] Um recente ensaio randomizado e controlado comparando TC e a cintilografia de V/Q para o manejo da EP suspeita observou que os dois exames foram comparáveis para excluir a EP clinicamente significativa.[142] Especificamente, o estudo não revelou nenhuma diferença no desfecho entre os pacientes nos quais a anticoagulação foi suspensa na base da combinação de uma TC negativa e estudos de membro inferior negativos em comparação com pacientes nos quais a anticoagulação foi suspensa com base na combinação de uma "probabilidade não alta" à cintilografia de V/Q e estudos de membros inferiores negativos ou uma cintilografia de V/Q negativa (sem a necessidade de exames de membros inferiores). No entanto, deve-se ressaltar que os estudos de desfecho foram realizados em pacientes relativamente estáveis. Aqueles com instabilidade ou reserva cardiopulmonar inadequada podem exigir um maior grau de certeza diagnóstica para descartar a presença de EP.[174]

EXAMES DE VENTILAÇÃO/ PERFUSÃO COM TOMOGRAFIA COMPUTADORIZADA COM EMISSÃO DE FÓTON ÚNICO

A *tomografia computadorizada com emissão de fóton único* (SPECT) é uma técnica de medicina nuclear que constrói imagens tridimensionais a partir de dados cintilográficos, da mesma forma que a TC constrói imagens tridimensionais a partir de radiografias transmitidas. A obtenção de imagens SPECT da ventilação e perfusão (SPECT-V/Q) é uma ferramenta promissora para o diagnóstico de EP aguda.[175-177] As imagens tomográficas podem identificar defeitos de perfusão de áreas do pulmão que são difíceis de visualizar com as cintilografias de V/Q planares por causa do tecido pulmonar interposto (p. ex., os segmentos mediais basilares dos lobos inferiores[178]). Como resultado, SPECT-V/Q tem muito menos resultados de teste não diagnóstico do que a cintilografia V/Q planar, que remove uma das principais limitações da cintilografia de V/Q planar. Na verdade, os resultados não diagnósticos foram relatados em apenas 0,5% a 3% dos estudos de SPECT-V/Q.[179-181] Outra vantagem da SPECT-V/Q é que ela oferece apenas cerca de um quarto da radiação nos tecidos da mama do que o que é típico das CTPA.[182]

Embora a falta de um padrão-ouro diagnóstico limite o nosso conhecimento de sua verdadeira exatidão (um fenômeno comum a muitos testes para EP), várias análises diferentes oferecem apoio para a exatidão da SPECT-V/Q para EP. SPECT-V/Q teve um alto grau de concordância com os resultados da CTPA em doentes com suspeita de estar com EP.[180] Quando comparados com os diagnósticos de consenso da EP (que, reconhecidamente, incluem os próprios resultados da SPECT-V/Q), a SPECT-V/Q tinha sensibilidades e especificidades para EP que eram tipicamente na faixa de 95% a 100%.[180,183,184] De forma semelhante aos estudos com imagens de CTPA, os desfechos clínicos dos pacientes com SPECT-V/Q negativa, nos quais a anticoagulação não foi administrada, foram excelentes.[179,181,185] Estes achados sugerem que a SPECT-V/Q seja altamente sensível para a EP clinicamente importante nas populações testadas.

SPECT-V/Q é uma técnica promissora, mas não sofreu testes extensos suficientes para merecer a substituição da CTPA como a principal ferramenta diagnóstica para a EP. Pode ser especialmente útil para pacientes com resultados da CTPA não diagnósticos ou aqueles em que a baixa dose de radiação no tórax seria especialmente vantajosa. Pode ser útil também para o acompanhamento dos pacientes com história de EP, a fim de detectar e quantificar os defeitos de perfusão residual.

AVALIAÇÃO VENOSA DAS EXTREMIDADES INFERIORES

Como a maioria das EP surge a partir das veias profundas dos membros inferiores, a detecção de trombose venosa proximal nas extremidades inferiores em um paciente com suspeita de embolia, apesar de não confirmar a EP, é fortemente sugestiva desse diagnóstico e tem uma implicação terapêutica equivalente. Resultados positivos na ultrassonografia sem sintomas ou sinais relacionados às extremidades inferiores devem ser interpretados de forma criteriosa, especialmente em pacientes com probabilidade pré-teste baixa de EP, porque até mesmo um teste altamente específico pode produzir resultados falso-positivos em algumas circunstâncias.[186] A ultrassonografia das extremidades inferiores tem um baixo rendimento em pacientes sem sintomas nas pernas ou fatores de risco fortemente sugestivos de tromboembolismo.[187,188] Por outro lado, é geralmente positivo em apenas cerca de 10% a 20% dos pacientes com suspeita de EP e em 50% dos pacientes com EP comprovada.[189] Portanto um achado de uma ultrassonografia negativa não exclui o diagnóstico. A flebografia por TC como um complemento para a CTPA de tórax parece ser capaz de detectar a trombose femoropoplítea com a mesma precisão de uma ultrassonografia duplex, enquanto também leva à detecção de trombose pélvica e abdominal.[124,125] No entanto, a técnica de TC combinada é tecnicamente complicada[125] e aumenta significativamente a quantidade de exposição à radiação pélvica do paciente.[169,170,190]

TESTE DE DÍMERO D

A utilidade do teste de dímero D na trajetória diagnóstica da EP é limitada pelas mesmas deficiências encontradas na trajetória da trombose venosa profunda (ou seja, uma baixa especificidade, que é mais útil como uma técnica de exclusão em pacientes ambulatoriais e uma falta de padronização). No entanto, estudos têm demonstrado que um resultado normal de dímeros D pode excluir com segurança a embolia em pacientes com uma baixa probabilidade clínica da doença.[191-193] Embora os dados preliminares sejam sugestivos de que um ensaio altamente sensível é capaz de excluir a presença de embolia em todos os níveis de probabilidade clínica, esses resultados necessitam de confirmação.[193]

ANGIOGRAFIA PULMONAR

Os estudos revisados até o presente momento são capazes de excluir ou confirmar o diagnóstico de embolia na maioria dos pacientes com suspeita de embolia. A angiografia deve ser considerada em pacientes nos quais o diagnóstico não foi confirmado ou excluído usando técnicas não invasivas e quando é considerado inseguro suspender a anticoagulação, quando a instabilidade cardiopulmonar estiver presente e quando os resultados dos testes de diagnóstico não estiverem de acordo com a impressão clínica que justifique o risco do procedimento. Como a flebografia com contraste, no entanto, a angiografia pulmonar tem um número de limitações para ser considerada como um padrão-ouro. Primeiro, o procedimento é invasivo e não isento de riscos, especialmente em pacientes com insuficiência ventricular direita aguda. No entanto, a experiência demonstrou que a percepção do risco associado à angiografia supera o risco real.[194,195] A angiografia pulmonar pode ser realizada com bastante segurança se forem observadas algumas garantias e uma equipe experiente estiver envolvida.

Embora o risco da angiografia possa ser apenas teórico, o procedimento tem outras limitações. Uma é a acessibilidade: a angiografia é realizada em uma instalação especial para onde o paciente deve ser transportado. Em algumas instituições, os problemas logísticos envolvidos são modestos; em outras, eles são substanciais. A outra limitação é a interpretação. A interpretação da angiografia pulmonar é

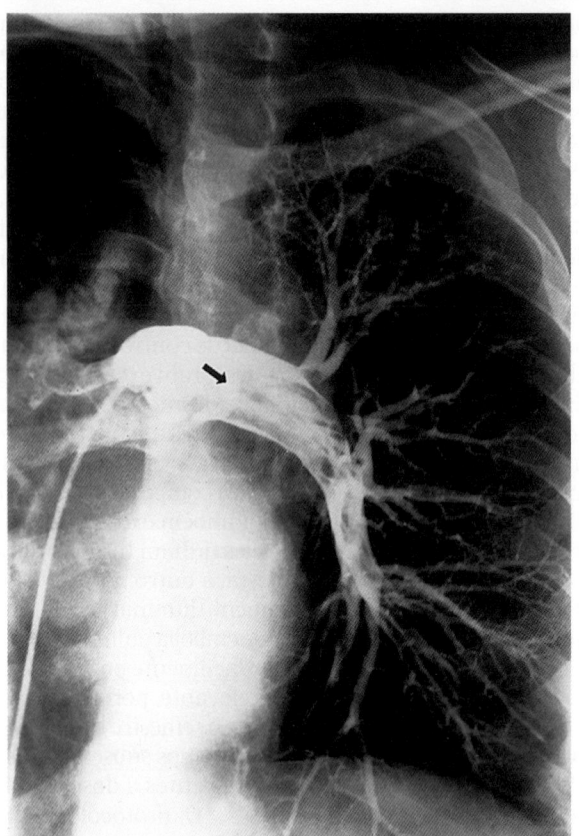

Figura 57-7 Angiografia pulmonar de embolia pulmonar. A angiografia pulmonar do lado esquerdo mostra defeitos de enchimento extensos dentro da artéria pulmonar esquerda (*seta*) e do lobo superior, língula e artérias do lobo inferior, compatível com o diagnóstico de embolia pulmonar.

fortemente influenciada por três fatores: localização da obstrução tromboembólica, qualidade das imagens e experiência dos profissionais que interpretam os resultados. Apenas dois achados angiográficos são diagnósticos de embolia aguda: o defeito de enchimento e a interrupção abrupta de um vaso (Fig. 57-7). A adequação da técnica da angiografia é fundamental para a identificação precisa de ambos. Artefatos de fluxo podem sugerir falsamente a presença de um defeito de enchimento. É essencial que a boa opacificação do vaso seja obtida e que os defeitos de enchimento sejam identificados como presentes em uma sequência de imagens.

Embora a preocupação com o risco não devesse bloquear a realização da angiografia pulmonar, existem limitações notáveis em seu desempenho e valor. Ainda assim, é um comentário bastante estranho no pensamento médico que poucos se posicionariam contrários à realização de uma angiografia coronariana em um paciente com trombose coronária ou isquemia por causa do risco, no entanto, a questão do risco muitas vezes contraindica a realização de uma angiografia pulmonar em um paciente em quem se suspeita de embolia. Dado que a taxa de letalidade da embolia não diagnosticada e não tratada é superior à do infarto do miocárdio, não está claro por que existe esta disparidade. Isso não deveria existir, dada a competência igual na realização e na interpretação desses dois procedimentos.

REGRAS DE PREDIÇÃO CLÍNICA

O desenvolvimento de regras de predição clínica tem auxiliado a abordagem diagnóstica para EP, assim como a abordagem diagnóstica para a trombose venosa. Um número de regras de predição padronizadas que variam amplamente em sua complexidade foi avaliado e publicado. Regras de predição simples, padronizadas (Tabela 57-3) envolvem informações que podem ser facilmente adquiridas mesmo em um ambiente ambulatorial ou no departamento de emergência.[191,196] As regras de predição complicadas envolvem o aumento do número de variáveis clínicas e requerem especialistas em interpretação de dados radiográficos e eletrocardiográficos.[197,198] Como alternativa, o médico pode fazer uma avaliação subjetiva ("gestalt") da probabilidade de EP. Uma vez que é realizada deliberadamente e independentemente dos testes subsequentes, o método de "gestalt" parece ter sensibilidade comparável às regras de predição clínica.[199] Embora as avaliações de probabilidade, sejam empíricas ou padronizadas, sejam incapazes de confirmar ou excluir a presença de EP com um grau de certeza clinicamente aceitável, elas provaram ser capazes de estratificar os pacientes em categorias de probabilidade. Combinando essa probabilidade clínica derivada com os resultados de uma técnica de diagnóstico não invasiva, a exatidão diagnóstica em termos da confirmação e da exclusão de embolia pode ser aumentada muito além do alcançado pelo uso da probabilidade clínica ou da técnica de diagnóstico não invasiva isoladamente. Além disso, a aplicação adequada das regras de predição clínica e dos testes de dímero D pode limitar substancialmente o número de pacientes que necessitam de imagens torácicas.[200-202]

Em resumo, uma quase desconcertante panóplia de técnicas de diagnóstico está disponível para pacientes com suspeita de TEV. O que o médico que visita o paciente internado deve compreender e aceitar é que múltiplas abordagens são possíveis e que uma estratégia diagnóstica gradual, em vez de qualquer técnica de diagnóstico única, pode ser necessária para confirmar ou excluir o diagnóstico (Fig. 57-8). Além disso, o clínico deve entender que estes passos são essenciais e potencialmente salva-vidas. A suspensão da anticoagulação em um paciente que sofreu um evento embólico coloca o paciente em risco de eventos recorrentes, potencialmente fatais; instituir a terapia anticoagulante empírica em um paciente que não tenha

Tabela 57-3 Modelo Clínico de Wells para Prever a Probabilidade Pré-teste de Embolia Pulmonar

Variável	Pontos atribuídos
Sinais clínicos e sintomas de trombose venosa profunda	3,0
Um diagnóstico alternativo é menos provável que a embolia pulmonar	3,0
Frequência cardíaca > 100 batimentos/min	1,5
Imobilização ou cirurgia nas quatro semanas anteriores	1,5
História de trombose venosa profunda ou embolia pulmonar prévia	1,5
Hemoptise	1,0
Condições malignas (em tratamento, realizado nos seis meses anteriores, ou paliativo)	1,0

Índice	Probabilidade de avaliação clínica
< 2 pontos	Baixa probabilidade
2–6 pontos	Probabilidade intermediária
> 6 pontos	Alta probabilidade

Reproduzido de Kearon C: Diagnosis of pulmonary embolism. *CMAJ* 168:183–194, 2003.

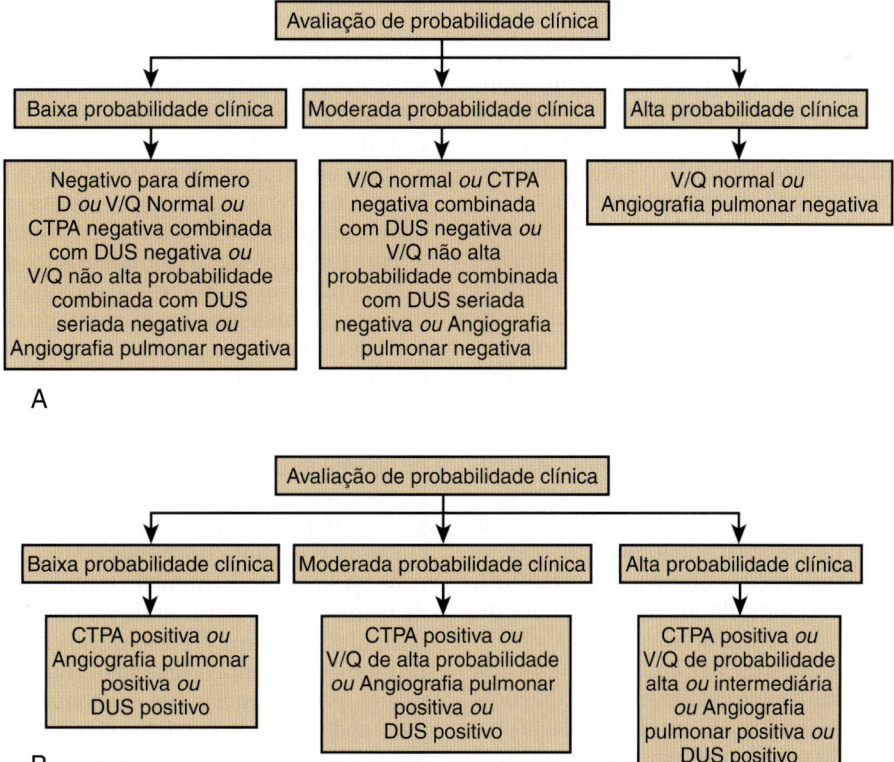

Figura 57-8 Estratégias diagnósticas capazes de excluir (A) e confirmar (B) o diagnóstico de embolia pulmonar. CTPA, angiografia pulmonar por tomografia computadorizada; DUS, Ultrassom Doppler; DUS serial, ultrassom Doppler seriado (1-2 testes adicionais na semana subsequente); V/Q, exame de ventilação-perfusão.

sofrido um evento embólico envolve terapia e hospitalização desnecessárias, coloca o paciente em risco de complicações hemorrágicas e estabelece uma condição "preexistente" que pode afetar adversamente os custos de cuidados de saúde futuros. Por fim, o clínico deve entender que o uso de uma regra de predição clínica derivada de uma população ambulatorial pode ter um valor preditivo muito diferente quando aplicado a uma população de internação menos saudável.

Muitas estratégias para confirmar ou excluir o diagnóstico de EP têm sido investigadas. Como o ponto inicial das trajetórias de diagnóstico começa com a suspeita clínica, a seguinte discussão centra-se sobre essa abordagem. Também, levando em conta as variações substanciais na prática que existem atualmente, são consideradas estratégias que incorporam a cintilografia de V/Q ou a CTPA como a técnica diagnóstica objetiva inicial.

Em pacientes nos quais a suspeita clínica de EP é considerada alta (> 70% probabilidade), uma imagem de CTPA positiva ou uma cintilografia de V/Q de alta probabilidade ou o resultado do exame de SPECT-V/Q seria considerado diagnóstico de embolia com mais de 95% de certeza, enquanto o exame de perfusão negativo (planar ou SPECT) excluiria o diagnóstico. Em todos os outros pacientes (cintilografia V/Q planar ou SPECT-V/Q de não alta probabilidade ou exame CTPA negativo), pode proceder-se à avaliação da extremidade inferior. Um estudo positivo confirma o diagnóstico. Nos pacientes restantes, várias estratégias são possíveis. As avaliações seriadas das extremidades inferiores podem ser realizadas. Embora não excluindo a presença de embolia, os resultados negativos podem ser sugestivos de a probabilidade de reincidência ser pequena. Alternativamente, pode ser realizada uma angiografia pulmonar. Esta última abordagem é especialmente aplicável para pacientes instáveis com doença cardiopulmonar preexistente, nos quais as consequências da recorrência podem ser catastróficas.

Quando a avaliação clínica é levada em conta, o valor preditivo da CTPA varia consideravelmente, especialmente quando há discordância entre a avaliação clínica e os achados da TC. Tanto o valor preditivo positivo da CTPA em pacientes com baixa probabilidade clínica quanto o valor preditivo negativo em pessoas com uma alta probabilidade clínica estão na faixa de 60%. Em pacientes com uma baixa probabilidade clínica de doença, um ensaio de dímero D negativo, altamente sensível; uma CTPA negativa; ou uma cintilografia de V/Q normal são capazes de excluir a presença da doença. Nesses mesmos pacientes, a confirmação da doença pode ser realizada com uma ultrassonografia duplex da extremidade inferior mostrando TVP proximal ou por angiografia pulmonar convencional. Uma cintilografia de V/Q de probabilidade alta ou intermediária ou uma CTPA positiva, especialmente quando as áreas envolvidas de embolia são além do nível segmentar, devem levantar questionamentos sobre o diagnóstico e levar à solicitação de testes de diagnóstico adicionais.

Existem circunstâncias especiais que podem orientar a abordagem diagnóstica. No cenário de doença pulmonar grave parenquimatosa ou das vias respiratórias preexistente, as imagens planares de V/Q são de utilidade limitada, dada a alta probabilidade de que o resultado do exame será não diagnóstico. Embora o valor preditivo positivo de um exame de alta probabilidade e o valor preditivo negativo de uma imagem normal ou quase normal em pacientes com doença de pulmão subjacente sejam semelhantes aos que encontramos na população em geral, a proporção de pacientes cujos exames recaem em uma categoria de não diagnóstico é substancialmente aumentada.[158] Sob estas circunstâncias, uma abordagem utilizando a CTPA de tórax ou SPECT-V/Q como o estudo diagnóstico objetivo inicial seria apropriada. O uso de contraste iodado, necessário para fazer a imagem com TC, foi reduzido ao longo dos anos, mas, no entanto, representa algum risco de nefropatia induzida por radiocontraste para pacientes com insuficiência renal preexistente, especialmente quando está associado a diabetes mellitus.[203] Em tais pacientes, SPECT-V/Q pode ser o exame diagnóstico de escolha. Se não estiver disponível ou não for diagnóstico, uma estratégia utilizando a ultrassonografia duplex e cintilografia de V/Q parece prudente, seguidas por angiografia pulmonar convencional seletiva caso as técnicas não invasivas não produzam um diagnóstico definitivo.

O TEV é uma das principais causas de mortalidade materna.[204] No entanto, dado o risco potencial de exposição à radiação para o feto,[190] uma abordagem diagnóstica que limita essa exposição é muito mais indicada. Portanto, a ultrassonografia duplex é uma abordagem diagnóstica inicial adequada. Se a ultrassonografia for negativa, a avaliação diagnóstica deve proceder como anteriormente descrito, com base na probabilidade da avaliação clínica e usando a cintilografia de V/Q ou SPECT-V/Q como a próxima técnica diagnóstica. CTPA tem uma precisão comparável à cintilografia de V/Q para EP associada à gravidez, mas proporciona uma maior dose de radiação materna (7,3 mSv para CTPA vs. 0,9 mSv para cintilografia V/Q).[205] No entanto, alguns dados sugerem que a exposição fetal à radiação com a tomografia seja comparável ou talvez ainda menor do que com a cintilografia de V/Q. 170.206 (Cap. 18).

PREVENÇÃO DE TROMBOEMBOLISMO VENOSO

Uma das mudanças mais marcantes no campo do TEV desde a década de 1980 foi uma ênfase na prevenção. Essa ênfase é totalmente apropriada e, de fato, deve ser a pedra angular do tratamento moderno. É claro que, se o objetivo é evitar a EP, a única abordagem eficaz é prevenir a TVP. As informações básicas e as ferramentas necessárias para desenvolver uma estratégia profilática estão agora disponíveis.

Para tal estratégia, três fundamentos devem ser objetivados: (1) a população em risco deve ser identificada; (2) a duração do risco tromboembólico aumentado deve ser determinada; e (3) devem estar disponíveis opções profiláticas eficazes, de baixo risco. As populações em risco de TVP e, portanto, de EP foram identificadas e tal risco também pode ser quantificado como alto, moderado ou baixo. Além disso, uma variedade de abordagens profiláticas eficazes e seguras está disponível. Deve-se ressaltar que a tendência para a alta hospitalar mais precoce tem sido acompanhada por um aumento da incidência de TEV pós-alta hospitalar. O risco tromboembólico não necessariamente termina no momento da alta hospitalar ou de transferência para um nível inferior de cuidados.[207] Em pacientes com uma predisposição em curso para a trombose no momento da alta hospitalar de um ambiente de internação aguda (p. ex., aqueles que se submeteram à cirurgia ortopédica, abdominal ou pélvica), a profilaxia deve ser continuada até que o risco para TEV seja eliminado.[208]

O objetivo da estratégia profilática é identificar o grau de risco tromboembólico no paciente individual e fazer coincidir com a intensidade da profilaxia para esse grau de risco.

Embora uma variedade de abordagens profiláticas tenham sido investigadas e utilizadas, quatro abordagens para a fase aguda do tratamento provaram ser eficazes: heparina não fracionada em doses baixas, *heparina de baixo peso molecular* (HBPM), dispositivos de compressão pneumática intermitente e varfarina.

HEPARINA NÃO FRACIONADA EM DOSES BAIXAS

A heparina em doses baixas tem sido amplamente estudada como uma modalidade profilática. A heparina, dada por via subcutânea na dose de 5.000 unidades a cada 8 ou 12 horas, é iniciada assim que o risco de TVP for evidente e deve ser mantida até que esse risco diminua. Este regime tem demonstrado ser eficaz na redução da incidência de TVP, EP e EP fatal em pacientes de risco baixo a moderado, tais como aqueles submetidos a procedimentos cirúrgicos que requerem anestesia geral por 30 minutos ou mais e com condições médicas que requerem repouso por vários dias.[209] No entanto, essa forma de profilaxia não foi otimamente eficaz em pacientes cujo risco tromboembólico é mais elevado, tais como aqueles com fratura de quadril ou colocação de prótese de quadril, aqueles submetidos à cirurgia de próstata e pacientes com grandes lesões traumáticas.[210] Por outro lado, embora o risco de sangramento da heparina em doses baixas seja teórico na maioria dos pacientes, há grupos de pacientes nos quais a administração de heparina é contraindicada (p. ex., aqueles com sangramento ativo, diátese hemorrágica e acidente vascular cerebral hemorrágico e aqueles submetidos à cirurgia ocular ou neurológica). Pacientes a serem colocados sob a terapia profilática com heparina devem ser triados com uma contagem de plaquetas inicial, tempo de tromboplastina parcial e tempo de protrombina. Durante a terapia, no entanto, a monitorização das provas de coagulação não é útil, porque tais provas não refletem a segurança ou a eficácia do regime. A monitoração das contagens de plaquetas ao menos semanalmente parece ser uma opção prudente.

HEPARINA DE BAIXO PESO MOLECULAR

As preparações de heparina de baixo peso molecular (HBPM) representam outra opção profilática. Em ensaios que foram realizados comparando a eficácia profilática da HBPM com a heparina não fracionada em populações gerais clínicas e cirúrgicas, a HBPM não revelou ser superior à heparina não fracionada, embora possa haver uma tendência de diminuição das complicações hemorrágicas associadas com a HBPM.[211] No entanto, isto pode representar simplesmente um efeito de dose. As preparações de HBPM parecem ser mais eficazes do que a heparina não fracionada como agentes profiláticos em vários grupos de alto risco: pacientes submetidos à colocação de prótese de quadril ou joelho, pacientes com lesão medular, pacientes com derrames isquêmicos e pacientes com traumas múltiplos.[210,211] No entanto, a HBPM é depurada por via renal, assim ela deve ser usada com cautela em pacientes com insuficiência renal.

DISPOSITIVOS DE COMPRESSÃO PNEUMÁTICA

Outra abordagem profilática extensivamente avaliada e eficaz em pacientes de risco baixo a moderado é o uso de dispositivos de compressão mecânica da perna.[210,212] Estes dispositivos comprimem periodicamente (p. ex., uma ou duas vezes por minuto) a perna com uma bexiga de ar insuflável. Uma variedade de dispositivos está disponível: sistemas do comprimento da coxa que fornecem tanto compressão da coxa quanto da panturrilha, dispositivos compressivos da panturrilha, sistemas de pulso único e sistemas de compressão sequencial. Uma variedade de perguntas continua sem resposta sobre os dispositivos de compressão pneumática. Por exemplo, não se sabe se os diversos dispositivos de compressão diferem em eficácia. Também desconhece-se se a eficácia depende da colaboração estrita (24/7), com esta intervenção durante o período de maior risco tromboembólico.[213,214] No entanto, eles parecem reduzir a incidência de TEV por cerca de dois terços, na maioria dos estudos.[215] Não está claro se os dispositivos de compressão pneumática são tão eficazes quanto a heparina não fracionada em pacientes de clínica geral, cirúrgicos, ginecológicos e urológicos, mas eles são uma alternativa útil em pacientes nos quais os métodos farmacológicos de profilaxia são contraindicados. O uso combinado de métodos farmacológicos e profilaxia mecânica em algumas populações de pacientes de alto risco parece reduzir o TEV em 50% a 85% mais do que os métodos farmacológicos sozinhos.[212,215,216]

VARFARINA

A varfarina e outros medicamentos "protrombinopênicos", iniciados como a heparina nos primeiros momentos de alto risco (p. ex., no período pré-operatório), também têm demonstrado ser eficazes e seguros.[210] Infelizmente, usar os agentes "protrombinopênicos" não ganhou um grande favorecimento como uma abordagem profilática. O uso de varfarina requer acompanhamento cuidadoso e existe uma percepção entre os médicos de que o risco de sangramento associado com seu uso é maior do que o relatado na literatura. Em pacientes submetidos à colocação de prótese do quadril, a varfarina se revelou eficaz e tem conseguido aceitação geral. Dois regimes são amplamente utilizados: pequenas doses (1 a 2 mg) dadas diariamente por vários dias antes da cirurgia, com escalonamento de dose de amplitude terapêutica, ou iniciar apenas após a cirurgia.[217] As preparações de HBPM parecem ser superiores à varfarina, apesar do maior risco de sangramento, em pacientes submetidos à colocação de prótese de joelho ou quadril, com eficácia relacionada, em parte, ao tempo de administração.[218] Também tornou-se evidente que o maior risco tromboembólico em pacientes submetidos à colocação de prótese de quadril ou de joelho pode estender-se por quatro a seis semanas após a alta hospitalar.[219] Uma estratégia de profilaxia prolongada pode ser apropriada.[220]

FONDAPARINUX SÓDICO

O fondaparinux sódico, um pentassacarídeo sintético que inibe seletivamente o fator X ativado (fator Xa), tem sido demonstrado em vários ensaios como sendo eficaz na prevenção de TEV em pacientes submetidos à cirurgia ortopédica da extremidade inferior.[210,221,222] Como a heparina não fracionada e a HBPM, o fondaparinux atua ligando-se à antitrombina e aumentando a atividade dela. Por causa de seu pequeno tamanho, ele intensifica exclusivamente a inativação de Xa mediada pela antitrombina. O fondaparinux tem biodisponibilidade quase completa e tem uma meia-vida mais longa do que a HBPM.

INIBIDORES DIRETOS DO FATOR XA E DA TROMBINA

Vários anticoagulantes orais sintéticos recentemente se tornaram disponíveis, incluindo rivaroxabana (um inibidor específico do fator X ativado),[223-226] dabigatrana (um inibidor direto da trombina ativa contra a trombina livre e a trombina ligada ao coágulo)[227-229] e apixabana (também um inibidor específico do fator X ativado).[230,231] Eles mostraram diferentes graus de qualidade promissora em ensaios randomizados controlados comparados com a HBPM enoxaparina em pacientes submetidos à cirurgia de quadril ou joelho. Elas parecem ser, pelo menos, não inferiores à enoxaparina nesta população específica de pacientes ortopédicos em termos de prevenção de TEV, com uma tendência pequena, mas significativa, de menor risco de sangramento associado. No entanto, existem duas importantes considerações relevantes para sua utilização. Em primeiro lugar, não existem antídotos específicos se um sangramento clinicamente relevante se desenvolver. Esta é uma limitação importante para a utilidade destas drogas para a profilaxia do TEV, especialmente em pacientes clínicos hospitalizados, cujo risco de sangramento pode ser mais imprevisível do que em pacientes ortopédicos. Em segundo lugar, o aumento do custo destes agentes mais novos em comparação com a heparina não fracionada e as HBPM para o benefício mínimo incremental deve ser justificado antes que elas possam ser recomendadas para uso generalizado.

Há uma opção disponível para evitar a EP em pacientes de alto risco que não podem ser tratados com a profilaxia farmacológica ou mecânica. Pacientes com trauma extenso frequentemente se enquadram nesta categoria, particularmente aqueles com fraturas da extremidade inferior ou pélvica e sangramento interno ou intracraniano. Neste grupo, a colocação profilática de um filtro de veia cava inferior em pacientes selecionados fornece proteção contra êmbolos que não seriam evitáveis de outro modo.[232]

Em resumo, dadas as opções eficazes disponíveis, a maioria dos pacientes de risco para trombose venosa podem ser protegidos. No entanto, apesar dessa consciência, as pesquisas têm demonstrado que a profilaxia é subutilizada nas populações em risco.[233,234] Um grande número de explicações diferentes têm sido proposto para explicar essa falta de colaboração. A preocupação exagerada com as complicações de sangramento associadas aos métodos de profilaxia farmacológicos parece ser um impedimento. Além disso, a EP fatal é geralmente incomum na experiência de qualquer médico individual, diminuindo, assim, a percepção do risco. Por fim, a questão da profilaxia frequentemente está subordinada às exigências imperiosas da terapia e do diagnóstico de admissão do paciente. Seja qual for o motivo, o uso da profilaxia deve aumentar se quisermos conseguir exercer um impacto substancial sobre as consideráveis e muitas vezes desnecessárias morbidades e mortalidades associadas com a EP. A profilaxia não só deve ser aplicada mas também aplicada de forma proporcional ao risco do paciente de ter um tromboembolismo.

MANEJO DO TROMBOEMBOLISMO VENOSO

As abordagens básicas de manejo são definidas principalmente pelo que é conhecido, como já descrito, sobre a patogenia, fisiopatologia e história natural da trombose venosa e da EP.

HEPARINA NÃO FRACIONADA E HEPARINA DE BAIXO PESO MOLECULAR

A heparina, tanto na forma não fracionada quanto a de baixo peso molecular (HBPM), continua a ser a vela mestra da terapia para a trombose venosa e EP não associada com comprometimento hemodinâmico.[235] Com uma forte suspeita de embolia, baseada em achados clínicos e testes laboratoriais, a terapia com heparina deve ser instituída imediatamente, sem aguardar a confirmação do diagnóstico, a menos que a anticoagulação coloque o paciente em risco significativo.

Os dados sugerem que as práticas do médico na administração de heparina não fracionada muitas vezes resultam em níveis de anticoagulação que ficam inferiores aos atualmente recomendados na literatura.[236] Para superar esses problemas, os protocolos padronizados para a administração de heparina e o monitoramento têm sido recomendados. Um grande número de esquemas diferentes de dosagem de heparina intravenosa foi publicado, os quais têm demonstrado o potencial de atingir um limiar terapêutico mais rapidamente do que uma abordagem não padronizada.[237] O mais amplamente utilizado destes é um sistema baseado em peso que inclui um bólus intravenoso de 80 unidades/kg de heparina seguida por uma infusão de 18 unidades/kg/hora.[238]

Independentemente do regime que seja usado, um tempo de tromboplastina parcial ativada (TTPa) é obtido geralmente seis horas após a dose em bólus, seis horas depois de cada ajuste da dose prescrito, e então diariamente durante o período de duração da terapia. Como a manutenção do TTPa dentro de um intervalo definido rigidamente parece não aumentar a eficácia ou a segurança da droga, ajustes frequentes da posologia não são necessários, uma vez que a dose tenha sido estabilizada dentro de um intervalo terapêutico. Esta amplitude terapêutica do TTPa, que corresponde a níveis de heparina de 0,2 a 0,4 unidades/mL por titulação de sulfato de protamina ou de 0,3 a 0,7 unidades/mL por ensaio de anti-fator Xa, pode variar consideravelmente dependendo da sensibilidade do reagente utilizado e entre coagulômetros.[239] Dada a variância nos valores possíveis do TTPa com analisadores e reagentes diferentes, a validação institucional individual deve ser realizada para definir um valor de TTPa terapêutico. Também deve-se reconhecer que os requisitos de heparina tendem a diminuir durante o tratamento, resultando em um aumento no nível do TTPa. Para pacientes com resistência à heparina (definida como a necessidade de > 40.000 unidades por dia), o monitoramento da heparina com um ensaio de anti-fator Xa parece ser uma medida segura e eficaz e resulta em menos escalonamento das doses de heparina do que o monitoramento com o TTPa.[240]

Curiosamente, valores *supraterapêuticos* de TTPa não estão associados com um risco aumentado de complicações de sangramento clinicamente importantes.[241] Não há nenhuma evidência direta de que a dose absoluta de heparina ou o nível do TTPa possa prever a probabilidade de hemorragia. Em vez disso, um sangramento durante a terapia com heparina parece estar relacionado com a presença de doença simultânea, tais como a doença renal, uma história de consumo excessivo de álcool, uso de aspirina e procedimentos cirúrgicos prévios ou úlcera péptica. Assim, estes dados incentivam o uso adequado das doses de heparina. Na verdade, a incapacidade de tratar pacientes precocemente com doses de heparina suficientes parece ter implicações de longo prazo e de curto prazo para a recorrência tromboembólica. É um pouco controverso, no entanto, se o nível de TTPa em si, independente da dose de heparina, está associado com maiores taxas de recorrência[242] ou se é estritamente uma questão de dosagem insuficiente em si.[243]

As HBPM subcutâneas são amplamente utilizadas para o tratamento do TEV devido à sua alta biodisponibilidade e meia-vida, que permite a estratégia de dosagem de uma ou duas vezes ao dia, com ajuste de peso, mas sem a necessidade de ajuste pelo monitoramento do TTPa.[235,244] Na verdade, a mesma estratégia é apropriada para a heparina subcutânea (não fracionada), bem como para a heparina administrada em doses elevadas. Uma abordagem utilizando uma dose fixa de heparina subcutânea não fracionada, administrada como uma dose inicial de 333 U/kg, seguida de uma dose de 250 U/kg a cada 12 horas, tem demonstrado ser tão segura e eficaz quanto a HBPM em pacientes com trombose venosa e EP.[245] Os clínicos devem reconhecer que a administração de HBPM pode não ser preferível sob certas circunstâncias clínicas. A dosagem padronizada pode ser um problema em pacientes nos extremos de peso corporal. Como a droga é depurada por via renal, ajustes da dose e monitoramento com os níveis de anti-fator Xa são necessários em pacientes com insuficiência renal; o efeito anticoagulante da droga não pode ser monitorado facilmente; existem populações (p. ex., pacientes com alto risco de sangramento) em que uma meia-vida mais longa da droga não é um efeito desejável; a capacidade do sulfato de protamina para reverter o efeito anticoagulante permanece incerta; e os custos das drogas são substancialmente superiores aos da heparina não fracionada.

Ensaios clínicos demonstraram que a segurança e a eficácia das preparações de HBPM são comparáveis aos da heparina não fracionada em pacientes com trombose venosa.[246] Em pacientes selecionados, a HBPM subcutânea em doses fixas parece ser mais segura e mais eficaz do que a heparina não fracionada intravenosa com as doses ajustadas.[247] No entanto, HBPM subcutânea em doses fixas parece ser comparável à heparina não fracionada subcutânea, em doses ajustadas[247, 248] ou doses fixas.[249] Os ensaios também demonstraram que a maioria dos pacientes com trombose venosa aguda pode ser tratada com segurança em ambulatório com HBPM e que a terapia ambulatorial pode reduzir o total das despesas médicas.[250] No entanto, nem todos os pacientes com trombose venosa podem ou devem ser tratados em um ambiente ambulatorial. Aproximadamente 50% dos pacientes não são elegíveis para a terapia ambulatorial devido a fatores como risco de sangramento importante, problemas de colaboração, insuficiência renal, doença de comorbidade significativa, reserva cardiopulmonar inadequada e inacessibilidade para seguimento. Além disso, a embolia pode acontecer durante os aspectos precoces da terapia em pacientes tratados com ambos os tipos de preparações de heparina, seja HBPM ou não fracionada. Embora estas ocorrências não fossem diminuídas em um ambiente hospitalar, as consequências potenciais da recorrência, especialmente em pacientes com doença cardiopulmonar preexistente, podem ser mais prontamente detectadas e tratadas neste cenário.

O Estudo Hestia demonstrou a viabilidade da terapia ambulatorial para pacientes agudos com EP que estão hemodinamicamente estáveis (sem necessidade percebida de trombólise ou embolectomia), de baixo risco para o sangramento, sem hipoxemia, livres de disfunção renal ou hepática graves, sem dor ou outro motivo para internação e que não desenvolveram EP enquanto faziam uso de anticoagulantes ou durante a gravidez.[251,252] Cerca de um quarto dos pacientes que preencheram estes critérios foram admitidos rapidamente para avaliação e receberam alta em menos de 24 horas. Os critérios de Hestia para a terapia ambulatorial parecem ser úteis mesmo em pacientes com evidências à CTPA de dimensões alargadas de ventrículo direito, desde que sejam hemodinamicamente estáveis em relação aos demais parâmetros.[253] Mesmo em pacientes que requerem tratamento de internação inicial, a duração da hospitalização pode ser diminuída consideravelmente por uma rápida transição para a terapia ambulatorial, conforme as condições se estabilizarem.

Em termos de duração da terapia de heparina/HBPM, estudos têm mostrado que utilizar um curso de cinco dias de terapia em pacientes com trombose venosa proximal está associado com uma taxa de recorrência idêntica àquela de um curso de 10 dias.[254] Isso pressupõe, é claro, que a varfarina seja iniciada mais precocemente e esteja em um intervalo terapêutico durante dois dias consecutivos antes de a heparina ser descontinuada, um alvo muitas vezes difícil de atingir. É provável que um pequeno curso de terapia de heparina seria similarmente eficaz em pacientes com EP não complicada. No entanto, um curso mais longo da terapia é aconselhável em pacientes com EP importante ou trombose venosa iliofemoral extensa.

As principais complicações da heparina não fracionada e da HBPM são sangramento e desenvolvimento de trombocitopenia.[255,256] Não existem fatores predisponentes para a trombocitopenia associada à heparina, além de uma história de uma exposição anterior e que se desenvolve na mesma frequência que a heparina (não fracionada) ou a HBPM.[257] Dois tipos de trombocitopenia estão associados com a administração de heparina: uma redução precoce (1-5 dias), não mediada por via imune na contagem de plaquetas (tipo I), que se acreditava que fosse secundária a um efeito aglutinante direto da heparina sobre as plaquetas e uma trombocitopenia tardia (≥ 4 dias), mediada por via imune (tipo II), que pode ser associada com trombose venosa e arterial. A trombocitopenia imunomediada também pode ocorrer dentro de um dia após o início da terapia em pacientes que foram expostos à droga dentro dos 100 dias anteriores.[258] A incidência de trombose com trombocitopenia associada à heparina parece ser baixa, mas, quando isso acontece, é associado com morbidade e mortalidade consideráveis. Por conseguinte, a heparina deverá ser suspensa imediatamente, se houver suspeita desse diagnóstico. Se a trombocitopenia associada à heparina tipo II for confirmada por uma prova funcional ou um imunoensaio, a suspensão da heparina sozinha pode ser associada com um resultado adverso.[259] Existem várias alternativas terapêuticas, incluindo inibidores diretos da trombina (lepirudina ou argatrobana), que não reagem com anticorpos da heparina, ou danaparoide sódico, que parece ter uma baixa taxa de reatividade cruzada *in vivo* com a heparina.[260,261] A reatividade cruzada entre a heparina não fracionada e a HBPM é relativamente comum e estas drogas concomitantes devem ser evitadas.[262]

FONDAPARINUX SÓDICO

Fondaparinux é uma medicação eficaz e segura para o tratamento inicial da EP[263] e da TVP.[264] O regime de dosagem utilizado nestes ensaios era simples: 7,5 mg por via subcutânea uma vez ao dia em pacientes que pesavam de 50 a 100 kg (85% dos casos). A dose foi diminuída para 5 mg em pacientes com menos de 50 kg e aumentada para 10 mg para aqueles com mais de 100 kg de peso. Como é o caso da heparina não fracionada e da HBPM, o tratamento foi continuado pelo menos por 5 dias, durante os quais foi administrada varfarina. Depois de 5 dias e uma vez que a varfarina fosse terapêutica, o tratamento com fondaparinux era interrompido. Em um ensaio duplo-cego randomizado para o tratamento da TVP aguda proximal da extremidade inferior,[264] este regime posológico foi tão eficaz na prevenção de TEV sintomático recorrente quanto a enoxaparina, 1 mg/kg de peso corporal duas vezes por dia. Um ensaio clínico randomizado aberto comparou o mesmo regime de tratamento de fondaparinux com heparina não fracionada intravenosa (usando ajustes da posologia padrão orientados pelo TTPa) para o tratamento da embolia pulmonar.[263] Os resultados dos dois tratamentos apareceram idênticos: o fondaparinux e os grupos de terapia padrão não diferiram significativamente com relação à incidência de TEV recorrente, sangramento, mortalidade global ou mortalidade devida à EP. Vale ressaltar que o fondaparinux pode acumular-se a níveis perigosos em pacientes com insuficiência renal devido à sua quase total eliminação por via renal.[263-265]

INIBIDORES DIRETOS DO FATOR Xa E DA TROMBINA

A rivaroxabana é um inibidor sintético da Xa que pode ser usado na fase aguda do tratamento de TEV. Ela difere dos agentes parenterais (heparina não fracionada, HBPM e fondaparinux), pois é um inibidor direto. Por essa razão, não depende da antitrombina do corpo para inativar a trombose. Outra diferença importante é que o fármaco é bem absorvido quando administrado por via oral. A rivaroxabana é segura e eficaz para o tratamento da fase aguda, bem como a fase de seguimento de três meses do tratamento para a EP[266] e a TVP.[267] No entanto, a fase aguda do tratamento do TEV com rivaroxabana dura três semanas, em oposição à fase aguda mais curta usada com os agentes parenterais.

A alta biodisponibilidade e a previsibilidade farmacocinética da rivaroxabana oral uma vez ou duas vezes por dia,[268,269] bem como a segurança de usá-la sem a necessidade de ajuste dos valores de INR, são aspectos vantajosos. A rivaroxabana é liberada pelas vias renal e hepática, incluindo o metabolismo mediado pelo citocromo P-450. Nos ensaios citados anteriormente, foram excluídos os pacientes com disfunção renal ou hepática grave. Também existem interações medicamentosas potenciais com os agentes que inibem o citocromo P-450 3A4, tais como compostos azólicos ou inibidores da protease do HIV.

FILTROS DA VEIA CAVA INFERIOR

Evidências científicas que apoiam o uso de filtros da veia cava inferior (Fig. 57-9) são limitadas.[270,271] As indicações estabelecidas para a colocação de filtro na terapia de TEV incluem (1) proteção contra EP em pacientes com TEV agudo nos quais a anticoagulação convencional é contraindicada (cirurgia recente, acidente vascular cerebral hemorrágico, sangramento ativo, trombocitopenia associada à heparina etc.); (2) proteção contra EP em pacientes com TEV agudo nos quais a anticoagulação convencional tem se revelado ineficaz; e (3) proteção de um leito vascular pulmonar já comprometido de mais risco tromboembólico (EP maciça, hipertensão pulmonar tromboembólica crônica). Para apoiar a terceira indicação encontra-se a recente revisão de um banco de dados nacional de pacientes internados que revelou

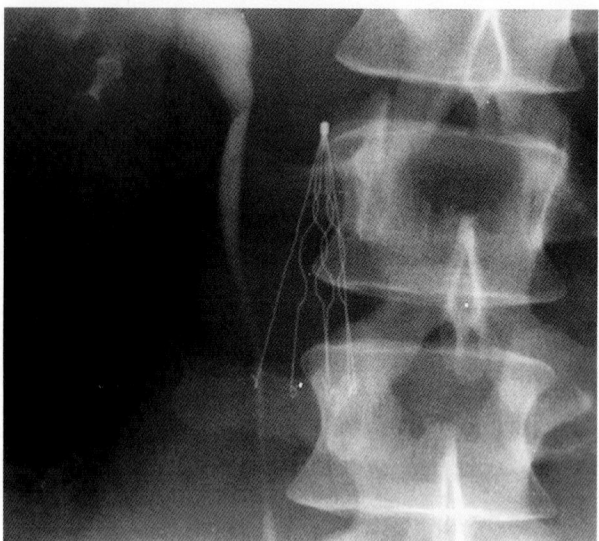

Figura 57-9 Filtro de veia cava inferior em posição abaixo das veias renais.

que os pacientes com EP instável que receberam filtros de *veia cava inferior* (VCI) tiveram maiores taxas de sobrevivência do que aqueles que não receberam os filtros.[4]

A mortalidade devida à colocação do filtro parece ser bastante baixa, independentemente de qual filtro for usado.[270] As complicações não fatais das VCI incluem (1) complicações relacionadas com o processo de inserção, (2) trombose no local da inserção, (3) migração do filtro, (4) erosão do filtro através da parede da veia cava inferior e (5) obstrução da veia cava inferior. A maioria das complicações clinicamente importantes parece envolver trombose venosa no local da inserção e obstrução da veia cava inferior.[271]

A colocação do filtro não deve ser considerada como a única terapia para TEV, a menos que exista uma contraindicação absoluta à anticoagulação. Apesar de proteger o leito vascular pulmonar, a colocação do filtro não inibe a extensão de trombos venosos existentes nem diminui o estado protrombótico sistêmico. Pequenos trombos podem passar através de filtros patentes ou por meio de vasos colaterais em volta do filtro obstruído. Além disso, o trombo pode estender-se através do filtro em si. Um estudo demonstrou que a colocação de um filtro de veia cava foi capaz de diminuir a incidência de EP precoce.[271] O benefício foi um pouco compensado por um aumento do risco de TVP recorrente dentro de dois anos, apesar de um seguimento de oito anos não ter revelado um risco aumentado de recorrência ou síndrome pós-trombótica.[272] O desenvolvimento de filtros recuperáveis sugere que a intervenção não será mais irreversível, apesar de que muitos estudos clínicos randomizados ainda não foram realizados para estabelecer a segurança e a eficácia dessa estratégia.[273,274] Levando em conta estas considerações, a anticoagulação de longo prazo deve ser utilizada após a colocação do filtro se não existirem contraindicações ou assim que se resolver qualquer risco de sangramento existente.

EMBOLIA PULMONAR MACIÇA

A mortalidade significativa associada com a EP maciça justifica uma consideração separada da abordagem diagnóstica e terapêutica para esse problema.[275] A definição de EP maciça deve basear-se nas considerações hemodinâmicas, mais do que puramente em parâmetros anatômicos. Esta impressão é defendida pelas estatísticas de mortalidade dos ensaios de uroquinase e outros.[276-278] Embora os êmbolos anatomicamente maciços tenham uma maior probabilidade de estar associados com o comprometimento hemodinâmico, nem todos eles levam à insuficiência circulatória. Independentemente do grau de obstrução vascular, os pacientes com EP que se apresentam com choque têm uma taxa de mortalidade, independentemente do tipo de intervenção, que se aproxima de 30%.

ESTRATIFICAÇÃO DE ACORDO COM O RISCO DE EMBOLIA PULMONAR

O risco de mortalidade e morbidade significativa da EP aguda é substancialmente influenciado por condições pré-mórbidas e pela apresentação clínica do paciente.[279] Tal risco foi avaliado de forma útil por sistemas de pontuação clínica. O *Índice de Severidade da Embolia Pulmonar* (PESI, do termo em inglês), um sistema de pontuação de estratificação de risco derivado das características demográficas dos pacientes (sexo e idade), analisa as doenças coexistentes (câncer, insuficiência cardíaca e doença pulmonar crônica) e os achados físicos relacionados ao *status* cardiopulmonar (frequência cardíaca, pressão arterial sistólica, frequência respiratória, temperatura, estado mental e oxigenação).[280,281] O PESI divide os pacientes com EP em cinco classes distintas de risco e a mortalidade associada a cada classe foi notavelmente consistente através das várias populações de validação. A mortalidade era tipicamente entre 0% e 1,6% para a classe I, 2% e 3,5% para a classe II, 6,5% e 7,7% para a classe III, 10,4% e 12,2% para a classe IV e 17,9% e 24,5% para a classe V. Uma pequena população de validação, em que os pacientes mais doentes tinham sido excluídos, demonstrou a mortalidade de cerca de metade dos níveis para cada uma das cinco classes. Uma versão simplificada da classificação PESI (incluindo apenas idade, câncer, doenças cardiopulmonares crônicas, frequência cardíaca, pressão arterial sistólica e os níveis de saturação da oxi-hemoglobina) parece desempenhar seu papel tão bem quanto a pontuação mais complexa.[282] Independentemente do sistema de pontuação utilizado, é importante lembrar que o critério clínico é fundamental. Um paciente com uma pontuação PESI baixa que parece, no entanto, gravemente doente deve ser monitorizado de acordo com o critério clínico, não pelo resultado em si.[281]

A ecocardiografia e outras técnicas foram investigadas como meio de estratificação de risco em pacientes com embolia.[283] O risco de mortalidade em curto prazo na EP está fortemente relacionado com a presença de hipotensão sistêmica no momento do diagnóstico. No entanto, a hipotensão sistêmica representa uma manifestação final e potencialmente fatal da disfunção ventricular direita. Por esta razão, a ecocardiografia transtorácica[283] e os marcadores bioquímicos como troponina sérica[284] ou hormônio natriurético encefálico sérico[285] têm sido investigados como um meio de avaliar a função ventricular direita em pacientes com embolia. Estudos clínicos sugerem que, embora essas técnicas sejam razoavelmente capazes de distinguir os pacientes com um prognóstico bom de pessoas em risco para morte e outros eventos adversos, falta-lhes o poder preditivo para justificar as decisões clínicas exclusivamente com base em um único teste.[286-288] Além disso, não foi conclusivamente estabelecido que os riscos potenciais de uma abordagem terapêutica mais agressiva em todos os pacientes "de risco", a maioria dos quais tem um resultado satisfatório quando tratados com terapia convencional isolada, justifiquem o benefício potencial.[289]

A abordagem terapêutica para o paciente com EP hemodinamicamente maciça deve ser concebida para neutralizar as consequências fisiológicas adversas da obstrução vascular pulmonar, caso essa obstrução seja anatomicamente maciça ou não. Os cuidados básicos de um paciente criticamente doente não devem ser menosprezados, enquanto as considerações diagnósticas e as terapêuticas específicas estão sendo implementadas. A terapia com oxigênio deve ser administrada, para aliviar a vasoconstrição pulmonar hipóxica, que pode estar contribuindo para a hipertensão pulmonar. A entubação e o suporte ventilatório mecânico podem ser necessários para melhorar a oxigenação e diminuir as demandas metabólicas. Apesar de a ressuscitação de volume ter sido recomendada, a pré-carga excessiva pode distender ainda mais o ventrículo direito e aumentar a tensão da parede ventricular direita, resultando em diminuição da perfusão coronariana e isquemia de ventrículo direito. O uso criterioso de suporte inotrópico também pode ser útil no aumento da pressão arterial, preservando a perfusão da artéria coronária direita e apoiando a função ventricular direita.[290] Embora haja uma tendência para utilizar a monitorização hemodinâmica central em pacientes gravemente doentes hipotensos, esta intervenção deve ser considerada com cuidado nos pacientes com EP maciça. Uma abordagem femoral traz consigo o risco de desalojar o trombo residual ileofemoral e a flotação do balão representa o risco de desalojar o material embólico que poderia estar preso dentro das cavidades atriais ou ventriculares direitas.

Embora o objetivo central da terapia da EP maciça deva ser aliviar a obstrução vascular pulmonar, a natureza severamente comprometida do leito vascular pulmonar torna a prevenção da reincidência uma importante consideração secundária. Portanto, assumindo que a perícia necessária na colocação do filtro esteja disponível e que essa colocação não interfira com o manejo primário do paciente, deve a colocação ser considerada em todos os pacientes com embolia hemodinamicamente maciça.

TERAPIA TROMBOLÍTICA

O uso de agentes trombolíticos na EP aguda continua sendo um assunto controverso.[291,292] Embora a terapia trombolítica com medicamentos que provocam a ativação do plasminogênio pareça acelerar a taxa de trombólise, não há nenhuma evidência convincente para sugerir que essa abordagem diminua a mortalidade, aumente a extensão final da resolução, medida em 7 dias, reduza as taxas de recorrência tromboembólicas, melhore a evolução sintomática ou diminua a incidência de hipertensão pulmonar tromboembólica.[293-295] O único assunto sobre o qual pode haver pouca controvérsia é que o uso de agentes trombolíticos está associado com um aumento substancial do risco de hemorragia, incluindo hemorragia intracraniana. A hemorragia intracraniana desenvolveu-se em 0,5% a 2% dos pacientes tratados com agentes trombolíticos em ensaios avaliando o uso desses agentes em casos de EP e infarto do miocárdio.[294,296]

Com base nesses dados e assumindo que não haja nenhuma contraindicação ao seu uso, o papel da terapia trombolítica na EP deve ser limitado a essas circunstâncias em que pode ser considerado um ritmo acelerado de trombólise salva-vidas (ou seja, em pacientes com EP que se apresentam com comprometimento hemodinâmico ou que desenvolvem esse comprometimento durante a terapia convencional com heparina). Em pacientes com embolia associada a trombos atriais ou ventriculares intracavitários direitos, os trombolíticos podem ser uma opção razoável, embora a remoção cirúrgica direta também deva ser considerada.[297,298] Neste momento, o achado de disfunção ventricular direita à ecocardiografia na ausência de instabilidade hemodinâmica não deve servir como justificativa para a terapia trombolítica.[289,291] Aproximadamente um terço dos pacientes com EP terá evidências ecocardiográficas de disfunção ventricular direita[299] e não há evidências suficientes para justificar uma alteração na terapia com base nesse achado isolado.[288] A menos que um subconjunto de pacientes com disfunção ventricular direita que correm o risco de um desfecho adverso e que se beneficiam da terapia trombolítica possa ser identificado,[300] há pouca base para expor todos esses pacientes ao risco considerável de complicações hemorrágicas com trombólise. Isto é especialmente verdadeiro, tendo em conta os recentes avanços nas estratégias de administração de heparina.

EMBOLECTOMIA PULMONAR

O papel da embolectomia pulmonar na EP hemodinamicamente maciça aguda também continua sendo um tema controverso.[301-304] Os pacientes com embolia anatomicamente maciça ou submaciça que estão hemodinamicamente comprometidos, que não tiveram uma parada cardíaca e que não têm uma contraindicação absoluta à terapia trombolítica devem ser tratados inicialmente com terapia clínica agressiva, incluindo terapia trombolítica associada com heparina. Os pacientes nos quais a embolectomia aguda pode ser considerada incluem aqueles com EP hemodinamicamente maciça que têm uma contraindicação absoluta à terapia anticoagulante ou trombolítica, aqueles que sofreram uma parada cardiopulmonar (embora a mortalidade associada com a embolectomia naqueles que tiveram uma parada seja muito maior do que naqueles que não tiveram essa ocorrência) e aqueles nos quais a terapia clínica intensa, incluindo o uso de trombolíticos, revelou ser ineficaz.[305]

O conceito de aliviar a obstrução vascular pulmonar e diminuir a pós-carga ventricular direita com um dispositivo percutâneo é bastante atraente.[306] A terapia dirigida por cateter para a EP aguda pode ser realizada por ruptura mecânica e aspiração, por meio de infusão de medicamentos ativadores do plasminogênio, ou ambos. Estudos clínicos não controlados (principalmente retrospectivos) sugerem que a trombólise dirigida por cateter possa implicar um risco hemorrágico menor do que a administração sistêmica de agentes trombolíticos. No entanto, não há nenhum ensaio randomizado para indicar quando a trombólise dirigida por cateter resultaria em melhores resultados do que outras formas de terapia.[307]

PROFILAXIA PÓS-EMBÓLICA

Após a fase aguda do tratamento, a recorrência é substancialmente reduzida por um curso de acompanhamento de anticoagulação por pelo menos três meses.[308] A anticoagulação é normalmente realizada com varfarina, ajustada para manter a *relação normatizada internacional* (INR) do tempo de protrombina entre 2 e 3. Em pacientes com tromboembolismo associado ao câncer, a terapia de seguimento com HBPM levou a melhores resultados do que o tratamento com varfarina.[309]

Inibidores diretos do fator Xa e da trombina são alternativas promissoras à varfarina para a terapia de seguimento para o tromboembolismo. A rivaroxabana (descrita anteriormente para a fase aguda do tratamento de TEV) tem demonstrado ser segura e eficaz para o tratamento de seguimento de EP[266] e TVP.[267] Ela é bem absorvida por via oral e não requer monitorização terapêutica rigorosa ou acompanhamento dos valores de INR, que são necessários para o tratamento com varfarina.

A dabigatrana, um inibidor direto da trombina, é outra alternativa à varfarina para as fases de seguimento do tratamento do tromboembolismo venoso. Como a rivaroxabana, é um inibidor direto que não depende da antitrombina do paciente para a sua atividade. Outra semelhança é que a droga é bem absorvida por via oral. No entanto, não é recomendada para a fase aguda do tratamento. A dabigatrana foi comparável à varfarina em um estudo randomizado controlado para o tratamento de seguimento do tromboembolismo venoso.[310] Após o tratamento agudo com heparina ou HBPM, os pacientes foram randomizados para receber dabigatrana, 150 mg por via oral, duas vezes por dia sem ajuste da dosagem ou varfarina, ajustada para um INR de 2 a 3. O resultado dos dois grupos foi semelhante no que diz respeito a TEV recorrente sintomático e sangramento importante. Estes resultados sugerem que a dabigatrana seja uma alternativa aceitável à varfarina para o tratamento de seis meses de TEV após a terapia aguda com heparina ou HBPM. O fármaco tem a vantagem de não exigir o ajuste da dosagem guiado por INR, que pode ser trabalhoso para clínicos e pacientes. A dabigatrana é bem absorvida por via oral e tem um perfil farmacocinético na maioria dos pacientes que permite a dosagem para profilaxia ou tratamento do TEV sem ajuste na maioria dos pacientes. A simplicidade dos regimes de dosagens sugere que dabigatrana seria uma opção atraente para pacientes com função renal e hepática normais. No entanto, ensaios clínicos normalmente excluíram aqueles com elevações graves das enzimas hepáticas e os pacientes com elevações dos níveis de creatinina inferiores a 30 mL/minuto.

A duração da anticoagulação ambulatorial para pacientes com EP continua a ser um assunto que gera muita controvérsia.[63,311-314] Muito da dificuldade em fazer recomendações definitivas sobre a duração da anticoagulação ambulatorial resulta da população diversificada que é afetada pelo processo de doença. A decisão de continuar ou suspender a terapia deve ser tomada individualmente e deve levar em conta fatores tais como a natureza do evento tromboembólico inicial (espontâneo ou associado a uma circunstância clínica definida), o tipo de evento inicial (trombose venosa profunda ou EP), a presença de uma predisposição em curso (clínica ou hereditária) e, possivelmente, a persistência da trombose venosa residual, conforme determinado por ultrassonografia ou níveis persistentemente altos de dímero D no sangue.[63,65,311-316]

Os pacientes com predisposição inicial claramente definida, cujos fatores de risco tromboembólicos iniciais tenham sido resolvidos e cujos resultados das cintilografias de V/Q e dos testes não invasivos dos membros inferiores tenham sido normalizados, provavelmente podem ser tratados com um curso de três meses de anticoagulação.[314] Esta máxima se justifica especialmente quando o tromboembolismo foi provocado pela cirurgia.[317] Os pacientes sem uma predisposição inicial claramente definida para tromboembolismo têm um risco de aproximadamente 30% a 50% de recorrência durante os 10 anos subsequentes.[318,319] Aqueles com grandes defeitos persistentes de perfusão pulmonar ou resultados anormais nos testes das extremidades inferiores provavelmente também podem ter maiores taxas de recorrência.[235,311,312] Embora o tema seja controverso, esses pacientes podem se beneficiar com um período indefinido de anticoagulação, mesmo que tal estratégia esteja associada com um risco aumentado de complicações hemorrágicas.[320] As circunstâncias clínicas em que períodos indefinidos de anticoagulação devem ser considerados com veemência incluem uma história de mais de um episódio de trombose venosa idiopática ou EP; a presença de certos fatores de risco irreversíveis adquiridos ou hereditários que predispõem muito o paciente a desenvolver TEV (câncer ativo, imobilização, síndrome do anticorpo antifosfolípide e deficiências hereditárias de antitrombina III, proteína C ou proteína S[321]); a presença de trombose venosa residual extensa ou a síndrome pós-trombótica; e a presença de defeitos extensos constatados por V/Q residual ou tomografia computadorizada ou hipertensão pulmonar. Embora a presença de mutação heterozigótica do fator V Leiden ou a mutação do gene da protrombina individualmente não pareçam aumentar substancialmente o risco absoluto de recorrência,[18] a presença de mutação homozigótica do fator V Leiden ou mutação heterozigótica do fator V Leiden em combinação com a mutação do gene para a protrombina parece ser associada com um risco aumentado de recorrência.[33]

Não existe um padrão para repetir o teste não invasivo de veias profundas dos membros inferiores ou dos pulmões no momento em que é prevista a descontinuação da terapia anticoagulante. Embora as implicações de custo possam ser substanciais, tal abordagem seria benéfica no estabelecimento de um novo estudo basal que possa ser usado para a comparação no caso de haver suspeita de recorrência do evento tromboembólico e na identificação de pacientes com obstrução vascular pulmonar em grau suficiente para colocá-los em risco para o desenvolvimento de hipertensão pulmonar tromboembólica crônica.

Em relação à "intensidade" da terapia anticoagulante pós-embólica, o intervalo terapêutico recomendado para o INR na maioria dos pacientes com TEV é 2 a 3. É controverso se pacientes com a síndrome antifosfolípide devem ser uma exceção a essa regra, porque uma análise retrospectiva sugeriu que um INR de 3 a 4 foi considerado mais eficaz na redução das taxas de recorrência do que um INR menor que 3.[322] No entanto, experimentações randomizadas subsequentes ao tratamento de pacientes com a síndrome antifosfolípide mostraram que um INR padrão alvo de 2 a 3 era tão eficaz como a faixa de variação alvo maior.[323,324] Em pacientes com um anticoagulante lúpico, nos quais o INR basal pode ser elevado, o INR pode não refletir fielmente o nível de anticoagulação. Nesses pacientes, o uso de testes que são insensíveis para o anticoagulante lúpico, tais como o tempo de protrombina-proconvertina ou o ensaio de X fator cromogênico, tem sido recomendado.[325]

Ensaios de avaliação da eficácia da anticoagulação de baixa intensidade (mantendo o INR em um intervalo de 1,5 a 2) após um período de anticoagulação padrão de 3 a 6 meses têm demonstrado que esta abordagem é superior ao placebo, mas menos eficaz do que a terapia padrão, sem uma redução considerável das complicações hemorrágicas.[326,327]

A aspirina é uma outra alternativa para a terapia prolongada do tromboembolismo venoso sem provocação em pacientes que tenham concluído o curso padrão (agudo e vários meses de seguimento) da anticoagulação. No entanto, sua eficácia na prevenção da recorrência foi variável em ensaios clínicos e substancialmente menor do que o que se observa com a varfarina. Em um ensaio, a aspirina reduziu moderadamente (mas não eliminou) a taxa de recorrência,[328] mas, em outro ensaio realizado de forma similar, ela não reduziu significativamente a recorrência.[329] Em ambos os ensaios, porém, a aspirina não aumentou sensivelmente o risco de sangramento. Além disso, os benefícios da aspirina em outras causas cardiovasculares de morbidade e mortalidade (acidente vascular cerebral, infarto do miocárdio etc.)[329] tornam essa substância uma opção atraente para pacientes com tromboembolismo venoso sem provocação, que não são candidatos para formas mais eficazes de anticoagulação prolongada.

RESOLUÇÃO *VERSUS* PERSISTÊNCIA DE TROMBOEMBOLISMO

Depois de uma EP, o material embólico nas artérias pulmonares pode se resolver pela fibrinólise ou ser remodelado em cicatrizes organizadas. A extensão da remodelação e a severidade da obstrução vascular resultante variam de um paciente para outro; em alguns, a perfusão pulmonar é restaurada rapidamente,[96] embora a resolução na primeira semana seja geralmente incompleta. A remodelação embólica provavelmente continua em um ritmo mais lento nos 1 a 2 meses seguintes.[330,331] Os defeitos residuais comumente persistem além desse período, sugerindo que os êmbolos tenham sido remodelados em cicatrizes vasculares permanentes.[69,90-95,332-334]

Embora o mecanismo não seja bem compreendido, a restauração da perfusão pulmonar é frequentemente incompleta.[335-346] Defeitos de perfusão persistente estão associados com sintomas respiratórios,[339] hipoxemia,[335,340,346] déficits das trocas gasosas,[340,347,348] intolerância aos exercícios[349] e outras graves consequências clínicas.[335,339,340,346-350] Os defeitos de perfusão persistente também estão associados com piora da classificação de dispneia segundo os índices da *New York Heart Association*, aumento da pressão da artéria pulmonar e um risco significativamente maior de hipertensão pulmonar tromboembólica crônica.[98]

HIPERTENSÃO PULMONAR TROMBOEMBÓLICA CRÔNICA

Em uma pequena porcentagem de pacientes, estima-se que representam cerca de 0,4% a 3,8% dos 450.000 pacientes que sobrevivem a um evento de embolia pulmonar a cada ano nos Estados Unidos, a embolia não se resolve e a obstrução residual é suficiente para causar hipertensão pulmonar persistente.[351-358]

A maioria dos pacientes que se apresentam com hipertensão pulmonar tromboembólica crônica foi previamente diagnosticada com embolia pulmonar aguda ou TVP e suas apresentações (p. ex., carga embólica, estabilidade clínica) parecem indistinguíveis de pacientes que realmente apresentam a resolução de seus êmbolos agudos.[351] Um estudo prospectivo de pacientes que se apresentaram com EP revelou que, além do tamanho da EP inicial, fatores como EP recorrente, EP idiopática e EP em uma idade jovem foram associados com um risco elevado de hipertensão pulmonar tromboembólica crônica.[359] Outros fatores clínicos associados com hipertensão pulmonar tromboembólica crônica são tensão do coração direito (p. ex., pressões sistólicas da artéria pulmonar > 50 mm Hg) durante a EP aguda,[97,359] idade avançada,[359] esplenectomia prévia,[360, 361] a presença de uma derivação ventriculoatrial para o tratamento da hidrocefalia[360,361] e uma variedade de doenças inflamatórias crônicas (p. ex., osteomielite, doença inflamatória intestinal).[360,361] Um número de achados laboratoriais também foi associado à hipertensão pulmonar tromboembólica crônica, o mais proeminente deles é o anticoagulante lúpico, que foi relatado em 10% a 50% destes pacientes.[362,363] Níveis plasmáticos elevados de fator VIII,[364] lipoproteína (a)[365] e mesmo grupos sanguíneos não-S[366] têm uma associação estatística com o desenvolvimento de hipertensão pulmonar tromboembólica crônica após uma EP aguda. No entanto, a prevalência de outras tendências trombofílicas, como a mutação do fator V Leiden, deficiência de anti-trombina III, proteína C e proteína S, não parece ser maior nesses pacientes do que a encontrada na população normal.

Apesar das associações epidemiológicas, o mecanismo subjacente ao desenvolvimento de hipertensão pulmonar tromboembólica crônica permanece sem ser esclarecido.[367] Um subconjunto de pacientes parece ter uma resistência intrínseca à fibrinólise.[368] A resistência está associada com anormalidades no fibrinogênio que alteram a sua estrutura molecular.[369,370] Tais alterações no fibrinogênio provavelmente deformam e desorganizam as redes de polímeros de fibrina, tornando-as assim mais resistentes à fibrinólise e talvez estimulando a remodelação dos tromboêmbolos em cicatrizes.

Em cerca de metade dos pacientes, a tromboembolia pulmonar aguda inicial não é clinicamente reconhecida.[371] O diagnóstico de hipertensão pulmonar tromboembólica geralmente não é feito até que o grau de hipertensão pulmonar seja avançado. Como resultado, a evolução hemodinâmica exata da doença não foi totalmente estabelecida.[372] A extensão da obstrução vascular pulmonar parece ser um determinante importante do início da doença, com a participação de mais de 40% do leito vascular pulmonar presente na maioria dos pacientes. A progressão hemodinâmica em certos pacientes pode envolver a recorrência tromboembólica ou a trombose *in situ* da artéria pulmonar. No entanto, a progressão hemodinâmica em muitos pacientes parece envolver o desenvolvimento de uma arteriopatia pulmonar hipertensiva, semelhante ao que é encontrado em outras causas de hipertensão pulmonar secundária.[373] Esta suposição é apoiada por várias linhas de evidências: uma correlação pobre entre o grau de obstrução anatômica central e o grau de hipertensão pulmonar; progressão hemodinâmica documentada na ausência de eventos embólicos recorrentes ou evidências de trombose *in situ* da artéria pulmonar; e histopatologia demonstrando alterações arteriopáticas nos vasos de resistência nos sistemas vasculares pulmonares envolvidos e sem envolvimento.

A sobrevivência sem intervenção é baixa e proporcional ao grau de hipertensão pulmonar no momento do diagnóstico. Em um estudo, a taxa de sobrevivência de 5 anos foi de 30% quando a pressão média da artéria pulmonar excedia 40 mm Hg e 10% quando excedia 50 mm Hg.[374] Em outro estudo, uma pressão média da artéria pulmonar acima de 30 mm Hg pareceu servir como um valor limiar indicativo de um mau prognóstico.[375]

DIAGNÓSTICO

Talvez o aspecto mais importante de lidar com este grupo de pacientes seja a abordagem adequada para seu reconhecimento.[376] A dispneia progressiva é uma queixa comum para todos os pacientes com hipertensão pulmonar tromboembólica crônica. Mais tarde no curso da doença, dor no peito aos esforços, síncope ou quase síncope ou edema nos membros inferiores podem se desenvolver.

Apesar de um histórico de tromboembolismo documentado poder não estar presente, muitos pacientes podem fornecer uma história consistente com um evento embólico agudo. Eles podem descrever um episódio de "pleurisia", "tensão muscular" nas extremidades inferiores ou "pneumonia" atípica prolongada ou podem descrever uma internação ou procedimento cirúrgico do qual nunca se recuperaram. Não é surpreendente o relato de que um episódio de TEV não foi diagnosticado, ou foi mal diagnosticado, porque a trombose venosa e a EP são muitas vezes negligenciadas.[377]

O diagnóstico é comumente tardio, particularmente na ausência de uma história aguda de TEV. A dispneia progressiva e a intolerância aos exercícios muitas vezes são atribuídas a doença arterial coronariana, miocardiopatia, doença intersticial pulmonar, asma, falta de condicionamento ou dispneia psicogênica. Portanto, uma anormalidade do leito vascular pulmonar deve ser considerada em qualquer paciente com dispneia em que não possa ser definida uma etiologia definitiva. Mais tarde no curso da doença, o paciente pode sentir dor no peito aos esforços, pré-síncope ou síncope devido a presença de hipertensão pulmonar grave e a incapacidade de um ventrículo direito comprometido para atender às demandas de débito cardíaco.

Os achados do exame físico podem ser sutis precocemente no curso da doença, contribuindo assim para este atraso no diagnóstico. Antes do desenvolvimento da hipertrofia ventricular direita significativa ou insuficiência ventricular direita evidente, as anormalidades ao exame físico podem ser limitadas a um estreitamento do S2 ou a uma acentuação sutil de seu componente pulmonar. Mais tarde no curso da doença, achados óbvios, tais como uma agitação do ventrículo direito, distensão venosa jugular, pulsações venosas de onda a e onda v proeminentes, divisão fixada de S2, um S3 do ventrículo direito, sopros de regurgitação tricúspide ou insuficiência pulmonar, hepatomegalia e ascite podem desenvolver-se. O edema periférico, um resultado da obstrução crônica do fluxo de saída venosa da extremidade inferior ou insuficiência ventricular direita, podem estar presentes.

Uma constatação física exclusiva em certos pacientes com doença tromboembólica crônica é a presença de sopros de fluxo sobre os campos pulmonares.[378] Esses frêmitos sutis, que parecem se originar de fluxo turbulento através de trombos parcialmente obstruídos ou recanalizados, são agudos e de caráter de sopro, auscultados sobre os campos pulmonares, ao invés do precórdio, acentuados durante a inspiração e frequentemente auscultados apenas durante os períodos de respiração presa. Esses frêmitos não foram descritos na hipertensão pulmonar primária, a possibilidade diagnóstica concorrente mais comum.

A intenção da avaliação diagnóstica é determinar a presença e o grau de hipertensão pulmonar, definir sua etiologia e, se a doença tromboembólica de grandes vasos estiver presente, determinar se ela está acessível à intervenção cirúrgica. Os resultados dos testes laboratoriais padrão são inespecíficos,

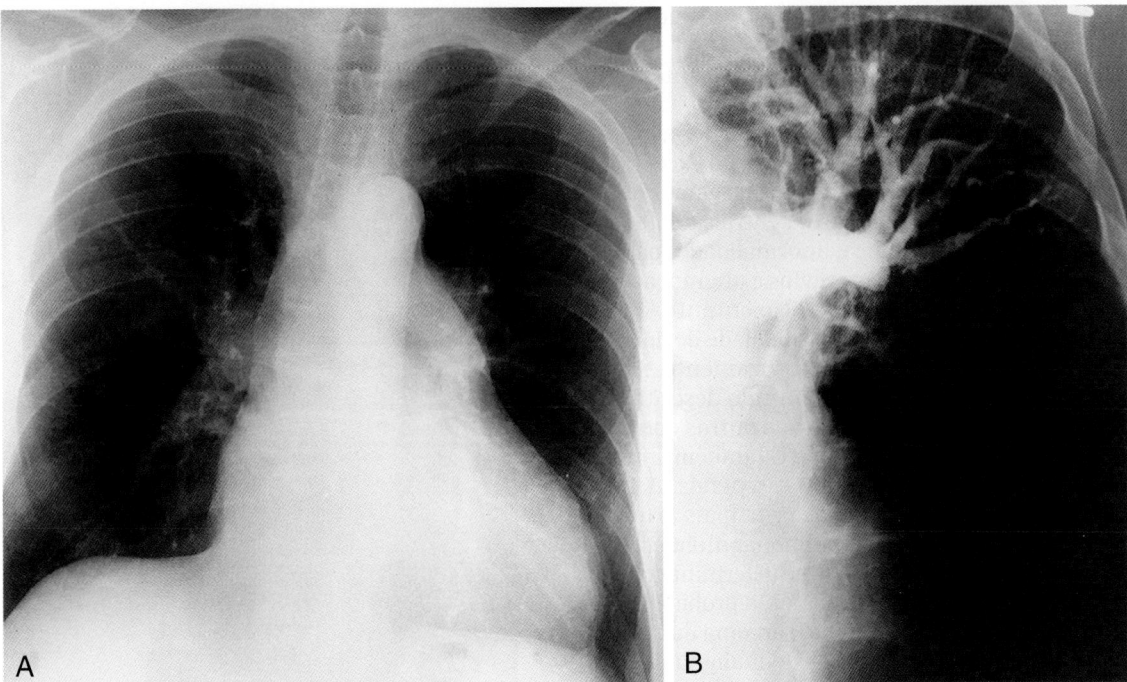

Figura 57-10 Radiografia de tórax em um paciente com hipertensão pulmonar tromboembólica crônica. A, Observe a assimetria das artérias pulmonares centrais, ausência da artéria pulmonar esquerda descendente, oligemia do lobo inferior esquerdo e opacidade periférica que representa infarto prévio. **B,** Angiografia no mesmo paciente demonstra completa oclusão proximal da artéria pulmonar esquerda decrescente.

dependendo do ponto na história natural da doença em que são obtidos e refletem as consequências hemodinâmicas e das trocas gasosas da obstrução tromboembólica e da disfunção cardíaca que os acompanha.

A radiografia de tórax, embora muitas vezes normal, pode demonstrar resultados que sejam sugestivos do diagnóstico.[379] O alargamento de ambas as principais artérias pulmonares ou a assimetria no tamanho das artérias pulmonares centrais são alterações que podem estar presentes (Fig. 57-10). Áreas de hipoperfusão ou hiperperfusão podem estar presentes. Também pode haver evidências de doença pleural antiga, unilateralmente ou bilateralmente. O contorno cardíaco pode refletir alargamento evidente atrial direito ou ventricular direito; mais frequentemente, hipertrofia e alargamento ventricular direito são sugeridos apenas na imagem lateral pela invasão do espaço retroesternal normalmente vazio.

Precocemente no curso da doença, achados eletrocardiográficos podem ser normais. Mais adiante no curso, o eletrocardiograma demonstra evidências de hipertrofia ventricular direita. As provas de função pulmonar, realizadas para avaliar a dispneia do paciente, estão frequentemente dentro dos limites de normalidade. A maioria dos pacientes tem uma redução da capacidade de difusão em respiração única para o monóxido de carbono; no entanto, um valor normal não exclui o diagnóstico. Aproximadamente 20% dos pacientes demonstram um defeito restritivo de leve a moderado, devido em parte à presença de cicatrizes parenquimatosas relacionadas ao infarto.[380] No entanto, o grau de defeito por espirometria é quase sempre desproporcional às anormalidades de trocas gasosas do paciente, queixas sintomáticas e grau de hipertensão pulmonar.

Em termos de achados de trocas gasosas, o PO_2 arterial pode ficar dentro dos limites de normalidade. No entanto, a diferença de PO_2 alveolar-arterial tipicamente é ampliada e a maioria dos pacientes tem um declínio no PO_2 arterial com a prática de exercícios. A ventilação no espaço morto é muitas vezes maior em repouso e piora com os exercícios. A ventilação-minuto é normalmente elevada como resultado desta ventilação de espaço morto aumentada.[381]

A ecocardiografia comumente fornece as evidências objetivas iniciais de que a hipertensão pulmonar está presente. Uma vez que tenha sido estabelecido o diagnóstico de hipertensão pulmonar, é essencial que se faça a determinação de se ela é originada de anormalidades dos vasos de pequeno calibre, de resistência ou da obstrução tromboembólica crônica, central.

O exame da V/Q pulmonar parece fornecer um meio excelente, não invasivo de distinguir entre a hipertensão pulmonar tromboembólica potencialmente operável de grandes vasos e a hipertensão pulmonar de vasos de pequeno calibre.[382,383] Na doença tromboembólica crônica, pelo menos um defeito (e, mais comumente, vários) segmentar ou maior de V/Q incompatível está presente. Na hipertensão pulmonar primária, os exames da perfusão são normais ou apresentam uma aparência "mosqueada" caracterizada por defeitos subsegmentares. Outros transtornos que levam à hipertensão pulmonar podem estar associados com defeitos segmentares ao exame da perfusão, incluindo doença veno-oclusiva pulmonar, sarcoma da artéria pulmonar, fibrose mediastinal e vasculites de grandes vasos.[384] É importante reconhecer que V/Q muitas vezes subestima a real extensão da obstrução vascular pulmonar central.[385] Os canais através de lesões de obstrução centrais ou fluxo parcial ao redor deles, um resultado dos padrões complexos de organização e recanalização que ocorrem após um evento embólico, permitem que o agente isótopo marcador atinja a periferia do pulmão. Dependendo da distribuição do fluxo, estas áreas podem aparecer normais ou como "zonas cinzentas" com hipoperfusão relativa. Portanto, o exame de V/Q, embora capaz de sugerir a presença potencial de obstrução tromboembólica crônica, é incapaz de determinar a amplitude, a localização ou a extensão proximal da doença, informações críticas para a questão da acessibilidade cirúrgica.

O papel do exame por TC na avaliação de pacientes com doença tromboembólica crônica está evoluindo.[386,387] Uma variedade de anormalidades à TC foi descrita: material tromboembólico crônico, localizado em uma posição excêntrica dentro das artérias pulmonares centrais, alargamento do ventrículo direito, artérias pulmonares centrais dilatadas, fluxo colateral da artéria brônquica, anormalidades parenquimais consistentes com infartos prévios e atenuação em mosaico do parênquima pulmonar.[388] No entanto, a ausência desses achados não exclui a possibilidade de doença tromboembólica crônica acessível cirurgicamente. Além disso, a presença de trombo central tem sido descrita em casos de hipertensão pulmonar primária e outras doenças pulmonares crônicas.[389] O exame por TC também é incapaz de fornecer dados hemodinâmicos essenciais. A TC é particularmente útil na avaliação das principais artérias pulmonares e da obstrução vascular pulmonar unilateral ou predominantemente unilateral, conforme determinado pela análise da V/Q.[388] Sob essas circunstâncias, a probabilidade de outras hipóteses de diagnóstico como sarcoma da artéria pulmonar (Fig. 54-5), vasculite, condição maligna e fibrose mediastinal é aumentada. A TC também tem um papel, juntamente com os testes fisiológicos, ajudando a avaliar o *status* do parênquima pulmonar em pacientes com doença pulmonar obstrutiva ou restritiva coexistente.

O cateterismo do coração direito e a angiografia pulmonar são essenciais para designar o grau de hipertensão pulmonar, excluir diagnósticos concorrentes e definir a acessibilidade cirúrgica das lesões trombóticas obstrutivas. Se as medidas hemodinâmicas em repouso demonstram apenas graus modestos de hipertensão pulmonar, as medições devem ser obtidas após um curto período de exercícios. Em pacientes com obstrução tromboembólica crônica suficiente para abolir os mecanismos compensatórios normais, aumentos do débito cardíaco relacionados aos exercícios serão acompanhados por uma elevação quase linear da pressão da artéria pulmonar. Os achados angiográficos na doença tromboembólica crônica têm pouca semelhança com os defeitos intraluminais definidos agudamente, diagnósticos de embolia aguda.[390] Cinco padrões angiográficos distintos que se correlacionam com o achado de material tromboembólico organizado no momento da tromboendarterectomia têm sido descritos (Fig. 57-11): (1) defeitos de bolsa, (2) reticulações ou bandas da artéria pulmonar, (3) irregularidades da túnica íntima, (4) estreitamento abrupto das principais artérias pulmonares e (5) obstrução dos vasos lobares ou segmentares em seu ponto de origem, com ausência total de fluxo sanguíneo para os segmentos pulmonares perfundidos normalmente pelos referidos vasos.

Embora a angiografia pulmonar geralmente conclua a sequência diagnóstica e confirme a acessibilidade cirúrgica, estudos adjuvantes podem ser necessários para excluir diagnósticos concorrentes. A TC de tórax pode ser útil para determinar se um processo do mediastino (p. ex., fibrose mediastinal, condição maligna) é responsável pelos resultados angiográficos e, em casos selecionados, para definir a extensão e a acessibilidade dos trombos obstrutivos. A aortografia do arco pode ser útil se uma arterite estiver sendo considerada.[391]

As principais condições das quais deve distinguir-se a hipertensão pulmonar tromboembólica incluem hipertensão

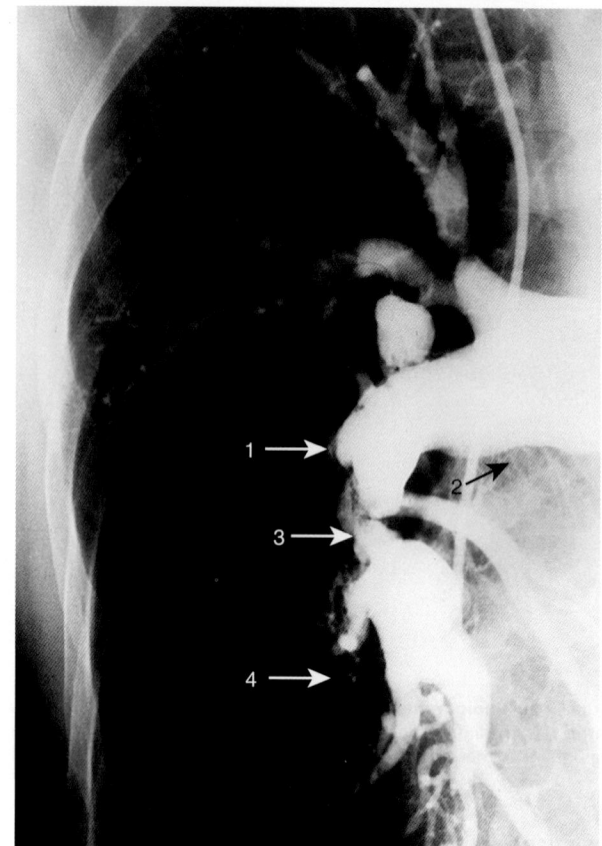

Figura 57-11 Angiografia pulmonar do lado direito em um paciente com hipertensão pulmonar tromboembólica crônica. Muitos dos achados angiográficos clássicos associados com esta doença estão presentes, incluindo defeitos de bolsas (*seta 1*), irregularidade da túnica íntima (*seta 2*), reticulados da artéria pulmonar (*seta 3*) com dilatação pós-estenótica e obstrução completa (*seta 4*) ao fluxo do lobo médio direito e várias artérias segmentares lobares inferiores.

pulmonar primária e outras formas de hipertensão pulmonar secundária, tais como fibrose mediastinal com obstrução arterial ou venosa pulmonar, hipertensão pulmonar associada com defeitos congênitos do septo atrial ou ventricular, estenoses congênitas de ramo da artéria pulmonar, agenesia da artéria pulmonar, tumores decorrentes ou obstruintes das artérias pulmonares centrais e arterite de Takayasu. As abordagens diagnósticas padrão discutidas anteriormente, realizadas de preferência em um centro de experiência no manejo da hipertensão pulmonar, são capazes de excluir a maioria desses diagnósticos concorrentes.

TRATAMENTO

Para pacientes que sofrem de hipertensão pulmonar tromboembólica crônica, a decisão de proceder à tromboendarterectomia pulmonar baseia-se tanto nos fatores objetivos quanto subjetivos, que são cuidadosamente definidos durante a avaliação pré-operatória.[392] A tromboendarterectomia pulmonar é considerada em pacientes sintomáticos com comprometimento hemodinâmico ou ventilatório em repouso ou ao exercício. A resistência vascular pulmonar média em pacientes submetidos à cirurgia é tipicamente 800 a 1.000 dina seg cm^{-5}, com uma faixa de variação de 300 a 2.000 dina seg cm^{-5}.[372] Pacientes na faixa inferior de comprometimento hemodinâmico pulmonar incluem aqueles com envolvimento limitado a uma artéria pulmonar principal, aqueles com expectativas de estilo de vida vigoroso, nos quais o espaço morto amplo e as demandas ventilatórias-minuto são incapacitantes, e aqueles que vivem em grandes altitudes. A tromboendarterectomia também é considerada em pacientes com hemodinâmica pulmonar normal ou quase normal, em repouso, que desenvolvem níveis significativos de hipertensão pulmonar com os exercícios. Se a cirurgia for adiada em pacientes com esse perfil hemodinâmico, o monitoramento cuidadoso é recomendado, para detectar se a hipertensão pulmonar irá progredir.

A localização e a extensão da obstrução tromboembólica proximal são os fatores determinantes mais críticos da capacidade de realizar a cirurgia. Os trombos oclusivos devem envolver as artérias segmentares proximais, principais ou lobares. Aquelas que se originam mais distalmente não são passíveis de tromboendarterectomia com as técnicas cirúrgicas atuais. Em termos de extensão, as conclusões anatômicas e hemodinâmicas devem ser interpretadas em conjunto. Um resultado hemodinâmico aceitável no pós-operatório requer que o comprometimento hemodinâmico pré-operatório seja compatível com a magnitude do material tromboembólico acessível cirurgicamente, determinado pela angiografia. Essa determinação é fundamental. Se o componente principal do comprometimento hemodinâmico pré-operatório derivar de doença cirurgicamente inacessível ou da resistência conferida por arteriopatia em um vaso de pequeno calibre, secundário, a hipertensão pulmonar residual estará presente no pós-operatório. Dependendo da extensão da hipertensão pulmonar no pós-operatório, este resultado pode estar associado com consequências negativas de curto e longo prazo.

A única contraindicação absoluta para a tromboendarterectomia é a presença de doença pulmonar subjacente grave, seja obstrutiva ou restritiva. A tromboendarterectomia nessa população pode melhorar o perfil hemodinâmico, mas pode ter pouco efeito sobre o comprometimento ventilatório. Idade avançada, insuficiência grave do ventrículo direito e a presença da doença colateral influenciam a avaliação dos riscos, mas não representam contraindicações absolutas ao procedimento, se o alívio esperado da hipertensão pulmonar melhorará a qualidade e a duração da vida. Pacientes jovens com até 16 anos e velhos até de 84 anos de idade, bem como aqueles com condições comórbidas complexas, submeteram-se com sucesso ao procedimento.

Antes da cirurgia, várias outras questões essenciais devem ser consideradas. É importante que o paciente esteja protegido contra a recorrência embólica, tanto de longo prazo quanto durante o período perioperatório de alto risco. Portanto, um filtro de veia cava inferior deve ser colocado antes da cirurgia, a menos que haja uma fonte óbvia de embolia fora das extremidades inferiores ou da pelve. Para aqueles em risco de doença arterial coronariana, a angiografia coronária é realizada de rotina antes da cirurgia, geralmente no momento do cateterismo cardíaco direito e da angiografia pulmonar. A enxertia com revascularização da artéria coronária, se necessária, pode ser executada com segurança no momento da tromboendarterectomia.[392]

A esternotomia com *bypass* cardiopulmonar e períodos de parada circulatória representa o procedimento de escolha.[393] Essa abordagem permite o acesso a ambas as artérias pulmonares e garante a remoção mais completa do material cronicamente obstrutivo.[394] Uma abordagem de esternotomia também fornece exposição adequada para os procedimentos adicionais que precisam ser executados. Em uma revisão de 1.190 pacientes submetidos à tromboendarterectomia, 90 pacientes (7,6%) necessitaram de tal procedimento combinado exclusivo de fechamento solitário de um forame oval patente, que é realizado em aproximadamente 30% dos procedimentos de tromboendarterectomia.[392] O uso de revascularização cardiopulmonar permite períodos de parada circulatória completa, que fornecem um campo operatório exangue essencial para as dissecções lobares e segmentares meticulosas.

A tromboendarterectomia tem pouca semelhança com a embolectomia pulmonar aguda. A neoíntima na doença tromboembólica crônica é enganosa e muitas vezes não é facilmente reconhecível como trombo crônico. O procedimento é uma endarterectomia verdadeira que requer dissecção cuidadosa do material endotelializado crônico da íntima nativa para restaurar a patência arterial pulmonar. Uma experiência considerável é exigida pela equipe cirúrgica para identificar o plano cirúrgico correto e remover as extensões de nível segmentar da obstrução mais proximal (Fig. 57-12). A não observância desses princípios resulta em uma evolução hemodinâmica inadequada.

Durante o desenvolvimento e as primeiras experiências com este procedimento, a mortalidade era relacionada a muitas causas. Atualmente, as principais causas de morte têm sido relacionadas ao edema pulmonar de reperfusão e hipertensão pulmonar pós-operatória residual e à insuficiência do ventrículo direito em pacientes nos quais a tromboendarterectomia pulmonar não foi capaz de alcançar melhoras consideráveis na hemodinâmica pulmonar.[394]

Embora a hemodinâmica pulmonar possa melhorar imediatamente, o curso pós-operatório pode ser complexo. Além das complicações comuns a outras formas de cirurgia cardíaca (p. ex., arritmias, atelectasia, infecção da ferida, efusões pericárdicas, delírio), pacientes submetidos à tromboendarterectomia pulmonar frequentemente experimentam duas complicações únicas capazes de prejudicar significativamente a troca gasosa: edema pulmonar de reperfusão e "roubo" da artéria pulmonar.[395,396]

O roubo da artéria pulmonar (Fig. 57-13) representa uma redistribuição pós-operatória do fluxo sanguíneo arterial

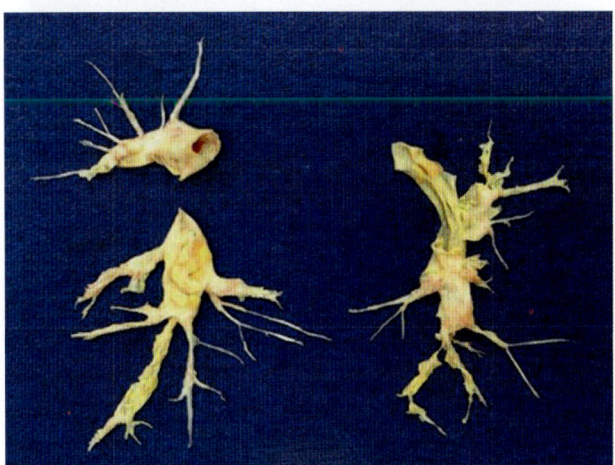

Figura 57-12 Amostras obtidas no momento da tromboendarterectomia pulmonar. Além de obstrução tromboembólica central, note várias extensões segmentares. A incapacidade de remover essas extensões distais adequadamente resultará em um resultado hemodinâmico inadequado. (Reproduzido de Marshall PS, Kerr KM, Auger WR: Chronic thromboembolic pulmonary hypertension. *Clin Chest Med* 34:779-797, 2013. Fig. 5.)

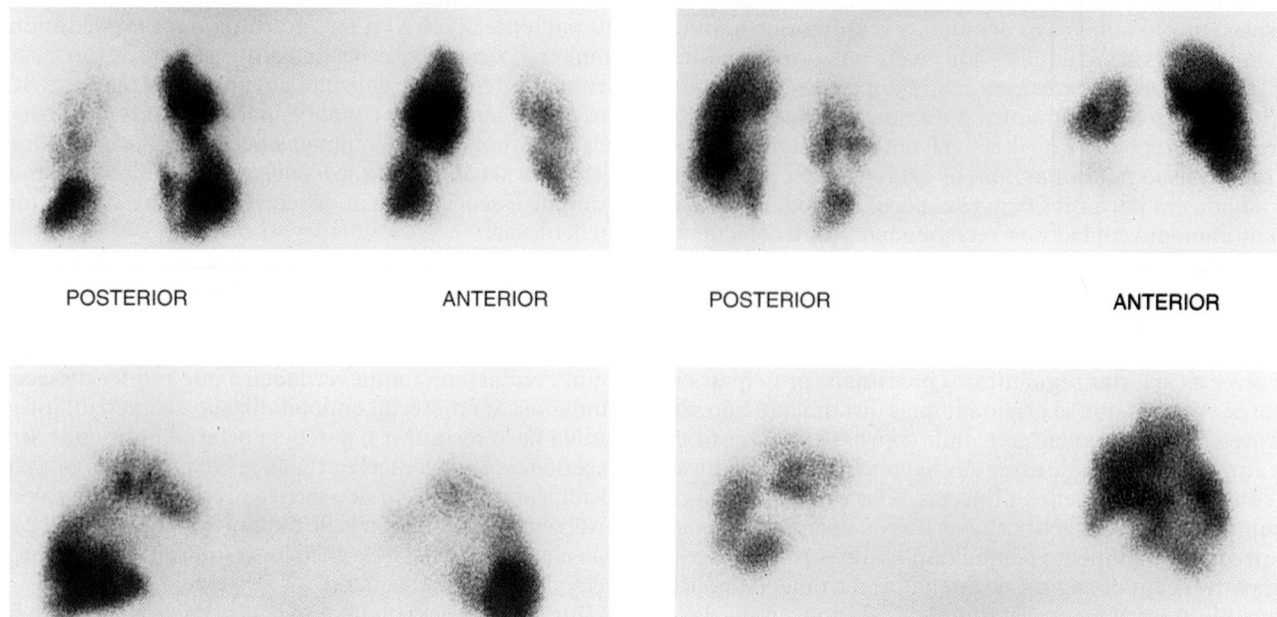

Figura 57-13 Os exames de perfusão mostram "roubo" da artéria pulmonar. À esquerda, o exame de perfusão pré-operatório demonstra fluxo mínimo para o pulmão esquerdo. À direita, o exame de perfusão obtido no início do período pós-operatório demonstra reversão drástica de fluxo com "roubo" vascular do pulmão direito. Equilíbrio e normalização do fluxo ao longo do tempo é a regra.

pulmonar para longe de segmentos anteriormente bem perfundidos e em segmentos recém-endarterectomizados. O seguimento de longo prazo demonstrou que o roubo vascular pulmonar se resolve sozinho na maioria dos pacientes.[397] O edema pulmonar de reperfusão parece representar uma forma de lesão de alta permeabilidade pulmonar que é limitado às áreas do pulmão nas quais as obstruções tromboembólicas proximais tenham sido removidas (Fig. 57-14). Ele pode aparecer até 72 horas após a cirurgia e é altamente variável em gravidade, variando desde uma forma leve de edema, resultando em hipoxemia no pós-operatório, até uma complicação aguda hemorrágica e fatal. Quando associado com o roubo da artéria pulmonar, o edema pulmonar de reperfusão pode representar um desafio significativo em termos de trocas gasosas no pós-operatório. O fluxo sanguíneo pulmonar é direcionado para áreas edematosas, incompatíveis do pulmão que contribuem mal para a troca gasosa. O manejo do edema de reperfusão, tal como acontece com outras formas de lesão pulmonar aguda, é favorável.

Embora os números exatos não estejam disponíveis, aproximadamente 5.000 a 6.000 procedimentos de tromboendarterectomia foram realizados em todo o mundo, com 3.000 desses casos sendo realizados na Universidade da Califórnia, San Diego. Em séries relatadas de pacientes submetidos à tromboendarterectomia desde 1999, as taxas de mortalidade hospitalar variaram entre 4,4% e 21,4%.[394,398-402] Em uma atualização da experiência da Universidade da Califórnia, em San Diego, a taxa de mortalidade para os últimos 500 pacientes foi de 2,2%.[403] Os fatores específicos que afetam a mortalidade perioperatória não foram completamente definidos. Vários estudos têm sugerido que o *status* de classe funcional IV da *New York Heart Association*, idade acima de 70 anos, a severidade da resistência vascular pulmonar pré-operatória, a presença de insuficiência ventricular direita, manifestada por altas pressões atriais do lado direito, detalhes do manejo pós-operatório e talvez a duração da hipertensão pulmonar possam influenciar negativamente a evolução do quadro. Também é razoável sugerir que possa existir uma forte relação entre o volume de procedimentos realizados e os resultados, como ficou demonstrado com outros procedimentos cirúrgicos de alto risco.[404] No caso

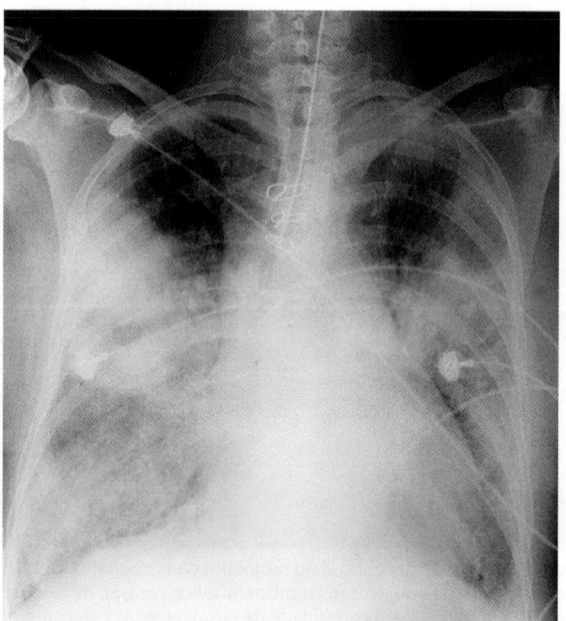

Figura 57-14 Radiografia de tórax mostrando edema pulmonar de reperfusão no pós-operatório. Somente os lóbulos superiores, dos quais nenhum material tromboembólico foi dissecado, são poupados.

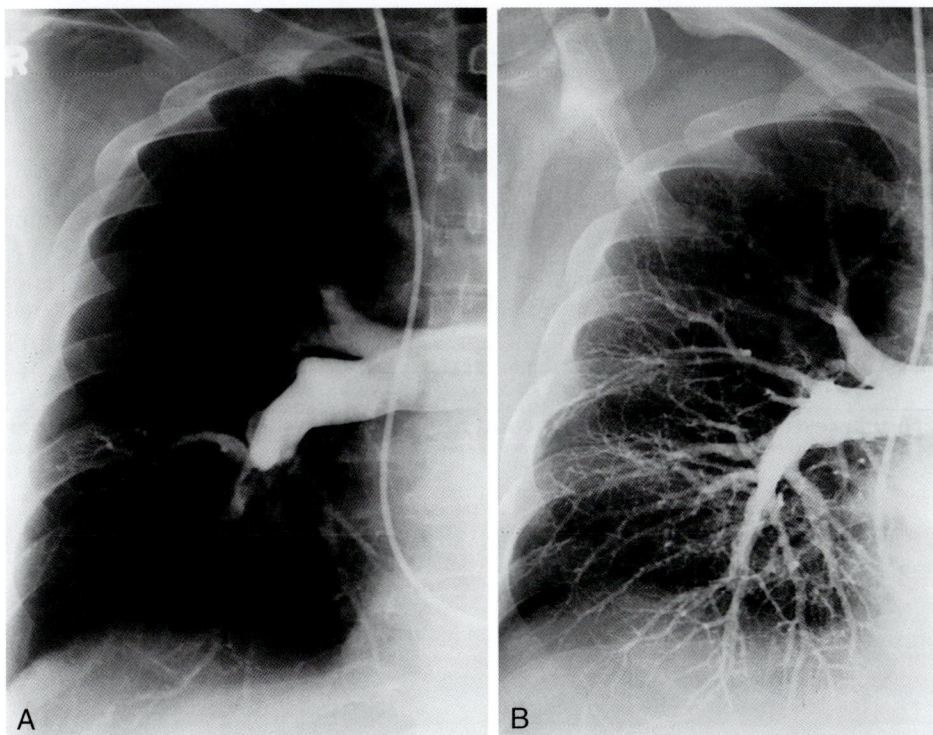

Figura 57-15 Angiografia pulmonar antes e depois da tromboendarterectomia. A, Angiografia pulmonar pré-operatória mostrando obstrução tromboembólica, envolvendo as artérias do lóbulo direito superior, médio e inferior. **B,** Angiografia pós-operatória mostrando a quase normalização do fluxo. Esta melhora angiográfica foi acompanhada por uma melhora hemodinâmica correspondente.

de tromboendarterectomia, isto pode estar relacionado a consistência de avaliação do paciente, experiência cirúrgica, fornecimento uniforme de cuidados pós-operatórios e a presença de recursos dedicados para lidar com as complicações pós-operatórias. Se este for comprovadamente o caso, dever-se-ia considerar muito a realização do procedimento em um número limitado de centros de referência.

Dado que é conhecido sobre a história natural da doença e a natureza progressiva da hipertensão pulmonar associada com ela, estas descobertas sugerem que esse encaminhamento precoce seja preferível ao tardio, a menos que exista a possibilidade de um evento embólico recente. Nestas circunstâncias, recomenda-se um período de seis a oito semanas de terapia convencional para permitir a resolução ideal do trombo. Para além deste período, uma melhora ainda maior do nível de hipertensão pulmonar não pode ser alcançada com a terapia clínica isolada.[97]

Entre os sobreviventes de tromboendarterectomia, a restauração da patência da artéria pulmonar resulta numa melhora hemodinâmica imediata e drástica (Fig. 57-15). Em séries publicadas, a redução média da resistência vascular pulmonar tem se aproximado de 70% e uma resistência vascular pulmonar na faixa de 200 a 350 dina seg cm^{-5} pode ser alcançada. Os resultados hemodinâmicos em longo prazo de sintomáticos foram igualmente dramáticos. Muitos pacientes são restaurados à atividade normal, a maioria retorna ao estado funcional classe I e essencialmente todos melhoraram pelo menos um grau na classificação de deficiência cardíaca.[405-407] A anticoagulação é continuada ao longo da vida, a fim de prevenir a recorrência. Aproximadamente 10% a 15% dos pacientes submetidos à tromboendarterectomia terão níveis residuais de hipertensão pulmonar após o procedimento que têm sido associados com um resultado negativo em longo prazo. Uma opção terapêutica para pacientes que tenham sofrido tromboendarterectomia com um resultado hemodinâmico inadequado e para aqueles não considerados candidatos para tromboendarterectomia é o transplante de pulmão. Os resultados preliminares sugerem que pacientes que não são considerados candidatos à tromboendarterectomia e aqueles com hipertensão pulmonar residual após o procedimento podem se beneficiar de tratamento médico, incluindo os prostanoides, antagonistas dos receptores de endotelina e inibidores da fosfodiesterase.[408-411] Epoprostenol tem sido utilizado no pré-operatório em pacientes com hipertensão arterial pulmonar tromboembólica crônica associada com comprometimento hemodinâmico grave e foi demonstrado que esse tratamento melhora o perfil hemodinâmico.[412] Se essa abordagem melhora a evolução ou diminui a incidência e a gravidade das complicações no pós-operatório ainda não foi determinado.

Dados observacionais limitados sugerem um papel potencial para a angioplastia percutânea por balão pulmonar em pacientes selecionados com hipertensão pulmonar tromboembólica crônica inoperável.[413-415] A angioplastia percutânea por balão traz consigo um risco significativo de lesão de reperfusão, embolia cerebral e sistêmica e perfuração da artéria pulmonar. Um estudo mais aprofundado é necessário, antes de a técnica ser utilizada fora de centros especializados.

Pontos-chave

- A embolia pulmonar decorrente de trombose venosa profunda é uma causa extremamente importante e ainda sub-reconhecida de morbidade e mortalidade.
- A morbidade e a mortalidade por embolia pulmonar serão reduzidas apenas pelo uso difundido de medidas

- profiláticas em populações em risco e por uma elevada suspeita clínica e conscientização da apresentação muitas vezes sutil e inespecífica da doença.
- O uso adequado dos anticoagulantes diminui o risco adicional de trombose e embolia recorrente. Agentes mais novos incluem inibidores diretos do fator Xa e da trombina.
- As incertezas remanescentes que necessitam de resolução incluem a estratificação de risco em pacientes com embolia confirmada; a escolha entre as opções de tratamento para pacientes com embolia pulmonar instável; a seleção de populações nas quais o manejo em ambulatório seja viável; e a previsão do risco para o desenvolvimento de hipertensão pulmonar tromboembólica crônica.
- A doença tromboembólica crônica pode se desenvolver em até 4% das pessoas com embolia pulmonar aguda. O reconhecimento é importante porque a tromboendarterectomia cirúrgica pode melhorar a hemodinâmica e a qualidade de vida. As opções menos invasivas, como a angioplastia percutânea, podem ter um papel em pacientes selecionados em centros especializados.

As Referências estão disponíveis exclusivamente no site www.elsevier.com.br/expertconsult

58 HIPERTENSÃO PULMONAR

KELLY CHIN, MD, MSCS • RICHARD N. CHANNICK, MD

INTRODUÇÃO	**SINTOMAS**	Terapias-alvo
EPIDEMIOLOGIA	**ACHADOS FÍSICOS**	Terapia de Combinação
PATOLOGIA	**DIAGNÓSTICO**	Transplante de Pulmão
PATOGÊNESE E ETIOLOGIA	Ecocardiograma	Estratégia Terapêutica Global
OUTRAS CONDIÇÕES DO GRUPO 1	Cateterismo Cardíaco	Sobrevida
Doença Veno-oclusiva Pulmonar	**TRATAMENTO E PROGNÓSTICO**	
Hipertensão Arterial Pulmonar associada a outras Condições	Terapias de Apoio	

INTRODUÇÃO

A hipertensão pulmonar manifesta-se como uma forma idiopática e como uma complicação de outras condições circulatórias relacionadas com aumentos da resistência vascular pulmonar, aumentos do fluxo sanguíneo arterial pulmonar e/ou elevação das pressões de enchimento do coração esquerdo. Cinco categorias principais de hipertensão pulmonar são reconhecidas e organizadas em grupos pela Organização Mundial de Saúde (OMS), com base em semelhanças em características clínicas e achados histológicos e fisiopatológicos (Tabela 58-1). Dentre essas categorias, a hipertensão pulmonar devido a doenças pulmonares e/ou hipoxemia (grupo 3) é discutida em detalhes no Capítulo 59 e a hipertensão pulmonar tromboembólica crônica (grupo 4) é discutida em detalhes no Capítulo 57. Este capítulo centra-se particularmente na *hipertensão arterial pulmonar* (HAP) e outras condições do grupo 1; principal grupo para o qual existem terapias específicas para as doenças.

A hipertensão pulmonar em geral não é incomum; ela é diagnosticada em mais de 2% de todos os pacientes que recebem alta em hospitais dos Estados Unidos e em até 9% dos ecocardiogramas realizados em centros de tratamento da comunidade.[1,2] A maioria dos diagnósticos de hipertensão pulmonar se relacionam com a doença cardíaca esquerda ou doença pulmonar, com apenas uma pequena fração sendo relacionada com a HAP (grupo 1) e hipertensão pulmonar tromboembólica crônica (grupo 4). A HAP idiopática em particular é rara, com uma incidência estimada de aproximadamente um caso por milhão e uma prevalência de sete casos por milhão.[3,4] Como os medicamentos de hipertensão pulmonar atuais específicos para as doenças são aprovados somente para HAP idiopática e outras condições do grupo 1 da OMS, conforme listado na Tabela 58-1, é fundamental para os médicos que realizam o tratamento ter um conhecimento aprofundado do diagnóstico diferencial e dos exames que são necessários para pacientes com suspeita de hipertensão pulmonar.

EPIDEMIOLOGIA

O que é agora chamado de HAP idiopática foi primeiramente descrito na autópsia por Romberg em 1891.[5] Pacientes com hipertensão pulmonar de causa desconhecida foram relatados com pouca frequência durante os 60 anos seguintes,[6] mas começaram a ser reconhecidos mais comumente após o advento do cateterismo cardíaco na década de 1940.[7,8]

A HAP idiopática foi inicialmente descrita como uma doença de mulheres jovens. O registro dos *National Institutes of Health*, realizado a partir de 1981 até 1988, informou a média de idade de 36 ± 15 anos com uma relação mulher-homem de 1,7:1,9 e outros registros — incluindo o mais recente registro REVEAL — que relataram proporções ainda mais elevadas de pacientes do sexo feminino para masculino.[4,10,11] No entanto, pacientes de ambos os sexos e de todas as idades são afetados e os pacientes mais velhos são reconhecidos com mais frequência, com média de idade de aproximadamente 50 anos, relatado em registros tanto dos Estados Unidos quanto da Europa.[10,11]

Pacientes com idade superior a 65 anos com HAP idiopática estão sendo reconhecidos com maior frequência atualmente do que no passado.[12,13] Apesar de a maioria desses pacientes ter hipertensão pulmonar secundária à doença cardíaca esquerda ou doença pulmonar, a HAP idiopática apresenta-se neste grupo etário. Os pacientes com HAP idiopática na faixa etária mais velha têm uma relação mais equilibrada de gênero (sexo feminino-para-masculino 1.2:1), anormalidades maiores na classe funcional basal e no *teste de caminhada de 6 minutos* (TC6M) e um pior prognóstico, apesar de ter uma baixa resistência vascular pulmonar no momento do diagnóstico (média de 8,3 unidades Wood *vs* 12 unidades Wood em pacientes mais jovens).[12]

PATOLOGIA

Wood, em 1958,[14] dividiu a hipertensão pulmonar em seis tipos: (1) *passiva*, como observada com o aumento da pressão venosa pulmonar devido ao aumento da pressão atrial ou ventricular esquerda; (2) *hipercinética*, causada pelo fluxo de sangue pulmonar aumentado; (3) *obstrutiva*, resultante de embolia pulmonar ou trombose; (4) *obliterativa*, manifestada por uma redução da capacidade vascular pulmonar; (5) *vasoconstritiva*, causada por vasoespasmo funcional e presumivelmente reversível; e (6) *poligênica*, decorrente de duas ou mais das formas anteriores. A hipertensão pulmonar vasoconstritiva foi observada mais constantemente em associação

Tabela 58-1 Quinto Simpósio Mundial sobre a Classificação Diagnóstica da Hipertensão Pulmonar (2013)

GRUPO 1: HIPERTENSÃO ARTERIAL PULMONAR (HAP)
HAP idiopática
HAP hereditária
   BMPR2
   ALK1, ENG, SMAD9, CAV1, KCNK3
   Genes desconhecidos
Induzida por drogas e por toxina
Associados com:
   Doenças do tecido conjuntivo
   Infecção pelo HIV
   Hipertensão portal
   Cardiopatia congênita
   Esquistossomose

GRUPO 1′: DOENÇA VENO-OCLUSIVA PULMONAR (DVOP) E/OU HEMANGIOMATOSE CAPILAR PULMONAR (HCP)

GRUPO 1″: HIPERTENSÃO PULMONAR PERSISTENTE DO RECÉM-NASCIDO

GRUPO 2: HIPERTENSÃO PULMONAR DEVIDA À DOENÇA CARDÍACA ESQUERDA
Disfunção sistólica do ventrículo esquerdo
Disfunção diastólica do ventrículo esquerdo
Doença valvular
Obstrução do coração esquerdo congênita/adquirida do trato de entrada/saída e cardiomiopatias congênitas

GRUPO 3: HIPERTENSÃO PULMONAR DEVIDO A DOENÇAS PULMONARES E/OU HIPÓXIA
Doença pulmonar obstrutiva crônica
Doença pulmonar intersticial
Outras doenças pulmonares com padrão restritivo e obstrutivo misto
Distúrbios respiratórios de sono
Distúrbios de hipoventilação alveolar
Exposição crônica a grandes altitudes
Doenças pulmonares do desenvolvimento

GRUPO 4: HIPERTENSÃO TROMBOEMBÓLICA CRÔNICA PULMONAR (HTECP)

GRUPO 5: HIPERTENSÃO PULMONAR COM MECANISMOS MULTIFATORIAIS INCERTOS
Transtornos hematológicos: anemia hemolítica crônica, transtornos mieloproliferativos, esplenectomia
Distúrbios sistêmicos: sarcoidose, histiocitose pulmonar, linfangioleiomiomatose
Distúrbios metabólicos: doença do armazenamento de glicogênio, doença de Gaucher, distúrbios da tireoide
Outros: obstrução tumoral, mediastinite fibrosante, insuficiência renal crônica, PH segmentar

ALK1, quinase similar ao receptor da activina tipo 1; *BMPR2*, receptor da proteína morfogenética óssea tipo 2; *CAV1*, caveolina-1; ENG, endoglina; HIV, vírus da imunodeficiência humana; HAP, hipertensão arterial pulmonar.
Reproduzido de Simonneau G, Gatzoulis MA, Adatia I, et al: Updated clinical classification of pulmonary hypertension. *J Am Coll Cardiol* 62:D34–D41, 2013.

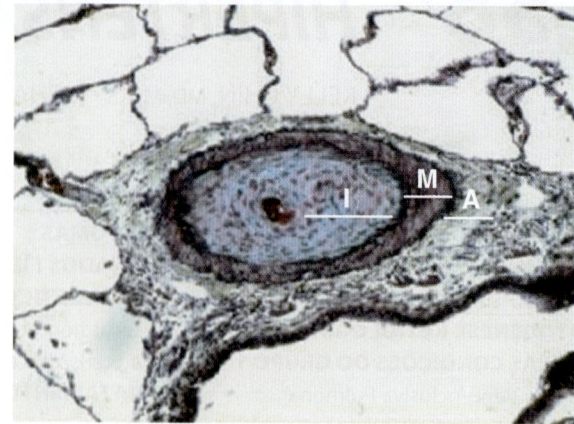

Figura 58-1 Arteriopatia pulmonar avançada típica na hipertensão arterial pulmonar idiopática. Observe as alterações proliferativas em todas as três túnicas dos vasos, incluindo hiperplasia da íntima (I), hipertrofia da média (M) e fibrose da adventícia (A).

com a hipóxia alveolar aguda, mas também era vista como um componente adicionado em alguns pacientes com outras formas de hipertensão pulmonar. Wood[14] também levantou a hipótese de que doença vascular pulmonar generalizada "obliterativa" potencialmente pudesse complicar praticamente todas as variedades de hipertensão pulmonar grave de longa duração. Como vários mecanismos são conhecidos por serem comuns na hipertensão pulmonar grave, independentemente da etiologia subjacente, a classificação moderna foi alterada em direção a uma classificação mais centrada na doença. No entanto, estes seis mecanismos fisiopatológicos permanecem relevantes para a compreensão moderna da doença.

Também em 1958, Heath e Edwards[15] documentaram a patologia da doença vascular pulmonar hipertensiva, em um estudo de 67 pacientes com doença cardíaca congênita e dois pacientes com HAP idiopática, enfocando as artérias pulmonares musculares de 100 a 1.000 μm de tamanho. Estes pesquisadores argumentaram que a progressão das lesões nesses pacientes foi tão estereotipada a ponto de permitir a divisão dos efeitos estruturais da hipertensão pulmonar em seis classes, como se segue: grau 1, hipertrofia medial das artérias pulmonares e arteríolas sem alterações da túnica íntima; grau 2, hipertrofia medial com proliferação celular da túnica íntima; grau 3, hipertrofia medial, proliferação da túnica íntima e fibrose da túnica íntima; grau 4, dilatação vascular generalizada progressiva e oclusão por fibrose da túnica íntima e fibroelastose; grau 5, aparecimento de lesões de dilatação, incluindo ramos veniformes de artérias pulmonares ocluídas, lesões plexiformes, lesões angiomatoides e lesões cavernosas; e de grau 6, arterite necrosante.

Heath e Edwards[15] agruparam a patologia da HAP associada com doença cardíaca congênita e a HAP idiopática juntas e grandes séries de pacientes com distúrbio do último tipo não estavam disponíveis até 1970. Naquele ano, Wagenvoort e Wagenvoort[16] descrevem a morfologia dos vasos pulmonares de 150 pessoas que se submeteram a um diagnóstico de PAH inexplicável. O maior subconjunto ($N = 110$, 73%) tinha uma histologia consistente com o que é denominado agora HAP idiopática e as anormalidades patológicas foram surpreendentemente semelhantes às descritas anteriormente por Heath e Edwards[15] e Wood.[14] As primeiras anormalidades foram a hipertrofia medial das artérias pulmonares musculares e a muscularização das arteríolas, apreciadas em crianças e adultos com a doença. Menos acentuadas em crianças, mas aparentes em todos os adultos estudados, foram a proliferação da túnica íntima e a fibrose laminar da túnica íntima que deram uma aparência de anéis de cebola para as artérias pulmonares e as lesões plexiformes foram encontradas em 70% dos casos.[16] Uma artéria muscular arteriopática típica é mostrada na Figura 58-1.

Um padrão patológico consistente com a tromboembolia pulmonar crônica também foi visto em alguns pacientes com hipertensão pulmonar inexplicada nesta série, presente em 31 pacientes (21%). Retrospectivamente, notou-se que metade tinha outras evidências de tromboembolismo crônico, tais como trombose venosa profunda. Estes pacientes tinham uma combinação de anormalidades, incluindo evidências de trombos pulmonares recentes, trombos no processo de reorganização e fibrose organizada mais antiga, parecendo fibrose da íntima e ausência de lesões de casca de cebola, lesões plexiformes e outras lesões de dilatação. Notavelmente, esse padrão tromboembólico crônico raramente é visto em pacientes diagnosticados com HAP idiopática nas séries modernas, provavelmente devido à triagem universal para a doença tromboembólica crônica.[17] Esses estudos histopatológicos primordiais eram, sem dúvida, limitados pela fenotipagem incompleta ou errônea, já que o procedimento diagnóstico adequado dos pacientes com hipertensão pulmonar só foi esclarecido na época "recente", ou seja, quando as terapias aprovadas tornaram-se disponíveis.

A *doença veno-oclusiva pulmonar (DVOP)* é uma forma rara de HAP que tem achados hemodinâmicos praticamente idênticos e em muitos casos semelhantes aos achados clínicos como em uma HAP idiopática. Ela foi encontrada em 3% das amostras de exame histopatológico na série de Wagenvoort e Wagenvoort, e continua a ser difícil, em muitos casos, distingui-la da HAP idiopática usando meios clínicos. A característica histológica da DVOP é a obstrução de veias e vênulas pulmonares por remodelação fibrosa frouxa da íntima que pode obstruir totalmente a luz, além de as alterações arteriais serem geralmente evidentes.[17-19]

Apesar dos resultados patológicos distintos na HAP idiopática, algum grau de remodelação vascular ocorre essencialmente com todas as formas de hipertensão pulmonar[20-22] e mesmo as alterações arteriopáticas severas, na verdade, não são exclusivas da HAP idiopática, tendo sido relatadas em outras formas de HAP (grupo 1)[23,24] e na hipertensão pulmonar tromboembólica crônica.[25] Por esta razão, além do risco de biópsia pulmonar em pacientes com hipertensão pulmonar, raramente se obtém tecido patológico antes do transplante pulmonar ou do óbito. Da mesma forma, a biópsia pulmonar na hipertensão pulmonar devido à doença cardíaca congênita com derivação da esquerda para a direita também não é mais comum.

PATOGÊNESE E ETIOLOGIA

Uma mudança drástica teve lugar ao longo dos últimos anos em nosso pensamento sobre a patogênese da HAP idiopática. O "paradigma" deslocou-se de vasoconstrição para crescimento e proliferação. Existem várias linhas de evidência sugerindo que a HAP idiopática se desenvolva como resultado de uma proliferação anormal das células da musculatura lisa vascular, afetando todas as três túnicas da parede dos vasos e levando a hiperplasia da íntima e hipertrofia medial e proliferação da adventícia. O que inicia este crescimento anormal não é totalmente conhecido, mas existem várias pistas. O conceito de predisposição genética para crescimento e proliferação surgiu mais recentemente. As mutações no gene para o *receptor 2 da proteína morfogenética óssea* (BMPR2) têm sido relatadas em pacientes com a forma familiar de HAP idiopática.[26] Este gene contribui para o processo de apoptose através de uma série complexa de proteínas mensageiras, como parte da família *fator de crescimento transformador -β* de genes.

Nesse sentido, emerge a possibilidade de que a arteriopatia pulmonar seja uma falha da apoptose normal. Alguns investigadores têm mesmo chamado a HAP idiopática de "câncer da artéria pulmonar". Embora esta seja uma hipótese atraente, a história não é tão simples. Por um lado, a presença de uma mutação do *BMPR2* não é sempre associada com o desenvolvimento de HAP idiopática. É provável que outro problema genético ou adquirido seja necessário para iniciar o processo arteriopático. Defeitos de um canal iônico de potássio dependente de voltagem específica, o canal de Kv1.5, foram encontrados nas células da musculatura lisa da artéria pulmonar de pacientes com HAP idiopática.[26] Um defeito ou deficiência deste canal permite que o excesso de cálcio entre na célula e, portanto, promova a contração da célula e seu crescimento. A superexpressão do transportador de serotonina tem sido descrita em pacientes com HAP idiopática.[27] Este defeito genético pode levar a internalização aumentada da serotonina e posterior crescimento celular da musculatura lisa. O recente interesse centrou-se sobre o papel da apoptose comprometida no desenvolvimento de arteriopatia proliferativa na HAP idiopática. É claro que as mutações funcionais observadas no gene *BMPR2* com resultante sinalização a jusante anormal resulte na apoptose prejudicada.[28-30]

Além de possíveis defeitos genéticos, foram encontradas várias anormalidades na função das células endoteliais, muitas das quais provavelmente são o resultado de algum dano vascular. A base para a terapêutica aprovada atualmente é a deficiência de liberação de prostaciclina e de óxido nítrico e o excesso de endotelina-1 e na expressão do seu receptor em pacientes com hipertensão pulmonar.[31-34] Alguns dos processos celulares e moleculares complexos contribuindo para a HAP idiopática são mostrados na Figura 58-2.

OUTRAS CONDIÇÕES DO GRUPO 1

DOENÇA VENO-OCLUSIVA PULMONAR

A doença veno-oclusiva tem sido associada a síndromes virais, exposição a toxinas e quimioterapia, mas também pode ser vista de forma idiopática.[19] Ao contrário da HAP idiopática, a relação homem-mulher em adultos com DVOP é próxima de 1:1. Uma forma familiar da doença veno-oclusiva também foi observada, incluindo um subconjunto de pacientes portadores da mutação *BMPR2*.[19] A diferenciação da HAP idiopática pode ser difícil. Achados sugestivos incluem mais hipóxia, um DL_{CO} mais baixo nas provas de função pulmonar e linhas de espessamento do septo interlobular proeminentes (Kerley B) nas radiografias de tórax na ausência de outros sinais de insuficiência cardíaca de lado esquerdo (Fig. 58-3A). A *tomografia computadorizada* (TC) pode revelar espessamento do septo interlobular (Fig. 58-3B), derrame pleural e artérias pulmonares alargadas. O exame da perfusão do pulmão pode revelar defeitos sugestivos de tromboembolismo, mas com angiografias pulmonares normais.[35] Além disso, pacientes com DVOP podem desenvolver edema pulmonar agudo em resposta a agentes farmacológicos que reduzem a resistência vascular pulmonar (RVP) a montante e aumentam o débito cardíaco, tais como a prostaciclina. Este fenômeno provavelmente é causado por um aumento no volume sanguíneo pulmonar em face de obstrução vascular a jusante. Uma análise recente de casos de DVOP sugeriu que o lavado broncoalveolar (LAB) possa ser útil, porque os pacientes com DVOP quase sempre tinham aumento dos macrófagos carregados de hemossiderina no fluido do LAB.[36]

HIPERTENSÃO ARTERIAL PULMONAR ASSOCIADA A OUTRAS CONDIÇÕES

Várias doenças sistêmicas ou exposições foram demonstradas, epidemiologicamente, como estando associadas com a HAP

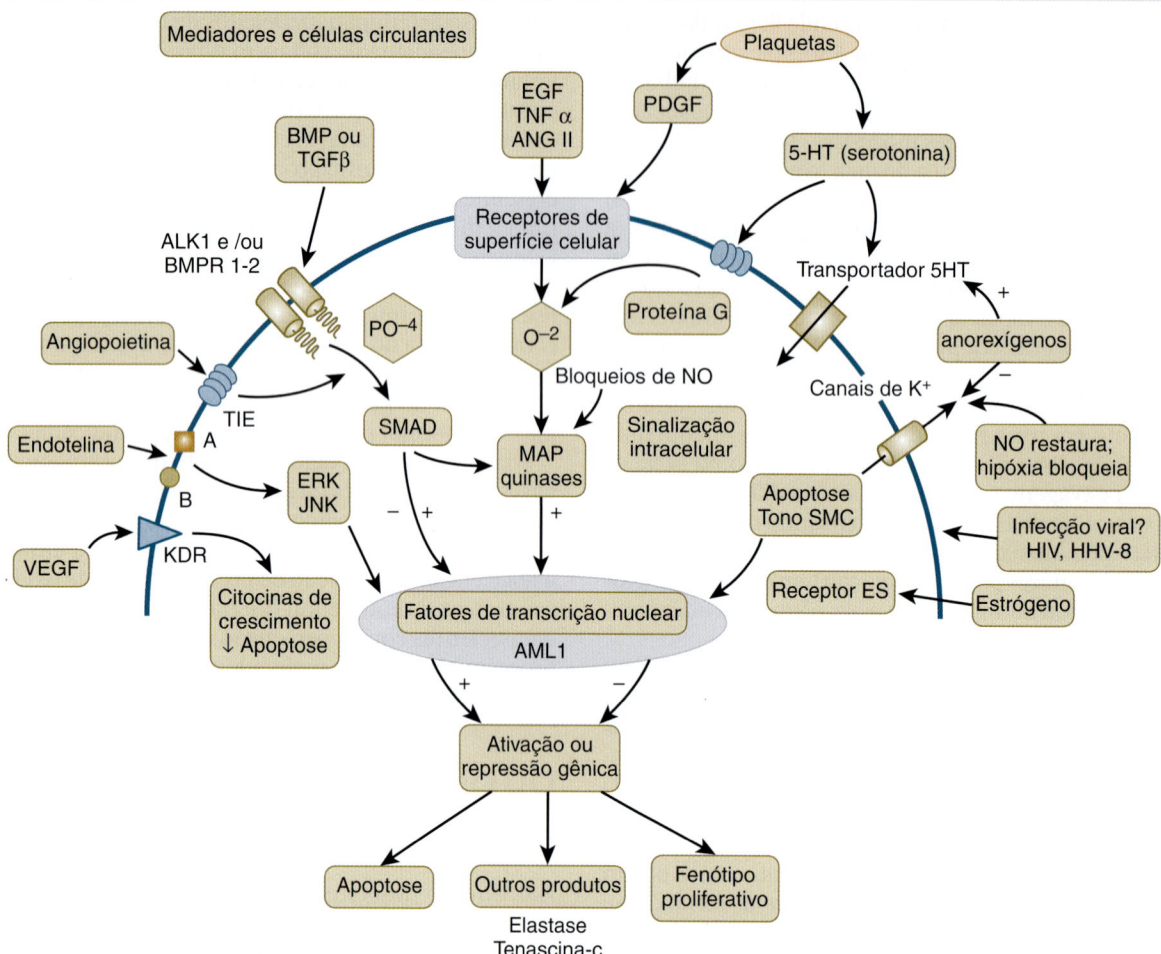

Figura 58-2 Esquema dos possíveis fatores patogênicos na hipertensão arterial pulmonar idiopática. A, receptor A da endotelina; ALK, quinase similar ao receptor da activina; AML1, leucemia mieloide aguda 1; Ang II, angiotensina II; B, receptor B da endotelina; BMP, proteína morfogenética óssea; BMPR1-2, proteína morfogenética óssea 1-2; EGF, fator de crescimento epidérmico; ERK, quinases reguladas por sinalização extracelular; 5-HT, serotonina; HHV-8, herpes-vírus humano 8; HIV, vírus da imunodeficiência humana; JNK, quinases amino-terminais c-Jun; KDR, receptor de domínio de inserção da quinase; MAP, proteína ativada por mitógeno; NO, óxido nítrico; PDGF, fator de crescimento derivado de plaquetas; SMAD, proteínas relacionadas com Sma e Mad; TGF beta, fator de crescimento transformador beta; TIE, tirosina quinase com domínios linha imunoglobulina e EGF-símile; TNF alfa, fator de necrose tumoral alfa; VEGF, fator de crescimento endotelial vascular.

(Tabela 58-1). Por exemplo, cerca de 8% dos pacientes com o espectro de doenças da esclerodermia, mais notavelmente esclerodermia limitada (anteriormente conhecida como síndrome CREST, ou calcinose cutânea, fenômeno de Raynaud, disfunção esofágica, esclerodactilia e telangiectasia) foram relatados como tendo HAP confirmada por cateterismo cardíaco direito[37] e taxas ainda maiores foram vistas em algumas séries de ecocardiografia.[38] O envolvimento vascular pulmonar está associado com pior sobrevida na esclerodermia.[39] Outras doenças do tecido conjuntivo associadas a HAP, embora menos comumente, incluem lúpus eritematoso sistêmico, doença do tecido conjuntivo misto e artrite reumatoide.[40]

A doença cardíaca congênita é um "fator de risco" bem reconhecido para o desenvolvimento de HAP. Em 1958, Wood[14] cunhou o termo "complexo de Eisenmenger" para descrever a hipertensão pulmonar devido à RVP elevada, com derivação invertida (ou seja, direita para a esquerda) através de um grande defeito septal ventricular. Posteriormente, o termo vem sendo utilizado para descrever a hipertensão pulmonar com cianose, juntamente com qualquer *shunt* circulatório sistêmico para pulmonar. A probabilidade de desenvolver hipertensão pulmonar depende do tamanho do defeito. No entanto, pacientes mesmo com defeitos pequenos do septo atrial podem desenvolver hipertensão pulmonar. Estes pacientes podem, na verdade, ter HAP idiopática e o defeito do septo atrial servir apenas como um "gatilho" em pacientes suscetíveis.

Em pacientes com defeitos dos septos ventriculares, foi demonstrado que apenas 3% dos pacientes com um defeito de 1,5 cm ou menos desenvolviam síndrome de Eisenmenger, enquanto 50% dos pacientes com um defeito grande desenvolveram hipertensão pulmonar significativa, que também aparece mais precocemente do que no defeito do septo atrial, muitas vezes na infância.[41] A HAP devido à síndrome de Eisenmenger verdadeira é associada com uma história natural mais longa e compensação ventricular direita mais preservada e, consequentemente, longos períodos de estabilidade clínica. O defeito em si também pode proporcionar um mecanismo de proteção, fornecendo uma rota para o sangue alcançar o ventrículo esquerdo com enchimento insuficiente. No entanto, a insuficiência cardíaca direita, eventualmente, desenvolve-se em muitos pacientes e, assim como na HAP idiopática, uma pressão atrial direita elevada e débito cardíaco baixo trazem consigo um mau prognóstico.[42]

Os efeitos das drogas e toxinas na circulação pulmonar humana foram demonstrados graficamente no passado. Entre 1967 e 1970, na Suíça, Áustria e Alemanha, um aumento de

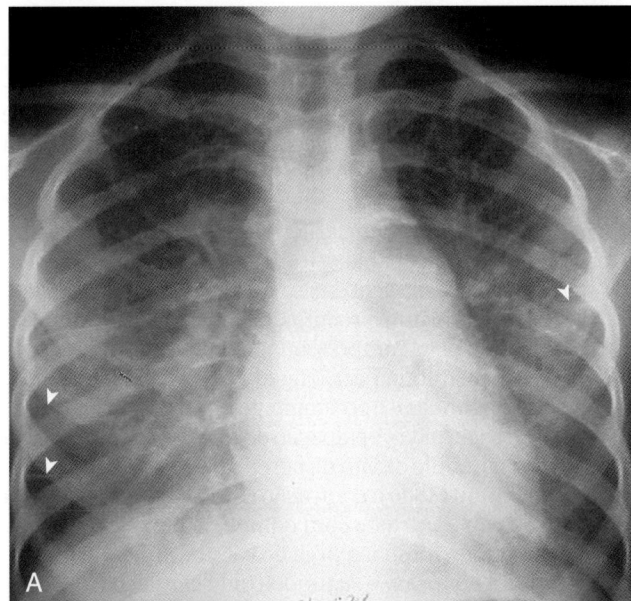
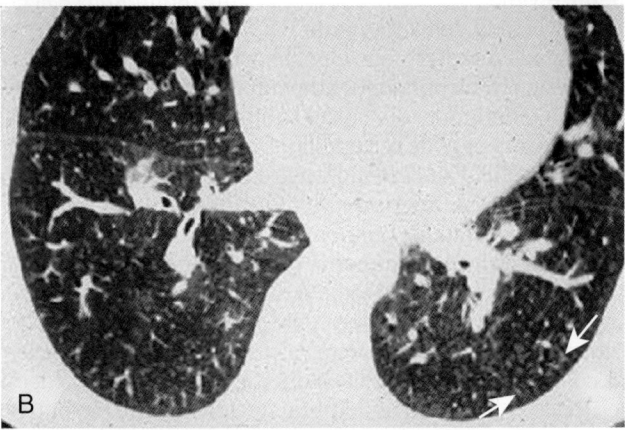

Figura 58-3 Doença veno-oclusiva pulmonar. A, Radiografia de tórax frontal mostrando alargamento arterial pulmonar central, consistente com hipertensão pulmonar. Opacidade central aumentada é observada, com um fundo de opacidades lineares, algumas das quais são consistentes com espessamento septal interlobular (também chamado de linhas de Kerley B, *pontas das setas*). **B,** Tomografia axial de tórax mostrada nas janelas do pulmão revela áreas desiguais de opacidade pulmonar não homogênea, com algumas áreas de maior atenuação consistente com opacidade em vidro despolido, mais bem vistas nas bases pulmonares mediais. Opacidade periférica linear tênue e espessamento do septo interlobular (*setas*) estão presentes. Por fim, o paciente foi tratado com transplante pulmonar bilateral. (Cortesia do Dr. Michael Gotway, MD.)

20 vezes na hipertensão pulmonar foi observado após a introdução do aminorex, um inibidor de apetite, assemelhando-se a epinefrina e anfetamina.[43] As lesões pulmonares produzidas por este agente se assemelhavam à arteriopatia pulmonar plexogênica em todos os aspectos. A hipertensão pulmonar também tem sido associada com os supressores do apetite fenfluramina e dexfenfluramina.[44] Em um estudo prospectivo de casos e controles realizado na Europa, o risco de desenvolver hipertensão pulmonar foi aumentado em 20 vezes nos indivíduos em que uma dessas drogas era usada por períodos superiores a três meses. Os estimulantes também têm sido suspeitos de causar hipertensão pulmonar, com base nas semelhanças mecanicistas com os anorexígenos e em relatos de caso, séries de casos e um estudo unicêntrico de casos e controles.[45,46] No último estudo, foi identificada uma associação especialmente forte entre o uso de metanfetamina e a HAP, com pacientes com HAP e sem outros fatores de risco identificáveis, sendo 10 vezes mais propensos a ter usado metanfetaminas que um grupo de controle combinado de pacientes com outras formas de HAP.[47] Outros medicamentos suspeitos de causar hipertensão pulmonar incluem agentes quimioterápicos, principalmente em associação com DVOP,[48] e dasatinibe, um inibidor da tirosina quinase cujo uso no tratamento da leucemia mieloide crônica tem sido associado com o desenvolvimento de HAP.[49]

A hipertensão portal é uma outra doença associada com a HAP e é discutida no Capítulo 93. Mantz e Craige[50] descreveram pela primeira vez a apresentação simultânea de hipertensão portal e pulmonar em um paciente com trombose da veia porta, especulando, como outros pesquisadores nos anos seguintes,[51] que múltiplos êmbolos provenientes da anastomose porto-cava fossem responsáveis pela hipertensão pulmonar. As hipóteses subsequentes sugeriram um mecanismo baseado em mediadores vasoativos relacionados com a derivação transjugular, pelo qual as substâncias vasoativas, normalmente depuradas no fígado, chegariam à vasculatura pulmonar, enquanto ainda outra hipótese centrou-se em transtornos em genes relacionados com a sinalização do estrogênio.[52] A hipertensão portopulmonar é semelhante histologicamente a outros tipos de HAP e caracteriza-se hemodinamicamente por elevações na pressão arterial pulmonar e da resistência vascular pulmonar. A incidência é estimada em 0,73% de todos os pacientes com hipertensão portal, com base num estudo grande de autópsias,[53] e taxas de até 4% a 5% foram relatadas em pacientes no estágio final passando por exames de diagnóstico para transplante hepático.[54,55]

Na doença hepática em estágio final, a avaliação hemodinâmica é frequentemente complicada pela presença de um alto débito cardíaco relacionado com a vasodilatação esplâncnica e pela presença de sobrecarga de volume e/ou insuficiência cardíaca diastólica.[55] Como resultado, os pacientes com hipertensão portopulmonar tendem a ter débitos cardíacos superiores e RVP inferiores quando comparados com outros pacientes com HAP do grupo 1 da OMS.[56] Apesar da hemodinâmica mais favorável, foi demonstrado que o risco de mortalidade após o transplante hepático é de aproximadamente 50% em pacientes mesmo com hipertensão pulmonar leve a moderada (definida como uma RVP > 3,1 unidades Wood nesta série), especialmente quando não diagnosticada até o momento do transplante.[57] O conhecimento sobre a alta taxa de mortalidade em pacientes com hipertensão portopulmonar submetidos a transplante hepático ortotópico levou ao desenvolvimento de estratégias agressivas para o rastreio e tratamento desses pacientes antes do transplante. As recomendações incluem a ecocardiografia em todos os pacientes, o cateterismo do coração direito para pacientes cuja pressão sistólica ventricular direita estimada exceda 50 mm Hg, tratamento com vasodilatador dos pacientes cuja hipertensão pulmonar seja devido à HAP e transplante hepático destes pacientes apenas quando o tratamento for bem-sucedido em abaixar a HAP média para menos de cerca de 35 mm Hg.[55,58]

A associação entre o *vírus da imunodeficiência humana* (HIV) e a HAP é bem conhecida. Em vários estudos, a incidência relatada de hipertensão pulmonar em infectados pelo HIV era tão alta quanto 0,5%.[59,60] O mecanismo da hipertensão pulmonar associada ao HIV não é conhecido, embora teorias incluam a liberação de citocinas e de fatores de crescimento e a presença de herpes-vírus humano 8, um promotor da angiogênese, como visto no sarcoma de Kaposi. Um relatório observou a presença de herpes-vírus humano

8 nas células de lesões plexiformes em 10 dos 16 pacientes com HAP idiopática.[61] Relatos subsequentes, no entanto, não foram capazes de revelar a presença de herpes-vírus humano 8 em lesões plexiformes.[62,63] A hipertensão pulmonar pode se desenvolver em todas as fases da infecção pelo HIV, inclusive em pacientes sem carga viral detectável. Uma história concomitante do uso de drogas injetáveis ilícitas é observada em cerca de 42% dos casos[64] e, no Centro de Hipertensão Pulmonar dos autores, a grande maioria dos pacientes com HAP associada ao VIH tem uma história de uso de metanfetamina, sugerindo a possibilidade de que as drogas ilícitas contribuam substancialmente para o risco de HAP em pacientes com HIV. As características clínicas e hemodinâmicas da hipertensão pulmonar associada ao HIV são semelhantes às da HAP idiopática, embora o aumento da mortalidade esteja associado com medidas de gravidade do HIV (carga viral alta, baixa contagem de CD4) e com marcadores prognósticos típicos de HAP, tais como a pior classe funcional, baixo índice cardíaco e história de insuficiência cardíaca direita.[65]

SINTOMAS

A dispneia é o sintoma cardinal da HAP idiopática, descrito por mais de 95% dos pacientes em grandes séries clínicas,[9] geralmente observada primeiro aos esforços e, gradualmente, com cada vez menos atividade. Intimamente relacionadas com a dispneia estão as sensações de cansaço e fraqueza, relatadas pela maioria dos pacientes com HAP idiopática.[9] Essas sensações geralmente são experimentadas antes da incapacidade geral que está presente com a doença avançada e presumivelmente refletem a oxigenação inadequada dos tecidos resultante do débito cardíaco comprometido.

Dor torácica subesternal é também comumente relatada em pacientes com HAP idiopática[66] e frequentemente surge em resposta aos esforços, irradiando-se para o ombro esquerdo ou axila e sendo aliviada pelo repouso. Semelhanças com a angina pectoris levaram à sugestão de que a dor possa estar relacionada com a insuficiência coronariana na presença de aumento do trabalho do ventrículo direito e hipoxemia. No entanto, a dor pode estar presente em pacientes jovens, sem doença arterial coronariana, e mecanismos alternativos que vêm sendo considerados incluem isquemia subendocardial relacionada à incompatibilidade de demanda-perfusão,[67] isquemia relacionada à compressão direta da artéria coronária principal esquerda pelo tronco pulmonar alargado,[68] dor não isquêmica e causada diretamente pela distensão da artéria pulmonar, cujos aferentes penetram no sistema nervoso ao longo das mesmas vias que os aferentes do coração.[69] Além de dor no peito, a rouquidão pode resultar se a artéria pulmonar aumentada comprimir o nervo laríngeo recorrente.

A síncope, geralmente aos esforços, ocorre em alguns pacientes com HAP idiopática e pode ser sua manifestação inicial. A síncope é provavelmente causada por uma diminuição do fluxo sanguíneo cerebral que se segue a um aumento da pressão da artéria pulmonar e uma diminuição do débito cardíaco e está associada com um prognóstico ruim. Os achados tardios na HAP incluem edema periférico e ascite relacionadas com a insuficiência do ventrículo direito descompensada e hemoptise. Para esta última, a embolização da artéria brônquica é frequentemente bem-sucedida, mas a mortalidade após um episódio inicial de hemoptise é alta.[70]

ACHADOS FÍSICOS

Pacientes com HAP idiopática precoce podem não manifestar nenhuma anormalidade evidente. No entanto, sinais de hipertensão pulmonar e insuficiência ventricular direita devem tornar-se evidentes com a doença avançada. Como observou Wood,[14] mãos e pés de um paciente com hipertensão pulmonar grave são frios, a pulsação periférica é diminuída, a pressão arterial é suscetível de ser baixa e a pressão de pulso é reduzida. Os sinais de hipertensão venosa sistêmica estão frequentemente presentes, incluindo uma proeminente onda *a* jugular venosa, que é exagerada pela compressão abdominal (refluxo hepatojugular) e transmitida para o fígado em um pulso hepático pré-sistólico, e as ondas *c-v* proeminentes, que são indicativas de regurgitação tricúspide. A palpação do tórax pode revelar uma elevação do ventrículo direito na borda esternal esquerda que é sustentada durante toda a contração cardíaca sobrecarregada pela pressão, em contraste com o impulso paraesternal não sustentado sentido na sobrecarga de volume pura.

Na ausculta do tórax, o segundo ruído cardíaco é estreitamente dividido e o segundo componente (pulmonar) é acentuado. O ruído do fechamento valvular deve aumentar em intensidade na inspiração e pode tornar-se palpável como a pressão da artéria pulmonar aumentando. Um clique de ejeção sistólica refletindo a distensão súbita da parede ventricular direita também pode ser ouvido. Um sopro de regurgitação tricúspide, ouvido melhor ao longo da borda esternal esquerda e aumentando de intensidade com a inspiração, é frequente. Um sopro regurgitante pulmonar pode tornar-se evidente após a dilatação da artéria pulmonar principal e o seu anel valvular. A vibração diastólica do folheto da válvula aórtica (sopro de Graham Steell) pode estar presente juntamente com a terceira e quarta bulha cardíaca. Além destas constatações, os pacientes com insuficiência cardíaca direita geralmente têm edema periférico e distensão abdominal devido à ascite. Se houver regurgitação tricúspide, o fígado pode tornar-se pulsátil.

A cianose é observada com frequência variável em pacientes com HAP idiopática e é provável que seja um fenômeno tardio. Ela é mais acentuada durante os exercícios, mas também pode estar presente em repouso. A vasoconstrição periférica e a oxigenação deficiente do sangue arterial devido à hipoxemia venosa mista resultando da diminuição do débito cardíaco parecem ser os mecanismos mais comuns. Os pacientes nos quais a pressão atrial direita é igual ou excede a pressão atrial esquerda podem desenvolver hipoxemia grave e cianose por causa da abertura do forame oval com posterior *shunt* de sangue direito para a esquerdo. Além de cianose, pletora vascular pode ser observada em pacientes hipoxêmicos com policitemia secundária. O baqueteamento não é uma manifestação habitual da HAP idiopática. A presença de baqueteamento torna preciso uma busca cuidadosa para outras causas de doença vascular pulmonar, tais como doença cardíaca congênita, hepatopatia, DVOP ou fibrose pulmonar idiopática.

DIAGNÓSTICO

Um exame minucioso é necessário em todos os pacientes nos quais HAP (grupo 1 da OMS) seja suspeita. Foi desenvolvido um algoritmo de diagnóstico, incluindo testes básicos — que devem ser concluídos em todos os pacientes — e testes opcionais que são executados quando indicados (Fig. 58-4). Um exame diagnóstico minucioso similar será necessário

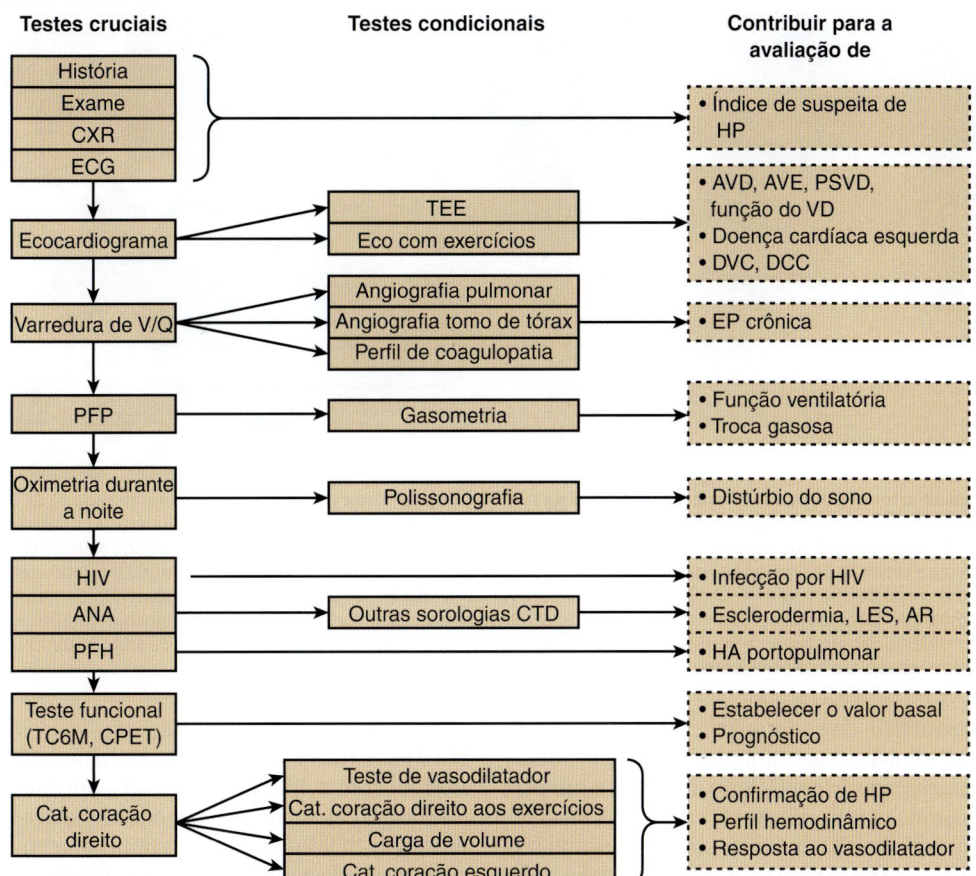

Figura 58-4 Abordagem diagnóstica para a hipertensão arterial pulmonar. Testes pivotais são necessários para um diagnóstico definitivo de hipertensão arterial pulmonar idiopática, enquanto testes contingentes são executados quando clinicamente indicados. Gasometria, gasometria arterial; ANA, anticorpos antinucleares; DCC, doença cardíaca congênita; CPET, teste cardiopulmonar; CTD, doença do tecido conjuntivo; RxT, raio X de tórax; ECG: eletrocardiograma; HIV, vírus da imunodeficiência humana; HTN, hipertensão; PFH, provas de função hepática; EP, embolia pulmonar; AR, artrite reumatoide; AAE, alargamento atrial esquerdo; VD, ventrículo direito; AVD, alargamento do ventrículo direito; PSVD, pressão sistólica ventricular direita; TC6M, teste de caminhada de seis minutos; LES, Lúpus eritematoso sistêmico; TEE, ecocardiograma transesofágico; V/Q, exame da ventilação perfusão; DVC, doença valvular cardíaca. (Reproduzido de McLaughlin VV, Archer SL, Badesch DB, et al: ACCF/AHA 2009 expert consensus document on pulmonary hypertension: a report of the American College of Cardiology Foundation Task Force on Expert Consensus Documents and the American Heart Association: developed in collaboration with the American College of Chest Physicians, American Thoracic Society, Inc., and the Pulmonary Hypertension Association. *Circulation* 119:2250–2294, 2009.)

em muitos pacientes suspeitos de ter hipertensão pulmonar relacionada a uma condição de grupo 2 ou 3 da OMS, mas uma avaliação mais limitada pode ser apropriada em um subconjunto dos pacientes com doença avançada do coração esquerdo ou doença pulmonar, hipertensão pulmonar leve ou limítrofe, baseada no ecocardiograma (pressão sistólica ventricular direita < 50 mm Hg, sem disfunção ventricular direita) e planos para terapia de foco no processo patológico subjacente (ou seja, sem terapias específicas para HAP).

A história inicial deve incluir uma revisão profunda dos sintomas, bem como quaisquer potenciais fatores de risco de hipertensão pulmonar, incluindo doença do tecido conjuntivo, doença cardíaca congênita, doença hepática, apneia obstrutiva do sono, embolia pulmonar prévia e uso prévio de estimulante ou pílulas para emagrecimento. A história da família deveria ser revista, incluindo quaisquer familiares com hipertensão pulmonar, embolia pulmonar ou telangiectasia hemorrágica hereditária. No exame físico, além dos potenciais achados físicos descritos, particular atenção deve ser dada aos achados sugestivos de um diagnóstico de HAP não idiopática, como crepitações significativas ou sibilos ao exame pulmonar, alterações cutâneas sugestivas de doença do tecido conjuntivo, sopros de fluxo pulmonar (sugestivos de doença tromboembólica crônica) ou evidência de baqueteamento.

A radiografia de tórax é útil para sugerir a presença de hipertensão pulmonar e para fornecer pistas de condições subjacentes tais como a doença parenquimatosa pulmonar. Em pacientes com HAP idiopática, a radiografia caracteristicamente revela alargamento da artéria pulmonar principal, aumento da largura do ramo descendente da artéria pulmonar direita, oligemia periférica e um coração aumentado de volume (Fig. 58-5). A tomografia computadorizada axial pode confirmar o maior diâmetro da artéria pulmonar principal (Fig. 58-5).

O eletrocardiograma geralmente revela hipertrofia ventricular direita em pacientes com HAP idiopática avançada. Critérios eletrocardiográficos para a hipertrofia ventricular direita incluem um eixo QRS no plano frontal que seja maior ou igual a 110 graus, uma onda R na derivação V1 maior que 5 mm, uma relação R-para-S em V1 que seja maior que 1 e uma relação de R-para-S na derivação V6 que seja menor que 1. Os pacientes também podem manifestar alargamento atrial direito com uma onda P simétrica e em pico na derivação II, que seja superior a 2,5 mm de amplitude. Depressão do segmento ST e inversão da onda T podem ser vistos nas derivações do tórax anterior. Essas anormalidades podem não estar presentes se a hipertensão pulmonar não for pronunciada ou se os pacientes forem jovens.

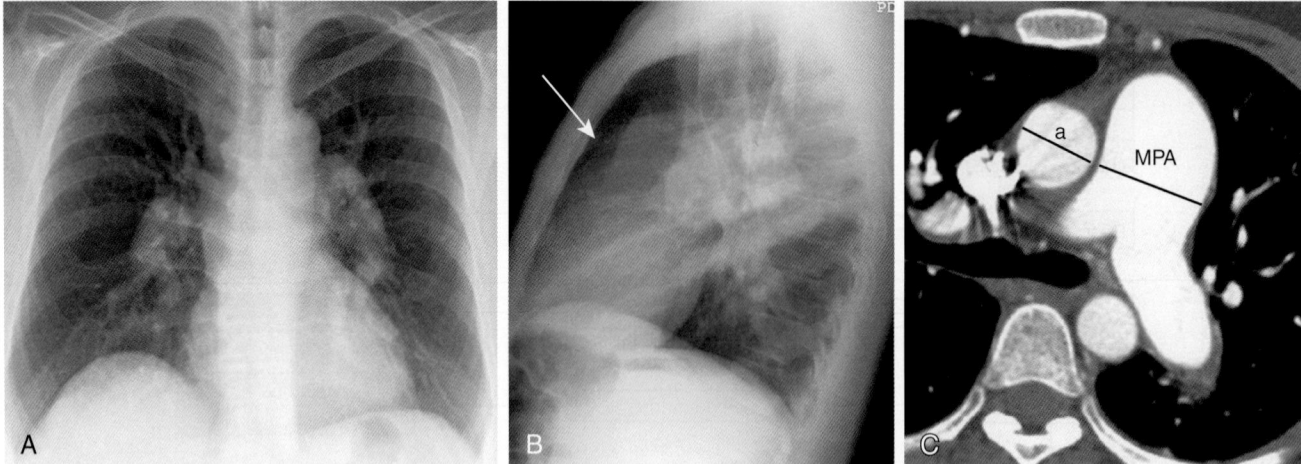

Figura 58-5 Hipertensão arterial pulmonar idiopática: achados na radiográfica de tórax e tomografia. Radiografias de tórax frontal (**A**) e lateral (**B**) mostram alargamento arterial pulmonar central bilateral, simétrico. A radiografia lateral (**B**) revela "enchimento" das regiões subesternais (o "espaço retroesternal"), que representa o alargamento do trato de saída ventricular direita (*seta*). **C,** Tomografia axial realçada mostrando alargamento da artéria pulmonar principal, consistente com a elevação da pressão arterial pulmonar. A artéria pulmonar principal (MPA) é medida conforme indicado, geralmente na parte mais larga do vaso ou perto do nível da bifurcação: ≥ 29 mm de diâmetro transversal é considerado anormal. Alternativamente, o tamanho da artéria pulmonar principal pode ser comparado com a aorta ascendente (a) no mesmo nível. Supondo que a aorta não esteja ampliada patologicamente, a principal artéria pulmonar pode ser considerada anormalmente aumentada se seu diâmetro, medido normalmente na bifurcação da artéria pulmonar principal, exceder o diâmetro da aorta ascendente ao mesmo nível, como é visto neste caso. (Cortesia do Dr. Michael Gotway, MD.)

A análise da gasometria do sangue arterial sistêmico em pacientes com HAP idiopática geralmente revela uma baixa *pressão de dióxido de carbono arterial* (PCO_2 arterial) e um pH normal, refletindo a alcalose respiratória crônica. A *pressão arterial sistêmica de oxigênio* (PO_2 arterial) pode ser normal ou anormal, mas a diferença de PO_2 alveolar para arterial geralmente é aumentada. Vários mecanismos têm sido propostos para a hipoxemia de pacientes com HAP idiopática, incluindo deficiência de difusão causada por uma redução do número de vasos pulmonares, juntamente com o tempo reduzido gasto pelos eritrócitos para atravessar a circulação pulmonar; desequilíbrio ventilação/perfusão devido às alterações no fluxo sanguíneo pulmonar; e condições concomitantes, tais como broncoespasmo, *shunt* intracardíaco direito para o esquerdo através de um forame oval patente e uma PO_2 venosa mista reduzida resultante de um baixo débito cardíaco.[71] Exames de sangue são outra parte importante da avaliação laboratorial. O hemograma completo é particularmente útil na documentação da policitemia, que está presente em pacientes hipoxêmicos com HAP ou hipertensão pulmonar relacionada com a doença pulmonar.

A cintilografia pulmonar para estudo da ventilação-perfusão tem sido usada principalmente para diferenciar a HAP idiopática da tromboembolia pulmonar crônica. Worsley et al. estudaram 75 pacientes com hipertensão pulmonar de vários tipos e constataram que 24 dos 25 (96%) pacientes com hipertensão pulmonar tromboembólica crônica tinham exames de alta probabilidade, enquanto um paciente tinha um exame de probabilidade intermediária.[72] Em contraste, 33 dos 35 pacientes (94%) com HAP idiopática tinham um exame de baixa probabilidade, um tinha um exame de probabilidade intermediária e outro tinha um exame de alta probabilidade. Com base nestes e em outros estudos,[73] os pacientes com HAP inexplicáveis por outros modos que tinham um exame V/Q com probabilidade intermediária ou alta devem se submeter a avaliações adicionais, incluindo angiografia pulmonar. A tomografia não é recomendada para a avaliação da embolia pulmonar crônica, porque a sensibilidade tem sido menor do que a da cintilografia V/Q em estudos cabeça a cabeça.[74]

As provas de função pulmonar realizadas em pacientes com HAP idiopática geralmente revelam taxas de fluxo expiratório normal com volumes pulmonares normais ou levemente reduzidos. O defeito restritivo modesto foi atribuído à diminuição da distensibilidade dos vasos pulmonares.[75] A DL_{CO} é muitas vezes reduzida a um grau leve ou moderado[9] e uma baixa DL_{CO} desproporcional aos volumes pulmonares tem sido usada em algoritmos de triagem para identificar pacientes com esclerodermia em maior risco de desenvolver hipertensão pulmonar.[76]

O teste ergométrico pode servir para revelar as anormalidades fisiológicas em pacientes com HAP idiopática se essas anormalidades não estiverem presentes em repouso. Caracteristicamente, os pacientes com HAP alcançam sua meta de frequência cardíaca e o limiar anaeróbio em baixos níveis de exercício, muitas vezes acompanhados de uma redução da PO_2 arterial ou aumento da diferença da PO_2 alveolar-para-arterial. A relação do espaço volume morto para o volume corrente não irá diminuir, como deveria ocorrer em pessoas saudáveis, ou na verdade aumentará durante o exercício graduado. Testes ergométricos submáximos medidos pelo TC6M são extremamente úteis como um marcador prognóstico e para o seguimento dos pacientes em terapia; indivíduos cuja distância a pé é maior que 380 a 400 m têm um prognóstico melhor.[77] Além disso, os pacientes com um declínio no teste pós-caminhada na frequência cardíaca de pelo menos 16 batimentos/min têm um prognóstico melhor do que aqueles com um declínio menor, medido como frequência cardíaca no final do teste *versus* frequência cardíaca após um minuto de recuperação.[78] O TC6M serviu como o *endpoint* do desfecho primário em vários ensaios clínicos pivotais que avaliaram a hipertensão pulmonar.

ECOCARDIOGRAMA

O ecocardiograma é um exame diagnóstico-chave na avaliação da HAP, fornecendo uma avaliação do tamanho do ventrículo direito e da função ventricular, uma estimativa da pressão sistólica arterial pulmonar e para excluir outras condições cardíacas, como doença da válvula mitral e disfunção ventricular esquerda sistólica ou diastólica. As

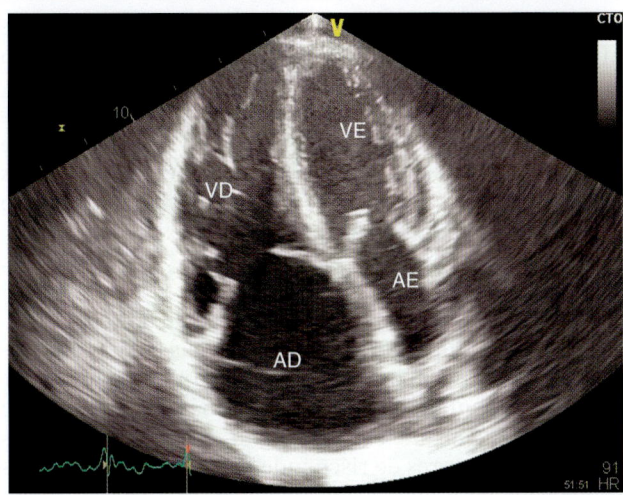

Figura 58-6 Ecocardiograma na hipertensão pulmonar. Além de uma pressão sistólica da artéria pulmonar elevada estimada, o ecocardiograma na hipertensão pulmonar pode mostrar uma variedade de anormalidades, incluindo uma dilatação do átrio direito (AD) e o ventrículo direito (VD), como pode ser visto nesta imagem, o deslocamento do septo interventricular e um derrame pericárdico. AE, átrio esquerdo; VE, ventrículo esquerdo.

diretrizes atuais recomendam o uso de ecocardiografia para estimar a *probabilidade* de hipertensão pulmonar, com base na *velocidade de jato tricúspide* (jato TR) do pico derivado do doppler e utilizando a equação: pressão sistólica ventricular direita = [(jato TR) 2 × 4] + pressão venosa central estimada. Especificamente, um jato de pico TR inferior a 2,8 m/s é improvável de representar HAP, enquanto uma velocidade superior a 3,4 m/seg é consistente com hipertensão pulmonar provável e valores entre 2,8 e 3,4 m/s, correspondentes a pressões sistólicas ventriculares direitas estimadas de 37 a 50 mm Hg, são considerados indeterminados.[79]

É importante realçar que a exatidão e a precisão desta estimativa em comparação com a medição por cateterismo do coração direito têm sido apenas moderadas em muitos estudos e, em certas circunstâncias, a decisão de prosseguir com o cateterismo cardíaco direito pode ser apropriada mesmo com pressão sistólica arterial pulmonar estimada normal. Também é importante procurar outros achados ecocardiográficos sugestivos de hipertensão pulmonar. Achados suspeitos incluem câmaras cardíacas direitas dilatadas, achatamento sistólico ou abaulamento diastólico do septo interventricular (Fig. 58-6) e um tempo de aceleração arterial pulmonar curto, embora em geral eles tendam a ser descobertos mais tardiamente.[80] O *shunt* intracardíaco pode ser observado após a injeção intravenosa de contraste ou microbolhas. Medidas ecocardiográficas podem também ser úteis para estimar o prognóstico e para o rastreamento da resposta à terapia. É importante notar que isto não inclui a pressão sistólica arterial pulmonar estimada que por si só não tem valor prognóstico na HAP idiopática. Em vez disso, medidas ecocardiográficas sugestivas de disfunção ventricular direita devem ser procuradas, incluindo câmaras cardíacas direitas dilatadas, função sistólica ventricular direita reduzida, regurgitação tricúspide significativa, desvio septal acentuado com uma câmara ventricular esquerda pequena e uma efusão pericárdica.[81]

CATETERISMO CARDÍACO

Na avaliação da HAP idiopática, o cateterismo cardíaco é obrigatório para documentar a presença e a gravidade da hipertensão pulmonar, descartar causas cardíacas e determinar se existe vasorreatividade pulmonar aguda, usando agentes farmacológicos. Os valores hemodinâmicos, especialmente a pressão atrial direita e o índice cardíaco, correlacionam-se estreitamente com a sobrevida.[82,83] A câmara cardíaca e a pressão arterial pulmonar são registradas e a *pressão capilar pulmonar em cunha* (PCP) é medida para descartar a presença de doença no nível do ventrículo esquerdo, átrio esquerdo ou grandes veias pulmonares. O débito cardíaco é medido e calculam-se as resistências vasculares pulmonares e sistêmicas. Obtêm-se amostras de gás do sangue para determinar as tensões de oxigênio e o conteúdo nas duas circulações. *Shunts* intracardíacos de esquerda para a direita podem ser excluídos por medições das tensões de oxigênio do sangue e do conteúdo nas diversas câmaras cardíacas e por técnicas de indicador.

HAP — sem o envolvimento do lado esquerdo do coração — é definida hemodinamicamente como uma pressão arterial pulmonar média maior ou igual a 25 mm Hg e uma PCP inferior a 16 mm Hg. Uma RVP maior ou igual a 3 unidades Wood foi incluída nas definições de alguns autores, mas outros não, e a grande maioria dos pacientes com HAP idiopática facilmente atingirá este ponto de corte no momento do diagnóstico, com uma RVP média no diagnóstico de 12 unidades Wood ou superior.[10,84,85]

A medição da PCP em casos de hipertensão pulmonar merece atenção extra, porque uma leitura maior que 15 mm Hg sugere um diagnóstico de doença cardíaca do lado esquerdo, ao invés de PAH. A PCP é obtida obstruindo transitoriamente o fluxo sanguíneo na artéria pulmonar, usando um cateter insuflado, com ponta de balão. A medição da PCP pode ser imprecisa devido à oclusão incompleta, resultando em uma medida de pressão arterial pulmonar embotada, ao invés de uma PCP verdadeira, ou porque a ponta do cateter não está localizada centralmente na artéria pulmonar. Inspecionar a localização do cateter sob fluoroscopia e garantir que os traçados de pressão resultantes sejam consistentes com uma onda de pressão atrial esquerda são estratégias que ajudam a garantir uma leitura exata. Em alguns casos, uma melhor forma de onda pode ser obtida por desinsuflar o balão e reposicioná-lo parcialmente. Além disso, uma posição de cunha do cateter pode ser confirmada por aspiração de sangue do lúmen distal e documentando-se a alta saturação de oxigênio indicativa de sangue capilar pulmonar. Como esta medida é tão fundamental para o diagnóstico, alguns centros rotineiramente fazem a medição da pressão diastólica final ventricular esquerda durante todos os cateterismos diagnósticos do coração direito.

O teste de vasodilatador agudo é frequentemente realizado durante o cateterismo inicial. Este estudo é realizado usando um agente de ação curta, tal como óxido nítrico inalado, adenosina ou prostaciclina. O oxigênio e os nitratos não são agentes de teste adequados em pacientes com HAP idiopática. Os critérios para a definição da vasorresponsividade são discutidos mais adiante, mas basicamente os testes agudos são realizados para identificar os pacientes que irão se beneficiar da terapia de longo prazo do vasodilatador.

TRATAMENTO E PROGNÓSTICO

A HAP idiopática e outras formas de HAP são doenças tratáveis. Benefícios claros de curto e longo prazo são observados com as terapias disponíveis atualmente.[86] Para otimizar o resultado de um paciente, uma abordagem médica abrangente é essencial. Uma vez que o processo de diagnóstico em um paciente com hipertensão pulmonar esteja completo e o paciente seja caracterizado como tendo PAH (grupo 1 da OMS), a terapia deve ser iniciada. Mas muitas perguntas surgem sobre terapia da HAP. Quais são os objetivos e resultados esperados do tratamento? Que medicamento deve ser usado primeiro? Quando outra terapia deve ser adicionada? Deve ser usada mais de uma terapia? Em que ordem? Quando o transplante deve ser considerado? A terapia para a HAP pode ser subdividida em terapias de "apoio" ou "convencionais", definidas como tratamentos empíricos ou recomendações para as quais não há nenhum dado prospectivo, randomizado, controlado e terapias "específicas" ou "alvo", que foram testadas e aprovadas pelas autoridades reguladoras para o tratamento da HAP.

TERAPIAS DE APOIO

Exercício e Atividade Física

Embora os dados sejam limitados, diretrizes de consenso apoiam os benefícios do exercício em pacientes com HAP. No entanto, os pacientes devem evitar atividades que levem a sintomas indevidos como dispneia grave, dor no peito, tonturas ou síncope. Dois pequenos estudos (N = 22 e N = 30) demonstraram que os exercícios e o treinamento respiratório podem ser seguros e levar a melhoras mensuráveis nos parâmetros subjetivos e objetivos.[87,88] Nestes estudos, pacientes submetidos a cursos de 12 a 15 semanas de exercício aeróbico supervisionado e treinamento de resistência apresentaram uma melhora significativa nos resultados do TC6M e consumo de oxigênio pico comparados aos controles. Nenhuma preocupação de segurança significativa foi identificada e não houve alterações significativas nas medidas ecocardiográficas da função cardíaca direita ou nos níveis de peptídeo natriurético cerebral.

Evitar a Altitude

A hipóxia hipobárica causa vasoconstrição pulmonar e, assim, pode agravar a hipertensão pulmonar e levar ao agravamento sintomático em pacientes com HAP. Geralmente, é recomendável que os pacientes voando em aviões comerciais (pressurizados para 1.500 a 2.400 m) ou viajando para altitudes acima de 5.000 pés sejam avaliados quanto à possibilidade de instituir uma oxigenoterapia[89] (Cap. 25). Não surpreendentemente, os pacientes com HAP grave que residem em altitudes elevadas podem melhorar se mudarem para o nível do mar.

Prevenção da Gravidez

A gravidez é extremamente arriscada em pacientes com HAP, com uma alta taxa de mortalidade gestacional, especialmente após o parto.[90] Embora existam relatos de casos de pacientes controlados com epoprostenol e que desenvolveram uma gravidez bem-sucedida e partos sem intercorrências,[91,92] é fortemente recomendado que as mulheres com potencial para gravidez usem métodos anticoncepcionais adequados para evitar a ocorrência de gravidez. Em termos de qual método de anticoncepcional é preferível, nenhum dos altamente eficazes é absolutamente contraindicado em pacientes com HAP, apesar de procedimentos cirúrgicos (esterilização, laqueadura cirúrgica) poderem ser um risco demasiado alto para muitas pacientes. Além disso, alguns especialistas recomendam evitar contraceptivos hormonais que contenham estrogênio, particularmente em pacientes não anticoaguladas. A eficácia geralmente pode ser pensada em três níveis: (1) esterilização, dispositivos intrauterinos e implantes que contenham progesterona; (2) a combinação de pílulas anticoncepcionais contendo somente progestinas, o anel transvaginal contendo estrogênio e progesterona injetável; e (3) métodos de barreira, como o preservativo e o diafragma, com as últimas escolhas sendo consideradas opções adequadas em pacientes com HAP somente quando usadas em combinação com outros métodos.[93]

Anticoagulação

Existe uma justificativa forte para o uso de anticoagulantes na HAP. Muitas das anormalidades das células endoteliais que predispõem os pacientes à arteriopatia pulmonar também aumentam a chance de trombose. A presença de insuficiência cardíaca e um cateter venoso central permanente são fatores de risco independentes para eventos tromboembólicos, que são mal tolerados pelos pacientes com uma reserva vascular pulmonar já marginal. Além disso, as lesões trombóticas microscópicas na vasculatura pulmonar estão bem documentadas em pacientes com HAP.

Varfarina. A varfarina é o anticoagulante mais frequentemente utilizado em pacientes com HAP. Em registros de ensaios clínicos de casos de HAP, cerca de 50% a 85% dos pacientes fazem uso de anticoagulantes no momento de entrada no estudo.[94] No entanto, a anticoagulação tem riscos (ou seja, sangramento) bem como a necessidade de monitorização frequente. Para justificar o uso de varfarina no paciente com HAP, nove estudos examinaram os efeitos da varfarina na HAP idiopática. Todos foram análises retrospectivas com alguns pacientes recebendo varfarina e outros não tratados.[95,96, 96a] Embora uma sobrevida melhor tenha sido documentada em pacientes que eram tratados com varfarina comparados com aqueles não anticoagulados em seis dos nove estudos, incluindo o estudo de Rich et al.,[115] conforme mostrado na Figura 58-7, nenhum deles foi randomizado e poucos foram conduzidos na era moderna das terapias eficazes para a HAP. Há dois estudos usando varfarina, realizados na era da moderna terapia para a HAP; um deles resultou em melhor sobrevida na HAP idiopática, enquanto o outro foi inconclusivo.[96, 96a]

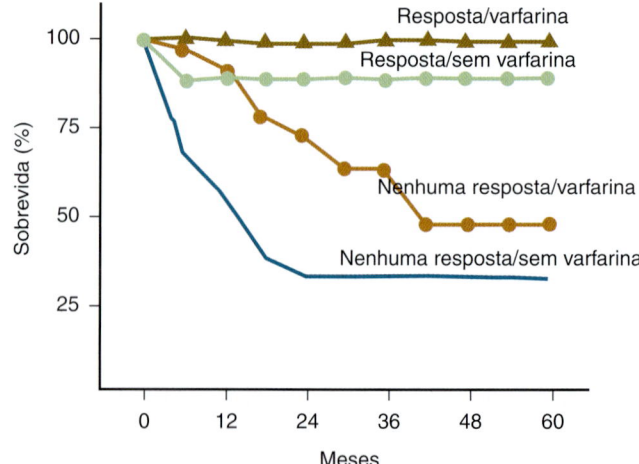

Figura 58-7 Sobrevida em pacientes com hipertensão arterial pulmonar idiopática, com base em vasorreatividade aguda e tratamento com bloqueadores de canais de cálcio ou varfarina. Em pacientes que não eram vasorreativos (duas linhas inferiores), a varfarina foi associada com uma **vantagem de sobrevida modesta.** (Reproduzido de Rich S, Kaufmann RN, Levy PS: The effect of high doses of calcium-channel blockers on survival in primary pulmonary hypertension. *N Engl J Med* 327:76–81, 1992.)

Apesar das graves limitações nos dados existentes, as diretrizes publicadas recomendam que os pacientes com HAP idiopática sejam tratados com varfarina.[79,97] Há menos orientação quanto ao uso da anticoagulação em outras formas de HAP, como naquela associada com *shunts* sistêmicos parapulmonares congênitos ou aqueles associados com doenças do tecido conjuntivo. A varfarina é claramente indicada para pacientes com HAP de grupo 4 (doença tromboembólica crônica). Outras situações potenciais em que pode ser considerada a indicação de varfarina incluem a insuficiência cardíaca avançada ou a presença de cateteres venosos centrais de demora. Por outro lado, se houver aumento do risco de sangramento (trombocitopenia, história de hemoptise ou sangramento gastrointestinal), recomenda-se a suspensão da anticoagulação.

Inibidores do Fator Xa. Apesar de suas limitações farmacológicas e da necessidade de acompanhamento frequente da coagulação, a varfarina, desde 1954, não teve praticamente nenhuma competição como o agente clínico de escolha para a anticoagulação de longo prazo. Recentemente, no entanto, um novo grupo de anticoagulantes orais — conhecidos como inibidores do fator Xa — alterou o quadro atual de anticoagulação. A maioria dos estudos clínicos comparou a eficácia e a segurança do regime padrão de enoxaparina parenteral seguida de varfarina em comparação com uma dose fixa de um inibidor do fator Xa para o tratamento do tromboembolismo venoso agudo ou fibrilação atrial. Os resultados até o presente momento indicam que a varfarina usada em longo prazo tem uma eficácia anticoagulante igual à de um dos vários inibidores do fator Xa.[98] Por outro lado, um estudo experimental de um inibidor do fator Xa usando um modelo de HAP em ratos também demonstrou resultados benéficos.[99] Nenhum antídoto eficaz para o sangramento grave relacionado com os inibidores do fator Xa ainda está disponível, mas a hemorragia maior é pouco frequente. Mais informações sobre este grupo promissor de compostos são ansiosamente aguardadas.

A aspirina também tem sido considerada potencialmente benéfica na HAP, com base nas evidências de ativação plaquetária em pacientes com HAP e evidências de melhora dos desfechos em modelos animais de hipertensão pulmonar.[100] No entanto, seu uso não conduziu à melhora dos resultados em um ensaio clínico controlado randomizado em pacientes com HAP e, portanto, a terapia não é recomendada, a menos que requerida por outras indicações.[101]

Oxigênio Suplementar

Os benefícios do oxigênio suplementar em pacientes com HAP, ao contrário dos pacientes com hipertensão pulmonar associada com doenças pulmonares tais como doença pulmonar obstrutiva crônica,[102,103] não são evidentes. Na verdade, a maioria dos pacientes com HAP não tem hipoxemia em repouso. A hipoxemia leve, quando presente, é provável com base nos níveis reduzidos de saturação de oxigênio venoso misto, causados pelo baixo débito cardíaco com desigualdade leve de ventilação/perfusão. A presença de hipoxemia mais profunda em um paciente com HAP deve levantar a suspeita de doença parenquimatosa pulmonar subjacente, derivação sistêmica-pulmonar, DVOP, hemangiomatose capilar pulmonar ou malformações arteriovenosas pulmonares, como pode ser visto na hipertensão pulmonar devido à telangiectasia hemorrágica hereditária. Digno de nota, um forame oval patente, presente em mais de 20% da população, pode contribuir para a hipoxemia na hipertensão pulmonar.

Embora o oxigênio seja um vasodilatador pulmonar, não há nenhum estudo de longo prazo apoiando a sua eficácia. No entanto, o consenso é que, se a PO_2 arterial for inferior a 60 mm Hg ou a saturação de O_2 arterial sistêmica for inferior a 90% em repouso, o uso de oxigênio suplementar é indicado. Uma exceção a essa abordagem refere-se ao tratamento de pacientes com síndrome de Eisenmenger, com hipoxemia devido ao *shunt* de direita para a esquerda. Neste grupo, o uso de oxigênio suplementar pode ter benefícios insignificantes.[104,105] Também não há nenhum consenso geral sobre se a dessaturação sistêmica arterial de O_2 somente no exercício garante a suplementação de oxigênio. Além disso, o "estigma" das cânulas nasais para um paciente com HAP muitas vezes limita a adesão ao tratamento fora do ambiente doméstico.

Diuréticos

Os diuréticos têm sido os pilares da terapia para a insuficiência cardíaca, incluindo insuficiência ventricular direita. Tanto a sobrecarga de volume intravascular quanto a corporal total são comuns em pacientes com HAP. Em ensaios pivotais de drogas para HAP, a maioria dos pacientes estava recebendo a terapia diurética crônica.[106,107]

Além de causar edema periférico sintomático e congestão renal[108] e hepática, a sobrecarga de volume do ventrículo direito pode causar compressão do ventrículo esquerdo e contribuir para a diminuição do débito cardíaco e azotemia pré-renal. Assim, é uma observação comum que, em pacientes com HAP descompensados, a diurese agressiva leve a melhoras clínicas e fisiológicas. Apesar dos benefícios dos diuréticos em pacientes com HAP, não existem estudos controlados para guiar o clínico na utilização desses agentes.

Um diurético de alça frequentemente é usado primeiro. Embora a furosemida seja muitas vezes o diurético de alça de escolha, há algumas evidências de que a torsemida possa ser mais eficaz, sem aumento de efeitos colaterais.[109] Além disso, em pacientes com acúmulo de fluido extravascular acentuado e má absorção intestinal, a terapia intravenosa diurética é frequentemente necessária. Drogas antialdosterona (p. ex., espironolactona) geralmente são combinadas com diuréticos em pacientes com HAP. Não se sabe se os dados sugerindo um benefício de morbidade e mortalidade da espironolactona na insuficiência cardíaca esquerda poderiam ser extrapolados para a insuficiência cardíaca direita.[110]

Em alguns casos, a adição de um diurético tiazídico para o regime posológico é apropriada. A combinação de metolazona e furosemida foi considerada pelos autores como sendo eficaz para causar uma diurese rápida. No entanto, a hipocalemia acentuada pode ser observada com este regime. Embora seja possível que em alguns pacientes com HAP o ventrículo direito seja dependente da pré-carga e, portanto, a diurese excessiva possa ser prejudicial, esta não foi a experiência dos autores. Mais frequentemente, a diurese agressiva (1-3 litros de equilíbrio fluídico negativo por dia) leva à melhora na função renal e na pressão arterial.

Antagonistas dos Canais de Cálcio

Em 1958, Paul Wood[14] redefiniu a entidade clínica da hipertensão pulmonar, tendo como referência o "fator vasoconstritivo". Não é surpreendente, então, que se seguiu uma busca por vasodilatadores pulmonares como terapias eficazes. Agentes, incluindo fentolamina,[111] tolazina,[112] captopril[113] e hidralazina,[114] foram avaliados em relatos não controlados. Os resultados, embora variáveis, não foram extremamente favoráveis. Não foram realizados estudos sistemáticos desses medicamentos. Além da miríade de agentes anti-hipertensivos orais, emergiram os bloqueadores dos canais de cálcio. Aparentemente, essa classe de agentes "fez sentido" para o tratamento da hipertensão pulmonar. Os bloqueadores dos canais de cálcio têm perfis aceitáveis de efeitos colaterais e são potentes agentes vasodilatadores pulmonares, bem como sistêmicos. O papel do cálcio citosólico intracelular na vasoconstrição da artéria pulmonar das células lisas foi bem estabelecido. Assim, bloquear o influxo de cálcio nas células parecia ser uma estratégia desejável.

Em um artigo altamente citado, Rich et al.[115] descrevem a sobrevida favorável em um subgrupo de pacientes com HAP idiopática tratados com diltiazem ou nifedipina. Naquele estudo, os pacientes manifestando vasorreatividade pulmonar aguda com bloqueadores dos canais de cálcio, definida como uma diminuição aguda da pressão arterial pulmonar e RVP pelo menos 20%, tiveram uma sobrevida de 5 anos de 94% (Fig. 58-7). Em contraste, os pacientes que não manifestaram uma resposta aguda tiveram uma sobrevida em 5 anos de apenas 55%. Além disso, a sobrevida observada para os respondentes "agudos" foi significativamente melhor do que a sobrevida prevista usando uma equação baseada na hemodinâmica no momento do diagnóstico. Embora não tenha sido um estudo controlado por placebo, esses dados sugeriram um benefício com os bloqueadores dos canais de cálcio em alguns pacientes com HAP idiopática.

O estudo de Rich et al.,[115] embora seminal, provavelmente levou ao uso excessivo de bloqueadores dos canais de cálcio, não só para HAP idiopática, mas também para outras formas de HAP. Os bloqueadores dos canais de cálcio não são vasodilatadores pulmonares seletivos e, no cenário de um leito vascular pulmonar não dilatável, os efeitos vasodilatadores sistêmicos desses agentes podem levar à grave hipotensão sintomática. Além disso, os bloqueadores dos canais de cálcio têm potenciais efeitos inotrópicos negativos. Assim, em pacientes com mínima ou nenhuma vasorreatividade pulmonar aguda, os efeitos negativos dos bloqueadores dos canais de cálcio podem se tornar predominantes, com potencial para consequências catastróficas.

Um grande estudo retrospectivo subsequente desenvolvido por Sitbon et al.[69] reduziu ainda mais o papel dos bloqueadores dos canais de cálcio em pacientes com HAP idiopática. Nesse estudo, 557 pacientes com HAP idiopática foram testados para vasorreatividade pulmonar aguda, usando prostaciclina intravenosa (p. ex., epoprostenol) ou inalação de óxido nítrico. Setenta pacientes (cerca de 13%) tiveram uma resposta aguda (queda de pelo menos 20% da pressão média da artéria pulmonar e RVP) e foram tratados com bloqueadores dos canais de cálcio. No entanto, apenas metade dos respondedores "agudos" (cerca de 7% do total) evoluíram "bem" em longo prazo com o uso de bloqueadores dos canais de cálcio, definidos como estando vivos e em classe funcional 1 ou 2 aos cinco anos de seguimento. Os sobreviventes de longo prazo tinham doença menos grave avaliada pela hemodinâmica no momento basal e tinham alcançado uma pressão média de artéria pulmonar mais baixa com a aplicação aguda de vasodilatador do que aqueles com fracasso na terapia com os bloqueadores dos canais de cálcio em longo prazo (33 mm Hg vs 46 mm Hg). Em outras palavras, ao invés da queda percentual na pressão média da artéria pulmonar durante um teste agudo, a pressão média absoluta atingida pela artéria pulmonar pareceu ser melhor para a definição dos pacientes que se beneficiariam em longo prazo com os bloqueadores dos canais de cálcio. Estes dados foram codificados nas diretrizes baseadas em evidências,[79,116] que definem os potenciais candidatos aos bloqueadores dos canal de cálcio, como pacientes com HAP idiopática nos quais, durante uma prova de vasorreatividade pulmonar aguda, a pressão média da artéria pulmonar sofre diminuição de pelo menos 10 mm Hg a um nível abaixo de 40 mm Hg, sem diminuição do débito cardíaco.

O método para a realização de testes de vasorreatividade pulmonar aguda varia de um centro de hipertensão pulmonar para outro. Mais frequentemente, um dos três vasodilatadores pulmonares de ação curta é usado no laboratório de cateterismo cardíaco (i.e, óxido nítrico inalado, adenosina endovenosa ou epoprostenol por via intravenosa). Usar um agente de ação curta previne a hipotensão sistêmica refratária que pode resultar quando um paciente portador de HAP com vasorreatividade pulmonar mínima recebe um vasodilatador sistêmico. Uma vantagem distinta do óxido nítrico inalado é a ausência de efeitos hemodinâmicos sistêmicos, além das propriedades "on-off" muito rápidas da droga (ou seja, sua meia vida de 20 segundos) e a ausência de efeitos colaterais. Com óxido nítrico inalado, um teste de vasorreatividade pulmonar aguda com medidas hemodinâmicas repetidas pode ser realizado em menos de 10 minutos.

TERAPIAS-ALVO

As terapias específicas para a HAP estão disponíveis desde 1995, quando o epoprostenol por via intravenosa foi aprovado pela FDA (*Food and Drug Administration*) dos Estados Unidos, baseado no primeiro ensaio prospectivo randomizado controlado feito em pacientes com HAP. Desde então, um adicional de 11 terapias foi aprovado para HAP: Treprostinila subcutânea, inalada, intravenosa e oral; iloprosta inalada; os antagonistas dos receptores da endotelina de uso oral bosentana, ambrisentana e macitentan; os inibidores da fosfodiesterase 5, sildenafila e tadalafila; e o estimulador da guanilato ciclase riociguat (Tabela 58-2). Estas terapias são direcionadas para compensar o desequilíbrio nos mediadores derivados endoteliais observados na HAP: a produção excessiva de endotelina 1, a produção anormal de óxido nítrico e a prostaciclina deficiente (Fig. 58-8).

Análogos da Prostaciclina

Epoprostenol (Flolan/Veletri). Infusões intravenosas contínuas de prostaciclina (prostaglandina I$_2$, epoprostenol) produziram uma melhora sustentada na hemodinâmica e estavam relacionadas com a tolerância e a sobrevida prolongada. No primeiro estudo prospectivo randomizado de epoprostenol,[106] 81 pacientes com sintomas classe III ou IV da *New York Heart Association* (NYHA), apesar do tratamento com a terapia convencional, foram randomizados para epoprostenol por via intravenosa contínua além da terapia convencional ou terapia convencional sozinha por 12 semanas. Após 12 semanas, TC6M, o *endpoint* primário, tinha melhorado no grupo epoprostenol intravenoso contínuo até 32 m e diminuiu 15 m no grupo de terapia convencional. Também houve melhoras significativas no grupo epoprostenol na hemodinâmica, qualidade de vida e classe funcional da NYHA. Oito pacientes foram a óbito durante o estudo de 12 semanas, todos no grupo de tratamento convencional. Notavelmente, este é o único ensaio randomizado controlado

Tabela 58-2 Ensaios Clínicos Randomizados de Medicamentos Aprovados para o Manejo da Hipertensão Arterial Pulmonar

	N	Sem.	Rx outra HAP (%)	Δ DC6M vs. Placebo (m)	CF	QDV	cat	AC ou óbito	NTBNP
PROSTACICLINAS									
1996 Epoprostenol IV (HAPI) (106)	81	12	Nenhum	60	Y ♦	Y	Y	Y	Y
2000 Epoprostenol IV (Esclerodermia HAP) (117)	111	12	Nenhum	108	Y ♦	Y		Y	
2002 Treprostinil SC (119)	470	12	Nenhum	16	Y ♦		Y	Y	
2002 AIR, iloprosta INH (130)	203	12	Nenhum	36	Y ●	Y ●	Y	Y	N
2010 TRIUMPH 1, treprostinil INH (131)	235	12	ERA /PDE-5 100%	20	Y ♦	N	Y	N	Y
2012 FREEDOM C, treprostinil PO (125)	350	16	ERA, PDE-5, ou ambos 100%	11	N ♦	N	Y	N	
2013 FREEDOM M, treprostinil PO (123)	349	12	Nenhum	26	Y ♦	N		N	
2013 FREEDOM C2, treprostinil PO (124)	310	16	ERA, PDE-5, ou ambos 100%	10	N ♦	N	N	N	N
ANTAGONISTAS DO RECEPTOR DA ENDOTELINA									
2001 Bosentana (133)	32	12	Nenhum	76	Y ♦	Y		Y	Y
2002 BREATHE-1, bosentana (107)	213	16	Nenhum	35	Y ♦	Y		Y	
2008 ARIES-1, ambrisentana (151)	202	12	Nenhum	31 (5 mg) 51 (10 mg)	Y ♦	Y	N	N	Y
2008 ARIES-2, ambrisentana (151)	192	12	Nenhum	59 (5 mg)	Y ♦	N	Y	Y	Y
2013 SERAPHIN, macitentano (152)	742	85-104 *	PDE 5 61% Prostanoide 5%	22	Y	Y		Y	Y ♦
INIBIDORES PDE 5									
2005 SUPER, sildenafila (136)	278	12	Nenhum	45	Y ♦	Y		Y	N
2009 PHIRST, tadalafila (137)	405	16	ERA, 53%	33	Y ♦	N	Y	Y	Y
ESTIMULADORES DA GUANILINA CICLASE SOLÚVEL									
2013 PATENT-1 (153)	443	12	ERA, 44% Prostanoide 6%	36	Y ♦	Y	N	Y	Y

Estudos cabeça a cabeça são escassos; comparar os desfechos entre os estudos é desencorajador devido à heterogeneidade na resposta dependendo das características basais e de outros fatores, particularmente para o TC6M.

Y: estatisticamente significativo, $P < 0,05$; N: $P > 0,05$; ♦, 1° endpoint; branco, não relatado. Resultados da distância de caminhada são para dose aprovada se doses múltiplas foram testadas.

DC6M, distância de caminhada em 6 minutos; Cat, cateterismo; AC, agravamento clínico; ERA, antagonista dos receptores da endotelina; CF, Classe funcional da Organização Mundial de Saúde; INH, inalatório; IV, por via intravenosa; NT-BNP, peptídeo natriurético cerebral amino-terminal; PDE-5, inibidor da fosfodiesterase tipo-5; PO, por via oral; QDV, qualidade de vida; Rx, tratamento; SC, subcutâneo; sem, semanas; ● Ar 1° endpoint: número com 10% de melhora em DC6M + FC melhorada.

*Seraphin teve um endpoint primário de morbidade e mortalidade; o estudo teve uma duração média de tratamento de 85 semanas, 100 semanas e 104 semanas (placebo, macitentan 3 mg e macitentan 10 mg, respectivamente.)

sobre HAP até à data que foi capaz de demonstrar um efeito significativo na sobrevida. Um estudo subsequente encontrou melhoras significativas em TC6M, classe funcional e capacidade de realizar exercícios em pacientes com HAP associada à esclerodermia.[117]

Estudos de seguimento em longo prazo têm demonstrado benefícios sustentados, incluindo classe funcional e sobrevida melhorada em comparação com os controles históricos. A sobrevida em cinco anos de mais de 60% foi observada em pacientes tratados em duas séries,[83,118] uma melhora da sobrevida mediana na era "pré-epoprostenol" de menos de três anos. Apesar de seus benefícios evidentes, o uso crônico de epoprostenol é complexo e requer um cateter venoso central permanente, bomba de infusão contínua e preparação diária da medicação. Além disso, existem inúmeros efeitos colaterais, incluindo claudicação da mandíbula, dor em perna e pé, diarreia, erupção cutânea e perda de peso, ocasionalmente com ascite. As complexidades da dosagem de prostaciclina e da avaliação da resposta à terapia obrigam que se disponha de uma equipe dedicada, normalmente presente apenas em grandes centros que tratam hipertensão pulmonar.

Treprostinila Sódica (Remodulin) por Via Subcutânea e Intravenosa. Treprostinila sódica é um análogo benzidina tricíclica da prostaciclina que é quimicamente estável à temperatura ambiente e tem uma meia-vida de aproximadamente quatro horas. A treprostinila foi inicialmente aprovada para administração subcutânea contínua, com base em um ensaio duplo-cego, randomizado e controlado que incluiu 470 pacientes com HAP idiopática (58%), HAP associada com doença do tecido conjuntivo, ou HAP associada com shunts pulmonares sistêmicos congênitos.[119] Como com outros ensaios de HAP, a medida de desfecho primário foi a capacidade de realizar exercícios físicos definida como a melhora no TC6M corrigida pelo placebo. A melhora de TC6M corrigida por placebo foi 16 m ($P = 0,006$). Os escores de dispneia de Borg, medidas de qualidade de vida e hemodinâmica também foram significativamente melhorados no grupo treprostinila, em comparação com os indivíduos do braço placebo.

A dosagem de treprostinila neste ensaio e em todos os outros estudos de prostaciclina sistêmica foi deixada para ser decidida pelo médico que realizava o tratamento, com

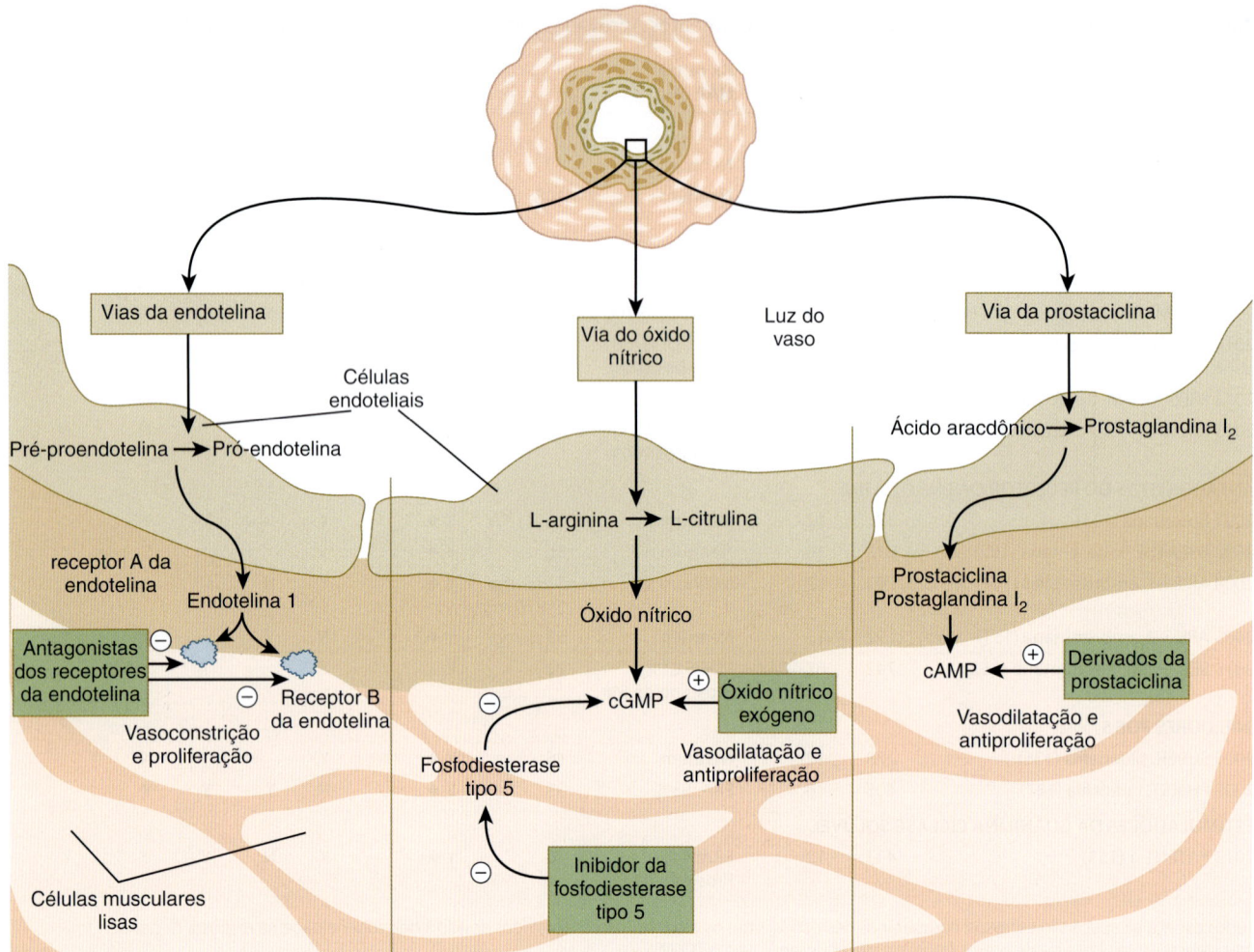

Figura 58-8 Representação esquemática de três vias de mediadores endoteliais anormais que são alvo das terapias atuais. cAMP, adenosina monofosfato cíclico; cGMP, guanosina monofosfato cíclico.

aumentos de dose com base em resposta clínica e efeitos colaterais. Notavelmente, a melhora na distância de caminhadas entre os pacientes tratados com treprostinila variou por quartil de dosagem, com o maior aumento em pacientes no quartil de dosagem mais alta (> 13,8 ng/kg/min). Dor no local da infusão foi o principal evento adverso, experimentado por 200 (85%) pacientes no grupo treprostinila contra 62 (27%) no braço placebo. Outros efeitos colaterais comuns, os quais são vistos com as prostaciclinas sistêmicas como uma classe, incluíram dor maxilar, cefaleia e diarreia.

A treprostinila intravenosa foi posteriormente aprovada com base na bioequivalência com a treprostinila subcutânea, com uma utilização em pacientes que não toleravam a infusão subcutânea. A treprostinila intravenosa mais tarde mostrou levar à melhora no TC6M *versus* placebo em um pequeno ensaio clínico randomizado controlado[120] e também foi objeto de vários relatos não controlados.[121,122] Por fim, a treprostinila oral de liberação sustentada agora também está aprovada. A treprostinila oral levou a uma melhora significativa no TC6M quando tomada como monoterapia em um ensaio de HAP com duração de 12 semanas (FREEDOM-M),[123] mas não levou a uma melhora significativa em estudos que incluíram pacientes nas terapias de fundo (FREEDOM-C e C2).[124,125] Os efeitos hemodinâmicos e os resultados em prazos mais longos para outros desfechos não foram relatados.

Dosagem de Prostaciclina

Não houve estudos comparando formalmente as estratégias de dosagem da terapia contínua de epoprostenol e treprostinila e foram desenvolvidos somente estudos muito limitados de doses agudas variáveis.[126] No entanto, existem dados observacionais, particularmente para treprostinila,[127] sugerindo que doses mais elevadas estão associadas com melhores resultados. Ao mesmo tempo, outros estudos sugerem que a dosagem excessiva de epoprostenol possa levar a um débito cardíaco anormalmente alto e efeitos colaterais mais graves.[128] A dosagem individualizada e a monitorização hemodinâmica periódica, portanto, são recomendadas para todos os pacientes tratados com prostaciclinas parenterais.[128]

O epoprostenol por via intravenosa é normalmente iniciado no hospital em doses de 1 a 2 ng/kg/min e titulado lentamente ao longo de alguns dias para aproximadamente 4 a 6 ng/kg/min, com o objetivo de aumentar a dose até uma dose eficaz tão rapidamente quanto possível, enquanto ao mesmo tempo evitando os efeitos colaterais excessivos de cefaleia, rubor, náuseas e diarreia, entre outros. Após uma titulação inicial com o paciente internado, os pacientes seguem um protocolo de dosagem ambulatorial, continuando a aumentar a dose por conta própria em intervalos de aproximadamente três a sete dias, até uma dose-alvo ser atingida. Em ensaios clínicos, a dose média alcançada em dois a três meses (fim do estudo) foi 8 a 11 ng/kg/min.[106,117,129]

As doses médias de longo prazo de 21 ng/kg/min em um ano [83] e 35 ng/kg/min em aproximadamente um ano e meio [118] foram relatadas.

Tanto treprostinila subcutânea quanto intravenosa são iniciadas de forma semelhante, mas uma dose total maior normalmente é o alvo. Isso se baseia nos achados de que, em um estudo de conversão, pacientes que passaram de epoprostenol para treprostinila necessitaram de uma dose aproximadamente duas vezes maior de treprostinila para controlar seus sintomas.[122] Estudos *open label* de longo prazo de treprostinila subcutânea também sugeriram que alcançar uma dose de treprostinila subcutânea superior a 40 ng/kg/min está associado independentemente com a melhora da sobrevida.[127]

Iloprosta (Ventavis) e Treprostinila (Tyvaso) por Via Inalatória.
Iloprosta, um análogo da prostaciclina estável, foi aprovado pela FDA como uma formulação inalada em 2004, com base no estudo *Aerosolized Iloprost Randomized*.[130] O desfecho primário foi um *endpoint* combinado: pelo menos 10% de melhora no TC6M, melhora de pelo menos uma classe funcional NYHA e sobrevida. Este *endpoint* composto foi alcançado em 17% dos pacientes no grupo tratado com iloprosta, contra 5% no braço placebo (razão de chances estimada de 4, $P < 0,05$). Os *endpoints* secundários positivos incluíram a melhora quando comparada com placebo na classe funcional, qualidade de vida e resistência vascular pulmonar pré-inalação. As medidas hemodinâmicas também foram repetidas após um tratamento com iloprosta e foi observada melhora adicional na resistência vascular pulmonar, em comparação com a situação basal no débito cardíaco e pressão arterial pulmonar. Iloprosta inalada é administrada via nebulizador ultrassônico na dose inicial de 2,5 μg administrados seis a nove vezes diárias e aumentado até 5 μg seis a nove vezes ao dia, se bem tolerada. Eventos adversos observados no grupo iloprosta durante o ensaio clínico incluíram síncope, rubor, dor maxilar e aumento da tosse. Os sinais vitais devem ser monitorizados durante o início da terapia com esses medicamentos; pacientes com hipotensão preexistente (pressão sistêmica inferior a 85 mm Hg) não devem receber iloprosta.

A treprostinila inalada recebeu a aprovação da FDA em 2009, a partir do estudo de TRIUMPH-1, um estudo clínico randomizado controlado que incluiu 235 pacientes com HAP.[131] Os pacientes no braço tratamento demonstraram uma melhora de 20 m no TC6M quando comparados com os do grupo placebo ($P < 0,05$) e também demonstraram melhora em comparação com placebo em *endpoints* secundários do *peptídeo natriurético encefálico amino-terminal* (NT-BNP) e qualidade de vida, avaliada pelo questionário *Minnesota Living with Heart Failure*. Nenhuma melhora significativa foi observada em relação no tempo até o agravamento clínico ou na classe funcional. Ao contrário dos estudos prévios, o estudo TRIUMPH-1 incluiu apenas pacientes recebendo terapia de fundo, requerendo que todos os pacientes estivessem em tratamento com um antagonista da endotelina 1 ou um inibidor da fosfodiesterase 1. A treprostinila inalada é administrada através de um nebulizador ultrassônico, o sistema de inalação Tyvaso, na dose inicial de três nebulizações, quatro vezes ao dia. A dosagem é aumentada para três nebulizações por tratamento em uma a duas semanas, conforme tolerado, até atingir uma dose de nove nebulizações quatro vezes ao dia. Os efeitos adversos no ensaio clínico incluíram tosse, cefaleia e rubor.

Antagonistas dos Receptores da Endotelina

Em seres humanos, encontram-se dois subtipos de receptores de *endotelina* (ET)-1, ET-A e ET-B. O antagonismo dos receptores de uma ou ambas tem demonstrado ser uma estratégia de tratamento eficaz para HAP idiopática, com duas terapias aprovadas pela FDA, bosentana e ambrisentana. Bosentana (Tracleer) é um não peptídeo oral antagonista dos receptores ET-A e B. Bosentana recebeu aprovação da FDA em 2001, com base em dois ensaios clínicos randomizados mostrando melhora significativa no TC6M entre bosentana *versus* pacientes tratados com placebo.[107,132] A hemodinâmica pulmonar foi avaliada no menor dos dois estudos e foi observada uma melhora significativa na pressão atrial direita, pressão arterial pulmonar, resistência vascular pulmonar e índice cardíaco.[133] Outros resultados positivos em ambos os estudos incluíam melhora no índice de dispneia de Borg e nas características clínicas. Além dos dois ensaios de "registro", bosentana também demonstrou benefícios em outros dois ensaios clínicos randomizados controlados: BREATHE-5, que incluiu pacientes com doença cardíaca congênita não corrigida e síndrome de Eisenmenger, e o ensaio EARLY (da sigla em inglês para Ensaio de Antagonista da Endotelina na Hipertensão Arterial Pulmonar Levemente Sintomática), um estudo clínico randomizado controlado em pacientes de classe funcional 2 com HAP; os resultados são mostrados na Tabela 58-2.

Ambrisentana (Letairis) é um antagonista específico dos receptores ET-A aprovado para HAP em doses de 5 ou 10 mg, uma vez ao dia. Após um estudo de determinação de dosagem de fase 2 mostrando efeitos favoráveis da hemodinâmica pulmonar,[134] dois ensaios randomizados, controlados de ambrisentana (*Estudos de eficácia de ambrisentana na hipertensão arterial pulmonar, randomizados, duplo-cegos, controlados por placebo, multicêntricos,* [ARIES] 1: 5 mg, 10 mg, placebo; ARIES 2: 2,5 mg, 5 mg, placebo) incluíram um total de 394 pacientes.[134] Ambos os ensaios demonstraram benefícios de ambrisentana sobre o *endpoint* primário de melhora no TC6M corrigido por placebo. No ensaio ARIES-2, houve uma melhora significativa no tempo de agravamento clínico no grupo de tratamento em comparação com o grupo que recebeu placebo. Houve uma tendência de melhora no tempo até o agravamento clínico no estudo ARIES-1, mas ela não foi estatisticamente significativa ($P = 0,3$).

Macitentan é um antagonista não seletivo de ET-A/ET-B com maior penetração de tecido em relação ao que foi avaliado para a bosentana no ensaio clínico SERAPHIN. No SERAPHIN, pacientes foram randomizados 1:1:1 para receber placebo, macitentan 3 mg ou macitentan 10 mg, usando um novo *endpoint* de morbidade e mortalidade primária. Participaram 742 pacientes e 64% deles estavam recebendo uma terapia de fundo para HAP. No geral, macitentan 3 mg e 10 mg resultaram em uma redução no risco para o *endpoint* primário de 30% e 45%, respectivamente, em comparação com placebo. Ambas as doses de macitentan também levaram a reduções significativas no tempo até o óbito relacionado com HAP ou hospitalização e a uma melhora significativa em comparação com placebo na alteração do TC6M em seis meses.[135]

Sitaxsentan é um antagonista da endotelina-1 cujos efeitos benéficos na HAP foram demonstrados, mas o fármaco foi removido do mercado após ter sido vinculado à insuficiência hepática aguda.

Terapia com Antagonistas da Endotelina 1

Os antagonistas da endotelina 1 como uma classe são considerados teratogênicos e, portanto, mulheres com potencial para gravidez requerem testes de gravidez mensais e o uso de duas formas confiáveis de controle de natalidade durante a terapia. Aumentos nos níveis das aminotransferases hepáticas maiores que oito vezes o limite superior do normal também foram observados com a terapia com bosentana durante ensaios clínicos randomizados controlados e, como resultado, todos os pacientes recebendo bosentana devem passar por provas de função hepática mensalmente. A taxa de anormalidades nas provas de função hepática durante a administração de ambrisentana foi considerada similar à da população geral e a realização mensal de provas de função não é mais necessária. A droga deve ser descontinuada em pacientes que tomam qualquer medicamento no qual as provas de função hepática se tornam anormais durante a terapia, ou seja, elevações nos níveis de aspartato aminotransferase (AST) ou alanina transaminase (ALT) superiores a cinco vezes o valor normal ou níveis de bilirrubina total iguais ou superiores a duas vezes o normal. Além disso, para bosentana, as elevações em aspartato aminotransferase ou alanina transaminase entre três e cinco vezes o limite superior do normal exigem uma redução da dose ou a cessação do uso desses fármacos. Os níveis de hemoglobina também devem ser monitorados periodicamente, pois a anemia tem sido relatada durante o tratamento com antagonistas da endotelina 1.

Os antagonistas da endotelina 1 são bem tolerados pela maioria dos pacientes, mas edema periférico significativo foi observado durante os ensaios clínicos, particularmente em pacientes mais velhos. Um monitoramento rigoroso do *status* de volume é indicado, portanto, durante o uso inicial do fármaco e a titulação da dose crescente. A congestão nasal também foi relatada, principalmente com ambrisentana. Existem várias interações significativas da droga. Para bosentana, tanto a gliburida quanto a ciclosporina são contraindicadas e os inibidores potentes do citocromo P450 (rifampicina, outros) devem ser usados com cautela. Para ambrisentana, a única interação clinicamente relevante que foi identificada é um aumento nos níveis de ambrisentana com ciclosporina. Como resultado, a dose de ambrisentana deve ser limitada a 5 mg diariamente quando tomado com ciclosporina (*ver bulas para obter detalhes adicionais sobre prevenção da gravidez, interações medicamentosas e monitoramento em laboratório*).

Inibidores da Fosfodiesterase Tipo 5

Sildenafila (Revatio) foi avaliado no ensaio SUPER-1 (sigla pra *Uso de Sildenafila na Hipertensão Arterial Pulmonar*), um estudo de 12 semanas randomizado, duplo-cego, controlado por placebo comparando placebo e o fármaco nas doses de 20 mg, 40 mg e 80 mg 3 vezes ao dia.[136] Houve uma melhora significativa na capacidade de exercício, classe funcional e hemodinâmica, mas não no tempo até o agravamento clínico. A melhora da distância de caminhada foi semelhante entre as três doses. No entanto, a melhora hemodinâmica foi maior com doses mais altas, assim como a porcentagem de pacientes com classe funcional melhorada (7% no grupo placebo, 28% no grupo de 20 mg, 36% no grupo de 40 mg e 42% no grupo 80 mg). Apesar dessas tendências, só o FDA dos Estados Unidos e a Associação Europeia de Medicamentos aprovaram a dosagem de 20 mg, 3 vezes ao dia.

Tadalafila. Tadalafila (Adcirca) foi aprovada em 2009, com base no ensaio PHIRST, um estudo de 16 semanas de 2,5 mg, 10 mg, 20 mg e 40 mg de tadalafila *versus* placebo.[137] Tadalafila 40 mg levou à melhora na capacidade de realizar exercícios, na qualidade de vida, hemodinâmica e tempo até o agravamento clínico. Uma melhora menor, mas estatisticamente significativa na distância de caminhada, também foi observada para grupos de 10 mg e 20 mg, mas não para o grupo 2,5 mg; 40 mg uma vez ao dia é a dose recomendada.

Terapia com Inibidor da Fosfodiesterase 5

Sildenafila e tadalafila são inibidores seletivos da fosfodiesterase 5 específica da guanosina monofosfato cíclica, uma enzima que promove a degradação da guanosina monofosfato cíclica. Tanto a sildenafila quanto a tadalafila parecem ser bem toleradas clinicamente e não foi registrada nenhuma anormalidade significativa em laboratório observada durante os ensaios clínicos pivotais. Muitas interações medicamentosas têm sido descritas e devem ser consideradas antes do início da terapia: sua utilização com nitratos é contraindicada devido ao risco de hipotensão excessiva e o uso com inibidores potentes do citocromo P-450 deve ser evitado com ambas as drogas (*ver as respectivas bulas para obter mais detalhes*).

Eventos adversos comuns durante os ensaios clínicos incluíram dor de cabeça, mialgia, rubor, epistaxe e dispepsia. Ambas as drogas podem ser iniciadas em sua dosagem aprovada (sildenafila 20 mg 3 vezes ao dia ou tadalafila 40 mg por dia), mas, nos centros clínicos dos autores, tadalafila é iniciada com uma dose de 20 mg para a primeira semana na tentativa de diminuir as dores de cabeça e outros efeitos colaterais.

O comprometimento da audição e da visão tem sido relatado com o uso de inibidores da fosfodiesterase 5. Leves alterações na visão incluindo particularmente mudanças de cores são consideradas como estando relacionadas a reatividade cruzada e inibição da fosfodiesterase 6 da retina. Alterações mais graves na visão incluindo perda de visão súbita também têm sido relatadas e a perda auditiva também foi relatada. Ambas as complicações são de mecanismo pouco esclarecido.[138] Os pacientes devem procurar atenção médica imediata em caso de perda súbita de visão em um ou ambos os olhos ou com mudanças bruscas na audição.

Ativadores da Guanilil Ciclase Solúvel

Riociguat, um ativador direto da guanilil ciclase, aumenta os níveis de GMP cíclica, estimulando sua síntese.[139] Foi estudado em dois ensaios clínicos de fase 3 randomizados controlados, PATENT, um estudo em casos de HAP e CHEST, um estudo em pacientes com doença tromboembólica crônica que é inoperável ou persistente após tromboendarterectomia pulmonar. Em ambos os estudos, riociguat levou a melhora no *endpoint* primário, alterações no TC6M *versus* placebo em 12 semanas (PATENT) ou em 16 semanas (CHEST) e à melhora em um número de *endpoints* secundários incluindo RVP, nível de NT-BNP e classe funcional da OMS.[140]

TERAPIA DE COMBINAÇÃO

Existem fortes justificativas para a combinação de drogas para tratar a HAP idiopática e um número crescente de ensaios clínicos mostra benefícios com essa abordagem (Tabela 58-3). Na prática atual, cerca de 52% dos pacientes recebem terapia de combinação, com base nos dados do registro REVEAL.[94]

Tabela 58-3 Terapia de Combinação e Outros Ensaios Clínicos Selecionados que Avaliaram a Hipertensão Arterial Pulmonar

	N	Sem.	Rx outra HAP (%)	Δ DC6M vs. Placebo (m)	CF	QDV	cat	AC ou Óbito	NTBNP
FASE IV—COMBINAÇÕES									
2004 BREATHE-2, bosentana + epoprostenol vs. epo em mono (154)	33	16	Nenhum	−6	N		N	N ◆	
2006 STEP, iloprosta (155)	67	12	ERA, 100%	26	N ◆	Y		Y	Y
2006 COMBI, iloprosta (156)	40	12	ERA, 100%	−10	N ◆	N	N		N
2008 PACES, sildenafila (141)	267	16	PGI 2, 100%	29	Y ◆		Y		Y
FASE IV—OUTROS									
2006 BREATHE-5, bosentana, cardiopatia congênita (157)	54	16	Nenhum	53	Y			Y ◆	
2008 EARLY, bosentana (FC II) (158)	185	24	PDE-5, 16%	19	N ◆ ∧	Y	Y	Y ◆ ∧	Y
EM DESENVOLVIMENTO									
2012-Selexipag Fase 2 (159)	43	17	ERA, PDE-5, ambos, 100%	24	N			Y ◆	N

Y: estatisticamente significativa, $P < 0,05$; N: $P > 0,05$; ◆, 1° *endpoint*; branco, não relatado. Resultados da distância de caminhada são para doses aprovadas. DC6M, distância de caminhada em 6 minutos; AC, agravamento clínico; ERA, antagonista dos receptores da endotelina; CF, Classe funcional da Organização Mundial da Saúde ; NT-BNP, Peptídeo natriurético cerebral amino-terminal; PDE-5, inibidor da fosfodiesterase tipo-5; PGI 2, prostaciclina/epoprostenol; QDV, qualidade de vida; Rx, tratamento; sem, semanas; ∧, *co-endpoint* primário.

O ensaio PACES (sigla do termo em inglês para *Estudo da Combinação de Epoprostenol e Sildenafila para a Hipertensão Arterial Pulmonar*) avaliou sildenafila *versus* placebo como terapia *add-on* em 267 pacientes tratados com epoprostenol. Os indivíduos foram randomizados para receber sildenafila 80 mg adicional, três vezes ao dia, ou placebo, durante 16 semanas.[141] O ensaio PACES demonstrou uma melhora de 29 m no TC6M corrigido pelo placebo no grupo recebendo sildenafila-epoprostenol. Além disso, melhoras significativas das hemodinâmicas e melhora no tempo até o agravamento clínico foram observadas no grupo sildenafila-epoprostenol em comparação com o grupo placebo-epoprostenol. Embora a mortalidade não fosse um *endpoint* pré-especificado, foram registrados sete óbitos durante o ensaio, todos os quais eram de indivíduos que estavam no grupo placebo-epoprostenol. Posteriormente, vários estudos clínicos controlados randomizados adicionais que envolveram a terapia de combinação foram realizados e estão em processo ou foram concluídos recentemente (Tabelas 58-2 e 58-3).

Talvez, não surpreendentemente as melhoras incrementais no TC6M obtidas pela adição de um agente em estudos de terapia de combinação foram menores do que aquelas relatadas com o primeiro agente em estudos de monoterapia. Esta observação levantou questões em alguns casos se melhoras muito pequenas no TC6M sozinho são evidências suficientes de benefício para drogas novas no manejo da HAP, particularmente em estudos onde nenhuma melhora é observada em outros *endpoints* secundários importantes como agravamento clínico, classe funcional e/ou qualidade de vida.[142-144] Como resultado, desenhos de estudos alternativos, incluindo morbidade de longo prazo e ensaios de mortalidade, estão sendo usados em alguns ensaios clínicos atuais e recentemente concluídos. Além disso, o *momento* ideal da instituição da terapia de combinação ainda não está claro. Vários estudos em curso estão investigando a viabilidade e a eficácia da terapia de combinação como primeira medida terapêutica.

TRANSPLANTE DE PULMÃO

Em pacientes com fracasso com a terapia clínica máxima, o transplante de pulmão é a opção "final" (Cap. 106). De acordo com a Sociedade Internacional do Coração e Transplante de Pulmão, as recomendações atuais para a consideração de transplante em pacientes com HAP incluem classe NYHA III ou IV persistente na terapia clínica máxima, TC6M baixo ou em declínio, fracasso da terapia com epoprostenol por via intravenosa, insuficiência cardíaca com índice cardíaco menor que 2 L/min/m^2 e pressão atrial direita elevada (> 15 mm Hg).[145] Além disso, todos os pacientes com DVOP devem ser encaminhados para avaliação de transplante no momento do diagnóstico, dada sua má resposta à terapia.

O sistema de pontuação da alocação de pulmão atual foi concebido para melhorar a probabilidade total de transplante e para reduzir a lista de espera e a mortalidade pós-transplante em comparação com o sistema anterior. Agora, os pacientes são priorizados com base em uma pontuação de gravidade gerada por computador, em vez da quantidade de tempo que está na lista de espera. Como um todo, o sistema parece ter alcançado muitos dos seus objetivos, porque a porcentagem de pacientes transplantados dentro de um ano da listagem aumentou substancialmente e houve uma queda da mortalidade na lista de espera.

No entanto, esse não é o caso da HAP. Os pacientes com HAP têm menor pontuação de alocação do pulmão e menores taxas de transplante do que os pacientes com outras doenças pulmonares e maior mortalidade na lista de espera.[146] Modificações para a pontuação de alocação de pulmão têm sido propostas, incluindo a adição de marcadores prognósticos que tenham relevância na HAP, em vez de depender de fatores que não sejam muito prognósticos na HAP, tais como os resultados das provas de função pulmonar e a necessidade de oxigênio. Entretanto, "exceções" para a pontuação de alocação de pulmão podem ser solicitadas para pacientes que estão se deteriorando na terapia ideal com uma pressão atrial direita acima de 15 mm Hg ou um índice cardíaco abaixo de 1,8 L/min/m^2.

Tabela 58-4 Variáveis com Importância Estabelecida para Avaliar a Gravidade da Doença Hipertensão Arterial Pulmonar

Determinantes do Prognóstico	Melhor Prognóstico	Pior Prognóstico
Evidência clínica de insuficiência de VD	Não	Sim
Taxa de progressão dos sintomas	Lenta	Rápida
Síncope	Não	Sim
Classe funcional OMS	I, II	IV
DC6M	Mais longa (> 500 m) *	Mais curta (< 300 m)
Teste ergométrico cardiopulmonar	Pico O_2 consumo > 15 mL/min/kg	Pico O_2 consumo < 12 mL/min/kg
Níveis plasmáticos BNP/NT-proBNP	Normal ou quase normal	Muito elevados e crescentes
Achados ecocardiográficos†	Sem derrame pericárdico TAPSE† > 2,0 cm	Derrame pericárdico TAPSE† < 1,5 cm
Hemodinâmica	PAD < 8 mmHg e IC ≥ 2,5 L/min/m²	PAD > 15 mmHg ou IC ≤ 2 L/min/m²

BNP, peptídeo natriurético cerebral; IC, índice cardíaco; DC6M, distância de caminhada por seis minutos; PAD, pressão atrial direita; TAPSE, excursão sistólica do plano anular da válvula tricúspide.
*Dependendo da idade.
†TAPSE e derrame pericárdico foram selecionados porque podem ser medidos na maioria dos pacientes.
Adaptado de McLaughlin VV, McGoon MD: Pulmonary arterial hypertension. *Circulation* 114:1417–1431, 2006.

A sobrevida em um ano após o transplante de pulmão para a hipertensão pulmonar é de cerca de 70%, que é mais baixa do que em outros grupos, devido em parte às taxas mais elevadas de complicações pós-transplante imediatas. Em longo prazo, os pacientes com HAP evoluem tão bem ou melhor do que os pacientes transplantados para outras doenças de pulmão, com aqueles sobrevivendo ao primeiro ano tendo uma sobrevida média condicional de 10 anos.[147]

ESTRATÉGIA TERAPÊUTICA GLOBAL

Com várias terapias clínicas eficazes e o transplante de pulmão disponível para o tratamento da HAP, como decidir que terapia usar, quando reavaliar, quando adicionar ou alterar a terapia e o que adicionar ou alterar? Várias comissões de consenso têm tentado avaliar as evidências das terapias aprovadas.[79,148] As orientações mais recentes sugerem que se deva tomar decisões de tratamento baseadas nos sintomas e nos resultados de testes prognósticos que sejam mais preditivos da evolução em casos de HAP.

Terapias de apoio incluindo varfarina, necessidade de diuréticos e oxigênio são as opções consideradas. Um teste de vasorreatividade aguda é recomendado para pacientes com HAP idiopática e, se for observada uma resposta positiva, recomenda-se o tratamento com bloqueadores dos canais de cálcio. Para pacientes com HAP idiopática sem vasorreatividade aguda e para outros grupos de PAH em geral, a decisão terapêutica inicial é feita com base na gravidade da HAP. Os pacientes de maior risco de morte ou agravamento clínico são tratados com uma prostaciclina sistêmica como terapia inicial, enquanto os pacientes de baixo risco podem ser submetidos a uma terapia com um medicamento oral ou, em alguns casos, com um medicamento administrado por via inalatória. Não há nenhum marcador prognóstico único que seja suficiente para tomar esta decisão, mas uma combinação de impressão clínica, classe funcional, TC6M, resultados de exames de laboratório, resultados do cateterismo e avaliação da função ventricular direita por imagem podem ser usados para avaliar o risco (Tabela 58-4).

A análise da possibilidade de uma terapia de combinação também é recomendada para pacientes que tenham uma resposta inadequada a um agente único, com resposta tipicamente avaliada em três a seis meses. Adicionar um segundo agente, ao invés de mudar de uma classe de medicação para outra, é geralmente recomendado, dada a falta de dados de testes clínicos investigando a última abordagem.

SOBREVIDA

Dados de sobrevida em longo prazo estão emergindo na era do tratamento da HAP idiopática. Em pacientes tratados com epoprostenol, dois trabalhos demonstraram estimativas de sobrevida de cerca de 60% em três anos.[83,118] Nestes estudos retrospectivos, a sobrevida favorável foi mais bem prevista pela resposta à terapia (melhora em TC6M, classe funcional e RVP). Dados observacionais de sobrevida durante vários anos também estão disponíveis para outras terapias específicas e PAH em geral, baseados em estudos de extensão de vários ensaios clínicos e de estudos de coorte como o registro REVEAL. Por exemplo, em 169 pacientes com HAP idiopática incluídos nos dois ensaios pivotais de bosentana, a sobrevida estimada em um a dois anos foi 96% e 89%, respectivamente, em comparação com a sobrevida prevista de 69% e 57%[107,149] (baseado em uma equação validada de sobrevivência prevista de hemodinâmica de base de cálculo). Da mesma forma, os tempos de sobrevida para pacientes com HAP idiopática no ensaio REVEAL em qualquer braço de terapia para a HAP foram 91%, 74% e 65% em um, três e cinco anos.[150]

AGRADECIMENTOS

Os autores gostariam de agradecer ao Dr. Lewis Rubin por suas contribuições para as edições anteriores do presente capítulo.

Pontos-chave

- A hipertensão pulmonar foi classificada em cinco grupos da Organização Mundial de Saúde: (1) hipertensão arterial pulmonar, (2) hipertensão pulmonar com doença cardíaca, (3) hipertensão pulmonar com doença pulmonar, (4) hipertensão pulmonar com tromboembolismo pulmonar e (5) diversos.

- A hipertensão arterial pulmonar do grupo 1 foi subclassificada como (1) idiopática, (2) hereditária, (3) relacionada a outras condições, (4) hipertensão pulmonar primária do recém-nascido e (5) doença veno-oclusiva pulmonar.
- A hipertensão pulmonar hereditária tem sido associada a mutações no BMPR2, ALK1 e outros genes, mas a hipertensão pulmonar não se desenvolve em todos os transportadores, indicando que outros defeitos ou danos são necessários.
- A base para o tratamento da hipertensão idiopática da artéria pulmonar decorre de suas conhecidas deficiências na liberação de óxido nítrico e prostaciclina e excesso de endotelina 1.
- A hipertensão pulmonar pode ser suspeitada com base em exame físico, radiografia de tórax, eletrocardiografia e ecocardiografia, mas estabelecer o diagnóstico com certeza requer um cateterismo cardíaco do lado direito, para excluir a insuficiência do coração esquerdo, determinar a gravidade e avaliar a resposta aos vasodilatadores pulmonares.
- A terapia-alvo com prostaciclinas, inibidores da fosfodiesterase e antagonistas dos receptores da endotelina tem feito grandes melhoras na vida dos pacientes com hipertensão da artéria pulmonar e, com base em meta-análises e estudos observacionais, tem levado a melhoras na sobrevida.

As Referências estão disponíveis exclusivamente no site www.elsevier.com.br/expertconsult

59 HIPERTENSÃO PULMONAR DEVIDO À DOENÇA PULMONAR

CHRISTOPHER F. BARNETT, MD, MPH • TERESA DE MARCO, MD

INTRODUÇÃO	Ventrículo Direito	Peptídios Natriuréticos do Tipo B
EPIDEMIOLOGIA DA HIPERTENSÃO PULMONAR DEVIDO À DOENÇA PULMONAR	Ventrículo Esquerdo	**TRATAMENTO**
	Mecânica Pulmonar	Tratamentos Úteis em todos os Pacientes com PH-LD
Prevalência	**APRESENTAÇÃO CLÍNICA**	Tratamentos que Podem Ser Considerados em Pacientes Selecionados
Doença Pulmonar Obstrutiva Crônica	Sintomas e Sinais	
Fibrose Pulmonar Idiopática	Eletrocardiografia	
Outras Doenças Pulmonares	Radiografia de Tórax	Tratamento da Insuficiência Descompensada do VD
ALTERAÇÕES PATOLÓGICAS E PATOGENIA	Ecocardiografia	
	Tomografia Computadorizada	
Remodelação Vascular Pulmonar	Ressonância Magnética	
Patogenia	Cateterismo Cardíaco	

INTRODUÇÃO

Este capítulo incidirá sobre a *hipertensão pulmonar* (PH) que resulta das doenças pulmonares crônicas. Esta é uma complicação clínica comum e significativa da doença pulmonar, já que é uma PH que difere de outros tipos tanto na etiologia quanto na abordagem terapêutica. A atual "Classificação Clínica Atualizada da Hipertensão Pulmonar" (2013) (Tabela 59-1) serve para definir a terminologia utilizada neste capítulo e no Capítulo 58.[1] Estes grupos são classificados de acordo com o processo patológico subjacente que leva à PH. Observe que o termo *hipertensão arterial pulmonar* (PAH) se refere especificamente às doenças no grupo 1, incluindo a PAH idiopática. A PH é utilizada para a PH nos grupos 2, 3, 4 e 5. A *PH devido à doença pulmonar* (PH-LD) é categorizada no grupo 3. Esta é a PH que será o tópico deste capítulo. A PH do grupo 1 (PAH) é coberta no Capítulo 58, sendo que a PH do grupo 4 (PH tromboembólica crônica) é abordada no Capítulo 57.

Nas edições anteriores, o título deste capítulo era "Cor Pulmonale". Historicamente, não houve consenso sobre a definição do termo cor pulmonale.[2,3] Hoje em dia, o termo cor pulmonale geralmente se refere às anormalidades da estrutura e função do coração direito que se desenvolvem no quadro da doença pulmonar e/ou hipoxemia, incluindo doença pulmonar parenquimatosa, comprometimento ventilatório ou hipoxemia da alta altitude. O cor pulmonale desenvolve-se de forma secundária à hipertensão pulmonar, caracterizado por elevações na *resistência vascular pulmonar* (PVR) e na *pressão da artéria pulmonar* (PPA), o que causa a pós-carga ventricular direita aumentada e, nos pacientes suscetíveis, progride mais adiante para a insuficiência ventricular direita.

O desenvolvimento da PH e do subsequente cor pulmonale nos pacientes com doença pulmonar é clinicamente importante porque é comum e está associado a morbidade e mortalidade aumentadas. Em uma grande série baseada na comunidade, a PH-LD foi a segunda causa mais comum de PH depois da doença cardíaca esquerda[4] (Fig. 59-1). Os dados disponíveis mostram que quase todos os tipos de doença pulmonar avançada podem ser complicados pela PH e progredir, mais adiante, para a insuficiência cardíaca direita. No entanto, os pacientes com *doença pulmonar obstrutiva crônica* (DPOC) e *fibrose pulmonar idiopática* (IPF) serão o foco deste capítulo. Como em todos os pacientes com PH, uma avaliação diagnóstica completa e exaustiva é primordial para determinar a causa primária da PH e para identificar as condições concomitantes que poderiam agravar a PH e a insuficiência cardíaca direita. Os diferentes grupos da PH afetam áreas distintas da circulação pulmonar (Fig. 59-2); apesar disto, mesmo aquelas que afetam as arteríolas pulmonares apresentam um processo patológico subjacente e resposta ao tratamento diferentes. Diferenciar a PH-LD do grupo 3 e a PAH do grupo 1 é particularmente importante porque estas doenças são distintas do ponto de vista patológico e clínico e respondem de maneira diferente ao tratamento. O melhor tratamento dos pacientes com PH-LD e subsequente cor pulmonale continua a ser o controle ótimo da doença pulmonar subjacente, a correção da hipoxemia e a consideração para o transplante de pulmão no momento certo.

EPIDEMIOLOGIA DA HIPERTENSÃO PULMONAR DEVIDO À DOENÇA PULMONAR

PREVALÊNCIA

A prevalência da PH entre os pacientes com doença pulmonar conhecida foi avaliada em inúmeros estudos. Os estudos disponíveis sofrem de limitações significativas, incluindo as definições inconsistentes da PH e o uso frequente da ecocardiografia em lugar do cateterismo cardíaco direito para avaliar a hemodinâmica. Além disso, com frequência, as coortes de paciente são heterogêneas e não foram realizadas as avaliações abrangentes para excluir outras causas importantes e comuns da PH (p. ex., PH tromboembólica crônica e cardiopatia esquerda).

Tabela 59-1 PH do Grupo 3 Conforme Delineado no Fifth World Symposium Clinical Classification of Pulmonary Hypertension (2013)*

GRUPO 1: HIPERTENSÃO ARTERIAL PULMONAR (PAH)

GRUPO 1': DOENÇA VENO-OCLUSIVA PULMONAR (PVOD) E/OU HEMANGIOMATOSE CAPILAR PULMONAR (PCH)

GRUPO 1": HIPERTENSÃO PULMONAR PERSISTENTE DO RECÉM-NASCIDO

GRUPO 2: HIPERTENSÃO PULMONAR DEVIDO À DOENÇA CARDÍACA ESQUERDA

GRUPO 3: HIPERTENSÃO PULMONAR DEVIDO A DOENÇAS PULMONARES E/OU HIPÓXIA
DPOC
Doença pulmonar intersticial
Outras doenças pulmonares com padrão restritivo e obstrutivo misto
Respiração desordenada do sono
Distúrbios de hipoventilação alveolar
Exposição crônica à altitude elevada
Doenças pulmonares do desenvolvimento

GRUPO 4: HIPERTENSÃO PULMONAR TROMBOEMBÓLICA CRÔNICA (CTEPH)

GRUPO 5: HIPERTENSÃO PULMONAR COM MECANISMOS MULTIFATORIAIS NÃO ESCLARECIDOS

*Veja a Tabela 58-1 para a classificação completa.

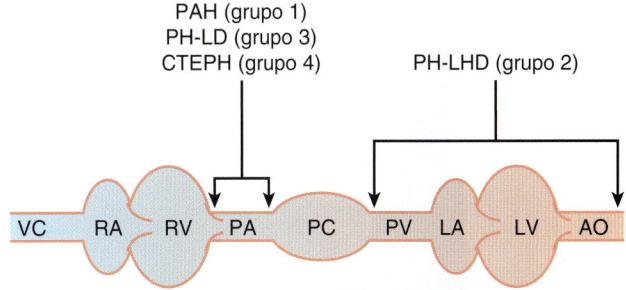

Figura 59-2 Localização das anormalidades na hipertensão pulmonar. As alterações patológicas que resultam em hipertensão pulmonar a partir da doença pulmonar crônica do grupo 3 (PH-LD) visam principalmente às arteríolas pulmonares, a mesma localização que as anormalidades na hipertensão arterial pulmonar (PAH) no grupo 1 e na hipertensão pulmonar tromboembólica crônica (CTEPH) do grupo 4. As anormalidades que resultam na PH na doença cardíaca esquerda (PH-LD) do grupo 2 são encontradas em sua maior parte no lado venoso da circulação pulmonar. AO, aorta; LA, átrio esquerdo; LV, ventrículo esquerdo; PA, artérias pulmonares; PC, capilares pulmonares; PV, veias pulmonares; RA, átrio direito; RV, ventrículo direito; VC, veias cavas.

DOENÇA PULMONAR OBSTRUTIVA CRÔNICA

A doença pulmonar mais frequentemente associada à PH é a DPOC (PH-DPOC), que é, sem dúvida, a causa mais comum de cor pulmonale, contribuindo com mais de 80% de todos os casos.[5] No entanto, a prevalência estimada da PH nos pacientes com DPOC conhecida varia dramaticamente — desde 2,7% a 90,8%[6,7] — dependendo da definição da PH e da população em estudo.

A definição padronizada da PH nesta população, como em outras populações, é uma P_{PA} media ($\overline{P_{PA}}$) maior que 25 mm Hg, embora alguns estudos tenham empregado valores de corte diferentes (p. ex., 20 mm Hg). O padrão-ouro para esta medição é o cateterismo cardíaco direito. Uma medição mais conveniente, porém menos exata, é por ecocardiografia, o que requer um jato regurgitante tricúspide para medir o gradiente de pressão através da válvula e, desta forma, estimar a *pressão sistólica da artéria pulmonar* (PASP). As estimativas ecocardiográficas da PASP são possíveis apenas naqueles pacientes com um jato regurgitante tricúspide mensurável e são conhecidas por superestimar e subestimar a PASP verdadeira.

Um estudo inicial do cateterismo cardíaco direito em 175 pacientes com DPOC grave mostrou que 35,4% dos pacientes apresentavam uma $\overline{P_{PA}}$ maior ou igual a 20 mm Hg e 9,7% tinham uma $\overline{P_{PA}}$ maior que 30 mm Hg.[8] Em outro estudo, os valores hemodinâmicos invasivos foram avaliados em 120 pacientes com obstrução grave do fluxo aéreo (FEV_1 médio de 27% do predito) no momento da entrada no *National Emphysema Treatment Trial*. Nesta coorte, 90,8% dos pacientes apresentaram uma $\overline{P_{PA}}$ maior que 20 mm Hg, mas somente 5% tinham uma $\overline{P_{PA}}$ maior que 35 mm Hg. De modo importante, a *pressão em cunha de capilar pulmonar* (P_{PW}) foi maior que 12 mm Hg em 61,4% dos pacientes e maior que 20 mm Hg em 6,4% dos pacientes, sugerindo que a insuficiência cardíaca esquerda era um contribuinte importante para a PH nesta população.[7] Para avaliar a prevalência da PH em uma população ambulatorial com DPOC estável, a ecocardiografia foi realizada em 159 pacientes para estimar a PASP. A regurgitação tricúspide foi adequada para estimar a PASP em 105 pacientes, sendo que, destes, 60% apresentavam uma PASP maior ou igual a 35 mm Hg e estavam classificados como portadores de PH.[9] Os pacientes com PASP maior ou igual a 35 mm Hg eram idosos e tinham valores menores de FEV_1 e D_{LCO}.

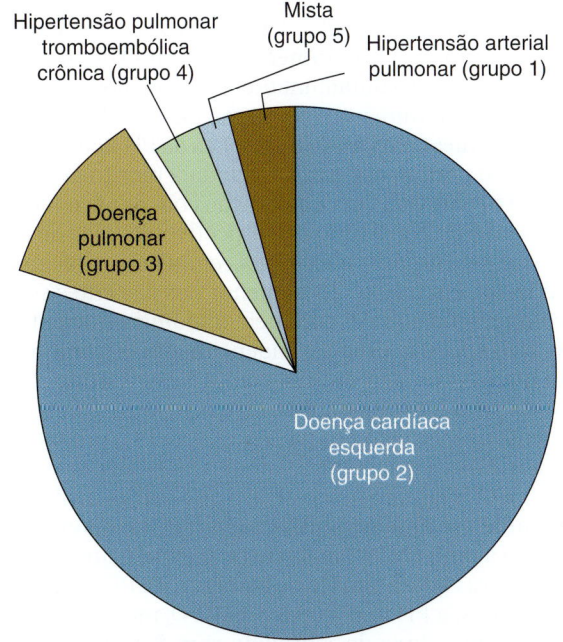

Figura 59-1 Prevalência da hipertensão pulmonar por causa em um grande estudo baseado na comunidade. Observe que a doença cardíaca esquerda é, sem dúvida, a causa mais comum de hipertensão pulmonar, enquanto a doença pulmonar crônica é a segunda causa mais frequente. (Dados de Strange G, Playford D, Stewart S, et al: Pulmonary hypertension: prevalence and mortality in the Armadale echocardiography cohort. *Heart* 98:1805-1811, 2012.)

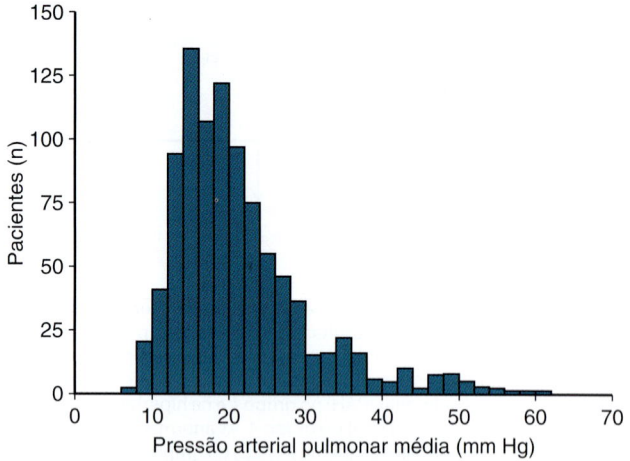

Figura 59-3 Gravidade da hipertensão pulmonar nos pacientes com DPOC em uma grande coorte francesa. Embora a elevação na pressão da artéria pulmonar seja comum nos pacientes com DPOC, a hipertensão pulmonar grave é incomum. Para muitos dos pacientes com hipertensão pulmonar grave nesta coorte, considera-se que outro problema médico, como a doença tromboembólica crônica ou a cardiopatia esquerda, é a causa primária da hipertensão pulmonar (De Chaouat A, Naeije R, Weitzenblum E: Pulmonary hypertension in COPD. *Eur Respir* 32:1371-1385, 2008. Fig. 1; baseado em dados de Chaouat A, Bugnet AS, Kadaoul N, et al: Severe pulmonary hypertension and chronic obstructive pulmonary disease. *Am J Respir Crit Care Med* 172:189-194, 2005, doi:10.1183/09031936.00015608. Reproduzido com permissão da European Respiratory Society.)

Em um estudo bem idealizado, 998 pacientes foram submetidos ao cateterismo cardíaco direito em um centro de referência na França como parte da avaliação para a insuficiência respiratória crônica; a PH grave, definida como uma $P\overline{PA}$ maior ou igual a 40 mm Hg, foi diagnosticada em 27 pacientes (2,7%) (Fig. 59-3). Outra causa de PH foi encontrada em 16 pacientes, resultando em um diagnóstico final de PH secundário à DPOC em apenas 11 pacientes (1,1%). Na comparação com outros pacientes no grupo, os pacientes com PH grave tinham valores de D_{LCO}, PCO_2 e PO_2 arteriais menores. Os pacientes com PH grave também apresentaram índices cardíacos menores e pressões atriais direitas mais elevadas, sugerindo a função ventricular direita reduzida.

Estes estudos demonstram que a PH branda é comum entre os componentes estáveis com DPOC. Cabe ressaltar que as anormalidades hemodinâmicas mais graves foram observadas apenas em um número muito pequeno de pacientes e que, dentre estes pacientes, as outras causas de PH eram comuns.

É útil examinar grupos de pacientes que se submetem à avaliação para o transplante de pulmão porque eles incluem uma população de pacientes relativamente homogênea com dados hemodinâmicos completos; no entanto, eles representam uma coorte com doença pulmonar particularmente avançada, nos quais se pode esperar que a PH seja mais frequente e mais grave.

Um recente estudo retrospectivo utilizou os dados do cateterismo cardíaco direito da base de dados da *Organ Procurement and Transplantation Network* para estudar a PH em 4.930 pacientes com DPOC listados para o transplante de pulmão.[10] A prevalência da PH branda e moderada definida como uma $P\overline{PA}$ maior ou igual a 25 mm Hg e menor que 35 mm Hg com uma P_{PW} inferior ou igual a 15 mm Hg foi de 30,4%, sendo que a prevalência da PH grave definida como uma $P\overline{PA}$ maior ou igual a 35 mm Hg com uma pressão de cunha menor ou igual a 15 mm Hg foi de 4,0%. Um número significativo de pacientes, 17,2%, tinha uma $P\overline{PA}$ maior ou igual a 25 mm Hg, mas também apresentava uma P_{PW} maior que 15 mm Hg. Além disso, a P_{PW} era superior a 15 mm Hg em aproximadamente 50% dos pacientes com $P\overline{PA}$ maior ou igual a 31 mm Hg, demonstrando que as pressões de enchimento cardíaco esquerdo elevadas são comuns nesta população e podem contribuir de modo significativo para a PH. Os achados foram similares em outro estudo de 409 pacientes com DPOC que se submeteram à avaliação para o transplante de pulmão na Dinamarca.[11] Nesse estudo, 36% dos pacientes tinham PH com uma $P\overline{PA}$ maior ou igual a 25 mm Hg, P_{PW} menor ou igual a 15 mm Hg, e 13% tinham uma $P\overline{PA}$ maior ou igual a 25 mm Hg, mas também tinham uma PPW maior que 15 mm Hg. Apenas 6 (1,5%) pacientes tinham uma $P\overline{PA}$ maior ou igual a 40 mm Hg. Nesta população, a PH estava associada à presença de hipoxemia mais grave e valores de FEV_1 menores. Semelhante aos estudos previamente discutidos, os pacientes que estão sendo avaliados para o transplante frequentemente apresentam elevações na $P\overline{PA}$; entretanto, há uma baixa prevalência de PH grave, sendo que uma parcela significativa de pacientes apresenta P_{PW} elevada, o que sugere contribuição de insuficiência cardíaca esquerda.

Existem dados longitudinais limitados relativos à PH-DPOC; contudo, a progressão da PH nestes pacientes parece ser lenta.[12] Dentre os pacientes que demonstram ter $P\overline{PA}$ normal em repouso, as alterações na hemodinâmica pulmonar são, com frequência, mínimas com o passar do tempo. Por exemplo, em um grupo de 61 pacientes sem PH inicial, dos quais todos apresentavam hipoxemia arterial, um segundo cateterismo cardíaco direito quase 8 anos depois revelou uma alteração média na $P\overline{PA}$ de 15,5 ± 2,4 para 19,6 ± 7,0 mm Hg.[13] Em um segundo grupo de 32 pacientes que tinham PH em seu primeiro cateterismo, houve uma elevação não significativa na $P\overline{PA}$, de 22,7 ± 6,0 para 31,0 ± 9,3 mm Hg, depois de 5 anos.[14] Um aumento de 5 mm Hg ou mais foi observado em aproximadamente um terço dos pacientes e se relacionou claramente com o agravamento da hipoxemia.

Nos pacientes com DPOC, a presença da PH é clinicamente importante porque ela está associada a pior tolerância ao exercício e sobrevida em comparação com os pacientes com DPOC sem PH. No estudo retrospectivo da base de dados de procura de órgãos, a *distância caminhada em 6 minutos* (6MWD) foi, em média, 28 m menor nos pacientes com PH em comparação àqueles com hemodinâmica normal; além disso, a $P\overline{PA}$ foi um preditor independente de uma 6MWD baixa em um modelo multivariado. Neste estudo, o risco ajustado para a morte na lista de transplante foi significativamente aumentado nos pacientes com PH (proporção de risco de 1,27).[10] Os achados foram similares em um estudo de 362 pacientes em um único centro que realiza avaliação de transplante. Na análise multivariada, a $P\overline{PA}$ mais elevada foi associada a uma 6MWD mais curta, incluindo uma redução de 11 m para cada 5 mm Hg de aumento na $P\overline{PA}$.[15] No grupo dinamarquês, a PH não afetou a 6MWD, mas afetou a taxa de sobrevida; a taxa de sobrevida com 5 anos foi de 37% para os pacientes com PH em comparação com 63% nos pacientes sem PH ($P = 0,016$). Neste grupo, a presença da PH não afetou os resultados após o transplante de pulmão.[11] Dentre os 11 pacientes com PH grave no grupo de DPOC francês, a dispneia aos esforços se agravou significativamente e a sobrevida foi muito menor comparado com os pacientes sem PH grave.[6] Em outro estudo, os efeitos da PH sobre a sobrevida foram examinados em uma coorte de 84 pacientes que foram submetidos à avaliação hemodinâmica antes da instituição da terapia com oxigênio por longo prazo. A taxa de sobrevida por 5 anos ajustada foi de 62% para os pacientes com uma $P\overline{PA}$ inicial de 25 mm Hg ou menos, enquanto que ela foi de apenas 36% nos 40 pacientes restantes que tinham uma $P\overline{PA}$ inicial maior que 25 mm Hg. Neste grupo, a $P\overline{PA}$ inicial consistiu em um melhor indicador prognóstico que o FEV_1, o grau de hipoxemia ou o nível de hipercapnia.[16] Os resultados de um estudo de 101 pacientes com PH e DPOC em um centro de referência da PH chegaram a conclusões similares. A sobrevida com 3 anos foi de 33% nos pacientes com $P\overline{PA}$ maior ou igual a 40 mm Hg *versus* 55% nos pacientes com $P\overline{PA}$ de 25 a 39 mm Hg. Em uma análise multivariada, a idade, a D_{LCO}, a saturação de oxigênio venosa e a classificação funcional da Organização Mundial da Saúde (OMS) foram preditores independentes da sobrevida.[17] Estes achados sugerem que mesmo a PH branda pode ter um impacto negativo significativo sobre a tolerância ao esforço e a sobrevida e que a presença da PH pode ser um fator prognóstico mais importante que a gravidade da doença pulmonar.

FIBROSE PULMONAR IDIOPÁTICA

A maior parte dos dados disponíveis relativos à *PH associada à IPF* (PH-IPF) origina-se de pacientes que se submetem à avaliação para o transplante de pulmão. Em um estudo de 79 pacientes com IPF referidos para o transplante de pulmão que fizeram um cateterismo cardíaco direito, a PH foi documentada em 32% (25 de 79) por uma $P\overline{PA}$ maior que 25 mm Hg.[18] Em outra coorte de 124 pacientes submetidos à avaliação para transplante de pulmão na *Cleveland Clinic*, 44% (54 dos 124) tinham uma $P\overline{PA}$ maior ou igual a 25 mm Hg.[19] Um estudo de 101 pacientes japoneses com IPF que se submeteram ao cateterismo cardíaco direito mostrou resultados similares com a prevalência da $P\overline{PA}$ maior que 25 mm Hg de 15% (15 de 101).[20] Estes estudos mostram uma taxa total alta de PH-IPF nos pacientes com IPF avançada.

A presença da PH-IPF está associada a agravamento dos sintomas, comprometimento funcional e morbidade e mortalidade aumentadas.[18,21-23] Em um estudo retrospectivo de 136 pacientes com IPF, a sobrevida mediana daqueles com PASP estimada de mais de 50 mm Hg por ecocardiografia foi inferior a 1 ano ($P = 0,009$) comparado a 4,8 anos para os pacientes sem PH (PASP < 35 mm Hg) e 4,1 anos para os pacientes com PH branda (PASP de 36 a 50 mm Hg).[22] A taxa de sobrevida por 1 ano em 79 pacientes submetidos à avaliação para transplante de pulmão foi menor (72%) naqueles pacientes com PH em comparação com os pacientes com IPF sem PH (94,5%; $P = 0,002$).[14] Além disso, os pacientes com PH que apresentaram valores de D_{LCO} menores foram mais prováveis de requerer oxigênio suplementar, de ter 6MWD mais curtas e de exibir um mínimo da saturação de oxigênio arterial menor. Em um estudo de 78 pacientes com PH-IPF usando um corte com base em uma curva de operação do receptor, a taxa de sobrevida por 5 anos foi de 62% para o grupo ($n = 37$) com valores de $P\overline{PA}$ menores que 17 mm Hg em comparação com 17% para o grupo ($n = 24$) com valores de $P\overline{PA}$ maiores que 17 mm Hg ($P < 0,001$). O risco relativo para a morte foi muito mais elevado em 2,2 para o grupo da $P\overline{PA}$ alta.[19] De acordo com uma análise de 2.972 pacientes com IPF avançada listados para o transplante de pulmão entre 1995 e 2004, aqueles com PH apresentaram probabilidade 1,6 vezes maior de morrer depois de serem arrolados para o transplante em comparação com aqueles sem PH.[23] Estes dados sugerem que, semelhante aos pacientes com PH-DPOC, as consequências da PH-IPF são graves e que mesmo os aumentos discretos na $P\overline{PA}$ estão associados à mortalidade aumentada.

A presença da PH pré-transplante pode até mesmo ter um efeito significativo sobre os resultados pós-transplante. Em uma coorte de 126 pacientes, aqueles que desenvolveram disfunção primária do enxerto tinham valores de $P\overline{PA}$ pré-transplante altos, sendo que cada 10 mm Hg de aumento na $P\overline{PA}$ foi associado a um aumento nas probabilidades de disfunção de enxerto primária em 1,64.[24]

OUTRAS DOENÇAS PULMONARES

Os pacientes com síndrome de enfisema e fibrose pulmonar combinados parecem estar em risco particularmente alto para desenvolver PH, com graves consequências. Descreveu-se que a prevalência da PH nestes pacientes está entre 30% e 50%; este grupo apresentou sobrevida acentuadamente reduzida.[25,26] Em uma série retrospectiva de 40 pacientes com enfisema e fibrose pulmonar combinados, a $P\overline{PA}$ elevada acima de 40 mm Hg estava presente em 48% dos pacientes.[26a] Os pacientes tinham sintomas graves, 85% com classe funcional III ou IV da *New York Heart Association* e uma 6MWD média de 244 m. Os resultados nesta população foram ruins. Para aqueles com uma PVR acima do valor mediano, a sobrevida por um ano foi de 48%, enquanto que, para aqueles com uma PVR abaixo da mediana, a sobrevida por um ano foi de 100%.

Nos pacientes sem doença pulmonar parenquimatosa, a hipoxemia gerada pela altitude elevada, *apneia obstrutiva do sono* (OSA) e a síndrome da hipoventilação por obesidade constituem causas independentes importantes de PH por elas mesmas ou elas podem contribuir muito para a PH por outras etiologias. Por causa do grande número de indivíduos que vivem e visitam altitudes elevadas, a hipoxemia ambiental relacionada com a altitude pode ser uma das causas mais comuns de PH no mundo.[27,28] A OSA parece ser uma causa cada vez mais comum de PH. Em múltiplos estudos de pacientes com OSA, a prevalência da PH varia de 20% a 40%, com elevação branda na $P\overline{PA}$ (23-32 mm Hg). É interessante notar que esta PH pode ser reversível; um estudo prospectivo bem idealizado[29] mostrou que o tratamento com pressão positiva contínua na via aérea durante 6 meses reduziu a P_{PA} em pacientes com OSA.[29] A síndrome da hipoventilação por obesidade, que é cada vez mais comum no mundo, também causa a PH. A prevalência da $P\overline{PA}$ maior que 20 mm Hg entre 29 pacientes com síndrome da hipoventilaçao por obesidade foi de 59% em um grupo de pacientes não tratados.[30] Em outro estudo de 21 pacientes com síndrome da hipoventilação por obesidade tratados com ventilação com pressão positiva não invasiva, a prevalência da $P\overline{PA}$ maior que 20 mm Hg foi de 81%, embora apenas 3 pacientes (14%) tivessem PH grave com $P\overline{PA}$ maior que 35 mm Hg. Neste estudo, a $P\overline{PA}$ correlacionou-se negativamente com o uso da ventilação com pressão positiva não invasiva e, através da análise multivariada, a presença da PH foi um preditor independente do funcionamento físico deficiente.[31]

Foram publicados relatos de caso e pequenas séries descrevendo a PH como uma complicação de várias outras doenças pulmonares. Estas condições não serão discutidas aqui de modo específico, mas podem incluir sarcoidose, histiocitose de células de Langerhans, linfangioleiomiomatose, displasia broncopulmonar adulta e fibrose cística. Os dados publicados limitados sugerem que o desenvolvimento da PH em todas estas condições está associado a resultados piores.[32-32b]

ALTERAÇÕES PATOLÓGICAS E PATOGENIA

Embora os mecanismos subjacentes ao desenvolvimento e à progressão da PH nos pacientes com doença pulmonar sejam compreendidos de maneira incompleta, eles parecem ser multifatoriais e parecem variar com a doença pulmonar subjacente. É provável que a lesão endotelial vascular inicial seja causada por fatores como a hipoxemia e a inflamação, levando à disfunção endotelial e, subsequentemente, ao desenvolvimento de alterações vasculares estruturais. Estas anormalidades levam a um aumento na PVR e a um aumento subsequente na P$_{PA}$.

REMODELAÇÃO VASCULAR PULMONAR

Muitos dos elementos individuais da remodelação vascular pulmonar observados na PH-LD são semelhantes àqueles notados na PAH. O aspecto patológico diferencial primário é que os pacientes com PH-LD geralmente não apresentam as lesões plexiformes que são percebidas nos pacientes com PAH.[34] Mais provavelmente, múltiplos mecanismos contribuem para o desenvolvimento das características patológicas vasculares observadas na PH-LD, que, uma vez estabelecidas, contribuem para a P$_{PA}$ elevada.[15,35a]

Existe uma gama de alterações vasculares patológicas descritas na PH-LD que variam com o tipo de doença pulmonar e que se sobrepõem significativamente às alterações notadas na PAH (Fig. 59-4). O conhecimento sobre as alterações patológicas na PH-LD advém de séries de autópsia e de estudos de pulmões retirados no momento do transplante. Com frequência, um aspecto característico observado na PH-LD que também é notado na PAH é a extensão da musculatura lisa para dentro das pequenas arteríolas pulmonares com menos de 80 µm, onde ela não é encontrada nos pulmões saudáveis. Isto é chamado de "muscularização" e se caracteriza por células musculares lisas com orientação circular entre as duas camadas da lâmina elástica.[36] A muscularização pode resultar da hipertrofia e proliferação do músculo liso existente e a partir do desenvolvimento de novas células musculares lisas. Outro achado comum nos pulmões de pacientes com PH-LD que se sobrepõe à PAH é a proliferação das camadas íntimas das arteríolas pulmonares. Também podem ser observadas a inflamação e a trombose *in situ*.

As alterações patológicas que são próprias da PH-LD são aquelas associadas à doença pulmonar subjacente. Nos pacientes com PH-DPOC, há destruição dos alvéolos e destruição concomitante da vasculatura pulmonar associada, o

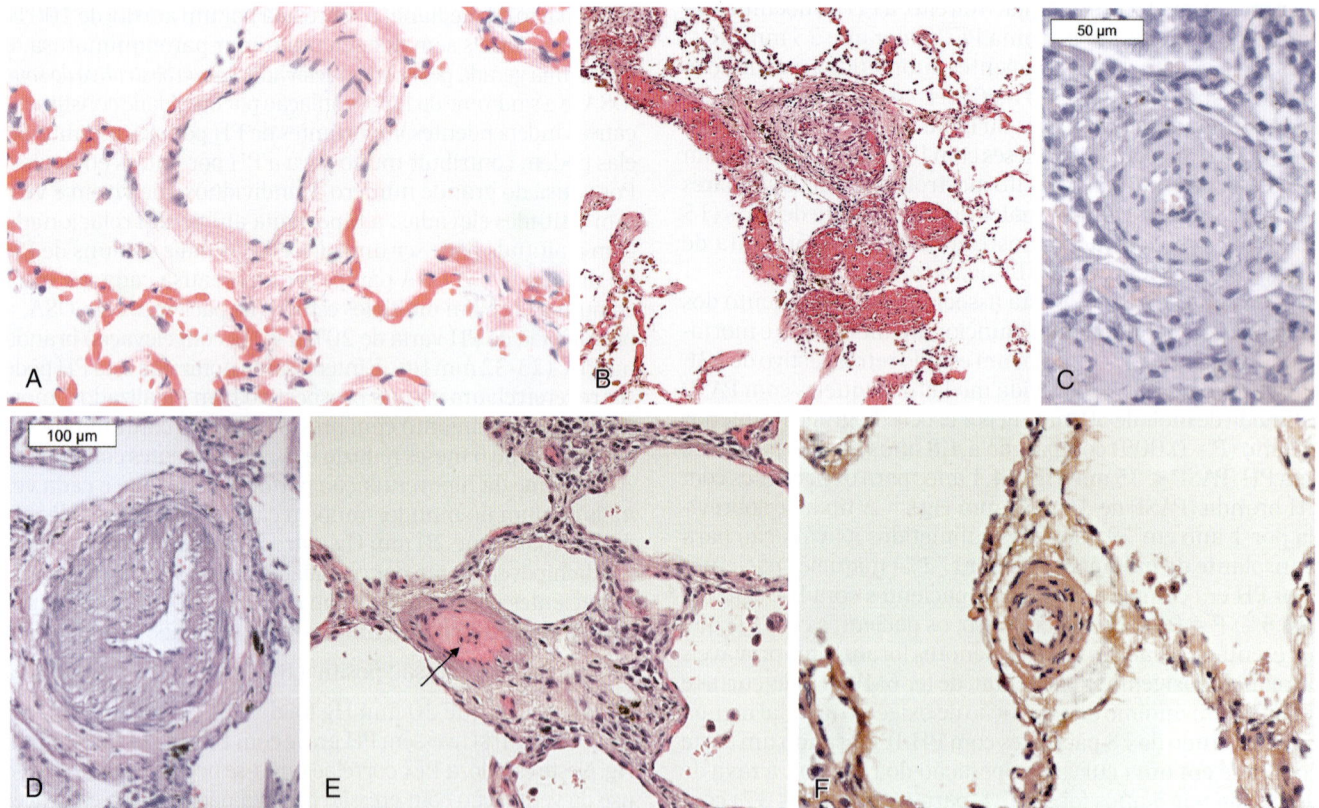

Figura 59-4 Aparência histológica das arteríolas pulmonares normais e anormais. A, Arteríola pulmonar normal. Os aspectos característicos incluem uma grande luz relativa à espessura da parede, uma lâmina elástica única e a ausência da musculatura lisa medial. **B,** Lesão plexiforme típica a partir de um paciente com hipertensão arterial pulmonar. **C,** Arteríola pulmonar a partir de um paciente com hipertensão pulmonar por DPOC mostrando a proliferação de células da camada íntima nas pequenas artérias musculares. **D,** Arteríola pulmonar de um paciente com hipertensão pulmonar por DPOC mostrando a hipertrofia medial e a fibrose laminar concêntrica da camada íntima. **E,** Arteríola pulmonar a partir de um paciente com hipertensão pulmonar por fibrose pulmonar idiopática mostrando a fibrose da íntima vascular com obliteração da luz (*seta*) em uma região de fibrose intersticial e inflamação crônica. **F,** Arteríola pulmonar de um paciente com hipertensão pulmonar por IPF mostrando a muscularização de uma pequena arteríola pulmonar. (**A,** Cortesia do Dr. Philip Ursell, University of California, San Francisco; **B,** de Leslie KO, Wick MR: *Practical pulmonary pathology: a diagnostic approach: a volume in the pattern recognition series*, 2. ed. Filadélfia, 2011, Elsevier, Fig. 11-13A; **C** e **D,** de Carlsen J, Andersen KH, Boesgaard S, et al: Pulmonary artery lesions in explanted lungs after transplantation correlate with severity of pulmonary hypertension in chronic obstructive pulmonary disease. *J Heart Lung Transplant* 32:347-354, 2013, Fig. 2B e C; **E,** Cortesia do Dr. Rubin Tuder, Baltimore, MD; **F,** de Colombat M, Mal H, Groussand O, et al: Pulmonary vascular lesions in end-stage idiopathic pulmonary fibrosis: histopathologic study on lung explants specimens and correlations with pulmonary hemodynamics. *Hum Pathol* 38:60-65, 2007, Fig. 1C.)

que causa uma redução adicional na área transversal vascular pulmonar, levando a um aumento na PVR.[17] Um achado único nos pacientes com PH-IPF é que as alterações vasculares são observadas tanto nas áreas da fibrose pulmonar quanto nas áreas de pulmão normal, embora as alterações vasculares nas áreas de pulmão normal sejam menos graves e sejam encontradas em uma menor proporção de vasos. Da mesma forma, as alterações patológicas oclusivas das veias pulmonares foram observadas com muito mais frequência na PH-IPF do que na PAH. Por fim, nos pacientes com IPF, grandes porções do leito vascular pulmonar podem estar destruídas ou obliteradas a partir da fibrose parenquimatosa progressiva, inflamação, fibrose perivascular e/ou angiopatia trombótica.[38-40]

A gravidade e a extensão das alterações estruturais se correlacionam de maneira variada com o grau das anormalidades hemodinâmicas observadas na PH-LD. Um estudo recente comparou as alterações estruturais observadas nas arteríolas pulmonares de pacientes com DPOC, com ou sem PH, que se submetem a transplante. Mesmo sem PH, os pacientes com DPOC frequentemente apresentavam muscularização e espessamento medial das arteríolas pulmonares. A gravidade das alterações patológicas piorou à medida que agravaram as anormalidades hemodinâmicas.[41] Em outro estudo de tecidos de pacientes com DPOC que morreram durante o *National Institutes of Health Nocturnal Oxygen Therapy*, não houve correlação entre a aparência histológica das arteríolas pulmonares e a gravidade da PH ou a alteração na PPA.

Diversos estudos sugerem que a remodelação vascular nos pacientes com DPOC branda sem hipoxemia concomitante é um componente da doença em estágio inicial, conforme evidenciado pela densidade aumentada de células inflamatórias na camada adventícia e a espessura aumentada da camada íntima das artérias pulmonares.[42,43] Além disso, demonstrou-se que as lesões endoteliais estão presentes em fumantes sem obstrução crônica do fluxo aéreo.[44] Estes achados sugerem que, embora as alterações patológicas na vasculatura pulmonar predominem, outras anormalidades parecem contribuir para o desenvolvimento da PH clinicamente relevante.

PATOGENIA

A patogenia da PH-LD pode ter múltiplos mecanismos, incluindo a vasoconstrição pulmonar hipóxica, os neuro-hormônios vasoconstritores e a inflamação.

Vasoconstrição Pulmonar Hipóxica

Dentre todos os mecanismos que levam à PH na doença pulmonar, o mais potente e importante é a hipóxia alveolar.[45] A vasoconstrição pulmonar hipóxica é uma resposta fisiológica normal para a hipóxia alveolar que foi primeiramente demonstrada em pulmões de gatos isolados[46] e, subsequentemente, foi confirmada em voluntários humanos saudáveis.[47] Este efeito é único para a circulação pulmonar. Enquanto a hipóxia aguda na circulação sistêmica induz a vasodilatação, a hipóxia aguda na circulação pulmonar causa constrição. A constrição das arteríolas pulmonares pré-capilares desvia efetivamente o sangue das unidades pulmonares mal ventiladas para preservar o equilíbrio ótimo da ventilação-perfusão.[48]

A vasoconstrição pulmonar hipóxica resulta da inibição mediada pela hipóxia dos canais de potássio regulados pela voltagem nas células da musculatura lisa das artérias pulmonares. A hipóxia inibe o fluxo de saída de potássio através destes canais, resultando em despolarização da membrana e na entrada de cálcio, o que provoca a contração da célula muscular lisa e a vasoconstrição sustentada.[48] Quando ativado, este mecanismo resulta na contração da musculatura lisa dentro de segundos de exposição à hipóxia. A contração muscular lisa é aumentada pela atividade da RhoA e da cinase associada à Rho. A hipóxia sinaliza através da proteína G RhoA, estimulando a cinase associada à Rho a aumentar a fosforilação da cadeia leve de miosina da célula muscular lisa e a aumentar a contração da célula muscular lisa, independentemente do nível de cálcio intracelular.[48]

Mesmo breves períodos de hipóxia podem resultar em anormalidades hemodinâmicas persistentes. Em seis voluntários saudáveis expostos a 8 horas de hipóxia, houve um aumento na PVR, a qual não retornou ao normal depois de 2 horas de normoxia.[49]

As alterações estruturais induzidas pela hipóxia por longo prazo nas arteríolas pulmonares foram demonstradas em um estudo hemodinâmico invasivo de 11 nativos em altitudes elevadas, que mostraram que a hemodinâmica não se normalizou mesmo após 2 anos em altitude baixa.[50] As alterações estruturais na vasculatura pulmonar similares àquelas percebidas em pacientes com DPOC e IPF estão presentes nos pulmões de animais e seres humanos expostos à hipóxia. Em uma série de autópsia de tecidos oriundos de moradores dos Andes, que nasceram e viveram em altitudes elevadas e que morreram sem doença cardíaca ou pulmonar, foi notada a hipertrofia da camada média das artérias pulmonares.[28]

O grau de aumento na PPA secundário à vasoconstrição pulmonar hipóxica varia entre as espécies. Porcos, cavalos e vacas respondem com aumentos bruscos na PPA, enquanto cães, iaques e lhamas apresentam uma resposta mínima; os seres humanos e os roedores exibem uma resposta intermediária.[51,52] Além disso, a resposta em seres humanos varia muito entre os indivíduos, desde ausentes a muito intensas, com uma elevação até uma P$\overline{PA}$ de 40 mm Hg em 1% a 2% dos indivíduos saudáveis.[52,53] Uma explicação para a observação de que alguns pacientes com doença pulmonar desenvolvem PH, enquanto que outros não, é que existem diferenças hereditárias na sensibilidade ventilatória tanto à hipóxia e ao dióxido de carbono, quanto na reatividade vascular pulmonar, ou ambos.[54]

Embora a hipóxia possa ser um fator contribuinte significativo no desenvolvimento da PH na doença pulmonar crônica, a hipóxia não é o único fator na geração da PH.[55] Esta conclusão é sustentada pela descoberta de que a terapia com oxigênio nos pacientes com doença pulmonar apresenta um efeito inconsistente e não normaliza a PPA.[56,57] Além disso, a hipóxia não é necessária para produzir as alterações vasculares; as alterações estruturais vasculares pulmonares foram observadas em pacientes com DPOC branda que não apresentam hipoxemia, sendo que as alterações estruturais observadas na vasculatura pulmonar em pacientes com IPF são mais extensas que as que se podem explicar apenas pela hipóxia.[58]

O desenvolvimento da hipercapnia pode ser uma razão pela qual os pacientes com doença pulmonar desenvolvem mais PH que os indivíduos expostos à hipóxia ambiental, como aqueles que vivem em altitudes elevadas. Nos pacientes com PH-DPOC, a hipóxia é frequentemente acompanhada por hipoventilação e hipercapnia, causando acidose, a qual agrava a vasoconstrição pulmonar hipóxica e a PVR. Isto está em contraste com moradores em altitudes elevadas, como os andinos saudáveis, que apresentam hipóxia crônica, mas, em geral, têm hiperventilação com resultante hipocapnia. Apesar da presença da hipóxia, os moradores em altitude elevada geralmente não desenvolvem PH, sugerindo que a hipercapnia e a acidemia são elementos contribuintes importantes.

Neuro-hormônios

As anormalidades neuro-hormonais e a ativação aumentada do sistema nervoso simpático são observadas em pacientes com PH-LD e cor pulmonale e contribuem para o desenvolvimento das anormalidades hemodinâmicas. Os níveis das catecolaminas plasmáticas geralmente se elevam nos pacientes com cardiopatia direita descompensada de uma maneira comparável àqueles notados nos pacientes com insuficiência cardíaca secundária a distúrbios miocárdicos primários. Está claro que a atividade simpática aumentada está presente com a descompensação originária do cor pulmonale, resultando em níveis plasmáticos altos das catecolaminas circulantes e na estimulação dos sistemas renina-angiotensina-aldosterona. Nas medições por Anand et al.,[59] a vasopressina realmente elevou-se até um nível mais alto nos pacientes com insuficiência cardíaca decorrente da PH-DPOC do que aquele que foi notado em pacientes comparáveis com insuficiência cardíaca não associada à DPOC. Como o débito cardíaco frequentemente é normal ou pode, até mesmo, estar aumentado no cor pulmonale descompensado, é provável que a diminuição na *resistência vascular sistêmica* (RVS) resultante tanto da hipocapnia quanto da hipóxia leve a um aumento reflexo nas catecolaminas circulantes e em outros neuro-hormônios. A estimulação simpática central também pode ser incentivada pelo efeito direto da P_{CO_2} aumentada sobre o sistema nervoso central.

Angiotensina. A angiotensina II é um potente vasoconstritor do leito vascular pulmonar. A vasculatura pulmonar parece ser ainda mais sensível aos efeitos vasoconstritores da angiotensina II que o leito vascular sistêmico. É válido ressaltar isto porque os níveis circulantes aumentados de angiotensina II e aldosterona são encontrados em pacientes com cor pulmonale secundário à DPOC que apresentam hipóxia e hipercapnia.[60] A ativação do sistema renina-angiotensina-aldosterona, juntamente com a hipoxemia, é, provavelmente, um mecanismo fisiopatológico subjacente, responsável pela elevação na RVP que é observada nos pacientes com cor pulmonale descompensado.

A angiotensina induz um aumento de dose-resposta na RVP em indivíduos normais.[61] Demonstrou-se que os inibidores da angiotensina II diminuem a RVP e são benéficos em pacientes com cor pulmonale, em especial nos pacientes com IPF. Também se evidenciou que os inibidores da angiotensina II melhoram a sobrevida nos pacientes com insuficiência cardíaca sistólica provocada por doença coronária e por miocardiopatia dilatada idiopática. É encorajador notar que o inibidor da enzima conversora de angiotensina lisinopril demonstrou atenuar, experimentalmente, a resposta pressora pulmonar à vasoconstrição pulmonar hipóxica em voluntários humanos saudáveis.[62] Além disso, demonstrou-se que o bloqueio do receptor de angiotensina II produz um efeito similar na vasoconstrição pulmonar hipóxica em seres humanos.[63] No entanto, estudos realizados até o momento não esclareceram um papel para os inibidores da enzima conversora de angiotensina ou dos antagonistas do receptor de angiotensina II no tratamento do cor pulmonale.

Endotelina. A *endotelina-1* (ET1) é um peptídio com 21 aminoácidos secretados pelas células endoteliais vasculares em resposta a estímulos, inclusive ao estiramento pulsátil, estresse de estiramento, neuro-hormônios, citocinas, fatores de crescimento e trombina. A secreção da ET1 mostrou ser aumentada por hipoxemia em seres humanos. Os efeitos da ET1 são mediados pelos receptores de *endotelina A* (ET_A) e *endotelina B* (ET_B). O ET_A localiza-se nas células musculares lisas vasculares e o ET_B é expresso em células musculares lisas vasculares, células endoteliais e fibroblastos. Os efeitos da ET1 incluem a vasoconstrição, hiperplasia, hipertrofia, fibrose e permeabilidade vascular aumentada. A ativação dos receptores ET_B sobre as células endoteliais medeia a liberação de prostaciclina (prostaglandina I_2) e *óxido nítrico* (NO), os quais exercem os efeitos vasodilatadores e antiproliferativos, enquanto também inibem a produção de ET1 pelas células endoteliais. Além disso, os receptores ET_B endoteliais pulmonares são responsáveis pelo *clearance* pulmonar de até 50% da ET1 circulante.[64] A endotelina-1 é um mitógeno e vasoconstritor potente, sendo que o NO é um vasodilatador pulmonar e inibidor da fibrose.

A produção aumentada da ET1 foi descrita em pacientes com PAH, sendo que se demonstrou que tanto os níveis aumentados da ET1 quanto a expressão aumentada dos receptores estão presentes nas lesões plexiformes do pulmão em pacientes com PAH.[64,65] Ademais, os altos níveis plasmáticos de ET1 se correlacionam com a gravidade da doença e com o prognóstico adverso.[65-69] A concentração da ET1 também está elevada no escarro e na urina de pacientes com DPOC na comparação com os indivíduos normais; além disso, os níveis urinários aumentam durante as exacerbações da DPOC.[70,71] Foi evidenciado que os níveis plasmáticos da ET1 estão aumentados nos indivíduos que exibem agravamento da saturação de oxigênio com o exercício ou à noite.[72,73] Em outro estudo, os pacientes com PH-DPOC mostraram ter níveis transpulmonares elevados de ET1.[74] Os níveis plasmáticos e a expressão no tecido pulmonar da ET1 aumentados também foram identificados nos pacientes com IPF, com ou sem PH.[75]

Inflamação

Tomou-se como hipótese que a inflamação desempenha um papel significativo no desenvolvimento das alterações vasculares observadas na PH-LD porque os marcadores da inflamação e os mediadores inflamatórios aumentados foram observados nos pacientes com PH-LD. Entretanto, o papel exato da inflamação na PH-LD permanece controverso.[76] Quantidades aumentadas de linfócito $CD8^+$ foram observadas nas paredes dos vasos pulmonares de pacientes com DPOC. Além disso, a presença destas células foi correlacionada com o aumento da camada íntima.[42] Achados similares foram observados nos pulmões de fumantes sem DPOC ou PH, sugerindo que o fumo poderia induzir estes marcadores inflamatórios. Em outro estudo, foram observados níveis séricos elevados de citocinas inflamatórias, inclusive da proteína C reativa e fator de necrose tumoral α, nos pacientes com PH-DPOC.[77] Nos pacientes com PH-IPF, os níveis elevados de inúmeros mediadores inflamatórios foram notados, incluindo o tromboxano A_2, fator de necrose tumoral α, fator de crescimento derivado da plaqueta, fator transformador do crescimento β e o fator de crescimento do fibroblasto.[56,78,79] Os estudos da expressão genética sugerem que os mediadores inflamatórios estão excessivamente expressados nos pacientes com PH-IPF.[80] Estudos adicionais são necessários para determinar a natureza causal destas alterações e se a inflamação antagonizadora poderia ter valor terapêutico.

VENTRÍCULO DIREITO

O *ventrículo direito* (VD) saudável é uma estrutura de paredes finas com um formato complexo que aparece como uma lua crescente, quando visualizado no corte transversal, e triangular, quando visto lateralmente (Fig. 59-5). As fibras musculares

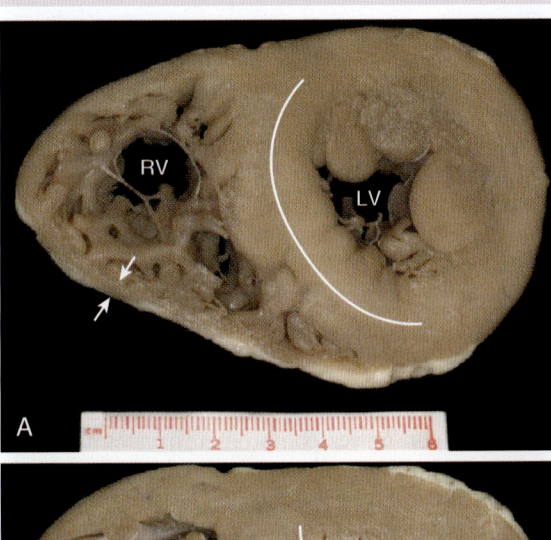
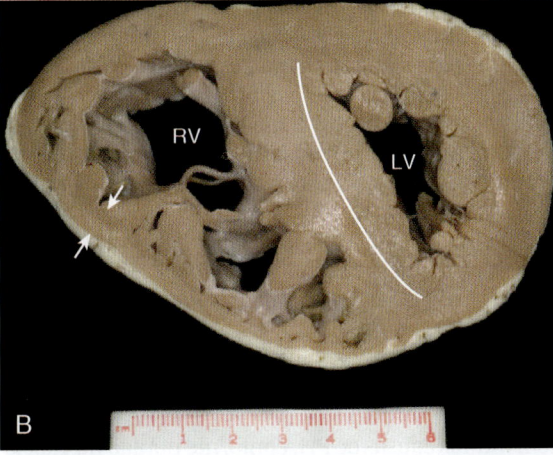

**Figura 59-5 Aparência do ventrículo direito na hipertensão pulmonar.
A,** Um corte transversal através de um coração normal ilustra uma cavidade ventricular direita em formato de lua crescente, parede livre ventricular direita fina (*setas*) e cavidade ventricular esquerda arredondada (*linha*). **B,** Corte transversal de um coração de um paciente que apresentava hipertensão pulmonar grave mostrando a dilatação da cavidade ventricular direita, dando ao coração um formato mais esférico que o coração normal. Também é percebido o espessamento da parede ventricular direita livre (*setas*) e o achatamento do septo interventricular (*linha*). (Cortesia do Dr. Philip Ursell, University of California, San Francisco.)

superficiais do VD estão dispostas de maneira circunferencial, sendo que as fibras profundas estão dispostas longitudinalmente, do ápice para a base, de tal maneira que o VD se contrai através de três mecanismos distintos: (1) encurtamento ao longo do eixo longitudinal, puxando do ápice para a base; (2) movimento da parede livre para dentro, o que produz um efeito de fole com o VD apertando contra a parede espessa do *ventrículo esquerdo* (VE); e (3) tração sobre a parede livre do VD no ponto de inserção com o VE.[81] Como o VD está em série com o VE, o débito cardíaco em ambos os compartimentos é igual. No entanto, o VD está acoplado à arvore arterial pulmonar normalmente complacente e de baixa pressão, de modo que o trabalho sistólico do VD é muito menor e o VD funciona como uma bomba de volume em oposição a uma bomba de pressão como o VE. Sob condições fisiológicas normais, o VD manuseia facilmente o volume aumentado ao elevar o volume sistólico do VD. A regulação da contratilidade do VD no VD saudável é similar ao VE e depende de fatores como frequência cardíaca, mecanismo de Frank-Starling (o volume sistólico aumenta à medida que a pré-carga aumenta) e estímulo nervoso autônomo.

O padrão de desenvolvimento das anormalidades funcionais e estruturais do VD é semelhante em pacientes com PH-LD e PAH, sendo que é secundário à pós-carga aumentada sobre o VD que resulta do aumento na RVP (Fig. 59-5). As alterações no VD decorrente da sobrecarga de pressão são diferentes das alterações no VD secundárias à sobrecarga de volume, bem como de patologias como a regurgitação tricúspide grave. Em geral, as alterações no VD aumentam lentamente nos pacientes com doença pulmonar crônica, à medida que a P$_{PA}$ e a RVP se elevam, levando à hipertrofia progressiva do VD, que minimiza o estresse da parede. Mais adiante, o VD se dilata de tal maneira que o formato normal em crescente do VD é progressivamente transformado em uma estrutura mais esférica que está mais bem capacitada a gerar um trabalho sistólico aumentado (Fig. 59-5). A dilatação e o espessamento da parede do VD resultam em estresse de parede aumentado no VD que, juntamente com a frequência cardíaca aumentada, leva a aumentos adicionais no consumo de oxigênio miocárdico, perfusão miocárdica diminuída e isquemia do VD. À medida que o VD dilata, a regurgitação tricúspide grave pode se desenvolver, comprometendo ainda mais o débito cardíaco do VD e o enchimento do VE. A dilatação do VD no quadro de um pericárdio intacto compromete o enchimento do VE ao deslocar o septo interventricular no sentido do VE e reduzindo o enchimento do VE e o débito cardíaco.[63] Contudo, diversos estudos das relações de pressão-volume terminoexpiratórios sugeriram a contratilidade do VD bem preservada nos pacientes com DPOC.[84] Apenas a presença adicional da acidemia ou da infecção precipita a insuficiência do VD. Quando a hipercapnia crônica com acidose está presente nos pacientes com hipoventilação alveolar, a capacidade do VD para aumentar seu trabalho parece estar significativamente comprometida, sendo que a pressão terminodiastólica do VD aumenta.

Podem ocorrer alterações sutis antes que as elevações na P$_{PA}$ possam ser detectadas. Por exemplo, mesmo antes do desenvolvimento de elevações significativas na P$_{PA}$, a hipertrofia e a remodelação patológica do VD foram observadas em pacientes com doença pulmonar crônica. Isto foi estudado por exames ecocardiográficos e por avaliação hemodinâmica invasiva do VD em um grupo de 98 pacientes com DPOC moderada a grave estável e sem cardiopatia conhecida.[85] Comparados a 34 indivíduos saudáveis, os pacientes com DPOC, mas sem PH, apresentaram espessura da parede do VD, tamanho do VD e dimensão do trato de efluxo aumentados, bem como anormalidades funcionais avaliadas através do índice de desempenho miocárdico, aceleração isovolumétrica do VD e estiramento do VD. Em outro estudo de pacientes com DPOC, a complacência da artéria pulmonar foi reduzida antes que a RVP estivesse significativamente elevada, sugerindo que as diminuições na complacência podem constituir-se em um marcador precoce do comprometimento hemodinâmico. Nos pacientes com doença pulmonar, é provável que a destruição precoce do leito vascular pulmonar, embora não suficiente para aumentar a RVP, reduz muito a complacência arterial pulmonar e contribui para os aumentos iniciais na pós-carga do VD e, subsequentemente, na hipertrofia do VD.[86]

A isquemia miocárdica do VD também pode desempenhar um papel na insuficiência do VD. A perfusão coronária do VD diminui com o aumento na espessura da parede, mesmo quando a hipertrofia e a dilatação do VD produzem um aumento significativo no consumo miocárdico de oxigênio no VD. A perfusão coronária do VD também diminui com o aumento na pressão terminodiastólica à medida que a rigidez do VD aumenta durante a diástole. Em conjunto, estes fatores resultam em um desequilíbrio entre o aporte e a demanda de oxigênio miocárdico no VD.

Este comprometimento da contratilidade miocárdica na presença da hipercapnia provavelmente desempenha um papel significativo na produção da cardiopatia pulmonar descompensada em resposta a aumentos agudos na P_{CO_2} arterial, associados às exacerbações da DPOC e às diminuições acompanhantes na ventilação alveolar. O desenvolvimento da sobrecarga de volume do VD com dilatação ventricular resulta em uma fração de ejeção diminuída, porque o volume sistólico tende a ser mantido próximo à faixa de normalidade no cor pulmonale descompensado.[87] Com o exercício, os pacientes com DPOC elevam significativamente suas pós-cargas no VD, o que provoca aumentos adicionais no volume terminodiastólico do VD e diminuições na fração de ejeção. É provável que esta deterioração no desempenho hemodinâmico com o esforço seja um importante fator de limitação da capacidade destes pacientes de se exercitar normalmente.

Na presença de insuficiência do VD e pressão venosa central elevada, o paciente pode ficar em pé sem uma diminuição no volume terminodiastólico ou volume sistólico do VD; por conseguinte, a frequência cardíaca não se modifica. Esta falta de compensação reflexa postural é atribuível ao fracasso de qualquer represamento gravitacional adicional de sangue no sistema venoso, por causa de volume plasmático aumentado, pressão tecidual aumentada pelo edema com diminuição da capacidade de recorrer ao sistema venoso e tônus venomotor aumentado.[88]

VENTRÍCULO ESQUERDO

Embora o desempenho da ejeção do VE não esteja comprometido, os estudos de cateterismo cardíaco revelaram relações de pressão-volume terminodiastólicos anormais no VE.[89] Os estudos ecocardiográficos também mostraram o comprometimento progressivo da função diastólica do VE que se correlaciona com a gravidade da PH.[90] É provável que isto resulte, em grande parte, do abaulamento do septo interventricular a partir do VD hipertrofiado e dilatado para dentro da cavidade do VD e da interdependência ventricular exercida pela restrição pericárdica.[63,91] Em consequência, a geometria diastólica da VD se torna distorcida,[92] sendo que as características de enchimento podem ser alteradas, de tal maneira que uma pressão de enchimento mais elevada se faz necessária para realizar o mesmo estiramento terminodiastólico da fibra para um determinado trabalho sistólico, de acordo com o mecanismo de Frank-Starling. Com a insuficiência grave do VD e a acentuada elevação na pressão atrial direita, a pressão venosa coronária aumenta muito; este aumento na pressão venosa coronária pode resultar em um aumento na dimensão da parede do VE limitando a distensibilidade do VE. Este mecanismo que leva à pré-carga reduzida do VE parece atuar de modo independente da interação ventricular diastólica causada pelo aumento do VD conforme descrito anteriormente.[93]

MECÂNICA PULMONAR

Nos indivíduos saudáveis, a inspiração comum causa uma pequena redução de 3 a 5 cm H_2O na pressão pleural que é adequada para produzir um volume corrente normal com uma transmissão apenas pequena da pressão intratorácica afetando o coração e a vasculatura pulmonar. A rigidez aumentada da parede torácica ou do parênquima pulmonar significa que os pacientes com obesidade ou doenças pulmonares obstrutivas ou restritivas devem gerar pressões pleurais mais negativas para atingir um volume corrente adequado. Além disso, os pacientes com DPOC frequentemente apresentam hipertensão pulmonar secundária a obstrução do fluxo aéreo, perda de parênquima pulmonar elástico ou hiperinsuflação dinâmica. Estas anormalidades na mecânica pulmonar podem contribuir de forma significativa para os aspectos fisiopatológicos da PH. A hiperinsuflação pulmonar afeta a função do VD através de alterações na pré-carga e pós-carga do VD. Os volumes pulmonares aumentados nas doenças como a DPOC podem comprimir de modo direto e passivo os vasos alveolares, aumentando a RVP e a pós-carga do VD,[94] sendo que, em alguns casos, os pulmões hiperexpandidos podem até mesmo comprimir de modo direto o coração, com efeitos negativos sobre o desempenho cardíaco.[95] As oscilações exageradas na pressão intratorácica como aquelas observadas nos pacientes com OSA podem resultar em retorno venoso direito aumentado, o que causa o aumento agudo do VD e, por sua vez, compromete o enchimento do VE e o débito cardíaco. Ao mesmo tempo, as reduções na pressão intratorácica aumentam a pós-carga do VE, a qual pode ser transmitida para trás e resultar em aumentos transitórios na P_{PA}.[96] Nos pacientes com broncoespasmo agudo, os estudos ecocardiográficos demonstraram a dilatação inspiratória aguda do VD e a simultânea redução no tamanho da cavidade do VE, os quais revertem durante a expiração, resultando em RVP aumentada pela hiperinsuflação e tensão da parede do VD aumentada pela pressão pleural negativa exagerada. É importante notar que o significado clínico destes efeitos pode depender em grande parte da reserva cardiovascular do paciente em questão.[94]

APRESENTAÇÃO CLÍNICA

Existem muitas causas de PH, conforme notado na Tabela 59-1. Por vezes, a causa subjacente pode ser de difícil estabelecimento e, com frequência, a etiologia da PH é multifatorial. Em um estudo de 998 pacientes com DPOC que se submeteram ao cateterismo cardíaco direito, demonstrou-se que 27 tinham $P\overline{P_A}$ maior ou igual a 40 mm Hg; depois da avaliação completa, descobriu-se que 16 (59%) tinham outra causa da PH, incluindo a administração de supressores do apetite, disfunção ventricular esquerda, PH tromboembólica crônica, doença vascular do colágeno, hipertensão portal e OSA.[6] Quando se avalia um paciente com um novo diagnóstico de PH, é necessária uma avaliação exaustiva para identificar todas as possíveis causas da P_{PA} aumentada.[97] O prognóstico e o tratamento da PH variam muito com a etiologia, de modo que o significado da PH e o tratamento ótimo requerem uma compreensão completa da causa ou causas subjacentes.

SINTOMAS E SINAIS

A primeira etapa na avaliação é uma história e um exame físico abrangentes, visando a identificar quaisquer condições que possam causar a PH. De modo específico, os pacientes devem ser questionados em relação ao uso de inibidores do apetite ou de outras substâncias tóxicas, uma história de doença hepática e hipertensão portal e o diagnóstico ou sintomas de lúpus eritematoso sistêmico, esclerodermia ou outra doença vascular do colágeno, ou uma história de tromboembolia venosa. Nos pacientes já diagnosticados com doença pulmonar, é importante que esta seja bem caracterizada e que os exames diagnósticos definitivos tenham sido realizados e revistos. Os exames para excluir a hipoxemia diurna com o esforço e a hipoxemia noturna pela OSA devem ser feitos. A doença cardíaca esquerda é a causa mais comum de PH[4] e deve ser identificado se há contribuição dela para a PH. Embora a ecocardiografia seja útil para detectar a disfunção sistólica do VE e as anormalidades valvulares que podem causar a PH, a insuficiência cardíaca com fração de ejeção preservada (originalmente chamada de insuficiência cardíaca diastólica) pode passar despercebida e pode ser detectada apenas durante a avaliação hemodinâmica invasiva abrangente.[7,10]

A PH-LD branda refletida em pequenas elevações crônicas na pressão do VD geralmente causa achados clínicos, radiológicos ou eletrocardiográficos mínimos, quando existentes. Quando a PH-LD moderada ou grave se desenvolve (P̄PA > 40 mm Hg), os sintomas frequentemente são similares àqueles associados à doença pulmonar subjacente. Mais amiúde, estes são a dispneia aos esforços, a tosse produtiva crônica com escarro mucoide, sibilância e cianose ocasional. O baqueteamento dos dedos pode estar presente. Além da dispneia aos esforços e a fadiga, alguns pacientes experimentam tontura ou síncope aos esforços, atribuível à incapacidade de aumentar o débito cardíaco durante o exercício diante de um aumento acentuado na RVP. Além disso, estes pacientes podem ter dor torácica devido à isquemia do VD ou estiramento da artéria pulmonar principal.

Quando a PPA em repouso está suficientemente elevada, os pacientes podem atingir mais adiante um ponto em que o VD não consegue satisfazer a necessidade para o trabalho sistólico aumentado sem um aumento significativo nas pressões de enchimento cardíaco direito. O aumento resultante na pressão venosa central está associado ao desenvolvimento de sintomas da insuficiência cardíaca direita, como o edema periférico, desconforto no quadrante superior direito, noctúria e fatigabilidade fácil.

Ao exame, o paciente frequentemente está cianótico e sentado ereto com taquipneia, com uso proeminente dos músculos acessórios da respiração, e os braços estendidos segurando as bordas do colchão. Na DPOC, o pulso paradoxal pode estar presente, o tórax se mostra frequentemente hiperinsuflado e, além disso, a sibilância suave pode ser audível. A taquicardia sinusal geralmente está presente; no entanto, as arritmias atrial e ventricular também são comuns.[98] A evidência de retenção hídrica pode incluir o edema dependente e a ascite. O fígado pode estar aumentado e doloroso à palpação, podendo ser pulsátil, refletindo a presença da regurgitação tricúspide grave. De modo similar, as veias do pescoço podem estar distendidas e, quando a regurgitação tricúspide está presente, elas mostram uma onda *c-v* grande com uma descendente *y* rápida. Os sinais da sobrecarga de volume secundária à disfunção do VD devem ser diferenciados da retenção hidrossalina renal mediada pelo sistema nervoso simpático, sem disfunção do VD, que também pode se desenvolver nos pacientes com doença pulmonar.[99]

No exame do tórax, pode haver um impulso sistólico paraesternal esquerdo, devido à hiperatividade do VD aumentado, um baque sentido sobre a área pulmonar quando a válvula pulmonar se fecha. Com frequência, há dificuldade para ouvir os batimentos cardíacos quando o paciente apresenta uma DPOC subjacente. O componente pulmonar do *segundo batimento cardíaco* (S_2) pode estar acentuado e ser ouvido mais cedo que o usual, de modo que o desdobramento normal pode estar abolido e ser ouvido um único S_2 alto. Normalmente não ouvido no ápice, o componente pulmonar de S_2 pode ser ouvido com clareza. Um estalido de ejeção sistólica agudo pode ser ouvido no segundo e terceiro espaços intercostais esquerdos, próximo ao esterno. Com frequência, ele é seguido por um sopro de ejeção sistólico localizado e suave, produzido pela ejeção do

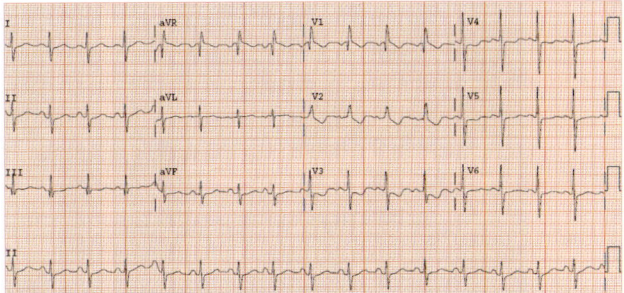

Figura 59-6 Eletrocardiograma de um paciente com hipertensão pulmonar. Os achados incluem um "p pulmonar" proeminente e voltagem aumentada da onda R nas derivações precordiais anteriores, sugestivo de anormalidades atrial direita e ventricular direita.

volume sistólico para dentro de uma artéria pulmonar dilatada. Um galope S_3 que se origina do lado direito do coração pode ser ouvido no quarto e quinto espaços intercostais imediatamente à esquerda do esterno ou, até mesmo, próximo ao processo xifoide. Um galope S_4 pré-sistólico também pode ser percebido, refletindo a contração forçada aumentada do átrio direito com a expulsão do sangue para dentro do VD hipertrofiado e dilatado. A regurgitação tricúspide, frequentemente, está presente, sendo que isto resulta em um sopro pansistólico proeminente com variação respiratória na mesma localização. Quando a PH proeminente está presente, um sopro diastólico da regurgitação da válvula pulmonar pode ser notado; este sopro, conhecido como um sopro de Graham Steell, é um sopro diastólico suave, em decrescendo, comumente bem localizado no segundo e terceiro espaços intercostais esquerdos, próximo ao esterno.

ELETROCARDIOGRAFIA

De modo característico, a onda P do eletrocardiograma apresenta um padrão de "p pulmonar" com desvio do eixo para a direita, resultando em um aumento em sua amplitude nas derivações II, III e aVF para mais de 2,5 mm (Fig. 59-6). A onda P também pode ser alta nas derivações precordiais direitas. O vetor QRS no plano frontal frequentemente desloca-se para a direita no cor pulmonale, sendo que um complexo QRS de baixa voltagem é comum quando a hiperinsuflação pulmonar está presente. As ondas S proeminentes são observadas nas derivações I, II e III. Um padrão de bloqueio de ramo direito incompleto também é observado com frequência. Quando a PH se mostra moderada ou grave, os achados mais clássicos da hipertrofia do VD podem dominar o eletrocardiograma, incluindo ondas R altas em V_1 com uma proporção R/S de mais de 1, bem como uma onda S proeminente em V_5 e V_6 com uma proporção R/S de menos de 1. A presença da evidência eletrocardiográfica de cor pulmonale em pacientes com DPOC é um sinal prognóstico ruim.[100]

RADIOGRAFIA DE TÓRAX

Além dos achados radiográficos da doença pulmonar subjacente, a radiografia de tórax deve ser examinada para os aspectos da insuficiência cardíaca direita e de anormalidades vasculares pulmonares. Pode haver aumento da artéria pulmonar principal, bem como aumento das artérias pulmonares descendentes direita e esquerda. O afilamento abrupto dos vasos periféricos pode resultar em artérias pulmonares centrais desproporcionalmente grandes e vasos distais atenuados. Uma artéria pulmonar descendente direita com um diâmetro maior que 16 mm sugere a PH.[101] O aumento

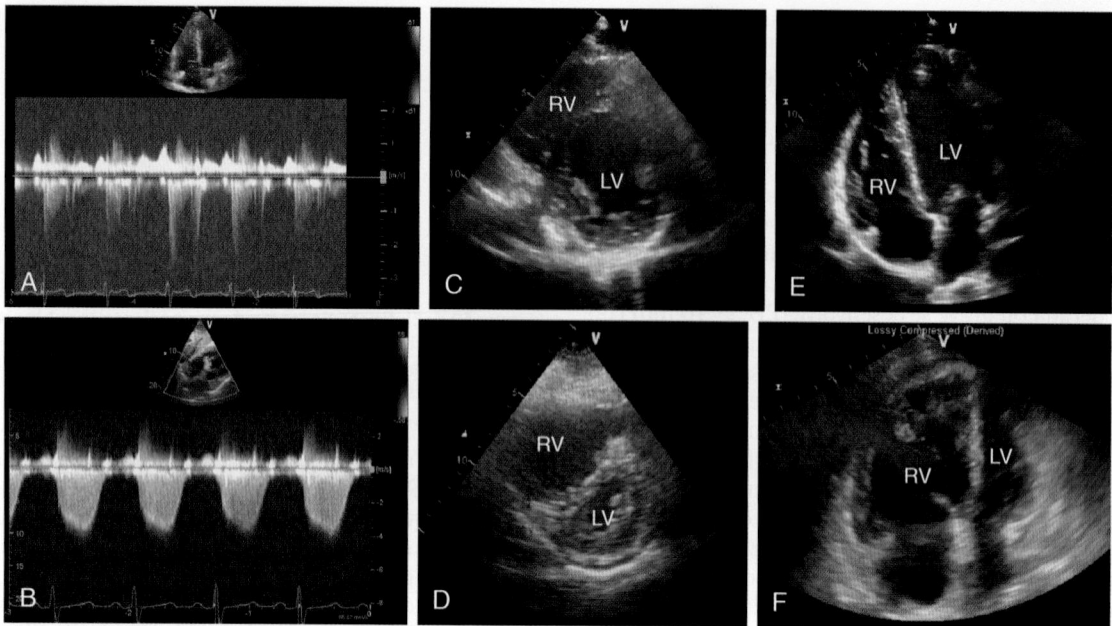

Figura 59-7 Ecocardiografia na avaliação da hipertensão pulmonar. A, Jato regurgitante tricúspide de má qualidade a partir do qual a pressão sistólica arterial pulmonar (PASP) não pode ser estimada. **B,** Jato regurgitante tricúspide de boa qualidade que é útil para estimar a PASP. Mesmo quando um jato de boa qualidade pode ser obtido, a avaliação ecocardiográfica da PASP pode ser inexata. **C,** Imagem ecocardiográfica do eixo curto de um coração normal demonstrando um ventrículo esquerdo (LV) arredondado e o ventrículo direito (RV) com aparência normal. **D,** Imagem ecocardiográfica do eixo curto de um paciente com hipertensão pulmonar demonstrando um achatamento do septo interventricular e um LV em formato de D e um RV grande. **E,** Vista ecocardiográfica apical de quatro compartimentos de um coração normal demonstrando um RV e LV com tamanhos normais. **F,** Vista ecocardiográfica apical de quatro compartimentos de um paciente com hipertensão pulmonar demonstrando um RV acentuadamente aumentado com um LV pequeno e comprimido. Também há aumento do átrio direito.

do VD pode ser notado na projeção lateral da radiografia de tórax como um espaço retroesternal reduzido. Quando a hiperinsuflação dos pulmões está presente, o diâmetro global da silhueta cardíaca pode não estar aumentado, embora o coração possa exibir uma aparência globular.

A radiografia de tórax deve ser cuidadosamente avaliada para a evidência da insuficiência cardíaca esquerda. Os derrames pleurais são raramente observados nos pacientes que se apresentam com PH-LD e insuficiência cardíaca direita, a menos que também estejam presentes a insuficiência e a dilatação ventricular esquerda. Os achados radiográficos do edema pulmonar também apontam para a insuficiência cardíaca esquerda como uma causa provável da PH. Ademais, um diagnóstico de doença veno-oclusiva pulmonar deve ser considerado nos pacientes com PH e derrames pleurais.

ECOCARDIOGRAFIA

A ecocardiografia está amplamente disponível, é barata, não utiliza radiação e pode ser realizada de maneira seriada, tornando-a um instrumento útil para estimar a PPA e para avaliar a estrutura e função do VD (Fig. 59-7). Com frequência, um ecocardiograma é o teste mais inicial que sugere um diagnóstico de PH e é importante para ajudar o médico na eliminação de diversas causas broncopulmonares da PH, como a disfunção sistólica isquêmica ou não isquêmica do VE, doença da válvula aórtica ou mitral e cardiopatia congênita com *shunt* da esquerda para a direita.

Em geral, a ecocardiografia é usada para estimar a PASP, a qual pode ser determinada em 36% a 86% dos pacientes com PH-LD ao aproveitar a vantagem da presença da regurgitação tricúspide e usando o registro com Doppler de onda contínua para obter a velocidade do jato regurgitante tricúspide.[9,102] Em primeiro lugar, o gradiente de pressão através da válvula tricúspide entre o átrio e o ventrículo direitos é calculado usando a equação de Bernoulli modificada (gradiente de pressão = $4v^2$), onde v é a velocidade do jato regurgitante tricúspide; este valor é então acrescentado à pressão atrial direita — estimada por tamanho e capacidade de colabamento da veia cava inferior — para obter uma estimativa da pressão sistólica do VD, a qual se iguala à PASP na ausência de estenose da válvula pulmonar.[103]

As estimativas ecocardiográficas da PASP estão sujeitas a importantes limitações, especialmente entre os pacientes com doença pulmonar parenquimatosa e em pacientes obesos. A presença da hiperinsuflação dos pulmões compromete a transmissão do ultrassom e pode resultar em qualidade de imagem sub-ótima, de tal modo que um jato regurgitante tricúspide adequado não pode ser medido; em uma grande série de pacientes com doença pulmonar avançada, uma PASP pode ser estimada em apenas 44% dos pacientes.[104] A sensibilidade e a especificidade da ecocardiografia com Doppler para predizer a presença da PH variam de 0,79 a 1,0 e de 0,6 a 0,98, respectivamente.[102] Contudo, quando comparada ao exame invasivo, a estimativa ecocardiográfica da PASP mostra apenas correlação moderada e, com frequência, é inexata.[104-106] Portanto, nos pacientes com sintomas ou sinais clínicos que se relacionam com a PH, o cateterismo cardíaco direito deve ser considerado mesmo quando a PASP estimada por meios ecocardiográficos se mostra normal.

As informações estruturais e funcionais sobre o tamanho do átrio direito e o VD constituem, provavelmente, a informação mais valiosa que pode ser obtida a partir do ecocardiograma.[107] A pressão atrial direita pode ser examinada ao se avaliar o tamanho da veia cava inferior e as alterações no seu tamanho com a respiração. O achatamento ou o desvio do septo interventricular para a esquerda durante a sístole e o achatamento septal durante a diástole sugerem, ambos, a sobrecarga do

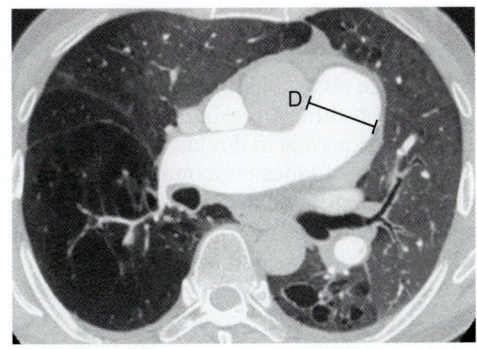

Figura 59-8 Imagem de TC de tórax de um paciente com doença pulmonar crônica demonstrando o aumento da artéria pulmonar principal. O aumento da artéria pulmonar principal sugere o diagnóstico de hipertensão pulmonar, D = 36,4 mm, enquanto que o diâmetro médio da artéria pulmonar em controles saudáveis é de 25,1 ± 2,8 mm.[110a]

volume do VD. O exame da função do VD por ecocardiografia é desafiador, porque o VD frequentemente é de difícil imageamento e a qualidade da imagem pode ser inadequada para efetuar as medições objetivas. Em um estudo de 32 pacientes com doença pulmonar avançada, Schenk et al.[108] mostraram que, dentre os diversos parâmetros ecocardiográficos, a área terminodiastólica do VD e a alteração da área fracional a partir da incidência apical de quatro compartimentos correlacionaram-se melhor com o padrão-ouro da fração de ejeção e o volume do VD derivados da *ressonância magnética* (RM), respectivamente. Os índices da função do VD derivados do Doppler, a excursão plana anular tricúspide[109] e o índice de desempenho miocárdico do VD[110] mostraram, ambos, ter valor prognóstico nos pacientes com PAH idiopática e estão sendo estudados em outros grupos de PH.

TOMOGRAFIA COMPUTADORIZADA

A *tomografia computadorizada* (TC) do tórax é frequentemenete empregada para visualizar o parênquima pulmonar nos pacientes com doença respiratória. Usando esta modalidade de imageamento, pode ser medido o tamanho da artéria pulmonar, sendo que, nos pacientes com PH moderada a grave, o aumento da artéria pulmonar principal ou um diâmetro aumentado da artéria pulmonar (> 29 mm) podem ser documentados (Fig. 59-8). Este achado pode ter significado prognóstico e, em um estudo de 3.464 pacientes com DPOC, uma proporção artéria pulmonar/aorta maior que 1 foi associada a futuras exacerbações da DPOC grave (proporção de probabilidade, 3,44; $P < 0,001$).[111] No entanto, em um estudo de 65 pacientes com IPF avançada, o diâmetro da artéria pulmonar principal na TC de tórax falhou em diferenciar entre aqueles que não tinham PH e aqueles que tinham PH diagnosticada por cateterismo cardíaco direito.[112] Outros achados como compartimentos cardíacos direitos dilatados no imageamento por TC realçado por contraste são sugestivos, mas não diagnósticos, de cor pulmonale em pacientes com anormalidades pulmonares parenquimatosas graves.

RESSONÂNCIA MAGNÉTICA

Atualmente, a RM é o método mais exato para avaliar as características do VD, incluindo seu volume, massa e função sistólica. Além disso, a RM com contraste de fase tem a capacidade de calcular as características de fluxo exatas, inclusive

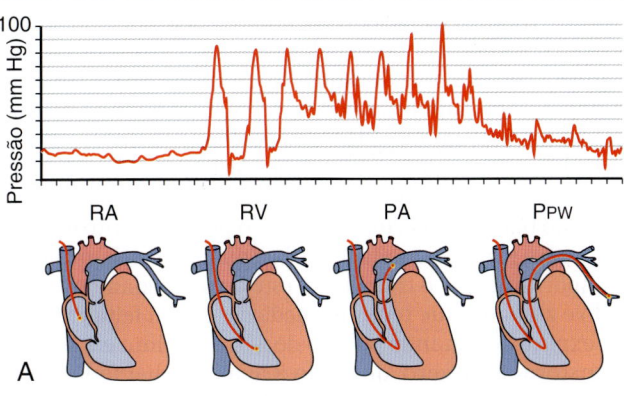

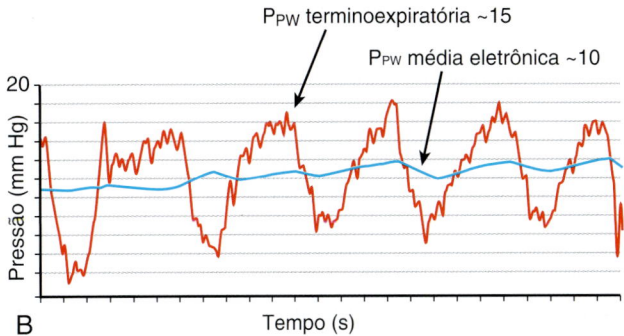

Figura 59-9 Traçados do cateterismo cardíaco direito em pacientes com hipertensão pulmonar. **A,** Formas de onda que são obtidas à medida que o cateter passa do átrio direito (RA) através de ventrículo direito (RV), artéria pulmonar (PA) e para a posição de cunha arterial pulmonar em um paciente com hipertensão pulmonar. Os achados notáveis incluem a pressão arterial pulmonar acentuadamente elevada e a pressão de cunha capilar pulmonar (P_{PW}) normal. **B,** Traçado da P_{PW} de outro paciente com doença pulmonar crônica demonstrando a variação respiratória acentuada na pressão de cunha. A elevação súbita na pressão em alguns ciclos respiratórios no final da expiração provavelmente representa a expiração forçada, que, por vezes, é observada nos pacientes com doença pulmonar. É importante identificar e medir corretamente a pressão no final da expiração. O uso da pressão de cunha média medida por computador é enganoso, porque a pressão de cunha média é calculada como sendo normal, enquanto que a pressão de cunha terminoexpiratória real está elevada, sugerindo um diagnóstico de hipertensão pulmonar a partir da cardiopatia esquerda.

débito cardíaco, fração regurgitante valvular e frações de *shunt* direito e esquerdo. A RM possui vantagens significativas sobre a ecocardiografia pelo fato de que ela pode imagear em qualquer plano de imagem desejado, tem um grande campo de visão e não é limitada por janelas acústicas. Embora o alto custo, o tempo de aquisição da imagem relativamente longo e a falta de disponibilidade ampla limitem sua utilização na comparação com a ecocardiografia, a RM cardíaca está sendo cada vez mais utilizada como o método padrão para avaliar a estrutura e função do VD em pacientes com PH.[113,114]

CATETERISMO CARDÍACO

Nos pacientes com PH, o cateterismo cardíaco direito é necessário para confirmar o diagnóstico e é o teste padrão-ouro para medir a P_{PA}. Além de medir a P_{PA}, a pressão atrial direita, o débito cardíaco e as pressões de enchimento cardíaco esquerdo, a pressão de cunha (Fig. 59-9) deve ser determinada. Usando estes dados, os valores para RVP, RVS e proporção RVP/RVS podem ser calculados. A presença de um *shunt* sistêmico-pulmonar congênito pode ser avaliado durante o cateterismo cardíaco direito ao se realizar um exame da saturação de oxigênio através dos compartimentos cardíacos direitos. Quando a imagem ecocardiográfica não é adequada, a avaliação hemodinâmica das válvulas cardíacas direitas também pode ser feita durante o cateterismo cardíaco direito. A angiografia pulmonar pode ser realizada quando há uma preocupação quanto à PH tromboembólica crônica.[115]

É importante que o cateterismo cardíaco direito seja feito em centros com experiência em avaliar pacientes com PH. A atenção para os aspectos técnicos do procedimento é necessária para garantir que dados de boa qualidade sejam obtidos. É importante que o transdutor esteja adequadamente nivelado e zerado e que todas as medições sejam feitas no final da expiração, quando o fluxo de gás é mínimo e a pressão transtorácica é zero, de modo a avaliar a hemodinâmica sem influência respiratória.[116] O desempenho impróprio da avaliação hemodinâmica pode levar ao diagnóstico incorreto da causa subjacente da PH.[117] O momento correto das medições hemodinâmicas pode ser particularmente difícil nos pacientes com doença pulmonar parenquimatosa que podem estar respirando de maneira forçada e aumentam sua pressão intratorácica no final da expiração. Como as anormalidades cardíacas esquerdas e as pressões de enchimento aumentadas são comuns nos pacientes com doença pulmonar[118,119] e podem ser tratadas com diuréticos, é primordial que a pressão de cunha seja medida da forma adequada, de maneira a não perder uma contribuição das pressões de enchimento do VE elevadas para a PH. Uma amostra de sangue coletada do cateter cardíaco direito na posição de cunha, mostrando uma saturação de oxigênio similar à saturação arterial sistêmica, é útil para confirmar uma pressão de cunha medida corretamente. A incerteza sobre a validade da pressão de cunha medida pode ser resolvida pela medição direta da pressão terminodiastólica ventricular esquerda. Os exames do débito cardíaco em pacientes com PH-LD devem ser feitos com o uso dos métodos de Fick e da termodiluição do débito cardíaco.[113] A provocação com vasodilatadores não deve ser realizada como rotina na avaliação de pacientes com PH-LD (veja seção "Tratamento").

As diretrizes de 2013 fornecem as recomendações para a terminologia e classificação dos pacientes com doença pulmonar com base no exame hemodinâmico invasivo.[120] Estas diretrizes recomendam especificamente contra o uso do termo *PH desproporcional*, que foi frequentemente empregado no passado. Em lugar disto, os pacientes são colocados em uma das três categorias possíveis: (1) doença pulmonar sem PH (P$\overline{PA}$ < 25 mm Hg), (2) doença pulmonar com PH (P$\overline{PA}$ ≥ 25 mm Hg) e (3) doença pulmonar com PH grave (P$\overline{PA}$ ≥ 35 mm Hg ou P$\overline{PA}$ ≥ 25 mm Hg e índice cardíaco < 2,0 L/min/m^2).

PEPTÍDIOS NATRIURÉTICOS DO TIPO B

A medição dos *peptídios natriuréticos do tipo B* (BNP) pode ser útil na avaliação de pacientes com doença pulmonar e possível PH quando não existem outros motivos para os valores elevados do BNP. Em um estudo, o BNP plasmático foi medido em 176 pacientes consecutivos com uma gama de doenças pulmonares;[121] os níveis elevados de BNP identificaram a PH (definida como PASP > 35 mm Hg) com uma sensibilidade de 0,85 e uma especificidade de 0,88 e a mortalidade predita. Nas análises univariada e multivariada, demonstrou-se que o BNP é um fator de risco para a morte, independente do comprometimento da função pulmonar ou da hipoxemia.[121]

TRATAMENTO

Na grande maioria dos pacientes com PH-LD, o tratamento ótimo da doença pulmonar subjacente de acordo com as diretrizes estabelecidas é, sem dúvida, a melhor conduta para tratar a PH. As morbidades concomitantes que agravam a PH, como a cardiopatia à direita, doença valvular, embolia pulmonar e respiração desordenada do sono, também devem ser pesquisadas e tratadas de forma agressiva. Como a PH comporta um prognóstico ruim nos pacientes com doença pulmonar, a referência no momento certo para a avaliação para o transplante pulmonar é primordial. Embora se possa estar tentando tratar pacientes portadores de PH-LD com terapias comprovadamente úteis na PAH do grupo 1, estes tratamentos não mostraram ser úteis, sendo que alguns foram danosos nos pacientes com doença pulmonar. As diretrizes atualizadas desencorajam fortemente o uso de tratamentos para PAH nos pacientes com PH-LD.[120,122] Recomendamos a consulta em um centro de excelência com experiência em avaliação e tratamento da doença PH-LD antes do início da terapia específica para a PAH; quando necessário, os pacientes devem ser arrolados em estudos de tratamento prospectivos.

TRATAMENTOS ÚTEIS EM TODOS OS PACIENTES COM PH-LD

Nos pacientes com PH-LD, o tratamento ótimo dirigido para o distúrbio pulmonar subjacente específico é obrigatório e é o tema da maior parte deste livro-texto. As estratégias terapêuticas globais para a PH-LD e insuficiência do VD são mostradas na Tabela 59-2.[123,124]

Modificações do Estilo de Vida

No tratamento da PH-LD, a dieta e as modificações do estilo de vida têm importância crucial. A cessação do fumo é a mais importante das intervenções de estilo de vida preventivas,

Tabela 59-2 Estratégias Terapêuticas para a Hipertensão Pulmonar devido à Doença Pulmonar

PARA TODOS OS PACIENTES
Tratamento da doença pulmonar subjacente
Modificação do estilo de vida
Cessação do fumo
Restrição do sódio
Perda de peso
Treinamento criterioso para o esforço
Programas de treinamento respiratório e reabilitação estruturados
Prevenção do esforço excessivo
Prevenção da gravidez
Prevenção de altitudes elevadas
Oxigênio suplementar
Diuréticos
Tratamento da respiração desordenada do sono e dos distúrbios de hipoventilação alveolar (CPAP, PAP, cirurgia)
Transplante de pulmão
PARA PACIENTES SELECIONADOS
Anticoagulação
Digoxina
Cirurgia de redução do volume pulmonar
Flebotomia
Suplementação com ferro
Terapias específicas para a PAH (uso desencorajado, exceto em circunstâncias altamente selecionadas e quando tratados por um centro de referência de hipertensão pulmonar)

BPAP, pressão positiva na via aérea em dois níveis; CPAP, pressão positiva na via aérea contínua; PAH, hipertensão arterial pulmonar.

especialmente considerando o possível efeito lesivo direto do fumo sobre a vasculatura pulmonar.[43] As outras salvaguardas consistem em restrição do sódio, perda de peso e treinamento do exercício para melhorar o desempenho funcional. Os programas de reabilitação estruturados e o treinamento da respiração mostraram ser úteis.[63,125] Os pacientes com PH grave ou disfunção do VD, especialmente aqueles com uma história de síncope, devem evitar o esforço excessivo, a gravidez e as altitudes elevadas (>1.220 m [4000 pés]).

Oxigênio

A hipóxia alveolar pode dar uma importante contribuição para a gênese da PH-LD, sendo que o tratamento agressivo com oxigênio suplementar para corrigir a hipóxia é central para o tratamento ótimo. Os estudos controlados que avaliam a administração de oxigênio por longo prazo na DPOC mostraram a melhoria na sobrevida. A administração de oxigênio pode ter efeitos benéficos sobre a hemodinâmica,[126-127] função do VD[128] e tolerância ao exercício.

Os efeitos da suplementação de oxigênio na PH-LD foram estudados em dois ensaios randomizados importantes. Em primeiro lugar, na avaliação feita pelo *British Medical Research Council* do oxigênio domiciliar por longo prazo no cor pulmonale hipóxico crônico, a administração de oxigênio de longo prazo por um mínimo de 15 h/dia diminuiu a mortalidade e pareceu evitar aumentos adicionais na PPA, na comparação com a não administração de oxigênio no controle dos pacientes.[129] Em segundo lugar, em um estudo custeado pelo *National Institutes of Health* nos Estados Unidos, a terapia com oxigênio contínuo foi melhor que a terapia com oxigênio apenas à noite; além disto, o oxigênio contínuo diminuiu a taxa de mortalidade em 2 anos[130] e diminuiu a RVP em comparação com o grupo que recebeu apenas a terapia noturna. Estes achados foram confirmados em dois estudos mais recentes, com ambos mostrando a estabilização da PPA com a terapia com oxigênio por longo prazo.[131,132] Existem outros efeitos benéficos da terapia com oxigênio, incluindo o alívio da vasoconstrição renal e a melhoria na liberação de oxigênio para órgãos críticos como o coração e o cérebro.[133]

Com base nos resultados destes estudos, fica claro que os pacientes hipoxêmicos com DPOC devem receber terapia com oxigênio suplementar. Além disso, há evidência de que o oxigênio melhora a classe funcional e os sintomas nos pacientes com IPF, de tal maneira que, nestes pacientes, se recomendou a manutenção da saturação de oxigênio arterial igual ou ligeiramente superior a 90% em repouso e, principalmente, em atividade.[79] No entanto, devemos lembrar que a administração aguda de concentrações incomuns de oxigênio para um paciente pode ter efeitos adversos sobre a respiração e remoção de dióxido de carbono, principalmente nos pacientes que já fazem hipoventilação com evidência de hipercapnia. Os pacientes que recebem oxigênio precisam ser observados rigorosamente quando estão sendo inicialmente instruídos sobre o uso desta terapia para garantir que a saturação de oxigênio arterial realmente se eleve, mas não fique muito alta; taxas de fluxo de 1 a 3 L/min geralmente são suficientes. As informações adicionais sobre o uso de oxigênio por longo prazo na reabilitação pulmonar são fornecidas no Capítulo 105.

Diuréticos

A terapia com diuréticos para otimizar o estado volumétrico alivia a dispneia, a congestão hepática e o edema periférico. A descompressão do VD com diuréticos também pode melhorar o desempenho do VD ao reduzir a pré-carga e a tensão da parede. A diurese criteriosa pode reduzir a pressão intrapericárdica e atenuar potencialmente o desvio septal interventricular na direção do VE, resultando em enchimento do VE aumentado e no débito cardíaco sistêmico melhorado.

Tratamento da Respiração Desordenada do Sono

A respiração desordenada do sono é comum nos pacientes com DPOC e pode contribuir para a hipoxemia noturna e hipercapnia, levando à vasoconstrição pulmonar aumentada. Conforme descrito no Capítulo 88, a pressão positiva contínua na via aérea exerce seus efeitos benéficos ao manter a permeabilidade das vias aéreas superiores e inferiores e por melhorar a troca gasosa. Os pacientes diagnosticados com OSA devem ser tratados com pressão positiva contínua das vias aéreas e oxigênio suplementar, quando necessário; nos pacientes com OSA, a pressão positiva contínua das vias aéreas e a sobrevida melhoradas e o nível reduzido do hematócrito.[134-136] Nos pacientes que apresentam hipoxemia noturna sem evidência da OSA, o oxigênio suplementar isolado pode ser adequado.

Transplante de Pulmão

Existe um papel claro para o transplante de pulmão nos pacientes com PH-LD.[137] Como o desenvolvimento da PH e da insuficiência cardíaca direita nos pacientes com doença pulmonar comporta um prognóstico ruim e não existem terapias médicas efetivas, a referência adequada para a avaliação para o transplante de pulmão é crítica. A referência precoce para um centro de transplante é preferida de tal modo que a candidatura possa ser determinada e que as barreiras para o transplante possam ser identificadas e abordadas. A recuperação da função do VD e o bom prognóstico de longo prazo foram demonstrados nos pacientes após o transplante de pulmão único ou duplo para a PH.[138,139]

Existe evidência conflitante em relação aos efeitos da hemodinâmica pré-transplante na mortalidade pós-transplante em pacientes com PH-LD. Um estudo retrospectivo de 830 pacientes tratados com transplante de pulmão para a IPF demonstrou que a mortalidade em 90 dias pós-transplante aumentou com a P$\overline{PA}$ pré-transplante crescente.[140] Outro estudo retrospectivo mostrou que, nos pacientes com DPOC que se submetem ao transplante de pulmão, uma PASP estimada por ecocardiografia pré-operatória de 45 mm Hg ou mais estava associada ao tempo de permanência na unidade de terapia intensiva e à duração da ventilação mecânica aumentados, mas não estava associada à sobrevida reduzida.[141] O grau de disfunção do VD pré-transplante é potencialmente mais importante que a PPA e pode ser considerado pela equipe de transplante quando determina o risco e a candidatura para o transplante e a conduta cirúrgica ótima (pulmão único ou duplo, bomba ligada ou desligada).[142] Nos pacientes com disfunção do VD mais avançada, o uso do suporte mecânico como a oxigenação por membrana extracorpórea durante o período perioperatório tem sido utilizado para fornecer o suporte hemodinâmico e permitir o transplante em pacientes com insuficiência cardíaca direita[143,144] (Cap. 103).

TRATAMENTOS QUE PODEM SER CONSIDERADOS EM PACIENTES SELECIONADOS

Anticoagulação

Nos pacientes com PAH do grupo 1, a anticoagulação oral é considerada o padrão de tratamento[145] com base em um estudo retrospectivo e um estudo prospectivo que mostraram um benefício da mortalidade.[146,147] Nos pacientes com PH-LD, por outro lado, não existem atualmente dados relacionados com a utilidade de tratamento com anticoagulação. Os pacientes com embolia pulmonar ou trombose venosa profunda de membro inferior devem ser tratados de acordo com as atuais diretrizes. Os pacientes com PH-LD que também apresentam evidência de doença tromboembólica crônica devem ser tratados pelo resto da vida com varfarina para atingir uma relação de normalidade internacional desejada de 2 a 3. Em outros pacientes selecionados com PH-LD que estão em baixo risco para complicações do tratamento com anticoagulação, a varfarina pode ser considerada com o reconhecimento de que não existem benefícios claros. A anticoagulação com inibidores diretos da trombina e antagonistas do fator Xa não foi estudada no tratamento da PH-LD, sendo que, hoje em dia, estes agentes não têm função no tratamento da PH-LD.

Digoxina

Em um pequeno estudo de pacientes com DPOC e cor pulmonale, a digoxina teve um efeito favorável sobre a função do VD sem alterações na função pulmonar, capacidade de exercício ou sintomas.[148] Os dados atuais não suportam uma recomendação para o uso rotineiro da digoxina em pacientes com cor pulmonale oriundo da PH-LD. A digoxina pode ser mais bem tolerada que os agentes inotrópicos negativos, como os β-bloqueadores ou bloqueadores dos canais de cálcio para o controle da velocidade em pacientes com PH-LD que desenvolvem arritmias, como a fibrilação atrial. Deve-se enfatizar que os pacientes com DPOC são particularmente sensíveis à digoxina, sendo que há necessidade da rigorosa atenção para dosagem e equilíbrio eletrolítico para evitar a toxicidade.

Cirurgia de Redução do Volume do Pulmão

Os efeitos da *cirurgia da redução do volume do pulmão* (LVRS) sobre a hemodinâmica pulmonar permanecem controversos. A LVRS mostrou melhorar os sintomas e a qualidade de vida nos pacientes com enfisema e pode melhorar a hemodinâmica pulmonar ao melhorar a oxigenação e reduzir a hiperinsuflação; em contraste, a hemodinâmica pulmonar pode ser agravada ao remover ou alterar a vasculatura pulmonar. Os resultados dos estudos retrospectivos mostraram efeitos variáveis da LVRS sobre a hemodinâmica; alguns mostraram a melhoria na função do VD[149] e a redução na pressão de cunha,[150] enquanto outros evidenciaram um aumento na PPA e na RVP.[151,152] O subestudo cardiovascular prospectivo do *National Emphysema Treatment Trial* tentou esclarecer os efeitos hemodinâmicos da LVRS ao randomizar 110 pacientes para a LVRS ou para a terapia clínica.[153] Seis meses após o tratamento, a hemodinâmica foi similar em ambos os grupos com a exceção de uma pequena redução na pressão de cunha no grupo da LVRS. Com base nestes resultados, a LVRS não é atualmente recomendada para o tratamento rotineiro da PH-LD.

Flebotomia para Policitemia

Quando a policitemia grave está presente, a flebotomia pode ser valiosa, embora os médicos frequentemente relutem em realizar este tipo de terapia nos dias atuais. Um hematócrito elevado acima de 40% é conhecido por aumentar a viscosidade e a RVP (Fig. 6-6). A flebotomia nos pacientes com policitemia e hipoxemia crônica também pode melhorar a fração de ejeção do VD, tolerância ao exercício e função neurofisiológica.[63] Para aqueles com um hematócrito elevado, por exemplo acima de 55%, a flebotomia deve ser considerada e, quando o paciente se beneficia, deve ser repetida o quanto necessário para manter um hematócrito mais baixo.[154-156]

Suplementação de Ferro

As experiências em células de tecidos animais e de seres humanos revelaram que a família de fatores de transcrição do fator indutível pela hipóxia está integrada na regulação da resposta vascular pulmonar à hipóxia.[157] O fator indutível pela hipóxia é regulado principalmente pela degradação proteossomal dependente de oxigênio, um processo que é regulado para mais ou para menos com base na disponibilidade do ferro. Um estudo nos seres humanos mostrou que as infusões de ferro intravenosas em voluntários saudáveis e plenos de ferro turvaram a resposta de vasoconstrição pulmonar à hipóxia, enquanto que uma redução no ferro disponível através da quelação para aqueles mesmos voluntários aumentou a resposta vasoconstritora pulmonar à hipóxia.[158]

Em um estudo de acompanhamento, a PPA foi avaliada por ecocardiografia em 22 voluntários saudáveis ao nível do mar.[159] Os indivíduos foram levados para 4.340 m de altitude por 3 dias e tratados com ferro intravenoso ou soro fisiológico; a repetição da avaliação mostrou uma redução na PASP em pacientes tratados com ferro em comparação com os controles. Outro estudo avaliou os efeitos da terapia padronizada, a flebotomia, seguida por infusão de ferro ou infusão de soro fisiológico em 11 pacientes com mal da altitude crônico.[159] Após a flebotomia, todos os pacientes desenvolveram deficiência de ferro com um aumento na PASP de 9 mm Hg que não reverteu de forma aguda com o tratamento com ferro intravenoso. Estudos randomizados adicionais se fazem necessários; contudo, estes estudos sugerem que podem ser benéficas a avaliação e a correção da deficiência de ferro nos pacientes com cor pulmonale.

Terapias PAH-Específicas

As múltiplas terapias estão atualmente disponíveis com eficácia comprovada no tratamento da PAH (Cap. 58).Os benefícios hemodinâmicos agudos na PH-LD foram demonstrados com alguns destes agentes[160,161]; entretanto, nenhuma destas terapias teve benefícios por longo prazo nos pacientes com PH-LD.[161a] Também foram observados os efeitos adversos, incluindo o agravamento da hipoxemia a partir da reversão do equilíbrio da ventilação-perfusão fisiológica e a redução na pressão arterial sistêmica a partir dos efeitos vasodilatadores periféricos.[161,162] Além disso, os estudos de pacientes com IPF tratados com *antagonistas do receptor de endotelina* (ERA) demonstraram resultados piores no grupo experimental na comparação com o placebo.[163,164]

As atuais diretrizes desencorajam a utilização da terapia PAH-específica nos pacientes com PH-LD por causa da falta de eficácia e do risco de efeitos adversos.[120,122] Estes agentes poderiam ser considerados em pacientes altamente selecionados, como aqueles que também apresentam evidência de PAH do grupo 1 concomitante ou de PH tromboembólica crônica do grupo 4 e para tratar a insuficiência cardíaca direita nos pacientes com PH-LD que aguardam transplante de pulmão. Quando se considera o tratamento com as terapias PAH-específicas, recomendamos a consulta em um centro de excelência para a PH antes de iniciar a terapia e, quando possível, o arrolamento em um estudo clínico.

TRATAMENTO DA INSUFICIÊNCIA DESCOMPENSADA DO VD

O tratamento dos pacientes com insuficiência descompensada do VD oriunda do cor pulmonale deve focalizar-se na melhoria do distúrbio pulmonar subjacente.[123] O evento precipitante para a descompensação nos pacientes com cor pulmonale crônico estabilizado decorrente da DPOC ou da doença pulmonar infiltrativa é, com frequência, uma infecção respiratória alta, associada. As secreções aumentadas e a infecção são prováveis de direcionar o equilíbrio no sentido da hipoxemia arterial, hipercapnia e acidemia adicionais, as quais agravam a PH e pioram a contratilidade ventricular, resultando em descompensação cardíaca.

A melhoria no desempenho do VD é mais bem realizada não apenas por corrigir a acidemia, mas também por reduzir a pós-carga confrontada pelo VD (i.e., reduzindo a $\overline{P_{PA}}$). A correção da hipoxemia arterial através da administração de uma concentração aumentada de oxigênio diminuía a P_{PA} nos pacientes com vasoconstrição pulmonar hipóxica. A melhoria na ventilação alveolar com a entubação e a ventilação mecânica ajuda a eliminar a hipercapnia aguda e a acidemia que deprimem a contratilidade miocárdica.

No quadro da descompensação aguda e grave do VD com a hipoperfusão, a infusão intravenosa de dopamina e dobutamina (1 a 2 mg/kg/min) em dose baixa pode melhorar o débito cardíaco, a pressão arterial e a perfusão renal. Demonstrou-se que o oxigênio e a dopamina são vasodilatadores renais equipotentes na DPOC hipóxica. A infusão de dopamina em dose baixa (2 a 5 mg/kg/min) pode aumentar o débito cardíaco, reduzir a RVP e melhorar o aporte de oxigênio.[187] As infusões maiores de dopamina (10 mg/kg/min) mostraram aumentar o fluxo sanguíneo e a contração do diafragma.[188] Embora elas sejam efetivas na insuficiência descompensada aguda do VD, o valor destes agentes no cor pulmonale crônico ainda precisa ser determinado.

Pontos-chave

- A hipertensão pulmonar está presente em aproximadamente 25% dos pacientes com doença pulmonar avançada e está associada a sintomas e comprometimento muito agravados e com a morbidade e mortalidade aumentadas.
- A patogenia da hipertensão pulmonar decorrente da doença pulmonar envolve as combinações da vasoconstrição pulmonar hipóxica e da remodelação vascular pulmonar, as quais estão ligadas a restrição anatômica e/ou obliteração do leito vascular pulmonar pela destruição alveolar, fibrose, inflamação, trombose e pelos efeitos dos mediadores mitogênicos específicos para a doença pulmonar subjacente.
- A avaliação diagnóstica de pacientes com hipertensão pulmonar devido à doença pulmonar deve incluir uma avaliação abrangente para identificar quaisquer outras condições clínicas que possam elevar a pressão arterial pulmonar, incluindo a respiração desordenada no sono e a hipertensão pulmonar tromboembólica crônica.
- A conduta ótima para o controle de pacientes com hipertensão pulmonar decorrente da doença pulmonar e do cor pulmonale inclui o tratamento agressivo da doença pulmonar subjacente e a administração de oxigênio suplementar.
- Atualmente, não existem terapias aprovadas pela *U.S. Food and Drug Administration* para o tratamento da hipertensão pulmonar decorrente da doença pulmonar, além da administração de oxigênio; assim, é importante a referência precoce para a avaliação do transplante de pulmão e, quando o tratamento específico para a hipertensão pulmonar está assegurado, recomenda-se a consulta com o especialista antes de iniciar a terapia.

As Referências estão disponíveis exclusivamente no site www.elsevier.com.br/expertconsult

60 VASCULITE PULMONAR

KEVIN K. BROWN, MD • STEPHEN K. FRANKEL, MD • CARLYNE D. COOL, MD

INTRODUÇÃO E DEFINIÇÕES
CLASSIFICAÇÃO
EPIDEMIOLOGIA
HISTOLOGIA E ANATOMIA VASCULARES NORMAIS
HISTOPATOLOGIA DA VASCULITE
PATOGENIA E ETIOLOGIA
DIAGNÓSTICO INICIAL
Cenários Clínicos Sugestivos de Vasculite
Exames Específicos

Outros Exames Laboratoriais
Exames de Imagem do Tórax
Outros Exames de Imagem
Broncoscopia
Biópsia Diagnóstica
DISTÚRBIOS CLÍNICOS ESPECÍFICOS
Granulomatose com Poliangiite
Granulomatose Eosinofílica com Poliangiite
Poliangiite Microscópica

TRATAMENTO
Princípios Gerais
Indução-remissão
Monitoração para Complicações

INTRODUÇÃO E DEFINIÇÕES

A *vasculite pulmonar* é um termo geral que engloba uma ampla variedade de entidades patológicas individuais, as quais compartilham um achado único de inflamação e destruição dos vasos sanguíneos dentro do pulmão. De modo mais específico, estas entidades caracterizam-se do ponto de vista patológico pela presença de uma variedade de tipos de inflamação celular dentro das paredes vasculares, resultando na destruição do vaso e, por fim, na necrose do tecido. Os aspectos clínicos de um distúrbio específico são determinados pelo local, tamanho e tipo de vaso envolvido, bem como pelas quantidades relativas de inflamação, destruição e necrose tecidual vascular. Embora de simples definição, o reconhecimento, o diagnóstico e o controle das vasculites pulmonares estão entre os mais exigentes desafios na medicina. Vagos em suas apresentações e variáveis em sua evolução clínica, seus sinais e sintomas se sobrepõem totalmente a infecção, reação medicamentosa adversa, doença do tecido conjuntivo e malignidade. Mesmo nos pacientes com uma vasculite conhecida, a separação da doença ativa da infecção complicante, toxicidade a medicamentos ou alguma combinação destas irá desafiar mesmo o médico mais experiente. Para aumentar o problema, estas doenças frequentemente são mortais; mesmo quando adequadamente tratadas, a sobrevida por longo prazo dentre os pacientes com *vasculite associada ao anticorpo citoplasmático positivo* (ANCA) (AAV) é consideravelmente menor que para a população geral — 88% de sobrevida com 1 ano e 78% de sobrevida com 5 anos ou um risco de mortalidade relativo de 2,6.[1] Apesar destes obstáculos, o médico consciente pode fazer o diagnóstico, iniciar e gerenciar a terapia, minimizar as complicações ao ter em mente alguns conceitos gerais.

CLASSIFICAÇÃO

O principal benefício clínico de classificar as vasculites reside em fornecer uma estrutura que permita uma apreciação dos aspectos manifestados da doença. O sistema mais amplamente aceito em nossos dias é a nomenclatura da 2012 *Revised International Chapel Hill Consensus Conference*,[2] que se baseia nas manifestações clínico-patológicas em lugar de etiologia ou mecanismo da doença (Tabela 60-1). É importante lembrar que este sistema de classificação não pode ser empregado para informar o diagnóstico ou controle. *O diagnóstico da vasculite fundamenta-se nos padrões de reconhecimento clínico da doença à beira do leito, constituídos de aspectos clínicos, laboratoriais, de imagem e patológicos específicos*. Não existem critérios de classificação ou diretrizes de diagnóstico clínico estritos. Cabe ao clínico determinar se a preponderância dos dados sustenta ou não o diagnóstico de uma vasculite pulmonar.

Apesar disto, existem ainda paradigmas úteis pelos quais se organiza a abordagem diagnóstica de um paciente. Um esquema comumente utilizado emprega o tamanho do vaso (grande, médio e pequeno). Os vasos grandes são constituídos de aorta, seus grandes ramos (p. ex., vasos carotídeos, cerebrais, ilíacos, subclávios e femorais) e a artéria pulmonar principal. Os vasos de tamanho médio são compostos das principais artérias viscerais (p. ex., vasos renais, hepáticos, coronários e mesentéricos), enquanto os vasos pequenos são constituídos de arteríolas, capilares e vênulas. Pode haver sobreposição, porque as vasculites de vasos pequenos e grandes envolvem, por vezes, as artérias de calibre médio, mas as vasculites de vasos grandes e médios geralmente não afetam os vasos menores que as artérias.

Um segundo esquema de classificação utiliza o ANCA. A identificação destes anticorpos nos anos 1980 revolucionou o pensamento em relação a diagnóstico e patogenia (veja adiante). As vasculites que são mais comumente encontradas na prática da medicina pulmonar, as vasculites de pequenos vasos idiopática e primária, também são ANCA-positivas e são descritas como AAV. Estas incluem a *granulomatose com poliangiite* (GPA) (originalmente conhecida como granulomatose de Wegener), a *granulomatose eosinofílica com poliangiite* (EGPA) (originalmente conhecida como síndrome de Churg-Strauss) e a *poliangiite microscópica* (MPA). A terceira conduta para a classificação é por vezes usada, definindo as vasculites pela presença ou ausência da inflamação granulomatosa. Duas das AAV — GPA e EGPA — bem como as vasculites de grandes vasos, arterite de Takayasu e *arterite de células gigantes* (GCA), caracterizam-se pela presença da inflamação granulomatosa.

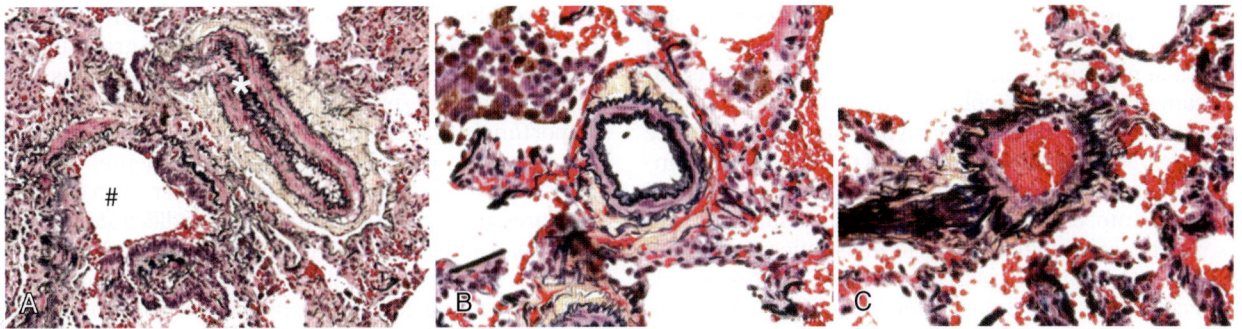

Figura 60-1 **Aparência normal da artéria pulmonar, artéria pulmonar muscular pequena e veia. A,** A coloração com pentacromo (Movat) ilustrando a relação entre a artéria pulmonar (*) e o bronquíolo (#). **B,** A artéria pulmonar muscular no pulmão periférico mostrando as lâminas elásticas interna e externa em preto (coloração com pentacromo/Movat). **C,** A pequena veia pulmonar na parte periférica do pulmão mostrando uma lâmina elástica em preto (coloração com pentacromo/Movat).

Tabela 60-1 Classificação da Vasculite[1,143,144]

PRIMÁRIA IDIOPÁTICA

Pequenos Vasos

Granulomatose com poliangiite (granulomatose de Wegener)
Granulomatose eosinofílica com poliangiite (vasculite de Churg-Strauss)
Poliangiite microscópica
Glomerulonefrite pauci-imune idiopática
Capilarite idiopática

Vasos Médios

Poliarterite nodosa
Doença de Kawasaki

Vasos Grandes

Arterite de Takayasu
Arterite de células gigantes

PRIMÁRIA MEDIADA POR IMUNOCOMPLEXO

Doença antimembrana basal glomerular (síndrome de Goodpasture)
Vasculite por IgA (púrpura de Henoch-Schönlein)
Vasculite crioglobulinêmica
Vasculite urticariforme hipocomplementêmica

VASCULITE SECUNDÁRIA

Doença autoimune clássica
    Lúpus eritematoso sistêmico
    Artrite reumatoide
    Síndrome do anticorpo antifosfolipídio
Infecção
Paraneoplásica
Induzida por medicamento (p. ex., propiltiouracil)
Doença intestinal inflamatória

EPIDEMIOLOGIA

A incidência global verdadeira e a prevalência da vasculite é difícil de medir, de tal modo que todos os estudos epidemiológicos disponíveis contêm falhas significativas que limitam sua aplicabilidade. Os dados disponíveis não exibem diversidade geográfica ou étnica, sendo que as definições de caso e a metodologia da aquisição variam de um estudo para outro. Com estas advertências em mente, a GCA é a vasculite sistêmica mais frequentemente reconhecida, com uma incidência anual de 150 a 350 por milhão de pessoas com mais de 50 anos de idade. As pessoas de origem nórdica parecem estar em risco particularmente alto, em especial os idosos. As vasculites sistêmicas primárias apresentam uma prevalência global estimada entre 90 e 300 por milhão nas populações europeias. Dentre os distúrbios individuais, a incidência anual de GPA varia de 4,9 a 10,5 por milhão, de EGPA de 0,5 a 4,2 por milhão e de MPA de 2,7 para 11,6 por milhão. A prevalência da GPA varia de 24 a 157 por milhão, da EGPA de 7 a 38 por milhão e da MPA de 0 a 66 por milhão. Dentre as vasculites secundárias, os melhores dados são para a vasculite associada à artrite reumatoide (incidência de 12,5 por milhão), embora, com o advento da terapia biológica, esta taxa pareça ter diminuído dramaticamente. Por fim, a incidência de vasculite associada ao *lúpus eritematoso sistêmico* (SLE) é de 3,6 por milhão.[3]

HISTOLOGIA E ANATOMIA VASCULARES NORMAIS

Em um grupo de doenças patologicamente definidas por anormalidades da vasculatura, compreender a organização normal e a localização dos suprimentos sanguíneos arterial e venoso no pulmão é útil na apreciação de suas manifestações clínicas. O pulmão possui um aporte sanguíneo duplo: as circulações pulmonar e brônquica. As artérias brônquicas se originam da circulação sistêmica (aorta e artérias intercostais) e formam um plexo na parede brônquica. As veias brônquicas associam-se intimamente às artérias brônquicas, embora nenhuma delas seja comumente afetada nas vasculites pulmonares (Cap. 1).

Durante a embriogênese, o sistema arterial pulmonar forma-se ao acaso com os brotamentos brônquicos em ramificação e é reconhecido nos exames histológicos por sua íntima proximidade com o bronquíolo ou brônquio correspondente (Fig. 60-1A; ver também Fig. 1-17). No pulmão normal, as artérias e as vias aéreas adjacentes são similares em tamanho aos brônquios e bronquíolos, de modo que as diferenças acentuadas podem se constituir em uma indicação de patologia.[4] O sistema arterial consiste de quatro componentes: as artérias elásticas, as artérias musculares, as arteríolas e os capilares. As *artérias elásticas* são maiores que 0,5 a 1 mm de diâmetro e podem ser reconhecidas a nível macroscópico. Elas são compostas de uma camada de revestimento de células endoteliais, uma camada medial de musculatura lisa e possuem múltiplas lâminas elásticas bem desenvolvidas. As *artérias musculares* estão entre 100 e

500 µm de diâmetro e são compostas por um revestimento de células endoteliais, uma camada média de musculatura lisa limitada por duas lâminas elásticas (interna e externa) e uma camada adventícia colagenosa. A camada muscular lisa diminui em espessura progressivamente até que alcance as arteríolas. As *arteríolas* são definidas por um diâmetro inferior a 100 µm e pela ausência de uma camada média muscular; no entanto, estas podem se tornar muscularizadas em diversos estados patológicos. As arteríolas conectam-se com os capilares. Os *capilares* caracterizam-se pela presença de uma única camada de células endoteliais e uma membrana basal subjacente. Eles formam parte dos septos alveolares e constituem o vaso mais comumente afetado na vasculite pulmonar. Nas colorações com hematoxilina e eosina das biópsias pulmonares cirúrgicas, a identificação dos capilares é difícil porque inúmeras células — células endoteliais, fibroblastos e células inflamatórias mononucleares — são ocupantes normais, sem exceção, dos septos alveolares.

A localização das veias pulmonares no pulmão maduro é tipicamente afastada dos brônquios e dentro dos septos interlobulares, porque as veias pulmonares embrionárias formam ramos que crescem para dentro do mesênquima adjacente aos brotamentos pulmonares. Embora as veias pulmonares possam ser diferenciadas das artérias pulmonares por sua lâmina elástica única (Fig. 60-1B e C), no pulmão doente pode haver a reduplicação da lâmina elástica, causando a "arterialização" das veias pulmonares e a localização anatômica pode ser o único indicador do tipo vascular.

HISTOPATOLOGIA DA VASCULITE

Embora o diagnóstico da vasculite nunca se fundamente apenas na histopatologia, tanto o diagnóstico quanto a subclassificação podem ser sugeridos com base no tamanho e na localização dos vasos afetados (Fig. 60-2). Os achados comuns a todas as vasculites pulmonares são a infiltração de células inflamatórias (inflamação) da parede do vaso com a destruição da lâmina elástica (no caso das artérias e veias) e, com frequência, uma necrose fibrinoide acompanhante. As células do revestimento endotelial podem exibir anormalidades, com a inflamação subendotelial (endotelialite), ruptura celular e, até mesmo, perda das células endoteliais. O tipo de inflamação pode variar muito; também podem ser percebidos infiltrados neutrofílicos, eosinofílicos, linfoplasmacitários ou mistos. A inflamação granulomatosa, consistindo de granulomas malformados ou células gigantes multinucleadas e/ou histiócitos epitelioides, é de particular importância porque um nível de classificação se baseia na sua presença ou ausência (veja anteriormente).

O termo *capilarite* é empregado para descrever a vasculite dos capilares; no entanto, com frequência, é difícil identificar o capilar nas colorações usuais com hematoxilina e eosina, menos ainda a ruptura endotelial necessária para fazer o diagnóstico. Por conseguinte, a identificação de neutrófilos e de resíduos nucleares (evidência de apoptose) dentro das paredes septais alveolares é utilizada como um sinal indireto da capilarite.

Não somente o tamanho e o tipo do vaso afetado proporcionam informações importantes, mas as alterações no parênquima pulmonar associado fornecem indícios adicionais. Por exemplo, um infiltrado parenquimatoso nodular é comumente notado na GPA, com microabscessos, necrose, pneumonia eosinofílica, pneumonia em organização e/ou hemorragia. Os achados patológicos específicos associados a cada entidade são discutidos em maiores detalhes mais adiante.

PATOGENIA E ETIOLOGIA

Tomou-se como hipótese que grande parte das síndromes de vasculite é mediada por mecanismos imunopatogênicos que se originam em resposta aos estímulos antigênicos. Não se sabe por que alguns pacientes desenvolvem vasculite em resposta a um determinado estímulo, enquanto outros não o fazem. A etiologia provavelmente é multifatorial, incluindo a predisposição genética, exposições ambientais e respostas imunes individuais. Um grande e recente estudo de associação ampla ao genoma demonstrou que tanto a associação do principal complexo de histocompatibilidade quanto a sua não associação com a AAV confirmam uma contribuição genética para o desenvolvimento da doença.[5] Foram propostos três mecanismos amplamente definidos: formação de autoanticorpo patogênico com ativação do neutrófilo e lesão endotelial, deposição de imunocomplexo e respostas linfocitárias patogênicas. Para cada um destes mecanismos, alguma combinação de ataque imunológico direto e resposta endotelial e da parede vascular parece ser responsável pelos subsequentes achados clínicos e patológicos.[6]

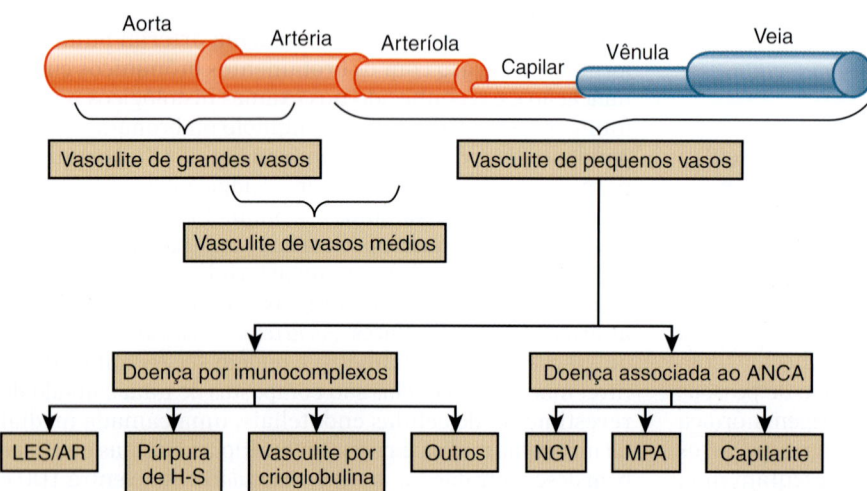

Figura 60-2 **Relação entre o tamanho do vaso e o mecanismo.** As vasculites de pequenos vasos são diagramadas como doença do imunocomplexo e doença associada ao ANCA. ANCA, anticorpos anticitoplasma do neutrófilo; H-S, Henoch-Schönlein; MPA, poliangiite microscópica; NGV, vasculite granulomatosa necrotizante; LES/AR, lúpus eritematoso sistêmico/artrite reumatoide.

Uma grande variedade de autoanticorpos foi descrita, incluindo os anticorpos antimembrana basal glomerular (colágeno do tipo IV) observados na doença antimembrana basal glomerular, anticorpos anticélulas endoteliais, anticorpos antilaminina, anticorpos antifosfolipídios (p. ex., anti-beta-2 glicoproteína I e anticardiolipina) e ANCA, entre outros. Destes, o mecanismo mais bem estudado é aquele proposto para as AAV, em especial a GPA. Embora a síndrome clínica tenha sido descrita nos anos 1930,[7,8,9] somente em 1982 é que foram descritos os autoanticorpos específicos, agora conhecidos como ANCA.[10] Embora o papel do ANCA na patogenia desta doença ainda precise ser totalmente elucidado, existe uma convincente evidência *in vitro*, em modelos animais e clínicas que sustentam um papel central para a patogenicidade do ANCA. Alguns dados clínicos sugerem que, embora insuficiente para provocar a doença de maneira isolada, a presença do ANCA parece ser necessária para desenvolvimento ou recidiva da doença sistêmica. Estes dados incluem (1) a ligação entre a presença destes autoanticorpos, o desenvolvimento de complicações vasculíticas sistêmicas e o prognóstico; (2) a eficácia do anticorpo monoclonal anti-CD20 rituximab na redução dos títulos do ANCA e no controle da atividade da doença; e (3) a descoberta de que os pacientes que se tornam ANCA-negativos estão em baixo risco para a recidiva clínica.

Do ponto de vista mecânico, a maioria dos ANCA clinicamente significativos é direcionada contra componentes microbicidas utilizados por neutrófilos na defesa do hospedeiro. Demonstrou-se que estes anticorpos têm efeitos pró-inflamatórios significativos com a ativação de neutrófilos, monócitos e células endoteliais.[11] Os ANCA estimulam a liberação de quimiocinas por neutrófilos, monócitos e células endoteliais, aumentam a expressão das moléculas de adesão celular no endotélio e ativam os neutrófilos sensibilizados a liberar enzimas proteolíticas e radicais de oxigênio.[12,13] Cada uma destas etapas pode contribuir para a lesão vascular e tecidual percebida. Ademais, um modelo animal demonstrou a capacidade dos *anticorpos antimieloperoxidase* (anti-MPO) de induzir a vasculite necrotizante, fortalecendo ainda mais a ligação entre a formação de anticorpos e o desenvolvimento da doença.[14,15]

O gatilho para a produção e persistência dos ANCA é mal compreendido. Foi proposto um papel para a infecção/inflamação ativa na fisiopatologia da doença porque existe evidência de que as infecções crônicas ou concomitantes podem levar a recidiva ou exacerbação da doença.[16-18] A positividade para o ANCA também foi direcionada contra uma variedade de antígenos observados com a infecção viral, fúngica, bacteriana e por protozoários, bem como na endocardite bacteriana subaguda e na fibrose cística.[19,20] Foi feita a hipótese de que as infecções podem originar o ANCA através do mimetismo molecular e contribuem para sua persistência através da estimulação das células T e B por meio de superantígenos bacterianos. Por exemplo, alguns pacientes com AAV mostraram produzir anticorpos contra a *proteína-2 de membrana associada ao lisossoma* (LAMP2) encontrada nos neutrófilos. A proteína LAMP2 comporta íntima homologia com a proteína FimH da adesina bacteriana expressa em bactérias gram-negativas, sendo que os anticorpos para a LAMP2 e FimH são capazes de produzir glomerulonefrite em modelos animais.[21]

Outros mecanismos potenciais para o desenvolvimento da vasculite incluem a invasão direta da parede vascular por organismos patogênicos (p. ex., bacterianos, micobacterianos, espiroquetas, riquétsias, fungos, virais), levando a uma resposta vasculítica direta aguda, bem como à deposição de imunocomplexos circulantes na parede dos vasos sanguíneos. Esta deposição de imunocomplexos pode levar a ativação do complemento, produção de anafilatoxina e desgranulação dos mastócitos. A desgranulação dos mastócitos leva à liberação de substâncias vasoativas e as anafilatoxinas podem agir como agentes quimiotáxicos para neutrófilos, eosinófilos e células inflamatórias mononucleares. A doença-protótipo para este mecanismo é o lúpus eritematoso sistêmico (SLE), no qual complexos de antígenos nucleares, como o DNA, imunoglobulinas e proteínas do complemento levam à lesão vascular.[22,23] As outras vasculites mediadas por imunocomplexo incluem a vasculite reumatoide, a púrpura de Henoch-Schönlein e a vasculite crioglobulinêmica.

Foi feita a hipótese de que as respostas linfocitárias aberrantes contribuem para a inflamação granulomatosa notada na GPA e na EGPA (células T), bem como para a produção do ANCA (células B). As células T ativadas podem ser encontradas no sangue periférico de pacientes com GPA, mesmo quando a doença está em remissão, sendo que os marcadores da ativação da célula T parecem correlacionar-se com a atividade da doença.[24] Além disso, parece existir um aumento nas populações de células T Th-17-positivas (creditadas por promover a autoimunidade) e uma redução da funcionalidade da célula T reguladora (Treg), sugerindo uma perda da tolerância.[24-27] Por fim, há uma produção aumentada de citocinas Th1 nos pacientes com GPA (fator α de necrose tumoral, *interleucina* (IL)-1 e IL-8), enquanto existem interferon-γ, IL-4, IL-5 e IL-13 nos pacientes com EGPA.

DIAGNÓSTICO INICIAL

CENÁRIOS CLÍNICOS SUGESTIVOS DE VASCULITE

A importância da história inicial na avaliação de um paciente com suspeita de vasculite não pode ser excessivamente enfatizada. Pode haver a necessidade de explorar de maneira mais completa os sintomas que, a princípio, não parecem correlatos e de importância apenas menor, porque tanto a vasculite quanto suas imitações (p. ex., doenças do tecido conjuntivo, infecção, malignidade, intoxicação medicamentosa) se apresentam com e evoluem através de várias manifestações clínicas confusas. De maneira similar, um exame físico minucioso pode revelar a doença de outro modo assintomática, o que sugere a presença de um distúrbio sistêmico. Para pôr alguma ordem nisto, a identificação de determinados cenários clínicos pode sugerir a presença de uma vasculite sistêmica.[30]

Lesões Destrutivas das Vias Aéreas Superiores

A sinusite refratária crônica em que as causas infecciosa, alérgica e anatômica foram excluídas e/ou quando as lesões destrutivas dos tecidos moles ou ósseas ou as lesões ulcerativas crônicas estão presentes pode levantar a suspeita de uma vasculite subjacente.

Achados de Imageamento Torácico de Doença Cavitária ou Nodular

Embora uma ampla variedade de achados inespecíficos possa ser observada no imageamento torácico, a presença da doença nodular ou cavitária deve levantar a suspeita. Embora a infecção e a malignidade sejam as explicações mais comuns,

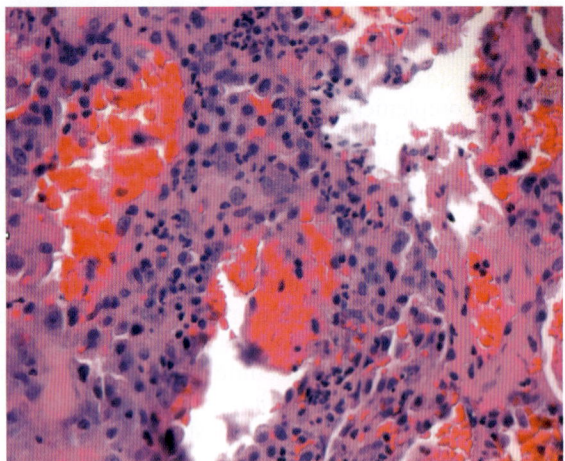

Figura 60-3 Capilarite mostrando a ruptura do septo alveolar por infiltrados de neutrófilos e resíduos nucleares. As bordas septais são vagas, indicando a lesão da parede.

Tabela 60-2 Causas de Hemorragia Alveolar Difusa[145,146]

COM CAPILARITE HISTOPATOLÓGICA
Vasculites clássicas
    Vasculite de pequenos vasos primária idiopática
        Associada ao ANCA — GPA, EGPA, MPA
        Capilarite pulmonar pauci-imune isolada
    Mediada por imunocomplexo
        Doença antimembrana basal glomerular (síndrome de Goodpasture)
        Vasculite por IgA (púrpura de Henoch-Schönlein)
        Vasculite crioglobulinêmica
    Vasculite secundária
        Doença autoimune clássica
            Lúpus eritematoso sistêmico
            Outros (p. ex., artrite reumatoide, esclerodermia)
        Síndrome do anticorpo antifosfolipídio primária
Transplante de células tronco hematopoiéticas
Doença associada ao medicamento (agentes quimioterápicos, difenil-hidantoína)
Doença de Behçet

SEM CAPILARITE (HEMORRAGIA BRANDA)
Hemossiderose pulmonar idiopática
Coagulopatia
Estenose mitral
Lesão por inalação
Doença associada a medicamento (agentes quimioterápicos, penicilamina, anidrido trimetílico, amiodarona, nitrofurantoína)

ANCA, anticorpo anticitoplasma do neutrófilo; EGPA, granulomatose eosinofílica com poliangiite; GPA, granulomatose com poliangiite; MPA, poliangiite microscópica.

uma vasculite deve ser considerada no quadro clínico correto, principalmente uma AAV. Para ilustrar este ponto, as cavidades são encontradas em 35% a 50% e os nódulos em 55% a 70% dos pacientes com GPA.

Hemorragia Alveolar Difusa (Cap. 67)

A *hemorragia alveolar difusa* (DAH) refere-se à presença de sangramento intra-alveolar difuso, geralmente a partir de capilares alveolares e, com menor frequência, a partir de arteríolas pré-capilares e vênulas pós-capilares. Embora os pacientes se apresentem "classicamente" com hemoptise, opacificações alveolares difusas e uma queda no hematócrito, a DAH deve ser considerada em todos os pacientes com doença do espaço aéreo inexplicada. A hemoptise pode ser difícil de identificar porque, com frequência, é apenas intermitente e não é observada em até um terço dos pacientes. As opacificações alveolares não precisam ser difusas e pode ser difícil documentar uma queda no hematócrito. Portanto, a DAH deve ser considerada em pacientes com opacificações alveolares difusas de outra forma inexplicadas, principalmente quando estes achados complicam os sintomas de uma doença do tecido conjuntivo ou uma insuficiência renal de início recente. Embora um aumento na capacidade de difusão de mais de 30% em relação ao basal possa ser sugestivo, é raro obter uma capacidade de difusão em um paciente agudamente doente.

A DAH é diagnosticada por lavagem broncoalveolar. Com o broncoscópio na posição de cunha, alíquotas seriadas (30 a 60 ml em volume) de soro fisiológico estéril são instiladas e aspiradas (para um volume total de 100 a 300 mL). Quando as alíquotas seriadas de líquido revelam um retorno cada vez mais hemorrágico ou, no mínimo, um retorno persistentemente sanguinolento, então é feito o diagnóstico de DAH (Fig. 67-3). A descoberta da DAH não é diagnóstica para a vasculite. A DAH pode ser causada por doenças associadas ao achado histopatológico da capilarite (incluindo as vasculites primária idiopática e secundária) (Fig. 60-3), assim como por doenças com lesão alveolar difusa e hemorragia branda (Tabela 60-2). Quando a DAH é uma complicação de uma AAV, a capilarite quase sempre é encontrada; no entanto, a hemorragia branda pode ser o único achado, principalmente quando o tratamento foi iniciado. Quando a DAH com capilarite pulmonar patológica é a única manifestação clínica de uma vasculite, utiliza-se o termo *capilarite pulmonar pauci-imune idiopática* e esta síndrome é classificada na família das vasculites primária idiopática de pequenos vasos, independente do estado do ANCA.

Glomerulonefrite Aguda

A *glomerulonefrite rapidamente progressiva* (RPGN) é definida pela identificação de um sedimento urinário ativo na urinálise, incluindo a hematúria (especialmente com eritrócitos dismórficos), cilindros hemáticos e proteinúria (> 500 mg/d) no quadro de ureia e creatinina séricas crescentes. O exame microscópico da urina precisa ser feito em uma amostra de urina fresca, porque os cilindros hemáticos e os eritrócitos dismórficos degeneram dentro de 30 a 60 minutos em uma amostra recentemente eliminada. Quando se identifica a RPGN, o diagnóstico diferencial inclui a AAV, a glomerulonefrite pauci-imune idiopática (vasculite renal de pequenos vasos isolada), LES, síndrome de Goodpasture, glomerulonefrite pós-infecciosa, nefropatia por IgA, púrpura de Henoch-Schönlein, crioglobulinemia essencial e glomerulonefrite membranoproliferativa.[33-36]

Síndrome Pulmonar-renal

As síndromes pulmonares-renais são classicamente definidas pela presença tanto da DAH quanto da RPGN. No entanto, sempre que uma lesão destrutiva da via aérea ou o achado de nódulos ou cavidades no imageamento torácico é observado em conjunto com a insuficiência renal, a vasculite também deve ser considerada. Quando isto acontece, o diagnóstico diferencial primário inclui as AAV, a síndrome de Goodpasture e o LES.

Púrpura Palpável

A presença da púrpura palpável no exame físico implica uma vasculite cutânea de pequenos vasos.[37] A explicação mais comum é uma vasculite cutânea (hipersensibilidade) secundária a uma reação medicamentosa; no entanto, a AAV, a crioglobulinemia, as doenças do tecido conjuntivo, as infecções e a malignidade devem ser consideradas sem exceção.

Mononeurite Multiplex

Definida pelo desenvolvimento de anormalidades na distribuição de dois ou mais nervos periféricos, a mononeurite multiplex deve levantar uma suspeita particular.[38,39] Vários outros sintomas do sistema nervoso central ou periférico também podem ser observados, incluindo dor, dormência, parestesias, fraqueza ou perda da função (p. ex., início súbito de um pé em gota ou do punho em gota).

Doença Multissistêmica

As combinações incomuns de sinais e sintomas que afetam múltiplos sistemas orgânicos, quer ao mesmo tempo, quer com o passar do tempo, poderiam levar à possibilidade de uma vasculite. Isto requer um elevado índice de suspeição por parte do médico, porque itens como os sintomas constitucionais (p. ex., febre de etiologia desconhecida), "exantemas" incomuns, poliartrite migratória ou "doença do seio crônica" podem ser relevantes quando a apresentação clínica primária é a falta de ar, a insuficiência renal ou os achados anormais no imageamento do tórax.

EXAMES ESPECÍFICOS

Anticorpos Anticitoplasma do Neutrófilo

Os ANCA foram descritos pela primeira vez por Davies et al.[10] no início dos anos 1980 nos pacientes com glomerulonefrite e GPA e foram reconhecidos por um padrão de coloração de imunofluorescência difusa dos eosinófilos fixados por etanol. Quase ao mesmo tempo, um padrão de coloração de imunofluorescência perinuclear dos neutrófilos fixados em etanol foi descrito em pacientes com MPA e com glomerulonefrite pauci-imune.[10] Atualmente, são descritos três padrões de coloração *imunofluorescentes indiretos* (IIF): *citoplasmático* (c-ANCA) (Fig. 60-4A), *perinuclear* (p-ANCA) (Fig. 60-4) e *atípico* (a-ANCA). Os c-ANCA são direcionados principalmente, mas não exclusivamente, contra a *proteinase 3* (PR 3, nos grânulos azurófilos), enquanto os p-ANCA são direcionados mais comumente contra a mieloperoxidase (MPO, também nos grânulos azurófilos), mas com um grupo muito mais amplo de alvos intracelulares potenciais. Os testes de *ensaio imunoabsorvente ligado à enzima* (ELISA) específicos para PR3 e MPO estão comercialmente disponíveis e são de considerável utilidade clínica. Estes anticorpos estão intimamente associados às vasculites de pequenos vasos do pulmão, GPA, EGPA e MPA. Estas "vasculites de pequenos vasos associadas ao ANCA" envolvem, sem exceção, os pequenos vasos e compartilham inúmeros aspectos clínicos, incluindo, quando presente, a glomerulonefrite pauci-imune, em crescente e necrotizante focal. No entanto, embora a positividade para o ANCA seja comum nestes distúrbios, ela é, sem dúvida, universal.

A utilidade diagnóstica dos testes do ANCA depende de sensibilidade, especificidade e valor preditivo positivo do c-ANCA (ou anti-PR 3) para a GPA e do p-ANCA (ou anti-MPO) para a MPA e EGPA. Quando aplicados de maneira indiscriminada, o valor preditivo positivo dos testes diminui de maneira dramática. Mandl et al.[40] demonstraram que, ao usar as diretrizes clínicas para identificar os pacientes em risco, o valor preditivo positivo dos testes aumentou sem reduzir a sensibilidade. Embora os testes do ANCA isolados ou os testes de ELISA para PR3 e MPO isolados sejam utilizados por muitos centros como seu teste de triagem inicial, a combinação dos testes de IIF para o ANCA mais os testes ELISA maximiza suas sensibilidades.[40-44]

Com as advertências feitas anteriormente, o c-ANCA é altamente sensível (90% a 95%) na GPA sistêmica ativa, mas isto é menor (65% a 85% sensível) na doença limitada a um único órgão e ainda menor para a GPA em remissão.[45] A especificidade é de aproximadamente 90%. No quadro clínico adequado, com uma probabilidade da doença pré-teste muito alta, um c-ANCA/anti-PR 3 positivo possui valor preditivo positivo suficiente para eliminar a necessidade de uma biópsia.[46] Por outro lado, o p-ANCA e o anti-MPO geralmente carecem de sensibilidade suficiente e podem fornecer não mais que a evidência sugestiva da EGPA, MPA ou RPGN pauci-imune, porque podem ser encontrados também na artrite reumatoide, síndrome de Goodpasture, hepatite autoimune, doença intestinal inflamatória e uma ampla variedade de outras circunstâncias clínicas.[43]

Considerável atenção foi focalizada na utilidade do ANCA para avaliar a atividade da doença, principalmente o papel dos títulos crescentes do ANCA na predição da recidiva.[48] Infelizmente não parece haver relação clara entre os títulos do anticorpo e a atividade da doença. Em um estudo intervencional prospectivo em que os níveis de PR 3-ANCA foram rotineiramente obtidos, os títulos de ANCA decrescente não predisseram o tempo para a remissão e os títulos crescentes não predisseram a recidiva. Os títulos crescentes foram associados a uma recidiva em apenas 40% dos pacientes durante um período de 12 meses. Por conseguinte, a decisão de modificar a terapia nos pacientes com vasculite associada ao ANCA deve ser uma decisão clínica com base na evidência clínica da atividade da doença, independente dos títulos do ANCA.[45]

Baseado na evidência de alta qualidade, foram feitas recomendações de que os testes do ANCA por IIF devem ser realizados no contexto clínico apropriado de modo a detectar o padrão de rotulagem e que todas as amostras positivas devem ser testadas para a especificidade de anti-PR 3 e MPO.[49] Um teste positivo para o c-ANCA direcionado para a PR 3 ou o p-ANCA direcionado para a MPO apresenta uma alta sensibilidade e especificidade para o diagnóstico da AAV. Também se deve reconhecer que a ausência de um teste

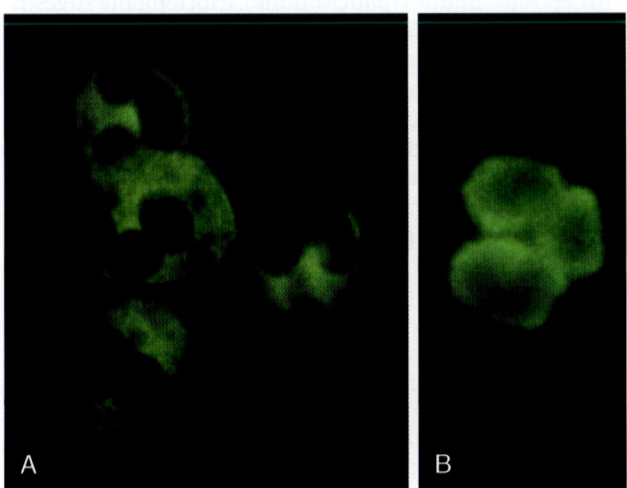

Figura 60-4 Padrões de coloração imunofluorescente indiretos do c-ANCA (**A**) e do p-ANCA (**B**).

positivo não exclui um diagnóstico de vasculite. Na realidade, embora o conceito de "associado ao ANCA" se aplique à população de pacientes como um todo e tenha implicações para a patogenia, deve-se enfatizar que um determinado paciente pode ser ANCA (ou PR3/MPO) negativo e ainda ter o que descrevemos como uma AAV. Os testes do ANCA devem ser feitos em laboratórios credenciados que participam em programas de controle de qualidade externos e que se submetem à revisão regular de tratamento laboratorial e equipe que realiza os exames.[50]

OUTROS EXAMES LABORATORIAIS

As culturas de sangue e de outros órgãos potencialmente afetados (quando o tecido é obtido) devem ser realizadas para excluir a infecção. Os exames laboratoriais rotineiros (hemograma completo com contagem diferencial, bioquímica, provas da função hepática, ureia e creatinina) devem ser obtidos, embora os achados geralmente sejam inespecíficos. Uma velocidade de hemossedimentação elevada e a proteína C reativa aumentada carecem de especificidade, mas são achados comuns. A análise da urina com microscopia deve ser feita em uma amostra fresca em todos os pacientes, porque a proteinúria e a hematúria microscópica constituem achados iniciais comuns na GPA e na MPA. Os anticorpos anti-GBM devem ser obtidos em todos os pacientes com hemorragia pulmonar ou com uma síndrome pulmonar-renal. Os anticorpos antinucleares e o fator reumatoide podem estar positivos, embora os títulos altos, em especial com a presença de anticorpos doença-específicos (p. ex., dsDNA, SS-A/SS-B, anti-RNP, anti-Scl-70, anticorpos anticentrômero, anti-JO-1), favoreçam uma doença do tecido conjuntivo. Deve-se obter a contagem de IgE e de eosinófilos circulantes quando se considera a EGPA.

EXAMES DE IMAGEM DO TÓRAX

Os achados da radiografia de tórax e da *tomografia computadorizada* (TC) são frequentemente anormais, mesmo na ausência de sintomas, porque mais que 80% dos pacientes com GPA e EGPA apresentam algumas anormalidades radiográficas. Os achados específicos são mais bem descritos na GPA e incluem opacidades nodulares e massas, principalmente aquelas que cavitam, opacificações em vidro moído difusas (especialmente quando a DAH é uma possibilidade), consolidação, atelectasia e complicações das vias aéreas como as estenoses e ulcerações. A linfadenopatia não é comum e é mais sugestiva de infecção ou malignidade.[51] Os pacientes com EPGA comumente demonstram opacificações em vidro moído heterogêneas e em placa ou consolidação, bem como a evidência de doença das vias aéreas.

OUTROS EXAMES DE IMAGEM

A TC dos seios paranasais demonstra, de modo similar, as anormalidades em uma maioria (70% a 90%) dos pacientes com GPA e EPGA, podendo ajudar a identificar a doença destrutiva ou ulcerativa nos pacientes com GPA. Os eletrocardiogramas e a ecocardiografia são úteis para identificar o envolvimento cardíaco. O coração está afetado em apenas 5% a 15% dos pacientes com GPA, mas em até 30% a 50% dos pacientes com EGPA, e comporta potencialmente uma mortalidade atribuível elevada. Comumente, realiza-se a triagem rotineira dos pacientes com AAV comprovada ou suspeita com eletrocardiograma e ecocardiografia. Os exames de imagem ou funcionais adicionais são determinados pelo cenário clínico e pelos sinais e sintomas presentes no paciente (p. ex., TC abdominal, TC/RM do cérebro, estudos da condução nervosa).

BRONCOSCOPIA

A broncoscopia é usada principalmente para pesquisar malignidade, infecção, lesões endobrônquicas ou das vias aéreas superiores estenóticas ou ulcerativas, eosinofilia pulmonar e hemorragia alveolar. A lavagem broncoalveolar deve ser macroscopicamente examinada para a evidência da hemorragia alveolar, enviada para a cultura (bacteriana, fúngica e micobacteriana), citologia e uma contagem diferencial de células. As biópsias transbrônquicas podem fornecer informações importantes que ajudam a excluir a infecção ou a malignidade; no entanto, elas raramente são úteis na elaboração de um diagnóstico positivo de vasculite. Quando Hoffman et al.[52] realizaram 59 biópsias transbrônquicas em 48 pacientes com GPA, apenas quatro evidenciaram aspectos diagnósticos úteis. Schnabel et al.[53] demonstraram que as biópsias transbrônquicas forneceram suporte para um diagnóstico da GPA em apenas 2 dos 17 pacientes, enquanto que o exame otorrinolaringológico e a biópsia das áreas clinicamente envolvidas do trato respiratório superior geraram informações uteis em 13 dos 19 pacientes com GPA.

BIÓPSIA DIAGNÓSTICA

Embora um diagnóstico seguro possa ser ocasionalmente feito sem tecido, a biópsia tecidual diagnóstica permanece necessária para um diagnóstico definitivo. A biópsia da pele ou das vias aéreas superiores geralmente é segura e estes sítios são facilmente acessíveis, mas elas fornecem de modo menos comum o tecido diagnóstico na comparação com uma biópsia do rim por agulha ou uma biópsia cirúrgica do pulmão. Quando Hoffman et al.[52] examinaram 82 biópsias pulmonares abertas em pacientes com vasculite de pequenos vasos, as características diagnósticas foram encontradas em 90%. Com frequência, a biópsia renal é realizada para determinar a causa de uma glomerulonefrite aguda. Os aspectos específicos indicativos da vasculite, como a inflamação granulomatosa ou a necrose vascular, raramente são encontrados; contudo, a presença de glomerulonefrite necrotizante segmentar focal, sem depósitos imunes (pauci-imune), é fortemente sugestiva de uma vasculite sistêmica.[52,54-56]

É importante notar que os aspectos patológicos da vasculite frequentemente se sobrepõem a outras lesões inflamatórias, como os granulomas *infecciosos* necrotizantes. Além disso, nem todas as características histopatológicas da vasculite podem estar presentes por causa do momento da biópsia e/ou da modificação da histologia secundária ao tratamento prévio, principalmente com corticosteroides. Diante disto, é primordial que o cirurgião, o pneumologista e o patologista tenham um plano coordenado antes da biópsia. O diagnóstico diferencial clínico irá ditar as amostras apropriadas a serem coletadas, inclusive o tecido fresco para a cultura e imunofluorescência (a presença dos padrões de imunofluorescência característicos, como a deposição de IgA na púrpura de Henoch-Schönlein, a deposição linear de IgG na síndrome de Goodpasture e a deposição irregular de imunoglobulina e complemento no LES podem ser diagnósticos), bem como para a fixação em formalina.

DISTÚRBIOS CLÍNICOS ESPECÍFICOS

Como distúrbios sistêmicos, quase todas as vasculites podem envolver o pulmão. Este envolvimento varia desde a hemorragia alveolar difusa até nódulos cavitários, inflamação parenquimatosa, doença pleural, aneurismas vasculares e fenômenos trombóticos e tromboembólicos. Uma descrição completa de cada distúrbio descrito e suas manifestações pulmonares está além do espectro deste capítulo. Entretanto, as vasculites idiopáticas primárias de pequenos vasos merecem atenção especial.

GRANULOMATOSE COM POLIANGIITE

A GPA é a causa mais comum de vasculites de pequenos vasos associadas ao ANCA, origina-se em qualquer idade (geralmente de 40 a 60 anos) e afeta igualmente ambos os sexos. Ela é clinicamente reconhecida por sua capacidade de envolver as vias aéreas superiores (p. ex., sinusite e/ou otite crônica, ulceração e/ou deformidade estrutural das vias aéreas superiores, estenose subglótica ou endobrônquica), o trato respiratório inferior (p. ex., sintomas torácicos de tosse, dor torácica, falta de ar, hemoptise e/ou anormalidades do imageamento torácico) e rim (p. ex., glomerulonefrite) (Tabela 60-3). No entanto, o envolvimento de todos os três sítios não é necessário, nem é comum na apresentação. Por exemplo, ainda que 80% a 90% dos pacientes desenvolvam, por fim, a doença renal, tão poucos quanto 40% apresentam envolvimento renal no momento de sua primeira apresentação.[57-59] Os sintomas constitucionais são comuns, bem como os da doença cutânea, ocular, musculoesquelética e do sistema nervoso central e periférico.[36,57-59] Os achados dos exames de imagem torácicos estão anormais na maioria dos pacientes,

Tabela 60-3 Manifestações Clínicas nas Vasculites Associadas ao ANCA

	GPA	EGPA	MPA
Constitucional	Comum. Inclui fadiga, mal-estar, febres e perda de peso.	Comum. Perda de peso, fadiga, febres, mialgias e artralgias.	Muito comum. Geralmente antecede a doença renal em meses.
Pulmonar	70% a 95% dos pacientes com sintomas respiratórios ou anormalidades nas imagens do tórax. Doença traqueobrônquica e endobrônquica em 10% a 50%.	Asma essencialmente universal. Opacificações radiográficas heterogêneas em placa em > 70%.	10% a 30% com hemorragia alveolar difusa.
Renal	50% a 90% dos pacientes.	20% a 50% dos pacientes.	RPGN é quase universal.
Vias aéreas superiores	70% a 95% dos pacientes. Lesões destrutivas ou ulcerativas são sugestivas.	Sinusite, polipose e/ou rinite em ≥ 70%. Geralmente não destrutivas.	5% a 30% com doença sinusal mais comum.
Musculoesqueléticas	Artralgias, sinovite e mialgias em até 80%.	Artralgias e mialgias reportadas em até 50%.	Artralgias e mialgias em pelo menos 50% dos pacientes.
Oculares	25% a 60% dos pacientes. Doença ameaçadora da visão, incluindo uveíte, úlceras oculares.	< 5%	Até 30% dos pacientes. Pode ser clinicamente silenciosa.
Cardíacas	5% a 25% dos pacientes. Retardos na condução ou outra anormalidade eletrocardiográfica, disfunção sistólica ou diastólica, pericardite ou vasculite da artéria coronária.	30% a 50% dos pacientes e uma causa importante de mortalidade. Retardos na condução ou outra anormalidade eletrocardiográfica, disfunção sistólica ou diastólica, pericardite ou vasculite da artéria coronária.	10% a 20%. Insuficiência cardíaca congestiva e pericardite foram descritas.
Gastrointestinais	< 10%	30% a 50% dos pacientes e uma causa importante de morbidade e mortalidade. Hemorragia, dor abdominal, infarto ou víscera perfurada.	35% a 55% dos pacientes. Achados similares à poliarterite nodosa. Dor, sangramento e isquemia. Aneurismas viscerais são raros.
Dermatológicas	Até 60%. Púrpura palpável, úlceras, nódulos ou vesículas.	50% a 70% com púrpura, nódulos, pápulas, vasculite leucocitoclástica com ou sem eosinófilos.	35% a 60% dos pacientes com púrpura são um fato comum.
Neurológicas	Envolvimento do sistema nervoso tanto central quanto periférico.	Mononeurite multiplex em 50% a 75%. Sistema nervoso central em 5% a 40%.	Mononeurite multiplex em 10% a 50%.
Imageamento do tórax	Anormal em > 80%. Opacificações alveolares, intersticiais ou mistas, frequentemente com doença nodular e/ou cavitária.	Opacificações em 70%. Doença da via aérea comum (espessamento da parede da via aérea, hiperinsuflação).	Opacificações em 10% a 30%. Derrames pleurais em 5% a 20%.
ANCA	ANCA positivo > 90% e ELISA c-ANCA/anti-PR3 positivo em > 85% com doença ativa generalizada.	ANCA positivo em 30% a 70% com a maioria destes sendo p-ANCA/anti-MPO positivos.	ANCA positivo em 50% a 75% com a maior parte destes sendo p-ANCA/anti-MPO positivos.

ANCA, anticorpo anticitoplasma do eosinófilo; anti-MPO, anticorpos antimieloperoxidase; anti-PR3, anticorpos antiproteinase; EGPA, granulomatose eosinofílica com poliangiite; ELISA, ensaio imunoabsorvente ligado à enzima; GPA, granulomatose com poliangiite; MPA, poliangiite microscópica; RPGN, glomerulonefrite rapidamente progressiva.
Dados das referências 31, 36, 52, 57, 72, 74, 76, 82, 91, 94, 141 e 147-161.

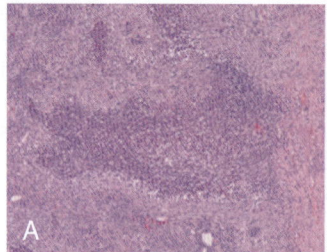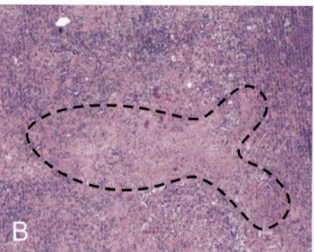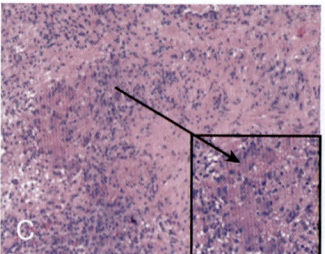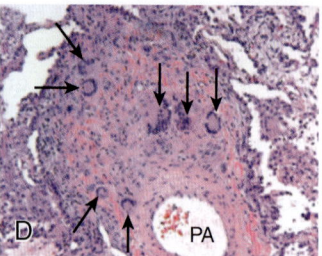

Figura 60-5 Granulomatose com poliangiite. A, Os contornos irregulares da necrose geográfica são típicos da necrose parenquimatosa encontrada na granulomatose com poliangiite. **B,** Visualização com menor ampliação de um vaso em ramificação (*linha tracejada*) demonstrando a vasculite necrotizante (hematoxilina e eosina). **C,** Visualizações com maior ampliação do mesmo vaso mostrado em **B**. Observe a necrose basofílica acompanhada por inflamação crônica e granulomas vagos (*destaque*). **D,** Inflamação granulomatosa incluindo as células gigantes (*setas*) da camada adventícia de uma artéria pulmonar (PA). (**A,** Cortesia de caso do Dr. Christopher Bee.)

mostrando opacificações alveolares, mistas ou intersticiais e doença nodular ou cavitária.[31,32] Um c-ANCA é notado em 90% a 95% da doença sistêmica ativa, mas em apenas 50% a 65% na doença limitada.[47,60-62] A histopatologia na biópsia pulmonar cirúrgica depende do estágio da doença e de se houve tratamento imunomodulador prévio. É característico o envolvimento de um vaso de tamanho pequeno e de tamanho médio pela vasculite necrotizante com inflamação granulomatosa e necrose parenquimatosa, frequentemente com uma aparência geográfica (Fig. 60-5A).[63,67] As manifestações patológicas podem ser divididas em aspectos histológicos maiores e menores. Os três aspectos maiores incluem (1) a necrose parenquimatosa pulmonar, quer na forma de necrose geográfica, quer como microabscessos neutrofílicos; (2) vasculite (geralmente envolvendo as artérias de tamanho pequeno a médio, mas que também pode afetar veias e capilares) (Fig. 60-5B e C); e (3) inflamação granulomatosa (Fig. 60-5D).

Embora a inflamação na GPA seja tipicamente descrita como granulomatosa, ela frequentemente é mista e inclui granulomas, células gigantes, neutrófilos, linfócitos, células plasmáticas, histiócitos e eosinófilos. Os critérios histológicos menores envolvem a pneumonia em organização (70% dos casos), a hemorragia alveolar difusa (10% dos casos), eosinofilia e granulomatose broncocêntrica (1% dos casos).[63,68] Quando a biópsia é realizada precocemente no curso da doença, alguns dos achados histológicos clássicos podem estar ausentes. Com o tratamento prévio, podem não existir infiltrados inflamatórios significativos e o único indício (inespecífico) pode ser a cicatrização das artérias e/ou vias aéreas.[69] Um aspecto histológico distinto, porém incomum, é a capilarite isolada (Fig. 60-3).

A doença adequadamente tratada está associada a uma taxa de sobrevida por 5 anos de 75%. Embora comumente se suponha que a própria vasculite ativa contribui para esta mortalidade excessiva, a mortalidade pode ser atribuída a diversas causas, inclusive infecção, malignidade, doença tromboembólica, doença cardíaca, insuficiência renal e intoxicação medicamentosa. Na realidade, a principal causa de morte entre os pacientes com AAV é a infecção em lugar da atividade da doença não controlada.[70] Os resultados ruins correlacionam-se com idade avançada, falta de envolvimento da via aérea superior, comprometimento renal mais grave, envolvimento pulmonar (principalmente com hemorragia alveolar), envolvimento cardíaco e positividade anti-PR3 de alto nível.[71]

GRANULOMATOSE EOSINOFÍLICA COM POLIANGIITE (Cap. 68)

A EGPA é uma vasculite de pequenos vasos associada ao ANCA que é clinicamente distinta da GPA e da MPA (Tabela 60-3), afeta os adultos de todas as idades e afeta ambos os sexos de forma igual. Sua apresentação frequentemente se sobrepõe às doenças pulmonares eosinofílicas (pneumonia eosinofílica crônica, micose broncopulmonar alérgica, reações medicamentosas, síndrome hipereosinofílica, infecção parasitária, asma/doença atópica) e à asma/atopia de difícil controle. A síndrome possui sua própria tríade de (1) asma, (2) hipereosinofilia e (3) vasculite necrotizante que tem, classicamente, uma apresentação de três fases com a presença inicial de atopia/rinite/sinusite/asma, seguida por uma eosinofilia e, por fim, vasculite. No entanto, as três fases não precisam se apresentar de modo sequencial, sendo que a asma pode, até mesmo, ser posterior à vasculite. A asma é quase universal e, embora a EGPA possa apresentar-se com qualquer grau de gravidade e duração, a asma grave (requerendo esteroide) é comum com os pacientes portadores de asma por 7 a 10 anos antes do diagnóstico da vasculite.[71] A via aérea é comumente afetada pela rinite e sinusite (com ou sem polipose nasal) crônica, embora geralmente sem qualquer uma das características destrutivas associadas a GPA.

O imageamento do tórax se mostra anormal em mais de dois terços dos pacientes.[72] Mais amiúde, opacificações parenquimatosas crescentes e decrescentes (atenuação em vidro moído e consolidação) e, menos comumente, nódulos são observados na TC do tórax. Os derrames podem ser notados em 10%. Em contraste com a GPA e a MPA, a hemorragia pulmonar e a glomerulonefrite são muito menos comuns na EGPA.[72-76] A doença cardíaca (anormalidades de condução, disfunção sistólica ou diastólica, trombo intracavitário, pericardite) ou gastrointestinal (perfuração, isquemia, sangramento) significativa são complicações temidas e bem reconhecidas. O ANCA está positivo em um padrão de IIF perinuclear (p-ANCA) em 30% a 70% dos casos, com eosinofilia periférica (contagem absoluta de eosinófilos > 1.500 células/μL) sendo quase universal em algum momento no curso da doença.

Recentemente, identificou-se que os pacientes com EGPA se dividem em dois fenótipos clínicos distintos. Um subgrupo caracteriza-se por uma maior incidência de envolvimento neurológico, renal, gastrointestinal e cutâneo, que é, mais comumente, ANCA ou MPO-positivo (i.e., compartilha um alto grau de aspectos sobrepostos com a GPA e a MPA).

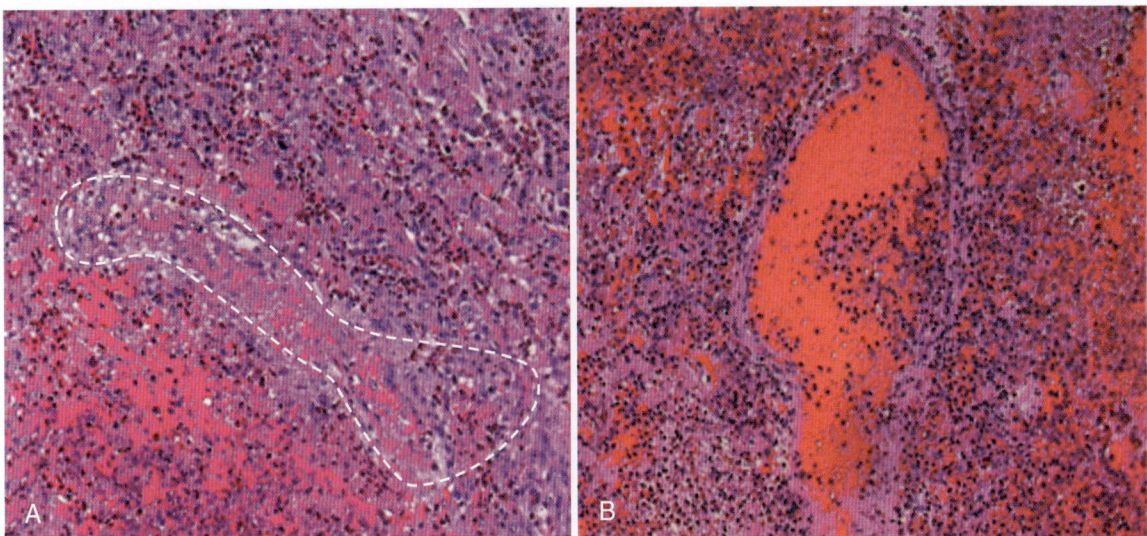

Figura 60-6 Granulomatose eosinofílica com poliangiite. A, Contorno (*linha tracejada*) de um vaso destruído. Observe a infiltração eosinofílica acentuada. **B,** Uma veia pequena mostrando a destruição de sua parede por eosinófilos. Há uma pneumonia eosinofílica acompanhante caracterizada por inúmeros agrupamentos de eosinófilos dentro dos espaços aéreos. A hemorragia também está presente.

O outro subgrupo de pacientes compartilha aspectos com as síndromes hipereosinofílicas, a saber, as manifestações cardíacas, opacificações pulmonares migratórias (pneumonia eosinofílica) e um perfil sorológico ANCA-negativo/MPO-negativo.[76-78]

Patologicamente, os pacientes com EGPA demonstram tanto uma vasculite de pequenos vasos necrotizante quanto um infiltrado celular rico em eosinófilos.[79,80] Os achados diagnósticos na biópsia de pulmão incluem a pneumonia eosinofílica, a vasculite necrotizante e a inflamação granulomatosa (Fig. 60-6). A vasculite consiste da infiltração da parede de artéria, veia ou capilar por linfócitos e eosinófilos. Com frequência, os granulomas mostram áreas centrais de necrose com eosinófilos necróticos abundantes, circundados por histiócitos e células gigantes multinucleadas em paliçada. Os achados altamente sugestivos de EGPA incluem a pneumonia eosinofílica e a vasculite necrotizante; os achados sugestivos da EGPA incluem a pneumonia eosinofílica e a necrose parenquimatosa.[80]

Em geral, a mortalidade se deve às complicações cardíacas (que constituem até metade das mortes relacionadas com a EGPA), complicações gastrointestinais ou estado asmático e insuficiência respiratória.[72,73,81] Embora as taxas de mortalidade de até 40% tenham sido descritas nos anos 1970, dados mais recentes sugerem que, quando adequadamente tratados, os pacientes podem ter um espectro de vida normal.[82] Um recente estudo em um único centro demonstrou que uma estratégia de tratamento baseada em um centro de vasculite abrangente de pacientes com EGPA sem insuficiência cardíaca exibiu uma taxa de sobrevida igual àquela de uma população geral comparável.[83] As taxas de sobrevida globais por 5 anos foram estimadas em 68% a 100%.[71]

No final dos anos 1990, uma associação entre o uso de inibidores do leucotrieno e a EGPA foi sugerida em um número de relatos de casos e séries de casos[84,85]; isto levou à preocupação de que os inibidores dos leucotrienos podem ajudar a promover a conversão biológica da asma/doença atópica grave em EGPA.[86] No entanto, a análise de dados de vigilância pós-marketing e de inúmeras coortes de pacientes durante a primeira década dos anos 2000 argumentou contra esta relação, levando à hipótese de que estes casos excessivos se deviam quer a tendências de relato, quer à descoberta da EGPA precipitada pela retirada dos corticosteroides.[82,87-89] No entanto, em 2010, uma análise do *U.S. Food and Drug Administration Adverse Event Reporting Database* mostrou que apenas 36% dos casos de EGPA associada ao leucotrieno tinham evidência clínica preexistente sugerindo a possível EGPA ou tinham redução progressiva dos corticosteroides do paciente; portanto, a maioria dos casos de EGPA associada a antagonistas de leucotrienos não poderia ser explicada.[90] Achados similares foram identificados no esquema de "cartão amarelo" do *U.K. Committee on Safety of Medicines*. Desta maneira, o pêndulo oscilou de volta no sentido de uma relação muito pequena, porém real, entre o uso de antagonistas dos leucotrienos e o desenvolvimento da EGPA.

POLIANGIITE MICROSCÓPICA

Clinicamente, a MPA é uma vasculite de pequenos vasos associada ao ANCA anunciada com semanas a meses ou mais de antecedência por profundos sintomas constitucionais (febre, astenia, fadiga, mal-estar, mialgias, artralgias) seguidos pelo desenvolvimento de doença renal, geralmente RPGN (Tabela 60-3). É mais comum no sexo masculino, com uma idade média de início na sexta década. Suas manifestações clínicas sobrepõem-se àquelas da polarterite nodosa, o que contribui para as décadas de confusão sobre suas relações. A glomerulonefrite é essencialmente universal, enquanto que os pulmões são afetados em uma minoria dos pacientes (10% a 30%).[91-93] Para os pacientes em que a doença pulmonar se desenvolve, a hemorragia alveolar difusa/capilarite constitui a manifestação mais comum. A fibrose pulmonar PE é incomum, porém associada a uma taxa de mortalidade elevada. A pele é afetada em mais da metade dos pacientes, mais amiúde com púrpura. O sistema nervoso periférico (mais comumente com a mononeurite multiplex) é envolvido com maior frequência que o sistema nervoso central, sendo que o trato gastrointestinal se torna afetado, com sangramento e isquemia, com alguma frequência.[94] O ANCA é positivo em um padrão perinuclear em 50% a 75% dos casos.

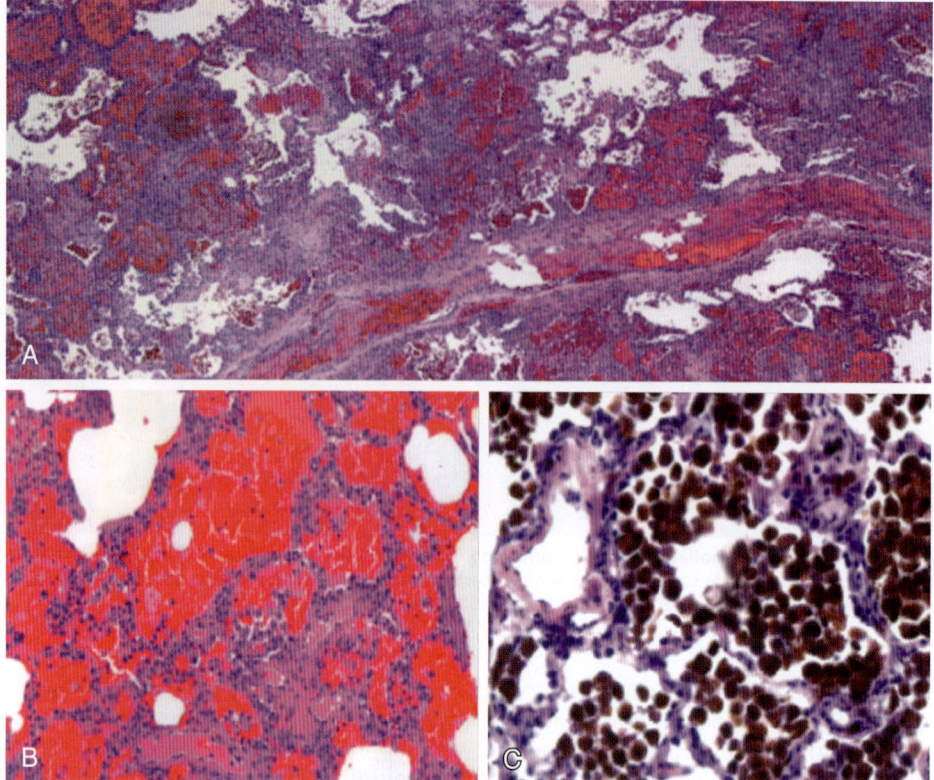

Figura 60-7 Poliangiite microscópica. A, Uma visualização com baixa potência da hemorragia alveolar difusa. Os espaços aéreos estão cheios de hemácias e os septos alveolares mostram o espessamento inflamatório concomitante. **B,** A hemorragia alveolar demonstrando a aparência homogênea manchada dos eritrócitos rompidos nos espaços aéreos. Os macrófagos repletos de hemossiderina ocasionais podem ser visualizados no centro. **C,** Macrófagos repletos de hemossiderina dentro dos espaços aéreos indicando a hemorragia alveolar crônica.

Do ponto de vista patológico, observam-se uma vasculite necrotizante segmentar focal e um infiltrado inflamatório misto sem granulomas. A vasculite da MPA afeta vênulas, capilares e arteríolas. A capilarite neutrofílica (Fig. 60-3) é o achado histológico clássico no pulmão, com hemorragia alveolar pulmonar e macrófagos carregados de hemossiderina (Fig. 60-7A e B). À medida que as lesões cicatrizam, os tampões da pneumonia em organização podem encher os espaços aéreos, resultando em um padrão semelhante à pneumonia em organização. Diferente das outras vasculites de pequenos vasos, a MPA carece da inflamação granulomatosa. Estima-se que a taxa de sobrevida global por 5 anos varie de 45% a 75%.[71] As recidivas depois da terapia de indução bem-sucedida são comuns (25% a 33%),[91] mas, em geral, são menos graves e respondem à terapia.

TRATAMENTO

PRINCÍPIOS GERAIS

Como a terapia para as vasculites envolve a imunossupressão agressiva com agentes citotóxicos e corticosteroides, as complicações relacionadas ao tratamento são comuns e podem ser graves. Diante dos riscos diretamente associados à terapia, a intensidade da imunossupressão deve ser titulada para a gravidade da doença; portanto, a intensidade da terapia não é dirigida pelo diagnóstico, mas, em lugar disto, pela gravidade da doença. A meta consiste em atingir o controle da doença enquanto minimiza o risco de eventos adversos relacionados com o tratamento, desta maneira, os instrumentos e os sistemas para graduar com exatidão a gravidade da doença foram desenvolvidos, conforme documentado na Tabela 60-4 e nas referências acompanhantes. Além disso, semelhante à terapia do câncer, o tratamento é dividido em duas fases: uma fase de "indução-remissão" inicial para controlar a doença ativa e uma fase de "manutenção" para manter a remissão da doença, enquanto diminui o risco relacionado com o tratamento. Independente da fase da terapia, há necessidade da monitoração tanto específica para a doença, quanto específica para o medicamento, focalizada na identificação precoce da atividade da doença e nos eventos adversos (p. ex., infecção e toxicidade medicamentosa). Os médicos devem estar familiarizados com as toxicidades comuns associadas a cada medicamento e ter um protocolo padrão para a monitoração dos potenciais efeitos adversos relacionados com o tratamento durante a terapia de indução-remissão e de manutenção. Não se deve esquecer que a terapia com oxigênio quando necessária, o tratamento da doença mórbida concomitante, as vacinações apropriadas, a profilaxia do *Pneumocystis jirovecii*, a fisioterapia e a terapia ocupacional, um regime regular de exercícios para manter o condicionamento físico, a nutrição adequada juntamente com a obtenção e manutenção do peso corporal ideal, a higiene do sono adequada, a saúde óssea e o suporte psicossocial devem ser fornecidos para ajudar a minimizar a morbidade associada a estas doenças.

Conforme notado anteriormente, as recomendações de tratamento dependem de um exame apurado da gravidade da doença. O *European Vasculitis Study Group* (EUVAS) idealizou um sistema de graduação clinicamente útil que categoriza a doença ativa em um dos cinco níveis de gravidade:

Tabela 60-4 Gravidade da Doença e Opções de Tratamento para a Terapia de Indução do *European Vasculitis Study Group*

Classificação da Doença	Sintomas Constitucionais	Função Renal	Função Orgânica Ameaçada	Opções de Tratamento para Indução
Limitada	Não	Creatinina sérica < 120 mmol/L (1,4 mg/dL)	Não	Corticosteroides **OU** metotrexato **OU** azatioprina
Generalizada inicial	Sim	Creatinina sérica < 120 mmol/L (1,4 mg/dL)	Não	Ciclofosfamida + corticosteroides **OU** Metotrexato + corticosteroides
Generalizada ativa	Sim	Creatinina sérica < 500 mmol/L (5,7 mg/dL)	Sim	Ciclofosfamida + Corticosteroides **OU** Rituximab + corticosteroides
Grave	Sim	Creatinina sérica > 500 mmol/L (5,7 mg/dL)	Sim	Corticosteroides + troca plasmática + ciclofosfamida (ou rituximab)
Refratária	Sim	Qualquer	Sim	Considerar o uso de agentes investigacionais ou compassivos (veja o texto)
Manutenção da remissão	Não	N/A	Não	Quando o paciente foi induzido com ciclofosfamida, então: azatioprina ± corticosteroides em dose baixa **OU** Metotrexato ± corticosteroides orais em dose baixa Quando o paciente foi induzido com rituximab, então: rituximab em esquema fixo ± corticosteroides orais em dose baixa

A partir das referências 99, 106, 107, 110, 111, 122, 124, 127, 132, 149 e 162-168.

(1) limitada, (2) generalizada inicial, (3) generalizada ativa, (4) grave e (5) refratária ou como (6) em remissão. Os critérios clínicos e as recomendações de tratamento de primeira linha aparecem na Tabela 60-4. De maneira alternativa, o *French Vasculitis Study Group* validou uma alternativa, o *escore de cinco fatores* (FFS). Originalmente validado na EGPA e na MPA, o FFS foi agora validado para todas as AAV.[93] O FFS é calculado ao se somar + 1 ponto para a presença de cada um dos seguintes itens: (1) insuficiência renal, (2) doença gastrointestinal clinicamente significativa, (3) sintomas cardíacos, (4) a *ausência* de envolvimento da via aérea superior (ouvido, nariz ou garganta) e (5) 65 anos de idade ou mais. As taxas de mortalidade por 5 anos para os escores de 0, 1 e 2 ou mais são de 9%, 21% e 40%, respectivamente.[95]

Para melhorar a confiabilidade entre observadores e para tornar o escore de atividade da doença e danos vasculíticos mais objetivo, confiável e reprodutível, foram desenvolvidos instrumentos especiais. O *Birmingham Vasculitis Activity Score* (versão 3.0) é um inventário de sinais, sintomas e achados laboratoriais comumente associados a AAV, o qual é comumente empregado em estudos clínicos para graduar e quantificar a atividade da doença vasculítica.[96] O instrumento quantifica a história, o exame, a revisão dos sistemas e os exames laboratoriais rotineiros obtidos pelo médico assistente que cuida do paciente com vasculite. O *Vasculitis Damage Index* quantifica de maneira similar o dano vasculítico.[97] Estes dois instrumentos são bem validados e são comumente empregados na condução de estudos clínicos.

INDUÇÃO-REMISSÃO

Doença Limitada

A doença limitada refere-se à doença localizada da via aérea superior. Não existem sintomas sistêmicos, a função do órgão terminal não está ameaçada e não há envolvimento renal. Embora existam poucos dados para informar as decisões de controle neste subgrupo, a opinião dos especialistas sustenta que a terapia pode ser frequentemente limitada a um único agente, como corticosteroides, azatioprina ou metotrexato. Embora alguns autores recomendem o *sulfametoxazol/trimetoprim* (S/T) isoladamente para este grupo,[98] não está esclarecido se o S/T isolado representa a terapia efetiva e, por conseguinte, permanece controverso. Para a doença limitada mais agressiva, pode ser necessária a terapia delineada para a doença generalizada inicial ou para a doença generalizada ativa.

Doença Generalizada Inicial

A doença generalizada inicial difere da doença generalizada ativa pela ausência de uma ameaça imediata à função orgânica específica. Ainda assim, os pacientes com doença generalizada inicial apresentam sintomas constitucionais e envolvimento mensurável do órgão terminal. Embora as recomendações de tratamento tenham sido tradicionalmente similares para a doença generalizada inicial e para a doença generalizada ativa (ciclofosfamida mais corticosteroides), os pesquisadores procuraram condutas alternativas para a doença generalizada inicial, fazendo a hipótese de que um regime de tratamento menos agressivo pode ser suficiente para induzir a remissão da doença, enquanto diminui o potencial para a toxicidade medicamentosa. Para esta finalidade, foi feito o estudo *Methotrexate versus Cyclophosphamide for "Early Sistemic Disease"* patrocinado pelo EUVAS. Nesta comparação do metotrexato *versus* ciclofosfamida, os pesquisadores descobriram que o metotrexato oral foi tão eficaz quanto a ciclofosfamida oral na indução da remissão da doença na doença generalizada inicial com 6 meses (84% *vs.* 83%), embora com um tempo mais longo para a remissão (5,2 meses *vs.* 3,2 meses).[99-101] Além disso, embora o metotrexato tivesse menos efeitos colaterais, sua taxa de recidiva também foi mais elevada (74% *vs.* 42%). Na realidade, os dados de acompanhamento por longo prazo a partir deste estudo demonstraram que o ramo da ciclofosfamida foi superior ao metotrexato conforme medido pela sobrevida cumulativa livre de recidiva e nenhuma diferença nos eventos adversos maiores foi observada entre os grupos de tratamento.[102] Desta maneira, embora ambos os agentes possam ser terapias de primeira linha "aceitáveis" na doença inicial, a ciclofosfamida parece proporcionar controle global mais efetivo da doença.

O micofenolato de mofetil e a azatioprina também foram propostos como possíveis alternativas para a ciclofosfamida na indução da remissão da doença em pacientes com doença generalizada inicial; entretanto, os dados são escassos. Silva et al.[103] publicaram uma pequena série de casos avaliando o micofenolato de mofetil combinado com os corticosteroides para a indução da remissão em pacientes com MPA e doença renal branda-moderada com resultados preliminares promissores (70% sustentaram a remissão por 18 meses). O grupo de estudo EUVAS está no processo de conduzir um grande estudo de fase II/III prospectivo, randomizado e controlado, comparando a eficácia do micofenolato com a ciclofosfamida para a indução da remissão da doença. São esperados os resultados do estudo.

Doença Generalizada Ativa

Os estudos iniciais de Fauci[58] da ciclofosfamida mais corticosteroides modificaram dramaticamente o campo da terapia da vasculite, sendo que esta combinação terapêutica permaneceu como a terapia de primeira linha primária para o tratamento da doença generalizada ativa. A combinação da ciclofosfamida oral mais os corticosteroides orais neste estudo inicial forneceu uma taxa de remissão superior a 90%. Antes do advento deste regime, o prognóstico para os pacientes com AAV era uniformemente ruim com taxas de mortalidade por 5 anos tão elevadas quanto 85%.

Para reduzir os efeitos colaterais e a toxicidade associados à terapia de indução com ciclofosfamida oral, preservando as altas taxas de remissão da doença, foram feitos inúmeros estudos clínicos buscando regimes alternativos. A ciclofosfamida intravenosa pulsada foi comparada em confronto direto com a ciclofosfamida oral no estudo CYCLOPS (*Daily Oral versus Pulse Cyclophosphamide for Renal Vasculitis*) custeado pelo EUVAS.[104-106] Embora os pesquisadores tenham descoberto que a ciclofosfamida intravenosa é tão efetiva quanto a ciclofosfamida oral na indução da remissão da doença e tenha sido associada a menos efeitos colaterais, os dados de acompanhamento por longo prazo mostraram que o risco de recidiva foi muito mais elevado (29,5% *vs.* 20,8%).[106,107] Por outro lado, nenhuma diferença significativa foi encontrada entre os dois grupos no tocante a sobrevida, função renal ou eventos adversos.

Tanto o ANCA quanto as células B foram implicados na patogenia da AAV e, desta forma, o anticorpo monoclonal anti-CD20 rituximab foi proposto como uma terapia potencial. Depois de inúmeras séries de casos promissoras, dois grandes estudos controlados multicêntricos randomizados foram realizados, comparando o rituximab com a ciclofosfamida para a indução da remissão da doença.[108,109] O estudo RAVE (*Rituximab vs. Cyclophosphamide for ANCA-Associated Vasculitis*) comparou o rituximab com a ciclofosfamida oral diária. Neste estudo, demonstrou-se que o rituximab não é inferior à ciclofosfamida quando medido pelo ponto final primário da remissão da doença mais a redução progressiva bem-sucedida dos corticosteroides com 6 meses.[110] A análise de subgrupo mostrou que não houve diferença na eficácia para o tratamento da hemorragia alveolar e que o rituximab pode ser superior para o tratamento da doença recidivante. Nenhuma diferença foi notada na taxa de eventos adversos. Achados similares foram encontrados no estudo RITUXVAS (*Rituximab vs. Cyclophosphamide in ANCA-Associated Renal Vasculitis*), no qual as taxas de remissão sustentada, intervalo de tempo mediano para a remissão e eventos adversos foram similares entre os dois grupos de tratamento.[111] Assim, o rituximab atualmente também representa a terapia de primeira linha para a indução da remissão da doença na GPA e na MPA com doença generalizada ativa.

Doença Grave

A doença grave é definida por uma ameaça imediata de falência do órgão ou morte. Desta maneira, os pacientes com doença renal grave (creatinina > 5,7 mg/dL), DAH, cardiomiopatia/insuficiência cardíaca ou outra doença ameaçadora de órgão devem ser classificados como portadores de doença grave. Com base nos resultados do estudo MEPEX (*Randomized Trial of Plasma Exchange or High Dosage Methylprednisolone as Adjunctive therapy for Severe Renal Vasculitis*) em uma coorte de pacientes com doença renal grave, reconhece-se que a adição da terapia de troca plasmática ao regime padronizado de ciclofosfamida mais corticosteroide é superior aos esteroides intravenosos pulsados em dose alta, conforme medido pela sobrevida sem diálise (69% *vs.* 49%).[112-118] Com base em uma série de casos com 20 pacientes e inúmeros relatos de caso, esta estratégia também parece ser efetiva para o tratamento da DAH.[117] As terapias adicionais descritas no nível do relato de caso para os pacientes com DAH não responsiva incluem o fator VII humano ativado para controlar a hemorragia refratária continuada em pacientes com insuficiência respiratória[119,120] e oxigenação por membrana extracorpórea, que foi empregada para tratar a insuficiência respiratória hipoxêmica refratária em pacientes com hemorragia grave até que outras intervenções tenham tido uma chance de agir.[121]

Doença Refratária

Os pacientes que não responderam a corticosteroides em dose alta, agentes citotóxicos e troca plasmática são considerados como portadores de doença refratária. Não há terapia padronizada que tenha mostrado atuar neste grupo de pacientes, sendo que devemos considerar o uso de agentes novos ou experimentais. Felizmente, os avanços no tratamento da vasculite reduziram de maneira consistente os números de pacientes com doença refratária. Sem exceção, foram sugeridos os tratamentos como a imunoglobulina intravenosa, deoxispergualina (um agente antitumoral e imunossupressor) e a globulina antitimócito.[122] Quando adequado, os pacientes com doença refratária devem ser tratados em centros com expertise especializada no tratamento da vasculite.

Manutenção

A terapia de manutenção destina-se a preservar o controle da doença, enquanto reduz o risco ou a gravidade dos efeitos adversos relacionados com a medicação. Durante esta fase do tratamento, os pacientes que se submetem à indução da remissão com ciclofosfamida geralmente são convertidos para a terapia com azatioprina ou metotrexato, frequentemente combinado com corticosteroides em dose baixa. Os pacientes que se submetem à indução da remissão com rituximab geralmente são tratados com a dosagem repetida de rituximab mais corticosteroides em dose baixa. No entanto, o regime de manutenção ótimo para os pacientes que são induzidos com rituximab permanece como uma área de pesquisa ativa. Da mesma maneira que com todos os agentes citotóxicos, estes agentes devem ser introduzidos com a monitoração medicamento-específica para identificar os efeitos adversos o mais precocemente possível. Os agentes adicionais que foram utilizados em pacientes selecionados incluem o micofenolato de mofetil, a leflunomida e a ciclosporina.[99,100,123-126]

O momento da transição a partir do agente de indução para a terapia de manutenção foi um assunto de debate, com uma escola de pensamento argumentando que os pacientes devem ter cursos definidos de terapia para "consolidar" a indução da remissão, enquanto outra escola de pensamento defende que a evidência clínica da atividade da doença ou a sua falta deve servir como determinante principal do momento da transição para a terapia de manutenção. Os resultados do estudo CYCAZAREM (*Cyclophosphamide vs. Azathioprine for Remission in Generalized Vasculitis*) demonstraram que os pacientes com vasculite generalizada ativa podem ser transicionados da ciclofosfamida oral para a azatioprina quando foi atingida uma remissão clínica (usando os critérios definidos) (geralmente dentro de 3 a 6 meses). Os pacientes no grupo de transição clinicamente determinado (inicial) não demonstraram aumento na taxa de recidiva, escores de atividade da doença ou alteração na função renal.[127]

Da mesma forma que com a terapia de indução, inúmeros estudos clínicos foram realizados buscando agentes farmacológicos que pudessem oferecer resultados superiores em relação a manutenção da remissão e/ou efeitos adversos relativos à azatioprina. O metotrexato semanal foi comparado diretamente com a azatioprina oral diária em um grande estudo controlado randomizado e mostrou ser igualmente eficaz para a manutenção da remissão da doença; no entanto, o ramo do metotrexato mostrou ter uma taxa muito mais elevada de eventos adversos (19% *vs.* 11%).[128] De modo similar, o micofenolato de mofetil foi comparado diretamente com a azatioprina no estudo IMPROVE (*International Mycophenolate Mofetil Protocol to Reduce Outbreaks of Vasculitides*). Neste estudo, mostrou-se que a azatioprina é superior ao micofenolato para a manutenção da remissão da doença, sem diferenças na taxa de eventos adversos.[129] O *German Vasculitis Study Group* reportou bons resultados em pacientes mantidos sob leflunomida em pequenos estudos clínicos, comparáveis àqueles relatados com a azatioprina, porém estes resultados ainda precisam ser replicados de maneira mais ampla.[130,131] Desta forma, a azatioprina permanece como terapia de primeira linha para a manutenção da remissão da doença, com o metotrexato como a alternativa mais atraente para os pacientes que não conseguem tolerar a azatioprina.

Para os pacientes que se submetem à terapia de indução com rituximab, as decisões de tratamento sobre a terapia de manutenção são menos bem informadas por dados. Os pontos temporais iniciais apontados nos estudos RAVE e RITUXVAS dificultam a extrapolação dos resultados destes estudos para o tratamento longitudinal. As opções para a terapia de manutenção após a indução por rituximab incluíram os corticosteroides isolados, os corticosteroides mais um agente citotóxico (semelhante à terapia nos pacientes induzidos com ciclofosfamida) ou o rituximab redosado em intervalos regulares. Dados recentes da *University of Cambridge* argumentam para o retratamento do rituximab em intervalo fixo, porque esta estratégia resultou em um tempo de recidiva acentuadamente reduzido (26% com 2 anos em oposição a 86% naqueles pacientes acompanhados com o tratamento prospectivo), bem como requisitos reduzidos de corticosteroides.[132] Esta é uma área de evolução rápida, a reavaliação da literatura mais atual antes que se recomende a tomada de decisões no tratamento do paciente.

A duração ótima da terapia de manutenção também é uma fonte de incerteza. A ausência de dados convincentes e com base em deduções tiradas a partir de grandes estudos clínicos que avaliam diferentes regimes de tratamento, os especialistas defendem o uso de pelo menos 2 anos de terapia de manutenção antes que se considere a cessação do tratamento.[133] O REMAIN (*Randomised Trial of Prolonged Remission-Maintenance Therapy in Systemic Vasculitis*), custeado pela EUVAS, destina-se a responder pelo menos uma parte desta pergunta e irá comparar 24 meses de terapia de manutenção com 48 meses de terapia. As inscrições terminaram em 2010 e esperam-se os resultados em 2015.

Outro ponto de controvérsia foi a dosagem e a duração ótimas do componente corticosteroide do regime de tratamento. Embora haja concordância geral de que os corticosteroides em "dose alta" devam ser introduzidos em pacientes com doença ativa como parte de sua terapia de indução (p. ex., 1 mg/kg/dia de prednisona oral ou equivalente) e que estes devem ser "reduzidos de modo lento e progressivo" (p. ex., 3 meses) no sentido de uma dose de manutenção "baixa" (p. ex., 5 a 10 mg/dia de prednisona oral ou equivalente), não há protocolo de corticosteroide amplamente aceito e validado. Ainda permanece a controvérsia sobre se os corticosteroides devem ser reduzidos de forma lenta e progressiva ou permanecer em uma dose baixa por um período de tempo prolongado, com os especialistas pendendo para ambos os lados do tema. Pelo exposto, uma meta-análise de treze grandes estudos clínicos sugeriu que os pacientes mantidos sob alguma dose (i.e., diferente de zero) de corticosteroides apresentam uma taxa menor de recidiva da doença que os pacientes que são desmamados por inteiro (14% *vs.* 43%). Além disso, isto não foi replicado em um estudo clínico prospectivo bem idealizado e mesmo os corticosteroides em dose baixa comportam um risco de efeitos colaterais adversos.

Por fim, o uso do S/T[18,134] pode ter um papel auxiliar no tratamento da AAV.[17,135] Estudos demonstraram uma frequência reduzida de recidiva da doença nos pacientes que são mantidos sob S/T em comparação com aqueles sem o medicamento,[134] com trabalhos adicionais sugerindo que isto está relacionado com o estado de portador nasal do *Staphylococcus aureus*.[17,135] Não obstante, o S/T deve ser considerado para a profilaxia do *Pneumocystis jirovecii* nos pacientes mantidos sob ciclofosfamida ou outros regimes de imunossupressão agressivos, excetuando-se uma alergia à sulfa ou outra contraindicação.

MONITORAÇÃO PARA COMPLICAÇÕES

A monitoração para as complicações é obrigatória para minimizar a morbidade e a mortalidade tanto da doença quanto de seu tratamento. Quando se percebe a deterioração clínica, deve-se considerar, sem exceção, a infecção, a toxicidade medicamentosa, a recidiva da doença, a doença tromboembólica e os processos patológicos não relacionados com a vasculite subjacente[136] (Tabela 60-5).

Tabela 60-5 Causas de Complicações Comuns das Vasculites e Intervenções Potenciais	
Complicações Comuns	**Intervenções Potenciais**
Infecção	Profilaxia do Pneumocystis Vacinação Modelar a intensidade do tratamento para a gravidade da doença
Toxicidade medicamentosa	Monitoração padronizada específica para o medicamento
Recidiva ou recorrência da doença	Monitoração doença-específica
Doença mórbida concomitante	Quando adequado para a doença específica
Osteoporose	Testes dos minerais ósseos e profilaxia quando apropriado para a dose de corticosteroide
Tromboembolia venosa	Terapia apropriada
Descondicionamento físico	Fisioterapia, terapia ocupacional, exercícios aeróbicos rotineiros, nutrição
Sofrimento psicossocial	Grupos de apoio para o paciente

A infecção é a principal causa de morbidade e mortalidade nos pacientes com vasculite. As infecções podem apresentar-se com manifestações clínicas atípicas ou por organismos atípicos e, com frequência, são difíceis de separar da atividade da doença. A infecção também pode contribuir para disparar ou aumentar a atividade da doença, sendo que a disfunção imune associada à atividade da doença parece colocar os pacientes em risco aumentado para a infecção, de tal modo que as exacerbações da doença e as infecções podem coincidir. Por fim, a infecção contribui com 13% a 48% das mortes em pacientes com vasculite.[2,137,138] A combinação de glicocorticoides em dose alta com a terapia citotóxica coloca os pacientes em risco particularmente alto.

Historicamente, até 50% dos pacientes com uma vasculite associada ao ANCA sofrerão pelo menos uma recidiva apesar do tratamento ativo. As recidivas são mais comuns entre os pacientes com GPA (40% a 65%) e menos frequentes entre os pacientes com EGPA (15% a 25%).[67,139] As manifestações da deterioração clínica durante uma recidiva podem ser similares àquelas da apresentação original do paciente ou podem ocorrer novos sintomas e sinais que surjam em órgãos previamente não afetados. Em geral, uma recidiva requer uma terapia de reindução. Embora a recidiva da doença permaneça como um diagnóstico clínico, um estudo recente aplicando uma abordagem proteômica para identificar a remissão na GPA sugere que os marcadores séricos podem, no futuro, permitir a discriminação exata entre a doença latente e a ativa.[140]

A toxicidade medicamentosa também é comum. Nos pacientes com GPA tratada com ciclofosfamida, a cistite é descrita em até 12%, a síndrome mielodisplásica em 8% e a malignidade sólida em 5%.[141] Por fim, o médico assistente deve estar familiarizado com os efeitos adversos associados às terapias fornecidas e ter um sistema ativo para monitorar as terapias citotóxica/imunossupressora, de tal modo a identificar a toxicidade o mais precocemente possível. As diretrizes de prática clínica baseada em evidências foram desenvolvidas pelo *American College of Chest Physicians* para ajudar na informação das práticas de monitoração.[142]

A doença tromboembólica é uma complicação sub-reconhecida da vasculite, principalmente no quadro da GPA. Os pacientes com GPA apresentam a mesma taxa de doença tromboembólica venosa que os pacientes com uma história prévia conhecida de doença tromboembólica, 7 eventos por 100 pessoas-ano. Assim, a embolia pulmonar e a trombose venosa profunda também devem ser consideradas no diagnóstico diferencial de um paciente com novos sintomas torácicos ou nos membros inferiores. As taxas da doença tromboembólica na MPA e na EGPA ainda precisam ser definidas.

Pontos-chave

- A vasculite pulmonar descreve vários distúrbios caracterizados por sua capacidade de provocar inflamação vascular, destruição e necrose tecidual no pulmão.
- A apresentação, as manifestações clínicas e a avaliação sobrepõem-se totalmente com doenças mais comuns, incluindo a infecção e a toxicidade medicamentosa. A história inicial é crítica para a avaliação de um paciente com suspeita de vasculite.
- Um diagnóstico seguro pode ser ocasionalmente feito sem a biópsia tecidual; no entanto, a biópsia tecidual diagnóstica ainda é necessária para um diagnóstico definitivo.
- As vasculites associadas ao ANCA — granulomatose com poliangiite, granulomatose eosinofílica com poliangiite e a poliangiite microscópica — consistem nas vasculites mais comumente encontradas na prática da medicina pulmonar.
- Inúmeros estudos controlados, randomizados e de alta qualidade estimularam o desenvolvimento das recomendações de tratamento baseadas em evidência com a expectativa de uma resposta favorável.
- A terapia para as vasculites envolve a imunossupressão agressiva; por conseguinte, as complicações relacionadas com o tratamento são comuns e podem ser graves. As complicações comuns que se originam durante o curso da doença incluem a infecção, a recidiva da doença, a doença mórbida concomitante e a tromboembolia venosa.

As Referências estão disponíveis exclusivamente no site www.elsevier.com.br/expertconsult

61 PULMONARY VASCULAR ABNORMALITIES

CLAIRE L. SHOVLIN, PhD • JAMES E. JACKSON, MBBS

INTRODUCTION
PULMONARY ARTERIOVENOUS MALFORMATIONS
Etiology
Pathophysiology
Clinical Features
Diagnosis
Management

SYSTEMIC-TO-PULMONARY VASCULAR COMMUNICATIONS
Anatomy
Treatment
PULMONARY SEQUESTRATION
Classification
Pathogenesis

Clinical Features
Treatment
PULMONARY VARICES
Diagnosis and Treatment
PULMONARY ARTERY ANEURYSMS
Etiology and Pathogenesis
Diagnosis and Treatment

O Capítulo 61 está disponível, em inglês, exclusivamente no site www.elsevier.com.br/expertconsult

62 EDEMA PULMONAR

MICHAEL A. MATTHAY, MD • JOHN F. MURRAY, MD

INTRODUÇÃO
FISIOPATOLOGIA DO EDEMA PULMONAR
Edema por Pressão Elevada
Edema por Permeabilidade Elevada

DIAGNÓSTICO
Avaliação Clínica
Mensuração do Líquido Pulmonar e Função de Barreira
TRATAMENTO
Tratamento de Emergência
Edema por Pressão Elevada
Edema por Permeabilidade Elevada

RESULTADOS
Resolução do Edema Pulmonar
Resumo

INTRODUÇÃO

O edema pulmonar — definido como o excesso de água extravascular nos pulmões — é um problema clínico sério e comum. Ele pode ser potencialmente fatal, mas há tratamento disponível para recuperar os pacientes das consequências deletérias do balanço de líquido pulmonar alterado, que pode ser identificado e, em muitos casos, corrigido. Como o tratamento racional e eficaz depende do entendimento dos princípios básicos de transporte normal e anormal de líquidos, solutos e proteínas nos pulmões, este capítulo começa com um breve resumo dos principais fatores que regem a filtração de líquidos e proteínas nos pulmões saudáveis, antes de focar na fisiopatologia do edema pulmonar. Em seguida, o capítulo discute diagnóstico, tratamento e resolução do edema pulmonar. Os Capítulos 6 e 9 também fornecem informações complementares sobre a regulação do balanço hídrico nos pulmões e o Capítulo 100 inclui detalhes sobre o início e o gerenciamento da lesão pulmonar aguda e da Síndrome do Desconforto Respiratório Agudo, como são definidos atualmente e discutidos subsequentemente.

FISIOPATOLOGIA DO EDEMA PULMONAR

O edema pulmonar ocorre quando o líquido é filtrado nos pulmões mais rapidamente do que pode ser removido do órgão. O acúmulo de líquido tem sérias consequências sobre a função pulmonar, porque a troca gasosa fica bastante prejudicada nos alvéolos repletos de líquidos. A estrutura pulmonar relevante para as forças que controlam o movimento de líquidos e proteínas em pulmões saudáveis e em pulmões com edema é assunto de estudos clássicos e mais recentes.[1-6]

Há sempre um fluxo para o exterior de líquidos e proteínas atravessando do espaço vascular para o interstício pulmonar, primeiramente porque as forças propulsoras predominantes normalmente causam filtração para fora da corrente sanguínea e, em segundo lugar, porque o endotélio microvascular é uma barreira permeável que varia em sua tendência a vazar. O fluxo pulmonar de linfa, que representa o fluxo de líquidos que vaza através da barreira microvascular, normalmente corresponde a menos de 0,01% do fluxo sanguíneo pulmonar total. O termo *leito (ou barreira) microvascular* é usado em todo este capítulo para se referir aos locais de troca de líquidos. Além da vasta rede de capilares interconectados cravados nas paredes alveolares, o líquido é trocado através dos capilares no interstício, nas junções das paredes alveolares (*vasos de canto*) e através de pequenas artérias e veias intersticiais. Os fatores essenciais que regem a troca de líquidos nos pulmões estão expressos na equação de Starling para a barreira microvascular:

$$Jv = LpS[(Pc - Pi) - \sigma d(\pi c - \pi i)]$$

onde Jv é a taxa de filtração de líquidos (fluxo-volume) através da barreira microvascular; Lp é a condutividade ("permeabilidade") hidráulica da barreira microvascular à filtração de líquidos (uma medida de quão fácil é, para a água, atravessar a barreira); S é a área de superfície da barreira; Pc é a pressão hidrostática capilar (microvascular) pulmonar; Pi é a pressão hidrostática intersticial ("perimicrovascular"); πc é a pressão osmótica (ou oncótica) do coloide capilar (microvascular); πi é a pressão osmótica do líquido intersticial (perimicrovascular); e σ é o coeficiente de reflexão osmótica média da barreira (uma medida de quão eficaz é a barreira em impedir a passagem de solutos de um lado a outro da barreira).

A pressão hidrostática microvascular é a principal força causadora da filtração de líquidos nos pulmões. Se o sangue não estivesse fluindo através dos pulmões, as forças hidrostáticas e osmóticas opostas em cada lado da barreira microvascular seriam iguais, sua soma seria zero e não haveria filtração. A ação de bombeamento do coração faz com que o sangue flua através dos pulmões e gere a pressão hidrostática microvascular, que estabelece os valores de estado de equilíbrio das outras pressões motrizes que causam a filtração do líquido.[5,7]

De acordo com a equação de Starling, a diferença entre as pressões hidrostáticas transmurais predominantes (Pc − Pi) e as pressões coloidosmóticas (πc − πi) fornece a "força motriz" para a filtração de líquidos. A quantidade real de filtrado que se forma a qualquer força motriz dada é determinada pela integridade da barreira à filtração, a qual se reflete nos coeficientes de condutividade (Lp) e reflexão (σd). A equação prevê o desenvolvimento de dois tipos fundamentalmente diferentes de edema pulmonar: (1) *edema pulmonar por pressão*

Tabela 62-1 Fatores de Segurança que Protegem os Pulmões contra o Acúmulo de Edema Intersticial e Alveolar

1. Sistema linfático pulmonar
2. Reabsorção para os vasos sanguíneos
3. Drenagem para o mediastino
4. Drenagem para o espaço pleural
5. Permeabilidade da barreira epitelial alveolar extremamente baixa
6. Baixa tensão da superfície alveolar (surfactante)
7. Transporte ativo pelas células epiteliais alveolares e das vias aéreas distais

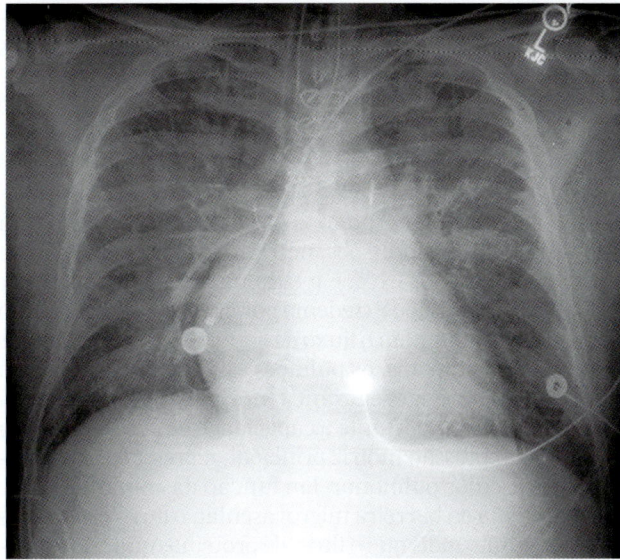

Figura 62-1 Radiografia torácica frontal em um homem de 55 anos de idade com edema por pressão elevada consequente a insuficiência cardíaca. O coração está aumentado e estão presentes opacidades linear peri-hilar e em vidro fosco bilaterais. Essa distribuição é geralmente chamada de padrão "borboleta" e é vista comumente com sobrecarga crônica do volume. (Cortesia do Dr. Michael Gotway, MD.)

elevada — quando o resultado líquido das forças motrizes se eleva, a filtração de líquidos é forçada através da barreira a uma taxa que excede a remoção pela drenagem linfática — e (2) *edema pulmonar por permeabilidade elevada* — quando as barreiras normais à filtração de líquidos estão prejudicadas, geralmente por alguma forma de lesão, a condução de líquidos e proteínas nos pulmões pode se elevar. Um terceiro tipo de edema pulmonar é causado por drenagem linfática prejudicada de líquido filtrado, mas esse tem menor relevância clínica que os outros dois tipos. A drenagem linfática dos pulmões fornece um meio vital para a remoção de líquido e proteínas filtrados do espaço intersticial perimicrovascular, conforme será discutido mais tarde.[5,7]

Como a barreira microvascular saudável é permeável, a barreira alveolar deve servir como a principal proteção contra o acúmulo de líquido no edema pulmonar. Líquidos e proteínas normalmente não se movem para os alvéolos porque a barreira epitelial alveolar apresenta baixa permeabilidade, mesmo a moléculas pequenas (similar à permeabilidade da membrana celular); além disso, todo líquido filtrado é bombeado continuamente de volta para o interstício pelas células epiteliais alveolares,[2] drenado das paredes alveolares através do interstício e removido pelos vasos linfáticos e pela microcirculação pulmonar.

Os diversos fatores (Tabela 62-1) que normalmente protegem os pulmões contra o edema são chamados de *fatores de segurança*. Em condições normais, o sistema linfático bombeia o líquido e as proteínas filtrados para fora dos pulmões tão rapidamente quanto eles são formados, mesmo quando a filtração do líquido e das proteínas da corrente sanguínea para o interstício está elevada. Elevações na filtração de líquidos e proteínas através da barreira microvascular também podem ser drenadas das paredes alveolares, seguindo o gradiente de pressão predominante, para o tecido conjuntivo frouxo peribroncovascular, ou podem ser reabsorvidas diretamente para os vasos sanguíneos.[4] Os vasos linfáticos pulmonares podem aumentar sua múltipla capacidade de bombeamento, particularmente quando a parede microvascular estiver danificada.[5]

Quando as forças motrizes usuais estão comprometidas pela pressão hidrostática elevada, o aumento na filtração de água através da barreira microvascular é muito maior do que a do fluxo de proteínas porque a barreira microvascular tem baixa condutância de proteínas. Isso resulta em diluição ("lavagem") da concentração de proteína intersticial e, assim, em aumento no balanço da pressão osmótica de proteínas em oposição à pressão hidrostática maior (porque a concentração plasmática de proteínas permanece alta). Além disso, o gel intersticial também se torna hidratado e o volume de exclusão para proteínas diminui, em consequência do edema ou de alterações na sua composição à medida que o hialuronano é expelido do interstício, reduzindo a concentração de proteína pela expansão do volume disponível.

Os fatores de segurança da pressão osmótica de proteínas funcionam somente quando a barreira microvascular está normal — como no edema por pressão elevada. Por outro lado, se a barreira endotelial estiver prejudicada e sua integridade funcional estiver comprometida — como no edema por permeabilidade elevada —, a condutância de barreira aumenta e o coeficiente de reflexão osmótica diminui, tornando esse fator de segurança muito menos eficaz ou mesmo completamente ineficaz. A complacência do espaço intersticial também protege os pulmões contra o edema. Elevações no volume intersticial resultam somente em pequenas elevações na pressão intersticial, até que o volume intersticial seja grande. Isso mantém a pressão motriz hidrostática através da barreira alveolar convenientemente baixa. Quando a pressão intersticial nos pulmões se eleva a um valor maior que o da pressão pleural, o líquido flui através da pleura visceral para o espaço pleural, onde seus efeitos sobre a função pulmonar são relativamente menores. O líquido pleural é drenado pelos linfáticos na pleura parietal e, mesmo quando o líquido pleural se acumula, não flui de volta do espaço pleural para os pulmões. O líquido que se acumula nos alvéolos é bombeado para fora por transporte ativo de íons.[2] Há vários mecanismos que podem regular a taxa de remoção de líquido alveolar (Cap. 9).

Em resumo, o edema pulmonar resulta de elevações nas pressões motrizes (edema por pressão elevada) ou condutância de barreira (edema por permeabilidade elevada) ou ambas combinadas. O que diferencia os dois tipos é a permeabilidade de barreira, que está normal no edema por pressão elevada, mas vazante no edema por permeabilidade elevada. O líquido que flui para os pulmões é conduzido através da barreira em ambos os tipos de edema de acordo com as pressões predominantes.

EDEMA POR PRESSÃO ELEVADA

O edema pulmonar por pressão elevada (Fig. 62-1) é causado por um aumento na soma líquida das forças motrizes para a filtração de líquidos para os pulmões. A característica essencial desse edema é que as barreiras ao fluxo de líquidos e proteínas para os pulmões estão funcionalmente intactas. O edema pulmonar por pressão elevada é frequentemente chamado *cardiogênico*, *por alta pressão* ou *hidrostático*.

Fisiopatologia

O fluxo de líquidos e proteínas para os pulmões aumenta quando a soma das pressões motrizes se eleva. Se a taxa de acúmulo de líquidos excede a taxa na qual eles podem ser removidos, o resultado é o edema por pressão elevada. Como as barreiras que limitam o fluxo de líquido e proteínas para os pulmões estão intactas, os pulmões estão protegidos contra edema pelos fatores de segurança (normais) predominantes. É especialmente importante a capacidade de proteger contra elevações na pressão motriz principal, a pressão hidrostática microvascular pulmonar. Em função da condutância de baixa proteína da barreira microvascular, o fluxo de líquidos aumenta muito mais que o fluxo de proteínas quando a pressão hidrostática se eleva. A concentração proteica intersticial fica diluída tanto pelo fluxo de líquido maior em relação ao fluxo de proteínas, quanto pelo volume de exclusão para proteínas diminuído porque o gel intersticial está hidratado e incha. A concentração intersticial proteica mais baixa, em função da eliminação de proteínas intersticiais, resulta em pressão osmótica proteica perimicrovascular mais baixa e, portanto, em maior diferença na pressão osmótica proteica através da barreira, que se opõe a qualquer elevação na pressão hidrostática. Em animais experimentais, pouco menos de 50% de aumento na pressão hidrostática é compensado pelo aumento da diferença da pressão osmótica.[7,8] O edema por pressão elevada pode ter início e progressão graduais porque toda elevação na pressão hidrostática microvascular é atenuada por uma elevação na diferença na pressão osmótica proteica através da barreira microvascular, graças a um declínio na pressão osmótica proteica intersticial.

As consequências do edema por pressão elevada sobre a mecânica dos pulmões e a troca gasosa (Tabela 62-2) dependem da quantidade de líquido acumulada.[9] A desidratação deliberada de sujeitos saudáveis aumenta os volumes pulmonares e melhora os testes de função ventilatória.[10] No desenvolvimento do edema pulmonar, elevações na pressão hidrostática resultam precocemente em aumento do volume sanguíneo intrapulmonar, já que os vasos, incluindo os capilares, estão tanto recrutados quanto distendidos, o que faz com que a *capacidade difusora do pulmão* (D_{LCO}) aumente além do normal; de forma semelhante, a pressão de oxigênio arterial (PO_2) pode se elevar porque as unidades ventiladas são mais bem perfundidas quando as pressões vasculares se elevam.[11] As pequenas alterações reversíveis na resistência de fluxo aéreo e complacência dinâmica, não afetadas pela vagotomia, em pulmões congestionados parecem se dever a respostas broncoconstritoras reflexas, mas somente quando o tônus brônquico basal estiver normal.[12]

Quando o edema intersticial está presente, o volume de fechamento pode estar elevado e o fluxo aéreo expiratório máximo pode estar reduzido. Originalmente, acreditava-se que essas alterações se devessem a uma diminuição no calibre das pequenas vias aéreas, causada pela compressão por volume e pressão crescentes nos espaços de tecido conjuntivo peribroncovascular. Esse efeito teria de acontecer nas vias aéreas maiores, porque os bronquíolos e vias aéreas menores não têm bainhas de tecido conjuntivo frouxo[1], e seu diâmetro é uma função do volume pulmonar, não da pressão transpulmonar. A PO_2 arterial frequentemente cai, como resultado da inadequação ventilação-perfusão, mas as trocas gasosas não são seriamente comprometidas até que os alvéolos estejam repletos.

Com a repleção alveolar, os volumes pulmonares se tornam reduzidos.[10] Isso não é visível nas mensurações da capacidade vital, com a capacidade inspiratória mais afetada que a capacidade expiratória. Vias aéreas podem fechar em pressões distensoras maiores que as normais, resultando em aprisionamento de volumes maiores de gases nos pulmões.[11] A complacência pulmonar se reduz quando o edema alveolar está presente porque o volume pulmonar diminui. A troca gasosa torna-se gravemente comprometida quando os alvéolos repletos permanecem perfundidos, causando *desvios da direita para a esquerda*,[12] e há um aumento na *ventilação desperdiçada* (ventilação de unidades nas quais há perfusão reduzida ou ausente).

O exame por microscópio óptico e eletrônico de tecido pulmonar humano ou animal no edema por pressão elevada mostra edema e hemorragia alveolares; compartimentos intersticiais espessados (especialmente grandes bainhas de líquido peribroncovascular) com fibrilas de colágeno separadas e dispersas; e volume e área da superfície capilar aumentados.[13] Mais vesículas intercelulares podem ser vistas, mas não há outras alterações detectáveis na ultraestrutura do endotélio vascular e as larguras das aberturas das junções intracelulares não são diferentes daquelas dos pulmões normais. O edema pulmonar de longa duração (p. ex., nos pacientes com estenose crônica da mitral) pode estar associado a espessamento da membrana basal e distância aumentada entre os alvéolos e os capilares; aumentos em fibroblastos, histiócitos e cordões volumosos de fibras colágenas podem ser vistos no interstício. Cães com insuficiência cardíaca congestiva crônica induzida por estimulação desenvolveram um aumento significativo no limiar para formação de edema por pressão vascular elevada — redução de aproximadamente 50% na quantidade de água e proteínas removidas através da barreira endotelial microvascular pulmonar em pressões vasculares pulmonares altas — comparados aos animais controles. A análise morfométrica da barreira alveolar-capilar mostrou que as espessuras endotelial, intersticial e epitelial eram maiores comparadas aos controles, indicando que a

Tabela 62-2 Efeitos de Congestão Vascular, Edema Intersticial e Repleção Alveolar sobre a Função Pulmonar e a Mecânica do Pulmão

CONGESTÃO VASCULAR
Capacidade de difusão aumentada
PO_2 arterial aumentada
Complacência reduzida
Broncoconstrição

EDEMA INTERSTICIAL
Volume de fechamento aumentado
Fluxo expiratório máximo reduzido
Inadequação ventilação-perfusão aumentada
PO_2 arterial reduzida

REPLEÇÃO ALVEOLAR
Volume de fechamento aumentado (aprisionamento aéreo)
Resistência vascular aumentada
Volume pulmonar reduzido (especialmente capacidades vital e inspiratória)
Complacência reduzida
Capacidade de difusão reduzida
Desvio de sangue da direita para a esquerda (troca gasosa gravemente comprometida)

Tabela 62-3 Mecanismos do Edema Pulmonar por Pressão Elevada

PRESSÃO HIDROSTÁTICA MICROVASCULAR PULMONAR ELEVADA
Disfunção ventricular esquerda
Obstrução mecânica do fluxo atrial esquerdo
Sobrecarga de volume
Hipertensão venosa pulmonar
Superperfusão
Pressão do fluxo linfático elevada

PRESSÃO HIDROSTÁTICA PERIMICROVASCULAR REDUZIDA
Obstrução inspiratória de vias aéreas
Tensão de superfície alveolar aumentada

reestruturação pode conferir um aumento na resistência ao desenvolvimento de edema alveolar induzido por pressão alta. As células alveolares tipo II podem ser mais numerosas que nos pulmões normais e os macrófagos alveolares proliferam.[14] Os sítios de edema grave e crônico por pressão elevada podem também se tornar organizados e fibróticos, calcificar e até mesmo resultar em formação óssea.[15]

Mecanismos

De longe a causa mais comum de edema por pressão elevada é a pressão hidrostática microvascular pulmonar elevada. A influência das pressões motrizes seria maior que o usual se a pressão hidrostática perimicrovascular ou a diferença de pressão osmótica proteica através da barreira microvascular estivessem reduzidas. Na barreira alveolar, um aumento na pressão hidrostática intersticial, uma diminuição na pressão hidrostática alveolar ou uma diminuição na diferença da pressão osmótica através da barreira poderiam resultar em uma soma maior de pressões motrizes. As possibilidades estão listadas na Tabela 62-3.

Pressão Hidrostática Microvascular Elevada. A insuficiência cardíaca congestiva é a causa mais comum de edema por pressão elevada. Essa é a razão pela qual esse tipo de edema é frequentemente chamado "cardiogênico", mesmo que o coração não esteja sempre envolvido primariamente. As pressões elevadas na microvasculatura pulmonar devem-se usualmente a insuficiência cardíaca esquerda, com as pressões atriais esquerdas elevadas sendo transmitidas de forma retrógrada para a circulação pulmonar. As causas comuns são disfunção ventricular esquerda (p. ex., causada por infarto agudo do miocárdio, insuficiência coronariana grave, taquiarritmias, bradiarritmias, cardiomiopatias, pericardite constritiva, estenose ou regurgitação aórtica, regurgitação mitral, coarctação da aorta, ruptura de cordoalhas tendíneas ou septo intraventricular, hipertensão sistêmica) ou obstrução mecânica do fluxo atrial esquerdo (p. ex., estenose de mitral, mixoma atrial esquerdo). As pressões microvasculares pulmonares e atrial esquerda podem também estar elevadas por grave sobrecarga de volume de líquido em um paciente com coração normal ou doente.

Uma causa incomum de pressão hidrostática microvascular elevada é a hipertensão venosa pulmonar na ausência de doença atrial ou ventricular esquerda, que pode se desenvolver se as veias pulmonares estiverem contraídas (p. ex., por possíveis esfíncteres musculares), comprimidas ou obstruídas (p. ex., por causa de doença oclusiva venosa ou fibrose mediastínica). A hipertensão venosa brônquica, por outro lado, aparentemente não aumenta de forma significativa a filtração de líquido nos pulmões.[16]

Elevações na filtração de líquidos podem também estar associadas a elevações na pressão vascular na área proximal aos sítios de filtração nos pulmões. Por exemplo, implica-se a hipertensão pulmonar, combinada à função ventricular esquerda deprimida, na patogênese do edema pulmonar induzido pela cocaína. Se tais elevações levam ou não a edema pulmonar depende do que acontece com a pressão microvascular. Se as pressões elevadas do lado direito forem causadas por aumento da resistência proximal ao sítio principal de filtração nos pulmões — como observado na vasoconstrição pulmonar hipóxica dos pequenos vasos arteriais,[17] hipertensão pulmonar primária e estenose da válvula ou artéria pulmonar — o edema pulmonar não se desenvolverá. Ao contrário, se o leito vascular pulmonar estiver apenas parcialmente constrito ou obstruído, ou se a área de superfície vascular estiver bastante reduzida (p. ex., por ressecção pulmonar), o fluxo elevado nos vasos perfundidos pode levar a edema por pressão elevada,[18] porque as pressões microvasculares no sítio de troca de líquidos estão elevadas no pulmão hiperperfundido. Por exemplo, em aproximadamente 15% dos pacientes ocorreu edema pulmonar após pneumonectomia, que aparentemente foi exacerbado pela administração de plasma fresco congelado,[19] em parte porque o volume intravascular presumivelmente aumenta por tais transfusões. Qualquer elevação no fluxo sanguíneo através dos pulmões aumenta a pressão microvascular pulmonar nos sítios de troca de líquidos, mesmo quando a pressão venosa pulmonar permanece constante.

O mecanismo de uma causa incomum de edema pulmonar, o *edema pulmonar das grandes altitudes*,[20] que é também discutido no Capítulo 77, pode também estar relacionado, em parte, a pressões vasculares pulmonares elevadas. Como referido anteriormente, a hiperperfusão de um leito vascular pulmonar restrito, mesmo na ausência de hipóxia, causa edema por pressão elevada, não edema por permeabilidade elevada.[18] Isso pode explicar por que alguns casos de edema pulmonar das grandes altitudes são classificados corretamente como edema pulmonar por pressão elevada. Evidências a partir de alpinistas estudados em grandes altitudes sugerem que pressões intravasculares altas causam lesões físicas às paredes vasculares (a chamada falência por estresse). Em animais experimentais, a falência por estresse foi demonstrada após elevações extremas, mas algumas vezes transitórias, nas pressões vasculares pulmonares.[21] Tais falências estruturais não precisam acontecer em grande número para explicar um aumento no edema por permeabilidade, já que o edema se forma facilmente e em uma quantidade conduzida pela pressão vascular elevada predominante.[22] Sugeriu-se que o edema pulmonar das grandes altitudes resulta mais da falência por estresse pela superdistensão das artérias pulmonares que possuem paredes relativamente finas do que por ruptura microvascular,[23] o que pode ajudar a explicar por que a vasoconstrição predominante não parece oferecer muita proteção aos vasos próximos, por que não há relatos de progressão gradual através de um pródromo indolente de edema por pressão elevada antes que resulte a falência por estresse e por que o edema pulmonar das grandes altitudes é detectado radiograficamente primeiramente nos campos pulmonares centrais que circundam grandes vasos em vez das bases e periferia dos pulmões.

Foram propostos mecanismos alternativos para a permeabilidade aumentada no edema pulmonar das grandes altitudes. Entretanto, as respostas inflamatórias no edema pulmonar das grandes altitudes podem, mais que causas, ser consequências do edema.[24] A rápida reversibilidade do edema pulmonar das grandes altitudes com a descida para altitudes menores, a oxigenoterapia ou a redução farmacológica da pressão vascular pulmonar não são características do edema pulmonar com elevada permeabilidade e inflamação coexistente.

O *edema pulmonar neurogênico*[25] também pode estar relacionado em parte às pressões vasculares pulmonares elevadas (Fig. 62-2). Foram relatadas mensurações da concentração de

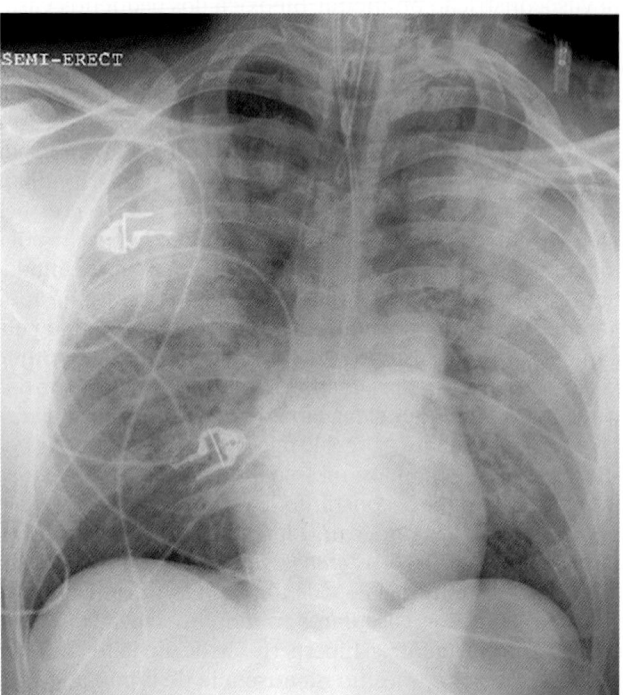

Figura 62-2 Radiografia torácica frontal em um paciente com hemorragia subaracnoide, pressão intracranial elevada e edema pulmonar neurogênico. Está presente opacidade por consolidação bilateral multifocal e em vidro fosco, predominando ligeiramente no lobo superior. O estado do volume do paciente era normal e não havia evidências clínicas de infecção. (Cortesia do Dr. Michael Gotway, MD.)

proteínas no líquido do edema em relação à concentração de proteínas do plasma em 12 pacientes com edema pulmonar neurogênico. Sete dos pacientes apresentaram proporções típicas de edema pulmonar por pressão elevada e os outros cinco apresentaram proporções consistentes com edema pulmonar por permeabilidade elevada ou com amostragem coletada tardiamente na fase de resolução de edema pulmonar por pressão elevada, uma vez que a concentração de proteínas no líquido do edema aumenta à medida que o líquido é reabsorvido dos alvéolos a uma velocidade maior que as proteínas.

Pressão Hidrostática Perimicrovascular Reduzida. O valor das pressões motrizes aumentaria se a pressão hidrostática perimicrovascular estivesse muito reduzida, resultando, assim, em aumento da filtração de líquido e proteína na barreira microvascular nos pulmões. O edema pulmonar foi descrito em circunstâncias nas quais isso poderia acontecer. O melhor exemplo clínico pode ser o *edema pulmonar pós-obstrutivo*, como consequência de obstrução de vias aéreas superiores, ou de sua liberação, que pode ser causado, por exemplo, por laringoespasmo, obstrução da sonda endotraqueal, aspiração de corpo estranho, epiglotite, crupe, asma aguda grave, compressão das vias aéreas por tumores, estrangulamento ou enforcamento. Pressões intratorácicas negativas altas geradas por tentativas de inspiração contra a via aérea ocluída são transmitidas ao interstício, promovendo movimento do líquido para o interstício. Os efeitos mecânicos sobre o sistema cardiovascular provavelmente contribuem para esse tipo de edema. A pressão intratorácica negativa aumentada causa elevações na pré-carga e na pós-carga cardíacas e no fluxo sanguíneo pulmonar, todos os quais elevando a pressão microvascular que conduz líquido para fora do interstício. Em três pacientes com obstrução de vias aéreas superiores e edema pulmonar, todos apresentavam baixa concentração de proteínas no líquido do edema em relação à concentração de proteínas no plasma (proporções de 0,44, 0,31 e 0,52), indicando edema pulmonar por pressão elevada.[26]

A aspiração de ar ou líquido do espaço pleural, com consequente reexpansão de um pulmão colapsado, poderia resultar em diminuição na pressão hidrostática perimicrovascular quando o pulmão se expande para preencher o tórax. O chamado *edema pulmonar por reexpansão* foi relatado tanto em animais experimentais[27] quanto em pacientes[28] após a reexpansão pulmonar (Fig. 62-3), mas a alta concentração de proteínas no líquido do edema mensurada em três pacientes[29] indicou que a reexpansão pode resultar mais em edema por permeabilidade elevada do que em edema por pressão elevada. Entretanto, outro estudo de concentração de proteínas no líquido de edema pulmonar de pacientes com edema por reexpansão indica que predominam mecanismos hidrostáticos.[30] A hipótese da permeabilidade elevada foi defendida em estudos de coelhos com edema experimental por reexpansão.[31] A lesão por reperfusão é uma das causas do edema pulmonar visto em pulmões transplantados e parece ser predominantemente um edema por permeabilidade elevada.[32]

Se a alta tensão da superfície alveolar fosse transmitida ao interstício, a pressão hidrostática perimicrovascular também estaria diminuída, aumentando, assim, a filtração através da barreira microvascular. Tal efeito foi sugerido por achados experimentais em pulmões de cães.[33] O efeito da tensão da superfície alveolar sobre o balanço hídrico pulmonar será discutido mais tarde.

Diferença Reduzida na Pressão Osmótica Transmural de Proteínas. O valor das pressões motrizes estaria elevado se a diferença na pressão osmótica das proteínas, em oposição à diferença na pressão hidrostática, através da barreira microvascular, estivesse diminuída pela decrescente concentração proteica plasmática ou pela crescente concentração proteica intersticial, resultando em um aumento no valor das pressões motrizes para o fluxo de líquido e proteínas para os pulmões. Esse mecanismo teórico de edema por pressão elevada tem sido objeto de estudo em animais experimentais, com resultados contraditórios.[34] Quando a pressão osmótica proteica plasmática está baixa, a capacidade do gradiente de pressão osmótica de aumentar em resposta à pressão hidrostática elevada está diminuída e o edema se acumula em pressões motrizes hidrostáticas menores que aquelas necessárias para causar edema quando a concentração de proteínas está normal.

Função de Barreira Alveolar. Se a pressão hidrostática intersticial estivesse elevada, ou se a pressão hidrostática alveolar ou a diferença na pressão osmótica através da barreira alveolar estivesse baixa, a pressão motriz para o fluxo

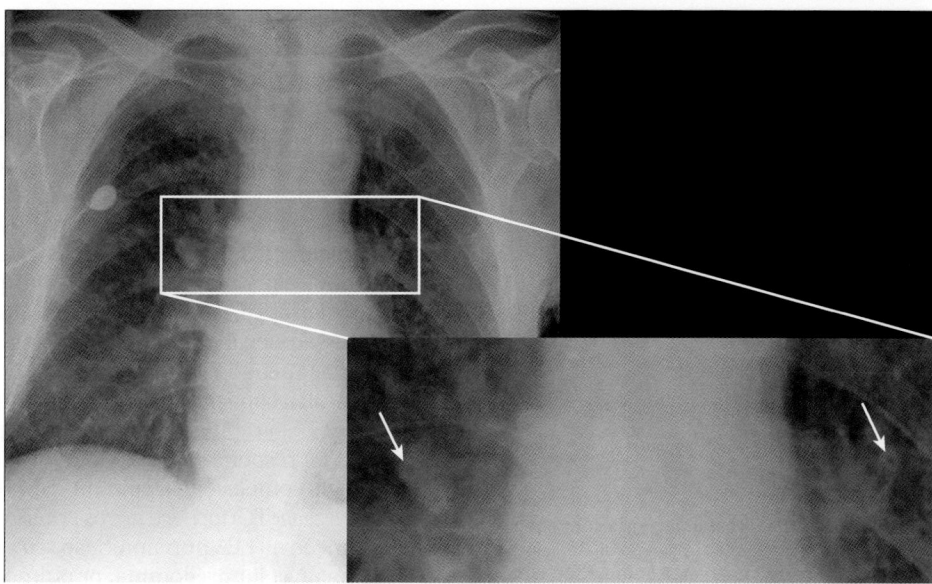

Figura 62-3 Radiografia torácica frontal em um paciente com edema pulmonar por pressão elevada mostrando bainha peribronquial. Estão presentes aumento e indistinção, associados a espessamento das vias aéreas, que é mais bem visto nas extremidades dos brônquios, como os brônquios segmental anterior e lobar superior. Esses achados são mostrados na imagem ampliada (*setas*). (Cortesia do Dr. Michael Gotway, MD.)

de líquidos e proteínas através da barreira alveolar estaria elevada, resultando em edema por pressão elevada. A pressão hidrostática intersticial aumenta à medida que o edema intersticial se acumula nos pulmões.[4,35] A pressão hidrostática intersticial aumentada elevaria o valor das pressões motrizes através da barreira alveolar e poderia levar à formação de edema através do epitélio alveolar ou das vias aéreas.

Uma maior pressão de filtração através da barreira alveolar também resultaria de um aumento no valor das pressões motrizes se a pressão hidrostática alveolar estivesse baixa. Isso é complicado pela inter-relação entre as pressões hidrostáticas alveolar e intersticial.[4,36] Uma queda na pressão hidrostática alveolar, o que aumenta o valor das pressões motrizes através da barreira alveolar, também resulta em diminuição da pressão hidrostática intersticial, que diminui o valor das pressões motrizes através da barreira alveolar, mas aumenta o valor das pressões motrizes através da barreira microvascular. A administração de um detergente aerossol resultou em perda da atividade surfactante, maior tensão da superfície alveolar, menor complacência estática, atelectasia e edema pulmonar; a baixa concentração de proteínas no líquido do edema alveolar e linfa aferente à esquerda do hilo em relação à concentração de proteínas do plasma indicou que esse era um edema pulmonar por pressão elevada.[37] Como o edema por pressão elevada pode prejudicar a atividade de superfície de trechos do pulmão do cão e de pulmões isolados dos coelhos, é possível que alterações na tensão de superfície alveolar possam acelerar a formação de edema. Entretanto, a noção de que alterações na tensão de superfície alveolar no edema levam a um círculo vicioso autoperpetuador de formação de edema não é confirmada clinicamente.

O único tipo de edema pulmonar clínico causado por diferenças na pressão osmótica transmural é o quase afogamento.[38] A água do mar é três vezes mais hiperosmótica (1.000 mOsm) que o plasma; assim, o volume de líquido nos espaços aéreos após a aspiração de água salgada aumenta triplamente para alcançar o equilíbrio osmótico, dessa forma aumentando marcantemente o edema alveolar já presente em função do próprio volume aspirado de água nos alvéolos. O equilíbrio osmótico é alcançado em minutos à medida que a água é extraída dos vasos sanguíneos vizinhos para os alvéolos por pressão osmótica.[39] A função de barreira alveolar não é significativamente comprometida (a menos que o paciente aspire o conteúdo gástrico ou a água do mar esteja contaminada ou rica em material particulado) e o edema alveolar é rapidamente esvaziado (50% a 60% do excesso do líquido alveolar são esvaziados em 4 horas). O quase afogamento com água doce acontece de forma oposta: o equilíbrio osmótico é alcançado rapidamente pelo fluxo de água dos alvéolos para o interstício e a corrente sanguínea. O fluxo rápido de água e a hipotonicidade podem causar grave hemodiluição, com hemólise e fibrinólise, bem como grave distorção da ultraestrutura pulmonar, incluindo lesões às células tipo I e tipo II, edema de células endoteliais, destacamento da membrana basal e transtorno celular. Tanto o epitélio alveolar quanto o endotélio microvascular podem, portanto, ser lesados pelo líquido hipotônico, levando a edema pulmonar mais por permeabilidade elevada do que um tipo de edema pulmonar de barreira normal.

EDEMA POR PERMEABILIDADE ELEVADA

O edema pulmonar por permeabilidade elevada (Fig. 62-4) é causado por um aumento na condutância de líquidos e proteínas através das barreiras nos pulmões. A característica essencial desse edema é que a integridade das barreiras ao fluxo de líquidos e proteínas para o interstício e alvéolos pulmonares está alterada em função de lesão no parênquima pulmonar. O edema por permeabilidade elevada é algumas vezes chamado *edema pulmonar não cardiogênico* e as síndromes clínicas resultantes em humanos — quando explicitamente definidas — são referidas como *Lesão pulmonar aguda* (LPA) ou, quando grave, como *Síndrome do desconforto respiratório agudo* (SDRA).[40]

Fisiopatologia

Se a velocidade de acúmulo de líquidos e proteínas a partir de lesão na barreira epitelial e endotelial pulmonar exceder a velocidade com a qual ele pode ser removido, o resultado será o edema por permeabilidade elevada. Como as barreiras

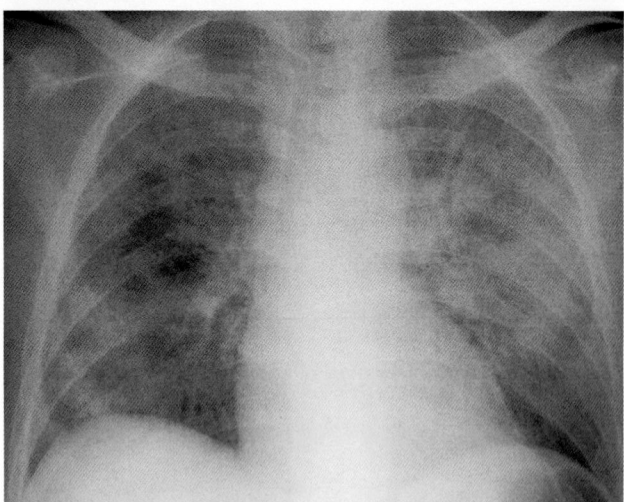

Figura 62-4 Radiografia torácica frontal em um paciente com edema por permeabilidade elevada. Está presente consolidação bilateral, mais proeminente no lado esquerdo. O coração não está aumentado e não estão presentes efusões pleurais. Não há evidências de aspectos típicos de sobrecarga de volume. (Cortesia do Dr. Michael Gotway, MD.)

que limitam o fluxo de líquidos e proteínas para o pulmão não funcionam normalmente quando o órgão está lesado, o pulmão não está protegido contra edema pelos fatores de segurança usuais. Embora elevações na filtração de líquidos e proteínas através das barreiras sejam removidas pelos linfáticos e drenadas das paredes alveolares como no edema por pressão elevada, muito mais líquidos e proteínas são filtrados a qualquer valor dado de pressão motriz, porque as barreiras ao seu fluxo são muito menos restritivas que o normal. A formação de edema em pulmões lesados torna-se extremamente sensível às pressões motrizes.[22] As pressões motrizes estão frequentemente elevadas quando os pulmões estão lesados, em função dos efeitos vasoconstritores dos mediadores inflamatórios como tromboxano, que podem alterar o principal sítio de resistência às vênulas pós-capilares, aumentando, dessa forma, a pressão hidrostática nos sítios microvasculares de troca hídrica,[67] ou graças aos efeitos sobre o coração e sobre a circulação. Por exemplo, pressão atrial esquerda elevada, venoconstrição pulmonar e aumento no débito cardíaco na sepse podem aumentar a pressão hidrostática nos sítios microvasculares de troca hídrica.[41]

Como a barreira endotélio-epitelial torna-se vazante, as diferenças na pressão osmótica proteica protetora se perdem através dela, a pressão motriz não tem oposição da pressão osmótica proteica e mesmo a pressão hidrostática normal resulta em extravasamento de líquidos e proteínas significante nos espaços intersticiais e alveolares. A capacidade dos linfáticos de bombear o excesso de filtrado para fora está aumentada quando os pulmões estão lesados. O fluxo de linfa pulmonar máximo aumenta mais quando a parede microvascular está lesada do que quando a pressão hidrostática sozinha está elevada, mas mesmo essa capacidade aumentada de bombeamento linfático está sobrecarregada em pressões motrizes baixas. Se a barreira epitelial estiver lesada, o edema pode se acumular rapidamente nos alvéolos, porque a maior parte da resistência ao fluxo de líquidos e proteínas nos alvéolos reside na barreira epitelial.[42] O edema por permeabilidade elevada em geral é rápido em início e progressão porque as barreiras lesadas oferecem muito menos resistência ao fluxo e porque a pressão motriz hidrostática não tem a oposição das elevações na diferença da pressão osmótica. Clinicamente, os pacientes com edema por permeabilidade elevada usualmente apresentam pressão hidrostática intravascular baixa, comumente mensuradas como pressão capilar pulmonar em cunha baixa ou normal. Em alguns casos, isso reflete as baixas pressões intravasculares associadas à doença de base (p. ex., sepse).

As consequências do edema por permeabilidade elevada sobre a mecânica do pulmão e trocas gasosas dependem da quantidade de líquido que se acumula e de quão grave é a lesão pulmonar causativa.[43] Da mesma forma que ocorre com o edema por pressão elevada, os efeitos principais sobre a mecânica pulmonar seguem a repleção alveolar. Na lesão pulmonar experimental, a capacidade residual funcional diminui como consequência da repleção alveolar e essa perda de unidades ventiladas foi responsável por virtualmente todo o declínio observado na complacência pulmonar estática.[44] A *tomografia computadorizada* (TC) fornece novos critérios para a relação estrutura-função na LPA humana.[45] No seu estado inicial, quando o edema alveolar predomina, os pulmões caracterizam-se por uma alteração homogênea de permeabilidade vascular e o líquido do edema se acumula uniformemente em todas as regiões pulmonares com distribuição não gravitacional. O peso pulmonar aumentado por causa do edema causa colapso das regiões pulmonares ao longo do eixo vertical, através da transmissão de forças hidrostáticas (atelectasia por compressão, causada pelo peso do edema). Assim, o volume pulmonar perde-se principalmente no pulmão dependente, onde o peso sobreposto a partir de cima é maior.

As mensurações da mecânica pulmonar em pacientes mecanicamente ventilados com lesão pulmonar parenquimatosa difusa mostraram complacência pulmonar estática reduzida, como consequência da perda de pulmão ventilado. Além disso, a resistência ao fluxo de ar estava aumentada, como resultado do volume pulmonar diminuído.[43] Ao aumento na resistência ao fluxo de ar pode-se somar o broncoespasmo, que pode ser revertido substancialmente por inalação com broncodilatadores.[46] A complacência da parede torácica estava reduzida, provavelmente por alterações das propriedades mecânicas intrínsecas da parede torácica pela distensão abdominal, edema da parede torácica e efusão pleural.[43] Diferentes anormalidades mecânicas respiratórias e respostas à *pressão positiva expiratória final* (PEEP) durante a ventilação mecânica foram relatadas em pacientes com edema grave por permeabilidade elevada originário de doença pulmonar (pneumonia com consolidação) ou de doença extrapulmonar (associada a edema pulmonar e colapso alveolar).[47]

Embora se pensasse que os efeitos das forças de superfície sobre a complacência pulmonar reduzida nos pacientes com lesão pulmonar difusa fossem pequenos, resultados de experimentos em pulmões isolados de coelhos indicaram que o edema por alta permeabilidade pode resultar em alterações mecânicas mais graves que os graus equivalentes de edema por pressão elevada. O surfactante é tromboplástico e a coagulação pode compor a depleção de surfactante quando as proteínas do plasma entram nos espaços aéreos. O pulmão lesado pode liberar substâncias que interferem na tensão de superfície normal nos alvéolos[48] e os *leucócitos polimorfonucleares* (PMN) ativados prejudicam a função surfactante *in vitro* e degradam as apoproteínas surfactantes principais por proteólise e mecanismos mediados por radicais oxidantes.[49] O surfactante pulmonar humano obtido por *lavagem broncoalveolar* (LBA) de pacientes com risco de lesão pulmonar difusa e pacientes com lesão estabelecida é anormal quanto à composição química e à atividade funcional.[50] As anormalidades também poderiam ser causadas por interações entre o surfactante e as proteínas do edema, já que as proteínas do plasma (especialmente monômeros de fibrina, mas também fibrinogênio e albumina) interferem com a função surfactante. O líquido proteico do edema é associado à inibição surfactante em vários modelos experimentais.[51] O papel do surfactante no desenvolvimento e tratamento da lesão pulmonar parenquimatosa difusa e o papel potencial da terapia surfactante são discutidos com mais detalhes adiante neste capítulo.

A troca gasosa está, com frequência, gravemente comprometida no edema por permeabilidade elevada, graças ao desvio intrapulmonar de sangue e a desigualdades entre ventilação e perfusão.[52] Os pacientes com lesão pulmonar inicial apresentam, de forma típica, um aumento marcante na fração do espaço morto pulmonar, indicando que muitas unidades pulmonares ventiladas não estão bem perfundidas, embora o desvio intrapulmonar possa também contribuir para o espaço morto elevado[53]; esse achado explica por que a ventilação minuto se eleva até duas vezes o normal (12-16 L/min) no início do edema grave por permeabilidade elevada. Também se relatou fração elevada do espaço morto pulmonar em pacientes pediátricos com lesão pulmonar generalizada,[54] sendo que o mecanismo para tal pode ser em parte explicado por um aumento nos caminhos pró-coagulantes e antifibrinolíticos na lesão parenquimatosa.

As anormalidades fisiológicas associadas ao edema por permeabilidade elevada são dominadas pela repleção alveolar precoce e dependem da gravidade e duração da lesão, bem como de sua causa. As manifestações podem se resolver ou piorar, mas, de forma típica, evoluem para três padrões patológicos: exsudativo, proliferativo e fibrótico, usualmente em sequência. As alterações mais precoces são marcadas por edema alveolar e intersticial generalizado e hemorragia. A lesão nos dutos alveolares pode ser particularmente grave. Podem ser observadas membranas hialinas, compostas de proteínas plasmáticas precipitadas, fibrina e restos necróticos. O epitélio alveolar pode ser danificado mais extensivamente que o endotélio vascular, mesmo se a injúria de base for transmitida pelo sangue. Áreas locais de destruição alveolar, generalizadas, particularmente de células epiteliais alveolares tipo I, são alternadas com alvéolos aparentemente normais. O epitélio alveolar lesado está edemaciado, desorganizado, descontínuo e frequentemente arrancado das membranas basais expostas, mas usualmente intactas, que são cobertas por membranas hialinas. As células tipo II estão quase sempre menos gravemente lesadas que as células tipo I, cujas extensões citoplasmáticas escamosas finas, distantes do núcleo que cobre o lado fino da barreira alveolar-capilar, são em geral mais gravemente afetadas. O interstício está aumentado pelo edema (especialmente nas bainhas peribroncovasculares) e pode ter leucócitos, plaquetas, hemácias, fibrina e restos (especialmente próximo às paredes alveolares). O endotélio microvascular em geral está relativamente preservado, mostrando usualmente pouco além de espessamento focal irregular, como resultado do edema citoplasmático, ou vacúolos e números maiores de leucócitos luminais, embora possa ser observado, pelo estudo histológico ultraestrutural, edema franco de células endoteliais.

A fase exsudativa é seguida por uma fase proliferativa, que começa em 5 a 7 dias após a instalação da lesão.[55] As respectivas contribuições da lesão original, dos processos de reparação e dos efeitos dos tratamentos a esta e às fases subsequentes não são bem conhecidas, mas algumas das anormalidades após a fase exsudativa inicial foram relacionadas aos efeitos dos modos tradicionais de ventilação mecânica que usavam volumes correntes entre 12 e 15 mL/kg de peso corpóreo presumido.[56] Na fase proliferativa, parte do líquido do edema é reabsorvido dos espaços aéreos. A fibrina pode estar proeminente nos alvéolos e interstício e há infiltração de células inflamatórias e fibroblastos. O epitélio alveolar é em geral cuboide e composto grandemente por células proliferativas tipo II. A barreira ar-sangue pode estar espessada por aumento intersticial e epitelial. O leito vascular pulmonar pode estar parcial ou completamente interrompido e as alterações estruturais podem reduzir sua área de superfície.

Um estágio final pode se seguir, em geral aproximadamente 10 a 14 dias após a lesão inicial, no qual predominam alterações fibróticas dos dutos alveolares, alvéolos e interstício: os alvéolos podem estar obliterados; as paredes alveolares, coalescidas e unidades funcionais do pulmão, perdidas. Menos comumente, os pulmões mostram alterações bolhosas semelhantes às do enfisema.[55] Os resultados do teste de função pulmonar em sobreviventes após 5 anos de edema por permeabilidade elevada grave usualmente retornam a valores normais ou próximos do normal, mas há limitação a exercício e a qualidade de vida, tanto física quanto psicológica, permanece comprometida.[57,58]

Mecanismos

Os principais tipos de condições clínicas associadas ao edema por permeabilidade elevada estão listados na Tabela 62-4. As causas mais comuns são pneumonia, sepse, aspiração gástrica e trauma grave. Os pulmões são lesados pelas vias aéreas ou pela corrente sanguínea. Os mecanismos exatos pelos quais a lesão pulmonar difusa leva a edema por permeabilidade elevada vêm sendo objeto de investigação intensa em humanos, modelos animais e sistemas celulares.[56] Estudos em humanos fornecem dados descritivos sobre eventos nos espaços aéreos antes e após o desenvolvimento da lesão pulmonar. Estudos usando LBA em pacientes antes e após o desenvolvimento de lesão pulmonar difusa mostram que há uma resposta inflamatória aguda principal, que se inicia antes que a lesão pulmonar seja clinicamente reconhecida, atinge seu pico durante os primeiros 1 a 3 dias de envolvimento clínico e então se resolve lentamente durante os próximos 7 a 14 dias nos pacientes que permanecem entubados.[57,59] Esses estudos mostram a complexidade das respostas inflamatórias desenvolvidas, que se caracterizam pelo acúmulo de citocinas de resposta aguda e seus inibidores, oxidantes, proteinases e antiproteinases, mediadores lipídicos, fatores de crescimento e precursores do colágeno envolvidos no processo de cura.[57,60-66] Grandes esforços são feitos para encontrar os marcadores biológicos isolados que preveem o início ou o

Tabela 62-4 Distúrbios Clínicos associados ao Edema por Permeabilidade Elevada

Infecções
Aspiração
Trauma
Distúrbios hemodinâmicos
Drogas, medicamentos
Distúrbios hematológicos
Distúrbios neurológicos
Miscelânea de distúrbios

desfecho da lesão pulmonar parenquimatosa difusa, mas eles têm obtido sucesso limitado.[67,68]

Foram testadas, em modelos animais e em estudos *in vitro*, hipóteses sobre os mecanismos de lesão pulmonar e várias revisões resumem os achados.[56,69] Os modelos animais existentes não reproduzem completamente todos os vários aspectos das diferentes lesões em humanos, em parte porque as lesões em humanos em geral se desenvolvem por um período de tempo mais longo do que possam ser estudadas no laboratório. Além disso, os pulmões dos humanos são expostos não somente ao insulto nocivo inicial, mas também às terapias usadas para tratamento, como a ventilação mecânica. Experimentos com células isoladas têm sido úteis para testar conceitos específicos, mas a complexidade e a redundância dos sistemas biológicos intactos não se reproduzem em sistemas experimentais simplificados. A maior parte do trabalho experimental limita propositadamente um estudo a um único agente causativo; entretanto, isso transforma a realidade da complexidade clínica na simplicidade de um caminho experimental único. O edema por permeabilidade elevada em humanos é provavelmente causado por interações entre um número de caminhos diferentes agindo em paralelo ou em série.

Estudos em órgãos isolados e pequenos animais, nos quais as variáveis hemodinâmicas não são mensuradas, podem ser difíceis de avaliar, já que os índices de lesão pulmonar, usualmente mensurados pelo surgimento de marcadores nos pulmões, líquido de lavado ou perfusado, não são determinados somente pela função de barreira da microvasculatura. Por exemplo, quando o endotélio vascular está lesado, o movimento de líquidos e proteínas do espaço vascular para os pulmões é extremamente sensível às pressões motrizes hidrostáticas e área de superfície para filtração[22] e os efeitos das intervenções experimentais podem ser causados por alterações nesses parâmetros e não somente por alterações na função de barreira microvascular. Os efeitos das pressões motrizes hidrostáticas e área de superfície podem ser difíceis de avaliar mesmo em animais grandes e instrumentados. Dados a partir de modelos animais experimentais sugerem que há, no mínimo, duas grandes categorias de mecanismos de edema por permeabilidade elevada: os que são *diretos* (i.e., não requerem mecanismos intermediários, sendo a lesão um resultado direto do contato entre a substância agressora e o tecido pulmonar) e os *indiretos* (i.e., requerem a participação de mecanismos intermediários, como as defesas do hospedeiro). Essas categorias se sobrepõem porque, uma vez os pulmões lesados, as respostas inflamatórias podem compor o mecanismo primário de lesão. São propostas três hipóteses principais para o mecanismo do edema pulmonar por permeabilidade elevada e elas estão inter-relacionadas. Uma revisão recente forneceu informações específicas sobre modelos animais de lesão pulmonar experimental e uma American Thoracic Society Consensus Conference forneceu recomendações adicionais.[69]

DIAGNÓSTICO

O diagnóstico de edema pulmonar moderadamente avançado e, em especial, bastante avançado, particularmente quando causado por insuficiência cardíaca, em geral é muito fácil. Descobrir as causas de outros tipos de edema pulmonar pode não ser tão simples, particularmente nos pacientes com edema por permeabilidade elevada.

AVALIAÇÃO CLÍNICA

Definições

Os principiantes interessados na história da doença pulmonar catastrófica devem se lembrar dos episódios clínicos que começaram a vir à tona nos anos 1950, 1960 e 1970, mostrando que a sobrevivência gradual do chamado "pulmão de choque", "pulmão de Da Nang" e "Síndrome do desconforto respiratório do adulto" representava um gigantesco avanço médico-técnico-operacional. Anteriormente, virtualmente *todas* as vítimas significantemente feridas morriam. (O nome mudou de *adulto* para Síndrome do desconforto respiratório *agudo*, mas o acrônimo familiar SDRA permaneceu.) Subsequentemente, o número de milagres de sobrevivência aumentou continuamente, mas a mortalidade permaneceu alta.

Conceitualmente, a LPA compreende um *continuum* de lesão pulmonar, variando de trivial a grave ou letal. Por décadas e por acordo geral, o termo "SDRA" definiu as vítimas mais gravemente afetadas da síndrome. Em 1988, propôs-se uma "definição ampliada" de SDRA, com graduação numérica,[70] e seis anos depois reconheceu-se que o termo LPA poderia ser "aplicado a um largo espectro desse *continuum* de processos patológicos, de modo a reconhecer e defini-lo"[71]; além disso, o termo SDRA continuou a representar o espectro final mais grave de LPA.

Para satisfazer as necessidades clínicas e epidemiológicas, três definições diferentes de lesão pulmonar são largamente usadas, mas cada uma tem suas falhas: o Escore de Lesão Pulmonar Aguda,[70] a definição da *American-European Consensus Conference* (CCEA)[71] e uma revisão recente da definição da CCEA denominou a "Definição de Berlim da SDRA".[72]

O Escore de Lesão Pulmonar (Tabela 62-5) proporciona uma avaliação da gravidade da lesão pulmonar, levando em conta a terapia de suporte, como ventilação mecânica com PEEP e suplementação de oxigênio.[70] Esse escore é importante porque as lesões pulmonares não têm todas a mesma gravidade e a gravidade muda com o tempo. Nesse sistema de escore, a SDRA define somente as lesões mais graves (aquelas que produzem escore $> 2,5$); lesões pulmonares mais leves, chamadas de leves a moderadas, podem ter um prognóstico melhor e podem diferir da SDRA em outros aspectos importantes. Esse sistema de escore é usado amplamente em pesquisa clínica e ensaios clínicos.

A Definição da *American-European Consensus Conference*[71] (Tabela 62-6) tem quatro elementos: (1) tempo (o início deve ser "agudo"); (2) oxigenação (PO_2 arterial/FIO_2 [concentração fracionada de oxigênio em gás inspirado] < 300 mm Hg, independentemente do nível de PEEP, para o diagnóstico de LPA; e PO_2 arterial/FIO_2 ≤ 200 mm Hg, independentemente do nível de PEEP, para o diagnóstico de SDRA); (3) radiografia torácica (opacidades bilaterais observadas na visão frontal); e (4) pressão de oclusão da artéria pulmonar (< 18 mm Hg quando mensurada, ou sem evidências clínicas de hipertensão atrial esquerda).

A terceira explicação, a Definição de Berlim,[72] simplesmente subdivide a SDRA em três categorias de gravidade: leve, moderada e grave, com base na razão PO_2 arterial/FIO_2 (Tabela 62-7). Inicialmente, as chamadas variáveis auxiliares — gravidade dos achados na radiografia torácica, nível mínimo de PEEP, complacência do sistema respiratório e volume-minuto padronizado — foram consideradas para inclusão, mas no final foram descartadas. De interesse, o termo "lesão pulmonar aguda" foi abandonado. A mortalidade

Tabela 62-5 Componentes e Valores Individuais do Escore de Lesão Pulmonar

1. ESCORE DA RADIOGRAFIA TORÁCICA	VALOR
Sem consolidação alveolar	0
Consolidação alveolar confinada a 1 quadrante	1
Consolidação alveolar confinada a 2 quadrantes	2
Consolidação alveolar confinada a 3 quadrantes	3
Consolidação alveolar em todos os quadrantes	4
2. ESCORE DA HIPOXEMIA	
$PAO_2/FIO_2 \geq 300$	0
PAO_2/FIO_2 225-299	1
PAO_2/FIO_2 175-224	2
PAO_2/FIO_2 100-174	3
$PAO_2/FIO_2 < 100$	4
3. ESCORE DA PEEP (QUANDO VENTILADO)	
PEEP ≤ 5 cm H_2O	0
PEEP 6-8 cm H_2O	1
PEEP 9-11 cm H_2O	2
PEEP 12-14 cm H_2O	3
PEEP ≥ 15 cm H_2O	4
4. ESCORE DA COMPLACÊNCIA DO SISTEMA RESPIRATÓRIO (QUANDO DISPONÍVEL)	
Complacência ≥ 80 mL/cm H_2O	0
Complacência 60-79 mL/cm H_2O	1
Complacência 40-59 mL/cm H_2O	2
Complacência 20-39 mL/cm H_2O	3
Complacência ≤ 19 mL/cm H_2O	4
O valor final é obtido dividindo-se a soma de agregados pelo número de componentes usados.	
	ESCORE
Sem lesão pulmonar	0
Lesão pulmonar leve a moderada	0,1-2,5
Lesão pulmonar grave (SDRA)	>2,5

SDRA, Síndrome do desconforto respiratório agudo; PAO_2/FIO_2, razão da tensão de oxigênio arterial sobre a concentração de oxigênio inspirado; PEEP, pressão expiratória positiva final.
De Murray JF, Matthay MA, Luce JM, et al: An expanded definition of the adult respiratory distress syndrome. *Am Rev Respir Dis* 138:720-723, 1988.

Tabela 62-6 Definição da American-European Consensus Conference de Lesão Pulmonar Aguda e Síndrome do Desconforto Respiratório Agudo

TEMPO
Aguda

OXIGENAÇÃO (INDEPENDENTEMENTE DO NÍVEL DA PEEP)
$PAO_2/FIO_2 \leq 300$ = lesão pulmonar aguda
$PAO_2/FIO_2 \leq 200$ = Síndrome do desconforto respiratório agudo

RADIOGRAFIA TORÁCICA
Opacidades bilaterais na visão frontal

PRESSÃO EM CUNHA DA ARTÉRIA PULMONAR
< 18 mm Hg quando mensurado, *ou*
Sem evidências clínicas de hipertensão atrial esquerda

Tabela 62-7 Definição de Berlim da SDRA

Leve	PAO_2/FIO_2	200-300 mm Hg
Moderada	PAO_2/FIO_2	100-199 mm Hg
Grave	PAO_2/FIO_2	<100 mm Hg

aumenta sucessivamente à medida que a razão PO_2 arterial/FIO_2 piora na SDRA leve, moderada e grave.

Outro método recente para definir e graduar a gravidade da lesão pulmonar clinicamente significante, primeiramente em um único centro[73] e então em 21 outros,[74] é o chamado *Escore de Previsão de Lesão Pulmonar*, ou EPLP, cujo objetivo é melhorar a identificação precoce de pacientes de alto risco para desenvolvimento de lesões pulmonares precoces ou iminentes graves. Tanto os fatores de risco (condições predisponentes como pneumonia, sepse grave, trauma e aspiração) quanto os modificadores de risco (p. ex., abuso de álcool, hipoalbuminemia e uso de oxigênio suplementar) foram graduados numericamente para produzir um valor combinado de EPLP, o qual tem um valor preditivo negativo impressionantemente alto (0,96 a 0,98), mas um valor preditivo positivo muito menor (0,14 a 0,23).[75] Um estudo mais recente mostrou que a lesão alveolar difusa foi observada em menos da metade dos pacientes que apresentavam critério clínico para SDRA, mas era mais frequente (69%) naqueles com SDRA com duração maior que 72 horas.[76]

Todas as definições de trabalho atuais apresentam atributos úteis, mas não conseguem associar nenhum aspecto clínico particular a alguma alteração particular na estrutura ou função das barreiras relevantes nos pulmões ou ao grau de edema pulmonar. O que define o *continuum* de LPA-SDRA de forma significativa é a permeabilidade da barreira alterada a proteínas nos pulmões, a lesão estrutural às barreiras endoteliais microvasculares e epiteliais alveolares dos pulmões e o consequente excesso de conteúdo líquido nos pulmões. No futuro, à medida que os estudos de pesquisa progredirem, essas definições clínicas podem precisar de suplementação com marcadores biológicos (ver próxima seção) e achados patológicos (quando disponíveis) para ajudar a categorizar LPA e SDRA em entidades de doenças mais específicas.

Sintomas e Sinais

As manifestações clínicas do edema pulmonar variam com sua gravidade e dependem da fisiopatologia de base e da extensão do acúmulo de líquido nos pulmões. Os sintomas característicos compreendem dispneia, tosse e taquipneia. Sibilos, quando audíveis, podem representar um problema no diagnóstico diferencial, mas os pacientes com asma típica geralmente não apresentam outros sintomas e sinais de insuficiência cardíaca congestiva ou edema pulmonar.[77] Depois de os alvéolos serem "inundados", o diagnóstico de edema pulmonar não é sutil. Os pacientes com edema alveolar usualmente apresentam desconforto respiratório grave com taquipneia e tosse, frequentemente produtiva de líquido de edema espumoso e algumas vezes com estrias de sangue. Estertores e roncos são ouvidos sobre os campos pulmonares e os sibilos podem estar presentes. O paciente pode estar cianótico se a repleção alveolar tiver comprometido seriamente a troca gasosa.

O desenvolvimento de edema pulmonar é frequentemente lento e progressivo no edema pulmonar por pressão elevada porque os alvéolos são protegidos pelos fatores de segurança normais (Tabela 62-1). Diferentemente, no edema por permeabilidade elevada, a "inundação" alveolar e os sintomas de desconforto respiratório em geral acontecem rapidamente. O edema que se desenvolve subitamente (ou inesperadamente) algumas vezes é chamado de "edema pulmonar relâmpago", o qual usualmente se relaciona ao rápido desenvolvimento do edema por pressão elevada, após os fatores de segurança protetores terem sido ultrapassados.

Como o edema pulmonar é sempre um sinal de um processo patológico de base, sua causa deve ser identificada, a fim de que a terapia eficaz possa ser direcionada no problema de base que produz o fluxo anormal de líquido e de soluto transvascular para os pulmões. O edema por pressão elevada é mais frequentemente causado por insuficiência cardíaca a partir de disfunção sistólica com contratilidade miocárdica prejudicada e, portanto, é usualmente acompanhado por uma história de doença cardíaca; as manifestações incluem sinais e sintomas de quaisquer das muitas causas de insuficiência cardíaca congestiva aguda e crônica, como insuficiência coronariana, hipertensão, doença cardíaca valvular e grave expansão do volume. Pressão venosa jugular elevada, aumento da área cardíaca, ritmos de galope, sopros cardíacos, arritmias, fígado aumentado e macio e edema periférico quase sempre sugerem uma anormalidade de base da função cardíaca. Entretanto, o edema pulmonar pode ser a única manifestação do infarto do miocárdio silencioso ou da disfunção diastólica do ventrículo esquerdo.

A história e o exame físico podem também ser úteis na diferenciação entre edema pulmonar por pressão elevada e por permeabilidade elevada, já que a maioria dos pacientes na última categoria usualmente não apresenta sinais ou sintomas de doença cardíaca de base. A causa do edema por permeabilidade elevada pode ser sugerida por história de exposição (p. ex., a gases ou químicos tóxicos, quase afogamento, ingestão de fármacos, trauma), quadro clínico (p. ex., sepse, pneumonia, êmese, convulsões, pancreatite) ou achados físicos (p. ex., trauma torácico, fraturas de ossos longos, coma, choque). Como as infecções, incluindo a sepse, são as causas principais de edema por permeabilidade elevada nos pacientes, deve-se fazer uma busca minuciosa por sinais e sintomas de infecção. Fontes pulmonares e intra-abdominais são os sítios mais comuns de envolvimento e devem-se examinar todos os pacientes cuidadosamente, com especial atenção aos exames abdominais, retais e pélvicos.

Estudos Diagnósticos

Os exames laboratoriais e outros estudos diagnósticos são em geral úteis, mas, no momento em que vários resultados se mostram anormais, o diagnóstico usualmente já será óbvio. Culturas apropriadas para micro-organismos e triagens toxicológicas de sangue e urina são úteis para identificar as causas de base do edema por permeabilidade elevada. O exame do esputo ou aspirado traqueal, a broncoscopia com escova com proteção das amostras ou o mini LBA são todos úteis para diagnosticar pneumonia em pacientes ventilados, mesmo aqueles sob tratamento com fármacos antimicrobianos.[79-82] A biópsia pulmonar pode algumas vezes fornecer um diagnóstico específico em pacientes gravemente doentes,[83] mas os resultados frequentemente não são úteis porque as lesões pulmonares causadas por diversas condições de base apresentam aparências histológicas semelhantes e porque terapias específicas podem não estar disponíveis.

No caso especial de edema pulmonar suspeito de ser causado por quase afogamento com água salgada, a mensuração do nível plasmático de magnésio pode ajudar a determinar se um paciente aspirou ou ingeriu água do mar, ou ambos. A hipermagnesemia grave foi relatada após aspiração de água do mar comum e, especialmente, água do mar altamente concentrada do Mar Morto.[84]

Radiografias Torácicas

A radiografia torácica simples é o exame laboratorial disponível mais prático para a detecção de edema pulmonar.[85,86] As desvantagens são que as radiografias torácicas não são sensíveis a pequenas alterações no líquido pulmonar e são somente semiquantitativas.[1] Uma limitação adicional é que as radiografias torácicas não são consistentemente úteis na distinção entre edema por pressão elevada e edema por permeabilidade elevada.[85,87] Essas desvantagens são compensadas pelas vantagens de não serem invasivas, serem baratas, de fácil repetição, prontamente disponíveis e livres de efeitos colaterais graves (exceto pela pequena quantidade de radiação).

Antes da repleção alveolar, as radiografias torácicas simples mostram, de forma típica, sombras vasculares distendidas (particularmente nos campos pulmonares superiores), aumento e perda de definição das estruturas hilares, desenvolvimento de linhas septais (linhas de Kerley) (Fig. 62-5), perda de definição ou bainha peribrônquica e perivascular (Fig. 62-6) e "névoa" peri-hilar indicando a presença de edema pulmonar intersticial. Sombras acinares, em geral convergentes e criando aumentos irregulares na densidade pulmonar que ocultam as marcações vasculares, indicam a presença de edema alveolar. Podem-se observar broncogramas aéreos no edema grave. Como os sinais radiográficos de edema intersticial e alveolar são determinados pelos volumes de gás e sangue e sua distribuição nos pulmões, além da presença de edema, o reconhecimento e a quantificação do edema não são precisos e a aparência radiográfica do edema é fortemente influenciada pelo volume pulmonar no momento em que a radiografia é feita. O escore de radiografia torácica é uma parte integral do Escore de Lesão Pulmonar e da Definição de Berlim revisada, mas a interpretação das radiografias torácicas não é bem padronizada e relatou-se significativa variabilidade entre os observadores.[88] Uma abordagem recente para pontuar a radiografia torácica e explicar a atelectasia correlacionou-se bem com o peso pulmonar em pulmões estudados oriundos de potenciais doadores de órgãos em morte cerebral.[89]

Estudos do Sangue Arterial

A PO_2 arterial, a PCO_2 arterial e o pH são os indicadores laboratoriais mais informativos da função pulmonar geral

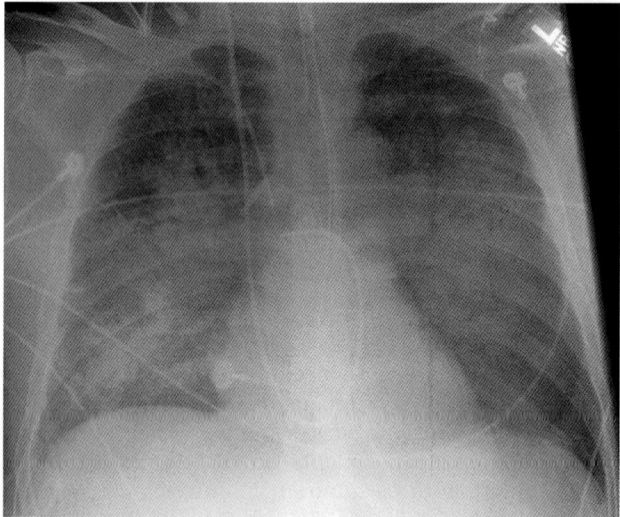

Figura 62-5 Radiografia torácica frontal em um paciente com edema pulmonar por pressão elevada por insuficiência cardíaca, mostrando edema alveolar e consolidação bilateral. Notar a presença de broncogramas aéreos. (Cortesia do Dr. Michael Gotway, MD.)

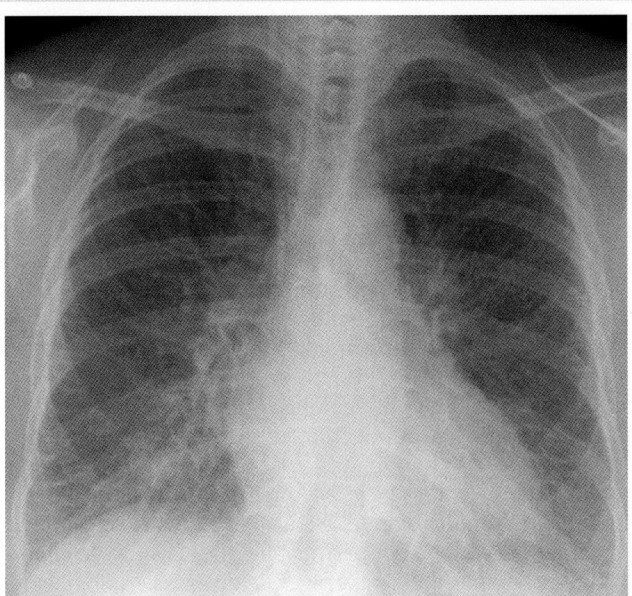

Figura 62-6 **Radiografia torácica frontal em uma mulher de 56 anos de idade com edema pulmonar por pressão elevada por insuficiência cardíaca crônica, mostrando espessamento septal interlobular.** As opacidades lineares finas são mais bem vistas no tórax inferolateral, particularmente no lado direito, representando o septo interlobular espessado, ou linhas B de Kerley. (Cortesia do Dr. Michael Gotway, MD.)

nos pacientes com edema pulmonar. Os estudos do sangue arterial não são sensíveis ao edema inicial. O edema pulmonar intersticial usualmente não afeta a absorção de oxigênio nos pulmões além de modesta hipoxemia causada pela inadequação ventilação-perfusão. Diferentemente, a repleção alveolar compromete seriamente a troca gasosa, resultando em desvio de sangue da direita para a esquerda da perfusão em andamento de alvéolos que não podem ser ventilados porque estão cheios de líquidos ou colapsados. Em dois estudos de grupos de pacientes com edema por permeabilidade elevada a partir de lesão pulmonar, a oxigenação pareceu depender mais da capacidade vasoconstritora da circulação pulmonar — por causa da capacidade de reduzir a perfusão de áreas lesadas e edematosas dos pulmões — do que da magnitude do edema presente.[90,91]

Nos pacientes hospitalizados por edema pulmonar cardiogênico agudo, a PCO_2 arterial pode estar baixa, especialmente nos estágios iniciais, quando a taquipneia resulta em hiperventilação alveolar; a PCO_2 arterial pode também estar dentro da variação normal ou elevada, a última indicando hipoventilação alveolar, que pode ser causada por doença pulmonar de base, produção metabólica elevada de dióxido de carbono (talvez relacionada ao maior trabalho para respirar), elevado desperdício de ventilação (ventilação de alvéolos mal perfundidos) ou deficiência mecânica causada pelos músculos respiratórios fracos.[92] Uma elevação na fração do espaço morto pulmonar nas primeiras 24 horas após o desenvolvimento de edema grave por permeabilidade elevada identifica os pacientes com maior risco de sobrevivência, particularmente se a fração do espaço morto for maior que 0,60.[53]

Quando o edema pulmonar for grave ou os pulmões tiverem sido lesados, muitos pacientes desenvolvem acidose metabólica, como resultado de hipóxia tecidual, maior trabalho para respirar, produção pulmonar intrínseca de lactato, ou todos esses.[93] Usualmente, não são necessárias tentativas para corrigir a acidose com a administração parenteral de bicarbonato; em vez disso, deve-se determinar e tratar apropriadamente a causa de base. A manutenção da pressão arterial sistêmica satisfatória é crucial. A acidose respiratória causada por hipoventilação alveolar pode ser tratada por ventilação não invasiva ou por ventilação mecânica invasiva com entubação endotraqueal. Pode-se corrigir parcialmente a acidose metabólica por alívio da hipoxemia e melhora da função cardíaca; deve-se considerar a possibilidade de doença de base passível de cirurgia (p. ex., isquemia ou infarto intestinal, perfuração de víscera) ou pancreatite.

Mensuração da Concentração de Proteínas do Líquido do Edema Pulmonar

Quando o edema pulmonar completamente desenvolvido estiver presente, a mensuração das concentrações de proteínas, tanto no líquido coletado do edema (aspirado por meio de um tubo endotraqueal) quanto do plasma, fornece um método rápido e não invasivo de distinguir edema por pressão elevada de edema por permeabilidade elevada.[94] Como a barreira microvascular está funcionalmente intacta no edema por pressão elevada, as proteínas plasmáticas permanecem em grande parte confinadas ao espaço intravascular, e a concentração proteica do líquido do edema é baixa com relação à concentração plasmática (a razão da concentração de proteínas do líquido do edema em relação ao plasma é geralmente < 0,65). Diferentemente, no edema por permeabilidade elevada, quando a barreira microvascular estiver lesada, as proteínas plasmáticas passarão em altas concentrações para o espaço vascular, o que deixa a concentração de proteínas do líquido do edema alta em relação à concentração plasmática (a razão da concentração de proteínas do líquido do edema em relação ao plasma é geralmente > 0,75). Valores intermediários (entre 0,65 e 0,75) podem indicar que ambos os tipos de edema estão presentes e sugerem as contribuições relativas de cada um deles.

A mensuração da razão da concentração de proteínas do líquido do edema em relação ao plasma tem-se mostrado um método simples para separar os dois tipos fisiopatológicos diferentes em numerosas séries relatadas de pacientes com edema pulmonar.[95-98] Três estudos indicaram que um aumento na concentração de proteínas em mensurações seriadas de líquido de edema no edema por permeabilidade elevada foi um bom sinal, refletindo uma barreira epitelial intacta e remoção do líquido do edema dos alvéolos.[97,98] Há novas evidências de que a razão da proteína do líquido do edema em relação ao plasma tem valor prognóstico, bem como valor diagnóstico.[99] Tais mensurações precisam estar correlacionadas à condição clínica do paciente, porque a concentração elevada de proteínas no líquido do edema com o tempo pode também significar que o edema por permeabilidade elevada esteja complicando o que havia sido edema por pressão elevada, ou que os pulmões estejam lesados de forma mais grave ou mais extensiva com a passagem do tempo.

O líquido do edema pode ser coletado inserindo-se um cateter padrão, calibres 14G a 18G, através de um tubo endotraqueal e avançando-o para uma posição em cunha nos espaços aéreos distais (similar ao procedimento para introduzir um broncoscópio de fibra óptica). Aplica-se sucção gentil à medida que o cateter é retirado lentamente e o líquido é coletado em um pequeno coletor. Podem ser necessárias várias tentativas; se nenhum fluido puder ser aspirado, o clínico deve tentar mudar a posição do paciente. Devem-se descartar amostras macroscopicamente contaminadas com secreções das vias aéreas, que apresentam concentração muito baixa de proteínas, menos de 1 g/dL, tais como muco, pus e resíduos. A concentração de proteínas no líquido do edema e no plasma pode ser mensurada pelo laboratório clínico ou estimada rapidamente, à beira do leito, a partir da escala de proteínas de um refratômetro portátil.

O LBA padrão usando broncoscopia de fibra óptica ou o mini LBA (com um cateter de sucção em cunha) vêm sendo usados como ferramentas de pesquisa e diagnóstico que podem também render informações úteis sobre a bioquímica celular e a composição microbiana do espaço aéreo,[100] mas a lavagem não é útil como método para medir a concentração proteica alveolar, porque a salina instilada dilui o líquido alveolar aproximadamente 50 a 100 vezes, dependendo do método.[67]

MENSURAÇÃO DO LÍQUIDO PULMONAR E FUNÇÃO DE BARREIRA

Na teoria, a mensuração da quantidade de água ou líquido do edema nos pulmões poderia ser útil para detectar o edema pulmonar inicial e para avaliar seu curso clínico e resposta ao tratamento; entretanto, nenhuma técnica ótima está disponível. Os métodos em uso ou sob investigação focam a mensuração da densidade pulmonar ou o equilíbrio de marcadores com líquido nos pulmões.[1,101] O interesse em tais mensurações presume que o conhecimento acurado do conteúdo líquido pulmonar seria útil no diagnóstico e benéfico no tratamento de pacientes com edema pulmonar. Um trabalho recente com um simples indicador térmico para medir o líquido pulmonar extravascular parece promissor com base em alguns estudos, embora a utilidade clínica real não tenha sido provada de forma convincente.[102]

Função de Barreira

A distinção clínica entre edema por pressão elevada e edema por permeabilidade elevada é difícil,[103,104] porque o líquido transvascular que flui para os pulmões pode estar anormal bem antes de o conteúdo líquido pulmonar aumentar consideravelmente. Teoricamente, os dois tipos de edema podem ser separados com base nas diferenças na função da barreira. A detecção de fluxo elevado de líquido transvascular para os pulmões e a mensuração da integridade da barreira poderiam ser mais úteis que a mensuração do conteúdo de líquido pulmonar no edema. Existe um método simples e prático para avaliar a integridade da barreira (mensurações da concentração de proteínas no líquido do edema, discutidas anteriormente) e vários métodos foram estudados para detectar o edema inicial e as alterações na função da barreira. Entretanto, nenhum está em uso clínico rotineiro.

Marcadores Biológicos de Lesão Pulmonar

Marcadores biológicos potenciais de edema por permeabilidade elevada iminente derivados de vários tipos de lesão pulmonar têm sido objeto de muitos estudos e revisões completas.[67,105,106] Naturalmente, o interesse girou em torno de encontrar um teste simples de sangue, urina ou LBA que pudesse identificar os pacientes destinados a desenvolver, ou que já tivessem desenvolvido, estágios iniciais de edema por permeabilidade elevada, ou que pudessem prever os desfechos de pacientes com lesões nos pulmões. Para ser de uso clínico, tal marcador teria de ser prático e barato para medir, além de sensível e específico para a detecção da lesão pulmonar. Tem-se procurado extensivamente por um marcador biológico confiável para a detecção de lesão pulmonar inicial ou iminente, comparável ao papel clínico decisivo desempenhado pelas mensurações de troponina no diagnóstico do infarto agudo do miocárdio. Apesar da longa procura, permanece distante a possibilidade de alcançar a plenitude diagnóstica no edema por permeabilidade elevada.

Vários estudos de testes clínicos multicêntricos relataram o valor preditivo independente de alguns marcadores plasmáticos para mortalidade e outros desfechos clínicos nos pacientes com edema por permeabilidade elevada a partir de várias lesões pulmonares. Os marcadores biológicos de maior valor preditivo são: proteína D surfactante,[107] interleucina-6 e interleucina-8,[108] antígeno do fator de von Willebrand,[109] receptores solúveis I e II do fator de necrose tumoral α,[110] molécula 1 de adesão intercelular,[111] inibidor 1 da proteína C e da ativação do plasminogênio,[112,113] receptor para produtos finais de glicação avançada.[114,115] Como o edema por permeabilidade elevada se segue a um grande número de lesões que variam em gravidade, e como muitas anormalidades detectadas no edema por permeabilidade elevada são encontradas em outras doenças graves de diversas etiologias que não envolvem os pulmões, parece improvável que se encontre um marcador único que identifique inequivocamente o risco ou a presença de lesão pulmonar grave. Tem-se dado grande atenção à sensibilidade e à especificidade de combinações de marcadores. Em apoio a essa abordagem, um estudo recente descobriu que combinações de três biomarcadores plasmáticos tinham um valor prognóstico estatisticamente significante para melhor prever a morte do que apenas o uso de prognosticadores clínicos padrões.[68]

Atualmente, o último marcador biológico intrigante do edema por permeabilidade elevada, a angiopoietina 2, um fator de crescimento endotelial e potente regulador da permeabilidade vascular, desempenha um papel em várias condições clínicas diferentes, incluindo malignidades, insuficiência hepática, malária, doença renal crônica, insuficiência cardíaca e sepse. O interesse pela angiopoietina 2 cresceu após a observação de que níveis em pacientes com sepse estavam "marcantemente elevados dentro da primeira hora de cuidados clínicos", se correlacionaram à gravidade da doença, aumentaram adicionalmente em pacientes que vieram a óbito e foram preditivos de choque ou morte.[116] Além disso, essas observações têm sido alargadas pelo uso de valores de angiopoietina 2 para prever o desenvolvimento de edema por permeabilidade elevada a partir de lesões pulmonares em uma grande variedade de pacientes gravemente doentes; a combinação dos níveis de angiopoietina 2 com o Escore de Previsão de Lesão Pulmonar (descrito previamente) melhorou as características resultantes da curva de operação do receptor quando comparadas a cada curva separadamente.[75] Claramente, são necessários estudos adicionais de números maiores de pacientes e desfechos, a fim de reforçar essas observações.

TRATAMENTO

O tratamento do edema pulmonar frequentemente requer vigorosas medidas para salvar vidas, seguidas por tratamento específico direcionado aos fatores que levaram ao acúmulo de líquido nos espaços extravasculares dos pulmões. A terapia racional requer também um diagnóstico acurado e um entendimento da natureza da doença de base e das estratégias que poderiam se mostrar úteis para limitar o acúmulo adicional de líquido e favorecer sua remoção dos pulmões.[117,118]

TRATAMENTO DE EMERGÊNCIA

Os pacientes com edema alveolar estão em geral gravemente doentes e requerem tratamento imediato para a insuficiência respiratória aguda. Os princípios básicos do tratamento da insuficiência respiratória hipoxêmica são discutidos no Capítulo 100. As necessidades essenciais dos pacientes com edema pulmonar incluem preservação da via aérea e provisão de ventilação alveolar e oxigenação sanguínea arterial satisfatórias. A manutenção da pressão arterial é indispensável. Hoje são largamente usadas medidas confiáveis de monitoração e sustentação da saturação de oxigênio e pressão arterial em operações de resgate e viagens de ambulância. O gerenciamento ventilatório nos pacientes com repleção alveolar completamente desenvolvida e anormalidades graves de trocas gasosas, independentemente da causa, requer entubação endotraqueal urgente, altas concentrações de oxigênio inalado e PEEP. Após a estabilização, introduzem-se estratégias obrigatórias de proteção aos pulmões nos pacientes com edema por permeabilidade elevada (ver discussão adiante); diferentemente, está se dando especial atenção aos métodos ventilatórios não invasivos (discutidos adiante) que aceleram a melhora no desconforto respiratório e nos distúrbios metabólicos nos pacientes com edema por pressão elevada, quase sempre por insuficiência cardíaca congestiva, mas não têm efeito sobre a mortalidade a curto prazo.

EDEMA POR PRESSÃO ELEVADA

No edema pulmonar por pressão elevada, o objetivo comum do tratamento é reduzir a transudação de líquido para os pulmões. Como a taxa de formação do edema aumenta exponencialmente com as elevações nas pressões vasculares pulmonares,[7] para o sucesso do tratamento é crucial o controle da pressão hidrostática. O tratamento deve ser claramente orientado a objetivos, responsivo à fisiopatologia de base e reavaliado com frequência até que o paciente esteja estável.

Princípios Gerais

O reconhecimento agudo e o gerenciamento do edema pulmonar por pressão elevada, exemplificado pela insuficiência cardíaca congestiva, têm sido objetos de revisões detalhadas.[5,6,8,119,120] No edema por pressão elevada, o objetivo do tratamento é reduzir a pressão hidrostática causadora da formação de edema nos pulmões. O maior objetivo é atingir um balanço negativo de líquido sem afetar adversamente o desempenho miocárdico. O trabalho do coração deve ser reduzido assim que possível, pela restrição de atividade física e prevenção da dor e ansiedade, que atuam aumentando o trabalho cardíaco por aumentar o tônus simpático. Como o coração falha, o desempenho cardíaco é preservado reflexamente por elevações progressivas nos volumes vasculares que atuam para aumentar o volume e o trabalho sistólicos cardíacos (o mecanismo de Frank-Starling). Esse aumento compensatório na pré-carga do ventrículo esquerdo resulta em hipertensão venosa pulmonar e aumenta a pressão motriz para a filtração de líquidos para fora da microcirculação pulmonar. À medida que a insuficiência cardíaca piora, o débito cardíaco cai, as pressões venosas pulmonar e sistêmica se elevam, a resistência vascular aumenta e o edema nos pulmões e na periferia torna-se a maior manifestação do comprometimento da função cardíaca.

Nos pacientes com edema por pressão elevada, a redução do volume vascular e o aumento no débito cardíaco diminuem a pressão motriz para a formação de edema. Como os fatores de segurança normais que protegem os pulmões do edema ocasionado por altas pressões de filtração estão intactos, a pressão precisa ser baixada somente até o normal. Em pressões capilares pulmonares em cunha menores que 20 mm Hg, a filtração de líquidos nos pulmões usualmente não é suficiente para causar edema pulmonar. Os pacientes com insuficiência cardíaca grave podem tolerar pressões mais altas — porque a permeabilidade de barreira de referência está reduzida nos pulmões e a capacidade linfática de remoção está elevada — e podem requerer tais pressões para manter o débito cardíaco. O tratamento é direcionado para reduzir o trabalho que o coração precisa realizar e aumentar a eficiência do coração no trabalho que ele deve fazer, incluindo, em alguns pacientes com edema pulmonar hidrostático grave, o uso de ventilação mecânica com pressão positiva. A resolução do edema alveolar nesses pacientes não é simplesmente uma questão de baixar as pressões vasculares pulmonares; outros mecanismos que aumentam a remoção do líquido alveolar são importantes.[120]

A maioria dos pacientes com edema pulmonar agudo causado por insuficiência cardíaca apresenta disfunção sistólica por contratilidade fraca, mas aproximadamente 30% dos pacientes têm disfunção diastólica. A contração cardíaca está normal, mas o relaxamento está prejudicado. Como o ventrículo não relaxa normalmente, a pressão diastólica final está aumentada, elevando, dessa forma, a pressão hidrostática na microcirculação pulmonar. A disfunção diastólica aguda que produz edema pulmonar é hoje reconhecida como uma manifestação comum da isquemia miocárdica aguda ou hipertensão não controlada. Outras causas incluem diabetes melito, estenose aórtica, cardiomiopatias infiltrativas, fibroelastose endocárdica, hipotermia, choque séptico, pressões torácicas elevadas por ventilação mecânica e efusão pericárdica. As condições causais ou agravantes devem ser corrigidas (p. ex., revascularização para doença da artéria coronária, controle da hipertensão sistêmica). O objetivo do tratamento na disfunção diastólica aguda é baixar as altas pressões de preenchimento (pelo uso cuidadoso de diuréticos e nitratos) sem reduzir significativamente o débito cardíaco. Esses pacientes são propensos a desenvolver hipotensão em resposta aos diuréticos e nitratos porque o débito cardíaco adequado depende de pressões de preenchimento elevadas no coração. Como a função sistólica está normal, os agentes inotrópicos positivos não ajudam, e podem de fato agravar, a isquemia.

No cenário de edema pulmonar agudo por pressão elevada, é especialmente importante identificar e tratar as causas corrigíveis de insuficiência cardíaca. Infarto agudo do miocárdio, isquemia miocárdica em andamento, arritmias, lesões valvulares, hipertensão sistêmica, ruptura de septo ventricular, miocardite reumática ou outras miocardites inflamatórias, intoxicação por digitálicos, embolismo pulmonar, infecção, tireotoxicose ou anemia grave podem ter causado a insuficiência cardíaca e devem ser corrigidos. Os pacientes cardíacos que se apresentam com edema pulmonar podem não se queixar de dor no peito, mas a maioria deles tem doença significativa da artéria coronária e o edema pulmonar pode ser a única manifestação da isquemia miocárdica silenciosa.

Sulfato de Morfina

O tratamento de emergência soberano para edema pulmonar cardiogênico agudo há tempos é o sulfato de morfina, 5 a

10 mg, ou seu equivalente, administrado intravenosamente de forma lenta durante vários minutos, tomando cuidado para evitar a hipotensão. A morfina é um fármaco extremamente útil no tratamento da insuficiência cardíaca porque é um vasodilatador potencial, além de um sedativo do sistema nervoso central, e também por não deprimir a contratilidade miocárdica. Seus efeitos vasodilatadores podem reduzir substancialmente a pressão capilar pulmonar e podem melhorar o débito cardíaco deprimido. O trabalho do coração é reduzido pelos efeitos vasodilatadores, bradicárdicos e sedativos da morfina. Administrada cuidadosamente, ela usualmente não causa falência respiratória ou agrava a existente retenção de dióxido de carbono associada ao edema pulmonar agudo, mas o paciente precisa ser mantido em observação cuidadosa caso não esteja entubado e recebendo ventilação assistida. A hipotensão após a administração de morfina indica que o fármaco foi aplicado em excesso ou que o volume intravascular está menor que o suspeitado; a administração imediata de naloxona deve corrigir rapidamente o distúrbio.

Retorno Venoso Reduzido

Se um atendimento médico sofisticado não estiver disponível imediatamente, dois remédios antigos úteis para edema pulmonar por pressão elevada podem salvar vidas. Primeiramente, torniquetes rotativos podem reduzir o volume sanguíneo intratorácico — e, portanto, a pressão de perfusão pulmonar — por prender o sangue nas extremidades, fora da circulação pulmonar. Os torniquetes, ou pulseiras medidoras de pressão infladas a valores menores que a pressão sistólica, são aplicados a três ou quatro extremidades e alternados a cada 15 minutos. O objetivo é reduzir o retorno venoso, não interromper todo o fluxo sanguíneo para as extremidades. Deve-se tomar cuidado para que os torniquetes sejam alternados e para que o retorno venoso de qualquer extremidade não seja obstruído por mais de 45 minutos por vez. Um estudo de pacientes com disfunção ventricular esquerda após infarto do miocárdio mostrou o confinamento de considerável volume de sangue na periferia por torniquetes, mas com efeitos variáveis e algumas vezes desfavoráveis sobre a função ventricular esquerda.[121] Em segundo lugar, a remoção de 100 a 500 mL de sangue por flebotomia[122] pode ser usada para reduzir o volume sanguíneo no edema pulmonar agudo por insuficiência cardíaca congestiva quando o paciente não estiver em choque e quando os fármacos e tratamento de suporte não estiverem disponíveis imediatamente.

Estratégias Ventilatórias

A maioria dos pacientes hospitalizados com edema por pressão elevada sofre de insuficiência cardíaca aguda ou crônica e requer tratamento com oxigênio para assegurar oxigenação sanguínea arterial satisfatória. Dependendo da gravidade de deficiência de oxigênio predominante, os pacientes com anormalidades leves podem requerer somente oxigênio suplementar administrado através de um cateter nasal ou máscara simples; aqueles com deficiência moderada de oxigênio podem se beneficiar de métodos não invasivos de administração de oxigênio. Finalmente, anormalidades profundas da troca gasosa requerem entubação endotraqueal com altas concentrações de oxigênio e elevadas pressões finais expiratórias.

Atualmente, após muitos estudos, a ventilação não invasiva — por pressão positiva das vias aéreas ou por pressão positiva intermitente não invasiva — provou ser benéfica para o tratamento do edema pulmonar cardiogênico agudo; ambos os métodos causam melhora mais rápida no desconforto respiratório e nas anormalidades metabólicas do que o tratamento padrão com oxigênio.[123] Os dois tipos de ventilação não invasiva são similares em seus benefícios clínicos, mas não têm efeito sobre a mortalidade a curto prazo.[124] A ventilação não invasiva usada apropriadamente poupa muitos pacientes da provação da entubação endotraqueal, mas, quando o edema pulmonar cardiogênico for acentuado e se agravar, a entubação é indicada imediatamente.[125,126]

Cateterização do Coração Direito

Em 1970, os Drs. HJC Swan e William Ganz[127] introduziram o cateter de flotação com balão na medicina clínica para mensurações da pressão atrial direita, pressão ventricular direita, pressão da artéria pulmonar e pressão capilar pulmonar em cunha, para avaliação de débito cardíaco e valores de saturação de oxigênio nas câmaras cardíacas direitas. Os cateteres da artéria pulmonar são de uso relativamente fácil, mas o treinamento é essencial. Naturalmente, residentes, mas também médicos assistentes experientes em cardiologia, medicina intensiva, cirurgia e anestesiologia juntaram-se à "correria" para inserir cateteres de Swan-Ganz e aprender sobre seus benefícios.

A boa notícia é que esses mesmos jovens estagiários ansiosos e médicos veteranos aprenderam, de fato, um gigantesco volume de informações sobre fisiologia cardiovascular e respiratória, que eram pouco ou não conhecidas pela maioria dos médicos antes do advento da cateterização da artéria pulmonar.[128] Como o conhecimento a respeito da hemodinâmica se tornou assunto de todos, novos modelos conceituais para o gerenciamento de infarto agudo do miocárdio, insuficiência cardíaca e choque cardiogênico com base nos dados hemodinâmicos prontamente obtidos produziram novas visões clínicas e recompensas em pesquisas. Abordagens similares exploraram os mistérios de sepse, choque séptico e complicações pós-operatórias e como diferenciar edema por pressão elevada de edema por permeabilidade elevada. Novos conceitos hemodinâmicos foram reforçados pelo uso de diuréticos novos e cada vez mais potentes e fármacos vasoativos e inotrópicos.

A má notícia, naturalmente, foi a utilização excessiva e o abuso de cateterização da artéria pulmonar.[129-133] A competência técnica e a experiência profissional algumas vezes padeceu e os pretensos peritos nem sempre sabiam como interpretar as informações. Mas o uso da cateterização da artéria pulmonar continuou ocorrendo e não foi reduzido até os anos 1990, quando as autoridades começaram a questionar se o uso irrestrito dos cateteres de flotação com balão nos pacientes com infarto agudo do miocárdio se justificava ou não. Embora os resultados de ensaios clínicos iniciais não fossem definitivos, eles levantaram dúvidas consideráveis, até ser finalmente reconhecido que não havia lugar para a cateterização da artéria pulmonar no gerenciamento de *rotina* do infarto agudo do miocárdio.[134]

Subsequentemente, foi desafiada e posta à prova a certeza prevalecente de que a monitoração da pressão capilar pulmonar em cunha e do débito cardíaco, em vez da pressão venosa central, aprimoraria tanto o controle do estado do volume quanto a regulação do tratamento vasopressor e inotrópico. Uma grande pesquisa clínica em 1.000 pacientes, patrocinada *National Heart, Lung and Blood Institute*, concluiu que "a terapia guiada [pela cateterização da artéria pulmonar] não melhorou a sobrevivência ou a perfusão do órgão e as complicações foram maiores que a terapia guiada [pela cateterização venosa central]".[135]

As últimas (2013) informações sobre o uso dos cateteres de flotação com balão para pacientes adultos na medicina intensiva vem do Cochrane Central Register of Controlled Trials.[136] Os autores concluíram "que o uso de um [cateter de artéria pulmonar] não alterou a mortalidade, geral [unidade de terapia intensiva] ou no hospital [tempo de estadia], ou o custo para pacientes adultos em cuidados intensivos". Como de costume, a experiência e o julgamento clínico são essenciais.

Deve-se dizer e enfatizar — agora que as velhas controvérsias foram amplamente esclarecidas — que várias indicações incontestáveis para a cateterização de Swan-Ganz resistem irrefutadas e permanecem empregadas comumente, particularmente em diagnóstico e monitoração das doenças cardiovasculares.[128] Métodos alternativos de monitoração hemodinâmica, como o dispositivo de Índice Contínuo de Pulso do Débito Cardíaco,[137] estão sendo planejados e avaliados, mas permanece um papel importante para os cateteres de flotação com balão para pacientes adultos gravemente doentes.

Tratamento Farmacológico Específico

Após a instituição do tratamento de emergência e a estabilização das condições do paciente, três opções terapêuticas principais — vasodilatadores, diuréticos e agentes inotrópicos — devem ser consideradas e administradas quando apropriado. O objetivo do tratamento com esses agentes é baixar a pressão hidrostática nos sítios de filtração no leito vascular pulmonar enquanto mantém a distribuição sistêmica adequada de oxigênio. A escolha do tratamento é ditada pela condição do paciente e pela causa do edema pulmonar.

Vasodilatadores. Dependendo de suas indicações terapêuticas específicas, os vasodilatadores são usados para hipertensão, insuficiência cardíaca congestiva e angina. Vários medicamentos estão disponíveis, geralmente em combinação e como parte de um regime de tratamento de longo prazo. Os vasodilatadores são agentes farmacológicos úteis para o tratamento do edema pulmonar agudo por pressão elevada, porque seus efeitos ocorrem rapidamente, usualmente em minutos. Por meio de dilatação das veias, a capacitância vascular aumenta e o sangue é redistribuído perifericamente, reduzindo, dessa forma, a pressão motriz para a filtração de líquidos nos pulmões; por meio de dilatação das artérias, a resistência vascular sistêmica (pós-carga cardíaca) cai, o débito cardíaco e o volume sistólico se elevam, o coração trabalha mais eficientemente. Além da morfina, três classes de vasodilatadores podem ser úteis no edema pulmonar: venodilatadores (p. ex., nitratos), dilatadores arteriolares (p. ex., fentolamina, hidralazina) e dilatadores mistos (p. ex., nitroprussiato).

Os efeitos colaterais mais comuns dos vasodilatadores, como tonturas, especialmente ao se levantar, estão relacionados à baixa pressão arterial. A tolerância aos vasodilatadores pode requerer revisão do tratamento de longo prazo.

Diuréticos. Os pacientes com sintomas de edema pulmonar, especialmente por pressão vascular elevada, usualmente se beneficiam da administração de agentes diuréticos, um modo padrão de tratamento inicial.[138] Esses fármacos podem exercer um efeito imediato modesto, pelo aumento da capacitância venosa e diminuição da perfusão relativa de alvéolos repletos (atuando como vasodilatadores), mas seu principal mecanismo de ação é aumentar a excreção de sódio e água pelos rins.[139] A diurese resultante causa diminuição no volume e na pressão ventricular esquerda e, assim, redução na pressão atrial esquerda e na pressão nos sítios de filtração nos pulmões. Entre os diuréticos de alça potentes administrados por injeção intravenosa lenta, a furosemida é altamente eficaz e geralmente considerada como o agente de escolha. Dezenas de diferentes regimes de dosagens de furosemida são usadas para tratar pacientes sintomáticos com edema pulmonar por insuficiência cardíaca congestiva. Um desses regimes consiste em uma dose de ataque de 40 a 80 mg, seguida por infusão contínua de 10 a 20 mg/hora; se não houver resposta em uma hora, a dose de ataque é repetida e a taxa de infusão é dobrada. Doses equivalentes de outros diuréticos de alça (bumetanida, torsemida ou ácido etacrínico) apresentam essencialmente os mesmos efeitos.

Décadas de experiência clínica documentaram que a administração intravenosa de diuréticos de alça quase sempre resulta em diurese imediata e alívio sintomático. Entretanto, há falta de informações sobre segurança e eficácia e o uso ideal de diuréticos no gerenciamento da insuficiência cardíaca necessita de muito mais estudos e aperfeiçoamento.[140]

Se o paciente estiver hipotenso ou em franco estado de choque, os diuréticos raramente oferecem benefícios, porque a fraca perfusão renal limita quaisquer efeitos que eles possam ter sobre a função dos rins. Nessa circunstância, a ultrafiltração venovenosa contínua pode reduzir o volume intravascular, mesmo nos pacientes que requeiram vasopressores para suporte à pressão arterial.

Se o paciente tiver doença renal grave, a diurese pode não ser uma opção. Nessa circunstância, deve-se considerar a hemofiltração arteriovenosa contínua com ou sem diálise em contracorrente[141] ou a ultrafiltração venovenosa.[142] Essas técnicas representam avanços consideráveis sobre a hemodiálise tradicional, que era frequentemente impossível em pacientes hemodinamicamente instáveis (especialmente aqueles com débito cardíaco reduzido ou hipotensão), e diálise peritoneal, que era lenta e mal tolerada.

A hemofiltração pode ser instituída, mantida e gerenciada com sucesso por médicos e enfermeiros bem treinados da unidade de terapia intensiva e não é complicada pela hipotensão porque os circuitos têm pequenos volumes e as pressões são baixas. Pode-se remover quantidade considerável de líquido (< 200 a 300 mL/hora) quando necessário, com a quantidade sendo titulada ao estado cardiovascular do paciente.

Agentes Inotrópicos. Os pacientes com choque cardiogênico e outras situações cardíacas que reduzem a pressão arterial sistêmica em geral requerem agentes inotrópicos como uma medida temporária para salvar a vida. Em uma categoria terapêutica totalmente diferente, os pacientes com insuficiência cardíaca sistólica e edema pulmonar com contratilidade cardíaca prejudicada, também se acreditava, obtinham benefícios dos agentes inotrópicos, por aumento do débito cardíaco e redução da pressão motriz para a filtração de líquido nos pulmões. Embora o uso de agentes farmacológicos para melhorar a contratilidade miocárdica pareça racional, a opinião atual é de que "os tratamentos inotrópicos na [insuficiência cardíaca sistólica] população falharam universalmente em corresponder às expectativas".[143] O tratamento inotrópico paliativo tem suas indicações ocasionais, mas outras opções, como a combinação cardioversor-desfibrilador implantável e ressincronização cardíaca podem também oferecer benefícios.[144]

Quando presente, o edema pulmonar por pressão elevada é uma importante característica associada à contratilidade miocárdica prejudicada, tem-se mostrado difícil de tratar e tem mau prognóstico; o ajuste diagnóstico individualizado pode melhorar transitoriamente o desfecho clínico, mas os resultados permanecem modestos, na melhor das hipóteses. Métodos mais antigos, entretanto, estão sendo suplantados por técnicas avançadas de reperfusão coronariana, suporte mecânico com bombas de balão intra-aórtico ou dispositivos de assistência ventricular, uso expandido de oxigenadores de membrana extracorpóreos para insuficiência respiratória grave e avanços em transplantes de coração e/ou pulmão.

EDEMA POR PERMEABILIDADE ELEVADA

Como já enfatizado, a estratégia para gerenciar pacientes com edema pulmonar por permeabilidade elevada causado por vários tipos de lesão pulmonar grave difere daquela para pacientes com edema pulmonar por pressão elevada em dois aspectos cruciais: primeiro, as barreiras endotelial e epitelial estão danificadas no edema por permeabilidade elevada, enquanto estão usualmente normais no edema por pressão elevada; e segundo, quando as barreiras estão danificadas, o edema se desenvolve, mesmo em baixas pressões motrizes. Os objetivos do tratamento (Tabela 62-8) são tratar a causa de base da lesão pulmonar aguda, fornecer suporte enquanto a fase de reparo se inicia, usar uma estratégia ventilatória protetora dos pulmões que não piore a lesão pulmonar e reduzir tanto quanto possível as pressões motrizes para movimentos de líquidos através das barreiras danificadas para os pulmões.

Princípios Gerais

A causa da lesão pulmonar pode nem sempre estar aparente e, quando a causa não for óbvia, deve-se assumir que se trata de infecção: a causa de base tratável mais comum de edema por permeabilidade elevada. Embora o paciente esteja em geral gravemente doente, devem-se realizar exames diagnósticos para identificar uma possível causa de infecção, a fim de que possam ser instituídos drenagem e tratamento antimicrobiano adequados. Radiografias torácicas simples raramente são úteis. Ultrassonografias e varreduras por TC abdominais podem ser úteis para o diagnóstico. A sepse por infecção intra-abdominal é comum e pode ser especialmente difícil de identificar. Muitas dessas infecções requerem drenagem cirúrgica para que o tratamento antimicrobiano seja eficaz. Como o tratamento específico para permeabilidade elevada não está usualmente disponível — a menos que a causa seja uma infecção tratável —, o tratamento de suporte é extremamente importante. As preocupações iniciais são para o suporte à ventilação e à circulação. Os pacientes com edema por permeabilidade elevada podem estar hemodinamicamente instáveis e o suporte ventilatório pode ser complicado por hipotensão ou franco choque; a PEEP, que é usualmente necessária para a oxigenação adequada, pode agravar o problema por impedir o retorno venoso ao coração e por reduzir a função cardíaca.

Os pacientes com baixas pressões capilares pulmonares em cunha (< 10 mm Hg) ou pressão venosa central (< 4 mm Hg) e hipotensão sistêmica requerem ressuscitação líquida para auxiliar a pressão arterial e perfusão na extremidade dos órgãos. Se o paciente tiver perda de sangue ativa, em andamento, ou a concentração de hemoglobina estiver baixa (< 7 g/dL), concentrados de hemácias são eficazes, não somente para expandir o volume intravascular e restaurar a pressão arterial, mas também para aumentar a capacidade do sangue de carrear oxigênio. Os pacientes que não apresentam hemorragias e que apresentam concentrações normais de hemoglobina devem ser ressuscitados com soluções cristaloides. Como as barreiras que restringem o movimento coloide do espaço vascular para os pulmões não estão funcionando normalmente nos pulmões lesados, as diferenças na pressão osmótica das proteínas que favorecem o movimento de líquidos para o espaço vascular não podem ser estabelecidas nos pulmões; por essa razão, não há vantagem na ressuscitação líquida com soluções coloidais.

Os pacientes com hipotensão que não respondem à ressuscitação líquida ou que têm pressão capilar pulmonar em cunha normal ou elevada (> 10 mm Hg) requerem agentes inotrópicos vasopressores ou positivos. Para os pacientes com choque séptico, a vasodilatação generalizada resultando em baixa resistência vascular sistêmica é a principal anormalidade hemodinâmica.[145] A norepinefrina é o vasopressor mais comumente usado para auxiliar a pressão arterial, mas a dopamina é também largamente usada.

O suporte hemodinâmico agressivo de pacientes gravemente doentes pode ser prejudicial se as complicações dos tratamentos se tornarem mais danosas que a doença de base em si. Estratégias para aumentar a distribuição de oxigênio sistêmico (p. ex., com inotrópicos, líquidos intravasculares e transfusões sanguíneas) ou atingir valores supranormais para o índice cardíaco ou valores normais para a saturação venosa mista de oxigênio não melhoraram a mortalidade quando aplicadas a todos os pacientes gravemente doentes, mas melhoraram o desfecho nos pacientes com sepse tratados bem prematuramente em seus cursos.[146,147] Uma rede de ensaios clínicos sobre SDRA mostrou que, nos pacientes sem choque, estado definido pela inexistência de necessidade de tratamento vasopressor, uma estratégia para restringir os líquidos a fim de reduzir as pressões intravasculares melhorou os desfechos clínicos por reduzir a duração da ventilação mecânica nos pacientes com LPA; vale destacar que as mensurações de pressão, tanto do cateter venoso central quanto do da artéria pulmonar, forneceram diretrizes igualmente úteis para a restrição de líquidos, mas se associou a cateterização da artéria pulmonar a complicações significantemente maiores.[148]

Um ensaio clínico multicêntrico controlado aleatório sobre necessidade de transfusão em pacientes gravemente doentes com euvolemia após o tratamento inicial comparou uma estratégia restritiva de transfusão de hemácias caso a concentração de hemoglobina diminuísse para menos de 7 g/dL

Tabela 62-8 Lesão Pulmonar Aguda: Princípios Importantes de Gerenciamento

MINIMIZAR O ACÚMULO DE EDEMA
Assegurar a pressão microvascular pulmonar mais baixa possível
Reduzir o volume vascular

PROCURAR E TRATAR INFECÇÕES

FORNECER TERAPIA DE SUPORTE
Administrar oxigênio
Usar ventilação protetora do pulmão
Melhorar a pressão arterial e o débito cardíaco

FAZER MAIS BENEFÍCIOS DO QUE DANOS
Evitar hipotensão
Evitar sobrecarga de volume
Evitar toxicidade do oxigênio
Evitar infecção

versus uma estratégia mais liberal de manter a concentração de hemoglobina acima de 10 g/dL. A estratégia de transfusão restrita para manter a concentração de hemoglobina entre 7 e 9 g/dL foi, no mínimo, tão eficaz, e possivelmente superior, à estratégia de fazer transfusões para manter a concentração de hemoglobina em 10 a 12 g/dL; a única possível exceção a essa norma incluiu os pacientes com síndromes coronarianas isquêmicas ativas, como infarto agudo do miocárdio e angina instável.[149]

Estratégias Ventilatórias Protetoras do Pulmão

Em animais experimentais, a ventilação com altos volumes correntes aumenta as pressões de filtração vascular e produz fraturas por estresse do endotélio microvascular, epitélio alveolar e membrana basal.[150,151] A lesão resultante parece ser o resultado da combinação de grandes excursões correntes em altos volumes pulmonares associadas a pressões elevadas de vias aéreas: o chamado *volutrauma*. Como as evidências a partir de estudos em animais e pequenos ensaios clínicos forneceram lógica experimental convincente,[152,153] realizaram-se investigações para testar o potencial benefício dos baixos volumes correntes e pressões reduzidas de vias aéreas *versus* volumes correntes padrões (altos) e pressões elevadas. Um grande ensaio multicêntrico patrocinado pelo NHLBI foi interrompido prematuramente após o cadastro de 861 pacientes com LPA-SDRA bem definidas. O ensaio comparou o gerenciamento ventilatório "tradicional" usando volumes correntes iniciais de 12 mL/kg de peso corpóreo ideal, com pressões de platô de 50 cm/H_2O ou menos, a volumes correntes menores de 6 mL/kg com pressões de platô de vias aéreas limitadas a 30 cm H_2O ou menos: "A mortalidade foi menor no grupo tratado com volumes correntes menores do que no grupo tratado com volumes correntes tradicionais — 31% *vs.* 39,8%, P = .007 — e o número de dias sem uso de ventilador durante os primeiros 28 dias após a randomização foi maior neste grupo — (média ± SD), 12 ± 11 *vs.* 10 ± 11; P= .007".[154]

Os resultados desse ensaio seminal e vários estudos que se seguiram transformaram o gerenciamento e o desfecho de pacientes com SDRA[155-158] e estão sendo aplicados com sucesso em pacientes gravemente doentes sem SDRA.[159,160] O protocolo para implementação da estratégia ventilatória protetora do pulmão é detalhado na Tabela 100-3 e, além disso, é discutido no Capítulo 100.

Interessantemente, os resultados obtidos de um estudo italiano mostraram que uma estratégia com baixo volume corrente em pacientes com SDRA atenuou as respostas inflamatórias tanto nos pulmões quanto na corrente sanguínea, conforme foi mensurado pela redução nas concentrações de neutrófilos e citocinas no líquido do LBA e pela redução nas citocinas no sangue circulante.[161] Outros estudos confirmaram que a ventilação protetora dos pulmões com baixo volume corrente está associada a redução nos marcadores inflamatórios nos pulmões.[162] Além disso, a lesão epitelial alveolar provavelmente é reduzida, considerando o declínio nos níveis de proteína D surfactante (um marcador de célula epitelial do tipo II) e no receptor para produto final da glicação avançada (um marcador de célula epitelial do tipo I) no plasma de pacientes tratados com a estratégia ventilatória protetora do pulmão.[115,163]

Além do uso da estratégia ventilatória protetora do pulmão, propuseram-se vários adjuntos em pequenos números de pacientes, a fim de suplementar o tratamento de pacientes gravemente doentes, incluindo posição prona,[164] troca gasosa extrapulmonar (oxigenação, remoção de dióxido de carbono ou ambos), ventilação líquida, insuflação de gás traqueal, hipercapnia permissiva e ventilação de alta frequência. No Capítulo 100 é fornecida discussão adicional dessas modalidades.

Terapias Farmacológicas Específicas

Vários agentes terapêuticos, que estão listados na Tabela 62-9, foram estudados em pacientes com várias formas de lesão pulmonar e sepse. Nenhum desses agentes mostrou qualquer benefício sobre a mortalidade em ensaios prospectivos de larga escala, randomizados e controlados, incluindo um ensaio recente de estatinas na SDRA.[164a]

Se os tratamentos anti-inflamatórios mais recentes serão úteis ou não em pacientes com edema por permeabilidade elevada causado por barreiras pulmonares danificadas, permanece uma importante questão. Embora as reações inflamatórias possam danificar tecidos, é importante lembrar que a inflamação desempenha um importante papel benéfico na eliminação de micro-organismos invasores. Como as vias inflamatórias são redundantes, bloquear qualquer mediador inflamatório (ou mesmo vários mediadores) pode ter pouco ou nenhum efeito sobre a resposta inflamatória total. Se os mecanismos de lesão pulmonar diferirem após vários eventos clínicos, a aplicação de tratamento direcionado a um mecanismo particular não seria apropriada até que a maioria dos mecanismos de base, ou todos eles, tivessem sido reconhecidos e tratados com sucesso.

Corticosteroides. De todos os possíveis agentes farmacológicos usados para tratar lesões pulmonares críticas, os corticosteroides têm a mais longa história. Apesar da justificativa supostamente convincente para seu uso no cenário de edema por permeabilidade elevada por sepse, quatro ensaios prospectivos separados, randomizados, duplo-cegos e controlados por placebo, sobre tratamentos com alta dose de metilprednisolona não mostraram qualquer benefício.[165] A corticoidoterapia não preveniu o desenvolvimento de LPA bem caracterizada ou reduziu sua incidência nos pacientes com SDRA; nem acelerou a reversão da SDRA, reduziu a mortalidade ou melhorou a função respiratória. Além disso, o uso de corticosteroides foi associado a maior taxa de mortalidade aos 14 dias nos pacientes que desenvolveram lesão pulmonar crítica e a frequência aumentada de infecções associadas. Os corticosteroides também foram ineficazes na síndrome de sepse e podem ter causado dano.[166]

Tabela 62-9 Agentes Terapêuticos Testados no Edema Pulmonar por Permeabilidade Elevada[164a]

Corticosteroides
Ibuprofeno
Óxido nítrico
Prostaglandina E_1 (PGE_1)
Prostaglandinas lipossomais E_1 e E_2
Surfactante
Anticorpos antiendotoxina e fator de necrose antitumoral
Antagonista dos receptores do fator de ativação de plaquetas
Antagonista dos receptores da interleucina 1
Cetoconazol
N-acetilcisteína
Carboxilato de oxotiazolidina
Pentoxifilina
Agonistas beta-adrenérgicos
Estatinas

Uma exceção pode ser a *Síndrome de embolia gordurosa*. Um ensaio prospectivo randomizado, duplo-cego, controlado por placebo de tratamento de corticoide em 64 pacientes com fraturas de ossos longos mostrou que altas doses de metilprednisolona preveniam efetivamente o desenvolvimento da Síndrome de embolia gordurosa.[167] A embolia gordurosa é uma síndrome clínica incomum, usualmente descrita em relatos de casos únicos de ortopedistas; o tratamento com corticoides não é rotineiramente usado e, até o momento, um ensaio em larga escala, multicêntrico, randomizado não parece justificado.

Os resultados geralmente desapontadores dos ensaios de corticoides nos pacientes com lesão pulmonar inicial ou iminente não desencorajaram investigações adicionais; em vez disso, estudos existentes indicam que os corticoides poderiam ser benéficos em subgrupos de pacientes ou quando administrados em um momento particular (p. ex., durante a fase proliferativa) ou por um período mais constante.[168] Resultados de estudos de corticoideterapia tardiamente no curso de SDRA (chamada terapia de resgate) foram encorajadores e um pequeno ensaio clínico randomizado, duplo-cego, controlado por placebo em pacientes com SDRA grave, cujo Escore de Lesão Pulmonar havia falhado em melhorar pelo sétimo dia de falência respiratória, mostrou melhora nos escores de lesão pulmonar e disfunção de outros órgãos, bem como mortalidade reduzida em pacientes tratados.[169] Entretanto, um ensaio patrocinado pelo NHLBI de corticoidoterapia (metilprednisolona, 2 mg/kg), começando no dia 7 a 21 da SDRA, não mostrou redução na mortalidade em 60 ou 180 dias no hospital nos pacientes tratados com corticosteroides, comparados a placebo.[170] Além disso, houve importantes complicações neuromusculares nos pacientes tratados com metilprednisolona. Um estudo sugeriu benefícios potenciais com esteroides na lesão pulmonar grave, embora o desenho do ensaio fosse subótimo.[171]

Agentes Bloqueadores Neuromusculares. A experiência até o momento é limitada e os ensaios clínicos randomizados são inconclusivos com relação tanto à eficácia dos agentes bloqueadores neuromusculares no tratamento da SDRA quanto à sua associação com a fraqueza muscular adquirida na unidade de terapia intensiva. Em 2010, um ensaio controlado randomizado mostrou melhora na sobrevivência ajustada de 90 dias e tempo livre de ventilador em pacientes recebendo cisatracúrio comparados a placebos.[172] Uma nova revisão sistemática e meta-análise, que incluíram três ensaios, todos do mesmo grupo francês de pesquisa, reavaliaram o benefício potencial de infusões intravenosas de 48 horas de besilato de cisatracúrio; a infusão desse agente bloqueador neuromuscular por tempo curto melhorou a taxa de mortalidade e reduziu o risco de barotrauma, mas não teve efeito sobre a duração da ventilação mecânica entre os sobreviventes.[173] Os dados sobre os riscos de fraqueza muscular adquirida na unidade de terapia intensiva foram inconclusivos. São necessários estudos adicionais para esclarecer essa questão pendente.

RESULTADOS

O desfecho de pacientes com edema pulmonar depende de qual das duas principais categorias fisiopatológicas principais de formação de edema está envolvida. Até recentemente, conhecia-se muito menos sobre a resolução do edema pulmonar do que sobre sua formação. Deve-se remover a água — e quaisquer proteínas e restos celulares extravasados — dos alvéolos e dos espaços intersticiais para restaurar os pulmões à sua condição primitiva, saudável. O líquido do edema é retirado dos pulmões por via de cinco rotas: linfáticos, vias aéreas, vasos sanguíneos, espaço pleural e mediastino; diferentemente, os restos celulares e material particulado precisam ser removidos dos alvéolos por captação pelos macrófagos ou através das vias aéreas.

RESOLUÇÃO DO EDEMA PULMONAR

Os avanços consideráveis em nosso entendimento da remoção de líquido e soluto dos alvéolos foram objeto de várias revisões.[2,174,175,175a] O transporte ativo de sódio e cloreto através da barreira epitelial alveolar para o interstício conduz a remoção do líquido do edema dos espaços aéreos (ver Cap. 9). O epitélio alveolar ileso tem capacidade notável de remover líquido dos espaços aéreos rapidamente; por exemplo, mensurações seriadas de concentrações de proteínas no líquido de edema, relativas a concentrações plasmáticas simultâneas de proteínas em um paciente em quase afogamento por água salgada, mostraram que 50% a 60% do excesso de líquido alveolar nos pulmões foram removidos durante o curso de apenas 4 horas.[38] Em estudos experimentais em coelhos, a instilação de 4 mL/kg de água do mar nos pulmões resultou em um aumento de 300% no volume de líquido alveolar em menos de 5 minutos — graças ao movimento principalmente de água pura movida por forças osmóticas do plasma para o instilado hiperosmolar (881 ± 29mOsm) —, 80% dos quais foram removidos dos alvéolos em 6 horas.[39]

Volumes equivalentes de salina iso-osmótica (292 ± 6 mOsm) instilada nos pulmões de coelhos foram removidos em uma velocidade similar. Em nenhuma circunstância houve evidências de lesão à barreira epitelial alveolar, que é mais resistente que a barreira endotelial a uma grande variedade de lesões, incluindo isquemia, endotoxinas e bactérias intravenosas e alveolares, ácido oleico intravenoso, aspiração de ácido, aspiração de água salgada, hiperoxia, bleomicina intratraqueal, choques séptico e hipovolêmico e reaquecimento após grave hipotermia. Mesmo após lesão alveolar leve a moderada, a capacidade de transportar sal e água é frequentemente preservada. Na lesão grave, entretanto, quando a barreira é interrompida, a capacidade de remover líquido do edema se perde e o endotélio vascular torna-se a barreira limitante entre o sistema vascular e os espaços aéreos. Clinicamente, a capacidade de remover parte do líquido do edema alveolar — indicada pelo aumento na razão de concentração de proteínas do líquido do edema em relação ao plasma nas primeiras 4 a 12 horas após o desenvolvimento de edema por permeabilidade elevada — é um achado de prognóstico favorável associado a mortalidade de apenas 20%. Em contrapartida, associou-se à incapacidade de reabsorver líquido do edema alveolar no curso de lesões pulmonares graves a mortalidade de aproximadamente 80%.[97] Um estudo maior e mais recente confirmou esses resultados.[98] Assim, a capacidade funcional da barreira epitelial alveolar no edema agudo por permeabilidade elevada pode ser um índice útil para prognóstico, talvez porque ela sirva como um marcador da gravidade e extensão da lesão pulmonar.

A função de barreira pode ser também manipulada em certos cenários. A atividade da Na^+, K^+-ATPase no pulmão aumentou em ratos em recuperação de edema pulmonar por permeabilidade elevada induzido experimentalmente pela tioureia.[176] Além disso, a remoção do líquido alveolar pode ser aumentada farmacologicamente (p. ex., por catecolaminas), mesmo na presença de edema por permeabilidade elevada com repleção alveolar.[2] Essas observações elevam o potencial do tratamento para acelerar a resolução do edema alveolar, embora um aumento na remoção alveolar requeira uma barreira epitelial alveolar intacta.

Como a remoção de proteínas dos alvéolos repletos é muito mais lenta (1% a 2%/hora) que a remoção do líquido livre de proteínas (10% a 20%/hora),[178,179] a proteína deixada para trás torna-se concentrada. O aumento na concentração de proteínas nos alvéolos quando o líquido livre de proteínas é reabsorvido não retarda a remoção de líquidos, porque a proteína precipitada não exerce pressão osmótica e a concentração de macromoléculas solúveis é muito pequena para neutralizar as diferenças na concentração de íons resultantes do transporte transepitelial. A remoção de líquido de edema dos alvéolos repletos pode ser retardada se o líquido coagular, o que pode ser visto especialmente quando a permeabilidade vascular pulmonar está aumentada. O líquido do edema pode coagular porque, após extravasamento de plasma para os espaços aéreos, o sistema de coagulação pode ser ativado por surfactantes ou pró-coagulantes derivados de macrófagos.

O líquido removido dos espaços alveolares para o interstício alveolar pode sair dos pulmões fluindo para os capilares linfáticos ou seguindo o gradiente de pressão predominante para os espaços de tecido conjuntivo frouxo peribroncovascular ou diretamente para o espaço pleural. Grandes quantidades de líquido nos espaços aéreos podem ser parcialmente removidas para as bainhas peribroncovasculares através do epitélio de vias aéreas terminais que supostamente "vazam",[180,181] deixando o líquido alveolar e o soluto para trás para serem removidos mais lentamente através do epitélio alveolar mais impermeável.

A maior parte da água intersticial no edema pulmonar está nos espaços do tecido conjuntivo frouxo peribroncovascular e não nas paredes alveolares. Como os capilares linfáticos são distribuídos para drenar somente o interstício da parede alveolar, essa rota para remoção do edema não está disponível para a maior parte do líquido intersticial. Um estudo em caprinos mostrou que a linfa pulmonar se originava principalmente do líquido intersticial da parede alveolar e a contribuição do sistema linfático pulmonar à remoção do edema intersticial nas bainhas broncoalveolares e nos septos interlobulares era pequena. A máxima contribuição possível pelos linfáticos pulmonares à remoção do líquido do edema intersticial foi menor que 10% e a perda de líquido nas vias aéreas por evaporação foi aproximadamente duas vezes a taxa de remoção linfática.[182] Em um estudo de pulmões de ovinos perfundidos *in situ* com edema pulmonar experimental com alta e baixa quantidade de proteínas, durante a recuperação do edema pulmonar, o líquido intersticial foi reabsorvido para a circulação em proporção inversa à sua concentração proteica e somente uma fração muito pequena do edema intersticial foi removida pelos linfáticos pulmonares durante a recuperação de cada tipo de edema.[183] Um pouco de líquido do interstício frouxo peribroncovascular pode drenar diretamente na corrente sanguínea por cruzar as paredes dos vasos sanguíneos nos pulmões.

Um estudo de pulmões de ovinos isolados, tornados edematosos pela elevação das pressões vasculares, mostrou que a via primária de remoção do edema era por reabsorção vascular; 60% da água filtrada foi removida em 3 horas, 42% por reabsorção para a corrente sanguínea e 18% por drenagem linfática, pleural e mediastínica.[184] O edema pode também drenar para o espaço pleural. As efusões pleurais são bastante comuns no edema pulmonar por pressão elevada — encontradas em aproximadamente 25% a 50% dos pacientes e usualmente no lado direito, quando unilateral — mas também estão presentes na permeabilidade elevada — em aproximadamente 35% dos pacientes.[185-187] A formação e a remoção das efusões pleurais são discutidas em detalhes no Capítulo 79. Até 25% a 30% do líquido do edema pulmonar podem deixar os pulmões através do espaço pleural.[186,188] Uma porção significativa do edema intersticial provavelmente segue o gradiente de pressão prevalente nos pulmões para drenar para o mediastino a fim de ser removido pelos linfáticos vizinhos.

A remoção a curto prazo de proteína alveolar parece ocorrer primariamente por difusão paracelular e é dependente do tamanho.[6] A maior parte das proteínas é removida intacta em vez de degradada em fragmentos menores. O consenso geral é que a transcitose (transporte por via de vesículas) não é um mecanismo principal para remover grandes quantidades de albumina ou outras proteínas do espaço alveolar. A longo prazo, os mecanismos celulares, principalmente a fagocitose e o catabolismo por macrófagos, são responsáveis pela remoção da maior parte das proteínas do espaço alveolar.[56] Proteínas insolúveis, precipitadas, são removidas dessa forma. Os macrófagos são também responsáveis, em última instância, pela remoção de PMN senescentes e mortos e outros resíduos. A pequena área de superfície ciliada dos espaços aéreos distais parece indicar que a via mucociliar responda por apenas uma fração menor de remoção de proteína alveolar, embora as proteínas possam alcançar a chamada escada rolante mucociliar ao longo de correntes na camada de líquido alveolar. Mesmo assim, a remoção seria muito lenta; o tempo médio para a remoção mucociliar de partículas do espaço alveolar é de mais de 4 semanas. A remoção completa de proteínas alveolares do edema pulmonar por qualquer via é lenta.[6]

Pouco se sabe sobre os mecanismos e sinais que regulam a função de barreira endotelial, ou como a permeabilidade endotelial elevada retorna ao normal;[189] por outro lado, os mecanismos para resolução da inflamação pulmonar estão começando a ser entendidos.[56]

Edema por Pressão Elevada

O desfecho do edema pulmonar por pressão elevada é determinado pela causa de base e pelo tratamento usado para corrigi-la. Como a grande maioria dos casos de edema por pressão elevada é causada por doença cardíaca, o desfecho é em grande parte determinado pela função cardíaca de base do paciente. Os pacientes com edema pulmonar não complicado por infarto agudo do miocárdio evoluem razoavelmente bem, com taxa de mortalidade anual de menos de 10%.[190] Entretanto, quando ocorre o infarto agudo do miocárdio, o prognóstico piora, embora a terapia de reperfusão vascular coronariana, usando-se trombolíticos e angioplastia coronariana com aplicação de *stent*, tenha melhorado consideravelmente a sobrevivência. De forma típica, os pacientes que se recuperam de edema pulmonar por pressão elevada causado por insuficiência cardíaca congestiva crônica requerem gerenciamento ambulatorial a longo prazo direcionado a prevenir episódios recorrentes.[191]

Alguns pacientes desenvolvem edema pulmonar por pressão elevada de causas não cardíacas. A maioria dos casos é iatrogênica, relacionada à sobrecarga de volume excessivo, algumas vezes inadvertido, ou ao uso de drogas como a cocaína, que prejudicam a função cardíaca.[192] O edema pulmonar associado a doença cardíaca congênita ou adquirida é um problema incomum, porém importante, na gestação, mas o edema pulmonar sem doença cardíaca é, talvez, até mais frequente. Como discutido no Capítulo 96, a gestação complicada por edema pulmonar é ocasionalmente causada por tratamento tocolítico,[193] sobrecarga de líquidos ou pré-eclâmpsia.

Edema por Permeabilidade Elevada

O desfecho do edema pulmonar por permeabilidade elevada, tanto por SDRA quanto por formas mais leves de lesão pulmonar, é determinado pela sua causa de base e extensão da lesão pulmonar, presença de comorbidades e pela estratégia particular de tratamento empregada. As taxas de mortalidade relatadas variam de 20% a 60%, dependendo do fator etiológico específico, mas taxas de mortalidade anuais para SDRA relatadas por uma única instituição no período entre 1983 e 1993 mostraram uma redução significativa em pacientes com idade inferior a 60 anos e naqueles com síndrome de sepse.[194] Tendências recentes sobre a mortalidade por LPA de 1996 a 2005 em 2.451 pacientes ventilados mecanicamente inscritos na rede de SDRA do NHLBI mostraram "clara melhora temporal na sobrevivência"; em 1996-1997, a mortalidade era de 35% e declinou continuamente para 26% em 2004-2005.[195] Além disso, a mortalidade de 60 dias declinou até mais, chegando a 22% em pacientes adultos nos mais recentes ensaios clínicos da rede de SDRA, apesar da maior gravidade da doença.[196] Usando a definição do Consenso do NHLBI em pacientes da Islândia, a incidência de SDRA quase dobrou de 1988 a 2010, enquanto a mortalidade no hospital reduziu de 50% em 1988-1992 para 33% em 2006-2010; por outro lado, a sobrevivência de 10 anos de pacientes com SDRA foi somente de 68%, comparada aos 90% na população de referência.[197]

Os pacientes com sepse têm taxas de mortalidade significativamente maiores que os pacientes com outros distúrbios clínicos associados ao desenvolvimento do edema por permeabilidade elevada.[198] A mortalidade, também, é muito maior nos pacientes com doença crônica hepática[199] ou com histórias de abuso crônico do álcool do que em outras condições predisponentes. Além do dano ao fígado, a ingestão crônica de etanol pode reduzir a quantidade de glutationa das células alveolares tipo II e prejudicar a síntese e secreção de surfactante.[200] Em geral, a mortalidade por SDRA aumenta com o aumento da idade, o que está de acordo tanto com os dados quanto com as expectativas.[201] Os pacientes com causas autolimitantes incomuns de lesão, incluindo embolia aérea e gordurosa, contusão pulmonar e outros traumas isolados, transfusões sanguíneas substanciais, edema pulmonar pós-ictal e edema pulmonar por heroína (Fig. 62-7), e aqueles com graus mais leves de edema, apresentam chance maior de sobrevivência e o edema, em geral, se desfaz rapidamente.

Conforme salientado, desde no mínimo os anos 1980, a sobrevivência no edema por permeabilidade elevada melhorou de forma regular, mas as sequelas a longo prazo representam problemas crescentes. Nas décadas passadas, com base em estudos de acompanhamento de curto prazo, os sobreviventes de SDRA pareceram ficar bem; muitos tinham resultados normais de radiografias torácicas, queixas mínimas ou inexistentes de dispneia de esforço, mensurações de fluxo de ar e volumes pulmonares normais e achados normais de gases sanguíneos arteriais no descanso e no exercício, incluindo a fração de *shunt*. Embora os números de pacientes e a duração do acompanhamento possam ter deixado algumas dúvidas sobre o desfecho final, ocorreu um aparente paradoxo. A mortalidade por SDRA diminuiu claramente nas últimas décadas, enquanto os sobreviventes de longo prazo parecem ter sofrido pioras física, cognitiva e na saúde mental.

O retorno pós-SDRA dos resultados dos testes de função pulmonar aos valores normais ou próximos ao normal pode, de fato, ter ocultado uma deterioração significativa da qualidade de vida relacionada à saúde. Os sintomas incapacitantes de perda de massa muscular, fraqueza e fadiga foram consistentes com a distância reduzida de caminhada de 6 minutos, que mudou pouco durante os primeiros 12 meses, sobretudo em pacientes jovens com alta funcionalidade prévia.[57] A função cognitiva e emocional estava significativamente prejudicada, na alta hospitalar, em "todos" os pacientes que sobreviveram à SDRA, 78% dos quais permanecendo sintomáticos após 12 meses. Além disso, sequelas psicológicas como ansiedade, depressão e distúrbio do estresse pós-traumático persistiram em 20% a 40% dos sobreviventes.[58] Os papéis desempenhados pelo tratamento da SDRA com

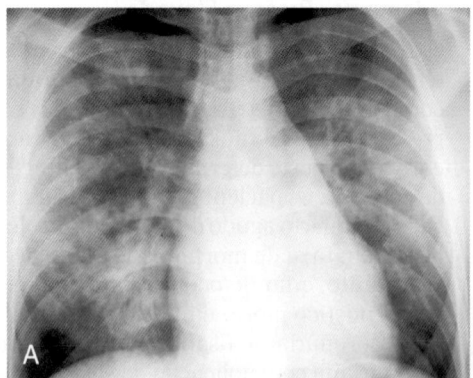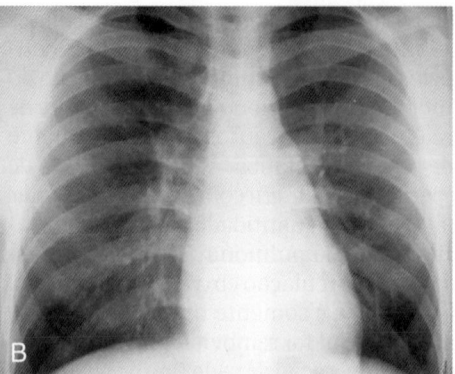

Figura 62-7 Radiografias torácicas frontais em um paciente de 22 anos de idade com edema por permeabilidade elevada induzido por heroína. A radiografia torácica frontal realizada no momento da apresentação **(A)** mostra espessamento e consolidação peribrônquica bilateral irregular, ligeiramente mais proeminente e nodular à direita. O pedículo vascular é estreito e não há características sugestivas de sobrecarga de volume. A radiografia torácica frontal realizada 24 horas depois **(B)** mostra o completo desaparecimento da opacidade pulmonar. O edema por permeabilidade elevada pode se resolver rapidamente se o agente desencadeador da lesão pulmonar for transitório e leve e se não se desenvolver a fase crônica da lesão pulmonar parenquimatosa (hiperplasia de células tipo II, fibrose, deposição de tecido conjuntivo, remodelagem vascular). (Cortesia do Dr. Michael Gotway, MD.)

corticosteroides e bloqueadores neuromusculares não são nítidos, mas nenhum agente parece ser um fator importante.

A cura envolve uma resposta fibroproliferativa em um subgrupo de sobreviventes de SDRA, que parece começar cedo no curso do edema por permeabilidade elevada,[202-204] talvez como consequência de lesão pulmonar induzida pelo ventilador antes da introdução de ventilação protetora do pulmão.[205] Não se sabe quanto desse problema se deve à doença e quanto se deve ao tratamento, mas uma reação proliferativa representa um mau prognóstico, com mortalidade elevada ou dependência prolongada de ventilação. Pode também ser possível acelerar a reconstrução da estrutura alveolar em pulmões lesados; por exemplo, o fator de crescimento de queratinócitos (fator 7 de crescimento de fibroblastos)[206] foi eficaz em vários modelos pré-clínicos de LPA[207] e está sendo testado atualmente em uma fase 2 de um ensaio. Mais informações sobre reparação e cura devem abrir novas possibilidades para o tratamento, incluindo um entendimento melhor de como as células progenitoras pulmonares podem desempenhar um papel na reparação e regeneração dos pulmões.[208,209]

RESUMO

Entre os avanços significativos desde os anos 1960 está a aquisição de novos conhecimentos importantes a respeito da fisiologia do transporte de líquidos, solutos e proteínas nos pulmões saudáveis e doentes. O edema pulmonar — o acúmulo anormal de líquido extravascular no pulmão — é um estado patológico que surge quando líquido é filtrado para os pulmões mais rapidamente do que ele pode ser removido. As muitas causas do edema pulmonar foram agrupadas em duas categorias fisiopatológicas principais: (1) edema por pressão elevada, que resulta de um aumento nas forças osmóticas proteicas ou hidrostáticas (ou ambas) que atuam através das barreiras normalmente responsáveis pela restrição do movimento de líquidos e solutos nos pulmões; (2) edema por permeabilidade elevada, que resulta de danos às propriedades de barreira normais do endotélio e/ou epitélio pulmonar. Embora esses dois tipos diferentes de edema pulmonar compartilhem muitas características, eles usualmente podem ser diferenciados clinicamente e têm necessidades de tratamento e prognóstico diferentes; a diferenciação é possível por cuidadosas avaliações clínica, radiológica e fisiológica, mas ambos os tipos de edema frequentemente coexistem.

O edema pulmonar por pressão elevada tipicamente apresenta uma de duas origens cardíacas, de infarto agudo do miocárdio de início recente ou de insuficiência cardíaca inadequadamente tratada e/ou refratária, mais comumente causada por doença cardíaca coronariana, mas são possíveis muitas outras origens. As técnicas de revascularização para manifestações agudas e crônicas de doença cardíaca coronariana melhoraram muito o prognóstico e o desfecho de longo prazo. O edema pulmonar cardiogênico agudo está se tornando escasso e deve ficar ainda mais escasso. Entretanto, atualmente se está prestando mais atenção nas complicações agudas da doença cardiovascular do que nas suas necessidades terapêuticas crônicas. Todavia, o tratamento da doença cardíaca crônica apresenta enormes recompensas e deve-se fazer muito mais para assegurar o controle satisfatório da pressão arterial, regular as dislipidemias e gerenciar os anticoagulantes, a começar pela aspirina.

Houve grandes avanços no tratamento do edema por permeabilidade elevada, em grande parte devido à aplicação precoce eficaz de estratégias de ventilação protetora do pulmão nos pacientes com lesão pulmonar clínica. Volume corrente baixo (6 mL/kg de peso corpóreo ideal) associado a um limite de pressão de platô (< 30 cm H_2O) são ainda os únicos tratamentos que comprovadamente reduzem a mortalidade nos pacientes com LPA e SDRA bem definidas. A infusão por tempo curto de agentes bloqueadores neuromusculares mostra promessa na SDRA grave, mas são necessários mais estudos para a confirmação. Novas visões sobre a patogênese de várias causas de edema pulmonar por permeabilidade elevada sugerem que outros tratamentos possam também reduzir a mortalidade nessa síndrome comum de grave insuficiência respiratória aguda.

> **Pontos-chave**
>
> - As duas principais categorias de edema pulmonar são (1) edema por pressão elevada, por aumento nas forças osmóticas proteicas ou hidrostáticas (ou ambas) que atuam através das barreiras normalmente responsáveis pela restrição do movimento de líquidos e solutos nos pulmões; (2) edema por permeabilidade elevada, que resulta de danos às propriedades de barreira normais do endotélio e/ou epitélio pulmonar.
> - Uma avaliação da causa do edema pulmonar deve incluir história detalhada, exame físico completo e dados laboratoriais selecionados, incluindo radiografia torácica, eletrocardiograma, enzimas cardíacas e, em alguns pacientes, culturas microbiológicas e ecocardiograma e, ocasionalmente, cateterização da artéria pulmonar.
> - O edema pulmonar por permeabilidade elevada pode ser complicado pela presença de elevadas pressões intravasculares pulmonares, especialmente por insuficiência cardíaca coexistente ou sobrecarga de volume.
> - O tratamento para o edema pulmonar cardiogênico deve incluir a administração imediata de oxigênio suplementar, morfina (usualmente) e medidas farmacológicas para reduzir a pré-carga.
> - O diagnóstico do edema pulmonar por permeabilidade elevada deve sempre incluir uma busca minuciosa por uma infecção tratável.
> - Os pacientes com edema por permeabilidade elevada e, cada vez mais, outras formas de falência ventilatória, requerem entubação e ventilação protetora do pulmão, usando-se 6 mL/kg de volume corrente e menos de 30 cm de H_2O de pressão de platô.

As Referências estão disponíveis exclusivamente no site www.elsevier.com.br/expertconsult

SEÇÃO L

DOENÇAS PULMONARES INTERSTICIAIS E INFILTRATIVAS

63 PNEUMONIAS INTERSTICIAIS IDIOPÁTICAS

JAY H. RYU, MD • MOISÉS SELMAN, MD • THOMAS V. COLBY, MD • TALMADGE E. KING, MD, JR.

INTRODUÇÃO
CLASSIFICAÇÃO CLÍNICA E HISTOLÓGICA DA DOENÇA INTERSTICIAL PULMONAR
CARACTERÍSTICAS CLÍNICAS, RADIOLÓGICAS E FISIOLÓGICAS DAS DOENÇAS PULMONARES INTERSTICIAIS
História Passada
Gênero
Sintomas
Achados Físicos
Características Radiológicas
Avaliação Funcional
Achados Laboratoriais
Lavado Broncoalveolar
Diagnóstico Histológico
DIAGNÓSTICO E TRATAMENTO DAS PNEUMONIAS INTERSTICIAIS IDIOPÁTICAS
Fibrose Pulmonar Idiopática
Fibrose Pulmonar Familiar
Pneumonia Intersticial não Específica
Bronquiolite Respiratória associada a Doença Pulmonar Intersticial/ Pneumonia Intersticial Descamativa
Pneumonia Intersticial Aguda
Pneumonia em Organização Criptogênica
Pneumonia Intersticial Linfocítica Idiopática
Fibroelastose Pleuroparenquimatosa Idiopática

INTRODUÇÃO

O termo *doença pulmonar intersticial* (DPI), em geral, implica a manifestação clínica da infiltração fibrosa e inflamatória das paredes alveolares (septos), resultando em efeitos profundos sobre o endotélio capilar e as células de revestimento do epitélio alveolar (Fig. 63-1). Em condições normais, um pequeno número de macrófagos intersticiais, fibroblastos e miofibroblastos residem no interstício. Outros componentes do interstício incluem as proteínas da matriz pulmonar, que consistem em macromoléculas relacionadas ao colágeno e as proteínas não colagenosas, tais como a fibronectina e a laminina.

Em muitas DPI, a fibrose intersticial segue a lesão das unidades de troca gasosa. Essa lesão alveolar aumenta a permeabilidade, permitindo que o conteúdo do soro entre nos espaços alveolares, resultando em anormalidades do espaço aéreo, além das alterações intersticiais. A proliferação de fibroblastos e a deposição de colágeno em excesso, as características histológicas da DPI, resultam diretamente da lesão inicial, da resposta das células inflamatórias que liberam citocinas pró-inflamatórias e pró-fibróticas, ou de processos regenerativos e de reparação que acontecem nas superfícies endotelial e epitelial. Além disso, a proliferação de fibroblastos e o acúmulo de colágeno também ocorrem dentro das vias aéreas e da luz alveolar e das paredes das pequenas vias aéreas (ductos alveolares, bronquíolos respiratórios e bronquíolos terminais).

As DPI incluem muitas entidades que danificam o parênquima pulmonar, produzindo doenças com características clínicas, radiográficas e fisiológicas semelhantes. Algumas se desenvolvem no contexto de outras condições, como doença do tecido conjuntivo; outras são idiopáticas. A meta principal do clínico é determinar a causa ou a doença subjacente, sempre que possível, e, se não, pelo menos um diagnóstico que permita o prognóstico e um plano de manejo.

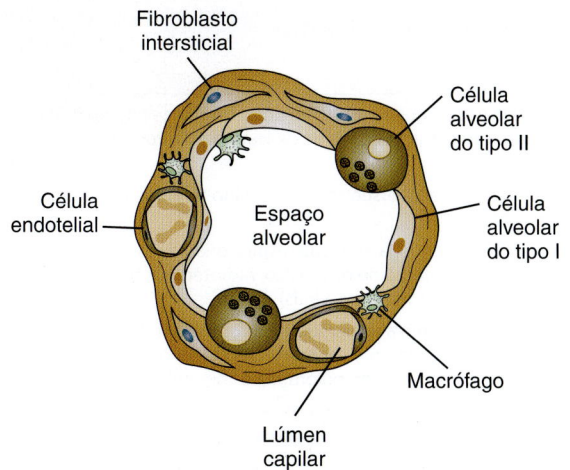

Figura 63-1 Representação esquemática do parênquima pulmonar em torno de um espaço alveolar. As principais células que revestem e se encontram dentro do espaço intersticial são identificadas.

CLASSIFICAÇÃO CLÍNICA E HISTOLÓGICA DA DOENÇA INTERSTICIAL PULMONAR

A prevalência e a incidência exatas das DPI são desconhecidas. Estudos sugerem uma prevalência de 81/100.000 para os homens, em comparação a 67/100.000 para as mulheres.[1,2] Da mesma forma, a incidência global de DPI é ligeiramente mais comum em homens (32/100.000/ano) do que nas mulheres (26/100.000/ano) e aumenta com a idade. Por exemplo, entre homens e mulheres com 75 anos de idade ou mais, a prevalência de *fibrose pulmonar idiopática* (FPI) foi de 250/100.000 e a incidência foi de 160/100.000/ano.[1]

As DPI podem ser classificadas de acordo com parâmetros clínicos, histopatológicos ou radiológicos. Uma classificação clínica da DPI é mostrada na Tabela 63-1. Embora o diagnóstico de DPI devido à exposição ocupacional, um medicamento ou uma doença do tecido conjuntivo possa ser óbvio, DPI primárias e idiopáticas podem ser difíceis de diagnosticar por motivos clínicos isoladamente. Este capítulo apresenta uma

Tabela 63-1 Classificação Clínica das Doenças Pulmonares Intersticiais (DPI)

DOENÇAS FIBRÓTICAS IDIOPÁTICAS	**DPI HEREDITÁRIAS**
Pneumonite intersticial aguda (síndrome de Hamman-Rich)	Doença de Gaucher
Fibrose pulmonar idiopática/pneumonia intersticial usual	Doença de Niemann-Pick
Fibrose pulmonar familiar	Síndrome de Hermansky-Pudlak
Bronquiolite respiratória/pneumonia intersticial descamativa	Neurofibromatose
Pneumonia em organização criptogênica	**OUTRAS CAUSAS DE DPI**
Pneumonia intersticial não específica	Aspiração
Pneumonia intersticial linfocítica (síndrome de Sjögren, doença do tecido conjuntivo, AIDS, tireoidite de Hashimoto)	Pneumonia lipoide exógena
	Linfangite carcinomatosa
Fibrose pulmonar autoimune (doença intestinal inflamatória, cirrose biliar primária, púrpura trombocitopênica primária, anemia hemolítica autoimune)	Adenocarcinoma com padrão lepídico ou do tipo mucinoso (anteriormente chamado carcinoma broncoalveolar)
	Linfoma pulmonar
DPI ASSOCIADAS À DOENÇA DO TECIDO CONJUNTIVO	**DPI PRIMÁRIAS (NÃO CLASSIFICADAS)**
Esclerodermia	Sarcoidose
Polimiosite-dermatomiosite	Histiocitose pulmonar de células de Langerhans (granuloma eosinofílico)
Lúpus eritematoso sistêmico	
Artrite reumatoide	Amiloidose
Doença do tecido conjuntivo mista	Vasculite pulmonar
Síndrome de Sjögren primária	Linfangioleiomiomatose (com ou sem esclerose tuberosa)
Espondilite anquilosante	Síndrome da angústia respiratória aguda
Síndrome de Behçet	AIDS
DPI INDUZIDAS POR DROGAS OU RELACIONADAS AO TRATAMENTO	Transplante de medula óssea
Antibióticos (nitrofurantoína, sulfassalazina, cefalosporinas, minociclina, etambutol)	Pós-infecção
	Pneumonia eosinofílica
Antiarrítmicos (amiodarona, inibidores da enzima conversora da angiotensina, tocainida, agentes betabloqueadores)	Proteinose alveolar
	Síndromes de hemorragia alveolar difusa
Anti-inflamatórios (ouro, penicilamina, agentes anti-inflamatórios não esteroides, leflunomida, inibidores de TNF–α).	Doença veno-oclusiva pulmonar
	Microlitíase alveolar
Anticonvulsantes (fenitoína, fluoxetina, carbamazepina, antidepressivos)	Calcificação metastática
Agentes quimioterápicos (mitomicina C, bleomicina, agentes alquilantes, busulfan, ciclofosfamida, cloranbucil, melfalano, metotrexato, azatioprina, citosina arabinosídeo, BCNU [carmustina], CCNU [lomustina] procarbazina, nilutamida, interferon-α, paclitaxel, interleucina-2)	**DPI OCUPACIONAIS E AMBIENTAIS**
	Inorgânicas
	Silicose e asbestose
	Pneumoconiose por metal pesado
	Pneumoconiose dos trabalhadores de carvão
L-triptofano	Beriliose
Drogas dopaminérgicas (bromocriptina)	Pneumoconiose devida a pó de talco
Radiação	Siderose (soldador)
Toxicidade ao oxigênio	Estanhose (estanho)
Paraquat	**Orgânicas (pneumonite de hipersensibilidade)**
Bacilo de Calmette-Guérin (BCG)	Pulmão dos criadores de pássaros
Narcóticos	Pulmão de fazendeiro

(Para a lista completa, ver Capítulo 64)

Tabela 63-2 Padrões Histológicos nas Doenças Pulmonares Intersticiais e suas Associações a Doenças

Padrões Histológicos	Associações Clínicas
Pneumonia intersticial usual	Fibrose pulmonar idiopática; doenças do tecido conjuntivo (incomuns); asbestose; pneumonite de hipersensibilidade; pneumonia por aspiração crônica; pneumonite por radiação crônica; síndrome de Hermansky-Pudlak; neurofibromatose
Pneumonia intersticial não específica	Idiopáticas; doenças do tecido conjuntivo; drogas; pneumonite de hipersensibilidade; dano alveolar difuso em resolução; AIDS; infecções
Dano alveolar difuso	Pneumonia intersticial aguda (síndrome de Hamman-Rich); síndrome da angústia respiratória aguda; drogas (agentes citotóxicos, heroína, cocaína, paraquat, etclorvinol, aspirina); inalação de gás tóxico; radioterapia; toxicidade ao oxigênio; doença do tecido conjuntivo; infecções (*Legionella, Mycoplasma*, virais)
Pneumonia em organização	Pneumonia em organização criptogênica; fase de organização do dano alveolar difuso; infecções em organização (p. ex., gripe) como parte da hemorragia alveolar difusa; drogas (amiodarona, cocaína); infecções; doenças do tecido conjuntivo; pneumonite de hipersensibilidade; pneumonia eosinofílica; granulomatose com poliangiite (de Wegener)
Bronquiolite respiratória/ pneumonia intersticial descamativa	Tabagismo de cigarro; idiopática; doenças do tecido conjuntivo; histiocitose pulmonar primária das células de Langerhans; pneumoconiose por metal pesado (cobalto); doença de Gaucher; doença de Niemann-Pick; síndrome de Hermansky-Pudlak; drogas (nitrofurantoína, amiodarona)
Pneumonia intersticial linfocítica	Idiopáticas; hipogamaglobulinemia; doenças autoimunes, incluindo tireoidite de Hashimoto, lúpus eritematoso, cirrose biliar primária, síndrome de Sjögren, miastenia grave, hepatite crônica ativa; AIDS; transplante alogênico de medula óssea
Pneumonia eosinofílica	Idiopática aguda e crônica; eosinofilia tropical filariótica; infecções parasitárias; aspergilose broncopulmonar alérgica; granulomatose eosinofílica com poliangiite (síndrome de Churg-Strauss); síndrome hipereosinofílica; AIDS
Proteinose alveolar	Proteinose alveolar pulmonar; silicose aguda; pó de alumínio; AIDS; distúrbio mieloproliferativo
Hemorragia alveolar difusa (com capilarite)	Granulomatose com poliangiite (de Wegener); poliangiite microscópica; lúpus eritematoso sistêmico; polimiosite; esclerodermia; artrite reumatoide; doença do tecido conjuntivo mista; transplante de pulmão; drogas (ácido retinoico, propiltiouracil, dilantina); doença de Behçet; crioglobulinemia; púrpura de Henoch-Schönlein; glomerulonefrite pauci-imune; glomerulonefrite por imunocomplexos
Deposição de amiloide	Amiloidose primária; mieloma múltiplo; pneumonia intersticial linfocítica, linfoma
Granuloma	Sarcoidose; pneumonite de hipersensibilidade; histiocitose pulmonar das células de Langerhans; talcose intravenosa; beriliose; pneumonia intersticial linfocítica; infecções

abordagem para a avaliação desses pacientes com ênfase nas *pneumonias intersticiais idiopáticas* (PII). Um método alternativo de classificação histopatológica depende do padrão de lesão encontrado na biópsia pulmonar. Como pode ser visto na Tabela 63-2, entidades clínicas diferentes podem resultar em aparências histológicas semelhantes.

O número de DPI é assustador, mas elas estão ligadas por muitas características comuns: apresentação clínica, aparência radiográfica, anormalidades fisiológicas e, em alguns casos, achados histológicos. No entanto, um diagnóstico específico pode ser feito em muitos pacientes a partir dos resultados de uma anamnese cuidadosa e determinados testes laboratoriais. A broncoscopia com *lavado broncoalveolar* (LBA) e, muitas vezes, a biópsia transbrônquica são úteis no diagnóstico de algumas causas de infiltração intersticial. Uma biópsia pulmonar aberta ou por toracoscopia é necessária para um diagnóstico definitivo dos demais casos. Outras informações sobre muitos membros específicos da doença intersticial familiar são encontradas nesta seção nos Capítulos 65 a 68. Uma discussão adicional de outras causas de DPI é encontrada em outras partes do livro: as pneumoconioses no Capítulo 73, pneumonite de hipersensibilidade no Capítulo 64 e doença pulmonar induzida por drogas no Capítulo 71.

CARACTERÍSTICAS CLÍNICAS, RADIOLÓGICAS E FISIOLÓGICAS DAS DOENÇAS PULMONARES INTERSTICIAIS

As marcas de uma DPI são a dispneia progressiva e a tosse, uma radiografia de tórax anormal e testes da função pulmonar anormais.[3] No entanto, 5% a 10% dos pacientes sintomáticos eventualmente diagnosticados com DPI apresentam radiografias de tórax normais no momento da apresentação. Há, também, pacientes dispneicos com ou sem radiografias de tórax anormais nos quais testes de rotina da função pulmonar (fluxos, volumes e capacidade de difusão) são normais. Alguns pacientes com DPI (p. ex., sarcoidose) na imagem do tórax podem não ter sintomas associados ou anormalidades na função pulmonar. O teste ergométrico, que submete o sistema cardiopulmonar ao esforço e mede a troca gasosa, pode desmascarar anormalidades nessas situações. Além disso, a *tomografia computadorizada de alta resolução* (TCAR) e o LBA podem detectar anormalidades na presença de radiografias e testes fisiológicos normais em pacientes com alto risco para o desenvolvimento de DPI, tais como aqueles com doença do tecido conjuntivo, exposição ao amianto ou pneumonite de hipersensibilidade e aqueles que tomam fármacos conhecidos por causar danos aos pulmões.

HISTÓRIA PASSADA

A DPI que se desenvolve em um paciente com uma doença do tecido conjuntivo estabelecida é óbvia; entretanto, há pacientes nos quais a doença pulmonar precede em meses até vários anos as manifestações mais típicas da doença sistêmica associada.

História Ocupacional e Ambiental

A história ocupacional e ambiental é de importância óbvia. Deve ser minuciosa e detalhada porque, ocasionalmente, pode existir um longo período de latência entre a exposição e o aparecimento de comprometimento clínico e da incapacidade. A exposição pode ter sido de curta duração, mas de alta intensidade. A pneumonite de hipersensibilidade, que pode se manifestar tanto como pneumonite aguda ou subaguda recorrente quanto como uma forma insidiosa com dispneia lentamente progressiva, deve ser excluída (Capítulo 64). Uma lista crescente de antígenos ocupacionais e ambientais pode causar pneumonite granulomatosa.

História de Medicamentos

É importante uma avaliação dos medicamentos utilizados no passado recente e distante. Pouco frequentemente, a doença pulmonar pode aparecer semanas ou anos após o medicamento ter sido descontinuado (Cap. 71). A aspiração (muitas vezes silenciosa) do conteúdo gástrico devido ao *refluxo gastroesofágico* (RGE) pode conduzir ao desenvolvimento insidioso de DPI,[4-6] tal como o uso noturno de gotas oleosas no nariz ou a utilização de óleo mineral como laxante.

História de Tabagismo

A determinação de qualquer história de tabagismo é importante. Mais de 90% dos pacientes com histiocitose pulmonar de células de Langerhans (HPCL) são fumantes no momento do diagnóstico; isso também vale para a bronquiolite respiratória.[8] Dos pacientes com síndrome de Goodpasture que fumavam, 100% tinham hemorragia alveolar difusa, ao passo que apenas 20% de um grupo de não fumantes tinham doença pulmonar, além do envolvimento renal.[9] O uso de tabaco também parece reforçar o desenvolvimento de fibrose intersticial em uma população exposta ao amianto. O risco de asbestose em fumantes expostos foi 13 vezes maior do que em uma coorte de não fumantes exposta ao amianto. A maioria dos pacientes com FPI tem uma história de abuso de tabaco. Por outro lado, a pneumonite de hipersensibilidade raramente aparece no fumante ativo. Além disso, a incidência de sarcoidose é mais baixa em fumantes.

História Familiar

Associações familiares (com um padrão dominante autossômico) foram identificadas em casos de FPI, sarcoidose, esclerose tuberosa e neurofibromatose; doença de Niemann-Pick, doença de Gaucher e síndrome de Hermansky-Pudlak são herdadas de uma forma autossômica recessiva[6-8] (Veja Fibrose Pulmonar Familiar).

GÊNERO

Há DPI com uma predileção por sexo. A linfangioleiomiomatose surge quase exclusivamente em mulheres. Além disso, muitas doenças do tecido conjuntivo são mais comuns em mulheres. Causas ocupacionais são mais prováveis em homens. No entanto, a transmissão de pó inorgânico, quer a partir de roupas quer por viver nas proximidades de uma unidade de fabricação ou mineração, resultou em asbestose e beriliose em mulheres, crianças e homens não empregados na indústria.

SINTOMAS

Dispneia progressiva geralmente é o sintoma mais comum, mas a tosse pode ser proeminente, particularmente naqueles pacientes com linfangite carcinomatosa em que os canais linfáticos brônquicos estão infiltrados.

Tosse é um sintoma proeminente nas DPI, especialmente aquelas que afetam as pequenas vias aéreas ou são bronquiolocêntricas na localização, como sarcoidose, bronquiolite respiratória, pneumonia em organização, HPCL e pneumonite de hipersensibilidade. Em algumas DPI, tais como fibrose pulmonar idiopática, a tosse pode ser debilitante.

Sibilância (chiado), um sintoma incomum na DPI, foi relatada com linfangite carcinomatosa, pneumonia eosinofílica crônica, bronquiolite respiratória e pneumonite de hipersensibilidade.

Dor torácica subesternal, uma queixa incomum para a maioria das DPI, é frequente na sarcoidose. Dor torácica do tipo pleurítica pode acompanhar DPI do tecido conjuntivo e relacionadas ao uso de drogas. O aparecimento súbito de *dor no peito* devido a um pneumotórax pode ser a manifestação de HPCL inicial ou preexistente complicada, linfangioleiomiomatose, esclerose tuberosa ou neurofibromatose.

Hemoptise é típica para as síndromes de hemorragia alveolar difusa, linfangioleiomiomatose, doença veno-oclusiva pulmonar e doença da válvula mitral antiga. No entanto, a hemorragia alveolar pode estar presente sem hemoptise. A hemoptise em um paciente com uma DPI estabelecida levanta a possibilidade de uma complicação de malignidade.

Os sintomas em pacientes com DPI estão presentes por meses a anos e progridem em taxas variadas. Várias reações intersticiais são agudas (dias a várias semanas). Estas muitas vezes são confundidas com pneumonias atípicas porque causam opacidades radiográficas difusas e podem estar associadas à febre. Incluem *pneumonia intersticial aguda* (PIA; síndrome de Hamman-Rich), pneumonia eosinofílica aguda, alguns casos de pneumonite de hipersensibilidade e, ocasionalmente, DPI relacionadas a drogas, alguns casos de pneumonia em organização, síndromes hemorrágicas alveolares difusas e as pneumonias imunológicas agudas observadas com doenças do tecido conjuntivo.

ACHADOS FÍSICOS

O achado físico mais típico são estertores inspiratórios em ambas as bases. Os estertores são menos prováveis nas doenças granulomatosas. Estertores inspiratórios bilaterais também podem estar presentes em um paciente sintomático com uma radiografia de tórax negativa. O baqueteamento digital, que na maioria dos casos indica doença fibrótica avançada, é um achado comum em pacientes com as formas idiopática ou familiar de fibrose pulmonar. No entanto, o aparecimento de baqueteamento digital em um paciente com um caso estabelecido de DPI pode indicar um carcinoma broncogênico subjacente. Com a fibrose avançada causando hipoxemia crônica, aparecem sinais clínicos de hipertensão pulmonar e cor pulmonale. A atenção a potenciais achados físicos extrapulmonares ou outras manifestações pode revelar um diagnóstico específico (Tabela 63-3).

CARACTERÍSTICAS RADIOLÓGICAS

Embora a radiografia de tórax padrão não seja tão sensível para a detecção de DPI como a TCAR, é o ponto de partida lógico e a forma inicial de identificação e definição da doença.

Radiografia do Tórax

Ziskind et al.[10] classificaram as doenças pulmonares difusas de acordo com o padrão em radiografias de tórax — preenchimento alveolar e, principalmente, padrões intersticiais (reticulares ou nodulares). Embora a *tomografia computadorizada* (TC) tenha suplantado a radiografia de tórax na avaliação de doenças difusas do parênquima pulmonar, ainda é útil para reconhecer esses padrões radiográficos.

Tabela 63-3   Achados Físicos Extrapulmonares e Manifestações Clínicas nas Doenças Pulmonares Intersticiais

Achado	Exemplos
Hipertensão sistêmica	Doença do tecido conjuntivo; neurofibromatose; algumas síndromes de hemorragia alveolar difusa
Eritema nodoso	Sarcoidose; doença do tecido conjuntivo; síndrome de Behçet
Erupção maculopapular	Induzida por drogas; amiloidose; lipoidose; doenças do tecido conjuntivo; doença de Gaucher
Erupção heliotrópica	Dermatomiosite
Albinismo	Síndrome de Hermansky-Pudlak
Lúpus discoide	Lúpus eritematoso sistêmico
Neurofibroma	Neurofibromatose
Telangiectasia	Esclerodermia
Fenômeno de Raynaud	Doença do tecido conjuntivo
Vasculite cutânea	Vasculites sistêmicas
Nódulos subcutâneos	Neurofibromatose; artrite reumatoide
Calcinose	Dermatomiosite; esclerodermia; amiloidose
Uveíte	Sarcoidose; síndrome de Behçet; espondilite anquilosante
Esclerite	Vasculite sistêmica; lúpus eritematoso sistêmico; esclerodermia; policondrite recidivante; sarcoidose
Ceratoconjuntivite seca	Pneumonia intersticial linfocítica (síndrome de Sjögren)
Aumento das glândulas salivares	Sarcoidose, pneumonia intersticial linfocítica (síndrome de Sjögren)
Linfadenopatia periférica	Sarcoidose; linfangite carcinomatosa; pneumonia intersticial linfocítica; linfoma
Hepatoesplenomegalia	Sarcoidose; histiocitose pulmonar das células de Langerhans; doença do tecido conjuntivo; amiloidose; pneumonia intersticial linfocítica
Pericardite	Pneumonite por radiação; doença do tecido conjuntivo; vasculite sistêmica
Miosite	Doença do tecido conjuntivo; drogas (L-triptofano)
Envolvimento ósseo	Histiocitose pulmonar das células de Langerhans; sarcoidose; doença de Gaucher; linfangite carcinomatosa
Artrite	Doença do tecido conjuntivo; vasculite sistêmica; sarcoidose
Diabetes insípido	Histiocitose pulmonar das células de Langerhans; sarcoidose
Glomerulonefrite	Vasculite sistêmica; doença do tecido conjuntivo; Síndrome de Goodpasture; sarcoidose
Síndrome nefrótica	Amiloidose; induzida por drogas (ouro, penicilamina); lúpus eritematoso sistêmico
Massa renal	Linfangioleiomiomatose; esclerose tuberosa

Tabela 63-4   Doenças Pulmonares Intersticiais Produzindo um Padrão de Preenchimento Alveolar à Radiografia de Tórax

Proteinose alveolar (líquido proteináceo)

Adenocarcinoma com padrão lepídico ou do tipo mucinoso (anteriormente chamado carcinoma broncoalveolar) (células malignas)

Metástases bronquioloalveolares (células malignas do pâncreas, da mama)

Linfoma pulmonar (linfócitos malignos)

Pneumonia intersticial linfocítica (células linfoplasmacíticas)

Sarcoide alveolar (alveolite com linfócitos e macrófagos ou granuloma confluente)

Pneumonia intersticial descamativa (macrófagos)

Hemorragia alveolar difusa (glóbulos vermelhos; macrófagos carregados com hemossiderina)

Pneumonia eosinofílica (eosinófilos, macrófagos; linfócitos)

Microlitíase alveolar (diminutos cálculos de fosfato de cálcio)

Pneumonia em organização (corpos de Masson)

Pneumonia lipoide exógena (macrófagos carregados de lipídios)

Pneumonia de hipersensibilidade aguda (células linfoplasmacíticas)

Padrão de Preenchimento Alveolar. O preenchimento alveolar (Tabela 63-4) é reconhecido por uma opacidade homogênea que pode ser difusa ou irregular e é caracterizada por nódulos confluentes com margens externas mal definidas, broncogramas aéreos e obliteração ou silhueta de estruturas normais, como diafragma, coração e vasos sanguíneos intrapulmonares (Fig. 63-2). Outra característica vista ocasionalmente com o preenchimento alveolar é o alveolograma aéreo, que representa pequenas áreas dos pulmões não envolvidas em uma área de consolidação incompleta, manifestando-se na radiografia de tórax (Fig. 63-3) como pequenas áreas lucentes dentro de áreas de opacidade pulmonar aumentada devido à consolidação. As chamadas "rosetas acinares", também conhecidas como "nódulos acinares" ou "nódulos do espaço aéreo", podem ser vistas quando o preenchimento alveolar está presente e representam nódulos centrolobulares ou peribrônquicos, em vez de opacificação real de ácinos individuais. Muitos têm adenopatia hilar associada (p. ex., sarcoidose, linfoma pulmonar). Em pacientes com proteinose alveolar, observa-se que o parênquima pulmonar imediatamente adjacente ao diafragma é poupado. Na pneumonia eosinofílica crônica, o padrão tem sido referido como o negativo radiográfico de edema pulmonar, porque as opacidades alveolares são mais proeminentes na periferia. Um padrão alveolar semelhante também foi relatado em alguns pacientes com pneumonia em organização (Fig. 63-4).

Padrão Intersticial. Opacidades intersticiais radiográficas tornam-se aparentes quando o compartimento intersticial se torna infiltrado e alargado por células inflamatórias, excesso de colágeno, inflamação granulomatosa ou proliferação de músculo liso. Em outros casos, células malignas ou depósitos amiloides expandem esse compartimento. Estas opacidades parecem

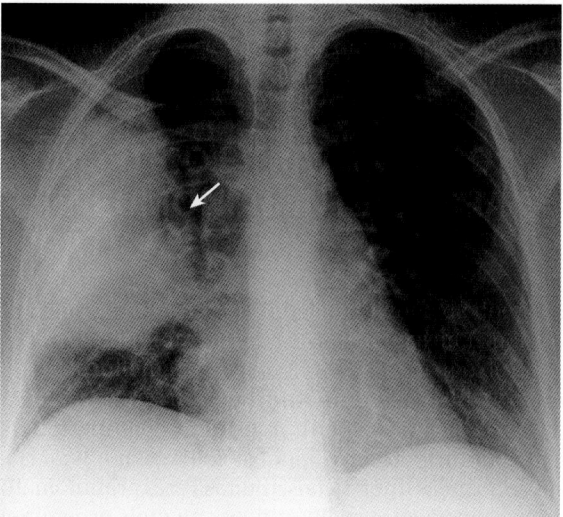

Figura 63-2 Radiografia frontal do tórax ilustrando um padrão de preenchimento alveolar ou consolidação do espaço aéreo. Esta opacidade homogênea obscurece as margens vasculares, tende a se estender para as superfícies pleurais e frequentemente está associada a broncogramas aéreos (*seta*). Este paciente teve pneumonia pneumocócica, mas um padrão radiológico de preenchimento alveolar pode ser visto em pacientes com várias doenças pulmonares intersticiais (Tabela 63-4). (Cortesia do Dr. Michael Gotway, MD.)

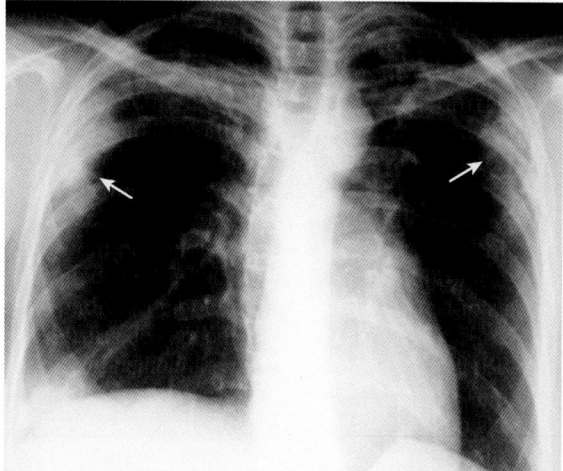

Figura 63-4 Radiografia de tórax frontal mostrando consolidação de lobo superior subpleural, em um paciente com pneumonia eosinofílica crônica (*setas*). Um padrão semelhante pode ser visto na pneumonia em organização. (Cortesia do Dr. Michael Gotway, MD.)

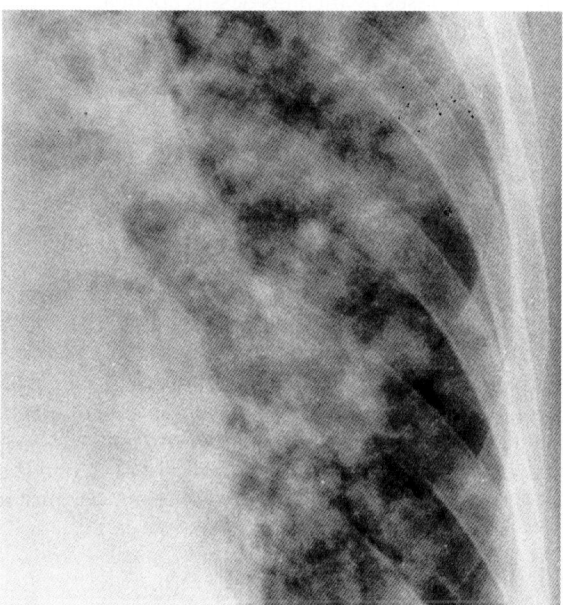

Figura 63-3 Visão detalhada de radiografia do tórax mostrando opacidades alveolares com nódulos bem definidos e alveologramas aéreos distais. Este paciente tinha adenocarcinoma (anteriormente chamado carcinoma broncoalveolar), mas este padrão pode ser visto em diversas doenças pulmonares intersticiais (Tabela 63-4).

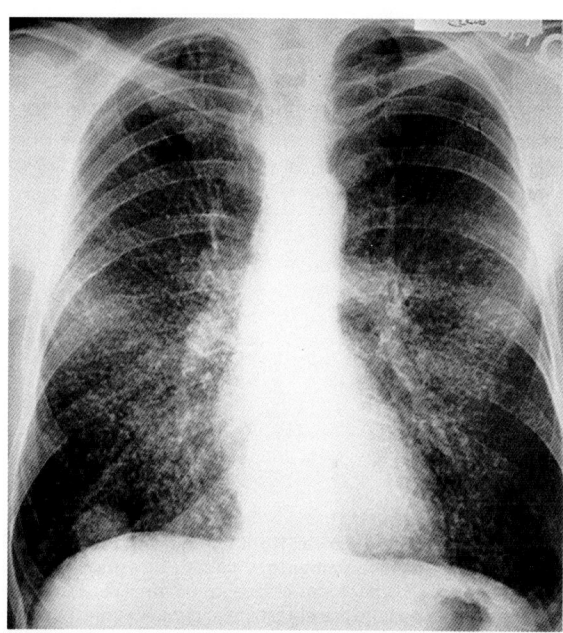

Figura 63-5 Radiografia de tórax frontal mostrando pequenos nódulos "miliares" de aparência intersticial circunscritos. Um nódulo também está presente no lobo inferior direito. Este paciente tinha melanoma maligno metastático, mas este padrão também pode ser observado na sarcoidose, histiocitose pulmonar de células de Langerhans e pneumonite de hipersensibilidade.

nódulos, opacidades reticulares lineares ou uma combinação de sombras lineares e nódulos (opacidades "reticulonodulares").

Padrão Nodular. Nódulos de tamanhos variados caracterizam doenças pulmonares granulomatosas. Nódulos miliares acompanham granulomas infecciosos e granulomas não infecciosos (p. ex., sarcoidose, HPCL e pneumonite de hipersensibilidade) e algumas doenças malignas (p. ex., melanoma, hipernefroma e linfoma) (Fig. 63-5). No entanto, opacidades lineares, possivelmente representando um infiltrado intersticial celular subjacente, também são visíveis.

Linear ou Reticular. Alterações intersticiais lineares ou reticulares são vistas na maioria das DPI (Fig. 63-6). É típico de muitas DPI (p. ex., na fibrose pulmonar idiopática, nas doenças do tecido conjuntivo, asbestose, distúrbios induzidos por fármaco citotóxico) ter a maior concentração das opacidades reticulares nas zonas pulmonares inferiores. O termo *faveolamento pulmonar radiográfico* refere-se a um padrão reticular e cístico que se correlaciona com o "faveolamento" histológico. Essas pequenas estruturas císticas, que são mais bem visualizadas nas zonas pulmonares inferiores e periféricas, indicam uma alteração fibrótica avançada subjacente (Fig. 63-7).

Uma crítica à classificação alveolar-intersticial é que frequentemente é encontrado um padrão misto. Por exemplo, a fibrose intersticial pode, eventualmente, ser sobreposta a uma

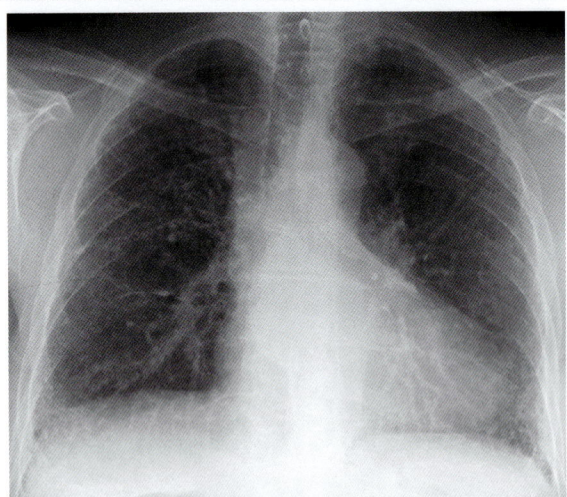

Figura 63-6 Radiografia de tórax frontal em um paciente com fibrose pulmonar idiopática. Uma reticulação periférica basal predominante é observada compatível com doença pulmonar fibrótica. Notem-se volumes pulmonares diminuídos. (Cortesia do Dr. Michael Gotway, MD.)

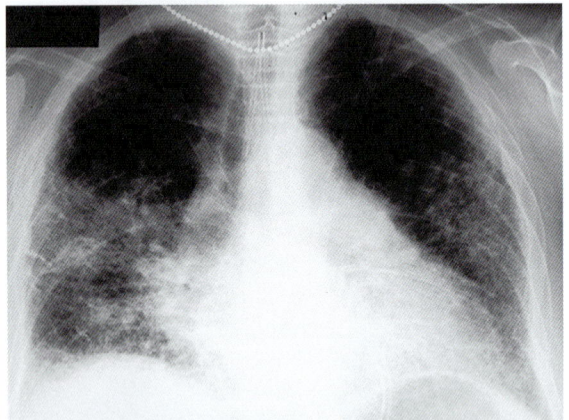

Figura 63-7 Radiografia de tórax frontal mostrando características típicas de pulmão em faveolamento. Uma rede de espaços císticos de 2 a 3 mm está distribuída por todos os campos pulmonares. Este paciente com fibrose pulmonar idiopática em fase final também tinha hipertensão pulmonar e estava recebendo oxigênio através de cateter transtraqueal.

doença que era principalmente alveolar, como a proteinose alveolar, hemorragia alveolar difusa, pneumonia eosinofílica ou pneumonia em organização. A sarcoidose, uma doença caracterizada por granuloma intersticial, pode ser de aparência alveolar, quer devido à coalescência de granulomas com compressão do pulmão adjacente ou a uma alveolite com linfócitos e macrófagos. Uma fibrose densa de qualquer doença pulmonar fibrótica pode comprimir o pulmão adjacente, produzindo sombras homogêneas. O aparecimento de opacidades alveolares durante o curso de uma DPI pode representar atividade renovada da doença primária, infecção sobreposta ou desenvolvimento de adenocarcinoma.[11,12]

Outras Características Radiográficas. Vários padrões distintos podem acompanhar as alterações intersticiais e podem apontar para um diagnóstico (Tabela 63-5). Há um grupo de doenças intersticiais, muitas vezes granulomatosas, em que as alterações radiográficas são mais proeminentes nas zonas pulmonares superiores (Fig. 63-8). Algumas doenças intersticiais são bronquiolocêntricas, resultando em manutenção ou expansão do volume pulmonar. Se uma DPI é sobreposta a um enfisema, frequentemente os volumes pulmonares são preservados. A maioria das DPI resulta em uma redução gradual dos volumes pulmonares. De fato, a perda de volume do lobo inferior e bronquiectasias de tração são típicas nas fases avançadas dessas doenças.[11,13] Pequenas linhas horizontais na periferia do pulmão (linhas B de Kerley), representando septos interlobulares espessados, são vistas após a obstrução dos vasos linfáticos pulmonares (Fig. 63-9). O pneumotórax é muitas vezes a manifestação de apresentação da HPCL ou da linfangioleiomiomatose. A calcificação diafragmática pleural em um paciente com opacidades intersticiais é indicativa de exposição ao amianto. O espessamento e o derrame pleurais podem complicar o curso das DPI associadas ao tecido conjuntivo. A hipoxemia crônica resulta em evidência radiográfica de hipertensão pulmonar.

Tomografia Computadorizada

A avaliação radiográfica torácica convencional para DPI pode omitir até 10% dos casos.[14] A TC convencional, obtida utilizando fatias de 8 a 10 mm, oferece um pouco mais para a detecção de DPI radiográfica-negativa. A TCAR, obtida com uma espessura de corte de menos de 2 mm, permite uma

Tabela 63-5 Caraterísticas Radiológicas das Doenças Pulmonares Intersticiais

Característica	Doenças
Doença predominante da zona superior	Pneumonite por radiação; neurofibromatose; sarcoidose crônica; histiocitose pulmonar das células de Langerhans; silicose; pneumoconiose dos trabalhadores de carvão; pneumonite de hipersensibilidade crônica; pneumonia eosinofílica crônica; espondilite anquilosante; artrite reumatoide nodular; beriliose; induzidas por drogas (amiodarona, ouro, biscloroetil carmustina nitrosureia [carmustina]); radiação
Volumes pulmonares aumentados	Linfangioleiomiomatose (com ou sem esclerose tuberosa); sarcoidose crônica; histiocitose pulmonar das células de Langerhans; neurofibromatose
Pulmão em faveolamento radiológico	Fibrose pulmonar idiopática; doença do tecido conjuntivo; asbestose; relacionada a drogas; pneumonia intersticial linfocítica; pneumonia por aspiração crônica; hemossiderose; síndrome de Hermansky-Pudlak
Pneumotórax	Histiocitose pulmonar das células de Langerhans; linfangioleiomiomatose (com ou sem esclerose tuberosa); neurofibromatose
Linhas B de Kerley	Carcinomatose linfângítica; linfangioleiomiomatose; hipertensão atrial esquerda (doença da válvula mitral, doença veno-oclusiva); linfoma; amiloidose
Linfadenopatia	Sarcoidose; linfoma; linfangite carcinomatosa; pneumonia intersticial linfoide; beriliose; amiloidose; doença de Gaucher
Doença pleural	Carcinomatose linfângítica; doença do tecido conjuntivo; asbestose (calcificação pleural); linfangioleiomiomatose (derrame quiloso); induzida por drogas (nitrofurantoína, radiação); sarcoidose
Calcificação de linfonodos em "casca de ovo"	Silicose; sarcoidose; radiação

melhor visualização de detalhes mais finos do parênquima e, portanto, a detecção do preenchimento precoce do espaço aéreo ou da alteração intersticial (Fig. 63-10). Em casos de suspeita de DPI com a radiografia convencional negativa, é importante realizar a TCAR nas posições prona e supina. A densidade pulmonar dependente pode mascarar a alteração intersticial e a congestão vascular da porção dependente do pulmão simula espessamento septal em imagens na posição supina. As anomalias que persistem na imagem na posição prona são indicativas de doença.

Em pacientes com radiografias de tórax anormais, a acurácia diagnóstica aumenta com a avaliação da TCAR. Em casos de FPI, são observadas opacidades reticulares periféricas, faveolamento subpleural da zona inferior e bronquiectasia de tração (Fig. 63-11).[15,16] Nas doenças do tecido conjuntivo, na asbestose e em algumas DPI induzidas por drogas, os resultados na TCAR, assim como na radiografia de tórax, são indistinguíveis daqueles da FPI ou *pneumonia intersticial não específica* (PINE). Na esclerodermia, uma doença em que a taxa de prevalência de DPI se aproxima de 100% em séries de autópsias, a TCAR detecta doença em 45% a 75% dos pacientes quando a radiografia convencional é negativa.[17,18]

Na sarcoidose, além da adenopatia hilar e mediastinal, dos nódulos depositados ao longo dos feixes broncovasculares e dos septos interlobulares, o preenchimento do espaço aéreo devido à alveolite com linfócitos e macrófagos e densidades lineares secundárias às cicatrizes fibróticas podem ser visualizados (Fig. 63-12). Em pacientes com pneumonite de hipersensibilidade, estão presentes nódulos centrolobulares preenchendo o espaço aéreo e opacidades lineares sem adenopatias. A TCAR pode ser normal em pacientes sintomáticos com pneumonite de hipersensibilidade comprovada por biópsia.[19] Em pacientes com HPCL, é característica a combinação de nódulos e cistos centrolobulares, mais proeminentes nos lobos superiores e ocasionalmente

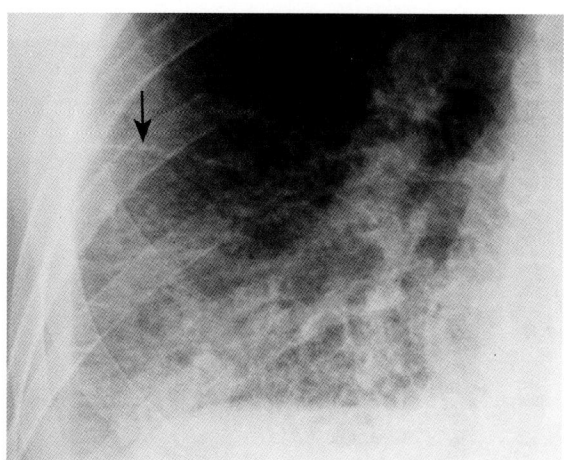

Figura 63-8 Silicose não complicada. A radiografia de tórax frontal mostra pequenos nódulos predominantes no pulmão superior e médio. Note-se que alguns desses nódulos estão calcificados. (Cortesia do Dr. Michael Gotway, MD.)

Figura 63-9 Linfangite carcinomatosa. Visão detalhada do pulmão direito mostra linhas B de Kerley (*seta*) e derrame pleural.

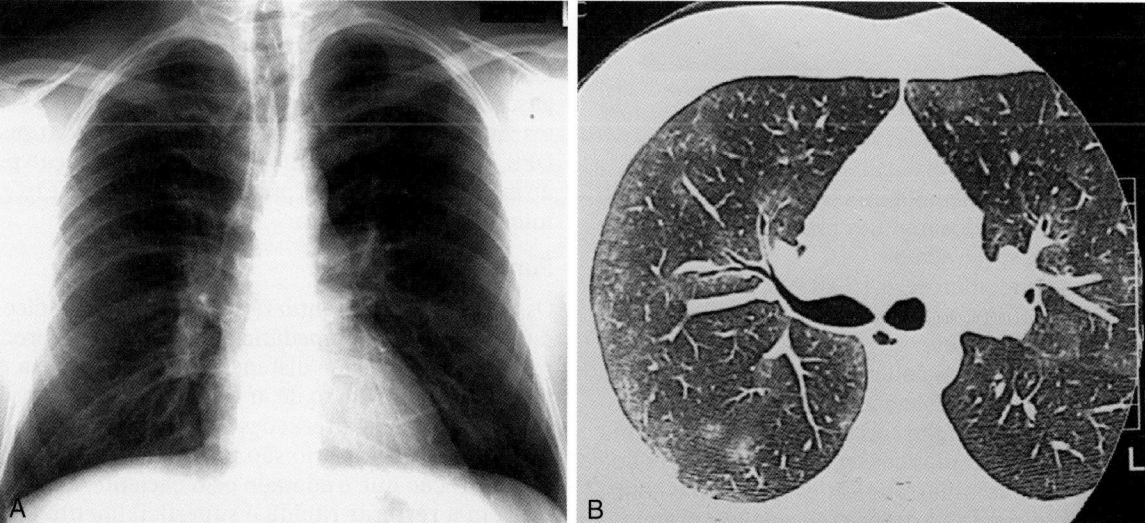

Figura 63-10 Pneumonite de hipersensibilidade. A, Radiografia de tórax normal de um homem de 45 anos de idade com pneumonite de hipersensibilidade estabelecida. Na época, sua pressão arterial de oxigênio enquanto respirando ar ambiente era de 48 mm Hg. **B,** Imagem de TC de alta resolução do tórax do mesmo paciente demonstra áreas de opacidades em vidro fosco irregulares de preenchimento do espaço aéreo.

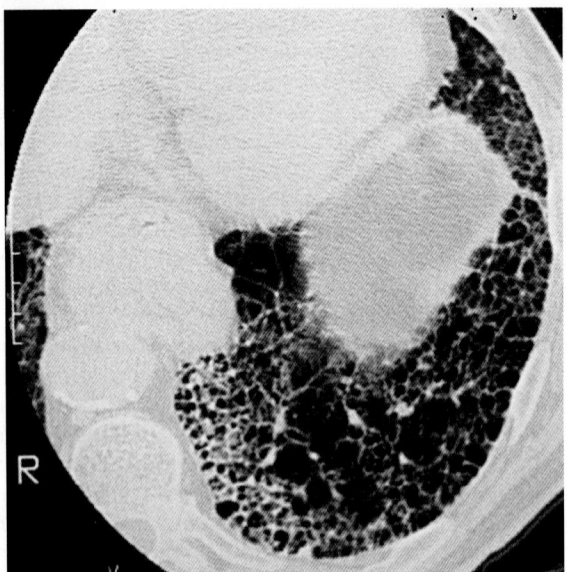

Figura 63-11 Fibrose pulmonar idiopática avançada. A imagem de TC de alta resolução mostra grandes alterações de faveolamento.

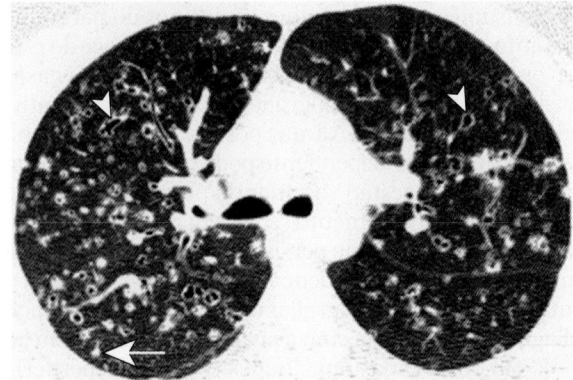

Figura 63-13 Histiocitose pulmonar de células de Langerhans. A imagem de TC de alta resolução mostra nódulos centrolobulares (*seta*) e formação cística (*pontas de seta*). (Cortesia do Dr. Michael Gotway, MD.)

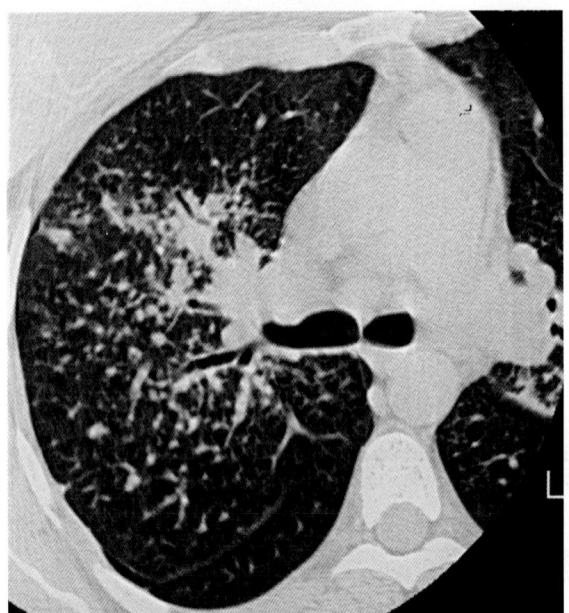

Figura 63-12 Sarcoidose. A imagem de TC de alta resolução mostra linfadenopatia hilar e doença nodular.

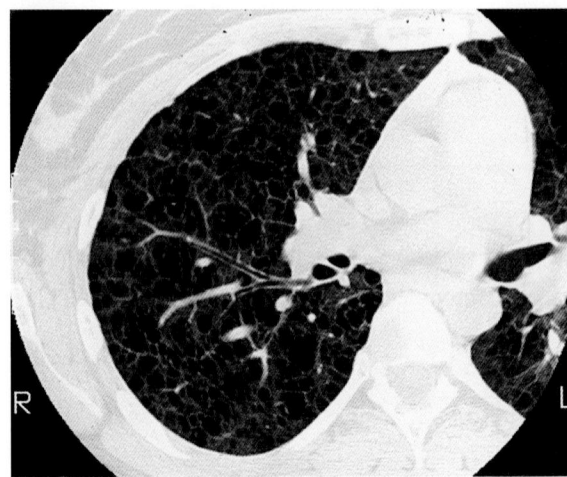

Figura 63-14 Linfangioleiomiomatose. A imagem de TC de alta resolução mostra cistos de paredes finas característicos em todo o parênquima.

acompanhados de um pneumotórax (Fig. 63-13). Na HPCL inicial, a coalescência dos nódulos produz um padrão de preenchimento do espaço aéreo.

Na linfangioleiomiomatose, a TCAR é típica, revelando cistos de paredes finas, arredondados, em toda a parte (Fig. 63-14). Um pneumotórax ou derrame pleural (quiloso) pode acompanhar essa alteração. Achados idênticos estão presentes em linfangioleiomiomatose associada à esclerose tuberosa. A linfangite carcinomatosa produz uma aparência de cadeia de contas dos septos interlobulares que se correlaciona com as linhas B de Kerley observadas com a radiografia convencional. Na doença relacionada ao amianto, placas pleurais não calcificadas e DPI precoce são muitas vezes difíceis de detectar e a TCAR é mais sensível do que a radiografia de tórax convencional.

AVALIAÇÃO FUNCIONAL

Na DPI, há alterações características das propriedades mecânicas dos pulmões e comprometimento das trocas gasosas na interface alvéolo-capilar. A avaliação da função ventilatória e das propriedades mecânicas dos pulmões, bem como da troca gasosa, particularmente durante o exercício, são componentes vitais da avaliação inicial dos pacientes com suspeita de DPI. Além disso, as medições seriadas da função permitem ao médico determinar a progressão da doença e os efeitos da intervenção terapêutica.

Função Ventilatória

Os testes de função ventilatória fornecem um índice indireto das alterações da impedância à respiração oferecida pela resistência elástica à distensão dos pulmões e a resistência friccional ao fluxo de ar na árvore traqueobrônquica. Clinicamente, as alterações das propriedades mecânicas do sistema respiratório são também refletidas no padrão de respiração que é adotado pelo paciente. Esses pacientes tendem a respirar rápida e superficialmente porque um volume corrente maior exigiria um aumento excessivo no trabalho da respiração para superar um grande aumento da resistência elástica.

Resistência Elástica

A DPI está associada a um aumento na resistência elástica (ou diminuição da complacência) e isto pode ser observado em um gráfico da pressão transpulmonar estática (isto é, em pontos sem fluxo) em decréscimos diferentes de volume pulmonar da *capacidade pulmonar total* (CPT) ao volume residual. Na maioria dos pacientes com DPI, o gráfico da relação volume-pressão dos pulmões está caracteristicamente deslocado para baixo e para a direita, com uma inclinação reduzida (ou seja, a complacência é baixa) e um coeficiente de recolhimento elástico (pressão máxima de recolhimento elástico, CPT) acentuadamente maior. Por outro lado, como está demonstrado na Figura 63-15, existe uma variação significativa na posição da curva de volume-pressão em pacientes com fibrose pulmonar idiopática e sarcoidose[20] e a correlação entre as alterações das propriedades elásticas (e compartimentos de volume pulmonar) e o grau de fibrose presente é fraca. Isto, pelo menos em parte, é uma consequência do impacto do tabagismo, que parece ser diferente nos dois distúrbios. Em pacientes com FPI que fumam, a curva de volume-pressão é deslocada para cima e para a esquerda, enquanto nos pacientes com sarcoidose que fumam, é deslocada para baixo e para a direita.[20]

As medidas de volume pulmonar refletem alterações na posição da curva volume-pressão dos pulmões. Isto porque as alterações do recolhimento elástico da parede do pulmão ou do tórax interferem no equilíbrio entre as forças elásticas dos pulmões, que atuam em uma direção expiratória, e aquelas da parede torácica, que atuam em uma direção inspiratória. Em pacientes com DPI, a CPT, a capacidade residual funcional e o volume residual geralmente estão reduzidos (Fig. 63-16). Uma CPT (e capacidade vital) mais baixa do que a esperada associada a uma capacidade residual funcional normal e um volume residual maior do que o esperado em geral refletem uma doença obstrutiva e restritiva mista. No entanto, como um esforço máximo é necessário para determinar a capacidade inspiratória e o volume de reserva expiratório, uma inspiração ou expiração menores que a máxima, seja por causa dos músculos respiratórios fracos ou pelo esforço insatisfatório, leva aos mesmos achados. Considerações semelhantes aplicam-se à capacidade vital, que é frequentemente utilizada como um índice de alterações da resistência elástica. Além disso, como pode ser visto na Figura 63-16, uma baixa capacidade vital não é específica para distúrbios restritivos, porque também é menor do que a esperada em pacientes com limitação do fluxo de ar (devido a um aumento do volume residual).

Resistência ao Fluxo

A medida do volume pulmonar é importante quando se avalia a resistência ao fluxo de ar. Esta pode ser avaliada diretamente a partir da relação entre a taxa de fluxo de ar e o componente resistivo da pressão transpulmonar.

Na prática clínica, várias medidas indiretas de resistência ao fluxo podem ser utilizadas: o *volume expiratório forçado em 1 segundo* (VEF_1); o fluxo médio expiratório entre 25% e 75% da capacidade vital forçada ($FEF_{25\%-75\%}$); o fluxo expiratório máximo (Vmáx) a uma proporção específica (como 75%, 50% ou 25%) da *capacidade vital forçada* (CVF) (a partir de uma curva de fluxo-volume); a relação VEF_1/CVF; ou a relação VEF_1-capacidade vital. Acredita-se que fluxos baixos ou uma baixa relação VEF_1/CVF (ou seja, <70% do previsto) indique

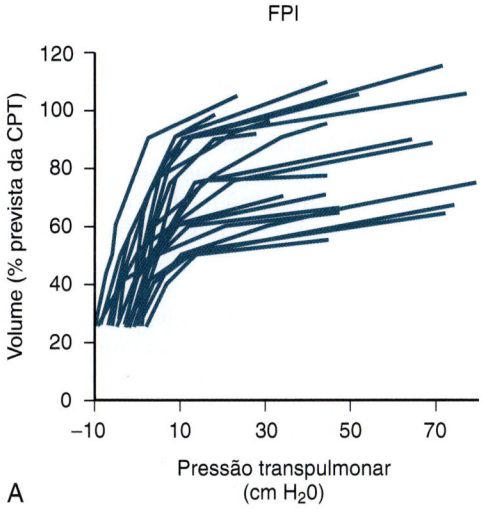

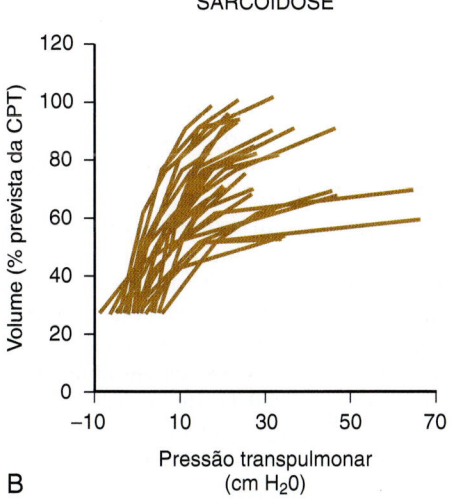

Figura 63-15 Vários registros mostram volume-pressão característicos em pacientes com fibrose pulmonar idiopática (FPI) **(A)** e sarcoidose **(B)**. Note-se a variação acentuada de posição e formato em ambos os distúrbios. CPT, capacidade pulmonar total. (Redesenhado de Hanley ME, King TE Jr, Schwarz MI, et al: The impact of smoking on mechanical properties of the lungs in idiopathic pulmonary fibrosis and sarcoidosis. *Am Rev Respir Dis* 144:1102, 1991.)

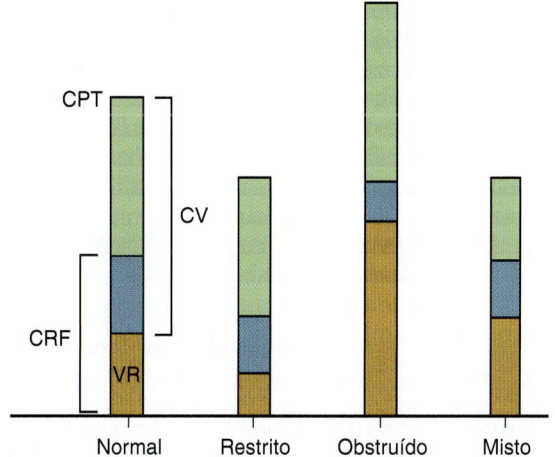

Figura 63-16 Os gráficos de barras mostram a capacidade pulmonar total (CPT) e suas subdivisões em pessoas saudáveis (normais) em comparação com as anormalidades típicas encontradas em pacientes com distúrbios restritivos, distúrbios obstrutivos e distúrbios mistos. CRF, capacidade residual funcional; VR, volume residual; CV, capacidade vital. (Redesenhado de Cherniack RM: Pulmonary function testing. Filadélfia, 1992, WB Saunders, p. 212.)

limitação de fluxo de ar expiratório. No entanto, assim como a resistência das vias aéreas, os valores de Vmáx dependem do diâmetro das vias aéreas, que é influenciado pelo volume pulmonar. A relação VEF_1/CVF será superestimada e o grau de limitação do fluxo, subestimado, no paciente que não exale completamente em decorrência de dispneia grave ou fraqueza muscular, dor ou esforço insatisfatório.

Em geral, não se considera que a resistência ao fluxo de ar esteja aumentada na DPI. Como pode ser visto na Figura 63-17, o Vmáx é baixo na DPI, não por causa de um aumento na resistência ao fluxo, mas sim devido aos baixos volumes pulmonares em que o fluxo está sendo medido. De fato, na DPI não complicada, os valores de Vmáx são maiores do que o esperado em qualquer volume pulmonar, em particular porque a pressão de recolhimento elástico pulmonar, que é a pressão motriz para o fluxo nas vias aéreas periféricas, está aumentada.[19] Como corolário, o Vmáx menor do que o esperado em um volume pulmonar específico em um paciente que sofre de um distúrbio restritivo indica um aumento da resistência ao fluxo nas vias aéreas mais periféricas. Foi relatado um aumento da resistência das vias aéreas periféricas em pacientes com FPI, pneumonite de hipersensibilidade e exposição ao amianto.

Trocas Gasosas

As alterações das trocas gasosas são facilmente avaliadas por meio da análise da *pressão arterial de oxigênio* (PO_2) e da *pressão de dióxido de carbono* (PCO_2) e do cálculo da *diferença da PO_2 alveolar-arterial* (PO_2 (A–a)), tanto em repouso quanto durante o exercício.

Em pacientes com DPI, a análise do sangue arterial em repouso normalmente revela hipoxemia e um aumento da PO_2 (A–a), juntamente com hipocapnia. Além disso, a capacidade de difusão do monóxido de carbono (DL_{CO}) é reduzida, principalmente por causa de uma redução na superfície alvéolo-capilar disponível para a troca gasosa. O distúrbio de troca gasosa geralmente acompanha anormalidades na função ventilatória,[21] mas a troca gasosa pode ser normal em repouso em um número significativo de pacientes. Da mesma forma, a DL_{CO} em repouso pode ser apenas ligeiramente reduzida em pacientes que demonstram um leve distúrbio restritivo ou troca gasosa normal, enquanto em repouso, ou ambos.

A DL_{CO} geralmente é maior do que a esperada nos casos associados a hemorragia pulmonar recente, porque as células vermelhas do sangue nos alvéolos pulmonares captam prontamente o monóxido de carbono. A obtenção de medidas sequenciais da DL_{CO} em poucos minutos pode ajudar no estabelecimento do diagnóstico de hemorragia alveolar.[22] Quando há sangue fresco nos espaços alveolares, cada valor de DL_{CO} sucessivo será menor à medida que a hemoglobina nos alvéolos fica saturada com monóxido de carbono.

Exercício

Na maioria dos pacientes, as trocas gasosas estão alteradas durante o exercício, mesmo naqueles com trocas gasosas normais em repouso. A medida das trocas gasosas durante o exercício proporciona a melhor correlação com a gravidade da doença[23] e provavelmente é a determinação fisiológica mais importante em pacientes com DPI (ver Capítulo 26, disponível exclusivamente, em inglês, *on-line*).

Em geral, pacientes com doença restritiva mais grave têm a pior tolerância ao exercício. Como é mostrado na Figura 63-18, a ventilação geralmente aumenta excessivamente durante o exercício e pode se aproximar do limite máximo ventilatório. Caracteristicamente, a frequência respiratória aumenta extraordinariamente com o aumento das cargas de exercício por causa do aumento do trabalho que seria necessário para ultrapassar a resistência elástica dos pulmões se o volume corrente aumentasse.

A ventilação excessiva com frequência é preferencialmente distribuída para áreas do pulmão que têm complacência normal, mas a perfusão diminuída (ou seja, alta relação ventilação-perfusão); como resultado, ao contrário da resposta normal, o *espaço morto* calculado (V_D) e a *relação entre espaço morto e volume corrente* (V_D/V_T) se elevam em associação à respiração rápida e superficial. O aumento do débito cardíaco com o exercício e a rápida passagem do sangue através dos capilares pulmonares, juntamente com sua redistribuição nos pulmões, levam a uma maior má distribuição das relações ventilação-perfusão. Isso resulta em um aumento na PO_2 (A–a) e uma diminuição da PO_2 arterial (Fig. 63-19). Exceto para o exercício pesado, quando o trânsito através da circulação é excepcionalmente rápido, é pouco provável que uma capacidade reduzida de o oxigênio se difundir através da

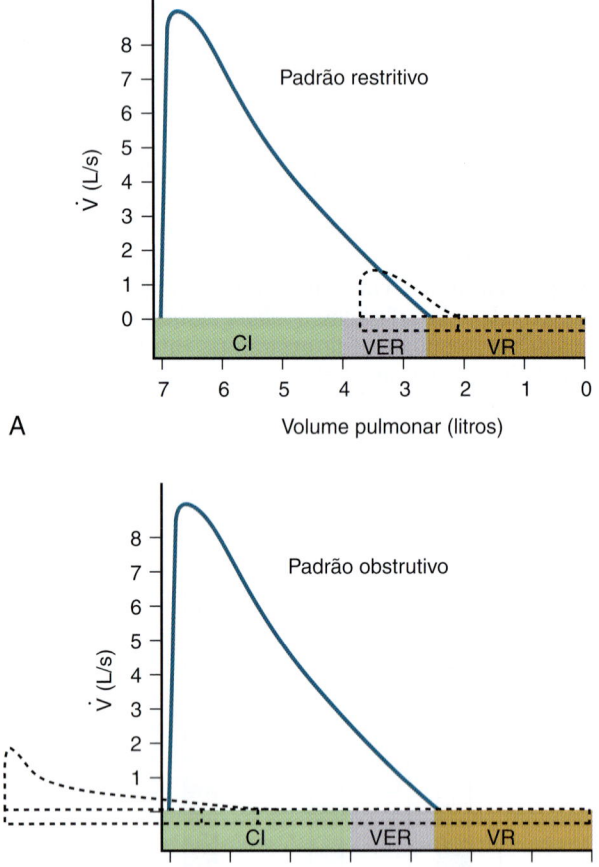

Figura 63-17 Curvas esquemáticas de volume-fluxo em uma pessoa saudável (*linha sólida*) são comparadas às de pacientes (*linhas pontilhadas*) com um distúrbio restritivo (**A**) e com uma doença obstrutiva (**B**). O volume pulmonar está reduzido no distúrbio restritivo e as taxas de fluxo expiratório máximo estão baixas porque são alcançadas com baixos volumes pulmonares. As taxas de fluxo são mais elevadas do que o esperado com baixos volumes pulmonares, porque a pressão de condução (recolhimento elástico pulmonar) está aumentada. VER, volume expiratório de reserva; CI, capacidade inspiratória; VR, volume residual; V̇, fluxo. (Redesenhado de Cherniack RM: Pulmonary function testing. Filadélfia, 1992, WB Saunders, p. 218.)

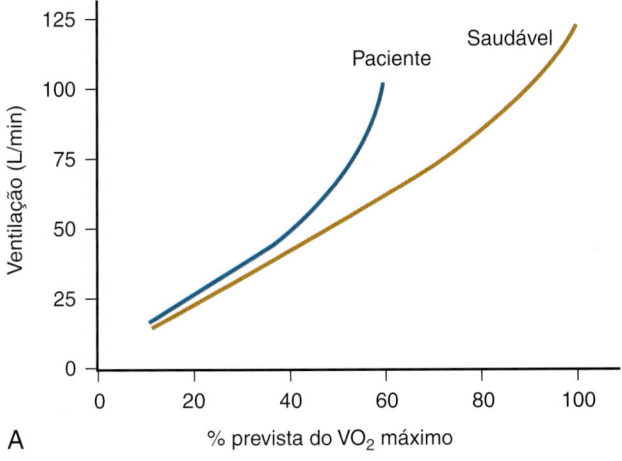

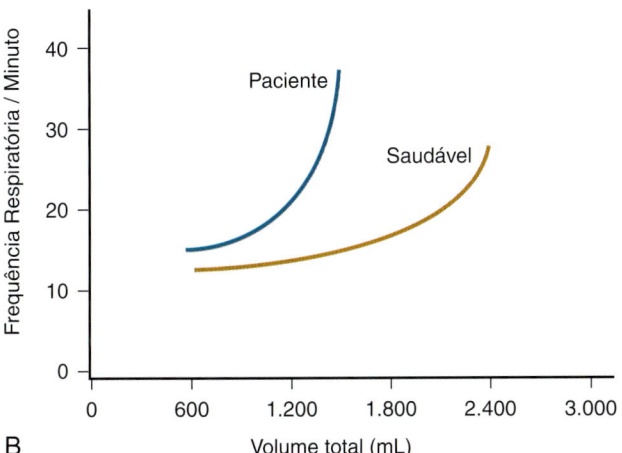

Figura 63-18 Curvas esquemáticas mostram a resposta ventilatória (**A**) e a frequência respiratória (**B**) durante o aumento da carga de exercícios expressas como porcentagem do consumo máximo de oxigênio previsto (VO_2) em uma pessoa saudável e em um paciente com fibrose pulmonar idiopática. (Redesenhado de Cherniack RM: Pulmonary function testing. Philadelphia, 1992, WB Saunders, p. 248.)

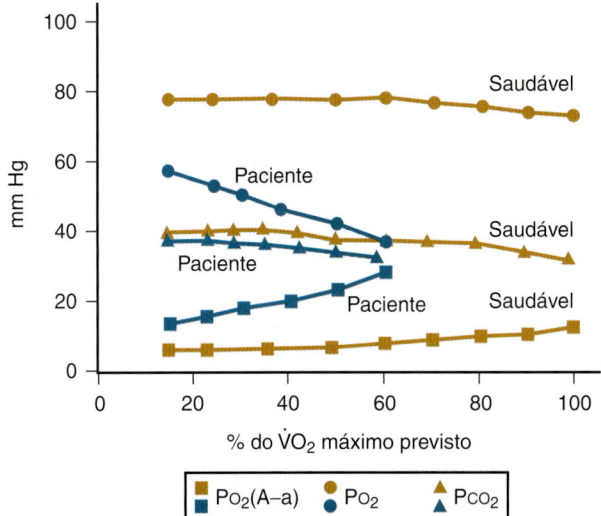

Figura 63-19 As alterações na PO_2 arterial (*círculos*), diferença da PO_2 alveolar-arterial (PO_2 (A–a), *quadrados*) e na pressão arterial de dióxido de carbono (PCO_2, *triângulos*) durante o aumento da carga de exercícios expressas como porcentagem do consumo máximo de oxigênio (VO_2) previsto em uma pessoa saudável e um paciente com fibrose pulmonar idiopática. O teste foi realizado a uma altitude de 1.609 metros. (Redesenhado de Cherniack RM: Pulmonary function testing. Philadelphia, 1992, WB Saunders, p. 249.)

membrana alvéolo-capilar espessada desempenhe um papel significativo na hipoxemia.

ACHADOS LABORATORIAIS

A Tabela 63-6 resume os resultados de testes laboratoriais que sugerem ou suportam o diagnóstico de uma DPI específica.

LAVADO BRONCOALVEOLAR

O LBA é uma técnica empregada para colher amostra das vias aéreas distais pela instilação de solução salina estéril através de um broncoscópio de fibra ótica em cunha. Após a aspiração, os conteúdos que são considerados representativos do meio celular, imunológico e bioquímico das estruturas alveolares podem ser analisados. Os resultados do LBA para a avaliação de DPI têm sido difíceis de interpretar devido à ausência de técnicas padronizadas, tanto para o desempenho do processo quanto para a análise subsequente dos dados.[24-26] Além disso, em alguns dos estudos anteriores, não foram obtidos dados de correlação entre LBA e biópsia pulmonar. Muitas vezes, o tratamento ou a situação de fumante do paciente não foram considerados. Uma publicação multicêntrica estabeleceu os métodos para realizar e analisar os resultados do LBA.[27] Este estudo envolveu uma grande coorte de indivíduos normais de idades e raças variadas que foram comparados com pacientes com DPI documentada. O tabagismo afeta os resultados do LBA de indivíduos normais e de pacientes, amplificando as populações de macrófagos e eosinófilos.[27]

O LBA é um instrumento de investigação útil em muitas DPI. A análise citológica dos espécimes de LBA pode ser diagnóstica para linfangite carcinomatosa, adenocarcinoma e linfoma pulmonar. Se o nível de eosinófilos for superior a 40% (normal, <2%), a pneumonia eosinofílica geralmente é a causa da infiltração pulmonar difusa. Eosinofilia em um grau mais baixo no LBA pode ser encontrada com algumas doenças do tecido conjuntivo, FPI ou pneumonia em organização.

O achado de corpos lipoproteináceos ácido periódico de Schiff-positivos no LBA foi originalmente considerado como diagnóstico para proteinose alveolar pulmonar, mas revelou-se inespecífico. Em casos de hemorragia alveolar difusa, glóbulos vermelhos e macrófagos carregados com hemossiderina dominam a amostra do lavado. Amostras de LBA sequenciais mostram um aumento nos glóbulos vermelhos e na sua aparência sanguinolenta (Fig. 67-3).

A linfocitose no LBA (>35% de linfócitos) predomina em algumas doenças. A sarcoidose e a pneumonite de hipersensibilidade são as mais comuns. Outras incluem *pneumonia intersticial linfocítica* (PIL), linfoma pulmonar, beriliose e algumas DPI induzidas por drogas. Porcentagens menores, mas aumentadas de linfócitos (intervalo normal, 10%–15%), podem ser vistas com estas entidades além de com várias outras DPI, incluindo fibrose pulmonar idiopática, pneumonia em organização, doenças do tecido conjuntivo e algumas pneumoconioses.[28] Em pacientes com suspeita de doença relacionada ao amianto, um ou mais corpos de amianto por campo de alta potência na amostra de LBA indicam uma exposição significativa, embora isto não estabeleça o diagnóstico de asbestose. Devido ao gradiente vertical de corpos de

Tabela 63-6 Achados Laboratoriais nas Doenças Pulmonares Intersticiais

Achado	Doenças
Leucopenia	Sarcoidose; doença do tecido conjuntivo; linfoma; induzida por drogas
Leucocitose	Vasculite sistêmica; pneumonite de hipersensibilidade; linfoma
Eosinofilia	Pneumonias esosinofílicas; sarcoidose; vasculite congênita; induzida por drogas (sulfa, nitrofurantoína, metotrexato)
Trombocitopenia	Sarcoidose; doença do tecido conjuntivo; induzida por drogas; doença de Gaucher; fibrose pulmonar idiopática
Anemia hemolítica	Doença do tecido conjuntivo; sarcoidose; linfoma; induzida por drogas; fibrose pulmonar idiopática
Anemia normocítica	Síndromes de hemorragia alveolar difusa; doença do tecido conjuntivo; linfangite carcinomatosa
Anormalidades do sedimento urinário	Doença do tecido conjuntivo; vasculite congênita; induzida por drogas
Hipogamaglobulinemia	Pneumonia intersticial linfocítica; doença pulmonar intersticial linfocítica granulomatosa
Hipergamaglobulinemia	Doença do tecido conjuntivo; sarcoidose; vasculite sistêmica; fibrose pulmonar idiopática; asbestose; silicose; pneumonia intersticial linfocítica; linfoma
Autoanticorpos séricos	Doença do tecido conjuntivo; vasculite sistêmica; sarcoidose; fibrose pulmonar idiopática; silicose; asbestose; pneumonia intersticial linfocítica
Imunocomplexos séricos	Fibrose pulmonar idiopática; pneumonia intersticial linfocítica; vasculite sistêmica; doença do tecido conjuntivo; histiocitose pulmonar das células de Langerhans
Enzima conversora da angiotensina sérica	Sarcoidose; pneumonite de hipersensibilidade; silicose; síndrome da angústia respiratória aguda; doença de Gaucher
Anticorpos antimembrana basal	Síndrome de Goodpasture
Anticorpos antineutrófilos citoplasmáticos	Vasculite sistêmica

amianto recuperados nos pulmões de pacientes com asbestose, se o lavado for utilizado para documentar a exposição anterior ao amianto, as amostras devem ser obtidas a partir de um segmento da base de um dos lobos inferiores. Um diagnóstico de beriliose é confirmado quando os linfócitos do lavado proliferam após a exposição ao berílio *in vitro*.

No LBA obtido de pacientes com HPCL, todas as células inflamatórias estão aumentadas mesmo que suas porcentagens permaneçam inalteradas. A microscopia eletrônica demonstra aumento do número de células de Langerhans. Este monócito, considerado como tendo um papel central na patogênese, tem um corpo típico pentalaminar (grânulo de Birbeck) no citoplasma, como revelado pela microscopia eletrônica. Langerina e CD1a são marcadores específicos de diagnóstico para células de Langerhans.[29] Células de Langerhans foram descritas em outras doenças pulmonares fibróticas, mas não em números equivalentes aos da HPCL.[30]

Outras aplicações para o LBA incluem a avaliação do estado da doença e a previsão da resposta terapêutica. Por exemplo, tanto em doenças do tecido conjuntivo quanto na FPI, a linfocitose no LBA está associada a histologia celular (ao contrário da fibrose) e uma resposta melhor ao tratamento. Além disso, a taxa de sobrevida global desses pacientes é maior. Por outro lado, a combinação de neutrofilia e eosinofilia sem linfocitose no lavado muitas vezes prenuncia doença não responsiva progressiva. Na sarcoidose, uma doença caracterizada por um aumento no número de linfócitos T auxiliares (CD4$^+$) no pulmão, foi sugerido que a deterioração clínica pode ser esperada se o nível de linfócitos no LBA for superior a 28%; entretanto, dados mais recentes indicam que o nível de linfócitos no LBA não tem valor preditivo do resultado clínico em sarcoidose.

Outro papel para o LBA é na avaliação de potencial DPI em populações de risco. Por exemplo, em pacientes com esclerodermia e artrite reumatoide nos quais faltam evidências clínicas, radiológicas e fisiológicas de DPI, estudos do LBA revelaram aumentos nas populações de células inflamatórias.

DIAGNÓSTICO HISTOLÓGICO

O passo final na avaliação de um paciente com DPI é decidir se o tecido é necessário para o diagnóstico. Como observado anteriormente, o diagnóstico da DPI do tecido conjuntivo, ocupacional, ou droga-relacionada muitas vezes é evidente depois de uma cuidadosa história ter sido levantada. Nos casos de DPI idiopática e primária (Tabela 63-1), o diagnóstico pode não ser tão óbvio, embora achados clínicos, laboratoriais e radiológicos sejam frequentemente sugestivos. Além disso, o diagnóstico de FPI, uma DPI comumente encontrada, em muitos casos, só pode ser estabelecido por biópsia pulmonar.

Biópsia Transbrônquica

Por uma questão de praticidade, a biópsia transbrônquica pode ser realizada durante a broncoscopia para LBA. A biópsia transbrônquica é relativamente segura e muitas vezes diagnóstica de sarcoidose, doença maligna difusa, proteinose alveolar ou pneumonia eosinofílica. Outras entidades são confirmadas por este procedimento com uma frequência menor. Uma interpretação da biópsia transbrônquica, que descreve apenas inflamação, fibrose, ou ambas, não é evidência para FPI ou qualquer outra entidade listada na Tabela 63-1. Além disso, mesmo em casos clinicamente confirmados de DPI do tecido conjuntivo ou induzida por drogas, vários padrões histológicos diferentes podem evoluir (Tabela 63-2) e frequentemente a biópsia pulmonar cirúrgica é realizada para predizer o prognóstico e a resposta terapêutica, especialmente se o LBA e a TCAR forem inconclusivos.

Biópsia Cirúrgica Pulmonar

Se os dados clínicos, do LBA e da biópsia transbrônquica forem inconclusivos e o paciente não estiver em alto risco, deve ser realizada uma biópsia pulmonar aberta ou através de videotoracoscopia. Além disso, existe uma fraca correlação entre os resultados de biópsias transbrônquicas e pulmonares abertas a menos que a biópsia transbrônquica forneça um diagnóstico específico. Portanto, quando a biópsia transbrônquica for inconclusiva e for necessário um diagnóstico definitivo, é indicada a biópsia pulmonar aberta ou toracoscópica.[31]

DIAGNÓSTICO E TRATAMENTO DAS PNEUMONIAS INTERSTICIAIS IDIOPÁTICAS

As PII representam um grupo heterogêneo de doenças difusas do parênquima pulmonar caracterizadas por graus variáveis de inflamação e fibrose.[32,33] Este grupo de doenças pulmonares representa um subconjunto das DPI e é composto por sete entidades clínicas, radiológicas e patológicas que são suficientemente diferentes umas das outras para serem designadas como doenças separadas.[32] A classificação, o diagnóstico, a compreensão dos mecanismos patogênicos e o tratamento das PII continuam a evoluir.[34,35] Como um grupo, elas podem ser distinguidas de outras formas de DPI por métodos clínicos, incluindo a história, o exame físico, estudos laboratoriais e radiológicos do tórax e a patologia. É crucial que os clínicos estejam cientes de que o padrão histológico subjacente a estas PII pode ser encontrado em indivíduos com causas conhecidas para a sua doença pulmonar (p. ex., doenças do tecido conjuntivo, tabagismo, drogas). Assim, a *pneumonia intersticial usual* (PIU) pode ser encontrada não só em pacientes com fibrose pulmonar idiopática, mas também em pacientes com artrite reumatoide como uma forma de DPI associada à artrite reumatoide.[33,36] Além disso, os padrões de pneumonia intersticial estão associados a vários graus de especificidade em relação à etiologia. Por exemplo, a *bronquiolite respiratória associada à DPI* (BR-DPI) na maioria dos pacientes é causada pelo tabagismo enquanto a pneumonia em organização pode estar associada a um amplo espectro de causas, incluindo infecções, aspiração, reações a medicamentos, distúrbios do tecido conjuntivo, doença pulmonar eosinofílica e muitas outras.[31,37-41] As Tabelas 63-7 e 63-8 fornecem uma visão geral das principais características clínicas e patológicas das PII.

Tabela 63-7 Características Patológicas Contrastantes das Pneumonias Intersticiais Idiopáticas

Características	PIU	PID	BR–DPI	PIA	PINE	POC
Aparência temporal (idade da lesão)	Variada	Uniforme	Uniforme	Uniforme	Uniforme	Uniforme
Inflamação intersticial	Escassa	Escassa	Escassa	Escassa	Geralmente proeminente	Geralmente proeminente
Fibrose/ faveolamento	Irregular	Variável, difusa, moderada	Variável, focal, leve	Tipicamente não, mas pode evoluir para fibrose	Variável, difusa	Não
Proliferação de fibroblastos	Focos fibroblásticos proeminentes	Não	Não	Difusa	Ocasional, difusa ou focos fibroblásticos raros	Dentro das vias aéreas e dos espaços aéreos (corpos de Masson)
Alteração de faveolamento	Sim	Não	Não	Não	Rara	Não
Acúmulo de macrófagos intra-alveolar	Ocasional, focal (fumantes)	Sim, difuso	Peribronquiolar	Não	Ocasional, irregular	Macrófagos espumosos são comuns
Membranas hialinas	Não	Não	Não	Ocasionais, focais	Não	Não

PIA, pneumonia intersticial aguda; POC, pneumonia em organização criptogênica; PID, pneumonia intersticial descamativa; PINE, pneumonia intersticial não específica; BR-DPI, bronquiolite respiratória associada a doença pulmonar intersticial; PIU, pneumonia intersticial usual.
Adaptado de Katzenstein ALA, Myers JL: Idiopathic pulmonary fibrosis: clinical relevance of pathologic classification. *Am J Respir Crit Care Med* 157:1301–1315, 1998; e King TE Jr: Idiopathic interstitial pneumonia. In Schwarz MI, King TE Jr, editors: Interstitial lung diseases, 4. ed. Hamilton, Ontario, 2003, BC Dekker, p. 701–786.

Tabela 63-8 Características Clínicas Contrastantes das Pneumonias Intersticiais Idiopáticas

Características	PIU	PID	BR–DPI	PIA	PINE	POC
Idade média de início (anos)	60s	40s	40s	50s	50s	50s
Início	Insidioso	Insidioso	Insidioso	Agudo	Subagudo, insidioso	Agudo ou subagudo
História de tabagismo de cigarros	Cerca de dois terços	A maioria	A maioria	Desconhecida	Incomum	Cerca da metade
Taxa de mortalidade (sobrevida média)	68% (5-6 anos)	27% (12 anos)	0%	62% (1-2 meses)	≈ 25% em 10 anos	10% em 5 anos
Resposta aos corticosteroides	Fraca	Boa	Boa	Fraca	Boa	Excelente
Recuperação completa possível	Não	Sim	Sim	Sim, raramente	Sim	Sim (≤ 70% dos pacientes)

PIA, pneumonia intersticial aguda; POC, pneumonia em organização criptogênica; PID, pneumonia intersticial descamativa; PINE, pneumonia intersticial não específica; BR-DPI, bronquiolite respiratória associada a doença pulmonar intersticial; PIU, pneumonia intersticial usual.
Adaptado de Katzenstein ALA, Myers JL: Idiopathic pulmonary fibrosis: clinical relevance of pathologic classification. *Am J Respir Crit Care Med* 157:1301–1315, 1998; e King TE Jr: Idiopathic interstitial pneumonia. In Schwarz MI, King TE Jr, editors: Interstitial lung diseases, 4. ed. Hamilton, Ontario, 2003, BC Dekker, p. 701–786.

FIBROSE PULMONAR IDIOPÁTICA

A FPI é a forma mais comum de PII e responde por 25% a 30% das DPI.[2,42-44] A FPI é uma entidade clínica bem definida com manifestações clínicas, radiográficas, fisiológicas e patológicas características, mas também um diagnóstico de exclusão (ou seja, da PIU de causa desconhecida).[16,45] A prevalência exata desta condição é desconhecida. Em um estudo recente utilizando critérios restritos de detecção de casos, a prevalência variou de 0,8 a 65/100.000 indivíduos; dados comparáveis para incidência foram de 0,4 a 27/100.000 pessoas.[43] Extrapolando essas taxas para a população geral dos Estados Unidos, a prevalência foi estimada em 14/100.000 (incidência, 7/100.000). Tanto a prevalência quanto a incidência da FPI aumentam acentuadamente com a idade.[43]

Características Clínicas

A FPI é uma doença da meia-idade, geralmente observada em pacientes entre 50 e 70 anos de idade. Os pacientes com fibrose pulmonar familiar tendem a se apresentar com uma idade mais jovem; por outro lado, é bastante incomum um paciente apresentar-se antes da idade de 40 anos.[46-48] O paciente típico apresenta-se com o início insidioso de dispneia de esforço e uma tosse não produtiva. Os sintomas constitucionais são incomuns, mas perda de peso, febre, fadiga, mialgias ou artralgias ocasionalmente estão presentes. Embora os pacientes possam apresentar apenas uma tosse não produtiva, todos os pacientes apresentam dispneia com o esforço à medida que a doença progride. A maioria dos pacientes tem esses sintomas por meses ou anos antes da avaliação definitiva, geralmente em torno de 12 a 18 meses.

O exame físico raramente é normal. A maioria dos pacientes tem estertores inspiratórios finos tardios em ambas as bases (estertores em velcro) ao exame do tórax. O baqueteamento digital é observado em 40% a 75% dos pacientes e é um achado tardio no curso da doença. O exame cardíaco geralmente é normal, exceto nas fases intermediárias ou tardias da doença, quando achados de hipertensão pulmonar (p. ex., P2 aumentado, elevação do lado direito, insuficiência tricúspide e galope S3) e cor pulmonale podem se tornar evidentes. Da mesma forma, a cianose é uma manifestação tardia, indicando doença avançada. O pneumotórax espontâneo ou pneumomediastino é raro.

Estudos Sanguíneos e Sorológicos

Uma velocidade de hemossedimentação elevada, a positividade do título de anticorpos antinucleares de baixo nível (≥ 40 e < 1:320) e fator reumatoide elevado (> 60 UI/mL) foram identificados em alguns desses pacientes.[49] O nível de hemoglobina juntamente com a contagem de leucócitos e diferencial geralmente estão normais.

Estudos de Imagem do Tórax

Radiografia do Tórax. O achado típico em pacientes com FPI são opacidades reticulares periféricas com uma aparência de rede de densidades lineares ou curvilíneas, com predomínio nas bases dos pulmões (Fig. 63-20). Um padrão reticular grosseiro ou cístico múltiplo ou áreas faveoladas (isto é, padrão reticular grosseiro com translucidez medindo de 0,3 a 1 cm de diâmetro) são achados radiográficos que se correlacionam com doença avançada e mau prognóstico (Figs. 63-6 e 63-7). Evidências radiográficas torácicas de volumes pulmonares reduzidos em geral estão presentes a menos que estejam associadas a doença obstrutiva das vias respiratórias, como pode ser visto nos fumantes. Anormalidades pleurais são incomuns na FPI; sua presença deve sugerir um outro diagnóstico, tal como colagenose vascular (especialmente artrite reumatoide ou lúpus eritematoso sistêmico), doença da válvula mitral, insuficiência cardíaca congestiva, asbestose, infecção, doença pulmonar induzida por drogas ou linfangite carcinomatosa (Tabela 63-5).

Tomografia Computadorizada. A TC desempenha um papel importante na avaliação das doenças do parênquima pulmonar, especialmente a FPI.[16,50,51] A TCAR é útil na diferenciação da FPI de outras DPI, na determinação da extensão e gravidade da atividade da doença e, mais importante ainda, na detecção da doença, especialmente em pacientes com alteração mínima ou normal na radiografia de tórax. Os achados da TCAR na FPI incluem uma distribuição periférica (subpleural) acentuada das opacidades intersticiais. O envolvimento é irregular, com áreas de reticulação entremeadas com áreas de tecido normal, muitas vezes associadas a espaços císticos de 2 a 4 mm de diâmetro (Fig. 63-11). A doença precoce aparece como opacidades reticulares irregulares subpleurais predominantemente periféricas e graus menores de alterações de faveolamento. Na doença mais avançada, um padrão reticular mais difuso nas zonas pulmonares inferiores, com septos interlobulares espessados e linhas intralobulares, progride para bronquiectasias de tração e fibrose subpleural.[50,51] A natureza predominantemente basal destas anomalias com frequência é prontamente avaliada com imagens coronais.

Um dos principais achados que indicam o diagnóstico de fibrose pulmonar idiopática é a presença de cistos faveolados em uma distribuição subpleural basilar. Alterações de faveolamento aparecem na TCAR como espaços císticos de tamanho variável que compartilham paredes e, frequentemente, empilham-se uns sobre os outros em várias camadas.[50,51] Opacidades em vidro fosco são comuns, mas de gravidade leve e caracteristicamente muito menos extensas do que o padrão reticular. A distorção da arquitetura, que reflete fibrose pulmonar, muitas vezes é proeminente.

A combinação de fibrose pulmonar do lobo inferior e enfisema do lobo superior foi recentemente descrita como uma nova síndrome definida por TC (Fig. 63-21).[52,53] O tabagismo parece ser o fator de risco predominante para este distúrbio. Os pacientes com esta entidade são principalmente do sexo masculino, com idade média de 65 anos, que apresentam volumes pulmonares relativamente preservados, mas reduções acentuadas na DL_{CO} no teste de função pulmonar. Dados limitados sugerem que estes pacientes com FPI e enfisema coexistente são mais propensos a necessitar de oxigenoterapia a longo prazo, a desenvolver hipertensão pulmonar e ter um resultado pior do que aqueles sem enfisema.[52,53]

Correlação da HRCT com os Dados Fisiológicos na DPI. A identificação de uma relação entre o teste de função pulmonar e os achados da TCAR permanece incompleta. CVF, DL_{CO}, PO_2 arterial medidos no pico do exercício e a dessaturação de oxigênio durante o exercício são os parâmetros fisiológicos que melhor se correlacionam com a extensão global da doença na TCAR.[21,54] Em um estudo, a DL_{CO} foi a característica fisiológica mais altamente correlacionada com os achados da TCAR.[41] A TCAR seriada mostrou que as mudanças ao longo do tempo na extensão total da doença foram semelhantes às mudanças observadas na DL_{CO} e na CVF.[55]

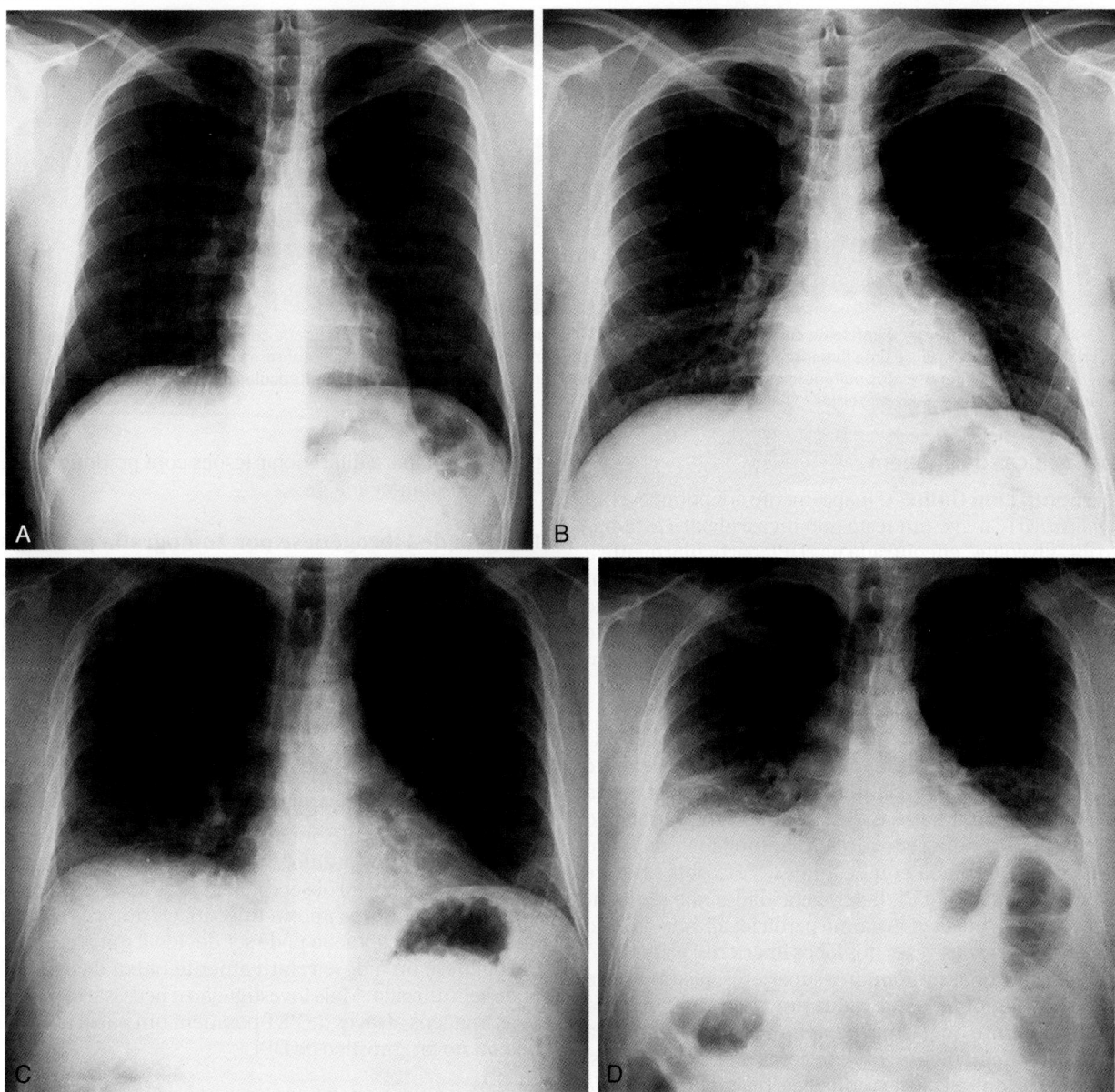

Figura 63-20 **Radiografias seriadas de tórax de um paciente com fibrose pulmonar idiopática. A,** A radiografia de tórax frontal foi obtida por ocasião do início da dispneia com exercícios e leve tosse. O tórax parece normal. **B,** A radiografia no acompanhamento revela perda progressiva do volume pulmonar e opacidades em ambas as bases predominantemente reticulares. O paciente havia interrompido os exercícios regulares devido à falta de ar ao esforço. **C,** Alterações progressivas são evidentes, com grave perda de volume pulmonar. Predominantemente na zona inferior do pulmão são vistas opacidades reticulares grosseiras bilaterais típicas da aparência radiográfica da fase média para a fase final da fibrose pulmonar. **D,** A progressão continuada da doença é evidente, com faveolamento e hipertensão pulmonar. A biópsia pulmonar aberta revelou pneumonia intersticial usual com extensa fibrose e faveolamento histológico. O tratamento com corticosteroides e ciclofosfamida foi iniciado, mas o paciente apresentou um declínio progressivo do estado funcional e morreu 6 meses após o transplante de pulmão.

Capacidade da TCAR para Diagnosticar DPI. A TCAR desempenha um papel importante, mas não substitui a biópsia pulmonar no diagnóstico e na avaliação da maioria das DPI. No caso da FPI, doenças do tecido conjuntivo (especialmente esclerodermia) e asbestose podem causar um aspecto semelhante na TCAR (exceto quanto à presença de bandas parenquimatosas de fibrose e placas pleurais observadas em pacientes com asbestose).[56] Pacientes com pneumonite de hipersensibilidade crônica podem ter opacidade reticular ou faveolamento semelhantes, mas com frequência acompanhados por um padrão de mosaico, nódulos centrolobulares, e não têm a predominância em ambas as bases observada na FPI.[57,58]

Os estudos que avaliam a capacidade da TCAR para diagnosticar com precisão FPI descobriram que a TCAR aumenta significativamente o nível de confiança do diagnóstico. Em geral, a sensibilidade para o diagnóstico seguro é baixa (≈48%), mas a especificidade é alta (≈ 95%).[59-63] A acurácia de um diagnóstico seguro de FPI feito com TCAR por um observador treinado parece ser de cerca de 90%.[57,64-66] Observadores menos experientes são substancialmente menos precisos do que observadores experientes.[64] Um padrão de TCAR altamente sugestivo do diagnóstico de FPI está associado a um prognóstico ruim.[67] Daqueles com diagnóstico histopatológico de PIU, os que apresentam faveolamento basal têm uma sobrevida pior do que aqueles sem faveolamento.[68,69] Em uma análise multivariada de um grande estudo multicêntrico, verificou-se que o grau de reticulação e faveolamento à TCAR é um importante preditor independente de mortalidade em pacientes com FPI.[55]

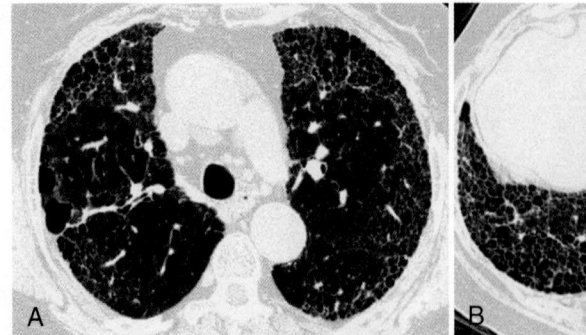
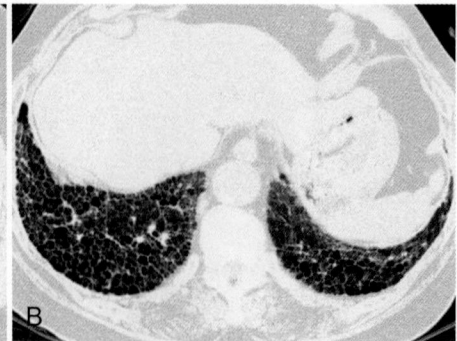

Figura 63-21 **Fibrose pulmonar e enfisema combinados.** Imagens da TC de uma mulher com 69 anos de idade com uma história de 12 meses de agravamento da tosse e dispneia. Ela é uma fumante pesada atual. **A,** As zonas superiores dos pulmões mostram enfisema e opacidades reticulares periféricas irregulares. **B,** As zonas inferiores dos pulmões mostram enfisema e distorção arquitetônica com opacidades reticulares periféricas irregulares e extensas lesões de faveolamento.

Outras Técnicas de Imagem

Mapeamento com Gálio. O mapeamento dos pulmões com *gálio radioativo* (Ga^{67}) é um teste não invasivo para estadiamento da "alveolite" encontrada nas DPI, particularmente a sarcoidose.[70-72] No entanto, um mapeamento pulmonar com G^{67} não é recomendado na avaliação de rotina da FPI porque a inflamação não é uma característica proeminente, o teste é difícil de interpretar, os achados não são específicos e um mapeamento negativo não exclui a doença.

Mapeamento Pulmonar da Ventilação-Perfusão. O mapeamento pulmonar da ventilação e perfusão não é recomendado como parte da rotina da avaliação. Na maioria das doenças parenquimatosas, o mapeamento da ventilação e perfusão revela uma redução não homogênea do fluxo sanguíneo, da ventilação ou de ambos.[72] Há dois tipos de defeitos de perfusão na FPI: heterogeneidades não segmentares, provavelmente devido a uma perda localizada do leito capilar, na maioria das vezes nos lobos inferiores; e aumento da perfusão das zonas pulmonares superiores, resultante da hipertensão pulmonar, o que induz um deslocamento para cima no gradiente de perfusão capilar. Mapeamentos da ventilação frequentemente revelam áreas não segmentares, irregulares, de diminuição da ventilação, refletindo regiões de obstrução das vias aéreas ou de destruição alveolar. Áreas irregulares de alta e baixa correspondência de ventilação-perfusão geralmente são observadas, com algumas áreas de correspondência bem mantidas de ventilação-perfusão. Estes achados de não correspondência de ventilação e fluxo sanguíneo ajudam a explicar a hipoxemia e a alta relação V_D/V_T encontrada em muitos desses pacientes em repouso.

Ressonância Magnética para Diferenciação de Inflamação e Fibrose. A *ressonância magnética* (RM) apresenta várias vantagens em relação à TC, incluindo a ausência de radiação ionizante e a capacidade para identificar as características do tecido em um nível nuclear que pode permitir uma nova avaliação da função e da microestrutura pulmonar.[73] Dez pacientes com FPI e 16 com PINE foram examinados pela comparação da RM 3T do pulmão com os achados morfológicos na biópsia cirúrgica.[74] Em comparação a áreas fibróticas, áreas com predominância de inflamação mostraram um padrão de realce precoce em estudos dinâmicos e uma alta intensidade de sinal ponderada em T2 nas sequências com tripla inversão turbo spin-eco com sangue escuro em comparação a áreas fibróticas. Estes resultados indicam que a análise qualitativa das imagens de ressonância magnética pode ser útil para diferenciar lesões com predominância de fibrose e inflamação.

Imagem de Fibrogênese por Tomografia por Emissão de Pósitrons. O suposto papel da imagem fisiológica utilizando a *tomografia por emissão de pósitrons* (PET) com $2\text{-}[^{18}F]$-fluoro-2-desoxi-D-glicose (FDG) na FPI tem sido explorado em alguns pacientes sem resultados claros.[75,76] Em geral, os pulmões dos pacientes com FPI parecem mostrar aumento da captação de FDG na PET. Alguns estudos sugeriram que o cis-4-$[^{18}F]$-fluoro-L-prolina $[^{18}F$-prolina] pode ser um marcador confiável para a formação de fibrose. Este radioligando foi testado em pacientes com FPI.[55,77] A aquisição com PET foi realizada 1, 2 e 3 horas após a injeção de ^{18}F-prolina. Surpreendentemente, foi encontrada uma baixa captação de ^{18}F-prolina nos pulmões de todos os pacientes com FPI. A maior captação foi observada 2 horas após a injeção, com um declínio 3 horas após a injeção. Os autores especulam que essa fraca captação pode ser devido à natureza lenta da fibrogênese ou à dose relativamente baixa de prolina que pode ser utilizada. Mais investigação é necessária para saber se as imagens através de PET possuem um papel no diagnóstico ou no prognóstico de DPI.

Teste de Função Pulmonar

Os volumes pulmonares (CPT, capacidade residual funcional e volume residual) estão reduzidos na FPI. Logo no início, os volumes pulmonares podem ser normais, especialmente em pacientes com *doença pulmonar obstrutiva crônica* (DPOC) sobreposta. Os volumes pulmonares são maiores nos fumantes com FPI em comparação com aqueles que nunca fumaram.[20] Como mencionado anteriormente, um grupo de fumantes desenvolveu FPI combinada a enfisema e mostrou volumes pulmonares quase normais, mesmo na doença avançada.[52,53] Os fluxos expiratórios (VEF_1 e CVF) podem ser reduzidos em decorrência da redução do volume pulmonar, mas a relação VEF_1/CVF é mantida. Por causa do aumento do recolhimento elástico estático encontrado nesses pacientes, os fluxos expiratórios (com um determinado volume pulmonar) muitas vezes estão aumentados (Figs. 63-15A e 63-17).

Os pacientes com FPI são taquipneicos, com respirações superficiais e rápidas, provavelmente devido ao aumento do trabalho respiratório. Esta frequência respiratória rápida presumivelmente resulta de reflexos mecânicos alterados, causados pelo aumento da carga elástica, mecanismos vagais, ou ambos, porque não foi identificada nenhuma base química definida para a hiperventilação (Fig. 63-18).

Com frequência, a DL_{CO} é reduzida, antes da perda de volume pulmonar. A diminuição na DL_{CO} resulta de uma contração do volume capilar pulmonar e da presença de anormalidades na ventilação-perfusão. A gasometria arterial de repouso geralmente está anormal, revelando hipoxemia e alcalose respiratória. A principal causa de hipoxemia em repouso é a falta de correspondência entre ventilação e perfusão; não é devido à difusão de oxigênio prejudicada, como se suspeitou originalmente, ou a derivações anatômicas. Com o exercício, a PO_2 (A–a) se amplia e a PO_2 arterial e a saturação de oxigênio caem. Durante o exercício máximo, 20% a 30% da ampliação da PO_2 (A–a) induzida pelo exercício podem ser causadas por algum prejuízo da difusão de oxigênio. É importante ressaltar que as anomalias identificadas em repouso não predizem com precisão a magnitude das alterações observadas com o exercício (Fig. 63-19). Além disso, a troca de gás durante o exercício foi demonstrada como um indicador sensível para acompanhar o curso clínico.

Em pacientes com FPI, foi relatada uma correlação altamente significativa entre a distância percorrida no teste de *caminhada de 6 minutos* (DTC6) e a DL_{CO}, bem como VO_2máx; a DTC6 é um forte preditor de mortalidade.[78] No entanto, o teste DTC6 é difícil de ser realizado em pacientes com doença pulmonar avançada e a variabilidade é comum.

O Teste de Oximetria em 15 degraus foi considerado útil para a estimativa da reserva ventilatória em pacientes com DPOC e para a previsão de complicações pós-operatórias da ressecção pulmonar. Em um estudo recente, foi demonstrado que a dessaturação medida pelo Teste de Oximetria em 15 degraus em pacientes com FPI é comparável com a dessaturação medida pelo teste do exercício cardiopulmonar e o teste DTC6, sugerindo que pode ser uma ferramenta adequada para monitorar a progressão da FPI e para avaliar a necessidade do teste de suplementação de oxigênio.[79] Este teste pode servir como um marcador substituto do VO_2máx e uma alternativa para o teste DTC6 neste cenário.[80]

Durante o exercício, os pacientes com FPI aumentam a sua ventilação/minuto principalmente com o aumento da sua frequência respiratória (Fig. 63-18). Este método de aumento difere daquele em indivíduos normais, nos quais a ventilação aumenta durante exercícios leves por um aumento do *volume corrente* (V_T), não da frequência respiratória. Assim, os pacientes com FPI apresentam ventilação/minuto elevada durante o exercício que está em parte relacionado com o aumento do V_D. Além disso, a relação V_D/V_T está aumentada em repouso e é mantida ou diminui apenas ligeiramente com o exercício. Ocasionalmente, a relação V_D/V_T aumenta nas DPI que apresentam um componente vascular pulmonar proeminente, como esclerodermia ou HPCL.

Hemodinâmica Pulmonar

Evidências recentes sugerem que a hipertensão pulmonar devido a FPI (HP-FPI) é relativamente comum e pode contribuir substancialmente para o estado funcional, a qualidade de vida, a morbidade e a mortalidade[81-85] (ver Capítulo 59). A prevalência de HP que complica o curso de pacientes com FPI tem sido relatada entre 32% e 85% dos pacientes, sendo mais frequente na doença avançada.[85] O método mais adequado para detectar HP de forma não invasiva é a ecocardiografia transtorácica (Doppler). Infelizmente, a ecocardiografia pode ser imprecisa na estimativa da pressão sistólica arterial pulmonar em pacientes com DPI.[86] O cateterismo cardíaco direito é o "padrão-ouro" para avaliação hemodinâmica da circulação pulmonar e diagnóstico de HP, mas é uma técnica invasiva. O cateterismo cardíaco direito pode ser necessário, no entanto, para documentar a gravidade da HP e da disfunção potencial do ventrículo direito. Anormalidades nas trocas gasosas e na capacidade de exercício parecem ter uma associação significativa com a HP-FPI. Assim, a dessaturação de oxigênio no exercício exagerado, a redução da DL_{CO} fora de proporção e a exigência de oxigênio suplementar devem levantar a suspeita de (e podem ser um substituto útil para) presença de HP subjacente.[83,85] Concentrações de peptídeos natriuréticos cerebrais são preditores de HP moderada a grave com 100% de sensibilidade e alta especificidade (89%) em uma pequena coorte de pacientes com fibrose pulmonar.[87] Este estudo requer uma validação adicional.

Os achados patológicos vasculares na FPI consistem em alterações nas artérias, arteríolas e vênulas, bem como destruição do leito capilar.[88] O espessamento adventício em torno dos vasos pulmonares reflete um aumento de tecido conjuntivo. Células do músculo liso hipertrofiam e se proliferam e colágeno e elastina se acumulam na camada média das pequenas artérias musculares pulmonares. Arteríolas pulmonares distais tornam-se muscularizadas (ver Fig. 59-4E, F). Além disso, pode haver extensa hiperplasia da íntima, fibrose e reduplicação da lâmina elástica interna nas pequenas artérias pulmonares musculares na FPI. O aumento da deposição de hemossiderina e da densidade capilar do septo alveolar tem sido associado à pressão sistólica do ventrículo direito mais elevada (como avaliado pela ecocardiografia transtorácica) e pode representar correlatos histológicos de hipertensão pulmonar na FPI.[89]

O oxigênio suplementar é a escolha mais óbvia para a prevenção ou tratamento da HP; no entanto, não há dados que suportam efeitos favoráveis do oxigênio na sobrevida em HP-FPI. Agentes vasodilatadores estão sendo estudados atualmente, mas é preciso reconhecer que a diminuição da vasoconstrição fisiológica em unidades de baixa ventilação-perfusão pulmonar pode piorar o *shunt* e a hipoxemia em FPI.[84,85,90]

Antagonistas do receptor de *endotelina-1* (ET-1) têm sido úteis em pacientes com outros tipos de hipertensão pulmonar, principalmente na HAP primária ou HAP associada à doença do tecido conjuntivo. Ensaios clínicos em HP-FPI estão em andamento (Tabela 63-9). Análogos da prostaciclina (*prostaglandina I_2* [PGI_2]) utilizados via inalação poderiam manter (ou até melhorar) a correspondente ventilação-perfusão e poderiam ter um efeito benéfico visando à HP. Em um estudo, iloprost inalatório diminuiu a pressão arterial pulmonar média sem alterações no fluxo do *shunt*,[91] sugerindo a utilidade da vasodilatação pulmonar seletiva em pacientes com HP-FPI. Sildenafil, um inibidor da fosfodiesterase-5, promove a vasodilatação e diminui a proliferação do músculo liso e a remodelação vascular. Em um estudo aberto de tratamento com sildenafil por 3 meses em um pequeno grupo de pacientes com HP-FPI, foi observada uma modesta mas significativa melhora no DTC6.[92] Em um ensaio clínico randomizado subsequente, a terapia com sildenafil não apresentou um benefício para o desfecho primário (aumento no DTC6 de 20% ou mais), mas uma pequena ainda que significativa melhora foi observada na oxigenação arterial, capacidade de difusão, dispneia e qualidade de vida.[93] Vários estudos clínicos randomizados estão em andamento (Tabela 63-9) para saber se alguma terapia será útil na HP-FPI (Cap. 59).

Anormalidade durante o Sono

Muitos pacientes com FPI, especialmente aqueles com baixa saturação de oxigênio arterial durante o dia ou uma

Tabela 63-9 Estudos Clínicos em Andamento com Pacientes com Fibrose Pulmonar Idiopática

Medicamento	Objetivo/Mecanismo de Ação	Patrocinador	Identificador ClinicalTrials.gov
QAX576	Pode regular negativamente a IL-13	Novartis	NCT00532233
FG–3019	Bloqueia o CTGF	FibroGen	NCT00074698
Macitentan	Inibidor de ET-1	Actelion	NCT00903331
Bosentana	Indicado para HAP	UCLA; Actelion	NCT00625469
Pirfenidona	Efeitos antifibróticos *in vitro* e em modelos experimentais	InterMune	NCT01366209
Zileuton	Inibidor de leucotrienos	University of Michigan	NCT00262405
Gleevec® (mesilato de imatinibe)	Inibidor da tirosina quinase	Daniels, Craig E., MD, Novartis	NCT00131274
Octreotida (análogo da somatostatina)	Propriedades anti-inflamatórias e antifibróticas *in vitro* e *in vivo*	Institut National de la Santé et de la Recherche Médicale, França	NCT00463983
GC1008	Anticorpo que neutraliza TGF-β	Genzyme	NCT00125385
IFN-γ inalatório	Efeitos antifibróticos	New York University School of Medicine; National Center for Research Resources, Stony Brook University; Respironics	NCT00563212
IFN-γ inalatório	O mesmo que o anterior	New York University School of Medicine	NCT00212563
Tetratiomolibdato	Agente quelante de cobre	University of Michigan; *Coalition for Pulmonary Fibrosis*	NCT00189176
Nintedanib	Inibe fatores de crescimento pró-fibróticos	Boehringer Ingelheim Pharmaceuticals	NCT01335177
NAC isoladamente	Efeito do antioxidante NAC	NHLBI	NCT00650091
Talidomida	Indicada para tosse. Suprime a regulação positiva funcional das fibras sensoriais dentro do trato respiratório	Johns Hopkins University	NCT00600028
Sildenafil	Indicado para HAP	UCLA e Pfizer	NCT00625079
Sildenafil	Indicado para HAP	NHLBI; Pfizer	NCT00517933
Sildenafil	Indicado para HAP	Department of Veterans Affairs	NCT00359736
Iloprost inalatório	Indicado para HAP; finalidade secundária: avaliar as propriedades antifibróticas	Actelion	NCT00109681
CNTO 888	Estudo fase II	Centocor	NCT00786201
Losartana	Antagonista do receptor de angiotensina tipo 1	H. Lee Moffitt Cancer Center and Research Institute; NCI	NCT00879879
Expectorantes IFN-α	Reduz a frequência e a gravidade da tosse	Amarillo Biosciences; Texas Tech University Health Sciences Center	NCT00690885
Monóxido de carbono inalatório	Reduz o nível sérico de MMP7	Brigham and Women's Hospital	NCTO1214187
Traloquinumabe	Liga-se à IL-13	MedImmune	NCT01629667
Antagonista do receptor do ácido lisofosfatídico	Efeitos antifibróticos *in vitro* e em modelos experimentais	Bristol-Myers-Squibb	NCT01766817
Sintuzumabe	Inibidor da proteína *tipo-lisil-oxidase 2* (LOXL2)	Gilead Sciences	NCT01769196
SAR156597	Inibidor da IL-4 e IL-13	Sanofi	NCT01529853
STX–100	Inibidor da integrina αvβ6	Stromedix	NCT01371305
Sirolimo	Reduz o número de fibrócitos circulantes	University of Virginia	NCT01462006

CTGF, fator de crescimento do tecido conjuntivo; ET-1, endotelina-1; ET-A, receptor de endotelina A; IFN-γ, interferon-γ; IFN-α, interferon-α; IL-13, interleucina-13; NAC, N-acetilcisteína; NCI, National Cancer Institute; NHLBI, National Heart, Lung and Blood Institute; HAP, hipertensão arterial pulmonar; TGF-β, fator de crescimento transformador beta; UCLA, University of California, Los Angeles.

história de ronco durante o sono, desenvolvem distúrbios do sono caracterizados por redução do sono REM (de *rapid eye movement*), sono mais leve e mais fragmentado, hipoxemia durante o sono REM.[94, 95]

A hipoxemia grave pode ser vista na ausência de apneia obstrutiva do sono ou de alteração no padrão de respiração. A taquipneia persiste durante o sono. A identificação e a correção do distúrbio do sono podem reduzir a morbidade e melhorar a qualidade de vida e a sobrevida do paciente. Em um estudo, a apneia obstrutiva do sono foi confirmada em dois terços dos pacientes com FPI com queixas sugestivas de apneia do sono.[96] Um aumento do índice de massa corporal e um prejuízo significativo no teste de função pulmonar podem ser preditores de apneia obstrutiva do sono nesta população.[96]

Histopatologia

O aspecto macroscópico dos pulmões na FPI revela uma superfície pleural nodular característica, às vezes assemelhando-se à cirrose hepática, devido à contração dos septos fibróticos. O padrão histopatológico na FPI é de PIU. A PIU é caracterizada por um padrão bastante distinto, mesmo em magnificação de baixa potência em vista de sua distribuição predominantemente subpleural e parasseptal heterogênea característica (Fig. 63-22). Esta aparência heterogênea impressionante

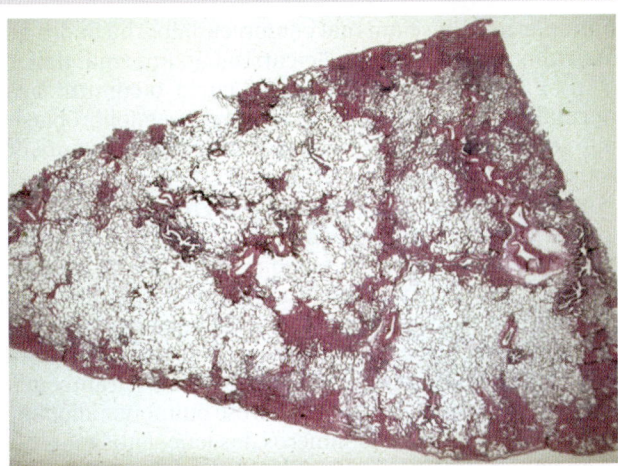

Figura 63-22 **O padrão de pneumonia intersticial usual geralmente mostra uma distribuição subpleural marcante.** Esta fotomicrografia de baixa potência é de uma área sem a habitual remodelação da arquitetura pulmonar com alterações císticas (faveolamento). A pleura visceral está na parte inferior da imagem. (Cortesia de Thomas V. Colby, MD, Mayo Clinic, Scottsdale, AZ.)

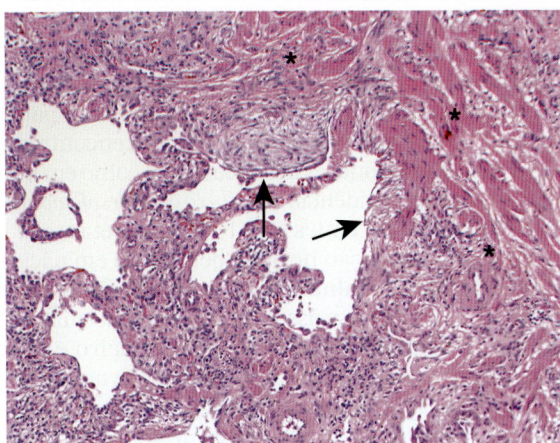

Figura 63-24 **Fotomicrografia de pneumonia intersticial usual.** Dois focos fibroblásticos de tecido conjuntivo em organização (*setas*) são observados adjacentes a uma área de densa fibrose (*asteriscos*). (Cortesia de Thomas V. Colby, MD, Mayo Clinic, Scottsdale, AZ.)

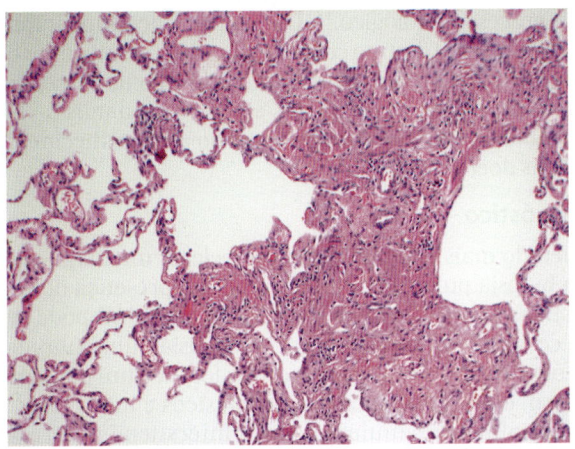

Figura 63-23 **Fotomicrografia de pneumonia intersticial usual.** Inflamação linfoplasmática residual e deposição de colágeno observadas, ampliando as paredes alveolares (Ampliação do original 10x).

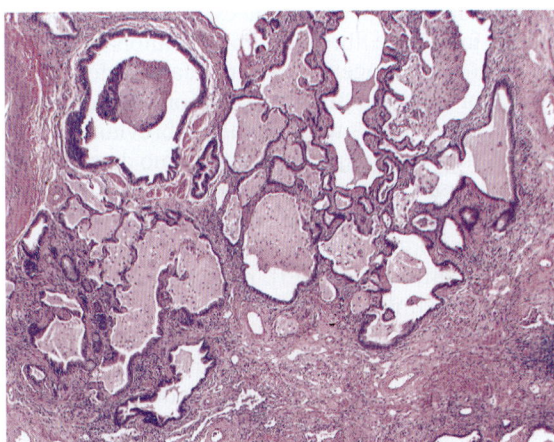

Figura 63-25 **Fotomicrografia de pulmão com faveolamento na fibrose pulmonar idiopática.** Há ruptura total da arquitetura pulmonar por faixas de tecido fibroso formando espaços císticos. Os espaços são revestidos por epitélio metaplásico. (Ampliação do original 10x).

é caracterizada pela presença de pequenas áreas de tecido pulmonar residual normal ou quase normal intercaladas entre parênquima extensivamente cicatrizado, que pode mostrar faveolamento microscópico caracterizado por espaços de ar aumentados revestidos por epitélio bronquiolar, muitas vezes preenchidos com mucina e número variável de células inflamatórias com áreas confinadas de proliferação ativa de fibroblastos e miofibroblastos (Figs. 63-23, 63-24 e 63-25).[16,33,36] Estas áreas discretas de proliferação fibroblástica foram denominadas *focos fibroblásticos* e são essenciais para o diagnóstico histopatológico de PIU[36] (Fig. 63-24). Focos fibroblásticos são compostos de pequenas coleções em forma de cúpula de fibroblastos fusiformes e miofibroblastos dentro do estroma mixoide, cobertos por células de revestimento alveolares hiperplásicas. Geralmente, a inflamação intersticial é mínima na PIU; se inflamação estiver presente em quantidades significativas, o diagnóstico da PIU na FPI deve ser reconsiderado e outras causas de um padrão de PIU tais como HP crônica e colagenose vascular devem ser reconsideradas. No entanto, na inflamação crônica, agregados linfoides com centros germinativos, e até mesmo inflamação aguda, podem ser proeminentes em torno de áreas de faveolamento, provavelmente relacionados com a inadequada remoção das áreas de cicatrizes dos pulmões.[36]

Carcinoma broncogênico (todos os tipos histológicos) foi identificado com maior frequência na FPI avançada.[97-99] Postulou-se que o carcinoma surge do epitélio bronquiolar metaplásico que se desenvolve nesses pacientes, mas os mecanismos patogênicos não são claros. Curiosamente, vários desses casos foram relatados em pacientes com FPI familiar.

Fatores Etiológicos e Mecanismos Patogênicos

Os fatores que incitam o desenvolvimento de FPI são desconhecidos. Uma hipótese amplamente aceita é que esse distúrbio se desenvolve em indivíduos suscetíveis após alguns estímulos desconhecidos. Agentes que incitam iniciam uma cascata descontrolada de eventos que evoluem para o processo fibrótico. O tabagismo apresenta a associação mais significativa com FPI, particularmente para os indivíduos que sempre foram fumantes, com uma *odds ratio* (OR) variando de 1,6 a 9,4.[100] A mesma associação foi encontrada em fibrose pulmonar familiar. Em um estudo caso-controle de base familiar de fibrose pulmonar familiar, Steele et al.[47] identificaram 111 famílias, com 309 indivíduos afetados e 360 não afetados. Com o ajuste para idade e gênero, os que sempre fumaram foram fortemente associados a fibrose pulmonar (OR, 3,6; *intervalo de confiança* [IC] de 95%, 1,3-9,8). Algumas exposições ocupacionais e ambientais — principalmente a pós de madeira e metal — também mostraram aumento da associação à FPI.[47] A presença do vírus Epstein-Barr encontrado em alguns pacientes levou à especulação de que a infecção viral crônica poderia desempenhar um papel na etiologia da FPI,[101] mas esse vírus também foi encontrado em outras doenças pulmonares fibróticas, bem como em muitos controles. A maior incidência de *refluxo gastroesofágico* (RGE) foi encontrada em pacientes com FPI.[102] Entretanto, o RGE é frequente na população normal, bem como em pacientes com outras doenças pulmonares, incluindo fibrose cística avançada, DPOC e fibrose associada à esclerodermia.[103]

O papel dos fatores genéticos do hospedeiro e as suas interações com os fatores ambientais que levam à FPI são desconhecidos. Numerosos polimorfismos genéticos foram examinados e apenas alguns deles demonstraram uma associação confirmada (geralmente fraca). Além disso, as supostas associações em geral não foram corroboradas em coortes independentes. Curiosamente, dois estudos recentes realizados com coortes independentes sugerem que um polimorfismo comum na região promotora de um gene *MUC5B* da mucina das vias aéreas pode estar associado à fibrose pulmonar familiar e fibrose pulmonar idiopática, embora a ligação com a patogênese da doença seja desconhecida.[104-106] Foi sugerido que este polimorfismo em *MUC5B* pode estar associado a uma melhor sobrevida.[107] Estudos adicionais mostraram que o polimorfismo do promotor de *MUC5B* está associado à DPI na população geral e não parece ser influenciado pelo tabagismo.[108]

Um avanço importante em nossa compreensão da DPI foi o reconhecimento de que a PIU parece ser uma entidade fisiopatológica distinta caracterizada pela mínima inflamação e fibroproliferação crônica devido à cicatrização anormal da ferida parenquimatosa.[109,110] Este paradigma sugere que o processo patológico da PIU é o resultado da remodelação (cicatrização anormal) persistente do parênquima pulmonar. Múltiplas "microlesões" danificam e ativam células epiteliais alveolares, que por sua vez provocam um microambiente pró-fibrótico.[111] As células epiteliais alveolares secretam fatores de crescimento e induzem a migração e a proliferação de fibroblastos e a sua diferenciação em miofibroblastos. Agrupamentos de fibroblastos-miofibroblastos subepiteliais (focos fibroblásticos) e células epiteliais alveolares produzem metaloproteinases de matriz 2 e 9 que podem aumentar a ruptura da membrana basal e permitir a migração de fibroblastos-miofibroblastos para os espaços alveolares. Além disso, as células epiteliais alveolares induzem um ambiente antifibrinolítico nos espaços alveolares, aumentando a formação de coágulos nas feridas. Evidências atuais sugerem que a via extrínseca dependente de fator tecidual é o mecanismo predominante pelo qual a cascata de coagulação é ativada localmente nos pulmões de pacientes com fibrose pulmonar.[112] Tanto os fibroblastos intra-alveolares quanto os intersticiais secretam proteínas da matriz extracelular, principalmente colágenos. Um desequilíbrio entre colagenases intersticiais e inibidores teciduais de metaloproteinases provoca a deposição progressiva da matriz extracelular.[113] Sinais responsáveis pela apoptose de miofibroblastos parecem estar ausentes ou atrasados na PIU, aumentando a sobrevida celular.[114] Esses miofibroblastos produzem angiotensinogênio e peróxido de hidrogênio, que têm sido implicados na morte da célula epitelial alveolar, prejudicando ainda mais a reepitelização.[115,116] Embora os mecanismos moleculares que levam à fase final da fibrose pulmonar nas PII sejam mal compreendidos, há dados que suportam esta hipótese de "cicatrização anormal da ferida" na PIU.[45,111,117] Pelo menos em parte, a comunicação anormal entre células epiteliais alveolares e miofibroblastos pode ser provocada por uma recapitulação aberrante dos programas embriológicos.[118-120]

Uma das observações intrigantes em relação à FPI é que a doença está claramente associada ao envelhecimento; normalmente aparece em pessoas com mais de 50 anos, atingindo um pico em indivíduos de 60 a 65 anos. Neste contexto, dois estudos recentes demonstraram que mutações nos genes que codificam componentes da telomerase estão implicados na fibrose pulmonar familiar.[121,122] Também foi demonstrado que pacientes com fibrose pulmonar idiopática esporádica apresentam telômeros dos leucócitos mais curtos do que controles pareados por idade e que alguns deles (10% a 25%) tinham comprimentos de telômeros abaixo do primeiro percentil para a sua idade.[123,124] Mais importante, foi determinado, também, que os pacientes com FPI tinham telômeros curtos em células epiteliais alveolares, sugerindo que estas células podem ser o principal culpado do pulmão deste processo patológico.[123] Os telômeros desempenham um papel central no destino celular e envelhecimento, ajustando a resposta celular ao estresse e ao estímulo do crescimento com base em divisões celulares anteriores e danos no DNA; seu encurtamento tem sido associado ao envelhecimento e a várias doenças.[125,126]

Diagnóstico

O método mais definitivo para estabelecer um diagnóstico é pela biópsia pulmonar cirúrgica, mas a presença de características típicas de um padrão de PIU na TCAR pode evitar a necessidade de biópsia.[32,59,127] A biópsia pulmonar aberta ou toracoscópica é indicada porque fornece um diagnóstico preciso; ela exclui processos neoplásicos e infecciosos que ocasionalmente simulam doença intersticial progressiva, crônica; também pode identificar um processo mais tratável do que inicialmente se suspeitava (p. ex., pneumonite de hipersensibilidade crônica); e fornece uma avaliação melhor da atividade da doença.[16,31,32,128] Estudos abordaram a acurácia do diagnóstico clínico e radiográfico combinado da FPI.[59,61] Em ambos os estudos, os médicos eram "cegos" quanto aos resultados das biópsias pulmonares cirúrgicas, que foram utilizadas como padrão-ouro para o diagnóstico. O valor preditivo positivo de um diagnóstico clínico confiável de FPI foi de 87% e 96% entre pneumologistas e radiologistas com expertise específica em DPI, respectivamente.[129] O diagnóstico clínico de FPI teve uma sensibilidade de 62% e uma especificidade de 97% em comparação ao diagnóstico radiológico, que teve uma sensibilidade de 70% e uma especificidade de 90%.[61] Na medida em que o reconhecimento das características da TCAR melhoraram, foi sugerido que — no contexto clínico adequado e com o radiologista especialista no diagnóstico de FPI — o valor preditivo da TCAR para o diagnóstico de FPI é bom, mesmo em pacientes com *possível* padrão de PIU na TCAR (ou seja, que satisfaçam critérios ATS/ERS para FPI, mas com 5% ou menos faveolamento na TCAR).[130]

Coletivamente, esses estudos argumentam que, quando os diagnósticos clínicos e radiográficos são consistentes, a FPI pode ser diagnosticada com confiança. Eles também demonstram, no entanto, que essa coerência está presente em apenas cerca de metade dos pacientes com PIU confirmada por biópsia. Além disso, estes estudos foram realizados por especialistas na área e não está claro como o resultado poderia variar com médicos da comunidade menos familiarizados com esses processos. Neste contexto, foi relatada uma falta de concordância significativa em relação ao diagnóstico de PII entre médicos estabelecidos em comunidades em comparação com aqueles em centros acadêmicos.[131] É importante destacar que médicos da comunidade tiveram uma probabilidade maior de fazer um diagnóstico de FPI, o que tem implicações importantes, pois pacientes individuais com outras DPI (p. ex., pneumonite de hipersensibilidade, PINE ou DPI associada à colagenose vascular) são mais propensos a responder ao tratamento imunossupressor, enquanto os pacientes com FPI devem ser encaminhados, sempre que possível, à participação em ensaios clínicos terapêuticos ou para avaliação de transplante pulmonar. Além disso, este estudo também confirma que uma abordagem multidisciplinar entre clínicos, radiologistas e patologistas melhora a concordância e melhora a especificidade do diagnóstico.[131]

Estadiamento da Atividade de Doença e Previsão de Resultado

A sobrevida de longo prazo na FPI é manifestamente ruim, com uma sobrevida em 5 anos após o momento do diagnóstico de apenas de 20% a 30%.[16,32,45,132-134] No entanto, a taxa de progressão é variável. As tentativas de prever quem irá responder ao tratamento têm sido largamente decepcionantes, principalmente porque a doença é incansavelmente progressiva com todas as terapias utilizadas até agora.

Características Clínicas. Os pacientes mais jovens tendem a ter menos fibrose do que os pacientes idosos e os mais jovens e mulheres sobrevivem mais tempo do que os pacientes mais velhos e homens. Em um estudo recente, verificou-se que a porcentagem de agravamento mensal da saturação de oxigênio é maior em homens, sugerindo diferenças na progressão da doença de acordo com o gênero.[135] O tabagismo atual (isto é, no momento da apresentação) foi associado a uma melhor sobrevida em pacientes com FPI, enquanto o tabagismo pesado (ou seja, maior número de maços-ano) foi associado a um prognóstico pior.[23] Além disso, fibrose pulmonar combinada com enfisema e a variante acelerada da FPI que mostra a pior sobrevida parece ser mais frequente em fumantes.[52,53,136] O Escore de Dispneia Crônica do *Medical Research Council* (MRC) estimado no momento do diagnóstico é preditivo de sobrevida e pode auxiliar os clínicos na avaliação do prognóstico de novos casos de FPI.[137]

Estudos Sorológicos. A presença de marcadores imunológicos, incluindo autoanticorpos, taxas de sedimentação elevadas, complexos imunes circulantes e aumento das imunoglobulinas séricas, não mostrou correlação com a história natural global da FPI.

A *proteína surfactante* (SP)-A e SP-D sérica tem valor prognóstico para mortalidade em pacientes com FPI.[138] Um estudo recente mostrou que, após o controle de preditores clínicos conhecidos de mortalidade, um aumento do nível sérico de SP-A é um preditor forte e independente de mortalidade precoce entre os pacientes com FPI. Um modelo de previsão contendo SP-A e SP-D foi substancialmente superior a um modelo com preditores clínicos isoladamente.[139] Além disso, as concentrações séricas de CCL18 parecem ter um valor preditivo na FPI com a mortalidade mais elevada observada em pacientes com concentrações acima de 150 ng/mL.[140]

Radiografia e Tomografia Computadorizada de Alta Resolução do Tórax. Um padrão geral da evolução é visto com a radiografia seriada de tórax. As primeiras mudanças incluem opacidades nebulosas com redução dos volumes pulmonares que progridem para um padrão reticular e finalmente terminam em áreas císticas, mais grosseiras, de faveolamento pulmonar. Infelizmente, a radiografia de tórax não é um monitor útil do grau e da extensão das lesões. De fato, a única anormalidade radiográfica que se correlaciona com o padrão histológico é o faveolamento. Além disso, a radiografia de tórax pode não demonstrar nenhuma alteração, apesar da deterioração fisiológica clinicamente aparente. Outro grande problema com a utilização da radiografia de tórax para acompanhar o curso da doença ou para estimar a fase da doença é que existe uma variabilidade considerável entre observadores na interpretação destes estudos.

A TCAR na FPI pode ser útil no estadiamento da atividade da doença. O achado de uma extensão maior de opacidades em vidro fosco e uma extensão menor das opacidades reticulares na TCAR inicial identifica aqueles pacientes com doença inicial que têm uma probabilidade maior de sobreviver por mais tempo e responder (mesmo que transitoriamente) aos corticosteroides.[141] Pacientes com uma aparência típica da PIU à TCAR apresentam uma taxa de mortalidade mais elevada.[67]

Foi mostrado por análise de regressão logística univariada que um maior grau de fibrose por TCAR indica uma mortalidade maior a curto prazo durante o acompanhamento.[142] A análise de regressão logística multivariada mostrou que o melhor preditor independente da mortalidade durante o seguimento foi a extensão visual da fibrose em imagens de TC e havia pouco poder preditivo adicional a ser obtido com medidas mais quantitativas.[142]

Testes Fisiológicos Pulmonares. As reduções na capacidade vital estão correlacionadas ao grau de fibrose presente e mostram uma relação com os desarranjos histológicos gerais.[143,144] Uma redução significativa na capacidade vital (< 50% do previsto) está associada à hipertensão pulmonar e a uma sobrevida em 2 anos reduzida. Pacientes com valores normais de DL_{CO} geralmente não apresentam anormalidades significativas nas trocas gasosas, enquanto os pacientes com DL_{CO} abaixo de 70% do previsto frequentemente apresentam tais mudanças em repouso ou com o exercício. A sobrevida é maior em pacientes com uma DL_{CO} mais normal (> 45% do valor previsto). Uma redução acentuada na DL_{CO} e hipoxemia em repouso estão associadas à hipertensão pulmonar e diminuição da sobrevida.

Pacientes com doença avançada e fibrose grave apresentam maiores anomalias da PO_2 (A–a) em comparação àqueles com doença precoce e arquitetura pulmonar preservada. Quando comparado a outros índices de função pulmonar, alterações nas trocas gasosas durante o exercício se correlacionam melhor com achados histopatológicos. Medidas seriadas da troca de gás durante o exercício também parecem ser os melhores preditores de sobrevida. Foi demonstrado que a capacidade preditiva das alterações seriadas na fisiologia varia quando os pacientes são estratificados pela presença/ausência de dessaturação durante um teste de caminhada basal de 66 minutos; para pacientes com saturação basal inferior a 88%, o preditor mais forte observado de mortalidade foi a alteração seriada da DL_{CO} e, para pacientes com saturação acima de 88% durante o seu teste de caminhada basal, diminuições em série na CVF e aumento da área de dessaturação foram preditores significativos da mortalidade subsequente.[145] Em resumo, testes de função pulmonar são úteis para estabelecer a presença de prejuízo na FPI e após o seu curso e a resposta à terapia. A gravidade das anormalidades iniciais em CVF, DL_{CO}, PO_2 arterial e PO_2 (A–a), bem como a dessaturação de oxigênio em um teste de DTC6,[78] estão correlacionadas a uma sobrevida pior. Da mesma forma, as alterações em DL_{CO}, CPT, CVF, PO_2 arterial, saturação de oxigênio e PO_2 (A–a) durante o acompanhamento são preditivas do tempo de sobrevida após o ajuste para valores basais.[144,146]

Lavado Broncoalveolar. Foi sugerido que os constituintes celulares do LBA refletem o estado da resposta inflamatória pulmonar. Infelizmente, muitos estudos falharam em demonstrar uma clara distinção entre doenças com base no tipo de célula predominante presente nas amostras do lavado. A FPI é caracterizada por um aumento de várias vezes no número total de células inflamatórias recuperadas do trato respiratório com um aumento na porcentagem de neutrófilos e eosinófilos.[16,26] Estudos avaliando a associação dos constituintes celulares do líquido do LBA e a mortalidade produziram resultados conflitantes sobre o valor prognóstico do LBA e foram limitados pelo tamanho da coorte do estudo e pela duração do acompanhamento.[147]

Turner-Warwick e Haslam[148] verificaram que os pacientes que não conseguiram melhorar apresentavam contagens elevadas de eosinófilos e de neutrófilos em todo o seu curso da doença. Achados mais recentes tendem a confirmar estes achados, sugerindo que uma porcentagem elevada de neutrófilos no LBA pode ser um preditor independente de mortalidade precoce entre as pessoas com FPI.[149] O impacto foi mais importante no primeiro ano de acompanhamento e atenuado com o tempo.

Em um estudo, verificou-se que a SP-A está reduzida na FPI e diminuições na sua concentração com referência ao total de fosfolipídios (um marcador de surfactante para normalizar a área de amostragem por lavado e recuperação) são preditivos de um resultado clínico adverso e sobrevida pior.[138]

Histopatologia. Até recentemente, nenhuma característica histológica específica diferente de fibrose em fase final e faveolamento mostrou correlação com sobrevida na PIU.[23,109] Foi proposto que a manifestação mais precoce e mais característica de lesão pulmonar em andamento na PIU é o desenvolvimento de múltiplos focos fibroblásticos.[36,150] A significância prognóstica desses agrupamentos de fibroblastos e miofibroblastos em biópsias pulmonares cirúrgicas de pacientes com FPI não está clara e diversos estudos forneceram resultados contraditórios.[151,155] O efeito do tamanho da amostra, do viés de amostragem do tecido e das diferentes técnicas para avaliar o número de focos pode explicar esses resultados. Em geral, a quantificação detalhada de focos fibroblásticos em biópsias cirúrgicas do pulmão pode não ser um preditor forte da sobrevida do paciente nesta doença.

Modelos Preditivos. Vários pesquisadores tentaram identificar parâmetros que predigam melhor o curso clínico e o prognóstico da FPI.[78,145,146,156,157] Alterações individuais no escore de dispneia, CPT, CVF, PO_2 arterial, saturação de oxigênio ou PO_2 (A-a) durante 6 e 12 meses podem ser úteis como desfechos substitutos no monitoramento da eficácia terapêutica em pacientes individuais. Modelos preditivos baseados na combinação de múltiplas medidas basais clínicas, radiológicas ou fisiológicas foram derivados de grandes grupos de pacientes com FPI cuidadosamente selecionados e parecem ter um bom desempenho como preditores de resultado.[23,157] Utilizando análise multivariada hierárquica de variáveis clínicas, radiológicas e extensas variáveis fisiológicas, King et al.[23] desenvolveram um modelo que permite que médicos façam estimativas prognósticas mais precisas sobre pacientes com FPI. Este modelo incluiu os parâmetros de idade, história de tabagismo, baqueteamento digital, extensão da profusão de opacidades intersticiais, presença ou ausência de hipertensão pulmonar na radiografia de tórax, porcentagem prevista da CPT e PO_2 arterial ao final do exercício máximo. Embora o escore radiológico, clínico e fisiológico seja um preditor preciso da sobrevida na FPI, ele exige uma análise radiográfica detalhada e medidas fisiológicas no exercício, nenhuma das quais está prontamente disponível para muitos médicos. Isso pode limitar a sua utilidade como preditor de sobrevida para aqueles que atuam na clínica geral.

Wells et al.[157] identificaram um índice fisiológico composto que reflete estreitamente a extensão morfológica da fibrose pulmonar ao mesmo tempo que representa a extensão do enfisema (um achado comumente presente em fumantes com FPI). O índice composto fisiológico foi fortemente correlacionado à extensão da doença na TC e à mortalidade e foi mais preciso do que qualquer teste de função pulmonar individual.[157] No entanto, o seu valor na prática clínica parece limitado.

Recentemente, Ley et al.[158] propuseram um sistema de estadiamento prognóstico multidimensional para FPI utilizando apenas variáveis clínicas e fisiológicas (idade, sexo, CVF e DL_{CO}) comumente medidas. Um sistema de estadiamento simples de usar como este pode auxiliar a informar o prognóstico e orientar as decisões de manejo, tais como aquelas sobre o momento apropriado do transplante de pulmão.

Resultado e Causas de Morte. A deterioração clínica em pacientes com FPI é esperada. A maioria dos pacientes experimenta episódios de agravamento da falta de ar, diminuição da tolerância ao exercício ou outro declínio no estado funcional durante o curso de sua doença.[143] A progressão da doença pode ser difícil de distinguir de complicações associadas à doença e efeitos adversos do tratamento.[159] As taxas de morte são mais elevadas em homens, mais elevadas com o aumento da idade e maiores no inverno, mesmo quando as infecções são excluídas.[143] Hospitalizações frequentes por problemas respiratórios são eventos comuns e frequentemente estão associados à morte.[143,160,161]

Em um estudo com 42 pacientes consecutivos que morreram com FPI ao longo de um período de 9 anos, as autópsias mostraram que a FPI por si só foi a causa imediata de morte em metade dos pacientes, quer por uma exacerbação aguda (ver Exacerbações Agudas da Fibrose Pulmonar Idiopática) quer a partir da progressão gradual da doença.[162] Outras causas respiratórias de morte foram pneumonia e aspiração. Verificou-se que doenças cardiovasculares, incluindo arritmia, infarto do miocárdio e cor pulmonale grave foram a causa de morte em 20% dos indivíduos. Evidências de hipertensão pulmonar estavam presentes na autópsia em 45% dos pacientes e foi a causa imediata de morte em dois deles. A embolia pulmonar parece ser relativamente comum em receptores de transplante de pulmão na FPI, apesar de sua prevalência ser desconhecida.[163] É importante destacar que foi demonstrado que pacientes com FPI têm uma maior prevalência de doença arterial coronariana.[164] Além disso, pacientes com FPI estável exibem não só disfunção sistólica e diastólica do ventrículo direito, mas também enchimento diastólico do ventrículo esquerdo prejudicado, enquanto a função sistólica está preservada.[165]

Abordagem Terapêutica

A FPI é uma doença progressiva e fatal sem remissão espontânea e nenhuma terapia até o momento tem se mostrado eficaz.[16,45,166] Embora a história natural da FPI não tenha sido adequadamente definida, os dados até agora sugerem que a sobrevida média após o diagnóstico, com ou sem tratamento, é de 2 a 3 anos.[161,33,134,143] Qualquer tratamento da fibrose pulmonar idiopática, independentemente do agente utilizado, requer pelo menos 1 ano antes que a sua eficácia possa ser avaliada.

Corticosteroides. Embora corticosteroides isoladamente tenham sido o esteio para o tratamento da FPI por muitos anos, nunca houve nenhum estudo randomizado controlado com placebo para apoiar a sua utilização.[167,168] A utilização de terapias anti-inflamatórias nesta doença foi baseada no conceito de que um infiltrado inflamatório crônico tenha levado à deposição progressiva de matriz extracelular. No entanto, a resposta ao tratamento com corticosteroides na FPI tem sido quase uniformemente insatisfatória.[169] Além disso, complicações significativas podem resultar da corticoterapia, afetando a qualidade de vida. Atualmente, não existe nenhuma indicação para a utilização de corticosteroides isoladamente no tratamento de FPI.

Agentes Imunomoduladores e Antifibróticos. Devido à fraca capacidade de resposta da FPI aos corticosteroides, agentes imunomoduladores (azatioprina ou ciclofosfamida isoladamente ou em combinação com corticosteroides) têm sido testados.[170-173]

Vários estudos clínicos adequados randomizados e controlados com números suficientes de pacientes com FPI foram realizados utilizando medicamentos supostamente "antifibróticos", mas nenhum até agora mostrou melhora significativa nos resultados. A terapia de combinação com prednisona, azatioprina e N-acetilcisteína (NAC) foi sugerida como uma escolha razoável para os pacientes com doença leve a moderada.[174] No entanto, um estudo recente mostrou que a terapia de combinação (prednisona, azatioprina e NAC) está associada a um aumento da taxa de morte e hospitalizações em comparação ao placebo.[175] Neste estudo com três braços envolvendo pacientes com insuficiência leve a moderada da função pulmonar, a terapia de combinação foi comparada com NAC isoladamente e placebo. A inclusão no grupo de terapia combinada foi interrompida quando uma análise provisória revelou aumento da taxa de mortalidade e hospitalização em comparação ao placebo. Estes resultados argumentam contra a utilização de tal terapia de combinação em pacientes com FPI. A comparação de NAC sozinha *versus* placebo está em andamento.

AZATIOPRINA. A azatioprina é um análogo de purina que parece agir substituindo as purinas na síntese do DNA e pela inibição da adenina desaminase, que afeta as funções dos linfócitos. Embora estudos mais antigos tenham sugerido que azatioprina e prednisona em baixa dose poderiam ser úteis no tratamento de pacientes com FPI,[171] esta droga sozinha ou em combinação com corticosteroides não é indicada atualmente para esta doença.

N-ACETILCISTEÍNA. Em um estudo multicêntrico duplo-cego, randomizado, placebo-controlado, foi verificado que NAC, um precursor molecular do antioxidante glutationa de ocorrência natural, adicionado à prednisona e azatioprina na dose de 600 mg três vezes ao dia, preserva a capacidade vital e a DL_{CO} melhor do que a prednisona e a azatioprina isoladamente após aproximadamente 1 ano de acompanhamento.[174] Neste estudo não foi identificado nenhum benefício na taxa de mortalidade. Um estudo placebo-controlado da NAC administrada por via oral sozinha em uma população com FPI não suporta o seu uso para a preservação da CVF em pacientes com FPI com anormalidades fisiológicas de intensidade leve a moderada.[176]

CICLOFOSFAMIDA. A ciclofosfamida foi utilizada antigamente como um medicamento de segunda linha em pacientes que falharam ou não conseguiram tolerar o tratamento com corticosteroide. A ciclofosfamida é um agente alquilante do grupo da mostarda nitrogenada, que é absorvida por via oral e ativada no fígado a vários compostos citotóxicos. Seu modo de ação é a depleção de linfócitos, suprimindo, assim, a função dos linfócitos. A dose recomendada é de 2 mg/kg/dia administrados por via oral como uma dose única, geralmente com prednisona oral a 0,25 mg/kg/dia. Há poucos dados disponíveis sobre a duração da terapia. No entanto, um grande estudo retrospectivo de pacientes compatíveis, bem definidos, com FPI, sugeriu que o tratamento com terapia combinada de corticosteroide e ciclofosfamida não melhora a sobrevida em comparação a pacientes não tratados.[170]

Além disso, a terapia com ciclofosfamida também apresenta graves efeitos adversos (incluindo leucopenia, trombocitopenia, hematúria secundária à cistite hemorrágica), sintomas gastrointestinais (incluindo anorexia, náuseas e vômitos), supressão da medula óssea, azoospermia e amenorreia, infecção e o desenvolvimento de uma doença maligna hematológica.

Outros Agentes. Uma série de outros agentes antifibróticos imunossupressores ou presumidos foram relatados sem sucesso em casos individuais ou em pequenos grupos de pacientes com FPI. Estudos *in vitro* sugerem vários mecanismos pelos quais a colchicina pode interromper os processos de síntese e deposição de colágeno; pode ter efeitos anti-inflamatórios, também. Com base nesses mecanismos de ação, a colchicina tem sido utilizada como um potencial agente terapêutico na FPI, mas não existem dados afirmando a eficácia da colchicina na FPI.[177-179] A *penicilamina* inibe a síntese de colágeno, interferindo na ligação cruzada do colágeno, e é um agente supressor da função das células T. Estudos limitados não mostraram a eficácia na FPI.[179] *Captopril* inibe a enzima de conversão da angiotensina e anula completamente a apoptose induzida por FAS em células epiteliais alveolares humanas. Também demonstrou inibir a proliferação de fibroblastos *in vitro* e reduzir a resposta fibrótica pulmonar *in vivo*. Um estudo retrospectivo não conseguiu demonstrar um efeito benéfico dos inibidores da ECA na sobrevida de pacientes com FPI.[180]

Recentemente, a eficácia do tratamento com talidomida na supressão da tosse em pacientes com FPI foi avaliada em um estudo cruzado de 24 semanas, duplo-cego randomizado, de dois períodos, envolvendo 98 participantes. O tratamento com talidomida foi associado a uma melhora da tosse e da qualidade de vida em pacientes com FPI. Um estudo maior está previsto para confirmar os efeitos benéficos observados neste estudo.

Novas Abordagens Terapêuticas. Com base nos novos conhecimentos sobre os mecanismos patogênicos envolvidos na FPI e sobre os resultados insatisfatórios obtidos com drogas imunossupressoras, agentes imunomoduladores ou antifibróticos mais recentes foram estudados em pacientes com FPI.

PIRFENIDONA. A pirfenidona (5-metil-1-fenil-2-[1H]-piridona) é um novo agente antifibrótico e anti-inflamatório que inibe a progressão da fibrose em modelos animais. Vários ensaios clínicos mostraram-se promissores na estabilização da função pulmonar e na redução do número de pacientes que apresentaram exacerbação aguda de sua doença.[181,182] Um ensaio clínico randomizado do Japão observou uma diferença na sobrevida livre de progressão em favor do grupo pirfenidona em alta dose em comparação ao placebo.[183] Desde então, dois estudos clínicos randomizados internacionais adicionais da pirfenidona foram concluídos, envolvendo 435 e 344 pacientes com FPI, respectivamente.[184] Em um desses ensaios, a pirfenidona alcançou o desfecho primário de alteração absoluta em relação ao período basal na porcentagem prevista da CVF. O segundo ensaio não atendeu esse mesmo desfecho primário. Um estudo recente fase 3, randomizado, duplo-cego, placebo-controlado, avaliando a pirfenidona em pacientes com FPI, observou reduzida progressão da doença, como refletido por um melhor volume pulmonar, melhor tolerância ao exercício e melhor sobrevida livre de progressão.[185] A pirfenidona foi aprovada para o tratamento da FPI nos Estados Unidos, na Europa e no Japão.

NINTEDANIB. Nintedanib (BIBF–1120) é um inibidor da tirosina quinase que tem como alvo o receptor do fator de crescimento derivado de plaquetas, receptores do fator de crescimento endotelial vascular e receptores do fator de crescimento de fibroblastos.[186] Um estudo de fase II, com 12 meses de duração, randomizado, duplo-cego, placebo-controlado, com 432 pacientes com FPI foi recentemente concluído e incluiu quatro grupos atribuídos a diferentes doses de BIBF-1120.[187] O desfecho primário foi a taxa anual de declínio da CVF. A tendência de redução no declínio da função pulmonar com menos exacerbações agudas e qualidade de vida preservada foi associada ao esquema de dose mais elevada (150 mg duas vezes ao dia) de BIBF-1120. Em dois estudos recentes replicados, de fase III, multinacionais randomizados, controlados com placebo, de grupos paralelos (INPULSIS-1 e INPULSIS-2), nintedanib retardou a progressão da doença reduzindo significativamente a taxa de declínio da CVF.[188] Nintedanib foi aprovado para o tratamento do FPI nos Estados Unidos.

INTERFERON-γ. Um grande estudo controlado com *interferon* (IFN) γ-1b não observou nenhuma diferença no desfecho primário (sobrevida livre de progressão) ou na maioria dos desfechos secundários.[189] Em pacientes definidos com doença mais leve (CVF > 55%; definida *post hoc*), foi sugerido um benefício potencial na sobrevida.[190] Entretanto, um ensaio controlado muito maior (826 pacientes) com sobrevida como o desfecho primário foi recentemente descontinuado devido à falta de eficácia. A mortalidade global foi de 14,5% no grupo IFN γ-1b e de 12,7% no grupo placebo.[191] Está em andamento um estudo utilizando IFN-γ como nebulização (Tabela 63-9).

ANTAGONISTAS DO RECEPTOR DA ENDOTELINA. A ET-1 contribui para o fenótipo fibrótico dos fibroblastos e é um mediador a jusante (*downstream*) das respostas pró-fibróticas ao *fator de crescimento transformador beta* (TGF-β).[192] Em um modelo de rato, verificou-se que a ET-1 está envolvida na patogênese da fibrose pulmonar e que o bloqueio dos seus receptores reduz a fibrose.[193] A *bosentana* é um antagonista do receptor duplo da ET-1 (ET$_A$ e ET$_B$), que foi demonstrado como sendo eficaz no tratamento da hipertensão arterial pulmonar (HAP) idiopática. Em um grande estudo randomizado, multicêntrico, duplo-cego, controlado por placebo em pacientes com FPI, a bosentana não mostrou melhora em relação ao placebo em relação ao DTC6 (desfecho primário), mas os pacientes tratados com esta droga mostraram uma tendência para tempo adiado até à morte ou progressão da doença, um desfecho secundário predefinido. Um achado surpreendente e inexplicável foi que este efeito do tratamento foi significativo no subgrupo de pacientes que foram submetidos à biópsia pulmonar cirúrgica para confirmação do diagnóstico. Em um estudo prospectivo, duplo-cego, placebo-controlado subsequente, 616 pacientes com FPI confirmada por biópsia pulmonar cirúrgica e sem um faveolamento extenso na TCAR foram randomizados 2:1 (bosentana para placebo).[194] A bosentana foi bem tolerada, mas não houve diferença nos grupos de tratamento nos desfechos primários (tempo para piora da FPI ou morte). Não houve efeito dos tratamentos sobre a qualidade de vida relacionada à saúde ou dispneia.

ETANERCEPTE. A introdução dos agentes biológicos-alvo direcionados contra o *fator de necrose tumoral alfa* (TNF-α) representou um novo e estimulante caminho para o tratamento de uma variedade de doenças. Níveis elevados desta citocina têm sido detectados em fibrose pulmonar experimental e em pacientes com FPI também. O efeito de etanercepte, um receptor de TNF recombinante humano solúvel que se liga ao TNF e neutraliza a sua atividade *in vitro*, foi explorado em pacientes com FPI.[195] Sessenta e cinco pacientes (etanercepte, n = 34; placebo, n = 31) completaram as 48 semanas de tratamento. Não foram observadas diferenças estatisticamente significativas entre os grupos de tratamento nos três desfechos primários: alterações na CVF%, DL$_{CO}$% e na PO_2 (A – a) (em repouso) em 48 semanas. No entanto, isto pode ser devido, em parte, ao pequeno número de indivíduos incluídos no ensaio. Na análise *post hoc*, utilizando a taxa de progressão da doença por morte ou redução absoluta na CVF (L), foi observada uma tendência que favorece o etanercepte.

IMATINIBE. O imatinibe é um inibidor competitivo da tirosina quinase desenvolvido no final dos anos 1990 que inibe a tirosina quinase BCR-Abl, o produto de fusão constitutivamente ativo em leucemia mieloide crônica.[196] Também inibe a tirosina quinase para o fator de crescimento derivado de plaquetas, c-Kit e fator de células-tronco. O imatinibe é utilizado no tratamento de leucemia mieloide crônica cromossomo Filadélfia positivo, tumores estromais gastrointestinais c-kit positivo e outras doenças proliferativas. O imatinibe também foi demonstrado como capaz de bloquear a via do TGF-β e prevenir a fibrose pulmonar mediada por bleomicina em um modelo animal.[197] Foi concluído um estudo clínico multicêntrico comparando o imatinibe ao placebo durante 96 semanas em 119 pacientes com o desfecho primário definido como o tempo para progressão (com progressão definida como um declínio de 10% na porcentagem prevista da CVF em relação ao valor basal) ou tempo até a morte. Não houve nenhum efeito da terapia com imatinibe na alteração da CVF ou na sobrevida.[198]

ANTICOAGULANTES. Considera-se que a excessiva atividade anticoagulante tenha um papel na orquestração das respostas fibróticas à lesão tecidual.[199] Em 2005, Kubo et al. relataram que a terapia anticoagulante foi associada a uma melhor sobrevida em um estudo prospectivo não cego de 56 pacientes com FPI atribuídos a prednisolona isoladamente ou prednisolona mais terapia anticoagulante.[199a] Pareceu haver uma redução substancial da mortalidade associada a exacerbações agudas da FPI. Um estudo randomizado, duplo-cego, controlado por placebo subsequente não conseguiu demonstrar um benefício da terapia anticoagulante em pacientes com FPI progressiva.[200] O estudo foi encerrado quando uma análise provisória mostrou um aumento na mortalidade para aqueles randomizados para varfarina e uma baixa probabilidade de benefício. Ensaios clínicos em curso estão resumidos na Tabela 63-9.

TRATAMENTO DO REFLUXO GASTROESOFÁGICO. Há um equilíbrio sobre quão agressivamente perseguir o diagnóstico de refluxo gastroesofágico e quão agressivamente tratar refluxo gastroesofágico em pacientes com FPI. No entanto, evidências crescentes sugerem que há um benefício clínico para o tratamento de refluxo gastroesofágico com *inibidores da bomba de prótons* (IBP) ou bloqueador do *receptor de histamina 2* (H2), apesar das preocupações sobre os riscos para o tratamento médico com PPI (p. ex., aumento do risco de fratura de quadril ou adquirida na comunidade).[6,102,201,202] Lee et al.[201] mostraram que pacientes com FPI em tratamento com antiácidos no início do estudo tiveram uma diminuição menor na CVF do que aqueles que não tomavam o tratamento antiácido, menos evidências radiológicas de fibrose e um tempo de sobrevida maior.[6] Não se sabe se outras medidas utilizadas no manejo do refluxo gastroesofágico, tais como modificações no estilo de vida (p. ex., refeições pequenas, evitar determinados alimentos e álcool), outras intervenções farmacêuticas (p. ex., pró-cinéticos) ou a criação de barreira cirúrgica (p. ex., fundoplicatura de Nissen), têm um papel na tratamento de pacientes com FPI.[202,203]

Transplante Pulmonar (Cap. 106)

Desde o final dos anos 1980, o transplante de pulmão tem sido utilizado para o tratamento de uma ampla gama de distúrbios pulmonares graves com doença progressiva que não responde ao tratamento farmacológico, com evidências de suporte ao benefício na qualidade de vida e sobrevida para receptores de transplante pulmonar. A *American Thoracic Society* publicou diretrizes para a seleção de pacientes com FPI que devem ser considerados potenciais candidatos ao transplante.[204]

Infelizmente, dada a escassez de doadores e o envelhecimento e as complicações da doença de pacientes com FPI, o transplante é indicado apenas para pacientes cuidadosamente selecionados. O encaminhamento precoce para a consideração de transplante é altamente desejável. Ele permite um processo ordenado para a avaliação, o manejo de áreas de preocupação e a educação do paciente antes da lista ativa.[204] O transplante deve ser considerado para pacientes que apresentem sinais ou sintomas de doença progressiva (incluindo dessaturação de oxigênio em repouso ou com o exercício) que não conseguem melhorar ou manter a função pulmonar enquanto estão sendo tratados farmacologicamente.[204]

De acordo com o *International Society for Heart and Lung Transplantation/United Network of Organ Sharing (ISHLT/UNOS) International Registry* de 2012, as taxas de sobrevida em 1 ano e 5 anos após o transplante de pulmão para FPI foram de 84% e 48%, respectivamente.[205,206] Um estudo comparou a sobrevida dos pacientes que receberam transplante por FPI (n = 82) com a sobrevida dos pacientes que receberam transplante para diagnósticos que não a FPI (n = 387).[207] As estimativas de sobrevida após o transplante para FPI foram de 95%, 73%, 56% e 44% em 30 dias e 1, 3 e 5 anos, ligeiramente, mas significativamente piores do que para pacientes compatíveis não-FPI. A sobrevida para um transplante pulmonar duplo em relação ao transplante de pulmão único para pacientes com FPI foi de 81% *versus* 67% em 1 ano e 55% *versus* 34% em 5 anos. Estes achados sugerem que a sobrevida após o transplante de pulmão para FPI é pior do que para outras indicações e que a sobrevida pode ser melhorada com o transplante duplo de pulmão.[207] No entanto, um estudo posterior utilizando os dados da UNOS não mostrou nenhuma diferença entre pacientes que tiveram transplante simples e duplo de pulmão quando ajustado para diferenças basais.[208]

É necessária uma avaliação regular dos pacientes em lista de espera para detectar complicações que podem afetar a adequação para o transplante. Infelizmente, muitos pacientes com FPI morrem enquanto esperam. Neste contexto, a pontuação de alocação de pulmão foi reestruturada em 2005 e substituída por um algoritmo baseado na probabilidade de sobrevida na lista de espera e após o transplante. O objetivo foi diminuir o número de pacientes que morrem enquanto estão na lista de espera. Um estudo recente mostra que o diagnóstico do receptor mudou, com um aumento na FPI e uma diminuição na fibrose cística e enfisema.[209]

Reabilitação

Foi mostrado que doze semanas de internação combinada a programas de reabilitação em casa (treinamento muscular respiratório e andar de bicicleta até os limites de tolerância do paciente) melhoram a qualidade de vida e a sensação de dispneia em pacientes com DPI.[210] Também foi mostrado que a reabilitação pulmonar melhora o resultado no DTC6 e a fadiga.[211] Os efeitos benéficos da reabilitação pulmonar parecem ser mais pronunciados em pacientes com pior estado funcional basal.[212]

Exacerbação Aguda da Fibrose Pulmonar Idiopática

Alguns pacientes com FPI podem experimentar uma rápida deterioração no estado respiratório após um período de relativa estabilidade.[143,213,214] Este agravamento agudo pode estar relacionado a uma infecção bacteriana ou viral, a aspiração ou evento tromboembólico. Um crescente corpo de evidências, no entanto, indica que muitos desses episódios agudos, clinicamente significativos, são de etiologia desconhecida; estes foram denominados exacerbações agudas da FPI.[213] A incidência global de exacerbações agudas na população FPI permanece desconhecida, mas foi sugerido que varia de 5% a 10%.[213,215] Uma análise da causa de morte no grupo placebo de um grande ensaio clínico randomizado, no entanto, mostrou que quase metade das mortes foi de início agudo após um período de descompensação, que durou 4 semanas ou menos, o que sugere que as exacerbações agudas podem ser mais frequentes do que normalmente se acreditava.[161] Um estudo recente sugeriu a incidência em 1 e 3 anos de exacerbação aguda da FPI de 14% e 21%, respectivamente.[216]

Não há consenso estabelecido sobre o diagnóstico de exacerbação aguda da FPI. A maioria das definições inclui uma combinação dos seguintes dados (durante menos de 4 semanas): (1) agravamento da dispneia grave; (2) agravamento da hipoxemia (isto é, uma queda na Po_2 arterial > 10 mm Hg); (3) novas opacidades radiológicas, geralmente opacidades em vidro fosco bilaterais e consolidação sobrepostas no padrão reticular/faveolado da FPI; e (4) ausência de uma explicação alternativa, como infecção, insuficiência cardíaca esquerda ou embolia pulmonar.[216-219] Foi sugerido que o padrão das novas opacidades em vidro fosco pode ser diferente em pacientes com exacerbação aguda e que estas diferenças podem ter implicações prognósticas.[219,220] Embora as radiografias da maioria dos pacientes mostrem tipicamente atenuação em vidro fosco na periferia, perto de áreas de faveolamento subjacentes, algumas demonstram um padrão multifocal ou difuso

(Fig. 63-11) em áreas anteriormente não envolvidas. Tais casos parecem ter um prognóstico pior do que pacientes com um envolvimento apenas periférico.[221] Biópsias ou autópsias da maioria desses pacientes apresentam *dano alveolar difuso* (DAD) sobreposto à PIU subjacente. Ocasionalmente, podem ser vistos outros padrões de lesão pulmonar aguda, como a pneumonia em organização e extensos focos fibroblásticos.[217,218,222] Os perfis celulares no LBA geralmente mostram um aumento de neutrófilos ou de neutrófilos e linfócitos.

A etiologia e a patogênese das exacerbações agudas permanecem desconhecidas. A integridade celular epitelial desordenada, a inflamação aguda, citocinas e metaloproteinases da matriz em excesso e um meio alveolar antifibrinolítico provavelmente estão envolvidos. O aumento dos níveis de *interleucina-8* (IL-8) e de α-defensina tem sido relatado em alguns pacientes, sugerindo a importância dos neutrófilos.[213] Níveis exagerados de proteína sérica ST2, um receptor órfão com ligante natural desconhecido, também foram relatados.[223] É importante destacar que a ST2 é preferencialmente expressa em *células T auxiliares tipo 2* (Th2) polarizadas que expressam predominantemente IL-4, IL-5 ou IL-10 *in vitro* e *ex vivo*, indicando um papel para linfócitos ativados (predominantemente Th2).[224] Mais recentemente, os anticorpos para anexina-1 foram detectados no soro e no LBA de metade dos pacientes com exacerbação aguda da FPI, suportando a hipótese de que a apoptose epitelial pulmonar pode ser importante neste evento patológico.[225]

Quando as infecções e outras causas de agravamento foram excluídas, o tratamento geralmente consistiu de imunossupressão aumentada com doses de pulso de metilprednisolona (0,5 a 1 g/dia). Alguns estudos também relataram o uso de imunossupressão adicional com ciclofosfamida ou ciclosporina, mas nenhuma evidência convincente de benefício foi demonstrada. Infelizmente, não existem dados de ensaios clínicos controlados que tenham comprovado a eficácia de qualquer tratamento para essa condição.[226]

FIBROSE PULMONAR FAMILIAR

As manifestações clínicas, radiográficas, fisiológicas e morfológicas da FPI familiar são indistinguíveis da forma esporádica da doença.[47,48,227] Pode haver uma ligeira predominância no sexo masculino e as mulheres tendem a ter um prognóstico mais favorável.[47,48,228,229] Estima-se que os casos familiares sejam responsáveis por 0,5% a 2,2% de todos os pacientes com PII, com uma prevalência de 1,34 caso/10^6 habitantes no Reino Unido.[229] Na Finlândia, estima-se que a prevalência familiar para FPI seja de 5,9/milhão de habitantes.[230] A forma familiar explicou de 3,3% a 3,7% de todos os casos finlandeses de FPI diagnosticados de acordo com as diretrizes internacionais revisadas da *American Thoracic Society/European Respiratory Society*. O agrupamento geográfico de pacientes com FPI familiar foi observado, sugerindo um "efeito fundador recente", a amostragem genética não randomizada quando uma população deriva de um pequeno número de indivíduos.[229,230] É importante destacar que a fibrose pulmonar familiar tem sido associada a vários subconjuntos patológicos das PII: *pneumonia intersticial descamativa* (PID),[231] PIL[232] e PIU.[228]

A base genética da fibrose pulmonar familiar não é clara e provavelmente envolve vários genes. Thomas et al.[228] mostraram que mutações no gene SP-C (*SFTPC*) estão associadas à PID familiar e PINE e podem causar lesão celular tipo II. Os autores levantaram a hipótese de que a presença de dois diagnósticos patológicos diferentes em parentes afetados compartilhando esta mutação indica que, nestes parentes, estas doenças podem representar manifestações pleiotrópicas de mesma patogênese central.[228] Múltiplas mutações heterozigóticas em *SFTPC* têm sido relatadas associadas a crianças que sofrem de DPI (PID ou PINE), incluindo casos familiares e esporádicos.[233,234] Além disso, foi descrita uma deficiência de SP-C em uma pequena família sofrendo de uma forma mal definida de pneumonite intersticial, apesar de não haver nenhuma variação na sequência de *SFTPC*.[235] Em conjunto, estas descobertas suportam um modelo no qual Pro-SP-C ou SP-C erroneamente duplicados podem causar lesões nas células alveolares tipo II que resultam em DPI.[235] Como mencionado anteriormente, as mutações na linhagem germinativa em genes essenciais telomerase, *TERT* e *TERC*, e que conduzem a um encurtamento do telômero anormal, são o defeito genético causal em cerca de 15% das famílias com fibrose pulmonar. Nas famílias finlandesas, ELMOD2, um gene funcionalmente descaracterizado, foi identificado como um novo candidato a gene de suscetibilidade.[236]

Steele et al.[47] avaliaram 111 famílias com dois ou mais casos de PII entre membros da família de primeiro grau, havendo 309 indivíduos afetados e 360 não afetados. Idade avançada, gênero masculino e já ter fumado cigarros foram associados ao desenvolvimento de PII. Evidências de agregação da doença foram altamente significativas entre pares de irmãos e 20 linhagens demonstraram a transmissão vertical, compatível com herança autossômica dominante.[47]

PNEUMONIA INTERSTICIAL NÃO ESPECÍFICA

A PINE originou-se como uma categorização histopatológica reservada para biópsias pulmonares cirúrgicas não demonstrando um padrão claramente identificável, nomeadamente PIU, PO, PIL e DAD entre as PII.[237] O padrão histopatológico da PINE é encontrado em uma grande variedade de doenças de causa conhecida (p. ex., pneumonite de hipersensibilidade, *síndrome da imunodeficiência adquirida* [AIDS], relacionada a droga e colagenoses vasculares).[238] Além disso, muitos pacientes com diagnóstico de PINE idiopática atendem à definição de caso de doença indiferenciada do tecido conjuntivo, sugerindo que a PINE idiopática pode realmente ser uma doença autoimune.[239,240] Além disso, estima-se que até 15% a 20% dos pacientes que se apresentam com uma DPI crônica tenham uma doença do tecido conjuntivo oculta ou desenvolvam subsequentemente uma doença clinicamente evidente do tecido conjuntivo. Neste grupo de pacientes, a apresentação clínica inicial pode ser essencialmente indistinguível da de várias PII (especialmente PINE e, menos comumente, a PIU).[241]

Características Clínicas

A apresentação é bastante semelhante à de outras formas de pneumonias intersticiais idiopáticas (Tabelas 63-7 e 63-8). A maioria dos pacientes são adultos de meia-idade com um início subagudo dos sintomas aproximadamente 8 meses antes do diagnóstico.[133,237,238] Em contraste com a FPI, dois terços dos pacientes são mulheres e, ao contrário dos pacientes com FPI, 70% nunca foram fumantes.[238] Tosse e dispneia são as principais manifestações clínicas. Anormalidades serológicas (anticorpos antinucleares e fator reumatoide) são comuns. Achados do LBA não diferenciam PIU e PINE e não têm valor prognóstico.[242]

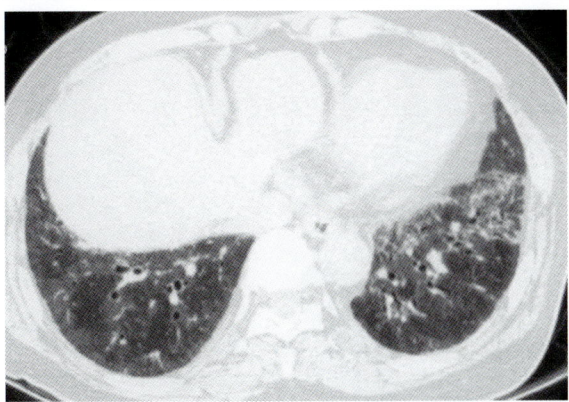

Figura 63-26 Pneumonia intersticial não específica. TC de alta resolução do tórax mostra opacidades em vidro fosco, irregulares, bilaterais, sem evidências de faveolamento subpleural.

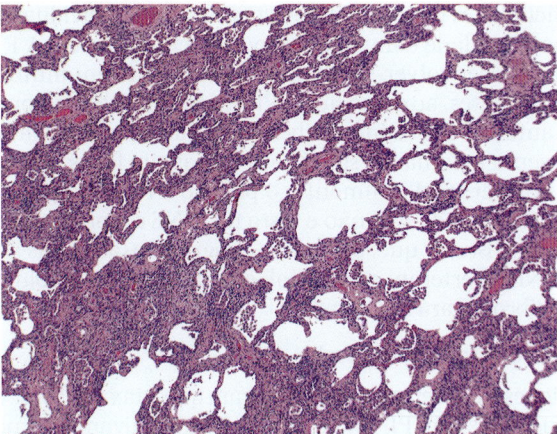

Figura 63-27 Fotomicrografia de pneumonia intersticial não específica. Observe as células linfoplasmacíticas expandindo o compartimento intersticial. Macrófagos alveolares também estão presentes (Ampliação do original 10 ×).

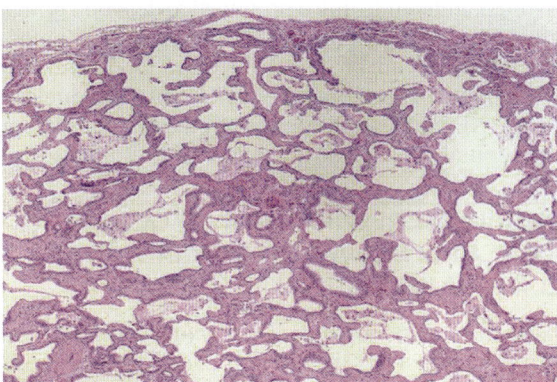

Figura 63-28 Fotomicrografia de pneumonia intersticial não específica com um padrão fibrótico-celular misto. As paredes alveolares estão espessadas por denso colágeno e alguns linfócitos e células plasmáticas. Os focos fibroblásticos que são comumente encontrados no padrão de pneumonia intersticial usual não estão presentes nesta lesão.

Estudos de Imagem do Tórax

Radiografia do Tórax. Em pacientes com PINE inicial, a radiografia torácica pode ser normal. Na doença avançada, opacidades reticulares ou nebulosas bilaterais são a anomalia mais proeminente. Os lobos pulmonares inferiores são mais frequentemente envolvidos, mas um gradiente apical-basal óbvio, como visto na PIU, geralmente está ausente.[237,238]

Tomografia Computadorizada. Em uma recente revisão de 61 casos de PINE idiopática confirmada, as anormalidades do parênquima envolveram predominantemente a parte inferior dos pulmões na dimensão crânio-caudal. As características mais frequentes na TCAR foram um padrão reticular, bronquiectasias de tração e perda de volume lobar.[238] A atenuação em vidro fosco esteve presente em quase metade dos casos (Fig. 63-26). Outros achados em PINE avançada incluem cistos subpleurais. Em comparação aos da PIU, esses cistos são menores e limitados em extensão.[243] O principal diagnóstico diferencial por TC para PINE é a PIU. Favorecendo o diagnóstico de PINE estão os seguintes achados: envolvimento pulmonar homogêneo sem um gradiente apical-basal óbvio, extensas opacidades em vidro fosco, um padrão reticular mais fino e micronódulos. É importante ressaltar que, durante o acompanhamento, opacidades em vidro fosco em pacientes com PINE geralmente não evoluem para áreas de faveolamento. Em contrapartida, a progressão de opacidades em vidro fosco para faveolamento é comum na PIU e indica fibrose irreversível.[244]

Testes de Função Pulmonar

Os testes da função pulmonar mostram tipicamente um defeito ventilatório restritivo e anormalidades nas trocas gasosas.

Características Patológicas

O padrão histopatológico da PINE é caracterizado por envolvimento pulmonar temporalmente e espacialmente homogêneo. Esta homogeneidade é a principal característica na diferenciação do padrão da PINE do padrão da PIU. É caracterizada por graus variáveis de inflamação e fibrose, com alguns casos tendo um padrão celular/inflamatório principalmente crônico (PINE celular), mas a maioria dos casos revelando um padrão fibrótico-celular misto (PINE fibrótica)[237,238] (Figs. 63-27 e 63-28). A PINE celular exibe infiltrados septais alveolares uniformes de linfócitos e células plasmáticas. Neutrófilos, eosinófilos e histiócitos são imperceptíveis. Embora a PINE possa ter fibrose significativa, geralmente parece temporalmente uniforme; focos fibroblásticos e faveolamento, se presentes, são raros. A PINE fibrótica pode ser difícil de distinguir da PIU e existe uma variabilidade de interobservadores significativa entre histopatologistas especialistas.[134]

Diagnóstico Diferencial

Clinicamente, o diagnóstico mais comum confundido com PINE fibrótica é FPI.[34,133,237,238] É essencial que o patologista não utilize termos como "PIU" ou "PINE" a menos que os critérios definidos sejam atendidos, porque algum grau de fibrose e inflamação é comum em muitas DPI e o erro de amostragem pode ser um problema, especialmente em biópsias cirúrgicas pequenas/inadequadas. É importante ressaltar que a maioria das biópsias que mostram um padrão de PINE é observada em pacientes que podem ter outras condições: uma doença do tecido conjuntivo mal definida ou inadequadamente avaliada, DPI induzida por drogas, pneumonite de hipersensibilidade crônica, lesão pulmonar aguda sendo resolvida (pneumonia ou síndrome da angústia respiratória aguda) ou pneumonia em organização.[32,150,245-249] O padrão da PINE na biópsia pulmonar cirúrgica deve alertar o clínico para revisitar os dados clínicos, olhando cuidadosamente para estas condições.

Embora tenha sido sugerido que a PINE possa representar a PIU inicial e, embora haja alguma sobreposição histológica e dificuldades para os patologistas em casos individuais, essa possibilidade é improvável por diversas razões. A PINE parece desenvolver-se predominantemente em mulheres não fumantes, ao passo que a PIU se desenvolve em homens fumantes.[238] A PIU inicial (bem como a PIU avançada) não apresenta inflamação significativa, mas sim focos fibroblásticos dispersos. Finalmente, o padrão irregular que é tão característico da PIU não é visto na PINE e, portanto, seria preciso postular que, durante a progressão, algumas áreas de PINE reverteram ao normal, enquanto outras evoluíram para fibrose para se tornar PIU.[36]

Curso Clínico e Resultado

Vários estudos retrospectivos indicam que a taxa de sobrevida de pacientes com PINE idiopática é significativamente maior do que a daqueles com PIU.[133,134,237,238,250] Esta diferença persiste mesmo após o ajuste para idade, sexo, história de tabagismo e variáveis fisiológicas. Os pacientes com um padrão puramente celular na biópsia demonstram a sobrevida mais longa, indicando que o prognóstico depende principalmente da extensão da fibrose.[150,238] Naqueles pacientes que apresentam um padrão de PINE em um lobo e um padrão de PIU em outro, a sobrevida é semelhante à daqueles com PIU. Na PINE, corticosteroides combinados com azatioprina podem ser mais eficazes do que os corticosteroides sozinhos.

BRONQUIOLITE RESPIRATÓRIA ASSOCIADA A DOENÇA PULMONAR INTERSTICIAL/ PNEUMONIA INTERSTICIAL DESCAMATIVA

Bronquiolite respiratória associada à doença pulmonar intersticial (BR-DPI) e PID estão relacionadas e, em alguns casos, são condições inseparáveis porque a maioria dos casos parece representar diferentes fases do mesmo processo.[252-253] Essas doenças representam uma síndrome clínica distinta encontrada em fumantes pesados atuais. O termo *bronquiolite respiratória associada à doença pulmonar intersticial* é mais preciso anatomicamente porque transmite implicações patogênicas importantes em comparação ao termo mais antigo "pneumonia intersticial descamativa". Ambas (principalmente a BR-DPI) respondem por 15% a 20% dos pacientes com PII submetidos à biópsia (Tabelas 63-7 e 63-8).[254,255] É importante destacar que a bronquiolite respiratória é um marcador histológico preciso do tabagismo de cigarro e que pode ser encontrada muitos anos depois de se cessar o tabagismo.[256] O nível de pigmentação citoplasmática de macrófagos e a presença de fibrose peribronquiolar estão correlacionados à história de maços-ano de tabagismo.[256] Além disso, foi relatado recentemente que aqueles com significativa exposição ao fumo passivo durante a vida, especialmente nos últimos 12 meses, têm aumentos significativos em opacidades em vidro fosco na TCAR, sugerindo uma bronquiolite respiratória/PID inicial ou subclínica.[257] Além disso, alterações histológicas semelhantes às da BR/PID (1) são extremamente comuns em HPCL, (2) podem ser suficientemente graves para causar a aparência de opacidades em vidro fosco na TCAR e (3) se correlacionam com a exposição cumulativa aos cigarros fumados.[258] Embora o tabagismo seja considerado a principal causa de BR-DPI/PID, anormalidades genéticas da função surfactante, especificamente mutações nos genes que codificam para a SP-B, SP-C, ABCA3, são responsáveis por um número crescente de DPI incluindo PID.[259,260] Além disso, a PID pode ser observada em várias exposições a drogas[38,39,255] ou ocupacionais.[38,255,261]

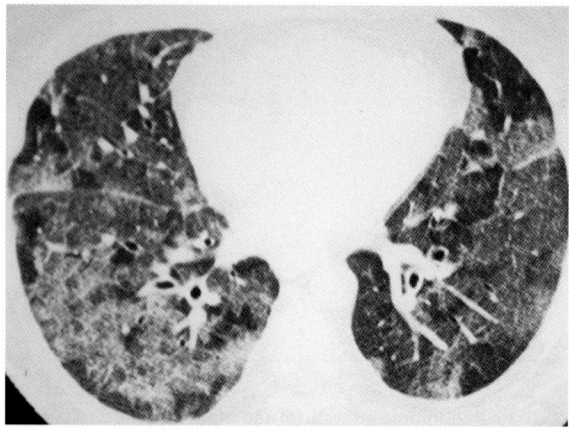

Figura 63-29 Pneumonia intersticial descamativa. TC de alta resolução axial mostra opacidade em vidro fosco multifocal irregular associada a áreas de espessamento septal interlobular e espessamento intersticial intralobular. (Cortesia do Dr. Michael Gotway, MD.)

Características Clínicas

A BR-DPI e a PID afetam principalmente os fumantes de cigarros entre a terceira e sexta décadas de vida.[38,39,255] Há uma preponderância no sexo masculino, com homens afetados quase duas vezes mais que as mulheres. Pacientes com BR-DPI ou PID comumente apresentam dispneia ao esforço insidiosa e tosse persistente não produtiva. Menos frequentemente, os pacientes com PID apresentam fadiga e perda de peso. Estertores inspiratórios terminais em ambas as bases pulmonares são achados frequentes ao exame físico, enquanto o baqueteamento digital é incomum.

Estudos de Imagem do Tórax

Radiografia do Tórax. A radiografia de tórax não é sensível para a detecção de BR-DPI e muitas vezes apresenta-se normal. Às vezes, pode ser observado o espessamento da parede brônquica ou opacidades reticulares. As radiografias de tórax da PID são inespecíficas e geralmente revelam opacidades em vidro fosco bilaterais. Predomina o envolvimento do campo pulmonar médio e inferior com volumes pulmonares de aparência normal.[38,39,255] Broncogramas aéreos podem ser encontrados quando este processo envolve as vias aéreas. O padrão de faveolamento é raro.

Tomografia Computadorizada. As características-chave da TCAR da BR-DPI incluem espessamento proximal da parede brônquica central para brônquios segmentares, espessamento periférico da parede brônquica distal aos brônquios segmentares, nódulos centrolobulares e áreas de opacidade em vidro fosco[253,262,263] (Fig. 63-29). As opacidades em vidro fosco podem ser difusas ou irregulares, sem predomínio basal ou periférico.[253,263,264] A anormalidade predominante na PID é a atenuação em vidro fosco bilateral, moderadamente simétrica, periférica e predominantemente basal. Minúsculos cistos de paredes finas são observados nas opacidades em vidro fosco em 30% a 60% dos casos.[265-267] Raramente é encontrado um padrão de faveolamento.[38,263,265,267]

Há uma sobreposição ocasional nas aparências entre BR-DPI e PID, embora a atenuação em vidro fosco da PID seja geralmente mais extensa, e nódulos não são frequentes ou estão ausentes.[268]

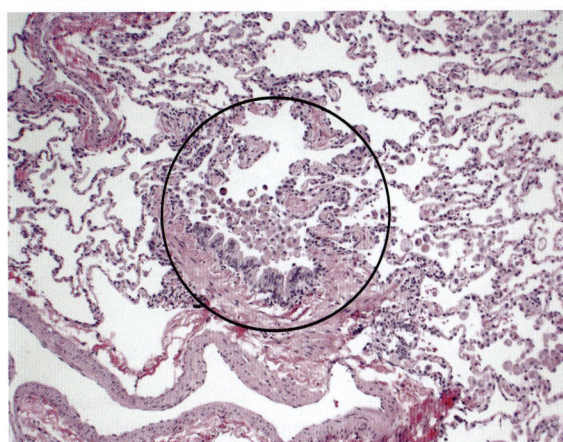

Figura 63-30 Fotomicrografia de bronquiolite respiratória. Há uma pequena via ectásica (*círculo*), com paredes espessadas e extensão do epitélio metaplásico bronquiolar nos alvéolos imediatamente vizinhos. Macrófagos intraluminais também estão presentes dentro dos espaços alveolares peribronquiolares.

Lavado Broncoalveolar

O líquido do LBA em pacientes com BR-DPI/PID é caracterizado por elevações leves a moderadas no número total de células, eosinofilia moderada a pronunciada (uma característica que na ausência de biópsia pode levantar a consideração de pneumonia eosinofílica crônica) e neutrofilia moderada.[265,268]

Testes de Função Pulmonar

O exame da função pulmonar pode ser normal, mas geralmente mostra uma leve a moderada restrição, capacidade de difusão normal ou ligeiramente reduzida e hipoxemia leve.[38,39,268] Um padrão obstrutivo-restritivo misto é comum, embora possa haver um aumento isolado do volume residual.

Características Patológicas

A característica central da BR-DPI é o acúmulo de macrófagos alveolares dentro dos bronquíolos, incluindo os bronquíolos terminais e respiratórios, que variavelmente se estende para os ductos alveolares e alvéolos.[37,254,256,269] Em contraste com a BR-DPI, a PID mostra um preenchimento muito mais generalizado e uniforme do todos os alvéolos, embora em qualquer biópsia possam ser encontrados campos de baixa potência que mostram alterações apenas do tipo BR-DPI e outras típicas de PID. Esta observação histológica apoia a estreita associação da BR-DPI e PID. Os macrófagos são caracterizados por citoplasma eosinofílico vítreo, geralmente com pigmentação finamente granular e marrom (representando constituintes da fumaça do cigarro).[32,254,268,269] Há, muitas vezes, um infiltrado de células inflamatórias crônico nas paredes alveolares e bronquiolares circundantes. As mudanças são irregulares em baixa magnificação e têm uma distribuição claramente bronquiolocêntrica sem o envolvimento difuso associado e a pneumonia intersticial necessários para o diagnóstico de PID (Fig. 63-30).[254]

Bedrossian et al.[270] cunharam o termo *reação semelhante à PID* para identificar o acúmulo intra-alveolar de macrófagos proeminente em torno de lesões pulmonares ocupando espaço. Esta reação semelhante à PID pode ser vista em vários outros processos, incluindo histiocitose pulmonar das células de Langerhans, reações a drogas (p. ex., amiodarona), hemorragia alveolar crônica, pneumonia eosinofílica, pneumoconiose (p. ex., talcose, doença por metal pesado, asbestose), pneumonias obstrutivas e pneumonia lipoide exógena.[8,271]

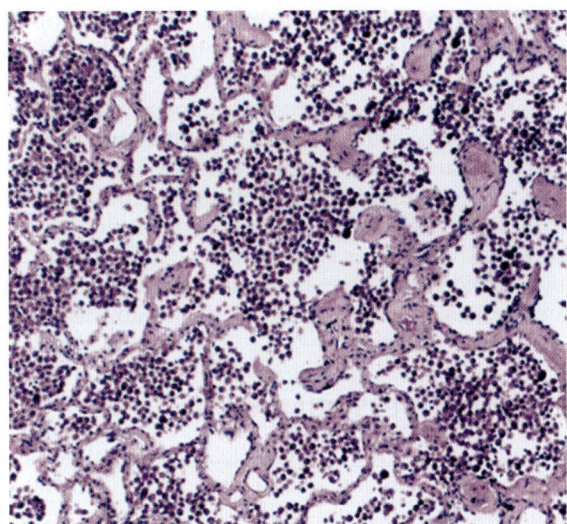

Figura 63-31 Fotomicrografia de pneumonia intersticial descamativa (Ampliação do original 100 ×).

Nesses casos, no entanto, a reação semelhante à PID geralmente é focal, sem a participação uniforme do parênquima pulmonar observado em casos verdadeiros de BR-DPI/PID.

Como mencionado, a marca histológica da PID é o preenchimento uniforme dos espaços alveolares por grupos coesos de numerosos macrófagos alveolares pigmentados, incluindo células multinucleadas ocasionais, eosinófilos e linfócitos.[254,271] Os septos alveolares são engrossados por um escasso infiltrado inflamatório e revestidos por pneumócitos tipo II hiperplásicos uniformes. Hiperplasia linfoide peribronquiolar é observada na maioria dos casos (Fig. 63-31).[254,271]

A maioria dos casos de PID mostra uma diferença no grau de alteração patológica de um lobo para o outro em uma determinada amostra de biópsia. Algum grau de destruição arquitetônica em geral é observado. Akira et al.[267] apontaram a presença de ductos alveolares dilatados e bronquíolos e/ou cistos pulmonares que corresponderam a espaços císticos à TCAR.[265]

Curso Clínico e Resultado

Como não houve um estudo longitudinal de um grande grupo de indivíduos, o curso clínico e o prognóstico de pacientes com BR-DPI são desconhecidos. A maioria dos estudos sugere uma resposta favorável à cessação do tabagismo e ao uso de corticosteroides, com melhora documentada na função pulmonar e em radiografias torácicas;[269] poucas mortes secundárias à doença pulmonar progressiva foram relatadas.[39]

Pacientes com a fase PID deste processo também têm um bom prognóstico. Carrington et al.[261] relataram uma mortalidade de 28% após uma sobrevida média de 12 anos. Outros estudos têm mostrado resultados semelhantes, mas é necessário um estudo adicional de um maior número de indivíduos.[38,263,267,269] Em outro estudo, a melhora sintomática (ou seja, a melhora da tosse, dispneia ou de ambas) com o tratamento com prednisona foi observado em 24% dos pacientes com PID e 55% dos pacientes com BR-DPI.[38] A melhora objetiva com o tratamento com prednisona, como evidenciado pela melhora nas medidas de função pulmonar ou opacidades parenquimatosas vistas nas radiografias de tórax ou TC, foi observada em 33% dos pacientes com PID e 64% dos pacientes com BR-DPI.[38] Infelizmente, estas respostas positivas tenderam a ser transitórias em metade dos pacientes com afunilamento e interrupção do tratamento com prednisona. Os pacientes podem regredir ao estado basal, mesmo na ausência de tabagismo.[38]

No entanto, como o cigarro tem um papel importante na patogênese, a cessação de fumar é sempre indicada nestes pacientes. Em um estudo recente, tanto os sintomas clínicos quanto a DL_{CO} melhoraram significativamente após a cessação de fumar, assim como as opacidades em vidro fosco e os nódulos centrolobulares vistos no exame de TCAR inicial.[272] Corticosteroides podem ser necessários nos casos refratários ou recorrentes, mas não devem ser instituídos na ausência de cessação do tabagismo.

PNEUMONIA INTERSTICIAL AGUDA

A PIA é uma forma rara, fulminante, de lesão pulmonar que se apresenta agudamente (dias a semanas do início dos sintomas), geralmente em um indivíduo anteriormente saudável.[273-275] A PIA representa, provavelmente, um subconjunto de casos de síndrome da angústia respiratória aguda idiopática e é o que Hamman e Rich[276] descreveram e denominaram "fibrose intersticial difusa aguda" (Tabelas 63-7 e 63-8).

Características Clínicas

A maioria dos pacientes tem mais de 40 anos de idade (idade média, 50 anos; variação, 7 a 83 anos).[273,274] Homens e mulheres são igualmente afetados e o tabagismo não parece aumentar o risco de desenvolvimento da PIA. Uma doença prodrômica, geralmente com duração de 7 a 14 dias antes da apresentação, é comum. Os sinais e sintomas clínicos incluem febre, tosse e falta de ar. Estudos laboratoriais de rotina são inespecíficos e, geralmente, não são úteis.

Estudos de Imagem do Tórax

Radiografia do Tórax. Uma opacificação do espaço aéreo, difusa, bilateral é vista na radiografia do tórax.[277-279]

Tomografia Computadorizada. As características típicas da PIA à TCAR são áreas bilaterais, multifocais ou difusas de opacidades em vidro fosco e consolidação, geralmente sem derrame pleural.[50,51,60,277] Pode ser observada uma distribuição predominantemente subpleural. Estes achados radiográficos são semelhantes aos observadas na síndrome da angústia respiratória aguda; no entanto, os pacientes com PIA são mais propensos a ter uma distribuição bilateral, simétrica com uma predominância do lobo inferior.[280] Na fase inicial da PIA, opacidades em vidro fosco e áreas de consolidação menos extensas são o padrão dominante à TC, refletindo a presença de edema alveolar de septo e membranas hialinas.[51] Durante a fase de organização da doença, achados à TCAR compatíveis com a fibrose em evolução com frequência estão presentes, incluindo bronquiectasias de tração, opacidades reticulares e distorção arquitetônica.[281] Nesta fase, consolidações decorrentes da fibrose intra-alveolar também podem estar presentes. Um leve faveolamento, geralmente envolvendo menos de 10% do pulmão, pode ser visto na TC.[277]

Testes de Função Pulmonar

A maioria dos pacientes apresenta hipoxemia moderada a grave e desenvolve insuficiência respiratória.[273-275]

Características Patológicas

Uma biópsia pulmonar cirúrgica é necessária para confirmar o diagnóstico de PIA.[32,254,273] O padrão histopatológico

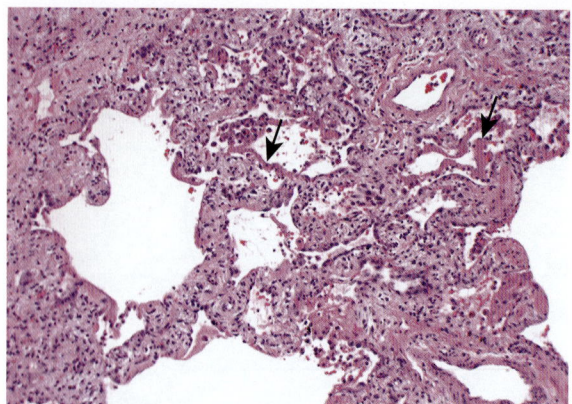

Figura 63-32 Fotomicrografia de pneumonia intersticial aguda mostra dano alveolar difuso. Observe as membranas hialinas (*setas*) dentro de espaços alveolares e edema e infiltração de células inflamatórias da parede alveolar (Ampliação do original 10 ×).

observado na PIA é o de DAD, que pode ser categorizado em uma fase exsudativa precoce, uma fase de organização e uma fase crônica, dependendo do momento da biópsia em relação ao insulto pulmonar. O DAD se desenvolve após uma lesão aguda nas membranas da base capilar alveolar.[273,275] O DAD é comum e também é observado em pacientes imunocomprometidos que receberam drogas citotóxicas ou que desenvolveram pneumonias infecciosas difusas, bem como em uma série de outras situações.[282-284]

Após a lesão endotelial-epitelial, há uma fuga de proteínas do soro e de glóbulos vermelhos para os espaços alveolares. O epitélio alveolar torna-se necrótico e é descartado e o interstício torna-se edematoso. Membranas hialinas, reconhecidas como debris eosinofílicos e constituídas por células necróticas epiteliais, proteínas e fibrina, formam-se dentro dos espaços alveolares (Fig. 63-32). Na fase reparadora ou de organização do DAD, há proliferação e hiperplasia das células epiteliais do tipo II alveolares, muitas vezes mostrando alargamento nuclear e nucléolos proeminentes. A extensa proliferação de fibroblastos é um achado dominante encontrado na fase de organização; fibroblastos e miofibroblastos em proliferação dentro de uma matriz basófila mixoide podem ser vistos dentro de septo alveolar ou nos alvéolos (que se assemelha a pneumonia em organização).[254] Com frequência, trombos de fibrina estão presentes. Em alguns casos, essas alterações patológicas podem se resolver, mas, em outros, talvez devido à lesão do parênquima prolongada ou repetida, resultam em fibrose irreversível e faveolamento do pulmão.

Curso Clínico e Resultado

O tratamento é bastante favorável e consiste em ventilação mecânica e suplementação de oxigênio.[273,274,279,282] Corticosteroides parecem ser eficazes na fase inicial da doença. Segundo a maioria dos estudos, a mortalidade por PIA parece ser alta (> 5,0%), com a maioria dos pacientes morrendo no prazo de 3 meses da apresentação.[273-275,279] A maioria dos que sobrevivem à PIA apresentam recorrências e DPI crônica e progressiva.[279] No entanto, uma menor mortalidade hospitalar (12,5%) sem evidências de qualquer doença recorrente ou progressiva também foi descrita.[285]

PNEUMONIA EM ORGANIZAÇÃO CRIPTOGÊNICA

A *pneumonia em organização* (PO) pode ser criptogênica (ou seja, POC) ou resultar de diversas formas de lesões pulmonares

(p. ex., pós-infecciosa, relacionada a drogas, relacionada à doença do tecido conjuntivo, pós-transplante, pneumonia de hipersensibilidade, radiação ou aspiração de material particulado). A POC é uma síndrome clínico-patológica específica caracterizada por uma doença "semelhante à pneumonia", com proliferação excessiva de tecido de granulação no interior dos espaços alveolares associada a inflamação crônica nos alvéolos circundantes.[32,33,40] O processo patológico pode também envolver as pequenas vias aéreas (*bronquiolite obliterante com pneumonia em organização* [BOOP]) (Tabelas 63-7 e 63-8). Não há grandes diferenças nas características clínicas da POC e PO secundária.[286-288] A POC também pode ser vista acompanhando outros padrões histopatológicos (p. ex., PIU). O diagnóstico de POC é reservado para PO isolada em pacientes sem uma doença associada identificável. O termo *BOOP idiopática* historicamente engloba POC, mas não é mais recomendado para esta condição idiopática.[32]

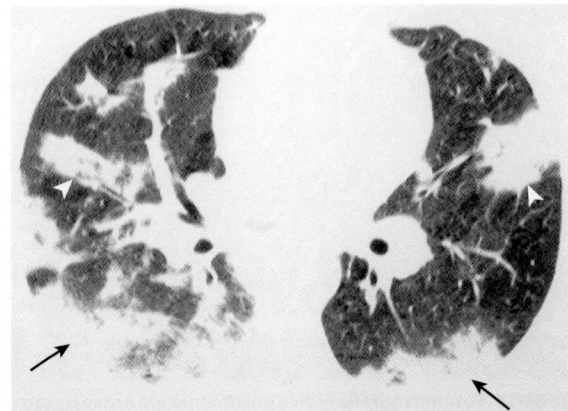

Figura 63-33 **Pneumonia em organização criptogênica.** TC axial mostra áreas de consolidação periférica (*setas*) e peribrônquicas (*pontas de setas*). (Cortesia do Dr. Michael Gotway, MD.)

Características Clínicas

A incidência de POC é semelhante em homens e mulheres.[287] A idade média de apresentação é de aproximadamente 50 a 55 anos (variação, 21 a 80). Pacientes com POC em geral são específicos em relação ao momento do início da sua doença. Isto porque o início da doença é recente (geralmente < 2 meses) e com frequência dramático, com o desenvolvimento de uma doença semelhante à gripe caracterizada por tosse, dispneia leve, febre, mal-estar, fadiga e perda de peso. O exame físico geralmente revela estertores esparsos focais, mas pode ser quase normal. O baqueteamento digital é raro.

Os exames laboratoriais de rotina são inespecíficos. Uma leucocitose sem aumento em eosinófilos é observada em aproximadamente metade dos pacientes. A velocidade de hemossedimentação frequentemente está elevada em pacientes com POC.

Estudos de Imagem do Tórax

Radiografia do Tórax. As manifestações radiográficas são distintas, geralmente incluindo consolidações irregulares unilaterais ou bilaterais que se assemelham a opacidades pneumônicas na presença de volumes pulmonares normais.[50,289] Uma distribuição periférica das opacidades, semelhante àquela considerada "virtualmente patognomônica" para pneumonia eosinofílica crônica, é comumente vista na POC.[288,290,291] Opacidades intersticiais irregulares lineares ou nodulares raramente estão presentes como a única manifestação radiográfica.[292] O faveolamento é raro e é visto apenas como uma manifestação tardia nos poucos pacientes com doença progressiva. Outras anormalidades radiográficas, tais como derrame pleural, espessamento pleural, hiperinflação e cavidades, são incomuns.

Tomografia Computadorizada. Exames de TC do pulmão revelam consolidação irregular do espaço aéreo, pequenas opacidades nodulares e espessamento e dilatação da parede brônquica, mais frequentemente na periferia do pulmão e, muitas vezes, nas zonas pulmonares inferiores[55,289,290,292] (Fig. 63-33). Frequentemente, os achados da TC são muito mais extensos do que se espera pela avaliação da radiografia do tórax. Estas opacidades tendem a migrar e diminuir de tamanho, mesmo sem tratamento. O achado de consolidação na TC está associado à resolução parcial ou completa, enquanto opacidades reticulares estão associadas à doença persistente ou progressiva.[293] Às vezes, a POC mostra achados únicos, como o sinal do halo invertido, que é definido como opacidade em vidro fosco central, cercada por consolidação mais densa do espaço aéreo de formatos crescente e em anel. Este sinal é visto em cerca de 20% dos pacientes com POC.[294] A presença de nódulos aumentados é menos comum na POC do que em outras PII.[295]

A PO focal tem sido descrita como uma forma discreta de POC e apresenta-se como uma lesão focal isolada na imagem do tórax.[296-298] Muitos desses pacientes são assintomáticos e a lesão é descoberta por radiografia torácica ou TC. Pode-se suspeitar de um câncer de pulmão presumido porque muitos pacientes têm um histórico de tabagismo e estão na meia-idade ou são mais velhos.[298]

Testes de Função Pulmonar

A função pulmonar geralmente está prejudicada, sendo mais comum um defeito restritivo, embora um defeito obstrutivo (relação $VEF_1/CVF < 70\%$) seja encontrado em quase um quinto dos indivíduos com POC, principalmente em fumantes atuais ou antigos.[287,299] Anormalidades nas trocas gasosas são extremamente comuns, com hipoxemia arterial em repouso e exercícios. A DL_{CO} está reduzida (< 80% do previsto) em três quartos dos pacientes.

Lavado Broncoalveolar

Um aumento de linfócitos (20% a 40%), neutrófilos (10%) e eosinófilos (5%), com o nível de linfócitos mais elevado do que o de eosinófilos, é o padrão comum na contagem diferencial.[287] Os linfócitos no LBA são ativados e a relação CD4/CD8 geralmente está diminuída. Um aumento de células plasmáticas e/ou de mastócitos também pode ser observado.

Características Patológicas

O diagnóstico de POC depende do cenário clínico e do achado das características patológicas típicas. Botões fibroblásticos intraluminais, também chamados de corpos de Masson, vistos em bronquíolos respiratórios, ductos alveolares e alvéolos, são as características mais proeminentes.[32,250,300] Outras características patológicas incluem células espumosas nos espaços alveolares, hiperplasia de células do tipo II proeminente, infiltrados intersticiais e exsudato fibrinoso.

A PO é reconhecida pelo aparecimento nas pequenas vias aéreas de coleções intraluminais de fibroblastos e miofibroblastos em proliferação em uma matriz rica em

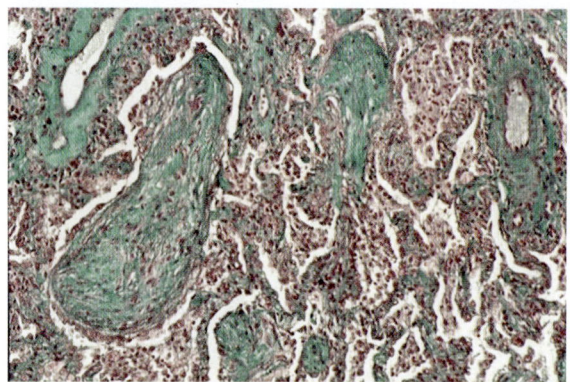

Figura 63-34 **Fotomicrografia indica pneumonia em organização.** Tecido conjuntivo imaturo e fibroblastos em proliferação aparecendo em azul/verde (coloração de pentacromo) (também chamados corpos de Masson) estão presentes nos ductos e nos espaços alveolares e há um infiltrado intersticial que consiste em células mononucleares (Ampliação do original 40 ×).

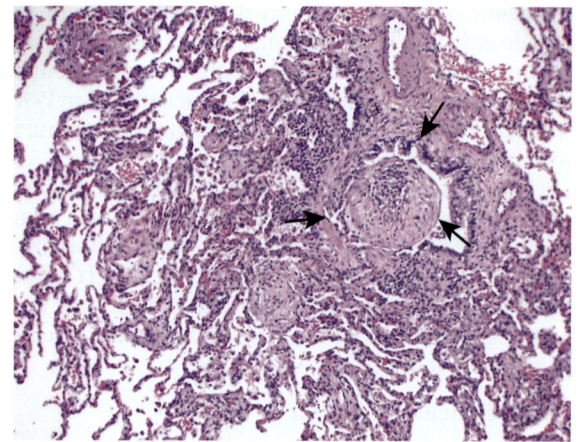

Figura 63-35 **Fotomicrografia de pneumonia em organização.** Há um pólipo inflamatório típico que se estende para o lúmen de um bronquíolo terminal (*setas*) (Ampliação do original 40 ×).

mucopolissacarídeos. É mais proeminente nos ductos alveolares, mas se estende distal ao lúmen alveolar e proximal aos bronquíolos (Fig. 63-34). Estes corpos de Masson também podem se estender de um alvéolo para outro através dos poros interalveolares, conferindo um característico "padrão borboleta".[287] A PO também pode mostrar um infiltrado linfoplasmocitário intersticial e hiperplasia das células epiteliais do tipo II. O processo de organização, que pode se estender para os bronquíolos, produz uma bronquiolite obliterante intraluminal polipoide (Fig. 63-35). A PO representa uma resposta reparadora comum para a lesão observada em uma variedade de DPI, pneumonias infecciosas e muitos outros processos. Se a lesão não responde ao tratamento, pode resultar na progressão para fibrose irreversível e um pulmão em faveolamento.

Curso Clínico e Resultado

A terapia com corticosteroides resulta em completa recuperação clínica, radiológica e fisiológica em dois terços dos pacientes.[287] Um terço demonstra doença recorrente ou persistente. A PO secundária (p. ex., PO associada a doenças do tecido conjuntivo) é menos suscetível à resposta aos corticosteroides. Em geral, a melhora clínica é rápida, dentro de alguns dias ou de algumas semanas. Ocasionalmente, a recuperação é bastante dramática. Os pacientes podem apresentar recaída quando os corticosteroides são retirados, geralmente dentro de 1 a 3 meses. A maioria dos pacientes recidivantes irá melhorar quando novamente tratados com corticosteroides.[301] Foi sugerido que a POC também pode responder à terapia com macrolídeos, mas os estudos são escassos.[302] Alguns pacientes podem melhorar espontaneamente ao longo de 3 a 6 meses.[287,303] Foi relatada uma apresentação sazonal da POC (no início da primavera) com recidiva a cada ano no mesmo período.[304] Poucos pacientes com POC morrem em consequência desta doença, mas aqueles com maior probabilidade de desenvolver uma forma fatal rapidamente progressiva da PO têm um curso clínico semelhante ao da PIA.[305] Nesses pacientes, o diagnóstico geralmente é retardado ou ausente.

A maioria dos casos de PO focal é criptogênica, não recorre após a ressecção cirúrgica e não necessita de corticoterapia.[298,306,307]

PNEUMONIA INTERSTICIAL LINFOCÍTICA IDIOPÁTICA

A PIL é um padrão patológico incomum caracterizado pela presença generalizada de camadas monótonas de infiltração linfocítica no interstício pulmonar.[308-310] A PIL idiopática é rara e, além de ser diferenciada de outras PII, deve ser distinguida de outras infiltrações linfocíticas do pulmão, particularmente linfomas e DPI associadas a infiltrados linfoides proeminentes como colagenoses vasculares (síndrome de Sjögren, especialmente); disproteinemia; reações a drogas; pneumonite de hipersensibilidade; síndromes de imunodeficiência (p. ex., HIV, imunodeficiência variável combinada); e transplante de células-tronco hematopoiéticas. O padrão da PIL é muito mais comum como uma doença secundária em associação a doenças sistêmicas e a maioria dos relatos anteriores sobre PIL incluiu esses casos (Tabela 63-10).[311-314]

Características Clínicas

Os pacientes apresentam-se mais comumente com dispneia progressiva e tosse, embora também possam ter perda de peso, dor pleurítica, artralgias e febre.[308-310] Estertores em ambas as bases pulmonares estão presentes na ausculta pulmonar na maioria dos pacientes. O baqueteamento digital geralmente está ausente e a cianose é um achado físico raro. Achados extrapulmonares relacionados ao processo da doença subjacente podem estar presentes.

Estudos de Imagem do Tórax

Radiografia do Tórax. A radiografia do tórax é inespecífica, sendo as opacidades reticulares a alteração mais frequente. Um padrão alveolar-intersticial misto aparece à medida que a doença progride devido à coalescência das opacidades. Cistos, faveolamento e hipertensão pulmonar também são manifestações tardias.[315] Derrames pleurais não são frequentes e sugerem um linfoma se complicando.

Tomografia Computadorizada. As principais alterações parenquimatosas à TC inicial consistiram em atenuação em vidro fosco, espessamento de septos interlobulares, nódulos centrolobulares, cistos perivasculares de paredes finas e consolidação do espaço aéreo[55,313] (Fig. 63-36). Em contraste com as alterações císticas pulmonares inferiores na PIU, os cistos da PIL geralmente estão dentro do parênquima

Tabela 63-10 Doenças Associadas à Pneumonite Intersticial Linfocítica
DOENÇA AUTOIMUNE
Síndrome de Sjögren
Cirrose biliar primária
Miastenia grave
Tireoidite de Hashimoto
Anemia perniciosa
Anemia hemolítica autoimune
Lúpus eritematoso sistêmico
DOENÇA COM DISPROTEINEMIA
Hipogamaglobulinemia
Gamopatia policlonal
INFECÇÕES
Vírus da imunodeficiência humana
Vírus de Epstein-Barr
HTLV-1
Pneumonia por *Legionella*
Tuberculose
MISCELÂNEA
Doença celíaca
Difenilidantoína
Transplante alogênico de células-tronco hematopoiéticas
Deficiência de proteína C do surfactante

HTLV-1, vírus linfotrófico de células T humano tipo 1.
Adaptado de Cosgrove GP, Fessler MB, Schwarz MI: Lymphoplasmacytic infiltrations of the lung. In Schwarz MI, King TE Jr, editors: Interstitial lung diseases, 4. ed. Hamilton, Ontario, Canada, 2003, BC Decker, p. 827.

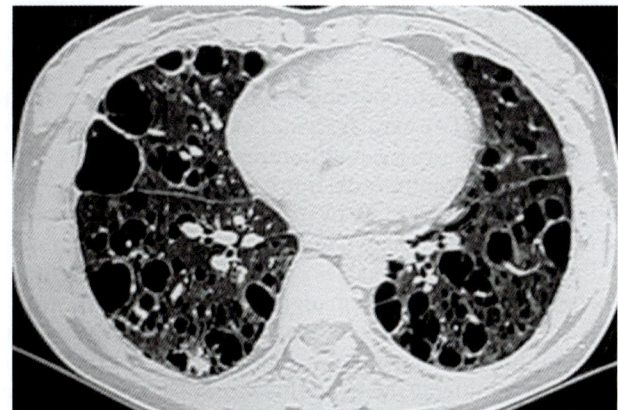

Figura 63-36 Pneumonia intersticial linfocítica. TC de alta resolução mostra cistos difusos.

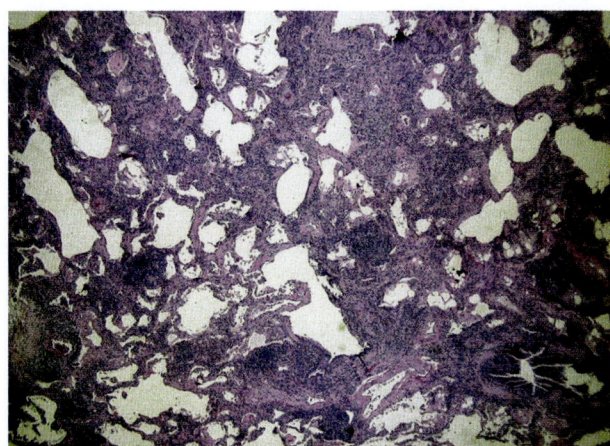

Figura 63-37 Fotomicrografia de pneumonia intersticial linfocítica. Um infiltrado linfoide difuso estende-se através do interstício pulmonar (Ampliação do original 10 ×).

pulmonar em todas as zonas médias do pulmão e presumivelmente resultam do aprisionamento de ar devido à infiltração peribronquiolar celular.[313-315] Os cistos podem ser vistos em até 80% dos pacientes e normalmente são poucos em número, medindo menos de 3 cm de diâmetro. Na TC de acompanhamento, a maioria dos pacientes melhora, embora vários deles mostrem aumento da extensão da doença. Com exceção dos cistos, as opacidades parenquimatosas são reversíveis.[314] Novos cistos se desenvolvem em alguns pacientes; estes se desenvolvem principalmente em áreas com nódulos centrolobulares na TC inicial.[314]

Testes de Função Pulmonar

Um defeito restritivo, incluindo redução da CVF, elevada relação VEF_1/CVF, e redução da CPT, é comum e frequentemente está associado a uma redução na DL_{CO} e hipoxemia arterial.[308-310]

Lavado Broncoalveolar

Uma surpreendente linfocitose de células T é vista no LBA.[309]

Características Patológicas

A biópsia pulmonar cirúrgica é geralmente necessária para o diagnóstico. A infiltração linfocítica em geral é extensa e grave, envolvendo os septos alveolar e peribronquiolar e o interstício perivascular[32,33,308] (Fig. 63-37). Folículos linfoides reativos com frequência estão presentes e distribuídos ao longo das regiões peribronquiolares. Os linfócitos são politípicos (tanto células B quanto células T podem ser encontradas), distinguindo-os dos infiltrados linfocíticos monotípicos característicos do linfoma pulmonar. O número de macrófagos e células plasmáticas também está aumentado nesses infiltrados.

A PIL é diferenciada da PID e PINE pela densidade acentuada do infiltrado linfoide na primeira, embora não existam critérios precisos.[32,33,308] Outras características incluem o acúmulo intersticial de macrófagos, granulomas não caseosos, depósitos de substância amiloide perivascular e centros germinativos linfoides.

Curso Clínico e Resultado

O curso clínico da PIL idiopática é desconhecido. Nos casos em que a PIL está associada a outra doença, a doença subjacente determina, em grande parte, o resultado. Em muitos relatos de caso, uma melhora pronunciada ou a resolução completa seguiu a corticoterapia.[309-311] Entretanto, os pacientes podem progredir para fibrose pulmonar, cor pulmonale e morte apesar da terapia. Infecção é uma complicação comum, especialmente naqueles com disproteinemia associada.[309-312] A progressão para linfoma pulmonar ou sistêmico parece ser rara e é provável que, neste grupo de pacientes, o linfoma maligno estivesse presente desde o início.[310,312,316,317]

FIBROELASTOSE PLEUROPARENQUIMATOSA IDIOPÁTICA

A fibroelastose pleuroparenquimatosa idiopática é outra forma rara de PII e é caracterizada por um processo fibrótico envolvendo a pleura e o parênquima subjacente com uma distribuição predominantemente nos lobos superiores.[318-320] Pacientes com fibroelastose pleuroparenquimatosa idiopática apresentam-se com dispneia de esforço, com ou sem tosse. Uma história de infecções do trato respiratório inferior repetidas pode ser obtida em alguns desses pacientes.[320]

As características à TC consistem em espessamento pleuroparenquimatoso irregular resultante do processo fibrótico e é mais proeminente nas zonas média e superior.[318,320,321] As características histopatológicas incluem fibrose intra-alveolar com elastose septal.[318-320]

A maioria dos pacientes com fibroelastose pleuroparenquimatosa idiopática apresenta progressão da doença. Em um relato de Reddy et al.,[320] 5 de 10 pacientes morreram em 2 anos após o diagnóstico. O tratamento com prednisona mesmo com terapia imunossupressora não pareceu ter um efeito benéfico.

Pontos-chave

- As doenças pulmonares intersticiais incluem doenças inflamatórias e fibróticas que em última análise rompem a interface alvéolo-capilar, levando à hipoxemia.
- As doenças pulmonares intersticiais surgem em muitos cenários clínicos, incluindo doença do tecido conjuntivo; exposições a drogas, ambiental e ocupacional; e doenças pulmonares primárias.
- Em alguns pacientes, a correlação do contexto clínico (história detalhada e exame em conjunto com resultados laboratoriais relevantes) e das características radiológicas pode estabelecer o diagnóstico provável.
- Em última análise, o exame histopatológico do tecido pulmonar (mais frequentemente por biópsia pulmonar cirúrgica do que por biópsia broncoscópica) pode ser necessário para confirmar um diagnóstico específico na doença pulmonar intersticial.
- As pneumonias intersticiais idiopáticas são um subgrupo de doenças pulmonares intersticiais de etiologia desconhecida e estão associadas a variadas características radiológicas, respostas ao tratamento e curso clínico.
- A fibrose pulmonar idiopática é a mais comum das doenças pulmonares intersticiais e é progressiva, irreversível e geralmente fatal, com uma parcela desses óbitos atribuídos ao fenômeno da "exacerbação aguda".
- A U.S. Food and Drug Administration aprovou a pirfenidona e o nintedanib para o tratamento da fibrose pulmonar idiopática.
- A pneumonia intersticial não específica (PINE) é caracterizada por infiltrados celulares geograficamente homogêneos (PINE celular) ou fibrose (PINE fibrótica). A PINE muitas vezes está associada a colagenoses vasculares, doença induzida por drogas e pneumonite de hipersensibilidade, entre outras. Em geral, pacientes com PINE (especialmente PINE celular) se saem melhor do que aqueles com fibrose pulmonar idiopática.
- A bronquiolite respiratória associada à doença pulmonar intersticial e a pneumonia intersticial descamativa estão relacionadas ao tabagismo na maioria dos pacientes.

As Referências estão disponíveis exclusivamente no site www.elsevier.com.br/expertconsult

64 PNEUMONITE POR HIPERSENSIBILIDADE

KAREN C. PATTERSON, MD • CECILE S. ROSE, MD, MPH

INTRODUÇÃO
ETIOLOGIA
  Agentes Microbianos
  Proteínas de Origem Animal
  Sensibilizantes Químicos
AMBIENTES DE EXPOSIÇÃO E FATORES DE RISCO
EDIPEMIOLOGIA
APRESENTAÇÃO CLÍNICA
IMUNOPATOGÊNESE
  Fatores do Hospedeiro

HISTOPATOLOGIA
CARACTERÍSTICAS CLÍNICAS
  Sinais e Sintomas
  Função Pulmonar
  Imagens
  Lavado Broncoalveolar e outros Testes Laboratoriais
DIAGNÓSTICO DE PNEUMONITE POR HIPERSENSIBILIDADE
  Histórico de Exposição
  Testes de Anticorpos

  Lavado Broncoalveolar
  Biópsia Pulmonar
  Desafio da Inalação
HISTÓRICO NATURAL E PROGNÓSTICO
TRATAMENTO
  Prevenção Antigênica
  Terapia Farmacológica
PREVENÇÃO

INTRODUÇÃO

Pneumonite por hipersensibilidade (PH), conhecida também como alveolite alérgica extrínseca, constitui um espectro de doenças pulmonares granulomatosas, intersticiais, bronquiolares e de preenchimento alveolar resultantes da inalação repetida e da sensibilização a uma ampla variedade de aerossóis e antígenos químicos de baixo peso molecular. O reconhecimento crescente da ubiquidade das exposições a antígenos ambientais e a melhoria das condições para os diagnósticos levou à identificação de casos e surtos de PH em uma ampla variedade de parâmetros ambientais e ocupacionais. A doença é um processo orientado por linfócitos que se manifesta em diversos fenótipos clínicos.

A pneumonite por hipersensibilidade (PH) permanece como um desafio de diagnóstico devido ao espectro dos achados clínicos e da ausência de um padrão-ouro simples para o diagnóstico. O diagnóstico depende de um forte índice clínico de suspeita, um histórico cuidadoso de exposição, e da integração de imagens e achados histopatológicos. Esses achados de forma isolada não são específicos e podem simular uma variedade de outras doenças torácicas. A PH geralmente é tratável quando a exposição é reconhecida e o antígeno é evitado efetivamente. O não reconhecimento da doença e a ausência de tratamento podem levar a uma reatividade permanente das vias aéreas, enfisema e fibrose intersticial.

ETIOLOGIA

A lista de agentes específicos que causam a PH é extensa e novas circunstâncias de exposição e entidades da doença continuam a ser descritas. Os nomes diferenciados da doença e com frequência personalizados para a pneumonite por hipersensibilidade (PH) podem ser organizados de forma simplificada em três categorias principais de antígenos causadores da PH: agentes microbianos, proteínas de origem animal e antígenos químicos de baixo peso molecular (Tabela 64-1). Existe também um aumento do número de agentes farmacológicos que demonstraram causar reações de hipersensibilidade nos pulmões, porém os mecanismos e a natureza dessas reações de medicamentos são diferentes daqueles evidenciados na PH clássica, e estão referenciados em outras partes desta publicação sob o tema de doenças pulmonares induzidas por fármacos (Cap. 71).

AGENTES MICROBIANOS

Organismos microbianos, incluindo bactérias e fungos, são comuns nos ambientes internos. Os ambientes quentes e úmidos frequentemente proporcionam as circunstâncias ideais para a amplificação e proliferação de antígenos, os quais, quando aerolizados e inalados, podem causar doença pulmonar em um hospedeiro suscetível e previamente sensibilizado.

As bactérias se adaptaram a uma ampla variedade de hábitats ecológicos e se manifestam sob diferentes condições químicas e físicas nos ambientes internos e externos. Os actinomicetos termofílicos no feno estão associados com o exemplo de um padrão característico da PH, a *doença pulmonar do fazendeiro* (FLD), descrita inicialmente em 1932. Essas bactérias são ubíquas no ambiente e proliferam em temperaturas de 50°C a 55°C e em condições ambientais de umidade. As referidas bactérias (actinomicetos termofílicos) segregam enzimas que facilitam a decomposição de material vegetal, mas também podem causar reações pulmonares imunológicas quando inaladas. Além do feno, as bactérias termofílicas podem ser encontradas na cana-de-açúcar (bagaçose) e no composto de cogumelos (pulmão do trabalhador com cogumelos) e podem contaminar os sistemas de ventilação e umidificação (umidificador pulmonar) onde as temperaturas podem alcançar 60°C e ocorre a presença de água estagnada. As bactérias de ambientes internos que proliferam em temperaturas mais baixas também podem causar PH, e relatos de casos têm sido associados com o *Bacillus* spp. em pó de madeira contaminada, *Klebsiella* spp. em umidificadores, e *Epicoccum* spp. associado com a umidade de um chuveiro localizado em porão (ou subsolo) sem ventilação. As micobactérias não tuberculosas são uma causa cada vez mais reconhecida de PH, principalmente no local de trabalho e na exposição recreativa aos aerossóis gerados por banheiras de hidromassagem, mas também em decorrência da exposição a contaminantes de bactérias não tuberculosas em chuveiros.[1] Também têm ocorrido surtos de PH a partir da exposição em piscinas internas, denominados de "doença pulmonar do

Tabela 64-1 Categorias Etiológicas de Pneumonite por Hipersensibilidade, com Exemplos
AGENTES MICROBIANOS
Bactérias
Exemplos: Termofílicas, *Bacillus subtilis, Klebsiella, Epicoccum nigrum*, micobactérias não tuberculosas
Fungos
Exemplos: *Aspergillus, Penicillium, Cladosporium, Trichosporon, Alternaria, Aureobasidium, Cephalosporium* species, *Absidia corymbifera, Eurotium amstelodami, Wallemia sebi*
PROTEÍNAS DE ORIGEM ANIMAL
Exemplos: proteínas de aves, farinha de peixe, urina de rato, concha de molusco, gorgulho do trigo, larvas do bicho-da-seda
SENSIBILIZANTES QUÍMICOS
Exemplos: Isocianatos, anidridos de ácidos, piretro, reagente de Pauli (sulfato diazobenzeno de sódio)

salva-vidas", e a aerossóis fluidos para metalurgia contaminados com antígenos de micobactérias não tuberculosas.[2-5]

A exposição a antígenos fúngicos está envolvida em alguns casos de PH.[6] Componentes de fungos capazes de ser transportados pelo ar incluem esporos, fragmentos miceliais, metabólitos e substratos parcialmente degradados, e toxinas. Entre os locais internos para o crescimento de fungos estão os recipientes de lixo, áreas de armazenamento de alimentos, papel de parede, estofamentos, áreas com aumento de umidade tais como cortinas de chuveiros, molduras de janelas, condicionadores de ar de janela, subsolos (ou porões) úmidos e emissões de vaporizadores de névoa fria. Muitas espécies de fungos foram associadas casualmente com a PH.[7] O *Aspergillus* spp. tem sido associado com a PH nos cervejeiros de molho de soja; criadores de aves; fazendeiros; trabalhadores em compostagens, serrarias, produção de cogumelos, estufas, tabaco, moagem de cana-de-açúcar, grãos e cervejarias; e naqueles indivíduos expostos à grama esparto contaminada usada na produção de cordas, lonas, sandálias, esteiras, cestas e pastas de papel. De forma semelhante, o *Penicillium* spp. pode causar PH em trabalhadores de cortiça, trabalhadores na produção de queijos, processadores de musgo de turfa, trabalhadores de laboratórios, fazendeiros, classificadores de batatas e cebolas, charcutarias e cortadores de árvores.[8] *Alternaria, Cladosporium, Aureobasidium, Paecilomyces, Fusarium* e muitas outras espécies de fungos têm sido associadas com a PH em trabalhadores de serrarias, cortadores de árvores, processadores de madeira, manipuladores de folhas de chicória e outros manipuladores de plantas e madeira.[9,10] Existem diversos relatos de casos de instrumentos musicais (pulmões de músicos de trombone e saxofone) contaminados com espécies de fungos que causaram PH em seus usuários.[11,12] Um caso de PH infantil pela contaminação de *Aerobasidium* decorrente do cultivo hidropônico interno foi descrito, com melhora acentuada pela remoção das plantas causadoras da doença.[13] A PH do tipo verão, a forma mais predominante de PH no Japão, é causada pela contaminação de fungos sazonais (principalmente *Trichosporon asahii*, anteriormente designado *Trichosporon cutaneum* sorotipo II) em casa, com frequência no piso de madeira mofada.[14,15] A exposição aos fungos domésticos associada com a madeira em decomposição e as paredes úmidas nas residências localizadas nas regiões centrais da cidade é a causa mais comum de PH na Austrália.[16] Nesses locais, nas residências de indivíduos com a doença, foram identificadas múltiplas espécies de fungos sugerindo que as exposições microbianas sensibilizantes podem apresentar misturas complexas, e que a doença nem sempre é atribuída a uma exposição isolada, bem definida.

PROTEÍNAS DE ORIGEM ANIMAL

Partículas de diversas fontes animais podem causar a PH quando inaladas. A exposição aos antígenos proteicos de aves, descrita inicialmente em 1960, é clinicamente a mais importante e bem reconhecida e é designada como "pulmão do criador de aves" ou do "reprodutor de aves". Os antígenos aviários são proteínas complexas de baixo e alto peso moleculares encontrados nas penas, excrementos, e soro de perus, galinhas, gansos, patos, periquitos (periquitos australianos), papagaios, pombos, pombas, pássaros do amor, canários, e até mesmo nas aves nativas e são altamente imunogênicos.[17] As imunoglobulinas, especialmente a *imunoglobulina* (Ig) A e IgG, são liberadas a partir das penas das aves, produzindo uma poeira fina denominada de "floração". Os pássaros de voo como os pombos e periquitos produzem a mais ampla quantidade de floração, e são os pássaros que estão associados com maior frequência com a pneumonite por hipersensibilidade (PH).[18] A doença pulmonar do columbófilo também pode ser causada pela IgG segregada na mucina intestinal dos pombos.[19,20] As maiores exposições aos antígenos aviários respiráveis estão associadas com a limpeza de viveiros externos de pássaros, gaiolas e galinheiros. As exposições indiretas e aparentemente rotineiras aos antígenos também têm sido associadas com a PH aviária. Edredons de penas de ganso, travesseiros e edredons comuns, penas usadas para a fabricação de iscas de pesca, e aquelas contidas nas coroas decorativas também têm sido associadas com a PH.[21] Essas evidências indicam que os antígenos aviários são indutores extremamente potentes de doenças pulmonares imunológicas, e uma pesquisa cuidadosa para detectar a presença desses antígenos deve ser incluída no histórico dos pacientes que se apresentam com suspeita de PH. Esses antígenos também podem ser muito resistentes à degradação, e a semelhança antigênica através das diversas espécies de aves exige uma remoção completa de todas as aves e produtos de penas para um paciente com a doença pulmonar do columbófilo.[22,23] Mesmo com a limpeza abrangente após a remoção das aves dos ambientes internos, a exposição de antígenos pode persistir durante meses e anos, explicando talvez a ausência de melhora em alguns pacientes com essa forma de PH.[24]

Existem diversas outras exposições de animais associadas com menor frequência com a PH. Os tratadores de animais, incluindo os trabalhadores de laboratórios e veterinários, podem desenvolver a PH a partir da exposição às proteínas inaladas no soro e excrementos de ratos e esquilos. A inalação de pó de grãos infestados com o gorgulho do trigo *Sitophilus granarius* pode causar uma forma de PH conhecida como "pulmão do moleiro". O sericulturista envolvido com a produção de seda pode desenvolver a PH a partir da exposição às secreções larvais e às partículas dos casulos.[25] Os trabalhadores de produção expostos às poeiras das conchas de moluscos durante o corte e polimento para a fabricação de botões podem desenvolver a PH.[26]

SENSIBILIZANTES QUÍMICOS

A PH a partir da exposição por inalação de agentes químicos de baixo peso molecular é provavelmente menos comum do que a partir de outras causas. Isocianatos que são usados para a produção em grande escala de polímeros de poliuretano para espumas flexíveis e rígidas, como elastômeros, adesivos, e revestimentos de superfícies, e em tintas de dois componentes estão sendo reconhecidos cada vez mais como uma causa de PH.[27,28] Anidridos de ácidos usados em plásticos, tintas e resinas de epóxi têm sido associados com uma síndrome semelhante à PH.[29] Relatos de casos raros de PH foram descritos a partir da exposição ao pesticida piretro; ao reagente de Pauli (sulfato diazobenzeno de sódio) usado em cromatografia; ao sulfato de cobre na calda bordalesa usada para pulverizar vinhas; e a partir da enzima fitase usada como um aditivo da alimentação do gado.[30] Outras exposições a agentes químicos que foram relatadas como causadoras da PH incluem o formaldeído, ftalato de dimetila e estireno, este último usado na fabricação de barcos.[31,32]

AMBIENTES DE EXPOSIÇÃO E FATORES DE RISCO

Embora os sintomas agudos da PH sejam atribuídos com frequência à exposição aos antígenos de forma intensa e intermitente, apesar de mais sutis, os sintomas insidiosos são considerados como resultantes da exposição mais prolongada, de nível inferior, e a escassez de dados da exposição ao meio ambiente fornece poucas evidências das relações de dose-resposta. Os indícios nas relações exposição-resposta são ainda mais complicados pelo fato de o período de latência entre a exposição a um antígeno ambiental e o início dos sintomas da PH apresentar uma variação de algumas semanas a anos.

Fatores de risco ambiental — incluindo tamanho de partículas e solubilidade; tipo de antígenos e concentração; duração da exposição, frequência e intermitência; uso de proteção respiratória; e variabilidade nas práticas de trabalho — podem influenciar a prevalência, latência e gravidade da doença. A doença pulmonar do fazendeiro (FLD) é mais comum no final do inverno, quando o feno armazenado é usado para alimentar o gado, e nas regiões com chuvas fortes e condições de inverno rigoroso, esse feno para a alimentação provavelmente se apresenta úmido e desse modo se torna um substrato ideal para a proliferação microbiana. Uma variação sazonal nos níveis de anticorpos específicos foi descrita em pacientes com a doença do criador de pombos, com um pico na produção de anticorpos durante o final do verão, quando as exposições mais elevadas foram associadas com a temporada desportiva.[33] Há uma ampla variabilidade geográfica no espectro de contaminantes de fungos em ambientes internos, onde a umidade ou os ambientes úmidos promovem o crescimento.[34] Desse modo, as formas mais comuns de PH apresentam variações geográficas e sazonais.

EDIPEMIOLOGIA

A prevalência mundial da PH é desconhecida. Os relatos da incidência da doença, prevalência e taxas de acometimento variam amplamente e dependem das populações estudadas, da natureza e intensidade da exposição aos antígenos, da definição de caso selecionada, e dos fatores variáveis do hospedeiro. Na Europa, a PH representa 4% a 13% de todas as doenças pulmonares intersticiais.[35] Estudos epidemiológicos de trabalhadores agrícolas e de criadores de aves indicam que a PH é muito comum em alguns ambientes profissionais de alto risco. Pesquisas por questionários realizadas em comunidades agrícolas detectaram taxas de prevalência de 2,3% a 20%. Sistemas de comunicação de todo o país que coletam dados sobre a PH clinicamente confirmada em agricultores finlandeses demonstraram uma taxa média de incidência anual de 44 casos num total de 100.000 indivíduos; um estudo sueco revelou uma taxa de 23 casos num total de 100.000 indivíduos.[36] A prevalência relatada para a doença dos criadores de pombos varia entre 1 e 100 casos num total de 1.000 criadores.[37] As taxas de PH aviária no Reino Unido apresentam uma média de 0,9 casos por 100.000 pessoas-ano entre os anos de 1991 e 2003.[38] Existem poucos dados disponíveis sobre a prevalência da PH nos trabalhadores expostos aos antígenos químicos. A PH induzida por isocianato foi identificada em 8 (4,8%) indivíduos num total de 167 trabalhadores empregados em uma fábrica de produção de aglomerados de madeira.[39] Nos casos em que foi identificado um agente causador, 17% foram decorrentes de vários agentes químicos, com os isocianatos relatados com maior frequência.[40]

A pneumonite por hipersensibilidade (PH) pode se apresentar em bebês e crianças, embora a incidência e prevalência sejam desconhecidas. As proteínas aviárias são os antígenos mais comuns associados com a PH na população pediátrica. Em um estudo de 86 casos pediátricos de PH, 70 foram causados por aves.[41] A PH deve ser considerada no diagnóstico diferencial de crianças com doenças respiratórias febris e naquelas com doença pulmonar intersticial inexplicável.[42] Os pais devem ser questionados cuidadosamente no que diz respeito às exposições aos antígenos potenciais em casa, na escola, e nos ambientes recreativos como os centros de recreação interna.

APRESENTAÇÃO CLÍNICA

A PH é uma síndrome caracterizada por inflamação pulmonar em resposta a um antígeno inalado num hospedeiro sensibilizado. No entanto, a natureza da resposta imune e as manifestações clínicas associadas variam devido às diferenças na intensidade da exposição aos antígenos, à cronicidade da exposição aos antígenos, e aos fatores individuais do hospedeiro. Historicamente, foram reconhecidos três fenótipos clínicos distintos: PH aguda, subaguda e crônica. A PH *aguda* refere-se ao desenvolvimento de insuficiência ou falência respiratória horas após a exposição intensa a um antígeno para o qual o paciente tenha sido previamente sensibilizado. Por outro lado, pacientes com PH *subaguda* apresentam um quadro clínico mais insidioso, no qual os sintomas se desenvolvem durante semanas a meses, e para os quais a concentração de antígenos é provavelmente mais baixa do que na PH aguda. Embora os sintomas pulmonares possam ser muito limitantes, a falência respiratória não é uma característica típica da PH subaguda. Historicamente, a PH *crônica* descreveu a atividade da doença com uma duração se prolongando por vários meses. Nos quadros clínicos atuais, a PH crônica refere-se aos achados de fibrose pulmonar. Para clareza e precisão, esse fenótipo clínico é referenciado como PH *fibrótica crônica*. Esse processo é considerado como decorrente da exposição prolongada a níveis baixos de antígenos, e os pacientes com esse fenótipo apresentam um início de sintomas ainda mais insidioso. Os sinais de inflamação ativa nas imagens ou achados histológicos são variáveis na PH fibrótica crônica.

Há limitações para esses descritores de fenótipos clínicos. A doença subaguda pode persistir e envolver um processo crônico, com ou sem fibrose. Além disso, pode haver sobreposição. Nos exames histopatológicos e por imagens, as alterações fibróticas subagudas e crônicas coexistem. A recorrência das exposições de alto nível levando aos eventos de PH aguda pode ser sobreposta em um cenário de PH fibrótica subaguda ou crônica. Embora reconhecendo essas limitações, as características da PH são discutidas com base nesses fenótipos considerando que eles trabalham razoavelmente bem para capturar processos imunopatológicos distintos e suas correlações clínicas.

IMUNOPATOGÊNESE

A patogênese da PH é complexa e para todos os três fenótipos clínicos envolve (1) repetida exposição aos antígenos,

(2) sensibilização imunológica do hospedeiro aos antígenos, e (3) danos pulmonares imunomediados. Mesmo com esses elementos compartilhados, cada fenótipo apresenta características distintas. Esses aspectos serão abordados posteriormente, reconhecendo que as características imunopatológicas foram melhor definidas para a doença subaguda.

O perfil celular do *lavado broncoalveolar* (LBA) da PH demonstra uma alveolite aguda resistente na qual um influxo de neutrófilos, atingindo um pico máximo 48 horas após a exposição, é seguida por um aumento nos linfócitos $CD4^+$.[43] Embora o acúmulo inicial de neutrófilos esteja associado com o início dos sintomas sistêmicos e das anormalidades pulmonares, existem dados limitados sobre a natureza e extensão da atividade dos neutrófilos nas características fisiopatológicas da PH aguda. O aumento subsequente nos linfócitos é observado entre 48 e 72 horas, e é devido à redistribuição celular a partir do sangue periférico para o pulmão e da proliferação local de linfócitos. O acúmulo e a expansão de linfócitos $CD8^+$ pode retardar esse processo para os linfócitos $CD4^+$, e a razão das células $CD4^+/CD8^+$, apesar de reduzida com frequência na PH subaguda, é menos previsível na doença aguda.[44,45] Os macrófagos alveolares demonstram um fenótipo ativado e produzem espécies reativas de oxigênio que são consideradas como contribuidoras para os danos alveolares.[46] As citocinas e quimiocinas liberadas a partir dos linfócitos e das células apresentadoras de antígenos contribuem para o ambiente inflamatório e perpetuam a resposta inflamatória. Essa resposta prossegue até o antígeno ser definido ou até que mecanismos intrínsecos promovam a infrarregulação da resposta imune. Embora uma função patogênica para a deposição complexa imune (uma reação de hipersensibilidade tipo III) tenha sido considerada para a PH aguda, esse processo permanece sem definição.[23]

Na PH subaguda, o engajamento sólido de respostas imunes adaptativas é refletido em uma linfocitose acentuada no lavado broncoalveolar (LBA), composto de células $CD4^+$ e $CD8^+$. Na inflamação por hipersensibilidade tipo IV mediada por células, o tipo tardio de hipersensibilidade envolvendo as células T $CD4^+$ estimulando as células $CD8^+$ a destruir os alvos é central para a patogênese.[47] O acúmulo de linfócitos intersticiais e peribronquiolares e a formação de granulomas são achados predominantes. A razão das células $CD4^+/CD8^+$ é frequentemente baixa, embora nem sempre.[48] A identificação de como esse processo ocorre devido à expansão preferencial ou sobrevivência dos linfócitos $CD8^+$ na PH ainda não foi definida.[45] De forma semelhante, a contribuição de um efeito citotóxico dos linfócitos $CD8^+$ para as alterações fisiopatológicas da PH permanece insatisfatoriamente definida.[49,50] Os linfócitos $CD4^+$ na PH polarizam para um fenótipo T *auxiliar* (Th1) *tipo 1*. As citocinas segregadas pelos linfócitos Th1 e macrófagos, incluindo interferon-γ, fator de necrose tumoral alfa, interleucina-18, promove a formação de granulomas.[51]

A patogênese da PH fibrótica crônica é compreendida de forma parcial (ou incompleta). A exposição a antígenos de baixo nível, levando à doença subclínica, pode permitir o desenvolvimento de fibrose oculta em pacientes que não são alertados pelos sintomas para alterar suas exposições. No entanto, não se sabe em que extensão a fibrose se desenvolve na PH como uma sequela de PH subaguda não resolvida ou se esse processo é um subtipo categoricamente discreto no qual a resposta imune é menos inflamatória e mais pró-fibrótica a partir do início. Em ambos os casos, os perfis celulares proporcionam uma visão dos mecanismos possíveis da doença; na PH crônica, a função efetora das célula-T é perdida, é evidenciado um deslocamento em direção a um perfil pró-fibrótico de linfócitos Th2, e com frequência é observada uma razão mais elevada de $CD4^+/CD8^+$.[52] A polarização de linfócitos $CD4^+$ para um fenótipo Th2 pode ser importante para a resposta fibrótica. Em um estudo de PH em animais, ratos programados para reforçar a atividade de Th2 apresentaram maior probabilidade para o desenvolvimento da fibrose pulmonar.[5] Em um estudo de pacientes com PH, aqueles com doença fibrótica apresentavam uma porcentagem mais elevada de linfócitos com propriedades de células Th2 comparados aos pacientes com doença subaguda. Mais esforços são necessários para entender os eventos inflamatórios iniciais da PH crônica e a função da polarização de linfócitos e da atividade de macrófagos no desenvolvimento da fibrose. Esses pacientes apresentam com frequência um quadro clínico insidioso, evidenciando a fibrose bem estabelecida. Nesses casos, os eventos imunes iniciais que procedem e promovem potencialmente a fibrogênese não permitem a identificação de forma retrospectiva.

FATORES DO HOSPEDEIRO

Após a exposição aos antígenos, mais pessoas desenvolvem anticorpos precipitantes do que desenvolvem PH sintomática. A suscetibilidade ou a proteção da PH pode ser explicada em parte pelo polimorfismo genético.[53] Os polimorfismos no complexo principal de histocompatibilidade e no fator de necrose tumoral alfa estão associados com o desenvolvimento da PH.[54,56] Dentro do complexo principal de histocompatibilidade, os polimorfismos de genes de antígenos de leucócitos humanos e dos transportadores associados com o gene de processamento de antígenos classe 1 (*TAP1*) têm sido associados com o aumento de risco para a PH.[54,55,57-59] Diversos polimorfismos também têm sido associados com a redução de risco da doença. A superexpressão de GATA3, um regulador de diferenciação de Th2, atenua a doença talvez pela correção da resposta imune mediada pelas células Th1.[60] As variantes no inibidor de tecidos de metaloproteinase-3 parecem também ser protetoras.[61,62]

Fatores de hospedeiros não genéticos também são importantes na determinação da doença. A PH se desenvolve com maior frequência nos indivíduos não fumantes do que nos fumantes. Comparados com os ex-fumantes e nunca fumantes, os columbófilos que fumavam evidenciavam níveis mais baixos de anticorpos séricos de IgG e IgA contra as proteínas de pombos; esse fato indica que os fatores associados com o fumo de cigarros deprimem as respostas dependentes e independentes das células-T aos antígenos inalados.[63] Em um modelo experimental de PH, a exposição à nicotina foi associada com reduções nas respostas celulares, contagens de linfócitos e de células totais no LBA (lavado broncoalveolar), e inflamação dos tecidos pulmonares.[64] Outros estudos demonstraram que o tabagismo induz aumentos relativos nos macrófagos pulmonares e causa reduções nos linfócitos e células dendríticas, talvez promovendo uma liberação mais efetiva de antígenos a partir das vias aéreas terminais.[65,66]

Além dos fatores de risco para o desenvolvimento da doença, as variações nas respostas imunes devido às características dos pacientes também são importantes aspectos determinantes do fenótipo clínico da PH. Embora a PH seja mais comum nos não fumantes, o prognóstico é insatisfatório nos indivíduos com PH e que são fumantes. Em um estudo, os fumantes com a doença pulmonar do fazendeiro (FLD) apresentaram recidivas da doença com maior frequência, tiveram um percentual inferior do previsto de capacidade vital, e tiveram uma sobrevida de 10 anos mais insatisfatória em comparação com os indivíduos não fumantes com FLD.[67] Os fumantes são mais suscetíveis a manifestar sintomas insidiosos do que agudos, os quais podem retardar a identificação clínica. Além da condição de tabagismo, a idade pode desempenhar um papel importante no fenótipo da doença, onde as respostas imunes se alteram com a idade. Em um estudo de características clínicas de pacientes com PH não aguda, aqueles que desenvolveram fibrose eram consideravelmente mais idosos do que aqueles que não desenvolveram esse processo.[68]

HISTOPATOLOGIA

As características histopatológicas da PH aguda são compreendidas de forma insatisfatória, considerando que as biópsias nesse cenário clínico geralmente não são realizadas. Quando disponíveis, os resultados das biópsias revelam infiltrados intersticiais linfocíticos e uma alveolite neutrofílica e linfocítica. Podem ser observados também focos de infiltrados eosinofílicos. Os granulomas, que levam dias a semanas para se desenvolver, não estão evidentes no novo início da PH aguda.

Os achados histopatológicos de PH subaguda têm sido melhor caracterizados do que aqueles apresentados pela PH aguda. A tríade histológica clássica inclui: (1) bronquiolite celular, (2) infiltrados intersticiais de células mononucleares, e (3) granulomas não necrotizantes, pequenos, dispersos (Fig. 64-1).[69] Uma bronquiolite celular na qual linfócitos e plasmócitos infiltram os bronquíolos respiratórios é uma evidência característica da PH subaguda. O infiltrado linfocítico intersticial é mais acentuado nas áreas peribronquiolares, embora sua distribuição possa ser mais uniforme e desse modo semelhante à *pneumonia intersticial não específica* (PINE ou NSIP); nesses casos, a coexistência de granulomas é uma característica útil de diferenciação.[70] Os granulomas na PH são com frequência diferentes daqueles evidenciados na sarcoidose, embora as características dos granulomas de forma isolada não devam ser usadas para distinguir essas duas doenças. Exceto na doença pulmonar de banheiras de hidromassagem, em que os granulomas podem ser bem formados, os granulomas da PH tendem a ser menores, menos numerosos, e mais organizados livremente do que os granulomas sarcoides.[71] Considerando que raramente são hialinizados, o granulomas da PH são resolvidos com frequência após a liberação de antígenos e a prevenção.[72] Os granulomas na PH são formados nas paredes bronquiolares e nos tecidos alveolares. Considerando que a bronquiolite constritiva é um achado raro, as áreas focais da pneumonia em organização têm sido observadas na PH subaguda.[72]

A forma fibrótica crônica da PH é caracterizada pela fibrose intersticial centralizada nas vias aéreas e nas células gigantes, muitas vezes com inflamação granulomatosa mínima ou ausente (Fig. 64-1B).[72] A fibrose em ponte pode ser observada entre as áreas peribronquiolar e perilobular. A pneumonia em organização, a pneumonia intersticial não específica (PINE ou NSIP) celular, a pneumonia intersticial não específica (PINE ou NSIP) fibrótica e a pneumonia intersticial comum com focos de fibroblastos e faveolamento são padrões bem descritos e observados variavelmente na PH fibrótica crônica.[72-74] As características histopatológicas coexistentes que respaldam um diagnóstico de PH em detrimento de outras entidades clínicas incluem a presença de granulomas, células gigantes, fibrose em ponte ou bronquiolite crônica. Quando as características histopatológicas

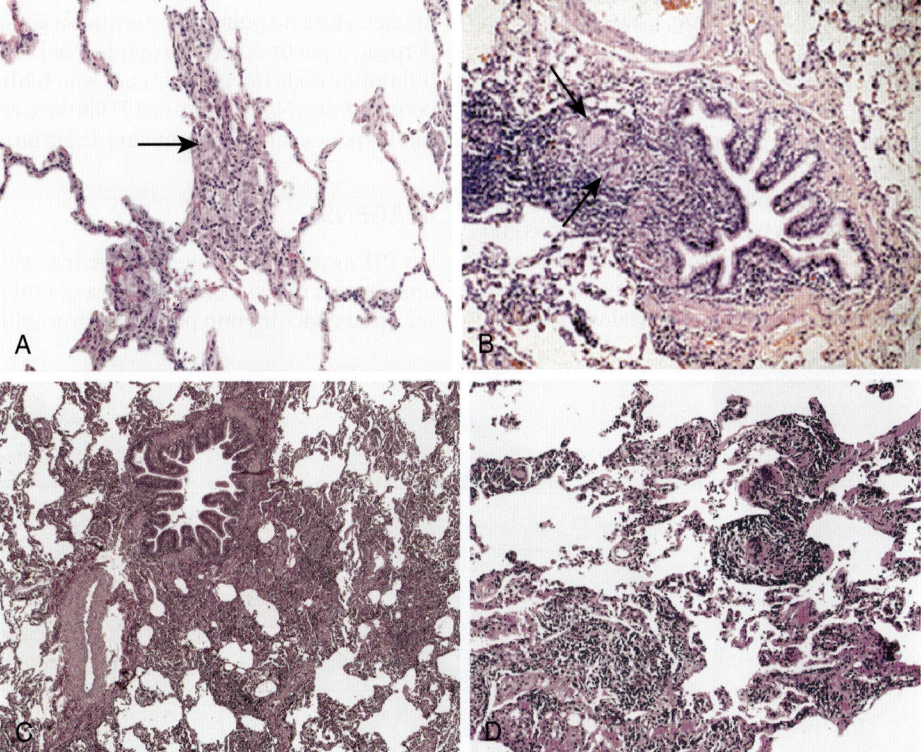

Figura 64-1 Envolvimento granulomatoso observado na pneumonite por hipersensibilidade. A, Estão presentes diversos granulomas não necrotizantes mal formados (*seta*). **B,** Fibrose intersticial centrada nas vias aéreas é observada juntamente com células gigantes (*setas*). **C,** Uma distribuição bronquiolocêntrica pode se tornar evidente, conforme indicado pela presença de um bronquíolo terminal ou por algum grau de nodularidade para os infiltrados com baixa magnificação. **D,** Células gigantes multinucleadas também podem ser observadas no interstício e representam uma característica útil com baixa magnificação, no direcionamento do objetivo para aspectos que exigem um exame mais rigoroso.

permanecem equívocas (ou imprecisas), dados clínicos adicionais devem ser considerados para confirmar o diagnóstico.[70,73,75]

Exacerbações agudas foram relatadas na PH fibrótica crônica. Achados histopatológicos de biópsias pulmonares obtidos durante essas exacerbações revelam dano alveolar difuso, comparável aos achados nas exacerbações agudas de fibrose pulmonar idiopática.[76] Ainda não está definida a frequência em que esses eventos de exacerbação na PH são causados pela reexposição aos antígenos ou por uma complicação do processo fibrótico subjacente.

CARACTERÍSTICAS CLÍNICAS

SINAIS E SINTOMAS

A PH aguda se inicia geralmente após a exposição aos antígenos, com o início repentino de sintomas sistêmicos e respiratórios semelhantes à gripe, incluindo tosse, dispneia, dificuldade na respiração, febres, calafrios, mal-estar e mialgias. Os sintomas podem ser acompanhados de achados físicos de febre, taquipneia, taquicardia e crepitações inspiratórias no exame pulmonar. Uma leucocitose sanguínea periférica com neutrofilia e linfopenia pode estar presente. A eosinofilia é rara. Quando a exposição aos antígenos cessa, os sintomas da PH aguda geralmente começam a ser resolvidos dentro de alguns dias. A PH subaguda apresenta um quadro clínico mais insidioso, no qual a dispneia progressiva aos esforços e a redução da tolerância às atividades são comuns. A tosse está presente de forma variável. Embora possam ocorrer febres baixas e perda de peso, os sintomas sistêmicos não são tão acentuados ou tão prevalentes na PH subaguda como na PH aguda.[77] No exame pulmonar, as crepitações inspiratórias são comuns, e ruídos estão presentes de forma variável. Alternativamente, os achados do exame pulmonar podem ser totalmente normais.[77] Pacientes com PH fibrótica crônica frequentemente se apresentam com dispneia lentamente progressiva aos esforços e uma tosse não produtiva; esses pacientes raramente podem relatar pieira (ou chiado), produção de escarro ou dificuldade respiratória.[77,78] A perda de peso, quando presente, é com frequência leve, e os pacientes podem relatar fadiga e redução da histamina. Semelhante à PH subaguda, a febre e outros sintomas sistêmicos não são tão acentuados na PH fibrótica crônica como na PH aguda. O exame pode revelar hipoxemia, em repouso ou com esforços, e as crepitações basilares são comuns. A cianose e a insuficiência cardíaca direita podem ser observadas na doença fibrótica grave. O baqueteamento digital, quando presente, está associado com um prognóstico insatisfatório.[79]

FUNÇÃO PULMONAR

Testes de função pulmonar (TFPs) completos, incluindo volumes pulmonares, espirometria, capacidade de difusão para o monóxido de carbono, devem ser obtidos em todos os pacientes com suspeita de PH que estejam clinicamente estáveis o suficiente para os testes. Embora os resultados dos TFPs possam estar normais, na maioria das vezes as anormalidades são detectadas, apesar de nenhuma ser específica para a PH. Uma redução na capacidade de difusão é comum em todos os fenótipos da PH e pode ser a alteração de função pulmonar mais sensível. As anormalidades da função pulmonar na PH são classicamente restritivas.[76,80] Alternativamente, obstrução e déficits mistos podem ser observados. A resposta aos broncodilatadores é variável, e a PH deve ser considerada no diagnóstico diferenciado dos não fumantes apresentando obstrução fixa ou reversível. A obstrução na PH pode ser mais comum nos indivíduos com fibrose, onde a fibrose ao redor das vias aéreas pode contribuir para o comprometimento do fluxo de ar.[80] A hiper-reatividade brônquica não específica no teste de broncoprovocação com metacolina pode ser observada.[81] Uma redução induzida por exercícios na saturação de oxigênio arterial é um sinal precoce de comprometimento funcional em pacientes com doença leve. Nos pacientes com envolvimento significativo das vias aéreas ou do parênquima, as anormalidades nas trocas gasosas podem ser importantes com exercícios ou podem ser evidentes em repouso. Após uma avaliação inicial, os testes de função pulmonar (TFPs) sequenciais devem ser seguidos para avaliar a resposta à terapia e para orientar as decisões de tratamento até que a recuperação ou estabilidade da função pulmonar seja alcançada. Na PH aguda, a função pulmonar normaliza geralmente após a recuperação a partir do evento agudo. Na PH subaguda, a função pulmonar pode normalizar caso não tenham ocorrido danos permanentes. No entanto, na PH fibrótica crônica, a função pulmonar pode estar comprometida de forma grave e permanente.

IMAGENS

Na PH aguda, as imagens torácicas revelam geralmente opacidades difusas em vidro fosco, embora também possa ser observado um fino padrão micronodular (Fig. 64-2).[82,83]

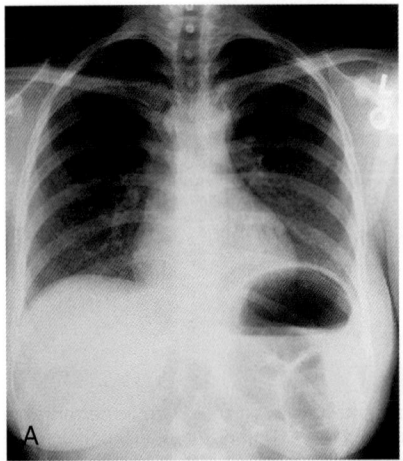 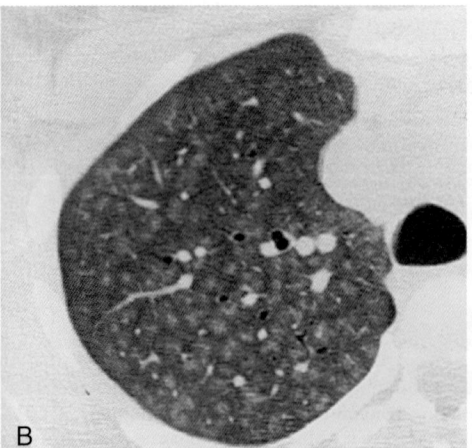 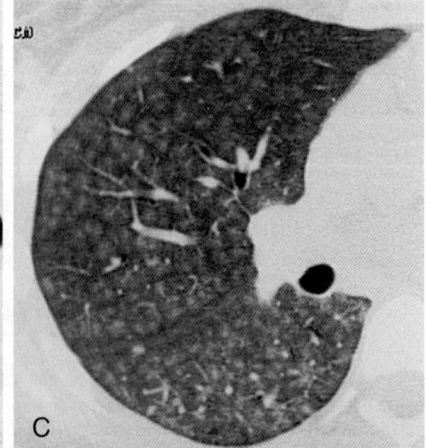

Figura 64-2 Pneumonite por hipersensibilidade aguda. A, Radiografia torácica de um paciente com PH revela micronódulos difusos. **B,** Imagem por TC de alta resolução (TCAR ou HRCT) (corte fino de 1,5 mm) através do pulmão do mesmo paciente revela micronódulos centrolobulares profusos. **C,** Rastreamento por TCAR (ou HRCT) de um paciente diferente com a doença pulmonar dos criadores de aves (ou avicultores) revela atenuação difusa em vidro fosco com opacidades reticulares e micronódulos centrilobulares.

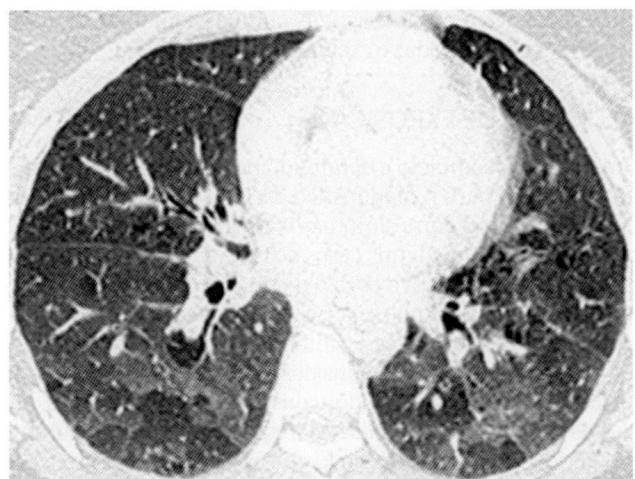

Figura 64-3 **Pneumonite por hipersensibilidade.** Opacidades difusas, bilaterais, em vidro fosco com perfusão em mosaico refletem alveolite e bronquiolite, respectivamente.

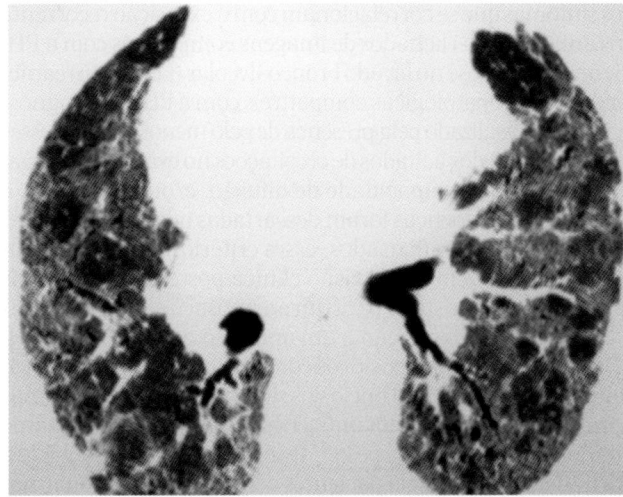

Figura 64-4 **Pneumonite por hipersensibilidade fibrótica crônica.** Áreas de opacidade em vidro fosco mescladas com algumas áreas menores de pulmão com aparência razoavelmente normal estão associadas com reticulação extensa, bronquietasia de tração e distorção arquitetônica.

As opacidades em vidro fosco refletem uma alveolite subjacente; embora essas opacidades possam ser observadas em qualquer estágio da PH, as opacidades em vidro fosco representam a constatação predominante na PH aguda.[84] Paralelamente à resposta clínica, as anormalidades radiográficas na PH aguda são resolvidas durante alguns dias ou semanas se forem evitadas exposições posteriores aos antígenos.

Na PH subaguda, as manifestações nas imagens incluem opacidades em vidro fosco, nódulos centrolubulares e atenuação em mosaicos.[85,86] Esses achados são melhor avaliados nas imagens por *tomografia computadorizada* (TC).[87,88] Ocasionalmente os nódulos centrolobulares podem ser pequenos (≤ 3 mm) e circunscritos e podem ser também designados como "micronódulos", embora o diagnóstico e o significado do prognóstico dessa designação não sejam bem definidos. De forma semelhante para a PH aguda, as opacidades em vidro fosco refletem uma alveolite subjacente. O acompanhamento da bronquiolite celular revela que essa doença se manifesta como nódulos centrolobulares e "retenção de ar". Mosaicismo devido à retenção de ar é comum na PH, no qual áreas hiperlucentes são o resultado da vasoconstrição hipoxêmica e da redução do fluxo sanguíneo arterial nas regiões hipoventiladas[78,87] (Fig. 64-3). A retenção de ar é melhor avaliada pela comparação inspiratória e expiratória por imagens de TC, onde as visualizações expiratórias acentuam as áreas hiperlucentes.[89] Cistos pulmonares, semelhantes àqueles descritos na pneumonia intersticial linfoide, têm sido relatados na PH.[90] A linfadenopatia mediastinal ou hilar raramente é observada em radiografia torácica. Por outro lado, a linfadenopatia mediastinal leve, envolvendo geralmente apenas alguns nódulos, é observada variavelmente nas imagens por TC em qualquer subtipo de PH.

Na PH fibrótica crônica, embora os achados radiográficos de PH subaguda também estejam presentes com frequência, as alterações fibróticas predominam. As radiografias torácicas revelam muitas vezes perda de volume, distorção arquitetônica, e linhas fibróticas. Os achados por TC incluem perda de volume, bronquiectasia de tração, opacidades reticulares fibróticas ou lineares e faveolamento (Fig. 64-4). A pneumonia intersticial usual e a pneumonia intersticial não específica fibrótica (PINE ou NSIP) são padrões radiográficos bem reconhecidos de PH fibrótica crônica, e as imagens por TC de forma isolada muitas vezes não são confiáveis na diferenciação da PH fibrótica crônica de outras doenças pulmonares intersticiais fibróticas, com um diagnóstico exato em apenas 50% dos pacientes em diversos casos.[91] O grau de fibrose na TC está associado com um prognóstico insatisfatório em pacientes com PH (Fig. 64-4).[92,93] É importante ressaltar que na doença pulmonar do fazendeiro (FLD) crônica, o enfisema não relacionado ao tabagismo é um achado radiográfico mais comum do que a fibrose.[94,95]

LAVADO BRONCOALVEOLAR E OUTROS TESTES LABORATORIAIS

De forma geral, a PH aguda e subaguda são caracterizadas por um aumento acentuado na contagem de glóbulos brancos no lavado broncoalveolar (LBA) e uma linfocitose broncoalveolar (30% a 70%), muitas vezes com uma predominância de CD8 + linfócitos; esse processo ocorre com menor frequência na PH fibrótica. O número absoluto de macrófagos é semelhante àquele evidenciado nos controles, embora suas porcentagens sejam reduzidas considerando o elevado percentual de linfócitos. Apesar desses achados característicos, o perfil celular do lavado broncoalveolar pode variar consideravelmente, dependendo do estágio da doença e do período desde a última exposição aos antígenos. Parece haver pouca correlação entre os achados do lavado broncoalveolar e outras anormalidades clínicas, incluindo alterações radiográficas, função pulmonar e a presença de anticorpos precipitantes.

As elevações séricas leves na taxa de sedimentação de eritrócitos, no nível de proteínas C-reativas e nas imunoglobulinas dos isótipos IgG, IgM ou IgA são achados variáveis. O fator reumatoide pode se apresentar elevado.[71] No entanto, os anticorpos antinucleares e outros autoanticorpos raramente são detectados, e, quando evidenciados, indicam uma doença subjacente do tecido conjuntivo.

DIAGNÓSTICO DE PNEUMONITE POR HIPERSENSIBILIDADE

Diversos critérios de diagnósticos para a PH têm sido propostos, porém ainda não foi definido nenhum teste ou abordagem de padrão-ouro.[76] Um conjunto de critérios amplamente citado inclui os seguintes aspectos: (1) sintomas compatíveis com a PH, (2) evidência da exposição a um antígeno adequado pelos resultados do histórico ou do teste de anticorpos, (3) periodicidade dos sintomas que se correlacionam com a exposição recorrente aos antígenos, (4) achados de imagens compatíveis com a PH, (5) uma linfocitose no lavado broncoalveolar (LBA), e (6) características histopatológicas compatíveis com a PH. Um diagnóstico de PH é realizado pela presença de pelo menos quatro desses aspectos, além dos achados de crepitações no exame pulmonar, uma redução na capacidade de difusão, e/ou hipoxemia, e quando outras doenças foram descartadas adequadamente.[96] Embora amplamente usados, esses critérios não foram validados. Um modelo de previsão clínica posterior detectou as seguintes características para um prognóstico altamente eficaz da PH ativa: (1) exposição a um antígeno potencial para PH, (2) teste de anticorpos positivos contra o antígeno agressor, (3) sintomas episódicos, (4) início dos sintomas dentro de algumas horas após a exposição aos antígenos, (5) crepitações no exame pulmonar, e (6) perda de peso.[97] Esse modelo foi desenvolvido a partir de uma coorte de pacientes com doença pulmonar por PH ou não-PH, e foi validado em uma coorte de seguimento de pacientes com PH. Pacientes com PH fibrótica crônica não foram incluídos, e a aplicabilidade desse modelo de previsão a pacientes com esse fenótipo é desconhecida. Mais recentemente, um algoritmo publicado enfatizou a importância das alterações características da PH por TC, da linfocitose no lavado broncoalveolar (LBA), e os anticorpos positivos no cenário de exposição aos antígenos, a fim de diagnosticar a PH sem uma biópsia pulmonar cirúrgica.[4] Os diversos conjuntos de critérios propostos, modelos e algoritmos apresentam em comum uma ênfase na constelação de achados clínicos, radiográficos, e de biópsias no contexto do histórico de exposição para obter um diagnóstico de PH (Tabela 64-2). Além disso, outras doenças que apresentam características clínicas semelhantes à PH devem ser consideradas e excluídas (Tabela 64-3).

HISTÓRICO DE EXPOSIÇÃO

Um histórico completo e detalhado permanece como o fator fundamental para o diagnóstico da PH (Tabela 64-4). Uma relação temporal entre sintomas e atividades específicas pode ser identificada em alguns casos de PH aguda e subaguda, e é especialmente sugestiva para o diagnóstico, embora com frequência essa relação não seja evidente clinicamente. Por outro lado, episódios recorrentes de sintomas sistêmicos e respiratórios inexplicáveis devem ser conduzidos à imediata consideração de PH e a uma pesquisa cuidadosa das exposições relevantes. Em alguns casos, a exposição pode ser frequente ou mantida durante um período suficiente, de modo que as flutuações discretas no quadro clínico associadas com a exposição não serão evidentes.

As exposições aos antígenos capazes de causar PH podem ocorrer em quase todos os ambientes internos sob circunstâncias adequadas, e uma simples designação não pode ser usada para excluir o risco potencial. O histórico do trabalho deve incluir uma cronologia das atividades anteriores e atuais, com uma descrição das exposições e dos processos específicos de trabalho. O histórico do ambiente deve explorar a exposição às proteínas de origem animal, especialmente aves ou penas; passatempos como jardinagem e cuidados com gramados, que podem envolver exposições a agentes químicos sensibilizantes, como os piretros; atividades recreativas, por exemplo, uso de banheiras de hidromassagem, piscinas internas, ou saunas nas quais podem ser produzidos bioaerossóis microbianos; uso de

Tabela 64-2 Características Clínicas, Características de Pneumonite por Hipersensibilidade Aguda, Subaguda e Crônica

Abordagem de Diagnóstico	PH Aguda	PH Subaguda	PH Crônica
Evolução do período de apresentação da doença	- Início agudo dos sintomas horas a dias após a exposição - Exposição a uma concentração elevada de antígenos frequentemente reconhecidos	- Início sutil de sintomas durante semanas a meses - Periodicidade de sintomas correspondente à exposição intermitente pode ser evidente	- Início insidioso de sintomas respiratórios - Periodicidade clínica se apresenta ausente com frequência
Sintomas	- Dispneia em repouso, dificuldade na respiração, tosse - Sintomas sistêmicos acentuados, incluindo a sensação de dor difusa e febres	- Dispneia por esforços, tosse, dificuldade na respiração - Fadiga, febres baixas, mialgias são comuns, mas variáveis	- Dispneia por esforços, ± tosse - Febre e sensação de dor são menos acentuadas; perda de peso e fadiga podem ser comuns
Achados do exame	- Febre, taquipneia, taquicardia, hipoxemia - Crepitações e dispneia, ou exame pulmonar podem ser normais	- ± Hipoxemia - Crepitações ou exame pulmonar podem ser normais	- Hipoxemia - Crepitações ou exame pulmonar podem ser normais
Achados de troca gasosa	- Dessaturação por esforços	- Redução da capacidade ventilatória - Dessaturação por esforços	- Redução da capacidade ventilatória - Dessaturação por esforços
Precipitinas séricas	- Resultados negativos não descartam a doença, porém um resultado positivo de precipitinas auxilia na confirmação da exposição antigênica expressiva		
Imagens torácicas por TC	- GGOs difusas	- Retenção de ar - GGOs - Nódulos centrolobulares	- ± Características de PH subaguda - Fibrose peribronquiolar e reticular
Lavado broncoalveolar	- Aumento de neutrófilos - Linfocitose (desenvolvimento durante 24-72 horas de exposição)	- Linfocitose - CD4/CD8 é frequentemente < 1	- Linfocitose e uma razão alterada de CD4/CD8 são observadas com variações
Achados na biópsia pulmonar cirúrgica	- Biópsias são raras na doença aguda, porém quando realizadas revelam infiltrados neutrofílicos e linfocíticos envolvendo bronquíolos e o interstício alveolar	- Bronquiolite linfocítica - Infiltrados linfocíticos intersticiais - Pequenos granulomas soltos — paredes bronquiolares, septos alveolares - Focos de pneumonia em organização podem estar presentes	- ± Características de inflamação ativa - Fibrose peribronquiolar - Fibrose intersticial, ± características de transposição - PIU (ou UIP) ou PINS (ou NSIP) são menos comuns

GGO, opacidade em vidro fosco; PH, pneumonite por hipersensibilidade; PINE ou NSIP, pneumonia intersticial não específica; PIU ou UIP, pneumonia intersticial usual.

Tabela 64-3 Diagnóstico Diferencial de Pneumonite por Hipersensibilidade *

	Quadro Clínico	Linfocitose no LBA	Histopatologia
Asma	++	+	-
Sarcoidose	++	++	+
Febre por inalação (por exemplo, STPO ou ODTS)	++	-	-
Pneumonias por micoplasma / viral	++	+	-
Infecções micobacterianas	++	++	+
Infecções fúngicas	+	+	+
Outras DPI ou ILD (vascular do colágeno, FPI ou IPF)	+	+	+
Doença crônica do berílio	+	++	+
Inalação de gases tóxicos	+	-	-

*As designações refletem outras doenças comparadas com a pneumonite por hipersensibilidade (quadros clínicos agudos, subagudos ou crônicos): ++, muito semelhante; +, semelhante; -, diferente.
LBA, lavado broncoalveolar; DPI ou ILD, doença pulmonar intersticial; FPI ou IPF, fibrose pulmonar idiopática; STPO ou ODTS, síndrome tóxica da poeira orgânica.

Tabela 64-4 Histórico Ambiental e Ocupacional para Pacientes com Suspeita de Pneumonite por Hipersensibilidade

HISTÓRICO OCUPACIONAL

A cronologia das ocupações anteriores e atuais (com especial atenção para as atividades de emprego nos últimos anos)
Descrição de processos de cargos e práticas específicas de trabalho (incluindo as alterações recentes nos processos ou práticas de produção)
Lista de produtos químicos específicos, poeiras, e outras exposições de aerossóis (por exemplo, poeira ou pó de grãos; manejo de animais; processamento de plantas e alimentos; torres de resfriamento, fontes, e outras pulverizações de água; fluidos metalúrgicos)
Revisão de folhas de dados de segurança (SDS ou MSDS) para identificar sensibilizantes químicos
Revisão de avaliações de higiene industrial ou testes ambientais em locais de trabalho
Melhora dos sintomas longe do trabalho e agravamento com exposições específicas do local de trabalho
Presença de sintomas constitucionais ou respiratórios persistentes nos colegas de trabalho
Uso de proteção respiratória no trabalho

HISTÓRICO RESIDENCIAL E AMBIENTAL

Animais de estimação e outros animais domésticos (especialmente aves)
Passatempos e outras atividades recreativas (especialmente aquelas envolvendo produtos químicos, penas ou pelagem, materiais de plantas, e poeiras orgânicas)
Presença de umidificadores, desumidificadores, resfriadores evaporativos, secadoras de roupas dentro de ambientes ventilados, e outras fontes de umidade
Uso de banheiras de hidromassagem e saunas
Vazamentos ou inundações dentro de ambientes internos
Carpetes e mobílias danificados por água
Crescimento fúngico visível ou relatos de odores de bolor ou mofo
Travesseiros de penas, edredons, ou roupas de cama
Sintomas semelhantes em outros membros da família ou ocupantes da residência

MSDS, Folha de Dados de Material de Segurança; SDS, Folha de Dados de Segurança.

umidificadores, vaporizadores de névoa fria e condicionadores de ar umidificado, que podem ser fontes de bioaerossóis microbianos; indicadores de umidade como vazamentos, inundações, ou danos causados anteriormente pela água em carpetes e móveis; e contaminação visível de mofo ou bolor em espaços ocupados, algumas vezes com odores desses contaminantes.

Embora um histórico de exposição sugestiva esteja incluído na maioria dos critérios de diagnósticos publicados, em muitos casos um antígeno causal não é identificado. Esse processo pode ser o resultado de um histórico ambiental e ocupacional inadequado ou devido à exposição a um novo antígeno causador. Na PH fibrótica, a exposição aos antígenos pode não estar mais ocorrendo, e, mesmo no cenário de históricos de exposições completas, até 30% dos casos não apresentam uma exposição causal identificável.[98]

TESTES DE ANTICORPOS

Em geral, os testes de precipitação e outros testes de anticorpos não são sensíveis nem específicos para PH.[99] Quando positivos, os testes de anticorpos podem ser úteis na confirmação do diagnóstico na doença pulmonar dos criadores de aves, e em outras circunstâncias em que o antígeno putativo (ou suposto) foi identificado. Em um estudo da França, onde um painel de antígenos contendo agentes microbianos de locais comuns foi testado em pacientes com PH e comparado com fazendeiros (ou agricultores) de controle saudáveis, os resultados de sensibilidade e especificidade foram muito bons.[7] No entanto, os testes de anticorpos não são recomendados como um método de triagem, considerando que nas populações expostas os resultados de testes positivos apresentam uma especificidade insatisfatória para a doença.[100] A detecção de anticorpos precipitantes específicos para IgG indica uma exposição suficiente para produzir uma resposta imunológica humoral, porém não está associada acentuadamente com a doença. Em um grande número de pacientes com PH de criadores de aves (ou do granjeiro e do fazendeiro), onde 92% apresentavam anticorpos IgG séricos positivos, 87% de controles que foram expostos de forma semelhante às aves não desenvolveram PH e apresentavam também precipitinas positivas.[77] Ensaios mais sensíveis como o ensaio de imunoabsorção enzimática e eletrocinerese ou imunoeletromorforese para detectar anticorpos IgG específicos podem causar equívocos devido à reduzida especificidade.[7] No entanto, podem ocorrer resultados falso-negativos, e as precipitinas negativas não devem ser usadas para excluir o diagnóstico. Resultados falso-negativos podem ocorrer devido aos antígenos padronizados de forma insatisfatória, controles de qualidade inadequados, técnicas imunológicas insensíveis, a escolha errada do antígeno, ou soros subconcentrados. Além desses parâmetros de testes, as precipitinas séricas podem desaparecer no decorrer do tempo após a exposição antigênica cessar ou podem tornar-se indetectáveis em pacientes com exposição a antígenos de baixo nível.[101] Nos casos de exposições a bioaerossóis microbianos complexos, a doença pode não ser uma reação a um organismo isolado, mas uma reação cumulativa a diversos antígenos em suspensão, os quais podem não estar integrados nos painéis de antígenos disponíveis nos laboratórios. Dessa forma, apesar dos avanços na detecção de anticorpos séricos, os desafios no uso e interpretação dessas técnicas ainda persistem.[102] Além disso, os testes cutâneos para reações imediatas e de hipersensibilidade do tipo tardio não são úteis no diagnóstico da PH.[100,103,104]

LAVADO BRONCOALVEOLAR

O lavado broncoalveolar (LBA) é geralmente um método sensível e seguro para confirmar a presença de alveolite em pacientes com PH. Em pacientes não fumantes com evidência radiográfica de um processo de doença inflamatória ativa, uma ausência de linfocitose no LBA representa uma defesa contra a PH. Mesmo na PH predominantemente fibrótica, a contagem de linfócitos relativa e absoluta é ainda frequentemente elevada, embora de forma menos acentuada do que na doença aguda e subaguda.[68,105] Apesar da linfocitose no LBA ser um achado sensível na PH, esse processo não é específico para essa doença. Semelhante à formação de anticorpos precipitantes, os indivíduos expostos aos antígenos da PH podem desenvolver uma alveolite linfocítica, porém não apresentam sintomas ou outras anormalidades clínicas. Além disso, a linfocitose pode persistir durante anos após a remoção aparente da exposição aos antígenos e apesar da melhoria de outros parâmetros clínicos, limitando sua utilidade como método para o seguimento da evolução e progressão da doença ou para avaliar a adequação da defesa antigênica.[106]

BIÓPSIA PULMONAR

Quando a razão risco-benefício é razoável, a obtenção de 8 a 10 amostras de biópsia transbrônquica pode ser uma abordagem prudente para aumentar o rendimento do diagnóstico em pacientes submetidos à broncoscopia na avaliação inicial da PH. Podem ser observados inflamação linfocítica intersticial e granulomas; no entanto, a avaliação da inflamação protopítica centralizada das vias aéreas na PH subaguda necessita geralmente de uma biópsia pulmonar cirúrgica.[107] Embora os rendimentos das biópsias transbrônquicas sejam imprevisíveis, quando positivos podem descartar a probabilidade de uma biópsia pulmonar cirúrgica mais invasiva. A biópsia pulmonar cirúrgica é indicada em pacientes sem critérios clínicos suficientes para um diagnóstico definitivo ou para excluir outras doenças que requeiram um tratamento diferente.[108] A biópsia pulmonar cirúrgica frequentemente é também útil para diferenciar a PH fibrótica de outras doenças pulmonares intersticiais fibróticas.[68,74,75,97] Considerando que os achados podem ser irregulares ou esparsos, o rendimento do diagnóstico aumenta se as biópsias forem retiradas a partir de múltiplos lóbulos.[109] Apesar de alguns achados histológicos serem altamente sugestivos de PH, o potencial para a sobreposição na aparência de PH e de outras doenças pulmonares intersticiais realiza com frequência alterações patológicas sem correlação clínica suficiente para o diagnóstico.[109a] Colorações e culturas especiais são importantes para distinguir a PH de condições granulomatosas infecciosas, incluindo doenças fúngicas e micobacterianas. A PH geralmente difere da sarcoidose na detecção de infiltrados inflamatórios em sítios intersticiais distantes dos granulomas e nas características morfológicas e distribuição dos granulomas. Os infiltrados intersticiais na sarcoidose, quando presentes, são observados na proximidade dos granulomas, os quais são bem formados e perilinfáticos.

DESAFIO DA INALAÇÃO

O uso do teste laboratorial do desafio da inalação no diagnóstico da PH é limitado pela ausência de técnicas e antígenos padronizados. A inalação de um antígeno aerolizado suspeito de ser o causador é mais útil quando os sintomas agudos e as anormalidades clínicas são parte da apresentação da doença, e apresentam a probabilidade de aumentar dentro de algumas horas após a exposição. O desafio da inalação também pode ser útil na avaliação de novos agentes potenciais de PH, embora esse procedimento não seja uma prática padrão ou amplamente disponível na maioria dos centros clínicos. A interpretação dos resultados frequentemente é difícil, e o teste de desafio da inalação não é recomendado na maioria dos pacientes com suspeita de PH.

HISTÓRICO NATURAL E PROGNÓSTICO

Na PH aguda, os sintomas de febre, calafrios e tosse desaparecem geralmente dentro de alguns dias após cessar a exposição antigênica. Mal-estar, fadiga e dispneia podem persistir durante diversas semanas. Geralmente ocorre uma rápida melhora na capacidade pulmonar vital e na capacidade de difusão do monóxido de carbono nas primeiras semanas após uma crise aguda, porém as anormalidades leves na função pulmonar persistem muitas vezes durante vários meses.[110] Em geral, existe uma expectativa para a recuperação da PH aguda, e a prevenção da exposição aos antígenos está associada com um resultado favorável em longo prazo. Alguns pacientes, após a recuperação da PH aguda, permanecem sem comprometimento pulmonar apesar da exposição antigênica recorrente.[111] Por outro lado, a doença pode progredir apesar da remoção dessa exposição aos antígenos.[112] Embora relativamente raros, sintomas contínuos e/ou doença pulmonar progressiva foram relatados após crises agudas recorrentes ou mesmo após uma crise aguda isolada.[112]

As formas fibróticas subagudas e crônicas da PH, com sintomas insidiosos e mais sutis, e anormalidades clínicas progressivas, são reconhecidos com frequência posteriormente na evolução da doença e como consequência apresentam um prognóstico mais desfavorável do que a doença aguda. A PH pode resultar em asma, enfisema e fibrose intersticial. Em um estudo de critérios diagnósticos rigorosos para a FLD na reunião de agricultores finlandeses, o risco para asma exigindo medicação aumentou dentro dos três primeiros anos após um diagnóstico de FLD (doença pulmonar do fazendeiro), com taxas de prevalência de asma significativamente mais elevadas na população com FLD em um seguimento de 5 anos comparadas com a população de referência.[113] O enfisema também está associado com a FLD. Em um estudo de caso-controle de 88 agricultores (ou fazendeiros) com FLD, o enfisema foi detectado em 23% dos pacientes (em 18% de pacientes não fumantes e em 44% de pacientes fumantes).[114] As crises recorrentes de FLD foram associadas com o risco para o desenvolvimento de enfisema. Em outro estudo de agricultores (ou fazendeiros) com FLD, 50% apresentavam doença residual, e a obstrução a partir do enfisema foi a evidência clínica mais comum.[115] Enquanto o enfisema é a FLD crônica mais comum, a fibrose intersticial é um resultado mais comum na doença pulmonar crônica do criador de aves (ou avicultor). Quando comparados aos pacientes com FLD, os pacientes com PH a partir de antígenos aviários parecem apresentar um risco mais elevado para o desenvolvimento de doença pulmonar fibrótica e taxas de sobrevida em longo prazo associadas precariamente.

Não existem marcadores funcionais ou bioquímicos para prever a resolução ou progressão da PH. A linfocitose do LBA (lavado broncoalveolar) pode persistir durante anos após a remoção da exposição antigênica e apesar da recuperação clínica. A idade no diagnóstico, a duração do período de exposição aos antígenos após o início dos sintomas, e o total de anos de exposição antigênica antes do diagnóstico apresentam um valor preditivo na probabilidade de recuperação da doença pulmonar do criador de pombos.[116] Pacientes com doença fibrótica apresentam um prognóstico global significativamente mais grave comparados aos pacientes com PH não fibrótica.[85,93,117] O tipo das características fibróticas na PH também pode se correlacionar com o prognóstico; a pneumonia intersticial comum e os achados da pneumonia intersticial não específica (PINE ou NSIP) estão associados com uma sobrevida insatisfatória em longo prazo em comparação com a pneumonia intersticial não específica (PINE ou NSIP) celular e outros padrões histopatológicos fibróticos.[118] O dano alveolar difuso pode complicar a evolução da PH. De forma semelhante à fibrose pulmonar idiopática, esses eventos na PH são designados com frequência como uma "exacerbação" da doença e estão associados com um prognóstico insatisfatório.[119]

Um estudo baseado em uma população de 23 anos de idade submetida a uma investigação da mortalidade por PH demonstrou que as taxas globais de óbitos ajustados à idade aumentaram entre 1980 e 2002.[120] Os autores sugerem que esse resultado pode ser devido ao declínio simultâneo nas taxas de tabagismo nos Estados Unidos e melhor reconhecimento da doença a partir do uso da biópsia pulmonar toracoscópica para o diagnóstico.[120] O risco para óbitos aumenta com a idade, com taxas de 0,01 por milhão de indivíduos no grupo de 15 a 24 anos de idade, comparado com 0,80 por milhão de indivíduos no grupo de pacientes de 65 anos de idade ou mais idosos com PH.[68,92,121] As exacerbações da PH fibrótica crônica a partir do dano alveolar difuso também estão associadas com o aumento de risco para óbitos.[122]

TRATAMENTO

A exposição contínua aos antígenos pode levar a uma doença progressiva e a um dano pulmonar potencialmente irreversível. Desse modo o diagnóstico precoce e a prevenção da exposição antigênica são os aspectos fundamentais do tratamento. É importante salientar que a incapacidade para identificar um antígeno ofensor demonstrou estar associada de forma independente à redução da sobrevida.[123] Em alguns casos, a prevenção antigênica não conduz a uma resolução da doença, e os casos mais avançados de PH crônica podem progredir apesar da interrupção da exposição antigênica. A terapia farmacológica é um fator complementar importante em alguns casos.

PREVENÇÃO ANTIGÊNICA

Uma inspeção no local do trabalho envolvido ou do ambiente doméstico por um sanitarista industrial experiente pode ser útil nos casos em que o histórico de exposição antigênica é duvidoso, especialmente quando a doença é progressiva. A inspeção de uma residência suspeita exige habilidade na avaliação das origens de entrada de umidade e de contaminação microbiana, incluindo a familiaridade com os sistemas de tratamento de ar. As recomendações para a remoção de móveis contaminados juntamente com outras estratégias de saneamento não têm sido avaliadas sistematicamente quanto à eficácia, embora esses esforços sejam realizados com frequência.[34] Os pacientes afetados indagam com frequência sobre a necessidade para uma amostragem de mofo. No entanto, a amostragem quantitativa de bioaerossóis para antígenos microbianos internos é demorada e dispendiosa e exige um sanitarista industrial experiente e laboratório analítico. Mesmo quando esse procedimento é realizado adequadamente, os resultados muitas vezes são difíceis de interpretar. Os resultados negativos não devem ser usados para refutar a doença ou a exposição antigênica.

Nos casos de umidificadores domésticos e da doença pulmonar causada por banheiras de hidromassagem, a remoção da origem contaminada geralmente se direciona para eliminar a exposição antigênica existente. No entanto, na doença do criador de aves, a remoção das aves não é suficiente, e um esforço mais abrangente para eliminar penas e excrementos residuais é fundamental. Os antígenos aviários podem ser encontrados em residências sem aves quando excrementos de aves são depositados de forma excessiva no lado externo da residência, e posteriormente aderem aos calçados dos moradores. A prevenção da exposição antigênica pela eliminação do antígeno ofensor a partir do ambiente pode ser difícil em algumas circunstâncias. Em cinco residências monitoradas de forma sequencial após a remoção de aves, os níveis de antígenos mensurados pelo ensaio de imunoabsorção enzimática e inibição apresentaram uma redução apenas gradual, apesar das medidas de controle do ambiente, incluindo a remoção das aves e a limpeza de tapetes, com níveis elevados de antígenos detectáveis ainda até 18 meses em uma residência.[24]

Quando a eliminação do antígeno não é viável ou o agente etiológico não é identificado, a prevenção da exposição antigênica pode ser realizada pela remoção dos indivíduos afetados do ambiente contendo os prováveis antígenos. Essa abordagem pode ser simples e adequada para a recuperação. No entanto, as consequências sociais e os transtornos econômicos para o indivíduo afetado podem impedir a abstinência rigorosa da exposição antigênica. Quando a prevenção da exposição antigênica apresenta a probabilidade de ser inadequada, o seguimento regular da função pulmonar, imagens torácicas, e sintomas são essenciais para avaliar a resposta ao tratamento e para direcionar esforços para atenuar a exposição antigênica contínua.

A eliminação de um antígeno causador a partir do ambiente do paciente é a primeira etapa não apenas no tratamento, mas também na prevenção de doenças de hipersensibilidade em outros indivíduos que possam ser expostos. Por exemplo, a doença da casca do bordo e a bagaçose atualmente são muito raras nos Estados Unidos após as alterações no manuseio de materiais orgânicos, resultando na redução da possibilidade para o crescimento microbiano. A remoção de áreas colonizadas e danificadas, a desinfecção, e a eliminação de condições que levam à contaminação sazonal por mofo têm sido eficazes na prevenção da recorrência da PH do tipo verão no Japão.[124] Surtos de PH atribuídos à contaminação microbiana de sistemas de ventilação foram controlados por modificações abrangentes e substituição dos sistemas e das áreas de trabalho correspondentes.[125]

TERAPIA FARMACOLÓGICA

Para as crises agudas de PH, os corticosteroides sistêmicos são prescritos frequentemente, apesar da ausência de ensaios clínicos controlados. Nos casos em que as anormalidades da função pulmonar são menores, o estado clínico é estável, e a recuperação espontânea é provável com a remoção da exposição antigênica, os corticosteroides provavelmente são desnecessários. Considerando a escassez dos estudos relativos a tratamentos e os efeitos secundários conhecidos dos corticosteroides sistêmicos, o parecer clínico e o seguimento médico cuidadoso devem orientar o tratamento individual do paciente. O uso de corticosteroides na PH aguda não demonstrou alterar os resultados em longo prazo. No entanto, a prednisona é administrada com frequência nos casos mais graves, iniciando geralmente com a dosagem de 60 mg/dia, além de oxigênio suplementar para hipoxemia e outras medidas de suporte adequadas. A prednisona geralmente é administrada de forma contínua durante 4 a 6 semanas até que seja evidenciada uma melhora funcional e sintomática significativa. Se houver uma melhora objetiva, deve ser prescrita uma redução gradual para doses mínimas de sustentação; caso contrário, os corticosteroides devem ser reduzidos e interrompidos.

Para a PH fibrótica crônica e subaguda, o efeito de corticosteroides na evolução da doença apresenta poucos estudos. Em um estudo de criadores de pombos com PH, não foram evidenciadas diferenças significativas nos resultados clínicos entre os pacientes que foram tratados com corticosteroides e aqueles que não receberam a administração desses fármacos; o tempo médio para a melhora ou normalização da função pulmonar após o tratamento e a remoção da exposição antigênica foi de 3,4 meses.[116] Nos pacientes com PH aguda, 3 a 6 meses de administração de prednisona reduzida de forma gradual, diariamente, pode ser o tratamento adequado para a remissão da doença. No entanto, naqueles pacientes com PH inflamatória persistente ou progressiva, o tratamento contínuo com corticosteroides pode ser necessário. Em um paciente apresentando evidências semelhantes à PH fibrótica crônica em estágio final, pode ser válida a realização de um ensaio clínico em curto prazo (2 a 3 meses) com testes de função pulmonar (TFPs) pré-tratamento e pós-tratamento, para avaliar um componente de doença tratável. Embora empíricos, os corticosteroides inalados e os fármacos β-agonistas podem ser úteis nos pacientes com PH manifestada pelos sintomas de opressão respiratória e tosse com limitação do fluxo aéreo no teste de função pulmonar. Os imunossupressores não esteroidais como o micofenolato de mofetila e a azatioprina têm sido usados em pacientes com PH refratária, porém a eficácia não foi avaliada em ensaios clínicos, e relatórios de resposta clínica não estão disponíveis.[126] A terapia antimicobacteriana geralmente não é exigida nos pacientes com a doença pulmonar das banheiras de hidromassagem. O transplante pulmonar pode ser o último nos pacientes com PH fibrótica avançada.

PREVENÇÃO

O reconhecimento de um caso índice de PH é com frequência um evento sentinela em saúde, indicando a necessidade para uma investigação posterior e uma intervenção no ambiente onde outros indivíduos podem estar em risco, e onde as possibilidades para a prevenção podem ser identificadas. Por exemplo, os esforços para reduzir o risco dos fluidos metalúrgicos relacionados à PH incluíram os recintos de operações de usinagem, melhoria da ventilação e de outros controles de engenharia para reduzir os aerossóis de fluidos metalúrgicos, e formação especializada para os trabalhadores.[127]

A contaminação microbiana interna está relacionada frequentemente a problemas com controle de umidade e, em menor escala, com a temperatura. Controle de origem e diluição devem ser usados quando adequados para reduzir os contaminantes internos. O controle da origem inclui a prevenção de vazamentos e inundações; remover fontes de água estagnada; eliminar os umidificadores de aerossóis, banheiras de hidromassagem, e vaporizadores; e manter a umidade relativa interna abaixo de 70%. As abordagens ideais para a desinfecção e manutenção para prevenir a doença pulmonar das banheiras de hidromassagem permanecem desconhecidas. Se forem utilizados umidificadores, a limpeza frequente e as trocas de água minimizam o risco para o crescimento microbiano. A diluição de contaminantes pode ser obtida pelo aumento da quantidade de ar externo em um edifício, e filtros de alta eficiência podem ser adicionados ao sistema de ventilação para auxiliar na melhoria da qualidade do ar recirculado. As práticas de trabalho recomendadas para reduzir a prevalência da doença pulmonar do fazendeiro (ou agricultor) (FLD) incluem a secagem eficiente do feno e cereais antes do armazenamento (ou estocagem), o uso de sistemas de alimentação mecânicos, e melhor ventilação dos edifícios agrícolas. A educação de trabalhadores expostos potencialmente no uso de práticas de trabalho para minimizar a inalação de antígenos e no reconhecimento precoce dos sintomas pode ser útil.[128]

Em alguns estudos a eficácia de vários tipos de respiradores foi avaliada na prevenção da sensibilização antigênica e na progressão da doença em indivíduos sensibilizados.[129] Em criadores de aves (ou avicultores) com PH, os níveis séricos de anticorpos apresentaram uma redução de 65% durante um período de 14 meses nos indivíduos usando respiradores em comparação com nenhuma redução nos níveis de anticorpos nos indivíduos sem respiradores; não foram relatados quaisquer dados de alterações nos sintomas ou da função pulmonar nos dois grupos.[129] Em outro estudo, o uso de máscaras respiratórias de alta eficiência apresentou resultados quase normais de pontuações de reatividade, incluindo dados compostos de índices clínicos, sorológicos, e de função pulmonar, sobre o antígeno de reexposição.[130] A adesão ao uso de máscaras em longo prazo é com frequência insatisfatória, considerando que a maioria dos respiradores são desconfortáveis e pesados e interferem com a comunicação. Os respiradores contra os pós em geral oferecem uma proteção considerável contra poeiras orgânicas, porém essa proteção é incompleta em alguns casos, e não são recomendados como medidas preventivas em indivíduos sensibilizados.

> ### Pontos-chave
> - A pneumonite por hipersensibilidade (PH) é uma síndrome complexa causada por uma reação imunológica a uma variedade de antígenos inalados, e os achados clínicos, gravidade da doença e o histórico natural são heterogêneos.
> - Indivíduos com PH leve ou subaguda muitas vezes passam despercebidos na detecção precoce ou são diagnosticados de forma incorreta com a atribuição de doenças virais ou asma.
> - Somente uma pequena parcela de indivíduos expostos desenvolve a PH clinicamente significativa; menos ainda desenvolve a PH fibrótica crônica.
> - Fatores genéticos e do hospedeiro como a condição do tabagismo desempenham um papel importante na determinação do risco de um indivíduo para a doença.
> - Um índice elevado de suspeita para o diagnóstico da PH em pacientes com uma apresentação clínica compatível deve levar a um histórico de exposição abrangente aos antígenos microbianos, aviários e químicos de baixo peso molecular.
> - Não há nenhum teste de padrão-ouro para a PH; o histórico de exposição, a avaliação clínica e os achados radiográficos e fisiológicos auxiliam a estabelecer o diagnóstico.
> - Embora o prognóstico para a recuperação possa ser excelente com o reconhecimento precoce da doença e a remoção da exposição antigênica, os pacientes com manifestações enfisematosas ou fibróticas crônicas da PH apresentam com frequência um prognóstico insatisfatório.

As Referências estão disponíveis exclusivamente no site www.elsevier.com.br/expertconsult

65 DOENÇAS DO TECIDO CONJUNTIVO

TAMERA J. CORTE, MBBS • ROLAND M. DU BOIS, MD • ATHOL U. WELLS, MBChB, MD

INTRODUÇÃO
ESCLEROSE SISTÊMICA (ESCLERODERMIA)
Epidemiologia e Fatores de Risco
Condições Semelhantes à Esclerodermia Induzidas Quimicamente
Manifestações Pulmonares
Doença Vascular Pulmonar na Esclerose Sistêmica
Outras Complicações Pulmonares
ARTRITE REUMATOIDE
Epidemiologia e Fatores de Risco
Manifestações Pulmonares
Testes de Função Pulmonar
Características Radiográficas
Tratamento de Complicações Pulmonares
LÚPUS ERITEMATOSO SISTÊMICO
Epidemiologia e Fatores de Risco
Manifestações Pulmonares
SÍNDROME DE SJÖGREN
Epidemiologia e Fatores de Risco
Manifestações Pulmonares
POLIMIOSITE E DERMATOMIOSITE
Epidemiologia e Fatores de Risco
Manifestações Pulmonares
DOENÇA MISTA DO TECIDO CONJUNTIVO
DOENÇA INDIFERENCIADA DO TECIDO CONJUNTIVO
POLICONDRITE RECIDIVANTE
SÍNDROME DE BEHÇET
ESPONDILITE ANQUILOSANTE
SÍNDROME DE MARFAN

INTRODUÇÃO

O pulmão pode estar envolvido em todas as *doenças do tecido conjuntivo* (DTCs). O envolvimento é frequentemente subclínico, mas a sua verdadeira extensão pode ser mascarada pela limitação ao exercício, devido às características musculoesqueléticas da DTC. Os padrões de envolvimento pulmonar variam consideravelmente dentro de cada DTC. O diagnóstico diferencial é melhor realizado pela inclusão das reações pulmonares induzidas por drogas (Tabela 65-1) e infecções oportunistas secundárias à terapia para a doença pulmonar (Tabela 65-2), que podem apresentar características indistinguíveis da doença pulmonar difusa.

Não é surpreendente o envolvimento pulmonar frequente nas DTCs, pois estas estão associadas a síndromes sistêmicas, mas é decepcionante o pouco que se sabe sobre a verdadeira incidência e prevalência da doença pulmonar devido à escassez de estudos prospectivos, bem controlados e séries não selecionadas. A imprecisão da nomenclatura também tem confundido essa questão. Diante desse cenário, o objetivo deste capítulo é de destacar as formas pelas quais os pulmões podem estar envolvidos nas DTCs mais comuns e indicar, quando necessário, o padrão mais comum da doença pulmonar para cada DTC, com ênfase nas abordagens para estabelecer o diagnóstico e o tratamento eficaz.

A *doença pulmonar intersticial* (DPI) foi aferida com muito mais detalhes na esclerose sistêmica do que em outras DTCs, pois os pacientes com esclerose sistêmica normalmente são tratados em centros de referência. Os dados sobre o tratamento controlado na DPI são essencialmente limitados aos pacientes com esclerose sistêmica. Portanto, a apresentação clínica, a avaliação prognóstica e o tratamento da DPI, que serão abordados na seção da esclerose sistêmica, podem ser amplamente aplicados às outras DTCs e, por isso, não serão discutidos em detalhes em outras partes deste capítulo.

ESCLEROSE SISTÊMICA (ESCLERODERMIA)

Os critérios preliminares para a classificação da *esclerose sistêmica* (ES) necessitam de um critério maior, ou dois ou mais dos três critérios menores (Tabela 65-3).[1] As alterações cutâneas podem afetar toda a extremidade ou a face, pescoço e tronco (tórax e abdome). A esclerodermia (também escleroderma) é tradicionalmente classificada com base na extensão da doença cutânea. A doença limitada pode envolver a face, mas o tronco e os membros próximos aos cotovelos e joelhos são preservados. A doença difusa pode envolver qualquer parte do corpo.

EPIDEMIOLOGIA E FATORES DE RISCO

A incidência da ES é de aproximadamente 2 a 20/100.000/ano, com um pico de incidência entre a quarta e a sexta década de vida. Sua prevalência é de 30 a 120/100.000, com um predomínio de indivíduos do gênero feminino em uma proporção que varia de 3:1 a 8:1.[2] Nos Estados Unidos, as taxas de mortalidade têm sido notavelmente consistentes ao longo dos anos, variando de 0,9 a 1,5 milhão para os homens e 2,1 a 3,8 milhões para as mulheres. Esta doença está presente em todo o mundo.

Embora a esclerodermia possa estar associada às famílias com outra doença autoimune, há poucos relatos de parentes de primeiro grau com ES. A importância da genética na ES foi estabelecida por um estudo com índios Choctaw que residem no sudeste do Oklahoma. A prevalência da ES em Choctaws "de raça pura" é de aproximadamente 1:200, um valor significativamente maior do que o encontrado em Choctaws "de raça não pura" (1:3.000) e notavelmente mais elevada do que a prevalência global da ES em outros nativos americanos de Oklahoma (1:10.000).[3]

O envolvimento genético nesta doença foi determinado pela identificação de anormalidades cromossômicas e por

Tabela 65-1 Toxicidade das Drogas: Padrões de Doença Pulmonar que Foram Relatados como Efeitos Adversos das Drogas Comumente Utilizadas para Tratar as Doenças do Tecido Conjuntivo

Efeito Pulmonar	Penicilamina	Metotrexato	Ouro	Ciclofosfamida	Sulfassalazina
Pneumonite de hipersensibilidade		+	+		
Infiltrado pulmonar com eosinofilia		+	+		+
Fibrose pulmonar intersticial			+	+	
Bronquiolite obliterante	+		+		
Pneumonia em organização	+	+	+		+
Derrame ou espessamento pleural		+		+	+
Hemorragia alveolar, vasculite	+				+

Tabela 65-2 Terapia Imunossupressora: Drogas Comumente Utilizadas no Tratamento das Principais Complicações Pulmonares nas Doenças do Tecido Conjuntivo

Droga	Dose	Duração	Comentários	Monitoramento
Azatioprina	2,5 mg/kg/dia Máxima de 200 mg/dia	Contínua	▪ O efeito máximo pode não ser evidente em um período de 6 a 9 meses, mas apresenta menos efeitos colaterais quando comparada à ciclofosfamida. ▪ Pode ser utilizada em longo prazo. ▪ A dose inicial é de 50 mg por dia com acompanhamento através do hemograma completo nos casos de tiopurina S-metiltransferase; dose de manutenção de 1 mês.	Hemograma completo Testes de função hepática
Ciclofosfamida, por via oral	2 mg/kg/dia	Variável	Ciclofosfamida oral pode ser utilizada continuamente ou substituída após 3 meses pela azatioprina, que apresenta menos efeitos colaterais na DPD.	Hemograma completo Testes de função hepática Urinálise (hematúria)
Ciclofosfamida, IV	15 mg/kg mensal por 1-6 meses	Variável	▪ Terapia IV para induzir uma remissão rápida, 2-4 mg/kg/dia durante 3-4 dias, especialmente para a vasculite. ▪ Ciclofosfamida IV pulsada pode ser administrada em intervalos de 1 a 3 meses com melhor perfil de efeito adverso e menor dose cumulativa em longo prazo, particularmente na doença não associada à vasculite.	Hemograma completo Testes de função hepática Urinálise (hematúria)
Ciclosporina A	5 mg/kg/dia	Contínua	▪ Biodisponibilidade variável, sendo necessário monitoramento sanguíneo. ▪ Pode ser utilizada em associação com a prednisolona.	Pressão arterial Ureia e creatinina Nível de ciclosporina A
Micofenolato de mofetila	1-3 g/dia	Contínua	▪ Cada vez mais indicada como melhor terapia de segunda linha, geralmente em associação com a prednisolona em baixas doses. ▪ Geralmente bem tolerado. Os sintomas gastrointestinais são os principais efeitos colaterais.	Hemograma completo Testes de função hepática
Metotrexato	7,5-25 mg/semana	Contínua	▪ Existe pouca informação para suportar sua utilização, exceto como terapia de segunda linha. ▪ A toxicidade pulmonar pode ser limitante.	Hemograma completo Testes de função hepática
Prednisolona	1 mg/kg/dia ou 20 mg em dias alternados	Contínua	A prednisolona utilizada isoladamente em altas doses para DPD celular e, em seguida, titulada para seu controle. Em conjunto com imunossupressores, o regime em baixas doses pode ser utilizado.	Pressão arterial Glicemia Peso Densitometria óssea
Metilprednisolona	500-1.000 mg	3-5 dias	Utilizada para induzir severamente a remissão, particularmente nos casos de vasculite ou pneumonite aguda, seguida de terapia de manutenção com prednisolona ou prednisolona associada com um agente imunossupressor.	

DPD, doença pulmonar difusa; IV, intravenosa.

estudos associados aos genes do complexo principal de histocompatibilidade. Os primeiros estudos utilizavam uma avaliação sorológica, mas atualmente, a técnica de reação em cadeia da polimerase tem sido empregada. Com esta última abordagem, uma associação entre a doença pulmonar difusa e os *antígenos leucocitários humanos* - HLA (HLA-DR 3, HLA-DR 52a, HLA-DRB1*11 e HLADPB1*1301) foi reconhecida.[4,5]

CONDIÇÕES SEMELHANTES À ESCLERODERMIA INDUZIDAS QUIMICAMENTE

Diversos agentes são conhecidos por induzir uma doença semelhante à ES, muitas vezes com envolvimento pulmonar, como a penicilamina D, triptofano, bleomicina, pentazocina e, particularmente em homens, os agentes industriais de cloreto de vinila, benzeno, tolueno e tricloroetileno.[6] A exposição à

Tabela 65-3	Esclerose Sistêmica (Esclerodermia)

CRITÉRIOS PARA O DIAGNÓSTICO*

Maior

Espessamento da pele das mãos

Menor

Esclerodactilia (ou seja, alteração presente no critério maior, mas limitado aos dedos)

Cicatrizes nas digitais ou perda de substância da almofada dos dedos: áreas deprimidas na ponta dos dedos ou perda de tecido prancheta digital como resultado da isquemia

Fibrose pulmonar bibasal

MANIFESTAÇÕES PULMONARES

Fibrose pulmonar intersticial

Pneumonia em organização

Doença vascular pulmonar isolada

Pneumonia por aspiração (secundária à dismotilidade esofágica)

Restrição da parede torácica

*A presença de um critério maior ou ≥ 2 menores é necessário para o diagnóstico.

sílica aumenta a razão de chances para o desenvolvimento de ES, e a silicose aumenta ainda mais essa probabilidade.[7] A síndrome do óleo tóxico, primeiramente reconhecida em Madrid no ano de 1981, é resultante da ingestão de um óleo de cozinha adulterado contendo óleo de sementes de colza desnaturado com anilina.[8] Tal fato provoca uma síndrome semelhante à esclerodermia e envolvimento pulmonar. A associação com implantes de silicone nos seios não foi comprovada.

MANIFESTAÇÕES PULMONARES

O conhecimento sobre as complicações pulmonares associadas à ES é muito maior do que com qualquer outra DTC. O envolvimento pulmonar despontou como a principal causa no aumento da morbidade e mortalidade na ES. Os padrões da doença pulmonar que podem estar associados à ES são variáveis e estão descritos na Tabela 65-3.

Fibrose Pulmonar Intersticial

Patogênese. Existem vários mecanismos de desenvolvimento, porém relacionados.

PREDISPOSIÇÃO. Existem importantes evidências genéticas que predispõem os indivíduos a desenvolverem ES, e também marcadores emergentes que definem os riscos para a doença pulmonar difusa. Associações do complexo principal de histocompatibilidade de Classe II aumentam o risco de fibrose pulmonar intersticial na ES. O risco relativo aumenta se o anticorpo anti-DNA da topoisomerase (Scl-70) estiver presente. Estudos recentes demonstraram uma associação entre Scl-70 e um alelo do gene do complexo principal de histocompatibilidade *DPB1*.

A suscetibilidade genética provavelmente resulta em lesão e também em uma resposta imunológica. Foi demonstrado que existem respostas de células T altamente restritas aos epítopos da DNA topoisomerase 1, tanto em indivíduos saudáveis quanto naqueles com ES. Assim, em indivíduos com clones de células T-Scl-70 responsivas, o autoanticorpo pode ser responsável por dirigir a resposta imunitária. Na biópsia pulmonar, há um acúmulo de linfócitos de "memória" CD45 Ro e folículos linfoides secundários com verdadeiros centros germinativos.[10] Além disso, as células T, presentes no interior do pulmão, expressam citocinas para as células T helper 1 (Th1) e o T helper 2 (Th2).[11] A predisposição genética também é relevante para os mediadores não inflamatórios, com base em recentes estudos de associação do genoma.[12,13]

AMPLIFICAÇÃO DA INFLAMAÇÃO. Uma ampla variedade de citocinas identificadas no fluido do *lavado broncoalveolar* (LBA) contribui claramente para a cascata de inflamação nos pulmões. As citocinas mais evidentes são a interleucina-8 (quimioatratora e ativadora de neutrófilos), fator de necrose tumoral α (TNF-α; uma citocina envolvida precocemente em muitos processos patológicos), proteína inflamatória de macrófagos-1α (importante na quimiotaxia dos neutrófilos), e RANTES (*expressadas e secretadas na ativação normal das células T*; importante na ativação e recrutamento das células T e eosinófilos). Assim, é bem estabelecido que os eventos *downstream* (a jusante) de iniciação resultem na liberação de algumas citocinas pró-inflamatórias que serão responsáveis pelo aumento do recrutamento e ativação de células inflamatórias nos locais da doença.

FATORES FIBROGENÉTICOS. A característica principal da ES nos pulmões e pele é o acúmulo de células e proteínas da matriz do tecido conjuntivo.[15,16] Muitos fatores têm sido estudados a este respeito, e uma grande variedade de fatores de crescimento já foram identificados. Talvez o mais evidente destes seja o fator de crescimento de tecido conjuntivo, que parece ser dependente do *fator de crescimento transformante* β (TGF-β) para induzir uma regulação positiva e apresentar um efeito potente sobre a produção de colágeno, como evidenciado pelos estudos de retração do gel de colágeno.[17,18] O TGF-β é encontrado em quantidades elevadas nos pulmões de pacientes com ES[19] e, quando a sinalização de TGF-β é inibida, uma lesão epitelial menor conduz a uma fibrose extensiva.[20] A *endotelina*-1 (ET) e as proteínas da cascata de coagulação também estão presentes em quantidades elevadas no fluido do LBA.[15,21] Os pacientes com doença pulmonar apresentam fibroblastos que sintetizam colágeno do tipo I de forma desregulada e também uma regulação baixa e prejudicada de RNA mensageiro. A proporção entre os receptores da ET (A e B) é modificada nos pulmões de pacientes com esclerodermia, com uma diminuição consistente dos receptores de ETA e um aumento de ETB.[16,22] A ET1 pode contribuir para a transição epitélio-mesenquimal das células epiteliais das vias aéreas, resultando em fibrose.[23]

DANO EPITELIAL. Embora o dano epitelial seja um evento importante na patogenicidade idiopática, ele foi relativamente subestimado nos modelos de fibrose pulmonar nas DTCs. Uma eliminação anormalmente rápida de um marcador epitelial (DTPA, discutido posteriormente) e níveis séricos elevados de KL6, marcadores específicos de lesão do epitélio alveolar, se correlacionam com a gravidade do acometimento pulmonar e são preditivos de progressão da doença pulmonar na ES.[24,25] Em estudos de eletromicrografia, a instilação intratraqueal de solução salina normal em uma estirpe de camundongos com características de ES (incluindo fibrose da pele e outras características universais) levou à lesão pulmonar e fibrose, com evidência de lesão epitelial, proliferação de pneumócitos do tipo II atenuados e persistência da população de miofibroblastos após a lesão.[26,27] A microaspiração crônica, que se acredita acontecer em muitos pacientes com ES,[28] é um "gatilho" aceitável na lesão epitelial recorrente.

Um número de eventos paralelos resulta no desenvolvimento de lesão pulmonar e fibrose subsequente. É fácil considerar qualquer um desses eventos como um fator importante, mas não há muitas dúvidas de que as principais citocinas na cascata incluem o TNF-α (pois surge precocemente na doença e também porque foi identificado, em modelos animais, como um fator determinante para a fibrose pulmonar) e o receptor de TGF-β (que regula positivamente a expressão do gene do colágeno e é importante para a liberação do fator de crescimento do tecido conjuntivo). Outras citocinas importantes são o fator de crescimento de hepatócitos e o fator de crescimento semelhante à insulina tipo II.[30,31] O equilíbrio entre as citocinas Th1 e Th2 também é fundamental, pois quando o deslocamento é em favor das citocinas Th2, como ocorre na fibrose pulmonar idiopática, o prognóstico é pior e há um influxo de eosinófilos muito mais elevado para o pulmão, em comparação com pacientes com ES, no qual a proporção entre Th1/Th2 é equilibrada e com um menor influxo de eosinófilos por unidade de envolvimento pulmonar.[11]

Características Clínicas

A prevalência de doença pulmonar na ES depende do método utilizado para a sua detecção. Os sinais ou sintomas da doença pulmonar são comuns. A dispneia está presente em aproximadamente 55% dos pacientes (intervalo de 21% a 80%).[32] A tosse, um sintoma pouco frequente, tende a ser seca e não produtiva. A hemoptise é rara, mas dificulta os casos de carcinoma ou telangiectasia brônquica.[33] As crepitações finas são ouvidas nas bases pulmonares, como o som de abertura de um "velcro". O atrito pleural quase nunca é observado. A dor pleurítica é infrequente e a presença de pneumotórax ainda menos comum. O hipocratismo digital é extremamente raro. A hipertensão pulmonar secundária, com características clínicas de sobrecarga ventricular direita, aumento da pressão venosa jugular e edema maleolar, pode ser observada durante as fases terminais da doença.

O pulmão está envolvido mais comumente em pacientes com ES difusa do que com a doença limitada à pele, mas a extensão do envolvimento cutâneo não se correlaciona com as alterações da função pulmonar. Os pacientes podem, muitas vezes, não apresentar sintomas, mesmo com comprometimento moderado da função pulmonar, mas em outros casos, a dispneia pode estar presente quando a DPI for notória ou ausente, devido à limitação pulmonar vascular, comprometimento cardíaco, problemas musculoesqueléticos, debilidade em geral, perda de aptidão, ou uma combinação variável desses fatores. Em casos raros, a esclerodermia da parede torácica pode causar restrição extratorácica. A doença pulmonar pode ser a primeira manifestação da ES. Diante deste cenário, uma história de fenômeno de Raynaud é frequentemente útil. Além disso, um exame cuidadoso dos capilares nos leitos das unhas revela um aspecto típico associado à esclerodermia: curvas anormais associadas a "supressão" capilar (Fig. 65-1A). A presença de autoanticorpos, especialmente os anticorpos antinucleares, é útil para tentar determinar a etiologia da DTC (Tabela 65-4).

Imagens

As alterações radiográficas no tórax estão presentes em 25% a 67% dos pacientes, e a função pulmonar fica prejudicada em até 90%, apesar de um grande grupo de pacientes apresentarem apenas uma pequena redução na transferência de gases ou capacidade de difusão (DL_{CO}). A radiografia de tórax tipicamente evidencia um padrão reticular nas bases e periferia dos pulmões no início da doença. A perda de volume com um sombreamento reticular mais extenso é evidente na doença avançada. Nesta situação, uma aparência em favos de mel pode estar presente (Fig. 65-1B).

A *tomografia computadorizada* (TC) revolucionou a interpretação do padrão e extensão da doença. A doença é localizada na periferia dos pulmões e aparece primeiramente nas bases (Fig. 65-1C e D). À medida que a doença se torna mais avançada, ela progride para as regiões superior, central e anterior. A dilatação esofágica é comum, e pode ser útil no diagnóstico, se a doença pulmonar for a primeira manifestação da doença sistêmica (Fig. 65-1C e D).[34] O padrão pode ser de "vidro fosco" (refletindo tanto uma fibrose intralobular fina quanto uma histopatologia mais celular) ou um padrão "reticular" evidentemente fibroso, que consiste em anomalias lineares que se cruzam, muitas vezes associadas à bronquiectasia de tração.[35] O aspecto em favos de mel ("faveolamento") está presente em até um terço dos casos, mas é geralmente limitado em extensão.[36]

A amplitude dos aspectos da TC se correlaciona, moderadamente bem, com as variáveis associadas à função pulmonar, em particular as medidas de DL_{CO}.[36a] Na ausência de hipertensão pulmonar evidente, os indivíduos com ES são menos hipoxêmicos do que aqueles com fibrose pulmonar idiopática (se a extensão da doença na TC for considerada), uma diferença que foi atribuída a uma ausência relativa na formação de novos vasos em um pulmão anormal dos indivíduos com ES.[37] A extensão dos achados individuais (em vidro fosco *versus* reticular) está associado com o tipo de célula inflamatória encontrada em LBA. A doença reticular mais extensa (compatível com maior quantidade de fibrose) está associada com grande quantidade de neutrófilos, e o influxo parece estar principalmente associado com uma doença pulmonar mais evidente.[38]

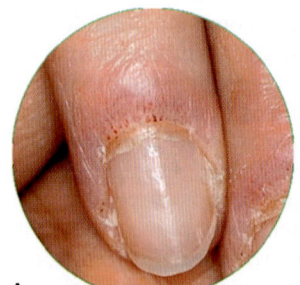 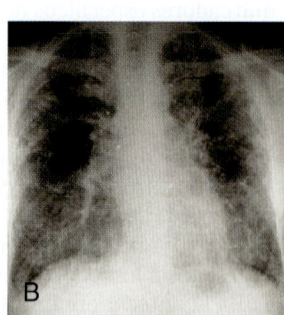 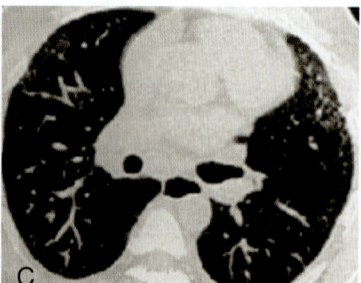 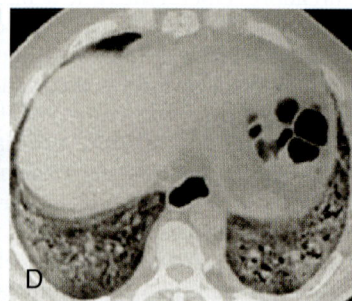

Figura 65-1 Características radiográficas em pacientes com esclerose sistêmica. A, Leito ungueal mostrando curvas (alças) capilares anormais na cutícula. **B,** Radiografia do tórax de um paciente com esclerose sistêmica. Observe a forma generalizada, predominantemente periférica das opacidades reticulares. As bordas do coração e do diafragma estão obscuras. **C,** TC realizada abaixo da carina (ou carena) em um paciente com esclerose sistêmica. Observe o padrão reticular periférico que, neste caso, é mais proeminente na parte anterior. Neste paciente com doença sutil, o esôfago dilatado é um indício sobre a verdadeira causa da doença pulmonar fibrosante. **D,** TC realizada ao nível do diafragma em um paciente com fibrose pulmonar intersticial mais extensa, no contexto da esclerose sistêmica. Observe, em particular, as vias aéreas dilatadas, indicando que o aparente padrão de "vidro fosco"/consolidação é uma fibrose densa. Novamente, o esôfago dilatado indica que a doença pode ser uma esclerose sistêmica. (**A,** Adaptado de Iaccarino L, Ghirardello A, Bettio S, et al: The clinical features, diagnosis and classification of dermatomyositis. *J Autoimmun* 48–49:122–127, 2014, Fig. 1; **B-D,** Cortesia do Dr. Michael Gotway, MD.)

Tabela 65-4 Autoanticorpos nas Doenças do Tecido Conjuntivo

DTC	Autoanticorpo	Alvo	Comentários
ES	Anticentrômero	Proteínas centrômero do (CENP A-F)	20% a 40% dos casos de ES, variação racial ampla 70% a 80% dos casos, variante cutânea limitada com hipertensão pulmonar
	Scl-70	DNA topoisomerase 1	28% a 70% ES total ampla variação racial; > 30% Doença cutânea difusa com DPI
	PM-Scl		Síndromes de sobreposição esclerodermia/miosite
	Antinucleolar	RNA polimerase 1	8% a 20% ES sugerindo uma pobre sobrevida em 10 anos, crise renal
	Ku	Proteínas de ligação ao DNA	Síndromes de sobreposição esclerodermia/miosite
Artrite reumatoide	Fator reumatoide Anticorpo antinuclear	IgG	Doença soropositiva mais frequente com nódulos pulmonares
	Histona	Proteínas histonas	5% vasculite reumatoide
LES	dsDNA	dsDNA	50% a 75%, forte associação com nefrite
	AAN	-	90% a 95%
	Ro/La	Fatores de transcrição de RNA	60% / 20%
	Histona	Proteínas histonas	> 90% lúpus induzido por droga, 20% -30% LES primário
	Sm		10% de brancos e 30% de afro-americanos e chineses
	Anticoagulante lúpico	Fosfolipídeos	20% a 30%
DMTC	U1-RNP	Proteínas nucleares pequenas	Miosite, síndromes de sobreposição (10% ES)
	U2-RNP	-	Miosite, LES, ES
DM/PM	Jo-1	Histidil tRNA sintetase	20% a 30% das miopatias inflamatórias, mas 50% a 100% quando associadas a doença pulmonar difusa fibrosante
	PL-7	Treonil tRNA sintetase	< 3% síndrome antissintetase
	PL-12	Alanil tRNA sintetase	< 3% síndrome antissintetase
	EJ	Glicil tRNA sintetase	<2% síndrome antissintetase
	OJ	Isoleucil tRNA sintetase	<2% síndrome antissintetase
	Mi-2	Proteínas nucleares	<8% DM, associado com início agudo de uma DM clássica
	Ku	Proteínas nucleares	Associado com miosite e síndromes de sobreposição da DTC
Síndrome antifosfolipídeos	Anticardiolipina Anticoagulante lúpico	Membrana de fosfolipídeos	O diagnóstico da doença depende da presença de características clínicas
Policondrite recidivante	Anticartilagem anticolágeno	Cartilagem Colágeno	Sensibilidade desconhecida
Síndrome de Sjögren	Ro (SS-A) La (SS-B)	Fatores de transcrição de RNA	40% a 50% dos casos síndrome de Sjögren primária (25% a 30%, LES) 50% dos casos Sjögren (10% LES)

AAN, anticorpos antinucleares; DTC, doença do tecido conjuntivo; DM/PM, dermatomiosite/polimiosite; dsDNA, DNA dupla fita; IgG, imunoglobulina G; DPI, doença pulmonar intersticial; DMTC, doença mista do tecido conjuntivo; esclerose sistêmica; LES, lúpus eritematoso sistêmico; de tRNA, RNA transportador.

Uma varredura de gálio não acrescentaria qualquer valor. A remoção do *dietilenotriaminopentacético* (DTPA) marcado com tecnécio-99m tem sido utilizada em alguns centros médicos para identificar a doença precocemente e também para estabelecer o prognóstico. Uma remoção mais rápida deste marcador, dos espaços de ar para a circulação, indica uma perda de integridade da célula epitelial. Uma taxa de remoção persistentemente rápida sugere um maior risco de uma futura deterioração da função pulmonar, e uma taxa de eliminação persistentemente normal indica uma função pulmonar estável.

Testes de Função Pulmonar

A fibrose pulmonar intersticial na ES é caracterizada por um distúrbio restritivo, que resulta na diminuição da complacência pulmonar, capacidade vital e capacidade pulmonar total. O volume residual também fica diminuído. A redução da DL_{CO} pode ser a única anormalidade no início da doença. Em geral, a gasometria revela uma normal ou reduzida *pressão de oxigênio arterial* (PO_2), originando uma vasoconstrição regional no pulmão afetado, e uma normal ou baixa *pressão de dióxido de carbono arterial* (PCO_2). Na ausência de hipertensão pulmonar, a hipoxemia raramente é identificada até o final do curso da doença.

Diversos estudos avaliaram a taxa de declínio da função pulmonar na ES.[40,41] Em um estudo com 38 pacientes com ES, a perda média da capacidade vital foi de 100 mL por ano (sendo a taxa normal de declínio de 20 a 30 mL/ano).[41] Um segundo estudo demonstrou que a perda de capacidade vital foi maior nos pacientes com evidência de uma alveolite ativa no LBA. Uma baixa *capacidade vital forçada* (CVF) indica uma diminuição da função pulmonar.[42] Com frequência, as taxas de declínio são mais elevadas nos primeiros anos da ES, enfatizando a importância da identificação precoce da doença pulmonar. Os testes de exercício da função pulmonar aumentam as desigualdades ventilação/perfusão e também aumentam as anomalias de difusão, resultando em hipoxemia e alargamento da diferença alvéolo-arterial. A ventilação por minuto aumenta geralmente como consequência do aumento da frequência respiratória, ao invés do volume corrente. A ventilação do espaço morto pode aumentar com o exercício, com um aumento da razão do volume de espaço-morto para o volume corrente. Para um determinado grau de envolvimento pulmonar definido por TC, as anormalidades durante as trocas gasosas são mais graves em pacientes com fibrose pulmonar idiopática do que naqueles com fibrose pulmonar intersticial em associação com ES.[37]

Lavado Broncoalveolar

O LBA pode identificar uma alveolite na ES antes do início dos sintomas pulmonares.[43] A alveolite neutrofílica foi descrita por alguns autores para estabelecer uma doença mais progressiva.[40,44,45] No entanto, foi demonstrado que um aumento do número de neutrófilos reflete no aumento da extensão da doença na TC, particularmente nos casos com um padrão reticular; assim, este aumento é provavelmente um marcador da doença mais extensa em vez de um índice independente de progressão da doença.[38,46,47] O LBA não deve ser utilizado isoladamente para determinar o início do tratamento. Muitos pacientes com resultados do LBA aparentemente normais podem apresentar uma progressão da doença.

Biópsia

A biópsia pulmonar cirúrgica praticamente nunca é necessária para o diagnóstico de doença intersticial relacionada à ES, a menos que os achados clínicos e tomográficos sejam atípicos para a DPI na ES ou quando outro diagnóstico for considerado. A biópsia transbrônquica não fornece qualquer informação adicional. Na histopatologia, o padrão mais predominante é o de uma pneumonia intersticial inespecífica, com espessamento das paredes alveolares, células inflamatórias (células mononucleares, granulócitos e plasmócitos), células e proteínas da matriz do tecido conjuntivo combinadas com uma inflamação intra-alveolar (predominantemente composta por macrófagos), proliferação de pneumócitos tipo II e obliteração vascular. A localização é subpleural e basal, e intensa nos segmentos posteriores; os achados macroscópicos de superfície do pulmão assumem uma área de nódulo fino, com uma aparência "cirrótica" nos estágios iniciais e em favos de mel nos estágios mais avançados da doença.[45] Este padrão difere da pneumonia intersticial usual, que exibe um padrão histopatológico homogêneo. Muito menos comumente, um padrão histopatológico da pneumonia intersticial usual é observado. Uma das características da pneumonia intersticial usual é uma aparência heterogênea, com alvéolos normais observados na mesma região, que se apresentam como áreas de extensa remodelação alveolar (áreas de proliferação fibroblástica e fibrose densa). De forma crucial, o resultado não difere concretamente. Na doença idiopática, o padrão de pneumonia intersticial usual está associado com um pior prognóstico em comparação com o padrão de pneumonia intersticial inespecífica.[48a] No entanto, na ES, essa evolução não está relacionada a um padrão histopatológico específico em uma grande série de casos,[45] embora evidências, em uma série menor de casos, indiquem que alguns pacientes com um padrão de pneumonia intersticial usual podem apresentar uma evolução progressiva.[49] No geral, os dados de biópsia cirúrgica não fornecem informações prognósticas suficientes para justificar tal procedimento na ES.

A microscopia eletrônica demonstra lesão precoce das células epiteliais e endoteliais, mesmo sem anormalidades na microscopia de luz. Estudos de autópsia evidenciaram uma pneumopatia difusa em até 80% dos casos e doença vascular pulmonar em até 30%. Em alguns pacientes, com um curso mais acelerado da doença, o exame histopatológico demonstrou um padrão de dano alveolar difuso.[50]

Investigações Sorológicas

Embora a ES seja tradicionalmente definida pela extensão da doença na pele, como descrito anteriormente, o modelo de autoanticorpos parece ser um indicador muito mais forte do envolvimento dos órgãos internos.[51,52] Os anticorpos antinucleares são encontrados em 90% a 100% dos pacientes com ES (cerca de 30% dos indivíduos normais apresentam anticorpos antinucleares com títulos de 1:40). Os três principais autoanticorpos incluem o anticentrômero, observado em 57% dos pacientes com doença cutânea limitada; o anti-topoisomerase (Scl-70), presente em 40% dos pacientes com doença difusa; e PM-Scl, observado em uma pequena parte dos casos em associação com a síndrome de sobreposição polimiosite. A presença simultânea de anticorpos anticentrômeros e Scl-70 é bastante rara. A doença pulmonar difusa é rara na presença de anticorpos anticentrômeros, e o papel protetor para este autoanticorpo tem sido discutido, mas ainda não estabelecido. A fibrose pulmonar intersticial está fortemente associada aos anticorpos Scl-70 e também com a esclerodermia difusa. A doença cutânea limitada se associa com a doença vascular e anticorpos anticentrômeros. As duas formas de doença pulmonar podem progredir para uma hipertensão pulmonar. Outros estudos com autoanticorpos demonstraram associações com envolvimento de órgãos, incluindo um padrão nucleolar associado com pneumopatia difusa e hipertensão pulmonar;[53] o anticorpo contra a B23 (uma fosfoproteína nucleolar) foi associada com a hipertensão pulmonar e a presença do anticorpo antifibrilarina; e os anticorpos anti-Th/To associados à hipertensão pulmonar e doença pulmonar difusa.

Prognóstico

Embora as taxas brutas de mortalidade sejam de 3,9%/ano para os homens e 2,6%/ano para as mulheres, a doença pulmonar continua sendo a causa mais comum de morte em pacientes com ES.[54] Em uma série de casos, a doença pulmonar foi responsável por 21% de todos o óbitos.[55] Existe também um risco aumentado de câncer de pulmão na ES. Com a ampla utilização da *tomografia computadorizada de alta resolução* (TCAR), a DPI leve ou normal é identificada em muitos pacientes com ES, deixando o médico com decisões difíceis sobre introduzir a terapia ou acompanhar atentamente, sem intervenção imediata. Este dilema é mais comum na ES, mas também encontrado em outras DTCs. Na DPI evidentemente grave, a decisão de realizar o tratamento é simples. No entanto, a maioria dos pacientes com ES apresenta uma forma mais branda de envolvimento pulmonar, e um meio confiável de discernir entre a DPI estável e progressiva seria útil no tratamento. Com base nas séries de casos clínicos e experiência acumulada, uma avaliação prognóstica deve se concentrar nessas três considerações principais.

A decisão de tratar os pacientes com ES é mais fortemente influenciada pela extensão da doença na apresentação clínica, como avaliado por testes de função pulmonar (particularmente CVF e DL_{CO}), e a extensão da doença na TC. Um sistema de estadiamento simples, proposto pelo *United Kingdom Raynaud's and Scleroderma Association* (UKRSA) utilizando a extensão da doença na TC (acima e abaixo de 20%) e CVF na apresentação clínica (acima e abaixo de 70%), é altamente distintivo tanto para progressão quanto para óbito (Fig. 65-2).[56] O valor prognóstico do sistema de estadiamento UKRSA foi confirmado,[57] e os limites de gravidade foram praticamente idênticos aos encontrados para identificar a probabilidade de um efeito no tratamento do primeiro estudo controlado de ciclofosfamida oral na ES.[58]

A seleção dos pacientes com necessidade de tratamento também é influenciada pela duração da doença sistêmica. O maior risco de progressão da DPI é durante os primeiros quatro anos de ES. Um declínio precoce de CVF é fortemente preditivo de uma severa DPI subsequente,[59] que na maioria das vezes se desenvolve nos primeiros quatro anos.[60] De forma simples, na ES e em outras DTCs, o desenvolvimento precoce de DPI (leve a moderada) é um provável marcador de progressão rápida da doença, o que deve reduzir o tempo para o início da terapia.

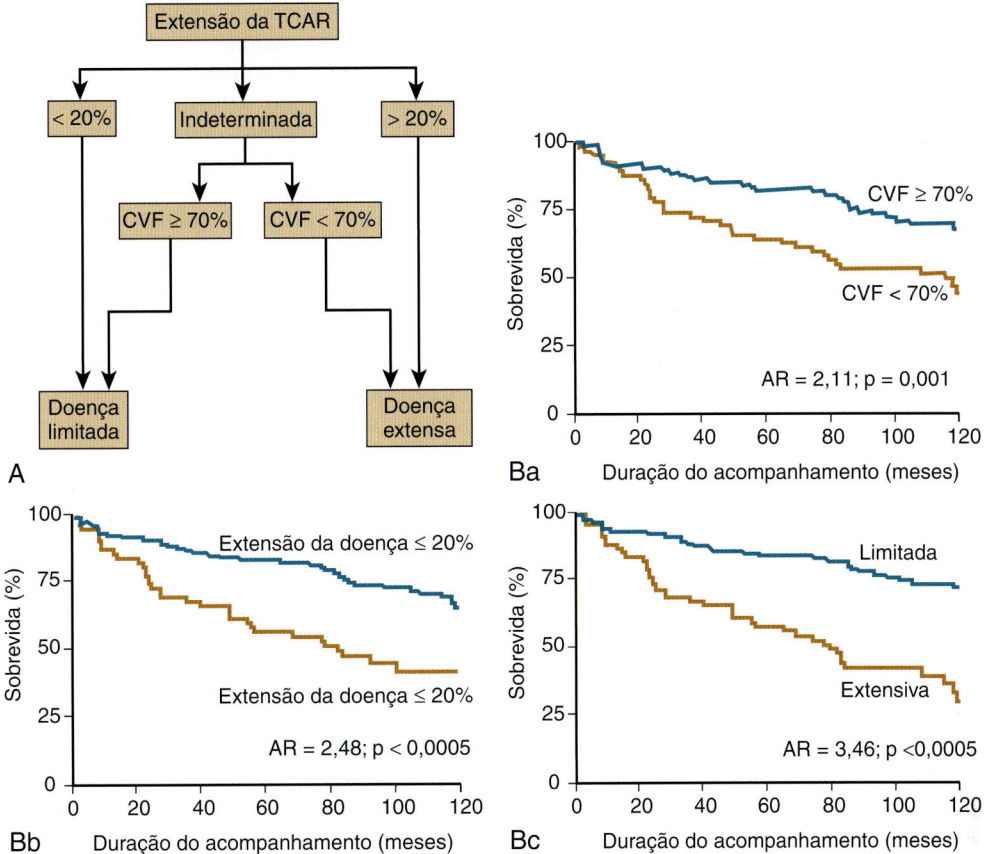

Figura 65-2 Estadiamento de um algoritmo para doença pulmonar intersticial devido à esclerose sistêmica. A, Diagrama de fluxo do sistema de estadiamento limitado/extensivo com a utilização de escores da TC de alta resolução (TCAR) e dados de teste da função pulmonar. A identificação da doença evidente mínima/limitada baseia-se no limiar da extensão da doença de 20% na TCAR contra a doença grave/extensa que é identificada pela extensão da doença na TCAR superior a 20%. Nos casos com uma doença extensa indeterminada na TCAR, um limiar de capacidade vital forçada (CVF) de 70% foi utilizado para separar os casos em doença limitada ou extensa. A TCAR foi classificada em cinco níveis para a extensão total da doença, a extensão de reticulação, proporção de vidro fosco e reticulação grosseira. **B,** Sobrevida comparada entre os subgrupos de pacientes com **(Ba)** níveis de CVF acima e abaixo de um valor de 70%; **(Bb)** extensão da doença na TCAR acima e abaixo de um valor de 20%; e **(Bc)** doença limitada (extensão da TCAR ≤ 10%, ou quando a extensão da TCAR foi de 10% para 30%, CVF ≥ 70%) contra a doença extensa (TCAR >30%, ou quando a extensão da TCAR foi de 10% para 30%, CVF <70%). (Dados de Goh NS, Desai SR, Veeraraghavan S, et al: Interstitial lung disease in systemic sclerosis: a simple staging system. *Am J Respir Crit Care Med* 177:1248–1254, 2008.)

Por fim, a evidência de recente evolução da doença é uma justificativa importante para o tratamento. É importante reconhecer que o valor prognóstico em longo prazo da progressão da doença não foi quantificado na ES ou, na verdade, em qualquer outra DTC. No entanto, declínios nas variáveis de função pulmonar, especialmente na CVF, foram consistentemente preditivos na taxa de mortalidade a longo prazo em outras formas de fibrose pulmonar, e estas observações podem ser razoavelmente extrapoladas para as DTCs.

Embora nenhum algoritmo geral de tratamento para a DIP tenha sido concebido para integrar a duração da doença sistêmica, a evidência de progressão recente e a gravidade da doença, a análise desses três fatores fornece uma base para uma decisão racional sobre o tratamento. Mais recentemente, a atenção concentrou-se em refinar a seleção de pacientes com ES e fibrose pulmonar para participar de ensaios clínicos controlados de tratamento. Para que os efeitos do tratamento sejam demonstrados, é necessário a seleção de pacientes com doença progressiva: o sistema de estadiamento UKRSA foi recentemente aprovado para essa finalidade por um grupo de especialistas.[61] Os biomarcadores podem, em princípio, ser utilizados (tanto na clínica quanto no prognóstico) para selecionar os pacientes para participar dos ensaios, mas até o momento, apesar dos dados preliminares promissores, nenhum biomarcador se encaixa para uso rotineiro.

Tratamento

Vários tipos de tratamentos para a fibrose pulmonar intersticial na ES têm sido explorados.[62,63] A maioria destes incluem a imunossupressão. Alguns estudos não controlados sugeriram uma vantagem no tratamento com ciclofosfamida, em conjunto com a prednisolona, para melhorar a função pulmonar e o prognóstico.[64,65] O *Scleroderma Lung Study* demonstrou um pequeno, mas significativo, benefício da utilização de ciclofosfamida oral em comparação com placebo para CVF, escores de pele, de qualidade de vida e dispneia em 12 meses.[58] O esquema de tratamento com ciclofosfamida oral mais utilizado é o de 2 mg/kg/dia por via oral (até um máximo de 150 mg) com doses moderadamente baixas de prednisolona (10 mg/dia ou 20 mg em dias alternados). Os exames necessários incluem um hemograma completo, testes de função hepática e exames de urina para a evidência de cistite hemorrágica.

A ciclofosfamida intravenosa pode apresentar um melhor perfil de segurança.[66] Estudos com ciclofosfamida intravenosa (750 a 1.000 mg/m^2), administrada em intervalos de duas a quatro semanas durante 6 a 12 meses, obtiveram algum grau de significância, avaliada pelos dados da função pulmonar e TC.[67,68] A semelhança na amplitude dos efeitos do tratamento no *Scleroderma Lung Study*[58] e um ensaio clínico controlado com placebo e ciclofosfamida endovenosa solicitado pela *European*

League Against Rheumatism afirmam que "tendo em conta os resultados de dois ensaios clínicos randomizados de alta qualidade, e apesar da sua toxicidade conhecida, a ciclofosfamida deve ser considerada para o tratamento da ES-DPI".[69] No entanto, não pode ser muito enfatizada essa posição para a ES ou outra DTC, pois é necessário uma cuidadosa seleção de pacientes com doença pulmonar grave ou progressiva, dada a toxicidade associada com a intensa terapia imunossupressora. Em estudos controlados,[58,68] os efeitos do tratamento consistiu, em grande parte, da prevenção ou redução da progressão da doença pulmonar, como avaliado pela função pulmonar em uma série de casos, com a maior vantagem observada em pacientes com extensa doença fibrosante,[58] endossando o importante princípio da intervenção na doença pulmonar fibrosante irreversível, com o objetivo principal de conseguir a estabilização, ao invés da regressão da doença. No entanto, no *Scleroderma Lung Study*, após o término do tratamento ativo, os benefícios terapêuticos foram transitórios. As abordagens no tratamento em longo prazo não foram avaliadas em estudos controlados. Na ES e em outras DTCs, os agentes imunossupressores orais, que são menos tóxicos do que a ciclofosfamida, foram amplamente utilizados (incluindo a azatioprina, o metotrexato e o micofenolato de mofetil) com base na experiência clínica acumulada e em uma pequena série de casos retrospectivos.[71-73] Os dados mais convincentes foram gerados através de uma recente análise retrospectiva de 100 pacientes com DTC, em que o tratamento com o micofenolato de mofetil foi bem tolerado e associado, em média, com a estabilização da fibrose pulmonar durante alguns anos.[74] Os dados de tratamento controlados na ES (e em outras DTCs) se limitaram às estratégias com imunomoduladores. Os novos agentes antifibróticos, com efeitos comprovados no tratamento d fibrose pulmonar idiopática (p. ex., terapia antioxidante,[75] pirfenidona[76]), não foram avaliados nas DTCs. Um estudo controlado por placebo, bem conduzido, com bosentana na fibrose pulmonar da ES foi definitivamente negativo.[77] Um estudo utilizando o interferon-α demonstrou uma maior deterioração da função pulmonar em um ano quando comparado com o placebo.[78] Com o transplante de medula óssea na ES grave e progressiva, melhorias significativas da função pulmonar foram observadas em alguns casos.[79,80] Os dados de teste-piloto mais promissores são relacionados com a utilização de rituximabe na DPI-ES[81,82] e mais convincentes na polimiosite-dermatomiosite[83], especialmente quando administrado como terapia de resgate em pacientes com doença de tecido conjuntivo grave e progressiva, apesar das altas doses de corticosteroides e da terapia imunossupressora.[84,84a] No entanto, a utilização do rituximabe na doença pulmonar na ES e em outras DTCs ainda não está bem estabelecida.

A questão sobre a profilaxia da pneumonia por *Pneumocystis* ainda não foi resolvida. Alguns centros médicos utilizam o cotrimoxazol três vezes por semana se os agentes imunossupressores estiverem sendo administrados.

Foi observado que a terapia com esteroides está associada à crise renal na esclerodermia, na terapia com doses moderadas e altas ($\geq$ 15 mg/dia de prednisona ou equivalente)[85] e, mais recentemente, com doses diárias de prednisolona inferior a 10 mg.[86] No entanto, confusão por gravidade não pode ser excluída, pois os pacientes com doença sistêmica mais agressiva são mais propensos a receber corticosteroides, embora casos ocasionais de crise renal sejam, sem dúvida, associados ao tratamento com corticosteroides em altas doses.[87] Assim, a terapia com baixas doses de esteroides continua a ser justificada como um adjuvante valioso para o tratamento de doenças pulmonares, embora a função renal deva ser monitorizada.

O estágio final da doença pulmonar tem sido tratado com transplante de pulmão único, desde que não haja evidência de atividade da doença em outros órgãos e nenhuma disfunção esofágica importante. Com uma seleção cuidadosa dos pacientes, o resultado do transplante pode não diferir muito dos indivíduos com doença pulmonar difusa idiopática, embora deva ser enfatizado que as contraindicações para o transplante de pulmão, devido à atividade sistêmica da doença, variam muito entre as unidades de transplantes. Na doença terminal, deve-se considerar a oxigenoterapia o tratamento superveniente da insuficiência cardíaca, a infecção e o planejamento da assistência avançado, com especialistas em cuidados paliativos, que muitas vezes apresentam um valor inestimável.

DOENÇA VASCULAR PULMONAR NA ESCLEROSE SISTÊMICA

Ao contrário de outras DTCs, o envolvimento vascular na ES é causado pela fibrose concêntrica das pequenas arteríolas substituindo a íntima e a média normais, mas as lesões plexiformes e a necrose fibrinoide da hipertensão pulmonar primária não são observadas. A doença vascular isolada ocorre, principalmente, na forma limitada da ES. As características associadas são aquelas da síndrome CREST (*calcinose, fenômeno de Raynaud, dismotilidade esofágica, esclerodactilia e telangiectasias*) com telangiectasias proeminentes, doença esofágica, capilares ungueais anormais (capilares dilatados e supressão de alças capilares) e positividade para um anticorpo anticentrômero. A radiografia de tórax, a tomografia computadorizada e LBA estão todos normais. Estudos de função pulmonar mostram uma queda isolada ou desproporcional da DL_{CO}, quantificado por um declínio na DL_{CO} ajustado para o volume alveolar (DL_{CO}/VA ou Kco) ou um aumento da relação DL_{CO}/CVF. Embora a realização de um ecocardiograma anual de rotina tenha sido defendida para todos os pacientes com ES, dados recentes sugerem que as variáveis de transferência além do gás podem razoavelmente ser utilizados para selecionar pacientes para ecocardiografia.[88] Quando o dano do leito vascular pulmonar for extenso (transferência de gases < 50% do esperado), o risco de hipertensão pulmonar aumenta. As taxas de mortalidade aumentam com o avanço da hipertensão pulmonar[90,91] (Cap. 58).

Foi demonstrado que o ecocardiograma se correlaciona com os valores da pressão arterial pulmonar realizada pelo cateterismo cardíaco direito. Os aspectos qualitativos encontrados na ecocardiografia também podem sugerir uma hipertensão pulmonar, mesmo na ausência de uma regurgitação tricúspide, que se opõe à medida do gradiente através da válvula tricúspide e, assim, uma estimativa da pressão da artéria pulmonar. Essas características qualitativas incluem a dilatação do ventrículo direito e a hipertrofia do ventrículo direito. Em geral, o ecocardiograma é moderadamente sensível para o diagnóstico de *hipertensão arterial pulmonar* (HAP; 47% a 88%).[92,93] No entanto, a precisão da ecocardiografia é menor nos níveis limítrofes e leves de hipertensão pulmonar. A ecocardiografia de estresse (exercício) pode ser capaz de identificar uma HAP pré-clínica.[94,95] NT-proBNP, liberados pelos ventrículos cardíacos em resposta ao estiramento, é elevado na ES e inversamente relacionado com a transferência de gases. Níveis elevados de NT-proBNP podem prever o desenvolvimento de hipertensão pulmonar em ES.[96,97] Pior classe funcional e prejudicada de DL_{CO} prevê os piores resultados na esclerodermia associada à HAP.[97a]

Embora novas opções terapêuticas estejam surgindo, o tratamento ideal da doença vascular pulmonar (Cap. 58) na ES ainda não foi estabelecido. Os antagonistas dos canais de cálcio têm sido utilizados ao longo da história, mas a dosagem necessária para reduzir a limitação vascular pulmonar muitas vezes faz com que ocorram quedas inaceitáveis de pressão do lado esquerdo e também o desenvolvimento de edema periférico. Os análogos da prostaciclina causam uma potente vasodilatação pulmonar e sistêmica, e inibem a agregação plaquetária. Os análogos da prostaciclina, por via intravenosa ou subcutânea, levaram a uma melhor resistência vascular pulmonar, pressão pulmonar, e às distâncias de caminhada de 6 minutos no prazo agudo e mais longo.[98-100] As dosagens exatas ainda precisam ser validadas, no entanto, a iloprosta inalada também pode melhorar a capacidade de exercício e a hemodinâmica cardiopulmonar.[101] Foi demonstrado que o antagonista oral do receptor ET1 permitiu um aumento na capacidade de exercício e hemodinâmica em pacientes com HAP e DTC (incluindo a ES).[102-104] Do mesmo modo, a sildenafila, um inibidor da fosfodiesterase-5, induziu a uma melhora na capacidade de exercício e hemodinâmica em pacientes com HAP (incluindo os pacientes com ES).[105,106] O equilíbrio correto destas terapias, incluindo a terapia de combinação, ainda precisa ser determinado através de estudos controlados. É importante considerar que a terapia direcionada para a HAP nunca deve ser introduzida sem a colocação prévia de um cateter cardíaco direito, pois um rápido edema pulmonar fatal pode ocorrer pela disfunção ventricular esquerda oculta (devido ao envolvimento da ES ou por uma doença cardíaca não relacionada). Novas terapias, como o imatinibe, um antagonista do fator de crescimento derivado de plaquetas, apresentaram resultados promissores em estudos com animais.[107]

OUTRAS COMPLICAÇÕES PULMONARES

A pneumonia aspirativa clássica é incomum, especialmente em relação à prevalência da disfunção esofágica na ES. Ainda não está claro se as microaspirações de refluxo podem, em alguns casos, servir como um importante cofator que leva à progressão da doença pulmonar e, por isso, o tratamento do refluxo sintomático é aconselhável. A doença pleural é incomum. Raramente, o grau de tensão da pele sobre a parede torácica produz uma restrição extrínseca da ventilação. Ocasionalmente, a primeira manifestação de doença no parênquima pulmonar é a pneumonia em organização, que responde bem aos corticosteroides, assim como em outras situações.

ARTRITE REUMATOIDE

Os critérios revisados da *American Rheumatism Association* para a classificação da *artrite reumatoide* (AR) exigem que pelo menos quatro dos critérios listados na Tabela 65-5 estejam presentes em um período mínimo de 6 semanas.[108]

EPIDEMIOLOGIA E FATORES DE RISCO

A incidência de AR varia de 0,2 a 3/1.000 indivíduos/ano (<0,5/1.000 indivíduos/ano na maioria dos estudos), com uma incidência crescente com o aumento da idade (sétima década de vida). Em adultos brancos, a prevalência de AR varia de 0,5% a 2%, com uma proporção entre homens e mulheres que varia de 1:2 e 1:4. Dependendo da gravidade da doença (como verificado por escalas de deficiência e a necessidade de corticoterapia de longa duração), a taxa de mortalidade da AR pareada por idade é até duas vezes maior do que na população em geral, com um aumento da mortalidade sendo atribuída às complicações cardiorrespiratórias.[109,110] A prevalência de AR é semelhante em todo o mundo. Elementos a favor de uma predisposição genética incluem agrupamentos e associações familiares e de gêmeos entre a AR e os alelos HLA-DRB1.[111] Os fatores hormonais podem desempenhar um papel importante na AR, considerando o predomínio pelo gênero feminino e uma incidência reduzida durante a gravidez. Os agentes infecciosos e os fatores socioeconômicos não foram demonstrados como fatores etiológicos importantes.

MANIFESTAÇÕES PULMONARES

As manifestações pleuropulmonares são múltiplas e estão listadas na Tabela 65-5 e demonstradas na Figura 65-3.

Fibrose Pulmonar Intersticial

A fibrose pulmonar intersticial da AR apresenta uma maior prevalência em indivíduos do gênero masculino (proporção entre homens e mulheres de 3:1).[112] Títulos elevados de fator reumatoide[113] e a presença de nódulos reumatoides estão associados com um aumento da prevalência de fibrose pulmonar na AR. O tabagismo é um fator de risco para o desenvolvimento de uma fibrose pulmonar evidente na AR[113,116] e também está associado com a doença subclínica.[117,118] Na presença de genes de suscetibilidade HLA-DR, o tabagismo está fortemente associado ao desenvolvimento de anti-citrulina AR positiva.[116,116a-c] Foi sugerido que a soropositividade para AR realmente começa nos pulmões.[119]

Tabela 65-5 Artrite Reumatoide

CRITÉRIOS PARA O DIAGNÓSTICO*

Rigidez matinal (com duração de pelo menos 1 hora)

Artrite (inchaço dos tecidos moles ou fluído) de 3 ou mais articulações (PIP, MCP, punho, cotovelo, joelho, tornozelo e as articulações MTP)

Artrite de articulações das mãos (inchaço de pelo menos um pulso, MCP ou articulação PIP)

Artrite simétrica (isto é, envolvimento simultâneo das mesmas articulações nos dois lados do corpo)

Nódulos reumatoides

Soropositividade para o fator reumatoide (a um nível <5% dos controles normais positivos)

Alterações típicas da artrite reumatoide na radiografia da mão ou pulso

MANIFESTAÇÕES PULMONARES

Fibrose pulmonar intersticial

Pneumonia em organização

Bronquiolite obliterante

Bronquiolite folicular

Bronquiectasia

Vasculite

Nódulos

Doença pleural

Pneumonia intersticial linfocítica

Induzido por droga

*Pelo menos 4 critérios em um período mínimo de 6 semanas.
MCP, metacarpofalângicas; MTP, metatarsofalângica; PIP, interfalangianas proximais.

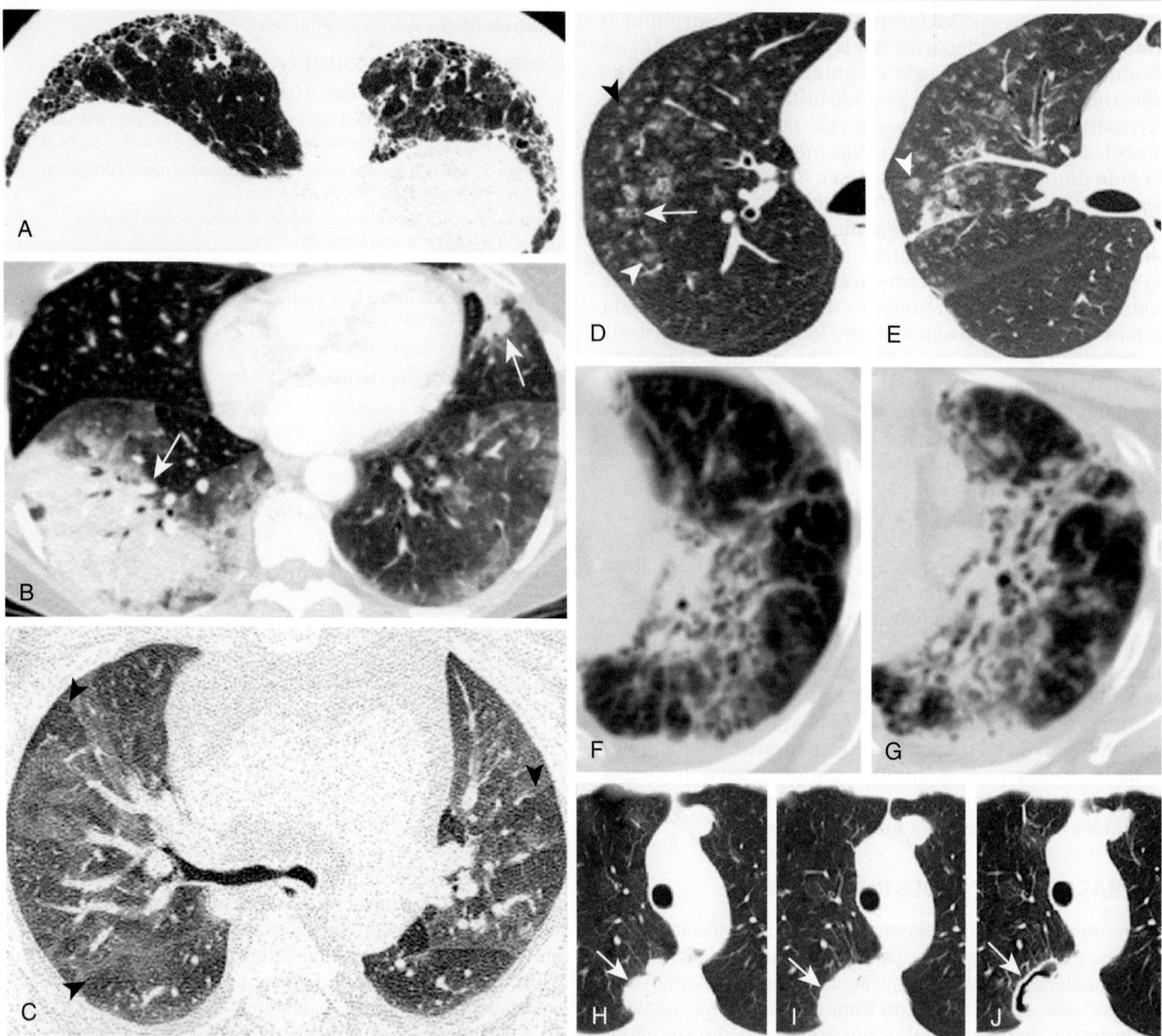

Figura 65-3 Anormalidades pulmonares associadas à artrite reumatoide demonstradas na TC axial de tórax. A, Padrão de pneumonia intersticial usual (PIU). Imagem de TC de alta resolução (TCAR) axial demonstrando reticulação grosseira subpleural e basal, distorção arquitetural e faveolamento idêntico ao padrão de PIU em pacientes com fibrose pulmonar idiopática. **B,** Pneumonia em organização. Imagem de uma TCAR axial demonstrando consolidação periférica bilateral (setas). **C,** Bronquiolite obliterante. Imagem de uma TCAR axial em posição supina exibindo extensas áreas multifocais, bilaterais, de baixa atenuação (pontas de setas) que refletem o aprisionamento de ar, devido a uma pequena obstrução das vias aéreas. **D e E,** Imagens de TCAR axial em posição supina exibindo nódulos centrolobulares de opacidade em vidro fosco (pontas de setas) no lobo superior direito, alguns dos quais demonstram cavitação precoce (seta), representados na biópsia como uma bronquiolite folicular. **F e G,** Imagens de TCAR axial em posição supina demonstrando bronquiectasias no lobo superior esquerdo, que progrediram em um intervalo de quatro anos entre os dois exames. **H-J,** Imagem de TCAR axial em posição supina exibindo um alargamento progressivo de um nódulo reumatoide (setas) durante um ano (**H e I**), com o desenvolvimento de uma cavitação após três anos (**J**). (Cortesia do Dr. Michael Gotway, MD.)

No início da doença, um infiltrado linfocitário intersticial é muitas vezes a anormalidade predominante[120] e os folículos peribronquiolares proeminentes, contendo agregados de linfócitos com centros germinativos, são também frequentemente observados.[121] Na doença de longa duração, a fibrose é predominante, podendo resultar em alterações císticas ou faveolamento. É difícil estimar a prevalência exata das subcategorias da fibrose pulmonar intersticial, pois, nas séries de casos históricas, as descrições histopatológicas da "fibrose intersticial" não foram detalhadas. Tanto a pneumonia intersticial inespecífica quanto a pneumonia intersticial usual estão presentes em proporções significativas nos pacientes com fibrose intersticial.[122,123] A pneumonia intersticial usual está associada com um resultado melhor quando comparada às da DTCs em um cenário idiopático.[48,124,125] No entanto, na AR, a pneumonia intersticial usual apresenta uma pior evolução quando comparada à pneumonia intersticial inespecífica.[126,127] Além disso, a pneumonia intersticial usual apresenta um pior prognóstico na AR do que em outras DTCs.[128]

No entanto, mesmo considerando este fato, o prognóstico dos pacientes com AR e pneumonite intersticial usual, na série de casos supracitada, foi um pouco melhor do que o da fibrose pulmonar idiopática, de acordo com as tendências observadas nas séries histológicas de Park.[125] No entanto, também é claro que um subconjunto de pacientes com AR e pneumonia intersticial usual apresentam curso progressivo semelhante ao da fibrose pulmonar idiopática, especialmente quando as alterações observadas na TCAR são semelhantes às da fibrose pulmonar idiopática clássica (Figs. 65-3A e 18-23), com predomínio de alteração basal subpleural em favos de mel e pouca ou nenhuma opacidade em vidro fosco.[129] Em geral, as biópsias cirúrgicas pulmonares não são realizadas para ser um indicador de prognóstico na DTC.

Na fibrose pulmonar em AR, não está claro que o conhecimento do padrão histológico contribui utilmente para avaliação da TCAR na avaliação prognóstica, embora biópsias cirúrgicas sejam realizadas em alguns centros; em uma série de biópsias a céu aberto realizadas no século passado em voluntários com AR (alguns sem evidência clínica de DPI), a fibrose pulmonar foi observada em 60% dos pacientes.[130]

Reduções na DL_{CO} são encontradas em 40% dos pacientes não selecionados com AR.[131] No entanto, uma evidente fibrose pulmonar na radiografia está presente em apenas 1% a 5% dos pacientes com AR (com base em três grandes séries de radiografia de tórax).[114,117,132] Na maior série prospectiva relatada até o momento, 150 pacientes consecutivos foram rastreados com doença pulmonar.[133] Destes, 19% apresentaram evidência de fibrose intersticial na TC, que foram muitas vezes sutis; 43% dos indivíduos com anormalidades intersticiais também apresentaram bolhas enfisematosas. As anomalias nas radiografias de tórax foram identificadas em apenas 14% de toda a coorte, mas anomalias fisiológicas foram observadas em 82% (transferência de gases) e 14% (distúrbio ventilatório de padrão restritivo).[133] A gravidade da doença avaliada na TC geralmente reflete o comprometimento funcional.[134-136]

O sintoma mais frequente é a dispneia, embora ela possa ser mascarada por uma perda geral de mobilidade, devido à doença sistêmica. O quadro clínico geralmente é idêntico ao da fibrose pulmonar idiopática, com crepitações bilaterais, predominantemente basais, taquipneia, cianose e insuficiência cardíaca direita na doença avançada. O hipocratismo, que é ocasionalmente impressionante, é mais prevalente do que em outras DTCs. A doença progressiva grave com necessidade de hospitalização pode estar associada à cor pulmonale e insuficiência respiratória e apresenta um prognóstico ruim, com uma taxa de sobrevida em 5 anos inferior a 50%.[53] Um subgrupo de pacientes apresenta a doença com um curso mais indolente, que evolui pouco durante o acompanhamento prolongado. Um forte preditor de declínio é uma transferência de gases inferior a 55% do previsto na apresentação clínica.[137]

Pneumonia em Organização

A pneumonia em organização é caracterizada por tampões de tecido de granulação nos espaços aéreos distais, incluindo os bronquíolos terminais, associados com infiltrado linfocitário dentro das paredes bronquiolares bem preservadas e do interstício pulmonar circunjacente. A pneumonia em organização apresenta um perfil muito diferente da bronquiolite obliterante (também encontrada na AR), com uma apresentação clínica de pneumonia (em oposição à obstrução do fluxo de ar), uma consolidação multifocal na radiografia de tórax e TC (Fig. 65-3B), um defeito funcional restritivo e uma chance muito maior de responsividade aos corticosteroides do que a bronquiolite obliterante (com um bom resultado em 15 dos 17 primeiros casos notificados).[138] A pneumonia em organização é mais comum na AR do que em outras DTCs (com exceção da miopatia inflamatória e da doença mista do tecido conjuntivo). Em uma série de 40 pacientes com AR submetidos a biópsia pulmonar a céu aberto, a pneumonia em organização (seis casos) apresentou uma prevalência semelhante à da fibrose intersticial (cinco casos)[139], no entanto, a pneumonia em organização pode ter sido super-representada devido a sua apresentação aguda (e, portanto, uma necessidade maior para chegar a um diagnóstico histológico definitivo).

Um bom prognóstico geralmente observado na pneumonia em organização tem sido enfatizado na literatura médica, mas uma minoria de pacientes com AR e pneumonia em organização progride para uma insuficiência respiratória e óbito, apesar do tratamento.

Bronquiolite Obliterante

A *bronquiolite obliterante* (BO) na AR foi agora descrita em numerosos relatos de casos e em pequenas séries. A BO (sinônimo de bronquiolite obliterante e bronquiolite constritiva) é caracterizada histopatologicamente pela destruição da parede bronquiolar pelo tecido de granulação, obliteração do lúmen e eventual substituição do bronquíolo por um tecido fibroso. Existem provas circunstanciais que sugerem que, em alguns casos, a BO pode ser precedida por um exsudado inflamatório; a inflamação bronquiolar proeminente pode ser encontrada em pacientes com poucos sintomas e um quadro evolutivo mais curto.[140] A expressão dos antígenos HLA B40 e DR1 está aumentada na BO associada à AR (mas não na BO isolada).[141]

Nas primeiras descrições, a "marca registrada" de BO era uma progressão rápida, muitas vezes fatal; no entanto, como a consciência do clínico sobre a doença era baixa, os pacientes com doença avançada e progressiva foram, sem dúvida, sobre-representados. Existe uma grande diferença na velocidade de progressão, com alguns pacientes apresentando uma doença indolente;[142] o uso de TC em pacientes com AR com suspeita de complicações pulmonares já identificou um subgrupo com bronquiolite oculta (Fig. 65-3C), muitas vezes associada com DPI. A prevalência de BO sem sintomas em pacientes com AR não selecionados permanece incerta, com a obstrução do fluxo aéreo inexplicável identificado em uma minoria significativa (incluindo muitos pacientes não fumantes) em um estudo,[143] mas nenhum aumento na prevalência das anormalidades da função pulmonar sugestivas de uma doença isolada das pequenas vias aéreas em duas subsequentes séries controladas.[144,145]

Duas importantes associações com o desenvolvimento de BO na AR foram relatados. É provável que a síndrome de Sjögren secundária seja um importante fator predisponente, sendo associado com BO em cinco de seis pacientes com AR em uma série de casos[142], o espectro de anormalidades histopatológicas nestes casos, que vão de uma infiltração linfocíticaperibronquiolar à destruição de pequenas vias aéreas foi análoga às alterações observadas na glândula parótida na síndrome de Sjögren.

Como a presença ou ausência da síndrome de Sjögren não está bem documentada, em muitos relatos de BO na AR, a importância da associação com a síndrome de Sjögren, neste contexto, permanece incerta. Mais controversa ainda é a associação relatada entre a BO e a utilização de penicilamina, primeiramente relatada no final de 1970.[146]

Depois de uma série de relatos de casos e pequenas séries, uma prevalência significativamente maior de BO foi identificada em pacientes com AR que utilizavam penicilamina (3 de 133) do que em outros pacientes com AR (0 de 469) em uma grande coorte.[140] É possível que o desenvolvimento de BO e a utilização de penicilamina sejam marcadores de uma AR mais agressiva e estejam associados por essa razão, no entanto, uma BO foi desenvolvida em um período inferior a um ano após a introdução da penicilamina em 19 dos primeiros 20 casos[140] e, assim, é improvável que essa associação seja inteiramente falsa. Como a BO tem sido relatada em muitos pacientes com AR que não utilizam penicilamina, é provável que uma predisposição subjacente à BO na AR seja revelada pela penicilamina (que interrompe ligação do colágeno e, portanto, interfere com o reparo tecidual). A relação entre a BO e a terapia com ouro foi sugerida, mas não foi endossada pela experiência clínica recente.

Bronquiolite Folicular

A *bronquiolite folicular* (BF) é caracterizada pela compressão externa dos bronquíolos pelos folículos linfoides hiperplásicos, com infiltração linfocítica variável da parede bronquiolar. A BF está associada mais comumente com AR do que com outras DTCs[147] e é frequentemente encontrada incidentalmente na biópsia pulmonar em pacientes com AR e fibrose pulmonar intersticial. Nenhum mecanismo causal foi identificado, e não está claro se a BF predispõe ao desenvolvimento subsequente da BO. Quando isolada, a BF simula uma DPI com opacidades nodulares ou reticulares na radiografia de tórax e um padrão de comprometimento funcional, que pode ser restritivo ou obstrutivo. Uma BF isolada e clinicamente significativa é rara na AR, mas seu reconhecimento é importante porque uma resposta à corticoterapia, embora não seja a regra, é muito mais provável do que na BO; em seis dos nove primeiros casos, a doença estabilizou ou regrediu com o tratamento.[138] Em um estudo com TC de pacientes com BF comprovada histopatologicamente, as características mais proeminentes foram nódulos centrolobulares (Fig. 65-3D e E) e peribronquiolares em conjunto com aumentos irregulares em vidro fosco atenuados em uma distribuição broncocêntrica.[148]

Bronquiectasia

A prevalência de bronquiectasia em AR é maior do que em outras DTCs. Uma revisão da literatura identificou 289 pacientes com bronquiectasia associada a AR (relatos desde 1928); no entanto, como os sintomas respiratórios precedem às manifestações sistêmicas da AR em 90% dos casos, talvez seja provável que a associação da possibilidade seja responsável por uma proporção elevada de casos relatados precocemente.[149] Embora fortemente associado à AR em um estudo,[150] em uma avaliação prospectiva de 50 pacientes com AR, a bronquiectasia estava presente em 30% dos exames de TC (Fig. 65-3F e G).[151] A bronquiectasia na AR não está associada com uma doença sistêmica mais agressiva e, muitas vezes, é clinicamente silenciosa, com pouca ou nenhuma produção de muco e um curso menos progressivo e debilitante do que em pacientes com bronquiectasia idiopática.

Vasculite Pulmonar

É surpreendente que a vasculite pulmonar seja relatada raramente na AR, devido à relativa alta prevalência de vasculite sistêmica nessa doença. A hipertensão pulmonar resultante da doença vascular pulmonar (em oposição à fibrose pulmonar extensa) é incomum, no entanto, casos ocasionais de vasculite pulmonar foram encontrados na autópsia.[147] De forma semelhante, a hemorragia alveolar difusa é uma complicação rara na AR.

Nódulos Reumatoides Pulmonares

Os nódulos reumatoides pulmonares podem ser únicos ou múltiplos e são encontrados na radiografia de tórax em menos de 1% dos pacientes com AR. Em geral eles estão associados com os nódulos reumatoides localizados em outras partes do corpo.[152] Ocasionalmente, os nódulos reumatoides pulmonares precedem o desenvolvimento da doença sistêmica. Esses nódulos são circunscritos, com necrose central, contendo células epitelioides em paliçada e envoltas por fibrose e infiltrado linfocitário. Nódulo com cavitação provoca ocasionalmente hemoptise e pneumotórax, podendo resultar na ruptura de nódulos subpleurais. Uma infiltração difusa por pequenos nódulos que levam à insuficiência respiratória também foi relatada.[153] No entanto, os nódulos geralmente se apresentam como anormalidades assintomáticas nos exames de imagem (Fig. 65-3H-J) e podem variar em tamanho de acordo com a atividade da artrite subjacente; assim, quando solitário, seu crescimento, avaliado pela radiografia de tórax, pode simular uma malignidade. A síndrome de Caplan consiste na associação de nódulos (únicos ou múltiplos) com pneumoconiose dos trabalhadores de carvão, que muitas vezes é insignificante, sugerindo que a formação de nódulos resulta de uma reação de hipersensibilidade à poeira de carvão inalado e talvez amplificado por uma hiperatividade imunológica.

Doença Pleural

A doença pleural é observada na autópsia em aproximadamente 50% dos pacientes,[115] e 20% apresentam uma história de dor torácica pleurítica[154]. No entanto, os derrames pleurais são encontrados em menos de 5%,[113,114] geralmente em homens,[152] e são frequentemente assintomáticos, sendo muitas vezes identificados na radiografia de tórax de rotina. Em poucos casos, a dor pleural e a febre são proeminentes, e a exclusão de empiema (que pode ser mais prevalente na AR) é necessária. Ocasionalmente, os derrames podem se desenvolver de forma aguda em associação com pericardite ou exacerbação de artrite; mais tipicamente, as anormalidades radiográficas são de origem crônica, muitas vezes permanecendo inalteradas durante anos. O fluido é um exsudato, com um baixo nível de glicose (correlacionando deficientemente com a glicemia),[155] um pH baixo e, geralmente, com uma linfocitose predominante (embora uma neutrofilia possa ser ocasionalmente encontrada). Títulos elevados de fator reumatoide no líquido pleural tendem a refletir os níveis séricos e apresentam pouco valor diagnóstico independente.

Outras Complicações Pulmonares

Outras complicações pulmonares da AR são raras. A pneumonia intersticial linfocítica é um achado ocasional nas biópsias pulmonares[139] e responde variavelmente à terapia com corticosteroides. Foi relatada uma fibrose apical que mimetiza a doença pulmonar da espondilite anquilosante.[156] Uma cavitação apical extensa, na ausência de nódulos ou outras causas de doença fibrocavitária (incluindo a tuberculose), foi descrita num pequeno número de casos e pode seguir um curso fulminante.[157] A amiloidose pulmonar tem sido relatada ocasionalmente. A incidência da hipertensão pulmonar secundária aumenta com o tempo, a partir do diagnóstico.[158] A infecção do trato respiratório inferior é aumentada em frequência na AR; a broncopneumonia é um evento terminal comum, respondendo por 15% a 20% das mortes em pacientes com AR.[159,160] Foi relatado um aumento no desenvolvimento de câncer de pulmão em pacientes com AR.[161]

Doença Pulmonar Induzida por Drogas

A doença pulmonar induzida por drogas constitui um problema específico na AR, devido ao uso generalizado de metotrexato na prática clínica de rotina, e a doença pulmonar tem sido relatada em 3% a 18% dos pacientes com AR submetidos ao tratamento com metotrexato.[162,163] A pneumonite por metotrexato é potencialmente fatal. Apresenta-se com tosse, dispneia, febre, crepitações disseminadas e opacidades pulmonares na radiografia de tórax e TC, que pode ser focal ou difusa.[164] Embora a apresentação seja às vezes explosiva, mais frequentemente, o início é subagudo (com sintomas evoluindo por até dois meses antes do diagnóstico);[164] 50% dos casos são diagnosticados no período de 4 meses após início da terapia com metotrexato.

Como as características clínicas e radiográficas são inespecíficas, a doença pulmonar induzida pelo metotrexato deve sempre ser considerada no paciente submetido ao tratamento e com doença pulmonar progressiva. Infelizmente, os achados histopatológicos são inespecíficos, apesar de apresentarem um infiltrado linfocitário evidente e, este fato, aumenta a probabilidade de uma pneumonite por metotrexato.[165] Existem evidências conflitantes se a doença pulmonar preexistente predispõe a lesão pulmonar causada pelo metotrexato, mas as evidências atuais não sugerem que o comprometimento funcional seja uma contraindicação absoluta para a sua utilização (embora se recomende precaução quando a reserva pulmonar estiver grosseiramente comprometida, e sua utilização não é indicada para os pacientes com toxicidade prévia ao metotrexato).[164,166] A toxicidade pulmonar pelo metotrexato está associada a uma taxa de mortalidade de 15% a 20%;[164] mas o componente linfocítico da doença é total ou parcialmente reversível, caso ocorra a retirada imediata do metotrexato e a instituição precoce da terapia com esteroides.

A toxicidade pulmonar na AR também foi documentada com a utilização da sulfassalazina, terapia com ouro e penicilamina (discutido anteriormente; ver Cap. 71). As opacidades pulmonares (devido a pneumonia em organização) foram associadas com a utilização da Sulfassalazina, mais comumente presentes nos lobos superiores; este efeito colateral é raro na AR, com apenas alguns casos notificados (mais casos foram relatados na colite ulcerativa).[167]

A doença pulmonar induzida por sais de ouro se apresenta sob a forma de opacidades alveolares adjacentes a feixes broncovasculares, melhor demonstrada pela TC de alta resolução, e, muitas vezes associada com febre ou erupção cutânea, títulos relativamente baixos de fator reumatoide e uma linfocitose no LBA.[168] Na maioria dos pacientes com toxicidade ao ouro ou sulfassalazina, a doença pulmonar regride em grande parte com a suspensão do agente e a introdução da corticoterapia.

Existem diversos relatos de DPI rapidamente progressiva associada às terapias com anti-TNF-α, incluindo o etanercepte e o infliximabe, embora haja opiniões divergentes se esses relatos verdadeiramente indicam uma toxicidade às drogas ou refletem o uso seletivo dessas terapias na AR mais agressiva. A variedade de casos sobre toxicidade que foram relatada varia de infecção (com especial destaque para a reativação da tuberculose) e, sem dúvida, uma verdadeira associação da doença intersticial e vasculite.[169,170] A leflunomida também foi associada com nódulos pulmonares reumatoides e doença intersticial.[171,172]

Exacerbações Agudas da Doença Pulmonar Intersticial

As exacerbações agudas da DPI, que representam o desenvolvimento de um dano alveolar difuso, são menos prevalentes na DTC do que na fibrose pulmonar idiopática. Nas duas condições, as características que pioram o quadro incluem a dispneia, com um período superior a duas e quatro semanas, novas opacidades em vidro fosco na TCAR e a ausência de infecção ou outras causas aparentes de declínio.[173] As exacerbações agudas são mais comuns na AR do que em outras DTCs, com uma alta taxa de mortalidade precoce.[174-176] Os "acionadores" das exacerbações agudas não foram identificados na AR e não existe atualmente nenhuma terapia comprovada, embora a utilização de corticosteroides em altas doses seja normalmente administrada.

TESTES DE FUNÇÃO PULMONAR

Os padrões de comprometimento funcional na AR foram variáveis em populações não selecionadas, com a obstrução do fluxo aéreo em um achado predominante em uma coorte,[143] mas reduções na DL_{CO} relacionada à fibrose intersticial oculta estava presente em pelo menos 40%.[131] A inconsistência nos dados publicados podem ser atribuídas às seguintes variáveis: tabagismo e variações no tipo e gravidade da doença pulmonar associada. A obstrução do fluxo aéreo pode resultar em bronquiectasia ou BO. A fibrose pulmonar intersticial, a pneumonia em organização e a pneumonia intersticial linfocítica podem originar defeitos restritivos.

CARACTERÍSTICAS RADIOGRÁFICAS

Nas radiografias de tórax de pacientes com AR não selecionados, as características indicam que a DPI seja encontrada em 1% a 5% dos casos.[113,114,132,135] Em poucos casos, as características da fibrose pulmonar intersticial são indistinguíveis da fibrose pulmonar idiopática, com opacificações intersticiais basais simétricas na doença limitada e anormalidades reticulares grosseiramente difusas na doença extensa. Na maioria dos casos, as características da TC são intermediárias entre a fibrose pulmonar idiopática (Fig. 65-3A) e a pneumonia intersticial inespecífica, ou são sugestivas do último padrão.[177] As opacidades em vidro fosco, que consiste de um aumento irregular ou difuso na densidade pulmonar, provavelmente denotam características histopatológicas inflamatórias ou fibrose intralobular fina, assim como em outras doenças pulmonares fibrosantes. Os nódulos reumatoides (Fig. 65-3H-J) são geralmente discretos e pequenos na radiografia, mas muitas vezes são múltiplos e podem chegar até 7 cm de diâmetro; na síndrome de Caplan, os nódulos aparecem em culturas, crescem rapidamente e podem sofrer cavitação.

Outros aspectos radiográficos do tórax na AR incluem a consolidação focal (na pneumonia em organização [Fig. 65-3B], pneumonia infecciosa e doença pulmonar induzida pelo metotrexato); áreas focais de hiperinflação (na BO [Fig. 65-3C]); e espessamento ou derrame pleural.

A característica principal da TC na pneumonia em organização é a consolidação irregular bilateral do espaço aéreo (muitas vezes associada com opacidades em vidro fosco), que com frequência é predominantemente subpleural,[178] mas pode ter uma distribuição broncovascular (Fig. 65-3B).[179] Pequenos nódulos (≤ 1 cm de diâmetro) são comuns na pneumonia em organização; pequenos derrames pleurais e fibrose limitada (provavelmente resultante da inflamação prolongada sem tratamento) são achados ocasionais.

Na bronquiolite, as estruturas bronquiolares são ocasionalmente visualizadas diretamente na TC como opacidades micronodulares, centrolobulares e estruturas de ramificação periférica, denotando um espessamento evidente da parede bronquiolar; estas características podem ser mais frequentes na BF.[180] Em BO, áreas de densidade pulmonar reduzida em uma distribuição irregular ("perfusão em mosaico", Fig. 65-3C) estão associadas a uma redução do calibre dos vasos pulmonares nas áreas de opacidades atenuadas, indicando uma vasoconstrição hipóxica regional em áreas de bronquiolite grave. As bronquiectasias e o espessamento da parede brônquica na TC são comuns na bronquiolite constritiva.

TRATAMENTO DE COMPLICAÇÕES PULMONARES

Em geral, o tratamento da DPI é realizado com o uso de corticosteroides, com ou sem agentes imunossupressores. No

Tabela 65-6 Lúpus Eritematoso Sistêmico

CRITÉRIOS PARA O DIAGNÓSTICO*
Eritema malar
Eritema discoide
Erupção cutânea por fotossensibilidade
Ulceração oral ou nasofaríngea
Artrite não erosiva envolvendo duas ou mais articulações periféricas
Serosite (pleurite ou pericardite)
Distúrbio renal (proteinúria persistente ou cilindros celulares)
Doença neurológica (convulsões inexplicáveis ou psicose)
Desordem hematológica (anemia hemolítica, leucopenia, linfocitopenia ou trombocitopenia)
Desordem imunológica (célula LE positiva, anticorpo anti-DNA, anticorpos anti-Sm, sorologia para sífilis falso-positivo)
Anticorpos antinucleares elevados

MANIFESTAÇÕES PULMONARES
Pneumonite lúpica aguda
Fibrose pulmonar intersticial
Vasculite pulmonar
Hemorragia alveolar difusa
Hipertensão pulmonar
Síndrome do pulmão encolhido
Síndrome do anticorpo antifosfolipídeos
Pneumonia em organização
Doença pleural

LE, lúpus eritematoso.
*Mínimo de quatro critérios é necessário.

---

entanto, quando as características da TC são semelhantes às da fibrose pulmonar idiopática, a imunomodulação e, especialmente, a terapia com corticosteroides em altas doses devem ser utilizadas com cuidado, devido ao recente relato de alta toxicidade na fibrose pulmonar idiopática com esta abordagem.[181] É razoável argumentar que, as altas doses de corticosteroides devem ser, em grande parte, limitadas aos pacientes com suspeita de toxicidade pulmonar induzida por drogas ou dano alveolar difuso. Devido ao pequeno número, os regimes ainda não são confiáveis. A pneumonia em organização e a pneumonite por metotrexato normalmente respondem bem ao tratamento. A regressão da doença é muito variável na BF e pneumonia intersticial linfocítica, e praticamente nunca observada na BO. A função pulmonar pode melhorar em resposta ao tratamento da fibrose pulmonar intersticial, mas, na maioria dos casos, o objetivo principal é evitar a progressão da doença, especialmente quando a doença pulmonar for extensa.

LÚPUS ERITEMATOSO SISTÊMICO

O *lúpus eritematoso sistêmico* (LES) é uma doença inflamatória multissistêmica de etiologia desconhecida, com manifestações clínicas e laboratoriais polimórficas, e curso e prognóstico variáveis. Em 1982, o *American College of Rheumatology* revisou os critérios para o diagnóstico de LES, em que necessitam de um mínimo de quatro dos critérios listados na Tabela 65-6 (mas às vezes pode ser diagnosticado com menos de quatro critérios).[182]

EPIDEMIOLOGIA E FATORES DE RISCO

O LES ocorre em todo o mundo; a sua prevalência varia de 12 a 50/100.000 indivíduos/ano, e a incidência varia de 1,8 a 7,6/100.000 indivíduos/ano.[183] Apresenta uma maior prevalência em indivíduos do gênero feminino (seis a dez vezes mais comum), e essa doença é três vezes mais comum em afro-americanos do que em brancos. A taxa de sobrevida em 5 anos é superior a 90%, mas a taxa de mortalidade é três vezes maior do que na população geral. A contribuição genética para essa doença inclui uma alta prevalência em gêmeos monozigóticos, agregação familiar, e as associações entre LES e HLA-DR2, HLA-DR3 e o alelo nulo de C4A. Nenhum fator ambiental ou infeccioso foi associado como sendo um agente etiológico importante.

MANIFESTAÇÕES PULMONARES

As manifestações pleuropulmonares do LES estão listadas na Tabela 65-6.

Doença Pulmonar Difusa

A doença pulmonar difusa na biópsia do pulmão ou na autópsia foi relatada em 4%, 33% e 70% dos pacientes com LES.[185-187] Essas diferenças marcantes, sem dúvida, refletem nas variações dos critérios para o diagnóstico histopatológico. Na série de maior prevalência, um espessamento intersticial insignificante foi classificado como "fibrose pulmonar", mas provavelmente representava um pequeno resíduo de infecção ou complicações inflamatórias do LES. Apenas 3% dos pacientes com LES apresentaram evidências clínicas de uma doença pulmonar difusa no início da doença sistêmica, e uma doença semelhante à fibrose pulmonar intersticial se desenvolveu durante o acompanhamento dos pacientes em menos de 5%.[188] Os fatores de risco para a fibrose pulmonar no LES incluem o aumento da idade, pneumonite e anticorpos anti-RNP.[189]

Pneumonia Intersticial. A apresentação clínica (dispneia, tosse, crepitações basais predominantes, defeito na função pulmonar restritiva ou redução isolada na DL_{CO}, opacidades basais na radiografia de tórax) é semelhante à fibrose pulmonar idiopática. As características atípicas da fibrose pulmonar idiopática incluem: dor pleurítica variável, presente em poucos pacientes com fibrose pulmonar severa e uma morfologia extensa ou função bastante comprometida, a presença frequente de folículos linfoides peribronquiolares alargados na biópsia pulmonar (embora outros achados histopatológicos sejam semelhantes aos da pneumonia intersticial usual). Regressão parcial da doença com corticosteroides em 9 de 14 casos em uma série sugere que um teste empírico de terapia é geralmente garantido.

Pneumonite Lúpica Aguda. Embora observada em menos de 2% dos pacientes com LES, a pneumonite lúpica aguda é muitas vezes fatal, com uma taxa de mortalidade superior a 50% (seguida de insuficiência respiratória), apesar do tratamento.[191] O aspecto histopatológico do dano alveolar difuso é inespecífico, e tem-se argumentado que a pneumonite lúpica aguda é meramente uma manifestação da aspiração ou infecção bacteriana.[185] No entanto, respostas marcantes, bem documentadas com a utilização de corticosteroides e agentes imunossupressores, após o insucesso com a antibioticoterapia, sugerem fortemente que essa desordem seja uma entidade verdadeira, embora rara.

A pneumonite lúpica aguda não deve ser confundida com a pneumonia em organização, discutida em outra parte deste capítulo e relatada em poucos pacientes adultos com LES, ou com a pneumonia intersticial linfocítica, descrita também em um pequeno número de pacientes com LES.

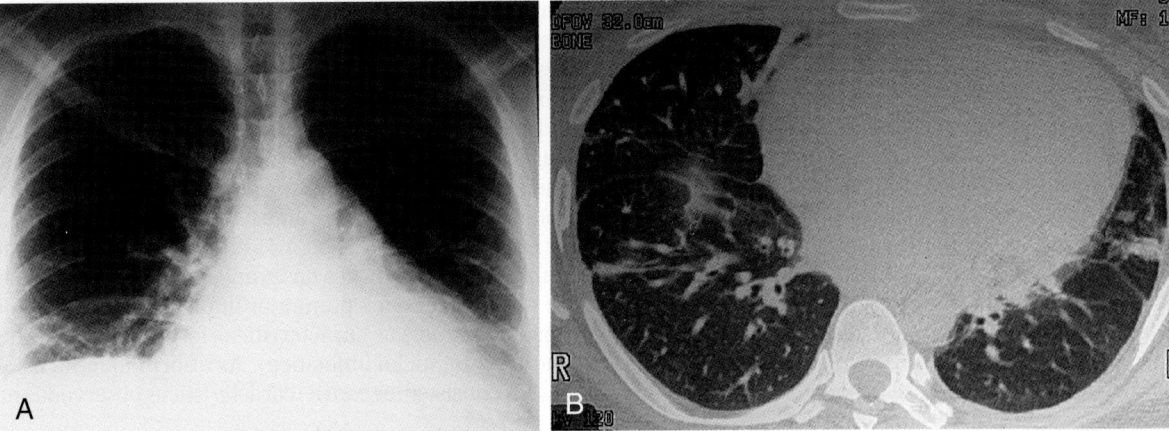

Figura 65-4 Lúpus eritematoso sistêmico. A, Radiografia do tórax de um paciente com lúpus eritematoso sistêmico demonstrando uma elevação acentuada dos dois hemidiafragmas, de acordo com a "síndrome do pulmão encolhido". **B,** Tomografia computadorizada do mesmo paciente exibindo em **A,** anomalias lineares de uma atelectasia subsegmentar resultante da hipoventilação regional (devido ao enfraquecimento do diafragma). O coração está aumentado.

Restrição Extrapulmonar

A restrição extrapulmonar (que resulta em dispneia), um defeito funcional restritivo com diminuição acentuada da DL_{CO}, é uma complicação bem reconhecida no LES. A "síndrome do pulmão encolhido" foi primeiramente descrito em pacientes com restrição severa e uma acentuada redução do volume pulmonar observado na radiografia de tórax, sendo geralmente atribuída à fraqueza muscular diafragmática (Fig. 65-4).[192] No entanto, o uso de pressão de fungar para avaliar a força diafragmática pode ser confundida pela restrição pulmonar concomitante ou obstrução ao fluxo aéreo; em um estudo, com a utilização de métodos alternativos para avaliar a função diafragmática, o defeito restritivo característico foi atribuído a uma "restrição não especificada da expansão da parede torácica".[193] Nenhum tratamento de eficácia comprovada existe atualmente, apesar de alguns pacientes apresentarem melhora com o uso de corticosteroides ou terapia imunossupressora.[194] A doença é quase sempre autolimitada, embora às vezes grave.

Hemorragia Alveolar Difusa (ver Cap. 67, disponível, em inglês, exclusivamente no site www.elsevier.com.br/expertconsult)

Embora observada com mais frequência no LES do que em outras DTCs, a hemorragia alveolar difusa é rara no LES. A apresentação típica de dispneia aguda e extensas opacidades pulmonares nos exames de imagens podem mimetizar uma pneumonite lúpica aguda, especialmente na ausência de hemoptise.[195] Com frequência, a hemorragia alveolar difusa é fatal, com uma taxa de mortalidade de aproximadamente 50%, semelhante à de pneumonite lúpica aguda. No entanto, como as duas doenças são tratadas empiricamente com corticosteroides e imunossupressores, o diagnóstico diferencial de uma infecção oportunista é importante. Os pacientes com LES apresentam defeitos subjacentes na maioria dos componentes do sistema imunológico e também um risco de infecção fulminante com a utilização de corticosteroides ou imunossupressores.[196] Neste contexto, um diagnóstico de pneumonite lúpica aguda ou hemorragia alveolar difusa pode levar a um aumento significativo da imunossupressão. Assim, a realização do LBA para excluir uma infecção oportunista pode ser importante nos pacientes com LES e extensas opacidades pulmonares inexplicáveis. Respostas efetivas ao tratamento nas duas doenças (pneumonite lúpica aguda e hemorragia alveolar difusa) foram observadas com a utilização da imunoglobulina intravenosa, plasmaférese e rituximabe.[197-199]

Hipertensão Pulmonar

A hipertensão pulmonar já foi considerada rara no LES, mas agora é observada com uma maior frequência[200] e apresenta um índice de sobrevida em dois anos inferior a 50% na doença grave. As anormalidades que sugerem uma hipertensão pulmonar subclínica são encontradas na ecocardiografia em 10% dos pacientes com LES, geralmente em associação com o fenômeno de Raynaud[201] e, desta forma, é provável que, em muitos casos, a hipertensão pulmonar resulte de uma vasoconstrição em vez de uma vasculite pulmonar (que é raramente identificada no LES). Nos pacientes autopsiados com hipertensão pulmonar, uma vasculite evidente é rara (Cap. 58).

Mecanismos alternativos importantes para a hipertensão pulmonar incluem vasculite e tromboembolismo.[202] O tromboembolismo apresenta uma alta prevalência no LES, principalmente nos pacientes com anticorpos antifosfolipídeos (que fazem reação cruzada com os fatores de coagulação).[203,204] Um estudo de 1993 com 842 pacientes com LES verificou que os anticorpos anticardiolipina imunoglobulina G estavam presentes mais frequentemente do que os anticorpos imunoglobulina M (24% vs. 13%), mas ambos foram associados a uma prevalência de trombose em 30% dos casos (em oposição a 10% nos outros pacientes com LES).[205] Os pacientes com síndrome do anticorpo antifosfolipídeo também apresentam uma maior incidência de redução da função pulmonar do que os controles normais.[206] Considerando a multiplicidade de mecanismos potencialmente responsáveis pela hipertensão pulmonar, a utilização de vasodilatadores e anticoagulantes tem sido defendida empiricamente para os pacientes com a doença vascular pulmonar do LES. Os corticosteroides ou imunossupressores pode ser uma terapia eficaz para o LES associado à hipertensão pulmonar.[202] Em uma pequena série de pacientes que receberam epoprostenol de forma crônica, os valores de hipertensão pulmonar, resistência vascular pulmonar e capacidade de exercício foram melhorados.[207]

Doença Pleural

A doença pleural é a manifestação pulmonar mais comum no LES. A evidência clínica ou radiográfica de envolvimento pleural é observada em 20% dos pacientes no início da doença sistêmica e em, pelo menos, 50% em algum momento do curso da doença[208] (com alterações pleurais na autópsia em 50% a 100% dos casos). A doença pleural é frequentemente assintomática, mas a dor pleurítica pode ser recorrente ou intratável. Em geral, o líquido pleural é serossanguinolento (mas ocasionalmente hemorrágico) e exsudativo, com uma neutrofilia em pacientes com pleurisia, mas com uma linfocitose predominante nas efusões crônicas.[208] O aspecto histopatológico da pleurite fibrinosa é inespecífico e não é útil para o diagnóstico. A identificação de células no lúpus eritematoso, em grande parte, caiu em desuso porque as dificuldades técnicas reduzem muito a sensibilidade do teste que confirma que o derrame pleural foi ocasionado pelo LES.[209] A quantificação dos títulos de anticorpos antinucleares nos fluidos pleurais pode ser mais útil no diagnóstico quando a etiologia da doença pleural for duvidosa[210] (Cap. 79).

SÍNDROME DE SJÖGREN

A síndrome de Sjögren é uma doença autoimune caracterizada pela presença de um infiltrado linfocitário nas glândulas lacrimais, salivares, conjuntivais e faríngeas, com envolvimento variável de tecido extraglandular. As características clínicas principais incluem a ceratoconjuntivite seca (olhos secos) e a xerostomia (boca seca), que podem ser isoladas (síndrome de Sjögren primária, normalmente observada em mulheres com idade superior a 40 anos), mas elas são mais frequentemente identificadas com algumas DTCs, como AR, ES ou LES (síndrome de Sjögren secundária). Os sintomas de secura são comuns na doença pulmonar, mas devem ser cuidadosamente avaliados.[211] Os critérios diagnósticos das variáveis são utilizados internacionalmente; em um algoritmo de diagnóstico proposto, os sintomas de secura são obrigatórios, com a evidência de suporte, incluindo os sintomas oculares (positividade para o teste de Schirmer com redução na formação da lágrima, escore do Rosa de Bengala > 3 para a coloração da conjuntiva e da córnea danificada), as características histopatológicas típicas na biópsia de glândula salivar, os anticorpos contra Ro (SS-A) ou La (SS-B), ou fluxo salivar reduzido.

EPIDEMIOLOGIA E FATORES DE RISCO

A prevalência de síndrome de Sjögren primária varia de 0,5% a 3,0%. A etiologia dessa doença é desconhecida. Algumas evidências sugerem uma predisposição genética, incluindo a agregação familiar e a associação com HLA-Dw2 e HLA-Dw3, no entanto, desencadeadores ambientais não foram identificados.

MANIFESTAÇÕES PULMONARES

O envolvimento pulmonar é comum na síndrome de Sjögren. Em uma série de casos precoces, as síndromes de Sjögren primária e secundária foram combinadas; é provável que muitas das anormalidades pulmonares observadas na síndrome de Sjögren secundária tenham sido atribuídas a uma DTC subjacente. A avaliação cuidadosa dos pacientes com síndrome de Sjögren primária demonstrou que a tosse e dispneia eram sintomas comuns,[213] com evidência objetiva de anormalidades pulmonares em aproximadamente um quarto dos casos.[214] O envolvimento pulmonar geralmente consiste na presença de um infiltrado linfocítico semelhante ao observado nas glândulas salivares, resultando em uma doença traqueobrônquica ou DPI, de acordo com o seu envolvimento limitado ao tecido epitelial secretor ou mais generalizado. No entanto, a análise dos estudos populacionais com indivíduos portadores de síndrome de Sjögren e com comprometimento respiratório é difícil, devido às variações nos critérios de diagnóstico, à falta de discriminação entre a síndrome de Sjögren primária e secundária, e ausência de controle para algumas características que podem gerar confusão, como tratamento medicamentoso e tabagismo. As manifestações pulmonares incluem a pneumopatia difusa e a doença brônquica.

Em um estudo de TC com 35 pacientes, os achados mais prevalentes foram a doença das grandes e/ou pequenas vias aéreas ($n = 19$) e a doença pulmonar difusa ($n = 12$, incluindo sete casos nos quais as características foram sugestivas de pneumonia intersticial linfocítica). As anormalidades fisiológicas foram consistentes com as características observadas na TC.[215]

Doença Pulmonar Difusa

Embora muitas vezes assintomática, a pneumopatia difusa na síndrome de Sjögren pode apresentar as seguintes características: tosse, dispneia, crepitações na auscultação, opacidades nodulares ou reticulares na radiografia de tórax e um padrão restritivo de comprometimento funcional. O envolvimento intersticial pode ser classificado como fibrose pulmonar, pneumonia intersticial linfocítica, ou linfoma. A fibrose pulmonar foi relatada em até 10% dos pacientes com síndrome de Sjögren primária[216] e mais frequentemente assume a forma de pneumonia intersticial fibrótica inespecífica.[217] Apesar de uma apresentação típica da fibrose pulmonar idiopática extensiva ou progressiva ser rara e a doença intersticial na síndrome de Sjögren ser frequentemente considerada como clinicamente insignificante, Gardiner et al.[216] demonstraram que os pacientes com síndrome de Sjögren primária e queixa de dispneia ($\approx 10\%$) apresentavam alta prevalência de anormalidades histopatológicas (fibrose ou infiltrado linfocitário) na biópsia transbrônquica. Um estudo de seguimento por 10 anos de 30 pacientes demonstrou que a maioria dos pacientes não desenvolve a doença pulmonar progressiva, embora o nível total de transferência de gás tenha diminuído significativamente em sete casos.[218] Em um recente estudo de 105 pacientes com síndrome de Sjögren primária e doença pulmonar difusa, diagnosticados entre 1976 e 2005, houve um predomínio marcante para o gênero feminino (91%) e um aumento de duas vezes na mortalidade, em comparação com pacientes sem envolvimento pulmonar. A doença pulmonar difusa tende a se desenvolver precocemente no seu curso, com uma incidência cumulativa de 10% após um ano do diagnóstico de doença sistêmica.[219]

O infiltrado intersticial linfocitário pode assumir a forma de pneumonia intersticial linfocítica, pseudolinfoma (infiltrado linfocitário pulmonar extenso com a formação de folículos linfoides) ou linfoma pulmonar. A pneumonia intersticial linfocítica, historicamente considerada como a doença pulmonar difusa mais comum na síndrome de Sjögren,[220] é caracterizada por um infiltrado linfocitário difuso (com ou sem histiócitos e células gigantes multinucleadas) mais proeminente em torno dos bronquíolos. A remissão da doença com a utilização de corticosteroides, isolada ou em associação com imunossupressores, é altamente variável. Existem relatos recentes de resposta positiva com o uso do rituximabe. O pseudolinfoma, caracterizado por infiltração pulmonar, pode regredir espontaneamente e, muitas vezes, responde bem à terapia com corticosteroides; no entanto, alguns pacientes podem evoluir para um linfoma pulmonar. A prevalência do linfoma está aumentada em torno de 40 a 50 vezes na síndrome de Sjögren;[221] o linfoma pulmonar apresenta características clínicas e radiográficas altamente variáveis, com o espectro da doença que varia desde um envolvimento intersticial difuso (normalmente peri-hilar) até a formação de massas distintas.

A pneumonia em organização foi relatada na síndrome de Sjögren, mas é menos comum do que na AR ou polimiosite. A resposta à terapia com corticosteroides é usual, mas não invariável.

Doença Traqueobrônquica

A doença traqueobrônquica pode assumir a forma de perda de secreção de muco na traqueia (xerotraqueia), bronquite crônica ou doença das pequenas vias aéreas. A xerotraqueia se desenvolve em até 25% dos pacientes com síndrome de Sjögren primária e consiste de atrofia das glândulas mucosas traqueobrônquicas em associação com um infiltrado linfoplasmocitário, manifestando-se clinicamente como uma tosse seca severa e inflamação endobrônquica observada na broncoscopia.[222] É provável que as anormalidades histológicas semelhantes nos brônquios e bronquíolos sejam responsáveis pelo aumento da prevalência na hiperresponsividade brônquica, relatada em 40% a 60% dos pacientes com síndrome de Sjögren primária e secundária.[223]

A bronquiolite subclínica pode ser comum na síndrome de Sjögren. Na DPI da síndrome de Sjögren, o infiltrado linfocitário é mais proeminente em torno dos bronquíolos, resultando em uma linfocitose na LBA;[224] assim, é provável que os casos ocasionais de bronquiolite linfocítica isolada se apresentem com um quadro clínico da DPOC, representando uma forma mais limitada de infiltração linfocítica.

A avaliação do fluxo aéreo a baixos volumes pulmonares em indivíduos com síndrome de Sjögren primária e secundária selecionados aleatoriamente demonstrou uma alta prevalência de disfunção das pequenas vias aéreas;[213] a penetração de aerossóis a partir das vias aéreas centrais para a periferia do pulmão fica reduzida, indicando uma obstrução das pequenas vias aéreas.[225] Essas anormalidades, indicando quer BO ou entupimento da mucosa, pode contribuir para um aumento da prevalência de broncopneumonia, mas não evoluir para BO grave (que geralmente não é uma característica da síndrome de Sjögren, exceto em casos pontuais com AR associado).

A BF foi relatada em alguns pacientes com síndrome de Sjögren primária, mas pode ser mais frequente na síndrome de Sjögren secundária; em alguns casos notificados de FB e associados a AR, a presença de síndrome de Sjögren não é explicitamente excluída. A BF e infiltração linfocítica bronquiolar difusa podem ser parte do mesmo espectro da doença, mas a relação entre essas duas condições permanece incerta.

POLIMIOSITE E DERMATOMIOSITE

Os critérios para definição da *polimiosite* (PM) e *dermatomiosite* (DM) estão listados na Tabela 65-7. Para a PM, um diagnóstico definitivo é realizado quando as quatro primeiras características estão presentes, um diagnóstico provável é realizado quando três das quatro primeiras características estão presentes e um possível diagnóstico quando duas das quatro primeiras características estão presentes. Para a DM, a erupção típica deve estar sempre presente, além de qualquer das três das quatro primeiras características para um diagnóstico definitivo, duas das quatro primeiras para um diagnóstico provável, e uma das quatro primeiras para um possível diagnóstico (Critérios de Bohan e Peter).[226] As alterações cutâneas da DM incluem a presença de erupções descamativas que afetam superfícies extensoras das articulações

Tabela 65-7 Polimiosite com Dermatomiosite

CRITÉRIOS PARA O DIAGNÓSTICO
Fraqueza muscular proximal simétrica
Biópsia muscular exibindo miosite
Aumento das enzimas musculares no soro
Padrão eletromiográfico característico de miosite
Eritema típico de dermatomiosite

MANIFESTAÇÕES PULMONARES
Fibrose pulmonar intersticial
Pneumonite aguda (com dano alveolar difuso)
Pneumonia em organização
Pneumonia por aspiração
Vasculite pulmonar e hemorragia alveolar
Fraqueza dos músculos respiratórios

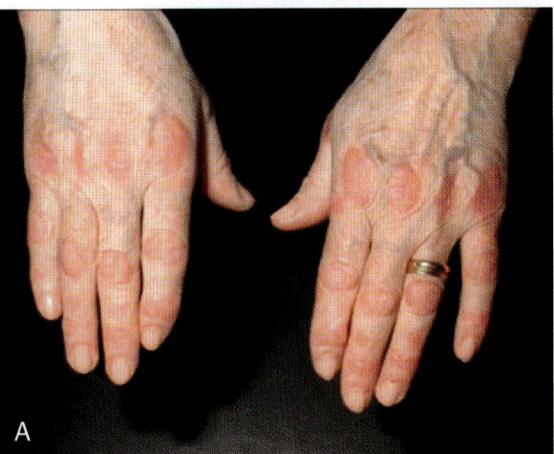

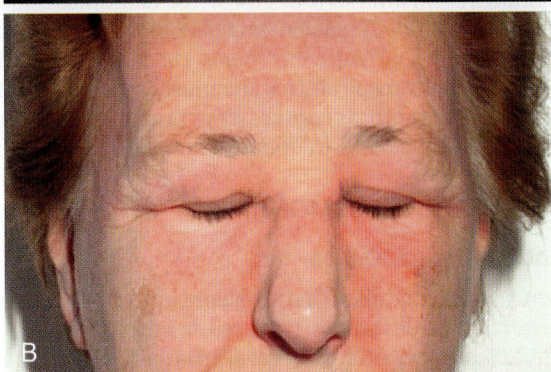

Figura 65-5 Alterações cutâneas observadas na dermatomiosite. **A,** Pápulas de Gottron. Uma erupção descamativa discreta é observada ao longo das superfícies extensoras das articulações. **B,** Erupção de heliotrópo. Nome de uma flor com pétalas roxas semelhantes à cor lilás, esta erupção púrpura e edematosa envolve particularmente as pálpebras. (Adaptado de Iaccarino L, Ghirardello A, Bettio S, et al: The clinical features, diagnosis and classification of dermatomyositis. *J Autoimmun* 48–49:122–127, 2014, Fig. 1.)

dos dedos (tubérculos ou pápulas de Gottron) (Fig. 65-5A), e o heliotrópo, uma erupção característica de coloração violácea ou arroxeada e edema, que envolve e circunda as pálpebras (Fig. 65-5B). A fraqueza muscular proximal costuma ser insidiosa, progressiva e indolor, afetando a cabeça, o pescoço e a cintura dos membros e, eventualmente, envolvem os músculos respiratórios da língua e faringe. As complicações pulmonares ocorrem em aproximadamente 45% dos pacientes, sendo a causa mais frequente de óbito.

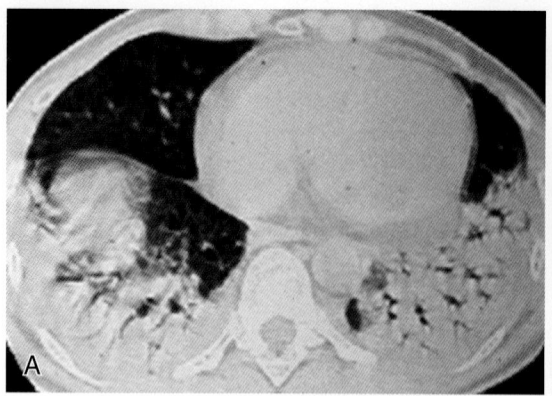
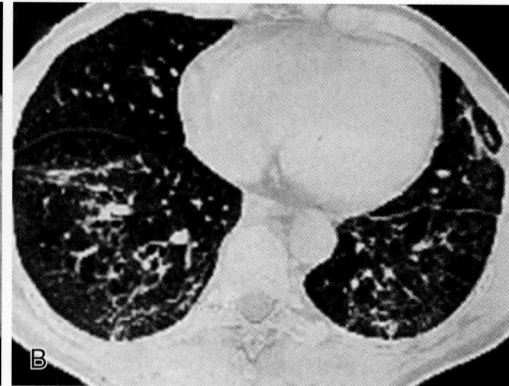

Figura 65-6 **Pneumonia em organização na polimiosite. A,** TC demonstrando uma consolidação densa que indica uma pneumonia em organização de um paciente com polimiosite. **B,** Após o tratamento, a consolidação densa regrediu, mas ainda existe uma grande opacidade linear residual, representando fibrose residual e resultando em bronquiectasia de tração no lado direito e um defeito funcional restritivo. (Cortesia do Dr. Michael Gotway, MD.)

EPIDEMIOLOGIA E FATORES DE RISCO

As miopatias inflamatórias são relativamente raras, afetando de 2 a 10/100.000 habitantes, com um predomínio do gênero feminino sobre o masculino (2,5:1) e um pico de distribuição etária bimodal na infância e entre a quarta e quinta década de vida. A DM parece ter uma maior expressão de HLA-B8/DR3, HLAB14 e HLA-B40, enquanto que a PM se associa com HLAB8/DR3 e em afro-americanos com HLA-B7 e HLA-DRw6.[227] Existem diversas manifestações da doença pulmonar que estão listadas na Tabela 65-7. A presença de doença pulmonar difusa tem sido associada com dois haplótipos HLA:HLA-DRB1*1302-DQA1*0102-DQB1*0604 e HLA-DRB1*0405-DQA1*03-DQB1*0401.[228] Em séries de casos combinadas, a prevalência da doença pulmonar difusa pode ser de até 64%. A doença também pode apresentar sintomas pulmonares e, em uma série de casos, esses sintomas estavam presentes em 21 dos 70 pacientes avaliados.[229] A prevalência da doença pulmonar varia em cada série de casos, e muitas vezes os sintomas respiratórios são mascarados pela fadiga muscular. No entanto, as complicações pulmonares da doença podem ser uma causa frequente de morte.

MANIFESTAÇÕES PULMONARES

Doença Pulmonar Difusa

A doença pulmonar difusa é o problema mais comum encontrado no contexto da DM com PM, e seu desenvolvimento ocorre em até 32% dos pacientes.[230] A prevalência da doença pulmonar difusa pode ser menos comum nos pacientes com DM amiotrófica que afeta um pequeno subgrupo de pacientes que apresentam erupções da DM, mas não possui envolvimento muscular. Esses casos são mais comuns em mulheres (três a cinco vezes quando comparado aos homens) e normalmente presentes na quinta década de vida. A história natural e o curso do tratamento da doença pulmonar difusa, muitas vezes, mimetiza a da pneumonia intersticial fibrosante idiopática inespecífica e, em muitos casos, um componente importante da pneumonia em organização associado às anormalidades fibrosantes são características precoces e proeminentes, tanto na histopatologia quanto na TCAR[231-233] (Fig. 65-6). No entanto, em alguns casos específicos, com dano alveolar difuso muito evidente, o início é subagudo, a progressão rápida, e muitas vezes, resistentes ao tratamento.[234] As características histopatológicas associadas a estas formas de apresentação incluem a pneumonia intersticial inespecífica e a pneumonia intersticial usual em pacientes com um padrão de fibrose pulmonar intersticial, dano alveolar difuso na pneumonite aguda e pneumonia em organização.[235-237] Em uma grande série de casos com 70 pacientes, Douglas et al.[229] relataram que 82% dos pacientes submetidos à biópsia apresentaram um padrão histopatológico compatível com pneumonia intersticial inespecífica. Um estudo descreveu uma apresentação aguda de capilarite pulmonar com hemorragia alveolar associada à PM.[238]

Características Clínicas. As características clínicas das doenças pulmonares difusas na PM com DM dependerão da natureza do processo pulmonar. A dispneia e a tosse não produtiva são os sintomas mais comuns. Falta de ar durante o esforço (sem chiado) é comum e, se a miopatia for grave, a ortopneia pode ser surpreendente. A hemoptise pode se desenvolver nos casos de capilarite. A doença pleural é incomum. O envolvimento pulmonar pode acontecer antes da doença sistêmica ou a qualquer momento durante o curso da doença. Não há correlação entre o grau de comprometimento do parênquima pulmonar e as manifestações musculoesqueléticas sistêmicas. Raramente, os pacientes apresentam uma forma aguda com/ou progressão rápida para uma insuficiência respiratória aguda.

Imagens. A pneumopatia difusa crônica está associada às opacidades reticulares periféricas, particularmente nas bases pulmonares, como observado na fibrose pulmonar intersticial. A pneumonite aguda pode resultar em opacidades semelhantes a vidro fosco na radiografia de tórax e hemorragia alveolar com áreas de consolidação.

A TC de alta resolução é mais sensível e específica que a radiografia de tórax, com destaque para a localização dos diferentes processos. Os achados da TC incluem espessamento dos septos interlobulares, opacidades lineares, opacidades em vidro fosco e consolidação irregular. Uma associação entre uma consolidação e um padrão reticular periférico é muito característica.[239] A bronquiectasia de tração e o aspecto em favos de mel são menos comuns. A consolidação pode evoluir para um padrão reticular.[240] A DM e a PM são fenômenos paraneoplásicos bem reconhecidos, por isso, às vezes, é difícil determinar qual condição surgiu primeiro.[241] Um rastreamento utilizando a mamografia, tomografia computadorizada abdominal, ultrassonografia pélvica e marcadores tumorais é recomendado para identificar um carcinoma oculto.

Função Pulmonar. Os testes de função pulmonar demonstram um defeito ventilatório restritivo, com redução na transferência de gases. Na hemorragia recente ou miopatia evidente, pode ocorrer uma preservação desproporcional do DL_{CO}. No entanto, deve ser lembrado que a hemorragia aguda pode se apresentar no contexto de doença crônica prévia, de modo que a DL_{CO} pode ser normal ou abaixo do normal, mas a partir de um elevado nível que foi anteriormente inferior. Uma redução severa de DL_{CO} está associada com um aumento da mortalidade.

Lavado Broncoalveolar. A presença de linfocitose e neutrofilia no LBA foi descrito na doença pulmonar difusa associada com DM/PM. A importância do LBA ainda é alvo de debate, mas parece que a neutrofilia presente está associada a uma deterioração clínica.[242]

Exames Laboratoriais. Vários estudos não relataram associação significativa entre os níveis de creatina quinase e as doenças respiratórias. Na verdade, um valor baixo de creatina quinase foi associado com uma progressão mais rápida da doença pulmonar difusa.[243,244] Estudos com autoanticorpos destacaram a associação entre a presença de anticorpos para o aminoacil-*transfer* (RNA) (RNA) sintetases, miopatias inflamatórias e doença pulmonar difusa.[243] Estes anticorpos ajudam a identificar a síndrome anti-sintetase, que é caracterizada pela presença de miosite, doença pulmonar difusa e artrite. O autoanticorpo mais comum é Jo-1 (dirigido contra a enzima citoplasmática histidil-tRNA sintetase), encontrado em 20% a 30% dos pacientes com miopatia inflamatória e fortemente correlacionado com a presença da doença pulmonar difusa. Os anticorpos Jo-1 estão presentes em 50% a 100% dos casos de miopatia inflamatória e doença pulmonar difusa, em contraste com menos de 5% dos pacientes sem a doença pulmonar difusa. Diversos autoanticorpos com afinidade para outras moléculas de tRNA sintetase (PL-12, PL-7, EJ, OJ, e Ku) foram descritos.[245]

Outras Manifestações Pulmonares

O enfraquecimento muscular pode causar uma pneumonia de aspiração em até 20% dos pacientes, e geralmente está associado à disfagia. A fraqueza muscular respiratória e a insuficiência respiratória hipercápnicas se desenvolvem em até 25% dos pacientes, no entanto, a insuficiência respiratória grave com necessidade de suporte é um evento incomum. A presença de paralisia diafragmática bilateral foi relatada.

Tratamento das Complicações Pulmonares

A doença pulmonar difusa é uma complicação importante da DM/PM e está associada com aumento da mortalidade.[246] O curso clínico e o prognóstico da pneumopatia difusa associada à DM/PM são heterogêneos e dependentes do padrão histopatológico da doença. Assim, a decisão de tratamento e a escolha da terapia devem ser individualizadas. Os corticosteroides são indicados para a terapia inicial. A prednisolona oral (0,75 a 1 mg/kg/dia) é bem indicada, mas a utilização de corticosteroides intravenosos podem ser necessários na doença mais grave ou de progressão rápida. A terapia com imunossupressores pode ser utilizada em pacientes resistentes aos esteroides ou naqueles que apresentaram efeitos adversos com o uso de corticosteroides. Existem estudos que relataram a eficácia da ciclofosfamida,[247,248] ciclosporina A[249] e azatioprina.[250,251] Nos casos refratários, a utilização do metotrexato e da imunoglobulina intravenosa deve ser considerado. O micofenolato demonstrou ser seguro e eficaz no tratamento da doença sistêmica, mas estudos controlados ainda não foram realizados na doença pulmonar associada à DM/PM. Como discutido anteriormente, em alguns estudos-piloto, o rituximabe demonstrou ser um agente imunomodulador promissor para o tratamento de síndrome de anti-sintetase, incluindo os pacientes com doença refratária com risco de morte.[253]

DOENÇA MISTA DO TECIDO CONJUNTIVO

A *doença mista do tecido* conjuntivo (DMTC) é definida pela presença de características de LES, ES e PM (síndrome de Sjögren também pode ser observada) em associação com títulos elevados (> 1:1600) de autoanticorpos dirigidos contra o antígeno nuclear extraível U1-RNP.[254,255] Os critérios sugeridos para o diagnóstico de DMTC incluem a presença do anticorpo para a proteína ribonuclear U1 em associação com as características clínicas de edema nas mãos, sinovite, fenômeno de Raynaud, acroesclerose e miosite. Pelo menos três destas características clínicas são necessárias em conjunto com a presença de autoanticorpos. A quarta característica clínica somente será necessária se as três características iniciais forem o fenômeno de Raynaud, edema e acroesclerose. A diferença entre a DMTC e a síndrome de sobreposição pode ser semântica, mas a primeira apresenta, com frequência, de forma mais aguda e com maior especificidade para U1-RNP. A DMTC pode se diferenciar em doenças reumatológicas específicas. Essa diferenciação pode ser determinada geneticamente.[256] Outras síndromes sobrepostas foram relatadas, em que as características clínicas de mais de uma DTC estão presentes no mesmo paciente. Embora haja a necessidade de uma melhor definição para a DMTC, outras síndromes de sobreposição são observadas com ou sem associação típica de autoanticorpos. Das antigas características clínicas, que se sobrepõem às encontradas em associação com U2-RNP e U3-RNP e as doenças associadas, a sintetase de tRNA (ver anteriormente) pode ser considerada como parte de uma síndrome de sobreposição. Anticorpos para PM-Scl, KU e U2-RNP são associados com sobreposições de ES e PM.[255]

A prevalência de DMTC não é clara, mas estima-se que seja de 1 em 10.000, com um predomínio do sexo feminino (9:1), e mais frequentemente na quarta década de vida. As complicações pleuropulmonares são observadas em 20% a 85% dos pacientes, mas a doença pulmonar difusa (mais comumente um padrão inespecífico de pneumonia intersticial na TC) é a complicação pulmonar mais comum.[257] Em um estudo com TC de 41 pacientes, as principais alterações foram opacidades em vidro fosco (em todos os casos), micronódulos subpleurais (em 40 pacientes) e opacidades lineares não septais (em 32 pacientes).[258] Os derrames pleurais se desenvolvem em pacientes com outra manifestação clínica do LES, e geralmente são pequenos, exsudativos, e podem regredir espontaneamente. A hipertensão pulmonar também pode ocorrer.[259] Fraqueza muscular respiratória, hemorragia alveolar difusa e doença das pequenas vias aéreas são complicações incomuns.

A análise da sobrevida se torna difícil, devido à heterogeneidade da doença. A evolução individual da doença tende a ser semelhante a quaisquer DTCs mais intimamente assemelhadas nesse paciente. Positividade para U1-RNP se correlaciona com uma melhor sobrevida. O tratamento depende da natureza da doença pulmonar, podendo ser semelhante ao utilizado para outras DTCs. Com frequência, os derrames pleurais respondem bem aos corticosteroides. Uma combinação entre prednisolona (baixas doses) e um imunossupressor (como a ciclofosfamida ou a azatioprina) é geralmente utilizada para tratar a fibrose intersticial, uma abordagem semelhante à do ES.

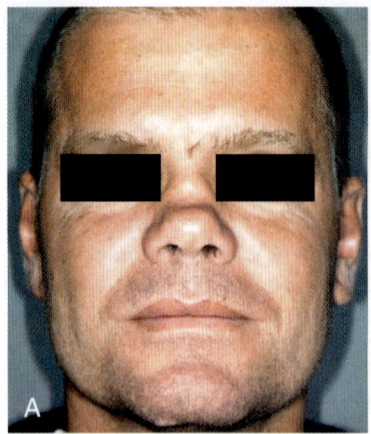 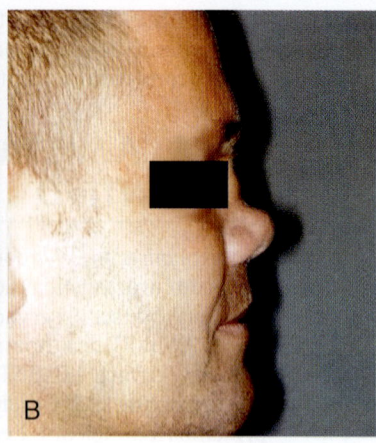 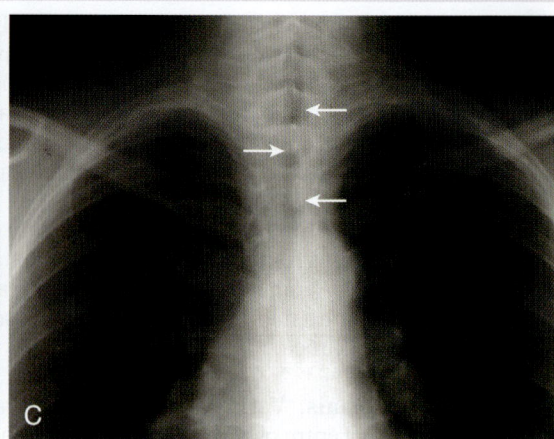

Figura 65-7 Policondrite recidivante. A e **B,** Deformidade nasal "nariz em sela" indicando a perda de cartilagem nasal devido à deterioração inflamatória da estrutura da cartilagem. Nesse homem de 42 anos de idade, a destruição do septo nasal levou à restrição da ventilação com o colapso das válvulas nasais internas, durante uma rápida inspiração. **C,** Policondrite recidivante: aspectos radiográficos. Radiografia frontal de tórax exibindo estreitamento sagital liso da traqueia (*setas*). (**A** e **B,** De Haug MD, Witt P, Kalbermatten FD, et al: Severe respiratory dysfunction in a patient with relapsing polychondritis: should we treat the saddle nose deformity? *J Plast Reconstr Aesthet Surg* 62:e7–e10, 2009, Fig. 3; **C,** Cortesia do Dr. Michael Gotway, MD.)

DOENÇA INDIFERENCIADA DO TECIDO CONJUNTIVO

De acordo com *American College of Rheumatology*, até 25% dos pacientes com características autoimunes não cumprem critérios para o diagnóstico de uma DTC específica, e um grande número nunca progride para uma DTC "diferenciada". A DPI pode complicar as doenças indiferenciadas do tecidoconjuntivo,[260] e muito pouco se sabe sobre o prognóstico ou tratamento da DPI neste contexto. No entanto, a atenção tem sido dada neste subgrupo de pacientes com essa DTC,[261] sendo eventualmente diagnosticada em aproximadamente 15% dos pacientes com pneumonia intersticial idiopática[262,263] e em 30% dos pacientes com PINE idiopática.[264]

A visão de que todos os pacientes com PINE idiopática possuem uma DTC indiferenciada foi baseada em achados de um pequeno grupo de pacientes, nos quais foram utilizados critérios diagnósticos amplos para a DTC indiferenciada, incluindo características altamente inespecíficas como perda de peso, refluxo gastroesofágico, e uma velocidade de sedimentação de eritrócitos alta.[211] No entanto, com a utilização dos critérios diagnósticos de Mosca[265], que são mais específicos, em uma maior série de casos retrospectiva, os critérios para UCTD indiferenciada foram atendidos em apenas 31% dos pacientes com PINE idiopática e em 13% dos pacientes com DPI.[266] A presença de uma DTC indiferenciada não apresentou nenhum efeito no resultado destes casos, e em outros relatos de pneumonia intersticial idiopática, a presença de anticorpos antinucleares[267] e a presença de um sinal ou sintoma de uma DTC em combinação com um autoanticorpo inespecífico[268] não apresentaram significado prognóstico. No entanto, ainda é possível obter uma definição mais exata da entidade "pneumonite intersticial com características autoimunes", que atualmente está sendo desenvolvida por um grupo de especialistas e poderá ter implicações terapêuticas no futuro.

POLICONDRITE RECIDIVANTE

A policondrite recidivante é uma doença rara, caracterizada por uma progressiva e recorrente inflamação das estruturas cartilaginosas. A inflamação sintomática resulta, eventualmente, na degeneração generalizada das estruturas cartilaginosas. O diagnóstico de policondrite recidivante requer a presença de três ou mais das seguintes características clínicas:[269] condrite auricular bilateral; poliartrite inflamatória soronegativa não erosiva; condrite nasal; inflamação ocular; envolvimento do trato respiratório (superior ou inferior); coclear com ou sem anormalidade vestibular; e um espécime de biópsia positiva. A presença de anticorpos anticartilagem pode ser útil no diagnóstico.

Essa condição afeta igualmente homens e mulheres e apresenta um pico de incidência entre a quarta e sexta década de vida. É considerada uma doença autoimune, e foram encontrados autoanticorpos dirigidos contra cartilagem e o colágeno tipo II. Foi relatada uma fraca associação com HLA-DR4.[270] O diagnóstico é essencialmente clínico, mas pode ser confirmado pela biópsia da cartilagem afetada, incluindo os anéis traqueais.

Em geral, a policondrite recidivante é multifocal, afetando a cartilagem da orelha (85% a 94%), do nariz (54% a 57%) (Fig. 65-7A e B), do trato respiratório superior (31% a 48%) e costelas. Além disso, os pacientes apresentam frequentemente inflamação ocular, artropatia não erosiva (52%), e a disfunção vestibulococlear.[269,271] A policondrite recorrente pode estar associada com uma vasta gama de outras condições, especialmente DTC e vasculite. Aproximadamente 30% dos pacientes apresentam uma DTC preexistente. O comprometimento respiratório é provavelmente responsável por cerca de 10% dos óbitos nesta condição. Cerca de 25% dos casos apresentam um envolvimento focal ou generalizado do trato respiratório. A laringe e traqueia superior são as áreas focais mais comumente envolvidas, mas outras vias aéreas (grandes ou pequenas) também podem ser afetadas. O envolvimento laringotraqueal determina um prognóstico ruim. A destruição e obstrução da glote, traqueia e brônquios pode levar ao estreitamento das vias respiratórias, colapso e infecção distal.[272] A doença no parênquima pulmonar é rara, com exceção da vasculite pulmonar.

O local de acometimento determina a apresentação clínica. O envolvimento das vias aéreas superiores normalmente se apresenta com sibilos e rouquidão.

O teste de função pulmonar evidencia uma diminuição na capacidade inspiratória máxima (grande, vias aéreas extratorácicas) e expiratória (menor, vias aéreas intratorácicas), sugerindo um colapso das vias aéreas. A pressão de recuo estático é preservada. A radiografia de tórax pode demonstrar calcificação

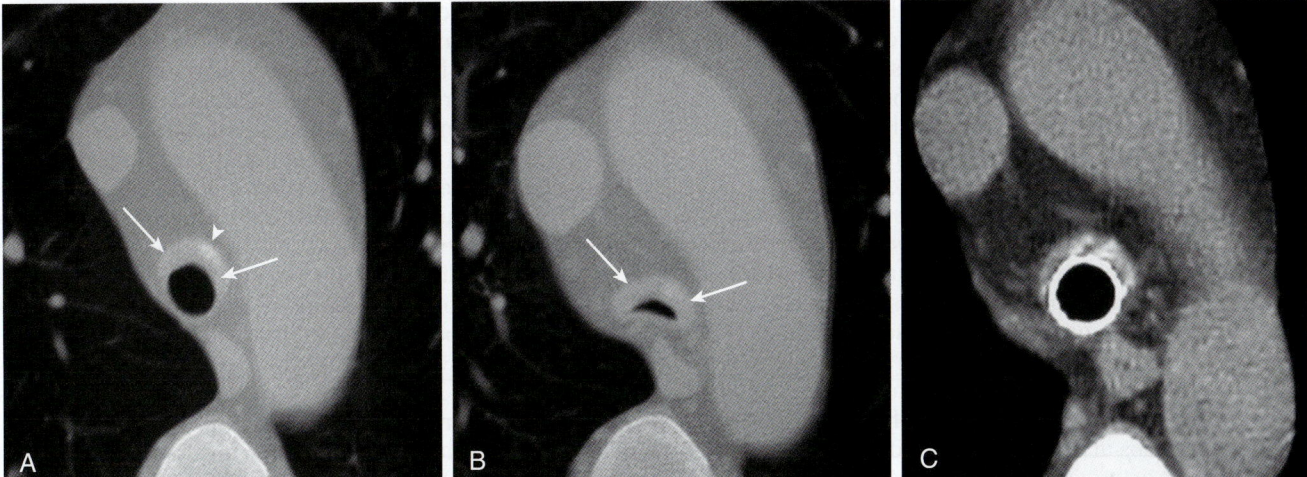

Figura 65-8 Policondrite recidivante: aspectos da TC de tórax. A, TC de tórax axial sem contraste exibindo um espessamento dos dois terços anteriores da traqueia (*setas*), com preservação da membrana traqueal posterior; essa característica é típica da policondrite recidivante. Um pequeno foco de calcificação está presente na parede anterior da traqueia, na posição de uma hora (*ponta de seta*) **B,** TCAR axial pós-expiratória exibindo grande colapso da traqueia (*setas*), consistente com traqueomalácia ou policondrite recidivante. **C,** Tratamento da policondrite recidivante com um *stent* metálico endoluminal autoexpansível exibindo uma permeabilidade na luz traqueal. (Cortesia do Dr. Michael Gotway, MD.)

ectópica das cartilagens das vias aéreas ou grande estreitamento das vias aéreas (Fig. 65-7C), mas é muitas vezes assintomático. No entanto, a tomografia computadorizada de alta resolução demonstra um espessamento dos anéis traqueais, uma atenuação da parede das vias aéreas e calcificação (Fig. 65-8A, ver Fig. 18-32). TC pós-expiratória, usando a varredura após a conclusão de uma manobra de capacidade vital forçada (Fig. 65-8B) ou *cine scanning* durante tal manobra, mostra extensa colapsabilidade traqueobrônquica e pode ajudar a localizar a doença das grandes vias aéreas.[273] A broncoscopia pode evidenciar uma inflamação endobrônquica ou estenose, sendo útil para a exclusão de uma obstrução mecânica. A biópsia endobrônquica pode estabelecer o diagnóstico, mas é insensível. No entanto, a laringoscopia e a broncoscopia estão associadas com risco de comprometimento das vias aéreas agudas.[272]

O tratamento depende da gravidade da doença. Os casos leves podem ser controlados com medicamentos anti-inflamatórios não esteroidais, mas recidivas incômodas podem necessitar de terapia com corticosteroides em altas doses e em curto prazo. Altas doses de corticosteroides por via intravenosa são utilizadas nos casos de envolvimento agudo das vias aéreas. Em uma grande revisão com 159 casos, três quartos dos pacientes necessitaram de terapia crônica com corticosteroides; neste estudo houve uma diminuição da frequência, duração e gravidade dos surtos, mas não impediu a progressão da doença.[274] As lesões resistentes aos esteroides são tratadas com agentes imunossupressores, como a ciclofosfamida. Apesar da melhora em curto prazo com a terapia com esteroides e imunossupressores, a recidiva e a progressão da doença são comuns.

Mais recentemente, ocorreu um número de respostas biológicas reportadas aos agentes, incluindo antagonistas de TNF-α, terapia anti-IL-6, e rituximabe, com eficácia parcial ou eficácia total em mais de metade dos casos.[275,276] Atualmente, os agentes biológicos não podem ser recomendados como agentes terapêuticos de primeira linha, mas podem apresentar um papel importante nos casos refratários aos corticosteroides e como agentes poupadores de esteroides. A traqueostomia e a colocação de *stent* podem ser ocasionalmente indicadas, mas outro tratamento cirúrgico é difícil, devido à natureza difusa do envolvimento e risco de recidiva.[277] Em um estudo com cinco pacientes que necessitavam de ventilação mecânica, a utilização

Tabela 65-8   Síndrome de Behçet

CRITÉRIOS PARA O DIAGNÓSTICO

Maior (necessário)

Ulceração aftosa recorrente, pelo menos três vezes em um período de 12 meses

Menor (2 a 4)

Ulceração genital recorrente
Doença ocular
Lesões cutâneas (eritema nodoso, úlceras cutâneas)
Teste de patergia positivo (uma pápula eritematosa de 2 mm ou pústula no local da picada 48 h após a aplicação de uma agulha hipodérmica estéril de calibre 20 a 22 que obliquamente penetrou na pele da região antecubital avascular a uma profundidade de 5 mm)

de múltiplos *stents* autoexpansíveis (Fig. 65-8C), por meio da fibrobroncoscopia, resultou na melhora de quatro pacientes, e estes foram capazes de viver sem a ventilação mecânica por até 20 meses.[278] Novos autoexpansíveis de silicone foram utilizados, com efeito variável, nos casos paliativos.[279] No entanto, a utilização de endoluminais pode ser complicada pela hemorragia, erosão traqueal, ulceração, ou obstrução das vias respiratórias. Uma sobrevida em 8 anos de 94% dos casos foi relatada.[280]

SÍNDROME DE BEHÇET

A síndrome de Behçet é encontrada predominantemente nos países que fazem fronteira com o Mar Mediterrâneo. Na Turquia, as estimativas de prevalência se aproximam de 80-370/100.000 habitantes. Os homens e as mulheres são igualmente afetados, e a idade de início ocorre geralmente na segunda ou terceira década de vida. Existe uma associação controversa entre a presença do alelo HLA-B51 e os pacientes mais gravemente afetados; o risco relativo dos portadores de HLA-B51 é de aproximadamente 13:1 na Turquia. O herpes simples tipo 1 e os estreptococos foram sugeridos como agentes etiológicos.[281] Para o diagnóstico é necessário o desenvolvimento de ulcerações orais recorrentes, pelo menos três vezes em um período de 12 meses, e a presença de duas das quatros características menores listadas na Tabela 65-8.[282] A ulceração mucocutânea é a principal característica clínica dessa condição, e as ulcerações aftosas orais e genitais são observadas em quase todos os pacientes. Outras características cutâneas incluem o eritema nodoso, uma erupção acneiforme, e lesões papulosas de vasculite cutânea. A uveíte é a principal causa de morbidade, mas a vasculite sistêmica pode afetar todos os sistemas.

O envolvimento pulmonar é observado em 1% a 7% e afeta com uma maior gravidade os homens mais jovens (< 25 anos) HLA-B51 positivos. As principais manifestações pulmonares[283] incluem a vasculite pulmonar, os aneurismas de artéria pulmonar, as tromboses arteriais e venosas, o infarto pulmonar, a pneumonia em organização e a pleurisia.[284] Os sintomas observados são a dispneia, dor no peito e a hemoptise recorrente, que pode ser maciça e fatal.[285]

A principal característica histopatológica é a vasculite, que afeta os vasos arteriais e venosos de todos os calibres. Os aneurismas arteriais pulmonares são envolvidos por um infiltrado inflamatório, apresentando um espessamento da íntima e degeneração da lâmina elástica com trombose. A síndrome de Behçet pode ser acompanhada de tromboses arteriais e venosas, infartos pulmonares e, ocasionalmente, derrame pleural.[286] As alterações radiográficas são inespecíficas, mas podem incluir as características da doença das pequenas vias aéreas, hemorragia pulmonar, oclusão vascular ou lesões em massas representando aneurisma(s) arterial(is).[287,288] O prognóstico é variável e o curso da doença remitente. O aneurisma da artéria pulmonar apresenta o pior prognóstico, com uma sobrevida de 2 anos em 70% dos casos.

O tratamento é complexo e depende da apresentação da doença. Os esteroides e agentes imunossupressores são utilizados para controlar a vasculite, particularmente nos casos de aneurisma da artéria pulmonar, na qual uma eventual regressão pode ser observada. A ciclosporina A e FK506 foram bem-sucedidos em alguns pacientes.[284] Os anticoagulantes podem ser necessários para um controle da trombose, mas eles devem ser utilizados apenas nos casos de imunossupressão, pois existe um risco significativo de hemorragia. No entanto, faltam dados controlados e experiência acumulada, principalmente no que se refere ao tratamento da doença sistêmica (incluindo as ulcerações orogenitais), e por isso devem ser administrados na doença pulmonar com cautela. Admitindo esta ressalva, a grande mudança recente no tratamento foi uma maior utilização da terapia anti-TNF, que se mostrou eficaz para as lesões ulceradas de pele e boca através de um estudo randomizado controlado[289], e endossado para a doença ocular, doença neurológica e doenças gastrointestinais por um artigo de posição, com base em uma avaliação definitiva dos dados de tratamento não controlados.[290] Nos casos de aneurismas da artéria pulmonar, a embolização pulmonar e a ressecção cirúrgica apresentaram bons resultados, mas o tratamento cirúrgico dos aneurismas pode resultar em aneurismas no local da anastomose.[291]

ESPONDILITE ANQUILOSANTE

A *espondilite anquilosante* (EA) é uma espondiloartrite soronegativa com incidência de 0,05% a 1,5% na população em geral e está associada com o antígeno leucocitário humano HLA-B27.[292] A prevalência de EA é maior em homens brancos, com uma proporção entre homem/mulher de 10:1. O local principal da doença é a coluna vertebral. Com a progressão da doença, a inflamação presente induz à fibrose e ossificação, resultando na anquilose das articulações vertebrais.

A artrite das articulações periféricas é observada em aproximadamente um terço dos pacientes, e as características extra-articulares incluem a regurgitação aórtica, a uveíte, a doença pulmonar e a restrição extrapulmonar.

A doença pulmonar, principalmente a fibrose da região superior, pode estar presente em até 30% da série de casos, mas a doença fibrobolhosa é menos frequente (Figs. 98-16 e 98-18). Em uma série de 2.080 pacientes com EA, este padrão foi observado em apenas 1% a 2% dos pacientes.[293] Com frequência, a DPI limitada, a doença de pequenas vias aéreas, a bronquiectasia e o enfisema paraseptal estão presentes, mesmo quando os aspectos radiográficos do tórax apresentam-se normais.[294-296] Em outro estudo, foram verificadas anormalidades em 15 dos 21 pacientes, incluindo espessamento dos septos interlobulares (33%), espessamento da parede brônquica (29%), anomalias pleuropulmonares (29%) e espessamento septal linear (29%).[297] O envolvimento pulmonar, muitas vezes subclínico, é uma manifestação precoce de EA.[298] Uma alveolite linfocítica subclínica pode ser evidente com LBA.[299] Histopatologicamente, as anormalidades pulmonares apresentam graus variáveis de infiltrado linfocitário, fibrose e alterações bolhosas. Na radiografia de tórax, opacidades reticulares difusas nas regiões superiores são geralmente simétricas e raramente extensas, exceto em pacientes com doença grave da coluna[300] ou uma longa história de EA.[293] No entanto, a fibrose apical ocasionalmente pode preceder o desenvolvimento da doença extrapulmonar. Não existe tratamento comprovado para prevenir o desenvolvimento da fibrose apical; a resistência à terapia com corticosteroides é bem estabelecida.

As cavidades podem se desenvolver dentro do tecido fibroso apical deformado e, em alguns casos, podem ser colonizadas por micobactérias ou fungos, especialmente o *Aspergillus fumigatus*, que foram isolados em até 60% dos pacientes com EA e cavitação apical.[301] A hemoptise com risco de morte é uma complicação ocasional da formação do micetoma dentro das cavidades, podendo ser controlada pela embolização da artéria brônquica; a ressecção de um micetoma é um tratamento de última instância, devido à alta prevalência de empiema ou fístula broncopleural no pós-operatório. A fibrose apical avançada é comumente associada ao espessamento pleural apical, mas a doença pleural raramente é observada ao lado do parênquima pulmonar normal em outras regiões do tórax. Há um aumento na prevalência de pneumotórax (≤ 10%) em pacientes com EA e fibrose apical,[293] provavelmente devido à degeneração bolhosa subpleural observada durante a progressão da doença.

A restrição extrapulmonar devido à imobilização da parede torácica (anquilose costovertebral) é uma complicação eventual da EA. Com frequência, essa restrição extrapulmonar é assintomática e apresenta, surpreendentemente, um pequeno comprometimento da função pulmonar, talvez porque o diafragma seja capaz de ofertar uma contribuição importante na presença de um volume elevado em repouso. Os volumes pulmonares podem estar ligeiramente reduzidos, mas a transferência de gases é quase sempre preservada na ausência de uma doença parenquimatosa.[302]

SÍNDROME DE MARFAN

A *síndrome de Marfan* (SM) é uma condição autossômica dominante, de penetrância variável, que afeta aproximadamente 5 a cada 100.000 habitantes. A SM é caracterizada por anormalidades do tecido conjuntivo fibroso com abundante colágeno do tipo I (em alguns casos devido a mutações no cromossomo 15), principalmente no esqueleto (membros longos, aracnodactilia, tórax escavado, cifoescoliose), olhos (subluxação do cristalino) e sistema cardiovascular (regurgitação mitral ou aórtica, aneurisma da aorta). A expectativa de vida reduzida dos pacientes com a SM pode ser em parte atribuída às complicações cardíacas; não existe um tratamento eficaz para reversão ou progressão lenta dessa condição. As complicações respiratórias podem ser subdivididas em anormalidades pulmonares e extrapulmonares.

Cerca de 10% a 15% dos pacientes com SM apresentam comprometimento pulmonar. A complicação pulmonar mais comum é o pneumotórax (muitas vezes recorrente e bilateral). A alta prevalência de pneumotórax na SM de 5% a 10%[303] (100 vezes maior do que na população em geral) pode ser atribuída à ruptura de bolhas subpleurais. A formação localizada das bolhas, com uma predileção pelo ápice do pulmão,[304] é uma característica marcante e ocasionalmente encontrada em pacientes jovens. O enfisema está presente na radiografia de tórax, na maioria dos pacientes com SM e pneumotórax.[303,305] Os aspectos histopatológicos pulmonares na SM não estão bem estabelecidos, mas em uma pequena série de pacientes sem histórico de tabagismo ou com consumo mínimo de tabaco, um padrão de enfisema acinar distal foi evidente em todos os casos.[306] O enfisema generalizado em pacientes não fumantes com SM pode se tornar evidente em qualquer idade, podendo ser fatal na infância.[307] A fibrose apical subjacente foi relatada em alguns casos. Outras manifestações parenquimatosas menos frequentes incluem as malformações congênitas dos lobos pulmonares médios (que podem ser rudimentares ou estar ausentes) e um aumento na prevalência de broncopneumonia.[303]

Cerca de 50% dos pacientes com SM apresentam envolvimento da cavidade torácica. Raramente, o tórax escavado isolado na SM está associado com um comprometimento significativo da função pulmonar. No entanto, a cifoescoliose, em alguns casos, pode estar associada ao cor pulmonale fatal.[308] É provável que a dessaturação noturna amplifica a hipoxemia devido a cifoescoliose. O aumento da colapsabilidade das vias aéreas superiores durante o sono é comum na SM, representando uma associação entre essa síndrome e a apneia obstrutiva do sono.

Pontos-chave

- Nas doenças do tecido conjuntivo, o pulmão pode ser envolvido por uma grande variedade de padrões patológicos, da traqueia, para o parênquima e para a pleura.
- Às vezes, as manifestações pulmonares podem preceder as características sistêmicas das doenças do tecido conjuntivo.
- Com frequência, existem combinações de padrões que aumentam a probabilidade de doenças do tecido conjuntivo, representando um problema subjacente. Alguns padrões de doença pulmonar são mais comuns em uma doença de tecido conjuntivo do que em outras. As entidades patológicas específicas, que são observadas nestas doenças, geralmente não seguem o mesmo curso que seus homólogos idiopáticos.
- Os medicamentos comumente utilizados no tratamento das doenças do tecido conjuntivo podem causar complicações pulmonares importantes.
- O aumento no reconhecimento das manifestações pulmonares desses distúrbios polimórficos se traduz em melhores resultados.

As Referências estão disponíveis exclusivamente no site www.elsevier.com.br/expertconsult

66 SARCOIDOSE

MARC A. JUDSON, MD • ADAM S. MORGENTHAU, MD • ROBERT P. BAUGHMAN, MD

INTRODUÇÃO
EPIDEMIOLOGIA
ETIOLOGIA
   Possíveis Antígenos
   Aspectos Genéticos
   Sarcoidose como Resultado da Exaustão do Sistema Imunológico
ABORDAGEM DIAGNÓSTICA
   Coleção de Dados Clínicos
   Evidência de Envolvimento Extrapulmonar
   Achados Radiológicos
   Marcadores Séricos de Doença
   Exame do Tecido

ACHADOS PATOLÓGICOS
OUTRAS DOENÇAS GRANULOMATOSAS IDIOPÁTICAS EM MÚLTIPLOS ÓRGÃOS
AVALIAÇÃO DA DOENÇA PULMONAR
   Função Pulmonar
   Imagem Pulmonar
   Qualidade de Vida Relacionada à Saúde
SARCOIDOSE EXTRAPULMONAR
   Olhos
   Pele
   Sistema Nervoso
   Coração
   Ouvidos, Nariz e Garganta

   Glândula Parótida
   Fígado e Baço
   Articulações
   Linfonodos Periféricos
   Glândulas Endócrinas
   Sangue
TRATAMENTO DA SARCOIDOSE
   Medicações Anti-inflamatórias
   Tratamento da Doença Extrapulmonar
   Terapia Antifibrótica
   Cuidados de Suporte
   Manejo das Complicações da Sarcoidose

INTRODUÇÃO

Sarcoidose é definida como doença granulomatosa de múltiplos sistemas de causa desconhecida[1]. A sarcoidose afeta o pulmão em mais de 90% dos casos, mas pode afetar qualquer parte do corpo. Em muitos pacientes a doença é autolimitada e apresenta resolução dentro de 2 a 5 anos[2]. Entretanto, uma forma crônica da doença pode provocar morbidade significante e alguma mortalidade[3,4]. Os glicocorticoides geralmente são efetivos no tratamento da doença; contudo, uma vez que o tratamento em longo prazo pode ser necessário, geralmente são usados agentes poupadores de esteroides.[5]

EPIDEMIOLOGIA

A sarcoidose é uma doença mundial, mas é mais comum em algumas partes do mundo e em alguns grupos étnicos. A Figura 66-1 resume as taxas de sarcoidose relatadas ao redor do mundo[6]. Nos Estados Unidos, a doença parece ser mais comum na parte sudeste do país.

A sarcoidose é rara antes da idade adulta[7]. A sarcoidose pediátrica geralmente é diagnosticada em pacientes com mais de 10 anos, com um pico no grupo etário de 13 a 15 anos de idade[8]. Quando se apresenta na infância, existe um fenótipo clínico diferente, com envolvimento principalmente dos olhos (uveíte), pele e articulações, embora o envolvimento pulmonar geralmente seja identificado quando estudos de imagem pulmonar são realizados[9]. O aspecto clínico da sarcoidose de início juvenil lembra o do tipo adulto da doença[10,11]. Como em adultos, o achado mais comum na sarcoidose infantil é uma radiografia torácica com achados anormais (mais de 90% no momento de início, com estágio I em dois terços dos indivíduos)[12]. Embora no passado fosse considerada uma doença principalmente de adultos jovens, é diagnosticada cada vez mais em pacientes mais velhos. Nos Estados Unidos, metade dos pacientes tem mais de 40 anos de idade[13]. Parece haver dois picos de idade de início, de 20 a 29 anos e de 60 a 65 anos[7,13,14].

Acredita-se que a sarcoidose seja mais comum em mulheres em comparação a homens, com uma proporção de menos de 2:1[7,15].

ETIOLOGIA

Embora a sarcoidose tenha sido descrita como uma entidade clínica distinta pela primeira vez há mais de 140 anos, sua causa ainda é desconhecida. É racional esperar que a imunopatogênese da sarcoidose seja semelhante à de outras doenças granulomatosas. Ou seja, algum antígeno é encontrado e fagocitado por uma célula apresentadora de antígeno. A célula apresentadora de antígeno em seguida processa o antígeno e o apresenta, por meio de uma molécula de *antígeno leucocitário humano* (HLA) de classe II, a um conjunto restrito de receptores de células T em um linfócito T, geralmente da classe CD4[+16,17]. Esta interação resulta em uma polarização dos linfócitos T para um fenótipo T auxiliar tipo 1, o que é seguido pelo recrutamento de monócitos, proliferação de células T e diferenciação, provocando o desenvolvimento do granuloma da sarcoidose. Neste processo, uma miríade de citocinas e quimiocinas é liberada, porém a importância relativa da maioria delas é incerta.

POSSÍVEIS ANTÍGENOS

Uma vez que muitas infecções induzem uma resposta granulomatosa, patógenos infecciosos foram implicados como possível causa da sarcoidose. Contudo, uma vez que a sarcoidose responde à terapia imunossupressora, é improvável que a sarcoidose represente uma infecção invasiva; entretanto, é possível que uma resposta do hospedeiro a um antígeno infeccioso, mesmo que o organismo infectante esteja morto,

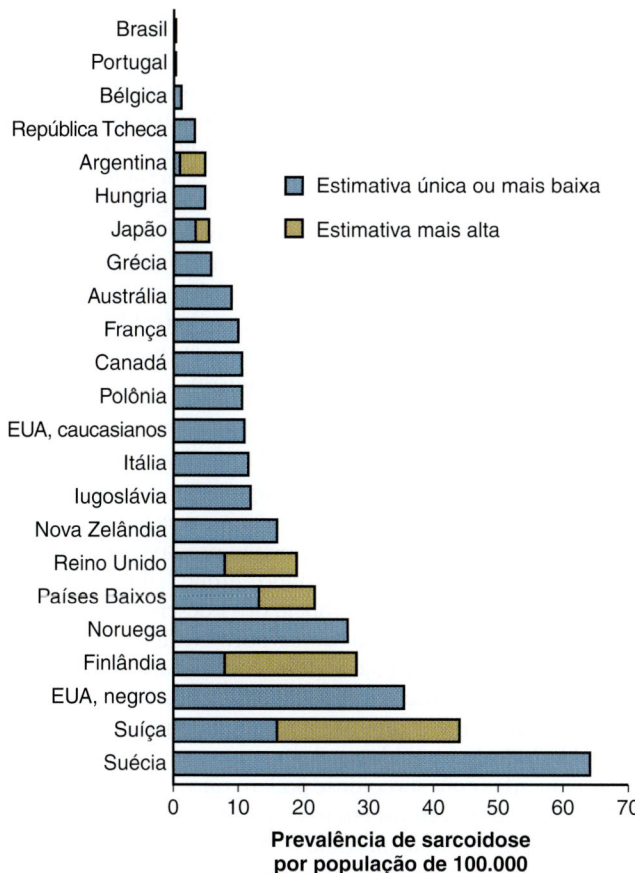

Figura 66-1 Prevalência de sarcoidose ao redor do mundo. (Adaptado de Denning DW, Pleuvry A, Cole DC: Global burden of chronic pulmonary aspergillosis complicating sarcoidosis. *Eur Respir J* 41:621-626, 2013. doi: 10.1183/09031936.00226911, publicado antes da impressão em 27 de junho de 2012. Reproduzido com permissão da *European Respiratory Society*.)

possa induzir uma resposta granulomatosa. Por exemplo, propionibactérias, incluindo *Propionibacterium acnes*, a bactéria da acne comum, também foram implicadas como causa da sarcoidose. O DNA de propionibactérias foi detectado no interior de linfonodos granulomatosos em pacientes japoneses com sarcoidose 18. Estes achados, porém, não foram corroborados em estudos subsequentes fora do Japão[19].

As micobactérias foram implicadas como possível causa da sarcoidose. Mais de duas dúzias de estudos avaliaram a presença de DNA e RNA de micobactérias em tecidos com sarcoidose[20]. Uma meta-análise sugeriu que 26% dos tecidos com sarcoidose apresentam evidência de DNA de micobactérias, em quantidades 9 a 19 vezes maiores que nos tecidos de controle sem sarcoidose[21]. Contudo, a reação em cadeia da polimerase quantitativa comparando tecido pulmonar de pacientes com sarcoidose, controles e indivíduos com tuberculose em uma área onde a tuberculose é endêmica (China) constatou que as cópias de DNA de micobactérias identificadas no tecido de pacientes com sarcoidose ocorriam em níveis semelhantes aos observados nos tecidos de controle e eram 1.000 vezes menores que nos tecidos de pacientes infectados por *Mycobacterium tuberculosis*[22]. Portanto, não está claro que o DNA micobacteriano esteja constantemente mais elevado nos tecidos de pacientes com sarcoidose.

A proteína catalase-peroxidase micobacteriana foi identificada em tecido com sarcoidose humana e foi demonstrado que induziu uma resposta de anticorpos de imunoglobulina G em 12 de 25 pacientes com sarcoidose, em comparação a controles negativos com derivados de proteína purificada[23]. Estudos subsequentes demonstraram uma resposta de linfócitos T à catalase-peroxidase de micobactérias, tanto no sangue periférico quanto no *lavado broncoalveolar* (LBA) de pacientes com sarcoidose[20,24,25].

Exposições ambientais e ocupacionais também podem estar associadas à sarcoidose[26,27]. A exposição a produtos de madeira combustível pode estar associada à sarcoidose porque a incidência e prevalência de sarcoidose em bombeiros ultrapassa muito a observada em médicos de emergência que se deslocam para os mesmos incêndios[28]. Além disso, foi documentada uma relação entre a exposição a madeira de forno/lareira e o desenvolvimento de sarcoidose[29]. Um aumento da incidência de um processo pulmonar granulomatoso semelhante à sarcoidose foi encontrado em bombeiros e profissionais de primeira resposta envolvidos no desastre do Word Trade Center, que foram expostos a grandes quantidades de resíduos durante um período prolongado[30-32]. Contudo, não está claro se os pacientes expostos aos resíduos do Word Trade Center exibem os mesmos aspectos clínicos que os pacientes com sarcoidose não relacionada ao Word Trade Center.

Foi encontrada maior incidência de sarcoidose em indivíduos expostos a metais, em particular, titânio[33], serralheria, usinagem de metais[33] e toners de fotocopiadora (que contêm silicatos, ferro e cobre)[34]. A análise de amostras de biópsia pulmonar obtidas de pacientes com sarcoidose pulmonar revelou vários metais, incluindo silicatos, alumínio e titânio[35]. A sarcoidose também foi associada a várias outras ocupações e exposições, incluindo cabeleireiros[36], profissionais de saúde[37], trabalhadores agrícolas[27], uso de inseticida no trabalho[27], ambientes de trabalho com mofo ou bolor[27], exposição à poeira orgânica industrial, educadores e funcionários de fornecedores de materiais para construção, hardwares e materiais para jardinagem[26]. Muitas destas exposições, por si sós, podem causar granulomas. Muitos casos de sarcoidose associados à exposição ambiental a um material respirável representam uma sarcoidose pulmonar isolada[38]. Não está claro se estes são casos reais de sarcoidose ou de condições "semelhantes à sarcoidose" (p. ex., pneumonite por hipersensibilidade).

ASPECTOS GENÉTICOS

Existem evidências convincentes de que a sarcoidose seja o resultado de gatilhos ambientais que atuam em um hospedeiro imunogeneticamente suscetível[39]. A importância da genética no desenvolvimento da sarcoidose é também confirmada por evidências de agrupamento familiar da doença[40-42].

Uma vez que as moléculas de HLA classe II e receptores de células T parecem fazer parte da imunopatogênese da sarcoidose[17], vários polimorfismos destas moléculas foram examinados quanto a sua associação com sarcoidose. Na verdade, foi confirmado que alguns polimorfismos de HLA estão associados à sarcoidose[43]. A maioria destas associações aparece em grupos étnicos específicos e não é universal[44]. Além disso, alguns polimorfismos de HLA parecem proteger contra a sarcoidose[44], enquanto outros estão associados a determinados fenótipos clínicos[45-48]. A presença de *HLA-DRB1*03* em uma coorte de sarcoidose sueca apresentou uma forte associação com um fenótipo de síndrome de Löfgren e também com resolução da doença[49,50]. Portanto, a presença ou a ausência de *HLA-DRB1*03* poderiam fornecer informações prognósticas clínicas em um futuro próximo.

Embora não estudados de modo tão amplo quanto as moléculas de HLA, arranjos específicos de receptores de células T também foram associados à sarcoidose. Um uso restrito dos segmentos de genes variáveis de cadeias α e β dos receptores de células T foi identificado em células T nos pulmões de pacientes com sarcoidose[51]. Também foi demonstrado que genes não-HLA de classe II estão associados à sarcoidose. Polimorfismos de HLA de classe I foram associados a uma susceptibilidade à sarcoidose[51]. Em um estudo de famílias alemãs, o gene imunorregulador *semelhante à butirofilina 2 (BTNL2)* explicou 23% do risco de sarcoidose nesta população[52]. Outras abordagens genômicas implicaram regiões associadas à sarcoidose no cromossomo 5 em uma população afro-americana[53] e mutações no gene de anexina 1 em uma população alemã[54]. Ensaios genéticos foram usados para identificar outras possíveis associações[55]. Análises de bioinformática sobre a expressão gênica global ("análise das vias") identificaram uma via dominante regulada por um transdutor de sinal e ativador da transcrição 1 como a associada de modo mais significativo à sarcoidose em um estudo de pulmões e linfonodos[56] e identificaram também genes associados a células T auxiliares de tipo 1, células T auxiliares de tipo 17, transdutor de sinal e ativador de transcrição 3 e interleucina 21 no tecido cutâneo com sarcoidose[57].

SARCOIDOSE COMO RESULTADO DA EXAUSTÃO DO SISTEMA IMUNOLÓGICO

Chen *et al.*[58] demonstraram intensa expressão e ampla distribuição do amiloide A sérico no interior do granuloma de sarcoidose, que ultrapassou os valores encontrados em outras doenças granulomatosas examinadas. O amiloide A sérico pareceu ter origem em macrófagos e células gigantes no interior do granuloma sarcoide. Estes autores postularam que amiloide A sérico poderia ligar-se à proteína da matriz e deste modo consolidar um agregado proteico pouco solúvel, formando um ninho para a formação de granuloma. O amiloide A sérico pode interromper a eliminação de um antígeno no interior do granuloma, o que permitiria sua persistência. Portanto, a sarcoidose pode estar relacionada não apenas a algumas exposições ou antígenos, mas também a uma falha de eliminação efetiva do antígeno. A inflamação granulomatosa na sarcoidose pode resultar em uma resposta imunogênica prolongada e persistente a um antígeno, provocando uma "exaustão do sistema imunológico"[59].

As evidências de um possível papel da exaustão do sistema imunológico decorrente da estimulação crônica como um mecanismo integrante da formação do granuloma sarcoide estão começando a surgir. Foi constatado que células T exterminadoras naturais invariantes estão depletadas na sarcoidose e foi postulado que isto seria o resultado da exaustão funcional[59]. Foi constatado que células *T reguladoras* (Treg) estão aumentadas no LBA de várias doenças granulomatosas[60,61], incluindo a sarcoidose[61,62]. O aumento de células Treg no LBA na sarcoidose está associado a uma doença mais ativa[61,62]. Células Treg podem induzir anergia e abrandar a resposta imunológica. Contudo, dados recentes sugerem a existência de uma resposta anérgica em células T CD4 na sarcoidose, que não é revertida pela depleção de células Treg[63]. Isto sugere que a exaustão de células T CD4 possa constituir um evento primário na sarcoidose.

ABORDAGEM DIAGNÓSTICA

As evidências histológicas de inflamação granulomatosa *apenas* são inadequadas para o diagnóstico da sarcoidose porque causas alternativas de inflamação granulomatosa devem ser excluídas. Além disso, com raras exceções, achados clínicos sem confirmação histológica de inflamação granulomatosa são inadequados para firmar um diagnóstico de sarcoidose.

A Figura 66-2 descreve a abordagem no diagnóstico de sarcoidose. Este processo geralmente envolve uma revisão das informações clínicas, exame histológico do tecido quanto à presença de inflamação granulomatosa e exclusão de causas conhecidas de inflamação granulomatosa[64].

COLEÇÃO DE DADOS CLÍNICOS

Nunca é possível ter certeza do diagnóstico de sarcoidose. De modo semelhante a outras doenças, a sarcoidose pode ser considerada como um diagnóstico provável se os dados clínicos ultrapassarem determinado "limiar", de modo que o diagnóstico seja plausível. A Tabela 66-1 descreve os achados clínicos que geralmente são usados para medir a probabilidade do diagnóstico de sarcoidose. Para a maioria dos pacientes, as informações clínicas sugerem o diagnóstico, mas uma biópsia de tecido geralmente é indicada para aumentar a probabilidade de sarcoidose.

Os pacientes com sarcoidose podem não apresentar sintomas. Isto é mais comum em pacientes caucasianos que em negros[65]. Portanto, a sarcoidose deve ser considerada em pacientes assintomáticos com adenopatia hilar, adenopatia mediastinal e/ou opacidades parenquimatosas difusas em exames de imagem pulmonar[65-67]. Deve ser feita uma pesquisa sobre a história familiar de sarcoidose porque a taxa de prevalência de sarcoidose é muito mais elevada em parentes de primeiro grau de pacientes com sarcoidose do que na população geral[41]. A sarcoidose é mais comum em não fumantes que em fumantes na maioria dos estudos[27,68,69].

Além disso, os pacientes devem ser questionados sobre possíveis exposições capazes de causar doenças que podem mimetizar a sarcoidose. Especificamente, deve ser obtida uma história de tuberculose ativa, infecção por tuberculose latente e exposição à tuberculose. A possibilidade de exposição ao berílio deve ser explorada porque a doença crônica por berílio pode mimetizar sarcoidose radiograficamente[70] e histologicamente[71,72]. A doença crônica por berílio é diagnosticada erroneamente como sarcoidose em até 40% dos casos[73]. Uma vez que a maioria dos pacientes não tem ciência de possíveis exposições ao berílio, é importante perguntar sobre o trabalho em indústrias onde a exposição ao berílio seja plausível, incluindo a aeroespacial, armas nucleares, eletrônica, joias, bens esportivos, cerâmica e odontológica[74]. Além disso, uma exposição mínima ao berílio pode provocar uma doença significante[75,76]. A pneumonite por hipersensibilidade, que pode mimetizar a sarcoidose, é uma doença pulmonar granulomatosa que resulta da exposição a vários agentes (Cap. 64).

EVIDÊNCIA DE ENVOLVIMENTO EXTRAPULMONAR

No momento da apresentação, 95% dos pacientes com sarcoidose apresentam evidência clínica de envolvimento pulmonar e mais de 40% têm evidências de envolvimento na pele, fígado, linfonodo periférico ou olho[13]. Portanto, a avaliação do

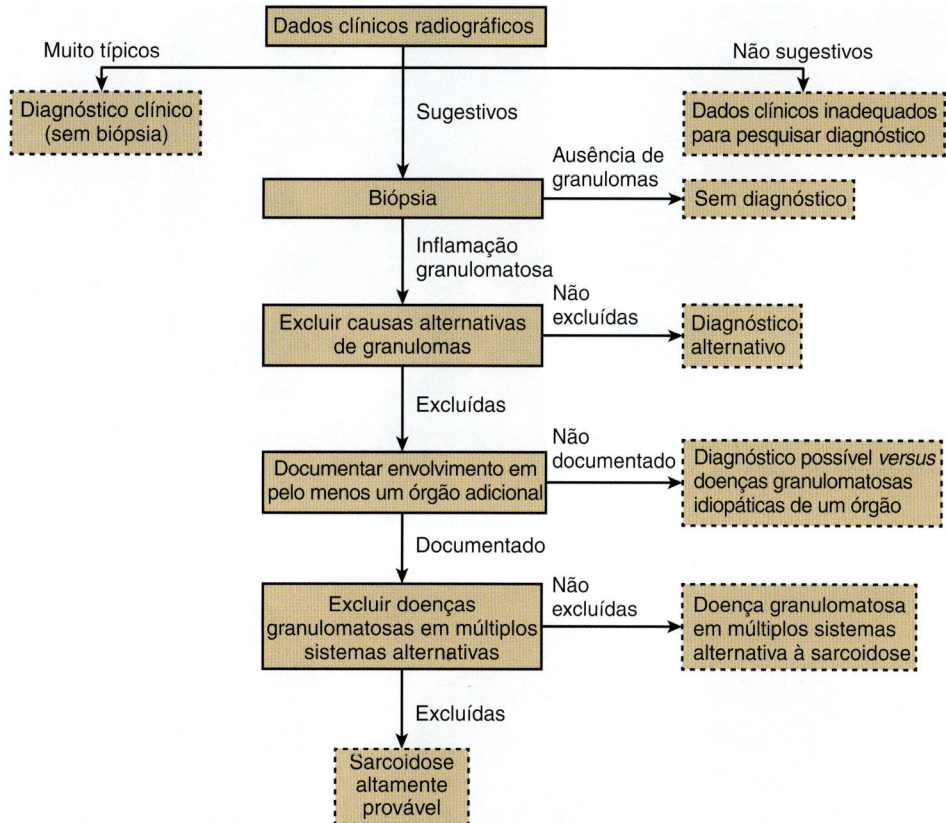

Figura 66-2 Algoritmo diagnóstico para sarcoidose. A figura descreve a abordagem diagnóstica para sarcoidose, considerando informações clínicas e demonstração de inflamação granulomatosa na biópsia de tecido, assim como exclusão de causas conhecidas de inflamação granulomatosa (ver texto para detalhes). (Adaptado de Judson MA: The diagnosis of sarcoidosis. *Clin Chest Med* 29:415-427, 2008.)

Tabela 66-1 Dados Clínicos e de Imagem Torácica que Favorecem ou Enfraquecem a Probabilidade de Sarcoidose

	Favorece	Enfraquece
Dados demográficos	▪ Afro-americanos nos EUA ▪ Norte Europeu	▪ Idade < 18 anos
História médica	▪ Não fumantes ▪ Ausência de sintomas (em pacientes com AHB na radiografia de tórax) ▪ História familiar positiva para sarcoidose ▪ Sintomas envolvendo ≥ 2 órgãos frequentemente envolvidos por sarcoidose (p. ex., pulmão e olhos)	▪ Exposição a tuberculose ▪ Exposição a bioaerossol orgânico ▪ Exposição a berílio ▪ Abuso de drogas intravenosas
Dados laboratoriais	▪ Elevação de nível sérico de enzima conversora de angiotensina, especialmente se > 2 x LSN ▪ Elevação do nível sérico de cálcio ▪ Elevação do nível sérico de fosfatase alcalina ▪ Leucopenia	
Achados radiológicos	▪ Radiografia de tórax: adenopatia hilar bilateral (especialmente se ocorrer sem sintomas) ▪ Tomografia computadorizada de alta resolução: doença ao longo do feixe broncovascular	

2 x LSN, duas vezes o limite superior da faixa normal; AHB, adenopatia hilar bilateral.
Adaptado de Judson MA: The diagnosis of sarcoidosis. *Clin Chest Med* 29:415-427, 2008.

envolvimento destes órgãos deve ser realizada em qualquer paciente que esteja sendo avaliado para uma possível sarcoidose.

ACHADOS RADIOLÓGICOS

Uma adenopatia hilar bilateral na radiografia de tórax sugere o diagnóstico de sarcoidose, especialmente se o paciente não tiver febre, suores noturnos ou perda de peso[66,67]. A radiografia torácica geralmente demonstra aumento concomitante dos linfonodos paratraqueais direitos[77] (Fig. 66-3). Scadding[78] definiu quatro padrões de achados na radiografia de tórax: estágio 1, apenas com adenopatia (Fig. 66-3); estágio 2, adenopatia e opacidades parenquimatosas (Fig. 66-4); estágio 3, apenas opacidades (Fig. 66-5) e estágio 4, fibrose (Fig. 66-6).

Os achados na *tomografia computadorizada de alta resolução* (TCAR) do tórax podem ser mais específicos para o diagnóstico de sarcoidose que aqueles encontrados na radiografia de tórax (Figs. 66-3 a 66-6). Achados típicos na TCAR

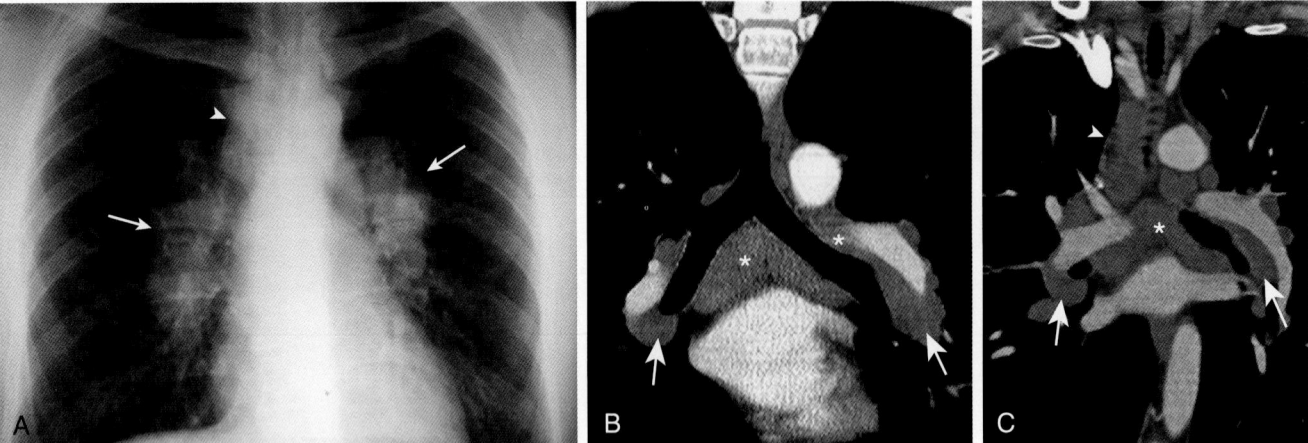

Figura 66-3 Sarcoidose: Estágio 1 de Scadding. A, A radiografia de tórax frontal mostra linfadenopatia simétrica, peribrônquica bilateral (*setas*) e paratraqueal direita (*ponta da seta*), típica da sarcoidose. **B e C,** A TC contrastada de tórax confirma a presença de linfadenopatia simétrica, peribrônquica bilateral (*setas*) e paratraqueal direita (*ponta da seta*), assim como aumento de outros linfonodos mediastinais (*). (Cortesia do Dr. Michael Gotway, MD.)

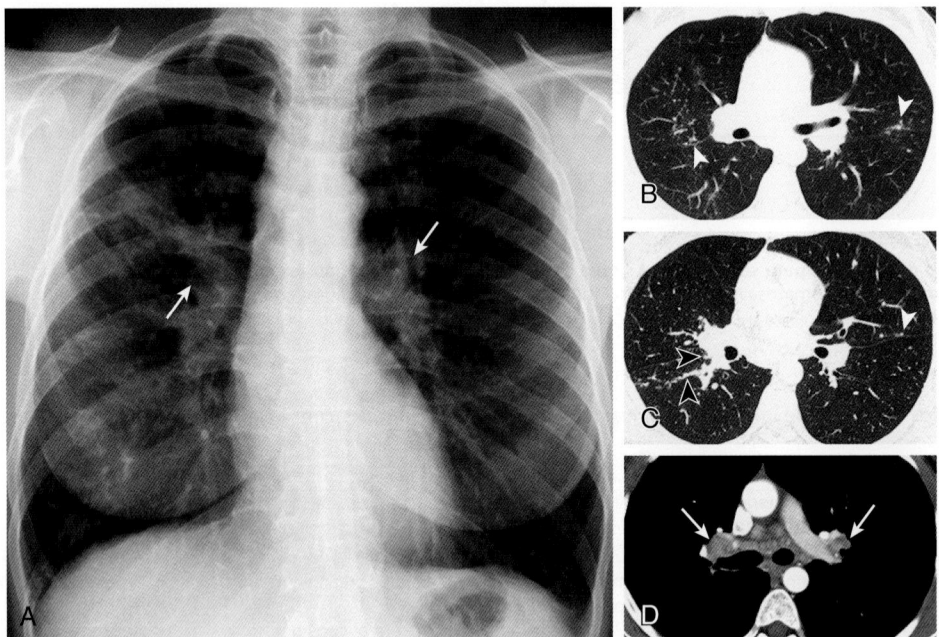

Figura 66-4 Sarcoidose: Estágio 2 de Scadding. A, A radiografia frontal de tórax mostra um aumento simétrico e bilateral de linfonodo peribrônquico (*setas*), assim como nódulos pequenos e bem definidos, melhor visualizados na região supra-hilar direita. A opacidade oblonga nesta área representa um conglomerado de inflamação granulomatosa. **B-D,** A TC de tórax contrastada axial apresentada no pulmão (**B e C**) e tecido mole (**D**) mostra pequenos nódulos circunscritos distribuídos ao longo das superfícies de fissura (*pontas das setas brancas*, **B e C**), assim como ao longo do interstício peribroncovascular mais central (*pontas das setas pretas*, **C**), com o último resultando em um aspecto "em contas" dos vasos pulmonares. A TC de tórax também confirma a presença de aumento do linfonodo peribrônquico (*setas*, **D**). (Cortesia do Dr. Michael Gotway, MD.)

sugestivos de sarcoidose incluem nódulos e opacidades parenquimatosos, que representam conglomerados destes nódulos com uma distribuição perilinfática ao longo de feixes broncovasculares, assim como em localizações subpleurais[79-81].

MARCADORES SÉRICOS DE DOENÇA

A *enzima conversora de angiotensina* (ECA) é produzida na célula epitelioide do granuloma sarcoide e os níveis *ECA no soro* (ECAS) podem refletir a carga corporal total dos granulomas de sarcoidose[82]. Embora ECAS seja sugerida como teste diagnóstico para sarcoidose[83], a elevação isolada dos níveis de ECAS apresenta sensibilidade e especificidade inadequadas para diagnosticar ou excluir a doença. Em uma revisão de 14 estudos que incluíram 4.195 pacientes sobre a exatidão diagnóstica de ECAS para sarcoidose, a sensibilidade correspondeu a 77% (variação de 41% a 100%) e a especificidade correspondeu a 93% (variação de 83% a 99%)[84]. A probabilidade de sarcoidose aumenta com níveis mais altos de ECAS[84,85] e níveis de ECAS duas vezes maiores que o limite superior da faixa normal raramente são observados em outras doenças e não são vistos no câncer ou linfoma[83,86]. Polimorfismos do gene *ACE* também influenciam o nível de ECAS e provavelmente alteram a exatidão diagnóstica das medidas de ECAS em pacientes individuais[87]. Além disso, não foi demonstrada a associação de nenhum destes polimorfismos com uma maior incidência ou agravamento da doença[88]. Mais ainda, as diferenças destes polimorfismos entre as populações caucasiana e afro-americana sugerem que o papel do polimorfismo do gene *ACE* seja dependente

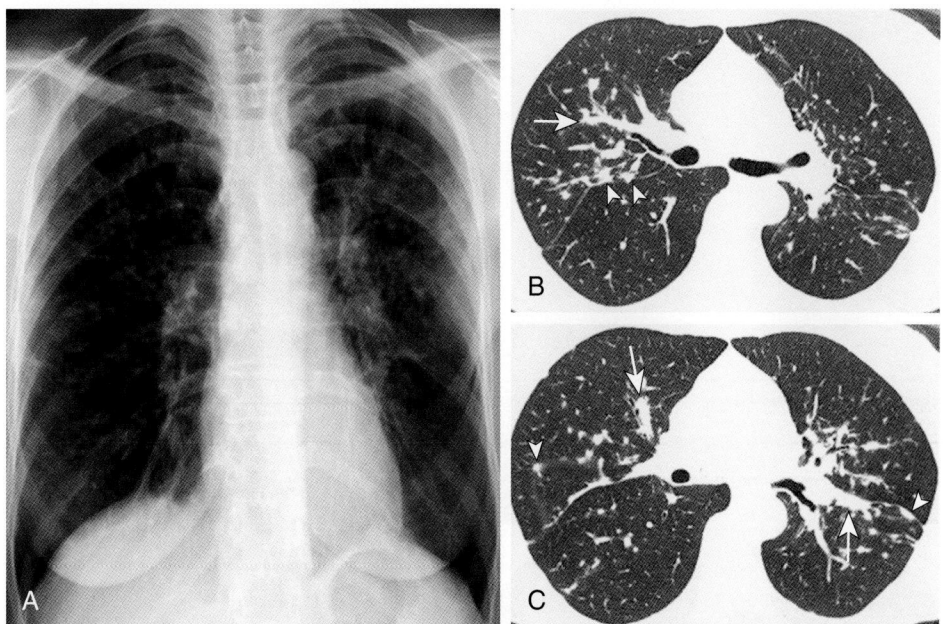

Figura 66-5 Sarcoidose: Estágio 3 de Scadding. A, A radiografia frontal de tórax mostra opacidades nodulares predominantes no lobo superior com pouca evidência de distorção da arquitetura, sugerindo uma fibrose associada ao parênquima. Nenhuma evidência clara de aumento de linfonodos peribrônquicos ou mediastinais está presente. Uma leve proeminência do hilo esquerdo é decorrente da opacidade parenquimatosa projetada sobre esta região, como mostra a TC de tórax. **B e C,** TC de tórax axial mostrada em janela pulmonar exibe nódulos pequenos circunscritos distribuídos ao longo das superfícies de fissuras (*pontas das setas*), assim como ao longo do interstício peribroncovascular mais central (*setas*), com o último resultando em um aspecto "em contas" dos vasos pulmonares. Outras imagens de TC de tórax também confirmaram a ausência de aumento significante dos linfonodos peribrônquicos e mediastinais. (Cortesia do Dr. Michael Gotway, MD.)

da população e isto explicaria a diferença racial relatada na relação entre os níveis de ECAS e o polimorfismo.

Outros marcadores séricos foram estudados na sarcoidose. Estes incluem a quitotriosidase sérica, cuja elevação foi demonstrada em uma pequena coorte de pacientes italianos com sarcoidose. Níveis séricos mais elevados podem estar associados a um pior prognóstico[89,90]. O receptor solúvel de interleucina 2 é um marcador da ativação de células T e é encontrado em níveis elevados em pacientes com sarcoidose[90,91]. Em pequenos estudos, ele representou uma medida efetiva de atividade da doença[79,91]. O valor destes biomarcadores em relação ao diagnóstico e ao prognóstico precisa ser verificado por estudos multinacionais maiores.

EXAME DO TECIDO

Com exceção dos raros casos em que os achados clínicos são altamente específicos para sarcoidose, o diagnóstico requer uma biópsia de tecido (Fig. 66-2). Nossa abordagem para seleção de um local de biópsia está resumida na Figura 66-7. O melhor interesse do paciente é que a biópsia seja minimamente invasiva e esteja associada a um mínimo de morbidade. Por estes motivos, são preferíveis locais de biópsia superficiais em comparação a órgãos viscerais[92]. Mesmo em pacientes com suspeita de sarcoidose com base de doença torácica ou abdominal óbvia, um exame completo de pele, conjuntiva, glândula lacrimal e linfonodo periférico deve ser realizado. O paciente deve ser questionado sobre a presença de cicatrizes ou tatuagens (Fig. 66-14D) porque nódulos cutâneos de sarcoidose têm uma predileção para formação nestas áreas.

Quando não houver evidência clínica de que um local superficial esteja envolvido por sarcoidose, uma biópsia geralmente é tentada em um órgão no qual haja suspeita de envolvimento por sarcoidose. Com muita frequência, este órgão é o pulmão, uma vez que está envolvido em mais de 90% dos pacientes com sarcoidose já no início da doença[13,93]. A broncoscopia é o procedimento usado com mais frequência para obter o tecido pulmonar. Técnicas mais invasivas, como a mediastinoscopia, são reservadas para casos em que a broncoscopia não seja diagnóstica. A biópsia toracoscópica assistida por vídeo raramente é necessária para confirmar o diagnóstico de sarcoidose.

Broncoscopia

O broncoscópio permite várias amostras diferentes, incluindo a *biópsia transbrônquica* (BTB), biópsia endobrônquica e *aspiração transbrônquica por agulha* (ATBA). O rendimento da BTB para o diagnóstico da sarcoidose pulmonar varia de 60% a 97%, dependendo do número de amostras de biópsia colhidas e da presença de doença parenquimatosa nos estudos de imagem do tórax[94-96]. Os resultados da biópsia endobrônquica podem ser positivos em até 60% dos pacientes com sarcoidose pulmonar[97,98]. Os resultados de biópsia são positivos com mais frequência em indivíduos com vias aéreas de aspecto anormal, mas podem fornecer o diagnóstico mesmo em vias aéreas de aspecto normal[97]. Além disso, a biópsia endobrônquica pode ser realizada com BTB e aumenta o rendimento para sarcoidose acima do observado com o uso de BTB isolado.

ATBA foi amplamente avaliada como uma abordagem diagnóstica para sarcoidose pulmonar na última década. O rendimento diagnóstico está na faixa de 80%[99]. Foi demonstrado que o uso de ultrassonografia endobrônquica é superior à ATBA cega em dois estudos randomizados[100,101]. O rendimento da ATBA é muito maior em pacientes com adenopatia na radiografia de tórax (estágio 1 ou 2), enquanto o rendimento da BTB é maior em indivíduos com padrão de estágio 3 na radiografia de tórax[101,102]. O uso de exame citopatológico no local permite uma avaliação rápida da amostra de ATBA e, se ATBA for diagnóstica, o broncoscopista não precisa prosseguir para BTB[103].

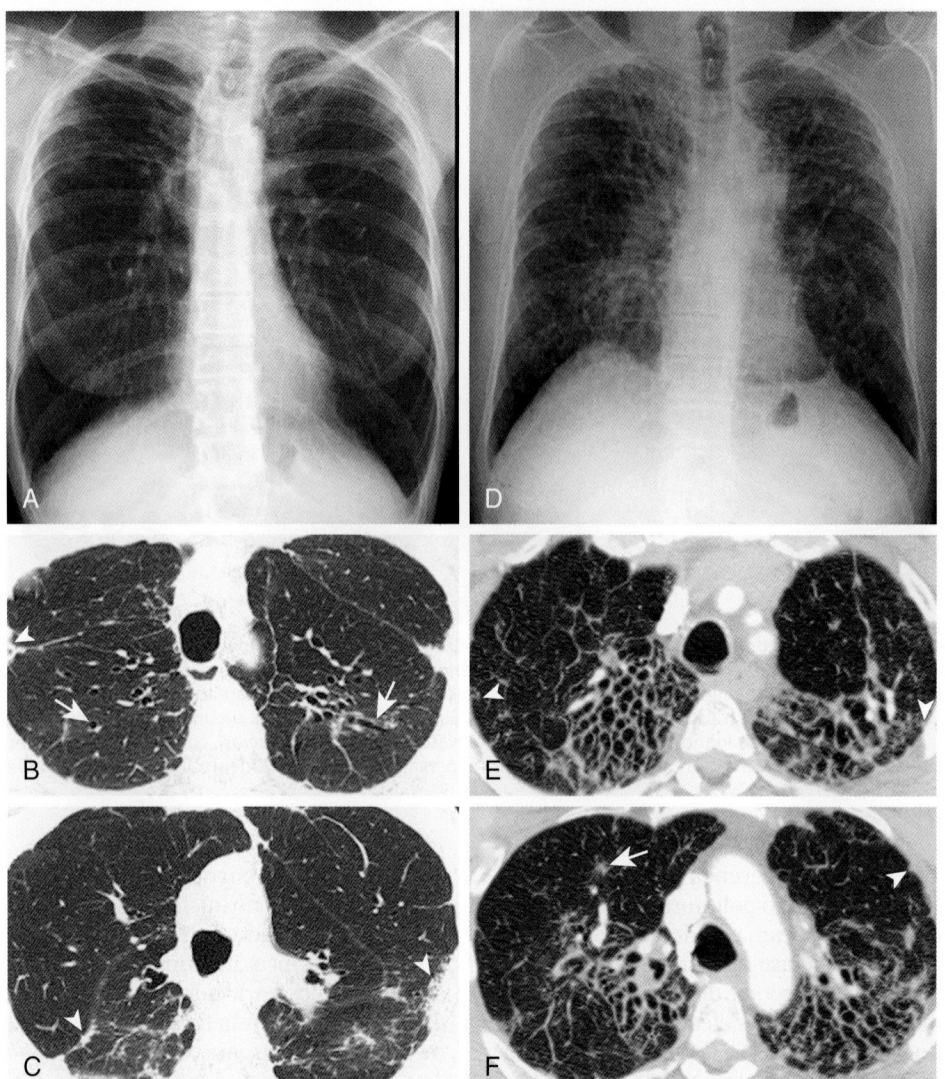

Figura 66-6 Sarcoidose: Estágio 4 de Scadding (achados em dois pacientes). A, A radiografia frontal de tórax mostra opacidades lineares e reticulares no lobo superior associadas a uma distorção da arquitetura compatível com um processo fibrótico; observar a retração hilar bilateral superior. Existe pouca anormalidade pleural, típica de inflamação granulomatosa decorrente de sarcoidose, em oposição a infecções granulomatosas. B e C, A TC de tórax axial mostrada em janela pulmonar exibe opacidades lineares e irregulares no lobo superior associadas a uma distorção da arquitetura e bronquiectasia por tração (setas). Opacidades nodulares subpleurais e perifissurais (pontas das setas) estão presentes. D, Uma radiografia frontal do tórax de um paciente com fibrose avançada do parênquima pulmonar relacionada à sarcoidose exibe opacidades lineares e reticulares extensas no lobo superior, associadas à distorção da arquitetura, novamente sem anormalidade pleural importante. Um espessamento intersticial nodular também é evidente. E e F, Uma TC de tórax axial exibida em janela pulmonar mostra bronquiectasia por tração biapical extensa com espessamento intersticial peribroncovascular (seta, F) e nodularidade perifissural (pontas das setas). (Cortesia do Dr. Michael Gotway, MD.)

Lavado Broncoalveolar

O exame de células inflamatórias no líquido de LBA algumas vezes é usado como teste complementar para o diagnóstico de sarcoidose pulmonar[104]. A exatidão diagnóstica da porcentagem de linfócitos e proporção de subpopulações de linfócitos CD4/CD8 no LBA foi avaliada. Em geral, a linfocitose no LBA (> 15% de linfócitos) apresenta uma sensibilidade de 90% para o diagnóstico de sarcoidose[104-106], embora a especificidade seja menor. Outras condições que provocam linfocitose no LBA devem ser excluídas, incluindo infecções como tuberculose e infecções fúngicas, linfoma e pneumonite por hipersensibilidade[106,107]. Linfocitose no LBA acima de 60% e presença de mastócitos são mais comuns na pneumonite por hipersensibilidade que na sarcoidose[105]. A razão de CD4/CD8 no LBA está aumentada mais de 3,5 vezes em 50% a 60% dos pacientes com sarcoidose pulmonar. Contudo, a especificidade do critério da razão CD4/CD8 no LBA atingiu 95% em alguns estudos[106-108], mas não em todos[109]. Alguns defendem que o critério de CD4/CD8 no LBA seria diagnóstico de sarcoidose quando houver achados concomitantes em imagens torácicas compatíveis com sarcoidose[104]; contudo, estes critérios não foram testados formalmente. Como em outros estudos, LBA fornece evidências de suporte para o diagnóstico de sarcoidose. Além disso, amostras de LBA podem ser testadas junto com lavados brônquicos para detectar evidências de infecção fúngica ou micobacteriana[110].

Biópsia de Tecido Extrapulmonar

Granulomas podem ser detectados histologicamente em qualquer órgão que esteja envolvido por sarcoidose[92]. As biópsias de tecido neural e do coração são particularmente problemáticas devido à possível morbidade associada a estes

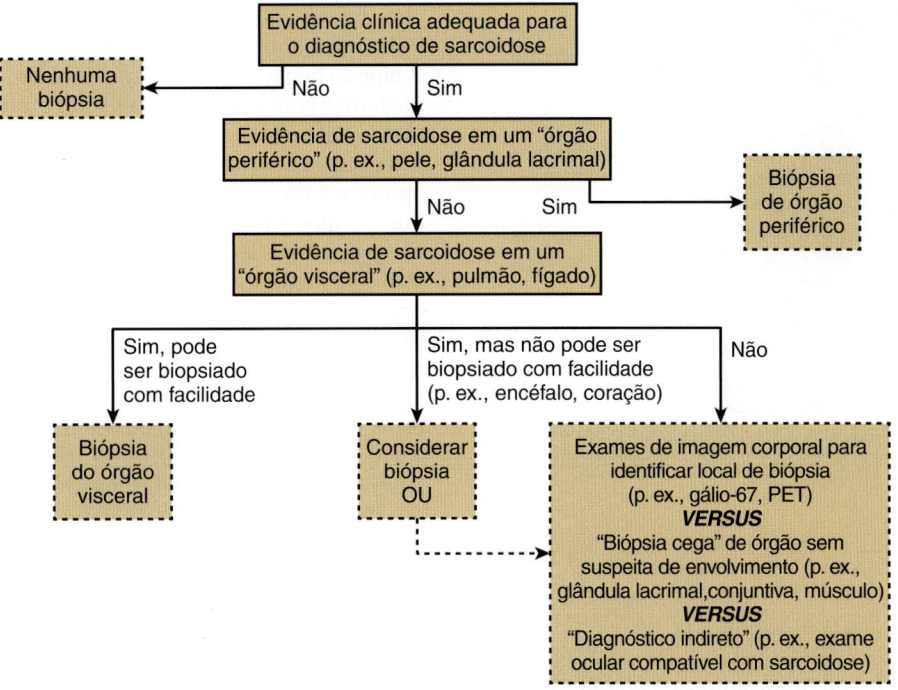

Figura 66-7 Abordagem diagnóstica para selecionar um local de biópsia para confirmação patológica de inflamação granulomatosa compatível com sarcoidose. Esta abordagem enfatiza (1) seleção de um local de biópsia relativamente não invasivo, quando possível; (2) biópsia de um local com suspeita de envolvimento clínico, a não ser que a biópsia seja altamente invasiva; (3) consideração de abordagens alternativas quando nenhum envolvimento orgânico óbvio for demonstrado ou os únicos órgãos com possível envolvimento exigirem biópsias muito invasivas.

procedimentos. Uma vez que pacientes com neurossarcoidose apresentam sarcoidose extraneural em quase 90% das vezes[111], a maioria dos pacientes apresenta doença extraneural a partir da qual uma amostra de biópsia pode ser obtida. Embora a biópsia endomiocárdica seja um teste relativamente específico para sarcoidose cardíaca no contexto clínico adequado, sua sensibilidade é muito baixa[112]. Por este motivo, a biópsia endomiocárdica raramente é realizada para o diagnóstico de sarcoidose. Muitas vezes, estudos de imagem são usados como exames substitutos para o diagnóstico de neurossarcoidose e sarcoidose cardíaca. Estes estudos devem ser interpretados com cautela porque sua especificidade depende das evidências clínicas associadas de sarcoidose, que quase sempre devem incluir a confirmação prévia por biópsia de uma inflamação granulomatosa de causa desconhecida em outro órgão (ver adiante). Além disso, a especificidade dos estudos de imagem para neurossarcoidose e sarcoidose cardíaca é desconhecida.

Fenótipos Clínicos Sugestivos de Sarcoidose

Em alguns casos, a apresentação clínica de sarcoidose é tão específica que o diagnóstico pode ser feito sem a realização de uma biópsia de tecido confirmatória. Estas apresentações estão relacionadas na Tabela 66-2[64]. Em pacientes com estas apresentações, é possível considerar a realização de uma broncoscopia para descartar outras causas possíveis, incluindo infecção. Em pacientes nos quais a broncoscopia não seja diagnóstica, a presença dos fatores na Tabela 66-2 pode ajudar a aumentar a confiança do diagnóstico de sarcoidose. Lúpus pérnio (Fig. 66-14A) é uma lesão cutânea indurada e elevada, caracteristicamente encontrada nas orelhas, bochechas e nariz (ver adiante); ela é considerada altamente específica para sarcoidose. A síndrome de Löfgren inicialmente incluía apenas pacientes com eritema nodoso na região inferior das pernas ou antebraço (Fig. 66-8). Contudo,

Tabela 66-2 Apresentações Clínicas que Podem Ser Consideradas como Sarcoidose sem Confirmação Tissular, desde que Outros Dados não Sugiram um Diagnóstico Alternativo

- Lúpus pérnio
- Síndrome de Löfgren[49]
    - Adenopatia hilar bilateral na radiografia de tórax
    - Lesões cutâneas de eritema nodoso
    - Inflamação periarticular ou artrite dos tornozelos, com ou sem eritema nodoso
- Síndrome de Heerfordt[113] (parotidite, uveíte, paralisia facial e febre)
    - Uveíte
    - Parotidite
    - Febre (geralmente)
- Adenopatia hilar bilateral na radiografia de tórax, sem sintomas
- Sinal de panda positivo (captação nas glândulas parótidas e lacrimais) e sinal de lambda (captação em linfonodos hilares bilaterais e paratraqueais direitos) no exame com gálio-67[116]

Adaptado de Judson MA: The diagnosis of sarcoidosis. *Clin Chest Med.* 29:415-427, 2008.

a inflamação periarticular ou artrite dos tornozelos com ou sem eritema nodoso foram adicionadas à definição expandida da síndrome de Löfgren[49]. A febre uveoparotídea, também conhecida como síndrome de Heerfordt é pouco comum, mas específica para o diagnóstico de sarcoidose[113].

Outras Abordagens Diagnósticas

Algumas vezes, a suspeita de um diagnóstico de sarcoidose é levantada com base clínica, embora nenhum órgão específico possa ser encontrado na biópsia. Isto inclui pacientes que apresentam doença ocular, encefálica ou cardíaca compatível com sarcoidose, mas não fornece um local seguro para biópsia. Não existe uma abordagem estabelecida para esta situação.

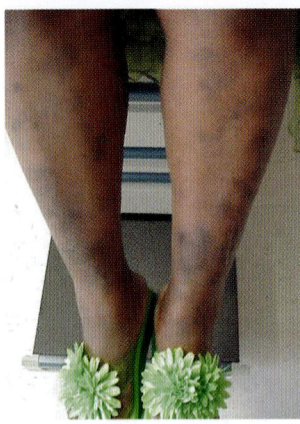

Figura 66-8 Eritema nodoso. Nódulos ou caroços vermelhos e sensíveis, geralmente observados nas duas canelas, são causados por inflamação das células gordurosas abaixo da pele.

Exames de imagem corporal total como a *tomografia por emissão de pósitrons* (TEP) com ^{18}F-fluorodesoxiglicose[114,115] ou cintilografia com gálio-67[116] foram propostos nestes casos para identificar um órgão para biópsia (Fig. 66-9), embora nenhuma análise rigorosa desta abordagem tenha sido realizada. Outra abordagem sugerida nesta situação consiste em obter biópsias em órgãos que costumam ser afetados, mesmo na ausência de sintomas ou outros achados clínicos sugestivos de envolvimento daquele órgão por sarcoidose. Biópsias da conjuntiva são realizadas nesta situação e o rendimento varia de 27% a 55% em pacientes sem sintomas oculares[117-119]. A microscopia confocal *in vivo* da conjuntiva pode detectar células gigantes multinucleadas sem a necessidade de biópsia, uma abordagem não invasiva que é preconizada para confirmar inflamação granulomatosa em pacientes com sarcoidose[120]. A biópsia hepática demonstra granulomas em 24% a 78% dos pacientes com sarcoidose, mesmo quando não apresentam sintomas atribuíveis ao fígado e exibem resultados normais nos testes séricos de função hepática[121,122]. Contudo, os granulomas hepáticos não são específicos para sarcoidose, de modo que a evidência clínica de sarcoidose extra-hepática deve estar presente para que o diagnóstico seja seguro[123]. Andonopoulos *et al.*[124] constataram que a biópsia do músculo gastrocnêmio revelou granulomas em 22 pacientes consecutivos sem sintomas musculares, que apresentavam adenopatia hilar bilateral na radiografia de tórax. Contudo, a maioria destes pacientes apresentava fortes evidências clínicas de sarcoidose; além disso, este procedimento é relativamente invasivo.

Outro teste que pode ser considerado quando houver suspeita de sarcoidose com base clínica, embora nenhum órgão específico seja identificado para biópsia, é o teste de Kveim-Siltzbach. Este teste está disponível apenas em centros selecionados e pode ser indicado quando os estudos de imagem torácica forem normais (p. ex., nos casos de uveíte de origem desconhecida, hipercalciúria, doença granulomatosa hepática, suspeita de neurossarcoidose ou eritema nodoso recorrente)[1]. Este teste envolve a inoculação intradérmica de uma suspensão do tecido esplênico derivado de um baço envolvido por sarcoidose[125]. Se um nódulo cutâneo se desenvolver no local da inoculação em 4 a 6 semanas, ele é biopsiado. Uma biópsia que demonstre inflamação granulomatosa não caseosa é altamente específica para o diagnóstico de sarcoidose[126]. O teste de Kveim-Siltzbach apresenta uma taxa de falso-negativo de 20% a 40%. A sensibilidade e a especificidade do teste variam dependendo do baço usado para preparar o reagente de Kveim-Siltzbach e da duração da doença. A transmissão de agentes infecciosos é possível se o antígeno for preparado ou controlado de modo inadequado[1].

ACHADOS PATOLÓGICOS

A inflamação granulomatosa é necessária para estabelecer um diagnóstico de sarcoidose na maioria dos casos; contudo, o achado de granulomas não é suficiente para o diagnóstico de sarcoidose (Fig. 66-10)[1,64]. Um exame histológico meticuloso com coloração apropriada de todas as amostras de biópsia deve ser realizado para pesquisar causas conhecidas de inflamação granulomatosa, como micobactérias, fungos, parasitas e material estranho (p. ex., talco).

Embora não existam características histológicas específicas que sejam diagnósticas de granuloma sarcoide, existem alguns aspectos sugestivos deste diagnóstico. O granuloma sarcoide geralmente consiste em uma coleção compacta (organizada) de fagócitos mononucleares (macrófagos e células epitelioides)[127]. Tipicamente, não há necrose no interior do granuloma sarcoide, porém às vezes existe uma quantidade pequena a moderada de necrose. Geralmente, as células gigantes fundem-se no interior do granuloma sarcoide para formar células gigantes multinucleadas. Estes granulomas tipicamente são cercados por linfócitos na periferia. Uma variedade de inclusões pode estar presente dentro do granuloma sarcoide, incluindo corpos asteroides, corpos de Schaumann, cristais birrefringentes e corpos de Hamazaki-Wesenberg; contudo, estas inclusões não são específicas nem diagnósticas para sarcoidose (Fig. 66-11)[127].

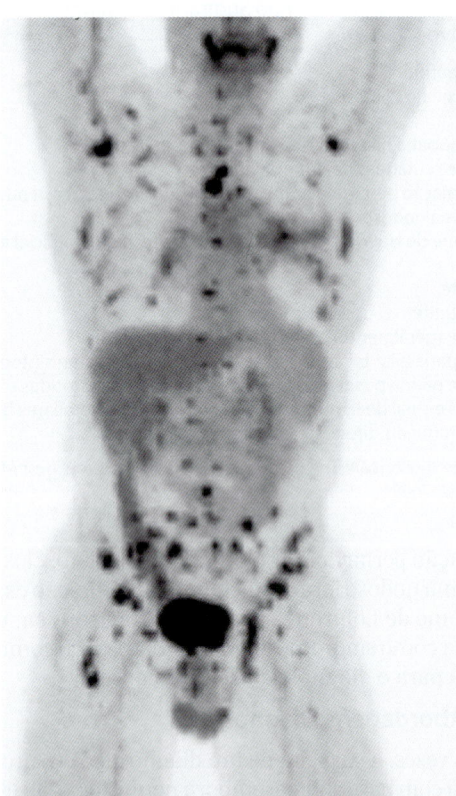

Figura 66-9 Imagem de tomografia por emissão de pósitrons (TEP) demonstrando um parênquima pulmonar e nodo mediastinal. Também são demonstrados vários linfonodos extrapulmonares e outras áreas com maior atividade.

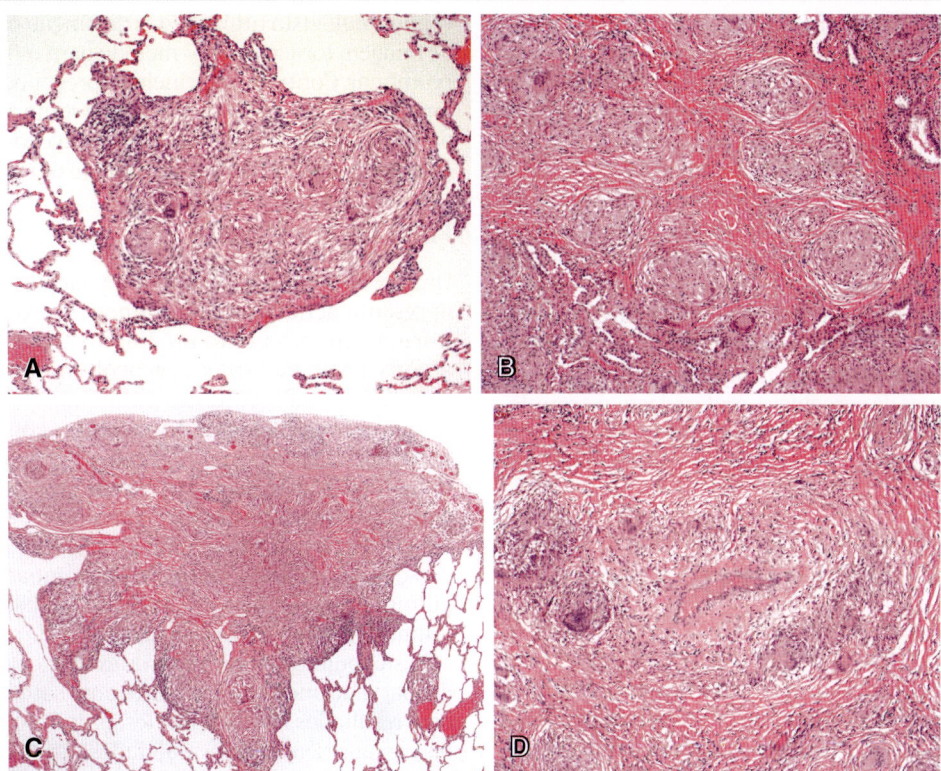

Figura 66-10 Sarcoidose. A, A lesão patológica característica da sarcoidose pulmonar é o granuloma não necrotizante (imunológico). **B,** Granulomas no interior de fibrose esclerótica. **C,** Granulomas distribuídos ao longo das vias linfáticas na pleura, no interior de septos intralobulares e ao longo dos feixes broncovasculares. Esta imagem é diagnóstica de sarcoidose, porém beriliose deve sempre ser incluída como possibilidade diagnóstica. **D,** Granulomas perivasculares incrustados na esclerose são observados com frequência. Apesar do potencial para crescimento vasocêntrico, a hipertensão pulmonar é uma complicação rara da sarcoidose. (Adaptado de Leslie KO, Wick MR: *Practical pulmonary pathology: a diagnostic approach*, 2. ed., Filadélfia, 2011, Elsevier, Figs. 7-75 e 7-78.)

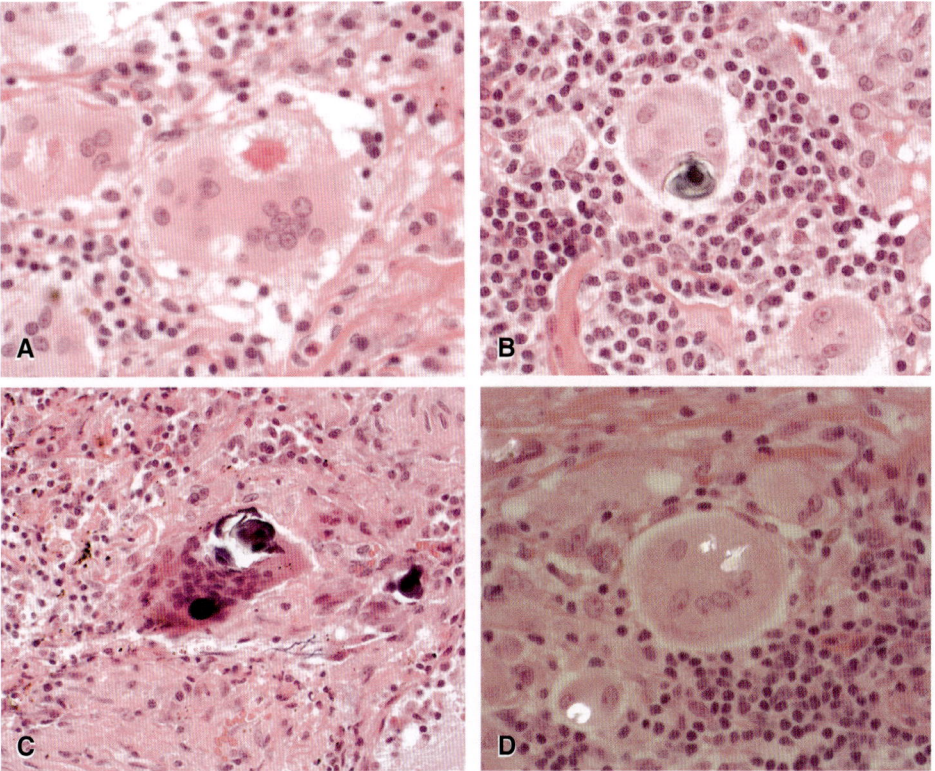

Figura 66-11 Sarcoidose. Células gigantes multinucleadas tipicamente estão presentes, geralmente acompanhadas por várias inclusões citoplásmicas características (mas não específicas). **A,** Corpo asteroide. **B,** Corpo de Schaumann. **C,** Corpos de Schaumann (concoides). **D,** Corpo de Schaumann em luz polarizada. (Adaptado de Leslie KO, Wick MR: *Practical pulmonary pathology: a diagnostic approach*, 2. ed., Filadélfia, 2011, Elsevier, Fig. 7-79.)

Em particular, cristais birrefringentes no interior do granuloma sarcoide podem levar a um diagnóstico errôneo de granulomatose por talco[72]. Deve-se ter cuidado para garantir que os aspectos morfológicos e o tamanho dos cristais sejam compatíveis com o talco injetado por via intravenosa para garantir o diagnóstico de granulomatose por talco.

A sarcoidose é definida como um distúrbio granulomatoso de múltiplos sistemas de causa desconhecida[1]. O fato de que a doença é "multissistêmica" implica que deve haver evidência de inflamação granulomatosa em pelo menos dois órgãos para que o diagnóstico de sarcoidose seja seguro. Contudo, a biópsia de um segundo órgão não é realizada como rotina. É interessante observar que existem algumas condições que parecem ser diferentes da sarcoidose, onde a doença granulomatosa parece ser limitada a um único órgão (p. ex., hepatite granulomatosa idiopática[128,129] e panuveíte idiopática[130]).

OUTRAS DOENÇAS GRANULOMATOSAS IDIOPÁTICAS EM MÚLTIPLOS ÓRGÃOS

Existem outras síndromes granulomatosas em múltiplos órgãos que devem ser consideradas no diagnóstico diferencial de sarcoidose. Estas incluem infecções como a tuberculose.

A síndrome de Blau consiste em irite granulomatosa, artrite e erupção cutânea[131,132]. A doença é um distúrbio genético[133] e tem um padrão de herança autossômico dominante com penetrância variável[131,132]. Em contraste com a sarcoidose, a maioria dos casos aparece antes dos 12 anos de idade. A síndrome de Blau é considerada uma entidade separada da sarcoidose infantil com base na ausência de envolvimento visceral (p. ex., pulmonar), modo de herança e ausência de reatividade no teste cutâneo de Kveim-Siltzbach[131,134]. Além disso, o gene Blau não é encontrado em pacientes com sarcoidose[135].

A *síndrome de lesões granulomatosas de significado desconhecido* (GLUS) consiste em inflamação granulomatosa do fígado, baço, medula óssea e linfonodos, uma evolução benigna e tendência para recorrência. Acredita-se que a síndrome GLUS seja diferente da sarcoidose porque (1) não são encontrados níveis elevados de ECAS, (2) não é encontrada hipercalcemia, (3) os resultados do teste de Kveim-Siltzbach são negativos e (4) a imunotipagem de linfócitos T em granulomas na síndrome GLUS é diferente da observada nos granulomas de sarcoidose[136,137].

A granulomatose sarcoide necrotizante é uma vasculite granulomatosa sistêmica[138,139]. Devido ao envolvimento vascular, a necrose é um aspecto proeminente, ao contrário da maioria dos casos de sarcoidose. Embora o pulmão esteja envolvido com frequência, o envolvimento extrapulmonar também é comum[140]. Ainda é debatido se a granulomatose sarcoide necrotizante representa uma entidade clínica distinta ou uma forma de sarcoidose sistêmica[140-142].

AVALIAÇÃO DA DOENÇA PULMONAR

A avaliação da doença pulmonar em pacientes com sarcoidose depende de três determinantes principais: função pulmonar, exames de imagem torácica e sintomas. Foram desenvolvidos vários instrumentos em todas estas três áreas.

O pneumologista utiliza testes de função pulmonar e exames de imagem torácica como método para medir o envolvimento pulmonar. Contudo, as principais preocupações dos pacientes envolvem como estão se sentindo e como a doença pulmonar afeta sua qualidade de vida. Dispneia e tosse representam os principais motivos para o tratamento de sarcoidose pulmonar.

FUNÇÃO PULMONAR

Uma proporção significativa de pacientes com sarcoidose apresenta achados na espirometria e volumes pulmonares normais no momento do diagnóstico[13,93]. Com o tempo, alguns destes pacientes desenvolvem um padrão restritivo, com redução dos volumes pulmonares[3,143]. Contudo, uma proporção significativa de pacientes com sarcoidose apresenta doença pulmonar obstrutiva[144]. A *capacidade de difusão de monóxido de carbono* (DL_{CO}) é a medida mais sensível de doença pulmonar intersticial precoce[145] e geralmente prevê uma redução na capacidade de exercício[145,146]. Uma redução desproporcional de DL_{CO} (em comparação aos volumes pulmonares) também pode ser um indicador de hipertensão pulmonar associada à sarcoidose[147,148].

Testes pulmonares clínicos de exercício podem ser úteis para avaliar a dispneia em pacientes com sarcoidose[145]. Pacientes com resultados normais nos testes de função pulmonar ainda podem apresentar anormalidades nos testes de exercício[149]. Contudo, o teste de exercício não é bem padronizado e sua realização é relativamente incômoda. O teste de *distância de caminhada em 6 minutos* (6MWD) é amplamente usado para avaliar a capacidade de exercício[150]. Na sarcoidose, foi constatado que uma redução da 6MWD está correlacionada a uma redução da *capacidade vital forçada* (CVF), fadiga e medidas de qualidade de vida[146]. Redução da 6MWD e dessaturação de oxigênio foram encontradas em pacientes com hipertensão pulmonar associada à sarcoidose[151,152]. Contudo, vários fatores além da função cardiopulmonar influenciam o teste de 6MWD, incluindo força muscular, doença articular e sintomas neurológicos[150,153].

IMAGEM PULMONAR

Radiografia de Tórax

Os achados na radiografia de tórax de rotina foram classificados em vários estágios, originalmente propostos por Scadding (ver anteriormente)[78]. Os estágios radiográficos torácicos de Scadding estão correlacionados com o prognóstico. Pacientes no estágio 1 (Fig. 66-3) apresentam uma possibilidade de mais de 80% da resolução da adenopatia hilar 2 a 5 anos após a apresentação, enquanto aqueles no estágio 3 apresentam uma possibilidade de menos de 30% de resolução para uma radiografia de tórax normal. Alterações fibróticas (estágio 4) não apresentam resolução. A limitação do estadiamento radiográfico torácico é que ele não caracteriza as manifestações extrapulmonares da sarcoidose. Além disso, existe uma variabilidade significativa na classificação dos estágios radiográficos, mesmo entre radiologistas experientes[154].

Uma alternativa ao monitoramento de radiografias de tórax pelo estadiamento de Scadding consiste em comparar as radiografias torácicas seriadas ao longo do tempo. É isto que costuma ser feito na prática clínica. Foi demonstrado que a alteração da radiografia de tórax apresenta boa reprodutibilidade e está correlacionada a alterações da função pulmonar[155,156]. Em um estudo, o coeficiente *kappa* para leitura comparativa foi muito melhor que os sistemas de classificação de Scadding[154].

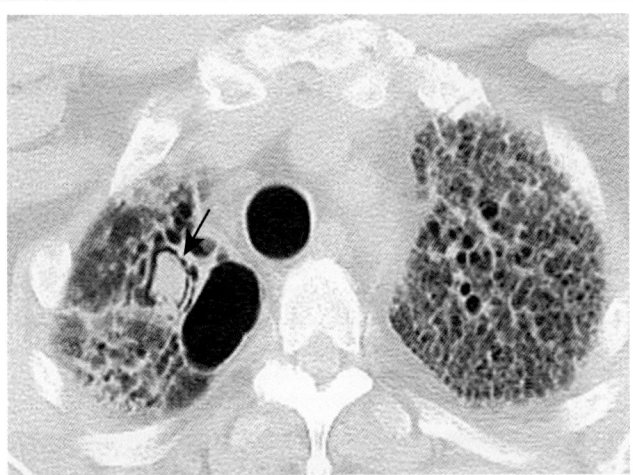

Figura 66-12 Aspergiloma no sarcoide. TC de alta resolução demonstrando fibrose no lobo superior, com presença de um aspergiloma no lobo superior direito (*seta*).

Outro método para classificação da radiografia torácica, desenvolvido por Muers *et al.*[157], é semelhante ao sistema de pontuação usado para pneumoconiose. Foi demonstrado que a porção desta pontuação que avalia a reticulação foi capaz de detectar alterações após a terapia com corticosteroides[158] e após o tratamento com infliximabe[159]. O sistema de pontuação foi reprodutível com um bom coeficiente *kappa*[154]. Contudo, a pontuação é monótona e não parece ser prática na prática clínica de rotina.

Tomografia Computadorizada de Tórax

Como observado anteriormente, as imagens de *tomografia computadorizada* de tórax (TC), incluindo TCAR (tomografia computadorizada de alta resolução), mostraram utilidade no diagnóstico da sarcoidose (Figs. 66-3 a 66-6)[160]. Um sistema de classificação para TC na sarcoidose foi descrito[79] e foi sugerido para avaliar a gravidade da doença[161]. Contudo, não está claro que aspectos do exame de TC são importantes para o tratamento da doença. Alguns aspectos do exame de TCAR estão correlacionados ao prejuízo fisiológico na sarcoidose; por exemplo, o aspecto em favo de mel está associado a uma redução de DL_{CO} e um aumento na diferença de PO_2 alveolar-arterial[162,163] e o espessamento peribrônquico pode provocar a obstrução das vias aéreas e aprisionamento de ar[164,165]. A TCAR também é útil para definir a extensão da bronquiectasia e a presença de complicações, como um aspergiloma (Fig. 66-12)[166].

Exames com Radionuclídeos

Exames com radionuclídeos são usados para auxiliar no diagnóstico de sarcoidose e avaliar o envolvimento dos órgãos[115]. Estudos preliminares enfocaram exames com gálio como método para identificar inflamação[167,168]. A presença de doença extrapulmonar geralmente é útil para identificar possíveis áreas para biópsia. Além disso, a captação nas glândulas parótidas e lacrimais ("sinal do panda") e/ou áreas paratraqueais direitas e hilares bilaterais ("sinal de lambda") falam muito a favor do diagnóstico de sarcoidose[116]. Um exame com octreotida também foi usado como marcador de inflamação pulmonar na sarcoidose[169].

A detecção da captação de glicose radioativa por exame TEP (tomografia por emissão de pósitrons) é amplamente aplicada a condições malignas, incluindo câncer pulmonar e linfoma. A atividade no exame TEP também pode aumentar muito na sarcoidose, demonstrando atividade difusa nos pulmões, linfonodos mediastinais e outras partes do corpo (Fig. 66-9)[114,115]. O exame TEP mostrou utilidade para identificar possíveis áreas de biópsia em casos com suspeita de sarcoidose[114]. Também foi constatado que demonstra atividade contínua em pacientes que estejam recebendo terapia imunossupressora e pode sugerir que a doença apresentará recorrência quando a terapia for descontinuada[170,171]. Foi demonstrado que pacientes com maior captação no parênquima pulmonar na TEP apresentam doença ativa em virtude de alterações de sua função pulmonar[172]. Neste estudo, pacientes com sarcoidose e aumento da captação parenquimatosa em TEP que foram tratados exibiram uma melhora significativa de sua CVF e DL_{CO} e aqueles que não foram tratados exibiram uma queda significativa de DL_{CO}; indivíduos sem aumento da atividade parenquimatosa na TEP não apresentaram alteração de CVF e DL_{CO} sem terapia, indicando doença inativa[172]. Em um estudo que comparou TEP a exames com gálio, foi constatado que o exame TEP é mais sensível e reprodutível[173]. Uma vez que o exame TEP é mais disponível e pode ser realizado em 1 dia em vez dos 2 dias necessários para o exame com gálio, o exame TEP é preferível, desde que não existam problemas com reembolso. Imagens do coração para detecção de sarcoidose cardíaca podem ser realizados com TEP ou *ressonância magnética* (RM)[174]; a RM cardíaca parece ser mais sensível e específica[175]. Contudo, a RM cardíaca requer uma experiência especial para interpretar e geralmente está contraindicada quando um desfibrilador ou um marca-passo tiverem sido implantados.

QUALIDADE DE VIDA RELACIONADA À SAÚDE

A sarcoidose está associada a um prejuízo da *qualidade de vida relacionada à saúde* (HRQOL)[176-178] e o tratamento da sarcoidose está associado a alterações na HRQOL[178]. Contudo, os resultados dos estudos foram discordantes. Corticosteroides demonstraram melhora[179], nenhuma alteração[180] ou agravamento[177] no Formulário Breve 36, um instrumento de qualidade de vida geral. O Questionário Respiratório de Saint George, que foi originalmente desenvolvido como medida de HRQOL em doença pulmonar obstrutiva crônica[181], também é usado para várias doenças pulmonares intersticiais, incluindo fibrose pulmonar idiopática e sarcoidose[182,183]. Melhoras nos resultados do Questionário Respiratório de Saint George foram relatadas em pacientes com hipertensão pulmonar associada à sarcoidose que foram tratados com terapia para hipertensão pulmonar[184,185]. Além disso, dois instrumentos de qualidade de vida específicos para sarcoidose foram desenvolvidos: o Questionário de Saúde para Sarcoidose[186] e o Questionário de Sarcoidose de King[176].

Fadiga é uma queixa comum em pacientes com sarcoidose[187,188]. Ela é relatada em mais de metade dos pacientes com sarcoidose na Europa e nos Estados Unidos[189]. Embora fadiga seja relatada por pacientes com sarcoidose pulmonar e extrapulmonar, ela é mais comum na última[190]. A fadiga pode persistir muito tempo após a regressão de outras evidências da doença[188]. Existem várias escalas de fadiga que não são específicas para uma doença em particular[187,190,191]; contudo, a Escala de Avaliação de Fadiga é um questionário de fadiga específico para sarcoidose[192]. O questionário parece apresentar boa correlação com os questionários de fadiga geral em alguns estudos[191,193], mas não em todos[194]. Foi constatado que a Escala de Avaliação de Fadiga melhora em pacientes com sarcoidose tratados com infliximabe[195].

Tabela 66-3	Envolvimento de Órgãos na Sarcoidose	
	Charleston (%)	Cincinnati (%)
Sexo feminino	66	71
Afro-americanos	66	43
ENVOLVIMENTO DE ÓRGÃOS ESPECÍFICOS		
Pulmões	89	88
Olhos	23	33
Pele	32	33
Fígado	20	13
Neurológico	9	14
Cardíaco	4	5

Envolvimento orgânico em mais de 2.700 pacientes observados em duas grandes clínicas. Os critérios padronizados para diagnóstico foram os mesmos em cada clínica e apenas envolvimento definitivo ou provável foi registrado. Dados de Charleston de Judson MA, Boan AD, Lackland DT: The clinical course of sarcoidosis: presentation, diagnosis, and treatment in a large white and black cohort in the United States. *Sarcoidosis Vasc Diffuse Lung Dis* 29:119-127, 2012. Os dados de Cincinnati não foram publicados.

Tabela 66-4	Tipos de Envolvimento Ocular na Sarcoidose
Uveíte: anterior, intermediária, posterior	
Neuropatia óptica	
Doença de anexos e orbital	
Glândulas lacrimais: aumento, síndrome seca, dacriocistite	
Massa orbital	
Envolvimento escleral	
Glaucoma	
Catarata	

Adaptado de Baughman RP, Lower EE, Kaufman AH: Ocular sarcoidosis. *Semin Respir Crit Care Med* 31:452-462, 2010.

Depressão é um problema comum e pouco diagnosticado em pacientes com sarcoidose[196,197]. A prevalência da depressão varia de 25% a 60% dos indivíduos e pode contribuir para uma qualidade de vida mais insatisfatória[196,198]. Como consequência, o encaminhamento para uma avaliação psiquiátrica ou psicológica e aconselhamento deve ser considerado para muitos pacientes com sarcoidose.

A *hipertensão pulmonar associada à sarcoidose* (HPAS) pode se desenvolver a partir de vários mecanismos, incluindo disfunção diastólica ventricular esquerda, vasculite arterial pulmonar, doença veno-oclusiva pulmonar, fibrose pulmonar e hipóxia[199]. A incidência geral de hipertensão pulmonar na sarcoidose parece variar de 5% a 15%[147,152,200,201]. Em pacientes com sintomas moderados a graves, a prevalência de hipertensão pulmonar foi relatada em 50% ou mais[148,202-204]. A hipertensão pulmonar pré-capilar é a causa mais comum de HPAS, porém uma disfunção diastólica ventricular esquerda está presente em uma proporção significativa dos casos[201,204]. A sobrevida dos pacientes com HPAS pré-capilar é significativamente pior que a daqueles com disfunção diastólica[204].

SARCOIDOSE EXTRAPULMONAR

A sarcoidose é uma doença de múltiplos órgãos. O envolvimento pulmonar foi relatado em mais de 90% dos casos na maioria das grandes séries[13,93,205]. Contudo, vários outros órgãos costumam ser afetados pela doença. A Tabela 66-3 apresenta o envolvimento orgânico detectado por duas grandes clínicas nos Estados Unidos, com um total de mais de 2.700 pacientes[205]. Estes dois grupos utilizaram os mesmos critérios padronizados para envolvimento orgânico e relacionaram apenas órgãos com doença definitiva ou provável[206]. Os pacientes podem apresentar envolvimento orgânico não detectado. Por exemplo, biópsias hepáticas realizadas em pacientes sem doença hepática sintomática ainda podem demonstrar inflamação granulomatosa em até metade dos casos[121,207].

OLHOS

Os olhos estão envolvidos em aproximadamente um terço dos pacientes nos Estados Unidos e Europa. A doença ocular é mais comum em afro-americanos e em mulheres[13,205].

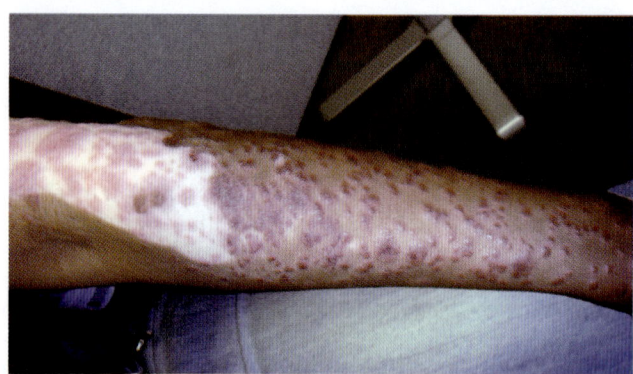

Figura 66-13 Sarcoidose cutânea. Braço de um paciente com sarcoidose cutânea crônica demonstrando lesões maculopapulares.

No Japão, até 80% dos pacientes com sarcoidose apresentam doença ocular[208]. A Tabela 66-4 apresenta algumas das manifestações oculares mais comuns da sarcoidose[209]. Recomenda-se que todos os pacientes com sarcoidose sejam submetidos a um exame ocular realizado por especialista no momento da avaliação inicial[1]. A uveíte é a manifestação mais comum de sarcoidose ocular e às vezes pode ser clinicamente silenciosa. A uveíte anterior tipicamente se apresenta de modo agudo, com dor, fotofobia, lacrimejamento e vermelhidão, mas pode apresentar uma evolução mais crônica. A uveíte posterior tipicamente tem início gradual e maior probabilidade de afetar a visão. Nódulos conjuntivais constituem outra apresentação comum, embora geralmente assintomática. Na verdade, o diagnóstico de sarcoidose às vezes pode ser feito por biópsia da conjuntiva, mesmo em pacientes sem qualquer sintoma ocular. Pacientes com sarcoidose ocular podem desenvolver complicações decorrentes do envolvimento ocular, como síndrome seca, glaucoma e catarata. Catarata e glaucoma também podem representar uma complicação do tratamento local ou sistêmico com corticosteroides. Embora menos comum, um aumento da glândula lacrimal é um achado característico. A vigilância para envolvimento ocular é extremamente importante, porque aproximadamente 10% dos pacientes com uveíte associada à sarcoidose desenvolvem cegueira em pelo menos um olho.

PELE

O envolvimento cutâneo também é encontrado em aproximadamente um terço dos pacientes com sarcoidose[210]. As manifestações cutâneas incluem lesões maculopapulares, pápulas, hiperpigmentação e hipopigmentação (Fig. 66-13)[211]. O lúpus pérnio é uma lesão facial indurada específica da sarcoidose

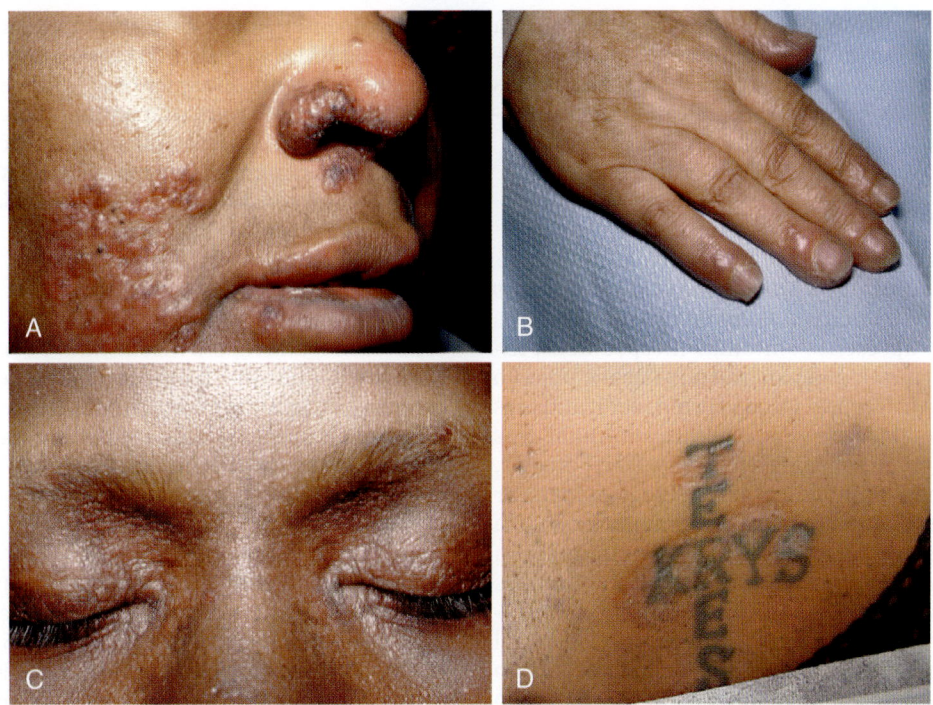

Figura 66-14 Lesões de sarcoidose cutânea. A, Lúpus pérnio. Placas nodulares violáceas no nariz, bochecha e lábios. **B,** Lúpus pérnio. Tumefação violácea da região distal dos dedos. **C,** Sarcoidose papular. Múltiplas pápulas em distribuição periorbital. **D,** Sarcoidose cutânea apresentando-se como áreas induradas e róseas dentro e ao redor de uma tatuagem. (Adaptado de Marchell RM, Judson MA: Chronic cutaneous lesions of sarcoidosis. *Clin Dermatol* 25:295-302, 2007.)

(Fig. 66-14)[212]. É mais comum em pacientes descendentes de africanos. Geralmente é crônica[213] e pode ser resistente à terapia usual[214]. Como indicado anteriormente, o eritema nodoso muitas vezes, mas nem sempre, está associado a um bom prognóstico[49]. Em particular, pacientes de ascendência africana com eritema nodoso geralmente apresentam doença crônica[215]. Outros envolvimentos cutâneos podem aparecer como áreas irregulares, placas, áreas violáceas, alopecia localizada, áreas de ictiose, nódulos subcutâneos, úlceras e pústulas.

SISTEMA NERVOSO

A neurossarcoidose se desenvolve em menos de 10% dos pacientes. A doença neurológica pode envolver a medula espinal ou apenas os nervos cranianos[216-218]. O método mais sensível para detectar a doença é a RM com gadolínio, porque lesões neurológicas frequentemente são contrastadas[218,219]. A análise do líquido espinal pode ser útil, porque pode demonstrar linfocitose e elevação do nível de proteína[219]. Foi relatado que um nível elevado de ECA no líquido espinal é específico para neurossarcoidose, porém foi relatada uma especificidade baixa de 50%[220]. Em pacientes com neurossarcoidose, especialmente aqueles que apresentam neurossarcoidose isolada[221], deve-se considerar a esclerose múltipla[222]. Pacientes com sarcoidose podem desenvolver neurite óptica, com ou sem uveíte[223]. É importante distinguir estes pacientes da esclerose múltipla, porque pacientes com neurossarcoidose geralmente melhoram com o tratamento, incluindo tratamentos contra o *fator de necrose tumoral* (TNF) como infliximabe[223,224].

CORAÇÃO

A sarcoidose pode causar diretamente uma miocardiopatia infiltrativa com duas manifestações principais: arritmias e redução da fração de ejeção. A detecção de sarcoidose

Tabela 66-5 Triagem para Sarcoidose Cardíaca: Valor Diagnóstico e Prognóstico de Exames Ambulatoriais

Anormalidades nos Testes Basais	Prevalência	Sensibilidade	Especificidade
História de sintomas cardíacos	12 (19%)	46%	95%
ECG	3 (5%)	8%	97%
Monitor Holter	13 (21%)	50%	97%
Ecocardiograma	8 (13%)	25%	95%
Qualquer variável de triagem	29 (47%)	100%	87%
Duas ou mais variáveis	7 (11%)	25%	97%
Três ou mais variáveis	1 (2%)	4%	100%
Todas as variáveis anormais	0 (0%)		

Um estudo de 62 pacientes consecutivos com sarcoidose avaliou sarcoidose cardíaca com sintomas (palpitações, pré-síncope ou síncope) e uma série de exames. Com base nos estudos cardíacos de RM e TEP, 24 pacientes foram diagnosticados com sarcoidose cardíaca; a sensibilidade e a especificidade das diferentes variáveis de triagem, individualmente ou em combinação, são mostradas. FCG, eletrocardiograma; RM, ressonância magnética.
Adaptado de Mehta D, Lubitz SA, Frankel Z, et al: Cardiac involvement in patients with sarcoidosis: diagnostic and prognostic value of outpatient testing. *Chest* 133:1426-1435, 2008.

cardíaca pode ser difícil[225]. A presença de sintomas cardíacos, incluindo palpitações e síncope, constitui uma triagem sensível, mas inespecífica, para sarcoidose. Ecocardiografia e monitoramento cardíaco por 24 a 48 horas são testes suplementares úteis para triagem[174]. A Tabela 66-5 resume a prevalência, a sensibilidade e a especificidade da sarcoidose cardíaca em testes de triagem individuais ou em combinação[174]. Atualmente os exames de imagem por RM e/ou TEP são considerados os mais específicos para o diagnóstico de sarcoidose cardíaca[225]. As arritmias, especialmente arritmias ventriculares, continuam sendo uma causa de morte na sarcoidose cardíaca[226]. Contudo, desfibriladores implantáveis reduziram acentuadamente a mortalidade decorrente desta manifestação[227,228]. Portanto, pacientes com possível sarcoidose cardíaca devem ser triados para detectar arritmias ventriculares e avaliados por um especialista sobre a necessidade de implantação de desfibrilador[228a].

OUVIDOS, NARIZ E GARGANTA

As glândulas salivares podem estar envolvidas na sarcoidose, provocando xerostomia grave, otite média, sintomas vestibulares ou perda auditiva. O envolvimento dos seios nasal e paranasal apresenta sintomas inespecíficos, incluindo congestão nasal, gotejamento pós-nasal e pressão sinusal, cefaleias e infecções. Lúpus pérnio, deformidades nasais como deformidade em sela do nariz e anormalidades da mucosa nasal, como friabilidade e formação de crostas, sangramento e nódulos submucosos, podem acompanhar estes sintomas. Raramente, os nódulos submucosos podem sofrer erosão através do palato duro ou mole, resultando em ulcerações orais ou tratos fistulosos. Outras complicações raras de doença nasal e sinusal incluem epífora (lacrimejamento crônico devido à obstrução da saída do trato lacrimal intranasal), anosmia (perda do sentido de olfato devido ao envolvimento direto do epitélio olfatório ou obstrução do sulco olfatório) e lesões de massa com invasão intraorbital ou intracraniana. O diagnóstico definitivo depende de evidências de inflamação granulomatosa na biópsia e exclusão de outras causas infecciosas e inflamatórias (p. ex., infecção fúngica ou micobacteriana, rinoscleroma ou vasculite). Existem várias estratégias de tratamento para sarcoidose sinonasal, dependendo da gravidade e localização da doença.

GLÂNDULA PARÓTIDA

O aumento da parótida é um aspecto da doença clássico, mas raro. A síndrome de Heerfordt, ou febre uveoparotídea, é caracterizada por aumento da parótida com febre, paralisia facial e uveíte anterior.

FÍGADO E BAÇO

O envolvimento do fígado é comum na sarcoidose[229]. O padrão usual observado nos resultados de bioquímica sérica consiste em elevação do nível de fosfatase alcalina e às vezes elevação dos níveis de transaminases[121,207]. As imagens do fígado na TC contrastada podem confirmar o diagnóstico. Uma biópsia hepática geralmente detectará doença granulomatosa, mesmo em pacientes sem sintomas ou anormalidades de bioquímica sanguínea[121,207,230]. O envolvimento esplênico também raramente é sintomático, mas é comum, como determinado por estudos de biópsia com aspiração por agulha fina. Raramente, a esplenomegalia pode ser maciça e pode causar trombocitopenia ou outras citopenias.

ARTICULAÇÕES

Artralgias são comuns em pacientes com síndrome de Löfgren; outras formas de sarcoidose demonstram envolvimento articular com menos frequência. Artralgias são observadas em 25% a 39% dos pacientes, porém artrite deformante é rara. Entre 3% e 13% dos pacientes apresentam envolvimento ósseo, embora o uso crescente de RM possa aumentar as futuras estimativas de frequência da sarcoidose óssea. Classicamente, se os ossos estiverem envolvidos, radiografias planas ou RM demonstrarão cistos ósseos nas falanges, embora virtualmente qualquer osso possa ser afetado.

O envolvimento muscular sintomático, caracterizado por nódulos, miosite aguda ou miopatia crônica, é raro; contudo, na sarcoidose sistêmica sem manifestações clínicas de doença muscular, foi constatado que 20% a 75% dos casos exibem granulomas na biópsia muscular.

LINFONODOS PERIFÉRICOS

A linfadenopatia hilar e mediastinal é comum (até 90% dos pacientes). Contudo, a linfadenopatia periférica não é tão comum (5% a 30%). Os linfonodos tipicamente não são dolorosos, são móveis e estão localizados nas regiões cervical, axilar, epitroclear e inguinal.

GLÂNDULAS ENDÓCRINAS

Hipercalcemia ou hipercalciúria são relatadas em até 30% dos pacientes com sarcoidose[231,232]. O mecanismo mais comum consiste em níveis excessivos de 1,25-diidroxi-vitamina D, devido à atividade autônoma de 1-α-hidroxilase[233,234]. Os níveis de 1,25-diidroxi-vitamina D podem estar elevados apesar dos baixos níveis de 25-hidroxi-vitamina D[231]. Existem outras causas de hipercalcemia na sarcoidose, incluindo hiperparatireoidismo[231]. A hipercalcemia em pacientes com sarcoidose pode estar associada à insuficiência renal, que pode reverter com o tratamento da hipercalcemia[235].

SANGUE

Anormalidades hematológicas são observadas em até 40% dos pacientes (p. ex., anemia, leucopenia, linfopenia ou uma combinação destas). O envolvimento da medula óssea ou aumento esplênico com destruição de plaquetas raramente pode causar trombocitopenia.

TRATAMENTO DA SARCOIDOSE

A maioria dos pacientes com sarcoidose exibe evidências de remissão da doença dentro de 3 anos após o diagnóstico, com pouca ou nenhuma consequência em longo prazo. Contudo, até um terço dos pacientes apresenta doença persistente, que causa prejuízo significante dos órgãos. Poucos pacientes morrem devido à sarcoidose (< 5%), com a morte geralmente resultando do envolvimento cardíaco ou neurológico ou insuficiência respiratória decorrente de fibrose pulmonar.

O tratamento da sarcoidose requer a consideração da inflamação relacionada à sarcoidose, complicações da doença e complicações da terapia. A Tabela 66-6 apresenta estes aspectos da doença e possíveis tratamentos, quando relatados, com o nível de evidência para suporte de seu uso na sarcoidose[236,237].

MEDICAÇÕES ANTI-INFLAMATÓRIAS

Uma vez que os pacientes com sarcoidose frequentemente são assintomáticos e muitos apresentam resolução espontânea de sua sarcoidose dentro de 6 meses após o diagnóstico[158], nem todos os pacientes requerem terapia inicial[158,238,239]. A decisão usual consiste em tratar os pacientes com base

Tabela 66-6	Tratamento da Sarcoidose*
Tratamento anti-inflamatório	
Doença aguda	
Glicocorticoides	1A
Hidroxicloroquina	2B
Metotrexato	2A
Doença crônica	
Glicocorticoides	1B
Metotrexato	1A
Azatioprina	1B
Leflunomida	1B
Micofenolato	1C
Infliximabe	1A
Adalimumabe	1C
Hidroxicloroquina	2B
Doença refratária	
Infliximabe	1A
Adalimumabe	1C
Doença fibrótica	
Quando os critérios para tratamento forem satisfeitos	
Oxigenoterapia	1C
Transplante de pulmão	1B
Reabilitação pulmonar	1C
Complicações da doença	
Hipertensão pulmonar	
Bosentana	1A
Ambrisentana	2B
Sildenafila	1B
Tadalafila	2B
Iloprosta inalatória	2B
Prostaciclina	2B
Fadiga	
Metilfenidato	1C
Dexmetilfenidato	1A
Armodafinila	1A
Complicações da doença/terapia	
Aspergilomas	
Terapia com azólicos	1C
Anfotericina intracavitária	1B
Ressecção (quando tolerada)	1C

*OBSERVAÇÃO: O esquema de graduação classifica as recomendações como fortes (grau 1) ou fracas (grau 2), de acordo com o equilíbrio entre benefícios, riscos, ônus e possivelmente custo e o grau de confiança nas estimativas de benefícios, riscos e ônus. O sistema classifica a qualidade da evidência como alta (grau A), moderada (grau B) ou baixa (grau C) de acordo com fatores que incluem o desenho do estudo, a constância dos resultados e a clareza da evidência[237].

nos sintomas e, em relação à sarcoidose pulmonar, quando houver um declínio concomitante da função pulmonar[238].

Os corticosteroides ainda representam o tratamento mais usado, mais bem documentado e mais efetivo para sarcoidose[5,240,241]. A dose inicial relatada de corticosteroides varia muito. McKinzie et al. descobriram que, em alguns pacientes, houve uma melhora significativa da CVF em menos de um mês com uma dose diária média de prednisona de 20 mg[242]. Quando o paciente apresenta uma melhora, a dose do medicamento geralmente é reduzida para minimizar a toxicidade, mas mantém o benefício decorrente da indução inicial da resposta. Em alguns casos, os pacientes podem apresentar recidivas quando o tratamento é reduzido, exigindo um aumento da dose[243]. Os pacientes também podem apresentar recidiva após a descontinuação do medicamento, portanto, uma descontinuação lenta durante meses geralmente é recomendada[244]. Mesmo pacientes tratados com glicocorticoides por 2 anos ou mais apresentam uma chance de pelo menos 50% de apresentar recidiva quando o medicamento é descontinuado[245,246].

Pacientes que não respondem a uma dose equivalente a 40 mg de prednisona por dia são considerados refratários ao tratamento padrão e podem ser considerados para terapia alternativa. Contudo, estes pacientes são relativamente raros.

Para pacientes que iniciam a terapia, uma porcentagem significante exigirá tratamento em longo prazo além de 2 anos[158,238,239,244,247]. Agentes poupadores de corticosteroides e agentes alternativos muitas vezes são considerados nestes pacientes porque toxicidades cumulativas significativas de corticosteroides são comuns. Para muitos agentes imunossupressores não esteroides, existem recomendações baseadas em evidências para o monitoramento de pacientes durante o tratamento de doença pulmonar[248].

Foi relatado que os agentes antimaláricos, cloroquina e hidroxicloroquina foram eficazes no tratamento de alguns aspectos da doença extrapulmonar[249,250], como doença cutânea e sinonasal[249,251]. Também mostraram utilidade no tratamento da hipercalcemia[252] e podem ser mais efetivos no tratamento da fadiga associada à sarcoidose que outros agentes anti-inflamatórios[189]. A principal toxicidade encontrada com agentes antimaláricos é ocular. A hidroxicloroquina parece apresentar uma menor taxa de toxicidade ocular. Contudo, a triagem de rotina ainda é recomendada[253-255]. Para a maioria dos pacientes, 400 mg por dia de hidroxicloroquina parecem ser seguros. Nas recomendações mais recentes, a dose precisa ser modificada apenas para indivíduos de baixa estatura[255].

O metotrexato é um agente citotóxico poupador de esteroides frequentemente usado para sarcoidose[240,256]. Foi demonstrado que o metotrexato é efetivo na doença em remissão e persistente. Também foi demonstrado que é efetivo para doença ocular[209,257], cutânea[258-260], sinusal[261,262] e neurológica[263,264]. Uma possível toxicidade importante do metotrexato e de outros medicamentos citotóxicos é a supressão da medula óssea. O efeito é dependente da dose. Existem recomendações baseadas em evidências e na opinião de especialistas para monitoramento dos pacientes durante a administração da terapia com metotrexato[248,265].

A azatioprina é outro agente citotóxico frequentemente usado na sarcoidose crônica. Dados limitados sugerem que seja tão efetiva quanto o metotrexato, mas resulte em maior toxicidade[266]. Também foi demonstrado que é efetiva na doença pulmonar[267] e extrapulmonar[261,268,269]. Um relato recente de maior morbidade e mortalidade em pacientes com fibrose pulmonar idiopática recebendo azatioprina sugere que a dose completa do medicamento deva ser usada com cautela em pacientes com doença fibrótica avançada[270].

A leflunomida é um antimetabólito de ação semelhante ao metotrexato originalmente desenvolvido para o tratamento da artrite reumatoide[271]. Foi relatado que é efetiva no tratamento de sarcoidose isoladamente ou em combinação com metotrexato[272,273]. Em comparação ao metotrexato, a leflunomida apresenta menor toxicidade gastrointestinal, embora apresente uma taxa semelhante de anormalidades nos resultados de teste de função hepática[271]. A leflunomida pode produzir toxicidade pulmonar, porém em menor taxa que o metotrexato[274,275]. A leflunomida também pode causar uma neuropatia periférica, que geralmente exibe resolução com a descontinuação do medicamento[276,277].

Análogos do micofelonato são cada vez mais empregados para tratar doença pulmonar inflamatória[278,279]. Foi relatado que são tão eficazes quanto um agente poupador de esteroides em indivíduos com doença persistente, especialmente neurossarcoidose[280,281]. Embora o tratamento com micofelonato apresente menor toxicidade em medula óssea e hepatotoxicidade, ele ainda está associado a complicações gastrointestinais e infecciosas importantes[282].

O infliximabe é um anticorpo monoclonal quimérico dirigido contra TNF. Sua efetividade no tratamento da sarcoidose refratária foi relatada pela primeira vez em 2001[283,284]. O medicamento é amplamente usado para várias formas de doença refratária, incluindo doença pulmonar, cutânea, ocular e neurológica[285-289]. Dois estudos duplo-cegos controlados com placebo demonstraram um benefício de infliximabe quando adicionado à terapia de manutenção[159,180]. O medicamento também demonstrou eficácia em alguns pacientes com doença extrapulmonar[290]. Em um grande estudo retrospectivo de pacientes com lúpus pérnio, infliximabe foi superior a todas as outras opções terapêuticas[214]. Também mostrou utilidade no tratamento da neurossarcoidose refratária[281,291]. Infliximabe não representa uma cura para a sarcoidose. Os efeitos adversos do medicamento podem ser consideráveis e uma alta taxa de recidiva foi relatada quando o medicamento foi descontinuado dentro de um ano após o tratamento[292].

A toxicidade de infliximabe inclui uma reação alérgica ao anticorpo quimérico, que pode se manifestar como reação aguda, incluindo anafilaxia, vasculite ou uma reação subaguda, semelhante ao lúpus[293]. Além disso, juntamente com outros anticorpos anti-TNF, infliximabe também foi associado a um alto risco de reativação de tuberculose[294]. O risco parece ser menor com o antagonista do receptor de TNF etanercepte [294,295]. A aderência a diretrizes para triagem e tratamento da tuberculose latente pode reduzir significativamente o risco de reativação[296]. Os testes para tuberculose latente com teste cutâneo podem não ser adequados na sarcoidose, porque anergia é um problema comum[297]. Um ensaio de liberação de interferona-γ parece ser mais confiável para triagem de tuberculose latente em pacientes anérgicos ou imunossuprimidos[298]. Os tratamentos anti-TNF podem estar contraindicados em pacientes com insuficiência cardíaca congestiva avançada devido a um aparente aumento da taxa de mortalidade nestes pacientes tratados com infliximabe[299]. Contudo, infliximabe foi usado com sucesso no tratamento da miocardiopatia decorrente da sarcoidose[56,300,301]. Por fim, pode haver um maior risco de malignidade com o uso de agentes anti-TNF. Na artrite reumatoide, uma meta-análise encontrou apenas um aumento de câncer de pele não melanoma[302]. Contudo, outro estudo sugeriu um possível aumento do risco de linfoma, embora o risco relativo não fosse significativamente diferente do observado nos controles[303]. Portanto, o risco de desenvolvimento de câncer em pacientes com sarcoidose tratados com terapia anti-TNF é desconhecido e deve-se ter cautela em relação a este risco ao usar esta classe de medicamentos.

Foi relatado que adalimumabe, um anticorpo anti-TNF totalmente humanizado, é eficaz no tratamento de alguns casos de sarcoidose[289,304-306]. Em comparação à infliximabe, parece apresentar menor taxa de resposta e leva mais tempo para demonstrar efetividade[288]. Isto pode ser decorrente das doses relativamente mais baixas de medicamento usadas inicialmente. Quando usado em uma dose de indução e manutenção mais alta, por exemplo, foi demonstrado que adalimumabe é mais efetivo no tratamento de doença de Crohn[307]. Esta dose mais elevada do anticorpo anti-TNF pode ser necessária para obter uma resposta clínica na sarcoidose, mas ainda não está claro com que frequência estas doses maiores devem ser empregadas[308]. Um possível efeito dependente da dose pode explicar a falha em um estudo recentemente concluído sobre golimumabe, outro anticorpo anti-TNF monoclonal humanizado.

Etanercepte é um antagonista do receptor de TNF e foi relatado que é efetivo em alguns casos de sarcoidose refratária[309]. Contudo, o medicamento não foi considerado efetivo em um estudo aberto de sarcoidose pulmonar[310] ou em um estudo randomizado, duplo-cego e controlado com placebo de sarcoidose ocular[311].

Curiosamente, pacientes tratados com terapia anti-TNF podem desenvolver uma doença granulomatosa que é indistinguível da sarcoidose[312,313]. O mecanismo desta reação é desconhecido, mas possíveis mecanismos incluem produção de TNF de rebote ou alteração da função das células Treg[314]. Como observado anteriormente, anormalidades de células Treg foram descritas na sarcoidose[60,61]. É interessante observar que existem vários novos tratamentos anti-inflamatórios que estão sendo avaliados para sarcoidose[5].

TRATAMENTO DA DOENÇA EXTRAPULMONAR

Em geral, o tratamento da doença extrapulmonar é semelhante ao tratamento da doença pulmonar. Contudo, existem algumas considerações especiais. Na doença ocular, terapia local com esteroides tópicos, injeções perioculares de esteroides e implantes de esteroides podem ser suficientes para o controle da doença[209]. Contudo, o uso de corticosteroides pode causar formação de catarata ou glaucoma. Portanto, o uso de um agente citotóxico, como metotrexato, é considerado desejável no início do tratamento da sarcoidose ocular crônica[257,289]. Para sarcoidose cutânea, os pacientes muitas vezes podem responder à terapia com hidroxicloroquina ou esteroides locais[251,315]. No entanto, lúpus pérnio responde com frequência significativamente maior a infliximabe que a corticosteroides ou terapia citotóxica[316]. A doença neurológica muitas vezes requer tratamento mais intenso com doses mais altas de corticosteroides e/ou tratamentos citotóxicos[263]. O tratamento anti-TNF pode ser particularmente útil no tratamento da neurossarcoidose refratária[281,317].

TERAPIA ANTIFIBRÓTICA

Pacientes com fibrose pulmonar significante decorrente de sarcoidose apresentam maior mortalidade[163]. Até o momento, existe um conhecimento limitado sobre os mecanismos fisiopatológicos que constituem a base da fibrose, ausência de possíveis terapias para fibrose pulmonar em geral e nenhuma terapia específica relatada como efetiva para o componente fibrótico da sarcoidose[318].

CUIDADOS DE SUPORTE

O cuidado de suporte é a base da terapia, especialmente em pacientes com dispneia grave, hipoxemia e hipertensão pulmonar (ver adiante)[319]. A terapia de suporte, como é comum em outras doenças pulmonares fibróticas, inclui

Tabela 66-7 Tratamento da Hipertensão Pulmonar Associada à Sarcoidose

Classe	Terapia	Melhora Significativa	Melhora Observada em Alguns Casos
Prostanoides	Epoprostenol[322]		Melhora da hemodinâmica
	Epoprostenol[321]		Melhora da hemodinâmica
	Iloprostenol[184]		Melhora da hemodinâmica e HRQOL
Antagonistas do receptor de endotelina	Bosentana[325]	Melhora da hemodinâmica	
	Ambrisentana[185]		Melhora de HRQOL
Inibidores da fosfodiesterase-5	Sildenafila[326]		Melhora da hemodinâmica
Terapia combinada	■ Sildenafila mais bosentana ■ Sildenafila mais iloprosta inalatório ■ Sildenafila mais bosentana mais iloprosta inalatório ■ Epoprostenol mais bosentana[348]	Melhora da hemodinâmica	Melhora de 6MWD

HRQOL, qualidade de vida relacionada à saúde; 6MWD, distância de caminhada em 6 minutos.

a facilitação da eliminação mucociliar e o tratamento das infecções associadas a bronquiectasia, oxigênio suplementar e reabilitação pulmonar, quando apropriados[320].

MANEJO DAS COMPLICAÇÕES DA SARCOIDOSE

Hipertensão Pulmonar

Em relação à *hipertensão pulmonar associada a sarcoidose* (HPAS) pré-capilar, vários agentes para hipertensão pulmonar foram estudados. A Tabela 66-7 apresenta alguns dos estudos projetados especificamente para determinar a eficácia do tratamento. Estes incluem prostanoides, incluindo prostaciclina intravenosa[321,322] e iloprosta inalatória[184]. O uso em longo prazo de epoprostenol intravenoso foi associado a uma melhora clínica prolongada em alguns casos[321]. Também foi relatado que os antagonistas do receptor de endotelina são seguros no tratamento da HPAS[185,323,324]. Um estudo duplo-cego, controlado com placebo demonstrou melhora significativa da hemodinâmica pulmonar em pacientes com HPAS tratados com bosentana, mas não naqueles tratados com placebo[325]. Também foi demonstrado que sildenafila melhora a hemodinâmica em pacientes com HPAS[326].

Em vários dos estudos citados na Tabela 66-7, a resposta ao tratamento de HPAS ocorreu na hemodinâmica pulmonar e/ou qualidade de vida[184,185,326]. Em parte, isto ocorreu porque os estudos examinaram os pacientes apenas após um período relativamente curto, geralmente de 4 meses. Em um estudo que avaliou pacientes com HPAS após um tratamento mais prolongado, houve melhora não apenas na hemodinâmica, mas também na 6MWD[323]. Contudo, essa melhora na 6MWD foi observada apenas em indivíduos com doença restritiva leve a moderada e foi incomum naqueles pacientes com CVF de menos que 50% do valor previsto.

Fadiga

Como já observado, fadiga é uma manifestação comum da sarcoidose[187]. A fadiga pode estar associada a vários fatores, incluindo diabetes, depressão e apneia do sono[327,328]. A apneia do sono é um problema comum em pacientes com sarcoidose, especialmente em pacientes que foram tratados com glicocorticoides[328-330]. Contudo, mesmo após o tratamento da apneia do sono, a fadiga pode persistir[193].

A fadiga pode ser gravemente debilitante, mas não apresenta risco à vida. Como resultado, os benefícios associados ao tratamento da fadiga devem ser sempre ponderados contra os riscos associados aos efeitos colaterais. Foi relatado que neuroestimulantes como metilfenidato são efetivos no tratamento da fadiga associada à sarcoidose[331]. Em um estudo cruzado duplo-cego, controlado com placebo de dexmetilfenidato, a fadiga associada à sarcoidose foi 30% menor durante o tratamento ativo que durante o tratamento com placebo[191]. Uma limitação do metilfenidato é a meia-vida curta do medicamento, que geralmente requer uma dose à tarde, o que pode provocar insônia. O medicamento armodafinila é um medicamento de tipo neuroestimulante que, em um estudo duplo-cego, controlado com placebo, cruzado, mostrou reduzir a fadiga significativamente mais que o placebo[193].

Existe uma relação entre a neuropatia de pequenas fibras e a fadiga[332]. Vários agentes foram usados com sucesso variável na neuropatia de pequenas fibras associada à sarcoidose. Agentes neuropáticos geralmente representam os medicamentos de escolha iniciais. Estes agentes, porém, apresentam eficácia limitada. Nos casos refratários, os agentes anti-TNF devem ser considerados. Foi relatado que o tratamento com gamaglobulina intravenosa foi eficaz em uma pequena série retrospectiva[333]. Outros tratamentos estão sendo estudados no momento[334].

Aspergiloma

Infecções fúngicas, especialmente aspergiloma, representam uma complicação séria da sarcoidose fibrótica avançada e geralmente estão associadas à terapia imunossupressora[6,163,335-337].

Aspergilomas podem provocar hemoptise fatal. Os riscos e os benefícios da terapia clínica e cirúrgica variam com as manifestações de doença e o estado pulmonar do paciente. Portanto, a abordagem terapêutica deve ser individualizada. Em pacientes com boa função pulmonar, a ressecção cirúrgica pode ser oferecida para prevenir ou tratar possível hemoptise com risco à vida e geralmente é curativa. O tratamento clínico de aspergilomas inclui a terapia com azólicos[6,338,339]. As evidências em relação à eficácia da terapia antifúngica em longo prazo para aspergilose pulmonar cavitária crônica são baseadas em pequenas séries de casos e estudos abertos não comparativos[338,340]. Dados limitados sugerem que anfotericina intracavitária possa ser eficaz em curto prazo no tratamento de casos selecionados de aspergiloma em pacientes com sarcoidose[341].

Saúde Óssea

Uma vez que os pacientes com sarcoidose geralmente apresentam altos níveis da 1,25-diidroxi-vitamina D, geralmente não há motivo para suplementação de vitamina D[342].

Contudo, bisfosfonatos podem melhorar a osteopenia ou osteoporose em pacientes com sarcoidose[343].

Transplante de Pulmão

O transplante de pulmão foi realizado com sucesso em pacientes com sarcoidose[344]. Pacientes podem desenvolver granulomas no pulmão transplantado[345], mas geralmente isto não altera a evolução clínica dos receptores de transplante porque a imunossupressão pós-transplante geralmente constitui o tratamento adequado para sarcoidose[346]. Deve-se enfocar o tratamento de infecções sobrepostas, porque são complicações comuns da bronquiectasia observada na sarcoidose fibrótica e podem constituir um dos eventos que provocam a descompensação aguda[347].

> **Pontos-chave**
> - A sarcoidose é caracterizada por aumento da resposta granulomatosa a um antígeno desconhecido.
> - Embora muitos pacientes com sarcoidose apresentem resolução de sua doença dentro de 2 anos, uma proporção significativa apresenta doença crônica – com aproximadamente um quarto de todos os pacientes ainda necessitando de terapia sistêmica mais de 2 anos após o diagnóstico.
> - Foi demonstrado que polimorfismos genéticos estão associados à evolução clínica em alguns casos.
> - O diagnóstico de sarcoidose depende do reconhecimento de um padrão clínico compatível com a doença, exclusão de outras condições que possam causar inflamação granulomatosa e, na maioria dos casos, uma biópsia demonstrando granulomas.
> - A identificação de doença extrapulmonar é importante não apenas para identificar outras possíveis causas de morbidade na sarcoidose, mas também para ajudar a reforçar a confiança no diagnóstico.
> - Fadiga, desconforto torácico e depressão são condições que provocam uma qualidade de vida insatisfatória em pacientes com sarcoidose crônica.
> - O tratamento sistêmico da sarcoidose, geralmente com glicocorticoides no início, está indicado quando o paciente apresentar sintomas. Agentes poupadores de esteroides são mais úteis para pacientes com doença crônica ou aqueles que apresentam toxicidade com glicocorticoides.

As Referências estão disponíveis exclusivamente no site www.elsevier.com.br/expertconsult

67 ALVEOLAR HEMORRHAGE AND RARE INFILTRATIVE DISEASES

HAROLD R. COLLARD, MD • TALMADGE E. KING, MD, JR. • MARVIN I. SCHWARZ, MD

INTRODUCTION
DIFFUSE ALVEOLAR HEMORRHAGE
Definition
Clinical Presentation
Classification Schema

Diagnostic Approach
Specific Causes
RARE INFILTRATIVE DISORDERS OF THE LUNG
Neurofibromatosis
Hermansky-Pudlak Syndrome

Dyskeratosis Congenita
Gaucher Disease
Niemann-Pick Disease
Pulmonary Alveolar Microlithiasis

O Capítulo 67 está disponível, em inglês, exclusivamente no site www.elsevier.com.br/expertconsult

68 DOENÇAS PULMONARES EOSINOFÍLICAS

VINCENT COTIN, MD, PhD • JEAN-FRANÇOIS CORDIER, MD

INTRODUÇÃO
BIOLOGIA DOS EOSINÓFILOS
CARACTERÍSTICAS GERAIS DAS PNEUMONIAS EOSINOFÍLICAS
Perspectiva Histórica
Apresentação Clínica
Patologia
Diagnóstico
DOENÇA PULMONAR EOSINOFÍLICA DE CAUSA INDETERMINADA
Pneumonia Eosinofílica Crônica Idiopática
Pneumonia Eosinofílica Aguda Idiopática
Granulomatoses Eosinofílicas com Poliangiite
Síndrome Hipereosinofílica
Bronquiolite Obliterativa Hipereosinofílica Idiopática
DOENÇA PULMONAR EOSINOFÍLICA DE CAUSA DETERMINADA
Pneumonias Eosinofílicas de Origem Parasitária
Pneumonias Eosinofílicas de outras Causas Infecciosas
Aspergilose Broncopulmonar Alérgica e Síndromes Relacionadas
PNEUMONIAS EOSINOFÍLICAS INDUZIDAS POR FÁRMACOS, AGENTES TÓXICOS E RADIAÇÃO
Fármacos
Radioterapia
DOENÇAS PULMONARES DIVERSAS COM EOSINOFILIA ASSOCIADA
Pneumonia Organizada
Asma e Bronquite Eosinofílica
Pneumonias Intersticiais Idiopáticas
Histiocitose de Células de Langerhans
Transplante Pulmonar
Outras Doenças Pulmonares com Eosinofilia Ocasional

INTRODUÇÃO

As doenças pulmonares eosinofílicas constituem um grupo de distúrbios (Tabela 68-1) caracterizados pela presença e papel patogênico presumido dos eosinófilos nos processos patológicos. Elas são principalmente representadas pelas pneumonias eosinofílicas, que são definidas por uma proeminente infiltração do parênquima pulmonar por eosinófilos. As outras doenças pulmonares eosinofílicas envolvem principalmente as vias aéreas, como nas micoses broncopulmonares alérgicas e na bronquiolite obliterativa hipereosinofílica. A asma, na qual os eosinófilos desempenham um papel importante, não é discutida neste capítulo.

BIOLOGIA DOS EOSINÓFILOS

O papel dos eosinófilos na função homeostática, na fisiologia e na fisiopatologia se tornaram melhor apreciados em anos recentes.[1-3] Os eosinófilos são leucócitos multifuncionais implicados na imunidade inata e adaptativa, incluindo diversas reações inflamatórias a helmintos parasitários, infecções bacterianas e virais.[3] Eles receberam créditos especiais pelo seu papel benéfico na infestação parasitária; todavia, os resultados de estudos de infecções *in vivo* forneceram resultados conflitantes.[4]

Os eosinófilos[1-3,5] maduros na medula óssea sob a ação das citocinas e, especialmente, da *interleucina 5* (IL-5) (envolvida na diferenciação de precursores eosinofílicos), da IL-3, do *fator estimulador de colônias de macrófagos granulócitos* (GM-CSF) e a ativação de fatores de transcrição incluindo Δdbl-GATA-1. O eosinófilo, então, circula no sangue por cerca de um dia antes de ser atraído para os tecidos através de processos complexos incluindo adesão e atração, diapedese e quimiotaxia, onde ele sofre apoptose a menos que fatores de sobrevivência estejam presentes.

Os maiores avanços foram feitos na compreensão das vias moleculares e intracelulares que regulam a diferenciação eosinofílica, potenciação (*priming*), ativação, degranulação e secreção de mediadores (especialmente no papel das proteínas associadas à membrana na regulação da fusão dos grânulos nos eosinófilos).[5] O eosinófilo contém dois tipos de grânulos intracitoplasmáticos. Os grânulos maiores, caracterizados por uma matriz cristaloide elétron-densa, contêm as proteínas catiônicas características, que possuem toxicidade direta para o coração, cérebro e epitélio brônquico. Os grânulos amorfos menores contêm arilsulfatase e fosfatase ácida. A ativação dos eosinófilos resulta na degranulação com liberação extracelular de proteínas específicas para os eosinófilos, incluindo *proteínas básicas principais* (PBP), proteína catiônica eosinofílica, neurotoxina derivada dos eosinófilos e a proteína enzimática *peroxidase eosinofílica* (POE). O achado de vacúolos no citoplasma dos eosinófilos e da evidência ultraestrutural da perda de densidade eletrônica pelo núcleo central dos grânulos (inversão ou desaparecimento da densidade central) caracteriza morfologicamente o processo de degranulação. Os eosinófilos também liberam citocinas pró-inflamatórias, mediadores derivados do ácido araconônico, enzimas, espécies reativas do oxigênio e metaloproteinases da matriz. Eles expressam uma variedade de proteínas superficiais, incluindo moléculas de adesão, moléculas sinalizadoras da apoptose, quimiocinas, receptores do complemento, receptores de fatores quimiotáxicos, receptores citoquínicos e receptores de imunoglobulinas. A liberação de substâncias tóxicas por si própria contribui para a fisiopatologia dos distúrbios eosinofílicos.

Muitas das propriedades biológicas dos eosinófilos são direcionadas por linfócitos *T helper* (Th), mas o eosinófilo interage em muitos processos alérgicos ou inflamatórios com outras células, incluindo mastócitos e basófilos, células endoteliais, macrófagos, plaquetas e fibroblastos. Os eosinófilos são capazes de regular a função dos mastócitos e a liberação de histamina. Os eosinófilos ativados expressam a proteína II do complexo principal de histocompatibilidade, o *antígeno leucocitário humano* (HLA)-DR e possuem a capacidade de participar em diversas funções imunes, incluindo a apresentação

Tabela 68-1 Classificação das Doenças Pulmonares Eosinofílicas

DOENÇA PULMONAR EOSINOFÍLICA DE CAUSA INDETERMINADA

Pneumonias eosinofílicas idiopáticas
    Pneumonia eosinofílica idiopática crônica (PEIC)
    Pneumonia eosinofílica idiopática aguda (PEIA)
Granulomatose eosinofílica com poliangiite (síndrome de Churg-Strauss)
Síndrome hipereosinofílica (SHE)
Bronquiolite obliterativa hipereosinofílica idiopática

DOENÇA EOSINOFÍLICA PULMONAR DE CAUSA DETERMINADA

Pneumonias eosinofílicas de origem parasitária
    Eosinofilia tropical
    Pneumonia por áscaris
    Pneumonia eosinofílica na síndrome de *larva migrans*
    Infestação por *Strongyloides stercoralis*
    Pneumonias eosinofílicas em outras infecções parasitárias
Pneumonias eosinofílicas de outras causas infecciosas
Aspergilose broncopulmonar alérgica e síndromes relacionadas
    Aspergilose broncopulmonar alérgica
    Outras síndromes broncopulmonares alérgicas associadas a fungos ou leveduras
    Granulomatose broncocêntrica
Pneumonias eosinofílicas induzidas por fármacos, agentes tóxicos e radiação
    Fármacos (pneumonia eosinofílica típica, ocasional ou excepcional)
    Agentes tóxicos (síndrome do óleo tóxico, L-triptofano)
    Pneumonia eosinofílica induzida por radioterapia para a mama

DOENÇAS PULMONARES DIVERSAS COM POSSÍVEL ASSOCIAÇÃO COM EOSINOFILIA

Pneumonia organizada
Asma e bronquite eosinofílica
Pneumonias intersticiais idiopáticas
Histiocitose de células de Langerhans
Transplante pulmonar

---

de antígenos e a secreção de uma gama de citocinas capazes de promover a proliferação de células T efetoras. Além disso, os eosinófilos estão implicados na regulação do equilíbrio Th1/Th2, através da síntese de IL-4, da promoção da secreção de IL-4 e IL-13 pelas células T CD4$^+$, assim como da síntese de indoleamina 2,3 dioxigenase (promovendo indiretamente a apoptose de Th1). A identificação das propriedades imunes e multifuncionais dos eosinófilos mudou a visão relativa a eles, de uma célula efetora terminal nas doenças alérgicas das vias aéreas ao atual paradigma do envolvimento dos eosinófilos nos estágios iniciais do desenvolvimento da doença.[6] Além disso, anomalias no repertório de receptores das células T e no clonotipo das células T nos linfócitos do *lavado broncoalveolar* (LBA) e nos linfócitos no sangue periférico podem contribuir para a fisiopatologia das doenças pulmonares eosinofílicas.[7-9]

O recrutamento dos eosinófilos para o pulmão implica principalmente a IL-5 e a subfamília das eotaxinas das quimiocinas (elas mesmas reguladas pela citocina IL-13 oriunda das células Th2). A liberação de proteínas granulares tóxicas e de mediadores lipídicos pelos eosinófilos pode contribuir para o dano e disfunção teciduais. Conquanto as lesões histopatológicas relacionadas à liberação de proteínas granulares tóxicas e de mediadores lipídicos nas pneumonias eosinofílicas sejam, em grande parte, reversíveis com o tratamento, a lesão tecidual e o remodelamento com fibrose (parcialmente através da liberação do fator de crescimento transformante β pelos eosinófilos) associado à infiltração eosinofílica pode ocorrer, especialmente na mucosa brônquica, como na *aspergilose broncopulmonar alérgica* (ABPA) e na *granulomatose eosinofílica com poliangiite* (Síndrome de Churg-Strauss) (GEPA [SCS]). Os corticosteroides são os agentes mais eficazes para uma redução dramática da eosinofilia no sangue e tecidos através do encurtamento da meia-vida das citocinas e das eotaxinas, assim como da inibição da sobrevivência dependente de citocinas dos eosinófilos.

Os principais entraves à pesquisa com eosinófilos são a incapacidade que os eosinófilos murinos têm de realizar a degranulação *in vivo* ou *in vitro*, ao contrário dos eosinófilos humanos que, diferentemente, liberam as suas proteínas granulares após o contato com diferentes estímulos; e os limites dos modelos animais em simular a doença pulmonar eosinofílica humana. A disponibilidade de anticorpos humanizados anti-IL-5, que reduzem os níveis de eosinófilos no sangue e nos pulmões humanos, assim como de camundongos geneticamente modificados, tais como aqueles com deficiência de IL-5 ou de eosinófilos, contribuiu para uma melhor compreensão do papel patogênico dos eosinófilos.[10] Os avanços recentes na biologia dos eosinófilos e na concepção dos fármacos levou ao desenvolvimento de uma variedade de potenciais agentes terapêuticos que objetivam moléculas específicas dos eosinófilos e que constituem o foco de pesquisa ativa em pacientes com doenças hipereosinofílicas.[11] Os alvos mais promissores que estão sendo atualmente investigados incluem IL-5 e IL-5R, a proteína de ligação CD2, a *imunoglobulina E* (IgE) e o receptor para IL-4/Il 13, com poucos agentes já avaliados ou rotineiramente usados na clínica.

CARACTERÍSTICAS GERAIS DAS PNEUMONIAS EOSINOFÍLICAS

PERSPECTIVA HISTÓRICA

Em 1952, Reeder e Goodrich[12] publicaram uma série de casos descrevendo a "infiltração com eosinofilia" pulmonar, incluindo a provável *pneumonia eosinofílica crônica idiopática* (PECI) e a GEPA. Crofton *et al.*[13] publicaram, no mesmo ano, uma série de 16 casos de "eosinofilia pulmonar" com uma revisão de 450 casos da literatura e propuseram a seguinte classificação:

1. Eosinofilia pulmonar simples (síndrome de Löffler), definida por sintomas leves e opacidades transitórias.
2. Eosinofilia pulmonar prolongada caracterizada por sombras radiográficas persistindo por mais de um mês.
3. Eosinofilia tropical.
4. Eosinofilia pulmonar com asma (uma categoria bastante heterogênea).
5. Poliarterite nodosa.

Os autores mencionaram "uma progressão contínua desde as anomalias simples e transitórias da síndrome de Löffler até as manifestações graves e frequentemente fatais da poliarterite nodosa". Churg e Strauss descreveram em 1951[14] a síndrome homônima de "granulomatose alérgica, angiite alérgica e periarterite nodosa", e Carrington *et al.*[15] descreveram em 1969 a síndrome PECI. McCarthy e Pepys[16] descreveram mais tarde 27 casos de "eosinofilias pulmonares criptogênicas", duas das quais desenvolveram vasculites sistêmicas.

APRESENTAÇÃO CLÍNICA

A pneumonia eosinofílica é uma enfermidade na qual os eosinófilos constituem as células inflamatórias mais destacadas ao exame histopatológico. Outras células inflamatórias, especialmente os linfócitos e os neutrófilos, estão frequentemente associadas, mas os eosinófilos claramente predominam. Na prática clínica, as pneumonias eosinofílicas podem ser separadas em duas categorias etiológicas principais: (1) aquelas nas quais uma causa definida é encontrada ou (2) aquelas de origem indeterminada, ou seja, as idiopáticas (sendo a pneumonia eosinofílica ficando isolada ou sendo incluída em um distúrbio sistêmico, como GEPA).

Uma causa definitiva deve ser cuidadosamente investigada em qualquer paciente com pneumonia eosinofílica, uma vez que isso tem consequências práticas (p. ex., interromper um medicamento responsável por uma pneumonia eosinofílica iatrogênica ou tratar uma infestação parasitária). Quando nenhuma causa é identificada, as pneumonias eosinofílicas geralmente podem ser incluídas em síndromes bem caracterizadas e individualizadas.

As pneumonias eosinofílicas podem se manifestar através de diferentes síndromes clínico-radiológicas, a saber, síndrome de Löffler, pneumonia eosinofílica crônica ou pneumonia eosinofílica aguda, diferenciando-se principalmente uma das outras pelo padrão de início da doença. As manifestações extrapulmonares que acompanham a pneumonia eosinofílica constituem o traço característico da GEPA e, em menor extensão, as *síndromes hipereosinofílicas* (SHEs), reações medicamentosas, ou infecções, especialmente as infecções parasitárias. A imensa maioria dos casos de pneumonia eosinofílica responde dramaticamente ao tratamento com corticoides e cicatriza sem sequelas significantes.

PATOLOGIA

Os estudos histopatológicos sobre a pneumonia eosinofílica foram feitos principalmente em pacientes com PECI,[15,17,18] que foram inicialmente diagnosticados através de biópsia pulmonar aberta. As características patológicas na PECI podem ser consideradas um denominador comum de todas as categorias de pneumonias eosinofílicas, qualquer que seja a sua origem. Eventualmente, estudos patológicos em pneumonias eosinofílicas de causa conhecida demonstraram adicionalmente algumas características específicas, tais como uma possível distribuição distinta das lesões (p. ex., distribuição broncocêntrica na ABPA) ou a presença de agentes causais tais como parasitos ou hifas fúngicas.

Na PECI, os espaços alveolares estão preenchidos por eosinófilos (Fig. 68-1). Os macrófagos também estão presentes com células gigantes multinucleadas espalhadas no infiltrado; essas podem conter grânulos eosinofílicos ou cristais de Charcot-Leyden.[15] Um infiltrado celular inflamatório intersticial está invariavelmente presente, constituído de eosinófilos, linfócitos, plasmócitos e histiócitos. Um exsudato proteináceo e fibrinoso acompanha o infiltrado eosinofílico. Alguns microabscessos eosinofílicos podem ser observados (focos de eosinófilos intra-alveolares necróticos circundados por macrófagos ou células epitelioides com arranjo em paliçada). Estudos morfológicos (especialmente a microscopia eletrônica) e imuno-histoquímicos demonstraram degranulação dos eosinófilos no interior dos locais de pneumonia eosinofílica.[19] A arquitetura global do pulmão permanece intacta, sem necrose ou fibrose.

A organização do exsudato alveolar inflamatório é um achado bastante comum,[15] sugerindo alguma possível superposição entre a PECI e a pneumonia organizada. Contudo, a organização intraluminal dos espaços aéreos distais é apenas esparsa e nunca predominante na PECI. Tampões mucosos obstruindo as pequenas vias aéreas podem estar presentes na PECI.[15] Uma discreta vasculite *não necrotizante* envolvendo tanto as pequenas artérias quanto as vênulas é comum, com manguitos perivasculares e poucas células infiltrando a média arterial (Fig. 68-2).

A distribuição da pneumonia eosinofílica geralmente é difusa. Todavia, ela pode ser mais focal em alguns casos e as lesões podem apresentar uma distribuição angiocêntrica ou bronquiolocêntrica em alguns grupos etiológicos de pneumonia eosinofílica. Os linfonodos hilares associados à PECI contêm muitos eosinófilos e a hiperplasia linfoide está presente.[15]

Na *pneumonia eosinofílica aguda idiopática* (PEAI), o padrão patológico inclui infiltrados eosinofílicos intra-alveolares e intersticiais, lesão alveolar difusa, exsudatos fibrinosos intra-alveolares, pneumonia organizada e vasculite não necrotizante (Fig. 68-3).[20]

DIAGNÓSTICO

Na prática clínica, o diagnóstico da pneumonia eosinofílica é suspeitado em pacientes que se apresentam com sintomas respiratórios (dispneia, tosse ou sibilos): opacidades pulmonares nas imagens de tórax e a demonstração de eosinofilia

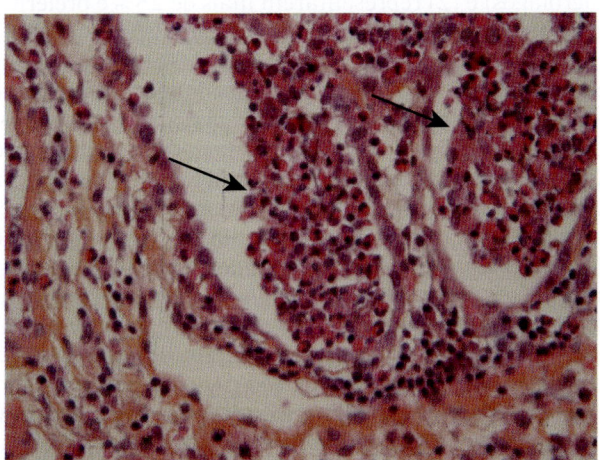

Figura 68-1 Pneumonia eosinofílica. Há um acúmulo de eosinófilos (*setas*) no interior dos alvéolos. (Cortesia do Dr. Françoise Thivolet-Béjui, MD, Departamento de Patologia, Louis-Pradel Hospital and Claude Bernard University, Lyon, França.)

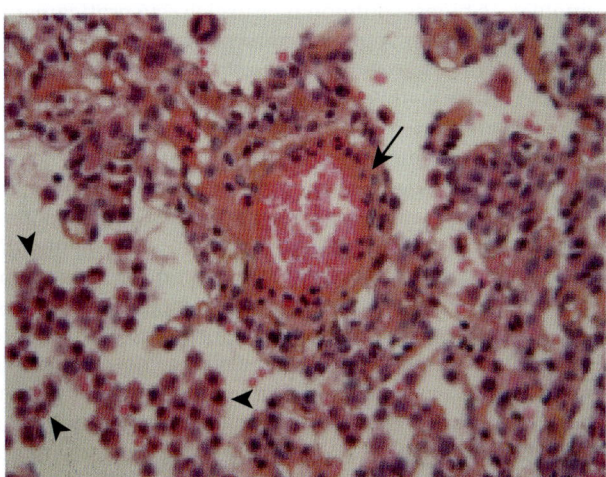

Figura 68-2 Pneumonia eosinofílica. Os eosinófilos infiltraram na parede arteriolar (vasculite não necrotizante) (*seta*) e estão presentes no interior dos alvéolos (*pontas de seta*). (Cortesia do Dr. Françoise Thivolet-Béjui, MD, Departamento de Patologia, Louis-Pradel Hospital and Claude Bernard University, Lyon, França.)

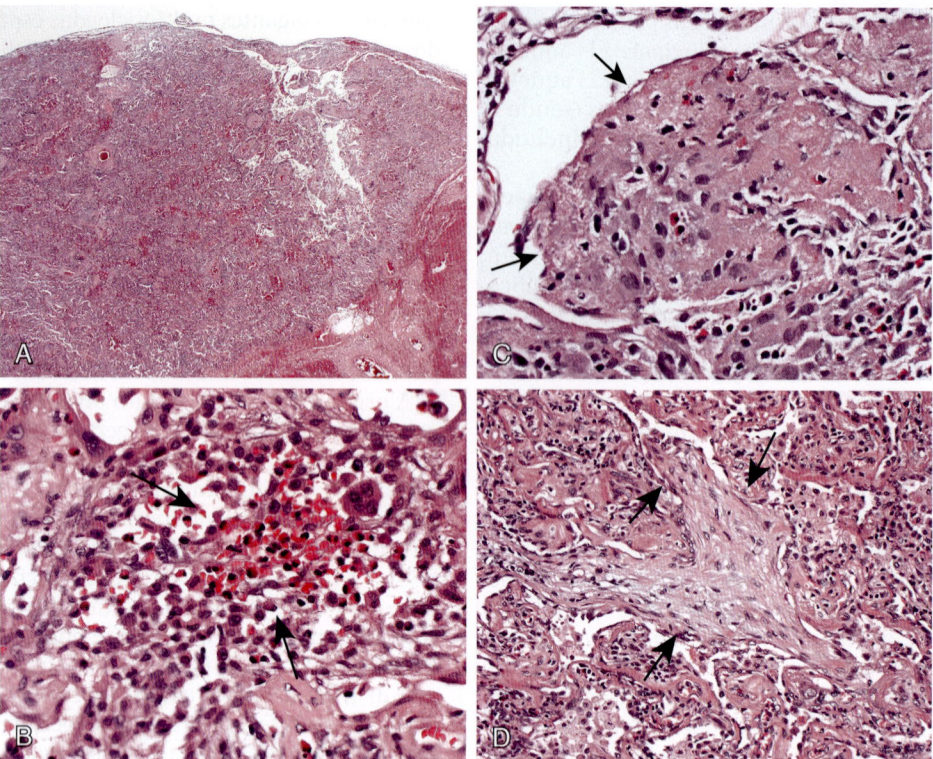

Figura 68-3 Pneumonia eosinofílica aguda. A, Na pneumonia eosinofílica aguda, os espaços alveolares estão difusamente preenchidos por eosinófilos e macrófagos eosinofílicos arredondados e cheios, algumas vezes com uma pneumonia intersticial associada. Nessa imagem de baixa ampliação, múltiplos espaços alveolares estão completamente preenchidos até a superfície pleural. **B,** Microabscessos eosinofílicos (*setas*) podem estar presentes. **C,** Exsudatos aéreos fibrinosos (*setas*) comumente estão presentes, tipicamente com eosinófilos entremeados, conforme observado nessa amostra. **D,** Um padrão de pneumonia organizada com reparo também pode ser observado (*setas*). (De Leslie KO, Wick MR: Practical pulmonary pathology: a diagnostic approach: a volume in the pattern recognition series, 2. ed. Filadélfia, 2011, Elsevier, Figs. 7-56 e 7-58.)

no sangue periférico ou, preferivelmente, no pulmão. É importante salientar que a *eosinofilia sanguínea* é definida por uma contagem sanguínea de eosinófilos maior do que $0,5 \times 10^9$/L (500/μL) e hipereosinofilia como uma contagem sanguínea maior do que $1,5 \times 10^9$/L (1.500/μL) em dois exames com um mínimo de duas semanas de intervalo e/ou hipereosinofilia tecidual.[21]

Conquanto o exame patológico do pulmão tenha constituído o "padrão de referência" para a definição de pneumonia eosinofílica, a biópsia pulmonar cirúrgica está praticamente abandonada e a biópsia pulmonar toracoscópica assistida por vídeo raramente é necessária. A biópsia pulmonar transbrônquica pode exibir alguns traços característicos da pneumonia eosinofílica, mas o pequeno tamanho da amostra geralmente não permite a obtenção de evidências morfológicas de um possível processo etiológico.

O LBA se tornou um substituto não invasivo para a biópsia pulmonar no diagnóstico de um paciente com *tomografia computadorizada de alta resolução* (TCAR) com características de pneumonia eosinofílica, embora nenhum estudo tenha estabelecido definitivamente uma correlação entre o aumento dos eosinófilos na contagem diferencial de células e o achado de pneumonia eosinofílica à patologia pulmonar. Em indivíduos normais, eosinofilia no LBA é menor do que 1% na contagem diferencial.[22] Em contrapartida, uma eosinofilia no LBA maior do que 40% é encontrada principalmente em pacientes com pneumonia eosinofílica crônica, enquanto uma eosinofilia entre 3% e 40% (e especialmente entre 3% e 9%) pode ser encontrada em diversas condições, tais como fibrose pulmonar idiopática, doença pulmonar intersticial associada a distúrbios do tecido conjuntivo, pneumonite de hipersensibilidade, sarcoidose, irradiação, pneumonite, asma, pneumoconioses e infecção.[23]

Um corte conservador de 40% de eosinófilos no LBA tem sido adotado para o diagnóstico da PECI em estudos clínicos,[24,25] e um corte de 25% foi proposto para o diagnóstico da PEAI.[26] Para a prática clínica, a nossa recomendação é que um diagnóstico de pneumonia eosinofílica seja sustentado por uma eosinofilia alveolar quando os eosinófilos (1) constituírem a população celular predominante (com exceção dos macrófagos) e (2) representarem mais de 25% e preferivelmente mais de 40% da contagem celular diferencial no LBA.

Conquanto o LBA seja um procedimento seguro, ele nem sempre tem de ser mandatório em casos típicos que apresentem tanto opacidades pulmonares radiológicas quanto eosinofilia no sangue periférico, embora diagnósticos alternativos possam ser considerados (tais como pneumonias bacterianas ou parasitárias, ou opacidades pulmonares relacionadas à doença de Hodgkin). No entanto, diagnosticar a pneumonia eosinofílica com base no achado isolado de eosinofilia sanguínea e opacidades pulmonares exige uma eosinofilia acentuadamente elevada ($> 1 \times 10^9$/L e, preferivelmente $1,5 \times 10^9$/L; > 1.000 a preferivelmente 1.500/μL) juntamente com as características clínico-radiológicas típicas, uma vez que o achado de eosinofilia no sangue periférico não prova que as opacidades pulmonares observadas correspondam a uma pneumonia eosinofílica. Por exemplo, o LBA eventualmente pode ser omitido no diagnóstico da síndrome de Löffler (conforme observado na ascaridíase) com tosse e sibilos mais suaves e inespecíficos, opacidades pulmonares na radiografia de tórax e eosinofilia manifesta. Inversamente, a eosinofilia no sangue periférico pode estar ausente em pacientes que já receberam corticosteroides sistêmicos e frequentemente está ausente quando da apresentação na PEAI. Não obstante, o LBA está recomendado para confirmar o diagnóstico de pneumonia eosinofílica na maior parte dos casos.

Uma vez que o diagnóstico de pneumonia eosinofílica tenha sido estabelecido, uma avaliação minuciosa será necessária para investigar as possíveis causas, tais como infecções parasitárias ou exposições a fármacos ou substâncias tóxicas e para classificar o caso em uma das possíveis entidades clínicas (Tabela 68-1).

DOENÇA PULMONAR EOSINOFÍLICA DE CAUSA INDETERMINADA

A PECI se caracteriza pelo início progressivo dos sintomas ao longo de umas poucas semanas com tosse, dispneia crescente, mal-estar e perda ponderal, enquanto a PEAI se apresenta como uma pneumonia aguda (semelhante à lesão aguda ou à *síndrome de angústia respiratória aguda* [SARA]) com insuficiência respiratória frequente exigindo ventilação mecânica. Ambas as condições são idiopáticas.

PNEUMONIA EOSINOFÍLICA CRÔNICA IDIOPÁTICA

A *pneumonia eosinofílica crônica idiopática* (PECI) foi primeiramente descrita em detalhes por Carrington et al.,[15] em uma série de nove pacientes, sendo posteriormente confirmada e detalhada por várias séries[18,25,27-29] e numerosos relatos de caso.

Características Clínicas

A PECI surge predominantemente em mulheres (com uma relação 2:1 entre mulheres e homens).[18-25] Conquanto a PECI possa se desenvolver em pessoas jovens,[30,31] apenas 6% dos pacientes possuem menos de 20 anos de idade.[18,31a] A incidência de PECI tem o seu pico na quarta década,[18] com uma média etária de 45 anos quando do diagnóstico.[25] A imensa maioria dos pacientes com PECI não é tabagista,[18,25,28] sugerindo que o tabagismo possa ser protetivo. Uma história anterior de atopia é encontrada na metade dos pacientes, com rinite alérgica em 12% a 24%, alergia medicamentosa em cerca de 10%,[18,25] pólipos nasais em 5% a 13%,[25] urticaria em 10% e eczema em 5%.[25]

A asma prévia está presente em até dois terços dos pacientes.[17,18,24,25,28,29] A asma também pode se desenvolver concomitantemente com o diagnóstico de PECI em 15% dos pacientes ou se desenvolver após a PECI em 13%.[24] A apresentação da PECI é semelhante em pacientes asmáticos e não asmáticos com exceção do total mais alto de IgE no primeiro grupo.[24] A PECI pode se desenvolver enquanto pacientes asmáticos estão em um programa de dessensibilização, mas não existem provas de que a dessensibilização possa contribuir para o desenvolvimento da PECI. A asma frequentemente se agrava após o desenvolvimento da PECI e exige tratamento de longo prazo com corticosteroides orais mesmo na ausência de recorrência da pneumonia eosinofílica.[24]

O início da PECI é progressivo, com um intervalo médio entre o início dos sintomas e o diagnóstico de 4 meses em uma série.[25] Os sintomas respiratórios mais comuns são tosse, dispneia e dor torácica.[18,25] A dispneia geralmente não é de início grave, embora a necessidade de ventilação mecânica após vários meses de progressão da doença tenha sido eventualmente descrita.[32] A hemoptise é rara, mas foi descrita em até 10% dos casos.[18,25]

Os sibilos ao exame físico são encontrados em um terço dos pacientes[18] e as crepitações em 38%.[25] Os sintomas do trato respiratório superior, de rinite crônica ou sinusite estão presentes em cerca de 20% dos pacientes.[25]

Os sinais e sintomas sistêmicos são frequentemente proeminentes, com febre e perda de peso (> 10 kg em cerca de 10%). Astenia e mal-estar, fadiga e anorexia, fraqueza e sudorese noturna também são comuns.

Imagens

As características de imagem das PECI são típicas, embora elas possam se sobrepor com aquelas encontradas na pneumonia organizada criptogênica (Cap. 63). As opacidades periféricas à radiografia de tórax estão presentes em quase todos os casos[15,18,25,33-36] e são migratórias em um quarto dos casos.[25] Elas geralmente consistem de opacidades alveolares com margens mal definidas, com uma densidade que varia desde vidro moído até a consolidação (Fig. 68-4). O padrão clássico de "negativo fotográfico ou reverso das sombras geralmente observado no edema pulmonar"[35,] altamente evocativo de PECI,[35] só é observado em um quarto dos pacientes.[18]

As características de imagens da PECI são melhor descritas na TCAR (Fig. 68-5). Embora as opacidades sejam bilaterais em pelo menos 50% dos casos à radiografia de tórax,[18,28] a proporção de opacidades bilaterais pode aumentar até 97,5% na TCAR.[25] As opacidades características predominam nos lobos superiores[18,25,33] e são periféricas, geralmente coexistindo com o aspecto de vidro moído e com a consolidação de opacidades na TCAR.[25,34,37,38] A distribuição das opacidades na zona média e os nódulos centrolobulares estão presentes em menos de 20% dos casos.[38] A consolidação com atelectasias segmentares e lobares podem ser observadas.[34] O

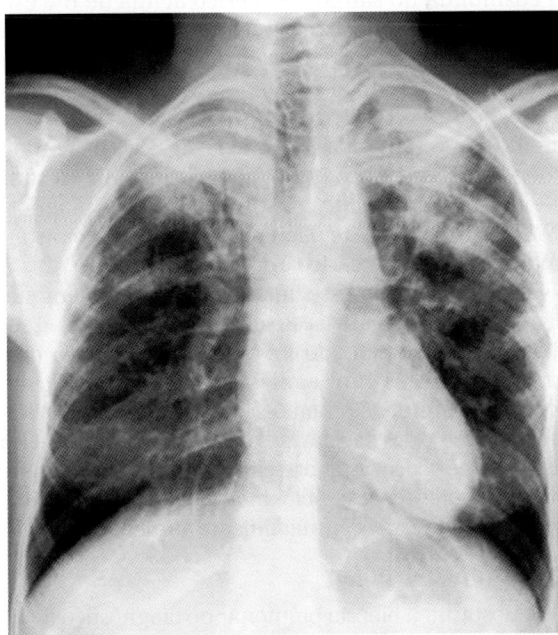

Figura 68-4 Pneumonia eosinofílica idiopática crônica. Radiografia de tórax de um paciente com pneumonia eosinofílica crônica idiopática exibindo opacidades bilaterais predominando nos lobos superiores.

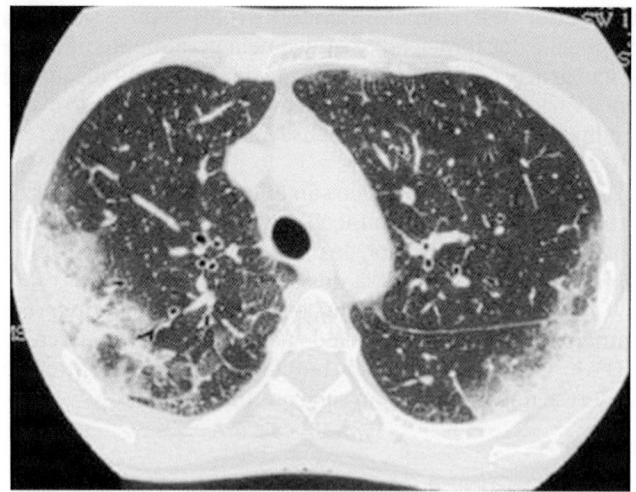

Figura 68-5 Pneumonia eosinofílica idiopática crônica. Varredura por TC torácica axial de um paciente com pneumonia eosinofílica idiopática exibindo opacidades alveolares periféricas simétricas bilaterais.

espessamento da linha septal é comum.[37] Com o tratamento com corticosteroides, a consolidação e as opacidades em vidro moído rapidamente exibem uma redução de tamanho e de extensão, com possível mudança de consolidação para opacidades em vidro moído ou opacidades não homogêneas e, posteriormente, para opacidades listradas ou em faixas paralelas à parede torácica.[34] As lesões cavitárias são extremamente raras e devem levar a uma reconsideração do diagnóstico. Ao contrário da pneumonia organizada, o halo reverso ou sinal do atol (p. ex., opacidade central em vidro moído circundada por uma consolidação mais densa em círculo crescente ou em anel) é rara. Comparada a PEAI, na qual os derrames pleurais são observados na maior parte das vezes (ver mais adiante), pequenos derrames pleurais estão presentes em apenas 10% dos casos de PECI na TCAR e o aumento dos linfonodos mediastinais em 17%.[25]

Estudos Laboratoriais

Uma eosinofilia no sangue periférico acima de 6% estava presente em 88% de 111 casos em uma revisão da literatura,[18] com uma porcentagem média de eosinófilos sanguíneos na contagem diferencial de 26%. A eosinofilia sanguínea média foi de $5,5 \times 10^9/L$ (5.500/µL) em nossa série, com os eosinófilos representando uma média de 32% da contagem leucocitária total.[25] Uma vez que a eosinofilia no sangue periférico frequentemente constitui um critério diagnóstico de PECI, a proporção de pacientes com PECI e contagem normal no sangue periférico é desconhecida.

A velocidade de hemossedimentação está aumentada e o nível de proteína C-reativa está elevado.[18,25-28] O nível sérico total de IgE está aumentado em cerca da metade dos casos e maior do que 1.000 UI/mL em 15% (normal < 100 UI/mL).[25] Os complexos imunes circulantes foram descritos na PECI em cerca de um terço dos pacientes.[25] Os anticorpos antinucleares eventualmente podem estar presentes.[25] O nível de neurotoxina urinária derivada dos eosinófilos indicando uma degranulação eosinofílica ativa está acentuadamente aumentado.[39]

Lavado Broncoalveolar

O LBA substituiu a biópsia pulmonar no diagnóstico de PECI. A eosinofilia alveolar é uma característica e achado constante na PECI,[25,40] com uma média de 58% na contagem celular diferencial.[25] A eosinofilia alveolar pode estar associada a um aumento da porcentagem de neutrófilos, mastócitos e linfócitos.[25] Os eosinófilos no LBA de pacientes com PECI exibem características de ativação tais como a liberação de proteínas eosinofílicas, que são captadas pelos macrófagos.[42] A proteína catiônica eosinofílica[43] e a neurotoxina derivada dos eosinófilos[43] estão aumentadas no líquido do LBA nos pacientes com PECI. A expressão do HLA-DR em um paciente com PECI estava presente em 86% dos eosinófilos alveolares em contraposição a 7% dos eosinófilos sanguíneos, sugerindo uma compartimentalização da ativação eosinofílica no interior do pulmão.[44] Os linfócitos do LBA se caracterizam por um acúmulo de células T $CD4^+$ que expressam a ativação de antígenos de superficiais de células T de memória ($CD45RO^+, CD45RA^-, CD62L^-$),[45] podendo apresentar um rearranjo clonal do repertório de receptores das células T.[8,46] O recrutamento de eosinófilos para o pulmão envolve diversas quimiocinas, o que contribui para suprimir a apoptose dos eosinófilos induzida pelo Fas.[47]

Diagnóstico Diferencial

Conquanto a PECI não seja uma doença sistêmica, manifestações extrapulmonares isoladas e moderadamente graves, incluindo artralgias, anomalias da repolarização ST-T ao eletrocardiograma, pericardite, alteração dos testes biológicos de função hepática, lesões eosinofílicas à biópsia hepática, mononeurite múltipla, diarreia, nódulos cutâneos, vasculites por complexos imunes na pele e enterite eosinofílica foram eventualmente descritas.[15,25,48] Essas manifestações sugerem uma superposição entre a PECI e a GEPA. A pneumonia eosinofílica semelhante à PECI pode ser a característica de apresentação da EGPA[49,50] com os pacientes frequentemente recebendo tratamento corticosteroide, que pode impedir o desenvolvimento de uma vasculite sistêmica ostensiva. Em uma série de PECI com uma frequência especialmente alta de sinais extrapulmonares (30%), alguns dos quais eram extremamente evocativos de GEPA, nenhum dos pacientes tratados com corticosteroides desenvolveu GEPA ou SHE características no acompanhamento.[48]

Testes de Função Pulmonar

Os testes de função pulmonar na PECI exibem um defeito ventilatório obstrutivo em cerca da metade dos pacientes,[18,25] e um defeito ventilatório de tipo restritivo na metade dos casos.[25] A hipoxemia, definida por uma pressão arterial de oxigênio (PO_2) de 75 mm Hg ou menos estava presente em 64% dos pacientes em uma série;[25] o fator de transferência de CO (capacidade de difusão DL_{CO}) foi menor do que 80% do previsto em 52% e o coeficiente de transferência (DL_{CO} por unidade de volume alveolar) foi menor do que 80% do previsto em apenas 27%. Um aumento da diferença do oxigênio alveolar-arterial foi descrito em 90% dos casos.[18] O comprometimento dos testes de função pulmonar se normaliza sob tratamento na maior parte dos pacientes.[18] Contudo, um defeito ventilatório obstrutivo pode se desenvolver ao longo do tempo em alguns pacientes, especialmente naqueles com uma eosinofilia acentuadamente elevada no LBA na avaliação inicial.[51]

Tratamento e Prognóstico

O curso natural da PECI não tratada não é bem conhecido, uma vez que a maior parte dos pacientes que recebem corticosteroides apresentam uma resposta dramática.[18] A PECI pode se resolver espontaneamente,[18,25] sendo o óbito diretamente resultante da PECI extremamente raro. Os sintomas melhoram dentro de uma a duas semanas de tratamento corticosteroide e mesmo em um intervalo de 48 horas em cerca de 80%[25] dos casos. As opacidades pulmonares na radiografia são rapidamente eliminadas. Elas desapareceram em uma semana em 69% dos pacientes em nossa série de pacientes tratados com uma dose inicial média de 1 mg/kg/dia e quase todos os pacientes tratados com corticosteroides apresentaram uma radiografia de tórax normal na sua última visita de acompanhamento.[25]

A dose ótima de corticosteroides não está estabelecida, mas as doses usuais variam entre 20 e 60 mg/dia. Nossa recomendação atual é iniciar com 0,5 mg/kg/dia de prednisona, com uma redução progressiva lenta ao longo de 6 a 12 meses com base na avaliação clínica e na contagem dos eosinófilos sanguíneos. A maior parte dos pacientes exige tratamento prolongado (p. ex., mais de 6 meses) devido à recidiva quando da redução para uma dose diária abaixo de 10 a 15 mg/dia de prednisona, ou após a suspensão do tratamento com corticosteroides. Em uma série, 58% dos casos sofrerem recidiva depois que os corticosteroides foram descontinuados e 21% enquanto os corticosteroides estavam sendo reduzidos.[18] Na nossa série, metade dos pacientes recidivaram após o término do processo de retirada dos corticosteroides (com um retardo médio de 72 semanas) ou enquanto esses estavam reduzidos (a dose média de corticosteroides no momento da recidiva foi de 11 mg/dia).[25] As recidivas nas mesmas áreas ou em áreas pulmonares diferentes[25] respondem bem à retomada do tratamento com corticosteroides: uma dose de 20 mg/dia de prednisona geralmente é suficiente para tratar as recidivas.

As séries clínicas nas quais o acompanhamento está disponível claramente mostram que a maioria dos pacientes exige um tratamento corticosteroide muito prolongado: na nossa série, com uma média de 6,2 anos de acompanhamento, somente 31% haviam permanecido sem medicação na última visita de controle.[25] Os sintomas respiratórios podem ser devidos à asma ou a uma recidiva da PECI. As recidivas da PECI são menos frequentes em pacientes com asma, possivelmente porque estes frequentemente recebem corticosteroides inaláveis após a suspensão dos corticosteroides orais.[24,25] Os corticosteroides inaláveis podem, portanto, auxiliar na redução da dose de manutenção dos corticosteroides orais, embora eles não sejam suficientes quando usados como terapia isolada.[52] O uso de longo prazo de esteroides pode acarretar osteoporose. O omalizumab, um anticorpo monoclonal contra a IgE, foi sugerido em relatos de casos como capaz de prevenir a recidiva da PECI e de reduzir os corticosteroides orais;[53,54] todavia, deve-se ter cautela em virtude dos recentes relatos de GEPA associada ao omalizumab.[55,56] O mepolizumab, um anticorpo monoclonal contra o Il-5, ainda não foi avaliado em pacientes com PECI.

PNEUMONIA EOSINOFÍLICA AGUDA IDIOPÁTICA

A *pneumonia eosinofílica aguda idiopática* (PEAI) difere da PECI devido ao seu início agudo, à gravidade da hipoxemia, à habitual ausência de aumento dos eosinófilos sanguíneos quando da apresentação em contrate com a franca alveolite eosinofílica no LBA (contagem diferencial no LBA ≥ 25% de eosinófilos ou predominância de eosinófilos na biópsia pulmonar aberta) e a ausência recidiva após a recuperação clínica.[20,26,29,57-60] Uma vez que a febre e as opacidades bilaterais à radiografia de tórax estão presentes em todos os pacientes, a PEAI com frequência é erroneamente diagnosticada como pneumonia infecciosa e a sua frequência pode, portanto, ser subestimada.

Tabela 68-2 Critérios Diagnósticos para a Pneumonia Eosinofílica Aguda Idiopática

1. Início agudo das manifestações respiratórias febris (≤ 1 mês de duração antes da consulta)
2. Opacidades difusas bilaterais à radiografia de tórax
3. Hipoxemia, com uma PaO$_2$ com ar ambiente <60 mm Hg, e/ou PaO$_2$/FIO$_2$ ≤ 300 mm Hg, e/ou saturação de oxigênio com ar atmosférico <90%
4. Eosinofilia pulmonar com >25% de eosinófilos na contagem diferencial de células do LBA (ou pneumonia eosinofílica à biópsia pulmonar)
5. Ausência de infecção ou de outras causas conhecidas de doença pulmonar eosinofílica (especialmente a exposição a um fármaco susceptível de induzir eosinofilia pulmonar).

Adaptado de Allen JN, Pacht ER, Gadek JE, Davis WB: Acute eosinophilic pneumonia as a reversible cause of noninfectious respiratory failure. *N Engl J Med* 321:569–574, 1989; e Cottin V, Cordier JF: Eosinophilic pneumonias. *Allergy* 60:841–857, 2005.

A ausência de hipersensibilidade medicamentosa, evidências históricas ou laboratoriais de infecção e de outras causas conhecidas de doença pulmonar eosinofílica aguda constituem critérios diagnósticos adicionais.[26] Os critérios diagnósticos atuais de PEAI estão listados na Tabela 68-2.[61]

Características Clínicas

A média etária quando da apresentação é de cerca de 30 anos,[26,60] mas a PEAI pode se desenvolver em pacientes com uma idade de 20 anos ou menos[30] e em pacientes mais velhos.[60] Em contraposição com a PECI, ela é observada quase exclusivamente em homens[62] e a maior parte dos pacientes não tem uma história anterior de asma.[29]

De maneira muito importante, a maior parte dos pacientes parece ter sido exposta à poeira ou ao fumo de cigarros em um intervalo de alguns dias antes do início da doença. Alguns pacientes apresentaram atividades ao ar livre peculiares, tais como exploração de cavernas, reenvasamento de plantas, movimentação de pilhas de madeira, limpeza de defumadores de alimentos, corridas de *MotoCross* em condições de poeira, trabalhos de renovação em ambientes fechados, limpeza de tanques de gasolina e explosão de bombas de gás lacrimogêneo.[26-60] Um caso também foi descrito em um bombeiro de Nova Iorque exposto à poeira do *World Trade Center*.[63]

Um papel causal para o tabagismo parece ter sido estabelecido, uma vez que a PEAI se desenvolveu logo após o início do fumo (especialmente quando este é iniciado em grandes quantidades) em diversos pacientes,[64-69] e a prova diagnóstica com o fumo de cigarros foi positiva em alguns deles,[64-67,69] mas a tolerância pode se desenvolver nos pacientes que retornam ao vício.[65-67] Componentes aromatizantes presentes nos cigarros consumidos foram suspeitados.[70] Alterações recentes dos hábitos ligados ao tabaco (p. ex., o início do hábito, o seu reinício, ou o aumento do número de cigarros consumidos por dia), especialmente em um intervalo de um mês (retardo médio de duas semanas), parecem desempenhar um importante papel no início da PEA "idiopática".[62,69] O fumo passivo também foi descrito como causador de PEA.[71] É provável que a inalação do fumo de tabaco ou de qualquer agente nocivo inespecífico possa precipitar ou contribuir para o desenvolvimento da PEAI em indivíduos intrinsecamente propensos ao desenvolvimento de reações eosinofílicas a agentes causais inespecíficos inaláveis. O aumento dos níveis de β(1→3)-D-glicano (um importante componente da parede celular da maior parte dos fungos e também um dos componentes da fumaça do cigarro) foi descrito no líquido do LBA de pacientes com PEAI.[68]

A PEAI se desenvolve agudamente em indivíduos previamente saudáveis, com sintomas na apresentação consistindo de tosse, dispneia, febre e dor torácica. Ela também pode se desenvolver subagudamente ao longo de alguns meses,[20] sem diferença clínica entre pacientes observados em um intervalo de tempo de menos de 7 dias ou de 7 a 31 dias a partir dos primeiros sintomas até o diagnóstico da PEAI.[60] Mais da metade dos pacientes se apresenta com insuficiência respiratória aguda.[62] Queixas abdominais e também mialgias foram descritas.[26] Ao exame físico, a taquipneia e a taquicardia estão presentes, com crepitações ou, menos frequentemente, sibilos à ausculta.

Imagens

A radiografia torácica exibe opacidades bilaterais, com opacidades alveolares ou intersticiais mistas.[26,58-60] Ao contrário da PECI, o derrame pleural bilateral e as linhas B de Kerley são comuns.[26] A radiografia de tórax retorna ao normal dentro de três semanas,[26,58] sendo os derrames pleurais a última anomalia a desaparecer.[26]

Nas imagens de TC torácica, as opacidades em vidro moído e a consolidação do espaço aéreo são os padrões mais comuns das lesões parenquimatosas, com nódulos mal definidos e espessamento septal interlobular observados na maior parte dos pacientes; os derrames pleurais estão presentes em, pelo menos, dois terços dos pacientes, geralmente sendo bilaterais.[26,36,58,60,72] Nós consideramos que o derrame pleural bilateral e o espessamento septal interlobular são altamente característicos da PEAI em um paciente com pneumonia eosinofílica; além disso, eles devem levantar a suspeita de PEAI em um paciente considerado portador de pneumonia infecciosa.

Estudos Laboratoriais

Ao contrário da PECI, o leucograma no momento da apresentação geralmente exibe um aumento da contagem leucocitária com uma predominância de neutrófilos e eosinófilos, com os eosinófilos raramente se elevando acima de $0,3 \times 10^9$/L (300/µL), mas a contagem dos eosinófilos frequentemente se eleva a valores altos durante o curso da doença,[26,29,60] um achado retrospectivo sugestivo de PEAI. A eosinofilia também está presente no líquido pleural[26,65,73] e no escarro.[29]

O nível de IgE também pode estar elevado em alguns pacientes[73,74] e a IgG sérica, especialmente os níveis de IgG2 e IgG4, pode estar reduzida durante a fase ativa da doença em comparação com os controles,[74] embora com valor diagnóstico limitado. Os níveis séricos de *quimiocina do timo regulada pela ativação* (TARC/CCL17), KL6, ou o ácido nítrico exalado estão frequentemente na PEAI ao contrário de outras causas de lesão pulmonar aguda ou de pneumonia infecciosa: esses biomarcadores não são, contudo, específicos para a PEAI.[75,76]

Lavado Broncoalveolar

Devido à habitual ausência de eosinofilia sanguínea inicial, o LBA constitui a chave para o diagnóstico da PEAI, mostrando uma porcentagem média de 37%[26] a 54%[60] de eosinófilos na contagem celular diferencial, com culturas bacterianas estéreis. As contagens linfocitárias e de neutrófilos podem estar moderadamente aumentadas. Após a recuperação, a eosinofilia no LBA pode persistir por várias semanas.[27] Nós consideramos que o achado de uma eosinofilia maior do que 25% no LBA pode evidenciar a necessidade de biópsia pulmonar para o diagnóstico, ao menos em pacientes imunocomprometidos.

Testes de Função Pulmonar

A hipoxemia pode ser grave e refratária à respiração com oxigênio a 100%, sugerindo um desvio da direita para a esquerda em alguns pacientes.[57,60] A maior parte dos pacientes se enquadra na definição de SARA/SDRA de vários graus de severidade (p. ex., início agudo de uma insuficiência respiratória não plenamente explicada por insuficiência cardíaca ou sobrecarga volêmica, com exclusão objetiva de edema hidrostático): opacidades bilaterais (não plenamente explicadas por derrames, colapso lobar/pulmonar ou nódulos); e uma PO_2/FIO_2 (concentração fraccional de oxigênio inspirado) < 300 mm Hg com pressão expiratória final positiva ou pressão expiratória positiva contínua maior do que ou igual a 5 cm de H_2O.[78] A ventilação mecânica, não invasiva ou com entubação intratraqueal, foi necessária na maior parte dos pacientes em séries iniciais.[26,60] Séries mais recentes demonstraram que a gravidade da PEAI é mais variada do que o originalmente descrito.[62] Ao contrário da SARA/SDRA, o choque é extremamente raro[79,80] e a insuficiência de órgãos extrapulmonares não é observada. A FIO_2 pode ser reduzida em poucas horas de tratamento esteroide em muitos pacientes que inicialmente exigiram oxigênio.[26]

Quando realizados nos casos menos graves, os testes de função pulmonar demonstraram um defeito ventilatório restritivo leve com normalidade da relação entre o *volume expiratório forçado em 1 segundo e a capacidade vital forçada* (VEF_1/CVF), e uma redução do fator de transferência (capacidade de difusão).[74] O gradiente alveolar-arterial estava aumentado.[26] Os testes de função pulmonar realizados após a recuperação estão normais na maior parte dos pacientes, com uma possível restrição ventilatória em alguns deles.[26,81,82]

Biópsia Pulmonar

A biópsia pulmonar raramente é necessária quando o LBA é realizado. Quando feita, ela mostra lesão alveolar difusa organizada juntamente com infiltração alveolar e bronquiolar intersticial por eosinófilos, eosinófilos intra-alveolares e edema intersticial.[20,26,79,83]

Tratamento e Prognóstico

A recuperação sem tratamento com corticosteroides foi descrita[60,75] e, portanto, uma melhora concomitante com o tratamento corticosteroide não pode ser considerada um critério diagnóstico para a PEAI. Contudo, quando um diagnóstico de PEAI é estabelecido, o tratamento com corticosteroides geralmente começa com metilprednisolona intravenosa, sendo posteriormente trocada por um tratamento oral, que pode ser progressivamente reduzido ao longo de duas a quatro semanas.[26] O paciente geralmente reponde aos corticosteroides dentro de três dias,[62] podendo ser rapidamente desmamado do ventilador e da suplementação com oxigênio. A radiografia de tórax se normaliza dentro de uma semana em 85% dos pacientes, mas opacidades pulmonares leves e derrame pleural ainda poderão estar presentes na *tomografia computadorizada* (TC) do tórax em duas semanas.[62] Um estudo recente com 137 pacientes sugeriu que um tratamento com duração de duas semanas possa ser suficiente, com uma dose diária inicial de 30 mg de prednisona (ou 60 mg de metilprednisolona intravenosa a cada 6 horas em pacientes com insuficiência respiratória).[62] A recuperação é rápida e sem sequelas nas clínicas ou de imagens e sem recidiva após a interrupção do tratamento corticosteroide, ao contrário da PECI, na qual a recidiva é comum.

Conquanto a PEAI frequentemente se apresente clinicamente como uma lesão pulmonar aguda ou SARA/SDRA, o seu prognóstico é muito melhor. A chave para o diagnóstico é o achado de eosinofilia no LBA uma vez que a eosinofilia no sangue periférico geralmente está inicialmente ausente. Uma pesquisa cuidadosa para a causa da PEA é mandatória e os agentes infecciosos devem ser buscados no líquido do LBA através de culturas e de colorações apropriadas.[84-86] A PEA induzida por fármacos também deve ser cuidadosamente excluída. A identificação de exposições causais ao tabaco e ambientais são fundamentais para a prevenção de recidivas raras que, na maior parte dos casos, são devidas ao retorno ao vício do tabagismo após a cessação do fumo.

GRANULOMATOSES EOSINOFÍLICAS COM POLIANGIITE

História e Nomenclatura

O primeiro caso confiável de *granulomatose eosinofílica com poliangiite* (GEPA) foi descrito por Lamb[87] em 1914. Churg e Strauss[14] descreveram em 1951 a síndrome que leva o seu nome principalmente a partir de casos de autópsias. Eles descreveram achados patológicos característicos constituídos de lesões extravasculares granulomatosas, assim como alterações vasculares necrotizantes, inflamatórias e granulomatosas, como com um exsudato inflamatório rico em eosinófilos. O local mais frequente de inflamação foi o coração. Em aproximadamente metade dos casos, um processo pneumônico foi encontrado, com um exsudato eosinofílico misturando com células gigantes no estágio agudo.

Em 1992, na *Chapel Hill Consensus Conference on Nomemclature of Systemic Vasculitis*,[88] a SCS foi incluída no grupo das pequenas vasculites. Em 2012, a nomenclatura das vasculites sistêmicas foi revisado na *Chapel Hill Consensus Conference*.[89] O epônimo SCS foi substituído pela terminologia de granulomatose eosinofílica com poliangiite a fim de que fosse obtida uma simetria na nomenclatura com a poliangiite microscópica e com a granulomatose com poliangiite (Wegener), que são as vasculites pulmonares associadas a *anticorpos citoplasmáticos antineutrófilos* (ANCA), juntamente com a vasculite de órgão único associada a ANCA.

A GEPA é definida como uma inflamação granulomatosa frequentemente envolvendo o trato respiratório e uma vasculite necrotizante que afeta predominantemente os pequenos vasos a médios, associada à asma e à eosinofilia. É reconhecido que a doença pode estar confinada a um número limitado de órgãos, especialmente os tratos respiratórios superior e inferior.[89] Essa terminologia nos lembra que a GEPA é, de fato, uma vasculite; todavia, nem todos os pacientes com GEPA apresentarão os critérios robustos de uma vasculite sistêmica documentada ou da presença de ANCA.[90] Os ANCAs estão presentes em, aproximadamente, 40% dos casos. Os ANCAs são mais frequentes quando a glomerulonefrite está presente e a maioria dos pacientes com glomerulonefrite necrotizante documentada apresenta ANCAs.[91] Portanto, a terminologia e a classificação atuais revisadas podem exigir um refinamento posterior.

Patologia

Uma vez que o diagnóstico é atualmente estabelecido mais precocemente no curso da doença, a biópsia pulmonar raramente é necessária e os pacientes podem receber corticosteroides antes que a vasculite manifesta tenha se desenvolvido.

As lesões patológicas da GEPA atualmente observadas[92,93] só raramente abrangem todas as características típicas em uma única biópsia de um órgão. Quando as características típicas estão presentes, tanto a vasculite (necrotizante ou não, envolvendo principalmente as artérias pulmonares de calibre médio) e a infiltração eosinofílica granulomatosa são observadas (Fig. 68-6A-B). O granuloma extravascular consiste de histiócitos em paliçada e células gigantes (Fig. 68-6C). A hemorragia pulmonar difusa com capilarite pode se desenvolver (Fig. 68-6D). Quando presente, a pneumonia eosinofílica na GEPA é semelhante à PECI. A fase inicial (pré-vasculítica) da GEPA se caracteriza por uma infiltração eosinofílica dos tecidos sem vasculite (os eosinófilos perivasculares são comumente encontrados).

Características Clínicas

As características clínicas da GEPA foram bem definidas.[94-99] Ela é uma doença sistêmica rara que se apresenta especialmente em adultos com menos de 65 anos;[98,100] ela foi ocasionalmente descrita em crianças e adolescentes.[100a] Não há predominância de gênero. A média etária de início da vasculite varia de 38 a 49 anos.[98,101]

A asma, geralmente grave e se tornando rapidamente dependente de corticoides, se apresenta em uma média etária de cerca de 35 anos.[98] Ela geralmente precede o início da vasculite em cerca de 3 a 9 anos.[94,98,101,102] O intervalo entre a asma e o início da vasculite pode ser muito mais prolongado em casos raros,[102] ou pode ser contemporâneo a esta.[101] A gravidade da asma tipicamente aumenta progressivamente até que a vasculite floresça e aumente ainda mais quando a vasculite regride.[98,102]

A rinite crônica está presente em cerca de três quartos dos casos de GEPA,[98,101,104] sendo frequentemente acompanhada por sinusite recidivante e/ou polipose, com infiltração eosinofílica observada na histopatologia.[105] A sinusite paranasal foi descrita em 61% dos pacientes.[94] Uma rinite crostosa pode estar presente, mas a rinite na GEPA é distintamente menos grave do que a da granulomatose com poliangiite, com perfuração septal nasal ou deformação de nariz em sela sendo raras.

Astenia, perda ponderal, febre, artralgias e mialgias (todas as quais são incomuns na asma simples) frequentemente prenunciam o desenvolvimento de manifestações extrapulmonares de vasculite.

A lesão cardíaca, que pode ser grave e acarretar insuficiência cardíaca ou morte súbita,[94,98,99,101,106] sobrevém especialmente em decorrência da miocardite eosinofílica e muito menos comumente da arterite coronariana.[107,108] O envolvimento cardíaco é frequentemente insidioso e assintomático e, portanto, só pode ser identificado quando a insuficiência ventricular esquerda e a cardiopatia dilatada se desenvolverem. A insuficiência cardíaca pode exigir transplante cardíaco,[108a] mas a vasculite eosinofílica pode recidivar no coração transplantado. Todavia, o comprometimento miocárdico e a arterite coronariana podem melhorar acentuadamente com o tratamento corticosteroide, exigindo, assim, uma avaliação cardíaca estrita em qualquer paciente com suspeita de GEPA, incluindo eletrocardiograma, ecocardiografia, nível sérico de troponina e *imagens de ressonância magnética* (MRI) do coração.[109] A principal dificuldade prática é a ausência de um padrão de referência para o diagnóstico do envolvimento miocárdico clinicamente relevante. A MRI cardíaca frequentemente pode demonstrar uma intensificação tardia

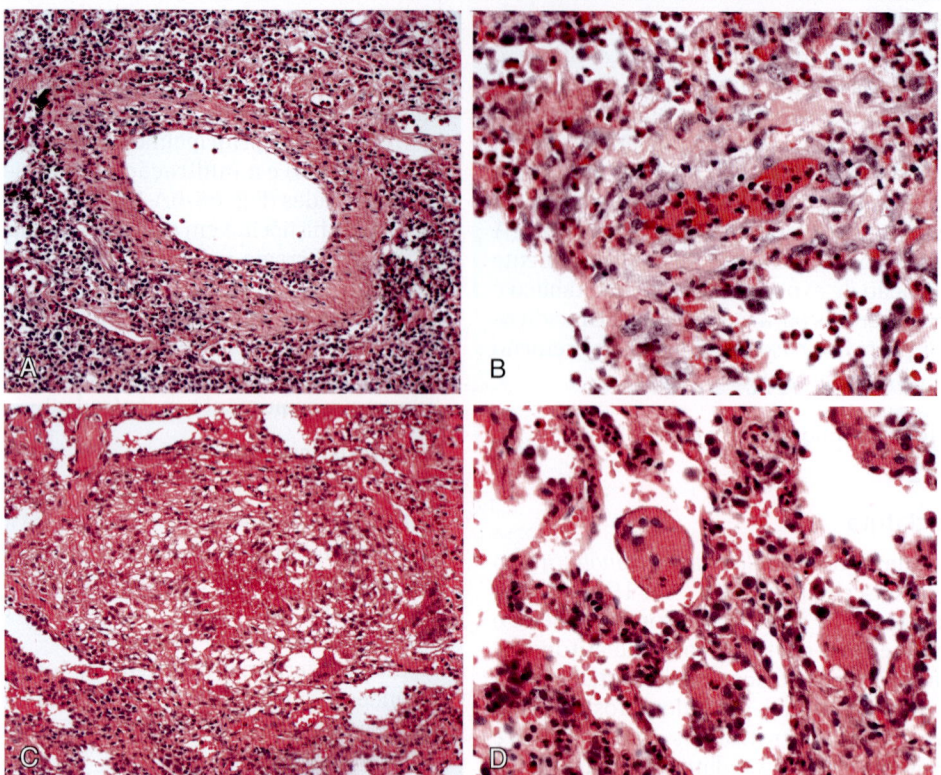

Figura 68-6 Granulomatose eosinofílica com poliangiite (GEPA) (síndrome de Churg-Strauss). A, Vasculite, uma artéria de calibre médio infiltrada por eosinófilos e linfócitos esparsos. **B,** Vasculite. Uma vênula infiltrada por eosinófilo. Observe a fibrina e os eosinófilos nos espaços aéreos circundantes. **C,** Granulomas eosinofílicos. O "granuloma alérgico" característico é facilmente perceptível. Observe os histiócitos vagamente em paliçada na periferia da necrose eosinofílica (*centro*). As células gigantes multinucleadas podem estar presentes e tipicamente apresentam um citoplasma eosinofílico brilhante. **D,** Hemorragia pulmonar. Hemorragia pulmonar difusa com capilarite pode ser observada na GEPA. A capilarite é demonstrada aqui, em associação com agregados de fibrina e eosinófilos no espaço aéreo. (De Leslie KO, Wick MR: Practical pulmonary pathology: a diagnostic approach: a volume in the pattern recognition series, 2. ed. Filadélfia, 2011, Elsevier, Figs. 10-27 e 10-28.)

do miocárdio;[110-112] contudo, ainda é difícil diferenciar lesões irreversíveis, que representam cicatrizações, das inflamações ativas, que exigem imunossupressão intensa: a combinação entre a MRI cardíaca e a tomografia com emissão de pósitrons pode ser útil, mais depende de estudos adicionais.[113]

A pericardite com derrame limitado à ecocardiografia é comum; o tamponamento é raro. Ao contrário da SHE idiopática, o envolvimento endomiocárdico não é uma característica comum. Os pacientes com GEPA estão em maior risco de eventos tromboembólicos.[114]

O envolvimento neurológico periférico consiste principalmente de mononeurite múltipla, presente em 77% dos pacientes,[94] ou de polineuropatia assimétrica, com início abrupto de fraqueza dolorosa, focal ou multifocal, ou perda sensorial, geralmente nas extremidades inferiores. As paralisias dos nervos cranianos e o envolvimento do sistema nervoso central são raros. O envolvimento do trato digestivo está presente em 31% dos casos[94] e geralmente se manifesta como dor abdominal isolada, mas a vasculite dos tratos intestinal ou biliar pode estar presente. Outras manifestações digestivas incluem diarreia; colite ulcerativa; ulcerações gastroduodenais; perfurações (esofagiana, gástrica, intestinal); hemorragia digestiva e colecistite. As lesões cutâneas, que se apresentam em cerca da metade dos pacientes,[94] consistem principalmente de púrpura palpável das extremidades, nódulos subcutâneos (especialmente do couro cabeludo e das extremidades), erupções cutâneas eritematosas e urticária. O envolvimento renal está presente em 26% dos casos e geralmente é leve,[94] ao contrário das outras vasculites associadas aos ANCAs.

Imagens

As opacidades pulmonares correspondentes à pneumonia eosinofílica representam as anomalias mais típicas à radiografia de tórax, tendo sido descritas em grandes séries com uma frequência de 37% a 72%. As opacidades pulmonares geralmente são observadas quando da apresentação, mas a radiografia de tórax permanece normal ao longo do curso da doença em alguns pacientes. As opacidades pulmonares geralmente consistem de opacificações mal definidas, algumas vezes migratórias, transitórias e de densidade variada.[98,102,116-118] Ao contrário da *granulomatose com poliangiite* (GPA), as lesões cavitárias pulmonares são extremamente raras. O derrame pleural (geralmente leve) e a paralisia do nervo frênico podem ser observados.

As opacidades pulmonares na TC de tórax com cortes finos consistem principalmente de áreas de atenuação em vidro moído de consolidação do espaço aéreo, com predominância periférica ou distribuição aleatória (Fig. 68-7); nódulos centrolobulares são mais frequentes em pacientes com PECI;[38] achados menos comuns incluem espessamento ou dilatação, espessamento septal interlobular, linfadenopatia hilar ou mediastínica, derrame pleural ou derrame pericárdico[36,117-119] (Fig. 68-8). Quando presente, o derrame pleural deve levar à consideração tanto de um exsudato eosinofílico inflamatório quanto de um transudato com miocardiopatia como causas possíveis. Uma vez que essas anomalias são inespecíficas, um diagnóstico correto de GEPA só foi estabelecido através da TC em 44% de 111 pacientes com doenças pulmonares eosinofílicas.[16]

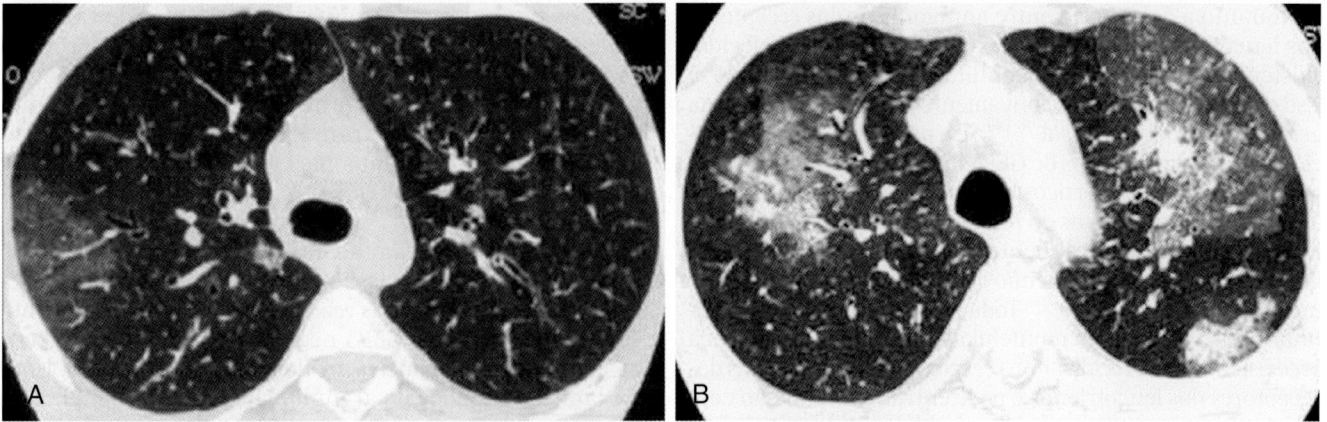

Figura 68-7 Granulomatose eosinofílica com poliangiite. Varredura por TC torácica axial de pacientes com granulomatose eosinofílica com poliangiite exibindo opacidade em vidro moído no lobo superior direito (**A**) e opacidades bilaterais centrais e periféricas de densidade variável (**B**).

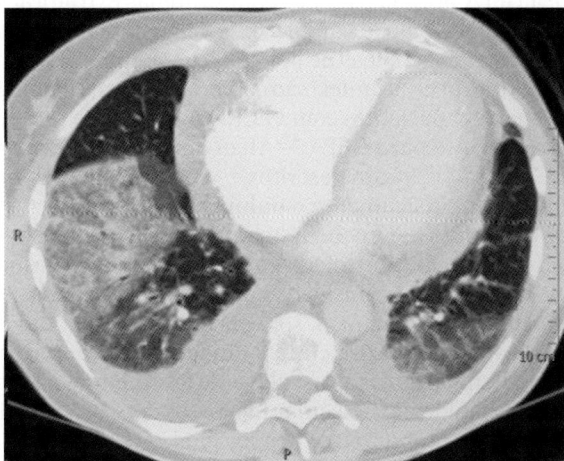

Figura 68-8 Granulomatose eosinofílica com poliangiite. Varredura por TC torácica axial de um paciente com granulomatose eosinofílica com poliangiite, com consolidação pulmonar e opacidades em vidro moído correspondentes à pneumonia eosinofílica. Além disso, um derrame pericárdico e derrames pleurais bilaterais estão presentes devido à miocardiopatia.

Estudos Laboratoriais

A eosinofilia no sangue periférico constitui uma importante característica da GEPA que geralmente segue em paralelo com a atividade da vasculite. Os eosinófilos sanguíneos geralmente se situam entre 5 e 20×10^9/L (5.000 a 20.000/μL), podendo atingir valores maiores.[94-98,102] A eosinofilia sanguínea frequentemente desaparece dramaticamente após o início do tratamento corticosteroide (que pode, portanto, provocar uma ausência de eosinofilia se os exames de sangue não forem feitos antes do início do tratamento com corticosteroides). A eosinofilia, algumas vezes maior do que 60%, é encontrada na contagem celular diferencial do LBA[120] e no líquido pleural, quando presente.[121]

Os ANCAs, descritos em cerca de 40% dos pacientes, são principalmente *anticorpos anticitoplasma de neutrófilos perinucleares* (p-ANCAs) com especificidade para a mieloperoxidase (muito menos frequentemente os *anticorpos anticitoplasma de neutrófilos citoplasmáticos* [c-ANCA] com especificidade para a proteinase 3).[94,101,122-124] Os níveis séricos de IgE estão acentuadamente aumentados. A velocidade de hemossedimentação e o nível de proteína C-reativa estão aumentados e a anemia é comum. Altos níveis de neurotoxina urinária derivada dos neutrófilos foram descritos e estes podem representar um índice de atividade da doença.[125]

Os níveis de IgG4, CCL17/TARC, CCL26/Eotaxina-3 estão elevados na doença ativa, mas não foram validados como biomarcadores.[126-129]

Patogênese

A fisiopatologia da GEPA não está estabelecida. A GEPA pode ser considerada um processo autoimune envolvendo células T, células endoteliais e eosinófilos. Estudos recentes identificaram possíveis defeitos nos linfócitos T reguladores $CD4^+$, $CD25^+$, ou $CD4^+ CD25^-$ (produtores de IL-10 e IL-2) na GEPA (em comparação com a PECI), possivelmente influenciando a progressão e o prognóstico da doença.[130] As expansões de células T $CD8^+/Vβ^+$ clonais com fenótipo de memória efetora, exibindo marcadores para atividade citotóxica e compatíveis com uma hipótese de estímulo antigênico persistente, foram encontrados em linfócitos do sangue periférico através de citometria de fluxo combinada com a análise de rearranjos do gene do *receptor γ de antígenos das células T* (TCR).[131,132,131a] Rearranjos do gene beta do receptor C das células T foram descritos.[9] Suspeitou-se que alguns fatores deflagradores ou adjuvantes (tais como vacinas ou dessensibilização) desempenhassem um papel na GEPA.[133,134] A hipótese de um defeito nas vias de apoptose nas eosinofilias não foi confirmada.[135]

Conquanto uma história familiar de atopia e rinite alérgica frequentemente esteja presente, as evidências de alergia (demonstração de IgE específica com história clínica correspondente) estão presentes em menos de um terço dos pacientes: quando presente, a alergia na GEPA consiste de alergias perenes, especialmente aos *Dermatofagoides*, sendo as alergias sazonais menos frequentes do que em pacientes asmáticos com GEPA.[136] Uma predisposição genética para o desenvolvimento de GEPA foi demonstrada em pacientes portadores do alelo DRB4 do principal complexo de histocompatibilidade[137] e, talvez, em certas famílias.[138]

Outros possíveis fatores desencadeantes incluem *Aspergillus*, candidíase broncopulmonar alérgica, *Ascaris*, exposição a pássaros ou cocaína fumada. A vasculite eosinofílica com envolvimento pulmonar foi descrita no passado com as sulfonamidas usadas em conjunto com antissoro e, posteriormente, com o diflunisal,[139] macrolídeos,[140] e difenil-hidantoína.[141] A GEPA também foi descrita em pacientes asmáticos tratados com Omalizumab, um anticorpo anti-IgE.[142,145]

A possível responsabilidade de antagonistas do receptor dos leucotrienos (montelukast, zafirlukast, pranlukast) no desenvolvimento da GEPA tem gerado muito debate.[101,146-150]

Conquanto a associação entre antagonistas dos receptores dos leucotrienos e a GEPA esteja atualmente estabelecida, existem muitas evidências conflitantes relativamente a se isso resulta de confusão relativamente à indicação ou a uma genuína associação causal.[56,149] Se a associação é uma coincidência, se alguns casos de GEPA latente se agravam devido a uma redução dos corticosteroides orais ou inalados e/ou à adição de antagonistas do receptor dos leucotrienos, ou se esses medicamentos realmente exercem um papel na patogênese da vasculite, ainda não foi estabelecido. Um vínculo mecanicista foi proposto.[151] Todavia, a GEPA pode acompanhar o tratamento com montelukast na ausência de doença preexistente, pode recidivar na reexposição a antagonistas dos receptores dos leucotrienos e pode entrar em remissão com a retirada desse tratamento sem modificação do tratamento com corticosteroides e/ou imunossupressor.[147,149] Pelo menos um estudo recente indica que uma relação causal não pode ser totalmente dispensada.[152] Nós, portanto, consideramos que os antagonistas do receptor dos leucotrienos devam ser evitados em qualquer paciente asmático com eosinofilia e/ou manifestações extrapulmonares compatíveis com GEPA latente.

Diagnóstico

O diagnóstico de GEPA pode ser difícil, uma vez que o clínico atualmente mais frequentemente se depara com pacientes que se apresentam com sinais precoces ou leves, correspondentes às assim chamadas formas frustras de GEPA, que são mais ou menos suprimidas pelo tratamento com corticosteroides para asma e que posteriormente podem ser desmascaradas, especialmente quando o tratamento é reduzido ou interrompido.

A evolução da GEPA geralmente segue três estágios: asma e rinite; eosinofilia tecidual (como uma doença pulmonar semelhante à PECI); e doença eosinofílica extrapulmonar com vasculite. As dificuldades diagnósticas dependem, portanto, em grande medida do estágio da doença no qual o paciente é visto. Conquanto a doença sistêmica seja necessária para a consideração de um diagnóstico de GEPA, é extremamente importante que o diagnóstico seja estabelecido antes que um envolvimento orgânico grave (especialmente cardíaco) esteja presente.

Ainda não existem critérios diagnósticos estabelecidos para a GEPA. Lanham et al.[98] propuseram três critérios diagnósticos incluindo (1) asma, (2) eosinofilia excedendo $1,5 \times 10^9/L$ (1.500/μL) e (3) vasculite sistêmica de dois ou mais órgãos extrapulmonares. De acordo com os critérios de classificação (que não são, todavia, critérios *diagnósticos*) do American College of Rheumatology,[153] uma sensibilidade de 85% e uma especificidade de 99,7% são obtidas se quatro ou mais dos seis critérios seguintes estiverem presentes em um paciente com vasculite sistêmica comprovada: eosinofilia maior do que 10% na contagem diferencial dos leucócitos; mononeurite (incluindo a múltipla) ou polineuropatia; opacidades flutuantes à radiografia de tórax; anomalias sinusais maxilares bilaterais; ou a presença de eosinófilos extravasculares em uma biópsia que inclua um vaso. Contudo, esses critérios de classificação e diagnóstico foram propostos antes que a dosagem dos ANCAs estivesse disponível. No futuro, a presença de ANCA provavelmente será considerada um importante critério diagnóstico quando presente e critérios diagnósticos provisórios foram propostos.[90] Um diagnóstico patológico de GEPA é desejável, mas não obrigatório, em pacientes com características clínicas típicas e eosinofilia acentuada. A pele, os nervos e músculos são os locais mais comuns nos quais um diagnóstico patológico de vasculite pode ser obtido.[94] A biópsia de lesões cutâneas é o procedimento mais comum e simples para a obtenção de evidências patológicas de vasculite. A biópsia pulmonar raramente é realizada. As biópsias transbrônquicas geralmente não exibem vasculite ou granulomas.

Diagnóstico Diferencial

Os limites que separam a GEPA de outras vasculites associadas aos ANCAs, assim como das demais síndromes eosinofílicas são, algumas vezes, difíceis de estabelecer. Uma superposição entre a GEPA negativa para ANCA e a doença eosinofílica sistêmica sem classificação é possível. Uma variante eosinofílica da granulomatose com poliangiite foi descrita.[155] A concomitância entre a GEPA, opacidades pulmonares e arterite temporal (com ou sem células gigantes, seja ela eosinofílica ou não) foi descrita.[156] A diferenciação entre a GEPA branda e a PECI com sintomas extratorácicos menores também pode ser difícil, especialmente na ausência de características típicas de poliangiite. Algumas vasculites brandas (não necrotizantes) são comuns ao exame patológico do pulmão em pacientes com PECI.[15] A PECI pode progredir posteriormente para GEPA.[49] Além disso, alguns casos de GEPA "limitada" foram descritos,[157] incluindo aqueles que envolviam exclusivamente o pulmão ou o coração. As formas frustas de EGPA frequentemente consistem de casos nos quais a doença foi controlada em maior ou menor grau por corticosteroides administrados para a asma. Outros casos são de difícil classificação, seja como GEPA ou como SHE idiopática. Uma análise clínica cuidadosa, a presença de ANCA, o achado de uma vasculite e de granulomas à biópsia e a análise biológica molecular (em casos de SHE idiopática) ajudam a determinar o diagnóstico final.

Interessantemente, estudos recentes demonstraram que a situação de ANCA pode caracterizar dois fenótipos clínicos distintos na GEPA[123,124,158,158a] (Tabela 68-3). Portanto, os pacientes *com* ANCA, que representam 40% do total dos pacientes, apresentam um *fenótipo vasculítico* da doença com um aumento da frequência de lesões glomerulares extracapilares, neuropatia periférica, púrpura e vasculite comprovada por biópsia. De modo contrário, os pacientes com GEPA sem ANCA apresentam um fenótipo *tecidual* da doença com um envolvimento cardíaco e pulmonar mais frequente (e febre). Esta última possivelmente pode representar uma variante da SHE com manifestações sistêmicas.[121,159] O fenótipo vasculítico da GEPA é mais frequente em pacientes que são portadores do alelo DRB4 do complexo de histocompatibilidade principal.[117] A GEPA negativa para ANCA está associada ao haplotipo *IL10-*3575/1082/592 TAC (parte do antigo haplotipo IL-10.2 correlacionado a um aumento da expressão da IL-10). Portanto, a predisposição genética pode afetar o fenótipo da GEPA.

Tratamento e Prognóstico

Os corticosteroides constituem a base do tratamento da GEPA e são o suficiente em um grande número de casos.[98,160,161] Pulsos iniciais de metilprednisolona, por um a três dias, são úteis nos casos mais graves, daí em diante, o tratamento oral é iniciado, geralmente com 1 mg/kg/dia de prednisona. O tratamento é prolongado por vários meses com uma redução progressiva das doses. As recidivas são comuns e a asma frequentemente persiste (ou ressurge se tiver desaparecido durante o tratamento com altas doses de corticosteroides). A diferenciação entre uma recidiva ou persistência da assim

Tabela 68-3 Diferentes Fenótipos na Granulomatose Eosinofílica com Poliangiite (Síndrome de Churg-Strauss)

	Fenótipo da Vasculite	Fenótipo Histológico (Tecido)
Frequência respectiva	≈ 40%	≈ 60%
ANCA	Presentes (principalmente p-ANCA com especificidade anti-MPO)	Ausente
Características clínicas predominantes	Doença renal glomerular Neuropatia periférica Púrpura	Envolvimento cardíaco (miocardite eosinofílica) Febre
Características histopatológicas predominantes	Vasculite comprovada por biópsia	Pneumonia eosinofílica

ANCA, anticorpo citoplasmático antineutrófilos; MPO, mieloperoxidase; p-ANCA, anticorpo citoplasmático antineutrófilos perinuclear.
Adaptado de Sable-Fourtassou R, Cohen P, Mahr A, et al: Antineutrophil cytoplasmic antibodies and the Churg-Strauss syndrome. *Ann Intern Med* 143:632–638, 2005; e Sinico RA, Di Toma L, Maggiore U, et al: Prevalence and clinical significance of antineutrophil cytoplasmic antibodies in Churg-Strauss syndrome. *Arthritis Rheum* 52:2926–2935, 2005.

denominada "asma difícil" e uma recidiva ou persistência da GEPA exige uma avaliação precisa, que leve em consideração os níveis de eosinófilos sanguíneos (geralmente $< 1 \times 10^9$/μL mas < 1.000/μL na asma sem recidiva da EGPA) e, ocasionalmente, novas manifestações sistêmicas.

O tratamento com ciclofosfamida deve ser adicionado aos corticosteroides em pacientes com manifestações que poderiam resultar em mortalidade ou morbidade graves.[162] Um estudo retrospectivo[160,163] identificou quatro fatores de risco associados a uma maior mortalidade: idade maior que 65 anos, sintomas cárdicos (baseados em parâmetros clínicos facilmente identificados), envolvimento gastrointestinal e insuficiência renal, enquanto os sintomas de ouvidos, nariz e garganta foram associados a um menor risco de óbito.[163] A miocardiopatia constitui o principal fator prognóstico da mortalidade em análises variáveis múltiplas,[158] especialmente em casos de insuficiência cardíaca.[164] A idade mais avançada no momento do diagnóstico também foi associada a um pior prognóstico.[158,165] O risco de recidiva da vasculite é maior em pacientes com ANCA[158] e menor naqueles com eosinófilos basais $> 3 \times 10^9$/L (> 3.000/μL).[165]

A combinação entre imunossupressores e corticosteroides melhorou o controle da doença, independentemente de infecções associadas (que poderiam ser reduzidas com a administração de ciclofosfamida em bolo, e não oral).[166,167] A mortalidade foi associada à gravidade da doença e o tratamento com agentes citotóxicos não impediu as recidivas.[168] Conquanto a duração ótima do tratamento permaneça por ser determinada, 12 pulsos de ciclofosfamida foram melhores para controlar a doença do que um esquema de seis pulsos em pacientes com GEPA e pelo menos um fator prognóstico ruim quando do início.[169] O tratamento isolado com corticosteroides para pacientes com GEPA sem fatores prognósticos ruins no seu início é eficiente, com cerca da metade dos pacientes obtendo uma remissão completa sem recidiva.[170] Portanto, o tratamento imunossupressivo (mais comumente com pulsos intravenosos de ciclofosfamida) somado aos corticosteroides estará justificado em pacientes com fatores prognósticos ruins no início da doença, especialmente a insuficiência cardíaca.[113,165] A terapia de manutenção com azatioprina oral ou metotrexato intramuscular além dos corticosteroides pode ser útil em pacientes que recidivam quando estão em uso de, no mínimo, 20 mg/dia de prednisona.

O interferon-α subcutâneo foi usado com sucesso principalmente em pacientes com GEPA com doença grave.[171] As imunoglobulinas intravenosas em altas doses, a ciclosporina A e o rituximab[172-175] foram usados com sucesso em relatos de casos ou em séries pequenas. O omalizumab anti-IgE tem sido usado com sucesso em pacientes com GEPA para tratar a asma persistente[176,177]; todavia, ele não controla a doença sistêmica e um monitoramento clínico cuidadoso está justificado. O mepolizumab possui um efeito poupador de esteroides, reduz as exacerbações e melhora o controle da asma em pacientes com asma eosinofílica que exijam tratamento glicocorticoide diário.[177a,177b] O mepolizumab está sob avaliação como um potencial tratamento para a EGPA.[178,179]

O prognóstico da GEPA melhorou consideravelmente ao longo do tempo,[155] com quase 80% dos pacientes vivos aos cinco anos[160] e 97% vivos aos cinco anos em uma série recente de GEPA sem fatores prognósticos negativos.[180] A maior parte dos óbitos que ocorreram durante o primeiro ano de tratamento se deveram ao envolvimento cardíaco.[181] Em uma série, a GEPA não pareceu conferir um aumento da mortalidade, um achado bastante surpreendente.[101] Uma vez que a maior parte dos pacientes continua da tomar corticosteroides orais ao longo de um período prolongado, os efeitos colaterais relacionados ao tratamento provocam uma morbidade significante.[180] Além disso, a obstrução ao fluxo aéreo devido a uma asma não controlada está presente em muitos pacientes durante o acompanhamento, independentemente dos corticosteroides, e uma obstrução persistente do fluxo aéreo poderá se desenvolver.[182,183] A obstrução do fluxo aéreo pode não responder aos broncodilatadores inaláveis, mas pode ser parcialmente reversível com o aumento do tratamento corticosteroide.[182]

SÍNDROME HIPEREOSINOFÍLICA

A definição da *síndrome hipereosinofílica* (SHE) "idiopática" proposta por Chusid et al.[184] em 1975 incluíram (1) uma eosinofilia persistente maior que $1,5 \times 10^9$/L (1.500/μL) por mais de seis meses, ou óbito antes de seis meses associado a sinais e sintomas de doença hipereosinofílica; (2) ausência de evidências de doença parasitária, alérgica, ou de outras causas conhecidas de eosinofilia; e (3) sinais e sintomas de presunção de envolvimento orgânico, incluindo hepatoesplenomegalia, sopro cardíaco orgânico, insuficiência cardíaca congestiva, anomalias difusas ou focais do sistema nervoso central, fibrose pulmonar, febre, perda ponderal, ou anemia. Os 14 casos que foram relatados[184] incluíram dois pacientes com "hipereosinofilia benigna prolongada," três com leucemia eosinofílica e um com possível GEPA. Os últimos casos publicados de SHE idiopática também se revelaram heterogêneos, embora os pacientes com doença crônica típica compartilhassem algumas complicações comuns, especialmente o envolvimento cardíaco. O diagnóstico de SHE é atualmente considerado em pacientes com hipereosinofilia sanguínea ($1,5 \times 10^9$/L [1.500/µL]) em, no mínimo, duas ocasiões na ausência de outras etiologias para a eosinofilia.

Patogênese

Ao contrário da hipereosinofilia comum, que geralmente é um processo não clonal reativo (como nos distúrbios parasitários), vários estudos demonstraram que a SHE pode resultar de uma proliferação clonal de linfócitos produtores de quimiocinas eosinofilopoiéticas ("variante linfocítica" da SHE), ou da proliferação clonal da própria linhagem celular eosinofílica ("variante mieloproliferativa" da SHE, também denominada *leucemia eosinofílica crônica*).[185-190] O termo *idiopático* provavelmente deverá ser abandonado na classificação da SHE,[191] podendo só ser adequado para uma proporção de casos que não podem atualmente ser classificados em uma ou outra categoria. Nesses casos genuinamente idiopáticos, ferramentas diagnósticas inovadoras tais como a avaliação quantitativa do transcrito *WT1* no sangue periférico podem ajudar a diferenciar a SHE de outras causas de eosinofilia de uma causa determinada.[192]

A "variante linfocítica" da SHE, que pode ser responsável por cerca de 30% dos pacientes com SHE, resulta da produção de quimiocinas (espacialmente IL-5) (que promove o acúmulo de eosinófilos) através de linfócitos Th2 clonais (conforme demonstrado através do rearranjo clonal do TCR) portadores de um fenótipo imunológico aberrante (como, por exemplo, $CD3^-$ $CD4^+$). A fenotipagem linfocítica para detectar um subgrupo fenotipicamente aberrante de células T através de citometria de fluxo e análise de rearranjo dos genes TCR em busca da clonalidade de células T deve ser realizada no sangue periférico (e na medula óssea). A observação de um aumento da expressão de IL-5 a partir de células T cultivadas também pode demonstrar que a eosinofilia observada é provocada por uma expansão da população de células T.[193] Os níveis séricos de IgE estão elevados como consequência da produção de IL-4 e IL-3 pelos linfócitos Th2.[191,194,195] Os níveis séricos de IL-5 e TARC estão aumentados.[196] A maior parte dos pacientes descritos foi recrutada a partir de clínicas dermatológicas e apresentava pápulas ou placas urticariformes infiltradas por linfócitos e eosinófilos (e, em alguns deles, um linfoma cutâneo de células T ou a síndrome de Sézary estava, em última análise, presente). Nesses casos, a SHE pode ser considerada um distúrbio pré-maligno das células T.[194,195,197]

A "variante mieloproliferativa" da SHE (ou leucemia eosinofílica crônica), é responsável por 20% a 30% dos casos, é provocada por uma proteína tirosina quinase constitutivamente ativada criada pela fusão de *F1P1L1–PDGFRA* como consequência de uma deleção cromossômica intersticial de uma região no braço longo do cromossomo 4 (q12) não detectável através da análise do cariótipo.[198,199] Hepatomegalia, esplenomegalia, ulcerações mucosas, manifestações cardíacas graves resistentes ao tratamento com corticosteroides, anemia, trombocitopenia, aumento da vitamina B_{12} sérica, da fosfatase alcalina leucocitária e da triptase sérica, assim como de precursores leucocitários circulantes, constituem achados comuns e sugestivos do diagnóstico, enquanto as manifestações cutâneas são raras. Uma mastocitose pronunciada (com ausência de mutações *KIT*) é frequente. O diagnóstico é confirmado pela análise de rearranjo cromossômico e pelo estudo transcrito do gene de fusão *F1P1L1–PDGFRA* (ou análise de reação de cadeia de polimerase aninhada), que deveria ser sistematicamente realizada em pacientes com SHE. A presença de uma delação causal também pode ser demonstrada através do emprego de sondas FISH para o gene *CHIC2* abrangido pela sequência suprimida.[193] A proteína de fusão transforma as células hematopoiéticas e é inibida pelo imatinib, um inibidor da tirosina quinase originalmente usado para tratar a leucemia mielógena crônica, outras doenças mieloproliferativas crônicas e tumores estromais gastrointestinais (também caracterizados pelas tirosinoquinases aberrantes constitutivamente ativadas). O imatinib se revelou eficaz por vários meses no tratamento da SHE em pacientes refratários aos corticosteroides, à hidroxiureia e/ou interferon-α. Um paciente teve uma recidiva devida a uma mutação no *PDGFRA* que conferiu resistência ao imatinib (demonstrando, assim, que a proteína de fusão *F1P1L1–PDGFR-α* é o alvo do imatinib). Interessantemente, a hiperexpressão da IL-5 é necessária nos camundongos para a indução de uma condição semelhante à SHE, sugerindo que mecanismos adicionais possam cooperar com o gene de fusão *F1P1L1–PDGFRA* na etiologia da doença.[200]

Características Clínicas

O envolvimento pulmonar em pacientes com eosinofilia de origem clonal não foi estudado extensivamente e, especialmente, não foi examinado em casos classificados de acordo com as duas variantes previamente discutidas. Todavia, o envolvimento pulmonar ou pleural, embora raro, foi mencionado em alguns casos[194,195,201] em pacientes com proliferações linfoides. Os dados a seguir, provenientes de estudos mais antigos incluindo casos com as duas variantes anteriormente mencionadas de SHE, podem, portanto, exigir uma reavaliação no futuro e a prevalência do envolvimento pulmonar pode ser muito mais baixa do que anteriormente considerado.

A SHE é muito mais comum em homens do que em mulheres (9:1) e surge entre 20 e 50 anos.[202] O início geralmente é insidioso, com a eosinofilia sendo descoberta incidentalmente em 12% dos pacientes.[203] A contagem média dos eosinófilos quando da apresentação é de $20,1 \times 10^9$/L (21.000/µL), com um valor médio mais alto de $44,4 \times 10^9$/L (44.000/µL) em uma série.[204] Valores extremamente elevados de eosinofilia, de mais de 100×10^9/L (100.000/µL), são encontrados em alguns pacientes.[184]

Os principais sintomas de apresentação são fraqueza e fadiga (26%), tosse (24%) e dispneia (16%).[203] Um quarto dos pacientes pode apresentar sintomas asmáticos.[205] Crises graves de tosse estavam presentes em 40% dos casos em uma série[204] sem outra menção à doença broncopulmonar. Em outra série,[206] a tosse também era a característica predominante, com broncospasmo e opacidades pulmonares em 11/40 pacientes cada. O envolvimento cardiovascular, presente em 58% dos pacientes,[202] constitui uma importante causa de morbidade e mortalidade. O espessamento fibrótico do endocárdio por tecido conjuntivo rico em colágeno (fibrose endomiocárdica) é característico das doenças cardíacas na SHE,[203,207] o que difere do envolvimento cardíaco observado na GEPA.[107] A fibrose endomiocárdica é precedida por um estágio necrótico agudo inicial seguido por um processo trombótico.[202] As manifestações cardíacas incluem dispneia, insuficiência cardíaca congestiva, regurgitação mitral e cardiomegalia.[203,206] A ecocardiografia demonstra as características clássicas de SHE, consistindo de trombos murais, obliteração apical ventricular e envolvimento do folheto mitral posterior.[208] As demais manifestações da SHE[202] incluem manifestações neurológicas (tromboembolismo, disfunção do sistema nervoso central e neuropatias periféricas) e manifestações cutâneas (pápulas e nódulos pruriginosos eritematosos, urticária e angioedema).[202,209]

Imagens

O envolvimento pulmonar está presente em cerca de 40% dos pacientes[184,203] e inclui derrame pleural, êmbolos pulmonares e opacidades intersticiais. Os achados na TC de tórax em cinco pacientes consistiram de nódulos pequenos com ou sem um halo de atenuação em vidro moído e áreas focais de atenuação em vidro moído principalmente na periferia pulmonar.[210] Em outra série, as manifestações pulmonares radiológicas variaram, mas mais comumente consistiram de opacidades irregulares em vidro moído e consolidação.[205] Os achados à TC são, portanto, pouco específicos.[36] Algumas das alterações nas imagens pulmonares observadas podem corresponder a um edema pulmonar resultante do envolvimento cardíaco e não de um genuíno envolvimento pulmonar eosinofílico.

Estudos Laboratoriais

Apenas uma eosinofilia leve no LBA, em contraste com os níveis elevados de eosinofilia sanguínea, foi descrita em pacientes com SHE,[211,212] sugerindo que a eosinofilia possa ser compartimentalizada em alguns pacientes com SHE. Os níveis séricos de triptase mastocitária podem estar elevados e mastócitos displásicos podem ser encontrados na medula óssea, com alguns pacientes satisfazendo os critérios menores para a mastocitose sistêmica.[213]

Tratamento e Prognóstico

O imatinib se tornou a primeira linha terapêutica em pacientes com a variante mieloproliferativa da SHE, especialmente (mas não exclusivamente) quando a proteína de fusão *F1P1L1–PDGFRA* está presente.[198,199] A resposta ao imatinib é mais frequente, embora não restrita, aos pacientes portadores da proteína de fusão F1P1L1–PDGFR-α.[214] O imatinib não pode ser interrompido sem uma recidiva em alguns pacientes, enquanto em outros uma baixa dose de imatinib é necessária para a manutenção de uma remissão de longo prazo.[215] Os corticosteroides podem ser usados, especialmente na "variante linfocítica" da SHE (com resposta em apenas cerca da metade dos pacientes).[206,216] O anticorpo anti-IL-5 mepolizumab demonstrou recentemente ser igualmente benéfico como um agente poupador de corticosteroides em pacientes com SHE negativos para o gene de fusão *F1P1L1–PDGFRA* e exigindo 20 a 60 mg/dia de prednisona para a manutenção de uma condição clínica estável e de uma contagem leucocitária de menos de 1×10^9/L ($< 1.000/\mu L$).[217-219] Outros tratamentos incluem agentes quimioterápicos (hidroxiureia, vincristina, etoposida); ciclosporina A;[202,204,216] e interferon-α seja em monoterapia[220-223] ou em associação com a hidroxiureia, particularmente na variante mieloproliferativa.[224-225]

Conquanto a sobrevida aos 3 anos fosse de apenas 12% nas primeiras séries publicadas,[184] o prognóstico melhorou acentuadamente nas últimas séries, com cerca de 70% de sobrevida aos 10 anos,[203] 80% de sobrevida aos 5 anos e 42% aos 10 e 15 anos, respectivamente.[206] É fascinante constatar que os avanços da biologia molecular possam resultar em um benefício clínico direto e proporcionar um melhor prognóstico para os pacientes com uma doença até agora quase intratável.

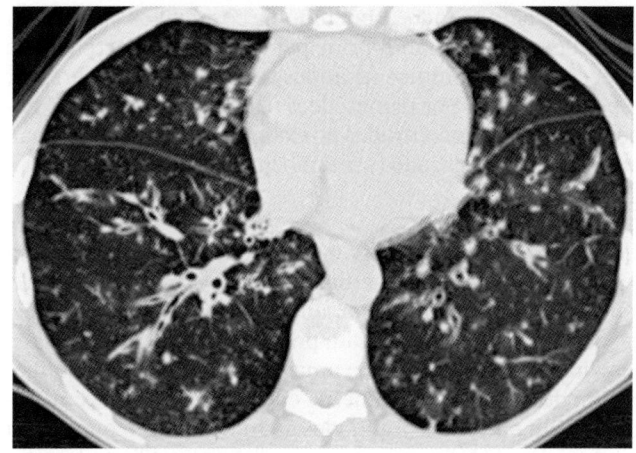

Figura 68-9 Bronquiolite hipereosinofílica idiopática. Varredura por TC torácica axial de um paciente com bronquiolite hipereosinofílica exibindo espessamento da parede brônquica, padrão periférico de árvore em brotamento e ramificado, e bronquiectasia central com impactação mucoide.

BRONQUIOLITE OBLITERATIVA HIPEREOSINOFÍLICA IDIOPÁTICA

Uma entidade distinta, denominada *bronquiolite obliterativa hipereosinofílica* foi recentemente identificada,[154] sendo definida pelo seguinte critério de trabalho provisório: (1) contagem de eosinófilos sanguíneos maior do que 1×10^9/L ($> 1.000/\mu L$) e/ou contagem de eosinófilos no lavado broncoalveolar maior do que 25%; (2) persistente obstrução ao fluxo aéreo a despeito de altas doses de broncodilatadores inalados e corticosteroides; e (3) bronquiolite eosinofílica à biópsia pulmonar e/ou sinais diretos de bronquiolite (nódulos centrolobulares e opacidades ramificadas) à TC de tórax (Fig. 68-9).[154] Antes dessa descrição, casos isolados comprovados por biópsia de bronquiolite eosinofílica foram descritos.[226,227,227a] A contagem dos eosinófilos sanguíneos está elevada, com uma média de $2,7 \times 10^9$/L ($2.700/\mu L$) e a porcentagem diferencial eosinofílica média no LBA foi de 63% nas nossas séries. A obstrução ao fluxo aéreo frequentemente é grave, mas reversível com o tratamento com corticosteroides orais em todos os casos. Granulações traqueais esbranquiçadas ou lesões ulcerativas podem estar presentes com eosinofilia destacada à biópsia brônquica.[154] As manifestações clínicas e funcionais frequentemente recidivam quando a prednisona oral é reduzida para menos de 10 a 15 mg/dia. Teoriza-se que a bronquiolite obliterativa hipereosinofílica não identificada e/ou latente possa constituir uma causa de obstrução irreversível ao fluxo aéreo nas doenças respiratórias eosinofílicas crônicas. Além da apresentação idiopática, uma condição semelhante de bronquiolite obliterativa hipereosinofílica pode ser encontrada em pacientes com asma, ABPA, GEPA, ou pode ser induzida por fármacos, especialmente a minociclina.[154]

DOENÇA PULMONAR EOSINOFÍLICA DE CAUSA DETERMINADA

PNEUMONIAS EOSINOFÍLICAS DE ORIGEM PARASITÁRIA

As pneumonias eosinofílicas relacionadas à infestação parasitária representam a causa mais comum de pneumonia eosinofílica no mundo. A pneumonia eosinofílica parasitária surge em seres humanos principalmente em decorrência de infecções por helmintos (grandes vermes multicelulares) e, especificamente, por nematódeos (áscaris). Os parasitas podem ou não ser encontrados no exame patológico do pulmão quando este é realizado (ver também Capítulo 39).

Eosinofilia Tropical

Características Clínicas. A eosinofilia tropical[228] é uma síndrome caracterizada por uma bronquite espasmódica grave, leucocitose e uma eosinofilia sanguínea elevada. As manifestações clínicas se apresentam principalmente na segunda e terceira década de vida, com uma predominância masculina. Ela foi descrita principalmente entre indianos e, eventualmente, em pacientes originados da Índia ou Ásia que vivem na América do Norte e Europa.[229,230] A eosinofilia pulmonar tropical é uma das causas mais comuns de tosse em áreas tropicais com filariose endêmica.[231] Os pacientes desenvolvem uma tosse intermitente, seca e curta, exacerbada à noite (especialmente entre 1 hora e 5 horas da manhã) frequentemente associada à dispneia e sibilos expiratórios. A febre associada, a perda ponderal e a anorexia são comuns. Eosinófilos e, algumas vezes, cristais de Charcot-Leyden estão presentes no escarro. A radiografia de tórax pode revelar opacidades bilaterais desiguais e pequenos nódulos (Fig. 39-2A e B).

Patogênese. A eosinofilia tropical provocada pelos nematódeos filariais *Wuchereria bancrofti* e *Brugia malayi* é endêmica em áreas tropicais e subtropicais de regiões costais da Ásia, do sul e oeste do Pacífico e da África (menos comumente nas Américas do Sul e Central). Os vermes adultos residem nos vasos linfáticos, acarretando uma obstrução linfática com elefantíase subsequente. A infestação humana ocorre através de larvas infecciosas depositadas na pele por mosquitos, que se desenvolvem em vermes maduros em 6 a 12 semanas. As larvas do primeiro estágio, ou microfilárias, liberadas pelo útero fecundo da fêmea, circulam pela corrente sanguínea de onde são ingeridas pelos mosquitos.

Os pacientes com eosinofilia pulmonar tropical geralmente não apresentam características clínicas de filariose linfática. As microfilárias geralmente não são encontradas no sangue ou no pulmão. As microfilárias circulantes ficam aprisionadas pela vasculatura pulmonar onde liberam os seus conteúdos antigênicos, deflagrando ainda mais a reação inflamatória pulmonar. As características clínicas da eosinofilia pulmonar tropical resultam em grande parte da resposta imune do hospedeiro aos parasitas.[232]

Conquanto a eosinofilia sanguínea seja alta no estágio inicial (menos de duas semanas) de doença pulmonar, nenhuma infiltração eosinofílica destacada é encontrada no pulmão. A pneumonia eosinofílica é observada posteriormente (1 a 3 meses), com a formação de abscessos eosinofílicos e lesões granulomatosas, caracterizadas pela presença de células gigantes de corpo estranho, fibroblastos e células epitelioides; uma infiltração eosinofílica proeminente está presente na periferia do granuloma. Casos deixados sem tratamento por cinco ou mais anos eventualmente exibem fibrose pulmonar com infiltração histiocítica.

Estudos Laboratoriais. A eosinofilia sanguínea é destacada, com mais de 2×10^9/L (> 2.000/μL) em todos os casos e até 60×10^9/L (> 60.000/μL) em alguns casos.[233] Os níveis de IgE estão aumentados. Os anticorpos IgG antifilariais estão aumentados, assim como em todos os pacientes com filariose. O LBA exibe alveolite intensa com uma porcentagem média de 54% de eosinófilos com degranulação acentuada.[234] Altos níveis de neurotoxina derivada dos eosinófilos estão presentes no LBA.[235] Nos pacientes tratados com dietilcarbamazina, os eosinófilos caem em um intervalo de duas semanas; os eosinófilos sanguíneos também se reduzem rapidamente com a instituição do tratamento.[234]

As opacidades basilares irregulares persistentes estão presentes em cerca de dois terços dos pacientes após um ano. Um "padrão retículo-nodular" na TC de tórax está presente na maior parte dos pacientes, com as demais características consistindo em bronquiectasias, aprisionamento de ar e linfadenopatia mediastínica.

Os testes de função pulmonar exibem um defeito ventilatório restritivo, com um defeito ventilatório obstrutivo reversível e hipoxemia em cerca de um quarto dos pacientes.[236,237]

Uma vez que as filarias não são detectáveis no sangue, o diagnóstico é estabelecido em pacientes com residência por vários meses em áreas endêmicas através da combinação de características clínicas, epidemiológicas e laboratoriais, incluindo eosinofilia sanguínea, persistindo por semanas com uma contagem absoluta dos eosinófilos no sangue maior do que 3×10^9/L (3.000/μL), níveis de IgE excedendo 10.000 ng/μL (4.200 UI/mL; normal < 100 UI/mL) e IgG antifilarial acentuadamente aumentada. O diagnóstico é adicionalmente sustentado pela melhora clínica nas semanas subsequentes ao tratamento. Os critérios diagnósticos para a eosinofilia pulmonar incluem tosse pior à noite; residência em uma área endêmica para filarioses; contagem eosinofílica maior do que 3.300/μL e resposta clínica e hematológica à dietilcarbamazina.[238]

Tratamento. A dietilcarbamazina é a única droga eficaz para a eosinofilia pulmonar tropical; os corticosteroides combinados à dietilcarbamazina podem ser benéficos.

Pneumonia por Ascaris

Opacidades pulmonares com eosinofilia (síndrome de Löffler) podem se desenvolver durante a migração das larvas dos parasitas através do pulmão.

O *Ascaris lumbricoides* é o helminto que mais comumente infesta seres humanos, especialmente as crianças, em áreas tropicais e subtropicais. As fêmeas maduras no intestino humano liberam grandes números de ovos eliminados pelas fezes, que podem sobreviver por vários meses ou anos. A doença é transmitida através dos alimentos ou da água contaminada por fezes humanas. As larvas infecciosas formadas no interior dos ovos se desenvolvem no intestino delgado, penetram através da parede intestinal e migram através da circulação venosa até os pulmões, onde rompem para o interior dos alvéolos. Elas, então, migram através dos brônquios e traqueia, sendo deglutidas, amadurecendo em vermes adultos no intestino delgado.

As manifestações pulmonares se desenvolvem durante a migração larvária para os pulmões. Geralmente, os sintomas pulmonares são leves, com tosse e sibilância, opacidades pulmonares transitórias e eosinofilia sanguínea. A febre transitória está presente na maior parte dos pacientes, com uma possível erupção pruriginosa no momento dos sintomas respiratórios. A eosinofilia sanguínea pode ser da ordem de 22×10^9/L (22.000/μL).[239] Os sintomas se resolvem espontaneamente em poucos dias, enquanto a eosinofilia sanguínea pode permanecer elevada por várias semanas. O diagnóstico pode ser feito através do achado de larvas no escarro pulmonar ou no aspirado gástrico, mas é mais geralmente estabelecido através do achado retardado do verme ou de seus ovos nas fezes em três meses a partir das manifestações pulmonares.

A ascaridíase intestinal é tratada com mebendazol oral, 100 mg duas vezes ao dia por três dias, ou albendazol, 400 mg em dose única.[260]

Pneumonia Eosinofílica na Síndrome de *Larva Migrans*

A *larva migrans* visceral[241] é uma infestação zoonótica provocada em seres humanos pelo *Toxocara canis*, um parasita que infecta muitos cães e outros caninos. A toxocaríase é encontrada em todas as áreas temperadas e tropicais do mundo. Os ovos liberados pela fêmea do verme são eliminados pelas fezes dos cães infectados e o solo de parquinhos públicos em áreas urbanas está, portanto, frequentemente contaminado pelos ovos de *Toxocara*. As crianças que brincam em áreas contaminadas podem ser infectadas, espacialmente quando praticam geofagia. Os ovos ingeridos eclodem no intestino, as larvas migram através da circulação e invadem o fígado e outros órgãos. Contudo, na espécie humana, o desenvolvimento do parasita fica bloqueado no estágio larvário.

A *larva migrans* visceral se apresenta predominantemente em crianças, a maioria das quais permanecerá assintomática e não diagnosticada. Quando sintomáticos, os pacientes se apresentarão com febre, manifestações pulmonares, convulsões e fadiga. As manifestações pulmonares em cerca de 80% dos casos consistem de tosse, sibilos e dispneia; as opacidades pulmonares à radiografia de tórax se apresentam em, aproximadamente, metade dos pacientes com sintomas pulmonares.[241] O envolvimento pulmonar grave, que é observado em cerca de 15% a 20% dos casos, pode se beneficiar de corticosteroides.[242]

Conquanto rara em adultos, a toxocaríase pode ser grave[243,244] e exigir ventilação mecânica. Os pacientes se apresentam com febre e dispneia e opacidades pulmonares à radiografia de tórax. Os sibilos ou as crepitações estão presentes à ausculta pulmonar. A eosinofilia sanguínea pode estar presente inicialmente ou pode só vir a se desenvolver nos dias seguintes. Os eosinófilos estão aumentados na contagem celular diferencial no LBA.

O diagnóstico de toxocaríase é difícil porque um sorodiagnóstico positivo pode ser provocado por anticorpos residuais que não possuem relevância diagnóstica. Os anticorpos IgM podem ser encontrados ao longo de todo o curso da helmintíase e não são diagnósticos de uma infecção recente.[245]

A *larva migrans* visceral geralmente só exige tratamento sintomático e o uso de anti-helmínticos é controvertido. Os corticosteroides parecem ser benéficos em casos de envolvimento pulmonar grave.

Infestação por *Strongyloides stercoralis*

O *Strongyloides stercoralis* é um nematódeo intestinal que pode provocar autoinfestação grave em pacientes imunocomprometidos. Ele é amplamente distribuído nas regiões tropicais e subtropicais. A infestação humana é adquirida através da pele pelo contato com o solo de praias ou da lama. Então, as larvas passam através da circulação para os pulmões, onde estas irrompem para o interior dos alvéolos, ascendem para a traqueia, são deglutidas e residem no intestino delgado onde amadurecem. As fêmeas depositam os ovos que eclodem em larvas que são eliminadas pelas fezes. A eosinofilia geralmente está presente em pacientes recentemente infectados, mas ela frequentemente está ausente na doença disseminada.[246] A infestação pelo *S. stercoralis* pode persistir por anos e dar origem posteriormente a uma estrongiloidíase grave disseminada, que pode afetar todos os órgãos (síndrome de hiperinfestação), especialmente na presença de qualquer causa de imunossupressão.

A síndrome de Löffler se desenvolve quando as larvas migram através dos pulmões após a infestação aguda. Uma eosinofilia no sangue periférico, em associação com pneumonia, broncospasmo, ou bronquite e dor abdominal ou diarreia, sugere estrongiloidíase em pacientes que vivem em, ou viajaram para, áreas endêmicas.

Cerca de 20% dos pacientes internados com estrongiloidíase apresentam doença pulmonar crônica coexistente.[247] Os pacientes com *doença pulmonar obstrutiva crônica* (DPOC) ou asma que estiverem recebendo corticosteroides e os pacientes imunocomprometidos estão em risco de síndrome de hiperinfestação. A eosinofilia pode ou não estar presente. A tosse, os sibilos e a dispneia estão associados a opacidades irregulares bilaterais. Larvas rabditiformes podem ser recuperadas do LBA ou do lavado brônquico[250] ou do escarro.[250]

O diagnóstico de estrongiloidíase depende da demonstração das larvas nas fezes ou no escarro e no líquido do LBA (Fig. 39-1B-C). Os ensaios imunodiagnósticos por métodos ELISA podem ser úteis para o diagnóstico e triagem. Devido ao risco de síndrome de hiperinfestação, que persiste por anos, todos os pacientes infectados são tratados quando diagnosticados (ivermectina, 200 µg ao dia por dois dias e repetida duas semanas mais tarde).

Pneumonias Eosinofílicas em Outras Infestações Parasitárias

O ancilostomídeo canino *Ancylostoma brasiliense* causador da helmintíase cutânea (*larva migrans* cutânea) pode produzir eosinofilia pulmonar simples em 50% dos casos. As manifestações pulmonares se desenvolvem após o sétimo dia de erupção cutânea. Os ancilostomídeos humanos *Ancylostoma duodenale* e *Necator americanus* constituem outras possíveis causas de síndrome de Löffler.

Na esquistossomose aguda inicial (devida à infestação pelo *Schistosoma haematobium* ou pelo *S. mansoni*), os pacientes podem desenvolver pequenos nódulos pulmonares transitórios e múltiplos à radiografia de tórax (melhor observados na varredura por TC de tórax) e eosinofilia.[251] Na esquistossomose crônica, a embolização de ovos nas pequenas artérias pulmonares resulta na formação de granulomas, oclusão e remodelamento das artérias pulmonares e em hipertensão pulmonar adicional mediada pela hipertensão portopulmonar.[252,253] O granuloma abrange linfócitos, eosinófilos e células gigantes. Uma pneumonite eosinofílica pós-tratamento (também denominada desvio pulmonar, pneumonia verminosa e pneumonite reativa tipo Löffler) pode se desenvolver.[254] Ela pode resultar da liberação de antígenos parasitários subsequentemente ao tratamento.

O parasita filarial canino *Dirofilaria immitis* ocasionalmente pode se desenvolver em vermes adultos nos pulmões humanos após a inoculação das larvas infestantes pelos mosquitos. Ele pode se manifestar através de opacidades pulmonares eosinofílicas nos estudos com imagens de tórax (Fig. 39-3).

Outros parasitas causadores de manifestações pulmonares raras com eosinofilia incluem o *Paragonimus westermani* (Fig. 39-4), *Trichomonas tenax*, *Capillaria aerophila* e *Clonorchis sinensis*.

PNEUMONIAS EOSINOFÍLICAS DE OUTRAS CAUSAS INFECCIOSAS

A infecção pulmonar com eosinofilia foi descrita com os fungos *Coccidioides immitis*, *Bipolaris australiensis*, *Aspergillus niger* e *Bipolaris spicifera*. A eosinofilia no LBA foi descrita na pneumonite pelo *Pneumocystis jirovecii* em pacientes com síndrome de imunodeficiência adquirida. A infecção pulmonar bacteriana ou viral (p. ex., tuberculose, brucelose, vírus sincicial respiratório, infecção pelo *influenza*) eventualmente podem constituir a causa de pneumonia eosinofílica).

ASPERGILOSE BRONCOPULMONAR ALÉRGICA E SÍNDROMES RELACIONADAS

Aspergilose Broncopulmonar Alérgica

A ABPA[254a] é distinta de outras manifestações pulmonares devido ao fungo *Aspergillus*, como, por exemplo, a aspergilose pulmonar invasiva que se desenvolve em pacientes imunocomprometidos, o aspergiloma que se desenvolve em cavidades pulmonares preexistentes, ou a asma associada ao *Aspergillus fumigatus*.[255] Contudo, a ABPA se caracteriza por asma, eosinofilia e manifestações broncopulmonares com bronquiectasias secundárias a reações alérgicas e imunes complexas à presença da colonização das vias aéreas pelo *Aspergillus* em hospedeiros susceptíveis que são incapazes de eliminar do epitélio pulmonar os esporos fúngicos inalados. A ABPA se desenvolve em 1% a 2% dos adultos com asma prévia presente por vários anos (com uma prevalência de 1% a 2%) e também em até 7% a 10%[257,258] dos pacientes em séries amplas de fibrose cística. A ABPA pode estar associada à sinusite alérgica pelo *Aspergillus*,[259,260] que tem sido considerada um equivalente sinusal da ABPA[260-265] e que resulta em uma síndrome denominada *aspergilose alérgica sinobrônquica*. Recentemente, casos de ABPA foram descritos em pacientes com DPOC[266,267]; contudo, essa associação parece ser extremamente rara, independentemente do comprometimento da eliminação mucociliar no DPOC.

Patogênese. A ABPA resulta de uma reação imune e inflamatória nos brônquios e parênquima circundante em resposta a antígenos dos *Aspergillus* que crescem nos tampões mucosos nas vias aéreas dos asmáticos. A resposta imunológica nos hospedeiros inclui — mas não está restrita a — tanto a hipersensibilidade do tipo I mediada por anticorpos IgE quanto a hipersensibilidade do tipo III com a participação de anticorpos IgG e IgA e de uma resposta imune mediada por células T Th2 CD4$^+$ acompanhada pela expressão sustentada de IL-17.[268] Ao longo do tempo, a reação inflamatória associada resulta em lesão do epitélio brônquico, da submucosa e do parênquima pulmonar adjacente.[269,270]

A ABPA pode possuir uma dimensão ambiental (e especialmente ocupacional), conforme o sugerido pelo estudo de trabalhadores nos locais que processam o bagaço de cana nas usinas de açúcar, nos quais a ABPA foi diagnosticada em 7% dos trabalhadores que apresentaram problemas respiratórios crônicos.[271]

Importante frisar que, um aumento da prevalência de mutações do gene *regulador da condutância transmembrana da fibrose cística (CFTR)* foi descrito em pacientes sem fibrose cística com ABPA ou micose alérgica sinobraquial,[272,273] sugerindo que as mutações do gene *CFTR* possam estar envolvidas no desenvolvimento dessas condições sem uma fibrose cística manifesta. A susceptibilidade para o desenvolvimento da ABPA também foi sugerida através da associação com um polimorfismo no interior do receptor LI-4 no gene da cadeia α[274] e da associação com subtipos HLA-DR.[275] A infecção por micobactérias não tuberculosas pode ser observada com frequência aumentada em pacientes com ABPA.[276] A ABPA foi descrita após o tratamento com infliximab para a sarcoidose.[277]

Critérios Diagnósticos. Os critérios diagnósticos clássicos incluem asma, história de opacidades pulmonares, bronquiectasias proximais, IgE sérica elevada e hipersensibilidade imunológica ao *A. fumigatus*, como uma reação imediata ao teste de puntura cutânea para alergia ao antígeno do *Aspergillus*, anticorpos precipitantes contra *A. fumigatus* e IgE específica contra *A. fumigatus*.[278,279] Outros achados comuns em pacientes com ABPA incluem a expectoração de tampos mucosos, a presença de *Aspergillus* no escarro e uma reatividade cutânea tardia ao antígeno do *Aspergillus*.[278] Em pacientes com ABPA, as bronquiectasias proximais típicas podem estar ausentes; estes casos são denominados ABPA soropositiva.[280] Critérios revisados foram recentemente propostos para levar em consideração alguns dos componentes que podem ser mais importantes do que outros (Tabela 68-4).[281] Um alto índice de suspeita deve ser mantido em pacientes com asma particularmente grave, mas aqueles com negatividade para a IgE específica para o *Aspergillus fumigatus* pouco provavelmente apresentarão ABPA.[281]

Cerca de 40 componentes antigênicos podem se ligar a anticorpos IgE, dos quais 22 alérgenos recombinantes para *Aspergillus* (denominados *Asp f1* a *Asp f22*) foram identificados.[280] Anticorpos recombinantes específicos para *ASP f4* e *Asp f6* podem ser os mais úteis para fins diagnósticos.[282]

Tabela 68-4 Critérios Diagnósticos Recém-propostos para a Aspergilose Broncopulmonar Alérgica

Condições predisponentes	▪ Asma brônquica ▪ Fibrose cística
Critérios obrigatórios (ambos devem estar presentes)	▪ Teste cutâneo do tipo positivo I para *Aspergillus* (hipersensibilidade cutânea imediata para o antígeno do *Aspergillus*) ou elevação dos níveis de IgE contra o *Aspergillus fumigatus* ▪ Elevação dos níveis totais de IgE (> 1.00 UI/mL)*
Outros critérios (pelo menos dois de três)	▪ Presença de anticorpos precipitantes ou IgG contra o *A. fumigatus* no soro ▪ Opacidades pulmonares radiográficas compatíveis com ABPA† ▪ Contagem eosinofílica total > 500 células/μL em pacientes sem tratamento prévio com esteroides (pode ser histórico)

*Se o paciente satisfizer outros critérios, um valor de IgE < 1.000 UI/mL pode ser aceitável.
†As características da radiografia de tórax compatíveis com ABPA podem ser transitórias (p. ex., consolidação, nódulos, opacidades em trilho de bonde, opacidades e pasta de dentes/dedo de luva, opacidades fugazes) ou permanentes (p. ex., sombras em linhas paralelas e em anel, bronquiectasias e fibrose pleuropulmonar).
De Agarwal R, Chakrabarti A, Shah A, et al: Allergic bronchopulmonary aspergillosis: review of literature and proposal of new diagnostic and classification criteria. *Clin Exp Allergy* 43:850–873, 2013.

Cinco estágios da ABPA foram distinguidos: agudo, remissão, exacerbações recorrentes, asma dependente de corticoides e estágio terminal fibrótico. Contudo, um sistema de estadiamento recém-proposto merece avaliação.[281] As opacidades pulmonares ou a eosinofilia no sangue periférico podem só estar presentes durante a fase aguda ou nas exacerbações recorrentes da doença.

Imagens. A lesão aos grandes brônquios constitui uma principal característica da ABPA, com tampões mucosos contendo *Aspergillus* obstruindo as vias aéreas com atelectasias subsequentes à lesão da parede brônquica. As bronquiectasias proximais (na metade medial do pulmão a partir do hilo até a parede torácica) predominam nos lobos superiores sendo bem visualizadas na TC de tórax.[283,286] Contudo, as bronquiectasias proximais (Fig. 48-10) carecem tanto da sensibilidade e da especificidade, representando uma complicação adicional da ABPA e não um critério diagnóstico de doença precoce.[281] Impactação mucoide de alta atenuação, atenuação em mosaico, nódulos centrolobulares e opacidades em árvore em brotamento também são comumente observadas (Figs. 48-3 e 48-11). Em pacientes asmáticos, a presença de broquiectasias afetando três ou mais lobos, de nódulos centrolobulares e de impactação mucoide no *scan* por TC são altamente sugestivos de ABPA (Fig. 68-10).[287] Devido a sua apresentação característica de imagem, o diagnóstico correto da ABPA foi estabelecido através da varredura por TC em 84% dos casos da ABPA em uma série de pacientes com doenças pulmonares eosinofílicas.[36] O padrão das imagens de TC pode ser classificado como ABPA sorológica (sem bronquiectasias), ABPA com bronquiectasias, ABPA com muco de atenuação elevada e ABPA com fibrose pleuropulmonar.[281] Em uma série de pacientes com ABPA, as bronquiectasias centrais não se desenvolveram durante o acompanhamento,[288] sugerindo que elas possam corresponder a uma variante e não a um estágio inicial da doença. Conquanto a cirurgia raramente esteja justificada, a pneumonia eosinofílica pode ser encontrada em peças de ressecção de pacientes com asma e ABPA com consolidação pulmonar crônica.[283,289]

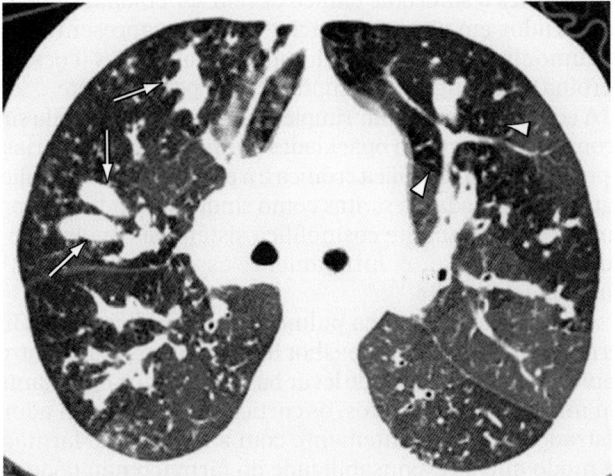

Figura 68-10 Aspergilose broncopulmonar alérgica. Varredura axial por TC de um paciente com aspergilose broncopulmonar alérgica exibindo bronquiectasias centrais com impactação mucoide (*setas*). Uma opacidade pulmonar não homogênea bilateral difusa está presente, com áreas de baixa atenuação por todo o parênquima pulmonar (*pontas de seta*) representando o mosaico perfusional resultante de uma combinação entre a inflamação das pequenas e das grandes vias aéreas.

O estágio inicial da ABPA é caracterizado nas imagens por opacidades fugazes devido à pneumonia eosinofílica ou a tampões mucosos com atelectasias subsequentes segmentares, lobares ou mesmo de todo o pulmão. A febre está presente. A eosinofilia sanguínea geralmente é maior que $1 \times 10^9/L$ ($> 1.000/\mu L$). O escarro e os tampões expectorados contêm eosinófilos e cristais de Charcot-Leyden. Os níveis séricos de TARC estão elevados e podem ser usados como um marcador para a identificação e monitoramento da ABPA.[290,291] A impactação mucoide brônquica é tipicamente caracterizada por uma lesão em forma de V com o vértice apontando em direção ao hilo e atelectasias.[292] O diagnóstico raramente é estabelecido no estágio agudo inicial.

Tratamento. As decisões terapêuticas na ABPA geralmente se baseiam em evidências de baixo nível. Além do tratamento convencional para a asma grave (p. ex., corticosteroides inalados em altas doses e broncodilatadores de ação prolongada), o tratamento da ABPA se baseia principalmente nos corticosteroides durante as exacerbações, sendo estes de longo prazo mantidos apenas em pacientes com crises sintomáticas frequentes ou evidências de lesão pulmonar permanente. O tratamento de episódios de consolidação pulmonar pode impedir a progressão da ABPA para o estágio fibrótico.[293] Os corticosteroides inalados podem reduzir a necessidade de corticosteroides orais de longo prazo. O itraconazol oral constitui um complemento útil para os corticosteroides, permitindo a redução da dose desses últimos.[294,295] Um estudo de 16 semanas duplo-cego, randomizado, controlado por placebo indicou que os pacientes com ABPA dependente de corticosteroides geralmente se beneficiam com o tratamento concomitante com itraconazol; as melhorias incluíram critérios imunológicos e fisiológicos e a dose de corticosteroides, mas não houve um efeito significativo sobre as opacidades pulmonares.[296] Outro estudo randomizado com itraconazol demonstrou que os indivíduos que receberam itraconazol apresentaram uma redução dos eosinófilos no escarro, nos níveis de proteínas catiônicas eosinofílicas no catarro, nos níveis séricos de IgE e nos níveis séricos de IgG para o *A. fumigatus*, tendo apresentado menos exacerbações do que os pacientes que receberam placebo.[297] Estudos não controlados sugeriram adicionalmente que o itraconazol é potencialmente útil em pacientes com ABPA e fibrose cística.[298,299] Com base nesses dados, o uso de itraconazol pode ser efetivo em, aproximadamente, 60% dos pacientes com ABPA e asma,[299] sendo recomendado.[300] A duração do tratamento com itraconazol não foi padronizada; todavia, o tratamento geralmente é continuado por um mínimo de quatro a seis meses. O itraconazol interage com muitos medicamentos, podendo, além disso, induzir insuficiência adrenal;[301,302] a prednisona oral e a beclometasona ou a ciclesonida devem ser preferidas à metilprednisolona oral e à budesonida ou à fluticasona para a redução das interações.[299] A dosagem do nível sérico total de IgE pode ser útil para o monitoramento do tratamento. A melhora clínica e radiológica juntamente com um declínio de 25% ou mais no nível sérico total de IgE significa uma resposta satisfatória ao tratamento.[281]

O tratamento com o anticorpo recombinante anti-IgE omalizumab pode ser útil em alguns casos[303-305] e em séries pequenas,[306,307] possivelmente com menos episódios de exacerbação e com redução da dose de esteroides. A dosagem apropriada, contudo, é desconhecida em um cenário de ABPA com níveis de IgE que excedam 1.000 UI/mL. Pulsos de corticosteroides intravenosos também foram usados para tratar as exacerbações. Agentes mais novos, o voriconazol e o posaconazol, foram usados com sucesso na ABPA somente em relatos de casos isolados, especialmente na fibrose cística, mas sem benefícios comprovados em comparação com o itraconazol.[308-310] A melhora sustentada foi descrita subsequentemente à administração de anfotericina B lipossomal nebulizada para pacientes com ABPA que tinham dificuldade de controle com o uso do esquema terapêutico padrão.[311,312]

Outras Síndromes Broncopulmonares Alérgicas Associadas a Fungos ou Leveduras

Uma síndrome semelhante ou uma doença broncopulmonar alérgica pode ser produzida por outros fungos ou leveduras.[313,313a] A frequência dessa condição é muito menor do que a da ABPA. O diagnóstico é difícil de estabelecer devido à necessidade de documentar a sensibilização pelo fungo específico.

Granulomatose Broncocêntrica

A granulomatose broncocêntrica[114] foi descrita como um processo inflamatório destrutivo que se inicia no interior das paredes bronquiolares, estendendo-se posteriormente para o parênquima circundante com uma distribuição peribrônquica das lesões.[315] O processo inflamatório granulomatoso destrói tanto a mucosa quanto as paredes dos bronquíolos e as áreas necróticas resultantes da destruição bronquiolar são frequentemente circundadas por paliçadas de histiócitos. Hifas fúngicas espalhadas podem ser demonstradas através da coloração de prata de Grocott em alguns pacientes. Um denso infiltrado inflamatório está, na maior parte dos casos, presente no tecido peribrônquico. Em pacientes asmáticos com granulomatose broncocêntrica, os eosinófilos compõem a maior parte do infiltrado. Outras possíveis alterações incluem inflamação vascular e impactação mucoide.[315,316]

Cerca da metade dos pacientes com granulomatose no exame patológico do pulmão é de asmáticos que se apresentam adicionalmente com febre e tosse. Uma eosinofilia no sangue periférico é comum, geralmente maior que 1×10^9/L (>1.000/μL).[315,316] As características radiográficas consistem de massas, opacidades alveolares ou consolidação pneumônica, ou opacidades reticulonodulares, que predominam nos lobos superiores e são unilaterais na maior parte dos pacientes.[317,318] A maior parte desses pacientes preenche os critérios para ABPA e aqueles tratados com corticosteroides apresentam um excelente prognóstico, embora as recidivas sejam comuns.[315] A eosinofilia geralmente não é pronunciada quando a granulomatose broncocêntrica se desenvolve em pacientes sem asma (uma causa infecciosa é encontrada em alguns casos).

PNEUMONIAS EOSINOFÍLICAS INDUZIDAS POR FÁRMACOS, AGENTES TÓXICOS E RADIAÇÃO

FÁRMACOS

Mais de 80 fármacos foram descritos como causadores de opacidades pulmonares eosinofílicas e, especialmente, pneumonia eosinofílica aguda (Tabela 68-5). Todavia, a causalidade não foi estabelecida em muitos relatos de casos e, portanto, o número de fármacos que pode confiavelmente ser considerado como causa comum de pneumonia eosinofílica

Tabela 68-5 Drogas que Podem Provocar Pneumonia Eosinofílica Aguda

Ampicilina	Ácido mefanâmico
Cannabis	Minociclina
Cloroquina	Nomifensina
Cocaína (aspirada)	Progesterona
Daptomicina	Piridoxamina-sulfadoxina
Etambutol	Risperidona
Excipientes e veículos	Sertralina
Fludarabina	Tacrolimo
Fluoxetina	Fumo de tabaco, cigarros
Gemcitabina	
Heroína	Triptofano
Infliximab	Venlafaxina

Dados de www.pneumotorax.com.

induzida por fármacos é muito menor. Os fármacos causadores de pneumonia eosinofílica são principalmente os fármacos anti-inflamatórios não esteroides e os antibióticos. A base de dados online www.pneumotorax.com constitui uma referência confiável para a avaliação dos casos suspeitos, proporcionando uma lista de fármacos causativos para os quais a doença pulmonar eosinofílica foi publicada.

A doença pulmonar eosinofílica induzida por fármacos pode se apresentar em três contextos clínicos principais: (1) pacientes em uso de medicamentos por vários meses (ou anos) para o tratamento de doenças crônicas que progressivamente desenvolvem uma dispneia crescente com tosse e febre branda; (2) pacientes assintomáticos nos quais é encontrada uma doença pulmonar intersticial através da radiografia torácica de rotina; (3) pacientes que se apresentam com pneumonia eosinofílica aguda algumas vezes exigindo ventilação mecânica. Manifestações iatrogênicas extrapulmonares associadas, especialmente erupções cutâneas, febre ou náusea podem estar presentes. Os casos graves podem se apresentar como uma *reação medicamentosa com eosinofilia e sintomas sistêmicos* (RMESS).[319,320]

Todos os medicamentos tomados nas semanas ou meses precedentes à síndrome clínica devem ser cuidadosamente registrados em qualquer paciente que se apresente com pneumonia eosinofílica, incluindo drogas ilícitas (cocaína, heroína), cuja ingesta é sempre negada pelo paciente.

A eosinofilia pulmonar simples, também denominada síndrome de Löffler (com opacidades pulmonares transitórias), a pneumonia eosinofílica crônica e a pneumonia eosinofílica aguda foram todas descritas como síndromes induzidas por fármacos. A vasculite eosinofílica sistêmica envolvendo o pulmão (e, portanto, intimamente assemelhada à GEPA) também foi descrita.[141,321]

A regressão da doença pulmonar eosinofílica após a interrupção do fármaco é o melhor indício de uma reação iatrogênica. Contudo, isso pode levar bastante tempo e, portanto, em muitos casos descritos, os corticosteroides foram administrados concomitantemente com a retirada do fármaco de modo que a responsabilidade do fármaco não pôde ser definitivamente estabelecida. A única prova absoluta da responsabilidade do fármaco poderia ser obtida através da sua reintrodução com a subsequente recidiva da pneumonia, mas isso pode ser perigoso e, portanto, antiético se feito somente com fins científicos. A reintrodução cuidadosa de um fármaco que supostamente constituiu a causa de uma pneumonia eosinofílica pode ser considerada juntamente com um monitoramento cuidadoso somente quando nenhum tratamento alternativo para uma doença grave estiver disponível.

A apresentação da pneumonia induzida por fármacos geralmente é inespecífica. Conquanto, na maior parte dos casos, os pacientes se apresentem com manifestações pulmonares compatíveis com PECI (com exceção de um possível derrame pleural associado e de manifestações extrapulmonares que incluem a erupção cutânea), outros pacientes se apresentam com características típicas de PEAI. Portanto, em qualquer caso de pneumonia eosinofílica "idiopática," uma causa iatrogênica deve ser sistematicamente considerada.

A síndrome de mialgia-eosinofilia, que se desenvolveu em 1989 nos Estados Unidos, estava relacionada à ingesta de preparados contaminados de L-triptofano. Ela se manifestava com dispneia frequente e tosse, mialgia, fadiga, erupção cutânea, parestesia, edema e fraqueza muscular, com doença pulmonar intersticial ou opacidades na TC torácica em 13% dos casos,[322] e eosinofilia no sangue periférico. O resultado foi favorável, especialmente nos pacientes que receberam corticosteroides. Um novo caso foi recentemente descrito depois que a venda do L-triptofano foi novamente autorizada.[325]

A ingestão de óleo de cozinha desnaturado foi a causa de síndrome tóxica, que afetou cerca de 20.000 pessoas na Espanha em 1981.[326] Esse distúrbio, com um padrão semelhante ao da esclerodermia, se caracterizou por um infiltrado intersticial alveolar nas imagens de tórax e eosinofilia durante os quatro meses iniciais.

RADIOTERAPIA

A pneumonia eosinofílica crônica pode se desenvolver após a radioterapia para o câncer de mama.[327,328] Ela foi observada em mulheres com uma história de asma ou alergia, em um tempo médio de 3,5 meses a 10 meses após o término da radioterapia para o câncer de mama (um caso foi descrito seis anos após o término da radioterapia).[329] A dispneia e a tosse foram os principais sintomas de apresentação, com as opacidades pulmonares nas imagens sendo unilaterais (envolvendo o pulmão irradiado) ou bilaterais e, possivelmente, migratórias. Todas as pacientes apresentaram eosinofilia sanguínea de $1,0 \times 10^9$/L (1.000/µL) ou mais e/ou eosinofilia maior que 40% na contagem diferencial do LBA. As pacientes melhoraram rapidamente com os corticosteroides orais sem sequelas, mas algumas pacientes sofreram recidivas após a retirada do tratamento. Esta síndrome é semelhante à síndrome de pneumonia organizada precedida pela radioterapia da mama,[330] com a pneumonia eosinofílica se desenvolvendo preferencialmente em pacientes com asma ou atopia. A pneumonia eosinofílica também pode se desenvolver com a radioterapia, especialmente em pacientes com resposta linfocitária prévia orientada por Th2,[327,331,332] juntamente com fatores adicionais ainda não identificados.

DOENÇAS PULMONARES DIVERSAS COM EOSINOFILIA ASSOCIADA

A eosinofilia sanguínea e/ou no LBA foi descrita em alguns distúrbios pulmonares nos quais a pneumonia eosinofílica não constitui um achado principal.

PNEUMONIA ORGANIZADA

A pneumonia organizada é definida pela presença de brotamentos compostos por células inflamatórias, fibroblastos e tecido conjuntivo no interior do lúmen dos espaços aéreos distais. Ela pode ser secundária a diversas causas (como por exemplo, infecção ou reações induzidas) ou ser criptogênica. Os aspectos clínicos e de imagem típicos (opacidades alveolares irregulares) de pneumonia organizada podem simular em muito a PECI.[333] Além disso, pode ser encontrada uma superposição patológica entre a pneumonia organizada e a PECI, e pode ser também encontrada, com focos de pneumonia organizada na PECI, e eosinófilos na pneumonia organizada. Em alguns casos, a pneumonia organizada pode representar a evolução de uma PEC não tratada.[333] A eosinofilia no LBA pode estar presente na pneumonia organizada criptogênica, mas geralmente é menor que 20% na contagem celular diferencial.

ASMA E BRONQUITE EOSINOFÍLICA

A infiltração das vias aéreas pelos eosinófilos é comum nas pneumonias eosinofílicas, mas também pode constituir um fenômeno isolado. O eosinófilo é considerado como responsável por um papel principal na patogênese da asma.[334] A inflamação eosinofílica das vias aéreas presente na submucosa e no epitélio dos pacientes com asma está correlacionada à gravidade da asma.[335] O LBA demonstrou níveis moderadamente aumentados de eosinófilos (geralmente abaixo de 5%) na contagem celular diferencial em asmáticos, com um aumento dos eosinófilos nas amostras alveolares menor do que nas amostras brônquicas.[336] Interessantemente, conquanto a infiltração eosinofílica dos brônquios seja comum nas pneumonias eosinofílicas, a asma não é uma característica constante nesses distúrbios. O fenótipo eosinofílico da asma foi recentemente foco de atenção particular porque inflamação eosinofílica substancial das vias aéreas (frequentemente com pouco ou nenhum aumento do número de eosinófilos no sangue periférico) constitui um marcador da doença responsiva aos esteroides, está associado a um alto risco de exacerbações e pode ser tratado através do uso de inibidores específicos, incluindo os anticorpos monoclonais humanizados mepolizumab e reslizumab e por um anticorpo monoclonal para o receptor IL-5 (IL5RA), o benralizumab.[337] Além disso, alguns pacientes se apresentam com asma e hipereosinofilia sanguínea importante (p. ex., > 1 e, especialmente, > $1,5 \times 10^9$/L (1.500/µL) ou eosinofilia pulmonar (> 25% e, especialmente, > 40%), uma condição provisoriamente rotulada como "asma hipereosinofílica".[338,339] A asma hipereosinofílica geralmente é grave, frequentemente exige altas doses de corticosteroides inalados ou mesmo orais, podendo progredir para GEPA, ABPA, ou PECI.

A bronquite eosinofílica (sem asma) com uma elevada porcentagem de eosinófilos (cerca de 40%) no escarro constitui uma causa de tosse crônica responsiva ao tratamento corticosteroide,[340] com função pulmonar normal e ausência de hiper-reatividade brônquica.[314,342] Ela não é acompanhada por pneumonia eosinofílica. Os valores observados de eosinófilos no escarro são frequentemente mais altos na bronquite eosinofílica do que na asma.[342] O gene de fusão *FIP1L1–PDGFRA* foi descrito em um paciente com bronquite eosinofílica.[343] O tratamento se baseia nos corticosteroides inalados.[340,344] O tratamento com antagonistas do receptor tecidual CCR3 da eotaxina, o receptor para a eotaxina e outras quimiocinas, pode ser benéfico.[345] A bronquite eosinofílica é distinta da asma brônquica, embora possa, em raros casos, evoluir ao longo do tempo para uma obstrução irreversível do fluxo aéreo sem asma ou para uma asma genuína.[346,347]

PNEUMONIAS INTERSTICIAIS IDIOPÁTICAS

Níveis levemente aumentados de eosinófilos podem ser encontrados na contagem celular diferencial do LBA nas pneumonias intersticiais idiopáticas (fibrose pulmonar idiopática, pneumonia intersticial inespecífica, pneumonia organizada criptogênica, pneumonia intersticial descamativa). O aumento dos eosinófilos no LBA está associado a um pior prognóstico.[348-350] A pneumonia eosinofílica focal foi descrita em casos de pneumonia intersticial habitual,[351] e achados focais de eosinófilos constituem uma característica secundária da pneumonia intersticial inespecífica.[352]

HISTIOCITOSE DE CÉLULAS DE LANGERHANS

A histiocitose de células de Langerhans pulmonar (também denominada granuloma eosinofílico ou histiocitose X pulmonar) resulta da proliferação das células de Langerhans. As lesões patológicas pulmonares consistem de nódulos que frequentemente assumem um formato estrelado bronquiocêntrico e são compostos por células de Langerhans com números variáveis de eosinófilos, plasmócitos e linfócitos. Os eosinófilos geralmente estão presentes no estágio ativo inicial da doença e contribuem para o "granuloma eosinófilo." Numerosos em cerca de 25% dos casos, eles geralmente estão situados na periferia das lesões. Os eosinófilos são raros ou ausentes no estágio crônico da doença.

TRANSPLANTE PULMONAR

A alveolite eosinofílica em receptores de transplantes pulmonares pode ser indicativa de rejeição aguda (a eosinofilia tecidual está envolvida na rejeição após os transplantes renal, hepático e pancreático). Uma eosinofilia no LBA de 2% ou mais está associada a um pior prognóstico no transplante pulmonar.[353] Todavia, a eosinofilia pulmonar em receptores de transplante pulmonar também pode resultar de agentes infecciosos como, por exemplo, *Aspergillus*, *Pseudomonas* ou coxackievirus.[354]

OUTRAS DOENÇAS PULMONARES COM EOSINOFILIA OCASIONAL

A eosinofilia sanguínea e a eosinofilia tecidual podem estar presentes na sarcoidose, mas geralmente são brandas.[355] A eosinofilia pulmonar se desenvolveu em dois pacientes após o transplante para a sarcoidose, com a síndrome de bronquiolite obliterante se desenvolvendo após a resolução da eosinofilia pulmonar.[356] A pneumonia eosinofílica foi descrita em um paciente com câncer gástrico produtor de GM-CSF e IL-5.[357]

> ### Pontos-chave
>
> - A doença pulmonar eosinofílica pode se manifestar clinicamente com gravidade variada, oscilando desde opacidades crônicas ou transitórias com sintomas brandos até uma pneumonia eosinofílica aguda grave que se assemelha a uma lesão pulmonar aguda ou à síndrome de angústia respiratória aguda, exigindo ventilação mecânica.
> - Uma eosinofilia sanguínea maior que $1 \times 10^9/L$ ou $1.500/\mu L$) é de considerável ajuda na sugestão do diagnóstico. Contudo, a eosinofilia sanguínea pode estar ausente (como na fase inicial da pneumonia eosinofílica aguda ou quando os pacientes já estão em uso de corticosteroides).
> - No lavado broncoalveolar, uma eosinofilia elevada (> 25% e, preferencialmente, > 40%) pode ser considerada diagnóstica de pneumonia eosinofílica em um cenário compatível.
> - A investigação relativa à ingesta medicamentosa deve ser meticulosa (www.pneumotorax.com) e qualquer fármaco suspeito deve ser suspenso.
> - A consideração relativa a causas parasitárias deve levar em consideração o histórico de viagens ou de residência e a epidemiologia dos parasitas.
> - Quando presente, as manifestações extratorácicas levantam a suspeita de doença eosinofílica sistêmica como, por exemplo, a *granulomatose eosinofílica com poliangiite* (GEPA) (Síndrome de Churg-Strauss) ou a síndrome hipereosinofílica (SHE), enquanto a obstrução do fluxo aéreo pode ser encontrada na asma hipereosinofílica, na aspergilose broncopulmonar alérgica, na pneumonia eosinofílica crônica idiopática, na GEPA, ou na recentemente identificada síndrome de bronquiolite obliterativa hipereosinofílica.
> - Os corticosteroides continuam sendo a base do tratamento sintomático para os distúrbios eosinofílicos, com uma resposta geralmente dramática, mas as recidivas são comuns quando da redução gradual das doses ou após a cessação do tratamento. A ciclofosfamida é necessária em pacientes com GEPA e fatores prognósticos ruins.
> - O imatinib se revelou eficaz no tratamento da variante mieloproliferativa da SHE.

As Referências estão disponíveis exclusivamente no site www.elsevier.com.br/expertconsult

69 LINFANGIOLEIOMIOMATOSE

FRANCIS X. McCORMACK, MD • YOSHIKAZU INOUE, MD, PhD

INTRODUÇÃO
EPIDEMIOLOGIA
BASE GENÉTICA E MOLECULAR DO COMPLEXO DE ESCLEROSE TUBEROSA E LINFANGIOLEIOMIOMATOSE
Herança
Patogênese Molecular
Evidências Genéticas Sugerem que a Linfangioleiomiomatose seja uma Neoplasia Metastática
Papel da Linfagiogênese e da Propagação Linfática na Disseminação da Linfangioleiomiomatose

O Papel do Estrogênio
Mecanismos de Remodelamento da Matriz na Linfangioleiomiomatose
CARACTERÍSTICAS CLÍNICAS
EXAME FÍSICO
ESTUDOS DE IMAGEM
TESTES DE FUNÇÃO PULMONAR
PATOLOGIA
DIAGNÓSTICO
Diagnóstico Clínico
Diagnóstico Diferencial
Biópsia Pulmonar

EXPERIÊNCIAS E TRATAMENTO
Sirolimus
Recomendações Gerais — Tratamento e Conduta
Recomendações Gerais — Triagem
Gravidez
Viagens Aéreas
Doença Pleural
Transplante Pulmonar
Angiomiolipomas
PROGRESSÃO E PROGNÓSTICO
EXPERIMENTOS CLÍNICOS NA LINFANGIOLEIOMIOMATOSE

INTRODUÇÃO

A *linfangioleiomiomatose* (LAM) é uma doença neoplásica rara caracterizada por uma associação genética com uma síndrome neurocutânea, o *complexo da esclerose tuberosa* (CET), de acentuada predominância do sexo feminino, com destruição cística do pulmão e insuficiência respiratória progressiva. Os sinais e sintomas incluem dispneia de esforço, pneumotórax recorrente, tumores abdominais incluindo *angiomiolipomas* renais (AMLs) e linfangiomiomas e acúmulo de líquido quiloso no tórax e abdome.[1,2]

A LAM foi primeiramente descrita em um paciente com CET que se apresentou com pneumotórax espontâneo bilateral em 1918[3] e em um paciente com CET em 1937.[4] Da década de 1950 até a década de 1960 houve relatos isolados de casos ou pequenas séries de casos na literatura que adotaram uma nomenclatura patológica confusa e variada. Cornog e Enterline,[5] por exemplo, descreveram seis casos de "linfangioleiomioma" em 1966 e revisaram 14 casos anteriores na literatura com patologias semelhantes que tinham sido, então, denominados "linfangioma", "linfangiomioma", linfangiopericitoma", "leiomiomatose", "malformação linfangiomatosa" e "hiperplasia angiomatosa intratorácica". Desde o final da década de 1970, estudos de casos mais amplos definiram melhor a história natural, a classificação patológica e a apresentação clínica da LAM.[6–14] Além disso, nas últimas duas décadas, interações sinérgicas entre pesquisadores pulmonares, geneticistas de esclerose tuberosa, biólogos estudiosos das *Drosophila* e grupos de defesa dos pacientes resultaram em um extraordinário progresso na nossa compreensão das bases moleculares e celulares da LAM,[15] assim como no desenvolvimento de um tratamento direcionado.

EPIDEMIOLOGIA

A LAM é observada no contexto do *complexo da esclerose tuberosa* (LAM-CET) e em uma forma esporádica, em pacientes que não apresentam mutações da linhagem germinativa nos genes do CET ou a síndrome clínica do CET (LAM esporádica, ou LAM-E) (Tabela 69-1).[1,2] O CET é um distúrbio genético autossômico dominante associado ao desenvolvimento de hamartomas e lesões displásicas em vários órgãos, incluindo tubérculos corticais, astrocitomas de células gigantes e nódulos subependimários no sistema nervoso central; angiofibromas, marcas de Shagreen e máculas hipomelânicas cutâneas; assim como AMLs e cistos renais.[16] Supõem-se que as alterações císticas pulmonares observadas nos pacientes com CET sejam, tipicamente, devidas à LAM, mas, uma vez que o pulmão é rotineiramente biopsiado nessa população, outras etiologias também são possíveis. Houve vários relatos de casos de LAM comprovada por biópsia em mulheres com CET, assim como em alguns homens com CET.[17-19] Em estudos transversais provenientes de centros de referência terciários, a LAM-CET foi descrita em cerca de 10% dos homens e em 30% das mulheres com CET;[20-22] embora um recente estudo de triagem tenha sugerido que o desenvolvimento da alteração cística dependente da idade em mulheres com CET resulte em uma prevalência estimada de LAM de até 80% por volta da idade de 40 anos.[23] O CET-LAM sintomático está quase inteiramente restrito às mulheres. Na LAM-E, em contrapartida, as lesões da pele e do cérebro estão ausentes e as manifestações que acompanham as alterações císticas pulmonares incluem somente AMLs renais e extrarrenais, assim como a infiltração da musculatura lisa e a obstrução do sistema linfático. Uma apresentação clínica compatível com LAM-E, incluindo a documentação por biópsia e análises negativas de mutações CET da linhagem germinativa, foi descrita em um único homem, sem evidências clínicas de CET.[24]

Análises epidemiológicas cuidadosas da distribuição étnica e racial da LAM não foram realizadas. Conquanto os vieses introduzidos pela raridade da doença, a sua apresentação multiforme e os relatos desproporcionais de pacientes com LAM em grandes séries provenientes dos Estados Unidos, Europa e Ásia[9-12-14] possam sugerir uma predileção da doença por brancos e asiáticos, é provável que todas as raças sejam afetadas e que os países e populações com maior acesso aos recursos dos cuidados de saúde estejam hiper-representados nesses estudos.

Tabela 69-1	Comparação entre a CET-LAM e a LAM-E	
	CET-LAM	**LAM-E**
Número estimado de pacientes em todo o mundo	150.000	10.000-30.000
Descrita em homens	+	+ (um)
Descrita em crianças	+	—
Investigação	Triagem, dispneia, pneumotórax	Dispneia, pneumotórax, quilotórax, incidentalmente à TC
Mutações *CET* em linhagens germinativas	+	—
Hereditário	+	—
Mutações *CET1/CET2* descritas	33%/66%	0%/100%
Angiomiolipomas renais	93% Bilateral em 81% Múltiplo em 60%	33% Bilateral 19% Múltiplo 6%
Angiomiolipomas hepáticos	33%	2%
Linfangiomiomas	9%	29%
HPMM	+ (~12%)	Muito raro, se é que existe (~ 1%)
Lesões no SNC/pele/cardíacas	+	—
Adenopatia retroperitoneal, torácica	Raras	+
Dispneia	Menos comum	Mais comum
Quilotórax	Incomum	33%
Pneumotórax	Menos comum	66%
Insuficiência respiratória	Menos comum	Mais comum

SNC, sistema nervoso central; TC, tomografia computadorizada; LAM, linfangioleiomiomatose; HPMM, hiperplasia pneumocítica micronodular multifocal; LAM-E, linfangioleiomiomatose esporádica; CET, complexo da esclerose tuberosa.

Harknett et al.[25] determinaram que a LAM foi diagnosticada em 3,4 a 7,8 mulheres em sete países diferentes.[25] Os autores não estratificaram os pacientes através da presença do CET, mas é provável que tanto as populações LMA-S quanto CET-LAM tenham sido incluídas na estimativa. A extrapolação dessa faixa de prevalência para 3,4 bilhões de mulheres no planeta resulta em uma previsão global de LAM que varia de 11.600 a 26.500 pacientes diagnosticados.

A LAM frequentemente possui apresentações multiformes e é provável que a doença seja sete vezes mais comum do que esses números sugerem. Considerando que a prevalência de nascimentos com vida do CET é estimada em 1/10.000 a 1/12.500 pessoas e que o CET afeta ambos os gêneros igualmente,[26] a estimativa de prevalência mundial do CET é de, aproximadamente, 1,1 milhão a 1,5 milhão de pessoas (pressupondo-se uma população mundial de 7 bilhões de pessoas), com aproximadamente a metade destes ocorrendo em mulheres. Se for estimando que as alterações pulmonares císticas compatíveis com a LAM sejam encontradas em um terço das mulheres com CET,[20-22] a prevalência global do CET-LAM será de cerca de 150.000 a 200.000 mulheres, ou mais de 60 casos de CET-LAM por milhão na população em geral.

Embora a triagem das populações CET identifiquem um subgrupo de pacientes de LAM que apresentam uma gama de alterações císticas nos pulmões que variam desde leves a graves, o grau de profusão cística frequentemente é leve ou moderado[23] e as manifestações pulmonares parecem alcançar significância clínica em apenas 5% a 10% dos pacientes com CET-LAM.[27] O CET-LAM certamente é sub-representado em grandes experimentos, registros e bases de dados: os pacientes com CET-LAM compõem apenas cerca de 14,7% dos 230 pacientes inscritos no Registro de LAM do *National Heart, Lung and Blood Institute* (NHLBI)[28] e 9,5% dos pacientes que estão listados na base de dados da *LAM Foundation* (Sally Lamb, comunicação pessoal, *The LAM foundation, Cincinnati*). Conquanto haja a previsão de que o CET-LAM seja 10 vezes mais comum do que a LAM-E, a maior parte dos pacientes com LAM (85% a 90%) que buscam atenção médica com especialistas pulmonares para adultos apresenta LAM-E. Esta observação é coerente com a noção de que o CET-LAM identificado através de uma triagem frequentemente é uma doença mais branda do que a S-LAM, que tipicamente chega à atenção através de dispneia progressiva ou pneumotórax/quilotórax. Também é possível que outras comorbidades CET possam ofuscar as manifestações pulmonares do CET-LAM e impedir que os pacientes afligidos pelo CET busquem cuidados médicos para a sua doença pulmonar.

BASE GENÉTICA E MOLECULAR DO COMPLEXO DE ESCLEROSE TUBEROSA E LINFANGIOLEIOMIOMATOSE

HERANÇA

Aproximadamente dois terços dos casos novos de CET provêm de mutações novas que ocorrem durante a embriogênese. O CET familial, que resulta da herança de mutações da linhagem germinativa, é responsável por um terço dos casos novos.[29] Houve vários relatos de CET-LAM familial,[20,30] mas a transmissão mãe-filha do LAM-E nunca foi descrita.

PATOGÊNESE MOLECULAR

A nossa compreensão acerca das bases genéticas e moleculares do CET e da LAM aumentou substancialmente desde o final da década de 1990. Os achados mais significantes incluíram o de que a LAM é um processo neoplásico e metastático, de que a LAM é provocada por mutações dos genes CET[11] e de que a desregulação da via de sinalização Akt desempenha um papel central no crescimento, motilidade e sobrevivência celulares na LAM.[32,33]

As Proteínas Supressoras Tumorais Controlam o Crescimento Celular

Os clínicos identificaram há muito tempo que a doença pulmonar cística em mulheres com CET é patologicamente indistinguível daquela em mulheres com LAM-E.[5,34] Todavia, a demonstração de que a LAM-E e o CET-LAM estão geneticamente vinculados só recentemente foi descrita.[35] O período de retardo no nosso entendimento se deveu, em parte, ao insucesso na constatação de que a doença não familiar poderia compartilhar uma base genética comum com a doença hereditária. Existem vários precedentes para este fenômeno na categoria das doenças conhecidas como síndromes supressoras tumorais (incluindo a neurofibromatose e a síndrome de von Hippel-Landau), às quais pertence o CET.

As proteínas supressoras tumorais regulam o crescimento celular e a diferenciação ordenados através do sensoriamento do ambiente circundante, da transmissão de sinais ao núcleo, afetando diretamente a transcrição, a tradução, a sobrevivência e a divisão celular.

No clássico paradigma das "duas pancadas", uma cópia mutante de um gene supressor tumoral é herdada de um dos genitores e um tumor ou uma lesão displásica se desenvolve quando a segunda cópia "boa" do gene supressor tumoral é inativada através de uma mutação aleatória, somática. Esta primeira pancada (hereditária), frequentemente uma mutação pontual ou uma pequena inserção ou deleção, resulta na heterozigosidade para o alelo (p. ex., uma cópia boa e uma cópia mutante). O segundo evento mutacional geralmente é uma grande deleção que resulta na perda de um segmento cromossômico e na *perda da heterozigosidade* (PHz) (duas cópias mutantes). A técnica de *reação em cadeia de polimerase* (RCP) pode ser usada para detectar a PHz para o alelo provocada pela deleção. Quando ambas as cópias de um gene supressor tumoral contêm mutações críticas, a proteína produzida pelo gene se torna defeituosa ou deficiente, a função proteica é perdida e o crescimento celular, a sobrevivência e a função sintética focam desreguladas.

As Proteínas do Complexo da Esclerose Tuberosa Regulam a Sinalização através da Via Akt

O CET é provocado por mutações inativadoras em um dos dois *loci* conhecidos do CET. O *CET1* no cromossomo 9q34[37] ou o *CET2*, no cromossomo 16p13.[38] As proteínas codificadas pelo *CET1* e pelo *CET2* são a hamartina e a tuberina, respectivamente (Fig. 69-1).

As mutações genéticas que resultam na ausência ou disfunção da tuberina ou hamartina, tais como aquelas observadas em pacientes com esclerose tuberosa e LAM, causam, em última análise, a ativação constitutiva (fosforilação) do S6 e do eIF4E, duas proteínas que estão intimamente envolvidas na regulação da tradução proteica, assim como a Rho-quinase, que regula o tráfego intracelular, a adesão celular e o movimento celular. O resultado final é o estímulo inadequado da síntese proteica, da motilidade celular e do crescimento celular.[33] Foi constatado que múltiplos efetores mTOR e o próprio TOR se encontravam altamente fosforilados em tumores de ratos,[46] camundongos[47] e humanos[48] com mutações nos genes CET. O sirolimo, um produto microbiano que inibe a atividade mTOR, extingue a coloração pela fosfoS6 e provoca uma apoptose disseminada nos tumores renais dos ratos.[46]

Mutações no Complexo da Esclerose Tuberosa São Encontradas nas Lesões Pulmonares e Renais de Pacientes com Linfangioleiomiomatose Esporádica

Os pacientes com esclerose tuberosa apresentam mutações na linhagem germinativa nos genes CET, mas os pacientes com LAM-E não.[49] Smoralek *et al.*[50] implicaram pela primeira vez os genes CET na patogênese da LAM-E descobrindo que a PHz para o *CET2* estava presente nos AMLs renais e em linfonodos de pacientes com LAM-S. A prova de que a perda da função da tuberina foi responsável pela doença pulmonar na LAM foi fornecida por Carsillo e colegas que demonstraram a presença de

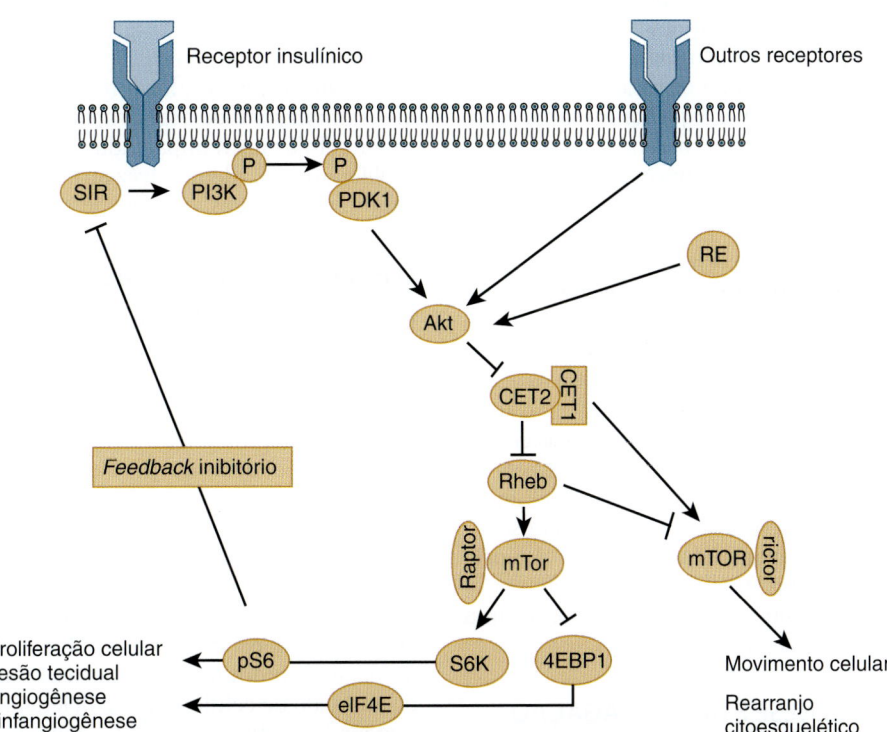

Figura 69-1 As proteínas da esclerose tuberosa regulam a sinalização através do crescimento Akt e da via de tradução de proteínas. A vinculação de um ligante ao receptor do fator de crescimento (p. ex., receptor insulínico) ativa a fosfatidilinositol-3-quinase (PI3K) seguida pelo Akt. O Akt ativado fosforila o complexo da esclerose tuberosa-2 (CET-2), que bloqueia a atividade da proteína ativadora GTP-ase. Quando não fosforilado, o CET-2, em um complexo com o CET-1, funciona como uma GAP para o Rheb, mantendo o Rheb em um estado Rheb-GDP inativado. O Rheb ativado (trifosfato de Rheb-guanosina [GTP]) é, portanto, abundante quando o CET-1 ou o CET-2 estão ausentes ou são deficientes, ou quando o CET-2 é fosforilado. O Rheb GTP ativa mTOR, de um modo que é potencializado pela disponibilidade de aminoácidos, ácido fosfatídico e trifosfato de adenosina, e bloqueado pela ausência desses substratos ou pela presença de sirolimo. O mTOR ativado formando complexos com fosforilases raptoras à jusante visa a S6K e a 4E-BP1. O pS6K fosforila o S6 e o 4E-BP1 libera eIF4E, que, em conjunto, ativam o maquinário de tradução celular e promovem o crescimento celular. O S6 também promove o *feedback* a fim de inibir a sinalização à montante, o que restringe o crescimento celular e um comportamento celular "maligno." O mTOR ativado forma complexos com sinais do *rictor* através de uma via divergente para controlar a dinâmica citoesquelética e o movimento celular através das Rho-quinases. (Adaptado de Kwiatkowski DJ: Rhebbing up mTOR: new insights on TSC1 and TSC2, and the pathogenesis of tuberous sclerosis. *Cancer Biol Ther.* 2:471–476, 2003.)

mutações em sentido trocado (*missense*) e truncadas da proteína *CET2* associadas ao PHz nos tecidos pulmonar e renal anormais de pacientes com LAM-E.[35] Amostras coletadas de regiões anormais do pulmão e rim naqueles pacientes não exibiram mutações CET.[49] Esses achados foram substancialmente confirmados em 21 pacientes por Sato *et al.*.[51] Um único paciente com LAM-E provocada por mutações *CET1* foi descrito até o momento.[35,51,52] Esses dados indicam que as mutações somáticas nos alelos *CET2* ou *CET1* após a concepção provoquem a LAM-E e resultem em defeitos ou na deficiência de tuberina ou hamartina. As mutações *CET1* e *CET2* foram ambas descritas no CET-LAM, embora as mutações *CET2* sejam mais comuns.[20,53]

EVIDÊNCIAS GENÉTICAS SUGEREM QUE A LINFANGIOLEIOMIOMATOSE SEJA UMA NEOPLASIA METASTÁTICA

Cornog e Enterline[5] foram os primeiros a sugerir que, independentemente do seu aspecto benigno, as células que compõem a lesão da LAM representam uma proliferação clonal, neoplásica de células musculares lisas. A demonstração de PHz nas lesões do pulmão, rim e linfonodos em pacientes com LAM indica que as suspeitas de Cornog e Enterline relativas à neoplasia e à clonalidade estavam corretas.[50] Carsillo *et al.*[35] demonstraram adicionalmente que as mutações presentes nas células do tumor renal e na lesão pulmonar de um dado indivíduo com LAM-E eram idênticas, sugerindo que elas provêm de um precursor comum.

Um modelo de LAM foi proposto, no qual o pulmão é infiltrado como consequência de metástases benignas de células da LAM provenientes de uma fonte remota e ainda não identificada como, por exemplo, a medula óssea, o sistema linfático,[54] o útero[55] ou os AMLs.[56] Os relatos de recidiva da LAM no pulmão doador de pacientes com LAM que foram submetidos a transplante pulmonar também são coerentes com a teoria metastática;[57,60] em dois casos, foi comprovado que a fonte das metástases pulmonares provinham do receptor através de técnicas moleculares e genéticas.[60,61] Esses dados contradizem os relatos iniciais de que as lesões recorrentes seriam derivadas de células do doador,[57,58] mas, em retrospecto, os estudos iniciais foram limitados pela resolução espacial que pode ser obtida com as técnicas imuno-histoquímicas usadas para colocalizar marcadores celulares. As células contendo PHz para os genes CET foram isoladas do sangue de pacientes com LAM,[62] o que é compatível com a disseminação através da circulação sistêmica.

Outras doenças raras que resultam de metástases de células musculares lisas benignas em mulheres incluem a leiomiomatose peritoneal disseminada,[63] leiomiomatose intravenosa[64] e leiomiomatose metastática benigna.[65] A teoria metastática da LAM sugere possíveis novas abordagens para o tratamento baseadas na remoção preventiva da fonte, uma vez que a sua identidade seja conhecida.[31]

PAPEL DA LINFAGIOGÊNESE E DA PROPAGAÇÃO LINFÁTICA NA DISSEMINAÇÃO DA LINFANGIOLEIOMIOMATOSE

Aproximadamente 70% dos pacientes com LAM apresentam linfadenopatia axial abdominal ou torácica.[66] Em alguns casos, a LAM está restrita ao retroperitônio, ao abdome, ou à pelve, estando associada a um parênquima pulmonar normal ou apenas a muito poucos cistos pulmonares, compatível com uma disseminação regional a partir de uma fonte subdiafragmática.[67] Os agrupamentos de células no líquido pleural quiloso dos pacientes com LAM foram primeiramente descritos por Valensi[68] em 1973. Posteriormente, Itami *et al.*[69] demonstraram que os agrupamentos se originavam no sistema linfático dilatado e que eram compostos por células fusiformes, positivas para actina musculares lisas alfa envolvidas por uma única camada de células endoteliais. Eles sugeriram que os agrupamentos celulares da LAM poderiam ser usados diagnosticamente para evitar a necessidade de biópsia em pacientes com as manifestações quilosas da LAM. Dados do Japão forneceram evidências adicionais de que uma provável fonte e mecanismo da disseminação da LAM poderia ser através da circulação linfática.[54,70,71] Em pequenas séries de autópsias, Kumasaka *et al.*[54,72] descreveram a presença de agrupamentos de células LAM envolvidas por células endoteliais linfáticas que brotavam a partir das paredes dos vasos linfáticos e do lúmen dos canais linfáticos no ducto torácico.

A indução da linfangiogênese parece desempenhar um papel importante neste processo, baseado na expressão abundante de marcadores endoteliais linfáticos tais como a *podoplanina* (D2-40), LYVE-1, receptor 3 do *fator de crescimento endotelial vascular* (VEGF) (VEGFR-3), VEGF-C e VEGF-D.[72] Vários laboratórios descreveram que o VEGF-D está elevado mais de três a oito vezes no soro dos pacientes com LAM, um achado que é útil para a distinção da LAM de outras doenças císticas e para o prognóstico da resposta ao tratamento.[73-79] Os agrupamentos da LAM são encontrados no lúmen linfático, em regiões entre os linfonodos axiais (retroperitônio, mediastino e ângulo venoso esquerdo) que estão infiltradas por células LAM, assim como no líquido quiloso dos pacientes com ascite quilosa e quilotórax.[54,72,73,80,81] Os agrupamentos de células LAM penetram na circulação venosa na inserção do ducto torácico na junção das veias jugular interna esquerda e subclávia e se disseminam por todo o leito capilar pulmonar. Os agrupamentos de células LAM impactadas na vasculatura pulmonar se proliferam e invadem, talvez através de um novo mecanismo denominado "invasão independente de metástases".[82,83]

O PAPEL DO ESTROGÊNIO

Os medicamentos contendo estrogênio foram implicados no agravamento da LAM. O estrogênio pode desempenhar um papel na migração das células da LAM, na sua infiltração, proliferação ou na secreção de proteases destrutivas.[33,84] O estrogênio regula a transcrição de vários genes e existem algumas evidências de que ele possa modular a sinalização através da via Akt.[84-85] A ativação da via ERK mediada pelo estrogênio promove a ativação do gene de reposta tardia *FRA1*, que está associado à transição mesenquimatosa epitelial.[86] A ativação do Akt, por sua vez, intensifica a eficiência da tradução *FRA1* através da fosforilação do fator 4b de tradução eucariótica dependente de S6K1. O estrogênio demonstrou ser capaz de promover as metástases pulmonares e aumentar a sobrevida de células com deficiência de CET2 em camundongos.[87] Coletivamente, esses dados sugerem que visar a via E2-ERK em combinação com a via mTORC1 pode constituir uma estratégia terapêutica combinada eficaz para a LAM.

MECANISMOS DE REMODELAMENTO DA MATRIZ NA LINFANGIOLEIOMIOMATOSE

A destruição cística do parênquima pulmonar provoca o declínio progressivo da função pulmonar em pacientes com

LAM e acredita-se que as proteases desempenhem um importante papel no processo.

Além disso, múltiplos fatores de crescimento são abundantes na LAM, que induzem a proliferação, suprimem a apoptose e sustentam a fibrose. Visar os sistemas que promovem as respostas proteolítica e fibroproliferativa constitui uma possível estratégia terapêutica para o futuro.

CARACTERÍSTICAS CLÍNICAS

A LAM geralmente se apresenta durante a idade reprodutiva, com uma média etária de início dos sintomas no começo à metade da quarta década de vida.[8,9,14,100,103-106] A LAM não parece estar relacionada ao tabagismo, uma vez que a maior parte dos pacientes na maior série de casos era não fumante.[9,12,14]

Uma vez que a LAM é rara e os sintomas muitas vezes são inespecíficos, o diagnóstico é frequentemente retardado com um intervalo médio entre o início dos sintomas e o diagnóstico de cinco a seis anos.[8,11,14,107] Diagnósticos iniciais incorretos nessas séries tipicamente incluíram asma brônquica, enfisema, bronquite crônica, doença pulmonar obstrutiva crônica, sarcoidose, panbronquiolite difusa (na Ásia) e mesmo pneumonias intersticiais idiopáticas, incluindo fibrose pulmonar idiopática.

Nos pacientes descritos por Urban et al.,[14] a dispneia de esforço e o pneumotórax espontâneo constituíram os sintomas iniciais em 49% e 46% dos pacientes, respectivamente. Durante o curso da enfermidade, a dispneia se desenvolveu em 68% dos pacientes. O primeiro pneumotórax precede o diagnóstico da LAM em 82% dos pacientes; de fato, a maior parte deles apresenta dois pneumotórax antes que o diagnóstico seja estabelecido.[108,109] Em pacientes com LAM que apresentam pneumotórax, a probabilidade de uma recidiva ipsilateral ou contralateral é maior que 70%.[11,14,109] O pneumotórax mais provavelmente resultará da ruptura de vesículas subpleurais, mas se o evento é deflagrado pela degradação progressiva da matriz do tecido conjuntivo ou por uma obstrução do fluxo aéreo e pela hiperdistensão dos espaços aéreos distais, ou ambos, não está claro.

Outros sinais e sintomas de LAM, que podem estar presentes no início ou que podem se desenvolver durante o curso da doença, incluem fadiga, tosse, hemoptise (raramente maciça), dor torácica e sintomas relacionados ao refluxo do líquido quiloso para localizações pleurais (33% dos pacientes) e extrapleurais, como, por exemplo, o peritônio (ascite quilosa), ou o pericárdio (quilopericárdio), vias aéreas (quiloptose) e trato genitourinário (quilúria e metrorreia quilosa). As comunicações fistulosas no intestino podem resultar em enteropatia perdedora de proteínas. A congestão parenquimatosa pulmonar quilosa foi recentemente descrita em pacientes com LAM e deve ser considerada no diagnóstico diferencial do agravamento subagudo da oxigenação ou da dispneia.[110] É provável que as complicações quilosas da LAM resultem da obstrução dos canais linfáticos devido à infiltração por células musculares lisas.

Os AMLs, hamartomas raros compostos por gordura, musculatura lisa e vasos sanguíneos anormais, podem surgir em, virtualmente, qualquer localização no tórax e abdome, mas são mais comuns no rim. Cerca de 29% a 33% dos pacientes com LAM-E apresentam AMLs renais, em comparação com cerca de 88% a 93% dos pacientes com CET ou CET-LAM.[20,28]

Os AMLs mais comumente são unilaterais e solitários em pacientes com LAM-E e mais comumente bilaterais e múltiplos em pacientes com CET-LAM.[66] Os vasos sanguíneos nos AMLs frequentemente são tortuosos e aneurismáticos, sendo compostos por células com genótipo normal e por células com mutações CET.[111] A hemorragia nos AMLs pode produzir dor grave no flanco ou abdome, hipotensão aguda e/ou anemia, ocasionalmente em associação com colapso circulatório. Os cistos renais são ocasionalmente observados em pacientes com LAM; no CET-LAM, a doença renal policística pode se desenvolver devido à deleção contígua do gene *PKD1* que é imediatamente adjacente ao *CET2* no cromossomo 16.[112]

Os *linfangiomiomas* são massas semelhantes a tumores caracterizadas por musculatura lisa (células LAM) e pela proliferação endotelial de vasos linfáticos e linfonodos no mediastino, retroperitônio e pulmão. Não raramente a LAM se apresenta como massas retroperitoneais, incluindo linfangiomiomas císticos ou linfonodos de centros hipodensos, que simulam linfomas necrotizantes, cânceres ovarianos ou outras malignidades.[113,114]

Houve relatos de casos de exacerbação da LAM associada ao uso de pílula anticoncepcional para o controle de natalidade[115] ou durante a gravidez.[116-120] Em um grupo de 69 pacientes com LAM esporádica, os sintomas pulmonares começaram durante a gravidez em 9 dos 46 pacientes (20%) com uma história de gravidez antes do momento do diagnóstico.[14] No mesmo grupo, uma acentuada exacerbação da LAM pulmonar previamente diagnosticada foi observada em dois (14%) pacientes durante a gravidez.[121] O efeito da gravidez ou do uso de estrogênios sobre a LAM não foi sistematicamente estudado.

EXAME FÍSICO

O exame físico na LAM frequentemente é inespecífico. A ausculta pulmonar geralmente não traz esclarecimentos, mas pode revelar roncos ou sibilâncias em alguns pacientes.[9,11,14] As crepitações são raras e devem levantar as suspeitas de congestão pulmonar quilosa. O baqueteamento digital não é uma característica da LAM, independentemente de ter sido descrito em 3% a 5% dos pacientes em duas séries de casos mais amplas.[9,11] O exame físico também pode revelar evidências de derrames pleurais, ascite ou pneumotórax, se presente. Investigações minuciosas dermatológicas, oculares e odontológicas devem ser realizadas para evidenciar o CET, incluindo angiofibromas faciais, fibromas subungueais, lesões cutâneas displásicas palpáveis denominadas manchas de chagrém, máculas hipomelanóticas, incluindo aquelas com configuração de folha de freixo ou em confete, hamartomas retinais e corrosão dentária.[16]

ESTUDOS DE IMAGEM

A radiografia de tórax dos pacientes pode parecer relativamente normal, mesmo posteriormente à doença, ou pode sugerir apenas hiperinsuflação. À medida que a doença progride a radiografia de tórax frequentemente demonstra opacidades reticulonodulares difusas, bilaterais e simétricas, cistos, vesículas ou um aspecto em "favo de mel" (faveolamento) ou um tanto "pseudofibrótico".[9,14] O derrame pleural e o pneumotórax também podem ser aparentes (Fig. 69-2). A preservação

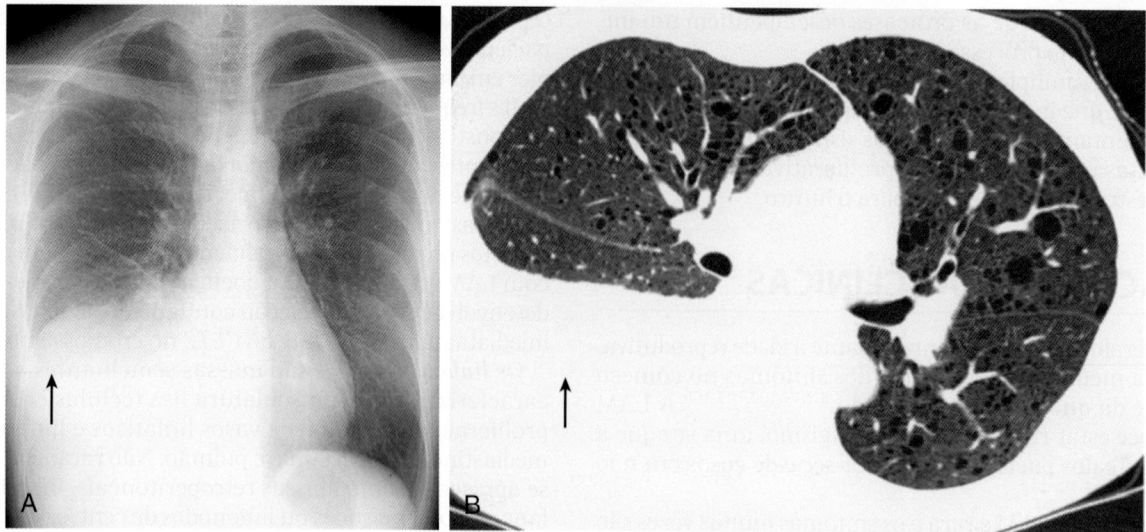

Figura 69-2 LAM esporádica com quilotórax. Radiografia de tórax **(A)** e TC de alta-resolução **(B)** de uma mulher com 40 anos de idade com LAM esporádica. Alterações difusas císticas (*setas*) estão presentes.

dos volumes pulmonares na presença de marcas intersticiais aumentadas constitui um traço radiográfico característico de LAM que ajuda a diferenciá-la de outras doenças pulmonares intersticiais, nas quais as expansões alveolar septal e intersticial tendem a aumentar as propriedades de retração elástica do pulmão e a reduzir os volumes pulmonares.

A varredura torácica através da *tomografia computadorizada de alta resolução* (TCAR) é muito mais sensível do que a radiografia de tórax na detecção da doença parenquimatosa cística, sendo quase sempre anormal no momento do diagnóstico, mesmo quando a radiografia de tórax e as avaliações da função pulmonar estão normais.[9,11,14,122] A TC típica exibe cistos difusos, arredondados, bilaterais e de paredes finas de tamanhos variáveis oscilando de 1 a 45 mm de diâmetro (Fig. 69-2).[11,14] O número dos cistos varia na LAM desde uns poucos até a quase completa substituição do tecido pulmonar normal. A profusão de cistos tende a ser menor em pacientes com CET-LAM do que naqueles com LAM-E, o que talvez seja em parte explicado pelo diagnóstico dos pacientes com CET-LAM em uma fase mais precoce do processo patológico através da triagem.[123]

A morfologia dos cistos é útil na diferenciação entre a LAM e outras doenças pulmonares císticas (Fig. 69-3). No *enfisema*, os espaços aéreos dilatados frequentemente apresentam uma estrutura interna, como septos ou um "ponto centrolobular" compatível com um vaso, características virtualmente nunca observadas na LAM. Além disso, no enfisema, os bordos dos espaços luminosos são difíceis de distinguir, enquanto na LAM, as paredes císticas são finas, mas facilmente perceptíveis. Os cistos da *histiocitose por células de Langerhans* apresentam paredes espessas e os espaços císticos possuem um formato bizarro. Os cistos da síndrome de *Birt-Hogg-Dubé* (BHD) tendem a predominar nos lobos inferiores, enquanto os cistos da LAM estão distribuídos difusamente. Os cistos da *pneumonia intersticial linfocítica* podem ser muito parecidos com aqueles da LAM, mas frequentemente são maiores e mais variados no seu tamanho, estando limitados por vasos excêntricos. Radiologistas experientes podem, sem informações prévias, identificar corretamente a LAM dentre um conjunto de *scans* por TC, constituídos por uma variedade de outras doenças pulmonares císticas, em 72% das vezes.[124] Os derrames pleurais são observados à TC em 12% dos pacientes com LAM-E e em 6% dos pacientes com CET-LAM. Outras características à TC incluem densidades lineares (29%), linfadenopatia hilar ou mediastínica (9%), pneumotórax, linfangiomiomatose e dilatação do ducto torácico.[11,14] Opacidades em vidro moído (12%) sugerem a presença de edema intersticial devido à congestão linfática (Fig. 69-4).

Em pacientes com CET, as densidades nodulares na TCAR podem representar *hiperplasia pneumocítica micronodular multifocal* (HPMM) composta por aglomerados de pneumócitos do tipo II hiperplásicos[23,125,126] (Fig. 69-5). A HPMM pode estar presente em homens ou mulheres com CET na presença ou ausência de LAM, mas não em pacientes com LAM-E.[127] A HPMM não está tipicamente associada a consequências fisiológicas ou prognósticas, mas um caso de insuficiência respiratória devida à HPMM foi descrita.[128]

Chu *et al.* descreveram que as varreduras cintilográficas de ventilação-perfusão foram normais em 34 a 35 mulheres com LAM. A anomalia mais comum foi uma heterogeneidade difusa inespecífica, geralmente com uma correspondência grosseira. Esses autores também descreveram um "raro" "padrão salpicado" nas imagens de perfusão em 74% dos pacientes, compatível com "coleções pequenas, frequentemente periféricas do radioisótopo".

As lesões da LAM e do AML tipicamente não exibem um aumento da captação de ^{18}F-fluorodesoxiglicose na varredura com PET.[129,130] Outras neoplasias (ou fontes de inflamação) devem, portanto, ser consideradas em casos confirmados ou suspeitos de LAM, nos quais os resultados da FDG-PET são positivos.[120]

As anomalias das imagens abdominais, tais como um AML renal e o aumento das estruturas linfáticas, também são comuns na LAM (Figs. 69-6 e 69-7). A densidade adiposa no interior de uma massa renal é patognomônica dos AMLs. Os AMLs são mais prevalentemente e mais frequentemente bilaterais e grandes em pacientes com CET-LAM do que em pacientes com LAM-E e o tamanho do AML se correlaciona com a prevalência de cistos pulmonares em pacientes com CET.[20] Avila *et al.*[123] relataram os resultados das imagens de TC em 256 pacientes com LAM-E e em 67 pacientes com CET-LAM que foram encaminhados aos *National Institutes of Health*. Os AMLs renais estavam presentes em 32% dos pacientes com LAM-E e em 93% dos pacientes com CET-LAM. Os AMLs hepáticos estavam presentes em 2% dos pacientes com LAM-E e em 33% dos pacientes com CET-LAM. A ascite foi rara, observada em menos de 10% dos pacientes com LAM. Os linfangiomiomas

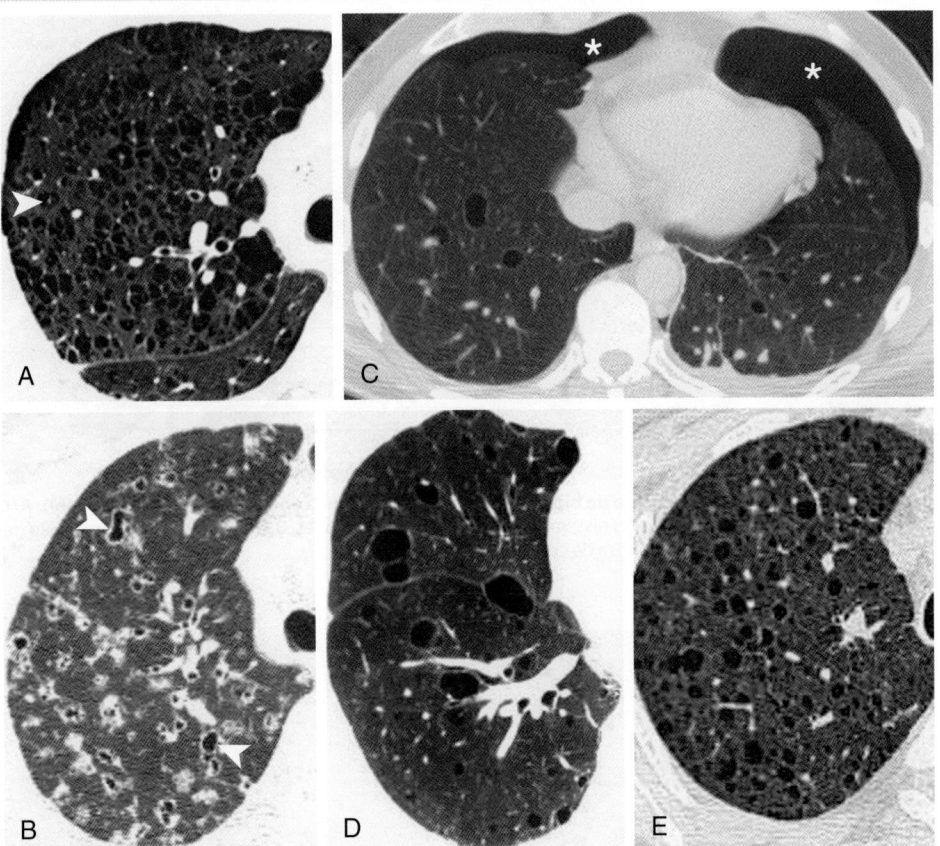

Figura 69-3 Simuladores da doença pulmonar cística da LAM. A, Enfisema centrolobular — observe a ausência de uma verdadeira parede cística e a presença da artéria centrolobular (*ponta de seta*) com a região cística. **B,** Histiocitose de células de Langerhans — observe os cistos de "formato bizarro" (*pontas de seta*) e os numerosos nódulos. **C,** Síndrome de Birt-Hogg-Dubé — observe a predominância de cistos no lobo inferior. O pneumotórax espontâneo (*) está presente bilateralmente. **D,** Pneumonia intersticial linfocítica — os cistos neste distúrbio simulam intimamente a LAM, particularmente quando não existem outros achados parenquimatosos infiltrativos concomitantes. **E,** LAM apresentada para comparação. Observe o aspecto relativamente uniforme dos cistos de paredes finas, com um parênquima pulmonar interveniente de aspecto normal. (Cortesia do Dr. Michael Gotway, MD.)

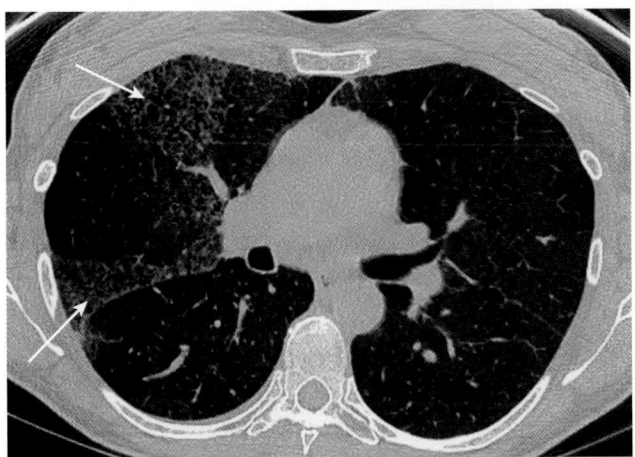

Figura 69-4 Edema pulmonar intersticial devido à obstrução/congestão linfática. Em pacientes com alteração cística observada na TC de alta resolução que de outro modo seria típica para a LAM, o aspecto em vidro moído (*setas*) frequentemente em conjunto com derrames quilosos, linfadenopatia e/ou linfangiomiomas pode ser indicativo de congestão linfática pulmonar devido a refluxo quiloso. Esta entidade deve ser considerada no diagnóstico diferencial da dispneia ou hipoxemia que se agravam, sendo passível de tratamento com sirolimo. Outras considerações incluem broncospasmo, que está presente em até 20% dos pacientes com LAM e desvios (*shunts*) intrapulmonares.

abdominais, frequentemente contendo tanto componentes sólidos quanto císticos, foram observados em 29% dos pacientes com LAM-E e em 9% daqueles com CET-LAM.

As anomalias do sistema nervoso central, como, por exemplo, tubérculos corticais ou subependimais e astrocitomas, são comuns em pacientes com CET, incluindo aqueles com CET-LAM, mas não são encontrados em mulheres com LAM-E. Moss et al.[131] relataram que mulheres com LAM-E e CET-LAM podem apresentar um aumento da incidência de meningiomas, mas a significância desse achado tem sido questionada.[132]

TESTES DE FUNÇÃO PULMONAR

Os testes (provas) de função pulmonar em pacientes com LAM podem estar normais ou revelar padrões obstrutivos, restritivos ou mistos, sendo a fisiologia obstrutiva a anomalia mais comum. Dados da função pulmonar com controle de qualidade foram coletados prospectivamente pelo Registro NHLBI.[28] A restrição, definida como uma capacidade pulmonar total menor do que o limite inferior da normalidade, foi observada em 11%. A hiperinsuflação foi rara, estando presente em cerca de 6%. O volume residual médio foi de 125% do previsto quando medido através da pletismografia, mas foi de apenas 103% do previsto determinado através de métodos de diluição gasosa, sugerindo um aprisionamento significativo de ar em espaços aéreos não contíguos. Aproximadamente 25% dos

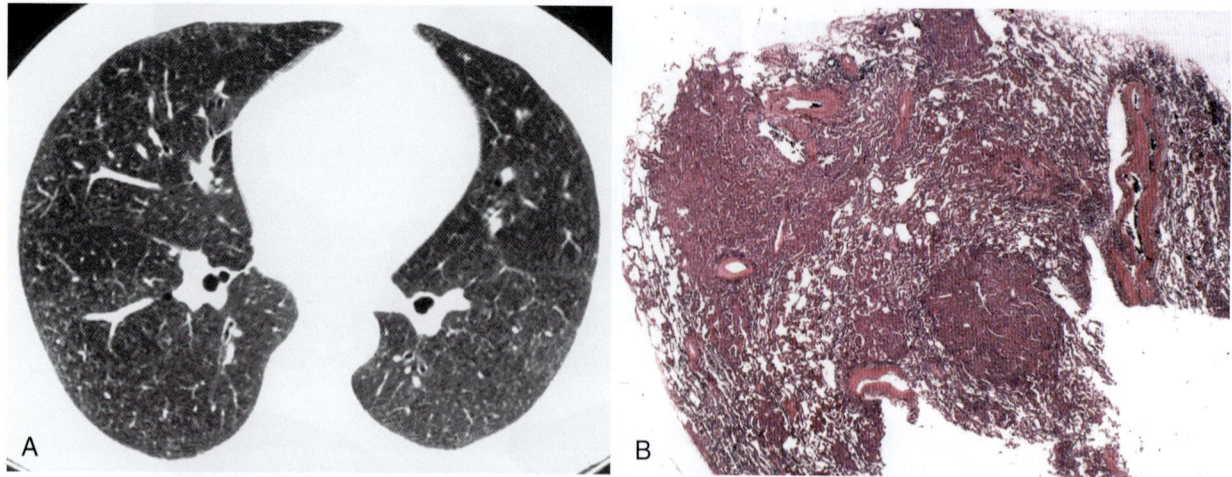

Figura 69-5 Apresentação radiográfica e histopatológica da hiperplasia pneumocítica micronodular multifocal (HPMM). A, Uma TC de tórax de alta resolução de um paciente com HPMM revela nódulos miliares disseminados por ambos os pulmões. **B,** Imagem de baixa ampliação de uma biópsia pulmonar de um paciente com HPMM revela proliferação nodular difusa de células alveolares do tipo II.

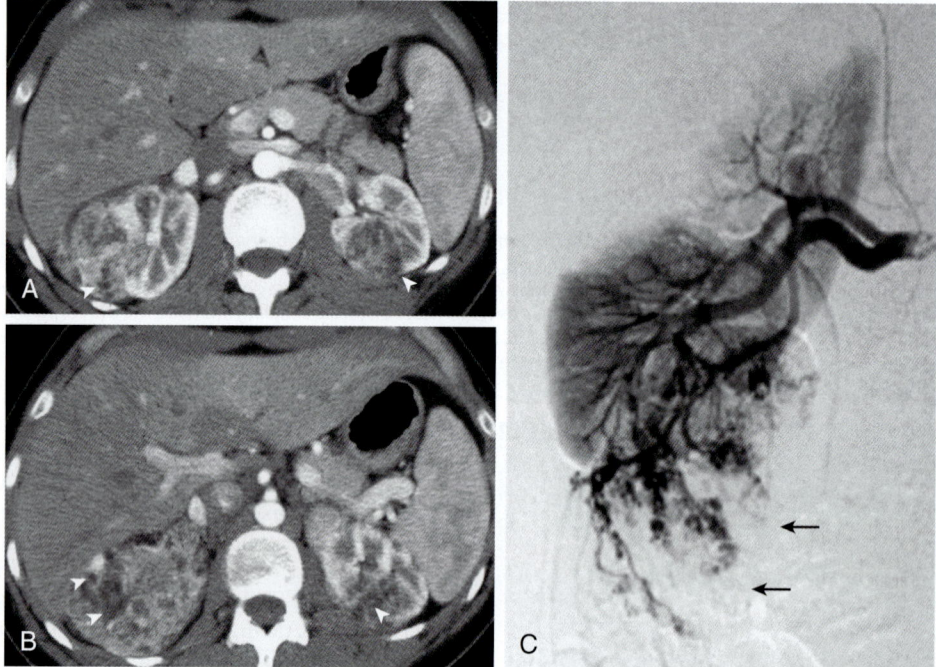

Figura 69-6 Angiomiolipoma. *Scans* de TC abdominal axial (**A** e **B**) e angiografia (**C**) de um angiomiolipoma renal e uma mulher de 16 anos de idade com LAM esporádica. Observe o tumor (*seta*) no rim direito. (**A** e **B**, Cortesia do Dr. Shoji Samma, *Prefectural Nara Hospital*, Japão.)

pacientes com fisiologia obstrutiva podem demonstrar responsividade aos broncodilatadores.[12] O defeito fisiológico obstrutivo na LAM é primariamente atribuível a uma obstrução do fluxo aéreo e, em menor grau, a um discreto aumento da complacência pulmonar.[133]

O achado mais comum nos testes iniciais da função pulmonar em diferentes séries de casos foi uma transferência gasosa anormal, conforme o avaliado através da *capacidade de difusão para o monóxido de carbono* (DL_{CO}) descrita em 82% a 97% dos pacientes.[8,9,11,14] Não é raro para que a DL_{CO} esteja desproporcionalmente reduzida em relação ao *volume expiratório forçado em 1 segundo* (VEF_1).[12] A redução da DL_{CO} e o aumento do volume residual geralmente são considerados as primeiras manifestações fisiológicas da LAM.

Crausman *et al.*[134] estudaram o mecanismo de limitação do exercício em 16 pacientes com LAM. Eles concluíram que a *performance* (desempenho) insatisfatória ao exercício fosse primeiramente devido à obstrução do fluxo aéreo e a um aumento do espaço morto ventilatório provocado por uma doença vascular pulmonar ou por alterações císticas extensas. Os testes de esforço cardiovasculares em coortes muito maiores de pacientes com LAM revelaram uma redução do *consumo máximo de oxigênio* (VO_{2max}) e do limiar anaeróbico em 217 pacientes.[135,136] A hipoxemia induzida pelo exercício foi encontrada mesmo em pacientes que não apresentavam anomalias de repouso na VEF_1 e na DL_{CO}. Na maior parte dos pacientes, pensou-se que o exercício fosse limitado pela ventilação, devido à obstrução ao fluxo aéreo e ao aumento do espaço morto de ventilação.

A progressão da doença geralmente é acompanhada por um defeito ventilatório obstrutivo progressivo e o declínio da VEF_1 é o parâmetro mais comumente usado para monitorar a progressão da doença. Embora a hipertensão pulmonar em repouso pareça ser rara na LAM, a pressão arterial pulmonar frequentemente se eleva com baixos níveis de exercício, relacionados, em parte, à hipóxia.[136] Zafar et al.[137] relataram um aumento dos desvios intraparenquimatosos em pacientes dispneicos com LAM, o que poderia contribuir para as hipoxemias de repouso e de exercício.

Taveira-DaSilva et al.[12] correlacionaram os testes de função pulmonar com a histologia do pulmão em 74 pacientes. Eles relataram que uma resposta positiva aos broncodilatadores estava associada a um padrão predominantemente sólido de lesão pulmonar em oposição ao padrão cístico. Constataram ainda que a DL_{CO} se correlacionava com o escore histológico pulmonar, uma qualificação da extensão do envolvimento com lesões císticas e células LAM, com VEF_1 e DL_{CO} constituindo os melhores prognosticadores do VO_{2max}.

PATOLOGIA

Macroscopicamente, os pulmões estão aumentados na LAM, apresentando-se difusamente císticos, com espaços aéreos dilatados, com até vários centímetros de diâmetro[7,138] (Fig. 69-8). O exame microscópico do pulmão revela focos de infiltração do parênquima pulmonar, vias aéreas, linfáticos e vasos sanguíneos por células musculares lisas, associados a áreas de alteração cística com paredes finas. As lesões da LAM frequentemente contêm uma abundância de canais linfáticos, formando uma trama anastomótica de espaços semelhantes a fendas revestidos por células endoteliais. As células LAM geralmente expandem os espaços intersticiais sem violar os planos teciduais, mas foram observadas invadindo as vias aéreas, a artéria pulmonar, o diafragma, a aorta e a gordura retroperitoneal, destruindo a cartilagem brônquica e as paredes arteriolares e ocluindo o lúmen das arteríolas pulmonares.[7]

Existem duas principais morfologias celulares na lesão da LAM: pequenas células fusiformes e células epitelioides cuboidais.[139] As células LAM se coram positivamente para a actina do músculo liso, vimentina, desmina e, frequentemente, receptores estrogênicos e progesterônicos (Fig. 69-9). As células cuboidais no interior da lesão LAM também reagem com um anticorpo monoclonal denominado HMB-45, desenvolvido contra a proteína pré-melanossômica gp100, uma enzima na via melanogênica.[139] Este marcador imuno-histoquímico é muito útil para o diagnóstico, uma vez que outras lesões predominantemente musculares lisas no pulmão não reagem ao anticorpo.[140] As células fusiformes da lesão LAM são mais frequentemente positivas para antígeno de proliferação celular nuclear do que as células cuboidais, o que é compatível com um

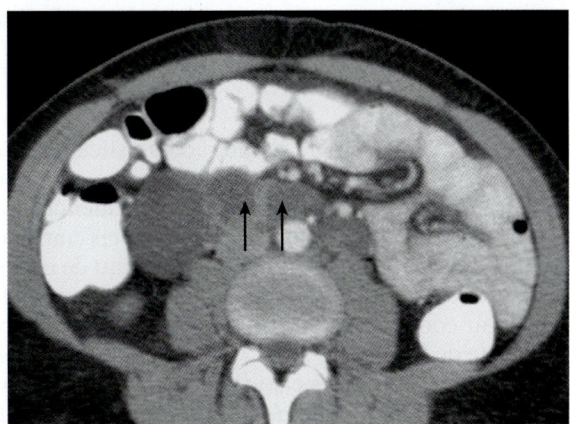

Figura 69-7 TC Abdominal de linfangiomas císticos (*setas*) e linfadenopatia retroperitoneal em um paciente com LAM.

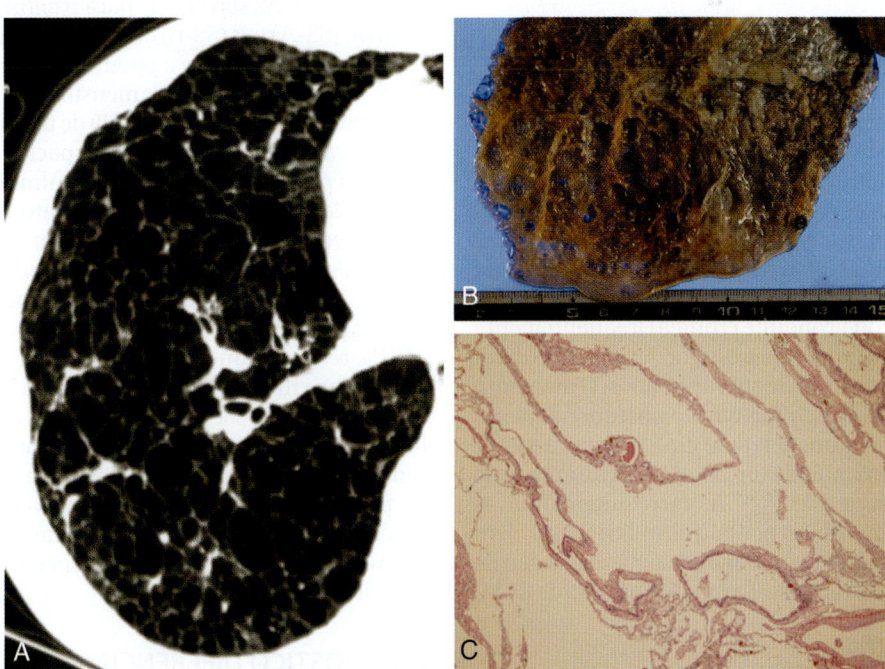

Figura 69-8 Aspecto histológico da LAM. TCAR **(A)** e peça patológica macroscópica **(B)** do pulmão autopsiado de uma mulher de 57 anos de idade com LAM esporádica. **C,** Microscopia com baixa ampliação e coloração pela hematoxilina e eosina. As alterações císticas extensas são evidentes nos estágios terminais da LAM. (Cortesia do Dr. Masanori Kitaichi, National Hospital Organization, Kinki-Chuo Chest Medical Center, Osaka, Japão.)

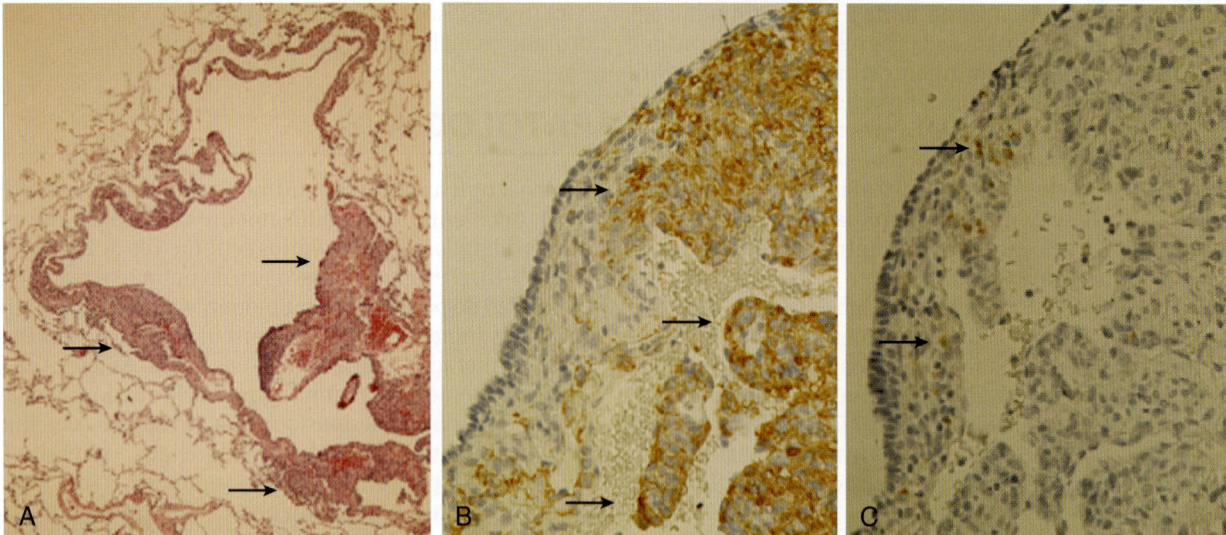

Figura 69-9 Histopatologia de uma peça pulmonar de uma mulher de 32 anos de idade com LAM esporádica. A, Proliferação de células musculares lisas (*setas*), alteração cística e arquitetura pulmonar distorcida característica da LAM (coloração pela hematoxilina e eosina). **B,** Nódulo de LAM com imunocoloração para a actina alfa da musculatura lisa (*setas*). **C,** Células positivas para LAM esparsas com imunocoloração para HMB-45 (*setas*). (Cortesia do Dr. Masanori Kitaichi, National Hospital Organization, Kinki-Chuo Chest Medical Center, Osaka, Japão.)

fenótipo proliferativo.[139] Comparadas às células musculares lisas normais com formato de charuto, as células fusiformes da LAM contêm citoplasma menos abundante e são menos eosinofílicas. Os receptores estrogênicos e progesterônicos também estão presentes nas lesões da LAM,[141,142,142a] mas não no tecido pulmonar adjacente normal.[141] As lesões da LAM expressam marcadores linfáticos LYVE-1, PROX1, podoplanina e VEGFR-3.[143a] As células musculares lisas dos AMLs são morfologicamente e imuno-histoquimicamente semelhantes às células LAM, incluindo a reatividade a anticorpos dirigidos contra actina, desmina, vimetina e HMB-45, assim como receptores para o estrogênio e a progesterona.[144,145] Ao contrário dos espaços aéreos dilatados no enfisema, os espaços císticos encontrados na LAM podem ser parcialmente revestidos por células hiperplásicas do tipo II.[146]

DIAGNÓSTICO

O diagnóstico da LAM geralmente é feito após um *scan* por TC do tórax, frequentemente desencadeado por uma de quatro apresentações: dispneia crônica ao exercício, pneumotórax de início recente ou recorrente, derrame quiloso, ou cistos incidentais encontrados nas varreduras de tórax, coração, ou abdome feito por outros motivos. Quando baseado na dispneia, diagnósticos como os de doenças pulmonares obstrutivas (p. ex., asma ou bronquite crônica) frequentemente são erroneamente feitos em primeiro lugar, resultando em retardos no diagnóstico da LAM de até vários anos. O momento do diagnóstico é tipicamente mais curto subsequentemente a um pneumotórax ou a um derrame quiloso, mas a maior parte dos pacientes tem mais de um pneumotórax antes que o diagnóstico seja estabelecido.[108,109] As varreduras cardíacas e abdominais por TC realizadas por outras indicações podem detectar alterações císticas no pulmão e levar à realização de uma TC exclusivamente torácica e a um diagnóstico de LAM.

DIAGNÓSTICO CLÍNICO

No contexto clínico apropriado, um diagnóstico clínico confiável da LAM pode ser estabelecido com base em achados radiográficos.[147] Por exemplo, as alterações císticas clássicas da LAM na TCAR pulmonar juntamente com um quilotórax documentado através de toracocentese ou evidências à TC de massas renais contendo gordura compatíveis com AMLs estabelecem o diagnóstico com um maior grau de certeza. Existem exceções raras, contudo, porque os linfomas podem se apresentar com alteração pulmonar cística e quilotórax, e a síndrome de Birt-Hogg-Dubé (BHD) (Fig. 69-3) pode se apresentar com alterações císticas e AMLs, embora raramente.[148] Uma alteração pulmonar cística em uma mulher não fumante com CET é compatível com LAM e geralmente não exige biópsia. Em pacientes fumantes, com ou sem CET, o diagnóstico de enfisema pulmonar e de histiocitose de células de Langerhans[149] (Fig. 69-3) deve ser seriamente considerado. As sorologias para o *anticorpo A da síndrome de Sjögrem* (SS-A) e *B* (SS-B) devem ser obtidos para investigar a bronquiolite folicular e a pneumonite intersticial linfocítica: a alfa$_1$ antitripsina deve ser mensurada a fim de excluir o enfisema provocado pela deficiência de antitripsina.[150] A VEGF-D está elevada três a oito vezes nos pacientes com LAM,[71] mas não nos pacientes em enfisema pulmonar, histiocitose das células de Langerhans, linfangiomatose, ou BHD, sendo útil para diferenciar a LAM desses distúrbios.[74] Um nível sérico de VEGF-D de, no mínimo, 800 pg/mL em um paciente com alteração cística típica na TCAR estabelece um diagnóstico de LAM com uma sensibilidade e especificidade de 60% e 100%, respectivamente.[76]

Para auxiliar o diagnóstico da LAM, uma TC dedicada do abdome pode ser obtida para triar a existência de AMLs, linfangiomiomas, massas uterinas e ascite quilosa. Os AMLs renais podem ser identificados radiograficamente com base na presença de gordura; a biópsia pode ser necessária para descartar o carcinoma renal nas raras hipóteses nas quais as massas renais possuem um aspecto sólido e não contêm gordura.

DIAGNÓSTICO DIFERENCIAL

Os diagnósticos diferenciais primários em pacientes com uma história de tabagismo incluem histiocitose de células de

Langerhans e enfisema pulmonar. A morfologia dos cistos pode ser útil na diferenciação entre esses distúrbios e a LAM: no enfisema (Fig. 69-3) os cistos são destituídos de paredes distintas e, na histiocitose das células de Langerhans (Fig. 69-3), os cistos possuem paredes mais espessadas, predominantes nas zonas pulmonares média e superior e de formato mais irregular.[124] As alterações nodulares difusas inferiores a 1 cm frequentemente estão presentes na histiocitose das células de Langerhans, mas também podem ser observadas na CET-LAM, onde elas geralmente representam HPMM.[127] Outras doenças pulmonares císticas que podem simular a LAM e que devem ser consideradas incluem a síndrome de Sjögren,[151] a doença de Castleman, a bronquiolite folicular e a pneumonite intersticial linfocítica (Fig. 69-3), pneumonia *pneumocystis jirovecii*, papilomatose respiratória recorrente, síndrome hiper IgE, pneumonite de hipersensibilidade,[152] amiloidose, linfoma, doença de deposição de cadeias leves[153] e displasia/barotrauma broncopulmonar.[150,154] Observe que poucos cistos esparsos de paredes finas podem ser normalmente encontrados em estudos por TCAR, particularmente em indivíduos mais velhos.[155] Recentemente, cistos difusos de paredes finas observados na TCAR foram descritos em um pequeno número de pacientes com diversos pequenos distúrbios obstrutivos das vias aéreas, incluindo asma.[156] Lesões pulmonares císticas de paredes finas também podem estar associadas a neoplasias metastáticas genitourinárias incluindo sarcoma de células estromais endometriais,[157] leiomiossarcomas e angiossarcomas de baixo grau, tumor fibro-histiocítico cístico e leiomioma metastatizante benigno cístico.[65]

A síndrome BHD[158] pode ser de difícil distinção em relação à LAM. A BHD é uma síndrome supressora tumoral rara associada a pneumotórax espontâneos, lesões cutâneas, cistos pulmonares macios, periféricos e subpleurais, destituídos de infiltração muscular lisa (Figs. 69-3 e 69-10) e neoplasias renais hereditárias. As mutações no gene da foliculina (*FLCN*) provocam defeitos ou uma deficiência em uma proteína de função desconhecida denominada *foliculina* e resulta em síndromes BHD de tumores renais, cistos pulmonares e lesões cutâneas, ou em pneumotórax espontâneo familial.[159,160] Parece que a BHD também está associada à sinalização aberrante através da via Akt, mas a perda da regulação está acima de mTOR.

As doenças quilosas que envolvem o tórax, incluindo a linfangiomatose, as linfangiectasias e a displasia linfática[161-164] também podem ser confundidas com a LAM, embora elas tipicamente não produzam alterações císticas no pulmão.

BIÓPSIA PULMONAR

O diagnóstico de LAM é mais definitivamente estabelecido através da biópsia pulmonar. A coloração com HMB-45 é altamente específica para a LAM e pode ser usada para diferenciá-la de outras causas de proliferação da musculatura lisa no pulmão, incluindo a fibrose pulmonar idiopática, o leiomioma metastatizante benigno e o leiomiossarcoma. O diagnóstico broncoscópico, utilizando biópsias transbrônquicas com coloração imuno-histoquímica adequada e interpretação por especialistas, representa uma alternativa viável para a biópsia cirúrgica em alguns casos.[165] Pequenas séries recentes sugerem que o rendimento da biópsia transbrônquica possa exceder 60% e, embora o número de pacientes estudados nessas coortes impossibilite conclusões definitivas relativamente à segurança, poucas complicações foram relatadas.[166-169] Em uma grande série da China, a biópsia transbrônquica foi usada para estabelecer o diagnóstico em 49 de 97 pacientes com confirmação patológica.[169] A biópsia pulmonar toracoscópica assistida por vídeo continua sendo o "padrão-ouro" para o estabelecimento do diagnóstico de LAM, embora com a aplicação adequada das diretrizes diagnósticas, dos testes VEGF-D, das imagens abdominais e da biópsia transbrônquica, menos de 15% a 20% dos pacientes exigissem uma abordagem cirúrgica. Um algoritmo proposto para a abordagem diagnóstica de um paciente com suspeita de LAM é apresentado (Fig. 69-11). A clareza relativamente ao diagnóstico da LAM facilita as discussões relativas ao planejamento de vida, às gestações, ao controle da natalidade, quanto ao tratamento dos pneumotórax e à candidatura para os experimentos, sendo cada vez mais importante em uma era de tratamentos eficazes, mas propensos a reações adversas.

EXPERIÊNCIAS E TRATAMENTO

A extraordinária restrição de gênero na LAM, embora inexplicada, proporcionou uma base lógica para as estratégias empíricas antiestrogênicas que dominaram a abordagem da LAM nas últimas décadas. Os resultados têm sido, em geral, desapontadores e uma vez que experimentos adequados com terapias hormonais nunca foram conduzidos, não restaram tratamentos comprovados para a LAM baseados no antagonismo à ação do estrogênio. A ooforectomia bilateral não demonstrou ser capaz de reduzir a taxa de declínio da função

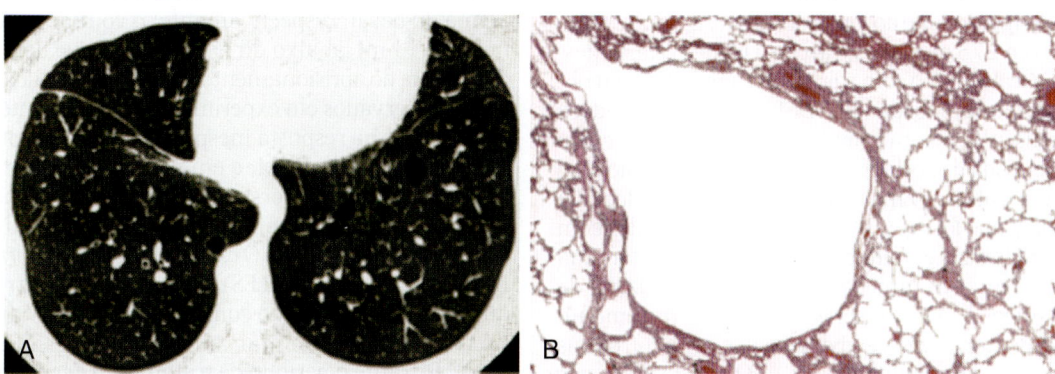

Figura 69-10 Síndrome de Birt-Hogg-Dubé. Apresentação dos cistos pulmonares na TCAR **(A)** e na histopatologia **(B)** (coloração para hematoxilina e eosina). Este paciente de 58 anos de idade apresentava pneumotórax bilaterais de repetição e uma história familiar de pneumotórax em um irmão, filho e filha. Na parede cística, há uma ausência de infiltração muscular lisa. (Cortesia do Dr. Takashi Ogura, Kanagawa Cardiovascular and Respiratory Center, Kanagawa, Japão; e de Tamiko Takemura, Japanese RedCross Medical Center, Tókio, Japão.)

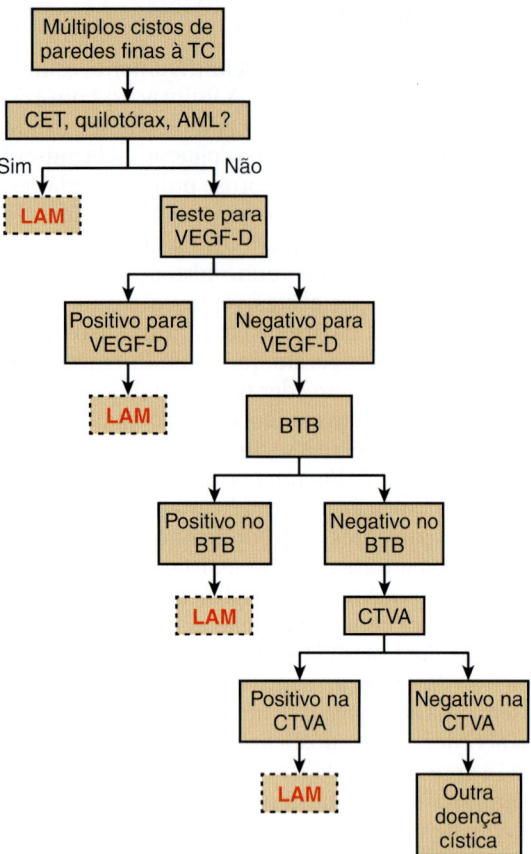

Figura 69-11 Algoritmo diagnóstico proposto para a LAM. A LAM deve ser considerada no diagnóstico diferencial da doença pulmonar multicística de paredes finas. Em um paciente com alterações típicas à TC, um diagnóstico clínico seguro de LAM pode ser estabelecido se a esclerose tuberosa, o quilotórax, um linfangioma, ou um angiomiolipoma estiverem presentes. Em pacientes sem essas características um nível de VEGF-D maior que 800 pg/mL também é diagnóstico de LAM. Se o VEGF-D for negativo, a biópsia transbrônquica, o exame citológico do líquido pleural, ou a biópsia por agulha fina das massas abdominais ou torácicas podem ser úteis para a obtenção de um diagnóstico patológico sem cirurgia. A biópsia toracoscópica videoassistida pode ser empregada se as abordagens supramencionadas não trouxerem informações, e diferenciará a LAM de outros simuladores, incluindo o enfisema, a histiocitose de células de Langerhans e a pneumonite intersticial linfocítica/bronquiolite folicular. AML, angiomiolipoma; BTB, biópsia transbrônquica; CET, complexo da esclerosa tuberosa; CTVA, cirurgia toracoscópica videoassistida; VEGF-D, fator de crescimento endotelial D.

pulmonar na LAM.[8,9,14] O entusiasmo com o uso da progesterona, que se tornou o padrão dos cuidados subsequentemente a um único resultado positivo publicado em relato de caso em 1987, diminuiu igualmente ao longo do tempo. Em um estudo retrospectivo com 275 pacientes, Taveira-DaSilva et al.[107] descobriram que o tratamento com a progesterona falhou em obter uma redução do declínio da VEF_1. De fato, naquele estudo, a terapia intramuscular ou oral com progesterona foi associada a uma taxa acelerada de declínio da DL_{CO} em comparação com os pacientes não tratados. Em outro estudo, a taxa de declínio da VEF_1 e da DL_{CO} não foi diferente nos pacientes tratados com hormônio liberador das gonadotrofinas contra a triptorelina por três anos do que em uma coorte bem caracterizada de controles históricos.[170] Outras séries de casos de tratamento com agonistas do hormônio de liberação das gonadotrofinas chegaram a resultados conflitantes.[171-173] O uso de agonistas do hormônio de liberação das gonadotrofinas não está, portanto, rotineiramente recomendado, exceto, talvez, em pacientes que sofrem dispneia recorrente e cíclica, desconforto torácico, ou pneumotórax durante a menstruação. Não existe um papel comprovado para corticosteroides, agentes citotóxicos, ou irradiação ovariana no tratamento da LAM.

SIROLIMUS

Sirolimus* demonstrou silenciar a fosforilação S6 e induzir a apoptose, a necrose e a regressão de cistadenomas renais em ratos mutantes CET e em tumores hepáticos de camundongos nulos heterozigotos CET.[174,175] Goncharova et al.[176] descreveram uma abundante fosforilação S6 e proliferação celular desregulada em células LAM isoladas de pulmões LAM explantados, coletadas durante o transplante pulmonar. Eles demonstraram ainda que o sirolimo bloqueou a hiperfosforilação do S6 em células LAM cultivadas e restabeleceu o crescimento celular ordenado.

A descoberta da importância da via mTOR na LAM e estudos pré-clínicos em modelos animais de CET constituíram a base para os experimentos de fase I/II do sirolimo em pacientes com esclerose tuberosa e LAM (*Cincinnati Algiomyolipoma Sirolimus Trial* [CAST]): NCT00457964).[177] Neste estudo clínico aberto, 25 pacientes com AMLs, incluindo 6 pacientes com S-LAM, 12 com CET-LAM e 7 com CET isolada, foram tratados por um ano com sirolimo e acompanhados com estudos seriados de ressonância magnética dos rins, varreduras torácicas por TC e testes de função pulmonar. Dos 20 pacientes ainda inscritos em um ano, o volume dos AMLs encolheu em uma média de 47% dos 11 pacientes com LAM ainda inscritos em um ano, a VEF_1 e a *capacidade vital forçada* (CVF) aumentaram 118 mL e 390 mL, respectivamente. O volume residual caiu para 440 mL e o percentual do volume cístico, uma medida da fração do parênquima pulmonar ocupado por cistos, tendeu a declinar com o tratamento.[178] Os parâmetros que não se alteraram incluíram a capacidade pulmonar total, seis minutos de caminhada e DL_{CO}. Houve uma série de eventos adversos enquanto os pacientes estavam em uso do agente do estudo, incluindo úlceras orais, elevações do colesterol e internações por pneumonia, diarreia, celulite e pielonefrite, palpitações e mucosite.

No segundo ano do experimento, os pacientes foram observados sem o agente do estudo em intervalos de seis meses. Aos dois anos de estudo, o volume médio dos AMLs havia aumentado novamente em 86% do tamanho basal, embora em 25% dos pacientes, o tamanho dos AMLs tenha permanecido abaixo de 70% do basal; o VEF_1 e a CVF tenham declinado em taxas que geralmente são compatíveis com aquelas dos pacientes não tratados com LAM,[179] mas permaneceu em 62 mL e 364 mL acima do basal, respectivamente: o volume residual permaneceu 333 mL abaixo do basal, indicativo de uma redução duradoura do aprisionamento de gás.. Resultados semelhantes foram observados em experimentos subsequentes.[180,181]

Com base na resposta inesperada da função pulmonar nos 11 pacientes com LAM, e em uma taxa maior do que o esperado de reações adversas, um experimento fundamental foi concebido para determinar os riscos e benefícios do sirolimo em pacientes com LAM. O estudo *Multicenter Inernational LAM Efficacy of Sirolimus* (MILES) foi um experimento randomizado, duplo-cego e controlado com o sirolimo em 89 mulheres com LAM e função pulmonar anormal ($VEF_1 < 70\%$ do previsto).[182] Durante o período de tratamento de um ano, a função

---

*Nota da Revisão Científica: *Sirolimus*/sirolimo (rapamicina; RAPAMUNE). Lactona macrocíclica produzida pelo Streptomyces hygroscopicus.

pulmonar (VEF$_1$) se estabilizou com o sirolimo, enquanto declinou em 11% no grupo placebo. O sirolimo também melhorou algumas medidas de qualidade da *performance* pulmonar e funcional. No ano de observação sem tratamento, o declínio da função pulmonar foi retomado no grupo do sirolimo e ficou em paralelo com aquele do grupo placebo. Em condições basais, o VEGF-D estava elevado em mais de cinco vezes (em relação a voluntários saudáveis)[73] em ambos os grupos. O VEGF-D permaneceu estável no grupo placebo, mas, no grupo com sirolimo, o VEGF-D foi reduzido em mais de 50%. Quando o sirolimo foi retirado, o VEGF-D aumentou novamente em direção aos níveis basais.[75] Os aumentos induzidos pelo sirolimo no VEGF-D são intrigantes à luz do forte fenótipo linfangiogênico observado na LAM e a acentuada melhora dos derrames quilosos e no volume do linfangiomioma observados em pacientes com LAM e envolvimento linfático.[183] Os eventos adversos foram comuns durante o período de tratamento e foram mais prevalentes no grupo com sirolimo. Não houve aumento do risco de infecção, contudo, e a frequência de eventos adversos graves foi equilibrada entre os grupos.

Coletivamente, os dados sugerem que o tratamento com o sirolimo estabilize a função pulmonar e melhore algumas medidas de qualidade de vida em pacientes com LAM. O fato de que o declínio retorna quando o fármaco é retirado indica que o tratamento é supressivo não resultando em uma remissão duradoura. Uma explicação para os efeitos benéficos, mas transitórios, sobre a função pulmonar e o volume tumoral observados no CAST, MILES e em outros experimentos é o de que o fármaco pode encolher as células, atenuar a infiltração celular tumoral, ou inibir a proliferação no interior de órgãos, mas não induz a apoptose das células LAM. É possível que os inibidores do mTOR devam ser administrados continuamente a fim de conservar a homeostase celular e evitar o novo crescimento do AML e o declínio da função pulmonar; de fato, existem evidências iniciais de um benefício sustentado decorrente do tratamento de longo prazo.[184]

RECOMENDAÇÕES GERAIS — TRATAMENTO E CONDUTA

Os experimentos MILES sustentam o uso de 2 mg por dia de sirolimo em pacientes com LAM com uma VEF$_1$ prevista para menos de 70%. O sirolimo em doses mais baixas (aproximadamente 1 mg por dia), usado frequentemente no Japão (primariamente por questões financeiras), parece ser igualmente eficaz.[184a] Um único estudo clínico aberto sugere que pacientes com função pulmonar em rápido declínio que são encaminhados para o transplante também possam se beneficiar.[185] Em vários relatos de casos e em uma pequena série,[184] o sirolimo foi descrito como eficaz para o tratamento das coleções líquidas quilosas e dos linfangiomiomas. Conquanto o sirolimo tenha sido usado com sucesso para tratar a LAM recorrente após o transplante pulmonar,[186] o uso rotineiro do sirolimo como primeira linha de imunossupressão não está recomendado. O seu uso no período pós-operatório imediato está associado à deiscência de anastomoses brônquicas.[186a] O VEGF-D sérico elevado está associado a marcadores basais de gravidade da doença, incluindo a necessidade de oxigênio, a responsividade aos broncodilatadores e à redução da VEF e da DL$_{CO}$, sendo capaz de prognosticar a progressão da doença e a resposta ao tratamento.[75] Todas as outras coisas sendo iguais, uma VEGF-D basal pode pender a balança do sentido do tratamento em um paciente que está sendo considerado para o tratamento com o sirolimo. A administração precoce de uma supressão de longo prazo em baixas doses com sirolimo constitui uma estratégia de longo prazo para prevenir a progressão da LAM, mas experimentos para determinar a segurança e a eficácia dessa abordagem são necessários.

Outras Considerações Terapêuticas

Os medicamentos contendo estrogênios podem ter efeitos adversos[115] e estão contraindicados. Os agentes que antagonizam os efeitos do estrogênio não provaram ser eficazes. Uma tentativa com broncodilatadores deve ser considerada em pacientes com LAM, uma vez que até 17% a 25% dos pacientes com LAM apresentam uma obstrução ao fluxo aéreo responsivo aos broncodilatadores.[11,28] O oxigênio deve ser administrado a fim de manter saturações da oxi-hemoglobina maiores do que 90% em repouso, exercício e sono. A densitometria óssea deve ser considerada em todos os pacientes que estão imobilizados e/ou estejam em uso de terapias antiestrogênicas e o tratamento apropriado deve ser instituído nos pacientes osteoporóticos. Uma atenção adequada deve ser dada à saúde cardiovascular subsequentemente a uma menopausa natural ou induzida. A reabilitação pulmonar parece ser particularmente gratificante nessa população jovem e motivada com doença pulmonar obstrutiva, mas estudos para avaliar o efeito dessa intervenção sobre a tolerância ao exercício, o condicionamento e a qualidade de vida não foram realizados.

RECOMENDAÇÕES GERAIS — TRIAGEM

LAM Esporádica

O pneumotórax espontâneo primário, a causa mais comum de pneumotórax em adultos jovens, ocorre principalmente em fumantes. Hagaman *et al.*[187] estimaram que 5% das mulheres não fumantes de 24 a 52 anos que se apresentaram com pneumotórax sentinela apresentavam LAM e argumentaram que a triagem com TCAR neste grupo demográfico possui uma boa relação custo-benefício na medida em que ela facilita a pleurodese precoce que previne as recidivas.[187] Nós recomendamos a triagem nesta população.

LAM Associada à Esclerose Tuberosa

A triagem com TCAR de mulheres com CET identifica alterações císticas em cerca de 20% dos indivíduos com menos de 30 anos de idade e 80% naqueles com mais de 40 anos de idade.[23] A *Tuberous Sclerosis Alliance* (TSA)[188,189] e a *European Respiratory Society* (ERS)[147] recomendaram uma TC torácica de triagem após a idade de 18 anos. Nos pacientes sem sintomas pulmonares primários, a ERS recomenda a repetição da triagem por TC torácica na idade de 30 anos, enquanto a TSA recomenda a repetição da tiragem a cada 5 a 10 anos. Uma vez que os cistos sejam detectados, o ritmo de progressão do CET-LAM deverá ser determinado através de exames de TCAR a cada dois a três anos acompanhados por testes de função pulmonar anuais e testes de caminhadas de seis minutos, pelo menos até que as tendências tenham sido estabelecidas.[188,189] Geralmente acredita-se que a porcentagem de mulheres com CET e alterações císticas à TC que se tornam sintomáticas devido à LAM seja pequena, provavelmente menor do que 10%, mas 6 de 48 (12,5%) dos pacientes com CET-LAM no estudo de Cudzilo eventualmente sucumbiram à sua doença pulmonar.[23] Conquanto as alterações císticas sejam encontradas em, aproximadamente, 10% dos homens adultos com CET,[190,191] a LAM sintomática em homens é muito rara,[18] e a triagem não está recomendada.

Tabela 69-2 Intervenções Recomendadas, Estudos e Imunizações em Pacientes com LAM

INTERVENÇÕES/RECOMENDAÇÕES

Interrupção do tabagismo
Interrupção dos medicamentos contendo estrogênio
Aconselhamento relativo à gravidez e a viagens aéreas
Informar a paciente relativamente aos sintomas/tratamento do pneumotórax, quilotórax
Considere o tratamento broncodilatador
Considere a oxigenoterapia
Localize grandes angiomiolipomas (maiores do que 4 cm) para possível embolismo
Encaminhe para avaliação para transplantes os pacientes com $VEF_1 < 30\%$, dispneia incapacitante ou hipóxia profunda

ESTUDOS

TC torácica de alta resolução
Testes de função pulmonar (a cada 6 a 12 meses)
Níveis séricos de alfa-antitripsina$_1$, SS-A, SS-B, VEGF-D
TC abdominal, MRI ou ultrassom para angiolipoma (a cada 6 a 12 meses)
Descarte a CET com TC ou MRI de crânio, exames dermatológicos e oftalmológicos
Oximetria de repouso, noturna e de exercício; teste de caminhada por 6 minutos
Densitometria óssea
Considere a biópsia transbrônquica

INDICAÇÕES PARA A BIÓPSIA PULMONAR

Alteração pulmonar cística sem características corroborativas de CET conhecida ou angiomiolipomatose. Em fumantes, a biópsia pulmonar pode ser exigida para diferenciação entre o enfisema da LAM e a histiocitose de células de Langerhans

IMUNIZAÇÕES

Vacina para gripe e Pneumotórax

CT, tomografia computadorizada; VEF_1 volume expiratório forçado no primeiro segundo; LAM, linfangioleiomiomatose; MRI, imagens de ressonância magnética; SS-A, anticorpo A para a síndrome de Sjögren A; SS-B, Anticorpo B para a síndrome de Sjögren; CET, complexo da esclerose tuberosa; VEGF-D, fator D de crescimento endotelial vascular.

As questões relacionadas ao diagnóstico e o tratamento que devem ser abordadas em pacientes com LAM estão delineadas na Tabela 69-2.

GRAVIDEZ

As pacientes devem ser orientadas no sentido de que a gravidez foi descrita como resultando em exacerbações da LAM em alguns casos.[116-120] Contudo, o risco associado à gravidez na LAM não foi rigorosamente estudado e decisões relativas ao aconselhamento gestacional devem ser feitas em uma base individual. As mulheres nas quais a LAM é diagnosticada durante a gravidez apresentam altas taxas de pneumotórax, abortamentos espontâneos e partos prematuros.[123] Em uma pesquisa com 318 pacientes que indicaram nos seus formulários de admissão da *LAM Foundation* que tiveram ao menos uma gravidez, 163 delas responderam a uma segunda pesquisa enfocando o colapso pulmonar.[162] Um total de 38 pacientes relatou um evento como este, compatível com uma incidência de pneumotórax na gravidez de, pelo menos, 10% (38 de 318). Em um terço das pacientes, o pneumotórax durante a gravidez levou ao diagnóstico de LAM. Os pneumotórax foram quase duas vezes mais frequentes à direita do que à esquerda e quatro mulheres apresentaram pneumotórax espontâneo bilateral. A maior parte dos pneumotórax ocorreu durante o segundo e terceiro trimestres. Este estudo, assim como outros,[14,108] sugere que a gravidez esteja associada a complicações pleurais em pacientes com LAM. Infelizmente, a questão mais premente de se a gravidez acelera o declínio da função pulmonar na LAM pode nunca ser completamente enfrentada, devido ao fato de que tão poucas mulheres com diagnóstico conhecido de LAM decidem engravidar e que as pacientes nas quais a LAM é diagnosticada durante a gravidez raramente possuem testes de função pulmonar basais disponíveis.

VIAGENS AÉREAS

É controvertido se os pacientes com LAM estão em maior risco de pneumotórax. Pollock-BarZiv et al.[192] contataram que 35% dos pacientes com LAM foram aconselhados pelos seus médicos a evitar viagens aéreas devido ao risco teórico de ruptura dos cistos pulmonares associada às alterações da pressão atmosférica durante o voo. Em uma pesquisa com 276 pacientes que responderam ao questionário da *LAM Foundation*, houve oito casos de pneumotórax radiograficamente documentado associado a 454 voos. Em cinco casos, contudo, os sintomas que foram compatíveis com pneumotórax podem ter estado presentes antes do embarque. Outros sinais e sintomas, incluindo ansiedade (22%), dor torácica (12%), dispneia (14%), cianose (2%) e hemoptise (0,4%) foram observados em 10% a 20% dos voos. A conclusão do estudo foi de que, conquanto houvesse eventos adversos durante o voo em pacientes com LAM, as viagens aéreas eram bem toleradas pela maior parte dos pacientes com esta condição. Um estudo recente com 281 pacientes com LAM que realizaram radiografias de tórax de rotina após viajarem para o *National Institutes of Health* identificou sete com pneumotórax agudo. Não houve diferenças entre a incidência de pneumotórax entre os pacientes que viajaram por terra e aqueles que viajaram por ar. A conclusão foi de que o pneumotórax nas viagens aéreas estava relacionado à alta incidência de pneumotórax na própria doença e não à viagem aérea em si.[193] No aconselhamento dos pacientes com LAM relativamente às viagens aéreas, é razoável considerar vários fatores, incluindo uma história de pneumotórax ou de pneumotórax recente, e a extensão global do comprometimento cardiopulmonar. Os pacientes com reserva cardiopulmonar deficiente podem tolerar mal mesmo os pequenos pneumotórax. É aconselhável que os pacientes com LAM busquem avaliação médica, incluindo uma radiografia de tórax antes de embarcar em um avião se a dor torácica pleurítica ou uma dispneia inexplicável estiverem presentes. A hipoxemia durante o voo apresenta riscos independentes. Os pacientes devem consultar seus médicos relativamente a recomendações para o uso de oxigênio a bordo. Na maior parte dos casos, contudo, as viagens aéreas dos pacientes com LAM deverão ser restringidas.

DOENÇA PLEURAL

Os pneumotórax em pacientes com LAM tendem e recidivar, especialmente após um tratamento conservador como, por exemplo, observação, aspiração, ou toracostomia simples com tubo. Mais de 65% dos pacientes com LAM desenvolvem pneumotórax durante o curso das suas enfermidades, em uma média de 3,5 pneumotórax por paciente afetado ao longo da suas vidas.[109] O risco de pneumotórax parece se correlacionar com o tamanho dos cistos.[194] O *LAM Foundation Pleural Consensus Group* defendeu o uso de um procedimento de sínfise pleural quando do primeiro pneumotórax, dada a probabilidade maior do que 70% de recidiva.[109] A esclerose química, a abrasão mecânica, o polvilhamento com talco e a pleurectomia têm sido eficazes em pacientes com LAM. Todavia, por motivos que não estão bem explicados, as taxas de insucesso após a pleurodese são surpreendentemente altas, mais altas do que em outras doenças crônicas pulmonares.

O quilo geralmente não provoca inflamação pleural ou fibrose e pequenos derrames quilosos estáveis raramente exigem intervenção, uma vez que o diagnóstico da LAM tenha sido estabelecido. No entanto, a dispneia pode obrigar a uma drenagem, e alguns casos repetidamente. A sínfise pleural pode ser necessária para evitar deficiências nutricionais e linfocitárias que podem resultar das punções repetidas ou da drenagem persistente. A pleurodese química geralmente constitui um tratamento eficaz para o quilotórax, assim como a abrasão mecânica ou o polvilhamento com talco.[195]

TRANSPLANTE PULMONAR

Urban et al.[14] descreveram o resultado do transplante de 13 pacientes (associado ao transplante renal em um). O intervalo médio entre o momento da LAM e o transplante foi de 7,8 ± 5,2 anos (variação de 2,1 a 16,8 anos). A VEF_1 antes do transplante foi de 0,57 ± 0,15 L. Boehler e colegas[196] conduziram um estudo retrospectivo com 34 pacientes com LAM que foram submetidos a transplante pulmonar. A sobrevivência atuarial após dois anos foi de 58%, que é semelhante à de outras categorias de doenças pulmonares. A incidência de sangramento perioperatório pareceu ser maior, especialmente nos pacientes com aderências pleurais extensas relacionadas a procedimentos pleurais anteriores, assim como as complicações do pneumotórax e o quilotórax pós-operatório. A *United Network Sharing* registrou 126 transplantes devidos à LAM entre 1989 e 2007, incluindo 77 transplantes duplos de pulmão e 49 transplantes de pulmão único. As taxas de sobrevida em um, três e cinco anos para transplantes de pulmão único foram de 87%, 73% e 61%; e as taxas para transplantes pulmonares duplos foram de 92%, 83% e 77%, respectivamente. Essas taxas de sobrevida são iguais ou melhores do que aquelas de outros grupos de doenças transplantados no mesmo período temporal. Houve quatro relatos de caso de recorrência da LAM no aloenxerto doador.[58-60,197] A recidiva não pareceu contribuir para o óbito em qualquer um desses pacientes e, atualmente, o risco de recidiva não deve ser considerado no julgamento da candidatura de pacientes para o transplante. Mais da metade dos pacientes com LAM que foram submetidos a um transplante pulmonar apresentavam uma história anterior de procedimentos uni ou bilaterais para o derrame pleural e, embora o risco de hemorragia pós-operatória estivesse aumentado, a mortalidade cirúrgica e a sobrevivência de longo prazo não pareceram ser adversamente afetadas.[109,196]

Assim como em outras doenças obstrutivas, o encaminhamento para o transplante pulmonar deve ser considerado quando a VEF_1 cai menos de 30% do valor previsto. Alguns pacientes que não conseguiram satisfazer esse critério podem se qualificar com base em outros fatores que afetam profundamente a qualidade de vida, tais como uma dispneia incapacitante ou problemas com a manutenção da saturação de oxigênio independentemente dos níveis de oxigênio suplementar. Conquanto a questão de transplante pulmonar único contra transplante duplo não tenha sido diretamente estudada na LAM, o transplante pulmonar duplo produz melhores resultados funcionais em outros tipos de doença pulmonar obstrutiva.[198] No entanto, o transplante pulmonar duplo nem sempre é viável devido à limitada disponibilidade de órgãos e à urgência do procedimento em alguns pacientes.

ANGIOMIOLIPOMAS

Os AMLs renais exigem embolização ou cauterização para controle da hemorragia, uma complicação que, acredita-se, seja mais comum quando o diâmetro do tumor exceder 4 cm.[199] Outros sustentam que a extensão da alteração aneurismática determina o risco de hemorragia. Imagens abdominais seriadas devem ser realizadas para avaliar os tamanhos dos AMLs em intervalos de 6 a 12 meses, pelo menos até que a sua tendência para o crescimento esteja clara. Ressecções parciais poupadoras de néfrons podem ser consideradas para tumores muito grandes.[200] A nefrectomia algumas vezes é exigida para tumores com extensão intravascular ou por outros motivos, mas raramente constitui a abordagem de escolha para os AMLs que podem ser tratados através de meios menos invasivos. O everolimo foi recentemente aprovado pelo *Food and Drug Administration* dos EUA para o tratamento dos AMLs.[201]

PROGRESSÃO E PROGNÓSTICO

A obstrução progressiva do fluxo aéreo tipicamente se desenvolve em pacientes com LAM. Em uma coorte de pacientes no Reino Unido, 10 anos após o início dos sintomas, 55% de 77% dos pacientes estavam ofegantes ao caminhar em terrenos planos e 10% estavam restritos ao lar.[202] A taxa anual média de declínio da VEF_1 e da DL_{CO} em 275 pacientes estudados em um único laboratório no NHLBI foi de 75 ± 9 mL e de 0,69 ± 0,07 mL/min/mm Hg, respectivamente.[179] Em outras séries de casos provenientes da Europa, a taxa de declínio da VEF_1 foi consideravelmente mais alta, estimada em, aproximadamente, 100 120 mL/ano.[14,203,204] No experimento MILES, os pacientes do grupo do placebo perderam 134 mL/ano. Houve alguma evidência nesses estudos de que a taxa de declínio da função pulmonar se correlacionasse com a DL_{CO} inicial, com a condição da menopausa e com o tratamento com progesterona. De fato, na coorte do placebo do experimento MILES, a taxa de declínio em pacientes na pré-menopausa foi cinco vezes maior do que a taxa em pacientes na pós-menopausa (200 mL/ano *versus* 40 mL/ano respectivamente).[182] Em pacientes com doença branda, o desenvolvimento de pneumotórax parece estar correlacionado com uma taxa mais rápida de declínio da VEF_1.[194] Descobriu-se que uma resposta broncodilatadora positiva, que foi associada a uma VEF_1 mais baixa, constituiu um fator prognóstico para uma taxa de declínio mais rápido da VEF_1 ao longo do tempo.[12] Uma alta VEGF-D basal também se correlaciona com a progressão da doença e com a resposta ao tratamento.[75]

As estimativas de sobrevida variam amplamente, parecem ser dependentes do modo de apresentação ou de diagnóstico e geralmente tiveram uma tendência ascendente ao longo das últimas décadas, provavelmente devido à identificação mais precoce através do uso mais disseminado das varreduras por TC. Os dados de séries de casos iniciais e amplas indicam que 38% a 78% dos pacientes estão vivos aos 8,5 anos a partir do momento do início da doença.[8,9] Urban e auxiliares[14] descreveram uma probabilidade de sobrevida de 91% aos 8,5 anos, de 79% aos 10 anos e de 71% aos 15 anos. Entre os pacientes japoneses que se apresentaram com o pneumotórax como evento sentinela, Hayashida *et al.*[13] relataram que as probabilidades de sobrevida aos 5, 10 e 15 anos foram de 95%, 89% e 89%, enquanto para aqueles que se apresentaram com dispneia, as taxas de sobrevida foram de apenas 85%, 60% e 47%. Matsui *et al.*[205] constataram que a taxa de sobrevivência atuarial, baseada no tempo entre a biópsia pulmonar e o óbito ou transplante, foi de 85% e 71% após 5 e 10 anos, respectivamente. Esses pesquisadores VEF_1 também desenvolveram um sistema de escore de histologia pulmonar baseado na análise semiquantitativa da infiltração por células musculares lisas e alterações císticas, que se correlacionou com a sobrevida. Outros indicadores prognósticos negativos que foram relatados incluem uma redução da VEF_1/CVF, aumento da capacidade pulmonar total e uma histologia predominantemente cística, e não hiperplásica muscular lisa.[9] Não existem dados prognósticos disponíveis para o CET-LAM, mas a sobrevivência dos pacientes identificados através da triagem é quase certamente mais favorável do que a de pacientes que se apresentam com dispneia.[20,22] Em uma coorte de base populacional apurada através da vigilância de pacientes registrados na *LAM Foundation*, a sobrevida média foi de 29 anos.[206]

EXPERIMENTOS CLÍNICOS NA LINFANGIOLEIOMIOMATOSE

O progresso na compreensão das bases genéticas e moleculares da LAM sugeriu uma série de potenciais tratamentos candidatos além dos inibidores alostéricos da mTOR que podem ser adequados para o tratamento com agente único ou em combinação, com base em testes em experimentos clínicos (Fig. 69-12). Estes incluem inibidores da via da PI3K quinase, inibidores da mTOR quinase, inibidores do Rheb e da Rho (p. ex., inibidores da farnesiltransferase e estatinas), antagonistas do estrogênio (p. ex., agonistas do hormônio liberador das gonadotropinas), modificadores seletivos da resposta aos estrogênios, infrarreguladores seletivos do receptor do estrogênio (p. ex., Faslodex), inibidores da prolactina, inibidores da aromatase (p. ex., letrozole, inibidores da tirosina-quinase (p. ex., mesilato de imatinibe, nintedanibe), inibidores da metaloproteinase (p. ex., doxiciclina, marimastato, batimastato), inibidores da angiogênese (p. ex., bevacizumabe) e inibidores da linfangiogênese (p. ex., anticorpo anti-VEGF-D, anticorpo para VEGFR3, pazopanibe). Muitos desses fármacos foram aprovados pela *Food and Drug Administration* ou estão em desenvolvimento para outras indicações.

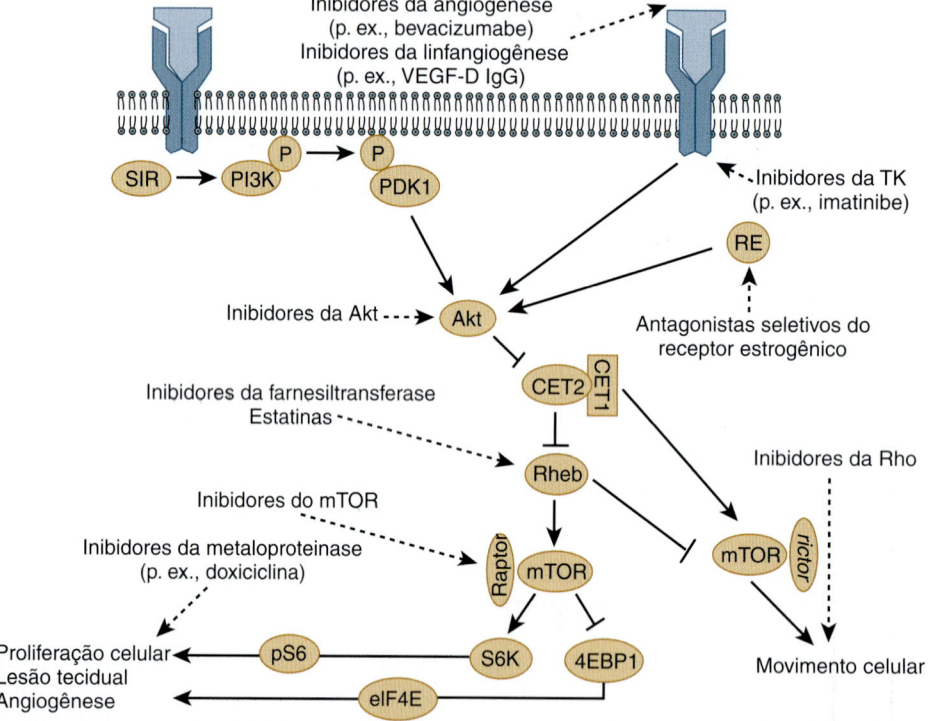

Figura 69-12 Futuros alvos terapêuticos para a LAM. O conhecimento das vias de sinalização que estão desreguladas nos pacientes com LAM revelou uma série de alvos moleculares promissores para intervenção. A ativação constitutiva do mTOR conduz a fosforilação inadequada do S6 (pS6) quando os genes *CET1* ou *CET2* estão ausentes ou são defeituosos, conforme observado em pacientes com LAM. O pS6 (e o eIF4E) dirigem a tradução proteica e a proliferação celular inapropriada, mas também realizam um feedback para inibir a ativação da secretina imunorreativa (SIR) e o efetor a jusante Akt. Este controle através de alça de feedback pode estar defeituoso devido à ativação do Akt através de outras vias, como, por exemplo, o fator de crescimento derivado das plaquetas (FCDP) e as vias do receptor do estrogênio (o que pode explicar a restrição de gênero na LAM). Relativamente a isso, os inibidores da tirosina-quinase (TK), tais como o imatinibe e os antagonistas seletivos do estrogênio podem ter uma utilidade especial na LAM por bloquearem a ativação alternativa do Akt. Os inibidores do mTOR, tais como o sirolimo e o everolimo bloqueiam a sinalização mTOR e as estatinas e os inibidores da farnesiltransferase bloqueiam a translocação do Rheb para a membrana através da inibição da modificação lipídica da proteína. Os pacientes com LAM expressam níveis elevados de fator de crescimento linfangiogênico, do fator de crescimento endotelial vascular D (VEGF-D), que atualmente está sendo estudado como um alvo em experimentos de malignidade metastática. Os inibidores da angiogênese, tais como o bevacizumabe e anticorpos anti-VEGF-D ou VEGFR-3, podem bloquear o recrutamento vascular sanguíneo ou linfático necessário para a manutenção tumoral, respectivamente, e os inibidores da metaloproteinase, tais como a doxiciclina, podem bloquear a degradação da matriz pulmonar que desempenha um papel na implantação tumoral, na sua disseminação e na destruição tecidual. A migração celular, a infiltração e as metástases são controladas por uma via mTOR insensível à rapamicina, mas pode ser susceptível à inibição pelos inibidores da Rho-quinase.

Pontos-chave

- A *linfangioleiomiomatose* (LAM) é uma doença pulmonar cística progressiva que é acentuadamente mais prevalente em mulheres e que mais comumente se apresenta com dispneia de esforço e/ou pneumotórax e, menos comumente, com quilotórax, hemoptise ou massas abdominais e cistos pulmonares incidentalmente descobertos.
- A LAM é uma neoplasia metastatizante, proveniente de uma fonte desconhecida, associada a uma infiltração do pulmão por células musculares lisas de aspecto benigno e destruição parenquimatosa cística.
- O diagnóstico da LAM pode ser estabelecido em bases clínicas, utilizando-se as diretrizes do consenso e o biomarcador sorológico, o VEGF-D, mas que pode exigir biópsia transbrônquica, avaliação citológica do líquido quiloso, aspirados por agulha fina das lesões abdominais ou, menos comumente, confirmação histológica cirúrgica.
- A LAM está associada a mutações da esclerose tuberosa que ativam mTOR e promovem o crescimento e a linfangiogênese, estejam as mutações na linhagem germinativa na doença genética hereditária ligadas à esclerose tuberosa, ou se forem elas provocadas por mutações somáticas (não na linhagem germinativa) na forma esporádica da doença.
- O sirolimo é eficaz no tratamento da LAM que deve ser considerado em pacientes com função pulmonar anormal, rápido declínio da VEF_1 ou recidiva após o transplante pulmonar ou complicações quilosas.
- O curso clínico da LAM é altamente variável, mas geralmente é lentamente progressivo, com uma sobrevivência aos 10 anos de, aproximadamente, 80% a 90% e a sobrevida média após o início dos sintomas é de, aproximadamente, 30 anos.

As Referências estão disponíveis exclusivamente no site www.elsevier.com.br/expertconsult

70 SÍNDROME DE PROTEINOSE ALVEOLAR PULMONAR

BRUCE C. TRAPNELL, MD • MAURIZIO LUISETTI, MD

INTRODUÇÃO
PATOGÊNESE
Composição e Homeostase do Surfactante
Fator Estimulador de Colônias de Granulócitos/Macrófagos
Modelos Murinos de Homeostase Desordenada do Surfactante
O Papel dos Autoanticorpos GM-CSF na PAP Primária
Fatores Genéticos
Associações Patológicas
Fatores Ambientais
Mecanismos de Ruptura da Homeostase do Surfactante
NOMENCLATURA E CLASSIFICAÇÃO

EPIDEMIOLOGIA
APRESENTAÇÃO CLÍNICA
AVALIAÇÃO E DIAGNÓSTICO DIFERENCIAL
Aspecto Radiográfico
Testes de Função Pulmonar
Broncoscopia, Lavado Broncoalveolar e Biópsia Transbrônquica
Biópsia Pulmonar Cirúrgica
Estudos Laboratoriais
Abordagem Diagnóstica
HISTÓRIA NATURAL
Infecções Secundárias
Fibrose Pulmonar
Resolução Espontânea

TRATAMENTO
PAP Autoimune
PAP Hereditária
PAP Secundária
Distúrbios de Disfunção Metabólica do Surfactante Pulmonar
LACUNAS DE CONHECIMENTO E RUMOS FUTUROS
Etiologia
Diretrizes Clínicas Práticas
Novas Abordagens Terapêuticas

INTRODUÇÃO

A *proteinose alveolar pulmonar* (PAP) é uma síndrome rara caracterizada pelo acúmulo anormal de surfactante pulmonar e insuficiência pulmonar hipóxica. Ela surge em um grupo heterogêneo de doenças intrinsecamente distintas e funcionalmente divididas entre os distúrbios de *produção* do surfactante ou de *eliminação* do surfactante.[1-3] Os distúrbios da produção incluem a disfunção metabólica do surfactante pulmonar (DMSP) provocada por mutações dos genes que codificam as proteínas envolvidas na produção do surfactante. Os distúrbios da eliminação podem ser adicionalmente divididos em PAP *primária*, provocada pela ruptura da sinalização do fator estimulador de colônias de granulócitos e macrófagos (GM-CSF), e a PAP *secundária*, provocada por outra condição patológica que interrompe a eliminação do surfactante macrofágico alveolar.

Os avanços recentes, incluindo relatos de várias coortes amplas,[4-7] aprimoraram grandemente a nossa compreensão da patogênese da PAP, a sua epidemiologia, subtipos clínicos, prognóstico e história natural, tendo resultado em novos métodos para diagnosticar, avaliar e tratar os pacientes.[2,8] Salientamos que a pesquisa relativa a essa síndrome rara e fascinante identificou o papel fundamental do GM-CSF na ontogenia dos macrófagos alveolares, na homeostase do surfactante pulmonar, na integridade estrutural do alvéolo, na defesa do hospedeiro, na inflamação pulmonar e sistêmica e na autoimunidade. Além disso, os estudos envolvendo camundongos deficientes de GM-CSF identificaram novas abordagens terapêuticas para doenças comuns, como, por exemplo, asma e artrite reumatoide. Este capítulo revê a patogênese, classificação, epidemiologia, apresentação e tratamento da PAP.

PATOGÊNESE

COMPOSIÇÃO E HOMEOSTASE DO SURFACTANTE

O surfactante é uma mistura complexa de 90% de fosfolipídios e 10% de proteínas surfactantes e que atua na interface ar-líquido da parede alveolar reduzindo a tensão superficial, prevenindo, assim, o colapso alveolar. Ele é produzido por células epiteliais alveolares do tipo II, secretadas no espaço alveolar e eliminadas através de reciclagem ou do catabolismo através de células do tipo II ou pela captação e catabolismo por macrófagos alveolares. A composição do surfactante, a sua produção e homeostase são revistas no Capítulo 8. Os estudos em animais e seres humanos nos quais a patogênese da PAP foi elucidada identificaram o GM-CSF como um regulador fundamental para a homeostase do surfactante (Fig. 70-1).

FATOR ESTIMULADOR DE COLÔNIAS DE GRANULÓCITOS/MACRÓFAGOS

O GM-CSF é uma citoquina 23-kD que sinaliza através de receptores celulares superficiais compreendendo uma cadeia de ligação α do GM-CSF, de baixa afinidade, (CDw116) e a cadeia β, não ligante, conversora da afinidade (CD131).[9,10] Conquanto nenhuma das cadeias possua atividade de sinalização intrínseca,[11] a cadeia β constitutivamente liga a *Janus Quinase 2* (JAK2),[11] uma tirosina-quinase envolvida na sinalização da citoquina. A vinculação do ligante provoca a formação de multímeros αβJAK2 e a ativação de JAK2, resultando na fosforilização das cadeias α[12] e β, na ativação de outras quinases,[11] e na inicialização da sinalização através de múltiplas vias[11,13] incluindo o *sinal transdutor da ativação e transcrição-5* (STAT5).[14]

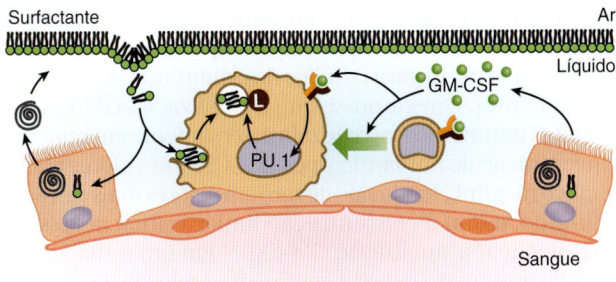

Figura 70-1 Representação esquemática da homeostase do surfactante pulmonar no interior do alvéolo em um indivíduo saudável. Os lipídeos e as proteínas do surfactante são sintetizados em células epiteliais alveolares do tipo II e secretados no espaço alveolar. O surfactante extracelular contribui para camada de surfactante presente na interface ar-líquido, desempenhando um papel fundamental através da redução da tensão superficial no interior do alvéolo. Os lipídeos e proteínas do surfactante são removidos do surfactante extracelular através da captação e reciclagem nas células do tipo II ou através da captação e catabolismo nos macrófagos alveolares. O fator estimulador de colônias de granulócitos e macrófagos (GM-CSF), um regulador crítico do catabolismo do surfactante nos macrófagos alveolares, atua através da ligação a receptores heterólogos sobre macrófagos alveolares e do estímulo ao catabolismo do surfactante através do fator de transcrição PU.1. O GM-CSF também é fundamental para o estímulo da diferenciação terminal dos precursores em macrófagos alveolares maduros.

MODELOS MURINOS DE HOMEOSTASE DESORDENADA DO SURFACTANTE

Os camundongos deficientes de GM-CSF ($Csf2O^{KO}$) ofereceram o primeiro indício para a patogênese da PAP. Conquanto nem a produção de surfactante por células do tipo II nem a sua captação por macrófagos alveolares estivesse alterada,[15,16] a eliminação do surfactante por macrófagos alveolares estava comprometida.[17] O GM-CSF,[18,19] agindo através do fator de transcrição PU.1,[20] regulou coordenadamente o catabolismo do surfactante; a adesão celular; e expressão dos receptores Fc, dos receptores da manose e de outros receptores; a fagocitose; a morte bacteriana e a sinalização *Toll-like* do receptor-4.[20] O GM-CSF foi identificado como um regulador fundamental da diferenciação terminal dos macrófagos alveolares em camundongos.

Os camundongos deficientes da cadeia β do receptor GM-CSF ($Csf2rb^{KO}$) desenvolvem uma PAP indistinguível daquela dos camundongos deficientes de GM-CSF.[21] Uma vez que o transplante da medula óssea do tipo selvagem corrigiu a PAP nesses camundongos, as células mieloides, e não as células epiteliais residentes nos pulmões, foram identificadas como a localização celular da patogênese.[22] Um biomarcador da PAP nesses camundongos (o aumento do GM-CSF sérico), sugeriu os mecanismos que levaram à identificação da PAP hereditária provocada por mutações *CSF2RA* ou *CSF2RB* em crianças.[23-25] Destacamos que, os camundongos $Csf2rb^{KO}$ e as crianças com mutações *CSF2RA* ou *CSF2RB* desenvolveram uma doença pulmonar que é idêntica em todos os aspectos, incluindo a patologia pulmonar (alvéolos cheios de surfactante, arquitetura preservada); citopatologia (macrófagos corados por óleo vermelho O, restos celulares); biomarcadores macrofágicos alveolares (redução do RNA mensageiro [mRNA] para PU.1, receptor-γ ativado pelo proliferador do peroxissomo [PPAR-γ], ABCG1); e biomarcadores no LBA (aumento das proteínas do surfactante/lipídeos, turvação, citoquinas [GM-CSF, M-CSF, MCP-1) e curso clínico (acúmulo progressivo de surfactante). Estudos nesses camundongos identificaram o *transplante de macrófagos pulmonares* (TMP) como uma nova abordagem terapêutica para a PAP hereditária.[26]

Camundongos deficientes em ABCG1, uma proteína transmembrana que medeia o efluxo celular de colesterol, acumulam colesterol nos macrófagos alveolares e em células do tipo II, desenvolvendo lipidose pulmonar, um indicativo de que o ABCG1 possa ser importante na homeostase do surfactante.[27] Destacamos que, a expressão do ABCG1 está reduzida nos macrófagos alveolares de camundongos com deficiência de GM-CSF, em pacientes com PAP autoimune,[28] camundongos com deficiência do receptor GM-CSF e em pacientes com PAP hereditária (dados não publicados). A ruptura condicional do PPAR-γ (um conhecido regulador transcricional do ABCG1) especificamente em macrófagos alveolares também interrompe a eliminação de surfactante.[29]

Em conjunto, os estudos murinos sugerem que a patogênese da PAP primária, tanto autoimune quanto hereditária, pode envolver a ruptura de uma via que inclui GM-CSF, PU.1, PPAR-γ e ABCG1, que é fundamental para a eliminação do surfactante pelos macrófagos alveolares.

Na PAP secundária, diversos modelos lançaram uma luz sobre a patogênese. Por exemplo, a redução do número de macrófagos alveolares através da depleção química aumenta o tamanho da reserva de surfactante[30] e a inalação de silício inalável resulta em proteinose alveolar.[31]

Além desses modelos de eliminação do surfactante, os modelos murinos de produção anormal de surfactante, denominados distúrbios DMSP, desenvolvem doenças pulmonares que recapitulam fielmente as suas respectivas doenças humanas. Eles são clínica, histológica e bioquimicamente distintos da PAP em camundongos com deficiência de GM-CSF e melhoraram a nossa compreensão relativamente à homeostase do surfactante. Por exemplo, camundongos com deficiência de SP-B desenvolvem insuficiência respiratória ao nascer. Estudos nesses camundongos demonstraram que o SP-B é fundamental para o processamento pós-translacional de SP-C, para a organização dos fosfolipídeos do surfactante nos corpos lamelares, para a formação de mielina tubular nos alvéolos, para a geração de filmes de surfactante capazes de reduzir a tensão superficial e a função pulmonar durante o período pós-natal precoce.[32-34] Camundongos deficientes para ABCA-3 desenvolvem insuficiência respiratória ao nascerem[35] e estudos com esses camundongos estabeleceram que o ABCA-3 é fundamental na formação dos corpos lamelares e na biogênese do surfactante pulmonar.[36]

Outros modelos murinos que demonstraram desenvolver PAP estão proporcionado uma percepção relativa à homeostase do surfactante, incluindo modelos murinos de imunodeficiência combinada grave,[37] hiperexpressão da *interleucina 4* (IL-4) ou IL-13,[39] e da deficiência de SP-D.[40]

O PAPEL DOS AUTOANTICORPOS GM-CSF NA PAP PRIMÁRIA

Em 1999, o grupo de Nakata identificou pela primeira vez autoanticorpos neutralizantes GM-CSF no líquido do lavado broncoalveolar (LBA) e no soro de pacientes com PAP idiopática, atualmente denominada *autoimune*.[41,42] Múltiplos estudos subsequentes confirmaram que os níveis elevados de autoanticorpos para GM-CSF estão associados à PAP idiopática, mas não à PAP secundária, a outras doenças pulmonares, ou aos distúrbios DMSP, ou a indivíduos saudáveis (Fig. 70-2).[1-3,43,44] Em um estudo, a concentração de autoanticorpos GM-CSF em 158 pacientes com PAP idiopática foi de 113 ± sete μg/mL,[1,43] enquanto níveis foram menores do que um μg/mL em pacientes com

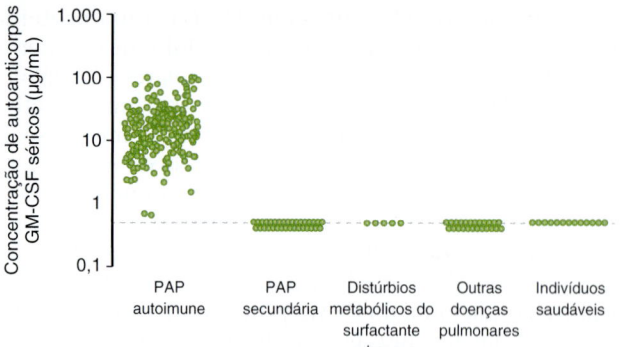

Figura 70-2 Anticorpos séricos para o GM-CSF estão elevados na proteinose alveolar pulmonar (PAP) autoimune. Os níveis de autoanticorpos GM-CSF séricos em indivíduos com PAP autoimune ($n = 223$), PAP secundária ($n = 33$), disfunção do surfactante pulmonar ($n = 5$), outras doenças pulmonares ($n = 24$) e em controles saudáveis ($n = 13$). O limite de detecção foi de 0,5 µg/mL de soro. (Alguns desses dados foram descritos em Inoue Y, Trapnell BC, Tazawa R, et al: Characteristics of a large cohort of autoimmune pulmonary alveolar proteinosis patients in Japan. *Am J Respir Crit Care Med* 177:752–762, 2008.)

PAP secundária, distúrbios DMSP, ou em outras doenças pulmonares.[1] Os autoanticorpos GM-CSF são compostos por IgG, predominantemente das subclasses IgG1 e IgG2; são altamente específicos para GM-CSF; possuem uma elevada afinidade de ligação ($20 \pm 7,5$ pM) e são capazes de neutralizar o GM-CSF em níveis até muitos milhares de vezes superiores às concentrações fisiológicas de GM-CSF *in vivo*.[41,43,45] Não obstante essas observações importantes, os autoanticorpos GM-CSF foram descritos em um abaixa frequência em pessoas saudáveis e em pacientes com doenças autoimunes sem evidências de PAP; além disso, o GM-CSF abrange a atividade anticitoquínica dominante em imunoglobulinas farmacêuticas preparadas a partir de indivíduos saudáveis.[46,47] Em um estudo mais recente que empregou múltiplos métodos de detecção, os autoanticorpos GM-CSF foram demonstrados em todos os 72 indivíduos saudáveis sem exposição prévia ao GM-CSF administrado exogenamente, embora em níveis baixos (mediana [faixa interquartil] = 1,04 [0,63 a 1,7] µg/mL soro).[45] Outra observação geradora de confusão foi a de que em pacientes com PAP, os autoanticorpos séricos para GM-CSF não se correlacionam com a gravidade da doença.[44]

Para provar que os autoanticorpos GM-CSF eram fundamentais para a patogênese da PAP idiopática e não um epifenômeno correlato sem importância, os autoanticorpos GM-CSF desses pacientes foram isolados em uma forma pura (p. ex., uma faixa única em géis SDS) e usados para imunizar primatas não humanos saudáveis. Os resultados demonstraram inequivocamente que os autoanticorpos GM-CSF reproduziram as características moleculares e celulares centrais da PAP, incluindo alvéolos cheios de surfactante com preservação da arquitetura, macrófagos alveolares espumosos, biomarcadores macrofágicos alveolares (redução de PU.1, de PPAR-γ e de mRNA ABCG1) e biomarcadores no LBA (aumento da SP-D e da turvação).[49,49] A avaliação dos autoanticorpos GM-CSF isolados a partir dos primatas imunizados ou diretamente dos pacientes apresentou uma bioatividade semelhante.[48] Juntamente com os estudos clínicos em seres humanos, esses dados proporcionaram fortes evidências de que os autoanticorpos GM-CSF eram, de fato, o condutor patogênico na PAP idiopática, que é atualmente reconhecida como PAP *autoimune*.[48] Os neutrófilos dos primatas imunizados também apresentaram um comprometimento da fagocitose semelhante aos defeitos descritos nesses pacientes, nos camundongos com deficiência de GM-CSF e em neutrófilos humanos normais encubados *in vitro* com autoanticorpos GM-CSF purificados.[50] Com o emprego do ensaio para o índice de estimulação CD11b (ver mais adiante), constatou-se que a sinalização GM-CSF em primatas imunizados foi reduzida inversamente em relação à concentração de autoanticorpos GM-CSF em valores abaixo de cinco mcg/mL, tendo sido de zero em valores mais elevados, definindo, assim a concentração limiar crítica necessária para bloquear a sinalização GM-CSF.[49] Em um estudo translacional que empregou este ensaio, uma relação e um limiar semelhantes foram observados em seres humanos.[43] Desse modo, observações aparentemente discrepantes (p. ex., o papel fundamental dos autoanticorpos GM-CSF na patogênese da PAP e a ausência de correlação entre as suas concentrações e a gravidade da doença) foram reconciliadas através da hipótese de que um nível limiar crítico de autoanticorpos GM-CSF seja necessário para reduzir a bioatividade do GM-CSF suficientemente para comprometer a eliminação do surfactante.[47]

Os autoanticorpos GM-CSF são policlonais e direcionados para epítopos por toda a molécula do GM-CSF.[43] A avaliação de 19 autoanticorpos monoclonais oriundos de seis pacientes demonstrou que eles utilizam múltiplos genes da imunoglobulina V e que visavam pelo menos quatro epítopos não superpostos no GM-CSF, sugerindo que seja o GM-CSF o condutor dos autoanticorpos e não algum epítopo para as células B em um patógeno, em reação cruzada com o GM-CSF.[51]

As observações de que a estimulação GM-CSF das funções neutrofílicas esteja comprometida na PAP autoimune e nos camundongos com deficiência de GM-CSF fornece uma explicação adicional para o aumento do risco de infecção na PAP provocado pela ruptura da sinalização GM-CSF. Além disso, uma correlação inversa entre os níveis de autoanticorpos GM-CSF e a função neutrofílica (fagocitose) em indivíduos saudáveis sugere um potencial papel fisiológico para estes anticorpos, como quelantes de GM-CSF livre, que pode funcionar como uma citoquina pró-inflamatória. Sustentando esse conceito, com o emprego de métodos capazes de detectar GM-CSF, esteja ele ligado a um autoanticorpo ou não, as concentrações séricas de GM-CSF em pessoas saudáveis (3.048 ± 484 pg/mL de soro, $n = 11$) são muito mais altas do que previamente descrito e mais de 99% estão ligados a autoanticorpos GM-CSF tanto em indivíduos normais quanto em pacientes com PAP.[45]

FATORES GENÉTICOS

Uma série de relatos atualmente estabeleceu a PAP hereditária como uma doença genética recém-descrita provocada por mutações genéticas no *CSF2RA* ou *CSF2RB*, que codificam as cadeias α e β do receptor, respectivamente (Fig. 70-3).[23-25, 52,53] Em alguns casos, os genes foram clonados, os defeitos reproduzidos *in vitro*, as anomalias da sinalização estudadas em detalhes[23-25] e os resultados usados para desenvolver vários novos testes diagnósticos baseados em biomarcadores (ver mais adiante). Um teste particularmente útil, o GM-CSF sérico, foi usado para identificar uma série de pacientes com PAP hereditária devida a mutações nos receptores GM-CSF, sendo capaz de identificar pacientes com defeitos em uma ou outra cadeia do receptor.[23-25,54] Digno de nota para a patogênese da PAP, em famílias nas quais dois irmãos portadores da mesma mutação comprometedora da função do gene receptor do GM-CSF, o irmão mais velho apresentava uma doença mínima, enquanto o irmão mais novo apresentava uma doença mais extensiva, sugerindo que um outro fator

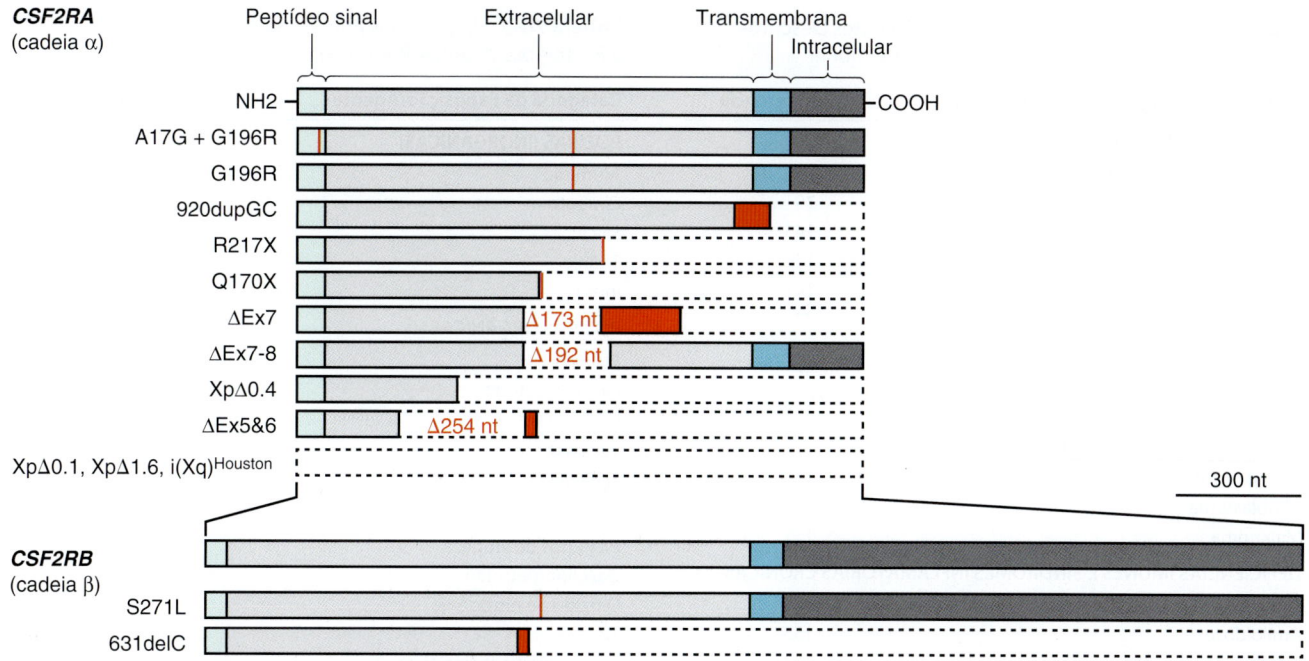

Figura 70-3 Mutações genéticas no *CSF2RA* e *CSR2RB* e anomalias correspondentes nas cadeias α e β do receptor do GM-CSF associadas ao desenvolvimento de proteinose alveolar pulmonar hereditária. Para cada gene, uma representação esquemática de uma proteína normal é mostrada acima a fim de indicar as regiões correspondentes ao peptídeo sinal, ao domínio extracelular, domínio abrangente transmembrana e domínio intracelular. Mostradas abaixo de cada proteína normal estão as proteínas anormais produzidas pelas mutações genéticas (indicadas) conhecidas por provocarem PAP hereditária. (Alguns dados são de Suzuki T, Sakagami T, Young LR, et al: Hereditary pulmonary alveolar proteinosis: pathogenesis, presentation, diagnosis, and therapy. *Am J Resp Crit Care Med* 182:1292–1304, 2010.)

além da perda da sinalização GM-CSF seja importante na determinação da gravidade da doença na PAP hereditária.[24] Vários fatores genéticos associados à doença hematológica com PAP secundária foram identificados, incluindo mutações no gene que codifica o fator de transcrição GATA2, assim como na cadeia de genes no receptor GMCSF.[54a,79]

As mutações em três genes que codificam as proteínas surfactantes *SFTPB*, *SFTPC* e *ABCA3* interrompem a produção e a função do surfactante, provocando doença respiratória em neonatos, crianças e em indivíduos mais velhos.[55-58] Consulte o Capítulo 8 para informações adicionais relativas ao surfactante pulmonar. SP-B e SP-C são peptídeos hidrofóbicos que residem no interior da camada surfactante de fosfolipídios, que funciona para reduzir a tensão superficial na interface ar/líquido alveolar,[34] enquanto o ABCA3 provavelmente transporta lipídeos, incluindo fosfatidilcolina, colesterol, esfingomielina e fosfatidilglicerol em corpos lamelares nas células alveolares do tipo II, onde o complexo surfactante é montado, processado e armazenado.

O *SFTPB* é um gene pequeno (9,7 kb) que codifica uma proteína hidrofóbica de 79 aminoácidos. Os lactentes homozigotos para mutações recessivas com perda de função no *SFTPB* desenvolvem insuficiência respiratória e evoluem rapidamente para o óbito logo após o parto.[59,60] Em contraposição, os indivíduos heterozigotos para os alelos da deficiência SP-B possuem uma função pulmonar normal.[61] Mais de 30 mutações foram identificadas até o momento em menos de 100 lactentes com deficiência SP-B.[58-62] Dois terços possuem uma mutação insercional na matriz de leitura provocada pela substituição de um único nucleotídeo por três nucleotídeos no códon 121 (designada 121ins2). Entre os lactentes com deficiência SP-B, aproximadamente 60% são homozigotos para o 121ins2, 25% são heterozigotos para este e para outro alelo alterador da função e 15% possuem outras mutações. A deficiência SP-B está associada ao processamento e a secreção aberrantes de um peptídeo SP-C imaturo, o que pode contribuir para a insuficiência respiratória associada à deficiência hereditária de SP-B.[63]

O *SFTPC* é um pequeno gene (3 kb) que codifica uma proteína hidrofóbica de 35 aminoácidos. As mutações conhecidas do *SFTPC* são expressadas em um padrão dominante e estão associadas à doença pulmonar intersticial em neonatos, crianças e adultos.[58,64-67] Vinte e cinco por cento dos indivíduos com doença pulmonar associada ao SP-C apresentam uma mutação pontual no *SFTPC* que provoca a substituição da treonina pela *isoleucina no códon 73* (I73T).[65] As análises histoquímicas do tecido pulmonar de um lactente com a mutação I73T demonstraram padrões de coloração normais para pro-SP, SP-B e pro-SP-C. Embora os lactentes com essa mutação possam se apresentar com síndrome de angústia respiratória, a maior parte das crianças com essa mutação se torna sintomática com doença pulmonar intersticial além do período neonatal.[65,68]

O gene *ABCA3* é um gene grande (80 kb) codificando uma proteína de 1.704 aminoácidos. As mutações autossômicas recessivas no *ABCA3* podem resultar em uma deficiência fatal de surfactante no neonato[69,70] e em insuficiência respiratória crônica em crianças mais velhas.[71] As mutações alteradoras da função no *ABCA3* resultam em um surfactante que é deficiente de fosfatidilcolina e que possui uma função reduzida, sugerindo que o *ABCA3* desempenhe um importante papel na homeostase dos fosfolipídios do surfactante pulmonar.[72] Uma mutação pontual em sentido errado relativamente comum no *ABCA3* provocando a substituição de uma *valina pelo ácido glutâmico no códon 292* (E292V) está associada à doença pulmonar intersticial crônica em crianças mais velhas que são heterozigotas para esta e uma mutação diferente alteradora da função no outro alelo *ABCA3*.[71]

O *NKX2.1* é essencial para a expressão de SP-B, SP-C e ABCA3. A haploinsuficiência do gene que codifica o fator de transcrição

Tabela 70-1 Distúrbios Sistêmicos Subjacentes Descritos em Associação com a Proteinose Alveolar Pulmonar	
Categoria Patológica/Doença Subjacente	**Referência**
DISTÚRBIOS HEMATOLÓGICOS	76
Leucemia linfocítica aguda	78
Leucemia mieloide aguda	79
Anemia aplásica	145
Leucemia linfocítica crônica	146
Leucemia mieloide crônica	147
Síndromes mielodisplásicas	77
Mieloma múltiplo	148
Linfoma	75
Macroglobulinemia de Waldenström	149
MALIGNIDADES HEMATOLÓGICAS	
Adenocarcinoma	150
Glioblastoma	150
Melanoma	151
DEFICIÊNCIAS IMUNES E SÍNDROMES INFLAMATÓRIAS CRÔNICAS	
Síndrome de imunodeficiência adquirida	152
Amiloidose	153
Agamaglobulinemia	154
Síndrome de Fanconi	145
Dermatomiosite juvenil	155
Intolerância proteica lisinúrica	80
Acidose tubular renal	156
Doença por imunodeficiência combinada grave	157
INFECÇÕES CRÔNICAS	
Citomegalovírus	158
Mycobacterium tuberculosis	159
Nocardia	160
Pneumocystis jirovecii (anteriormente *carinii*)	161

Tabela 70-2 Exposições Pulmonares Associadas à Proteinose Alveolar Pulmonar	
Categoria da Exposição/Agente	**Referência**
POEIRAS (INORGÂNICAS)	
Alumínio	90, 91
Cimento	162
Sílica	87, 88
Titânio	92
Índio	93
POEIRAS ORGÂNICAS	
Agrícolas	163
Farinha de trigo	87
Fertilizantes	87
Serragem	86
FUMOS	
Cloro	87
Produtos de limpeza	87
Gasolina/petróleo	87
Dióxido de nitrogênio	164
Tinta	92
Fumos plásticos sintéticos	87
Verniz	87

NKX2.1 (também conhecido como fator 1 de transcrição tireoidiana, ou TTF1) provoca um fenótipo complexo em neonatos, que inclui, não obstante a sua variabilidade, hipotireoidismo, anomalias cerebrais e doença pulmonar aguda e crônica.[73,74]

Conquanto as doenças pulmonares com mutações associadas à mutações no *SP-B*, *SP-C*, *ABCA-3* e *NKX2.1* interfiram na homeostase do surfactante, provoquem graus variáveis de acúmulo de surfactante (p. ex., PAP) e sejam frequentemente citadas como formas hereditárias de PAP na literatura médica, elas são diferenciadas dos distúrbios da eliminação do surfactante devido à sua disfunção do surfactante (p. ex., surfactante funcionalmente anormal), anomalias histopatológicas (desorganização parenquimatosa macroscópica e doença intersticial) e o curso clínico. Consequentemente, a expressão *disfunção metabólica surfactante pulmonar* (DMSP) foi proposta para esse grupo de distúrbios genéticos.

ASSOCIAÇÕES PATOLÓGICAS

A PAP foi descrita em associação com diversas condições médicas que, acredita-se, sejam causadoras do distúrbio, resultando no uso do termo PAP *secundária*.[1,2] Distúrbios sistêmicos associados à PAP secundária incluem doenças malignas e outras doenças inflamatórias, malignidades não hematológicas, síndromes de deficiência imune, síndromes inflamatórias crônicas e infecções crônicas (Tabela 70-1). No passado, a leucemia mielógena e a síndrome mielodisplásica foram os distúrbios hematológicos mais frequentemente descritos em associação com a PAP.[2,75-77] Em um estudo em uma única instituição, a PAP foi descrita em 5,3% dos pacientes com malignidades hematológicas e em 8,8% daqueles que eram neutropênicos.[76] De possível significância patogênica, 9 entre 10 pacientes em um estudo estavam neutropênicos quando a PAP se desenvolveu e, na maioria, a PAP se recuperou espontaneamente após o enxerto de medula óssea. Em outro estudo, a PAP se desenvolveu durante um período de neutropenia que se resolveu após o tratamento com fator estimulante de colônias de granulócitos.[78] Em um terceiro relato, a PAP se desenvolveu em três pacientes com leucemia mieloide aguda com anomalias do receptor GM-CSF, incluindo níveis reduzidos da cadeia β (três de três) e cadeia α indetectável (dois de três).[79] A PAP foi encontrada em cerca de 10% dos pacientes com intolerância proteica lisinúrica, um raro distúrbio hereditário provocado por um defeito do transporte de aminoácidos catiônicos.[80,81] A PAP secundária foi descrita em associação com diversas formas de imunodeficiência, incluindo a alinfoplasia tímica,[82] deficiência de imunoglobulina A,[83] transplante de órgãos sólidos,[84] e síndrome de imunodeficiência adquirida.[85]

Conquanto o(s) mecanismo(s) responsável(is) pela PAP secundária sejam mal compreendidos, dois temas comuns emergiram quando considerados no contexto do papel fundamental dos macrófagos alveolares na homeostase do surfactante. É de esperar que as condições que diminuam tanto o número quanto as funções dos macrófagos alveolares reduzam a capacidade dos macrófagos alveolares residentes de eliminar o surfactante da superfície pulmonar.

FATORES AMBIENTAIS

A PAP foi associada à exposição por inalação a agentes ambientais incluindo o tabagismo, uma ampla variedade de poeiras orgânicas e inorgânicas, fumos e gases (Tabela 70-2). Estudos epidemiológicos (ver mais adiante) documentam que a PAP é mais comum em fumantes. Cinco dos 27 pacientes originais de Rosen e colegas[86] foram expostos ao pó de madeira. A maior parte dos relatos implicando outras exposições ambientais são casos isolados ou pequenas séries retrospectivas e, em geral, não estabeleceram uma relação causal entre a exposição e o desenvolvimento de PAP. Um relato inicial com 138 pacientes com PAP constatou que a metade apresentava uma exposição significante às poeiras e aos fumos, dos quais a exposição mais comum era à sílica inalável, observada em 10 indivíduos.[87] Com o advento dos equipamentos de proteção ocupacional no local de trabalho, esta forma de "silicoproteinose"[88,89] se tornou rara. Outros relatos de casos documentam a associação entre a PAP e a exposição à poeira de alumínio,[90] fibras de celulose, pó de cimento, dióxido de titânio,[91,92] óxido de índio e estanho,[93] e dióxido de nitrogênio. O vínculo entre a sílica e a PAP é sustentado por estudos em ratos que demonstram que a inalação de partículas de sílica interfere na homeostase de surfactante, resultando em um aumento do acúmulo de surfactante.[31,94] Em cinco séries grandes separadas de pacientes com PAP,[2,4-7] uma história de exposição às poeiras, quando dados estavam disponíveis, estava presente em 26% a 54% dos pacientes.[7] Pesquisas adicionais são necessárias para determinar que papel a exposição por inalação ambiental desempenha na patogênese da PAP.

MECANISMOS DE RUPTURA DA HOMEOSTASE DO SURFACTANTE

Em camundongos, uma série de observações estabeleceu o GM-CSF como um regulador fundamental da homeostase do surfactante pulmonar incluindo as seguintes: (1) a homeostase do surfactante exige a presença de GM-CSF no pulmão e a PAP se desenvolve na ausência do GM-CSF pulmonar ou do seu receptor; (2) o acúmulo de surfactante em camundongos deficientes para GM-CSF é provocado por uma redução do catabolismo pelos macrófagos alveolares e não por um aumento da produção; (3) o GM-CSF pulmonar é necessário para e expressão normal do fator de transcrição PU.1 nos macrófagos alveolares e uma expressão forçada (p. ex., mediada por retrovírus) do PU.1 restabelece o catabolismo do surfactante nos macrófagos alveolares de camundongos *knockout* e (4) a homeostase do surfactante pode ser restabelecida em camundongos com deficiência do receptor β do GM-CSF através do transplante de medula óssea proveniente do camundongo do tipo selvagem.

PAP Primária (Autoimune e Hereditária)

Em seres humanos, os estudos que elucidaram a patogênese das PAPs hereditária e autoimune demonstram que o GM-CSF também é fundamental para a homeostase do surfactante na espécie humana. Os dados que sustentam essa tese incluem: (1) autoanticorpos GM-CSF (a) só estão presentes em altas concentrações na PAP autoimune, (b) podem ser isolados na forma pura, (c) provocam PAP após a sua injeção em primatas saudáveis e (d) conservam a atividade biológica após a injeção;[48,49] (2) os autoanticorpos GM-CSF neutralizam quantidades imensamente mais altas de GM-CSF do que aquelas presentes fisiologicamente;[43] (3) em pacientes com PAP, a expressão do PU.1 está reduzida nos macrófagos alveolares sendo aumentada pelo tratamento com GM-CSF;[95] (4) interrupção da sinalização do GM-CSF pelas mutações *CSF2RA* ou *CSF2RB* provoca uma doença pulmonar histopatologicamente indistinguível daquela dos camundongos *knockout* para GM-CSF e da PAP autoimune em seres humanos;[23-25,52,53] (5) a redução da expressão do receptor β do GM-CSF em leucócitos está associada à PAP em crianças e com o desenvolvimento de PAP em pacientes com leucemia;[79] e (6) os distúrbios que reduzem transitoriamente o número e/ou a função dos macrófagos alveolares estão temporalmente relacionados ao desenvolvimento e resolução da PAP secundária em seres humanos.[78]

As evidências disponíveis sugerem que o GM-CSF regule as funções das células mieloides de modo semelhante em seres humanos e em camundongos. Os camundongos *knockout* para GM-CSF e os pacientes com PAP autoimune apresentam uma notável semelhança em (1) aspecto histopatológico do pulmão; (2) aspecto citológico e ultraestrutural dos macrófagos alveolares; (3) elevação de determinadas citocinas (proteína quimiotática de monócitos-1, fator estimulador de colônias de macrófagos); (4) o padrão do comprometimento diferencial das diversas funções neutrofílicas e (5) o aumento da incidência de infecções pulmonares e extrapulmonares.

O mecanismo patogênico na PAP primária é (1) ruptura da sinalização do GM-CSF para os macrófagos alveolares, seja pela ausência de GM-CSF (observada em camundongos, mas não ainda em humanos); (2) ruptura da sinalização GM-CSF através de mutações nas proteínas receptoras do GM-CSF (em camundongos ou seres humanos), ou (3) a ruptura do GM-CSF por um ataque autoimune que o neutraliza, eliminando a bioatividade do GM-CSF e a estimulação das células mieloides *in vivo* (em primatas humanos e não humanos). O GM-CSF, através do PU.1, regula o catabolismo do surfactante nos macrófagos alveolares (em camundongos e, possivelmente, em seres humanos). O acúmulo de surfactante na PAP é devido à redução da sua eliminação pelos macrófagos alveolares, mas o mecanismo preciso é desconhecido. Uma vez que o surfactante é internalizado pelos macrófagos através de endocitose e catabolizado em fagolisossomos, é possível que a ruptura da sinalização GM-CSF bloqueie a translocação do surfactante endocitado para os lisossomos. Este mecanismo foi demonstrado para os adenovírus internalizados por macrófagos provenientes de camundongos deficientes em GM-CSF, nos quais o PU.1 redireciona endossomos contendo adenovírus para os lisossomos para a destruição. Alternativamente, a deficiência de GM-CSF pode resultar na deficiência de uma enzima fundamental. Potencialmente sustentando essa possibilidade estão dados relacionados ao *receptor-γ ativado por proliferador de peroxissomo* (PPAR-γ), um fator de transcrição ativado por ligante que regula os genes envolvidos no metabolismo lipídico e em outras vias.[96] O RNA mensageiro do PPAR-γ e a sua proteína são expressados nos macrófagos alveolares em indivíduos saudáveis, encontram-se reduzidos em pacientes com PAP e é aumentado através do tratamento com GM-CSF para os pacientes com PAP.[95] O CD36, um receptor quelante de lipídeos regulado pelo PPAR-γ, é regulado de modo semelhante. Todavia, a deficiência de PPAR-γ foi observada em diversos outros distúrbios, incluindo sarcoidose, síndrome de angústia respiratória aguda e asma, onde houve relatos de anomalias do surfactante.[97] Estudos adicionais são necessários para determinar os mecanismos através dos quais a interrupção da sinalização do GM-CSF acarreta uma redução do catabolismo do surfactante pelos macrófagos alveolares.

PAP Secundária

Os mecanismos envolvidos na PAP secundária, conquanto menos bem sustentada por dados experimentais, provavelmente envolve reduções do número ou das funções dos macrófagos alveolares. Isso reduziria a capacidade de eliminação do surfactante pelos macrófagos alveolares residentes, sendo sustentado por dados que demonstram uma relação temporal entre o início e a resolução da PAP com a supressão e a restauração das células mieloides nos distúrbios hematológicos. Outros mecanismos secundários da PAP — por exemplo, devido à inalação de fumos e poeiras tóxicas — são menos claros. Presumivelmente, eles envolveriam uma redução da capacidade do macrófago alveolar em eliminar o surfactante. Contudo, devido à hiperexpressão de determinadas citocinas (IL-4, IL-13) ou à redução da expressão de algumas *proteínas surfactantes* (SP-D), também aumenta a produção de surfactante em camundongos, outros potenciais mecanismos parecem possíveis.

Disfunção Metabólica do Surfactante Pulmonar

Os mecanismos da DMSP envolvem mutações nos genes da via sintética do surfactante, incluindo *SFTB*, *SFTPC*, *ABCA3*, *NKX2.1* e, provavelmente, outras, resultando na produção de um surfactante bioquímica e funcionalmente anormal. Esses distúrbios apresentam uma histopatologia pulmonar e um curso clínico que são acentuadamente diferentes da PAP provocada pela ruptura da sinalização GM-CSF. Além disso, a fisiopatologia decorre de uma deficiência do surfactante e não do seu excesso, como na PAP. Portanto, pode ser adequado considerar essas condições como distintas da PAP e não como parte do seu espectro.

NOMENCLATURA E CLASSIFICAÇÃO

Desde que a PAP foi primeiramente descrita como uma doença pulmonar "de enchimento do alvéolo com material proteináceo positivo para PAS, rico em lipídeos",[86] ela se tornou reconhecida como uma síndrome provocada por doenças distintas[1] e foi descrita na literatura médica com o emprego de múltiplos termos, resultando em uma nomenclatura que é redundante, inconsistente e confusa. Os termos se basearam nas características bioquímicas do material acumulado (p. ex., proteinose alveolar, fosfolipidose); patogênese (p. ex., silicoproteinose, idiopática); categoria da doença (primária ou secundária) e momento do início dos sintomas (p. ex., congênita, adquirida) e eram redundantes (p. ex., PAP idiopática, PAP adquirida, lipoproteinose alveolar, proteinose alveolar, fosfolipidose alveolar, lipoproteinose alveolar e lipofosfoproteinose alveolar). A confusão surge em decorrência do emprego do mesmo termo para doenças diferentes. Por exemplo, o termo *PAP congênita* tem sido usado para a doença provocada pela mutação no *SFTPB*, que é uniformemente fatal ao nascer e provocada pela deficiência de surfactante, como também para a doença provocada pela deficiência do receptor do GM-CSF que se apresenta em crianças, que é provocada pelo acúmulo de surfactante e que pode ser tratada com sucesso.

A discussão supramencionada evidencia a necessidade de uma classificação e nomenclatura que venham a facilitar uma comunicação clara relativa aos distúrbios da homeostase necessária para o treinamento clínico, tratamento da doença e para a pesquisa. Com base nas discussões iniciais de uma força-tarefa global reunida pelo Consórcio para Doenças Pulmonares Raras, um esquema de classificação simplificado foi proposto (Tabela 70-3).

Os distúrbios da homeostase do surfactante estão separados em distúrbios de redução da *eliminação* (PAP) ou de *produção* anormal (DMSP). A PAP é adicionalmente subdividida nas categorias primária e secundária, dependendo de se ela é devida a um distúrbio primário da sinalização GM-CSF, ou secundária a outra doença, respectivamente. A PAP *primária* é composta

Tabela 70-3 Classificação das Doenças Associadas à Ruptura da Homeostase do Surfactante

CATEGORIA CLÍNICA/DOENÇA
PAP Primária
Autoimunidade GM-CSF
Mutações *CSF2RA*
Mutações *CSF2RB*
Mutações *GM-CSF* (camundongos)
PAP Secundária
Doença hematológica
Malignidade não hematológica
Síndromes de deficiência imune
Síndromes inflamatórias crônicas
Infecções crônicas
Distúrbios de Disfunção Metabólica do Surfactante Pulmonar
Mutações *SFTPB*
Mutações *SFTPC*
Mutações *ABCA3* ou *NKX2.1*

GM-CSF, fator estimulador de colônias de macrófagos e granulócitos; PAP, proteinose alveolar pulmonar

por vários mecanismos patológicos específicos: uma doença autoimune provocada por autoanticorpos GM-CSF (PAP autoimune) ou uma doença genética provocada por mutações no gene *CSF2RA* ou *CSFR2B*. Uma terceira doença, provocada pela deficiência de GM-CSF, existe em camundongos e foi prevista, embora ainda não observada em seres humanos. A PAP *secundária* surge em associação com diversas categorias patológicas, incluindo distúrbios hematológicos, malignidade, síndromes de deficiência imune, distúrbios inflamatórios crônicos e infecções crônicas (Tabela 70-1), assim como em associação com determinadas exposições inalatórias, especialmente sílica (jateamento com areia) (Tabela 70-2). Os distúrbios DMSP são aqueles que provêm de mutações em genes da via da síntese do surfactante, incluindo *SFTPB*, *SFTPC*, *ABCA3*, *NKX2.1* e provavelmente outros que ainda estão por ser identificados.[56] Estes distúrbios foram incluídos em uma nova classificação da doença pulmonar intersticial em crianças pequenas.[98]

Não está mais recomendado o uso dessa pletora de termos nos relatos da síndrome PAP, devendo estes ser substituídos pela expressão *proteinose alveolar pulmonar*. Os termos que se referem à apresentação clínica (p. ex., PAP adquirida, PAP congênita) não devem ser usados quando a doença de base for conhecida. Por exemplo, "deficiência de SP-B" é muito mais informativo do que "PAP congênita" e muito mais coerente com a sua patogênese como um distúrbio de deficiência de surfactante (DMSP), ao invés de um acúmulo excessivo de surfactante (PAP). Quando a causa é desconhecida, a expressão *PAP não classificada* é preferida em lugar de "PAP idiopática", uma vez que esta última é atualmente compreendida como um distúrbio provocado por altos níveis de autoanticorpos GM-CSF.

EPIDEMIOLOGIA

Os distúrbios da homeostase do surfactante são encontrados em uma distribuição mundial, mas são raros. Desde a descrição inicial da PAP, mais de 1.000 casos de PAP primária ou secundária[2,4,23,86,99] e substancialmente menos casos de DMSP[55-58,64,65,69,71,100-102] foram descritos na literatura médica (Tabela 70-4). Uma meta-análise abrangente de 410 casos

Tabela 70-4 Comparação dos Dados Demográficos e Epidemiológicos entre Cinco Grandes Séries de Pacientes com Proteinose Alveolar Pulmonar

	Seymour[2] (n = 410)	Inoue[4] (n = 233)	Xu[5] (n = 241)	Bonella[6] (n = 70)	Campo[7] (n = 81)
Idade no Diagnóstico (media, variação)	39 (30–46)	51 (41–58)	42 (na)	43 (18–78)	40 (26–54)
Relação Homens/Mulheres	2,6	2,0	2,2	1,3	2,0
PAP Primária (%)	na	90	na	91	90
PAP Secundária (%)	na	10	na	9	4
Tempo até o diagnóstico (meses)	7 (3–19)	10 (4–36)	na	9 (1–36)	11 (0–27)
Remissões espontâneas (%)	6	5	na	5	7
Hábito tabagista (%)					
Nunca	28	43	—	21	36
Prévio	na	29	—	30	42
Atual	na	29	—	49	22
Exposição a poeiras (%)	na	26	na	54	32

separados de PAP representando todos os subtipos clínicos constatou que os pacientes tendem a ser homens (relação homens-mulheres = 2,65:1,0) e que os homens predominam entre os fumantes (relação homens-mulheres = 2,78:1,0), mas não entre os não fumantes (relação homens-mulheres = 0,69:1,0).[2] Esses resultados sugerem que a elevada proporção de homens entre os pacientes com PAP possa ser explicada pela sua maior frequência de uso do tabaco. Este estudo também constatou que a média etária por ocasião do diagnóstico era de 39 anos (39 entre os homens e 35 entre as mulheres).

A PAP autoimune foi estudada de vários modos a fim de estabelecer a sua etiologia. Um grande estudo nacional, multicêntrico, baseado em registros da PAP foi recentemente conduzido no Japão e identificou 223 pacientes com PAP.[4] Este estudo descreveu uma predominância masculina (relação homens-mulheres = 2,1:1,0) e constatou que os homens predominavam entre os fumantes (relação homens-mulheres = 9,3:1,0), mas não entre os não fumantes (relação homens-mulheres = 0,6:1,0).[4] A média etária por ocasião do diagnóstico foi de 53 anos (52 em homens e 55 em mulheres). A prevalência foi similar em nove regiões geográficas não superpostas abrangendo a totalidade do Japão e a taxa de casos se correlacionou em muito com o tamanho da população regional. Este resultado sugere a ausência de um efeito do clima ou da geografia sobre a prevalência. Sustentando adicionalmente esse fato, a PAP autoimune é observada em uma distribuição global. Uma triagem intensiva realizada no interior da Prefeitura de Niigata no Japão (população de 2,41 milhões) estimou a incidência e a prevalência de PAP autoimune como sendo de 0,49 ± 0,13 e de 6,2 por milhão, respectivamente.[4] Este registro constatou que, entre os casos não congênitos de PAP, 89,9% dos casos foram autoimunes, 9,7% foram secundários e 0,4% foram não classificados. Em uma meta-análise de 1.045 pacientes com PAP primariamente adulta em cinco séries recentes,[7] a média etária no diagnóstico foi semelhante em quatro de cinco séries (variação de 39 a 43) e ligeiramente mais velha nas séries japonesas (média etária de 51). Em todas as séries os homens prevaleceram sobre as mulheres, com uma relação variando entre 1,3:1 a 2,6:1. O intervalo entre o início dos sintomas e o diagnóstico foi semelhante (variando de 7 a 11 meses). Destacamos que, entre 21% e 43% dos pacientes com PAP eram não fumantes, indicando que a PAP não é simplesmente uma doença relacionada ao tabagismo.

A PAP hereditária é provocada por diversas mutações genéticas nos genes *CSF2RA* ou *CSF2RB* (Fig. 70-3) e geralmente se apresenta em crianças entre as idades de 1,5 e 11 anos, embora ela tenha sido observada apresentando-se em adultos com idades entre 29 e 35 anos.[23-25,52,53]

A PAP secundária é responsável por mais de 10% de todos os casos de PAP em adultos[2,4] e se desenvolve como consequência de uma doença subjacente (Tabela 70-1) ou exposição ambiental (Tabela 70-2). Desse modo, a prevalência de uma PAP secundária é estimada em, aproximadamente, 0,34 por 100.000 indivíduos na população em geral. Historicamente, a malignidade hematológica constituiu a causa mais comum de PAP secundária, sendo responsável por 5,3% dos casos.[76] Todavia, em um estudo recente, a síndrome mielodisplásica foi responsável por 6,5% dos casos.[103] A PAP secundária surge em função do distúrbio clínico subjacente e, em alguns casos, pode se resolver com o tratamento bem-sucedido do distúrbio subjacente.

Os distúrbios DMSP se desenvolvem em indivíduos com mutações nos genes envolvidos na síntese de surfactante: *SFTPB*, *SFTPC*, *ABCA3* e *NKX2.1*, conforme anteriormente discutido. A incidência de deficiência SP-B é estimada como sendo de, aproximadamente, 1 a cada 1,5 milhão de nascimentos. Entre os lactentes com síndrome de angústia respiratória de etiologia desconhecida, as mutações surgem mais comumente no *ABCA3* do que no *SFTPB*.[56] A prevalência de mutações comumente associadas a doença nos genes *SFTPB* (121ins2), *SFTPC* (173T) e *ABCA3* (E292V) não estão bem estabelecidas. No entanto, um estudo recente em coortes etnicamente diversas do Missouri, Noruega, Coreia do Sul e África do Sul (n = 420) constatou que as frequências de base populacional dessas mutações eram raras (< 0,4%). Além disso, o E292V estava presente em 3,8% dos neonatos com síndrome de angustia respiratória, sugerindo um aumento do risco genético para essa síndrome.[55]

APRESENTAÇÃO CLÍNICA

A PAP se apresenta como dispneia progressiva de início insidioso a menos que uma infecção secundária também esteja presente, caso em que a febre, a tosse e, raramente, a hemoptise também podem estar presentes. A frequência dos diversos sintomas foi recentemente avaliada em uma grande coorte no Japão (Tabela 70-5). Esta apresentação inespecífica pode levar a meses ou anos de diagnósticos errôneos de "asma" ou "bronquite crônica". Os sintomas são frequentemente mais brandos do que o esperado a partir dos achados radiográficos, o que deve levantar a suspeita de PAP. O exame físico é inespecífico e frequentemente

Tabela 70-5	Frequência de Sintomas entre os Pacientes com Proteinose Alveolar Pulmonar Autoimune*
Sintoma	Frequência (%)
Dispneia	54
Tosse	23
Produção de catarro	4
Outros	4
Nenhum (assintomático)	31

*Dados por um grupo contemporâneo composto por 220 pacientes.
De Inoue Y, Trapnell BC, Tazawa R, et al: Characteristics of a large cohort of autoimmune pulmonary alveolar proteinosis patients in Japan. *Am J Respir Crit Care Med* 177:752–762, 2008.

normal a despeito de uma radiografia de tórax grosseiramente anormal, mas pode incluir crepitações basilares. A cianose é observada nos casos graves; a hemoptise e a febre são raras. O baqueteamento digital não constitui uma característica da PAP autoimune ou da PAP hereditária. Na coorte do registro nacional Japonês da PAP, 31% dos pacientes com manifestações radiológicas acentuadas eram assintomáticos.[4]

A PAP hereditária é provocada por mutações nos genes do receptor do GM-CSF (*CSF2RA* ou *B*) e se apresenta como uma PAP autoimune insidiosa e progressiva de tipo dispneico, geralmente em crianças.[23,24,52,53] Portanto, embora essa doença tenha sido recém-descrita, seja rara e necessariamente menos estudada, ela se parece com a PAP autoimune, exceto por se tratar de uma de crianças ao invés de adultos.

A PAP secundária geralmente surge em um indivíduo com um distúrbio sistêmico subjacente, como uma doença/malignidade hematológica.[75,76,78,99,104,105] Ela pode ser observada em um contexto de neutropenia ou de disfunção das células mieloides relacionado ao distúrbio subjacente, podendo se resolver com o tratamento bem-sucedido do distúrbio subjacente.

Os distúrbios DMSP podem se apresentar como um espectro de doenças pulmonares que variam desde a síndrome de angústia respiratória em neonatos e lactentes até a doença pulmonar intersticial em crianças, adolescentes e adultos, dependendo da natureza exata das mutações genéticas subjacentes. A deficiência de SP-B tipicamente se apresenta como angústia respiratória imediatamente após o parto.[59,68,106] As mutações *ABCA3* podem resultar em síndrome de angústia respiratória fatal em neonatos e de doença pulmonar intersticial em lactentes, crianças e adolescentes.[69,71,102,107] As mutações SP-C podem se apresentar como doença pulmonar intersticial em crianças e adultos.[58,64,66,67]

AVALIAÇÃO E DIAGNÓSTICO DIFERENCIAL

ASPECTO RADIOGRÁFICO

A radiografia de tórax na PAP autoimune e na PAP secundária de origem hematológica tipicamente revela consolidação bilateral irregular ou consolidação difusa do espaço aéreo ou opacidade nebulosa em vidro moído semelhante em seu aspecto àquela do edema pulmonar, mas sem outros sinais radiográficos de insuficiência cardíaca esquerda.[86,108] Outros padrões podem incluir opacidades alveolares, intersticiais, ou nodulares, assim como anomalias assimétricas ou focais, mas consolidações densas com broncogramas aéreos são raras. Linfadenopatia, cardiomegalia e derrames não são

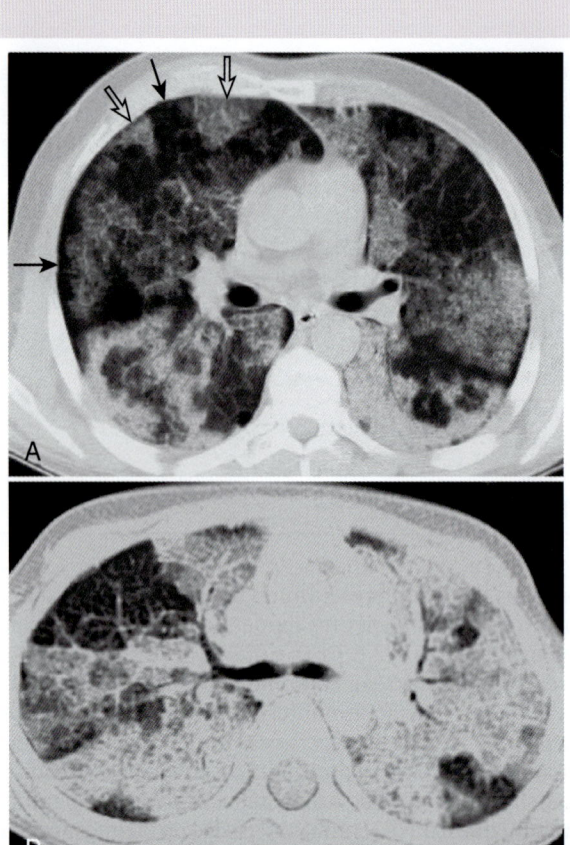

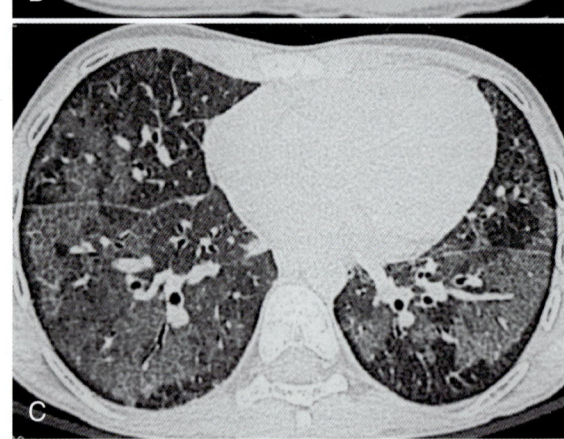

Figura 70-4 TC de diferentes formas de PAP. TC torácica ilustrando as diferenças no aspecto radiográfico dos pulmões na PAP autoimune **(A)**, disfunção hereditária do receptor GM-CSF (cadeia α) **(B)**, e PAP secundária em uma criança com intolerância à proteína lisinúrica **(C)**. Observe a justaposição entre lóbulos secundários altamente anormais (*setas abertas*), adjacente a lóbulos secundários de aspecto mais normal (*setas sólidas*). Este é conhecido como padrão "geográfico" e é comum na PAP autoimune. Ele também é observado na PAP hereditária devida à disfunção do receptor GM-CSF. As opacidades que são mais homogêneas e menos geográficas são mais comuns na PAP secundária **(C)**.

características da PAP. A radiografia de tórax na PAP hereditária é semelhante, mas pode ser normal precocemente no curso da doença ou nos casos leves.[23] O valor diagnóstico da radiografia de tórax é limitado pela sua falta de especificidade.

Os *scans* (varreduras) por *tomografia computadorizada* (TC) convencional de tórax demonstram áreas bilaterais de consolidação com margens mal definidas (Fig. 70-4).[109,110] A TC de tórax de alta resolução é superior tanto à TC convencional quanto à radiografia de tórax na avaliação do padrão e distribuição das anomalias, podendo demonstrar lesões mesmo quando a radiografia é normal. A distribuição da doença é variável e pode refletir a heterogeneidade da doença subjacente causadora da PAP. Várias características são dignas de nota. Áreas de *opacificação em vidro moído* (OVM ou "vidro fosco") frequentemente possuem margens nitidamente definidas, que lhes conferem um aspecto "geográfico". As margens acentuadas geralmente refletem os limites lobulares ou lobares. Um padrão de linhas finas superpostas criando formas poligonais de 3 a 10 mm pode ser observado na maior parte dos casos. A superposição desses dois padrões confere um aspecto que foi descrito como "calçamento desordenado," que é *característico, mas não diagnóstico* da PAP.[111] Particularmente, o calçamento desordenado também pode ser observado na pneumonite de hipersensibilidade, na pneumonia pelo *Pneumocystis jirovecii*, no adenocarcinoma minimamente invasivo/adenocarcinoma invasivo lepídico (anteriormente carcinoma brônquio-alveolar), carcinomatose linfangítica, edema pulmonar cardiogênico/lesão pulmonar aguda e na pneumonia lipoide. Um estudo descreveu que o aspecto geográfico com calçamento desordenado é mais comumente observado na PAP autoimune do que na PAP secundária.[112]

Os achados à radiografia de tórax e na TC torácica de alta resolução se correlacionam com o defeito ventilatório restritivo, redução da capacidade de difusão e hipoxemia.[110] Medidas quantitativas das opacidades em vidro moído à TC, o peso pulmonar e o volume gasoso podem ser úteis no acompanhamento dos pacientes com PAP.[113]

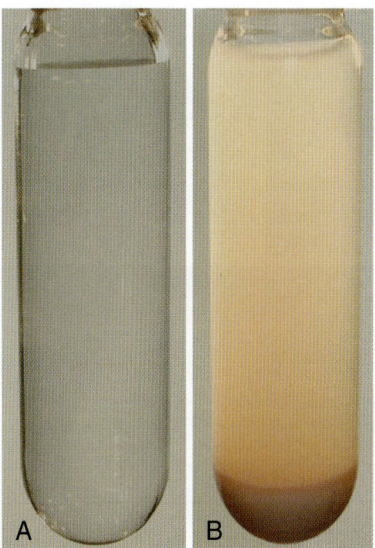

Figura 70-5 Líquido do lavado pulmonar total. Comparação entre o soro fisiológico **(A)** e o líquido do lavado pulmonar total proveniente de um paciente com PAP autoimune **(B)**. O líquido do lavado, que foi deixado em repouso ao longo da noite em um refrigerador, exibe um aspecto "leitoso" e um sedimento denso.

TESTES DE FUNÇÃO PULMONAR

Os resultados dos testes de função pulmonar podem ser normais ou, na doença mais avançada, podem exibir um defeito ventilatório restritivo, com um comprometimento leve da capacidade vital forçada e da capacidade pulmonar total com uma redução grave desproporcional da capacidade de difusão para o monóxido de carbono.[2,4] A gasometria arterial exibe uma hipoxemia moderada a grave e um aumento do gradiente PO_2 alveolar-arterial, alcalose respiratória compensada dependendo do grau de progressão da doença e da ausência de hipercarbia. A fração de *shunt* está elevada quando comparada a pacientes com outras doenças pulmonares difusas.[114] O teste de caminhada de 6 minutos tipicamente revela uma dessaturação precoce.

BRONCOSCOPIA, LAVADO BRONCOALVEOLAR E BIÓPSIA TRANSBRÔNQUICA

O exame broncoscópico das vias aéreas é inexpressivo na PAP. Em contraposição, as amostras do *lavado broncoalveolar* (LBA) geralmente revelam achados característicos macroscópicos, citopatológicos e bioquímicos altamente sugestivos ou diagnósticos de PAP. Na PAP autoimune, hereditária ou secundária, mas não na DMSP, o líquido do LBA possui um aspecto "leitoso"ou "ceroso" e o sedimento se acumula quando deixado em repouso (Fig. 70-5). O exame citológico das amostras coradas pelo ácido periódico de Schiff–Papanicolaou revela que o líquido do LBA e o sedimento contêm material granular, acelular e lipoproteináceo,[115] células e glóbulos. Surpreendentemente, os preparados com citospina revelam macrófagos alveolares ingurgitados com gotículas lipídicas intracitoplasmáticas que conferem um aspecto espumoso à microscopia óptica (Fig. 70-6). O exame com microscopia eletrônica do sedimento revela a presença de mielina tubular, corpos lamelares e estruturas fusionadas da membrana características do surfactante pulmonar. A contagem celular diferencial no LBA na PAP autoimune pode ser normal ou revelar a presença de um aumento dos linfócitos pulmonares composta por um aumento do número de $CD4^+$ e $CD8^+$.[116] Culturas dos lavados broncoscópicos e do LBA são importantes para destacar a infecção.

A análise bioquímica do líquido do LBA revela um aumento da quantidade de fosfolipídios e proteínas semelhantes na sua composição àquela do surfactante dos indivíduos normais.[117] As proteínas do surfactante estão variavelmente aumentadas no líquido do LBA na PAP.

BIÓPSIA PULMONAR CIRÚRGICA

Devido à precisão diagnóstica do LBA, a biópsia pulmonar geralmente não é necessária para o estabelecimento do diagnóstico da PAP, mas pode estar indicada quando o diagnóstico é duvidoso ou houver a suspeita de PAP secundária. Macroscopicamente, a superfície de corte das amostras de biópsia pulmonar na PAP autoimune e hereditária revela um padrão geográfico de regiões cinza-amareladas de 2 a 3 cm de consolidação firme que exsuda material gorduroso. Microscopicamente, os alvéolos e as vias aéreas terminais estão preenchidos por um fino material eosinofílico que se cora fortemente para as proteínas do surfactante (Fig. 70-6). A parede alveolar e a arquitetura intersticial estão relativamente bem preservadas, mas a infiltração linfocítica e eventualmente a fibrose podem ser observadas. A vasculatura parece normal. A microscopia eletrônica, que raramente é necessária, revela as estruturas características do surfactante concentricamente laminadas (inclusões por corpos lamelares) no interior do material granular e nos macrófagos alveolares.[118] Destacamos que, embora uma biópsia pulmonar possa estabelecer a presença da síndrome PAP, ela não pode identificar a doença responsável (p. ex., PAP autoimune ou hereditária, Fig. 70-6 E e F, respectivamente), o que possui implicações importantes para as terapias mais novas.

ESTUDOS LABORATORIAIS

Os estudos laboratoriais de rotina geralmente são normais na PAP. O lactato desidrogenase sérico está tipicamente elevado em proporção com a gravidade da doença pulmonar, embora

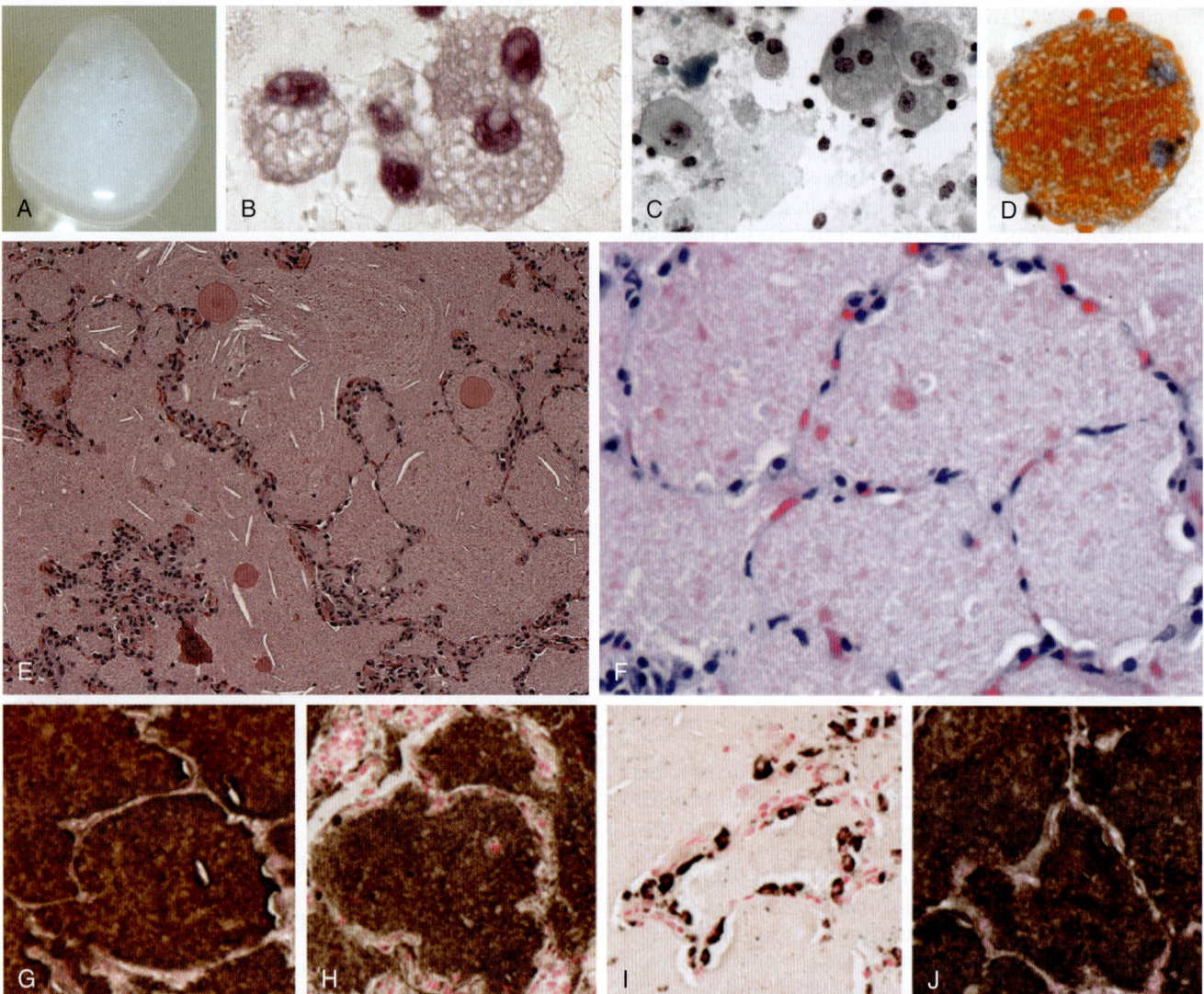

Figura 70-6 Aspecto do escarro, citologia do escarro e histopatologia pulmonar na PAP devida à ruptura da sinalização GM-CSF. **A,** Aspecto macroscópico do escarro recém-expectorado de um paciente com PAP autoimune não complicada. **B,** Esfregaço do escarro após a coloração com o reagente ácido periódico de Schiff. **C,** Esfregaço do escarro após a coloração com o reagente de Papanicolaou. Observe o aspecto dos grandes macrófagos alveolares de aspecto espumoso em **B** e **C. D,** Macrófagos alveolares corados com Óleo Vermelho O. **E,** Aspecto histológico de uma biópsia pulmonar aberta de PAP autoimune após a coloração pelo ácido periódico de Schiff. Os alvéolos estão cheios de material amorfo, acelular e eosinofílico e também por fendas de colesterol e corpos eosinofílicos. A arquitetura da parede alveolar está bem preservada. **F–J,** Aspecto histopatológico de uma biópsia pulmonar aberta na PAP hereditária provocada por mutações no gene *CSF2RA* após a coloração com hematoxilina e eosina **(F),** ou a imunocoloração para SP-A **(G),** SP-B maduro **(H),** pró-SP-C **(I),** ou SP-D **(J). (F–I** de Suzuki T, Sakagami T, Rubin BK, et al: Familial pulmonary alveolar proteinosis caused by mutations in CSF2RA. *J Exp Med* 205:2703–2710, 2008.)

este achado seja inespecífico.[2,114] Os níveis séricos de SP-A, SP-B, SP-D, da proteína-C reativa e da *proteína de Krebs von den Lungen-6* (KL-6), uma proteína semelhante à mucina (MUC1), estão aumentados na PAP e se correlacionam com a gravidade da doença pulmonar.[4,44,119] Todavia, todos esses biomarcadores podem ser úteis no monitoramento da atividade da doença em pacientes com PAP. Por exemplo, a KL-6 foi descrita como capaz de superar a PO_2 arterial e a DHL no prognóstico da progressão da doença e da necessidade de tratamento na PAP autoimune.[122]

Diversos testes baseados em biomarcadores são eficazes para o diagnóstico da doença específica causadora da PAP. Destes, o mais bem estabelecido é o ELISA baseado no soro para o autoanticorpo GM-CSF.[1,45,50,123,124,124a] Conquanto os autoanticorpos séricos GM-CSF estejam presentes em baixos níveis em pessoas saudáveis,[45] um nível sérico elevado é diagnóstico para a PAP autoimune. Em um estudo de validação recente (MICEPAP) conduzido nos Estados Unidos, Alemanha, Itália e Japão, tanto a sensibilidade quanto a especificidade de um ensaio recentemente aperfeiçoado foram constatadas como sendo de 100%.[125] Além disso, um *padrão internacional de referência para o GM-CSF monoclonal* (MCRS) foi desenvolvido para ajudar a padronizar os resultados dos exames a partir dos poucos laboratórios que atualmente realizam o teste. Quando os autoanticorpos GM-CSF estão em níveis próximos ao limiar diagnóstico, a dosagem da sinalização do GM-CSF no sangue total é útil e pode ser feita através da mensuração da capacidade do GM-CSF em se ligar aos receptores GM-CSF em leucócitos e de estimular um aumento do CD11b na superfície celular (o teste do índice de estímulo do CD11b)[50] ou um aumento da fosforilação do STAT5 (o teste do índice de fosforilação do STAT5).[126] Os dois ensaios fornecem resultados semelhantes (um grande aumento em pessoas saudáveis e ausência de alteração na PAP autoimune), mas os últimos são mais consistentes e confiáveis. A dosagem da concentração sérica de

GM-CSF através do ELISA constitui um teste de triagem útil para identificar a PAP hereditária, na qual a sinalização GM-CSF está interrompida não por autoanticorpos para o GM-CSF, mas por uma disfunção do receptor para GM-CSF.[23,127] Diversos testes moleculares estão disponíveis para determinar a anomalia específica na PAP hereditária e na DMSP.[24,25]

ABORDAGEM DIAGNÓSTICA

O diagnóstico oportuno da PAP exige um alto grau de suspeita clínica e a PAP deve ser suspeitada em pacientes com dispneia de início insidioso e achados típicos na TC de tórax. Em adultos previamente saudáveis com esses achados, um teste anormal para autoanticorpos GM-CSF séricos geralmente é o suficiente para estabelecer o diagnóstico de PAP autoimune.[125] Um teste de sinalização GM-CSF anormal, com o *índice de fosforilação STAT5* (STAT5-PI) ou com o *índice de estimulação CD11b* (CD11b-SI), confirma o diagnóstico. Os testes de função pulmonar podem ser úteis se a doença for moderada ou grave, mas estão normais (exceto pala DL_{CO}) em muitos pacientes.[3] Conquanto a citologia do LBA ou uma biópsia pulmonar cirúrgica ou transbrônquica possam estabelecer a presença da síndrome PAP, nenhuma delas pode identificar a doença subjacente.[99] Uma biópsia pulmonar aberta geralmente não é necessária, mas uma biópsia ainda pode ser útil se o diagnóstico não estiver claro ou se houver a suspeita de PAP secundária, a fim de descartar distúrbios que apresentam características radiológicas, citológicas ou patológicas semelhantes à PAP.

Em pacientes mais jovens nos quais houver suspeita de PAP, a apresentação pode ser útil. A deficiência de SP-B se apresenta como uma insuficiência respiratória ao nascer. A disfunção do ABCA3 pode se apresentar de modo semelhante ou como uma doença pulmonar intersticial em lactentes, crianças e adolescentes. A disfunção SP-C se apresenta como uma doença pulmonar intersticial em crianças e adultos. Embora a PAP autoimune geralmente se apresente em adultos, ela foi observada em crianças em idades tão precoces quanto 3 anos podendo ser prontamente diagnosticada através de um teste sanguíneo sem a necessidade de uma biópsia pulmonar. A PAP hereditária frequentemente se apresenta em crianças entre as idades de 1,5 e 11 anos, mas pode se apresentar até os 35 anos. Na PAP hereditária, o exame para o autoanticorpo sérico para o GM-CSF é normal e os testes para a sinalização do GM-CSF, STAT5-PI (CD11b-SI) e GM-CSF sérica estão anormais.[23-25] Esses exames baseados no sangue são úteis na avaliação de pacientes jovens e devem ser empregados para minimizar o uso de procedimentos mais invasivos.

A avaliação diagnóstica dos indivíduos com distúrbios da homeostase do surfactante, incluindo a PAP e os distúrbios DMSP, consiste de avaliações clínicas de rotina, avaliações dos biomarcadores e exames genéticos capazes de diferenciar entre a PAP autoimune, a PAP secundária, a PAP hereditária, a PAP provocada pela disfunção do receptor e os distúrbios DMSP (Fig. 70-7).

HISTÓRIA NATURAL

Não foram relatados estudos longitudinais relativos ao curso clínico da PAP. Contudo, avaliações transversais de coortes de PAP no Japão, China, Alemanha e Itália foram recentemente descritas (Tabela 70-4).[4-7] Na meta-análise abrangente da PAP de Seymour e Presneill, as taxas atuariais de sobrevida para 343 pacientes com PAP adquirida foram de 78% ± 8% em dois anos, 75% ± 8% aos cinco anos e 68% ± 9% aos 10 anos.[2] Mais de 80% dos óbitos atribuíveis à PAP durante um período de cinco anos ocorrerem durante os primeiros 12 meses após o diagnóstico. Este estudo relatou que, dos 69 óbitos, as mortes

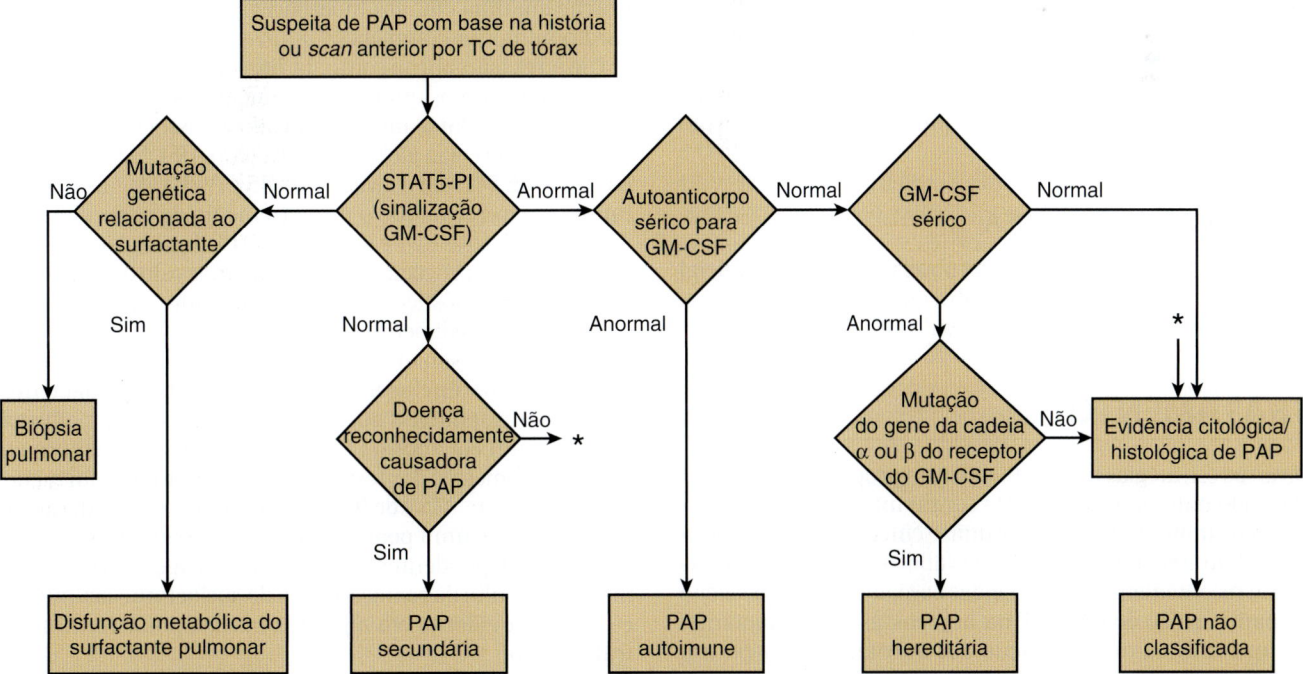

Figura 70-7 Algoritmo diagnóstico para a avaliação de indivíduos com síndrome PAP. Na PAP hereditária provocada por mutações dos genes do receptor GM-CSF *CSF2RA* ou *CSF2RB*, testes adicionais da sinalização GM-CSF são necessários para confirmar a identidade e natureza específica do defeito. Veja o texto para detalhes. STAT5-PI, STAT5 índice de fosforilação*, conexão da árvore de decisão no algoritmo.

decorreram de insuficiência respiratória decorrente da PAP em 47 pacientes (72%), por infecção descontrolada em 13 (20%) e por causas não relacionadas em cinco casos (8%). Em um estudo contemporâneo de coorte transversal com 223 pacientes com PAP transversal no Japão, não houve óbitos ao longo do período de cinco anos do estudo.[4] A PAP autoimune segue um dos três seguintes padrões: deterioração progressiva, doença estável, ou resolução espontânea.[2] A PAP secundária pode apresentar um prognóstico muito pior do que a PAP autoimune: Um estudo recente com 40 indivíduos com PAP secundária diagnosticada *post-mortem* relatou uma sobrevida média de menos de 20 meses a partir do diagnóstico.[103]

INFECÇÕES SECUNDÁRIAS

Múltiplos relatos documentam um aumento das infecções na PAP por patógenos microbianos variando desde organismos comunitários e organismos adquiridos em ambiente hospitalar até *Nocardia* spp. ou organismos oportunistas.[2] Camundongos com deficiência de GM-CSF também apresentam um aumento da mortalidade por infecções e um aumento da susceptibilidade a uma ampla variedade de patógenos microbianos incluindo bactérias, fungos e micobactérias. Além disso, as células mieloides de pacientes com PAP autoimune e camundongos com deficiência de GM-CSF apresentam defeitos nas funções imunes inatas, incluindo a fagocitose, a geração de espécies reativas do oxigênio, sinalização inflamatória e morte bacteriana.[20,45,50,123,128] Tanto nos camundongos com deficiência de GM-CSF quanto em pacientes com PAP, as infecções surgem nos pulmões e em localizações extratorácicas, compatíveis com um defeito imune sistêmico provocado pela ruptura da sinalização GM-CSF.

FIBROSE PULMONAR

A fibrose pulmonar foi descrita em associação com a PAP e foi reproduzida em modelos animais de exposição à sílica inalada.[31,118] Além disso, a exposição ao oxigênio ou a *lavagem pulmonar total* (LPT) foram sugeridas como potenciais fatores contribuintes da fibrose. No entanto, embora não adequadamente estudadas, a "doença em estágio terminal" ou a cicatrização irreversível do pulmão raramente estão associadas à PAP.

RESOLUÇÃO ESPONTÂNEA

A melhora espontânea da PAP foi observada no relato inicial de Rosen.[86] Em séries de casos subsequentes, a resolução foi descrita em 5% a 8% dos pacientes (Tabela 70-4).[4-7]

TRATAMENTO

Diversas estratégias terapêuticas foram propostas para a PAP. O lavado pulmonar total (LPT) surgiu inicialmente e serviu como tratamento-padrão por quase cinco décadas, embora com alguns refinamentos. Novas abordagens terapêuticas foram recentemente desenvolvidas baseadas na identificação do papel crítico do GM-CSF na homeostase do surfactante, assim como na neutralização dos autoanticorpos para o GM-CSF na patogênese da PAP. Essas novas abordagens incluem o aumento do GM-CSF, plasmaférese e tratamento antilinfócitos B. Cada uma será discutida brevemente a seguir.

PAP AUTOIMUNE

Lavado Pulmonar Total

Originalmente desenvolvido por Ramirez no início da década de 1960, o LPT é um procedimento realizado sob anestesia geral no qual grandes volumes (comumente 20 a 30 L, mas até 50 L) de soro fisiológico são infundidos sequencialmente em cada pulmão para "lavar" os lipídeos e proteínas acumulados do surfactante enquanto o outro pulmão é mecanicamente ventilado.[129,131] Uma série de variações do procedimento foi testada (embora nenhuma sistematicamente), incluindo o uso de percussão mecânica do tórax, posição em decúbito ventral, variação do volume do infusato e o uso de câmara hiperbárica. Não obstante as melhorias, o LPT não foi padronizado relativamente ao método (p. ex., volume do infusato, uso de percussão mecânica, ponto final de um procedimento de lavado individual); indicações para o seu uso; métodos para avaliação da eficácia do tratamento ou o momento para a repetição do procedimento. O ponto final usado clinicamente para o término da lavagem no centro cirúrgico é o clareamento do aspecto do efluente do lavado. Nenhum estudo avaliou sistematicamente o procedimento, a sua utilização na prática clínica, ou a eficácia ou a durabilidade das respostas clínicas, no entanto, entre os médicos, acredita-se amplamente que ele melhore os sintomas, os achados radiográficos e a troca gasosa em pacientes com PAP.[132,133]

Conquanto o LPT seja seguro na imensa maioria dos indivíduos, as complicações incluem hipoxemia, pneumonia, sépsis, síndrome de angústia respiratória aguda, hidrotórax, pneumotórax e pneumomediastino. O procedimento não deve ser realizado em um paciente com infecção pulmonar microbiana, uma vez que isso pode resultar em sépsis e choque. O lavado broncoscópico segmentar ou lobar foi proposto como uma alternativa segura em pacientes nos quais o LPT sob anestesia geral é considerado arriscado devido a uma hipoxemia grave.[134] Outras alternativas incluem a sua realização em uma câmara hiperbárica[135] e o uso de derivação cardiopulmonar completa.[136]

Uma revisão abrangente da literatura identificou 231 indivíduos para os quais dados suficientes do LPT estavam disponíveis e relataram que o lavado foi associado a um aumento da sobrevida global em cinco anos (94 ± 2% [n = 146] contra 85 ± 5% sem o lavado [n = 85]; $P =0,04$).[2] Este estudo também descreveu que o número médio de procedimentos de LPT realizados foi de dois e que 70% dos pacientes foram submetidos ao procedimento em um intervalo de cinco anos a partir do diagnóstico. Dentre 55 indivíduos que foram submetidos ao procedimento, a duração média do benefício foi de 15 meses e que somente 20% dos pacientes permaneceram livres de recorrências aos três anos. Dentre 41 pacientes com dados disponíveis adequados, a PO_2 arterial melhorou em 20,1 mm Hg após o LPT (Tabela 70-6). A melhora em outros parâmetros dos testes de função pulmonar foi menos impressionante. Mais de 95% dos pacientes responderam ao LPT; contudo, uma pequena fração dos pacientes não respondeu, independentemente de uma lavagem agressiva. A melhora resulta da remoção física do surfactante acumulado e pode ser evidente em algumas horas após o término do tratamento.

Na prática, as indicações para o LPT incluem dispneia, intolerância ao exercício e desejo de reduzir a necessidade para oxigenoterapia suplementar.

Tabela 70-6 Resposta Terapêutica ao Tratamento com Lavado Pulmonar Total de Adultos com PAP

Parâmetro	N	Alteração Média ± DP	95% do IC da Média	Valor P*
PO₂ Arterial (mm Hg)	41	20,1 ± 14,3	15,6 a 24,6	<0,0001
(A-a)PO₂ (mm Hg)	21	−30,6 ± 18,0	−30,6 ± −22,4	<0,0001
VEF₁ (L)	33	0,26 ± 0,47	0,09 a 0,42	<0,0034
CV (L)	40	0,50 ± 0,54	0,33 a 0,67	<0,0001
DL_CO (mL/mm Hg por minuto)	25	4,4 ± 4,5	2,6 a 6,3	<0,0001

*O valor é para a comparação entre dados pareados pós-lavado com os pré-lavados para pacientes com dados disponíveis utilizando um teste-t de duas amostras.
(A −a)PO₂, Diferença na tensão de oxigênio alveolar-arterial; IC, intervalo de confiança; DL_CO, capacidade de difusão do monóxido de carbono; VEF₁, volume expiratório forçado em 1 segundo; PAP, proteinose alveolar pulmonar; CV, capacidade vital.
De Seymour JF, Presneill JJ: Pulmonary alveolar proteinosis: progress in the first 44 years. *Am J Respir Crit Care Med* 166:215–235, 2002.

As indicações razoáveis para a realização do procedimento podem incluir limitação das atividades cotidianas pela dispneia, baixa PO₂ arterial menor do que 60 mm Hg respirando ar ambiente, dessaturação significante (acima de 5%) ao exercício[7] e uma fração de *shunt* maior do que 10% a 12%.

Fator Estimulador de Colônias de Granulócitos e Macrófagos

O tratamento da PAP com GM-CSF teve a sua eficácia primeiramente demonstrada em um único paciente em 1995.[137] Um estudo de acompanhamento em 14 pacientes com PAP autoimune recebendo GM-CSF por injeção subcutânea em doses crescentes (5 a 20 μg/kg/dia) ao longo de um período de 3 meses relatou uma taxa de resposta global de 43%.[138] Um estudo subsequente com 21 pacientes com PAP autoimune recebendo GM-CSF através de administração subcutânea em doses crescentes (5 a 18 μg/kg/dia) por 6 a 12 meses relatou uma taxa de resposta global de 48% conforme o definido por uma melhora de 10 mm Hg ou maior na PO₂ em condições de ar ambiente.[139] Vários estudos de casos relataram achados semelhantes. Em conjunto, os resultados indicam que (1) o tratamento subcutâneo com GM-CSF da PAP autoimune pode resultar em uma melhora objetiva em cerca de 50% dos pacientes, (2) a resposta terapêutica é variável entre os pacientes, (3) a resposta terapêutica depende da dose e duração do tratamento e (4) há uma retardo de 48 horas antes que a resposta terapêutica seja observada. Esses estudos demonstraram uma alteração constante no nível de autoanticorpos para GM-CSF.

O tratamento da PAP autoimune com GM-CSF em aerossol foi testado em pequenos estudos que utilizaram doses inaladas diárias de GM-CSF que variaram entre 125 e 500 μg por paciente/dia.[140] Em um grande estudo em 50 pacientes com PAP autoimune, 35 destes com doença sem remissão/progressiva receberam tratamento com GM-CSF em aerossol inicialmente em uma dose maior de "indução" (250 μg nos dias 1 a 8 de 14, por seis ciclos) seguido por uma dose mais baixa de "manutenção" (125 μg nos dias 1 a 4 de 14, por seis ciclos).[141] Neste estudo, que excluiu os pacientes que melhoraram espontaneamente durante um período de observação inicial e, portanto, só avaliou os pacientes com doença sem remissão/progressiva, a taxa de resposta global foi de 62%. Os resultados sugerem que a aplicação do GM-CSF por aerossol induziu uma taxa de resposta clínica mais alta do que a via subcutânea. Além disso, apesar de ambas as vias terem se mostrado seguras, as reações no local da aplicação e outros problemas menores foram observados em 85% dos pacientes que receberam GM-CSF subcutâneo, enquanto nenhum efeito adverso relacionado ao tratamento foi observado com o GM-CSF inalado. Em outro estudo retrospectivo com 12 indivíduos, a administração 500 μg duas vezes ao dia, em semanas alternadas por aerossol resultou em uma remissão completa em dois pacientes e uma taxa de resposta global de 92%.[141a] Atualmente, estudos toxicológicos não humanos com o tratamento com GM-CSF inalado estão em andamento para ajudar a definir a segurança dessa promissora abordagem terapêutica para a PAP autoimune.

Rituximab e Outras Abordagens

Outras estratégias terapêuticas na redução do nível de autoanticorpos GM-CSF, incluindo a plasmaférese e a depleção de linfócitos B, foram testadas em alguns pacientes. Um estudo avaliando um ciclo único de tratamento com rituximab em 10 pacientes forneceu resultados promissores,[142] mas estudos adicionais são necessários antes que conclusões úteis possam ser extraídas relativamente à potencial utilidade dessa estratégia teoricamente atraente. O transplante pulmonar foi realizado com sucesso em um paciente de 41 anos com PAP (provavelmente PAP autoimune), mas a doença recidivou três anos mais.[143]

PAP HEREDITÁRIA

O LPT constitui o tratamento-padrão para a PAP provocada por mutações *CSF2RA* ou *CSF2RB*.[23,24] O transplante de medula óssea foi experimentado com sucesso em uma criança.[53] Recentemente, a correção genética e o transplante de macrófagos demonstraram resultados promissores em um modelo murino de PAP hereditária.[26]

PAP SECUNDÁRIA

A PAP secundária, em alguns casos provocada por distúrbios hematológicos, pode se resolver sem a resolução do distúrbio subjacente. A PAP secundária sem resolução pode ser eficazmente tratada com o LPT. Todavia, isso não foi bem estudado.

DISTÚRBIOS DE DISFUNÇÃO METABÓLICA DO SURFACTANTE PULMONAR

O tratamento desses distúrbios depende da doença e da apresentação; os cuidados geralmente são de suporte e incluem avaliação da necessidade de oxigênio suplementar e suporte nutricional. Em crianças muito pequenas, o LPT é extremamente desafiador e de eficácia incerta e uma abordagem técnica adaptada do tratamento das vias aéreas é necessário durante a administração do surfactante. O transplante pulmonar pode ser considerado em casos de deficiência de SP-B e na doença grave e progressiva decorrente de mutações *ABCA3*.

LACUNAS DE CONHECIMENTO E RUMOS FUTUROS

ETIOLOGIA

A PAP autoimune, a doença PAP mais comum, possui uma patogênese bem explicada, embora a sua etiologia permaneça obscura. Embora tenha sido estabelecido que o GM-CSF através do PU.1 seja fundamental para a homeostase do surfactante em seres humanos e que os autoanticorpos GM-CSF medeiem a patogênese da PAP autoimune, o mecanismo preciso pelo qual a perda da sinalização GM-CSF reduz a eliminação do surfactante pelos macrófagos alveolares é desconhecida. A imunopatologia da PAP autoimune, embora de interesse particular, é em grande parte inexplorada.

Em contraposição, a PAP secundária é menos bem estudada em termos de patogênese, mas, em alguns casos, a etiologia (p. ex., a perda dos macrófagos alveolares nos distúrbios hematológicos e após a quimioterapia) parece clara.

A PAP hereditária também possui uma etiologia clara (p. ex., mutações genéticas no *CSFR2A* e *CSF2RB*). Contudo, a patogênese além da perda da sinalização GM-CSF não está clara.

Os distúrbios DMSP têm uma etiologia clara e continuam a fornecer informações importantes relativamente à produção e o processamento do surfactante.

DIRETRIZES CLÍNICAS PRÁTICAS

São necessárias diretrizes clínicas práticas padronizadas para a proteinose alveolar. O LPT tem sido usado por quase cinco décadas, embora nenhum estudo tenha avaliado prospectivamente as indicações, o momento e os métodos para monitorar os resultados do procedimento. Nem o próprio procedimento foi padronizado no que diz respeito ao volume do infusato, ao uso de percussão mecânica, ao oxigênio hiperbárico, à posição ou ao reposicionamento do paciente durante o procedimento, ou relativamente aos métodos para o término do procedimento.

NOVAS ABORDAGENS TERAPÊUTICAS

Os resultados dos experimentos clínicos sugerem que o GM-CSF inalado em pacientes com PAP autoimune é seguro e eficaz. Contudo, os resultados existentes não definiram uma dose ótima, o momento da administração, ou a duração do tratamento, o que poderia potencialmente melhorar a atual taxa de resposta. Nem o mecanismo subjacente ao efeito terapêutico foi determinado. É enigmático por que a administração de GM-CSF a esses pacientes não resulta em qualquer aumento nos níveis de autoanticorpos GM-CSF, mas este parece ser o caso. Pesquisas adicionais são necessárias para avaliar outros tratamentos, incluindo a plasmaférese, o tratamento antilinfócitos B e as terapias combinadas. Os exemplos dessas últimas incluem a combinação do LBT com GM-CSF em aerossol a fim de melhorar o benefício da lavagem e a combinação entre a plasmaférese e o tratamento antilinfócitos B para depletar os autoanticorpos GM-CSF.

> **Pontos-chave**
>
> - A *proteinose alveolar pulmonar* (PAP) constitui um grupo de doenças heterogêneas que se caracterizam pelo acúmulo de surfactante nos alvéolos devido ao comprometimento da eliminação do surfactante pelos macrófagos alveolares ou à sua produção anormal.
> - A patogênese molecular é atualmente conhecida na maior parte dos casos: os mecanismos incluem (1) ruptura de sinalização GM-CSF por autoanticorpos GM-CSF (PAP autoimune, ≈ 85% dos casos) ou mutações do receptor GM-CSF (PAP hereditária, ≈ 5% dos casos), (2) redução do número dos macrófagos alveolares ou da sua função por uma doença separada (PAP secundária, ≈ 5% dos casos) e (3) redução da quantidade ou função do surfactante devida a mutações resultantes na produção anormal de surfactante (distúrbios de disfunção metabólica do surfactante pulmonar, ≈ 5% dos casos).
> - A PAP pode se apresentar em homens, mulheres e crianças de todas as origens étnicas e em todas as localizações geográficas, possuindo uma prevalência global de 7 a 10 por milhão na população geral dos Estados Unidos e globalmente.
> - O paciente com PAP tipicamente se apresenta com dispneia progressiva de início insidioso com ou sem tosse, mas, se a infecção estiver presente, também pode manifestar febre, sudorese, ou hemoptise.
> - A história natural depende da doença responsável. Na PAP autoimune, o curso clínico varia e inclui insuficiência respiratória e óbito em uma pequena fração, uma doença lentamente progressiva/estável na maioria e uma melhora espontânea em 6% a 8% dos pacientes.
> - Achados característicos (mas não diagnósticos) à TC de tórax e os resultados do lavado broncoalveolar são usados para diagnosticar a síndrome PAP, mas não podem identificar a doença de base. Todavia, novos testes sanguíneos (incluindo o nível de autoanticorpos para GM-CSF, os ensaios para a sinalização do GM-CSF [p. ex., STAT5-PI] e de GM-CSF sérico) atualmente disponíveis como testes de pesquisa clínica podem identificar a doença causadora da PAP em mais de 95% dos casos.
> - O lavado pulmonar total é o tratamento-padrão para a PAP autoimune, PAP hereditária e algumas (mielodisplasias), mas nem todas (induzidas por sílica) formas de PAP secundária, mas não é útil nos distúrbios de disfunção metabólica do surfactante pulmonar. O GM-CSF, particularmente por via inalável, e o rituximab constituem abordagens terapêuticas experimentais objeto de estudo ativo.

As Referências estão disponíveis exclusivamente no site www.elsevier.com.br/expertconsult

71 DOENÇA PULMONAR INDUZIDA POR FÁRMACOS

MEGAN M. DULOHERY, MD • FABIEN MALDONADO, MD • ANDREW H. LIMPER, MD

INTRODUÇÃO
AGENTES QUIMIOTERÁPICOS
Agentes derivados de Antibióticos
Agentes Alquilantes
Antimetabólitos
Podofilotoxinas
Vinblastina
Ácido All-*trans* Retinoico
Irinotecano e Topotecano
Tratamento Direcionado
AGENTES ANTIMICROBIANOS
Nitrofurantoína
Sulfasalazina
Fármacos Antimicrobianos Diversos
DROGAS ILÍCITAS
Heroína
Metadona

Metilfenidato
Cocaína
Granulomatose por Talco
FÁRMACOS CARDIOVASCULARES
Inibidores da Enzima Conversora da Angiotensina
Amiodarona
Protamina
Antagonistas β-adrenérgicos
Tocainida e Flecainida
AGENTES ANTI-INFLAMATÓRIOS
Aspirina
Outros Fármacos Anti-inflamatórios não Esteroides
Agentes Biológicos
Antagonistas dos Leucotrienos
Corticosteroides

LÚPUS ERITEMATOSO SISTÊMICO INDUZIDO POR FÁRMACOS
INALANTES
Óleo
Oxigênio
FÁRMACOS/AGENTES DIVERSOS
Leucostase Induzida por Meio de Contraste Radiográfico
Edema Pulmonar Induzido por Tocolíticos
Hidroclorotiazida
Metisergida, Bromocriptina e Cabergolina
Dextrano
Agentes Anfetaminérgicos
Escleroterapia para Varizes Esofagianas
Fenitoína
Dantroleno

INTRODUÇÃO

As reações farmacológicas adversas têm sido objeto de análise minuciosa desde o início dos anos 1990, tendo sido identificadas como de alta prioridade de segurança pela organização para melhoria da qualidade dos cuidados de saúde em todos os Estados Unidos.[1] Um relato inovador publicado em 1999 pelo *Institute of Medicine* só intensificou esta atenção, sugerindo que erros médicos, incluindo erros de medicação, possam ser responsáveis por 98.000 óbitos de pacientes nos Estados Unidos.[2] Especificamente, os erros medicamentosos e os eventos medicamentosos adversos preveníveis podem afetar 1,5 milhão de pessoas e custar bilhões de dólares anualmente. Até 2% a 5% dos pacientes internados podem apresentar reações adversas medicamentosas não preveníveis.[3] A classificação das reações medicamentosas inclui reações de hipersensibilidade alérgica, superdosagem, intolerância, reação idiossincrásica, efeitos adversos e efeitos secundários.

Sabemos relativamente pouco acerca das propriedades farmacocinéticas dos fármacos em pacientes individuais. Muitas das lesões relacionadas aos fármacos não são reprodutíveis em animais e, portanto, não podem ser estudadas em profundidade. Além disso, se um fármaco administrado na faixa posológica terapêutica provocasse uma reação adversa na maior parte dos pacientes que o recebessem, este fármaco não se prestaria para o uso. De fato, somente uma pequena porcentagem da população desenvolve toxicidades pulmonares a fármacos de outro modo bem-sucedidos. Não obstante, as doenças pulmonares induzidas por fármacos representam um problema significativo que provavelmente não será identificado. Estima-se que menos de cinco por cento de todas as doenças pulmonares induzidas por fármacos e que, globalmente, menos de 1% dos eventos graves inexplicados sejam formalmente comunicados à *Food and Drug Administration*

(FDA) dos Estados Unidos.[1] O número de fármacos associados à toxicidade pulmonar está crescendo constantemente.[4] Em 2009, mais de 350 fármacos foram identificados como causa de reações pulmonares adversas. Esses relatos são de diversas naturezas e qualidades, variando desde toxicidades evidentes, estabelecidas em grandes séries, até relatos isolados de casos. Alguns desses medicamentos estão listados na Tabela 71-1. A fim de minimizar a mortalidade e a morbidade significante, compete ao clínico ter em mente pelo menos os fármacos que mais comumente podem induzir a doença pulmonar.[5-8]

Quatro mecanismos de agressão pulmonar medicamentosa foram identificados: (1) lesão oxidante, como a que ocorre durante a ingestão crônica de nitrofurantoína; (2) efeitos citotóxicos diretos (e esses efeitos podem ser agravados por lesões oxidantes); (3) a deposição de fosfolipídios no interior das células, como, por exemplo, aquela produzida por fármacos aminofílicos catiônicos, tais como a amiodarona e (4) a lesão imunologicamente mediada através do *lúpus eritematoso sistêmico* (LES) induzido por fármaco.[6,9-13] Conquanto uma investigação extensa tenha sido empreendida para buscar por outras formas de lesão mediada pelo sistema imune, somente o LES induzido por fármacos foi comprovado.

AGENTES QUIMIOTERÁPICOS

Os agentes quimioterápicos são extensivamente usados em malignidades sólidas e hematológicas, mas também são cada vez mais empregados devido às suas propriedades imunossupressoras no tratamento de diversos distúrbios inflamatórios. Devido à gravidade das doenças nas quais eles são empregados, os riscos mais altos para potenciais reações pulmonares adversas geralmente são tolerados e, desse modo, as complicações pulmonares da quimioterapia são comuns nesse cenário

Tabela 71-1 Classificação das Doenças Pulmonares Relacionadas e Induzidas por Fármacos pelo Tipo de Medicamento	
QUIMIOTERÁPICOS	**CARDIOVASCULAR**
Citotóxicos	Amiodarona*
Azatioprina	Inibidores da enzima conversora da angiotensina
Bleomicina	Anticoagulantes
Bussulfan	β-bloqueadores
Clorambucil	Dipiridamol
Ciclofosfamida	Flecainida
Etoposida	Protamina*
Interleucina-2	Tocainida
Melfalano	**ILÍCITAS**
Mitomicina C*	Heroína*
Nitrossoureias	Metadona*
Procarbazina	Metilfenidato
Vinblastina	Cocaína
Zinostatina	Granulomatose por talco
Não Citotóxicos	**INALANTES**
Bleomicina*	Óleo aspirado
Citosina arabinosídeo*	Oxigênio*
Gemcitabina*	
Metotrexato*	**INTRAVENOSOS**
Procarbazina*	Hemoderivados*
ANTIBIÓTICO	Morruato de sódio*
Anfotericina B*	Óleo etiodado (linfangiografia)
Nitrofurantoína	**DIVERSOS**
Aguda*	Supressores do apetite
Crônica	Bromocriptina
Sulfassalazina	Leucostase mediada pelo complemento*
ANTI-INFLAMATÓRIO	Dantroleno
Ácido acetilsalicílico*	Hidroclorotiazida*
Ouro	Radiação
Interferons	Lúpus eritematoso sistêmico (induzido por fármacos)
Antagonistas dos leucotrienos	
Metotrexato	Agentes tocolíticos*
Agentes anti-inflamatórios não esteroides	Tricíclicos*
Penicilamina*	L-Triptofano
ANALGÉSICOS	
Placidil*	
Propoxifeno*	
Salicilatos*	

*Apresenta-se tipicamente como insuficiência respiratória subaguda.

Tabela 71-2 Agentes Quimioterápicos Selecionados com Toxicidades Pulmonares Associadas	
AGENTES DERIVADOS DE ANTIBIÓTICOS	**PODOFILOTOXINAS**
Bleomicina	Etoposida
Mitomicina C	Paclitaxel
	Docetaxel
AGENTES ALQUILANTES	**NOVOS AGENTES ANTITUMORAIS**
Bussulfan	Ácido all-trans retinoico (ATRA)
Ciclofosfamida	Gefitinib (Iressa)
Clorambucil	Erlotinib (Tarceva)
Melfalano	Imatinib (Gleevec)
ANTIMETABÓLITOS	Desatinib
Metotrexato	**AGENTES MODULATÓRIOS IMUNES USADOS NA MALIGNIDADE**
6-Mercaptopurina	
Azatioprina	
Citosina arabinosídeo	Interferons
Gemcitabina	Interleucina-2
Fludarabina	Fator-α de necrose tumoral
NITROSSOUREIAS	**OUTROS AGENTES QUIMIOTERÁPICOS DIVERSOS**
Biscloroetil nitrossoureia (BCNU)	
Cloroetil ciclo-hexil nitrossoureia (CCNU)	Procarbazina
	Zinostatina
Metil-CCNU	Vinblastina

clínico. Isso constitui, contudo, um desafio diagnóstico para o clínico que deve determinar a responsabilidade do agente quimioterápico, geralmente com base em um diagnóstico de exclusão, e decidir por descontinuá-lo ou não, com o risco de privar o seu paciente de um tratamento potencialmente salvador.

Os pacientes oncológicos estão propensos a uma série de complicações pulmonares a despeito do seu esquema quimioterápico, incluindo infecções oportunistas, apresentações atípicas de infecções pulmonares comuns, lesão pulmonar induzida pela radiação, edema pulmonar cardiogênico e, obviamente, envolvimento pulmonar metastático. As diversas apresentações da doença pulmonar induzida por fármacos devem ser rapidamente diferenciadas dessas outras etiologias cujas apresentações clínicas, incluindo febre e anomalias radiográficas difusas, podem ser extremamente semelhantes às das reações pulmonares induzidas pela quimioterapia. Uma vez que os esquemas combinados geralmente constituem a regra, pode se tornar difícil apontar que agente se tornou o principal problema, particularmente no que diz respeito aos esquemas terapêuticos que contêm bleomicina, metotrexato, ciclofosfamida e um grande número de agentes mais novos (Tabela 71-2).

Critérios consistentes para a doença pulmonar induzida por fármacos não foram oficialmente estabelecidos. A incerteza de que uma dada complicação respiratória esteja vinculada a um fármaco em particular geralmente está presente. A confirmação com reexposição deve ser evitada uma vez que ela frequentemente não é prática nem geralmente ética. Portanto, o diagnóstico da lesão pulmonar citotóxica se baseia em uma história adequada de exposição ao fármaco, evidências histológicas de lesão pulmonar e a exclusão de outras causas de lesão pulmonar. Não há um teste diagnóstico único que possa confirmar definitivamente o diagnóstico de doença pulmonar associada à quimioterapia. Portanto, uma avaliação cuidadosa e minuciosa a fim de eliminar a possibilidade de outras condições produtoras desses efeitos, particularmente a infecção, está justificada. Estima-se que 10% a 20% dos pacientes que são submetidos a algum tipo de quimioterapia venham a desenvolver sintomas respiratórios diretamente relacionados ao seu tratamento.[8,14] Portanto, o clínico deve manter um elevado índice de suspeita e realizar uma triagem de cuidados para outras causas concorrentes de lesão pulmonar que podem afetar esses pacientes imunocomprometidos.

A apresentação clínica de muitos efeitos dos fármacos quimioterápicos é bastante semelhante, com a exceção de que alguns se apresentam mais agudamente, enquanto outros tendem a ter um início mais insidioso. Em geral, tosse não produtiva, dispneia e frequentemente a febre começam em semanas ou anos após o agente ter sido administrado pela primeira vez. Ocasionalmente, os sintomas podem se apresentar agudamente, como no caso das reações de hipersensibilidade ou das reações infusionais. Os sintomas também se manifestam anos após a descontinuação do fármaco, talvez reativado pela radioterapia, em um processo denominado "recordação da radiação." A febre é comum com a maior parte das lesões

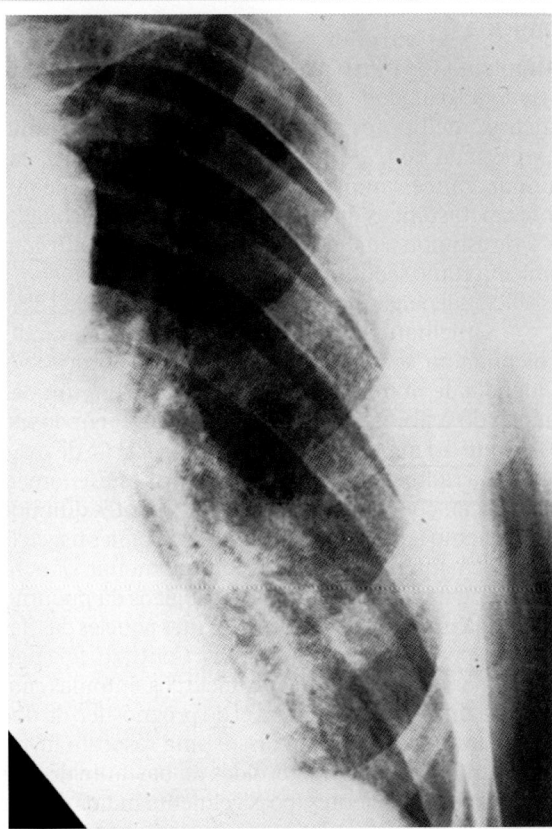

Figura 71-1 Padrão citotóxico de doença pulmonar induzida por fármacos. Uma radiografia de tórax ampliada exibindo um padrão intersticial alveolar que é característico, mas não diagnóstico, de doença pulmonar citotóxica.

pulmonares, mas ela pode não estar consistentemente presente e os calafrios geralmente estão ausentes. A perda ponderal pode estar presente. A radiografia de tórax nos casos de doença pulmonar induzida pela quimioterapia podem ser inexpressivos por dias ou semanas antes de exibir as alterações típicas de um padrão infiltrativo intersticial. Alternativamente, pode haver um padrão alveolar intersticial difuso, que ocasionalmente pode ser útil para a identificação dos efeitos iniciais do fármaco (Fig. 71-1). A ausculta dos pulmões frequentemente revelará crepitações, que também são inespecíficas. Em alguns casos, os derrames pleurais podem estar presentes durante reações farmacológicas adversas, mas não consistentemente.

Os testes de função pulmonar são anormais em quase todos os pacientes com doença pulmonar induzida por fármacos quando comparados aos testes pré-tratamento. A *capacidade de difusão do monóxido de carbono* (DL_{CO}) pode aumentar antes de que volumes reduzidos sejam detectados. Além disso, esta redução da DL_{CO} pode reduzir o início dos sintomas a alterações radiográficas por dias ou semanas.[14] Em várias investigações prospectivas, a capacidade de difusão foi usada para detectar o início precoce das reações pulmonares, momento no qual os agentes foram descontinuados a fim de minimizar a progressão para uma doença clínica manifesta.[15] O *lavado broncoalveolar* (LBA) pode constituir um outro modo de avaliar a lesão pulmonar inicial decorrente desses fármacos; contudo, os resultados frequentemente são variáveis. Em geral, a maior utilidade do LBA é excluir a infecção.

AGENTES DERIVADOS DE ANTIBIÓTICOS

Bleomicina

A bleomicina é um agente quimioterápico antibiótico que foi isolado em 1966 a partir do *Streptomyces verticillus*. A sua toxicidade pulmonar foi reconhecida precocemente e, desde então, constituído um dos principais fatores limitadores do seu uso em um cenário clínico. A incidência de toxicidade pulmonar pela bleomicina varia algo em torno de 0% a 46%; os testes de função pulmonar e as radiografias de tórax revelam que 20% dos pacientes tratados com bleomicina desenvolvem doença pulmonar manifesta e que até 3% evoluem para o óbito em decorrência das consequências pulmonares do tratamento com bleomicina.[14,16]

Os mecanismos pelos quais a bleomicina exerce os seus efeitos antineoplásicos são diversos. O efeito citotóxico direto, prevenção da neoangiogênese pelo tumor, estímulo da produção de diversas citocinas e geração de radicais livres através da formação de um complexo entre o ferro ferroso e o oxigênio provavelmente são os mais importantes.[17-20] Este último efeito pode explicar o aumento da toxicidade à bleomicina com altas frações de oxigênio inspirado. Isso frequentemente é um problema durante a anestesia e no período de recuperação pós-operatório.[21,22] Esta sensibilidade ao oxigênio suplementar pode persistir por meses e, talvez, anos após a descontinuação do fármaco. Talvez uma das características mais consistentes da doença pulmonar induzida pela bleomicina seja o conceito de toxicidade cumulativa. A incidência de toxicidade pulmonar é significativamente maior naqueles que receberam uma dose cumulativa de mais de 450 unidades, com uma taxa de óbito de 10% naqueles que receberam uma dose total maior do que 550 unidades de bleomicina. Todavia, doses tão pequenas quanto 50 unidades ocasionalmente podem ser o suficiente, especialmente quando outros fatores sinérgicos estão presentes. As taxas de infusão rápidas através da via intravenosa também podem desempenhar um papel e taxas de infusão mais lentas, assim como injeções intramusculares, têm sido recomendadas.

A bleomicina é primariamente metabolizada pelos rins e, consequentemente, a insuficiência renal predispõe a um comprometimento do metabolismo do fármaco e a um aumento da toxicidade. Ela também é inativada por uma enzima, a bleomicina hidroxilase, presente na maior parte dos tecidos, exceto os pulmões e a pele. A ausência de uma detoxificadora na pele pode explicar as alterações cutâneas semelhantes à esclerodermia ocasionalmente observadas com a bleomicina. A radioterapia é, em si mesma, uma causa comum de complicações pulmonares e também acredita-se que promova a geração de radicais livres, sendo tóxica tanto para as células tumorais quanto para os tecidos circundantes. O uso concomitante de bleomicina e radioterapia pode ser sinérgico. O tratamento com bleomicina pode reativar uma doença pulmonar anterior induzida pela radiação, em um processo denominado *recordação da radiação*, conforme mencionado anteriormente como um exemplo de reação medicamentosa retardada. A toxicidade pulmonar também está aumentada em pacientes com mais de 70 anos e naqueles com doença pulmonar preexistente. Existem boas evidências de que os pacientes pediátricos também possam apresentar um aumento do risco, com 70% das crianças tratadas com bleomicina para o rabdomiossarcoma desenvolvendo toxicidade pulmonar em um estudo.[23] O comprometimento ou a imaturidade da capacidade para processar radicais livres, assim como uma função renal inadequada, podem explicar essas diferenças. Finalmente, a toxicidade pela bleomicina pode ser sinergicamente aumentada por vários outros agentes quimioterápicos.

Conquanto de valor incerto, a determinação da DL_{CO} pré-tratamento e o seu monitoramento frequente sugeriram uma tentativa de prever uma deterioração clínica subsequente. Uma queda progressiva da DL_{CO} deve levar à suspensão da administração posterior da bleomicina.[24] A capacidade

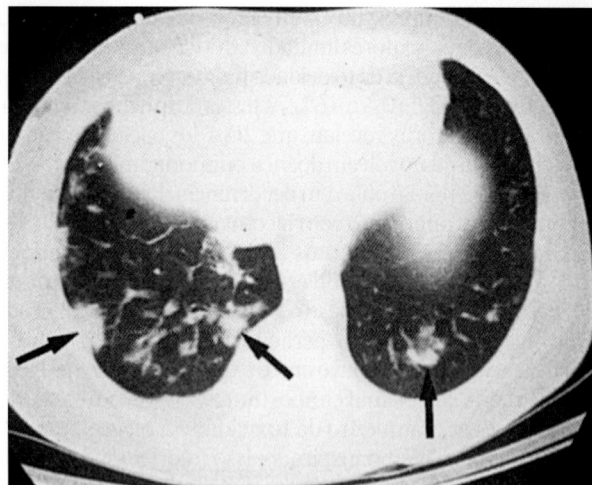

Figura 71-2 Doença pulmonar induzida pela bleomicina. Uma varredura por TC de tórax exibindo um padrão nodular (*setas*). As características histológicas dessa forma de lesão pulmonar induzida pela bleomicina são típicas da pneumonia em organização.

vital e o fluxo capilar pulmonar podem constituir elementos prognósticos melhores para a toxicidade pulmonar.[25] Além disso, o aumento da sensibilidade das varreduras por *tomografia computadorizada* (TC) também pode ser útil para o estabelecimento de um diagnóstico precoce da pneumonite pela bleomicina. Em uma série de 100 pacientes que receberam bleomicina, as varreduras de TC de tórax foram anormais em 38%, embora as radiografias de tórax fossem anormais em apenas 15%.[26] Os estudos seriados de imagem não estão recomendados na ausência de sintomas específicos.

Outras formas de doença pulmonar induzida pela bleomicina foram descritas, embora menos comumente. As reações de hipersensibilidade são possíveis em uma associação com a febre e eosinofilia no sangue periférico ou LBA.[14,15] A descontinuação da bleomicina e o início dos corticosteroides geralmente acarretam a rápida reversão dessa variante de hipersensibilidade da pneumonia pela bleomicina.

Uma apresentação rara adicional, mas clinicamente importante, da pneumonite pela bleomicina é aquela de lesões pulmonares nodulares simulando metástases pulmonares (Fig. 71-2).[27] Essas reações à bleomicina foram descritas em um cenário de linfoma ou seminoma, exigindo biópsia cirúrgica para a diferenciação da lesão pulmonar associada à bleomicina da recidiva da malignidade primária. Conquanto a toxicidade pulmonar pela bleomicina possa refletir a lesão alveolar difusa, essas lesões nodulares decorrentes da bleomicina frequentemente exibem o padrão histológico de uma pneumonia organizada.[6] O pneumotórax e o pneumomediastino também foram descritos.

Em casos suspeitos de toxicidade pulmonar à bleomicina, a descontinuação do fármaco está justificada. A administração de corticosteroides frequentemente está recomendada. Seria prudente prestar uma atenção particular para que sejam evitadas as altas frações de oxigênio inspirado e a radioterapia concomitante, assim como monitorar a função renal cuidadosamente durante o período do tratamento. Um estudo demonstrou que, se o paciente sobreviver à lesão aguda decorrente da bleomicina, os achados pulmonares podem melhorar substancialmente ao longo do tempo.[25] Contudo, se uma fibrose significante estiver presente, o processo poderá progredir insidiosamente a despeito da administração de corticosteroides. A pneumonite histológica, terminal, pela bleomicina pode parecer semelhante ao padrão de pneumonia intersticial habitual.

Mitomicina C

A mitomicina C é outro agente antibiótico quimioterápico associado à toxicidade pulmonar, que compartilha características semelhantes àquelas induzidas pela bleomicina. Foi empregada no tratamento de tumores vesicais, câncer pulmonar, câncer anal, carcinoma metastático de mama, tumores metastáticos do fígado e malignidades esofagianas. Uma série estimou a incidência de pneumonite induzida pela mitomicina como sendo de, aproximadamente, 8%, com duas séries adicionais sugerindo que a incidência varie de 12% a até 39%.[29,30] Semelhantemente à toxicidade pulmonar induzida pela bleomicina, a dose cumulativa parece estar associada à incidência de manifestações pulmonares em um padrão linear, sendo a fibrose pulmonar improvável em doses menores do que 30 mg/m^2. Novamente, alta fração de oxigênio inspirado e a radioterapia podem exacerbar este fenômeno. A administração concomitante de outros agentes quimioterápicos, tais como a bleomicina, a doxorrubicina ou a ciclofosfamida podem intensificar a toxicidade pulmonar. Os achados sintomatológicos, de imagens e histológicos da pneumonite induzida pela mitomicina são semelhantes àqueles das demais toxicidades por fármacos alquilantes. Contudo, foi sugerido que a DL_{CO} possa não cair antes do início dos sintomas clínicos, tornando-a um fator não confiável do prognóstico da doença pulmonar manifesta.[30] Além disso, uma resposta favorável ao tratamento com corticosteroides foi bastante dramática em muitos desses pacientes, possivelmente maior do que em outras formas de lesão pulmonar associada à quimioterapia.

Além da pneumonite induzida pela mitomicina, existem relatos de uma reação fora do comum à mitomicina C, consistindo de anemia microangiopática com edema pulmonar não cardiogênico e insuficiência renal, em particular quando associada ao 5-fluorouracil.[31] Esta pode estar associada à hipertensão pulmonar. A maior parte desses pacientes desenvolve reações adversas entre 6 e 12 meses após o início da quimioterapia com a mitomicina C. Até a metade desses pacientes evolui para uma *síndrome de angústia respiratória aguda* (SARA)*, com uma mortalidade de até 95% em algumas séries. A mortalidade em pacientes que não desenvolvem síndrome de angústia respiratória aguda ainda está na faixa de 50%. Em alguns casos, essa reação medicamentosa incomum parece ser precipitada por transfusões de sangue. As alterações microangiopáticas estão presentes nos pulmões e rins com hiperplasia da íntima das arteríolas, juntamente com proeminente atipia nuclear das células capilares e trombos de fibrina nos capilares. O tratamento é essencialmente de suporte, com início da substituição do plasma, com ou sem diálise, e corticosteroides quando considerado apropriado.

A *doença veno-oclusiva pulmonar* (DVOP) também foi raramente descrita em pacientes que receberam mitomicina C. Em um relato de caso, a DVOP foi confirmada na autópsia.[32]

Outros Agentes Antibióticos Quimioterápicos

Uma variedade de outros agentes quimioterápicos foi associada a complicações respiratórias, embora a natureza dos esquemas quimioterápicos combinados torne difícil atribuir a responsabilidade a um fármaco ao invés de outro. A *doxorrubicina* é um agente antraciclínico que notoriamente provoca cardiotoxicidade cumulativa com possível edema pulmonar cardiogênico. Raros casos de pneumonia intersticial também foram descritos,

---

*Nota da Revisão Científica: Chamado, também, de Síndrome de Desconforto Respiratório Agudo (SDRA).

geralmente em combinação com outros fármacos, tipicamente com a mitomicina C. A pneumonia organizada raramente foi descrita. As reações de infusão com dispneia podem ser observadas em 5% a 10% dos pacientes tratados com doxorrubicina lipossomal peguilada. A *epirrubicina* é um composto semelhante com menos efeitos colaterais. As complicações pulmonares são raras, mas podem ser observadas em conjunto com outros agentes quimioterápicos. A *mitoxantrona* é um inibidor antracenediônico da topoisomerase II usado no tratamento da esclerose múltipla, leucemia linfoide aguda, leucemia mieloide aguda, câncer de mama, câncer hepático, linfoma não Hodgkin e câncer de próstata. Casos raros de pneumonias intersticiais subagudas foram descritos. A *actinomicina D* também foi associada à reativação da pneumonite anterior por radiação.[23]

AGENTES ALQUILANTES

Bussulfan

O bussulfan tem sido usado para o tratamento dos distúrbios mieloproliferativos crônicos. Foi descoberto em 1961, tendo sido constatado que era responsável por uma significante toxicidade pulmonar logo após. A duração média a partir do início do tratamento até o surgimento dos sintomas respiratórios é, *grosso modo*, de 3,5 anos, variando entre oito meses e até 10 anos. Todavia, a toxicidade pelo bussulfan pode se desenvolver em um prazo tão precoce quanto 6 meses subsequentemente ao início do tratamento. A incidência da toxicidade pulmonar pelo bussulfan está estimada em 6%, com uma faixa relatada de 2,5% a 43%.[33] A taxa de mortalidade é extremamente alta, na faixa de 80%.[23] Nenhum tratamento eficaz foi identificado e a descontinuação do fármaco com ou sem o início do tratamento com corticosteroides, embora recomendado, é de valor incerto. Nenhum fator agravante óbvio foi identificado, exceto, talvez, pela administração concomitante de outros agentes quimioterápicos ou de radioterapia. A idade e a dose cumulativa não parecem desempenhar um papel importante.

Dispneia, febre e tosse se iniciam de um modo mais insidioso com o bussulfan do que com muitas outras toxicidades pulmonares quimioterápicas. Estes sintomas foram descritos começando meses após o tratamento com o bussulfan ter sido descontinuado. A radiografia de tórax na toxicidade pelo bussulfan revela um processo combinado alveolar e intersticial em um grau maior do que em outras reações à quimioterapia. Isso é mais provável devido ao alto grau de descamação das células epiteliais lesionadas nos espaços alveolares. Esses restos alveolares podem ser tão vastos que podem até sugerir proteinose alveolar pulmonar em alguns pacientes que estão recebendo bussulfan. Esta forma de proteinose alveolar é mais refratária à lavagem terapêutica do que a proteinose alveolar pulmonar idiopática. A toxicidade pulmonar induzida pelo bussulfan se caracteriza pela presença de lesão pulmonar aguda com pneumócitos do tipo II atípicos associados, com núcleos pleomórficos acentuadamente aumentados e nucléolos proeminentes.

Ciclofosfamida

A ciclofosfamida é amplamente incluída em combinação com a quimioterapia para as malignidades hematológicas e para tumores sólidos. Também é usada para o tratamento da poliangeíte granulomatosa. A incidência de toxicidade pulmonar é estimada em cerca de 1%, embora evidências crescentes sugiram que ela possa ser muito mais comum. Uma série de casos oriunda de um grande centro de referência terciário só identificou seis pacientes com mais de 20 anos nos quais a ciclofosfamida foi o único fator contribuinte para a lesão pulmonar.[34] As características clínicas da toxicidade pulmonar associada à ciclofosfamida incluem febre, dispneia, tosse, anomalias da troca gasosa, opacidades parenquimatosas e espessamento pleural. Dois padrões de toxicidade pulmonar induzida pela ciclofosfamida foram descritos. Primeiramente, pode haver uma pneumonite de início precoce dentro de um a seis meses após a instituição do tratamento. Esta forma geralmente responde à retirada da ciclofosfamida. Em contrapartida, pode também haver uma pneumonite de início tardio que pode se desenvolver após meses ou mesmo anos de tratamento e resultar em fibrose pulmonar progressiva e espessamento pleural bilateral. Esta variedade de início tardio infelizmente apresenta uma resposta mínima à retirada da ciclofosfamida ou ao tratamento com corticosteroides.[34] A dose de ciclofosfamida e o desenvolvimento da doença pulmonar não estão claramente correlacionados. O oxigênio suplementar e a radioterapia podem aumentar a probabilidade de manifestações pulmonares. Igualmente, a administração concomitante de outros agentes, tais como a bleomicina e, talvez, a carmustina, na preparação antes do transplante de medula óssea, parece acentuar o fenômeno. Houve também raros relatos de reexposição com a ciclofosfamida sem a subsequente recorrência da toxicidade pulmonar. Por motivos óbvios, isso geralmente não está recomendado.

Clorambucil

Este agente foi principalmente prescrito para distúrbios linfocíticos crônicos. A apresentação clínica, as anomalias à radiografia de tórax e as características histológicas da pneumonite associada ao clorambucil são extraordinariamente semelhantes àquelas descritas em outras toxicidades pulmonares induzidas por agentes alquilantes.[8] As doses cumulativas acima de 2 g parecem aumentar significativamente o risco. A apresentação geralmente é insidiosa, ocorrendo seis meses a um ano ou mais após o início do tratamento. A observação da função pulmonar, particularmente da DL_{CO}, pode ser benéfica para a antecipação de que pacientes irão se deteriorar e exigirão a descontinuação do agente. Poucos dados estão disponíveis relativamente à eficácia do tratamento com corticosteroides na toxicidade pulmonar relacionada ao clorambucil.

Melfalano

O melfalano tem sido indicado para o tratamento do mieloma múltiplo. Houve relativamente poucos casos bem documentados de toxicidade pulmonar associada ao melfalano.[35] O curso da lesão pulmonar associada ao melfalano varia na sua apresentação entre uma forma aguda e uma forma subaguda. Os pacientes se apresentam com início insidioso a abrupto de dispneia, tosse e, frequentemente, febre. Não existem indícios particulares para que se possa predizer quais pacientes irão desenvolver efeitos adversos. A incidência das reações adversas pulmonares decorrentes do melfalano deve ser, em geral, baixa, tendo em vista o fato de que este agente tem sido amplamente empregado no tratamento de longo prazo do mieloma.

Ifosfamida

A ifosfamida está estruturalmente relacionada à ciclofosfamida, tendo sido usada no tratamento de uma variedade de tumores sólidos, incluindo o de pulmão, testículo e mama. Relatos de casos de pneumonias intersticiais subagudas podem ser encontrados na literatura, embora a responsabilidade da ifosfamida não esteja clara, uma vez que ela tem sido usada em combinação com outros agentes quimioterápicos como, por exemplo, o docetaxel. Um caso de pneumonite aguda fatal devido à ifosfamida foi descrito. Um caso de meta-hemoglobinemia também foi descrito, presumivelmente secundária à interação entre 4-tioifosfamida, um metabólito da ifosfamida, e a glutationa e o estresse oxidativo resultante.[36]

Outros Agentes Alquilantes

A *procarbazina* é primariamente usada no tratamento do linfoma de Hodgkin e do glioblastoma multiforme. Raros casos de pneumonite intersticial foram descritos, algumas vezes caracterizados por eosinofilia significante sugerindo uma reação de hipersensibilidade. A progressão para a fibrose disseminada e irreversível parece rara.[17]

A *oxaliplatina* tem sido associada à disestesia laríngea e acreditou-se ser responsável pelo desenvolvimento de lesão alveolar difusa, frequentemente em associação com o 5-fluorouracil. Mais tipicamente, pode haver graves reações anafiláticas durante a infusão do fármaco em cerca de 1,3% dos casos. A pneumonia eosinofílica também foi raramente descrita.[38,39]

A *temozolomida* é um agente alquilante de segunda geração, atualmente considerado o padrão dos cuidados como terapia complementar para o glioblastoma em associação com a radioterapia. Também foi usada no tratamento do melanoma metastático. Poucas reações respiratórias adversas foram descritas, principalmente faringite, sinusite, tosse, infecção do trato respiratório superior e dispneia. A pneumonite foi encontrada em até 4,8% dos pacientes em experimentos de fase III. Foi descrito um caso de pneumonia organizada que se resolveu após a descontinuação do tratamento.[40]

A clorozotocina, um agente alquilante usado no tratamento dos tumores neuroendócrinos, foi associada a vários casos de pneumonia leve. Todos os casos se resolveram com a descontinuação do fármaco e com a administração de corticosteroides.[41]

ANTIMETABÓLITOS

Metotrexato

O metotrexato está presente em muitos esquemas combinados para malignidades, sendo também usado extensivamente em condições não malignas, incluindo psoríase e artrite reumatoide. Ele interfere com o metabolismo do ácido fólico, visando especificamente as células em replicação e acarretando uma variedade de reações adversas bem descritas, incluindo supressão da medula óssea, mucosite, alopécia e manifestações gastrointestinais. Acredita-se que a toxicidade pulmonar se desenvolva em cerca de 10% de todos os pacientes tratados, mas, felizmente, ela raramente é fatal. Dispneia, tosse não produtiva e febre geralmente se iniciam de poucos dias a várias semanas após o início do tratamento. Contudo, em casos raros, os sintomas podem ser observados poucos meses ou anos após o início do tratamento.[42]

A pneumonite associada ao metotrexato é quase sempre reversível com ou sem a adição de corticosteroides. A eosinofilia é observada em, pelo menos, a metade dos casos e acredita-se que a doença represente, portanto, uma reação de hipersensibilidade.[14] A característica intrigante dessa reação é a de que a droga pode ser reinstituída subsequentemente à resolução de pneumonite pelo metotrexato sem necessariamente deflagrar uma recidiva subsequente dos sintomas ou dos achados.[43] Em cerca de um terço dos pacientes, granulomas fracamente formados são identificados na biópsia pulmonar, o que não é usual, e outras formas de doença pulmonar associada à quimioterapia.[6] A linfadenopatia hilar ocasionalmente está presente, podendo simular as manifestações da sarcoidose. Não há atipia celular, tal como o observado em muitas outras toxicidades medicamentosas citotóxicas.

A radiografia de tórax tende a revelar uma opacidade homogênea por todos os campos pulmonares. A adenopatia hilar ou o derrame pleural são observados em, pelo menos, 10% a 15% dos pacientes com toxicidade pulmonar pelo metotrexato. Em um acentuado contraste com a maior parte das demais toxicidades pulmonares induzidas pela quimioterapia, as investigações prospectivas de pacientes que estão recebendo metotrexato não demonstraram uma redução da DL_{CO} que possa anteceder a toxicidade clínica. Além disso, a toxicidade pulmonar em resposta ao metotrexato não parece estar relacionada à dose. Houve alguns relatos de reações fatais decorrentes do metotrexato intratecal ou da ingestão oral após injeções intratecais prévias. Duas outras manifestações importantes associadas ao metotrexato devem ser mencionadas. As infecções oportunistas relacionadas à deficiência de células T têm de ser excluídas, em particular a pneumonia pelo *Pneumocystis*, que foi descrita em uma série de pacientes que receberam metotrexato, seja isoladamente ou em combinação com corticosteroides.[44] Linfomas peculiares relacionados ao vírus Epstein-Barr, que tipicamente se resolvem após a descontinuação do tratamento, também foram descritos e podem estar diretamente relacionados a uma alteração da vigilância imune induzida pelo metotrexato (conforme observado nos distúrbios linfoproliferativos pós-transplante). A apresentação clínica, a radiografia de tórax e outras características clínicas podem ser bastante semelhantes ao pulmão de metotrexato.[44]

Azatioprina e 6-Mercaptopurina

Mais de duas dúzias de relatos de casos de pneumonia associada à azatioprina foram descritos. Todavia, a incidência líquida global deve ser baixa, considerando o uso disseminado deste agente para condições neoplásicas e não neoplásicas.[35] Não obstante, a possibilidade de uma pneumonite pela azatioprina deve ser considerada em qualquer indivíduo que esteja recebendo este agente. A azatioprina é metabolizada para 6-mercaptopurina tendo havido um punhado de relatos detalhando a pneumonite intersticial citotóxica em associação com este metabólito.[5] Contudo, a maior parte desses pacientes também recebeu outros agentes que potencialmente poderiam estar implicados na lesão pulmonar descrita.

Citosina Arabinosídeo

A *citosina arabinosídeo* (ara-C) é um agente citotóxico usado para induzir a remissão na leucemia aguda e em outras malignidades hematológicas antes do transplante de medula óssea. Os esquemas de tratamento intensivo com a ara-C foram associados ao edema pulmonar não cardíaco rapidamente fatal (Fig. 71-3).[5] O exame histológico do tecido pulmonar durante a toxicidade pulmonar pela ara-C revela o acúmulo substancial de material proteináceo intra-alveolar sem atipia celular e infiltração mononuclear descrita com outros fármacos citotóxicos. Em duas grandes séries, 13% a 28% dos pacientes com toxicidade medicamentosa desenvolveram angústia respiratória durante a administração do fármaco e quase a metade desenvolveu sintomas em um intervalo de um mês após o término da administração do fármaco. O mecanismo subjacente a essa reação é desconhecido e a mortalidade associada é alta. O tratamento para a toxicidade pulmonar pela ara-C é essencialmente de suporte, com ventilação mecânica,

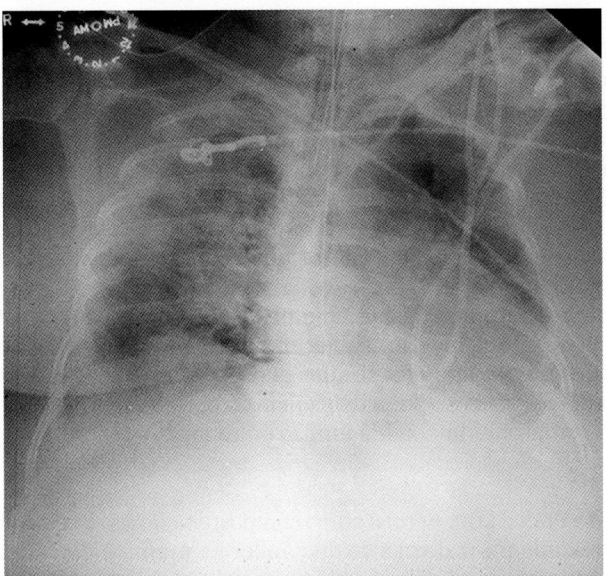

Figura 71-3 Doença pulmonar induzida pela citosina arabinosídeo. Uma radiografia de tórax de uma mulher com 44 anos de idade exibindo edema pulmonar agudo não cardíaco que resultou de doença pulmonar induzida pela citosina arabinosídeo. O exame histológico tipicamente demonstra intenso material proteináceo intra-alveolar formando membranas hialinas, mas pouca reação de outros tipos.

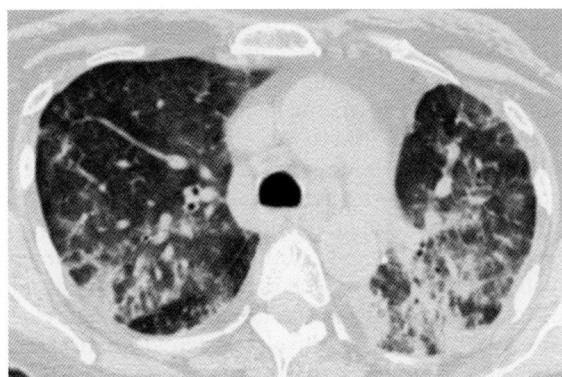

Figura 71-4 Doença pulmonar induzida pela gencitabina. Uma imagem de TC de tórax de um indivíduo com doença pulmonar induzida pela gencitabina. O padrão é o de uma infiltração alveolar e intersticial.

administração cuidadosa da condição dos líquidos e vigilância para complicações infecciosas sobrepostas.

Gencitabina

A gencitabina é um análogo pirimidínico, com estrutura e atividades semelhantes às do ara-C. É altamente ativa contra o câncer pulmonar de não pequenas células, assim como contra os cânceres de mama, pancreático e ovariano. Geralmente é bem tolerada, sendo a supressão da medula óssea a sua toxicidade mais prevalente, assim como as náuseas, a erupção cutânea, a elevação das transaminases e o edema, em alguns casos. A incidência foi descrita como de 10% dos pacientes tratados, com uma dispneia grave sendo descrita em até 5%.[45-47] Acredita-se que o edema pulmonar não cardiogênico se desenvolva em 0,1% a 7% de todos os pacientes tratados.[48] Existem três principais padrões de envolvimento respiratório na toxicidade relacionada à gencitabina. O primeiro padrão é uma dispneia inespecífica, autolimitada, descrita em um intervalo de horas a dias após o tratamento. Um segundo padrão, relativamente incomum, é aquele de uma reação de hipersensibilidade aguda com broncospasmo. Um terceiro padrão de envolvimento respiratório grave é ocasionalmente observado. Há uma grave reação idiossincrásica com dispneia profunda e opacidades pulmonares que pode progredir para uma insuficiência respiratória potencialmente fatal algumas horas após a infusão (Fig. 71-4). A maior parte dos casos de toxicidade pulmonar relacionada à gencitabina se resolve com a descontinuação do fármaco. Em casos de sintomas graves, a descontinuação do agente juntamente com a instituição de corticosteroides, uma cuidadosa administração de líquidos e o tratamento com diuréticos podem estar justificados.[45] Casos de hemorragia alveolar difusa, doenças pulmonares veno-oclusivas e microangiopatia trombótica também foram descritos.

Fludarabina

A fludarabina, outro análogo dos nucleosídeos, é amplamente empregada no tratamento dos distúrbios linfoproliferativos crônicos. A incidência de toxicidade pulmonar relacionada à fludarabina foi estimada em, aproximadamente, 8,6% em uma série de 105 pacientes.[49-51] Os indivíduos afetados experimentam uma dispneia bem precoce, cerca de três dias após o primeiro ciclo de quimioterapia, embora sintomas pulmonares de início mais tardio também tenham sido relatados. A radiografia de tórax revela opacidades intersticiais ou opacidades mistas alveolares-intersticiais. Opacidades nodulares também foram descritas. Como é frequentemente o caso com os agentes quimioterápicos, particular atenção deve ser dada à possibilidade de infecções oportunistas. A maior parte dos pacientes responde à descontinuação do fármaco e recebe benefícios sintomáticos e objetivos de um tratamento corticosteroide adicional.

Piritrexima

A piritrexima é um inibidor oral da di-hidrofolato redutase, usado no tratamento de infestações parasitárias, psoríase e carcinoma de células transicionais. Ela está intimamente relacionada ao metotrexato e a toxicidade pulmonar foi observada em até 14% dos pacientes.[52]

Nitrosureias

Os compostos da família das nitrosureias possuem um papel no tratamento dos gliomas e de outros tumores do sistema nervoso central, assim como em protocolos de condicionamento que precedem o transplante autólogo de células-tronco da medula óssea. A toxicidade pulmonar relacionada às nitrosureias é bem identificada e representa uma das reações adversas mais comuns desses agentes.[53] Em particular, a *biscloroetil nitrosureia* (BCNU, carmustina) foi descrita induzindo tanto a lesão pulmonar de início agudo quanto a fibrose pulmonar de início retardado, com uma predileção para os lobos superiores.[53] A incidência de toxicidade pulmonar associada à administração do BCNU varia de 1,5% a 20% e é relacionado à dose, com uma incidência de até 50% de doença pulmonar naqueles que recebem uma dose total maior do que 1.500 mg/m^2. Todavia, houve também relatos de efeitos pulmonares com doses muito mais baixas. A duração do tratamento antes do início da toxicidade pulmonar para a variante aguda da lesão pulmonar por nitrosureia geralmente variou de seis meses a três anos. Parece haver um efeito sinérgico com a ciclofosfamida, a radioterapia e, possivelmente, outros agentes quimioterápicos. O resultado pode ser imprevisível e, algumas vezes, fatal. Houve menos relatos de casos de toxicidade pulmonar com a metil-cloro-etil-ciclo-hexil-nitrosureia (metil-CCNU) e com a cloroetil ciclo-hexil nitrosureia (CCNU). Aparentemente, a febre está menos comumente associada a esta forma de toxicidade pulmonar do que com muitos outros fármacos quimioterápicos. O tratamento geralmente consiste da suspensão do agente ofensivo e da instituição de corticosteroides, que possuem efeitos variáveis e frequentemente transitórios.[54]

Uma complicação de longo prazo da toxicidade pela BCNU é a fibrose do lobo superior que pode surgir muitos anos após o término da quimioterapia. O'Driscoll e colegas[55] acompanharam 17 pacientes por até 17 anos, 12 dos 17 (71%) desenvolveram fibrose retardada do lobo superior. A fibrose é insidiosa no seu início e, uma vez descoberta, parece ser intratavelmente progressiva. O tratamento com corticosteroides não provou ser eficaz na fibrose retardada do lobo superior pela BCNU. Outra complicação incomum descrita que está quase exclusivamente associada aos compostos à base de nitrosureia é o pneumotórax.[56] Este pode estar relacionado a alterações fibrobolhosas presentes em pacientes com toxicidade pulmonar pela BCNU.

Casos de fibrose pulmonar também foram descritos com outros agentes à base de nitrosureias, incluindo a lomustina (CCNU), semustina (metil-CCNU), fotemustina (CENU) e clorozotocina (DCNU). Os pneumotórax raramente foram descritos com esses agentes.

PODOFILOTOXINAS

Etoposida e Teniposida

A *etoposida* (VP-16), um inibidor da topoisomerase II, foi amplamente usada em quimioterapia combinada para os carcinomas pulmonares de pequenas células e de células não pequenas. Independentemente do seu uso extensivo, somente uns poucos casos de toxicidade pulmonar associada à etoposida foram relatados.[57] A toxicidade pode se tornar aparente logo após o primeiro ciclo de quimioterapia, embora a maior parte dos casos associados se apresente após um tratamento prolongado. O exame histológico revela características de edema alveolar, lesão alveolar difusa e pneumócitos atípicos do tipo II. O tratamento consiste da retirada do agente e na administração de corticosteroides, que proporcionam uma melhora variável. Além disso, a etoposida pode aumentar os níveis intracelulares de metotrexato e, portanto, a combinação entre o metotrexato e a etoposida pode aumentar de modo sinérgico a probabilidade de reações adversas.

A teniposida, outro agente podofilotoxínico, também está associado a reações de hipersensibilidade em 3,6% a 6,5% dos casos. Esta toxicidade pode se apresentar com dispneia, broncospasmo e hipertensão.[52]

Paclitaxel

O paclitaxel é um agente quimioterápico altamente potente usado no tratamento de carcinomas de pulmão, mama e ovário. Casos bem documentados de toxicidade pulmonar induzida pelo paclitaxel podem ser encontrados na literatura, mas a frequência não está clara. Os pacientes podem se queixar de sintomas respiratórios que incluem tosse, dispneia, sibilos e constrição torácica minutos após a administração do fármaco, sugerindo uma reação de hipersensibilidade do tipo I. Acredita-se que anticorpos imunoglobulina E contra o próprio paclitaxel ou talvez o seu veículo, o Cremofor EL, sejam responsáveis.[58] Esta reação pode ser observada em até 30% dos pacientes e a pré-medicação com corticosteroides algumas vezes é considerada. Opacidades reticulares e nodulares foram descritas nos estudos por radiografia de tórax.[59] Casos de opacidades pulmonares transitórias e de suspeita de pneumonites intersticiais também foram descritos. A verdadeira incidência de toxicidade pulmonar diretamente relacionada ao paclitaxel ainda não está bem compreendida. Um estudo prospectivo da função pulmonar em 33 pacientes que receberam paclitaxel com carboplatina (um agente com pouca toxicidade pulmonar) em um cenário de malignidade não torácica revelou uma redução isolada da DL_{CO} sem outras evidências clínicas ou radiológicas de toxicidade pulmonar.[60] Em outros estudos, conduzidos em pacientes com carcinoma pulmonar, uma toxicidade pulmonar significante precoce e tardia foi observada em 10% a 68% dos pacientes, respectivamente.[61,62] A atribuição da toxicidade diretamente ao paclitaxel é confundida pela neoplasia torácica subjacente, assim como pelos outros agentes citotóxicos utilizados nesses pacientes.[61] Não obstante, os clínicos devem ter ciência do potencial do paclitaxel no comprometimento da função pulmonar.

Docetaxel

O docetaxel (Taxotere) é outro composto taxânico que possui atividade no tratamento do câncer de mama e do câncer pulmonar de células não pequenas. A toxicidade pulmonar ocasional, baseada em uma reação de hipersensibilidade, foi observada.[63] Esses pacientes responderam rapidamente ao tratamento com corticosteroides. Uma pequena série de casos sugeriu que a combinação entre o docetaxel e a gencitabina tenha uma particular propensão a induzir uma toxicidade pulmonar grave.[64] Alguns pacientes podem desenvolver síndrome de extravasamento capilar com edema periférico, edema pulmonar não cardiogênico e/ou derrames pleurais.[65,66] A gravidade da retenção de líquidos pode ser reduzida através do tratamento profilático com corticosteroides.[67]

VINBLASTINA

A vinblastina, um alcaloide da planta vinca, é um dos agentes quimioterápicos mais antigos ainda em uso. A vinblastina continua a ser incluída em uma ampla variedade de esquemas quimioterápicos para malignidades hematológicas e sólidas. Tradicionalmente, têm-se acreditado que a vimblastina possua pouca ou nenhuma toxicidade pulmonar. Contudo, relatos associaram a vinblastina a complicações pulmonares quando esta é combinada a outros agentes, particularmente a mitomicina C. Esta combinação foi complicada por broncospasmo, pneumonite intersticial e edema pulmonar não cardíaco.[68,69]

ÁCIDO ALL-*TRANS* RETINOICO

O *ácido all-trans retinoico* (AATR) tem sido empregado na leucemia pró-mielocítica aguda, na qual ele promove a diferenciação dos precursores mieloides e estimula a maturação das células leucêmicas, promovendo, assim, a remissão. Ele também foi descrito reduzindo a coagulação intravascular disseminada e as complicações hemorrágicas durante a leucemia pró-mielocítica. A principal complicação limitadora do seu uso é o desenvolvimento de uma síndrome de diferenciação (anteriormente denominada síndrome do ácido retinoico) em até 25% dos pacientes tratados. Esta síndrome consiste de edema difuso, derrames pleuropericárdicos e edema pulmonar não cardiogênico que pode evoluir para uma síndrome de extravasamento capilar generalizado. A hipotensão e a insuficiência renal aguda estão comumente presentes. A toxicidade pode se manifestar abruptamente entre o 2° e o 21° dia de tratamento. A sua patogênese permanece obscura, mas acredita-se que resulte de uma liberação maciça de citoquinas a partir de células mieloides recém-amadurecidas e da adesão de granulócitos ao endotélio pulmonar. De fato, contagens leucocitárias elevadas foram associadas a um aumento da incidência da síndrome em alguns, mas não em todos, estudos. Além disso, complicações hemorrágicas múltiplas também foram descritas. Em um estudo, 9 de 35 pacientes com leucemia pró-mielocítica que receberam AATR desenvolveram angústia respiratória.[70] O tratamento com corticosteroides parece ser benéfico para estes pacientes. Com base nessas observações, um estudo adicional sugeriu que a incidência de complicações pulmonares associadas ao AATR possa ser reduzida, aproximadamente, em 10% através do uso de tratamento preventivo com corticosteroides orais.

A mortalidade associada à toxicidade pulmonar induzida pelo AATR é estimada em cerca de 9%. Os exames histológicos dos pulmões afetados pelo AATR revelaram infiltração intersticial com células mieloides em maturação. Contudo, o espectro global da síndrome pulmonar associada ao AATR está evoluindo continuamente e inclui a presença de células mieloides e blastos no líquido do LBA (Lavado broncoalveolar), opacidades pulmonares nodulares, leucostase pulmonar, edema pulmonar não cardiogênico, SARA/SDRA, síndrome de Sweet e hemorragia alveolar difusa.[71]

IRINOTECANO E TOPOTECANO

O irinotecano, uma camptotecina semissintética, foi empregada no câncer colorretal avançado isoladamente ou em combinação com o 5-fluorouracil, bem como em alguns experimentos para o câncer pulmonar. Os estudos iniciais com o irinotecano no Japão documentaram uma incidência de 1,8% de pneumonite.[72-74] Naqueles estudos, as características clínicas incluíram dispneia, febre e opacidades pulmonares reticulonodulares. Os corticosteroides empíricos foram recomendados, mas alguns pacientes progrediram para uma insuficiência respiratória fatal. Em experimentos subsequentes nos Estados Unidos, a tosse e a dispneia foram descritos em, aproximadamente, 20% dos pacientes tratados.[75] Todavia, muitos desses pacientes apresentavam malignidades intratorácicas. A incidência descrita de toxicidade pulmonar grave relacionada ao irinotecano foi muito mais baixa nesses experimentos subsequentes ($\approx 0,4\%$).[75] A radioterapia e a doença pulmonar preexistente podem aumentar o risco. Não obstante, casos de pneumonite intersticial associada ao irinotecano foram descritos nos Estados Unidos. Os pacientes com doença pulmonar preexistente podem apresentar um risco aumentado.

O topotecano é um agente semelhante que já foi descrito como capaz de induzir a toxicidade pulmonar, incluindo casos de lesão alveolar difusa e bronquiolite constritiva.

TRATAMENTO DIRECIONADO[†]

Anticorpos Monoclonais

Na medida em que a nossa compreensão da patogênese de processos malignos continua a aumentar, a identificação de antígenos tumorais específicos levou ao desenvolvimento de ferramentas imunoterápicas específicas, incluindo anticorpos monoclonais. Várias novas moléculas surgiram como potenciais agentes complementares em uma variedade de processos neoplásicos.

Bevacizumab. O bevacizumab (Avastin) é um anticorpo monoclonal que visa o fator de crescimento endotelial vascular e que

[†]Nota da Revisão Científica: Chamadas, também, de Terapias Alvo-Específicas.

foi concebido para inibir a neoangiogênese tumoral. Ele foi usado em conjunto com agentes quimioterápicos convencionais no tratamento do câncer metastático de cólon, de células renais, câncer mamário, sarcomas, câncer ovariano, glioblastoma e cânceres pulmonares de células não pequenas. Foi também associado a complicações hemorrágicas, incluindo hemorragia pulmonar fatal que, acredita-se, resulte de necrose tumoral extensa. Essas complicações foram predominantemente observadas em pacientes com câncer pulmonar de células escamosas. Embora isso possa ser contraintuitivo, acredita-se que o bevacizumab aumente a incidência de doença tromboembólica duas vezes. Isso pode decorrer da lesão vascular com exposição secundária do endotélio subjacente com ativação subsequente da cascata da coagulação. Casos de microangiopatia trombótica com hipertensão e insuficiência renal aguda foram descritos. Casos de insuficiência cardíaca congestiva também foram descritos, principalmente em associação com agentes antraciclínicos, levantando questões relativas a essa associação descrita.[76] Fístulas traqueoesofágicas e broncoesofágicas foram descritas em pacientes tratados com bevacizumab para o câncer pulmonar.[77-79]

Cetuximab e Panitumumab. O cetuximab e o panitumumab são dois anticorpos monoclonais dirigidos contra o *receptor do fator de crescimento epidérmico* (EGFR) que estão sendo cada vez mais usados no tratamento de uma série de neoplasias. Ambos foram associados à toxicidade pulmonar rara. A doença pulmonar intersticial foi descrita em 0,4% dos pacientes com cetuximab, podendo haver reações infusionais com broncospasmo e rouquidão em 23% dos casos. No panitumumab, pode haver reações infusionais semelhantes, que podem ser graves em 1% dos casos. O panitumumab foi atualmente associado a um crescente número de doenças pulmonares intersticiais e a casos de fibrose pulmonar. A doença pulmonar intersticial foi constatada como fatal em alguns casos, de modo que se a toxicidade se tornar aparente, o panitumumab deve ser interrompido e os esteroides deverão ser considerados.[80,81]

Trastuzumabe e Ado-Trastuzumabe Emtansina. O trastuzumabe se liga seletivamente à proteína do *receptor do fator 2 de crescimento epidérmico humano* (HER-2) e constitui um tratamento complementar para o câncer de mama metastático positivo para HER-2. Conforme observado com outros anticorpos monoclonais, as reações de infusão podem se apresentar em 15% dos casos, estando potencialmente associadas ao angioedema, à febre e ao broncospasmo. As reações ao trastuzumabe também podem se apresentar como uma pneumonia intersticial aguda ou subaguda em, aproximadamente, 0,5% dos casos, com uma taxa de mortalidade estimada em 0,1%.[82] Um crescente número de relatos de casos sugere que a pneumonia intersticial provavelmente se trate de uma toxicidade rara, mas real, do trastuzumabe. O ado-trastuzumabe é um conjugado de anticorpo-fármaco que contém o trastuzumabe e um inibidor citotóxico dos microtúbulos. Ele também é usado no câncer de mama e foi associado à pneumonite aguda. A incidência é baixa, da ordem de 0,8% a 1,2%, mas pode ser potencialmente fatal, de modo que se a pneumonite se desenvolver, o ado-trastuzumabe deverá ser descontinuado.[83]

Rituximab. O rituximab é um anticorpo monoclonal quimérico anti-CD20 aprovado em 1997 para o tratamento do linfoma não Hodgkin. Os seus indicadores sempre crescentes levaram a um aumento exponencial do seu uso em uma variedade de condições diversas desde doenças inflamatórias autoimunes até distúrbios linfoproliferativos pós-transplante. A reação adversa mais comum do rituximab é uma reação infusional em mais de 50% dos pacientes. Os sintomas incluem febre, calafrios, dispneia, hipotensão, rinite, urticária, prurido e uma sensação de inchaço da garganta e da língua. A redução da velocidade de infusão ou a interrupção desta podem ajudar a resolver os sintomas. Os corticosteroides eventualmente são necessários. Outras complicações pulmonares do rituximab parecem relativamente raras em geral. Uma revisão da literatura em 2007 só identificou 16 casos de doença pulmonar intersticial presumivelmente secundária ao rituximab. Padrões específicos de lesão pulmonar também foram descritos em amostras patológicas, incluindo hemorragia alveolar difusa e pneumonia descamativa intersticial, mas a experiência frequentemente é limitada a relatos de casos isolados.[84]

Inibidores da Tirosina-Quinase

Gefitinib. O gefitinib (Iressa) é um inibidor seletivo EGFR da tirosina-quinase usado em pacientes com câncer pulmonar de células não pequenas e mutações ativadoras do EGFR. A pneumonia intersticial aguda foi associada a este fármaco e a incidência global de doença pulmonar associada ao gefitinib pode estar na faixa de 1%, com uma taxa de mortalidade aproximando-se dos 30%.[85,86] A apresentação mais comum é a dispneia aguda com ou sem tosse ou febre.[85] A média do início dos sintomas foi de 24 a 31 dias entre os pacientes japoneses e 42 dias entre os americanos.[85] Opacidades difusas em vidro moído e consolidação multifocal do espaço aéreo foram descritas na varredura por TC.[87] O exame histológico demonstra lesão alveolar difusa, inflamação intersticial com ou sem fibrose e pneumonia organizada.[86,88-90] Conquanto alguns pacientes respondam à retirada do agente e à instituição da corticoterapia, outros agentes progridem para a insuficiência respiratória fulminante. Portanto, o clínico precisa permanecer consciente dessa complicação pulmonar do gefitinib e descontinuar o agente se os sintomas e anomalias radiográficas se desenvolverem. O benefício dos corticosteroides é incerto.

Erlotinib. O erlotinib (Tarceva), outro antagonista do EGFR, é amplamente usado nos Estados Unidos para o tratamento dos adenocarcinomas pulmonares avançados com mutações EGFR. O erlotinib também foi raramente associado à toxicidade pulmonar, incluindo fatalidades.[91-93] Os pacientes que foram submetidos à biópsia pulmonar exibiram pneumonia organizada ou lesão alveolar difusa.[93] A apresentação é semelhante à da lesão pulmonar induzida por fármacos com dispneia, tosse e febre de baixa intensidade. O tempo médio até a toxicidade é de 47 dias.[91] O tratamento é de suporte com a remoção do fármaco. O benefício dos corticosteroides é incerto.

Imatinib. O imatinib (Gleevec) é um inibidor do Bcr-Abl, KIT e das tirosinas-quinases do *receptor do fator de crescimento derivado das plaquetas* (PDGFR). É usado no tratamento da leucemia mielógena crônica e dos tumores estromais gastrointestinais.[94] A retenção de líquidos, provocando edema periférico, periorbital e pulmonar, constitui uma complicação comum.[95-97] Houve relatos de casos de infiltração pulmonar com eosinofilia ou pneumonia intersticial aguda.[94,98-101] Os sintomas de dispneia, tosse e febre de baixo grau se desenvolvem em um tempo médio de 49 dias.[102] Os estudos radiográficos demonstraram opacidades de baixo grau, consolidação, ou opacidades nodulares. Os achados no LBA demonstram linfócitos, macrófagos espumosos e, em alguns casos, eosinofilia.[101,103,104] A eosinofilia periférica também foi demonstrada.[103] As biópsias pulmonares demonstraram inflamação intersticial e fibrose, alveolite e proteinose alveolar pulmonar.[99,103,104] O tratamento é a remoção do fármaco e, em muitos casos, o emprego dos corticosteroides. A reexposição ao fármaco nem sempre provoca a recidiva da lesão pulmonar, de modo que os médicos devem considerar agentes alternativos e o risco e o benefício da reexposição.[103,105]

Desatinib. O desatinib é um inibidor da tirosina-quinase Bcr-Abl que é usado para tratar a leucemia mieloide crônica positiva para o cromossomo Filadélfia. O desatinib está associado a derrames pleurais, hipertensão pulmonar e anomalias parenquimatosas pulmonares. Os derrames pleurais foram descritos em 10% a 35% dos pacientes tratados.[106-110] Os derrames são principalmente linfocíticos e exsudativos. A doença pulmonar concomitante e uma dose diária inicial mais alta constituíram fatores de risco para o desenvolvimento de derrames pleurais.[108] O tratamento dos derrames pleurais não está definido, mas incluiu glicocorticoides, diuréticos, toracocentese e a descontinuação do desatinib.[106,108,111,112] A hipertensão arterial pulmonar é uma rara complicação do uso do desatinib com sintomas iniciados entre 8 e 48 meses de tratamento.[113-117] Os sintomas de apresentação incluíram taquipneia, dispneia de esforço, fadiga e edema periférico.[113-117] A pneumonite constitui outra complicação rara do desatinib. Em um estudo de pacientes tratados com desatinib, 40 (23%) pacientes desenvolveram anomalia pulmonar.[118] As alterações pulmonares se resolveram ou foram parcialmente resolvidas em todos os nove pacientes com anomalias parenquimatosas.[118] A descontinuação do desatinib resultou na resolução em cinco pacientes e os glicocorticoides foram usados em um paciente com resolução completa.[118] A reexposição com desatinib pode ser considerada em pacientes com anomalias parenquimatosas.[118]

Bosutinib. O bosutinib é outro inibidor da tirosina-quinase que visa o Bcr-Abl e que é usado para tratar a LMC positiva para o cromossomo Filadélfia. Assim como o desatinib, o derrame pleural constitui a toxicidade pulmonar mais comum.[119]

Sunitinib e Sorafenib. O sunitinib e o sorafenib são pequenas moléculas inibidoras da tirosina-quinase que bloqueiam o domínio intracelular do receptor do *fator de crescimento endotelial vascular* (FCEV). O sunitinib é usado para inibir a angiogênese no tratamento dos tumores estromais gastrointestinais e o câncer de células renais. O sunitinib foi descrito como causador de dispneia e tosse.[120] O embolismo pulmonar também foi raramente descrito. O sorafenib é usado para inibir a angiogênese no carcinoma de células renais e no carcinoma hepatocelular irressecável. A toxicidade pulmonar foi descrita durante o uso do sorafenib com opacidades pulmonares difusas, dispneia, tosse e febre.[121] Embora rara, a toxicidade foi fatal em alguns pacientes, de modo que o fármaco deve ser interrompido imediatamente se houver suspeita de toxicidade pulmonar.[121]

Agentes Imunomodulatórios

Interferons. Os interferons têm sido usados em uma variedade de distúrbios malignos, infecciosos e inflamatórios. O interferon alfa e o interferon beta foram empregados no tratamento de leucemia de células pilosas, mieloma, linfoma de células T, leucemia mielógena crônica, derrames pleurais malignos, melanoma, carcinoma de células renais e sarcoma de Kaposi. O interferon gama foi incluído em experimentos investigativos para o mesotelioma, carcinoma pulmonar de células não pequenas e fibrose pulmonar idiopática.

A administração dos interferons foi associada a uma variedade de reações pulmonares. Por exemplo, o interferon alfa foi associado à exacerbação grave do broncospasmo em pacientes com asma preexistente.[122] Além disso, uma reação granulomatosa indistinguível da sarcoidose foi descrita em relação ao tratamento com o interferon.[123] Essas toxicidades geralmente respondem à redução ou à retirada do tratamento com interferon, com ou sem a adição de corticosteroides. Granulomas não caseosos foram documentados no pulmão, linfonodos, fígado e pele dos pacientes afetados.

A doença pulmonar intersticial associada ao interferon também foi descrita.[124] A dispneia e a tosse foram observadas e opacidades bilaterais estão presentes à radiografia de tórax. Uma resposta linfocítica CD8-predominante é encontrada no líquido do LBA e um padrão celular intersticial está presente à histologia. Em alguns casos, o tratamento com o interferon foi associado a um padrão de pneumonia organizada.[125] A maior parte dos pacientes afetados responde à descontinuação do interferon e à administração de corticosteroides. Recentemente, o interferon gama foi utilizado na fibrose pulmonar idiopática. Houve descrição de uma série na qual quatro pacientes com fibrose pulmonar avançada desenvolveram insuficiência respiratória hipóxica aguda durante o tratamento com interferon.[126] Esta não foi responsiva aos corticosteroides, tendo sido fatal em três casos. O interferon gama também está associado a uma elevada incidência de pneumonite por radiação quando usado no tratamento multimodal para o carcinoma pulmonar de não pequenas células.

Análogos da Rapamicina. O sirolimo foi inicialmente desenvolvido como um agente antifúngico isolado a partir do *Streptomyces hygroscopicus*. É um antibiótico macrolídeo inibidor da proteína *alvo da rapamicina mamíferos* (mTOR) com propriedades antiproliferativas e imunossupressoras, essencialmente usado para prevenir a rejeição no transplante de órgão e como um agente de revestimento para *stents* de eluição de fármacos. Atualmente ele está sob investigação para o tratamento da linfangioleiomiomatose.[127] Vários padrões de toxicidade medicamentosa foram descritos com o sirolimo, incluindo o início subagudo de pneumonite intersticial (que geralmente se resolve após a descontinuação do tratamento), um padrão de lesão de pneumonia organizada e hemorragia alveolar difusa. Raros casos de proteinose alveolar e granulomatose também foram descritos. Tipicamente, essas complicações pulmonares são reversíveis após a descontinuação do tratamento, mas, ocasionalmente, elas representam um difícil desafio diagnóstico em uma população imunossuprimida, propensa a uma variedade de infecções oportunistas.[128]

O everolimo é um inibidor semelhante da via do mTOR que foi usado como um agente imunossupressor em transplantes de órgãos sólidos e no tratamento do câncer de células renais e de tumores neuroendócrinos. Diversos tipos de toxicidades pulmonares foram descritos, incluindo pneumonia organizada e o início subagudo de uma pneumonite intersticial.[129] A pneumonite intersticial foi descrita com gravidade variada. Em um relato de doença pulmonar intersticial durante a administração do everolimo, quatro pacientes foram submetidos ao LBA, que demonstrou linfocitose: dois pacientes também apresentaram aumento das contagens de eosinófilos.[130] As biópsias transbrônquicas de três dos pacientes demonstraram inflamação linfocítica e espessamento septal.[130] O tratamento pode envolver a observação em casos leves, mas pode exigir a descontinuação do fármaco e a instituição de glicocorticoides em casos graves.[131,132] O benefício do uso de glicocorticoides não está estabelecido.

O temsirolimo é ativo contra uma variedade de tumores sólidos, incluindo o carcinoma de células endometriais, o câncer de mama e os tumores neuroendócrinos. Foi aprovado pelo FDA para o tratamento do carcinoma avançado de células renais. Em uma revisão retrospectiva de 22 pacientes tratados com temsirolimo, 8 pacientes (36%) desenvolveram complicações pulmonares. A metade desses pacientes era sintomática. Nos estudos radiográficos, dois padrões diferentes de envolvimento foram identificados consistindo de opacidades em vidro moído ou consolidações alveolares. A pneumonite recidivou em alguns casos com a reexposição.[133] A descontinuação do fármaco está aconselhada.[134,135]

AGENTES ANTIMICROBIANOS

NITROFURANTOÍNA

Reação Aguda

A pneumonite pela nitrofurantoína pode ser uma das doenças pulmonares induzidas por fármaco mais comuns.[136-138] As reações pulmonares agudas provavelmente são subestimadas. A incidência foi estimada como algo entre 1 em 550 indivíduos a 1 em 5.400 indivíduos.[138] O mecanismo da reação aguda à nitrofurantoína é desconhecido.

A reação típica se inicia entre poucas horas e vários dias após a instituição do tratamento. Ela parece ser muito mais comum em mulheres, talvez devido a um maior uso por elas. A febre está presente na maior parte dos casos, a dispneia quase sempre está presente e a tosse ocorre em cerca de dois terços dos pacientes. Outros achados incidentais incluem leucocitose e eosinofilia em um terço e uma elevação da velocidade de hemossedimentação em quase a metade dos casos. As técnicas de imagem mostram um processo alveolar ou um processo intersticial, ou ambos. A reação pode ser unilateral ou assimétrica, geralmente sendo mais proeminente nas bases. O derrame pleural foi encontrado em um terço dos pacientes, mais comumente unilateral. O broncospasmo foi descrito em uma série de casos, mas a sua incidência é desconhecida: ele pode ocorrer na ausência de doença pulmonar parenquimatosa ou pleural.[138]

O tratamento consiste da descontinuação do medicamento e do oferecimento de cuidados de suporte. Não se sabe se os corticosteroides aceleram a resolução, provavelmente não havendo indicação para o seu uso. Também não existe lugar para a reexposição com o intuito de confirmar o diagnóstico. O LES induzido pela nitrofurantoína com doença pleuropulmonar e anticorpos antinucleares positivos também foi descrito.

Reação Cruzada

Não há superposição clínica entre as reações pulmonares agudas e crônicas à nitrofurantoína. As reações crônicas são muito menos comuns do que as reações pulmonares agudas. Nas reações crônicas, a febre e a eosinofilia são muito menos comuns.[137-139] O início da dispneia e da tosse geralmente é insidioso, começando de seis semanas a vários anos de uso contínuo ou intermitente da nitrofurantoína. Essas reações são mais comuns em mulheres.

As imagens de tórax exibem um processo intersticial difuso.[138,139] Não há broncospasmo ou doença obstrutiva das vias aéreas associados. Os testes de função pulmonar demonstram um padrão restritivo. O LBA geralmente exibe uma reação linfocítica. A análise histológica do tecido pulmonar mostra células inflamatórias e fibrose. Clinicamente, radiológica e histologicamente, esta condição não raro simula outras formas de doença pulmonar intersticial, incluindo pneumonia intersticial ou padrões inespecíficos de pneumonia intersticial.

A literatura varia relativamente à utilidade dos corticosteroides. A nossa experiência é de que eles quase sempre são necessários para uma resolução significativa. Outras indicam que as opacidades se resolvem espontaneamente com a descontinuação da medicação.[139] Nossa política é observar o paciente por dois a quatro meses após a descontinuação da nitrofurantoína e, então, repetir os estudos de imagem e de função pulmonar. Se não houver melhora, uma prova com corticosteroides é tentada.[140]

SULFASALAZINA

A sulfasalazina é um fármaco antimicrobiano que foi usado por muitos anos no tratamento da doença inflamatória intestinal.[141] Parece haver dois tipos separados de reações pulmonares adversas: a primeira é uma opacidade pulmonar com eosinofilia e a outra é uma lesão pulmonar em padrão de pneumonia organizada. Após um a oito meses de tratamento contínuo, os pacientes experimentam o início de tosse, dispneia e, na metade dos casos, febre. A radiografia de tórax exibe um padrão de opacidades pulmonares, variando desde opacidades alveolares no lobo superior a um processo intersticial difuso. Mais da metade dos pacientes apresentam eosinofilia significativa. A resolução é observada em um intervalo de uma semana a seis meses após a descontinuação do fármaco e, se necessário, adicionam-se corticosteroides. A sulfasalazina é metabolizada em ácido 5-aminossalicílico e sulfapiridina, as quais foram implicadas na pneumonite eosinofílica. Nos casos de suspeita de distúrbios pulmonares associados à sulfasalazina, é importante ter em mente que a doença inflamatória intestinal foi associada a uma variedade de anomalias pulmonares independentemente do uso da sulfasalazina. A doença pulmonar intestinal foi independentemente associada à inflamação das vias aéreas, à doença pulmonar intersticial, incluindo um padrão de pneumonia organizada de lesão pulmonar, nódulos pulmonares necróticos e serosite. A maior parte desses distúrbios responde ao tratamento com corticoides.

FÁRMACOS ANTIMICROBIANOS DIVERSOS

Existem vários relatos esparsos relativos a reações incomuns a diversos fármacos antimicrobianos. Em vista do amplo uso desses agentes, a incidência é extremamente pequena. Muitas dessas reações parecem ser opacidades pulmonares com eosinofilia. A polimixina e os antibióticos aminoglicosídeos são conhecidos por produzirem fraqueza muscular respiratória quando atingem um nível excessivo no sangue.[142] Os antibióticos podem atingir níveis tóxicos no sangue em pacientes para os quais esses fármacos são administrados através da instilação direta no espaço peritoneal ou pleural, em pessoas com insuficiência renal ou em pacientes que os estejam recebendo em conjunto com um agente relaxante muscular no momento da anestesia geral. Esses efeitos são reversíveis com a fisostigmina. A administração combinada de anfotericina B com granulócitos pode predispor alguns pacientes a uma deterioração transitória da função pulmonar.[143]

DROGAS ILÍCITAS

HEROÍNA

Embora a nitrofurantoína pareça ser a droga prescrita com maior descrição de efeitos pulmonares adversos, o edema pulmonar pela heroína pode ser a doença pulmonar induzida por droga mais comum em todo o mundo. Os hospitais em todas as grandes cidades dos Estados Unidos recebem centenas de pacientes com edema pulmonar por heroína. A heroína é a diacetilmorfina e, devido à sua maior solubilidade em lipídios, ela atravessa a barreira hematoencefálica muito mais rapidamente do que a morfina. Existem vários mecanismos postulados para o edema pulmonar não cardíaco induzido pela heroína. Estes incluem um efeito tóxico direto sobre a membrana alveolar-capilar, acarretando um aumento da permeabilidade e o extravasamento do líquido nos espaços alveolares; uma resposta neurogênica à lesão do sistema nervoso central; uma reação alérgica ou de hipersensibilidade; e um efeito hipóxico agudo sobre a membrana alveolar-capilar em associação com um aumento secundário da permeabilidade.

A heroína pode provocar edema pulmonar com o primeiro uso intravenoso da droga. Acredita-se que os efeitos da heroína estejam relacionados à dose. No entanto, a dose exata quase sempre é desconhecida. Até 40% dos dependentes internados por uma superdosagem aguda da droga apresentam edema pulmonar agudo com hipoxemia grave e hipercapnia. O edema pulmonar não cardíaco é indistinguível no seu início de outras formas de SARA/SDRA. A pressão capilar pulmonar em cunha geralmente se encontra dentro da faixa da normalidade. Tipicamente, os sintomas de dispneia e sonolência começam em um intervalo de minutos após a dose intravenosa, mas relatos de um início retardado em horas, ou mesmo em alguns dias, foram publicados. O paciente hipoventila, tornando-se hipoxêmico e hipercapneico. As pupilas são pequenas. A ausculta dos pulmões revela crepitações. As imagens (Fig. 62-4) tipicamente exibem alterações do edema pulmonar não cardíaco. A acidose pode ser metabólica e respiratória.

Até a metade desses pacientes vomitam e aspiram, o que pode complicar a interpretação da radiografia de tórax e posteriormente acarretar uma infecção bacteriana secundária. A infecção deve ser suspeitada se as opacidades pulmonares não desaparecerem em um intervalo de 24 a 48 horas após o início do tratamento. Outras anomalias pulmonares incluem êmbolos sépticos provenientes de tromboflebite infectada ou de endocardite da valva tricúspide. O tratamento consiste na ventilação assistida com o emprego de pressão expiratória final, oxigênio e naloxano intravenoso a fim de reverter a depressão respiratória. Este tratamento geralmente é suficiente para o edema pulmonar não cardíaco, que pode se reverter com o tempo. Os corticosteroides são desnecessários. Uma vez que a metade desses pacientes aspirou, apresentando infecções bacterianas, o uso apropriado de fármacos antimicrobianos está indicado.

As bronquiectasias e a bronquite necrotizante naqueles que abusam da heroína foram descritas. Estas podem ser mais sequelas da aspiração gástrica recorrente do que propriamente efeitos heroína, com ou sem edema pulmonar. A função pulmonar é anormal nos pacientes com edema pulmonar. Mesmo após a eliminação radiográfica do edema e do retorno dos volumes pulmonares à normalidade, uma redução da DL_{CO} pode persistir. Naqueles que abusam cronicamente da heroína e de outras drogas intravenosas ilícitas, as anomalias da função pulmonar mais provavelmente estarão relacionadas à granulomatose por talco (ver adiante) do que às sequelas a uma lesão aguda isolada.

METADONA

Sequelas pulmonares semelhantes àquelas associadas à heroína foram descritas com a metadona e provavelmente possuem mecanismos semelhantes. O tratamento é o mesmo que aquele para as sequelas induzidas pela heroína. O edema pulmonar não cardíaco foi descrito em casos tanto de superdosagem oral quanto intravenosa de metadona.

METILFENIDATO

O metilfenidato pode apresentar efeitos adversos mais graves do que a heroína ou a cocaína.[144-145] O abuso do metilfenidato pode se dar tanto por via intravenosa quanto por via oral. Em uma série de abuso de metilfenidato, todos os 22 pacientes apresentaram dor torácica e sibilância e a maior parte deles apresentou testes de função pulmonar anormais e hemoptise.[144] Em outra série, um enfisema panlobular grave foi encontrado em sete pacientes na autópsia.[145]

COCAÍNA

O uso da cocaína continua sendo um problema importante em todo o mundo, havendo relatos crescentes de efeitos pulmonares adversos tanto da inalação quanto do uso intravenoso do fármaco. Estes vão além dos conhecidos efeitos cardíacos da cocaína, que produz insuficiência ventricular esquerda com congestão pulmonar e edema. Os principais efeitos da cocaína são a infecção e a aspiração, edema pulmonar não cardíaco, embolização particulada, talcose, lesão alveolar difusa, hemorragia alveolar difusa, infiltração intra-alveolar eosinofílica, massa pulmonar com ou sem cavitação e um padrão de lesão pulmonar de pneumonia organizada (Tabela 71-3).[146,147]

GRANULOMATOSE POR TALCO

O talco (silicato de magnésio) e outros agentes, tais como a celulose, são usados como excipientes em muitos medicamentos destinados ao uso oral. Os dependentes também abusam de medicamentos orais tais como meperidina, metadona, metilfenidato, anfetaminas e tripelenamina frequentemente esmagando os comprimidos, misturando-os em soluções diversas e injetando-os por via intravenosa. Isso resulta no início insidioso de uma fibrose intersticial granulomatosa, em oclusão arterial pulmonar granulomatosa, ou ambas.[146-148] Em uma série ampla de autópsias consecutivas realizadas em dependentes, dependendo do tipo de dependência, a incidência da granulomatose por talco variou de 15% a 80%.

A dispneia constitui um importante sintoma, com tosse em alguns pacientes: nos estágios mais avançados de hipertensão pulmonar, pode ocorrer síncope induzida pelo exercício, insuficiência cardíaca direita e mesmo morte súbita. As radiografias de tórax podem estar normais em até a metade dos pacientes com granulomatose por talco comprovada. Os estudos da função pulmonar caracteristicamente exibem uma capacidade de difusão baixa antes que quaisquer outras anomalias estejam evidentes. As imagens dos pacientes com granulomatose por injeção podem exibir densidades micronodulares difusas variando em tamanho entre 1 e 3 mm, que podem simular uma microlitíase alveolar ou uma pneumonite de hipersensibilidade. As opacidades pulmonares resultantes da talcose por injeção podem exibir hiperatenuação na TC de tórax. O tratamento com corticosteroides proporciona uma pequena melhora consistente.

Histologicamente, o tecido pulmonar exibe alterações granulomatosas, com células gigantes multifocais, células inflamatórias mononucleares, linfócitos e fibrose. O talco é detectado através da presença de cristais fortemente birrefringentes (utilizando a luz polarizada) no interior dos granulomas. O líquido do LBA exibe um aumento da linfocitose, algumas vezes contendo talco intracelular e livre.

FÁRMACOS CARDIOVASCULARES

INIBIDORES DA ENZIMA CONVERSORA DA ANGIOTENSINA

Os inibidores da *enzima conversora da angiotensina* (ECA) são amplamente utilizados para o controle da hipertensão e no tratamento da insuficiência cardíaca congestiva. Logo após a sua introdução, esses agentes foram associados à tosse não produtiva e, mais raramente, ao edema angioneurótico. A tosse seca se desenvolve em 5% a 20% dos pacientes em uso de inibidores da ECA, tendo sido descrita com o uso do captopril, enalapril, lisinopril e em virtualmente todos os demais inibidores da ECA. O mecanismo da tosse induzida pelos inibidores da ECA provavelmente envolve o acúmulo de quininas e da substância P, que é degradada pela ECA e por outras endopeptidases. A tosse geralmente é descrita nas primeiras semanas após o início do tratamento, mas pode não ser perceptível por vários meses. A tosse induzida pelos inibidores da ECA geralmente é benigna, mas pode ser bastante incômoda, provocando a descontinuação desses agentes na metade dos pacientes afetados. A exacerbação do broncospasmo só foi associada aos inibidores da ECA em raras ocasiões. Felizmente, a maior parte dos pacientes pode ser passada para outras classes de medicamentos. A reexposição com um antagonista diferente da ECA não está recomendada, uma vez que a tosse geralmente retorna. A tosse geralmente diminui dentro de 4 dias após a descontinuação do agente, proporcionando uma confirmação do diagnóstico. Digno de nota, os antagonistas seletivos do receptor da angiotensina

Tabela 71-3 Principais Efeitos da Cocaína
Infecção e aspiração acarretando edema pulmonar não cardíaco
Embolização particulada
Talcose
Lesão alveolar difusa
Hemorragia alveolar
Infiltração eosinofílica intra-alveolar
Pneumonia em organização

apresentam uma incidência de tosse seca muito mais baixa em comparação com os inibidores da ECA e podem representar uma opção terapêutica para muitos pacientes.

Os inibidores da ECA provocam angioedema com muito menos frequência; esta condição foi descrita em 0,1% a 0,2% dos pacientes que estão recebendo inibidores da ECA. Esta complicação geralmente surge em um intervalo de horas a, no máximo, uma semana após o início do tratamento e pode ser potencialmente fatal. Esta reação pode ser mediada por bradicininas, mas pode também envolver autoanticorpos e complementar a ativação do sistema. O tratamento é de suporte e consiste de proteção da via aérea. Embora frequentemente utilizado, epinefrina, anti-histamínicos e administração de corticosteroides são de valor incerto. O inibidor da ECA deve ser descontinuado e sua utilização futura evitada nesses pacientes.

AMIODARONA

A amiodarona tem significante benefício em disritmias supraventriculares e ventriculares para pacientes que não respondem à maioria de outros agentes antiarrítmicos. Esta droga está associada com numerosos efeitos adversos, os quais incluem microdepósitos corneais (em quase 100% dos pacientes); neuropatia periférica; disfunção hepática; disfunção da tireoide, incluindo hipotireoidismo e hipertireoidismo; pigmentação azulada da pele. Entretanto, o efeito colateral mais sério é uma pneumonite intersticial, a qual se desenvolve em até 6% dos pacientes e pode ser fatal.

O mecanismo da toxicidade pela amiodarona é desconhecido, mas a toxicidade está relacionada à dose e apresenta características histológicas distintivas. Os achados histológicos geralmente incluem macrófagos alveolares espumosos e pneumócitos do tipo II contendo inclusões lamelares. A incidência de toxicidade pulmonar pela amiodarona varia amplamente, mas provavelmente possui uma média de 4% a 6% naqueles pacientes em uso do fármaco.[11,149] A maior parte destes é composta por homens, mas isto pode estar relacionado ao seu maior uso pelos homens. Os sintomas consistem de dispneia insidiosa, tosse não produtiva e, eventualmente, febre de baixo grau sem calafrios, seguida por achados sutis à radiografia de tórax, que inicialmente podem ser assimétricos ou mesmo limitados aos lobos superiores. Se o fármaco for continuado, o processo poderá envolver difusamente os pulmões com um processo alveolar intersticial. Os derrames pleurais são raros. A dor torácica pleurítica existe em cerca de 10% dos pacientes. As crepitações podem ser ouvidas, mas é difícil ter certeza de se estas se devem ao edema pulmonar, uma vez que a insuficiência cardíaca congestiva é comum nesses pacientes. Em cerca de 20% dos pacientes com pneumonite por amiodarona, a apresentação será aguda, simulando uma pneumonia.

Nos estudos laboratoriais, observa-se uma ligeira elevação da contagem leucocitária, geralmente sem eosinofilia, e uma taxa de sedimentação elevada, com pouca ou nenhuma reatividade ao anticorpo antinuclear. Os estudos da função pulmonar revelam uma redução da capacidade pulmonar total e da DL_{CO}, assim como da hipoxemia. Pode haver uma maior predisposição à pneumonite pela amiodarona se a função pulmonar ou os achados de imagens forem anormais antes do início da administração do fármaco.

A maior parte dos pacientes que desenvolvem pneumonite pela amiodarona estava em uso do fármaco há, pelo menos, um mês e alguns por alguns anos. A maioria está recebendo pelo menos 400 mg/dia. Todavia, houve uma série de relatos de pneumonite pela amiodarona em pacientes tomando doses baixas, de 200 mg/dia. Também houve relatos de pacientes que receberam 200 mg/dia por meses ou mesmo anos e que não desenvolveram a pneumonite pela amiodarona até que a dose fosse aumentada para um melhor controle da arritmia. Geralmente, as reações adversas sistêmicas da amiodarona, tais como neuropatia periférica e disfunção hepática, se correlacionam com os seus níveis séricos, mas este não é necessariamente o caso da toxicidade pulmonar. Talvez, a maior rotatividade dos fosfolipídios no pulmão explique a maior probabilidade de toxicidade pulmonar decorrente da amiodarona. O diagnóstico da pneumonite por amiodarona é de exclusão.

Normalmente, acredita-se que a pneumonite por amiodarona constitua principalmente um processo intersticial ou alveolar (ou ambos), algumas vezes simulando a pneumonite eosinofílica com opacidades periféricas, mas existem vários relatos de lesões confluentes e de outros padrões. Muitas dessas lesões representam um padrão de lesão em pneumonia organizada.[150,151] As imagens da TC de tórax podem definir adicionalmente esses processos uma vez que a amiodarona, por ser um composto iodado, é radiopaca e, em uma varredura de tórax, as lesões da pneumonite por amiodarona são mais densas do que as partes moles circundantes na parede torácica (Fig. 71-5). Este último achado pode ajudar a sustentar o diagnóstico.

O tratamento consiste da retirada do fármaco e conduz a uma variedade de respostas. Alguns pacientes que não foram tratados com corticosteroides evoluíram para o óbito devido à fibrose pulmonar e à insuficiência respiratória. Outros faleceram independentemente do tratamento com corticosteroides. A maior parte respondeu à descontinuação do fármaco e à adição de corticosteroides, que geralmente é necessário por um período de no mínimo dois e, talvez, seis meses ou mais. Existem muitos relatos de casos de pacientes que continuaram em uso de amiodarona porque este era o único fármaco que controlava as suas arritmias e que, ao mesmo tempo, receberam corticosteroides a fim de suprimir a sua reação pneumônica.[152]

Inicialmente acreditou-se que a confirmação histológica fosse necessária para o estabelecimento do diagnóstico, embora a interrupção do fármaco e a adição dos corticosteroides pudesse

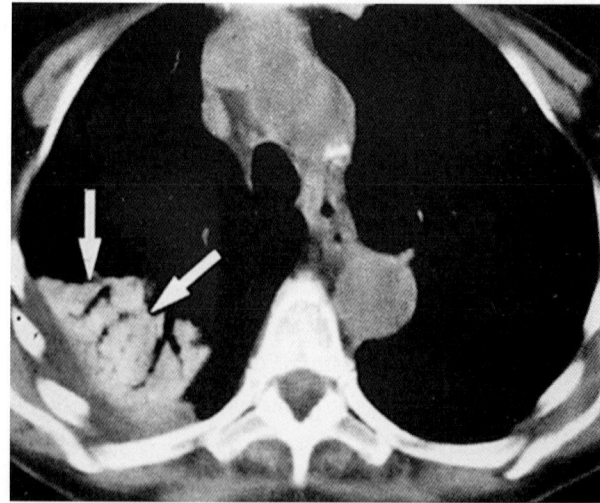

Figura 71-5 Doença pulmonar induzida pela amiodarona. Uma TC de tórax exibindo massas pulmonares confluentes (*setas*) decorrentes de uma pneumonite por amiodarona. Observe que as massas são apreciavelmente mais densas do que as partes moles circundantes na parede torácica desse *scan* por TC obtido sem contraste.

Tabela 71-4 Tratamento Medicamentoso Associado à Indução de Pneumonite Organizada	
Bleomicina	Interferons
Amiodarona	Metotrexato
Ouro	Mitomicina C
Penicilamina	Ciclofosfamida
Sulfasalazina	Cocaína
Radiação	

oferecer um diagnóstico de presunção se o processo viesse a se reduzir. O LBA produz resultados variáveis.[11] A presença de macrófagos espumosos no líquido do lavado ou na biópsia só confirma a exposição ao fármaco; a sua presença isolada não necessariamente indica toxicidade pela amiodarona. A sua ausência, contudo, não exclui o diagnóstico. Embora não usado com frequência em anos recentes, um *scan* positivo do Ga^{67} pode ser altamente sugestivo de uma pneumonite inflamatória ao invés de uma insuficiência cardíaca congestiva. Se o diagnóstico não tiver sido estabelecido, o clínico deve decidir se procederá a uma biópsia pulmonar aberta, a fim de descartar outros processos patológicos, se considerará a diminuição da dose ou a descontinuação do medicamento, se adicionará os corticosteroides, ou ambos. Uma biópsia pulmonar geralmente revelará macrófagos espumosos e células epiteliais, assim como uma infiltração variável por células inflamatórias. Os padrões histopatológicos da lesão pulmonar induzida pela amiodarona variam, sendo o padrão mais comum de lesão o de uma pneumonia intersticial. Contudo, alguns pacientes podem exibir um padrão de lesão de pneumonia organizada (Tabela 71-4). As reduções na velocidade de hemossedimentação subsequentemente à descontinuação ou à redução da amiodarona podem ser de valor adicional para o estabelecimento do diagnóstico.

Existem relatos de que pacientes em uso de amiodarona possam desenvolver uma SARA/SDRA pós-operatória, uma lesão que se inicia 18 a 72 horas após a cirurgia. Vários desses pacientes evoluíram para o óbito em decorrência disso.[153,154] Em um recente estudo de base populacional, a amiodarona foi responsável por aproximadamente 2,7% dos casos de lesão pulmonar aguda.[154] Postulou-se que a elevada fração de oxigênio inspirado administrado durante a cirurgia e o período pós-operatório contribuam para esta complicação.

PROTAMINA

O sulfato de protamina é usado para reverter os efeitos anticoagulantes da heparina subsequentemente a procedimentos cirúrgicos cardiovasculares. A hipotensão sistêmica não é rara imediatamente após à administração do fármaco. Todavia, pode haver uma série de casos de edema pulmonar não cardiogênico em um intervalo de minutos a uma a duas horas após a administração desse fármaco.[155] Ela está frequentemente associada a uma reação anafilática e ao broncospasmo, a um aumento da pressão arterial pulmonar com pressão em cunha normal e hipotensão. Em pelo menos metade desses pacientes há uma história de uso prévio da protamina, seja em uma situação semelhante ou como insulina protamina-zinco. Os testes cutâneos podem confirmar a sensibilização. O tratamento é de suporte, incluindo nova entubação se o paciente tiver sido extubado, ventilação assistida com alta concentração de oxigênio inspirado, administração de altas doses de corticosteroides e tratamento da hipotensão com um agonista α-adrenérgico. Em pacientes cujo teste cutâneo é positivo para a protamina ou que têm uma história de reação a ela, a hexadimetrina intravenosa pode ser usada para reverter os efeitos da heparina.

ANTAGONISTAS β-ADRENÉRGICOS

Os antagonistas β-adrenérgicos estão entre os fármacos mais comumente prescritos. Os receptores β-adrenérgicos podem ser divididos em receptores $β_1$ excitatórios, localizados no coração, e em receptores $β_2$ inibitórios localizados nos brônquios. Os bloqueadores β-adrenérgicos, ou β-bloqueadores, são antagonistas competitivos.

O propranolol foi o primeiro antagonista β-adrenérgico introduzido no mercado. Foi rapidamente reconhecido que ele possuía efeitos adversos sobre indivíduos com doença pulmonar obstrutiva conhecida. Estudos também demonstraram que o propranolol aumentava a resistência das vias aéreas em pessoas normais e em pacientes asmáticos assintomáticos.[156] Desse modo, este agente deverá ser evitado em todos os pacientes com doença pulmonar obstrutiva conhecida, mesmo aqueles que são assintomáticos. Os antagonistas β-adrenérgicos seguintes, apresentados em ordem decrescente de potencial para a provocação brônquica, estão disponíveis para uso clínico nos Estados Unidos: propranolol, timolol, nadolol, metoprolol, atenolol e labetalol.[157]

Duas características dos antagonistas β-adrenérgicos prognosticam o seu potencial para o broncospasmo: a sua seletividade cardíaca e a sua atividade simpaticomimética intrínseca. Geralmente a seletividade cardiológica é a mais importante das duas para evitar a broncoconstrição; se o fármaco é cardiosseletivo, ele tem pouco efeito sobre os receptores inibitórios β localizados nas paredes brônquicas. O propranolol, o timolol e o nadolol essencialmente não possuem nenhuma seletividade cardiológica e, portanto, apresentam um maior potencial para a provocação brônquica. O metoprolol possui alguma seletividade cardíaca e o atenolol possui uma seletividade cardiológica considerável, tornando-o um dos fármacos de escolha em um indivíduo com uma doença obstrutiva das vias aéreas que necessite de um antagonista β-adrenérgico. O outro mecanismo importante para prevenção da broncoconstrição com os antagonistas β-adrenérgicos é a atividade simpaticomimética intrínseca; o pindolol possui uma forte atividade simpaticomimética, que é responsável pelo seu baixo potencial para a provocação brônquica. Como uma exceção à regra, o labetalol é único, na medida em que possui o menor potencial para a excitação brônquica a despeito de não possuir seletividade cardíaca ou atividade simpaticomimética intrínseca. Ele apresenta efeitos combinados de antagonismo α e β. Deste modo, supõe-se que o potencial antagonista α-adrenérgico o torne broncoprotetor.

Assim, dentre os sete medicamentos listados, o atenolol e, então, o metoprolol e provavelmente o labetalol sejam os três que podem ser usados com relativa segurança em pessoas com doença pulmonar obstrutiva, se absolutamente necessário. Contudo, estes devem sempre ser administrados em conjunto com um agente $β_2$-adrenérgico em aerossol. Os bloqueadores dos canais de cálcio podem constituir uma boa alternativa aos fármacos β-bloqueadores, se indicados, uma vez que também possuem algum potencial broncodilatador.

Os mesmos achados foram descritos em pacientes asmáticos que receberam gotas oculares de timolol para o glaucoma. Existem muitos relatos de casos de reações adversas ao timolol ocular tópico, incluindo uma série de casos fatais de estado de mal asmático.[158] O timolol topicamente aplicado é absorvido através da conjuntiva e não passa pelo fígado, o que resulta em uma concentração sérica mais elevada do que se administrado por via oral. Um novo antagonista β-adrenérgico ocular, o betaxolol, demonstrou ser mais seguro em pacientes com doença conhecida das vias aéreas. Existem relatos dispersos de pneumonite intersticial associada aos β-bloqueadores.[159] A propafenona é um agente antiarrítmico estabilizador de membrana suplementar que é estruturalmente semelhante ao propranolol e que possui o potencial para agravar o broncospasmo.[160]

TOCAINIDA E FLECAINIDA

A tocainida é usada no tratamento de arritmias ventriculares refratárias. Existem mais de 100 casos conhecidos de pneumonite intersticial aguda iniciando-se três semanas a vários meses após o início do tratamento.[163] A resposta à descontinuação do fármaco é boa; os corticosteroides podem ser necessários em alguns casos. A flecainida, outro agente antiarrítmico, foi descrito associado à SARA e à pneumonite linfocítica intersticial.[35,162]

AGENTES ANTI-INFLAMATÓRIOS

ASPIRINA

Os agentes anti-inflamatórios estão dentre os fármacos mais comumente usados e muitos apresentam reações adversas pulmonares. A aspirina é o medicamento mais comumente usado no mundo. Nos Estados Unidos, existem mais de 200 marcas comerciais que contêm a aspirina. Estima-se que até 5% dos asmáticos sejam sensíveis à aspirina: a sua ingestão pode provocar uma agravação fatal do broncospasmo.[163] A causa exata da asma sensível à aspirina é desconhecida. Uma teoria é a de que, através da inibição da cicloxigenase, a aspirina e compostos semelhantes impeçam a geração dos produtos da cicloxigenase, tais como as prostaglandinas. Se determinados indivíduos dependerem da atividade broncodilatadora de prostaglandinas, como, por exemplo, a prostaglandina E2, a sua inibição poderia provocar o broncospasmo. A tríade aspirina-asma consiste de asma, rinite e polipose nasal. Quase sempre existem outras reações adversas associadas, tais como erupções cutâneas e sintomas gastrointestinais. Essas reações adversas não são relacionadas à dose uma vez que podem se desenvolver em baixas doses. Os salicilatos podem induzir um edema pulmonar não cardíaco em casos de superdosagem quando o nível sérico dos salicilatos é maior do que 40 mg/dL.

OUTROS FÁRMACOS ANTI-INFLAMATÓRIOS NÃO ESTEROIDES

A maior parte dos agentes anti-inflamatórios não esteroides pode produzir as mesmas reações adversas que a aspirina, incluindo agravação da asma, edema pulmonar não cardíaco, LES induzido por fármaco e opacidades pulmonares com eosinofilia. O naproxeno pode estar mais comumente associado com opacidade e eosinofilia do que outros agentes.[164] Poucos agentes podem provocar hipervolemia e, por sua vez, edema pulmonar através do mecanismo de aumento da retenção de sódio pelos rins.

Penicilamina

A penicilamina é usada para tratar a doença de Wilson, a artrite reumatoide e a cistinúria, tendo sido associada à toxicidade pulmonar. Existem três complicações pulmonares possíveis com o uso da penicilamina sem superposição aparente: LES induzido pela penicilamina, bronquiolite obliterante e síndrome de Goodpasture. O LES induzido pela penicilamina pode induzir pneumonite, alveolite e, algumas vezes, derrame pleural. A bronquiolite obliterante associada à penicilamina provavelmente é subestimada em sua incidência e gravidade. Os corticosteroides possuem um pequeno benefício no tratamento dessa condição, que geralmente se apresenta em um estado avançado. Houve também vários relatos de síndrome de Goodpasture associada à penicilamina com hemorragia alveolar difusa.[165] Se identificada com antecedência suficiente, um tratamento apropriado com hemodiálise, plasmaférese e imunossupressão poderá impedir um resultado grave.

Leflunomida

Vários novos agentes foram, em anos recentes, identificados como eficazes no tratamento de condições inflamatórias com um perfil de segurança consideravelmente aprimorado quando comparados aos esquemas terapêuticos anteriormente utilizados. A leflunomida recebeu aprovação da FDA em 1998 e é atualmente utilizada para tratar a artrite reumatoide e a artrite psoriásica. Ela é uma inibidora da síntese da pirimidina, que exerce um efeito principalmente imunomodulador, embora também tenha sido constatado que ela exerça efeitos anti-inflamatórios significantes. A sua principal reação adversa descrita é a toxicidade hepática, podendo agir sinergicamente com o metotrexato. Vários padrões de lesão pulmonar foram observados, consistindo principalmente de reações de hipersensibilidade. Em um estudo de vigilância pós-comercialização, uma toxicidade pulmonar significativa foi identificada em 61 de 5.053 pacientes, com 24 óbitos de pacientes diretamente relacionados a complicações pulmonares. A doença pulmonar preexistente e, em menor grau, a dose de ataque, uma história de tabagismo e um baixo peso corporal foram identificados como fatores de risco independentes. Um estudo por controle de casos demonstrou uma maior incidência de toxicidade pulmonar naqueles com doença pulmonar anterior, mas sugeriu que isso fosse devido ao fato de que os pacientes de mais alto risco mais provavelmente seriam aqueles a receber a leflunomida.[166] As verdadeiras pneumonias de hipersensibilidade também foram descritas em séries de casos, assim definidas como opacidades associadas a granulomas mal definidos.[167] Opacidades inespecíficas com ou sem eosinofilia também foram descritas. A hemorragia alveolar difusa e a proteinose alveolar pulmonar raramente são encontradas. O tratamento de lavagem com colestiramina demonstrou tratar a pneumonite induzida pela leflunomida: a colestiramina oral se liga ao fármaco e aos seus metabólitos, remove-os do corpo e encurta em muito a sua meia-vida que, de outro modo, seria prolongada.[168]

AGENTES BIOLÓGICOS

Esses agentes verdadeiramente revolucionaram o tratamento de uma série de condições inflamatórias crônicas, tais como a artrite reumatoide, a doença inflamatória intestinal e a psoríase. Os medicamentos *antifator de necrose tumoral* α (TNF-α) tais como o infliximab (um anticorpo monoclonal quimérico direcionado contra o TNF-α), o etanercept (contra o receptor solúvel do TNF-α), ou o adalimumab (um anticorpo monoclonal

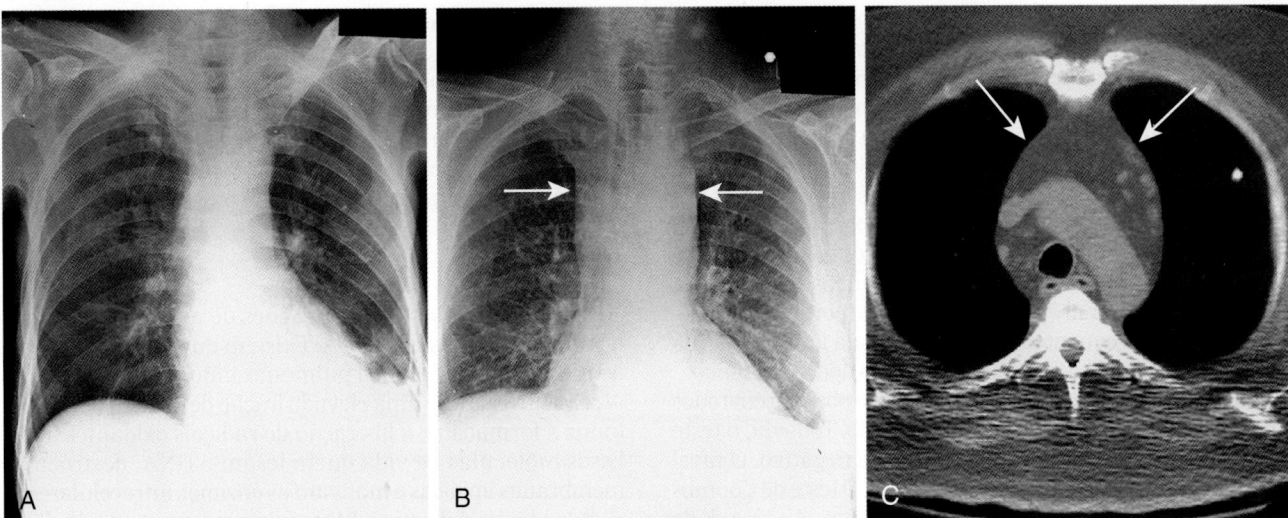

Figura 71-6 Lipomatose mediastínica em resposta aos corticosteroides. A, Radiografia de tórax antes da administração de corticosteroides sistêmicos. **B,** Radiografia de tórax após a administração de corticosteroides exibindo um alargamento mediastínico (*setas*). **C,** TC de tórax exibindo lipomatose mediastínica, com densidade gordurosa radiográfica (*setas*) circundando os grandes casos e as sombras traqueais.

recombinante direcionado contra o TNF-α) foram usados com sucesso variado nessas condições através de uma interferência direta com as primeiras etapas da cascata inflamatória. Não inesperadamente, as infecções constituem uma importante complicação desses tratamentos — a tuberculose, em particular, pode reativar com facilidade em um contexto de comprometimento da imunidade pelas células T. Os testes cutâneos para a tuberculose ou os ensaios para a liberação de interferon gama para o *Mycobacterium tuberculosis* são obrigatórios antes do início do tratamento. As manifestações extrapulmonares parecem relativamente comuns (40 a 70 pacientes em um relato inicial), sendo a maior parte dos casos descrita em áreas com baixa incidência de tuberculose, talvez porque esses fármacos tendam a ser mais usados em países desenvolvidos. É interessante notar que, outras infecções oportunistas, incluindo as infecções pulmonares fúngicas, conquanto descritas, constituem uma preocupação menor com esses agentes. Múltiplos padrões de lesão pulmonar foram descritos com o infliximab, incluindo reações de hipersensibilidade aguda com ou sem eosinofilia, pneumonite intersticial inespecífica, *pneumonia intersticial usual* (PIU) recidivante, ou exacerbações da PIU associada à artrite reumatoide e da vasculite.[169] Dois outros medicamentos anti–TNF-α, o adalimumab e o etanercept, também foram descritos em associação com a fibrose pulmonar, mas essas associações são relativamente fracas e principalmente baseadas em relatos de casos isolados.[170,171] O etanercept também foi associado à inflamação granulomatosa pulmonar.[172]

ANTAGONISTAS DOS LEUCOTRIENOS

Os potentes agentes antiasma, zafirlukast, montelukast e pranlukast foram associados à granulomatose eosinofílica com poliangiite (síndrome de Churg-Strauss).[173-175] Uma série de casos foi descrita com os pacientes exibindo opacidades pulmonares, miocardiopatia e eosinofilia enquanto recebiam zafirlukast. Uma revisão sistemática dos casos descritos na literatura identificou 62 casos de granulomatose eosinofílica com poliangiite após o início dos antagonistas dos leucotrienos.[175] Conquanto alguns dos casos possam ter apresentado uma granulomatose eosinofílica com poliangiite preexistente, muitos demonstraram uma relação temporal com os antagonistas dos leucotrienos.[175] Quando um antagonista dos leucotrienos é adicionado a um esquema de tratamento para a asma, os corticosteroides frequentemente são progressivamente reduzidos, o que sugere que alguns dos efeitos da adição de antagonistas dos leucotrienos sejam, de fato, efeitos da redução dos corticosteroides. Contudo, um pequeno número desses pacientes não estava recebendo corticosteroides orais ou inalados na época em que a medicação foi adicionada. A granulomatose eosinofílica com poliangiite se desenvolveu entre 6 e 18 meses após o início do antagonista dos leucotrienos. A remissão dos sinais e sintomas foi observada com a remoção do antagonista dos leucotrienos com ou sem a intensificação do tratamento. Atualmente não se sabe se esses medicamentos realmente deflagram essas reações ou se eles desmascaram um distúrbio eosinofílico infiltrativo preexistente.[175] Em um ou outro caso, a reação pulmonar responde à descontinuação do antagonista dos leucotrienos e à reinstituição dos corticosteroides.

CORTICOSTEROIDES

Os corticosteroides administrados em doses imunossupressoras são bem conhecidos por predisporem o desenvolvimento de infecções oportunistas. Uma reação adversa bastante incomum dos corticosteroides é a linfomatose mediastínica, a deposição de gordura mediastínica, o que produz um alargamento mediastinal que simula uma linfadenopatia ou outras neoplasias (Fig. 71-6). Clinicamente, estes pacientes apresentam um aspecto cushingoide, com faces arredondadas e uma "corcova de búfalo". O mesmo tipo de gordura que se deposita na corcova de búfalo pode se depositar no mediastino. A radiografia de tórax não exibe a profusão de nódulos geralmente esperada com a adenopatia. A TC de tórax geralmente pode estabelecer o diagnóstico através da determinação da densidade ao longo da massa mediastínica (Fig. 71-6). A lipomatose mediastínica não requer a redução progressiva da dose do corticosteroides porque essa gordura não compromete estruturas vitais.

LÚPUS ERITEMATOSO SISTÊMICO INDUZIDO POR FÁRMACOS

Dos mais de 50 fármacos associados ao LES, somente cinco induzem regularmente anticorpos antinucleares em pacientes que os consomem: hidralazina, procainamida, isoniazida, fenitoína e penicilamina e apenas uma pequena porcentagem dos pacientes em uso desses medicamentos desenvolve a síndrome clínica do lúpus. Acredita-se que os pacientes que desenvolvem anticorpos antinucleares a esses medicamentos sejam *acetiladores lentos*, com uma taxa mais baixa de metabolismo do fármaco ofensor. Os sintomas quase sempre começam insidiosamente depois que o paciente estiver tomando o medicamento por vários meses ou mesmo anos. Os sinais e sintomas sistêmicos de poliartralgia, mialgia, febre, dor pleurítica e lesões cutâneas são comuns. Todavia, a doença renal é rara, possivelmente porque o complemento não é tão frequentemente envolvido na forma induzida por fármacos do LES em comparação com o tipo espontâneo.

O ensaio para anticorpos antinucleares é positivo em todos os pacientes com LES induzido por fármaco. Todavia, o teste para anti-DNA nativo (antidupla hélice) é negativo. O nível do complemento pode ou não ser anormal. O teste de Coombs é positivo em cerca de um terço dos pacientes. A velocidade de hemossedimentação elevada e a hipergamaglobulinemia são achados comuns, porém inespecíficos.

Os achados das radiografias de tórax na forma induzida por fármacos da doença são indistinguíveis do LES de início espontâneo e incluem derrames pleurais em um terço dos pacientes, opacidades basilares, pneumonite com atelectasias e cardiomegalia aparente decorrente de derrame pleural. A glicose no líquido pleural é normal ou, pelo menos, se correlaciona com os níveis da glicose sanguínea.

Os sintomas geralmente se resolvem uma vez que o fármaco tenha sido descontinuado. Contudo, ocasionalmente é necessário adicionar corticosteroides para uma resolução mais rápida dos sintomas incapacitantes. Se o fármaco agressor não puder ser descontinuado por razões clínicas, a dose mais baixa deverá ser utilizada, juntamente com a adição de corticosteroides.

INALANTES

ÓLEO

O óleo aspirado pode produzir uma diversidade de doenças pulmonares que variam desde um nódulo solitário assintomático a uma doença difusa com insuficiência respiratória grave.[176,177] Mais comumente, no entanto, a doença se apresenta em um indivíduo assintomático com um achado incidental de uma radiografia de tórax anormal que simula um processo mais grave, como, por exemplo, um carcinoma broncogênico. Uma vez que o paciente raramente considera gotas nasais oleosas, lubrificantes oftálmicos oleosos e óleo mineral como medicamentos, eles raramente dizem espontaneamente que estão usando medicamentos que contêm óleo.

Existem três tipos de óleo: óleos minerais, óleos neutros e gorduras animais. Os óleos minerais são os mais comumente aspirados. As gotículas de óleo são captadas pelos macrófagos que, eventualmente, morrem e liberam o óleo que, por sua vez, inibe a atividade ciliar. Desse modo, o óleo não é expectorado e o ciclo é repetido. Eventualmente, o óleo incita uma reação fibrótica ou granulomatosa. Óleos neutros ou vegetais (p. ex., de oliva ou óleo de rícino) não evocam uma reação local e podem ser removidos através da expectoração. As gorduras animais (p. ex., leite ou manteiga) são rapidamente hidrolisadas, com os ácidos graxos liberados produzindo necrose tecidual e fibrose subsequente. O diagnóstico pode ser estabelecido através da demonstração da presença de óleo no tecido pulmonar. As imagens de TC e de ressonância magnética foram usadas no diagnóstico de opacidades induzidas por lipoides.[176] O sinal da "angiografia por TC", definido pela capacidade de distinguir a vasculatura pulmonar dentro de uma área de consolidação, foi durante um tempo considerado bastante específico para a pneumonite lipoide, mas pode ser observado em uma variedade de condições não relacionadas. O tratamento envolve a descontinuação do medicamento que contém o óleo. Com esta descontinuação, a progressão é improvável.

OXIGÊNIO

A exposição a altas concentrações de oxigênio pode contribuir para agravar a SARA. Existem duas teorias relativas ao mecanismo da doença pulmonar induzida pelo oxigênio. A primeira é de que uma elevada fração de oxigênio inspirado induz a formação e a liberação de radicais oxidantes livres. Essas moléculas de vida curta lesam o DNA, destroem as membranas lipídicas e inativam as enzimas intracelulares.[178] A outra teoria é de que a hiperóxia produz uma lesão direta das células endoteliais e das células epiteliais do tipo I, o que resulta em extravasamento alveolar-capilar.[179]

Estudos em voluntários respirando oxigênio a 100% por 6 a 48 horas produzem diferentes efeitos, mas alguns desenvolvem uma traqueobronquite, com sintomas de ardor subesternal, rigidez torácica e tosse não produtiva. Ele também produziu uma redução da capacidade vital e da DL_{CO}. O desenvolvimento da tolerância à hipoxemia parece estar relacionado à capacidade do indivíduo em aumentar a produção de antioxidantes, um mecanismo que pode ser determinado geneticamente.

As sequelas da toxicidade pelo oxigênio são separáveis em duas fases: a fase aguda, ou exsudativa, e a fase proliferativa subaguda; todavia, há uma considerável superposição entre as duas fases, com a fase proliferativa se iniciando após o quarto ao sétimo dia. A fase exsudativa se inicia entre 48 a 72 horas, dependendo da fração de oxigênio inspirado, e está associada ao edema perivascular, intersticial e alveolar, com atelectasias, assim como hemorragia alveolar. Esta fase parece ser reversível.

A fase proliferativa se caracteriza pela reabsorção progressiva dos exsudatos e hiperplasia das células do tipo II. Esta é seguida pela deposição de colágeno e elastina no interstício e na membrana hialina. Esta fase geralmente é irreversível. Clinicamente, a hipoxemia e a redução da complacência progridem, exigindo uma maior fração de oxigênio inspirado e ventilação assistida, agravando ainda mais o problema. As imagens demonstram um padrão intersticial alveolar em uma distribuição irregular, com evidências de perda moderada do volume decorrente de atelectasias irregulares. Não há uma maneira clínica de diagnosticar a toxicidade pelo oxigênio. Uma amostra de biópsia pulmonar pode exibir alterações compatíveis com a toxicidade pelo oxigênio, mas o valor primário da biópsia é excluir outras causas de lesão pulmonar. A manutenção da PO_2 arterial abaixo de 80 mm Hg ou da fração inspirada de oxigênio abaixo de 0,40 a 0,50 minimiza a probabilidade de toxicidade por oxigênio. O barotrauma e a lesão induzida por ventilador mecânico podem acompanhar e ser indistinguíveis da toxicidade pelo oxigênio.

FÁRMACOS/AGENTES DIVERSOS

LEUCOSTASE INDUZIDA POR MEIO DE CONTRASTE RADIOGRÁFICO

Os sinais e sintomas produzidos pela agregação de granulócitos induzida pelo complemento associada aos meios de contraste radiográficos são frequentemente atribuídos a reações alérgicas e podem provocar edema pulmonar não cardíaco. A anafilaxia é uma causa a ser descartada através da ausência de urticária ou de erupção cutânea e pela ausência de edema laríngeo significativo ou de broncoespasmo. O exame histológico dos pulmões demonstra agregados de granulócitos obstruindo arteríolas e capilares pulmonares microscópicos. Esses achados podem ser omitidos se não meticulosamente buscados ou se a autópsia ou o exame do tecido pulmonar não forem feitos em um intervalo de poucas horas após a reação.

Clinicamente, o surgimento dos sintomas de dispneia e hipoxemia se inicia dentro de poucos minutos a uma hora após a injeção do meio de contraste radiográfico. Não há necessariamente uma história de reação alérgica ao iodo. O tratamento é de suporte e inclui uma tentativa com corticosteroides em altas doses, embora esta possa ser ineficaz.

A ativação do complemento e, por sua vez, a geração do C5a estimula os granulócitos a se agregarem e a aderirem ao endotélio, liberando proteases e compostos tóxicos do oxigênio. Estes, por sua vez, produzem lesão endotelial e extravasamento capilar. Um estudo encontrou altos níveis plasmáticos de histamina no *post-mortem*, que se acreditou representar a ativação dos mastócitos.[182]

EDEMA PULMONAR INDUZIDO POR TOCOLÍTICOS

Os tocolíticos são agentes que foram amplamente usados no tratamento do trabalho de parto prematuro. Os fármacos mais comumente usados são a terbutalina, o albuterol, a ritodrina e outros fármacos β-miméticos. Existem vários relatos desses agentes induzindo edema pulmonar em mulheres de outro modo saudáveis. A incidência varia de 0,5% a 5%. Os fatores predisponentes incluem o uso de corticosteroides, gravidez gemelar, sobrecarga volumétrica (particularmente com soro fisiológico) e anemia. Os fármacos β-miméticos tipicamente estimulam os receptores β-adrenérgicos, aumentam a frequência do pulso materno e o débito cardíaco e produzem vasodilatação periférica. A hemodiluição pode ser detectada através de uma queda da hemoglobina, do hematócrito e albumina. A pressão sanguínea pode cair como resultado da vasodilatação periférica.

Um cenário clínico típico é o seguinte: Independentemente do agente tocolítico, o trabalho de parto continua; o agente tocolítico é, então, interrompido e os corticosteroides são adicionados para acelerar a maturação pulmonar fetal. Com a descontinuação do tocolítico, os vasos dilatados retornam ao seu tônus normal. Durante o parto, as contrações uterinas provocam uma autotransfusão. O aumento do tônus venoso e o aumento do volume sanguíneo podem, então, levar ao edema pulmonar, geralmente no período pós-parto.

Existem relatos conflitantes sobre a pressão em cunha pulmonar que variam de normal a elevada. Em um estudo, os pacientes com pressão de cunha pulmonar elevada apresentaram função ventricular esquerda normal à ecocardiografia. Nesse ponto, não há certeza de que o edema pulmonar é verdadeiramente cardíaco ou não cardíaco na sua origem.

O tratamento se dá com oxigênio e diurese. Em alguns casos, foi considerada a reinstituição do agente tocolítico a fim de recriar a vasodilatação periférica prévia. Os corticosteroides agravam a situação devido ao seu efeito mineralocorticoide, que promove a retenção hídrica. O diagnóstico diferencial inclui aspiração do conteúdo gástrico, insuficiência cardíaca esquerda, embolismo pelo líquido amniótico e excesso de transfusão.

HIDROCLOROTIAZIDA

Mais de 40 casos relatados de opacidades pulmonares difusas de início agudo estão associados à hidroclorotiazida.[180] Elas podem começar com a primeira dose ou posteriormente: 90% dos casos foram descritos em mulheres que tomavam a medicação de modo intermitente e não diariamente, presumivelmente para a retenção líquida. Os sintomas consistem de dispneia de início bastante rápido que desaparece em 48 a 72 horas após a descontinuação do fármaco. Uma febre de baixo grau pode estar presente. A eosinofilia e os anticorpos antinucleares não estão presentes. A radiografia de tórax exibe opacidades alveolares-intersticiais bilaterais difusas. Nos poucos casos estudados, a pressão em cunha capilar pulmonar estava normal.

METISERGIDA, BROMOCRIPTINA E CABERGOLINA

A metisergida, a bromocriptina e a cabergolina são estruturalmente semelhantes e produzem reações pleuropulmonares similares. A metisergida raramente é utilizada nos dias de hoje para tratar cefaleias vasculares uma vez que existem fármacos alternativos melhores. A bromocriptina e a cabergolina são usadas no tratamento da doença de Parkinson. A doença pleuropulmonar produzida por esses dois agentes tem um início insidioso. As características predominantes são o espessamento e os derrames pleurais, que são reversíveis através da descontinuação do fármaco. Os derrames raramente são extensos, estando mais comumente associados à dor pleurítica, podendo exibir linfocitose.[183]

DEXTRANO

O Hyskon é um dextrano de baixo peso molecular que é capaz de produzir um edema pulmonar não cardíaco.[182] Ele é principalmente utilizado em cirurgias histeroscópicas, mais frequentemente para a melhora da fertilidade, durante as quais a cavidade endometrial é distendida com, aproximadamente, 500 mL de dextrano de baixo peso molecular. A incidência de edema pulmonar não cardíaco aumenta significativamente se mais de 500 mL foram usados, se as superfícies endometriais estiverem excessivamente irritadas, ou se o procedimento durar mais de 45 minutos. Além do edema pulmonar não cardíaco, a coagulopatia também pode se desenvolver.

AGENTES ANFETAMINÉRGICOS

Nos anos 1960, um excesso de casos de hipertensão pulmonar foi associado ao potente agente anorexígeno fumarato de aminorex. Mais recentemente, a hipertensão pulmonar foi associada à dexfenfluramina, à fenfluramina e à fenteramina.[183] A doença valvular cardíaca também foi associada a esses agentes.[184] Embora esses agentes tenham sido retirados do mercado em 2004, uma história medicamentosa minuciosa deve ser colhida a fim de excluir esta possibilidade em pacientes que se apresentam com dispneia, sintomas cardiovasculares, ou sopros cardíacos uma vez que as manifestações tipicamente persistem independentemente da descontinuação dos fármacos. Um estudo retrospectivo com 340 pacientes com hipertensão pulmonar identificou uma história de uso do estimulante em 29% deles, incluindo metanfetamina, anfetamina e cocaína, enfatizando a importância de que se busque essa parte da história que pode não ser facilmente fornecida pelos pacientes.

ESCLEROTERAPIA PARA VARIZES ESOFAGIANAS

A escleroterapia para varizes esofagianas com morruato de sódio, tetradecil sulfato de sódio, ou oleato de etanolamina podem levar a múltiplas anomalias. Tipicamente, cerca de 1 mL de uma dessas substâncias é injetado nas varizes ou ao redor delas e até 15 a 20 injeções são feitas durante um único procedimento. As radiografias de tórax realizadas imediatamente após o procedimento foram anormais em 85% dos casos na Clínica Mayo, mas estas raramente têm significância clínica.[185] O derrame pleural foi observado em cerca de 25% dos pacientes, o alargamento mediastínico em 33%, as atelectasias em 12% e as opacidades pulmonares em 9%. Febre, dor torácica e dificuldade de deglutição são comuns após o procedimento, mas raramente foram graves.

Na literatura, o derrame pleural foi descrito em até 50% dos pacientes; a maior parte destes era assintomática.[185] Os derrames foram mais comuns quando um grande volume de líquidos foi injetado e o volume por local estava aumentado. Complicações graves, tais como mediastinite ou ruptura esofagiana franca, são raras e devem ser suspeitadas se a febre persistir por mais de 24 horas, o derrame pleural for grande, ou a dor torácica persistir. A SARA ocorre em menos de 1% dos pacientes submetidos a escleroterapia.

FENITOÍNA

Existe muita confusão na literatura relativamente a se a fenitoína produza ou não doença pulmonar parenquimatosa e adenopatia mediastínica. Os relatos afirmativos acompanharam um estudo mais detalhado dos pacientes refutando a possibilidade de doença parenquimatosa pulmonar.[186,187] As únicas duas doenças pulmonares induzidas pela fenitoína são o LES induzido por fármaco e uns poucos casos de pneumonite de hipersensibilidade, que mostram uma predominância de linfócitos encontrada no LBA ou no tecido biopsiado. O fato de que a fenitoína é um dos medicamentos mais comumente usados ao longo de períodos extremamente prolongados de tempo e que ela não demonstrou uma relação óbvia com a indução de doença pulmonar significante torna improvável que haja uma relação verdadeira de qualquer consequência.

DANTROLENO

O dantroleno é um relaxante muscular esquelético de ação prolongada utilizado no tratamento de pacientes com distúrbios neurológicos espásticos.[188] Houve vários relatos de caso de derrame pleural crônico, pericardite, ou ambos, associados a este fármaco. A eosinofilia no sangue periférico foi observada em alguns pacientes que estavam em uso de dantroleno.

Pontos-chave

- A frequência de toxicidade pulmonar induzida por fármacos pode estar subestimada uma vez que o diagnóstico é de exclusão na imensa maioria dos casos. Os clínicos devem manter um alto índice de suspeita de que a doença pulmonar possa ser causada pela medicação.
- A maior parte das associações se baseia em relatos esporádicos e em evidências circunstanciais.
- Os potenciais mecanismos de lesão pulmonar incluem (1) lesão oxidativa, (2) efeito citotóxico direto, (3) acúmulo de fosfolipídios e (4) lesão imunomediada.
- A toxicidade pulmonar induzida pela quimioterapia deve sempre ser considerada no diagnóstico diferencial das opacidades pulmonares difusas uma vez que virtualmente todas as apresentações histopatológicas foram descritas.
- Mesmo em situações nas quais a toxicidade cumulativa é um problema, a triagem através de imagens seriadas ou estudos fisiológicos raramente é útil.
- A maior parte das reações pulmonares induzidas por fármacos é reversível se o fármaco for interrompido. Se necessário, medidas adicionais, tais como o uso criterioso dos corticosteroides, podem ser úteis.
- A reexposição do paciente ao fármaco suspeito frequentemente é perigosa e geralmente não está indicada.
- Se houver uma questão de se um medicamento pode ou não ser a causa de uma anomalia pulmonar em particular, uma opção é chamar o diretor médico do fabricante do medicamento, listado no *Physisian's Desk Reference*. Além disso, um endereço eletrônico pode ser acessado em http://www.pneumotorax.com

As Referências estão disponíveis exclusivamente no site www.elsevier.com.br/expertconsult

SEÇÃO M

PERIGOS AMBIENTAIS E OCUPACIONAIS

72 ASMA NO LOCAL DE TRABALHO

CATHERINE LEMIÈRE, MD, MSc • OLIVIER VANDENPLAS, MD, PhD

INTRODUÇÃO
ASMA OCUPACIONAL INDUZIDA POR SUBSTÂNCIA SENSIBILIZANTE
Aspectos Epidemiológicos
Agentes Causais
Fisiopatologia
Fatores de Risco
Diagnóstico
Resultado e Manejo da Asma Induzida por Substância Sensibilizante
Impacto Socioeconômico

ASMA INDUZIDA POR SUBSTÂNCIA IRRITANTE
Aspectos Epidemiológicos
Fisiopatologia
Fatores de Risco
Diagnóstico
Resultado e Tratamento
Prevenção
ASMA EXACERBADA PELO TRABALHO
Aspectos Epidemiológicos

Fisiopatologia
Exposições Ocupacionais Associadas à Asma Exacerbada pelo Trabalho
Diagnóstico da Asma Exacerbada pelo Trabalho
Diferenciando Asma Exacerbada pelo Trabalho da Asma não Relacionada ao Trabalho ou Asma Ocupacional
Impacto Socioeconômico da Asma Exacerbada pelo Trabalho

INTRODUÇÃO

A *asma relacionada ao trabalho* (ART) é uma grande preocupação da saúde pública devido a sua alta prevalência e fardo social. A ART é um termo amplo indicando que a asma é agravada pelo ambiente de trabalho.[1] A ART engloba *asma ocupacional* (AO), que é a asma causada por um agente específico no ambiente de trabalho e *asma exacerbada pelo trabalho* (AET), que corresponde à asma exacerbada por estímulos não específicos no ambiente de trabalho, mas não causada por eles (Fig. 72-1).[2]

Várias definições de AO têm sido propostas. A mais recentes foram publicadas no último pronunciamento do Consenso do Colégio Americano de Médicos do Tórax em ART[3]: "Asma ocupacional se refere à asma *de novo* ou à recorrência de asma previamente quiescente (i.e., asma durante a infância ou em passado distante que tem estado em remissão) induzida tanto por sensibilização a uma substância específica (p. ex., uma proteína inalada [*alto peso molecular* (APM) proteína de > 10 kd] ou substância química [*baixo peso molecular*

(BPM) agente]), no trabalho, que possui terminologia de AO induzida por substância sensibilizadora, ou por exposição a uma substância irritante inalada no trabalho, que possui terminologia de AO induzida por substância irritante".

A AO induzida por substância sensibilizante também tem sido definida como "asma com período de latência", sugerindo a presença de um mecanismo imunológico subjacente responsável pelo período de latência desde o início da exposição ocupacional até o início dos sintomas da asma.[4]

A *asma (ocupacional) induzida por substância irritante* (AISI), também chamada de "*AO sem período de latência*" ou "*AO não imunológica*"[5] engloba um amplo espectro de fenótipos de asma relacionados aos mecanismos irritantes, em contrapartida à AO causada por mecanismos imunológicos. O rápido início da asma dentro de poucas horas após uma única exposição a altos níveis das substâncias irritantes (i.e. AISI de início agudo ou *síndrome de disfunção reativa das vias aéreas* (SDVA)[6] é o melhor fenótipo tipificado da AISI, onde para outros fenótipos clínicos (p. ex., "síndrome de disfunção reativa das vias aéreas por baixa dose", "AISI não tão repentina", ou "AISI com latência")[7-13,13a] a relação causal com a exposição às substâncias irritantes do ambiente de trabalho permanecem incertas.

A AET tem recebido atenção crescente durante a última década. A última definição de AET foi proposta pela Força Tarefa da Sociedade Torácica Americana em AET[2] e consiste em quatro critérios:

- Existe a asma preexistente ou concorrente. O início da asma pode ser prévio ao atual trabalho ou ter acontecido primeiramente naquele local, mas não é causado por exposição específica dentro daquele local de trabalho.
- Uma maior frequência dos sintomas da asma, uso de medicação ou do sistema de saúde é temporalmente associado ao trabalho.
- Existem exposições ou condições no local de trabalho que podem exacerbar a asma.
- A asma ocupacional (asma causada por uma exposição específica e identificada no local de trabalho) é pouco provável.

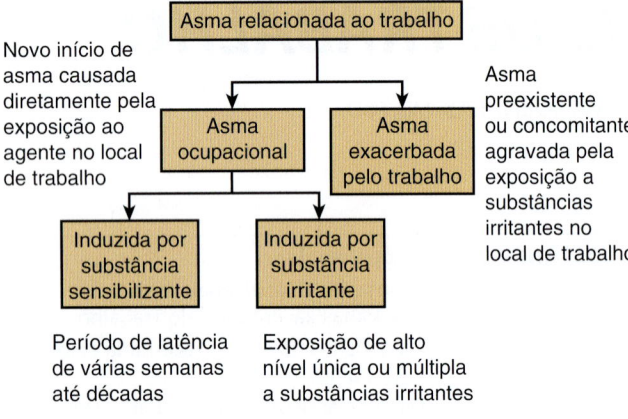

Figura 72-1 Categorização da asma relacionada ao trabalho em subconjuntos baseada na causa e momento da asma.

Apesar dessas definições claras, diferenciar essas condições é frequentemente difícil na prática clínica. Um diagnóstico preciso é crucial porque o diagnóstico dessa condição pode resultar em uma mudança de carreira e/ou alguma compensação financeira. Este capítulo revisa a epidemiologia, fisiopatologia, diagnóstico, manejo, prevenção e impactos socioeconômicos da AO induzida por substância sensibilizadora, AISI e AET.

ASMA OCUPACIONAL INDUZIDA POR SUBSTÂNCIA SENSIBILIZANTE

ASPECTOS EPIDEMIOLÓGICOS

Estimativas da frequência de AO foram derivadas de várias fontes, incluindo estudos transversais e longitudinais provenientes de trabalhos de alto risco, registros de doença ocupacional, programas de notificação voluntária e pesquisas populacionais. Uma análise em larga escala de dados publicados até 2007 indicaram que 17,6% de toda asma que teve início durante a fase adulta é atribuída a exposições no local de trabalho.[14]

Estudos translacionais sobre trabalhadores expostos a agentes sensibilizantes relataram prevalências das taxas de AO, mas estas estimativas são essencialmente afetadas pelos critérios usados para identificar a doença e os vieses de seleção. Estudos de coorte prospectivos relataram taxas de incidência variando de 1,8 a 4,1 casos de AO por 100 pessoas-ano entre trabalhadores expostos a animais de laboratório,[15] farinha de trigo[16] e luvas de látex.[17] As taxas de incidência provenientes de esquemas de notificação e estatísticas de compensação em vários países variam entre 24 e 174 novos casos por milhão de trabalhadores ativos por ano.[18-24] Diferenças entre um país e outro podem resultar das diferenças geográficas nas atividades industriais, bem como a

Tabela 72-1 Principais Agentes Causadores da Asma Ocupacional

Agente		Ocupação/Indústria
AGENTES DE ALTO PESO MOLECULAR		
Cereais, farinha	Trigo, centeio, cevada, trigo sarraceno	Fábricas de farinha, padeiros, confeiteiros
Látex	Proteínas da árvore Seringueira	Trabalhadores profissionais da saúde, técnicos de laboratório
Animais	Camundongos, ratos, vacas, frutos do mar	Laboratoristas, fazendeiros, processadores de frutos do mar
Enzimas	α-Amilase, maxatase, alcalase, papaína, bromelina, pancreatina	Produção de produtos para panificação, padeiros, produção de detergente, indústria farmacêutica, indústria alimentícia
AGENTES DE BAIXO PESO MOLECULAR		
Isocianatos	Di-isocianato de tolueno (TDI), metileno difenil di-isocianato (MDI), hexametileno di-isocianato (HDI)	Produção de poliuretano, indústria plástica, isolamento, moldagem, pintura spray
Metais	Cromo, níquel, cobalto, platina	Refinarias de metal, produção de liga metálica, galvanoplastia, soldagem
Biocidas	Formaldeído, glutaraldeído, compostos de amônio quaternário	Trabalhadores profissionais da saúde, faxineiros
Sais de persulfato	Clareador de cabelo	Cabeleireiros
Acrilatos	Cianoacrilatos, metacrilatos, di e tri-acrilatos	Adesivos, materiais dentais e ortopédicos, unhas esculpidas, tintas de impressão, tintas e revestimentos
Anidridos ácidos	Anidrido ftálico, trimelítico, maleico, tetracloroftálico	Trabalhadores com resina epóxi
Corantes reativos	Reativo preto 5, derivados da pirazolona, vinil sulfonas, carmim	Trabalhadores têxteis, trabalhadores da indústria alimentícia
Madeiras	Cedro-vermelho, *iroko*, *obeche*, carvalho e outras	Trabalhadores de madeireiras, carpinteiros e marceneiros

heterogeneidade nos critérios diagnósticos e procedimentos de coleta de dados.

A Pesquisa em Saúde Respiratória II da Comunidade Europeia forneceu estimativas mais altas de 250 a 478 casos incidentes de asma atribuída ao trabalho por milhão de pessoas por ano.[25,26] Esses dados sugerem que a doença permanece em larga escala não reconhecida, embora as pesquisas populacionais sejam afetadas pela falta de confirmação de AO através de testes objetivos.

AGENTES CAUSAIS

Um grande número de substâncias (> 400) usadas no trabalho podem causar AO mediada imunologicamente.[27] Elas são usualmente categorizadas em agentes APM e BPM (Tabela 72-1). Os agentes de APM são (glico)proteínas de origem vegetal e animal. Os agentes de BPM incluem pós de substâncias químicas, metálicas e de madeira. A característica intrínseca dos agentes ocupacionais que determinam seu potencial sensibilizador permanece em sua maioria incerta. Entretanto, agentes de BPM causando AO são tipicamente compostos eletrofílicos altamente reativos que são capazes de combinar com os grupamentos hidroxila, amino e tiol das proteínas das vias aéreas. Modelos quantitativos de relação estrutura-atividade têm identificado numerosos grupos reativos que estão associados com um alto risco de sensibilização respiratória (p. ex., isocianato [N = C = O], carbonila [C = O] e amina [NH_2]), particularmente quando dois ou mais grupos estão presentes dentro de uma mesma molécula.[28]

Atualmente, um punhado de agentes (i.e., farinha, di-isocianatos, látex, sais de persulfato, aldeídos, animais, serragem, metais e enzimas) usualmente contam como a maioria (50% a 90%) dos casos relatados de AO.[24,29] Todavia, a distribuição dos agentes causais pode variar amplamente por áreas geográficas, dependendo do padrão das atividades industriais.[18-24] A maior incidência de AO é observada em padeiros e confeiteiros, outros processadores de comida, pintores que usam spray, cabelereiros, marceneiros, trabalhadores da área da saúde, faxineiros, fazendeiros, técnicos de laboratório e soldadores.

FISIOPATOLOGIA

A fisiopatologia da AO induzida por substância sensibilizante muitas vezes envolve um mecanismo dependente de *imunoglobulina E* (IgE). Este mecanismo é encontrado principalmente com agentes de APM. Embora IgE específica também tenha sido encontrada em AO devido à agentes de BPM (p. ex., sais de platina, anidrido trimelítico, outros anidridos ácidos), a produção de anticorpos IgE específicos ou a regulação positiva de receptores de IgE não foi identificada na maioria dos casos de AO induzida por agentes de BPM.[30]

Imunológica, Mediada por IgE

A patofisiologia da AO induzida por agentes dependentes de IgE é similar à asma alérgica não relacionada ao trabalho. Agentes de APM agem como antígenos completos e induzem a produção de anticorpos IgE específicos, enquanto os agentes ocupacionais de BPM que são propensos a induzir anticorpos IgE específicos, o fazem agindo como haptenos e se ligando com proteínas para formar antígenos funcionais. O papel da IgE específica ainda é controverso na asma induzida por isocianato.[31] A presença de IgE específica para isocianatos parecem ser um bom preditor da AO induzida por isocianato (especificidade 89% a 100%),[3] enquanto IgG específica parece ser principalmente associada à exposição a isocianatos.[32] Entretanto, se a asma induzida por isocianato é uma doença mediada por IgE ainda é questão a ser debatida.[31]

Imunológica, não Mediada por IgE

Reações mediadas por células são prováveis de estarem desempenhando função importante na AO devido aos agentes de BPM. Embora a resposta imune predominante às substâncias químicas alérgenas respiratórias possam ser do tipo *T helper tipo 2* (Th2), outras células podem desempenhar funções importantes de suporte e regulação. Células T CD4-positivas e CD8-positivas e diferentes citocinas tais como *interleucina* (IL)-1, IL-4, IL-5, IL-6 e IL-15 têm sido encontradas em biópsias,[33] *lavado broncoalveolar* (BAL) e no esputo de pacientes com asma induzida por isocianato.[32] Neutrófilos são também prováveis de estarem envolvidos na asma induzida por isocianato como mostrado por um aumento na mieloperoxidase e IL-8 após exposição ao *di-isocianato de tolueno* (TDI).[34] Uma produção mista de citocinas Th1/Th2 tem sido observada em indivíduos com asma induzida pelo cedro-vermelho.[35] Além disso, um teste de *desafio de inalação específico* (SIC) induziu uma resposta mista Th2/Th1 na qual células $CD8^+$ foram as principais produtoras de *interferon* (IFN)-gama.[36]

Há evidências de que os isocianatos possam estimular a resposta imune inata humana por regulação positiva de receptores de reconhecimento padrão imune de monócitos e aumentar quimiocinas que regulam o tráfego monócito/macrófago (*fator inibidor de migração de macrófagos* [MIF], *proteína quimiotática de monócito-1* [MCP-1]).[37] Além disso, estimulação antigênica repetitiva de células mononucleares, do sangue periférico, asmáticas por di-isocianato induziram a síntese de *fator de necrose tumoral* (TNF)-α e MCP-1,[38] mas não IL-4 ou IL-5.[30]

FATORES DE RISCO

A AO resulta de uma interação complexa entre fatores ambientais e de suscetibilidade individual (Tabela 72-2).[29]

Fatores Ambientais

A intensidade da exposição aos agentes sensibilizantes é atualmente o fator de risco ambiental melhor identificado e mais importante para o desenvolvimento da AO. Há forte evidência sustentando uma relação dose/resposta entre o nível de exposição a agentes de APM e o desenvolvimento de sensibilização mediada por IgE e AO. Tal relação dose/resposta também tem sido documentada para alguns agentes de BPM, tais como sais de platina, anidridos ácidos e isocianatos. Digno de nota, as relações exposição-resposta podem ser afetadas pelos fatores de suscetibilidade individuais e o momento da exposição. Por exemplo, o papel dos marcadores de suscetibilidade genética, tais como certos alelos HLA classe II, podem se tornar mais aparentes em baixos níveis de exposição a agentes ocupacionais.[39] A incidência de sintomas na ART é consistentemente maior dentro dos primeiros 1 a 4 anos de exposição aos agentes de APM, e gradientes de exposição-resposta são mais claramente documentados nesse período precoce de exposição.[15]

Numerosos estudos indicam que fumar cigarros pode aumentar o risco de sensibilização mediada por IgE para alguns agentes de APM e BPM, mas a evidência sustentando uma

Tabela 72-2 Fatores de Risco Potenciais para o Desenvolvimento da Asma Ocupacional

Fatores de Risco	Evidência	Agentes/Cenários
FATORES AMBIENTAIS		
Alto nível de exposição	Forte	Agentes de APM
	Moderada	Agentes de BPM: sais de platina, anidridos ácidos, isocianatos
Fumar cigarros	Moderada	(Para sensibilização por IgE) Animais de laboratório, caranguejo-da-neve, camarão, salmão, psílio, café verde, enzimas, anidridos ácidos, platina, corantes reativos
	Fraca	(Para AO clínica) Animais de laboratório, enzimas
Exposição da pele	Fraca	Isocianatos
FATORES RELACIONADOS AO HOSPEDEIRO		
Atopia	Forte	Agentes de APM
	Fraca	Agentes de BPM: platina, anidridos ácidos
Marcadores genéticos		
Alelos HLA classe II	Moderada	Agentes de BPM: isocianatos, cedro-vermelho, anidridos ácidos, sais de platina Agentes de APM: animais de laboratório, látex
Enzimas antioxidantes*	Moderada	Isocianatos
SNPs de α-T catenina	Moderada	Isocianatos
Polimorfismos em *TLR4*	Fraca	Animais de laboratório
Receptor alfa de IL-4 e polimorfismos em *IL13*	Fraca	Isocianatos
Hiper-responsividade brônquica não específica preexistente	Moderada	Agentes
Rinite relacionada ao trabalho	Forte	Animais de laboratório
Gênero (feminino)	Fraca	Processador de caranguejo-da-neve

*Glutationa-S-transferase e N-acetiltransferase.
APM, alto peso molecular; IL, interleucina; BPM, baixo peso molecular; AO, asma ocupacional; SNPs, polimorfismos de nucleotídeo único; TLR4, Receptor tipo Toll 4

associação entre fumar e o desenvolvimento clínico da AO ainda é fraca. O papel de outros cofatores ambientais, tais como rotas não respiratórias de exposição e exposição concomitante à endotoxina e poluição no trabalho, permanecem em grande parte incertos.

Fatores Relacionados ao Hospedeiro

A atopia tem sido consistentemente demonstrada como um importante fator de risco do hospedeiro para o desenvolvimento de sensibilização por IgE e AO, mas apenas para agentes de APM. Sensibilização pré-exposição para alérgenos comuns que são estruturalmente relacionados aos alérgenos do local de trabalho, tal como exposição a animais em trabalhadores de laboratório, pode ser um fator de risco mais forte para AO do que atopia.

Estudos de coorte prospectivos sugerem que a presença de hiper-responsividade brônquica não específica[40,41] e rinite,[41,42] antes de iniciar a exposição para agentes de APM ocupacionais, é fator de risco independente para subsequente sensibilização de IgE para esses alérgenos. Por outro lado, existe forte evidência de que o desenvolvimento de rinite ocupacional durante a exposição está associado a um risco aumentado para o desenvolvimento de AO.[43,44] Entretanto, a proporção de indivíduos com rinite ocupacional que irão desenvolver AO permanece desconhecido. Entre trabalhadores expostos a animais de laboratório, o valor preditivo de sintomas nasais relacionados ao trabalho no subsequente desenvolvimento de provável AO foi de apenas 11,4% por um período de acompanhamento de 30 a 42 meses.

Certas moléculas HLA classe II (i.e., alelos HLA-DR, HLA-DQ e HLA-DP), que estão envolvidas na apresentação de antígenos processados para linfócitos T, foram capazes de conferir tanto suscetibilidade quanto proteção contra AO, devido aos vários alérgenos ocupacionais de BPM e APM.[45] Há também sugestões de que genes associados à diferenciação de célula Th2 (i.e., polimorfismo dos genes da cadeia alfa do receptor para IL-4, *IL13*, e *CD14* [C159T]) podem desempenhar um papel no desenvolvimento da AO. Genes envolvidos na proteção contra o estresse oxidativo, tais como *glutationa-S-tranferase* (GST) e *N-acetiltransferase* (NAT), têm sido associados a um risco aumentado de AO induzida por isocianato (i.e., genótipo *GSTM1* nulo e fenótipos N-acetiladores lentos) ou a um efeito protetor (i.e., alelo *GSTP1**Val/Val). Em geral, a informação atualmente disponível indica que marcadores genéticos têm um baixo valor preditivo em identificar trabalhadores suscetíveis. Além disso, existe evidência convincente de que uma variedade de fatores ambientais pode interagir com determinantes genéticos para afetar a susceptibilidade da doença.

DIAGNÓSTICO

O diagnóstico da AO é de difícil estabelecimento. Uma abordagem compreensiva e integrada incluindo avaliação do histórico ocupacional, sintomas clínicos, características funcionais e inflamatórias em níveis basais e em resposta à exposição aos agentes ocupacionais precisa ser empregada para alcançar um diagnóstico preciso. Essa abordagem está resumida na Figura 72-2. Cada passo da investigação tem limitações substanciais que podem ser atenuadas pela combinação de vários testes.[46] A validade dos diferentes testes diagnósticos, suas limitações e vantagens práticas estão resumidas na Tabela 72-3.

A AO deve ser suspeitada em todo adulto com novo início de asma. Embora os sintomas respiratórios (p. ex., sibilos, dispneia, aperto no peito, tosse e produção de esputo) sejam similares àqueles encontrados em não-ART (NART), na AO seu aparecimento e gravidade são usualmente modulados pela exposição ao trabalho. Os sintomas podem começar no início do turno de trabalho, ou no seu final, ou mesmo

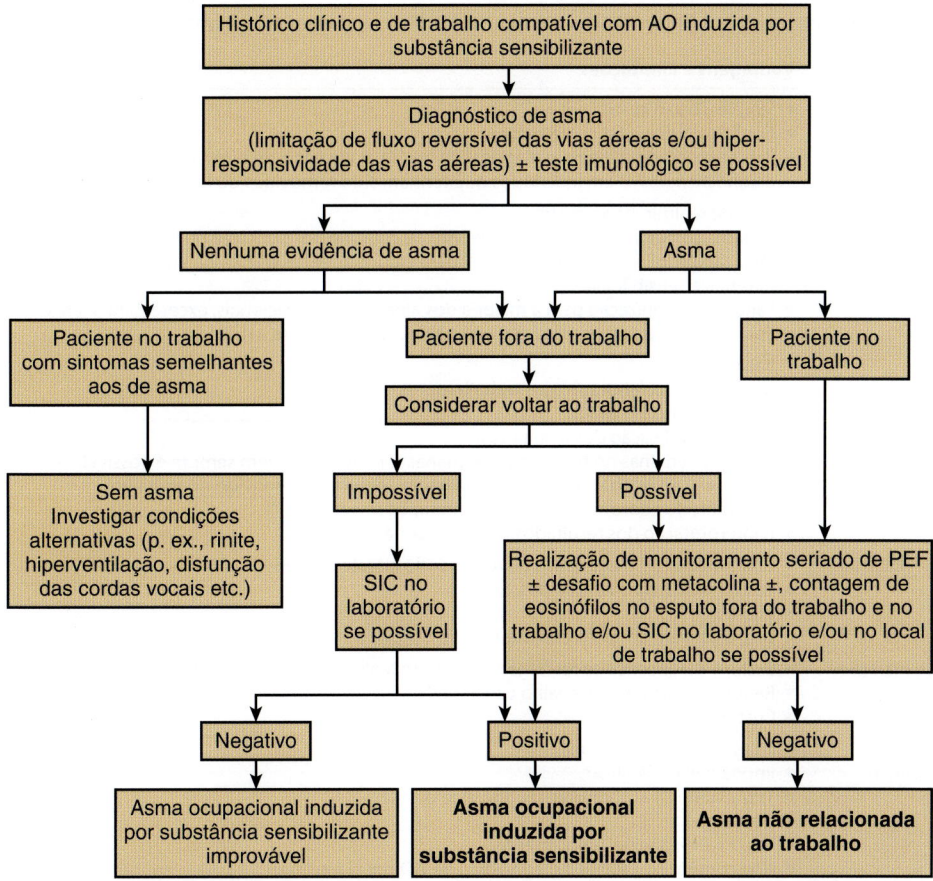

Figura 72-2 Abordagem diagnóstica na investigação da asma ocupacional induzida por substância sensibilizante. AO, asma ocupacional; PEF, taxa do pico de fluxo expiratório; SIC, desafio específico inalatório.

após as horas de trabalho com remissão ou melhora durante finais de semana e feriados. Rinite é associada a sintomas respiratórios na maioria dos casos de AO e muitas vezes precede os sintomas respiratórios, especialmente com a exposição aos agentes de APM. Embora um completo histórico ocupacional e clínico deva ser cuidadosamente registrado, o diagnóstico de AO não pode ser feito apenas baseado em um histórico compatível, o qual tem um baixo valor preditivo positivo.[47]

Um bom histórico ocupacional deve detalhar não apenas o emprego atual e exposição, mas também os empregos e exposições passadas. O histórico do trabalho (emprego atual e passados), os sintomas (natureza e relação temporal ao trabalho), bem como os potenciais fatores de risco, precisam ser registrados.[48] As substâncias às quais o trabalhador é potencialmente exposto no trabalho podem ser checadas de uma lista compreensiva de agentes reconhecidos como causadores de AO, e o emprego do indivíduo pode ser procurado na lista de ocupações em risco.[3] Fichas com *dados de segurança do material* (MDS) podem ser requisitadas dos locais de trabalho e podem ajudar a clarificar a presença de um sensibilizante naquele local. Se o conteúdo do agente causado é menor do que 1%, ele não deve ser listado no MDS. Se disponível, o registro de saúde ocupacional e o registro de higiene industrial da companhia devem também ser revisados. Uma lista dos *agentes* responsáveis pela AO pode ser encontrada em: http://www.asthme.csst.qc.ca/document/Info_Gen/Agen-Prof/Bernstein/BernsteinAng.htm.

Uma lista de *ocupações* nas quais a exposição a esses agentes é encontrada pode ser pesquisada em: http://www.asthme.csst.qc.ca/document/Info_Med/IdCauses/Bernstein/Occupational Asthma-Agents by occupation.pdf.

Uma vez obtido o histórico, o diagnóstico de asma deve ser confirmado pela documentação da limitação reversível das vias aéreas e/ou hiper-responsividade das vias aéreas. Entretanto, a falta de hiper-responsividade das vias aéreas não exclui o diagnóstico de AO em indivíduos que tenham sido removidos da exposição. Teste imunológico é útil em demonstrar uma sensibilização do trabalhador ao agente suspeito. Embora o valor preditivo negativo desses testes seja alto no caso de agentes de APM, eles são limitados pela falta de reagentes disponíveis comercialmente padronizados para pele e testes *in vitro*. Testes cutâneos por punctura são raramente úteis quando se suspeita de agentes com BPM.

A relação da asma com o trabalho deve ser avaliada através de mensurações seriadas do *pico de fluxo expiratório* (PEF) e/ou hiper-responsividade brônquica não específica no trabalho e fora dele, e/ou desafios específicos de inalação no laboratório ou no local de trabalho.

A avaliação da responsividade das vias aéreas é um passo importante na investigação da AO. Ela pode confirmar não apenas o diagnóstico da asma, mas também a melhora da responsividade das vias aéreas após um período fora do trabalho, o qual pode sustentar o diagnóstico de AO. Entretanto, são necessários estudos adicionais avaliando os valores preditivos positivo e negativo de mensurações seriadas da hiper-responsividade brônquica não específica no trabalho e fora dele, para diagnosticar a AO para saber a *performance* diagnóstica desse teste. Todavia, a responsividade normal das vias aéreas após um período no trabalho durante o tempo em que o trabalhador sofre seus sintomas respiratórios torna o diagnóstico de AO e asma improváveis. Nesse caso, um diagnóstico alternativo deve ser investigado.[3]

Tabela 72-3 Vantagens e Limitações dos Testes Diagnósticos Usados na Investigação da Asma Ocupacional

Testes Diagnóstico	Vantagens e Limitações
Avaliação da hiper-responsividade brônquica não específica	▪ Simples, baixo custo. ▪ Confirma o diagnóstico de asma. ▪ Baixa especificidade para o diagnóstico de AO. A ausência de hiper-responsividade das vias aéreas não exclui o diagnóstico de AO em indivíduos que tenham sido removidos do local de trabalho.
Testes imunológicos	▪ Fácil de realizar, baixo custo. ▪ Extratos comerciais estão disponíveis (teste cutâneo por punctura ou IgE específica para agentes de APM). ▪ Medição de IgE específica disponível para alguns agentes de BPM (anidridos, ácidos, isocianatos, aldeídos), mas baixa sensibilidade. ▪ Falta de padronização para a maioria dos alérgenos ocupacionais, exceto para o látex. ▪ Pode identificar a sensibilização, mas não necessariamente a doença.
Monitoramento do PEF	▪ Baixo custo. ▪ Necessita da colaboração dos trabalhadores. ▪ Baixa aderência (<60%). ▪ Possível falsificação dos resultados. ▪ Requer 2 semanas no trabalho e 2 semanas fora dele, que nem sempre é possível. ▪ Impossível de realizar quando o trabalhador tenha sido removido do trabalho. ▪ Sem método padronizado para interpretar os resultados. ▪ A interpretação dos resultados requer experiência.
Desafios específicos de inalação no laboratório	▪ Confirmação do diagnóstico de AO quando o teste é positivo. ▪ Testes falso-negativos são possíveis. ▪ Custoso. ▪ Disponível em um pequeno número de centros ao redor do mundo.
Desafios específicos de inalação no local de trabalho	▪ Exclui o diagnóstico se for negativo quando realizado nas condições de trabalho usuais. ▪ Requer condições de trabalho usuais. ▪ Custoso.
Medidas não invasivas da inflamação das vias aéreas	Contagem de células no esputo. ▪ Impossível de falsificar. ▪ Traz evidência adicional ao diagnóstico de AO. ▪ Custoso. ▪ Não está disponível amplamente. ▪ Não confirma ou exclui o diagnóstico de AO por si mesmo. NO exalado. ▪ Fácil de realizar. ▪ Resultados inconsistentes. ▪ Difícil de interpretar. ▪ Afetado por muitos fatores diferentes.

Como dito, mensurações seriadas do PEF no trabalho e fora dele têm sido verificadas como úteis em confirmar AO.[48] O período mínimo de monitoramento do PEF deve ser de duas semanas no trabalho com uma exposição significativa ao agente causador suspeito e um período similar fora do trabalho, a menos que alterações significativas sejam registradas previamente no trabalho. O tratamento da asma deve ser mantido constante por todo o período de monitoramento. Entretanto, similarmente à asma comum, a conformidade com o monitoramento do PEF tem-se mostrado ruim e os resultados podem ser falsificados se um medidor de PEF eletrônico não for usado.[49]

Testes SIC consistem da exposição dos indivíduos aos agentes ocupacionais suspeitos no laboratório e/ou no local de trabalho.[50,50a] Esses testes são considerados os testes de referência, mas eles consomem tempo e requerem locais especializados disponíveis em apenas poucos centros. Testes de desafio específico são úteis quando (1) o diagnóstico de AO permanece em dúvida após monitoramento seriado do PEF ou responsividade das vias aéreas; (2) um paciente claramente tem AO, mas o agente causador precisa ser identificado; (3) um novo agente é suspeito de causar AO; e (4) o paciente não pode retornar ao local de trabalho incriminado. Uma resposta falso-negativa pode ser obtida se o agente errado é usado ou se as condições de exposição não são comparáveis com aquelas no local de trabalho. SICs têm sido mostrados seguros e raramente induzem reações asmáticas graves requerendo administração de esteroides sistêmicos.[50b]

Métodos não invasivos para avaliar a inflamação das vias aéreas são crescentemente usados durante a investigação de AO. Há evidência de que AO é associada a um acréscimo no percentual de eosinófilos no esputo durante os períodos no trabalho e um decréscimo após a remoção da exposição.[51,52] Em locais onde essa ferramenta está disponível, ela pode complementar a investigação em curso de AO. Embora a mensuração da *fração exalada de óxido nítrico* (FeNO) seja mais fácil de obter do que a contagem de células no esputo, a evidência atual não mostra um claro benefício de usar FeNO na investigação de AO.[53] A interpretação de um FeNO aumentado é mais difícil do que as contagens celulares diferenciais devido à sua falta de especificidade, bem como os potenciais fatores de confusão que podem influenciar os resultados. Entretanto, evidência recente mostrou uma alta especificidade desse teste em indivíduos expostos a agentes de APM.[54] Se o monitoramento de FeNO deve ser usado em alguns fenótipos de AO, isso permanece para ser determinado.[54] Realizar um diagnóstico preciso de AO é crucial devido às significantes consequências sociais e financeiras associadas a esse diagnóstico.

RESULTADO E MANEJO DA ASMA INDUZIDA POR SUBSTÂNCIA SENSIBILIZANTE

De acordo com revisões sistemáticas recentes dos dados existentes, a completa evasão da exposição ao agente causal permanece sendo o melhor tratamento para AO imunológica.[55,56] Embora uma redução da exposição ao agente possa ser considerada como uma opção alternativa, as limitadas evidências disponíveis indicam que essa opção é menos benéfica do que cessar completamente a exposição porque ela é associada a uma menor possibilidade de melhora da asma e um maior risco de piora.[57]

Imunoterapia apenas tem sido testada em trabalhadores com alergia e/ou AO a agentes de APM para a qual uma reação dependente de IgE tenha sido demonstrada. Imunoterapia tem sido principalmente testada em trabalhadores da área da saúde alérgicos ao látex.[58] Embora a imunoterapia possa reduzir sintomas cutâneos e respiratórios em trabalhadores da área da saúde alérgicos ao látex, este tratamento pode induzir reações sistêmicas em um grande número de indivíduos tratados.[59] Estudos pequenos ou sem controle têm relatado uma melhora dos sintomas alérgicos e respiratórios após imunoterapia para alguns agentes selecionados (cereal,[60] frutos do mar,[61] animais de laboratório[62] e madeira[63]). Entretanto permanece indeterminado se a imunoterapia pode alterar o curso da AO a longo prazo. Estudos adicionais precisam ser conduzidos antes que a imunoterapia possa ser recomendada para o tratamento da AO aos agentes de APM.

Alguns poucos relatos de caso forneceram sugestões de que o tratamento com a anti-IgE omalizumabe poderia melhorar o controle da asma em indivíduos com AO induzida pela farinha, os quais permaneceriam expostos ao ambiente de trabalho causador da condição, embora investigações prospectivas adicionais sejam necessárias em indivíduos que escolham continuar expostos.[3]

Clínicos devem estar cientes de que a AO não é sempre reversível após cessar a exposição a agentes sensibilizantes. Os sintomas da asma e *hiper-responsividade das vias aéreas* (HRVA) persistem em aproximadamente 70% dos pacientes com AO por vários anos após a remoção do ambiente ofensivo.[64] Além das intervenções ambientais, o tratamento farmacológico da AO deve seguir as orientações da prática clínica para asma.[65]

A prevenção primária foca em impedir o desenvolvimento da sensibilização imunológica aos agentes do local de trabalho e subsequente AO.[3,66] Estratégias de prevenção primária devem focar no controle das exposições no local de trabalho porque há forte evidência sustentando uma relação dose-resposta entre o nível de exposição aos agentes sensibilizantes e o desenvolvimento da AO. O controle da exposição pode ser alcançado através de um painel de medidas que incluem a eliminação de agentes com um potencial sensibilizante conhecido sempre que factível: (1) a modificação dos materiais sensibilizantes (p. ex., encapsulação das enzimas de detergentes); (2) a substituição de agentes altamente sensibilizantes por materiais com menor potencial asmogênico (p. ex., oligômeros não voláteis de di-isocianatos, luvas de látex com menor conteúdo em alérgenos em pó e proteicos); (3) mudanças de engenharia no local de trabalho (p. ex., ventilação exaustiva, contenção dos processos industriais); (4) informação e educação dos trabalhadores e empregadores nas práticas de trabalho com segurança; e (5) o uso de equipamento de proteção individual para tarefas específicas.[67,68] Outra abordagem é identificar indivíduos suscetíveis no momento do exame pré-admissional e os excluir da contratação ou de empregos com alto risco. Essa estratégia é ineficiente e indevidamente discriminatória porque os atuais marcadores de identificação de suscetibilidade individual (Tabela 72-2) oferecem apenas um baixo valor preditivo positivo para o desenvolvimento da AO, especialmente quando esses marcadores, tais como atopia, são altamente prevalentes na população geral.[3] Todavia, médicos cuidando de adolescentes com asma e doenças alérgicas podem oferecer conselhos úteis em relação às carreiras nas quais suas atopias subjacentes aumentem o risco para sensibilização a agentes de APM relacionados ao trabalho.[69]

A prevenção secundária de AO induzida por substância sensibilizante envolve a detecção do processo de doença em um estágio precoce (preferivelmente pré-clínico) para modificar o mesmo através de intervenções apropriadas para eliminar a exposição. O racional por trás da prevenção secundária é o achado consistente de que o resultado da AO é melhor com um diagnóstico precoce e a doença é menos grave no momento da remoção da exposição.[64,70] Aumentar a conscientização em relação à doença em trabalhadores e profissionais da saúde é um passo-chave para melhorar o reconhecimento da AO, porque a condição ainda permanece subdiagnosticada e inapropriadamente investigada.[71] Há evidência recente de que programas de vigilância apropriadamente são efetivos em identificar AO em indivíduos com asma menos grave e têm um resultado mais favorável.[72]

Poucos estudos observacionais e dados históricos indicam que a prevenção é efetiva em reduzir a incidência de AO e rinite ocupacional causada por látex de borracha natural em trabalhadores da saúde,[73] enzimas na indústria de detergente,[74] farinha,[75] animais de laboratório,[76] e isocianatos.[72] Entretanto, dados disponíveis não distinguem o efeito relativo dos componentes diversos das estratégias de prevenção porque eles são usualmente implementados como programas multicomponentes com alvo na educação, controle de exposição e vigilância médica.

IMPACTO SOCIOECONÔMICO

Estudos globais têm mostrado que a AO está associada a substanciais consequências financeiras para trabalhadores afetados e para a sociedade como um todo.[77,78] Há crescente evidência de que ART está associada à asma mais severa[79,80] e com uma maior utilização dos recursos de assistência de saúde,[81] se comparados com asma não relacionada ao trabalho. Além disso, AO gera maiores custos indiretos do que a asma não ocupacional porque a condição anterior mais frequentemente requer alterações de emprego tanto para evitar como para reduzir exposição aos agentes causadores.[82] Estudos de acompanhamento dos trabalhadores com AO têm consistentemente documentado que a condição está associada à maior taxa de desemprego prolongado, variando de 18% a 69%, e a uma redução na renda derivada do trabalho em 44% a 74% dos trabalhadores afetados.[83] Um resultado socioeconômico pior está associado à necessidade de evitar completamente a exposição ao agente sensibilizante, um nível mais baixo de educação, uma idade mais avançada e falta de programas efetivos de recapacitação.[83]

Devido à hiper-reatividade brônquica específica aos agentes ocupacionais quase nunca desaparecer completamente, trabalhadores com AO devem ser considerados como permanentemente e completamente incapazes para empregos envolvendo a exposição ao agente sensibilizante que causou sua AO.[84] Eles devem ser minuciosamente informados sobre as possibilidades para compensação, e casos estabelecidos devem ser relatados para as autoridades de saúde pública competentes, de acordo com as regulamentações nacionais. A avaliação do prejuízo fisiológico deve levar em conta as condições características da asma e deve ser baseada no nível de obstrução das vias aéreas, nível de hiper-responsividade não específica e a intensidade de medicação necessária para o controle da asma.[3]

ASMA INDUZIDA POR SUBSTÂNCIA IRRITANTE

ASPECTOS EPIDEMIOLÓGICOS

Programas de vigilância conduzidos em vários países indicam que SDVA e AISI explicam os 5% a 18% de todos os casos relatados de ART.[85] Entretanto, poucas pesquisas populacionais têm abordado o impacto dos incidentes de inalação aguda no fardo global da asma. A parte longitudinal da Pesquisa de Saúde Respiratória da Comunidade Europeia constatou que os incidentes de inalação aguda relatados estavam associados ao maior risco de um novo diagnóstico de asma.[26] Vários estudos transversais revelaram que indivíduos asmáticos mais frequentemente relataram um histórico de uma única exposição de alto nível a produtos de limpeza irritantes, do que controles sadios.[86-88] Um estudo longitudinal de resgate e recuperação de trabalhadores expostos a altos níveis de poeira alcalina durante e após o desastre do World Trade Center mostrou um risco aumentado de um novo diagnóstico de asma no período de acompanhamento de 5 a 6 anos, particularmente nos primeiros meses após a exposição.[89]

Estudos longitudinais baseados nos trabalhadores têm documentado um risco aumentado de asma entre trabalhadores com repetidas exposições a altos níveis de cloro, ozônio e dióxido de enxofre na produção de metal e trabalhadores de fábrica de celulose.[90-92] Exposições a altos níveis de substâncias irritantes no local de trabalho são chamadas de "intoxicação por gases" e são frequentemente lembradas pelos trabalhadores em estudos epidemiológicos. Poucos estudos epidemiológicos têm sustentado o papel de exposição repetida e/ou crônica a níveis baixos de compostos irritantes no trabalho para o desenvolvimento da asma, com exceção de trabalhadores expostos a agentes de limpeza.[93] Nessas populações, o uso frequente de alvejante à base de cloro e amônia têm sido associados a um risco aumentado de asma.[86,94] Um espectro de exposições a agentes irritantes é capaz de induzir diferentes apresentações clínicas de asma, variando de SDVA, quando os indivíduos são expostos a altas concentrações de agentes irritantes, à "síndrome da disfunção reativa das vias aéreas à baixa dose", "AISI não tão súbita" ou "AISI com latência" quando indivíduos são expostos às substâncias irritantes em concentrações mais baixas. Entretanto, asma induzida por substância irritante em "nível baixo" não pode hoje ser confiavelmente diagnosticada no trabalhador individual.

FISIOPATOLOGIA

Vários fatores podem influenciar as respostas pulmonares às substâncias irritantes, tais como a intensidade de exposição, propriedades físicas (p. ex., pressão de vapor, solubilidade), e a reatividade química.[95] Embora muitas substâncias irritantes tenham cheiro forte e pungente, é válido lembrar que odor não está relacionado com toxicidade. O efeito biológico resultante dependerá na deposição da substância irritante nas vias aéreas superiores e/ou inferiores. Substâncias irritantes solúveis em água e partículas com diâmetro aerodinâmico maior que 5 μm são predominantemente depositados no trato respiratório superior e vias aéreas proximais. Agentes insolúveis em água e partículas de 0,5 até 5 μm podem alcançar as vias aéreas distais e alvéolos, e frequentemente causar muita irritação sensorial (Caps. 11 e 75).

Tabela 72-4 Exemplos de Exposição Causando Asma Induzida por Substância Irritante Aguda

Exposição	Exemplos
Gases	Cloro (p. ex., liberado pela mistura de hipoclorito de sódio com ácidos), cloraminas (liberado pela mistura de hipoclorito de sódio com amônia), dióxido de enxofre, óxidos de nitrogênio, sulfato de dimetila
Ácidos	Ácidos acético, clorídrico, fluorídrico, bromídrico
Alcalinos	Amônia, óxido de cálcio (cal), hidrazina
Biocidas	Formalina, óxido de etileno, agentes fumigantes, inseticidas (metilditiocarbamato de sódio, diclorvós)
Derivados halogêneos	Bromoclorodifluorometano (extintor de incêndio), trifluorometano, clorofluorocarbonos (CFC, degradação térmica dos produtos de freons, hexafluoreto de urânio, fluoreto de hidrogênio e de carbonila
Solventes	Percloroetileno
Vapores	Exaustão de diesel, vapor de pintura, vapor de ureia, fumaça de incêndio, compostos de iodo (iodo e iodeto de alumínio, iodeto de hidrogênio), dietilaminaetanol (inibidor de corrosão)
Sprays	Tintas (não específico), seladores de piso (hidrocarbonos aromáticos)
Pós	Poeira alcalina do World Trade Center, óxido de cálcio (cal)
Potenciais sensibilizadores	Isocianatos, anidrido ftálico

O desenvolvimento da AISI aguda tem sido associado à ampla variedade de exposição em altos níveis a substâncias irritantes como vapores, fumaça, gases, sprays ou mesmo poeiras (Tabela 72-4).[96] Tipicamente, a exposição é causada por vazamentos de compostos voláteis, liberações acidentais de substâncias irritantes sob pressão, fogo acidental com liberação de misturas complexas de produtos da degradação térmica, ou redução inadvertida da taxa de ventilação aérea em um espaço confinado.[95] A natureza e concentração das substâncias irritantes inaladas geradas durante a exposição em incidentes no local de trabalho são muito frequentemente indisponíveis.

Substâncias irritantes inaladas provocam dano em células epiteliais, resposta inflamatória persistente e remodelamento das vias aéreas, embora o mecanismo preciso da fisiopatologia guiando para asma persistente permaneça especulativo.[95] Amostras de biópsia brônquica obtidas após uma exposição de altos níveis a substâncias irritantes revelaram marcada descamação epitelial, alterações inflamatórias com predominância de linfócitos, remodelamento das vias aéreas e deposição de colágeno na parede brônquica.[97,98] Alterações similares foram descritas em modelos animais.[99-101] Dois estudos forneceram informação do resultado a longo prazo da inflamação e remodelamento das vias aéreas em uma grande série de indivíduos com AISI aguda.[98,102] Ambos apresentaram um perfil inflamatório similar ao que tem sido descrito para AO induzida por substância sensibilizante após a remoção da exposição, com um aumento dos eosinófilos em alguns pacientes ou neutrófilos em outros. Entretanto, em pacientes com AISI, fibrose subepitelial foi mais proeminente do que naqueles com asma induzida por substância sensibilizante. Ao todo, na AISI, as alterações patológicas observadas durante a fase aguda são consistentes a uma lesão tóxica aguda, enquanto a fase de longo prazo é similar à AO induzida por substância sensibilizante.

Tabela 72-5 Critérios Diagnósticos para a Síndrome da Disfunção Reativa das Vias Aéreas (i.e, Asma Induzida por Substância Irritante de Início Agudo)

1. Ausência de asma preexistente sintomatológica ou um histórico de asma em remissão
2. Início dos sintomas de asma após uma única exposição ou acidente inalatório específico
3. Exposição a vapor, gás ou fumaça irritante em alta concentração
4. Início dos sintomas de asma dentro de minutos a horas até menos do que 24 horas após a exposição
5. Presença de limitação do fluxo aéreo com uma significante resposta broncodilatadora ou hiper-responsividade brônquica não específica à histamina/metacolina
6. Exclusão de outras desordens pulmonares que possam explicar os sintomas ou simular asma

Adaptado de Brooks SM, Weiss MA, Bernstein IL: Reactive airways disfunction syndrome (RADS). Persistent asthma syndrome after high level irritant exposures. *Chest* 88(3):376-384, 1985; Brooks SM, Bernstein IL: Irritant-induced airway disorders. *Immunol Allergy Clin North Am.* Nov31(4):747-768, 2011; Tarlo SM, Balmes J, Balkissoon R, et al: Diagnosis and management of work-related asthma: American College of Chest Physicians Consensus Statment. *Chest* 134(3 Suppl):1S-41S, 2008.

FATORES DE RISCO

Os fatores ambientais e do hospedeiro que determinam a iniciação e persistência da AISI permanecem em geral desconhecidos. Uma relação entre o nível de exposição avaliado qualitativamente por higienistas industriais e a prevalência de hiper-responsividade brônquica tem sido documentada em indivíduos que foram expostos a um vazamento de ácido acético.[103] Em uma pesquisa de acompanhamento de trabalhadores da indústria de celulose expostos a altos níveis de cloro, a gravidade dos incidentes com gases, conforme evidenciados pelas visitas ao departamento de emergência hospitalar, foi um fator de risco mais significativo para a persistência da hiper-responsividade brônquica não específica do que foi o número de incidentes.[104] O desenvolvimento da AISI não parece estar associado a fumar ou atopia.[103,104] Entre os trabalhadores de resgate e limpeza do World Trade Center, os principais fatores de risco para o desenvolvimento de uma doença respiratória foram a presença no local durante as primeiras 48 horas e a duração da exposição durante o resgate e limpeza.[105] Fumar foi um fator de risco de predisposição ou adicional, enquanto atopia foi identificada como um fator de risco para a doença das vias aéreas superiores, mas não para doença das vias aéreas inferiores.

DIAGNÓSTICO

SDVA (i.e., AISI aguda) é caracterizada pelo início dos sintomas de asma dentro de 24 horas após uma única exposição de alto nível, mais frequentemente acidental, a uma ampla variedade de substâncias irritantes em indivíduos sem asma preexistente. Brooks *et al.* propuseram critérios rigorosos clínicos e funcionais para o diagnóstico dessa condição (Tabela 72-5).[3,6] A presença de asma deve ser substanciada pela demonstração por espirometria da limitação do fluxo aéreo com uma resposta significativa com broncodilatador ou hiper-responsividade brônquica não específica à metacolina ou histamina. Condições com manifestações clínicas similares, tais como disfunção das cordas vocais induzida por substâncias irritantes, devem ser cuidadosamente consideradas.[3] O papel causal da exposição no local de trabalho pode ser documentado com um razoável nível de confiança pela forte associação temporal entre um acidente inalatório e o rápido início dos sintomas de asma. Tais casos devem ser considerados como AISI "definido". Todavia, a tragédia do World Trade Center trouxe nova compreensão por sugerir que a asma pode se desenvolver insidiosamente por alguns meses após uma exposição massiva a uma mistura complexa de poeira alcalina e produtos de combustão.[106,107] Em indivíduos que relataram múltiplas exposições de alto nível às substâncias irritantes, apesar de menos claramente massivas do que na SDVA, a relação causal pode ser sustentada pela documentação de repetidos acidentes inalatórios sintomáticos requerendo cuidados médicos, ou relatos de unidades de primeiros socorros, ou serviços de saúde ocupacional. Esses indivíduos devem ser considerados como tendo AISI "provável".

Existem alguns aspectos clínicos que claramente distinguem AISI aguda da AO induzida por substância sensibilizante. Diferentemente da AO induzida por substância sensibilizante, AISI aguda não requer um período de latência da exposição antes do aparecimento da asma, mas um período de latência aparente pode estar presente na AISI que se desenvolve após múltiplas exposições de alto nível. Indivíduos com AISI não desenvolvem sintomas de ART após reexposição a baixas concentrações de substância irritante que iniciaram os sintomas porque eles não são "sensibilizados" ao agente ofensor. Entretanto, indivíduos com AISI aguda podem experimentar sintomas de ART porque sua hiper-responsividade brônquica não específica os torna mais suscetíveis aos estímulos irritantes no trabalho. O desenvolvimento de hipersensibilidade brônquica específica foi documentada após uma única, intensa exposição a algumas substâncias químicas de BPM.[108] Contrariamente, substâncias sensibilizantes podem induzir AISI quando inaladas em altas concentrações.[109,110] Em tais casos, desafios específicos de inalação com o agente suspeito podem ser úteis em distinguir AISI da AO induzida por substância sensibilizante.

Nos relatos clínicos que descrevem o início da asma após repetidas exposições diárias a níveis "moderados" de substâncias irritantes respiratórias no trabalho, a evidência sustentando o relacionamento da asma com o trabalho foi fraca e contou com os seguintes achados: (1) um histórico de início adulto da asma (ou mesmo a reativação de uma asma previamente quiescente[9]); (2) um histórico de repetida exposição a substâncias irritantes; e (3) a ausência de uma substância sensibilizante identificada no ambiente de trabalho do indivíduo em questão. Distinguir AISI atribuída a repetidas exposições de nível moderado da asma coincidente que não está relacionada ao trabalho é elusivo em uma base clínica. A possibilidade de "AISI crônica/de início tardio" pode apenas ser inferida a partir de estudos epidemiológicos, documentando um aumento no risco de asma que se inicia na fase adulta em certas ocupações, que estão associadas a frequentes "moderadas/excessivas" exposições aos compostos irritantes.

RESULTADO E TRATAMENTO

Os poucos dados disponíveis do resultado da AISI indicam que ela é bem similar ao que tem sido descrito em indivíduos com AO induzida por substância sensibilizante após evitar a exposição ao agente causal. Hiper-responsividade brônquica não específica pode melhorar depois de vários anos após um acidente inalatório sintomático agudo.[104,111] A longo prazo, entretanto, cerca de três quartos dos indivíduos com AISI aguda apresentam hiper-responsividade brônquica não específica e requerem tratamento com corticosteroides inalatórios.[112]

Dados limitados existem sobre o manejo da AISI, e eles são principalmente relacionados aos relatos de caso da AISI aguda.[113] Há alguma evidência de que indivíduos com AISI se beneficiam rapidamente com o tratamento usando corticosteroides oral e/ou inalatório, embora a dosagem e duração do tratamento permaneçam desconhecidas. Diferentemente de trabalhadores com AO induzida por substâncias sensibilizantes, aqueles com AISI aguda podem estar aptos a continuar nos seus empregos atuais com o apropriado manejo da asma, embora eles possam subsequentemente experimentar a piora dos seus sintomas de asma na exposição a substâncias irritantes no trabalho, que pode reduzir substancialmente sua capacidade operativa em ambientes poluídos ou com pó. O manejo da AISI pode ser adicionalmente complicado por desordens associadas, tais como rinite crônica, intolerância conhecida a múltiplas substâncias químicas e síndrome do estresse pós-traumático, que pode resultar de uma exposição acidental a substâncias irritantes no trabalho.[89,112,114]

PREVENÇÃO

A prevenção da AISI deve ser primariamente focada em eliminar o risco de exposições de alto nível que possam causar asma. Tais estratégias devem ser direcionadas ao controle das exposições para níveis seguros por medidas de higiene ocupacional, como confinamento e ventilação adequada. Monitoramento contínuo de concentrações no ar de potenciais substâncias irritantes respiratórias e sistemas de alarme para detectar picos de exposição podem ser apropriados em algumas configurações. Um importante componente da prevenção é a implementação de programas educacionais para trabalhadores em manuseio seguro de substâncias químicas, uso efetivo de equipamentos de proteção individual e medidas a serem tomadas no evento de um acidente no trabalho.

ASMA EXACERBADA PELO TRABALHO

ASPECTOS EPIDEMIOLÓGICOS

A prevalência da AET relatada na literatura varia de acordo com a definição e o tipo de configuração (clínica *versus* epidemiológica) na qual a AET foi avaliada. Doze estudos têm fornecido estimativas gerais da prevalência de AET. Esses estudos foram conduzidos na população geral ou em locais de assistência médica geral em 7 países. A definição de asma não foi consistente e incluiu asma diagnosticada pelo médico conforme relato próprio, ou registros médicos, ou diagnóstico baseado em medições objetivas da função pulmonar.[115,116] Alguns desses estudos relataram a prevalência como uma porcentagem de todos os adultos com asma, e outros como uma porcentagem de todos os adultos com asma que trabalham. A prevalência de AET desses 12 estudos variou de 13% até 58%, com uma média de 21,5%. No estudo onde AET foi diagnosticada de acordo com as mudanças no PEF entre períodos no trabalho e longe dele, a prevalência de AET foi de 14% em trabalhadores asmáticos.[117] A revisão sistemática mais recente da literatura estima que 21,5% dos casos de asma são exacerbados pelas condições no local de trabalho.[2] Portanto, embora a prevalência varie amplamente de um estudo para o outro, devido à definição e à população de interesse, a prevalência de AET pode ser estimada em 20% da população adulta asmática, o que constitui uma proporção substancial de toda população asmática.

FISIOPATOLOGIA

A fisiopatologia da AET é provavelmente muito dependente dos tipos de gatilhos induzindo as exacerbações da asma. Não há razão para acreditar que a fisiopatologia da AET seja diferente da fisiopatologia de exacerbações de asma observadas em NART, quando os gatilhos são alérgenos comuns. Quando os gatilhos consistem de agentes irritantes, é provável que a fisiopatologia se pareça com a que é observada na AISI. É provável que o epitélio das vias aéreas lesionado desempenhe um papel crucial, e a intensidade da lesão da camada epitelial seja correlacionada com a deterioração da função respiratória, como demonstrado em Nova Iorque, nos bombeiros que intervieram no 11 de setembro.[118] Nos modelos murinos de exposição ao cloro, o estresse oxidativo desempenha um papel crucial na patogênese dessa condição e a administração de antioxidantes pode diminuir o dano epitelial.[119] Como apresentado nos modelos animais de exposição ao cloro, a extensão do dano se mostra provavelmente dependente da dose do agente irritante inalado.

EXPOSIÇÕES OCUPACIONAIS ASSOCIADAS À ASMA EXACERBADA PELO TRABALHO

A identificação de exposições associadas à AET tem sido relatada em estudos que registraram os agentes aos quais os indivíduos com AET foram expostos em configurações clínicas, programas de vigilância, ou programas de compensação ao trabalhador ou por usar abordagem de risco, testando associações entre exposições ocupacionais e AET, controlando potenciais elos. Os estudos avaliando casos individuais de AET foram realizados principalmente na América do Norte[120-128] ou Europa.[129] Os agentes mais comumente descritos foram substâncias químicas, poeira, vapores, fumaça, tintas e produtos de limpeza. Embora menos frequentemente encontrada do que esses agentes, fatores físicos tais como exercício,[128] temperatura,[120] ou estresse emocional[121] também foram relatados por estarem associados à AET.

DIAGNÓSTICO DA ASMA EXACERBADA PELO TRABALHO

A AET deve ser suspeita em todos os pacientes que a asma é de difícil controle, em pacientes que reclamam de piora dos seus sintomas, ou naqueles que requerem um aumento de sua medicação para tratar a asma quando estão no trabalho.[3]

Antes de estabelecer um diagnóstico de AET, o diagnóstico de asma precisa ser confirmado por medidas objetivas. A maioria das orientações para asma recomendam realizar espirometria pré-broncodilatadora e pós-broncodilatadora para mostrar uma reversibilidade da FEV_1 de 12%, com um aumento absoluto de pelo menos 200 mL.[130] Na ausência de uma limitação reversível do fluxo aéreo, a mensuração da hiper-reatividade das vias aéreas pode confirmar o diagnóstico de asma. A falta de confirmação objetiva dos diagnósticos de asma pode levar ao diagnóstico errado em 30% dos casos.[131] Além disso, sintomas respiratórios não específicos são frequentes e podem mimetizar asma em trabalhadores expostos a um ambiente com muito pó ou substâncias irritantes.[132]

O diagnóstico de AET depende da demonstração de (1) uma relação entre exacerbações da asma e exposições ocupacionais ou (2) controle ruim da asma durante períodos no trabalho, junto com (3) a determinação de que AO não é provável. Exacerbações ou perda de controle da asma pode ser documentado pela alteração na frequência e gravidade dos sintomas da asma, ou pela necessidade de um aumento nas medicações para tratá-la. Exacerbações da asma podem também ser documentadas pela necessidade de auxílio emergencial ou hospitalizações, ou por alterações na função respiratória no trabalho. Monitoramento em série dos PEFs podem mostrar variabilidade aumentada durante os períodos no trabalho em comparação com os períodos longe do trabalho.[133] Identificar os fatores que desencadeiam os sintomas da asma é importante para não apenas confirmar o diagnóstico de AET, mas também para diminuir ou remover as condições adversas ambientais do local de trabalho. É comum identificar múltiplos desencadeadores, pois os trabalhadores são frequentemente expostos a vários agentes concomitantemente.

Embora existam dados limitados em relação ao manejo da AET, organizações profissionais têm orientado minimizar exposições no trabalho e otimizar o manejo médico padrão para asma (p. ex., tratamento farmacológico, evitar os desencadeadores de sintomas).[3,134] Embora haja clara evidência de que uma exposição persistente ao agente ocupacional que causou a asma seja prejudicial para trabalhadores com AO,[55] o impacto da exposição continuada aos desencadeadores na AET não foi bem estudado e portanto é desconhecido no momento. Há uma evidência limitada de que trabalhadores com AO podem ter maior melhora na sua função pulmonar e controle da asma do que indivíduos com AET quando removidos da exposição.[135-137]

DIFERENCIANDO ASMA EXACERBADA PELO TRABALHO DA ASMA NÃO RELACIONADA AO TRABALHO OU ASMA OCUPACIONAL

Poucos estudos têm comparado trabalhadores com AET a adultos com NART. As características clínicas dos trabalhadores com AET não diferem em grande parte de adultos com NART. Alguns estudos relataram que trabalhadores com AET tiveram uma tendência de serem mais velhos,[135,138] enquanto outros encontraram uma proporção aumentada de fumantes em indivíduos com AET.[81] Nenhum fator de risco específico tem sido claramente identificado para AET.

Trabalhadores com AET são muitas vezes difíceis de diferenciar de indivíduos asmáticos com AO, especialmente em casos que relatam um novo início da asma enquanto no local de trabalho atual. Os estudos que comparam indivíduos com AET e AO relatam achados discrepantes que podem ser explicados pelas diferentes populações estudadas (população geral *versus* clínicas terciárias). Com base nos casos dos Estados Unidos que cumpriram as definições de vigilância de casos definidas pelo *Sistema Sentinela de Notificação de Evento para Riscos Ocupacionais* (SENSOR), Goe et al.[139] constataram que indivíduos com AET eram mais provavelmente do sexo feminino, jovens, não brancos e não fumantes. Esses achados não foram confirmados nos estudos onde os casos de AET eram de uma clínica de referência e definidos pela piora dos sintomas de asma quando estavam no trabalho e um SIC negativo ao(s) agente(s) suspeito(s).[52,140]

Lemière et al.[137] constataram que após ajuste para idade, controle da asma e FEV_1, o diagnóstico de AET foi associado à prescrição mais frequente de corticosteroides inalatórios, um fenótipo não eosinofílico e uma tendência em direção a uma maior proporção de fumantes do que o diagnóstico de AO.

O momento do início da asma com relação ao começo do emprego no local de trabalho não necessariamente diferencia AET da AO; por exemplo, Larbanois et al.[140] definiram AET pela presença de sintomas de ART e um SIC negativo, e apresentaram que apenas 7% dos 71 indivíduos com AET tinham asma antes de serem empregados. Igualmente, o início da asma antes do emprego no local de trabalho de interesse não torna impossível o diagnóstico de AO. Trabalhadores previamente diagnosticados com asma podem se tornar sensibilizados a um novo agente nos seus locais de trabalho e desenvolver AO. Um aumento nos sintomas da asma ou na sua gravidade é usualmente percebido neste momento.

Em ambos, AET e AO, há uma piora dos sintomas da asma quando no trabalho, com uma melhora quando removidos da exposição. Monitoramento em série de PEF pode mostrar uma maior variabilidade durante períodos no trabalho comparado com períodos longe do trabalho em ambos os tipos de casos, e a variabilidade de PEF é maior em indivíduos com AO do que com AET.[133] Entretanto, na prática clínica, a diferença na magnitude da variabilidade de PEF não permite diferenciar AET de AO.

Teste SIC pode ser realizado para diagnosticar AO, com um resultado positivo considerado como indicativo de AO.

Tabela 72-6 Características da Asma Exacerbada pelo Trabalho (AET) em Comparação com Asma não Relacionada ao Trabalho e Asma Ocupacional

Características	Comparada a Adultos com Asma não Relacionada ao Trabalho	Comparada a Adultos com Asma Ocupacional
Gênero	Similar[135,138] ou predominância de homens em indivíduos com AET[81]	Similar[81] ou maior número de mulheres em indivíduos com AET[139]
Idade	Mais velhos[135]	Similar ou mais jovens[139]
Raça	Mais não brancos[135]	Mais não brancos[139]
Educação	Menos[135]	Não disponível
Hábito de fumar	Mais provável de ter fumado cigarros[135]	Mais fumantes[81]
Gravidade da asma	Mais exacerbações da asma necessitando de visitas ao departamento de emergência médica ou hospitalizações em trabalhadores com AET,[81] Mais dias com sintomas de asma, asma mais severa baseada em autorrelatos[135]	Mesmo número de exacerbações da asma, necessitando de visitas ao departamento de emergência médica ou hospitalizações,[137] Maior necessidade de ICS em indivíduos com AET[137]
Características funcionais	Similar FEV_1, PC_{20}[81]	Menor variabilidade de PEF quando está no trabalho em indivíduos com AET em comparação a AO,[133] PC_{20} pode ser menor em indivíduos com AET[140]
Inflamação das vias aéreas	Inflamação neutrofílica inconsistentemente encontrada dependendo do estudo[51,52]	Menos provável de ter inflamação eosinofílica das vias aéreas[52,137]

ICS, corticosteroides inalatórios; AO, asma ocupacional; PEF, taxa do pico de fluxo expiratório.

Embora possa haver testes falso-negativos, um SIC negativo favorece o diagnóstico de AET. Em vários estudos clínicos, a definição de AO e AET se baseou na positividade ou negatividade, respectivamente, de SIC.[52] Entretanto, esses testes não estão disponíveis na maioria dos locais.

Um fenótipo eosinofílico é mais frequentemente encontrado em indivíduos com AO em comparação à AET. Trabalhadores com AO geralmente apresentam um aumento na inflamação eosinofílica quando expostos a agentes para os quais eles sejam sensibilizados. Em contraste, trabalhadores com AET não têm aumento na inflamação eosinofílica quando estão no trabalho em comparação aos períodos fora do trabalho ou durante exposição aos agentes suspeitos no laboratório.[52]

A Tabela 72-6 resume as diferenças demográficas, clínicas, funcionais e inflamatórias entre os indivíduos com AET e indivíduos com NART, ou AO.

IMPACTO SOCIOECONÔMICO DA ASMA EXACERBADA PELO TRABALHO

A ART tem um grande impacto nos trabalhadores e na sociedade como um todo. Os trabalhadores tendem a experimentar sintomas de asma interferindo com sua produtividade no trabalho e causando abstenções. Embora não existam dados atuais sobre a abstenção em indivíduos com AET enquanto estão no trabalho, o custo relacionado à participação na força de trabalho reduzida, restrições nas funções do trabalho, perda de dias de trabalho ("abstenções"), ou efetividade diminuída enquanto estão no trabalho ("presenteísmo") são prováveis de serem substanciais. *Presenteísmo* é o termo usado para descrever empregados que estão fisicamente presentes em seus trabalhos, mas experimentam produtividade diminuída devido a doença ou outras barreiras para sua *performance*. Trabalhadores improdutivos que estão presentes no trabalho parecem representar custos ainda maiores do que aqueles que estão ausentes.[141] Além da diminuída produtividade no trabalho, os trabalhadores têm que procurar cuidados médicos, ir para o departamento médico de emergência, ou ser hospitalizados.

Se alguém examinar todos os casos de ART, os dados de 2001 e 2002 de Brenton *et al.*[142] mostraram que os indivíduos que relataram sofrimento por causa da ART nos Estados Unidos tiveram um risco 4,8 vezes maior para exacerbação da asma, 4,8 vezes maior para visitar o departamento de emergência pelo menos uma vez, e 2,5 vezes maior para visitar seus médicos por causa de uma exacerbação da asma nos 12 meses anteriores quando comparados com indivíduos com NART. Lemière *et al.*[81] confirmaram esses dados mostrando que 341 indivíduos com ART acompanhados em uma clínica terciária canadense tiveram mais visitas clínicas para asma (4,1 *versus* 1,2 $P < 0,05$) e hospitalizações para asma (0,04 *versus* 0,008 $P < 0,05$) durante o ano precedendo seus diagnósticos do que 381 indivíduos com NART. Em um recente estudo de coorte de indivíduos com ART acompanhados em duas clínicas terciárias de Quebec, Lemière *et al.* mostraram também que os custos relacionados à assistência médica foram similares entre AET e AO, mas 10 vezes maior do que os custos relacionados à NART no ano que precedeu a avaliação daqueles indivíduos nas clínicas terciárias.[137]

Embora o custo da AO tenha diminuído significativamente após o diagnóstico ser realizado e o paciente removido da exposição, o custo da AET em seguida do diagnóstico não diminuiu muito. Nos poucos estudos em que foi avaliada a interrupção do trabalho de indivíduos com AET, foi relatado ser similar à AO.[136,140] Há uma alta taxa de desemprego em trabalhadores com AET (30% a 50%),[140,143] que é equivalente à dos indivíduos com AO. Mudanças de emprego são frequentes em sujeitos afetados por AET. A redução nos ganhos parece ser similar na AET e AO.[140] Em geral, a AET exerce um grande impacto socioeconômico nos trabalhadores e na sociedade por usar uma grande quantidade de recursos da assistência médica e induzir interrupções substanciais do trabalho.

> ### Pontos-chave
>
> - O ambiente do local de trabalho pode levar ao desenvolvimento de diferentes tipos de *asma relacionada ao trabalho* (ART), incluindo asma ocupacional (i.e. asma causada pelo trabalho através de mecanismos tanto imunológicos [induzida por substância sensibilizante] ou não imunológicos [induzida por substância irritante]) e asma exacerbada pelo trabalho (i.e. asma preexistente ou coincidente, exacerbada por estímulos não específicos no trabalho).
> - A ART representa uma significante preocupação da saúde pública devido à alta prevalência, consequências de longo prazo na saúde respiratória e consequências socioeconômicas para os trabalhadores afetados e a sociedade.
> - Para indivíduos com asma ocupacional induzida por substância sensibilizante, o tratamento recomendado é evitar completamente o agente causador, embora a taxa de recuperação seja baixa, especialmente quando o diagnóstico é atrasado.
> - O diagnóstico de asma ocupacional induzida por substância sensibilizante deve ser estabelecido com o maior nível de acurácia, realizando uma investigação compreensiva, de modo a evitar remoção da exposição injustificável.
> - Diferentemente daqueles com asma ocupacional induzida por substância sensibilizante, indivíduos com asma ocupacional induzida por substância irritante não desenvolvem sintomas da asma relacionada ao trabalho após reexposição a baixas concentrações da substância irritante que iniciou os sintomas.
> - Asma induzida por substância irritante é caracterizada pelo início precoce após a exposição; entretanto, a asma induzida por substância irritante pode também se desenvolver gradativamente por alguns meses após uma exposição massiva a uma mistura complexa de poeira alcalina de produtos de combustão, como apresentado no desastre do World Trade Center.
> - *Asma exacerbada pelo trabalho* (AET) deve ser suspeitada em todos os pacientes nos quais a asma é difícil de controlar e em pacientes que reclamam de uma piora dos seus sintomas ou que requerem um aumento de suas medicações para asma quando estão no trabalho.
> - Trabalhadores com AET são frequentemente difíceis de diferenciar de pessoas com asma ocupacional, especialmente em casos que o paciente relata o ressurgimento da asma no local de trabalho.

As Referências estão disponíveis exclusivamente no site www.elsevier.com.br/expertconsult

73 PNEUMOCONIOSE

ROBERT L. COWIE, MD • MARGARET R. BECKLAKE, MD, MBBCh

INTRODUÇÃO
Definições
Acumulação de Pó nos Pulmões e Reações de Tecidos
Relações Exposição-efeito
Imagens do Tórax
Questões Clínicas, Função dos Pulmões e Princípios do Manejo
Epidemiologia e Implicações para a Prática Clínica
SILICOSE
Definição
Riscos para a Indústria e Profissões
Patologia
Patogênese
Epidemiologia: Tendências Seculares e suas Implicações para o Clínico
Tuberculose
Obstrução ao Fluxo Aéreo e Bronquite Crônica
Doenças do Tecido Conectivo, Doença Renal e Doença Cardiovascular
Câncer Pulmonar
Características Clínicas
Características Radiográficas

Função Pulmonar
Diagnóstico e Complicações
Manejo e Controle
PNEUMOCONIOSE EM TRABALHADORES DE CARVÃO
Definição e Ocupações de Risco
Patologia
Patogênese
Epidemiologia e História Natural
Pneumoconiose Reumatoide
Papel da Sílica
Obstrução ao Fluxo Aéreo e Bronquite Crônica
Tuberculose e Câncer
Características Clínicas
Radiografia de Tórax
Função Pulmonar
Diagnóstico, Complicações e Manejo
FIBROSE DO PULMÃO (ASBESTOSE) E PLEURA RELACIONADAS COM AMIANTO
Minerais de Amianto
Asbestose (Fibrose Parenquimatosa Pulmonar)

Placas Pleurais
Fibrose Pleural e Visceroparietal
Derrames Benignos Pleurais Relacionados com Amianto Benigno
Manejo, Prevenção e Vigilância da Saúde
MINERAIS SEM AMIANTO, SILICATOS E DOENÇAS PULMONARES
Pneumoconiose de Caulim
Pneumoconiose do Talco
Pneumoconiose por Mica
Fibras Vítreas Causadas pelo Homem
DOENÇA PULMONAR POR CONTAMINAÇÃO POR BERÍLIO
Berílio: Uso, Toxicidade Humana e Exposições
Patologia e Patogênese Imune
Características Clínicas
Diagnóstico e Manejo
DOENÇA DO METAL DURO
CARBONETO DE SILÍCIO (CARBORUNDUM) PNEUMOCONIOSE
NOVAS PNEUMOCONIOSES

INTRODUÇÃO

DEFINIÇÕES

A *Encyclopedia of Occupational Health and Safety* of the International Labour Organizational (ILO)[1] define pneumoconiose como "o acúmulo de pó nos pulmões e as reações dos tecidos à sua presença". A principal reação ao pó mineral nos pulmões é a fibrose. A asma, *doenças pulmonares obstrutivas crônicas* (DPOC), e pneumonite de hipersensibilidade não estão incluídas na definição de pneumoconiose, já que não requerem acumulação de pó nos pulmões.

ACUMULAÇÃO DE PÓ NOS PULMÕES E REAÇÕES DE TECIDOS

A *deposição* de pó nos pulmões depende do tamanho e propriedades geométricas e aerodinâmicas das partículas. A limpeza das partículas é determinada por mecanismos celulares e escaladores mucociliares, em particular, os macrófagos (Cap. 12). *Acúmulo* de poeira nos pulmões é determinado por deposição, eliminação. A *resposta* biológica depende da quantidade, e da duração e da natureza do pó. A reação do tecido ao pó inorgânico depende do tamanho da partícula, que por sua vez depende da sua superfície química e propriedades físicas.[1] Alguns pós, tais como o carvão, são relativamente inertes e podem acumular-se em quantidades consideráveis com resposta mínima do tecido; outros, em particular sílica e amianto, têm efeitos biológicos potentes. Respostas do parênquima incluem fibrose nodular (o exemplo clássico é o nódulo silicótico), fibrose difusa (o exemplo clássico é a asbestose), e formação de mácula com enfisema focal (o exemplo clássico é a mácula do pó de carvão).[2] Padrões fibróticos irregulares e mistos têm sido descritos como uma consequência de exposições mistas envolvendo outros pós minerais ou fibras, além de exposição ao pó de sílica.[3] Para qualquer exposição ao pó, a gravidade da reação do tecido parece estar relacionada com a carga cumulativa de pó no pulmão.

RELAÇÕES EXPOSIÇÃO-EFEITO

Em estudos epidemiológicos, a carga de poeira no pulmão pode ser avaliada apenas indiretamente. No entanto, a nível individual, a exposição pode ser estimada mais diretamente a partir do histórico de trabalho, a partir da história de engenharia da planta, incluindo a eficiência de controle de pó, e a partir de medidas ambientais.

A demonstração das relações exposição-efeito tem implicações para a prática clínica. Por exemplo, um diagnóstico clínico de pneumoconiose é especialmente reforçado quando há exposição em nível de pós conhecidos por estarem associados a um risco grande da doença. Embora as relações exposição-resposta geralmente descrevam eventos ocorridos com trabalhadores, podem ocorrer indivíduos fortemente expostos que permaneçam não afetados e outros levemente expostos que possuam a doença. Assim, as normas ambientais, os níveis máximos permitidos pela *American Conference of Government and Industrial Hygienists* (ACGIH), são níveis que se respeitados em toda a vida profissional de um indivíduo, não são susceptíveis de serem associados com a doença. Contudo, a amostragem de pó pode ser problemática e até mesmo em um ambiente de trabalho onde as concentrações médias de pó estão abaixo do valor-limite, quase metade das amostras excedendo este valor.[4] Assim, um médico não deve rejeitar o diagnóstico de pneumoconiose pela simples razão de que a exposição era muito remota, muito pouca, ou foi em um local de trabalho onde o valor-limite foi mantido. O assunto em questão pode ser incomumente susceptível, pode ter havido um perfil de exposição incomum, ou pode reter mais pó do que outros expostos de forma semelhante.

IMAGENS DO TÓRAX

Os filmes padrões da ILO para a interpretação da aparência radiológica do parênquima difuso da doença pulmonar[5] foram originalmente desenvolvidos para estudos epidemiológicos de doença pulmonar ocupacional, mas também podem ser usados para interpretação clínica. As diretrizes de 2011 da ILO acomodam o uso de imagens digitais, e está disponível um conjunto de imagens digitais padrão. Além de melhorar a consistência na leitura da doença parenquimatosa, o que é notoriamente sujeito à variabilidade do leitor, permitem ao clínico definir um caso individual no contexto da informação epidemiológica lógica disponível.[5] Pequenas opacidades no parênquima são classificadas pela forma e tamanho: p, q, ou r para opacidades arrendodadas (diâmetro, < 1,5 mm, 1,5 a 3 mm, ou > 3 mm, respectivamente) e s, t, ou u para opacidades irregulares (largura, < 1,5 mm, de 1,5 a 3 mm, ou > 3 mm, respectivamente). Categoria de profusão (ou concentração) é lida em uma escala de 12 pontos (0/-, 0/0, 0/1, até 3/2, 3/3 e 3/ +) em comparação com o padrão de radiografias. As grandes opacidades são classificadas como categoria A (para uma ou mais dessas opacidades com diâmetro > 1 cm, mas não superior a um diâmetro combinado de 5 cm), categoria B (uma ou mais opacidades > 5 cm de diâmetro e cuja área combinada não exceder uma zona superior) e categoria C (>B). Prevê-se ao grau de espessamento pleural de largura (mm a ≤ 5, b > 5 mm, mas < 10 mm, e c≥ 10 mm) e extensão (1 = até um quarto, 2 = um quarto a metade, e 3 = mais de metade da parede torácica lateral). A extensão da calcificação pleural também é graduada, e existem disposições para comentar sobre outras funcionalidades.

Nos Estados Unidos, o *National Institute of Occupational Safety and Health* (NIOSH) administra o *National Coal Workers' Health Surveillance*, que oferece aos mineiros de carvão a oportunidade de um exame médico periódico. O programa incorpora o controle de qualidade em termos de técnica e de leitura dos procedimentos radiográficos utilizando a classificação da ILO e do treinamento da leitura. Trata-se de seminários de formação para os médicos que podem se qualificar como leitores de "A" (ou seja, participaram dos seminários) ou leitores "B", que passam por um exame compreensivo com base na leitura de 120 radiografias na classificação da ILO.

As radiografias de tórax convencionais ou imagens digitais são a pedra fundamental na vigilância por pneumoconiose no ambiente de trabalho. A *Tomografia Computadorizada* (TC) e *Tomografia Computadorizada de Alta Resolução* (TCAR) revolucionaram a avaliação de casos clínicos. TC e TCAR são capazes de caracterizar lesões em pulmão e pleura, bem como as suas dimensões e confluências, e são consideravelmente mais sensíveis do que a radiografia convencional. O papel da ressonância magnética no diagnóstico de pneumoconiose é limitado, mas a técnica tem sido usada para o diferencial entre placas pleurais e mesoteliomas.[6] *Tomografia por Emissão de Pósitron* (TEP) tem sido utilizada para detectar neoplasias pulmonares na presença de pneumoconiose,[7] mas o aumento da atividade metabólica em lesões de fibrose progressiva maciça[8] em nódulos pulmonares benignos em pneumoconiose dos mineiros de carvão,[9] e nos gânglios mediastinais em pacientes com pneumoconiose,[10] limitam a utilidade da técnica. A radiografia de tórax continua sendo o método mais aceito para vigilância e avaliação por causa de sua grande disponibilidade, custo acessível e dose de radiação, e a padronização de sua leitura.

QUESTÕES CLÍNICAS, FUNÇÃO DOS PULMÕES E PRINCÍPIOS DO MANEJO

O clínico é confrontado com duas tarefas principais ao avaliar um caso de suspeita de pneumoconiose. *Em primeiro lugar*, o clínico deve avaliar a natureza do processo de doença, incluindo o local (vias aéreas ou parênquima pulmonar ou pleural) e sua extensão, bem como para determinar se diminuiu o desempenho individual, em particular, para verificar a sua capacidade em seu emprego atual (evidência de deficiência ou incapacidade). A avaliação da deficiência é baseada nos sintomas e medidas da função pulmonar em repouso e durante o exercício, onde indicado (Caps. 25 e 26). Pneumoconiose pode ser associada com a função pulmonar aparentemente normal ou com um padrão predominantemente obstrutivo, restritivo, ou misturado de disfunção. Em cada caso individual, a interpretação dos resultados, em termos de perfil de função pulmonar, geralmente é feito através da utilização de referências ou valores previstos. Estes podem, no entanto, ser enganosos uma vez que aqueles que executam ocupações com pó em sua média têm volumes iniciais superiores de espirometria e pulmões, do que aqueles comumente usados como padrão[11]. Assim, não é adequado minimizar a significância funcional da pneumoconiose em razão da função pulmonar, aparentemente normal. A avaliação da deficiência é feita no contexto mais amplo para saber se o indivíduo está apto para seu trabalho e, desta forma, requer um conhecimento especializado sobre o conteúdo da atividade laboral.

Em segundo lugar, o clínico precisa determinar se houve exposição ambiental ou ocupacional de duração, intensidade e suficiente característica para dar conta na íntegra ou em parte da condição atual do paciente. Para esta tarefa, a ferramenta-chave é a história ocupacional, o que pode ser completado com a adição do conhecimento muitas vezes extenso que o trabalhador pode fornecer relativa a suas ocupações, às matérias tratadas, e os processos envolvidos. Em razão da pneumoconiose ser uma reação ao pó retido, pode aparecer e progredir depois que a exposição cessou[12]; daí, a importância de uma história de exposição completa, incluindo trabalhos de verão para estudantes, o serviço militar, e empregos de curto prazo. Ademais, nos países industrializados, entre 25% e 60% dos homens e até 30% das mulheres relatam exposição a pó ou fumaça no trabalho,[13]

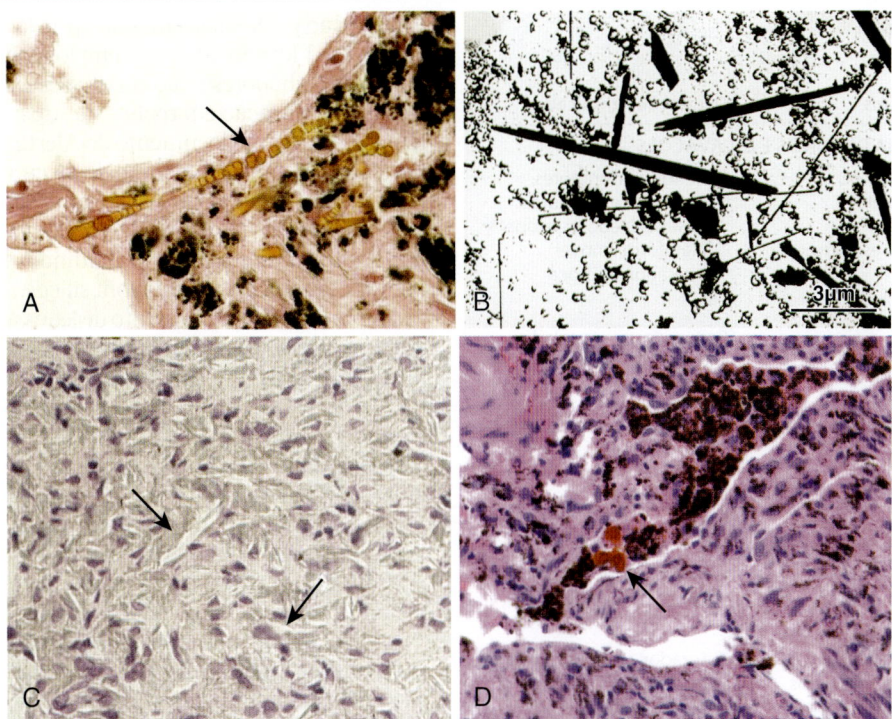

Figura 73-1 O agente putativo no tecido pulmonar em quatro casos de pneumoconiose. A, Um corpo de amianto típico (*seta*) no pulmão de um mineiro de amianto crocidolita com asbestose, da África do Sul. **B,** Amosta de um pulmão de caso de um mineiro de longo prazo de crisotila, com 67 anos de idade, com asbestose da área de *Thetford*, fotografado em um filtro c/ diâmetro dos poros de 0,2 milímetros (poros são evidentes como pequenas áreas perfuradas na fotografia). As fibras finas foram identificadas como crisotila utilizando critérios morfológicos e espectrometria de raios X de energia dispersiva (EDS). As fibras grossas foram identificadas como tremolita por EDS. Nesta área de mineração, há uma pequena quantidade de tremolita no minério extraído que se acumula preferencialmente no tecido pulmonar.[1] Anfibólios como crocidolita, amosita, tremolita frequentemente formam o núcleo dos corpos do amianto. Para cada corpo de amianto encontrado no tecido do pulmão, o número de fibras não revestidas é pelo menos de várias ordens de magnitude maior. **C,** Secção de um pulmão de um homem de 53 anos que trabalhava em uma fábrica de moagem de mica. A mica (*setas*) aparece como birrefringentes (branco brilhante) partículas alongadas. **D,** Pulmão de um trabalhador de fundição mostra partículas de carbono amorfo preto e um aglomerado de partículas revestidas de ferro arredondado (*seta*). Aglomerados de partículas como esta são frequentemente vistos nas secções de pulmão de soldadores e trabalhadores de fundição que tiveram exposição a poeiras de ferro e fumos. (**A, C,** e **D,** Cortesia do *National Institute for Occupational Health,* África do Sul; **B,** cortesia dos Drs. Bruce Case e RS Fraser, Departamento de Patologia, e Dr. Patrick Sébastien, anteriormente da *School of Occupational Health, McGill University,* Montreal.)

mais um testemunho ao fato de que um histórico da ocupação profissional é tão essencial como o histórico de tabagismo na prática da medicina respiratória. Em algumas ocasiões, pode ser necessário estabelecer exposição ocupacional com base em análise de material biológico (escarro, *lavado broncoalveolar* [BAL], biópsias de amostra transbrônquica ou com o pulmão aberto) para o pó putativo ou seus produtos de degradação. Isto ocorre particularmente em casos em que a exposição é remota e a história de exposição incompleta ou pouco confiável. A Figura 73-1 apresenta exemplos de casos em que o pó putativo foi demonstrado nas amostras patológicas. O caso registrado descrito na legenda da Figura 73-9 é um exemplo do uso de medidas de carga de pó em pulmões no estabelecimento de sua imputabilidade.

A tuberculose era uma complicação comum da pneumoconiose no início do século XX. Embora agora relativamente rara em países industrializados, a tuberculose continua sendo um problema importante nos países em industrialização e aumentou drasticamente, especialmente na África do Sul, em resposta à epidemia do *vírus da imunodeficiência humana* (HIV).[14]

A pneumoconiose não regride e pode aparecer e progredir só depois que a exposição no trabalho termina.[12] Em geral, o trabalhador com pneumoconiose não deve ter mais exposição ocupacional ao pó.

O médico tem a responsabilidade legal de notificar todos os casos de pneumoconiose.[12] O diagnóstico de pneumoconioses reflete uma falha de controles ambientais em locais de trabalho que podem requerer a intervenção de uma autoridade competente. Existem diferenças na prática da notificação da doença e na legislação de compensação entre estados e entre os países, e os médicos devem estar cientes dos procedimentos apropriados no local de sua prática.

EPIDEMIOLOGIA E IMPLICAÇÕES PARA A PRÁTICA CLÍNICA

A informação sobre a distribuição destas doenças dentro e entre as forças de trabalho e os fatores que influenciam a sua distribuição fornecem a base científica que o médico usa para chegar a um diagnóstico, definir o prognóstico e manejo de plano. Assim, o conhecimento das taxas de pneumoconiose nas indústrias localizadas na área local auxilia o médico no diagnóstico. Da mesma forma, determinar o prognóstico depende de informações baseadas nos locais de trabalho, ao saber quais os fatores que favorável e desfavoravelmente influenciam a progressão da doença, e os efeitos prováveis da maior exposição mesmo em níveis baixos.

Na discussão que se segue, os vários tipos de pneumoconioses são considerados separadamente com relação às ocupações em risco, fisiopatologia e epidemiologia, bem como as questões clínicas de diagnóstico, prognóstico e manejo. Em todos os continentes e em muitos países, uma proporção substancial de pessoas está exposta ao pó no local de trabalho e, portanto, potencialmente em risco de pneumoconiose.[13]

Tabela 73-1 Indústrias e Ocupações de Risco para a Silicose	
Indústrias com Exemplos	**Ocupações Implicadas**
MINERAÇÃO, ABERTURA DE TÚNEIS E ESCAVAÇÕES	
Debaixo da terra: ouro, cobre, ferro, aço, urânio, projetos de engenharia civil Superfície: carvão, ferro, escavação de fundações	Mineiros, perfuradores, escavadores de túneis, desenvolvedores, *stoper** plataforma móvel operador de broca
Pedreiras	
Granito, pedras, ardósia, areia, cerâmica/argila	Perfuradores, marteladores, escavadores
Cantarias	
Abrigos de granitos, alvenaria	Cortadores, embaladores, perfuradores, polidores, amoladores, pedreiros
FUNDIÇÕES	
Metais ferrosos e não ferrosos	Moldadores, escavações, *fettler*†, gesseiros, caldeireiro
ABRASIVOS	
Produção: farinha de sílica, polidores de metal e lixas, preenchimentos em tinta, borracha e plásticos Jateamento: anéis de óleo, tumbas, denim	Triturador, pulverizador e misturador; Operários na manufatura de abrasivos, os operadores de jatos de alta velocidade
CERÂMICA	
Manufatura de artigos de cerâmica, argila, tijolos refratários para fornos e fornos industriais	Trabalhadores em qualquer estágio do processo se os produtos forem secos
OUTROS	
Vidreiros, caldeiras de escala, ofícios tradicionais, moedores de pedras, trabalhadores com gemas, técnicos dentários, reconstrução de concreto	

*Stoper, mineiro que trabalha em escavações em etapas feitas em veios em minas.
†*Fettler*, perário que limpa máquinas em moinhos e imperfeições em moldes metálicos feitos de areia e moagem.

Listas de profissões e empregos em risco não são exaustivas (Tabela 73-1), mas são um guia para o uso na prática geral das empresas. Para aqueles em saúde ocupacional ou prática médica ocupacional, deve ser feita referência a um dos textos mais especializados que descrevem as ocupações em risco em maior detalhe.

SILICOSE

DEFINIÇÃO

Silicose é uma doença fibrótica pulmonar atribuível à inalação de sílica cristalina normalmente sob a forma de quartzo e, menos frequentemente, tal como a cristobalite e tridimite.[1,15,16] Sílica amorfa é relativamente não tóxica; silicatos, tais como amianto, mica, talco evocam uma resposta de tipo diferente e são consideradas separadamente.

RISCOS PARA A INDÚSTRIA E PROFISSÕES

A silicose é uma doença antiga que continua a ser uma das principais em todo o mundo atingindo homens e mulheres expostos ao pó de sílica em uma variedade de ocupações.[1,17] A Tabela 73-1 fornece alguns exemplos comuns de indústrias em que os trabalhadores estão em risco de exposição à sílica. Construções, perfuração em rochas na superfície e abaixo da terra têm sido objeto de documento de Alerta de NIOSH. Fundições também são a principal fonte de pó de sílica. Relatórios mais recentes têm demonstrado um risco de silicose para os trabalhadores envolvidos com a reparação, reabilitação ou demolição de estruturas de concreto,[18] incluindo estradas.[19] Ocupações menos comuns associadas com silicose incluem os operários trabalhando no desbotamento de jeans através de abrasivos,[20] escultores de pedra,[21] fabricantes de bancadas em granito,[22,22a] técnicos dentais[22b,22c] e joalheiros usando moldes de giz.[23] Muitos dos casos de silicose atuais vêm de indústrias que utilizam tecnologia relativamente nova que, se não acompanhada por controles modernos, podem resultar em exposições a partículas de pó mais finas do que nas indústrias e empregos tradicionais. Muitos "novos" tipos de pneumoconiose muitas vezes acabam transformando-se em silicose em uma indústria em que não se pensava ser de risco ou uma pneumoconiose oriunda de pós mistos, na qual a sílica é implicada com outros pós.

A silicose é muitas vezes o resultado da exposição no passado remoto e não no local de trabalho atual. Os riscos para a silicose dependem dos níveis de exposição e, embora isto possa ser controlado, não há evidências de que os níveis de pó podem ser monitorados inadequadamente e que a precisão da amostragem pode ser pobre em muitos locais de trabalho.[24]

Surtos de silicose e morte por esta doença continuam a ser relatados em todo o mundo,[12,21,24] mesmo em países com sistemas legislativos desenvolvidos e programas vigilância ambientais, tais como os Estados Unidos,[25] no Canadá,[26] Europa[27] e África do Sul.[28] Dados nos mostram que a taxa de declínio nas mortes por silicose diminuiu depois de 1995, com um aumento da proporção de mortes na faixa etária mais jovem que 45 anos. Estes dados indicam que "sobre-exposições intensas à sílica cristalina respirável continuam a ocorrer apesar da existência de limites juridicamente vinculativos".[17] Na China, 23 milhões de trabalhadores estão expostos à sílica, enquanto nos Estados Unidos, NIOSH estimou que pelo menos 1,7 milhão de trabalhadores estão expostos à sílica, dos quais entre 1.500 e 2.360 irão desenvolver silicose a cada ano. Casos de silicose também foram relatados após exposição ambiental geral[29,30] e em trabalhadores agrícolas.[31,32]

PATOLOGIA

Três tipos de patologia clínica para silicose foram descritos: *silicose crônica*, que resulta tipicamente de exposição, medida em décadas em vez de anos, o pó respirável geralmente contendo menos de 30% de quartzo; *silicose acelerada*, que segue mais exposição curta e pesada; e *silicose aguda* (silicoproteinose), que segue a exposição intensa a pó fino de alto teor de sílica, como o encontrado em indústrias de jato de areia, por períodos medidos em meses em vez de anos.[2,15]

Silicose crônica é a forma mais comum da doença. A marca da silicose crônica é o nódulo silicótico, uma das poucas lesões com agentes específicos em patologia (Fig. 73-2A e B). Primeiramente são desenvolvidos os nódulos silicóticos nos gânglios linfáticos hilares que podem ser confinados a esta área; eles podem se tornar encapsulados em calcificação e impingir-se ou erodir dentro das vias aéreas. O processo da doença envolve em seguida o parênquima do pulmão. Geralmente é bilateral, predominantemente envolvendo as zonas superiores.

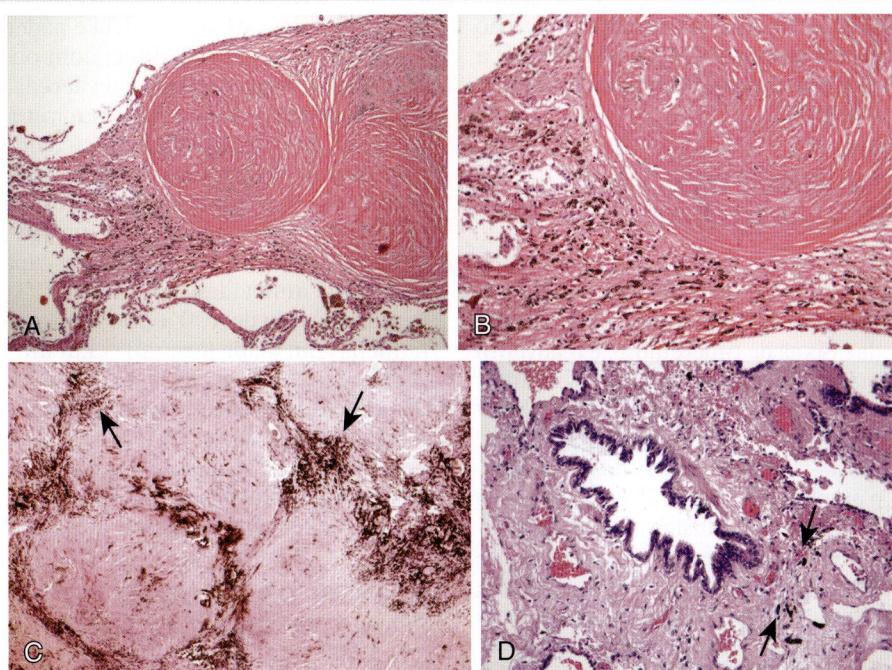

Figura 73-2 Patologia das lesões de silicose crônica. A, Nódulo silicótico caracterizado por uma zona central de um colágeno hialinizado celular com uma aparência espiralada e uma zona periférica de macrófagos carregados de poeira. **B,** Nódulo silicótico em maior magnitude para mostrar essas características de forma mais ampla. **C,** Fibrose progressiva massiva se mostra confluente com os nódulos silicóticos e agregados de macrófagos carregados de pó (*setas*). **D,** Doença nas vias aéreas pequenas pelo pó mineral, caracterizado por tecido fibroso peribronquiolar fino contendo uma quantidade moderada de pigmento (*setas*). (Cortesia do *National Institute for Occupational Health*, África do Sul.)

Na silicose acelerada, as alterações são semelhantes às observadas na silicose crônica. No entanto, os nódulos desenvolvem-se mais cedo (após 3 a 10 anos de exposição), podendo ser mais amplamente distribuídos no pulmão, e são mais celulares do que fibróticos. Com a progressão da doença em ambas as silicoses crônica e acelerada, os nódulos podem tornar-se confluentes, levando ao desenvolvimento de *fibrose progressiva maciça* (FPM) (Fig. 73-2C), também conhecida como *silicose complicada*. Estas lesões, que são pelo menos de 1 cm de diâmetro (e muitas vezes maior), geralmente envolvem os lóbulos superiores. Elas tendem a destruir a estrutura do pulmão que pode sofrer uma cavitação, o que pode ser uma indicação de tuberculose.[2] *Nódulos reumatoides* também podem desenvolver-se na definição de silicose e podem ser observados em indivíduos com artrite reumatoide ou em elevados e circulantes níveis de fator reumatoide.[2] Podem ocorrer nódulos de silicose no fundo. Nódulos reumatoides são menos frequentemente associados com sílica do que com a exposição ao pó de carvão (ver discussão posterior).

Silicose aguda mostra todas as características de proteinose alveolar pulmonar (Cap. 70). Partículas de sílica e de vários biomarcadores de reação tecidual podem ser identificados no material proteináceo dos espaços alveolares e no material de lavagem.

Os pulmões dos indivíduos expostos, mostrem ou não silicose, também podem demonstrar as características de outras doenças associadas à exposição ao pó ocupacional, tais como bronquite crônica e enfisema. As características patológicas são semelhantes, independentemente se associadas com a exposição ocupacional a pós e fumos encontrados no local de trabalho ou com a exposição ao fumo do tabaco. Anormalidades em vias aéreas pequenas, incluindo fibrose e pigmentação dos bronquíolos respiratórios (Fig. 73-2D), são vistos em associação com exposições a uma variedade de pós minerais, incluindo os responsáveis pela silicose.[34]

Nódulos silicóticos também podem desenvolver-se nos gânglios linfáticos cervicais e abdominais e, ocasionalmente, no fígado, baço e medula óssea[12].

PATOGÊNESE

A patogenicidade do pó de sílica é dependente das propriedades físicas, mecânicas e químicas das partículas. Uma revisão deste tópico resume os processos pelos quais sílica produz inflamações e fibrogenia nos pulmões.[35] Todavia, os mecanismos celulares que iniciam e conduzem o processo de inflamação e fibrose não estão totalmente entendidos. Existe um consenso de que recentemente a sílica fraturada, tal como o gerado durante um jato de areia, é mais tóxica para os macrófagos alveolares do que a sílica que é "envelhecida", presumivelmente devido ao seu aumento de potencial redox. Outros minerais, particularmente componentes de argila, podem aderir às superfícies das partículas de sílica, produzindo um "revestimento" que é menos tóxico do que o pó de sílica não revestido. Isto pode explicar a relativa resposta não fibrogênica da sílica em mineiros de carvão e de hematite e a observação de que a incidência de silicose é diminuída pela exposição concomitante de outros pós. Partículas de sílica com menos de 5 μm podem atingir o trato respiratório inferior e podem penetrar nos alvéolos. A intensidade da exposição determina a natureza da lesão pulmonar.

Fator-α de necrose tumoral (TNF-α) e *interleucina* 1 (IL-1) desempenham um papel importante na iniciação da silicose, e inibição experimental destas citocinas tem sido demonstrada para evitar silicose. Os fatores de crescimento, incluindo *fator de crescimento transformante β* (TGF-β), são importantes na fibrogênese (e também têm sido implicados na carcinogênese) em associação com sílica.[36,37]

A revisão descreve a resposta imunológica à sílica em mais detalhes e o papel da imunidade inata e adaptativa.[38] Embora o principal determinante da silicose seja o nível de exposição a pós que contenham sílica, a susceptibilidade individual à doença desempenha um papel no seu desenvolvimento e gravidade.[39,40]

EPIDEMIOLOGIA: TENDÊNCIAS SECULARES E SUAS IMPLICAÇÕES PARA O CLÍNICO

Ao longo do século XX, a silicose mudou rapidamente de uma doença fatal para um distúrbio indolente e incapacitante. Razões para este fato incluem a melhoria nos controles ambientais, a queda das taxas de tuberculose, e o advento do tratamento de drogas para a tuberculose. No entanto, ainda existe uma preocupação justificada de que esta doença evitável permancerá uma significante causa de morbidez[12] e mortalidade no século XXI.[41,42] A prevalência de silicose é difícil de estimar, dados o amplo número de indústrias em risco (Tabela 73-1), as forças de trabalho transitórias na industrialização e países industrializados, e o frequente aparecimento (e crescimento) da doença após o trabalhador ter deixado o local de trabalho.[43,44] Apesar dos progressos alcançados, a silicose foi relatada em trabalhadores de uma variedade de indústrias, em pessoas que iniciaram a trabalhar após 1970 e casos relatados foram estimados à sub-representação total de casos de silicose substancialmente.[45] Ao calcular o risco de um indivíduo para a silicose, a duração e intensidade da exposição são de interesse primário, mas o pico de exposição pode também ser importante.[46] O médico não deve descartar o diagnóstico de silicose quando isso é sugerido nos exames clínicos e radiológicos, mesmo quando a exposição aparenta ter sido insignificante ou em uma ocupação não conhecida por ser associada à silicose.

TUBERCULOSE

A associação entre silicose e tuberculose já foi longamente reconhecida. Índices para tuberculose ativa em sujeitos com silicose ficam em torno de dois a trinta vezes maiores do que aqueles encontrados na força de trabalho sem a silicose.[47] Fatores que influenciam o desenvolvimento da tuberculose no sujeito com silicose incluem a gravidade e o tipo de doença (o risco é consideravelmente mais elevado entre pacientes com silicose aguda e acelerada),[15] a prevalência de tuberculose na população na qual a força de trabalho foi desenhada, bem como a sua idade, saúde geral, e *status* de HIV.[47-49] A exposição à sílica, sem silicose, pode também causar predisposição de indivíduos à tuberculose.[47,48]

A tuberculose é caracterizada por granulomas epitelioides necrosantes. Estes nunca são vistos com silicose sozinhos. Embora o *Mycobacterium tuberculosis* seja o organismo de costume, é comum micobactérias não tuberculosas serem responsáveis por uma ampla proporção da doença micobacteriana em populações não tuberculosas.[12,50] Fumar tem-se mostrado no aumento do risco para o desenvolvimento de tuberculose em pacientes com silicose.[51] Há alguma evidência que sugere que aqueles com silicose estão em risco de infecções fúngicas.[52]

OBSTRUÇÃO AO FLUXO AÉREO E BRONQUITE CRÔNICA

COPD e bronquite crônica são manifestações comuns de exposição ocupacional em longo prazo para ambientes contaminados por pó de sílica e podem se desenvolver em indivíduos expostos à sílicia com ou sem silicose.[12,53,55] Alterações pequenas nas vias aéreas, incluindo fibrose e pigmentação dos bronquíolos respiratórios (Fig. 73-2D), são vistas em associação a exposições em uma variedade de pós minerais incluindo sílica.[34] Em garimpeiros sul-africanos, a perda adicional estimada da função pulmonar atribuível à exposição de pó em minas sem invocar a silicose ou a tuberculose é uma média de 208 mL de capacidade vital forçada através de uma vida laborativa de 30 anos (em excesso da perda esperada de 400 a 500 mL com mais de 30 anos em homens com idade normal).[56] Em um estudo entre adolescentes e adultos jovens trabalhando em um projeto de esmagamento de pedras, trocas de funções pulmonares foram interpretadas como evidência para o crescimento pulmonar, prejudicando essa que era atribuída pela exposição à sílica cristalina respirável alta.[57] Fumar pode potencializar o efeito do pó de sílica obstruindo o fluxo de ar.[56]

DOENÇAS DO TECIDO CONECTIVO, DOENÇA RENAL E DOENÇA CARDIOVASCULAR

Associações têm relatado a exposição entre a sílica e algumas doenças do tecido conectivo (conjuntivo) incluindo esclerose sistêmica progressiva, lúpus eritematoso sistêmico, e como já previamente mencionado, artrite reumatoide.[12,58] Evidências epidemiológicas indicam que a prevalência da artrite reumatoide é aumentada naqueles com exposição à sílica e naqueles com silicose.[59] Esclerose sistêmica foi evidenciada por estar associada com silicose,[59] mas pode também estar associada à exposição ao pó de sílica sem silicose.[12] A evidência para uma associação entre o lúpus eritematoso e silicose é mais forte para silicose aguda ou acelerada, mas é inconclusiva para a silicose crônica.[12,59]

Doenças renais têm sido relatadas em trabalhadores expostos à sílica. Alguns estudos têm implicado uma glomerulite imune complexa ou um efeito tóxico direto da sílica.[12,59,60] A silicose tem sido ligada com *antineutrophil cytoplasmic antibody* (ANCA) positiva e possivelmente com vasculite.[58,61]

Doenças cardiovasculares[58,61] podem estar associadas com a exposição à sílica. Um relatório recente de uma coorte de 74.040 trabalhadores expostos à sílica encontrou um aumento na mortalidade em comparação com os trabalhadores não expostos; doenças cardiovasculares foram a principal causa de morte.

CÂNCER PULMONAR

A associação entre a silicose e câncer pulmonar é difícil de determinar, devido à alta prevalência de tabagismo em trabalhadores expostos à sílica e concomitantemente à exposição frequente ao radônio.[12] Estudos com trabalhadores não expostos ao r radônio, não fumantes com silicose sugerem uma relação clara entre a silicose e o câncer de pulmão, mas resta dúvida sobre se alguma exposição à sílica, na falta de silicose, implica um aumento do risco para câncer pulmonar.[12,59,62-65]

CARACTERÍSTICAS CLÍNICAS

Os sintomas e sinais de silicose crônica podem ser mínimos. O principal sintoma é a falta de ar, mas, na silicose crônica, na ausência de outra doença respiratória, mesmo esse sintoma pode estar ausente. Não é incomum para um paciente com silicose crônica apresentar-se sem sintomas para um exame de uma radiografia anormal de tórax. A aparência de falta de ar pode marcar o desenvolvimento de uma complicação, como a FPM ou tuberculose, ou pode refletir a associação de doença das vias aéreas. Tosse e expectoração são sintomas comuns e geralmente se referem à bronquite crônica, mas podem refletir com o desenvolvimento de uma tuberculose ou câncer pulmonar. Dor no peito não é uma característica da silicose nem são sintomas sistêmicos como febre e perda de peso que deveriam ser atribuídos à tuberculose ou câncer de pulmão até prova em contrário. Deformidades também não são características da silicose e devem levantar preocupações sobre o câncer pulmonar.

Na silicose aguda e acelerada, a escala de tempo de evolução dos sintomas é em vez de meses ou anos mais para décadas. Na silicose aguda, a falta de ar pode se tornar incapacitante dentro de meses, seguido de troca prejudicada de gases e insuficiência respiratória.

CARACTERÍSTICAS RADIOGRÁFICAS

Silicose sem complicações é caracterizada pela presença de pequenas opacidades na radiografia de tórax,[1,15] graduada na classificação ILO (como descrito anteriormente).[5] Em geral, há uma boa correlação entre a exposição ao pó, a quantidade de poeira nos pulmões, a patologia pulmonar, e a radiografia de tórax.[66] No entanto, ocasionalmente, mesmo silicose avançada, determinada por histologia, pode não ser aparente em uma radiografia de tórax.[67] Nódulos silicóticos são geralmente repartidos simetricamente e tendem a aparecer primeiro nas zonas superiores (Fig. 73-3) mais tarde, embora não invariavelmente, envolvendo-se em outras zonas. O alargamento dos nódulos hilares pode preceder o desenvolvimento das lesões do parênquima. Calcificação do tipo "casca do ovo", quando presente, é fortemente sugestiva, embora não patognomônica, de silicose (Fig. 73-4; veja também Fig. 73-3).

FPM é caracterizada pela coalescência de pequenas opacidades arredondadas para formar lesões maiores; eles são classificados pela ILO em tamanho e extensão (categorias de A a C). Uma avaliação de TC é superior à de radiografias torácicas, não só no acesso da presença e extensão da nodulação silicótica, mas também revelando uma conglomeração prévia.[68] Com o tempo, a massa de lesões tende a contrastar, usualmente com os lóbulos superiores, deixando zonas

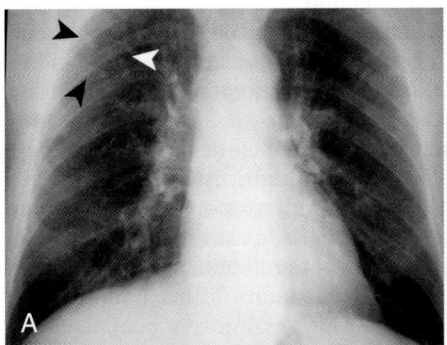 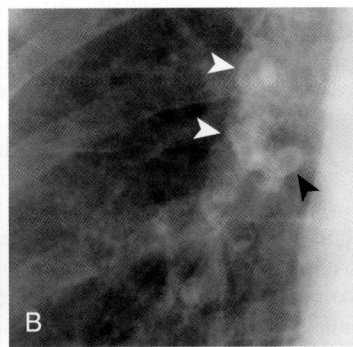 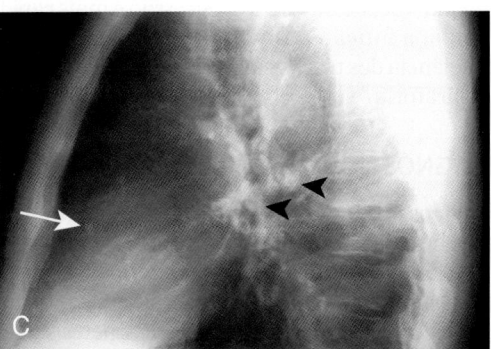

Figura 73-3 Padrões radiográficos de silicoses. A, Radiografia de tórax posteroanterior mostra predominantemente a zona superior, mas de forma atípica, nodularidade assimétrica (*setas*). **B,** Imagem detalhada mostra a calcificação do tipo "casca de ovo" dos linfonodos hilares (*setas*). Este recurso sugere fortemente que as opacidades nodulares no parênquima pulmonar nesta radiografia de tórax representa silicose, não obstante a história do paciente de 30 anos de trabalho no subsolo em uma mina de carvão. **C,** Vista lateral mostra a calcificação do tipo "casca de ovo" (*pontas de seta*) e também um nódulo maior e provavelmente calcificado situado anteriormente e um pequeno parênquima pulmonar calcificado (*seta*). Estas características são compatíveis com uma turbeculose primária curada e, se isto é apoiado por um teste positivo para tuberculose, um tratamento para tuberculose latente deve ter sido oferecido. (Cortesia do Dr. JHM MacGregor, *University of Calgary*.)

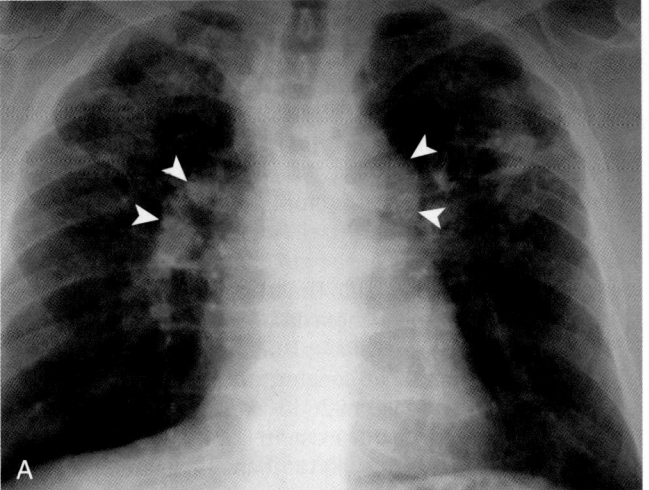 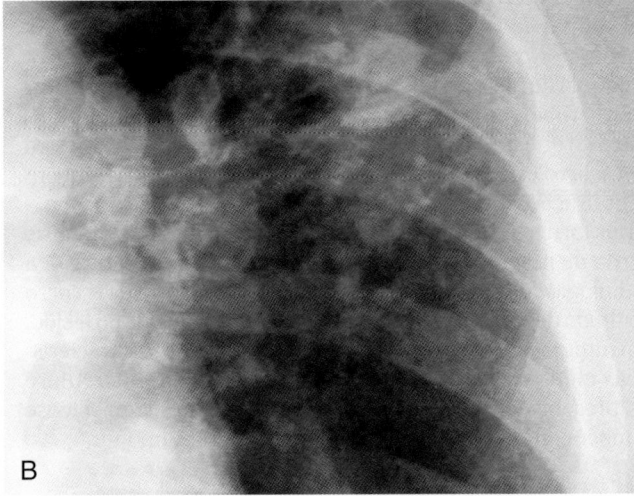

Figura 73-4 Fibrose progressiva massiva. A, A radiografia posteroanterior mostra características de fibrose progressiva massiva (FPM) com calcificação do tipo "casca de ovo" dos nódulos mediastinal e peribronquial (*setas*), de acordo com silicose complicada, em um homem que tinha trabalhado com pá de areia em uma fábrica de vidro. **B,** Detalhe mostra a FPM com um fundo de nódulos menores e a calcificação do tipo "casca de ovo". (Cortesia do Dr. JHM MacGregor, *University of Calgary*.)

hipertranslúcidas em suas margens e muitas vezes em bases pulmonares. Neste processo, pequenas opacidades arredondadas, previamente evidentes, podem desaparecer, resultando em um retrato que deve ser distinguido da tuberculose. O rápido desenvolvimento de várias lesões sugere silicose reumatoide, mas novas lesões, especialmente se com cavidades, devem ser enxergadas como evidência de doenças microbacterianas. Silicose aguda é caracterizada radiologicamente por mudanças difusas que mostram usualmente um espaço de ar e um padrão intersticial mais que a usual nodularidade.[69]

FUNÇÃO PULMONAR

A função pulmonar é determinada pela extensão de silicose, bem como associada ou concomitantemente com mudanças vasculares ou vias aéreas. Na silicose crônica, testes de espirometria (*volume expiratório forçado em 1 segundo* [VEF1]. VEF_1/*capacidade vital forçada* [CVF] usualmente refletem uma limitação de capacidade de ar.[12] Redução na capacidade de difusão do monóxido de carbono (DL_{co}) é geralmente aparente em uma mais avançada silicose crônica e provavelmente reflete associação com enfisema.[70]

Nas formas acelerada e aguda, as mudanças funcionais são mais acentuadas e a progressão é mais rápida. Na silicose aguda, a função pulmonar mostra um defeito restritivo e deficiência das trocas gasosas, o que pode levar à insuficiência respiratória.

DIAGNÓSTICO E COMPLICAÇÕES

A silicose é diagnosticada com base em uma história de exposição e nas características das alterações radiográficas.[15] Os problemas surgem quando a história de exposição é remota, esquecida ou perdida ou tomou-se fora de uma ocupação reconhecida. Ocasionalmente, as características radiológicas são incomuns; exemplos incluem a presença de linfadenopatia hilar ou de grandes opacidades pulmonares na falta de típicos nódulos pequenos. Detecção de material de sílica em material do tipo BAL pode sugerir a diagnose. A biópsia pulmonar pode ser necessária para fibrose progressiva maciça e para distinguir outras características atípicas de câncer de pulmão, tuberculose e outros diagnósticos. Materiais de biópsias devem ser submetidos para microanálise para pós incluindo sílica.

Complicações menos comuns incluem cor pulmonale, pneumotórax espontâneos, broncolitíase e obstrução traqueobrônquia de nódulos hílares calcificados maiores.[15] O diagnóstico de tuberculose ativa no assunto silicótico pode ser mais difícil do que o não silicótico, mas, em geral, uma boa amostra de escarro ou expectoração induzida por solução salina em nebulização hipertônica enviada para o cultivo de micobactérias fornece o diagnóstico. A presença de tosse, hemoptise, perda de peso, febre ou qualquer outra nova característica radiológica deveria ser diligenciado com a cultura de escarro ou fluído de BAL ou com cultura e exame histológico do tecido. Em muitos casos, é a imagem do tórax, mais que as características clínicas, que dá a primeira indicação da tuberculose na presença de silicose, mas observe que estes com silicose também estão em risco de tuberculose extrapulmonar.[4]

MANEJO E CONTROLE

Uma vez estabelecido, entende-se que o processo fibrótico de silicose crônica pode ser irreversível. Gestões de casos individuais assim são dirigidas para prevenir a progressão e o desenvolvimento de complicação da doença. Uma mudança na ocupação para um ambiente livre de pó de sílica deve ser aconselhada. A doença geralmente progride mesmo sem maior exposição,[43,44] mas a taxa de deterioração pode ser reduzida.

As intervenções para interromper o processo inflamatório que conduz a silicose crônica incluindo a inalação de alumínio ou polivinilpiridino N-oxido ou tetrandrina oral não demonstraram ser bem-sucedidas. Não existe atualmente interesse na utilização de lavagens pulmonares para remover sílica do pulmão, mas um impacto favorável sobre a progressão da silicose aguda ou crônica ainda não foi demonstrado. O tratamento de todas as formas de silicose deve ser dirigido para o controle micobacteriano da doença. Isto é especialmente verdadeiro para silicose e silicose aguda e acelerada em trabalhadores com infecção HIV.[15,49] Todos os indivíduos com silicose devem ter um teste tuberculínico ou um *interferon-γ* (IFN-γ) ensaio de liberação[71] e, em caso positivo, na ausência de evidência de tuberculose, ser oferecido tratamento para infecção tuberculosa latente (Cap. 35).

A interação entre exposição à sílica e tabagismo no desenvolvimento da DPOC, câncer de pulmão e tuberculose[51] é importante para a implementação de programas contra o tabagismo no local de trabalho.

Uma vez que a silicose aguda e acelerada têm um prognóstico tão pobre e tendem a se apresentar em indivíduos jovens,[72] deve-se considerar o transplante pulmonar nestes casos (Cap. 106).

O aspecto mais importante do manejo de silicose relaciona-se com a sua prevenção. Para conseguir isso, um esforço sustentado deve ser feito para aumentar a consciência sobre silicose. As mortes recentes por silicose em indivíduos mais jovens nos Estados Unidos foram relatadas após a exposição em setores de construção e de manufatura, com nenhum caso vindo de minerações.[72] Mortes de jovens por jateamento de areia da sarja (jeans)[20] são um lembrete de que há muitas vezes uma falta de consciência dos perigos de sílica fora das profissões tradicionais associadas à silicose.

PNEUMOCONIOSE EM TRABALHADORES DE CARVÃO

DEFINIÇÃO E OCUPAÇÕES DE RISCO

A *pneumoconiose dos trabalhadores de carvão* (PTC) é uma entidade patológica distinta resultante da deposição de pó de carvão nos pulmões.[1,2,4] As reações teciduais aos depósitos de poeira incluem a *mácula do carvão* e o *nódulo do carvão* (simples PTC) e FPM (PTC complicada)[2] (Fig. 73-5).

A ocupação principal em risco para PTC é mineração de carvão, uma indústria que em 1970 contava com cerca de 250 mil pessoas no Reino Unido e um número comparável na Europa Ocidental.[13] Cerca de 175 mil mineiros de carvão foram empregados nos Estados Unidos em 1986; desde então, ocorreu uma diminuição constante do número para cerca de 80.000 em 1999, mas, em 2011, o número aumentou para 143.437.[73] Estima-se que existem 6 milhões de mineiros de carvão na China. O carvão também é extraído na Europa Oriental, Índia e nos continentes africano, australiano e sul-americano. Com a mecanização, um aumento na produção e na potencial exposição ao pó aumentou. Antigos e atuais trabalhadores de carvão são susceptíveis de continuar

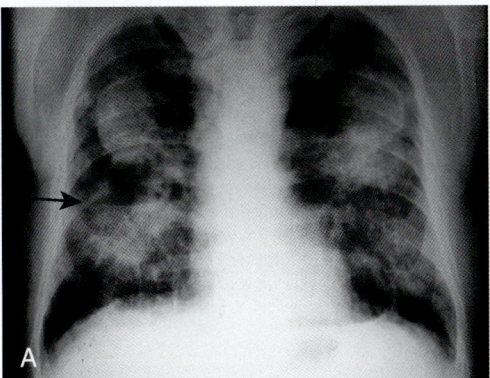

Figura 73-5 Lesões patológicas de pneumoconiose em mineiros de carvão: exemplos de mineiros de carvão na África do Sul. A, Mácula de carvão demonstra a agregação de poeira e macrófagos carregados de pó na parede de uma via aérea distal em que a reticulina e algumas fibras colágenas foram encontradas. **B,** Nódulo de carvão consiste em poeira e macrófagos carregados de pó denso, e deposições irregulares de colágeno (*setas*). Esta lesão seria palpável. Enfisema focal associado também era evidente. **C,** Fibrose progressiva massiva com nódulos coalescentes e deposições densas de colágeno. (Cortesia de *National Institute for Occupational Health*, África do Sul.)

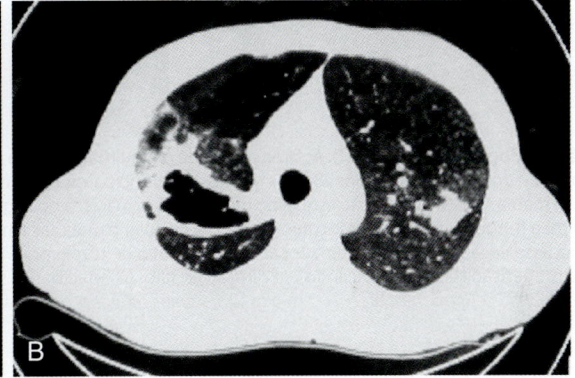

Figura 73-6 Fibrose Progressiva Massiva (FPM). A, Uma radiografia de tórax mostra FPM com evidência de cavitação com um nível de fluidos de ar no pulmão direito inferior (*seta*). Esta imagem representa pneumoconiose complicada em trabalhadores de carvão. **B,** TC torácica mostra a nodularidade no fundo e as lesões da FPM com cavitação à direita. (Cortesia do Dr. J. H. M. MacGregor, *University of Calgary*.)

a serem vistos com PTC. Os mineiros de carvão de superfície estão também em risco de pneumoconiose, mas nem sempre são incluídos em programas de vigilância.[74]

O pó de minas de carvão contém uma quantidade variável de quartzo, dependendo da natureza do minério de suporte da rocha, do tamanho do veio de carvão, e os processos utilizados para extrair estes veios (incluindo o grau de mecanização). Os mineiros de carvão também podem desenvolver nódulos silicóticos quando os veios de carvão estão em rochas mais duras. A silicose é mais comum em minas com um grau ou *ranqueamento* mais elevado de carvão (ver posteriormente em "Patogênese") e em trabalhadores como operadores de peneira que trabalham fora dos veios de carvão.[2,4] Baseado em evidências, a mineração de carvão, mesmo na ausência de PTC, está associada a bronquite crônica, limitação crônica de fluxo de ar,[4,75,76] e enfisema.[2,4,77]

Outras ocupações em risco na exposição à poeira de carvão ou de carbono incluem o corte do carvão (incluindo a carga e a estiva do carvão em armazéns ou embarcações), a mineração e moagem de grafite em plantas de carbono, a fabricação de eletrodos de carbono, e o fabrico e utilização do carvão negro.

PATOLOGIA

A lesão primária em PTC é a mácula do carvão, a qual pode ser vista (embora não palpável) em exames macroscópicos como uma pequena (≤ 4 mm) lesão pigmentada, distribuída inicialmente nos lóbulos superiores, apesar de que os lóbulos inferiores subsequentemente podem também estar envolvidos.[2] Em exames microscópicos, a mácula do carvão consiste em uma agregação estrelada de pó e macrófagos carregados de pó ao redor de bronquíolos respiratórios, com fibras de reticulina e uma quantidade variável de colágeno (Fig. 73-5).[2] O enfisema focal, uma forma de enfisema centrianiar, é formado dentro e ao redor da mácula de carvão, e juntos eles formam a lesão característica da PTC.[2] O nódulo de carvão é uma lesão palpável que, além de macrófagos carregados de pó e reticulina, contém um número substancial de fibras colágenas dispostas aleatoriamente.[2] Os nódulos de carvão, que resultam da exposição ao pó de carvão misturado com sílica, geralmente estão presentes em associação com máculas de carvão.[1] Lesões silicóticas clássicas são vistas em aproximadamente 12% dos mineiros de carvão americanos[2] e se formam quando resíduos de pó em pulmões contém 18% ou mais de quartzo. Outras características incluem depósitos de pó subpleurais, alargamento da hilar e nós no mediastino e, na ocasião, a tatuagem dos canais linfáticos pleurais parietais por pó de carvão.

A FPM (PTC complicada) é definida como uma lesão pneumoconiótica fibrótica com 1 cm ou mais de diâmetro. Estas massas de tecido negro volumosas, muitas vezes irregulares, bem definidas, com um pesado emborrachado pigmentado geralmente aparecem em um contexto grave de PTC simples. FPM geralmente se desenvolve no segmento posterior dos lóbulos superiores ou os segmentos apicais dos lóbulos inferiores são tipicamente bilaterais (Figs. 73-6 e 73-7). Microscopicamente, as lesões contêm os mesmos elementos que

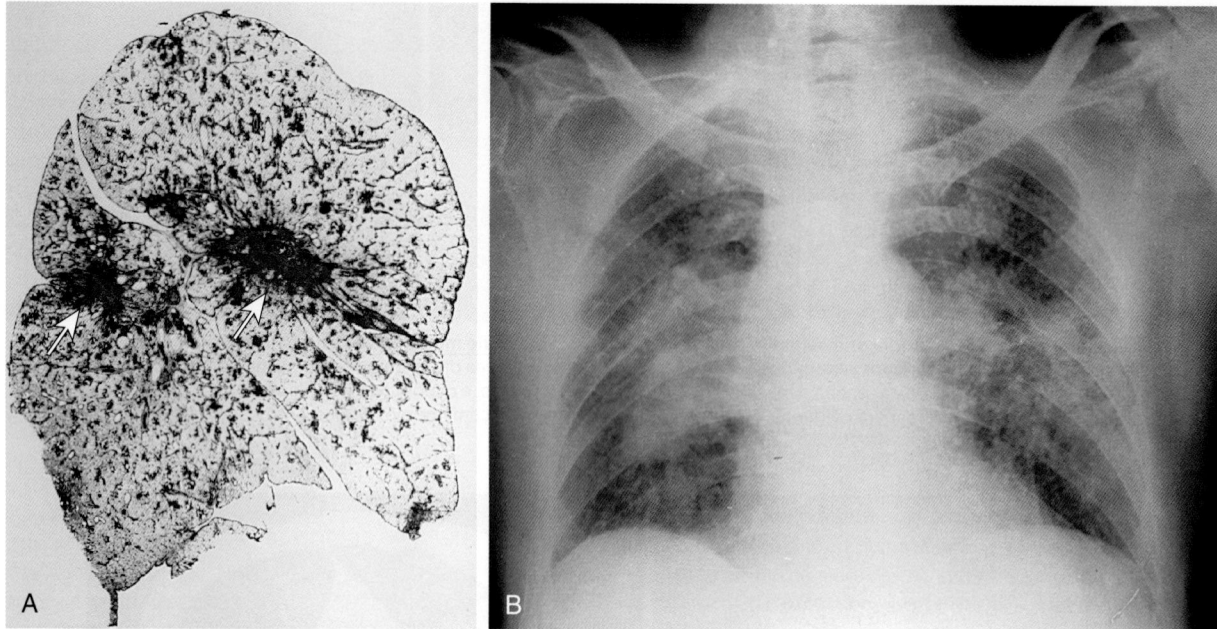

Figura 73-7 Fibrose Pogressiva Massiva (). **A,** Uma secção de um pulmão inteiro pertencente a um mineiro de carvão, de 71 anos, dos Apalaches. O mineiro foi um não fumante e tinha trabalhado por 28 anos no subsolo, principalmente em trabalho facial (diretamente envolvido na mineração na superfície facial da mina). A seção média sagital do pulmão esquerdo mostra lesões maciças no segmento superior do lobo inferior e na área central do lobo superior (*setas*). FPM é vista contra o fundo de uma pneumoconiose simples nodular e macular em trabalhadores de carvão. Em várias áreas, há indícios de coalescência de nódulos. Há uma associação leve de enfisema focal. **B,** Radiografia de tórax mostra características de nódulos de FPM contra o fundo. A lesão de massa da direita mostra a propensão da FPM avançando em direção ao hilo. As opacidades são um tanto atípicas dadas a sua localização no inferior pulmonar. (Caso do *National Institute of Occupational Safety and Health W. Laqueur collection,* cortesia dos Drs. V. Vallyathan e F. H. Y. Green.)

o nódulo de carvão (Fig. 73-5C). Eles podem colidir com e obliterar vias aéreas e vasos e fissuras interlobares em forma de cruz. A cavitação não é rara, provavelmente como consequência da necrose isquêmica, dado que obliteração vascular é comum dentro das áreas de FPM.

Pneumoconiose reumatoide,[2] uma variante da qual é chamada síndrome de Caplan, é uma forma de PTC associada com a artrite reumatoide ou a diátese reumatoide. É caracterizada por nódulos maiores que os nódulos de carvão e tem bordas mais suaves. A pigmentação é organizada em laminações concêntricas e, em relação às lesões FPM, elas contêm pouco pó. Estas lesões podem sofrer cavitação ou calcificação. As características microscópicas são semelhantes às descritas para a lesão de artrite silicótica (ver discussão anterior sob a "Patologia" de "Silicose"). Áreas ativas nos nódulos contêm macrófagos carregados de pó, linfócitos, leucócitos polimorfonucleares e plasmócitos. Quando a atividade cessa, eles podem entrar em colapso ou calcificar. Lesões da pneumoconiose reumatoide foram originalmente descritas em mineiros de carvão de Gales e são relatadas em mineiros de carvão belgas, mas são incomuns em mineiros de carvão da América do Norte.

A fibrose difusa intersticial também tem sido relatada em mineiros de carvão; a fibrose pode conter pigmentos negros de carbono e pode parecer semelhante ao padrão da *pneumonia intersticial* (UIP). No entanto, ela tem um curso clínico relativamente benigno, quando comparada com a da mesma condição na população geral.[2]

PATOGÊNESE

O risco para PTC aumenta com a intensidade e duração da exposição ao pó de carvão. O efeito do carvão no pulmão também está relacionado ao seu ranqueamento, medida do grau da metamorfose e qual o conteúdo de carbono está baseado. Graus mais altos de antracite (93% de carbono), seguidos por bituminosos, sub-bituminosos e lignites e, com o menor teor de carbono (60% a 70%).[2,4] Em estudos epidemiológicos, a PTC é mais comum em minas de carvão de alto grau do que naqueles de baixo nível. Isto pode estar relacionado à maior área de superfície relativa das partículas de pó de carvão, maior superfície de radicais livres, e presença mais frequente de sílica em altos níveis, ao invés baixos, de carvão.[2,4] A mácula do pó de carvão e de nódulos é atribuída à acumulação de grandes quantidades de pó relativamente inertes no pulmão. Com os aumentos da carga pulmonar de pó, os macrófagos alveolares são ativados e espécies reativas de oxigênio são liberados. Estes, por sua vez desencadeiam a liberação de citocinas, incluindo interleucinas e TNF, que ativam os processos de inflamação e fibrogênese que são responsáveis pelo desenvolvimento de pneumoconiose e também provocam a liberação de proteases, que contribuem para o enfisema associado. A fibrose, no entanto, é consideravelmente menos intensa e extensa do que a evocada pelos pós mais bioativos, tais como sílica e amianto.

Embora os mecanismos patogênicos subjacentes exatos ao desenvolvimento de FPM permaneçam em dúvida, conclui-se que estas lesões estão relacionadas com a quantidade de pó de carvão acumulado no pulmão, a proporção de sílica inalada em pó e a sua bioatividade na superfície, além de fatores genéticos relacionados à imunologica individual, e se a tuberculose está presente.[2,4,40] Destes fatores, a carga de pó total parece ser a mais importante. Além disso, existem diferenças marcantes nas taxas de pneumoconiose simples e FPM entre diferentes minas de carvão, áreas de mineração, e países,[2,4,40] o que sugere que outras características das partículas de poeira, incluindo a sua forma, tamanho, composição, bioatividade e durabilidade no tecido pulmonar, também contribuem para o risco de desenvolver PTC e FPM.

EPIDEMIOLOGIA E HISTÓRIA NATURAL

Os primeiros estudos sobre mineiros de carvão sugeriram que a ocupação de mineração de carvão e até mesmo a presença de PTC não foram associados com maiores taxas de mortalidade. Estes estudos provavelmente não tomaram em conta o feito do trabalhador saudável, e estudos mais recentes têm demonstrado que a exposição ao pó de carvão está associada com aumento da mortalidade.[78,79] Em geral, nos Estados Unidos, a mortalidade associada à PTC diminuiu 36% entre 1982 e 2000, em comparação com 1968 a 1981,[80] porém dados recentes mostraram um aumento em anos de vida potencialmente perdidos antes da idade de 65 anos desde 2002.[81]

Embora as taxas de PTC venham caindo de forma constante nos Estados Unidos e na Europa, novos casos continuam a ser detectados[1,25,73,82] e as doenças associadas ao pó de carvão têm mostrado um aumento desde 1995, não obstante a aparente adesão ao padrão de pó corrente.[73,83-85] A presença de FPM está associada a efeitos adversos mais graves sobre a expectativa de vida e saúde dos mineiros de carvão do que os de simples PTC, e dados recentes mostram um aumento acentuado no achado de FPM em mineiros de carvão subterrâneos nos Estados Unidos.[85] Fatores de risco para FPM incluem a presença e o estágio da PTC, a intensidade de exposição à poeira, e a idade do indivíduo.[86] O papel da sílica no desenvolvimento de FPM é controversa, mas geralmente acredita-se ser importante.[2,4,87] Um estudo sobre mineiros de carvão com rápida progressão de PTC sugere que a exposição à sílica pode ser um marcador para o desenvolvimento da FPM. Fatores de risco para a progressão rápida da PTC incluíram o trabalho em minas menores, idade mais jovem, e mineração no leste do Kentucky e Virgina Ocidental.[82,88,89]

PNEUMOCONIOSE REUMATOIDE

Pneumoconiose reumatoide (síndrome de Caplan) foi originalmente descrita como uma variante da FPM em mineiros de carvão com base em suas características distintas e radiológicas. Reumatoide ativa ou fatores reumatoides circulatórios foram comumente associados com a pneumoconiose reumatoide.[1] Atualmente, a maior evidência sugere que a presença de artrite reumatoide, uma predisposição para a doença reumatoide, ou ambos, é um fator hospedeiro que modifica a resposta de um indivíduo à exposição de pó de mina de carvão. Por outro lado, a exposição ao pó não parece ser um fator de risco para a artrite reumatoide. A PTC não parece ter uma associação com outras doenças do tecido conjuntivo.

PAPEL DA SÍLICA

Embora se reconheça que a sílica não desempenha um papel primordial na causação da PTC, os mineiros de carvão, especialmente aqueles em mineração de antracite, podem desenvolver lesões de silicose. Quando presente, a silicose é geralmente associada à PTC.[2] Embora a exposição combinada da sílica e pó de carvão possam produzir menos silicose do que uma pura exposição similar à sílica, exposição à sílica é, no entanto, entendida na contribuição para o risco de desenvolver FPM.

OBSTRUÇÃO AO FLUXO AÉREO E BRONQUITE CRÔNICA

A associação entre a mineração de carvão e doença pulmonar obstrutiva agora foi confirmada por diversos estudos longitudinais que mostram que o fluxo aéreo pode ser limitado pela exposição ao pó de carvão de forma independente da PTC e que o efeito se torna comparável com o de fumar em exposição níveis em que haja risco para PTC.[4,55,90] A hipersecreção de muco (bronquite crônica) é comum em trabalhadores de carvão, mas não parece desempenhar um papel direto no desenvolvimento da DPOC. Hipersecreção de muco geralmente desaparece após a retirada da exposição ao pó, como é feito após o término do tabagismo. Trabalhadores de carvão podem predispor de hiper-responsividade brônquica para desenvolver DPOC.

TUBERCULOSE E CÂNCER

A infecção micobacteriana, quer por *M. tuberculosis* ou infecções por micobactérias não tuberculosas, não foi demonstrada para ser a associação mais comum com a PTC na ausência de silicose.[91] A maioria das evidências sugere que a ocupação de mineração de carvão não está associada com câncer de pulmão; no entanto, dois estudos recentes têm relatado uma associação entre câncer de pulmão e de mineração de carvão.[91a,91b] Um aumento do risco de câncer de estômago tem sido documentado,[2,4,92] mas este não era evidente em um estudo de acompanhamento de 23 anos de 8.899 mineiros de carvão.[78]

CARACTERÍSTICAS CLÍNICAS

A PTC simples é considerada um estado de doença sem sintomas ou sinais físicos. O diagnóstico baseia-se nas características radiológicas. Os sintomas de tosse e expectoração relatados pela maioria dos mineiros de carvão são susceptíveis de serem a consequência de indução por pó em bronquite crônica.[55] Falta de ar sobre o esforço é geralmente causada por limitação crônica no fluxo de ar associado ou pelo desenvolvimento de FPM.[4] Insuficiência respiratória e incapacidade desenvolvem no decorrer da FPM, embora os pacientes com categoria A FPM (lesões de 1 a 5 cm de diâmetro) possam ser assintomáticos. As lesões da FPM que atingem vias respiratórias podem causar sons respiratórios anormais. Grandes lesões de FPM ou bilaterais podem ser associadas com hipoxemia e insuficiência cardíaca direta. A presença de novas lesões pulmonares com artrite reumatoide, nódulos reumatoides subcutâneos, ou fator reumatoide positivo levanta a possibilidade de pneumoconiose reumatoide. As lesões pulmonares podem ou não desenvolver concomitantemente com doença articular.

RADIOGRAFIA DE TÓRAX

A marca da PTC simples na radiografia de tórax é a presença de pequenas opacidades arredondadas no parênquima pulmonar.[1,5] (Veja a discussão de radiografias torácicas na "Introdução" deste capítulo.) Máculas de carvão são normalmente associadas com pequenos (<1,5 mm) nódulos p sobre a radiografia de tórax, mas a radiografia pode mostrar nenhuma nodularidade com ligeiros graus de PTC moderada. Grandes quantidades de pó de carvão nos pulmões são encontradas em associação com os pequenos, arredondados nódulos p. Quando os maiores nódulos q e r são radiologicamente visíveis, isso geralmente reflete a presença de nódulos de carvão e uma maior proporção de quartzo nos pulmões.[93] Uma vez que a radiografia torácica foi mostrada para ser insensível à presença de máculas e nódulos,[93] em casos individuais, a TC pode ser útil. Pequenas opacidades arredondadas são geralmente vistas primeiro nas zonas superiores e envolver as outras zonas, numa fase posterior. A profusão de nódulos está intimamente relacionada com o teor de poeira do pulmão na autópsia.[93] Pequenas opacidades arredondadas também aparecem em uma profusão de até 1/0 em associação com o aumento da idade e tabagismo e, em mineiros de carvão, podem dizer a respeito da coexistência de fibrose e enfisema. Pequenas opacidades arredondadas provavelmente podem não regredir, mas a presença de enfisema parece reduzir a leitura da profusão na radiografia de tórax. Alguns aumentos dos nódulos hilares são habituais, mas calcificação do tipo "casca de ovo" é incomum. Em um relatório recente, a presença de pequenas sombras irregulares indicando a presença de fibrose intersticial tem sido descrito como um recurso naqueles com exposição ao pó de carvão e o mesmo relatório contesta a visão convencional de que opacidades nodulares em PTC são predominantemente nas zonas pulmonares superiores.[73]

FPM é diagnosticada radiologicamente quando as opacidades parenquimais excederem 1 cm de diâmetro, um ponto de corte que é arbitrário e que é, obviamente, um processo contínuo, como mostrado pela demonstração patológica da FPM, sem características radiológicas associadas.[93] Por outro lado, cerca de um terço dos casos diagnosticados como FPM na radiografia foram mostrados, na autópsia, para representar outros tumores, lesões incluíndo nódulos reumatoides, ou cicatrizes de tuberculose.[93] Lesões de FPM são mais comuns em lobos superiores, situadas posteriormente, e são geralmente bem demarcadas do pulmão adjacente. Na medida em que a FPM se torna mais avançada, as lesões são quase sempre bilaterais (Figs. 73-6 e 73-7). Elas podem assumir formas bizarras, cavitação ou calcificação. Como as lesões encolhem para o hilo ou para o ápice, lesões vesiculares podem ser vistas no pulmão circundante. Lesões vistas na radiografia de tórax em pneumoconiose reumatoide são semelhantes aos da FPM, mas geralmente são múltiplas e perifericamente localizadas. As lesões, que variam em diâmetro de 0,5 a 5,0 cm, podem aparecer dentro de algumas semanas. Estas lesões geralmente aparecem na presença de graus menores de profusão do nódulo que o habitual para FPM. Elas podem sofrer cavitação, teores de fluido, e mostrar alguma calcificação em torno da cavidade. Em alguns casos, as lesões desaparecem, muitas vezes completamente, mas pode ser seguido numa data posterior, por uma nova colheita de lesões. A classificação da ILO de radiografias fornece uma nota especial para as lesões que se pensa ser a pneumoconiose reumatoide.[5]

FUNÇÃO PULMONAR

A controvérsia sobre a associação entre a PTC simples e função pulmonar anormal persiste em grande parte devido ao pó de carvão que foi mostrado como causa tanto da doença pulmonar obstrutiva[94] como para a pneumoconiose. Em geral, é provavelmente verdade que PTC simples é uma condição com pouco efeito demonstrável na função pulmonar. Em parte, isso pode ser devido ao efeito de seleção de saúde em um trabalho empoeirado.[55] Pequenas opacidades irregulares e FPM foram ambas mostradas para serem associadas com a função pulmonar anormal.[4,95] Déficits na *função pulmonar* em PTC complicada incluem redução da CVF e VEF$_1$, o aumento da *capacidade pulmonar total* (CPT) e o volume residual, e diminuiu DL$_{CO}$ (particularmente na presença de opacidades irregulares arendondadas e mistas). Mudanças similares foram também notadas em mineiros de carvão não tabagistas sem PTC.[4] Hipertensão pulmonar pode se desenvolver na proporção de uma redução do leito vascular associada com PTC avançada.

DIAGNÓSTICO, COMPLICAÇÕES E MANEJO

Uma história de exposição ocupacional ao carvão e uma radiografia de tórax são os elementos fundamentais para o diagnóstico da PTC. A tomografia computadorizada do tórax pode ser usada para demonstrar evidência de PTC quando as características na radiografia são inconclusivas.

Não há dados que sugerem que a PTC só carrega um risco aumentado de infecção micobacteriana, seja tuberculose ou não tuberculose, mas o tratamento de infecção latente em tuberculose deve ser considerado para os trabalhadores de carvão que podem ter tido uma significativa exposição ao pó de sílica ou que têm evidência de silicose. Outras complicações incluem nódulos reumatoides, que são associados mais comumente com a mineração de carvão do que com a exposição em mineração de ouro, e esclerodermia, em que o oposto é verdadeiro. A maioria das evidências sugere que a ocupação de mineração de carvão não está associada a um risco de câncer de pulmão, mas alguns dados sugerem alguns dados e refutam um risco aumentado de câncer de estômago.[4,78]

Os princípios de manejo são aqueles resumidos na "Introdução" deste capítulo e elaborado na seção sobre "A silicose". Indivíduos com doença radiológica de categoria 1 ou maior profusão devem ser aconselhados a mudar sua ocupação para uma em que eles não estão mais expostos à poeira por causa de seu risco de desenvolver FPM. O manejo de outros sintomas relacionados com o pó, ou pó e doenças relacionadas ao tabagismo, como bronquite crônica e enfisema relacionado ao tabagismo, é mais simples. Programas de aconselhamento contra o tabagismo devem ser indicados em princípios gerais. Embora não existam dados para mostrar qualquer interação entre tabagismo e PTC, tanto mineração de carvão e fumo têm a capacidade de causar DPOC.[77]

FIBROSE DO PULMÃO (ASBESTOSE) E PLEURA RELACIONADAS COM AMIANTO

MINERAIS DE AMIANTO

História e Usos

O amianto é um mineral antigo explorado pelos humanos desde os tempos pré-históricos por causa de sua durabilidade, calor e resistência e sua natureza fibrosa, o que lhe permitiu ser maleável.[1,96] O uso comercial do amianto cresceu com a mecanização; o crescimento foi exponencial entre as duas guerras mundiais. A produção anual atingiu mais de 5 milhões de toneladas em 1976 e estabilizou-se em cerca de 4 milhões de toneladas no início de 1980. A produção começou a cair na Europa e América do Norte só no final de 1980, quando os efeitos adversos à saúde da exposição tornaram-se uma questão de crescente preocupação pública.[1] Em 2010, o consumo mundial de amianto, principalmente crisotila, foi estimado em 2 milhões de toneladas. Em contraste, a produção mundial anual dos silicatos minerais não-amianto é de aproximadamente 30 milhões de toneladas. O uso de substitutos aumentou proporcionalmente como o uso do amianto tem sido restrito ou proibido, embora, em 2012, apenas 54 países tinham proibido ou severamente restringido o uso do amianto. Nos continentes Africano, Asiático e América do Sul o amianto continua a estar na demanda como um material barato, durável para o uso em reticulação da água e em projetos de habitação para as suas populações que se urbanizam rapidamente, e, em muitos países, o consumo de amianto permanece elevado e está aumentando.[97]

A palavra *amianto* (que significa "inextinguível" em grego) é usada atualmente como um termo coletivo para que ocorram naturalmente silicatos minerais do grupo da serpentina e anfibólio. Apesar das diferentes origens físico-químicas adequadas, estes silicatos têm em comum um hábito fibroso, ou seja, eles se formam naturalmente em feixes de fibras que podem ser facilmente separados.

Como base para a definição de normas, a *Occupational Safety and Health Administration* (OSHA) define a fibra como uma partícula de mais de 5 μm de comprimento, com uma proporção igual ou superior a 3:1.

A Tabela 73-2 lista alguns dos silicatos minerais encontrados no tecido pulmonar humano e dá uma indicação geral de seus usos comerciais. Do ponto de vista dos efeitos na saúde, as mais importantes são as fibras de amianto e as fibras minerais feitas pelo homem. Potência biológica (e potencial de produção de doença), em geral, depende da dose administrada para o órgão-alvo, dimensões da fibra, durabilidade e do tecido pulmonar. O papel de cada um destes parâmetros pode não ser a mesma para todas as fibras e todas as entidades de doença. Partículas fibrosas não maiores do que 10 μm raramente atingem o parênquima do pulmão, ao passo que fibras até 200 μm podem ser encontradas nos pulmões, se o seu diâmetro é inferior a 3 μm.[2]

Fontes de Exposição Humana

A Tabela 73-2 fornece uma lista das fontes mais comuns para a exposição humana ao amianto.[1] A discussão que se segue lida principalmente com a exposição à fibrose de amianto; os princípios, no entanto, se aplicam igualmente à exposição a outras fibras.

Nos países industrializados, e cada vez mais nos países em industrialização crescente, a exposição humana é mais provável que seja *ocupacional* (profissional) e pode acontecer em mineração, trituração, transporte, fabricação, e aplicando ou usando a fibra crua ou produtos manufaturados. Na Segunda Guerra Mundial, uma importante fonte de exposição foi nas indústrias de construção, reparação, ou construção naval; no período pós-Segunda Guerra Mundial, as principais fontes de exposição estavam na construção e transporte industriais, embora exposições em construção, reparação, ou construção naval continuaram a representar riscos. Materiais que contenham amianto em edifícios pós-Segunda Guerra Mundial incluem placas, painéis, superfícies, isolantes, telhas e coberturas e calefação. Os trabalhadores são, portanto, expostos em operações de manutenção ou demolição de plantas e edifícios em que materiais que contêm amianto foram utilizados. Outras fontes de exposição humana são durante a remoção de amianto com atraso ou o isolamento de edifícios e navios ou a eliminação de resíduos industriais, tais como os depósitos de plantas de amianto extintas. Na maioria dos países industrializados, essas fontes de exposição diminuíram em resposta aos regulamentos de conscientização e controle públicos elevados. No entanto, como recentemente, em 2004, o Departamento do Trabalho dos EUA estima que 1,3 milhão de trabalhadores ficaram expostos ao amianto no local de trabalho, notadamente na construção e na indústria em geral nos Estados Unidos[98] e, em um relatório mais recente, a exposição continuada de amianto é também atribuída aos locais e importação de produtos feitos contendo amianto. Dados sugerem que a exposição de amianto diminuiu, embora recentes estudos vindos dos Estados Unidos comparem que aqueles examinados entre 1980 e 1992 e aqueles examinados entre 1993 e 2005 encontraram um aumento inexplicável em fibras de crocidolita nos pulmões de 819 indivíduos com câncer pulmonar, mesotelioma maligno e asbestose.[100]

Exposição ocupacional indireta, também chamada de *exposição do expectador*, descreve a exposição daqueles cujas ocupações os obrigam a trabalhar nas proximidades de outras pessoas que estão trabalhando diretamente com o amianto ou materiais que contenham amianto. Exemplos são os carpinteiros e soldadores, que podem trabalhar em estreito contato com isolantes e *laggers* que misturam amianto no local, muitas vezes em espaços fechados. Os trabalhadores eram muitas vezes indiretamente expostos nos ambientes de construção, reparação e nas indústrias navais.

A exposição doméstica aconteceu principalmente como consequência da roupa de trabalho carregando fibras que foram levadas para casa. A exposição doméstica ainda representa uma pequena proporção dos casos de doença relacionada ao amianto, principalmente pleural, e é relatado por ter sido responsável por até 15% do mesotelioma maligno em um estudo britânico.[101] Dado o longo período de incubação deste tumor (de 20 a 40 anos), a exposição doméstica é provável que seja a fonte dos casos que se apresentam mais para o século XXI.

Exposição ambiental e residencial ocorrem como consequência de viver no bairro de minas de amianto, moinhos ou plantas industriais.[102] Esta fonte de exposição foi uma das primeiras dramaticamente levadas à atenção médica em 1960, em um relatório de um grupo de 31 casos de mesotelioma maligno entre os moradores e os mineiros de amianto crocidolita do noroeste do Cabo, África do Sul.[103] Novos casos foram notificados a partir desta área até 1995, e porque a exposição ocupacional e ambiental continuou até a década de 1970, eram esperados casos para continuar e aumentar até e para além de 2010.[104] Um estudo de uma coorte comparando a experiência de mortalidade de mais de 4.500 das mulheres que vivem nas imediações das minas de crisotila de Quebec com a de 1.375 milhão de mulheres de 60 áreas de referência na província encontrou sete mortes por mesotelioma, em mulheres que vivem na área de mineração do amianto, e nenhum na população de referência.[102] Vermiculite extraída de Libby, Montana, e enviada em todo o país, foi encontrada para ser contaminada com fibras de amianto. Moradores de Minneapolis que viviam perto de pilhas de resíduos de vermiculite e que nunca tinham trabalhado na indústria de vermiculite foram encontrados para ter uma elevada prevalência da doença pleural relacionada ao amianto, maior se eles nunca jogaram ou tiveram contato com as pilhas de resíduos.[105] Estima-se que existam pilhas de resíduos similares associadas ao processamento remoto de vermiculite de Libby em 250 locais em todo os Estados Unidos. Um estudo baseado

Tabela 73-2 Silicatos Minerais Que Foram Encontrados em Tecidos de Pulmão Humano*

Mineral: Grupo e Forma	Localização de Maiores Depósitos, Comerciais e Outros	Principal Uso Comercial e/ou Outras Fontes de Exposição Humana
AMIANTO MINERAL		
Serpentina		
Crisolita[†] (amianto branco)	Canadá (Quebec, British Columbia, Yukon, Newfoundland[‡]), a Rússia, a China (Sichuan), Brasil, países Mediterrâneos (Chipre, Córsega, Grécia e Itália), África Austral (África do Sul, Zimbábue, Suazilândia	Lona de freio, construção e reparação naval, polimento de pedras preciosas, corte de pedra, pedra de amolar de corte, operações de fundição (principalmente para isolamento) produtos de fibrocimento (canos, calhas, telhas, tetos); isolamento, materiais à prova de fogo, plásticos reforçados (pás do ventilador, aparelhagem elétrica); têxteis; materiais de fricção; produtos de papel; filtros, produtos em spray
Anfibólio		
Crocidolita (amianto azul)	África do Sul (Cabo Noroeste[‡]), Austrália Ocidental[‡]	Usada em combinação, maioria em cimento, mas também em alguns produtos listados acima
Amosita (amianto marrom)	África do Sul (Província Noroeste, conhecida como Transvaal)	
Antofilita	Finlândia[‡]	Enchimentos em borracha e plásticos
Tremolita	Minério contaminado em algumas minas de talco, ferro e vermiculite (p. ex., Libby, MT); também encontrados em alguns solos agrícolas	Pode ou não ser removido em processamento; possui uso rural doméstico (ex.: estuque)
Cummington-grunerie	Contamina o minério em certas minas de ferro (muitas vezes não fibroso)	Não tem uso comercial
SILICATOS MINERAIS SEM AMIANTO		
Minerais de argila (usualmente finamente granulado, parecido com pó) como caulim e montmorilonite (bentonite)	40 países, incluindo China, Estados Unidos (Geórgia, Carolina do Norte), Reino Unido (Cornwall), Alemanha, Egito, Japão	Enchimentos funcionais em papel, plásticos, tijolos e cimento, borracha, tintas etc., argilas, refratários, cerâmica, lubrificantes
Atapulgita e sepiolita	Estados Unidos (Geórgia, Flórida), Espanha, Austrália, África do Sul	Absorventes de óleo; portadores de pesticidas; dejetos de animais domésticos
Talcos (geralmente em plaquetas mas podem rolar em rolos)	Estados Unidos (Vermont, Montana, Nova York, Califórnia), Itália, Espanha, Noruega, China, Japão, Coreia, Canadá	Cerâmica; fabricação de papel; cosméticos; produtos farmacêuticos; alimentação animal; fertilizante; *anticaking*; tintas; vernizes; reforçador de plástico
Micas (normalmente em flocos) moscovita	Estados Unidos (Carolina do Norte, Geórgia, e de outros estados), França, Espanha, China, Índia, Itália	Preenchimentos plásticos, locais de perfuração, tintas especiais; refratários; semicondutores; isolamento; materiais anticorrosivos; hastes de soldadura
Vermiculite (expande quando aquecida)	África do Sul, Estados Unidos (Montana, Virgínia), Austrália, Quênia	Absorventes (horticultura), gesso, quadros, isolante e materiais resistentes ao fogo
Wollastonita (existe em agulhas e fibras em calcário)	Estados Unidos (Califórnia e Nova York), Japão, antiga União Soviética, Finlândia, México, Austrália	Enchimento/fluxo na indústria de cerâmica; usado em látex e tinta à base de óleo; em fluxos de soldadura; substituto do amianto em painéis, revestimentos de isolamento, e freio
Zeólita (fibroso), por exemplo, Erionite[§]	Turquia (Capadócia e região Anatolia)[§]; depósitos não comerciais	Casas construídas em rochas de erionite; fibras misturadas com tremolita contendo solo; sepiolite usado em gesso e estuque
Outros (principalmente não fibrosos)	Em todo o mundo (nos preenchimentos das cavidades de lava); minerado em 16 países, incluindo vários na Europa, Estados Unidos e Japão	Controle de resíduos radioativos e polutante; também usado como catalizador, absorventes, condicionadores
FIBRAS MINERAIS FEITAS PELO HOMEM		
Filamentos e fibras de vidro, fibras minerais, lãs de rochas minerais, fibra cerâmica	Produção em fábricas por todo o mundo	Muitos usos anteriormente reservados para o amianto: Filamentos de vidro usados em esteiras, laminação, fios; vidros feitos de rocha e fibras minerais utilizadas como isolamento em edifícios e em automóveis e construção naval; fibras cerâmicas usadas em panos reforçados, discos, freios, vedações, placa e papel; de alto desempenho fibras cerâmicas usadas em motores a jato, aeronaves

*A lista não é exaustiva e o leitor deve consultar outras fontes[1,2,170,171] para maiores informações. Minerais de amianto, invariavelmente, apresentam o hábito fibroso; materais sem amianto, silicatos minerais também podem fazê-lo. A maior parte dos depósitos de silicatos são mineralogicamente heterogêneos, como é a maioria das formas comerciais dos minerais.[170]
[†]Responde por mais de 90% da produção comercial do mundo; outras fibras ainda usadas em combinação com crisotila.
[‡]Não estão mais em operação de mineração.
[§]Uma das três epidemias de mesotelioma, em aldeias turcas implicadas com erionite; nos outros dois, tremolite e / ou crisotilo foram implicados.[107]

na comunidade em Libby descobriu que anormalidades pleurais localizadas foram associadas com a função pulmonar restritiva.[106] Exposições ambientais a partir de fontes não industriais foram documentadas entre os moradores das áreas rurais na Europa Oriental, onde o solo está contaminado com várias fibras.[107] Além disso, houve epidemias de doença pleurais relacionadas ao amianto, não malignas e malignas, entre os moradores de vilas na Turquia cujas casas foram construídas em erionita de pedras ou quem usou erionita e tremolita em stuco e gesso[107] e em D-yao, sudoeste da China, onde cocidolita é presente no solo.[102,108] A maior preocupação desde 1980 foi o risco potencial de exposição a ocupantes de edificações comerciais e residências públicas (incluindo escolas) construídas durante o período pós-Segunda Guerra Mundial, quando materiais contendo amianto foram largamente utilizados na construção com menos, em ordem de magnitude, que o encontrado em lugares de trabalho exceto por guardas e outros responsáveis pela manutenção das construções.[109] Este relatório também forneceu estimativas de riscos de câncer em vida (veja "Abestose, Exposição a Amianto, Câncer Pulmonar e Mesotelioma" mais adiante).

A partir de 2012, 54 países proibiram o uso do amianto ou restringiram severamente o seu uso, mas em todos os países, as isenções são permitidas para determinados usos. Um decreto de proibição foi adotado para ser aplicado na Comunidade Europeia em 2005

Destino de Fibras Inaláveis

Acumulação inalada de fibras no pulmão é o resultado da exposição, deposição, acumulação e retenção, todos os processos que dependem das dimensões e do nível, intensidade e perfil da exposição.[110-112] Apuramento das fibras do pulmão é maior para fibras curtas e para a crisotila e anfibólio do que para fibras longas.[113] A retenção das fibras é sem homogeneidade, com mais fibras encontradas nas regiões pulmonares com uma trilha menor e acumulação maior de fibras longas com abestose do que em pulmões com os quais as lesões nas vias aéras foram desenvolvidas.[113] Fibras iguais ou inferiores a 3 μm são fagocitadas por macrófagos ativados e depois translocadas para os canais linfáticos. Fibras longas são completamente fagocitadas, muitas vezes por mais de um macrófago, e podem se tornar o núcleo do que eram originalmente chamados de *corpos de amianto* expirados por causa de sua associação com a exposição ao amianto. Embora a maioria das fibras revestidas em pulmões humanos tenham mostrado conter amianto (geralmente anfibólio) quando submetidas à análise por difração radiográfica,[2,96] o termo *corpos ferruginosos* é sugerido para indicar o fato de que outras fibras minerais podem sofrer revestimento em pulmões humanos (Para a discussão sobre translocação das fibras do espaço pleural, veja os Caps. 79 e 82).

Nos pulmões de indivíduos expostos, o número de fibras sem revestimento ou nuas (visíveis apenas em microscópio eletrônico) excede o número de fibras revestidas (corpos de amianto ou *ferruginosos*), visível apenas através da luz da microscopia por 5 vezes a 10.000.[115] Por muitos anos, a fibra revestida de amianto, o *corpo de amianto*, é considerada a marca da exposição, passada ou atual, sem dúvida por causa da sua estrutura distinta facilmente visível sobre a luz do microscópio. A presença de mais de uma fibra resvestida foi citada (e desafiada) como um critério necessário para o diagnóstico patológico de asbestose, mesmo em sujeitos com uma história apropriada de exposição.[115] Os corpos de amianto podem ser encontrados no escarro ou em fluídos de BAL quando os níveis dos tecidos pulmonares são elevados. Eles também são comumente encontrados quando a exposição foi recente e mais ao anfibólio do que às fibras de crisotila.[2,116,117] Fuidos de BAL podem mostrar características celulares, bioquímicas e mineralógicas em trabalhadores expostos ao amianto e naqueles especialmente com asbestose.[1]

Exposição *versus* Estudos de Relações de Resposta-Dose

Estudos epidemiológicos têm consistentemente demonstrado relações exposição-resposta relativas à parafibrose parenquimal relacionadas ao amianto.[119] Há diferenças nas relações na exposição-resposta entre setores industriais, que provavelmente refletem no tamanho da fibra (fibras menores causam mais doenças pulmonares) e na natureza das fibras, sua retenção e sua biopersistência nos tecidos pulmonares (anfíboles causando mais doenças do que crisotila). Para doenças pleurais causadas por amianto, relações resposta-exposição podem ser usualmente demonstradas, mas o tempo da permanência do pó nos pulmões é mais importante que a exposição acumulada.[111,114] As análises mineralógicas também mostraram que o grau de fibrose correlaciona com a concentração de fibras, tanto em crisotila como em exposição de amostras em trabalhadores. A toxicidade de fibras minerais é determinada pelas suas proriedades físicas e aerodinâmicas, as quais determinam a deposição e retenção. Também relevantes em fibrogênese e provavelmente em carcinogênese são a solubilidade das fibras (o que determina a sua sobrevivência no tecido pulmonar), as suas propriedades de superfície e carga elétrica (o que pode afetar a sua toxicidade para as membranas celulares e a formação de radicais livres), e a relação de aspecto comprimento-largura (o que pode afetar a toxicidade celular).[2,35]

ASBESTOSE (FIBROSE PARENQUIMATOSA PULMONAR)

Patologia e Patogênese

A asbestose tende a ser proeminente nos lobos inferiores e áreas subpleurais. As lesões de asbestose leve são encontradas em locais dispersos e geralmente consistem de focos de fibrose peribronquiolar[120] com inflamação local crônica intersticial, acúmulo de macrófagos nos espaços aéreos e proliferação de pneumócitos tipo II. Bronquíolos de segunda e terceira ordem e dutos alveolares tendem a ser envolvidos na progressão da doença e a fibrose se espalha no envolvimento do interstício alveolar (Fig. 73-8A). Quando a doença é avançada, os pulmões são pequenos, estrias de fibrose delineam o septo lobar e interlobar e a pleura visceral é invariavelmente engrossada. Faveolamento pode ser subpleurmente proeminente e nos lobos inferiores. Ao contrário de silicose, os nódulos linfáticos traqueobrônquicos não mostram alterações características e a progressão da fibrose maciça é incomum.[115] Fibrose avançada relacionada ao amianto é distinguível da fibrose avançada não devido a qualquer outra causa apenas pela presença de corpos de amianto ou fibras de amianto não revestidas (Fig. 73-8B).[2]

Em geral, o grau de fibrose pulmonar refere-se à carga de fibra transportada pelos pulmões.[2] Com base em dados de animais e humanos,[35,121,122] pensa-se ser o início da asbestose com uma alveolite que pode melhorar se a carga de fibras é baixa e se as fibras são limpas. Se a carga de fibras é baixa, mas manteve uma não progressiva lesão distal nas vias, uma doença nas vias aéreas periféricas induzida por

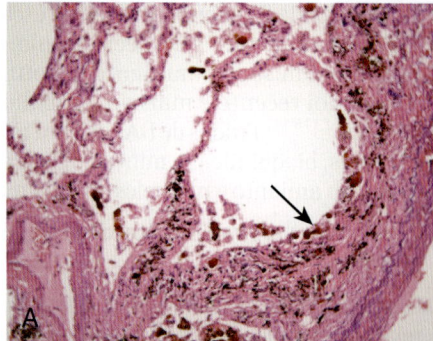 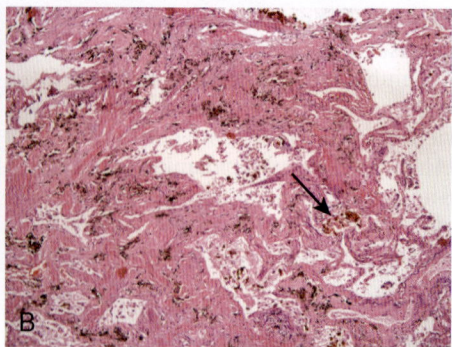

Figura 73-8 As características patológicas de asbestose: exemplos de trabalhadores do amianto na África do Sul. **A,** Corpos de amianto (*seta*) com início de fibrose em seu começo. A arquitetura do parênquima pulmonar circundante é preservada. **B,** Fibrose intersticial difusa com destruição da arquitetura pulmonar e faveolamento; corpos de amianto são vistos nos espaços aéreos e tecido intersticial (*seta*). (Cortesia de *National Institute for Occupational Health*, África do Sul.)

pó mineral pode se desenvolver.[35,113,120-122] Se a carga de pó retido é alta e a fagocitose de fibras por macrófagos alveolares e intersticiais está incompleta, a fibronectina é liberada junto com outros proinflamatórios e agentes citotóxicos tais como radicais livres de oxigênio. Estes interagem com e recrutam fibroblastos para os locais da lesão, onde proliferam e deitam o colágeno. Se sustentado, isso leva a danos irreversíveis, à perda de espaços alveolares, e ao desenvolvimento de fibrose intersticial pulmonar crônica, asbestose.[113]

Epidemiologia e História Natural

A asbestose clínica está se tornando menos frequente e menos grave já que os níveis de exposição nos locais de trabalho, por todo o mundo, estão cada vez mais de acordo com os níveis recomendados.[111,123] No entanto, nos Estados Unidos, embora as taxas de mortalidade para as outras pneumoconioses (PTC e silicose) estão em declínio, a taxa aumentou para asbestose possivelmente em até 10 vezes entre 1968 e 1999,[25,80] e não se espera diminuição antes de 2024.[124] Uma tendência semelhante foi evidenciada na Austrália,[125] enquanto no Reino Unido e Canadá, as taxas de certificação de morte ou invalidez por asbestose foram relatadas como em diminuição.[126,127] No entanto, um relatório recente do Reino Unido mostra que, enquanto outras pneumoconioses foram se tornando menos comuns, a incidência de asbestose no Reino Unido continuou a aumentar até 2005 e diminuiu apenas ligeiramente desde aquela época.[128] Com baixo nível de exposição ao amianto, o intervalo entre a exposição da doença aumenta.[111] O padrão de exposição também determina a natureza da doença. Em ocupações em que a exposição é intermitente, mas de alta intensidade, a proporção de anormalidades parenquimatosas pleurais radiológicas pode ser superior a 20, enquanto em ocupações em que os trabalhadores estão mais consistentemente expostos, a razão entre anormalidades pleurais parenquimatosas está mais perto de 2:1.[111,129] Exposição em uma idade jovem é um fator determinante independentemente de ambas as taxas de ataque e progressão de parênquima e anormalidades radiológicas pleurais, o que sugere que o tempo de permanência de pó no pulmão é importante em sua patogênese.[111,129,130] Outros fatores determinantes da progressão são o nível e duração da exposição, a exposição cumulativa, e tipo fibra; asbestose é mais frequente após a exposição ao anfíbolo, crocidolita e amosita, ou misturas de anfíbolio e crisotila do que a crisotila sozinha.[111] Uma vez estabelecida, a asbestose radiológica geralmente progride.[129] Asbestose radiológica pode aparecer e progredir muito tempo depois de terminada a exposição; em um estudo de mineiros crisotila e moleiros em Quebec, as taxas de aparecimento e progressão são de 31% e 9%, respectivamente, e foram registradas para a doença pleuroparenquimatosa durante um período de seguimento médio de 17 anos após a exposição.[111,129] Progressão na ausência de mais exposição refere-se a exposição cumulativa até o momento da saída do indivíduo do trabalho.[111,130] Características genéticas parecem desempenhar um papel na determinação do grau de desenvolvimento e extensão da fibrose pulmonar induzida por amianto.[111,131,132]

O tabagismo merece um comentário por causa de seu papel como um fator de risco universal para a doença respiratória, tanto maligno como não maligno. Há alguma evidência de que os graus mais leves de pequenas opacidades irregulares radiológicas na classificação da ILO podem ser causados pelo fumo. Estudos patológicos não mostram evidência de uma associação entre o grau de asbestose e tabagismo,[133] embora não haja evidências que sugerem que o tabagismo aumenta a retenção de fibras nos pulmões.[2,133]

Características Clínicas

A asbestose é caracteristicamente associada à dispneia. A dispneia muitas vezes precede outra evidência de doença e, portanto, pode ser subestimada pelo médico por causa de sua natureza subjetiva. No entanto, a coerência da sua relação aos níveis de exposição[111] sugere que ela está relacionada com um prognóstico prévio de asbestose parênquimatosa. Tosse seca persistente é referida habitualmente, quase tão frequentemente como dispneia em algumas séries,[114,134] e tem sido atribuída à estimulação de receptores pulmonares. Aperto no peito ou dor, ou ambos, não são incomuns e podem ser causados por reações pleurais agudas associadas ao amianto.

Crepitações basais, uma característica precoce e distintiva de abestose, são finas, crispadas com sons persistentes, muitas vezes ouvido primeiro sobre regiões da axilar e basais e, em seguida, mais geralmente como o avanço da doença.[98] Outros sons, incluindo crepitações grosseiras e roncos, refletem a doença nas vias aéreas que podem estar relacionadas ao tabagismo ou a pó no ambiente do trabalho.[135] Baqueteamento dos dedos e, ocasionalmente, nos dedos dos pés se desenvolve em alguns indivíduos. Manifestações tardias incluem insuficiência respiratória e circulatória, e estes, com câncer, são causas comuns de morte.

Características Radiográficas

A radiografia de tórax posteroanterior continua a ser um instrumento fundamental para o diagnóstico clínico inicial de asbestose e na vigilância da saúde dos trabalhadores expostos. A classificação da ILO[5] usa o termo "pequenas opacidades irregulares" para descrever as sombras lineares irregulares que se desenvolvem no parênquima pulmonar e obscurece o padrão normal da arborização broncovascular vista nos pulmões livres da doença. As opacidades parenquimais são geralmente vistas primeiro nas zonas laterais inferiores. Como sua profusão aumenta, as fronteiras do coração podem ser obscurecidas. Pequenas e arredondadas opacidades são incomuns quando a exposição tem sido primariamente de fibras, mas são mais propensas a serem vistas em trabalhadores que também tiveram exposição à sílica (p. ex., trabalhadores de fibrocimento).[1,19]

As mudanças fibróticas precoces são melhor visualizadas por TCAR com imagens propensas suplementares,[118] em especial para as alterações do parênquima subpleural que podem ser obscurecidas por fibrose pleural sobrejacente na radiografia de tórax.[136] Espessamento visceral pleural das fissuras interlobares é comum.[114] Mudanças na pleura parietal (ver mais adiante) também são comuns, e a presença de placas pleurais (particularmente se elas são bilaterais) ou de espessamento pleural fornece evidência adicional de que a doença do parênquima é relacionada ao amianto. O ampliamento do nó hilar não é uma característica de asbestose, e lesões de FPM, incluindo pneumoconiose reumatoide, são menos comuns do que entre trabalhadores expostos à sílica ou carvão. As características radiológicas da doença bem desenvolvida raramente apresentam um problema de diagnóstico, ao passo que a detecção da doença menos avançada pode exigir a utilização dos filmes autorizados pelo ILO e TCAR. A tomografia computadorizada é também útil na caracterização de lesões pleuropulmonares localizadas, incluindo atelectasia arredondada, que deve ser diferenciada do câncer de pulmão, porque geralmente se apresenta como uma lesão sólida e localizada (Fig. 73-9). A TCAR pode também identificar a coexistência de doenças pulmonares tais como enfisema e distinguir gordura subpleural do espessamento pleural e placas.

Função Pulmonar

Estabelecida a asbestose, é muitas vezes, mas certamente não sempre, associada a um perfil de função pulmonar restritiva; redução da CVF, *capacidade pulmonar total* (CPT) e DL_{CO}. Em estudos de populações expostas, uma proporção substancial dos indivíduos (até metade em algumas séries)[129] exibe uma função de perfil mista ou obstrutiva em consonância com o desenvolvimento paralelo das vias aéreas e efeitos parenquimais dos pós minerais contaminados em locais de trabalho.[75] Quando os testes de função pulmonar repetidos são usados para avaliar a progressão da doença, medições de volume simples, tais como CVF, parecem ser os mais úteis.[96,129,137]

Diagnóstico e Complicações

Os critérios para o diagnóstico dependem da finalidade para a qual é necessário um diagnóstico. O diagnóstico clínico depende do estabelecimento da presença, extensão, e a natureza da fibrose pulmonar e se a exposição foi de uma duração e intensidade suficientes para colocar o indivíduo em risco de desenvolvimento de asbestose. Quanto menos recursos, menos certeza do diagnóstico se tem; quanto mais trivial for a exposição, menos provável de ser uma contaminação casual se torna. Quando as mudanças na função pulmonar ou radiológica são marginais, outras imagens, incluindo tomografia computadorizada ou TCAR, podem ser úteis. Na ausência do que parece ser uma história de exposição adequada, pode ser apropriado para executar uma biópsia do pulmão estabelecer a natureza da doença e a presença e a carga de amianto no pulmão. Uma análise da expectoração pode ser útil para identificar corpos de amianto como uma indicação de carga de pó de pulmão, mas é muito menos sensível do que BAL.[98,118,138] O diagnóstico de asbestose para efeitos de atribuição legal apela a uma maior certeza e a utilização de critérios que variam de acordo com o regime jurídico administrativo envolvido. A maioria dos critérios publicados considera histopatologia como a melhor forma

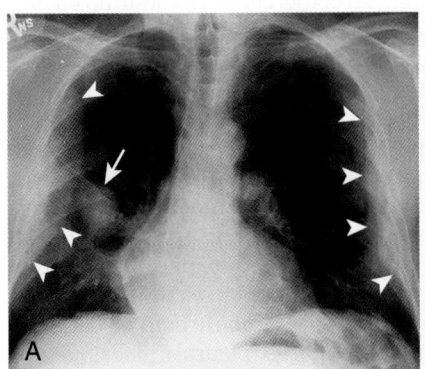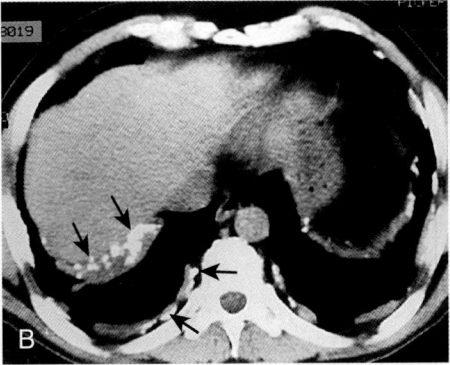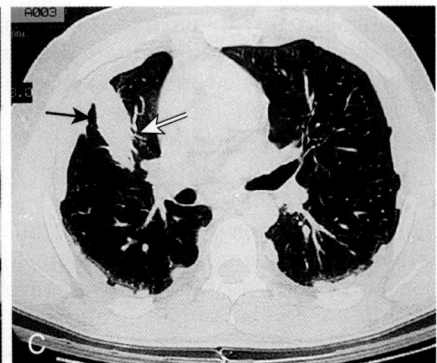

Figura 73-9 Parênquima pulmonar e doença pleural (fibrose pleural bilateral e atelectasia arredondada atípica) em um homem de 50 anos de idade relacionado ao amianto. O paciente tinha trabalhado como eletricista desde a idade de 17 anos, primeiro em construção por 10 anos (com exposição conhecida ao amianto), depois brevemente em navios da Marinha durante a Segunda Guerra Mundial, e em uma fábrica de produtos químicos (com exposição conhecida ao talco) durante os últimos 20 anos. Sua tolerância ao exercício foi excelente e sua única queixa era uma tosse seca. Em radiografia torácica anomalias foram notadas. **A,** A radiografia de tórax posteroanterior mostra placas bilaterais diafragmáticas, espessamento pleural bilateral extenso (*setas*), e uma lesão circunscrita na zona de meados de pulmão direito, que tinha aumentado de tamanho em relação ao ano passado (*seta*). **B,** na TC, as placas pleurais foram mostradas por serem muito mais extensas do que apareceram a partir da radiografia torácica. Muitas placas (*setas*) foram calcificadas. Além disso, a TCAR revelou bandas de fibrose subpleural relacionadas com as placas pleurais ou espessamento, ou ambos. Volumes pulmonares e capacidade de difusão de monóxido de carbono foram superiores a 100% e 98% dos valores previstos, respectivamente. Porque a lesão circunscrita (*seta* em C) tinha aumentado ao longo do ano passado, ela foi removida cirurgicamente. A lesão, que foi benigna, consistiu fibrose pleural, subpleural e intersticial. Análise do pulmão revelou o seguinte: 36 corpos de amianto/mg de tecido pulmonar seco e 7,570 mg/fibras de tecido pulmonar seco, mais de metade dos quais foram fibras de amianto e menos de 1% dos quais eram talco. Estes achados implicaram na exposição ocupacional anterior, mais do que em sua recente exposição, como causa de sua doença pleural. (Dr. J. Kosiuk, Department of Radiology, Royal Victoria Hospital, Montreal, conduziu os estudos radiográficos; Dr. A. Dufresne, School of Occupational Health, McGill University, conduziu as análises de pó nos pulmões.)

de estabelecer o diagnóstico.[113] Na sua ausência, são propostos os seguintes critérios: (1) um histórico confiável de exposição ao amianto; (2) um tempo de latência entre a exposição apropriada e de detecção; (3) evidência de pulmão fibroso na radiografia de tórax ou TCAR; (4) um padrão de função pulmonar restritiva; (5) crepitações inspiratórias fixas bilaterais; e (6) bater dos dedos ou dos pés, ou ambos. Destes, a história de exposição e evidência radiográfica são consideradas essenciais e os outros confirmatórios.[11]

O indivíduo com asbestose é um risco aumentado para câncer de pulmão e,[139,140] em virtude de exposição ao amianto, é também um risco de mesotelioma. Trabalhando em uma ocupação com exposição ao pó também coloca o trabalhador em risco de desenvolver COPD.[75] Tuberculose e pneumoconiose reumatoide são complicações não comuns de asbestose.

Asbestose, a Exposição ao Amianto, Câncer de Pulmão e Mesotelioma (Caps. 52 e 82)

Em 1977, a *International Agency for Research on Cancer* (IARC) classificou o amianto como um carcinogêneo humano, e os locais-alvo da doença sendo o pulmão, a laringe e a pleura.[139] A partir dessa data, um considerável conjunto de evidências tem acumulado, em suporte a essa visão, que o câncer de pulmão está associado à exposição ao amianto, com ou sem asbestose,[141-143] embora ainda existam pontos de vista divergentes.[2] O risco de câncer de pulmão é reforçado pelo tabagismo, e os impactos conjuntos e independentes do tabagismo, a exposição ao amianto, e asbestose são discutidos em um artigo recente em que o tabagismo e exposição ao amianto são descritos como tendo um efeito aditivo, enquanto tabagismo e asbestose têm um efeito de "supra-aditivo" sobre o risco de morrer por câncer de pulmão.[144] Este relatório mostra uma queda substancial no risco de câncer de pulmão, quando os trabalhadores expostos ao amianto param de fumar; o risco é reduzido pela metade em 10 anos após o indivíduo parar de fumar e é reduzido ao de um não-fumante depois de 30 anos.[144] Outros fatores que influenciam o risco de câncer de pulmão em indivíduos expostos no trabalho incluem a indústria (risco maior na indústria têxtil *vs.* a indústria do fibrocimento), o tipo de fibra (risco maior quando a exposição é a de anfibólio, crocidolita, amosita ou tremolita ou um misto anfibólio e crisotila do que quando é apenas a crisotila), e as dimensões das fibras (fibras mais longas são mais cancerígenas do que fibras mais curtas).[113,145]

A introdução de controles de exposição ao pó no local de trabalho resultou em um aumento no aparecimento de câncer em oposição à asbestose como uma importante causa de morte em indivíduos expostos ao amianto. Isto é explicado pelo fato de que a carga de pó de amianto é muito menor nos casos de câncer do pulmão do que nos casos de asbestose. Por exemplo, em mineiros de crisotila no Quebec, as concentrações de fibras naqueles que estão morrendo de asbestose contra aqueles que estão morrendo de câncer de pulmão em relação àqueles não expostos eram 30 contra 13 contra 2 milhões de fibras de crisolita por grama de tecido pulmonar seco; para aqueles envolvidos em operações com exposição ao amianto no noroeste do Pacífico, onde amosita foi a fibra dominante, os números eram equivalentes a 10,0 *versus* 1,0 contra 0,7 milhão de fibras por grama de tecido pulmonar seco.[133] Todos os tipos de células histológicas de cancro do pulmão têm mostrado estar associados com a exposição ao amianto, que apoia ainda mais o papel direto de amianto, independentemente de asbestose, como um carcinogêneo.[146]

Uma grande preocupação para o público tem sido o risco de câncer por frequentar uma escola ou trabalhar em um edifício construído com materiais que contenham amianto. O risco de morte por câncer por exposição prematura na escola a partir de 5 anos de idade até os 18 anos foi estimado em 6 milhões e, por trabalhar em um edifício de escritórios feito com material que contém amianto, em 4 por milhão; estes riscos são comparados com um risco de 2,000 por milhão por 20 anos ao serviço numa conformação local de trabalho para 0,1 fibra/mL, o limite de exposição permissível atual proposto pela OSHA.[109] O mesotelioma maligno tem sido reportado em professores de escola; estudos populacionais não demonstraram um aumento na incidência de mesotelioma, em relação ao uso de amianto em edifícios.[109]

PLACAS PLEURAIS

Patologia e Patogênese

As placas pleurais são brancas lisas, de lesões distintas, levantadas, com bordas irregulares, geralmente encontradas no parietal e raramente na pleura visceral. Elas podem variar desde pequenas a extensas e são geralmente não aderentes ao pulmão. Os lugares mais comuns são as zonas médias posteriores, onde elas podem seguir o contorno da costela, e no diafragma. Elas são menos comumente encontradas na pleura adjacente ao mediastino e do pericárdio e, raramente, nos ápices e sulcos costofrênicos.[114] Na secção microscópica, as placas pleurais consistem em avascular, acelular, fibras laminadas com colágeno dispostas paralelamente à superfície ou em espirais, com as alterações hialinas e ocasionais fibras expostas. A calcificação macroscópica é comum, e calcificiação microscópica extremamente comum, especialmente nas lesões parietais. As lesões são geralmente cobertas por mesotélio. Fibras finas de amianto são vistas em microscópios eletrônicos.[114] Foram mostrados em pesquisas em pulmões de pacientes da população geral, que possuem placas, conteúdo entre 50 a 250 vezes superiores de fibras longas, e principalmente fibras anfibólicas.[2] Em mineiros de amianto e moleiros em Quebec e naqueles que trabalham em comércio no noroeste do Pacífico que envolve exposição ao amianto, a carga pulmonar é semelhante ao observado em associação com câncer de pulmão (ver anteriormente).[114] As placas pleurais se desenvolvem após a circulação de fibras no espaço pleural (Cap. 82). Uma vez que as fibras estão dentro do espaço pleural, macrófagos e interações celulares podem determinar a localização da fibra e a formação das placas. Na ausência de macrófagos, a reação pleural tende a ser desorganizada e difusa.[147] A localização parietal pode ser devida ao fato de que, para fibras, como por macrófagos, a única saída do espaço pleural é através de estomas que se comunicam diretamente com os canais de linfáticos pleurais parietais. A fibrose pleural e placas pleurais podem ter a mesma patogênese.[2]

Características Clínicas

As placas pleurais, na ausência de doença do parênquima, muitas vezes não causam sinais e sintomas e são geralmente detectadas como um achado incidental em uma radiografia torácica de rotina. A sua visualização depende da sua espessura e a orientação do feixe de raios X. Apenas uma pequena proporção das que se registram na autópsia é detectada em radiografias de tórax posterior; visões oblíquas aumentam o rendimento. CT e TCAR podem identificar placas numa fase anterior, menos desenvolvida e pode diferenciar placas de bolsas de gordura extrapleurais. No passado, as placas pleurais foram rotuladas como "cartões de visita" para a exposição ao amianto, o que implica que eles não tiveram impacto sobre a função pulmonar em repouso ou em esforço. De fato, em estudos epidemiológicos, os volumes pulmonares (principalmente de capacidade vital e CVF) daqueles com placas pleurais são, em média, modestos, mas com consistência reduzida.[106] A DL_{CO} é geralmente normal.[114,129,137] Cada vez mais, também é reconhecido que, em alguns indivíduos, placas pleurais podem ser associadas com deficiência.[148] O mecanismo subjacente pode ser a inibição da capacidade inspiratória durante o exercício, o que resulta em um aumento no trabalho de respirar.

Epidemiologia

Placas pleurais continuam a ser as mais frequentes e muitas vezes a única manifestação de exposição ao amianto,[114,127,149] e exposição ao amianto é a causa mais comum de placas pleurais. Placas pleurais bilaterais são mais propensas a ser associadas à exposição ao amianto do que placas unilaterais, para que outras causas devam ser consideradas.[98] Idade e tempo-residência de poeira nos pulmões são determinantes destas lesões pleurais distintivas[114]; tabagismo é considerado ser um determinante[1] por alguns pesquisadores mas não em geral.[114] Exposições domésticas e residenciais têm sido implicadas na produção de placas pleurais (ver anteriormente, a discussão sobre a exposição humana na seção sobre "Minerais de Amianto"), com taxas notavelmente altas para calcificação pleural ($\leq 30\%$) sendo descritas em algumas comunidades rurais nos países da parte Mediterrânea Oriental, como Córsega, Grécia, Chipre e Turquia.[107] A exposição ambiental (não ocupacional) ao amianto-vermiculite contaminado de Libby, Montana, também tem sido relatada em pelo menos um dos diversos locais dos Estados Unidos, onde este material foi processado.[105] Uma grande preocupação para o paciente e o clínico é a significância prognóstica de placas. Em um estudo, eles foram associados com alveolite e na contagem das células broncoalveolares[147] e, por implicação, com uma maior probabilidade de desenvolver a doença parenquimal. Os resultados de um estudo de coorte de mortalidade sueco envolvendo 1.596 homens foi interpretado como mostrando que placas pleurais na radiografia de tórax indicaram exposição significativa ao amianto, bem como um aumento do risco de mesotelioma e, possivelmente, também para câncer de pulmão.[150] Esse risco levanta a questão de triagem de radiografias de tórax naqueles com placas pleurais, um tema que permanece controverso na ausência de evidência clara de benefícios.[98,150]

FIBROSE PLEURAL E VISCEROPARIETAL

Patologia

Como placas pleurais, fibrose pleural e reações pleurais visceroparietais podem ser localizadas ou difusas e podem variar em espessura de uma descoloração leitosa da superfície do pulmão para uma casca grossa, uma camada branca envolvendo um ou ambos os pulmões. As fissuras interlobar são comumente envolvidas. Doença da pleura visceral pode ser grave, mesmo na presença de reação mínima do parênquima.[114,115] Ocasionalmente, uma reação pleural localizada pode dobrar sobre si mesma e as superfícies aderirem, prendendo o pulmão subjacente e levando a uma bem definida lesão pleuroparenquimatosa ou pseudotumor, também chamado atelectasia[114] arredondada (Fig. 73-9). Corpos e fibras de amianto são normalmente encontrados na pleura visceral, no parênquima subjacente, ou ambos,[114] e a carga de pó no pulmão geralmente reflete a exposição ocupacional; no entanto, contagens de fibra são consideravelmente menores do que as observadas em asbestose.

Epidemiologia

Como placas pleurais, fibrose pleural e visceroparietal reações podem ser encontradas na ausência de fibrose radiológica e parenquimal e estão aumentando em frequência.[114] As exposições implicadas (Tabela 73-2) são muitas vezes curtas, pesadas, remotas, e relacionadas a anfibólios. A latência é geralmente longa, 34 anos, em um relatório recente[151] reflete no fato de que essas reações se relacionam com o tempo desde a primeira exposição (*proxy* para o tempo de permanência de pó no pulmão) e não a dose de exposição cumulativa.[114] Fibrose pleural tem sido relatada em associação com exposições ambientais de operações em mineração (ver discussão anterior em "Fontes de Exposição Humana") na Finlândia e na África do Sul e de operações não relacionadas a mineração (agrícolas) na Bulgária, República Tcheca, Eslováquia, Polônia, Grécia e Turquia. Estudos epidemiológicos também são consistentes em demonstrar que a presença de fibrose pleural está associada com redução da função pulmonar, após qualquer associação com fibrose parenquimal ter sido considerada.[114,129,137]

Diagnóstico

A fibrose pleural é menos específica para a exposição ao amianto do que as placas pleurais, e outras causas devem ser consideradas no diagnóstico diferencial. O diagnóstico do espessamento pleural relacionado ao amianto é geralmente baseado inicialmente na radiografia de tórax. A apresentação clínica, como a de placas pleurais, é muitas vezes tido como uma anormalidade incidental detectada em uma radiografia de tórax de rotina. Após cuidadosas investigações, uma história de exposição remota, muitas vezes, bastante breve, mas geralmente pesada, pode ser obtida a partir do sujeito. Atelectasias arredondadas podem apresentar-se como uma anormalidade radiológica num indivíduo assintomático, geralmente com uma história de exposição clara. Reciprocamente, alguns indivíduos apresentam-se com falta de ar[114] ou dor no peito, ou ambos, com ou sem história de episódios agudos, atribuídos a derrames pleurais benignos (ver mais adiante). A fibrose pleural restringe o movimento dos pulmões; na ausência de doença do parênquima associado, os sinais clínicos podem ser mínimos, mesmo que prejuízo funcional seja detectável. Imparidade pode ser modesta, mesmo na presença de doença pleural grave.[114,129,152] Em um estudo, qualquer anormalidade pleural foi associada a déficit em média de 0,22 L e 0,40 L para o VEF_1 e CVF, respectivamente,[148] mas fibrose pleural ocasionalmente torna-se grave o suficiente para insuficiência respiratória e cardíaca e para requerer pleurectomia.[114,153]

Os exames radiológicos e tomográficos característicos de fibrose pleural estão discutidos como "Placas Pleurais". Dada a história da exposição, obliteração do seio costofrênico é susceptível de representar o resíduo de amianto no derrame pleural.[114] Na atelectasia arredondada, a CT é particularmente útil em delinear a relação da lesão arredondada para outras mudanças pleurais.[136] No entanto, o diagnóstico diferencial de atelectasia arredondada inclui o cancro do pulmão e, em alguns casos, o diagnóstico pode ser estabelecido apenas por cirurgia.

DERRAMES BENIGNOS PLEURAIS RELACIONADOS COM AMIANTO BENIGNO

Os derrames benignos pleurais relacionados ao amianto benigno podem surgir sem evidência de envolvimento pleural prévio da exposição do amianto ou pode marcar um aumento da extensão ou gravidade de uma já presente reação pleural. O termo "benigno" não implica uma falta de significância clínica, mas sim que o derrame não está associado com o mesotelioma.[114]. Derrames pleurais benignos relacionados ao amianto geralmente aparecem dentro de 15 anos contados da primeira exposição, muitas vezes depois de ter cessado a exposição,[114] com uma média de 38 anos após a primeira exposição ao amianto.[151] Eles são mais comuns em pessoas na faixa dos 20 e 30 anos e podem ser a manifestação de doença pleural mais comum por amianto nesta faixa etária. Os episódios são geralmente transitórios e podem ser silenciosos, mas podem estar associados com aperto no peito e, ocasionalmente, dor pleural, febre e dispneia.[114] O derrame é geralmente pequeno, exsudativo e com manchas de sangue[2] e contém leucócitos. Corpos do amianto são raramente encontrados no fluido, mas podem ser vistos no parênquima subjacente na biópsia.[154] A taxa de sedimentação é muitas vezes elevada.[154] O diagnóstico é de exclusão e os critérios sugeridos incluem (1) uma história de exposição, (2) a ausência de outras causas, e (3) ausência de tumor em um monitoramento de 3 anos.[113] Porque o exame citológico do fluido pleural raramente é conclusivo, uma biópsia toracoscópica é geralmente necessária para excluir outras causas; para estabelecer a presença de fibras no fluído (raramente demonstrável), pleura (às vezes demonstrável), ou do parênquima pulmonar subjacente (não raro demonstrável); e excluir malignidade, em particular mesotelioma maligno pleural. Os achados patológicos usuais em derrame pleural relacionado ao amianto benigno são os de pleurisia fibrosa crônica com celularidade mínima.

O prognóstico das efusões benignas pleurais relacionadas ao amianto é geralmente bom; mais clara espontaneamente, quer se trate do primeiro episódio ou uma recorrência. Elas podem reaparecer no lado oposto. Embora derrame pleural seja uma forma comum de apresentação para o mesotelioma, não há nenhuma evidência de que um derrame benigno sinaliza um futuro de malignidade pleural. Parece bastante para representar uma etapa na evolução relacionada à fibrose pleural por amianto e também carrega um risco de desenvolver fibrose do parênquima (asbestose).[111] A patogênese é desconhecida.[2] Ambos os efeitos inflamatórios por fibras na pleura e um efeito citotóxico direto sobre a camada de superfície mesoendotelial foram invocados.[114]

MANEJO, PREVENÇÃO E VIGILÂNCIA DA SAÚDE

Os princípios orientadores no manejo clínico de todas as condições relacionadas ao amianto no pulmão e pleura não são diferentes daqueles administrados quando não há história de exposição ao amianto. No entanto, é importante fazer a notificação adequada de um caso de doença relacionada com amianto. Notificação, em conjunto com qualquer procedimento relativo à compensação, depende da jurisdição local. Conselhos laborais devem ser guiados pelo conhecimento do impacto de uma maior exposição sobre o processo e a história natural da doença[114,115,129] e com os riscos para o desenvolvimento de doença relacionada ao amianto adicional. É importante salientar que, mesmo na ausência de qualquer outra exposição, todas as doenças relacionadas com o amianto benigno podem avançar devido à carga de pó que já está nos pulmões.

Nenhuma das medidas de tratamento ativas foram mostradas para influenciar o curso de asbestose. Pacientes com estágio final de abestose têm sido os destinatários de transplantes de pulmão e coração-pulmão, mas dificuldades técnicas podem surgir por causa da doença pleural associada. Para os distúrbios pleurais relacionadas ao amianto benigno, a evidência é razoavelmente clara de que as pessoas com fibrose pleural estão em maior risco de fibrose do parênquima no futuro.[111] A presença de fibrose pleural ou placas pleurais é associada com aumento do risco para o mesotelioma maligno da pleura e câncer de pulmão.[150] Um documento do *American College of Chest Physicians* destaca as áreas em que é e não é consenso quanto aos efeitos sobre a saúde da exposição ao amianto.[155]

Como uma medida de saúde pública, uma proibição internacional do amianto tem sido defendida para o seu controle.[156] No entanto, problemas associados com a proibição internacional, imposta pelo mundo industrializado, incluem a falta de alternativas baratas ao amianto, especialmente importante no mundo industrial, que atualmente responde por grande parte do uso do amianto, bem como a falta de estudos comparáveis com os realizados para examinar a segurança do amianto e eficácia de substitutos, incluindo fibras sintéticas.[157] Uma grande preocupação certamente ainda existe quanto aos potenciais efeitos adversos à saúde dos substitutos artificiais,[157,158] e, embora a maioria dos dados não sugira que aqueles expostos ocupacionalmente têm um risco aumentado de câncer de pulmão e mesotelioma, estudos[159,161] recentes relataram que a exposição a mineral fibroso[162] e fibras de cerâmica refratárias[162] reforça o risco de mesotelioma em trabalhadores expostos ao amianto.

O possível papel do tabagismo na iniciação e progressão de doença parenquimal fibrótica e seu papel estabelecido em multiplicar o risco de câncer de pulmão são fortes indicações para o conselho de cessação do tabagismo a ser dado ao indivíduo e para instituir programas contra o tabagismo para os trabalhadores em áreas contaminadas por pó de amianto. Interromper o tabagismo deve ser ainda mais benéfico ao indivíduo exposto ao amianto do que ao indivíduo não exposto por causa da interação desses dois agentes.[163]

O risco de mesotelioma pode ser diminuído com o tempo. Embora na Europa e Austrália, onde tinha sido estipulado que as taxas cairiam apenas pela segunda década do século XXI,[164,165] um relatório de um estaleiro naval britânico do ano de 2003 indica que as taxas atingiram o pico em 1991 e, desde então, vêm caindo.[166] Tendências semelhantes foram observadas na Suécia, onde a taxa em homens atingiu o pico em 1995 e, posteriormente, caiu,[167] e nos Países Baixos.[168] Esta melhoria é atribuída, pelo menos em parte, pela introdução de diretrizes de segurança sobre o amianto na década de 1970 nos países interessados.

MINERAIS SEM AMIANTO, SILICATOS E DOENÇAS PULMONARES

Exposição a alguns dos silicatos minerais sem amianto listados na Tabela 73-2 tem sido associada com a doença do pulmão. As partículas de pó de silicato são encontradas nos pulmões de moradores urbanos[169] e, em geral, eles parecem ter atividade biológica baixa.[170] A doença pode se desenvolver após exposição longa, pesada; inicialmente, é caracterizada pelo acúmulo de macrófagos carregados de pó ao redor de bronquíolos respiratórios e, mais tarde, por depósitos de fibras com pouco colágeno maduro; a doença parece progredir em relação à carga de pó de pulmão.[107,170,171] Silicatos são amplamente utilizados como materiais para enchimento (caulim, talco e clorite); isolamento (mica, vermiculite); e absorventes (atapulgite, sepiolite), entre outras utilizações.[170] A argila mineral, talcos e mica (também chamados filossilicatos, devido à sua estrutura em folha[170]) constituem um grupo importante. A produção mundial e utilização (estimado, no ano de 1991, em 5,3 milhões de toneladas só de talco) excede consideravelmente a dos minerais de amianto, que alcançou a posição 5 milhões de toneladas no final de 1970. Antes de uma oficina organizada pela OTAN em 1989, sua toxicidade em um grupo para os seres humanos tinha sido pouco estudada,[170] embora tenham sido avaliados três (talco, atapulgite e sepiolite) para o risco carciogênico para humanos pela IARC.[170] As informações contidas nesta seção são derivadas do relatório dessa oficina[170] e outras fontes.[2,122,172] O talco e mais frequentemente, partículas de mica, podem formar o núcleo de corpos ferruginosos. Em geral, os silicatos não fibrosos podem ter efeitos pulmonares semelhantes aos causados pelo carvão, a menos que contenham formas fibrosas destes minerais ou sejam contaminados por fibras de amianto, caso em que os seus efeitos são mais próximos daqueles produzidos por amianto. Os efeitos biológicos de sílica (quartzo) podem ser modulados pela presença de silicatos.

PNEUMOCONIOSE DE CAULIM

As lesões de pneumoconiose de caulim tendem a ser celulares e revestidas de pó.[170] Em sua forma mais simples, esta pneumoconiose não é geralmente associada com alterações da função clínicas ou pulmonares, mas raramente, pode haver fibrose intersticial ou FPM e comprometimento da função pulmonar.[2] Em 10 pesquisas de exposição em trabalhadores ao caulim, a presença radiológica de pneumoconiose simples (principalmente pequenas opacidades redondas) variou de menos de 1% para 26,3%, enquanto pneumoconiose complicada e alterações pleurais eram incomuns.[172] Em geral, a prevalência foi relacionada com a intensidade e duração da exposição do pó e, provavelmente, a contaminação por outros materiais, incluindo sílica. Embora os cânceres de pulmão tenham sido mencionados em relação à exposição pelo caulim,[7,173] não há estudos de mortalidade por coorte que tenham sido relatados.

PNEUMOCONIOSE DO TALCO

As lesões de pneumoconiose por talco incluem acumulações peribrônquicas e perivasculares intersticiais de enchimentos de pó em macrófagos, lesões maldefinidas e nodulares em que cristais de refração dupla de talco podem ser vistos, e granuloma de corpos estranhos.[2,170] Em geral, a doença evolui lentamente e FPM é pouco frequente; tuberculose pode complicar a condição, mas pode refletir concomitante a exposição à sílica. Fibroses intersticiais também podem se desenvolver. A arterite granulomatosa causada por embolia por talco é descrita em aqueles que usam uma via intravenosa para os comprimidos de drogas contendo talco. As alterações pleurais, incluindo placas, são comuns; elas são normalmente associadas com exposições de mineração e podem ser devido à contaminação em minas de pó por fibras (tremolita ou antofilita).[2,170] Reações ao talco podem ser difíceis para distinguir-se daquelas que foram causadas por sílica ou pelo amianto, o que muitas vezes contamina ou mesmo predomina em talco de grau industrial.[2] Em seis pesquisas em trabalhadores expostos ao talco, a prevalência de pequenas opacidades variou entre menos de 1% a 37%, as taxas mais baixas em alguns estudos em que a exposição era para talco puro a taxa mais elevada contemplou trabalhadores integrais.[172,174] Em três dos sete estudos de coorte de mortalidade em trabalhadores expostos ao talco, o excesso de mortes foi registrado a partir de doença respiratória não maligna, incluindo pneumoconiose. Além disso, um excesso de mortalidade por câncer respiratória foi encontrado em cinco dos sete grupos, mas essas descobertas devem ser interpretadas com cautela, porque foram baseados em apenas 13 ou menos casos de mortes em cada coorte. Em quatro destes casos, a coexposição a outros agentes carcinogênicos (fibras minerais, radônio, sílica) podem ter sido implicados.[172] Vários casos de mesotelioma foram reportados, mas todas as coortes foram expostas a fibras contaminadas por pós.[172]

PNEUMOCONIOSE POR MICA

As lesões de pneumoconiose por mica compreendem partículas de pó cercadas por reticulina, mas geralmente com relativa pouca reação celular, embora haja relatos de casos de fibrose intersticial[156] em que granulomas também foram descritos.[172] Em três pesquisas em trabalhadores expostos por mica, a prevalência de pneumoconiose radiológica variou de 1% a 44%, os trabalhadores neste último sendo expostos à contraminação de mica com quartzo.[172] Não há estudos de mortalidade relatados, mas não houve um relato de caso de mesotelioma peritoneal em um trabalhador exposto por mica.[172] Vermiculite, também uma mica, não parece ser tóxica para os pulmões de animais. No entanto, em quatro pesquisas de mineiros expostos à vermiculite, a prevalência de pneumoconiose radiológica variou entre menos de 1% a 18% e de alterações pleurais de 3% a 28%; numa unidade de transformação, as taxas foram maiores e estavam relacionadas com a exposição cumulativa.[170,172] Efusões e espessamento pleurais foram relatados em trabalhadores expostos à mica, mas pensa-se que se relacionaram com a contaminação anfibólio de vermiculite. Vermiculite extraída em Libby, Montana, foi encontrada por estar contaminada com amianto e por ser associada com asbestose, mesotelioma e câncer de pulmão em ex-mineiros, moleiros e processadores. O material tem sido amplamente utilizado como isolante em edifícios, o que tem gerado preocupação para a exposição de indivíduos em manutenção e renovação de edifícios.[175] Um relatório de um caso de asbestose fatal há 50 anos após a exposição à vermiculite de Libby em uma planta de expansão na Califórnia enfatiza o risco da exposição mesmo breve, mas intensa a este material.[176] A análise da biópsia da fibrose pulmonar mostrou 8 milhões de fibras por grama de pulmão seco, um nível certamente compatível com o diagnóstico de asbestose, dos quais 68% eram tremolita. As placas pleurais tinham sido observadas em seu filme torácico 10 anos antes que a evidência da doença intersticial pulmonar se tornou aparente. Um recente relatório destaca os efeitos da exposição ambiental por vermiculite em Libby em um dos muitos locais fora de Montana, onde o material foi processado.[105]

Os autores de um estudo em 1990[172] concluíram que (1) há pouca evidência de que a exposição ocupacional ao caulim puro, talco, mica ou vermiculite causa qualquer risco importante para a saúde; (2) a exposição longa e pesada a caulim e mica pode resultar em baixo grau de alterações radiográficas, mas pneumoconioses clinicamente importantes em trabalhadores expostos a estes filossilicatos são suscetíveis de serem o resultado de contaminação por sílica ou fibras de amianto; (3) lesões pleurais são comuns em trabalhadores expostos ao talco, mas são provavelmente causadas por fibras contaminantes; e (4) o aumento das taxas de câncer de pulmão e mesotelioma observados em vários trabalhadores provavelmente expostos pode resultar na exposição à sílica ou fibras contaminantes de minério ou produtos de moagem.

FIBRAS VÍTREAS CAUSADAS PELO HOMEM

A produção de *fibras vítreas feitas pelo homem* (MMVFs), incluindo fibras vítreas, fibras minerais, fibras de cerâmica refratárias e fibras minerais como o grafite de carbono, Kevlar-Aramid, carboneto de silício, óxido de alumínio aumentou marcadamente desde a restrição ou proibição do amianto em diversos países. Tal como acontece com fibras de amianto, determinantes da toxicidade de MMVF são (1) as suas dimensões (com maior risco de fibras longas e finas < 0,25 μm de diâmetro e > 8 μm de comprimento); (2) a sua biopersistência, que pode ser alterada no processo de produção de acordo com a utilização final; e (3) a dose para o órgão-alvo. MMVFs diferem das fibras de amianto por serem mais solúveis, menos duráveis e menos biopersistentes ao longo de um gradiente: vidro > rocha > fibras de cerâmica.[159] Níveis de MMVF em vias aéreas em plantas fabris são comumente inferiores a 1 fibra/mL e menores na maioria dos aplicativos, exceto o aplicativo de isolamento em espaços confinados.[177] O diâmetro das fibras em vias aéreas, com a exceção de fibra de cerâmica, é geralmente grande (1 mm) e, assim, não respirável. Apesar de seus efeitos intensamente irritantes na pele e membranas mucosas, não há nenhuma evidência firme de que essas fibras possam produzir fibroses pulmonares, lesões pleurais, ou doenças não específicas respiratórias em humanos. Fibras de cerâmica refratárias podem, no entanto, aumentar os efeitos do tabagismo na produção de doença das vias aéreas.[177,178] Um aumento da taxa de mortalidade padronizada por cancro no pulmão em várias coortes expostas aos MMVFs é atribuível ao tabagismo.[159,161] No entanto, várias agências foram recomendadas para exposição de 0,5 a 1 fibra/mL com base no aparente excesso de risco da vida do trabalhador para o câncer de pulmão.[179] Não há nenhuma evidência de um risco aumentado de mesotelioma para os trabalhadores contaminados por MMVF,[160] mas, como mencionado anteriormente, um relatório francês sugere que as fibras minerais aumentam o risco para o mesotelioma em trabalhadores expostos ao amianto também.[162]

DOENÇA PULMONAR POR CONTAMINAÇÃO POR BERÍLIO

BERÍLIO: USO, TOXICIDADE HUMANA E EXPOSIÇÕES

O berílio é um metal raro que tem muitas aplicações na indústria moderna por causa de seu peso leve, resistência à tração, alto ponto de fusão (1500°C), excelentes propriedades de liga (ligas berílio-cobre são as mais amplamente utilizadas), boa condução térmica e elétrica, resistência à corrosão e capacidade de reduzir a velocidade de fissão nuclear.[1] As fontes principais são: Argentina, Brasil, Índia, Zimbábue, África do Sul e os Estados Unidos. Sua toxicidade para seres humanos foi reconhecido primeiro na Europa na década de 1930. Nos Estados Unidos, uma epidemia de *doença crônica do berílio* (CBD) foi reconhecida como um resultado da exposição em indústria de luz fluorescente durante a década de 1940, levando à suspensão de seu uso para a indústria e as instituições de controles de engenharia em outras indústrias de manipulação de berílio.[1] Inicialmente, um grande número de casos de beriliose aguda, uma pneumonite aguda e tóxica, foi documentado, mas casos agudos são atualmente incomuns. A beriliose crônica, uma doença com características semelhantes às da sarcoidose, continua a ser reportada. Casos são reportados de uma exposição de berílio em uma ampla variedade de indústrias, incluindo a fabricação de ligas, cerâmicas, equipamentos radiológicos e tubos de vácuo e na extração e fundição de berílio. Foram notificados casos de exposição certficada de berílio em laboratórios de prótese dentária, mas não há risco para aqueles em consultórios dentários, e não para aqueles que usam coroas dentárias ou outros produtos deste tipo. O número de indivíduos potencialmente expostos nos Estados Unidos em 1987 foi estimado entre 30.000 e 800.000 nas seguintes indústrias: aeroespacial, eletrônica, cerâmica, melalurgia, incluindo refinamento de sucata de metal, nuclear (reatores, armas), telecomunicações, ferramentas e moldes, e soldagem.[180] Casos de beriliose também foram relatados em residentes que vivem perto de uma fábrica de berílio[181] e em uma dona de casa que lavou a roupa do seu marido que estava exposta ao elemento.[182] A doença granulomatosa e sarcoidose pulmonar em bombeiros envolvidos com trabalhos de resgate no World Trade Center são de origem incerta e podem sugerir berioliose ou outra causa ambiental para doença pulmonar granulomatosa.[183]

PATOLOGIA E PATOGÊNESE IMUNE

CBD é uma desordem do sistema múltiplo caracterizada por granulomas caseosos em todo o corpo, embora a sua manifestação primária seja no pulmão.[2,180] No exame patológico, o CBD é caracterizado pela presença de uma alveolite linfócita (células T auxiliares/indutoras), bem como granulomas não caseosos epitelioides indistinguíveis da sarcoidose. Há uma quantidade variável capaz de atividade fibroblástica que progride para fibrose intersticial à medida que as lesões amadurecem. Lesões granulomatosas podem, ocasionalmente, ser encontradas em outros locais, incluindo gânglios linfáticos torácicos e abdominais, baço, fígado, rins, glândulas suprarrenais.

O berílio entra no corpo por inalação e, ocasionalmente, através da pele, onde atua como um antigênio (sozinho ou como um hapteno através de uma via de receptor de IL-2), que conduz a uma proliferação específica de linfócitos CD4, liberação de linfocinas e formação de granulomas.[1] O motivo da persistência do agente no pulmão justifica a sua libertação lenta ao longo do tempo e explica o aparecimento e progressão da doença, mesmo sem exposição posterior.[1,2] Há evidências de uma base genética subjacente para susceptibilidade à doença de berílio, ligado a um complexo principal de histocompatibilidade (MHC) classe II marcador (*antígeno leucocitário humano* [HLA]-DPβ-1^{Glu69}) estado de portador, o que aumenta o efeito de fatores de risco no processo (exposição).[184,185] Evidência para hipersensibilidade retardada para berílio pode ser avaliada pelo teste *in vitro* de *proliferação de linfócitos de berílio* (BeLPT) em linfócitos de sangue ou BAL.[186] Embora estas reações sejam indicadas para a exposição e sensibilização, mas não para a doença, em uma série, seis dos oito indivíduos sensibilizados tinham granulomas na biópsia transbronquial.[187]

O berílio é considerado um carcinógeno humano, especialmente na presença de doença pulmonar causada por berílio; em 1993, a IARC classificou o berílio como carcinógeno humano de classe 1.

CARACTERÍSTICAS CLÍNICAS

Doença aguda causada por berílio é incomum, com características clínicas incluindo tosse, dor torácica, escarro com estrias de sangue, crepitações, e doenças das vias áreas irregulares na radiografia torácica. A doença está associada com alta exposição, e geralmente acidental, e pode apresentar-se com uma síndrome aguda com características do desconforto respiratório ou uma forma subaguda com características de pneumonite.[189] A CBD pode seguir uma pneumonite aguda causada por berílio, mas mais usualmente se desenvolve sem eventos antecedentes. As características da CBD são semelhantes às de sarcoidose pulmonária, embora as manifestações extrapulmonares, incluindo linfadenopatia mediastinal e hilar e esplenomegalia sejam menos comuns.[180,190] Não há nenhum sintoma associado,[186] mas muitas vezes os sintomas incluem dispneia, tosse, dor no peito, perda de peso, fadiga e artralgia. Os sinais físicos podem incluir estalos, mas geralmente sinais de doença pulmonar estão ausentes. As alterações radiográficas podem preceder ao desenvolvimento dos sintomas. Usualmente os sintomas mais encontrados são definidos por opacidades irregulares e nodulares não muito bem definidas; linfadenopatia hilar é vista em aproximadamente 40% dos casos, mas é geralmente leve.[180] Nos estágios posteriores da doença, uma fibrose irregular é geralmente encontrada, com hiperinsuflação adjacente ou distorção e faveolamento extensivo. Na CBD, na doença avançada, a função pulmonar geralmente mostra um defeito restritivo, mas, na doença leve ou moderada, pode apresentar recursos, incluindo obstrução ou uma redução isolada de DL_{CO}.[191] O curso clínico da CBD é variável. Alguns casos permanecem estáveis, algumas recaídas e competências, e alguns progressos inexoravelmente.[180]

DIAGNÓSTICO E MANEJO

O diagnóstico da CBD é baseado em exposição documentada ao berílio, a evidência de doença pulmonar compatível com o diagnóstico, e um BeLPT positivo em sangue ou fluido BAL.[192] A BeLPT permitiu a introdução de três categorias de distúrbios associados com berílio: sensibilidade ao berílio (sangue positivo ou BAL BeLPT mas biópsia negativa), doença subclínica berílio (BeLPT positiva e biópsia, mas não há sinais clínicos ou radiológicos da doença), e *berylliosis* crônica (BeLPT positiva e biópsia com características clínicas e radiológicas de doença).[192]

Dado o tempo de latência potencialmente longo para CBD e apesar das exposições geralmente mais baixas desde a década de 1950 e sua frequência decrescente, a CBD ainda deve permanecer no diagnóstico diferencial da sarcoidose. *Clusters* de sarcoidose em um local de trabalho devem alertar o clínico para a possibilidade de que estes representam exemplos de *berylliosis* crônica. Neste contexto, há de se notar a existência de uma vasta gama de ocupações laborais associadas a uma exposição potencial de berílio.

O passo mais importante no manejo de casos é a cessação completa da maior exposição ao berílio, e este conselho também deve ser dado aos trabalhadores expostos com uma BeLPT positiva, mesmo na ausência de sinais clínicos e radiológicos da doença, por causa da alta prevalência de granulomas pulmonares associados a este fato.[187] O tratamento com corticosteroides tem sido recomendado em CBD, e acredita-se que a terapia a longo prazo de esteroides pode alterar o curso da doença favoravelmente, embora não haja relatos de cura permanente.

DOENÇA DO METAL DURO

A doença do metal pesado foi primeiramente descrita na Alemanha na década de 1940, e agora tem sido relatada em muitos países. O metal duro é fabricado por um processo chamado de *sinterização*, a fusão de um pó em conjunto a uma temperatura elevada. Ao fazer metal duro, carboneto de tungstênio em pó (muitas vezes com carboneto de tântalo ou de carboneto de titânio adicionado) e 10% de cobalto é pressurizado e aquecido a 1500°C.[1] A resultante "de metal duro" tem uma consistência semelhante à do diamante, extrema força e resistência ao calor; por causa dessas qualidades, os produtos de metal duro têm ampla aplicação na indústria como brocas de perfuração (tanto para fins odontológicos como para perfuração em engenharia e até polimento de diamantes), corte e ferramentas de tunelamento, rebolos, moldes, motores a jato, e ferromagnéticos. Os indivíduos ficam expostos ao metal duro na sua fabricação e em sua manutenção e uso. A moagem de peças sinterizadas gera altas concentrações de pó de cobalto.

Doenças laborais relacionadas com os trabalhadores de metal duro podem ser agudas (rinite e asma), subagudas (pneumonite de hipersensibilidade) ou crônicas (fibroses difusas e progressivas intersticiais).[193] A fibrose intersticial é caracterizada por células gigantes multinucleadas incomuns que compreendem células alveolares tipo II e macrófagos, que, por vezes, podem ser recuperados a partir de BAL. A doença pulmonar intersticial que tem sido descrita com exposição a ambos os produtos em carboneto de tungsténio e os lapidadores[194] originalmente foi pensado para ser uma pneumonite de hipersensibilidade de cobalto, a qual reage com carbonetos metálicos para produzir espécies de oxigénio ativo[195]. Uma associação genética com alguns alelos HLA-DP pode também ser citada neste caso.[196] Isto dá uma explicação plausível do por quê apenas uma pequena proporção das pessoas expostas desenvolve a doença. Um estudo de coorte em toda a área datado de 1998, em 10 instalações na França, documentou um aumento da mortalidade por câncer de pulmão associado com exposição simultânea ao cobalto e carboneto de tungstênio.[197] Uma revisão das pesquisas em locais de trabalho indica que a doença intersticial é rara, enquanto doenças das vias aéreas incluindo bronquite e asma são mais frequentes.[193,198] Ambas as doenças intersticiais e das vias aéreas podem ser vistas no mesmo indivíduo. O diagnóstico é baseado em uma história de exposição, uma apresentação clínica compatível e características patológicas e mineralógicas na biópsia.[193,199] Ambos os carbonetos de tungstênio e cobalto já foram identificados nas lesões fibróticas centrolobulares associadas com doença pulmonar de metal duro.[200] Diagnóstico precoce e remoção da exposição podem reverter a doença aguda, incluindo asma, e prevenir o desenvolvimento de doenças crônicas. Houve vários relatos de resposta à retirada da exposição e tratamento com corticosteroides.[2] Prevenção requer controle da exposição; para controlar a exposição do trabalhador, a medição de cobalto urinária pode ser útil.

CARBONETO DE SILÍCIO (CARBORUNDUM) PNEUMOCONIOSE

Pneumoconiose Carborundum está associada com a exposição na manufatura de carborundum, carboneto de silício de uma dureza extrema usado como abrasivo. Sob níveis de exposição atuais, este é geralmente uma desordem suave e não progressiva.[201] Não há, no entanto, nenhuma evidência de que as pessoas expostas a este material, que tem uma proporção de sílica e um componente fibroso, correm o risco de pneumoconiose associada com disfunção pulmonar[202,203] e, possivelmente, para o câncer de pulmão.[204]

NOVAS PNEUMOCONIOSES

Doenças pulmonares associadas com exposição a fluidos de metalurgia[205]; nylon, rayon, concentração de polipropileno[206]; índio; flavorizantes de pipoca (diacetil)[207]; e nanopartículas têm sido descritos. Uma revisão recente detalha essas doenças e doença pulmonar associados à exposição à queima e colapso do World Trade Center, em Nova York.

Pontos-chave

- A população exposta ao pó no local de trabalho é tão grande que uma história laboral, incluindo trabalhos remotos, deve ser parte de cada avaliação respiratória.
- A radiografia de tórax e história laboral são os principais pilares para o diagnóstico de pneumoconiose, embora TC e biópsia pulmonar possam ser necessárias, especialmente para asbestose.
- Devido às muitas interações entre tabagismo e pó, é importante implementar programas contra o tabagismo em locais de trabalho.
- Os trabalhadores expostos ao pó estão em risco de desenvolver a *doença pulmonar obstrutiva crônica* (DPOC) e bronquite crônica. Em alguns casos, eles também estão em risco de fibrose e câncer do pulmão.
- A silicose é um risco em uma ampla gama de novas e mais velhas, mas menos clássicas indústrias, tais como reabilitação de concreto, escultura em pedra, e o jateamento de areia de jeans.
- Pó de sílica é um fator de risco para a tuberculose e outras doenças pulmonares micobacterianas, câncer de pulmão, DPOC e doenças do tecido conjuntivo.
- A mineração de carvão é onipresente e, com a mecanização, continua a expor mineradores subterrâneos e de superfície a grandes quantidades de pó; altas taxas de pneumoconiose dos mineiros de carvão são vistas principalmente em operações de mineração de pequeno porte.
- Doenças relacionadas ao amianto serão vistas por muitas décadas, devido ao longo período de latência entre a exposição e a doença e porque o amianto ainda é amplamente encontrado.

As Referências estão disponíveis exclusivamente no site www.elsevier.com.br/expertconsult

74 INDOOR AND OUTDOOR AIR POLLUTION

JOHN R. BALMES, MD • MARK D. EISNER, MD, MPH

INTRODUCTION
AIR POLLUTANTS
Pollutants—What They Are and Why They Matter
General Properties, Sources, and Distribution of Pollutants
MECHANISMS OF DEFENSE AGAINST AIR POLLUTION–RELATED RESPIRATORY EFFECTS
Deposition of and Clearance of Particles
Gases—Deposition and Damage Are Functions of Solubility
Oxidative Stress

METHODS OF STUDYING THE HEALTH EFFECTS OF AIR POLLUTION
Epidemiologic Studies
Controlled Human Exposure Research
Animal Research
In Vitro Research
Air Pollution Studies—Putting It All Together
INDOOR AIR POLLUTION
Sources of Indoor Pollution
Indoor Combustion: Major Source of Indoor Air Pollution
Secondhand Smoke and Obstructive Lung Disease

Gas Stove Exposure: Cause of Asthma Exacerbation?
Wood Smoke Exposure—Respiratory Health Effects
Respiratory Effects of Kerosene Heater Use
Other Indoor Pollutants—"Toxic" Indoor Environment
OUTDOOR AIR POLLUTION—ADVERSE RESPIRATORY EFFECTS OF SPECIFIC POLLUTANTS
Particulate Matter
Sulfur Dioxide
Nitrogen Dioxide
Ozone

O Capítulo 74 está disponível, em inglês, exclusivamente no site www.elsevier.com.br/expertconsult

75 ACUTE RESPONSES TO TOXIC EXPOSURES

PAUL D. BLANC, MD, MSPH

INTRODUCTION
PATHOGENESIS OF LUNG INJURY FROM INHALED TOXICANTS
Patterns of Response to Irritant Inhalation
Other Patterns of Response
GENERAL MANAGEMENT PRINCIPLES
CHRONIC SEQUELAE AND RESIDUAL EFFECTS

SPECIFIC EXPOSURES
Chlorine, Chloramines, Hydrochloric Acid, and Related Chemicals
Oxides of Nitrogen, Ozone, Sulfur Dioxide, and Acid Aerosols
Military and Crowd Control Agents
Toxic Metals
Metal Fume Fever, Polymer Fume Fever, Organic Dust Toxic Syndrome, and Other Inhalation Fevers

Fluorocarbon Aerosol Spray Pneumonitis
Hydrocarbon Pneumonitis and "Fire-Eater's" Lung
Paraquat
Smoke Inhalation
Pharmacologic Syndromes
Other Inhalant Exposures
Miscellaneous Exposures

O Capítulo 75 está disponível, em inglês, exclusivamente no site www.elsevier.com.br/expertconsult

76 TRAUMA AND BLAST INJURIES

D. DANTE YEH, MD • JARONE LEE, MD, MPH

THORACIC TRAUMA
Introduction
Indications for Resuscitative Thoracotomy
Indications for Urgent Thoracotomy
Indications for Delayed Thoracotomy
Thoracic Cage Injuries
Lung Parenchyma Injuries
Tracheobronchial Injuries
Diaphragm Injuries

BLAST LUNG INJURY
Introduction
Primary Blast Injuries
Secondary Blast Injuries
Tertiary Blast Injuries
Quaternary Blast Injuries
Physics of the Blast Wave
Management of Blast Lung Injury
Initial Management and Diagnostic Approach to the Thoracic Trauma Patient

O Capítulo 76 está disponível, em inglês, exclusivamente no site www.elsevier.com.br/expertconsult

77 HIGH ALTITUDE

ANDREW M. LUKS, MD • ROBERT B. SCHOENE, MD • ERIK R. SWENSON, MD

INTRODUCTION
ADAPTATION TO HIGH ALTITUDE
Pulmonary Adaptation
Cardiovascular Adaptation
Hematologic Adaptation
Tissue Adaptation
Central Nervous System Adaptation

Fluid Homeostasis and Renal Function
CHANGES IN COMMON SEA-LEVEL ACTIVITIES AT HIGH ALTITUDE
Sleep
Exercise
MALADAPTATION
Problems of Lowlanders on Ascent to High Altitude

Problems of High-Altitude Residents
PREEXISTING ILLNESS AND HIGH ALTITUDE
Respiratory Diseases
Altitude-Illness Medications and Underlying Medical Diseases

O Capítulo 77 está disponível, em inglês, exclusivamente no site www.elsevier.com.br/expertconsult

78 DIVING MEDICINE

ALFRED A. BOVE, MD, PhD • TOM S. NEUMAN, MD

INTRODUCTION
Increased Pressure
Water Immersion
Thermal Exposure
Energy Needs for Diving
EQUIPMENT
Open-Circuit Scuba
Closed-Circuit Rebreather Scuba
Surface-Supplied Equipment
DISORDERS RELATED TO DIVING: NOMENCLATURE

PRESSURE EFFECTS: BOYLE'S LAW
Relation of Gas Volume to Depth
Barotrauma
DISSOLVED INERT GAS EFFECTS: HENRY'S LAW
Inert Gas Kinetics
Inert Gas Supersaturation in Tissues
Decompression Sickness
INERT GAS NARCOSIS
OXYGEN TOXICITY

MEDICAL QUALIFICATIONS FOR DIVING
Exercise Requirements
Disorders Causing Sudden Unconsciousness
Pulmonary Disorders
Cardiac Disorders
DROWNING
Pathophysiology
Clinical Presentation
Treatment
Prognosis

O Capítulo 78 está disponível, em inglês, exclusivamente no site www.elsevier.com.br/expertconsult

SEÇÃO N

DISTÚRBIOS DA PLEURA

79 DERRAME PLEURAL

V. COURTNEY BROADDUS, MD • RICHARD W. LIGHT, MD

INTRODUÇÃO
PLEURA: FORMA E FUNÇÃO
EMBRIOLOGIA E ANATOMIA
Suprimento Sanguíneo
Vasos Linfáticos
Suprimento Nervoso
FISIOLOGIA DO ESPAÇO PLEURAL
Líquido Pleural Normal e Rotação de Proteína
Pressão Pleural
FISIOPATOLOGIA DO ESPAÇO PLEURAL
Derrames Pleurais
Efeitos dos Derrames Pleurais nas Funções Pulmonar e Cardíaca
ABORDAGEM AOS PACIENTES COM DERRAME PLEURAL
Diagnóstico Diferencial do Derrame Pleural

Separação de Exsudatos dos Transudatos
Diferenciando Derrames Pleurais Exsudativos
Outros Testes Diagnósticos para Fluido Pleural
Testes Radiográficos Úteis em Pacientes com Suspeita de Doença Pleural
Testes Invasivos em Pacientes com Derrame Pleural Exsudativo não Diagnosticado
DERRAMES PLEURAIS TRANSUDATIVOS
Insuficiência Cardíaca Congestiva
Hidrotórax Hepático
Síndrome Nefrótica
Diálise Peritoneal
Urinotórax
Mixedema
Doença Pericárdica

Outras Causas de Derrames Pleurais Transudativos
DERRAMES PLEURAIS EXSUDATIVOS
Embolia Pulmonar
Doenças Abdominais
Doenças Inflamatórias
Outras Doenças Inflamatórias
Sarcoidose
Exposição ao Amianto
Uremia
Síndrome da Lesão Pós-cardíaca
Pós-cirurgia de Revascularização do Miocárdio
Procedimento de Fontan
Reações Medicamentosas
Miscelânea

INTRODUÇÃO

O espaço pleural é delimitado por duas membranas, a pleura visceral que cobre o pulmão e a pleura parietal que cobre a parede torácica e o diafragma. Dentro desse espaço, líquido normal e proteína penetram vindos da circulação sistêmica e são removidos pelos vasos linfáticos pleurais parietais. A pressão pleural é subatmosférica e assegura a inflação do pulmão. Como as fronteiras mesoteliais são permeáveis, o excesso de líquido pode se mover para todo esse espaço de baixa pressão e alta capacitância e acumular-se como um derrame pleural. Assim, os derrames pleurais são comuns e de etiologias altamente diversas; os derrames podem surgir das membranas pleurais próximas ou de órgãos torácicos ou abdominais mais distantes. Dependendo das concentrações de proteína e *lactato desidrogenase* (LDH) do líquido, esses derrames podem ser classificados inicialmente como exsudatos ou transudatos. Os derrames pleurais exsudativos preenchem pelo menos um dos seguintes critérios, enquanto os derrames transudativos não atendem a nenhum deles (critérios de Light): uma razão de proteína sérica para proteína no fluido pleural superior a 0,5, uma razão de LDH sérico para LDH no fluido acima de 0,6, e LDH no fluido pleural superior a dois terços do limite superior normal para o soro. Neste capítulo, discutimos tanto a fisiologia como a fisiopatologia do movimento do líquido no espaço pleural.

Outros capítulos cobrem a anatomia das membranas pleurais (Cap. 1) e as doenças pleurais relacionadas a infecções pleurais (Cap. 80), bem como tumores pleurais (Cap. 82). Além disso, pneumotórax, quilotórax, hemotórax e fibrotórax são cobertos no Cap. 81. Este capítulo introdutório cobre os derrames em geral com atenção aos transudatos e aqueles derrames exsudativos não causados por malignidade e infecção.

PLEURA: FORMA E FUNÇÃO

As duas membranas pleurais se encontram no teto hilar do pulmão. Em ovinos, animais com uma anatomia pleural similar à dos humanos, a área de superfície da pleura visceral de um pulmão, incluindo aquela que se invagina dentro das fissuras pulmonares, é similar à da pleura parietal de um hemitórax, aproximadamente 1.000 cm^2.[1] O espaço pleural normal tem aproximadamente 18 a 20 μm de largura, embora ele se alargue em suas áreas mais dependentes.[1] Foi demonstrado que as membranas pleurais não se tocam e que o espaço pleural é um espaço real, e não potencial[1] (Fig. 1-30).

É provável que a função primária das membranas pleurais seja permitir o movimento extensivo do pulmão em relação à parede torácica. Se o pulmão se aderir diretamente à parede torácica, sua expansão e deflação seriam mais limitadas. Envolto em sua cobertura deslizante, o pulmão, ainda que ainda acoplado mecanicamente à parede torácica, é capaz de se expandir através de sua amplitude de vários espaços intercostais. Todavia, em estudos clínicos e experimentais, a sínfise pleural não foi associada a grandes anormalidades da função pulmonar.[2,3] Os achados mais comuns são a diminuição do volume do pulmão afetado e, em um estudo, também do pulmão oposto.[4] Se o espessamento pleural acompanhar a sínfise pleural, anormalidades da função pulmonar podem resultar mais de fibrotórax do que da obliteração do espaço pleural somente.

A pleura visceral também pode fornecer suporte mecânico para o pulmão: contribuindo para a forma do pulmão, estabelecendo um limite à expansão, e contribuindo para o trabalho de deflação. Como o tecido conectivo submesotelial é contínuo com o tecido conectivo do parênquima pulmonar, a pleura visceral pode ajudar a distribuir de maneira uniforme as forças produzidas por pressões negativas de inflação no pulmão. Desse modo, a superdistensão dos alvéolos na superfície pleural pode ser evitada, diminuindo a chance de ruptura e de pneumotórax.

Uma função reconhecida do espaço pleural é proporcionar uma via pela qual o edema possa escapar do pulmão.[5] Como foi demonstrado em vários estudos experimentais tanto sobre edema hidrostático como sobre edema de maior permeabilidade,[6,7] o espaço pleural pode funcionar como um fator adicional de segurança protegendo contra o desenvolvimento de edema alveolar. A formação de derrames transudativos em pacientes com insuficiência cardíaca congestiva reflete aparentemente os movimentos do edema do pulmão para um espaço onde seus efeitos sobre a função pulmonar são relativamente pequenos.

EMBRIOLOGIA E ANATOMIA

Na idade gestacional de 3 semanas, os espaços pleural, pericárdico e peritoneal começam a se formar a partir do mesoderma e, com 9 semanas, a cavidade pleural se separa dos espaços pericárdico e peritoneal.[8] Vários cistos, divertículos e defeitos podem resultar da partição incompleta dos três espaços mesodérmicos. À medida que o pulmão se desenvolve, os brotos pulmonares se invaginam dentro da pleura visceral e a partir de então mantêm uma cobertura pleural.

As membranas pleurais são coberturas lisas e brilhantes de um pulmão em constante movimento. Sobrejacente a cada membrana pleural há uma única camada de células mesoteliais. Essas células podem ser de tamanho variável, desde planas até cuboides ou colunares, talvez com base no grau de elasticidade do tecido submesotelial subjacente. Essas células, as mais numerosas do espaço pleural, podem ter várias funções importantes para a biologia pleural.[9] As células mesoteliais podem secretar os componentes macromoleculares da matriz extracelular e organizá-los na matriz madura, fagocitar partículas, produzir fatores fibrinolíticos e pró-coagulantes, bem como secretar fatores quimiotáticos de neutrófilos e monócitos que podem ser importantes para o recrutamento de células inflamatórias dentro dos espaços pleurais. As células mesoteliais também produzem citocinas, como o fator transformador de crescimento β, fator de crescimento epidérmico e fator de crescimento derivado de plaquetas, citocinas que são importantes na inflamação e na fibrose pleural.

Em sua superfície há microvilosidades, que se distribuem irregularmente sobre as superfícies pleurais. Embora as microvilosidades presumivelmente existam para aumentar a área de superfície para a atividade metabólica, a função dessas características proeminentes é desconhecida. As células mesoteliais produzem hialuronato, mas não mucina, expressam microfilamentos de queratina, coram-se negativamente com anticorpos específicos do epitélio (Ber-EP4, B72.3, Leu. Ml, e CEA), e se coram positivamente para calretinina e mesotelina – todas estas características importantes para a identificação histoquímica e imuno-histoquímica das células nos derrames pleurais.[10,11]

As células situam-se sobre a fina membrana basal sobrejacente a uma região variável do tecido conectivo contendo principalmente colágeno e elastina. Embora a camada de tecido conectivo pleural parietal tenha espessura consistente, as camadas desse tecido variam muito. Em um único indivíduo, a pleura visceral varia de uma camada fina na região craniana até uma camada grossa na região caudal.[12] É interessante notar que entre espécies de mamíferos, enquanto a pleura parietal é constante, a pleura visceral é muito variável (Fig. 1-31). A análise dos constituintes da pleura visceral mostrou que há mais colágeno em relação à elastina do que é encontrado no parênquima pulmonar, um achado compatível com um papel mecânico da pleura.[13] Essa camada de tecido conectivo contém vasos sanguíneos e linfáticos e se une ao tecido conectivo do pulmão. Demonstrou-se que o tecido submesotelial tem força mecânica e contém vários fatores de crescimento que podem apoiar o crescimento celular, sugerindo que o mesotélio pode funcionar como um material de reparo e regenerativo.[14]

SUPRIMENTO SANGUÍNEO

A pleura parietal é suprida por artérias intercostais[15] (Fig. 79-1A). Em humanos e outros grandes mamíferos, a pleura visceral é exclusivamente suprida pela circulação bronquial, que drena nas veias pulmonares[12] (Fig. 79-1B). A via de drenagem pelas veias pulmonares pode ter contribuído para a confusão que existia anteriormente sobre o suprimento sanguíneo pleural visceral ser ou não proveniente de uma

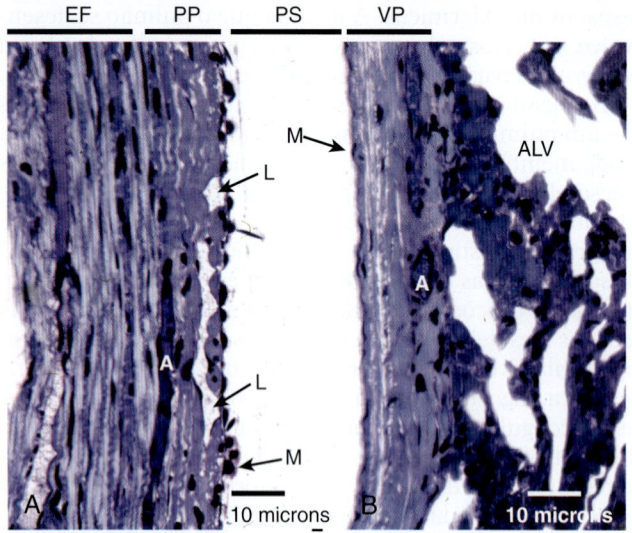

Figura 79-1 Microscopia óptica mostrando as pleuras parietal e visceral de um ovino, um animal com anatomia pleural similar à dos humanos. Ambas as membranas são cobertas com uma só camada de células mesoteliais *(M)*. **A,** A pleura parietal *(PP)* é a camada de tecido conectivo solto entre o espaço pleural *(PS)* e o tecido conectivo denso da fáscia endotorácica *(EF)*. Dentro do tecido conectivo solto há microvasos sanguíneos *(A)* provenientes das artérias intercostais e lacunas *(L)* linfáticas, que se abrem dentro do espaço pleural via estomas. **B,** A pleura visceral *(VP)* situa-se entre o espaço pleural *(PS)* e os alvéolos *(ALV)*. O suprimento sanguíneo para a pleura visceral é pelas artérias bronquiais *(A)*, que drenam nas veias pulmonares. A pleura contém densas bandas de elastina e colágeno. (Reproduzida com permissão de Staub NC, Wiener-Kronish JP, Albertine KH: Transport through the pleura: physiology of normal liquid and solute exchange in the pleural space. In Chrétien J, Bignon J, Hirsch A, editors: *The pleura in health and disease*. New York, 1985, Marcel Dekker, pp 174-175, cortesia de Marcel Dekker, Inc.)

circulação sistêmica (bronquial) ou pulmonar. Ambas as pleuras em humanos, portanto, contam com uma circulação sistêmica, embora a circulação bronquial pleural visceral possa ter uma pressão de perfusão ligeiramente mais baixa que a circulação intercostal e pleural parietal por causa de sua drenagem em um sistema venoso de pressão mais baixa.

VASOS LINFÁTICOS

Se forem injetadas partículas de carbono dentro do espaço pleural como um marcador visível das vias de drenagem linfática, posteriormente se constatará que o carbono negro é captado nos vasos linfáticos no lado parietal, e não no lado visceral (Fig. 79-2; ver Fig. 1-32C). A pleura visceral possui extensos vasos linfáticos, mas eles não se conectam ao espaço pleural[12] (Fig. 1-27). Foi demonstrado em coelhos, ovinos e agora no homem que os vasos linfáticos pleurais parietais se conectam ao espaço pleural via estomas, orifícios de 8 a 10 μm de diâmetro que são formados por descontinuidades na camada mesotelial onde o mesotélio se une ao endotélio linfático subjacente (Fig. 1-32A e B).[16-18] Os estomas podem acomodar partículas tão grandes quanto eritrócitos. Em vários estudos experimentais, foi demonstrado que esses linfáticos são a principal via de saída do líquido do espaço pleural.[19] Dos estomas, o líquido drena para as lacunas, que são vasos linfáticos coletores submesoteliais semelhantes a aranhas que, então, drenam nos linfáticos infracostais, nos linfonodos paraesternais e periaórticos, para o ducto torácico, e dentro do sistema venoso sistêmico. As células linfoides são descritas como situadas dentro de agregados subjacentes às células mesoteliais morfologicamente diferentes, que

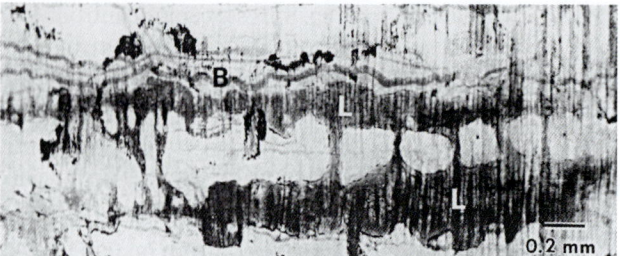

Figura 79-2 Fotografia macroscópica de lacunas linfáticas na pleura parietal sobre um espaço intercostal. Carbono coloidal foi instilado dentro do espaço pleural para marcar os vasos linfáticos de drenagem. Ao se olhar para baixo na pleura, as lacunas linfáticas *(L)* aparecem como amplas cisternas. **B,** Vaso sanguíneo. (Magnitude original ×39.) (Reimpressa com permissão de Wiley-Liss, a division of Wiley and Sons, Inc., copyright owner. De Albertine KH, Wiener-Kronish JP, Staub NC: The structure of the parietal pleura and its relationship to pleural liquid dynamics in sheep. *Anat Rec* 208:406, 1984.)

formam estruturas em relevo chamadas *focos de Kampmeier* que podem ter uma função imune, como demonstrado para o espaço peritoneal.[9]

SUPRIMENTO NERVOSO

A pleura parietal contém fibras nervosas sensitivas, supridas pelos nervos intercostais e frênicos, e há muito se acredita que seja o principal local de sensação de dor na pleura. As regiões diafragmáticas costal e periférica são inervadas pelos nervos intercostais, e a dor proveniente dessas regiões é sentida na parede torácica adjacente. A região diafragmática central é inervada pelo nervo frênico, e a dor proveniente dessa região é sentida no ombro ipsilateral. Demonstrou-se, mais recentemente, que a pleura visceral possui fibras nervosas sensitivas que podem participar da dor ou de outras sensações como a dispneia.[20] Além disso, adesões pleurais podem conter fibras dolorosas e contribuir para a dor pós-toracotomia ou pós-pleurodese.[21]

FISIOLOGIA DO ESPAÇO PLEURAL

LÍQUIDO PLEURAL NORMAL E ROTAÇÃO DE PROTEÍNA

Nos últimos 10 a 20 anos, desenvolveu-se o consenso de que o líquido pleural normal surge dos vasos pleurais sistêmicos em ambas as pleuras, flui através das membranas pleurais permeáveis para dentro do espaço pleural, e sai do espaço pleural via vasos linfáticos pleurais parietais[22,23] (Fig. 79-3). Desse modo, o espaço pleural é análogo a outros espaços intersticiais do corpo. Há várias linhas de evidência para esse ponto de vista.

1. A pressão intrapleural é mais baixa que a pressão intersticial de ambos os tecidos pleurais. Essa diferença de pressão constitui um gradiente para o movimento do líquido dentro, mas não fora, do espaço pleural.
2. As membranas pleurais são permeáveis à líquido e proteína. Seja testada *in vitro*[24,25] ou *in situ*,[26,27] a pleura oferece pouca resistência ao movimento de líquido ou proteína.
3. As células mesoteliais expressam vários transportadores e aquaporinas, mas não se demonstrou que estes tenham um papel na reabsorção dos derrames.[28,29] Embora o líquido pleural normal tenha sido referido como alcalino com bicarbonato mais alto que no plasma, não há evidência de participação mesotelial na geração de um gradiente de

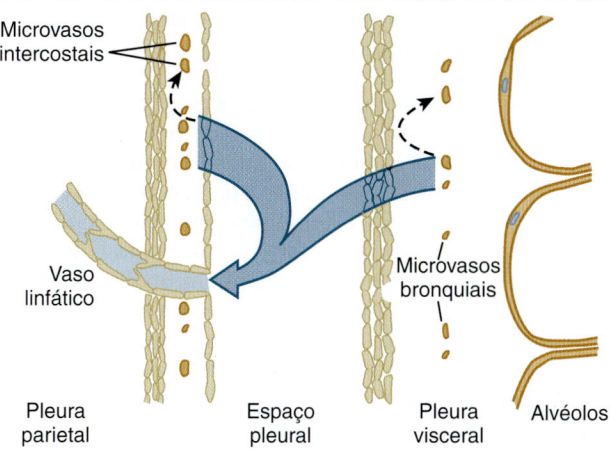

Figura 79-3 Esquema mostrando rotação normal de líquido pleural. O filtrado microvascular inicial na pleura parietal e visceral é parcialmente reabsorvido (*setas tracejadas*). O líquido intersticial remanescente com baixo teor de proteína flui através de camadas mesoteliais pleurais permeáveis para dentro do espaço pleural. O líquido pleural sai do espaço pleural via estomas linfáticos da pleura parietal. (Reproduzida com permissão de Staub, NC, Wiener-Kronish JP, Albertine, KH: Transport through the pleura: Physiology of normal liquid and solute exchange in the pleural space. In Chrétien J, Bignon J, Hirsch A, eds: *The pleura in health and disease*, New York, 1985, Marcel Dekker, p. 182, cortesia de Marcel Dekker.)

bicarbonato. Se, de fato, a camada mesotelial for permeável, é difícil explicar como as células mesoteliais podem manter tal gradiente. (A diferença de bicarbonato também pode ser explicada pela distribuição passiva de íons através de uma membrana semipermeável, um fenômeno chamado de *equilíbrio de Donnan*.)

4. A entrada do líquido pleural é lenta e compatível com taxas conhecidas de fluxo intersticial. Por meio de estudos não invasivos do equilíbrio de albumina radiomarcada, a taxa de entrada do líquido pleural é de aproximadamente 0,01 mL/kg por hora em ovinos, ou cerca de 0,5 mL por hora ou 12 mL ao dia em um homem adulto.[30] A meia-vida da rotação do líquido pleural em ovinos e coelhos é de 6 a 8 horas.[30,3]

5. A concentração de proteína do líquido pleural normal é baixa em ovinos[30] e provavelmente em humanos, o que implica filtração de proteína através de um gradiente de alta pressão. A concentração de proteína do líquido pleural (10 g/L, 1 g/dL) em ovinos e a razão de concentração de proteína pleural e plasmática (0,15) são similares àquelas dos filtrados provenientes de vasos sistêmicos de alta pressão. Em comparação, um filtrado dos vasos pulmonares de baixa pressão tem uma concentração de proteína (45 g/L, 4,5 g/dL) e uma razão (razão de concentração de proteína linfática e plasmática de 0,69) mais altas.[32]

6. A maior parte do líquido sai do espaço pleural por ultrafiltração, e não por difusão ou transporte ativo. Isto é evidente porque a concentração de proteína dos derrames pleurais permanece constante à medida que o derrame é absorvido, que é o que se espera da ultrafiltração. Se o líquido fosse absorvido por difusão ou transporte ativo, as proteínas sairiam de forma mais lenta e a concentração de proteína aumentaria progressivamente. Além disso, os eritrócitos instilados dentro do espaço pleural são absorvidos intactos e quase na mesma proporção do líquido e da proteína.[19] Isto indica que a via de saída principal são os orifícios grandes o suficiente para acomodar os eritrócitos de ovinos (6 a 8 μm de diâmetro). A única saída possível é

através de estomas pleurais parietais (10 a 12 μm de diâmetro) dentro dos vasos linfáticos pleurais. Digno de nota, esses vasos linfáticos têm grande capacidade de absorção. Quando derrames artificiais eram instilados dentro do espaço pleural de ovinos despertos, a velocidade de saída (0,28 mL/kg por hora) era quase 30 vezes a velocidade de saída basal (0,01 mL/kg por hora).[19]

PRESSÃO PLEURAL

A pressão pleural em humanos é de aproximadamente -5 cm H_2O na parte torácica média em capacidade residual funcional e de -30 cm H_2O em capacidade pulmonar total.[33] Se a complacência do pulmão diminuísse, pressões pleurais, nos mesmos volumes pulmonares, seriam mais negativas. Em um estudo de pacientes submetidos à toracocentese, aqueles com pressões pleurais mais negativas tiveram menos melhora no volume pulmonar do que aqueles com pressões menos negativas, presumivelmente refletindo a presença de um pulmão subjacente não complacente e doente.[34]

Embora a pressão do espaço pleural seja subatmosférica, os gases não se acumulam ali. A soma de todas as pressões parciais de gases no sangue capilar é de aproximadamente 700 mm Hg, ou 60 mm Hg abaixo da pressão atmosférica ($P_{H_2O} = 47$, $P_{CO_2} = 46$, $P_{N_2} = 570$, e $P_{O_2} = 40$ mm Hg). A pressão subatmosférica dos gases dissolvidos no sangue capilar ajuda a manter o espaço pleural livre de gás e facilita a absorção de qualquer gás que entre no espaço pleural. Note-se que, para aumentar o gradiente favorecendo a absorção de gás, pode-se reduzir a pressão parcial de nitrogênio no sangue fazendo com que o paciente respire maiores concentrações de oxigênio inspirado. O oxigênio desloca nitrogênio alveolar, reduzindo assim a pressão parcial de nitrogênio no sangue capilar; por causa da limitada absorção de oxigênio devido ao platô da curva de dissociação oxigênio-hemoglobina, porém, o aumento do oxigênio inspirado não acrescenta muito à pressão parcial de oxigênio no sangue capilar.

FISIOPATOLOGIA DO ESPAÇO PLEURAL

DERRAMES PLEURAIS

Para que o líquido pleural se acumule formando um derrame, é provável que *tanto* a velocidade de sua entrada deva aumentar *quanto* a velocidade de saída deva diminuir. Se somente a velocidade de entrada aumentasse, seria necessária uma velocidade sustentada de mais de 30 vezes a normal para exceder a capacidade de reserva de remoção linfática; se a velocidade de saída diminuísse, levaria mais de um mês à velocidade de entrada normal de 12 mL por dia para se produzir um derrame detectável por radiografia de tórax.[23] Assim, em situação clínica, é mais provável que o excesso de líquido pleural se acumule devido a alterações *tanto* nas velocidades de entrada *quanto de* saída.

A entrada aumentada do líquido pode resultar de maior filtração através de capilares sistêmicos ou pulmonares ou da entrada de outro líquido (p. ex., quilo, líquido cerebroespinal, urina, fluido intravenoso de um cateter deslocado). A diminuição da saída de líquido pode resultar de interferência na função linfática (p. ex., obstrução dos estomas pleurais parietais, inibição da contratilidade linfática, infiltração de linfonodos paraesternais de drenagem, ou elevação da pressão venosa sistêmica na qual o linfonodo drena).[23] Existem poucos estudos sobre a velocidade de remoção do líquido em humanos; porém, reduções da drenagem linfática foram confirmadas em pacientes com derrames tuberculosos e malignos,[35] e naqueles com a síndrome da unha amarela, uma doença da função linfática.[36] Em alguns casos, é provável que o mesmo processo patológico atue para aumentar a entrada e reduzir a saída de líquido ao passo que, em outros casos, diferentes processos patológicos podem agir cooperativamente para produzir um derrame.

Para determinar a origem de derrames, uma distinção clássica e útil é aquela entre transudatos e exsudatos (veja "Separação de Exsudatos dos Transudatos" posteriormente).[37] Os transudatos formam-se por extravasamento de líquido através de uma barreira capilar intacta, devido a aumentos nas pressões hidrostáticas ou reduções nas pressões osmóticas através dessa barreira. Os transudatos geralmente indicam que as membranas pleurais não estão doentes. Os exsudatos geralmente se formam do extravasamento de líquido e proteína através uma barreira capilar alterada com aumento da permeabilidade. A razão de proteína, a razão de LDH e a concentração de LDH pleural absoluta constituem os critérios de Light.

Os transudatos incluem vários líquidos com baixo teor de proteína que surgem dos leitos capilares não lesionados. A maioria dos transudatos e, de fato a maioria de todos os derrames, são causados por insuficiência cardíaca congestiva. Demonstrou-se que esses transudatos se formam principalmente a partir de extravasamento de edema através de capilares pulmonares normais dentro do interstício pulmonar; esse edema intersticial pode então se mover para a frente do espaço pleural e através da pleura visceral permeável para o interior do espaço pleural.[6,38] Outros transudatos, aqueles associados à síndrome nefrótica ou atelectasia, podem se formar por causa das pressões alteradas (osmóticas ou hidrostáticas) através dos capilares pleurais. Alguns transudatos, geralmente pequenos, podem se desenvolver primariamente devido a uma redução isolada na velocidade de saída.[39] O hidrotórax hepático e os derrames decorrentes de diálise peritoneal se desenvolvem quando o líquido flui do espaço peritoneal dentro do espaço pleural com pressão mais baixa através de orifícios macroscópicos no diafragma. Finalmente, outros fluidos com teor *muito* baixo de proteína, como urina ou líquido cerebroespinal, ou líquidos intravenosos podem encontrar uma saída para o espaço pleural, caso seu curso normal seja interrompido.

Os exsudatos surgem de leitos capilares lesionados no pulmão, pleura ou tecidos adjacentes. A maioria dos exsudatos, como aqueles associados à pneumonia ou *embolia pulmonar* (EP), provavelmente se forma após inflamação pulmonar e lesão quando um edema pulmonar com alto teor de proteína extravasa para dentro do espaço pleural. Outra grande categoria de exsudatos surge de lesão pleural devido à inflamação, infecção ou malignidade. Os exsudatos também podem se formar quando o líquido exsudativo no mediastino (ruptura esofágica ou quilotórax), retroperitônio (pseudocisto pancreático) ou peritônio (ascite com peritonite bacteriana espontânea ou síndrome de Meig) encontra uma saída dentro do espaço pleural de pressão mais baixa.

Como já comentado, para transudatos ou exsudatos, a obstrução linfática pode contribuir para o acúmulo do derrame. No entanto, como drenagem linfática não altera a concentração de proteína no fluido pleural, a concentração de proteína dá informação sobre a *formação* do fluido, e não sobre sua *remoção*.[23]

EFEITOS DOS DERRAMES PLEURAIS NAS FUNÇÕES PULMONAR E CARDÍACA

Na presença de um líquido que ocupa espaço no espaço pleural, o pulmão recua para dentro, a parede torácica recua para fora, e o diafragma é deprimido inferiormente e, algumas vezes, é invertido.[40] Se o pulmão e a parede torácica tiverem complacências normais, a diminuição no volume pulmonar responde por aproximadamente um terço do volume do derrame pleural, e o aumento de tamanho do hemitórax responde pelos dois terços remanescentes. Como resultado, os volumes pulmonares estão reduzidos abaixo do volume de derrame pleural. Se o pulmão, sob outros aspectos, estiver normal, não há evidência de que um derrame cause significativa hipoxemia, presumivelmente porque a ventilação e a perfusão diminuem similarmente. De fato, em um estudo, a hipoxemia leve, presente antes da toracocentese, se agravou significativamente *após* a toracocentese,[41] quando a perfusão presumivelmente foi restaurada, enquanto a ventilação permaneceu inadequada. Em outro estudo usando múltiplas técnicas com gás inerte para quantificar as distribuições de ventilação-perfusão (V/Q), o derrame pleural foi associado a uma pequena derivação de perfusão intrapulmonar (6,9%) que não se alterou significativamente quando medido novamente 30 minutos após toracocentese de aproximadamente 700 mL (6,1%).[42] A drenagem dos derrames pleurais em pacientes com hipoxemia refratária sob ventilação mecânica pode melhorar a oxigenação,[43] embora não exista um consenso sobre as indicações para toracocentese nessa situação.[44] Parece, portanto, que os efeitos do derrame pleural e da toracocentese sob oxigenação são variáveis e podem depender da função pulmonar de base.

Grandes derrames pleurais podem comprometer a função cardíaca, mais provavelmente por meio de diminuição das pressões de distensão nas câmaras cardíacas e do enchimento cardíaco. Em um estudo de 27 pacientes com grandes derrames ocupando mais da metade do hemitórax, achados clínicos e ecocardiográficos de tamponamento cardíaco foram identificados na maioria dos pacientes. Esses achados, incluindo pressão venosa jugular elevada, pulso paradoxal, colapso diastólico ventricular direito, ou velocidade de fluxo paradoxal resolveram-se em todos os pacientes quando estudados novamente 24 horas após toracocentese de mais de 1 L.[45] Grandes derrames pleurais, especialmente derrames do lado esquerdo, devem ser considerados como causas potencialmente reversíveis de disfunção cardíaca.[46] A toracocentese de um derrame unilateral (valor médio de 1,5 L) também demonstrou que melhora a tolerância ao exercício.[47]

Os sintomas comuns dos pacientes com derrames são a dor torácica pleurítica, tosse e dispneia. Parece que os três sintomas se devem a diferentes causas. A dor torácica pleurítica deriva de inflamação da pleura parietal e possivelmente da pleura visceral. Ocasionalmente, esse sintoma é acompanhado por fricção pleural audível ou palpável, refletindo o movimento dos tecidos pleurais anormais. A tosse pode ser induzida por distorção do pulmão, da mesma maneira que a tosse segue-se ao colapso pulmonar decorrente de um pneumotórax. A dispneia mais provavelmente é causada pela ineficiência mecânica dos músculos respiratórios que são estirados pelo deslocamento em direção externa da parede torácica e pelo deslocamento para baixo do diafragma.[40] Após a remoção de grandes quantidades de líquido pleural, a dispneia geralmente é aliviada de imediato, embora a redução do volume do líquido pleural esteja associada a pequenos aumentos somente no volume pulmonar e pouca melhora, ou uma real diminuição na PO_2. Em um estudo, nove pacientes submeteram-se à remoção de mais de 1.800 mL do líquido pleural e, apesar dos aumentos da capacidade vital de apenas 300 mL, todos eles experimentaram alívio imediato da dispneia.[48] Embora a capacidade vital tenha se alterado pouco, os pacientes puderam gerar uma pressão pleural mais negativa do que antes, no mesmo volume pulmonar, após a toracocentese, indicando melhora na eficiência dos músculos respiratórios após o retorno da parede torácica e do diafragma a uma posição mais normal após toracocentese. Outra explicação relacionada é que a dispneia se deve à inversão do diafragma causada pelo peso do derrame pleural, e a dispneia é imediatamente aliviada quando a toracocentese permite a restauração de um diafragma em formato de domo.[49] Parece que os efeitos mecânicos de um derrame pleural são responsáveis pela dispneia e pelo rápido alívio da dispneia após a remoção do líquido pleural.

ABORDAGEM AOS PACIENTES COM DERRAME PLEURAL

Os achados físicos de um derrame pleural incluem macicez à percussão, diminuição dos sons respiratórios, egofonia no nível superior do derrame e diminuição do frêmito tátil. Nos grandes derrames, os sinais podem incluir expansão torácica assimétrica ou até proeminência dos espaços intercostais. Uma revisão sistemática concluiu que os achados físicos mais úteis foram a macicez à percussão e a diminuição do frêmito tátil[50] (Cap. 16).

A possibilidade de um derrame pleural deve ser considerada em qualquer paciente com radiografia de tórax anormal. A opacidade aumentada na radiografia torácica é frequentemente atribuída a um processo parenquimal quando ele realmente representa o fluido pleural. O fluido pleural livre gravita para a parte mais dependente da cavidade torácica, que é o sulco costofrênico posterior quando o paciente está em posição ereta. Portanto, se o ângulo costofrênico posterior for obtuso ou a parte posterior do diafragma não estiver visível na radiografia torácica lateral, devem-se obter radiografias torácicas em decúbito bilateral (Figs. 18-7 e 18-9) ou exame ultrassonográfico do espaço pleural para verificar se há fluido pleural livre. Se a distância entre a parte interna da cavidade torácica e a parte externa do pulmão é inferior a 10 mm, o derrame pleural provavelmente não será clinicamente significativo e, em qualquer caso, será difícil obtê-lo por toracocentese. Se a distância for maior que 10 mm, deve-se fazer uma tentativa para determinar a causa do derrame pleural.

DIAGNÓSTICO DIFERENCIAL DO DERRAME PLEURAL

Em muitas doenças diferentes pode haver um derrame pleural que acompanha (Tabela 79-1). O vigor com que são buscados vários diagnósticos deve depender da probabilidade de que o indivíduo tenha essa doença em particular. A Tabela 79-2 mostra estimativas aproximadas de incidência anual da maioria das causas comuns de derrames pleurais. A insuficiência cardíaca congestiva e cirrose são responsáveis por quase todos os derrames pleurais transudativos. Pneumonia, doença pleural maligna, EP e doença gastrintestinal são responsáveis por, pelo menos, 90% de todos os derrames pleurais exsudativos.

Tabela 79-1 Diagnósticos Diferenciais de Derrames Pleurais

DERRAMES PLEURAIS TRANSUDATIVOS	
Insuficiência cardíaca congestiva	Doenças vasculares do colágeno
Doença pericárdica	Pleurite reumatoide
Hidrotórax hepático	Lúpus eritematoso sistêmico
Síndrome nefrótica	Lúpus induzido por fármacos
Diálise peritoneal	Linfadenopatia imunoblástica
Urinotórax	Síndrome de Sjögren
Mixedema	Granulomatose eosinofílica com poliangiite (Churg-Strauss)
Oclusão venosa central	Granulomatose com poliangiite (Wegener)
Fístula subaracnóidea-pleural	Síndrome pós-lesão cardíaca
Doença veno-oclusiva	Cirurgia de revascularização do miocárdio
Transplante iatrogênico de medula óssea	Procedimento de Fontan
DERRAMES PLEURAIS EXSUDATIVOS	Exposição ao amianto
Doenças neoplásicas (Cap. 82)	Sarcoidose
Doenças metastáticas	Uremia
Mesotelioma	Síndrome de Meigs
Linfoma de derrame primário	Síndrome da hiperestimulação ovariana
Linfoma associado a piotórax	Síndrome da unha amarela
Doenças infecciosas (Cap. 80)	Doença pleural induzida por fármacos
Infecções bacterianas piogênicas	Nitrofurantoína
Tuberculose	Dantrolene
Actinomicose e nocardiose	Metisergida
Infecções fúngicas	Bromocriptina
Infecções virais	Procarbazina
Infecções parasitárias	Amiodarona
Embolia pulmonar	Dasatinibe
Doença gastrintestinal	Radioterapia
Perfuração esofágica	Queimaduras elétricas
Doença pancreática	Lesão iatrogênica
Abscessos intra-abdominais	Hemotórax (Cap. 81)
Hérnia diafragmática	Quilotórax (Cap. 81)
Pós-cirurgia abdominal	

Tabela 79-2 Incidência Anual Aproximada de Vários Tipos de Derrames Pleurais nos Estados Unidos

Tipo de Derrame	Incidência
Insuficiência cardíaca congestiva	500.000
Pneumonia (bacteriana)	300.000
Doença maligna	200.000
Pulmão	60.000
Mama	50.000
Linfoma	40.000
Outra	50.000
Embolia pulmonar	150.000
Doença viral	100.000
Cirurgia de revascularização	60.000
Cirrose com ascite	50.000
Doença gastrointestinal	25.000
Doença vascular do colágeno	6.000
Tuberculose	2.500
Exposição ao amianto	2.000
Mesotelioma	1.500

Adaptada com permissão de Light RW: Pleural disease, 6. ed. Filadelphia, 2013, Lippincott Williams & Wilkins.

SEPARAÇÃO DE EXSUDATOS DOS TRANSUDATOS

Uma toracocentese diagnóstica deve ser realizada quase em todos os pacientes com fluido pleural livre medindo mais de 10 mm na radiografia de decúbito, ultrassom ou *tomografia computadorizada* (TC) do tórax. Se o paciente tiver insuficiência cardíaca congestiva óbvia, deve-se considerar a postergação da toracocentese até o tratamento dessa condição. Porém, se o paciente estiver febril ou tiver dor torácica pleurítica, ou os derrames não forem de tamanhos comparáveis em ambos os lados, deve-se realizar toracocentese sem demora.

Toracocentese é um procedimento seguro quando realizada por um operador experiente. Por ser necessária uma agulha de pequeno calibre, pode ser realizada com segurança em pacientes com coagulopatias e trombocitopenia[51] e em pacientes sob ventilação mecânica positiva.[52] As descrições da técnica ressaltam o adequado posicionamento do paciente, a identificação da área de frêmito tátil diminuído, que é um achado físico sensível para o nível do derrame, e adequada anestesia local da pleura parietal e da pele. A agulha deve correr sobre a parte superior da costela para evitar o feixe neurovascular que segue em cada espaço intercostal. É digno de nota que esse feixe corre no meio do espaço intercostal a partir da espinha por aproximadamente 13 cm antes de assumir sua posição mais segura sob a costela superior.[52] Assim, deve-se evitar a toracocentese medial à linha média clavicular.

As complicações da toracocentese incluem pneumotórax e hemotórax. As estimativas de cada complicação de estudos prospectivos são baixas (2% a 6% para pneumotórax; 1% para hemotórax), e em apenas metade dos pneumotórax é necessária a toracostomia.[53] O pneumotórax geralmente está associado a eventos de procedimentos como aspiração de ar, múltiplas passagens de agulha e desenvolvimento de novos sintomas. O risco de pneumotórax parece ser maior em pacientes submetidos à radioterapia torácica anterior, múltiplas toracocenteses anteriores ou uso de garrafas de vácuo. Em uma toracocentese não complicada que é bem tolerada pelo paciente, parece que a radiografia torácica de rotina pós-procedimento não tem valor. Além disso, radiografias de rotina pós-toracocentese raramente mostram novos achados.[53] A toracocentese pode ser mais segura quando guiada por ultrassom, embora, devido à segurança do procedimento nos casos não complicados e ao custo ou inacessibilidade do ultrassom, pode-se selecionar o ultrassom para os procedimentos de alto risco. Por exemplo, seria apropriado usar a orientação ultrassonográfica para toracocentese nos derrames pequenos ou multiloculados em pacientes com precária função pulmonar ou doença pulmonar bolhosa, assim como em pacientes sob ventilação à pressão positiva[52,54] (ver Cap. 20).

A primeira pergunta a ser respondida com a toracocentese diagnóstica é se o paciente tem um derrame pleural transudativo ou exsudativo (veja "Derrames Pleurais" anteriormente). A identificação dos transudatos ou exsudatos é feita por análise dos níveis de proteína e *lactato desidrogenase* (LDH) no fluido pleural e no soro. Os derrames pleurais exsudativos preenchem, pelo menos, um dos seguintes critérios, enquanto os derrames pleurais transudativos não preenchem nenhum[37]: (1) proteína no fluido pleural/proteína sérica acima de 0,50; (2) LDH no fluido pleural/LDH sérica acima de 0,60; e (3) LDH no fluido pleural superior a dois terços do limite superior normal para o soro. Se nenhum desses critérios for preenchido, o paciente tem um derrame pleural transudativo e as superfícies pleurais podem ser ignoradas enquanto é feito o tratamento de insuficiência cardíaca congestiva, cirrose ou nefrose. Nos raros casos em que a malignidade está associada a um transudato, as causas mais prováveis são os efeitos extrapleurais do tumor ou outras causas, como insuficiência cardíaca congestiva concomitante, conforme é evidenciado pela raridade de uma citologia positiva nesses derrames.[23,55]

Esses critérios podem identificar erroneamente um derrame transudativo como derrame exsudativo em até 25% dos casos. Se aparentemente um paciente tem um derrame transudativo clinicamente, podem-se determinar testes adicionais para verificar sua etiologia transudativa. Se a diferença entre a concentração de proteína sérica e pleural exceder 3,1 g/dL, ou a diferença entre a concentração de albumina sérica e a pleural exceder 1,2 g/dL, o paciente tem toda probabilidade de ter um derrame transudativo.[56] Se as concentrações pleurais de *peptídeo natriurético cerebral N-terminal* (NT-BNP) estiverem elevadas (> 1.300 pg/mL), é provável que o paciente tenha um transudato de causa cardíaca.[57]

A maioria dos estudos divide os derrames pleurais em transudatos ou exsudatos com base em um único ponto de corte. Uma abordagem alternativa recomendada por Heffner et al.[58] é o uso de taxas de probabilidade para identificar se um fluido pleural é um transudato ou um exsudato. A ideia por trás dessa abordagem é que quanto maior for um valor (p. ex., a LDH no fluido pleural), mais provável será que o derrame seja um exsudato, e quanto mais baixo o valor, menos provável será que o derrame seja um exsudato. Quando essas taxas de probabilidade são usadas em conjunto com probabilidades pré-teste usando o teorema de Bayes, podem-se derivar as probabilidades pós-teste. A dificuldade em usar essa abordagem é que as estimativas de probabilidades pré-teste variam significativamente de um médico a outro. Além disso, a maioria dos médicos não entende a matemática envolvida. No entanto, essa abordagem não ressalta que é importante levar em consideração o valor absoluto das medições. Medições muito altas ou muito baixas quase sempre são indicativas de exsudatos e transudatos, respectivamente, enquanto valores próximos aos níveis de corte podem estar associados a transudatos ou exsudatos e ser considerados *indeterminados*.

Ao lidar com um paciente com grande probabilidade de ter um derrame pleural transudativo, o uso mais custo-efetivo do laboratório é pedir somente os níveis de proteína e LDH no fluido pleural e obter outros testes laboratoriais somente se o fluido se tornar um exsudato. Em um estudo, das 320 amostras de fluido pleural submetidas à análise, constatou-se que 83 eram transudativas.[59] Para esses 83 derrames, foram solicitados 725 testes laboratoriais adicionais, aumentando tanto o custo quanto a incidência de testes falsos positivos (7/9). Se inicialmente houver suspeita de que o paciente tem um exsudato ou se o fluido se tornar um exsudato, as amostras podem ser enviadas para citologia, amilase, glicose, contagens celular e diferencial, bem como para culturas.

DIFERENCIANDO DERRAMES PLEURAIS EXSUDATIVOS

Depois de ser determinado que o paciente tem um derrame pleural exsudativo, deve-se tentar determinar qual das doenças listadas na Tabela 79-1 é responsável pelo derrame, lembrando que a pneumonia, malignidade e EP são responsáveis pela grande maioria dos derrames pleurais exsudativos. Em todos os pacientes com derrames pleurais exsudativos não diagnosticados, a aparência do fluido deve ser notada e os níveis de proteína e LDH no fluido pleural (se ainda não foram obtidos), nível de glicose, contagem celular diferencial, bem como estudos microbiológicos e citológicos, devem ser obtidos.[60] Em pacientes selecionados, outros testes no fluido pleural, como pH, nível de amilase, nível de anticorpo antinuclear, nível de fator reumatoide, *adenosina desaminase* (ADA), análise de lipídios etc., podem ser valiosos. Mas certamente não é custo-efetivo obter todos esses testes rotineiramente em pacientes com derrame pleural exsudativo não diagnosticado.

Aparência do Fluido Pleural

A aparência macroscópica do fluido pleural deve sempre ser descrita e notado o seu odor. Se o fluido pleural tiver odor pútrido, o paciente tem uma infecção bacteriana (provavelmente anaeróbica) no espaço pleural. Se o fluido tiver odor semelhante ao da urina, o paciente provavelmente tem urinotórax. Se o fluido pleural for sanguinolento, deve-se obter o hematócrito do fluido pleural. Se o hematócrito do fluido pleural for superior a 50% daquele do sangue periférico, o paciente tem um hemotórax e o médico deve considerar fortemente a inserção de sondas torácicas para monitorar a taxa de sangramento. Se o hematócrito do fluido pleural for inferior a 1%, o sangue nele contido não tem significado clínico. Se o hematócrito do fluido pleural estiver entre 1% e 50%, é mais provável que o paciente tenha doença pleural maligna, EP ou um derrame pleural traumaticamente induzido.[61]

Se o fluido pleural for turvo, leitoso ou sanguinolento, ele deve ser centrifugado e o sobrenadante examinado. Se o fluido pleural estiver turvo quando obtido originalmente e a turbidez clarear com a centrifugação, a turbidez se deve a células ou resíduos no fluido pleural; se a turbidez persistir após a centrifugação, o paciente provavelmente tem um quilotórax (Fig. 81-8) ou um pseudoquilotórax. Estas duas entidades podem ser diferenciadas pela história do paciente, exame do sedimento para detecção de cristais de colesterol e análise de lipídios do sobrenadante. No caso de quilotórax, o processo patológico é agudo, as superfícies pleurais não estão espessadas, nenhum cristal de colesterol está presente e o nível de triglicérides no fluido pleural geralmente é superior a 110 mg/dL (1,24 mmol/L). No pseudoquilotórax, geralmente o processo patológico é crônico, as superfícies pleurais estão espessadas, pode haver cristais de colesterol e o nível de triglicérides no fluido pleural não está elevado. (Para discussão adicional sobre quilotórax e pseudoquilotórax, veja o Capítulo 81.)

Proteína no Fluido Pleural

O nível de proteína no fluido pleural tende a se elevar até um grau comparável ao de todos os derrames pleurais exsudativos, portanto geralmente não é útil no diagnóstico diferencial de derrame pleural exsudativo. No entanto, se o nível de proteína estiver acima de 5 g/dL, a probabilidade do diagnóstico de pleurisia tuberculosa é maior. Se o nível de proteína no fluido pleural for muito baixo (< 0,5 g/dL), o paciente provavelmente tem urinotórax, derrame secundário à diálise peritoneal, extravasamento de líquido cerebroespinal dentro do espaço pleural ou derrame secundário à colocação errônea de um acesso intravascular central.

Lactato Desidrogenase no Fluido Pleural

Enquanto a proteína e a LDH no líquido pleural surgem da filtração do soro e, portanto, servem como indicadores de permeabilidade vascular, LDH, como uma enzima intracelular, também pode indicar o grau de rotação celular dentro do espaço pleural. No entanto, o nível de LDH no fluido pleural está aumentado a um grau comparável ao existente em pacientes com todas as categorias de derrames pleurais exsudativos e, portanto, não tem utilidade no diagnóstico diferencial do derrame pleural exsudativo.[37] Da mesma forma, isoenzimas de LDH no fluido pleural têm utilidade limitada no diagnóstico diferencial dos derrames pleurais exsudativos. Porém, a concentração de LDH no fluido pleural deve ser medida sempre que for realizada uma toracocentese diagnóstica, porque o nível de LDH no fluido pleural reflete o grau de inflamação no espaço pleural. Se a concentração de LDH no fluido pleural aumentar com toracocentese serial, o grau de inflamação no espaço pleural está se agravando e o médico deve ser mais agressivo na busca do diagnóstico. Alternativamente, se o nível de LDH no fluido pleural diminuir com toracocentese serial, a doença pleural está se resolvendo sendo indicada a observação do paciente.[62] Quando um derrame preenche os critérios exsudativos com base em LDH, mas não em proteína, o derrame geralmente é maligno ou parapneumônico.[37]

Glicose no Fluido Pleural

Uma baixa concentração de glicose provavelmente indica a coexistência de duas anormalidades: uma pleura espessada, infiltrada e que leva à difusão prejudicada de glicose dentro do espaço pleural somada ao aumento da atividade metabólica que induz a maior utilização de glicose dentro do espaço pleural. O nível de glicose deve ser medido em todos os derrames pleurais exsudativos não diagnosticados porque a demonstração de um nível reduzido de glicose no fluido pleural (< 60 mg/dL, 3,3 mmol/L) estreita até sete as possibilidades diagnósticas: derrame parapneumônico, derrame maligno, derrame tuberculoso, derrame reumatoide, hemotórax, paragonimíase ou *granulomatose eosinofílica com poliangiite* (EGPA, Churg-Strauss).[62] Se um paciente com derrame parapneumônico tiver um nível de glicose no fluido pleural abaixo de 40 mg/dL (2,2 mmol/L), a toracostomia com sonda deve ser considerada. Muitos pacientes com derrames pleurais reumatoides têm um nível de glicose no fluido pleural abaixo de 30 mg/dL (1,7 mmol/L).[63] Em contraste, a maioria dos pacientes com derrame pleural secundário ao *lúpus eritematoso sistêmico* (LES) terão um nível de glicose no fluido pleural acima de 80 mg/dL (4,4 mmol/L).[64] Pacientes com doença pleural maligna e um baixo nível de glicose no fluido pleural com frequência têm citologia positiva do fluido pleural. Além disso, seu prognóstico é pobre, com sobrevida média de menos de 2 meses.[65,66]

Contagem Celular Diferencial e de Leucócitos no Fluido Pleural

O líquido pleural que é submetido à contagem e diferencial de leucócitos deve ser enviado em um tubo com um anticoagulante para evitar agregação das células.[67] No espaço pleural normal, refere-se que a contagem celular é de 1.700 células/μL.[68] Nos derrames, a contagem celular tem limitado valor diagnóstico. Uma contagem de leucócitos do fluido pleural de aproximadamente 1.000/μL separa o derrame pleural transudativo do exsudativo, enquanto uma contagem de leucócitos no fluido pleural superior a 10.000/μL é mais comum em empiemas e derrames parapneumônicos, mas também é vista na pancreatite, EP e doenças vasculares do colágeno e, ocasionalmente, em malignidade e tuberculose.[61]

A contagem celular diferencial no fluido pleural é muito mais útil do que a própria contagem de leucócitos. O espaço pleural normal contém predominantemente macrófagos (75%) seguidos por linfócitos (23%).[68] Uma alteração no diferencial dessa distribuição normal fornece um indício do processo patológico subjacente. Para a contagem celular diferencial no fluido pleural, as células devem ser divididas nas seguintes categorias: leucócitos polimorfonucleares, eosinófilos, pequenos linfócitos, células mesoteliais e outras células mononucleares. Derrames pleurais devido a um processo de doença aguda como pneumonia, EP, pancreatite, abscesso intra-abdominal ou tuberculose inicial contêm predominantemente leucócitos polimorfonucleares. Derrames pleurais decorrentes de um processo de doença crônica contêm predominantemente células mononucleares.

A eosinofilia no fluido pleural (10% ou mais eosinófilos por contagem diferencial) se deve com mais frequência a ar ou sangue no espaço pleural. A *interleucina-5* (IL-5) parece ser um importante fator porque o número e a porcentagem de eosinófilos no espaço pleural estão estreitamente correlacionados com os níveis de IL-5 no líquido pleural.[69] Ocasionalmente, são encontrados eosinófilos no fluido pleural na toracocentese inicial, porém muitos eosinófilos vistos em toracocentese subsequente mais provavelmente se devem à entrada de ar ou sangue causada pela toracocentese inicial.[70] No caso de hemotórax traumático, a eosinofilia no fluido pleural não aparece até a segunda semana. A eosinofilia parece decorrer da produção de IL-5 pelas células T CD4$^+$ dentro do espaço pleural[71] e tem sido associada a uma resposta imune inata tipo 2 após um pneumotórax.[72] Às vezes, a eosinofilia no fluido pleural associada ao hemotórax pode levar à eosinofilia no sangue periférico.[73] O derrame pleural sanguinolento complicando EP frequentemente contém muitos eosinófilos.[74] No pneumotórax, a eosinofilia pleural aparece dentro de 3 dias do pneumotórax e atinge um pico após 6 dias.[75]

Após a exclusão de ar ou sangue como causa de base, as etiologias de 392 casos de derrames pleurais eosinofílicos foram relatadas como segue: idiopático 40%, malignidade 17%, parapneumônico 13%, tuberculose 6%, EP 4%, transudatos 8%, e outros 13%.[76] Se a etiologia da eosinofilia não for evidente, vários diagnósticos não usuais devem ser considerados. Os derrames pleurais benignos por amianto geralmente são eosinofílicos. Em uma série, 15 de 29 pacientes (52%) com derrames pleurais benignos por amianto tinham eosinofilia no fluido pleural.[70] Pacientes com derrames pleurais secundários a reações medicamentosas (nitrofurantoína ou dantrolene) tipicamente têm eosinofilia no fluido pleural.[62] O fluido pleural dos pacientes com paragonimíase pleural é tipicamente eosinofílico com nível baixo de glicose, baixo pH e alto LDH.[77] EGPA é a única outra doença que produz essa constelação de achados no fluido pleural.[78]

Células mesoteliais revestem as cavidades pleurais. Não raro são encontradas células mesoteliais em derrames devido à tuberculose. Porém, a ausência de células mesoteliais também é comum em outras condições nas quais a pleura se torna coberta de fibrina, como no derrame parapneumônico complicado.

Os derrames pleurais linfocíticos, por definição, contêm mais de 50% de linfócitos pequenos. A maioria dos derrames pleurais linfocíticos se devem a malignidade ou tuberculose. Noventa de 96 derrames pleurais exsudativos (94%) em duas séries com mais de 50% de linfócitos pequenos eram decorrentes de tuberculose ou doença maligna.[61,79] Como essas duas doenças podem ser diagnosticadas com biópsia com agulha da pleura, a presença de linfocitose no fluido pleural deve alertar o médico a considerar biópsia com agulha da pleura para o diagnóstico. Em geral, a separação dos linfócitos pleurais em linfócitos T e B não é útil para o diagnóstico porque a maioria dos derrames linfocíticos contém predominantemente células T (CD4 +) no diagnóstico de malignidade ou de tuberculose.[80] Essa divisão pode ser útil em termos diagnósticos, mas quando se suspeitar de um diagnóstico de leucemia linfocítica crônica ou linfoma. Com essas doenças, os linfócitos pleurais geralmente originam-se de células B.[81]

Citologia do Fluido Pleural

Uma amostra de fluido pleural de todos os pacientes com derrame pleural exsudativo não diagnosticado deve ser enviada para estudos citopatológicos. O primeiro estudo citológico do fluido pleural é positivo para células malignas em até 60% dos derrames causados por malignidade pleural.[61] Se forem submetidas três amostras separadas, até 90% com malignidade pleural têm citopatologia positiva. A porcentagem dos casos em que o estudo citológico do fluido pleural estabelecer o diagnóstico de um derrame pleural maligno varia de 40% a 87%.[61,82,83] A frequência dos testes citológicos positivos de fluido pleural depende do tipo do tumor. Por exemplo, menos de 25% dos pacientes com doença de Hodgkin têm citologia positiva,[84] ao passo que a maioria dos pacientes com adenocarcinomas têm citologia positiva.[83] A porcentagem de diagnósticos positivos é maior se tanto os bloqueios quanto os esfregaços celulares forem preparados por meio de protocolos-padrão e examinados por um experiente citologista.[85] Cada amostra adicional pode aumentar o rendimento diagnóstico em parte por produzir uma porcentagem mais alta de células mais frescas, uma vez que as células velhas degeneradas são removidas em grande parte por toracocenteses anteriores. Durante toracoscopia, constatou-se que a lavagem pleural aumenta o rendimento diagnóstico, talvez por coletar mais células frescas para análise.[86] A porcentagem de diagnósticos positivos obviamente depende da habilidade e experiência do citologista. Colorações imuno-histoquímicas de células malignas são usadas para confirmar um diagnóstico e especificar o tipo de tumor, com muitos marcadores novos disponíveis e em uso nos painéis para uma eficácia ótima do diagnóstico.[11,85,87] A citologia pode fornecer DNA suficiente para avaliar a análise mutacional do *receptor do fator de crescimento epidérmico* (EGFR) que ativa as mutações quando técnicas extremamente sensíveis, incluindo o sequenciamento de última geração, são usadas.[88,89]

Outros Testes Diagnósticos para Malignidade

A citologia pode não ser diagnóstica devido a um problema de especificidade (p. ex., as células malignas não podem ser diferenciadas das células mesoteliais reativas e das células benignas "atípicas") ou por um problema de sensibilidade (p. ex., as células malignas são raras). Vários ensaios estão sendo avaliados por sua capacidade de aumentar a especificidade da citologia para o diagnóstico de malignidade.[90] A *hibridização fluorescente in situ* (FISH) com sondas específicas de cromossomo pode confirmar números anormais de cromossomos específicos (aneuploidia), confirmando assim que as células anormais são, de fato, malignas.[91] Os achados iniciais de malignidade, incluindo a metilação de DNA, podem ser detectados por metilação-*reação em cadeia da polimerase* (PCR) específica[92] e os padrões de expressão genética podem ajudar a distinguir entre mesotelioma e adenocarcinoma.[93] Mutações no EGFR podem predizer a resposta aos inibidores da tirosina-quinase do EGFR. Por outro lado, os biomarcadores geralmente são decepcionantes em razão da não especificidade. Porém, as medições de mesotelina no fluido pleural são promissoras para o diagnóstico de mesotelioma; a mesotelina pleural é mais acurada do que a sérica para mesotelioma, e um baixo valor pode ser útil para excluir o diagnóstico.[94,95] No entanto, o uso rotineiro de mesotelina não é útil[95] (Cap. 82).

Cultura e Colorações Bacteriológicas

Deve-se fazer a cultura do fluido pleural dos pacientes com derrame pleural exsudativo não diagnosticado para detecção de bactérias (aeróbicas e anaeróbicas), micobactérias e fungos. A coloração de Gram também deve ser obtida. No caso de um provável derrame parapneumônico complicado com coloração de Gram inicial negativa, o sedimento do fluido pleural deve ser corado porque as bactérias serão precipitadas no sedimento junto com os leucócitos e os resíduos. O rendimento da cultura bacteriana pode ser aumentado com o uso de culturas de sangue em garrafa além das culturas padrão; em 62 pacientes com infecção pleural, a adição de um inóculo de uma série de garrafas de sangue de culturas aeróbicas e anaeróbicas aumentou a identificação de patógenos de 38% para 59%.[96]

Um adjuvante potencialmente útil é a detecção molecular de antígenos ou DNA bacterianos. Isto pode ser especialmente útil em crianças para as quais o rendimento de cultura geralmente é pobre, presumivelmente em decorrência de antibióticos administrados antes da toracocentese.[97] Esses testes moleculares podem ser rápidos e mais acurados. Ensaios baseados em antígeno mostraram-se promissores para diagnosticar empiema causado por *Streptococcus pneumoniae*[98,99] e *Streptococcus pyogenes*.[97] A amplificação e o sequenciamento de RNA ribossomal 16S bacteriano identificaram bactérias no empiema pleural, demonstrando-se em um estudo de adultos que a bacteriologia das infecções pleurais diferia daquela da pneumonia.[100] É provável que o uso de PCR espécie-específica se tornará um teste molecular mais padronizado para um painel de organismos; ela melhora a detecção quando comparada com a PCR 16S e tem potencial para fazer diagnósticos específicos, embora os resultados falso-positivos sejam uma limitação em potencial.[101]

OUTROS TESTES DIAGNÓSTICOS PARA FLUIDO PLEURAL

pH e P_{CO_2} do Fluido Pleural

O pH do fluido pleural pode estar reduzido para menos de 7,20 em 10 condições diferentes: (1) derrame parapneumônico complicado, (2) ruptura esofágica, (3) pleurite reumatoide, (4) pleurite tuberculosa, (5) doença pleural maligna, (6) hemotórax, (7) acidose sistêmica, (8) paragonimíase, (9) pleurite lúpica ou (10) urinotórax.[62] A diminuição do pH do fluido pleural parece resultar de acúmulo de ácido láctico e dióxido de carbono no fluido pleural.[102] O pH do fluido pleural é mais útil para determinar se sondas torácicas devem ser inseridas em pacientes com derrame parapneumônico.[103] A queda do pH do fluido pleural parece ser um sensível indicador de que o paciente tem um derrame pleural parapneumônico altamente inflamatório que necessitará de drenagem.

A medição de rotina do pH do fluido pleural é recomendada apenas em pacientes com derrame parapneumônico. Em geral, fluido pleural com um baixo pH também tem baixo teor de glicose[102]; assim, a glicose de fluido pleural pode ser usada como uma alternativa à medição do pH. Quando o pH do fluido pleural é usado como um teste diagnóstico, ele deve ser medido com o mesmo cuidado do pH arterial. O fluido deve ser coletado anaerobicamente em uma seringa heparinizada e colocada no gelo. Se a amostra for deixada aberta ao ar, o valor pH falsamente alto pode ser obtido devido à rápida perda de dióxido de carbono. O pH deve ser medido com um aparelho de gasometria arterial; o medidor de pH ou papel indicador não são acurados o suficiente.[104] O pH do fluido pleural, mas não a glicose, pode estar significativamente alterado por ar residual ou lidocaína na seringa.[105] Em um estudo de 2012, 40% dos pneumologistas não consideravam que a gasometria arterial fosse o único método acurado para medir o pH do fluido pleural e quase 40% dos pneumologistas acreditavam incorretamente que o seu laboratório empregasse gasometria arterial.[106] A glicose no fluido pleural pode ser um teste preferível quando a acurácia das medições de pH não pode ser assegurada.

Amilase no Fluido Pleural

A amilase no fluido pleural é elevada em pacientes com derrames pleurais secundários à perfuração esofágica, doença pancreática ou doença maligna. No entanto, como essa pequena porcentagem de derrames se deve a perfuração esofágica ou doença pancreática, a medição de rotina de amilase no fluido pleural não é indicada.[107] No caso de ruptura esofágica, a origem da amilase são as glândulas salivares.[108] Em modelos animais de ruptura esofágica, a concentração de amilase no fluido pleural está elevada dentro de 2 horas da ruptura esofágica.[109] Em derrames devido a fístulas pancreaticopleurais, a concentração de amilase é extremamente alta (>4.000 UI/mL), refletindo as concentrações nas secreções pancreáticas.[110] Em aproximadamente 10% dos derrames malignos, o nível de amilase no fluido pleural está ligeiramente elevado. O local do tumor primário nesses pacientes geralmente não é o pâncreas.[111] A malignidade pode ser diferenciada da doença pancreática com isoenzimas de amilase porque a amilase nos derrames malignos é primariamente do tipo salivar.[112] Como a lipase origina-se somente do pâncreas, encontrar lipase no derrame pleural deve ajudar a identificar a origem como o pâncreas.

Testes para Doenças Vasculares do Colágeno

Cerca de 5% dos pacientes com artrite reumatoide[113] e 50% dos pacientes com LES[114] têm um derrame pleural em algum momento durante o curso de sua doença. Às vezes, os derrames podem ser a primeira manifestação da doença; portanto essas possibilidades diagnósticas devem ser consideradas em pacientes com derrame pleural exsudativo não diagnosticado.

A medição do título de *anticorpo antinuclear* (ANA) é o melhor teste de triagem para pleurite lúpica, embora seja agora evidente que um fluido pleural positivo para ANA não é específico para o diagnóstico. Embora todos os pacientes com pleurite lúpica tenham um líquido pleural positivo para ANA ($>1:40$), o achado de positivo para ANA ocorreu entre 11% e 27% de todos os outros derrames.[115] Constatou-se que nem o título de ANA, nem a razão de ANA pleural para a plasmática, nem o padrão de coloração aumentam a especificidade para LES.[116] De fato, um fluido pleural positivo para ANA em pacientes sem LES pode estar associado à malignidade.[116] Em pacientes com LES, a ausência de ANA no líquido pleural pode ter alto valor preditivo negativo; em pacientes com LES e um derrame pleural de etiologia incerta, a ausência de ANA (dsDNA, *antígenos nucleares extraíveis* [ENA]) no fluido pleural argumenta contra o diagnóstico de pleurite lúpica.[117]

Quando há suspeita de um derrame pleural reumatoide, o quadro clínico geralmente estabelece o diagnóstico. Se existir qualquer questão, o nível de fator reumatoide no fluido pleural deve ser medido. Somente os pacientes com pleurite reumatoide têm título de fator reumatoide no fluido pleural igual ou maior que 1:320 e igual ou maior que o título sérico.[118]

Adenosina Desaminase

ADA, um produto de linfócitos ativados, catalisa a conversão de adenosina em inosina e é importante para a função imune normal. Os níveis de ADA no fluido pleural estão elevados em quase todos os pacientes com pleurite tuberculosa, mas não em outras condições mesmo quando associada a derrames linfocíticos.[119] Apesar das preocupações iniciais com valores falso-negativos em pacientes HIV-positivos, ADA continua a ser um marcador sensível de pleurisia tuberculosa em pacientes com HIV.[120] Os níveis de ADA podem estar elevados em outras condições e também em derrames neutrofílicos; em um estudo, ADA acima do ponto de corte (35 U/L) foi vista em até 40% dos derrames parapneumônicos e em metade dos derrames devido a linfoma.[121] Por ser um teste altamente sensível, a ADA pode ser um teste útil para excluir o diagnóstico de tuberculose quando o nível de ADA é baixo (< 40 U/L).[122]

Interferon-gama

Interferon-gama, uma linfocina de célula T, pode ter um papel crítico na resposta clínica efetiva a *Mycobacterium tuberculosis*. O interferon-gama no líquido pleural está elevado quase exclusivamente nos derrames tuberculosos.[123] Interferon-gama parece ser tão útil quanto ADA; por ser mais barata, ADA é geralmente a preferida. Comparados com ADA e interferon-gama, ensaios de liberação de interferon-gama do fluido pleural, porém, não demonstraram utilidade para o diagnóstico ou a exclusão de tuberculose pleural ativa; atualmente esses testes não são recomendados para o fluido pleural.[124-126]

Técnicas Moleculares para Diagnóstico de *Mycobacterium tuberculosis*

Quatro técnicas moleculares são disponibilizadas atualmente: PCR para detectar sequências específicas de DNA micobacteriano em amostras clínicas (líquido pleural ou biópsia), sondas de ácido nucleico para identificar o organismo na cultura, polimorfismo no comprimento dos fragmentos de restrição para comparar cepas em estudos epidemiológicos e estudos de susceptibilidade baseados em genes para triagem dos genes conhecidos associados à resistência a fármacos.[127]

Em teoria, testes de PCR têm grande potencial para estabelecer um diagnóstico rápido, altamente sensível e específico de infecção micobacteriana. Na prática, a amplificação de PCR de amostras clínicas é limitada pela baixa sensibilidade,[128] que pode decorrer da degradação do DNA-alvo por meio de processamento da amostra ou de inibidores de amplificação em fluidos clínicos. Os ensaios de amplificação de PCR mostram alta especificidade e, portanto, quando positivo, podem ajudar a fazer o diagnóstico; mas em razão de sua baixa sensibilidade não são úteis para a exclusão de doença.[129] Antes da ampla aplicação dos ensaios de PCR, as considerações também incluirão seu custo e atual incapacidade do organismo para identificar a resistência a antibióticos. No futuro, é provável que técnicas moleculares para o diagnóstico de tuberculose e outros microrganismos de crescimento lento se comprovarão cada vez mais importantes.

TESTES RADIOGRÁFICOS ÚTEIS EM PACIENTES COM SUSPEITA DE DOENÇA PLEURAL

A possibilidade de um derrame pleural deve ser considerada sempre que um paciente com uma radiografia de tórax anormal for avaliado. Dois fatores principais influenciam a distribuição de fluido livre no espaço pleural. Primeiramente, o fluido se acumula na parte mais dependente da cavidade torácica porque o pulmão é menos denso que o fluido pleural. Em segundo lugar, por causa de seu recuo elástico, os lobos pulmonares geralmente mantêm seu formato tradicional em todos os estágios de colapso.

Quando o paciente está em posição ereta, o fluido primeiramente se acumula entre a superfície inferior do lobo inferior e diafragma. Se houver menos de 75 mL de fluido, ele pode ocupar apenas essa posição sem transbordar dentro dos seios costofrênicos. Quando há mais acúmulo de fluido, ele se derrama dentro do ângulo costofrênico posterior e oblitera a parte posterior do diafragma na projeção lateral. A possibilidade de um derrame pleural deve ser suspeitada sempre que a parte posterior de um ou ambos os diafragmas estiver obscurecida (Fig. 18-9). A presença de uma quantidade clinicamente significativa de fluido pleural livre pode ser excluída se ambos os ângulos posteriores costofrênicos estiverem claros. Derrames pleurais na radiografia podem ser omitidos na situação de consolidação do lobo inferior e, no quadro de pneumonia, devendo-se considerar a busca de derrames com imagens adicionais.[130]

Quando há maiores quantidades de fluido pleural, o ângulo costofrênico lateral na radiografia posteroanterior se torna obtuso. Collins et al.[131] demonstraram que pelo menos 175 mL de fluido pleural teve de ser injetado no espaço pleural de cadáveres antes que o ângulo costofrênico lateral se tornasse obtuso. Em alguns de seus casos, mais de 500 mL de fluido pleural podia estar presente sem tornar obtuso o ângulo costofrênico lateral. À medida que mais fluido se acumula, todo o contorno do diafragma no lado afetado se perde, e o fluido se estende para cima ao redor das paredes torácicas anterior, lateral e posterior, produzindo opacificação da base pulmonar e o formato típico de menisco do fluido.

As alterações que acabamos de discutir são sugestivas e não diagnósticas da presença de fluido pleural. Radiografias em decúbito lateral (Figs. 18-7 e 18-9) ou exame ultrassonográfico devem ser obtidos na maioria dos casos, quando há suspeita de fluido pleural livre. Se todo o hemitórax estiver opacificado, radiografias de decúbito não são úteis, porque não há um pulmão contendo ar no hemitórax. A base para o uso de uma vista em decúbito lateral é que fluido livre gravita na parte mais dependente do espaço pleural. Quando um paciente é colocado em decúbito lateral, o fluido pleural livre no lado dependente acumula-se entre a parede torácica e o pulmão (Fig. 79-4). Tão pouco quanto 5 mL de fluido pleural pode ser demonstrado com radiografias em decúbito com uma adequada exposição.[132] A quantidade de fluido pleural pode

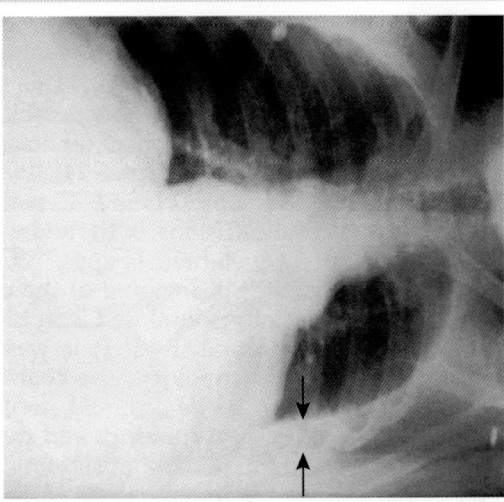

Figura 79-4 Radiografia de tórax em decúbito lateral esquerdo demonstrando a presença de fluido pleural livre. A quantidade de fluido pleural pode ser semiquantificada medindo-se a distância entre as duas *setas*.

ser semiquantificada medindo-se a distância entre a margem interna da parede torácica e a margem externa do pulmão (Fig. 79-4). Como já comentado, quando essa distância é inferior a 10 mm, a quantidade de fluido pleural é pequena e a toracocentese diagnóstica geralmente não é tentada.

O fluido pleural pode se tornar encapsulado por adesões em algum lugar entre as pleuras parietal e visceral ou nas fissuras interlobares. O fluido pleural forma lóculos mais frequentemente em associação com condições que causam intensa inflamação pleural, como no caso de derrame parapneumônico complicado ou pleurite tuberculosa. Quando a loculação situa-se entre o pulmão e a parede torácica, há um quadro radiográfico característico. A loculação tem formato de "D" com a base do D contra a parede torácica e a convexidade lisa projetando-se para dentro na direção do pulmão (Fig. 18-39). A ausência de broncogramas aéreos ajuda a diferenciar um derrame pleural loculado proveniente de um processo parenquimal. Um diagnóstico definido de derrame pleural loculado é melhor estabelecido por ultrassonografia ou TC.

Ultrassom

Uma maneira de documentar e localizar fluido pleural loculado é com o ultrassom. Na presença de fluido pleural, os ecos proximais da pele, músculos intercostais e pleura parietal são separados dos ecos distais, surgidos da pleura visceral, e do pulmão por meio de um espaço central livre de eco. As vantagens do ultrassom sobre a TC são a facilidade e a velocidade com as quais o exame pode ser realizado, a ausência de radiação ionizante, o custo relativamente baixo e a capacidade de proporcionar orientação contínua para toracocentese ou biópsia pleural.[133]

O local apropriado para toracocentese pode ser identificado com o uso de ultrassom.[52] Se um paciente tiver um derrame moderado ou grande, a toracocentese pode ser realizada sem ultrassom, mas estudos de grande porte mostraram menor incidência de pneumotórax quando se usa o ultrassom.[134] Este deve ser definitivamente usado se nenhum fluido for obtido em uma tentativa inicial ou se o derrame for pequeno. Quando o ultrassom é usado para identificar o local para toracocentese, é importante realizar a toracocentese no momento do exame ultrassonográfico. Se a pele foi marcada e o paciente retornou para o seu quarto, a toracocentese poderá não ter sucesso porque a relação entre a pele e o fluido pleural pode ter se alterado. Além disso, quando a toracocentese é realizada no momento do exame ultrassonográfico, há um feedback imediato que é valioso para melhorar a habilidade do ultrassonografista (Cap. 20).

Tomografia Computadorizada

A TC torácica atualmente é a melhor maneira de visualizar o espaço pleural.[133] A TC torácica tem sua maior utilidade na distinção de anormalidades parenquimais e pleurais.[135] Com os protocolos atuais envolvendo a rápida injeção do meio de contraste intravenoso, o parênquima pulmonar não aerado perfundido se intensificará, mas não o fluido pleural.[136] Constatou-se que o uso de TC para discriminar transudatos de exsudatos por meio de sua atenuação (unidades de Hounsfield) não é clinicamente útil em razão da grande sobreposição.[137]

A TC de tórax é muito útil para distinguir entre um abscesso pulmonar parenquimal localizado próximo à parede torácica de um empiema com um nível de ar-fluido. As características mais distintivas são as margens da anormalidade. No empiema, as paredes da cavidade têm espessura uniforme tanto interna quanto externamente e o pulmão adjacente normalmente está comprimido. O ângulo de contato com a parede torácica pode ser obtuso. Além disso, a maioria dos empiemas tem formato lenticular e demonstra o sinal da "pleura dividida" (Fig. 79-5A).[138] No abscesso pulmonar, as paredes da cavidade não têm espessura uniforme e o pulmão adjacente não está comprimido. O ângulo de contato com a parede torácica pode ser agudo (Fig. 79-5B).

Na doença pleural difusa, a TC torácica é útil para distinguir entre causas malignas e benignas. As características associadas à malignidade incluem espessamento pleural circunferencial, nódulos pleurais, espessamento parietal superior a 1 cm, e envolvimento pleural mediastinal.[139] A distinção entre doença metastática e mesotelioma pode ser difícil, embora a adenopatia hilar seja mais comum na doença metastática.[133]

A *angiografia por TC pulmonar* (CTPA) se tornou um teste de imagens de primeira linha para a avaliação de EP[140] (Caps. 18 e 57). A avaliação de um paciente com um derrame pleural para EP pode começar com um ultrassom Doppler das extremidades inferiores. Se o ultrassom identificar um trombo, o paciente pode então ser tratado de doença tromboembólica. Se for negativo, o paciente ainda pode ter EP. No passado, a abordagem padrão era proceder à cintilografia da ventilação-perfusão pulmonar. Entretanto, esta foi substituída em grande parte pela CTPA. A CTPA é altamente sensível e específica para êmbolos pulmonares nas artérias pulmonares segmentares proximais.[140] Em contraste com a cintilografia de ventilação-perfusão pulmonar, a CTPA também pode estabelecer diagnósticos alternativos. Nos locais onde a CTPA não se encontra disponível, a cintilografia pulmonar pode ser usada, talvez após esforços para melhorar a acurácia retirando o máximo possível de líquido pleural. A cintilografia diagnóstica (probabilidade normal ou alta) pode então ser usada para excluir o diagnóstico ou iniciar a anticoagulação. Se não for diagnóstica (p. ex., a probabilidade for baixa ou intermediária), a imagem deve ser seguida por angiografia pulmonar.

Imagens por Ressonância Magnética

No momento, as *imagens de ressonância magnética* (IRM) do tórax são menos satisfatórias que o ultrassom ou a TC para identificar a presença de fluido pleural.[133] É possível que com a melhora na tecnologia de RM, as características de fluido

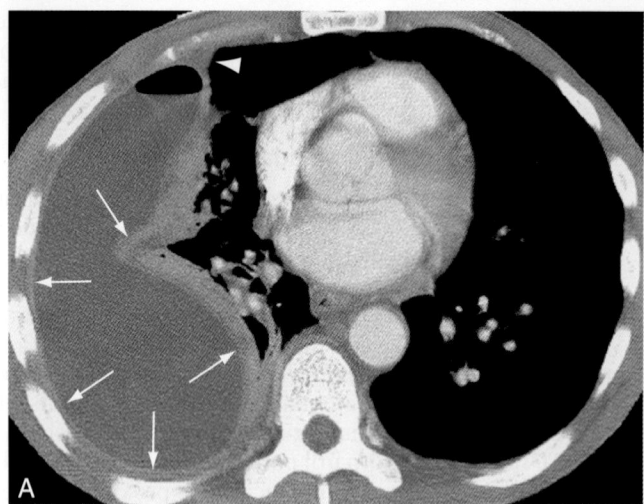 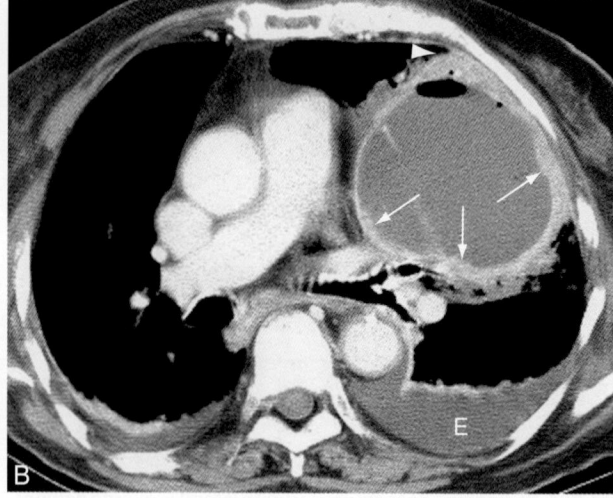

Figura 79-5 Aspectos típicos de TC de um empiema pleural *versus* abscesso pulmonar. A, TC axial através do tórax inferior em um paciente com febre e dor torácica pleurítica mostra os aspectos típicos de empiema, incluindo a formação de ângulos obtusos entre a lesão e a parede torácica (*ponta de seta*), um formato lenticular, superfície interna lisa (*setas*) e efeito de massa nas estruturas circundantes (note o desvio para a esquerda do coração e grandes vasos). Note a intensificação das pleuras parietal e visceral, representando o sinal de "pleura dividida" (*seta*) e a presença de um nível de ar-fluido, indicando a presença de broncofístula pleural. **B,** TC axial através da porção torácica média em um paciente com febre e tosse produtiva com escarro fétido mostra os aspectos típicos de um abscesso pulmonar, incluindo a formação de ângulos agudos entre a lesão e parede torácica (*ponta de seta*); um formato arredondado; superfície interna irregular espessa (*setas*); e relativamente pouco efeito de massa nas estruturas circundantes, apesar do grande tamanho da lesão. A ausência de efeito de massa resulta porque os abscessos pulmonares tendem a destruir o pulmão adjacente mais do que o deslocam. Um derrame, que se descobriu ser um empiema (*E*), também está presente.

pleural sejam determinadas de maneira não invasiva. Os movimentos respiratórios e cardíacos são a principal limitação à avaliação dos padrões de intensidade específicos dos acúmulos de fluido de várias composições. Atualmente a IRM pode ter um valor para delinear malignidade no espaço pleural e ser melhor que a TC de tórax para determinar a invasão da parede torácica ou diafragmática.

Tomografia por Emissão de Pósitron e PET/CT

A *tomografia por emissão de pósitron* (PET) visualiza tecidos que são metabolicamente ativos por sua concentração do radio-isótopo ^{18}F-fluorodesoxiglicose. Como a maioria das células mais malignas têm uma taxa metabólica mais alta que o das células não malignas, a PET pode ajudar a diferenciar entre tecidos malignos e lesões benignas, estadiar os pacientes com malignidade e identificar recorrência.[133] Introduzida em 1998, a PET/TC integra a informação metabólica da PET à informação anatômica detalhada da TC. Comparada com a TC ou a PET isoladamente, a PET/TC pode permitir a detecção de lesões adicionais, localizá-las de maneira mais acurada, caracterizá-las com alta probabilidade de serem malignas e discriminar entre tecido maligno e tecido normal circundante[141] (Cap. 82).

TESTES INVASIVOS EM PACIENTES COM DERRAME PLEURAL EXSUDATIVO NÃO DIAGNOSTICADO

No paciente com derrame pleural exsudativo não diagnosticado, vários testes invasivos podem ser considerados, incluindo biópsia cega ou guiada por imagem da pleura, broncoscopia, toracoscopia ou cirurgia torácica videoassistida e biópsia aberta da pleura. É importante lembrar que nenhum diagnóstico foi estabelecido em aproximadamente 20% de todos os derrames pleurais exsudativos e que podem se resolver espontaneamente sem deixar resíduos.[122,142] Em pacientes com derrame pleural exsudativo não diagnosticado, três fatores devem influenciar o vigor com que se procura o diagnóstico com os testes invasivos. Primeiramente, sintomas e curso clínico do paciente. Se os sintomas forem mínimos ou melhorarem com o tempo, é indicada uma abordagem menos agressiva. Em segundo lugar, tendência do nível de LDH no fluido pleural com o tempo. Se a LDH no fluido pleural aumentar com toracocenteses seriais, é indicada uma abordagem mais agressiva. Em terceiro lugar, a atitude do paciente. Se o paciente estiver ansioso sobre a causa do derrame pleural, uma abordagem agressiva deve ser adotada. Além disso, quando um exsudato não diagnosticado se resolve sem tratamento, dois diagnósticos ainda devem ser considerados e excluídos: EP e tuberculose.

Biópsia por Agulha da Pleura

Pequenas amostras da pleura parietal podem ser obtidas com biópsia por agulha, geralmente chamada de *biópsia cega* ou *biópsia fechada por agulha*. As agulhas usadas com mais frequência para esse procedimento são a agulha de Cope e a agulha de Abrams.[62] Como a biópsia por agulha da pleura é útil principalmente para estabelecer o diagnóstico de derrames tuberculosos pleurais ou malignos, esse procedimento deve ser considerado quando se suspeita de um desses diagnósticos.

Na doença pleural maligna, a biópsia por agulha da pleura será positiva em 40% a 60% dos pacientes.[142-144] Em geral, o rendimento da citologia do fluido pleural tende a ser mais alto, provavelmente porque faz a amostragem de células desalojadas de toda a pleura, enquanto a biópsia por agulha pode fazer amostras de uma área localizada apenas. Em uma série de 281 pacientes com derrames pleurais malignos, a biópsia pleural foi positiva em 43%, enquanto a citologia do fluido pleural foi positiva em 58%.[142] Em 7%, a biópsia pleural foi positiva e a citologia do fluido pleural, negativa.[142] Em um estudo mais recente de 66 pacientes, embora a citologia tivesse mais probabilidade de ser positiva do que a biópsia (69% vs. 48%), a biópsia pleural fechada acrescentou diagnósticos em alguns pacientes com citologia negativa.[144] Uma abordagem prudente ao paciente sob suspeita de derrame pleural maligno é obter uma biópsia pleural somente no caso em que a citologia obtida no momento da toracocentese diagnóstica inicial não seja diagnóstica. Se a TC mostrar espessamento pleural ou nodularidade, uma biópsia pleural guiada por imagem é uma excelente opção.[145]

A biópsia por agulha da pleura tem mais utilidade para o diagnóstico de pleurite tuberculosa do que para o de malignidade. A biópsia inicial é positiva para granulomas em 50% a 80% dos pacientes.[146] A demonstração de granulomas na biópsia pleural é praticamente diagnóstica de pleurite tuberculosa; a necrose caseosa ou os bacilos acidorresistentes não precisam ser demonstrados, embora em raras ocasiões, doenças fúngicas, sarcoidose ou pleurite reumatoide possam produzir pleurite granulomatosa. Quando há suspeita de pleurite tuberculosa, deve-se fazer cultura de uma porção da amostra da biópsia pleural para detecção de micobactérias. Em uma série de 21 pacientes com pleurite tuberculosa, o exame microscópico ou a cultura da biópsia foram positivos em 20 dos 21 pacientes (95%)[147]; em uma série mais recente de 113 pacientes com derrame pleural tuberculoso, a sensibilidade da biópsia pleural fechada (por demonstrar granulomas na patologia ou na cultura) foi de 92%.[148] Se a biópsia inicial não for diagnóstica e o paciente tiver pleurite tuberculosa, uma segunda biópsia será diagnóstica em 10% a 40% das vezes.[146,149]

O maior valor da biópsia por agulha para um paciente com tuberculose está na obtenção de material para cultura de *M. tuberculosis* para se determinar sua susceptibilidade ao fármaco. Geralmente, é clássica a apresentação de um paciente com uma recente conversão de proteína derivativa purificada e um derrame pleural exsudativo com linfocitose, sendo improvável que se deva a qualquer outro diagnóstico além de pleurisia tuberculosa. O diagnóstico pode ainda ser apoiado por medições, quando disponível, de ADA ou interferon-gama no fluido pleural. Nesses casos, o tratamento de tuberculose pode ser oferecido com confiança sem a confirmação com biópsia por agulha. No entanto, quando o paciente possa ter sido exposto a organismos resistentes a fármacos, a biópsia por agulha aumentará a probabilidade de se obter organismos para cultura, e é recomendada. A indução de catarro também pode ser útil para fazer a cultura do organismo, mesmo quando se suspeita apenas de envolvimento pleural e a radiografia do tórax não mostrar envolvimento pulmonar; nesse quadro, a indução de catarro demonstrou que apresenta um rendimento similar ao da cultura da biópsia pleural (52% vs. 62%).[150] A toracoscopia médica tem um rendimento mais alto que o da biópsia cega por agulha na obtenção de material pleural para cultura. Quando feita a comparação de diferentes abordagens nos mesmos 51 pacientes, a toracoscopia obteve uma cultura positiva de *M. tuberculosis* em 76%, enquanto a agulha de Abrams obteve uma cultura em 48%.[151] Se for grande a necessidade de obter culturas positivas, testes diagnósticos mais invasivos, incluindo toracoscopia médica, podem ser preferidos.

As duas principais complicações da biópsia por agulha da pleura são o pneumotórax e o sangramento. O pneumotórax requer uma sonda torácica em cerca de 1% das biópsias pleurais somente.[142,152] É provável que muitos pneumotórax se desenvolvam por causa do extravasamento de ar através da agulha de biópsia e não indica necessariamente punção do pulmão. Um hemotórax pode resultar de biópsia inadvertida de uma artéria ou veia intercostal. Em uma série antiga, um hemotórax fatal foi uma complicação em 2 de 227 procedimentos de biópsia.[152] Na biópsia pleural, a agulha também pode ser inserida erroneamente no fígado, baço ou rim, podendo levar à hemorragia nesses órgãos. No entanto, em geral, complicações por sangramento são raras.

Se não for obtido um diagnóstico após os testes laboratoriais de rotina, incluindo citologia, e uma biópsia por agulha da pleura, o que se pode dizer em relação ao paciente? Poe et al.[152] seguiram 143 desses pacientes por 12 a 72 meses, um período em que 29 pacientes foram diagnosticados com doença pleural maligna e um paciente com pleurite tuberculosa. Em todos os 29 casos em que a malignidade eventualmente foi diagnosticada, o diagnóstico de neoplasia maligna foi sugerido por critérios clínicos, como perda de peso, sintomas constitucionais ou história de câncer anterior. Esses autores concluíram que para a maioria dos pacientes com derrame pleural exsudativo não diagnosticado, nos quais o quadro clínico não sugere malignidade, a melhor conduta é a observação. Naqueles pacientes com sintomas sugestivos de malignidade, a biópsia pleural guiada por imagem ou toracoscopia são provavelmente os procedimentos de escolha.

Biopsia Pleural Guiada por Imagem

Em pacientes com anormalidades pleurais compatíveis com malignidade, biópsias com agulha cortante guiadas por TC podem suplantar a biópsia pleural fechada para o diagnóstico, nos locais onde estiver disponível a tecnologia guiada por imagem.[153] Em um estudo randomizado de 50 pacientes com suspeita de derrames pleurais malignos com citologia negativa, indivíduos randomizados para biópsia guiada por imagem têm mais probabilidade de serem diagnosticados (87% sensibilidade) do que aqueles randomizados para biópsia pleural cega (47%).[145] Em situações em que o derrame é pequeno e há loculação ou espessamento pleural sem derrame, a biópsia pleural guiada por imagem de TC é uma excelente escolha. A PET/TC pode aumentar o rendimento pela melhor interpretação e seleção de alvos de biópsia (veja anteriormente).

Broncoscopia

Outro procedimento que deve ser considerado para o paciente com um derrame pleural não diagnosticado é a broncoscopia (Cap. 22). Se o paciente tiver lesão parenquimal ou hemoptise associada, a broncoscopia de fibra óptica produzirá um diagnóstico em quase 75%.[134] Por outro lado, se o paciente não tiver anormalidade parenquimal nem hemoptise, um diagnóstico de derrame pleural é estabelecido em menos de 10% das vezes.[155] No momento, a TC de tórax deve ser realizada em todos os pacientes com derrame pleural exsudativo não diagnosticado. A broncoscopia deve então ser realizada se a imagem de TC demonstrar anormalidades parenquimais ou de obstrução da via respiratória ou se o paciente tiver hemoptise. No momento da broncoscopia, deve-se dar atenção especial àquelas porções do pulmão em que anormalidades parenquimais foram demonstradas.

Toracoscopia ou Cirurgia Torácica Videoassistida

A toracoscopia é discutida completamente no Capítulo 24 (disponível *on-line*, em inglês, no site www.elsevier.com.br/expertconsult). A toracoscopia pode ser útil para o diagnóstico em pacientes nos quais a origem de um derrame pleural continua não esclarecida após a análise de rotina do fluido e a biópsia por agulha da pleura. Em muitos casos, especialmente para avaliação de malignidade, a toracoscopia pode suplantar a biópsia por agulha por causa de seu maior rendimento diagnóstico e capacidade adicional de fornecer pleurodese. A toracoscopia pode ser realizada por pneumologistas com o uso de anestesia local e sedação consciente para visualização direta das superfícies pleurais, amostragem tecidual e pleurodese; a toracoscopia realizada por cirurgiões torácicos, geralmente referida como cirurgia torácica videoassistida (VATS), utiliza anestesia geral e ventilação de um só pulmão por meio de entubação com duplo lúmen e permite maior acesso à pleura e ao pulmão para procedimentos cirúrgicos.

Quais pacientes com derrames pleurais não diagnosticados devem se submeter à toracoscopia? Um diagnóstico pode ser estabelecido em mais de 90% dos pacientes com malignidade incluindo aqueles com mesotelioma.[156] Além disso, pode-se insuflar talco no momento do procedimento e isto controlará o derrame na maioria dos pacientes. No entanto, há riscos menores do procedimento, a necessidade de sonda(s) torácica(s) pós-procedimento, bem como deve ser considerado o custo do procedimento. Toracoscopia, portanto, é recomendada para o paciente com derrame pleural não diagnosticado, após diagnóstico de toracocentese e biópsia por agulha da pleura, em que se suspeita fortemente do diagnóstico de malignidade e se deseja estabelecer esse diagnóstico.

Biópsia Aberta da Pleura

A toracotomia com biópsia direta da pleura proporciona a melhor visualização da pleura e as melhores amostras de biópsia. Atualmente, a toracoscopia menos invasiva pode substituir a toracotomia na maioria dos casos. A principal indicação para a biópsia pleural aberta é a doença pleural não diagnosticada progressiva que não pode ser tratada ou cujo diagnóstico falhou por toracoscopia. No passado, por exemplo, o diagnóstico de mesotelioma maligno era feito geralmente com biópsia aberta da pleura, mas agora o diagnóstico pode ser estabelecido com toracoscopia, na maioria dos casos.

Deve ser ressaltado que a biópsia pleural aberta nem sempre estabelece um diagnóstico em pacientes com derrames pleurais. Durante um período de 11 anos, de 1962 a 1972, 51 pacientes com derrame pleural na Clínica Mayo não tiveram um diagnóstico após biópsia pleural aberta.[157] Em 31 desses pacientes (61%), não houve recorrência do derrame pleural, e nenhuma causa se tornou aparente. No entanto, em 13 dos pacientes eventualmente se provou a malignidade; 6 tinham linfoma e 4 tinham mesotelioma maligno. Desse modo, a observação de pacientes com derrames pleurais não diagnosticados geralmente é justificada, a não ser que haja uma razão convincente para a busca do diagnóstico de malignidade. Desde a época desse estudo, muitas melhoras ocorreram nos testes diagnósticos que podem aumentar o estabelecimento do diagnóstico dos procedimentos invasivos e as opções de tratamento disponíveis.

DERRAMES PLEURAIS TRANSUDATIVOS

O derrame pleural transudativo frequentemente acompanha muitos distúrbios clínicos comuns. É notável que a anormalidade primária na maioria dos casos de derrame pleural transudativo se origine nos órgãos e não na pleura ou pulmões, especialmente no coração, fígado e rins. Essa associação ressalta o fato de que, embora os pacientes visitem seus médicos por queixas respiratórias, esses sintomas podem ser causados por distúrbios extrapulmonares.

INSUFICIÊNCIA CARDÍACA CONGESTIVA

A *insuficiência cardíaca congestiva* (ICC) é provavelmente a causa mais comum de derrame pleural.[62] A incidência de derrame pleural em pacientes com ICC é alta. Em uma série de 60 pacientes com exacerbação de ICC estável, imagens de TC de tórax demonstraram que 50 pacientes (83%) tinham derrame pleural no lado direito e em 46 pacientes (77%) o derrame era no lado esquerdo. Aproximadamente um terço dos derrames tinham um volume excedendo os 700 mL.[158]

Fisiopatologia

O fluido pleural que se acumula com a ICC relaciona-se à remoção do fluido intersticial pulmonar através de mesotélio permeável para o interior do espaço pleural.[5] Em estudos em que pulmões de ovinos foram isolados *in situ*, a carga de volume levou à maior transudação através do pulmão para dentro do espaço pleural.[6] O fluido pleural tinha a mesma concentração de proteína da linfa pulmonar e do líquido do edema intersticial pulmonar. O volume de fluido pleural constituía cerca de 25% de todo o edema formado no pulmão.[6] Na situação clínica, é muito mais provável que os pacientes com ICC tenham derrame pleural se o edema pulmonar for radiologicamente aparente.[159]

Manifestações Clínicas

Pacientes com derrame pleural resultante de ICC geralmente têm sintomas e sinais de insuficiência cardíaca, como dispneia ao esforço, ortopneia, noctúria, edema periférico, veias do pescoço distendidas, crepitações e galope cardíaco. A radiografia de tórax quase sempre revela cardiomegalia além do derrame pleural.

Os derrames pleurais vistos na ICC tendem a ser bilaterais, com derrames maiores à direita (Fig. 79-6A). Nas imagens de TC, edemas intersticial e alveolar em geral podem ser detectados pela presença de septos espessados e opacidades desiguais (Fig. 79-6B). Septos espessados representam edema intersticial, como se observa em pulmões edematosos congelados para demonstrar a localização do edema; o edema intersticial é contínuo com os septos interlobulares e com o subespaço pleural, tendo-se demonstrado que, desses locais, o edema se move através da pleura visceral para o espaço pleural (Fig. 79-6C).[6]

Em um estudo de autópsia de 250 pacientes com ICC e derrame pleural, 88% deles tinham derrames pleurais bilaterais, sendo o volume médio do fluido pleural no espaço pleural direito (1.084 mL) ligeiramente maior que o volume médio do fluido no espaço pleural esquerdo (913 mL).[160] Além disso, dos 35 pacientes com derrames pleurais unilaterais, 46% tinham EP ou pneumonia.[160] Weiss e Spodick[161] relataram que 73% de 51 pacientes com ICC tinham derrames bilaterais, 19% tinham derrames unilaterais no lado direito e 9% tinham derrames unilaterais no lado esquerdo. Em um estudo de 100 pacientes com derrames pleurais bilaterais, a ICC foi o fator contribuinte mais comum para os derrames, mas em geral as causas eram múltiplas; de fato, a maioria dos derrames era exsudativa e, destes, a ICC era a segunda causa mais comum.[162]

A razão para que os derrames geralmente sejam maiores no lado direito pode estar no fato de se originarem de um pulmão maior no lado direito.[39] Em ovinos com sobrecarga de volume, a velocidade de extravasamento de líquido do

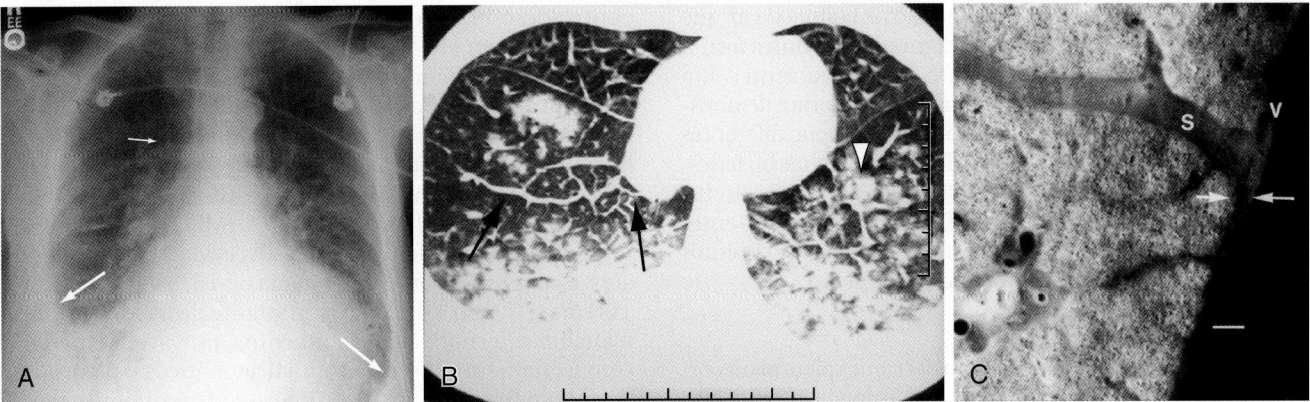

Figura 79-6 Derrame decorrente de insuficiência cardíaca congestiva. A, Radiografia torácica frontal em um paciente com edema pulmonar mostra cardiomegalia, derrames pleurais bilaterais (*setas grandes*), e espessamento intersticial central, incluindo as linhas A de Kerley (*seta pequena*). Note que o derrame direito é ligeiramente maior que o derrame esquerdo. **B,** TC torácica em um paciente com edema pulmonar mostra edema intersticial com nódulos centrolobulares basilares de opacidade em vidro moído, bilaterais (*ponta de seta*) e espessamento septal interlobular liso (*setas*). Derrames pleurais bilaterais também estão presentes. **C,** Pulmão de ovino congelado após carga de volume mostrando edema como uma banda contínua (*entre setas*) desde os septos interlobulares (*S*) até embaixo da pleura visceral (*V*), que pode atravessar entrando no espaço pleural. Barra horizontal = 1 mm. (**C,** Reproduzida com permissão de Broaddus VC, Wiener-Kronish JP, Staub NC: Clearance of lung edema into the pleural space of volume-loaded anesthetized sheep. *J Appl Physiol* 68(6):2627, 1990.)

pulmão direito era maior do que a do esquerdo, provavelmente devido a volume e área de superfície maiores no pulmão direito.[6] Em outro estudo com ovinos despertos, não houve diferença na taxa de absorção dos derrames dos espaços pleurais direito e esquerdo,[19] sugerindo que as diferenças na formação sejam a causa de diferença e tamanho.[19,39]

Embora a ICC, de longe, seja a causa mais comum dos derrames pleurais bilaterais, deve ser procurada uma explicação alternativa, se não houver cardiomegalia. Em uma série de 78 pacientes com derrames bilaterais, mas um coração de tamanho normal, apenas 4% dos derrames foram causados por ICC.[163]

Diagnóstico e Tratamento

O diagnóstico em geral é sugerido pelo quadro clínico de ICC. Uma toracocentese diagnóstica deverá ser realizada se o derrame pleural for unilateral, se os derrames bilaterais não forem de tamanhos comparáveis, se o paciente estiver febril, e o paciente tiver dor torácica pleurítica ou não tiver cardiomegalia.[67] Se não houver nenhuma dessas condições, pode-se tratar ICC e observar; se o derrame não se resolver em alguns dias, deve ser feito uma toracocentese diagnóstica.

O fluido pleural de paciente com ICC geralmente é um transudato.[37] No entanto, se o paciente estiver usando diuréticos, as razões de proteína e LDH no fluido pleural podem estar aumentadas o suficiente para que o fluido pleural preencha os critérios exsudativos de Light. Um fenômeno similar foi descrito na literatura sobre a ascite.[164] A razão de LDH também pode aumentar se a LDH intrapleural aumentar devido a lesão por punções repetidas e se a LDH sérica cair quando a diurese reduzir a congestão hepática.[164] Geralmente, se os valores de proteína e LDH no derrame preencherem os critérios de Light para exsudato, será apenas por uma pequena quantidade.[58] A natureza transudativa do fluido pleural pode ser estabelecida nesses pacientes se o nível sérico de proteína menos o nível desta no fluido pleural for maior que 3,1 g/dL ou o nível sérico de albumina menos o nível desta no fluido pleural for maior que 1,2 g/dL.[56]

A medição do *hormônio natriurético cerebral N-terminal* (NT-proBNP) no fluido pleural é útil nesse quadro e pode ser mais acurada, embora mais cara, do que os gradientes e entre a proteína sérica e pleural para uma correta classificação dos derrames decorrentes de ICC.[57] O NT-proBNP no fluido pleural é superior ao BNP.[57] Em revisão sistemática e meta-análise de 10 estudos, demonstrou-se que o NT-pro-BNP no fluido pleural é útil para o diagnóstico dos derrames pleurais por ICC; os estudos usaram diferentes valores de limiar, mas, nessa revisão, os autores propuseram um limiar de 1.500 ng/mL para diagnóstico (o nível médio era > 6.000 pg/mL).[165]

Os pacientes com ICC e derrame pleural devem ser tratados com redução da sobrecarga, diuréticos e inotrópicos, se necessário. Quando a insuficiência cardíaca é tratada com sucesso, geralmente o derrame pleural se resolve. Se o paciente estiver acentuadamente dispneico, quando avaliado pela primeira vez, deve-se considerar a toracocentese terapêutica para aliviar a dispneia. Raramente, apesar da terapia intensiva da ICC, o paciente tem grandes derrames persistentes; se esses pacientes estiverem dispneicos e sua dispneia for aliviada por toracocentese terapêutica, deve-se considerar o controle dos derrames com pleurodese com o uso de um agente esclerosante, como doxiciclina ou pasta de talco, ou inserção de um cateter residente.

HIDROTÓRAX HEPÁTICO

A incidência de derrames pleurais com cirrose é aproximadamente 6%.[166,167] A incidência parece ser muito mais alta se a ascite estiver presente; porém, em alguns pacientes com hidrotórax hepático, não se detecta qualquer ascite, presumivelmente porque todo fluido ascítico se move para o espaço pleural devido à prevalência de gradientes de pressão e defeitos diafragmáticos de baixa resistência.[39,168]

Fisiopatologia

O mecanismo predominante que leva ao derrame pleural em um paciente com cirrose e a ascite parece ser o movimento do fluido ascítico da cavidade peritoneal, através de defeitos no diafragma, para dentro do espaço pleural.[169] A diminuição da pressão osmótica no plasma é apenas um fator secundário.

Os defeitos diafragmáticos foram demonstrados de muitas maneiras. Lieberman et al.[166] introduziram de 500 a 1.000 mL de ar dentro da cavidade peritoneal de cinco pacientes com cirrose, ascite e derrames pleurais, descobrindo que se desenvolvia um pneumotórax em todos os pacientes em 48 horas.

Além disso, foram capazes de demonstrar bolhas de ar que vinham através de um defeito diafragmático, de outra forma indetectável, à toracoscopia em um de seus pacientes. Em dois de seus pacientes, defeitos diafragmáticos foram demonstrados no exame *post mortem*.[166] Por toracoscopia, diferentes tipos de defeitos foram documentados, como bolhas ou fenestrações[170]. Não existem conexões linfáticas normais diretas entre os espaços peritoneal e pleural. Assim, as conexões entre os espaços ou são defeitos de desenvolvimento preexistentes ou defeitos causados por trauma ou estiramento.

Manifestações Clínicas

A situação clínica em pacientes com derrames pleurais decorrentes de cirrose e ascite geralmente é dominada por cirrose e ascite. Às vezes, no entanto, a presença de um grande derrame pleural pode produzir grave dispneia. O derrame pleural associado a cirrose e ascite em geral é grande e pode ocupar todo o hemitórax. Os grandes derrames se formam porque o defeito diafragmático permite o fluxo de fluido da cavidade peritoneal para o interior da cavidade pleural até que a pressão pleural se aproxime da pressão peritoneal. Os derrames pleurais geralmente são do lado direito (80%), mas ocasionalmente são no lado esquerdo (17%) ou bilaterais (3%).[169]

Diagnóstico e Tratamento

O diagnóstico do hidrotórax hepático em geral é facilmente estabelecido pelo quadro clínico. Se existir dúvida, o diagnóstico pode ser confirmado por cintilografia torácica após injeção de ^{99m}Tc sulfúrico coloidal na cavidade peritoneal.[171] Tanto a paracentese quanto a toracocentese devem ser realizadas para confirmar que a ascite e o fluido pleural são ambos transudatos. Xiol et al.[172] realizaram toracocentese em 60 pacientes com cirrose e ascite. A análise do fluido pleural estabeleceu um diagnóstico que não o de hidrotórax hepático em 18 (30%) incluindo 9 pleurites bacterianas espontâneas, 2 tuberculoses, 2 adenocarcinomas, 2 derrames parapneumônicos e 3 exsudatos não diagnosticados.[172] No hidrotórax hepático, o nível de proteína no fluido pleural geralmente é mais alto do que no fluido ascítico, porém ainda está abaixo de 3 g/dL e a LDH é baixa.[166] Se a contagem de células polimorfonucleares for superior a 500 células/μL, o diagnóstico de pleurite bacteriana espontânea em conjunto com peritonite bacteriana espontânea deve ser considerado.[173]

O tratamento inicial do derrame pleural associado a cirrose e ascite deve ser direcionado ao tratamento da ascite. A inserção de sonda torácica deve ser evitada porque o fluido ascítico também drenará através da sonda torácica, o que pode levar a significativas perdas de fluido e proteína e até a colapso cardiovascular fatal.[168] Em vez disto, deve-se oferecer ao paciente uma dieta com baixo teor de sal e tratá-lo com diuréticos, geralmente furosemida e espironolactona.

Se a dieta e os diuréticos não puderem controlar o derrame, o tratamento de escolha é o transplante de fígado.[168,174] Verificou-se que os pacientes com hidrotórax hepático se sentem bem após transplante, no mínimo tão bem quanto os pacientes cirróticos equiparados sem hidrotórax hepático; porém, essa condição ainda não merece alta prioridade para um transplante.[175] A próxima melhor abordagem é provavelmente o implante de um *shunt portossistêmico transjugular intra-hepático* (TIPS). O TIPS geralmente é eficaz no controle do hidrotórax hepático. Kinasewitz e Keddissi[168] resumiram a literatura sobre 115 pacientes que receberam TIPS por hidrotórax hepático refratário e relataram que o procedimento controlou o hidrotórax em 80%, mas 12% dos pacientes desenvolveram encefalopatia. Em um estudo de TIPS com um longo seguimento, 73 pacientes foram submetidos à TIPS havendo 59% de resposta completa em 1 mês e 21% de resposta parcial; no entanto, desenvolveu-se encefalopatia hepática em 15% enquanto a mortalidade em 30 dias foi de 19%. A sobrevida foi associada ao escore obtido pela escala *Modelo para Doença Hepática Terminal* (MELD) pré-TIPS: com um escore MELD inferior a 15, a sobrevida média foi de 875 dias, e com um escore MELD acima de 15, a sobrevida foi de 180 dias.[176] Se o TIPS ou o transplante de fígado for viável, a melhor alternativa de tratamento é provavelmente VATS com fechamento dos defeitos diafragmáticos e pleurodese. Cerfolio e Bryant[177] realizaram esse procedimento em 41 pacientes e relataram uma taxa de sucesso de 80%. Huang et al.[178] relataram sucesso em 10 pacientes usando uma tela pleural (*mesh onlay*) para reparar os defeitos diafragmáticos. No entanto, como ressaltaram em recente revisão de 77 pacientes, o resultado para os pacientes não submetidos a transplante de fígado ou TIPS foi extremamente precário.[178a]

Pleurite Bacteriana Espontânea

A pleurite bacteriana espontânea é, por definição, a infecção de um hidrotórax hepático preexistente em que uma infecção parapneumônica foi excluída. Originalmente denominado *empiema* bacteriano espontâneo, preferimos o termo pleurite para enfatizar sua similaridade com a peritonite bacteriana espontânea e indicar que seu tratamento não requer toracostomia com sonda. O diagnóstico de pleurite bacteriana espontânea é feito se a cultura do fluido pleural for positiva, a contagem de neutrófilo no fluido pleural for maior que 250 células/μL e um processo pneumônico for excluído; o diagnóstico de pleurite bacteriana espontânea com *cultura negativa* é feito se as culturas de fluido pleural forem negativas e a contagem de neutrófilos no fluido pleural for superior a 500 células/μL.[173] Em uma série na Espanha, 16 de 120 pacientes (13%) admitidos com o diagnóstico de hidrotórax hepático tiveram uma pleurite bacteriana espontânea; 10 de 24 episódios (43%) de pleurite bacteriana espontânea não foram associados à peritonite bacteriana.[173] O tratamento apropriado de pleurite bacteriana espontânea requer antibióticos sistêmicos, mas a toracostomia com sonda parece não ser necessária. Resta ser visto se a pleurite bacteriana espontânea é comum nos Estados Unidos.

SÍNDROME NEFRÓTICA

Há alta incidência de derrame pleural em pacientes com a síndrome nefrótica. Em um estudo de 52 pacientes, 21% tiveram derrames pleurais.[179] O mecanismo responsável pelo derrame pleural transudativo associado à síndrome nefrótica é provavelmente a combinação de redução da pressão osmótica plasmática e aumento da pressão hidrostática. A elevação da pressão hidrostática se deve à retenção de sal, que produz hipervolemia. Os derrames pleurais em pacientes com síndrome nefrótica geralmente são bilaterais e muitas vezes sua localização é infrapulmonar.[179]

A toracocentese diagnóstica deve ser realizada em todos os pacientes com síndrome nefrótica e derrame pleural para provar que o fluido pleural é um transudato. No entanto, a possibilidade de EP sempre deve ser considerada em pacientes com síndrome nefrótica e derrame pleural. Em uma série de 36 pacientes com síndrome nefrótica, 22% tinham embolia pulmonar.[180] Se o fluido pleural for um exsudato, uma angio-TC pulmonar deve ser obtida.

O tratamento do derrame pleural associado à síndrome nefrótica deve visar à elevação do nível de proteína no soro reduzindo-se a perda de proteína na urina. Se isto não tiver sucesso, pleurodese com um agente esclerosante deve ser considerado em pacientes selecionados que são sintomáticos em decorrência de derrame pleural.

DIÁLISE PERITONEAL

A diálise peritoneal ocasionalmente é complicada pelo desenvolvimento de hidrotórax agudo. Em revisão de 3.195 pacientes recebendo diálise peritoneal ambulatorial contínua, no Japão, 1,6% desenvolveram derrame pleural como resultado do movimento do dialisado da cavidade peritoneal para dentro da cavidade pleural.[181] O derrame se desenvolveu em 30 dias do início da diálise em 50% dos pacientes, porém 18% estavam recebendo diálise por mais de um ano antes de se desenvolver o derrame.[181] Os derrames eram no lado direito em cerca de 90%.[181,182]

O fluido pleural nesses pacientes caracteriza-se por nível de glicose intermediário entre o nível do dialisado e o do soro, um nível de proteína abaixo de 10 g/L (1 g/dL) e um nível baixo de LDH. O nível de LDH é mais alto e o de glicose é mais reduzido no fluido pleural do que no fluido ascítico.[182] Embora a comunicação se feche espontaneamente em alguns pacientes, uma abordagem cirúrgica geralmente é necessária, caso se deva continuar a diálise peritoneal ambulatorial contínua. O tratamento de escolha é provavelmente a toracoscopia com fechamento dos defeitos diafragmáticos, seguida por pleurodese. Os tratamentos alternativos são a pleurodese isoladamente ou a toracotomia com reparo dos defeitos diafragmáticos.

URINOTÓRAX

A obstrução do trato urinário resultante de acúmulo retroperitoneal de urina (urinoma) pode levar ao derrame pleural.[183] O mecanismo pelo qual o fluido pleural se acumula é desconhecido, mas acredita-se que esse acúmulo de urina retroperitoneal drene ao longo dos gradientes de pressão para o interior do espaço pleural. O acúmulo de fluido realmente representa a urina, e o fluido pleural tem odor semelhante ao da urina. Os pacientes com urinotórax têm níveis de creatinina no fluido pleural acima daqueles no soro, porém cerca de 10% dos outros derrames também preenchem esse critério.[183] Quando a obstrução do trato urinário é aliviada, o derrame pleural desaparece rapidamente.[183a]

MIXEDEMA

O derrame pleural surge às vezes como complicação do mixedema. A maioria dos pacientes com mixedema e derrame pleural tem derrame pericárdico concomitante. Em uma série de 25 pacientes com derrame pericárdico secundário a mixedema, 13 dos pacientes (52%) tinham derrame pleural concomitante.[184] Quando o derrame pleural se apresenta ao mesmo tempo que o derrame pericárdico, o fluido pleural geralmente é um transudato.[184] O derrame pleural isolado visto em conjunto com mixedema geralmente é limítrofe entre um transudato e um exsudato. Embora o mecanismo de formação do derrame seja desconhecido, a diminuição da função linfática devido a baixos níveis tireóideos pode contribuir.[23] A reposição tireóidea é o tratamento óbvio dos derrames pleurais associados a mixedema.

DOENÇA PERICÁRDICA

O derrame pleural é visto com mais frequência em pacientes com doença pericárdica. Poucos desses derrames foram caracterizados, mas podem ser transudativos ou exsudativos. Em uma série de 35 pacientes com pericardite constritiva, 60% dos pacientes tinham derrames pleurais radiologicamente demonstráveis.[185] Weiss e Spodick[186] revisaram 124 pacientes com doença pericárdica e constataram que 35 (28%) deles tinham um derrame pleural. Dos 35 pacientes, 21 tinham derrame pleural somente no lado esquerdo, 2 tinham derrame pleural somente no lado direito, e nos 12 restantes os derrames eram bilaterais. Porém, em outra série de 21 pacientes com pericardite constritiva e derrame pleural, este último era apenas no lado direito em 9 (43%) e bilateral nos 12 restantes (57%).[185]

O mecanismo responsável pelo derrame pleural associado à doença pericárdica não é claro. Na pericardite constritiva, uma explicação para os derrames é que as pressões capilar pulmonar e sistêmica se elevam secundárias à doença pericárdica, resultando em um derrame transudativo pleural. No entanto, o esperado é que esses derrames sejam bilaterais. Na doença pericárdica inflamatória, porém, o derrame pleural tende a ocorrer no lado esquerdo e, embora as características do fluido não tenham sido bem descritas, é provável que o derrame se forme a partir da extensão da inflamação pericárdica para a pleura adjacente[186] ou possivelmente do movimento direto do fluido através do pericárdio para o interior do espaço pleural.

OUTRAS CAUSAS DE DERRAMES PLEURAIS TRANSUDATIVOS

Uma fístula pleural subaracnóidea pode se desenvolver, resultando no acúmulo de *líquido cerebroespinal* (LCS) no espaço pleural. O fluido pleural assemelha-se ao LCS com baixos níveis de proteína e LDH. A fístula pleural subaracnóidea pode seguir-se a um desvio ventriculopleural e a lesões penetrantes, fraturas ou cirurgia da espinha torácica.[62] Se houver dúvida sobre o diagnóstico, a medição de β_2-transferrina no fluido pleural é útil porque somente o LCS contém essa molécula.[187] A fístula raramente se fecha sem intervenção cirúrgica.

A obstrução venosa central pode causar grandes derrames transudativos persistentes, talvez devido a elevações da pressão venosa que induzem a maior formação de líquido e a redução do *clearance* linfático. A obstrução venosa como uma causa de derrames transudativos persistentes deve ser considerada em situações com instrumentação prévia e relatadas a partir de oclusões da veia hemiázigo, veia braquiocefálica e veia cava superior. O alívio da obstrução pode levar à resolução do derrame.[188]

A doença veno-oclusiva pulmonar frequentemente apresenta pequenos derrames pleurais.[189] A característica do fluido pleural não foi descrita, mas provavelmente é um transudato porque os derrames provavelmente se relacionam ao aumento do fluido intersticial pulmonar. Os pacientes com insuficiência direita secundária à hipertensão pulmonar frequentemente têm pequenos derrames pleurais bilaterais.[190]

Relata-se que a EP está associada a derrame pleural transudativo. No entanto, em um estudo sobre os achados no fluido pleural em pacientes com EP, todos os 60 fluidos pleurais eram exsudatos.[74] A amiloidose pleural está associada a derrames transudativos, provavelmente devido à combinação de insuficiência cardíaca e infiltração pleural de amiloide.[191] Citocinas como o *fator crescimento endotelial vascular* (VEGF) podem ter um papel porque, em uma série, três de quatro pacientes com derrames pleurais persistentes devido a amiloides sistêmicos primários melhoraram com tratamento com um anticorpo contra VEGF, bevacizumabe.[192]

DERRAMES PLEURAIS EXSUDATIVOS

Derrames pleurais exsudativos são problemas clínicos comuns. Esses derrames podem se desenvolver como resultado de inflamação, lesão, ou malignidade, que podem envolver as superfícies pleurais, o pulmão adjacente ou tecidos mais distantes, como os órgãos mediastinais ou abdominais. Discussão adicional sobre derrames devido a infecções é apresentada no Capítulo 80; tipos especiais de derrames (quilotórax e hemotórax) são discutidos no Capítulo 81; e derrames secundários a tumores pleurais são apresentados no Capítulo 82.

EMBOLIA PULMONAR

O diagnóstico que com mais frequência é negligenciado no diagnóstico diferencial de um paciente com derrame pleural não diagnosticado é a EP. Estima-se que, pelo menos, 500.000 pessoas desenvolvem tromboembolismo venoso anualmente nos Estados Unidos. Como pelo menos 30% dos pacientes com EP têm derrame pleural associado,[193] mais de 150.000 derrames pleurais secundários à EP devem ser diagnosticados anualmente. Portanto, a expectativa é que se vejam mais casos de derrame pleural secundário à EP do que para carcinoma broncogênico. Apesar disto, na maioria das grandes séries, a EP responde por menos de 5% dos derrames pleurais. O diagnóstico e o tratamento de EP são discutidos no Capítulo 57.

Manifestações Clínicas

Os pacientes com EP podem ser divididos em três categorias, dependendo de seus sintomas de apresentação: (1) dor pleurítica ou hemoptise, (2) dispneia isolada, e (3) colapso circulatório. No estudo *Prospective Investigation of Pulmonary Embolism Diagnosis* (PIOPED), 56% dos pacientes com dor pleurítica ou hemoptise tinham derrame pleural e 26% daqueles com dispneia isolada tinham derrame pleural, mas nenhum dos pacientes com colapso circulatório tinha derrame pleural.[193]

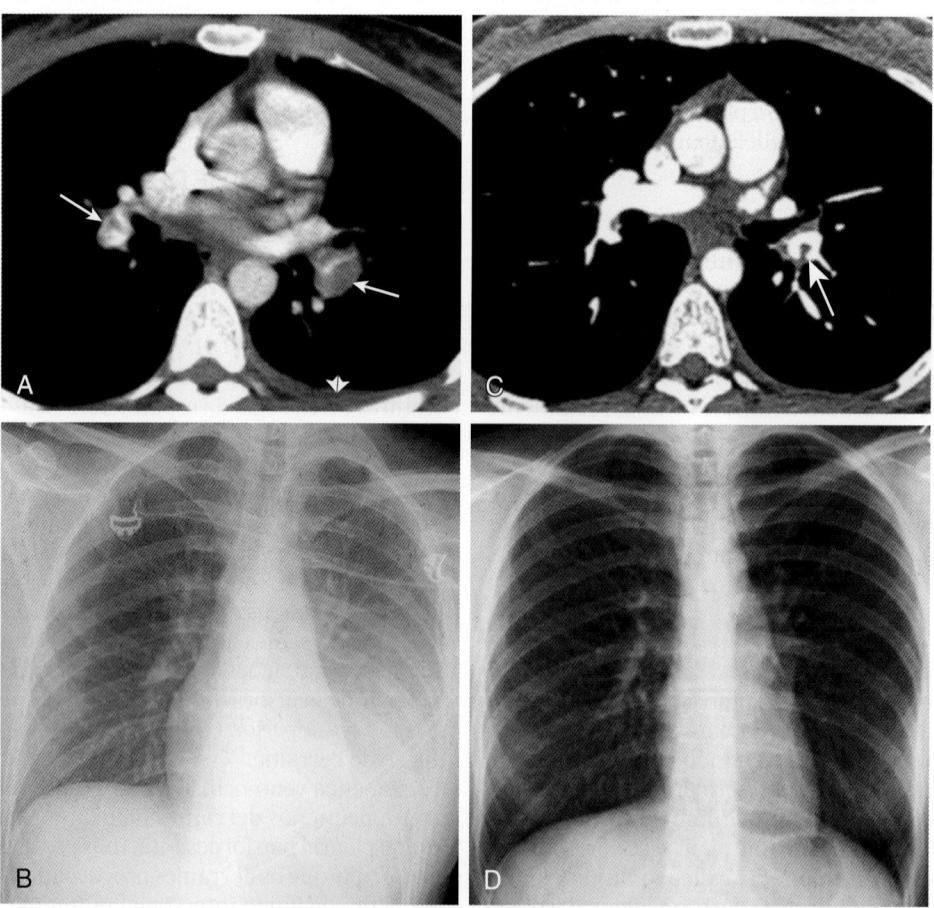

Figura 79-7 Derrame pleural relacionado à embolia pulmonar aguda. A, Angio-TC axial pulmonar mostra embolia pulmonar aguda bilateral (*setas*); resquício de um derrame pleural esquerdo (*pontas de seta dupla*) está presente. **B,** Radiografia de tórax frontal obtida 5 dias após angio-TC pulmonar (**A**) mostra consolidação basal esquerda com um grande derrame pleural esquerdo. **C,** Angio-TC axial pulmonar realizada mais de 1 mês após a apresentação, durante o tratamento, mostra resolução quase completa da embolia pulmonar bilateral (*seta*). **D,** Radiografia torácica frontal obtida mais de 1 mês após a apresentação mostra completa resolução da consolidação basal e derrame pleural esquerdos. (Cortesia do Dr. Michael Gotway, MD.)

Aproximadamente 50% dos pacientes com derrames paraembólicos têm opacidades parenquimais vistas nas radiografias torácicas.[194] As opacidades geralmente se encontram nos lobos inferiores, são baseadas na pleura e convexas em direção ao hilo. Os derrames paraembólicos em geral são pequenos (Fig. 79-7); em uma série, 48 de 56 pacientes (86%) tinham apenas ângulo costofrênico obtuso, e nenhum paciente tinha um derrame que ocupasse mais de um terço de um hemitórax.[193] Os derrames pleurais podem ser unilaterais ou bilaterais. Em um estudo de 63 pacientes com EP e derrame pleural, os derrames eram bilaterais em 16 (25%).[195] É interessante notar que, em estudos usando angio-TC pulmonar (CTPA) em pacientes com suspeita de ter EP, constatou-se que nesses pacientes que tinham EP não era maior a probabilidade de terem derrames pleurais do que aqueles sem embolia (50% vs. 58%[196]; 57% vs. 56%[197]). Em outro estudo usando CTPA, aqueles em que se verificou a ocorrência de EP tinham mais probabilidade de ter derrames pleurais (29/60 ou 48%) do que aqueles sem EP (76/225 ou 34%); os derrames tendiam a ser pequenos e poucos eram grandes o suficiente para justificar toracocentese. Note-se que os derrames naqueles sem EP também eram comuns e de tamanho e localização similares aos daqueles com EP.[198] Os pacientes sob suspeita de terem EP provavelmente têm outras condições de base que os predispõem aos derrames pleurais, como ICC ou pneumonia.

A análise do fluido pleural tem valor limitado no estabelecimento do diagnóstico de derrame paraembólico porque não há nada característico a respeito do fluido. O fluido pleural quase sempre é um exsudato.[74] A contagem de hemácias no fluido pleural excede 100.000/μL em menos de 20% e é inferior a 10.000/μL em pelo menos 30%. A contagem de leucócitos no fluido pleural pode variar de menos de 100 até mais de 50.000/μL. A contagem diferencial de hemácias pode revelar predominantemente leucócitos polimorfonucleares, eosinófilos ou células mononucleares.

Diagnóstico

O diagnóstico de EP é discutido no Capítulo 57. A possibilidade de EP deve ser considerada em todos os pacientes com um derrame pleural, mesmo que o paciente tenha ICC óbvia. Em uma série de autópsias, de 290 pacientes com ICC e derrame pleural, 60 (21%) tinham EP.[160] Quando há forte suspeita de um derrame paraembólico, deve-se iniciar no paciente o tratamento com heparina e realizar um teste diagnóstico para EP antes de tentar a toracocentese.[189]

No paciente com um derrame pleural não diagnosticado em que há suspeita de EP, a CTPA parece ser o teste preferido porque também dá informação sobre parênquima pulmonar, mediastino, e superfícies pleurais, o que pode fornecer pistas sobre a etiologia do derrame pleural (Fig. 79-7). Outra razão para obter a CTPA em vez da cintilografia da perfusão em pacientes com derrames pleurais com suspeita de ter EP é que a presença do derrame torna a cintilografia de pulmão mais difícil de interpretar.

Tratamento

O tratamento do paciente com um derrame paraembólico é o mesmo de qualquer paciente com EP (Cap. 57). A presença de fluido pleural sanguinolento não é uma contraindicação à administração de heparina ou, se indicada, terapia trombolítica.[194] Os derrames paraembólicos geralmente atingem seu tamanho máximo nos primeiros 3 dias.[199] Se o derrame aumentar de tamanho após esse período, o paciente provavelmente tem êmbolos recorrentes, uma infecção pleural ou um hemotórax, e deve ser realizada uma toracocentese diagnóstica. Se o valor do hematócrito do fluido pleural for superior a 50% do hematócrito periférico, um hemotórax está presente. Neste caso, a anticoagulação deve ser descontinuada, devendo ser realizada a toracostomia com sonda.

DOENÇAS ABDOMINAIS

Muitas doenças abdominais podem causar sinais e sintomas pulmonares. Esta seção descreve o mais importante desses distúrbios que causa derrame pleural.

Perfuração Esofágica

O diagnóstico de ruptura esofágica sempre deve ser considerado no diagnóstico diferencial de derrame pleural exsudativo porque, se essa condição não for tratada rapidamente, a mortalidade aumenta, com estimativas atuais que vão de 30% a 60%. Aproximadamente 60% dos pacientes com perfuração esofágica têm um derrame pleural, ao passo que cerca de 25% têm um pneumotórax.[200] O derrame pleural geralmente é no lado esquerdo (Fig. 79-8), mas pode ser também no lado direito ou bilateral.

O esôfago com mais frequência perfura-se como uma complicação da esofagoscopia, e é mais provável quando se faz uma tentativa de remover um corpo estranho ou de dilatar uma estritura esofágica.[201] Em geral, a incidência de perfuração esofágica como exame esofagoscópico é de 0,15% a 0,70%.[200] A inserção de uma sonda de Blakemore-Sengstaken para varizes esofágicas pode ser complicada por ruptura esofágica. Frequentemente, o diagnóstico é omitido nesses pacientes em razão da gravidade de sua enfermidade e dos múltiplos problemas coexistentes.[200] A perfuração esofágica também pode resultar de ecocardiografia transesofágica, corpos estranhos, carcinoma esofágico, entubação gástrica, trauma torácico, cirurgia de tórax ou vômito (síndrome de Boerhaave). Em uma revisão de 120 pacientes consecutivos

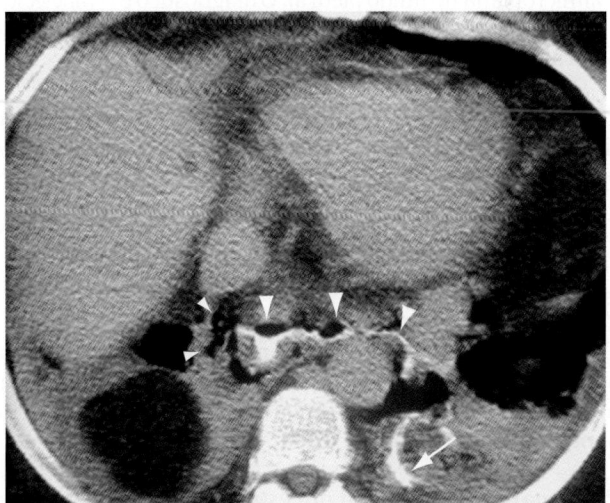

Figura 79-8 Derrame devido à perfuração esofágica. TC axial através do tórax inferior em um paciente com dor no peito mostra pneumomediastino (*pontas de seta pequenas*) e extravasamento de contraste oral hidrossolúvel decorrente de ruptura do esôfago (*pontas de setas grandes*) através do mediastino para dentro do espaço pleural esquerdo (*seta*). (De Fadoo F, Ruiz DE, Dawn SK, et al: Helical CT esophagography for the evaluation of suspected esophageal perforation or rupture. *AJR Am J Roentgenol* 182:1177-1179, 2004.)

com perfuração esofágica de todas as causas, a incidência de derrame pleural era de 52% e a do pneumotórax, 11%.[202]

Manifestações Clínicas. Os sintomas associados à perfuração esofágica resultam de mediastinite aguda produzida pela contaminação do mediastino pelos conteúdos orofaríngeos. A maior parte da morbidade decorrente da perfuração esofágica é causada por infecção do mediastino e do espaço pleural pela flora bacteriana orofaríngea.[109]

Um paciente com perfuração esofágica geralmente tem uma enfermidade aguda. Com a ruptura espontânea, frequentemente há uma sensação de laceração ou ruptura na parte inferior do peito ou epigástrio. A dor torácica é caracteristicamente excruciante e muitas vezes não é aliviada com opiáceos. Mais de 50% dos pacientes têm pequenas quantidades de hematêmese. A presença de enfisema subcutâneo na incisura supraesternal é sugestiva do diagnóstico. No entanto, menos de 10% dos pacientes têm enfisema subcutâneo dentro das primeiras 4 horas da ruptura.[203] Quando o esôfago é perfurado durante esofagoscopia, o endoscopista geralmente não percebe; porém, os pacientes geralmente desenvolvem dor torácica persistente ou epigástrica dentro de poucas horas após o procedimento.

Diagnóstico. O diagnóstico de ruptura esofágica deve ser considerado em todos os pacientes agudamente enfermos com um derrame pleural exsudativo. O melhor teste de triagem para ruptura esofágica parece ser o de nível de amilase no fluido pleural.[203] O nível de amilase no fluido pleural está elevado devido à saliva, com seu alto conteúdo de amilase, que entra no espaço pleural.[108] O pH do fluido pleural geralmente está diminuído abaixo de 7 em pacientes com derrame pleural secundário à perfuração esofágica devido à intensa resposta inflamatória resultante de mediastinite, e não de regurgitação de suco gástrico no espaço pleural. A demonstração de células escamosas epiteliais ou partículas de alimento no fluido pleural é altamente sugestiva do diagnóstico. Outros achados sugestivos de ruptura esofágica são a saída por sonda torácica de mais de 500 mL/dia e flora polimicrobiana no fluido pleural. O diagnóstico é estabelecido quando a perfuração esofágica é confirmada por estudos de contraste do esôfago (Fig. 79-8).

Tratamento. O tratamento da ruptura esofágica pode variar desde a colocação de *stent* não operatório para reparo primário até a esofagectomia, dependendo da doença de base do esôfago e do tamanho da ruptura.[202] A mediastinite decorrente de perfuração esofágica e de outras causas é discutida em detalhes no Capítulo 84.

Doença Pancreática

Três tipos diferentes de doença pancreática não maligna podem ter um derrame pleural acompanhante: pancreatite aguda, pancreatite crônica com pseudocisto e ascite pancreática.

Pancreatite Aguda. Em um estudo de 133 pacientes em sua primeira crise de pancreatite aguda, 50% deles tinham derrame pleural na TC de tórax.[204] O derrame era bilateral em 51 (77%), unilateral no lado esquerdo em 10 (15%) e unilateral no lado direito em 5 (8%). Pacientes com pancreatite aguda e derrame pleural tinham doença mais grave e taxa de mortalidade mais alta do que aqueles sem derrames.[204] O derrame pleural exsudativo que acompanha a pancreatite aguda resulta de inflamação diafragmática e transferência transdiafragmática do fluido exsudativo originado na inflamação pancreática aguda.

O quadro clínico geralmente é dominado por sintomas abdominais, incluindo dor, náusea e vômito. No entanto, às vezes, sintomas respiratórios que consistem em dor torácica pleurítica e dispneia podem dominar o quadro clínico. Além do derrame pleural de tamanho pequeno a moderado, a radiografia torácica pode revelar um diafragma elevado e opacidades basilares. A demonstração de um nível elevado de amilase no fluido pleural é altamente sugestiva do diagnóstico, mas o diagnóstico de ruptura esofágica deve ser excluído. O fluido pleural é um exsudato com predominância de leucócitos polimorfonucleares e um nível normal de glicose.

Derrame Pleural Pancreático Crônico. Os pacientes com doença pancreática crônica algumas vezes têm um grande derrame pleural crônico. Quando o sistema de ductos pancreáticos se rompe, um pseudocisto pode se formar no pâncreas. Um trato sinusal pode se estender do pseudocisto através do hiato aórtico ou esofágico para o interior do mediastino. Depois que o trato sinusal atinge o mediastino, o processo pode ser contido para formar um pseudocisto mediastinal ou se romper dentro de um ou ambos os espaços pleurais, resultando em um grande derrame pleural crônico[110] (Fig. 79-9).

O quadro clínico de pacientes com doença pancreática crônica e derrame pleural geralmente é dominado por sintomas torácicos, como dispneia, tosse e dor no peito. A maioria dos pacientes não tem sintomas abdominais porque a fístula pancreaticopleural descomprime o pseudocisto. O derrame pleural geralmente é massivo e recorre rapidamente após toracocentese.[110] O derrame geralmente é do lado esquerdo, mas pode ser também no lado direito ou bilateral.

A chave para o diagnóstico é um nível acentuadamente elevado de amilase no fluido pleural, geralmente acima de 1.000 UI/mL, enquanto o nível sérico de amilase pode estar apenas ligeiramente elevado. Os pacientes com doença pleural pancreática crônica em geral são facilmente diferenciados daqueles com derrame pleural maligno, os quais também podem ter um nível elevado de amilase no fluido pleural, porque o nível de amilase é muito mais alto no caso de pseudocisto. Em casos raros, nos quais a diferenciação não é óbvia, o

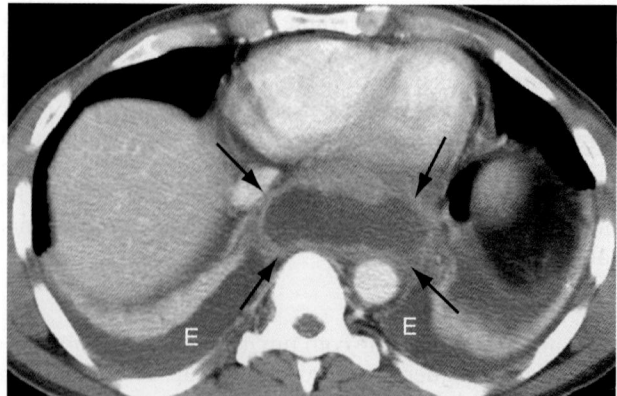

Figura 79-9 Derrame devido a pseudocisto pancreático. Imagem de TC axial através do tórax inferior em um paciente com pancreatite crônica mostra derrames pleurais (*E*) bilaterais e uma massa cística no mediastino (*setas*) representando um pseudocisto.

diagnóstico pode ser feito medindo-se as isoenzimas da amilase porque a amilase associada à malignidade é do tipo salivar, em vez de pancreático.[112] Tanto o ultrassom como a TC são úteis no estabelecimento do diagnóstico de pseudocisto pancreático. A colangiopancreatografia retrógrada endoscópica geralmente documenta o trato fistuloso ou outra patologia pancreática.

Pacientes com derrames pleurais pancreáticos crônicos devem receber um ensaio de terapia conservadora por 2 a 3 semanas consistindo em sucção nasogástrica, nenhuma ingestão oral, supressão de secreção pancreática com atropina e toracocenteses terapêuticas repetidas.[110] A administração de infusão contínua de somatostatina pode diminuir as secreções através da fístula e facilitar o fechamento.[205] O tratamento conservador é bem-sucedido dentro de 4 semanas em cerca de 40% dos pacientes. Se o tratamento conservador falhar, deve-se realizar laparotomia. A anatomia do sistema ductal pancreático deve ser avaliada com colangiopancreatografia retrógrada endoscópica antes da cirurgia ou com pancreatografia operatória no momento da operação. Se um trato sinusal for encontrado, ele deve ser ligado ou excisado. O pâncreas deve ser parcialmente ressecado, drenado com uma alça Roux-en-Y, ou ambos, dependendo dos achados pancreatográficos.[110] Uma abordagem alternativa é tentar a drenagem do pseudocisto abdominal percutâneo com o uso de orientação com TC. A decorticação da pleura pode ser necessária para alguns pacientes a fim de remover a espessa casca pleural criada pela intensa inflamação causada pela presença de enzimas pancreáticas.

Derrame Pleural Pancreático. Alguns pacientes com doença pancreática desenvolvem ascite caracterizada por altos níveis de amilase e proteína. Se acaso esses pacientes tiverem ou desenvolverem um defeito em seu diafragma, eles desenvolverão um grande derrame pleural resultante do fluxo de fluido da cavidade peritoneal para a cavidade pleural. O tratamento do derrame pleural pancreático é o mesmo da ascite pancreática, exceto que são realizadas toracocenteses seriais em vez de paracenteses seriais.

Abscessos Intra-abdominais

Derrames pleurais são vistos frequentemente com abscessos intra-abdominais. As possibilidades de um abscesso intra-abdominal devem ser consideradas fortemente em qualquer paciente com um derrame pleural exsudativo não diagnosticado contendo predominantemente leucócitos polimorfonucleares, em especial quando não há opacidades parenquimais pulmonares. O mecanismo responsável pelo desenvolvimento do derrame pleural exsudativo é provavelmente a irritação diafragmática.

O abscesso subfrênico é o abscesso intra-abdominal associado, com mais frequência, ao derrame pleural; derrames pleurais se desenvolvem em aproximadamente 80% dos pacientes com abscesso subfrênico.[206] A incidência aproximada de derrames com outros abscessos intra-abdominais é de 40% nos abscessos pancreáticos, 30% nos abscessos esplênicos e 20% nos abscessos intra-hepáticos. No abscesso pancreático, o fluido pleural tem um nível alto de amilase.

Manifestações Clínicas. O abscesso subfrênico se desenvolve com mais frequência como uma complicação pós-operatória em 1 a 3 semanas após cirurgia intra-abdominal.[206] É particularmente provável que a esplenectomia e a gastrectomia sejam complicadas por abscesso subfrênico esquerdo. Não há antecedente de cirurgia abdominal em aproximadamente 10% dos pacientes com abscesso subfrênico.[206] O abscesso pode resultar da perfuração do estômago, duodeno, apêndice, cólon ou um divertículo, ou decorrer de diverticulite, colecistite, pancreatite ou trauma. A maioria dos pacientes tem febre, leucocitose e dor abdominal, mas frequentemente não há sinais ou sintomas localizadores.

A maioria dos pacientes com abscessos intra-hepáticos piogênicos tem febre e anorexia. A dor abdominal é comum e em geral não localizada no quadrante direito superior. No exame físico, um fígado sensível, aumentado de tamanho, pode ser demonstrado. Testes laboratoriais revelam leucocitose, anemia, níveis elevados de fosfatase alcalina e hiperbilirrubinemia.[207]

O abscesso pancreático geralmente segue um episódio de pancreatite aguda. Deve-se suspeitar desse diagnóstico se o paciente não responder à terapia inicial ou se febre, dor abdominal e leucocitose se desenvolverem dentro de 3 semanas do episódio de pancreatite aguda. O abscesso esplênico é incomum, sendo visto geralmente em pacientes com infecção sistêmica. A endocardite bacteriana é a infecção subjacente mais comum.

O fluido pleural que se acumula em pacientes com abscessos intra-abdominais é um exsudato com predominância de leucócitos polimorfonucleares. A contagem de leucócitos no fluido pleural pode exceder 50.000/µL, mas o pH do fluido pleural e a concentração de glicose geralmente permanecem acima de 7,20 e 60 mg/dL (3,33 mmol/L), respectivamente. Só raramente o fluido pleural se torna infectado.

Diagnóstico e Tratamento. O diagnóstico de abscesso intra-abdominal é melhor estabelecido com imagem de TC abdominal.[208] O tratamento apropriado para um paciente com um abscesso intra-abdominal e derrame pleural é a drenagem do abscesso combinada com antibióticos parenterais.

Cirurgia Abdominal

Aproximadamente 50% dos pacientes submetidos à cirurgia abdominal desenvolvem derrame pleural nos primeiros dias após cirurgia.[209,210] A incidência de derrame pleural pós-operatório é maior em pacientes submetidos à cirurgia abdominal superior, em pacientes com atelectasia pós-operatória e em pacientes com fluido abdominal livre à cirurgia.[209,210] O acúmulo de fluido pleural nas primeiras 72 horas após cirurgia abdominal é provavelmente relacionado a irritação diafragmática ou movimento transdiafragmático do fluido intra-abdominal. Um paciente pós-operatório com significativa quantidade de fluido pleural, particularmente quando associado à febre, deve submeter-se à toracocentese diagnóstica para descartar infecção pleural como uma causa do derrame. Além disso, a possibilidade de EP deve ser considerada. Se o derrame se desenvolver mais de 72 horas após a cirurgia, provavelmente não é relacionado ao procedimento cirúrgico em si, e explicações alternativas devem ser procuradas, como abscesso intra-abdominal, EP e hipervolemia.

Transplante de Fígado

A maioria dos pacientes submetidos a transplante de fígado ortotópico desenvolvem um derrame pleural após cirurgia. Em um estudo, 68% de 300 pacientes submetidos a transplante de fígado desenvolveram derrame pleural e este ocupou mais de 25% do hemitórax em 21 pacientes (7%).[211]

O derrame era unilateral no lado direito em 153 e bilateral em 53. Os derrames são grandes o suficiente para necessitar toracocentese terapêutica ou toracostomia com sonda em aproximadamente 10%.[211] A história natural desses derrames é que eles aumentam de tamanho durante os primeiros 3 dias de pós-operatório e depois se resolvem gradualmente durante várias semanas até vários meses. A patogênese desses derrames é provavelmente relacionada a lesão ou irritação do hemidiafragma direito causada pela extensa dissecção no quadrante superior direito. Esses derrames pleurais podem ser em grande parte prevenidos se for aplicado um spray selante de fibrina na superfície inferior do diafragma ao redor da inserção dos ligamentos do fígado no momento do transplante.[212]

Derrame Pleural Bilioso

Os derrames pleurais biliosos se devem a uma fístula da árvore biliar para o espaço pleural.[213] A fístula pode ser secundária a trauma, complicações supurativas de infecções do trato biliar, ou cirurgia, particularmente quando a obstrução biliar está presente. Deve-se suspeitar do diagnóstico em qualquer paciente com um trato biliar obstruído. O fluido pleural geralmente parece bilioso, mas, às vezes, o diagnóstico pode depender da demonstração de que a razão de fluido pleural para bilirrubina sérica é superior a 1. O tratamento apropriado consiste no restabelecimento de drenagem biliar. A incidência de empiema no derrame pleural bilioso é de aproximadamente 50%. A maioria dos pacientes com derrame pleural biliar requer decorticação e reparo diafragmático.[62]

DOENÇAS INFLAMATÓRIAS

Pleurite Reumatoide

A pleura é ocasionalmente envolvida no curso da artrite reumatoide. Aproximadamente 5% dos pacientes com artrite reumatoide têm um derrame pleural, e aproximadamente 20% experimentam dor torácica pleurítica.[113,214] A pleurisia reumatoide tem surpreendente predominância no sexo masculino, apesar da maior prevalência da doença reumatoide em mulheres; mais de 10% dos homens, porém menos de 2% das mulheres com doença reumatoide, têm derrame pleural.[113,214]

Manifestações Clínicas. Quase todos os pacientes com derrames pleurais reumatoides têm mais de 35 anos. Aproximadamente 80% são homens e aproximadamente 80% têm nódulos subcutâneos. O derrame pleural geralmente se desenvolve somente após a presença de artrite há vários anos,[113] mas em raras ocasiões um paciente pode se apresentar com um derrame pleural.

Os pacientes com pleurite reumatoide podem ser assintomáticos ou sintomáticos com dor torácica pleurítica, febre, ou ambos,[113,118] e alguns pacientes experimentam dispneia secundária à presença de fluido pleural. Na maioria dos pacientes, a radiografia torácica revela um derrame pleural de tamanho pequeno ou moderado. Em aproximadamente 25% dos pacientes, o derrame é bilateral.[113] Com o tempo, o derrame pode se alternar de um lado a outro ou ir e vir no mesmo lado. Outras manifestações intratorácicas de doença reumatoide estão presentes em até um terço dos pacientes.[113]

Diagnóstico. O diagnóstico é sugerido pelo quadro clínico de artrite reumatoide e presença de um derrame pleural. O fluido pleural com pleurite reumatoide é distintivo, caracterizado por um nível de glicose inferior a 30 mg/dL (1,67 mmol/L), um nível alto de LDH (> 2 vezes o limite superior do normal), um pH baixo (< 7,20), e título alto de fator reumatoide (> 1:320 e ≥ título sérico).[118] Ocasionalmente, a glicose no fluido pleural não é baixa quando o paciente é visto pela primeira vez, mas determinações seriais de glicose no fluido pleural revelam níveis progressivamente mais baixos de glicose no fluido pleural. Outra característica interessante dos derrames pleurais reumatoides é sua tendência a conter cristais de colesterol ou altos níveis de colesterol.[215] A aparência citológica única de macrófagos alongados, chamados de células "cauda de cometa", também é considerada específica para o diagnóstico.[216]

Com os achados característicos de fluido pleural, o diagnóstico alternativo primário a excluir é o derrame parapneumônico complicado. A incidência de derrame parapneumônico complicado é alta em pacientes com pleurite reumatoide,[217] assim essa diferenciação é importante. É particularmente importante examinar a coloração de Gram do fluido pleural e fazer a cultura do fluido tanto aeróbica quanto anaerobicamente.

Prognóstico e Tratamento. A história natural de pleurite reumatoide é variável. A maioria dos pacientes experimentam resolução espontânea dentro de 3 meses mas, no paciente ocasional, o derrame é persistente, podendo se desenvolver espessamento pleural massivo. Nenhum estudo demonstrou que a terapia anti-inflamatória tenha alguma influência no curso da pleurite reumatoide. Os resultados após corticosteroides intrapleurais são mistos.[62] A decorticação deve ser considerada em pacientes com pleura espessada, que são sintomáticos, com dispneia. Esse procedimento é particularmente difícil em pacientes com pleurite reumatoide por não ser fácil desenvolver um plano de dissecção entre o pulmão e a casca fibrosa.

Pleurite Lúpica

Aproximadamente 40% dos pacientes com LES ou lúpus induzido por fármacos têm derrame pleural durante o curso de sua doença.[114]

Manifestações Clínicas. A maioria dos pacientes com pleurite lúpica tem artrite ou artralgias antes do desenvolvimento de um derrame pleural. Quase todos os pacientes com pleurite lúpica têm dor torácica pleurítica, e a maioria também é febril. A pleurite lúpica frequentemente se desenvolve em associação com exacerbação da doença subjacente. Os derrames pleurais secundários ao lúpus geralmente são pequenos e bilaterais em cerca de 50% dos pacientes.[218]

Muitas medicações foram incriminadas por produzir o lúpus eritematoso induzido por fármacos (ver Capítulo 71).[62] Hidralazina, procainamida, isoniazida, fenitoína e clorpromazina são os fármacos associados, com mais frequência, ao lúpus induzido por fármacos, contudo há mais de 70 outros fármacos que possivelmente induzem o lúpus. Para as últimas informações sobre possíveis reações medicamentosas, incluindo reações lúpicas, uma excelente fonte *on-line* é www.pneumotox.com. Os sinais de apresentação, sintomas e anormalidades radiográficas são similares, seja a pleurite devido ao lúpus espontâneo ou a induzida por fármacos. Os sintomas associados ao lúpus induzido por fármacos caracteristicamente cedem dentro de dias após descontinuar o fármaco ofensor.

Diagnóstico. A possibilidade de pleurite lúpica deve ser considerada em qualquer paciente com derrame pleural exsudativo de causa desconhecida. O fluido pleural pode conter predominância de células polimorfonucleares ou mononucleares, dependendo do momento da toracocentese em relação ao desenvolvimento dos sintomas.[64] Embora no passado se acreditasse que títulos elevados de ANA no fluido pleural fossem diagnósticos de pleurite lúpica, parece que tais títulos elevados não são específicos nem sensíveis para diagnosticar pleurite lúpica.[115,219] O diagnóstico baseia-se primariamente no quadro clínico e nos achados sorológicos para lúpus.

Tratamento. Em contraste com a pleurite reumatoide, a pleurite no lúpus sistêmico responde à administração de corticosteroide. Recomenda-se que os pacientes com pleurite lúpica sejam tratados com prednisona oral, com rápida diminuição progressiva depois de controlados os sintomas. Às vezes, o derrame é grande, sintomático e não responde à terapia com corticosteroide. Em tal situação, deve-se considerar a administração de pleurodese química. É claro, se o paciente tiver lúpus induzido por fármacos, a droga ofensora deve ser suspensa.

OUTRAS DOENÇAS INFLAMATÓRIAS

Derrames pleurais ocasionalmente se desenvolvem no curso de granulomatose eosinofílica com poliangiite (Churg-Strauss), granulomatose com poliangiite (Wegener) e síndrome de Sjögren, que são descritas em detalhes em outros capítulos. A doença pleural vista nessas doenças constitui uma porção relativamente menor do quadro clínico.

SARCOIDOSE

A prevalência de derrame pleural com sarcoidose (Cap. 66) é de cerca de 1%.[220,221] Pacientes com derrame pleural devido à sarcoide em geral têm extensa sarcoidose parenquimal e, frequentemente, têm sarcoidose extratorácica.[220] Os sintomas de envolvimento pleural na sarcoidose variam; muitos pacientes não têm sintomas, embora um número equivalente tenha dor torácica pleurítica ou dispneia.

Os derrames pleurais na sarcoidose geralmente são pequenos e bilaterais em aproximadamente um terço dos casos. O fluido pleural quase sempre é um exsudato, e seu diferencial celular é caracterizado por predominância de linfócitos pequenos.[220,221] No paciente com sarcoidose conhecida, pode-se atribuir a presença do derrame pleural à sarcoide somente quando outras causas de derrames pleurais exsudativos com predominância de linfócitos, como na tuberculose, são excluídas. O derrame pleural secundário à sarcoidose pode se resolver espontaneamente ou ser necessária a terapia com corticosteroide para sua resolução.

EXPOSIÇÃO AO AMIANTO

Um derrame pleural inexplicável de outra forma pode resultar anos após a exposição ao amianto, a qual pode ter sido breve ou intermitente e no passado imediato ou distante. Epler et al.[222] revisaram as histórias médicas de 1.135 trabalhadores com amianto que foram acompanhados por eles por vários anos e descobriram que 35 (3%) dos trabalhadores tinham derrames pleurais para os quais não havia outra explicação imediata. Quanto mais forte a exposição ao amianto, mais provável será que o paciente desenvolva um derrame pleural. Às vezes, o derrame pleural se desenvolve dentro de 5 anos da exposição inicial, porém, em uma grande série, a latência média foi de 30 anos.[223]

A patogênese do derrame pleural que surge após exposição ao amianto é desconhecida.[10] As fibras do amianto, tanto longas como curtas, se movem do pulmão para o espaço pleural e se alojam na pleura parietal, onde parecem estar concentradas em localizações específicas que se correlacionam com a drenagem linfática. Sua presença leva a uma contínua inflamação de grau baixo. Essa inflamação crônica tanto pode reduzir o *clearance* linfático do espaço pleural quanto aumentar a permeabilidade dos capilares na pleura parietal; os efeitos combinados podem levar ao desenvolvimento de um derrame pleural exsudativo. Um mecanismo imune também é invocado para explicar as flutuações no grau de pleurite com o tempo.[223]

Manifestações Clínicas

Pacientes com derrame pleural secundário à exposição ao amianto surpreendentemente têm poucos sintomas. Na série de Epler et al.,[222] 66% não tinham sintomas. A radiografia torácica geralmente revela um derrame de tamanho pequeno a moderado, que é bilateral em cerca de 10%. O fluido pleural é um exsudato, e o diferencial do fluido pleural pode revelar predominância de leucócitos polimorfonucleares ou células mononucleares. É interessante notar que a eosinofilia no fluido pleural estava presente em 15 (52%) dos 29 pacientes com derrames pleurais por amianto, para os quais foram relatados diferenciais do fluido pleural.[70]

Diagnóstico

O diagnóstico de derrame benigno por amianto é feito por exclusão. Requer os seguintes critérios: história de exposição direta ou indireta ao amianto; a exclusão de outras causas, notavelmente infecção, EP e malignidade; e um seguimento de pelo menos 2 anos para verificar que o derrame é benigno.[223]

A possibilidade de mesotelioma deve ser cuidadosamente considerada e excluída, um processo que pode incluir exame toracoscópico e biópsia.

Prognóstico

A história natural do paciente com derrame pleural por amianto é de cronicidade, com frequentes recorrências e algumas vezes desenvolvimento de extensa fibrose da pleura parietal.[222] Em média, o derrame pleural persiste por 3 meses, mas eventualmente é depurado e não deixa doença pleural residual. Fibrose pleural massiva se desenvolve em cerca de 20% dos pacientes, com ângulo costofrênico obtuso em outros 20%.[222] A atelectasia redonda também se desenvolve em cerca de 10% dos pacientes. Não há tratamento conhecido para derrame pleural por amianto. Informações adicionais sobre a doença pulmonar induzida por amianto são apresentadas no Capítulo 73.

UREMIA

A uremia pode ser complicada por pleurite fibrinosa e derrame pleural.[62] A patogênese do derrame pleural associado à uremia não é clara. Provavelmente é um tanto análoga à da pericardite urêmica porque mais da metade dos pacientes com pleurite urêmica também têm pericardite urêmica. A incidência dos derrames pleurais com uremia é de aproximadamente 3%. Não parece existir uma estreita relação entre o grau de uremia e o desenvolvimento de um derrame pleural. A incidência de derrame pleural em pacientes que estão recebendo hemodiálise crônica é de aproximadamente 50% em imagens torácicas de TC. As etiologias de 100 derrames vistas em pacientes hospitalizados com uremia sob hemodiálise, em um estudo, foi o seguinte: insuficiência cardíaca, 46; uremia, 16; parapneumônico, 15; atelectasia, 11; e diversos, 12.[224] Em outro estudo de 76 pacientes com derrames sob hemodiálise, a uremia foi considerada a causa em 24%, enquanto o derrame parapneumônico (24%) e a ICC (20%) também eram comuns.[225]

O derrame pleural visto na uremia frequentemente ocupa mais de 50% do hemitórax e é bilateral em cerca de 20% dos pacientes.[226] Mais de 50% dos pacientes são sintomáticos por doença pleural, sendo a febre (50%), dor no peito (30%), tosse (35%) e dispneia (20%) os sintomas mais comuns. O fluido pleural é um exsudato que geralmente é sorossanguinolento ou sanguinolento. A contagem diferencial de leucócitos revela predominantemente linfócitos.[226] A biópsia de amostras pleurais invariavelmente revela pleurite fibrinosa crônica.

O diagnóstico de pleurite urêmica é feito por exclusão no paciente com insuficiência renal crônica. Após o início da diálise, o derrame desaparece gradualmente em 4 a 6 semanas em cerca de 75% dos pacientes. Nos pacientes restantes, o derrame persiste, progride ou recorre. Um paciente ocasional desenvolve acentuado espessamento pleural que pode necessitar de decorticação.

SÍNDROME DA LESÃO PÓS-CARDÍACA

A *síndrome da lesão pós-cardíaca* (PCIS), também conhecida como pós-pericardiectomia ou síndrome pós-infarto do miocárdio (Dressler), é caracterizada pelas combinações de pericardite, pleurite e pneumonite, que se desenvolve após lesão no miocárdio ou pericárdio.[227,228] Em um relato, PCIS não complicada foi definida como a presença de temperatura acima de 38°C, irritabilidade do paciente, atrito de fricção pericárdica e um pequeno derrame pericárdico com ou sem derrame pleural após trauma cardíaco; a PCIS complicada foi definida como uma PCIS não complicada acrescida da necessidade de readmissão hospitalar com ou sem necessidade de pericardiocentese ou toracocentese.[229] Imazio et al.[230] definiram a PCIS como a presença de pelo menos dois dos seguintes: febre sem explicação alternativa, dor torácica pleurítica, atrito de fricção pericárdica, derrame pleural novo ou se agravando, e derrame pericárdico novo ou se agravando. A PCIS é descrita após infarto do miocárdio, cirurgia cardíaca, trauma torácico não penetrante, punção percutânea no ventrículo esquerdo e implante de marca-passo.[227] A incidência de PCIS é de aproximadamente 1% após infarto do miocárdio e é um pouco maior após cirurgia cardíaca.[62] A exata patogênese dessa síndrome é desconhecida, mas parece ter bases imunológicas.

Manifestações Clínicas. A síndrome tipicamente se desenvolve cerca de 3 semanas após a lesão, mas pode ocorrer em algum momento entre 3 dias e 1 ano. Os dois sintomas cardeais são a febre e a dor no peito. A dor torácica geralmente precede o início da febre e pode variar de uma dor trituranteangustiante até uma dor indefinida. Às vezes, pode haver um componente pleurítico. A maioria dos pacientes tem atrito de fricção pericárdica. Opacidades pulmonares estão presentes em cerca de 50% dos pacientes, e a avaliação laboratorial revela leucocitose com grande velocidade de hemossedimentação.

Um derrame pleural surge em cerca de dois terços dos pacientes com PCIS.[227] Eles são bilaterais e pequenos na maioria dos pacientes. O fluido pleural é um exsudato que geralmente é sorossanguinolento ou sanguinolento. A contagem celular diferencial do fluido pleural pode revelar predominantemente leucócitos polimorfonucleares ou células mononucleares, dependendo da agudeza do processo.[2,27]

Diagnóstico. O diagnóstico de PCIS deve ser considerado em qualquer paciente que desenvolve um derrame pleural após lesão cardíaca. O diagnóstico da síndrome é estabelecido pelo quadro clínico e por exclusão de ICC, EP e pneumonia.

Tratamento. A PCIS geralmente responde ao tratamento com agentes anti-inflamatórios, como aspirina, colchicina ou indometacina. Corticosteroides podem ser necessários nos casos mais graves.

PÓS-CIRURGIA DE REVASCULARIZAÇÃO DO MIOCÁRDIO

Mais de 600.000 pacientes são submetidos à *cirurgia de revascularização do miocárdio* (CRM) nos Estados Unidos a cada ano. Como aproximadamente 10% dos pacientes submetidos à cirurgia de CRM desenvolverão um derrame pleural que ocupa mais de 25% de seu hemitórax no mês subsequente,[231] a CRM é uma das causas mais comuns de derrames pleurais nos Estados Unidos. A prevalência de derrames pleurais pequenos é alta após CRM. Em um estudo, a prevalência de derrames pleurais em 47 pacientes detectados por ultrassom foi de 89% em 7 dias, 77% em 14 dias, e 57% em 30 dias.[232] Em um estudo de 349 pacientes pós-CRM, a prevalência de derrame pleural na radiografia de tórax em 30 dias de pós-operatório foi de 62%; e 40 dos 349 pacientes (11%) tinham um derrame que ocupava mais de 25% do hemitórax.[231] Os derrames pleurais após CRM tendem a ser no lado esquerdo ou bilaterais e, se bilaterais, geralmente o derrame é maior no lado esquerdo.[231]

O sintoma primário de um paciente com um grande derrame pleural pós-CRM é a dispneia.[2,31] A presença de dor no peito ou febre deve alertar o médico para um diagnóstico alternativo. Quando são considerados todos os pacientes com grandes derrames pleurais após CRM, os derrames podem ser divididos em sanguinolentos e serosos. Os derrames sanguinolentos são provavelmente secundários a sangramento no espaço pleural. Atingem seu tamanho máximo em 30 dias após a cirurgia, e frequentemente estão associados a fluido pleural ou eosinofilia periférica ou a ambos, têm alto nível de LDH no fluido pleural,[233] e respondem a uma ou duas toracocenteses terapêuticas.[233] Em contraste, a causa dos derrames pleurais serosos é desconhecida. Tendem a atingir seu tamanho máximo em 30 dias após a cirurgia, têm mais de 50% de pequenos linfócitos e um nível relativamente baixo de LDH no fluido pleural.[233] A maioria desses derrames tardios também podem ser tratados com uma ou duas toracocenteses terapêuticas,[231] mas alguns são refratários. É desconhecido se os agentes anti-inflamatórios ou diuréticos são benéficos para o tratamento desses derrames. Um estudo randomizado controlado por placebo, duplo-cego, de 360 pacientes comparou a eficácia da colchicina com o placebo na prevenção de derrames pós-operatórios.[234] Esses investigadores relataram que a incidência de derrame pleural nos pacientes que receberam colchicina era significativamente mais baixa (12,2% *vs.* 26,5%) e a incidência de derrame pericárdico era significativamente mais baixa (12,8% *vs.* 22,8%).

PROCEDIMENTO DE FONTAN

Com o procedimento de Fontan, uma anastomose é criada entre a veia cava superior, o átrio direito ou a veia cava inferior e a artéria pulmonar para se desviar do ventrículo direito, geralmente por causa de atresia tricúspide ou de um coração univentricular. O derrame pleural se desenvolve em muitos pacientes após a cirurgia e contribui significativamente para a morbidade pósoperatória. Os derrames pleurais são mais prováveis em pacientes que têm vasos colaterais aortopulmonares significativos antes da cirurgia; assim, Spicer et al.[235] recomendaram que esses vasos fossem embolizados durante angiografia pré-operatória. A quantidade de drenagem pleural no pós-operatório está reduzida em cerca de 50% se o circuito de Fontan for fenestrado para permitir o *desvio* de sangue desoxigenado para a circulação sistêmica.[236] Após o procedimento de Fontan, o fluido pleural é geralmente um exsudato; alguns são quilotórax. O tratamento de escolha para esses derrames é geralmente a inserção de um *desvio* pleuroperitoneal. Os tratamentos alternativos são a criação de uma fenestração tardia para criar um *desvio* direito-esquerdo ou pleurodese química.

REAÇÕES MEDICAMENTOSAS

Síndromes do tipo lúpus surgem em conjunto com a administração de muitas medicações diferentes e são discutidas em parte anterior deste capítulo e no Capítulo 71. Embora haja relatos de casos clínicos de doença pleural associada à administração de muitos fármacos,[237] sabe-se que as seguintes drogas induzem doença pleural.

Nitrofurantoína

As reações pleuropulmonares ocasionalmente resultam da administração de nitrofurantoína. Essas reações podem ter uma apresentação aguda ou crônica.[238] A apresentação aguda é vista dentro de 1 mês do início da terapia e se manifesta por dispneia, tosse não produtiva e febre. Cerca de 20% dos pacientes têm opacidades pulmonares e um derrame, e cerca de 3% têm apenas um derrame. A maioria dos pacientes tem eosinofilia periférica (> 350/μL) e linfopenia (< 1.000/μL).[239] A síndrome crônica é vista quando o paciente tomou nitrofurantoína por 2 meses a 5 anos e é muito menos comum do que a síndrome aguda. O derrame pleural se desenvolve em menos de 10% dos pacientes e é tipicamente acompanhada por opacidades pulmonares.[238]

Deve-se suspeitar do diagnóstico de reação pleuropulmonar à nitrofurantoína em todos os pacientes com um derrame pleural e que estejam tomando nitrofurantoína. Se o fármaco for descontinuado, em geral o paciente apresenta melhora clínica dentro de 1 a 4 dias. A radiografia torácica se torna normal em uma semana no caso de síndrome aguda, enquanto o curso é muito mais longo na síndrome crônica.[238]

Dantrolene

Dantrolene sódico é um relaxante musculoesquelético de longa ação com uma estrutura química similar à da nitrofurantoína. Sua administração pode levar ao desenvolvimento de doença pleural ou pericárdica.[240] O derrame pleural é unilateral e se desenvolve de 2 meses a 12 anos após a administração inicial de dantrolene. Os pacientes podem estar febris e ter dor torácica pleurítica. O fluido pleural é um exsudato eosinofílico com um nível normal de glicose.[240] Quando o dantrolene é descontinuado, o paciente melhora sintomaticamente dentro de dias, mas pode levar vários meses para a resolução completa do derrame pleural.

Metisergida

A administração de metisergida pode levar à doença pleuropulmonar similar à vista com o uso de nitrofurantoína.[241] Sintomas que consistem em dor no peito, dispneia e febre se desenvolvem em 1 mês a 3 anos após o início da terapia com metisergida. A radiografia torácica geralmente mostra derrames pleurais bilaterais loculados e espessamento pleural.[241] Quando metisergida é descontinuada, os sintomas dos pacientes melhoram. No entanto, em uma série de 13 pacientes, a grave fibrose pleural persistiu nos dois pacientes que continuaram a tomar o fármaco por período mais longo (18 e 36 meses) após o início da pleurisia.[241]

Alcaloides do *Ergot*

A administração de fármacos alcaloides do *ergot*, como bromocriptina, ergotamina, di-hidroergotamina, nicergolina, pergolida e dopergina, no tratamento prolongado de doença de Parkinson pode levar a alterações pleuropulmonares.[237] Desde 1988, relatou-se um total de 23 pacientes. Todos os pacientes eram homens, e o fármaco foi tomado por 6 meses a 4 anos antes de se desenvolverem os sintomas. Dois a 5% dos pacientes que receberam terapia com alcaloides do *ergot* a longo prazo desenvolveram doença pleuropulmonar. A incidência da doença pleural é mais alta se o paciente teve exposição anterior ao amianto.[242] A radiografia de tórax revela espessamento ou derrame pleural unilateral ou bilateral na maioria dos pacientes. A análise do fluido pleural revela um exsudato com predominância de linfócitos e frequentemente eosinófilos.[243] A história natural da doença pleuropulmonar durante a terapia com alcaloide do *ergot* não é clara. A doença progride apenas em alguns dos pacientes que continuaram a tomar o medicamento.[243]

Procarbazina

Existem dois relatos de casos clínicos detalhados de reações pleuropulmonares que consistem em calafrios, tosse, dispneia e opacidades pulmonares bilaterais com derrame pleural após o tratamento com procarbazina, uma droga quimioterapêutica.[62] Em ambos os casos, os sintomas se desenvolveram dentro de horas após a terapia com procarbazina, recorreram com um novo desafio do fármaco, e se resolveram com sua descontinuação.

Amiodarona

Amiodarona é um antiarrítmico capaz de produzir grave toxicidade pulmonar. Derrames pleurais são vistos como uma manifestação de toxicidade por amiodarona, mas são incomuns. A maioria dos casos apresenta envolvimento parenquimal concomitante, porém há relatos de casos em que isto não ocorre.[237] O fluido pleural é exsudato e pode conter predominantemente linfócitos, macrófagos ou leucócitos polimorfonucleares.[237]

Interleucina-2

A IL-2 recombinante é usada algumas vezes no tratamento de malignidades, especialmente melanoma ou carcinoma de células renais. Um dos efeitos colaterais primários da administração de IL-2 é o desenvolvimento de opacidades pulmonares e derrames pleurais que provavelmente são relacionados à síndrome do extravasamento capilar generalizado.[62] A incidência de derrame pleural após administração de IL-2 é de aproximadamente 50%.[237] A característica do fluido pleural não foi descrita. Após a interrupção da terapia com IL-2, os derrames tendem a desaparecer. No entanto, em um estudo, 17% dos pacientes ainda tinham um derrame pleural 4 semanas após a cessação da terapia.[244]

Dasatinibe

Dasatinibe é um inibidor de múltiplos inibidores da tirosina-quinase, usado primariamente para tratar adultos com leucemia mieloide crônica com resistência à terapia anterior. O uso de dasatinibe está associado à alta incidência de derrame pleural. Qunitas-Cardama et al.[245] relataram que o derrame se desenvolveu em 35% dos 135 pacientes que recebiam o medicamento, e cerca da metade dos derrames ocupava mais de 25% do hemitórax. Os derrames eram bilaterais em 80% dos pacientes. Os derrames eram principalmente exsudatos. Os derrames se resolveram quando o dasatinibe foi descontinuado ou quando eram administrados esteroides. Os derrames são menos comuns quando o dasatinibe é administrado uma vez ao invés de duas vezes ao dia. É interessante notar que o derrame pleural foi associado à melhor resposta clínica ao dasatinibe.[245a]

MISCELÂNEA

Transplante de Pulmão

Com o transplante de pulmão, os vasos linfáticos que normalmente drenam o pulmão são seccionados. Consequentemente, o fluido que normalmente deixa o pulmão por meio desses vasos linfáticos drena através do espaço pleural. As complicações pleurais, como hemotórax, empiema e extravasamento persistente de ar contribuem substancialmente para a morbidade pós-operatória e mortalidade.[245][15] A incidência dos derrames pleurais em 3 meses após transplante é de cerca 30% a 60%.[246,247] A incidência de derrame em 12 meses é inferior a 10%.[247] Os derrames são caracteristicamente um exsudato com predominância de linfócitos com um curso benigno.[246] Entretanto, os pacientes que desenvolvem complicações após transplante de pulmão provavelmente desenvolverão derrames pleurais. Em um estudo, os derrames pleurais foram vistos com 74% dos 19 episódios de rejeição aguda, 88% dos 8 casos de rejeição crônica, 55% dos 11 episódios de infecção e 75% dos 4 casos de doença linfoproliferativa.[248] (Mais detalhes sobre o transplante de pulmão são apresentados no Capítulo 106.)

Síndrome de Meigs

Meigs e Cass[249] originalmente descreveram uma síndrome caracterizada por ascite e derrame pleural em associação com tumores ovarianos benignos sólidos. Subsequentemente, tornou-se aparente que uma síndrome similar pode ser vista com tumores ovarianos císticos benignos, tumores benignos do útero (fibromiomas) e tumores ovarianos malignos de baixo grau sem evidência de metástases.[62] A ascite parece resultar da secreção de grandes quantidades de fluido pelos tumores. O VEGF pode ter um importante papel na patogênese de ascite e fluido pleural porque os níveis de VEGF são altos em ambos.[250] Acredita-se que o derrame pleural resulte do fluido ascítico que atravessa os defeitos no diafragma para dentro do espaço pleural.

Os pacientes com síndrome de Meigs geralmente têm uma enfermidade crônica caracterizada por perda de peso, derrame pleural, ascite e uma massa pélvica. É importante perceber que nem todos os pacientes com essa constelação de sintomas têm uma malignidade disseminada. Aproximadamente 70% dos derrames são no lado direito, e 20% são bilaterais. O fluido pleural geralmente é um exsudato com contagem de leucócitos relativamente baixa (<1.000/µL) e ocasionalmente é sanguinolento. O nível de CA-125 no fluido pleural pode estar elevado, e isto não pode ser considerado uma indicação de malignidade.[250]

O diagnóstico da síndrome de Meigs deve ser considerado em todas as mulheres com uma massa pélvica, ascite e um derrame pleural. Se a citologia do fluido pleural for negativa nesses pacientes, uma laparoscopia diagnóstica ou laparotomia exploratória deve ser realizada para determinar se há metástases peritoneais. O diagnóstico é confirmado quando a ascite e o fluido pleural se resolvem após remoção da neoplasia primária, geralmente nas primeiras 2 semanas após cirurgia.

Endometriose

Uma paciente ocasional com grave endometriose apresenta ascite massiva. Em uma revisão, 10 das 27 pacientes (37%) também tinham um derrame pleural.[251] Os derrames geralmente são no lado direito, mas podem ser bilaterais. O fluido pleural é um exsudato sanguinolento ou de cor de chocolate. O nível sérico de antígeno carcinoembrionário pode estar elevado, sugerindo carcinoma ovariano. A terapia hormonal, incluindo agonistas do hormônio liberador de gonadotrofina, pode ser tentada, mas frequentemente é ineficaz e muitas pacientes necessitam de histerectomia abdominal total e salpingo-ooforectomia bilateral.[251]

Síndrome da Hiperestimulação Ovariana

Esta síndrome é uma complicação séria da indução da ovulação. O quadro clínico dramático é caracterizado por massivo aumento de tamanho ovariano com múltiplos cistos, hemoconcentração e acúmulo de fluido no terceiro espaço.[250] A síndrome completa pode ser complicada por insuficiência renal, choque hipovolêmico, episódios tromboembólicos, síndrome do desconforto respiratório agudo e morte. Embora o conhecimento da fisiopatologia dessa síndrome seja incompleto, é provável que o aumento da permeabilidade capilar se deva à maior produção de VEGF pelas células granulosas ovarianas em resposta à gonadotrofina coriônica humana exógena.[250]

Pacientes com a síndrome apresentam-se dentro de 2 a 3 semanas do recebimento de gonadotrofina coriônica humana. Tipicamente elas apresentam dor e distensão abdominais, tosse não produtiva e dispneia causada por ascite, derrame pleural, ou ambos. O derrame pleural geralmente é bilateral, e o fluido pleural é um exsudato com predominância de neutrófilos e nível de LDH relativamente baixo. O tratamento dos casos graves requer a restauração do volume intravascular, correção de anormalidades eletrolíticas e profilaxia de tromboembolismo venoso.[250]

Encarceramento Pulmonar

Os derrames que são acentuadamente estáveis com o tempo recorrem após toracocentese, e são resistentes ao diagnóstico

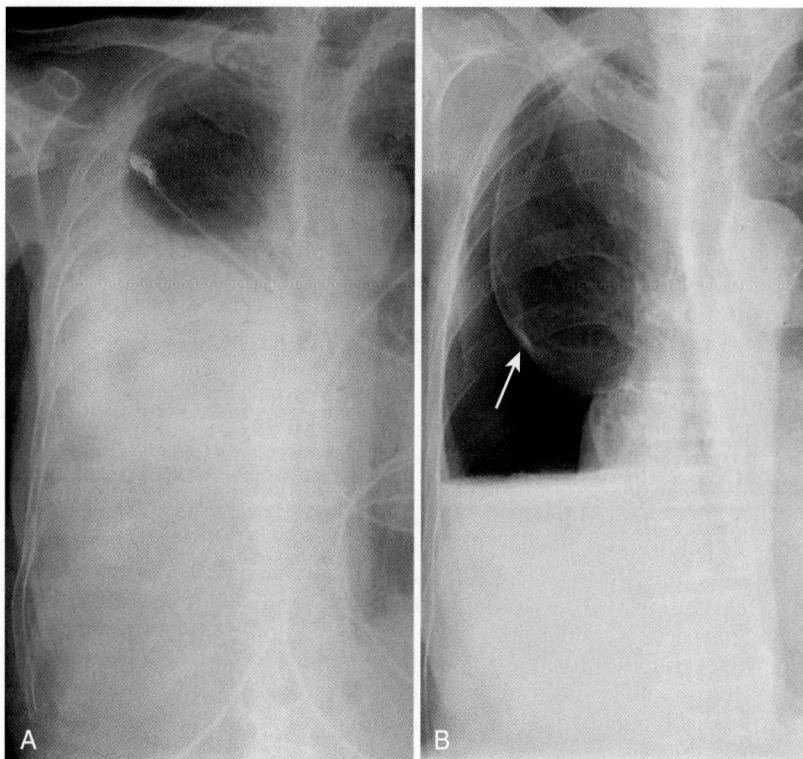

Figura 79-10 Derrame com encarceramento pulmonar. Radiografia torácica frontal (**A**) mostra um grande derrame pleural direito. Em radiografia subsequente (**B**), o derrame foi parcialmente drenado revelando o pulmão subjacente com algum espessamento visceral pleural (*seta*). O pulmão falhou em se reexpandir apesar das pressões intrapleurais negativas. O ar intrapleural entrou no espaço pleural a partir da atmosfera ao longo do trato de drenagem.

talvez em decorrência de encarceramento pulmonar subjacente (Fig. 79-10). Após um episódio inicial de inflamação, pode se formar uma casca fibrosa sobre a pleura visceral e impedir a expansão total do pulmão subjacente, por isto se diz que se "encarcera" o pulmão subjacente. A pressão pleural negativa resultante leva ao desenvolvimento de um derrame pleural crônico.[252,253]

Os pacientes com um derrame pleural crônico secundário a encarceramento pulmonar geralmente são assintomáticos, mas podem ter sintomas de dispneia. Os sintomas de inflamação pleural aguda, como dor torácica pleurítica e febre, são caracteristicamente incomuns, mas o paciente em geral tem história de tais eventos no passado. Uma característica do derrame pleural secundário ao encarceramento pulmonar é que a quantidade de fluido é bem constante de um estudo a outro. No encarceramento pulmonar, o fluido pleural em geral é um exsudato limítrofe; a razão de fluido pleural para proteína sérica é de cerca de 0,5, enquanto a razão de LDH no fluido pleural para LDH no soro é de cerca de 0,6.

O diagnóstico de derrame pleural secundário a encarceramento pulmonar deve ser suspeitado em qualquer paciente com um derrame pleural crônico estável, particularmente se o paciente tiver história de uremia, radiação torácica ou cirurgia torácica prévia.[253] A pleura visceral espessada pode ser demonstrada se 200 a 400 mL de ar for injetado dentro do espaço pleural no momento de uma toracocentese. Em algumas instituições, a manometria pleural é usada rotineiramente durante uma toracocentese terapêutica; se a pressão pleural cair rapidamente (mais de 14 a 15 cm H_2O por litro de fluido pleural removido), isto permitirá a entrada de ar no espaço pleural para que a pressão pleural retorne a uma faixa mais normal (-5 cm H_2O) de modo que se possa obter uma imagem de TC torácica com contraste de ar para avaliar a pleura visceral.[253]

A terapia definitiva do encarceramento pulmonar é a toracotomia com decorticação. Porém, essa importante cirurgia é indicada apenas em pacientes com sintomas decorrentes do encarceramento pulmonar. Se o paciente for assintomático ou minimamente sintomático, pode-se observar se o quadro clínico, os achados no fluido pleural e as aferições da pressão pleural são todos compatíveis com o diagnóstico de encarceramento pulmonar.

Síndrome da Unha Amarela

Essa síndrome consiste em uma tríade de unhas amarelas deformadas, linfedema e derrames pleurais. As três entidades podem se manifestar em tempos amplamente díspares e, portanto, sua apresentação não é concomitante em todos os pacientes. A anormalidade básica responsável por essa síndrome parece ser a hipoplasia dos vasos linfáticos[254,255] ou a diminuição desses vasos.[256] O início da condição ocorre após a puberdade (média etária de início 53 anos, em um estudo,[257] 61 anos, em outro[258]); ela pode ser adquirida[257] e se resolver sem tratamento.[257]

Tipicamente, as unhas são amarelo-pálidas a esverdeadas e excessivamente curvas de um lado a outro. Também são espessas e podem mostrar formação de cristas transversais ou onicólise (separação da unha do leito ungueal). Os derrames pleurais são bilaterais em cerca de 50% dos casos e podem ser massivos. Depois de desenvolvido o derrame pleural com essa síndrome, ele tende a persistir e a recorrer rapidamente após toracocentese.[254] O fluido pleural é geralmente um exsudato com predominância de linfócitos.[254] A LDH no fluido pleural tende a estar relativamente baixa em comparação com o nível de proteína no fluido pleural.[62]

O diagnóstico em geral é estabelecido pela presença da tríade: derrame pleural, linfedema e unhas amarelas. Pode ser difícil estabelecer o diagnóstico se o derrame pleural for a primeira manifestação da síndrome. Não há um tratamento específico para a síndrome, mas se o derrame for grande e produzir sintomas, poderá ser tratado com pleurodese ou decorticação/pleurectomia.[258a]

Derrames Pleurais por Deslocamento de Cateteres

Tanto a cateterização da veia jugular interna quanto a da veia subclávia podem ser complicadas pelo deslocamento da ponta do cateter dentro do mediastino ou do espaço pleural, resultando em um grande derrame pleural unilateral ou bilateral. O fluido pleural pode ter a característica de fluido intravenoso, ou ser sanguinolento em consequência de laceração dos vasos sanguíneos.[259] Se o paciente estiver recebendo lipídios através de um acesso central, o fluido pode parecer quiloso.[260] O diagnóstico de cateter venoso central deslocado deve ser considerado em todos os pacientes com tais acessos, os quais rapidamente desenvolvem derrames pleurais, devendo ser avaliados por toracocentese diagnóstica.

Nos últimos anos, o desenvolvimento de sondas de alimentação de poliuretano, macias, flexíveis, de pequeno calibre, tornou a alimentação nasogástrica e nasoentérica mais prática e confortável para os pacientes. No entanto, o deslocamento dessas sondas pode levar a sérias complicações pleurais. O pneumotórax é a complicação mais comum, mas a infusão da fórmula enteral dentro do espaço pleural ou o desenvolvimento de empiema, ou ambos, também são comuns.[261] Essas pequenas sondas flexíveis são inseridas com uma guia posicionada internamente, o que permite um avanço mais fácil do dispositivo. Contudo, com a guia em posição, a tubulação se torna rígida o suficiente para perfurar as estruturas com relativa facilidade. O risco é muito maior se o paciente tiver uma sonda endotraqueal posicionada ou se esta estiver obtusa.[261] Para prevenir tais complicações, essas sondas devem ser inseridas somente por pessoas experientes, e ser imediatamente removidas se o paciente começar a tossir. A sonda não deve ser avançada caso se sinta resistência e, antes de iniciar a alimentação, a posição de sua ponta deve ser confirmada radiograficamente.[262] Se soluções enterais entrarem no espaço pleural, a toracostomia com sonda deve ser realizada para remover a solução. Além disso, o paciente deve ser cuidadosamente observado para detecção do desenvolvimento de um empiema.[261]

> **Pontos-chave**
> - A entrada de fluido normal no espaço pleural normalmente é lenta, compatível com o fluido encontrado em outros espaços intersticiais do corpo. A saída do fluido ocorre principalmente pelos vasos linfáticos pleurais parietais, que têm grande capacidade de reserva e normalmente podem acomodar maior formação de fluido sem o desenvolvimento de um derrame.
> - Os derrames pleurais se desenvolvem quando doença ou combinações de doenças levam ao aumento na entrada de fluido dentro do espaço pleural e à diminuição da remoção deste do espaço pleural; é provável que ambas as alterações sejam necessárias para a formação de um derrame.
> - O fluido em excesso em qualquer parte do corpo pode se mover e entrar no espaço pleural devido a (1) pressão pleural subatmosférica (-5 a -30 cm H_2O), (2) camada mesotelial permeável, e (3) alta capacitância do espaço pleural.
> - Os transudatos geralmente resultam de alterações sistêmicas nas pressões hidrostáticas e/ou osmóticas que levam ao acúmulo de fluido com teor relativamente baixo de proteína e *lactato desidrogenase* (LDH), com uma razão de proteína pleural/sérica <0,5 e de LDH pleural/sérica <0,6 e LDH abaixo de dois terços do limite superior normal (critérios de Light).
> - Transudatos com concentração *muito baixa* de proteína (<0,5 g/dL) são provenientes da entrada de líquido cerebroespinal, urina, fluido de diálise peritoneal ou fluidos intravenosos no espaço pleural.
> - Os exsudatos resultam de múltiplas doenças inflamatórias, infecciosas ou malignas, que levam ao derrame com uma concentração relativamente alta de proteína e/ou LDH.
> - A maioria dos transudatos surge da insuficiência cardíaca congestiva. Quando a causa não é clara ou quando as razões de proteína e LDH são claramente transudativas, como pode ocorrer após a diurese, o peptídio natriurético cerebral N-terminal no fluido pleural é um marcador sensível e específico de uma etiologia cardíaca.
> - A maioria dos exsudatos surge de pneumonia, malignidade ou embolia pulmonar.
> - Nenhum diagnóstico é estabelecido para aproximadamente 20% de todos os derrames pleurais exsudativos e muitos se resolvem espontaneamente, sem deixar resíduos. O grau em que um diagnóstico é buscado por meio de procedimentos invasivos dependerá de (1) sintomas e do curso clínico do paciente, (2) tendência do nível de LDH no fluido pleural com o tempo, e (3) grande desejo do paciente por um diagnóstico.

As Referências estão disponíveis exclusivamente no site www.elsevier.com.br/expertconsult

80 INFECÇÕES PLEURAIS

NICK A. MASKELL, DM • RICHARD W. LIGHT, MD

INTRODUÇÃO
PERSPECTIVA HISTÓRICA
INCIDÊNCIA
EPIDEMIOLOGIA
PATOGÊNESE
APRESENTAÇÃO CLÍNICA
AMOSTRAGEM DE FLUIDO PLEURAL
BIOQUÍMICA
MICROBIOLOGIA
SELEÇÃO E DURAÇÃO DO ANTIBIÓTICO
NUTRIÇÃO
ESTRATIFICAÇÃO DO RISCO INICIAL
TÉCNICAS DE IMAGENS PARA INFECÇÃO PLEURAL
Radiologia
Broncoscopia
TAMANHO DO DRENO
TERAPIA FIBRINOLÍTICA
MONITORAMENTO DA RESPOSTA AO TRATAMENTO MÉDICO
OPÇÕES CIRÚRGICAS
RESUMO
PLEURITE TUBERCULOSA
Patogênese
Manifestações Clínicas
Fluido Pleural
Diagnóstico
Tratamento
ACTINOMICOSE
NOCARDIOSE
INFECÇÕES FÚNGICAS
Aspergilose
Blastomicose
Coccidioidomicose
Criptococose
Histoplasmose
Pneumocystis jirovecii
INFECÇÕES VIRAIS
Pneumonia Atípica Primária
Outros Vírus
Síndrome da Imunodeficiência Adquirida
DOENÇAS PARASITÁRIAS
Amebíase
Equinococose
Paragonimíase

INTRODUÇÃO

De aproximadamente um milhão de casos de pneumonia hospitalizados a cada ano nos Estados Unidos, em torno de 60.000 desenvolvem empiema evidente. Estima-se que mais 25.000 desenvolvam infecção pleural por outras razões, incluindo trauma e instrumentação iatrogênica.[1,2] O custo hospitalar anual estimado para tratar esses casos ultrapassa os 500 milhões de dólares.[1,2] As taxas de morbidade e mortalidade em pacientes com pneumonia e derrames pleurais associados são mais altas do que aquelas em pacientes com pneumonia somente, e há um estudo sugerindo que o risco relativo aumentado de mortalidade era 3,4 vezes mais alto.[3] Parece também haver crescente incidência de infecção pleural em âmbito internacional,[4-6] mas, apesar dos contínuos avanços no tratamento dessa condição, a morbidade e mortalidade permaneceram essencialmente estáticas durante a década passada.

PERSPECTIVA HISTÓRICA

A infecção do espaço pleural é uma doença antiga, e o registro mais antigo de sua descrição data de mais de 5.000 anos,[7] enquanto a primeira descrição consistente de suas manifestações e tratamento é creditada ao pai da medicina moderna, Hipócrates. A drenagem torácica aberta continuou a ser o tratamento padrão para a infecção pleural até a pandemia de *influenza* de 1919; no entanto, houve uma taxa de mortalidade de 70% associada a esse tratamento. Em 1918, formou-se a U.S. Army Empyema Commission para abordar esse problema. A comissão notou que cães com empiema morriam com mais frequência se tratados com drenagem aberta instituída como uma intervenção precoce em vez de retardada, e recomendou o uso das técnicas de drenagem fechada com dreno tubular descritas por Hewitt e Bulau.[8,9] O resumo das recomendações da comissão consistia em: drenagem adequada do pus com um dreno tubular fechado, evitar o uso precoce de drenagem aberta, obliteração do espaço pleural e suporte nutricional adequado. Um estudo fundamental de Graham traçou os sucessos observados durante esse período, com uma queda da mortalidade a curto prazo para 4%.[10] Esses princípios para o tratamento, descritos há quase 100 anos, permanecem essencialmente inalterados até hoje. A descoberta da penicilina nos anos 1940 foi um importante avanço que levou a mais redução na mortalidade. Técnicas cirúrgicas além da drenagem aberta foram desenvolvidas no final do século XIX, sendo descrita a toracoplastia por Estlander[11] e Schede[12] e a decorticação por Fowler e Beck.[13] Mas só recentemente foi introduzida a *cirurgia torácica videoassistida* (VATS, do inglês, *video-assisted thoracic surgery*) e está sendo cada vez mais usada hoje como uma operação de escolha em pacientes que necessitam de cirurgia para sua infecção pleural.

INCIDÊNCIA

Existem numerosos relatos recentes nos Estados Unidos, Canadá, Europa e Ásia, todos demonstrando um dramático aumento na incidência da infecção pleural. Este parece ser o caso tanto para crianças quanto para adultos e, ainda que na maioria das vezes os dados derivem de populações do mundo desenvolvido, esse padrão tem se repetido ao redor do globo.[4,6,14-16] A incidência de infecção pleural começou a crescer de meados até o fim dos anos 1990. Isto foi captado por Grijalva *et al.*,[6] que recentemente examinaram as tendências do empiema parapneumônico nos Estados Unidos por um período de 13 anos, demonstrando a duplicação nas taxas das hospitalizações por empiema entre 1996 e 2008, de 3,04 para 5,98 por 100.000. Resultados similares foram demonstrados por um estudo canadense, o qual também confirmou a significativa disparidade na incidência de empiema em indivíduos com 65 anos e acima (17 a 20 por 100.000) e com 19 anos ou mais jovens (dois a quatro por 100.000).[4]

As taxas de mortalidade por empiema também parecem estar em ascensão. Um estudo examinando uma população de Utah demonstrou aumento de seis vezes na mortalidade do período 1950-1975 ao período 2000-2005.[17] Em uma grande série, constatou-se que a mortalidade dos pacientes internados era de até 18% a curto prazo[18] e chegava a 41% naqueles pacientes sob cuidados intensivos.[19] Em um grande estudo multicêntrico no Reino Unido, demonstrou-se uma taxa de mortalidade entre 8% e 20% em pacientes com média etária de 59 anos, 1 ano após o tratamento de empiema.[20]

A explicação para a maior incidência de empiema não é clara. Com a introdução da vacina conjugada pneumocócica heptavalente em 2000, a redução no empiema pneumocócico em crianças com os sorótipos cobertos pela vacina pode ter levado a um aumento de casos causado pelos sorótipos não cobertos pela vacina.[21] Isto pode responder por um aumento na infecção em adultos por esses sorótipos. Porém isto não explica o aumento do empiema estafilocócico visto na série de Grijalva et al.[6]

EPIDEMIOLOGIA

A infecção pleural é vista em pacientes de todas as idades, porém sua distribuição é bimodal, com um pico na infância e elevação adicional em adultos idosos. Os homens são afetados com uma frequência duas vezes maior que as mulheres,[22] e isto é ilustrado na Figura 80-1, que mostra a distribuição por idade e sexo na grande coorte de pacientes adultos do estudo *Multicenter Intrapleural Sepse Trial* (MIST) 1.[23] A infecção pleural também é mais comum em indivíduos com diabetes, dependência de álcool ou usuários de drogas, assim como naqueles com artrite reumatoide.[22,23] Má dentição e a aspiração também mostram que são fatores de risco.[18]

A etiologia de base da infecção pleural é variada, e a maioria dos casos origina-se na comunidade. Embora esta geralmente resulte de pneumonia adquirida na comunidade, há uma proporção bastante grande de casos sem qualquer evidência de consolidação em imagens de *tomografia computadorizada* (TC), e acredita-se que tenha sido adquirida por disseminação hematológica ou translocação direta da orofaringe.[24] O maior grupo subsequente é o das infecções pleurais adquiridas em hospital, que geralmente são o resultado de hospitalizações prolongadas por outras razões iniciais, ou são complicações após cirurgia ou procedimentos invasivos. Por exemplo, infecções pleurais e outras complicações pleurais são comuns após transplante de pulmão.[24a] Outras causas potenciais incluem disseminação direta (transdiafragmática) de sepse abdominal, trauma torácico penetrante ou não penetrante, perfuração esofágica, ou ruptura de um abscesso pulmonar periférico dentro do espaço pleural.[23,25,26]

PATOGÊNESE

A evolução de uma infecção pleural pode ser dividida em três estágios, que podem se sobrepor. O primeiro estágio, o *exsudativo*, caracteriza-se pelo rápido transbordamento de fluido pleural estéril no espaço pleural. Parte deste provém dos espaços intersticiais pulmonares e parte da pleura parietal em razão de maior permeabilidade. O fluido pleural terá contagem de leucócitos e nível de *lactato desidrogenase* (LDH) baixos, junto com um nível normal de glicose e de pH.[27,28] Nesse estágio, raramente é necessária a drenagem com dreno de tórax, sendo suficientes apenas os antibióticos.

O segundo estágio, o *fibropurulento*, evolui se bactérias invadirem o derrame exsudativo estéril. Durante esse estágio há um acúmulo de leucócitos, bactérias e resíduos celulares junto com quantidades aumentadas de fluido pleural. A fibrina então se deposita nas pleuras visceral e parietal, e nesse estágio há tendência à formação de loculações dentro do fluido pleural, as quais podem limitar a eficácia da drenagem do derrame com dreno torácico. O nível de pH e glicose no fluido pleural será mais baixo, enquanto o nível de LDH se elevará, muitas vezes dramaticamente.

O estágio final de *organização* caracteriza-se pelo agressivo crescimento de fibroblastos nas superfícies pleurais para formar uma membrana inelástica chamada de "casca pleural". Geralmente esta é extensa e reduz consideravelmente a funcionalidade pulmonar. O fluido pleural geralmente é espesso, consistindo em pus e resíduos celulares.

O empiema primário, ao contrário, surge da translocação direta da orofaringe ou da disseminação hematogênica. Nessa circunstância, bactérias invadem o espaço pleural como uma agressão inicial que leva diretamente ao estágio fibropurulento.

APRESENTAÇÃO CLÍNICA

Embora existam alguns casos extremamente incomuns,[47] a clássica apresentação de infecção pleural prolongada é difícil de separar daquela da pneumonia, em que os pacientes sofrem com dispneia, tosse, febre, mal-estar e possivelmente dor torácica pleurítica.[29] De fato, um número significativo de pacientes com pneumonia continuará a desenvolver derrame parapneumônico sem alteração nos sintomas para oferecer indícios de sua existência. Além disso, não há um discriminante sintomático entre os pacientes com derrames para determinar que sejam não complicados ou complicados.

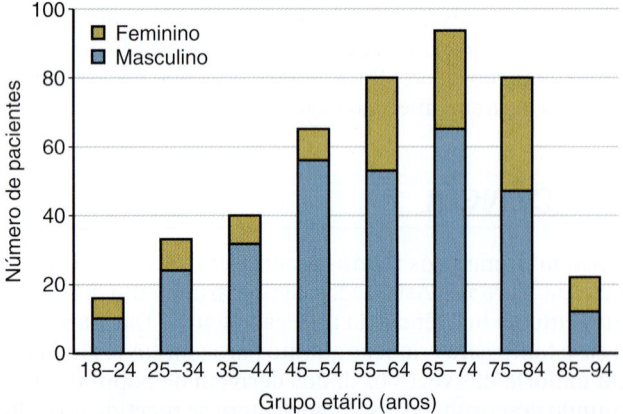

Figura 80-1 **A distribuição da infecção pleural por idade e sexo em adultos em uma grande coorte no Reino Unido.** A doença é mais comum no sexo masculino e o pico de incidência em adultos está na faixa etária de 65 a 74 anos. (Dados de Maskell NA, Davies CW, Nunn AJ, et al: U.K. controlled trial of intrapleural streptokinase for pleural infection. *N Engl J Med* 352:865-874, 2005.)

Um derrame parapneumônico *não complicado* é definido aqui como aquele com um nível de glicose acima de 40 mg/dL, pH acima de 7,2 e coloração de Gram negativa e cultura sem loculação na ultrassonografia. Um derrame parapneumônico *complicado* é loculado na ultrassonografia ou tem um nível glicose abaixo de 40 mg/dL, ou um pH abaixo de 7,2. Deve-se manter um alto índice de suspeita naqueles pacientes que não melhoram alguns dias após o início da antibioticoterapia[30] ou que exibem febre persistente ou sinais de sepse, devendo-se seguir investigações adicionais rapidamente.[31] Na infecção de longa duração, o curso da infecção pleural pode simular o curso em pacientes com processos malignos, muitas vezes com significativa perda de peso, sudorese e perda de apetite.

AMOSTRAGEM DE FLUIDO PLEURAL

Sinais, sintomas ou resultados de exame de sangue anormais no contexto de uma radiografia sugestiva devem levar à confirmação da presença de um derrame e à amostragem precoce do fluido. No entanto, em uma pequena série retrospectiva, Skouras *et al.* sugeriram que derrames parapneumônicos com menos de 2 cm de espessura em imagens de TC de tórax podem ser tratados com antibióticos sem amostragem por ser improvável que se tornem complicados ou requeiram intervenção.[32] Ainda serão necessários, nesses pacientes, um cuidadoso monitoramento e antibioticoterapia adequada.

BIOQUÍMICA

Nos casos em que há evidência de pus revelada na aspiração inicial, não é necessária análise bioquímica adicional, mas sim a colocação de dreno torácico. Porém a análise microbiológica ainda é importante nesses casos.

O pH do fluido pleural pode ser o melhor discriminante de um processo pleural complicado durante as investigações iniciais, e há muitos estudos demonstrando melhores resultados para o paciente quando a drenagem é instituída com base nas alterações na bioquímica inicial relacionada à infecção. Na metanálise de Heffner *et al.*,[33] a característica de operação do receptor (curva ROC) para a acurácia diagnóstica do pH no fluido pleural demonstrou que, se o pH fosse inferior a 7,2, provavelmente seria necessário um dreno torácico para resolver a infecção pleural. A análise de pH (ou análise de glicose), portanto, deve ser realizada em todos os casos em que o diagnóstico de infecção pleural esteja em consideração. O pH precisa ser medido com o uso de aparelho de gasometria arterial porque as tiras de pH e os medidores de pH não são acurados o suficiente para serem de algum valor.[34] Algumas instituições, em vez disso, contam com a concentração de glicose e a consideram um teste muito útil e menos propenso a erro.

Portanto, as diretrizes atuais referentes a um pH de 7,2 como diagnóstico de complexidade fazem deste o "ponto de corte" definitivo abaixo do qual deve-se realizar a drenagem. É preciso notar que os valores de pH no fluido podem ser alterados de maneira apreciável por meio de variações menores da amostragem e das técnicas de processamento, que, portanto, podem ter efeitos significativos na estratégia de tratamento. Em um estudo de pH no fluido pleural, Rahman et al. reproduziram os vários cenários comuns que poderiam resultar durante um teste. Até mesmo pequenas quantidades de heparina residual ou anestésico local em uma seringa de amostra podem abaixar dramaticamente o pH; o ar residual na seringa pode aumentar o pH (se 1 mL de ar estivesse na seringa com 2 mL de fluido, o pH se elevaria em média em 0,08). Esses erros representaram uma alteração clinicamente significativa em mais de dois terços dos pacientes.[35]

Como mencionado anteriormente, quando as medições de pH não são obtidas facilmente, o nível de glicose pode ser útil.[33] As amostras devem ser coletadas em um tubo de glicose sanguínea e enviado ao laboratório, com um valor inferior a 2,2 mmol/L (40 mg/dL) indicando a necessidade de drenagem com dreno torácico.[33,35] Deve-se notar que os níveis de pH e glicose também podem ser baixos em derrames pleurais malignos, derrames pleurais reumatoides e naqueles secundários à ruptura esofágica; assim, seu valor para orientar a drenagem com dreno torácico deve-se restringir ao quadro de derrames parapneumônicos.

As medições de LDH tendem a ser altas em todos os casos de derrames parapneumônicos complicados e empiema. A LDH tende a subir rapidamente à medida que a infecção pleural progride pelos estágios fibropurulento e organizador da doença. Quando um paciente está sendo tratado com antibióticos somente, a elevação de LDH na toracocentese repetida pode indicar que o derrame não está respondendo e a drenagem com dreno torácico deve ser considerada.

MICROBIOLOGIA

As características bacteriológicas de um fluido pleural com cultura positiva se modificaram desde a introdução dos antibióticos. Na era pré-antibiótico, os patógenos mais comuns eram *Streptococcus pneumoniae* ou *Streptococcus haemolyticus*.[36] Após esse período, entre 1955 e 1965, *Staphylococcus aureus* era o organismo causador mais comum, e constituía a principal alteração na frequência e tipo de organismos causadores atribuível à introdução dos antibióticos. Parece também haver diferenças globais e regionais nas frequências e variação dos organismos causadores.

Em um estudo de pacientes com infecção pleural,[37] métodos-padrão de cultura foram combinados com amplificação de ácido nucleico para discernir os organismos causadores, alcançando-se uma taxa de identificação geral de 74%. Técnicas de clonagem também foram aplicadas a um pequeno número de casos (3%), mas são limitadas pelo custo. A amplificação de ácido nucleico identificou um organismo em 38% de amostras de cultura negativas, sendo encontrado o mesmo organismo tanto em cultura quanto em amplificação de ácido nucleico (ou clonagem) em 35% dos casos.

Nessa coorte de infecções pleurais adquiridas principalmente na comunidade (85%), o grupo do *Streptococcus anginosus* (anteriormente o grupo de *Streptococcus milleri*) era a espécie predominante de bactérias. Estes e outros aeróbios Gram-positivos estavam implicados em 65% dos casos, confirmando as diferenças inerentes à etiologia de empiema em comparação com a pneumonia. Outros organismos incluíram estafilococos (11%), aeróbios Gram-negativos, como *Escherichia coli* (9%), e anaeróbios (20%). Amostras polimicrobianas foram identificadas em 20% dos casos, mas isto também pode subestimar a real incidência, como é sugerido pelos resultados com emprego de clonagem no estudo e pelo fato de que os anaeróbios, que foram identificados em até três quartos dos casos de infecção pleural adquirida na comunidade em outra série, podem ter sido sub-representados nessa série.[38]

Tabela 80-1 Sumário de 2.175 Casos de Infecção Pleural com Cultura Positiva (Incluindo Casos Adquiridos em Hospital e Adquiridos na Comunidade) na Literatura de Língua Inglesa entre 1996 e 2012

Organismos – Aeróbios (Gram-positivos)	Porcentagem	Organismos – Aeróbios (Gram-negativos)	Porcentagem	Anaeróbios	Porcentagem
Streptococcus pneumoniae	32	*Escherichia coli*	3	*Fusobacterium*	2
Grupo do *Streptococcus milleri*	10	*Klebsiella* spp.	3	*Bacteroides*	2
Outras *Streptococcus* spp.	10	*Haemophilus influenzae*	1	*Peptostreptococcus*	6
Staphylococcus aureus	10	Outras espécies de coliformes	2	*Prevotella*	1
Streptococcus pyogenes	2	*Proteus*	1	Anaeróbios mistos	1
S. aureus resistente à meticilina	2	*Enterobacter* spp.	2	Outros	6
Enterococcus spp.	1	*Pseudomonas aeruginosa*	3		
Total	67		15		18

As infecções pleurais adquiridas em hospital compõem somente 15% dessa coorte geral, mas eram bem diferentes das infecções pleurais adquiridas na comunidade. A maioria dos casos (58%) foi atribuída a organismos Gram-negativos ou estafilococos, e dos últimos, mais de 70% se deviam a *S. aureus* resistente à meticilina.[37] Uma predominância similar de Gram-negativos foi encontrada em pacientes em ambiente de cuidados intensivos.[19] Portanto, a bacteriologia da infecção pleural adquirida em hospital é muito diferente daquela das infecções pleurais adquiridas na comunidade e requer diferentes antibióticos empíricos à apresentação. A Tabela 80-1 resume a frequência de mais de 2.000 casos com cultura positiva relatados na literatura inglesa entre 1996 e 2012.

O uso de garrafas de cultura sanguínea para fazer a cultura do fluido pleural pode aumentar o rendimento; Menzies et al.[39] ofereceram a primeira evidência comparativa prospectiva de maior rendimento no diagnóstico microbiológico da infecção pleural com o uso do sistema de garrafas de cultura BACTEC (Becton, Dickinson U.K.). A adição da garrafa de cultura de sangue inoculada com fluido pleural ao lado do leito à cultura-padrão de fluido pleural aumentou o rendimento do diagnóstico microbiológico em 21%, e, em uma pequena proporção de casos (4%) nos quais a cultura-padrão era positiva, o uso de garrafas de cultura de sangue sugeriu a presença de outros organismos que alterariam o tratamento antibiótico. Esses achados têm ainda o suporte da ausência de resultados falso-positivos em cultura de amostras-controle não infectadas. As culturas-padrão foram positivas em 29% dos casos em que a cultura de fluido pleural nas garrafas de cultura sanguínea eram negativas, sugerindo um potencial de preferência do organismo por certos meios de crescimento. Esse estudo demonstra um significativo aumento no estabelecimento do diagnóstico com o uso de uma técnica amplamente disponível e relativamente barata, sugerindo que a inoculação de fluido pleural nas garrafas de cultura sanguínea deve ser adicionada rotineiramente à cultura padrão de fluido pleural.

SELEÇÃO E DURAÇÃO DO ANTIBIÓTICO

A seleção inicial do antibiótico empírico à apresentação deve basear-se no fato de ser uma infecção pleural adquirida na comunidade ou em hospital. A infecção pleural adquirida em hospital mostra uma variação diferente de organismos causadores e mortalidade consideravelmente mais alta (Fig. 80-2).

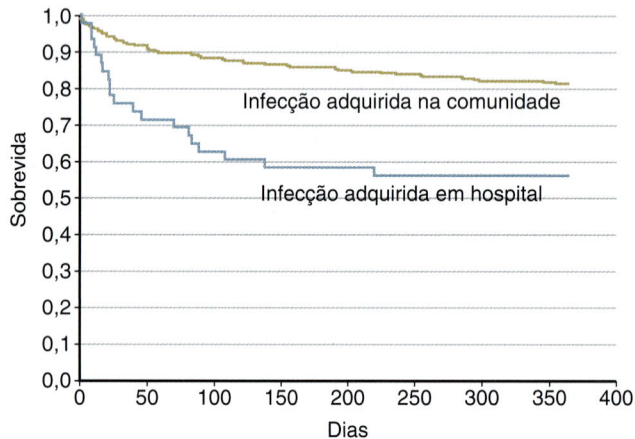

Figura 80-2 Sobrevida após empiema pleural. As curvas de sobrevida de Kaplan-Meier comparando infecção pleural adquirida na comunidade e adquirida em hospital na coorte do *Multicenter Intrapleural Sepsis Trial*, mostrando taxas de mortalidade significativamente mais altas naqueles com infecção pleural adquirida em hospital. (De Maskell NA, Batt S, Hedley EL, et al: The bacteriology of pleural infection by genetic and standard methods and its mortality significance. *Am J Respir Crit Care Med* 174:817-823, 2006.)

Como as bactérias anaeróbicas são vistas com mais frequência nessa situação, e muitas vezes não crescem na cultura, deve-se fazer sua cobertura empírica em todos os casos de presumida infecção pleural. O relacionamento entre microbiologistas locais é inestimável para se decidir sobre a melhor combinação de antibióticos a usar, porque os padrões de resistência variam significativamente de uma região geográfica a outra.

Não existem estudos de porte examinando a duração ideal de antibióticos para infecção pleural. Em nossa experiência, se um paciente estiver doente o suficiente para necessitar de hospitalização, então geralmente são indicados antibióticos intravenosos. Quando estes são convertidos em um equivalente oral, talvez antes da alta, geralmente são necessárias mais 1 a 3 semanas de antibióticos. A extensão do curso de antibióticos é determinada pelos marcadores inflamatórios (*proteína C-reativa* [CPCR]) e qualquer febre vigente, geralmente leve, em vez de pela aparência radiológica do quadro, que muitas vezes está em defasagem com a melhora clínica.

O papel potencial de antibióticos intrapleurais muitas vezes não é considerado e faltam dados de estudos controlados randomizados. Como a maioria dos antibióticos intravenosos penetra no espaço pleural em concentrações adequadas, atualmente não há um papel para o uso de antibiótico intrapleural nessa situação. Porém, deve-se notar que os aminoglicosídeos não penetram bem no espaço pleural e devem ser evitados.

NUTRIÇÃO

Pacientes com infecção pleural, particularmente aqueles com empiema cuja apresentação foi tardia, sofrem as consequências catabólicas prolongadas da infecção crônica. Demonstrou-se que um baixo nível de albumina é um marcador de mau resultado em uma grande série publicada.[40] Muitas vezes, a abordagem ao estado nutricional do paciente à apresentação é negligenciada e deve ser a prioridade inicial ao lado da drenagem e a prescrição de antibióticos adequados. A avaliação nutricional precoce deve ser vista como mandatória.

ESTRATIFICAÇÃO DO RISCO INICIAL

Um modelo de predição clínica confiável e sensível de um mau resultado na infecção pleural permitirá aos clínicos fazer a triagem dos pacientes de acordo com o risco e selecionar as terapias mais agressivas e caras para os pacientes que, de outra forma, poderiam ter os resultados mais precários. Até o momento, não existem métodos consistentes validados para identificar pacientes com infecção pleural em alto risco à apresentação. A seleção para cirurgia baseava-se anteriormente na duração dos sintomas, purulência do fluido pleural, tamanho do acúmulo de fluido pleural infectado e grau de espessamento da pleura parietal nas imagens. Em um estudo de coorte de 85 pacientes sequenciais, o cuidado clínico baseou-se em protocolos estruturados de tratamento para avaliar se os preditores basais geralmente aceitos identificavam, de modo confiável, os pacientes em alto risco. Somente a purulência do fluido pleural teve poder preditivo para um mau resultado, e este foi insuficientemente sensível e específico para ter valor clínico.[41] Em um segundo estudo, esse achado foi confirmado e os preditores de espessamento pleural residual foram identificados, embora o espessamento fosse incomum e não estivesse associado à incapacidade clínica.[42]

Apesar da probabilidade de haver interações complexas entre fatores genéticos e ambientais que contribuem para o desenvolvimento de infecção pleural,[21] estes ainda não foram determinados. Há, porém, certos fatores de risco do paciente, particularmente o excesso crônico de álcool e o uso de drogas intravenosas, que provavelmente aumentam o risco em razão da aspiração de conteúdos gástricos. Além destes, Chalmers et al.[43] descreveram quatro outros fatores de risco independentes que parecem predizer o desenvolvimento de infecção pleural: nível de albumina sérica abaixo de 30 g/L, proteína C-reativa (PCR) sérica superior a 100 mg/L, contagem de plaquetas acima de 400×10^9/L e nível de sódio sérico abaixo de 130 mmol/L. Esse estudo notou que nenhum dos escores de pneumonia ou sepse empregados rotineiramente era adequado para determinar esse resultado e sugeriu um escore baseado nesses seis fatores, embora isto ainda necessite de validação. É interessante notar que se constatou que os pacientes com doença pulmonar obstrutiva crônica estavam em menor risco de desenvolver infecção pleural, talvez devido a um nível antecedente de inflamação generalizada causando uma resposta atenuada a um desafio bacteriano pleural.[44]

Em pacientes com infecção pleural confirmada, aqueles em maior risco de mau resultado podem ser identificados.[45] No caso de pacientes recrutados para o estudo U.K. MIST1, foi desenvolvido um escore de resultado o qual foi subsequentemente validado usando uma segunda coorte do estudo MIST2. Das 32 características basais analisadas, cinco fatores de apresentação (idade, nível de ureia sérica, nível de albumina sérica, purulência do fluido e provavelmente origem de infecção) podem predizer o eventual resultado, e os pacientes são divididos em grupos de baixo, médio ou alto risco. Constatou-se que nos pacientes no grupo de risco mais baixo a mortalidade foi inferior a 5% em 3 meses, enquanto naqueles nos grupos de risco mais alto a mortalidade foi de aproximadamente 50% durante o mesmo período de tempo. A principal vantagem potencial desse sistema de estratificação está em permitir que os médicos instituam os fibrinolíticos ou a cirurgia precocemente à apresentação clínica quando é mais provável que tenham sucesso.

TÉCNICAS DE IMAGENS PARA INFECÇÃO PLEURAL

Os testes radiológicos são vitais para o diagnóstico e tratamento iniciais da infecção pleural. Radiografia de tórax, TC e ultrassonografia são todas ferramentas úteis no tratamento dos pacientes com infecção pleural.

RADIOLOGIA

A presença de febre, dor pleurítica e derrame pleural deve sempre alertar o médico para a possibilidade de infecção pleural. A loculação no fluido pleural pode resultar em opacidade subpleural em forma de D (Fig. 80-3) na radiografia de tórax, a qual pode ser interpretada erroneamente como massa pulmonar caso não se esteja ciente dessa aparência comum. Em pacientes ventilados em posição supina, o fluido livre pode seguir em direção posterior e causar nebulosidade no hemitórax na radiografia torácica.

A ultrassonografia torácica é recomendável em todos os casos de suspeita de infecção pleural, uma vez que pode dar importante informação, além de permitir a colocação acurada do dreno torácico na parte mais adequada do acúmulo pleural. O uso de ultrassonografia também mostrou reduzir a lesão iatrogênica.[46] A ultrassonografia também é mais

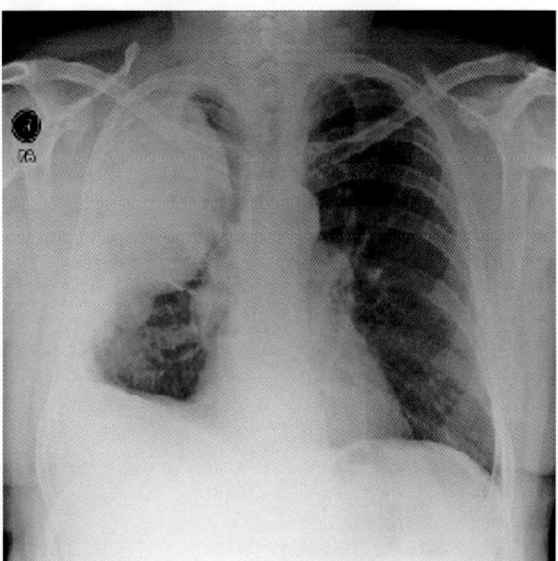

Figura 80-3 Empiema pleural. Radiografia torácica frontal mostrando a opacidade em forma de D, sugerindo um processo extraparenquimal, que é visto com frequência em casos de infecção pleural.

acurada que as imagens de TC na detecção de loculações e septações e pode detectar a presença de pequenas quantidades de fluido pleural não visíveis na radiografia torácica.

A TC de tórax, particularmente aquela intensificada com contraste, não é necessária em todos os pacientes com infecção pleural e deve ser reservada àqueles com acúmulos persistentes apesar de se tentar drenagem com dreno tubular torácico, àqueles sob suspeita de ter lesão obstrutiva proximal e àqueles para os quais a cirurgia está sendo considerada. Ela dará informação detalhada sobre loculação do fluido, identificando a posição do dreno torácico e diferenciando entre empiema e abscessos pulmonares quando há incerteza sobre o diagnóstico (Fig. 80-4 e Tabela 80-2).

As imagens de ressonância magnética geralmente se reservam àqueles pacientes que não podem ser submetidos a imagens de TC ou àqueles em alto risco por causa de irradiação. São muito boas para se visualizar septações e loculações dentro do fluido pleural (Fig. 80-5).

BRONCOSCOPIA

Os profissionais devem estar conscientes de que uma lesão obstrutiva proximal pode ser a causa de um empiema. Embora incomum (menos de 4% em uma grande série), deve ser considerada em pacientes com uma radiografia torácica simples sugestiva, especialmente aquela em que o mediastino está desviado em direção ao lado do derrame, ou naqueles pacientes que não responderam ao tratamento simples de primeira linha. A broncoscopia e a TC de tórax seriam as investigações de escolha quando há suspeita de obstrução brônquica. Não há um papel para a broncoscopia rotineira em todos os pacientes com infecção pleural.

Quando um empiema é descoberto distal a um brônquio obstruído, a causa de base geralmente é malignidade. Depois de obtida a confirmação histológica, o alívio da obstrução com radioterapia, ressecção a *laser* ou inserção de *stent* podem permitir um tratamento eficaz do empiema. Quando isto não é possível, antibióticos orais prolongados podem ser úteis para prevenir sepse em curso.

Tabela 80-2 Principais Diferenças entre a Aparência Radiográfica de Infecção Pleural e Abscessos Pulmonares

Empiema	Abscesso Pulmonar
Formato lenticular	Arredondado
Circundando o pulmão que geralmente é comprimido	Fronteira entre o pulmão e o fluido indistinto
Margens de acúmulo criam ângulos obtusos com a parede torácica	Faz contato com a parede torácica em ângulo agudo
Parede espessa e lisa	Parede espessa e irregular
Sem vasos na proximidade	Vasos são vistos atravessando ou próximos ao acúmulo

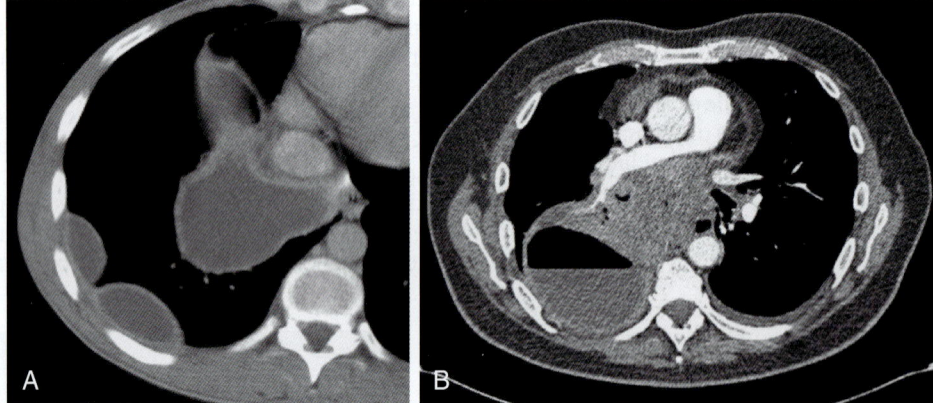

Figura 80-4 TC de tórax intensificada com contraste permite a discriminação entre lesões pleurais e parenquimais. **A,** Empiema. **B,** Abscesso pulmonar. Veja também na Tabela 80-2 e no Capítulo 18 as características que diferenciam o abscesso e o empiema pulmonar.

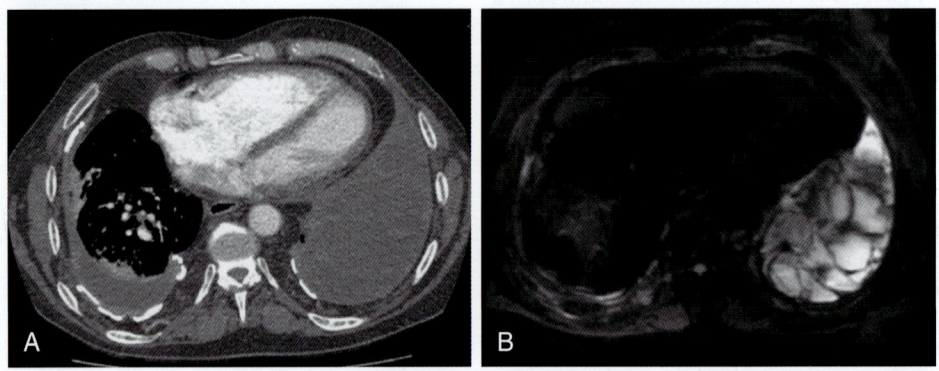

Figura 80-5 Imagens de ressonância magnética (RM) de empiema pleural. **A,** TC de tórax intensificada com contraste revelando um acúmulo pleural esquerdo grande, complexo, de fluido secundário à infecção pleural. **B,** RM ponderada em T2 no mesmo paciente revelando a presença de múltiplas septações e loculações.

TAMANHO DO DRENO

No decorrer da década passada houve mudança no uso de cateteres, passando-se daqueles com grande calibre para os drenos torácicos de pequeno calibre inseridos pela técnica de Seldinger. Essa mudança na prática não se deve tanto ao resultado de grandes estudos randomizados, controlados, bem conduzidos, e sim à maior facilidade relativa da técnica e aos benefícios de drenos menores, que causam menos dor ao paciente durante a inserção e enquanto estão in situ.[47]

Para os casos de infecção pleural, recomendamos a colocação inicial de um dreno torácico de pequeno calibre (12 French) sob orientação ultrassonográfica e, em seguida, a administração de lavagens regulares com solução salina para assegurar sua não oclusão. As diretrizes recomendam a instilação de 30 mL de solução salina a cada 6 horas com sonda com torneira de três vias. Se isto falhar em drenar efetivamente o derrame, um dreno de grande calibre ocasionalmente pode ser necessário. É mais comum a substituição dos drenos, não por obstrução, mas por se desalojarem ou caírem em consequência de falha em fixá-los corretamente.

Embora não existam dados randomizados comparando drenos torácicos de grande calibre com os de pequeno calibre para infecção pleural, um estudo revisou os 405 pacientes que participaram do estudo MIST. Como parte do estudo, foram coletados dados sobre o tamanho do dreno torácico usado. Não se constatou nenhuma diferença, entre drenos de calibres pequeno e grande em relação à frequência de morte dos pacientes ou à necessidade de cirurgia torácica. No entanto, pacientes com drenos torácicos maiores relataram dor significativamente maior no momento da inserção e durante a permanência deste in situ.[48]

Em outro estudo de 103 pacientes com infecção pleural, os drenos de tórax de pequeno calibre forneceram tratamento definitivo em 78% dos casos,[49] similar às taxas de sucesso de duas outras séries em que foram usados drenos torácicos de grande calibre.[50,51] Deve-se notar que, nesse estudo, os radiologistas guiaram a colocação do dreno, o que quase certamente auxiliou no resultado. Com isto em mente, recomendamos que os drenos torácicos sejam colocados sob orientação ultrassonográfica no lóculo maior em uma parte dependente do derrame pleural.

TERAPIA FIBRINOLÍTICA

O uso de agentes fibrinolíticos para romper septações pleurais fibrinosas foi descrito primeiro por Tillet e Sherry em 1949,[52] que utilizaram fibrinolisina estreptocócica parcialmente purificada contendo tanto estreptoquinase quanto estreptodornase (uma DNase) para drenar hemotórax pós-operatório infectado. Foi associada a efeitos colaterais imunológicos e não se tornou prática rotineira.

A estreptoquinase é uma enzima proteolítica derivada de uma proteína bacteriana de estreptococos β-hemolíticos do grupo C. Ela forma um complexo com plasminogênio que então converte plasminogênio adicional circulante em plasmina. A plasmina lisa coágulo de fibrina fresca e digere protrombina e fibrinogênio. Como é derivada de uma fonte bacteriana, ela é antigênica, ao contrário da uroquinase.

Em uma série de 24 pacientes, Davies et al.[53] começaram a acalmar os temores referentes à trombólise intrapleural, descobrindo que esta era segura e também levava a melhoras nos resultados clínicos. A tendência de outros estudos era o foco maior no uso de uroquinase em derrames loculados, sendo demonstrados benefícios na redução das falhas do tratamento (julgadas por encaminhamento cirúrgico e morte), menor permanência hospitalar e melhores resultados cirúrgicos.[54-56] No entanto, esses estudos muitas vezes eram pequenos ensaios ou série de casos, o que limitou sua capacidade de generalização.

O estudo 2005 MIST1[23] recrutou 454 pacientes com infecção pleural no Reino Unido para receberem estreptoquinase ou placebo intrapleural. Os critérios de entrada refletiam a prática real no mundo com uma forte confiança em diagnóstico do médico local, escolha de antibiótico, uso de dreno torácico e encaminhamento cirúrgico. O estudo não foi capaz de demonstrar qualquer benefício significativo no encaminhamento cirúrgico ou na mortalidade com o uso da estreptoquinase. Também não houve melhora na extensão da hospitalização ou em qualquer sinal, em qualquer análise de subgrupo. No entanto, uma revisão Cochrane verificou que os fibrinolíticos intrapleurais conferiam benefício tanto em reduzir a falha de tratamento quanto na necessidade de intervenção cirúrgica na infecção pleural, mas não reduziam a mortalidade.[57] A escolha de estreptoquinase como o agente lítico primário pode ter contribuído para esses resultados, porque seu mecanismo de ação depende do uso de uma proporção de plasminogênio intrapleural para formar um complexo ativo, antes que o restante seja convertido em plasmina.[58] No entanto, as diretrizes de 2010 da British Thoracic Society recomendaram que os fibrinolíticos intrapleurais não fossem usados rotineiramente, mas que podem ser considerados em casos selecionados.[59]

Depois disso, no estudo cego fatorial, 2 × 2, MIST2,[20] 210 pacientes com infecção pleural foram designados aleatoriamente para receber um dos quatro tratamentos do estudo durante 3 dias: *ativador de plasminogênio tecidual* (t-PA) intrapleural e DNase, t-PA e placebo, DNase e placebo, ou placebo duplo. O resultado primário foi a alteração na opacidade pleural, medida como a porcentagem do hemitórax ocupada pelo derrame na radiografia de tórax no sétimo dia, comparado com o primeiro dia. A alteração média (± DP) na opacidade pleural foi significativamente maior no grupo de t-PA-DNase do que no grupo de duplo placebo (−29,5% ± 23,3% *versus* −17,2% ± 19,6%; diferença, −7,9%); a alteração observada com o t-PA somente e com DNase somente (−17,2% ± 24,3% e −14,7% ± 16,4%, respectivamente) não foi significativamente diferente daquela observada com o placebo. A frequência do encaminhamento cirúrgico em 3 meses foi menor no grupo de t-PA-DNase do que no grupo de duplo placebo (dois de 48 pacientes [4%] *versus* oito de 51 pacientes [16%]; a *odds ratio* do encaminhamento cirúrgico, 0,17, e foi maior no grupo de DNase (18 de 46 pacientes [39%]) do que no grupo de placebo (*odds ratio*, 3,56). A terapia combinada com t-PA-DNase foi associada à redução da hospitalização, comparada com o duplo placebo (diferença, −6,7 dias); a hospitalização com cada um dos agentes isoladamente não foi significativamente diferente daquela com placebo.

Os autores concluíram que a terapia com t-PA-DNase intrapleural melhorou a drenagem do fluido em pacientes com infecção pleural e reduziu a frequência do encaminhamento cirúrgico e a duração da hospitalização. O tratamento com DNase somente ou t-PA somente foi ineficaz; de fato, a monoterapia com DNase foi associada a mais encaminhamentos cirúrgicos por um fator de 3. A redução no acúmulo de fluido pleural infectado foi aproximadamente o dobro com o uso de terapia de combinação (com eliminação de cerca de 30% do volume no hemitórax ipsolateral e redução de cerca de 60% no acúmulo pleural basal). Esse tratamento não foi associado ao excesso de eventos adversos. Em um relato de oito centros, o uso de tPA/DNase também demonstrou benefício, embora com alguma dor e sangramento, naqueles que não responderam aos antibióticos e à drenagem por toracostomia.[59a] Em resumo, essa abordagem parece promissora, embora seja necessário um estudo maior para confirmar a segurança e guiar os médicos sobre quais grupos de pacientes provavelmente obterão o maior benefício.

MONITORAMENTO DA RESPOSTA AO TRATAMENTO MÉDICO

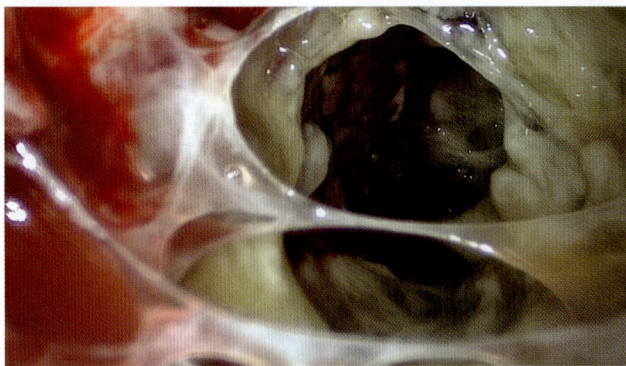

Figura 80-6 Empiema em uma mulher de 26 anos no momento da cirurgia torácica videoassistida.

A identificação dos pacientes não responsivos ao tratamento médico pode ser uma tarefa desafiadora. Apesar do aperfeiçoamento da aparência das imagens, estas geralmente estão em defasagem com a melhora clínica e, portanto, em nossa opinião, não são um bom indicador da necessidade de outras intervenções. Os melhores marcadores de resposta ao tratamento médico incluem a queda da PCR (para metade do valor e idealmente caindo abaixo de 100 mg/L), o estabelecimento de uma temperatura de pico, e sinais clínicos associados à resolução da sepse. Se todos esses marcadores melhorarem, então mais intervenções com drenos torácicos adicionais ou cirurgia raramente se tornam necessárias.

Quando os pacientes parecem não necessitar de cirurgia em decorrência do estreitamento das margens, recomenda-se o uso de antibióticos orais prolongados (por 4 a 6 semanas) e cuidadoso acompanhamento em regime ambulatorial com monitoramento por radiografia torácica e da PCR.

OPÇÕES CIRÚRGICAS

Geralmente, os pacientes são encaminhados para intervenção cirúrgica após falha do tratamento médico inicial ou quando se apresentam tardiamente com empiemas altamente organizados demonstrando significativo espessamento pleural e loculação. A prática varia, e em alguns centros o limiar para a cirurgia inicial é extremamente baixo.[60] O ponto em que o tratamento médico é considerado como "falho" é necessariamente mal definido, mas um importante indicador seriam os sinais de sepse em curso, apesar de tentativa de drenagem com dreno torácico e antibioticoterapia adequada. Outra importante consideração é o risco do desconforto respiratório em longo prazo sem a remoção da fibrina e fluido loculado.

As modernas opções cirúrgicas são variadas e podem ser adaptadas ao indivíduo. A VATS tipicamente requer anestésico geral e ventilação de um só pulmão, mas pode ser realizada sob anestésico local em pacientes considerados em risco muito alto para receber anestesia geral (Fig. 80-6). Embora originalmente seja usada para o completo desbridamento pleural,[61] a VATS pode agora ser empregada para realizar a decorticação em empiema, particularmente o avançado ou crônico, embora esta última situação possa reduzir a chance de um resultado bem-sucedido.[62] Apesar disso, as taxas de sucesso gerais para VATS, medidas pela resolução da sepse e estabilidade clínica excedem os 85%.

A decorticação aberta para empiema era anteriormente o fundamento do tratamento, mas seu papel provavelmente se torna cada vez mais marginalizado à medida que a cirurgia VATS se torna comum.[63] Portanto, é usada atualmente quando ocorrem falhas nas abordagens menos invasivas. A decorticação após toracotomia permite a mobilização completa do pulmão, que é particularmente útil em casos de pulmão encarcerado.[64] Um estudo de 1996 descreveu uma mortalidade de cerca de 3% para essa operação.[65]

Ao tratar pacientes com infecção pleural nos estágios agudos, a decorticação deve ser considerada para o controle da infecção pleural. A decorticação não deve ser realizada apenas para remover a pleura espessada porque tal espessamento em geral se resolve espontaneamente durante os 4 a 6 meses subsequentes.

Para pacientes com empiema recorrente ou particularmente complexo, pequenos aparelhos protéticos podem ser inseridos entre as costelas para manter uma via de drenagem. O modo mais permanente de se obter esse efeito é realizar uma drenagem em janela aberta. Isso envolve a ressecção de duas ou três costelas para criar uma abertura direta para a cavidade torácica, que oferece a oportunidade de aplicação de compressas no espaço pleural.[66] A vantagem deste retalho aberto (retalho de Eloesser) é criar uma fístula revestida com pele que fornece drenagem sem drenos. Caso esses métodos falhem, pode se tornar necessária a toracomioplastia, pela qual um músculo grande é usado para fechar a cavidade torácica. Isto geralmente se reserva aos pacientes com fístulas broncopleurais, encarceramento do pulmão ou empiema pós-operatório.[64]

Uma abordagem mais conservadora, que pode ser aplicada em pacientes altamente selecionados com altos riscos para cirurgia, é a inserção de um cateter pleural residente junto com antibioticoterapia oral em longo prazo.[67] Em nossa experiência, essa abordagem algumas vezes pode ser extremamente útil e certamente justificaria mais pesquisa.

RESUMO

A incidência mundial da infecção pleural por bactérias está crescendo, com um espectro mutante dos organismos causadores e da etiologia de base. O reconhecimento precoce e a promoção de terapias simples, como antibióticos, suplementos nutricionais e drenagem torácica permanecem como os fundamentos do bom tratamento. Para pacientes com drenagem incompleta, terapia fibrinolítica intrapleural com t-PA combinado com DNase parece oferecer uma boa alternativa à intervenção cirúrgica. Todavia, são necessários outros estudos nessa área para determinar sua posição no algoritmo de tratamento. Entretanto, a intervenção cirúrgica minimamente invasiva, como a VATS, está sendo praticada de forma mais ampla, e cada vez mais está sendo oferecida aos pacientes mais frágeis uma intervenção cirúrgica definitiva, sob anestésico local, se necessário.

PLEURITE TUBERCULOSA

Em muitas partes do mundo, a causa mais comum de derrame pleural exsudativo é a *tuberculose* (TB). No entanto, nos Estados Unidos, a pleurite tuberculosa é relativamente incomum, havendo relatos de somente 7.549 casos nos 10 anos de 1993 a 2003; o número de casos de TB pleural constituiu 3,6% do número total dos casos de TB vistos durante esse período.[68] Em alguns países africanos, a incidência de envolvimento pleural na TB parece ser muito mais alta porque a porcentagem de pacientes com TB e com derrame pleural excede os 30%.[69] O efeito do *vírus da imunodeficiência humana* (HIV) na incidência de pleurisia tuberculosa ainda é incerto; em alguns estudos, o HIV parece aumentar a incidência, e em outros, não.[69] Alguns autores sugerem que a TB pleural em indivíduos com HIV tem uma diferente patogênese comparada à doença em indivíduos sem HIV,[70] mas a confusão pode se dever em parte ao estado de imunocomprometimento. A prevalência de pleurisia tuberculosa também é mais alta em pacientes com contagens de CD4 acima de 200 células/µL do que naqueles com contagens de CD4 abaixo de 200 células/µL,[71] condizente com o entendimento do papel da hipersensibilidade retardada no desenvolvimento do derrame.

Um derrame pleural como manifestação de TB é comparado ao cancro primário como manifestação da sífilis. Ambos são autolimitados e de pouca preocupação imediata, mas podem levar a doença séria muitos anos depois. A maioria dos casos de derrame pleural secundário à TB se resolve espontaneamente; porém, se os pacientes não forem tratados com terapia antituberculose, a probabilidade de desenvolver TB ativa nos 5 anos subsequentes é de cerca de 50%.[77]

PATOGÊNESE

Um derrame pleural tuberculoso pode ser uma sequela de uma infecção primária adquirida 3 a 6 meses antes ou representar a reativação da TB. Um estudo molecular epidemiológico confirmou que a pleurisia tuberculosa em geral é uma manifestação inicial da infecção da TB.[72] A hipersensibilidade retardada parece ter um grande papel na patogênese da pleurite tuberculosa. Em animais sensibilizados, a injeção intrapleural da proteína tuberculina resultou no rápido aparecimento de um derrame pleural exsudativo.[73] Quando os animais recebem soro antilinfócitos, o desenvolvimento do derrame é suprimido. A observação de que culturas do fluido pleural são negativas em aproximadamente 80% dos pacientes com pleurite tuberculosa apoia a alegação de que a hipersensibilidade retardada também tem um grande papel no desenvolvimento dos derrames pleurais tuberculosos em humanos. Embora supostamente a hipersensibilidade retardada à proteína tuberculina seja primariamente responsável pela pleurite tuberculosa, cerca de um terço dos pacientes com pleurite tuberculosa apresenta um resultado negativo em teste cutâneo de tuberculina, quando avaliados pela primeira vez. Acredita-se que um teste cutâneo negativo se deva ao sequestro de linfócitos reativos ao derivado proteico purificado circulante no espaço pleural ou de células supressoras, ou monócitos aderentes ou linfócitos contendo Fc*, que são encontrados no sangue, mas não no espaço pleural.[73]

MANIFESTAÇÕES CLÍNICAS

A pleurite tuberculosa apresenta-se como uma enfermidade aguda em cerca de dois terços de casos e como enfermidade crônica no terço remanescente. A doença aguda é caracterizada por tosse e dor torácica em cerca de 75% dos pacientes e muitas vezes mimetiza pneumonia bacteriana com derrame parapneumônico. A forma crônica caracteriza-se por febre de grau baixo, fraqueza e perda de peso.

Os derrames secundários à pleurite tuberculosa podem se apresentar de maneira similar aos derrames malignos, sendo quase sempre unilaterais, e em geral de tamanho pequeno a moderado, embora possam ser grandes a ponto de ocupar todo o hemitórax. Até 86% dos pacientes terão doença parenquimal coexistente. Nesses pacientes, o derrame pleural quase sempre ocorre no lado da opacidade parenquimal e invariavelmente indica doença parenquimal ativa. É provável que até nos casos sem evidência radiográfica de envolvimento parenquimal o derrame esteja associado ao foco subpleural da infecção. A evidência de apoio a essa alegação é fornecida por um estudo em que a produção induzida de catarro por *Mycobacterium tuberculosis* era tão alta nos pacientes sem evidência radiográfica de envolvimento parenquimal (55%) quanto naqueles com evidência de doença parenquimal (45%).[74]

FLUIDO PLEURAL

O fluido pleural de pacientes com pleurite tuberculosa é um exsudato que em geral contém predominantemente linfócitos pequenos, embora, em uma série de 2012, verificou-se que 17% dos casos confirmados apresentavam menos de 50% de linfócitos no fluido pleural.[75] Em torno de 11% dos casos, o fluido terá a predominância de leucócitos polimorfonucleares, sendo este o padrão mais provável nos estágios iniciais da doença.[76] O nível de glicose no fluido pleural normalmente é similar ao do soro, mas também pode estar reduzido. Um nível de proteína acima de 5 g/dL no fluido pleural é sugestivo de pleurite tuberculosa, talvez devido à intensa inflamação e extravasamento dos capilares pleurais.

DIAGNÓSTICO

A possibilidade de pleurite tuberculosa deve ser considerada em todos os pacientes com derrame pleural exsudativo não diagnosticado, ainda que somente uma pequena porcentagem desses derrames se deva à TB nos Estados Unidos.[77] Nos últimos 40 anos, a maneira mais comum de estabelecer o diagnóstico de pleurite tuberculosa é por biópsia da pleura, e esta permanece como o teste "padrão-ouro". Porém, nos últimos anos, têm sido desenvolvidos testes com fluido pleural que podem ser úteis no estabelecimento ou exclusão do diagnóstico de pleurite tuberculosa.[77] Aqueles em que se constatou maior utilidade, em especial na combinação, são (1) o nível de *adenosina desaminase* (ADA) no fluido pleural, (2) o nível de interferon gama no fluido pleural, e (3) reação em cadeia da polimerase para o DNA micobacteriano. Todos os pacientes devem realizar pelo menos um desses testes de

---

*Nota da Revisão Científica: Receptores nos linfócitos humanos para complexos imunes.

fluido pleural. Inicialmente, havia a esperança de que os ensaios de interferon-γ teriam benefício diagnóstico quando aplicados ao fluido pleural,[78,79] porém este não parece ser o caso.[80,81] Outros marcadores que têm sido investigados incluem PCR,[82] ADA2[83] e fator de necrose tumoral-α.[84]

Todos os pacientes com derrame pleural exsudativo não diagnosticado devem fazer culturas micobacterianas de seu fluido pleural. Também se sugere que métodos de cultura aperfeiçoados, como o ensaio *Microscopic Observation Drug Susceptibility*, tenham um papel para diagnosticar TB pleural sem a necessidade de biópsia.[85] Uma amostra de catarro induzido também deve ser enviada para esfregaço e cultura, porque será positiva em aproximadamente 50% dos pacientes.[74] Se a cultura do fluido ou catarro for positiva, o tratamento padrão para TB deve ser iniciado. Se a cultura for negativa, mas um dos outros testes for positivo, o paciente também deve ser tratado para TB, a não ser que ele tenha uma doença que sabidamente esteja associada a um resultado positivo, ou o índice de suspeita for baixo por uma outra razão. Em áreas com grande probabilidade de TB resistente, pode-se estar mais inclinado a obter tecido pleural para culturas via biópsia com agulha da pleura ou toracoscopia, se disponível. Biópsias toracoscópicas continuam a ser a maneira ideal de se obter tecido, mas se esse recurso não estiver disponível, então a biópsia pleural cega tradicional permanece como modalidade diagnóstica importante,[86] especialmente quando usada em combinação com ADA e contagem celular diferencial.[87] A biópsia pleural cega com agulha de Abrams pode ser preferível a outras formas de biópsia cega quando se usa a orientação ultrassonográfica.[88] Se o paciente não responde à terapia, então se justificam mais investigações para causas alternativas.

TRATAMENTO

Os pacientes com pleurite tuberculosa devem ser tratados com medicações antituberculose com os mesmos regimes de tratamento dos pacientes com TB pulmonar. Com o tratamento, os pacientes geralmente se tornam afebris em cerca de 2 semanas, e o derrame pleural se resolve em 6 semanas. Às vezes, o derrame pleural se agrava após iniciar a terapia antituberculose[89] ou se desenvolve derrame pleural enquanto os pacientes estão sendo tratados para TB parenquimal.[90] Nessas situações, a possibilidade de um diagnóstico errado deve ser considerada, mas a piora paradoxal pode ser vista com o diagnóstico correto e medicações antituberculose adequadas.[89,90] Graus leves de fibrose pleural residual estão presentes 1 ano após o início da terapia em cerca de 50% dos pacientes. Alguns autores usaram fibrinolíticos durante a drenagem de derrames tuberculosos com boa melhora em longo prazo da fibrose residual.[91] Apesar disso, a presença de fibrose não está necessariamente relacionada aos achados iniciais no fluido pleural e seu significado clínico pode ser limitado.

O papel dos corticosteroides sistêmicos no tratamento de pleurite tuberculosa permanece controverso. De acordo com uma revisão da literatura, havia dados insuficientes para apoiar as recomendações baseadas em evidência referentes ao uso de corticosteroides adjuvantes em indivíduos com pleurisia tuberculosa.[92] O uso de corticosteroides pode ser considerado para pacientes acentuadamente sintomáticos, mas somente após a instituição de adequada terapia antituberculose. Todavia, a evidência sugere que seu uso em pacientes infectados por HIV com pleurite TB deve ser evitado pelo risco aumentado de sarcoma de Kaposi.[93] A toracocentese terapêutica é indicada se o paciente tiver um derrame pleural de tamanho moderado ou maior, que produza sintomas. De outro modo, a drenagem completa do espaço pleural parece não ter um efeito significativo no resultado em longo prazo.[94]

ACTINOMICOSE

Mais de 50% dos pacientes com actinomicose torácica apresentam envolvimento pleural.[95] Em uma série de 15 pacientes, seis tinham derrame pleural e seis outros tinham marcado espessamento pleural.[95] Um característico achado em radiografia de tórax é uma lesão pulmonar localizada que se estende para a parede torácica com espessamento pleural ou derrame. O fluido pleural na actinomicose pode ser pus evidente com predominância de leucócitos polimorfonucleares ou fluido seroso em que predominam os linfócitos.

O diagnóstico de actinomicose deve ser considerado quando uma lesão pulmonar infiltrativa crônica se estende para os lobos adjacentes através de fissuras intralobares. A presença de abscessos na parede torácica ou de tratos sinusais de drenagem sugere o diagnóstico, da mesma forma que as alterações ósseas que consistem em proliferação periosteal ou destruição óssea. O diagnóstico definitivo é estabelecido com a demonstração de *Actinomyces israelii* em culturas anaeróbicas. Pacientes com actinomicose pleural devem ser tratados com altas doses de penicilina ou outro antimicrobiano adequado por períodos prolongados. O tratamento do derrame pleural é similar ao dos pacientes com qualquer outra pneumonia bacteriana.

NOCARDIOSE

Derrames pleurais se desenvolvem em aproximadamente 50% dos pacientes com nocardiose pulmonar.[95] Os pacientes com derrame pleural secundário à nocardiose quase sempre têm opacidade parenquimal associada. O fluido pleural pode variar de fluido seroso a pus evidente, e as culturas do fluido pleural podem ou não ser positivas. Como a maioria dos pacientes que desenvolvem nocardiose é imunossuprimida,[96] esse diagnóstico deve ser considerado no indivíduo imunossuprimido com opacidade parenquimal e derrame pleural. O diagnóstico geralmente é estabelecido com culturas aeróbicas, embora a reação em cadeia da polimerase seja usada com sucesso em alguns casos.[97] As culturas devem ser observadas por pelo menos 2 semanas porque *Nocardia asteroides* é um organismo de crescimento lento. Os pacientes com nocardiose pleural devem ser tratados com sulfonamidas ou antimicrobianos alternativos adequados, e o derrame pleural deve ser tratado como qualquer derrame pleural complicando a pneumonia.

INFECÇÕES FÚNGICAS

As infecções fúngicas dos pulmões são discutidas nos Capítulos 37 e 38. Esta seção considera as complicações pleurais de aspergilose, blastomicose, coccidioidomicose, criptococose e histoplasmose. Além disso, *Pneumocystis jirovecii* foi incluído.

ASPERGILOSE

O espaço pleural ocasionalmente se torna infectado com *Aspergillus*, geralmente *Aspergillus fumigatus*.[98] A aspergilose pleural muitas vezes surge em uma de duas situações: em pacientes que foram tratados no passado com terapia com pneumotórax artificial por TB e, com menos frequência, em pacientes após lobectomia ou pneumonectomia, caso em que uma fístula broncopleural quase sempre está presente. A aspergilose pleural foi descrita em um indivíduo saudável.[98a]

O diagnóstico de aspergilose pleural deve ser suspeitado em qualquer paciente com história de terapia com pneumotórax artificial para TB com sinais e sintomas de infecção crônica, como perda de peso, mal-estar, febre de grau baixo e tosse crônica. A radiografia torácica revela graus crescentes de espessamento pleural e geralmente um nível de ar-fluido no espaço pleural, indicando a presença de fístula broncopleural.[98] Em alguns pacientes, bolas fúngicas podem ser evidentes em ambos os pulmões ou no espaço pleural. O diagnóstico é confirmado pela demonstração de *Aspergillus* em culturas fúngicas do fluido pleural. Os pacientes com aspergilose pleural quase sempre têm resultados positivos de teste de precipitina sanguínea para detecção de anticorpos contra *Aspergillus*.

O tratamento ideal da aspergilose pleural provavelmente será a combinação de remoção cirúrgica da pleura envolvida e ressecção do lobo envolvido, ou de todo o pulmão ipsolateral, e terapia médica concomitante, que pode assumir a forma de terapia sistêmica ou tratamento antifúngico tópico. A ressecção do pulmão normalmente é necessária porque a infecção tende a invadir e destruir o pulmão subjacente. A cirurgia, se adequada, deve ser realizada o mais breve possível para evitar destruição progressiva do pulmão. Alguns pacientes com aspergilose pleural estão muito debilitados para se submeter a um procedimento cirúrgico importante. Esses pacientes devem se submeter à drenagem aberta (retalho de Eloesse) com inserção diária de gaze impregnada com anfotericina B.[99]

O tratamento médico sistêmico geralmente é ministrado antes e após cirurgia. Um regime potencial é um período de terapia inicial de 2 a 4 semanas com anfotericina B, seguido pela administração em longo prazo de um agente mais moderno como um azólico. O tratamento deve continuar por pelo menos 6 meses, embora alguns pacientes necessitem de períodos de tratamento muito mais longos.[100] O tratamento antifúngico tópico pleural pode ser empregado como um adjuvante à terapia sistêmica.[101]

BLASTOMICOSE

A infecção por *Blastomyces dermatitidis* produz um derrame pleural em cerca de 10% dos pacientes, e em outros 40% ou mais ocorre espessamento pleural.[102] Os pacientes com blastomicose pleural apresentam sinais e sintomas similares aos da pleurite tuberculosa. O fluido pleural geralmente é um exsudato com predominância de pequenos linfócitos, embora leucócitos polimorfonucleares possam predominar. Como os resultados da biópsia pleural podem revelar granulomas não caseosos, deve-se considerar o diagnóstico de blastomicose em pacientes com um quadro clínico compatível com pleurite tuberculosa e granulomas na biópsia pleural. O diagnóstico é estabelecido pela demonstração do organismo em secreções, fluido pleural ou secções histológicas. Os pacientes com blastomicose pleural devem ser tratados com itraconazol ou anfotericina B.

COCCIDIOIDOMICOSE

Dois tipos de doença pleural são vistos em associação com coccidioidomicose. O primeiro é associado à infecção benigna primária e pode ou não apresentar envolvimento parenquimal concomitante. O segundo se desenvolve quando a cavidade coccidioidal se rompe para produzir um hidropneumotórax.

Coccidioidomicose Primária

A incidência de derrame pleural em pacientes hospitalizados com coccidioidomicose primária é de cerca de 15%.[103] A maioria dos pacientes se mostra febril e tem dor torácica pleurítica. O derrame pleural é quase sempre unilateral, podendo ocupar mais de 50% do hemitórax.[103] Há opacidade parenquimal coexistente em aproximadamente 50% dos pacientes. O fluido pleural é um exsudato contendo predominantemente pequenos linfócitos e, muitas vezes, eosinófilos.[103] Às vezes, o fluido pleural pode ser pus.[103] As culturas de fluido pleural são positivas para *Coccidioides immitis* em cerca de 20%, com maus resultados também na reação em cadeia da polimerase.[104] As culturas de amostras de biópsia pleural, porém, quase sempre são positivas. A maioria dos pacientes com coccidioidomicose primária e derrame pleural não necessita de terapia sistêmica. Os títulos de fixação de complemento em geral são altos em pacientes com derrame pleural coccidioidal, e um alto título isoladamente não deve ser usado como indicação para o tratamento. Somente pacientes com sintomas prolongados ou graves, evidência de disseminação, ou aqueles em alto risco de disseminação, devem ser considerados para tratamento de primeira linha com um azólico.

Ruptura de Cavidade Coccidioidal

O hidropneumotórax se desenvolve em 1% a 5% dos pacientes com coccidioidomicose cavitária crônica (Fig. 37-6). A ruptura da cavidade dentro do espaço pleural geralmente é precedida pelo desenvolvimento de uma doença aguda com sinais sistêmicos de toxicidade. Esses pacientes devem se submeter à toracostomia com sonda imediatamente para drenar ar e fluido do espaço pleural. A maioria dos pacientes requer toracotomia com lobectomia parcial ou total, e a maioria requer algum grau de decorticação.[77]

CRIPTOCOCOSE

O envolvimento pleural com criptococose parece resultar da extensão de um nódulo criptocócico subpleural primário dentro do espaço pleural. Cerca de 50% dos pacientes com criptococose pleural tem doença disseminada, e a maioria tem uma anormalidade parenquimal acompanhante. A maioria dos pacientes com derrame pleural criptocócico é imunossuprimida, e muitos deles têm a *síndrome da imunodeficiência adquirida* (AIDS).[105] O fluido pleural é um exsudato, normalmente com predominância de pequenos linfócitos.

Nem todos os pacientes com criptococose pleural necessitam de tratamento com terapia antifúngica sistêmica.[77] O tratamento deve ser iniciado em pacientes com antígeno criptocócico no sangue ou no líquido cerebroespinal; em pacientes imunossuprimidos, incluindo aqueles com AIDS; e naqueles com derrames que se avolumam, especialmente se as contagens celulares e as concentrações de LDH pleural estiverem aumentadas.[77]

HISTOPLASMOSE

O derrame pleural é raro na histoplasmose. Em uma revisão de 259 pacientes com histoplasmose pulmonar, somente um tinha um derrame pleural.[106] Os pacientes com derrames pleurais secundários à histoplasmose normalmente têm uma doença subaguda caracterizada por febre de grau baixo e dor torácica pleurítica. A radiografia de tórax em geral revela uma opacidade ou um nódulo subpleural além do derrame pleural.[107] O fluido pleural quase sempre é um exsudato com predominância linfocítica, e a biópsia pleural pode revelar granulomas não caseosos. Geralmente não é necessário o tratamento sistêmico para o derrame pleural secundário à histoplasmose porque o derrame normalmente se resolve de forma espontânea durante várias semanas. A terapia sistêmica deve ser administrada se o derrame persistir por mais de 3 a 4 semanas ou o paciente for imunossuprimido.

PNEUMOCYSTIS JIROVECII

Os derrames pleurais são raros em pacientes com pneumonia por *P. jirovecii*, mas têm sido relatados. No entanto, não existe evidência de apoio aos testes de rotina do fluido pleural para *P. jirovecii*, exceto em indivíduos gravemente imunocomprometidos.[108] Quando há derrames pleurais, eles parecem ser uma extensão do processo pulmonar, e o pneumotórax concomitante é comum. O fluido pleural é um exsudato com um nível relativamente baixo de proteína, mas com um nível de LDH acima do limite superior normal para soro. Às vezes, podem ser visualizados organismos no fluido pleural.

INFECÇÕES VIRAIS

As infecções virais são responsáveis por uma considerável porcentagem de derrames pleurais exsudativos não diagnosticados. No entanto, o diagnóstico raramente é estabelecido por depender geralmente do isolamento do vírus ou da demonstração de um significativo aumento dos títulos anticorpo para o vírus. Esses estudos não são obtidos rotineiramente em pacientes com derrames pleurais não diagnosticados.

PNEUMONIA ATÍPICA PRIMÁRIA

A incidência de derrames pleurais com a chamada pneumonia atípica primária (normalmente causada por *Mycoplasma* ou vírus) chega a atingir os 20%.[109] Os derrames associados à pneumonia atípica com frequência são pequenos, exsudativos e contêm predominantemente neutrófilos. Se houver fluido suficiente, como descrito anteriormente, deve-se realizar toracocentese para excluir derrame parapneumônico complicado.

OUTROS VÍRUS

A infecção viral provavelmente é responsável por uma porcentagem muito mais alta de derrame pleural sem opacidades parenquimais do que geralmente se reconhece. Em uma epidemia, 559 soldados na Turquia tiveram uma doença aguda febril caracterizada por dor torácica pleurítica e derrame pleural com predominância de células mononucleares sem opacidades parenquimais. Nenhum patógeno foi demonstrado, e se assumiu que essa doença autolimitada se devia a um vírus, embora estudos sorológicos não fossem realizados.[110]

Quase todos os pacientes com a síndrome do hantavírus pulmonar têm derrame pleural. Inicialmente, o fluido é um transudato, provavelmente resultante de disfunção cardíaca, mas subsequentemente ele se torna exsudativo.[111] Quase todos os pacientes com casos graves de febre da dengue hemorrágica também têm derrames pleurais. Há relatos de que estes também resultam de infecção da hepatite, mononucleose infecciosa, vírus sincicial respiratório, vírus da *influenza*, sarampo após a administração de vacina com vírus inativado, citomegalovírus, herpesvírus simples e vírus da febre de Lassa. Os derrames pleurais não são a principal característica da infecção pelo vírus Ebola.[111a]

SÍNDROME DA IMUNODEFICIÊNCIA ADQUIRIDA

Os derrames pleurais são vistos em pacientes com AIDS, porém são menos comuns que as opacidades parenquimais. Em uma série de 1.225 internações hospitalares consecutivas de pacientes com AIDS em Jacksonville, Flórida, a incidência de derrame pleural foi de 15%.[112] A distribuição das doenças responsáveis pelos derrames pleurais em pacientes com AIDS varia amplamente. Em séries de países industrializados que incluíram predominantemente usuários de drogas intravenosas, a causa mais comum foram os derrames parapneumônicos; em série com predominância de homossexuais, a causa mais comum foi o sarcoma de Kaposi; em série da África, a causa mais comum foi a TB. Outras causas de derrames pleurais em pacientes com AIDS incluem o derrame primário do linfoma, *P. jirovecii*, infecções oportunistas, insuficiência renal e insuficiência cardíaca congestiva.

Um paciente com AIDS e derrames parapneumônicos deve ser tratado como qualquer outro paciente com um derrame parapneumônico, reconhecendo que a incidência de derrame parapneumônico complicado é maior em pacientes com AIDS.[113] A incidência de derrame pleural com sarcoma de Kaposi pulmonar é de aproximadamente 50%. A maioria dos pacientes com derrame pleural devido a sarcoma de Kaposi apresenta opacidades parenquimais bilaterais. O diagnóstico de envolvimento pleural é difícil e muitas vezes depende da demonstração de sarcoma de Kaposi pulmonar, ou de exame broncoscópico, TC de alta resolução ou toracoscopia. O fluido pleural é um exsudato normalmente serossanguinolento ou hemorrágico. Exames citológicos do fluido pleural são invariavelmente negativos no caso do sarcoma de Kaposi pleural; geralmente os resultados da biópsia pleural também são negativos porque não há envolvimento da pleura parietal.

Os pacientes com AIDS com derrame pleural exsudativo devem se submeter à toracocentese diagnóstica que inclui culturas bacteriana, micobacteriana e fúngica, assim como medição do nível de ADA no fluido pleural. Se isso não estabelecer um diagnóstico, deve-se considerar a realização de toracoscopia, quando então uma pleurodese pode ser considerada em pacientes sintomáticos.

DOENÇAS PARASITÁRIAS

As infecções parasitárias dos pulmões são discutidas no Capítulo 39. Aquelas que também podem envolver a pleura — amebíase, equinococose e paragonimíase — são consideradas nesta seção.

AMEBÍASE

Cerca de 20% dos pacientes com abscesso hepático amebiano desenvolverão complicações pleuropulmonares.[114] Os derrames pleurais surgem por meio de dois mecanismos diferentes. Primeiro, um abscesso hepático amebiano pode irritar o diafragma e produzir um derrame pleural simpático de maneira análoga àquela causada por um abscesso hepático piogênico. Segundo, um derrame pleural se desenvolve quando um abscesso hepático amebiano se rompe dentro do espaço pleural através do diafragma.[115]

O derrame simpático no abscesso hepático amebiano é mais comum do que a ruptura de um abscesso através do diafragma.[115] O fluido pleural não foi bem caracterizado. O diagnóstico pode ser estabelecido por difusão em gel positiva, hemaglutinação indireta ou ensaios imunoenzimáticos, cujos resultados são positivos em mais de 98% dos pacientes com amebíase extraintestinal invasiva.[115] Os pacientes com abscesso amebiano e um derrame pleural simpático devem ser tratados com medicamentos antiamebianos.

A ruptura transdiafragmática de um abscesso hepático amebiano é anunciada por uma abrupta exacerbação da dor no quadrante superior direito e pode ser acompanhada de uma sensação de ruptura.[114] Logo em seguida, desenvolvem-se desconforto respiratório progressivo, sepse e ocasionalmente choque. O derrame pleural com frequência é massivo, com opacificação de todo o hemitórax e desvio do mediastino para o lado contralateral.[114] O diagnóstico de abscesso amebiano com ruptura transdiafragmática é sugerido pela descoberta de fluido pleural semelhante a "pasta de anchovas" ou "molho de chocolate" na toracocentese diagnóstica. Os pacientes com ruptura transdiafragmática devem ser submetidos com urgência à toracostomia com dreno. Os pacientes também devem ser tratados com os mesmos fármacos antiamebianos recomendados para os pacientes com derrames simpáticos amebianos, como o metronidazol. Embora o pus no empiema amebiano seja estéril,[116] como a infecção bacteriana do espaço pleural complica o processo em cerca de um terço dos pacientes, culturas bacterianas do fluido pleural devem ser obtidas rotineiramente. Se a infecção bacteriana estiver presente, deve-se iniciar antibioticoterapia adequada.

EQUINOCOCOSE

O envolvimento pleural com doença hidática pode se desenvolver em uma de três situações: (1) um cisto hidático pulmonar pode se romper dentro do espaço pleural, (2) um cisto hidático hepático ou raramente um cisto esplênico pode se romper através do diafragma dentro do espaço pleural, ou (3) um cisto hidático pode aumentar lentamente dentro do espaço pleural.[117] Quando um cisto se rompe dentro do espaço pleural, pode resultar em empiema ou pneumotórax.[117] Em uma série de 474 pacientes com doença hidática pulmonar, 6% tinham espessamento ou derrame pleural.[118]

Quando um cisto hidático se rompe dentro do espaço pleural, o paciente desenvolve sintomas agudos, com súbita dor torácica dilacerante, dispneia e choque decorrente de desafio antigênico ao corpo. O cisto frequentemente também se rompe dentro da árvore traqueobrônquica, produzindo uma fístula broncopleural com um hidropneumotórax que pode se tornar secundariamente infectado.[117]

O diagnóstico de equinococose pleural é estabelecido pela demonstração de escólices equinocócicos com ganchos no fluido pleural ou na amostra de biopsia pleural, ou pela combinação de teste sorológico e radiologia. Lesões císticas lobuladas no espaço pleural podem ser vistas na TC ou em imagens de ressonância magnética.[116] Eosinófilos estão presentes com frequência no fluido pleural, a não ser que ele esteja secundariamente infectado. Pacientes com equinococose pleural devem ser imediatamente submetidos à toracotomia para remover o parasita, excisar o cisto original e fechar a fístula broncopleural.[117] Os pacientes com cistos hidáticos devem ser tratados com terapia antiprotozoária, se não for possível remover todos os cistos, ou caso um deles se rompa. Uma abordagem alternativa não cirúrgica é a terapia PAIR (punção, aspiração, injeção e reaspiração), embora esta possa causar reações alérgicas.[116]

PARAGONIMÍASE

A doença pleural é comum na paragonimíase. Em uma série de 71 pacientes, 43 (61%) tinham doença pleural, incluindo 20 com derrames pleurais unilaterais, seis com derrames pleurais bilaterais, seis com hidropneumotórax unilateral e bilateral e cinco com espessamento pleural.[119] A paragonimíase pode ser encontrada em nativos dos Estados Unidos que nunca saíram do país.

Os pacientes com paragonimíase pleural apresentam doença crônica. Há opacidade parenquimal concomitante em cerca de 50% dos pacientes. O fluido pleural em pacientes com paragonimíase pleural é característico. É um exsudato com um nível de glicose inferior a 10 mg/dL (0,56 mmol/L), um nível de LDH mais de três vezes o limite superior do normal para soro, um pH abaixo de 7,10 e um diferencial revelando alta porcentagem de eosinófilos.[120] Além disso, cristais de colesterol[120] ou quilo[121] podem estar presentes. A paragonimíase pleural é uma de apenas duas condições em que o fluido pleural caracteriza-se por um baixo nível pH, baixo nível de glicose e muitos eosinófilos; a outra é a granulomatose eosinofílica com poliangeíte (síndrome de Churg-Strauss). Geralmente não há ovos no fluido pleural.

O diagnóstico de paragonimíase pleural é fortemente sugerido pelos achados exclusivos do fluido pleural, embora em alguns casos a biópsia de pulmão se torne necessária. O diagnóstico é estabelecido definitivamente pela demonstração dos ovos operculados típicos no catarro, fezes ou fluido pleural. Um título de fixação de complemento acima de 1:8 para *Paragonimus westermani* é fortemente sugestivo do diagnóstico.[120] O tratamento da paragonimíase é discutido no Capítulo 37.

Pontos-chave

- A incidência de infecção pleural está crescendo em termos globais tanto em adultos como em crianças por razões não esclarecidas.
- As culturas bacterianas padronizadas são positivas apenas em aproximadamente 60% dos casos de infecção pleural. As garrafas de cultura de sangue podem ser combinadas com a cultura-padrão para aumentar o rendimento.
- A infecção pleural adquirida na comunidade é causada por uma variedade diferente daquela dos organismos adquiridos em infecção pleural hospitalar e deve ser tratada com antibióticos diferentes empíricos à apresentação.
- Os fundamentos do tratamento de infecção pleural continuam a ser antibióticos intravenosos, drenagem adequada do acúmulo pleural, assim como nutrição adequada.
- Um derrame parapneumônico com um pH inferior a 7,20, um nível de glicose inferior a 40 mg/dL, ou acúmulo pleural significativamente loculado geralmente requer drenagem com dreno tubular torácico para resolver a sepse pleural.
- Técnicas cirúrgicas, como a cirurgia torácica videoassistida, se tornaram amplamente disponíveis e podem ser oferecidas para a maioria dos pacientes se abordagens menos invasivas não tiverem sucesso.
- O ativador de plasminogênio tecidual intrapleural mais a DNase têm demonstrado, em radiografia torácica, que melhoram a evidência de empiema, além de diminuir a duração da hospitalização. Seu papel precisa ser mais avaliado antes que se possa recomendar seu uso de rotina.

As Referências estão disponíveis exclusivamente no site www.elsevier.com.br/expertconsult

81 PNEUMOTÓRAX, QUILOTÓRAX, HEMOTÓRAX E FIBROTÓRAX

RICHARD W. LIGHT, MD • Y.C. GARY LEE, MBChB, PhD

INTRODUÇÃO
FISIOPATOLOGIA DO PNEUMOTÓRAX
PNEUMOTÓRAX ESPONTÂNEO PRIMÁRIO
Incidência
Fatores Etiológicos
Manifestações Clínicas
Diagnóstico
Taxas de Recorrência
Tratamento
PNEUMOTÓRAX ESPONTÂNEO SECUNDÁRIO
Incidência
Fatores Etiológicos
Manifestações Clínicas
Diagnóstico
Taxas de Recorrência
Tratamento
Pneumotórax Secundário a *pneumocystis* em Pacientes com AIDS
Pneumotórax Secundário à Tuberculose

PNEUMOTÓRAX IATROGÊNICO
Diagnóstico
Tratamento
PNEUMOTÓRAX TRAUMÁTICO (NÃO IATROGÊNICO)
Mecanismo
Diagnóstico e Tratamento
Viagem Aérea e Pneumotórax
PNEUMOTÓRAX NEONATAL
Patogênese
Manifestações Clínicas
Tratamento
PNEUMOTÓRAX CATAMENIAL
Patogênese
Diagnóstico e Tratamento
PNEUMOTÓRAX DE TENSÃO
Fisiopatologia
Manifestações Clínicas
Diagnóstico e Tratamento
EDEMA PULMONAR DE REEXPANSÃO
Fisiopatologia
Manifestações Clínicas
Prevenção

QUILOTÓRAX
Fisiopatologia
Etiologia
Manifestações Clínicas
Diagnóstico
Tratamento
PSEUDOQUILOTÓRAX (DERRAMES PLEURAIS QUILIFORMES; DERRAMES PLEURAIS DE COLESTEROL)
Patogênese
Manifestações Clínicas
Diagnóstico
Tratamento
HEMOTÓRAX
Hemotórax Traumático
Hemotórax Iatrogênico
Hemotórax não Traumático
FIBROTÓRAX
Diagnóstico
Tratamento

INTRODUÇÃO

Um pneumotórax está presente quando há ar no espaço pleural. Os pneumotórax são classificados como *pneumotórax espontâneo*, que se desenvolve sem trauma precedente ou outra causa óbvia, e *pneumotórax traumático*, que se desenvolve como resultado de trauma direto ou indireto no peito, incluindo manobras diagnósticas ou terapêuticas (*pneumotórax iatrogênico*). Os pneumotórax espontâneos são subclassificados em *primário* ou *secundário*. O *pneumotórax espontâneo primário* (PEP) apresenta-se em uma pessoa saudável sob outros aspectos sem doença pulmonar de base. Um *pneumotórax espontâneo secundário* (PES) complica uma doença pulmonar de base, com mais frequência a *doença pulmonar obstrutiva crônica* (DPOC).

A maioria dos derrames pleurais se comprova como um exsudato ou um transudato de acordo com os critérios apresentados no Capítulo 79. Ocasionalmente, os conteúdos líquidos se tornam quilo, pseudoquilo ou sangue. Este capítulo descreve a patogênese e as manifestações clínicas do quilotórax, pseudoquilotórax e hemotórax. Fibrotórax, a sequela da doença pleural organizadora crônica de qualquer origem, também é considerado.

FISIOPATOLOGIA DO PNEUMOTÓRAX

Em sujeitos normais, a pressão no espaço pleural é negativa com relação à pressão alveolar durante todo o ciclo respiratório. O gradiente de pressão entre os alvéolos e o espaço pleural — a pressão transpulmonar — é o resultado da retração elástica inerente do pulmão. Durante a respiração espontânea, a pressão pleural também é negativa com relação à pressão atmosférica. A capacidade residual funcional, ou volume expiratório final em repouso do pulmão, é o volume em que a tração inerente para fora da parede torácica é igual, mas em direção oposta à tração para dentro (retração) do pulmão.[1]

Quando se desenvolve uma comunicação entre um alvéolo ou outro espaço aéreo intrapulmonar e o espaço pleural, o ar fluirá do alvéolo para o interior do espaço pleural até não haver mais uma diferença de pressão ou até que a comunicação seja selada. Similarmente, quando a comunicação se desenvolve através da parede torácica entre a atmosfera e o espaço pleural, o ar entrará no espaço pleural até o gradiente de pressão ser eliminado ou a comunicação ser fechada. A influência de um pneumotórax no volume

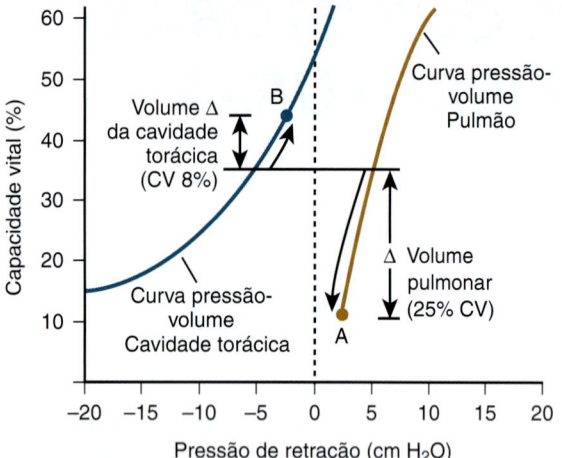

Figura 81-1 Influência de um pneumotórax nos volumes do pulmão e hemitórax. Nesta ilustração, o pneumotórax causou a elevação da pressão intrapleural de −5 para −2,5 cm H$_2$O. O pulmão e a cavidade torácica se movem em suas respectivas curvas pressão-volume para novos volumes para o pulmão (**A**) e a cavidade torácica (**B**). Note que o volume do hemitórax se torna maior à medida que o volume do pulmão se torna menor. As alterações nos volumes do hemitórax e pulmonar são desiguais por causa das diferenças nas inclinações das duas curvas pressão-volume. CV, capacidade vital. (Redesenhada de Light RW: *Pleural diseases*, ed 4, Philadelphia, 2001, Lippincott Williams & Wilkins, p 286.)

do hemitórax e do pulmão é ilustrada na Figura 81-1. Neste exemplo, entrou ar suficiente no espaço pleural para elevar a pressão pleural de −5 para −2,5 cm H$_2$O, de modo que a pressão transpulmonar ou de retração diminuiu de 5 para 2,5 cm H$_2$O. A quantidade de ar necessária para efetuar essa alteração na pressão pleural pode ser vista como igual a 33% da capacidade vital do paciente: a maior parte desse ar pleural (25% da capacidade vital) é responsável pelo ar deslocado do pulmão, e o resto é responsável pela expansão da cavidade torácica ao longo de sua curva pressão-volume (em 8% da capacidade vital). A elevação da pressão pleural também causa desvio do mediastino em direção contralateral, hemitórax aumentado e hemidiafragma deprimido. Esses achados são esperados e não indicam necessariamente que está presente um pneumotórax de tensão.[1]

As principais consequências fisiológicas de um pneumotórax são a diminuição da capacidade vital (ilustrada na Fig. 81-1) e da Po_2 arterial. Em pacientes com PEP, a diminuição da capacidade vital normalmente é bem tolerada. Mas se a função pulmonar do paciente for anormal antes do desenvolvimento do pneumotórax, a diminuição da capacidade vital poderá levar à insuficiência respiratória com hipoventilação alveolar e acidose respiratória.

A maioria dos pacientes com um pneumotórax têm Po_2 arterial reduzida e maior diferença de tensão do oxigênio alveolar-arterial. Em uma série de 12 pacientes com pneumotórax espontâneo, a Po_2 arterial estava abaixo de 80 mmHg em nove (75%) e abaixo de 55 mmHg em dois pacientes, ambos com PES.[2]

A redução na arterial Po_2 parece se dever à criação de regiões do pulmão com baixas relações ventilação-perfusão e com ventilação ausente (*shunt*), e ocasionalmente decorre de hipoventilação alveolar. Norris et al.[2] relataram que o *shunt* direita-esquerda médio em seus 12 pacientes com pneumotórax espontâneo era superior a 10%. Pneumotórax maiores estavam associados a *shunts* maiores. Quando o pneumotórax ocupava menos de 25% do hemitórax, o *shunt* não aumentava.[2]

Após o ar ser evacuado do espaço pleural, a Po_2 arterial normalmente melhora, mas a melhora pode levar várias horas. Norris et al.[2] evacuaram o ar pleural de três pacientes com um *shunt* inicial acima de 20%; dentro de 90 minutos, o *shunt* caiu para menos de 10%, porém permaneceu acima de 5% em todos os pacientes. A demora na melhora pode estar relacionada à duração do pneumotórax e ao tempo necessário para expandir alvéolos colapsados.

PNEUMOTÓRAX ESPONTÂNEO PRIMÁRIO

INCIDÊNCIA

Um estudo da Grã-Bretanha relatou incidência de pneumotórax espontâneo de 24,0 e 9,8 por 100.000 ao ano para homens e mulheres, respectivamente,[3] e cerca da metade deles era PEP. Isto extrapola a incidência anual de 22.500 nos Estados Unidos.

FATORES ETIOLÓGICOS

Acredita-se que o PEP, que se desenvolve em uma pessoa saudável sob outros aspectos, sem doença pulmonar conhecida, resulte tradicionalmente da ruptura de uma bolha enfisematosa subpleural geralmente localizada no ápice do pulmão.[4] Bolhas podem ser encontradas em mais de 75% dos pacientes submetidos à toracoscopia para tratamento de PEP.[4] A patogênese dessas bolhas subpleurais e o(s) deflagrador(es) de sua ruptura não são claros. Essas bolhas são atribuídas a anormalidades congênitas, inflamação dos bronquíolos, e distúrbios da ventilação colateral.[4] Há forte associação entre o tabagismo e o desenvolvimento de um PEP. Quando quatro séries separadas de pacientes com PEP foram combinadas, 461 de 505 pacientes (91%) com PEP eram fumantes ou ex-fumantes.[1] O risco de um pneumotórax espontâneo está relacionado ao nível do tabagismo. Em homens, o risco relativo de um pneumotórax é sete vezes mais alto em fumantes leves (um a 12 cigarros por dia), 21 vezes maior em fumantes moderados (13 a 22 cigarros por dia), e 102 vezes mais alto em fumantes pesados (>22 cigarros por dia) do que em não fumantes.[5] É provável que a doença das pequenas vias aéreas induzida pelo tabagismo contribua para o desenvolvimento das bolhas subpleurais.

Pacientes com PEP tendem a ser mais altos e mais magros do que os indivíduos-controle. Em um estudo, recrutas militares com pneumotórax eram, em média, 5 cm mais altos e 11 kg mais leves do que o recruta militar típico.[1] Um aumento na extensão do peito pode contribuir para a formação das bolhas subpleurais. Como a pressão pleural cai abaixo de 0,20 cm H$_2$O por centímetro de altura vertical, a pressão pleural será mais negativa no ápice do pulmão em indivíduos mais altos; consequentemente, os alvéolos no ápice de seu pulmão estão sujeitos a uma pressão de distensão média mais alta. Durante um período extenso, isto pode levar à formação de bolhas subpleurais em sujeitos geneticamente predispostos à formação de bolhas.

Os riscos de PEP podem ser herdados. A síndrome de Birt-Hogg-Dubé é uma condição autossômica dominante caracterizada pela maior incidência de pneumotórax espontâneo (Fig. 69-10), tumores benignos da pele e tumores renais.[6] A anormalidade genética encontra-se no cromossomo 17p11.2 e envolve mutações no gene da foliculina.[6] Aproximadamente 40% dos pacientes com a mutação terão pneumotórax.[6] O pneumotórax também é mais frequente naqueles com a síndrome de Marfan e homocistinúria.

O conceito tradicional era de que o extravasamento de ar de uma bolha era suprido por uma só via aérea. Dados mais recentes desafiaram esse conceito; um estudo usando fluoresceína inalada sugeriu que o ar pode extravasar de mais áreas do que somente das bolhas,[7] aumentando a possibilidade de "porosidade pleural", em que o ar extravasa de múltiplos poros na pleura visceral. Estudos de válvula endobronquial de uma via também descobriram que a oclusão de múltiplos brônquios segmentares é necessária para interromper o extravasamento de ar.[8] Isto sugere que o ar extravase por múltiplos locais, por meio de ventilação colateral, ou por ambos.

MANIFESTAÇÕES CLÍNICAS

O PEP ocorre com mais frequência em indivíduos no início de seus 20 anos, e raramente após os 40 anos. O PEP geralmente se desenvolve enquanto o paciente está em repouso, e raramente durante exercício extenuante.[1]

Dor torácica e dispneia são os principais sintomas. A dor torácica, muitas vezes aguda, em geral localiza-se no lado do pneumotórax. Raramente, pode se desenvolver síndrome de Horner, provavelmente decorrente de tração no gânglio simpático associada a desvio mediastinal.

Os sinais vitais geralmente são normais, com exceção de taquicardia moderada. Deve-se suspeitar de pneumotórax de tensão se estiverem presentes taquicardia (> 140 batimentos/min), hipotensão, cianose ou dissociação eletromecânica. O lado com pneumotórax pode ser maior que o contralateral e se move menos durante o ciclo respiratório. O frêmito tátil está ausente, a nota de percussão é hiper-ressonante, e os sons respiratórios estão ausentes ou reduzidos no lado afetado. Nos indivíduos com pneumotórax no lado direito, a margem inferior do fígado pode estar desviada inferiormente. Em um pneumotórax grande, a traqueia pode estar desviada na direção do lado contralateral.

DIAGNÓSTICO

O diagnóstico normalmente é sugerido pela história clínica e exame físico, sendo estabelecido pela demonstração de uma linha pleural na radiografia de tórax (Fig. 81-2). Uma linha pleural visceral pode ser distinguida das outras linhas, como as dobras de pele, pelos critérios a seguir. É definida pela densidade do ar em ambos os lados da linha, enquanto uma dobra de pele é realmente uma margem sem densidade de ar em ambos os lados. A linha pleural geralmente deve ser nítida e bem definida, enquanto a dobra de pele geralmente é mal definida, ao menos em um lado. A linha pleural pode ser seguida continuamente, quase paralela ao contorno interno da parede torácica, de modo que, no paciente ereto, ela cobre o ápice do pulmão (assumindo-se que não haja adesões) e geralmente se afunila na direção da base pulmonar; a dobra de pele quase sempre não é contínua, muitas vezes se atenua em ambos os lados, e não segue uma configuração

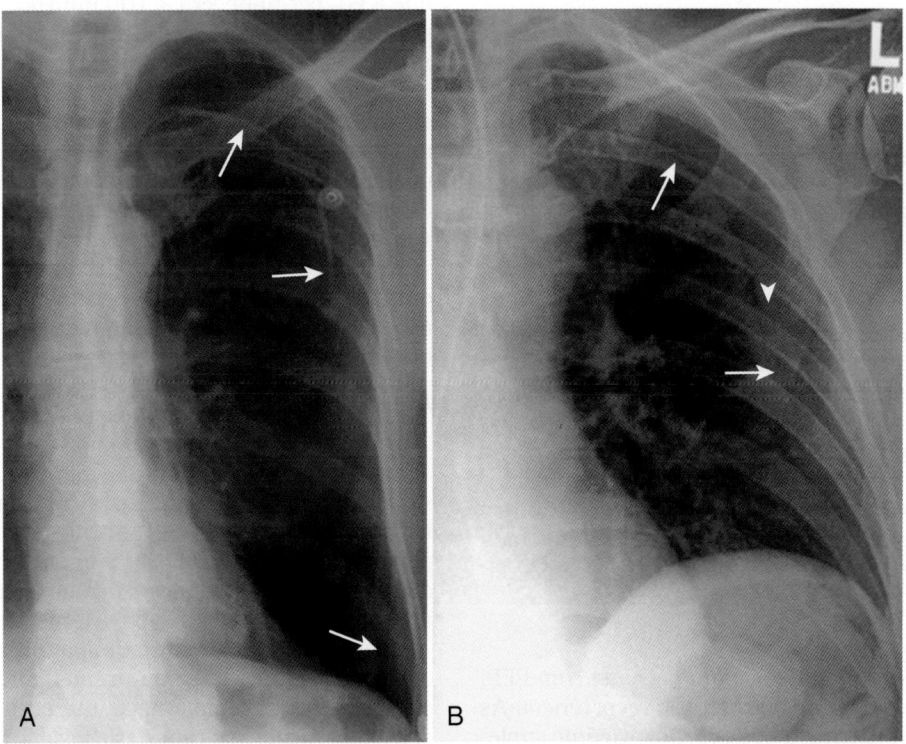

Figura 81-2 Distinção entre um pneumotórax e uma dobra de pele. A, Radiografia de tórax de um pneumotórax. A linha pleural tem lucência em ambos os lados, representando ar no espaço pleural do lado da linha e ar no pulmão do outro. A linha é nitidamente demarcada e pode ser traçada ao longo de seu curso (*seta inferior*). Nos vasos sanguíneos pode ser vista além da extensão superior (*seta superior*) e lateral (*seta média*) da linha. **B,** Radiografia de tórax de uma dobra de pele (*setas*) que pode ser confundida com um pneumotórax. A margem é mais uma borda, com lucência apenas em um lado. A borda é mal definida e não pode ser acompanhada continuamente (*seta inferior*). Os vasos sanguíneos podem ser traçados além da margem da dobra (*ponta de seta*).

anatomicamente sensível. Finalmente, a linha pleural não deve ser cruzada pelos vasos pulmonares, ao passo que a dobra de pele pode exibir esses vasos além de sua margem.

Em casos duvidosos, filmes em decúbito lateral (com o lado afetado para cima), ultrassonografia, ou *tomografia computadorizada* (TC) (Fig. 76-7) podem facilitar o diagnóstico. Filmes expiratórios (Fig. 18-5) são apenas ligeiramente mais sensíveis que os inspiratórios na detecção de pneumotórax e não são recomendados rotineiramente.[4] Um pequeno derrame pleural é associado a PEP em aproximadamente 15% dos casos e se manifesta radiograficamente como um nível ar-fluido. O fluido pleural frequentemente contém uma grande porcentagem de eosinófilos.[9] Em raras ocasiões, o pneumotórax espontâneo é complicado por sangramento pleural vivo, produzindo um hemopneumotórax.[10] A cirurgia de emergência é indicada se o paciente estiver hemodinamicamente comprometido.[10]

Quando se faz o tratamento de um paciente com pneumotórax, a quantidade de colapso pulmonar deve ser estimada. Pode-se primeiramente medir o "diâmetro" do pulmão e do hemitórax: a distância da raiz do pulmão até a linha pleural visceral (diâmetro do pulmão) ou até a parede torácica (diâmetro do hemitórax). Como os volumes do pulmão e do hemitórax são quase proporcionais ao cubo de seus diâmetros, pode-se estimar o grau de colapso (porcentagem de pneumotórax, ou PTX%) medindo os diâmetros médios do pulmão e do hemitórax, calculando o cubo desses diâmetros, e usando a seguinte equação conhecida como índice de Light:[1]

$$PTX\% = 100\% \times [1 - (\text{diâmetro do pulmão}/\text{diâmetro do hemitórax})^3]$$

Há uma excelente correlação ($r = 0,84$) entre o índice de Light e a quantidade de ar que pode ser aspirada de um pneumotórax.[11]

TAXAS DE RECORRÊNCIA

Após um PEP, um paciente está em risco de recorrência particularmente nos meses imediatamente após o primeiro episódio. Um estudo[12] acompanhou 153 pacientes com PEP por 54 meses em média e relatou que 39% tinham um pneumotórax ipsolateral recorrente, a maioria dentro do primeiro ano. É interessante notar que 15% também desenvolveram um pneumotórax no lado contralateral.

Já houve várias tentativas de predizer quem desenvolverá um pneumotórax recorrente. Os pacientes altos, aqueles com baixo índice de massa corporal e aqueles que continuam a fumar têm maior probabilidade de uma recorrência.[13] Os pacientes que têm bolhas em imagens de TC de alta resolução também têm mais probabilidade de apresentar recorrência.[14] Depois de uma recorrência, o risco do paciente ter outra recorrência aumenta para mais de 50% se não for adotada uma medida para preveni-la.[1]

TRATAMENTO

Há dois objetivos no tratamento de um paciente com PEP: liberar o ar do espaço pleural e prevenir a recorrência. As opções de tratamento incluem observação, oxigênio suplementar, aspiração simples, toracostomia simples com dreno, toracostomia com dreno com instilação de um agente de pleurodese, toracoscopia com ligadura de bolhas e pleurodese, e toracotomia aberta. Quando se seleciona o tratamento para um determinado paciente, é preciso lembrar que o PEP é principalmente incômodo e raramente é uma ameaça à vida. Diretrizes publicadas, como as do American College of Chest Physicians[15] e da British Torácica Society,[16] ressaltaram a falta de estudos controlados sobre o tratamento de pneumotórax.[15]

Observação

Depois que a comunicação entre os alvéolos e o espaço pleural é eliminada, o ar residual no espaço pleural será gradualmente reabsorvido, ainda que lentamente. Kircher e Swartzel[17] estimaram que 1,25% do volume do hemitórax é absorvido a cada 24 horas. Para um paciente com um pneumotórax de 20%, levará 16 dias para a absorção espontânea do ar pleural. O oxigênio suplementar pode aumentar a taxa de absorção de ar pleural (veja a próxima seção).

Oxigênio Suplementar

No pneumotórax, os gases se movem para dentro e para fora do espaço pleural a partir dos capilares nas pleuras visceral e parietal. O movimento de cada gás depende do gradiente entre a pressão parcial nos capilares e no espaço pleural, do fluxo sanguíneo por unidade da área de superfície disponível para a troca gasosa e da solubilidade de cada gás nos tecidos circundantes. Normalmente, a soma de todas as pressões parciais no sangue capilar com um paciente respirando o ar ambiente é de cerca de 706 mmHg (P_{N_2}, 573; P_{H_2O}, 47; P_{CO_2}, 46 e P_{O_2}, 40 mmHg). Caso se assuma que a pressão pleural é aproximadamente zero quando há um pneumotórax, então o gradiente líquido para absorção de gás é de apenas 54 mmHg (760 − 706). Se o paciente for colocado sob oxigênio a 100%, porém, a soma de todas as pressões parciais no sangue capilar provavelmente cairá para menos de 200 mmHg (a P_{N_2} se aproximará de 0, ao passo que a P_{O_2} permanecerá <100 mmHg). O gradiente líquido para a absorção de gás excederá 550 mmHg, ou será 10 vezes maior do que era com o paciente respirando ar ambiente.[1]

A administração de oxigênio a 100% umidificado para coelhos com pneumotórax experimentalmente induzido aumentou a taxa de absorção em cerca de seis vezes.[18] Em estudos subsequentes em pacientes com um pneumotórax espontâneo, a administração de altas concentrações de oxigênio suplementar aumentou a taxa de absorção em quatro vezes.[19] Recomenda-se que pacientes hospitalizados com qualquer tipo de pneumotórax que não estejam sujeitos a aspiração ou toracostomia com dreno sejam tratados com oxigênio suplementar de alto fluxo.

Aspiração Simples

O tratamento inicial para a maioria dos pacientes com PEP acima de 15% do volume do hemitórax deve ser a aspiração simples.[16,20] Esse procedimento é bem-sucedido em cerca de 60% dos pacientes com PEP. Se bem-sucedida, a aspiração simples evita a hospitalização, e há menos dor decorrente de um dreno menor. As taxas de recorrência parecem ser similares após a aspiração simples e após a toracostomia com dreno.[16,20]

Com esse procedimento, uma agulha relativamente pequena (~ calibre 16) com um cateter interno de polietileno é inserida no segundo espaço intercostal anterior na linha clavicular média após anestesia local. Um local alternativo é selecionado se o pneumotórax for loculado ou se adesões estiverem presentes. Após a inserção da agulha, ela é extraída, deixando a ponta do cateter no espaço pleural. Uma válvula com torneira de três vias e uma seringa de 60 mL são fixadas ao cateter. O ar é extraído manualmente até não ser possível mais aspirá-lo. O cateter é então ocluído por várias horas. Se a radiografia de tórax confirmar que não houve recorrência, o cateter será removido e o paciente terá alta. Alternativamente, o paciente pode ser observado durante a noite ou ter alta com uma válvula de Heimlich de uma via fixada ao cateter.[20a] Se o volume total de ar aspirado exceder 4 L e não se sentir resistência, assume-se que não há reexpansão, e procedimentos alternativos são iniciados.

Os pacientes com seu primeiro PEP devem ser tratados inicialmente com aspiração simples em regime ambulatorial. Pode-se considerar a observação em regime hospitalar durante a noite para os pacientes que residem a longa distância do hospital. Os pacientes devem retornar em 24 a 72 horas para obter uma radiografia de tórax de acompanhamento. Se a aspiração não tiver sucesso, então deve-se realizar toracoscopia ou toracostomia com dreno.[21] Em um estudo, a administração intrapleural de 300 mg de minociclina após aspiração bem-sucedida do pneumotórax reduziu a incidência de recorrência subsequente de PEP de 49% a 29%.[22] A aspiração simples não é recomendada para pacientes com pneumotórax espontâneo secundário ou com PEP recorrentes.

Toracostomia com Dreno

Nas últimas décadas, a maioria dos pacientes com PEP foi tratada inicialmente com toracostomia com dreno. É recomendada se a aspiração simples provar-se ineficaz e a toracoscopia não estiver prontamente disponível. Ela resulta em rápida reexpansão do pulmão subjacente e não requer hospitalização prolongada. Em uma série de 81 pacientes tratados com toracostomia com dreno, a duração média da hospitalização foi de apenas 4 dias (variação, 3 a 6 dias). Somente três pacientes (4%) tiveram extravasamento de ar persistente após vários dias de drenagem com o uso de dreno torácico.[23]

A toracostomia com drenos relativamente pequenos (8 a 16 French) ou cateteres *pigtail* (8 a 10 French) parece ser tão efetiva quanto com o uso de drenos grandes.[16] É recomendável usar uma câmara com selo d'água e evitar a sucção nas primeiras 24 horas de toracostomia com dreno para reduzir os riscos de edema pulmonar de reexpansão.

Após o pulmão ser reexpandido e cessar o extravasamento de ar por 24 horas, o dreno torácico pode ser removido. O extravasamento de ar está presente quando ocorre a formação de bolhas através de uma câmara com selo d'água do sistema de drenagem. Se não houver formação de bolhas à respiração silenciosa, deve-se pedir para o paciente tossir. A ausência de bolhas indica que não há extravasamento de ar. Continua controverso se é benéfico o grampeamento do dreno para observar se há recorrência do pneumotórax antes de sua remoção.[15] Se após 72 horas houver extravasamento de ar persistente, deve-se considerar a aplicação de um tampão sanguíneo (veja adiante). Se o extravasamento de ar persistir por 72 horas após a toracostomia com dreno, deve-se considerar a toracoscopia.

Toracostomia com Dreno com Instilação de um Agente de Pleurodese

Têm-se envidado esforços para diminuir as taxas de recorrência de PEP com a injeção de agente de pleurodese dentro do espaço pleural no momento do episódio inicial. Toracoscopia com grampeamento de bolhas e abrasão pleural reduzem a taxa de recorrência para menos de 5%[24] e é a opção preferida. Por outro lado, pleurodese com pasta de talco ou doxiciclina pode

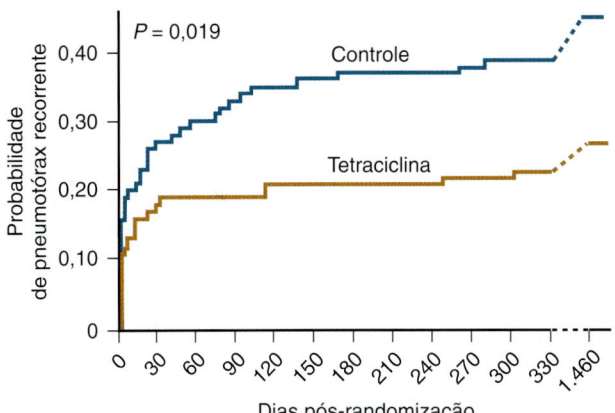

Figura 81-3 Recorrência de pneumotórax. A probabilidade de pneumotórax recorrente após designação para um grupo de tetraciclina foi mais baixa do que no grupo-controle no estudo cooperativo *Veterans Administration* sobre pneumotórax espontâneo. (Redesenhada de Light RW, O'Hara VS, Moritz TE, et al: Intrapleural tetracyclin for the prevention of recurrent spontaneous pneumothorax. *JAMA* 264:2224-2230, 1990.)

reduzir as taxas de recorrência de aproximadamente 40% para 25% (Fig. 81-3).[25] Deve ser usado talco de partículas grandes para minimizar os riscos de inflamação aguda do pulmão.[26] Um derivado da tetraciclina (p. ex., doxiciclina ou minociclina) é preferido por alguns (Cap. 82). Bleomicina não é recomendada por não produzir pleurodese em animais com pleura normal[27] e não foi estudada com pneumotórax em humanos.

Tampão Sanguíneo Autólogo para Extravasamento de Ar Persistente

A presença de extravasamento de ar persistente leva ao prolongamento da hospitalização dos pacientes com pneumotórax espontâneo. Um tratamento não invasivo barato para o extravasamento prolongado de ar é a aplicação de tampão sanguíneo autólogo.[28,29] O sangue venoso (50 a 100 mL) é retirado e imediatamente instilado por via intrapleural, sem anticoagulação, através de um dreno torácico.[28] O dreno torácico não deve ser grampeado porque, no extravasamento contínuo de ar, haveria o risco de pneumotórax de tensão. A elevação do dreno (cerca 60 cm) mantém o sangue dentro da cavidade pleural sem grampeamento. De acordo com uma revisão da literatura, a técnica de tampão sanguíneo interrompeu o extravasamento de ar em 91,7% de 107 pacientes.[28] Desconhece-se se os tampões sanguíneos previnem a recorrência, embora, em um pequeno estudo ($n = 32$), nenhuma recorrência tenha sido encontrada após um período de acompanhamento de 12 a 48 meses.[30]

Toracoscopia

A *cirurgia torácica videoassistida* (VATS, do inglês, *video-assisted thoracic surgery*) é o tratamento de escolha do PEP se a aspiração falhar ou o pneumotórax recorrer (Cap. 24). Em uma metanálise de 27 estudos, a taxa de recorrência foi de apenas 5,4%.[31] Durante VATS, são feitas tentativas de eliminar as bolhas (p. ex., por grampeamento endoscópico ou aplicação de suturas[32]) e criar uma pleurodese. A pleurodese é provavelmente induzida melhor por abrasão pleural,[33,34] mas alguns recomendam pleurectomia apical.[35] O grampeamento da bolha sem pleurodese apresenta maior taxa de recorrência que o grampeamento da bolha com pleurodese e não é recomendado.

A complicação mais comum após VATS para o tratamento de PEP é o extravasamento de ar persistente, visto em menos de 5% dos casos. A VATS oferece menor hospitalização (mediana, 3 dias) e menos morbidade quando comparada com toracotomia.[31]

A toracoscopia médica com insuflações de talco (sem grampeamento de bolhas e abrasão pleural) tem sido tentada.[36] Em um estudo de 59 pacientes, essa abordagem apresentou uma taxa de recorrência de 5% durante um período de acompanhamento de 5 anos.[37] Estudos controlados são necessários para determinar se a toracoscopia é tão efetiva quanto a VATS.

Toracotomia Aberta

Quando a VATS não está disponível, a toracotomia aberta com ligadura das bolhas e abrasão pleural é uma alternativa razoável. A minitoracotomia transaxilar pode minimizar o trauma e a extensão da cicatriz.[37] Em uma metanálise, a taxa de recorrência após toracotomia aberta foi de apenas 1,1% e significativamente melhor que a da VATS.[24] Vários métodos foram usados para escarificação das superfícies pleurais, que vai desde pleurectomia visceral e parietal até abrasão pleural com esponjas secas. Como todos parecem ser similarmente efetivos, a abrasão pleural com gaze seca é recomendada por ser menos traumática que a pleurectomia e parece não interferir na subsequente toracotomia.

Resumo do Tratamento

A maioria dos pacientes com seu primeiro PEP deve ser tratada inicialmente com aspiração simples. Pacientes nos quais a aspiração falha devem ser tratados com toracostomia com dreno. Se o extravasamento de ar persistir, a VATS deve ser realizada imediatamente com grampeamento endoscópico das bolhas e abrasão pleural para criar uma pleurodese. Quando a toracoscopia não se encontra disponível, pode ser feito um tampão sanguíneo ou uma tentativa de pleurodese com um derivado de tetraciclina ou talco. Toracotomia é efetiva, mas envolve hospitalizações mais longas e mais morbidade pós-operatória. Pacientes com PEP recorrente devem ser submetidos a VATS ou toracotomia.

PNEUMOTÓRAX ESPONTÂNEO SECUNDÁRIO

O PES, que se desenvolve em um paciente com uma doença subjacente pulmonar, é portanto mais sério do que o pneumotórax primário por reduzir mais a função pulmonar de um paciente cuja reserva já está diminuída. Além disso, a presença da doença pulmonar subjacente torna o diagnóstico e o tratamento do pneumotórax mais difíceis.

INCIDÊNCIA

A incidência de PES é similar à do PEP.[38] Há uma estimativa de 15.000 novos casos de PES anualmente nos Estados Unidos. Homens com mais de 75 anos têm a mais alta taxa *per capita* de pneumotórax, de 60 por 100.000 por ano.[3]

FATORES ETIOLÓGICOS

A DPOC é a doença subjacente mais comum em pacientes com PES, embora quase toda doença pulmonar tenha sido associada a PES. Em uma série de 505 pacientes com PES,

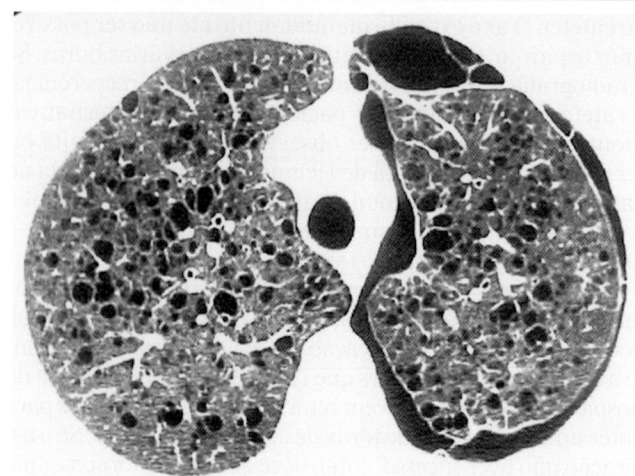

Figura 81-4 TC de tórax de um paciente com linfangioleiomiomatose. Note os numerosos cistos de parede fina, arredondados e de formato relativamente uniforme, e um pneumotórax à esquerda. (Cortesia de Dr. Lisete Teixeira, Universidade de São Paulo, Brasil.)

348 pacientes tinham DPOC, 93 tinham tumores, 26 tinham sarcoidose, nove tinham tuberculose, 16 tinham outras infecções pulmonares e 13 tinham doenças diversas.[39] Entre pacientes com DPOC, a incidência de PES aumenta com a gravidade progressiva da DPOC. No estudo cooperativo *Veterans Administration*[25] sobre pneumotórax, 27% dos 229 participantes tinham uma razão VEF_1/FVC abaixo de 0,40. Uma das causas mais comuns de PES é a infecção por *Pneumocystis jirovecii* em pacientes com *síndrome da imunodeficiência adquirida* (AIDS).[40] Há também uma alta incidência na fibrose cística. Dentre os mais de 28.000 pacientes no registro da Cystic Fibrose Foundation, a incidência de pneumotórax foi de 3,4%.[41] Pacientes com linfangioleiomiomatose (Fig. 81-4; Cap. 69) e histiocitose de células de Langerhans (anteriormente histiocitose X[42]) (Caps. 54 e 63) também apresentam alta incidência de pneumotórax espontâneo.

MANIFESTAÇÕES CLÍNICAS

Em geral, as características clínicas (dispneia, dor torácica, cianose e hipotensão) associadas a PES são mais graves do que as associadas a PEP. No estudo cooperativo da *Veterans Administration*, a taxa de mortalidade de pneumotórax foi de 1%.[25]

DIAGNÓSTICO

A possibilidade de um pneumotórax deve ser considerada em todo paciente com DPOC que apresente súbito aumento de dispneia e/ou dor torácica. O exame físico nem sempre é útil porque os pacientes com doença subjacente podem já ter pulmões hiperexpandidos, diminuição do frêmito tátil, uma nota de percussão hiper-ressonante, e sons respiratórios distantes sobre ambos os campos pulmonares.

A demonstração de uma linha pleural na radiografia de tórax pode ser difícil em radiografias de pacientes com DPOC por causa de seus pulmões enfisematosos. Portanto, o pneumotórax é facilmente omitido, particularmente quando a radiografia é superexposta. Em pacientes com doença pulmonar, a aparência radiográfica do pneumotórax pode ser alterada pelas anormalidades subjacentes. As áreas de

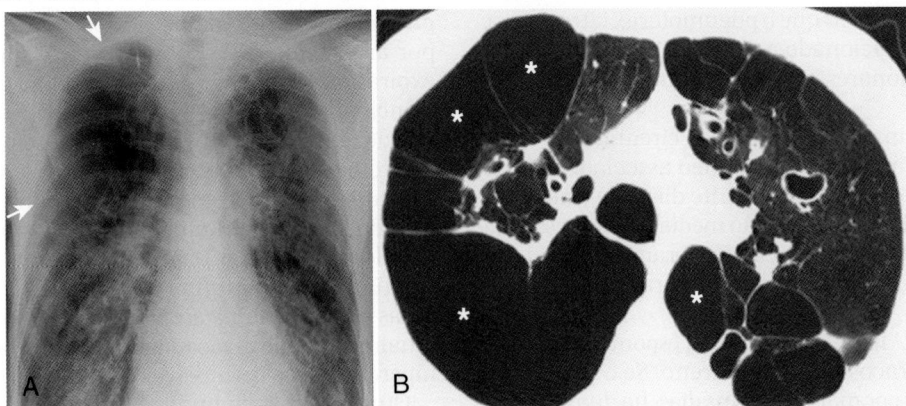

Figura 81-5 Bolhas semelhantes a pneumotórax. A, Radiografia de tórax frontal de um paciente com fibrose cística e doença bolhosa extensa do ápice direito que inicialmente foi confundida com um pneumotórax. Note a área lucente (*setas*) dentro do campo pulmonar direito superior. **B,** TC confirma a presença de bolhas (*) e exclui pneumotórax.

colapso do pulmão normal são mais uniformes e completas do que as que ocorrem na doença, com grandes bolhas ou enfisema grave, que têm reduzida retração elástica e podem capturar gás.

É importante distinguir o PES de uma bolha de parede fina em pacientes com DPOC. Uma linha pleural aparente com uma grande bolha geralmente é côncava na direção da parede torácica lateral por representar a margem medial da bolha, enquanto a linha pleural com um pneumotórax geralmente é convexa na direção da parede torácica lateral. Imagens de TC podem ser necessárias para diagnosticar pneumotórax em um paciente com DPOC e discriminar entre pneumotórax e bolhas (Fig. 81-5).

TAXAS DE RECORRÊNCIA

As taxas de recorrência dos PES são mais altas do que a dos PEP, sejam ou não adotadas medidas para prevenir a recorrência. Em estudos de observação durante um período de 3 a 5 anos, as taxas de recorrência se mostraram maiores em pacientes com PES (~45%) do que naqueles com PEP (~30%).[12,25]

TRATAMENTO

A avaliação urgente é indicada para qualquer paciente com suspeita de ter um PES, porque há relatos de óbito antes que seja possível a inserção de um dreno torácico. Tais mortes foram relatadas em três de 57 pacientes (5%) com pneumotórax secundário à DPOC[43] e em três de 15 pacientes (20%) com fibrose cística.[44] A alta taxa de mortalidade imediata ressalta a necessidade de prevenção de recorrência.

Se houver tempo hábil, o tratamento inicial de quase todos os pacientes com um PES deve ser a toracostomia com dreno. A aspiração simples não é recomendada, exceto em uma emergência (veja adiante), porque frequentemente é ineficaz e não pode impedir a recorrência. A evacuação de até um pequeno pneumotórax pode melhorar rapidamente os sintomas. Em pacientes que recebem ventilação mecânica, é necessária a drenagem imediata com dreno torácico pela probabilidade de aumento de tamanho do pneumotórax.

No PES, a expansão do pulmão é mais difícil e o extravasamento de ar persiste por mais tempo, quando comparado com o PEP. No SPES causado por DPOC, o tempo médio para a expansão do pulmão é 5 dias (*versus* 1 dia para PSP),[43] e mais pacientes requerem drenagem prolongada com dreno torácico. Após 7 dias de toracostomia com dreno, o pulmão permanece não expandido ou o extravasamento de ar persiste em cerca de 20% dos pacientes com PES.[43]

Após toracostomia, a maioria dos pacientes com PES deve ser considerada para toracoscopia. A toracoscopia certamente deve ser realizada em pacientes com um extravasamento de ar persistente ou um pulmão não expandido após 72 horas de toracostomia com dreno. Se o pulmão se expandir e o extravasamento de ar cessar dentro das primeiras 72 horas, deve-se fazer uma tentativa para prevenir a recorrência. Para a prevenção da recorrência, a toracoscopia é superior à pleurodese química (taxas de recorrência de cerca de 5% *versus* 20%, respectivamente).[12,25] Se a toracoscopia estiver indisponível/for inadequada, a pleurodese química deverá ser realizada (conforme discutido anteriormente) para prevenir recorrência de pneumotórax. Um tampão sanguíneo pode ser considerado se a toracoscopia não estiver disponível e o paciente apresentar extravasamento de ar persistente.[45] Toracotomia é outra alternativa.

Uma consideração a ser feita para os pacientes com PES é o possível efeito de um agente de pleurodese em um transplante de pulmão futuro. Em 1998, porém, a afirmação de uma conferência de consenso sobre transplante de pulmão na fibrose cística é que a pleurodese não é contraindicação ao transplante de pulmão.[46] No entanto, é provável que a pleurodese torne um futuro transplante de pulmão mais difícil, sendo recomendável a consulta com um cirurgião de transplante.

PNEUMOTÓRAX SECUNDÁRIO A *PNEUMOCYSTIS* EM PACIENTES COM AIDS

Os pacientes com AIDS e infecção por *P. jirovecii* têm incidência relativamente alta de pneumotórax espontâneo. Aproximadamente 5% dos pacientes com AIDS que recebem pentamidina profilática terão um pneumotórax espontâneo. A maioria dos pacientes com AIDS com pneumotórax espontâneo tem história de infecção por *P. jirovecii*, muitos estão tomando pentamidina profilática e a maioria apresenta recorrência de infecção *P. jirovecii*.[1,40] A presença de múltiplos cistos ou cavidades pulmonares subpleurais, muitas vezes associados à necrose subpleural, pode explicar a alta incidência de pneumotórax espontâneo[1]. Após ter um pneumotórax, é provável que o paciente apresente um pneumotórax contralateral. Deve-se notar que o pneumotórax iatrogênico, particularmente o relacionado à ventilação mecânica ou a procedimentos pulmonares, também é comum em pacientes com AIDS.[1,40]

Talvez devido a um pulmão necrótico circundando a cavidade rota, o pneumotórax espontâneo associado a AIDS e infecção por *P. jirovecii* é notoriamente difícil de tratar. Em um relato de 20 pacientes, a duração média da toracostomia com dreno foi de 20 dias; 11 pacientes foram submetidos à pleurodese, enquanto cinco pacientes foram submetidos à toracotomia.[47]

Os pacientes com AIDS e pneumotórax espontâneo devem ser tratados com toracostomia com dreno. Se o extravasamento de ar persistir por mais de alguns dias, há duas opções: válvula de Heimlich ou VATS. Não há literatura sobre o uso da técnica de tampão sanguíneo para tratar esses pacientes. Em geral, a válvula de Heimlich é preferida porque o paciente pode ser tratado em regime ambulatorial.

Se o fluxo de ar for muito alto para que a válvula de Heimlich mantenha a inflação do pulmão, pode-se realizar a VATS. Wait[48] relatou que 30 de 32 pacientes com AIDS e pneumotórax espontâneo foram tratados com sucesso com insuflação de talco sem grampeamento endoscópico. Se for planejada uma intervenção cirúrgica, ela deve ser realizada precocemente para evitar hospitalização prolongada e morbidade.

PNEUMOTÓRAX SECUNDÁRIO À TUBERCULOSE

Entre 1% e 3% dos pacientes hospitalizados por tuberculose pulmonar terão um pneumotórax.[49] Todos esses pacientes devem ser tratados inicialmente com toracostomia com dreno. Em uma série de 28 pacientes, sete dos 11 pacientes tratados com observação ou aspiração pleural repetida morreram,[49] comparados com um dos 17 pacientes tratados com toracostomia com dreno (64% *versus* 6%, respectivamente). A quimioterapia antituberculose deve ser administrada concomitantemente com a toracostomia com dreno. Toracoscopia ou toracotomia deve ser considerada se o pulmão permanecer não expandido ou houver extravasamento de ar após 7 dias.[50]

PNEUMOTÓRAX IATROGÊNICO

O pneumotórax iatrogênico provavelmente é mais comum do que PEP e PES combinados. Atualmente, a principal causa de pneumotórax iatrogênico é a aspiração por agulha transtorácica (Fig. 19-10). A incidência de pneumotórax iatrogênico com esse procedimento é de aproximadamente 25%, e cerca de 10% dos pacientes com pneumotórax recebem toracostomia com dreno.[1] É mais provável que esse procedimento resulte em pneumotórax se o paciente tiver DPOC, se a lesão for profunda dentro do pulmão ou o ângulo da rota da agulha for amplo (o que pode se correlacionar a um maior número de passagens).[51,52] Várias manobras, como o posicionamento do paciente com o lado de biópsia para baixo ou o uso da técnica de tampão sanguíneo, não se comprovaram consistentemente úteis na diminuição da incidência de pneumotórax. Um estudo demonstrou uma significativa redução no pneumotórax se o acesso da punção foi selado por instilação de solução salina a 0,9% durante a extração da agulha-guia.[53]

A ventilação mecânica é outro fator de risco. Em uma série antiga de 553 pacientes submetidos à ventilação mecânica, 4% desenvolveram um pneumotórax.[54] A frequência do pneumotórax era maior se o paciente tivesse pneumonia por aspiração (37%), fosse tratado com pressão positiva expiratória final (15%), recebesse entubação no brônquio principal direito (13%), ou tivesse DPOC (8%).[54] Em outro estudo, a incidência de pneumotórax em 725 pacientes com síndrome do desconforto respiratório agudo foi de 6,9%.[55] Em pacientes com síndrome do desconforto respiratório agudo, a incidência de barotrauma é mais alta se a pressão de platô do ventilador exceder 35 cm H_2O ou a complacência do pulmão for inferior a 30 mL/cm H_2O. Em pacientes com asma, as taxas de barotrauma eram altas assim como a mortalidade; atualmente ambas são reduzidas por estratégias ventilatórias hipercapneicas permissivas de baixa pressão.

Outras causas comuns de pneumotórax iatrogênico (com incidências aproximadas) são a toracocentese (2,5%), biópsia pleural (8%) e biópsia pulmonar transbronquial (6%). O pneumotórax iatrogênico frequentemente também complica a *reanimação cardiopulmonar* (CPR, do inglês, *cardiopulmonary resuscitation*). Outros procedimentos associados ao desenvolvimento de pneumotórax iatrogênico incluem cateterização da veia subclávia ou veia jugular interna, traqueostomia, bloqueio nervoso intercostal, mediastinoscopia, biópsia de fígado e a inserção de pequenas sondas nasogátricas.[1] A ablação por radiofrequência está sendo cada vez mais usada para tratar tumores de pulmão e acarreta alta incidência de pneumotórax (~30%).[56,57] Em uma série de 137 procedimentos, 27 resultaram em pneumotórax sintomático com necessidade de drenagem com um dreno torácico.[58] Em outra série, o risco de pneumotórax foi associado ao número de tumores submetidos à ablação, posições do eletrodo e trajetória do eletrodo através do pulmão aerado.[57]

DIAGNÓSTICO

Deve-se suspeitar de pneumotórax iatrogênico em qualquer paciente tratado por ventilação mecânica cuja condição clínica deteriore-se subitamente. Um indicador sensível do desenvolvimento de um pneumotórax nesses pacientes são as pressões de pico e platô aumentadas, se o paciente estiver sob um ventilador ciclado a volume, ou um volume corrente diminuído, se o paciente estiver sob um ventilador ciclado a pressão.

O diagnóstico também deve ser suspeitado em qualquer paciente que se torne mais dispneico após um procedimento de intervenção associado ao desenvolvimento de um pneumotórax. É importante notar que os sintomas do pneumotórax podem não ser evidentes por 24 horas ou por muito tempo após o procedimento.[59] O diagnóstico requer a confirmação por imagens ultrassonográficas ou radiográficas. Em pacientes com extensas opacidades pulmonares, pode haver pouca evidência de colapso pulmonar, mas o ar no espaço pleural pode, ao contrário, ser indicado pelo sinal de "sulco profundo" (Fig. 81-6).

TRATAMENTO

O tratamento de pneumotórax iatrogênico difere daquele do pneumotórax espontâneo, já que a prevenção da recorrência não é um problema. Se o paciente tiver sintomas mínimos/nenhum e o pneumotórax for pequeno (p. ex., < 15% do volume do hemitórax), ele poderá ser observado. A administração de oxigênio suplementar aumenta a taxa de resolução (veja a seção anterior). Por outro lado, o procedimento de escolha é a aspiração simples com um cateter plástico,[60]

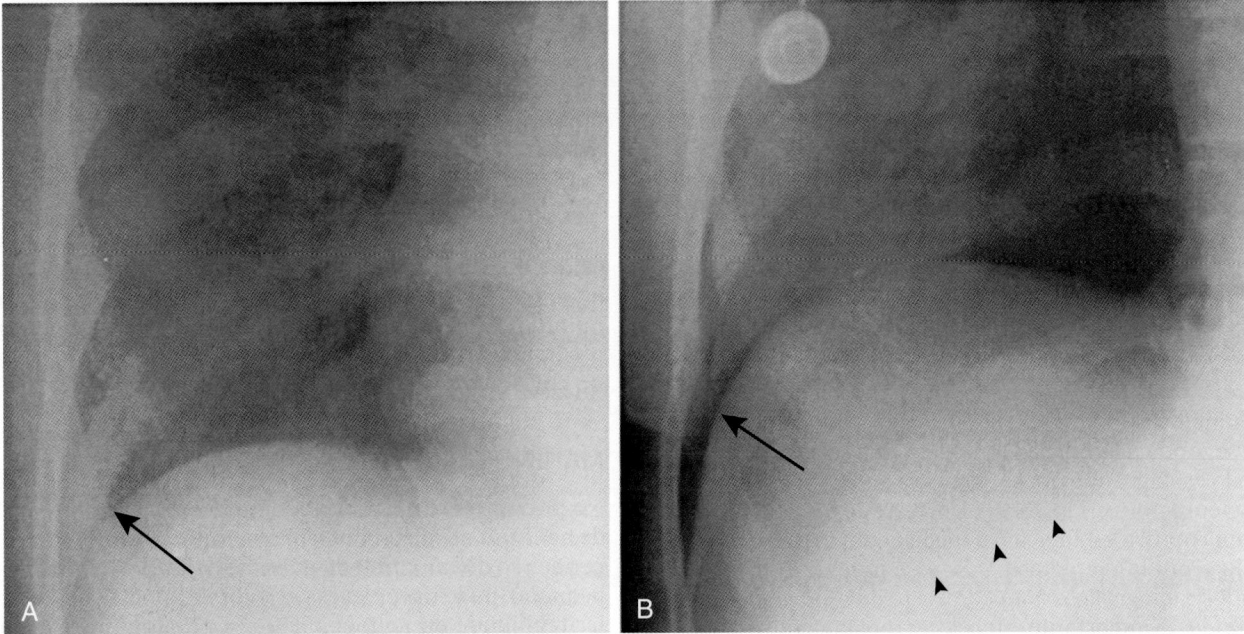

Figura 81-6 Aparência do pneumotórax em paciente supino. Incidências detalhadas do ângulo costofrênico direito de uma radiografia de tórax sucessiva supina obtida antes (**A**) e após (**B**) o desenvolvimento de um pneumotórax. Ambas as ilustrações mostram infiltração difusa no campo pulmonar direito inferior. Note a alteração nos ângulos costofrênico (*setas*) causada pelo ar no espaço pleural entre o diafragma e a parede torácica: o sinal do "sulco profundo". Ar no espaço pleural anterior também pode ser reconhecido por uma interface ar-tecido (*pontas de seta*).

conforme descrito para PEP. Se a aspiração simples falhar, deve-se realizar toracostomia com dreno. Drenos torácicos de pequeno calibre com válvulas de Heimlich são bastante efetivos nessa situação.[61]

O tratamento de pacientes com um pneumotórax iatrogênico secundário à ventilação mecânica com pressão positiva deve incluir toracostomia urgente com dreno porque pode se desenvolver facilmente um pneumotórax de tensão quando a pressão positiva força o ar para dentro do espaço pleural sob alta pressão até exceder a pressão atmosférica. Se o paciente continuar a receber ventilação mecânica, o dreno torácico deve ficar em posição por pelo menos 48 horas após cessar o extravasamento de ar. Às vezes, a fístula broncopleural é tão grande que uma alta porcentagem do volume total inspirado sai através do dreno torácico. Mas esse ar que sai através do dreno torácico ainda fornece ventilação efetiva, porque contém níveis de dióxido de carbono similares aos do gás exalado.[62] Dois estudos em adultos[63,64] demonstraram que a ventilação de alta frequência não melhora de modo consistente a troca gasosa ou a diminuição do extravasamento de ar através da fístula.

PNEUMOTÓRAX TRAUMÁTICO (NÃO IATROGÊNICO)

A incidência de pneumotórax após trauma fechado depende da gravidade do trauma. A incidência de pneumotórax excede 35% em algumas séries.[65]

MECANISMO

O pneumotórax traumático pode resultar de um trauma torácico penetrante ou não penetrante (Figs. 76-4, 76-7, 76-8 e 76-10). No trauma torácico penetrante, a ferida permite a entrada de ar no espaço pleural via parede torácica ou via pleura visceral da árvore traqueobronquial. No trauma não penetrante, pode se desenvolver um pneumotórax se a pleura visceral estiver lacerada por fratura ou deslocamento da costela. Porém, na maioria dos pacientes com pneumotórax secundário a trauma não penetrante, não há fraturas de costela associadas. Acredita-se que a súbita compressão torácica aumente abruptamente a pressão alveolar, o que pode causar ruptura alveolar. O ar então entra no espaço intersticial e disseca em direção da pleura visceral ou do mediastino. Um pneumotórax se desenvolve quando a pleura visceral ou a mediastinal se rompem.

DIAGNÓSTICO E TRATAMENTO

O diagnóstico de pneumotórax é feito por ultrassonografia, radiografia de tórax ou TC. Um pneumotórax detectável na TC, mas não na radiografia de tórax, é chamado de pneumotórax *oculto*[1] e responde por cerca de 40% dos pneumotórax traumáticos[66] (Fig. 76-7). Nos últimos anos, a ultrassonografia (Cap. 20) realizada por médicos do departamento da emergência ou por cirurgiões tem sido cada vez mais usada para determinar se um pneumotórax está presente.[66] A ultrassonografia é mais sensível que a radiografia de tórax em posição supina para identificar pneumotórax,[66,67] mas ocorrem também falso-positivos, particularmente em pacientes com doença pulmonar subjacente, especialmente DPOC.[68]

A maioria dos pneumotórax traumáticos deve ser tratada inicialmente com toracostomia com dreno. Mas se o paciente tiver um pneumotórax oculto ou se a distância entre o pulmão e a parede torácica não exceder 1,5 cm, a toracostomia com dreno provavelmente não é indicada, a menos que o paciente esteja recebendo ventilação mecânica.[69] Em uma série, 333 pacientes com pneumotórax com menos de 1,5 cm inicialmente eram tratados sem dreno torácico, e somente 33 (10%) subsequentemente necessitaram de toracostomia com dreno.[69] Quando o pneumotórax traumático é tratado com toracostomia com dreno, geralmente o pulmão se expande e o extravasamento de ar cessa dentro de 24 horas.[69] Se o extravasamento persistir por mais de alguns dias, deve-se considerar a realização de toracoscopia para identificar e reparar o local do extravasamento de ar.[70]

A toracotomia imediata é indicada para pneumotórax traumático em dois cenários incomuns. A primeira é a fratura de traqueia ou de um brônquio importante, que geralmente se apresenta junto com uma fratura anterior/lateral de uma ou mais das três primeiras costelas e está associada a pelo menos alguma hemoptise.[71] A broncoscopia de fibra óptica para a busca de uma ruptura bronquial,[71] seguida por seu reparo cirúrgico, geralmente restaura a função completa do pulmão distal.[71]

O segundo diagnóstico a considerar é a ruptura traumática do esôfago, que quase sempre é acompanhada por hidropneumotórax (Fig. 84-7). Um teste de triagem confiável para a ruptura esofágica é a medição da concentração da amilase no fluido pleural.[72] Se esse nível estiver elevado, estudos radiográficos com contraste do esôfago devem ser realizados. É importante estabelecer rapidamente o diagnóstico de ruptura esofágica porque a mortalidade chega a atingir 100% se o tratamento cirúrgico não for imediatamente realizado.

VIAGEM AÉREA E PNEUMOTÓRAX

Para pacientes que sofreram um pneumotórax, a Aerospace Medical Association sugere que o voo seja permitido 2 a 3 semanas após a resolução radiológica do pneumotórax.[73] Um estudo de 12 pacientes com pneumotórax traumático relatou que 10 pacientes aguardaram, no mínimo 14 dias, para viajar até estarem todos assintomáticos durante o voo, enquanto um de dois pacientes que voaram antes dos 14 dias desenvolveu desconforto respiratório durante o voo com sintomas sugerindo pneumotórax recorrente.[74] No entanto, um artigo recente sugeriu que os pacientes que não apresentam pneumotórax 48 horas após receber alta podem viajar com segurança.[74a]

PNEUMOTÓRAX NEONATAL

Um pneumotórax espontâneo está presente logo após o nascimento em 1% a 2% de todos os bebês, e o pneumotórax é sintomático em aproximadamente metade desses.[18,75] É duas vezes mais comum nos bebês do sexo masculino. Os bebês afetados normalmente são nascidos pós-termo ou a termo completo e têm história de sofrimento fetal que necessitou de reanimação ou um parto difícil com evidência de aspiração de mecônio, sangue ou muco.[18]

Há alta incidência (19% em uma série de 295 bebês) de pneumotórax em bebês com síndrome do desconforto respiratório neonatal.[76] O pneumotórax desenvolveu-se em 29% daqueles que necessitaram de ventilação intermitente a pressão positiva com pressão positiva expiratória final, em 11% daqueles que necessitaram de pressão positiva contínua nas vias aéreas e em apenas 4% daqueles que não necessitaram de assistência respiratória.[76] Em uma série de mais de 20.000 bebês com peso ao nascer entre 401 e 1.500 g, nascidos em 1999, a incidência de pneumotórax foi de 6,3%, mas nos bebês com menos de 750 g, a incidência foi de 15%.[77]

PATOGÊNESE

O desenvolvimento de pneumotórax neonatal espontâneo está relacionado a problemas de mecânica de expansão do pulmão pela primeira vez. Durante as primeiras respirações da vida, as pressões transpulmonares são em média de 40 cm H_2O, com pressões ocasionais que chegam a ser tão altas quanto 100 cm H_2O.[1] Ao nascimento, os alvéolos geralmente se abrem em rápida sequência, mas se obstrução bronquial estiver presente por aspiração de sangue, mecônio ou muco, altas pressões transpulmonares podem levar à ruptura do pulmão. A pressão transpulmonar de 60 cm H_2O rompe um pulmão adulto,[18] enquanto a pressão transpulmonar de 45 cm H_2O rompe o pulmão de um coelho neonato.[1]

MANIFESTAÇÕES CLÍNICAS

No pneumotórax espontâneo neonatal, os sinais variam de nenhum até o desconforto respiratório agudo grave, dependendo do tamanho do pneumotórax. No pneumotórax pequeno, pode haver leves períodos de apneia com alguma irritabilidade ou agitação. Em um pneumotórax grande, pode haver grave desconforto respiratório com acentuada taquipneia, grunhidos, retrações e cianose.[18] Em bebês recém-nascidos, a detecção de pneumotórax por exame físico muitas vezes é difícil porque os sons respiratórios são amplamente transmitidos no pequeno tórax neonatal provenientes do pulmão contralateral. O sinal mais confiável é um desvio do impulso cardíaco apical para longe do local do pneumotórax.[18] O diagnóstico requer confirmação radiográfica.

O desenvolvimento de um pneumotórax em um paciente com síndrome do desconforto respiratório neonatal geralmente é prenunciado pela alteração dos sinais vitais. Em uma série, a parada cardíaca marcou o desenvolvimento de pneumotórax em 12 dos 49 pacientes; a maioria dos outros pacientes apresentou queda de pressão sanguínea, pulso ou frequência respiratória.[76] Em outra série, porém, os primeiros sinais foram a elevação da pressão sanguínea, da frequência cardíaca ou da pressão de pulso.[78] O pneumotórax em um bebê com síndrome do desconforto respiratório neonatal está associado a mortalidades que excedem 60% em alguns estudos.

TRATAMENTO

Um bebê com pneumotórax espontâneo, que seja assintomático ou levemente sintomático, pode ser observado cuidadosamente porque o pneumotórax em geral se resolve em alguns dias. É necessário observar o paciente com cuidado se ocorrer aumento do pneumotórax ou se desenvolver pneumotórax de tensão.[18] O oxigênio suplementar pode acelerar a resolução do pneumotórax, mas deve ser administrado com cuidado pelos riscos de fibroplasia retrolental.[18] Deve-se realizar toracostomia com dreno em qualquer neonato que esteja mais do que levemente sintomático. Em uma série de 76 bebês com pneumotórax espontâneo por insuficiência respiratória, 18 necessitaram de ventilação mecânica, e a hipertensão pulmonar que necessita de óxido nítrico ou oxigenação por membrana extracorpórea se desenvolveu em sete.[79] No entanto, todos os pacientes tiveram resolução completa de seu comprometimento pulmonar.[79] Toracostomia com dreno deve ser realizada em

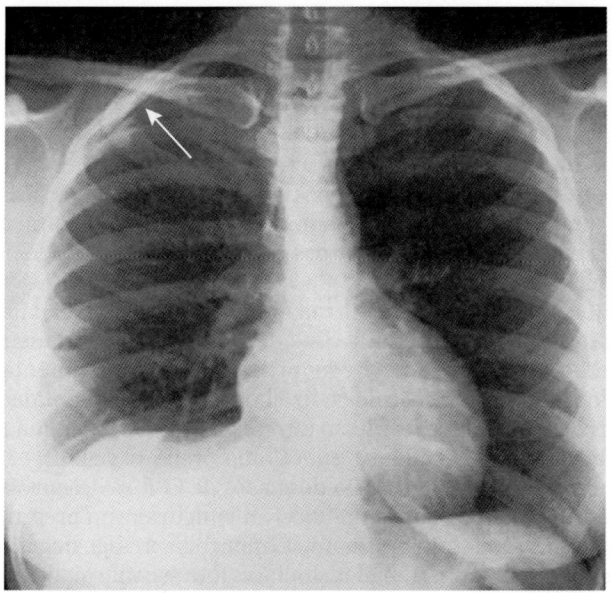

Figura 81-7 Pneumotórax catamenial. Radiografia de tórax frontal de uma mulher de 32 anos mostrando um pequeno pneumotórax no lado direito (*seta*). Este foi o quarto episódio com início durante a menstruação. (Cortesia de Dr. Lewis S. Lehman, San Francisco.)

praticamente todos os bebês com a síndrome do desconforto respiratório neonatal e pneumotórax, porque este compromete mais o estado ventilatório e tende a aumentar de tamanho.

PNEUMOTÓRAX CATAMENIAL

Um pneumotórax catamenial é aquele que se desenvolve em conjunto com a menstruação (Fig. 81-7). Até 2004, 229 casos foram relatados,[80] mas provavelmente é pouco diagnosticado e há poucos relatos. No pneumotórax catamenial, os sintomas respiratórios geralmente se desenvolvem dentro de 24 a 48 horas do início do fluxo menstrual.[81] A maioria dos pneumotórax ocorre no lado direito, mas há relatos de ocorrência no lado esquerdo e bilaterais.[81] O pneumotórax catamenial tende a ser recorrente. Em média, as pacientes têm aproximadamente cinco pneumotórax antes de ser identificado o diagnóstico.

PATOGÊNESE

A patogênese de pneumotórax catamenial não é clara. Quando a síndrome foi descrita inicialmente,[82] levantou-se a hipótese de que o ar ganha acesso à cavidade peritoneal durante a menstruação e então penetra na cavidade pleural através de um defeito diafragmático. Em revisão subsequente de 28 pacientes submetidos à toracoscopia, a endometriose, primariamente diafragmática, estava presente em 18 e havia perfurações ou nódulos diafragmáticos em 21.[83] Sugere-se que, na endometriose diafragmática, o tecido endometrial sofre necrose cíclica levando a defeito diafragmático.[84] Esses autores concluíram que anormalidades diafragmáticas têm um papel fundamental na patogênese do pneumotórax catamenial.[83,84] Alternativamente, a endometriose da pleura visceral pode levar ao extravasamento de ar pleural alveolar durante a menstruação.

DIAGNÓSTICO E TRATAMENTO

Em qualquer mulher com um pneumotórax espontâneo dentro das primeiras 48 horas de seu período menstrual deve-se suspeitar de que se trate de um pneumotórax catamenial. O tratamento do pneumotórax catamenial visa ao tratamento da endometriose, conhecida ou suspeitada, pela supressão do endométrio ectópico. Isto pode ser tentado por supressão da ovulação com contraceptivos orais ou supressão de gonadotrofinas com danazol ou hormônio liberador de gonadotrofina para produzir ooforectomia médica.[80] Tratamentos alternativos incluem toracoscopia com grampeamento de bolhas, fechamento de defeitos diafragmáticos e abrasão parietal ou pleurectomia, ou pleurodese.[80] Em uma série, 28 pacientes foram tratados com a remoção da perfuração diafragmática e pleurodese à toracoscopia acrescida de supressão de gonadotrofinas, e a taxa de recorrência ainda foi de 32%.[83]

PNEUMOTÓRAX DE TENSÃO

O pneumotórax de tensão está presente quando a pressão intrapleural excede a pressão atmosférica ao longo da expiração e, muitas vezes, também durante a inspiração.[1] A maioria dos pacientes que desenvolve um pneumotórax de tensão está recebendo pressão positiva em suas vias aéreas, durante a ventilação mecânica ou durante a reanimação.[1] Para se desenvolver um pneumotórax de tensão em um indivíduo que respira espontaneamente, deve estar presente algum tipo de mecanismo valvular de uma via, assim entra mais ar à inspiração do que sai do espaço pleural à expiração, portanto o ar ali se acumula sob pressão positiva.[1]

FISIOPATOLOGIA

O desenvolvimento de um pneumotórax de tensão geralmente é prenunciado pela súbita deterioração do estado cardiopulmonar do paciente. É provável que isto se relacione à combinação de um débito cardíaco diminuído devido a um retorno venoso prejudicado e a hipoxia profunda decorrente de disparidades em ventilação-perfusão. Em ovinos sob ventilação mecânica, um pneumotórax de tensão induzido (pressão pleural média de +25 cm H_2O) reduziu o débito cardíaco de 3,5 para 1,1 L/min.[85] A Po_2 arterial também caiu de um valor basal de 159 para 59 mmHg. Reduções comparáveis no débito cardíaco e na saturação de oxigênio foram vistas em suínos[86] e em cães[87] após indução de pneumotórax de tensão. Similarmente, em pacientes sob ventilação mecânica que desenvolvem pneumotórax de tensão, ocorre grande queda no débito cardíaco.[88]

MANIFESTAÇÕES CLÍNICAS

O pneumotórax de tensão desenvolve-se com mais frequência em pacientes que recebem ventilação mecânica a pressão positiva ou na RCP.[89] Ocasionalmente, um pneumotórax de tensão evoluirá durante o curso de um pneumotórax espontâneo ou durante terapia de oxigênio hiperbárico. O pneumotórax de tensão pode-se desenvolver pela conexão inadequada de válvulas *flutter* de uma via com drenos torácicos de pequeno calibre.[90]

O quadro clínico de um pneumotórax de tensão em geral se caracteriza por desconforto respiratório, cianose, acentuada taquicardia e diaforese profusa, acentuada hipoxemia e, algumas vezes, acidose respiratória.

Deve-se suspeitar de pneumotórax de tensão em pacientes sob ventilação mecânica que subitamente mostraram deterioração. Nessa situação em geral, as pressões de pico no ventilador aumentam acentuadamente se o paciente estiver sob ventilação do tipo volume, enquanto há queda acentuada nos volumes correntes se o paciente estiver sob ventilação com pressão de suporte.[1] Pneumotórax de tensão também deve ser suspeitado em qualquer paciente submetido à CPR, nos quais a ventilação se torna difícil. Em uma série de 3.500 autópsias, um pneumotórax de tensão não suspeitado foi encontrado em 12 cadáveres; 10 indivíduos tinham recebido ventilação mecânica e nove, CPR.[91] Pneumotórax de tensão também deve ser suspeitado em pacientes com pneumotórax conhecido que se deteriorou subitamente ou naqueles submetidos a um procedimento que sabidamente causa pneumotórax.

DIAGNÓSTICO E TRATAMENTO

O pneumotórax de tensão é uma emergência médica. Não se deve perder tempo em estabelecer radiologicamente o diagnóstico porque este em geral é sugerido fortemente pela situação clínica e pelos achados físicos[1] (Fig. 76-4). Deve-se administrar imediatamente oxigênio suplementar de alto fluxo ao paciente. Depois de identificado o hemitórax anormal, um cateter pequeno (calibres 14 a 16) com agulha deve ser imediatamente inserido no espaço pleural através do segundo espaço intercostal anterior.[1] O cateter deve ser deixado em posição e em comunicação com a atmosfera até o ar deixar de sair através da seringa. Ar adicional pode ser extraído do espaço pleural com seringa e válvula com torneira de três vias. O paciente deve ser preparado para imediata toracostomia com dreno.

EDEMA PULMONAR DE REEXPANSÃO

O edema pulmonar unilateral (*edema pulmonar de reexpansão*) pode se desenvolver em certos pacientes cujo pulmão reinflou-se rapidamente após um período de colapso secundário a um pneumotórax ou derrame pleural. Os pacientes com EPR apresentam graus variados de hipoxia e hipotensão. Às vezes, o edema pulmonar se torna bilateral, e o paciente necessita de entubação e ventilação mecânica. Em raras ocasiões, a síndrome é fatal, incluindo em pessoas jovens e saudáveis sob outros aspectos. É provável que a incidência de EPR seja relativamente baixa porque não houve casos de EPR no estudo cooperativo *Veterans Administration* de mais de 200 pacientes com pneumotórax espontâneo.[25] Em um estudo retrospectivo de 320 episódios de pneumotórax, desenvolveu-se EPR em três pacientes (1,0%).[92] Uma revisão da literatura em 1988 revelou 53 casos de edema EPR, que foi fatal em 11 (21%) casos.[93] Trata-se provavelmente de uma superestimativa, visto ser menos provável que casos não fatais sejam relatados em qualquer paciente assintomático.[94]

FISIOPATOLOGIA

O EPR parece se dever à maior permeabilidade da vasculatura pulmonar. Tanto em animais experimentais como em humanos, o fluido do edema tem alto conteúdo proteico, sugerindo que o edema se forme devido a um maior extravasamento capilar e não por pressão hidrostática elevada. Levantou-se a hipótese de que os estresses mecânicos aplicados ao pulmão durante reexpansão danifiquem os capilares e levem ao edema pulmonar. A lesão por reperfusão devido a espécies reativas de oxigênio é outra possibilidade. No entanto, vários estudos em animais[95-98] demonstraram que a administração de compostos de eliminação das espécies reativas de oxigênio, como dimetiltioureia, catalase ou superóxido dismutase, inibe parcialmente a infiltração neutrofílica associada ao desenvolvimento de EPR, mas não diminuem de maneira notável a quantidade de edema na situação experimental. Além disso, a depleção de neutrófilos não afeta a quantidade de edema. Por essas razões, o estresse mecânico no pulmão é considerado atualmente a causa mais provável de EPR.

Em humanos, a maioria dos casos de EPR se desenvolve quando o pneumotórax ou derrame pleural está presente há pelo menos 3 dias e quando foi aplicada pressão negativa ao espaço pleural. Achados similares foram confirmados em estudos em animais experimentais.

MANIFESTAÇÕES CLÍNICAS

Os pacientes com EPR tipicamente têm tosse intensa ou dificuldade para respirar durante ou imediatamente após toracostomia com dreno ou toracocentese de grande volume. Os sintomas geralmente progridem por 12 a 24 horas, e radiografias de tórax séricas revelam edema pulmonar ipsolateral progressivo (Fig. 76-6), que pode progredir até envolver o pulmão contralateral. O tratamento é primariamente de suporte, com administração de oxigênio suplementar e diuréticos, assim como entubação e ventilação mecânica, quando necessário. Um relato sugeriu que a síndrome poderia ser abortada se o paciente fosse tratado com pressão positiva contínua nas vias aéreas dentro da primeira hora do desenvolvimento da síndrome.[98] Drenos torácicos devem ser colocados para fazer a drenagem com selo d'água, caso a síndrome se desenvolva, para evitar mais agravamento com a sucção.

PREVENÇÃO

Como o EPR pode ser fatal, é importante preveni-lo, quando possível. A possibilidade de seu desenvolvimento deve ser considerada em qualquer paciente com pneumotórax grande ou derrame pleural, submetido à toracostomia com dreno ou toracocentese. Quando a toracostomia com dreno é realizada para pneumotórax espontâneo, os drenos devem ser inicialmente conectados a aparelho de drenagem com selo d'água em vez de pressão pleural negativa. Se a drenagem com selo d'água não causar reexpansão do pulmão subjacente dentro de 24 a 48 horas, então pode-se aplicar pressão negativa ao espaço pleural.[1]

Quando se realizar toracocentese, o procedimento deve ser terminado se o paciente desenvolver dificuldade respiratória ou tiver tosse. Em uma série de 941 toracocenteses, incluindo 119 nos quais se drenaram mais de 1.500 mL, foram notadas opacidades compatíveis com EPR em apenas dois pacientes (0,2%), dos quais 1.000 e 1.200 mL de fluido pleural foram removidos: não estavam sintomáticos nem necessitaram de tratamento.[99] Assim, o EPR é raro e quase nunca é clinicamente significativo. Os pacientes devem ser monitorados durante a toracocentese para detecção de sintomas, e, embora a manometria pleural seja recomendada para acompanhar as pressões pleurais, essas abordagens ainda não mostraram que alteram a incidência dessa rara complicação.

QUILOTÓRAX

O fluido pleural pode ser leitoso ou turvo. Quando essa turbidez persiste após centrifugação, quase sempre se deve a elevado conteúdo lipídico no fluido pleural. Altos níveis de lipídios podem se acumular no líquido pleural por meio de dois mecanismos distintos. Em um deles, o quilo entra no espaço pleural após ruptura do ducto torácico, produzindo um quilotórax (derrame pleural quiloso). No segundo, grandes quantidades de colesterol ou complexos lecitina-globulina acumulam-se em um derrame pleural para produzir um pseudoquilotórax (derrame pleural quiliforme ou de colesterol).[100] É importante reconhecer e diferenciar essas duas condições porque sua etiologia e tratamento são completamente diferentes.

FISIOPATOLOGIA

Um quilotórax se forma quando o ducto torácico, que transporta gordura da dieta na forma de quilomícrons, se rompe. Quilomícrons se formam no intestino, após o que eles entram nos vasos linfáticos (lácteos) intestinais e são então transportados para a cisterna do quilo. O ducto torácico, um conduto de parede fina, com 2 a 3 mm de largura, sai da cisterna do quilo e atravessa o hiato aórtico do diafragma na superfície anterior do corpo vertebral entre a aorta e a veia ázigo dentro do mediastino posterior. O ducto torácico então ascende extrapleuralmente no mediastino posterior ao longo do lado direito da superfície anterior da coluna vertebral. Entre o nível da quarta e sexta vértebras torácicas, o ducto cruza para o lado esquerdo da coluna vertebral e continua cranialmente para entrar no mediastino superior entre o arco aórtico e a artéria subclávia e o lado esquerdo do esôfago. Como resultado, a ruptura do ducto torácico em sua porção caudal tende a produzir quilotórax no lado direito, enquanto a ruptura da porção cranial do ducto tende a produzir quilotórax no lado esquerdo.[100] Depois que o ducto torácico passa pela entrada torácica, ele se arqueia acima da clavícula e passa anterior às artérias subclávia esquerda, vertebral e tronco tirocervical, para terminar na região das veias jugular esquerda e subclávia.

Embora a via que se acaba de descrever seja a típica, existem amplas variações anatômicas ao longo do curso do ducto. Por exemplo, a duplicação ou até a triplicação do ducto torácico ocorre em 40% da população. Também se sabe que existem muitos vasos colaterais e anastomoses linfaticovenosas. Presumivelmente, esses canais transportam o quilo para o sangue após a ligadura terapêutica do ducto torácico. A ampla gama de variação anatômica e os múltiplos canais colaterais põem o ducto torácico em risco de lesão, especialmente durante cirurgia torácica.[101]

Quilo, o líquido drenado do ducto torácico, é um fluido leitoso, opalescente, que geralmente se separa em três camadas em repouso: camada superior cremosa contendo quilomícrons, camada leitosa intermediária e camada dependente contendo elementos celulares. O quilo é bacteriostático,[100] não irritativo e se desconhece que induza ao espessamento pleural.

O ducto torácico normalmente conduz entre 1.500 e 2.500 mL de quilo por dia. A ingestão de gordura pode aumentar o fluxo de linfa no ducto torácico de duas a 10 vezes por várias horas. A ingestão de líquido, mas não de proteína ou carboidrato, também aumenta o fluxo, enquanto a fome reduz o fluxo de quilo. O componente celular primário de quilo é o linfócito T. A perda prolongada de quilo pode resultar em grave depleção nutricional, desidratação, perda de eletrólito e hipolipidemia, assim como depleção de linfócitos T e células B e imunodeficiência.[100]

ETIOLOGIA

O quilotórax pode resultar de causas traumáticas (incluindo cirúrgicas) e não traumáticas: suas frequências relativas variam entre as séries. Em um resumo de cinco séries distintas, totalizando 143 pacientes, mais de 50% dos quilotórax foram causados por tumores, especialmente linfoma, seguido de trauma.[1] No entanto, uma série de um único instituto de 203 pacientes revelou trauma/cirurgia como a causa mais comum (50%) comparada a causas não traumáticas (44%).[102]

A anatomia imprevisível do ducto torácico e dos vasos linfáticos acessórios associados os tornam vulneráveis à lesão durante procedimentos cirúrgicos cardiovasculares ou torácicos, em especial aqueles envolvendo o mediastino posterior. A esofagectomia, por exemplo, é complicada pelo quilotórax em 1% a 4% dos casos.[103] Em geral, a incidência de quilotórax após operações cardiotorácicas é baixa (0,5% a 2,5%).[104,105] É provável que os procedimentos cirúrgicos que envolvem a mobilização da artéria subclávia esquerda sejam particularmente complicados pelo quilotórax. O transplante de pulmão e o de coração (ou ambos) podem seccionar a drenagem linfática e resultar em quilotórax.[106] Relata-se que o quilotórax complica uma ampla gama de outras operações, incluindo esofagoscopia, bloqueio do gânglio estrelado, simpatectomia torácica, aortografia translombar alta, ressecções pulmonares, cirurgia da tireoide, cirurgia espinal[1] e até banda gástrica.[107] Pode-se desenvolver quilotórax bilateral após dissecção bilateral do pescoço.[108] O quilotórax é comum após reparo cirúrgico de hérnia diafragmática congênita (incidência, 4,6% em uma série de 1.383 pacientes), especialmente se for empregado um reparo com tampão ou oxigenação com membrana extracorpórea. A maioria dos pacientes (> 80%) pode ser tratada de maneira conservadora, e a mortalidade não aumenta.[109] Para auxiliar a identificação do ducto torácico durante cirurgia, defende-se a ingestão de creme (para aumentar o fluxo e o tamanho do ducto torácico) antes de operações de alto risco (p. ex., esofagectomia).[110]

O trauma não cirúrgico também pode levar ao quilotórax. O ducto torácico pode estar rompido com lesões penetrantes envolvendo o pescoço ou o tórax. O trauma não penetrante em que a espinha está hiperestendida ou a vértebra está fraturada pode levar ao quilotórax, particularmente se as lesões ocorrerem logo após a ingestão de uma refeição gordurosa. Traumas menos notáveis, como por levantamento de peso, luxação, crises graves de tosse ou vômito, parto e estiramento vigoroso ao bocejar, têm sido associados ao quilotórax.[100] Quilotórax secundário a trauma fechado ocorre geralmente no lado direito, com o local de ruptura na região da nona ou décima vértebra torácica.

O quilotórax também pode surgir do movimento transdiafragmático de ascite quilosa.[111] As causas de ascite quilosa incluem muitas das causas de quilotórax. Além disso, a cirrose pode ser uma causa de quiloascite e quilotórax associado. Esses quilotórax são transudativos, provavelmente decorrentes de diluição por fluido ascítico cirrótico com baixo teor de proteína.

Há muitas outras causas de quilotórax, mas todas juntas respondem por apenas uma pequena porcentagem de todos eles. Linfangioleiomiomatose (Cap. 69) e outras anormalidades linfáticas, como linfangiectasia pulmonar, síndrome da unha amarela, aumento de tamanho do linfonodo e linfangite do ducto torácico podem resultar em quilotórax, como também a esclerose tuberosa, amiloidose, fibrose mediastinal, lúpus e síndrome de Gorham. A elevada pressão do sistema venoso dentro do qual o ducto torácico drena (p. ex., trombose/obstrução da veia cava superior ou veia subclávia) é outra causa de quilotórax.[100] Em pacientes pós-cirúrgicos, aqueles com trombose venosa central tinham probabilidade cinco vezes maior de desenvolvimento de quilotórax.[112] O quilotórax responde por cerca de um quinto dos derrames pleurais em pacientes com síndrome da veia cava superior.[113]

O quilotórax sem uma causa identificável (5% a 10% de todos os casos) é chamado de *idiopático*. O linfoma, porém, deve ser excluído.

Quilotórax Fetal e Neonatal

O quilotórax fetal é uma condição incomum, mas importante, que requer monitoramento e tratamento para evitar sérias complicações, incluindo aborto espontâneo ou morte após o nascimento.[114] Muitas vezes, o quilotórax fetal é chamado de derrame pleural fetal *primário*, por não ter sido identificada uma causa óbvia na maioria dos casos.[114] A linfangiectasia congênita é uma condição rara que pode produzir quilotórax fetal.[115] A análise citogenética das células (principalmente linfócitos) pode ajudar a detectar anormalidades cromossômicas subjacentes.

Quilotórax é o tipo mais comum de derrame pleural neonatal,[114] com uma incidência estimada em 1:15.000. É digno de nota que o fluido pleural permaneça claro em vez de leitoso até se iniciar a alimentação com leite.[114] Pode ser o resultado de quilotórax fetal persistente,[114] mas pode também se dever a anormalidades do desenvolvimento do ducto torácico ou de sua ruptura por trauma durante o parto.[116] A elevada pressão venosa, especialmente decorrente de doenças cardíacas congênitas ou de trombose de cateteres venosos centrais, é outro mecanismo reconhecido de quilotórax neonatal.[114] Em muitos casos, o quilotórax é idiopático.

Mutações de vários genes candidatos foram ligadas recentemente ao quilotórax congênito, incluindo integrina α_9 (*ITGA9*) e β_1 (*ITGB1*), receptor do fator de crescimento endotelial vascular 3 (*FLT4* e *FOXC2*). A integrina $\alpha_9\beta_1$ é expressa amplamente nos músculos, e é um receptor de proteínas da matriz extracelular e da molécula de adesão celular vascular 1. Estudos em animais sugeriram que a subunidade α_9 é necessária para o desenvolvimento normal do sistema linfático, incluindo o ducto torácico. Camundongos com mutação nula homozigótica da subunidade α_9 desenvolvem grande quilotórax bilateral congênito.[117] A herança autossômica de uma mutação *missense* heterozigótica (c.1210G > A, p.G404S) de ITGA9 foi encontrada em quatro de cinco fetos com quilotórax que não responderam à pleurodese pré-natal, mas não nos responsivos.[118]

Descobriu-se que o gene para o fator de crescimento endotelial vascular C é importante na linfangiogênese relacionada a tumor e na formação de quiloascite em camundongos com carcinoma ovariano. Camundongos Chy-3 mutantes, portadores de uma deleção cromossômica que inclui *Vegfc*, desenvolvem drenagem linfática dérmica hipoplásica e quiloascite e linfedema resultantes.[119] Camundongos transgênicos com mutações no gene *Pi3kca* (*fosfoinositida 3-quinase*) também desenvolvem vasos linfáticos defeituosos e quiloascite.[120] Rasa1 (também conhecida como p120 RasGAP) é uma proteína ativadora de GTPase-Ras que funciona como um regulador do crescimento de vaso sanguíneo em camundongos adultos e humanos. Em camundongos, a perda sistemática de *Rasa*1 resultou em letalidade precoce causada por quilotórax com hiperplasia extensa subjacente e extravasamento de vasos linfáticos.[121]

MANIFESTAÇÕES CLÍNICAS

Os sintomas, achados físicos e características radiográficas do quilotórax são os mesmos encontrados em pacientes com derrames pleurais, de qualquer causa, de tamanho comparável. A dor torácica pleurítica e a febre são raras porque o quilo não é pró-inflamatório. Quilopericárdio ou quiloascite podem estar presentes concomitantemente.

No quilotórax não traumático, o início insidioso de dispneia ao esforço é comum. No quilotórax traumático, há geralmente um período de latência de 2 a 10 dias entre o trauma e a apresentação clínica do derrame pleural.[122] Durante esse período latente, o quilo pode se acumular no mediastino posterior para formar um quiloma — visível radiologicamente como uma massa[1] mediastinal posterior — que acaba por se romper dentro da cavidade pleural, dando origem a um quilotórax.

O quilotórax neonatal pode se apresentar com desconforto respiratório nos primeiros dias de vida. Cinquenta por cento dos bebês têm sintomas nas primeiras 24 horas, enquanto em 75% os sintomas ocorrem no final da primeira semana. A maioria dos quilotórax neonatais ocorre no lado direito ou é bilateral, mas raramente ocorre no lado esquerdo.[116] Há alta frequência de quilotórax neonatal em bebês com hidrâmnio.[116] O quilotórax fetal, em geral, é diagnosticado somente em ultrassonografia.

A principal ameaça à vida em caso de quilotórax decorre da drenagem externa que leva à inanição. A perda diária de 1,5 a 2,5 L de fluido rico em proteína, gorduras, eletrólitos e linfócitos tornará os pacientes rapidamente desnutridos e imunocomprometidos.

DIAGNÓSTICO

As características de aparência branco-leitosa e de ser inodoro devem sugerir o diagnóstico, embora o quilotórax deva ser diferenciado de empiema e pseudoquilotórax (Fig. 81-8). No empiema, a aparência leitosa é causada por leucócitos suspensos e resíduos, que se sedimentarão à centrifugação, deixando um sobrenadante claro. Tanto no derrame pleural quiloso como no quiliforme, a aparência leitosa é causada por altos níveis de lipídios, e o sobrenadante permanecerá turvo após centrifugação. Os lipídios no derrame quiliforme consistem em colesterol ou complexos lecitina-globulina em vez de quilomícrons (como no quilotórax).[123] Deve-se ressaltar que o fluido pleural com quilotórax pode ocasionalmente ser sanguinolento ou mesmo amarelo-claro. Em uma série, somente 44% dos quilotórax eram leitosos.[124]

81 • Pneumotórax, Quilotórax, Hemotórax e Fibrotórax

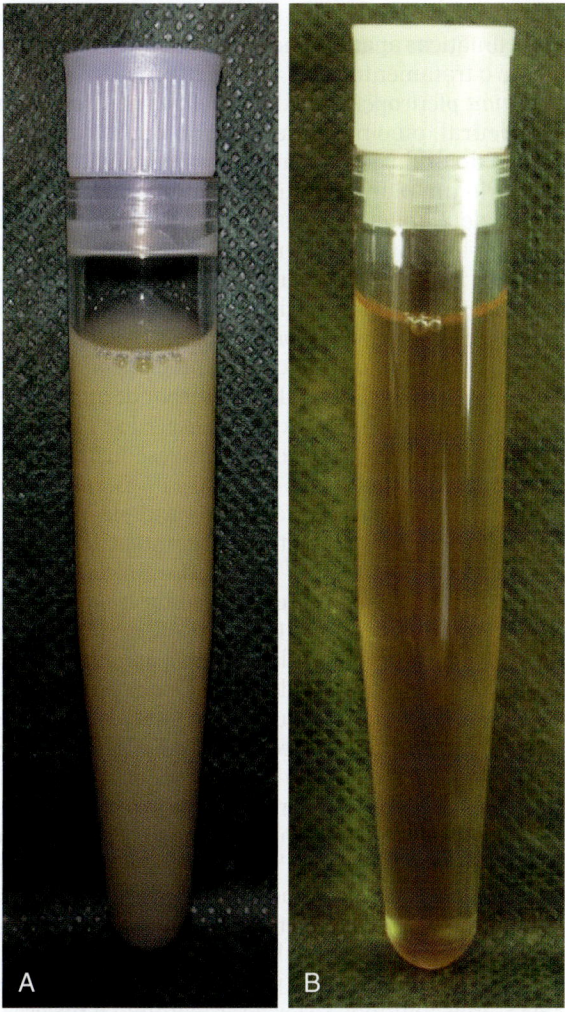

Figura 81-8 Fluido pleural no quilotórax antes e após dieta com baixo teor de gordura. A, Aparência leitosa de um quilotórax, com um nível de triglicérides acima de 700 mg/dL e colesterol abaixo de 70 mg/dL. **B,** Aparência clara do fluido pleural obtido após dieta com baixo teor de gordura, junto com um nível reduzido de triglicérides no fluido. (De Scholz GA, Sirbu H, Anders K, et al: Persisting right-sided chylothorax in a patient with chronic lymphocytic leukemia: a case report. *J Med Case Rep* 5:492, 2011.)

Tabela 81-1 Tratamento de um Quilotórax

MANUTENÇÃO DA NUTRIÇÃO E REDUÇÃO DO VOLUME DA CIRCULAÇÃO DE QUILO
Dietética: dieta com triglicérides de cadeia média ou nutrição parenteral total
Octreotida

ALÍVIO DA DISPNEIA PELA REMOÇÃO DO QUILO DA CAVIDADE PLEURAL
Toracocentese (somente em curto prazo)
Toracostomia com dreno (somente em curto prazo)
Shunt pleuroperitoneal ou pleurovenoso
Pleurodese/cateter pleural residente

TRATAMENTO DO DEFEITO SUBJACENTE
Embolização do ducto torácico
Ligadura do ducto torácico (toracoscopia ou toracotomia)
Grampeamento ou cola de fibrina no extravasamento do ducto torácico
Radioterapia para linfoma mediastinal

Os níveis no fluido pleural e séricos de triglicérides e colesterol devem ser medidos. O fluido pleural de um quilotórax geralmente tem um nível de triglicérides superior a 110 mg/dL (1,24 mmol/L), uma razão de fluido pleural para nível de triglicérides séricos acima de 1,0, e uma razão de fluido pleural para nível de colesterol sérico inferior a 1,0.[111] Contudo, o jejum pode reduzir significativamente o nível de triglicérides no fluido pleural e produzir resultados falso-negativos.[125] Se a dúvida persistir após as medições de lipídio, uma abordagem é alimentar o paciente com uma refeição de alto teor de gordura antes de obter a amostra do fluido pleural. Alternativamente, a demonstração de quilomícrons na análise de lipoproteína do fluido pleural confirma o diagnóstico de quilotórax.[126] O último é particularmente valioso se o nível de triglicérides estiver em uma faixa equívoca (50 a 110 mg/dL). Raramente, um nível de triglicérides no fluido pleural abaixo de 50 mg/dL é encontrado no quilotórax. É importante diferenciar o fluido pleural quiloso do quiliforme (veja adiante).

Os derrames quilosos típicos são ricos em linfócitos com níveis de proteína exsudativa, porém baixos níveis de lactato desidrogenase.[124] A composição de eletrólitos do quilo é similar à do soro, e o conteúdo de proteína está geralmente em torno de 3 g/dL. O quilotórax transudativo muitas vezes se deve a condições concomitantes (especialmente cirrose hepática) que sabidamente produzem transudatos. Um nível elevado de lactato desidrogenase no quilotórax deve causar preocupações com condições concomitantes (p. ex., infecção).[124,127] Imagens de ressonância magnética podem confirmar o alto sinal de gordura, enquanto a TC de tórax ocasionalmente pode mostrar baixa atenuação representando gordura dentro do derrame pleural e apoia o diagnóstico de quilotórax.

Após o estabelecimento do diagnóstico de quilotórax, é importante determinar a causa. Como o linfoma é a causa mais comum (e tratável) de quilotórax não traumático, imagens de TC do mediastino e de abdome são mandatórias na busca por linfadenopatia, além de serem úteis no diagnóstico de linfangioleiomiomatose.

A linfangiografia bipedal ou linfocintigrafia (p. ex., com albumina humana sérica marcada com tecnécio-99m) é útil para ajudar a apontar o local de extravasamento de quilo ao longo do ducto torácico.[128-130] A punção linfonodal direta para injetar corante é um método alternativo favorecido por alguns.[101] Lipiodol é um corante alternativo com algum efeito esclerosante e, portanto, tem uma vantagem potencial na oclusão do ducto torácico.[101] Imagens de ressonância magnética[31] sem contraste ou a combinação de linfocintigrafia com imagens de ressonância magnética tridimensionais podem fornecer detalhes anatômicos e funcionais adicionais dos canais linfáticos.[132] A biópsia pleural ou a toracoscopia geralmente não são indicadas no exame minucioso de pacientes com quilotórax porque a pleura geralmente não é afetada.

TRATAMENTO

Abordagens Gerais

As estratégias de tratamento para o quilotórax devem ser direcionadas para (1) manter nutrição e reduzir o fluxo de quilo, (2) aliviar a dispneia pela remoção do quilo, e (3) fechamento do defeito (Tabela 81-1). Não existem diretrizes baseadas em evidência para o tratamento do quilotórax, o que em parte pode depender do cenário clínico (p. ex., adulto *versus* criança,[133] traumático *versus* não traumático) e da taxa de extravasamento do quilo.

Manutenção da Nutrição e Redução do Fluxo de Quilo. Os principais riscos para o paciente são a desnutrição e a imunodeficiência devido à remoção de um grande volume de quilo; portanto, é importante iniciar o tratamento definitivo do quilotórax prontamente.

Independentemente da causa, o fechamento do extravasamento do ducto torácico pode ser facilitado pela redução do fluxo de quilo. Isto pode ser alcançado com o uso de hiperalimentação parenteral para fornecer nutrição. Alternativamente, uma dieta com baixo teor de gordura em que a maioria das gorduras se encontra na forma de triglicérides de cadeia média pode reduzir o fluxo de quilo porque esses triglicérides são absorvidos diretamente no sangue[100] (Fig. 81-8). A introdução de um nutricionista experiente é recomendada.

Uma variedade de compostos tem sido testada para acelerar o fechamento do extravasamento do ducto torácico. A maioria dos estudos usa octreotida (um análogo da somatostatina) em pacientes pediátricos no pós-operatório em estudos não controlados, mas a evidência de seu uso em adultos e para o quilotórax não traumático é relativamente escassa; são necessários com urgência grandes estudos controlados. Em uma série de quilotórax em 85 crianças, 85% responderam à manipulação dietética. A terapia com somatostatina foi bem-sucedida em metade dos 15% restantes de casos, mas não foram identificados fatores para predizer a resposta ao octreotida.[134] O mecanismo de sua ação não é claro, mas acredita-se que seja relacionado à redução da absorção de gordura intestinal (especialmente triglicérides) e maior excreção fecal de gordura.[135] Os efeitos colaterais comuns incluem rubor e sensação de calor, náusea e diarreia. Outros agentes examinados incluem etilefrina[136] — um fármaco simpatomimético que visa induzir a contração dos músculos lisos em torno do principal ducto torácico — e fator XIII; os resultados desses agentes precisam de mais verificação.

Alívio da Dispneia pela Remoção de Quilo. Toracocentese ou toracostomia com dreno podem ser usadas inicialmente, mas devem-se fazer todas as tentativas para minimizar a duração da drenagem com o uso de dreno para evitar desnutrição ou imunossupressão.

Os *shunts* (derivações) pleuroperitoneais são recomendáveis se o quilotórax não se resolver rapidamente. Isto minimiza os riscos de desnutrição ou a imunodeficiência porque a linfa não é removida do corpo. Alguns autores recomendam os *shunts* pleuroperitoneais, como tratamento de primeira linha, logo que o diagnóstico seja estabelecido. Até o momento, a maioria das séries sobre os *shunts* pleuroperitoneais baseia-se nas populações pediátricas. O *shunt* pleuroperitoneal é contraindicado se a ascite estiver presente, e é menos provável que tenha sucesso se o quilotórax resultar de trombose venosa central.[137] O redirecionamento do quilo de volta à circulação sistêmica foi realizado com sucesso via *shunts* pleurovenosos.[138] O uso de cateteres pleurais residentes para drenagem ambulatorial de quilotórax tem sido relatado em várias séries pequenas retrospectivas.[139]

Fechamento do Defeito. No quilotórax traumático, o defeito no ducto torácico frequentemente se fecha de maneira espontânea. Por outro lado, o quilotórax não traumático mais provavelmente necessita de intervenção cirúrgica.[140] Em uma série (n = 74), o quilotórax se resolveu com medidas médicas (não cirúrgicas) em 50% dos casos traumáticos, mas em apenas 27% dos não traumáticos. Além disso, o derrame quiloso recorreu com mais frequência no quilotórax não traumático (50% *versus* 13% nos casos traumáticos). Imagens linfáticas aparentemente não influenciaram materialmente o tratamento.[141]

Se o *shunt* pleuroperitoneal for ineficaz na drenagem do espaço pleural, ou o paciente tiver um dreno torácico e a drenagem do quilo continuar intensa por mais de 7 dias, é necessário um plano de tratamento mais agressivo. Em uma série de 27 pacientes com quilotórax após ressecção do pulmão, aqueles com drenagem de grande volume (> 500 mL por 24 horas), apesar da nutrição parenteral total, tinham maior probabilidade de necessitar de reoperação.[105] Em outra série de pacientes com quilotórax pós-ressecção do pulmão, 13 dos 15 pacientes com volume inicial mais baixo de drenagem (média, 300 mL/dia) responderam ao tratamento conservador, enquanto apenas seis dos 11 pacientes com maior volume de drenagem foram responsivos.[142]

Existem várias opções para o controle do extravasamento de quilo. A pleurodese com talco em pasta ou pó tem sido bem-sucedida em alguns relatos.[143] Recentemente, a embolização e o bloqueio linfático[101] foram demonstrados em várias séries, com uma taxa de resposta completa ou parcial de aproximadamente 70%.[144-146] O ducto torácico é puncionado transabdominalmente via cânula peritoneal sob orientação fluoroscópica, e o ducto é embolizado com vários dispositivos (p. ex., microbobinas). Em pacientes cujo ducto torácico não pode ser canulado, a ruptura do ducto com agulhas pode ser suficiente para reduzir ou interromper o extravasamento do quilo.[144] A embolização retrógrada da cisterna do quilo tem sido tentada por um microcateter que é passado através do ducto torácico para o tratamento de ascite quilosa.[147] Bobinas, esponja de gelatina e doxiciclina foram usadas como material de embolização.[147]

O reparo cirúrgico do defeito de ducto torácico deve ser considerado se a embolização linfática não estiver disponível ou falhar. A ligadura cirúrgica pode ser alcançada geralmente via VATS, mas algumas vezes a toracotomia é necessária. Abordagens laparoscópicas e laparotomia também foram tentadas. O ducto é ligado acima e abaixo do local do extravasamento ou no ponto mais baixo do tórax.[148] Vários avanços técnicos foram tentados, incluindo aplicação de cola de fibrina ao redor do extravasamento,[149] emprego de ligadura robótica[150] e termofusão do ducto torácico usando um sistema de diatermia controlado por computador.[151] A ligadura do ducto torácico por laparoscopia também foi tentada com sucesso.[152]

Idealmente, o local do extravasamento deve ser identificado pré-operatoriamente por linfangiografia ou linfocintigrafia. A identificação do ducto torácico também pode ser facilitada com a administração oral pré-operatória de creme.[153]

Se por razões técnicas, não for possível ligar o ducto torácico com sucesso durante VATS, a pleurodese (p. ex., pleurectomia parcial ou insuflação de talco) deve ser realizada para obliterar o espaço pleural durante a operação. A radioterapia mediastinal foi bem-sucedida em um estudo-piloto (n = 7) de quilotórax pós-cirurgia torácica.[154]

Considerações Especiais

Quilotórax não Traumático. Se o paciente sabidamente tiver linfoma ou carcinoma metastático, o quilotórax pode responder à radiação mediastinal. Em uma série, a radiação mediastinal controlou adequadamente o quilotórax pelo resto da vida do paciente em 68% daqueles com linfoma e em 50% daqueles com carcinoma metastático.[155] Se a radioterapia falhar, embolização, pleurodese ou *shunt* pleuroperitoneal devem ser considerados.[156]

Se a causa de um quilotórax não traumático não for conhecida, o tratamento inicial é similar ao do paciente com quilotórax traumático, conforme discutido anteriormente. Um *shunt* pleuroperitoneal pode ser considerado para dar tempo para uma avaliação completa. Se houver achados normais na TC de tórax e na linfangiografia, pode-se assumir que o quilotórax se deve a trauma menor, podendo-se esperar o fechamento espontâneo dentro de semanas.

Quilotórax Fetal e Congênito. O quilotórax congênito, diagnosticado no útero ou após o nascimento, pode causar anormalidades do desenvolvimento e às vezes é fatal.[114] O quilotórax congênito estava presente em 3,2% dos 598 pacientes com hidropisia fetal em uma série, com mortalidade de 5,9%.[157] Se diagnosticado no útero, deve-se iniciar a restrição dietética materna.[158] A toracocentese guiada por ultrassom pode ser realizada para evacuar o quilotórax,[159] porque derrames grandes podem causar hipoplasia pulmonar e desconforto respiratório ao nascimento.[114] Se o quilotórax reacumular-se, deve-se considerar o *shunt* pleuroamniótico.[160] Em um pequeno número de casos relatados, a administração intrapleural de OK-432[161] guiada por ultrassom ou o uso de sangue materno[162] ofereceram controle efetivo do quilotórax, presumivelmente pela criação de uma pleurodese.

Se o quilotórax congênito for diagnosticado após o nascimento, o bebê deve ser tratado de maneira conservadora com toracocenteses repetidas para evitar o comprometimento respiratório, enquanto a nutrição é mantida pela via parenteral ou com triglicérides de cadeia média.[163] A alimentação com leite de mama centrifugado (que remove o conteúdo de gordura) foi tentada em um pequeno estudo.[164] Embora a evidência de apoio à octreotida permaneça limitada, ela tem um bom perfil de segurança e pode ser tentada. Se o quilotórax recorrer após a terceira aspiração pleural, entretanto, um *shunt* pleuroperitoneal deve ser colocado. Se o *shunt* não tiver sucesso, recomenda-se a ligadura do ducto torácico.[114] Em um estudo de quilotórax congênito ($n = 10$), aqueles com baixo peso ao nascimento e menor tempo de nascimento e cuja drenagem excede 50 mL/kg/dia têm maior probabilidade de não responder ao tratamento conservador e necessitam de cirurgia.[165]

Linfangioleiomiomatose Pulmonar. A *linfangioleiomiomatose pulmonar* (LAM) é uma condição rara, que afeta principalmente mulheres em idade reprodutiva, e se caracteriza por dispneia progressiva, pneumotórax recorrente e derrames quilosos (Cap. 69). A incidência relatada de quilotórax em pacientes com LAM varia de 10%[166] a 30%.[167] Pode surgir tanto no tipo de LAM esporádico quanto no tipo associado ao complexo de esclerose tuberosa — o primeiro é associado à maior incidência de quilotórax.[166] Enquanto a média etária de apresentação de LAM é no início dos 30 anos de idade,[168] a de apresentação do quilotórax é no início dos 40 anos.[166] Geralmente, o quilotórax é unilateral, mas pode ser bilateral[166] ou associado à quiloascite. Acredita-se que o quilotórax seja o resultado da combinação de proliferação perilinfática do músculo liso, que leva à obstrução linfática, e da infiltração dos linfonodos no mediastino e do espaço retroperitoneal pelas células da musculatura lisa.[169] As imagens de TC geralmente são diagnósticas de LAM (Fig. 81-4). Grupos celulares típicos de LAM também podem ser encontrados no fluido pleural quiloso.[170]

Os princípios gerais do tratamento de um quilotórax secundário à LAM são similares aos daqueles para qualquer quilotórax não traumático. O curso desse quilotórax é altamente variável.[166] Em alguns casos, a toracocentese simples para o alívio sintomático é adequada.[166] No entanto, em duas séries combinadas, 12 dos 19 pacientes de LAM com quilotórax necessitaram de pleurodese ou de ligadura do ducto torácico para controlar o reacúmulo de quilo.[166,171] Em uma série, o sirolimus controlou com sucesso os derrames quilosos em 12 pacientes com melhora da função pulmonar.[172]

Ao considerar o uso de pleurodese, deve-se considerar o impacto potencial sobre o futuro transplante de pulmão, que é uma opção de tratamento para uma proporção de pacientes com LAM (19% em uma série[173]). A morbidade e a mortalidade de transplante já são maiores nesses pacientes, especialmente em decorrência de sangramento intraoperatório[174] atribuído a adesões pleurais provenientes de pneumotórax recorrente, e a pleurodese pode aumentar esse risco. Embora a pleurodese não seja uma contraindicação absoluta de um transplante futuro, um cirurgião de transplantes deve ser consultado antes de submeter à pleurodese ou ligadura cirúrgica do ducto torácico os pacientes de LAM com quilotórax.

PSEUDOQUILOTÓRAX (DERRAMES PLEURAIS QUILIFORMES; DERRAMES PLEURAIS DE COLESTEROL)

Um pseudoquilotórax (derrame pleural quiliforme) também pode produzir fluido pleural leitoso túrbido. A turbidez está relacionada a altos níveis de colesterol ou a complexos de lecitina-globulina no fluido. O pseudoquilotórax, com menos de 200 casos relatados na literatura,[175] é muito menos comum que o quilotórax.

PATOGÊNESE

Embora o pseudoquilotórax tenha sido relatado pela primeira vez há um século, sua precisa patogênese permanece desconhecida. A maioria dos pacientes com um pseudoquilotórax tem superfícies pleurais acentuadamente espessas e algumas vezes calcificadas, e o derrame geralmente é de longa duração. Parece que, se um derrame exsudativo persistir por um período prolongado — meses a anos — em uma área fibrótica de pleura grosseiramente espessada, a tendência é que se torne rico em colesterol.[100] No entanto, crescentes relatos de pseudoquilotórax sem pleurite crônica ou pleura grosseiramente espessada desafiam a crença tradicional.[176]

A maior parte do colesterol nos derrames pleurais quiliformes está associada a lipoproteínas de alta densidade, ao contrário do colesterol em exsudatos agudos, que é principalmente ligado a lipoproteínas de baixa densidade.[177] Levantou-se a hipótese de que, durante inflamação aguda, há maior filtração de colesterol dentro do fluido pleural.[177] Além disso, o colesterol por se originar da degeneração dos eritrócitos e leucócitos que entram no espaço pleural como parte do processo de doença subjacente.[178] A pleura espessada inibe a saída de colesterol do espaço pleural.[177] Os níveis séricos de colesterol e o metabolismo sistêmico de colesterol parecem ser normais em pacientes com pseudoquilotórax.

Os derrames pleurais quiliformes são vistos com mais frequência após pleurisia tuberculosa (54%), incluindo aqueles casos tratados com pneumotórax artificial. O tratamento bem-sucedido de pleurisia tuberculosa aguda não impede o desenvolvimento de um pseudoquilotórax.[175] Este pode se desenvolver em associação com pleurisia reumatoide crônica (9% dos pseudoquilotórax) e raramente com paragonimíase e trauma (incluindo cirurgia torácica).[179]

MANIFESTAÇÕES CLÍNICAS

O pseudoquilotórax geralmente, mas não inevitavelmente, se desenvolve em pacientes com derrames pleurais de longa duração. A duração média do derrame é 5 anos antes de se tornar quiliforme, porém períodos de início muito mais breves foram relatados.[176,180] Muitos pacientes com derrames pleurais quiliformes são assintomáticos ou pelo menos não mais sintomáticos do que eram antes de desenvolverem o derrame pleural. Os sintomas, se presentes, geralmente se relacionam ao processo doença subjacente ou à restrição pulmonar produzida pelo derrame e pela pleura espessada. Em alguns casos, o derrame aumenta gradualmente com o tempo, com dispneia progressiva resultante.[100]

DIAGNÓSTICO

O derrame pleural geralmente é crônico e associado à pleura espessa ou calcificada. O fluido é leitoso, e os diagnósticos diferenciais de quilotórax e empiema precisam ser excluídos (veja anteriormente). A presença de cristais de colesterol no fluido define um pseudoquilotórax. Os cristais de colesterol concedem um brilho distinto semelhante ao do cetim ao fluido pleural e microscopicamente têm aparência romboide típica. Nem todos os pacientes com derrame pleural quiliforme têm cristais de colesterol em seu fluido pleural; porém, a maioria apresenta um nível elevado de colesterol no fluido pleural (> 250 mg/dL, ou 6,45 mmol/L).[1] Os níveis de triglicérides no fluido pleural podem ser altos no pseudoquilotórax. A TC de tórax pode revelar uma camada de gordura em locais não dependentes.[181]

TRATAMENTO

A tuberculose sempre deve ser considerada em pacientes com pseudoquilotórax, embora o pseudoquilotórax tuberculoso geralmente seja negativo na cultura.[175] Recomendamos a drenagem somente em casos sintomáticos, e o tratamento com quimioterapia antituberculosa somente naqueles pacientes com coloração ou cultura positiva para tuberculose e naqueles com derrames crescentes em que se suspeita de origem tuberculosa (Cap. 35).

Quando a capacidade de exercício do paciente é limitada por dispneia, uma toracocentese terapêutica deve ser realizada e pode melhorar a tolerância ao exercício.[178] A toracocentese pode ser difícil em geral por causa do espessamento da pleura e intrapressão pleural negativa.[100] Existe limitada evidência de apoio à descorticação cirúrgica, que deve ser considerada somente se o paciente for sintomático e acreditar-se que o pulmão subjacente esteja funcional.

HEMOTÓRAX

Hemotórax é a presença de sangue no espaço pleural, especificamente quando o hematócrito do fluido pleural é maior ou igual a 50% daquele do sangue periférico.[1] Quando o fluido pleural sanguinolento é obtido com uma toracocentese diagnóstica, o hematócrito sempre deve ser medido. Geralmente, ainda que o fluido pleural pareça ser sangue puro, o hematócrito do fluido é inferior a 5%.[1]

HEMOTÓRAX TRAUMÁTICO

O sangue pode entrar no espaço pleural proveniente de lesão da parede torácica, diafragma, pulmão, vasos sanguíneos ou mediastino. Ao entrar no espaço pleural, ele se coagula rapidamente, mas, presumivelmente como resultado da agitação física produzida pelo movimento do coração e pulmões, o coágulo pode estar desfibrinado, o que torna o líquido incapaz de se coagular novamente. A loculação pode se desenvolver no início do curso do hemotórax.

Diagnóstico

O diagnóstico de hemotórax traumático deve ser suspeitado em qualquer paciente com trauma de tórax penetrante ou não penetrante (Fig. 81-9). Deve-se ressaltar que o hemotórax pode não ser aparente na radiografia inicial de tórax. Em uma série de 130 pacientes com hemotórax secundário a trauma não penetrante, o hemotórax não foi apreciado na radiografia de tórax inicial em 24% dos pacientes.[182] Embora o hemotórax seja omitido em alguns dos pacientes porque a radiografia inicial foi obtida em posição supina, outros pacientes não apresentaram evidência de um hemotórax na radiografia em posição ereta.[182]

A imagem de TC é mais sensível que a radiografia de tórax na detecção de hemotórax. Em um estudo de 103 pacientes com trauma fechado,[65] a TC de tórax detectou um hemotórax em 21 pacientes (20%), nos quais a radiografia de tórax de rotina não demonstrou fluido pleural. Quando os pacientes sofrem grave trauma torácico, a TC de tórax é indicada por sua capacidade de identificar hemotórax, assim como pneumotórax, contusão pulmonar e fraturas ósseas.[65]

A ultrassonografia é usada atualmente em muitos departamentos de emergência e foi comparável à radiografia de tórax inicial na detecção de hemotórax em um estudo ($n = 240$,

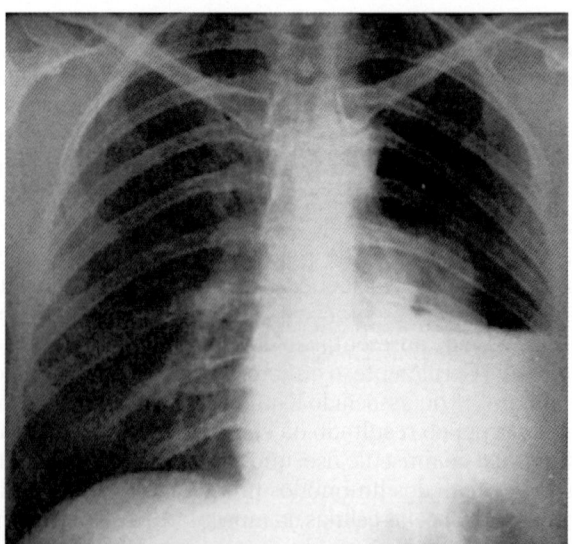

Figura 81-9 Radiografia de tórax frontal de um paciente que sofreu múltiplas lesões em um acidente automobilístico. O paciente teve um hemopneumotórax. Com a imediata instituição de toracostomia com dreno, o ar e o sangue foram evacuados do espaço pleural e a radiografia de tórax era normal 1 semana depois.

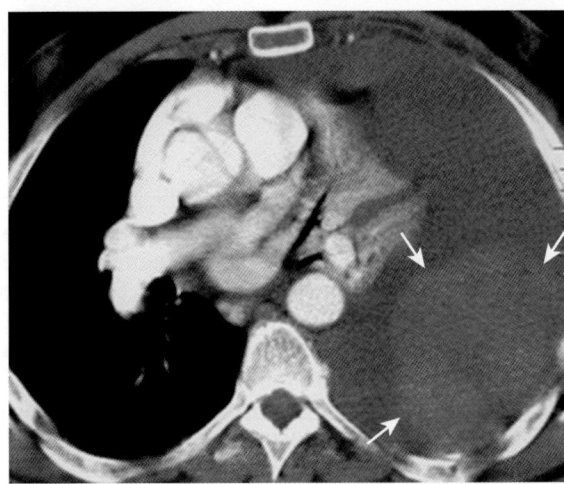

Figura 81-10 TC axial de um paciente com um grande hemotórax esquerdo. A região hiperdensa (*setas*) indica um trombo retraído. Ocasionalmente, eritrócitos não coagulados podem assentar na área dependente, criando um "nível fluido-fluido", representando o chamado sinal do hematócrito.

especificidade de 100% e sensibilidade de 96%).[183] Em imagens de TC, a hiperdensidade, devido ao alto conteúdo de hemoglobina do coágulo sanguíneo retraído ou sedimentado, pode apontar na direção de um hematoma (Fig. 81-10).[184]

O hemotórax retardado foi relatado em um terço de 36 pacientes em 18 horas a 6 dias subsequentes ao trauma fechado inicial, especialmente naqueles com múltiplas fraturas de costela ou deslocamento destas.[185] No entanto, em outra série de 100 pacientes com trauma torácico penetrante, nenhum desenvolveu hemotórax após 3 horas.[186]

O paciente com um hemotórax traumático deve ser submetido à toracostomia imediata com dreno, que ajuda a evacuar o sangue do espaço pleural, aproxima as duas superfícies pleurais em aposição (que alguns acreditam poder retardar o sangramento), permite a quantificação da perda sanguínea, além de diminuir a incidência de empiema subsequente. O sangue drenado do espaço pleural pode ser autotransfundido, embora os conteúdos de um hemotórax tenham concentração mais baixa de hemoglobina e de fatores de coagulação de sangue fresco.[187]

Sempre que possível, os drenos torácicos devem ser inseridos sob orientação de imagem para evitar lesionar o hemidiafragma ipsolateral, que pode ser elevado devido a outras causas, como atelectasia ou paralisia do nervo frênico. Drenos torácicos de grande calibre são tradicionalmente recomendados para evitar a coagulação do sangue, embora isto não tenha sido provado. Séries observacionais não mostraram diferenças significativas nos resultados clínicos em pacientes tratados com drenos de 28 a 32 French (comparados com aqueles tratados com 36 a 40 French).[188] Os drenos torácicos devem ser removidos logo que pararem de drenar ou de funcionar, para reduzir os riscos de infecção pleural.

Não existe um limiar preciso para a quantidade de sangramento pleural que deflagre a intervenção cirúrgica; porém, se o sangramento for maior que 200 mL/h sem sinais de se tornar mais lento, deve-se considerar a cirurgia. A VATS em grande parte foi substituída pela toracostomia como o procedimento de escolha,[189] sendo a toracotomia reservada apenas às hemorragias agudas massivas. Nenhuma relação entre o momento oportuno da VATS e a taxa de sucesso foi identificada em um estudo de 328 pacientes. Preditores independentes da necessidade de toracostomia (e de falha da VATS) incluíram lesão de diafragma, hemotórax retido maior que 900 mL e a não administração de antibióticos para a colocação inicial de dreno torácico.[190]

Em uma série de pacientes com hemotórax ativo, aqueles com drenagem acima de 200 mL/h foram submetidos a TC intensificada com contraste, que identificou locais de sangramento nas artérias intercostais. A subsequente embolização arterial transcateter bem-sucedida interrompeu o sangramento.[191]

Complicações

As quatro principais complicações pleurais potenciais do hemotórax traumático são: retenção de sangue coagulado no espaço pleural, infecção pleural, derrame pleural e talvez fibrotórax. Em uma série retrospectiva, 24 (1,4%) dos 1.728 pacientes com trauma torácico tinham hemotórax residual.[192] A maioria dos pacientes com quantidades pequenas a moderadas de sangue coagulado remanescentes em seu espaço pleural não tem anormalidades pleurais residuais, mesmo que nenhuma intervenção seja realizada.[193] Se mais de 30% dos hemitórax forem ocupados por sangue coagulado, o hemotórax deverá ser evacuado. Decisões referentes à evacuação toracoscópica não devem ser tomadas com base em uma radiografia simples de tórax apenas e requerem estudos de TC.[194] A VATS é o fundamento do tratamento, e a conversão para toracostomia raramente é necessária.[189] O sangue coagulado deve ser evacuado dentro de 7 dias porque, após esse período, ele começa a se tornar organizado e é muito mais difícil de ser removido.[189] Em um estudo prospectivo, randomizado, a VATS foi mais eficaz que a drenagem com toracostomia com dreno para remover o hemotórax retido. Nesse estudo, tanto a permanência hospitalar (7 *vs.* 3,6 dias) quanto a duração da drenagem com o uso de dreno (4,5 *vs.* 2,5 dias) foram mais breves no grupo que recebeu VATS.[195] Em outras séries, a evacuação toracoscópica realizada dentro de 3 dias da admissão foi associada a uma pontuação mais baixa de dificuldade operatória (e a tempo operatório mais curto) e à hospitalização mais breve do paciente, comparado com os pacientes operados em pontos posteriores no tempo.[192]

Depois de controlada a fonte de sangramento, a administração intrapleural de agentes fibrinolíticos (p. ex., estreptoquinase ou uroquinase) pode ser segura em pacientes com hemotórax e coágulos retidos, de acordo com os vários estudos descritivos.[196] Contudo, não existem estudos comparativos para confirmar a eficácia da fibrinólise *versus* tratamento conservador ou evacuação cirúrgica.

O empiema desenvolve-se em 1% a 4% de todos os pacientes com hemotórax traumático,[193,197] especialmente naqueles internados em choque ou com contaminação pleural macroscópica, lesões abdominais associadas, ou drenagem pleural prolongada.[193,197] Para aqueles com hemotórax pós-traumático retido, o risco de empiema chegou a ser tão alto quanto 26,8% em um estudo prospectivo multicêntrico (n = 3 2 8).[198] A presença de fraturas de costela, *Injury Severity Score* (Escore de Lesão Gravidade) de 25 ou acima, e a necessidade de intervenções adicionais para evacuar sangue retido do tórax eram preditores de empiema. Os antibióticos profiláticos (p. ex., cefazolina 500 mg a cada 6 horas até a remoção por dreno) podem diminuir a incidência de infecção pleural,[199] que pode ser tratada de modo similar à infecção pleural pós-pneumônica (Cap. 80).

Em mais de 10% dos pacientes com hemotórax traumático, um derrame pleural se desenvolverá após a remoção dos drenos torácicos.[193,197] A maioria desses derrames pleurais resolve-se espontaneamente, sem deixar anormalidades pleurais residuais. É importante, porém, realizar uma toracocentese diagnóstica nesses pacientes, para verificar a esterilidade.

Acredita-se que o fibrotórax desenvolva-se em menos de 1% dos pacientes com hemotórax. O fibrotórax parece se desenvolver mais frequentemente quando um hemopneumotórax está presente ou quando um hemotórax se torna infectado. O tratamento definitivo do fibrotórax é a descorticação. A descorticação para o fibrotórax deve ser retardada por vários meses após a lesão, porém, para dar tempo para a resolução espontânea do espessamento pleural, que geralmente é considerável.

HEMOTÓRAX IATROGÊNICO

A causa mais comum do hemotórax iatrogênico é a cirurgia torácica,[200] mas a perfuração de uma veia ou artéria central por um cateter inserido percutaneamente[201] também é comum. O hemotórax iatrogênico também pode seguir-se à toracocentese, biópsia pleural, inserção de dreno torácico, aspiração pulmonar percutânea ou biópsia, biópsia transbronquial, terapia varicial esofágica endoscópica, ou CPR. Os pacientes com hemotórax iatrogênico devem ser tratados, assim como os pacientes com hemotórax traumático, com drenos torácicos e toracoscopia ou toracotomia, conforme necessário.

HEMOTÓRAX NÃO TRAUMÁTICO

O hemotórax não traumático é caracteristicamente incomum. A causa mais comum é a doença pleural maligna, e a segunda causa mais comum é uma complicação da terapia de anticoagulação para embolização pulmonar.[202] A causa do hemotórax em alguns pacientes permanece desconhecida, apesar da toracotomia exploratória.

Um hemotórax espontâneo pode resultar da ruptura de um vaso sanguíneo intratorácico anormal, como malformações arteriovenosas subpleurais, aneurisma de aorta ou artéria pulmonar, canal arterial persistente, ou coarctação da aorta. Outras causas de hemotórax espontâneo incluem a complicação de distúrbios de sangramento (como hemofilia ou trombocitopenia), a complicação de um pneumotórax espontâneo, sequestro broncopulmonar, endometriose torácica, pneumonia por varicela, ou hematopoiese extramedular intratorácica. O hemotórax espontâneo é uma complicação rara, mas potencialmente fatal da neurofibromatose, por alterações aneurismais em grandes artérias (p. ex., aorta) ou displásicas em pequenos vasos.

Tumores mediastinais também podem produzir um grande hemotórax espontâneo, que pode ser bilateral. O sangue também pode se acumular no espaço pleural devido a condições patológicas dos órgãos abdominais, como ruptura de um aneurisma de artéria esplênica através do diafragma, pseudocistos pancreáticos e ruptura de carcinomas hepatocelulares.

O hemotórax pode complicar a terapia anticoagulante (varfarina[203] ou heparina — de baixo peso molecular[204] ou não fracionada[202]) ou terapia fibrinolítica intrapleural.[203] O hemotórax geralmente se torna aparente 4 a 7 dias após ser iniciada a terapia anticoagulação, mas pode ocorrer muito tempo depois. Quando o hemotórax se desenvolve, os resultados de estudos de coagulação podem estar dentro da faixa terapêutica aceitável.[202]

Drenos torácicos devem ser inseridos em pacientes com hemotórax espontâneo para remover o sangue do espaço pleural e quantificar a taxa de sangramento. Se um sangramento vivo (> 100 mL/h) persistir, deve-se realizar toracotomia de emergência.

FIBROTÓRAX

A fibrose pleural em geral segue a intensa inflamação da pleura; contudo, os mecanismos subsequentes ao processo inflamatório que leva à fibrose não são claros. Citocinas profibróticas, especialmente o *fator transformador do crescimento-β* (TGF-β), provavelmente tem um papel significativo. Em vários modelos animais, o TGF-β, administrado diretamente ou via transfecção de vetor, induz a fibrose pleural, e anticorpos anti-TGF-β podem inibir a formação de adesão pleural no empiema.[205]

O fibrotórax se desenvolve com mais frequência como complicação de um empiema ou hemotórax, mas pode também complicar tuberculose, doenças vasculares do colágeno, uremia, paragonimíase, reações medicamentosas e outras lesões pleurais. A pleura também pode estar envolvida em doenças fibróticas sistêmicas, como fibrose nefrogênica sistêmica e doença esclerosante relacionada à imunoglobulina G4.[206] A fibrose pleural pode ser idiopática, e casos familiares isolados têm sido relatados.[207]

Enquanto a pleurite tuberculosa é comum, o fibrotórax é uma complicação rara.[208] Em um estudo, sequelas funcionais restritivas foram encontradas em 10% dos 81 pacientes com pleurite tuberculosa, mas eram principalmente leves.[209] Nem a drenagem precoce do derrame pleural[210] nem o uso de corticosteroides sistêmicos[211] têm impacto significativo no desenvolvimento subsequente de espessamento pleural ou restrição da função pulmonar em pacientes com pleurite tuberculosa. Marcadores inflamatórios no fluido pleural são, na melhor das hipóteses, fracos preditores de eventual espessamento pleural.[209]

A exposição ao asbesto pode levar ao fibrotórax (também chamado de espessamento pleural difuso), que geralmente é bilateral.[212] Nesses casos, desenvolve-se fibrose extensa da pleura visceral, junto com áreas de adesão às superfícies parietais, obliterando assim o espaço pleural.[212] Sabe-se que o espessamento pleural difuso segue-se aos derrames pleurais benignos por asbesto, e foi sugerido que este é um precursor necessário do fibrotórax.[213] Em uma série de 44 pacientes com espessamento pleural difuso, metade tinha história de derrame benigno por asbesto; por outro lado, 54% daqueles que tinham derrame benigno por asbesto exibiam espessamento pleural residual.[213] O espessamento pleural difuso geralmente,[212] mas não inevitavelmente, é associado à forte exposição ao asbesto, e sua incidência aumenta com um tempo maior decorrido desde a primeira exposição.[213] A fibrose pleural costuma ser progressiva, resultando em defeitos pulmonares restritivos, especialmente se o ângulo costofrênico estiver obliterado.[214]

A fibrose pleural (com ou sem fibrose pulmonar concomitante) também pode se desenvolver com o uso de alcaloides do *ergot* (p. ex., bromocriptina, pergolida e metisergida).[203,215] Tem-se sugerido que os sujeitos com exposição ao asbesto sejam mais suscetíveis à fibrose pleural induzida pela bromocriptina.[216] O início da dispneia decorrente da fibrose pleural induzida por *ergot* geralmente é insidiosa e, na maioria dos casos, apresenta-se pelo menos 6 meses após o início da medicação.[203] O espessamento pleural em geral é bilateral, mas pode ser unilateral e estar associado à dor pleurítica. Sintomas constitucionais e marcadores inflamatórios sorológicos elevados também foram relatados.[215] No caso de bromocriptina, a progressão do fibrotórax será interrompida ao cessar o uso do medicamento, e pode regredir,[203] embora a completa resolução seja rara. Geralmente são administrados corticosteroides, mas sua eficácia nunca foi estabelecida.[203] A fibrose pleural muitas vezes é bilateral (se decorrente de causas sistêmicas) e pode ser associada à fibrose peritoneal concomitante.[217]

Fibroelastose pleuroparenquimal idiopática é um grupo de distúrbios recém-relatados.[218-221] Caracteriza-se por progressivo espessamento fibrótico da pleura e do parênquima subpleural, quase sempre nos lobos superiores, e não se associa a quaisquer causas conhecidas de fibrotórax. Dispneia, tosse e infecções recorrentes são comuns.[218]

Os nanotubos de carbono, que têm muitas características similares às das fibras de asbesto, causaram alarme recentemente por terem demonstrado que estimulam uma significativa fibrose pleural e subpleural/pulmonar em estudos com animais.[222] Esses nanotubos têm grande força extensível bem como grande proporção comprimento-largura e, à inalação, podem migrar dos alvéolos distais para a cavidade pleural.[223,224] A segurança em longo prazo dos nanotubos de carbono, especialmente em humanos, está sob intensa pesquisa.

Embora a fibrose pleural seja geralmente um evento indesejável, é comum seu uso terapêutico (pleurodese) para controlar derrames pleurais e pneumotórax. A pleurodese é a indução iatrogênica de fibrose pleural, levando à sínfise das pleuras visceral e parietal para obliterar o espaço pleural para impedir o reacúmulo de fluido ou ar.[225] É interessante notar que a pleurodese não tem grande impacto sobre a função pulmonar, mesmo após décadas. Uma revisão retrospectiva de pacientes jovens tratados de 22 a 35 anos antes de pneumotórax espontâneo demonstrou que, naqueles que receberam pleurodese com talco ($n = 80$), a incidência de espessamento pleural foi maior nas radiografias, porém foram mínimas as alterações restritivas na sua função pulmonar, quando comparados com os indivíduos tratados com drenagem simples ($n = 34$).[226] Vários estudos pequenos em humanos e animais também não revelaram significativo comprometimento dos volumes pulmonares e da troca gasosa em repouso ou durante exercício após a pleurodese.[225] Essas observações sugerem que, para que um fibrotórax seja clinicamente significativo, ele deve envolver fibrose pleural muita extensa (excedendo a pleurodese terapêutica) ou fibrose parenquimal concomitante.

DIAGNÓSTICO

Em um estudo de triagem em uma grande população com mais de 70.000 sujeitos, o espessamento pleural foi relatado em 3,6% dos exames radiológicos.[227] O diagnóstico de fibrotórax tipicamente pode ser feito a partir dos achados radiográficos e história de uma causa predisponente (p. ex., uma antiga lesão ou infecção). Radiologicamente, uma casca de espessura uniforme circunda o pulmão. Calcificação, que é vista frequentemente na porção interna da casca (Fig. 81-11), pode ser um indicador pelo qual a espessura da casca pode ser medida com acurácia. O aparente espessamento pleural pode ser visto, em especial em sujeitos obesos (índice de massa corporal > 30), presumivelmente o resultado de deposição de gordura extrapleural.[228] A TC pode discriminar facilmente entre gordura e espessamento.

Um sistema de pontuação por TC que quantifica a espessura da pleura e a circunferência fracional do hemitórax envolvido (assim como outras alterações pleurais, como atelectasia arredondada e placas pleurais) demonstrou correlação com o comprometimento das medidas da função pulmonar (especialmente a capacidade pulmonar total e a capacidade de difusão).[229]

Testes de rotina da função pulmonar em geral revelam disfunção ventilatória restritiva difusa de leve a grave.[213] No caso de espessamento pleural induzido por asbesto, a restrição surge do envolvimento inflamatório das superfícies costais do diafragma e pleura costal inferior, produzindo

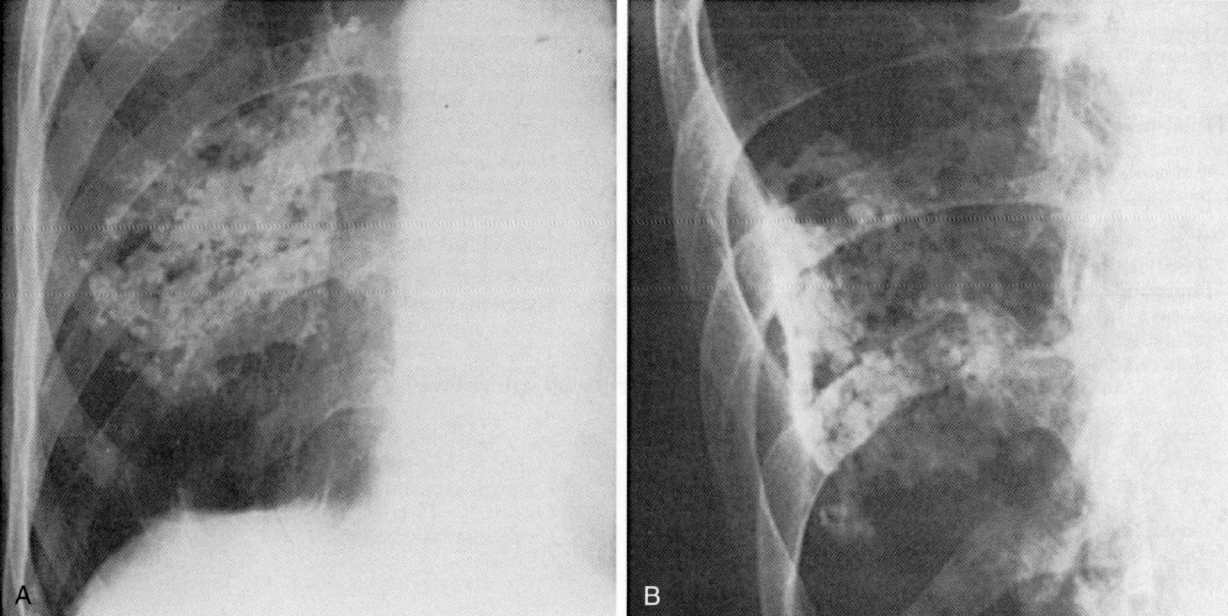

Figura 81-11 Fibrotórax. Incidências detalhadas das radiografias de tórax frontal (**A**) e oblíqua (**B**) de um homem de 62 anos, mostrando um fibrotórax localizado com placa calcificada à direita. O paciente teve um empiema do lado direito 32 anos antes. (De Hinshaw HC, Murray JF: *Diseases of the chest*, Philadelphia, 1980, WB Saunders, p 912.)

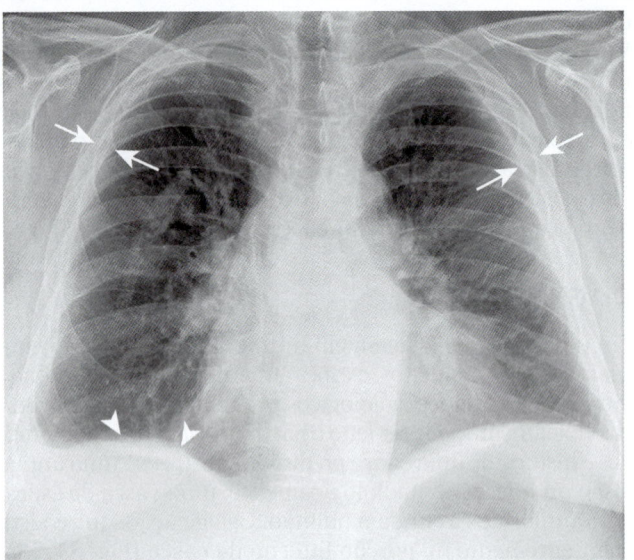

Figura 81-12 Espessamento pleural difuso. Radiografia de tórax de um homem com uma história de forte exposição ao asbesto, dispneia progressiva, e um quadro restritivo nos testes de função pulmonar. A radiografia mostrou bilateral espessamento pleural difuso (*entre setas*), ângulos costofrênicos obtusos, e placa diafragmática calcificada à direita (*pontas de seta*).

Descorticação — a remoção cirúrgica da casca fibrosa da superfície pleural — tem sido tentada para tratar fibrotórax. Todavia, o grau de melhora após descorticação varia, com muitas séries mostrando resultados decepcionantes.[235,236] O sucesso depende, em parte, da condição do pulmão subjacente. Se o pulmão subjacente for normal, a capacidade vital pode melhorar após a descorticação, mas, se houver extensa doença parenquimal, ela pode até diminuir. A duração do fibrotórax não prediz o resultado. A morbidade e mortalidade cirúrgicas não são insignificantes.[237] Portanto, a descorticação deve ser considerada somente em pacientes com significativa fibrose (pleural com parênquima pulmonar subjacente relativamente preservado) cuja qualidade de vida seja limitada por dispneia ao esforço. Os resultados da descorticação em pacientes com fibrotórax bilateral secundário à exposição ao asbesto têm sido decepcionantes, provavelmente um resultado de fibrose pulmonar concomitante.[238]

assim uma pleurodese que limita o movimento tanto do diafragma quanto da caixa torácica durante a inspiração.[230] A redução da expansão da caixa torácica é a principal causa da restrição, porque o diafragma ainda pode contribuir para o achatamento de sua cúpula à inspiração.[230] Em um estudo, 95% dos pacientes com espessamento pleural difuso induzido por asbesto queixaram-se de dispneia ao esforço.[231] A redução objetiva da capacidade de trabalho ao exercício também foi demonstrada.[232]

A função pulmonar pode estar gravemente comprometida em pacientes com extenso fibrotórax (Fig. 81-12). Com o espessamento pleural acentuado, o hemitórax se torna contraído, os espaços intercostais se estreitam, e o mediastino pode estar deslocado ipsolateralmente. Em casos de fibrotórax grave, especialmente os bilaterais, insuficiência respiratória hipercapneica pode se desenvolver, necessitando de ventilação não invasiva.[233]

TRATAMENTO

Deve-se ressaltar que os pacientes com recentes hemotórax, empiema ou pleurite tuberculosa frequentemente mostram acentuada melhora espontânea de seus sintomas e do grau de espessamento pleural nos 3 a 6 meses após o episódio agudo.[234] Pacientes com fibrotórax devem evitar medicamentos que possam induzir fibrose pleural.

Pontos-chave

- A aspiração simples é o primeiro passo recomendado de evacuação de ar na maioria dos casos de pneumotórax primário espontâneo.
- O pneumotórax espontâneo secundário é potencialmente fatal, e a prevenção da recorrência deve ser considerada até o primeiro episódio de pneumotórax.
- O quilotórax caracteriza-se por fluido leitoso e a presença de quilomícrons. A intervenção precoce para controlar o quilotórax é defendida porque a drenagem prolongada de derrame quiloso pode levar à desnutrição.
- O pseudoquilotórax caracteriza-se por cristais de colesterol e deve ser diferenciado do quilotórax porque a etiologia e o tratamento são diferentes.
- Um hemotórax traumático deve ser drenado e, se a taxa de sangramento for superior a 200 mL/h, intervenção visando ao local de sangramento subjacente por meios cirúrgicos ou radiológicos intervencionistas deve ser considerada. O hemotórax traumático pode ser complicado pela retenção de coágulo de sangue no espaço pleural, infecção pleural, derrame pleural e talvez fibrotórax.
- O espessamento pleural pode melhorar espontaneamente durante os 3 a 6 meses após hemotórax agudo, empiema ou pleurite tuberculosa. A descorticação deve ser considerada somente se o espessamento pleural esteve presente por vários meses e o paciente tiver significativa dispneia ao esforço.

As Referências estão disponíveis exclusivamente no site www.elsevier.com.br/expertconsult

82 TUMORES PLEURAIS

V. COURTNEY BROADDUS, MD • BRUCE W.S. ROBINSON, MBBS, MD

INTRODUÇÃO	Terapia e Paliação	Características Patológicas
DOENÇA PLEURAL METASTÁTICA	Prognóstico	Prognóstico e Estadiamento
Tipos de Tumor	**MESOTELIOMA**	Abordagem à Terapia
Características Clínicas	Incidência e Etiologia	Quimioprevenção e Triagem
Derrames Pleurais Malignos	Características Genéticas	**TUMOR FIBROSO SOLITÁRIO**
Análise do Fluido Pleural	Características Clínicas	**DA PLEURA**
Avaliação Radiográfica	Avaliação Radiográfica	**LINFOMA PRIMÁRIO DE PLEURA**
Diagnóstico	Diagnóstico	**LINFOMA ASSOCIADO A PIOTÓRAX**

INTRODUÇÃO

Os tumores do espaço pleural podem ser primários ou secundários. Os tumores secundários provenientes da disseminação metastática de malignidade são os mais comuns e são discutidos primeiro. Estima-se que a doença metastática pleural afete 200.000 pessoas por ano nos Estados Unidos e represente a segunda causa mais comum do derrame pleural exsudativo (após infecção).[1] Infelizmente, como ela representa disseminação metastática, o objetivo do tratamento é a paliação, não a cura. A sobrevida é pobre, de 4 meses em média.[2] Os tumores primários do espaço pleural são menos comuns. O tumor primário mais comum, mesotelioma maligno, afeta aproximadamente 15.000 pessoas por ano no mundo inteiro e 3.000 por ano nos Estados Unidos, e sua incidência é crescente.[1] É interessante notar que, apesar de sua má reputação, o mesotelioma oferece melhor sobrevida do que a doença pleural metastática, com uma sobrevida média de 12 meses.[3] Embora tratamentos curativos ainda não estejam disponíveis, está havendo progresso. Outros tumores raros, mas interessantes, como o tumor fibroso solitário da pleura, linfoma primário de pleura e o linfoma associado ao piotórax são discutidos.

DOENÇA PLEURAL METASTÁTICA

TIPOS DE TUMOR

Certos tumores parecem ter predileção pela metástase para a pleura, particularmente câncer de pulmão, de mama e linfomas, e, com menos frequência, malignidades gastrointestinais e geniturinárias (Tabela 82-1). Em aproximadamente metade dos casos de doença pleural metastática, o paciente terá um derrame pleural associado, com mais frequência exsudativo.[4] Todavia, em até 10% dos derrames pleurais malignos, o tumor de origem nunca é identificado.[5]

O padrão de disseminação metastática pode dar algumas pistas para se identificar o tumor primário. Enquanto os mesoteliomas malignos geralmente se originam na pleura parietal e depois se disseminam para a pleura visceral, metástases devido a carcinoma broncogênico ou outros cânceres geralmente são encontradas primeiro na pleura visceral e depois se espalham para a pleura parietal; raras vezes eles são encontrados exclusivamente na pleura parietal.[4,6] Além disso, na maioria dos casos de carcinoma broncogênico, o lado de um derrame maligno geralmente é o mesmo do tumor de origem, com 17 casos entre 24 casos ipsolaterais em uma série de autópsia.[6]

CARACTERÍSTICAS CLÍNICAS

O sintoma mais comum associado à doença pleural maligna é a dispneia, com mais frequência devido à presença de um derrame pleural (veja discussão adicional no Cap. 79). Tosse também é um sintoma que pode se dever à presença de um derrame pleural. Se o derrame é a causa desses sintomas, tanto a dispneia quanto a tosse podem ser aliviadas imediatamente por toracocentese. Quando a toracocentese falha em aliviar esses sintomas, deve-se suspeitar de infiltração tumoral do pulmão ou da pleura ou de outra condição médica. A dor torácica em geral pode ser descrita como incômoda; isto pode indicar envolvimento da parede torácica e dos neurônios sensitivos da pleura parietal e parede torácica, embora, com o reconhecimento de que as fibras sensitivas situam-se na pleura visceral, a dor torácica possa não significar necessariamente a invasão da parede torácica.[7] Em uma série, 34% dos pacientes com derrame pleural maligno descreveram uma dor torácica incômoda, e 24% descreveram uma dor torácica pleurítica.[8] Isso diferiu daqueles pacientes com derrames de causas benignas, que mais provavelmente descreveriam uma dor torácica pleurítica.[8] Os sintomas sistêmicos podem incluir mal-estar e anorexia.

DERRAMES PLEURAIS MALIGNOS

A doença pleural maligna pode existir sem derrame pleural. Em estudos de autópsia de pacientes com malignidade, foi encontrada doença pleural maligna *sem* derrame em 40.[6] a 45%[4] dos casos. Cada vez mais se reconhece que células malignas podem alcançar o espaço pleural sem derrame porque a lavagem do espaço pleural, antes da ressecção do câncer de pulmão em indivíduos sem derrame, pode ter resultados citológicos positivos. Em um estudo de mais de 1.200 pacientes com câncer de pulmão sem derrame submetidos à ressecção cirúrgica curativa, em 5,3% houve achados citológicos pleurais positivos na lavagem no momento da toracotomia antes da ressecção.[9] De fato, os resultados citológicos positivos na lavagem pleural têm significado prognóstico ruim e podem ser incorporados às futuras modificações do sistema de estadiamento *tumor-nodo-metástase* (TNM); alguns têm defendido o uso de quimioterapia adjuvante em indivíduos com achados citológicos positivos na lavagem pré-ressecção pleural.[10] O desenvolvimento de um derrame maligno pode depender da capacidade das próprias células tumorais de secretar mediadores bioativos ou de sua capacidade de iniciar processos inflamatórios, angiogênicos ou fibrinolíticos em tecidos normais.[11]

O câncer de pulmão é a causa mais comum de derrames pleurais malignos[12] (Tabela 82-1). O câncer de pulmão e o câncer de mama juntos respondem por mais da metade de todos os derrames pleurais malignos. Dos tipos histológicos de cânceres broncogênicos, os adenocarcinomas são associados, com mais frequência, a derrames pleurais malignos, mas os derrames podem ser vistos em todos os tipos.[13]

O câncer de mama é a segunda causa mais comum dos derrames pleurais malignos.[12,14] O período de tempo de desenvolvimento do derrame, desde o momento do diagnóstico inicial do câncer de mama, é geralmente de 2 anos, mas pode ser de até 20 anos. Geralmente o derrame é ipsolateral ao local de origem do tumor (50%), mas pode também ser contralateral (40%) e, menos comumente, bilateral (10%).[15]

O linfoma é a terceira causa mais comum na maioria das séries,[12] mas é possivelmente a causa mais comum em adultos jovens.[14] Os derrames pleurais são comuns tanto no linfoma não Hodgkin como no de Hodgkin.[16] Em pacientes com linfoma não Hodgkin, aproximadamente 16% desenvolverão derrames malignos, e a maioria terá o derrame no momento do diagnóstico inicial em associação com evidência de doença em outra parte.[17] O alto rendimento dos estudos citológicos do fluido pleural sugere frequente invasão do espaço pleural.[18] Em alguns pacientes com linfoma não Hodgkin, também pode se desenvolver quilotórax; em uma análise de 88 pacientes com quilotórax, 12,5% eram decorrentes de linfoma, todos linfomas não Hodgkin.[19] No linfoma de Hodgkin, os derrames podem ser causados por envolvimento de linfonodo hilar ou mediastinal, assim como por envolvimento pleural.[16] Em um estudo de 110 pacientes apresentando linfoma de Hodgkin, os derrames estavam presentes em 26 (24%); estes eram igualmente uni ou bilaterais. A presença do derrame era mais comum naqueles com doença de estágio mais alto, envolvimento extranodal e doença mediastinal volumosa.[20]

As malignidades provavelmente produzem derrames pleurais tanto por aumentar a entrada quanto por diminuir a saída normal de líquido (Tabela 82-2) (Cap. 79). A entrada de líquido pode aumentar por meio de vários mecanismos: (1) aumento da permeabilidade dos vasos pleurais por invasão direta das células tumorais, citocinas inflamatórias e vasoativas (p. ex., *fator de crescimento endotelial vascular* [VEGF]), ou lesão (p. ex., induzida por radiação); (2) maior permeabilidade dos vasos *pulmonares* por infecção, embolia pulmonar, ou infarto pulmonar com movimento do líquido do pulmão para o espaço pleural; (3) aumento das forças hidrostáticas devido a obstrução venosa ou hipoproteinemia; e (4) entrada de outras fontes de líquido como o quilo proveniente de um ducto torácico rompido. A saída de líquido do espaço pleural pode diminuir por meio de vários mecanismos que reduziriam a drenagem linfática: (1) infiltração dos vasos linfáticos da pleura parietal ou linfonodos mediastinais, (2) pressão pleural diminuída devido à atelectasia decorrente de obstrução bronquial, ou (3) pressão venosa central elevada,

Tabela 82-1 Tumores Primários Responsáveis por Derrame Pleural Maligno

Local do Tumor Primário	Total (%)
Pulmão	37,5
Mama	16,8
Linfoma	11,5
Gastrointestinal	6,9
Geniturinário	9,4
Outros	7,3
Desconhecido	10,7

Uma compilação dos dados de cinco diferentes relatos em um total de 2.040 pacientes. A categoria "outros" inclui carcinoma ovariano, sarcomas uterinos e carcinomas cervicais, e outros carcinomas.
De Antunes G, Neville E, Duffy J, Ali N: BTS guidelines for the management of malignant pleural effusions. *Thorax* 58:ii29-ii38, 2003.

Tabela 82-2 Mecanismos Fisiológicos (Neoplásicos e Paraneoplásicos) pelos Quais a Malignidade Pode Causar Derrames Pleurais

Meios de Líquido Crescente	Mecanismo	Local/Origem	Exemplos
Entrada aumentada	Permeabilidade aumentada	Vasos pleurais	Invasão pelo tumor Citocinas (p.ex., VEGF) Lesão (p. ex., radiação)
		Vasos pulmonares	Infecção (p. ex., pneumonite pós-obstrutiva) Citocinas/lesão
	Gradiente hidrostático vascular aumentado	Vasos pleurais	Diminuição da pressão pleural (p. ex., atelectasia) aumento da pressão venosa (p. ex., síndrome VCS) Diminuição da pressão osmótica plasmática (p. ex., síndrome da hipoproteinemia)
	Entrada não vascular	Ducto torácico	Quilotórax
Saída diminuída	Aumento da resistência ao fluxo linfático	Vasos linfáticos pleurais Linfonodos	Infiltração da pleura parietal Infiltração de linfonodos mediastinais Diminuição da pressão pleural (p. ex., atelectasia)
	Gradiente aumentado opondo-se ao fluxo linfático		

Tanto o aumento na entrada como a diminuição da saída são necessários provavelmente para produzir um derrame pleural estável. "Paraneoplásico" refere-se aos mecanismos que ocorrem no lado de fora do espaço pleural.
VCS, veia cava superior; VEGF, fator de crescimento endotelial vascular.
Adaptada de Broaddus VC: Physiology: fluid and solute exchange in normal physiological states. In Light R, Lee Y, editors: *Textbook of pleural diseases*, ed 2, London, 2008, Hodder Arnold Publishers, pp 43-48.

como na síndrome da veia cava superior. Suspeitamos que vários fatores se combinem para formar um derrame pleural em associação com malignidade.[21] A malignidade sozinha pode ser suficiente para desequilibrar a entrada e a saída de líquido, levando ao acúmulo de líquido pleural. Alternativamente, a malignidade pode alterar o equilíbrio de modo gradual sem o desenvolvimento de um derrame porque o *clearance* linfático (remoção pelos linfáticos) pode lidar com o influxo do excesso; o advento de outra condição não maligna, tal como a insuficiência cardíaca ou pneumonia, pode então desequilibrar esse fluxo e precipitar o aparecimento de um derrame pleural sintomático. Nesses casos, a malignidade pode contribuir, mas não é a única causa do derrame.[21] A combinação de diferentes processos pode explicar como a malignidade pode estar associada a derrames transudativos, por exemplo, se a malignidade interferir no *clearance* linfático e um processo transudativo separado aumentar a entrada de fluido no espaço pleural.[22] Da mesma forma, a malignidade pode levar aos derrames bilaterais; em um estudo prospectivo de derrames bilaterais, constatou-se que a malignidade é uma causa contribuinte comum junto com outros processos.[23]

Em vários estudos animais, foram identificadas moléculas bioativas envolvidas na angiogênese e permeabilidade, tais como o VEGF, que podem ter papéis-chave no acúmulo de derrames na malignidade.[11] Um importante papel do VEGF é apoiado pelo achado de que, em pacientes com derrames malignos devido a câncer de pulmão não pequenas células, o aumento do VEGF no fluido pleural também está associado à piora na sobrevida.[24] A compreensão dos mecanismos da formação de derrame podem levar a novas abordagens terapêuticas, como a inibição de VEGF ou do receptor de VEGF, ou ainda interfer em seus efeitos sobre a permeabilidade e angiogênese. De fato, algumas respostas clínicas à terapia anti-VEGF foram observadas, e estudos clínicos estão em andamento para determinar se tal terapia direcionada para VEGF (p. ex., bevacizumabe ou cediranibe) pode controlar derrames malignos.[25,26]

ANÁLISE DO FLUIDO PLEURAL

O fluido pleural proveniente de derrames malignos quase sempre é um exsudato. O derrame pode preencher os critérios exsudativos por meio da *lactato desidrogenase* (LDH) (seja uma proporção ou o nível absoluto) somente e não pelos critérios da proteína.[27] Essa observação pode indicar que uma rotação aumentada de células e de lise celular é a fonte da LDH elevada, embora não esteja presente o aumento de permeabilidade vascular necessário para produzir fluido pleural com maior concentração de proteína. Em alguns estudos, constatou-se que aproximadamente 5% dos derrames malignos eram transudatos.[28] Na maioria desses casos, a causa primária desses derrames transudativos "malignos" parecem ser insuficiência cardíaca congestiva ou outra causa conhecida de um transudato (p. ex., síndrome da veia cava superior, sobrecarga de volume), enquanto a malignidade tem um papel contribuinte secundário.[28] A malignidade pode ser a causa primária de um transudato se, por exemplo, a malignidade interferiu na absorção linfática do líquido pleural.[21] Nesses casos, pode-se imaginar que o líquido pleural normal se acumularia até formar um transudato. Em um interessante relato de caso, um paciente com câncer de cólon metastático, mas sem outras condições comórbidas, apresentou derrames pleurais transudativos e resultados citológicos negativos; dentro de 1 mês, os derrames eram exsudativos com achados citológicos positivos.[29] A biópsia mostrou infiltração linfática da pleura parietal, sugerindo que o derrame transudativo inicial fosse causado por bloqueio do *clearance* linfático do líquido pleural, e que o derrame exsudativo posterior fosse causado pela invasão do espaço pleural.

O derrame pode ser macroscopicamente sanguinolento; de fato, a doença maligna é a causa mais comum de derrames sanguinolentos.[20] No entanto, cerca da metade dos derrames malignos não é sanguinolenta ao surgimento e apresenta contagens de hemácias no fluido inferiores a 10.000 células/µL.[30] No diferencial celular, a predominância de linfócitos é usual, mas a predominância mononuclear ou eosinofílica não exclui o diagnóstico. Acredita-se que a presença de eosinofilia no fluido pleural (> 10% eosinófilos) seja incomum no derrame maligno e argumente contra o diagnóstico.[31] No entanto, em um estudo mais recente dos 460 derrames, verificou-se que 20% dos derrames eosinofílicos eram malignos; é digno de nota que também se tenha constatado que 20% dos derrames não eosinofílicos eram malignos, demonstrando não apenas que os derrames eosinofílicos podem ser malignos, mas também que a presença de eosinofilia não alterou a probabilidade de malignidade.[32] A eosinofilia em muitas dessas situações pode ser causada por outros fatores, como a entrada anterior de ar ou sangue no espaço pleural. Em outro estudo, no qual se teve o cuidado de estudar somente a toracocentese inicial para evitar artefatos devido à entrada anterior de ar ou sangue, a eosinofilia estava presente em 12,6% de todos os derrames puncionados, e a presença de eosinofilia não diferenciou causas malignas das benignas.[33]

A concentração de glicose pleural é inferior a 60 mg/dL em aproximadamente 20% dos derrames pleurais malignos.[34] Os derrames com um baixo nível de glicose também tendem a ter um baixo pH pleural e podem ter um envolvimento tumoral maior no espaço pleural. Portanto, seria esperado que esses pacientes com um baixo nível de glicose pleural ou pH tivessem sobrevida mais curta e uma resposta mais pobre à pleurodese, como se tem relatado.[35,36] No entanto, outros estudos verificaram que o pH do fluido pleural pode não ser um preditor acurado de sobrevida[37,38] e também pode falhar em predizer que os pacientes responderão à pleurodese.[37,39] Portanto, não se deve contar com o pH do fluido pleural nem com o nível de glicose para selecionar pacientes para pleurodese. De fato, para a sobrevida, o melhor preditor pode não estar no espaço pleural; em um estudo, o melhor critério para predizer a sobrevida foi o escore de Karnofsky, uma escala de 0 a 100 baseada nos resultados da história e exame físico.[38]

A concentração de amilase no fluido pleural está elevada em 10% dos pacientes com derrames pleurais malignos.[40] No entanto, a origem da amilase não é o pâncreas, conforme demonstrado por sua identificação como amilase salivar em vez de pancreática.[41] Em uma série de derrames consecutivos, uma concentração muito alta de amilase no fluido pleural maligno (> 600 UI/L) foi um pobre fator prognóstico.[40]

AVALIAÇÃO RADIOGRÁFICA

O tamanho dos derrames malignos pode variar muito. Alguns podem ser pequenos, totalizando alguns mililitros e causando apenas obtusidade do ângulo costofrênico, enquanto outros são grandes o bastante para obscurecer o hemitórax. De fato, a malignidade é a causa mais comum de derrames que são grandes, opacificando dois terços do hemitórax, ou são massivos, opacificando todo o hemotórax. Em uma série retrospectiva de 766 pacientes, constatou-se que a malignidade era a causa de 55% dos derrames grandes e massivos;[42] as outras causas eram o empiema pleural e os derrames tuberculosos. Entre esses grandes derrames malignos, a maioria era causada por câncer de pulmão ou de mama. É interessante notar que a probabilidade de que o exame citológico fosse positivo não era maior nesses grandes/ massivos derrames do que nos pequenos (63% produzidos nos grandes derrames; 53% nos pequenos).[42]

Se o derrame for grande, é importante notar a posição do mediastino. O que se espera, em uma situação não complicada, é que o mediastino estará desviado em um grande derrame. Se o mediastino estiver na linha média, pode-se suspeitar de uma de duas coisas: (1) as pressões pleurais são iguais nos dois lados, sugerindo que há um colapso pulmonar significativo e que compensa o aumento da pressão esperado pela presença do derrame, ou (2) o mediastino está fixado em posição e não pode se deslocar em resposta a um diferencial de pressão. Se o mediastino deslocar-se em direção ao lado do derrame, é mais provável que a pressão seja mais baixa no lado do derrame do que no outro lado; nesse caso, o pulmão deve ser incapaz de se expandir totalmente em resposta a essa pressão anormalmente baixa. Como o pulmão apresenta restrição da expansão ou está encarcerado devido à obstrução do tronco bronquial principal ou à infiltração pelo tumor, é improvável que seja reinflado com toracostomia torácica com dreno. Em situações em que o mediastino está deslocado na direção de um derrame massivo, a colocação de drenos torácicos não é recomendada. Em vez disso, uma próxima etapa razoável seria a broncoscopia para investigar quanto a uma obstrução bronquial como a possível razão para a não expansão pulmonar.

A *tomografia computadorizada* (TC) tem a vantagem de fornecer informações razoavelmente detalhadas sobre as superfícies pleurais, assim como informações sobre o parênquima pulmonar, parede torácica e mediastino. Desse modo, obtêm-se indícios sobre a identidade do tumor de origem, bem como as informações de estadiamento. As características típicas encontradas na doença pleural maligna são: espessamento pleural (> 1 cm), irregularidade e nódulos (Fig. 82-1). Em um estudo com TC prospectiva de 40 pacientes com suspeita de derrames malignos, essas características pleurais discriminaram bem entre doenças maligna e benigna, com uma sensibilidade de 84% para malignidade e especificidade de 100%.[43] Em um estudo maior com TC de 211 pacientes consecutivos com derrames, os achados mais específicos de malignidade foram nódulos pleurais e espessamento nodular.[44] O espessamento pleural isolado não foi tão específico e foi visto tanto na malignidade como no empiema. Embora a presença de nódulos pleurais seja altamente específica, não foi sensível porque somente em 17% dos derrames malignos havia nódulos pleurais associados. É interessante notar que metade dos pacientes com derrames malignos não tinha anormalidades pleurais na TC; outros achados de TC, como a presença de uma massa pulmonar, envolvimento da parede torácica, grandes linfonodos mediastinais e metástases hepáticas, sugeriram malignidade.[44] Até os derrames pleurais mínimos podem representar envolvimento maligno; em pacientes com câncer de pulmão, demonstrou-se que um derrame mínimo (< 10 mm de espessura) na TC era um pobre fator prognóstico; acredita-se que esses derrames mínimos indiquem envolvimento maligno inicial do espaço pleural ou dos linfonodos mediastinais.[45]

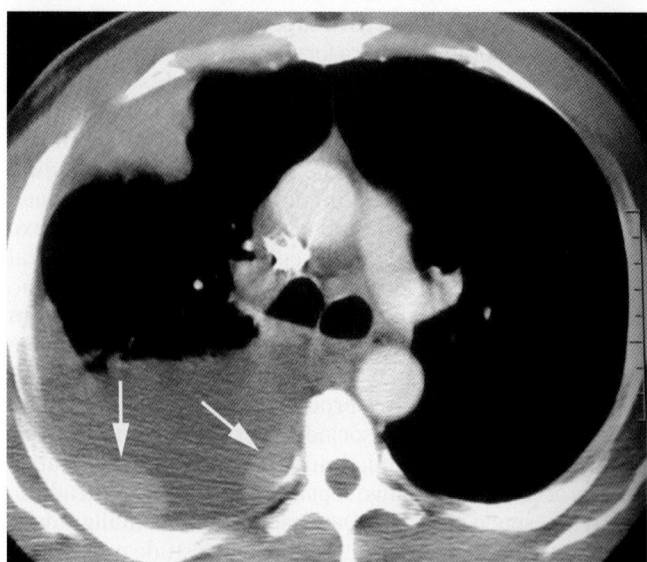

Figura 82-1 Adenocarcinoma metastático. TC de tórax axial intensificada com contraste mostra derrame pleural direito associado a massas nodulares com intensificação (*setas*) emanando da pleura parietal, adiante mostrada como sendo adenocarcinoma metastático.

Não se defende o uso de *imagens de ressonância magnética* (RM) para avaliação de rotina dos derrames malignos. No entanto, seu excelente contraste de tecido mole pode ser útil para a avaliação detalhada da invasão tumoral.[46] Pode ser particularmente útil na avaliação da parede torácica e da pleura nos ápices dos hemitórax.

A *tomografia por emissão de pósitron com ^{18}F-fluorodesoxiglicose* (PET) pode ser muito útil para diferenciar anormalidades pleurais benignas de malignidade[47] e fornecer informação útil para estadiamento nos casos de malignidade documentada. No entanto, talvez nem sempre seja capaz de diferenciar malignidade pleural de inflamação pleural benigna, como aquela decorrente de pleurodese com talco[48] (Fig. 82-2). Em um paciente com história de pleurodese com talco, a PET/TC pode permitir a correlação da captação aumentada com as áreas de maior atenuação característica de depósitos de talco.[49]

DIAGNÓSTICO

O exame citológico é supostamente diagnóstico em aproximadamente 60% dos pacientes,[50] mas o rendimento diagnóstico varia com o tipo de tumor, extensão do envolvimento tumoral do espaço pleural e com a habilidade e experiência do citologista (Cap. 79). É mais provável que os resultados citológicos sejam mais positivos no adenocarcinoma do que no carcinoma epidermoide, por exemplo, talvez porque com mais frequência o adenocarcinoma localize-se perifericamente e tenha maior tendência a invadir o espaço pleural.[30] É interessante que o rendimento citológico não varia muito com o tamanho do derrame; como se mencionou, em um estudo, os resultados citológicos foram positivos com a mesma frequência tanto nos derrames grandes ou massivos (63%) como nos derrames de tamanho pequeno ou moderado (53%).[42]

A coloração imuno-histoquímica dos blocos celulares pode ser bastante útil para o diagnóstico. Certos marcadores como o fator de transcrição tireóideo 1 têm grande especificidade para um tumor pulmonar primário, ao passo que o GATA3 foi proposto como uma imunocoloração sensível e específica para câncer de mama.[51]

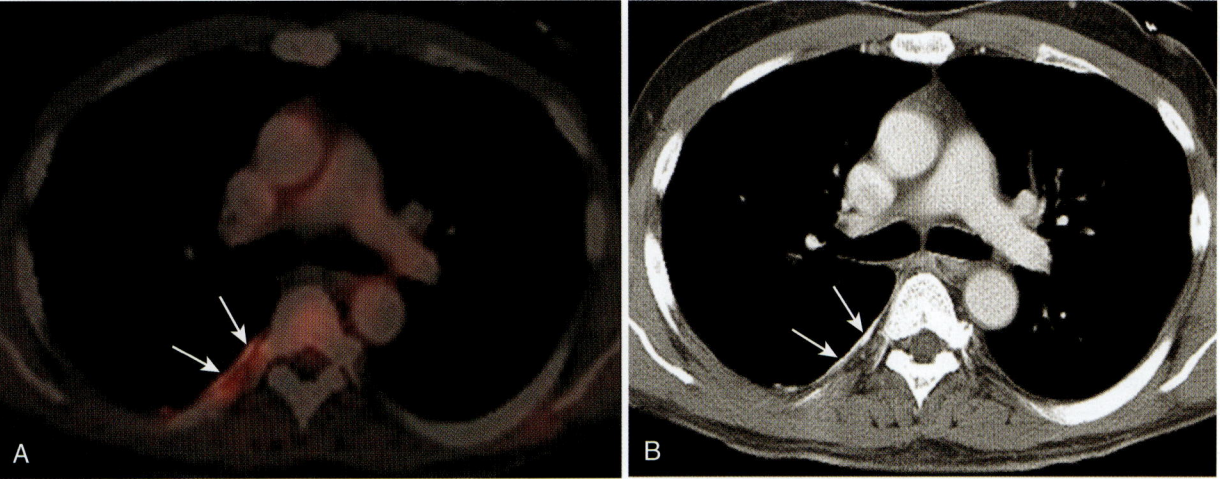

Figura 82-2 Atividade aumentada em PET no lado da pleurodese com talco. A, A imagem de PET/TC obtida em um paciente com pleurodese com talco anterior para pneumotórax recorrente mostra maior captação pleural (setas). **B**, A imagem TC axial de tórax confirma que a área de maior captação da PET corresponde a uma área de alta atenuação característica de depósitos de talco.

Amostras citológicas podem ser usadas para sequenciamento em busca de mutações do *receptor do fator de crescimento epidérmico (EGFR)*,[52] e, com um sequenciamento altamente sensível, como o sequenciamento de última geração, tais marcadores podem ser detectados mesmo quando o exame citológico revela baixa porcentagem ou mesmo nenhuma célula maligna.[53]

A biópsia pode ser necessária quando o exame citológico é negativo ou indeterminado. No passado, a biópsia pleural fechada (ou "cega") era realizada como uma etapa nos casos em que os resultados citológicos eram negativos. No entanto, o envolvimento irregular da pleura parietal por malignidade parece fazer da biópsia pleural fechada como uma técnica "de tentativa e erro", e não surpreende que as biópsias direcionadas por imagem demonstraram ser mais acuradas. Em um estudo randomizado, comparando biópsia guiada por TC com biópsia pleural fechada com o uso de agulha de Abrams, a biópsia guiada por TC foi significativamente mais sensível (87% versus 47%) com um melhor valor preditivo negativo (80% versus 44%).[54] A toracoscopia é um procedimento bem tolerado que permite excelente visualização de toda a superfície pleural (Cap. 24). Biópsias direcionadas das áreas suspeitas levam à correta identificação de doença pleural metastática em quase 100% dos casos.[55] Essa técnica tem vantagens adicionais, incluindo a capacidade de fornecer grandes amostras de biópsia para análises imuno-histoquímicas e genéticas para detecção de marcadores moleculares (p. ex., EGFR), se necessário, para dar informações sobre a aparência macroscópica do tumor e também para o estadiamento, para lisar adesões e drenar o espaço pleural com pleurodese com talco. É válido lembrar que a doença metastática pode ser diagnosticada por aspirados com agulha fina dos linfonodos anormais nas regiões cervical, supraclavicular ou outras, ou por biópsias de linfonodos mediastinais guiadas por ultrassonografia endoscópica ou endobronquial, evitando os testes invasivos direcionados no espaço pleural.

Os marcadores biológicos de malignidade podem ser identificados à medida que a biologia molecular do câncer é mais conhecida. Os biomarcadores no fluido pleural teriam potencial para auxiliar o diagnóstico citológico (Cap. 79). Infelizmente, os biomarcadores têm mostrado sensibilidade e especificidade indeterminadas, levando à sobreposição entre condições malignas e não malignas. Uma abordagem consiste em combinar os marcadores tumorais para melhorar o rendimento diagnóstico, embora se possa predizer malignidade também com o uso de características clínicas (período dos sintomas superior a 1 mês, ausência de febre, fluido serossanguinolento e achados de TC torácica de malignidade).[56] No caso do mesotelioma, pode ter utilidade diagnóstica detectar a molécula mesotelina, um produto das células mesoteliais, em certas circunstâncias (veja "Mesotelioma" em seção adiante). Mas é interessante notar que os níveis de mesotelina no líquido pleural estão elevados em muitos pacientes com outros derrames malignos que não o mesotelioma, enquanto o nível de mesotelina não é alto nos derrames benignos. Assim, um nível alto de mesotelina é fortemente sugestivo da presença de algum tipo de malignidade.[57]

O futuro do diagnóstico pode incluir a análise genética, seja para detecção de característica de malignidade (metilação de DNA, mutações, microssatélite, telomerase, aneuploidia) ou para a expressão genética *fingerprint* (microarranjo) característica dos tumores.[58,59] Conforme se discutiu anteriormente, testes genéticos das células pleurais podem levar à seleção da terapia; por exemplo, o achado de uma mutação em *EGFR* nas células pleurais malignas pode predizer a resposta aos inibidores apropriados de tirosina quinase EGFR, como erlotinib ou gefitinib.[52,53,60] A tecnologia de sequenciamento de alto rendimento, um subproduto do Projeto Genoma Humano, permite o rápido sequenciamento de todo o genoma ou de pequena porcentagem dele que codifica para os genes expressos (i.e., o exoma). Como todos os cânceres são únicos, espera-se que isto possa levar a marcadores e terapias específicos para o paciente (p. ex., elaboração de vacinas específicas que "impulsionam" o sistema imune hospedeiro a atacar o câncer desse paciente).[61]

TERAPIA E PALIAÇÃO

A abordagem terapêutica e paliativa aos derrames pleurais malignos é guiada por vários fatores (Tabela 82-3). As opções são várias e de invasividade crescente. Primeiramente, o clínico deve determinar se o derrame está causando dispneia ou tosse, sintomas que podem decorrer do volume do derrame e do seu efeito nas funções pulmonar e cardíaca (Cap. 79). Derrames sintomáticos requerem um esforço para controlá-los, geralmente pela obliteração do espaço pleural

Tabela 82-3 Opções para Controle dos Derrames Malignos Sintomáticos	
Opção	**Elegibilidade do Paciente e Considerações**
Quimioterapia	Tumor quimiorresponsivos
Toracocentese	Derrames lentamente recorrentes

Pleurodese
  Via dreno torácico
  Via toracoscopia
	Pulmão capaz de se reinflar
	Pode livrar o pulmão preso por adesões, pode obter biopsias
	Toracoscopia deve estar disponível

Cateter residente tunelizado	Boa situação de paciente ambulatorial Bom para pulmão encarcerado
Derivação pleuroperitoneal	Paciente capaz de operar bomba Bom para pulmão encarcerado Excelente para quilotórax

Pleurectomia
  Via toracotomia
  Via toracostomia
	Quando outras opções menos invasivas falharam
	Bom estado do paciente e de expectativa de vida

ou drenagem do derrame, interna ou externamente. São questões importantes que ajudam o clínico a decidir sobre a abordagem, a capacidade do pulmão de se reinflar completamente, o estado clínico do paciente e a disponibilidade de abordagens como a toracoscopia. O objetivo geral é proporcionar grande alívio dos sintomas usando a terapia menos invasiva, menos mórbida e mais barata. As questões de tratamento que focam principalmente a paliação foram abordadas nas diretrizes da European Respiratory Society/American Thoracic Society e da British Thoracic Society.[12,62,63]

A terapia sistêmica com quimioterapia pode ser considerada, ditada pela malignidade primária. Os derrames pleurais malignos que podem responder à quimioterapia incluem aqueles devido a câncer de mama, câncer de pulmão de células pequenas e linfoma.[15,64,65] A radioterapia pode ser útil para os tratamentos do tumor primário ou das áreas locais da invasão da parede torácica, mas é limitada pelos órgãos radiossensíveis adjacentes à pleura, como o pulmão e o coração. Como comentado anteriormente, o sintoma mais comum e mais debilitante causado pelo derrame maligno é a dispneia, e o controle desta, em geral, pode ser o foco primário da terapia paliativa.

Toracocenteses repetidas para remover um derrame sintomático podem ser usadas em circunstâncias incomuns quando o fluido se reacumula lentamente e o paciente prefere essas abordagens. Não obstante, a maioria dos derrames malignos recorre rapidamente e seria necessária frequente drenagem, o que torna essa abordagem útil somente em alguns casos, como em um paciente com expectativa de vida muito curta.

A pleurodese química pode ser considerada quando o pulmão pode se reinflar e então entra em contato com a pleura parietal. Mesmo que a reinflação seja incompleta, enquanto o pulmão puder cobrir uma grande parte da pleura parietal, a pleurodese ainda poderá ser eficaz na prevenção da recorrência de grandes derrames sintomáticos e pode ser considerada.[63] A pleurodese com talco tem sucesso na maioria dos casos (70% a 100%)[66] e é mais efetiva do que a pleurodese com outros agentes, incluindo tetraciclina e bleomicina.[62,66] A pleurodese com talco pode ser dolorosa e, em uma pequena porcentagem dos casos, pode levar a edema pulmonar e insuficiência respiratória aguda.[1] Evidências sugerem que as partículas menores de talco (< 10 μm) podem sair do espaço pleural e distribuir-se sistemicamente; em um estudo randomizado, a pleurodese com talco graduado (sendo removidas a maioria das partículas com menos de 10 μm) estava associada a menos complicações do que o talco misturado que incluía as partículas pequenas.[67] Agentes esclerosantes alternativos foram investigados, mas atualmente o talco é o agente preferido. No entanto, ocorre significativa variabilidade na prática de pleurodese, conforme é mostrado em uma pesquisa de pneumologistas em cinco países.[68] Outros agentes incluem tetraciclina, bleomicina, iodopovidona, mostarda nitrogenada, *Corynebacterium parvum* e nitrato de prata.[66]

O talco pode ser colocado no espaço pleural por instilação como uma lama (pasta) através de um dreno torácico ou por insuflação em forma de pó (polvilhado) durante toracoscopia. A lama de talco pode ser ministrada via drenos torácicos pequenos ou grandes, sem rotação do paciente. Estudos prospectivos não mostraram benefício maior do dreno-padrão de grande calibre sobre os drenos de pequeno calibre (12 French) para pleurodese, embora o talco tenha sido usado em um número muito pequeno de pacientes,[69] e também não mostraram benefício com a rotação de pacientes, conforme determinado pela avaliação de instilação de talco radiomarcado e de desfecho.[70] Em pacientes ambulatoriais, a instilação de lama de talco por meio de cateteres de pequeno calibre seguida pela remoção dos drenos torácicos em 24 horas se mostrou promissora.[71] A lama de talco e o talco em pó foram comparados em um estudo prospectivo, randomizado e descobriu-se que têm eficácia similar; 71% dos pacientes tiveram um resultado bem-sucedido 30 dias após o uso de lama de talco e 78% após o uso de talco em pó.[72] É interessante notar que no subgrupo dos pacientes com câncer de mama ou de pulmão, o polvilhado pode ter sido melhor que a lama (82% de sucesso com o polvilhado *versus* 67% com a lama).[72] Toracoscopia ou cirurgia torácica videoassistida também tem capacidade de drenar completamente o espaço pleural no momento da talcagem e de lise de adesões, o que pode permitir mais sucesso em pacientes selecionados.

Os cateteres residentes crônicos tunelizados mostraram que são alternativas eficazes à pleurodese química, e até levam à sínfise e à remoção de cateteres em muitos pacientes. O cateter é inserido sob anestesia local, e o paciente drena o derrame por meio de um protocolo diário ou em dias alternados em regime ambulatorial. Essa abordagem pode ser a única alternativa quando a pleurodese não é possível, como, por exemplo, quando o pulmão não é capaz de se reexpandir. Atualmente se reconheceu que os cateteres residentes não apenas podem controlar os sintomas, mas, em muitos casos, induzem uma sínfise, permitindo a remoção do dreno sem recorrência do derrame. Em uma revisão de 263 pacientes com derrames pleurais malignos tratados com cateteres pleurais residentes tunelizados até uma drenagem inferior a 50 mL/dia, foi possível a remoção dos cateteres em 58% desses pacientes.[73] O tempo médio de permanência do cateter residente foi de 29 dias. O sucesso do cateter sozinho foi maior em pacientes com tumores de mama e ginecológicos (70% a 72%), sem história de irradiação da parede torácica, com resultados citológicos positivos e com reexpansão completa do pulmão subjacente.[73] Um benefício adicional dessa abordagem em regime ambulatorial é a redução do tempo de hospitalização, uma característica particularmente atraente para um procedimento paliativo. No primeiro estudo controlado randomizado comparando o cateter residente *versus* pleurodese com talco, 106 pacientes com derrame pleural maligno foram tratados com a inserção de um cateter pleural residente em procedimento ambulatorial, ou com lama de talco via dreno torácico em procedimento em regime de internação.[74] Não houve muita diferença entre as abordagens: ambas aliviaram a dispneia e proporcionaram uma qualidade de vida similar. Um número maior de pacientes no grupo do talco submeteu-se a outros procedimentos pleurais (22% *versus* 6%), e um número maior de pacientes no grupo do cateter experimentou eventos adversos. No entanto, a quase equivalência dos resultados indicou que a preferência do paciente pode guiar a escolha do tratamento.[74] Pode-se também usar uma combinação de técnicas; em um estudo piloto, pacientes com derrames pleurais malignos foram submetidos à toracoscopia com talco em pó e colocação de um cateter pleural residente tunelizado.[75] Para os 30 pacientes, a pleurodese foi eficaz em 92% e o cateter pôde ser removido em menos de 8 dias. Essas combinações de abordagens têm potencial para aumentar a eficácia sem aumentar a permanência hospitalar ou eventos adversos.

O *shunt* (derivação) pleuroperitoneal é outra alternativa à paliação quando o pulmão não pode se reexpandir ou a pleurodese não é bem-sucedida, mas é reservado primariamente aos pacientes com derrames quilosos. Pode ser considerado uma medida temporária enquanto outros tratamentos para malignidade são iniciados. Embora seja um procedimento mais invasivo, o *shunt* pleuroperitoneal permite o redirecionamento do quilo dentro do abdome, quando presumivelmente ele pode ser absorvido por diferentes vias, e assim minimiza a depleção de proteína e linfócitos. A melhora da dispneia é alcançada na maioria dos pacientes (95%).[76] É digno de nota que a câmara da bomba externa deve ser comprimida manualmente várias vezes ao dia para mover o fluido pleural dentro do espaço peritoneal.

A pleurectomia via toracotomia pode alcançar a sínfise pleural. No entanto, com o advento de alternativas efetivas, como a pleurodese e cateter pleural residente, a pleurectomia não pode ser recomendada.

PROGNÓSTICO

O prognóstico geral é pobre para a maioria dos pacientes com derrames pleurais malignos. Em uma análise de vários estudos com um total superior a 400 pacientes, a sobrevida média foi de 4 meses.[2] A sobrevida variou por tumor de origem; pacientes com derrames malignos devido a câncer de pulmão tiveram sobrevida média de 3 meses, enquanto nas pacientes com derrames pleurais devido a câncer de mama a sobrevida média foi de 5 meses, devido a mesotelioma foi de 6 meses e devido a linfoma foi de 9 meses. Quando usado para predizer a sobrevida de qualquer paciente individual, o nível de pH ou glicose no fluido pleural não foi suficientemente forte.[2] Um dos mais fortes preditores parece ser a escala de desempenho de Karnofsky; em estudo prospectivo de 85 pacientes consecutivos com derrames pleurais malignos encaminhados para pleurodese toracoscópica, aqueles com um escore de Karnofsky acima de 70 tiveram uma sobrevida média de 13,2 meses, enquanto aqueles com um escore abaixo de 30 tiveram uma sobrevida média de 1,1 mês.[38] É interessante notar que, nesse estudo, quando comparado a outras medidas, como o pH, o nível de glicose do fluido pleural, ou extensão do envolvimento carcinomatoso da superfície pleural, a pontuação do desempenho foi o único preditor significativo de sobrevida.

A expectativa de vida dos pacientes com câncer de pulmão e derrame pleural maligno afetou a classificação revisada do estadiamento de derrames pleurais malignos[77] (Cap. 53). Na sexta edição da classificação TNM, efetiva desde 1997, a malignidade do espaço pleural foi considerada uma lesão T4, com prognóstico similar ao de outras lesões invasivas, e os pacientes foram estadiados como IIIB. Porém, em uma avaliação abrangente do estadiamento e seu efeito na sobrevida, verificou-se que os pacientes com derrames pleurais malignos têm prognóstico mais precário do que os outros pacientes estadiados como T4M0 (8 meses *versus* 13 meses) e mais semelhante ao dos pacientes com doença metastática para o outro pulmão (10 meses).[77] No sistema de estadiamento revisado, a malignidade pleural (derrames malignos ou malignidade nodular pleural) é considerada juntamente com nódulos pulmonares contralaterais como doença metastática intratorácica (M1a). A doença metastática intratorácica (M1a) é classificada separadamente da doença metastática extratorácica (M1b) por causa de um prognóstico um pouco melhor.[77]

MESOTELIOMA

INCIDÊNCIA E ETIOLOGIA

O mesotelioma pleural maligno é incomum, mas não pode mais ser considerado raro, uma vez que são diagnosticados quase 3.000 casos por ano somente nos Estados Unidos. Prevê-se que o número de casos continue a aumentar nos Estados Unidos e na Europa Ocidental até aproximadamente 2020[78] em razão do aumento das exposições ocupacionais ao asbesto e de produtos que o contêm após a Segunda Guerra Mundial. Durante o apogeu da exaltação sobre o asbesto, este era visto como um avanço moderno por ser barato, proporcionar bom isolamento e resistência ao fogo e poder ser tecido ou moldado em diferentes produtos. O asbesto era até usado em produtos tais como creme dental[79] e filtros de cigarro![80] Infelizmente, após extenso uso na indústria e em materiais de construção, descobriu-se mais tarde que as fibras do asbesto eram prejudiciais. Parece que seus mecanismos de ação são múltiplos[81] (veja adiante).

Após 2020, prevê-se que o número de casos atinja um platô e então decline gradualmente nos países ocidentais por causa da redução das exposições ocupacionais causada pelas restrições ao uso de asbesto, proteção ao trabalhador e esforços para reduzir a exposição que foram instituídos a partir de meados dos anos 1970 até os anos 1990. Naqueles países industrializados, onde o controle do asbesto foi retardado por várias décadas, como no Japão, a "epidemia" de mesotelioma também pôde ser retardada por várias décadas. Infelizmente, o asbesto continua a ser minerado, e na realidade seu uso está crescendo até níveis altos em muitos países em desenvolvimento, com pouco controle ambiental, levando ao espectro de uma nova era, recente, de doenças relacionadas ao asbesto.[82] Globalmente há grande disparidade no uso de asbesto; alguns países adotam os "banimentos do asbesto", enquanto outros usam o asbesto sem regulamentação. É interessante notar que os Estados Unidos não adotam o banimento, embora o uso de asbesto tenha caído para menos de 1% de seu pico histórico.[83] Em países com uso não regulamentado do asbesto, espera-se que a incidência do mesotelioma maligno alcance altos níveis no futuro. Também se espera que o câncer de pulmão induzido pelo asbesto aumente por causa dos efeitos multiplicativos da inalação de asbesto (incluindo crisotila) e tabagismo[84] (Cap. 52, disponível *on-line*, em inglês, no site www.elsevier.com.br/expertconsult).

Entre os indivíduos com exposição significativa ao asbesto e taxas aumentadas de mesoteliomas estão os trabalhadores da indústria do asbesto, isolantes, adaptadores de canos, trabalhadores de estaleiros, mecânicos de freios, trabalhadores de ferrovias, trabalhadores de construção, carpinteiros, encanadores, eletricistas, pintores, mineiros de não asbesto, soldadores, maquinistas, fabricantes de produtos minerais e trabalhadores que realizam manutenção e reparos em edifícios com isolamento de asbesto.[85] Além disso, não raro se veem mulheres com mesotelioma cuja única exposição clara ao asbesto foi por meio das roupas contaminadas de seus esposos. Crianças em que a exposição foi incidental podem desenvolver mesotelioma no início da vida adulta.

Além dos indivíduos que trabalharam em mineração ou moenda de asbesto (a "primeira onda") e daqueles que trabalharam com o asbesto na indústria (a "segunda onda"), existe agora uma terceira onda que compreende aqueles expostos inadvertidamente ao asbesto durante exposição a curto prazo ou de baixo nível em casa ou no local de trabalho.[86] Acredita-se que a exposição inadvertida mais comum ocorra durante reformas domésticas, uma fonte que pode estar causando aumento da incidência do mesotelioma.[86] A incidência também pode se elevar devido a exposições populacionais, como a poeira assentada após o colapso do World Trade Center.[87] Além disso, o uso de nanopartículas e nanotubos levanta preocupações com efeitos tóxicos imprevistos análogos aos do asbesto, embora isso não tenha sido provado.[88,89]

Outras causas de mesotelioma foram postuladas. Há muita controvérsia sobre se o vírus símio (SV40), que contaminou a vacina pólio administrada de 1955 a 1961, possa estar contribuindo para o desenvolvimento de mesoteliomas nos Estados Unidos e outros países. O SV40 é um candidato intrigante, uma vez que ele pode imortalizar células pela ligação e inativação tanto da proteína do retinoblastoma quanto o p53, assim como controlar etapas importantes da proliferação e apoptose, respectivamente. Em uma revisão de 15 estudos, os tecidos do mesotelioma tinham probabilidade 17 vezes maior de terem evidência de SV40 comparados aos tecidos de controle.[90] Em estudos de células e animais, o SV40 pode cooperar com o asbesto na indução de danos e gerar mesotelioma.[91] No entanto, em seres humanos, uma relação causal não foi estabelecida, e estudos epidemiológicos até agora não demonstraram um aumento na incidência dos mesoteliomas em populações expostas a esse vírus.[92,93] Para complicar mais a análise, há reconhecimento de que somente a presença de sequências do DNA do SV40 não prova seu papel no desenvolvimento do tumor; para serem oncogênicas, as proteínas virais devem ser expressas e comprometerem a função das proteínas celulares necessárias para a função celular normal. No momento, o SV40 ainda está sujeito a intensa discussão, mais como um possível cocarcinógeno do asbesto do que como uma causa primária do mesotelioma. Veja os argumentos que abordam a evidência de SV40[94] e contra ele[95] como causa do mesotelioma.

O tabagismo não é associado a maior incidência de mesoteliomas.[96] Não se constatou que sílica ou fibras vítreas feitas pelo homem (lã/escórias de rocha e fibra de vidro) estejam associadas aos mesoteliomas ocupacionais.[97,98] Um excesso de casos de mesoteliomas foi identificado nos trabalhadores em refinarias de petróleo; acreditava-se no passado que esse risco se devesse à exposição ao petróleo e seus produtos, mas agora é atribuído à exposição ocupacional ao asbesto.[99] A radiação ionizante pode ser uma causa ou contribuir para o desenvolvimento de mesotelioma; um pequeno aumento no risco de mesotelioma foi descrito em pacientes expostos ao meio de contraste Thorotrast (que contém dióxido de tório), à radioterapia e a um baixo nível de radiação como os trabalhadores da energia atômica.[100]

Exposições ambientais ao asbesto também estão associadas ao desenvolvimento de mesotelioma. A exposição a baixa dose em grandes populações pode produzir apenas níveis basais de asbesto no tecido pulmonar, porém, devido ao grande número de indivíduos expostos dessa maneira, isso pode levar ao aumento do número de casos de mesotelioma (de modo semelhante à ampla exposição à luz solar e ao desenvolvimento de melanoma). Na Turquia, uma incidência extraordinariamente alta de mesotelioma é encontrada em certas aldeias na região central com exposição à poeira de erionita, uma forma fibrosa cristalina não asbestosa da zeólita mineral.[102] Atualmente se reconhece que a erionita ocorre em muitos lugares, incluindo o oeste dos Estados Unidos, e pode ser um risco futuro devido ao uso de cascalhos que a contêm em algumas rodovias.[102,103]

Finalmente, postula-se que a inflamação crônica da pleura, como a que se observa na febre familiar do Mediterrâneo, cause mesotelioma. Pelo menos quatro casos de mesotelioma foram relatados em pacientes com essa doença, presumivelmente devido à serosite recorrente.[104] O asbesto ainda pode ser uma causa subjacente ou um fator contribuinte em pacientes sem clara exposição ocupacional, visto que estudos sobre a carga de fibras sugerem que a maioria dos habitantes urbanos tem fibras de asbesto em seus pulmões.[105]

Embora milhões de trabalhadores tenham sido expostos a quantidades significativas de asbesto, somente poucos desenvolvem mesotelioma, o que torna provável a existência de fatores genéticos que aumentem a suscetibilidade. O que apoia a noção de suscetibilidade genética é a identificação de múltiplos agrupamentos familiares da doença,[106] ainda que os agrupamentos também possam ser explicados pela exposição ambiental comum ao asbesto. No entanto, na região da Capadócia, na Turquia, onde a exposição à erionita é disseminada, a suscetibilidade ao mesotelioma parece ser herdada em um padrão autossômico dominante.[107] Genes de suscetibilidade ao mesotelioma foram relatados com o emprego de estudos de associação genômica ampla.[108] Constatou-se que alguns agrupamentos familiares de mesotelioma eram decorrentes de mutação em uma linha germinativa de *BAP1* (proteína 1 associada a BRCA1), uma descoberta que liga a predisposição ao mesotelioma com a predisposição a outros tumores, como o melanoma uveal, embora esta característica familiar seja incomum no mesotelioma.[109]

CARACTERÍSTICAS GENÉTICAS

Os três genes supressores tumorais implicados com mais frequência no mesotelioma são *CDKN2A* (ou *P16INK4A-P14ARF*), o gene da *neurofibromatose tipo 2* (*NF2*), e o gene relacionado à ubiquitinação *BAP1*.[110] (Veja discussão sobre s anormalidades genéticas no câncer de pulmão no Cap. 51.) Estudos de citogenética e perda de heterozigosidade mostram perdas consistentes das regiões cromossômicas, sugerindo que essas regiões contenham genes para os supressores-chave tumorais. As perdas são encontradas de forma consistente nas regiões 1p, 3p, 6q, 9p, 13q, 15q e 22q. Entre os oncogenes ou genes promotores do crescimento dos quais se suspeita que tenham um papel no mesotelioma estão os codificadores de c-Myc e de fatores crescimento ou de receptores do fator de crescimento (p. ex., fator de crescimento derivado de plaquetas, EGFR). O perfil de expressão genética e o sequenciamento de alta capacidade de última geração estão começando a ser explorados, sendo provável que forneçam descobertas adicionais sobre as anormalidades genéticas críticas para o mesotelioma; além disso, descobertas genéticas podem dar informações prognósticas, ajudar no diagnóstico, guiar a terapia e sugerir futuras abordagens terapêuticas.[111-113]

Ação das Fibras na Pleura

O longo período de latência entre a exposição ao asbesto e o desenvolvimento de mesotelioma sugere que múltiplas anormalidades genéticas são necessárias. Ao contrário da situação no carcinoma broncogênico, em que a história natural pode ser estudada pelo repetido acesso ao epitélio bronquial, não é fácil a amostragem do espaço pleural, o que torna a história natural do mesotelioma mais obscura.[114] Muitas doenças pleurais podem ser causadas por fibras de asbesto, incluindo placas, atelectasia arredondada, fibrose e pleurisia benigna por asbesto.[115] Dessas, o mesotelioma tem a latência mais longa.

Devido ao seu formato longo e fino, as fibras de asbesto são inaladas profundamente no pulmão, translocam-se do pulmão para o espaço pleural e se acumulam na pleura parietal, onde podem interagir com células mesoteliais durante décadas.[114] Descobriu-se que as fibras se acumulam em locais específicos, onde o carbono também se acumula, sendo vistas à toracoscopia como "manchas negras"; essas manchas provavelmente correspondem a locais de *clearance* linfático de fluido pleural e células.[116] As fibras são ingeridas por macrófagos, induzindo uma inflamação crônica dentro do pulmão e da pleura. As fibras também podem ser internalizadas pelas células mesoteliais, onde podem interferir na segregação do cromossomo, levando a dano ao cromossomo, e gerar espécies reativas de oxigênio por meio de seu conteúdo de ferro, levando à lesão oxidativa ao DNA.[117] Pelos estudos em células e animais, parece que o asbesto pode lesionar os cromossomos tanto pela geração de espécies reativas de oxigênio que danificam o DNA quanto pela ruptura mecânica dos cromossomos.[118] No processo, as células desenvolvem proliferação não regulada e maior resistência à apoptose.[119] A combinação de inflamação crônica e cromossômica com dano ao DNA pode explicar seu potente efeito carcinogênico. As perdas de importantes áreas genéticas contendo supressores tumorais podem ser etapas críticas na geração do mesotelioma. Se o vírus SV40 contribui para esse processo, talvez seja por meio de ligação e inativação dos reguladores-chave do crescimento celular e da sobrevivência das proteínas do retinoblastoma e do p53.

CARACTERÍSTICAS CLÍNICAS

A média etária à apresentação é 60 anos por causa da longa latência (geralmente dos 30 aos 40 anos) desde o momento da primeira exposição ao asbesto até o desenvolvimento da doença clinicamente evidente.[78] A incidência é mais alta em homens, presumivelmente porque mais homens trabalharam em negócios relacionado ao asbesto.

Os sintomas e os achados físicos geralmente não são específicos da doença. A maioria dos pacientes apresenta dor torácica não pleurítica ou dispneia.[120] Comparada à dor da doença pleural metastática, a dor do mesotelioma pode ser intensa, contínua e quase sempre muito difícil de controlar. Queixas menos comuns são tosse, febres, calafrios, suores e fadiga. Fadiga, caquexia e dor são comuns na doença avançada. O exame físico geralmente é notável somente pelos sinais relacionados à presença de um derrame ou massa pleural. Posteriormente, no curso de doença, em geral podem-se apreciar a perda de volume e a diminuição da mobilidade da parede torácica no lado do tumor primário. Ocasionalmente, o tumor pode se estender diretamente para dentro da parede torácica e ser detectado como uma massa sensível ou não sensível na parede torácica.

Os achados laboratoriais também não são específicos e incluem anemia e trombocitose. A trombocitose (plaquetas > 400,000/μL) pode ser vista em 40% dos pacientes, e pode decorrer da produção de interleucina-6 pelo tumor, predizendo mau prognóstico.[121,122] A medição de mesotelina no soro mostra-se promissora para o diagnóstico de mesotelioma e para o monitoramento da progressão da doença.[123]

AVALIAÇÃO RADIOGRÁFICA

Os achados mais comuns na radiografia de tórax são um derrame pleural unilateral moderado a grande, ou espessamento pleural unilateral (nodular ou plano)[120] (Fig. 82-3). Em um estudo de 99 pacientes com mesotelioma maligno, o achado mais comum na TC foi uma extensão do tipo crostoso do tumor nas superfícies pleurais (70%).[124] Outros achados incluíram um envoltório circunferencial do pulmão por múltiplos nódulos (28%), espessamento pleural com margem irregular entre o pulmão e a pleura (26%), e espessamento pleural com nódulos com base pleural (20%). A invasão de tecidos moles e da parede torácica com destruição da costela também pode ser vista. À medida que a doença progride e o pulmão se torna mais envolvido pelo tumor há, muitas vezes, perda de volume com deslocamento do mediastino em direção ao lado do tumor primário (Fig. 82-3). Sinais de metástase linfática podem ser vistos, porém são evidentes com mais frequência na fase tardia do curso da doença. A progressão adicional do tumor pode levar à invasão do tórax contralateral. É importante notar que placas pleurais geralmente não são visíveis; apenas 28% têm placas radiograficamente aparentes.[125] Grandes linfonodos mediastinais são mais compatíveis com doença metastática do que com o mesotelioma. Há relatos de adenopatia mediastinal na

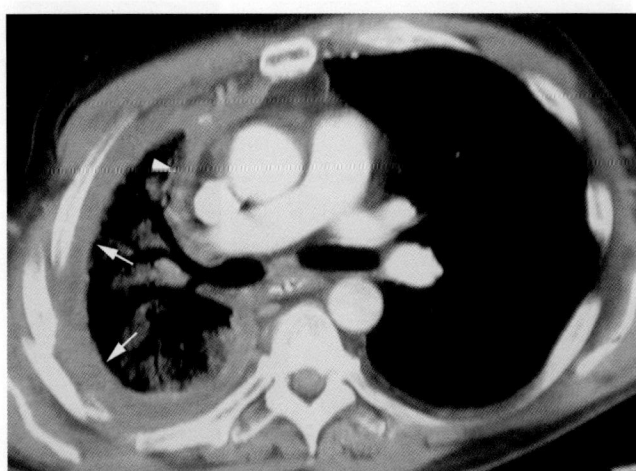

Figura 82-3 Mesotelioma. Imagem de TC axial de tórax mostra espessamento pleural difuso direito (*setas*) associado a acentuada perda de volume no tórax direito. Note a presença de envolvimento pleural mediastinal (*ponta de seta*).

radiografia ou TC de tórax como apresentação inicial do mesotelioma, mas isto é extremamente raro,[126] embora as imagens de PET muitas vezes identifiquem linfonodos ativos com tamanho e formato normais nas imagens.[127] Características radiográficas favorecendo o diagnóstico de mesotelioma maligno sobre o de doença pleural metastática foram encontradas por análise multivariada para incluir o envolvimento pleural crostoso, envolvimento pleural mediastinal e espessura pleural acima de 1 cm.[124]

Alguns clínicos preferem a RM à TC para estadiamento e avaliação pré-operatória porque, conforme é referido em um estudo, a RM pode demonstrar a extensão da doença e, em particular, da parede torácica e da invasão diafragmática melhor que a TC[128] (Fig. 82-4). No entanto, ainda não foi demonstrado que isto conceda uma importante vantagem clínica. Em estudo mais antigo, Heelan *et al.*[129] também consideraram a RM superior na detecção da invasão tecidual nessas áreas; porém, eles não constataram melhora no estadiamento e nenhuma alteração na terapia com o seu uso.

A PET, e particularmente a PET/TC, se mostra promissora como uma ferramenta para diferenciar doença benigna de maligna e também como ferramenta adjuvante para o estadiamento (Fig. 82-5). Em uma comparação de diferentes técnicas de imagens diagnósticas em pacientes com mesotelioma, depois submetidos à cirurgia, a PET/TC foi mais acurada que a PET, TC ou RM somente.[130] Espera-se que a avaliação funcional por PET também possa ser útil para estratificar pacientes pelo prognóstico[131] e para monitorar a resposta à terapia.[132]

Em pacientes sendo considerados para procedimento extensivo de ressecção de volume, como a pneumonectomia extrapleural (na qual toda a pleura é removida junto com o pericárdio, diafragma e pulmão ipsolaterais), devem-se empregar todos os esforços para definir a extensão da doença, em particular para excluir pacientes com extensão insuspeitada além da pleura. A combinação das técnicas de imagem pode ser necessária para determinar a melhor abordagem ao paciente.[133] Imagens somente podem ser insuficientes; para os pacientes que estão sendo avaliados para cirurgia, até para aqueles com imagens negativas, o exame minucioso pré-operatório em geral incluirá estudos adicionais, como a ultrassonografia endoscópica com biópsia de linfonodos suspeitos ou visualização toracoscópica da pleura ou peritônio contralateral (veja a seção "Terapia Cirúrgica" adiante).[134]

DIAGNÓSTICO

O papel do exame citológico do fluido pleural no estabelecimento de um diagnóstico é controverso, com alguns grupos demonstrando um alto nível de especificidade diagnóstica e outros demandando análise histopatológica tecidual.[135-137] Os padrões de expressão genética por microarranjo em amostras citológicas também podem ajudar no diagnóstico.[138] O único biomarcador sérico clinicamente útil é a mesotelina

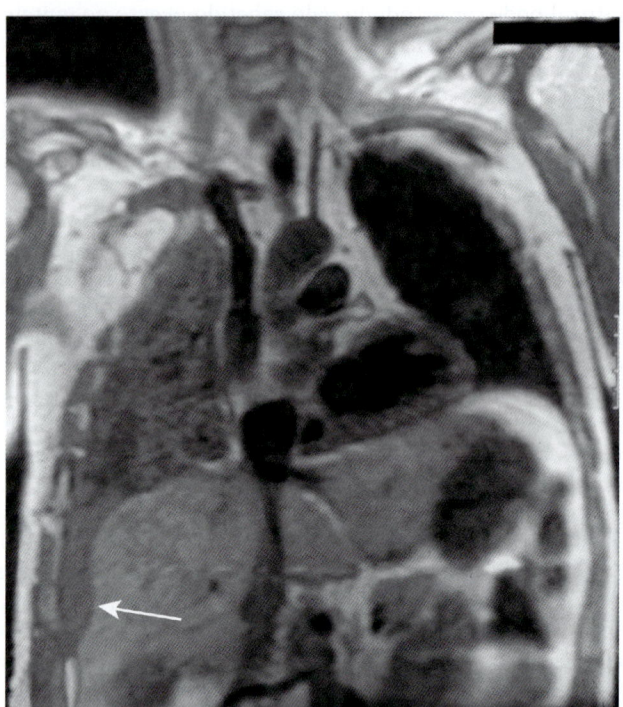

Figura 82-4 Mesotelioma. Imagem de ressonância magnética do mesmo paciente da Figura 82-3 com mesotelioma maligno mostrando invasão tumoral através do diafragma (*seta*).

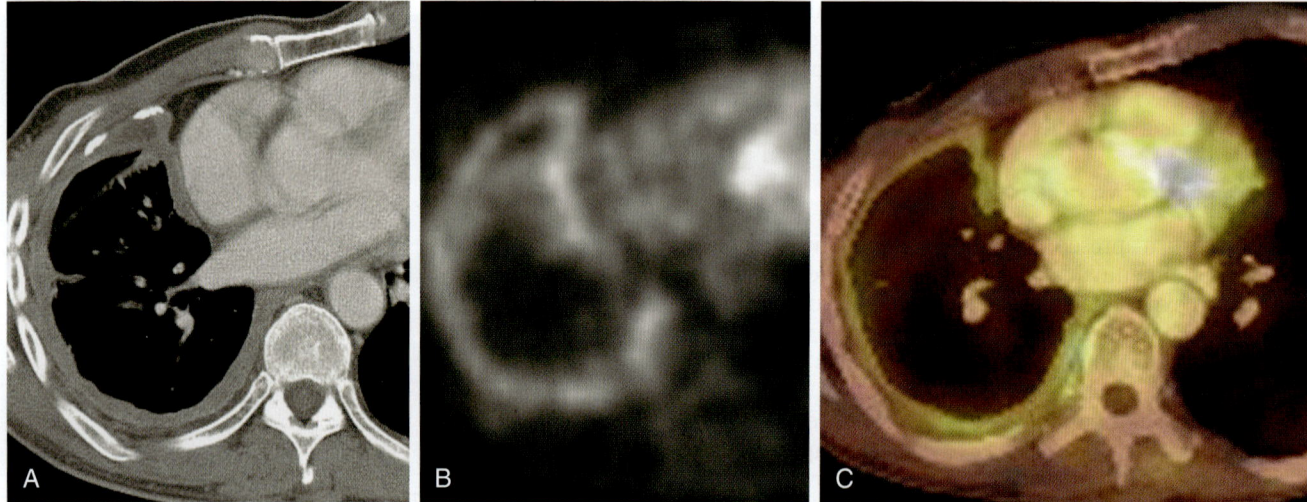

Figura 82-5 Mesotelioma pleural maligno: aparência na PET/TC. A, TC axial de tórax intensificada mostra espessamento pleural extenso, quase circunferencial direito associado à perda de volume afetando o tórax direito. **B**, PET, e (**C**) imagens PET/TC fundidas mostram extensa atividade metabólica dentro do tumor, correlacionando-a com a localização do espessamento pleural visto na TC. (Cortesia de Michael Gotway, MD.)

sérica, que, no soro, tem alta especificidade (acima de 90%) mas sensibilidade de somente 50% para o diagnóstico.[139] Em outros biomarcadores, como o ácido hialurônico, osteopontina e fibulina 3, falta especificidade.[139a] A grande especificidade da mesotelina significa que um paciente com um derrame não diagnosticado e elevado nível de mesotelina sérica tem grande probabilidade de ter mesotelioma. Os níveis de biomarcador de mesotelina no fluido pleural também podem ser úteis no diagnóstico.[140]

A biópsia pleural fechada geralmente omite tecido maligno, embora o rendimento possa ser melhorado com o uso de orientação com TC ou ultrassonográfica. Em um estudo em que os pacientes foram designados aleatoriamente para biópsia pleural fechada ou biópsia guiada por TC, o mesotelioma foi diagnosticado por biópsia pleural fechada com sensibilidade de 55% (6/11) e por biópsia guiada por TC com uma sensibilidade de 89% (8/9); embora a diferença não seja significativa devido aos pequenos números, uma vantagem diagnóstica similar à da biópsia guiada por TC foi encontrada para outras malignidades pleurais.[54] Com os corantes imuno-histoquímicos atuais, em geral o mesotelioma pode, mas nem sempre, ser diferenciado do adenocarcinoma metastático. Geralmente é mais difícil diferenciar mesotelioma das hiperplasias benignas de células mesoteliais que muitas vezes acompanham os processos inflamatórios na pleura. Em casos incertos, a biópsia cirúrgica é necessária para estabelecer um diagnóstico definitivo. A biópsia cirúrgica não apenas fornece amostras maiores para imuno-histoquímica e talvez eletromicroscopia, mas também dá informações críticas sobre o comportamento biológico do tumor. O comportamento dos mesoteliomas é único, já que eles normalmente começam na superfície da pleura parietal com múltiplas colônias de células que coalescem e se espalham para a pleura visceral. Metástases distantes geralmente são um achado muito tardio. Em contrapartida, adenocarcinomas metastáticos normalmente são mais proeminentes na superfície da pleura visceral e, com frequência, estão associados a metástase distante.

A técnica preferida para a biópsia cirúrgica é a biópsia toracoscópica (Cap. 24, disponível *on-line*, em inglês, no site www.elsevier.com.br/expertconsult). A toracoscopia não apenas tem a vantagem de obter grandes amostras, mas também permite a drenagem dos derrames e a liberação de um pulmão encarcerado.[141] Além disso, se o pulmão não estiver encarcerado, poderá ser insuflado talco no final do procedimento para se obter a pleurodese. A localização do ponto de inserção do toracoscópio é uma importante consideração se for planejada a ressecção de volume tumoral no futuro, em função da tendência dos mesoteliomas em semear os locais de biópsia e dreno torácico.[135] A falha diagnóstica com emprego de toracoscopia raramente tem sido reportada, e, nesses casos, acreditava-se que se devesse a adesões que impediam o acesso ao tumor primário.[142] Se não for possível realizar toracoscopia, uma biópsia incisional tem igualmente um alto rendimento diagnóstico.

Relata-se que a insuflação de talco apresenta uma taxa de sucesso superior a 95% na prevenção de derrame pleural recorrente nesse quadro.[143] A pleurodese com talco não interfere aparentemente nas tentativas posteriores de ressecção cirúrgica de volume. No entanto, a pleurodese com talco interfere em qualquer terapia intrapleural que possa ser considerada, como nos estudos clínicos de terapia genética; desse modo, isto deve ser considerado antes de se executar a pleurodese. A pleurodese com talco também pode confundir a interpretação da PET, que pode mostrar maior atividade nas áreas de deposição de talco por períodos de tempo prolongados após a pleurodese[48] (Fig. 82-2). Em tais casos, PET/TC pode ser útil por localizar o aumento de atividade, na PET, em áreas de maior atenuação na TC, devido ao talco.[48]

CARACTERÍSTICAS PATOLÓGICAS

O dilema do patologista pode ser a diferenciação do mesotelioma tanto do adenocarcinoma metastático quanto do mesotélio reativo não maligno. O uso de um painel de corantes imuno-histoquímicos é atualmente o padrão para o diagnóstico de mesotelioma, incluindo os anticorpos que se coram positivamente para mesotelioma (calretinina, citoqueratina 5/6, WT1) e aqueles que se coram negativamente (p.ex., corantes específicos de adenocarcinoma como CEA, MOC-31, B72.3, Ber-EP4).[144,145] O painel real dos anticorpos usados pode depender do diagnóstico diferencial sob consideração.[145] As características ultraestruturais, vistas na microscopia eletrônica, que são típicas do mesotelioma incluem os tonofilamentos citoplasmáticos e microvilosidades longas, sinuosas, ramificadas; em contrapartida, as microvilosidades dos adenocarcinomas são relativamente curtas, largas e retas.[146] Atualmente, a microscopia eletrônica raramente ou nunca é usada porque a imuno-histoquímica é mais rápida, mais barata e mais útil; se necessária, a microscopia eletrônica para detectar microvilosidades também pode ser realizada em tecido fixado com formalina dos blocos de parafina.[145] Embora se use uma variedade de corantes imuno-histoquímicos para diferenciar mesotelioma de adenocarcinoma, nenhum é específico, especialmente em tumores mal diferenciados. Os mesoteliomas sarcomatoso e bifásico levantam questões especiais, geralmente na diferenciação dos outros tumores sarcomatosos.[144]

PROGNÓSTICO E ESTADIAMENTO

A sobrevida média dos pacientes com mesotelioma maligno situa-se entre 9 e 12 meses desde o momento do diagnóstico.[147,167] Independentemente da terapia, os pacientes com o tipo celular epitelial têm melhor sobrevida, e aqueles com o tipo celular sarcomatoso, pior sobrevida, enquanto os mistos ou bifásicos geralmente caem entre os dois outros tipos.[147] Em dois estudos distintos, idade, sexo masculino, estado de desempenho, leucocitose e a presença de uma dor torácica foram associados a um pior prognóstico.[121,148]

O estadiamento é um problema naqueles pacientes nos quais a cirurgia é realizada e continua a ser controverso. Antes da proposta do sistema de estadiamento baseado em TNM do *International Mesothelioma Interest Group* (IMIG),[149] houve pelo menos outros seis sistemas propostos para o estadiamento dos mesoteliomas. Nenhum dos seis demonstrou claramente que prediz a sobrevida, incluindo o sistema de estadiamento Butchart de uso mais amplo.[150] O sistema de estadiamento IMIG baseado em TNM é organizado de maneira similar ao sistema atualmente em uso para carcinoma de não pequenas células (Tabela 82-4). Outros estudos cirúrgicos no *Memorial Sloan Kettering* apoiaram o valor prognóstico desse sistema.[151,152] Por exemplo, os pacientes com doença em estádio I tiveram uma sobrevida média de 30 meses, e aqueles com estádio IV tiveram uma sobrevida média de 8 meses.[152] No entanto, o grupo Brigham descobriu que é menos útil para a determinação de ressecabilidade cirúrgica e ainda propuseram outro sistema de estadiamento que também é amplamente usado[153] (Tabela 82-5). Deve-se notar que esse sistema de estadiamento requer ressecção para determinar o envolvimento das margens

Tabela 82-4 Sistema de Estadiamento do *International Mesothelioma Interest Group Staging System* para Mesotelioma Pleural Maligno

T1	Tumor limitado à pleura parietal ipsolateral
T1a	Nenhum envolvimento da pleura visceral
T1b	Alguns focos dispersos envolvendo a pleura visceral
T2	Tumor envolvendo toda a pleura ipsilateral, tanto a visceral como a parietal Ou invasão da pleura visceral dentro do parênquima pleural
T3	Tumor localmente avançado, mas potencialmente ressecável
T4	Tumor localmente avançado, mas tecnicamente irressecável
NX	Linfonodos regionais não podem ser avaliados
N0	Nenhuma metástase linfonodal
N1	Metástase para linfonodos broncopulmonares ou hílares *ipsilaterais*
N2	Metástase para linfonodos mediastinais subcarinais ou *ipsilaterais*
N3	Metástase para linfonodos mediastinais *contralaterais* ou linfonodos mamários internos, ou para qualquer linfonodo supraclavicular
MX	Metástase distante não pode ser avaliada
M0	Nenhuma metástase distante
M1	Metástase distante presente

Estádio	Descrição
Estádio I	
Ia	T1aN0M
Ib	T1 bN0M0
Estádio II	T2N0M0
Estádio III	Qualquer T3M0
	Qualquer N1M0
	Qualquer N2M0
Estádio IV	Qualquer T4
	Qualquer N3
	Qualquer Ml

De Rusch V, Group IMI: A proposed new international TNM staging system for malignant pleural mesothelioma. *Chest* 108:1122–1128, 1995.

Tabela 82-5 Sistema de Estadiamento *Brigham Staging System* para o Mesotelioma Pleural Maligno

Estádio	Descrição
Estádio I	Completamente ressecável
Estádio II	Margens cirúrgicas positivas e/ou adenopatia* intrapleural
Estádio III	Extensão local e doença extrapleural
Estádio IV	Metástase distante

*Adenopatia intrapleural é qualquer linfonodo presente no envelope pleural ressecado.
De Sugarbaker DJ, Norberto JJ, Swanson SJ: Surgical staging and work-up of patients with diffuse malignant pleural mesothelioma. *Semin Thorac Cardiovasc Surg* 9:356–360, 1997.

cirúrgicas, limitando sua aplicabilidade principalmente ao estadiamento pós-cirúrgico. Um novo sistema de estadiamento está sendo criado pela *International Association for the Study for Lung Cancer* (IASLC) e o IMIG, que montaram uma grande base de dados, multicêntrica e internacional de pacientes; uma análise inicial indica que o estadiamento com o uso de descritores tumorais e linfonodais descreve o diagnóstico com eficácia.[154]

Os sistemas de estadiamento podem ser suplementados com sistemas de pontuação do prognóstico que não requerem estadiamento cirúrgico. Os sistemas de pontuação de prognóstico propostos pela European Organisation for Research and Treatment of Cancer e pelo Cancer and Leukemia Group B incorporam o estado de desempenho, histopatologia e outros estudos laboratoriais.[121] A alteração nos níveis de biomarcador pode ser uma característica prognóstica acurada.[155]

ABORDAGEM À TERAPIA

A melhor terapia para mesotelioma não é conhecida. Em parte porque o mesotelioma não é comum e se dispersa em termos internacionais, existem menos estudos controlados randomizados a respeito do que de outros tumores comuns. Os protocolos de terapia foram propostos pela European Respiratory Society,[156] pelo Asbestos Diseases Research Institute of Australia,[57] e pela National Comprehensive Cancer Network.[158]

Terapia Cirúrgica

Os dois objetivos potenciais da terapia cirúrgica para mesotelioma são a paliação dos sintomas e a ressecção do volume tumoral com intenção terapêutica. Muitos acreditam que a terapia deve seguir o paradigma do tratamento desenvolvido para o câncer ovariano por causa das similaridades em comportamento biológico do câncer e origem embriológica similar das células do tumor primário.[159] Em ambas as doenças, a ressecção cirúrgica sozinha não previne a recorrência. No entanto, a abordagem de ressecção cirúrgica do volume seguida de quimioterapia sistêmica mostrou significativo sucesso no tratamento de câncer ovariano. Para a ressecção cirúrgica do volume dos mesoteliomas, duas abordagens cirúrgicas geralmente são empregadas, *pleurectomia com descorticação* (P/D) ou *pneumonectomia extrapleural* (EPP, do inglês, *extrapleural pneumonectomy*). P/D remove toda a doença macroscópica de todas as superfícies pleurais e preserva o pulmão subjacente; nas recomendações de IASLC e IMIG, uma P/D "estendida" é proposta para a situação em que o diafragma ou pericárdio também é ressecado.[160] A EPP consiste na remoção em bloco do pulmão junto com a pleura parietal circundante, pericárdio e diafragma, sendo o pericárdio e o diafragma depois substituídos por enxertos sintéticos. Todos estes são tecnicamente procedimentos desafiadores e devem ser realizados apenas por cirurgiões com extensa experiência. A EPP é especialmente difícil e foi associada originalmente a uma morbidade tão inaceitável quanto 30%. No entanto, com os avanços das técnicas cirúrgicas, anestésicas e de cuidados críticos, e seleção mais exata do paciente, centros experientes agora relatam taxas de mortalidade inferiores a 4%, uma taxa comparável à da pneumonectomia-padrão.[161] Tanto a P/D quanto a EPP são realizadas por meio de toracotomia posterolateral estendida e, conforme mencionado anteriormente, a pleurodese prévia com talco não é uma contraindicação para ambos os procedimentos.

A avaliação pré-operatória dos pacientes considerados para cirurgia inclui a avaliação completa do estádio tumoral e funções cardíaca e pulmonar. A maior parte da cirurgia confina-se àqueles pacientes com características morfológicas de células epiteliais. Se a cirurgia de ressecção de volume for benéfica, é essencial que o tumor esteja em estádio inicial e confinado a um hemitórax. TC e RM de tórax são os primeiros passos no estadiamento. A RM é preferida por alguns centros para a avaliação da extensão transdiafragmática do tumor (Fig. 82-4), e muitos agora solicitam também a PET ou PET/TC (Fig. 82-5). O reconhecimento de que o envolvimento do linfonodo mediastinal é um mau sinal prognóstico incentivou os centros a exigir mediastinocospia cervical, ultrassonografia endoscópica ou ultrassonografia endobronquial com biópsia dos linfonodos suspeitos antes da EPP. Mesmo com achados negativos em estudos por imagens, alguns grupos realizam extenso estadiamento cirúrgico com mediastinocospia e laparoscopia porque o mesotelioma geralmente se espalha pelo diafragma até o peritônio.[134]

Para pacientes que completam com sucesso essa extensa triagem, algumas séries grandes sugerem que os procedimentos de ressecção cirúrgica de volume podem proporcionar alguma vantagem à sobrevida. Nos primeiros estudos em que ambas as cirurgias eram realizadas, parecia que a pleurectomia era superior, com melhor sobrevida que a EPP.[151,162] No entanto, em um relato de acompanhamento, os mesmos investigadores verificaram que não houve diferença na sobrevida média entre os dois procedimentos cirúrgicos de ressecção de volume.[152] Ambas as séries mostraram que, com mais frequência, a falha após pleurectomia é local, enquanto a falha após EPP geralmente é extratorácica. Esses resultados enfatizam a dificuldade em erradicar o mesotelioma com cirurgia somente.

Com base nesses estudos demonstrando que a cirurgia sozinha é insuficiente para curar o mesotelioma, Sugarbaker et al.,[161] no Brigham and Women's Hospital, desenvolveram uma estratégia de ressecção de volume tumoral com o uso de EPP seguida por quimioterapia e radioterapia de alta dose para destruir células tumorais residuais. Relatou-se que essa estratégia produziu uma sobrevida média de 19 meses e sobrevida em 5 anos de 15%.[161] Contudo, nos pacientes com as três variáveis positivas (um tipo de célula epitelial, margens limpas após a ressecção e linfonodos negativos), a sobrevida média foi de 51 meses e a sobrevida em 5 anos, de 46%. É digno de nota que os pacientes com o tipo celular sarcomatoso tiveram resultados especialmente precários. Esses resultados, embora estimulantes, foram criticados por causa do viés de seleção. Devido à falta de estudos randomizados prospectivos comparando a cirurgia, com ou sem terapia adjuvante ao tratamento médico ou aos cuidados de suporte, o benefício terapêutico ou mesmo paliativo da ressecção cirúrgica de volume seguida de quimioterapia e radioterapia permanece desconhecido. Alguns críticos ressaltam que há alguns sobreviventes em longo prazo sem tratamento e que na realidade a cirurgia pode prejudicar os pacientes sem melhorar a sobrevida.[163] Por exemplo, em um estudo prospectivo não randomizado, 52 pacientes que receberam cirurgia e outros tratamentos (quimioterapia ou radioterapia) foram comparados a 64 pacientes sem tratamento. Embora se tenha percebido que os tratamentos proporcionavam paliação, não ocorreu significativa diferença na sobrevida entre pacientes tratados e não tratados.[164] Até serem realizados estudos randomizados, o melhor plano de tratamento para os pacientes com mesotelioma permanecerá desconhecido.

A ressecção cirúrgica de volume tem sido combinada com uma variedade de outras abordagens citorredutivas para destruir células tumorais residuais na superfície da cavidade torácica, incluindo hipertermia e terapia fotodinâmica, sem sucesso convincente. Nesse momento, o valor de ressecção cirúrgica de volume e medidas adjuvantes, como hipertermia, terapia fotodinâmica, quimioterapia, imunoterapia e radioterapia, não é conhecido. Pode ser que uma abordagem de ressecção de volume seguida por alguma modalidade para erradicar o tumor residual melhore o resultado. O problema da cirurgia radical para mesotelioma novamente entrou na literatura médica.[165,166] No entanto, até serem realizados estudos randomizados e ser alcançado um consenso em estadiamento, os quais são difíceis de alcançar, isto não será conhecido com confiança.

Quimioterapia

Existem dois principais regimes usados no mesotelioma. Entre os usados com mais frequência atualmente está o fármaco antifolato de múltiplos alvos pemetrexado com o fármaco à base de uma platina como a cisplatina. O uso dessa combinação foi comparado ao da cisplatina sozinha em um grande estudo de Fase III de 456 pacientes.[167] As taxas de resposta foram significativamente melhores no ramo do estudo pemetrexado-cisplatina do que no ramo da cisplatina somente (41,3% versus 16,7%), e a sobrevida foi significativamente melhor também (sobrevida média, 12,1 meses versus 9,3 meses). É importante notar que a adição de ácido fólico e vitamina B_{12} reduziu significativamente a toxicidade sem alterar o benefício à sobrevida.[167] O outro regime usado geralmente é a gencitabina em falso nucleotídeo com um agente da platina. Quase metade dos pacientes nesse regime duplo notou melhora do sintoma, 33% tiveram uma resposta parcial, e 60% tiveram doença estável; nenhum benefício à sobrevida foi demonstrado em comparação aos controles históricos.[168]

Novos Agentes em Estudo

Estudos sobre a biologia molecular do mesotelioma e os mecanismos celulares que induzem a um fenótipo maligno levaram à identificação de vários possíveis alvos terapêuticos para o tratamento dessa doença. Alguns desses estão sob investigação em estudos clínicos (www.clinicaltrials.gov). Anticorpos monoclonais marcados com toxinas direcionadas à proteína mesotelina na superfície das células do mesotelioma produziram algumas respostas importantes em estudos de imunotoxinas.[169]

Radioterapia

Apesar da evidência proveniente de estudos in vitro,[170] a experiência clínica relatada por radiologistas oncológicos sugere que o mesotelioma é um tumor especialmente radiorresistente. Além disso, a radiação do tórax envolvido é limitada pela presença de órgãos radiossensíveis e a natureza extensa do tumor. Como consequência, seu uso parece limitado à terapia adjuvante para pacientes submetidos à EPP e para o tratamento paliativo de lesões torácicas dolorosas da parede. A irradiação profilática da parede torácica pode reduzir a incidência das recorrências da parede torácica em locais de incisão, mas não há um consenso sobre seu uso, e estudos controlados randomizados são necessários.[171] Uma área de pesquisa ativa em andamento é sobre o papel da irradiação em alta dose do hemitórax após EPP para a doença em estágio inicial. Em pacientes cuidadosamente estadiados, essa abordagem resultou em uma acentuada redução das recorrências do tumor local, embora quase metade dos pacientes subsequentemente tenha desenvolvido metástases isoladas distantes.[172]

Imunoterapia

Sabe-se que uma resposta imune, embora fraca, é induzida pelo mesotelioma.[173] Esse conhecimento incentivou numerosos investigadores a estudar diferentes maneiras de fortalecer essa resposta. A instilação intrapleural de citocinas é limitada pela meia-vida curta da maioria destas, necessitando de repetidas injeções ou infusão contínua via cateter pleural. Em estudos realizados no início dos anos 1990, relatou-se que o interferon-γ intrapleural duas vezes por semana por 2 meses induz a uma taxa de resposta de 56% na doença em estágio inicial.[174] A infusão intrapleural contínua de interleucina-2 induziu uma resposta parcial em quatro de 21 pacientes e uma sobrevida geral de 16 meses.[175] Em ambos os casos, os efeitos colaterais foram mínimos e consistiram primariamente em febre e sintomas constitucionais. Estudos em animais sugerem que os interferons têm um efeito antiproliferativo em células do mesotelioma e aumentam o efeito citotóxico da cisplatina. Os resultados desses estudos levaram ao desenvolvimento de um estudo de Fase II de cisplatina-doxorrubicina e interferon alfa-2b em mesotelioma maligno avançado.[176] A resposta geral foi modesta; porém, mielossupressão grave foi vista na maioria dos pacientes, limitando a aplicação desse tratamento.[176] Vacinas específicas para o paciente têm sido estudadas, assim como outras imunoterapias, e esta continua a ser uma área muito ativa de pesquisa.[177,178]

Terapia Genética

A terapia genética pode ser particularmente adequada para uso no mesotelioma porque a doença geralmente se localiza em um espaço que pode ser alcançado com relativa facilidade e oferece uma grande área de superfície para transferência genética.[179] Entre as estratégias investigadas para o tratamento de mesotelioma estão a compensação da mutação, quimioterapia molecular e imunopotencialização genética. A compensação da mutação tenta bloquear ou substituir genes de expressão anormal. O melhor exemplo disso no mesotelioma é a compensação pela ausência da expressão do gene p16, uma anormalidade consistente no mesotelioma. A reexpressão de p16 usando um vetor adenoviral melhorou a sobrevida em um modelo murino de mesotelioma.[180] A quimioterapia molecular é uma técnica de células geneticamente modificadas que as torna suscetíveis a um fármaco. Por exemplo, um vetor adenoviral contendo o gene timidina quinase do herpes simples foi injetado no espaço pleural, o vírus é capturado pelas células mesoteliais e o produto do gene timidina quinase do herpes simples faz com que as células metabolizem o ganciclovir para um subproduto tóxico. Em humanos, tais abordagens são limitadas por captação viral irregular e desenvolvimento de imunidade ao vírus.[181] A imunopotencialização genética emprega a indução genética de uma resposta inflamatória antitumoral.[182,182a]

Terapia Paliativa

A dor é comum e geralmente incapacitante. A invasão da parede torácica pode causar dor somática localizada, invasão do nervo intercostal ou invasão vertebral podem causar dor neuropática, enquanto a invasão pulmonar pode causar dor visceral difusa. Opioides, como a morfina líquida juntamente com morfina de liberação contínua, são o fundamento para o controle da dor. A dor somática pode responder aos fármacos anti-inflamatórios não esteroides, e a dor neuropática pode se beneficiar de um anticonvulsivante como carbamazepina ou valproato de sódio. Para alguns pacientes, é necessário um procedimento como a analgesia intratecal ou o bloqueio nervoso para o alívio da dor. Cordotomia, a criação de uma lesão no trato espinotalâmico lateral na medula espinal anterolateral, foi avaliada em uma revisão sistêmica; embora a cordotomia pareça ser segura e efetiva, foram recomendados mais estudos e um registro nacional.[183]

Dispneia e tosse geralmente se devem a grandes derrames pleurais ou à disseminação tumoral. A abordagem à paliação foi descrita para os derrames pleurais malignos anteriormente neste capítulo, e algumas dessas opções são aplicáveis aos derrames também devido ao mesotelioma (Tabela 82-3). Pleurodese com talco é uma opção se não for necessário um espaço pleural patente no futuro, como é o caso da terapia intrapleural na situação de um estudo clínico. A pleurodese com talco é razoavelmente efetiva e um agente relativamente barato para essa tarefa. Conforme descrito anteriormente, ele pode ser administrado em forma de lama por meio de um dreno torácico ou em pó durante toracoscopia, com igual efeito. Independentemente, em qualquer técnica, o pulmão afetado deve ser capaz de se expandir de modo que a pleura visceral e a pleura parietal estejam em contato. A colocação de um cateter pleural tunelizado para drenagem pleural crônica é outra opção para esses pacientes, conforme descrito para os derrames pleurais malignos anteriormente.

Os cuidados psicossociais também são muito importantes na paliação em razão do medo, raiva e sofrimento associados à doença.[184,185] Quando pacientes expostos ao asbesto são elegíveis para compensação indenizatória, os médicos podem dar essas informações aos pacientes; em um estudo nos Estados Unidos, os médicos muitas vezes perderam a oportunidade de informar seus pacientes sobre a compensação e reparação legal.[186]

QUIMIOPREVENÇÃO E TRIAGEM

A existência de populações com exposição conhecida ao asbesto sugere que uma estratégia efetiva de quimioprevenção pode reduzir a incidência do mesotelioma.[187] Até o momento, os esforços de quimioprevenção nas populações expostas ao asbesto não mostraram eficácia.[188]

A triagem das populações de alto risco tem o potencial de detectar as lesões precocemente que podem responder melhor à terapia. Estudos de triagem de populações em alto risco estão em andamento para determinar o valor de rotina das imagens de TC de baixa dose.[189] O teste de mesotelina sérica apresenta uma significativa taxa inicial de melhora (15% a 40%), mas não é sensível o suficiente para ser usado como um marcador de mesotelioma em estágio inicial; são necessários biomarcadores com maior sensibilidade.[190]

Informações adicionais sobre pesquisas clínica e básica referentes ao mesotelioma podem ser encontradas em relatos de reuniões semestrais da IMIG.[191] *Sites* independentes da *web* incluem o National Cancer Institute (www.nci.nih.gov), Oncolink (Abramson Cancer Center, University of Pennsylvania; www.oncolink.com), e, para encaminhamento de pacientes para estudos em andamento dos estudos patrocinados pelo National Institutes of Health, www.clinicaltrials.gov.

TUMOR FIBROSO SOLITÁRIO DA PLEURA

Os tumores fibrosos solitários são os tumores mesenquimais que podem surgir não apenas na pleura, mas em todo o corpo.[192] O termo *tumor fibroso solitário* é usado atualmente em preferência aos termos anteriores, como *mesotelioma benigno* ou *mesotelioma localizado*, por várias razões: para distingui-lo claramente do mesotelioma maligno, para reconhecer que ele pode conter malignidade, e também reconhecer que sua origem celular mais provavelmente provém de fibroblastos pluripotenciais do que das células mesoteliais.[193,194] Esses tumores localizados da pleura são mais raros que os mesoteliomas malignos, respondendo por 8% de todos os processos patológicos benignos do tórax e 10% de todas as neoplasias pleurais.[195] Mais de 50% não causam sintomas e são identificados como um achado incidental no exame radiográfico.[196] Quando os sintomas surgem, normalmente são crônicos e relacionados aos efeitos mecânicos do tumor. Os mais comumente notados são tosse, dispneia e dor torácica.[193,197]

As síndromes paraneoplásicas estão associadas a esse tumor. A osteoartropatia hipertrófica foi descrita em 14%[197] a 19%[193] dos pacientes e geralmente se resolve em alguns meses após a ressecção do tumor.[193] A hipoglicemia é descrita em 4%[193] a 14%[197] dos pacientes com tumores solitários fibrosos, embora a porcentagem possa ser superestimada porque a hipoglicemia pode ser o fator que conduz o paciente à atenção médica. A hipoglicemia surge da produção de fator de crescimento semelhante à insulina 2 pelo tumor, que tem atividade insulínica perifericamente e no fígado.[198] Como no caso de outros tumores que não são das células da ilhota associados à hipoglicemia, a hipoglicemia pode ser mais bem tratada por ressecção total do tumor.[199] Se isto não for possível ou houver demora enquanto aguardam a ressecção cirúrgica, os pacientes são tratados com sucesso com corticosteroides, que podem suprimir a produção de fator de crescimento semelhante à insulina 2.[199]

A maioria dos tumores fibrosos solitários surge da pleura visceral, mas alguns surgem da pleura parietal.[197] Nos casos em que eles aparecem dentro do parênquima pulmonar, a margem tumoral pode estar ligada à pleura via pedículo. Normalmente são redondos e firmes, com margens claras, e podem crescer até atingir vários centímetros de diâmetro. Em uma seção de corte, o tumor exibe uma aparência fibrosa volteada com calcificação ocasional, hemorragia e necrose central. As células são alongadas e fusiformes ao exame histológico. Por meio de imuno-histoquímica, o tumor fibroso solitário pode ser distinguido do mesotelioma maligno por sua coloração para vimentina e CD34 (um antígeno de célula progenitora hematopoiética) e sua falta de coloração para queratina.[197,200]

A avaliação por imagens geralmente revela uma lesão circunscrita solitária (Fig. 82-6). Raramente ela pode ocupar todo o hemitórax, mas o tamanho médio é de cerca de 6 cm. Em um estudo, a maioria das massas parecia ter uma aparência atípica de tumores baseados na pleura, já que pareciam formar um ângulo agudo com a parede torácica em exames radiográficos.[201] Isto pode se dever ao tamanho das lesões e à tendência de se pendurarem por meio de um pedículo dentro do pulmão.[201] Em alguns casos, a massa pode ser móvel devido ao pedículo, e ocasionalmente o movimento pode ser documentado com o uso de incidências em decúbito. A TC ou RM pode revelar áreas heterogêneas de intensificação em alguns tumores grandes que se correlacionam patologicamente com áreas de necrose cística e hemorragia. Todos têm contornos uniformes ou lobulados sem evidência de invasão dos tecidos subjacentes. Ocasionalmente, é vista densa calcificação.[202] Os achados de RM são compatíveis com um tumor fibroso com baixo sinal em imagens ponderadas T1 e T2.[203] Há poucas informações sobre o uso de PET para diferenciar tumores fibrosos solitários do mesotelioma maligno. Todavia, os poucos casos na literatura apoiam o achado de captação baixa ou ausente de ^{18}F-fluorodesoxiglicose em imagens PET do tumor fibroso solitário.[204]

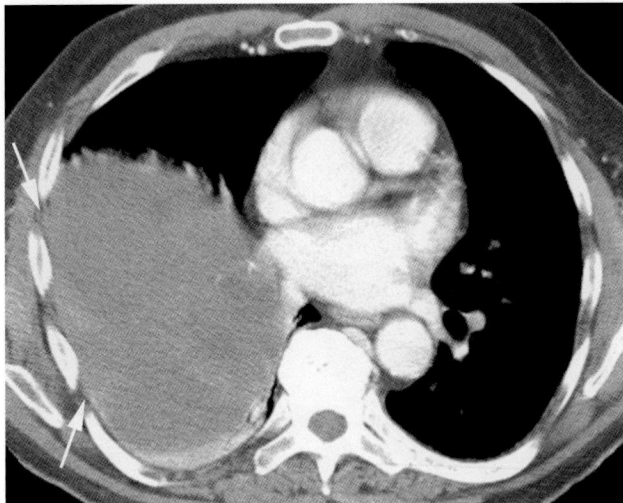

Figura 82-6 Tumor fibroso solitário da pleura. Imagem de TC axial mostra uma grande massa um pouco heterogênea no tórax inferior direito, com extenso contato com a parede torácica (*setas*).

O diagnóstico é fortemente sugerido pela radiografia de tórax e imagens de TC. Se uma síndrome paraneoplásica estiver presente junto com um grande tumor do espaço pleural, é provável o diagnóstico de tumor fibroso solitário. A biópsia por agulha pode não ser útil e, mesmo que a malignidade esteja presente dentro de uma porção do tumor, pode omitir as áreas de preocupação. A cirurgia é recomendada na maioria dos casos tanto para o diagnóstico por excisão como para o tratamento definitivo.

A ressecção cirúrgica será curativa na maioria dos casos. Quando o tumor surge da pleura visceral, a ressecção cirúrgica pode envolver a ressecção em cunha ou lobectomia. As recorrências são documentadas muitos anos após a ressecção, algumas vezes com transformação maligna.[193,205] Recomendam-se radiografias de tórax anuais para acompanhar esses pacientes após a ressecção. Algumas vezes, o retorno de uma síndrome paraneoplásica pode acompanhar a recorrência do tumor fibroso solitário.[197]

O tratamento de tumores recorrentes pode ser difícil se uma nova ressecção não for possível. As abordagens atuais visando ao VEGF e às vias de angiogênese se mostraram promissoras.[192]

LINFOMA PRIMÁRIO DE PLEURA

O *linfoma primário de pleura* (LPP) é um tipo de linfoma de célula B de alto grau que cresce dentro das cavidades corporais serosas (pleural, peritoneal e pericárdica) sem

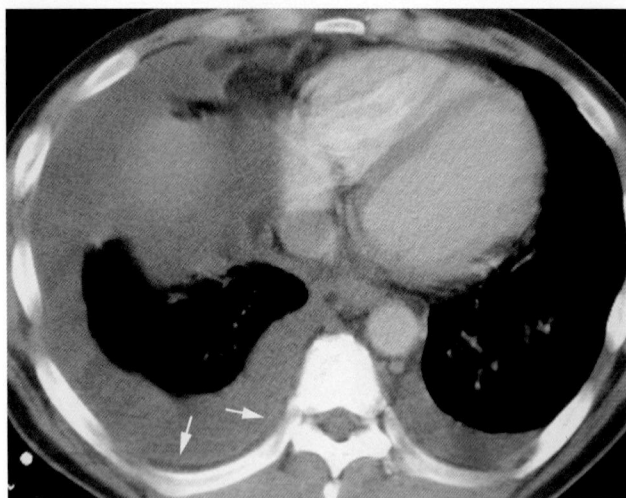

Figura 82-7 **Linfoma primário de pleura.** Na TC axial, a malignidade se manifesta em derrames bilaterais. As *setas* indicam uma pleura parietal minimamente espessada, sem nodularidade.

uma massa tumoral detectável (Fig. 82-7), ainda que ocasionalmente possa surgir em tecidos extracavitários.[206] Por causa de seu tropismo por espaços serosos, é considerado uma das entidades do grupo dos linfomas de cavidade corporal.[207] O LPP é um linfoma de cavidade corporal causado pelo *herpesvírus humano 8* (HHV-8),[207] o mesmo vírus causador do sarcoma de Kaposi. A maioria dos casos de LPP é encontrada em homens homossexuais com doença avançada pelo *vírus da imunodeficiência humana* (HIV). Em alguns casos, o LPP também é descrito em pacientes HIV-negativos, geralmente pessoas idosas de descendência do leste europeu/mediterrânea, em um padrão epidemiológico similar ao do HIV-negativo, o sarcoma de Kaposi clássico.[207] Muitos LPP em pacientes HIV-positivos revelam a coinfecção pelo vírus Epstein-Barr (EBV),[207] sugerindo um papel etiológico cooperativo entre HHV8 e EBV. No entanto, acredita-se que o HHV-8 seja o fator etiológico primário, e a identificação do HHV-8 é necessária para o diagnóstico de LPP.[207]

O LPP tende a ser uma manifestação tardia da infecção por HIV. Portanto, deve ser considerado em pacientes com doença avançada por HIV com grandes derrames linfocíticos exsudativos. Imagens de TC de tórax mostrarão um pequeno grau de espessamento pleural, sem massa tumoral ou adenopatia mediastinal[208] (Fig. 82-7). O fluido pleural pode ter um nível muito elevado de LDH.[194] Exames citológicos mostrarão grandes linfócitos pleomórficos e sugerem o diagnóstico. Os linfócitos se coram negativamente para antígenos para células B e T.[209] A identificação do HHV-8 pode ser feita pela extração de DNA dos tecidos envolvidos seguida por análise *Southern blot*, por meio de hibridização *in situ* de lâminas de amostras incrustadas em parafina, e por reação em cadeia da polimerase da transcriptase reversa *in situ* de esfregaços citológicos ou blocos celulares.[210]

O prognóstico é pobre, com relatos de sobrevida entre 6[209] e 9 meses;[211] o prognóstico pode variar dependendo do número de cavidades corporais envolvidas.[211] O tratamento geralmente é tentado com um regime do tipo CHOP (ciclofosfamida, doxorrubicina, vincristina e prednisona) e, se o paciente for HIV-positivo, com terapia antirretroviral.[212] Alguns pacientes têm mostrado se beneficiar com terapia antirretroviral somente, sugerindo que a reconstituição imune pode ser efetiva contra o linfoma.[212] À medida que se aprende mais sobre o ciclo de vida do HHV-8, há esperança de uma terapia específica direcionada ao vírus causador.[209]

LINFOMA ASSOCIADO A PIOTÓRAX

O *linfoma associado a piotórax* (LAP) é um linfoma HHV-8-negativo associado ao EBV.[207] É um linfoma não Hodgkin de alto grau que surge como uma massa no espaço pleural dos pacientes com inflamação pleural crônica de longa duração que normalmente se segue ao pneumotórax artificial para a tuberculose pleuropulmonar.[213] Essa entidade é vista principalmente no Japão, mas também é relacionada a países ocidentais.[213,214] As poucas séries disponíveis relatam uma forte associação com o EBV, com 70% dos tumores tendo evidência de EBV em um estudo.[215] O tipo celular é geralmente de células B com frequentes características plasmacitoides, mas ocasionalmente pode ser visto um fenótipo B/T dual aberrante.[214] Ao contrário do LPP, que é associado à imunodeficiência sistêmica decorrente do HIV ou da idade avançada, o LAP é associado à imunossupressão pleural local e à estimulação antigênica.[207]

Uma revisão relativamente grande de 106 pacientes com LAP no Japão mostrou que a média etária no momento do diagnóstico é de 64 anos (variação, 46 a 82 anos).[215] Nesses pacientes, houve pelo menos uma história de 20 anos de piotórax (média, 37 anos, máximo, 64 anos), e os pacientes eram predominantemente do sexo masculino (12:1). Todos tinham uma história de inflamação crônica da pleura, devido a pneumotórax artificial para o tratamento de tuberculose pulmonar (80%) ou pleurite tuberculosa (17%). Febre e/ou dor nas costas eram os sintomas comuns à apresentação, e a radiografia de tórax ou TC demonstravam uma massa pleural localizada em uma área de doença pleural crônica.[216] Há relatos de imagens de PET mostrando intensa captação na massa.[217] Não existem grandes séries avaliando tratamentos específicos para essa doença. Em alguns relatos, parece que os pacientes podem ter melhor resposta com radioterapia do que com quimioterapia.[218,219] Na revisão de registros de 106 pacientes, estes foram submetidos a vários tratamentos, incluindo ressecção cirúrgica, quimioterapia com regime tipo CHOP ou radioterapia.[215] Os pacientes pareceram responder inicialmente à quimioterapia, mas o resultado clínico foi pobre, com uma sobrevida de 22% em 5 anos.[215] Em um paciente submetido a tratamento, a carga de EBV sérico medida por reação em cadeia da polimerase quantitativa em tempo real correlacionou-se bem com o tamanho do tumor, sugerindo que o monitoramento da carga de EBV sérico pode ser útil no tratamento de pacientes EBV-positivos com essa doença.[219]

Pontos-chave

- Derrames malignos se devem geralmente a câncer de pulmão, seguido pelo câncer de mama e linfoma.
- Derrames malignos quase sempre são diagnosticados por exames citológicos (60% dos casos), com um alto rendimento para adenocarcinoma e baixo rendimento para carcinoma epidermoide. Se os resultados citológicos forem negativos, biópsia guiada por imagem e toracoscopia têm um alto rendimento (80% a 100%) para o diagnóstico.
- Malignidade pode envolver o espaço pleural sem formação de derrame. Na sétima edição do estadiamento tumor-nodo-metástase para câncer de pulmão, a malignidade pleural com ou sem derrame agora é classificada como uma lesão metastática (M1a, metástase intratorácica).
- A paliação de derrames pleurais malignos pode incluir punções repetidas, pleurodese com talco, ou drenagem com cateter residente, com a escolha dependendo da expectativa de vida do paciente e da capacidade de reexpansão do pulmão. A drenagem com cateter residente pode ser um procedimento ambulatorial e levar à sínfise e à remoção do cateter em muitos pacientes.
- O mesotelioma pleural deve ser considerado em qualquer paciente com um exsudato persistente não diagnosticado, especialmente se houver história de exposição ao asbesto, dor torácica, espessamento nodular tipo crostoso da pleura e envolvimento da pleura mediastinal. O diagnóstico pode ser sugerido por um elevado nível de mesotelina no soro ou fluido pleural, mas será necessária biópsia, geralmente por toracoscopia, para tecido adequado para painéis de corantes imuno-histoquímicos.
- Demonstrou-se, em um grande estudo prospectivo randomizado, que o mesotelioma pleural responde à cisplatina mais pemetrexado; embora não estudada em um estudo randomizado, a cirurgia pode ter um papel na ressecção de volume e como parte da terapia de múltiplas modalidades, incluindo quimioterapia e radioterapia.
- Os tumores fibrosos solitários da pleura são tumores mesenquimais que podem envolver a pleura visceral e normalmente são tratados com sucesso por ressecção.
- O *linfoma primário de pleura* (LDP) e o *linfoma associado ao piotórax* (LAP) surgem no espaço pleural, o primeiro se apresenta sem uma massa e o segundo como uma massa. O LDP está associado à imunossupressão sistêmica decorrente de HIV e é causado pelo herpesvírus humano 8; LAP é associado à inflamação pleural de longa duração e ao vírus Epstein-Barr.

As Referências estão disponíveis exclusivamente no site www.elsevier.com.br/expertconsult

SEÇÃO O

DISTÚRBIOS DO MEDIASTINO

83 TUMORES E CISTOS MEDIASTINAIS

GUANG-SHING CHENG, MD • THOMAS K. VARGHESE, MD, MS, JR. • DAVID R. PARK, MD

INTRODUÇÃO	Imagens de Ressonância Magnética	**TUMORES E CISTOS ESPECÍFICOS DO MEDIASTINO**
ANATOMIA NORMAL DO MEDIASTINO	Ultrassonografia	Lesões do Mediastino Anterior
APRESENTAÇÕES CLÍNICAS DE DOENÇA MEDIASTINAL	Imagem Nuclear	Lesões do Mediastino Médio
O Mediastino em Pacientes com Malignidade	**TÉCNICAS PARA OBTENÇÃO DE TECIDO MEDIASTINAL**	Lesões do Mediastino Posterior
Massa Assintomática	Biópsia Guiada por Imagem	Massas Mediastinais Diversas
Compressão ou Invasão de Tecidos Adjacentes	Biópsia Cirúrgica	**ABORDAGEM GERAL DE UMA MASSA MEDIASTINAL**
Síndromes e Sintomas Sistêmicos	**MASSAS MEDIASTÍNICAS**	Avaliação Inicial
IMAGINOLOGIA DO MEDIASTINO	Classificação	Tratamento Cirúrgico
Técnicas Radiográficas Convencionais	Incidência	
Tomografia Computadorizada		

INTRODUÇÃO

O mediastino é a região do tórax entre as cavidades pleurais que contém o coração e outras vísceras torácicas, exceto os pulmões. O interesse no estudo do mediastino como uma região do corpo separada é resultante da diversidade e importância das estruturas que o compõem e da multiplicidade de processos de doenças pelas quais ele pode ser afetado. As lesões de massas que surgem no mediastino representam um grupo heterogêneo de processos benignos e malignos que desafiam uma fácil categorização. As manifestações clínicas não específicas da maioria dessas desordens e a relativa inacessibilidade para a coleta de tecidos resulta em um considerável desafio para a avaliação clínica das doenças mediastinais. Este capítulo descreverá a anatomia normal e o conteúdo do mediastino, as manifestações clínicas produzidas pelas doenças mediastinais e os métodos disponíveis para a investigação diagnóstica. Em seguida abordará as características específicas de cistos e tumores do mediastino, e esboçará uma abordagem clínica geral para a avaliação da doença mediastinal. As lesões que surgem primariamente no mediastino serão o foco da discussão patológica; o câncer de pulmão será discutido no que se refere a achados no mediastino.

ANATOMIA NORMAL DO MEDIASTINO

A anatomia do mediastino é dividida em compartimentos anterior, médio e posterior.[1] Este modelo tricompartimentado é consistente com o desenvolvimento embrionário da região, e com a distribuição característica das desordens individuais encontradas clinicamente. As relações anatômicas entre as vísceras do mediastino e os tecidos planos são mais bem visualizadas nas imagens axiais, como demonstrado esquematicamente em uma radiografia torácica lateral na Figura 83-1.[2]

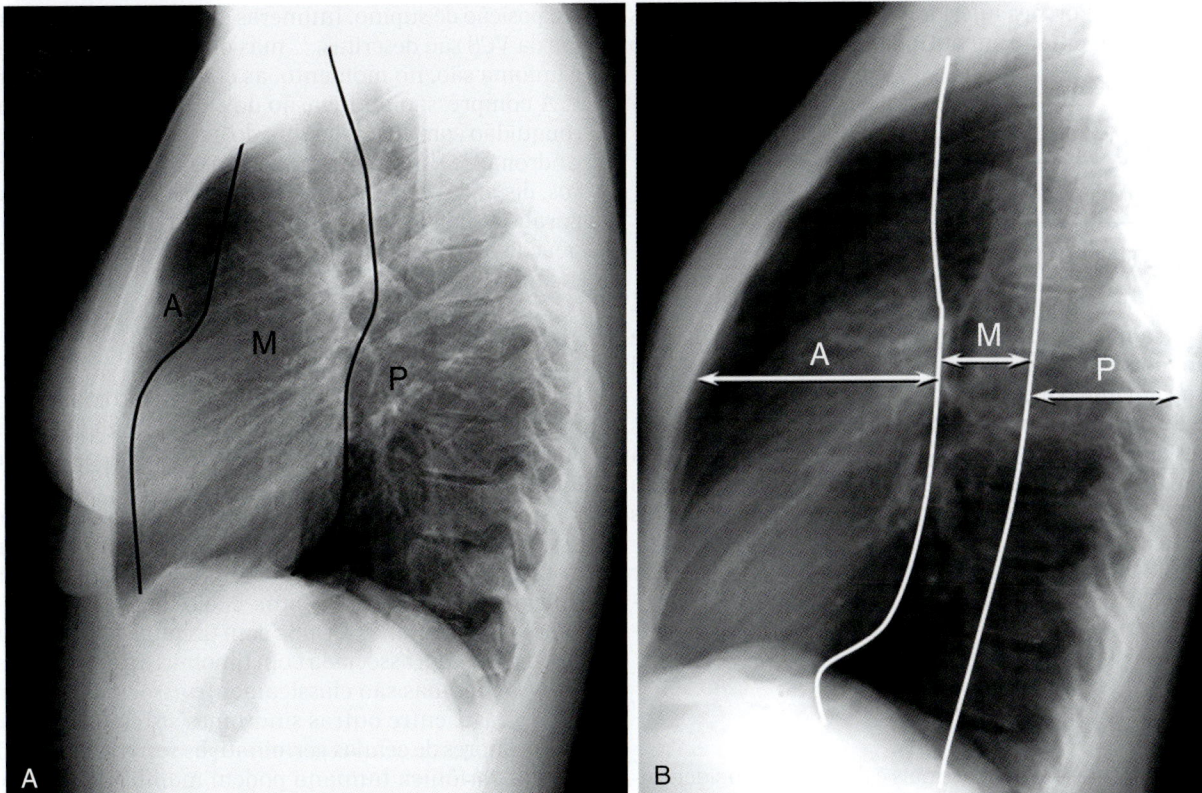

Figura 83-1 Compartimentos do mediastino. A, Por convenção *anatômica* o mediastino é dividido em compartimentos anterior (A), médio (M) e posterior (P), tal como descrito nesta radiografia torácica lateral. **B,** Outro método foi desenvolvido para facilitar a construção de um diagnóstico diferencial preciso para as massas mediastinais detectadas na radiografia de tórax. Usando este método *radiológico,* o compartimento mediastinal anterior (A) é definido como os tecidos que residem anteriormente à linha traçada ao longo do aspecto anterior da traqueia e se estende ao longo da margem cardíaca posterior, desde a entrada do tórax até o diafragma. O compartimento mediastinal posterior (P) é definido com as estruturas situadas posteriormente a uma linha traçada 1 cm posterior à outra linha traçada ao longo da margem anterior das vértebras torácicas; o compartimento mediastinal médio (M) consiste naqueles tecidos que residem entre essas duas linhas. (De Whitten CR, Khan S, Munneke GJ, Grubnic S: A diagnostic approach to mediastinal abnormalities. *Radiographics* 27:657–671, 2007.)

O compartimento anterior consiste em tudo que esteja na porção anterior e superior do coração; seus limites são o esterno, a primeira costela e uma linha curva imaginária que se segue pela borda anterior do coração e vasos braquiocefálicos a partir da entrada torácica até o diafragma. Dentro do compartimento anterior está abrigada a glândula timo, as extensões subesternais das glândulas paratireoide e tireoide, e tecido linfático (Tabela 83-1).

O compartimento médio, dorsal ao mediastino anterior, se estende desde a borda inferior da margem anterior do coração ao longo do diafragma e, em seguida, cranialmente ao longo do limite posterior do coração e posteriormente à parede da traqueia. Este compartimento contém o coração, o pericárdio, o arco aórtico e seus ramos principais, veias inominadas, a *veia cava superior* (VCS), as artérias pulmonares e hilo, a traqueia e uma infinidade de grupos de nódulos linfáticos. Além disso, os nervos frênico e vago superior percorrem o compartimento médio do mediastino.

O compartimento posterior ocupa o espaço entre a parte de trás do coração e da traqueia e a frente das costelas posteriores e processos paravertebrais. Esse compartimento estende-se do diafragma cranialmente à primeira costela. Nele encontram-se o esôfago, a aorta descendente, veias ázigos e hemiázigos, nódulos linfoides paravertebrais e

Tabela 83-1 Conteúdos Normais do Mediastino

COMPARTIMENTO ANTERIOR

Timo
Extensão subesternal das glândulas tireoide e paratireoide
Vasos linfáticos e linfonodos
Tecido conjuntivo

COMPARTIMENTO MÉDIO

Coração
Pericárdio
Arco aórtico e grandes vasos
Veias inominadas e veia cava superior
Artérias pulmonares
Traqueia e brônquios principais
Hilo
Linfonodos
Nervo vago superior e frênico
Tecido conjuntivo

COMPARTIMENTO POSTERIOR

Esôfago
Aorta descendente
Veias ázigos e hemiázigos
Linfonodos paravertebrais
Ducto torácico
Nervo vago (porções inferiores)
Cadeia simpática
Tecido conjuntivo

ducto torácico. Porções inferiores do nervo vago e cadeias simpáticas também são encontradas dentro do mediastino posterior.

APRESENTAÇÕES CLÍNICAS DE DOENÇA MEDIASTINAL

O MEDIASTINO EM PACIENTES COM MALIGNIDADE

A principal razão pela qual os clínicos avaliam o mediastino é para o estadiamento de pacientes com câncer de pulmão, pois é crucial para a conduta clínica saber a real extensão em que o mediastino está envolvido.[3] O estadiamento de câncer de pulmão será discutido com maiores detalhes nos Capítulos 21 e 53. A avaliação pré-operatória cuidadosa do mediastino é fundamental para indicar ao paciente uma ressecção cirúrgica ou outras modalidades de tratamento.[4, 5]

Malignidades não torácicas também podem metastatizar para o mediastino. Isto é particularmente comum em tumores originários da cabeça e pescoço, esôfago, trato geniturinário, mamas e pele (melanoma maligno).

MASSA ASSINTOMÁTICA

A maioria das massas mediastinais é descoberta incidentalmente — pelo menos metade de todas as massas do mediastino é assintomática e detectada por radiografia torácica realizada por razões não relacionadas. Aproximadamente 80% das massas assintomáticas são benignas, enquanto mais da metade das pessoas com sintomatologia possuem massas malignas.[6-8]

COMPRESSÃO OU INVASÃO DE TECIDOS ADJACENTES

Os sintomas em pacientes com lesões por massas do mediastino são causados geralmente pela compressão ou invasão de estruturas intratorácicas adjacentes.[6,7] A dor no peito pela tração dos tecidos do mediastino, invasão dos tecidos ou erosão óssea é comum. A tosse pode ser devido à compressão extrínseca da traqueia ou brônquios, erosão das vias respiratórias e, em alguns casos, pneumonia pós-obstrutiva. Também podem ser parte da apresentação clínica sinais de hemoptise, rouquidão ou estridor. A invasão ou inflamação da superfície pleural pode produzir uma efusão pleural, causando dor e dispneia. A compressão ou invasão direta do esôfago pode ocasionar disfagia. Raramente, tumores do mediastino anterior podem causar pericardite ou tamponamento cardíaco, e as massas no mediastino médio podem produzir obstrução da saída do fluxo do ventrículo direito e *cor pulmonale*.

A VCS é especialmente vulnerável a compressão extrínseca e obstrução, porque possui paredes finas e tem baixa pressão intravascular. A síndrome da VCS resulta do aumento na pressão venosa na parte superior do tórax, cabeça e pescoço[9] e é caracterizada pela dilatação das veias contralaterais da porção superior do tórax e pescoço, edema e pletora facial, pescoço, e porção superior do tronco, e sufusão e edema de conjuntiva (Fig. 53-5A e B). Os sinais neurológicos tais como dor de cabeça, perturbações da consciência e distorção visual, podem estar presentes. Os sintomas são exacerbados em posição de supino. Inúmeras causas benignas de síndrome da VCS são descritas,[10] mas o carcinoma broncogênico e linfoma são, no momento, as etiologias mais comuns.[11, 12] A compressão ou invasão dos nervos pode resultar em rouquidão com envolvimento do nervo laríngeo recorrente, síndrome de Horner com envolvimento de gânglios simpáticos, dispneia com envolvimento do nervo frênico causando paralisia diafragmática, taquicardia por envolvimento do nervo vago e manifestações clínicas pela compressão da medula espinal.

SÍNDROMES E SINTOMAS SISTÊMICOS

Febre, anorexia, perda de peso e outros sintomas sistêmicos são características inespecíficas de malignidade e inflamação que podem se manifestar em pacientes com doença do mediastino.

Além disso, os tumores primários do mediastino estão associados com uma infinidade de síndromes sistêmicas distintas (Tabela 83-2).[6, 7, 13-15] Algumas possuem atividade tipicamente endócrina, como bócio intratorácico, o qual pode se apresentar associado com tireotoxicose. A síndrome de Cushing está associada com timomas e tumores carcinoides. Os timomas são classicamente associados com miastenia grave, entre outras síndromes sistêmicas. Pacientes com tumores de células germinativas secretoras de gonadotrofina coriônica humana podem manifestar ginecomastia, e pacientes com feocromocitoma podem apresentar hipertensão. A hipercalemia pode ser uma anormalidade observada em pacientes com adenoma de paratireoide e linfoma. Acredita-se que a hipoglicemia em pacientes com determinados tumores pleurais, teratomas, fibrossarcomas e neurossarcomas resulte da atividade endócrina destes tumores.

Tabela 83-2 Síndromes Sistêmicas Associadas com Massas do Mediastino

Síndrome	Condições Associadas
EFEITOS ENDÓCRINOS	
Hipotireoidismo ou hipertireoidismo	Bócio do mediastino
Hipercalcemia	Adenoma da paratireoide e linfoma
Hipertensão	Feocromocitoma, ganglioneuroma, quimodectoma
|||Síndrome de Cushing	Carcinoide, timoma
Hipoglicemia	Tumor mesenquimal
Ginecomastia	Tumor de células germinativas
Diarreia	Ganglioneuroma, neuroblastoma
EFEITOS AUTOIMUNES	
Opsomioclonia	Neuroblastoma
Miastenia grave	Timoma
Aplasia de células vermelhas	Timoma
Miocardite	Timoma
Hipogamaglobulinemia	Timoma
SÍNDROMES CONGÊNITAS	
Neurofibromatose	Neurofibroma
Neoplasia endócrina múltipla	Adenoma de paratireoide, feocromocitoma
CAUSAS DESCONHECIDAS	
Dor induzida por álcool	Linfoma de Hodgkin
Febre e sudorese noturna	Linfoma

IMAGINOLOGIA DO MEDIASTINO

O mediastino é relativamente inacessível para se examinar ou explorar. Assim, os estudos de imagem desempenham um papel importante na avaliação inicial da doença mediastinal. Estes incluem estudos radiográficos convencionais, *tomografia computadorizada* (TC), *imagens de ressonância magnética* (RM), ultrassonografia transtorácica e endoscópica, PET e outros estudos com radionuclídeos.

TÉCNICAS RADIOGRÁFICAS CONVENCIONAIS

A maioria das anormalidades do mediastino é primeiramente detectada por radiografias torácicas com posicionamento posteroanterior e lateral, e determinadas lesões de massas do mediastino possuem achados característicos (Tabela 83-3). Por exemplo, teratomas estão geralmente na porção anterior e podem apresentar áreas de cálcio (por vezes dentes ou ossos), gordura e tecidos moles. Tumores neurais situam-se posteriormente e têm margens nitidamente delineadas. Os cistos broncogênicos tendem a posicionar-se diante da traqueia, carina ou dos brônquios principais. Estes achados dão indícios da possível origem da massa do mediastino, porém uma avaliação mais aprofundada da imagem é geralmente necessária.

Nas condições clínicas apropriadas, estudos contrastados permanecem como uma importante ferramenta diagnóstica para as doenças mediastinais. O esofagograma de bário pode revelar compressão extrínseca, divertículo esofágico, invasão tumoral ou formação de fístula.[6] A angiografia pode identificar compressão ou invasão vascular, definir o suprimento vascular de tumores e fornecer amostra de sangue para a localização hormonal de alguns tumores. A mielografia pode auxiliar a delinear a extensão intraespinal de tumores no mediastino posterior e diferenciar as neoplasias neurogênicas de meningoceles. Essas técnicas, em sua maioria, têm sido suplantadas pela TC e RM.

TOMOGRAFIA COMPUTADORIZADA

A imagem da TC é o pilar da avaliação radiográfica do mediastino, pois esta modalidade pode detectar seguramente a localização anatômica, morfologia e a densidade dos tecidos da massa. O plano transaxial da TC é adequado para a avaliação das estruturas do mediastino, a maioria das quais está orientada perpendicularmente a este plano. A administração de contraste intravenoso auxilia a delinear as estruturas vasculares, tanto as relacionadas com a massa, quanto as demais estruturas mediastinais. Os padrões facilmente identificados pela TC incluem a alta densidade de tecidos calcificados e vasos sanguíneos realçados com contraste, além da característica de baixa densidade da gordura (Fig. 83-2).[16] Variações anatômicas e cistos preenchidos por líquido podem ser distinguidos com confiança de massas sólidas e volumosas, que podem possuir bordas irregulares e áreas necróticas. Além disso, o local de origem das massas do mediastino pode ser mais bem identificado.[17] Tem sido descrita uma infinidade de achados tomográficos característicos de desordens mediastinais (Tabela 83-3). Por exemplo, a especificidade da TC na apresentação de teratomas, timolipomas e herniação da gordura omental é de 100%, mas a precisão total da TC para o diagnóstico preditivo de todas as massas mediastinais é menor que 50%.[16]

Nódulos linfáticos são facilmente identificáveis na tomografia computadorizada e podem ser categorizados pelo seu tamanho e morfologia. Nódulos linfáticos mediastinais maiores que 1 cm de diâmetro na linha central são considerados anormalmente aumentados, e são suspeitos de malignidade no contexto clínico geral. Nódulos linfáticos mediastinais com diâmetro maior que 2 cm são, praticamente, sempre anormais. Na mais recente revisão sistemática de estudos sobre o uso da TC no mediastino para o estadiamento de câncer de pulmão, foi descrito um padrão mediano de sensibilidade e especificidade na identificação de nódulos linfáticos metastáticos ao utilizar o critério de diâmetro maior que 1 cm, sendo elas de 55% e 81% respectivamente,[18] dados similares à descrição prévia de Gould et al.[19] Entretanto, mesmo em diversos pacientes com carcinoma broncogênico confirmado, achados benignos estavam presentes em 10% a 37% dos nódulos linfoides que possuíam diâmetro maior que 2 cm ou tinham evidência de necrose central.[20, 21]

Tabela 83-3 Achados Radiográficos Característicos na Doença Mediastinal

Característica	Etiologia Provável
Massa volumosa na apresentação inicial	Anterior: linfoma, tumor de células germinativas, timoma ou carcinoma tímico Posterior: tumor neurogênico
Massa em forma de lágrima dentro da fissura interlobar	Cisto broncogênico ou pericárdico
Densidade de gordura na TC	Lipomatose mediastinal ou lipoma
Massa em calcificação	Na borda da massa: Timoma cístico ou adenoma da tireoide Aneurisma Silicose (calcificação "casca de ovo") No centro da massa: Adenoma de tireoide Teratoma
Dentes ou osso	Teratoma
Flebólitos	Hemangioma
Nível de fluido de ar na massa	Doença esofágica Hérnia diafragmática Cisto de desenvolvimento Teratoma cístico Abscesso
Opacidade parenquimal associada com massa	Granulomas de infecção/inflamação Carcinoma broncogênico metastático Linfoma com extensão direta para o pulmão Anormalidade esofágica com pneumonite aspirativa Compressão bronquial por massa mediastinal primária
Efusão pleural associada com massa	Malignidade metastática com envolvimento pleural Inflamação granulomatosa dos nódulos linfáticos
Obstrução da veia cava superior	Início recente: Carcinoma broncogênico Linfoma Trombose associada a cateter De longa data: Fibrose do mediastino
Erosão ou destruição óssea	Aneurisma arterial Tumores de nervos periféricos ou gânglios simpáticos Meningocele
Deformidade espinhal ou das costelas	Cisto entérico

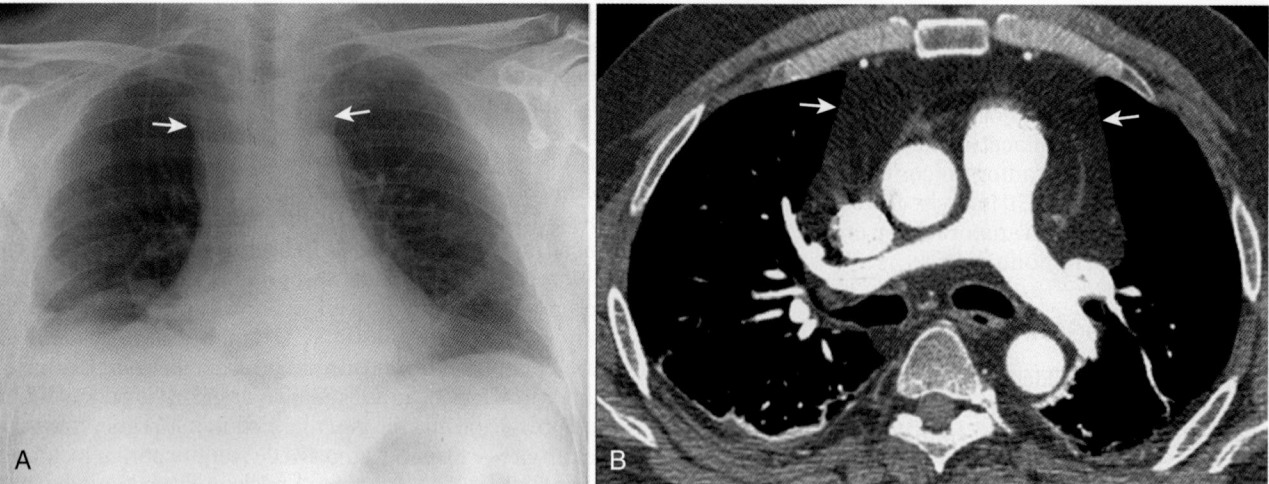

Figura 83-2 Lipomatose Mediastinal. Radiografia torácica **(A)** mostrando alargamento difuso do mediastino (*setas*) e TC do tórax **(B)** demonstrando excessiva gordura de deposição (*setas*) no mediastino anterior de um paciente com lipomatose mediastinal.

Embora a TC não consiga distinguir confiavelmente as doenças benignas e malignas, este exame continua sendo o procedimento de escolha inicial de imagem para a avaliação do mediastino em pacientes com massa mediastinal primária[13-15] ou com suspeita de câncer de pulmão.[22] A TC pode definir precisamente a anatomia do mediastino e orientar o diagnóstico invasivo subsequente e os procedimentos de estadiamento, ou pode confirmar uma suspeita clínica com amplo envolvimento do mediastino ou invasão dos órgãos viscerais que se opõem à ressecção curativa.

IMAGENS DE RESSONÂNCIA MAGNÉTICA

Embora seja menos utilizada do que a TC para a avaliação de lesões mediastinais, a RM oferece inúmeras vantagens em potencial sobre a TC. A ressonância magnética avalia os tecidos através da mensuração da radiofrequência induzida pelas emissões de ressonância nuclear, e sua melhor resolução de contraste sobre a TC é vantajosa para a avaliação de estruturas de tecidos moles e limites dos tecidos (Fig. 83-3).[23-26] Vasos sanguíneos são identificáveis sem a necessidade de contraste de reforço (Fig. 83-4), e de modo que a RM pode proporcionar uma alternativa para os pacientes que não podem receber o material de contraste iodado necessário para realização de TC. A exposição à radiação ionizante é também eliminada.[27]

A RM é útil na avaliação de tumores neurogênicos e também pode ser utilizada para avaliar timomas e distingui-los de cistos congênitos ou carcinoma de timo.[28] RM pode ser utilizada para a definição anatômica antes da ressecção cirúrgica de tumores de sulco superior, ou tumores que invadam o mediastino, parede torácica ou o diafragma.[4,22]

Considerando que a TC é mais comumente utilizada na rotina de estadiamento de câncer de pulmão, a RM pode ser útil para a definição anatômica em circunstâncias especiais, como antes da ressecção cirúrgica de tumores do sulco superior ou de tumores que invadam o mediastino, parede torácica ou o diafragma.[5,23] Um grande estudo comparativo entre TC e RM em pacientes com câncer de pulmão encontrou acurácia semelhante na detecção de envolvimento de nódulos linfáticos mediastinais, mas a RM foi superior na detecção direta de invasão tumoral do mediastino Cap. 18).[29] A RM de difusão ponderada distingue entre lesões de mediastino benignas e malignas, com base no nível do coeficiente de difusão aparente

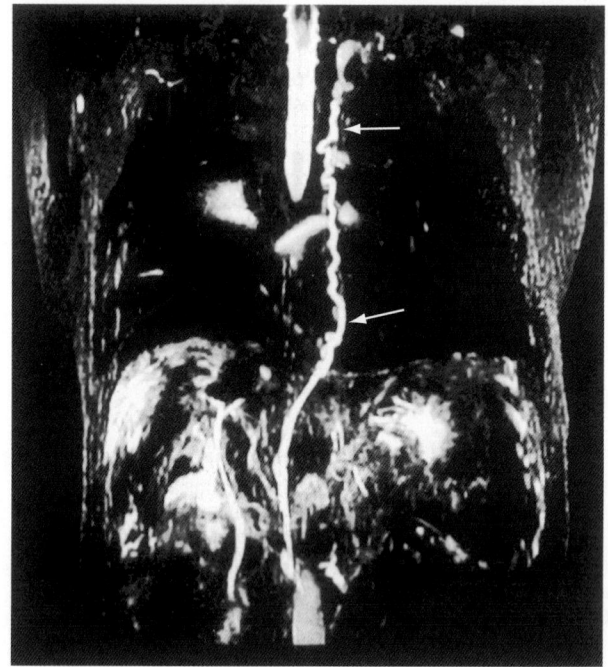

Figura 83-3 Linfograma do ducto torácico na ressonância magnética. O curso normal do ducto torácico pode ser visualizado cruzando diagonalmente através do mediastino inferior da direita para a esquerda do paciente, e então ascendendo ao longo do mediastino esquerdo para encontrar a veia subclávia. Neste caso o ducto é um pouco mais dilatado e tortuoso que o normal devido à presença de cirrose hepática. (De Takahashi H, Kuboyama S, Abe H, et al: Clinical feasibility of noncontrast-enhanced magnetic resonance lymphography of the thoracic duct. *Chest* 124:2136–2142, 2003.)

com uma sensibilidade de 95% e especificidade de 87% em um estudo com 53 lesões mediastinais,[24] com evidências de valores menores de coeficiente de difusão aparente, indicando uma difusão mais lenta das moléculas de água nas lesões malignas. No entanto, o uso da RM para o estabelecimento de malignidade ou benignidade necessita de estudos mais aprofundados.

ULTRASSONOGRAFIA

A ultrassonografia pode confirmar a natureza cística de massas do mediastino, mas não pode facilmente distinguir entre lesões císticas malignas e benignas. Ambas as sondas

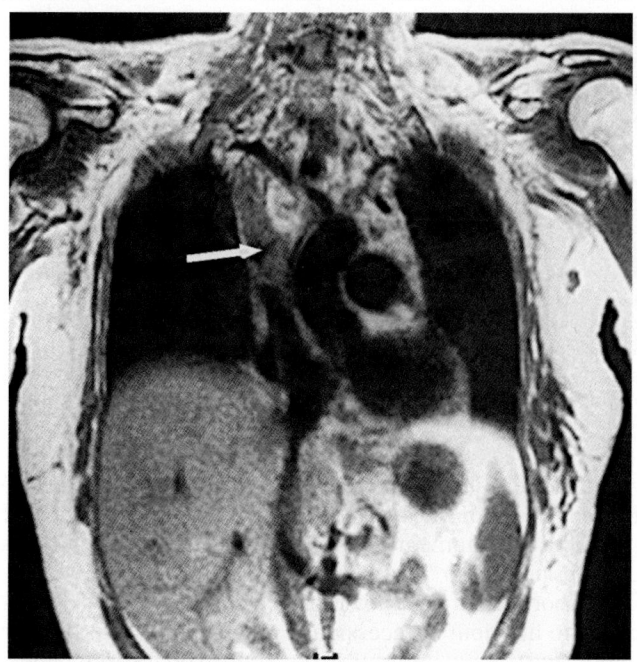

Figura 83-4 Imagem de ressonância magnética da síndrome da veia cava superior. Uma mulher de 52 anos com mieloma múltiplo exibiu sintomas de obstrução da veia cava superior (VCS) após a colocação de um cateter intravenoso central na preparação para o transplante de medula óssea. As estruturas orientadas na vertical são claramente discerníveis, e "fluxo vazio" em preto está presente dentro do coração e grandes vasos. A VCS está completamente obstruída por trombos (seta).

de ultrassom, transtorácicas e endoscópicas, são úteis na avaliação da doença mediastinal, no contexto de guiar os procedimentos de biópsia endoscópica.[30]

IMAGEM NUCLEAR

Estudos de imagem nuclear dependem da localização de marcadores baseados em propriedades metabólicas ou imunológicas específicas de um tecido marcado, para assim proporcionar uma imagem funcional da lesão. A resolução espacial de um *scanner* de radionuclídeo é relativamente pobre, mas a precisão geral de diagnóstico pode ser alta o suficiente se uma sonda específica estiver disponível. Estudos nucleares dispõem de potencial para identificar uma malignidade primária e identificar metástases distantes com uma única varredura do corpo todo.

PET é uma técnica largamente utilizada de imagem nuclear que depende de sondas emissoras de fótons de alta energia, tais como ^{18}F-*fluorodesoxiglicose* (FDG), que são quimicamente presas dentro de células neoplásicas metabolicamente ativas. O resultado é uma alta taxa de sinal de segundo plano, e excelente resolução espacial para uma imagem funcional do tumor (Fig. 83-5). Recentemente, o uso combinado e corregistrado de imagens de TC e PET tem permitido maior precisão na localização anatômica das lesões em questão, mas à custa de menor especificidade e aumento dos resultados falso-positivos.[18,31]

O uso da PET para a avaliação do mediastino é, na sua maior parte, focada em doença metastática de malignidades torácicas, pois é útil no estadiamento e plano pré-operatório do câncer de pulmão. Na avaliação de suspeita de câncer de pulmão, a PET pode identificar focos de metástase no mediastino e em locais extratorácicos, e ajuda a determinar a abordagem ideal para biópsia (para realização de diagnóstico histológico), bem como determinar o estágio da doença.[32]

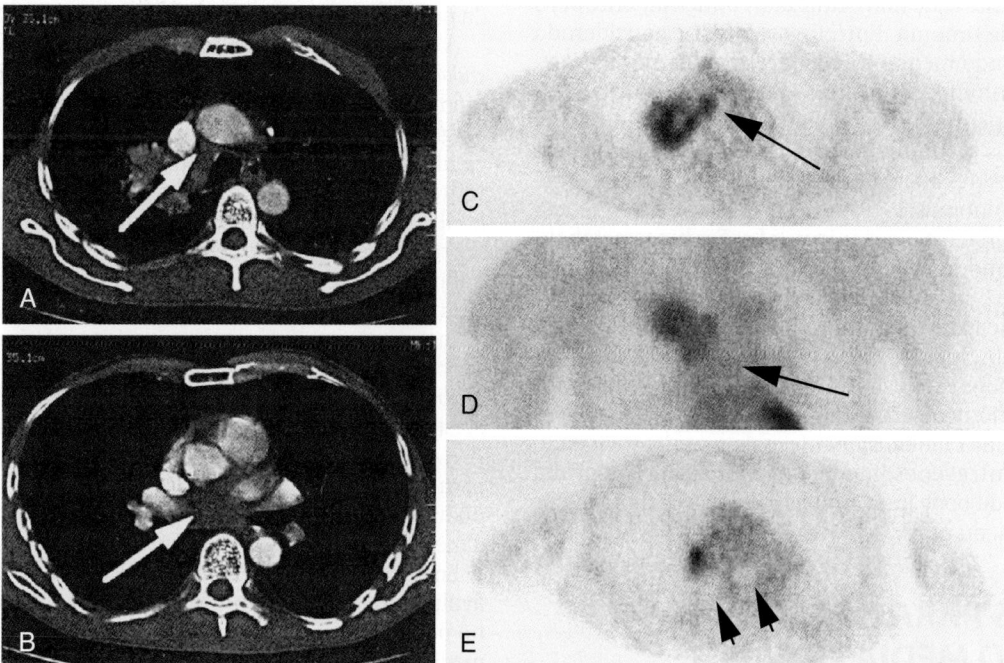

Figura 83-5 TC de tórax e escaneamento PET de um paciente com carcinoma de células escamosas do lobo superior direito. O tumor primário e a adenopatia paratraqueal direita (A) e adenopatia subcarinal (B) são evidentes nas imagens de TC (setas). As imagens de PET revelam a captação por sonda do tumor primário e nódulos linfáticos paratraqueais na visão axial (C) (seta) e coronal (D), mas o nódulo subcarinal não é visto no plano coronal (D) (seta) e axial (E). As *cabeças das setas* estão no ponto E para os brônquios principais. Na mediastinoscopia, os nódulos paratraqueais direitos eram malignos e os nódulos subcarinais, apesar de aumentados, eram benignos. (De Vansteenkiste JF, Stroobants SG, De Leyn PR, et al: Mediastinal lymph node staging with FDG-PET scan in patients with potentially operable non-small cell lung cancer: a prospective analysis of 50 cases. Leuven Lung Cancer Group. *Chest* 112:1480–1486, 1997.)

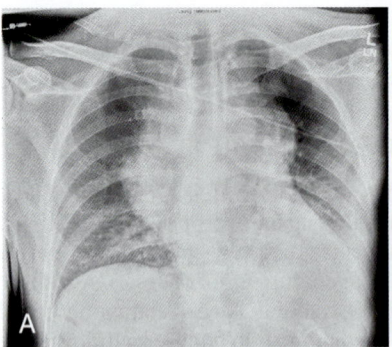
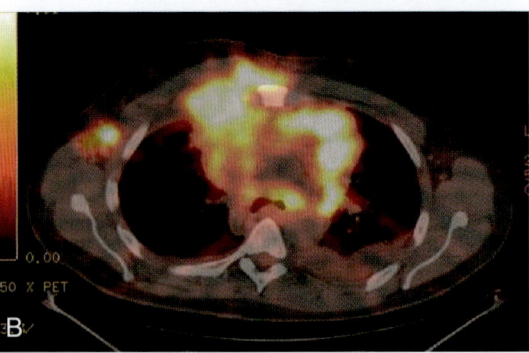

Figura 83-6 **Linfoma mediastinal. A,** Radiografia torácica de homem com 36 anos de idade com linfoma de zona cinzenta se apresentando como uma massa mediastinal volumosa. **B,** Varredura por PET-TC realizada antes do início do tratamento mostra uma massa mediastinal anterior hipermetabólica, com invasão das paredes do tórax e músculos peitorais, bem como o envolvimento dos linfonodos auxiliares.

Apesar do amplo uso do escaneamento PET, ainda existe a falta de critérios quantitativos padronizados para definir uma varredura anormal, e a acurácia está longe da perfeição.[33] Resultados falso-positivos podem ser causados por granulomas, condições inflamatórias ou infecciosas. A FDG-PET tem demonstrado maior precisão que a TC para estadiamento mediastinal de câncer de pulmão, com uma sensibilidade de 80% e especificidade de 88% segundo uma metanálise atualizada;[18] quando nódulos linfáticos estão aumentados nos critérios da TC, a sensibilidade aumenta, enquanto a especificidade diminui.[19] Amostras dos linfonodos mediastinais são necessárias diante de uma varredura PET positiva, se os achados de envolvimento do mediastino forem alterar a abordagem cirúrgica subsequente (Caps. 21 e 53).

A utilidade da PET para a avaliação primária de lesões do mediastino não é tão bem estabelecida quanto para avaliar doença metastática. OA FDG-PET pode diferenciar entre timoma e carcinoma tímico,[34] mas possui baixa sensibilidade para diferenciação entre subtipos agressivos e não agressivos de timomas.[28] Este teste não é utilizado rotineiramente para estadiamento de timoma. Entretanto, a PET é considerada padrão de cuidado na abordagem pré-tratamento e de seguimento do linfoma mediastinal (Fig. 83-6). A FDG-PET também desempenha um papel importante na detecção de células tumorais germinativas malignas residuais que possam estar localizadas no mediastino pós-quimioterapia, especificamente seminomas. PET não é utilizada com frequência para avaliar tumores neurogênicos.[35] Lesões hipermetabólicas no mediastino podem também representar sarcoidose, micobactérias e infecções fúngicas, ou gordura marrom.

Outras técnicas de medicina nuclear para a avaliação do mediastino incluem a varredura com radioiodo para a detecção de tecidos ectópicos da tireoide; um resultado positivo é patognomônico para esta condição.[6] Essa abordagem deve ser planejada cuidadosamente, pois o contraste iodado administrado intravenosamente durante uma tomografia computadorizada pode impedir a absorção de radioiodo por várias semanas, ou mais.

TÉCNICAS PARA OBTENÇÃO DE TECIDO MEDIASTINAL

O diagnóstico definitivo da maioria das massas mediastinais requer a avaliação de uma amostra de tecido. Entretanto, a biópsia de tecido mediastinal deve ser reservada para momentos em que o diagnóstico influenciará os tratamentos posteriores.

A decisão de realizar a biópsia, em vez da ressecção cirúrgica, é baseada no diagnóstico presuntivo. Se a ressecção cirúrgica for a escolha de tratamento, independentemente dos resultados da biópsia, então o "atraso" no diagnóstico deve ser evitado.

As abordagens disponíveis para biópsias de lesões do mediastino incluem a necessidade de biópsia aspirativa por agulha via traqueobrônquica, percutânea ou transesofágica. Biópsias cirúrgicas são obtidas por métodos mais invasivos, como mediastinoscopia e toracoscopia.

BIÓPSIA GUIADA POR IMAGEM

Punção Aspirativa Transbrônquica Guiada por Ultrassom Endobrônquico

Para a avaliação de adenopatias do mediastino, ou outras lesões do mediastino médio, a *aspiração por agulha transbrônquica* (AATB) através de broncoscópio de fibra óptica oferece uma opção menos invasiva que a cirurgia mediastinoscópica. Embora poucas complicações tenham sido relatadas, a sensibilidade da punção de AATB é baixa, variando entre 14% a 50%.[36-38]

A *aspiração por agulha transbrônquica guiada por ultrassom endobrônquico* (AATB-USEB) é uma nova tecnologia que melhorou significativamente a capacidade dos pneumologistas em diagnosticar e estadiar o câncer de pulmão de não pequenas células, de uma maneira minimamente invasiva. Com o advento de uma sonda de ultrassom curvilínea integrada com o final do broncoscópio, a AATB com agulha de calibre 22 pode ser realizada em tempo real com auxílio ultrassonográfico. A habilidade de visualizar a zona de interesse, bem como as estruturas vasculares adjacentes, tem melhorado os rendimentos de diagnóstico.[39-41] A porção superior e inferior paratraqueal, subcarinal e os nódulos linfáticos do hilo são facilmente acessados com a AATB-USEB, assim como qualquer lesão de mediastino ou de hilo que seja adjacente às vias aéreas principais. A AATB-USEB possui vantagem sobre a mediastinoscopia para acessar os nódulos linfáticos subcarinais posteriores e os nódulos ou massas hilares, além de ser considerado um procedimento ambulatorial com baixos custos de saúde associados.[42]

Embora a eficácia da AATB-USEB esteja estabelecida para a avaliação de câncer de pulmão, também existe um aumento no papel para a avaliação inicial de adenopatias isoladas do mediastino, devido a outras condições, como sarcoidose. Em um estudo aleatório controlado com 50 pacientes com suspeita clínica de sarcoidose, devido à presença de adenopatia hilar ou do mediastino, o rendimento de diagnóstico da AATB-USEB foi superior ao da AATB cega, com sensibilidade de 83% e especificidade de 100%.[43] Em um estudo prospectivo com 77 pacientes com adenopatia de mediastino isolada, um diagnóstico específico de sarcoidose, tuberculose, linfoma, ou outra malignidade, foi feito em 67 desses pacientes, indicando a necessidade de mediastinoscópica cirúrgica invasiva.[44] AATB-USEB pode ser útil no fornecimento de diagnóstico definitivo de linfoma primário ou recorrente; entretanto, seu papel no diagnóstico primário de desordens linfoproliferativas do mediastino é controverso, pois a quantidade de tecido fornecido pode não ser adequada para a histologia de certos subtipos.[44,45]

Endoscopia e Biópsia Aspirativa por Agulha Guiada por Ultrassom

As amostragens guiadas por *ultrassom endoscópico* (UE) baseiam-se na colocação de agulhas de biópsia que são passadas através do canal de trabalho do endoscópio.[46] Em alguns casos, essa abordagem é particularmente útil, pois a proximidade do mediastino com o esôfago torna algumas áreas inacessíveis com o uso do mediastinoscópio, tais como os nódulos linfáticos subcarinais posteriores. A biópsia guiada por UE possui sensibilidade similar à da PET para determinar a inoperabilidade em câncer de pulmão, além de possuir especificidade superior (100% contra 72%).[47] Em alguns casos é capaz de confirmar a presença de metástases de mediastino e, assim, obviamente, evitar procedimentos cirúrgicos para estadiamento.[48]

Punção Aspirativa por Agulha Percutânea e Biópsia

A punção e biópsia aspirativa por agulha de massas do mediastino, geralmente do compartimento anterior, podem ser realizadas com auxílio de um ultrassom, ou mais frequentemente com a orientação de TC[49] (Fig. 83-7). A punção aspirativa com agulha fina do mediastino tem morbidade aceitável e rendimentos comparáveis aos da biópsia percutânea de lesões pulmonares. A hemorragia grave é raramente relatada, igualmente como ocorre em AATB,[49] e tem sido relatado um diagnóstico preciso de uma ampla variedade de lesões.

BIÓPSIA CIRÚRGICA

Mediastinoscopia

A mediastinoscopia permite a inspeção direta e biópsia de nódulos linfáticos, ou outras massas, na porção superior do

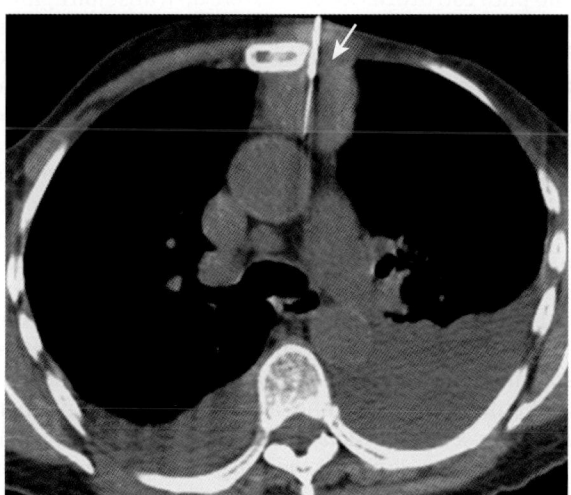

Figura 83-7 TC guiando a aspiração por agulha de uma massa no mediastino anterior. A imagem mostra a entrada da agulha na massa por passagem lateral ao esterno e medial aos vasos mamários internos (*seta*, artéria mamária interna à esquerda). Os achados associados incluem um nódulo linfático pré-traqueal e efusões pleurais bilaterais.

mediastino anterior.[50] A mediastinoscopia cervical fornece acesso para os linfonodos paratraqueais e subcarinais, enquanto uma mediastinotomia (também conhecida como mediastinoscopia anterior ou paraesternal) fornece acesso aos linfonodos da janela aortopulmonar. Embora essa técnica seja mais invasiva que uma abordagem percutânea ou endobrônquica, a mediastinoscopia tem a vantagem de fornecer um linfonodo inteiro para o exame histológico, em vez de aspirados celulares ou pequenos fragmentos de tecidos obtidos pelas técnicas de biópsia por agulha. A mediastinoscopia é utilizada com maior frequência no estadiamento de carcinoma broncogênico,[51] mas também é empregada na avaliação de adenopatia mediastinal ou lesões de massas de outras etiologias. Ambos os métodos de citologia, congelação ou *imprint* (decalque), podem fornecer resultados rápidos, precisos e facilitar decisões imediatas sobre a viabilidade da ressecção curativa.[52,53]

A anatomia do mediastino a partir da perspectiva do cirurgião que está realizando a mediastinoscopia é diferente da baseada na radiografia lateral torácica, como descrito anteriormente. Para a mediastinoscopia as estruturas são consideradas de acordo com sua posição se anterior, posterior ou imediatamente à direita ou à esquerda da traqueia.[2] A mediastinoscopia requer a utilização de anestesia geral, mas é um procedimento tipicamente ambulatorial, desde que uma toracotomia subsequente não esteja programada.[54]

A mediastinoscopia é considerada segura e bem tolerada. As complicações da mediastinoscopia incluem pneumotórax, hemorragia, paralisia do nervo frênico ou do nervo laríngeo recorrente, lesão da traqueia, perfuração do esôfago, laceração do ducto torácico, embolia aérea e mediastinite.

Cirurgia Toracoscópica Videoassistida

A biópsia dos linfonodos mediastinais também pode ser realizada através de *cirurgia toracoscópica videoassistida* (VATS, do inglês, *video-assisted thoracoscopic surgery*). A VATS proporciona acesso aos nódulos hilares e aos nódulos linfáticos de ambos os lados do ligamento pulmonar inferior. Além disso, do lado direito a VATS pode fornecer acesso aos nódulos linfáticos paratraqueais direitos e nódulos subcarinais. Do lado esquerdo, a VATS pode oferecer acesso aos nódulos aortopulmonares. A VATS também é uma ferramenta para a avaliação de anormalidades pleurais e pulmonares no manejo das doenças do mediastino. Após a dissecção da pleura mediastinal, os nódulos linfáticos do mediastino podem ser amostrados para auxiliar no estadiamento de neoplasias malignas, como o carcinoma esofágico, e para o diagnóstico e ressecção de tumores mediastinais primários e cistos.[55-58] A VATS requer anestesia geral, colocação de dreno torácico após a conclusão do procedimento e uma estada limitada no hospital.

MASSAS MEDIASTÍNICAS

CLASSIFICAÇÃO

As massas mediastínicas são consideradas primárias, isto é, resultantes apenas de estruturas situadas dentro do mediastino, ou secundárias geralmente a partir de alguma doença metastática intratorácica ou tumores malignos extratorácicos.

A classificação clínica mais prática das massas do mediastino primárias agrupa junto as lesões que caracteristicamente são encontradas nos compartimentos mediastinais anterior, médio ou posterior (Tabela 83-4), como reconhecimento de

Tabela 83-4 Desordens Apresentadas como Massa de Mediastino		
Mediastino Anterior	**Mediastino Médio**	**Mediastino Posterior**
Neoplasia do timo	Linfadenopatia	Tumores neurogênicos
Tumores de células germinativas	Inflamação granulomatosa e reativa	Meningocele
Teratoma	Metástase	Lesões de esôfago
Seminoma	Hiperplasia linfoide angiofolicular	Carcinoma
Tumores de células germinativas não seminomatosos	(doença de Castleman)	Divertículo
Carcinoma de célula embrionária	Linfoma	Hérnia diafragmática (Bochdalek)
Coriocarcinoma	Cistos de desenvolvimento	Diversos
Linfoma	Cisto pericárdico	
Linfoma de Hodgkin	Cistos de duplicação fora do intestino	
Linfoma não Hodgkin	Cisto broncogênico	
Neoplasias da tireoide	Cisto entérico	
Neoplasias da paratireoide	Outros	
Tumores mesenquimais	Alargamento vascular	
Lipoma	Hérnia diafragmática (hiato)	
Fibroma		
Linfangioma		
Hemangioma		
Mesotelioma		
Sarcoma		
Hérnia diafragmática (Morgagni)		
Carcinoma de linha média NUT		

que este esquema simplificado ignora o fato de as massas mediastinais não necessariamente respeitarem os limites anatômicos. As massas encontradas dentro de qualquer um dos compartimentos do mediastino podem ser impostas por lesões comumente encontradas em outro compartimento do mediastino, ou devido a lesões que tenham se estendido a partir de outra área do mediastino (Fig. 83-8).

Em uma série com 400 pacientes consecutivos que tinham lesão mediastinal primária,[59] 25% possuíam lesão cística primária e 42% sofriam de lesão maligna. O compartimento anterior foi o compartimento mais comumente afetado por lesão, sendo o mais suscetível de ser maligno, seguido pelo compartimento posterior e, então, pelo médio. Embora dois terços das massas do mediastino sejam benignas, a probabilidade de malignidade depende da localização, idade do paciente e presença ou ausência de sintomas.[60,61] Em uma série com 38 pacientes com tumores de mediastino malignos, 31 apresentaram pelo menos um sinal ou sintoma.[61]

INCIDÊNCIA

A real incidência de massas mediastinais primárias é difícil de estimar. Em um estudo com mais de 9.000 pacientes com câncer de pulmão com ensaio de triagem por TC, a prevalência de detecção incidental de massa do mediastino foi de 0,77%, já na triagem anual de acompanhamento a incidência foi de 0,01%.[62] Historicamente, timomas e cistos de desenvolvimento são os tipos de massas mais comumente encontrados em adultos, seguidos de tumores neurogênicos e linfoma, com base nos dados das coletas de Silverman e Sabiston de cerca de 2.400 casos da literatura (Tabela 83-5).[6] Coletas mais recentes sugerem um padrão similar,[8,63] embora Cohen et al.[8] tenham observado em geral um aumento da incidência de massas mediastinais, e uma proporção crescente de linfoma e tumores neurogênicos malignos ao longo de seus 45 anos de pesquisas. Tumores neurogênicos, timomas e cistos de desenvolvimento representam cerca de 60% de todas as massas do mediastino. Linfomas e tumores de células germinativas, como teratoma e seminoma, representam cerca de 25%, e um grande número de outras lesões, tanto benignas quanto malignas, constitui os 15% restantes.[8]

TUMORES E CISTOS ESPECÍFICOS DO MEDIASTINO

LESÕES DO MEDIASTINO ANTERIOR

Neoplasias Tímicas

O timoma é a neoplasia mais comum que surge no mediastino anterior[6,7,17,64] e é cada vez mais reconhecido no decorrer das avaliações de pacientes com miastenia grave.[6] O timoma permanece sendo um tumor raro, com uma incidência total de 0,13 por 100.000 pessoas a cada ano nos Estados Unidos.[65] O pico de incidência de timomas é se dá entre 40 e 60 anos de idade e ocorre com maior frequência em asiáticos e afro-americanos, com igual predileção por gênero.

Embora a maioria dos timomas não seja biologicamente agressiva, cerca de um terço daqueles encontrados já teve sua cápsula invadida. A doença em estágio avançado envolve extensão para estruturas locais e extensão transdiafragmática no abdome e envolvimento do pericárdio, mas metástases linfogênicas e hematogênicas são raras.[61] A classificação histológica permanece sendo um tema de debate e revisão.[28] A atual classificação da Organização Mundial da Saúde, a qual é baseada em características histológicas, não prevê precisamente o resultado clínico, assim o tratamento dos pacientes tem sido historicamente baseado na presença e grau de invasão tumoral na microscopia e estruturas locais. A maioria dos médicos utiliza o sistema de estadiamento clínico de Masaoka, que se baseia no grau de invasão tumoral através da cápsula para as estruturas adjacentes.[61] Moran et al. propuseram recentemente um novo sistema de estadiamento em que o prognóstico geral e recorrência são baseados na extensão de infiltração do tumor.[66] Atualmente, o *International Thymic Malignancies Interest Group* (ITMIG) e a *International Association for the Study of Lung Cancer* (IASLC) estão colaborando para o desenvolvimento de um novo sistema de classificação baseado em TNM, o qual é esperado para 2017.[66a]

Clinicamente, a maioria dos pacientes com timoma é assintomática, enquanto um terço dos pacientes irá apresentar

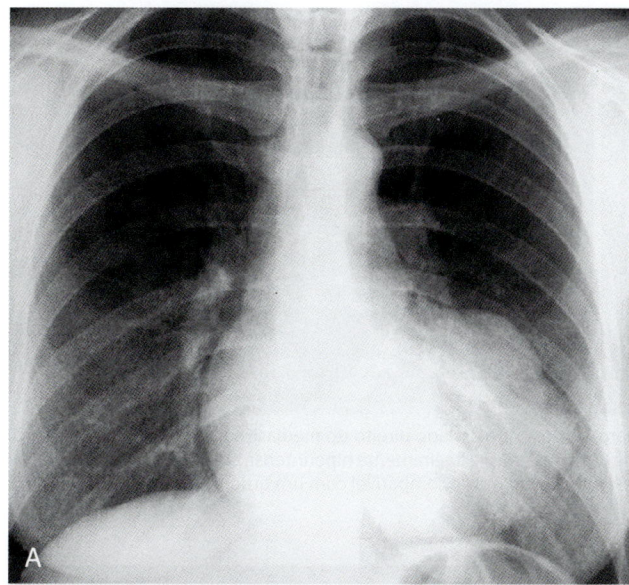
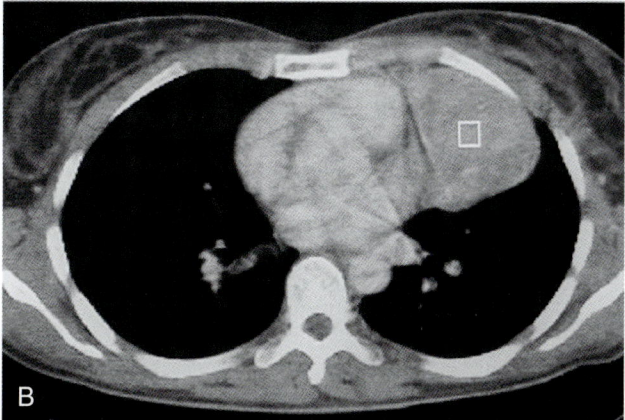

Figura 83-8 Timoma. Achados típicos na radiografia torácica (**A**, vista frontal) e TC do tórax (**B**) exibindo uma massa nos mediastinos anterior e médio. Na cirurgia comprovou-se que essa massa era um timoma benigno, com origem no mediastino anterior, e estendia-se, por uma alça fina, para o compartimento médio. (Cortesia do Dr. Robert Stevens, Wenatchee, WA.)

Tabela 83-5 Frequências Relativas de Massas do Mediastino em Adultos e Crianças*

Lesão	Adultos (%)	Crianças (%)
Timoma	19	–
Cistos de desenvolvimento	21	18
Broncogênicos	7	8
Pericárdicos	7	<1
Entéricos	3	8
Outros cistos	4	2
Tumores neurogênicos	21	40
Linfoma	13	18
Tumores de células germinativas	11	11
Endócrinos (tireoide, paratireoide, carcinoide)	6	–
Tumores mesenquimais	7	9
Carcinoma primário	–	–
Outras malignidades	3	4

*Baseada nas análises de estudo de massas do mediastino em 1950 adultos e 437 crianças em Silverman e Sabiston.
Dados de Silverman NA, Sabiston DC Jr: Mediastinal masses. *Surg Clin North Am* 60:757 – 777, 1980.

dores inespecíficos no peito, tosse ou dispneia, devido aos efeitos locais do tumor.[67] Entre 40% e 70% têm pelo menos evidências laboratoriais de uma ou mais, das duas dúzias de síndromes "paratímicas" sistêmicas que foram reconhecidas.[6] Os timomas são associados com inúmeras síndromes sistêmicas, a maioria das quais parece ter origem autoimune.[6,7,14] A mais conhecidas dessas síndromes é a miastenia grave, relatada em 10% a 50% dos pacientes com timoma,[6] e que parece estar associada à produção de autoanticorpos ao receptor de acetilcolina pós-sináptica.[68,69] Outras síndromes associadas incluem aplasia pura da série vermelha, miocardite e hipogamaglobulinemia. Os pacientes com timoma também têm uma maior incidência de doença vascular do colágeno, doença de Whipple e malignidades em outras partes do corpo.

Na radiografia torácica, os timomas aparecem como uma massa unilateral lobulada ou ovoide e lisa, próxima à junção e aos grandes vasos (Fig. 83-9).[70] Em comparação com a hiperplasia do timo, que é tipicamente simétrica, o timoma geralmente tem a forma de uma glândula normal distorcida e estende-se para um lado.[71] Na tomografia computadorizada a maioria dos timomas apresenta-se como uma massa sólida com 5 a 10 cm delineada por gordura no mediastino anterior; até um terço dos timomas contém áreas císticas, necróticas ou hemorrágicas que realçam a heterogeneidade. A TC contrastada é necessária para o estadiamento de timomas, especificamente para discernir o envolvimento vascular. A ressonância magnética pode ajudar na distinção entre cistos benignos e um timoma cístico ou um carcinoma tímico. Nessa fase a medicina nuclear tem um papel muito pequeno na avaliação do timoma. Devido à sua natureza relativamente indolente, a maioria dos timomas tem baixa captação de FDG, o que limita a utilidade de imagem PET para discernir uma massa tímica benigna de uma maligna.[28,61]

A base da terapia para timomas é a ressecção cirúrgica, que proporciona a melhor chance para um bom prognóstico.[61] É tipicamente fornecido um tratamento adjuvante como radioterapia pós-operatória,[7,64,72] e a adição de quimioterapia pré-operatória ou adjuvante parece promissora em estágios avançados.[73,75]

Em pacientes cujos tumores estão totalmente encapsulados e com nenhuma evidência de invasão, pode-se esperar que a sobrevida pós-operatória seja equivalente à da população geral. Tumores invasivos apresentam um prognóstico pior, com 50% a 77% de sobrevida em 5 anos e 30% a 55% de sobrevida em 10 anos.[76] Em quase um terço dos pacientes o timoma recorre após a ressecção cirúrgica.[76] A maior e mais recente pesquisa retrospectiva sobre tumores tímicos do banco de dados da *European Society of Thoracic Surgeons* mostrou que alto estágio de Masaoka (com evidência de invasão), ressecção incompleta e histologia de não timomas foram os fatores de recorrência e piora na sobrevida.[76a]

O carcinoma do timo é uma neoplasia epitelial agressiva que invade localmente e com frequência desenvolve metástases.[77,78] Este raro tipo de câncer desenvolve-se predominantemente em homens de meia-idade, que apresentam sintomas como tosse, dispneia e dor no peito, bem como sintomas sistêmicos inespecíficos.[61] Na imagem, carcinomas de timo são massas heterogêneas com áreas de necrose e calcificações. No escaneamento PET esses tumores são altamente ávidos por

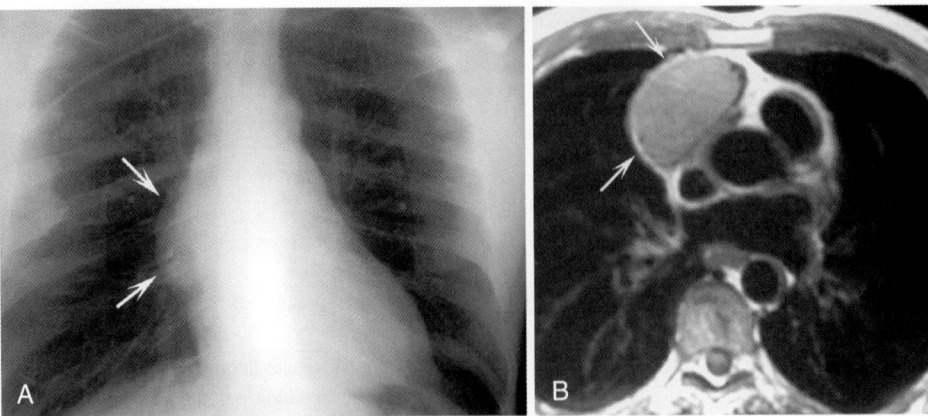

Figura 83-9 Timoma. A, Radiografia torácica frontal exibe uma massa bem demarcada ao longo do lado direito do mediastino (*setas*). **B,** Na ressonância magnética axial a imagem ponderada em T1 através da base do coração mostra que a massa (*setas*) é ligeiramente hiperintensa em comparação ao músculo esquelético e reside no interior do mediastino. Observe as margens lisas e bem delimitadas da massa, compatível com um timoma encapsulado.

FDG.[28,34] O prognóstico, dependente do grau histológico e da organização anatômica, é geralmente pobre. A ressecção cirúrgica é o tratamento de escolha, já quimioterapia e radioterapia são defendidas para os casos em que a ressecção é impossível.

Ocasionalmente surgem tumores carcinoides no timo.[79,80] Eles podem causar síndrome de Cushing e estar em associação com adenomatose endócrina múltipla. A localização do carcinoide invasivo pode dificultar a ressecção completa, mas caracteristicamente o curso clínico desse tipo de tumor é prolongado.[6] Curiosamente, o timo é também um local comum de linfoma de Hodgkin mediastinal e o tecido tímico normal pode aumentar em consequência da quimioterapia para linfoma (um processo denominado *rebote tímico*), imitando a recorrência da doença primária.[81] Outras lesões de massas no timo incluem condições benignas, como a hiperplasia do timo, cistos tímicos e lipotimomas.[82]

Tumores de Células Germinativas

Aproximadamente 10% a 12% das massas primárias do mediastino são derivadas de células germinativas multipotentes que migraram de forma anormal durante o desenvolvimento embrionário precoce.[6,7,83,84] Essas neoplasias são classificadas em três grupos: teratoma benigno, seminoma e tumores de células germinativas não seminomatosas.[84]

Teratomas, os tumores de células germinativas mais comuns, são por definição compostos de tecidos estranhos para a área na qual eles surgem. Tecidos derivados do ectoderma são predominantes, mas estruturas originárias de todas as três camadas de células germinativas primárias podem ser encontradas. *Cisto dermoide* refere-se a uma lesão que contém somente epiderme e seus derivados. Os teratomas surgem com maior frequência em adultos jovens, mas têm sido relatados em todas as faixas etárias; homens e mulheres são afetados com a mesma frequência. A maioria dos pacientes com teratoma apresenta sintomas causados pelo tumor; apenas um terço é assintomático.[6,85] Os sintomas habituais são dor, tosse e dispneia. Os teratomas podem se romper no espaço pleural ou no pericárdio. Se o tumor erodir em um brônquio o paciente pode apresenta hemoptise, ou mesmo expectorar tecidos diferenciados como cabelo (tricoptise) ou material sebáceo.[85]

Na radiografia de tórax os teratomas possuem aparência regular, arredondada e circunscrita, no caso de teratoma cístico. Lesões sólidas podem parecer lobuladas e assimétricas. Na TC, tecidos moles, gordura e calcificação (ocasionalmente

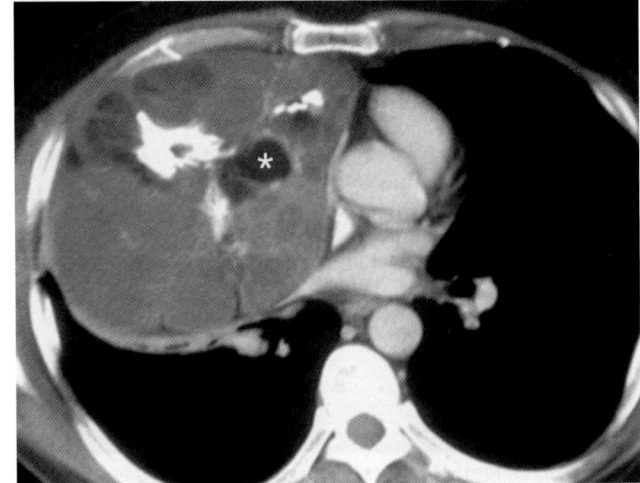

Figura 83-10 Teratoma. Imagem axial de TC, através da base do coração apresenta-se uma grande massa no lado direito do mediastino anterior, com atenuação heterogênea. Elementos de cálcio, tecidos moles e gordura (*) estão presentes. A presença de gordura dentro de uma massa mediastinal anterior é mais consistente com teratoma.

formando dentes e ossos) podem ser identificados, tornando assim este tipo de tumor um dos poucos tumores de mediastino que podem ser diagnosticados com confiança antes da operação[16] (Fig. 83-10). Todos os teratomas devem sofrer ressecção, devido ao seu potencial de malignidade e aos efeitos de seu impacto nas estruturas vitais adjacentes. No teratoma maligno a quimioterapia combinada adjuvante pode resultar em maior sobrevida.[86]

Seminomas e tumores de células germinativas não seminomatosas são malignos e quase sempre causam sintomas. Essas lesões apresentam-se como uma grande massa no mediastino anterior na imagem torácica. Os seminomas são vistos quase que exclusivamente em homens, geralmente na terceira década da vida.[7] A maioria dos pacientes procura atendimento médico devido a dor no peito, dispneia, tosse, rouquidão ou disfagia. Os seminomas são tumores malignos e agressivos com extensão local e metástases distantes, geralmente para estruturas esqueléticas. O tumor pode obstruir a VCS. Pode haver secreção de gonadotrofina coriônica humana, mas não alfafetoproteína. Os fatores associados com um prognóstico ruim incluem idade superior a 35 anos, obstrução da VCS, adenopatias supraclavicular, cervical ou hilar, e febre.[87,88] Os seminomas são extremamente radiossensíveis e podem responder de forma dramática à quimioterapia, mesmo nos casos com disseminação.[84,89] Com regimes agressivos à base de cisplatina, a sobrevida em longo prazo de todos os seminomas mediastinais é de aproximadamente 80%.[84,90]

Os tumores de células germinativas do mediastino nãoseminomatosas incluem o carcinoma de células embrionárias e coriocarcinoma.[6,7,87] Como o seminoma, esses tumores desenvolvem-se principalmente em homens entre 30 e 40 anos e são geralmente assintomáticos. Essas neoplasias malignas têm um prognóstico pior em relação ao câncer originário das gônadas.[84] O carcinoma de células embrionárias é também chamado de *sinus* endodérmico ou tumor do saco vitelino. Esses tumores altamente agressivos muitas vezes secretam gonadotrofina coriônica humana, alfafetoproteína ou antígeno carcinoembrionário. A gonadotrofina coriônica humana também pode produzir manifestações clínicas, como ginecomastia em 50% dos pacientes.[7] Têm sido observadas associações com síndrome de Klinefelter[91] e com malignidade hematológica.[92] A maioria dos pacientes apresenta-se com doença disseminada e o prognóstico é considerado menos favorável do que no seminoma.[7] O esquema de tratamento baseado em cisplatina tem melhorado significativamente o resultado, com mais de 50% dos pacientes alcançando sobrevida em longo prazo.[84,92] A sobrevida em longo prazo também pode ser possível naqueles que passam por ressecção cirúrgica completa seguida de quimioterapia.[93] Mesmo os tumores malignos de células germinativas que estejam disseminados e apresentem-se refratários podem responder à quimioterapia agressiva[94] e aos regimes de recuperação envolvendo o transplante de medula óssea.[95,96]

Linfoma

O linfoma é uma importante causa de massas do mediastino, e distingue-se de outras lesões mediastinais nas quais o tratamento é primariamente clínico, e não cirúrgico. Na maioria dos casos o linfoma representa entre 10% e 20% das massas do mediastino em adultos e crianças.[6-8,63] Em crianças os linfomas são as massas mais comuns do mediastino anterior e médio; a maioria dos pacientes pediátricos com *linfoma de Hodgkin* (LH) e metade daqueles com *linfoma não Hodgkin* (LNH) apresentam massas no mediastino.[97] LH possui uma distribuição bimodal, acometendo adolescentes e adultos jovens, bem como pessoas com mais de 50 anos, enquanto LNH surge com mais frequência em adultos mais velhos.

Linfoma primário de células B do mediastino (LPBM) é um grupo distinto de LNH que possui apresentação clínica similar à do LH clássico do subtipo esclerosante nodular.[98] Ambos tendem a se manifestar na terceira ou quarta década de vida e afetam mais mulheres. Esses tumores apresentam-se como uma massa volumosa no mediastino anterior envolvendo o timo (Fig. 83-6). Síndrome da VCS é uma apresentação comum de LPBM, exceto para LH, que pode envolver os nódulos hilares e o parênquima pulmonar.[99] Entretanto, existem características histológicas distintas e não sobrepostas. O LH é caracterizado pela célula de Hodgkin/Reed Sternberg com crescimento nodular padrão com um imunofenótipo específico de CD30 + , CD45– e CD15+ em 85% dos casos. O LPBM é histologicamente caracterizado por um infiltrado de células grandes com um padrão difuso e o imunofenótipo é de um linfócito B maduro que expressa CD20. Um linfoma de células B que exibe características histológicas de ambos, LH e LPBM, foi nomeado de "linfoma de zona cinzenta".[100]

A distinção entre LH e LPBM é importante para orientar a terapia, por isto uma biópsia de tecido é indicada. O tratamento atual padrão para estágios iniciais de doença mediastinal volumosa é a combinação de modalidades de terapia, consistindo em DBVD (doxorrubicina, bleomicina, vimblastina e dacarbazina) e radiação. A terapia ideal para LH mediastinal não volumoso é controversa; testes clínicos recentes indicam que não há diferença na sobrevida global, mas sim um aumento no risco da progressão da doença com o uso de quimioterapia como único tratamento.[101,102] Os benefícios da terapia por radiação devem ser equilibrados com o risco de sérias complicações tardias que incluem fibrose pulmonar, doença cardiovascular e doenças malignas secundárias, tais como câncer de mama e de pulmão.[100]

O LPBM é tratado com imunoquimioterapia que inclui rituximabe com regimes baseados em CHOP (ciclofosfamida, doxorrubicina, vincristina, prednisona), seguidos por radiação. Considerando que esses regimes com dose-padrão possuem taxa de cura de até 75%, evidências recentes têm demonstrado que a intensidade da dose pode melhorar o resultado em LPBM. A DA-EPOCH (dose ajustada de etoposida, vincristina, doxorrubicina, ciclofosfamida, prednisona e rituximabe) demonstrou que é capaz de conferir uma taxa de 97% de sobrevida sem a necessidade de tratamento por radiação na maioria dos pacientes.[103] O prognóstico de LH e LNH obteve melhora notável nas últimas duas décadas, pois o estadiamento da doença foi refinado e combinações mais eficientes e menos tóxicas de radioterapia e quimioterapia têm evoluído. Com os novos regimes de quimioterapia, a radioterapia pode não ser necessária como parte do plano de tratamento para LPBM.[103a] A PET, que é usada com frequência no reestadiamento de linfomas agressivos, parece ter um alto valor preditivo negativo e pode ser útil para os médicos na decisão de quando omitir a radioterapia depois da quimioterapia primária. Essa questão está sendo estudada em um ensaio clínico em curso.[103b, 103c] Esquemas de recuperação efetivos, incluindo o transplante de medula, têm sido desenvolvidos para tratamento das recidivas da doença. O LH é curável em 75% dos pacientes, embora a toxicidade tardia do tratamento contribua, significativamente, para a mortalidade.

Lesões da Tireoide

Na série cirúrgica, a glândula tireoide ectópica corresponde a menos de 10% das massas do mediastino, mas na prática clínica elas são provavelmente mais comuns. O tecido da tireoide dentro do mediastino tem duas origens distintas. Comumente um bócio cervical estende-se subesternalmente até o mediastino anterior.[104] O bócio intratorácico primário é raro, e provavelmente é originário de um ninho embrionário de tecido heterotópico da tireoide. A maioria dos bócios está no mediastino anterior, mas também pode surgir no mediastino médio ou posterior.[6,7] O bócio intratorácico atinge principalmente mulheres de meia-idade ou mais velhas. Embora o bócio seja rotineiramente assintomático, em alguns casos pode causar rouquidão, tosse ou inchaço da face e dos braços. O tecido da tireoide intratorácico é facilmente reconhecido por exploração com iodo radioativo,[105] desde que a varredura esteja completa antes da injeção de contraste iodado intravenoso, que pode bloquear a absorção de iodo por semanas. Isso pode ser suspeitado com base na alta radiodensidade na exploração com TC, especialmente após a injeção de contraste iodado.[106,107] O tratamento é feito com ressecção cirúrgica.

Lesões da Paratireoide

Os tecidos da paratireoide mediastinais representam até 10% dos casos de hiperparatireoidismo e o mediastino é o local mais comum de adenoma da paratireoide ectópico nos casos de hiperparatireoidismo cirurgicamente resistente.[108] Metade dos adenomas ectópicos da paratireoide situa-se no mediastino anterior próximo ao timo. Os cistos de paratireoide podem ser grandes o suficiente para parecer uma massa na radiografia de tórax e produzir sintomas, mas o tecido ectópico pode ser de difícil localização.[109] A avaliação da lesão é tipicamente conduzida com o uso de angiografia por TC, ultrassom, RM e o mapeamento com sestamibi tecnécio-99m sensível.[110] A arteriografia seletiva e coleta venosa para verificar os níveis de paratormônio têm sido amplamente suplantadas pelo mapeamento com radionuclídeo sestamibi.[110] Os adenomas da paratireoide são curados pela ressecção completa, e a ressecção por VATS é cada vez mais defendida.[55] O carcinoma de paratireoide pode ser funcional, o que resulta em diferentes graus de hiperparatiroidismo, mas também é localmente invasivo e pode gerar metástases.[111] A cura é possível com tratamento cirúrgico agressivo,[112] o qual pode ser guiado por imagem e estudos de localização funcional.[113]

Tumores Mesenquimais

Os lipomas, fibromas, mesoteliomas e linfangiomas estão incluídos nesse grupo de massas mediastinais não usuais (Tabela 83-4).[6] Eles surgem a partir do tecido conjuntivo, gordura, músculo liso, músculo estriado, vasos sanguíneos ou canais linfáticos, e podem ser encontrados em qualquer região do mediastino. Histológica e clinicamente eles não são substancialmente diferentes de seus homólogos localizados em outros locais do corpo. A presença de sintomas normalmente indica que a lesão é maligna a menos que ela seja muito grande.[6,17]

O lipoma é o tumor de origem mesenquimal mais comum do mediastino, e localiza-se preferencialmente no mediastino anterior. Pode ser encapsulado ou não capsulado, apresentando-se como uma lesão lisa e arredondada com margens bem definidas. Nas imagens de TC os lipomas apresentam uma baixa densidade característica (Fig. 83-11), e isto permite um diagnóstico confiável, a menos que exista uma grande heterogeneidade associada, invasão de tecidos circundantes, ou má demarcação do perímetro da massa; nesses casos, a malignidade (lipossarcoma ou lipoblastoma), ou teratoma, deve ser excluída.[17] Consideravelmente mais comum do que lipoma é a lipomatose mediastinal, ou a superabundância generalizada de gordura não encapsulada com aspecto histológico normal (Fig. 83-2).[114] A lipomatose do mediastino aparece na radiografia convencional como um alargamento ou abaulamento lisos com contornos mediastinais normais, e sua baixa densidade homogênea na TC confirma o diagnóstico.[17] A lipomatose do mediastino não comprime ou desloca outras estruturas mediastinais.

Os sarcomas que envolvem o mediastino são raros, mas se presentes serão provavelmente relacionados com sarcoma da bainha de nervo, sarcoma de células fusiformes, leiomiossarcoma ou lipossarcoma.[115] A terapia radioativa prévia parece ser um fator predisponente, em alguns casos.[116] O sarcoma mediastinal primário é uma entidade rara que acomete adultos; seu quadro pode apresentar-se com metástases distantes[117] e tende a ter um curso agressivo.

Carcinoma Primário

Numerosas neoplasias raras do mediastino estão sendo descritas na maioria das séries de casos de tumores mediastinais, bem como relatos de casos isolados.[7,118] Uma série de casos

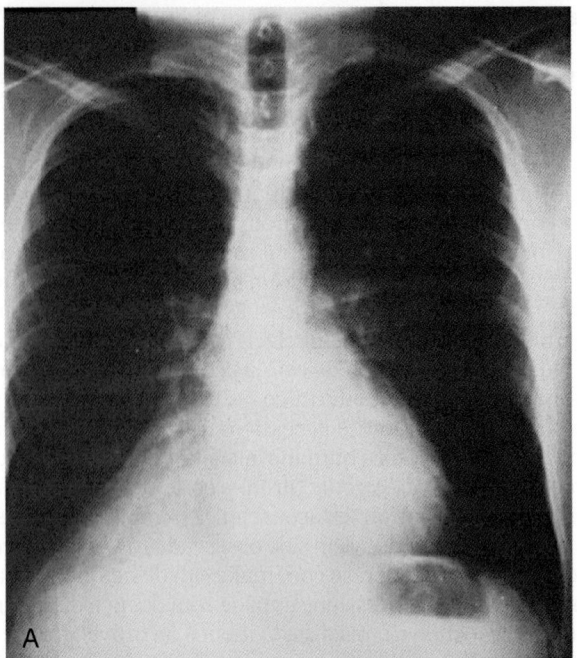

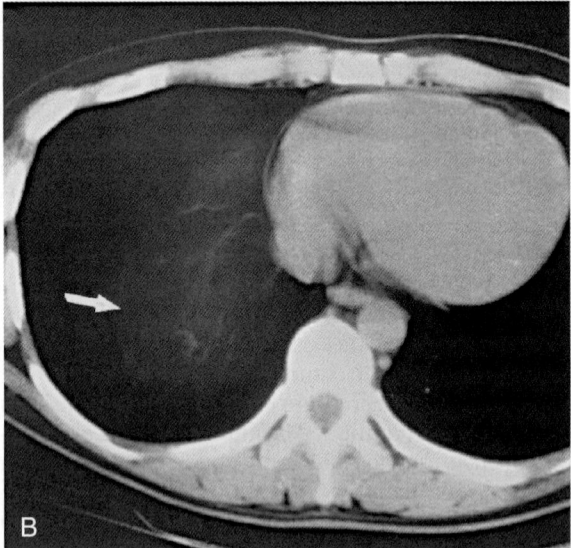

Figura 83-11 Lipoma. A, Radiografia de tórax de um homem com 31 anos apresentando uma anormalidade no ângulo cardiofrênico direito, notada como um achado incidental. **B,** A TC torácica exibe uma massa com densidade de gordura, homogênea e bem circunscrita, característica de um lipoma mediastinal que se estende para o hemitórax direito (seta).

até a década de 1980 descreveu o carcinoma primário do mediastino como compreendendo 1% ou menos dos casos de neoplasias malignas encontradas no mediastino anterior.[59,143] Desde essa série de casos, muito pouco se sabe a respeito do carcinoma primário do mediastino como uma doença específica. É possível que esses tumores representem um grupo heterogêneo de carcinomas metastáticos de origem desconhecida, ou uma doença não classificável diferente.

Na década de 1990 foram reportados casos em pacientes jovens com carcinoma altamente agressivo acometendo o mediastino e outras estruturas na linha média; foram encontrados nesses tumores translocações em t(15;19), resultando em uma fusão de oncogene em *BRD4-NUT*,[119,120] que foi descrita pela primeira vez em 2003. Os carcinomas NUT na linha média são constantemente fatais, apresentando-se como

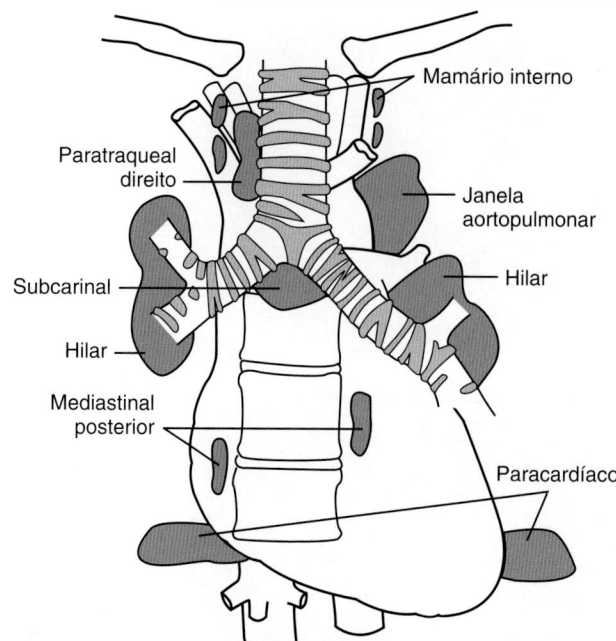

Figura 83-12 Diagrama esquemático simplificado que representa os grupos de nódulos linfáticos do mediastino. (Redesenhado de McLoud TC, Meyer JE: Mediastinal metastases. *Radiol Clin North Am* 20:45 3– 468, 1982.)

grandes massas, com efeitos de massa local e metástases a distância. O advento da marcação molecular no tratamento do câncer torna essa descoberta um potencial alvo terapêutico em doenças malignas epitelioides pobremente diferenciadas.

LESÕES DO MEDIASTINO MÉDIO

Dilatação dos Nódulos Linfáticos

Existem numerosas classificações para os nódulos linfáticos mediastinais, incluindo a classificação mais recente aceita pela International Association for the Study of Lung Cancer.[121] A Figura 83-12 representa um agrupamento simplificado dos principais nódulos linfáticos do mediastino que corresponde a achados na radiografia torácica e varredura por TC.[122] A maioria dos autores considera 1 cm de diâmetro no menor eixo como sendo o limite superior do normal.[18]

A avaliação do mediastino no contexto de estadiamento do câncer de pulmão é discutida em outras partes do livro (Cap. 53). Os nódulos linfáticos mediastinais aumentados são, muitas vezes, devido a linfoma,[123] câncer metastático,[122] granulomas infamatórios como os causados por sarcoidose, ou infecção. A infecção deve ser considerada quando a adenopatia estiver associada com opacidade pulmonar. A tuberculose é uma notável causa de adenopatia que pode mimetizar a sarcoidose ou malignidades, e deve ser motivo de suspeita em pacientes com fatores de risco conhecidos para tuberculose como a exposição recente ou residência em área endêmica.[124] Infecções fúngicas que causam granulomas, em especial a histoplasmose, podem apresentar-se com adenopatia hilar e mediastinal na ausência de opacidade pulmonar.[125]

Numerosas causas menos comuns de adenopatias do mediastino são descritas, incluindo doença de Castleman ou hiperplasia linfoide angiofolicular. A adenopatia mediastinal é comum em pacientes infectados pelo HIV e é usualmente causada por infecção, embora a adenopatia também possa ser causada por linfoma, sarcoma de Kaposi e outros processos não infecciosos.[126]

Cistos de Desenvolvimento

Os cistos de desenvolvimento de diversos tipos compreendem entre 10% e 20% das massas mediastinais.[6,127] A maioria é identificada como broncogênico, entérico ou pericárdico.[6] Cistos entéricos e broncogênicos são muitas vezes referidos como *cistos de duplicação fora do intestino*, devido a sua origem a partir de porções aberrantes fora do intestino dorsais e ventrais, respectivamente.

Os cistos broncogênicos são encontrados perto das grandes vias aéreas, muitas vezes posteriores à carina (Fig. 83-13), entretanto eles podem atingir o esôfago, ou ainda encontrar-se no interior do espaço pericárdico.[6] Muitas vezes a parede do cisto contém epitélio respiratório e cartilagem. A maioria é descoberta incidentalmente e não causa nenhum sintoma; embora eles possam se comunicar com a árvore traqueobrônquica e tornar-se infectados;[128] se houver aumento expressivo poderá causar obstrução das vias aéreas,[129] compressão da artéria pulmonar,[130] colapso hemodinâmico,[131] ou ruptura.[132] Cistos enterogênicos ou entéricos são semelhantes na localização e aparência com os cistos broncogênicos, mas têm epitélio do trato digestivo. Eles são relativamente incomuns em adultos, mas são os cistos mais comumente encontrados em crianças e podem estar associados com extensão espinal e malformações da coluna vertebral (chamados de "cistos neuroentéricos"). Os cistos entéricos podem, ocasionalmente, ser múltiplos e estar associados com duplicações de outras porções do trato gastrointestinal.

Cistos pericárdicos são responsáveis por um terço das massas císticas em adultos, mas são muito menos comuns em crianças (Tabela 83-5). Eles posicionam-se contra o pericárdio, diafragma ou na parede anterior do tórax no ângulo cardiofrênico direito. Os cistos pericárdicos raramente podem se comunicar com o espaço pericárdico. Embora sejam normalmente inofensivos, os cistos pericárdicos podem aumentar o suficiente para causar obstrução do fluxo ventricular direito,[133] ou podem sofrer ruptura e hemorragia causando tamponamento pericárdico[134] ou morte cardíaca inesperada.[135]

Os cistos de desenvolvimento podem geralmente ser identificados por TC (Fig. 83-13A) ou ultrassonografia, e o diagnóstico pode ser confirmado por citologia aspirativa. RM é útil para confirmação da natureza cística destas lesões (Fig. 83-13B-D). Os cistos pericárdicos podem ser seguidos com exames de imagem seriados e não necessitam de ressecção cirúrgica, a menos que eles produzam sintomas. Cistos broncogênicos podem ser seguidos conservadoramente se forem assintomáticos;[136] entretanto, a maioria dos autores é favorável à ressecção para fins de diagnóstico e reduzir o potencial de complicações.[128,132] Em alternativa à toracotomia está a aspiração terapêutica[137,138] e a excisão por toracoscopia ou mediastinoscopia.[56,139,140]

LESÕES DO MEDIASTINO POSTERIOR

Tumores Neurogênicos

A grande maioria dos tumores no mediastino posterior é representada por neoplasias derivadas de tecidos neurais,[6,7] e historicamente representam cerca de 20% dos casos em adultos e duas vezes essa porção em crianças (Tabela 83-5). Tumores neurogênicos apresentam-se radiograficamente como uma massa paravertebral unilateral.[6,141,142] As manifestações clínicas incluem dor no peito devido à erosão óssea ou ao nervo, dispneia secundária à compressão traqueal e

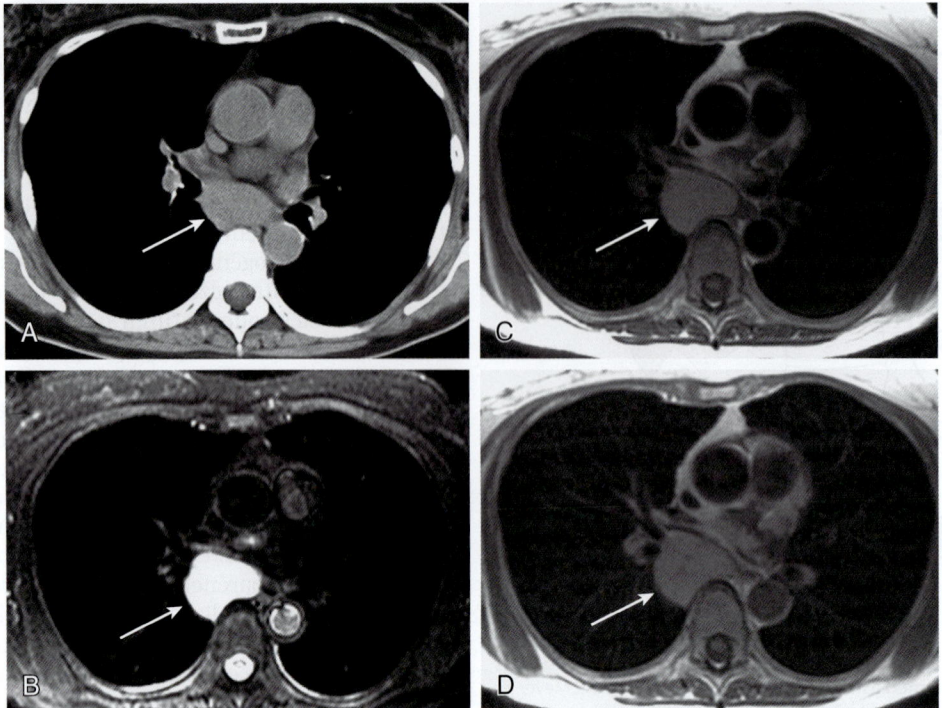

Figura 83-13 Cisto broncogênico. TC axial torácica **(A)** mostra uma estrutura ligeiramente hiperatenuada (*seta*) no espaço subcarinal. Imagem de RM axial de tripla recuperação-inversão (TRI) **(B)** e imagem axial de dupla recuperação-inverção (DRI) **(C)** mostram as mesmas lesões (*setas*). Observe o alto sinal de fluido sensível na imagem TRI **(B)**, na imagem DRI consistente com fluido e sinal ligeiramente aumentado **(C)**, consistente com fluido hemorrágico ou proteináceo; o último mecanismo também explica a aparência hiperatenuante na TC. RM e DRI reforçadas **(D)** mostram que não houve melhora da lesão (*seta*) após a administração intravenosa de gadolínio, típico de um cisto de duplicação fora do intestino. (Cortesia de Michael Gotway, MD.)

Tabela 83-6	Tumores Neurogênicos do Mediastino
NEOPLASIAS DECORRENTES DE NERVOS PERIFÉRICOS	
Neurofibroma	
Neurilemoma (schwannoma)	
Neurosarcoma	
NEOPLASIAS DECORRENTES DE GÂNGLIOS SIMPÁTICOS	
Ganglioneuroma	
Ganglioneuroblastoma	
Neuroblastoma	
NEOPLASIAS DECORRENTES DE TECIDO PARAGANGLIÔNICO	
Feocromocitoma	
Paraganglioma (quimiodectoma)	

deficit neurológico resultante da compressão da medula espinal pela extensão tumoral intraespinal. Além disso, a maior parte dos tumores neurogênicos é hormonalmente ativa. A RM é normalmente indicada quando há suspeita de lesão neurogênica. Embora a maioria dos tumores neurogênicos seja benigna, a ressecção cirúrgica é indicada para aliviar os sintomas locais, que são efeitos da massa tumoral.

Os tumores neurogênicos são classificados pelo local de origem: nervos periféricos, gânglios simpáticos ou tecido paraganglônico (Tabela 83-6). Os tumores ascendentes dos nervos periféricos incluem neurofibromas, neurilemomas e neurossarcomas. Neurofibromas contêm células da bainha dos nervos e elementos nervosos e são os tumores mais comuns desse grupo. Eles são encapsulados incompletamente e podem crescer demasiadamente, produzindo sintomas pela compressão dos nervos, ou outras estruturas. O neurofibroma mediastinal pode ser uma manifestação da doença de von Recklinghausen (neurofibromatose). Os neurofibromas eventualmente podem transformar-se em neurossarcomas malignos em 10% a 15% dos pacientes, como acontece com esses tumores quando se encontram em outras partes do corpo.[7]

O neurilemoma ou schwannoma é outro tumor neurogênico comum que surge a partir da bainha neural. Na maioria das vezes observado entre a terceira e a quinta década de vida, o neurilemoma geralmente não causa sintomas, e sua aparência na radiografia de tórax é bem circunscrita e com densidade homogênea (Fig. 83-14A).[6,7] É sempre completamente encapsulado e não invade os tecidos circundantes, embora os neurilemomas possam se estender para o forame intervertebral (Fig. 83-14B e C). O tratamento do neurilemoma e neurofibroma único é a ressecção cirúrgica.

Os tumores malignos com origem na bainha neural também são conhecidos como neurofibroma maligno, schwannoma maligno ou fibrossarcoma neurogênico. Esses tumores comportam-se de forma agressiva, com invasão local e metástases distantes. Metade deles surge em pacientes com neurofibromatose.[15] O tratamento requer ampla excisão e, geralmente, radiação como adjuvante.[15]

Os tumores originários de células nervosas em gânglios simpáticos usualmente afetam crianças e exibem um amplo espectro de comportamento neoplásico desde ganglioneuroma, que é um tumor benigno, até tumores malignos como o ganglioneuroblastoma e neuroblastoma. Ganglioneuromas causam sintomas apenas pelos efeitos da massa e são geralmente curados através de excisão cirúrgica. Os ganglioneuroblastomas apresentam comportamento intermediário e podem invadir localmente, mas são menos propensos à metástase.[7] O neuroblastoma desloca-se rapidamente e invade estruturas adjacentes, e pode ser altamente metastático

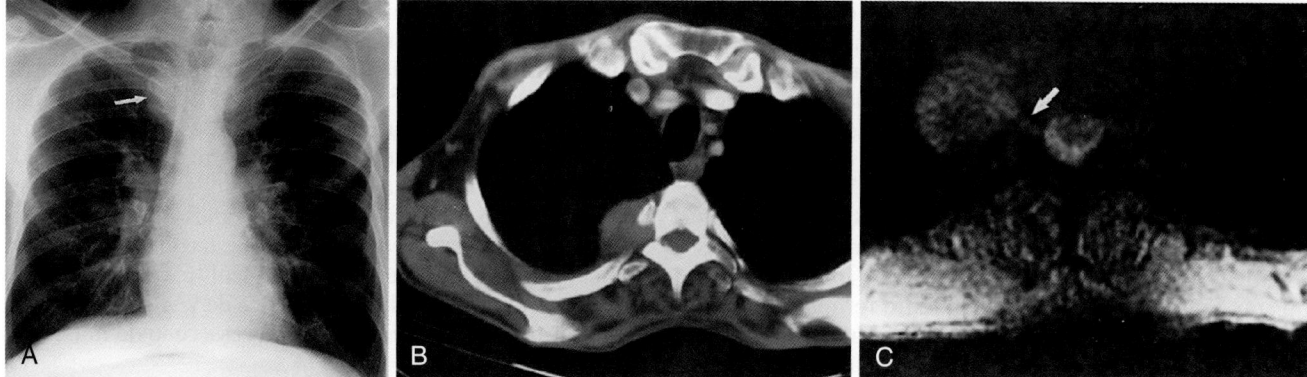

Figura 83-14 Série de estudos de imagens de um homem assintomático com 64 anos com comprovação cirúrgica de neurilemoma ou schwannoma. A, Radiografia torácica frontal mostrando um achado incidental de uma massa discreta atrás da cabeça clavicular direita (*seta*). **B,** TC torácica axial com aparência homogênea, bem circunscrita e de localização posterior, adjacente à coluna vertebral. **C,** Imagem de ressonância magnética mostrando a extensão do tumor no forame intervertebral (*seta*).

no momento da apresentação.[143,144] Esses tumores frequentemente elaboram peptídeos endócrinos e catecolaminas, e são associados com diarreia, febre, anorexia e perda de peso.[6] A propensão para produzir catecolaminas é utilizada como vantagem para promover a captação tumoral de precursor de catecolaminas [123]I- ou [131]I-*metaiodobenzilguanidina* (MIBG) para fins de diagnóstico, identificação de metástases distantes e tratamento.[145,146] O tratamento do neuroblastoma envolve a utilização de estratégias terapêuticas multimodais ascendentes, que são baseadas no risco de progressão da doença.[147]

As neoplasias originárias de tecido paragangliônico ou quimiorreceptor incluem feocromocitomas, que são raramente encontrados no mediastino e são indistinguíveis clínica e histologicamente de seus homólogos no abdome, e paragangliomas (quimiodectomas). Os paragangliomas podem secretar catecolaminas, assim como os feocromocitomas, por isto também são detectados, e talvez tratados, com MIBG.[148] Eles parecem benignos na avaliação microscópica e raramente metastatizam, mas se espalham localmente de forma agressiva, e portanto têm altas taxas de morbidade e mortalidade.[6]

MASSAS MEDIASTINAIS DIVERSAS

Lesões Benignas

Pseudocistos pancreáticos podem estender-se para o mediastino, geralmente através do hiato esofágico ou aórtico.[7,149,150] Eles têm sido reportados em todos os três compartimentos do mediastino. O cisto hidático também surge raramente no mediastino.[7] O mediastino posterior é ocasionalmente o local de apresentação do cisto de ducto torácico.[6,63] Além disso, a hematopoiese extramedular em pacientes com anemia hemolítica crônica pode se apresentar como uma massa mediastinal, muitas vezes em uma localização posterior. Meningoceles, que são protuberâncias das meninges espinais que se sobressaem ao longo do trajeto de um nervo espinal, podem produzir massas mediastinais posteriores.

Massas e Aumentos Vasculares

Embora não sejam tecnicamente massas, uma variedade de lesões vasculares deve ser considerada no diagnóstico diferencial de uma massa mediastinal observada na radiografia torácica.[7,151] Essas massas vasculares incluem dilatação da aorta, aneurismas ou tortuosidade da aorta e grandes vasos, coarctação da aorta, aneurisma da veia inominada e SVC, veia cava esquerda persistente, aumento das veias ázigos e hemiázigos, retorno venoso pulmonar anômalo, varizes venosas pulmonares e varizes associadas com hipertensão portal.[152] A dilatação idiopática do tronco pulmonar e a hipertensão arterial pulmonar de qualquer causa podem aparecer como uma massa do mediastino, e a transecção aórtica traumática ou injúrias vasculares mais sutis podem resultar em hematoma mediastinal.

A angiografia tem sido o tradicional método de diagnóstico de massas do mediastino de origem vascular, mas atualmente, na maioria dos casos, a imagem de TC com contraste intravenoso fornece um diagnóstico mais conveniente.[153,154] RM é capaz de permitir o diagnóstico definitivo sem radiação ou exposição ao contraste.

Hérnia Diafragmática

A gordura do omental ou outros conteúdos abdominais podem sobressair pelo diafragma através de várias rotas em potencial, produzindo assim lesões de massas mediastinais em qualquer compartimento.[17] Uma hérnia que passe o forame de Morgagni produz uma massa no ângulo cardiofrênico, geralmente no lado direito do mediastino anterior. A hérnia de Bochdalek no mediastino posterior geralmente aparece no lado esquerdo, provavelmente porque o fígado previne a herniação do lado direito. Acredita-se que a herniação da gordura ao redor do esôfago preceda a formação de hérnia de hiato; tanto que pode apresentar-se como uma massa mediastinal na radiografia torácica. Na imagem da TC opacidades lineares finas são muitas vezes observadas nas herniações da gordura diafragmática. Elas são reflexos representativos dos vasos do omento dentro da hérnia e podem ajudar a diferenciar uma hérnia de um lipoma.[17]

ABORDAGEM GERAL DE UMA MASSA MEDIASTINAL

AVALIAÇÃO INICIAL

Com o advento de técnicas de imagem avançadas, tais como TC, RM e imagem nuclear, a avaliação de massas do mediastino é mais bem realizada em um ambiente multidisciplinar que envolva o pneumologista ou internista, um radiologista e um cirurgião torácico. O diagnóstico diferencial de massas mediastinais depende significativamente de dados demográficos do paciente, da presença de sintomas clínicos, bem como da localização anatômica, tamanho e morfologia. Para uma massa mediastinal achada incidentalmente, o consenso primário de um clínico é determinar se a massa é benigna ou maligna, e, se benigna, avaliar o potencial de causar sintomas locais. No mínimo uma varredura com TC contrastada de tórax deve ser obtida para a avaliação de qualquer massa mediastinal detectada pela radiografia convencional. Isso restringe o diagnóstico diferencial e sugere imagens adicionais ou diagnóstico e/ou procedimento terapêutico. Uma aparência estável, em comparação com filmes antigos, pode evitar a necessidade de investigação mais aprofundada em determinados pacientes. Algumas lesões benignas do mediastino podem ser diagnosticadas com confiança, com base em informações clínicas e aparência na varredura por TC; tais lesões benignas incluem lesões vasculares, hematopoiese extramedular, cistos pericárdicos, cistos de desenvolvimento e lipomatose mediastinal. O tecido da tireoide suspeito localizado no mediastino pode ser confirmado por exames com iodo radioativo.

TRATAMENTO CIRÚRGICO

Na maioria dos casos, o melhor diagnóstico e procedimento terapêutico é a ressecção cirúrgica da massa.[155] A decisão de realizar uma biópsia *versus* uma ressecção é baseada no diagnóstico presuntivo depois da análise das imagens. Sugere-se uma abordagem para a avaliação na Figura 83-15.

No mediastino anterior, as lesões bem encapsuladas devem sofrer ressecção, já a biópsia será executada nas situações em que existe um elevado grau de suspeita de linfoma. A biópsia também é preferida nas lesões do mediastino anterior que sejam localmente invasivas ou francamente não ressecáveis. As opções de biópsia para as lesões anteriores incluem biópsia com agulha fina guiada por TC e mediastinotomia anterior. A mediastinoscopia cervical é menos útil nas massas mediastinais anteriores, pois as massas do mediastino anterior não se situam perto do plano pré-traqueal. Intervenções por VATS são geralmente reservadas para as lesões que são passíveis de ressecção. A ressecção definitiva de massas do mediastino anterior pode ser realizada por VATS, esternotomia mediana ou com uma abordagem transcervical (p. ex., timectomia de Cooper). Uma abordagem robótica de VATS tem ganhado popularidade nos últimos anos na ressecção de massas do mediastino anterior.

No mediastino médio, a maioria das massas em adultos é maligna, sendo o linfoma ou doenças metastáticas as mais comuns. Para as lesões do mediastino médio, consequentemente, a biópsia é a abordagem inicial típica. A biópsia pode ser realizada por técnica de punção com agulha guiada por TC, AATB-USEB ou UE, mediastinoscopia ou VATS. Devido à comprovada sensibilidade e ao valor preditivo negativo de AATB-USEB, esta é a opção preferida de amostragem. Quando lesões císticas de aparência benigna são encontradas nas imagens de diagnóstico, a lesão é removida por VATS ou toracotomia aberta.

No mediastino posterior a maioria das lesões necessita de ressecção com abordagem VATS ou toracotomia. A toracotomia é preferível se houver qualquer indício de malignidade (para assegurar margens de ressecção livres), se o tamanho for maior que 5 cm ou na presença de inflamação ou infecção que possam obscurecer a dissecação dos planos. A experiência cirúrgica desempenha um papel importante para determinar a técnica utilizada para a intervenção.

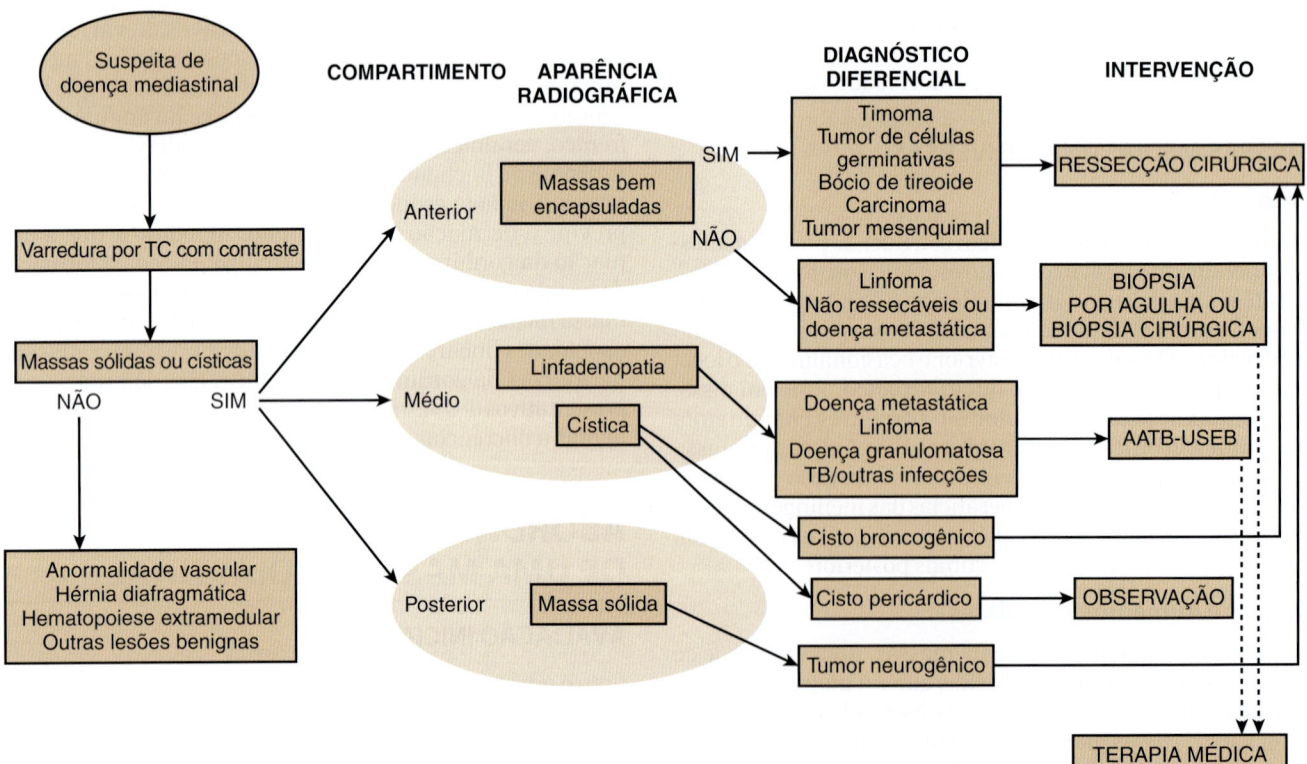

Figura 83-15 Sugestão de algoritmo para abordagem diagnóstica das massas do mediastino.

AGRADECIMENTOS

Os autores gostariam de agradecer as contribuições de David J. Pierson, MD, que escreveu este capítulo para a primeira e segunda edições, e foi coautor deste capítulo com DRP para a terceira edição. Estes capítulos anteriores possuem extensas referências históricas.

Pontos-chave

- O mediastino, que abriga as vísceras torácicas no centro do tórax, pode ser dividido em três compartimentos baseados nos limites anatômicos que podem ser visualizados na radiografia lateral de tórax: anterior, médio e posterior.
- Enquanto a maioria das massas do mediastino é benigna, a probabilidade de uma massa mediastinal ser maligna depende do compartimento do mediastino, de fatores do paciente e da presença de sintomas. As massas sintomáticas são mais propensas a serem malignas.
- As massas mediastinais mais comuns no compartimento anterior incluem timomas, tumores de células germinativas e linfoma. No compartimento médio são mais encontrados cistos de desenvolvimento e linfadenopatia. A adenopatia mediastinal isolada pode representar sarcoidose, tuberculose, linfoma, câncer de pulmão ou doença metastática de uma malignidade extratorácica. O compartimento posterior apresenta a maioria dos tumores neurogênicos.
- A maioria dos tumores e cistos mediastinais deve ser removida cirurgicamente, devido ao potencial para malignidade, compressão local e efeitos invasivos nas estruturas vitais adjacentes.

As Referências estão disponíveis exclusivamente no site www.elsevier.com.br/expertconsult

84 PNEUMOMEDIASTINO E MEDIASTINITE

GUANG-SHING CHENG, MD • THOMAS K. VARGHESE, MD, MS, JR. • DAVID R. PARK, MD

INTRODUÇÃO	PNEUMOMEDIASTINO	MEDIASTINITE
CONSIDERAÇÕES ANATÔMICAS GERAIS	Fisiopatologia	Mediastinite Aguda
	Ambientes Clínicos e Síndromes	Mediastinite Granulomatosa Crônica e Fibrose Mediastinal
	Manifestações Clínicas e Diagnóstico	
	Abordagem do Tratamento	

INTRODUÇÃO

Pneumomediastino e mediastinite são transtornos que envolvem os tecidos e os espaços em potencial do mediastino. Embora esses transtornos possam se manifestar simultaneamente, por exemplo, após ruptura do esôfago, o termo *pneumomediastino* geralmente se refere à presença de ar anômalo no mediastino sem acompanhamento de infecção, e *mediastinite* se refere à infecção ou inflamação, independentemente da presença de ar. Esses quadros são vistos em uma variedade de circunstâncias clínicas peculiares. Ambos tendem a resultar de quebras na integridade das estruturas mediastinais ou da disseminação para essas estruturas a partir de qualquer sítio do corpo. Por isso, as considerações anatômicas são semelhantes para os dois processos. Entretanto, a fisiopatologia, os ambientes clínicos, as abordagens de tratamento e o impacto clínico do pneumomediastino e da mediastinite são bem diferentes e discutidos separadamente.

CONSIDERAÇÕES ANATÔMICAS GERAIS

O mediastino é atravessado pela traqueia e pelo esôfago, estruturas cheias de ar em comunicação direta com o mundo exterior e que podem conter microrganismos colonizadores. Além disso, os linfonodos mediastinais drenam as vias aéreas e o parênquima do pulmão, onde organismos inalados, antígenos e poeira são encontrados. Consequentemente, a entrada de ar ou de materiais inflamatórios e infecciosos no mediastino ocorre prontamente por quebras na integridade dessas estruturas mediastinais ou quando materiais depositados nas vias aéreas ou na porção distal do pulmão são transportadas através do sistema linfático.

O modo como o ar penetra e se move pelo mediastino pode ser compreendido referindo-se aos compartimentos de partes moles do pescoço, tórax e abdome, conforme ilustrado na Figura 84-1. O espaço visceral ao redor da traqueia, esôfago e grandes vasos no pescoço continua pelo tórax para envelopar as vísceras mediastinais, passando pelo diafragma com o esôfago para se comunicar com o espaço retroperitoneal. Esse mesmo espaço se estende ao longo dos vasos e das vias aéreas do hilo pulmonar para se unir às bainhas broncovasculares distais (Fig. 84-1).[1] Por isso, é possível que o ar ou a inflamação que atinja esses planos de tecido sejam dissecados e disseminados para envolver qualquer uma das estruturas mediastinais.

PNEUMOMEDIASTINO

Chamamos de pneumomediastino a presença de ar ou de qualquer outro gás no mediastino. Também conhecido como *enfisema mediastinal*, o quadro é uma das várias formas de ar anômalo extra-alveolar, que incluem enfisema subcutâneo, enfisema pulmonar intersticial, pneumopericárdio, pneumoperitônio, pneumorretroperitôneo, pneumocefalia e pneumorraque (ar no canal espinal). O pneumotórax, a forma potencialmente fatal mais comum de ar extra-alveolar, é discutido em outra parte (Cap. 81).

O pneumomediastino e o enfisema subcutâneo foram reconhecidos pela primeira vez durante o nascimento. Em sua obra "Observations", de 1617 (como citado por Gordon[2]), Louise Burgeois, parteira da rainha da França, escreveu: "Eu vi que ela tentava parar de chorar e implorei para que não parasse, com medo de que sua garganta pudesse inchar." A primeira documentação formal de pneumomediastino e de enfisema subcutâneo durante um trabalho de parto foi apresentada por Simmons, em 1784, e essa associação foi informada em mais de 130 pacientes por volta de 1927.[2] Nas duas décadas seguintes, Hamman[3,4] estabeleceu completamente os aspectos clínicos do pneumomediastino espontâneo e Macklin e Macklin[5] elucidaram distintamente a fisiopatologia desse quadro. Pouco tem sido acrescentado às descrições pioneiras desses pesquisadores, mas o pneumomediastino e outras formas de ar extra-alveolar são vistos hoje em uma variedade maior de circunstâncias clínicas, que incluem ventilação mecânica e outras situações em cuidados intensivos, lesão por descompressão em mergulho, traumatismo torácico e asma.[1]

FISIOPATOLOGIA

A fisiopatologia do pneumomediastino depende das circunstâncias clínicas nas quais ele for encontrado. Mais usualmente, ele resulta de ruptura alveolar, mas pode resultar também de ar que escapa do trato respiratório superior, das vias aéreas intratorácicas ou do trato gastrointestinal. O gás pode ser gerado por certas infecções e o ar externo pode atingir o mediastino após um traumatismo ou cirurgia. Essas

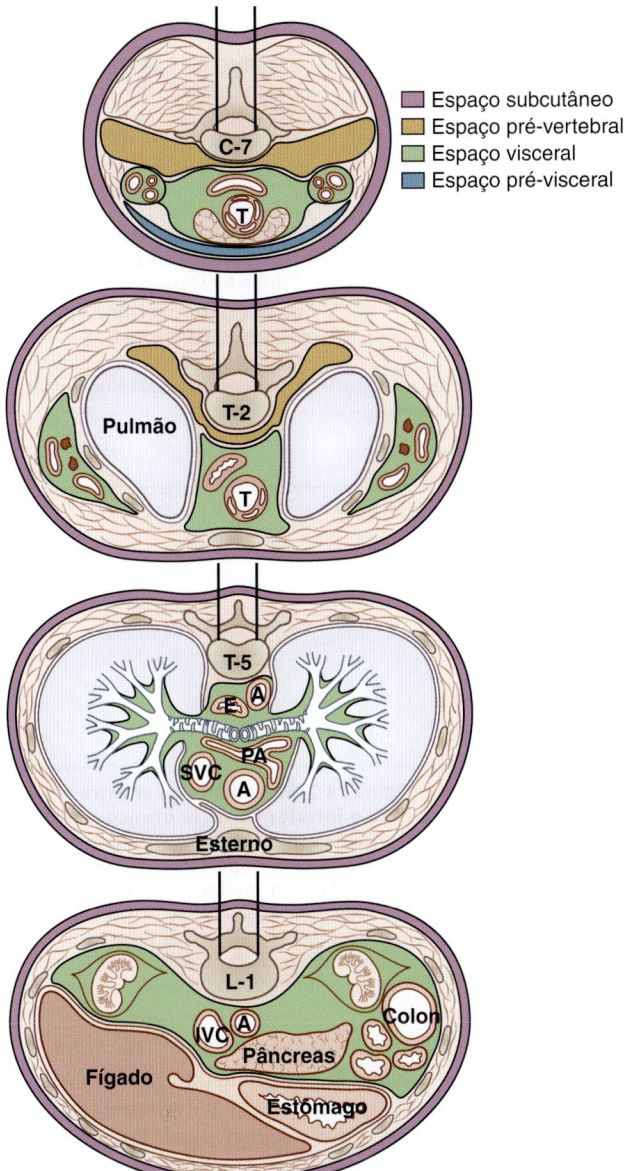

Figura 84-1 Compartimentos mediastinais. Os compartimentos de partes moles do mediastino (aos níveis de T2 e T5) em relação aos do pescoço (ao nível de C7) e ao abdome superior (ao nível de L1) demonstram continuidade do espaço visceral (mostrado em verde-claro). A, aorta; AP, artéria pulmonar; E, esôfago; VCI, veia cava inferior; VCS, veia cava superior; T, traqueia. (Redesenhada de Maunder RJ, Pierson DJ, Hudson LD: Subcutaneous and mediastinal emphysema: pathophysiology, diagnosis and management. *Arch Inter Med* 144:1447-1453, 1984.)

fontes potenciais para enfisema mediastinal estão resumidas na Tabela 84-1 e são discutidas nas seções a seguir.

Ar Originário do Trato Respiratório Superior

O ar mediastinal que se disseca para baixo a partir da cabeça e do pescoço pode se originar de várias maneiras. Um abscesso retrofaríngeo é uma causa há muito tempo estabelecida de gás no pescoço, mas outras infecções incluindo abscesso dentário, adenite cervical, infecção de glândula salivar, tonsilite e osteomielite dos ossos da face também podem produzir esse achado.[1,6] As infecções odontogênicas são consideradas as mais comuns.[7]

As extrações ou perfurações dentárias podem ser seguidas de pneumomediastino. A passagem de ar para dentro das partes moles do soquete de um dente extraído pode ser dramaticamente aumentada aplicando-se pressão positiva na boca — como ilustrado pelo caso de um soldado cujo pescoço inchou ao reassumir seu posto de corneteiro imediatamente após uma extração dentária.[8]

A lesão dos seios paranasais, da órbita, da mandíbula e de outros ossos faciais adjacentes às vias aéreas superiores pode fornecer acesso do ar aos planos fasciais do pescoço, especialmente após limpeza do nariz. Procedimentos cirúrgicos envolvendo o trato respiratório superior podem produzir ar no pescoço via rupturas na mucosa orofaríngea ou na traqueia. A propósito, o pneumomediastino e o enfisema subcutâneo são comuns após a traqueotomia; esses achados foram observados em 13% dos casos em uma série prospectiva em adultos.[9]

O pneumomediastino pode surgir também após tentativas traumáticas na entubação endotraqueal ou após inflação exagerada do manguito do tubo endotraqueal, quando a mucosa hipofaríngea ou a traqueia membranosa são lesionadas.[10] A lesão da traqueia e a ruptura do esôfago levando ao pneumomediastino também podem ocorrer quando o ar é forçado para a boca aberta.[11,12]

Ar Originário das Vias Aéreas Intratorácicas

O trauma torácico cego, particularmente a lesão de desaceleração como aquela sustentada em colisões automotivas, pode lacerar ou fraturar a traqueia ou os brônquios principais e permitir a entrada de ar no mediastino.[13] Embora a traqueia possa ser danificada na porção proximal, a maioria dessas lesões ocorre dentro de 3 cm da carina, provavelmente por causa da fixação relativa da via aérea na carina e do desenvolvimento de uma força de cisalhamento quando as partes mais móveis são deslocadas pelo impacto súbito.

Outras fontes potenciais de ar no mediastino proveniente das vias aéreas intratorácicas principais incluem a perfuração por um corpo estranho aspirado e a erosão por neoplasma broncogênico ou esofágico. A perfuração visceral está associada mais frequentemente à esofagoscopia que à broncoscopia. Entretanto, o uso cada vez maior de técnicas de biópsia broncoscópica e as terapias para obstrução brônquica tornam essa fonte para o ar mediastinal cada vez mais provável.

Ar Originário do Parênquima Pulmonar

A maioria dos casos de pneumomediastino resulta de ruptura alveolar. Os alvéolos podem sofrer ruptura após lesão direta ao parênquima pulmonar, o que permite que o ar escape dos alvéolos lacerados e dos bronquíolos terminais após a cirurgia, quando o ar pode escapar das superfícies cortadas, ou quando o pulmão fica perfurado no curso de procedimentos de acesso venoso central, ou ainda em caso de biópsia pulmonar percutânea ou transbrônquica. Entretanto, a maioria dos casos de ruptura alveolar levando ao pneumomediastino resulta de ruptura alveolar "espontânea".

Mecanismo da Ruptura Alveolar "Espontânea". A ruptura das paredes alveolares e da entrada de ar para o interior do feixe broncovascular pode acontecer quando um gradiente de pressão se torna suficiente para romper as paredes alveolares em suas bases e forçar o ar para dentro do interstício pulmonar, como mostrado na Figura 84-2.[1,5,14] Embora tenha sido especulado que um aumento na pressão intra-alveolar por si só era capaz de produzir a ruptura alveolar, experiências com cobaias animais demonstraram

Tabela 84-1	Origens de Ar no Mediastino	
TRATO RESPIRATÓRIO SUPERIOR Infecção de cabeça e pescoço (odontogênica, de glândulas salivares, adenite cervical, tonsilite, abscesso peritonsilar, osteomielite de ossos faciais). Fraturas (envolvendo seios paranasais, órbita, mandíbulas, outros ossos faciais) Outras rupturas de mucosa (trauma, cirurgia, tentativa de entubação endotraqueal) Procedimentos dentários (extrações, perfuração com turbina de ar) **VIAS AÉREAS INTRATORÁCICAS** Traumatismo torácico cego ou perfurante Corpo estranho Iatrogênico (broncoscopia, escovação brônquica, biópsia transbrônquica, aspiração com agulha) Neoplasma	**PARÊNQUIMA DO PULMÃO** Rompimento direto de alvéolos (trauma penetrante, cirurgia, biópsia transbrônquica, aspiração com agulha). Ruptura alveolar "espontânea" (entre alvéolo e feixe broncovascular adjacente). **TRATO GASTROINTESTINAL** Perfuração esofágica. Via pneumoperitônio ou pneumorretroperitônio (perfuração gástrica ou intestinal, diverticulite, pneumatose cistoide intestinal, endoscopia, biópsia, infecção).	**EXTERNO AO CORPO** Trauma penetrante no pescoço ou tórax Procedimentos cirúrgicos (traqueotomia, mediastinoscopia, esternotomia) Enfisema via subcutânea em associação com inserção de tubo torácico **INFECÇÕES COM ORGANISMOS PRODUTORES DE GÁS** Mediastinite bacteriana aguda Infecções da cabeça e do pescoço

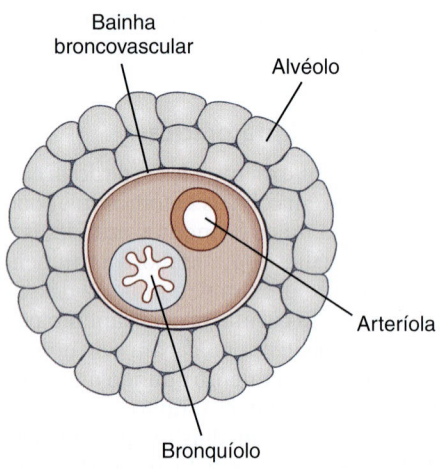
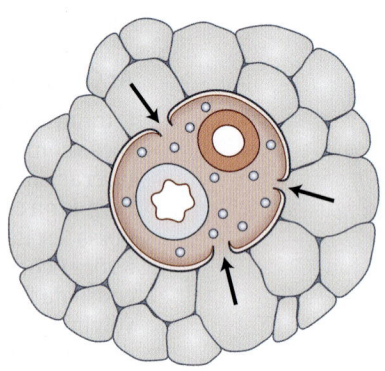

Figura 84-2 Movimento do ar extra-alveolar para o interior do feixe broncovascular. O diagrama esquemático mostra o mecanismo da ruptura alveolar pela bainha broncovascular resultando de um gradiente de pressão entre elas. (Redesenhada de Maunder RJ, Pierson DJ, Hudson LD: Subcutaneous and mediastinal emphysema: pathophysiology, diagnosis and management. *Arch Inter Med* 144:1447-1453, 1984.)

que o aumento no volume alveolar, devido à pressão *transpulmonar* aumentada, é a determinante mais importante do rompimento das paredes alveolares.[15] Esse achado pode explicar a raridade de rupturas alveolares após a tossir e assoar o nariz; a contração dos músculos do tórax e das paredes abdominais age contra as pressões intra-alveolares altas e transitórias e as pressões transpulmonares e o volume alveolar não aumentam.[16]

Com a descompressão, quando ocorrem aumentos na pressão externa, volumes alveolares altos contribuem, sem dúvida, para a ruptura alveolar.[16,17] O mecanismo de ruptura alveolar se relaciona, presumivelmente, à distensão exagerada por causa da expansão do gás aprisionado nos pulmões durante a ascensão.[18,19]

A doença subjacente dos pulmões também é, provavelmente, importante. O pneumomediastino e outras formas de ar extra-alveolar surgindo do pulmão estão, quase sempre, associados a anormalidades do parênquima no pulmão afetado tanto durante a ventilação mecânica[16,20] quanto durante a ventilação espontânea.[1,5]

Disseminação de Ar após Ruptura Alveolar. A entrada de ar no feixe broncovascular, como demonstrado esquematicamente na Figura 84-2, produz enfisema pulmonar intersticial. Essa é a consequência inicial da ruptura alveolar e pode ser a única manifestação evidente de ar extra-alveolar. De acordo com Munsell,[21] Laennec nomeou esse quadro de "enfisema interlobular". Uma vez que a pressão média no mediastino, como aquela no espaço pleural, está sempre um pouco negativa em relação à pressão no parênquima pulmonar, a diferença na pressão move o ar para o mediastino.[22] Isso é ilustrado na Figura 84-3 e registrado de forma convincente na tese de 1944 de Macklin e Macklin[5], os primeiros a confirmar a sequência em experiências com cobaias animais:

O primeiro passo...foi o do ar passando através de numerosas rupturas minúsculas nas bases sobrecarregadas dos alvéolos da região superinflada para o interior das bainhas vasculares subjacentes. As bolhas de ar, nesse primeiro minuto, moveram-se ao longo das bainhas vasculares, aglutinando-se e aumentando de tamanho. Essa corrente de ar através do interstício pulmonar lembrava aquela do fluxo de um rio que sempre aumenta de volume pela adição de novos afluentes à medida que continua seu curso. Chegando à raiz do pulmão, o trem de bolhas de ar passou para o mediastino, distendendo-o. Com a insuflação contínua, ocorreu um verdadeiro sobrefluxo no retroperitônio, no mediastino anterior e nos tecidos subcutâneos da raiz do pescoço e das axilas. Em casos extremos, a parede mediastinal se rompeu, produzindo um pneumotórax.

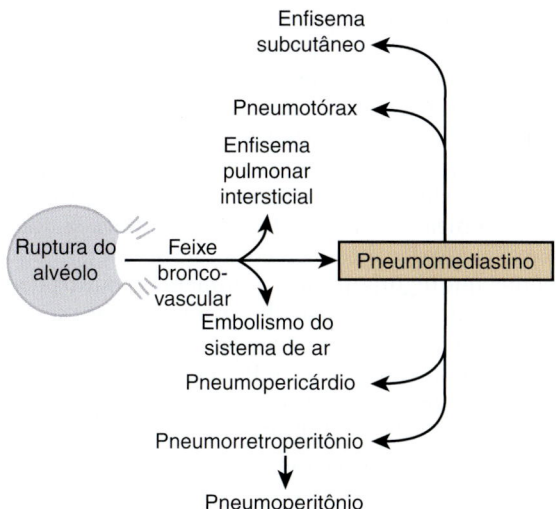

Figura 84-3 Movimento de ar extra-alveolar pelo corpo. O movimento de ar dos alvéolos para sítios extra-alveolares mostrando a provável sequência para desenvolvimento das diferentes formas de ar extra-alveolar após a ruptura do alvéolo.

Essas observações foram confirmadas em estudos mais recentes, mas, em termos conceituais, muito pouco foi acrescentado.

Entrada de Ar no Espaço Pleural. Uma vez no mediastino, o ar segue o caminho de menor resistência e pode se romper pela fáscia mediastinal delicada e pela pleura de cobertura para o espaço pleural. Esse modelo tem o suporte de observações de que, em experiências com cobaias animais, as pressões de baixa sustentação para manter a inflação eram necessárias para produzir enfisema pulmonar intersticial do que para criar um pneumomediastino ou pneumotórax e que, na maioria dos pacientes sob ventilação mecânica, em uma série clínica, o pneumomediastino precedeu o pneumotórax.[23] Outro mecanismo proposto para o pneumotórax sugere que o ar se disseca em direção à periferia do pulmão, em vez de para o mediastino, e se rompe via bolhas subpleurais através da superfície visceral do pulmão. Ainda não se sabe qual desses mecanismos é, na maioria das vezes, responsável pelo pneumotórax "espontâneo".

Entrada de Ar no Abdome. O ar extra-alveolar originário dos alvéolos rompidos pode aparecer por baixo do diafragma ou como pneumoperitônio ou pneumorretroperitônio.[24] Para atingir o espaço retroperitoneal, o ar do mediastino geralmente viaja por todo o diafragma via tecido conjuntivo paraesofágico frouxamente embalado. O ar retroperitoneal pode então romper o peritônio para penetrar no espaço peritoneal.

Ar Originário do Trato Gastrointestinal

O ar mediastinal também pode se originar do trato gastrointestinal, superior ou inferior ao diafragma. Na *síndrome de Boerhaave*, a ruptura do esôfago permite a entrada do ar e de outros materiais no mediastino.[25] Nessas circunstâncias, o pneumomediastino é acompanhado por mediastinite aguda, como discutido mais adiante neste capítulo. O pneumomediastino também pode resultar de perfuração esofágica durante uma endoscopia gastrointestinal superior[26] ou após a ingestão de substância cáustica como paraquat[27] ou detergente (hidróxido de sódio). O pneumomediastino espontâneo é uma apresentação rara de acalasia.[28]

Raramente, o ar ou outro gás originário do espaço retroperitoneal pode se espalhar para o mediastino.[1] As causas retroperitoneais do pneumomediastino incluem perfuração de uma úlcera duodenal, colite ulcerativa, diverticulite colônica, pneumatose cistoide intestinal, "barotrauma retal"[29] e procedimentos como sigmoidoscopia, colonoscopia e enema de bário.[30]

Ar Originário de Fontes Externas e Diversas

O pneumodiastino pode surgir do ar que penetra no corpo proveniente de fontes externas, especialmente se pressão positiva for aplicada aos planos de tecido subcutâneo. O ar pode atingir o mediastino via partes moles cervicais durante uma traqueotomia,[9] via parede torácica durante cirurgia artroscópica do ombro,[31] ou via extremidades como resultado de acidentes industriais.[32] O ar no mediastino também pode surgir de um pneumotórax por meio de um mecanismo incomum: o ar no espaço pleural pode atingir os tecidos subcutâneos por meio de um trato de tubo de toracotomia, pode se dissecar para o pescoço e então penetrar, descendo para o mediastino. O pneumomediastino também tem sido observado após a insuflação de ar para a cavidade peritoneal para tratamento de tuberculose,[33] durante o curso da laparoscopia da era moderna,[34] e via trato genital feminino durante um exame da pelve,[35] ducha,[36] exercício pós-parto[37] ou sopro na vagina,[38-40] particularmente durante a gestação.[41]

No mediastino pode haver formação de gás durante um quadro de mediastinite bacteriana aguda causada por micróbios produtores de gás. Mais usualmente, porém, o pneumomediastino associado à mediastinite se deve à comunicação com o trato gastrointestinal (como na síndrome de Boerhaave), trato respiratório (como na pneumonia necrosante) ou com o ar externo (como na mediastinite traumática ou pós-esternotomia). Esses quadros são descritos com mais detalhes mais adiante neste capítulo.

AMBIENTES CLÍNICOS E SÍNDROMES

O pneumomediastino pode ser categorizado como espontâneo ou secundário. O *espontâneo* se desenvolve sem etiologia óbvia, mas pode, apesar disso, ter uma condição predisponente ou um fator precipitante. O pneumomediastino espontâneo é visto com mais frequência em adultos jovens e é usualmente benigno e autolimitado. Por outro lado, o pneumomediastino *secundário* surge de um episódio patológico específico como barotrauma de ventilação mecânica, traumatismo intratorácico ou iatrogênico, infecção ou outros quadros agudos. Em comparação com o pneumomediastino espontâneo, o quadro secundário carrega morbidade e mortalidade mais elevadas, provavelmente por causa da etiologia subjacente. Por isso, em casos sem um fator precipitante óbvio, é importante investigar as possíveis causas subjacentes do pneumomediastino secundário (Tabela 84-2).[42]

Pneumomediastino Espontâneo

Condições Predisponentes. As doenças pulmonares subjacentes estão presentes em 25% a 44% dos pacientes com pneumomediastino espontâneo, como mostrado em duas coortes.[42,43] Entre aqueles com doença pulmonar, mais da metade apresentaram evidência de doença intersticial do pulmão. Outras doenças parenquimatosas associadas ao

Tabela 84-2 Pneumomediastino Espontâneo e Secundário	
Espontâneo	**Secundário**
ALTERAÇÃO VOLUNTÁRIA NO PADRÃO DE RESPIRAÇÃO Consumo de maconha e inalação de cocaína Verificação da função pulmonar Alpinismo — "respiração de pressão voluntária" Papel do instrumento do vento Berrar, gritar e cantar	**BAROTRAUMA** Ventilação mecânica Ventilação mecânica não invasiva Ventilação manual durante reanimação, anestesia ou transporte Mau funcionamento do equipamento ou desconexão em anestesia ou oxigenoterapia Manobra de Heimlich Lesão por desaceleração
ALTERAÇÃO INVOLUNTÁRIA EM PADRÃO DE RESPIRAÇÃO Parto Vômito Convulsões; estado epilético Tosse violenta; assoar o nariz; soluço Levantamento de peso; competição atlética Esforço na evacuação	**PROCEDIMENTOS INVASIVOS** Perfuração esofágica Aspiração endobrônquica com agulha
DOENÇA INTRÍNSECA DO PULMÃO E DAS VIAS AÉREAS Asma Atelectasia Bronquiolite Pneumonia Influenza Sarampo Tuberculose Silicose Corpo estranho Tumor	

pneumomediastino incluem: atelectasia,[5] bronquiolite,[44,45] pneumonia,[46,47] influenza,[5,21] sarampo,[48] e metástases de tumor hematógeno.[49]

As doenças pulmonares obstrutivas, especialmente a asma aguda, são um fator bem descrito levando ao quadro de pneumomediastino. Em raras ocasiões, o pneumomediastino durante exacerbações de asma pode levar ao comprometimento respiratório e hemodinâmico potencialmente fatal.[50, 50a] Embora as radiografias torácicas não sejam rotineiramente obtidas durante ataques de asma, o pneumomediastino foi observado em 5,4% de 479 radiografias de crianças internadas com ataques de asma.[51]

O tabagismo tem sido implicado como fator predisponente no pneumomediastino espontâneo, embora o mecanismo seja desconhecido.[42,52]

Fatores Precipitantes. As manipulações voluntárias do padrão de respiração podem, às vezes, levar à ruptura alveolar. "Respiração de pressão voluntária", uma prática originalmente proposta para aviadores durante a Segunda Guerra Mundial, consiste em inalações lentas e profundas seguidas pela exalação forçada através de lábios estritamente apertados. Essa manobra foi também defendida por alguns alpinistas como meio de obter mais oxigênio para o sangue. Entretanto, a manobra pode levar à ruptura alveolar. Pacientes com pneumomediastino mencionados por Vosk e Houston[53] eram membros do mesmo grupo de alpinismo que tinha praticado muito a "respiração de pressão voluntária" durante a subida.

O uso de drogas inaladas é citado com frequência como um fator precipitante no pneumomediastino espontâneo.[43,52] Um exemplo típico é o pneumomediastino após distensão exagerada contra a glote fechada durante o consumo de maconha[54] ou após a inalação de cocaína de base livre,[55,56] quando os usuários às vezes acrescentam pressão adicional na via aérea externa ao receberem um sopro vigorosamente na boca por meio de um tubo de papelão.[57] Deve-se destacar, dado o efeito tóxico direto da cocaína sobre o parênquima pulmonar, que alguns autores argumentam que o pneumomediastino, após a inalação de cocaína, deverá ser considerado secundário.[52] A inalação por divertimento de óxido nitroso de *canisters* descartáveis também foi informada como causa de pneumomediastino em dois colegas de faculdade.[58]

As manipulações involuntárias do padrão de respiração são fatores precipitantes mais comuns que as manobras voluntárias. Essas causas de pneumomediastino incluem sobrecarga ou esforço como durante o parto;[2] vômito associado a bulimia,[59] hiperêmese da gravidez[60] e cetoacidose diabética;[61] e esforço prolongado durante ataques convulsivos,[62] competição atlética[63,64] e tosse violenta, coriza, soluço e esforço para evacuar.[1,5] É razoável esperar que qualquer atividade que produza grandes oscilações momentâneas na pressão intratorácica podem resultar em ruptura alveolar levando ao pneumomediastino.

Condição ou Fator Precipitante não Predisponentes. Embora a história de um episódio ou processo de doença potencialmente predisponente seja emitido na maioria dos pacientes com pneumomediastino "espontâneo", poucos casos foram descritos sem essas associações e são conhecidos como *síndrome de Hamman*. O paciente original de Hamman era um médico de 51 anos no qual não foi identificado nenhum fator predisponente.[3] Mais tarde, Hamman informou vários casos complementares de pneumomediastino verdadeiramente "idiopático"; em séries modernas, casos têm sido informados apesar de um parênquima pulmonar normal, como demonstrado por *tomografia computadorizada* (TC) do tórax.[3,66]

Pneumomediastino Secundário

Os mecanismos para o pneumomediastino secundário incluem traumatismo torácico cego, perfuração do esôfago ou outras vísceras por procedimentos invasivos ou casos incomuns devidos a doença no pescoço, tórax ou abdome,[66a] como descrito anteriormente.

Barotrauma. Em estudos recentes, observou-se que durante a ventilação mecânica, o barotrauma responde por até um terço ou mais de casos de pneumomediastino secundário.[42] Acredita-se que a ruptura alveolar durante a ventilação de pressão positiva resulte da distensão exagerada em uma área com vias aéreas ou parênquima pulmonar anormais. A dissecção subsequente do ar em sentido proximal em direção ao mediastino resulta em pneumomediastino e a ruptura através da pleura mediastinal leva ao desenvolvimento de pneumotórax. Antes da era da ventilação de volume corrente baixo, o barotrauma se desenvolvia em quase um quarto dos pacientes sob ventilação mecânica e estava associado à mortalidade elevada.[23] Historicamente, o envio de grandes volumes correntes e os níveis elevados de pressão expiratória final positiva foram considerados como predispondo os pacientes mecanicamente ventilados ao barotrauma, mas essas associações foram informadas como provavelmente relacionadas à gravidade da doença pulmonar subjacente.[16,67,68] Gammon et al. demonstraram a *síndrome do desconforto respiratório agudo* (SDRA) como o quadro mais comumente associado ao barotrauma e, entre os pacientes sob ventilação mecânica, essa síndrome foi o único fator de risco para barotrauma sem dependência de associação.[23,69] As definições do ventilador, incluindo o volume corrente, as pressões de pico e platô das vias aéreas, não foram confirmadas como associadas ao barotrauma em uma população heterogênea de pacientes mecanicamente ventilados.[70] Apesar de as estratégias de ventilação protetoras do pulmão com volume corrente baixo (6 mL/kg) terem taxas de barotrauma informadas como as mesmas que aquelas em volume corrente tradicional (12 mL/kg) em grandes estudos clínicos,[68] a taxa geral de barotrauma parece ser menor quando comparada com referências históricas e experiências clínicas.[23,68]

As formas não invasivas de ventilação de pressão positiva estão associadas ao barotrauma menos frequentemente que a ventilação mecânica convencional. Isso provavelmente por causa das pressões menores das vias aéreas usadas e das doenças pulmonares menos graves sendo tratadas. Por exemplo, a pressão positiva contínua das vias aéreas aplicada por máscara foi associada ao pneumomediastino em somente uma de 331 aplicações dessa terapia, como mencionado em uma revisão.[71]

Se houver insuflação acidental de ar ou de oxigênio sob alta pressão, como por exemplo durante a ventilação manual na reanimação cardiopulmonar, será especialmente provável a ocorrência de barotrauma. A tubulação de oxigênio com conexão inadequada evitando a exalação já resultou em barotrauma potencialmente fatal,[72] assim como erros similares após anestesia e cirurgia.[73,74]

A lesão de desaceleração, mesmo quando não há ferimento torácico aberto ou fratura de costela deslocada, pode causar barotrauma. Embora essas lesões de desaceleração resultem, mais frequentemente, de acidentes com veículos automotivos, elas também podem surgir após golpes no tórax ou quedas na água com a glote fechada.[14,75] O pneumomediastino também já foi causado por reanimação aplicando-se a manobra de Heimlich.[76]

Infecções. As etiologias infecciosas do pneumomediastino secundário incluem a mediastinite com organismos formadores de gás, a pneumonia pelo organismo *Pneumocystys jirovecii* em pacientes infectados com o vírus da imunodeficiência humana ou pneumonia com lesões cavitárias.

MANIFESTAÇÕES CLÍNICAS E DIAGNÓSTICO

Sintomas, Sinais Físicos e Achados de Laboratório

A dor no tórax é o sintoma mais comum informado por pacientes com pneumomediastino.[1,66] Ela tem sido informada na maioria dos pacientes com pneumomediastino "espontâneo" e pode ser responsável por alguns casos de dor torácica aguda não explicada em pessoas jovens e de outra maneira sadias.[66,77] Caracteristicamente, a dor é inferior ao esterno e se agrava com o movimento, a respiração e as mudanças de posição. Geralmente, ela se irradia para as costas, ombro ou braço. O desconforto pode se estender para o pescoço e a dissecção do ar na retrofaringe ou na perilaringe pode dar origem à disfagia ou disfonia, com a voz caracteristicamente abafada. A dispneia e a tosse também são sintomas comuns.[66] Na metade dos casos, o exame físico revela crepitação palpável no pescoço e na área supraclavicular,[77] e a cianose e distensão da veia do pescoço também já foram observadas.[21] O *sinal de Hamman*, ou ruído de Hamman,[21,78] é um som rangente ou de um "clique" síncrono com cada batimento cardíaco, ouvido no precórdio e que aumenta em intensidade durante a inspiração e na posição em decúbito lateral esquerdo.[1,21,79] Ele já foi descrito como similar ao ruído produzido ao se esfregar dois balões de borracha juntos.[21] Embora considerado por Hamman como patognomônico para a presença de ar mediastinal, ele pode ser às vezes ouvido em outras circunstâncias, como no pneumotórax sem evidência radiográfica de pneumomediastino.[1]

A febre baixa, junto com leucocitose leve a moderada,[1,21] provavelmente resulta de inflamação reativa associada à dissecção de ar no mediastino. Em uma série, foi informada uma contagem de leucócitos superior a $10.000/mm^3$ em 16 de 23 pacientes e superior a $20.000/mm^3$ em cinco de 23, retornando ao normal sem tratamento dentro de 1 a 2 dias.[21]

As alterações eletrocardiográficas são vistas em alguns casos de pneumomediastino sem evidência de outras anormalidades cardíacas.[21] O eletrocardiograma pode mostrar voltagem difusamente baixa, desvios de eixo não específicos, alterações nas ondas ST-T e elevação do segmento ST nas derivações precordiais laterais. Essas alterações também são observadas em associação com o pneumotórax e podem estar, em parte, relacionadas ao deslocamento físico de estruturas mediastinais.

Aspectos Radiográficos

O pneumomediastino é mais frequentemente detectado por radiografia do tórax e o achado de pneumomediastino pode ser a primeira manifestação de ar extra-alveolar. Usualmente, o diagnóstico é feito pela demonstração de uma linha fina de radiotransparência, mais bem visualizada ao longo da borda esquerda do coração (Fig. 84-4).[1] Outros sinais comuns são o destaque do arco aórtico, o qual aparece rodeado por radiotransparência aumentada e o sinal do "diafragma

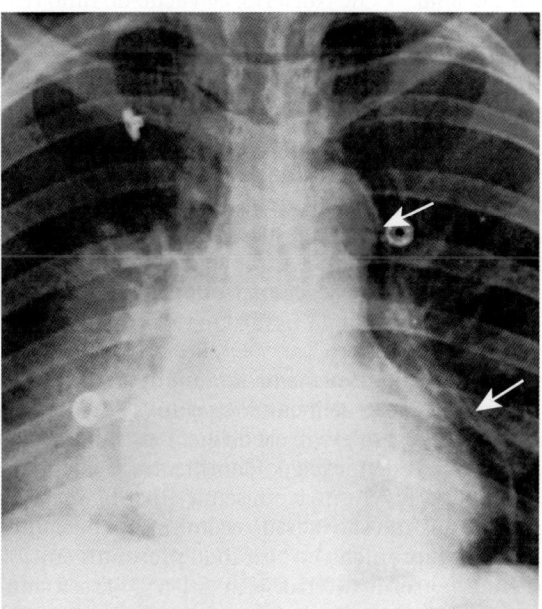

Figura 84-4 Pneumomediastino. Radiografia do tórax de um paciente com 47 anos no qual um enfisema mediastinal se desenvolveu durante hospitalização para tratamento de pneumonia no lobo inferior direito; a imagem mostra o deslocamento da pleura mediastinal pelo ar (*setas*).

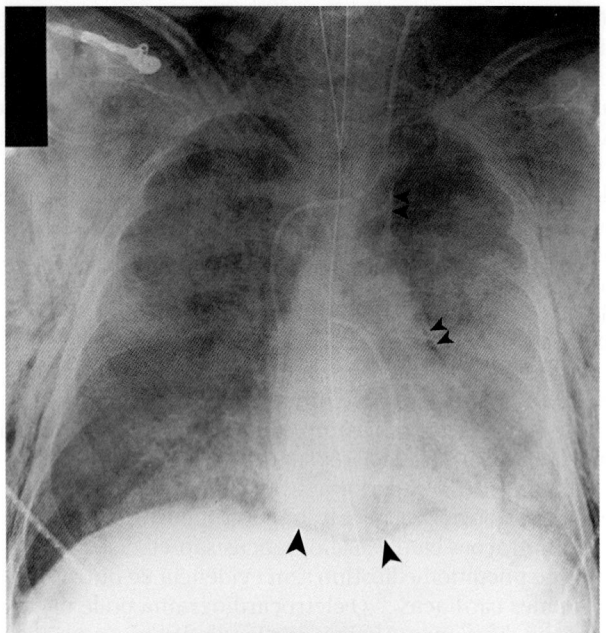

Figura 84-5 Pneumomediastino. O sinal de "diafragma contínuo" em um paciente com pneumomediastino desenvolvido durante ventilação mecânica para tratamento da síndrome do desconforto respiratório agudo. Uma linha radiotransparente contínua (*cabeças de setas grandes*) é visível de um hemidiafragma ao outro permitindo a visão clara da borda inferior do coração. O ar também está presente no mediastino (*cabeças de seta pequenas*) e nas partes moles dos ombros, pescoço e parede do tórax.

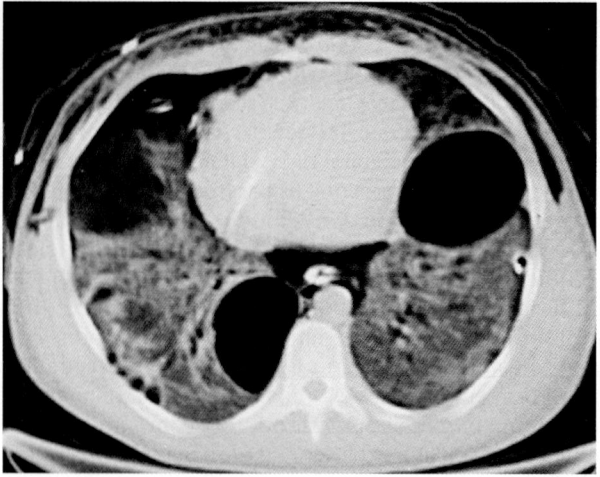

Figura 84-6 Pneumomediastino. TC do tórax mostrando pneumomediastino associado a enfisema subcutâneo extenso em paciente submetido à ventilação mecânica para tratamento de síndrome do desconforto respiratório agudo. O ar mediastinal é observado nos compartimentos do mediastino tanto medial quanto posterior.

contínuo",[80] uma linha de radiotransparência contínua estendendo-se de um hemidiafragma para o outro, por baixo do coração (Fig. 84-5). Pode ser mais fácil visualizar o ar mediastinal com o paciente em projeção lateral, que pode demonstrar ar retroesternal ou estrias transparentes verticais delineando a aorta, a artéria pulmonar (o chamado sinal ao redor da artéria) ou outras estruturas mediastinais.[1] Achados radiográficos do tórax menos usualmente encontrados de pneumomediastino incluem o sinal do "ar extrapleural", o sinal "V" de Naclerio, elevação do timo residual (tipicamente em pacientes mais jovens, conhecido como *sinal de vela náutica de fortuna*) e ar ou gás aprisionado no ligamento pulmonar. A distinção entre enfisema mediastinal e pneumotórax pequeno pode ser difícil. A radiografia plana obtida com o paciente em posição de decúbito lateral pode mostrar ar aprisionado elevando-se para a porção mais elevada do tórax, se ele estiver livre para se mover no espaço pleural, enquanto o ar mediastinal se movimenta pouco com as alterações na posição.[81] Outros achados radiográficos que podem imitar a aparência de um pneumomediastino incluem a aparência incomum da fissura maior (oblíqua), bolhas mediais e faixas de Mach.

O enfisema subcutâneo é prontamente detectado como estrias ou bolsas de ar delineando os planos de tecido no pescoço ou no tórax. Em geral, ele delineia os compartimentos de tecido da parede torácica, identificando claramente os músculos peitorais. Tanto o enfisema subcutâneo quanto o pneumomediastino são achados comuns em pacientes sob ventiladores mecânicos,[82,83] estando presentes em 7% dos casos em uma série anterior (Fig. 84-6).[82] Esses sinais de ruptura alveolar durante ventilação com pressão positiva são sinais clínicos importantes de perigo, porque pode ocorrer desenvolvimento de pneumotórax em pelo menos metade desses pacientes.[23,83]

A TC do tórax é mais sensível que as radiografias torácicas para a detecção de ar anormal em todas as suas formas e deverá ser considerada quando decisões de tratamento importantes precisarem se basear em uma diferença estabelecida ou quando a causa subjacente não for evidente.[81] Isso é especialmente verdadeiro em pacientes com pneumomediastino devido a traumatismo cego, no qual somente 15% podem ser detectados radiograficamente.[84]

ABORDAGEM DO TRATAMENTO

História Natural

Na maioria dos casos de pneumomediastino, o ar se espalha pelo mediastino e ventila para fora do tórax e para dentro dos planos de tecido subcutâneo.[1] O enfisema subcutâneo pode se tornar compacto e ser desgastante tanto para o paciente quanto para o médico, mas raramente é perigoso. As coleções de ar subcutâneo se resolverão espontaneamente sem descompressão cirúrgica uma vez que o vazamento de ar esteja vedado. A resolução completa do enfisema subcutâneo geralmente precisa de 2 semanas e por isso o aconselhamento aos pacientes clinicamente estáveis é um componente importante do tratamento.

Tratamento de Pneumomediastino Espontâneo

O tratamento de fatores de predisposição ou de precipitação de pneumomediastino espontâneo é usualmente seguido de resolução gradual do ar anormal. A suplementação de oxigênio pode acelerar a reabsorção, mas a terapia específica para pneumomediastino raramente é necessária. A maioria dos casos se resolve somente com o tratamento conservador.[85, 85a]

Em raras situações, o pneumomediastino pode produzir colapso cardiovascular potencialmente fatal.[2,5,86] Um incidente precoce e bem documentado foi descrito por Laënnec há mais de 150 anos, conforme relatado por Munsell.[21] O grande médico francês foi chamado para atender um garoto que fora atropelado por um carrinho de esterco: Laënnec descreve como seu paciente de 4 anos de idade foi colocado em uma tenda com uma vela para iluminação. Com o garoto *in extremis*, Laënnec introduziu varetas afiadas no pescoço do menino; verificou-se um grande jato de ar que apagou a vela e o garoto se recuperou. A medicina moderna pode acrescentar pouco a esse regime de descompressão de emergência, exceto pela substituição das varetas por agulhas.

Os médicos mais experientes reservam a terapia invasiva para casos de impacto crescente das vias aéreas ou de comprometimento cardiovascular. Nesses casos, verifica-se que pequenas incisões de ventilação infraclavicular parecem ser a abordagem inicial mais prudente.[87]

Tratamento de Pneumomediastino durante Ventilação com Pressão Positiva

O aparecimento de ar mediastinal ou subcutâneo em um paciente recebendo ventilação com pressão positiva deverá demandar uma avaliação da resposta fisiológica do paciente, assim como a situação do ventilador. A interrupção imediata de uma ventilação com pressão positiva em geral não é viável, mas ajustes ao ventilador podem diminuir a tendência de o ar entrar no mediastino e reduzir o risco de desenvolvimento de pneumotórax. Os volumes correntes oferecidos deverão, se possível, ser reduzidos. A pressão expiratória final positiva deverá ser reduzida ou interrompida. A pressão expiratória final positiva oculta, ou "auto-PEEP", pode aumentar o vazamento de ar e, se presente, deverá ser reduzida.[88] Finalmente, o broncospasmo e outros contribuintes potencialmente reversíveis ao aprisionamento de ar durante a ventilação mecânica deverão ser tratados. A supressão da tosse deverá ser considerada.

A ruptura traqueobrônquica causando ar extra-alveolar exige diagnóstico imediato e reparo cirúrgico.[13] Esse quadro deverá ser considerado em um paciente com traumatismo torácico cego na presença de enfisema extenso de partes moles, sangramento de vias aéreas ou pneumotórax sem resolução.[1,14] A ruptura traqueobrônquica é confirmada se, na radiografia do tórax, o tecido do pulmão em colapso parecer ter se soltado do hilo (Fig. 76-10).[89] Quando esses achados estão presentes, o paciente deverá ser levado para a sala de cirurgia, onde o primeiro passo será a broncoscopia de emergência para confirmar o diagnóstico.[1] A execução da broncoscopia na sala de cirurgia permite a intervenção cirúrgica imediata, uma vez confirmada. Uma exceção pode ser feita no cenário de um paciente com trauma que está entubado e clinicamente estável com pneumomediastino encontrado em uma imagem de TC, que poderá representar ou um artefato ou uma pequena laceração na árvore traqueobrônquica. Nesses pacientes estáveis pode-se realizar uma broncoscopia rápida no leito para estabelecer o diagnóstico, que, se confirmado, precisará da disponibilidade imediata de uma sala de cirurgia. Entretanto, essas são situações que devem ser estritamente coordenadas com a cirurgia torácica para assegurar que não haja atraso na intervenção.

MEDIASTINITE

O termo *mediastinite* engloba vários processos vagamente relacionados que induzem a inflamação das estruturas mediastinais. A maioria das formas de mediastinite é infecciosa e variações em sua apresentação clínica dependem amplamente da cronicidade do processo subjacente, em vez da causa microbiana específica. A mediastinite *aguda* é geralmente dramática na apresentação e exige reconhecimento e tratamento imediatos. A mediastinite *crônica* envolve um espectro que varia da infecção granulomatosa ativa para a fibrose em estágio terminal. A escassez da literatura atual sobre esses temas reflete a relativa raridade da mediastinite. Apesar disso, o reconhecimento da mediastinite e de suas formas é importante por causa de seu nível devastador de morbidade e de mortalidade.

MEDIASTINITE AGUDA

A *mediastinite aguda* foi, antigamente, um quadro raro e usualmente fatal observado após a ruptura do esôfago por causa do esforço para vomitar ou em conjunto com um trauma penetrante. Com o adventos dos procedimentos endoscópicos e da cirurgia cardíaca via esternotomia mediana, a mediastinite aguda é hoje mais usualmente encontrada como uma complicação iatrogênica e pode variar em sua apresentação clínica. Infecções relativamente indolentes podem ser denominadas de "supurativas" em vez de "agudas". Em qualquer um dos casos, uma distinção é observada entre esses transtornos e a mediastinite crônica "granulomatosa" e "fibrosante".

A discussão a seguir caracteriza o cenário clínico e o tratamento da mediastinite aguda de acordo com o mecanismo de acesso ao mediastino (Tabela 84-3).

Mediastinite Resultante de Perfuração Visceral

A *síndrome de Boerhaave* se refere à ruptura esofágica associada ao esforço para vomitar, classicamente após o excesso de alimentos ou de bebidas. Esse é o exemplo mais familiar da mediastinite aguda,[90,91] embora tenha deixado de ser o mais comum. O hidropneumotórax uni ou bilateral é comum e progride rapidamente para um empiema (Fig. 84-7). A ruptura espontânea do esôfago pode ser difícil de diagnosticar e pode ser confundida com uma catástrofe abdominal, especialmente no paciente que pode não ser capaz de relatar uma história esclarecedora. Durante um episódio de vômito violento, a pressão no esôfago pode aumentar até o ponto em que supera

Tabela 84-3 Mediastinite Aguda: Etiologias e Cenários Clínicos

PERFURAÇÃO DE VÍSCERA TORÁCICA

Esôfago

Vômito forçado (Síndrome de Boerhaave)
Trauma de penetração direta
Corpo estranho impactado
Instrumentação: esofagoscopia; escleroterapia; via aérea do obturador esofágico
Erosão: carcinoma, infecção necrosante

Traqueia ou Brônquios Principais

Trauma de penetração direta
Instrumentação: broncoscopia diagnóstica; broncoscopia terapêutica; entubação
Corpo estranho
Erosão de carcinoma

EXTENSÃO DIRETA DE INFECÇÃO DE FORA DO MEDIASTINO

Espaço retrofaríngeo; odontogênico
Pancreatite
Pulmão; pleura; pericárdio
Linfonodos
Abscesso paraespinhoso

MEDIASTINITE APÓS CIRURGIA CARDIOTORÁCICA

INALAÇÃO DE ANTRAZ

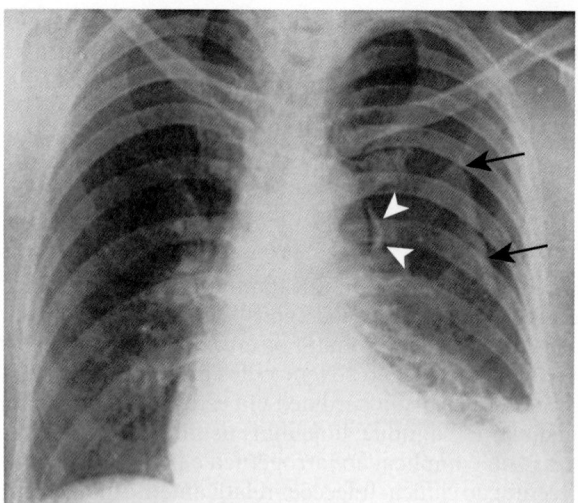

Figura 84-7 Perfuração esofágica. Radiografia de tórax de uma paciente de 64 anos, 16 horas após perfuração traumática do esôfago, mostrando luminosidade sutil ao longo do arco lateral da aorta (*pontas de seta*) representando pneumomediastino. Além disso, são evidentes os quadros de pneumotórax do lado esquerdo (*setas*) e efusão pleural.

a força de tensão da parede esofágica normal. A localização mais comum de perfuração é a parede posterolateral inferior esquerda, onde os feixes musculares na camada longitudinal do esôfago podem se separar, permitindo que uma bolha de mucosa se projete para o mediastino e se rompa.

Na descrição clássica da mediastinite aguda relacionada à ruptura do esôfago, o início é súbito e dramático. Os pacientes se queixam de dor torácica subesternal intensa e impiedosa que piora com a respiração ou tosse e podem informar uma sensação de desgraça iminente. A dor pode se estender para o pescoço e orelha se houver envolvimento do mediastino superior. A dor radicular que se irradia ao redor do tórax e entre as escápulas sugere envolvimento do mediastino posterior ou inferior. Os sintomas e sinais de toxicidade sistêmica — febre alta, calafrios, taquicardia e taquipneia — são evidentes. O exame pode revelar plenitude supraclavicular, sensibilidade sobre o esterno ou nas articulações esternoclaviculares, crepitação e outros sinais de enfisema mediastinal ou subcutâneo. O sinal de Hamman é característico, mas nem sempre está presente. O desvio da traqueia, a distensão venosa da jugular e outros sinais de compressão de estruturas mediastinais podem aparecer mais tarde no curso clínico. Esses aspectos são típicos após a ruptura esofágica espontânea, como visto na síndrome de Boerhaave, mas podem não estar presentes em cenários menos agudos.

Embora ainda rara, a perfuração esofágica durante procedimentos endoscópicos diagnósticos ou terapêuticos é causa importante de mediastinite aguda na era contemporânea.[92] A endoscopia superior diagnóstica causa taxa de perfuração inferior a 0,03%.[93] As manobras terapêuticas, como dilatação das estenoses (e ressecção endoscópica da mucosa, apresentam taxa bem mais alta de risco de perfuração, entre 2% e 6%.[93] Além disso, a terapia de lesões malignas tem mais probabilidade de ser complicada por perfuração que aquela das lesões benignas.[94]

A via aérea do obturador esofágico e corpos estranhos engolidos também podem perfurar o esôfago, particularmente se houver intenção de provocar uma lesão. Uma série descreve seis presidiários que engoliram agulhas hipodérmicas na forma de "estrelas" para ganhar adiamentos temporários da prisão.[95] Tudo isso exige tratamento cirúrgico. A ingestão acidental ou intencional de soluções cáusticas como paraquat ou lixívia também pode levar à perfuração do esôfago.[27]

O diagnóstico de perfuração esofágica depende do grau apropriado de suspeita clínica. Na radiografia do tórax, as marcas são o alargamento difuso do mediastino e a presença de ar no mediastino e nos tecidos adjacentes. Podem ser visualizados níveis mediastinais de ar-fluido e a presença de pneumotórax ou hidropneumotórax. A TC pode delinear essas anormalidades mais claramente. A passagem de material de contraste ingerido no periesôfago ou no espaço pleural pode ser observada.[96,97]

A perfuração esofágica franca e não controlada exige reparo cirúrgico imediato, drenagem do mediastino e em geral dos espaços pleurais, além da administração de antibióticos apropriados.[98,99] A drenagem de abscessos mediastinais por cateter percutâneo, sob orientação de TC, tem sido aplicada quando a infecção é localizada e o cenário clínico é menos urgente. Em uma série com 51 pacientes, três foram a óbito antes que a intervenção pudesse ser concluída, 31 passaram por toracotomia-padrão e reparo levando a 11 óbitos e 17 pacientes altamente selecionados com contaminação mínima foram tratados com sucesso com a drenagem focalizada e a terapia com antibióticos.[100]

Se a perfuração esofágica devida à endoscopia for detectada precocemente, podem-se evitar a morbidade e a mortalidade com tratamento imediato. Grampos podem ser usados para reparar perfurações pequenas por via endoscópica, se detectadas imediatamente. Em casos selecionados, a perfuração esofágica pode ser contida com a aplicação endoscópica de *stents*.[101,102] Além disso, um cirurgião deverá ser envolvido assim que a perfuração for detectada e antibióticos de amplo espectro deverão ser administrados.[93] A taxa de recuperação é alta quando as perfurações são reparadas em 24 horas.

As complicações da mediastinite aguda após ruptura esofágica podem incluir a formação de abscesso, o empiema pleural extenso e fístulas esofagocutâneas persistentes. Um curso prolongado não é comum e a reexploração pode ser necessária para assegurar a drenagem adequada. A mortalidade informada tem variado por causa de diferenças na seleção dos pacientes e nas abordagens de tratamento. O ritmo da drenagem cirúrgica tem sido de importância fundamental na determinação do resultado clínico. Séries modernas reportando o uso de tratamento cirúrgico consistentemente agressivo citam até 90% de sobrevida após uma ruptura esofágica espontânea.[103,104]

A perfuração da via aérea broncoscópica e a migração de cateteres venosos centrais de demora são outras causas iatrogênicas de mediastinite. A broncoscopia é uma causa muito menos informada de mediastinite que a esofagoscopia.[105] Entretanto, o uso cada vez maior de *laser* e de procedimentos endobrônquicos mecânicos, frequentemente executados em casos de malignidade, com a colonização crônica das vias aéreas ou pneumonia pós-obstrutiva, aumentam a probabilidade de complicações mediastinais. A mediastinite tem sido informada após a aspiração transbrônquica com agulha orientada por ultrassom endobrônquico, mas em geral trata-se de um episódio raro.[105] Os cateteres intravasculares podem ser outra fonte de mediastinite aguda quando a ponta do cateter sofre erosão através da parede do vaso e penetra o mediastino (Fig. 84-8). A instilação de substâncias hiperosmóticas,[106] vesicantes ou vasoativas por esses cateteres pode induzir uma inflamação mais química que infecciosa.

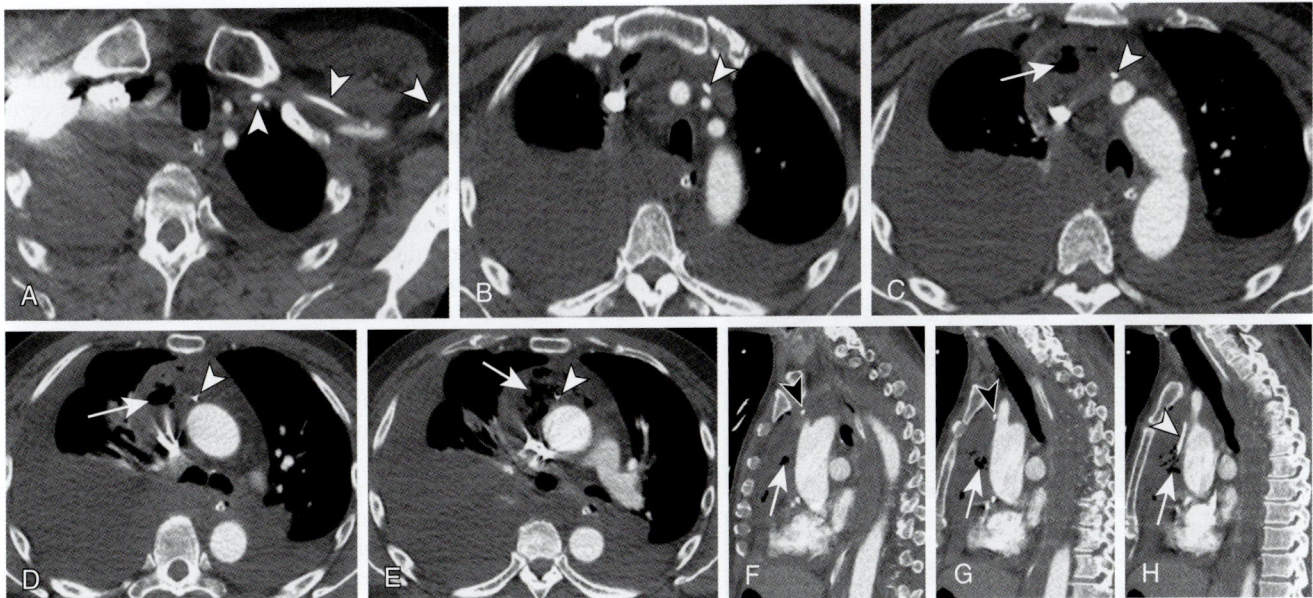

Figura 84-8 Perfuração venosa de um cateter venoso inserido perifericamente com entrada no mediastino. TC do tórax axial (**A-E**) e sagital (**F-H**) com realce mostrando um cateter venoso inserido perifericamente na extremidade superior esquerda (*cabeças de setas*) cursando pelas veias subclávia esquerda e braquiocefálica (*cabeças de seta,* **A-C**), mas então seguindo em sentido caudal para o mediastino anterior (*cabeças de setas* **D** e **E**). Uma coleção de gás mediastinal (*setas*) representa um abscesso em desenvolvimento. (Cortesia de Michael Gotway, MD.)

Extensão Direta da Infecção a partir de Sítios Extramediastinais

A *mediastinite necrosante descendente* é uma infecção que se estendeu diretamente para o mediastino a partir de uma fonte na cabeça e no pescoço.[107] A infecção periodontal, peritonsilar, odontogênica ou faríngea pode se estender para o mediastino pelos espaços pré-vertebral, visceral ou pré-traqueal ou pelas bainhas da carótida,[6,108] embora a rota usual seja o espaço retrofaríngeo para o mediastino posterior (Fig. 84-9).[109,110] Estudos recentes demonstram um desvio da infecção odontogênica para a infecção faríngea como a fonte mais comum de mediastinite necrosante descendente.[107,111,112] A maioria das infecções é mista, com organismos tanto aeróbios quanto anaeróbios; é comum o envolvimento pleural e pericárdico purulento.[107] A infecção mediastinal desse tipo leva rapidamente à sepse e à insuficiência de múltiplos órgãos e representa taxa elevada de mortalidade.[109,110,113,114] A mortalidade operatória elevada está mais significativamente associada ao atraso no diagnóstico.[115]

Além dos sinais clínicos descritos anteriormente para mediastinite aguda após perfuração esofágica, pacientes com mediastinite necrosante descendente podem apresentar alargamento do espaço retrofaríngeo, com ou sem níveis de ar-fluido associados, deslocamento anterior da coluna de ar da traqueia e perda da lordose normal da coluna cervical em radiografias laterais do pescoço. Abordagens cirúrgicas múltiplas estão disponíveis para drenagem mediastinal e a escolha do procedimento depende da extensão do envolvimento e das condições do paciente.[115] A abordagem cervical é usada para drenagem da doença localizada no mediastino superior, embora a maioria dos cirurgiões hoje defenda a exploração transtorácica e o desbridamento se houver qualquer suspeita de doença difusa.[107,112] Essa abordagem mais agressiva tem o suporte dos achados de Corsten et al.[109] de que a taxa de mortalidade de pacientes tratados só com drenagem cervical foi de 47% quando comparada com 19% quando a drenagem

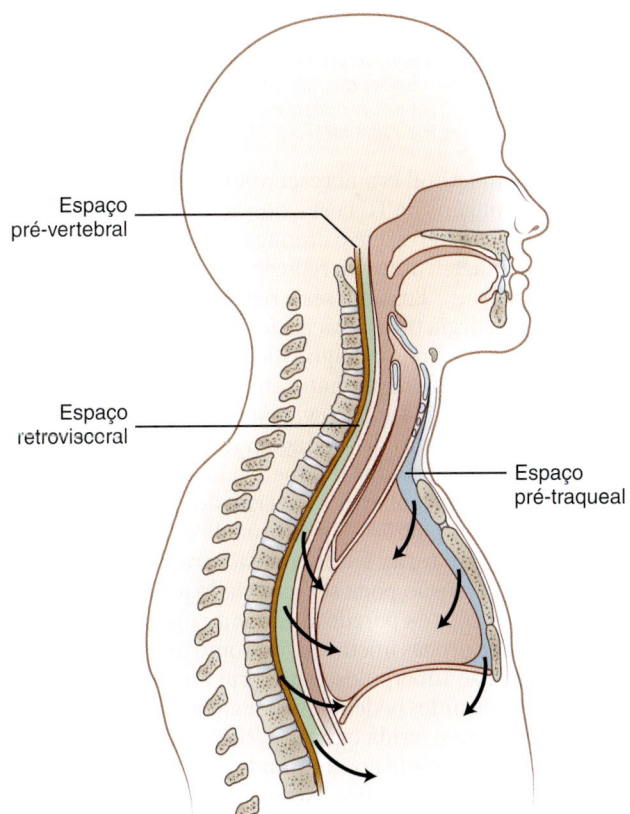

Figura 84-9 Os três espaços profundos do pescoço e sua comunicação com o mediastino. (Redesenhada de Freeman RK, Vallières E, Verrier ED et al.: Descending necrotizing mediastinitis: an analysis of the effects of serial surgical debridement on patient mortality. *J Thorac Cardiovasc Surg* 119:260-267, 2000.)

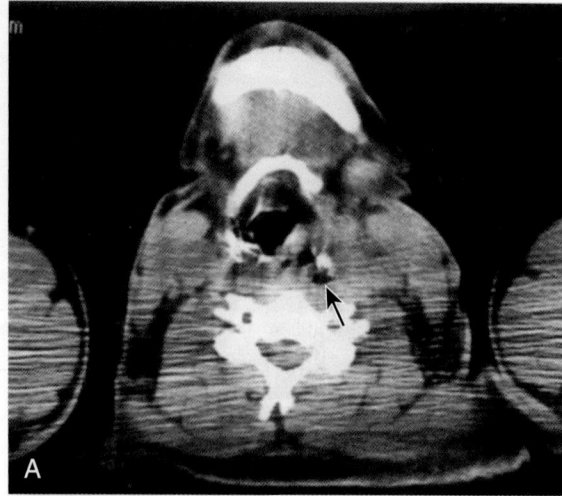
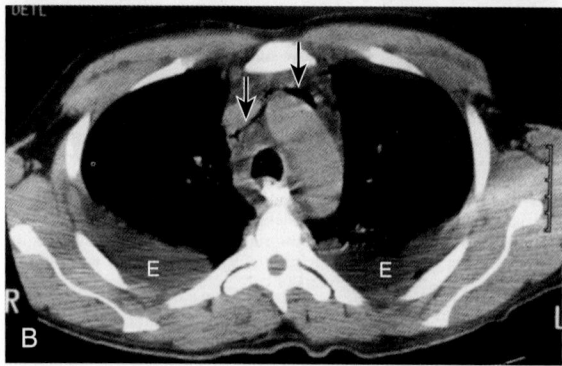

Figura 84-10 TC do tórax de um paciente de 35 anos com mediastinite necrosante descendente. A, Ao nível do osso hioide do pescoço observa-se gás nas partes moles retrofaríngeas (*seta*) com filamentação inflamatória no espaço parafaríngeo. **B,** Ao nível do arco aórtico no tórax, observa-se gás delineando os grandes vasos (*setas*). Existem alterações inflamatórias nos tecidos paratraqueais e efusões pleurais bilaterais (**E**). (Cortesia de Corsten MJ, Shamji FM, Odell PF, et al: Optimal treatment of descending necrotizing mediastinitis. *Thorax* 52:702-708, 1997.)

torácica mediastinal era acrescentada. A investigação de rotina por imagens de TC cervicotorácicas pós-operatórias e a reexploração agressiva e drenagem orientadas por esses achados de imagem parecem reduzir mais ainda a mortalidade desse quadro.[110] Em uma série recente com 17 pacientes, nos quais a cirurgia transtorácica foi realizada em um tempo médio de 6 horas após o diagnóstico radiográfico, somente um paciente foi a óbito prematuramente.[114]

Embora a cirurgia torácica videoassistida e outros procedimentos percutâneos de drenagem tenham sido descritos e possam ser apropriados na doença em estágio inicial, a drenagem cirúrgica aberta e a irrigação permanecem como a abordagem-padrão. A extensão direta da infecção de qualquer sítio no tórax é uma causa rara de mediastinite aguda. Essa extensão pode ser associada a neoplasmas em erosão, a infecções da parede anterior do tórax e do pescoço em usuários de drogas injetáveis, ou como uma complicação de uma infecção tuberculosa vertebral ou costal. As lesões torácicas penetrantes podem resultar em mediastinite aguda especialmente se a ferida causar perfuração visceral ou estiver substancialmente contaminada, ou se houve demora na busca de atenção médica. Nessas circunstâncias, o diagnóstico de mediastinite aguda pode não ser aparente se o paciente tiver outras lesões graves.

Tem sido relatados casos de pancreatite estendendo-se para o mediastino, apresentando-se como alargamento mediastinal com o aspecto clínico de mediastinite aguda. A disseminação nessas circunstâncias é, presumivelmente, via hiatos aórtico e esofágico. Úlceras gástricas e esofágicas já foram informadas como causas de mediastinite, às vezes sofrendo erosão para o pericárdio.

Mediastinite após Cirurgia Cardiotorácica

A mediastinite após cirurgia cardíaca[116,117] e após transplante de coração e de coração-pulmão tem sido informada de modo variado em 0,4% a 5%, mas, em uma série mais recente, a taxa informada foi inferior a 1%.[121] A mediastinite pós-esternotomia tornou-se um problema clínico substancial, não por causa de uma incidência elevada de casos, mas porque a cirurgia cardíaca via esternotomia mediana tornou-se um procedimento amplamente usado.

Os fatores de risco que parecem predispor ao desenvolvimento de mediastinite após a cirurgia cardíaca incluem comorbidades subjacentes como diabetes melito e doença pulmonar obstrutiva, assim como a idade avançada.[121,122,122a] Os fatores de risco perioperatórios incluem raspagem em vez de corte para remoção de pelos, uso de enxertos bilaterais da artéria mamária interna, duração mais longa do procedimento cirúrgico e tempo de perfusão, maior uso de cautério ou cera de osso, situação de débito cardíaco baixo no período pós-operatório inicial e grandes volumes de sangramento pós-operatório. A incidência de mediastinite pós-operatória parece aumentar mais ainda se houver necessidade de nova operação para controlar o sangramento, caso a substituição de válvulas múltiplas acompanhe a derivação da artéria coronária, ou se o paciente precisar mais de 48 horas de ventilação mecânica após a cirurgia.

Medidas cuidadosas de controle de infecção e técnica asséptica escrupulosa na sala de cirurgia continuam como meios de prevenção essenciais.[121] A aplicação intranasal profilática de pomada de mupirocina mostrou reduzir em 50% a taxa de infecções nosocomiais por *Staphylococcus aureus* em portadores que se submetem a cirurgias de grande porte,[123] levando à sugestão de que a pomada seja aplicada rotineiramente.

A bacteriologia da mediastinite pós-operatória é paralela àquela da endocardite precoce de válvula protética. Os organismos *Staphylococcus epidermidis* e *S. aureus* têm sido os isolados mais frequentes em várias séries,[124,125] e até 40% dos casos apresentam infecções mistas.[124] O *Staphylococcus aureus* resistente à meticilina é uma causa relativamente incomum mas virulenta.[126] Os organismos raros incluem bacilos anaeróbios e Gram-negativos,[124,127] espécies de *Candida*,[124,128] e micobactérias não tuberculosas (especialmente o *Mycobacterium chelonae* e o *Mycobacterium fortuitum*).[116]

A mediastinite aguda que se manifesta após a cirurgia cardíaca tende a ser menos devastadora que aquela vista nos cenários descritos anteriormente, talvez porque ela permanece relativamente localizada por mais tempo e tende a ser reconhecida mais cedo. Tipicamente, o curso clínico consiste em febre e sinais sistêmicos, seguidos de bacteriemia e sinais locais de infecção por ferimento.[129] A drenagem da incisão da esternotomia e outros achados localizados estão presentes na grande maioria de pacientes.[124,129,130]

Usualmente, o diagnóstico é feito à época da reexploração do ferimento da esternotomia e se baseia em alta suspeita clínica no ambiente apropriado. A TC é especialmente útil na identificação e no discernimento do inchaço das partes moles, coleções de fluido e erosão ou deiscência do esterno.[131]

Entretanto, uma vez que o inchaço e as coleções de fluido são comuns no período inicial pós-operatório, sua significância é muito mais transparente quando eles persistem por ou se desenvolvem após 14 dias.[131,132] Pacientes com febre, culturas de sangue positivas e anormalidades do ferimento no período pós-esternotomia deverão ser avaliados cirurgicamente. Como em outros cenários, a terapia para mediastinite pós-esternotomia consiste na administração de antibióticos sistêmicos e exploração cirúrgica prévia com desbridamento e drenagem.[121,124,133,134] A mortalidade informada por mediastinite após cirurgia cardíaca varia consideravelmente. Esses pacientes exigem, tipicamente, procedimentos cirúrgicos múltiplos e a possível cobertura dos ferimentos com retalhos musculares vascularizados. Atualmente, a maioria dos pacientes sobrevive, com taxas de mortalidade entre 20% e 40%.[121,129] A hospitalização de sobreviventes geralmente é prolongada por essa complicação.[135]

"Mediastinite Primária": Inalação de Carbúnculo

O carbúnculo (ou antraz), causado por infecção com o *Bacillus anthracis*, é primariamente uma doença do gado, de ovelhas e de cabras e prevalece no Oriente Médio, embora seja hoje reconhecida como doença importante do bioterrorismo (Cap. 40). As síndromes clínicas são classificadas por sítio primário de infecção: cutânea, gastrointestinal, por injeção ou por inalação. A forma mais comum de antraz, a forma cutânea, é contraída por inoculação direta, geralmente pela manipulação de couro cru ou pelos de animais infectados. O carbúnculo gastrointestinal se deve à ingestão de carne contaminada com esporos do organismo. Recentemente, apareceu o carbúnculo por injeção como uma infecção grave das partes moles em usuários de heroína no Reino Unido e na Europa.[136]

O carbúnculo por inalação, ou *doença de trapeiro*, é contraído por inalação dos esporos do *B. anthracis* de fontes animais. Os esporos inalados para o interior dos espaços distais de ar são ingeridos por macrófagos alveolares e transportados para os linfonodos do mediastino, onde induzem um quadro de mediastinite hemorrágica seguida de bacteriemia, sepse esmagadora e choque. A mortalidade é alta, mesmo com os cuidados agressivos de suporte.[137-139] A virulência do bacilo do antraz está relacionada à produção de duas toxinas, denominadas de toxinas *letal* e *de edema*, assim como de uma cápsula que resiste à fagocitose.[136] Felizmente, a doença esporádica é rara, com um relatório documentando somente dois casos confirmados neste país em 25 anos.[140] Entretanto, o antraz continuou a representar uma preocupação muito real por causa de seus efeitos clínicos devastadores e seu potencial de mau agouro como um agente de guerra biológica e de bioterrorismo.[138,139,141,142] Em 1979 houve uma epidemia de 42 casos após a liberação acidental de antraz para armas em Sverdlovsk, na Rússia.[141] No outono de 2001, esse potencial foi posto em funcionamento quando esporos de *B. anthracis* foram intencionalmente dispersos no sistema de Serviços de Correios do EUA, resultando em uma epidemia de 11 casos de carbúnculo cutâneo e 11 casos de antraz por inalação.[143,144]

O conhecimento moderno do antraz por inalação foi amplamente derivado dessas epidemias limitadas. Tipicamente, os pacientes experimentam uma doença bifásica com um quadro semelhante a uma gripe que dura de 2 a 4 dias e é caracterizado por febre, mal-estar, mialgias e tosse não produtiva. Segue-se então a fase fulminante da mediastinite aguda, com desconforto respiratório, dor torácica, cianose e instabilidade hemodinâmica.[138,139,143,144] Uma vez desenvolvido o choque séptico, ele se mostra usualmente resistente às medidas agressivas de suporte.[136] A radiografia do tórax e a TC do tórax mostram, tipicamente, o alargamento do mediastino e efusões pleurais (Fig. 40-2).[145] A tríade de hemoconcentração, mediastino alargado e estado mental alterado é característica do antraz por inalação e ajuda a diferenciá-lo clinicamente da pneumonia adquirida na comunidade.[136] O diagnóstico é estabelecido pela demonstração de bacilos Gram-positivos, em forma de bastões em amostras de tecidos ou de fluidos corporais ou na camada leuco-plaquetária (*buffy coat*) do sangue. Um teste direto de anticorpos fluorescentes, a reação da cadeia da polimerase e testes sorológicos estão disponíveis para confirmação.

Historicamente, o antraz por inalação tem sido uma doença devastadora, mesmo com o tratamento apropriado: 12 de 13 casos esporádicos bem documentados nos EUA tiveram consequências fatais.[137] No surto de bioterrorismo de 2001, o diagnóstico imediato e o início da terapia antibiótica, além da drenagem agressiva das coleções do mediastino e da pleura, resultaram na sobrevivência de seis de 11 pacientes.[144]

A pedra fundamental do tratamento é a administração imediata de antibióticos mediante a primeira suspeita de antraz. As opções de tratamento inicial recomendadas incluem ciprofloxacina ou doxiciclina com um segundo agente, ou clindamicina ou penicilina.[136] O carbúnculo é resistente às cefalosporinas de terceira e quarta gerações. No surto de bioterrorismo, a maioria dos pacientes foi tratada com múltiplos agentes, incluindo a fluoroquinolona.[143] Para a profilaxia pós-exposição, são recomendadas a ciprofloxacina ou doxiciclina oral, além da imunização com anticorpos antitoxinas.[136,146]

MEDIASTINITE GRANULOMATOSA CRÔNICA E FIBROSE MEDIASTINAL

A mediastinite granulomatosa crônica e a fibrose mediastinal são duas manifestações da doença mediastinal crônica. Os transtornos que ocorrem no *continuum* da mediastinite granulomatosa ativa para a fibrose mediastinal pura foram identificados por vários termos na literatura — adenite mediastinal, granulomatose mediastinal, mediastinite esclerosante, colagenose mediastinal, mediastinite fibrosante e lesão fibroinflamatória idiopática do mediastino — mas, em termos conceituais, todas essas entidades podem ser consideradas como variações de um processo comum (Fig. 84-11).

Etiologias e Fisiopatologia

Na América do Norte, a maioria dos casos de mediastinite granulomatosa é causada por histoplasmose; no mundo todo, a tuberculose é a etiologia mais comum.[147-150] Histoplasmose e tuberculose juntas respondem por 83% dos diagnósticos confirmados.[147,151] A infecção granulomatosa é uma causa usual da fibrose mediastinal (Fig. 84-11).

A etiologia não infecciosa mais importante da doença mediastinal crônica é a sarcoidose, que responde por 11% dos casos de mediastinite granulomatosa de causa conhecida.[147] A metisergida, um fármaco anteriormente usado no controle de cefaléia vascular intensa, é causa bem conhecida da fibrose mediastinal. Outras causas não infecciosas informadas de fibrose do mediastino incluem silicose,[152] parafina (como complicação tardia de plumbagem para tuberculose) e

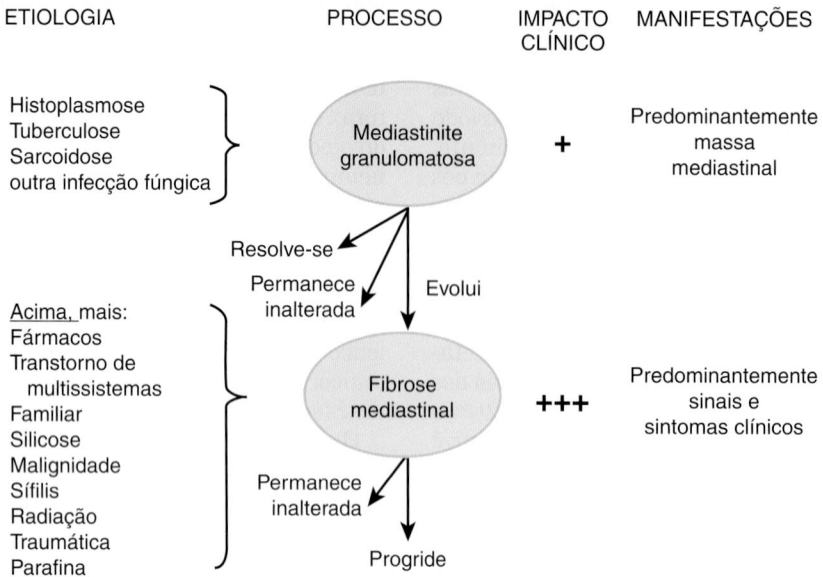

Figura 84-11 Relações fisiopatológicas entre mediastinite granulomatosa e fibrose mediastinal.

hematoma mediastinal traumático.[153] O linfoma de Hodgkin nodular esclerosante também pode se mascarar como fibrose mediastinal.[154] A irradiação mediastinal tem sido informada como causa de fibrose mediastinal com obstrução brônquica e da veia cava superior.[155]

A gênese da doença mediastinal crônica é mais facilmente compreendida usando-se a histoplasmose ou a tuberculose como exemplo. A infecção começa com um foco primário no pulmão que se espalha para os linfonodos do mediastino e induz a adenite e periadenite mediastinais. Por fim, um cacho de linfonodos caseantes se fragmenta em uma massa irregular, cicatriza por encapsulação fibrosa e, em alguns casos, sofre calcificação densa. A espessura da cápsula fibrótica é o determinante principal do cenário clínico: quando estiver entre 2 e 5 mm, o impacto clínico será pequeno, ao passo que se a cápsula atingir 6 a 9 mm, ela poderá invadir ou interferir nos tecidos adjacentes.[148,156] Esse processo benigno de "cicatrização" localizada produz, fisiologicamente, efeitos importantes por causa da natureza compacta do mediastino e da importância e vulnerabilidade de suas estruturas (Fig. 84-12). Independentemente de qualquer desses conceitos ou de algum outro mecanismo serem os responsáveis, é evidente que a resposta do hospedeiro desempenha papel importante.

Os sintomas e os efeitos fisiológicos desse processo são determinados pela localização dos linfonodos envolvidos. Mais frequentemente, os linfonodos envolvidos estão na região peri-hilar direita; talvez essa predileção para localização do lado direito seja responsável pela alta prevalência da obstrução da *veia cava superior* (VCS) na mediastinite crônica. Mais tarde, em instâncias nas quais o processo progride para a fibrose generalizada, toda a porção superior do mediastino pode ficar envolvida.

Manifestações Clínicas

No *continuum* de mediastinite granulomatosa ativa para fibrose mediastinal, a primeira tende a ser assintomática e a ser descoberta por acaso por radiografia do tórax; a última tende a causar manifestações clínicas.[78] Em 52 pacientes com fibrose mediastinal e evidência de histoplasmose revisados por Loyd *et al.*,[157] os sintomas iniciais incluíram tosse em 41%,

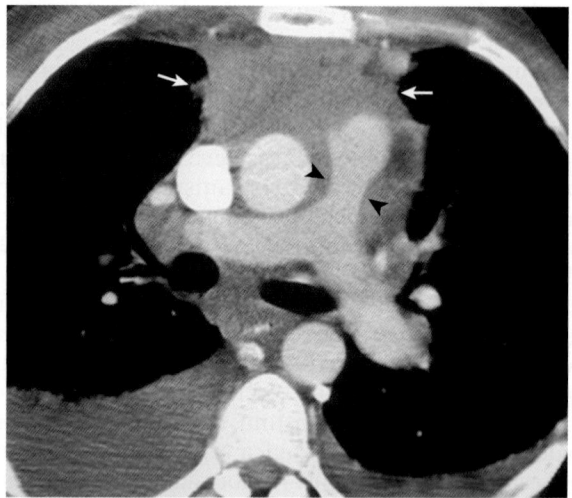

Figura 84-12 **Fibrose mediastinal.** TC axial da artéria pulmonar principal mostrando partes moles anormais infiltrando o mediastino (*setas*) e comprimindo a principal artéria pulmonar (*pontas de seta*). A presença do efeito de massa nos vasos e nos brônquios é característica de fibrose mediastinal.

dispneia em 32%, hemoptise em 31% e dor torácica em 23%. As manifestações clínicas se desenvolvem ou porque o processo fibrótico invade ou comprime as estruturas do mediastino ou porque ocorre a erosão de uma massa calcificada para dentro das estruturas adjacentes. Essas manifestações podem ser agrupadas naquelas relacionadas ao envolvimento da VCS, vias aéreas, esôfago, os vasos pulmonares principais e os nervos mediastinais.

Obstrução da Veia Cava Superior. A obstrução da VCS tem sido a complicação mais frequente da mediastinite granulomatosa e da fibrose mediastinal em algumas séries.[147,148] Embora a maioria dos pacientes com obstrução da VCS tenha malignidade, as causas benignas respondem por cerca de 3% a 6% de grandes séries publicadas,[159,160] das quais a maioria se deve à mediastinite granulomatosa ou à fibrose mediastinal.[155] A obstrução da VCS pode se desenvolver em qualquer estágio do desenvolvimento granulomatoso ou fibrótico; nos

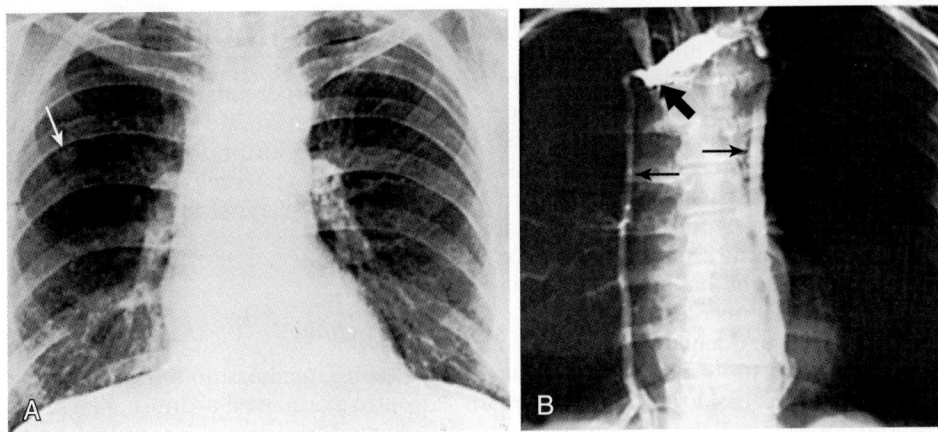

Figura 84-13 Fibrose mediastinal (neste caso resultando de histoplasmose) com obstrução da veia cava superior e circulação colateral extensiva. **A,** Radiogradia frontal do tórax mostrando alargamento uniforme do mediastino superior com granuloma periférico no pulmão direito (*seta*). **B,** Investigação por imagem após injeção rápida de material de contraste em veia antecubital mostrando obstrução completa da veia cava superior (*seta espessa*) com preenchimento bilateral das veias mamárias internas (*setas finas*). (Cortesia de Fraser RG, Paré JAP, Paré PD, et al: Diagnosis of diseases of the chest, vol II, Ed. 3, Philadelphia, 1989, WB Saunders, p.955.)

estudos de Schowengerdt et al.,[147] a obstrução da VCS estava presente em 77% dos pacientes sintomáticos com mediastinite granulomatosa e em 52% dos pacientes sintomáticos com fibrose mediastinal.

A apresentação típica é a síndrome da VCS.[161] Por causa do desenvolvimento gradual da obstrução, os canais colaterais tendem a divergir significativamente do fluxo venoso (Fig. 84-13). Assim, os sintomas podem ser menos proeminentes do que o esperado e podem aumentar com o tempo.[150] Entretanto, mesmo a obstrução crônica da VCS pode causar complicações graves como hemorragia de varizes esofágicas, tromboflebite recorrente de extremidade superior e síndrome pós-flebite. Menos comum, a veia cava inferior ou ázigos podem ser envolvidas.[147] A obstrução do ducto torácico é rara, mas pode produzir quilotórax e suas manifestações clínicas associadas.

Envolvimento de Vias Aéreas. As complicações das vias aéreas, incluindo dispneia, tosse e hemoptise, foram as manifestações clínicas mais comuns de doença mediastinal crônica em várias séries[78,157] e constituíram a indicação mais comum para a intervenção cirúrgica.[78] Qualquer uma das vias aéreas principais pode ser comprometida, mas o envolvimento do lobo médio direito é informado como o mais frequente e está quase sempre acompanhado de aspectos da síndrome do lobo médio direito. Uma complicação rara, a fístula broncoesofágica, pode ser anunciada por hemoptise e hematêmese simultâneas.[162]

Envolvimento do Esôfago. O envolvimento esofágico pode incluir compressão extrínseca, divertículos de tração, distúrbios de motilidade esofágica ou sangramento. Podem surgir sintomas de disfagia, dor no tórax e eructação.[147]

Envolvimento Pulmonar Vascular. A fibrose do mediastino pode envolver os vasos principais, dos dois lados do coração[147-149] e, se ocorrer, o prognóstico pode ser grave. A obstrução progressiva de uma ou de ambas as principais artérias pulmonares pode resultar em hipertensão pulmonar, *cor pulmonale* e insuficiência cardíaca refratária do lado direito.[163] A estenose das veias pulmonares proximais pode causar um cenário clínico similar àquele da estenose da válvula atrioventricular grave e episódios recorrentes de hemoptise.

A hipertensão venosa pulmonar pode ser unilateral quando as veias de um só pulmão são envolvidas e, por isso, pode resultar em edema pulmonar e fibrose unilaterais. Às vezes, alterações fibróticas envolvendo o parênquima pulmonar podem ser o resultado de infartação pulmonar anterior na presença de compressão vascular significativa. Com as estenoses venosas sistêmicas limitadoras de fluxo, vasos colaterais são frequentemente abundantes.

Envolvimento do Nervo Mediastinal. O aprisionamento ou a compressão dos nervos mediastinais podem causar vários transtornos. A rouquidão pode resultar do envolvimento do nervo recorrente da laringe,[147,149] a paralisia, do diafragma do envolvimento de um ou de ambos os nervos frênicos, a síndrome de Horner, da colisão sobre os gânglios ou nervos autonômicos, e a taquicardia persistente, do dano ao nervo vago.

Diagnóstico e Tratamento

Na maioria dos casos, a exploração cirúrgica é necessária para distinguir entre causas benignas e malignas da síndrome da VCS, massa mediastinal localizada ou outras manifestações de mediastinite crônica. Às vezes, radiografias anteriores documentando uma aparência inalterada ou calcificação densa dentro da massa permite um diagnóstico confiável sem cirurgia.

Na maioria dos pacientes, as radiografias do tórax são anormais. A mediastinite granulomatosa se apresenta, mais frequentemente, como massa localizada, usualmente na área paratraqueal direita, e o estado fibrótico produz, mais com maior frequência, o alargamento generalizado da porção superior do mediastino, mas essas características variam.[149,150] As lesões de massa tendem a ser lisas e lobuladas,[150] e estudos de contraste em casos de obstrução da VCS mostram, tipicamente, a área afetada lisa e afunilada,[149] em contraste com as aparências mais imperfeitas geralmente visualizadas no câncer. Em alguns casos, o mediastino tem aparência normal nas radiografias torácicas padrão, e a venografia ou TC do tórax se faz necessária para demonstrar a base anatômica de uma obstrução clinicamente evidente.[150] A investigação por imagens de ressonância magnética pode ser útil para avaliar o comprometimento vascular além do que é mostrado na varredura por TC.[164]

O papel da terapia clínica específica para mediastinite granulomatosa ou fibrose mediastinal ainda é obscuro.[78] Algumas evidências sugerem que casos selecionados com inflamação ativa associados à histoplasmose podem se beneficiar da terapia antifúngica,[158,163] mas indicações específicas, se houver, para essa terapia permanecem desconhecidas. Da mesma forma, uma abordagem conservadora deverá ser adotada para complicações mediastinais relacionadas à tuberculose, a menos que amostras do esputo e dos tecidos sejam positivas para micobactérias ou haja uma evidência clínica convincente da presença de tuberculose ativa.

As manifestações clínicas dessa doença parecem ser o resultado de fatores do hospedeiro, tanto quanto da própria infecção. Assim, a terapia também tem sido direcionada para a resposta inflamatória do hospedeiro. Relatórios anedóticos de tratamento de fibrose mediastinal e retroperitoneal com corticoides chegaram a conclusões opostas.[166,167] Parece que as formas difusas de fibrose podem ter mais probabilidade de responder à terapia anti-inflamatória.[168] Como no caso da terapia antimicrobiana, o papel apropriado para a terapia anti-inflamatória para mediastinite granulomatosa e fibrose mediastinal no momento é desconhecido.[169]

À época da exploração para o diagnóstico, alguns cirurgiões aconselham a remoção do maior volume possível da massa inflamatória ou fibrosa para reduzir o volume e talvez diminuir o impacto final nos tecidos adjacentes.[169] A citorredução cirúrgica é tediosa e associada à morbidade e mortalidade significativas. Entretanto, tem havido relatórios anedóticos de casos de intervenção cirúrgica bem-sucedida nesses pacientes.[78] A cirurgia para derivação de uma veia cava obstruída é tecnicamente difícil e nem sempre eficaz, embora esse procedimento ainda possa ser considerado no cenário de varizes esofágicas hemorrágicas ou tromboflebite recorrente de extremidade superior. A colocação de *stents* endovasculares é outra opção.[170] A obstrução dos principais vasos pulmonares é um sinal prognóstico ruim e, para essa complicação, as opções terapêuticas são limitadas; a reconstrução cirúrgica, a dilatação angiográfica e a colocação de *stents* raramente são bem-sucedidas.[171]

AGRADECIMENTOS

Os autores agradecem as contribuições de David J. Pierson, MD, que escreveu este capítulo para a primeira e segunda edições e foi coautor deste capítulo juntamente com D.R. Park, MD, para a terceira edição. Esses capítulos anteriores contêm mais referências históricas.

Pontos-chave

- Pneumomediastino se refere à presença de ar ou de outro gás no mediastino, o qual se origina usualmente da ruptura alveolar nos pulmões, mas pode surgir do trato respiratório superior ou do trato gastrointestinal.
- O tratamento de pneumomediastino depende principalmente do tratamento bem-sucedido do processo de doença subjacente. Raramente, a intervenção direta é necessária para descomprimir o ar no mediastino.
- A mediastinite aguda é, usualmente, uma doença súbita e séria que hoje é causada usualmente por perfuração do esôfago durante procedimentos endoscópicos e complicações infecciosas após procedimentos cirúrgicos com incisões para esternotomia.
- Todas as formas de mediastinite aguda são potencialmente fatais e exigem diagnóstico imediato, investigação por imagens, drenagem cirúrgica e tratamento antimicrobiano.
- A mediastinite crônica resulta de inflamação granulomatosa do mediastino, mais usualmente devido à histoplasmose e suas sequelas fibróticas. As complicações incluem obstrução brônquica, síndrome da veia cava superior, compressão esofágica e obstrução de vasos pulmonares.
- O tratamento de mediastinite crônica visa aliviar essas complicações mecânicas. O papel da terapia anti-inflamatória e antimicrobiana ainda não está esclarecido.

As Referências estão disponíveis exclusivamente no site www.elsevier.com.br/expertconsult

SEÇÃO P

DISTÚRBIOS DO SONO E CONTROLE DA RESPIRAÇÃO

85 CONTROLE DA RESPIRAÇÃO E DAS VIAS AÉREAS SUPERIORES DURANTE O SONO

RICHARD L. HORNER, PhD • ATUL MALHOTRA, MD

INTRODUÇÃO
VIGÍLIA E SONO
Geração do Estado de Vigília e do Sono
O "Interruptor do Sono"
Efeitos dos Fármacos Neurodepressores Comuns no Estado de Excitação Cerebral
Aplicação ao Sono e à Depressão Respiratória Induzida por Fármaco
RESPIRAÇÃO E SEU CONTROLE
Neurônios Respiratórios
Agrupamentos Motores Respiratórios e Atividade Muscular
Quimiossensores e Reflexos Químicos

MECANISMOS FISIOLÓGICOS INTEGRANTES QUE FUNDAMENTAM A DISFUNÇÃO E A INSTABILIDADE RESPIRATÓRIAS DURANTE O SONO
A Respiração é Dependente da Regulação por *Feedback* no Sono
Ganho Ventilatório e sua Importância
Despertar do Sono: Consequência e Causa de Distúrbios Respiratórios
O Tônus Votor das Vias Aéreas Superiores e as Respostas do Reflexo Compensatório são Particularmente Sensíveis à Depressão no Sono

Princípio Fundamental: Vários Caminhos Podem Levar a um Fenótipo Anormal do Sono
"PERTURBAÇÕES" CLINICAMENTE RELEVANTES DO CONTROLE RESPIRATÓRIO
Obesidade
Insuficiência Cardíaca
Envelhecimento
Outras Condições Clínicas
TRATAMENTO INDIVIDUALIZADO E DIRECIONADO A MECANISMOS SUBJACENTES

INTRODUÇÃO

Os problemas respiratórios são a principal causa dos distúrbios mais comuns e graves do sono. Esses problemas estão associados a uma ampla gama de desfechos clínicos desfavoráveis, incluindo hipertensão arterial, síndrome coronariana aguda, acidente vascular cerebral (ou encefálico), diabetes, obesidade e alteração da função cerebral. Este capítulo foi estruturado com base em vários conceitos-chave clinicamente orientados que se relacionam com a compreensão do controle da respiração e das vias aéreas superiores durante o sono. Serão apresentados os conceitos-chave fundamentados em princípios fisiológicos básicos e a sua aplicação ao espectro de problemas respiratórios clínicos relacionados ao sono. Para facilitar a compreensão de tais problemas adicionais do sono relacionados com a respiração, apresentamos várias "perturbações" que têm impacto importante na função respiratória durante o sono. Enfatizamos também que embora cada perturbação seja definida individualmente, várias dessas perturbações podem coexistir em um indivíduo para predispor a disfunção respiratória. Tal disfunção respiratória pode se manifestar tanto especificamente no sono quanto pode ocorrer no estado de vigília e ser agravada pelo sono. Em última análise, é a interação dessas perturbações com mecanismos de controle respiratório durante o sono que desempenha grande impacto no curso clínico geral, na estabilidade e no resultado em longo prazo.

VIGÍLIA E SONO

Alguns dos circuitos mais importantes do cérebro que geram os estados de vigília, sono de *movimento não rápido dos olhos* (não REM [do inglês, *non-rapid eye movement*]) e sono REM serão resumidos nesta seção. Conhecendo esses mecanismos pode-se compreender o princípio do "interruptor do sono".[1,2] Este princípio é usado para explicar como os problemas comuns, graves e às vezes fatais associados ao sono e à sedação cerebral induzida por fármacos e à depressão respiratória podem funcionar por meio de vias cerebrais comuns.

GERAÇÃO DO ESTADO DE VIGÍLIA E DO SONO

Vigília

A Figura 85-1A ilustra alguns dos principais grupos neuronais envolvidos na regulação da atividade cerebral nos estados de vigília e sono. Serotonina, norepinefrina, histamina, dopamina, orexina (também chamada de hipocretina), acetilcolina e grupos de células que contêm glutamato contribuem coletivamente para a ativação cerebral da vigília. Tal ativação cerebral manifesta-se com relativa baixa voltagem e atividade de ondas rápidas no *eletroencefalograma* (EEG), e tônus motor em repouso no eletromiograma registrado de músculos posturais.

Alguns conjuntos neuronais que contribuem significativamente para a ativação cerebral do estado de vigília são os neurônios da rafe dorsal e caudal e os neurônios localizados na ponte e no bulbo, respectivamente (contendo serotonina); no *locus coeruleus* (contendo norepinefrina); no núcleo tuberomamilar (contendo histamina); na substância cinzenta periaquedutal ventral (contendo dopamina); na região perifornical do hipotálamo lateral (contendo orexina/hipocretina); nos núcleos pedunculopontinos e tegmentais laterodorsais na ponte, bem como nas regiões do prosencéfalo basal (contendo acetilcolina); e vários desses grupos celulares mencionados além dos neurônios distribuídos no que é vulgarmente conhecido por *formação reticular* (contendo glutamato).

Sono não REM

O sono não REM é frequentemente considerado a fase do sono "restauradora", com ausência de sonhos. É promovido e sustentado por um sistema de neurônios que inibe os sistemas de excitação do cérebro do estado de vigília (Fig. 85-1B). Os principais grupos celulares que compõem esse sistema inibidor ativo no sono não REM incluem os neurônios na área pré-óptica ventrolateral e na região anterior do hipotálamo, e regiões do prosencéfalo basal. Os grupos de células que compõem esse sistema inibidor ativo no sono não REM sintetizam e secretam o aminoácido inibitório *gama-aminobutírico* (GABA) e o neuropeptídeo galanina. GABA é um dos principais neurotransmissores inibidores no cérebro. A inibição direta mediada por GABA de sistemas de excitação do cérebro identificados na seção "Vigília" e na Figura 85-1A, em combinação com a ativação de neurônios de inibidores GABA corticalmente projetados (Fig. 85-1B), é responsável pela atividade EEG de voltagem relativamente mais elevada e pela onda mais lenta que caracteriza o sono não REM.

Sono REM

O sono REM, por outro lado, está associado à fase do sono com sonhos e é acompanhado por uma paralisia (atonia) da musculatura esquelética, efeitos que também podem ter um impacto na respiração. Existem dois principais circuitos envolvidos na geração do sono REM (Fig. 85-2). A ativação desses circuitos produz os sinais que definem o sono REM: (1) atividade no EEG de baixa voltagem e de ondas rápidas e (2) supressão do tônus motor postural. Importante para essas alterações na atividade EEG é a reativação dos grupos celulares colinérgicos na ponte e no prosencéfalo basal que foram relativamente inativados durante o sono não REM (Fig. 85-2). A atividade motora *espinal* no sono REM é suprimida por meio do recrutamento de circuitos neurais descendentes que envolvem glicina (principalmente) e GABA (Fig. 85-2). No entanto, os períodos de supressão maior da atividade muscular das vias aéreas superiores que também são observados no sono REM não parecem envolver o mesmo mecanismo. A atividade do músculo genioglosso no sono REM é suprimida por meio de dois processos adicionais: (1) *disfacilitação* (i.e., retirada de entradas excitatórias), mediada principalmente pela norepinefrina e serotonina reduzidas na excitação do grupo motor hipoglosso, e (2) *inibição mediada* por um mecanismo recém-identificado ligado ao receptor muscarínico acoplado à proteína G de canais de potássio.[3] Este é ilustrado na Figura 85-2, e seus circuitos são explicados com mais detalhes na seção "Respiração e seu Controle".

Figura 85-1 **Esquema mostrando os principais grupos neuronais e suas interações organizacionais para gerar os estados cerebrais de vigília (A) e sono de movimentos não rápidos dos olhos (não REM) (B).** Em (*i*) são mostrados os principais agrupamentos neuronais cujas projeções ascendentes são responsáveis por produzir a excitação eletrocortical de vigília e cujas projeções descendentes influenciam as redes autônomas do tronco encefálico e a atividade motora espinal. O sono não REM é originado quando esses sistemas geradores de vigília são inibidos por grupos neuronais que contêm o neurotransmissor inibitório ácido gama-aminobutírico (GABA). A estrutura organizacional para a manutenção da vigília e do sono não REM, e o interruptor entre os dois estados, também são mostrados (*ii* e *iii*). As interações inibitórias mútuas entre os grupos neuronais promotores do sono e da vigília levam ao estado de "interruptor" estável em qualquer posição, produzindo, assim, períodos consolidados de sono à noite e de vigília durante o dia. A propensão para a transição para um período de sono consolidado durante a noite (e depois para um período consolidado de vigília na parte da manhã) está ligada à diminuição circadiana-mediada (e ao posterior aumento) na temperatura do corpo: a diminuição da temperatura do corpo ativa os sistemas neuronais de GABA promotores do sono, enquanto o aumento os desativa. Os grupos neuronais de GABA ativos no sono não REM incluem aqueles na região pré-óptica ventrolateral do tálamo, assim como aqueles no prosencéfalo basal e hipotálamo anterior. A posição e os tamanhos relativos dos grupos neuronais são mostrados para clareza visual, sem a intenção de representação rigorosa das suas posições anatômicas. Níveis relativamente altos de atividade neuronal são representados por símbolos grandes e linhas contínuas, ao passo que níveis relativamente baixos de atividade neuronal são representados por *símbolos pequenos e linhas tracejadas*. As projeções neuronais inibidoras de grupos de células estão indicadas por ■ e as projeções excitatórias estão indicadas por *cabeças de seta sólidas*). Veja o texto para mais detalhes. (Adaptada de Horner RL: Emerging principles and neural substrates underlying tonic sleep-state-dependent influences on respiratory motor activity.*Philos Trans R Soc Lond B Biol Sci* 364, 2553–2564, 2009; Horner RL: Central neural control of respiratory neurons and motoneurons during sleep. In Kryger MH, Roth T, Dement WC, editors: *Principles and practice of sleep medicine*. St. Louis, 2011, Elsevier Saunders, pp. 237–249; Horner RL: Respiratory physiology. In Kushida C, editor: *Encyclopedia of sleep, vol. 1*. Waltham, MA, 2013, Academic Press, pp. 517–524; Saper CB, Scammell TE, Lu J: Hypothalamic regulation of sleep and circadian rhythms. *Nature* 437:1257–1263, 2005. © Richard L. Horner, PhD, University of Toronto.)

O "INTERRUPTOR DO SONO"

Há interações *mutuamente opostas* entre os sistemas neuronais de promoção da vigília (Fig. 85-1A) e os sistemas neuronais de promoção do sono não REM (Fig. 85-1B). Essa organização leva ao estado de vigília associado a um *nível relativamente alto* de atividade nos sistemas de excitação neuronal promotores do estado de vigília *combinado com um nível relativamente baixo* da atividade do sistema oposto GABA promotor do sono (Fig. 85-1A, painel ii). Em contraste, o sono não REM está associado a um *nível relativamente alto* de atividade no sistema GABA promotor do sono *combinado com um nível relativamente baixo* de atividade nos sistemas

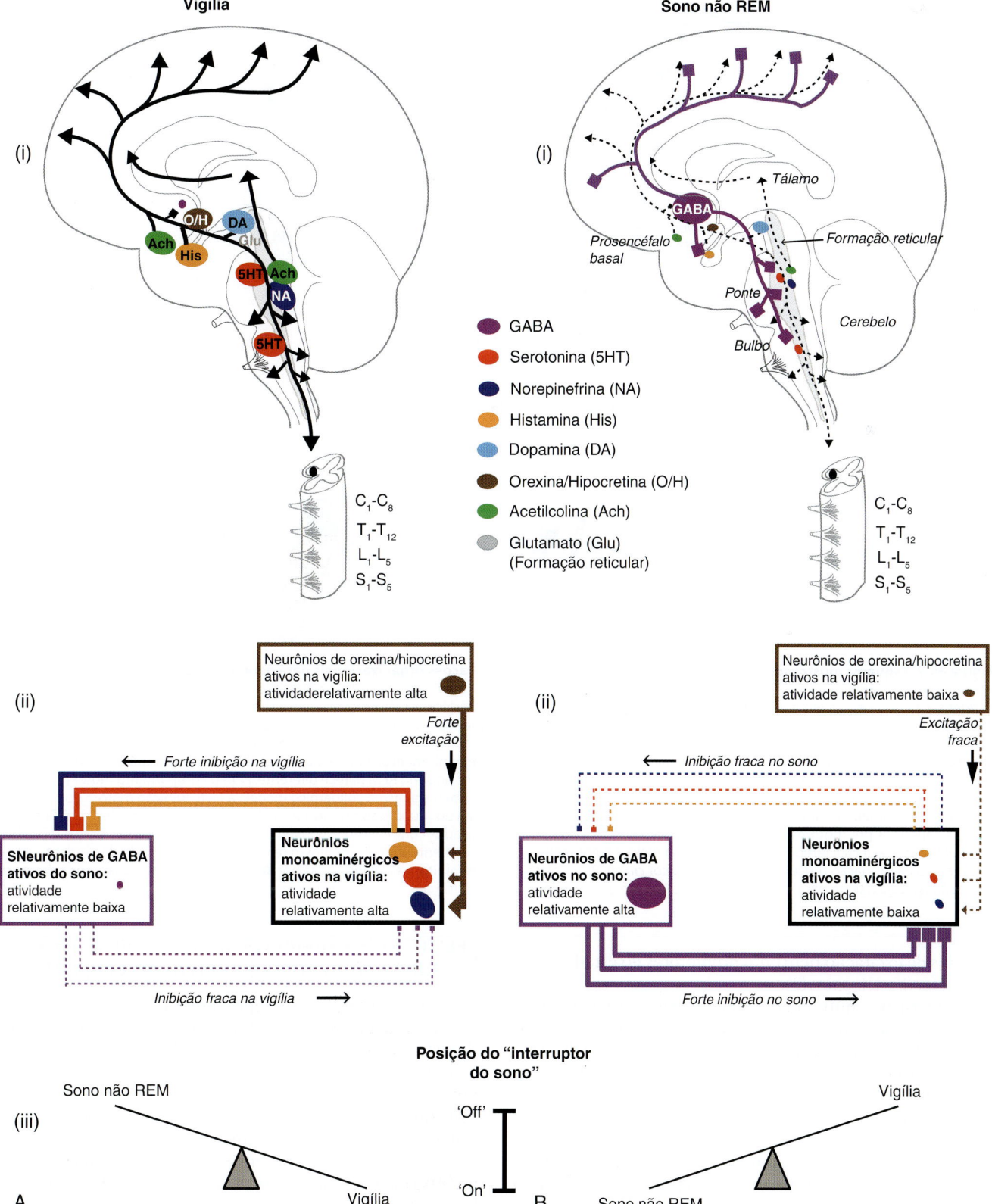

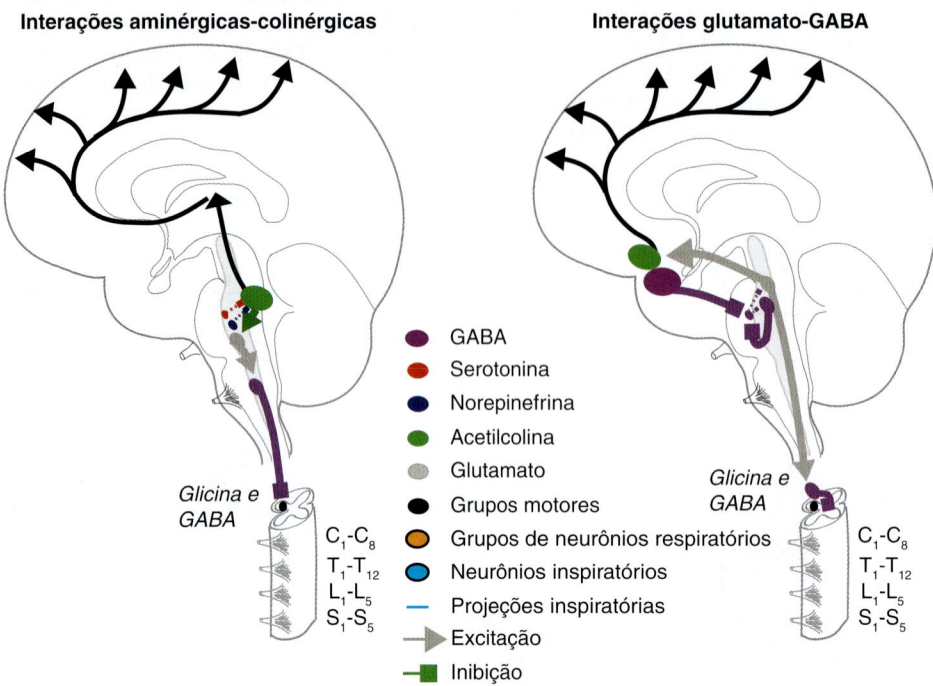

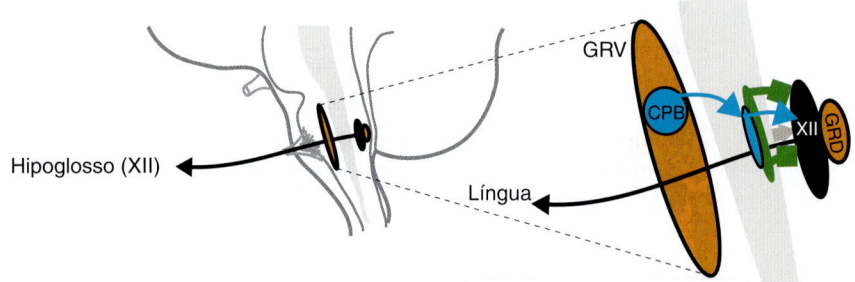

Figura 85-2 Esquema mostrando os principais grupos neuronais e suas interações organizacionais para gerar o estado cerebral do sono REM. Há atualmente duas explicações para a geração do sono REM: uma envolvendo interações de agrupamentos celulares colinérgicos e aminérgicos (*canto superior esquerdo*) e a outra envolvendo interações de agrupamentos de células glutamatérgicas e GABAérgicas (*canto superior direito*). Embora os detalhes sejam discutidos no texto, podem-se explicar resumidamente as características fundamentais do sono REM: (1) ativação cortical ascendente e (2) inibição motora espinal descendente. A inibição da atividade motora espinal no sono REM é mediada por projeções descendentes para o corno ventral e medial da medula espinal e pelo aumento da liberação dos aminoácidos inibidores glicina (predominantemente) e GABA para neurônios motores espinais. Como mostrado na parte inferior da figura, o mecanismo de supressão motora da via aérea superior no sono REM parece diferente. Para o agrupamento motor hipoglosso, por exemplo, que inerva a musculatura da língua por meio do XII nervo craniano, um mecanismo colinérgico medeia a forte inibição motora do sono REM. Essa inibição neutraliza o estímulo da inspiração a este agrupamento que se origina do grupo respiratório ventral (GRV) através do complexo pré-Bötzinger (CPB) e neurônios pré-motores na formação reticular lateral (os dois últimos indicados como neurônios inspiratórios e codificados em cor *azul*). O grupo respiratório dorsal (GRD) também é mostrado para melhor compreensão. O agrupamento motor hipoglosso também recebe estímulo dependente do estado tônico da formação reticular (codificado em cor *cinza*). Projeções neuronais inibitórias são indicadas por ■ e projeções excitatórias, por *cabeças de seta sólidas*). Veja o texto para mais detalhes. GABA, ácido gama-aminobutírico. (© Richard L. Horner, PhD, University of Toronto.)

opostos de excitação neuronal promotores do estado de vigília (Fig. 85-1B, painel ii).

As interações mutuamente opostas entre os sistemas neuronais promotores da vigília e promotores do sono produzem um estado de estabilidade do cérebro quando *um* dos respectivos sistemas neuronais domina. Esse arranjo constitui o *"interruptor de sono"*, em que a posição da chave é estável em um ou outro estado, porque, quando um lado está ativo, o estado alternativo é simultaneamente inibido (Fig. 85-1). No sono não REM, por exemplo, a ativação de neurônios GABA reforça a sua própria ativação por meio da inibição simultânea dos sistemas neuronais ativos na vigília.

EFEITOS DOS FÁRMACOS NEURODEPRESSORES COMUNS NO ESTADO DE EXCITAÇÃO CEREBRAL

Os sistemas neuronais reciprocamente opostos de promoção do sono e da vigília, identificados nas seções "Geração do Estado de Vigília e do Sono" e "O Interruptor de S", essencialmente alteram o estado de excitação do cérebro por meio das mudanças associadas no equilíbrio de neurotransmissores excitatórios e inibitórios nas regiões cerebrais críticas identificadas na Figura 85-1. O equilíbrio desses neurotransmissores cerebrais, no entanto, não é apenas alterado nos estados naturais de vigília e sono, mas também é alterado *de modo previsível* pela ingestão de fármacos neurodepressores comumente usados. Tais fármacos incluem as benzodiazepinas, imidazopiridinas (hipnóticos sedativos não benzodiazepínicos), barbitúricos, etanol e alguns anestésicos gerais que são inaláveis (p. ex., isoflurano) ou injetáveis (p. ex., propofol ou etomidato). Todos esses agentes interagem com regiões de ligação nos receptores $GABA_A$ que aumentam a inibição neuronal em regiões onde o GABA, de outro modo, estaria agindo.[4] Existem várias regiões no circuito endógeno de sono-vigília, identificados na Figura 85-1, onde tais medicamentos neurodepressores atuam deprimindo o estado de excitação cerebral e promovendo sedação e/ou perda de consciência.[4] Tais agentes, portanto, efetivamente "inclinam o equilíbrio" dentro do circuito endógeno de sono-vigília "em direção à" sedação e "para longe" da excitação cerebral.

O princípio do *interruptor do sono* também pode ser utilizado para compreender que a depressão da excitabilidade do cérebro que é observada tanto no sono natural quanto no induzido por fármacos neurodepressores é o produto de *dois* mecanismos. O primeiro é o aumento das influências GABAérgicas inibitórias e o segundo é a depressão concomitante de influências estimulatórias relacionadas com a excitação (Fig. 85-1B, painel ii). Existe um efeito duplo porque esses mecanismos excitatórios e inibidores não podem operar de forma independente por causa de sua inerente interconectividade. Este princípio tem outras implicações para o entendimento da depressão respiratória induzida pelo sono ou por fármacos.

APLICAÇÃO AO SONO E À DEPRESSÃO RESPIRATÓRIA INDUZIDA POR FÁRMACO

A organização do interruptor do sono e a sua aplicação para a compreensão da sedação cerebral induzida pelo sono ou por fármacos (veja "Efeitos dos Fármacos Neurodepressores Comuns no Estado de Excitação Cerebral") também influenciam diretamente o entendimento da depressão respiratória. A rede respiratória e os seus sistemas de controle associados são eles mesmos influenciados pelos mesmos sistemas de excitação/sono dependentes do estado ilustrados nas Figuras 85-1 e 85-2. Esses sistemas neuronais dependentes da vigília e do sono também têm projeções significativas para a rede respiratória.

Por conseguinte, tanto durante o sono natural quanto na presença de muitos fármacos sedativos e anestésicos utilizados comumente, ocorre tanto o aumento do sistema inibidor GABAérgico quanto reduções correspondentes nas influências excitatórias a partir dos sistemas de excitação cerebral (como descrito em "Efeitos dos Fármacos Neurodepressores Comuns no Estado de Excitação Cerebral"). O resultado final é uma inclinação do equilíbrio no interruptor do sono em direção à excitação cerebral *mais* alteração de impulsos para a rede respiratória. Como descrito em "Respiração e seu Controle", esses impulsos dependentes do estado afetam particularmente a musculatura das vias aéreas superiores, predispondo, assim, a apneia obstrutiva do sono e hipopneias em indivíduos suscetíveis.[5] Em essência, o cérebro funciona como um dispositivo de ajuste de ganho para a respiração, alterando a neuroquímica cerebral dos elementos-chave do controle respiratório: os neurônios respiratórios, os neurônios motores, bem como as regiões envolvidos na modulação do reflexo da respiração (ver "Respiração e seu Controle").

RESPIRAÇÃO E SEU CONTROLE

A complexidade da rede respiratória do tronco encefálico pode ser resumida em três elementos essenciais:

1. *Neurônios respiratórios*, que geram o ritmo respiratório e conduzem a expressão da atividade rítmica em outros componentes da rede respiratória.
2. *Grupamentos respiratórios motores*, que inervam e ativam os músculos respiratórios primários e secundários. Os músculos respiratórios primários são assim designados porque *geram* fluxo de ar (p. ex., o diafragma). Em contraste, os músculos respiratórios secundários (acessórios) não geram fluxo de ar, mas modulam significativamente a sua passagem (p. ex., músculos da faringe que mantêm uma via aérea superior patente) ou, de outro modo, suportam o ato da respiração (p. ex., os músculos intercostais que contribuem para a manutenção do volume pulmonar).
3. *Quimiossensores*, que detectam alterações nos gases sanguíneos e induzem uma resposta fisiológica. No caso de hipoventilação durante o sono, por exemplo, a resposta fisiológica adequada inclui *tanto* uma tentativa de aumento da ventilação mediada por quimiorreceptor *quanto* o despertar do sono. A importância do despertar do sono é crítica para a sobrevivência em algumas situações quando a resposta ventilatória é inútil por si só, por exemplo, sacudindo um cobertor sufocante no caso de uma criança adormecida, para evitar a asfixia e risco de síndrome de morte súbita infantil. As seções a seguir identificam os circuitos principais que geram a respiração e controlam a sua regulação.

NEURÔNIOS RESPIRATÓRIOS

Organização

A Figura 85-3 mostra os principais componentes da rede respiratória que gera o ritmo respiratório e a ativação motora. O *grupo respiratório ventral* (GRV) contém os neurônios do complexo de Bötzinger (expiratórios), neurônios do complexo pré-Bötzinger (inspiratórios), neurônios do grupo respiratório ventral rostral (predominantemente inspiratórios) e neurônios do grupo respiratório ventral caudal (predominantemente expiratórios). O *grupo respiratório dorsal* (GRD) contém principalmente neurônios inspiratórios. O GRD e as suas regiões associadas do núcleo do trato solitário também são as regiões de projeção para importantes aferências para o controle reflexo da respiração: quimiorreceptores e barorreceptores carotídeos e aórticos e aferentes vagais pulmonares.

O tronco encefálico também inclui neurônios motores do hipoglosso e núcleos motores trigeminais que inervam músculos importantes para a manutenção da permeabilidade das vias aéreas superiores (Fig. 85-3).[5] As regiões do núcleo ambíguo também contêm neurônios motores que inervam os músculos da laringe e faringe através dos nervos vago, glossofaríngeo e acessório. Os neurônios respiratórios na ponte (não mostrados) também modulam a atividade dos neurônios respiratórios bulbares.

Ritmo Respiratório e Ativação Motora

Na Figura 85-3 também se observa que alguns neurônios respiratórios são identificados como *propriobulbares*, isto é, neurônios que se projetam para, e influenciam a atividade de outros neurônios respiratórios bulbares, mas eles mesmos

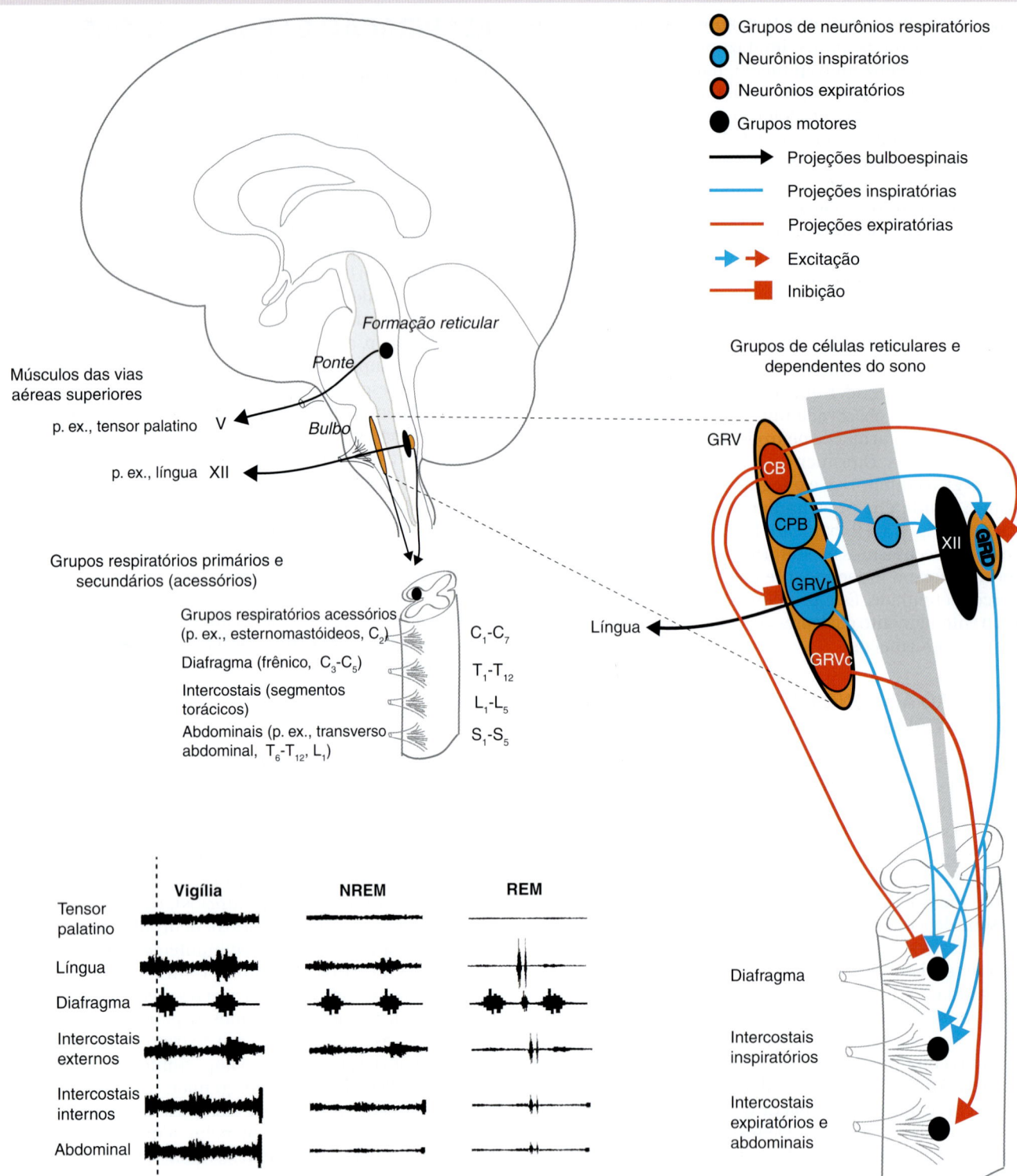

Figura 85-3 Esquema mostrando alguns dos principais grupos neuronais e as suas interações organizacionais para a geração da distribuição motora eferente para diferentes músculos respiratórios. Na *parte superior à esquerda* são mostrados os principais grupos neuronais e grupos motores selecionados que inervam os músculos das vias aéreas superiores e os músculos primários e secundários (acessório) da bomba respiratória. *À direita*, em maior magnificação, são mostrados os principais grupos de neurônios que compreendem os grupos respiratórios ventrais e dorsais (GRV e GRD, respectivamente), e as suas projeções para outros neurônios que compõem a rede respiratória. A inervação do agrupamento motor hipoglosso pelos neurônios dependentes de estado da formação reticular também é mostrada. Veja no texto mais detalhes sobre a relevância deste último ponto. Na *parte inferior à esquerda*, as atividades eletromiográficas dos vários músculos relacionados à respiração também são mostradas: palatal, língua, diafragma e acessório, intercostal e músculos respiratórios abdominais. Observe que o nível de atividades tônicas e relacionadas com a respiração varia para diferentes músculos, com alguns músculos, como o tensor palatino, expressando principalmente a atividade tônica, e outros, como a língua e intercostais, expressando tanto a atividade tônica quanto respiratória. Esse equilíbrio relativo das atividades tônicas e relacionadas com a respiração pode mudar entre os estados de sono-vigília, com a atividade tônica sendo normalmente suprimida durante o sono. O início da atividade muscular relacionada ao diafragma é mostrado pela *linha tracejada*. CB, complexo de Bötzinger; CPB, complexo pré-Bötzinger; GRVc, GRV caudal; GRVr, GRV rostral. Veja o texto para mais detalhes. (Adaptada de Horner RL: Emerging principles and neural substrates underlying tonic sleep-state-dependent influences on respiratory motor activity.*Philos Trans R Soc Lond B Biol Sci* 364, 2553–2564, 2009; Horner RL: Central neural control of respiratory neurons and motoneurons during sleep. In Kryger MH, Roth T, Dement WC, editors: *Principles and practice of sleep medicine*. St. Louis, 2011, Elsevier, Saunders, pp. 237–249; Horner RL: Respiratory physiology. In Kushida C, editor: *Encyclopedia of sleep, vol. 1*. Waltham, MA, 2013, Academic Press, pp. 517–524. © Richard L. Horner, PhD, University of Toronto.)

não se projetam para neurônios motores.[5] Outros são identificados como *neurônios pré-motores respiratórios bulboespinais*, isto é, neurônios que se projetam para neurônios motores espinais, que por sua vez inervam a respectiva bomba respiratória e os músculos abdominais de respiração.

Inspiração

Um grupo neuronal respiratório propriobulbar particularmente importante é o complexo pré-Bötzinger. Essa região desempenha um papel fundamental na geração do ritmo respiratório de base em mamíferos.[6] Neurônios do complexo pré-Bötzinger conduzem a ativação de neurônios bulboespinais do GRD e GRV durante a inspiração, que, então, ativam os neurônios motores inspiratórios espinais intercostais e frênicos (Fig. 85-3). A inativação dos neurônios do complexo pré-Bötzinger em modelos animais provocam respiração atáxica e apneias centrais, especialmente no sono.[7,8] O complexo pré-Bötzinger é também uma região crítica que medeia a depressão da frequência respiratória por opioides.[9]

Expiração

Na expiração, os neurônios expiratórios do complexo de Bötzinger inibem os neurônios motores e os neurônios pré-motores inspiratórios (Fig. 85-3). Além disso, na expiração, os neurônios do grupo respiratório ventral caudal aumentam a excitabilidade dos neurônios motores expiratórios espinais (Fig. 85-3), embora essa excitação não necessariamente se manifeste como ativação demonstrável dos músculos expiratórios em repouso.

Geração do Ritmo Respiratório e Apneias Centrais

O ritmo automático e não consciente da respiração é, em última análise, gerado pelas propriedades intrínsecas da membrana e ligações dos neurônios individuais que compõem a rede respiratória. Essencial para a expressão dessa ritmicidade, no entanto, é a provisão de um nível suficiente de excitação tônica subjacente. As principais fontes de excitação tônica são de sistemas neuronais dependentes da vigília, mencionados anteriormente (Fig. 85-1), bem como os quimiorreceptores periféricos e centrais (Fig. 85-4).

Um princípio fisiológico importante que emerge da identificação da necessidade e suficiência de excitação tônica para a geração de ritmo respiratório é que a remoção de tal excitação tônica pode abolir o ritmo respiratório. O sono ou os fármacos neurodepressores (Fig. 85-1), ou entradas reduzidas de quimiorreceptores (veja "A Respiração é Dependente da Regulação por *Feedback* no Sono"), podem implicar a cessação do ritmo respiratório e o desenvolvimento de apneias centrais do sono.

AGRUPAMENTOS MOTORES RESPIRATÓRIOS E ATIVIDADE MUSCULAR

Os Músculos Respiratórios Variam de Acordo com o seu Grau de Relação com a Respiração

Diferentes músculos respiratórios expressam diferentes graus de atividade relacionada com a respiração e/ou ativação tônica (i.e., não rítmica, contínua ou de fundo). O diafragma, por exemplo, é quase exclusivamente relacionado com a respiração, enquanto os músculos palatais, da língua, intercostais e abdominais expressam ambas as atividades respiratórias e tônicas, em diferentes graus. A base fisiológica para essa variação é que os próprios neurônios respiratórios que, em última análise, conduzem os respectivos músculos respiratórios variam na força de sua relação com a respiração.[10] Alguns neurônios respiratórios, por exemplo, são quase exclusivamente impulsionados por neurônios geradores do ritmo respiratório e são pouco influenciados por

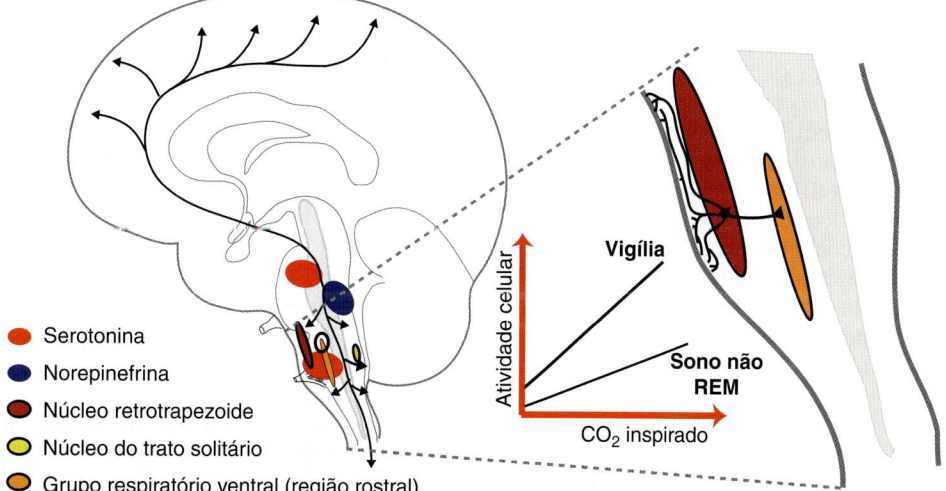

Figura 85-4 Locais de quimiocepção/responsividade a mudanças no CO_2/H^+ no cérebro. Alguns desses locais estão intimamente associados à regulação de excitação cerebral no sono e na vigília (p. ex., a serotonina e a norepinefrina contendo agupamentos de células; veja a Fig. 85-1). Outros locais estão intimamente associados à atividade neuronal respiratória e respostas reflexas (p. ex., núcleo do trato solitário e grupo respiratório ventral; veja a Fig. 85-3). Um local-chave intrinsecamente sensível a alterações no CO_2/H^+ é o núcleo retrotrapezoide localizado próximo à superfície ventral do bulbo. Esta região do encéfalo está aumentada no painel *à direita*. As ramificações dos dendritos dos neurônios retrotrapezoides "sentem" o líquido cerebroespinal na superfície bulbar e são ativadas pelo CO_2 aumentado (H^+ reduzido). A atividade relacionada ao CO_2/H^+ influencia várias regiões do cérebro, incluindo o grupo respiratório ventral, estimulando a respiração. No *detalhe* é mostrada a resposta de um neurônio serotoninérgico do tronco encefálico aos aumentos no CO_2 inspirado. Há várias características a serem observadas: (1) a atividade da linha de base (i.e., em zero, CO_2 inspirado) é maior no estado de vigília do que no sono, de acordo com a Figura 85-1; (2) a atividade neuronal em qualquer CO_2 inspirado é maior no estado de vigília do que no sono; (3) a inclinação (*ganho*) de resposta é também maior no estado de vigília do que no sono. Juntas, essas três características se equiparam às respostas respiratórias gerais ao CO_2, conforme medido por mudanças na ventilação (compare com a Fig. 85-7.) (© Richard L. Horner, PhD, University of Toronto.)

outros estímulos. Em contraste, existem alguns neurônios respiratórios que são fracamente influenciados por neurônios geradores do ritmo respiratório, mas são mais fortemente influenciados por estímulos não respiratórios tônicos.[10] Esses estímulos não respiratórios tônicos podem surgir de grupos de células dependentes do estado do sono identificadas na Figura 85-1.

Efeitos do Sono

A identificação dos neurônios respiratórios e neurônios motores que variam na força de sua relação com a respiração assume maior importância por causa do princípio fisiológico identificado por John Orem da Texas Tech University.[10] Os neurônios respiratórios que são mais fortemente impulsionados pelos neurônios geradores do ritmo respiratório são *menos* afetados pela transição do estado de vigília para o sono não REM. Em contraste, esses neurônios respiratórios que são mais fortemente influenciados por estímulos não respiratórios tônicos são *mais* afetados pela mudança do estado de vigília para o sono. No último caso, a atividade em certos músculos respiratórios pode cessar ou ser marcadamente deprimida durante o sono, especialmente naqueles que mostram atividade muscular tônica proeminente no estado de vigília, tais como os músculos das vias aéreas superiores e da parede torácica (Fig. 85-3). As implicações clínicas e fisiológicas desse efeito são identificadas em "O Tônus Motor das Vias aéreas Superiores e as Respostas do Reflexo Compensatório são Particularmente Sensíveis à Depressão no Sono"; a perda do estímulo tônico para os músculos da via aérea superior é uma das principais razões para a supressão da atividade muscular da via aérea superior durante o sono e para a suscetibilidade a apneias obstrutivas do sono.

QUIMIOSSENSORES E REFLEXOS QUÍMICOS

Respostas Dependentes da Localização e do Estado

Os níveis arteriais de O_2 e CO_2 são regulados por quimiorreceptores periféricos situados na bifurcação das artérias carótidas comuns e quimiorreceptores centrais localizados no cérebro. Mais especificamente, os quimiorreceptores centrais estão localizados próximo da superfície ventral do bulbo na região caudal do núcleo retrotrapezoide (Fig. 85-4).[11] As células nessa região do núcleo retrotrapezoide são intrinsecamente sensíveis a alterações em CO_2/H^+. Esses neurônios sensíveis a CO_2/H^+ têm dendritos que se estendem até a superfície bulbar ventral, pela qual eles sentem o pH do líquido cerebroespinal circundante. Eles também têm axônios que se projetam para a região rostral do GRV, pela qual conduzem a atividade da rede respiratória.

Além do núcleo retrotrapezoide, alguns grupos celulares inativos no sono/ativos na vigília identificados na Figura 85-1, como neurônios serotonérgicos e noradrenérgicos, também são sensíveis a alterações nos níveis de CO_2/H^+ (Fig. 85-4). Para qualquer CO_2 inspirado, a atividade e a responsividade (i.e, a inclinação da resposta) desses neurônios são reduzidas no sono, em comparação com o estado de vigília. Como identificado nas seções posteriores, essa mudança na atividade das células em resposta à hipercapnia da vigília para o sono equipara-se à mudança na resposta ventilatória geral.

MECANISMOS FISIOLÓGICOS INTEGRANTES QUE FUNDAMENTAM A DISFUNÇÃO E A INSTABILIDADE RESPIRATÓRIAS DURANTE O SONO

O objetivo desta seção é integrar os principais conceitos e princípios identificados nas seções anteriores, a fim de identificar a variedade de mecanismos que podem predispor a disfunção respiratória durante o sono.

A RESPIRAÇÃO É DEPENDENTE DA REGULAÇÃO POR *FEEDBACK* NO SONO

Princípio

Um nível prevalecente de excitação tônica para a rede respiratória é essencial para conduzir o ritmo respiratório e a ativação muscular (veja "Geração do Ritmo Respiratório e Apneias Centrais"). Os sistemas de excitação cerebral da vigília (Fig. 85-1) proporcionam uma importante fonte de excitação para modular a respiração volitivamente e/ou não volitivamente, em conjunto com influências denominadas *comportamentais* ou o "estímulo da vigília" para a respiração.[12] A Figura 85-5 mostra que tais influências comportamentais sobre a atividade da rede respiratória são reduzidas ou retiradas à medida que se passa do estado de vigília para o sono não REM. Como resultado, o sistema respiratório torna-se *dependente* da regulação por *feedback* no sono não REM para sustentar a atividade suficiente.

A atividade tônica dos quimiorreceptores periféricos e centrais é *normalmente* suficiente para sustentar a respiração efetiva no sono não REM. A principal consequência da organização identificada na Figura 85-5, no entanto, é que *qualquer* redução ou defeito no controle quimiorreceptor por *feedback*,

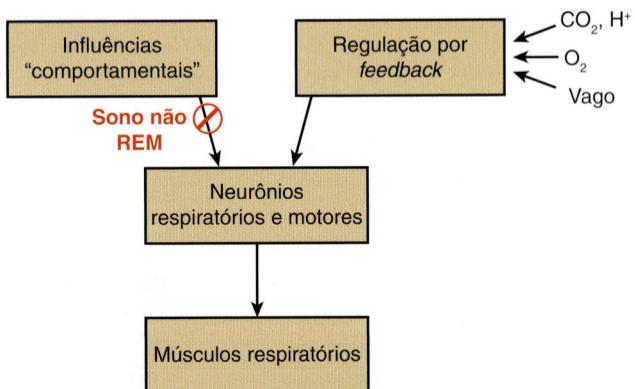

Figura 85-5 Modelo conceitual mostrando que a distribuição eferente a partir dos neurônios respiratórios e neurônios motores é controlada por influências comportamentais e pela regulação por *feedback***.** A regulação por *feedback* inclui o controle por CO_2/H^+, níveis de O_2 e respostas a eventos mecânicos e ventilatórios nas vias aéreas e pulmões através dos nervos vagos. Notavelmente, as influenciais comportamentais são significativamente reduzidas ou retiradas no sono não REM. O princípio fisiológico que surge a partir deste efeito é que a respiração é essencialmente dependente do controle metabólico (CO_2 e O_2) no sono não REM. A consequência é que qualquer defeito no controle metabólico, por qualquer razão, causa distúrbios respiratórios graves no sono, mas não necessariamente na vigília. As influências comportamentais incluem tanto os mecanismos volicionais quanto não volicionais (mas dependentes da vigília) que influenciam a respiração. (© Richard L. Horner, PhD, University of Toronto.)

por qualquer motivo, provoca perturbação respiratória grave no sono não REM, momento em que os efeitos estimuladores da vigília no sistema respiratório são retirados. Curiosamente, em comparação com a situação do sono não REM, no sono REM, o estado elevado de excitação do cérebro (Fig. 85-3) pode restaurar estímulos de comportamento não específicos suficientes para a rede respiratória restaurar a respiração.

Aplicação

Hipocapnia é uma causa potencial de apneia central. Curiosamente, a hipocapnia, por si só, não é suficiente para provocar apneia central na vigília ou no sono REM, devido à concomitante influência comportamental na respiração. No entanto, no sono não REM, a hipocapnia pode provocar apneias centrais porque os efeitos estimulantes de excitação do cérebro (i.e., influências comportamentais) para a rede respiratória estão ausentes. Essa combinação de fatores críticos, isto é, hipocapnia *e* ausência de influência comportamental para respiração no sono não REM, remove duas das fontes cruciais de estímulo tônico para a rede do tronco encefálico que normalmente geram e sustentam a respiração. A hipocapnia pode estar presente no início do sono, como resultado da hiperventilação crônica na vigília causada, por exemplo, por condução quimiorreceptora elevada (p. ex., decorrente de insuficiência cardíaca congestiva) ou exagerada por influências comportamentais na respiração (p. ex., causada pela ansiedade). A hipocapnia no início do sono também pode ser resultado da hiperventilação transitória causada pela perturbação do sono e breve despertar: hiperventilação predispondo a respiração instável, esgotando a reserva de CO_2 (veja "Ganho Ventilatório e sua Importância"). Nesses cenários de hipocapnia, as apneias centrais podem tornar-se clinicamente importantes no sono não REM.

Como um segundo exemplo da importância da estimulação tônica, pacientes com *síndrome de hipoventilação central congênita* (SHCC) que têm um defeito na quimiorrecepção apresentam distúrbios maiores de ventilação no sono não REM, mas ventilação normal durante a vigília e durante o sono REM. Em mais de 99% dos pacientes com SHCC, mutações foram encontradas no gene *paired-like homeobox 2b (PHOX2B)*, um gene expresso pelos neurônios envolvidos na quimiorrecepção periférica e central. O fato de que o *PHOX2B* não é expresso pelos neurônios respiratórios pode talvez explicar a capacidade desses pacientes de respirar no estado de vigília, porque a mutação não afeta os neurônios respiratórios. Em vez disso, o estado de vigília em si fornece estímulo excitatório suficiente para que o sistema respiratório mascare o grande defeito na atividade quimiorreceptora causada pela mutação *PHOX2B*. A capacidade dos pacientes com SHCC de respirar normalmente no sono REM reforça ainda mais o princípio de que os níveis relativamente altos de ativação cerebral inerente ao sono REM (Fig. 85-2) podem fornecer restauração suficiente de estímulos comportamentais à rede respiratória para restituir a respiração.

Como exemplo final que destaca o poderoso efeito do estado de vigília como um condutor independente da atividade respiratória, observa-se que o sono não REM profundo e a anestesia são os estados mais vulneráveis para a depressão da frequência respiratória por opioides no complexo pré-Bötzinger.[9] Nesse caso, a respiração pode ser sustentada pela vigília, mesmo quando opioides estão presentes no complexo pré-Bötzinger, uma região-chave para a geração do ritmo respiratório em mamíferos. Contudo, a perda deste importante estímulo de vigília para a respiração pode levar à depressão respiratória perigosa no sono não REM e anestesia. Este exemplo enfatiza ainda mais o princípio de que o estado de vigília por si só pode fornecer estímulo excitatório suficiente para o sistema respiratório para mascarar (pelo menos parcialmente) defeitos de outra forma significativos no controle respiratório, neste caso os defeitos induzidos por fármacos. A relevância clínica desse princípio é que os agentes sedativos podem ser considerados bem tolerados no paciente inicialmente alerta, mas, quando os efeitos estimulantes da vigília são retirados durante sono, o paciente pode sofrer depressão respiratória significativa. Tal cenário é particularmente perigoso quando pacientes com problemas respiratórios relacionados ao sono usam opioides no tratamento da dor, especialmente se tomados em combinação com benzodiazepínicos e/ou álcool em casa.

GANHO VENTILATÓRIO E SUA IMPORTÂNCIA

Princípio

Ganho ventilatório é a correspondência em fisiopatologia respiratória de um conceito de engenharia que descreve o ganho geral, ou sensibilidade, de um sistema de controle de *feedback (loop gain)*. Um sistema de alto ganho responde de forma rápida e vigorosa a qualquer perturbação; um sistema de baixo ganho responde fraca e lentamente. Os fatores que contribuem para o ganho ventilatório geral são o *ganho da planta* e o *ganho do controlador* (Fig. 85-6). O ganho da planta reflete em grande parte a eficácia da respiração para eliminar o CO_2, isto é, o quanto uma dada mudança na ventilação por si própria afeta o CO_2 arterial. O ganho do controlador reflete em grande parte a quimiorresponsividade, por exemplo, o quanto uma dada alteração no CO_2 arterial por si só afeta a ventilação.

Em geral, um alto ganho ventilatório promove instabilidade ventilatória porque predispõe a uma situação em que uma pequena perturbação na ventilação pode provocar a cessação da respiração porque torna mais provável que a alteração da PCO_2 arterial atinja o *limiar de apneia* (Fig. 85-6). O ganho ventilatório é definido e quantificado como a magnitude da resposta a uma dada perturbação na respiração (p. ex., hiperpneia) dividida pela magnitude da própria perturbação causal (p. ex., uma apneia, um suspiro). Se o ganho ventilatório é menor do que 1, então o sistema se corrige (i.e., a respiração normaliza), mas se ganho ventilatório é maior ou igual a 1, então o sistema continua instável. No último caso, uma grande resposta ventilatória a uma perturbação específica na respiração por si só pode tornar-se uma perturbação subsequente, e assim precipitar instabilidade persistente. Em geral, um aumento nos ganhos da planta e/ou do controlador pode desestabilizar a respiração porque reduz a reserva efetiva de CO_2, isto é, a quantidade pela qual um aumento na ventilação reduz a PCO_2 arterial ao limiar de apneia química[13] (Fig. 85-6).

Aplicação

Há várias situações em que os ganhos da planta e/ou do controlador alterados podem predispor a distúrbios respiratórios do sono. Por exemplo, quando há capacidade residual funcional, espaço morto ou produção metabólica de CO_2 baixos, um dado aumento na ventilação reduz mais eficazmente a PCO_2 arterial para o limiar de apneia. Isso porque em cada situação há um aumento no ganho da planta e aumento correspondente da tendência para a respiração instável em virtude da reserva de CO_2 efetivamente reduzida[13] (Fig. 85-6C).

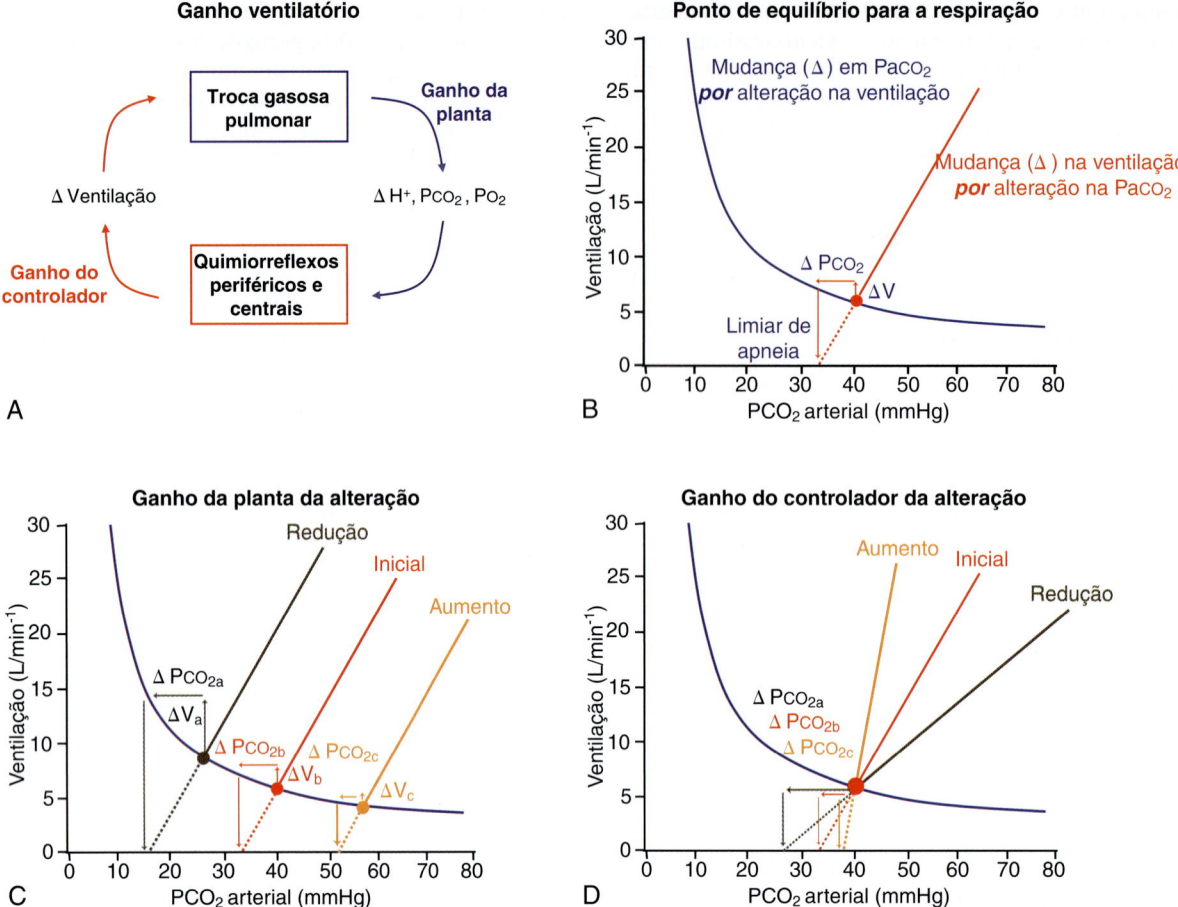

Figura 85-6 Esquema ilustrando como o ganho ventilatório (abrangendo os ganhos da planta e do controlador) determina o ponto de equilíbrio para a respiração e influencia a estabilidade/instabilidade da respiração. **A,** A troca gasosa pulmonar muda as variáveis ventilatórias, que por si sós influenciam a respiração. O *ganho da planta* reflete, em grande parte, a eficácia da ventilação para eliminar o CO_2 (p. ex., com uma baixa capacidade residual funcional, pouco espaço morto ou baixa taxa metabólica). O *ganho do controlador* é em grande parte o resultado da quimiorresponsividade (p. ex., na insuficiência cardíaca aumentada). **B,** O ponto de equilíbrio para a respiração estável é representado pelo *símbolo vermelho* ●. Este ponto de equilíbrio para a respiração em repouso situa-se na intersecção da resposta ventilatória ao aumento da PCO_2 arterial (*linha vermelha*) e da alteração na PCO_2 arterial que resulta de uma mudança na ventilação (hipérbole metabólica, *linha azul*). Reduções na PCO_2 arterial reduzem a ventilação de acordo com a resposta ventilatória (*linha vermelha tracejada*), até que seja osbservada apneia (o *limiar de apneia*). A magnitude do aumento de ventilação que reduz o CO_2 arterial ao limiar de apneia é denominado *reserva de CO_2*. **C e D,** A predisposição a respiração instável com base na posição de equilíbrio para respiração em repouso e o limiar de apneia. Decréscimos em ganhos de plantas ou do controlador levam a um estado em que é necessário um maior aumento do distúrbio ventilatório para esgotar a reserva de CO_2 antes da apneia (**C e D**, *linha marrom*). Em contraste, os aumentos no ganho de planta ou do controlador levam a um estado em que é necessário um menor aumento do distúrbio ventilatório para esgotar a reserva de CO_2 antes da apneia (**C e D**, *linha laranja*). O princípio fisiológico que surge a partir desse efeito é que a predisposição para a instabilidade ventilatória e distúrbios respiratórios durante o sono é significativamente determinada pelos ganhos da planta e do controlador. Por exemplo, os pacientes com hipoventilação alveolar secundária às perturbações do sistema nervoso central ou fraqueza neuromuscular estão predispostos a respiração periódica no sono, apesar de ter elevado CO_2 arterial em repouso (ponto ● em **C**). Da mesma forma, pacientes com insuficiência cardíaca que têm aumentos na responsividade de quimiorreflexos mediados pelo sistema nervoso simpático também estão predispostos a respiração periódica durante o sono (ponto ● em **D**) (Adaptada de Phillipson EA, Bowes G: Control of breathing during sleep. In Cherniack NS, Widdicombe JG, editors:*Handbook of physiology*, section 3, control of breathing, part 2, the respiratory system, vol. II, Bethesda, MD, 1986, American Physiological Society, pp. 649–689; Dempsey JA, Veasey SC, Morgan BJ, O'Donnell CP: Pathophysiology of sleep apnea.*Physiol Rev* 90:47–112, 2010. © Richard L. Horner, PhD, University of Toronto.)

Intervenções como pressão positiva contínua nas vias aéreas nasais ou pressão expiratória final positiva podem ajudar a estabilizar a respiração neste contexto, aumentando tanto a capacidade residual funcional quanto o espaço morto, reduzindo efetivamente, assim, o ganho da planta. Distinções sutis entre o estado estacionário e os ganhos dinâmico da planta são discutidas em outro texto.[14] Do mesmo modo, os pacientes com hipoventilação alveolar secundária a distúrbios do sistema nervoso central ou fraqueza neuromuscular são também predispostos a respiração instável no sono. Essa predisposição também é explicada pela reserva de CO_2 reduzida, apesar da PCO_2 arterial de repouso elevada, devido a um deslocamento para a direita em sua posição de equilíbrio para respiração em repouso[13] (veja o símbolo laranja na Fig. 85-6C). Os pacientes com insuficiência cardíaca também experimentam respiração instável durante o sono. Nesses pacientes, o aumento da quimiorresponsividade associado à ativação do sistema nervoso simpático induzida pela insuficiência cardíaca causa aumento do ganho do controlador e, novamente, diminuição da reserva de CO_2 (Fig. 85-6D).

DESPERTAR DO SONO: CONSEQUÊNCIA E CAUSA DE DISTÚRBIOS RESPIRATÓRIOS

Princípio

As respostas ventilatórias a hipoxia e hipercapnia são fundamentais para a regulação homeostática dos gases do sangue arterial. Essas respostas ventilatórias estão reduzidas no sono não REM em comparação com o estado de vigília, e são

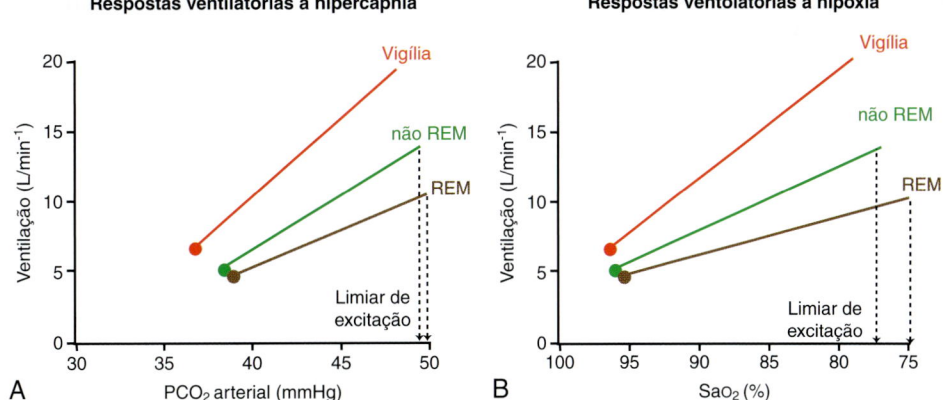

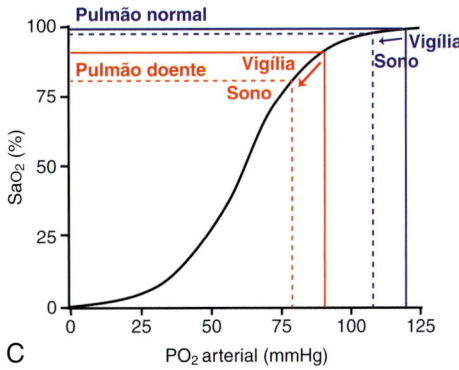

Figura 85-7 Gráficos resumidos que mostram as respostas ventilatórias e excitatórias a hipercapnia (A) e hipoxia (B). Observação: (1) A diminuição da ventilação basal da vigília 🔴 para o sono não REM 🟢 e sono REM 🟤; (2) A ventilação é maior na vigília em qualquer CO_2 arterial elevada ou saturação arterial de oxigênio (SaO_2) reduzida em comparação com o sono não REM e sono REM; (3) a inclinação (*ganho*) das respostas ventilatórias a hipercapnia e hipoxia também é maior na vigília do que no sono não REM e é mais deprimida no sono REM. Também são mostrados os limiares para hipercapnia (**A**) e para hipoxia por asfixia (**B**) para provocar despertar do sono (veja mais detalhes no texto). A figura também mostra a relação entre a pressão arterial parcial de O_2 de partida (acordar) e a magnitude da redução na SaO_2 da vigília para o sono (**C**). Reduções normais na ventilação de vigília para o sono levam a reduções normais na PO_2 arterial, mas apenas diminuição modesta ou trivial em SaO_2 no sono, porque a PO_2 arterial de partida está na parte plana da curva de dissociação de oxi-hemoglobina (*linhas azuis*, **C**). Tal situação, por exemplo, normalmente seria experimentada por indivíduos que vivem ao nível do mar, ou em indivíduos com pulmões saudáveis e/ou com ventilação normal e perfusão pulmonar. A mesma magnitude da diminuição da ventilação e da PO_2 arterial da vigília para o sono, no entanto, pode levar a uma grande diminuição na SaO_2 se um indivíduo for inicialmente hipóxico e, portanto, inicialmente posicionado na porção íngreme da curva de dissociação (SaO_2 de partida de cerca de 90%). Para relevância clínica, veja o texto (Adaptada de Douglas NJ: Respiratory physiology: understanding the control of ventilation. In Kryger MH, Roth T, Dement WC, editors:*Principles and practice of sleep medicine*. St. Louis, 2011, Elsevier, Saunders, pp. 250–258; Thompson SR, Ackermann U, Horner RL: Sleep as a teaching tool for integrating respiratory physiology and motor control.*Adv Physiol Educ* 25:101–116, 2001; Horner RL: Pathophysiology of obstructive sleep apnea.*J Cardiopulmon Rehabil Prev* 28:289–298, 2008; Horner RL: Respiratory physiology. In Kushida C, editor:*Encyclopedia of sleep, vol. 1*. Waltham, MA, 2013, Academic Press, pp. 517–524. © Richard L. Horner, PhD, University of Toronto.)

ainda menores no sono REM[15] (Fig. 85-7). O nível de limiar de hipercapnia para provocar despertar do sono é semelhante, em média, entre os sonos não REM e REM nos seres humanos, ao passo que o nível de hipoxia asfixiante (p. ex., hipoxia do tipo observado na apneia obstrutiva do sono) muitas vezes provoca o despertar em menores saturações de oxigênio arterial no sono REM do que no sono não REM[15] (Fig. 85-7). A hipoxia isocápnica, no entanto, é geralmente um estímulo fraco para provocar despertar do sono e o limiar é semelhante, em média, entre os sonos não REM e REM[15].

A diminuição normal na ventilação da vigília para o sono geralmente resulta em alterações insignificantes na saturação de O_2 arterial porque a PO_2 arterial inicial está na porção plana da curva de dissociação da oxiemoglobina. No entanto, pode haver uma redução maior na saturação de O_2 arterial da vigília para o sono se um indivíduo for *inicialmente* hipoxêmico e, por conseguinte, inicialmente posicionado na porção íngreme da curva de dissociação (Fig. 85-7). Essa situação pode ser observada em indivíduos em altitude, em casos de doença pulmonar ou de ventilação deprimida e/ou casos de deficiência respiratória por qualquer motivo. O princípio fisiológico que surge dessas relações é que *qualquer* situação que reduza a PO_2 arterial na vigília por *qualquer* motivo (p. ex., altitude, doença pulmonar) predispõe a piora da hipoxemia durante o sono, *especialmente* no sono REM.

Aplicação

As interações entre as respostas ventilatórias a hipercapnia e a hipoxia, e o despertar do sono, podem provocar respiração instável e apneias centrais. A Figura 85-8 esboça essas interações usando as respostas ventilatórias à hipercapnia como exemplo (veja a legenda para detalhes adicionais específicos da Fig. 85-8). Como regra geral, no entanto, a mesma predisposição à respiração instável durante o despertar do sono também se aplica às respostas ventilatórias à hipoxia ou a hipercapnia e hipoxia combinadas (i.e., asfixia, como observada em distúrbios respiratórios do sono). O princípio fisiológico que surge a partir dessas interações é que *qualquer* separação de pontos de equilíbrio para a respiração estável na vigília e no sono não REM por *qualquer* motivo pode levar à instabilidade da

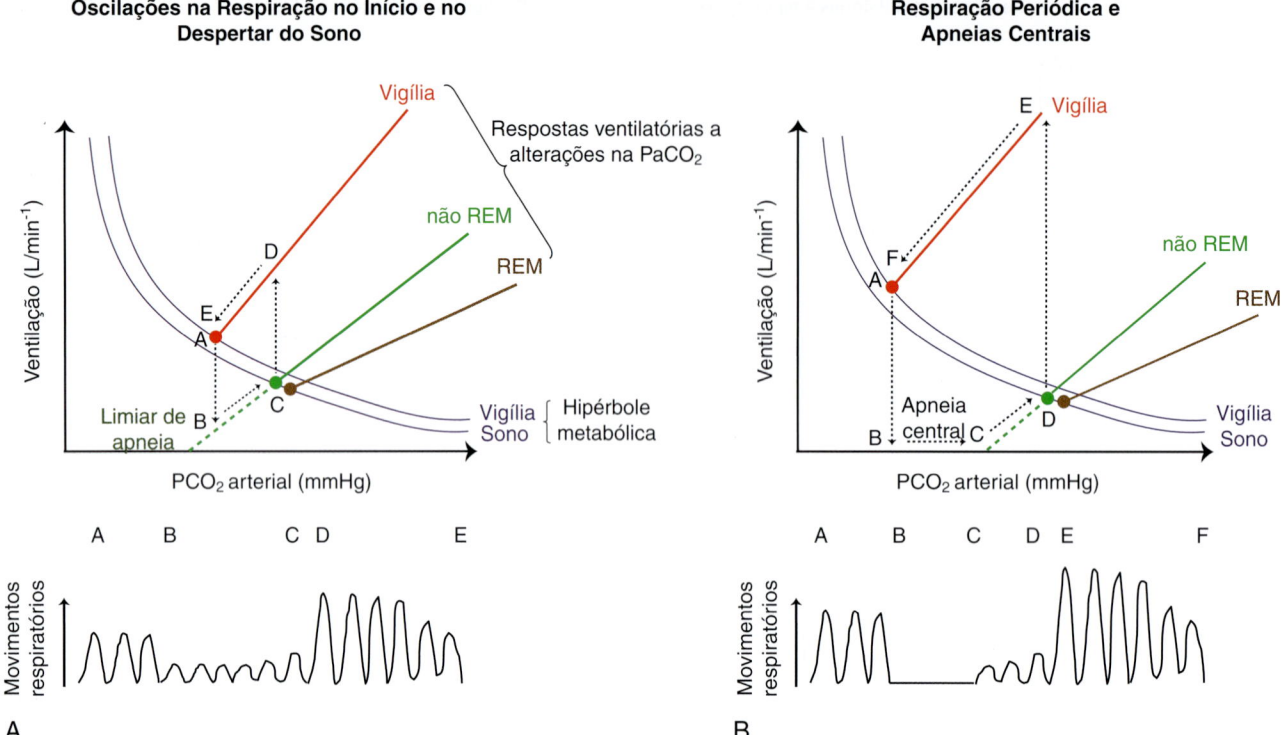

Figura 85-8 Esquema para ilustrar como as interações entre as respostas ventilatórias à hipercapnia e transições entre sono e vigília podem provocar instabilidade da respiração e apneias centrais. O ponto de equilíbrio para a respiração estável na vigília é ilustrado pelo ponto A (●) no gráfico à esquerda. Este ponto de equilíbrio intercepta a resposta ventilatória ao aumento da PCO_2 arterial (*linha vermelha*) e à mudança na PCO_2 arterial que resulta de uma mudança na ventilação (hipérbole metabólica, *linha azul*). As respostas ventilatórias ao aumento da PCO_2 arterial no sono não REM e no sono REM também são mostradas (*linhas verdes e marrons*, respectivamente). Também é mostrado como um decréscimo na PCO_2 arterial no sono não REM pode resultar em ventilação reduzida e, eventualmente, apneia (*linha verde tracejada*). No início do sono, a PCO_2 arterial que estava anteriormente presente na vigília (*ponto A*) produz menor ventilação no sono de acordo com a extrapolação da resposta ventilatória ao CO_2 durante o sono (*linha verde tracejada, ponto B*). Esta diminuição da ventilação está fora de proporção com a taxa metabólica, por isso a ventilação aumenta progressivamente para a nova posição de equilíbrio do sono (*ponto C* ●). Se o paciente desperta do sono, a PCO_2 arterial que representa o ponto de equilíbrio para respiração durante o sono (●) agora representa um estímulo hipercápnico de acordo com a resposta ventilatória ao CO_2 em vigília, de tal forma que a ventilação aumenta expressivamente (*pontos C a D*). O nível elevado de ventilação no *ponto D* está fora de proporção com a taxa metabólica prevalecente, de modo que a ventilação diminui progressivamente em direção à posição de equilíbrio da vigília (*pontos D a E* ●). O ciclo de altos e baixos da ventilação com os altos e baixos da vigília e do sono continua até que o sono se estabeleça. O princípio fisiológico que surge deste efeito é que *qualquer* separação de pontos de equilíbrio na vigília e no sono não REM (● e ●), por *qualquer* razão, pode levar a respiração periódica e apneias centrais no início do sono. Essa periodicidade e a apneia central são mostradas no *gráfico à direita*. (© Richard L. Horner, PhD, University of Toronto.)

respiração e apneias centrais no início do sono, especialmente quando o início do sono ocorre depois de uma perturbação da respiração, como despertar do sono (Fig. 85-8). Tal separação pode ser observada em um ou mais cenários clinicamente relevantes. Por exemplo, o ponto de equilíbrio para a ventilação de vigília pode se deslocar para a esquerda em situações de hiperventilação aguda ou crônica causada por ansiedade, insuficiência cardíaca congestiva, ou outras causas. Da mesma forma, o ponto de equilíbrio para a ventilação do sono poderia se deslocar para a direita com a depressão respiratória induzida por fármacos. Em ambos os casos, é o despertar do sono por si só que atua como a perturbação inicial para provocar a instabilidade da respiração e apneia central.

O TÔNUS MOTOR DAS VIAS AÉREAS SUPERIORES E AS RESPOSTAS DO REFLEXO COMPENSATÓRIO SÃO PARTICULARMENTE SENSÍVEIS À DEPRESSÃO NO SONO

Princípio

A principal fonte de estímulo respiratório ao agrupamento motor hipoglosso é *diferente* daquela para os neurônios respiratórios espinais, sendo a partir da formação reticular para o primeiro e dos neurônios respiratórios bulboespinais para os últimos (Figs. 85-2 e 85-3). Como consequência dessa e de outras características organizacionais, os neurônios motores hipoglossos não são inibidos na expiração, ao contrário dos neurônios motores inspiratórios espinais (Fig. 85-3). Este ponto identifica que a atividade do músculo genioglosso na expiração é simplesmente uma manifestação dos impulsos tônicos prevalecentes. As principais implicações fisiológicas e clínicas desse princípio organizacional são explicadas na subseção "Aplicação". Por agora, no entanto, é importante reiterar que a formação reticular contém grupos de células com atividade dependente do estado de sono (veja "A Vigília e o Sono" e Figs. 85-1 e 85-2). Essa característica organizacional transmite uma modulação significativa da excitabilidade do agrupamento motor hipoglosso nos estados naturais de sono-vigília, bem como uma suscetibilidade especial aos efeitos supressores de fármacos neurodepressores (Fig. 85-1).

Embora a formação reticular tenha efeitos importantes sobre a excitabilidade dos agrupamentos motores das vias aéreas superiores, ela influencia os agrupamentos motores espinais via trato reticuloespinal (Fig. 85-3). Notavelmente, essa influência reticular no agrupamento motor frênico é significativamente reduzida em comparação com os agrupamentos motores das vias aéreas superiores, por causa da densidade/impacto reduzido dessas conexões reticuloespinais. As principais implicações fisiológicas e clínicas dessa característica organizacional são que os músculos das vias aéreas superiores são mais suscetíveis a mudanças na atividade do estado de sono-vigília e a fármacos neurodepressores do que o diafragma. Isso explica o princípio de que a atividade do diafragma é relativamente preservada entre os estados de sono-vigília, em comparação com outros músculos respiratórios, especialmente aqueles que têm dupla função, respiratória e não respiratória, ou funções posturais, como os músculos da língua e da parede torácica.

Aplicação

Há várias implicações dos efeitos diferenciais do sono para os componentes respiratórios e tônicos da atividade dos músculos respiratórios, em especial para os músculos das vias aéreas superiores (Fig. 85-3). Por exemplo, a atividade tônica da língua e da musculatura do palato contribui tanto para o tamanho basal da via respiratória quanto para a rigidez, e a atividade reduzida no sono está ligada ao estreitamento das vias aéreas e à patogênese da apneia obstrutiva do sono. Acredita-se que a supressão da atividade da musculatura da parede torácica no sono aumente a complacência da parede torácica e contribua para a redução da capacidade residual funcional: esses efeitos podem contribuir para hipoventilação especialmente em crianças, devido à sua parede torácica já altamente complacente.

PRINCÍPIO FUNDAMENTAL: VÁRIOS CAMINHOS PODEM LEVAR A UM FENÓTIPO ANORMAL DO SONO

Conforme descrito nas seções anteriores, indivíduos diferentes podem "encontrar o seu caminho" para a disfunção respiratória no sono por várias razões; combinações de diferentes fatores contribuem tanto para a patogênese quanto para a gravidade em vários graus. Tendo em conta que o envolvimento desses fatores na patogênese da disfunção respiratória durante o sono também pode variar em um e entre diferentes sujeitos — como durante a noite, entre os estados do sono e em diferentes idades e pesos corporais, e com fármacos com e sem prescrição — não existe um único mecanismo fundamental para a patogênese e nem um alvo fundamental para o tratamento para todos os tipos de distúrbios respiratórios do sono. O desafio clínico é conceber maneiras simples e eficazes para identificar o fenótipo fisiológico de cada paciente e ter como alvo os mecanismos relevantes que operam em cada indivíduo. Em resumo, vários caminhos podem conduzir a um fenótipo anormal do sono, e os mecanismos específicos que os medeiam precisam ser identificados para cada paciente, para individualizar o tratamento.

"PERTURBAÇÕES" CLINICAMENTE RELEVANTES DO CONTROLE RESPIRATÓRIO

OBESIDADE

A elevada e crescente prevalência de obesidade aumentou a observação dos seus efeitos importantes na função respiratória. Embora as síndromes relacionadas com a obesidade como a apneia obstrutiva do sono e a hipoventilação por obesidade sejam razoavelmente bem definidas, a obesidade também influencia outras condições, como asma e doença pulmonar obstrutiva crônica.

Princípio

Os efeitos respiratórios da obesidade podem ser amplamente classificados em influências mecânicas nas vias aéreas superiores e parede torácica, efeitos neuro-humorais de várias adipocitocinas, e os possíveis efeitos no impulso respiratório central como descrito pelo ponto de ajuste da PCO_2 arterial. Por seus efeitos mecânicos, a obesidade tem um impacto sobre a via aérea superior pelo acúmulo de gordura ao redor do espaço aéreo que aumenta a propensão para o colapso da via respiratória.[16] A pressão transmural na via respiratória faringe é uma variável importante que determina a sua permeabilidade; a deposição de gordura leva a uma pressão transmural mais negativa (menos positiva), favorecendo o seu colapso. A deposição abdominal de gordura pode piorar ainda mais a patência faríngea por causar pequenos volumes pulmonares expiratórios finais que reduzem as dimensões das vias aéreas superiores, diminuindo as forças de tração. Volumes pulmonares reduzidos também aumentam o ganho da planta e, assim, aumentam a tendência para a respiração instável em resposta a uma dada perturbação (veja "Ganho Ventilatório e sua Importância"). Pela geração de citocinas pró-inflamatórias, a obesidade também tem sido implicada na inflamação da via respiratória, talvez contribuindo para o desenvolvimento da asma em pessoas obesas. Modelos de ratos sugeriram um importante papel da leptina no controle da respiração; camundongos ob/ob com deficiência de leptina apresentam hipoventilação, e a repleção de leptina restaura a sua ventilação. No entanto, o impacto da leptina na ventilação em seres humanos com obesidade é menos claro.[17] Por fim, alterando-se os pontos de ajuste da PCO_2 arterial, a obesidade pode afetar o impulso respiratório central. Alguns indivíduos com obesidade mórbida têm pontos de ajuste da PCO_2 arterial elevados, provavelmente como resultado da retenção da CO_2 acumulada, inicialmente durante o sono. Acredita-se que a eliminação do CO_2 que segue um despertar seja insuficiente para retirar o CO_2 que se acumulou durante o sono anterior; o resultado é uma elevação gradual da PCO_2 arterial durante o sono que eventualmente persiste na vigília. No entanto, os mecanismos genéticos e/ou neurobiológicos subjacentes da síndrome de hipoventilação por obesidade ainda não foram estabelecidos.

Aplicação

A obesidade é o principal fator de risco reversível para apneia obstrutiva do sono. Muitos dados mostram a importância da perda de peso na redução da apneia e a magnitude das dessaturações de oxigênio arterial associadas. No entanto, vários pontos sobre essa relação entre obesidade e apneia obstrutiva do sono merecem maior ênfase. Em primeiro lugar, é difícil alcançar a perda de peso por meio de dieta e exercício, por isso a cirurgia bariátrica vem sendo cada vez mais usada no manejo da apneia obstrutiva do sono. Em segundo lugar, mesmo com perda de peso substancial, a melhora na gravidade da apneia obstrutiva do sono é muitas vezes modesta. Por exemplo, a perda de peso de 10,7 ± 0,7 kg leva a uma redução do índice de apneia-hipopneia de apenas 9,7 ± 2 eventos por hora de sono.[18] Assim, para muitos pacientes pode ser necessária considerável perda de peso para resolver a apneia. Em terceiro lugar, vários estudos mostraram que, após a perda de peso clínica ou cirúrgica, a apneia obstrutiva do sono pode recorrer ao longo do tempo, mesmo sem a recuperação do peso. Presumivelmente, tanto a redistribuição de gordura quanto o envelhecimento contribuem para a recorrência de apneia do sono desses pacientes. Em quarto lugar, alguns dados, bem como a experiência clínica, sugerem que o tratamento da apneia do sono é frequentemente associado ao ganho de peso.[19] Os mecanismos que suportam essa observação têm sido discutidos, mas provavelmente estão relacionados ao fato de que o tratamento da apneia obstrutiva do sono reduz o gasto de energia durante o sono e restaura comportamentos sociais associados à ingestão de calorias, como sair para jantar. Independentemente do mecanismo subjacente, devem ser fornecidas orientações sobre dieta e exercício físico para a maioria dos pacientes com apneia obstrutiva do sono, independentemente do método de tratamento.

INSUFICIÊNCIA CARDÍACA

Muitos estudos sugeriram uma relação *bidirecional* entre distúrbios do sono e cardiopatia.[20] Privação do sono e apneia do sono foram ambas associadas a maior incidência de doenças cardiovasculares. Além disso, os pacientes com doença cardiovascular têm prevalência muito elevada de distúrbios respiratórios do sono. Por exemplo, cerca de dois terços dos pacientes com a função sistólica ventricular esquerda prejudicada têm apneia do sono ou central ou obstrutiva. Existe um espectro de apneias obstrutivas e centrais; elas muitas vezes se manifestam no mesmo paciente e podem ter mecanismos subjacentes similares. Embora haja alguns estudos de fisiologia que abordam os mecanismos subjacentes da respiração instável em casos de insuficiência cardíaca congestiva, a neurobiologia subjacente é menos bem definida. No entanto, os dados terapêuticos definitivos são escassos, tornando essas associações intrigantes, mas ainda longe de melhorar os cuidados dos pacientes.

Princípio

Há vários mecanismos subjacentes aos distúrbios respiratórios em pacientes com cardiopatia. Primeiro, a atividade quimiorreceptora é elevada em pacientes com insuficiência cardíaca congestiva e apneia central do sono (respiração de Cheyne Stokes) em comparação com pacientes pareados com insuficiência cardíaca sem apneia central.[21] Assim, o ganho do controlador, um componente principal do ganho ventilatório total (veja "Ganho Ventilatório e a sua Importância") seja elevado em pacientes com insuficiência cardíaca congestiva com apneia central do sono. Em pacientes com edema pulmonar, comumente ocorre hipoxemia, o que pode aumentar ainda mais o impulso ventilatório. Em segundo lugar, como a PCO_2 arterial basal é geralmente baixa em pacientes com insuficiência cardíaca congestiva, esses pacientes estão mais próximo do seu limiar de apneia do que os pacientes com padrões respiratórios mais estáveis (veja "A Respiração é Dependente da Regulação por *Feedback* no Sono" e "Despertar do Sono: Consequência e Causa de Distúrbios Respiratórios").[22] Terceiro, a pressão atrial esquerda elevada por si só pode aumentar o impulso ventilatório e a propensão para apneia reduzindo a reserva de CO_2.[23] Em quarto lugar, o acúmulo de água extravascular pulmonar diminui o volume pulmonar no final da expiração aumentando a complacência elástica do pulmão, bem como estimulando receptores justacapilares para conduzir a ventilação. A formação do edema em torno da via aérea superior também pode ser importante na predisposição ao fechamento das vias aéreas superiores observado na insuficiência cardíaca congestiva.[24] Assim, a apneia do sono tanto central quanto obstrutiva pode desenvolver-se nesses pacientes devido ao controle ventilatório instável, bem como aos mecanismos faríngeos deficientes.

Aplicação

O tratamento dos distúrbios respiratórios do sono na insuficiência cardíaca congestiva concentra-se na terapia para a insuficiência cardíaca subjacente. Medicamentos para promover a diurese e a diminuição da pós-carga cardíaca podem reduzir a predisposição à respiração instável. O tratamento com diuréticos pode reduzir a água extravascular pulmonar, a pressão do átrio esquerdo e o edema das vias aéreas superiores. Os inibidores da enzima conversora de angiotensina podem melhorar a função cardíaca, reduzindo, assim, as pressões de enchimento cardíaco e melhorando o edema pulmonar por meio do aumento do fluxo para a frente. Outros tratamentos, como com oxigênio e acetazolamida, podem ajudar a estabilizar a respiração,[25] particularmente para pacientes com ganho ventilatório elevado. Esse efeito pode ser mediado por uma redução no ganho ventilatório, provavelmente devido a uma redução da sensibilidade do sistema de controle ventilatório (i.e., ganho do controlador, Fig. 85-6). O tratamento com pressão positiva contínua nasal das vias aéreas pode ser benéfico para alguns pacientes, embora, com frequência, persista a respiração desordenada.[26] Teoricamente, a pressão positiva das vias aéreas deve ser benéfica para esses pacientes, pois pode reduzir a pré-carga cardíaca, bem como a pós-carga. Ensaios multicêntricos que avaliam o impacto do tratamento com pressão positiva nos resultados clínicos estão em andamento. Os dados até agora são sugestivos, mas não definitivos, de que o tratamento da apneia do sono obstrutiva ou central é benéfico para pacientes com insuficiência cardíaca congestiva.

ENVELHECIMENTO

O envelhecimento é um importante fator de risco para apneia do sono tanto obstrutiva quanto central. Exceto para as crianças, que têm risco de apneia obstrutiva do sono se apresentarem hipertrofia adenoamigdaliana, a prevalência de apneia obstrutiva do sono aumenta com a idade. Para as mulheres, a menopausa é um fator de risco, ao passo que, para os homens, a apneia obstrutiva do sono torna-se cada vez mais comum com o avançar da idade. A apneia central do sono é incomum em crianças e também aumenta em prevalência com o aumento da idade. No entanto, os mecanismos que suportam essas observações não estão claros.

Princípio

O envelhecimento influencia muitas das características fisiológicas subjacentes à apneia do sono. O envelhecimento tem sido associado a danos em muitos reflexos importantes para a permeabilidade das vias aéreas superiores; um desses reflexos é o *reflexo de pressão negativa* que aumenta a atividade do músculo dilatador da faringe em resposta a pressões subatmosféricas que induzem ao colapso das vias aéreas.[27] Tais danos ao reflexo, somados à perda de força tênsil do tecido ao longo do tempo, provavelmente aumentam a possibilidade de colapso das vias aéreas faríngeas durante o sono em indivíduos mais velhos, em comparação com indivíduos mais jovens. Como a gordura também tende a se depositar preferencialmente ao redor das vias aéreas superiores com o envelhecimento, as bolsas de gordura parafaríngeas são maiores em indivíduos mais velhos, em comparação com indivíduos mais jovens, independentemente do peso corporal total. Também se sabe que o envelhecimento reduz o recolhimento elástico pulmonar, embora ainda não esteja claro o impacto desse achado na mecânica da faringe. Com relação ao controle da respiração, vários estudos têm mostrado que não há nenhum grande impacto do envelhecimento no ganho ventilatório global,[28] embora haja estudos em curso analisando ainda mais esta questão.

Aplicação

Como os mecanismos subjacentes da apneia do sono em pessoas mais velhas podem ser diferentes daqueles em indivíduos mais jovens, pode haver implicações clínicas para esses achados. Por exemplo, uma abordagem individualizada para o tratamento pode se dirigir a um reflexo de pressão negativa prejudicado em um indivíduo mais velho por manipulação farmacológica de seus componentes neurais sensoriais ou centrais, enquanto outras abordagens podem ser mais produtivas em pacientes mais jovens com apneia do sono obstrutiva. Além disso, como os mecanismos subjacentes à apneia podem ser diferentes em indivíduos mais velhos, as consequências adversas podem também ser diferentes em pacientes mais velhos em comparação com pacientes jovens com apneia obstrutiva do sono. Por exemplo, pressões esofágicas tornam-se menos negativas em pacientes mais velhos com apneia obstrutiva do sono, em comparação aos pacientes mais jovens,[29] presumivelmente devido às diferenças relacionadas com o envelhecimento, seja no limiar de excitação ou no estímulo ventilatório. Como a pressão esofágica é um substituto para a pressão fora do coração, seria previsível que as pressões cardíacas transmurais (e, portanto, estresse/pós-carga da parede cardíaca) fossem inferiores em pacientes mais velhos do que nos mais jovens com apneia obstrutiva do sono. Tais achados fisiopatológicos podem ajudar a explicar a aparente falta de consequências para apneia obstrutiva do sono em pacientes mais velhos em comparação com os mais jovens.[30] De fato, a apneia do sono em adultos mais velhos pode ser uma condição diferente daquela em indivíduos mais jovens, com diferentes causas, consequências e abordagens terapêuticas.

OUTRAS CONDIÇÕES CLÍNICAS

A maioria dos distúrbios respiratórios mostra deterioração na troca de gás durante o sono. Os princípios fisiológicos integrativos e os mecanismos subjacentes a esta piora durante o sono são explicados em "Mecanismos Fisiológicos Integrantes que Fundamentam a Disfunção e a Instabilidade Respiratórias durante o Sono". Embora as bases neurobiológicas subjacentes às anormalidades observadas sejam bem menos compreendidas, vários princípios podem ser ainda discutidos sobre síndromes de hipoventilação, doença neuromuscular e doença do parênquima pulmonar.

Princípios

Pelo menos três fatores são provavelmente importantes para a deterioração das trocas gasosas frequentemente observada durante o sono em pacientes com distúrbios respiratórios. Em primeiro lugar, as influências comportamentais ou o estímulo de vigília à respiração apresentados em "Mecanismos Fisiológicos Integrantes que Fundamentam a Disfunção e a Instabilidade Respiratórias durante o Sono" e na Figura 85-5 são retirados após a transição do estado de vigília para o sono não REM. Assim, com o início do sono, o estímulo para ventilação é reduzido quase que imediatamente. Como resultado, os níveis de PCO_2 arterial tendem a subir durante o sono, e a hipoventilação tende a piorar em pacientes com acidose respiratória. Durante o sono REM, no entanto, as influências comportamentais podem ser restauradas em certa medida, em comparação com o sono não REM, levando à melhoria na troca gasosa em alguns pacientes (veja "A Respiração é Dependente da Regulação por *Feedback* no Sono"). Em segundo lugar, como discutido anteriormente, a via aérea superior estreita-se durante o sono não REM para que o ganho do controlador, definido pela quimiorresponsividade, seja reduzido. Essa redução do ganho do controlador diminui a ventilação por minuto para qualquer aumento da PCO_2 arterial. Em terceiro lugar, durante o sono REM, ocorre atonia dos músculos acessórios da respiração de modo que os pacientes que dependem desses músculos se tornam mais dependentes da atividade diafragmática para alcançar a ventilação. Para alguns pacientes, o sono REM conduz, assim, a acentuadas hipercapnia e hipoxemia devido a uma concomitante diminuição da quimiossensitividade em relação ao sono não REM (veja "Quimiossensores e Reflexos Químicos"). O volume pulmonar expiratório final também diminui em vários estágios do sono, provavelmente como função da potência motora diminuída para os músculos da parede torácica, levando à redução da capacidade residual funcional e ao aumento da propensão para dessaturação de oxigênio e instabilidade da respiração por alterações no ganho de planta (veja "Ganho Ventilatório e sua Importância").

Aplicação

As condições mencionadas anteriormente causam deterioração da troca gasosa em pacientes com a maioria das doenças respiratórias, incluindo aqueles com hipoventilação, doença neuromuscular e doença do parênquima pulmonar.

Hipoventilação. Em pacientes com hipercapnia de base muitas vezes ocorre piora da hipercapnia durante o sono não REM. O efeito do sono REM é bastante variável; no entanto, em alguns pacientes, como aqueles com síndrome de hipoventilação congênita central, realmente se observa melhora na troca gasosa durante o sono REM. Por outro lado, em alguns pacientes com hipoventilação, como aqueles com hipoventilação por obesidade, pode haver maior agravamento na troca gasosa durante o sono REM do que no sono não REM. Em geral, a ventilação com bilevel é eficaz na manutenção da troca gasosa durante o sono não REM e o sono REM em pacientes com hipoventilação. Vários estimulantes respiratórios também têm sido considerados, mas, em geral, os resultados têm sido desapontadores.

Doença Neuromuscular. Pacientes com doença neuromuscular também experimentam deterioração das trocas gasosas durante o sono não REM, com piora durante o sono REM. A perda do estímulo da vigília, o comprometimento do tônus motor das vias aéreas superiores, a atonia dos músculos acessórios da respiração durante o sono REM e a queda da capacidade residual funcional podem contribuir para o comprometimento respiratório nesses pacientes. O tratamento desses pacientes envolve o manejo da causa subjacente (se possível) e o uso de ventilação não invasiva em dois níveis, como parte dos cuidados de suporte.

Doença Pulmonar Parenquimatosa. Em pacientes com doença pulmonar parenquimatosa, como enfisema ou fibrose pulmonar, mecanismos semelhantes podem estar subjacentes a piora da troca gasosa que ocorre durante o sono não REM e o sono REM. O tratamento é novamente de suporte; o tratamento também deve ser dirigido à doença pulmonar subjacente na medida do possível. Também há um subconjunto de pacientes com a chamada síndrome de sobreposição, que consiste na combinação de doença pulmonar obstrutiva crônica com apneia obstrutiva do sono. Esses casos são conhecidos pelo grande número de mortalidade cardiovascular, embora nenhum ensaio clínico até a data tenha abordado o tratamento ideal desses pacientes com sobreposição.

TRATAMENTO INDIVIDUALIZADO E DIRECIONADO A MECANISMOS SUBJACENTES

Atualmente, o tratamento preferencial para a apneia obstrutiva do sono é a pressão positiva contínua das vias aéreas por via nasal. Essa opção de tratamento tem excelente eficácia, mas é muitas vezes mal tolerada, levando a resultados variáveis na prática clínica. Há terapias alternativas, mas elas também têm eficácia limitada e podem ser dispendiosas e incômodas para o paciente. Como consequência, muitos pesquisadores têm defendido a realização de mais pesquisas na área mecânica para definir novas abordagens terapêuticas baseadas na predisposição individual para distúrbios respiratórios do sono. A avaliação da natureza multifatorial da apneia obstrutiva do sono[31] abriu caminho para o tratamento dessa doença com base em mecanismos subjacentes; por exemplo, pode haver anormalidades anatômicas no nível do palato mole (velofaringe) ou atrás da língua (espaço aéreo retroglossal). Estudos clínicos mostram que a via aérea superior quase sempre colapsa ao nível do velofaringe em pacientes com apneia obstrutiva do sono, mas em cerca de metade desses pacientes a obstrução também se estende caudalmente ao espaço aéreo retroglossal.[32] No sono REM, o nível mais baixo da obstrução pode estender-se até níveis mais caudais em comparação com o sono não REM, mais provavelmente devido à maior supressão da atividade da musculatura da faringe no sono REM. Para aqueles indivíduos com um problema primário de comprometimento velofaríngeo, uma cirurgia palatal, como a uvulopalatofaringoplastia, teria eficácia razoável, mas nem tanto para aqueles com colapso das vias aéreas retroglossais.

Para indivíduos com apneia obstrutiva do sono desencadeada principalmente pelo ganho ventilatório elevado, intervenções que eficazmente diminuem o ganho ventilatório, como oxigênio inalado ou acetazolamida oral, poderiam proporcionar melhora nas anormalidades respiratórias. Alguns indivíduos podem ter um problema primário do tônus muscular da via aérea superior durante o sono e/ou respostas reflexas compensatórias; esses indivíduos podem reagir a abordagens farmacológicas para aumentar o rendimento hipoglosso[33] ou, potencialmente, à estimulação do nervo hipoglosso.[34] Os indivíduos que têm múltiplos fatores predisponentes que contribuem para apneia obstrutiva do sono podem se beneficiar de combinações de terapias para resolver as anomalias subjacentes. O potencial para uma abordagem individualizada para o tratamento da apneia obstrutiva do sono com base em mecanismos subjacentes tem recebido atenção com o conceito de medicina personalizada. Esse conceito pode ser aplicado ao espectro de anormalidades respiratórias durante o sono.

Pontos-chave

- A apneia obstrutiva do sono é comum e tem importantes consequências neurocognitivas e cardiovasculares. As combinações de anormalidades anatômicas das vias aéreas superiores, instabilidades no controle ventilatório e variações no controle do músculo dilatador das vias aéreas superiores contribuem para a predisposição à obstrução das vias aéreas superiores em um indivíduo.
- O sono não REM em conjunto com estados cerebrais neurodepressivos induzidos por sedativos e anestésicos está associado a reduzida potência motora do hipoglosso, que pode contribuir para obstrução das vias aéreas, particularmente em indivíduos anatomicamente predispostos.
- O sono REM está associado a atonia muscular esquelética generalizada, que também afeta o tônus dos músculos dilatadores das vias aéreas, como o genioglosso. Acredita-se que os mecanismos da atonia muscular do genioglosso incluam a retirada de estímulos excitatórios de grupos de células dependentes da vigília e inibição ativa mediada por uma via do receptor muscarínico acoplado a canais de potássio ligados à proteína G.
- Narcóticos opioides contribuem para apneias centrais e depressão respiratória pela ativação de receptores opioides e, portanto, pela supressão da saída do complexo pré-Bötzinger. O complexo pré-Bötzinger é uma fonte-chave da geração de ritmo respiratório que conduz a expressão de atividade rítmica em outros componentes da rede respiratória.
- Narcóticos opioides também podem contribuir para depressão respiratória grave no sono por enfraquecer o estímulo excitatório tônico da vigília para a rede respiratória, especialmente em indivíduos com distúrbio respiratório do sono que são dependentes de tais estímulos comportamentais tônicos.
- A obesidade contribui para apneia obstrutiva do sono, principalmente pelos efeitos anatômicos sobre as vias aéreas superiores e a parede torácica, embora as influências de adipocitocinas no controle ventilatório também possam ser importantes.
- Ganho ventilatório é a correspondência em fisiopatologia respiratória de um um conceito de engenharia usado para descrever a predisposição a instabilidade no sistema de controle de *feedback*. O ganho ventilatório elevado define um sistema que está propenso a instabilidade, isto é, aquele que pode desenvolver comportamento periódico com perturbações mesmo que secundárias. A insuficiência cardíaca congestiva está associada a ganho ventilatório elevado. Como resultado, os pacientes com insuficiência cardíaca frequentemente experimentam apneia do sono.
- O envelhecimento está associado a diminuição nos reflexos de proteção das vias aéreas superiores e alterações anatômicas que podem tornar a via aérea faríngea vulnerável ao colapso. Pacientes mais velhos com apneia obstrutiva do sono podem ter outras consequências desta doença, já que a fisiopatologia subjacente da sua condição pode ser diferente da de pacientes mais jovens com apneia obstrutiva do sono. Por exemplo, oscilações menores nas pressões intratorácicas subatmosféricas das vias aéreas em pacientes mais velhos *versus* mais jovens podem reduzir o risco cardiovascular por meio da redução do estresse da parede cardíaca.

As Referências estão disponíveis exclusivamente no site www.elsevier.com.br/expertconsult

86 HIPOCAPNIA E HIPERCAPNIA

GERARD F. CURLEY, MB, MSc, PhD • BRIAN P. KAVANAGH, MB • JOHN G. LAFFEY, MD, MA

INTRODUÇÃO
REGULAÇÃO DA TENSÃO DE CO_2 ARTERIAL
CAUSAS DAS ALTERAÇÕES DO CO_2 ARTERIAL
Hipercapnia ou Hipocapnia Acidental
Hipercapnia Permissiva
Hipercapnia ou Hipocapnia Deliberada
TRANSPORTE DE CO_2 NO SANGUE
Hipercapnia Induzida por Oxigênio
EFEITOS MOLECULARES DO CO_2
Equilíbrio Iônico e Acidobásico
Função da Proteína e Efeitos Metabólicos
EFEITOS NO SISTEMA RESPIRATÓRIO
Vasculatura Pulmonar
Resistência das Vias Aéreas e Complacência dos Pulmões
Trocas Gasosas
Função Diafragmática
EFEITOS NO SISTEMA NERVOSO CENTRAL
Fluxo Sanguíneo Cerebral
Hipocapnia e Vasoconstrição Cerebral
Perfusão Cerebral — Fluxo *Versus* Volume
Oxigenação Cerebral

EFEITOS NO SISTEMA CARDIOVASCULAR
Circulação Sistêmica
Efeitos Esplâncnicos do CO_2 Alterado
INFLAMAÇÃO E REPARO
Produção de Mediadores
Ativação do Complemento
Geração de Radicais Livres
Resposta Imune Inata
Resposta Imune Adaptativa
Proliferação Bacteriana
EFEITOS DO CO_2 NO REPARO E NA RESOLUÇÃO
Restauração da Integridade Epitelial
Permeabilidade Pulmonar e *Clearance* de Líquido
DETECÇÃO CELULAR E ATIVAÇÃO DO GENE
Mecanismos de Detecção Celular
Ativação do Gene
FISIOPATOLOGIA PULMONAR
Modelos Pré-clínicos
Síndrome do Desconforto Respiratório Agudo
Asma
Doença Pulmonar Obstrutiva Crônica
Insuficiência Respiratória Neonatal e Pediátrica

FISIOPATOLOGIA DO SISTEMA NERVOSO CENTRAL
Modelos Pré-clínicos
Lesão Cerebral Traumática
Lesão Cerebral Neonatal
Acidente Vascular Cerebral Agudo
Impacto Neuropsicológico
Isquemia Cerebral
FISIOPATOLOGIA CARDIOVASCULAR
Isquemia Miocárdica
Distúrbios do Ritmo Cardíaco
Oxigenação Sistêmica
Evidência Clínica
INFECÇÃO E SEPSE
Pneumonia Experimental
Sepse Experimental
ABORDAGENS PARA MINIMIZAR HIPERCAPNIA
Estratégias de Redução do Espaço Morto
Ventilação Oscilatória de Alta Frequência
Técnicas Extracorpóreas
Tamponamento de Acidose Hipercápnica

INTRODUÇÃO

O dióxido de carbono (CO_2) é produzido durante a respiração celular aeróbi a e é um "produto residual" de toda forma de vida aeróbica.[2] A tensão arterial de CO_2 (PCO_2 arterial) representa o equilíbrio entre o CO_2 produzido, o CO_2 eliminado e, em alguns casos, o CO_2 inspirado (diretamente reinalado ou adicionado ao circuito de respiração). O CO_2 inspirado ($FICO_2$) é, geralmente, insignificante, ao passo que as alterações na produção de CO_2 são um contribuinte incomum — mas possível — para a tensão sistêmica de CO_2. Como exemplo, a produção de CO_2 aumenta nos estados hipermetabólicos, como febre ou tireotoxicose; contudo, esses são geralmente compensados por aumentos modestos na ventilação alveolar, suficientes para normalizar a PCO_2 arterial. Portanto, para fins práticos, o mais importante determinante da PCO_2 arterial é a sua taxa de eliminação.

A hipocapnia continua sendo um componente comum — e geralmente subestimado — de muitos estados de doença, incluindo início de asma leve, edema pulmonar de alta altitude e lesão pulmonar aguda. Além disso, a indução deliberada de hipocapnia continua sendo uma prática comum, ainda que controversa, em adultos e crianças com lesão cerebral aguda, como uma estratégia para controlar o aumento da pressão intracraniana. Em contraste, a hipercapnia tem sido historicamente evitada por médicos, que empregam altos volumes correntes e ventilação minuto para normalizar a PCO_2 arterial, em um esforço para mantê-la dentro de uma variação "fisiológica normal".

Os avanços na compreensão atual da biologia do CO_2 alimentaram o conceito de que a hipocapnia, ou a hipercapnia, pode desempenhar um papel no desenvolvimento da disfunção ou lesão orgânica aguda.[1] Em modelos pré-clínicos, a hipercapnia deliberada pode proteger contra a lesão pulmonar e sistêmica de órgãos, além dos efeitos do volume corrente reduzido. Além disso, a hipocapnia pode ter efeitos nocivos independentes. Os dados clínicos limitados sugerem potenciais efeitos benéficos da hipercapnia em pacientes expostos a altas distensões do pulmão. Neste capítulo descreveremos o quadro clínico atual da hipocapnia e hipercapnia na saúde e na doença, discutiremos os conhecimentos adquiridos a partir de estudos básicos de CO_2, identificaremos as principais preocupações não resolvidas sobre hipocapnia e hipercapnia, e consideraremos as potenciais implicações clínicas para o manejo de pacientes com doença pulmonar.

REGULAÇÃO DA TENSÃO DE CO_2 ARTERIAL

Na área da saúde, a PCO_2 arterial é fortemente regulada por um circuito de *feedback* entre a tensão de CO_2 e a ventilação alveolar. O CO_2 tem um papel fundamental na regulação e controle da respiração, e a acidose hipercápnica é um potente estimulante ventilatório. As células glômicas tipo I no corpo carotídeo próximo da bifurcação da artéria carótida e os neurônios quimiossensíveis em numerosas regiões do tronco encefálico respondem às mudanças no pH e PCO_2 arterial. Durante a respiração corrente normal, os quimiorreceptores carotídeos são fundamentais para manter estáveis os níveis de PCO_2 arterial.[1a] O tempo de resposta dos quimiorreceptores periféricos às mudanças transitórias na PCO_2 arterial é mais rápido do que o dos neurônios centrais;[2] no entanto, os neurônios quimiossensíveis centrais têm uma contribuição quantitativamente maior no estímulo da ventilação em resposta à hipercapnia.[3]

O efeito de alterações na PCO_2 arterial na ventilação é – pelo menos em parte – dependente do pH, por meio da produção de prótons após a sua combinação espontânea e catalisada pela anidrase carbônica com a água, formando ácido carbônico, que por sua vez se dissocia para formar bicarbonato (HCO_3^-) e íons H^+. Mudanças em CO_2 e nos níveis de CO_2/H^+ são detectadas em neurônios quimiossensíveis especiais no corpo carotídeo e em várias regiões do rombencéfalo,[4,5] embora não esteja certo se essas células detectam pH, CO_2, HCO_3^- ou um gradiente de pH através da membrana celular. No entanto, a resposta ventilatória à hipercapnia é maior do que a da acidose metabólica,[6,7] sugerindo a existência de um receptor de CO_2. Os quimiorreceptores periféricos parecem responder principalmente a alterações na PO_2 arterial e às concentrações de H^+, e sua função é manter a PO_2 arterial e as concentrações de H^+ constantes. Os quimiorreceptores centrais parecem responder principalmente a alterações nos níveis de CO_2/H^+ e agir mantendo as concentrações de H^+ do líquido cerebroespinal constantes. Qualquer alteração aguda de H^+ nesses compartimentos é contraposta quase que instantaneamente por alterações na ventilação pulmonar e mais lentamente pela correção renal.[8]

CAUSAS DAS ALTERAÇÕES DO CO_2 ARTERIAL

A PCO_2 arterial é normalmente expressa em termos da relação entre produção de CO_2, eliminação de CO_2 e, raramente, uma contribuição do CO_2 inspirado ($FICO_2$ é geralmente próximo de zero).

$$PaCO_2 \propto \frac{Produção\,de\,CO_2}{Eliminação\,de\,CO_2} + [CO_2]inspirado$$

HIPERCAPNIA OU HIPOCAPNIA ACIDENTAL

Hipercapnia acidental é relatada mais comumente na sala operatória ou unidade de terapia intensiva, e é devida a erros associados à ventilação mecânica. Os principais erros são os que resultam em hipoventilação, como desconexão do circuito ou ventilação minuto inadequada. Como alternativa, o gás expirado (que contém aproximadamente 5% de CO_2) pode ser respirado de novo como resultado da má conexão do circuito ou da depleção de absorvedores de CO_2.[9]

Causas adicionais de hipercapnia aguda incluem hipoventilação secundária a depressão respiratória induzida por fármaco[10] ou obstrução grave das vias aéreas, como o estado[11] asmático[11] ou a aspiração maciça (p. ex., inalação por grão).[12] O maior espaço morto (p. ex., embolia pulmonar) resultará em diminuição da ventilação alveolar e hipercapnia se a ventilação minuto for fixa (p. ex., o paciente é paralisado em ventilação mecânica), embora na maioria dos casos, o paciente aumente a ventilação minuto para manter o CO_2 na faixa normal ou ligeiramente baixa. A hipercapnia crônica pode resultar de doenças pulmonares restritivas ou obstrutivas progressivas, como fibrose pulmonar ou doença obstrutiva crônica das vias aéreas ou apneia obstrutiva do sono. Aumentos na produção de CO_2 podem resultar de estados hipermetabólicos, como febre, sepse, hipertermia maligna, crise tireoidiana ou, às vezes, superalimentação. Além disso, o uso de tampões de bicarbonato ($NaHCO_3$) resulta em geração excessiva de CO_2. Finalmente, significativos aumentos na produção de CO_2 aumentarão diretamente a PCO_2 arterial se a ventilação alveolar não for aumentada; no entanto, até mesmo um ligeiro aumento na ventilação alveolar facilmente compensa isso.

No cenário de ventilação mecânica, a hipocapnia acidental pode ser mais comum do que a hipercapnia acidental, especialmente na ausência de monitoramento do CO_2 no final da expiração, como fora da sala operatória. Em um estudo, foi constatada hipocapnia grave (CO_2 final expirado < 30 mmHg) em 70% dos pacientes transferidos de helicóptero para um centro de trauma dos EUA.[13] Em crianças, hipocapnia acidental rapidamente se desenvolve durante a ventilação de alta frequência ou durante suporte extracorpóreo (p. ex., *oxigenação extracorpórea por membrana* [ECMO, do inglês, *extracorporeal membrane oxygenation*], *bypass* cardiopulmonar).[14-16]

HIPERCAPNIA PERMISSIVA

Hipercapnia permissiva refere-se à PCO_2 arterial elevada que resulta da hipoventilação de pacientes ventilados mecanicamente, que visa à redução da lesão pulmonar associada à ventilação (p. ex., *síndrome do desconforto respiratório agudo* [SDRA], estado de mal asmático).

Hipoventilação deliberada foi inicialmente descrita em 1984 por Darioli e Perret,[17] em estudo em que uma série de 29 pacientes mecanicamente ventilados (34 episódios de ventilação) com estado de mal asmático foi controlada com hipoventilação deliberada (resultando em hipercapnia grave) com o objetivo de reduzir o barotrauma. Não houve mortes na série, o que era muito incomum na época para pacientes entubados com estado de mal asmático. No ano seguinte, Wung *et al.*[18] descreveram uma série de 15 recém-nascidos com hipertensão pulmonar persistente do recém-nascido. Essa série de casos foi notável, pois, até então, a hiperventilação vigorosa (para alcançar hipocapnia na tentativa de reduzir a resistência vascular pulmonar) era considerada um aspecto essencial do manejo; nesses casos, a morte era comum e doença pulmonar crônica, a regra. Não houve mortes na série de Wung *et al.*[18] e apenas um único caso de doença pulmonar crônica.

Posteriormente, o termo "hipercapnia permissiva" foi cunhado por Hickling et al.[19] em suas descrições seminais sobre a melhor sobrevida na SDRA, em que pressões de platô e volumes correntes foram limitados.[19,20] Em todas essas séries, a hipercapnia foi tolerada (permissiva), não sendo especificamente induzida. Em vez disso, o objetivo era diminuir o barotrauma por volumes correntes e pressão nas vias aéreas excessivos, e a hipercapnia era simplesmente um resultado dessa estratégia. No entanto, por causa desses avanços, os médicos se tornaram mais permissivos em relação à hipercapnia em pacientes criticamente enfermos.

HIPERCAPNIA OU HIPOCAPNIA DELIBERADA

Antigamente era administrado CO_2 inspirado para apressar a emergência da anestesia; a ideia era de que a estimulação da ventilação espontânea melhorava a eliminação de gases anestésicos voláteis inalatórios (obviamente o aumento da ventilação minuto usando o ventilador mecânico retiraria igualmente os gases voláteis, mas resultaria em profunda hipocapnia e, portanto, em apneia prolongada). Tal administração de CO_2 inalado no final da anestesia foi originalmente denominada de *de-eterização*,[21] e a prática foi interrompida na década de 1980, em grande parte por causa de preocupações com hipercapnia inadvertida.

Mais estudos clínicos recentes confirmam que a hipercapnia terapêutica acelera a emergência da anestesia, mesmo com os agentes anestésicos modernos mais insolúveis,[22] e que a capnografia, não disponível na década de 1980, pode ajudar a evitar o excesso de hipercapnia. Essa hiperpneia hipercápnica em pacientes em ventilação espontânea pode reduzir pela metade o tempo necessário para a recuperação da anestesia[23] e poderia ter benefícios para a função cognitiva no pós-operatório e na eficiência da sala operatória.

Hipercapnia terapêutica refere-se ao conceito de que o CO_2 elevado pode ter benefícios específicos em condições críticas, além dos benefícios da diminuição do barotrauma. Se esse conceito for clinicamente aplicável, a elevação "terapêutica" da PCO_2 arterial pode ser benéfica em pacientes com SDRA, além de reduzir o volume corrente. Embora, haja alguma evidência pré-clínica demonstrando o benefício da hipercapnia em modelos experimentais específicos, essa abordagem não foi testada diretamente em pacientes criticamente enfermos.

Em contraste, a *hipocapnia terapêutica* é frequentemente utilizada no manejo da lesão cerebral aguda em adultos e crianças.[24-26] Hipocapnia é induzida para diminuir a *pressão intracraniana* (PIC), diminuindo o volume de sangue cerebral por meio de vasoconstrição arterial cerebral. Como a PIC elevada é geralmente adversa e tradicionalmente se acredita que a hipocapnia seja benigna, a hiperventilação tem sido amplamente praticada em pacientes com lesão cerebral aguda, mesmo na ausência de PIC elevada.[26] Esse raciocínio levou à ideia de que a hiperventilação mais profunda poderia ser ainda melhor, e às vezes extremos de hipocapnia foram defendidos para lesão cerebral aguda,[27-31] embora, mais recentemente, esse conceito esteja desacreditado.

TRANSPORTE DE CO_2 NO SANGUE

A maior parte do CO_2 é produzido nas mitocôndrias, onde as concentrações de CO_2 celular são mais elevadas. A via para o transporte, que envolve reduções graduais nos gradientes de pressão parcial de CO_2, origina-se na mitocôndria e prossegue através do citoplasma, membranas celulares, capilares, vênulas, veias maiores, e, finalmente, para o sangue venoso misto antes da eliminação através dos alvéolos.

O transporte de CO_2 no sangue é realizado por meio de três mecanismos diferentes, e as proporções exatas transportadas por cada mecanismo variam de acordo com o sangue, se arterial ou venoso.[32] O CO_2 dissolvido no plasma, relatado como PCO_2 arterial (i.e., pressão parcial) é responsável por apenas 5% a 10% do total de CO_2 transportado no sangue. Cerca de 90% do total de CO_2 no sangue é convertido em íons bicarbonato (HCO_3^-) quase todos catalisados pela anidrase carbônica no interior das hemácias. O restante (5% a 10%) é transportado como carbamino-hemoglobina, em que o CO_2 está ligado a grupos amino terminais de moléculas de *hemoglobina* (Hb).[32] A quantidade usual de CO_2 no sangue arterial é de 21,5 mmol por litro de sangue, com um pouco mais (23,3 mmol/L) no sangue venoso. Em geral, mais de 80% do CO_2 é transportado no interior das hemácias.

HIPERCAPNIA INDUZIDA POR OXIGÊNIO

O transporte de CO_2 no sangue é alterado por oxigênio, levando a uma PCO_2 elevada; esta hipercapnia induzida por oxigênio é vista em pacientes com doença pulmonar em estágio final que inalam O_2 suplementar. Antes se acreditava que o mecanismo de hipercapnia induzida por oxigênio era a inibição induzida por oxigênio do estímulo ventilatório em pacientes supostamente dependentes, de modo crítico, do estímulo ventilatório hipóxico. Na verdade, a ventilação minuto não é diminuída em tais pacientes.[33,34] Atualmente, o mecanismo é mais bem compreendido, e acredita-se que apresente três componentes principais: o efeito de Haldane, vasoconstrição pulmonar hipóxica prejudicada e incapacidade de aumentar a ventilação minuto.[35]

O *efeito de Haldane*[36] é o termo dado ao fenômeno em que o aumento da PO_2 arterial reduz a capacidade do sangue de armazenar CO_2 (como Hb-ligado, carbamino Hb; ou como HCO_3^-) aumentando, assim, a pressão parcial de CO_2. Existem dois elementos para o efeito de Haldane. Em primeiro lugar, o aumento da PO_2 arterial diminui a formação de compostos carbamino; isso reduz a quantidade de CO_2 ligado a Hb, elevando, assim, o CO_2 dissolvido (PCO_2). Em segundo lugar, a histidina é importante para as propriedades de tamponamento da Hb; ela contém um grupo imidazol que, a um pH fisiológico, é um tampão efetivo de íons H^+, mas é também uma importante ligação molecular entre os grupos heme e as cadeias de hemoglobina. A PO_2 elevada resulta em maior quantidade de O_2 ligado à hemoglobina, o que causa alterações alostéricas da conformação da Hb. Essas mudanças conformacionais têm um impacto na histidina ligada ao heme e reduzem a sua capacidade de tamponar os íons H^+; com menos tamponamento de H^+ pela Hb, há maior ligação de H^+ ao HCO_3^- e liberação de CO_2 armazenado.

Em pacientes com doença pulmonar em estágio final, a vasoconstrição pulmonar hipóxica é um importante mecanismo para desviar sangue arterial pulmonar de regiões com pouca ventilação (Caps. 4 e 6). O aumento da PO_2 arterial inibe a vasoconstrição pulmonar hipóxica, então o sangue arterial pulmonar contendo CO_2 é desviado para as regiões menos bem ventiladas e a eficiência da eliminação do CO_2 é prejudicada. Finalmente, embora na maioria dos pacientes possa ocorrer fácil compensação do aumento da PCO_2 com aumentos mínimos na ventilação minuto, isso não é possível em muitos pacientes com doença pulmonar em fase terminal.

EFEITOS MOLECULARES DO CO_2

EQUILÍBRIO IÔNICO E ACIDOBÁSICO

O CO_2 desempenha um papel fundamental na regulação do equilíbrio acidobásico, pois o sistema tampão bicarbonato-CO_2 é o tampão predominante na corrente sanguínea. Durante a acidose metabólica, os íons H^+ em excesso no sangue combinam-se com HCO_3^- para formar o ácido fraco (carbônico) H_2CO_3. A hipercapnia geralmente resulta em acidose, que pela combinação com a água forma ácido carbônico, que por sua vez se dissocia para formar bicarbonato (HCO_3^-) e íons H^+. Os prótons gerados desse modo podem reagir com grupos tituláveis de certos aminoácidos, resultando em mudanças estruturais em muitas proteínas e enzimas em membranas celulares e ambientes aquosos celulares.[37] Como a acidose suprime a maioria das funções celulares, o corpo utiliza uma série de estratégias para defender seu pH extracelular e intracelular dentro de limites extremamente estreitos.[38] A acidose intracelular produzida por hipercapnia pode ser corrigida dentro de algumas horas, ao contrário dos 1 a 2 dias necessários para a compensação renal.[39] Esse tampão é realizado por meio de transportadores de íons ativos da membrana celular que expulsam prótons e os trocam por sódio extracelular.

O CO_2 tem efeitos sobre a concentração de íons intracelulares e extracelulares. Após o início da hipocapnia, ocorre rápido efluxo de íons de hidrogênio; esse mecanismo de compensação se esgota facilmente e, se a hipocapnia persistir, desenvolve-se alcalose sistêmica. Os rins apresentam um mecanismo de compensação mais eficiente, reduzindo a excreção de íons de hidrogênio e aumentando a perda de bicarbonato, bem como diminuindo a excreção de amônio.[40] Durante a alcalemia (hipocápnica), o movimento de H^+ do espaço intracelular para o extracelular é acompanhado por um movimento oposto de K^+ (e Na^+) para a célula, embora a hipocalemia resultante seja geralmente modesta.[41] Além disso, o fosfato move-se para dentro da célula por causa do aumento da fosforilação celular. Durante a alcalemia,[42] a albumina libera o H^+ ligado, trocando-o por Ca^{2+} e reduzindo a fração de cálcio ionizado,[43] que pode ser grave.[44]

FUNÇÃO DA PROTEÍNA E EFEITOS METABÓLICOS

As moléculas de CO_2 podem-se ligar diretamente a grupos amina livres em proteínas para formar resíduos de carbamato.[45-47] Essa ligação de CO_2 também modifica a estrutura e a função das proteínas e pode ser responsável por algumas das diferenças observadas nos efeitos da acidose causada por CO_2 em comparação com a acidose por outras causas. O efeito de Bohr, em que o aumento da PCO_2 arterial resulta em um desvio para a direita da curva de dissociação hemoglobina-oxigênio, o que causa redução da afinidade da Hb por O_2 e facilitação da descarga de oxigênio em tecidos, é um bom exemplo desse fenômeno. Uma das consequências da alcalose intracelular é a ativação da glicólise devida à inibição da enzima fosfofrutoquinase limitante da velocidade.[48] O sistema de *feedback* funciona como um mecanismo para gerar íons H^+ a fim de combater a alcalose intracelular, pelo qual a produção de ácido lático é aumentada por alcalemia (e diminuída por acidemia).[49]

EFEITOS NO SISTEMA RESPIRATÓRIO

VASCULATURA PULMONAR

Os efeitos do CO_2 na vasculatura pulmonar contrastam com aqueles na circulação sistêmica. A hipercapnia pode aumentar a pressão vascular pulmonar aumentando tanto o débito cardíaco quanto a resistência vascular pulmonar[50] (Tabela 86-1). Embora a hipercapnia aumente a pressão arterial pulmonar e a resistência vascular pulmonar, esse efeito pode não ser tão significativo na hipertensão pulmonar preexistente.[51] Hipercapnia é um vasoconstritor pulmonar menos potente que a hipoxia, e o seu efeito mais importante pode ser o aumento da vasoconstrição hipóxica.[37] Embora relativamente pouco se conheça sobre o mecanismo celular da vasoconstrição pulmonar induzida por CO_2, grande parte desse efeito parece ser mediada por catecolamina.[52]

A alcalose hipocápnica produz vasodilatação pulmonar,[53] que é normalmente utilizada para reduzir a pressão arterial pulmonar elevada, particularmente no cenário de cardiopatia congênita e hipertensão pulmonar persistente do recém-nascido (Tabela 86-2).

RESISTÊNCIA DAS VIAS AÉREAS E COMPLACÊNCIA DOS PULMÕES

O CO_2 pode modificar o tônus das vias aéreas; a hipocapnia causa broncoconstrição e a hipercapnia, broncodilatação em preparações isoladas das vias aéreas.[54,55] Há relatos diversos de que a hipercapnia aumenta[56] ou diminui[57] a resistência das vias aéreas. Esse paradoxo pode ser explicado pela dilatação direta das pequenas vias aéreas e pela constrição indireta — vagamente mediada — das vias aéreas maiores. De fato, em pacientes em respiração espontânea não anestesiados, as mudanças relacionadas com o CO_2 na mecânica respiratória são inteiramente causadas pela resistência da via aérea superior.[56] Em indivíduos em ventilação mecânica, a hipercapnia pode diminuir a resistência das vias aéreas,[58] embora ações opostas do CO_2 possam resultar em pouca mudança final na resistência das vias aéreas.[59]

A complacência pulmonar parenquimatosa aumenta em resposta à acidose hipercápnica, decorrente de relaxamento ativo em resposta ao aumento de CO_2 alveolar[60] ou devida ao aumento da secreção de surfactante ou propriedades mais efetivas de redução da tensão de superfície sob condições ácidas.[61]

TROCAS GASOSAS

No pulmão normal, o CO_2 modifica o tônus vascular pulmonar e o das vias aéreas. O aumento de PCO_2 alveolar causa broncodilatação, enquanto o aumento de PCO_2 arterial pulmonar aumenta a resistência vascular pulmonar. O papel fisiológico desses efeitos contrastantes de CO_2 no tônus do músculo liso arterial pulmonar *versus* brônquico é facilitar o ajuste entre ventilação e perfusão regionais. Por exemplo, a oclusão da artéria pulmonar resulta em hipocapnia regional que culmina em broncoconstrição,[62,63] direcionando, assim,

Tabela 86-1 Efeitos da Hipercapnia

Sistema de Órgãos	Efeitos Fisiológicos	Consequências Fisiopatológicas
Cardiovascular	**Débito cardíaco e perfusão miocárdica** Aumento do débito cardíaco Redução direta da contratilidade cardíaca[128] Contrabalançada por efeitos simpatossuprarrenais indiretos (aumento na pré-carga, frequência cardíaca, contratilidade miocárdica) e diminuição da pós-carga (tônus vascular reduzido)[129] Vasodilatação coronariana, principalmente mediada por óxido nítrico[130]	Melhora do débito cardíaco e da entrega de oxigênio para os tecidos[129]
	Entrega de oxigênio sistêmico Deslocamento para a direita da curva de dissociação oxigênio-hemoglobina (efeito Bohr)[134] Pode aumentar agudamente o hematócrito[131]	Melhora da entrega de oxigênio e descarga nos tecidos[133]
	Demanda de oxigênio A AH reduz a respiração celular e o consumo de oxigênio[132]	Diminuição da demanda de O_2 do tecido
Respiratório	**Controle da respiração** Alterações nos níveis de CO_2/H^+ sentidas em neurônios quimiossensíveis especiais no corpo carotídeo e no rombencéfalo[4,5]	Hipercapnia induzida por oxigênio (veja o mecanismo no texto)
	Resistência vascular pulmonar Aumento do débito cardíaco e da resistência vascular pulmonar[50] Aumento da vasoconstrição pulmonar hipóxica[37]	A hipercapnia aguda pode piorar a hipertensão pulmonar Melhora da relação ventilação-perfusão
	Resistência das vias aéreas Dilatação direta das pequenas vias aéreas[57] Constrição indireta — mediada vagalmente — das grandes vias aéreas[56]	Ações opostas de CO_2 podem resultar em pequenas alterações na resistência das vias aéreas[59] Contribuição para a relação ventilação-perfusão (p. ex., durante a embolia pulmonar)
	Complacência pulmonar Aumento da secreção de surfactante[61] Aumento da complacência[60] parenquimatosa	Melhora da complacência do pulmão
	Troca gasosa O CO_2 modifica o tônus vascular pulmonar e das vias aéreas para ajudar na relação perfusão-ventilação regional	Melhora da relação ventilação-perfusão Aumento da oxigenação arterial por este mecanismo tanto em pulmões normais[64-66] quanto lesionados[67]
Neurológico	**Pressão intracraniana** Aumento do volume e fluxo sanguíneo cerebral[90]	Aumento da pressão intracraniana
	Oxigenação cerebral Aumento do fluxo sanguíneo cerebral[90] Aumento da oxigenação cerebral[263]	Aumento da oxigenação cerebral — potencial benefício em estados isquêmicos[262]
	Demanda de oxigênio cerebral Diminuição da demanda de O_2 do sistema nervoso central[263]	Melhora da razão oferta-demanda de oxigênio cerebral[263]
Inflamação e Imunidade	**Função de neutrófilos e macrófagos** Inibição da migração e da adesão de neutrófilos e macrófagos[171] Diminuição da secreção de citocinas pró-inflamatórias importantes (p. ex., TNF α, IL-8, IL-6)[152] Inibição da fagocitose e morte intracelular de bactérias (por redução da atividade de nicotinamida adenina dinucleotídeo fosfato oxidase)[177]	Redução da resposta do hospedeiro à lesão Redução da resposta pró-inflamatória Potencial aumento da suscetibilidade a sepse prolongada
	Radicais livres Diminuição da geração de radicais livres da xantina oxidase[162] Diminuição da produção de radicais derivados de NO (NO_2, NO_3) e possibilidade de desvio do equilíbrio de reações derivadas de O_2 em direção a reações derivadas de N_2 (i.e., nitração)[165]	Redução de radical livre mediada por lesão Redução da eficácia de microbicidas
Metabólico	**Metabolismo intracelular** A acidose intracelular provoca inibição da glicólise devido à inibição da enzima fosfofrutoquinase limitante da velocidade[48] Sistema de *feedback* no qual a produção de ácido lático é reduzida por acidemia[49]	Diminuição do metabolismo — potencialmente benéfica em estados isquêmicos Diminuição da demanda metabólica

o fluxo de ar para longe desses alvéolos não perfundidos. Por esse mesmo mecanismo, a administração de CO_2 melhora a relação entre a ventilação e a perfusão e aumenta a oxigenação arterial tanto no pulmão normal[64-66] quanto no doente.[67]

O CO_2 alveolar pode alterar a distribuição da ventilação entre ácinos e unidades pulmonares maiores,[68] bem como aumentar a relação ventilação-perfusão global,[64,69] o que melhora a troca gasosa.[70] Existe uma relação dose-resposta entre $FICO_2$ e PO_2 arterial.[65,66] No entanto, na SADA, a hipercapnia permissiva (produzida pela redução do volume corrente) está associada ao aumento do *shunt*,* embora isso seja provavelmente devido a atelectasia de baixos volumes correntes.[71]

Hipocapnia grave causa broncospasmo,[56] reduz a ventilação colateral,[72,73] e prejudica a complacência pulmonar parenquimatosa.[60] A hipocapnia também atenua a vasoconstrição pulmonar hipóxica e aumenta o *shunt* intrapulmonar.[64] O efeito global pode ser uma diminuição real de PO_2 arterial.

*Nota do Revisão Científica: *Shunt*: desvio, derivação ou curto-circuito arteriovenoso.

Tabela 86-2 Efeitos da Hipocapnia

Sistemas de Órgãos	Efeitos Fisiológicos	Consequências Fisiopatológicas

Cardiovascular	**Débito cardíaco e perfusão miocárdica**
	Redução do débito cardíaco
	    Aumento da resistência vascular sistêmica[140]
	    A hiperventilação adicionalmente prejudica o retorno venoso[142]
	Diminuição do fluxo sanguíneo miocárdico, independentemente da carga de trabalho do miocárdio[139]
	Aumento da extração de oxigênio do miocárdio (como resultado de hiperventilação)[141]
		Redução do débito cardíaco
		Pode piorar a lesão isquêmica miocárdica

	Entrega de oxigênio sistêmico Desvio para a esquerda da curva de dissociação oxigênio-hemoglobina (aumento da afinidade da hemoglobina por oxigênio)[134] Compensado em certa medida por um rápido aumento da produção de lactato[137] e por um aumento na concentração de 2,3-difosfoglicerato[138] durante algumas horas A vasoconstrição arterial sistêmica diminui o suprimento[135] global e regional[136] de O_2	Diminuição da entrega de oxigênio para os tecidos
	Demanda de oxigênio Aumento da excitação celular e demanda[120] de oxigênio	Desequilíbrio oferta/demanda de oxigênio
Respiratório	**Controle da respiração** Alterações nos níveis de CO_2/H^+ sentidas em neurônios quimiossensíveis especiais no corpo carotídeo e no rombencéfalo[4,5]	Acredita-se que a respiração de Cheyne-Stokes e apneia central sejam devidas à diminuição da quimiossensibilidade cerebral a CO_2 e disfunção sistólica ventricular esquerda[291]
	Resistência vascular pulmonar A alcalose hipocápnica provoca vasodilatação pulmonar[53]	A hipocapnia aguda é usada para aliviar a hipertensão pulmonar, especialmente no cenário de cardiopatias congênitas e hipertensão pulmonar persistente do recém-nascido Agrava a relação ventilação-perfusão
	Resistência das vias aéreas Constrição direta das pequenas vias aéreas[54,55]	Contribuição para a relação ventilação-perfusão, que poderia ser benéfica (p. ex., durante os *deficits* de perfusão localizados, como embolia pulmonar) ou prejudicial (p. ex., durante a asma)
	Complacência pulmonar Aumento da permeabilidade alveolar,[74] diminuição da complacência[237] e redução da produção de surfactante[238] Esses efeitos podem ser amenizados pela normalização do CO_2 alveolar[66,238,239,241] e, em alguns casos, impedidos pelo CO_2 inspirado elevado[66,163,165,213]	Redução da complacência pulmonar e piora da lesão pulmonar
	Troca gasosa Piora da brococonstrição[56] Redução da ventilação colateral[72,73] e deficiência da complacência pulmonar parenquimatosa Atenuação da vasoconstrição pulmonar hipóxica e aumento do *shunt* intrapulmonar[64]	Agrava a relação ventilação-perfusão O efeito total pode ser a diminuição final da PO_2 arterial Atenuação da vasoconstrição pulmonar hipóxica; pode agravar o *shunt* intrapulmonar e a oxigenação sistêmica[64]
Neurológico	**Pressão intracraniana (PIC)** Redução da PIC pela vasoconstrição arteriolar e diminuição do volume sanguíneo cerebral	A hipocapnia aguda diminui a PIC, o que é potencialmente salva-vidas quando a PIC está criticamente elevada
	Oxigenação cerebral Redução do fluxo sanguíneo cerebral[108] Diminuição da oxigenação sistêmica	Diminuição da oxigenação cerebral — potencialmente prejudicial em estados isquêmicos A vasoconstrição cerebral pode reduzir a perfusão global;[113] na isquemia focal, o fluxo de sangue para regiões hipóxicas é seletivamente reduzido,[263] e a extensão do infarto, aumentada[263,268] A interrupção da hipocapnia sustentada pode precipitar hiperemia cerebral e aumentar a pressão intracraniana[116]
	Demanda de oxigênio cerebral Aumento da demanda de O_2 no SNC por meio da excitabilidade neuronal aumentada,[269] por meio da transmissão sináptica excitatória aumentada[269] e do efeito direto na própria membrana neuronal[120]	Piora a razão oferta-demanda de oxigênio cerebral
Acidobásico	Efluxo celular inicialmente rápido de íons hidrogênio (que se esgota facilmente) Seguido pelo mecanismo de compensação renal: excreção de íon hidrogênio reduzida, aumento da perda de bicarbonato e redução da excreção de amônio[40]	O movimento de H^+ do espaço intracelular para o espaço extracelular é acompanhado por (1) movimento oposto de K^+ (e Na^+) para dentro da célula (a hipocalemia resultante é geralmente modesta[41]), (2) movimento de fosfato para a célula devido a fosforilação celular aumentada,[42] e (3) liberação do H^+ ligado a albumina, trocando-o por Ca^{2+} e diminuindo a fração de cálcio ionizado,[43] que pode ser grave[44]
Metabólico	Alcalose intracelular provoca a ativação da glicólise devido à inibição da enzima fosfofrutoquinase limitante da velocidade[48] Sistema de *feedback* no qual a produção de ácido lático é aumentada por alcalemia[49]	Aumento da demanda de O_2 no tecido

Alcalose hipocápnica prejudica a permeabilidade capilar pulmonar em pulmão isolado de roedor.[74] Em contraste, a hipercapnia reduz a remoção do líquido alveolar em pulmões saudáveis isolados perfundidos, por retirada endocitótica de Na^+/K^+-ATPase da membrana basolateral de células do epitélio alveolar.[75] Ainda não foi determinado se esse é o caso *in vivo* ou em pulmões lesionados.

FUNÇÃO DIAFRAGMÁTICA

Os efeitos da hipercapnia no diafragma são complexos e não compreendidos completamente. Demonstrou-se que a hipercapnia prejudica a função diafragmática em estudos pré-clínicos em que a ventilação alveolar não foi controlada. Ratos expostos a hipercapnia ambiental prolongada (CO_2 a 7,5% durante 6 semanas) demonstram depressão significativa da função muscular diafragmática, bem como composição diafragmática alterada com o aumento de fibras de contração lenta e diminuição de fibras de contração rápida.[76] De fato, mesmo 15 minutos de exposição ao CO_2 a 7% podem transitória[77] e reversivelmente[78] prejudicar a função neuromuscular. Em contraste, nos estudos em que a ventilação é controlada e o CO_2 aumenta moderadamente, a hipercapnia pode proteger o diafragma de lesão.[79] Assim, não está claro se qualquer efeito deletério da hipercapnia no diafragma é devido a efeitos diretos do CO_2 ou resultado de fadiga diafragmática do aumento induzido da ventilação.

EFEITOS NO SISTEMA NERVOSO CENTRAL

FLUXO SANGUÍNEO CEREBRAL

A mudança no *fluxo sanguíneo cerebral* (FSC) durante variações de PCO_2 arterial depende de vários fatores, incluindo o FSC de base, a pressão de perfusão cerebral e a ocorrência de anestesia. Por meio de uma ampla gama de condições, a maioria dos estudos relata um aumento no FSC global de 1 a 2 mL • 100 g^{-1} • min^{-1} para cada aumento de 1 mmHg na PCO_2 arterial;[80-82] a redução da PCO_2 arterial para 20 a 25 mmHg diminui o FSC global em 40% a 50%, com efeito mínimo de outras reduções da PCO_2 arterial. O aumento da PCO_2 arterial a 80 mmHg causa um aumento máximo no FSC de 100% para 200% em animais anestesiados,[83] mas no estado de vigília, a PCO_2 arterial a 80 mmHg pode aumentar o FSC em até seis vezes; nesses casos, a metade do aumento no FSC resulta da liberação de catecolaminas endógenas e da ativação do metabolismo neuronal.[84] Assim, em indivíduos acordados, a hipercapnia grave pode aumentar o fluxo por meio de dois mecanismos: um efeito direto do CO_2 nos vasos sanguíneos cerebrais e um efeito indireto de aumento da taxa metabólica neuronal e liberação de catecolaminas.

No entanto, esses efeitos não são sustentados: com a hipocapnia por até 4 horas, o FSC se recupera em até 10% da linha de base[85] devido à redução do líquido cerebroespinal e HCO_3^- extracelular e devido à correção em direção a um pH extracelular normal.

Até que ponto o CO_2 modula o FSC varia, dependendo do FSC de base, o que não é homogêneo em todo o cérebro. Áreas do cérebro que recebem mais fluxo sanguíneo apresentam um fluxo mais íngreme em resposta a alterações da PCO_2 arterial. Em pacientes com lesão cerebral traumática, há uma alteração de 3% no FSC por mudança em mmHg na PCO_2 arterial,[86] mas como a resposta depende do fluxo de base, ela é reduzida em pacientes com FSC menor.[86] As diferenças regionais são significativas. No córtex cerebral de gato anestesiado, o FSC de base é 86 mL • 100 g^{-1} • min^{-1}, e uma mudança de 1 mmHg na PCO_2 arterial altera o FSC em 1,7 mL.[81] Em contraste, a medula espinal tem um fluxo sanguíneo de 46 mL • 100 g^{-1} • min^{-1}, e cada mudança de 1 mmHg na PCO_2 arterial altera o FSC em 0,9 mL.[81] Achados similares foram relatados em coelhos[82] e seres humanos.[87]

HIPOCAPNIA E VASOCONSTRIÇÃO CEREBRAL

Os mecanismos pelos quais a tensão de CO_2 arterial modula a vasoatividade cerebral dependem do tamanho e do tipo do vaso sanguíneo. Os efeitos no tônus vascular cerebral são mediados por alterações no pH, em vez do CO_2 por si.[88] O diâmetro de arteríolas cerebrais responde apenas a alterações do pH e não a alterações tamponadas na tensão de CO_2.[89] Além disso, o efeito do CO_2 no tônus cerebrovascular é, em grande parte, limitado à vasculatura arterial cerebral, com pouco efeito em veias ou capilares associados.[90]

Acidose hipercápnica induz dilatação pré-capilar de arteríolas cerebrais[91] e, embora todas as artérias cerebrais mostrem alguma responsividade à alteração de tensão de CO_2, as artérias maiores são menos sensíveis enquanto as pequenas arteríolas piais (de pia máter) são mais responsivas.[92] As alterações nessas arteríolas não são detectadas utilizando-se tecnologias não invasivas, como Doppler transcraniano, que focaliza os vasos de maiores dimensões.[92]

Enquanto os mecanismos diretos e indiretos medeiam os efeitos de CO_2 no FSC, o tônus vascular cerebral é alterado por CO_2 apenas por meio de um efeito direto na parede da arteríola,[88,93,94] e não por alterações na liberação de catecolaminas ou do tônus simpático.[83,95] O endotélio vascular e a camada do músculo liso desempenham um papel central. Várias linhas de evidência sugerem que a liberação endotelial de *óxido nítrico* (NO, do inglês, *nitric oxide*) em resposta a alterações na PCO_2 é um mecanismo-chave. A administração de um doador de NO exógeno reduz a resistência cerebrovascular basal e atenua o efeito vasoconstritor cerebral da hipocapnia em seres humanos.[96] Danos ao endotélio cerebrovascular estão associados a reatividade cerebrovascular a CO_2 prejudicada, que é paralela a liberação de NO prejudicada a partir do endotélio.[97] A inibição da NO sintase reduz a vasodilatação cerebral induzida por hipercapnia.[98,99] A inibição específica da isoforma neuronal da NO sintase reduz a vasodilatação induzida por hipercapnia no córtex parietal[100] e circulação da retina.[101]

Em contraste, em roedores adultos, danos no endotélio *in vivo* não alteram a resposta das artérias cerebrais à hipercapnia,[102] sugerindo caminhos alternativos. Em última análise, o CO_2 regula o tônus vascular modulando a concentração intracelular de cálcio e a sua sensibilidade.[103] A alcalose induz aumentos das concentrações de cálcio intracelular no músculo liso vascular, aumentando o tônus vascular.[104] Além disso, o NO ativa a guanilato ciclase na musculatura lisa vascular, aumentando a concentração de guanosina monofosfato cíclico,[105] que por sua vez fosforila canais de cálcio.[106]

A elevação do cálcio extracelular impede a dilatação induzida por acidose das arteríolas cerebrais, sugerindo que a reentrada reduzida de cálcio do músculo liso vascular pode mediar, em parte, o tônus vascular reduzido por acidose.[93] Além disso, a abertura de canais de potássio durante a acidose permite a saída de potássio, hiperpolarizando a célula, fechando canais de cálcio dependentes da voltagem e reduzindo o tônus vascular pela diminuição da entrada de cálcio.[107]

PERFUSÃO CEREBRAL — FLUXO *VERSUS* VOLUME

O principal objetivo da indução de hipocapnia no cenário da PIC elevada é reduzir o volume sanguíneo cerebral (Fig. 86-1). No entanto, o efeito do CO_2 no tônus cerebrovascular é amplamente limitado a artérias cerebrais;[90] assim, o efeito da alteração da PCO_2 arterial no FSC é substancialmente maior do que o seu efeito no volume sanguíneo cerebral (Fig. 86-2). Fortune et al.[108] demonstraram que hipocapnia em voluntários diminuiu o volume sanguíneo cerebral em 7%, reduzindo o FSC em mais de 30%. Como FSC baixo é comum nas primeiras 24 horas após a lesão cerebral traumática, há especial preocupação com a indução de isquemia por hiperventilação.[109] Em resumo, o custo de hipocapnia em termos de perfusão cerebral reduzida pode superar qualquer benefício em termos de volume intracraniano reduzido. Ainda assim, a hipocapnia continua sendo utilizada amplamente no tratamento de pacientes com lesão cerebral aguda[26] (Fig. 86-3).

OXIGENAÇÃO CEREBRAL

Nos seres humanos, quando a PCO_2 arterial é reduzida a 20 a 25 mmHg, o FSC é reduzido a 20 a 25 mL • 100 g^{-1} • min^{-1},[110,111] mas não atinge níveis inferiores mesmo durante extrema hipocapnia em indivíduos anestesiados (PCO_2 arterial 10 mmHg)[111] ou não anestesiados (PCO_2 arterial 16 mmHg).[85] Em humanos e primatas não anestesiados e normotérmicos, os primeiros sinais e sintomas de isquemia cerebral, como confusão, incapacidade para seguir comandos, *deficits* neurológicos focais e retardo da atividade elétrica do cérebro, medido por eletroencefalograma, são observados em níveis globais de FSC de 20 a 30 mL • 100 g^{-1} • min^{-1}; no entanto, o FSC deve ser reduzido para menos de 10 mL • 100 g^{-1} • min^{-1} para causar morte das células neuronais.[112,113]

A hiperventilação pode reduzir o FSC a níveis isquêmicos; em seres humanos e animais, a PCO_2 arterial reduzida a 20 a 25 mmHg retarda o eletroencefalograma[114] e limita a função mental,[115] ambos sugerindo isquemia cerebral leve. Hipocapnia grave também aumenta o lactato do *sistema nervoso central* (SNC), de acordo com o metabolismo oxidativo prejudicado,[116,117] e a PO_2 cortical é reduzida durante a hipocapnia. Com efeito, a hipocapnia grave (PCO_2 arterial 10 mmHg) pode reduzir a PO_2 cortical, apesar de um baixo nível de platô do FSC, indicando que mais hipocapnia aumenta adicionalmente o consumo local de O_2 ou inibe a entrega local.[118,119] Alcalose marcada também desloca a curva de dissociação de oxiemoglobina para a esquerda, o que pode aumentar a absorção do pulmão, mas limita a oferta de oxigênio para os órgãos sistêmicos, incluindo o cérebro.

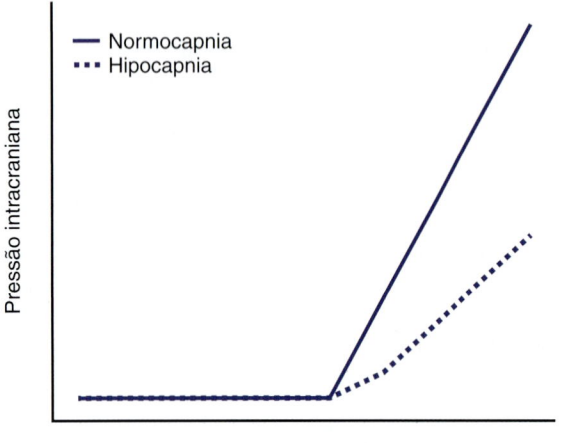

Figura 86-1 **Justificativa para o uso de hipocapnia em pacientes com aumento da pressão intracraniana.** Como a cavidade craniana representa um volume fixo, um aumento no volume de tecido cerebral devido a edema, tumor ou formação de hematoma inicialmente pode ser compensado pelo deslocamento de volume do outro compartimento. Hipocapnia aguda pode reduzir o volume de sangue cerebral, atenuando assim, temporariamente, o aumento da pressão intracraniana. (De Curley G, Kavanagh BP, Laffey JG: Hypocapnia and the injured brain: more harm than benefi t.*Crit Care Med* 38:1348–1359, 2010.)

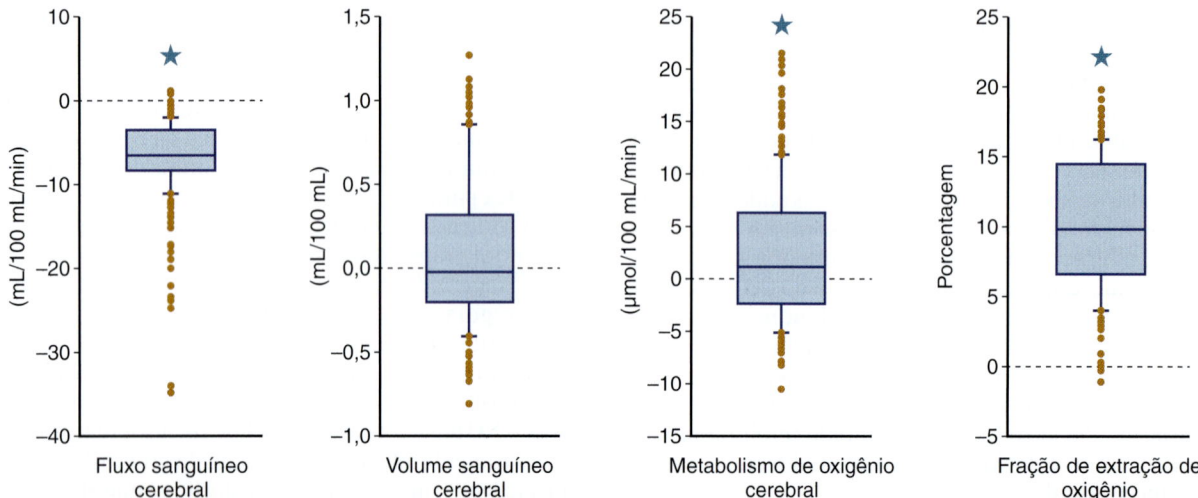

Figura 86-2 **A hipocapnia diminui a perfusão cerebral regional e aumenta a extração de oxigênio em pacientes após lesão cerebral traumática.** Diagramas e caixa de mudanças (Δ) no fluxo e no volume sanguíneo cerebral, no metabolismo do oxigênio cerebral e na fração de extração de oxigênio produzidas por hiperventilação, medidas em 15 regiões de interesse em 18 indivíduos entre 2 e 7 dias após lesão cerebral traumática. As linhas centrais em cada caixa denotam valores medianos; os limites superior e inferior, o 25° e 75° percentis; as barras de erro, o 10° e 90° percentis; e os círculos fechados, os pontos de dados periféricos. P < 0,001, teste de Wilcoxon com correção de Bonferroni, comparando os valores hipercápnicos e normocápnicos. (De Coles JP, Fryer TD, Coleman MR, et al: Hyperventilation following head injury: effect on ischemic burden and cerebral oxidative metabolism.*Crit Care Med* 35:568–578, 2007.)

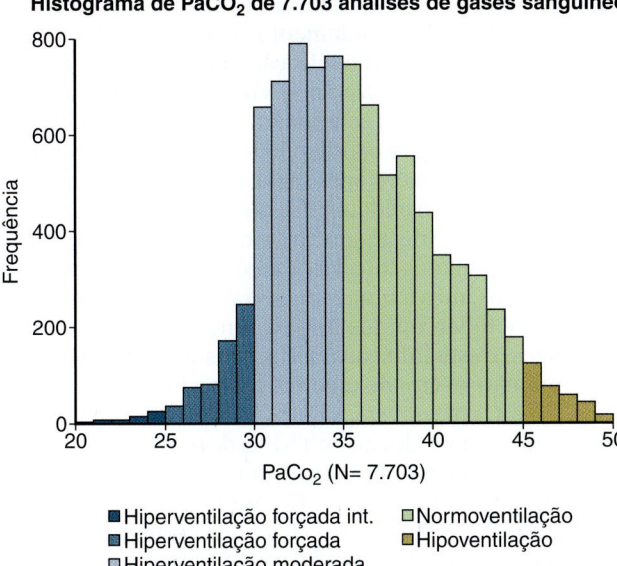

Figura 86-3 Frequência de hipocapnia em adultos com lesão traumática craniana. A distribuição dos valores de PCO₂ arterial em análises de gases sanguíneos é desviada em direção a hipocapnia, com a maioria dos valores no intervalo de 30 a 35 mmHg, sugerindo que a terapia de hiperventilação está ainda em uso generalizado. Int., intensificado. (De Neumann JO, Chambers IR, Citerio G, et al: The use of hyperventilation therapy after traumatic brain injury in Europe: an analysis of the BrainIT database. *Intensive Care Med* 34:1676–1682, 2008).

A hipocapnia aumenta a excitabilidade neuronal[120,121] por um efeito direto sobre a membrana neuronal,[122] que aumenta o uso de glicose cerebral,[123,124] causa esgotamento de glicose neuronal e aumenta o metabolismo anaeróbico.[125,126] Também, a alcalose, especialmente a alcalose respiratória, inibe o habitual *feedback* negativo pelo qual o pH baixo limita a produção de ácidos orgânicos endógenos (p. ex., lactato) durante a isquemia.[127] Isso pode impedir a regulação metabólica celular descendente no cenário de fornecimento de nutrientes diminuído, um mecanismo potencialmente protetor.

Em geral, a maioria dos estudos indica que, no cérebro normal, a hipocapnia pode reduzir o FSC até o ponto de ocorrer isquemia cerebral, mas não a níveis de FSC que causam morte neuronal rápida. Se a hipocapnia provoca isquemia cerebral no cérebro normal, esta é provavelmente suave e não está relacionada com perturbações graves do metabolismo oxidativo cerebral. No entanto, o efeito em longo prazo de hiperventilação no cérebro normal não é conhecido. Assim, em geral, a hipocapnia pode causar isquemia cerebral pelo aumento da demanda de oxigênio cerebral, bem como pela diminuição da oferta de oxigênio cerebral. Essas preocupações limitam a utilidade da hipocapnia em situações de aumentos na PIC ameaçadores à vida, onde ela pode ser salva-vidas, permitindo tempo para a intervenção definitiva.

EFEITOS NO SISTEMA CARDIOVASCULAR

CIRCULAÇÃO SISTÊMICA

A acidose hipercápnica reduz diretamente a contratilidade do músculo liso cardíaco[128] e vascular. Esta é contrabalançada pelos efeitos simpatossuprarrenais mediados por hipercapnia, gerando aumento da pré-carga e da frequência cardíaca, aumento da contratilidade do miocárdio e diminuição da pós-carga, levando a um aumento real do débito cardíaco.[129] A hipercapnia resulta em uma complexa interação de débito cardíaco alterado, vasoconstrição pulmonar hipóxica e *shunt* intrapulmonar para produzir um aumento real de PO₂ arterial. Como a hipercapnia geralmente eleva o débito cardíaco, a entrega global de O₂ é aumentada. Acidose hipercápnica provoca vasodilatação coronariana, principalmente mediada por NO.[130] A hipercapnia e a acidose deslocam a curva de dissociação do oxigênio-hemoglobina para a direita, reduzindo a afinidade da hemoglobina ao oxigênio, e a acidose hipercápnica pode elevar agudamente o hematócrito por um mecanismo que pode envolver autotransfusão simpaticamente mediada,[131] aumentando ainda mais a entrega de oxigênio aos tecidos. A acidose pode reduzir a respiração celular e o consumo de oxigênio,[132] o que pode favorecer ainda mais o desequilíbrio entre abastecimento e demanda. Além disso, a acidose hipercápnica aumenta a tensão de O₂ tanto nos tecidos subcutâneos quanto na parede intestinal.[133]

Hipocapnia e alcalose, por outro lado, aumentam o afinidade da Hb ao oxigênio (deslocam para a esquerda a curva de dissociação)[134] e reduzem o fluxo sanguíneo da microcirculação,[135,136] prejudicando mais a entrega de oxigênio local. Isso é compensado, até certo ponto, por um rápido aumento na produção de lactato[137] e por um aumento na concentração de 2,3-difosfoglicerato,[138] que, no período de algumas horas, pode ter um efeito oposto na curva de dissociação.

A hipocapnia deprime o fluxo sanguíneo miocárdico, independentemente da carga de trabalho do miocárdio.[139] Em pacientes com doença arterial coronariana, a hiperventilação leve ligeiramente aumenta a resistência vascular sistêmica e reduz o índice cardíaco.[140] Em adição, a hiperventilação aumenta a retirada de oxigênio miocárdico.[141] Níveis mais acentuados de hipocapnia reduzem o débito cardíaco,[142] e efeitos indiretos da pressão intratorácica associados à hiperventilação passiva podem comprometer ainda mais o retorno venoso e deprimir o débito cardíaco.[143]

EFEITOS ESPLÂNCNICOS DO CO₂ ALTERADO

A hipercapnia melhora o fluxo sanguíneo regional, incluindo o mesentérico,[144] e melhora o fluxo da microcirculação periférica,[145] aumentando, assim, a entrega de oxigênio aos órgãos e a oxigenação tecidual esplâncnica. A hipercapnia preserva a oxigenação dos tecidos da mucosa gastrointestinal em animais não lesionados,[146] e reverte decrementos na oxigenação da mucosa gástrica durante choque hemorrágico[147,148] e após a administração de captopril.[116]

Os efeitos do CO₂ nos órgãos esplâncnicos são menos bem compreendidos. O CO₂ e o estado acidobásico modulam a função celular do órgão esplâncnico. A acidose protege os hepatócitos da morte celular anóxica[149] ou induzida por hipoxia química,[150] enquanto a restauração de pH normal suprime essa proteção. Esse efeito pode representar uma adaptação protetora contra o estresse hipóxico e isquêmico. No rim, a acidose protege os túbulos renais corticais isolados de uma lesão induzida por anoxia.[149] A acidose hipercápnica, particularmente no ambiente de concomitante hipoxia, pode causar forte ativação simpática, o que pode levar a vasoconstrição renal intensa e a reabsorção de sódio tubular, causando depressão da filtração glomerular e maior retenção de líquido.[151]

INFLAMAÇÃO E REPARO

PRODUÇÃO DE MEDIADORES

A hipercapnia e a acidose inibem a sinalização de citocinas em células efetoras imunes.[152-155] A acidose reduz a secreção de importantes citocinas pró-inflamatórias (p. ex., TNF-α, IL-8, IL-6) a partir de *leucócitos polimorfonucleares* (PMN, do inglês, *polymorphonuclear leukocytes*)[152] e macrófagos;[154] especialmente importante pode ser a produção de IL-8 por PMN, que é fundamental na mediação da resposta inflamatória à infecção.[152] No entanto, a inibição de secreção de IL-8 por PNM é bloqueada pelo pré-tratamento com acetazolamida, um fármaco que diminui o impacto da PCO_2 no pH intracelular de neutrófilos.[152] A inibição de citocinas induzida por CO_2 pode ser sustentada. Com efeito, os macrófagos peritoneais reduzem a produção de TNF-α até 3 dias após a insuflação peritoneal de CO_2 (como durante cirurgia laparoscópica),[156] um fenômeno que pode resultar da inibição de *fator-kappa B nuclear* (NF-κB), um regulador da transcrição de mediadores na inflamação, lesão e reparo.[157]

ATIVAÇÃO DO COMPLEMENTO

A imunidade inata requer o sistema complemento a fim de atingir patógenos para a fagocitose ou lise; o complemento é ativado por acidose. A ativação ácida de C5 combina com C6, formando um complexo lítico, C5b6a,[158] pela via de ativação clássica. A via alternativa do complemento também é ativada pela acidose com atividade aumentada da C3 convertase, por sua vez aumentando a ligação do complemento e lise de eritrócitos.[159] C3 (e C5) é ativado com H^+ a partir de acidose hipercápnica ou lática, bem como com ácido clorídrico,[160] e deve-se à acidose em si.[160]

GERAÇÃO DE RADICAIS LIVRES

A acidose hipercápnica reduz danos teciduais dos radicais livres no cérebro[161] e pulmão,[162] bem como após reperfusão pulmonar por isquemia.[163] Diminui a produção de radicais derivados de NO (NO_2, NO_3) após lesão induzida por ventilador[164] e por endotoxinas,[165] e pode deslocar o equilíbrio a partir de reações derivadas de O_2 em direção a reações derivadas de N_2 (i.e., reações de nitração).[166,167] Esse efeito pode ser benéfico onde uma maior lesão está associada a reações oxidativas *versus* reações de nitração.[168] No entanto, não está claro se a acidose hipercápnica reduz lesões oxidativas teciduais *in vivo* além do seu impacto nos neutrófilos.

RESPOSTA IMUNE INATA

Neutrófilos, macrófagos e monócitos circulantes são os principais elementos da resposta imune inata, e são especialmente importantes em respostas à infecção bacteriana.[169] Eles são diretamente acionados por bactérias, produtos bacterianos ou moléculas inflamatórias, como complemento. Os neutrófilos posicionam-se rapidamente em áreas de infecção ou inflamação, migrando na corrente sanguínea, e rapidamente fagocitando bactérias em contato. A fagocitose é rapidamente seguida por lise e destruição bacteriana porque os fagossomos se fundem com grânulos tóxicos contendo enzimas poderosas, como elastases, proteases, nicotinamida adenina dinucleotídeo fosfato-oxidase (gera superóxido e peróxido de hidrogênio) e mieloperoxide (gera ácido hipocloroso).[170] A migração de PMN é fundamental, e o comprometimento da migração para locais de infecção piora o prognóstico na sepse.[169] Os monócitos circulantes (e os seus homólogos de macrófagos nos tecidos) coordenam a ativação de linfócitos na sepse apresentando o antígeno bacteriano e secretando quimiocinas, e os macrófagos são ativados por bactérias ou por moléculas como endotoxinas ou componentes do complemento. Finalmente, monócitos e macrófagos fagocitam e matam agentes patogênicos por mecanismos similares aos dos neutrófilos, mas a uma menor velocidade.

A acidose hipercápnica inibe a função de neutrófilos e macrófagos, e esta inibição pode ser sustentada. Por exemplo, a inibição *ex vivo* de macrófagos peritoneais dura até 3 dias.[153,156] Os mecanismos não são claros, mas a inibição hipercápnica da produção de TNF-α de macrófagos requer mais do que uma exposição transitória (~ 30 min), ocorre apesar dos níveis normais de RNAm de TNF-α, e persiste muito depois de o ambiente de CO_2 ter sido normalizado.[154] Hipercapnia ou acidose pode modificar esses processos de outras formas, incluindo a alteração do pH intracelular, redução do recrutamento ou migração de neutrófilos, inibição da função oxidante dos fagócitos, dano na sinalização de citocinas entre células efetoras ou potencializando a morte de neutrófilos.

Migração Fagocitária, Quimiotaxia e Adesão

A migração de neutrófilos é a chave para a defesa imunológica, e depende de processos como remodelação do citoesqueleto, reciclagem da membrana (endocitose, exocitose), ligação e religação focal mediada por integrina e regulação do volume celular. Muitos desses processos são dependentes do pH, e a acidose hipercápnica pode, portanto, reduzir o recrutamento de neutrófilos e de macrófagos para um foco séptico. A acidose prejudica a quimiotaxia e a migração de neutrófilos,[171,172] e a acidose hipercápnica reduz a expressão de neutrófilos de quimiocinas, selectinas e moléculas de adesão intercelular,[152,157,173,174] que mediam as interações neutrofílica-endotelial necessárias para a migração para fora dos vasos sanguíneos. Por fim, a acidose hipercápnica reduz a migração de neutrófilos do pulmão após endotoxina *in vivo*.[165]

Morte Microbiana Causada por Fagócitos

Os agentes patogênicos são internalizados por neutrófilos e macrófagos dentro dos fagossomos, que se fundem com endossomos e lisossomos, e são lisados pelas poderosas enzimas. Esse processo requer a fagocitose bacteriana e uma "explosão respiratória intacta", que produza as espécies reativas de oxigênio (O_2^-, H_2O_2, $HClO$) dentro dos endossomos e lisossomos necessários para a morte bacteriana. Acidose, tanto hipercápnica quanto metabólica, prejudica a fagocitose de neutrófilos e macrófagos; especificamente, a falta de recuperação do *pH intracelular* (pHi) após a acidificação impede a produção de ROS e morte de bactérias fagocitadas em macrófagos,[175] e a acidose metabólica[176] ou hipercápnica[177] inibe a fagocitose de neutrófilos. Em contraste, alterações moderadas do pH do ambiente têm pouco efeito sobre a fagocitose de neutrófilos, mas marcadamente reduzem a subsequente lise bacteriana.[178] Por fim, a incubação em ácido orgânico inibe a fagocitose de macrófagos.[172]

Uma das enzimas em grande parte responsáveis pela produção destes radicais livres derivados do oxigênio, a nicotinamida adenina dinucleotídeo fosfato oxidase, é marcadamente sensível ao pH.[179] Por exemplo, a produção de O_2^-

de macrófagos diminui linearmente com a redução do pHi (abaixo de 6,8),[180] e a acidose hipercápnica[152,181] e metabólica[176,182-184] inibe a produção de oxidante em neutrófilos que são não estimulados[152,181] ou estimulados com uma variedade de estímulos químicos e microbianos.[152,184] Embora a redução acentuada do pH extracelular a 6,5 possa ativar os neutrófilos (i.e., aumentando a H_2O_2 e integrina CD18), isso pode refletir o uso experimental de HCl forte.[174]

Mecanismo de Inibição Fagocitária

A regulação de pHi é fundamental para a função das células. Em geral, a acidose reduz a atividade enzimática e a função proteíca, particularmente quando o pHi está a menos de 6,8. Como o CO_2 é difusível, a hipercapnia pode rapidamente reduzir o pHi e, assim, inibir a função de neutrófilos[152] e macrófagos.[185] Dois sistemas regulam o pHi em células imunes: o *permutador de Na/H* (NHE, do inglês, *Na/H exchanger*) e a H ATPase tipo V plasmalemal.[186] Essas enzimas mantêm o pHi na variação fisiológica (6,8 a 7,3), necessária para as respostas imunes, bem como para outras funções-chave, incluindo proliferação, diferenciação, apoptose, migração, organização do citoesqueleto e manutenção do volume celular.

O pHi neutrofílico diminui após estimulação e ativação[152,187] e, em seguida, reverte para o estado normal se o pH extracelular for fisiológico. Isso é importante porque PMN que são incapazes de regular pH citosólico demonstram migração[188,189] e apoptose prejudicadas.[152,190] No entanto, a acidose hipercápnica extracelular diminui rapidamente o pHi neutrofílico,[152,174,188] e neutrófilos ativados de focos de inflamação são incapazes de manter o pHi após um desafio ácido.[191] Portanto, a "carga ácida" persistente, como em hipercapnia permissiva em curso (ou outra), pode sobrecarregar a capacidade de PMN para manter pHi e homeostase celular e funções normais. Isso pode ser especialmente verdade com PMN que já tenham sido ativados.[191]

Morte de Neutrófilos

Os neutrófilos têm um tempo de vida curto (<48 horas após a liberação para a circulação) que é interrompido por apoptose, um final fisiológico após a atividade dos fagócitos. Em contraste, a necrose de neutrófilos após a fagocitose é uma resposta de má adaptação porque a morte e a digestão de microrganismos podem ser incompletas, e, em contraste com a apoptose, a liberação enzimática causa a destruição dos tecidos.[192] O pH extracelular baixo, como na acidose hipercápnica, pode atrasar a apoptose dos neutrófilos e estender o tempo de vida do PMN.[174] No entanto, a acidose hipercápnica também reduz o pHi,[152] o que pode aumentar a propensão dos neutrófilos de sofrer necrose em vez de apoptose.[190] Assim, o efeito real da acidose hipercápnica no destino dos neutrófilos — se benéfico ou deletério — permanece obscuro.

RESPOSTA IMUNE ADAPTATIVA

A imunidade adaptativa é especialmente importante em muitos tipos de câncer, que caracteristicamente envolvem pouca vascularização, hipoxia tecidual e acidose,[193] um ambiente em que a acidose pode prejudicar a resposta do hospedeiro a células tumorais, resultando em crescimento e metástase de tumores. No entanto, o impacto da acidose é complexo. Por exemplo, a acidose inibe a citotoxicidade dos linfócitos *killer* ativados[194] e as células *natural killer*,[195] reduz a lise das células tumorais por linfócitos T citotóxicos[196] e inibe a proliferação de linfócitos estimulada por IL-2.[197] Em contraste, a motilidade de linfócitos estimulada por IL-2 é aumentada por acidose,[198,199] como o é a capacidade de apresentação de antígeno das células dendríticas.[200] O efeito real dessas ações contrastantes da acidose não é claro. No entanto, a acidose hipercápnica aumenta a disseminação do tumor murino,[201] levantando questões sobre a supressão induzida por hipercapnia da imunidade mediada por células.[153]

PROLIFERAÇÃO BACTERIANA

A hipercapnia e a acidose exercem efeitos distintos sobre a proliferação bacteriana. Por exemplo, o crescimento anaeróbico ideal de *Escherichia coli* é observado a uma PCO_2 de cerca de 0,05 atmosfera (semelhante ao ambiente de *E. coli* intestinal normal); não é inibido a uma PCO_2 de cerca de 0,2 atmosfera, mas é inibido a mais de 0,6 atmosfera.[202] Na verdade, as contagens de colônias de *E. coli* foram divididas a uma PCO_2 de cerca de 350 atmosferas, uma dose maciça.[203] Embora os mecanismos não estejam claros, essa inibição é mediada diretamente pelo CO_2,[204] e os efeitos são muito semelhantes entre microrganismos, com leveduras sendo mais resistentes e organismos Gram-negativos mais suscetíveis.[205]

Embora importante, os níveis de CO_2 nesses estudos são muito superiores aos encontrados em seres humanos. Na verdade, níveis clinicamente relevantes de acidose metabólica podem aumentar a proliferação bacteriana, como observado quando as células epiteliais de um pulmão mecanicamente distendido podem desenvolver acidose lática que aumentam o crescimento de *E. coli*.[206] Tal proliferação de *E. coli* induzida por acidose foi demonstrada devido aos íons H (não CO_2) e é suprimida por tamponamento local.[206]

Embora muitas bactérias (*E. coli, Proteus mirabilis, Serratia rubidaea, Klebsiella pneumoniae, Enterococcus faecalis* e *Pseudomonas aeruginosa*) isoladas de pacientes com pneumonia associada ao ventilador cresçam melhor em meios acidificados,[206] pelo menos um agente patogênico importante (*Staphylococcus aureus* resistente à meticilina) cresceu de forma ideal em pH alcalino.[206] Em resumo, embora o crescimento bacteriano possa ser inibido por níveis extremamente elevados de CO_2, ele pode ser reforçado por níveis clinicamente relevantes de acidose; portanto, o impacto final da acidose hipercápnica no crescimento bacteriano é uma preocupação.

EFEITOS DO CO_2 NO REPARO E NA RESOLUÇÃO

RESTAURAÇÃO DA INTEGRIDADE EPITELIAL

O CO_2 elevado inibe diretamente a resselagem da membrana plasmática epitelial alveolar,[207] e diminui o reparo de lesões epiteliais alveolares,[208] ambos mecanismos importantes que contribuem para o reparo após lesão pulmonar. A acidose hipercápnica exerce uma inibição direta dependente de pH do reparo da membrana epitelial pulmonar após lesão induzida por ventilação,[209] um mecanismo de reparo que depende da translocação de lipídeos para a membrana lesionada.[210] Em contraste, o efeito do CO_2 elevado no reparo da lesão epitelial pulmonar parece dependente da hipercapnia, em vez da acidose por si só, e parece ser mediado por efeitos sobre a migração celular.[211] A indução de CO_2 (independente do pH) de micro-RNA-183 (miR-183), embora com elevados níveis de PCO_2

(120 mmHg), pode conduzir à disfunção mitocondrial, que por sua vez prejudica a sobrevivência e a proliferação das células.[212]

PERMEABILIDADE PULMONAR E *CLEARANCE* DE LÍQUIDO

O acúmulo e o *clearance* de água pulmonar são importantes contribuintes para a lesão e o reparo, respectivamente. A acidose hipercápnica reduz diretamente,[213] enquanto a alcalose hipocápnica piora[74] a permeabilidade capilar pulmonar induzida por reperfusão-isquemia. Em contraste, a hipercapnia reduz o *clearance* de líquido alveolar em pulmões saudáveis isolados perfundidos.[75] A hipercapnia parece ativar a quinase extracelular regulada por sinal,[214] que por sua vez ativa a proteína quinase ativada por adenosina monofosfato, conduzindo a retirada endocitótica de Na^+, K^+-ATPase a partir da membrana basolateral das células epiteliais alveolares.[75]

DETECÇÃO CELULAR E ATIVAÇÃO DO GENE

MECANISMOS DE DETECÇÃO CELULAR

Como discutido na seção sobre a regulação de CO_2 arterial, a detecção celular de CO_2 é mais bem caracterizada em células nervosas periféricas e centrais em relação ao controle da respiração. No entanto, ainda não está claro se esses neurônios quimiossensíveis detectam as alterações no CO_2 diretamente ou por meio de alterações nas concentrações de H^+. Além disso, HCO_3^- (mas não CO_2 ou H^+) ativa diretamente a adenilato ciclase,[215] aumentando a adenosina monofosfato cíclico[216] e ativando a proteína quinase A; isso, por sua vez, resulta na abertura de canais de Ca^{2+} tipo L, que permitem o influxo de Ca^{2+}.[5] Tais alterações podem mediar respostas de receptores de CO_2 putativos (mas ainda não identificadas). Além disso, o aumento de CO_2 (independente de pH) ativa os canais de cálcio tipo L nas células glômicas do núcleo carotídeo, resultando também em influxo de cálcio.[217,218]

ATIVAÇÃO DO GENE

Uma importante consequência descendente da célula de detecção é a ativação do gene. Informações importantes sobre a ativação de gene induzida por CO_2 foram adquiridas por estudos de matriz genética em tecido pulmonar murino,[219,220] em nematoides *(Caenorhabditis elegans)*[221] e na mosca da fruta *(Drosophila melanogaster)*[222] após a exposição a altas concentrações de CO^2.

Ratos recém-nascidos expostos a hipercapnia atmosférica demonstraram aumento da expressão de genes do pulmão envolvidos na regulação da adesão celular, no crescimento e na transdução de sinal, e na supressão de genes envolvidos na imunidade inata.[219] A hipercapnia também suprimiu a produção de citocinas (e fagocitose) induzida por lipopolissacarídeo por macrófagos murinos, possivelmente explicada pela supressão concomitante de NF-κB[220] e condizente com a sinalização prejudicada de NF-κB, induzida por hipercapnia em fibroblastos embrionários murinos e outros tipos de células de mamíferos.[223]

A exposição ao CO_2 também causou alteração da expressão do gene em organismos-modelo *C. elegans*[221] e *D. melanogaster*,[222] em que a regulação da transcrição foi largamente atribuída à inibição da família NF-κB de fatores de transcrição. Por exemplo, respostas imunes inatas prejudicadas por hipercapnia em *D. melanogaster* aumentaram a susceptibilidade à infecção bacteriana e foram associadas à supressão de Relish (um homólogo de NF-κB) e seus genes associados.[221]

Assim, o CO_2 causa padrões comuns de expressão de genes que são conservados em diversas espécies. As principais características incluem a supressão de genes associados à imunidade inata e a inibição de sinalização de NF-κB[224] (Fig. 86-4). NF-κB é sequestrado no citosol por moléculas inibidoras (IκB), e estímulos inflamatórios ativam cascatas de sinalização ascendente, provocando a fosforilação e degradação de IκB; isso libera NF-κB, permitindo a sua translocação para o núcleo, onde ativa a expressão de genes envolvidos na imunidade inata e inflamação.[225] O CO_2 inibe diretamente a via de NF-κB, provavelmente pela localização da subunidade IKKα, impedindo, assim, a degradação de IκB.[223] Os efeitos protetores da hipercapnia na lesão induzida por distensão mecânica *in vitro* e na lesão pulmonar induzida por ventilação *in vivo* parecem ser mediados pela inibição da via de NF-κB.[226]

FISIOPATOLOGIA PULMONAR

MODELOS PRÉ-CLÍNICOS

A acidose hipercápnica é protetora em vários modelos *in vivo* e *ex vivo* de lesão do pulmão, incluindo lesão pulmonar causada por endotoxinas,[165] isquemia-reperfusão pulmonar[162,163] e mesentérica,[66] além da lesão pulmonar induzida por ventilador[66,164,227,224] (Fig. 86-4). Na pneumonia por *E. coli*, a hipercapnia atenua a lesão histológica[228] por um mecanismo dependente de neutrófilos[229] e atenua a lesão pulmonar causada por sepse polimicrobiana sistêmica de curto prazo e mais prolongada.[208] Ao contrário da hipertensão pulmonar aguda, a exposição crônica à hipercapnia causa reversão de hipertensão pulmonar induzida por hipoxia em ratos adultos[230] e recém-nascidos,[231] e protege contra lesão parenquimatosa e vascular em pulmões neonatais.[232]

Em contraste aos efeitos protetores, a hipercapnia tem vários efeitos adversos na imunidade e no reparo. Apesar de protetora na sepse pulmonar aguda[229] e mais estabelecida,[228] a hipercapnia durante um período mais longo (48 horas) está associada a aumento da proliferação bacteriana e lesão pulmonar mais acentuada.[177] Além disso, a hipercapnia induzida por frequência respiratória e volume corrente reduzidos exacerbou a lesão pulmonar induzida por endotoxina[233] e aumentou a adesão dos neutrófilos e a expressão de molécula de adesão.[234] Finalmente, como discutido anteriormente, importantes aspectos da resolução da lesão também podem ser prejudicados por hipercapnia, tal como o reparo de lesão epitelial[207,211] — provavelmente por meio da inibição de NF-κB[211] — e depuração de edema alveolar.[75]

Hipocapnia é há muito reconhecida como associada a efeitos pulmonares adversos e acreditava-se que era patogênica na SDRA.[235] A hipocapnia pode contribuir para a lesão pulmonar de duas maneiras. Em primeiro lugar, um volume corrente elevado que induz hipocapnia pode causar separadamente lesão pulmonar induzida por ventilador.[236] Em segundo lugar, a hipocapnia pode lesionar diretamente o pulmão na ausência de lesão induzida por ventilador e pode aumentar a permeabilidade,[74] diminuir a complacência,[237] inibir o surfactante[238] e aumentar a possibilidade de inflamação.[66,239,240] Esses efeitos podem ser melhorados por meio da normalização alveolar de CO_2,[66,238,239,241] e, em alguns casos, podem ser evitados pelo CO_2 inspirado elevado.[66,163,165,213] Finalmente, a hipocapnia alveolar atenua

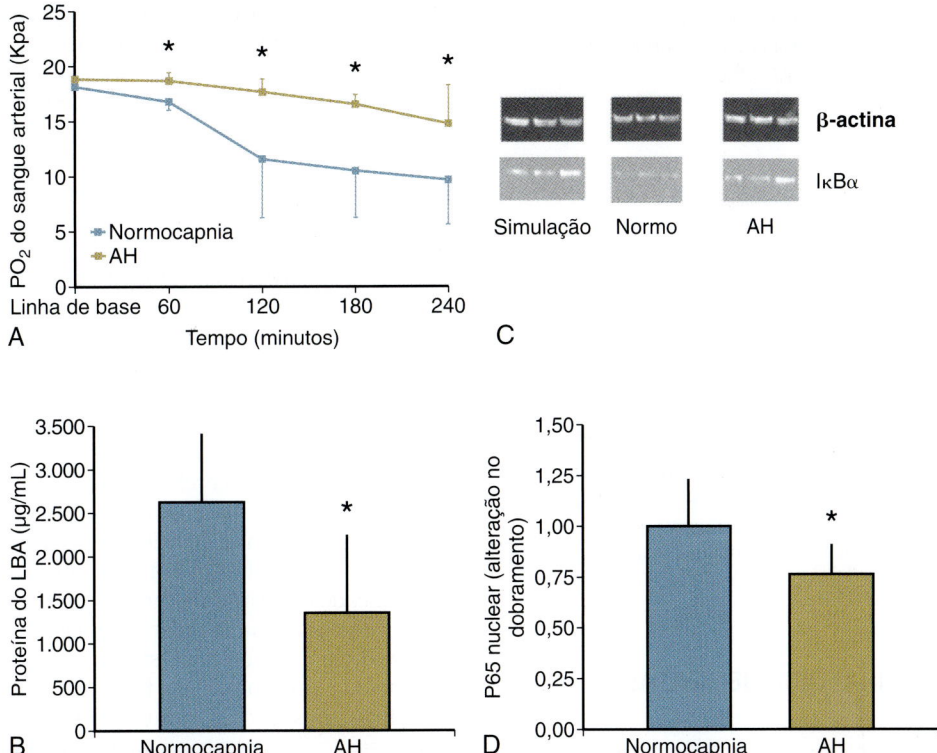

Figura 86-4 A acidose hipercápnica (AH) reduziu a lesão pulmonar induzida por ventilação de alta distensão e índices de ativação da via de NF-κB em roedor. A AH reduziu o decréscimo das pressões de oxigênio arterial (A) e diminuiu as concentrações de proteína do lavado broncoalveolar (LBA) (B), em comparação com a normocapnia. A AH inibiu a ativação da via de NF-κB por excessiva distensão mecânica. Especificamente, a AH anulou a diminuição nas concentrações citoplasmáticas do inibidor de NF-κB e concentrações de Iκα (C). Isso resultou em diminuição da concentração nuclear da subunidade P65 ativa de NF-κB, com AH em comparação com normocapnia (D). * Significativamente diferente de normocapnia (*P* < 0,05, ANOVA). (De Contreras M, Ansari B, Curley G, et al: Hypercapnic acidosis attenuates ventilation-induced lung injury by a nuclear factor-kappaB-dependent mechanism.*Crit Care Med* 40(9):2622–2630, 2012.)

vasoconstrição pulmonar hipóxica, piorando a derivação intrapulmonar e a oxigenação sistêmica.[64]

SÍNDROME DO DESCONFORTO RESPIRATÓRIO AGUDO

Ensaios de ventilação de volume corrente baixo fornecem pouca indicação direta sobre qualquer papel independente do CO_2, pois os pacientes não foram randomizados para hipercapnia *per se*; na verdade, no grande ensaio *ARDS Network*, que comparou os volumes correntes-alvo de 6 *versus* 12 mL/kg, houve apenas PCO_2 arterial maior, em média de 5 mmHg, no braço de volume corrente inferior.[236] No entanto, utilizando a base de dados a partir desse grande ensaio, a análise multivariada sugeriu que níveis moderados de acidose hipercápnica (pH 7,15-7,35; CO_2 arterial de 45 a 65 mmHg) reduziram significativamente a *odds ratio* para morte no grupo de 12 mL/kg (mas não no grupo de 6 mL/kg),[242] sugerindo que a hipercapnia permissiva pode limitar a lesão pulmonar induzida por ventilador. Além disso, em um estudo menor realizado por Amato et al.[243] houve uma redução na mortalidade, pela combinação de volume corrente menor e pressão positiva no final da expiração mais elevada (resultando em PCO_2 arterial substancialmente maior) em casos de SDRA. Esse estudo[243] e os estudos retrospectivos sobre hipercapnia permissiva[19,20] demonstraram uma ligação, mas não uma relação de causa e efeito, entre PCO_2 arterial maior e melhor resultado.

ASMA

Entre as causas comuns de insuficiência respiratória, o estado de mal asmático está associado a níveis mais altos de hipercapnia (CO_2 arterial geralmente maior do que 100 mmHg, e pH geralmente se aproximando de 7);[244,245] esta é geralmente transitória e bem tolerada, e a sobrevivência é a regra. Na primeira grande série de pacientes com asma aguda grave que precisaram de ventilação mecânica, a instituição de hipoventilação controlada (i.e., hipercapnia permissiva),[17] as complicações e mortalidade foram consideravelmente inferiores às relatadas anteriormente. Embora tais achados tenham sido repetidamente confirmados,[246-252] não é possível determinar se a hipercapnia forneceu qualquer benefício além da minimização do barotrauma devido aos volumes correntes inferiores.

DOENÇA PULMONAR OBSTRUTIVA CRÔNICA

Hipercapnia na doença pulmonar obstrutiva crônica é associada a mau prognóstico,[253-256] embora qualquer impacto prognóstico da hipercapnia seja confundido pela influência de outros fatores subjacentes, incluindo perda alveolar, hipoxemia e obstrução das vias aéreas.[257] Entretanto, em pacientes que estão recebendo O_2 domiciliar por tempo prolongado, a PCO_2 arterial maior pode ser associada a menor mortalidade;[258] isso sugeriria uma distinção entre hipercapnia progressiva devida à insuficiência respiratória terminal e hipercapnia adaptativa devida à recalibração do centro respiratório e tolerância da PCO_2 arterial maior, diminuindo assim o impulso respiratório e o trabalho respiratório.[259,260] Tal mecanismo "adaptativo" poderia causar uma diminuição progressiva da PO_2 arterial devida à diminuição progressiva da ventilação minuto, mas isso poderia ser resolvido com a terapia de oxigênio suplementar.

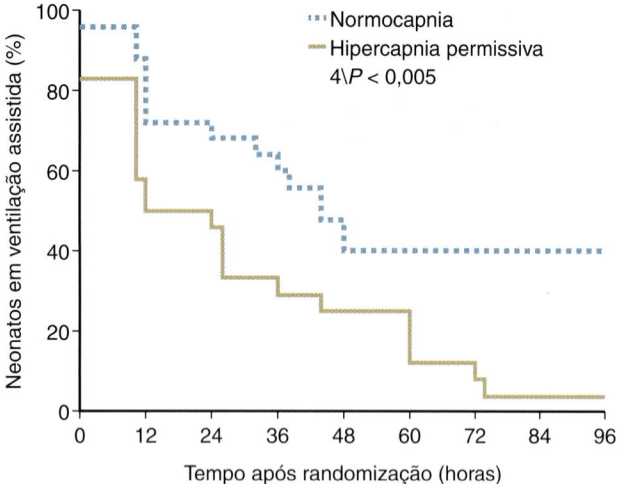

Figura 86-5 Estratégia de ventilação incorporando hipercapnia permissiva reduziu a duração da ventilação mecânica em neonatos com insuficiência respiratória em comparação com a terapia convencional. (De Mariani G, Cifuentes J, Carlo WA: Randomized trial of permissive hypercapnia in preterm infants. *Pediatrics* 104(5 Pt 1):1082–1088, 1999.)

INSUFICIÊNCIA RESPIRATÓRIA NEONATAL E PEDIÁTRICA

A hipercapnia parece ser segura e está associada a alguns benefícios no cenário de insuficiência respiratória neonatal e pediátrica. A síndrome do desconforto respiratório neonatal é um distúrbio da produção de surfactante em recém-nascidos prematuros e resulta em rigidez do parênquima e colapso alveolar. Nesse cenário, foi demonstrado em um ensaio clínico randomizado que as estratégias de ventilação que envolvem hipercapnia permissiva (45 a 55 mmHg) facilitam o desmame da ventilação mecânica, embora não tivesse havido nenhum efeito claro na doença pulmonar crônica ou na sobrevivência nesse pequeno estudo[261] (Fig. 86-5). Também há dados que apoiam o uso de hipercapnia permissiva em outras patologias respiratórias pediátricas, como hérnia diafragmática congênita, hipertensão pulmonar do recém-nascido e doença cardíaca congênita.

FISIOPATOLOGIA DO SISTEMA NERVOSO CENTRAL

A hipocapnia é amplamente utilizada no manejo de lesão cerebral aguda e pode ser salva-vidas quando a PIC é extremamente elevada, mas o uso de hipocapnia fora desse cenário específico pode provocar isquemia e lesão neuronal, resultando em danos. A hipercapnia normalmente é evitada no cenário de lesão cerebral aguda porque aumenta o FSC e o volume, o que pode causar ou agravar a hipertensão intracraniana. Mesmo assim, a hipercapnia pode ter efeitos protetores no cérebro em circunstâncias específicas.

MODELOS PRÉ-CLÍNICOS

Demonstrou-se que a hipocapnia tem efeitos potencialmente nocivos na lesão cerebral aguda. A hipocapnia agrava a lesão cerebral isquêmica,[262] diminui o estado energético neuronal (i.e., a utilização de glicose, reservas de fosfato)[263] e piora os resultados funcionais e histológicos do SNC após parada cardíaca experimental em cães.[264] Hipocapnia grave aumenta a neurotoxicidade mediada pelo receptor de N-metil-D aspartato receptor no recém-nascido[265,266] e pode prejudicar a função neuronal da membrana por meio de uma maior incorporação de colina em fosfolipídeos da membrana.[267]

Por meio do aumento da demanda e diminuição da oferta de O_2, a hipocapnia pode mudar negativamente o equilíbrio oferta-demanda global do O_2 do SNC. A vasoconstrição cerebral pode reduzir a perfusão geral,[113] e, na isquemia focal, o fluxo sanguíneo para as regiões de hipoxia é reduzido seletivamente[263] e a dimensão do infarto aumenta.[263,268] A hipocapnia também aumenta a demanda de O_2 do SNC, elevando a excitabilidade neuronal,[269] aumentando a transmissão sináptica excitatória[269] e afetando a membrana neuronal em si.[120]

A cessação da hipocapnia sustentada pode precipitar hiperemia cerebral e elevar a PIC. Durante a hipocapnia sustentada, o líquido extracelular cerebral torna-se empobrecido de HCO_3^-, o que reduz a capacidade de tamponamento; assim qualquer aumento subsequente de PCO_2 arterial — já que ele é menos tamponado — resulta em um aumento exagerado do FSC. Isso foi verificado experimentalmente em coelhos[270] e cabras.[116]

Em contrapartida, a hipercapnia pode exercer efeitos protetores diretos no cérebro lesionado. A acidose hipercápnica diminui o rompimento da barreira hematoencefálica na crise hipertensiva[271] e atenua lesões cerebrais hipóxico-isquêmicas[262,263] e por hipoxia/reoxigenação.[161] A acidose hipercápnica é mais eficaz do que a acidose metabólica em graus comparáveis na prevenção da peroxidação lipídica em homogeneizados corticais.[272]

LESÃO CEREBRAL TRAUMÁTICA

A hipocapnia é comumente usada no tratamento de pacientes com lesão cerebral traumática, apesar de não haver nenhuma evidência de melhores resultados. Ao contrário, um ensaio controlado randomizado de hiperventilação prolongada em lesão cerebral traumática demonstrou pior resultado.[273] Pacientes com lesão cerebral traumática grave foram randomizados para metas normais (PCO_2 arterial 35 mmHg) *versus* hiperventilação profilática (PCO_2 arterial 25 mmHg); entre os pacientes menos gravemente feridos (escore motor da Escala de Coma de Glasgow 4-5), menor número de pacientes do grupo hiperventilação teve resultados favoráveis em 3, 6 e 12 meses em comparação com aqueles tratados com normocapnia.[273] Conceitos importantes foram alcançados nesse estudo: houve maior variabilidade de PIC e maiores níveis de PIC média após 60 horas de hiperventilação. Portanto, a hiperventilação foi, na melhor das hipóteses, ineficaz quanto à sua razão principal (i.e., a redução da PIC); na verdade, ela piorou a PIC.[273] Finalmente, os efeitos adversos da hipocapnia pareceram menos graves em um terceiro grupo de estudo que recebeu hiperventilação além de tamponamento (com trometamina); no entanto, esses pacientes podem ter sido menos gravemente feridos.

LESÃO CEREBRAL NEONATAL

A hipocapnia (seja deliberada ou acidental) é comum na prática neonatal. Infelizmente, parece ser particularmente prejudicial para o cérebro humano prematuro, especialmente na lesão da substância branca neonatal.[274-279] Hipocapnia é um fator de risco importante para várias lesões específicas, incluindo leucomalácia periventricular, causando significativa mortalidade neonatal e *deficits* neurodesenvolvimentais em longo prazo;[280] necrose pontossubicular, um padrão de lesão cerebral aguda observado em bebês prematuros;[277] e a patogênese da paralisia cerebral.[281]

Os mecanismos que predispõem os recém-nascidos prematuros a lesão de hipocapnia incluem regiões vulneráveis devido a vasculatura pouco desenvolvida;[282] defesas reduzidas por causa da depleção de antioxidantes por aminoácidos excitatórios;[283] lipopolissacarídeos[284] e mediadores inflamatórios[285] aumentando o potencial de destruição da substância branca.

Os prematuros expostos a hipocapnia grave (PCO_2 arterial < 15 mmHg), mesmo que apenas por um breve período, podem desenvolver anormalidades neurológicas consideráveis em longo prazo em comparação com controles pareados, não expostos.[286] Os fatores de risco para a hipocapnia em crianças pequenas incluem hiperventilação,[286] ventilação de alta frequência[16] ou ECMO.[14] De fato, a hipocapnia em recém-nascidos antes do início da ECMO está associada a aumento da incidência de perda auditiva neurossensorial na idade escolar.[14] Por fim, o término abrupto da hiperventilação resulta em hiperemia reativa, que pode causar hemorragia intracraniana, particularmente em prematuros.[287]

ACIDENTE VASCULAR CEREBRAL AGUDO

A hiperventilação é tradicionalmente usada como uma terapia em pacientes com acidente vascular cerebral (ou encefálico) agudo, por duas razões. Primeiramente, acreditava-se que a hipocapnia desviava o sangue preferencialmente a áreas isquêmicas por vasoconstrição seletiva em regiões normais autorreguladas do cérebro; esse fenômeno foi chamado de *roubo invertido*. Em segundo lugar, considerava-se que a hipocapnia corrigia acidose regional adjacente à área isquêmica a fim de minimizar a extensão do infarto.[288] No entanto, o fenômeno do roubo invertido não é mais aceito;[268] na verdade, a alcalose hipocápnica tem sido associada a mau prognóstico em pacientes com acidente vascular cerebral agudo.[289,290] Acredita-se que a respiração de Cheyne-Stokes e a apneia do sono central, que podem ser observadas após acidente vascular cerebral, sejam devidas à diminuição da quimiossensibilidade cerebral ao CO_2 no cenário de infarto cerebral significativo e disfunção sistólica ventricular esquerda.[291]

IMPACTO NEUROPSICOLÓGICO

A hipocapnia intraoperatória marcada, mesmo que breve, pode causar comprometimento neuropsicológico detectável por até 48 horas após a anestesia geral;[292] pacientes mais velhos são mais suscetíveis, com maior comprometimento após a exposição a baixos níveis de CO_2. O comprometimento inclui os tempos de reação lenta,[126] bem como funções superiores, incluindo atenção, aprendizagem e alterações de personalidade.[293,294] A hipocapnia mais grave (PCO_2 arterial de aproximadamente 15 mmHg) reduz o desempenho psicomotor em voluntários saudáveis;[295] em contraste, a PCO_2 arterial elevada durante a anestesia é associada a melhor desempenho cognitivo.[292,296] A hipocapnia também está associada a resultado neurológico adverso após circulação extracorpórea,[297] embora nesse cenário haja vários contribuintes adicionais.

Embora os efeitos neuropsicológicos adversos da hipocapnia transitória pareçam ser reversíveis,[111,292] este não é o caso após a exposição prolongada. Os danos após a exposição a extremos de altitude podem ser prolongados; os *deficits* são mais bem correlacionados com os níveis de hipocapnia *versus* o grau de hipoxemia,[298] o que condiz com a ideia de que os indivíduos que podem desenvolver os menores níveis de PCO_2 arterial — necessários para maximizar o conteúdo de O_2 alveolar e minimizar a hipoxemia — correm maior risco. Assim, existe um paradoxo: os escaladores com maiores níveis de aptidão física, isto é, que podem desenvolver a maior ventilação minuto, podem ser os mais vulneráveis a sequelas do SNC. É provável que a alcalose profunda do SNC seja a base para o *deficit*: vasoconstrição cerebral intensa e desvio para a esquerda da curva de dissociação oxigênio-hemoglobina diminuem marcadamente a entrega de O_2, anulando qualquer vantagem do aumento da carga de oxigênio no pulmão, enquanto a alcalose concomitantemente aumenta a excitabilidade de células neuronais e o consumo local de O_2. Tal alcalose é melhorada com o pré-tratamento com acetazolamida.[299] Finalmente, é provável que a hipocapnia induzida (p. ex., com a ventilação mecânica) comprometa mais gravemente o SNC naqueles com *deficit* neurológico preexistente.

Em contraste, como discutido anteriormente, a hipercapnia parece acelerar a restauração da consciência e da função neurocognitiva após a anestesia.[22,23] Os efeitos deletérios da hipocapnia na função neurocognitiva podem, portanto, ser revertidos pela administração de CO_2.

ISQUEMIA CEREBRAL

O impacto da hipocapnia na isquemia cerebral é mais aparente em estudos neuropsicológicos[111,292-296,298] e em estudos de perfusão cerebral ou oxigenação em lesão cerebral traumática,[125,300,301] parada cardíaca e reanimação,[302,303] e lesão cerebral neonatal[14,274,286,304] e acidente vascular cerebral.[289,290]

Uma resposta inicial em caso de lesão cerebral traumática é a perfusão cerebral reduzida,[305] que é agravada pela hipocapnia,[125] e até mesmo níveis moderados (< 34 mmHg) podem reduzir o FSC global e aumentar a proporção do cérebro lesionado que está inadequadamente perfundido.[306] Isso é particularmente preocupante porque *deficits* de fluxo regional podem ser críticos em condições comuns, como contusões cerebrais, hematomas subjacentes e lesão difusa.[307,308] A responsividade da vasculatura cerebral ao CO_2 é aumentada após traumatismo cerebral,[300] aumentando a probabilidade de isquemia e colaborando com o agravamento dos resultados associados à hiperventilação profilática nesses pacientes.[273] Também foi demonstrado que a hipocapnia induz isquemia cerebral crítica em lesão cerebral traumática pediátrica.[301]

O *deficit* neurológico é talvez a complicação mais importante da parada cardíaca. Após o restabelecimento da circulação espontânea, o equilíbrio entre suprimento e oferta de O_2 cerebral é alterado, com o FSC em cerca de 50% do normal, mas com o consumo de O_2 cerebral acima dos níveis pré-parada cardíaca.[302] Nesse contexto, a hipocapnia provoca isquemia cerebral[303] e pode, portanto, contribuir para resultados adversos.

Os bebês prematuros são especialmente suscetíveis a uma variedade de síndromes de lesão cerebral, e a hipocapnia contribui para várias delas, incluindo leucomalacia periventricular.[274,304] Em termos de resultado, a exposição prévia de crianças prematuras à hipocapnia aumenta o risco de *deficit* neurológico,[286] incluindo a perda auditiva neurossensorial.[14]

Por fim, o resultado após acidente vascular cerebral agudo parece ser agravado por hipocapnia,[289,290] que condiz com dados experimentais que demonstram que a hipocapnia aumenta a extensão da lesão isquêmica.[263]

FISIOPATOLOGIA CARDIOVASCULAR

ISQUEMIA MIOCÁRDICA

O principal impacto cardíaco das grandes alterações na PCO_2 arterial ocorre na oxigenação do miocárdio. A função do miocárdio após a recuperação da isquemia *ex vivo*[309] ou *in vivo*[310] é melhorada no cenário de acidose hipercápnica, com redução na extensão do infarto. Assim, a função endotelial é mais bem preservada em anéis aórticos que são submetidos a isquemia no cenário de acidose.[311]

Em contrapartida, a hipocapnia altera negativamente o equilíbrio entre oferta e consumo de O_2 do miocárdio,[312,313] aumentando a contratilidade cardíaca[314,315] e a frequência cardíaca,[316] e ao elevar a resistência vascular sistêmica, aumenta o trabalho do ventrículo esquerdo.[317] Como esses parâmetros são os principais determinantes do consumo de O_2 do miocárdio, a demanda de O_2 é precipitadamente aumentada.[140,312,315,318,319] Como agravante, a hipocapnia restringe o suprimento de O_2 do miocárdio. Como a frequência cardíaca é aumentada e a duração diastólica é diminuída, a perfusão é reduzida.[141,312,313,320-323] Além disso, a curva de dissociação oxigênio-hemoglobina é deslocada para a esquerda, aumentando a avidez de Hb por O_2. O transporte de oxigênio é ainda mais comprometido porque a alcalose provoca maior permeabilidade capilar,[322] aumentando a propensão ao edema local. Essas características explicam a observação de que a hipocapnia experimental está associada a maior diferença de oxigênio arteriovenoso coronariano e fluxo coronariano diminuído.[141]

A hipocapnia pode precipitar espasmo arterial coronariano, resultando em angina variante que pode ser observada no cenário de hiperventilação.[313] Por fim, a hipocapnia pode aumentar a propensão para trombose, porque pode elevar os níveis e a agregação de plaquetas.[324]

DISTÚRBIOS DO RITMO CARDÍACO

Tanto a hipocapnia quanto a hipercapnia podem causar distúrbios do ritmo cardíaco. A hipocapnia está associada a arritmias na doença aguda;[325] pode causar arritmia atrial paroxística[326] e, raramente, taquicardia[327] ou fibrilação ventricular.[328] Tais efeitos podem ser mediados pelo desenvolvimento de isquemia do miocárdio, especialmente na angina variante.[327] Por outro lado, a alcalose pode suprimir arritmias causadas pela toxicidade de anestésico local[329] ou antidepressivo tricíclico.[330] A hipercapnia também pode causar taquiarritmias por meio da ativação do sistema nervoso simpático.[331] Demonstrou-se que a restauração da normocapnia após hipercapnia aumenta o risco de fibrilação atrial em modelos pré-clínicos.[332]

OXIGENAÇÃO SISTÊMICA

Na sepse experimental, a acidose hipercápnica melhorou a oxigenação tecidual de forma análoga à administração de dobutamina.[333] Além disso, a hipercapnia pode aumentar a oxigenação tecidual periférica em pacientes cirúrgicos saudáveis independentemente dos seus efeitos no débito cardíaco.[334,335] Parece que o aumento da perfusão e oxigenação tecidual pode ser máximo a níveis de PO_2 arterial de 150 mmHg.[145]

EVIDÊNCIA CLÍNICA

O manejo da gasometria arterial durante a circulação extracorpórea pode ser controlado com os chamados pH-stat (mais CO_2 é adicionado para manter a PCO_2 arterial durante a correção de temperatura) ou α-stat (sem CO_2 adicional). Em um ensaio controlado randomizado envolvendo crianças submetidas a circulação extracorpórea para correção de lesões de cardiopatia congênita, a estratégia pH-stat foi associada a melhor função cardíaca e neurológica pós-operatória,[336] sugerindo um benefício real associado a exposição perioperatória adicional a CO_2.

INFECÇÃO E SEPSE

PNEUMONIA EXPERIMENTAL

A adição de CO_2 ao gás inspirado (*vs.* normocapnia) resultou em lesão pulmonar menos grave em um modelo experimental de instilação inicial de *E. coli*[229] no rato; efeitos protetores foram observados na doença grave,[229] e não na leve.[33] Além disso, a proteção não foi mediada pela função de neutrófilos alterada,[229] e a proliferação bacteriana *in vivo* não foi alterada.[229,337] Esses efeitos foram confirmados em pneumonia por *E. coli* mais estabelecida (cerca de 6 horas), na presença ou ausência de antibióticos adequados, embora a proteção tenha sido aumentada com terapia antibiótica.[228]

Em contraste com a infecção pulmonar de curto prazo, a hipercapnia (elevando os níveis de CO_2 atmosféricos) piorou a lesão pulmonar durante a pneumonia por *E. coli* estabelecida e prolongada no rato.[177] Nesse cenário, a hipercapnia (*vs.* não adição de CO_2) foi associada a menor complacência, aumento da infiltração de PMN e aumento da carga bacteriana. O mecanismo provável para o aumento do número de bactérias foi a inibição da função dos neutrófilos, porque os PMN obtidos de animais hipercápnicos demonstraram fagocitose prejudicada.[177] Esses achados foram posteriormente confirmados em um modelo murino de pneumonia por *Pseudomonas* estabelecida,[338] em que a sobrevida também foi pior. É importante observar que a antibioticoterapia apropriada evitou os efeitos nocivos da hipercapnia (i.e., lesão pulmonar, proliferação bacteriana) em pneumonia por *E. coli* prolongada.[177]

SEPSE EXPERIMENTAL

Em um modelo de roedor de septicemia sistêmica inicial induzida por peritonite fecal (i.e., ligação e perfuração do ceco), a acidose hipercápnica reduziu a gravidade do choque, bem como a extensão da lesão pulmonar.[208] Os mecanismos de proteção não são claros e não se sabe se o efeitos na hemodinâmica sistêmica (preservação de SO_2 venosa mista, pressão de perfusão sistêmica, níveis de lactato sérico) foram independentes do impacto pulmonar

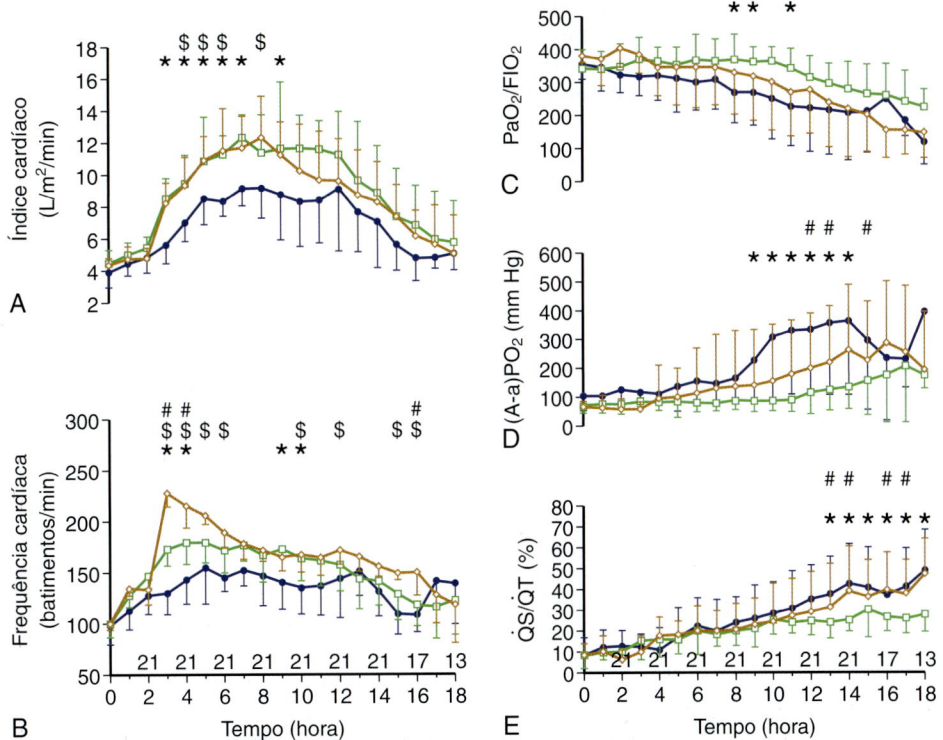

Figura 86-6 A acidose hipercápnica melhora a função hemodinâmica e reduz a lesão pulmonar após sepse sistêmica em um modelo ovino. A hipercapnia (*linha verde*) aumentou o índice cardíaco (**A**) e a frequência cardíaca (**B**) ao longo do tempo, em comparação com os animais normocápnicos (*linha azul*), até certo ponto comparável com os animais normocápnicos tratados com dobutamina (*linha marrom*). A acidose hipercápnica (*linha verde*) aumentou a razão PO_2/FIO_2 arterial (**C**), reduziu a diferença de tensão de oxigênio alveolar-arterial ((A-a)PO_2) (**D**) e diminuiu a fração de *shunt* (QS/QT) (**E**) ao longo do tempo, em comparação com a normocapnia (*linha azul*) e aos animais tratados com dobutamina (*linha marrom*). *, $P < 0,05$ hipercapnia *versus* controle; #, $P < 0,05$ hipercapnia *versus* dobutamina; $, $P < 0,05$ dobutamina *versus* controle. Os números acima da abscissa indicam o número de animais sobreviventes no ponto de tempo correspondente. (Modificada de Wang Z, Su F, Bruhn A, et al: Acute hypercapnia improves indices of tissue oxygenation more than dobutamine in septic shock.*Am J Respir Crit Care Med* 177:178–183, 2008. Figs 2 and 3.)

(i.e., melhor oxigenação, menos edema, níveis reduzidos de mediador de lavagem broncoalveolar e contagem de neutrófilos), porque as cargas bacterianas peritoneais e na corrente sanguínea foram semelhantes com e sem exposição à hipercapnia.[208] Além disso, a sobrevida não foi alterada.

Efeitos similares foram relatados em um modelo de ovelhas de peritonite fecal estabelecida[333] (Fig. 86-6). Nesse estudo, os animais foram randomizados para acidose hipercápnica, infusão de dobutamina, ou condições de controle após o desenvolvimento de peritonite. Os principais parâmetros hemodinâmicos (i.e., frequência cardíaca, índice cardíaco e entrega de oxigênio) foram semelhantes após a randomização para hipercapnia *versus* dobutamina (ambas maiores do que controles), e os níveis de lactato foram menores do que em controles normocápnicos. No entanto, a hipercapnia, mas não a dobutamina, reduziu os índices de lesão pulmonar (p. ex., acúmulo de água no pulmão, fração de *shunt* e oxigenação).[333] Não houve impacto da hipercapnia na sobrevivência.

O CO_2 intraperitoneal é usado extensivamente durante cirurgia laparoscópica e resulta em níveis muito elevados de CO_2 na cavidade peritoneal e no plasma. O pneumoperitônio com CO_2 (*vs.* insuflação de hélio) melhorou a sobrevida quando administrado antes[339] ou durante[340] sepse por endotoxina experimental; esses achados foram repetidos em peritonite polimicrobiana experimental em modelos

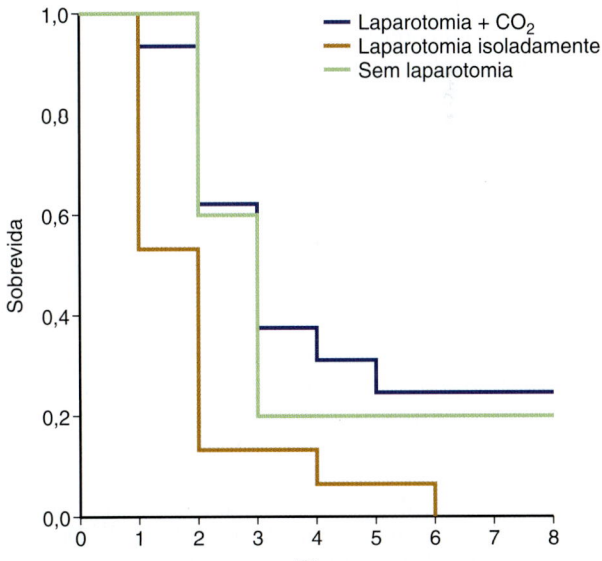

Figura 86-7 A insuflação de CO_2 para a cavidade peritoneal melhora a sobrevida após ligadura cecal e sepse sistêmica induzida por punção. Os animais foram primeiramente submetidos a ligadura cecal e punção. Quatro horas mais tarde, os animais foram submetidos a laparotomia e indução de pneumoperitônio de CO_2 (laparotomia + CO_2), laparotomia isoladamente ou sem laparotomia, e a sobrevida foi determinada nos 8 dias seguintes. (Modificada de Metzelder M, Kuebler JF, Shimotakahara A, et al: CO2 pneumoperitoneum increases survival in mice with polymicrobial peritonitis. *Eur J Pediatr Surg* 18:171–175, 2008. Fig. 3b.)

de rato[341] e coelho[342] (Fig. 86-7). Essa proteção parece ser devida aos efeitos imunomoduladores da hipercapnia[343] (p. ex., infrarregulação de TNF-α mediada por IL-10) em conjunto com acidose peritoneal localizada, e não a um efeito sistêmico.[344,345]

ABORDAGENS PARA MINIMIZAR HIPERCAPNIA

A hipercapnia continua sendo um sinal essencial de insuficiência ventilatória e, como tal, é tradicionalmente evitada. Avanços na atual compreensão dos efeitos deletérios da distensão pulmonar mecânica excessiva no ajuste da insuficiência respiratória grave tornaram os médicos mais tolerantes em relação à hipercapnia. Na verdade, existe um corpo de literatura que demonstra a recuperação total após a exposição a níveis extremos de hipercapnia — chamada de *supercarbia* — tanto em adultos quanto em crianças. A recuperação completa, sem sequelas, tem sido relatada em várias crianças expostas a condições extremas de PCO_2 arterial (155-269 mmHg),[346] e há relatos de tensões de PCO_2 arterial até 375 mmHg (pH 6,6) em adultos[347,348] que sobreviveram sem *déficits* demonstráveis. No entanto, a hipercapnia grave pode ser problemática, deprimindo a função cardíaca e, potencialmente, agravando a hipertensão pulmonar, em especial se rapidamente acumulada.[349] Os clínicos devem estar atentos aos limites entre os efeitos benéficos e deletérios da hipercapnia e adequar o tratamento em cada caso individual. Por exemplo, em caso de lesão combinada pulmonar e cerebral, os monitores regionais de oxigenação cerebral e PIC podem ser utilizados para orientar a terapia.

ESTRATÉGIAS DE REDUÇÃO DO ESPAÇO MORTO

Essas abordagens visam minimizar qualquer contribuição do espaço morto anatômico e do circuito à hipercapnia. No final da expiração, tanto o circuito do ventilador distal à peça em Y quanto o espaço morto anatômico contém gás alveolar rico em CO_2, que é então transportado de volta para o pulmão distal com a inspiração seguinte. A importância dessa *nova respiração* é reforçada com estratégias de ventilação de baixo volume corrente, pois o espaço morto anatômico é relativamente fixo. Técnicas que visam substituir o gás do espaço morto com gás fresco foram, portanto, defendidas como um complemento às estratégias de ventilação protetoras. Essas técnicas podem aumentar a eficácia da ventilação alveolar, o que poderia facilitar mais reduções no volume corrente e melhorar qualquer efeito protetor.

A *insuflação de gás traqueal* (IGT) fornece gás fresco para as vias aéreas centrais de forma contínua ou fásica durante a expiração. Estudos pré-clínicos em modelos de SDRA são uma promessa[350] de evidências de que a IGT pode atenuar o desenvolvimento de lesão pulmonar induzida por ventilação em pulmões com depleção de surfactante.[351] Demonstrou-se que a IGT aumenta a eliminação de CO_2 quando combinada com oscilação de alta frequência.[352] No entanto, ainda há algumas preocupações em relação à segurança e ao monitoramento da IGT, que continuam a impedir a sua introdução na prática clínica.[353] A aspiração de gás do espaço morto durante a expiração e substituição controlada por gás fresco é uma técnica relacionada. Um estudo de viabilidade de oito pacientes com doença pulmonar obstrutiva crônica que foram tratados com hipercapnia permissiva demonstrou que a aspiração de gás do espaço morto resultou em uma diminuição semelhante na PCO_2 arterial, mas com pressão expiratória final positiva menos intrínseca em comparação com a IGT.[354] Por último, os tubos endotraqueais de duplo lúmen coaxiais, que eliminam a contribuição para o espaço morto a partir do circuito do ventilador distal à peça em Y, podem melhorar a eficiência da ventilação.[355]

VENTILAÇÃO OSCILATÓRIA DE ALTA FREQUÊNCIA

A *ventilação oscilatória de alta frequência* (VOAF) é um modo de ventilação não convencional no qual são usadas frequências respiratórias de 60 a 2.400 respirações por minuto (convencionalmente medidas em hertz, com 1 hertz = 60 respirações por minuto), com volumes correntes que são mais baixos do que o volume do espaço morto (i.e., 35 a 150 mL). O pulmão é exposto a pressão positiva contínua, e um volume corrente "oscilatório" é sobreposto. Uma vez que o volume corrente é geralmente menor do que o espaço morto anatômico, a troca gasosa não pode ser explicada em termos de simples transporte convectivo em massa para os alvéolos. Embora a VOAF seja geralmente utilizada em pacientes com hipoxemia grave, ela pode ser usada para manejar hipercapnia, especialmente em recém-nascidos e crianças.[356] A VOAF tem sido aplicada com sucesso em recém-nascidos desde 1981[357] e, mais recentemente, em adolescentes e adultos.[358] Com a VOAF há melhores resultados pulmonares do que a ventilação mecânica convencional para bebês de muito baixo peso ao nascer que sofrem com síndrome do desconforto respiratório.[359] Em adultos que sofrem de SDRA, embora um estudo multicêntrico anterior por Derdak et al.[360] tenha mostrado promessas, ensaios multicêntricos em larga escala mais recentes lançaram grandes dúvidas sobre o papel da VOAF no manejo da SDRA.[361,362]

TÉCNICAS EXTRACORPÓREAS

A *remoção extracorpórea de CO_2* ($RECco_2$) refere-se ao processo pelo qual um circuito extracorpóreo é utilizado para o propósito principal de remoção de CO_2 a partir do corpo, proporcionando, assim, suporte respiratório parcial (Cap. 103). Os sistemas de $RECco_2$ podem ser *arteriovenosos* (AV) ou *venovenosos* (VV). Os sistemas de $RECco_2$ envolvem a inserção de uma membrana de troca de gases através de uma derivação AV, geralmente criada entre a artéria femoral e a veia femoral contralateral utilizando cânulas inseridas percutaneamente. A membrana de troca de gás está ligada ao oxigênio, o qual atua como uma "gás varredor" para remover CO_2 que tenha se difundido para fora do sangue do paciente.

Teoricamente, um sistema de $RECco_2$ ultraeficiente poderia eliminar todo o CO_2 que o corpo produz com taxas de fluxo de apenas 0,5 L/min, porque um litro de sangue com PCO_2 arterial de 35 mmHg contém cerca de 500 mL de CO_2 e o corpo produz aproximadamente 250 mL/min. O potencial para os sistemas de $RECco_2$ oxigenarem o sangue é muito mais limitado porque há um limite efetivo à quantidade de oxigênio que um dado volume de sangue pode transportar, e a taxa de fluxo extracorpóreo teria de ser muito mais elevada para satisfazer a demanda de O_2. Com a remoção do CO_2, a

RECco$_2$ possibilita as estratégias de ventilação concentradas na oxigenação em vez da eliminação de CO$_2$.

Até recentemente, o principal uso de RECco$_2$ tem sido em casos de acidose hipercápnica grave que são refratários à ventilação mecânica. A grande maioria dos casos tem sido no contexto da SDRA.[363,364] Há uma série de relatos de seu uso em outras situações clínicas, por exemplo, como ponte para transplante,[365,366] em lesões combinadas torácicas e cranianas,[367,368] na asma quase fatal,[369,370] como um auxílio para o desmame da ventilação mecânica,[371] para facilitar cirurgia torácica,[372,373] e para facilitar a transferência.[374,375] Nenhum desses relatos de casos, ou séries de casos muito pequenas, fornece evidência definitiva de benefícios.

O foco da RECco$_2$ é agora permitir a ventilação protetora em pacientes com SDRA nos quais a acidose hipercápnica ainda não se tornou refratária; provavelmente esse será o seu papel no futuro. Às vezes, a gravidade da lesão pulmonar torna impossível a manutenção dos baixos limites de volume corrente da estratégia de ventilação ARDSNet (Acute Respiratory Distress Syndrome Network), e a RECco$_2$ pode ajudar a facilitar a ventilação protetora nessas situações. Além disso, a RECco$_2$ poderia ser usada para reduzir o volume corrente para menos de 6 mL/kg quando a pressão de platô já é inferior a 30 cm H$_2$O (ventilação "ultraprotetora").[375a] Ainda se discute se há ou não algum benefício com a ventilação ultraprotetora. Na verdade, mostrou-se promissor o primeiro ensaio clínico de ventilação RECco$_2$ com pressão positiva de baixa frequência,[376] mas um subsequente ensaio randomizado controlado não conseguiu demonstrar benefício na sobrevida.[377]

Terragni *et al.*[378] usaram RECco$_2$.VV para facilitar a ventilação ultraprotetora. Eles recrutaram 32 pacientes com início de SDRA (<72 horas), e os ventilaram de acordo com o protocolo ARDSNet durante 72 horas, ponto em que o volume corrente foi reduzido de 6 para 4 mL/kg em todos os pacientes (*n* = 10) que tinham pressão de platô entre 28 e 30 cm H$_2$O e a RECco$_2$.VV tinha começado. Essa técnica tratou com sucesso a acidose hipercápnica em todos os casos e possibilitou a continuação da estratégia de ventilação protetora (volumes correntes de 4 mL/kg e níveis mais elevados de pressão expiratória final positiva). O estudo também demonstrou uma redução nas citocinas inflamatórias broncoalveolares após 72 horas de ventilação com 4 mL/kg, mas não com 6 mL/kg. Mais recentemente, Bein *et al.*[379] demonstraram resultados semelhantes em um estudo maior de pacientes com SDRA estabelecida randomizados para a abordagem de ventilação ARDSNet ou para menor ventilação corrente e minuto combinada com RECco$_2$. Tomados em conjunto, esses estudos, embora relativamente pequenos, sugerem que pode haver algum benefício com a estratégia de ventilação ultraprotetora facilitada por RECco$_2$.VV em pacientes com SDRA.

No geral, há boas evidências de que a RECco$_2$ pode efetivamente reduzir a PCO$_2$ arterial e dar uma pequena contribuição para a oxigenação em pacientes com SDRA. Talvez mais importante, estudos[363,371,372,379] têm demonstrado que a RECco$_2$ facilita uma estratégia de ventilação de proteção do pulmão permitindo uma redução nos volumes correntes e nas pressões das vias aéreas inspiratórias. No entanto, não é possível, nessa fase, tirar quaisquer conclusões válidas sobre o efeito da RECco$_2$ na sobrevida de pacientes com SDRA. Além disso, o limiar no qual uma acidose hipercápnica requer tratamento não é claro e pode variar dependendo da situação clínica.

TAMPONAMENTO DE ACIDOSE HIPERCÁPNICA

Uma abordagem para o manejo de hipercapnia é o tamponamento da acidose resultante. Esta continua sendo uma prática comum — ainda que controversa — no manejo de pacientes com insuficiência respiratória grave com estratégias de ventilação protetoras. No entanto, não há nenhuma evidência que apoia o tamponamento, e, na verdade, há uma série de preocupações específicas sobre esta prática. Em particular, há preocupações quanto ao bicarbonato de sódio, o tampão usado com mais frequência na prática clínica. A eficácia da infusão do bicarbonato como um tampão é dependente da sua capacidade de eliminar CO$_2$, tornando-se menos eficaz em tamponar acidose hipercápnica. Na verdade, o bicarbonato pode elevar ainda mais a PCO$_2$ arterial, em casos em que a ventilação alveolar é limitada, como na SDRA. Embora o bicarbonato possa corrigir o pH arterial, ele pode piorar a acidose intracelular, porque o CO$_2$ produzido na reação do bicarbonato com ácidos metabólicos difunde-se facilmente através das membranas celulares, ao passo que o bicarbonato, não. No entanto, embora o tamponamento seja considerado no cenário de hipercapnia, pode haver um papel para o amino álcool trometamina (*tris-hidroximetil aminometano*, THAM). O THAM penetra facilmente nas células e pode tamponar alterações de pH e, simultaneamente, reduzir a PCO$_2$ arterial.[380] Ao contrário do bicarbonato, que requer um sistema aberto para a eliminação de CO$_2$ para exercer o seu efeito tampão, o THAM é eficaz em um sistema fechado ou semifechado. O THAM restaura rapidamente o pH e a regulação acidobásica em acidemia causada por retenção de CO$_2$.[380] Em pacientes com SDRA, tem sido demonstrado que o THAM atenua as consequências hemodinâmicas de uma acidose hipercápnica rapidamente induzida.[349] Portanto, se um clínico escolhe tamponar a acidose hipercápnica, a justificativa para esta prática deve ser clara (p. ex., amenizar as consequências hemodinâmicas potencialmente deletérias de acidose), e o THAM deve ser considerado, em vez do bicarbonato.

> ### Pontos-chave
>
> - Os avanços na compreensão atual dos deletérios efeitos da distensão pulmonar mecânica excessiva têm exigido dos médicos o emprego de estratégias de ventilação que resultam em hipercapnia. Consequentemente, a hipercapnia tem se tornado cada vez mais predominante nos casos de doença grave.
> - Tanto a hiper quanto a hipocapnia apresentam potentes efeitos fisiológicos: a hipercapnia acentua a vasoconstrição pulmonar hipóxica, a relação ventilação-perfusão, o débito cardíaco e a oxigenação sistêmica e tecidual, e aumenta o fluxo e o volume sanguíneo cerebral, enquanto a hipocapnia tem geralmente efeitos opostos.
> - A hipocapnia continua sendo um componente comum — e geralmente subestimado — de muitos estados patológicos, incluindo início de asma, edema pulmonar de alta altitude e lesão pulmonar aguda. A indução de hipocapnia continua sendo uma prática comum, ainda

- que controversa, em adultos e crianças com lesão cerebral aguda.
- Tanto a hipocapnia quanto a hipercapnia podem ser aproveitadas para trazer vantagens, ou podem causar danos.
- O momento e a duração da aplicação de alterações na tensão de CO_2 são extremamente importantes. Com base em evidências atuais, a hipocapnia deve ser evitada no cenário de lesão cerebral aguda, exceto em casos em que a *pressão intracraniana* (PIC) está extremamente elevada e, quando induzida, deve ser por um período curto, enquanto as medidas definitivas são realizadas.
- Os benefícios iniciais da aplicação em curto prazo de hipocapnia ou hipercapnia podem ser compensados quando é permitido que o estado alterado de CO_2 persista, como em hipocapnia para PIC elevada, em que os efeitos de redução da PIC são gradualmente perdidos com o tamponamento do líquido cerebroespinal por várias horas, e a PIC pode se recuperar com a restauração da normocapnia.
- O efeito da tensão de CO_2 alterada depende do mecanismo específico de lesão, por exemplo, em estudos pré-clínicos, a acidose hipercápnica é benéfica no início da sepse, por meio de efeitos inibitórios sobre a resposta imune do hospedeiro. No entanto, a hipercapnia piora a pneumonia prolongada não tratada porque uma resposta imune do hospedeiro intacta é fundamental para a eliminação bacteriana eficaz.

As Referências estão disponíveis exclusivamente no site www.elsevier.com.br/expertconsult

87 CONSEQUÊNCIAS DAS PERTURBAÇÕES DO SONO

AARON R. MUNCEY, MD • ATUL MALHOTRA, MD

INTRODUÇÃO	Sono e Função Imunológica	EFEITOS NOS ESTADOS DE DOENÇA CRÔNICA
CONSEQUÊNCIAS DE CURTO PRAZO COM POTENCIAIS SEQUELAS EM LONGO PRAZO	Sono e Unidade de Terapia Intensiva	Metabólicos
Alterações Neurocognitivas		Doença Cardiovascular
		Mecanismos

INTRODUÇÃO

Os distúrbios do sono são cada vez mais reconhecidos como um importante contribuinte para várias consequência deletérias à saúde. Sabe-se bem que a privação de sono prejudica a cognição, o humor e a memória, mas a evidência mais recente indica que a privação do sono também tem um grande impacto na função cardiometabólica. A *apneia obstrutiva do sono* (AOS), uma condição comum com sequelas neurocognitivas e cardiovasculares bem estabelecidas, é abordada em outra parte deste livro (Cap. 88). Outras causas de fragmentação do sono, como apneia central do sono (Cap. 89), movimentos periódicos das pernas e síndromes de hipoventilação (Cap. 85), também são estudadas. O termo *perturbação do sono* é empregado frequentemente em um sentido geral para se referir a condições de fragmentação do sono (como AOS) e à privação do sono (em que o tempo total de sono é reduzido).

CONSEQUÊNCIAS DE CURTO PRAZO COM POTENCIAIS SEQUELAS EM LONGO PRAZO

ALTERAÇÕES NEUROCOGNITIVAS

A perturbação do sono está associada a alterações neurocognitivas maiores que podem afetar o desempenho no curto prazo e podem prejudicar a função cognitiva em longo prazo. Tem sido demonstrado que a disfunção cognitiva associada à restrição do sono por 28 horas é mais ou menos equivalente àquela associada ao consumo de álcool até um nível de álcool no sangue de 0,10%, o que está acima do limite legal de direção na maioria dos estados nos EUA.[1] Estudos sobre privação de sono total e parcial indicam um declínio em muitas medidas separadas de amplo desempenho cognitivo, incluindo tempo de resposta retardado, diminuição da memória de trabalho e de curto prazo, redução da aprendizagem de tarefas cognitivas e diminuição da consciência situacional.[2] A privação do sono diminui a função executiva relacionada (via córtex pré-frontal), que é responsável pela memória de trabalho.[3] Para o indivíduo que foi privado de sono, pode haver diminuição do discernimento e visão sobre um problema, diminuição da flexibilidade no pensamento, propensão para perseveração e dificuldade de assimilação e integração de novas informações, bem como de compreensão da ordem temporal de informações.[3,4] Da mesma forma, estudos de função cognitiva em pacientes com *distúrbios respiratórios do sono* (DRS) indicam que, em comparação com a população em geral, pacientes com apneia do sono apresentam falhas moderadas a graves em tarefas de atenção sustentada (como a tarefa de vigilância psicomotora), na simulação de condução e em tarefas de memória de trabalho que requerem flexibilidade e discernimento no pensamento.[5] Os pacientes com DRS também demonstram *deficits* moderados na fluência verbal, tarefas de atenção curta, diminuição da vigilância e diminuição da função intelectual.[6]

Mais recentemente, a ressonância magnética funcional e a tomografia por emissão de pósitrons têm sido empregadas para analisar os efeitos cognitivos da privação e fragmentação do sono, avaliando flutuações metabólicas na captação de glicose em regiões cerebrais específicas. Alguns dados indicam que a privação de sono primeiramente resulta em um decréscimo global de estruturas corticais e subcorticais.[7] Como as pessoas se tornam cognitivamente comprometidas, o metabolismo diminui mais especificamente no córtex pré-frontal, no tálamo e nos córtices de associação posteriores, que se acredita serem responsáveis para sustentar a atenção.[7] Às 24 horas de privação de sono, o tálamo é ativado quando é dada uma tarefa que demanda atenção, o que foi caracterizado como a necessidade de aumento da "energia mental" para manter a atenção durante a privação do sono.[8] Quando é dada uma tarefa de memória de trabalho verbal após 35 horas de privação de sono, observa-se o aumento da atividade do lobo parietal, que pode ser um mecanismo compensatório para ajudar a melhorar a memória de trabalho em declínio global.[9] Mais estudos são necessários para elucidar melhor os mecanismos de disfunção cognitiva associada a privação de sono.

SONO E FUNÇÃO IMUNOLÓGICA

A perturbação e a restrição do sono também têm sido implicadas no bom funcionamento do sistema imunológico. Em um estudo prospectivo, Patel *et al.*[10] avaliaram quase 57.000 enfermeiras (idades de 37 a 57 anos) e descobriram que as durações de sono tanto curtas quanto longas foram preditoras de aumento do risco de pneumonia adquirida na comunidade. Em comparação com aquelas que dormiam por 8 horas, as mulheres que dormiam menos de 5 horas tiveram risco relativo de 1,4 (CI 1,1-1,8) de desenvolver pneumonia. Mulheres que dormiam mais de 9 horas tiveram aumento semelhante do risco de desenvolvimento de pneumonia. A correlação foi também encontrada entre a percepção da qualidade do sono e aumento do risco de pneumonia.[10] Outro estudo avaliou 153 voluntários saudáveis (homens e mulheres) e descobriu que aqueles que relataram sono de menos de 7 horas eram 2,9 vezes (CI 95% 1,2-7,3) mais propensos a desenvolver sintomas de resfriado comum após exposição intranasal ao rinovírus realizada pelo estudo.[11] Estudos para elucidar o mecanismo de comprometimento da imunidade descobriram que humanos com privação do sono têm menor atividade de células *natural killer* (NK) e produção de IL-2, juntamente com produção aumentada de biomarcadores inflamatórios.[12] Em animais, constatou-se que a privação de sono crônica reduzia o número de monócitos, níveis de complemento C3 e peso do baço. Além disso, estudos de animais com privação do sono mostraram aumento das taxas de bacteriemia.[13]

Seguindo essas linhas, os estudos em ratos saudáveis mostraram que a privação do sono anula a resposta à vacinação para influenza de tal forma que os ratos privados de sono não pareceram ter qualquer desenvolvimento de imunidade após terem recebido a vacina.[14] Um estudo de títulos de vacinação contra a hepatite B em seres humanos mostrou que a curta duração de sono (avaliado por actigrafia, ou seja, monitores de atividade, e diários de sono) foi associada a uma menor resposta de anticorpo secundária à vacina. Similarmente, outro estudo mostrou que um período de 24 horas de privação do sono reduziu significativamente títulos de anticorpos H1N1 em 5 dias após a imunização em voluntários saudáveis.[16] Esse efeito, no entanto, não foi prolongado porque títulos de anticorpos totais não foram significativamente diferentes em 10, 17 e 52 dias após a imunização. Esse estudo teve um pequeno tamanho de amostra ($n = 24$) e estudos maiores são necessários. O impacto da privação de sono sobre a imunidade e títulos de vacinas é particularmente relevante em pacientes criticamente doentes nos quais infecções iatrogênicas podem ter consequências devastadoras. Novos estudos terão de quantificar e atenuar o risco associado à privação do sono e infecções em *unidade de terapia intensiva* (UTI).

SONO E UNIDADE DE TERAPIA INTENSIVA

Além dos efeitos sobre a imunidade, a privação do sono tem outras implicações importantes para pacientes de UTI.[24] O ambiente da UTI causa perturbações do sono em virtude dos excessivos estímulos ambientais, como alarmes, barulhos feitos por prestadores de cuidados de saúde e outros pacientes, bem como a interrupção rotineira para o cuidado do paciente. Levantou-se a hipótese de que a perturbação do sono contribui para o *delirium*, o dano à função imune e o prolongamento da ventilação mecânica em pacientes criticamente enfermos. O *delirium* tem sido associado a estadas prolongadas na UTI, bem como ao aumento da mortalidade na UTI.

A relação entre perturbação do sono e *delirium* é controversa, em parte devido à dificuldade em distinguir causa e efeito. As principais características do *delirium* também são vistas em pacientes com pertubação do sono, incluindo falta de atenção, flutuação do estado mental e disfunção cognitiva. Em um estudo de pacientes em ventilação mecânica, Trompeo et al.[17] examinaram a relação de *delirium* na UTI com padrões de sono. Os autores acompanharam prospectivamente pacientes entubados até que a sua sedação tivesse sido interrompida por mais de 24 horas e os pacientes estivessem alertas, cooperativos e prontos para o desmame da ventilação mecânica. Nesse ponto, eles avaliaram os *polissonogramas* (PSG) noturnos de cada paciente por uma noite. Entre os pacientes com grande redução do sono de *movimento rápido dos olhos* (REM) (<6% REM), 73% tinham *delirium*.[17] Entre os pacientes com mais de 6% de sono REM, apenas 9% apresentavam *delirium*. Embora interessante, esse estudo não apontou se o evento primário era a privação do sono ou o *delirium*. Mais estudos serão necessários para determinar os mecanismos pelos quais a perturbação do sono influencia o *delirium*, bem como o potencial impacto de várias intervenções sobre os resultados clínicos.

Em um estudo, Rompaey et al.[18] randomizaram pacientes adultos de UTI em grupos que utilizavam tampões de ouvido na hora de dormir (durante o turno da noite) *versus* a não utilização de tampões de ouvido e avaliaram a percepção de sono autorrelatada e *delirium* conforme a escala de NEECHAM (um teste padronizado para confusão baseado em processamento neurocognitivo, comportamento e controle fisiológico). Eles constataram que os pacientes que usavam tampões tinham melhor percepção do sono, menor incidência de confusão e atraso no início da confusão.[18] Não houve diferença na taxa de *delirium*, um achado que não é surpreendente, porque é improvável que uma intervenção única elimine o *delirium*, em razão da natureza multifatorial dessa síndrome. Esse estudo foi encorajador, pois mostrou que uma intervenção simples e barata pode ser um bom complemento no cuidado do paciente gravemente doente.

A dessincronia do ventilador também é um provável responsável pela perturbação do sono na UTI. Em um estudo em pacientes em estado crítico sob ventilação mecânica, a melhor sincronia com o uso de ventilação assistida proporcional *versus* ventilação com pressão de suporte padrão melhorou a qualidade do sono.[19] Outro estudo demonstrou que a fuga de ar durante a ventilação não invasiva foi associada a perturbação do sono. Esse achado pode estar relacionado com uma ruptura no padrão respiratório *versus* mecanoreceptores orofaciais.[20]

Ainda não está claro quais são as implicações da perda de sono na mecânica pulmonar e no desmame ventilatório em pacientes de UTI. Um estudo realizado em homens saudáveis que estavam em privação de sono durante 30 horas revelou uma diminuição na resistência muscular inspiratória e na ventilação voluntária máxima.[21] Acreditava-se inicialmente que a privação do sono reduzia o estímulo ventilatório hipercápnico mediado por quimiorreceptor, mas em um estudo mais recente, Spengler et al.[22] mostraram que 24 horas de privação de sono não alteraram a sensibilidade de quimiorreceptores centrais durante a ventilação em repouso. Em pacientes traqueostomizados criticamente doentes submetidos a desmame prolongado da ventilação, a qualidade do sono foi semelhante, seja com ventilador ou não, durante a noite, mas a quantidade de sono foi maior no ventilador; os autores recomendaram que os pacientes em desmame prolongado teriam maior eficiência do sono se ventilados durante a noite.[23] É necessária mais investigação para compreender as implicações da privação do sono no desmame da ventilação mecânica.

O pouco tempo de sono foi relatado em até 61% dos sobreviventes de cuidados intensivos. O impacto desse achado não está claro, mas pouco sono pode contribuir para a depressão, distúrbio de estresse pós-traumático e, possivelmente, baixa tolerância ao exercício entre sobreviventes de UTI.[25,26]

EFEITOS NOS ESTADOS DE DOENÇA CRÔNICA

METABÓLICOS

Estudos de ciência básica, translacionais e epidemiológicos indicam que a diminuição e a perturbação do sono predispõem um indivíduo à obesidade e ao diabetes pela alteração do metabolismo da glicose, resistência à insulina e desregulação do controle do apetite por meio do sistema neuroendócrino. Muitos estudos encontraram maior prevalência de diabetes dentro da população de AOS com odds ratios (OR) de 1,4-2,2.[27-29] Além disso, demonstrou-se que a restrição e a perturbação do sono predizem o controle da glicose no diabetes tipo 2. Em um estudo, Aronsohn et al.[30] realizaram PSG em laboratório e mediram Hgb A1c em 60 pacientes diabéticos. Eles descobriram que, comparados com os pacientes sem AOS, a HbA1c média ajustada estava aumentada em 1,5% em pacientes com AOS leve, 1,9% em pacientes com AOS moderada e 3,7% em pacientes com AOS grave.[30]

Em um estudo inicial de débito de sono observaram-se voluntários saudáveis do sexo masculino submetidos a um esquema de 4 horas de sono todas as noites por 6 dias, seguido por 7 noites de 12 horas na cama. Os sujeitos passaram por testes de tolerância à glicose IV nos dias 5 e 6 e depois de 7 noites de descanso. Eles descobriram que a resposta aguda à insulina foi diminuída em 30% naqueles com restrição de sono em comparação com o estado bem descansado. Além disso, o seu índice de disposição (um produto da resposta aguda à insulina e sensibilidade à insulina) foi 40% menor durante a restrição de sono.[31] Um índice de disposição baixo indica um risco maior de diabetes tipo 2, e esses pacientes, de fato, tiveram índices de disposição semelhantes aos relatados nos estudos epidemiológicos de pacientes com maior risco de diabetes tipo 2 (i.e., mulheres hispânicas com diabetes gestacional prévia). O mecanismo proposto para este achado pode ser a excitação simpática e a liberação de hormônios contrarreguladores associados a perturbações do sono.[32]

DOENÇA CARDIOVASCULAR

Vários estudos têm documentado a relação entre doença cardiovascular clínica e perturbações do sono. Um grande estudo prospectivo de coorte de 10 anos acompanhou mais de 70.000 norte-americanos trabalhadores de saúde do sexo feminino com nenhuma doença cardíaca conhecida no início do estudo para avaliar a incidência de coronariopatia e sua relação com a duração do sono autorrelatada diariamente. Este estudo fascinante mostrou que os sonos de curta e longa duração foram associados de forma independente com um modesto aumento na incidência de coronariopatia. Esse achado imita a distribuição bimodal observada em estudos de privação do sono e disfunção imunológica. Os riscos relativos ajustados para idade para indivíduos que relatam menos de 5 horas por noite, 6 horas por noite, 7 horas por noite e 9 horas por noite foram de 1,8 (1,3 a 2,4), 1,3 (1,1 a 1,6), 1,1 (0,9 a 1,3) e 1,6 (1,2 a 2,1), respectivamente.[33]

Um estudo similar de mais de 98.000 homens (42%) e mulheres (58%) japoneses com idade de 40 a 79 anos investigou a mortalidade cardiovascular em relação à duração do sono autorrelatada. O grupo de estudo teve um seguimento médio de 14,3 anos de 1988 a 1990 até 2003. Em comparação com a duração do sono de 7 horas, a duração do sono de 4 horas foi associada a aumento da mortalidade por doença cardiovascular em mulheres (taxa de risco/hazard ratio de 2,3), assim como a aumento na mortalidade por todas as causas entre homens e mulheres (hazard ratio de 1,3 para homens e 1,3 para mulheres).[34] Curiosamente, não foi observada uma associação para o sono reduzido e mortalidade cardiovascular em homens. Outro estudo examinou a relação entre curta duração do sono e calcificação coronariana incidente em adultos de meia-idade saudáveis. Tomografia computadorizada realizada em 2000-2001 e 2005-2006 na coorte revelou que a maior duração do sono estava associada a uma incidência reduzida de calcificação arterial coronariana com odds ratios (OR) ajustada de 0,7 por hora de sono adicional.[35] Essa conclusão foi feita depois de considerar potenciais fatores de confusão (idade, sexo, etnia, educação, risco de apneia, tabagismo) e mediadores (lipídios, pressão arterial, índice de massa corporal, diabetes, marcadores inflamatórios, consumo de álcool, depressão, hostilidade, condições clínicas autorrelatadas). Portanto, consideráveis dados epidemiológicos suportam uma forte associação entre menor duração do sono e doença coronariana.

A perturbação do sono desempenha um papel na patogênese da hipertensão, talvez secundário ao equilíbrio prejudicado do tônus simpatovagal. Estudos prospectivos demonstraram que a pressão arterial noturna é um melhor preditor de risco cardíaco do que a pressão arterial durante o dia.[36,37] Em um estudo prospectivo foram avaliados os resultados cardiovasculares de mais de 5.000 pacientes com hipertensão ao longo de um período médio de 8,4 anos e descobriu-se que a pressão arterial noturna foi o mais forte preditor de mortalidade cardiovascular e que um aumento de 10 mmHg na pressão arterial noturna média correspondeu a um aumento de 21% na mortalidade cardiovascular.[36] Outro estudo prospectivo avaliou o efeito de 24 horas de privação do sono na pressão arterial sistólica e diastólica em oito adultos jovens normotensos saudáveis (média de idade 24) versus oito idosos normotensos saudáveis (média de idade 64) e encontrou um aumento significativo na pressão arterial tanto diastólica quanto sistólica no grupo de idosos.[38] A AOS tem uma correlação significativa com hipertensão arterial tanto sistêmica quanto pulmonar. Há fortes evidências de estudos em animais de que a AOS contribui para a hipertensão sistêmica por mecanismos de hipoxia intermitente, ativação simpática e alterações no sistema renina-angiotensina.

Também foi demonstrado que a perturbação do sono é um preditor de arritmias. Tem-se relatado que a AOS tem uma associação com fibrilação atrial, taquicardia ventricular não sustentada e ectopia ventricular complexa.[39] Mesmo em jovens adultos saudáveis sem AOS, uma única noite de privação de sono foi associada a aumento do atraso eletromecânico atrial, um marcador de risco para várias disritmias, como fibrilação atrial.[40]

MECANISMOS

As consequências fisiopatológicas das perturbações do sono são relacionadas com múltiplas alterações que ocorrem após a perturbação ou diminuição do sono, incluindo inflamação sistêmica de baixo grau, aumento do estresse oxidativo, disautonomia e disfunção endotelial (Fig. 87-1).

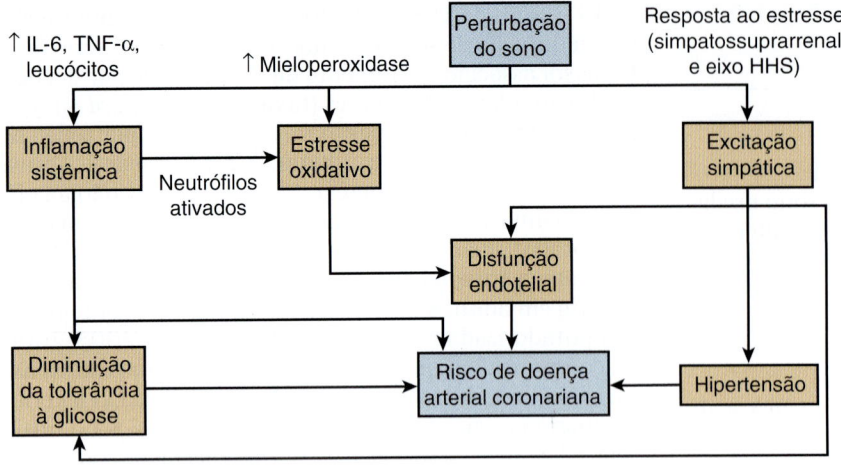

Figura 87-1 **Mecanismos propostos pelos quais a perturbação do sono aumenta o risco de doença arterial coronariana.** A perturbação do sono pode agir por vários mecanismos para aumentar o risco de doença arterial coronariana, principalmente pelos efeitos na inflamação sistêmica, estresse oxidativo e excitação simpática. O desafio no estudo do papel do sono é o isolamento de mecanismos específicos quando eles estão estreitamente relacionados. HHS, hipotálamo-hipófise-suprarrenal.

Inflamação Sistêmica

Sabe-se que tanto a perda de sono total quanto uma redução mesmo modesta do sono (para 6 horas/noite) estão associadas a aumento da secreção das citocinas pró-inflamatórias IL-6 e *fator de necrose tumoral (TNF)*α.[41] Embora as consequências biológicas desses aumentos tenham sido relativamente pouco investigadas, elevações de IL-6 e TNF-α foram observadas em estados de doença associados a inflamação sistêmica, incluindo resistência à insulina e doença cardiovascular.[42] O desenvolvimento e a ruptura da placa aterosclerótica vascular são uma complexa cascata de eventos modulada por inflamação[43] que envolve o recrutamento mediado por citoquinas e a adesão de células T e monócitos à parede vascular. Tanto IL-6 quanto TNF-α são sintetizados e segregados por leucócitos, células endoteliais e adipócitos.[44] A proteína C-reativa, um reagente de fase aguda e um indicador clínico bem estabelecido de inflamação sistêmica, é sintetizada predominantemente no fígado pela ativação de IL-6.[45,45a] Muitos estudos experimentais (tanto em animais quanto em humanos) têm mostrado elevações de IL-6, TNF-α, contagem de leucócitos e proteína C-reativa na privação de sono tanto aguda quanto em longo prazo, parcial ou total. Além disso, demonstrou-se que os pacientes que relatam perturbação ou redução crônicas do sono têm níveis elevados de proteína C-reativa e IL-6.[46] Redução ou perturbação do sono podem, assim, induzir inflamação sistêmica crônica, que por si só pode contribuir para doenças cardiovasculares e diabetes.

Estresse Oxidativo

A privação de sono está associada ao aumento das contagens de leucócitos totais[46] e aumento da contagem de neutrófilos.[47,48] Sabe-se que os neutrófilos ativados liberam potentes enzimas oxidativas dos seus grânulos azurófilos, incluindo *mieloperoxidase* (MPO), e estudos epidemiológicos têm mostrado que o aumento na contagem de leucócitos está associado a risco aumentado de doença cardiovascular.[49,50] A MPO é uma enzima no sangue que catalisa a oxidação por meio da liberação de espécies reativas de halogenação e nitração. A MPO é um marcador do estresse oxidativo que tem potentes propriedades aterogênicas por meio de LDL modificado por MPO, uma espécie oxidativa associada a aumento do risco cardiovascular.[51] Assim, é interessante que ambos os níveis de MPO e LDL modificado por MPO estejam elevados em jovens adultos saudáveis após um período de restrição de sono crônica e recuperação. Por exemplo, depois de um período de cinco noites de privação do sono, adultos jovens e saudáveis apresentam níveis de MPO elevados, atingindo o pico no primeiro dia de recuperação do sono.[52] Esses dados sugerem a ideia de que os períodos de privação crônica de sono e recuperação podem levar a doença cardiovascular por meio de elevações mediadas por leucócitos de biomarcadores oxidativos pró-aterogênicos.

Disautonomia

A perturbação do sono resulta na ativação da resposta neuroendócrina ao estresse e no aumento global do tônus simpático.[53] Os dois sistemas primários envolvidos com a resposta neuroendócrina ao estresse em seres humanos e outros organismos são o sistema simpatossuprarrenal e o eixo hipotálamo-hipófise-suprarrenal. O início do sono foi associado a uma rápida diminuição dos níveis plasmáticos de epinefrina e norepinefrina, como resultado da produção simpática diminuída em seres humanos e roedores.[54,55] Também foi demonstrado que os níveis plasmáticos tanto de epinefrina quanto de norepinefrina são superiores durante a vigília, considerado um estado de maior vigilância. A perturbação do sono em si pode ser associada à resposta ao estresse, e, adicionalmente, a privação crônica do sono perturba o equilíbrio circadiano do tônus autonômico por meio do sistema simpatossuprarrenal e do eixo hipotálamo-hipófise-suprarrenal.[56,57] Estudos de variabilidade da frequência cardíaca, uma ferramenta útil para estimar o tônus autonômico, indicam uma mudança a um estado dominante do tônus parassimpático em relação com o tônus simpático no coração durante o sono circadiano normal.[58] Essa ideia é ainda sustentada pela observação de que, durante o sono normal, em comparação com o estado de vigília, há uma diminuição da pressão arterial sistêmica. Esse fenômeno de "descenso noturno" é, pelo menos em parte, relacionado com a diminuição da produção simpática durante o sono.[59]

Durante o sono humano normal, a liberação de glicocorticoides segue um padrão circadiano, conforme indicado pelo núcleo supraquiasmático do hipotálamo. Mais particularmente, os níveis de glicocorticoide diminuem após o início do sono e atingem o seu pico pouco antes do final do sono, ajudando a mobilizar substratos energéticos. A perturbação do sono causa alteração da liberação de glicocorticoide secundária à ativação de estresse do eixo hipotálamo-hipófise-suprarrenal. Estudos têm demonstrado um aumento total modesto dos glicocorticoides endógenos em associação com perturbação e restrição do sono em voluntários saudáveis.[31,60] No entanto, alguns estudos mostraram nenhuma associação entre os dois e outros mostraram até mesmo uma ligeira diminuição na liberação de glicocorticoides endógenos em relação a perturbação do sono.[61,62] Esse achado paradoxal pode ser explicado pela supressão global geral da atividade simpática em relação à fadiga e à sonolência diurna. A maior parte da literatura indica que a perturbação ou a restrição do sono levam a disautonomia com uma mudança global para um maior tônus simpático.

Disfunção Endotelial

Talvez relacionado com estresse oxidativo e disautonomia, a perturbação do sono foi associada a disfunção endotelial. O aumento de espécies reativas de oxigênio leva ao aumento da expressão de moléculas de adesão que ativam leucócitos. Estudos em um modelo de rato sugerem que a privação do sono pode alterar a função endotelial e a vasodilatação por meio da interrupção nas vias de óxido nítrico sintase e ciclo-oxigenase.[63] Estudos de pacientes com apneia do sono demonstraram uma relação com marcadores de disfunção endotelial, incluindo níveis circulantes das moléculas de adesão, moléculas de adesão intercelular-1 (ICAM-1) e L-selectina.[64] Há também uma associação com o aumento do fator de crescimento endotelial vascular. Essas mudanças são responsáveis pelas respostas vasodilatadoras anormais, que podem predispor a hipertensão e a doença cardiovascular.[65] Em uma avaliação sistemática recente, constatou-se que a AOS é um preditor independente de doença cardiovascular subclínica, como avaliado por medidas como calcificação arterial coronariana e dilatação da artéria braquial mediada pelo fluxo.[66] O impacto das perturbações do sono na disfunção endotelial e eventos cardíacos está sendo estudado.

> **Pontos-chave**
>
> - As perturbações do sono estão emergindo como um importante preditor de doença crônica e problemas de saúde.
> - Um sono insatisfatório tem sido associado a disfunção cognitiva de curto prazo e longo prazo.
> - Um sono insatisfatório tem sido associado a disfunção imunológica.
> - Um sono insatisfatório tem sido associado a implicações cardiometabólicas, tais como aumento do risco de diabetes, hipertensão e doença arterial coronariana.
> - Tanto a duração do sono inadequada quanto a duração excessiva de sono têm sido associadas a consequências adversas à saúde.
> - A qualidade do sono é baixa em pacientes criticamente enfermos, e os esforços para otimizar a sincronia do ventilador e diminuir ruído, interrupções e vazamentos de ar podem melhorar o sono e talvez reduzir o *delirium* e melhorar a função imunológica.

As Referências estão disponíveis exclusivamente no site www.elsevier.com.br/expertconsult

88 APNEIA OBSTRUTIVA DO SONO

R. JOHN KIMOFF, MD

INTRODUÇÃO E DEFINIÇÕES
PATOGÊNESE DA AOS
Tamanho das Vias Aéreas Superiores
Colapsabilidade das Vias Aéreas Superiores
Fatores Neuromusculares
Inflamação das Vias Aéreas Superiores
Deslocamento de Líquido
FATORES CLÍNICOS QUE PREDISPÕEM A AOS
Obesidade
Anormalidades Anatômicas das Vias Aéreas Superiores
Gravidade/Posição Corporal
Fatores Genéticos
Distúrbios Endócrinos
Tabagismo
Álcool, Fármacos
EPIDEMIOLOGIA DA AOS
Prevalência
Diferenças de Gênero
Etnia
Envelhecimento
Gravidez

DIAGNÓSTICO DE AOS
Questionários/Equações de Predição
Polissonografia Laboratorial
Estudos do Sono não Supervisionados
APRESENTAÇÃO CLÍNICA DA AOS
Sintomas, Sinais
Avaliação da Sonolência
Diagnóstico Diferencial da Sonolência Excessiva
COMPLICAÇÕES NEUROCOGNITIVAS DA AOS
Fisiopatologia
Sonolência Excessiva, Redução do Desempenho e Complicações no Trânsito/Local de Trabalho
Comprometimento Cognitivo
Depressão
Outras Complicações
COMPLICAÇÕES CARDIOMETABÓLICAS DA AOS
Fisiopatologia
Hipertensão
Arritmias

Infarto do Miocárdio
Eventos Cerebrovasculares
Insuficiência Cardíaca Congestiva
Hipertensão Pulmonar
Resistência à Insulina
Mortalidade
TRATAMENTO DA AOS
Perda de Peso e Outros Tratamentos Conservadores
Aparelhos Orais
Pressão Positiva das Vias Aéreas
Tratamento Cirúrgico
Outras Abordagens de Tratamento
CONSIDERAÇÕES PERIOPERATÓRIAS NA AOS
ESTRATÉGIAS DE MANEJO DA AOS

INTRODUÇÃO E DEFINIÇÕES

Os distúrbios respiratórios do sono são um problema clínico muito comum. As alterações patológicas na respiração durante o sono podem assumir a forma de episódios discretos de ausência (apneia) ou redução (hipopneia) da respiração ou de reduções mais sustentadas na respiração durante o sono, em comparação com o estado de vigília (hipoventilação). A forma mais comum de distúrbio respiratório do sono resulta do fechamento da via aérea superior durante o sono e é chamada de *apneia obstrutiva do sono* (AOS). As apneias podem também ser devidas à perda transitória da produção do estímulo respiratório pelo controlador respiratório central (apneia central). "Apneias mistas" são eventos individuais que começam como apneias centrais, mas se tornam obstrutivas. A apneia mista não deve ser confundida com a combinação de eventos puramente centrais e puramente obstrutivos no mesmo paciente durante o sono. Esta última situação é referida como "apneia do sono complexa". O termo apneia do sono complexa é usado especificamente quando existe uma combinação de ambos os eventos, central e obstrutivo, no exame diagnóstico do sono ou quando os eventos centrais emergem durante a titulação com *pressão positiva contínua das vias aéreas* (CPAP, do inglês, *continuous positive airway pressure*) para apneia obstrutiva do sono. A hipoventilação associada ao sono é definida como uma redução sustentada da respiração associada a um aumento da PCO_2 ou diminuição sustentada da *saturação de oxigênio* (SO_2) arterial inferior a 90% durante o sono, sem apneias ou hipopneias discretas.

O ponto fundamental para a identificação de distúrbios respiratórios do sono é uma descrição de eventos respiratórios que ocorrem durante o sono[1,2] (Fig. 88-1). Em adultos, apneia é definida como uma interrupção da respiração que dura mais de 10 segundos. As *apneias* são identificadas como obstrutivas se houver esforços respiratórios sustentados durante o evento, geralmente identificados pelo uso de bandas de pletismografia de indutância respiratória torácica e abdominal que demonstram o movimento toracoabdominal paradoxal. Em contraste, durante apneias centrais não há esforço respiratório durante o evento. *Hipopneias* são eventos associados a uma redução, em vez de cessação completa, do fluxo de ar. Essas reduções discretas na ventilação podem estar associadas a uma queda da saturação de oxigênio ou a um breve despertar do sono *(microdespertar)*. Embora a definição de apneia esteja bem padronizada, vários critérios têm sido usados para identificar hipopneias, com base na extensão da redução do fluxo, no grau de dessaturação de oxigênio e na ocorrência de microdespertar.[1-3] Por exemplo, a American Academy of Sleep Medicine (AASM) reconhece atualmente duas definições alternativas de hipopneia[2] (Tabela 88-1). Outro tipo de evento é chamado de *despertar relacionado ao esforço respiratório* (DRER). São episódios caracterizados por leve estreitamento das vias aéreas superiores durante o sono, com o aumento do esforço respiratório necessário para manter um nível ligeiramente reduzido de fluxo de ar, não tão grande para ser classificado como hipopneia.[4] Quando o esforço inspiratório aumentado necessário para manter a ventilação está associado a um microdespertar,

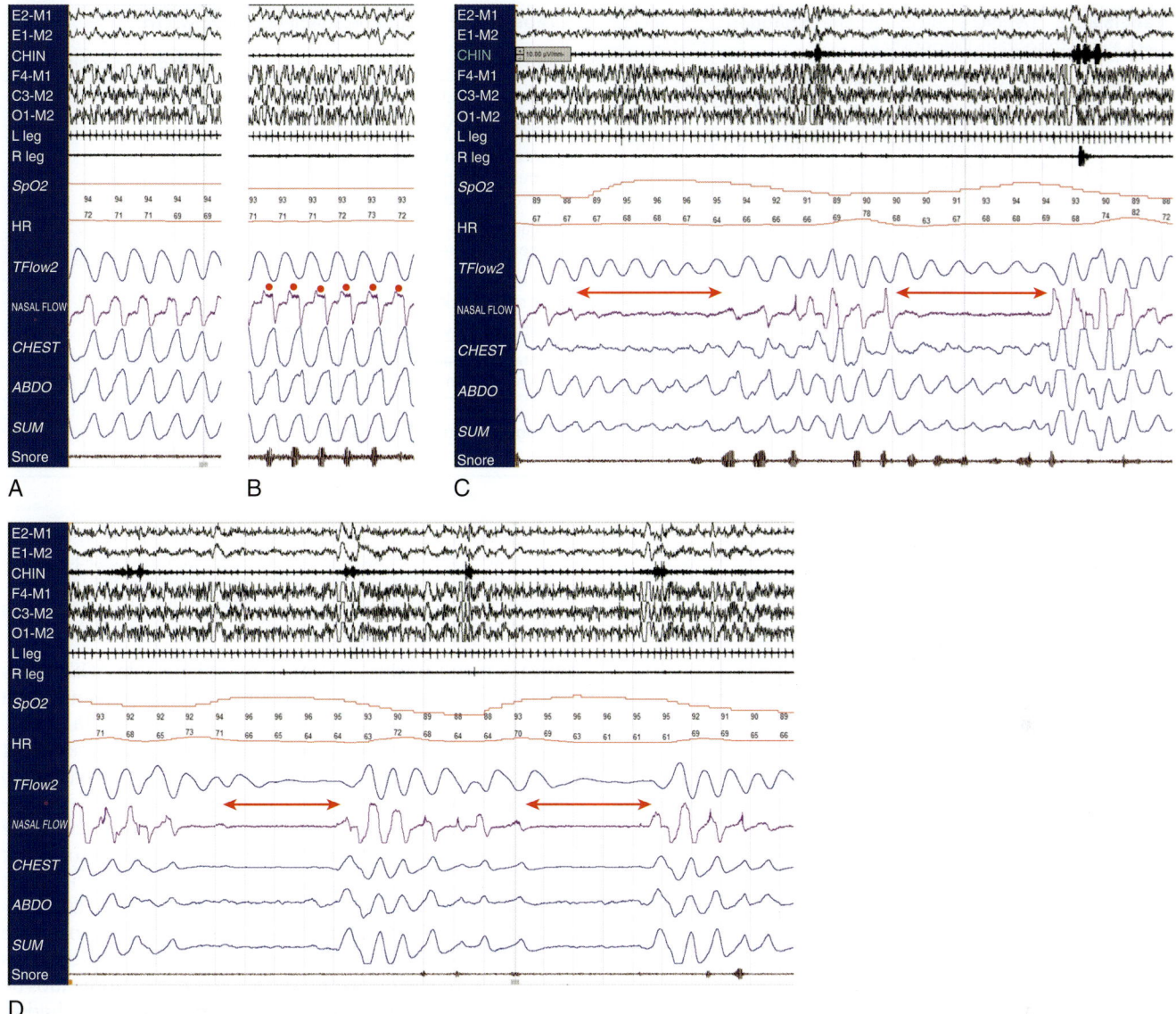

Figura 88-1 Traçados polissonográficos ilustrando a respiração estável (A), ronco simples (B), hipopneias obstrutivas (setas vermelhas, C) e apneias centrais (setas vermelhas, D). Observe em B que o ronco é mostrado como um sinal de microfone (Snore), juntamente com um achatamento inspiratório no sinal de fluxo da pressão nasal (pontos vermelhos). Observe em C que há evidências de fluxo de ar persistente durante os eventos no sinal do termistor (TFlow2), enquanto o sinal de pressão nasal não mostra fluxo. O evento é classificado, portanto, como hipopneia porque o fluxo deve estar ausente em ambos os sinais para classificar uma apneia (como em D). Os eventos em C são considerados obstrutivos, porque há esforço persistente durante o evento com movimento paradoxal para dentro da caixa torácica no canal de esforço torácico (CHEST). Os eventos in D são considerados centrais porque a ausência de fluxo de ar é acompanhada pela ausência de esforço (CHEST, ABDO).

classifica-se um DRER (Fig. 88-2). Tradicionalmente, a detecção de DRER exige o uso de um cateter de pressão esofágica para medir o esforço respiratório.[5] No entanto, com o advento de uma cânula de pressão nasal para medição de fluxo de ar, reduções sutis no fluxo, acompanhadas por limitação do fluxo de ar identificada como achatamento do sinal de fluxo de ar inspiratório, agora podem ser usadas para classificar o DRER.[2] Alterações no tempo de trânsito do impulso (tempo desde o início do complexo QRS do eletrocardiograma até a onda de pulso no dedo) também reflete com precisão o crescente esforço e despertar.[6] Os critérios de pontuação para eventos respiratórios recomendados pela AASM são apresentados na Tabela 88-1.

A métrica-padrão para avaliação da gravidade da AOS é o *índice de apneia-hipopneia* (IAH), que é calculado como o número de apneias e hipopneias durante o sono dividido pelo tempo total de sono. A gravidade de AOS é classificada da seguinte forma: normal (sem AOS; IAH < 5 episódios/hora), apneia do sono leve (IAH ≥ 5 e < 15 episódios por hora), apneia do sono moderada (IAH ≥ 15 e < 30 episódios por hora) e apneia do sono grave (IAH ≥ 30 episódios por hora). Os atuais critérios da AASM para a análise com *polissonografia* (PSG) também definem o índice de distúrbio respiratório como o número de apneias, hipopneias e DRER por hora de sono.[2]

Vários fatores podem influenciar o valor derivado do IAH a partir de registros de PSG,[1,7-9] por exemplo. A tecnologia usada para avaliar o fluxo de ar evoluiu da dependência da tecnologia do termistor oronasal para a adição do sinal de pressão nasal, que é mais sensível para a detecção de ligeiras reduções no fluxo de ar.[7] As estimativas de prevalência atual para AOS são derivadas de estudos que utilizaram a tecnologia de termistor unicamente.[10,11] A adição de análise da pressão nasal provavelmente aumentaria a detecção de

Tabela 88-1	Definições de Eventos Respiratórios para a Polissonografia Diagnóstica

Apneia: Evento com duração ≥ 10 s caracterizado por redução de ≥ 90% do fluxo de ar do termistor oronasal a partir da linha de base pré-evento. A apneia será classificada como:
  Obstrutiva, se houver esforço respiratório constante ou crescente durante todo o evento
  Central, se não houver esforço durante todo o evento
  Mista, se inicialmente não houver esforço e, em seguida, iniciar na última parte do evento
Não há nenhum requisito mínimo de dessaturação ou microdespertar para a classificação de apneia.
Hipopneia: Evento com duração ≥ 10 s caracterizado por redução ≥ 30% da pressão nasal de pico do fluxo aéreo inspiratório a partir da linha de base pré-evento, que é associado a:
  Definição 1A: Redução de ≥ 3% da saturação de oxigênio (SO_2) arterial a partir da linha de base pré-evento ou um microdespertar
  Definição 1B: redução de ≥4% na SO_2 arterial a partir do valor da linha de base pré-evento
A hipopneia será classificada como *obstrutiva* se durante o evento houver qualquer ronco, limitação do fluxo de ar inspiratório ou movimento toracoabdominal paradoxal que não estava presente durante a respiração pré-evento.
A hipopneia será classificada como *central* se nenhum dos eventos descritos anteriormente estiver presente.
Despertar relacionado com o esforço respiratório (DRER): uma sequência de respirações com duração ≥ 10 s que não satisfaz os critérios para apneia ou hipopneia; caracterizado por aumento do esforço respiratório ou achatamento inspiratório do sinal de fluxo da pressão nasal, levando ao despertar.
Hipoventilação: Aumento na PCO_2 para > 55 mmHg por ≥ 10 min ou aumento da PCO_2 ≥ 10 mmHg acima dos valores de supino da vigília para > 50 mmHg por ≥ 10 min.

Adaptada de Berry RB, Brooks R, Garmaldo CE, et al: *The AASM manual for the scoring of sleep and associated events: rules, terminology and technical specifications, version 2.0*, Darian, IL, 2013, American Academy of Sleep Medicine.

Tabela 88-2	Escala de Sonolência de Epworth
Situação	**Possibilidade de Cochilar**
Sentado e lendo	
Assistindo à TV	
Sentado quieto em um lugar público (como teatro ou em uma reunião)	
Viajando de carro como passageiro por 1 hora sem paradas	
Deitado à tarde quando as circunstâncias o permitam	
Sentado e conversando com alguém	
Sentado calmamente após o almoço sem consumo de álcool	
Em um carro, enquanto parado por alguns minutos no trânsito	
	Pontuação = total (normal < 11)

Instruções para o paciente:
"Qual é a chance de você cochilar ou adormecer (não apenas "sentir-se cansado") em cada uma das seguintes situações? Pontue a chance para cada situação. Se você nunca ou raramente passa por qualquer(is) das situações, por favor tente ao máximo imaginar a situação e pontuá-la."
Possibilidade de cochilar: 0, nunca; 1, chance pequena; 2, chance moderada; 3, chance alta.

eventos respiratórios e, assim, a prevalência de AOS. As diferenças nas definições de hipopneia também podem levar a diferenças consideráveis na medição da gravidade da AOS.[8,9] Em uma análise realizada por ipesquisadores do *Sleep Heart Health Study*, a variação dos critérios de pontuação (da não necessidade de dessaturação ou despertar associados à necessidade de dessaturação grave) levou a uma diferença de até 10 vezes no valor médio de IAH.[8] Isso pode, portanto, afetar tanto a estimativa de gravidade quanto da presença *versus* ausência de AOS com base em critérios de corte de IAH. Assim, é essencial, na interpretação de relatórios clínicos de exames PSG ou dados publicados de pesquisa, que os critérios para a pontuação do evento respiratório sejam indicados de forma clara e levados em conta na interpretação dos achados.

Nem todos os pacientes com AOS terão sintomas relacionados com distúrbio respiratório. O termo *síndrome da apneia do sono* é usado para se referir à concorrência de AOS com sintomas referíveis ao distúrbio respiratório, como a *sonolência diurna excessiva* (SDE).[12] Esta última pode ser identificada por questionários subjetivos. Um questionário utilizado é a Escala de Sonolência de Epworth,[13] em que o entrevistado indica a probabilidade de cochilar (escala de 0 a 3) em oito circunstâncias comuns associadas a sonolência (Tabela 88-2). Uma pontuação de 11 ou mais (de 24) é comumente aceita como uma indicação de sonolência excessiva.[13] A *International Classification of Sleep Disorders*, terceira edição (ICSD-3) identificou o diagnóstico de AOS em adultos com base em um IAH de 5 ou mais com sintomas, ou IAH de 15 ou mais, independentemente de sintomas[12] (Tabela 88-3).

Outro termo utilizado no espectro de distúrbios respiratórios obstrutivos do sono é a *síndrome da resistência das vias aéreas superiores*. Embora essa entidade seja agora classificada sob "Apneia Obstrutiva do Sono" na ICSD-3, o termo foi originalmente utilizado por Guilleminault *et al.*[4] para descrever pacientes com aumento da resistência das vias aéreas superiores durante o sono, despertares recorrentes, sintomas diurnos, mas nos quais os critérios convencionais para a identificação de hipopneias baseada em termistor não foram cumpridos. A definição e a

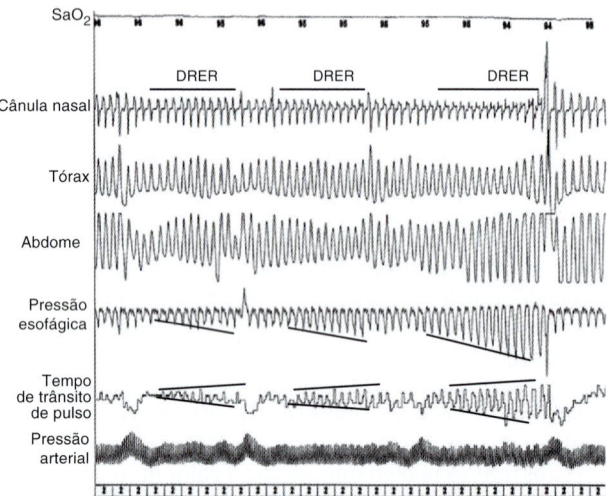

Figura 88-2 Traçado do sono ilustrando despertares relacionados com o esforço respiratório (DRER). Observe o achatamento (limitação de fluxo) do sinal de pressão da cânula nasal, com crescentes esforços inspiratórios refletidos no traçado da pressão esofágica (pleural). O eletroencefalograma não é mostrado neste traçado, mas demonstraria microdespertar no término dos eventos de DRER. A ativação autônoma no final dos eventos é evidente a partir do tempo de trânsito de pulso e sinais de pressão arterial. (De Pepin JL, Guillot M, Tamisier R, Levy P. The upper airway resistance syndrome.*Respiration* 83[6]:559–566, 2012.)

Tabela 88-3 Definição de Apneia Obstrutiva do Sono (AOS) no Adulto

A AOS está presente quando são observadas A e B, ou C:

A. Pelo menos uma se aplica:
- O paciente queixa-se de sonolência diurna, sono não revigorador, fadiga ou insônia
- O paciente desperta em apneia, com a respiração ofegante ou asfixiado
- O parceiro relata ronco alto, interrupções da respiração, ou ambos, durante o sono do paciente
- O paciente foi diagnosticado com hipertensão, transtorno de humor, disfunção cognitiva, doença arterial coronariana, insuficiência cardíaca congestiva, acidente vascular encefálico, fibrilação atrial ou diabetes tipo 2

E

B. O registro do sono* mostra o seguinte:
- Cinco ou mais eventos respiratórios predominantemente obstrutivos (apneias obstrutivas ou mistas, hipopneias ou DRER) por hora

OU

C. O registro do sono* mostra o seguinte:
- uinze ou mais eventos respiratórios predominantemente obstrutivos (apneias obstrutivas ou mistas, hipopneias ou DRER) por hora

DRER, despertar relacionado com o esforço respiratório.
*O registro do sono pode ser tanto a polissonografia (PSG) laboratorial como o teste portátil não laboratorial que normalmente grava sinais que permitem o estadiamento do sono. Os números dos eventos respiratórios são expressos por hora de sono para a PSG e por hora de gravação para monitores portáteis. Os monitores portáteis tendem a subestimar os índices de evento em comparação com a PSG, já que os pacientes geralmente não estão dormindo por todo o período do registro. Hipopneias associadas a despertares e DRER não podem ser classificadas a partir de monitores portáteis sem a capacidade de estadiamento do sono, já que os despertares não podem ser identificados. Adaptada de *International classification of sleep disorders*, ed 3, Westchester, IL, 2014, American Academy of Sleep Medicine.

identificação dessa síndrome evoluíram nos anos seguintes, e ela é agora geralmente caracterizada como uma síndrome de distúrbios respiratórios do sono em que a PSG mostra que mais de 50% dos eventos são DRER. Uma revisão recente da síndrome de resistência das vias aéreas superiores está disponível.[14]

PATOGÊNESE DA AOS

A patogênese da AOS envolve uma complexa interação de fatores, incluindo a alteração das características anatômicas teciduais das vias aéreas superiores e função neuromuscular, decréscimos relacionados com o sono nas atividades do músculo dilatador das vias aéreas superiores, atenuação dos reflexos dilatadores protetores, alteração das respostas ventilatórias e excitatórias a estímulos químicos e outros estímulos respiratórios (Fig. 88-3). Diferentes fatores podem predominar em diferentes indivíduos, produzindo diferentes fenótipos de AOS. As vias aéreas superiores na AOS fecham-se somente durante o sono, indicando que alterações dependentes do sono na produção dos músculos dilatadores das vias aéreas superiores são, claramente, um mecanismo fundamental. O colapso das vias aéreas resulta quando a atividade do músculo dilatador e os reflexos compensatórios não são mais suficientes para manter a patência das vias aéreas comprometidas. Os elementos-chave das influências relacionadas com o sono na potência do motor respiratório são discutidos no Capítulo 85 e não serão cobertos aqui. Em vez disso, nesta seção nos concentramos nas mudanças estruturais e funcionais nas vias aéreas superiores que predispõem ao fechamento das vias aéreas. Várias revisões abrangentes da patogênese da AOS estão disponíveis.[15,16]

TAMANHO DAS VIAS AÉREAS SUPERIORES

Uma variedade de métodos de imagem mostrou que as dimensões das vias aéreas superiores são reduzidas na AOS.[17]

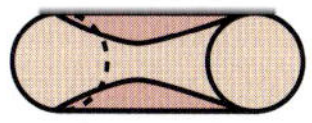

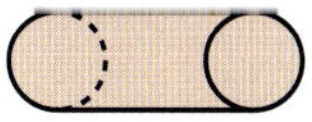

Fatores que afetam a patência das vias aéreas superiores	Patência	Colapso
Configuração anatômica (estrutura óssea, tecido mole, gordura)	Normal	Dimensões reduzidas
Volume pulmonar	Tração na via aérea superior	Menor volume pulmonar; menor tração
Cobertura da tensão superficial do fluido	Normal	Aumentada
Pressão intraluminal	Menos negativa	Mais negativa
Presão tecidual extraluminal	Menos positiva	Mais positiva
Colapsabilidade da via aérea (P_{crit})	Menor	Maior
Decréscimos na atividade muscular relacionados com o sono	Normais, leves em comparação com o estado de vigília	Marcados, em comparação com os níveis compensatórios aumentados durante a vigília
Quimiossensibilidade	Normal	Reduzida ou aumentada
Reflexos de pressão negativa	Leve decréscimo relacionado com o sono	Reduzidos (latência, amplitude)
Ativação do músculo dilatador	Adaptação	Lesão, disfunção
Denervação (sensorial, motora)	Ausência	Disfunção neural e muscular
Edema: inflamação, deslocamento de líquido noturno	Ausência	Alterações de calibre da via aérea, características teciduais

Figura 88-3 Esquema ilustrando fatores que favorecem o colapso das vias aéreas superiores durante o sono na apneia obstrutiva do sono (AOS). Para explicação, veja o texto e também o Capítulo 85. Pcrít, pressão de fechamento crítico. (Adaptada de Kimoff R: The upper airway. In Hamid Q, Shannon J, Martin JG, editors: *The physiologic basis of respiratory disease*, Hamilton, Canada, 2005, BC Dekker.)

A redução do calibre das vias aéreas é predominantemente na dimensão lateral, em vez da anteroposterior. O tamanho das vias aéreas pode ser comprometido por alterações nas estruturas ósseas, tais como uma pequena mandíbula retrognática[18] ou pelo aumento do volume de tecidos moles (língua, paredes laterais[19]). Embora as dimensões transversais estejam reduzidas, o comprimento das vias aéreas pode estar aumentado em pacientes com AOS, predispondo assim ao colapso.[20,21] O calibre das vias aéreas superiores também é influenciado pelo volume pulmonar devido à tração traqueal, de modo que, em indivíduos obesos, reduções acentuadas no volume pulmonar durante o decúbito podem levar à redução da patência das vias aéreas superiores.[22,23]

COLAPSABILIDADE DAS VIAS AÉREAS SUPERIORES

Devido à falta de estruturas de suporte rígidas, a maior parte das vias aéreas superiores humanas é um tubo vulnerável ao colapso. As relações pressão-fluxo na via aérea foram modeladas utilizando o modelo de resistor de Starling, em que é expressa a colapsabilidade como a *pressão crítica de fechamento* ($P_{crít}$). A $P_{crít}$ é medida durante o sono alterando a pressão intraluminal (p. ex., baixando o nível de CPAP em um paciente com AOS ou aplicando uma pressão negativa em um sujeito normal) e avaliando as reduções no fluxo. Uma $P_{crít}$ mais negativa representa uma via aérea menos vulnerável ao colapso. Estudos têm mostrado um contínuo de colapsabilidade da via aérea superior em indivíduos com respiração normal ($P_{crít} < -10$ cmH$_2$O), ronco não apneico (variação de $P_{crít}$, -10 a -5 cm H$_2$O), hipopneia obstrutiva (intervalo de $P_{crít}$, -5 a 0 cm H$_2$O) e apneia obstrutiva ($P_{crít} > 0$ cmH$_2$O).[24-26] Esses valores são para $P_{crít}$ "passiva", que reflete as propriedades mecânicas passivas das vias aéreas. Também estão disponíveis técnicas para medir a P_{it} "ativa", que reflete a compensação neuromuscular ativa para pressão intraluminal reduzida. As medições da $P_{crít}$ ativa demonstram um prejuízo significativo na compensação neuromuscular em pacientes com AOS.[26,27]

FATORES NEUROMUSCULARES

Vários fatores podem contribuir para o prejuízo da função neuromuscular das vias aéreas superiores na AOS além da atenuação dos reflexos de proteção durante o sono discutidos no Capítulo 85. A função muscular das vias aéreas superiores pode ser prejudicada na AOS, embora isso permaneça controverso.[28,29] Em resposta à carga dos dilatadores das vias aéreas superiores, os músculos parecem se adaptar, e embora a contratilidade pareça preservada na maioria dos pacientes, os músculos são mais fatigáveis.[30] Em alguns pacientes com AOS grave, os músculos podem ser lesados, levando a uma redução da contratilidade, como no modelo de buldogue inglês da AOS.[31] Há também evidências de neuropatia das vias aéreas superiores na AOS, com evidência de prejuízo sensorial/aferente[32,33] e neuropatia eferente na forma de denervação muscular,[34,35] ambos os quais podem prejudicar as respostas neuromusculares compensatórias.[15]

INFLAMAÇÃO DAS VIAS AÉREAS SUPERIORES

Ocorre aumento da inflamação nos tecidos das vias aéreas superiores na AOS, o que pode contribuir para a patogênese da AOS.[36,37] Trauma tecidual causado por ronco, estresse oxidativo, refluxo de ácido-pepsina, tabagismo e consumo de álcool podem levar à inflamação. O aumento da inflamação, por sua vez, pode causar edema e estreitamento das vias aéreas, provocar alterações na composição do tecido mole (p. ex., aumento da deposição de colágeno) e na mecânica, afetar adversamente a contratilidade muscular e contribuir para neuropatia aferente e eferente das vias aéreas superiores.[15,37] Poucos estudos até a data têm avaliado os efeitos de anti-inflamatórios no tratamento da AOS, apesar de ter sido demonstrado que esteroides nasais inalatórios melhoram a AOS leve.[38]

DESLOCAMENTO DE LÍQUIDO

Estudos realizados por Bradley *et al.* apresentaram provas de que deslocamentos espontâneos no volume de líquido das pernas para o pescoço durante o decúbito ou o sono podem desempenhar um papel na fisiopatologia da AOS.[39] O deslocamento cefálico de líquido a partir das pernas em indivíduos normais usando calças de choque aumenta a circunferência do pescoço e a resistência faríngea,[40] bem como a colapsabilidade da via aérea superior.[41] A extensão do deslocamento de líquido espontâneo durante a noite correlaciona-se com o IAH em indivíduos não obesos com AOS.[42] Em pacientes com AOS com insuficiência venosa, o uso de meias de compressão para prevenir o acúmulo de líquido nas pernas foi associado a uma redução significativa no deslocamento de líquido noturno e no IAH.[43] Deve-se considerar, portanto, essa abordagem no manejo de AOS entre os pacientes idosos sedentários com insuficiência venosa.

FATORES CLÍNICOS QUE PREDISPÕEM A AOS

OBESIDADE

Existem fortes ligações entre obesidade e AOS.[44,45] Aproximadamente 58% dos pacientes com AOS moderada a grave são obesos.[4] A obesidade pode reduzir o calibre das vias aéreas superiores por causa da deposição de tecido adiposo, bem como por um efeito dependente do volume pulmonar.[23] Obesidade e AOS são ambas associadas a estresse oxidativo e inflamação sistêmica, e as duas condições podem interagir para potenciar uma a outra. A alteração de peso[46] está associada a uma mudança no IAH. No acompanhamento por mais de 8 anos da coorte de Wisconsin, um aumento de 10% do peso corporal foi associado a um aumento de 32% no IAH e a um aumento de seis vezes do risco de desenvolver IAH de 15 ou superior. Uma perda de peso de 10% foi associada a uma redução de 26% do IAH.[47] Alterações do IAH relacionadas com o peso são mais acentuadas nos homens do que nas mulheres.[44,45] Apesar das fortes ligações entre AOS e obesidade, muitos indivíduos obesos não têm AOS, e até um terço dos pacientes com AOS não é obeso.

ANORMALIDADES ANATÔMICAS DAS VIAS AÉREAS SUPERIORES

Anormalidades que podem predispor a AOS incluem forte desproporção craniofacial, como observado na síndrome de Pierre Robin,[48] hipertrofia tonsilar benigna, malignidades orofaríngeas,[49] macroglossia e acromegalia.[50] As obstruções nasais podem contribuir para a AOS[51] aumentando a pressão de condução inspiratória negativa para manter o fluxo de ar, o que pode contribuir para o colapso dinâmico da orofaringe. Contudo, a correção cirúrgica da obstrução nasal mecânica isolada tipicamente tem efeitos mínimos na gravidade da AOS.[52,53]

GRAVIDADE/POSIÇÃO CORPORAL

A frequência de eventos de AOS pode aumentar na posição supina em comparação com o decúbito lateral devido aos efeitos da gravidade no tamanho e na forma da via aérea superior. A AOS posicional é comumente definida como um IAH supino de pelo menos o dobro do decúbito lateral.[54] A duração de eventos obstrutivos e a extensão da dessaturação de oxigênio associada também podem piorar na posição supina.[55] Embora as estimativas de prevalência variem,[54] a AOS posicional foi identificada em 49,5% de pacientes com AOS leve (IAH 5-15), 19,4% moderada (IAH 15-30) e 6,5% grave (IAH ≥ 30).[56]

FATORES GENÉTICOS

Estudos em diversas populações demonstraram propensão familiar para AOS. O risco relativo de AOS em parentes de primeiro grau de um paciente afetado é de aproximadamente 2,0.[57-59] Estudos genealógicos e de gêmeos indicam que a herdabilidade do IAH é de aproximadamente 35% a 40%.[60] Portanto, o questionamento sobre a história familiar de ronco e outros sintomas deve fazer parte da avaliação de rotina de pacientes para AOS. A obesidade, que é um importante fator de risco de AOS, também tem uma base genética, e estima-se que aproximadamente 40% da variância genética do IAH seja compartilhada com vias que medeiam a obesidade.[60,61] O restante da herdabilidade provavelmente reside em genes que controlam a estrutura craniofacial, o controle ventilatório, padrões de sono-vigília e inflamação.[58,59,62] Várias técnicas têm sido utilizadas para identificar as vias genéticas específicas que medeiam a AOS e suas complicações. Apesar dos progressos realizados, há poucas descobertas com impacto clínico direto. Várias revisões de estudos genéticos na AOS estão disponíveis.[57-59]

DISTÚRBIOS ENDÓCRINOS

Relata-se que a AOS ocorre em 25% a 35% dos pacientes com hipotireoidismo não tratado.[63,64] A predisposição a AOS pode ser devida ao aumento de mucopolissacarídeos e deposição de proteína nos tecidos das vias aéreas superiores. O controle respiratório central alterado ou alterações neuropáticas nos músculos das vias aéreas superiores também podem desempenhar um papel. A terapia de reposição da tireoide melhora a AOS em muitos pacientes, embora possa haver distúrbios respiratórios do sono residuais que requeiram tratamento-padrão contínuo.[63,64] Embora uma história clínica sugerindo hipotireoidismo deva ser procurada durante a avaliação de pacientes com AOS, o rastreio bioquímico de rotina de todos os potenciais pacientes com AOS não se justifica.[65]

Os distúrbios respiratórios do sono são observados em aproximadamente 70% dos pacientes com acromegalia.[66] Embora a AOS predomine, a apneia do sono central também pode ser observada. As dimensões das vias aéreas superiores são reduzidas devido às alterações tanto de tecidos moles (deposição de glicosaminoglicanos e de colágeno, edema) quanto ósseas.[50] A miopatia das vias aéreas superiores também pode desempenhar um papel. A correção dos distúrbios endócrinos na acromegalia resulta em melhoras variáveis na AOS; a continuação do tratamento com CPAP é muitas vezes necessária.[64]

AOS é observada em até 70% das mulheres com síndrome do ovário policístico.[67] Os mecanismos potenciais incluem alterações hormonais (excesso relativo de andrógenos) e maior adiposidade central. A síndrome do ovário policístico está associada a uma elevada taxa de disfunção metabólica. A AOS pode piorar a função metabólica, e o tratamento da AOS pode melhorar os parâmetros metabólicos nesses doentes.[68] Médicos que atendem pacientes com esses distúrbios endócrinos devem ter um baixo limiar para a solicitação de estudos do sono se houver sintomas sugestivos de AOS.

TABAGISMO

O tabagismo tem sido associado ao ronco e AOS em estudos epidemiológicos transversais.[69,70] Embora os pesquisadores do *Sleep Heart Health Study* tenham constatado que o tabagismo foi menos prevalente em pacientes com AOS do que nos pacientes sem AOS,[71] análises de um subconjunto do estudo de coorte de Wisconsin encontrou uma relação dose-resposta positiva significativa entre o fumo de cigarros e a gravidade da AOS.[72] Os mecanismos possíveis incluem piora da inflamação das vias aéreas superiores e efeitos de perturbação do sono pela nicotina, que causam instabilidade respiratória.

ÁLCOOL, FÁRMACOS

O álcool é conhecido por agravar o ronco e a AOS. Isso pode ser devido aos efeitos diretos na atividade motora das vias aéreas superiores ou a um aprofundamento do sono e à insuficiência de respostas de excitatórias.[73] Outros medicamentos com efeitos semelhantes incluem relaxantes musculares, sedativos hipnóticos e opioides, embora este último possa também produzir apneia do sono central e/ou complexa. Os efeitos farmacológicos no controle motor das vias aéreas superiores têm sido avaliados.[74]

EPIDEMIOLOGIA DA AOS

PREVALÊNCIA

A primeira grande avaliação baseada na comunidade da prevalência de AOS foi o *Wisconsin Sleep Cohort Study,* que relatou a prevalência da síndrome de AOS (IAH ≥ 5 eventos por hora, com sonolência diurna), como 4% em homens e 2% em mulheres.[75] A prevalência de IAH de 15 ou mais independentemente dos sintomas, foi de 9% em homens e 4% nas mulheres. Embora outras estimativas de prevalência tenham variado pouco com base na etnia, nos métodos de recrutamento, na técnica usada para registrar o fluxo de ar e nas definições de hipopneia, outros estudos realizados nos Estados Unidos, Austrália, Ásia e Espanha apresentaram valores semelhantes. No entanto, é importante observar que, desde as estimativas originais publicadas no início de meados de 1990, a obesidade tem aumentado significativamente nos Estados Unidos e em outros países ocidentais.[76] Considerando as ligações entre a AOS e obesidade, os dados anteriores provavelmente agora subestimam a verdadeira prevalência. Os pesquisadores da *Wisconsin Cohort* publicaram estimativas atualizadas de prevalência da AOS[77] com síndrome de AOS (IAH ≥ 5 eventos por hora com pontuação de sonolência de Epworth ≥ 11) estimada em 14% em homens e 5% em mulheres de 30 a 70 anos de idade. A AOS é, portanto, altamente prevalente na população em geral.

DIFERENÇAS DE GÊNERO

Estudos epidemiológicos têm demonstrado consistentemente que a AOS é duas a três vezes mais prevalente entre os homens do que entre as mulheres. Vários fatores podem ser responsáveis por essa predominância masculina, incluindo as diferenças na distribuição de gordura corporal, anatomia das vias aéreas superiores (comprimento, área da secção transversal) e colapsabilidade, e um efeito protetor dos hormônios sexuais femininos. Este último é suportado pela observação de que a AOS é aproximadamente três vezes mais prevalente entre as mulheres pós-menopáusicas do que em mulheres pré-menopáusicas.[78,79] No entanto, os mecanismos pelos quais os hormônios sexuais afetam a AOS permanecem obscuros. Estudos epidemiológicos sugerem que a terapia de reposição hormonal pode ter um efeito protetor,[78,80] mas a reposição hormonal parece ter pouco impacto na AOS uma vez presente.[81]

ETNIA

A maior parte dos dados sobre a prevalência da AOS é predominantemente derivada de populações brancas, embora vários estudos tenham abordado a prevalência de AOS em afro-americanos, hispânicos e populações asiáticas. Em afro-americanos, a prevalência geral de OAS é semelhante à dos brancos,[82] embora a prevalência seja comparativamente mais elevada entre os afro-americanos com idade inferior a 25[83] ou superior a 65 anos de idade.[84] Os primeiros relatos sugeriram que os sintomas da AOS foram mais prevalentes entre os hispânicos do que em brancos,[85,86] mas um estudo mais recente constatou taxas semelhantes de AOS.[87] Vários estudos[88,89] mostraram que a prevalência de AOS em asiáticos é comparável à dos brancos, apesar de uma menor prevalência de obesidade entre os asiáticos. Embora a obesidade continue sendo um importante fator de risco para AOS entre os asiáticos, a estrutura craniofacial pode desempenhar um papel mais proeminente na patogênese da AOS.[88,89] Estudos sobre etnicidade e AOS podem ser confundidos por fatores socioeconômicos e residenciais. Más condições socioeconômicas têm sido associadas a risco de AOS em crianças.[90,91] Viver em bairros pobres está associado a menor tempo de sono e aumento da perturbação do sono; a qualidade do ar também pode ser pior, o que poder contribuir para o agravamento da AOS por meio do aumento da inflamação das vias aéreas.[92] Aceitação da CPAP parece ser menor em pacientes afro-americanos, o que pode estar relacionado com o estado socioeconômico[93] e curta duração do sono.[94]

ENVELHECIMENTO

A prevalência de AOS aumenta com a idade até a meia-idade. Na atualização do *Wisconsin Sleep Cohort*, a prevalência estimada de AOS (IAH ≥ 5 com escore de sonolência de Epworth ≥ 11) entre os homens foi de 12% para as idades de 30 a 49 anos e de 18% para as idades de 50 a 70 anos; e entre as mulheres, de 3% para as idades de 30 a 49 anos e 8% para as idades de 50 a 70 anos.[77] Estudos avaliando a prevalência de AOS em indivíduos com mais de 65 anos relataram alta incidência de AOS (> 50%). Em uma amostra de homens e mulheres de 65 anos ou mais que viviam na comunidade, 81% tiveram um IAH de 5 ou mais, e 62% tiveram um IAH de 10 ou mais.[95] Em outro estudo, a *odds ratio* (OR) para ter um IAH de 10 ou mais foi de 6,6 (*intervalo de confiança* [IC] 95%, 2,6-16,7) para homens de 65 a 100 anos, em comparação com 20-44 anos.[96] A OR comparável para as mulheres para um IAH de 15 ou mais foi de 6,8 (IC 95%, 0,8-25,9). Embora esteja claro que os pacientes idosos com AOS sintomática se beneficiem do tratamento, há controvérsias no que diz respeito às consequências adversas da AOS à saúde de idosos com AOS.[97,98] Ensaios randomizados controlados que avaliem os efeitos do tratamento da AOS em idosos são necessários para avançar o conhecimento nesta área.

GRAVIDEZ

Um crescente conjunto de dados indica que a AOS pode se desenvolver ou piorar ao longo da gravidez.[99] Embora não haja estudos de PSG epidemiológicos prospectivos em grande escala em mulheres grávidas, com base em sintomas de AOS (p. ex., ronco) e apneias presenciadas, juntamente com estudos de PSG limitados, pode ocorrer AOS em até 20% das mulheres grávidas por volta do terceiro trimestre.[99] Isso é clinicamente relevante na medida em que a AOS materna parece contribuir para hipertensão gestacional e pré-eclâmpsia, diabetes gestacional e, possivelmente, baixo peso do bebê ao nascimento.[100]

DIAGNÓSTICO DE AOS

QUESTIONÁRIOS/EQUAÇÕES DE PREDIÇÃO

Vários questionários, como o Berlin[101] e o Stop-BANG[102] foram desenvolvidos para graduar o risco de AOS. Modelos de predição clínica que incorporam sintomas e medidas antropométricas (p. ex., índice de massa corporal, circunferência cervical) foram desenvolvidos.[103-107] Esses modelos tendem a ser relativamente sensíveis (76% a 96%), mas não são muito específicos (13% a 54%) quando comparados com a PSG.[108] Assim, apesar de os questionários ou modelos de predição serem úteis para o rastreio ou estimativa da probabilidade pré-teste, o registro objetivo do sono é necessário para estabelecer o diagnóstico de AOS (Fig. 88-4A).

POLISSONOGRAFIA LABORATORIAL

O teste padrão-ouro para AOS tem sido considerado há muito tempo como a PSG laboratorial, assistida por técnico durante toda a noite, referida como "teste do sono tipo I". Critérios para a realização e análise da PSG completa foram estabelecidos pela AASM.[2] Os registros tipo 1 incluem o monitoramento com eletroencefalografia, electro-oculografia, eletromiografia do queixo, eletrocardiografia, fluxo de ar oronasal e ronco, oximetria de pulso, movimento torácico e abdominal, posição do corpo e eletromiografia tibial anterior para classificar os movimentos periódicos das pernas (Fig. 88-1). O monitoramento de vídeo infravermelho também é usado para registrar comportamentos e movimentos complexos para diagnosticar parassonias. O estado de sono-vigília é marcado usando-se eletroencefalografia, eletroculografia e os sinais de eletromiografia. Eventos respiratórios são marcados com base no fluxo de ar, movimento toracoabdominal e sinais de oximetria usando os critérios descritos na Tabela 88-1. Os registros de PSG devem ser marcados manualmente por técnicos treinados de acordo com critérios-padrão[2] e dados resumidos sobre o sono, a respiração e outros eventos associados gerados em formato resumido tabular e gráfico.

ESTUDOS DO SONO NÃO SUPERVISIONADOS

Embora a PSG laboratorial completa seja o padrão-ouro para o diagnóstico de AOS, em muitos locais o acesso a esse recurso é limitado.[109] Há agora opções de testes do sono não laboratoriais ou portáteis que são adequados para diagnóstico de AOS em muitos casos. Além do teste do sono tipo 1 (PSG laboratorial), existem outros três tipos de testes de sono definidos pela AASM com base no número de canais registrados. O teste de PSG tipo 2, que envolve PSG completa realizada em um ambiente não laboratorial não supervisionado, tem sido utilizado em estudos

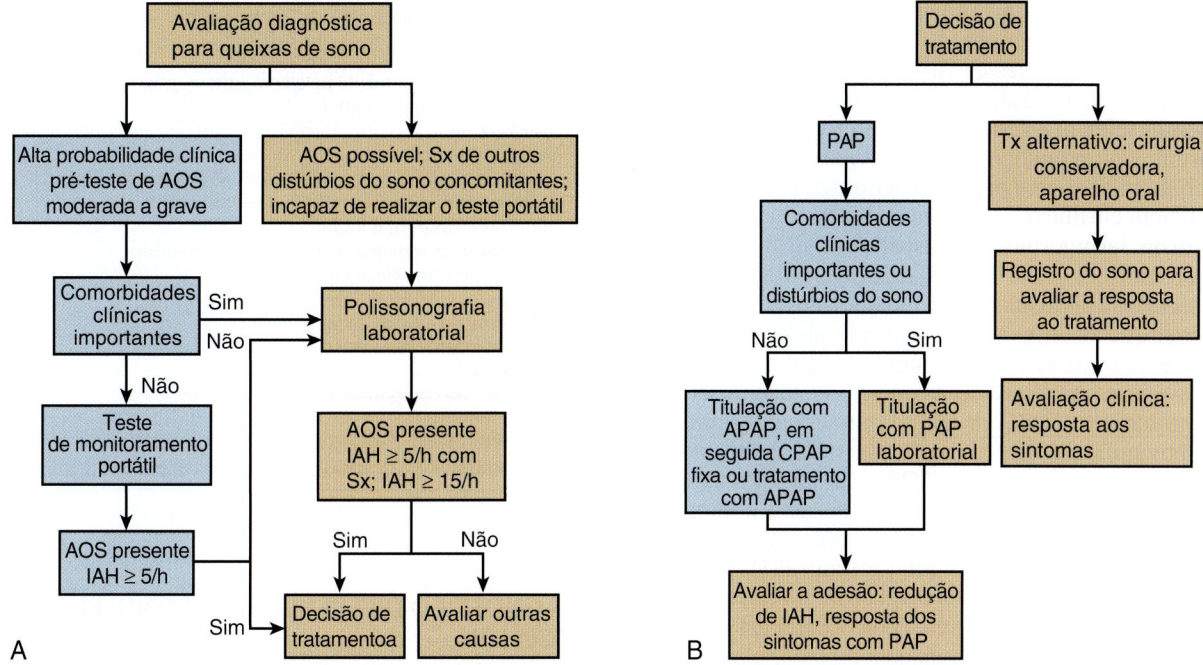

Figura 88-4 Esquema ilustrando uma abordagem para diagnóstico (A) e tratamento (B) da AOS. Uma via ambulatorial para pacientes AOS sintomática moderada a grave sem outras comorbidades importantes é mostrada em azul. APAP, auto-PAP; CPAP, pressão positiva contínua das vias aéreas; IAH, índice de apneia-hipopneia; PAP, pressão positiva das vias aéreas; Sx, sintomas; Tx, tratamento.

populacionais[11] e têm utilidade clínica quando o registro da PSG completa é desejável mas o paciente não pode ir até o laboratório de sono (p. ex., pacientes em unidade de terapia intensiva ou com deficiência). Os monitores tipo 3 obtêm fluxo aéreo respiratório (pressão nasal e/ou termistor oronasal), esforço respiratório, oximetria e, muitas, vezes o ronco e posição do corpo. Os monitores tipo 4 registram a oximetria e, às vezes, um outro sinal, como do fluxo de ar, obtendo-se, assim, menos informações do que os monitores tipo 3. Os dispositivos tipo 3, especialmente, estão sendo cada vez mais utilizados para o diagnóstico e manejo da AOS. Diretrizes recentes recomendam o monitoramento portátil para avaliação de pacientes com probabilidade pré-teste moderada a alta.[110] Resultados positivos do teste em tais pacientes indicam o diagnóstico de AOS, enquanto resultados negativos não excluem formas mais sutis da doença, e PSG completa deve então ser realizada. As orientações atuais não recomendam o uso de monitoramento portátil para o diagnóstico de AOS na presença de importantes comorbidades clínicas ou para o diagnóstico de hipoventilação durante o sono ou apneia do sono central. No entanto, para os pacientes com AOS moderada a grave, os dados mostram que o uso de monitores portáteis em algoritmos de manejo clínico ambulatorial resulta em adesão ao tratamento e em resultados clínicos semelhantes às abordagens convencionais baseadas em dispositivos tipo 1[111] (veja "Estratégias de Manejo da AOS", adiante).

APRESENTAÇÃO CLÍNICA DA AOS

SINTOMAS, SINAIS

A apresentação clínica clássica de AOS é uma história de ronco pesado habitual e SDE. No entanto, a AOS é uma condição heterogênea e pode apresentar-se com uma variedade de manifestações, e até mesmo alguns pacientes com AOS moderada a grave têm pouco ou nenhum sintoma. Os sintomas de AOS geralmente se desenvolvem ao longo de muitos anos, em associação com o envelhecimento, ganho de peso ou início da menopausa, e podem ser subestimados pelo paciente. A história completa do sono deve ser obtida na avaliação dos pacientes para analisar não apenas as características de AOS, mas o impacto dos hábitos de sono e outros potenciais distúrbios do sono nos sintomas clínicos.

Os pacientes com AOS devem ser questionados sobre se têm sintomas durante a noite ou durante o dia (Tabela 88-4). Quando possível, o cônjuge ou parceiro deve ser questionado também. Durante o sono, a maioria dos pacientes com AOS manifesta ronco ruidoso, disruptivo, o que pode fazer com que o cônjuge procure dormir em um quarto separado. O ronco não é um sintoma específico de AOS e tem alta prevalência na população em geral. Um importante achado é o relato de apneia presenciada pelo parceiro. Embora a frequência ou a duração dos eventos relatados possam não ser precisas, uma

Tabela 88-4 Sintomas da Apneia Obstrutiva do Sono

NOTURNOS

Ronco habitual, pesado
Apneias testemunhadas pelo parceiro
Asfixia noturna
Noctúria
Sono agitado
Sudorese
Disfunção erétil
Refluxo gastroesofágico
Sono não revigorante
Cefaleia ao acordar

DIURNOS

Sonolência diurna excessiva
Dificuldade de concentração
Perda de memória
Irritabilidade, mudança de personalidade
Sintomas depressivos
Fadiga

descrição de episódios durante os quais ele para de respirar seguidos por ronco ofegante alto, é altamente sugestiva de AOS. Os próprios pacientes são muitas vezes inconscientes dos episódios de apneia, e é surpreendentemente incomum que os pacientes relatem asfixia noturna ou respiração ofegante ao acordar. O diagnóstico diferencial para o sufocamento noturno inclui dispneia paroxística noturna relacionada a insuficiência cardíaca e respiração de Cheyne-Stokes, asma noturna, laringospasmo (idiopático ou devido a refluxo ácido-pepsina), ortopneia devida à disfunção do diafragma, ou convulsões corticais insulares.[112] A maioria dos pacientes com AOS não se queixa de insônia, a qual, quando ocorre, muitas vezes parece ser um processo separado porque o tratamento de AOS geralmente não reduz as queixas de insônia. No entanto, raramente a AOS pode apresentar-se com sintomas de insônia proeminentes que respondem ao tratamento da AOS. Outros sintomas noturnos da AOS incluem sono agitado, noctúria, enurese (em casos graves), diaforese e diminuição da libido e impotência. Esses sintomas também respondem ao tratamento da AOS, sugerindo um nexo causal. Os pacientes podem queixar-se de boca seca ao acordar e uma sensação de acordar sem estar revigorado. Pode ocorrer cefaleia pela manhã, a qual pode estar associada a hipercapnia noturna devida à concomitante hipoventilação por obesidade.

O sintoma diurno essencial da AOS é a SDE,[113] definida como uma propensão para cochilar em situações indesejadas durante o horário normal de vigília. A SDE pode desenvolver-se insidiosamente e não ser reconhecida pelo paciente, e muitos pacientes podem descrever sintomas de fadiga ou falta de energia, em vez de sonolência em si.[114] Pacientes submetidos à avaliação para a AOS devem ser questionados se sentem sonolência quando estão dirigindo um veículo ou se já adormeceram ao volante, porque a AOS aumenta o risco de acidentes ou quase acidentes.[115,116] Outros sintomas da AOS incluem comprometimento cognitivo, como dificuldades com a concentração ou a perda de memória, distúrbios do humor, como irritabilidade ou depressão, e prejuízo da qualidade de vida (discutidos na seção "Complicações Neurocognitivas da AOS", adiante).

AVALIAÇÃO DA SONOLÊNCIA

Questionários

O questionário mais utilizado para quantificar a sonolência diurna é o questionário do sono de Epworth descrito anteriormente (Tabela 88-2).[13] Valores de 11 ou mais indicam sonolência excessiva. A Escala de Sonolência de Stanford[117] requer que indivíduos avaliem o seu grau de sonolência em um único momento no tempo, como logo antes de um teste de latência múltipla do sono. As escolhas variam de "sentir-se ativo e cheio de vida, alerta e acordado" a "quase em devaneio, próximo do início do sono". Essa escala tem sido usada mais comumente em pesquisa, e valores clínicos normativos não foram estabelecidos, o que limita a sua aplicabilidade.

Medidas Objetivas da Sonolência

Medidas objetivas podem ser feitas no laboratório do sono durante uma série de sessões programadas de cochilos durante o dia para medir tanto a sonolência fisiológica (teste de latência múltipla do sono) quanto a capacidade de permanecer acordado (teste de manutenção da vigília).[118,119] Constatou-se que um teste comportamental mais acessível que não requer registro de PSG (teste de Osler) aproxima achados no teste de manutenção da vigília.[120,121]

Tabela 88-5 Diagnóstico Diferencial de Sonolência Diurna Excessiva

Sono insuficiente (induzido pelo comportamento)
Hipersonia de origem central
   Narcolepsia
   Hipersonia idiopática
   Hipersonia periódica (p. ex., síndrome de Klein-Levin)
Distúrbios do movimento relacionados ao sono
   Síndrome das pernas inquietas
   Transtorno de movimento periódico do membro
Distúrbios do ritmo circadiano
   Síndrome do atraso da fase de sono
   Síndrome do avanço da fase do sono
   Distúrbio decorrente de trabalho em turnos
Parassonias
   Distúrbio de comportamento do sono REM
   Sonambulismo
   Despertares com confusão
Sonolência devida a doenças, medicação e outras condições

REM, movimento rápido dos olhos (*rapid eyes moviment*).

DIAGNÓSTICO DIFERENCIAL DA SONOLÊNCIA EXCESSIVA

Embora SDE seja um sintoma comum de AOS, é importante considerar outras causas potenciais de sonolência (Tabela 88-5). A causa mais comum de SDE é a duração insuficiente de sono. Isso pode ser devido a um sono insatisfatório, ou a hábitos sociais, exigências do trabalho e da vida familiar, ambiente de sono desfavorável, ou outros fatores. Portanto, é essencial obter detalhes sobre a hora de dormir, tempo para adormecer, quantidade e duração dos despertares noturnos, o tempo de vigília habitual e se o despertar é espontâneo ou requer um ou mais alarmes. A regularidade e o calendário dos horários de trabalho e de sono também devem ser verificados. A curta duração do sono durante a semana, com recuperação de tempo de sono nos fins de semana, é muitas vezes um sinal de sono insuficiente. Quando ocorre habitualmente durante 3 meses ou mais, é chamada de "síndrome do sono insuficiente".[12] O manejo envolve alterar o horário de sono em uma base consistente para chegar ao sono noturno adequado.

Transtornos Centrais da Hipersonolência

Outros distúrbios clínicos do sono também podem causar SDE.[12] Esses incluem *distúrbios centrais de hipersonolência*, dos quais o mais comum é a narcolepsia. A narcolepsia normalmente se apresenta na segunda ou terceira década de vida e é caracterizada por uma tétrade de sintomas, incluindo sonolência diurna, cataplexia, alucinações hipnagógicas ou hipnopômpicas (alucinações que ocorrem na transição entre a vigília e o sono) e paralisia do sono.[122,123] A narcolepsia é um distúrbio de *movimento rápido dos olhos* (REM ou estágio R) com um "desenrolar" de fenômenos de REM de modo que as características do sono REM tornam-se evidentes durante a vigília. Cataplexia é a perda súbita do tônus muscular, como ocorre no sono REM, que é precipitada pela emoção (riso, raiva, surpresa) durante a vigília. A cataplexia é altamente específica à narcolepsia e é um sintoma praticamente patognomônico, embora a narcolepsia possa ser observada sem cataplexia. A atonia da cataplexia pode ser intensa, levando ao colapso, e pode imitar síncope, embora não haja verdadeira perda de consciência. A cataplexia está associada a arreflexia transitória objetiva. Alucinações hipnagógicas ou hipnopômpicas são sonhos vívidos tipicamente com um forte componente visual que são sentidos ou no início do sono ou no despertar do sono. Os indivíduos com paralisia do sono acordam incapazes de se mover, porque eles estão emergindo do sono REM e a atonia associada ao REM não foi desativada.[122,123] Embora particularmente comum na narcolepsia, a paralisia do sono também pode ser sentida em indivíduos de outro modo saudáveis.

A sonolência excessiva na narcolepsia é geralmente tratada com medicamento estimulante.[124,125] Modafinil (Provigil®) é o medicamento preferencial. Quando ineficaz, os estimulantes alternativos são o metilfenidato (Ritalina®) ou preparações de anfetamina.[124] Melhoras no SDE podem estar associadas a melhoras em outros sintomas, como cataplexia e paralisia do sono, embora possa ser necessária medicação específica. A cataplexia é tratada com antidepressivos (tricíclicos, classes de inibidores seletivos da recaptação da serotonina-norepinefrina e da monoamina-oxidase).[124,125] O oxibato de sódio (Xyrem®) está aprovado para o tratamento da cataplexia e também pode melhorar a qualidade do sono noturno e a SDE, embora o seu uso esteja limitado pelo custo e pelos potenciais efeitos colaterais.[126]

Hipersonia Periódica

A síndrome de Klein-Levin é uma causa rara de SDE que normalmente se apresenta na adolescência e é caracterizada por episódios intermitentes de intensa hipersonia com interveniência normal de sono e vigília.[12,125] Os episódios podem durar dias e os pacientes podem dormir por até 20 h/dia. Os episódios estão associados a anormalidades comportamentais, incluindo compulsão alimentar e hipersexualidade. O tratamento é geralmente de suporte durante os episódios, com um papel limitado para os estimulantes; o lítio pode ser eficaz em alguns casos.[125]

Hipersonia Idiopática

Esse distúrbio é um diagnóstico de exclusão e é caracterizado pela marcante sonolência excessiva persistente apesar do relato de duração adequada de sono e higiene, sono diurno frequente, sono noturno subjetivamente ininterrupto e registro de PSG noturna normal, sem sintomas de outro transtorno do sono ou causa clínica para hipersonolência.[12] Apesar de a maioria dos pacientes ter sono noturno prolongado, alguns podem não ter. O ICSD-3 não distingue essas duas variantes.[12] O manejo é feito com medicamento estimulante semelhante ao da narcolepsia, embora os sintomas possam ser mais difíceis de controlar.[124,125]

Distúrbios de Movimento Relacionados com o Sono

Os distúrbios de movimento durante o sono podem causar perturbação do sono e SDE. O mais comum é a *síndrome das pernas inquietas* (SPI), que é caracterizada por um impulso de movimento das pernas geralmente acompanhado por sensações desconfortáveis ou desagradáveis nas pernas que (1) se agravam com períodos de inatividade física ou de descanso, (2) são parcial ou totalmente aliviados pelo movimento, como caminhada ou alongamento, e (3) são piores ou sentidos apenas à noite. O momento do início dos sintomas é de tal ordem que o paciente tem dificuldade de adormecer até que as sensações desagradáveis e o impulso de movimento diminuam, o que pode ocorrer apenas 2 a 3 horas depois de deitar-se. Há vários fatores que podem precipitar ou exacerbar a SPI, o mais comum deles é a deficiência de ferro. Os níveis séricos de ferro e ferritina devem ser verificados em todos os pacientes com SPI. A cafeína, estimulantes e outros medicamentos podem agravar a SPI. A SPI é comum em pacientes em diálise renal e com insuficiência cardíaca congestiva, e em pacientes com distúrbios neuropáticos, e pode surgir ou piorar durante a gravidez.[127] A SPI familiar tem sido descrita. Estudos genéticos identificaram vários *loci* ligados à SPI, embora até o momento eles não tenham levado a grande compreensão sobre etiologia, prevenção ou tratamento.[128]

O tratamento da SPI[129,130] primeiramente envolve a correção de possíveis fatores precipitantes, em particular a reposição de ferro se os estoques estiverem baixos. Uma variedade de medicamentos pode ser usada para tratar a SPI, incluindo agonistas de dopamina, como pramipexol (Mirapex®) e ropinirol (Requip®),[131] bem como anticonvulsivantes, como gabapentina e pregabalina.[130-132]

Distúrbios do Ritmo Circadiano Sono-Vigília

Esse conjunto de distúrbios clínicos é caracterizado por distúrbios do "relógio biológico" interno[133] de modo que o sono é geralmente normal, mas ocorre em tempos anormais.[134] A perturbação mais comum é o distúrbio de atraso da fase sono-vigília.[12,134] Os indivíduos afetados são incapazes de adormecer até as primeiras horas da manhã (p. ex., 3 horas ou mais tarde), dormem normalmente quando adormecem e despertam no final da manhã (p. ex., 11 horas). Se capazes de seguir o seu esquema de sono "natural", há poucos sintomas diurnos. No entanto, quando o trabalho ou a escola impõem um esquema diferente, o tempo de sono é restrito e ocorre sonolência diurna. O manejo do distúrbio de atraso da fase sono-vigília inclui intervenções para mudar o relógio biológico, como a administração de melatonina à noite e exposição à luz intensa da manhã.[134,135] Embora possam ser alcançadas mudanças no esquema de sono, os efeitos podem não ser expressivos, e os pacientes tendem a reverter facilmente a um cronograma de atraso se as medidas circadianas não são rigorosamente mantidas. Alguns pacientes escolhem ocupações ou horários de trabalho que são compatíveis com o seu atraso de fase.

Outros distúrbios circadianos incluem o distúrbio do avanço de fase sono-vigília, em que o sono começa no início da noite, com o despertar de manhã cedo. O tratamento inclui modificações do esquema de sono e exposição à luz intensa à noite.[135] O distúrbio de *jet lag* é o resultado do desalinhamento circadiano por causa de viagens com mudança de fusos horários com subsequente perturbação do sono e sintomas diurnos.[136] O manejo inclui a programação do sono, fototerapia adequadamente programada e, possivelmente, o uso de melatonina.[134,135] O distúrbio decorrente do trabalho em turnos é caracterizado por mais de 1 mês de sonolência excessiva durante o tempo de trabalho programado e insônia durante o tempo programado de sono no contexto de esquema de trabalho rotativo ou não convencional.[12] O manejo inclui otimizar o ambiente de sono e o horário de sono, cochilo antes do turno, exposição à luz intensa durante o período noturno e evitar luz intensa na volta para casa na manhã. Evidências apontam para o uso de melatonina e uso judicioso de hipnóticos para promover o sono, e modafinil e cafeína para promover a vigília durante o trabalho.[135]

Outras Condições e Medicamentos

Muitas condições clínicas podem estar associadas a distúrbios do sono e/ou resultar em sonolência excessiva. São exemplos a doença respiratória noturna com tosse noturna ou dispneia, refluxo gastroesofágico, frequência urinária noturna, insuficiência renal crônica, várias doenças infecciosas e síndromes de dor crônica.[137] Transtornos psiquiátricos, como a depressão, podem se apresentar com sonolência excessiva. Numerosos medicamentos podem afetar a qualidade do sono noturno e/ou contribuir para a sonolência excessiva. Assim, o histórico de medicação e os potenciais efeitos colaterais devem ser cuidadosamente avaliados.

COMPLICAÇÕES NEUROCOGNITIVAS DA AOS

FISIOPATOLOGIA

A maioria dos eventos de apneia e hipopneia termina em associação com despertares (Fig. 88-1). Assim, eventos respiratórios recorrentes durante a noite causam uma grande perturbação da continuidade do sono ou a fragmentação do sono. A AOS é também tipicamente associada à redução da duração do sono mais profundo, mais "restaurador", incluindo a fase N3 (de ondas lentas) e fase R (movimento rápido dos olhos). Essas alterações características da arquitetura do sono são um fator que leva à DSE e a outras sequelas neurocognitivas da AOS. A aplicação de CPAP nasal para o tratamento de AOS restaura a continuidade sono e pode estar enormemente associada a um aumento rebote dos estágios N3 e R do sono, que os pacientes percebem como melhor qualidade do sono.[138]

Embora a fragmentação do sono relacionada isoladamente com a respiração (i.e., os eventos obstrutivos sem associação da dessaturação de oxigênio) possa causar DSE, em estudos de AOS moderada a grave, sonolência e outras sequelas neurocognitivas se correlacionam mais estreitamente com hipoxemia associada à AOS do que com medidas de perturbação do sono.[16,113,139] Estudos em camundongos com hipoxia intermitente cíclica imitando AOS mostrou que a hipoxia grave pode produzir sonolência excessiva, que persiste até 6 meses após o retorno à normoxia.[140] Veasey et al. identificaram lesão neuronal em áreas específicas de promoção de vigília (neurônios monoaminérgicos no *locus coeruleus*, substância cinzenta periaquedutal) nesses camundongos e mostraram que a lesão é mediada por lesões oxidativas dependentes de *nicotinamida adenina dinucleotídeo fosfato*, forma reduzida (NADPH), oxidase.[140,141] Nair et al.[142] demonstraram que a hipoxia intermitente em ratos também induz *deficits* de aprendizagem e memória, com o hipocampo sendo uma região especial de lesão neuronal. Estudos de neuroimagem em pacientes com AOS demonstraram alterações na região do hipocampo e em outras áreas que auxiliam funções cognitivas que sabidamente são prejudicadas na AOS.[143,144] É, portanto, provável que a hipoxia-reoxigenação associada a AOS humana possa produzir sonolência e outras mudanças neurocognitivas por vias semelhantes àquelas identificadas em animais experimentais. No entanto, ainda se discute sobre os papéis relativos da fragmentação do sono e lesão mediada por hipoxia na produção de *deficits* neurocognitivos relacionados com a AOS.[145,146]

A sonolência excessiva em pacientes com AOS também pode ser influenciada por outros fatores que não estejam diretamente relacionados com a AOS em si. Além disso, vários estudos têm demonstrado que o horário de sono, a obesidade por si só e a depressão podem contribuir para sintomas de sonolência em pacientes com AOS.[147,148]

SONOLÊNCIA EXCESSIVA, REDUÇÃO DO DESEMPENHO E COMPLICAÇÕES NO TRÂNSITO/LOCAL DE TRABALHO

A SDE é o sintoma mais comum de AOS e pode ter profundos efeitos negativos sobre a qualidade de vida, as relações sociais e a segurança e desempenho profissionais. Os pacientes com AOS não tratada e com sonolência diurna têm significativamente maior risco de acidentes com veículos automotores. Duas metanálises[115,149] identificaram um aumento de duas a três vezes no risco de acidentes veiculares entre os pacientes com AOS não tratada (p. ex., OR, 2,4; IC 95%, 1,2-4,9[115]). Uma metanálise recente descobriu que o tratamento com pressão positiva das vias aéreas para AOS grave diminuiu a razão de risco para acidentes com veículos motores para 0,28 (IC 95%, 0,22 a 0,35),[150] o que se traduz em uma redução de 65% a 78% na taxa de acidentes com o tratamento da AOS.

Há importantes implicações médico-legais e de segurança pública da AOS para o médico praticante. A American Thoracic Society publicou recentemente uma diretriz de prática atualizada sobre AOS, sonolência e risco de acidente.[116] Embora a previsão de risco de acidente em pacientes individuais com AOS seja imprecisa, é importante identificar pacientes de alto risco com sintomas de sonolência excessiva, vítimas de algum acidente anterior, ou quase acidente, devido à sonolência. Tais indivíduos devem ser advertidos dos perigos da condução antes do tratamento, ser submetidos a testes diagnósticos de sono dentro de 1 mês, e iniciar o tratamento com CPAP após um teste de diagnóstico positivo.[116] Os médicos devem também familiarizar-se completamente com os requisitos legais em sua jurisdição para a notificação de AOS e restrições à condução.

Uma área de especial preocupação é o aumento da taxa de acidentes com veículos motorizados entre motoristas comerciais.[151,152] Vários estudos mostraram uma alta prevalência de AOS em motoristas comerciais.[153-155] Embora nenhum estudo até hoje tenha demonstrado que AOS causa o aumento das taxas de acidentes especificamente entre os motoristas comerciais, o aumento da literatura geral sobre AOS e condução, combinadas com as longas distâncias percorridas comercialmente, gera grande preocupação. A triagem para AOS é recomendada como parte da avaliação clínica geral para motoristas comerciais.[151] No entanto, essa triagem depende fortemente de autorrelato de sonolência e sintomas de AOS por motoristas, que sabidamente mal os relatam em virtude das preocupações sobre restrições de trabalho.[155] Um estudo sugere que os motoristas podem ser mais propensos a relatar sintomas se eles podem fazê-lo anonimamente *online*.[156] Uma declaração multissociedade inclui recomendações sobre a triagem da AOS de motoristas profissionais e avaliação de aptidão para o serviço e regresso ao trabalho após o tratamento da AOS.[151]

COMPROMETIMENTO COGNITIVO

AOS está associada a comprometimento cognitivo.[144] A AOS causa prejuízos na atenção e vigilância, capacidade de construção visoespacial, memória verbal episódica e visoespacial e subdomínios da função executiva.[157-159] O tratamento da AOS pode melhorar a função cognitiva global, atenção/vigilância, memória verbal e visual e função executiva.[157,159] A maioria dos estudos avaliou os efeitos do tratamento depois de apenas alguns meses, no entanto, os efeitos em longo prazo são desconhecidos. *O Apnea Positive Pressure Long-term*

Efficacy Study (APPLES) avaliou domínios de função cognitiva em AOS aos 2 e 6 meses de tratamento com CPAP efetivo *versus* simulado.[160] Foi observada melhora em uma medida da função executiva e do lobo frontal em 2 meses, mas não foi sustentada em 6 meses. No entanto, a função básica estava alta nos participantes do estudo; são necessários mais estudos sobre o tratamento em longo prazo em pacientes com AOS com prejuízo cognitivo básico mais acentuado.

DEPRESSÃO

Os sintomas depressivos são comuns em pacientes com AOS e são mais prevalentes em mulheres.[161] Embora estudos epidemiológicos indiquem que a presença de AOS não tratada seja um fator de risco para o desenvolvimento de depressão,[162] a interação entre depressão e AOS ainda é pouco compreendida.[161,163] A depressão pode piorar os sintomas de sonolência e fadiga na AOS.[148] Embora as respostas não sejam uniformes, alguns estudos relatam melhora nos escores de depressão com o tratamento da AOS.[163] A prevalência de AOS em pacientes com depressão clínica não é conhecida,[161] mas os sintomas da AOS devem ser pesquisados em pacientes com depressão, tendo em conta os potenciais efeitos beneficiais do tratamento da AOS.

OUTRAS COMPLICAÇÕES

A AOS pode levar à disfunção erétil,[164,165] que está ligada às vias de óxido nítrico e relacionadas com NADPH em modelos animais.[166,167] O tratamento da AOS pode melhorar a função erétil.[168]

Os efeitos da AOS podem ter um impacto negativo substancial na qualidade de vida geral dos pacientes. Índices específicos da doença têm sido desenvolvidos para avaliar o impacto da AOS na qualidade de vida, incluindo o *Functional Outcomes of Sleep Questionnaire*,[169] o *Calgary Sleep Apnea Quality of Life Index*[170] e o *Quebec Sleep Questionnaire*.[171] Estudos com essas medidas indicam que deficiências relacionadas com a AOS podem ser substanciais e que o seu tratamento pode melhorar significativamente a qualidade de vida.[172,173]

COMPLICAÇÕES CARDIOMETABÓLICAS DA AOS

FISIOPATOLOGIA

Apneias obstrutivas e hipopneias desencadeiam uma cascata de efeitos agudos hemodinâmicos, autônomos, bioquímicos, inflamatórios e metabólicos que podem provocar alterações tanto agudas quanto de longo prazo na função cardiovascular[174,175] (Fig. 88-5). O tônus autônomo é alterado durante as apneias, com aumentos agudos simpatomediados na pressão arterial e na frequência cardíaca observados na reabertura das vias aéreas[176] (Fig. 88-6). A tensão de cisalhamento do vaso sanguíneo é também aumentada devido à hipertensão e oscilações hemodinâmicas. As pressões intratorácicas negativas geradas durante esforços inspiratórios obstruídos aumentam a pressão transmural ventricular esquerda e, portanto, a pós-carga, um estímulo para a hipertrofia ventricular e uma carga excessiva para um ventrículo comprometido.[175] O aumento da atividade neural simpática durante apneias pode persistir no

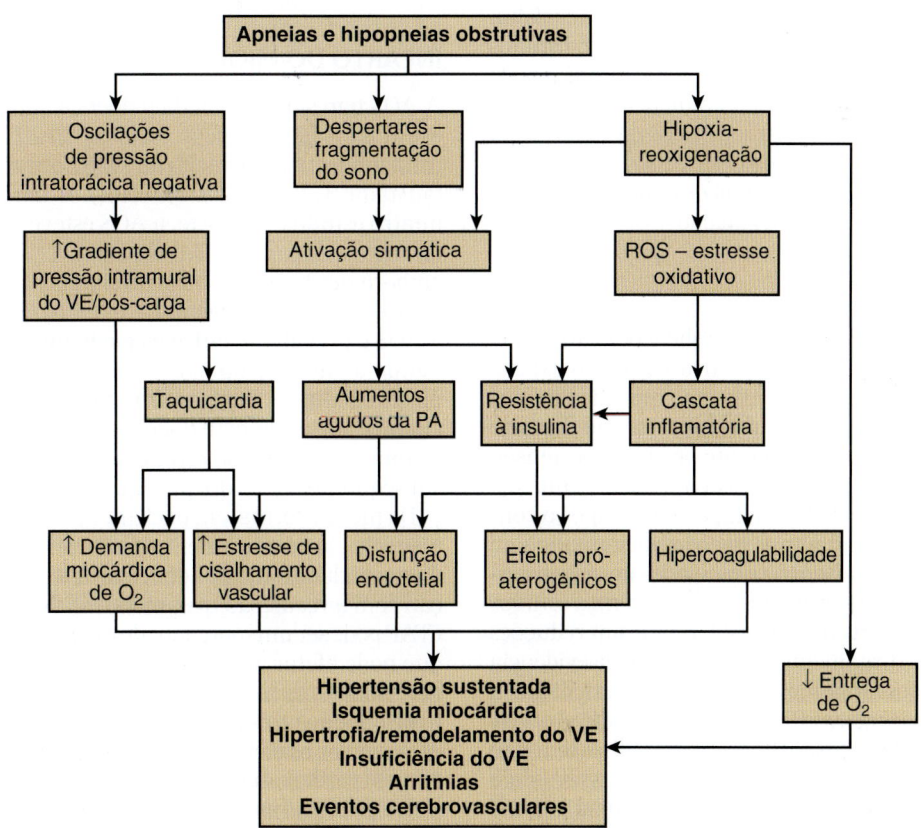

Figura 88-5 **Esquema com os mecanismos de complicações cardiometabólicas da AOS.** PA, pressão arterial; ROS, espécies reativas de oxigênio; VE, ventrículo esquerdo.

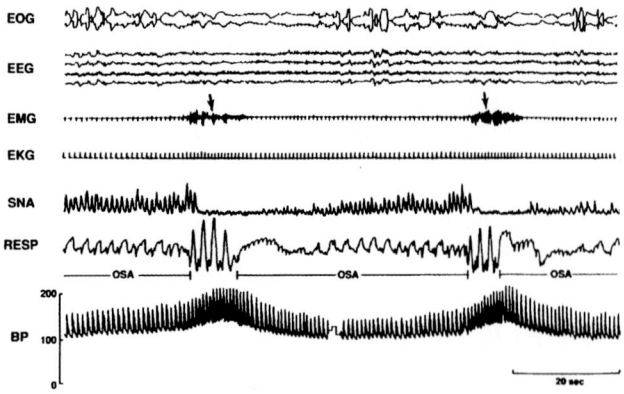

Figura 88-6 Atividade do nervo simpático durante apneias obstrutivas.
Traçado demonstrando o aumento da atividade do nervo simpático (SNA, do inglês, *sympathetic nerve activity*) durante apneias obstrutivas, com alterações associadas na pressão arterial (PA) e frequência cardíaca. O aumento do tônus muscular (EMG) e a interrupção dos movimentos rápidos dos olhos (EOG) no final do período apneico indicam o despertar do sono REM (*setas*). (Somers VK, Dyken ME, Clary MP, Abboud FM: Sympathetic neural mechanisms in obstructive sleep apnea.*J Clin Invest* 96:1897–1904, 1995.)

estado de vigília, contribuindo para hipertensão sustentada. A hipoxia-reoxigenação associada a AOS tem efeitos biológicos análogos aos da isquemia-reperfusão, levando à geração de espécies reativas de oxigênio.[177] Esse estresse oxidativo ativa fatores de transcrição nuclear, incluindo fator-1α indutor de hipoxia e fator nuclear-κB, que ativam uma diversidade de vias pró-inflamatórias.[177,178] Mediadores inflamatórios, por sua vez, podem afetar adversamente a função das células endoteliais[179] e promover a aterogênese,[180] têm efeitos antifibrinolíticos/pró-trombóticos que poderiam contribuir para eventos vasculares agudos, e, em conjunto com o aumento da atividade simpática, podem aumentar a resistência à insulina, colaborando ainda mais para o risco cardiovascular.[181,182] Estudos em animais indicam que a hipoxia intermitente também pode afetar adversamente o metabolismo lipídico, contribuindo ainda mais para os efeitos pró-aterogênicos da AOS.[180] Há uma crescente evidência de que, na base desses mecanismos fisiopatológicos, a AOS tem efeitos clínicos importantes sobre a morbidade cardiovascular e a mortalidade.

HIPERTENSÃO

As evidências associando a AOS a complicações cardiovasculares são mais fortes para a hipertensão. Estudos experimentais têm demonstrado que a obstrução repetida das vias aéreas durante o sono em cães induz hipertensão durante a vigília[183] e que a hipoxia intermitente produz hipertensão em roedores.[184] Estudos transversais demonstram uma associação independente de AOS com hipertensão após o controle de obesidade,[185,186] embora achados relacionados com o desenvolvimento de hipertensão em estudos de coorte longitudinais tenham sido discrepantes.[187-189] Recentes estudos observacionais[190] e intervencionistas[191] relataram reduções na hipertensão com o tratamento da AOS. O peso da evidência de estudos controlados randomizados é que o tratamento com *pressão positiva das vias aéreas* (PAP, do inglês, *positive airway pressure*) melhora a hipertensão. Várias metanálises têm sido publicadas.[192-194] Na mais recente,[194] a PAP foi associada a melhoras de −2,6 mmHg (IC 95%, −3,6 a −1,6) na pressão arterial sistólica e de −2,0 mmHg (IC 95%, −2,8 a −1,2) na pressão arterial diurna em comparação com controles, enquanto os valores noturnos melhoraram em −4,1 mmHg (IC 95%, −6,2 a −1,9) para sistólica e −1,90 mmHg (IC 95%, −3,5 a −0,2) para pressão arterial diastólica. Embora essas mudanças pareçam pequenas, no âmbito populacional, elas poderiam ter implicações significativas para a prevenção cardiovascular primária.[195] A PAP poderia ter benefícios protetores vasculares adicionais por aliviar os picos acentuados de pressão arterial que acompanham a AOS.[194] Vários estudos têm relatado alta prevalência de AOS (50% a 60%) em pacientes com hipertensão refratária, com AOS representando a causa mais comum de hipertensão secundária nesses pacientes.[196] Dois ensaios randomizados controlados demonstraram melhora significativa na pressão arterial com tratamento com PAP em pacientes com hipertensão refratária com AOS.[197,198]

ARRITMIAS

A AOS está associada a arritmias cardíacas.[199,200] Bradiarritmias, incluindo pausas sinusais e bloqueio atrioventricular, são mais comuns em AOS grave do que na população em geral. Embora alguns dados sugiram que a CPAP pode melhorar bradiarritmias, não há ensaios randomizados que demonstrem isso.[199] Estudos associando AOS a arritmias ventriculares têm produzido resultados conflitantes.[199] No entanto, há uma crescente evidência ligando AOS à fibrilação atrial.[199-201] Fibrilação atrial é mais comum em indivíduos com AOS grave do que naqueles sem AOS.[199,202] A AOS não tratada está associada a uma maior taxa de recorrência de fibrilação atrial após cardioversão[203-205] ou ablação por cateter.[205,206] Embora precisem ser feitos ensaios clínicos randomizados para confirmar um efeito do tratamento da AOS no controle da fibrilação atrial, devem-se considerar a avaliação para AOS e, se houver, a instituição do tratamento em pacientes com fibrilação atrial.

INFARTO DO MIOCÁRDIO

A AOS tem sido associada a doença cardíaca isquêmica em estudos epidemiológicos. No *Sleep Heart Health Study* houve uma modesta associação da AOS com coronariopatias (OR ajustada, 1,3 [IC 95%, 1,0-1,6]).[207] Em uma metanálise de quatro estudos de coorte, a AOS esteve associada a um risco de coronariopatia de 1,9 (IC 95%, 1,1-3,5) em homens,[208] embora nenhuma associação significativa tenha sido observada em um estudo de mulheres.[209] No entanto, relata-se que a AOS é prevalente entre os pacientes que sofreram infarto agudo do miocárdio[210] e, se presente, a AOS é associada a piores resultados cardiovasculares.[211-213] Em estudos observacionais, pacientes com doença coronariana que aceitaram o tratamento da AOS sofreram menos eventos cardiovasculares subsequentes[214,215] do que aqueles que não aceitaram.

Da mesma forma, em pacientes não selecionados com AOS, a aderência ao tratamento da AOS foi associada a redução da morbidade e mortalidade cardiovasculares em comparação com a recusa ao tratamento.[216] No entanto, a recusa da CPAP pode ser um marcador de mau comportamento de saúde que pode afetar adversamente os resultados. Portanto, são necessários ensaios randomizados e controlados. Há atualmente pelo menos três grandes ensaios clínicos sendo realizados para avaliar os efeitos do tratamento da AOS na incidência de eventos cardiovasculares (*Sleep Apnea Cardiovascular Endpoints* [SAVE],[217] *Randomized Intervention with CPAP in Coronary Artery Disease and Sleep Apnoea* [RICCADSA],[218] e *CPAP in Patients With Acute Coronary Syndrome and Obstructive Sleep Apnea*[219]).

O ensaio recentemente publicado *Multicentre Obstructive Sleep Apnea Interventional Cardiovascular* (MOSAIC) avaliou os efeitos da CPAP em comparação com o controle na redução de uma pontuação substituta do risco cardiovascular e descobriu que o risco calculado não foi significativamente reduzido.[220] No entanto, a CPAP foi associada a melhora significativa da função endotelial em um subgrupo de indivíduos do ensaio MOSAIC.[221] O acompanhamento de indivíduos do MOSAIC para resultados cardiovasculares "brutos" em longo prazo pode render achados adicionais. Um estudo randomizado recente realizado pelo grupo colaborativo espanhol não demonstrou diferença significativa na incidência de eventos cardiovasculares e hipertensão ao longo de 7 anos no grupo tratado com CPAP em comparação com o grupo-controle.[191] No entanto, houve uma redução significativa nos eventos para pacientes submetidos a CPAP por 4 horas ou mais por noite (razão de densidade de incidência, 0,7 [IC 95%, 0,5-0,9]) em comparação com o grupo controle).

EVENTOS CEREBROVASCULARES

Estudos epidemiológicos transversais e longitudinais mostram que a AOS é associada a acidente vascular cerebral.[222-224] Uma recente metanálise de cinco estudos mostrou uma associação significativa de AOS com AVC (OR, 2,2; IC 95%, 1,6-3,2).[208] Portanto, a AOS predispõe a AVC, embora o AVC possa, também, por sua vez, causar ou agravar distúrbios respiratórios do sono. No entanto, estudos sugerem que, em muitos casos, a AOS precede o AVC.[225,226] No geral, a AOS é altamente prevalente entre aqueles com AVC e ataques isquêmicos transitórios, e uma a metanálise recente relatou prevalência de 63% (IC 95%, 58% a 68%) para IAH superior a 10 episódios por hora (dados de 24 estudos).[226] A presença de AOS após AVC parece conferir um pior prognóstico para AVC recorrente e mortalidade pós-AVC.[227] O tratamento da AOS com CPAP em pacientes com AVC pode ser um desafio, e apesar de vários estudos terem sugerido que o tratamento da AOS pode melhorar os resultados pós-AVE, eles têm limitações metodológicas e não são conclusivos.[227]

INSUFICIÊNCIA CARDÍACA CONGESTIVA

No *Sleep Heart Health Study* constatou-se que a AOS está associada a insuficiência cardíaca congestiva (OR de 2,4 para a maior categoria de gravidade de AOS) na análise transversal inicial[207] e ao desenvolvimento de nova insuficiência cardíaca no acompanhamento longitudinal.[209] A AOS foi identificada em 11% a 53% dos pacientes com insuficiência cardíaca congestiva crônica estável (com apneia do sono central–respiração de Cheyne-Stokes também presente em 11% a 35%, obtendo-se uma prevalência global de apneia de aproximadamente 50% em pacientes com insuficiência cardíaca congestiva).[175,228] A AOS pode piorar a função do ventrículo esquerdo. A AOS grave induzida experimentalmente em um modelo de cão produziu mudanças nas dimensões do ventrículo esquerdo e redução da função sistólica após 8 semanas.[229] Uma recente metanálise de seis estudos que avaliaram os efeitos do tratamento da AOS na função do ventrículo esquerdo mostrou uma melhora significativa na fração de ejeção do ventrículo esquerdo de 5,2% (IC 95%, 3,3% a 7,1%).[230] No entanto, ensaios controlados e randomizados são necessários para demonstrar a melhora em longo prazo na função cardíaca e no prognóstico com o tratamento da AOS em pacientes com insuficiência cardíaca congestiva.

HIPERTENSÃO PULMONAR

A *hipertensão pulmonar* (HP) pode se desenvolver em casos de AOS, seja secundária a hipertrofia ventricular esquerda e disfunção diastólica (p. ex., na hipertensão arterial sistêmica [HP pós-capilar]) ou por meio de alterações vasculares pulmonares relacionadas com alterações hemodinâmicas agudas relacionadas com a apneia e vasoconstrição hipóxica.[231,232] (HP pré-capilar). A prevalência de HP na AOS permanece um tanto incerta. Os dados recolhidos de um estudo grande[233] e vários estudos menores, totalizando 519 sujeitos com AOS, mostraram uma prevalência de HP de 10% (definida como *pressão da artéria pulmonar* [Pap] *média* > 25 mmHg no cateterismo cardíaco).[228] No entanto, muitos pacientes apresentavam comorbidades, e os principais preditores de HP foram PO_2 diurna, PCO_2 e redução da função pulmonar.[233,234] O peso da evidência indica que a maioria dos pacientes com AOS sem comorbidades têm Pap normal, e a HP, quando presente, é leve.[228] A HP pode ser mais grave, mas isso é quase invariavelmente associado tanto a anormalidades subjacentes da função pulmonar (*doença pulmonar obstrutiva crônica* [DPOC], restrição pela obesidade, doença neuromuscular) quanto a hipoxemia diurna e hipercapnia.[228,233-235] Os primeiros estudos em pacientes com AOS grave mostrou que Pap pode melhorar substancialmente após traqueostomia, mas não normalizar.[232,236] Houve poucos ensaios controlados que avaliaram o efeito do tratamento com CPAP em HP, embora um recente estudo controlado com CPAP simulado tenha mostrado reduções na pressão sistólica de Pap determinada por ecocardiografia de 28,9 ± 8,6 a 24,0 ± 5,8 mmHg ($P < 0,001$), com as maiores reduções observadas em pacientes com Pap inicialmente elevada.[237]

RESISTÊNCIA À INSULINA

Há evidências crescentes de que, independentemente da obesidade, a AOS é um fator de risco para a resistência à insulina, hiperglicemia e diabetes tipo 2.[181,182] Quando se observam os pacientes com AOS, parece haver uma prevalência significativamente aumentada de resistência à insulina e/ou hiperglicemia, com estimativas de prevalência variando de 20% a 67%.[182,238] Além disso, a prevalência de diabetes tipo 2 em pacientes com AOS é aumentada em comparação com aqueles sem AOS, com uma prevalência estimada de 15% a 30%.[182] Quando, em vez disso, se observam pacientes com diabetes tipo 2, a AOS parece ser altamente prevalente, variando de 58%[239] a 88%.[240]

A questão-chave é saber se o tratamento da AOS melhora a sensibilidade à insulina e o controle glicêmico. Uma variedade de ensaios não controlados e sete ensaios controlados randomizados envolvendo amostras relativamente pequenas (revisados por Pamidi e Tasali[182]) mostraram melhora ou nenhuma mudança, de modo que essa questão ainda não foi resolvida. No entanto, deve haver um alto nível de suspeita clínica para a AOS entre os pacientes com diabetes tipo 2, e o tratamento da AOS em tais pacientes pode ter uma série de efeitos benéficos além da melhora no controle da glicose.

MORTALIDADE

Em consonância com os vínculos entre AOS e disfunção cardiometabólica, a AOS está associada a aumento da mortalidade. A maior parte do aumento da mortalidade cardiovascular é observada principalmente em indivíduos com AOS grave.[241-244] É importante observar que a sobrevida para pacientes com AOS grave foi idêntica, independentemente da queixa ou não de sonolência pelos pacientes.[241] Isso suporta a ideia de que o tratamento deve ser oferecido a pacientes sem sonolência com AOS.[191] Dados de dois grupos sugerem que a maior parte da mortalidade em casos de AOS pode estar relacionada com câncer.[245,246] Estudos em animais mostraram que a hipoxia intermitente e a fragmentação do sono podem promover crescimento tumoral por meio de mecanismos vasogênicos ou outros.[247] No entanto, mais pesquisas são necessárias para confirmar uma ligação entre AOS e mortalidade por câncer.

TRATAMENTO DA AOS

Embora haja um número crescente de opções terapêuticas para AOS, o pilar do tratamento para AOS moderada a grave é a terapia com PAP. No entanto, medidas conservadoras podem promover melhoras significativas em alguns pacientes com AOS mais leve, e há uma influência do tratamento com aparelho oral e da cirurgia das vias aéreas superiores em alguns pacientes (Fig. 88-4B).

PERDA DE PESO E OUTROS TRATAMENTOS CONSERVADORES

Reduções de peso estão associadas a melhora do IAH.[44,45] Embora continue sendo um desafio alcançar uma perda de peso significativa sustentada na prática clínica, três ensaios controlados e randomizados demonstraram melhoras na gravidade da AOS com dieta e/ou modificações do estilo de vida.[248-250] Em um estudo em pacientes com diabetes tipo 2, dieta e modificações do estilo de vida levaram a uma redução média de 10,7 kg e 5,5 kg de peso corporal no grupo intervenção, com uma redução do IAH que foi, em média, 9,7 e 7,7 eventos por hora maior do que o grupo-controle em 1 e 4 anos, respectivamente.[250] No quarto ano, AOS tinha se resolvido em 21% do grupo intervenção em comparação com 3% do grupo-controle. Assim, as estratégias de tratamento da AOS deve incluir maior ênfase nas modificações do estilo de vida e na redução de peso em pacientes obesos.

Há muito poucos estudos sobre os efeitos farmacológicos de agentes de redução de peso sobre a AOS. A adição de sibutramina à dieta e modificações do estilo de vida melhoraram a AOS,[251,252] embora haja preocupações sobre efeitos cardiovasculares secundários desse medicamento. Um estudo realizado em pacientes com AOS moderada a grave mostrou que uma combinação de fentermina e de topiramato de liberação prolongada levou a redução de peso significativamente maior e melhora no IAH (queda de 31,5 versus 16,6 eventos por hora nos controles) com 28 semanas, com poucos efeitos colaterais.[253]

A cirurgia bariátrica em obesos mórbidos pode promover expressivas reduções de peso e melhoras substanciais na AOS.[254] Uma metanálise de 12 estudos[255] encontrou uma redução no índice de massa corporal médio de 55,3 para 37,7 kg/m² após cirurgia bariátrica, com uma queda significativa do IAH médio de 54,7 para 15,8. É importante observar que, no entanto, a doença residual que precisa de tratamento (i.e., IAH > 15 eventos por hora) ainda estava presente em 62% dos indivíduos. Portanto, a AOS pode ser curada após a cirurgia bariátrica, mas isso não é comum.

Outras medidas conservadoras para o manejo da AOS incluem a evitação do consumo de álcool ou sedativos/relaxantes musculares. Até 50% dos pacientes com AOS têm um componente posicional significativo, com piora na posição supina.[56] Para esses pacientes, o tratamento posicional (bolas de tênis costuradas na parte superior do pijama, cinto de posicionamento etc.) pode ser eficaz. No entanto, isso pode ser pouco tolerado ou ineficaz na manutenção da posição supina, e a adesão em longo prazo pode ser baixa.[256]

APARELHOS ORAIS

Os aparelhos intrabucais mais estudados e mais eficazes são os *dispositivos de avanço mandibular* (DAM). Esses devem ser feitos sob medida por um profissional de saúde dental com especialização específica. DAM pré-fabricados (tipo "*boil and bite*") são menos caros, mas menos eficazes. Há também dispositivos de retenção da língua, mas são menos eficazes.[256] Em comparação com placebo, os DAM melhoram o IAH e a sonolência diurna, mas são menos efetivos na redução do IAH e melhora da SO_2 arterial noturna do que a PAP.[257] Assim, os DAM são recomendados para pacientes com AOS leve a moderada ou para aqueles incapazes ou sem o desejo de usar PAP.[258] Pacientes com AOS grave e/ou sintomas graves devem fazer um teste com PAP.[256,258] Um ensaio randomizado de DAM versus CPAP em AOS moderada a grave mostrou que a DAM foi menos eficaz na redução do IAH após 1 mês de tratamento, mas a conformidade com a DAM foi melhor. Os dois tratamentos produziram melhoras comparáveis na sonolência e na qualidade de vida.[259] Uma vez que o DAM tenha se ajustado e avançado de forma ideal com base no conforto, roncos e sintomas de AOS, um estudo de acompanhamento do sono deve ser realizado para documentar o controle efetivo da AOS.[256,258]

PRESSÃO POSITIVA DAS VIAS AÉREAS

O tratamento com PAP na AOS proporciona pressão positiva para as vias aéreas superiores através de uma máscara selada que serve como um "suporte pneumático" que distende as vias aéreas e impede o colapso durante o sono. A PAP é altamente eficaz e alivia com sucesso a AOS na grande maioria dos pacientes. A forma-padrão de PAP é CPAP fixa, em que uma pressão contínua é fornecida em toda a inspiração e expiração. A abordagem convencional padrão-ouro para a determinação eficaz do nível de CPAP é a titulação manual durante o exame de PSG (Fig. 88-6). A pressão eficaz pode variar de acordo com a posição do corpo (maior pressão é geralmente necessária em decúbito dorsal) e com o estágio de sono por causa de maior atonia muscular das vias aéreas superiores durante o sono REM. A pressão final prescrita é o nível mais baixo que alivia eventos respiratórios em todas as posições corporais e estágios do sono.[260]

Ensaios clínicos randomizados demonstraram que PAP melhora a sonolência diurna e a qualidade de vida,[173,261,262] com maiores melhoras na sonolência subjetiva observadas na AOS em grave.[261] No entanto, o *CPAP Apnea Trial North American Program* (ensaio CATNAP) demonstrou melhorias significativas na qualidade de vida específica com AOS, sonolência e humor com CPAP em pacientes com AOS leve a moderada.[263] O tratamento com PAP da AOS é associado a uma taxa reduzida de acidentes com veículos motorizados.[150]

A melhoria nos resultados clínicos correlaciona-se positivamente com a aceitação da PAP.[262] No entanto, a adesão à PAP é um desafio para alguns pacientes, com estimativas de longo prazo que variam de 30% a 85%.[264] Diversas questões práticas e psicossociais devem ser consideradas na optimização da aceitação da PAP. Diferentes interfaces estão disponíveis, incluindo máscaras nasais ou nasal-orais (rosto inteiro) e interfaces intranasais. Os pacientes podem precisar experimentar várias máscaras diferentes para otimizar a vedação e o conforto. O emprego rotineiro de umidificação alinhada aquecida é recomendado para reduzir os sintomas nasais e melhorar a adesão.[265] As intervenções educativas na iniciação da CPAP e intervenções comportamentais de apoio ou cognitivas ajudam a melhorar a aceitação da PAP.[264]

A adesão pode ser documentada objetivamente via microprocessadores integrados em unidades de PAP. Os dados sobre as horas de uso, o grau de distúrbios respiratórios residuais do sono e vazamento da máscara estão disponíveis e são geralmente confiáveis.[266] Os dados objetivos do uso são mais confiáveis do que a adesão autorrelatada pelos pacientes. Dados de microprocessador proporcionam a oportunidade de melhorar a adesão por meio de *feedback* e aconselhamento e de otimizar a terapia baseada em dados objetivos (correção do vazamento da máscara, ajuste da pressão para reduzir IAH residual). A adesão inicial no uso da PAP é importante na previsão do uso em longo prazo.[267] O controle da adesão e o acompanhamento rigoroso após o início da PAP devem ser componentes essenciais dos programas de tratamento.[265]

As modificações dos perfis de pressão da CPAP fixa convencional também foram desenvolvidas para melhorar o conforto do paciente e a adesão. A *PAP de duplo nível* (BPAP, do inglês, *Bilevel PAP*) fornece uma pressão mais elevada durante a inspiração e uma pressão mais baixa durante a expiração. Isso pode melhorar a tolerância, particularmente em pacientes com altos requisitos de CPAP.[268] Para pacientes com AOS que precisam de suporte ventilatório por causa de hipoventilação noturna concomitante (p. ex., devida a obesidade, DPOC ou doença neuromuscular), BPAP tanto mantém a patência das vias aéreas quanto proporciona um aumento na pressão inspiratória para aumentar a ventilação.[265] Vários fabricantes desenvolveram uma opção de redução de pressão expiratória que pode ser realizada em unidades-padrão de PAP. Embora o conforto do paciente possa ser melhorado pela modificação do perfil de pressão, isso não se traduz em adesão global melhorada.[269] Alguns pacientes com baixa adesão demonstraram melhor aceitação com modificação do perfil de pressão.[270]

Estão agora disponíveis dispositivos de PAP que ajustam continuamente a pressão para tratar a AOS com base na análise por um microprocessador interno de reduções de amplitude de fluxo, limitação do fluxo inspiratório e/ou ronco.[271] Eles são denominados como *auto-PAP* (APAP) ou auto-BPAP. Embora a aplicação de auto-BPAP seja um pouco limitada, o APAP tem assumido um papel de destaque no manejo de AOS. Uma grande vantagem do APAP é que os pacientes com AOS sem grandes comorbidades podem iniciar um tratamento com PAP efetivo sem a necessidade de titulação manual laboratorial. Em tais pacientes, o APAP pode ser usado para determinar a pressão para CPAP fixada após várias noites de autotitulação, ou o tratamento de APAP pode ser continuado em longo prazo.[271] Uma metanálise[272] descobriu que CPAP e APAP foram igualmente eficazes na redução do IAH, embora CPAP tenha sido ligeiramente superior em melhorar a SO_2 arterial mínima em 1,3% (IC 95%, 0,4% a 2,2%) mais do que APAP. Duas metanálises[269,272] verificaram que a adesão objetiva e a redução na pontuação da sonolência de Epworth foram semelhantes para APAP e CPAP, com uma menor, provavelmente clinicamente insignificativa, vantagem para APAP. Poucos estudos até hoje têm abordado potenciais diferenças nos resultados cardiovasculares entre CPAP e APAP.

TRATAMENTO CIRÚRGICO

Procedimentos cirúrgicos que visam aliviar locais de estreitamento da via aérea superior estão sendo desenvolvidos. Em geral, o sucesso do tratamento cirúrgico para AOS em adultos é limitado, difícil de prever e consideravelmente menor do que com a terapia de PAP.[131,256,273] As técnicas mais comumente aplicadas visam à redução palatinal empregando ou métodos cirúrgicos convencionais (uvulopalatofaringoplastia) ou procedimentos de uvulopalatoplastia assistidos por *laser* e baseados em radiofrequência. Cirurgias para redução nasal e do palato, bem como cirurgias de redução da língua ou de avanço da língua, são referidas como cirurgias de fase 1 e podem ser realizadas em combinação ("cirurgia multinível") ou separadamente das cirurgias de fase 2, como o avanço maxilomandibular.

A traqueostomia é um tratamento eficaz para AOS, mas é recomendado somente quando todas as outras opções tenham sido esgotadas em virtude das complicações e baixa tolerância do paciente.[131] Com base em relatos recentes,[256,273] as recomendações atuais são de que a uvulopalatofaringoplastia não normaliza de forma confiável o IAH em pacientes com AOS moderada a grave, de modo que aos pacientes com AOS grave deve ser oferecida PAP e aos pacientes com AOS moderada deve ser oferecida PAP ou DAM.[131] A uvulopalatoplastia assistida por *laser* não é recomedada para AOS de qualquer gravidade, ao passo que a ablação por radiofrequência pode ser considerada para pacientes com AOS leve a moderada que não estão dispostos ou são incapazes de tolerar PAP ou DAM.[131] A qualidade das evidências que suportam procedimentos cirúrgicos mais invasivos, tais como avanço maxilomandibular ou cirurgia multinível, é baixa, e esses procedimentos são recomendados apenas quando abordagens de tratamento alternativos tenham falhado.[131,256] Todos os pacientes que se submetem a intervenção cirúrgica para AOS devem repetir o teste de sono objetivo depois da cicatrização adequada para documentar a resolução da AOS.

OUTRAS ABORDAGENS DE TRATAMENTO

Não há atualmente nenhuma farmacoterapia definitiva para AOS.[274,275] Há evidência limitada, de curto prazo, de que exercícios das vias aéreas superiores podem ser benéficos na AOS leve a moderada, apesar de o exercício dever ser continuado para que se mantenham os benefícios. As válvulas de pressão nasal expiratória[256] (Provent®) aplicadas às narinas pode ser eficaz na AOS leve a moderada,[276] mas não na AOS grave.[277] Dispositivos de estimulação do nervo hipoglosso estão sendo avaliados para a eficácia na AOS.[278-280] Embora os resultados preliminares sejam promissores, a aplicação provavelmente será limitada devido ao alto custo dos neuroestimuladores. O emprego de terapias selecionadas com base na fenotipagem de AOS (p. ex., oxigênio para ganho ventilatório ["*high loop gain*"], sedativos para diminuir a resposta de excitação) é discutido no Capítulo 85. Até o momento, no entanto, essas abordagens têm limitada aplicabilidade prática para AOS moderada a grave.

CONSIDERAÇÕES PERIOPERATÓRIAS NA AOS

AOS não tratada está associada a risco aumentado de complicações perioperatórias.[281,282] Isso está relacionado com a administração perioperatória de sedativos, anestésicos e opioides, que aumentam a colapsabilidade faríngea, diminuem as respostas ventilatórias aos estímulos respiratórios e prejudicam a responsividade excitatória.[282] Em uma metanálise,[281] a AOS foi associada a um risco significativamente aumentado de eventos cardíacos pós-operatórias (OR, 2,1; IC 95%, 1,2-3,5), insuficiência respiratória aguda (OR, 2,4; IC 95%, 1,3-4,4), dessaturação pós-operatória (OR, 2,3; IC 95%, 1,2-4,3), transferência para unidade de terapia intensiva (OR, 2,8; IC 95%, 1,5-5,4), e tendência ao aumento da reentubação (OR, 2,1; IC 95%, 0,9-4,4). Várias sociedades fizeram recomendações para a avaliação e manejo dos pacientes com AOS no pré-operatório, intraoperatório e pós-operatório.[283-285] Atenção deve ser dada à identificação pré-operatória de pacientes com AOS ou altamente provável. Para cirurgias eletivas, os pacientes com suspeita de AOS devem ser submetidos a testes de diagnóstico, e deve ser estabelecido tratamento com PAP efetivo antes da internação para a cirurgia, com continuação da PAP ao longo da hospitalização. Pacientes com AOS conhecida ou suspeitada devem ser tratados no perioperatório como pacientes com "via aérea difícil", com minimização do uso de opioides, uso de sedativos/anestésicos de curta ação e anestesia regional quando possível. O monitoramento pós-operatório deve ser realizado e a PAP deve ser aplicada no pós-operatório, quando possível.

ESTRATÉGIAS DE MANEJO DA AOS

Dada a elevada prevalência da AOS e aos custos elevados e ao acesso limitado da PSG laboratorial em muitos países,[109] estratégias alternativas para o diagnóstico baseado na PSG convencional e titulação em centros altamente especializados são necessárias para o manejo da AOS.[286,287] Mulgrew et al.[288] demonstraram que o diagnóstico ambulatorial de AOS grave seguido de titulação utilizando APAP e, em seguida, o tratamento com CPAP com pressão fixa rendeu resultados clínicos equivalentes aos 3 meses em comparação com um diagnóstico laboratorial convencional e abordagem de titulação manual. Uma série de publicações posteriores apoiou esses achados, e alguns dos estudos posteriores também incluíram AOS moderada.[289-293] Todos esses estudos, no entanto, foram realizados em centros especializados do sono e envolveram interações tradicionais entre pacientes e médicos especializados no sono.

Recentemente, pesquisadores australianos avaliaram a capacidade dos enfermeiros de um centro especializado no sono para dirigir o manejo ambulatorial baseado em algoritmo de AOS moderada a grave e compararam os resultados com PSG tradicional e com o manejo baseado no médico especializado. Melhoras nas pontuações de sonolência de Epworth não foram inferiores para a estratégia liderada pela enfermeira, e a adesão a CPAP e outros resultados clínicos foram também semelhantes.[294] Esse grupo realizou um estudo subsequente no qual o braço experimental foi o manejo da AOS por médicos da família e enfermeiros clínicos da comunidade que receberam treinamento de um centro especializado no sono.[295] Constatou-se que o braço de cuidados primários apresentou melhoras não inferiores nas pontuações de Epworth; a adesão da CPAP e outros resultados clínicos também foram semelhantes. Assim, programas ambulatoriais para o tratamento de pacientes com AOS moderada a grave sem grandes comorbidades clínicas são viáveis, mas precisam ser realizados com ou em estreita relação com os centros especializados no sono. Uma diretriz clínica muito útil para diagnóstico e tratamento da AOS foi publicada.[296]

> ### Pontos-chave
>
> - A *apneia obstrutiva do sono* (AOS) é um problema de saúde frequente na população geral; estima-se que afete cerca de 14% dos homens e 5% das mulheres, com risco cada vez maior em mulheres após a menopausa.
> - Fatores patogênicos que contribuem para AOS podem ser diferentes entre os indivíduos e incluem redução das dimensões das vias aéreas, diminuições associadas ao sono na atividade muscular das vias aéreas superiores e reflexos protetores, mudanças nas características teciduais das vias aéreas superiores e na função neuromuscular, deslocamento de líquido noturno e quimiossensibilidade e responsividade excitatória alteradas.
> - A AOS é associada a sonolência diurna e ao aumento de acidentes com veículos motorizados e pode afetar adversamente a função cognitiva, o humor e a qualidade de vida.
> - Há evidências vinculando a AOS a hipertensão, arritmias, eventos isquêmicos vasculares, insuficiência cardíaca congestiva, hipertensão pulmonar e aumento da mortalidade.
> - O diagnóstico de síndrome de AOS baseia-se tanto na história clínica quanto no registro diagnóstico do sono documentando a ocorrência de eventos obstrutivos durante o sono.
> - O padrão de cuidado para AOS moderada a grave é o tratamento com *pressão positiva das vias aéreas* (PAP). Dispositivos de avanço mandibular ou a intervenção cirúrgica podem ser úteis para pacientes selecionados.
> - A AOS está associada a risco aumentado de complicações perioperatórias. O tratamento da AOS deve ser iniciado antes da cirurgia eletiva quando possível; pacientes com AOS não tratada conhecida ou suspeitada submetidos a cirurgia de emergência devem ser cuidadosamente monitorados no período pós-operatório.
> - Avanços técnicos no registro diagnóstico e nas máquinas de autoajuste (auto-PAP) tornaram o manejo ambulatorial viável para pacientes com AOS sem comorbidades significativas.

As Referências estão disponíveis exclusivamente no site www.elsevier.com.br/expertconsult

89 APNEIA CENTRAL DO SONO

CLODAGH M. RYAN, MB, BCh, BAO, MD • T. DOUGLAS BRADLEY, MD

INTRODUÇÃO
DIAGNÓSTICO DE APNEIA CENTRAL DO SONO
CLASSIFICAÇÃO DA APNEIA CENTRAL DO SONO
Apneia Central do Sono Hipercápnica
Apneia Central do Sono não Hipercápnica

INTRODUÇÃO

A *apneia central do sono* (ACS) resulta de uma interrupção transitória do impulso respiratório central para os músculos respiratórios, levando a uma cessação do fluxo de ar; é mais comumente devida a uma redução da PCO_2 do sangue arterial abaixo do limiar requerido para estimular a respiração. Por convenção, em adultos, a apneia é definida como ausência ou redução de fluxo de ar a menos de 90% do nível de linha de base durante pelo menos 10 segundos. Durante uma apneia central, não há nenhum esforço respiratório e, portanto, nenhum movimento da parede torácica, em contraste com a apneia obstrutiva, durante a qual o impulso central e os esforços respiratórios continuam. As hipopneias também podem ser parte de um distúrbio de ACS. Nesse caso, o fluxo de ar e o volume corrente diminuem em 50% a 90% em comparação com a respiração normal durante pelo menos 10 segundos, geralmente em associação com a dessaturação de oxigênio ou despertar do sono, mas sem evidência de limitação do fluxo de ar devida à obstrução das vias respiratórias superiores. A distinção fundamental de hipopneias obstrutivas pode ser difícil dependendo do tipo da ferramenta usada para detectá-las (veja detalhes adiante).

Um distúrbio de ACS é definido como apneias centrais e hipopneias recorrentes durante o sono. No entanto, não foi bem definido um limite claro acima do qual se pode dizer que há um distúrbio de ACS, em virtude da sua relativa raridade e sua fisiopatologia heterogênea, sintomas clínicos e complicações. Não obstante, os seguintes critérios — ainda que bastante arbitrários — têm sido propostos para definir um distúrbio de ACS: *índice de apneia-hipopneia* (IAH) de 5 a 15 (leve), de 15 a 30 (moderado), ou maior do que 30 (grave), dos quais a maioria dos eventos é central. Da mesma forma, os critérios para a síndrome de ACS não foram claramente definidos, mas incluem a presença de um distúrbio de ACS acompanhado de sintomas, que poderiam incluir ronco habitual, sono agitado, despertares noturnos, dor de cabeça matinal, insônia ou sonolência diurna excessiva (Tabela 89-1).[1,2]

DIAGNÓSTICO DE APNEIA CENTRAL DO SONO

A polissonografia completa durante a noite com instrumentação capaz de detectar esforço respiratório e limitação do fluxo de ar é necessária para diagnosticar ACS.[3,4] O esforço respiratório é mais bem determinado de forma não invasiva por pletismografia de indutância respiratória.[5-8] Técnicas como bandas de cristal piezoelétricas, termistores oronasais e medição de pressão nasal não são confiáveis para afastar esforços respiratórios e, portanto, para distinguir eventos centrais de obstrutivos.[9-11] A maioria dos laboratórios não diferencia hipopneias como sendo centrais ou obstrutivas, o que é um problema porque em pacientes com AOS ou ACS, a maioria dos eventos respiratórios compreende hipopneias. Assim, em muitos casos, a classificação do tipo de distúrbio de apneia do sono é feita com base nas apneias, que constituem uma minoria de eventos respiratórios. Hipopneias centrais são caracterizadas por movimento toracoabdominal atenuado em fase devido à redução do impulso respiratório e na ausência de limitação ao fluxo aéreo em razão da obstrução das vias respiratórias superiores.[3] Em alguns casos, técnicas mais sensíveis podem ser necessárias para detectar esforço respiratório ou limitação do fluxo de ar, tais como a medição da pressão esofágica ou a atividade eletromiográfica do diafragma.[8,12] O uso de critérios de dessaturação de oxigênio para hipopneias é controverso porque os eventos centrais em pacientes com insuficiência cardíaca são acompanhados por menor dessaturação de oxigênio do que eventos obstrutivos de duração semelhante,[13] e não está claro em que medida a dessaturação de oxigênio contribui para morbidade ou mortalidade.[14]

CLASSIFICAÇÃO DA APNEIA CENTRAL DO SONO

A ACS não é uma entidade única, ela inclui vários distúrbios heterogêneos, conforme descrito na Tabela 89-2. Mesmo assim, o comum a todas as formas de ACS é que a PCO_2 arterial chega a ficar abaixo do nível necessário para estimular a respiração durante o sono (i.e., o limiar de apneia). A PCO_2 pode ser menor do que o limiar de apneia devido a uma diminuição na PCO_2 ou aumento no limiar de apneia. A ACS causada por um aumento no limiar de apneia com o início do sono é ilustrada na Figura 89-1. Com base em considerações teóricas, experimentais e clínicas, dois mecanismos subjacentes distintos podem ser responsáveis pela interrupção do impulso respiratório central durante o sono.

Primeiro, defeitos completos no sistema de controle respiratório ou no aparelho respiratório neuromuscular podem causar apneias centrais. Tais defeitos resultam, geralmente, em supressão do estímulo respiratório, o que se manifesta por algum grau de hipercapnia diurna. No entanto, o impacto total desses defeitos torna-se mais evidente durante o sono, quando o estímulo neural não químico da vigília para a respiração é abolido, e os estímulos comportamentais, corticais e reticulares para os neurônios respiratórios do tronco encefálico são reduzidos. Nessa situação, a respiração torna-se criticamente

Tabela 89-1 Características Clínicas de Pacientes com Apneia Central do Sono		
Características	**Hipercápnica**	**Não Hipercápnica**
Distribuição por sexo	Igual	Predominantemente no sexo masculino
História de insuficiência respiratória	Frequente	Não relatada
Edema periférico e *cor pulmonale*	Frequentes	Não relatados
Policitemia	Frequente	Não relatada
Fraqueza muscular	Frequente	Não relatada
Cefaleia matinal	Comum	Incomum
Roncos	Comuns	Frequentes
Obstrução nasal	Incomum	Comum
Hipertensão	Incomum	Comum
Asfixia noturna	Incomum	Comum
Despertares noturnos e insônia	Incomuns	Comuns
Sonolência diurna	Frequente	Frequente
Sono inquieto	Comum	Comum

De Bradley TD, Phillipson EA: Central sleep apnea. *Clin Chest Med* 13:493–505, 1992.

Tabela 89-2 Classificação de Apneia Central do Sono	
Hipercápnica ($PCO_2 > 45$) (Diminuição do impulso respiratório)	***Hipoventilação alveolar central*** **Secundária** Tumores do tronco encefálico, infartos Poliomielite bulbar Encefalite **Primária** ***Neuromiopatia respiratória*** Neuromiopatias Distrofia miotônica Distrofia muscular Miastenia grave Esclerose lateral amiotrófica Síndrome pós-poliomielite Paralisia do diafragma
Não hipercápnica ($PCO_2 \leq 45$) (impulso respiratório normal ou aumentado)	**Secundária** Insuficiência cardíaca congestiva (respiração de Cheyne-Stokes) Lesões cerebrais Insuficiência renal Acromegalia Doença cerebrovascular Fibrilação atrial Respiração periódica de alta altitude Relacionada com opioide Apneia do sono complexa **Primária** Apneia central do sono idiopática

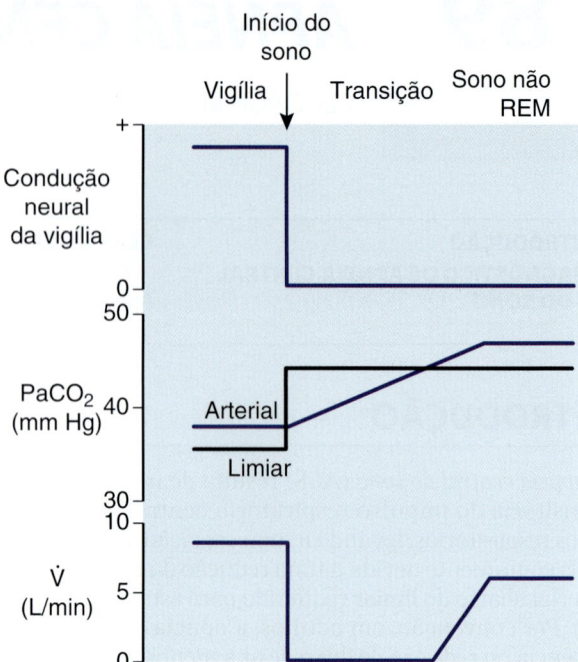

Figura 89-1 Diagrama esquemático mostrando um mecanismo proposto de apneia central do sono no início do sono. Com a perda da condução nervosa para a respiração da vigília no início do sono, há um aumento no *limiar de apneia* (Limiar, *mostrado na linha preta*), a PCO_2 arterial ($PaCO_2$) necessária para manter o ritmo respiratório. Como resultado, a PCO_2 arterial (Arterial, *mostrado na linha azul*) que esteve presente durante a vigília pode agora estar abaixo do limiar da PCO_2 arterial para a geração de ritmo no sono. Então, a ventilação ($\dot{V}$) cai para zero e a apneia segue até que a PCO_2 arterial se eleve acima do nível do limiar para geração de ritmo no sono, ao qual a respiração rítmica retorna. Não REM, movimento não rápido dos olhos. (De Bradley TD, Phillipson EA: Central sleep apnea. *Clin Chest Med* 13:493–505, 1992.)

demais aspectos pode provocar apneia central. Essas instabilidades normalmente surgem durante a sonolência e durante o sono leve de *movimento não rápido dos olhos* (não REM), e, como não há supressão do impulso respiratório, os níveis de PCO_2 arterial durante a vigília ou sono são normais ou baixos. Este tipo de ACS é normalmente desencadeado por um súbito aumento na ventilação que faz com que a PCO_2 caia abaixo do limiar de apneia, muitas vezes devido a um despertar do sono, como ilustrado no painel superior da Figura 89-3. Este tipo de ACS é caracteristicamente associado à respiração periódica, durante a qual há alterações regulares e recorrentes no volume corrente entre apneias centrais/hipopneias e hiperpneias. Vários modelos teóricos e experimentais foram desenvolvidos para explicar essas flutuações transitórias no impulso respiratório central. Comum a todos estes modelos é o nível de PCO_2 durante o sono, que cai transitoriamente próximo (hipopneia) ou abaixo (apneia) do valor de limiar crítico necessário para a manutenção do ritmo respiratório regular.

Tais discrepâncias transitórias nos níveis de PCO_2 são provenientes de diversas condições, a mais comum das quais é a transição da vigília para o sono. Por causa do estímulo nervoso respiratório da vigília, a ventilação é maior e os níveis de PCO_2 são mais baixos durante a vigília do que durante o sono.[16] A retirada deste estímulo na transição da vigília para o sono resulta em um nível de PCO_2, que, embora adequado para vigília, está abaixo do valor apropriado para o sono (Fig. 89-1). Se este nível de PCO_2 da vigília estiver abaixo do valor limite para geração de ritmo durante o sono, a apneia acontecerá no início do sono até que a PCO_2 suba ao valor limite crítico quando a ventilação será retomada. Se o sono

dependente do sistema de controle respiratório metabólico defeituoso, resultando em hipercapnia mais pronunciada durante o sono do que durante a vigília.[15,16] Nesse caso, apneia central é desencadeada por uma queda da PCO_2 abaixo do limiar de apneia, mas em conjunto com um limiar de PCO_2 apneico marcadamente elevado. A Figura 89-2 ilustra uma apneia central típica em um paciente com ACS hipercápnica: como o impulso respiratório diminui durante sono, há uma redução gradual do volume corrente até que a respiração cessa.

Em segundo lugar, as flutuações transitórias ou instabilidades em um sistema de controle respiratório intacto sob os

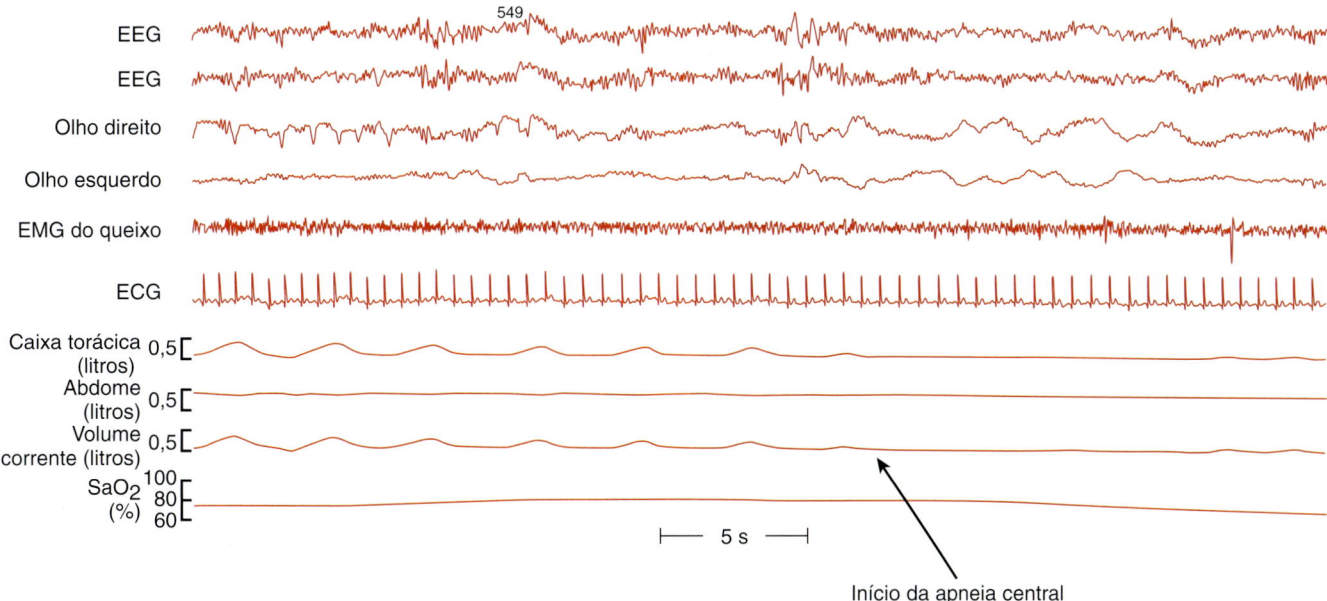

Figura 89-2 Apneia central do sono hipercápnica. Registros polissonográficos de apneia central obtidos de um paciente com apneia central do sono hipercápnica devida à síndrome de hipoventilação alveolar central primária. Observe a típica redução gradual no volume corrente pouco antes do início da apneia central (*seta*) e o grave grau de hipoxemia com saturação de oxigênio arterial (SaO_2) inferior a 80% em todo o registro. ECG, eletrocardiograma; EEG, eletroencefalograma; EMG, eletromiograma.

se tornar firmemente estabelecido nesse ponto, a respiração regular retomará sem mais apneias ou hipopneias. No entanto, em alguns indivíduos propensos a respiração periódica, a transição da vigília para o sono é caracterizada por flutuações repetidas no estado do sistema nervoso central entre "acordado" e "dormindo". Com cada despertar momentâneo do sono em direção a vigília, os níveis de PCO_2 que estavam presentes durante o sono representam um estímulo hipercápnico durante a vigília, e, portanto, a ventilação aumenta de acordo com a resposta da vigília ao dióxido de carbono, resultando em uma fase hiperpneica durante a qual há um excedente ventilatório causando a queda da PCO_2 abaixo do limiar de apneia na transição para o sono. Neste esquema, a magnitude da flutuação na ventilação com mudanças no estado do sistema nervoso central depende da diferença entre os valores de PCO_2 na vigília e no sono e da inclinação da resposta ventilatória ao dióxido de carbono durante a vigília.[17] Qualquer fator que magnifique essas variáveis aumenta a tendência a respiração periódica e ACS.

APNEIA CENTRAL DO SONO HIPERCÁPNICA

O processo automático de respiração origina-se no gerador central do ritmo respiratório localizado na ponte e no bulbo. Esse gerador central proporciona a maior parte do estímulo para os neurônios motores espinais responsáveis pela ativação dos músculos respiratórios. A ACS resulta de processos hipercápnicos que danificam o córtex cerebral, o tronco encefálico, a medula espinal, músculos ou nervos motores. A ACS com hipercapnia quase sempre se apresenta como insuficiência respiratória crônica com hipercapnia, tanto durante a vigília quanto durante o sono, em virtude, principalmente, de uma redução da capacidade respiratória central. Na transição da vigília para o sono, o impulso central, já reduzido, é ainda mais reduzido, causando uma diminuição gradual na ventilação até que haja a cessação completa do impulso respiratório que leva a apneias centrais transitórias (Fig. 89-2). Coincidente com essa redução na ventilação, a PCO_2 sobe e a SO_2 arterial cai. Em contraste com a ACS não hipercápnica, apneias e hipopneias são mais frequentes durante o sono REM do que no sono não REM devido a nova redução no impulso ventilatório e paralisia parcial dos músculos respiratórios no sono REM.[18]

Formas Secundárias de Apneia Central do Sono Hipercápnica

Doenças do Desenvolvimento e Degenerativas. O tronco encefálico inclui o bulbo, o mesencéfalo e a ponte. Embora o controlador central da respiração esteja localizado predominantemente no bulbo, ele tem projeções para outras áreas do tronco encefálico. Doenças que afetam o tronco encefálico, como tumores, acidente vascular cerebral, malformações de Chiari, e as doenças neurodegenerativas, podem induzir hipoventilação e ACS por uma série de mecanismos, como (1) a compressão física do tronco encefálico, resultando em danos para o centro respiratório e sistema de ativação reticular, (2) estiramento dos nervos cranianos inferiores e danos ao quimiorreceptores periféricos que carregam impulsos dos corpos carotídeos para o bulbo, (3) depleção dos neurônios respiratórios quimiossensíveis medulares,[19] ou (4) degeneração do gerador de padrão central localizado na ponte dorsolateral.

Malformações de Chiari são anomalias congênitas da junção craniocervical com deslocamento para baixo das estruturas cerebelares, muitas vezes em associação com siringomielia, mielomeningocele, hidrocefalia e estenose aqueductal. As malformações de Chiari são classificadas em três tipos. Malformação de Chiari tipo I é caracterizada por tonsilas cerebelares de forma anormal com herniação abaixo do forame magno que está associada à anomalia de Klippel-Feil e cavitações espinais. O tipo II é caracterizado pelo deslocamento para baixo do verme cerebelar e tonsilas abaixo do forame magno com obstrução associada do fluxo do líquido cerebroespinal e hidrocefalia, além de mielomeningocele. O tipo III é o deslocamento para baixo do bulbo com encefalocele occipital ou cervical. Essas anormalidades

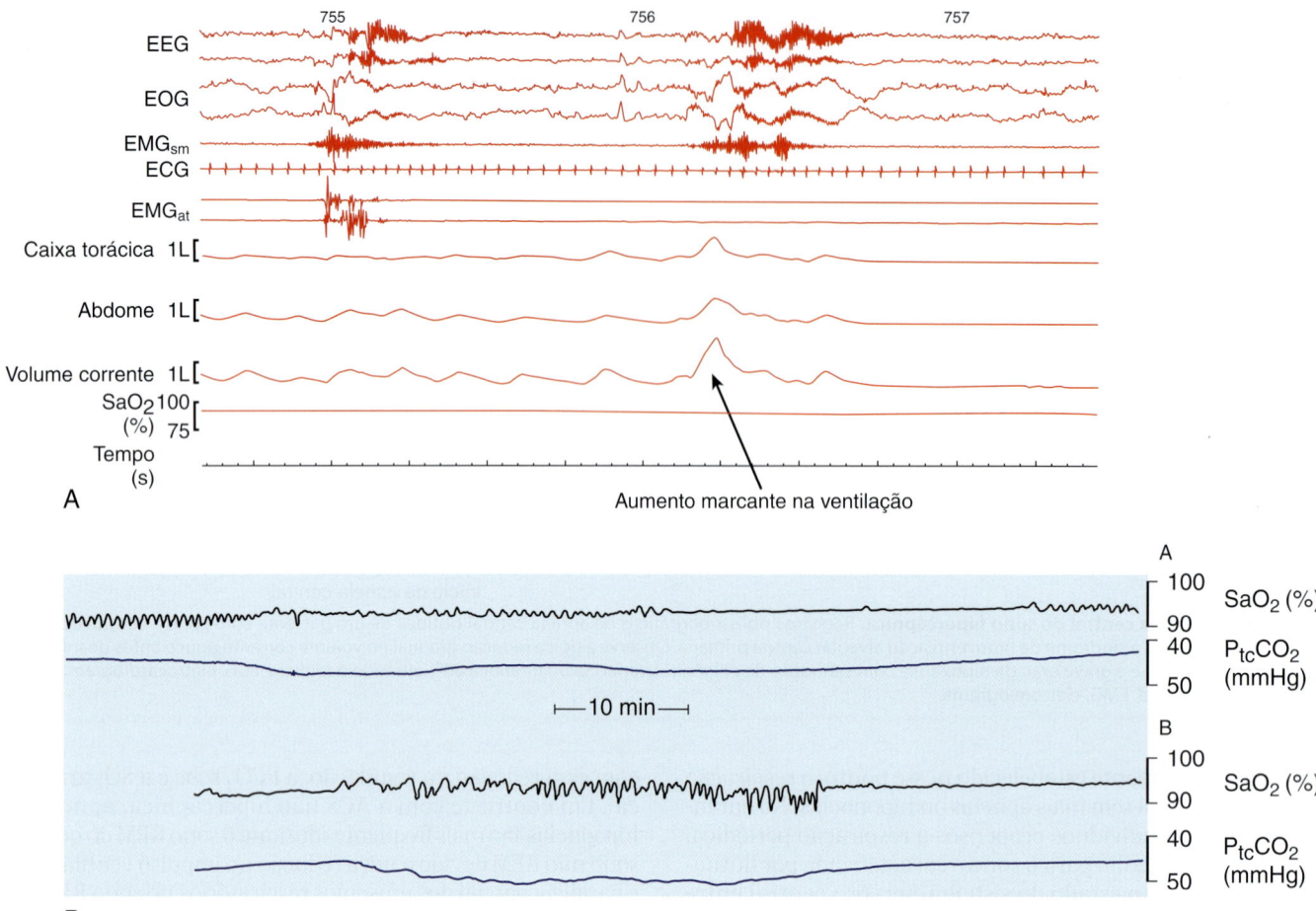

Figura 89-3 Apneia central não hipercápnica. Painel superior: Registro polissonográfico obtido de um paciente com apneia central do sono não hipercápnica devida a apneia central do sono idiopática (ACSI). Observe que, em contraste com a apneia central indicada na Figura 89-2, a apneia central neste caso segue um abrupto aumento da ventilação (*seta*), desencadeado por um despertar, após a qual há uma diminuição abrupta na ventilação para zero. Além disso, observe que, em contraste com o registro mostrado na Figura 89-2, a saturação de oxigênio arterial (SaO$_2$) está dentro dos limites normais. **Painel inferior:** Registros comprimidos de SO$_2$ arterial noturna e PCO$_2$ transcutânea (PtcCO$_2$) em um paciente com ACSI **(A)** e em um paciente com apneia obstrutiva do sono **(B)**. O registro é lido da direita para a esquerda. Observe que no paciente **A**, os segmentos contendo apneias recorrentes (indicadas por oscilações na SaO$_2$) são precedidos por uma pequena diminuição na PtcCO$_2$. Em contraste, no paciente **B**, o segmento contendo apneias recorrentes é acompanhado por um pequeno aumento na PtcCO$_2$. Observe também que nas escalas de PtcCO$_2$, uma deflexão ascendente do sinal indica uma queda na PtcCO$_2$ e vice-versa. ECG, eletrocardiograma; EEG, eletroencefalograma; EMG$_{at}$, eletromiograma tibial anterior; EMG$_{sm}$, eletromiograma submental; EOG, eletro-oculograma. (**Painel superior**, de Xie A, Wong B, Phillipson EA, et al: Interaction of hyperventilation and arousal in the pathogenesis of idiopathic central sleep apnea. Am J *Respir Crit Care Med* 150:489–495, 1994; **Painel inferior**, de Bradley TD, Phillipson EA: Central sleep apnea. *Clin Chest Med* 13:493–505, 1992.)

anatômicas podem levar a degeneração de neurônios respiratórios do tronco encefálico com resultante hipoventilação e, em alguns casos, ACS.

Naqueles com Chiari tipo I, um estudo prospectivo em crianças mostrou uma prevalência de ACS de 9%, com risco aumentado de ACS em pacientes com hidrocefalia.[20] Em adultos com malformações de Chiari (tipos I e II), a prevalência de ACS relatada foi de 15%.[21] Em um pequeno estudo transversal de pacientes com malformação de Chiari tipo II e mielomeningocele associada, a prevalência de ACS foi muito maior: 63%.[22]

Síndrome de hipoventilação central congênita (SHCC) é uma doença genética rara, com incidência de aproximadamente um em 200.000 nascidos vivos, causada por uma mutação do gene *PHOX2B*.[23-25] A maioria dos casos apresenta-se no período neonatal ou na primeira infância com insuficiência respiratória aguda ou crônica como resultado da perda do impulso respiratório. Contudo, pode apresentar-se de novo em adultos após grave infecção respiratória com *apneia obstrutiva do sono* (AOS) e central combinadas.[26,27] Um diagnóstico é considerado apenas naqueles nos quais distúrbios metabólicos, neurológicos, pulmonares e induzidos por medicamentos foram excluídos. Quando se suspeita de SHCC, o teste de triagem de *PHOX2B* é recomendado para fins de aconselhamento genético.[28,29]

Doenças neurodegenerativas do tronco encefálico, incluindo atrofia de múltiplos sistemas, síndrome de Leigh e doença de Parkinson, podem ser acompanhadas por ACS.[30-32] As taxas de prevalência variam dependendo da gravidade da doença. Em um estudo, 80% dos indivíduos tinham apneia do sono, dos quais 20% tinham ACS.[33] Em pacientes com esclerose múltipla, uma doença desmielinizante que pode afetar tanto o tronco encefálico quanto a medula espinal, a ACS pode desenvolver-se naqueles com lesões medulares afetando os neurônios respiratórios.[34] A prevalência de ACS de tais pacientes é, contudo, desconhecida.

Tumores. Houve menos de uma dúzia de casos documentados de ACS associada a tumores do tronco encefálico, sugerindo que tumores são uma causa rara de hipoventilação com

ACS.[35-41] Tumores como gliomas, meningiomas, astrocitomas ou neurofibromas têm sido implicados. O tipo do tumor é provavelmente menos importante do que a sua localização, que geralmente envolve o bulbo ou a ponte. Em uma série retrospectiva de 8 anos de crianças com tumores do tronco encefálico encaminhadas para avaliação para uma clínica do sono, a ACS foi encontrada em 14% (duas de 14).[37]

Doença Cerebrovascular. A ACS também pode resultar de acidente vascularcerebral. A localização do acidente vascular cerebral associado à ACS hipercápnica é geralmente a região do núcleo do trato solitário do bulbo responsável pelo impulso nervoso para o diafragma.[42-45] A prevalência é provavelmente baixa, pois há apenas um pequeno número de casos relatados na literatura. Curiosamente, na doença de Fabry, uma doença de múltiplos sistemas recessiva ligada ao X, caracterizada por alterações vasculopáticas e isquemia, a ACS foi relatada em 22% dos pacientes com lesões na substância branca no tronco encefálico.[46]

Doenças Neuromusculares. Distrofias musculares, distrofia miotônica e outros tipos de miopatias herdadas e adquiridas podem resultar em hipoventilação e ACS hipercápnica. Essas doenças comprometem a função muscular inspiratória, incluindo o diafragma, levando a hipoventilação alveolar. Na transição da vigília para o sono, a redução associada da resposta ventilatória ao dióxido de carbono e hipoxia, combinada com a perda de tônus muscular respiratório, pode levar a apneias sem esforço respiratório (i.e., ACS).[18,47] Embora possa haver algum impulso central aos músculos respiratórios, e, por isso, estritamente falando, os eventos possam não ser centrais na origem, os músculos são incapazes de responder; portanto, não há geração de força muscular ou ela é acentuadamente reduzida. As hipopneias e apneias resultantes parecem com eventos centrais. Do ponto de vista clínico, é razoável classificar essas ACS como hipercápnicas porque o seu tratamento é semelhante ao de ACS resultante de ausência de impulso central.

Muitos desses distúrbios ocorrem na infância. Embora variável fenotipicamente, a maioria dos indivíduos tem fraqueza muscular progressiva e hipoventilação ao longo do tempo. Além da alta prevalência de hipoventilação, entre 20% e 60% dos adultos e das crianças desenvolvem ACS.[48-50] Quanto há cardiomiopatia e insuficiência cardíaca associadas, *respiração de Cheynes-Stokes* (RCS)-ACS não hipercápnica pode também ser vista na distrofia miotônica ou distrofia muscular de Duchenne.[51,52] Doenças dos neurônios motores incluem esclerose lateral amiotrófica, atrofia muscular espinal e síndrome pós-poliomielite. Com a degeneração dos neurônios motores respiratórios, pode haver hipoventilação e ACS. Relata-se que a prevalência da ACS é de cerca de 18% na esclerose lateral amiotrófica[53] e cerca de 5% em síndrome pós-poliomielite.[54]

A miastenia grave é uma doença neuromuscular da junção pós-sináptica. A prevalência de ACS em miastenia grave é altamente variável (0% a 35%) e é provavelmente dependente da gravidade da doença.[49,55,56]

Apneia Central do Sono Hipercápnica Primária

Síndrome de Hipoventilação Alveolar Central Primária. Esta rara síndrome apresenta-se como insuficiência respiratória hipercápnica crônica com a mecânica respiratória normal, configuração da parede torácica e força muscular normais na ausência de qualquer uma das causas secundárias mencionadas anteriormente. A anormalidade primária que dá origem a hipoventilação é a redução da sensibilidade dos quimiorreceptores centrais e periféricos.[57] Em alguns casos, isso pode ser devido a SHCC.[58] Houve somente alguns casos de ACS descritos em associação com a síndrome de hipoventilação alveolar central primária.[18,59] Este diagnóstico é feito somente após a exclusão de outras causas de ACS e síndromes de hipoventilação, incluindo SHCC.

Características Clínicas

Como indicado na Tabela 89-1, os pacientes com ACS hipercápnica caracteristicamente apresentam quadro clínico dominado por sintomas e sequelas de insuficiência respiratória crônica com hipercapnia e hipoxemia, que pode incluir cianose, policitemia, edema periférico e *cor pulmonale*.[2] O paciente pode se apresentar em períodos de tempo variáveis após o início da doença subjacente. Sintomas sugestivos de ACS podem incluir roncos, sono agitado, cefaleias matinais, sonolência diurna excessiva e fadiga. Contudo, alguns pacientes com ACS hipercápnica podem não ter sintomas sugestivos de síndrome de apneia do sono.[2]

Tratamento

A abordagem inicial ao tratamento da ACS hipercápnica é determinar a causa subjacente. Em alguns casos, o tratamento e/ou a correção da etiologia subjacente aliviam a ACS. Por exemplo, em pacientes com tumores comprimindo a ponte ou o bulbo, a ressecção pode eliminar a ACS.[60] O tratamento cirúrgico de malformações de Chiari II é dependente da gravidade da malformação, e apesar da descompressão da fossa posterior para a malformação de Chiari II, a ACS muitas vezes persiste.[22] Em pacientes com AVC agudo, uma intervenção específica não é normalmente necessária para a ACS porque a recuperação pode acompanhar a melhora do AVC. No entanto, se a insuficiência respiratória e a ACS persistirem, o tratamento específico para essas condições pode ser indicado, como descrito adiante. Para aqueles com doença neuromuscular, terapias farmacológicas disponíveis para algumas miopatias hereditárias ou miastenia grave podem também aliviar a ACS, melhorando a força muscular.[61]

Na maioria dos pacientes, o manejo da ACS é o mesmo das síndromes de hipoventilação alveolar crônica. Contudo, poucos estudos têm se concentrado especificamente no tratamento de ACS hipercápnica. O principal objetivo do tratamento é aumentar a ventilação e, assim, melhorar a troca gasosa e eliminar a ACS.

É importante que os pacientes sejam alertados quanto ao uso de medicamentos sedativos que podem induzir insuficiência respiratória aguda e agravar a ACS. Em pacientes com ACS, em associação com hipoventilação alveolar central, pode-se fazer um teste com o estimulante respiratório medroxiprogesterona, mas é geralmente bem-sucedido em apenas uma minoria dos pacientes.[62] Oxigenação noturna suplementar pode aliviar hipoxia e a ACS e pode até mesmo reduzir a PCO_2 se a hipoxia for uma causa de depressão do sistema nervoso central.[57,59] No entanto, oxigênio suplementar também pode abolir o impulso respiratório hipóxico e piorar a ACS. Portanto, um teste de oxigênio suplementar deve ser acompanhado de monitoramento cuidadoso da PCO_2 e PO_2 ou SO_2 arterial.

Nos casos em que o tratamento farmacológico não está disponível ou é ineficaz, a ventilação não invasiva é muitas vezes indicada, seja por meio de ventilação com *pressão de suporte* positiv das vias respiratórias em dois níveis (BiPAP) ou ventiladores ciclados a volume.[63] O objetivo da ventilação não invasiva é reduzir a PCO$_2$ abaixo de 45 mmHg durante a vigília e abaixo de 50 mmHg durante o sono, mantendo a SO$_2$ arterial maior ou igual a 90%. Isso é mais bem alcançado por polissonografia durante um teste de ventilação não invasiva em que a PCO$_2$ transcutânea ou a fração de CO$_2$ expiratório final e SO$_2$ arterial são monitoradas. Às vezes é possível manter a troca gasosa normal tanto durante o sono quanto na vigília por meio de ventilação não invasiva apenas durante o sono. Se a doença subjacente progredir apesar das medidas mencionadas anteriormente, a traqueostomia e a ventilação mecânica invasiva podem ser necessárias. Infelizmente, não há ensaios clínicos randomizados ou estudos observacionais em longo prazo que tenham determinado os efeitos da ventilação mecânica não invasiva e invasiva sobre a morbidade, mortalidade e qualidade de vida de pacientes com ACS hipercápnica.

APNEIA CENTRAL DO SONO NÃO HIPERCÁPNICA

O quadro clínico da ACS não hipercápnica difere em muitas maneiras da ACS hipercápnica (Tabela 89-1). Essa tabela é baseada principalmente em sintomas relacionados à ACS idiopática. No entanto, os sintomas relacionados com as muitas formas secundárias de ACS não hipercápnica são, em geral, semelhantes.

Formas Secundárias de Apneia Central do Sono não Hipercápnica

Apneia Central do Sono em Associação com Insuficiência Cardíaca-Respiração de Cheyne-Stokes. A ACS na insuficiência cardíaca manifesta-se por um padrão respiratório de Cheyne-Stokes que pode existir tanto durante o sono quanto na vigília. Como este capítulo concentra-se na apneia central durante o sono, discutiremos a respiração de Cheyne-Stokes com apneias centrais durante o sono e referiremo-nos a ela como RCS-ACS (Cap. 85). A RCS-ACS distingue-se de outras formas de ACS e respiração periódica pelo seu padrão característico crescente-decrescente de volume corrente em que hiperpneias são marcadamente prolongadas em comparação com aquelas sem insuficiência cardíaca devida à diminuição do débito cardíaco e prolongamento do tempo de circulação pulmão–quimiorreceptor (painel superior da Fig. 89-4). Portanto, um achado de RCS-ACS em uma polissonografia é altamente sugestivo de baixo débito cardíaco e de disfunção cardíaca.

Os mecanismos que mediam a RCS-ACS ainda não estão completamente compreendidos. No entanto, como em todas as outras formas de ACS não hipercápnicas, no centro do processo está a instabilidade do controle respiratório resultante da dependência do estado de sono ao controle metabólico da ventilação, especialmente de PCO$_2$.[2] Um esquema fisiopatológico proposto para a RCS-ACS é ilustrado na Figura 89-5.

Na insuficiência cardíaca, um fator-chave que desestabiliza o sistema de controle respiratório e que predispõe a RSC-ACS é a presença de hiperventilação crônica que reduz a PCO$_2$ arterial tanto durante a vigília quanto durante o sono e a mantém perto do limiar de apneia. Como a PCO$_2$ arterial está mais perto do limiar de apneia do que o normal, as pequenas perturbações, como despertares de sono que aumentam a ventilação, podem ser suficientes para conduzir a PCO$_2$ arterial abaixo do limiar de apneia e provocar apneias centrais.

O principal fator que contribui para essa instabilidade e hiperventilação é o ganho ventilatório (*loop gain*) aumentado. *Loop gain* é um termo de engenharia primeiramente usado no contexto de distúrbios respiratórios do sono em um modelo matemático desenvolvido para explicar fatores envolvidos na instabilidade no sistema de controle respiratório de pacientes com RCS-ACS.[64] De maneira simplificada, é a razão entre o débito ventilatório a um determinado estímulo. A ventilação torna-se instável quando o ganho ventilatório é elevado de modo que o débito ventilatório para um determinado estímulo é maior do que o normal. Assim, por exemplo, se a sensibilidade central do dióxido de carbono for aumentada, qualquer aumento na PCO$_2$ provocará um aumento maior do que o normal na ventilação, que pode então conduzir à PCO$_2$ próximo, ou abaixo, do limiar de apneia.

Parece que o baixo débito cardíaco e o tempo de circulação prolongado não são cruciais para a patogênese das apneias centrais porque não há evidência de que o débito cardíaco em pacientes com insuficiência cardíaca com RCS-ACS não difere significativamente daquele de pacientes com insuficiência cardíaca sem RCS-ACS.[74] Além disso, em cães, o prolongamento do tempo de circulação pulmão-corpo carotídeo apenas precipitou o período de respiração em uma minoria de experimentos e só quando o tempo de circulação aproximou-se de 1 minuto ou mais, um tempo muito superior ao observado na insuficiência cardíaca humana.[75] No entanto, esses fatores desempenham um papel na formação do padrão de crescente-decrescente da hiperpneia, porque a taxa de aumento do volume corrente e a duração da hiperpneia são diretamente proporcionais ao tempo de circulação do pulmão para o quimiorreceptor e indiretamente proporcional ao débito cardíaco.[76] Como consequência, em pacientes com insuficiência cardíaca, o débito cardíaco é mais baixo e o tempo de circulação pulmão-quimiorreceptor, a hiperpneia, e a duração do ciclo de respiração periódica da RCS-ACS são mais longos do que em ACS em pacientes sem insuficiência cardíaca (Fig. 89-4).[76]

A insuficiência cardíaca é uma condição prevalente que acomete aproximadamente 1,5% da população em geral.[77] Entre pacientes com insuficiência cardíaca sintomática, estudos anteriores envolvendo apenas homens relataram prevalência de RCS-ACS de aproximadamente 40%.[78] No entanto, estudos epidemiológicos mais recentes envolvendo homens e mulheres com insuficiência cardíaca mostraram prevalência substancialmente menor de RCS-ACS de 15% a 26%,[79-82] provavelmente porque RCS-ACS é incomum em mulheres. RCS-ACS também parece ser comum em pacientes com disfunção sistólica ventricular esquerda assintomática.[83] Fatores de risco para RCS-ACS incluem idade avançada (> 60), sexo masculino, fibrilação atrial, hipocapnia na vigília (PCO$_2 \leq$ 38 mmHg), uso de diuréticos, insuficiência cardíaca mais grave definida por menor fração de ejeção ventricular esquerda, maior classe da New York Heart Association, maior nível de peptídeo natriurético cerebral, pressão capilar pulmonar em cunha mais elevada,[66] e maior volume diastólico final do ventrículo esquerdo.[78-80,82,84]

AOS e ACS podem coexistir em pacientes com insuficiência cardíaca. Em uma minoria significativa dos pacientes, pode haver uma mudança entre os dois tipos de apneia durante a noite ou por períodos mais longos.[74,85-87] A mudança de eventos predominantemente obstrutivos para eventos centrais está associada a reduções na PCO$_2$ e ao prolongamento do tempo de circulação e da fase de hiperpneia.[86,87] Isso sugere uma deterioração do débito cardíaco e elevação da pressão

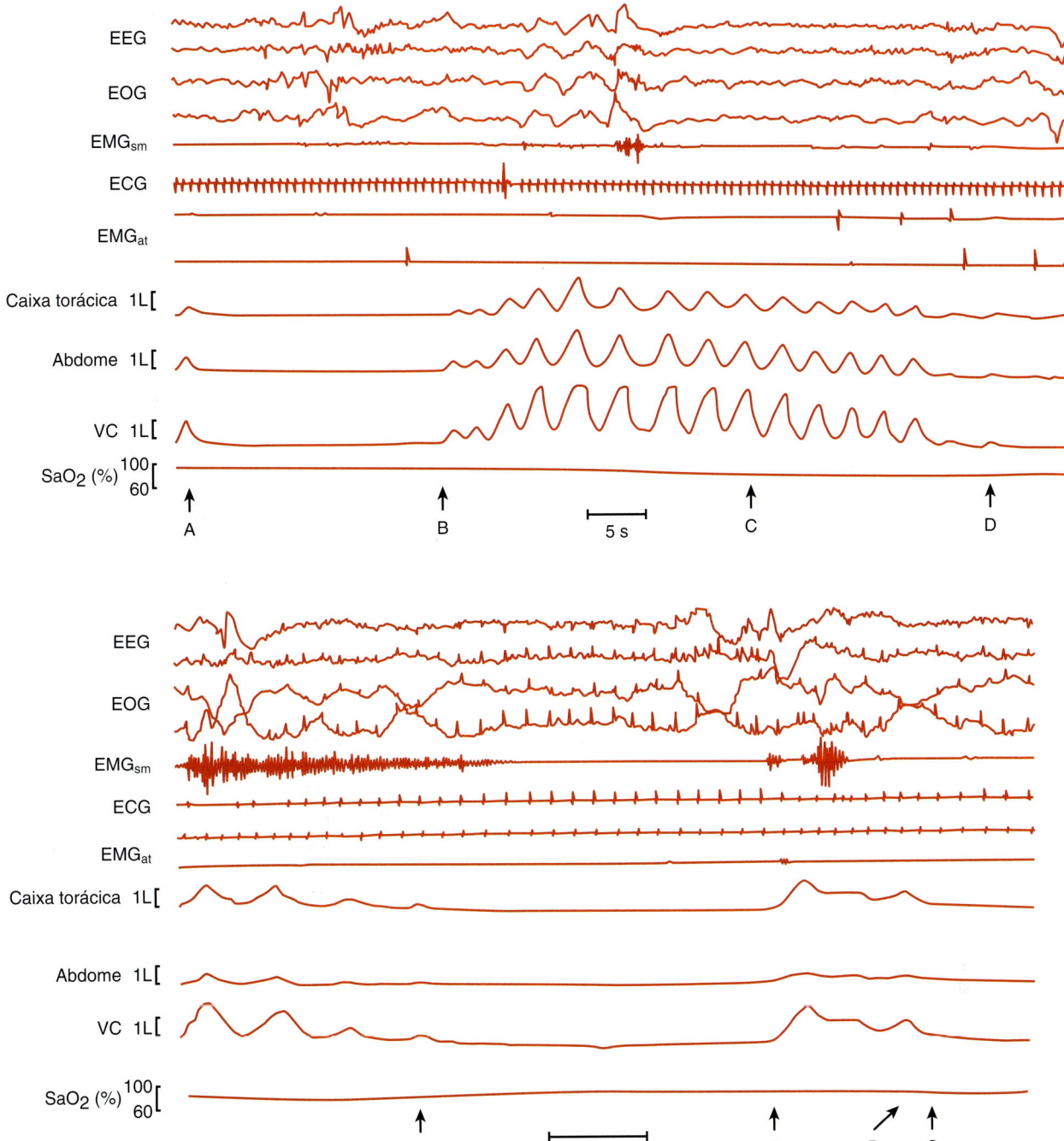

Figura 89-4 Apneias centrais não hipercápnicas: ACS idiopática e Cheyne-Stokes. Painel superior: Registro polissonográfico da respiração de Cheyne-Stokes com apneia central do sono (RCS-ACS) em um paciente com insuficiência cardíaca. Observe a ausência de movimento da caixa torácica e abdominal quando não há nenhum volume corrente (VC), indicando ausência de condução respiratória central. Após a apneia, há um padrão de crescendo-decrescendo de VC típico de RCS-ACS em associação com prolongamento da duração do ciclo periódico. A e B são o início e o fim da apneia do sono, respectivamente. C é a saturação de oxigênio arterial (SaO_2) mais baixa, portanto, B a C representam o tempo despendido para que a SO_2 arterial mais baixa no pulmão no final da apneia seja detectada por um oxímetro colocado na orelha (i.e., tempo de circulação pulmão-orelha). D é o final da hiperpneia. Comparada com o sujeito com ACS idiopática (ACSI), mostrado no painel inferior, a duração da apneia no paciente com RCS-ACS (A a B) é semelhante (21 s), mas o tempo de circulação pulmão-orelha (B a C = 26 s), a duração total do ciclo (A a D = 65 s) e a duração de hiperpneia (B a D = 46 s) são muito maiores. Isso é devido ao menor débito cardíaco neste paciente porque as durações de hiperpneia e do ciclo total, bem como o tempo de circulação pulmão-orelha, são inversamente proporcionais ao débito cardíaco. **Painel inferior:** Registro polissonográfico de apneia central em paciente com ACSI. Observe que, em comparação com o paciente com RCS-ACS do painel superior, a duração da apneia é semelhante (A a B = 18 s), mas o tempo de circulação pulmão-orelha (B a C = 8 s), a duração total do ciclo (A a D = 25 s) e a duração de hiperpneia (B a D = 7 s) são muito mais curtos. ECG, eletrocardiograma; EEG, eletroencefalograma; EMG_{at}, eletromiograma tibial anterior; EMG_{sm}, eletromiograma submental; EOG, eletro-oculograma. (De Hall MJ, Xie A, Rutherford R, et al: Cycle length of periodic breathing in patients with and without heart failure. *Am J Respir Crit Care Med* 154(2 Pt 1):376–381, 1996.)

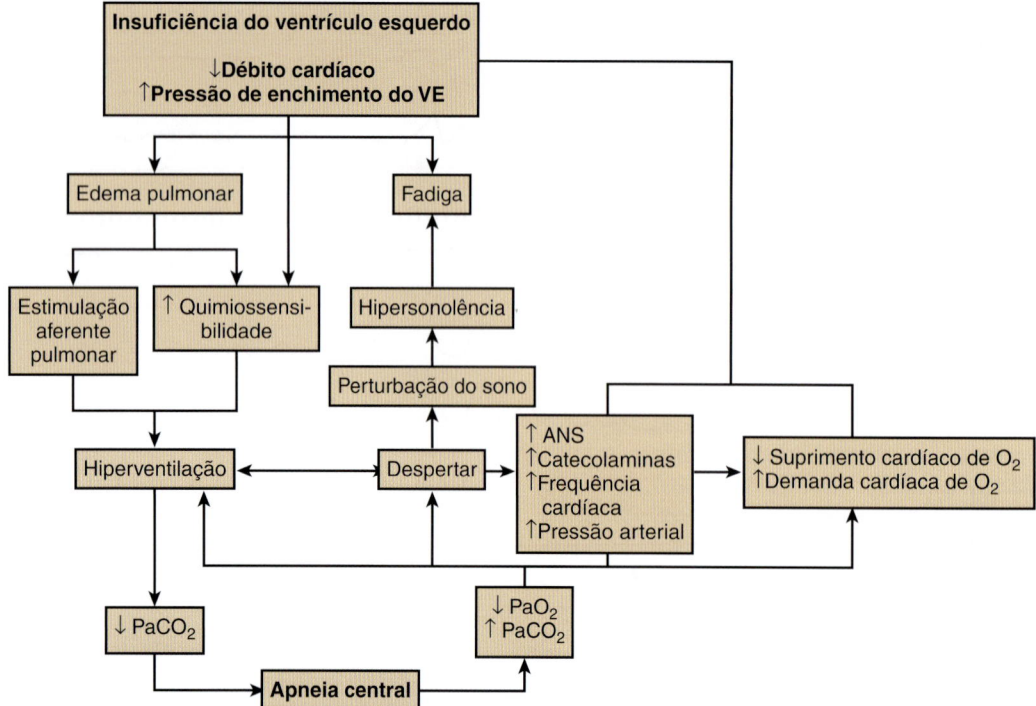

Figura 89-5 Esquema fisiopatológico da respiração de Cheyne-Stokes com apneia central do sono. A insuficiência do ventrículo esquerdo leva à redução do débito cardíaco e ao aumento da pressão de enchimento, o que causa edema pulmonar e estimulação dos receptores irritantes vagais pulmonares. Juntamente com o aumento da quimiossensibilidade, eles provocam hiperventilação e hipocapnia. Uma queda de PCO_2 abaixo do limiar de apneia provoca apneia central, durante a qual a PO_2 cai e a PCO_2 aumenta, causando, eventualmente, a retomada da ventilação e despertares que provocam mais hiperventilação e apneias centrais. A combinação de hipoxia e despertares do sono aumenta a atividade do sistema nervoso simpático, que causa aumento da frequência cardíaca e pressão arterial, que por sua vez aumenta a demanda de oxigênio cardíaco em face da oferta reduzida. A combinação da incompatibilidade oferta/demanda de oxigênio com a hiperatividade simpática pode levar ao agravamento da insuficiência do ventrículo esquerdo. Além disso, a fragmentação do sono por despertares recorrentes pode contribuir para fadiga e, na minoria dos casos, hipersonolência. ANS, atividade nervosa simpática. (De Leung RS, Bradley TD: Sleep apnea and cardiovascular disease. *Am J Respir Crit Care* Med 164:2147–2165, 2001.)

de enchimento do ventrículo esquerdo como resultado dos efeitos hemodinâmicos adversos da AOS.[88] Por outro lado, a mudança de eventos centrais para AOS é associada a melhora na fração de ejeção ventricular esquerda e encurtamento do tempo de circulação.[85] Essas observações sugerem uma interação fisiopatológica entre a insuficiência cardíaca e a apneia do sono, em que a apneia do sono pode influenciar a função cardíaca e esta pode influenciar o tipo de apneia do sono. Assim, em alguns pacientes com insuficiência cardíaca, a AOS e a ACS podem ser parte de um espectro de distúrbios respiratórios relacionados com o sono que podem mudar de acordo com a função cardiovascular subjacente.

Um fator que pode contribuir para a patogênese tanto da AOS quanto da RCS-ACS, assim como para mudanças no tipo predominante de apneia ao longo do tempo em pacientes com insuficiência cardíaca, é a retenção de líquido nas pernas durante o dia e a sua redistribuição rostral durante a noite. Fortes relações entre a quantidade de líquido deslocado das pernas durante a noite e o IAH foram descritas em pacientes com insuficiência cardíaca com AOS ou ACS.[89] No caso de AOS, com o deslocamento de líquido, houve um aumento na circunferência do pescoço que se correlacionou fortemente com o IAH. Essas observações sugerem que o acúmulo de líquido no pescoço estava contribuindo para a gravidade da AOS, provavelmente aumentando a pressão tecidual perifaringiana, aumentando assim a sua colapsibilidade.[90] No caso de ACS, com o deslocamento de líquido, houve uma diminuição na PCO_2 noturna, o que sugere que uma parte do líquido foi redistribuída para os pulmões, onde estimulou receptores pulmonares irritantes, causando, assim, hiperventilação e reduções na PCO_2 arterial próximo ou abaixo do limiar de apneia.[89,91] Além disso, a magnitude do deslocamento de líquido a partir das pernas foi maior naqueles com ACS do que naqueles com AOS. Assim, é possível que diferentes graus de deslocamento rostral de líquido causem mudanças no tipo predominante de apneia ao longo do tempo. O grau de deslocamento de líquido rostral noturno é diretamente relacionado ao tempo gasto sentado no dia e inversamente relacionado ao exercício físico.

Características Clínicas

Embora ortopneia, dispneia noturna paroxística, apneia testemunhada, fadiga e insônia sejam comuns em pessoas com RCS-ACS,[92] nenhuma constelação de sintomas específicos foi identificada em associação com a RCS-ACS. Por exemplo, pacientes com RCS-ACS geralmente não têm ronco ou sonolência diurna excessiva.[79,93,94] Também não há evidência clara de que a RCS-ACS tenha um impacto negativo na qualidade de vida.[94]

Ainda se discute se RCS-ACS é meramente uma manifestação de pressões de enchimento ventricular esquerdo elevadas e fraca função cardíaca ou se tem um efeito adverso sobre a função cardíaca e prognóstico independentemente de outros fatores de risco. Pelo balanço das evidências sugere-se um efeito adverso da RCS-ACS no prognóstico. Na maioria das vezes, os estudos observacionais de centro único relataram risco duas a três vezes maior de morte ou necessidade de transplante cardíaco, em associação com RCS-ACS.[80,95-101] Recomenda-se cuidado na interpretação desses estudos porque as populações de pacientes eram geralmente pequenas e as definições e quantificações da

RCS-ACS eram inconsistentes. Como vários desses estudos foram relatados antes da ampla aplicação do tratamento da insuficiência cardíaca com β-bloqueadores, desfibriladores cardíacos implantáveis e terapia de ressincronização cardíaca, os seus achados podem não ser mais aplicáveis.[98-101]

Um fator que pode contribuir para o mau prognóstico em RCS-ACS é a elevada atividade do sistema nervoso simpático que é conhecida por ter um efeito deletério sobre o prognóstico de pacientes com insuficiência cardíaca.[102] Há evidências de que RCS-ACS aumenta a atividade nervosa simpática tanto durante o sono quanto na vigília,[103] provavelmente por meio de hipoxia intermitente relacionada com apneia e despertares do sono.[104-106] A alta atividade nervosa simpática induz a ativação da via aldosterona-renina e reduz a contratilidade do miocárdio ao longo do tempo devido a anormalidades na utilização do cálcio com precipitação de arritmias cardíacas.[83] É essa combinação de disfunção autônoma e propensão a arritmias e morte súbita que representa os mecanismos supostos pelos quais a ACS contribui para o aumento da mortalidade na insuficiência cardíaca.[79,107]

Por outro lado, há alguma evidência de que a RCS-ACS não causa efeitos hemodinâmicos adversos em pacientes com insuficiência cardíaca. Um estudo recente demonstrou que, em contraste com apneias obstrutivas, durante as quais o volume sistólico e o débito cardíaco diminuem, durante apneias centrais, o volume sistólico e o débito cardíaco na verdade aumentam ligeiramente.[88] A causa desse efeito não foi identificada, mas essa observação levanta a possibilidade de que, sob certas circunstâncias, RCS-ACS pode fornecer algum efeito compensatório para o débito cardíaco baixo e pode não ser completamente prejudicial para a função cardiovascular.

Tratamento

Como poucos sintomas têm sido atribuídos a RCS-ACS, os sintomas-alvo para a terapia são difíceis de identificar. No entanto, na medida em que a RCS-ACS está associada ao aumento do risco de morbidade e mortalidade, um objetivo lógico do tratamento de RCS-ACS seria reduzir a morbidade ou a mortalidade. Mesmo assim, não foram mostrados tratamentos que influenciassem esses resultados em ensaios clínicos randomizados. Por isso, já que não existem indicações claras para o tratamento da RCS-ACS, a decisão de tratar a RCS-ACS depende do julgamento clínico, e as seguintes possibilidades podem ser consideradas com a condição de que as terapias que reduzem a gravidade da RCS-ACS podem não promover melhoras nos sintomas do paciente, na qualidade de vida ou nos resultados em longo prazo. Todas as intervenções atualmente usadas para a RCS-ACS exigem um estudo mais aprofundado para avaliar a sua eficácia em longo prazo e segurança.

Tratamento da Insuficiência Cardíaca

Como a RCS-ACS surge como consequência de insuficiência cardíaca, é razoável otimizar os tratamentos farmacológicos e dispositivos para a insuficiência cardíaca subjacente. Alguns estudos observacionais não randomizados sugerem que os inibidores da enzima conversora de angiotensina,[108] β-bloqueadores[109] e terapia de ressincronização cardíaca[110] podem reduzir a gravidade da RCS-ACS na insuficiência cardíaca congestiva. No entanto, esses achados não foram confirmados em estudos randomizados, e um grande estudo epidemiológico não mostrou redução na frequência ou gravidade da RCS-ACS com a instituição de β-bloqueadores.[79] Em um estudo, o marca-passo de superestimulação atrial levou a redução no IAH em pacientes com bradiarritmias e ACS, mas sem insuficiência cardíaca.[111] No entanto, esses achados não foram reproduzidos. Em outro pequeno estudo, foi relatado que o transplante cardíaco por insuficiência cardíaca em fase terminal reduziu a gravidade da RCS-ACS.[73] Apesar de se poder considerar a implementação de uma ou mais abordagens anteriormente mencionadas, nenhuma delas é especificamente indicada para a terapêutica de RCS-ACS, e sua aplicação deve ser reservada para tratar a insuficiência cardíaca subjacente, conforme necessário.

Pressão Positiva das Vias Aéreas

Pressão Positiva Contínua das Vias Aéreas. A *pressão positiva contínua das vias aéreas* (CPAP, do inglês, *continuous positive airway pressure*) tem sido extensivamente estudada em pacientes com insuficiência cardíaca e RCS-ACS. A sua aplicação aguda em pacientes com insuficiência cardíaca aumenta a pressão intratorácica, reduzindo, assim, os volumes ventriculares direito e esquerdo (i.e., pré-carga), a pressão transmural do ventrículo esquerdo (i.e., pós-carga) e o trabalho respiratório pela retirada de carga dos músculos inspiratórios.[103,112] Além disso, ela aumenta o volume sistólico e o débito cardíaco em pacientes com pressões de enchimento do ventrículo esquerdo elevadas, mas tem o efeito oposto em pessoas com pressões de enchimento do ventrículo esquerdo normais ou reduzidas.[113]

Vários pequenos ensaios randomizados em pacientes com insuficiência cardíaca com RCS-ACS com duração de 1 a 3 meses demonstraram que a CPAP reduz o IAH entre 50% e 60%.[103,114] Os meios pelos quais ela reduz o IAH não são bem compreendidos, mas podem incluir o aumento do volume pulmonar, aumentando, assim, a reserva de O_2 no pulmão e amenizando as flutuações na PO_2; a redução de água do pulmão e, com isso, a estimulação do receptor irritante pulmonar; e a redução da ventilação, permitindo que a PCO_2 arterial suba acima do limiar de apneia.[103] Outros pequenos ensaios randomizados em pacientes com insuficiência cardíaca com RCS-ACS também demonstraram que a CPAP aumenta a fração de ejeção do ventrículo esquerdo, reduz a regurgitação mitral e diminui a atividade do sistema nervoso simpático.[103,115]

O maior ensaio randomizado envolvendo CPAP foi o Canadian *Positive Airway Pressure for Patients with Central Sleep Apnea and Heart Failure* (CANPAP), que envolveu 258 pacientes com acompanhamento médio e máximo de 24 e 64 meses.[116] A CPAP reduziu o IAH em aproximadamente 55%, melhorou a fração de ejeção do ventrículo esquerdo e o teste da distância caminhada de 6 minutos, e reduziu a atividade do sistema nervoso simpático. No entanto, não teve nenhum efeito sobre o resultado primário, que era sobrevida livre de transplante cardíaco. Portanto, ela não pode ser recomendada para uso rotineiro como terapia para RCS-ACS. No entanto, em uma análise posterior do ensaio, os pacientes em quem a CPAP reduziu o IAH para menos de 15 tiveram significativamente maior sobrevida livre de transplante cardíaco do que o grupo-controle e o subgrupo de CPAP nos quais o IAH permaneceu acima de 15.[117] Esses resultados sugerem que um ensaio de CPAP pode ser realizado para pacientes com insuficiência cardíaca com RCS-ACS, e, se o seu IAH for reduzido para menos de 15, a CPAP pode ser continuada devido ao seu potencial de reduzir a morbidade e a mortalidade. No entanto, se o IAH permanecer acima de 15, a CPAP deve ser interrompida por causa do potencial de provocar danos.[117]

Servoventilação Adaptiva. *Servoventilação adaptiva* (SVA) é uma forma de pressão positiva nas vias respiratórias especificamente projetada para aliviar RCS-ACS. Para RCS-ACS, a SVA é análoga a um marca-passo cardíaco: quando detecta apneia central, ela fornece ventilação de pressão de suporte intermitente, mas quando detecta que o paciente está respirando espontaneamente, o auxílio inspiratório é desligado. Em pacientes com insuficiência cardíaca com RCS-ACS, ela provoca maior queda no IAH do que a CPAP, a pressão positiva das vias aéreas de dois níveis e o O_2 suplementar.[118-120] No entanto, os efeitos clínicos da SVA em pacientes com insuficiência cardíaca com RCS-ACS são inconsistentes. Em um ensaio randomizado com 72 pacientes por 3 meses, a SVA não causou nenhuma mudança significativa na fração de ejeção ventricular esquerda, no nível de NT-proBNP ou na qualidade de vida em comparação com o controle.[121] Em outro estudo randomizado envolvendo 26 pacientes por 4 semanas, a SVA melhorou uma medida objetiva do estado de alerta e reduziu os níveis de BNP, mas não teve efeito na FEVE, na sonolência diurna subjetiva, no desempenho de condução simulada ou na qualidade de vida.[93] Não houve ensaios randomizados em longo prazo de SVA que avaliaram os efeitos na morbidade ou mortalidade. Portanto, não há dados de resultados clínicos suficientes de ensaios clínicos randomizados que suportem a aplicação da SVA para tratar a RCS-ACS em pacientes com insuficiência cardíaca. Outras evidências de ensaios randomizados de grande escala são necessárias.

Oxigênio Suplementar. O oxigênio suplementar reduz as quedas da PO_2 arterial relacionadas com a apneia central, reduzindo assim a estimulação dos quimiorreceptores periféricos; isso reduz o ganho ventilatório e diminui a chance de superação ventilatória e depressão da PCO_2 arterial abaixo do limiar de apneia.[122] Nos casos em que a PCO_2 foi medida durante a administração suplementar de oxigênio, relatou-se o seu aumento quando o IAH foi marcadamente reduzido[123] mas permaneceu a mesma quando o IAH diminuiu apenas marginalmente,[124] sugerindo que um dos mecanismos pelos quais o oxigênio atenua a RCS-ACS é a redução do efeito da ventilação e a elevação da PCO_2 acima do limiar de apneia.

Pequenos ensaios randomizados, de duração de uma noite a 1 mês, demonstraram que o oxigênio noturno reduz o IAH em aproximadamente 50% em pacientes com insuficiência cardíaca com RCS-ACS.[123,125-127] No entanto, os efeitos do oxigênio nos resultados fisiológicos e clínicos têm sido inconsistentes. Staniforth *et al.*[126] constataram que o oxigênio suplementar por 1 mês reduziu a excreção de norepinefrina urinária durante a noite, mas não teve efeito na norepinefrina plasmática durante o dia, peptídeo natriurético cerebral, função neurocognitiva, sonolência ou qualidade de vida. Em outro estudo randomizado, Andreas *et al.*[125] relataram que a administração noturna de oxigênio durante 7 dias a 22 pacientes com insuficiência cardíaca melhorou o consumo de oxigênio de pico e a eficácia ventilatória, mas não teve nenhum efeito na qualidade de vida. Arzt *et al.*[128] alocaram 10 pacientes consecutivos a oxigênio noturno e os seguintes 16 pacientes consecutivos a CPAP em 8 a 10 cmH$_2$O durante 3 meses. Tanto a CPAP quanto o oxigênio reduziram o IAH em 67%, mas apenas CPAP melhorou a eficácia ventilatória e a FEVE. Nem a intervenção teve efeito no consumo de oxigênio máximo do exercício. O *Home Oxygen Trial* (HOT)[129] randomizou 51 pacientes para receber ou não receber oxigênio suplementar por 1 ano. Aqueles que receberam oxigênio tiveram redução significativa na gravidade da RCS-ACS e melhora significativa na qualidade de vida, medida pela *Specific Activity Scale* comparada com o grupo-controle. No entanto, não houve diferença nas taxas de eventos cardíacos entre os grupos.

Embora o oxigênio atenue a RCS-ACS em pacientes com insuficiência cardíaca e possa reduzir a atividade simpática noturna, não há nenhuma evidência consistente de melhora da função cardiovascular ou dos resultados clínicos em tais pacientes. Além disso, a administração de oxigênio suplementar para pacientes com insuficiência cardíaca pode causar hiperoxia e, por isso, induzir o estresse oxidativo que pode exercer efeitos hemodinâmicos adversos, como o aumento da resistência vascular, pressão arterial e pressão de enchimento do ventrículo esquerdo, e diminuição do débito cardíaco.[130-132] Portanto, não há atualmente evidências suficientes para apoiar o uso de oxigênio para tratar a RCS-ACS em pacientes com insuficiência cardíaca.

Estimulantes Respiratórios. A acetazolamida é um inibidor da anidrase carbônica que provoca acidose metabólica, a qual aumenta o estímulo para a respiração baixando o limiar apneico de PCO_2 arterial.[133] Um pequeno ensaio randomizado de 6 dias demonstrou uma redução modesta (38%) no IAH em pacientes com insuficiência cardíaca com RCS-ACS em associação com reduções da sonolência diurna e fadiga.[134] A teofilina é um antagonista de adenosina que estimula o impulso respiratório central e aumenta a contratilidade cardíaca. Em um ensaio randomizado de 5 dias envolvendo 15 pacientes com insuficiência cardíaca e RCS-ACS, a teofilina reduziu o IAH, mas não melhorou a fração de ejeção do ventrículo esquerdo.[135-137] No entanto, mesmo tendo sido amplamente utilizada para o tratamento da insuficiência cardíaca aguda, a teofilina não é mais utilizada para este fim, porque aumenta o risco de arritmias cardíacas e morte súbita.[138,139] Por conseguinte, nenhum desses agentes pode ser recomendado para o tratamento da RCS-ACS.

Dióxido de Carbono. O aumento da PCO_2 acima do limiar de apneia, seja por inalação de dióxido de carbono ou pela adição de espaço morto, elimina RCS-ACS instantaneamente em pacientes com insuficiência cardíaca (Fig. 89-6).[66,140] No entanto, não há nenhuma evidência de que o aumento de PCO_2 por esses meios fornece algum benefício clínico. Além disso, como o dióxido de carbono aumenta a atividade nervosa simpática e perturba o sono,[141] e porque não há estudos de longo prazo que tenham demonstrado a sua segurança ou eficácia clínica, não pode ser recomendado para o tratamento de RCS-ACS.

Marca-passo Transvenoso do Nervo Frênico. A modulação da respiração pela estimulação transvenosa unilateral do nervo frênico através da veia cava superior está sendo estudada como um tratamento para a RCS-ACS. Um pequeno estudo aberto por uma noite, durante o qual a estimulação do nervo frênico intermitente foi realizada durante vários minutos, foi associado a uma redução do IAH. No entanto, o desenho do estudo e o padrão de estimulação frênica intermitente não foram bem definidos, tornando difícil avaliar os resultados.[142] Espera-se que mais estudos determinem se tal intervenção é viável para o uso crônico e se melhora os resultados clínicos.

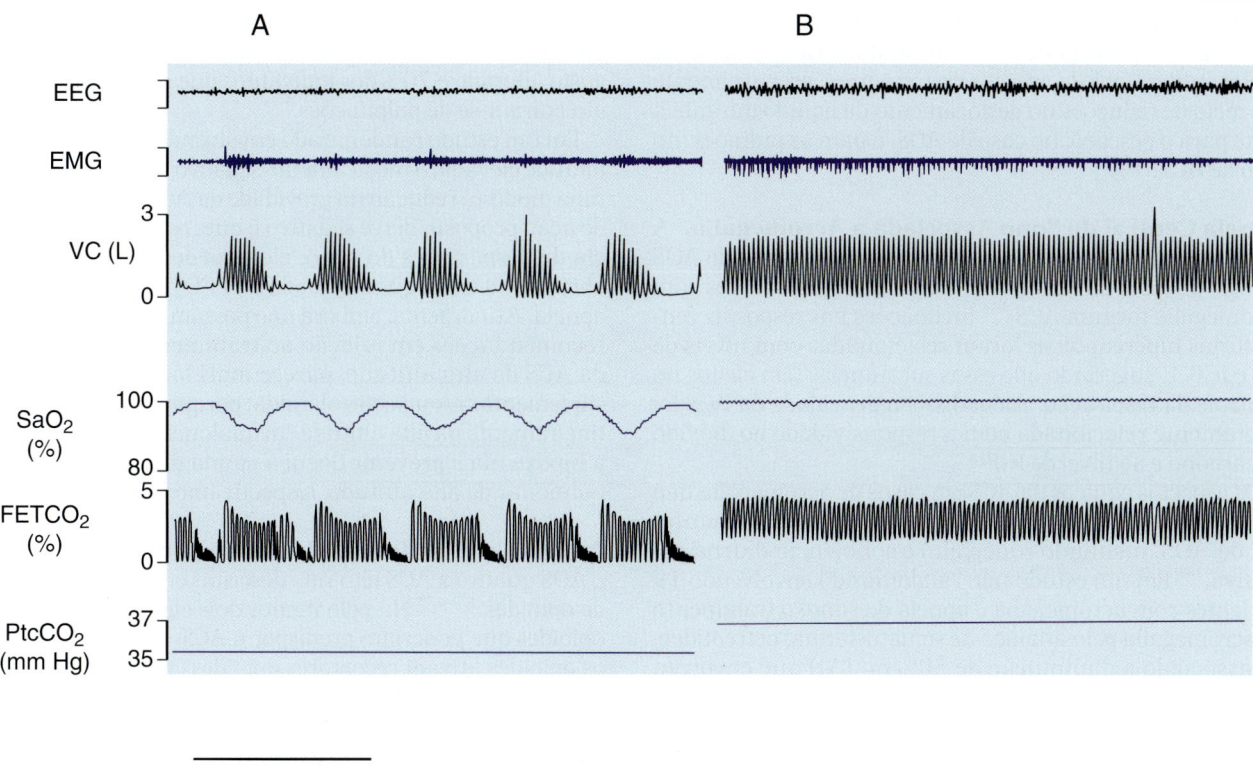

Figura 89-6 Dióxido de carbono inalado elimina a respiração de Cheyne-Stokes. Registros polissonográficos de um paciente com apneias centrais recorrentes associadas a respiração de Cheyne-Stokes no estágio 2 do sono durante a respiração de ar (**A**) e 1% de dióxido de carbono no ar (**B**). Observe a eliminação do traçado tanto das apneias centrais quanto do volume corrente (VC) e das diminuições recorrentes na saturação de oxigênio arterial (SaO$_2$) durante a inalação de dióxido de carbono, em associação com um aumento na PCO$_2$ transcutânea (PtcCO$_2$) de 1,6 mmHg. EEG, eletroencefalograma; EMG$_{sm}$, eletromiograma submental; FETCO$_2$, concentração de dióxido de carbono corrente final. EEG, eletroencefalograma; EMG, eletromiograma. (De Lorenzi-Filho G, Rankin F, Bies I, et al: Effects of inhaled carbon dioxide and oxygen on Cheyne-Stokes respiration in patients with heart failure. *Am J Respir Crit Care Med* 159:1490–1498, 1999.)

Apneia Central do Sono Associada a Doença Cerebrovascular. A ACS não hipercápnica foi observada em 10% a 15% dos pacientes com acidentes cerebrovasculares.[143,144,144] A sua patogênese e os aspectos clínicos não foram bem descritos. No entanto, vários estudos não encontraram relação entre a ocorrência de ACS e a localização, o tamanho ou o tipo de acidente vascular cerebral.[143,144] Em alguns pacientes, a ACS aparece em um padrão RCS-ACS. Em tais casos, a RCS-ACS foi invariavelmente associada a disfunção sistólica do ventrículo esquerdo assintomática.[145] Essa observação sugere fortemente que a RCS-ACS em pacientes com acidente vascular cerebral está relacionada com disfunção cardíaca subjacente oculta e, portanto, provavelmente compartilha a mesma patogênese da RCS-ACS em pacientes com insuficiência cardíaca. Contudo, nem a importância clínica desse achado em pacientes com acidente vascular cerebral nem a abordagem terapêutica foram estudadas em profundidade. No entanto, as implicações do achado de RCS-ACS em pacientes após acidente vascular cerebral é que se deve investigar a evidência de disfunção sistólica do ventrículo esquerdo.

Apneia Central do Sono Associada a Fibrilação Atrial. Entre os pacientes com insuficiência cardíaca, a fibrilação atrial está associada à maior chance de ter RCS-ACS.[79] Em pacientes com ACS, mas sem insuficiência cardíaca ou doença cerebrovascular ou renal, fibrilação atrial foi observada em 27%, contra apenas 1,7% dos pacientes com AOS e 3,3% daqueles sem apneia do sono.[146] A razão para a forte associação entre ACS e fibrilação atrial não foi identificada. No entanto, a possibilidade mais provável é que a fibrilação predispõe a ACS por mecanismos semelhantes àqueles da insuficiência cardíaca, por meio da redução do débito cardíaco e aumento da pressão venosa pulmonar, desse modo provocando hiperventilação e hipocapnia pela estimulação de receptores irritantes vagais pulmonares.

Apneia Central do Sono Associada a Insuficiência Renal. A ACS também tem sido descrita em pacientes com doença renal em estágio final.[147,148] As taxas de prevalência são difíceis de estimar porque muitos dos estudos são pequenos. Em estudos anteriores, relatou-se prevalência de ACS de 9% a 75%.[148-150] Em um estudo mais recente de 89 pacientes com estágio 4 ou 5 de doença renal crônica e 75 pacientes com doença renal terminal em hemodiálise, a ACS foi incomum e o índice mediano de apneia central foi de 0 a 0,7.[151] No entanto, a combinação de eventos obstrutivos, centrais e mistos é frequentemente relatada em pacientes hemodialisados com doença renal em fase terminal.[149,150,152] Preditores para ACS incluem fibrilação atrial, aumento da razão cardiotorácica na radiografia de tórax e baixa PCO$_2$, os quais sugerem mecanismos para ACS na doença renal semelhantes aos da insuficiência cardíaca e fibrilação atrial, incluindo sobrecarga de volume de líquido.[148] Estudos não randomizados mostraram que uma noite de CPAP aliviou a ACS em seis pacientes com doença renal em estágio final[150] e que a conversão de hemodiálise convencional três vezes por semana em hemodiálise noturna mais intensa em 14 indivíduos com um misto de AOS e ACS reduziu todos os tipos de eventos em associação com aumento na PCO_2.[149] A remoção noturna de líquido pode ter contribuído para a redução da ACS e outros tipos de eventos respiratórios, provavelmente por meio de reduções no deslocamento de líquido durante a noite para o pescoço, no caso de AOS, e para os pulmões, no caso de ACS.[89,153]

Apneia Central do Sono Associada a Acromegalia. A acromegalia é associada a altas prevalências tanto de AOS quanto de ACS. Em um estudo, 20% dos 54 pacientes com acromegalia tiveram ACS.[154] Inclinações nas respostas ventilatórias hipercápnicas foram relacionadas com níveis de GH e IGF-1, sugerindo que essas substâncias têm efeitos no controle da respiração. Além disso, a gravidade da ACS foi diretamente relacionada com a responsividade ao dióxido de carbono e ao nível de IGF-1.

Os aspectos clínicos da ACS em casos de acromegalia não foram bem caracterizados, mas parecem ser semelhantes aos da AOS, incluindo ronco alto e sonolência diurna excessiva.[154] Em um estudo não randomizado envolvendo 19 pacientes com acromegalia e apneia do sono, o tratamento de acromegalia pelo análogo de somatostatina, octreotídeo, foi associado a diminuição de 50% no IAH que envolveu eventos centrais e obstrutivos.[155] De modo semelhante, em outro estudo não randomizado envolvendo seis pacientes com acromegalia e um misto de AOS e ACS, o tratamento de acromegalia por adenomectomia transfenoidal aliviou tanto a ACS quanto a AOS, mas os efeitos sobre os sintomas da apneia do sono não foram avaliados.[156]

Apneia Central do Sono de Alta Altitude (Cap. 77). Em alta altitude, a hipoxia hipobárica provoca hiperventilação, o que faz com que a PCO_2 arterial caia recorrentemente abaixo do limiar de apneia durante o sono.[157] Em alta altitude, nativos de ambas as altitudes, altas e baixas, podem apresentar ACS, mas nem toda pessoa é suscetível.[158] Por razões desconhecidas, os homens são mais propensos a desenvolver ACS em altitudes elevadas do que as mulheres, assim como são mais propensos a outras formas de ACS não hipercápnicas.[159]

Em áreas de baixa altitude, ocorre um aumento progressivo na frequência de eventos centrais e redução na duração do ciclo de respiração periódica com o aumento da altitude de 2.400 m para 7.546 m.[160-162] A redução progressiva da duração do ciclo é provavelmente devida ao aumento do débito cardíaco e, portanto, ao tempo reduzido da circulação pulmão-quimiorreceptor. Ao longo do tempo, à medida que os indivíduos se aclimatam à altitude elevada, a ACS atenua.[163,164] Isso é principalmente devido a uma compensação metabólica para alcalose respiratória que acontece por 2 a 3 dias. Como consequência, a diferença entre a PCO_2 arterial e o limiar de apneia aumenta, fazendo com que a respiração periódica reduza ao longo do tempo.[133] Queixas relacionadas com a ACS em alta altitude incluem o sono de má qualidade, dispneia noturna, cefaleia matinal e cognição prejudicada.[165-168]

O retorno à baixa altitude reverte rapidamente a ACS de alta altitude. Terapias específicas para ACS enquanto em altitude incluem oxigênio suplementar que causa elevação da PCO_2 arterial acima do limiar de apneia com reversão imediata do ACS e melhora subjetiva da qualidade do sono.[167] Estimulantes respiratórios podem aliviar a ACS de alta altitude. Por exemplo, em um estudo randomizado envolvendo 30 indivíduos com ACS de alta altitude, a acetazolamida ou a teofilina praticamente eliminaram a ACS. No entanto, 60% dos indivíduos com acetazolamida relataram parestesias e gosto alterado e 70% dos indivíduos que receberam teofilina queixaram-se de palpitações.[169]

Em um estudo randomizado envolvendo 33 indivíduos em altitude elevada, o medicamento sedativo temazepam causou uma modesta redução na gravidade da ACS.[170] O mecanismo de ação proposto desse sedativo é que, reduzindo a frequência de despertares do sono, ele impede a hiperventilação abrupta e a consequente queda da PCO_2 abaixo do limiar de apneia. Atualmente, embora não possam ser dadas rigorosas recomendações em relação ao tratamento farmacológico da ACS de alta altitude, parece mais lógico usar oxigênio suplementar e/ou acetazolamida, porque eles são usados rotineiramente na alta altitude em qualquer caso, para corrigir a hipoxemia e prevenir doença aguda das alturas e edema pulmonar de alta altitude, respectivamente.

Apneia Central do Sono Induzida por Opioides. Tanto a AOS quanto a ACS têm sido descritas em pacientes em uso de opioides.[171-173] Há pelo menos dois efeitos fisiológicos de opioides que poderiam predispor a ACS. Em primeiro lugar, os opioides ativam receptores opioides endógenos em áreas do cérebro que inibem a condução inspiratória e causam depressão respiratória, particularmente no complexo pré-Botzinger do bulbo.[174] O exagero de tal depressão inspiratória no início do sono, portanto, poderia causar apneias e hipopneias. Se assim for, pode-se esperar que isso ocorra na presença de hipercapnia. No entanto, quando as análises de gases sanguíneos arteriais foram realizadas em indivíduos em vigília com ACS relacionada com metadona, a PCO_2 geralmente esteve dentro dos limites normais e não teve nenhuma relação com a presença ou gravidade de ACS.[172,175-177] Consequentemente, a ACS induzida por opiáceos parece não estar associada a hipercapnia e depressão respiratória *per se*, mas sim pertencer à categoria não hipercápnica.

Em segundo lugar, os opioides também causam dilatação arterial e venosa tanto na circulação pulmonar quanto sistêmica por meio da estimulação de receptores de histamina.[178,179] Esse efeito de dilatação venosa provoca acúmulo venoso periférico, e, em pacientes com edema pulmonar cardiogênico agudo, isso reduz a pressão de enchimento do ventrículo esquerdo e a congestão pulmonar.[180] É possível, portanto, que o uso crônico de opioides cause acúmulo venoso crônico nos vasos de capacitância da circulação esplâncnica e das pernas. Se isso ocorrer, pode haver substancial deslocamento rostral de líquido ao deitar-se durante a noite, que pode acumular-se nos pulmões e estimular receptores irritantes vagais que provocariam hiperventilação e queda na PCO_2 para o limiar de apneia semelhante ao descrito em pacientes com insuficiência cardíaca e ACS.[89,181] No entanto, tal mecanismo permanece especulativo.

A gravidade da ACS naqueles em uso de narcóticos pode variar de uma noite para outra, dependendo da dosagem: quanto maior a dose, maior o IAH.[172,182,183] Em estudos retrospectivos com usuários de opioides encaminhados para clínicas de sono, a prevalência de ACS isolada variou de 14% a 30%.[172,182,184,185]

Sintomas no sistema nervoso central causados por uso de opioides incluem tonturas, náuseas, perturbações neurocognitivas e sonolência excessiva.[186] Até que ponto esses sintomas são devidos ao uso de opioides por si só ou à ACS é difícil de determinar. O uso crônico de opioides pode aumentar o risco de morte súbita, possivelmente devido a arritmias cardíacas, mas não há nenhuma evidência até agora de que isso esteja relacionado com ACS ou outros distúrbios respiratórios relacionados com o sono.[187]

Em pacientes com ACS induzida por opioides, a retirada de opioides resolve ou reduz a gravidade da ACS e a sonolência excessiva durante o dia.[188,189] No entanto, a retirada de opioides muitas vezes não é possível por causa da dependência ou dor crônica. CPAP, BiPAP e SVA foram testados para a terapia de ACS induzida por opioides em pequenos ensaios retrospectivos não randomizados. Resultados conflitantes foram relatados para a CPAP a partir de dois pequenos estudos retrospectivos: em um, a CPAP foi ineficaz e, no outro, o IAH foi reduzido para menos ou igual a 5 em 54% dos indivíduos.[190] Neste último estudo, a adição de oxigênio suplementar à CPAP eliminou a ACS em 81%.[190] A BiPAP com oxigênio suplementar eliminou a ACS em outros 10% dos indivíduos. A SVA foi avaliada em apenas alguns pequenos estudos com resultados conflitantes.[189,191,192,192a]

Apneia do Sono Complexa. A apneia do sono complexa foi inicialmente descrita como o surgimento de ACS em pacientes com AOS durante ou após o início do tratamento com CPAP e foi chamada de *ACS pós-CPAP*. Mais tarde, o surgimento de ACS em pacientes com AOS também foi descrito após a cirurgia de avanço maxilomandibular,[193,194] aplicação de dispositivos de avanço mandibular,[195] traqueostomia[196] e cirurgia nasal,[197] e foi chamado de *ACS pós-tratamento*. No entanto, há controvérsia quanto à definição de apneia do sono complexa e se é ou não uma entidade distinta. O termo *apneia do sono complexa* também tem sido usado para descrever a persistência de apenas eventos centrais após o tratamento de uma combinação de apneia central do sono, mista e obstrutiva, chamada de *ACS persistente a CPAP*. Portanto, ainda não há uma definição clara de apneia do sono complexa.[198,199] Para efeitos do presente capítulo, usamos o termo *apneia do sono complexa* para incluir tanto *ACS pós-tratamento* quanto *ACS persistente ao tratamento*.

O principal mecanismo suposto para o surgimento de ACS no início da CPAP e as outras terapias mencionadas anteriormente em pacientes com AOS é que o alívio da obstrução da via respiratória superior em uma pessoa com alta condução respiratória central facilita a ventilação aumentada que reduz a PCO_2 abaixo do limiar de apneia.[198,200]

Durante a titulação de CPAP em pacientes com AOS, com e sem insuficiência cardíaca, a prevalência de ACS pós-tratamento varia de 5% a 20%.[200-205] Após 2 a 3 meses de aclimatação à CPAP, a ACS pós-tratamento dissipa-se em mais do que 50% dos indivíduos sem insuficiência cardíaca.[201,203] A ACS pós-tratamento também diminuiu ao longo de um período de 6 meses após traqueostomia.[206]

Em coortes de sono não selecionadas, fatores de risco identificados para o desenvolvimento de ACS pós-tratamento foram baixa eficiência do sono, hipertensão, doença arterial coronariana, insuficiência cardíaca, uso de opioides e AOS mais grave.[201,203,207] Na população com insuficiência cardíaca, os preditores para o desenvolvimento de ACS pós-CPAP incluíram idade avançada, menor PCO_2 arterial, menor classe da New York Heart Association, menos tratamento diurético e aumento da resposta ventilatória ao CO_2.[205] No entanto, até um terço das pessoas com ACS pós-CPAP não apresenta nenhum desses fatores de risco.[208]

Na maioria dos pacientes, não é necessário tratamento específico para ACS pós-tratamento porque, ao longo de 2 a 3 meses, esses eventos se dissipam na maioria dos sujeitos. Além disso, mesmo naqueles com ACS pós-tratamento persistente, sonolência diurna é geralmente aliviada.[201] Para aqueles em que a ACS complexa persiste apesar da CPAP ou outras terapias, não há informações disponíveis sobre consequências em longo prazo.

Tratamentos para ACS pós-tratamento persistente incluem BiPAP, SVA, oxigênio e adição de espaço morto. Na maioria dos estudos, as decisões para tratar ACS complexa não foram baseadas nos sintomas dos pacientes. Estudos com BiPAP são conflitantes; um estudo demonstrou melhora[209] e dois estudos não mostraram nenhuma melhora na ACS.[210,211] Um estudo retrospectivo que avaliou a adição de 50 a 200 mL de espaço morto através de uma máscara não ventilada a uma unidade de CPAP-padrão relatou eliminação da ACS.[212] Em estudos retrospectivos relatou-se que a SVA eliminou a ACS pós-CPAP em 79% a 100% dos pacientes em estudos de titulação.[213-215] Em pequenos ensaios clínicos randomizados prospectivos, o tratamento de ACS pós-CPAP foi eliminado por SVA em 97% a 100% dos pacientes após 6 a 12 semanas.[205,207,216]

Apneia Central do Sono não Hipercápnica Primária

Apneia Central do Sono Idiopática. A ACS idiopática (ACSI) é uma forma de ACS em que há apneias e hipopneias, sem evidências de doenças cardiovasculares ou outras lesões que possam explicar a sua ocorrência. Dois grandes estudos epidemiológicos relataram prevalência de ACS de 0,4% em homens,[217] mas basicamente 0% em mulheres.[218] Como essas populações foram consideradas saudáveis, pode-se supor que a maioria dos casos de ACS identificados foi de ACSI. Portanto, a ACSI parece ser rara.

Semelhantemente a RCS-ACS, os pacientes com ACSI hiperventilam com baixa PCO_2 arterial durante tanto a vigília quanto o sono. A tendência a hiperventilar está relacionada ao aumento da capacidade de resposta dos quimiorreceptores periféricos e centrais que aumentam o ganho ventilatório e causam instabilidade respiratória.[71,219,220] Episódios de apneias centrais e hipopneias durante o sono são tipicamente precipitados por um aumento abrupto na ventilação provocado geralmente por um despertar após o qual há queda da PCO_2 arterial abaixo do limiar de apneia. A sua dependência de hipocapnia é ilustrada pela observação de que o aumento da PCO_2 arterial, seja por inalação de uma pequena concentração de dióxido de carbono ou adição de espaço morto, imediatamente elimina esse distúrbio respiratório.[221] Como na RCS-ACS, eventos centrais são predominantes durante o sono não REM com uma redução na frequência ou cessação completa de eventos durante o sono REM por razões semelhantes. Em comparação com pacientes com insuficiência cardíaca com RCS-ACS, as durações de hiperpneia e ciclo de respiração periódica são muito mais curtas devido ao menor tempo de circulação pulmão-quimiorreceptor e maiores volume sistólico e de débito cardíaco (Fig. 89-4).[76]

Em alguns aspectos, a apresentação clínica da ACSI se assemelha à da AOS. Os pacientes são geralmente homens de meia-idade ou mais velhos que estão acima do peso, queixam-se de ronco, têm sono inquieto, e podem também se queixar de sonolência diurna excessiva, mas eles mais frequentemente se queixam de insônia. Não há nenhum estudo sobre a história natural da doença, portanto a sua importância clínica é difícil de avaliar. Foram avaliados tratamentos, que incluem o estimulante respiratório acetazolamida,[169,222] que fornece um estímulo constante para a respiração e, portanto, reduz flutuações na ventilação. Estudos que avaliaram a acetazolamida foram não randomizados e produziram resultados inconsistentes sem avaliação cuidadosa dos resultados clínicos. Portanto, a acetazolamida ainda não pode ser recomendada como tratamento crônico para esta doença.

Como o aumento da instabilidade e os despertares do sono podem precipitar ACS, medicamentos sedativos foram testados a fim de reduzir os despertares e, assim, aliviar a ACSI. Em um ensaio não randomizado, aberto, de 9 semanas do agonista não benzodiazepínico do receptor GABA zolpidem,[223] o IAH diminuiu 55% em associação com uma redução na frequência de despertares e sonolência diurna subjetiva. Em um estudo randomizado de uma noite, também foi relatado que o benzodiazepínico hipnótico triazolam[224] reduziu o IAH modestamente em associação com uma redução na frequência de despertares. Como ambos estudos incluíram apenas um pequeno número de indivíduos, estudos randomizados muito maiores serão necessários para que possam ser feitas mais recomendações de tratamento baseadas em evidências. Não existem estudos publicados avaliando os efeitos de dispositivos de pressão positiva das vias respiratórias em ACSI.

> ### Pontos-chave
>
> - *Apneia central do sono* (ACS) é um distúrbio raro, mas heterogêneo, no qual a PCO_2 arterial chega a ficar abaixo do limiar de apneia durante o sono, ou porque a PCO_2 cai ou o limiar de apneia aumenta.
> - Na ACS, há reduções (hipopneia) ou cessações (apneia) recorrentes de fluxo de ar, devidas a uma redução no impulso respiratório central na ausência de limitação de fluxo de ar a partir da obstrução das vias respiratórias superiores.
> - A classificação da ACS baseia-se na presença ou ausência de hipercapnia. Existem dois tipos principais:
>   - A ACS associada à hipercapnia decorre do impulso respiratório central prejudicado ou da fraqueza neuromuscular que afeta os músculos respiratórios, que é agravada durante a transição da vigília para o sono pela cessação do estímulo respiratório da vigília e é mais proeminente no sono de *movimento rápido dos olhos* (REM).
>   - A ACS associada a normocapnia ou hipocapnia (i.e., não hipercápnica) é frequentemente associada à condução respiratória central aumentada que predispõe a períodos alternados de hiperventilação que impulsionam a PCO_2 recorrentemente abaixo do limiar de apneia. É mais proeminente no sono não REM.
> - A respiração de Cheyne-Stokes com ACS, uma forma de ACS não hipercápnica geralmente associada a insuficiência cardíaca, é caracterizada por um padrão de crescente e decrescente da respiração tipicamente observado durante o sono não REM e está associada ao aumento do risco de mortalidade.
> - Apneia do sono complexa é uma forma de ACS que *surge* após o tratamento da apneia obstrutiva do sono por pressão positiva contínua nas vias respiratórias ou outras intervenções (i.e., ACS pós-tratamento) ou *persiste* após o tratamento de uma combinação de apneia central do sono, mista e obstrutiva (i.e., ACS persistente a tratamento).

As Referências estão disponíveis exclusivamente no site www.elsevier.com.br/expertconsult

SEÇÃO Q

MANIFESTAÇÕES RESPIRATÓRIAS DOS DISTÚRBIOS EXTRAPULMONARES

90 COMPLICAÇÕES PULMONARES DA INFECÇÃO POR HIV

KRISTINA CROTHERS, MD • ALISON MORRIS, MD, MS • LAURENCE HUANG, MD, MAS

INTRODUÇÃO	Micobactérias	Pneumonites Intersticiais
EPIDEMIOLOGIA	Fungos	Sarcoidose
ANORMALIDADES IMUNOLÓGICAS	Vírus	Síndrome Inflamatória da Reconstituição Imunológica
ABORDAGEM DIAGNÓSTICA	Parasitas	
Contagem de Linfócitos CD4+	**DISTÚRBIOS NÃO INFECCIOSOS**	
Broncoscopia com Fibra Óptica	Malignidades	
COMPLICAÇÕES INFECCIOSAS	Hipertensão Arterial Pulmonar	
Bactérias	Doença Pulmonar Obstrutiva	

INTRODUÇÃO

Desde o reconhecimento dos primeiros casos da *síndrome da imunodeficiência adquirida* (AIDS), em 1981, nossa compreensão do *vírus da imunodeficiência humana* (HIV) e da miríade de suas complicações infecciosas e não infecciosas aumentou acentuadamente. O prognóstico dos indivíduos infectados pelo HIV passou por dramática alteração para aqueles com acesso à combinação efetiva de *terapia antirretroviral* (ART, do inglês *antiretroviral therapy*) para suprimir a replicação do HIV com medicações para tratamento e prevenção das complicações associadas ao HIV. A ART, neste capítulo, refere-se ao uso de *combinação* dessa terapia, geralmente considerada como uma combinação de dose fixa, que suprime a replicação viral e impede a seleção de HIV resistente a medicamento. Esses avanços terapêuticos resultaram em um declínio substancial na incidência de novos casos de AIDS e no número de mortes associadas à AIDS em países onde este cuidado é disponibilizado de forma ampla e consistente.[1] Infelizmente, o acesso à ART e a outras medicações não é universal, e uma vacina contra HIV permanece ilusória. Portanto, esforços para prevenir a disseminação de nova infecção por HIV, para identificar e tratar aquelas pessoas que já estão infectadas por HIV, bem como reduzir a progressão do HIV para AIDS continuam a ser prioridades no mundo todo.

Os pulmões são um dos órgãos-alvo do HIV e, consequentemente, uma importante fonte de morbidade e mortalidade. O espectro das manifestações pulmonares é amplo e inclui muitas complicações infecciosas e não infecciosas (Tabela 90-1).[2] Essas complicações incluem doenças que são definidoras da AIDS (p. ex., pneumonia por *Pneumocystis*) ou associadas ao HIV (p. ex., pneumonia bacteriana), distúrbios que não são classificados como associados ao HIV, mas parecem ser mais comuns naqueles com infecção por HIV (p. ex., câncer de pulmão, *hipertensão arterial pulmonar* [HAP] e *doença pulmonar obstrutiva crônica* [DPOC]), e condições cuja associação com HIV é inconclusiva ou puramente coincidente (p. ex., sarcoidose). Também é frequente que os pacientes infectados por HIV tenham uma doença crítica ou resultante de complicações pulmonares ou outras doenças e, embora incomum, é realizado o transplante de pulmão em pacientes infectados por HIV.[3,3a] Este capítulo apresenta uma breve revisão da epidemiologia da infecção por HIV e de suas anormalidades imunológicas, seguida da abordagem à avaliação da doença pulmonar em um paciente infectado por HIV. Então, são discutidas as principais doenças pulmonares associadas ao HIV, com ênfase nos aspectos clínicos, diagnóstico, tratamento e prevenção.

Tabela 90-1 Espectro de Complicações Pulmonares

INFECÇÕES

Bactérias*
- *Streptococcus pneumoniae*
- Espécie de *Haemophilus*
- *Staphylococcus aureus*
- *Pseudomonas aeruginosa*
- Outras bactérias

Micobactérias
- *Mycobacterium tuberculosis*[†]
- Complexo *Mycobacterium avium*[‡]
- *Mycobacterium kansasii*[‡]
- Outras micobactérias[‡]

Fungos
- *Pneumocystis jirovecii* (anteriormente *P. carinii*)[§]
- *Cryptococcus neoformans*[‡]
- *Histoplasma capsulatum*[‡]
- *Coccidioides immitis*[‡]
- Espécie de *Aspergillus* (com mais frequência *A. fumigatus*)
- *Blastomyces dermatitidis*
- *Penicillium marneffei*
- Outros fungos

Vírus
- Citomegalovírus[§]
- Outros vírus

Parasitas
- *Toxoplasma gondii*[∥]
- Outros parasitas

MALIGNIDADES
- Sarcoma de Kaposi[§]
- Linfoma não Hodgkin[§]
- Carcinoma broncogênico

PNEUMONITES INTERSTICIAIS
- Pneumonite intersticial linfocítica[¶]
- Pneumonite intersticial não específica

OUTROS
- Doença pulmonar obstrutiva crônica
- Asma
- Pulmonar arterial hipertensão
- Sarcoidose
- Síndrome inflamatória da reconstituição imunológica

*Diagnóstico definidor da síndrome da imunodeficiência adquirida (AIDS) em adultos e adolescentes (>13 anos) se recorrente (>2 episódios em 12 meses). Não aplicáveis como definidores de diagnóstico de AIDS em crianças.
[†]Diagnóstico definidor de AIDS em adultos e adolescentes. O diagnóstico definidor de AIDS em crianças, seja extrapulmonar ou disseminada.
[‡]Diagnóstico definidor de AIDS, seja extrapulmonar ou disseminada.
[§]Diagnóstico definidor de AIDS.
[∥]Diagnóstico definidor de AIDS se o sistema nervoso central for envolvido.
[¶]Diagnóstico definidor de AIDS em crianças. Não aplicável como definidor de diagnóstico de AIDS em adultos ou adolescentes.
Modificada de Murray JF, Mills J: Pulmonary infectious complications of human immunodeficiencyvirusinfection. *Am Rev Respir Dis* 141: 1356-1372, 1582-1598, 1990.

EPIDEMIOLOGIA

A epidemia de AIDS teve um importante impacto em todo o mundo. Um número desproporcional de pessoas infectadas por HIV no mundo vive em países de baixa e média rendas, especialmente na África subsaariana, que tem a mais alta prevalência do mundo de infecção por HIV. As estimativas globais indicam que 35,3 milhões de pessoas estavam vivendo com o HIV em 2012.[4] Em geral, aproximadamente 0,8% dos adultos de 18 a 49 anos de idade está infectado por HIV no mundo todo. Na África subsaariana, 4,9% dos adultos estão vivendo com HIV. Depois da África subsaariana, as regiões com a mais alta carga de infecção por HIV são Caribe, Leste Europeu e Ásia Central. O *Centers for Disease Control and Prevention* (CDC) estima que 1,1 milhão de pessoas estavam vivendo com HIV nos Estados Unidos em 2012.[5]

É encorajadora a ocorrência de declínio nas novas infecções por HIV na década passada. Embora 2,3 milhões de pessoas no mundo todo tenham sido recém-infectadas por HIV em 2011, esse número representa uma queda de 20% dos números de 2001.[4] A mortalidade relacionada à AIDS também declinou: em 2012, 1,6 milhão de pessoas morreram por causas relacionadas à AIDS comparadas com 2,3 milhões em 2005.[4] Como a sobrevida melhorou para os pacientes infectados por HIV depois da introdução da ART, um número maior do que nunca de pessoas está vivendo com HIV nos Estados Unidos.[6] Além disso, os adultos infectados por HIV sob cuidados clínicos, nos Estados Unidos, mais provavelmente são da recente era em que a ART é prescrita, tendo uma carga viral suprimida de HIV, assim como uma contagem média de células T $CD4^+$.[7]

O gênero e a demografia racial/étnica das populações infectadas por HIV variam no mundo todo. Na África subsaariana, as mulheres respondem por aproximadamente 58% das estimativas de pessoas que vivem com HIV.[4] Nos Estados Unidos, as mulheres englobam aproximadamente 21% dos casos de adulto com AIDS.[8] Embora no início a epidemia de HIV fosse vista predominantemente entre *homens brancos não hispânicos que faziam sexo com outros homens* (MSM, do inglês *men who have sex with other men*), o HIV cada vez mais está afetando as minorias, com novas infecções desproporcionalmente representadas nas minorias, especialmente negros e hispânicos/latino-americanos.[9,10]

ANORMALIDADES IMUNOLÓGICAS

Após a infecção por HIV e sem ART, pessoas infectadas por HIV experimentam perda gradual, mas não inexorável, da imunidade do hospedeiro, que se caracteriza como uma síndrome de desregulação imune, disfunção e deficiência, envolvendo muitos componentes do sistema imune. O HIV é trópico para os linfócitos $CD4^+$ e monócitos.[11] Após a infecção inicial, o vírus leva à depleção massiva de linfócitos $CD4^+$ do tipo efetor-memória da mucosa associada ao tecido linfoide.[12] Durante a fase crônica de uma infecção por HIV não tratada, ocorre ativação imune generalizada e finalmente um declínio progressivo do *pool* de células T *naïve* e de memória resultando em depleção sistêmica de linfócitos $CD4^+$.[12,13] Além de estar em número reduzido, as células T também estão disfuncionais e montam respostas anormais do hospedeiro aos antígenos dependentes dessas células. A infecção por HIV também é associada à disfunção da célula B. Seguem-se a ativação policlonal anormal, hipergamaglobulinemia e a falta de respostas de anticorpo específico. Essa combinação de disfunção imune, desregulação e depleção de linfócitos $CD4^+$ resulta em risco substancialmente maior de infecções e outras complicações. A ART efetiva diminui substancialmente as infecções oportunistas e a mortalidade em pacientes infectados por HIV.[1] A ativação imune crônica que ocorre na segunda fase de infecção pelo HIV pode ser diminuída pela ART.[12] Não obstante, a ativação imune e a inflamação crônica podem persistir, particularmente naqueles que iniciaram a ART em contagens mais baixas de células $CD4^+$ ou cujo tratamento foi interrompido.[14,15] A mortalidade prematura e as comorbidades, como as doenças cardiovasculares, renais e hepáticas, foram associadas à inflamação residual e à imunodeficiência, apesar do tratamento com ART.[16,17]

A infecção por HIV também causa alteração em várias linhas de defesa do hospedeiro no pulmão e trato respiratório, contribuindo para o aumento do risco para infecções pulmonares.[18] Estas incluem anormalidades tanto na função mucociliar quanto nas moléculas solúveis de defesa dentro das secreções respiratórias. Dentro do parênquima pulmonar, as respostas inatas imunes e adaptativas aos patógenos podem estar prejudicadas. Por exemplo, macrófagos alveolares dos indivíduos infectados por HIV demonstraram que têm deficiências no reconhecimento do patógeno, incluindo anormalidades de sinalização do receptor 4 *Toll-like*.[19,20] As células T CD4$^+$ broncoalveolares dos indivíduos infectados por HIV exibem respostas comprometidas a importantes patógenos respiratórios, incluindo *influenza* e *Mycobacterium tuberculosis*.[21] A evidência também sugere que o HIV resulta em estimulação crônica e ativação das células inflamatórias dentro do espaço alveolar.[22] Além disso, modelos animais sugerem que as proteínas relacionadas ao HIV podem romper a função de barreira do epitélio alveolar.[23]

As consequências de inflamação persistentemente aumentada e ativação imune relacionadas ao HIV na patogênese das complicações pulmonares crônicas são menos claras. Dentro do espaço alveolar, a infecção por HIV está associada a alterações no perfil celular;[18] no entanto, a depleção da mucosa de células T CD4$^+$ que ocorre no trato gastrointestinal parece não acontecer dentro do pulmão. Em vez disto, o fluido da *lavagem broncoalveolar* (LBA) dos indivíduos infectados por HIV tem mais células T CD4$^+$ do que o íleo terminal.[24] As células pulmonares que podem estar infectadas por HIV incluem macrófagos alveolares, células T e fibroblastos.[18] Embora os macrófagos alveolares tenham sido vistos como um reservatório potencial de células infectadas por HIV dentro do pulmão, evidência recente sugere que, em vez disso, as células T podem ser o reservatório de uma vida longa da infecção dentro do pulmão.[25] O conhecimento do significado clínico do pulmão como um compartimento protegido contra as células infectadas por HIV é incompleto.[26]

ABORDAGEM DIAGNÓSTICA

A avaliação de um paciente infectado por HIV com doença pulmonar visa à elaboração de um diagnóstico específico. O diagnóstico definitivo é preferido à terapia empírica por uma série de razões. Embora cada uma das doenças pulmonares associadas ao HIV tenha características clínicas e radiográficas, essas características se sobrepõem. Ocasionalmente, as características de apresentação são atípicas ou mais de uma doença pulmonar está presente. Sem terapia apropriada, pacientes infectados por HIV com pneumonia podem progredir rapidamente para insuficiência respiratória e morte. As terapias usadas para tratar as doenças pulmonares associadas ao HIV têm toxicidades e interações substanciais com outras medicações.

A avaliação deve começar com a história e o exame físico.[27] Testes laboratoriais devem ser realizados e obtida uma radiografia de tórax em pacientes com suspeita de doença pulmonar. Frequentemente, os resultados dessa avaliação sugerem um diagnóstico diferencial específico e plano de tratamento. Ocasionalmente, estudos adicionais, como os testes de função pulmonar, *tomografia computadorizada* (TC) *de tórax* ou TC de alta resolução, são necessários para estreitar o diagnóstico diferencial e refinar o plano de tratamento.

Devido à sua importância particular da avaliação diagnóstica de muitos pacientes com doença pulmonar relacionada ao HIV conhecida ou suspeitada, o valor das contagens de linfócitos CD4$^+$ e da broncoscopia de fibra óptica é brevemente revisado aqui. A utilidade de outros testes diagnósticos é considerada nas discussões das complicações específicas e distúrbios que se seguem nesta seção. Informações adicionais sobre testes diagnósticos específicos também estão disponíveis no Capítulo 17.

CONTAGEM DE LINFÓCITOS CD4$^+$

A contagem de linfócitos CD4$^+$ é o indicador do risco de o paciente infectado por HIV desenvolver uma infecção oportunista específica ou neoplasia associada ao HIV. Muitas doenças pulmonares associadas ao HIV presentes em ou abaixo da contagem de linfócito CD4$^+$ característica raramente são vistas em contagens mais altas.[28] São exceções as doenças que podem se apresentar em pessoas sem infecção por HIV, como pneumonia bacteriana, tuberculose e *linfoma não Hodgkin* (LNH). Em pessoas infectadas por HIV, essas doenças podem se apresentar com qualquer contagem de linfócito CD4$^+$, embora sua incidência aumente e sua apresentação característica se altere à medida que a contagem de linfócito CD4$^+$ declina (veja adiante a discussão da doença).

Nas contagens de linfócitos CD4$^+$ abaixo de 200 células/μL, a pneumonia bacteriana geralmente é acompanhada por bacteriemia, e a doença por *M. tuberculosis* geralmente é extrapulmonar ou disseminada. Além disso, abaixo dessa contagem de linfócitos CD4$^+$, as pneumonias por *Pneumocystis* e *Cryptococcus* se tornam importantes considerações, embora nenhuma tipicamente se apresente em um paciente com uma contagem significativamente maior que 200 células/μL. Em contagens de linfócitos CD4$^+$ abaixo de 50 a 100 células/μL, fungos endêmicos, certos vírus (citomegalovírus [CMV]), protozoários (*Toxoplasma gondii*), micobactérias não tuberculosas (complexo *Mycobacterium avium* [MAC, do inglês *Mycobacterium avium complex*]) e *sarcoma de Kaposi* (SK) se tornaram importantes considerações. Muitas dessas doenças se apresentam com manifestações extrapulmonares ou disseminadas que podem dominar a apresentação clínica.

O risco de infecções oportunistas reflete-se melhor por meio da atual contagem de linfócitos CD4$^+$.[29] A profilaxia primária e secundária de *Pneumocystis* pode ser descontinuada com segurança em pacientes cujas contagens de linfócitos CD4$^+$ aumentam acima de 200 células/μL por, pelo menos, 3 meses em resposta à ART; evidência similar emergiu indicando que é seguro descontinuar a profilaxia contra MAC, *Cryptococcus*, *Histoplasma capsulatum*, *Coccidioides immitis* e *Toxoplasma* quando contagens de linfócitos CD4+ são restauradas acima de certos limiares de CD4$^+$.[29]

BRONCOSCOPIA COM FIBRA ÓPTICA

Em geral, a broncoscopia deve ser considerada para qualquer paciente infectado por HIV com doença pulmonar cuja gravidade justifica um diagnóstico imediato e acurado, para pacientes com suspeita de SK pulmonar, para aqueles com suspeita de LNH (caso se acredite que outros procedimentos diagnósticos são mais arriscados ou tenham menos probabilidade de estabelecer o diagnóstico), para pacientes cujo diagnóstico permanece desconhecido apesar de estudos diagnósticos menos invasivos (p. ex., catarro induzido) e para aqueles cuja terapia empírica está fracassando.

As contraindicações convencionais se relacionam aos pacientes infectados por HIV; a infecção por HIV não deve ser considerada uma contraindicação para a broncoscopia.

A decisão de realizar LBA com ou sem *biópsia transbrônquica* (BTB) depende da suspeita diagnóstica e das sensibilidades desses procedimentos para esse diagnóstico. No início da epidemia de AIDS, tanto o LBA quanto a BTB geralmente eram realizados durante a broncoscopia inicial. Estudos demonstraram que o rendimento desses dois procedimentos foi complementar na identificação de patógenos: a sensibilidade do LBA era de 86% e a da BTB, de 87%; quando os dois procedimentos eram combinados, a sensibilidade era de 98% para todos os patógenos e de 100% para *Pneumocystis*.[30] Atualmente, o LBA sozinho geralmente é realizado quando a pneumonia por *Pneumocystis* (PCP) é o patógeno suspeitado.[31] A sensibilidade do exame de fluido de LBA para *Pneumocystis* é de 97% ou acima; portanto, um exame do fluido de LBA negativo para *Pneumocystis* descarta o diagnóstico de PCP em todos os casos, menos nos mais raros.[31]

Em contraste, a BTB melhora a sensibilidade da broncoscopia para diagnosticar uma série de outros patógenos importantes, incluindo tuberculose e pneumonias fúngicas endêmicas. Além disso, a confirmação tecidual da BTB ou outra amostra de biópsia é necessária para um diagnóstico definitivo de aspergilose invasiva, pneumonia por CMV e LNH. Portanto, quando os aspectos clínicos e radiográficos sugerem uma dessas doenças, tanto LBA quanto BTB se justificam durante a broncoscopia inicial.

COMPLICAÇÕES INFECCIOSAS

Nesta seção, as principais complicações pulmonares infecciosas de doença por HIV são revisadas de acordo com a categoria de microrganismo infeccioso (Tabela 90-1).

BACTÉRIAS

No início da epidemia de AIDS, a pneumonia bacteriana respondeu por somente uma pequena proporção de doenças pulmonares relacionadas. Subsequentemente, a pneumonia bacteriana se tornou reconhecida como uma frequente complicação da infecção por HIV e aquela que muitas vezes precedeu outras infecções oportunistas. Como resultado, a pneumonia recorrente bacteriana (definida como dois ou mais episódios dentro de 12 meses) foi incluída como uma doença definidora de AIDS na definição de *1993 CDC Expanded Surveillance Case Definition for AIDS*.[32]

Antes da era ART, Hirschtick et al.,[33] no estudo *Pulmonary Complications of HIV Infection Study* (PCHIS), confirmaram a incidência aumentada de pneumonia bacteriana adquirida na comunidade em pessoas infectadas por HIV. Nesse estudo, houve 5,5 episódios de pneumonia bacteriana por 100 pessoas-ano na coorte infectada por HIV, em comparação com 0,9 episódio por 100 pessoas-ano na coorte-controle soronegativa para HIV ($P < 0,001$). A pneumonia bacteriana era mais comum em pacientes infectados por HIV do que em controles soronegativos para HIV, mesmo no subgrupo de pacientes infectados por HIV com contagens de linfócitos CD4$^+$ superiores a 500 células/µL ($P < 0,004$). Além disso, a taxa de pneumonia bacteriana na coorte infectada por HIV aumentava à medida que a contagem de linfócitos CD4$^+$ declinava. A taxa de pneumonia bacteriana era de 2,3 episódios por 100 pessoas-ano em sujeitos com uma contagem de linfócitos CD4$^+$ superior a 500 células/µL em comparação com 10,8 episódios por 100 pessoas-ano em indivíduos com uma contagem de linfócitos CD4$^+$ inferior a 200 células/µL. A incidência de pneumonia bacteriana era significativamente maior em usuários de droga intravenosa do que em MSM ou em parceiras de homens infectados por HIV. O tabagismo também foi associado a maior incidência de pneumonia bacteriana, especialmente em indivíduos infectados por HIV com uma contagem de linfócitos CD4$^+$ inferior a 200 células/µL.

Durante a era ART (de 1996 até o presente), a incidência de pneumonia bacteriana adquirida na comunidade entre as pessoas infectadas por HIV declinou, embora não na mesma extensão das pneumonias oportunistas como PCP.[34] No projeto *Adult/Adolescent Spectrum of HIV Disease*, patrocinado pelo CDC, uma revisão prospectiva do registro médico de pessoas infectadas por HIV com 13 anos e acima em 11 cidades americanas, a incidência de pneumonia recorrente declinou de 22 por 1.000 pessoa-ano em 1992 para 10,7 por 1.000 pessoa-ano em 1997.[35] Outros estudos relataram diminuições similares do uso da ART tanto na pneumonia adquirida na comunidade[36] quanto na pneumonia adquirida no hospital.[37] Assim, a ART está claramente associada à diminuição do risco para pneumonia bacteriana. Outra razão creditada à diminuição da pneumonia bacteriana entre pacientes infectados por HIV é o uso de *trimetoprima-sulfametoxazol* (TMP-SMX) como profilaxia para PCP.[38]

Ainda, apesar da diminuição significativa na incidência, a pneumonia bacteriana continua a ser mais frequente em indivíduos infectados por HIV do que naqueles não infectados.[39,40] Além disso, a pneumonia bacteriana é uma causa comum de morbidade e está associada à redução da mortalidade em curto e longo prazos em pacientes infectados por HIV na era ART.[38,41] Uma razão para a persistência da pneumonia bacteriana apesar de uma ART efetiva é a alta prevalência de tabagismo nas populações infectadas por HIV.[42] O tabagismo está associado a taxas substancialmente aumentadas de pneumonia em múltiplos estudos de pacientes infectados por HIV, em todas as contagens de linfócitos CD4$^+$,[33,38,43,44] enquanto a cessação do tabagismo diminui o risco de pneumonia.[45] O uso de droga intravenosa permanece como um fator de risco significativo para pneumonia bacteriana na era ART. Além disso, o número e a função do neutrófilo podem estar comprometidos na infecção por HIV, que pode ser exacerbada pelo tabagismo concomitante e contribuir para o risco aumentado de pneumonia bacteriana.

Várias espécies bacterianas podem causar pneumonia em pacientes infectados por HIV. Similarmente à pneumonia bacteriana adquirida na comunidade em populações não infectadas por HIV, espécies de *Streptococcus pneumoniae* e *Haemophilus* são os patógenos identificados com mais frequência em pessoas com infecção por HIV. Em estudos, os dois organismos responderam por aproximadamente 50% a 60% dos casos combinados,[33,46] e eles continuam sendo os organismos bacterianos isolados com mais frequência na era ART.[47,47a] *Staphylococcus aureus* pode ser isolado como uma causa de pneumonia adquirida na comunidade em pacientes com e sem história de uso de drogas intravenosas.[47-49] Além de ser uma causa de doença nosocomial, *Pseudomonas aeruginosa* é bem reconhecido como uma causa de pneumonia bacteriana adquirida na comunidade em pessoas infectadas por HIV, especialmente aquelas com AIDS avançada. *S. pneumoniae* e *P. aeruginosa* foram as duas bactérias mais comuns vistas em uma série de 111 casos.[48] Embora esta série inclua pneumonias adquiridas tanto na comunidade quanto no hospital, a maioria dos casos de pneumonia pneumocócica (91%) e por pseudomonas (63%) foi adquirida na comunidade. Outras bactérias que ocasionalmente são identificadas como causas de pneumonia bacteriana adquirida na comunidade em pessoas infectadas por HIV incluem organismos atípicos, como espécies de *Legionella*, *Rhodococcus equi* e espécies de *Nocardia*; estas são discutidas em mais detalhes adiante.

Entre as pneumonias adquiridas em hospital, as duas causas bacterianas mais comuns em pessoas infectadas por HIV são *S. aureus* e *P. aeruginosa*. É mais provável que esses dois organismos sejam isolados em pacientes com contagens mais baixas de linfócitos $CD4^+$.[37,46] A pneumonia estafilocócica é frequentemente complicada por bacteriemia, resistência à meticilina e alta mortalidade.[37] *S. pneumoniae* e *Klebsiella pneumoniae* são também causas relativamente frequentes de pneumonia em pacientes hospitalizados infectados por HIV.[37]

Características Clínicas. Em pessoas infectadas por HIV, as características clínicas e radiográficas de pneumonia bacteriana são similares às das pessoas imunocompetentes, com algumas importantes exceções.[50] É digno de nota que os indivíduos infectados por HIV estão em risco substancialmente maior de bacteriemia e doença invasiva por *S. pneumoniae*. Estima-se que a taxa de bacteriemia pneumocócica em pacientes infectados por HIV seja quase 100 vezes maior do que em pessoas de mesma idade não infectadas por HIV.[51] Os achados que conferem maior risco de pneumonia pneumocócica bacteriêmica incluem abuso de álcool, tabagismo, hospitalização recente e presença de doenças comórbidas.[52] O risco de doença pneumocócica invasiva é menor nos indivíduos sob ART e naqueles que receberam vacina pneumocócica.[53] No entanto, embora a incidência de doença pneumocócica invasiva tenha diminuído na era atual, a apresentação clínica pode ser grave e complicada por insuficiência respiratória.[54] Os prestadores de cuidados devem considerar testes para HIV em indivíduos com estado sorológico desconhecido que apresentam essa doenças e outros fatores de risco óbvios para doença pneumocócica invasiva.[53]

Contagem de Linfócitos $CD4^+$. A pneumonia bacteriana pode se desenvolver ao longo do curso da infecção por HIV e em qualquer contagem de linfócitos $CD4^+$. À medida que a contagem de linfócitos $CD4^+$ declina, tanto a incidência da pneumonia bacteriana como a frequência da bacteriemia aumentam. A maioria dos casos de pneumonia por *P. aeruginosa* é vista em pacientes infectados por HIV com contagem de linfócitos $CD4^+$ inferior a 100 células/μL, e geralmente inferior a 50 células/μL.[55,56]

Imagens. Conforme ilustrado na Figura 90-1, a maioria das pneumonias bacterianas causadas por *S. pneumoniae* em pacientes infectados por HIV apresenta consolidação segmentar, lobar ou multilobar na radiografia de tórax.[57] Os achados radiográficos de pneumonia pneumocócica parecem não ser diferentes entre pacientes sob ART e aqueles que não recebem esta terapia.[58] Embora sejam menos comuns, padrões alveolares focais ou difusos, assim como opacidades intersticiais em associação com *S. pneumoniae* ou *Haemophilus influenzae*, também são vistos.[59,60] A pneumonia devida a *P. aeruginosa* pode se apresentar com consolidação focal, similar às pneumonias pneumocócicas ou por *Haemophilus*, embora uma significativa proporção de radiografias demonstre opacidades cavitárias.[55,61]

Diagnóstico. A abordagem diagnóstica à pneumonia bacteriana é a mesma para pacientes infectados e não infectados por HIV.[29,62] Os infectados por HIV permanecem em

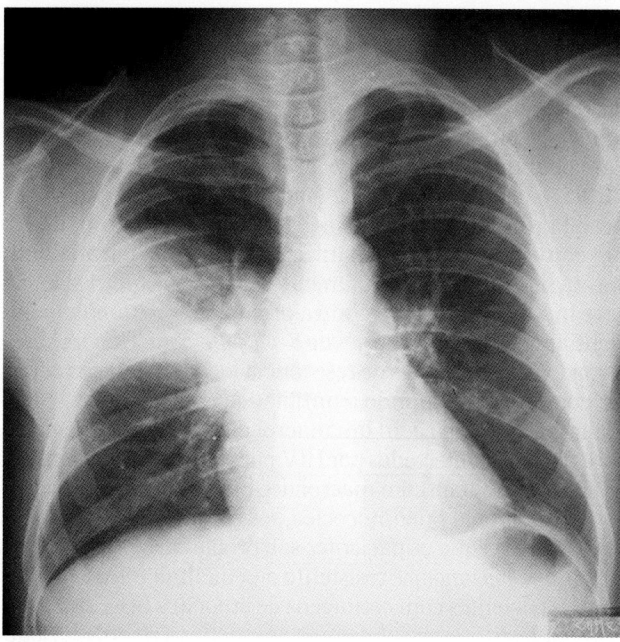

Figura 90-1 Pneumonia pneumocócica. Radiografia frontal de tórax em um homem de 50 anos infectado por HIV com antígeno pneumocócico urinário positivo mostra opacidade homogênea com broncogramas aéreos, estendendo-se da superfície pleural, representando um padrão de "pneumonia lobar", típica de pneumonia pneumocócica. (Cortesia de Stephen Aston, MBChB; Malawi-Liverpool-Wellcome Trust Clinical Research Programme.)

risco aumentado para doença pneumocócica invasiva na era ART.[63] Devem ser obtidas hemoculturas, particularmente nos indivíduos com baixas contagens de células $CD4^+$, devido ao risco aumentado de bacteriemia nesse grupo. A toracocentese deve ser considerada para pacientes com derrame pleural, especialmente se este for grande ou houver preocupação com um possível empiema. Os esforços para se fazer cultura das bactérias causadoras para possibilitar os testes de suscetibilidade a fármacos são especialmente importantes em comunidades onde são prevalentes as bactérias resistentes a medicamentos.

O teste de antígeno urinário pneumocócico oferece o potencial para um diagnóstico precoce e específico. Em um estudo de 70 adultos com pneumonia pneumocócica, 47 dos quais estavam infectados por HIV, o teste de antígeno pneumocócico urinário teve sensibilidadede de 81%, especificidade de 98%, valor preditivo positivo de 98% e valor preditivo negativo de 82%.[64] Aparentemente, o desempenho do teste foi igualmente bom em indivíduos infectados e não infectados por HIV.

Os níveis séricos de procalcitonina e proteína C-reativa podem auxiliar na diferenciação precoce da pneumonia bacteriana adquirida na comunidade e tuberculose pulmonar em pacientes infectados por HIV; os níveis de procalcitonina e proteína C-reativa foram mais altos em pacientes com pneumonia bacteriana do que naqueles com tuberculose pulmonar, embora exista sobreposição entre essas causas de pneumonia, particularmente nas regiões onde a tuberculose é endêmica.[65,65a] Como a procalcitonina aumenta em resposta a infecções bacterianas e diminui na presença de infecções virais, algumas vezes os níveis são usados como um marcador biológico de pneumonia bacteriana adquirida na comunidade.[66] Níveis elevados de procalcitonina podem predizer mortalidade aumentada em pacientes infectados por HIV com infecções do trato respiratório inferior devido a tuberculose ou a causas bacterianas.[66a] No entanto, são necessários mais estudos desses biomarcadores em grandes coortes de indivíduos infectados por HIV com pneumonia.

Tratamento. O tratamento de pacientes com pneumonia adquirida na comunidade é similar em indivíduos infectados e não infectados por HIV (Cap. 33).[29,62] A escolha de agente antimicrobiano deve-se basear em uma série de fatores, como os resultados de coloração de Gram no escarro, a presença de condições comórbidas (p. ex., DPOC, insuficiência cardíaca congestiva, uso de álcool), a apresentação clínica e radiográfica, assim como a gravidade da pneumonia. Assim como nas pessoas não infectadas por HIV, o tratamento deverá ser iniciado imediatamente. A terapia empírica inicial deve incluir a cobertura contra organismos frequentemente identificados (p. ex., espécies de S. pneumoniae e Haemophilus). Os padrões prevalentes de resistência local a fármacos devem ser considerados quando o antibiótico é selecionado. A monoterapia empírica com um macrolídeo não é recomendável para pacientes infectados por HIV, particularmente quando já estão sob profilaxia com macrolídeo para MAC, devido à crescente resistência pneumocócica aos macrolídeos.[29] Pode ser mais provável que os pacientes sob profilaxia com TMP-SMX tenham S. pneumoniae resistente a penicilina e TMP-SMX.[67] Para os pacientes com contagens de linfócitos CD4$^+$ inferior a 100 células/μL, especialmentese associadas a recente hospitalização, neutropenia ou a antimicrobiano de amplo espectro, deve-se considerar a inclusão de cobertura contra P. aeruginosa.

Prevenção. A vacina pneumocócica deve ser administrada aos pacientes infectados por HIV. Para os pacientes adultos (19 anos e acima) imunocomprometidos, incluindo aqueles com HIV, que não foram imunizados previamente, as recomendações atuais do Advisory Committee on Immunization Practices do CDC são que a vacina conjugada pneumocócica 13-valente seja administrada primeiro, seguida pela vacina pneumocócica polissacarídica 23-valente depois de, pelo menos, 8 semanas ou mais.[68] Para aqueles que já receberam a vacina pneumocócica polissacarídica 23-valente, a vacina conjugada pneumocócica 13-valente deve ser administrada no mínimo 1 ano depois. Uma dose repetida da vacina pneumocócica polissacarídica 23-valente deve ser dada 5 anos depois da primeira, administrando-se outra dose após os 65 anos. Essas recomendações podem ser revisadas com base em estudos clínicos em andamento; consulte as diretrizes do Advisory Committee on Immunization Practices e CDC, *National Institutes of Health* (NIH) e a *HIV Medicine Association of the Infectious Diseases Society of America* (HIVMA/IDSA) para detalhes adicionais.[29,68] Como a *influenza* é um importante fator de risco para pneumonia bacteriana, a prevenção também inclui a administração anual de vacina inativada contra *influenza* em todos os indivíduos infectados por HIV.

Outras Bactérias

Legionella pneumoniae é uma causa infrequente de pneumonia bacteriana em pacientes infectados por HIV e pode ser adquirida na comunidade ou em hospital.[69] Há relatos de casos em pessoas com grave imunossupressão e em indivíduos com HIV bem controlado sob ART.[70] A radiografia de tórax tipicamente revela opacidades alveolares; o envolvimento bilateral é comum. Manifestações extrapulmonares também podem ser vistas, especialmente do trato gastrointestinal e sistema nervoso central. Em uma série, desenvolveu-se insuficiência respiratória em 12 dos 15 sujeitos hospitalizados, infectados por HIV (80%) com pneumonia por *Legionella* confirmada, e três morreram.[70] Embora *Legionella pneumophila* seja a espécie mais comum identificada, outras espécies de *Legionella* foram relatadas. O rápido diagnóstico de pneumonia por *Legionella* pode ser obtido com teste de antígeno urinário. Entretanto, culturas e/ou sorologia ainda devem ser consideradas como parte da avaliação diagnóstica, já que o antígeno urinário detecta primariamente *L. pneumophila* sorogrupo 1 e pode ter menos sensibilidade nos casos de doença leve.[71] Seu desempenho não foi avaliado prospectivamente em pacientes infectados por HIV.

A doença pulmonar por *R. equi* tem sido relatada em indivíduos infectados por HIV. A revisão de mais de 100 casos relatados de infecção por *R. equi* constatou, em aproximadamente dois terços das pessoas infectadas por HIV, que, na maioria, estava presente a doença pulmonar.[72] É mais provável que os indivíduos infectados por HIV tenham bacteriemia por *R. equi* ou manifestações extrapulmonares, ou ambas, do que os indivíduos sem infecção por HIV. A maioria dos casos apresenta-se quando a contagem de linfócitos CD4$^+$ é inferior a 200 células/μL e geralmente é inferior a 100 células/μL.[72] Em uma série multicêntrica de 67 pacientes infectados por HIV com infecção por *R. equi*, a contagem média de linfócito CD4$^+$ foi de 35 células/μL (variação, 1 a 183 células/μL).[73] A radiografia de tórax geralmente revela lesões cavitárias que podem mimetizar tubérculos e/ou nocardiose, ou consolidação focal, que podem mimetizar pneumonia bacteriana.[74] Escarro, sangue, broncoscopia e amostras de fluido pleural podem estabelecer o diagnóstico de pneumonia por *R. equi*.[73] O regime e a duração ideais de tratamento não estão bem definidos.[72] A combinação de terapia antimicrobiana geralmente é recomendada, e o tratamento por um mínimo de 2 meses (e frequentemente por 6 meses) em geral é necessário. Por serem comuns as recidivas, a terapia supressiva crônica provavelmente é indicada.

Nocardia asteroides é a espécie mais comum identificada em vários relatos de infecção por *Nocardia* em pacientes infectados por HIV, e o pulmão é o local afetado com mais frequência. A maioria dos casos apresenta-se quando a contagem de linfócitos CD4$^+$ é inferior a 200 células/μL. Em uma série de 30 pacientes infectados por HIV com nocardiose, a contagem média de linfócito CD4$^+$ foi de 109 células/μL (média de 92 células/μL; variação, 12 a 266 células/μL).[75] Os sintomas de apresentação em geral simulam a tuberculose. As imagens em geral revelam lesões cavitárias ou opacidades lobares ou multilobares, especialmente nas zonas pulmonares superiores, embora opacidades reticulonodulares, massas solitárias e derrames pleurais também sejam vistos.[76] O escarro ou a broncoscopia podem estabelecer o diagnóstico de nocardiose pulmonar. Uma coloração de bacilos acidorresistentes (AFB, do inglês *acid-fast bacilli*) modificada pode fornecer um diagnóstico presuntivo precoce em ambiente clínico adequado. TMP-SMX em longo prazo é o tratamento de escolha.

MICOBACTÉRIAS

No início da epidemia de AIDS, as micobactérias foram reconhecidas como principais fontes de morbidade e mortalidade associadas ao HIV. Inicialmente, notou-se o desenvolvimento de MAC disseminado em pacientes infectados por HIV. Subsequentemente, a forte associação entre HIV e *M. tuberculosis* e micobactérias não tuberculosas, como *Mycobacterium kansasii*, tornou-se mais clara. Outras micobactérias não tuberculosas também são ocasionalmente identificadas como causas de pneumonia em pessoas infectadas por HIV.

Mycobacterium tuberculosis

A tuberculose é a infecção oportunista mais prevalente a complicar a epidemia de HIV no mundo todo. Embora outros patógenos predominem em áreas individuais, nenhum outro patógeno representa uma ameaça global tão grande às pessoas imunocomprometidas por infecção HIV quanto *M. tuberculosis*. Além disso, ao contrário da maioria das infecções associadas ao HIV, *M. tuberculosis* é transmissível de uma pessoa a outra, incluindo aquelas sem infecção por HIV. De fato, os grupos de transmissão de tuberculose que incluem pelo menos uma pessoa infectada por HIV são maiores, duram mais tempo e têm um período mais curto entre casos sucessivos do que apenas os grupos de indivíduos HIV-negativos.[77]

A epidemia de AIDS contribuiu para uma verdadeira explosão de tuberculose em todo o mundo, especialmente nos países de baixa renda, onde geralmente é a primeira manifestação do HIV e a causa principal de mortalidade. A Organização Mundial da Saúde estimou uma ocorrência de 1,1 milhão de casos de tuberculose em pessoas com HIV em 2011.[78] Quase 80% desses casos eram residentes da África subsaariana.[78] Há também aproximadamente 11 milhões de indivíduos infectados por HIV com tuberculose latente.[78] Mais de 400.000 pessoas infectadas por HIV morreram de tuberculose em 2011, sendo a principal causa de morte nas populações infectadas por HIV no mundo todo.[78]

A epidemia de AIDS também afetou a tuberculose nos Estados Unidos. Antes de 1985, a incidência de tuberculose nos Estados Unidos declinou regularmente de 5% a 6% por ano. De 1985 a 1992, os casos de tuberculose aumentaram em 20%, o que resultou em relatos de 51.700 casos adicionais de tuberculose acima do previsto em razão do declínio anual anteriormente observado.[79] Desde 1992, os casos de tuberculose vêm diminuindo novamente. De fato, em 2012, menos de 10.000 casos foram relatados, o número mais baixo desde que começaram os relatos de tuberculose em 1953.[80] A proporção dos casos de tuberculose com infecção conhecida por HIV também diminuiu de 15% em 2003 para 7,7% em 2012.[80]

Resta ainda a ser esclarecido se as pessoas infectadas por HIV têm mais probabilidade de adquirir infecção tuberculosa após a exposição a *M. tuberculosis* do que as não infectadas pelo vírus. Depois que um indivíduo se infecta, porém, não há dúvida de que a infecção por HIV aumenta o risco de desenvolvimento de tuberculose primária, assim como de progredir de uma *infecção tuberculosa latente* (ITL) para doença tuberculosa ativa. Em vez de um risco vitalício de 5% da doença, a estimativa do risco de tuberculose entre pessoas infectadas por HIV com LITL na era da pré-combinação da ART é tão alta quanto 10% por ano.

A *tuberculose resistente a múltiplos fármacos* (MDR-TB, do inglês *multidrug-resistant tuberculosis*), definida como resistência a pelo menos isoniazida e rifampina (também conhecida como rifampicina em muitos países), representa uma perspectiva particularmente sombria para a pessoa infectada por HIV. Há relatos de que o risco de tuberculose resistente a fármaco é maior entre os pacientes infectados por HIV do que em outros, e a tuberculose resistente a fármacos parece estar associada à diminuição da sobrevida, particularmente em indivíduos com contagens mais baixas de células CD4$^+$ ou naqueles que não estão recebendo ART.[81-83] Em uma análise multivariada, verificou-se que a infecção por HIV é um fator de risco independente de resistência à isoniazida, seja a resistência à isoniazida ou à rifampina, e especialmente para a monorresistência à rifampina.[84] A metanálise dos fatores de risco para MDR-TB na Europa constatou que o HIV era um fator de risco independente (*odds ratio*, 3,52).[85] Além disso, verificou-se que os pacientes infectados por HIV tratados com terapia intermitente à base de rifabutina estão em alto risco de resistência à rifamicina adquirida, incluindo a monorresistência, particularmente se suas contagens de linfócitos CD4$^+$ forem inferiores a 100 células/μL.[86] Os fatores que levam à resistência adquirida a fármacos incluem um regime inadequado de tratamento inicial, a não adesão do paciente ao regime prescrito e a adição de um único fármaco a um regime que está fracassando. Estudos usando a análise de polimorfismo de extensão do fragmento de restrição demonstraram que a MDR-TB também pode se desenvolver como resultado de reinfecção exógena de uma fonte resistente a múltiplos fármacos.[87]

A *tuberculose extensamente resistente a fármacos* (XDR-TB, do inglês *extensively drug-resistant tuberculosis*), definida como a resistência a, pelo menos, isoniazida e rifampina (i.e., MDR-TB), mais a resistência a qualquer fluoroquinolona e a pelo menos um fármaco injetável de segunda linha, foi relatada pela primeira vez em 2006.[88] Foi documentada em todas as regiões do mundo e em pessoas infectadas por HIV.[89-91] A real extensão de XDR-TB é desconhecida porque muitos laboratórios no mundo todo são incapazes de realizar testes de suscetibilidade, particularmente aos fármacos de segunda linha, e contam somente com os resultados de esfregaço para diagnosticar tuberculose. Uma série de casos de 53 pessoas com XDR-TB na África do Sul descobriu que, dos 44 pacientes submetidos ao teste para HIV, todos estavam infectados por HIV; 52 dos 53 pacientes morreram, e a sobrevida média foi de apenas 16 dias.[92] A evidência epidemiológica sugeriu fortemente que o surto de XDR-TB foi o resultado da transmissão de uma pessoa a outra, especialmente em ambiente hospitalar.

Aspectos Clínicos. No mundo todo, a tuberculose é a manifestação inicial mais comum da infecção de base por HIV.[93] As características clínicas e radiográficas da tuberculose tanto em indivíduos infectados como em não infectados por HIV variam e são discutidas completamente no Capítulo 35. A infecção por HIV está independentemente associada a aumento de risco de tuberculose extrapulmonar.[94] A infecção por HIV também está associada a menor frequência de tuberculose cavitária, em especial em pacientes com menos de 200 linfócitos T CD4$^+$/μL no momento do diagnóstico de tuberculose.[95]

Contagem de Linfócitos CD4$^+$. A tuberculose pode se desenvolver no curso da infecção por HIV independentemente da contagem de linfócito CD4$^+$, mas a incidência de tuberculose aumenta à medida que a contagem diminui. A tuberculose é muito menos comum em pacientes que recebem ART, mas ainda pode acontecer. A expressão clínica de tuberculose em pessoas infectadas por HIV em grande parte é dependente do grau de imunossupressão do hospedeiro, conforme é indicado pela contagem de linfócitos CD4$^+$ (Tabela 90-2). As pessoas infectadas por HIV com doença inicial por HIV tipicamente

Tabela 90-2 Manifestações de Tuberculose Relacionadas ao HIV na Infecção "Inicial" e "Tardia" por HIV

Característica	HIV Inicial	HIV Tardio
Extrapulmonar	10%-15%	>50%
Distribuição radiográfica	Zonas superiores	Zonas inferiores e médias
Achados radiográficos		
Cavitação	Comum	Incomum
Adenopatia	Incomum	Comum
Miliar	Incomum	Comum
Derrame pleural	Incomum	Rara

Adaptada de Murray JF: Cursed duet: HIV Infecction And tuberculosis. *Respiration* 57:210-220,1990.

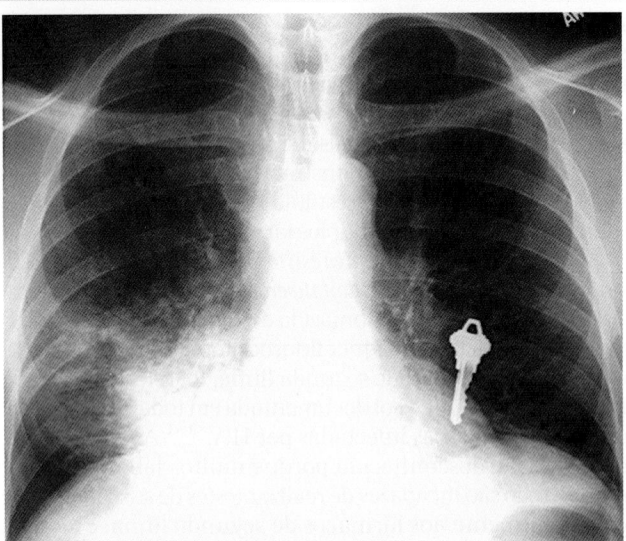

Figura 90-2 Tuberculose. Radiografia de tórax frontal de um paciente infectado por HIV mostrando consolidação pulmonar focal direita com broncogramas aéreos. A cultura do escarro revelou *Mycobacterium tuberculosis* que foi resistente à monorrifampina. O conhecimento da contagem de linfócitos $CD4^+$ dos pacientes (<50 células/μL) e a compreensão de que a tuberculose pode se apresentar com consolidação nas zonas pulmonares média a inferior durante a infecção "tardia" por HIV foram instrumentais para fazer o diagnóstico de tuberculose. A chave estava no bolso do paciente. (Cortesia de L. Huang.)

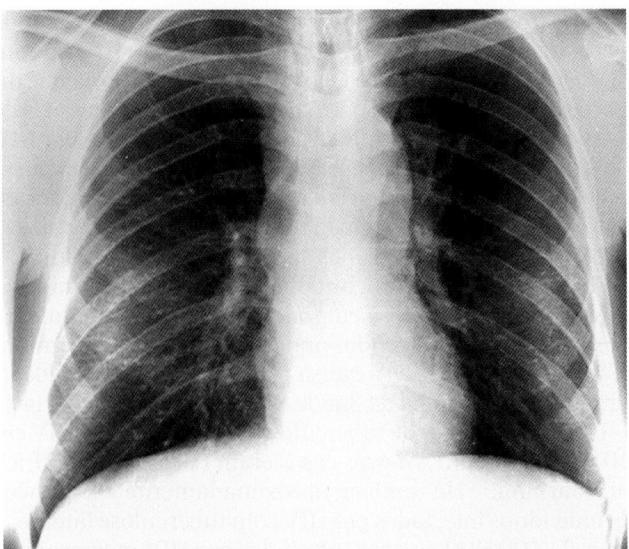

Figura 90-3 Tuberculose. Radiografia de tórax frontal de um paciente infectado por HIV mostrando adenopatia mediastinal. A cultura do material de biópsia revelou *Mycobacterium tuberculosis*. Entre as pessoas infectadas por HIV, a proporção de casos que se apresentam com adenopatia intratorácica na radiografia de tórax aumenta, enquanto a contagem de linfócitos $CD4^+$ diminui. (De Murray JF, Mills J: Pulmonary complications of HIV infection. *Am Ver Respir Dis* 141:1356-1372, 1582-1598, 1990.)

se apresentam com um quadro sugestivo de reativação da tuberculose, sendo a doença geralmente limitada aos pulmões. Em contraste, as pessoas com doença mais avançada por HIV tipicamente se apresentam com um quadro que lembra o de tuberculose pulmonar primária, geralmente com tuberculose disseminada ou extrapulmonar. Em uma série de 97 pacientes infectados por HIV com tuberculose, Jones et al.[96] relataram que a tuberculose extrapulmonar foi vista em 30 de 43 pacientes (70%) com uma contagem de linfócitos $CD4^+$ de 100 células/μL ou menos, em 10 dos 20 pacientes (50%) com uma contagem entre 101 e 200 células/μL, em sete de 16 pacientes (44%) com uma contagem entre 201 e 300 células/μL, e em apenas cinco de 18 pacientes (28%) com uma contagem superior a 300 células/μL. Praticamente, qualquer local extrapulmonar pode ser envolvido; os locais comuns incluem linfonodos (geralmente cervical, supraclavicular e axilar), medula óssea, trato geniturinário, sistema nervoso central e fígado.[97]

Imagens. A prevalência de aspectos específicos de radiografia de tórax de tuberculose também depende do grau da imunossupressão do hospedeiro. No início do curso da infecção por HIV, a tuberculose reflete o que é encontrado em pessoas imunocompetentes: opacidades na zona pulmonar superior, geralmente com cavitação, na radiografia de tórax. No entanto, na fase tardia do curso da infecção por HIV, a tuberculose geralmente se apresenta com opacidades nas zonas pulmonares média e inferior (Fig. 90-2); com opacidades difusas, incluindo um padrão miliar; ou com radiografia de tórax normal. À medida que a contagem de linfócitos $CD4^+$ declina, a cavitação se torna menos comum[95] e a adenopatia intratorácica (Fig. 90-3) se torna mais comum. Jones et al.[96] relataram que a adenopatia foi vista nas radiografias de 20 de 58 pacientes infectados por HIV (34%) com uma contagem de linfócitos $CD4^+$ de 200 células/μL ou menos, comparados com quatro dos 29 pacientes (14%) com uma contagem de linfócitos $CD4^+$ superior a 200 células/μL ($P = 0,04$). A terapia ART também afeta a radiografia de aparência torácica em pacientes infectados por HIV com tuberculose; em um estudo de 209 pacientes, 82% dos pacientes que recebem ART apresentaram-se com um padrão radiográfico de tuberculose semelhante àquele em pessoas imunocompetentes, comparados com 44% dos pacientes que não recebem ART ($P < 0,001$).[98]

Diagnóstico. A abordagem diagnóstica à tuberculose é a mesma em pessoas infectadas e não infectadas por HIV, sendo o teste diagnóstico "padrão-ouro" o isolamento e a identificação de *M. tuberculosis* por meio de cultura ou amplificação de ácido nucleico (Cap. 35). Três amostras de escarro devem ser examinadas por AFB e realizada cultura para micobactérias.[29] As recomendações atuais apoiam o uso de teste de amplificação de ácido nucleico de, pelo menos, uma amostra de escarro porque esses testes podem confirmar a presença de tuberculose ou outras micobactérias em pacientes com esfregaços positivos e porque o teste de amplificação de acido nucleico é mais sensível do que o esfregaço AFB, permitindo a identificação mais rápida de amostras esfregaço-negativas e cultura-positivas.[29,99-101] Em pacientes com tosse não produtiva ou secreções escassas, a indução de escarro deve ser realizada. Praticamente qualquer amostra pode ser estudada para micobactérias, incluindo escarro, fluido pleural, urina, líquido cerebroespinal e fluido do LBA; agulha de Wang, agulha fina de aspirados de medula óssea; e todas as amostras de biópsia e tecidos. A sensibilidade de cultura micobacteriana do escarro induzido para pacientes infectados por HIV com relatos de derrames pleurais por tubérculos e que chegam aos 77% e culturas de amostras de locais extrapulmonares têm maior sensibilidade naqueles indivíduos com imunodeficiência avançada.[102] As hemoculturas são específicas e devem ser obtidas, especialmente, naquelas pessoas com contagem de linfócitos $CD4^+$ inferior a 200 células/μL.

Todas as culturas positivas para *M. tuberculosis* devem ser submetidas ao teste de suscetibilidade, porque os resultados são essenciais para identificar casos de resistência a fármacos e para a elaboração do tratamento definitivo. A identificação mais rápida de resistência a fármaco é possível com teste genotípico para identificar mutações de resistência a fármacos em locais onde esses testes estão disponíveis.[29,99,100,103]

Tratamento. O tratamento dos pacientes com tuberculose é similar para pacientes infectados e não infectados por HIV (Cap. 35).[29] Como a tuberculose é transmissível, o tratamento empírico antituberculose deve ser iniciado imediatamente nas pessoas com suspeita de tuberculose para reduzir o risco de transmissão. A detecção de AFB em esfregaço ou em cultura, independentemente da fonte, é uma indicação para o tratamento empírico antituberculose até ser obtida a identificação final. Nos indivíduos infectados por HIV com suspeita de tuberculose devem ser iniciados quatro fármacos antituberculose: isoniazida, rifampina, pirazinamida e etambutol junto com piridoxina.[29,104] Recomenda-se a terapia diretamente observada.[29] Se a resistência à rifampina for suspeitada ou confirmada, moxifloxacina ou levofloxacina e um aminoglicosídeo ou capreomicina deverão ser incluídos no regime inicial e feita uma consulta a um especialista em tuberculose.[29] Quando os resultados da identificação das espécies e testes de suscetibilidade se tornarem disponíveis, o tratamento poderá ser feito, se necessário. Nos Estados Unidos, a resposta à terapia para tuberculose e o tempo para converter as culturas de escarro de positivas em negativas parecem ser similares nos pacientes infectados e nos não infectados por HIV.[104] Na África subsaariana, porém, a probabilidade de morte, especialmente durante os primeiros 2 meses de terapia, e de recidiva após tratamento aparentemente bem-sucedido é consideravelmente maior nos pacientes infectados do que nos não infectados por HIV.[105]

É mais provável que os pacientes infectados por HIV com tuberculose apresentem toxicidade decorrente dos fármacos antituberculose do que os não infectados. Uma série descobriu que 40% das pessoas infectadas por HIV sofreram sérios eventos adversos por fármacos antituberculose, comparadas com 26% das não infectadas por HIV ($P = 0,008$).[106] Os pacientes infectados por HIV geralmente estão recebendo uma série adicional de medicações, e muitas vezes é difícil distinguir entre um efeito medicamentoso adverso dos fármacos antituberculose e os efeitos adversos dessas outras medicações. Como resultado, os fármacos antituberculose de primeira linha (especialmente isoniazida e rifampina) devem ser descontinuados permanentemente apenas se houver forte evidência de que essas medicações sejam a causa.[104]

Apesar dos desafios do uso da ART durante a terapia TB, conforme descrito adiante, em estudos randomizados essa terapia administrada concomitantemente ao tratamento de tuberculose e não sequencialmente foi associada a diminuição da mortalidade, maior sobrevida livre de AIDS e a conversão mais rápida de esfregaços e cultura de escarro.[29,107-111] Assim, todos os indivíduos infectados por HIV com TB devem receber ART.[29] Se o paciente nunca recebeu ART, recomenda-se que esta terapia seja iniciada dentro de 2 semanas do início do tratamento da tuberculose em indivíduos com contagens de células CD4$^+$ inferiores a 50 células/μL e dentro de 8 a 12 semanas em todas os outros casos.[29] Os indivíduos que estão recebendo ART devem continuar seu uso durante terapia para TB.

Os clínicos precisam estar cientes de vários desafios do uso da ART durante o tratamento para TB. Os pacientes infectados por HIV com tuberculose que iniciam terapia tanto para infecção por *M. tuberculosis* como para HIV podem desenvolver *síndrome inflamatória de reconstituição imunológica* (IRIS, do inglês *immune reconstitution inflammatory syndrome*), uma reação paradoxal que se apresenta como uma exacerbação temporária dos aspectos clínicos e radiográficos, o que é mais comum com o início precoce da ART durante a terapia antituberculose e entre aquelas com tuberculose disseminada.[108-112] Além disso, o tratamento simultâneo da HIV e *M. tuberculosis* representa desafios adicionais em termos de interações medicamentosas. Tanto os *inibidores da protease* (IP) HIV quanto os *inibidores da transcriptase reversa não nucleosídicos* (NNRTI, do inglês *non-nucleoside reverse transcriptase inhibitors*) têm significativas interações com as rifamicinas, principalmente relacionadas à indução ou inibição (ou a ambas) do sistema da enzima citocromo P-450 (CYP) hepática.[104] A diminuição dos níveis de fármacos está associada ao desenvolvimento da resistência a fármacos tanto de HIV quanto de *M. tuberculosis*, enquanto níveis aumentados de fármacos estão correlacionados com toxicidade. Em pessoas recebendo IP, a rifabutina é preferida à rifampina por ser um indutor CYP 3A4 menos potente. As informações sobre as interações entre fármacos antirretrovirais específicos e as diferentes rifamicinas são atualizadas regularmente e podem ser encontradas em *sites* como o do CDC, http://www.cdc.gov/tb. Os clínicos que cuidam dos pacientes infectados por HIV com tuberculose devem consultar especialistas para auxiliar no tratamento antes de iniciar a terapia de tuberculose ou HIV.

Prevenção de Exposição. Em hospitais e instituições de cuidados de saúde, todas as pessoas com infecção por HIV e sinais ou sintomas compatíveis com tuberculose devem ser colocadas em isolamento respiratório até que três esfregaços de escarro sejam negativos. A prevenção da transmissão de tuberculose resistente a fármacos é particularmente importante, para aqueles com e sem infecção por HIV. Em um estudo de modelagem, constatou-se que medidas como melhora da ventilação, teste de sensibilidade rápida a fármaco, tratamento do HIV e instituições de isolamento da tuberculose são medidas preventivas eficazes, mas acredita-se que a retenção involuntária do tratamento de XDR-TB leve a uma maior transmissão. Esse estudo também estimou que o uso de máscara e a mudança para terapia em regime ambulatorial podem prevenir cerca de um terço dos casos de XDR-TB em uma área de alta prevalência.[113] Um estudo randomizado subsequente do uso de máscara pelo paciente demonstrou uma redução de 56% na transmissão de TB.[29,114]

Prevenção da Doença. As pessoas infectadas por HIV estão em alto risco de progredir de ITL para a tuberculose ativa. Portanto, os infectados por HIV devem ser testados para ITL, seja por meio de teste cutâneo de tuberculina ou por ensaio de liberação de *interferon-γ* (IFN-γ), quando a infecção por HIV é identificada pela primeira vez.[29,115] As pessoas infectadas por HIV, que estão em risco de exposição a *M. tuberculosis* (em andamento ou repetida), devem ser testadas anualmente para ITL.[29] Além disso, aquelas que de início se submeteram a um teste negativo, mas subsequentemente tiveram um aumento em sua contagem de linfócitos CD4$^+$ para = 200 células/μL devido à ART, devem ser retestadas para ITL.[29] Qualquer indivíduo com teste positivo para ITL deve ser rastreado para sintomas e achados em radiografia de tórax sugestivos de TB ativa.[29]

Vários estudos documentam que o risco de reativação de ITL estará praticamente eliminado se um indivíduo infectado por HIV, que tenha sido infectado por um organismo suscetível a medicamentos, adotar uma profilaxia adequada.[29,115-117] As pessoas infectadas por HIV com uma reação cutânea positiva à tuberculina (definida como endurecimento de 5 mm ou maior), um ensaio positivo de liberação de IFN-γ, ou com uma história de um destes e que não receberam tratamento antes para ITL ou tuberculose ativa devem receber profilaxia para HVI. Os indivíduos infectados por HIV que são contatos íntimos de um indivíduo com TB ativa também devem receber terapia profilática.[29] O tratamento profilático padrão é isoniazida (300 mg ao dia ou 900 mg duas vezes por semana) mais piridoxina por 9 meses.[29] Um tratamento alternativo para ITL é com a rifampina diariamente por 4 meses. O regime de dois fármacos de rifampina mais pirazinamida por 2 meses não é mais recomendado devido ao aumento da incidência de grave hepatotoxicidade e morte. Embora um regime semanal de 12 semanas de alta dose de isoniazida e rifapentina em terapia com observação direta seja outra alternativa,[118] esse regime não é recomendado para os pacientes infectados por HIV, que estão sob ART devido a interações medicamentosas entre certos antirretrovirais e a rifapentina. A consulta a um especialista deve ser procurada para os pacientes que estão recebendo ART ou para os indivíduos expostos à tuberculose resistente a fármacos. O uso de rotina da terapia preventiva em indivíduos anérgicos ou infectados por HIV negativos para derivado purificado de proteína geralmente não é recomendado.[29,115]

Complexo *Mycobacterium avium*

Conforme discutido no Capítulo 36, o MAC consiste em várias espécies relacionadas de *Mycobacterium*, incluindo *M. avium* e *M. intracellulare*. Até 1980, somente 24 casos de MAC disseminado haviam sido relatados.[119] Coincidente com o início da epidemia de AIDS, o número de casos subiu dramaticamente. Com o uso de ART, porém, a incidência disseminada de MAC declinou desde 1996.[1]

A patogênese de MAC disseminado é incompletamente conhecida, mas acredita-se que resulte da aquisição primária do microrganismo, que é onipresente no ambiente, e não da reativação de uma infecção latente.[120] É provável que essas micobactérias entrem no corpo principalmente através do trato gastrointestinal e algumas vezes através dos pulmões.[121] Acredita-se que a transmissão de uma pessoa a outra seja incomum. Quase todos os casos de MAC disseminado são causados por sorotipos de *M. avium*, o que sugere que há importantes diferenças na exposição a essas cepas em especial ou em sua virulência.

Características Clínicas. Embora os pulmões sejam uma importante porta de entrada potencial para MAC dentro da corrente sanguínea, a doença pulmonar por MAC isolado é rara no contexto da AIDS.[122] A apresentação clínica mais comum de doença disseminada por MAC é uma síndrome de consumpção febril que consiste em febre, suores noturnos, fadiga, anorexia e perda de peso; outras manifestações incluem dor abdominal e diarreia crônica, hepatoesplenomegalia, linfadenopatia, anemia progressiva e, raramente, icterícia extrabiliar obstrutiva.[123] As anormalidades laboratoriais incluem anemia, que muitas vezes é grave, e um nível elevado de fosfatase alcalina.

Contagem de Linfócitos CD4$^+$. Mais de 95% dos casos de MAC disseminado são vistos em pacientes infectados por HIV cuja contagem de linfócitos CD4$^+$ seja de 50 células/μL ou menos.[123] Outros fatores de risco para MAC disseminado incluem um nível viral plasmático de HIV superior a 100.000 cópias/mL, história de infecção oportunista anterior e colonização anterior por MAC do trato respiratório ou gastrointestinal.[29]

Imagens. A radiografia de tórax é tipicamente normal, mesmo quando se realiza a cultura do organismo a partir das secreções do trato respiratório.[121] A pneumonia focal é relatada, mas é extremamente rara,[122] como é a apresentação como um nódulo pulmonar solitário. Vistas mais frequentemente — mas ainda incomuns — são as lesões endobronquiais sem pneumonia.[124] Essas lesões endobronquiais parecem ser "pérolas" submucosas que são abundantes com AFB na biópsia. Linfadenopatia — com ou sem necrose — é uma das manifestações mais comuns em imagens de infecção torácica por MAC em pacientes infectados por HIV. Muitos dos casos isolados de MAC pulmonar foram relatados em pacientes que recebiam ART, levantando assim a possibilidade de que esta manifestação particular seja um exemplo de reconstituição imunológica. Os clínicos devem estar cientes dessa possibilidade quando iniciarem os pacientes em ART porque a IRIS pode ser vista em pacientes com doença diagnosticada ou naqueles com infecção subclínica.

Diagnóstico. Nos pacientes infectados por HIV com MAC, pode-se fazer cultura do organismo de numerosos locais, porém as fontes mais produtivas são sangue, medula óssea, fígado ou linfonodos.[123] A sensibilidade das hemoculturas para MAC disseminada variou de 86% a 98% dos casos em que a doença disseminada foi confirmada por autópsia. O diagnóstico de MAC disseminado também pode ser estabelecido por culturas de qualquer local corporal normalmente estéril. Muitas vezes, é feita a cultura de MAC de amostras respiratórias, como escarro ou fluido do LBA, mas dependendo da situação clínica, este achado pode não indicar doença pulmonar ou disseminada.[121,125] Se as radiografias de tórax dos pacientes forem anormais com culturas positivas de escarro, devem ser aplicados os critérios diagnósticos para hospedeiros não imunossuprimidos recomendados pela *American Thoracic Society e pela Infectious Disease Society of America* (ATS/IDSA), listados na Tabela 36-3.[125] Os achados patológicos de infecção por MAC são característicos, mas não definitivos; AFB são notavelmente abundantes e muitas vezes estão acondicionados dentro de macrófagos espumosos ou em histiócitos; geralmente os granulomas estão ausentes ou são malformados.

Tratamento. Como se ressalta no Capítulo 36, a chave para qualquer regime é o uso de pelo menos dois fármacos, incluindo um macrolídeo: a claritromicina (500 mg duas vezes ao dia) é preferida, mas a azitromicina (500 a 600 mg ao dia) pode substituí-la, se necessário.[29] Um destes deve ser combinado com etambutol (15 mg/kg/dia). O uso de um terceiro ou quarto agente, como a rifabutina (300 mg ao dia), um aminoglicosídeo (i.e., amicacina 10 a 15 mg/kg ao dia por via intravenosa), ou a fluoroquinolona (i.e., levofloxacina 500 mg ao dia) pode ser considerado em pacientes com imunossupressão avançada, alta carga micobacteriana ou incapacidade de adotar a ART.[29] Assim como na tuberculose, o uso de rifabutina deve ser examinado cuidadosamente com a administração concomitante de um NNRTI ou IP.

Prevenção da Exposição. Embora o MAC possa ser encontrado em fontes ambientais, como alimento e água, não existem recomendações específicas referentes ao uso da evitação da exposição como uma estratégia preventiva.[29] Similarmente, embora a presença de MAC em uma amostra de fezes ou respiratória seja preditiva de doença disseminada, a triagem de rotina de ambas não é recomendada.

Prevenção da Doença. As diretrizes do CDC, NIH e HIVMA/IDSA recomendam que a profilaxia do MAC seja administrada aos pacientes infectados por HIV com contagem de linfócitos CD4$^+$ inferior a 50 células/μL e sem evidência clínica de MAC disseminado.[29] Os regimes de profilaxia preferidos para MAC incluem azitromicina (1.200 mg por semana ou 600 mg duas vezes por semana) ou claritromicina (500 mg duas vezes ao dia). Rifabutina (300 mg ao dia) é um regime alternativo, se os pacientes forem intolerantes a azitromicina ou claritromicina.[29] Se a rifabutina for usada, deve-se primeiro descartar a tuberculose, porque seu uso para MAC tem sido associado à monorresistência de M. tuberculosis à rifampina. A profilaxia primária para MAC deverá ser descontinuada em pessoas que tiveram uma resposta significativa à ART com aumento de sua contagem de linfócitos CD4$^+$ superior a 100 células/μL por pelo menos 3 meses.[29] Os indivíduos com história de MAC disseminado devem receber profilaxia secundária/terapia de manutenção crônica como regime de tratamento para MAC citado anteriormente. Na situação de ART com aumentos da contagem de linfócitos CD4$^+$ acima de 100 células/μL por pelo menos 6 meses — e após mínimo de 12 meses de um regime de tratamento para MAC à base de macrolídeo — a maioria dos pacientes pode descontinuar a terapia sem recidiva.[29]

Mycobacterium kansasii

Conforme é descrito no Capítulo 36, a distribuição geográfica de M. kansasii é particular, predominantemente no sul e na região central dos Estados Unidos.[125] Grupos da doença também são relatados na Europa, Ásia e África. Antes da epidemia de AIDS, a infecção e a doença devido a M. kansasii eram incomuns; subsequentemente, observou-se um aumento dramático na sua incidência associada à infecção por HIV, mesmo em áreas onde se acreditava que M. kansasii não fosse endêmica. Bloch et al.[126] descobriram uma incidência cumulativa de infecção por M. kansasii de 2,4 casos por 100.000 adultos infectados por HIV em três condados no norte da Califórnia, uma taxa que é quase cinco vezes maior que a taxa nacional americana. Embora a doença por M. kansasii pulmonar possa ser clinicamente indistinguível da tuberculose,[127] a transmissão de pessoa a pessoa não foi documentada, e acredita-se que a infecção surja de fontes ambientais.

Contagem de Linfócitos CD4$^+$. Similar à tuberculose nas pessoas infectadas por HIV, a pneumonia por M. kansasii pode se desenvolver com qualquer contagem de linfócitos CD4$^+$. A maioria dos pacientes infectados por HIV com M. kansasii, porém, tem evidência de grave imunossupressão com contagens de linfócitos CD4$^+$ tipicamente inferiores a 100 células/μL.[126-128] Em um estudo da era ART, Canueto-Quintero et al.[127] relataram uma contagem média de linfócito CD4$^+$ de 20 células/μL em 25 pacientes infectados por HIV com M. kansasii. Witzig et al.[128] descobriram que 32 de 49 pacientes infectados por HIV (65%) com M. kansasii tinham doença pulmonar isolada (contagem média de linfócitos CD4$^+$, 75 células/μL), enquanto o restante tinha doença disseminada (contagem média de linfócitos CD4$^+$, 28 células/μL).

Imagens. Os achados da radiografia de tórax de M. kansasii são variados. Os achados radiográficos mais comuns assemelham-se aos da tuberculose e incluem opacidades alveolares, opacidades difusas e cavidades (Fig. 36-5); massas, adenopatia intratorácica e derrames pleurais também foram relatados. Em uma série de 83 pacientes infectados por HIV com M. kansasii, os achados mais frequentes foram consolidação (66%) e nódulos (42%); as anormalidades se localizavam com mais frequência na porção média do pulmão e nas zonas pulmonares inferiores (89%), e em 10%, as radiografias eram normais.[129]

Diagnóstico. O diagnóstico de M. kansasii repousa em seu isolamento e subsequente identificação por cultura. A doença pulmonar pode ser diagnosticada por todas as técnicas usadas para o diagnóstico de tuberculose. Ao contrário da tuberculose, porém, em que a identificação de M. Tuberculosis é diagnóstica da doença, a identificação de M. kansasii ocasionalmente pode representar a colonização e não a doença.[130] Conforme mencionado previamente, as diretrizes da ATS/IDSA definiram os critérios para o diagnóstico de doença pulmonar micobacteriana não tuberculosa, incluindo M. kansasii (Tabela 36-3).[125] Além disso, o uso de subtipagem definida por PCR-análise da enzima de restrição do gene hsp65 pode ajudar a distinguir entre isolados patogênicos e os não patogênicos.[131]

Tratamento. O regime recomendado para tratamento de doença pulmonar por M. kansasii consiste em isoniazida (300 mg ao dia), rifampina (600 mg ao dia), e etambutol (15 mg/kg ao dia).[125] Os pacientes também devem receber piridoxina (50 mg ao dia) durante o tratamento. Aqueles que tomam IP ou recebem terapia NNRTI para infecção por HIV devem receber rifabutina ou claritromicina no lugar de rifampina. Pirazinamida é inaceitável como fármaco alternativo porque todos os isolados de M. kansasii são resistentes. Os pacientes devem receber tratamento por, no mínimo, 12 meses após suas culturas se tornarem negativas.

Prevenção. Não há estratégias de prevenção recomendadas para M. kansasii.

Outras Micobactérias

MAC e M. kansasii respondem pela grande maioria das infecções micobacterianas não tuberculosas que complicam a doença por HIV. Outras micobactérias, contudo, ocasionalmente são identificadas.[123,132] A maior frequência de exposição ou defeitos específicos das defesas do hospedeiro podem ser responsáveis pela predominância de MAC e M. kansasii sobre as outras micobactérias não tuberculosas em pacientes com AIDS; também é provável que diferenças na virulência das várias espécies micobacterianas tenham um papel importante.

FUNGOS

No início da epidemia de AIDS, os fungos foram reconhecidos como fontes importantes de morbidade e mortalidade. Apesar do declínio geral das infecções oportunistas associadas ao HIV nos Estados Unidos, os fungos continuam a ser causas importantes de doença. Vários fungos podem causar doença pulmonar em indivíduos infectados por HIV.[133] Pneumocystis jirovecii, anteriormente Pneumocystis carinii, previamente classificado como um protozoário mas que atualmente é considerado um fungo, continua a ser a mais comum infecção oportunista definidora de AIDS nos Estados Unidos e Europa Ocidental, e é uma causa comum de pneumonia associada ao HIV. Cryptococcus neoformans, a causa mais comum de meningite em pessoas infectadas por HIV, geralmente se apresenta com pneumonia associada. Os fungos endêmicos H. capsulatum, C. immitis, Penicillium marneffei, e, em menor extensão, Blastomyces dermatitidis estão entre as principais causas de doença associada ao HIV vista em regiões geográficas específicas, e todas têm importantes apresentações pulmonares. Finalmente, a aspergilose invasiva é geralmente uma doença pulmonar devastadora observada em pessoas infectadas por HIV com grave imunodeficiência. Informações adicionais sobre doenças pulmonares fúngicas são apresentadas nos Capítulos 37 e 38.

Pneumocystis jirovecii

PCP (sigla de *Pneumocystis pneumonia*) continua a ser a infecção oportunista mais comum definidora de AIDS nos Estados Unidos, ainda que sua incidência geral tenha declinado substancialmente.[1] Inicialmente na epidemia de AIDS, a PCP respondeu por quase dois terços dos diagnósticos definidores de AIDS, e ela se desenvolveu em 15% a 20% adicionais dos pacientes em algum momento durante sua doença por HIV. Dois fatores — o uso de ART e a profilaxia para *Pneumocystis* — reduziram dramaticamente o número geral de casos. Não obstante, PCP continua a ser um risco, principalmente entre pessoas que não estão cientes de sua infecção por HIV, naquelas que não procuram cuidados médicos e naquelas que não aderem ou não respondem à ART ou à profilaxia para *Pneumocystis*.[134-136] Recentes relatos de aumento dos casos de PCP, em populações imunossuprimidas sem HIV, têm implicações não esclarecidas nas populações infectadas por HIV.[137,138]

História e Epidemiologia. Identificado pela primeira vez no início do século XX por Chagas, o *Pneumocystis* foi inicialmente reconhecido como um patógeno humano nos anos 1940 e 1950. Apesar de mais de um século de experiência, permanecem várias lacunas em nosso conhecimento sobre esse organismo onipresente.[139-142] Um importante obstáculo que impediu mais avanços é a incapacidade de fazer a cultura *in vitro* do *Pneumocystis*. Embora os mamíferos sejam os únicos hospedeiros conhecidos de *Pneumocystis* e uma série de mamíferos seja suscetível à infecção, o fungo demonstrou ser específico de uma espécie.[143] Embora o organismo possa ser facilmente transmitido entre os mamíferos da mesma espécie, estudos em animais que experimentaram fazer a transmissão de *Pneumocystis* de uma espécie a outra não tiveram sucesso.[143] Em reconhecimento da especificidade hospedeiro-espécie do *Pneumocystis*, a espécie que causa pneumonia em humanos é agora referida como *P. jirovecii*, em honra a Otto Jirovec, o parasitologista ao qual é creditada a primeira identificação do fungo como a causa de doença pulmonar em humanos.[144,145]

O nicho ecológico preciso de *P. jirovecii* e seu modo de transmissão são desconhecidos.[141,146] A incapacidade de se manter o *Pneumocystis* humano em cultura sugere que *P. jirovecii* seja incapaz de crescer fora de seu hospedeiro humano. Por ser um fungo espécie-específico, é duvidoso que outros mamíferos sejam reservatórios de *P. jirovecii*. Essa especificidade hospedeiro-espécie também implica a coevolução de humanos e de *P. jirovecii*, o que, por sua vez, implica que seu hospedeiro humano é um portador em longo prazo deste fungo. A infecção por *P. jirovecii* é quase onipresente. Até 85% a 100% da população americana tem anticorpos específicos direcionados contra *P. jirovecii* aos 3 anos de idade.[147,148] Claramente, a PCP nunca se desenvolve na maioria desses indivíduos. No quadro de imunossupressão grave, porém, a PCP pode afetar uma significativa proporção de pessoas. Esses estudos e outros sugerem que a reativação de uma infecção latente seja a causa de doença por *P. jirovecii* entre hospedeiros imunocomprometidos. Surtos de infecção recém-adquirida após a exposição *de novo* a pessoas com PCP também foram documentados entre pacientes imunocomprometidos em enfermarias pediátricas, clínicas ou enfermarias de câncer, unidades de transplante e outros espaços confinados, o que sugere a transmissão de uma pessoa a outra de *P. jirovecii*, bem como o rápido desenvolvimento da doença. Os resultados de estudos que usaram ferramentas moleculares para detectar *Pneumocystis* são compatíveis com a transmissão de *P. jirovecii* dos pacientes com PCP para os seus contatos domésticos e hospitalares,[149,150] provavelmente via inalação de um *Pneumocystis* contendo aerossol.[151,152]

Fatores de Risco. Os fatores de risco tradicionais para o desenvolvimento de PCP entre os adultos infectados por HIV incluem uma contagem de linfócitos $CD4^+$ inferior a 200 células/μL, história de PCP e candidíase orofaríngea.[153,154] Na atual era ART, os indivíduos infectados por HIV com uma contagem de linfócitos $CD4^+$ entre 101 e 200 células/μL, mas com um nível suprimido de RNA de HIV na ART, parecem estar em baixo risco de PCP primária.[155,156]

Contagem de Linfócitos $CD4^+$. Aproximadamente 95% dos casos de PCP em adolescentes e adultos são vistos em pacientes infectados por HIV cuja contagem de linfócitos $CD4^+$ é inferior a 200 células/μL.[154] O *Multicenter AIDS Cohort Study* verificou um risco acentuadamente alto de PCP entre sujeitos infectados por HIV com uma contagem de linfócitos CD4+ de 200 células/μL ou inferior no momento da entrada no estudo.[153] Esses sujeitos tiveram um risco quase cinco vezes maior de desenvolver PCP do que os sujeitos cuja contagem de linfócitos $CD4^+$ era superior a 200 células/μL à entrada no estudo. Esse estudo também demonstrou que a presença de febre por 2 semanas ou mais e o desenvolvimento de candidíase foram preditores independentes para PCP. Stansell et al.[154] verificaram que a incidência de PCP aumentava, enquanto a contagem de linfócitos $CD4^+$ declinava. Sujeitos com contagem de linfócitos $CD4^+$ entre 101 e 200 células/μL tiveram uma incidência de 5,95 casos de PCP por 100 pessoas-ano, enquanto aqueles com contagem de linfócitos $CD4^+$ de 100 células/μL ou menos tiveram 11,13 casos por 100 pessoas-ano. Em pessoas sob ART, a contagem de linfócitos $CD4^+$ mais recente geralmente é um indicador melhor do risco de PCP em um indivíduo infectado por HIV do que a sua contagem de linfócitos mais baixa de $CD4^+$.

Características Clínicas. Os adultos infectados por HIV, ao contrário de outras pessoas imunocomprometidas, geralmente têm uma doença prodrômica prolongada associada à PCP. Kovacs et al.[157] verificaram que a duração média dos sintomas em 40 pacientes infectados por HIV foi de 28 dias, uma duração significativamente mais longa que a média de 5 dias vista em 37 pacientes com outras condições de base ($P < 0,0002$). Kales et al.[158] relataram uma duração média dos sintomas de 3 semanas em 145 pacientes infectados por HIV com PCP e verificaram que em 72 deles (50%) a duração dos sintomas foi de 2 semanas ou mais. Em geral, essa duração dos sintomas pode ser usada para distinguir entre PCP e pneumonia piogênica, a qual tipicamente se apresenta em 3 a 5 dias dos sintomas.

Classicamente, a PCP apresenta-se com febre, tosse não produtiva e dispneia ao esforço. Notou-se febre em 86%, tosse em 91% e dispneia em 95% em uma série de 145 pacientes infectados por HIV com PCP.[158] A temperatura alta, rigidez, escarro purulento e dor torácica pleurítica são incomuns e podem ser usados para distinguir PCP de pneumonia piogênica. Em uma análise multivariável, Selwyn et al.[159] constataram que a presença de escarro purulento era um preditor independente de pneumonia bacteriana, em vez de PCP ou de tuberculose.

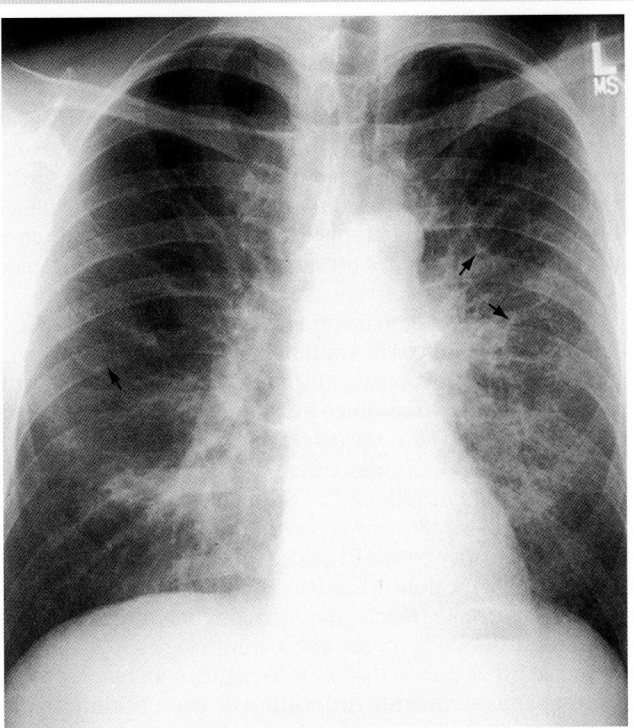

Figura 90-4 Pneumonia por *Pneumocystis*. Radiografia de tórax frontal de um paciente infectado por HIV com pneumonia por *Pneumocystis* mostrando opacidades granulares, predominantemente peri-hilares bilaterais e três pneumatoceles (*setas*). As pneumatoceles podem ser únicas ou múltiplas em número, e de tamanho pequeno ou grande, e podem predispor os pacientes ao pneumotórax. (Cortesia de L. Huang.)

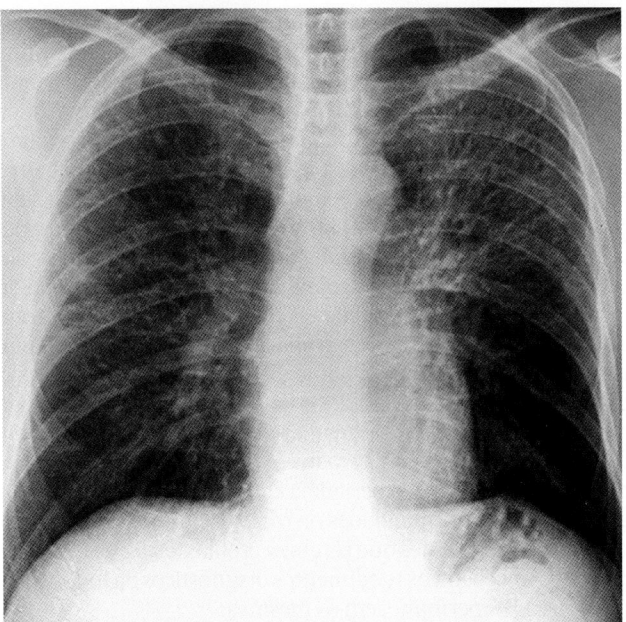

Figura 90-5 Pneumonia por *Pneumocystis*. A radiografia de tórax frontal de um paciente infectado por HIV que recebeu pentamidina aerossolizada mostrando infiltração reticular, predominantemente das zonas pulmonares superiores, secundária à recidiva de pneumonia por *Pneumocystis* (PCP). Esta apresentação radiográfica, porém, também pode ser vista em pacientes na profilaxia da PCP. (De Murray JF, Mills J: Pulmonary complications of HIV Infection. *Am Rev Respir Dis* 141:1356-1372, 1582-1598, 1990.)

O exame físico do tórax pode estar normal. Na série relatada por Kales et al.,[158] em 78 pacientes (54%) com PCP, o exame pulmonar era normal. Quando anormal, os achados mais frequentes na ausculta do pulmão eram crepitações inspiratórias, que foram referidas como estando associadas a maior gravidade da doença e a aumento da mortalidade.[158] A dessaturação de oxigênio ao esforço é um indicador sensível, mas inespecífico de PCP.

Numerosos estudos demonstraram que o nível de *lactato desidrogenase* (LDH) sérica está aumentado em pacientes com PCP; no entanto, um nível sérico elevado de LDH não estabelece o diagnóstico de PCP, nem descarta um valor sérico normal de LDH. A concentração sérica de S-adenosilmetionina[160] e de â-D-glucan[161,162] também é referida como ferramenta diagnóstica potencial para PCP.

Imagens. Classicamente, a PCP apresenta opacidades reticulares, simétricas, bilaterais, e geralmente se manifesta com indistinção peribroncovascular nas imagens, ou é comum a aparência granular ou em vidro moído (vidro fosco);[163] essas opacidades começam tipicamente na região peri-hilar e estendem-se para fora, à medida que aumenta a gravidade da doença. A aparência de opacidade em vidro moído está particularmente associada a manifestações deste distúrbio em TC torácica. Ocasionalmente, as opacidades são unilaterais ou assimétricas; é incomum um padrão radiográfico lobar ou focal. Cistos de parede fina, ou pneumatoceles, são vistos em 10% a 20% dos casos (Fig. 90-4).[164] Pneumatoceles podem estar presentes no momento do diagnóstico ou se desenvolver durante a terapia para PCP. As pneumatoceles podem ser únicas ou múltiplas, e pequenas ou grandes, predispondo os pacientes ao pneumotórax, que é outra apresentação radiográfica da PCP. Geralmente, as pneumatoceles se resolvem, mas algumas vezes persistem apesar de terapia bem-sucedida.

Praticamente cada possível achado radiográfico, incluindo consolidação focal, lobar ou segmentar, nódulos com ou sem cavitação e um padrão miliar, é visto algumas vezes.[164] A doença da zona pulmonar apical ou superior que mimetiza tuberculose (Fig. 90-5) está tipicamente associada à profilaxia com pentamidina aerossolizada, embora essa apresentação possa ser vista também em pacientes que fazem profilaxia oral ou sem terapia preventiva. A adenopatia intratorácica e os derrames pleurais raramente se devem à PCP. Esses achados radiográficos devem incentivar a busca de um processo alternado ou pelo menos coexistente, como pneumonia bacteriana, tuberculose, pneumonia fúngica ou SK pulmonar. A PCP também pode estar presente com uma radiografia de tórax normal. Estudos publicados relatam a incidência de uma radiografia normal variando e 0% a 39%.[163-165] Em pessoas com alta suspeita clínica de PCP, mas radiografia de tórax normal, pode ser útil a obtenção de uma TC de tórax de alta resolução.[166]

Diagnóstico. O diagnóstico de PCP apoia-se na visualização microscópica de cistos ou formas tróficas características de *P. jirovecii* (ou ambos) em amostras respiratórias coradas. Os métodos-padrão para detecção de *P. jirovecii* são as colorações da parede do cisto como metenamina prata e azul de toluidina ou Giemsa e Diff-Quik, que coram tanto os cistos como as formas tróficas; anticorpos monoclonais para *P. jirovecii* também são usados.[167] Técnicas à base de PCR também são empregadas e referidas como mais sensíveis, mas também são menos específicas do que esses outros métodos.[167,168]

Pneumocystis jirovecii pode ser detectado no escarro expectorado (infrequentemente) ou induzido; em secreções pulmonares obtidas por sucção endotraqueal, LBA ou aspiração percutânea do parênquima pulmonar; assim como no tecido pulmonar por meio de biópsia transbronquial, toracoscópica ou pulmão aberto. Destes, a indução de escarro e o LBA são os de uso mais amplo. A indução de escarro é um procedimento diagnóstico inicial apropriado para PCP, mas a sensibilidade do escarro induzido é inferior a 100% e, portanto, um resultado negativo deve ser seguido de um procedimento mais definitivo, ou seja, broncoscopia com LBA.[31] O LBA é realizado no lobo mais afetado visualizado na radiografia de tórax. Para pacientes com doença radiográfica difusa, geralmente a B o LBA é realizado no lobo direito médio. Para pacientes com predominância na zona pulmonar superior na radiografia, deve-se considerar a lavagem tanto do lobo superior como do lobo direito médio. Apesar do uso disseminado de TMP-SMX e dapsona para profilaxia para PCP, não há estudos avaliando se o rendimento dos estudos diagnósticos está alterado em pessoas que recebem uma dessas medicações. A experiência clínica sugere que, embora a gravidade das anormalidades na radiografia de tórax possa ser mais leve em pacientes que recebem profilaxia do que naqueles que não a recebem, os rendimentos diagnósticos da indução de escarro e LBA permanecem os mesmos.

Tratamento. O tratamento de escolha para pacientes com PCP leve, moderada e grave continua a ser TMP-SMX administrado por 21 dias.[29] TMP-SMX traz muitos benefícios, incluindo a disponibilidade tanto na forma intravenosa como na oral, excelente biodisponibilidade oral e atividade contra muitas bactérias adquiridas na comunidade que podem causar infecção piogênica concomitante. A dose usual de TMP é 15 mg/kg/dia (variação, 15 a 20 mg/kg/dia) e a de SMX é 75 mg/kg/dia (variação, 75 a 100 mg/kg/dia), dividida em três ou quatro doses diárias (Tabela 90-3). A dosagem pode ser intravenosa (recomendada para pacientes com PCP moderada ou grave) ou oral. Infelizmente, os efeitos adversos de TMP-SMX são frequentes em pacientes infectados por HIV e incluem erupção cutânea, febre, queixas gastrointestinais (náusea, vômito), transaminases elevadas, hipercalemia e supressão da medula óssea, especialmente anemia e neutropenia. Esses efeitos geralmente se desenvolvem durante a segunda semana de terapia. Em significativa proporção de pacientes infectados por HIV, os efeitos colaterais de TMP-SMX acabam sendo limitadores do tratamento. Raras reações adversas incluem síndrome de Stevens-Johnson, necrólise epidérmica tóxica e uma síndrome clínica semelhante ao choque séptico, com hipotensão, febre, opacidades pulmonares e disfunções renal e hepática. Os estudos são conflitantes no que se refere à presença de resistência ao fármaco TMP-SMX em potencial no caso de *Pneumocystis*.[169,170]

Para os pacientes com alergia ou intolerância a TMP-SMX, os regimes alternativos de tratamento (Tabela 90-3) incluem pentamidina intravenosa, clindamicina mais primaquina, trimetoprima mais dapsona e atovaquona.[29] A pentamidina aerossolizada não deve ser usada para tratamento de PCP.[29] Relatos de pequeno porte descrevem o tratamento bem-sucedido de PCP com equinocandinas.[171,172] Similarmente à tuberculose, os pacientes infectados por HIV com PCP que iniciam terapia para *Pneumocystis* e para ART podem desenvolver reações paradoxais, geralmente uma exacerbação temporária das características clínicas e radiográficas, mas ocasionalmente insuficiência respiratória, devido à reconstituição imunológica.[173,174] O diagnóstico de IRIS é por exclusão. Os pacientes com reações paradoxais apenas raramente necessitam de descontinuação das terapias antirretrovirais, e a terapia sintomática é recomendada.

Terapia com Corticosteroide. Em 1990, *o NIH-University of California Expert Panel for Corticosteroids as Adjunctive Therapy for Pneumocystis Pneumonia*[175] concluiu que a terapia adjuvante com corticosteroide "claramente pode reduzir a probabilidade de morte, insuficiência respiratória ou deterioração da oxigenação em pacientes com pneumonia moderada a grave por *Pneumocystis*". O painel recomendou que sejam administrados corticosteroides a adultos ou adolescentes com PCP documentada ou suspeitada, se tiverem um nível de Po_2 arterial inferior a 70 mmHg ou uma diferença de Po_2 alveolar-arterial superior a 35 mmHg. Corticosteroides adjuvantes, ou prednisona oral ou metilprednisolona

Tabela 90-3 Regimes de Tratamento para Pneumonia por *Pneumocystis**

Regime de Tratamento	Dose(s), Frequência	Toxicidades
PCP LEVE[†] **(PaO_2 > 70 mmHg E DIFERENÇA ALVEOLAR-ARTERIAL DE O_2 < 35 mmHg)**		
Trimetoprima-sulfametoxazol (TMP-SMX)	15-20 mg/kg componente TMP) ao dia (a cada 6-8 horas)	Febre, dermatológica, gastrointestinal, hematológica
Trimetoprima mais dapsona	15-20 mg/kg ao dia (a cada 6-8 horas) 100 mg 1 vez ao dia	Dermatológica, gastrointestinal, hematológica
Clindamicina mais primaquina	1.800 mg ao dia (a cada 6-8 horas) 30 mg (base) 1 vez ao dia	Dermatológica, gastrointestinal, hematológica
Atovaquona	750 mg 3 vezes ao dia	Dermatológica, gastrointestinal
PCP MODERADA-GRAVE[‡] **(PaO_2 = 70 mmHg OU DIFERENÇA ALVEOLAR-ARTERIAL DE O_2 > 35 mmHg)**		
Trimetoprima-sulfametoxazol (TMP-SMX)	15-20 mg/kg (TMP componente) ao dia (a cada 6-8 horas)	Febre, dermatológica, gastrointestinal, hematológica
Pentamidina	3-4 mg/kg IV 1 vez ao dia	Renal, pancreática
Clindamicina mais primaquina	1.800-2.400 mg (a cada 6-8 horas) 30 mg (base) 1 vez ao dia	Dermatológica, gastrointestinal, hematológica

*Duração recomendada da terapia = 21 dias.
[†]Via oral é a preferida parar pacientes com pneumonia leve por *Pneumocystis* (PCP) que são tratados em regime ambulatorial.
[‡]Via intravenosa (IV) é a preferida (pelo menos até a melhora clínica) para os pacientes com PCP moderada-grave. Corticosteroides adjuvantes (prednisona 40 mg, VO, duas vezes ao dia por 5 dias, então 40 mg, VO, 1 vez ao dia por 5 dias, então 20 mg, VO, 1 vez ao dia por 11 dias ou Solu-Medrol IV de potência equivalente) também devem ser administrados.

intravenosa, devem ser iniciados em concomitância com o início do tratamento específico anti-*Pneumocystis* independentemente da confirmação ou não do diagnóstico.

Inicialmente na epidemia de AIDS, percebeu-se que a insuficiência respiratória aguda, secundária à PCP, se grave o suficiente para justificar ventilação mecânica, teve uma taxa de mortalidade de 86% ou superior.[175] Relatórios subsequentes de hospitais individuais confirmaram esse prognóstico sombrio; 39 dos 45 pacientes que foram entubados e ventilados por causa de PCP no San Francisco General Hospital de 1981 a 1985 morreram, uma taxa de mortalidade de 87%.[77] Embora a mortalidade associada à insuficiência respiratória aguda secundária à PCP continue significativa (aproximadamente 30% a 50%), vem ocorrendo um progresso encorajador.[176,177] Os pacientes infectados por HIV com PCP e insuficiência respiratória que necessitam de ventilação mecânica devem ser tratados com as estratégias protetoras do pulmão usadas para pacientes com síndrome do desconforto respiratório agudo.[178] Pelo menos um estudo retrospectivo de Morris et al.[176] sugere que a ART seja benéfica nesses casos, embora faltem estudos clínicos randomizados prospectivos na unidade de cuidados intensivos envolvendo pacientes sob ventilação mecânica.[179,180]

Prevenção da Exposição. O reservatório natural de *Pneumocystis* humano permanece desconhecido.[181] Sugere-se tanto um reservatório ambiental quanto humano.[146,182] Discute-se se os resultados de PCP decorrem da reativação de uma infecção latente ou de uma infecção recente; relatórios de surtos em grupos de PCP em diferentes populações imunocomprometidas apoiam a teoria de que a PCP resulte de uma exposição recente e da transmissão de uma pessoa a outra. Consequentemente, algumas autoridades têm discutido que os indivíduos infectados por HIV e outros indivíduos imunocomprometidos em risco de PCP evitem o contato íntimo com quaisquer indivíduos com PCP. No entanto, as diretrizes atuais do CDC, NIH e HIVMA/IDSA afirmam que "os dados são insuficientes para apoiar o isolamento como uma prática-padrão".[29]

Prevenção da Doença. Adultos ou adolescentes infectados por HIV (incluindo aqueles sob ART) com contagem de linfócitos CD4$^+$ inferior a 200 células/μL ou história de candidíase orofaríngea devem receber profilaxia primária para *Pneumocystis*, e as pessoas que anteriormente tiveram PCP devem receber profilaxia secundária (Tabela 90-4).[29] Depois de iniciada a profilaxia para PCP, adultos e adolescentes infectados por HIV devem continuá-la, a não ser que suas contagens de linfócitos CD4$^+$ aumentem de menos de 200 células/μL para mais de 200 células/μL por pelo menos 3 meses como resultado da ART; vários estudos demonstraram que as profilaxias primária e secundária para PCP possam ser descontinuadas com segurança na vasta maioria dessas pessoas.[29] Em casos raros, porém, a PCP recorreu após a descontinuação da profilaxia secundária para essa doença, apesar de uma aparente reconstituição imunológica associada à ART.[183]

TMP-SMX, dapsona, suspensão de atovaquona e pentamidina aerossolizada são as opções-padrão de profilaxia para a PCP.[29] O TMP-SMX é a escolha de primeira linha entre as profilaxias primária e secundária contra *Pneumocystis*. Para os pacientes intolerantes a TMP-SMX, podem ser usados os fármacos orais dapsona e atovaquona. Muitas autoridades acrescentariam pirimetamina a esses fármacos para os pacientes com história de PCP, contagem de linfócitos CD4$^+$ inferior a 100 células/μL, ou ambas. Para os pacientes positivos para imunoglobulina G anti-*T. gondii*, a pirimetamina deve ser adicionada. A pentamidina aerossolizada continua a ser uma opção de profilaxia efetiva e bem tolerada; no entanto, deve-se ter cuidado ao usar esse fármaco para profilaxia secundária ou em pacientes com contagem de linfócitos CD4$^+$ inferior a 100 células/μL porque, nessa população, pode ser mais frequente o uso de uma profilaxia avançada.

Espécies de *Cryptococcus*

A criptococose é uma doença causada por *C. neoformans* ou *C. gattii*, *Cryptococcus* é o único fungo encapsulado que infecta humanos, saudáveis ou imunocomprometidos, e a coloração com tinta da Índia ou mucicarmina pode identificar sua cápsula polissacarídica.[184] *C. neoformans* e *C. gattii* podem ser subclassificados em quatro sorótipos, com base nas reações de aglutinação capsular, e em duas espécies com duas variedades. A infecção por *Cryptococcus* é transmitida após a inalação de aerossol contendo uma levedura. *C. neoformans* tem distribuição global, e é isolado com mais frequência do excremento de pássaro, fruta podre e sujeira. A maioria das doenças criptocócicas em pessoas infectadas por HIV se deve a *C. neoformans*. *Cryptococcus gattii* tem sido isolado das árvores da Austrália, assim como no nordeste do Pacífico dos Estados Unidos e sudoeste do Canadá, onde foram relatados surtos de doença. É mais provável que *C. gattii* infecte hospedeiros imunocompetentes, embora também cause doença em indivíduos infectados por HIV.

A incidência de criptococose em pessoas infectadas por HIV declinou dramaticamente desde a introdução da ART. Em um estudo de vigilância baseado na população, a incidência anual de criptococose diminuiu de 66 por 1.000 pessoas com AIDS em 1992 para sete por 1.000 pessoas em 2000, na área de Atlanta, e de 24 para 1.000 pessoas com AIDS, em 1993, para duas por 1.000 pessoas, em 2000, na

Tabela 90-4 Prevenção de Pneumonia por *Pneumocystis*

Regimes de Prevenção	Dosagem Alternativa	Comentários
Trimetoprima-sulfametoxazol 1 comprimido de dose concentrada (dupla) (DS) ao dia	1 comprimido de dose simples ao dia ou 1 comprimido DS 3 vezes por semana	Também é uma profilaxia eficaz contra *Toxoplasma gondii* e muitos patógenos bacterianos
Dapsona 100 mg ao dia		Combine com pirimetamina e leucovorina em indivíduos positivos para o anticorpo imunoglobulina G contra *T. gondii*. Considere a combinação com pirimetamina e leucovorina, quando for usada para profilaxia secundária
Suspensão de atovaquona 1.500 mg ao dia, ou 750 mg 2 vezes ao dia		Melhor biodisponibilidade em comparação com comprimidos
Pentamidina aerossolizada 300 mg ao mês, via nebulizador RespirGard II		Pode estar associada a maior risco de doença extrapulmonar

área de Houston.[185] Com o uso de dados de vigilância nacional, um estudo da França verificou uma redução de 46% na incidência de criptococose em pacientes infectados por HIV desde o período de pré-combinação de ART (1985-1996) até o período inicial da combinação de ART (1997-2001).[186]

Apesar de sua incidência estar em declínio, a exposição a *Cryptococcus* e a doença criptocócica estão sendo cada vez mais reconhecidas na África e sudeste da Ásia. Em um estudo de Uganda, *Cryptococcus* foi isolado de 11% das amostras de LBA em pacientes que apresentaram tosse com duração superior a 2 semanas.[187] Embora a pneumonia criptocócica possa ser uma causa rara de mortalidade nessa população,[188] nem todos os casos em que o criptococo foi isolado foram tratados com terapia antifúngica, levantando a possibilidade de colonização ou infecção isolada.[187] O teste de antígeno criptocócico (CRAG) sugere que a infecção criptocócica seja mais disseminada do que se avaliou anteriormente. Em um estudo da Tailândia sobre os pacientes hospitalizados com sintomas respiratórios agudos, 13% daqueles infectados por HIV, não comparados aos não infectados por HIV, tiveram um teste CRAG positivo.[189] A proporção de pacientes infectados por HIV com CRAG positivo em outros estudos similares variou de 5% a 11%; a probabilidade de um teste positivo é maior em pacientes com contagens de células $CD4^+$ inferiores a 100 células/μL.[190-192]

Características Clínicas. Embora a porta de entrada seja o pulmão, a infecção pulmonar criptocócica em geral é assintomática ou minimamente sintomática, e a manifestação da doença criptocócica encontrada com mais frequência é a meningite.[186,193,194] Em uma grande série de 106 pacientes infectados por HIV com doença criptocócica, 89 pacientes (84%) tiveram meningite e apenas quatro (4%) tiveram pneumonia isolada.[193] Em um estudo de vigilância baseado na população, que incluiu 1.322 pacientes infectados por HIV com doença criptocócica, somente 45 (3%) tiveram doença pulmonar na ausência de fungemia e meningite.[185] Estudos de autópsia sugerem que a doença pulmonar é subdiagnosticada, particularmente em ambientes onde as facilidades diagnósticas são limitadas.[195]

Quando presentes, as queixas respiratórias mais frequentes são tosse e dispneia.[193,196] Dor torácica pleurítica e tosse produtiva também foram relatadas,[197] talvez distinguindo criptococose pulmonar da PCP. Embora mais raros, foram relatados casos de insuficiência respiratória aguda.[195]

Contagem de Linfócitos $CD4^+$. Na maioria dos casos, a criptococcose infecta pacientes com contagem de linfócitos $CD4^+$ inferior a 200 células/μL, e geralmente inferior a 100 células/μL. Um estudo de 1.644 pacientes relatou uma contagem média de $CD4^+$ de 24 células/μL com uma variação de 0 a 480 células/μL.[186] Um estudo de Uganda da atual era ART relatou uma contagem média de $CD4^+$ de 23 células/μL.[198]

Imagens. A pneumonia criptocócica com mais frequência apresenta opacidades intersticiais bilaterais difusas.[197,199] Em um estudo, Meyohas et al.[200] relataram opacidades intersticiais em 60 de 92 radiografias (65%); além disso, a consolidação focal (13%), opacidades nodulares (11%), cavitação (11%) (Fig. 90-6), derrame pleural (14%) e adenopatia hilar (27%) foram observados. Mais raramente, achados radiográficos incluem padrão miliar,[201] nódulos pulmonares, massas pulmonares solitárias,[202,203] derrame pleural isolado[204] e

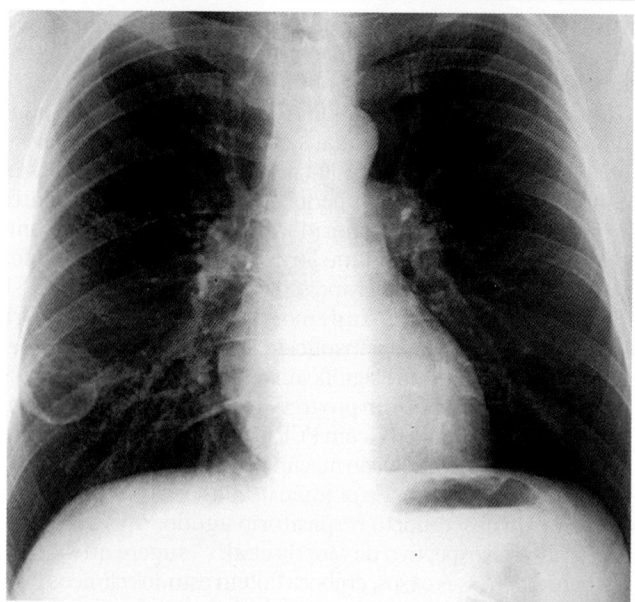

Figura 90-6 Infecção criptocócica. Radiografia de tórax frontal de um paciente infectado po HIV mostrando uma lesão cavitária solitária no campo pulmonar inferior direito. A cultura do fluido do lavado broncoalveolar revelou *Cryptococcus neoformans*. Em pacientes infectados por HIV, a doença criptocócica pode se apresentar com uma ampla gama de achados da radiografia de tórax, incluindo uma radiografia de tórax normal. (De Stansell JD: Fungal disease in HIV-infected people: cryptococcosis, histoplamosis, and coccidioidomycosis. *J Thorac Imaging* 6:28-35, 1991.)

pneumotórax.[205] Finalmente, a pneumonia criptocócica também pode apresentar radiografia de tórax normal; na revisão de Meyohas et al.,[200] por exemplo, os resultados da radiografia foram normais em 11% dos 92 casos.

Diagnóstico. O diagnóstico de infecção criptocócica começa com o teste CRAG. O teste pode ser realizado em soro, líquido cerebroespinal, urina, fluido de LBA[206] ou fluido pleural. O teste CRAG sérico é sensível e específico para criptococcemia. Um teste CRAG sérico negativo praticamente descarta o diagnóstico de meningite criptocócica, mas pode ser visto em alguns casos de criptococose pulmonar isolada. Um teste CRAG sérico positivo deve incentivar a avaliação para uma doença, especialmente a meningite, mas podem ser vistos resultados falso-positivos na presença de fator reumatoide ou infecção pelo fungo *Trichosporon asahii* (anteriormente *T. beigelii*), ou por bactérias dos gêneros *Stomatococcus* ou *Capnocytophaga*. Como observado, um CRAG positivo pode ser encontrado algumas vezes em indivíduos sem evidência clínica da doença. Culturas fúngicas sanguíneas são específicas e devem ser obtidas como parte da avaliação diagnóstica. Novas lesões cutâneas podem ser sinais de disseminação, e seu súbito aparecimento deve incentivar a consideração de biopsia.

O diagnóstico de criptococose pulmonar geralmente é estabelecido pela cultura de escarro ou fluido de LBA e ocasionalmente de fluido pleural. Amostras. De BTB e biópsia pleural também podem ser diagnósticas. Batungwanayo et al.[197] verificaram que o LBA diagnosticou 27 de 33 casos (sensibilidade de 82%) de pneumonia criptocócica comparada com a BTB, que diagnosticou 10 de 21 casos (sensibilidade de 48%). Em alguns casos, as culturas são negativas, o LBA ou um teste CRAG de fluido pleural pode estabelecer o diagnóstico.[200] Alternativamente, como o tratamento é idêntico, o diagnóstico de pneumonia pode ser inferido na presença de doença criptocócica disseminada (p. ex., meningite) e uma apresentação radiográfica compatível. No entanto, deve-se ter cuidado com essa abordagem, porque outras infecções oportunistas, como a PCP, podem estar presentes concomitantemente e exibir achados radiográficos idênticos.

Tratamento. Em contraste com a meningite criptocócica, não existem estudos randomizados controlados para pacientes infectados por HIV que apresentam pneumonia criptocócica isolada ou pneumonia criptocócica e meningite concomitantes.[207] Algumas autoridades tratariam pneumonia criptocócica isolada de gravidade leve somente com fluconazol (400 mg ao dia por 12 meses) em combinação com ART efetiva;[208] no entanto, os pacientes com pneumonia criptocócica clinicamente significativa devem ser considerados em alto risco de deterioração precoce e tratados de maneira similar àqueles com doença disseminada usando a formulação lipídica de anfotericina B (3 a 4 mg/kg/dia) em combinação com flucitosina por pelo menos 2 semanas.[208] O tratamento deverá ser continuado até o paciente melhorar clinicamente, momento em que o paciente pode ser mudado para fluconazol (400 mg ao dia) para completar pelo menos um curso de 8 semanas. O paciente deve então ser mantido sob fluconazol (200 mg ao dia) para completar pelo menos 12 meses de terapia azólica. Como nos pacientes com tuberculose ou PCP, pode se desenvolver IRIS naqueles infectados por HIV com criptococose que começam terapia dual para *C. neoformans* e infecção por HIV.[209] Pacientes que tiveram meningite criptocócica podem apresentar meningite asséptica e ter elevada pressão intracraniana. Além disso, pacientes com pneumonia criptocócica e nódulos na radiografia de tórax podem desenvolver cavitação de seus nódulos ou adenopatia intratorácica recente.[209]

Prevenção. Não existem recomendações específicas referentes à prevenção da exposição ou quimioprofilaxia para *C. neoformans* (p. ex., fluconazol).[208] Além disso, não é recomendada a triagem de rotina das pessoas assintomáticas com teste CRAG sérico.

Histoplasma *capsulatum*

A histoplasmose é uma doença causada pelo fungo dimórfico *H. capsulatum*, que vive no solo. O fungo é encontrado em todos os continentes, exceto na Antártica, porém é mais endêmico na América do Norte e na bacia do Caribe.[184,210] A concentração mais pesada é encontrada no Mississippi, Ohio e vales do St. Lawrence River. Nessas áreas, o fungo existe em microambientes relacionados ao enriquecimento do solo com excremento de pássaros ou de morcego, o que ajuda a promover a esporulação. No solo, o fungo ocorre em forma micelial, produzindo esporos assexuados, os característicos macroconídios e microconídios tuberculados. Os microconídios são facilmente aerossolizados quando perturbados e a inalação leva à infecção primária pulmonar que em geral é clinicamente silenciosa.

Uma vez depositado nos alvéolos, *H. capsulatum* transforma-se em sua forma levedural (ou parasitária), e se desenvolve uma área de pneumonite. Durante esse período, antes de se desenvolver a imunidade mediada por células, o organismo se dissemina para os linfonodos regionais e para os órgãos reticuloendoteliais. Duas a 3 semanas após a exposição, uma síndrome semelhante à gripe, com febre, calafrios, mialgias, uma tosse não produtiva e dor no peito, se desenvolve em cerca de 40% dos indivíduos imunocompetentes.

Conforme ressaltado no Capítulo 37, 99% desses casos se resolvem espontaneamente com o desenvolvimento da imunidade específica mediada por células. Em contraste, a histoplasmose disseminada progressiva se desenvolve em infectados por HIV e em outras pessoas sem imunidade mediada por células. Embora a maioria dos casos de histoplasmose associada ao HIV pareça resultar de uma exposição *de novo*, a doença pode se reativar. Esses casos respondem pela histoplasmose vista em áreas não endêmicas, como San Francisco ou Nova Iorque.[211]

Características Clínicas. Embora a porta de entrada seja o pulmão, em pessoas infectadas por HIV, a histoplasmose apresenta-se com mais frequência como uma doença consumptiva febril com infecção disseminada. Em uma grande série de 72 pacientes infectados por HIV com histoplamose disseminada, 69 pacientes (96%) apresentaram febre e perda de peso; em aproximadamente 10% dos casos, a apresentação foi dramática, com uma síndrome do tipo sepse associada à hipotensão, insuficiência respiratória, insuficiências hepática e renal, assim como coagulopatia.[212] O prognóstico nesses pacientes é pobre. As queixas respiratórias à apresentação, principalmente tosse e dispneia, são encontradas em pacientes em que provavelmente a radiografia de tórax é anormal.[212,213]

Contagem de Linfócitos CD4$^+$. A maioria dos casos de histoplamose disseminada é vista em pacientes com contagem de linfócitos CD4$^+$ inferior a 100 células/μL e geralmente de menos de 50 células/μL. A doença respiratória isolada é mais provável em pacientes com contagens de células CD4$^+$ superior a 300 células/μL.[29] Entre os achados laboratoriais frequentes estão anemia, leucopenia, trombocitopenia e elevações no teste de função hepática. Elevações de LDH e ferritina sérica, geralmente pronunciadas, também foram relatadas.[29,210]

Imagens. A histoplamose disseminada apresenta-se com radiografia de tórax normal em 35% a 55% dos casos.[199,212,214] Em pacientes com achados anormais, os mais frequentes são opacidades difusas, reticulares ou reticulonodulares grosseiras mostradas na Figura 90-7. Ocasionalmente, opacidades alveolares estão presentes;[199] opacidades focais são menos comuns, sendo vistas em 7% a 11% dos casos.[213] Adenopatias hilar e mediastinal, bem como granulomas calcificados, são encontradas em menos de 5% dos pacientes, respectivamente, atestando a baixa incidência de reativação da doença.[212]

Diagnóstico. O exame para histoplamose começa com o teste de antígeno para histoplasma, que é um método sensível para o rápido diagnóstico da doença.[29] O recente teste de antígeno pode ser realizado em urina, soro, líquido cerebroespinal ou LBA. O desempenho do recente teste quantitativo de antígeno para histoplasma é excelente; em pacientes com AIDS com histoplamose disseminada, o antígeno foi detectado na urina de 100% dos pacientes e no soro de 92% deles.[215] Na doença pulmonar isolada, crônica, o teste de antígeno no soro ou na urina é menos sensível.[29] Em pacientes com envolvimento pulmonar, o teste de antígeno de fluido do LBA combinado com a avaliação citopatológica pode complementar o teste no soro ou na urina e aumentar a sensibilidade para o diagnóstico da doença.[29,216] Com a terapia bem-sucedida, os valores de antígeno caem e, durante as recidivas, os valores de antígeno sobem; assim, alterações nos valores de

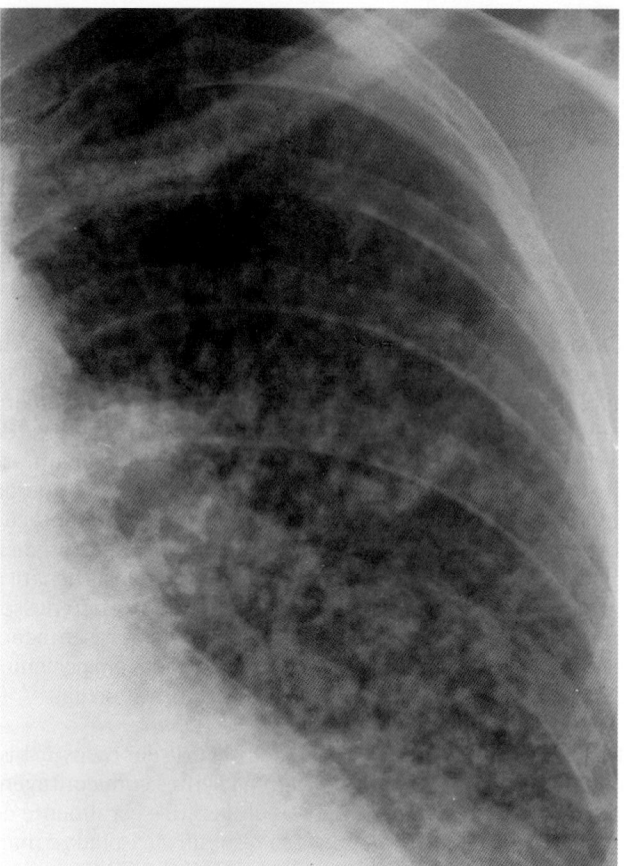

Figura 90-7 Infecções fúngicas disseminadas. Radiografia de tórax frontal aproximada da porção média do pulmão esquerdo do paciente infectado por HIV mostrando um padrão reticulonodular médio a grosseiro característico da doença fúngica disseminada. (De Stansell JD: Fungal disease in HIV-infected people: cryptococcosis, histoplamosis, and coccidioidomycosis. *J Thorac Imaging* 6:28-35, 1991.)

antígeno podem ser úteis para avaliar a resposta à terapia e também uma possível recidiva.[217] Um teste de antígeno para histoplasma persistentemente positivo indica doença contínua e justifica a terapia contínua. Resultados falso-positivos do teste de antígeno para histoplasma são vistos em pacientes com outras doenças fúngicas disseminadas (blastomicose, coccidioidomicose, paracoccidioidomicose e peniciliose, e raramente na aspergilose), porém tais resultados não foram descritos em pacientes com criptococose ou candidíase. Pode-se também fazer cultura de *Histoplasma* dos locais envolvidos, embora os resultados possam não estar disponíveis por várias semanas. Culturas de fungos no sangue são específicas e devem ser obtidas como parte da avaliação diagnóstica. Wheat et al.[212] relataram que essas culturas foram positivas em 65 de seus 72 casos (90%). Ocasionalmente, o esfregaço de sangue periférico revela levedura intracelular. Outras fontes diagnósticas potenciais incluem medula óssea, linfonodo e pele. Os testes sorológicos geralmente são menos úteis em indivíduos com doença disseminada, mas podem ser úteis em pacientes com imunocomprometimento menos grave com doença pulmonar isolada.[29]

Tratamento. Uma formulação lipídica de anfotericina B é o tratamento de escolha para os pacientes infectados por HIV com histoplamose disseminada de moderada a grave, enquanto o itraconazol é uma alternativa para os pacientes com doença leve.[29] O tratamento com anfotericina B deve ser continuado por pelo menos 2 semanas ou até o paciente apresentar melhora clínica, momento em que o paciente pode ser mudado para o itraconazol para completar pelo menos um curso de 12 meses. Os pacientes com doença pulmonar isolada e contagens celulares $CD4^+$ superiores a 300 células/μL devem ser tratados de modo similar aos pacientes não infectados por HIV (Cap. 37).

Prevenção da Exposição. Em áreas endêmicas de *H. capsulatum*, os pacientes infectados por HIV, especialmente aqueles com contagens de linfócitos $CD4^+$ abaixo de 150 células/μL, devem evitar atividades com potencial para aumentar sua exposição, incluindo limpeza de galinheiros, revolvimento do solo natural embaixo de locais de poleiros, limpeza, remodelagem ou demolição de prédios antigos e exploração de cavernas.[29]

Prevenção da Doença. Testes sorológicos de rotina, mesmo em áreas endêmicas de histoplamose, não são recomendados. O itraconazol para profilaxia primária de *H. capsulatum* pode ser considerado naqueles com contagem de linfócitos $CD4^+$ inferior a 150 células/μL e que estejam em alto risco devido à ocupação ou por viverem em regiões hiperendêmicas.[29]

Coccidioides immitis

Coccidioidomicose é causada por fungos dimórficos, que vivem no solo, *C. immitis* e *Coccidioides posadasii*. Conforme descrito no Capítulo 37, a principal manifestação de coccidioidomicose é tão leve quanto um mal-estar semelhante ao da gripe, quase sempre não diagnosticado, do qual a maioria das pessoas anteriormente saudáveis se recupera espontaneamente. A doença pulmonar crônica manifesta-se em aproximadamente 5% das pessoas infectadas e a doença disseminada em até menos. As manifestações de coccidioidomicose em pessoas infectadas por HIV incluem pneumonia focal ou difusa, doença cutânea, meningite, envolvimento do fígado ou de linfonodo, ou doença disseminada que pode ser fatal. O fungo é endêmico das regiões semiáridas da América do Norte, notavelmente sudoeste dos Estados Unidos (Califórnia central, sul do Arizona, sul do Novo México, e oeste do Texas) e também norte do México.[184,218] San Joaquin Valley no sul da Califórnia e sul do Arizona são áreas hiperendêmicas.[218] *Coccidioides* também são encontrados na América do Sul, em especial na Argentina central. No solo, o fungo existe em forma micelial com artrosporos característicos. Quando o solo é revolvido, os poucos artrosporos com diâmetro de micrômetros, cujo tamanho é exato para a deposição nas vias aéreas distais e alvéolos após a inalação, se tornam aerógenos. Após a deposição nos pulmões, os artrosporos transformam-se em esférulas que podem se desenvolver em várias centenas de endósporos. A ruptura das esférulas permite a ampla disseminação dos endósporos, que então formam esférulas adicionais, que replicam o ciclo. Embora a maioria dos casos de coccidioidomicose associada ao HIV pareça resultar de uma inalação *de novo*, a doença também pode se reativar.

Características Clínicas. A apresentação clínica em geral é inespecífica; febre e calafrios (68%), suores noturnos (36%) e perda de peso (50%) são todos comuns.[219] Embora a porta de entrada seja o pulmão, a coccidioidomicose pode se apresentar com doença disseminada e meningite. Outros locais frequentemente envolvidos incluem a pele, linfonodos, fígado e sistema esquelético. Em um estudo, 42% dos pacientes infectados por HIV com coccidioidomicose apresentaram-se com doença disseminada; em geral, 25% dos pacientes nessa série morreram.[220] A pneumonia focal pode se apresentar de modo similar à pneumonia bacteriana, e o envolvimento difuso pulmonar pode ser difícil de distinguir da PCP.

Contagem de Linfócitos CD4$^+$. A maioria dos casos de coccidioidomicose disseminada é vista em pacientes com contagem de linfócitos CD4$^+$ inferior a 100 células/µL e muitas vezes inferior a 50 células/µL.[219,220] A pneumonia focal é mais comum quando a contagem de células CD4$^+$ é superior a 250 células/µL.[29] O exame do líquido cerebroespinal se justifica em todos os pacientes com suspeita de coccidioidomicose disseminada.

Imagens. Em uma série de 91 pacientes infectados por HIV com coccidioidomicose, opacidades reticulonodulares difusas (Fig. 37-5) foram vistas em 65%; as opacidades focais eram menos comuns, em 14% dos casos, e consistiam em opacidades focais, nódulos únicos ou múltiplos, assim como cavidades.[219] Um padrão miliar pode ser visto. Há relatos de derrame pleural e adenopatia hilar, assim como radiografia de tórax normal.

Diagnóstico. Testes sorológicos são úteis na avaliação de suspeita de coccidioidomicose. Vários estudos constataram sensibilidade de 80% a 90% dos testes de fixação de complemento e de precipitina.[221] A sensibilidade de imunensaios ligados à enzima pode ser mais alta, porém estes são menos específicos. Títulos falso-negativos surgem geralmente na maioria dos pacientes mais gravemente imunocomprometidos com doença pulmonar difusa; naqueles com testes positivos, o título pareceu refletir a atividade da doença e provou ser útil para monitorar a resposta à terapia.[222] Um teste de antígeno urinário e sérico específico para coccidioides foi desenvolvido, e é útil para o diagnóstico de casos graves de coccidioidomicose; no entanto, outros fungos endêmicos, incluindo *Histoplasma* ou *Blastomyces*, podem apresentar reação cruzada.[223,224]

Um diagnóstico definitivo pode ser estabelecido por meio de isolamento e identificação do fungo por cultura ou identificação de esférulas gigantes patognomônicas nas preparações citológicas ou histológicas. Nos casos de suspeita de coccidioidomicose, é crítico alertar o laboratório de microbiologia para que possam ser implementadas precauções adequadas para prevenir a transmissão laboratorial. O exame direto e a cultura de escarro, o fluido de LBA ou BTB podem estabelecer o diagnóstico de coccidioidomicose pulmonar em pacientes infectados por HIV. Singh et al.[219] verificaram que a cultura de escarro em 13 de 19 casos (68%) e citologia em oito de 11 casos (73%) tiveram um alto rendimento. A cultura de fluido de LBA diagnosticou 29 dos 42 casos (69%), e a citologia do fluido de LBA diagnosticou 32 dos 48 casos (67%); além disso, a cultura de BTB diagnosticou oito dos 10 casos (80%), e a histologia da biópsia diagnosticou todos os 14 casos (100%).

Tratamento. A anfotericina B ou uma formulação lipídica de anfotericina B é o tratamento de escolha para os pacientes infectados por HIV com grave (i.e., difusa) coccidioidomicose pulmonar ou disseminada.[29] O tratamento com anfotericina B deve ser continuado até que o paciente esteja clinicamente melhor, momento em que o paciente pode ser mudado para fluconazol ou itraconazol. O monitoramento dos títulos de anticorpo fixador de complemento a cada 12 semanas pode ser útil para avaliar a resposta à terapia.[29] Em pacientes com infecção clinicamente leve, como a pneumonia focal, fluconazol ou itraconazol podem ser usados ao longo de seu curso.[29] Embora a experiência clínica seja limitada, voriconazol ou posaconazol podem ser considerados em coccidioidomicose refratária.[225] Em pacientes com doença grave, difusa, a terapia supressiva por toda a vida com fluconazol ou itraconazol deve ser continuada após completar o tratamento inicial, particularmente naqueles com envolvimento meníngeo, por ser alto o risco de recidiva.[29] Em pacientes que tiveram pneumonia focal coccidioidal, e apresentaram uma resposta sustentada à ART, com contagens de linfócitos CD4$^+$ acima de 250 células/µL, a terapia pode ser descontinuada após 12 meses, mas a vigilância periódica com radiografia de tórax e sorologia do coccidioides é recomendada.[29]

Prevenção da Exposição. Em áreas endêmicas para *C. immitis*, as pessoas infectadas por HIV devem evitar atividades que aumentem potencialmente sua exposição, como visitas a locais de construção ou outros locais onde o solo ainda está sendo revolvido.

Prevenção da Doença. Os testes sorológicos de rotina são razoáveis apenas em áreas endêmicas. O tratamento preemptivo para pessoas que vivem em, ou que viajaram para, uma área endêmica é recomendado apenas se recentemente houve um resultado positivo de teste sorológico e uma contagem de linfócitos CD4$^+$ inferior a 250 células/µL.[29]

Espécies de *Aspergillus*

Espécies de *Aspergillus* são encontradas no mundo todo, e a exposição é universal. No entanto, a doença é infrequente, a não ser que o número ou a função de fagócitos estejam reduzidos.[226] Presentemente, foram identificadas mais de 180 espécies do gênero *Aspergillus*. *Aspergillus fumigatus*, porém, é a espécie mais comum causadora de doença, e ela é responsável por aproximadamente 90% dos casos de aspergilose invasiva. Embora a aspergilose invasiva seja uma complicação bem documentada de vários distúrbios imunossupressores, particularmente em pacientes com malignidade hematológica ou transplante de órgão, ela é um problema incomum. Em pacientes com doença por HIV, os fatores de risco para o desenvolvimento de aspergilose além da imunossupressão induzida por HIV incluem o uso de corticosteroides, neutropenia, uso de maconha e fármacos antimicrobianos de amplo espectro.[227] Na era ART, houve mais declínio da incidência de aspergilose invasiva. Holding et al.[228] relataram uma incidência de aspergilose de 3,5 casos por 1.000 pessoa-ano entre indivíduos infectados por HIV inscritos no estudo dirigido pelo *CDC Adult and Adolescent Spectrum of HIV Disease*.

Características Clínicas. O espectro completo da doença pulmonar relacionada ao *Aspergillus* (Cap. 38) foi observado em pessoas infectadas por HIV, desde a colonização do trato respiratório, ou uma cavidade preexistente, até traqueobronquite ou aspergilose brônquica obstrutiva, até aspergilose invasiva, de longe a manifestação mais grave.[227,229-231] Embora a maioria dos pacientes com aspergilose invasiva tenha uma contagem de linfócitos CD4$^+$ inferior a 100 células/µL, os clássicos fatores de risco para a doença relacionam-se mais ao número e função de fagócitos (conforme determinado por neutropenia e/ou monocitopenia e uso de corticosteroides ou antibióticos de amplo espectro) que as contagens absolutas de linfócito CD4$^+$. Os pacientes com aspergilose tipicamente apresentam-se com febre, tosse, dispneia e ocasionalmente dor torácica pleurítica. Hemoptise é outra característica de apresentação. Os achados em imagens são variáveis e incluem opacidades uni ou bilaterais, lesões cavitárias, e opacidades pleurais e nodulares, e derrames pleurais.[232]

Diagnóstico. O diagnóstico definitivo de aspergilose requer a demonstração de invasão tecidual e isolamento do organismo por cultura. Nem escarro nem LBA são suficientes. Microscopia somente não é capaz de distinguir espécies de *Aspergillus* de espécies de *Fusarium* ou *Pseudallescheria*. Os resultados de BTB geralmente são negativos, mas amostras de escarro, fluido de LBA ou aspirados percutâneos geralmente são positivos na cultura. A ausência de prova histológica de invasão tecidual é sempre um pouco inquietante, em especial quando se tenta distinguir doença invasiva de uma possível colonização das vias aéreas danificadas. O repetido isolamento do fungo em grandes números com um quadro clínico compatível torna o diagnóstico mais defensável.

O teste do antígeno galactomanana no soro ou em amostras de LBA é útil no diagnóstico da aspergilose pulmonar invasiva em outros pacientes imunocomprometidos (Caps. 17 e 38),[233] embora seu desempenho não tenha sido avaliado de forma prospectiva em pacientes infectados por HIV com suspeita de ter aspergilose. Vários outros fungos, incluindo *Histoplasma* e *Blastomyces*, podem apresentar reação cruzada.[234]

Tratamento. Comparado com os fungos anteriormente discutidos, há relativamente pouca experiência no tratamento de aspergilose em pacientes infectados por HIV.[226] Voriconazol é a terapia de primeira linha recomendada.[29] Agentes alternativos incluem anfotericina, caspofungina e posaconazol. Interações com medicamentos da ART devem ser consideradas porque os azólicos antifúngicos inibem o sistema do citocromo P450. Mesmo com a imediata instituição da terapia, o prognóstico é pobre, principalmente porque a aspergilose quase sempre é uma complicação tardia da doença avançada por HIV.

Prevenção da Exposição. Devido à natureza onipresente das espécies de *Aspergillus*, é impossível prevenir a exposição ao organismo. No entanto, os pacientes com doença avançada por HIV devem evitar atividades que potencialmente aumentem sua exposição, incluindo proximidade com vegetação em decomposição (p. ex., compostagem) e sujeira.

Prevenção da Doença. Não há recomendações específicas referentes à quimioprofilaxia para espécies de *Aspergillus*.[29]

Blastomyces dermatitidis

A blastomicose é uma doença causada pelo fungo dimórfico endêmico *Blastomyces dermatitidis*. A blastomicose é coendêmica com histoplamose ao longo de grande parte da região central dos Estados Unidos (Cap. 37), mas é menos comum do que a histoplamose, sendo infrequentes os relatos de blastomicose associada ao HIV.[235,236]

Características Clínicas. A maior série de casos relatou 15 casos de blastomicose associada ao HIV; todos, com exceção de um paciente, tiveram uma contagem de linfócitos $CD4^+$ inferior a 200 células/µL.[235] Os autores notaram dois padrões distintos da doença: um grupo de pacientes teve doença clinicamente limitada ao sistema respiratório, enquanto o outro grupo teve blastomicose disseminada, geralmente envolvendo sistemas de múltiplos órgãos, incluindo os pulmões. Onze de 15 pacientes (73%) tiveram radiografias de tórax anormais, com doença intersticial ou miliar difusa (55%) como o achado radiográfico mais comum. O diagnóstico definitivo requer o crescimento de *B. dermatitidis*, embora a visualização da forma de brotamento levedural característica seja fortemente sugestiva e, portanto, justifique a terapia antifúngica enquanto são aguardados os resultados da cultura.

Tratamento. A anfotericina B intravenosa é o tratamento de escolha para os pacientes infectados por HIV com doença grave.[235,236] O tratamento com anfotericina B deverá ser continuado até ocorrer melhora clínica; os pacientes podem então ser mudados para terapia de manutenção com itraconazol oral por pelo menos 12 meses, continuando-se o itraconazol indefinidamente nos pacientes com AIDS sem reconstituição imunológica.[237] Com a imediata instituição da terapia, há boa resposta da maioria dos pacientes com doença limitada aos pulmões; em contraste, nos pacientes com doença disseminada, a resposta é precária (mortalidade de 40% em 30 dias).[235]

Penicillium marneffei

Peniciliose é uma doença causada por *P. marneffei*, um fungo dimórfico, que vive no solo. *P. marneffei* é endêmico no sudeste dos países asiáticos, e, no norte da Tailândia, é a terceira infecção oportunista mais comum (após tuberculose e criptococose) em pacientes infectados por HIV com AIDS, respondendo por 15% a 20% de todas as enfermidades relacionadas à AIDS.[238,239] A doença está relacionada à exposição ao solo, especialmente durante a estação chuvosa (de maio a outubro nos EUA), e a infecção é provavelmente adquirida por inalação.

Características Clínicas. A maioria dos casos de peniciliose é vista em pacientes com contagem de linfócitos $CD4^+$ inferior a 100 células/µL. Em geral, a apresentação clínica é confundida com tuberculose, criptococose ou histoplamose. Os sintomas mais comuns incluem febre, perda de peso, tosse e lesões cutâneas papulares generalizadas, geralmente com umbilicação central.[240] Muitas vezes, os sintomas estão presentes por semanas. Além disso, para os achados cutâneos, o exame físico com frequência revela linfadenopatia periférica e hepatomegalia. A anemia é um achado laboratorial proeminente.

Diagnóstico. *P. marneffei* é uma doença disseminada com mais frequência em pacientes infectados por HIV, e o diagnóstico geralmente é feito por culturas sanguíneas do fungo. Outros locais envolvidos incluem a pele, linfonodos, medula óssea e pulmões. Em contraste com outras espécies de *Penicillium* que causam doença em humanos, *P. marneffei* converte-se em uma forma levedural em seu hospedeiro, e macrófagos carregados de leveduras geralmente podem ser vistos no sangue periférico, aspirados de medula óssea, e preparações de toque das biópsias teciduais.

Tratamento. A anfotericina B, seguida por itraconazol, é o tratamento-padrão de *P. marneffei*.[29] As formas leves da doença podem ser tratadas inicialmente com itraconazol. A duração do tratamento com anfotericina B é de 2 semanas, seguidas por 10 semanas adicionais de itraconazol. Este regime é referido como tendo uma taxa de resposta acima de 97% para infecção disseminada por *P. marneffei*.[241] Voriconazol é um medicamento alternativo para tratamento primário.[29] Sem profilaxia secundária, a maioria dos pacientes sofrerá uma recidiva dentro de 6 a 12 meses. A profilaxia secundária pode ser descontinuada em pacientes que são iniciados em ART e têm uma contagem de linfócitos CD4$^+$ sustentada de mais de 100 células/μL por mais de 6 meses.[29]

Prevenção da Exposição. Devido à forte associação com a exposição ao solo, especialmente durante a estação chuvosa, os pacientes infectados por HIV que vivem em áreas endêmicas devem evitar atividades que aumentem potencialmente sua exposição. As atuais diretrizes do CDC, NIH e HIVMA/IDSA sugerem que os pacientes infectados por HIV evitem visitar as áreas endêmicas, se possível.[29]

Prevenção da Doença. Itraconazol é recomendado como profilaxia primária contra *P. marneffei* para sujeitos de áreas endêmicas cujas contagens de células CD4$^+$ são inferiores a 100 células/μL.[29,242] Fluconazol é uma alternativa de segunda linha.

Espécies de *Candida*

Apesar da alta frequência de candidíase mucocutânea em pacientes infectados por HIV, a candidíase pulmonar é distintamente incomum e raramente é diagnosticada durante a vida.[243] Por causa do pequeno número de casos documentados de candidíase pulmonar, nem as características clínicas nem o tratamento estão bem estabelecidos. A invasão tecidual deve ser demonstrada por biópsia para um diagnóstico convincente; a mera identificação do fungo nas secreções respiratórias por meio de cultura somente é insuficiente.

VÍRUS

Muitos vírus são conhecidos por causarem doença pulmonar em pessoas imunossuprimidas; porém, apenas o CMV é considerado como um agente potencialmente importante da doença pulmonar em pessoas infectadas por HIV.

Citomegalovírus

CMV, um vírus de DNA de fita dupla da família *Herpesvirus*, é descrito no Capítulo 32. O risco de exposição ao CMV aumenta com a idade, e a evidência de infecção por CMV é extremamente comum em pessoas saudáveis. Em pacientes infectados por HIV, acredita-se que a doença por CMV resulte principalmente em decorrência de reativação de infecção latente; porém, a doença tem sido documentada a partir de uma infecção *de novo* em receptores de órgãos sólidos, medula óssea e sangue, o que levanta a possibilidade de que nova infecção ou superinfecção de fontes exógenas também possam surgir em pessoas infectadas por HIV. Embora seja claramente a fonte de significativas condições patológicas na retina, trato gastrointestinal e sistema nervoso, o papel do CMV na produção de doença pulmonar em pessoas infectadas por HIV é uma questão em aberto. Muitos consideram este vírus onipresente como um "passageiro" em vez de um patógeno na maioria dos casos. No entanto, também existem casos claros em que a doença pulmonar documentada resulta do CMV.

Características Clínicas. Retinite e doença gastrointestinal são as duas formas mais comuns de doença por CMV associada ao HIV. O CMV é um isolado frequente do fluido de LBA de pacientes com imunossupressão avançada submetidos à avaliação para infecções oportunistas, notavelmente *Pneumocystis*. Como o CMV é expelido em secreções respiratórias, sua mera presença no fluido de LBA não pode se constituir em diagnóstico de doença por CMV pulmonar. Quando a infecção pulmonar dual é descoberta, o tratamento direcionado contra a doença coexistente e não contra o CMV geralmente resulta em resolução clínica;[244] no entanto, algumas vezes o CMV causa doença pulmonar, e o desafio para os clínicos é reconhecer esses casos.[245,246]

Os sintomas mais comuns de pneumonia por CMV são tosse, dispneia e febre. Em um estudo de Salomon et al.,[246] esses sintomas foram vistos em 94%, 94% e 89%, respectivamente, dos 18 pacientes relatados. Os sintomas respiratórios estiveram presentes por até 2 semanas em 50% e entre 2 e 4 semanas em 44% adicionais.

Contagem de Linfócitos CD4$^+$. A maioria dos casos de doença por CMV é vista em pacientes com contagem de linfócitos CD4$^+$ inferior a 50 células/μL. Em um estudo de 18 pacientes com pneumonia por CMV comprovada por biópsia, a contagem média de linfócito CD4$^+$ foi de 4 células/μL.[246] A LDH sérica foi relatada como elevada na pneumonia por CMV.[246]

Imagens. Os achados de pneumonia por CMV em imagens variam e incluem opacidades reticulares ou em vidro moído, alveolares e nodulares.[246] Derrames pleurais também podem ser vistos.

Diagnóstico. Quando há suspeita de doença pulmonar por CMV em conjunto com outra doença de órgão terminal (p. ex., retinite), a terapia para CMV deve ser iniciada imediatamente. Em geral, o CMV é uma doença disseminada e envolve sistemas de múltiplos órgãos simultaneamente. O tratamento da doença por CMV em um órgão terminal ameaça todos os órgãos afetados, embora a extensão da terapia possa diferir por sistema de órgão. O dilema terapêutico é muito maior quando somente os pulmões parecem estar afetados. O único critério preciso para o diagnóstico de doença pulmonar por CMV é a demonstração de alterações citopáticas específicas disseminadas nos pulmões. Nem a cultura do fluido de LBA[247] nem inclusões citopáticas nas amostras BTB são suficientes para fazer o diagnóstico de pneumonite por CMV. Pacientes com suspeita de terem pneumonite por CMV devem ser submetidos a cuidadoso exame de retinas dilatadas realizado por um oftalmologista experiente, mesmo que não existam queixas oculares.

Tratamento. Os dados para o tratamento de pneumonia por CMV em pacientes infectados por HIV são limitados. O ganciclovir ou o foscarnet intravenoso é recomendado para pneumonite grave.[29] Embora o valganciclovir oral tenha sido sugerido para pneumonite de menor gravidade, não existem dados referentes a seu uso nessa situação.[29] Com esses fármacos, um curso inicial da terapia de indução deve ser continuado até haver melhora clínica; a extensão da terapia de indução para pneumonia por CMV, porém, é indeterminada. Um curso de 21 dias para pneumonite isolada por CMV foi recomendado. A utilidade da terapia de manutenção na prevenção de uma recidiva da pneumonite por CMV não é clara.

Prevenção da Exposição. Deve-se administrar sangue negativo para CMV nos pacientes infectados por HIV que sejam negativos para imunoglobulina G do CMV, no caso de ser necessária uma transfusão.

Prevenção da Doença. A prevenção da doença por CMV é melhor por meio da manutenção de contagens de linfócito CD4$^+$ superiores a 100 células/μL com a ART.[29]

Outros Vírus

Uma infecção viral pulmonar sintomática que não seja por CMV é incomum. O herpesvírus simples, apesar da frequência com que são feitas as culturas do fluido de LBA, geralmente é um contaminante da via aérea superior portadora. O envolvimento do trato respiratório inferior é raro em pessoas infectadas por HIV (0,2% a 4% dos casos de auópsia) e parece ser mais frequente em outros hospedeiros imunossuprimidos. A doença pulmonar por herpesvírus simples causa uma pneumonia focal ou uma pneumonite intersticial difusa.[248] As pneumonias focais parecem resultar de disseminação contígua de herpesvírus simples para o parênquima pulmonar e muitas vezes estão associadas à traqueobronquite necrosante, enquanto as pneumonias intersticiais difusas parecem ser uma manifestação de disseminação hematogênica do herpesvírus simples. O vírus varicela-zóster é uma causa rara de pneumonia em pacientes adultos infectados por HIV.[249] O DNA do vírus Epstein-Barr tem sido identificado em amostras de biópsia pulmonar de bebês e crianças com pneumonite intersticial linfocítica, mas o papel preciso do vírus nessa doença é incerto.[250]

A mortalidade relacionada à *influenza* é maior em adultos com AIDS comparados com a população geral em estudos usando dados dos Estados Unidos, assim como da África subsaariana.[251,252] A mortalidade relacionada à *influenza* está diminuída na era ART, mas permanece maior naqueles com AIDS comparados à população geral dos EUA. A *influenza* geralmente se apresenta de modo similar e seu curso clínico é comparável em adultos infectados e não infectados por HIV. Estudos que se focaram na *influenza* por H1N1 geralmente confirmaram esses achados, embora os pacientes infectados por HIV com doença mais avançada pelo vírus tivessem um prognóstico mais precário do que aqueles com HIV bem controlado.[253-258] O início imediato de terapia antiviral direcionada contra *influenza* em pacientes infectados por HIV com suspeita ou doença confirmada é recomendado. Todas as pessoas infectadas por HIV devem receber vacina inativada para *influenza* anualmente.[29]

PARASITAS

Dos parasitas unicelulares e multicelulares clássicos que acometem seres humanos saudáveis sob outros aspectos (Capítulo 39), vários também causam doença pulmonar em hospedeiros infectados por HIV. Destes, *T. gondii* é o mais frequente.

Toxoplasma gondii

Toxoplasmose é uma zoonose causada pelo protozoário intracelular *T. gondii*, com gatos domésticos com seu hospedeiro definitivo, mas com um reservatório infeccioso que abrange todos os animais. A infecção é transmitida aos humanos quando é ingerida carne crua ou mal cozida contendo *T. gondii*. As fezes do gato doméstico em caixas de areia são uma fonte adicional de infecção potencial por *T. gondii*. A infecção pode ser transmitida verticalmente da mãe para o feto. Em pacientes infectados por HIV, a maioria dos casos de toxoplasmose resulta de reativação de infecção latente crônica. Assim, as chaves para prevenir toxoplasmose são a prevenção da exposição para aqueles ainda não infectados e a profilaxia dos que são soropositivos. A soroprevalência de anticorpos para *Toxoplasma* é variável. Nos Estados Unidos, a soroprevalência é de 10% a 50%, enquanto na Europa Ocidental, a soroprevalência pode ser tão alta quanto 90%.

Características Clínicas. As complicações de *T. gondii* no sistema nervoso central são bem reconhecidas na doença por HIV e incluem encefalite, assim como abscesso cerebral focal. O envolvimento pulmonar é incomum, mas é visto em pacientes com doença do sistema nervoso central ou disseminada, pode apresentar-se como pneumonia isolada, e raramente pode estar associado à síndrome do desconforto respiratório agudo.[259-261]

Contagem de Linfócitos CD4$^+$. Toxoplasmose apresenta-se na faixa inferior das contagens de linfócito CD4$^+$. Em um grande estudo de 64 pacientes com toxoplasmose pulmonar, conduzido na França, a contagem média (± desvio-padrão [DP]) de linfócitos CD4$^+$ foi de 40 (±75) células/μL.[260]

Imagens. A radiografia de tórax geralmente revela opacidades bilaterais, em um fino padrão reticulonodular indistinguível de PCP ou em padrão similar nodular grosseiro que é visto na tuberculose ou nas pneumonias fúngicas.[262] Derrames pleurais podem ser vistos, e uma variedade de outros achados radiográficos também foi descrita.[263]

Diagnóstico. O diagnóstico de toxoplasmose pulmonar geralmente é estabelecido por broncoscopia e estudo de fluido de LBA. Em uma revisão, o exame do fluido de LBA foi diagnóstico em 16 de 17 pacientes imunocomprometidos com doença pulmonar.[263]

Tratamento. O tratamento de toxoplasmose pulmonar é idêntico ao da toxoplasmose do sistema nervoso central. O tratamento de primeira linha é sulfadiazina mais pirimetamina com leucovorina para diminuir a probabilidade de toxicidades hematológicas associadas à pirimetamina.[29] O regime alternativo preferido é a clindamicina mais pirimetamina com leucovorina.[29]

Prevenção da Exposição. Pessoas negativas para o anticorpo para *Toxoplasma* devem ser instruídas a evitar fontes de infecção.

Prevenção da Doença. As pessoas infectadas por HIV devem ser testadas para anticorpos para *T. gondii*; os pacientes soronegativos para anticorpo devem ser retestados se sua contagem de linfócitos CD4$^+$ cair abaixo de 100 células/μL. Os pacientes soropositivos para *Toxoplasma* recebem profilaxia primária depois que sua contagem de linfócitos CD4$^+$ cair abaixo de 100 células/μL.[29] Como uma questão prática, isso geralmente é realizado quando a contagem de linfócitos CD4$^+$ alcançar 200 células/μL ou menos porque a profilaxia de escolha (TMP-SMX) é também a profilaxia de escolha para *Pneumocystis*. Para os pacientes intolerantes a TMP-SMX, pode-se usar também dapsona mais pirimetamina/leucovorina ou atovaquona com ou sem pirimetamina/leucovorina.[29] As profilaxias primária e secundária para *T. gondii* podem ser descontinuadas em pessoas infectadas por HIV sob ART, as quais tiveram aumento em sua contagem de linfócitos CD4$^+$ superior a 200 células/μL por, pelo menos, 3 a 6 meses.[29]

Outros Parasitas

Em geral, infecções pulmonares por helmintos são incomuns em pessoas infectadas por HIV.[264,265] Tanto a criptosporidiose pulmonar quanto a microsporidiose pulmonar em pacientes infectados por HIV com doença intestinal concomitante foram relatadas.[266] Nesses casos, a aspiração do trato gastrointestinal parece ser a rota mais provável de infecção pulmonar. Ocasionalmente, os pacientes apresentaram-se com doença disseminada, elevando a possibilidade de disseminação hematogênica. Os sintomas respiratórios mais comuns são tosse, dispneia e dor torácica pleurítica. Uma revisão verificou que esses sintomas estavam presentes em 77%, 58% e 33%, respectivamente, dos pacientes com doença pulmonar criptosporidial.[266] O diagnóstico de doença pulmonar por *Strongyloides stercoralis* pode ser feito por meio do estudo de escarro ou broncoscopia.[267,268] A síndrome da hiperinfecção por *Strongyloides* também foi relatada em pacientes infectados por HIV,[269] mas não parece ser uma complicação importante associada ao HIV, mesmo em países onde o parasita é endêmico.[270]

DISTÚRBIOS NÃO INFECCIOSOS

A avaliação de complicações respiratórias geralmente foca-se no diagnóstico das infecções oportunistas associadas ao HIV devido à sua frequência, à necessidade de terapia imediata, e, no caso de tuberculose, à preocupação com a transmissão para as outras pessoas, tanto infectadas como não infectadas por HIV. À medida que mais pessoas estão convivendo com HIV/AIDS e vivendo mais tempo sob ART efetiva, a frequência das complicações não infecciosas e as doenças comórbidas entre esses pacientes HIV-positivos aumentou.[271] Além de um risco aumentado de doenças infecciosas, os pacientes infectados por HIV parecem estar em maior risco para uma série de doença pulmonares não infecciosas, incluindo DPOC, câncer de pulmão e HAP.[272] O avanço da idade e a alta prevalência de tabagismo combinados com um risco independente da própria infecção por HIV podem contribuir, particularmente para aumentar a DPOC e o câncer de pulmão.[273,274] As doenças pulmonares não infecciosas que podem ser encontradas no HIV são revisadas aqui.

MALIGNIDADES

Duas diferentes malignidades associadas ao HIV, SK e LNH, podem envolver o tórax, incluindo o parênquima pulmonar, vias aéreas, pleura ou linfonodos mediastinais ou hilares. A doença intratorácica decorrente de neoplasia em geral é uma manifestação de doença já identificada em outra parte, mas ocasionalmente tanto SK quanto LNH podem se apresentar com doença pulmonar isolada.[275]

Sarcoma de Kaposi

A malignidade mais comum associada ao HIV é o SK, embora sua incidência tenha diminuído dramaticamente com a ART.[276-278] O SK é um tumor angioproliferativo associado ao herpesvírus humano-8 (HHV-8; também chamado de herpesvírus associado ao SK).[279-281] O SK com mais frequência apresenta-se com envolvimento mucocutâneo. Os linfonodos, trato gastrointestinal e pulmões também podem ser envolvidos. Aproximadamente 90% a 95% dos casos de SK são vistos em MSM.[282]

Características Clínicas. O SK pulmonar é detectado clinicamente em cerca de um terço dos pacientes com SK conhecido, sendo a proporção detectada em autópsia responsável por 50% a 75%. A maioria, mas nem todos os pacientes com SK pulmonar, tem doença mucocutânea concomitante. Huang et al.[283] constataram que 85% dos 168 pacientes consecutivos diagnosticados com SK pulmonar por broncoscopia tiveram evidência de envolvimento mucocutâneo no momento da broncoscopia. Os 15% sem envolvimento mucocutâneo tiveram doença pulmonar que variou desde lesões traqueais isoladas até o envolvimento endobronquial difuso que acabou se tornando fatal. Uma significativa proporção de pacientes com SK pulmonar também tem infecção oportunista concomitante. Por exemplo, no estudo de Huang et al.,[283] 45 dos 168 pacientes (27%) com SK pulmonar tinham infecção oportunista acompanhante, mais frequentemente PCP. Essas observações enfatizam a necessidade de avaliar cada paciente com SK com sintomas respiratórios, não apenas para SK pulmonar, mas também para infecção oportunista. Pacientes com SK pulmonar que desenvolvem infecção oportunista também podem experimentar uma rápida progressão de seu SK que mimetiza um processo infeccioso.

Contagem de Linfócitos $CD4^+$. O SK pulmonar apresenta-se na variação inferior das contagens de linfócito $CD4^+$. Em um estudo de 168 pacientes com envolvimento pulmonar decorrente de SK, a contagem média de linfócitos $CD4^+$ foi de 19 células/μL; 68% tinham contagem de linfócitos $CD4^+$ inferior a 50 células/μL, e somente 4% tinham contagem de linfócitos $CD4^+$ superior a 200 células/μL.[283] Os pacientes com envolvimento pulmonar por SK parecem ter contagens de linfócito $CD4^+$ mais baixas do que aqueles sem envolvimento pulmonar.

Imagens. O SK pulmonar caracteristicamente apresenta-se com opacidades bilaterais em uma distribuição central ou peri-hilar, conforme é mostrado na Figura 90-8. Os achados típicos incluem opacidades lineares, nódulos ou opacidades

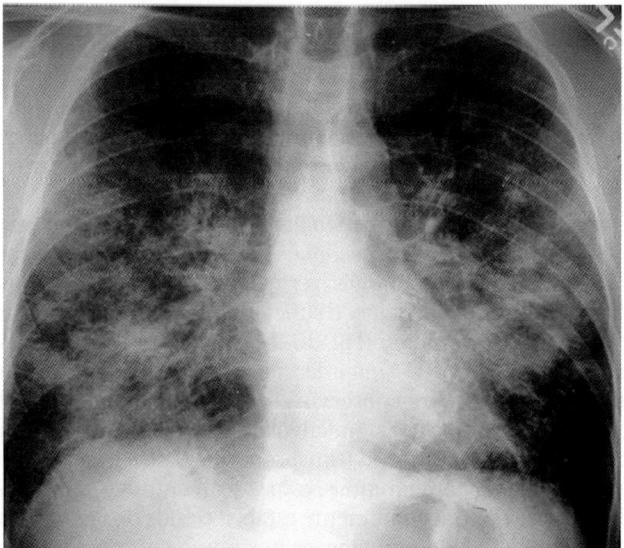

Figura 90-8 Sarcoma de Kaposi. Radiografia de tórax frontal de um paciente infectado por HIV com sarcoma de Kaposi pulmonar diagnosticado por broncoscopia mostrando a distribuição característica bilateral, peri-hilar, das anormalidades que consistem em nódulos e opacidades nodulares. (Cortesia de L. Huang.)

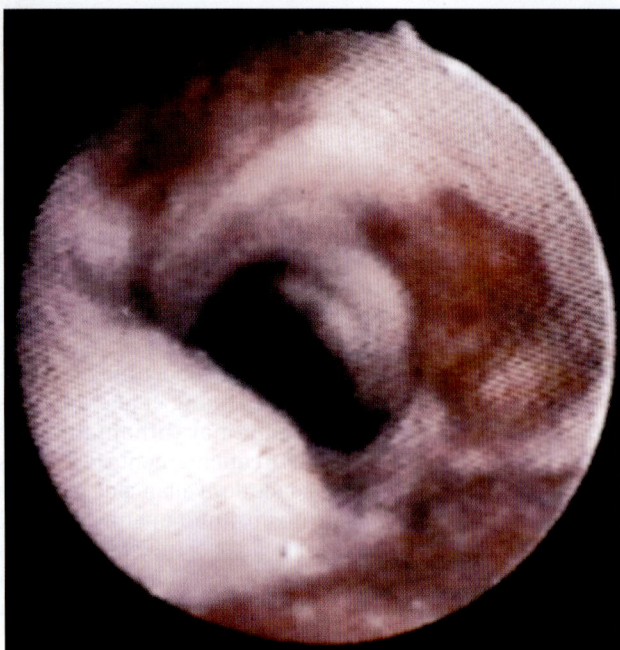

Figura 90-9 Sarcoma de Kaposi. As lesões características do sarcoma de Kaposi na traqueia de um paciente soropositivo para HIV vistas via broncoscopia. (Cortesia de L. Huang.)

nodulares de vários tamanhos, derrames pleurais e adenopatia intratorácica. Gruden et al.[284] revisaram a apresentação radiográfica torácica de 76 pacientes consecutivos com SK pulmonar diagnosticado por broncoscopia cujo LBA era negativo para organismos infecciosos. Nesse estudo, 95% das radiografias tinham infiltrados peribronquiais e opacidades em "trilhos de bondes", com ou sem opacidades coalescentes peri-hilares mais extensas. Pequenos nódulos ou opacidades nodulares foram vistos em 78%, linhas B de Kerley em 71% e derrames pleurais em 53% das radiografias. Embora esses achados radiográficos sejam fortemente sugestivos do diagnóstico de SK pulmonar em MSM infectados por HIV, nenhuma radiografia é diagnóstica de SK. Portanto, em pacientes com suspeita de SK pulmonar o diagnóstico deve ser confirmado. Os achados da TC de tórax em pacientes com SK pulmonar incluem áreas "em formato de chama" de opacidade peribroncovascular em vidro moído e nodularidade, em geral com espessamento septal interlobular e derrame pleural, e, com menos frequência, linfadenopatia. Manifestações atípicas em imagens do SK são encontradas ocasionalmente.

Diagnóstico. O diagnóstico de SK pulmonar geralmente é estabelecido por broncoscopia. A observação de lesões características endobronquiais, vermelhas ou violáceas, planas ou ligeiramente elevadas, é suficiente para diagnosticar o envolvimento pulmonar (Fig. 90-9). A presença dessas lesões mucosas não impede uma infecção concomitante, nem sua ausência na via aérea observável exclui doença mais distal ou parenquimal, pleural ou envolvimento nodal. Embora a biópsia endobronquial ou transbronquial da via aérea ou de anormalidades parenquimais, respectivamente, em geral seja desnecessária, ocasionalmente estabelecemos o diagnóstico por meio de BTB em pacientes nos quais havia forte suspeita clínica e radiográfica de SK pulmonar, mas sem lesões endobronquiais visíveis. O HHV-8 pode ser detectado em LBA. Os pacientes com SK cutâneo que desenvolvem novas queixas respiratórias devem ser submetidos a cuidadosa avaliação para descartar uma infecção oportunista ou outro processo; porém, aqueles nos quais há forte suspeita clínica de SK pulmonar devem ser submetidos à broncoscopia como procedimento inicial. A avaliação citológica de fluido pleural e biópsia toracoscópica da pleura em pacientes com SK não são tipicamente úteis para o diagnóstico.[285]

O SK é negativo em cintilografia com gálio. Em contraste, as infecções oportunistas e LNH são ávidas por gálio. Entre as doenças pulmonares associadas ao HIV, esta característica única do SK criou um nicho clínico para o uso de cintilografia com gálio. Na ausência de um diagnóstico broncoscópico ou tecidual de SK pulmonar, sua presença pode ser inferida pelo achado de anormalidades significativas na radiografia de tórax e uma cintilografia com gálio negativa.

Tratamento. Os tumores podem regredir em tamanho e número em resposta à ART, e portanto todos os pacientes com SK devem receber ART se não e houver contraindicações.[286] O tratamento de doença sistêmica mais avançada também inclui quimioterapia, com doxorrubicina ou daunorrubicina geralmente recomendadas como agentes de primeira linha. A mortalidade em pacientes com SK pode estar relacionada a uma taxa aumentada de outras malignidades, particularmente linfomas.[287] A sobrevida em pacientes com SK pulmonar parece piorar substancialmente, quando comparada com a dos pacientes sem envolvimento pulmonar: a sobrevida geral em 5 anos é referida como de 49% em pacientes com SK pulmonar, comparados com 82% dos pacientes sem envolvimento pulmonar ($P < 0,0001$).[288] Entre as malignidades, o SK mais provavelmente está associado a IRIS em pacientes que iniciam a ART. A IRIS associada ao SK pode se manifestar com piora das lesões pulmonares subjacentes,[289] e resultar em morte, particularmente em pacientes com SK visceral.[290]

Linfoma não Hodgkin

Quase todos os LNHs associados ao HIV originam-se nas células B. Em sua maioria são classificados como pequenos linfomas de Burkitt, de grandes células difusas não clivadas, com características centroblásticas, ou de grandes células difusas com características imunoblásticas.[291] A maioria se associa à infecção pelo vírus Epstein-Barr. Muitos pacientes infectados por HIV têm doença em estágio avançado no momento da apresentação. Como no SK, a incidência de LNH declinou dramaticamente na era ART.[278]

Características Clínicas. A maioria dos pacientes infectados por HIV com LNH apresenta-se com doença disseminada e envolvimento extranodal.[292] Os locais extranodais frequentes incluem fígado, baço, medula óssea, meninges, trato gastrointestinal e pericárdio. O envolvimento intratorácico é visto em menor proporção. A incidência relatada da doença intratorácica chega a até 31% dos pacientes no momento do diagnóstico clínico e geralmente é maior no momento da autópsia. Ocasionalmente, o pulmão é o único local envolvido.

Contagem de Linfócitos CD4$^+$. O LNH pode se apresentar em uma ampla gama de contagens de linfócitos CD4$^+$, embora tipicamente os pacientes apresentem imunocomprometimento mais grave. A contagem média de linfócitos T CD4$^+$ é de aproximadamente 100 células/μL, e 75% dos pacientes têm contagem de linfócitos CD4$^+$ acima de 50 células/μL. Em um estudo de 38 pacientes com LNH, a a contagem média (±DP) de linfócitos CD4$^+$ foi de 67 (±65) células/μL.[293]

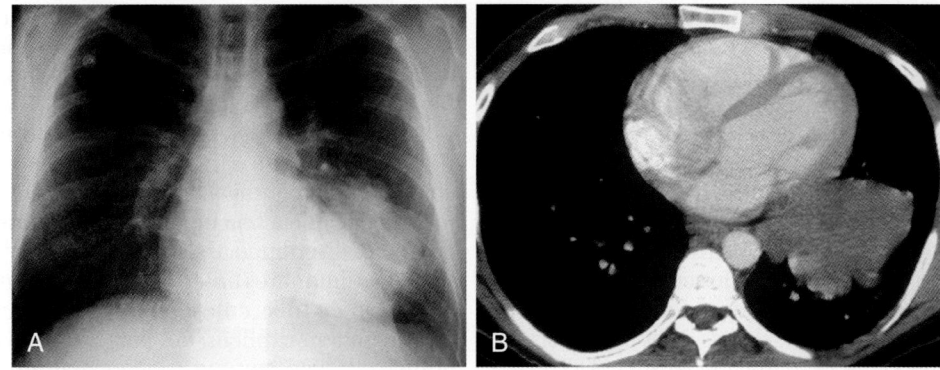

Figura 90-10 Linfoma não Hodgkin. A, Radiografia de tórax frontal de um paciente com AIDS com linfoma não Hodgkin mostrando uma massa no grande lobo inferior esquerdo. **B,** TC axial mostra uma massa no lobo inferior esquerdo em broncograma aéreo, sugestiva de uma neoplasia. (Cortesia de Michael B. Gotway, MD.)

Imagens. Os achados mais comuns da radiografia de tórax parenquimal incluem nódulo único (Fig. 90-10) ou múltiplos nódulos, opacidades ou massas nodulares, opacidades lobares e opacidades intersticiais difusas.[293] Mais raramente, casos de lesões endobronquiais são relatados.[294] Os derrames pleurais são a anormalidade radiográfica mais comum, vistos em 40% a 70% dos casos, e geralmente são bilaterais.[293] Adenopatias hilares e mediastinais bilaterais podem ser encontradas em até 60% dos pacientes. A adenopatia intratorácica isolada sem envolvimento nodal extratorácico identificável é uma rara apresentação de LNH associado ao HIV.

Diagnóstico. O diagnóstico de LNH requer a demonstração de linfócitos malignos nas amostras de citologia ou biópsia. Com mais frequência, o diagnóstico é feito por aspiração ou biópsia com agulha de um local extratorácico. As pessoas com envolvimento intratorácico isolado devem ser submetidas à broncoscopia com TBTB e biópsia com agulha, se houver nodos anormais dentro do alcance do broncoscópio.[293] Nas lesões fora da distância de amostragem do broncoscópio, a aspiração com agulha fina guiada por TC ou fluoroscopia deve ser considerada. Outras opções incluem mediastinoscopia e biópsia de pulmão aberto. Nos pacientes com derrames pleurais, citologia do fluido pleural, biópsia, ou ambas, muitas vezes são diagnósticas.[293] O fluido pleural é exsudativo, com predominância linfocítica e geralmente apresenta níveis muito altos de LDH.[293] O rendimento da citologia pleural é significativamente mais alto no linfoma pulmonar associado ao HIV do que nos casos não infectados por HIV.[295]

Tratamento. O envolvimento pulmonar no LNH é tratado como parte da doença sistêmica. A sobrevida média do LNH relacionada à AIDS melhorou muito como resultado da combinação de ART com quimioterapia.[296] A quimioterapia frequentemente é complicada pelo desenvolvimento de infecções oportunistas, particularmente a PCP, e pela diminuição da reserva da medula óssea. Portanto, a profilaxia para *Pneumocystis* deve ser considerada em todos os casos, independentemente da contagem de linfócitos CD4$^+$.

Linfoma com Derrame Primário

O clássico linfoma com derrame primário é um subtipo distinto de LNH que se apresenta com derrames isolados nas cavidades corporais, incluindo a pleura, pericárdio e peritônio.[297] A apresentação típica do linfoma com derrame primário compreende os derrames linfomatosos na ausência de uma massa nodal ou extranodal discreta. Uma doença rara, esses tumores são encontrados quase exclusivamente em MSM infectados por HIV. A infecção por HIV geralmente é avançada; em um estudo as contagens de linfócitos CD4$^+$ periféricos eram, em média, de 200 células/µL.[297] Os pacientes infectados por HIV com derrame pleural linfomatoso primário tipicamente se apresentam com sintomas relacionados à natureza expansiva do derrame (i.e., dispneia). O diagnóstico é estabelecido por histologia do fluido pleural e identificação do HHV-8, que pode ser encontrado em todos os casos.[298] Os linfomas com derrame primário têm um fenótipo *null*, sem os clássicos marcadores de células B e T.[286] O prognóstico é pobre, com sobrevida média de aproximadamente 6 meses. As opções de tratamento incluem ART e quimioterapia sistêmica. Agentes quimioterápicos que sabidamente têm atividade contra LNH de graus intermediário e alto podem ser usados. Uma sobrevida prolongada foi relatada em pacientes tratados com cidofovir ou ganciclovir como terapia antiviral adjuvante.[286]

Doença de Castleman Multicêntrica

A *doença de Castleman multicêntrica* (DCM) é um distúrbio linfoproliferativo raro do tipo plasmocítico.[299] Caracteriza-se histologicamente como hiperplasia angiofolicular do linfonodo.[285] A DCM pode estar associada a SK em pacientes infectados e não infectados por HIV. A maioria dos pacientes infectados por HIV com DCM é também infectada por HHV-8. A DCM pode ser vista em pacientes com HIV controlado ou não controlado. Os sintomas comuns de apresentação e os sinais de DCM sistêmica podem simular linfoma e incluem febre, fraqueza, linfadenopatia generalizada, anemia e hipergamaglobulinemia, assim como síndrome hemofagocítica nas formas potencialmente fatais de DCM.[285] A MDCM pode apresentar-se com sintomas respiratórios não específicos, como tosse e dispneia em 33% a 75% dos casos.[285] Crepitações bilaterais podem estar presentes ao exame físico. Os achados na radiografia de tórax incluem padrões intersticiais reticulares e/ou nodulares, com linfadenopatia mediastinal e, com menos frequência, derrames pleurais bilaterais.[285,300] Em outro estudo, nodularidade broncovascular, consolidação e linfadenopatia mediastinal foram descritas na TC.[301] A carga viral de HHV-8 avaliada por PCR geralmente está aumentada; se o LBA for realizado, o HHV-8 poderá ser detectado, embora geralmente não seja necessária broncoscopia para o diagnóstico da DCM.[285] Em vez disto, o diagnóstico é tipicamente baseado na avaliação patológica de um linfonodo envolvido ou massa extranodal para confirmar a DCM, e descartar outras doenças como tuberculose ou linfoma. As células envolvidas são as células B com diferenciação plasmocítica. As células infectadas por HHV-8 podem ser detectadas por imuno-histoquímica. O prognóstico geralmente é pobre, e a doença pode recorrer. As opções de tratamento são baseadas na opinião do especialista e incluem início da ART, se ainda não estiver recebendo-a, e a terapia anti-HHV-8, por exemplo, com ganciclovir.[285] A quimioterapia sistêmica, assim como anticorpos monoclonais contra CD20 (rituximabe) e o receptor de interleucina-6 (atlizumabe), pode ser considerada; os relatos de remissão sustentada têm sido associados à terapia com rituximabe.[286] Casos de IRIS, alguns deles fatais, foram relatados em pacientes com DCM que iniciaram a ART.

Câncer de Pulmão de não Pequenas Células

A incidência de câncer de pulmão de não pequenas células, mas não a do câncer de pulmão de células pequenas, é maior entre as pessoas infectadas do que entre as não infectadas por HIV (Cap. 52).[275] Se essa incidência aumentada se deve à infecção por HIV ou a outros fatores de confusão em potencial, como o aumento do tabagismo entre populações infectadas por HIV, é controverso. Os estudos que explicam os fatores de confusão em potencial incluem o trabalho de Kirk et al.,[302] o qual analisou as mortes por câncer de pulmão na era ART e descobriu que a infecção por HIV era um fator de risco independente para câncer de pulmão, após controlar o estado de tabagismo, assim como idade e sexo (razão de risco de 3,6; *intervalo de confiança* 95% [IC], 1,6 a 7,9). Em um estudo de Engels et al.,[303] a infecção por HIV também foi associada ao câncer de pulmão, após ajuste para estimativas de prevalência do tabagismo (razão de incidência padronizada de 2,5; IC 95%, 1,6 a 3,5). No maior estudo até agora, com 457 casos de câncer de pulmão em infectados por HIV e 614 em pacientes não infectados por HIV, Sigel et al.[304] também constataram um aumento de risco independente para câncer de pulmão associado à infecção por HIV após controlar o estado de tabagismo e outros fatores de risco (razão da taxa de incidência de 1,7; IC 95%, 1,5 a 1,9). Enquanto os cânceres definidores de AIDS, como SK e LNH, diminuíram, os cânceres não definidores da AIDS em pacientes infectados por HIV aumentaram, primariamente entre pessoas infectadas por HIV com 50 anos e acima.[278,305] Em pessoas infectadas por HIV, o câncer de pulmão é agora mais comum não relacionado à infecção, bem como um câncer não definidor de AIDS, além de ser uma causa importante de mortalidade.[278,305-310]

Características Clínicas. Os pacientes infectados por HIV desenvolvem câncer de pulmão em idades ligeiramente mais jovens do que os pacientes não infectados por HIV após controle das diferenças demográficas (50 vs. 54 anos em um estudo).[311] Uma série de relatos sugeriu que o câncer de pulmão tem um curso mais agressivo em pacientes infectados por HIV, embora isto permaneça não esclarecido. A maioria dos pacientes infectados por HIV nos quais o câncer de pulmão se desenvolve é fumante. Embora sejam vistos todos os tipos patológicos, o adenocarcinoma é o tipo patológico relatado com mais frequência, similar àquele visto em pacientes não infectados por HIV, sendo o carcinoma espinocelular o segundo tipo patológico observado com mais frequência.[303,304] Sugere-se que seja mais provável que os pacientes infectados por HIV tenham doença em estágio avançado à apresentação, mas é incerto se isto se deve a um viés na detecção, e os dados em indivíduos de idades equiparadas não apoiam esse achado.[312] Além disso, o estudo de Sigel et al. não encontrou uma diferença no estágio de apresentação por estado de HIV, e no qual quase 70% de todos os pacientes foram diagnosticados em estágio III/IV.[304] Embora o câncer de pulmão possa se desenvolver com qualquer contagem de linfócitos CD4$^+$, postula-se que a imunodeficiência seja um mecanismo para risco aumentado de câncer de pulmão associado ao HIV.[307,313,314] Doença e infecções pulmonares anteriores, particularmente pneumonia bacteriana e tuberculose, também são supostos fatores de risco e podem explicar, em parte, o risco para o câncer de pulmão.[315] Não há uma relação aparente entre carga viral de HIV e o uso de ART como risco de câncer de pulmão.[302] A apresentação característica e o achado radiográfico de carcinoma broncogênico, conforme descrito no Capítulo 53, são similares em pacientes infectados e não infectados por HIV.

Diagnóstico e Tratamento. O diagnóstico e o tratamento do câncer de pulmão em um paciente infectado por HIV são similares aos de um indivíduo não infectado por HIV. A infecção por HIV deve ser considerada um importante problema médico subjacente concomitante, em grande parte semelhante ao que seria considerado uma doença cardiopulmonar de base. Em geral, a mortalidade em pacientes infectados por HIV com câncer de pulmão parece ser independente do HIV, e a sobrevida média dos pacientes infectados por HIV com câncer de pulmão é similar nos pacientes com câncer de pulmão não infectados por HIV de mesma idade.[312] Não está claro, no *Lung Cancer Screening Trial*, se a triagem de câncer de pulmão com TC anual de baixa dose terá um efeito benéfico sobre a mortalidade em fumantes infectados por HIV como a que tem sido demonstrada em fumantes pesados, mais velhos, não infectados por HIV.[316,316a,b]

HIPERTENSÃO ARTERIAL PULMONAR

Estudos têm relatado maior frequência de HAP na população infectada por HIV, com uma prevalência de cerca de 0,5%.[317] Existe algum debate sobre ter ocorrido ou não uma diminuição desse diagnóstico na era ART, mas ainda parece estar excessivamente representada em indivíduos infectados por HIV.[318] A HAP pode ser subdiagnosticada nessa população porque ecocardiogramas de triagem detectam, em 35% até mais de 50% nas coortes infectadas por HIV, elevadas pressões da artéria pulmonar.[319-321] A ecocardiografia pode não refletir de maneira acurada as pressões do coração direito obtidas em cateterização.[322] Os indivíduos infectados por HIV com elevadas pressões da artéria pulmonar na ecocardiografia têm mais queixas respiratórias e menor capacidade de difusão do monóxido de carbono.[320] As possíveis causas de HAP no HIV incluem os efeitos diretos das proteínas do HIV, uso de opiáceos e inflamação.[323-325]

Características Clínicas

Os pacientes infectados por HIV são significativamente mais jovens, e a proporção daqueles com as classes funcionais III ou IV da New York Heart Association é significativamente menor (50% *vs.* 75%, $P = 0,01$), do que em indivíduos não infectados por HIV com HAP idiopática, e a sobrevida 1 em ano é de aproximadamente 51% a 88%, dependendo da coorte.[326,327] O uso de drogas intravenosas geralmente é relatado em pacientes infectados por HIV com HAP, e é mais provável que os pacientes tenham doença por HIV mais avançada.[320,327,328] Em uma revisão de 131 casos de PHAP em pacientes infectados por HIV,[329] os sintomas de apresentação e os achados radiográficos, de função pulmonar, eletrocardiográficos, ecocardiográficos e patológicos eram similares aos da HAP idiopática não relacionada ao HIV (Cap. 58).

Tratamento

O tratamento ideal de HAP associada ao HIV não é claro.[330] Estudos de pequeno porte relataram melhores parâmetros funcionais e hemodinâmicos em pacientes com HIV e HAP durante tratamento com epoprostenol e bosentana.[331] Outros tratamentos, como sildenafila e iloprost, também podem ser úteis.[332,333] O epoprostenol pode estar associado a infecções intravasculares na população infectada por HIV, e altos níveis de sildenafila podem ser vistos quando usados em combinação com antirretrovirais, particularmente ritonavir. Embora ainda controversos, alguns estudos descobriram um benefício em se tratar pacientes com ART ou com a combinação de ART e bosentana.[317,334]

DOENÇA PULMONAR OBSTRUTIVA

Frequentemente, desenvolve-se doença pulmonar obstrutiva em indivíduos infectados por HIV, e é vista uma variedade de anormalidades no teste de função pulmonar.[335] Antes da ART, os pesquisadores PCHIS realizaram testes séricos da função pulmonar em mais de 1.100 indivíduos infectados por HIV e demonstraram que a infecção avançada por HIV, caracterizada por uma contagem de linfócitos CD4$^+$ inferior a 200 células/μL ou sintomas associados ao HIV, assim como etnia, tabagismo e uso de droga intravenosa, estava associada a reduções na *capacidade de difusão do monóxido de carbono* (DL_{CO}).[336] Uma análise multivariável do PCHIS constatou que tanto a PCP como a pneumonia bacteriana estavam independentemente associadas a um declínio acelerado na capacidade vital forçada (CVF), no *volume expiratório forçado em 1 segundo* (VEF_1), $FVEF_1/CVF$ e na DL_{CO}.[337] Vários estudos descobriram que significativas proporções de indivíduos infectados por HIV relatam sintomas respiratórios e apresentam testes anormais de função pulmonar, incluindo reduções das taxas de fluxo expiratório forçado, significativa resposta aos broncodilatadores e comprometimento da DL_{CO}.[146,338-343] O comprometimento do VEF_1 em indivíduos infectados por HIV está associado ao declínio no estado de saúde.[343a,b] Comprometimentos na DL_{CO} foram relatados em indivíduos infectados por HIV sem história de tabagismo,[344] e os dados de estudos multicêntricos de indivíduos infectados por HIV e controles não infectados por HIV constataram que o HIV era um fator de risco independente para diminuição da DL_{CO}.[345,346]

Os indivíduos infectados por HIV podem ter asma que precede sua infecção por HIV ou que se desenvolve após o início do HIV. É mais provável que os pacientes infectados em vez dos não infectados por HIV mostrem hiper-responsividade bronquial à metacolina.[342] Em um estudo clínico, foi relatada história de asma em 21% e de asma atual em 17% de 136 pacientes atendidos em uma clínica de cuidados primários para infecção por HIV.[347] Outro estudo constatou que a asma diagnosticada por médico estava presente em 21% dos participantes e a responsividade ao broncodilatador estava presente em 9%.[348] Contagens de linfócitos CD4$^+$ acima de 200 células/μL estão associadas a asma atual nos indivíduos com infecção por HIV,[347] e um relato associou o uso de medicação de asma ao uso de ART em crianças infectadas por HIV, sugerindo que as respostas imunes são importantes, mas esta associação não foi replicada em todas as coortes.[348,349] Também se constatou que outros fatores, como sexo feminino e obesidade, também estão associados à asma em indivíduos infectados por HIV.[348]

A doença obstrutiva da via aérea, bronquite crônica e bronquiectasia são sequelas bem reconhecidas da infecção oportunista,[350,351] embora a evidência também sugira que a infecção por HIV está associada a aumento de enfisema/DPOC além de efeitos das infecções oportunistas.[352] Dados de uma grande coorte de infectados por HIV e de militares veteranos não infectados por HIV demonstraram que a infecção por HIV é um fator de risco independente para prevalência e incidência de DPOC por autorrelato e pela *Classificação Internacional de Doenças*, nona revisão de diagnóstico.[272,353] O papel da ART na DPOC não é claro e pode depender da população estudada. Dois estudos encontraram aumento da obstrução de vias aéreas em indivíduos infectados por HIV recebendo ART,[344,354] mas outros grupos verificaram que o nível de RNA do HIV está associado a um declínio mais rápido do VEF_1 e a maior prevalência de doença pulmonar obstrutiva.[338-340]

Tratamento

Em geral, o tratamento de asma e DPOC deve ser similar ao da população não infectada por HIV (Caps. 42 e 44). Relata-se que os IP, particularmente ritonavir, aumentam os níveis sistêmicos de fluticasona inalada ou intranasal, levando à síndrome de Cushing ou à supressão adrenal, quando os corticosteroides são diminuídos gradualmente.[355] O uso de esteroides inalados em alta dose para DPOC em indivíduos com HIV também requer cuidadoso monitoramento para candidíase oral e pneumonia bacteriana.[356]

PNEUMONITES INTERSTICIAIS

Embora a infecção oportunista e a neoplasia dominem o espectro clínico das doenças pulmonares associadas ao HIV, um pequeno número de pacientes apresenta-se com sinais e sintomas atribuíveis a uma das pneumonites intersticiais, *pneumonite intersticial linfocítica* (LPIL) ou *pneumonite intersticial não específica* (PINE).[357]

Pneumonite Intersticial Linfocítica

Descrita por Carrington e Liebow há mais de 30 anos, continua a ser especulativo se a PIL é uma entidade patogenicamente distinta ou um distúrbio de múltiplas causas que produz uma reação patológica similar (Cap. 63).

Características Clínicas. A característica mais surpreendente da PIL associada ao HIV é o efeito da idade sobre sua incidência. No início da epidemia de AIDS, cerca de um terço a metade dos diagnósticos definidores de AIDS em crianças infectadas por HIV em países industrializados, de alta renda, era devido à PIL. Em contraste, a PIL é rara em adultos.[358]

A apresentação de PIL na radiografia de tórax é inespecífica (Fig. 90-11) e se caracteriza por opacidades intersticiais reticulonodulares bilaterais com predominância na zona pulmonar média ou inferior.[359] Áreas de opacidade alveolar que supostamente resultam da compressão bronquial causada por infiltração linfocítica mais grave são raras. A

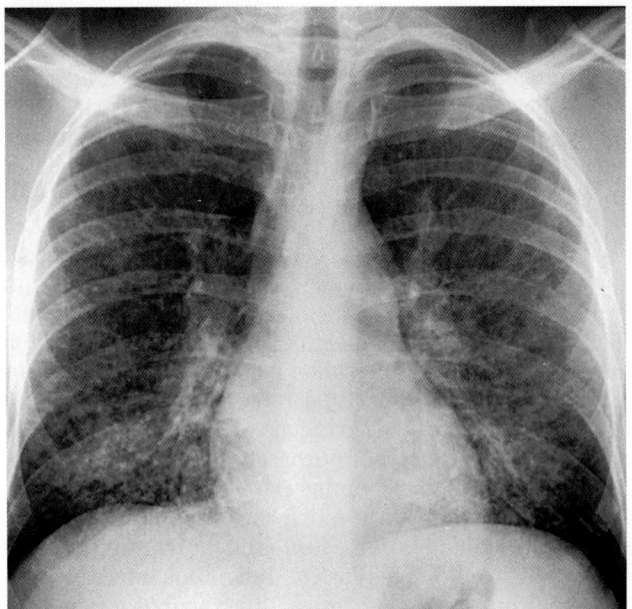

Figura 90-11 Pneumonite intersticial linfocítica. Radiografia de tórax frontal de um paciente infectado por HIV mostrando infiltração reticulonodular difusa. A amostra de biópsia revelou pneumonite intersticial linfocítica.

adenopatia hilar ou mediastinal é vista ocasionalmente. Imagens de TC tórax podem revelar pequenos nódulos (2 a 4 mm), geralmente em distribuição peribroncovascular, ou áreas difusas de opacidade em vidro moído.[360]

Diagnóstico e Tratamento. O diagnóstico definitivo de PIL requer a confirmação histológica por biópsia. Há tão poucos estudos de PIL entre adultos infectados por HIV que nem a terapia definitiva nem o benefício da terapia foram determinados. Há relatos de casos de PIL que responderam à ART somente.[358,361]

Pneumonite Intersticial Inespecífica

PINE é um distúrbio pulmonar caracterizado histologicamente pela infiltração de células mononucleares, predominantemente linfócitos e plasmócitos, dentro do interstício peribronquiolar e perivascular (Cap. 63). A PINE é referida em várias frequências em pacientes infectados por HIV. Por ser um diagnóstico histológico, sua incidência depende da frequência com a qual a biópsia é realizada durante a avaliação diagnóstica.

Características Clínicas. As características clínicas de PINE são indistinguíveis daquelas da PCP; porém, a PINE pode se apresentar com contagens de linfócitos $CD4^+$ superiores a 200 células/μL, enquanto na PCP isto raramente ocorre (<5%). Por exemplo, em uma série de 67 pacientes infectados por HIV com PINE, a contagem média de linfócitos $CD4^+$ nos pacientes com PINE era de 492 células/μL comparadas com 57 células/μL nos sujeitos-controle equiparados com PCP.[362] A apresentação de PINE na radiografia de tórax geralmente tem um padrão intersticial difuso inespecífico, que também é indistinguível daquele da PCP; porém, um estudo relatou que em 16 de 36 (44%) pacientes com PINE relacionada ao HIV as radiografias eram normais.[363]

Diagnóstico e Tratamento. O diagnóstico de PINE requer tanto a confirmação histológica quanto a exclusão de outras etiologias. A história natural de PINE associada ao HIV é mal conhecida, porém geralmente se resolve ou se estabiliza sem terapia.[362] Basta apenas a observação, mas se o paciente se tornar gravemente enfermo, a repetição de broncoscopia e da biópsia é indicada para procurar um distúrbio diferente, quase sempre infeccioso.

SARCOIDOSE

Embora pareça improvável que a sarcoidose seja um distúrbio entre pacientes com HIV, uma série de casos de sarcoidose ou doença do tipo sarcoide é relatada nessa população. Muitos desses relatos de caso correlacionaram o uso de ART com desenvolvimento de sarcoidose.[364,365] Debate-se se a sarcoidose no HIV representa uma manifestação de IRIS. Aproximadamente 75% dos pacientes infectados por HIV com sarcoidose têm contagens de linfócitos $CD4^+$ acima de 200 células/μL.[364]

Tanto os achados clínicos como em imagens de sarcoidose em pacientes infectados por HIV refletem os achados de sarcoidose em pacientes não infectados por HIV.[364,365] Conforme é descrito no Capítulo 66, a inflamação granulomatosa dos pulmões e outros órgãos envolvidos é característica. Colorações e culturas de tecido devem ser obtidas e, para diagnosticar sarcoide, devem ser negativas para microrganismos (p. ex., micobactérias, fungos). A alveolite linfocítica com uma alta porcentagem de linfócitos $CD4^+$ pode ser encontrada.[366] Como nenhum estudo avaliou o tratamento de sarcoidose especificamente em pessoas infectadas por HIV, até serem disponibilizados mais dados, o tratamento deve seguir as mesmas diretrizes delineadas para pessoas não infectadas por HIV com sarcoidose.

SÍNDROME INFLAMATÓRIA DA RECONSTITUIÇÃO IMUNOLÓGICA

IRIS descreve uma piora paradoxal do estado clínico relacionada à recuperação do sistema imune após um período de imunossupressão. A síndrome se desenvolve tipicamente após o início da ART em pacientes infectados por HIV. Acredita-se que a IRIS resulte da reconstituição do sistema imune levando a respostas inflamatórias do hospedeiro às infecções subclínicas previamente reconhecidas. A reconstituição imunológica também pode resultar de uma resposta inflamatória ou imune ao câncer ou autoantígenos, porque há relatos de casos de IRIS que se apresentam com tumor agravado ou doença autoimune.[367]

Numerosos processos de doença foram associados à IRIS. Estes incluem muitas infecções, sarcoidose, condições autoimunes e tumores.[368,369] Entre os deflagradores infecciosos, infecções micobacterianas — particularmente *M. tuberculosis* e MAC — são mais frequentemente encontradas. Infecções fúngicas, incluindo PCP e *Cryptococcus*, assim como infecções virais, como CMV, também podem ser exacerbadas por IRIS. A maioria dos casos de IRIS é vista dentro dos primeiros 1 a 3 meses após o início da ART, embora possam se apresentar vários meses após o início da ART.[369] Na maioria dos estudos, a IRIS está significativamente associada ao início da ART em estreita proximidade com o tratamento de uma infecção oportunista aguda.[370,371] No entanto, estudos recentes apoiam o início da ART concomitante ou logo após iniciar o tratamento da infecção oportunista, porque essa estratégia resulta em melhora da sobrevida.[109-111,372] As recomendações referentes ao momento exato do início da ART dependem da contagem de células CD4[+] do paciente, tipo de infecção ou complicação e do sistema de órgãos envolvidos.

Em geral, a ART deve ser continuada em pacientes com IRIS, embora seja necessária cuidadosa revisão caso por caso e seja recomendada uma consulta a um especialista.[29] Agentes anti-inflamatórios não esteroides podem ser usados para diminuir a inflamação. Com menos frequência, podem ser indicados esteroides caso uma excessiva resposta inflamatória seja particularmente prejudicial, por exemplo na meningite tuberculosa, ou com outras lesões que acarretam risco de morte, como aquelas que envolvem o sistema nervoso central ou que causam o comprometimento das vias aéreas. A dosagem e a duração ideais não foram estudadas, porém pode-se usar prednisona ou metilprednisolona em cerca de 1,5 mg/kg de peso corporal ao dia por 2 semanas, seguida por 0,75 mg/kg/dia por 2 semanas adicionais, enquanto se monitora a resposta clínica.[29]

Pontos-chave

- A infecção por HIV resulta em desregulação imune, disfunção e deficiência, com um declínio progressivo na contagem de linfócitos CD4[+] circulante, particularmente em pacientes que não estão recebendo uma combinação efetiva de *terapia antirretroviral* (ART). A infecção por HIV também causa alteração em várias linhas de defesa do hospedeiro nos pulmões e no trato respiratório.
- A contagem de linfócitos CD4[+] periféricos influencia o risco de complicações pulmonares em pessoas infectadas por HIV; à medida que a contagem de CD4[+] diminui, o risco de infecções oportunistas e malignidades associadas ao HIV aumenta progressivamente.
- No mundo todo, a tuberculose é a complicação pulmonar infecciosa mais comum e uma causa importante de morbidade e mortalidade associadas ao HIV. A incidência da tuberculose resistente a medicamento é crescente e parece ter predileção por pessoas infectadas por HIV.
- A pneumonia bacteriana e a pneumonia por *Pneumocystis* (PCP) também são complicações pulmonares infecciosas comuns associadas ao HIV; as condições não infecciosas que podem ser encontradas com frequência cada vez maior em pacientes com HIV incluem câncer de pulmão, hipertensão arterial pulmonar idiopática e doenças pulmonares obstrutivas crônicas.
- O diagnóstico diferencial para doenças pulmonares em pacientes infectados por HIV é amplo, podendo ocorrer significativa sobreposição das características clínicas e dos achados radiográficos de muitas doenças. O diagnóstico definitivo é altamente recomendado em pacientes com HIV. Quando viável, a broncoscopia precoce com lavagem broncoalveolar deve ser realizada em pacientes com pneumonia sem um diagnóstico microbiológico estabelecido.
- Em pacientes infectados por HIV, que iniciaram a ART recentemente, pode se desenvolver a síndrome inflamatória da reconstituição imunológica, apresentando-se com piora paradoxal das condições que incluem infecções (p. ex., tuberculose, complexo *Mycobacterium avium* e PCP), malignidades (p. ex., sarcoma de Kaposi) e doenças inflamatórias (p. ex., sarcoidose).

As Referências estão disponíveis exclusivamente no site www.elsevier.com.br/expertconsult

91 PULMONARY COMPLICATIONS OF STEM CELL AND SOLID ORGAN TRANSPLANTATION

DAVID K. MADTES, MD

INTRODUCTION
INFECTIOUS COMPLICATIONS
Bacterial
Viral
Fungal

NONINFECTIOUS COMPLICATIONS
Early Complications
Late Complications

O Capítulo 91 está disponível, em inglês, exclusivamente no site www.elsevier.com.br/expertconsult

92 PULMONARY COMPLICATIONS OF PRIMARY IMMUNODEFICIENCIES

JOHN M. ROUTES, MD

INTRODUCTION
DIAGNOSTIC WORKUP
Antibody Deficiencies
Cellular Immunodeficiency
Complement Deficiencies
Phagocyte Deficiencies
DEFICIENCY IN BOTH CELLULAR IMMUNITY AND ANTIBODY PRODUCTION
Severe Combined Immunodeficiency
ANTIBODY DEFICIENCIES
Immunoglobulin A Deficiency
X-Linked Agammaglobulinemia

Common Variable Immunodeficiency
Specific Antibody Deficiency
Immunoglobulin G Subclass Deficiency
X-Linked Lymphoproliferative Syndrome
Hyper–Immunoglobulin M Syndrome
X-Linked Hyper-IGM Syndrome
COMBINED IMMUNODEFICIENCIES OR SYNDROMIC IMMUNODEFICIENCIES
GATA-2 Deficiency
DiGeorge Syndrome
Wiskott-Aldrich Syndrome
Ataxia-Telangiectasia
Hyper–Immunoglobulin E Syndrome

PHAGOCYTIC CELL DISORDERS
Phagocytic Defects: Increased Apoptosis of Neutrophils
Decreased Adherence/Chemotaxis
Disorders of Leukocyte Signaling
DISORDERS IN INNATE IMMUNITY
MyD88 and IRAK-4 DEFICIENCIES
Complement Deficiencies

O Capítulo 92 está disponível, em inglês, exclusivamente no site www.elsevier.com.br/expertconsult

93 COMPLICAÇÕES PULMONARES DE DOENÇAS ABDOMINAIS

ROBERTO RODRIGUEZ-ROISIN, MD, PhD • GÉRARD HUCHON, MD

INTRODUÇÃO	Hipertensão Portopulmonar	DOENÇAS RENAIS
DISTÚRBIOS GASTROESOFÁGICOS E GASTRINTESTINAIS	Cirrose Biliar Primária	Edema Pulmonar
Refluxo Gastroesofágico	Hepatite Ativa Crônica	Doença Pleural
Doença Intestinal Inflamatória	Colangite Esclerosante	Calcificação Pulmonar
DOENÇAS HEPÁTICAS	Deficiência de Alfa$_1$-antitripsina	Apneia do Sono
Derrame Pleural	PANCREATITE	Hipoxemia Induzida por Hemodiálise
Distúrbios da Função Pulmonar	Insuficiência Respiratória	
Síndrome Hepatopulmonar	Derrame Pleural	
	Outras Manifestações	

INTRODUÇÃO

Este capítulo é dedicado às complicações pulmonares de doença abdominal e começa com uma discussão sobre as mais relevantes doenças esofágicas e intestinais, seguidas por distúrbios hepáticos específicos associados a complicações pulmonares particulares. Finalmente, são descritas as consequências respiratórias de doenças do pâncreas e dos rins. O objetivo em cada seção é o mesmo: atualizar os aspectos clínicos, fisiopatológicos, patogenéticos e terapêuticos mais relevantes dos estados da doença abdominal principal e, desse modo, auxiliar o clínico a diagnosticar e tratar suas complicações pulmonares algumas vezes complexas e desafiadoras.

DISTÚRBIOS GASTROESOFÁGICOS E GASTRINTESTINAIS

REFLUXO GASTROESOFÁGICO

A *doença do refluxo gastroesofágico* (DRGE) é "uma condição que se desenvolve quando o refluxo dos conteúdos estomacais causa sintomas incômodos e/ou complicações" que são subclassificados como esofágicos e extraesofágicos.[1] Entre os sintomas esofágicos estão os episódios de dor torácica, que vão desde a "azia" retroesternal leve recorrente até o desconforto agudo subesternal esmagador indistinguível da dor da angina ou até do infarto agudo do miocárdio (Cap. 31). Entre os sintomas extraesofágicos, tosse crônica, laringite crônica e asma refratária têm atraído mais atenção, porém outros distúrbios respiratórios incluem *doença pulmonar obstrutiva crônica* (DPOC), bronquite crônica, complicações da aspiração pulmonar (pneumonia por aspiração, abscesso pulmonar, bronquiectasia) e fibrose pulmonar.

Prevalência

A DRGE é uma condição comum com uma prevalência que varia de 10% a 20% na América do Norte e Europa Ocidental, porém é mais baixa na Ásia.[1,2] A DRGE está associada à tosse em 10% a 40% dos pacientes com tosse crônica e com asma em 30% a 80% dos asmáticos, dependendo da população de pacientes, teste diagnóstico e número de etiologias verificadas.[3] Um elo entre DRGE e a tosse crônica foi relatado em pacientes de todos os grupos etários, e a tosse crônica relacionada à DRGE coexistente parece especialmente prevalente em pacientes com asma, laringite e bronquite.[4] Estudos de monitoramento ambulatorial — de pH ou impedâncio-pHmetria — fornecem forte evidência ligando refluxo e tosse.[5] Pela medição da impedância elétrica de *bolus* líquidos entre pares de eletrodos ao longo da sonda, o monitoramento com impedâncio-pHmetria pode detectar a presença e a direção do movimento do *bolus* e correlacioná-las com as alterações do pH e com os sintomas. Assim, com o monitoramento com impedâncio-pHmetria, a sensibilidade para o diagnóstico de refluxo, seja de material ácido ou não ácido, é aumentada. No passado, quando o diagnóstico de DRGE era feito por história, endoscopia ou esofagograma com bário, o refluxo era encontrado em aproximadamente 10% dos pacientes com tosse crônica;[6] em contrapartida, quando o diagnóstico é feito por monitoramento ambulatorial com impedâncio-pHmetria, a DRGE foi encontrada em até 40% dos pacientes com tosse crônica.[7] A exata contribuição do refluxo para os sintomas do paciente geralmente é difícil de avaliar; por exemplo, Irwin et al.[8] relataram que a DRGE era clinicamente silenciosa em 24% dos pacientes com asma de difícil controle.

O espectro dos distúrbios respiratórios induzidos pela DRGE compreende uma ampla variedade de complicações. Esses distúrbios incluem bronquite crônica, pneumonia,[9] bronquiectasia,[10] fibrose pulmonar idiopática,[11,12] DPOC estável e exacerbações da DPOC,[13-16] síndrome da bronquiolite obliterante após transplante de pulmão[17-19] e doença micobacteriana pulmonar não tuberculosa, que pode surgir como uma complicação de bronquiectasia presumida e/ou tratamento com antiácidos.[20]

Patogênese

Três mecanismos básicos associados à DRGE levam a distúrbios respiratórios. Primeiro, síndromes pulmonares ligadas à aspiração macroscópica geralmente são o resultado de refluxo esofágico livre com fluxo retrógrado de grande volume. Frequentemente, há um reduzido tônus basal esofágico inferior e comprometimento da motilidade e *clearance* esofágicos.[21] Os pacientes afetados podem ter pneumonia por aspiração recorrente, bronquiectasia ou opacidades pulmonares. O exame endoscópico geralmente revela graves alterações anatômicas, tais como rupturas visíveis ou epitelização de esôfago de Barrett distal.

O segundo mecanismo patogênico é relacionado à microaspiração de conteúdos gástricos do esôfago proximal (superior). Aspirados de pequeno volume produzem uma reação mucosa exsudativa na laringe e na árvore traqueobrônquica. Os sintomas respiratórios são menos óbvios e variam de rouquidão ou tosse crônica até asma difícil de controlar. Jack et al.,[22] usando medidas simultâneas de pH traqueais e esofágicas em asmáticos com DRGE, mostraram episódios de refluxo aos quais se seguiu queda do pH intratraqueal; os episódios de queda do pH intratraqueal resultaram em acentuada queda na taxa de pico expiratório que estava várias vezes maior do que a observada quando o refluxo não foi seguido por uma alteração no pH intratraqueal (Fig. 93-1). Consequentemente, a microaspiração na árvore bronquial não apenas ocorre, mas também pode induzir um aumento importante na resistência da via aérea.

Finalmente, o terceiro mecanismo patogênico ligado ao DRGE é a ativação do refluxo gastroesofágico de um reflexo vagal agindo entre o esôfago distal (inferior) e a árvore traqueobrônquica; esse mecanismo reflexo pode ser reproduzido pela infusão de ácido clorídrico dentro do esôfago de alguns,[23] mas não todos,[24] pacientes com asma.

A relação entre DRGE e distúrbios respiratórios é ainda mais complicada pelo fato de que as alterações fisiológicas associadas a asma ou tosse, ou à terapia broncodilatadora, podem por si sós promover refluxo gastroesofágico. Episódios de broncospasmo e tosse são acompanhados de aumento da pressão negativa dentro do tórax, e portanto no esôfago, o que favorece refluxo; a síndrome da apneia obstrutiva do sono pode agir por meio do mesmo mecanismo para aumentar o refluxo noturno.[25] Além disso, hiperinflação e "captura de gás" podem achatar o diafragma, permitindo que o esfíncter esofágico inferior seja movido para cima no tórax e prejudicando a barreira antirrefluxo. A terapia broncodilatadora também pode promover o refluxo gastroesofágico. Teofilina aumenta a secreção de ácido gástrico e diminui o tônus do esfíncter esofágico inferior. De fato, asmáticos com refluxo gastroesofágico que recebem teofilina mostram aumento tanto da exposição ao ácido esofágico como dos sintomas de refluxo.[26] Agentes β-adrenérgicos específicos relaxam o tônus do músculo liso em todo o corpo, promovendo, assim, o refluxo gastroesofágico. Demonstrou-se diminuição

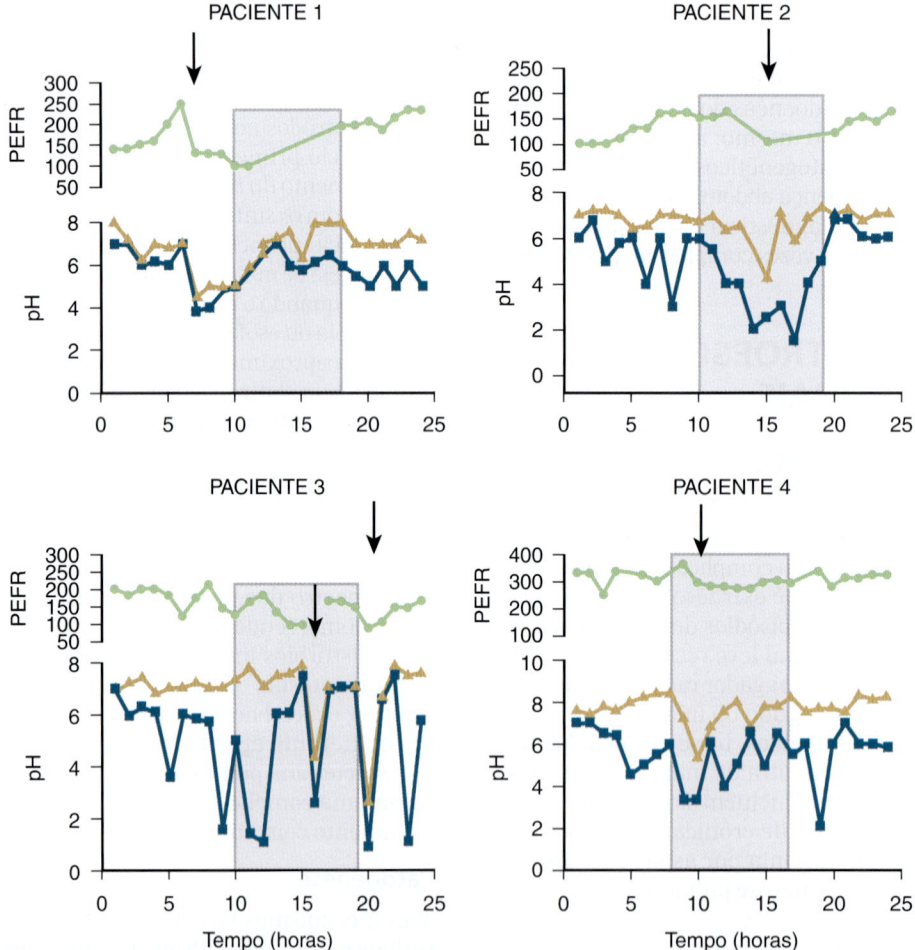

Figura 93-1 Gráficos mostrando medidas de pH esofágico (*quadrados sólidos azuis*) **e traqueal** (*triângulos sólidos bege*) **simultâneas em quatro pacientes com refluxo gastroesofágico e asma, juntamente com registros de taxa de pico de fluxo expiratório (PEFR,** *círculos sólidos verde-pálidos*), **durante um período de 24 horas.** No estudo, houve 37 quedas significativas no pH esofágico sugestivas de refluxo gastroesofágico. Cinco desses episódios foram seguidos de queda do pH traqueal (de uma média de 7,1 a 4,1) e foram associados a significativa diminuição de PEFR (alteração média de −84 ± 16 L/min), enquanto durante os 32 episódios restantes de refluxo gastroesofágico sem aspiração traqueal, a alteração média na PEFR foi mínima (−8 ± 4 L/min). Áreas de cor cinza mostram quando o paciente está em supino. As *setas* mostram episódios de quedas no pH esofágica, pH no traqueal e PEFR. (De Jack CI, Calverley PMA, Donnelly RJ, et al: Simultaneous tracheal e oesophageal pH measurements in asmatic patients with gastro-oesophageal reflux. *Thorax* 50:201-204, 1995.)

da pressão do esfíncter esofágico inferior com a administração oral ou intravenosa de fármacos β-adrenérgicos,[27] mas não quando esses agentes eram administrados por inalação.[28]

Diagnóstico

Diretrizes fazem recomendações para o diagnóstico e tratamento de DRGE.[29,30] Deve-se suspeitar da possibilidade de refluxo gastroesofágico associado em pacientes com tosse crônica refratária ou asma difícil de tratar. Os pacientes devem ser questionados sobre sintomas de refluxo gastroesofágico, que incluem azia, regurgitação ou disfagia. Todavia, os pacientes podem se queixar de sintomas atípicos, incluindo dor torácica substernal, rouquidão, dor de garganta, otalgia, soluços ou até erosão dental. É importante notar se a asma ou tosse piora na posição de decúbito, após as refeições, ou ao ingerir álcool. Se a história clínica for típica de refluxo gastroesofágico e se tiver êxito em uma experiência com a terapia com *inibidor de bomba de prótons* (IBP), poderá não ser necessário outro exame diagnóstico.

A disfunção da corda vocal é outro distúrbio respiratório encontrado em pacientes com DRGE. Trata-se de uma adução paradoxal intermitente das cordas vocais, que surge principalmente durante a inspiração, levando à obstrução do fluxo aéreo e à dispneia; os pacientes com disfunção da corda vocal podem ter que fazer repetidas visitas ao departamento de emergência por causa de dispneia aguda, a qual geralmente mimetiza exacerbações de asma.[31]

A DRGE pode ser clinicamente silenciosa em grande número de pacientes, devendo-se considerar a realização de testes de apoio ao seu diagnóstico. O monitoramento ambulatorial do refluxo (pH ou impedâncio-pHmetria) é o teste de escolha para determinar a presença de exposição anormal ao ácido esofágico, frequência do refluxo e sintomas associados a episódios de refluxo. Conforme mencionado, o uso de um cateter intraluminal de impedâncio-pHmetria de múltiplos canais acrescenta as medidas de impedância às de pH e produz dados adicionais sobre o papel do refluxo não ácido ou fracamente ácido como uma causa de sintomas atípicos; além disso, o cateter ajuda a avaliar o refluxo em andamento em pacientes que recebem terapia de supressão de ácido. Entre as investigações inúteis para diagnosticar DRGE estão: a deglutição de bário, que se restringe à avaliação de supostas complicações; a endoscopia gastrointestinal superior e a biópsia esofágica, que se limitam à investigação de sintomas alarmantes e/ou para excluir outras causas outras além da DRGE; e manometria esofágica, que é usada principalmente para avaliação pré-operatória.

Tratamento

As recomendações de tratamento[29,30] para pacientes com DRGE incluem perda de peso, no caso de sobrepeso/obesidade, elevação da cabeceira da cama e evitar comer dentro de 2 a 3 horas antes de dormir. IBP é a terapia de escolha para o alívio de sintomas e a cura da esofagite erosiva. Os IBP devem ser iniciados em administração uma vez ao dia, 30 a 60 minutos antes da primeira refeição do dia. Para pacientes com respostas parciais à terapia com IBP uma vez ao dia, devem-se considerar a administração personalizada com ajuste de dose, horário de administração e/ou a dosagem de duas vezes ao dia. O tratamento com IBP deve ser ministrado em doses suficientes por pelo menos 3 meses para determinar a eficácia de maneira confiável. Os pacientes não responsivos aos IBP devem ser encaminhados para outras avaliações.

A terapia de manutenção de IBP deve ser administrada na menor dose efetiva — incluindo sob demanda ou terapia intermitente — em pacientes com DRGE que têm sintomas recorrentes após a suspensão dos IBP e/ou em pacientes com complicações, como a esofagite erosiva ou esôfago de Barrett. Quando o tratamento com IBP falhar em controlar o refluxo, outras estratégias de tratamento a serem consideradas incluem os agentes procinéticos e as intervenções cirúrgicas. Os agentes procinéticos melhoram a contratilidade esofágica e aumentam tanto a pressão do esfíncter esofágico inferior quanto o esvaziamento gástrico. A cirurgia, como a fundoplicatura de Nissen, é uma terapia alternativa a considerar quando todas as outras abordagens terapêuticas falharem.

Seja qual for a terapia, a remissão dos sintomas pulmonares induzidos por DRGE não é usual, o que apoia a hipótese de que a DRGE é um agravante e não um fator causal na maioria dos pacientes com sintomas extraesofágicos. De fato, mas de qualquer forma existem dados insuficientes para se estabelecer conclusões definitivas sobre o papel da DRGE nos sintomas pulmonares. De acordo com a análise Cochrane,[32] os IBP não são eficazes para a tosse induzida por DRGE em crianças muito jovens; em adultos, os dados são insuficientes para concluir que o tratamento de DRGE com IBP seja universalmente benéfico para a tosse induzida por essa condição. Os clínicos devem estar cientes da possibilidade de resolução espontânea da tosse com o tempo e do efeito placebo causado por se assumir que medicações "aparentemente efetivas" sejam benéficas. Apesar da alta prevalência de DRGE assintomática entre os pacientes com asma mal controlada, o tratamento com IBP não mostrou melhorar o controle da asma.[33] Além disso, embora muitos estudos não controlados sugiram que os procedimentos cirúrgicos possam melhorar os sintomas asmáticos, estão faltando estudos conclusivos. Em pacientes com DPOC, a terapia antirrefluxo não tem um efeito protetor contra exacerbações.[14] Na fibrose pulmonar idiopática, não há estudos publicados demonstrando que a terapia antirrefluxo beneficie a história natural da fibrose pulmonar idiopática. Considerando que a DRGE é, mais provavelmente, apenas um fator agravante das doenças pulmonares associadas à DRGE, os IBP podem ser testados nessas doenças e continuados, se forem eficazes.

DOENÇA INTESTINAL INFLAMATÓRIA

As complicações extraintestinais da *doença intestinal inflamatória* (DII) foram descritas em praticamente todos os sistemas de órgãos; mas, surpreendentemente, a doença nos pulmões aparece "com frequência muito menor" que as manifestações em outros órgãos.[34] Dizemos "surpreendentemente" porque o intestino e os pulmões compartilham uma origem embriológica em comum, e assim podem ter vulnerabilidade semelhante às comorbidades imunologicamente mediadas. As complicações pulmonares surgem mais na colite ulcerativa do que na doença de Crohn; o envolvimento respiratório pode se desenvolver em qualquer idade, e algumas condições (p. ex., doença da via aérea) aparecem com mais frequência em mulheres do que em homens.[34] Na maioria dos casos, os sintomas respiratórios se desenvolvem depois de realizado o diagnóstico de DII, geralmente após vários anos. No entanto, os sintomas respiratórios podem preceder ou ser concomitantes aos da doença intestinal.[35] Até nos pacientes sem sintomas, pode haver comprometimento da função pulmonar, como diminuição da *capacidade de difusão do monóxido de*

Tabela 93-1 Envolvimento Respiratório não Iatrogênico na Doença Intestinal Inflamatória
DOENÇA DA VIA AÉREA
Estenose epiglótica-subglótica
Traqueobronquite
Bronquite crônica
Supuração bronquial crônica
Bronquiectasia
Bronquiolite
Bronquiolite obliterante
Panbronquiolite difusa
DOENÇA PULMONAR PARENQUIMAL
Pneumonia organizadora criptogênica
Sarcoidose
Pneumonia eosinofílica
Doença pulmonar intersticial
Fibrose pulmonar
Nódulos
Pneumonia crônica (fístula esofagobronquial ou colobronquial)
SEROSITE
Derrame pleural
Pleuropericardite
DOENÇAS VASCULARES PULMONARES
Vasculite pulmonar
Embolia pulmonar
Hipertensão pulmonar tromboembólica crônica

carbono (DL_{CO}) e do volume expiratório forçado em 1 segundo, e aumento de volume residual e da hiper-responsividade bronquial. Revisões[34-36] dos casos publicados confirmaram e estenderam as observações iniciais sobre as complicações pulmonares não iatrogênicas da DII, cuja classificação é mostrada na Tabela 93-1.

As complicações pulmonares mais intrínsecas (não relacionadas a fármaco) envolvem as vias aéreas — a partir de alguma parte da laringe para os bronquíolos —, podendo assumir a forma de epiglotite, estenose traqueal, bronquiectasia, bronquite crônica ou bronquiolite. O exame endoscópico mostra acentuado eritema, edema da mucosa e deformação do lúmen da via aérea. Amostras de biópsia revelaram ulceração da mucosa, espessamento da membrana basal, bem como acentuada infiltração de neutrófilos e plasmócitos.[34,35] Em alguns casos, o processo inflamatório na área subglótica pode assumir a forma de lesões pseudotumorais, com potencial para produzir obstrução aguda, potencialmente fatal, da via aérea superior que requer o tratamento agressivo desta.[35,37] Essa coleção de patologias isoladas das vias aéreas foi enriquecida com a adição da asma, que se comprovou ser a comorbidade pulmonar mais comum da colite ulcerativa e da doença de Crohn identificadas em uma grande coorte. A associação entre DII e asma apoia a crença de que os pacientes que sofrem de uma condição autoimune tenham mais probabilidade que a população geral de apresentar um segundo distúrbio imunomediado, que pode ser resultante dos genes de suscetibilidade compartilhada.[38]

Outra categoria importante de complicações pulmonares da DII é o grupo de distúrbios parenquimais, que incluem doenças pulmonares intersticiais, como pneumonia organizadora criptogênica, sarcoidose, fibrose intersticial e infiltração pulmonar com eosinofilia. Os resultados de teste de função pulmonar em pacientes com DII, mesmo quando assintomática e com radiografias de tórax normais, podem revelar várias abnormalidades. Provavelmente, a mais comum é um defeito ventilatório obstrutivo, como descrito anteriormente, mas a restrição pulmonar também é bem descrita. A redução da DL_{CO} durante as fases ativas de DII foi relatada,[39] também sugerindo que o envolvimento parenquimal pulmonar subclínico pode ser mais prevalente do que se suspeitava anteriormente. Além disto, o exame de lavagem broncoalveolar em pacientes com doença de Crohn — sem evidência clínica de envolvimento pulmonar — revelou a presença de alveolite linfocítica, principalmente decorrente do aumento de linfócitos T CD4-positivos.[38]

Outras lesões pulmonares incluem nódulos necrobióticos, correspondendo histologicamente a agregados de neutrófilos com áreas de necrose, as quais foram relatadas em alguns pacientes.[35] A serosite que afeta a pleura ou o pericárdio, ou ambos, é relatada em um pequeno número de casos, especialmente durante períodos de maior atividade da doença. Finalmente, fístulas colobronquiais foram relatadas em alguns casos de doença da Crohn, cuja maioria se apresenta com pneumonia do lobo inferior esquerdo.[34] O envolvimento do esôfago é raro na doença de Crohn, mas foram relatados alguns casos de fístula broncoesofágica associados à doença de Crohn esofágica.[34] Embora o tratamento conservador tenha sido tentado, a maioria dos pacientes com fístulas requer tratamento cirúrgico.

Eventos tromboembólicos pulmonares e hipertensão pulmonar tromboembólica crônica são mais frequentes em pacientes com DII, mesmo nos assintomáticos, do que nos subjeitos-controle.[36,40-42] O estudo de Grainge et al. indica que os pacientes com DII estável têm risco maior de tromboembolismo venoso do que os controles (*taxa de risco* [HR, do inglês, *hazard ratio*], 3,4); além disso, os pacientes com crise de DII apresentam uma incidência até maior de tromboembolismo (HR, 8,4).[43] Como a trombose venosa profunda e a embolia pulmonar podem ser clinicamente silenciosas, o diagnóstico precoce de tromboembolismo pode ser desafiador, e a duração da anticoagulação sistêmica deve ser considerada quando há risco individual de sangramento intestinal.[44]

Além disso, os medicamentos são uma causa frequente de manifestações pulmonares em pacientes com DII.[34] Fármacos anti-inflamatórios, que geralmente são o primeiro passo no tratamento de DII, consistem em aminossalicilatos (sulfassalazina, mesalamina) e glicocorticosteroides. Supressores do sistema imune (azatioprina, metotrexato) e inibidores do *fator de necrose tumoral-α* (anti-TNF-α) servem para manter a remissão. Como a maioria dessas medicações induz efeitos colaterais respiratórios, as consequências da terapia devem ser consideradas no diagnóstico diferencial de doença pulmonar de início recente; medicações ofensoras devem ser identificadas e descontinuadas para prevenir um resultado potencialmente fatal. No espectro das manifestações respiratórias induzidas por medicação, estão pneumonite eosinofílica e granulomatosa, doença pulmonar intersticial, fibrose pulmonar e maior suscetibilidade a infecções.[45,46] A azatioprina aumenta o risco de infecção e a doença por vírus, os glicocorticosteroides, a doença por fungos, e os inibidores de TNF-α, a doença por microrganismos intracelulares (micobactérias, fungos).

A maioria dos pacientes com distúrbios pulmonares associados à DII é tratada com glicocorticosteroides, ou por inalação ou por via oral, o que geralmente resulta no rápido controle dos sintomas,[35,47] especialmente nos indivíduos sem um grave comprometimento estrutural (p. ex., bronquiectasia). O transplante de pulmão é realizado em alguns pacientes com grave comprometimento respiratório associado à DII.[35]

DOENÇAS HEPÁTICAS

DERRAME PLEURAL

O derrame pleural se desenvolve em 5% a 10% dos pacientes com cirrose hepática e é tradicionalmente referido como *hidrotórax hepático* na ausência de doença cardiopulmonar coexistente (Cap. 79). A não ser que o fluido pleural seja complicado por infecção, o hidrotórax hepático consiste em transudato e geralmente se localiza no hemitórax direito. Os derrames também podem ser do lado esquerdo ou bilaterais, e estar ou não associados à ascite concomitante. Geralmente são de tamanho pequeno a moderado e assintomáticos, mas em alguns casos podem ser massivos e provocar dispneia. O mecanismo é relacionado à presença de comunicações anatômicas — geralmente pequenos defeitos diafragmáticos — e à prevalência de um gradiente de pressão entre as cavidades abdominal e pleural que facilita o movimento do fluido ascítico dentro do tórax. A presença de fluido pleural perturba a mecânica pulmonar, resultando em reduzidos volumes pulmonares e complacência pulmonar, bem como abnormalidades pulmonares de troca gasosa.[48]

O tratamento clínico de derrame pleural associado à doença hepática geralmente é difícil. Toracocenteses repetidas têm efeitos transitórios somente, e a drenagem com o uso de dreno de toracostomia pode resultar em perda substancial de proteína. O *shunt* portossistêmico intra-hepático transjugular diminui a hipertensão portal e, por sua vez, reduz tanto o tamanho da ascite como o do hidrotórax; geralmente ele é benéfico ao menos em curto prazo, mas o resultado em longo prazo dependerá da gravidade da disfunção hepática subjacente.[49] Se o paciente não for um candidato ao *shunt* portossistêmico intra-hepático transjugular, outras abordagens, entre as quais a cirurgia toracoscópica videoassistida, para reparar defeitos diafragmáticos e/ou induzir pleurodese, também devem ser consideradas.[50]

DISTÚRBIOS DA FUNÇÃO PULMONAR

A anormalidade mais comum da função pulmonar, em pacientes com doença hepática em estágio final, é a redução da DL_{CO}; foram igualmente observados defeitos ventilatórios obstrutivos e restritivos.[51] A coexistência de ascite massiva pode reduzir a complacência pulmonar, aumentar a pressão pleural e reduzir a motilidade diafragmática. Juntas, essas alterações fisiopatológicas restringem a capacidade ventilatória e reduzem a eficiência da troca gasosa, causando aumento dos valores de diferença de P_{O_2} alveolar-arterial com ou sem hipoxemia clinicamente evidente.[52]

SÍNDROME HEPATOPULMONAR

A hipoxemia grave (P_{O_2} arterial < 60 mmHg) é incomum em pacientes com doença hepática crônica não complicada e, quando presente, em pacientes sem doença cardiopulmonar coexistente, deve sugerir fortemente a *síndrome hepatopulmonar* (SHP). Como os pacientes com distúrbios hepáticos avançados caracteristicamente estão hiperventilados e hipocapneicos, a medição da diferença de P_{O_2} alveolar-arterial se torna mais sensível do que a P_{O_2} arterial somente para detectar distúrbios de troca gasosa na SHP.[53]

A SHP é rigorosamente definida como uma síndrome caracterizada por uma tríade clínica: (1) doença hepática crônica avançada; (2) defeito de oxigenação arterial, que acaba por levar à grave hipoxemia arterial; e (3) dilatações vasculares pulmonares disseminadas.[54,55] O distúrbio de troca gasosa pulmonar caracteriza-se por dessaturação do oxigênio arterial que pode ser leve, moderada, grave ou extremamente grave (Tabela 93-2). Ocorre aumento da diferença de P_{O_2} alveolar-arterial, geralmente associado a hipocapnia e alcalose respiratória. Ao nível do mar, enquanto se respira o ar ambiente, os valores de diferença da P_{O_2} alveolar-arterial em repouso de, ou acima de, 15 mmHg podem ser considerados anormais na maioria dos adultos; em indivíduos com mais de 64 anos, a diferença de P_{O_2} alveolar-arterial igual ou acima de 20 mmHg pode ser considerada anormal. Embora a SHP seja prevalente na maioria dos tipos de doenças hepáticas crônicas comuns, também pode ser vista em outros distúrbios hepáticos incomuns como na síndrome de Budd-Chiari.[56,57]

O achado patológico mais evidente é a pronunciada dilatação vascular de todos os ramos periféricos da vasculatura pulmonar, em nível pré-capilar e capilar do pulmão (15 a 150 μm e diâmetro), próximo da área de troca gasosa em um parênquima pulmonar intacto sob outros aspectos.

Patogênese

O preciso mecanismo subjacente à SHP continua incerto, apesar de numerosas investigações. Se o mecanismo dos distúrbios hemodinâmicos for relacionado a falha de metabolismo, produção insuficiente de uma ou mais substâncias vasoativas circulante por um fígado lesionado ou ao *clearance* alterado de supostas moléculas vasodilatadoras, produzidas pelas células endoteliais,[58] continua a ser desconhecido.

Presume-se que o *óxido nítrico* (NO), um agente biológico ubíquo, considerado um "calibrador" do tônus vascular, seja uma molécula sinalizadora essencial, de importância na patobiologia de SHP.[54,59] A indução persistente de NO sintase (NOS) pode responder pelas características hipercinéticas circulatórias da SPH.[59] Tanto a isoforma constitutiva de NOS, expressa nas células endoteliais (eNOS ou NOS tipo III),[60] quanto a NOS induzível (iNOS ou NOS tipo de II), expressa em tecidos-alvo como as células epiteliais bronquiais após exposição a citocinas pró-inflamatórias,[61] têm sido implicadas em modelos experimentais de SHP. Em concordância com essa alegação, níveis aumentados de NO exalado são observados em pacientes com cirrose hepática avançada e naqueles com SHP.[62] No entanto, após intervenções destinadas a melhorar a SHP, as alterações nas medidas de NO exalado têm sido discrepantes.[63-65]

Tabela 93-2 Graduação da Gravidade de Síndrome Hepatopulmonar*

Estágio	Diferença de Oxigênio Alveolar-Arterial	Pressão Arterial Parcial de Oxigênio
Leve	>15 mmHg	≥80 mmHg
Moderado	>15 mmHg	<80 a ≥60 mmHg
Grave	>15 mmHg	<60 a ≥50 mmHg
Muito grave	>15 mmHg	<50 (<300 mm Hg [40 kPa] no oxigênio respiratório a 100%)

*Todos com ecocardiografia intensificada com contraste positiva, respirando ar ambiente em repouso e ao nível do mar.

Em pacientes com cirrose hepática, estreitas correlações entre concentração exalada de NO e pontuação de Child-Pugh e entre os níveis de alcalina fosfatase, bilirrubina, aspartato e alanina aminotransferases e de albumina sugerem que a formação de NO no pulmão pode ser desencadeada por fatores estimulantes normalmente inativados pelo fígado.[63] Um trabalho mais recente sugere que ambos, endotelina-1 e o TNF-α, podem interagir no desenvolvimento de SHP experimental.[54,66,67] A carboxiemoglobina, um conhecido vasodilatador e produto de quebra da hemoglobina, também é associada a parâmetros gasosos anormais na SHP, sugerindo um possível papel contribuinte.[68]

Clinicamente, a maioria dos pacientes com SHP é cianótica, mostra baqueteamento digital evidente, pode se queixar de dispneia e platipneia (aumento da dispneia após assumir a posição ereta e que é aliviada na posição de decúbito), e apresenta circulação hipercinética. A maioria dos pacientes exibe os típicos estigmas clínicos e funcionais da insuficiência hepática avançada, como hipertensão portal; em alguns casos, graves anormalidades pulmonares podem preceder as da disfunção hepática. Postula-se a presença de abundantes angiomas cutâneos araneiformes como um marcador clínico da gravidade das anormalidades circulatórias sistêmicas e pulmonares, bem como de troca gasosa, que se observa na SHP.[69] A gravidade da SHP geralmente correlaciona-se à gravidade da insuficiência hepática, como é demonstrado por escores de Child-Pugh e por gradientes de pressão venosa hepática,[70] assim como escores do Model for End-Stage Liver Disease mais altos.[71] Em aproximadamente um terço dos pacientes com SHP, a síndrome pode coexistir com outras morbidades respiratórias crônicas associadas, como DPOC ou fibrose pulmonar. Porém, as características pulmonares clínicas e funcionais prevalentes em pacientes com tais comorbidades são geralmente as da SHP.[72]

Diagnóstico

Hipotensão sistêmica, *pressão da artéria pulmonar* (PPA) normal ou baixa, débito cardíaco excessivamente alto e resistência pulmonar vascular reduzida são as características hemodinâmicas da SHP. Quando a constelação de hipoxemia, PPA normal ou baixa, nevos araneiformes e baqueteamento digital são observados em um paciente com doença hepática avançada, é provável o diagnóstico de SHP.

Os critérios diagnósticos para SHP são os seguintes:[54] presença de doença hepática; anormalidades de troca gasosa, mais especificamente uma diferença maior de P_{O_2} alveolar-arterial (> 15 mmHg), com ou sem hipoxemia arterial concomitante (P_{O_2} arterial < 80 mmHg); e ecocardiograma intensificado com contraste positivo ou cintilografia de perfusão pulmonar intravenosa radiomarcada anormal, ou ambos. Outras características que podem ser úteis para estabelecer o diagnóstico de SHP são diminuição da DL_{CO}, dispneia com ou sem platipneia e ortodeoxia (i.e., hipoxemia arterial que se agrava em pelo menos 5% ou 4 mmHg, quando o paciente está em posição ereta vs. em decúbito), além de um estado circulatório hipercinético com PPA normal ou baixa. Embora as imagens de tomografia computadorizada torácica pareçam ser inespecíficas, podem ser usadas para excluir morbidades respiratórias coexistentes.[54]

A ecocardiografia bidimensional intensificada com contraste parece ser o mais sensível e acurado procedimento diagnóstico não invasivo para identificar *shunts* direita-esquerda pelo achado de microbolhas de ar nas cavidades cardíacas esquerdas dentro de três a seis batimentos de sua visualização nas câmaras do lado direito[54] (Fig. 93-2). Normalmente, a ecogenicidade nas câmaras esquerdas não é detectada porque microbolhas injetadas por via intravenosa (60 a 90 μm de diâmetro) são capturadas nos capilares pulmonares (de 8 a 15 μm de diâmetro). A ecocardiografia intensificada com contraste não é capaz de distinguir entre as diferentes formas de deformidades vasculares pulmonares (i.e., dilatações pré-capilares, capilares e pleurais vs. comunicações arteriovenosas direitas), mas pode diferenciá-las claramente das malformações intracardíacas, como o forame oval patente, em que as microbolhas aparecem no coração

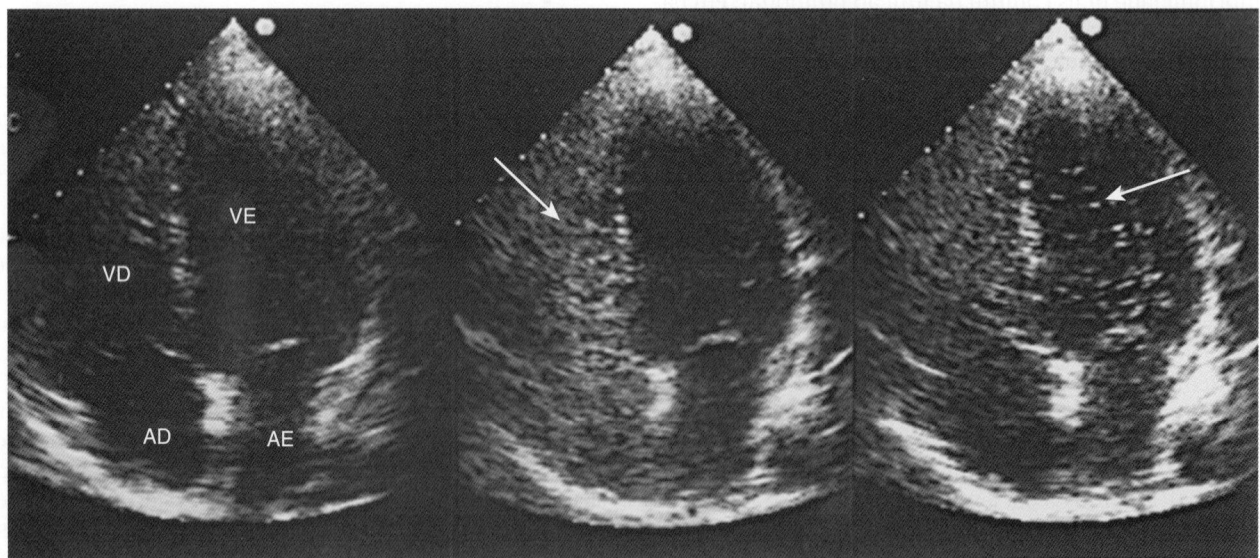

Figura 93-2 Ecocardiogramas intensificados com contraste em um paciente com síndrome hepatopulmonar. *Esquerda*, Vista normal de quatro câmaras (AD, átrio direito; AE, átrio esquerdo; VD, ventrículo direito;). VE, ventrículo esquerdo. *Centro*, As microbolhas injetadas aparecem no VD (*seta*). *Direita*, Dentro de cinco batimentos, as microbolhas aparecem no VE (*seta*). A demonstração de microbolhas nas câmaras cardíacas esquerdas é altamente sugestiva de presença de dilatações vasculares intrapulmonares, ou, alternativamente, de malformações arteriovenosas anatômicas. (Cortesia de Dr. C. Pare, Hospital Clinic, Universitat de Barcelona, Barcelona.)

esquerdo quase simultaneamente com o seu aparecimento no direito. Alternativamente, a demonstração da atividade dos macroagregados de albumina por tecnécio-99m sobre órgãos extrapulmonares (p. ex., fígado, baço, rins e cérebro) sugere fortemente a presença de *shunt* direita-esquerda, porque em condições normais, os macroagregados de albumina (de 20 a 60 μm de diâmetro) são completamente capturados no leito capilar pulmonar.[54] Esse teste não distingue entre *shunts* intrapulmonar e intracardíaco, mas pode servir para estimar a gravidade do *shunt*.

A prevalência de SHP varia entre 5% e 32%.[54] Ao usar ecocardiografia intensificada com contraste — o "padrão-ouro" para identificar dilatações vasculares intrapulmonares — a prevalência de um teste ecocardiográfico positivo em pacientes com doença hepática crônica é de aproximadamente 20%.[57,73] No entanto, considera-se que os pacientes com um ecocardiograma intensificado com contraste positivo sem distúrbios de troca gasosa coexistentes tenham uma *forma frustra* de SHP cuja história natural ainda não é conhecida.[73,74]

Embora sejam escassos dados descritivos da história natural de SHP, parece que os pacientes com SHP não submetidos a transplante de fígado pioram progressivamente e têm resultado adverso, com sobrevida média de 41 meses após o diagnóstico de SHP.[54] Em um estudo prospectivo, a SHP foi um fator de risco independente para o mau prognóstico em pacientes com cirrose; os pacientes com SHP apresentaram uma sobrevida média significativamente mais curta (cerca de 11 meses) do que aqueles sem SHP (41 meses), mesmo após o ajuste das diferenças na doença hepática.[75]

Anormalidades de Troca Gasosa

Quando a SHP é leve a moderada, o mecanismo predominante de hipoxemia é a desigualdade de ventilação-perfusão, essencialmente pela presença de áreas em que a ventilação é preservada, mas a perfusão está profundamente aumentada. Em contraste, quando a SHP é grave, desenvolve-se aumento e piora do *shunt* intrapulmonar juntamente com o desequilíbrio coexistente de ventilação-perfusão, e constitui a anormalidade primária. Coletivamente, com a crescente gravidade da disfunção hepática, há maior dilatação sistêmica e pulmonar, uma resposta vascular pulmonar hipóxica inferior e um grau maior de desigualdade de ventilação-perfusão, incluindo aumento do *shunt* intrapulmonar.[54,76] Também se postula que um "defeito de difusão-perfusão" explique o aumento do gradiente de difusão para o oxigênio nos capilares pulmonares dilatados (Fig. 93-3). A alegação é de que a dilatação vascular pulmonar cause difusão inadequada do oxigênio para o centro do capilar aumentado. Além disso, a coexistência de um estado hipercinético e o tempo de trânsito resultante mais curto das hemácias exagerariam esse distúrbio de troca gasosa induzida por difusão.[77]

Tratamento

Muitos agentes terapêuticos foram tentados na SHP, incluindo bismesilato de almitrina, oxigenoterapia em longo prazo, azul de metileno e propranolol, com resultados decepcionantes.[77] O único tratamento bem-sucedido até o momento é o transplante de fígado. Em teoria, a substituição do órgão danificado deve prevenir todas as anormalidades induzidas pela SHP, exceto no caso de DL_{CO} baixa persistente, cujo mecanismo permanece não esclarecido.[54] Como se poderia esperar, quanto pior for a hipoxemia antes do transplante, mais tempo levará para sua resolução após cirurgia.[78] No maior estudo de instituição única relatado até o momento, a sobrevida em 5 anos após transplante de fígado por SHP foi de 76% e não diferiu da taxa de sobrevida após transplante em pacientes sem SHP.[79]

Ser jovem, mostrar uma boa resposta de P_{O_2} arterial à respiração de oxigênio a 100% e menos hipoxemia pré-cirúrgica são todos fatores que parecem predizer uma resposta favorável ao transplante de fígado.[80] Coletivamente, esses elementos podem indicar uma vasculatura pulmonar mais reativa e *shunt* intrapulmonar menos profundo. No entanto, um estudo mais recente de pacientes com SHP submetidos a transplante de fígado indicou que a sobrevida não se correlacionou com a P_{O_2} arterial no momento do diagnóstico de SHP.[81]

HIPERTENSÃO PORTOPULMONAR

A *hipertensão arterial pulmonar* (HAP) associada à hipertensão portal — também conhecida como *hipertensão portopulmonar* (HPP) — é outro distúrbio vascular pulmonar misterioso aparentemente associado à doença hepática crônica.[55,80,82] Tanto o diagnóstico quanto o resultado da HPP, particularmente em relação aos benefícios terapêuticos do transplante de fígado, parecem ser substancialmente diferente daqueles de SHP, assim é importante destacar as distinções entre os dois distúrbios. A HPP é definida pela seguinte tríade de anormalidades hemodinâmicas em um paciente com hipertensão portal: (1) P_{PA} média excedendo 25 mmHg em repouso; (2) pressão de oclusão arterial pulmonar média (cunha) inferior a 15 mmHg; (3) resistência vascular pulmonar superior a 240 dinas $\cdot$ s^{-1} $\cdot$ cm^{-5} (normal, inferior a 130 dinas $\cdot$ s^{-1} $\cdot$ cm^{-5}).[82]

Em vários estudos, a estimativa da prevalência de hipertensão portopulmonar nos indivíduos avaliados para transplante de fígado situou-se entre 5% e 6%.[83] Além disso, os achados de um grande estudo cooperativo de 536 pacientes com hipertensão portal estabeleceu que o gênero feminino e hepatite autoimune associada conferiram risco mais alto de desenvolvimento de HPP, enquanto a hepatite C foi associada à diminuição do risco.[83]

Em estudos retrospectivos clássicos pós-morte, a prevalência de evidência histopatológica de HAP em pacientes com cirrose hepática ou HPP (ou ambas) variou entre 0,25% e 0,73%.[84] Em um estudo de caso-controle conduzido pelo *International Primary Hypertension Study Group*, a incidência de HAP primária (ou idiopática) foi encontrada em 7,3% dos pacientes com cirrose, em 3,1% daqueles com infecção pelo vírus da imunodeficiência humana e em nenhum dos controles.[85] De acordo com estas e outras observações subsequentes, a HPP foi classificada como uma categoria de HAP com critérios hemodinâmicos compatíveis com a classificação padrão e a definição de HAP, conforme é discutido no Capítulo 58 (Tabela 58-1).[55,86,87]

De um ponto de vista histopatológico, as lesões vasculares na HPP são indistinguíveis daquelas identificadas na HAP idiopática (primária) (Cap. 58), ou seja, espessamento intimal, proliferação de músculo liso, arteriopatia pulmonar plexogênica e trombose *in situ*,[88] todos — mais a vasoconstrição — contribuindo para aumentar muito a resistência vascular pulmonar.[89] Chemla et al.[90] postularam que o *shunt* portossistêmico de agentes vasoativos, como tromboxanos, serotonina, bradicinina e neuropeptídeo Y, os quais normalmente são metabolizados pelo fígado saudável, pode resultar em vasoconstrição arterial pulmonar; uma atraente hipótese

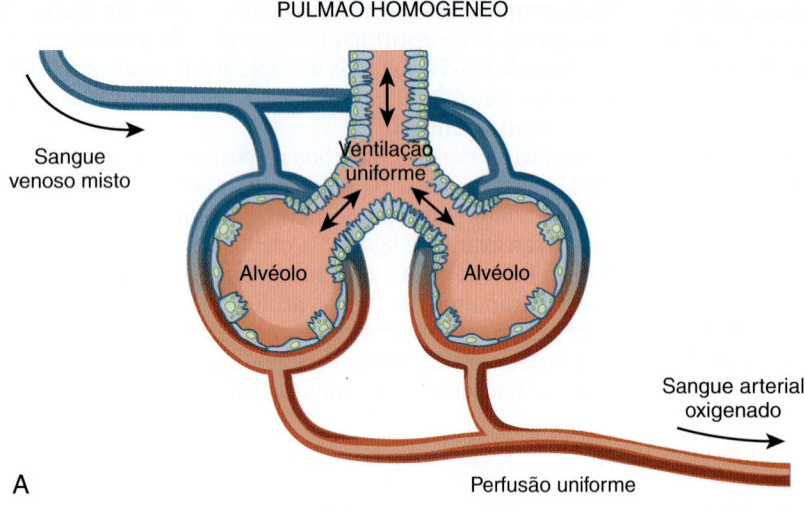
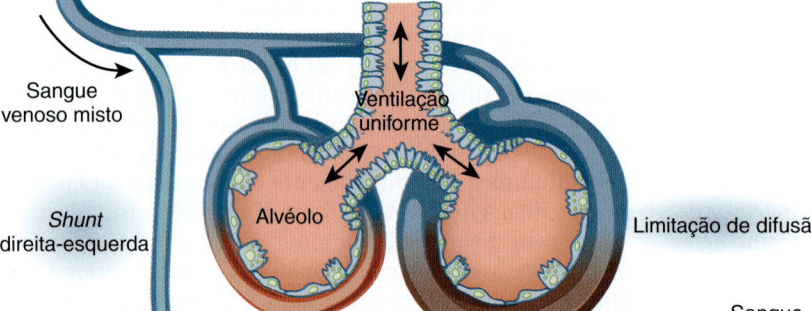

Figura 93-3 **Mecanismos de hipoxemia arterial na síndrome hepatopulmonar no modelo de troca gasosa bicompartimental. A,** No pulmão homogêneo de um individual saudável, com ventilação alveolar uniforme e fluxo sanguíneo pulmonar, o capilar varia entre 8 e 15 μm no diâmetro e o oxigênio difunde-se adequadamente dentro do capilar enquanto a ventilação-perfusão é bem equilibrada. **B**, Na síndrome hepatopulmonar, na qual muitos capilares estão dilatados e o fluxo sanguíneo não é uniforme, a disparidade na perfusão na ventilação alveolar para pulmonar emerge como o mecanismo predominante em qualquer estágio clínico, com ou sem a presença de *shunt* intrapulmonar e coexistente com limitação da difusão de oxigênio no centro de capilares dilatados na maioria dos estágios avançados. (De Rodriguez-Roisin R, Krowka MJ: Hepatopulmonar syndrome – a liver-induced lung vascular disorder. *N Engl J Med* 358:2378-2387, 2008.)

alternativa é que a disfunção endotelial pulmonar leve à diminuição da produção do vasodilatador endógeno NO.

O sintoma mais comum na HPP é a dispneia ao esforço; os pacientes também podem ter dor torácica, síncope e hemoptise.[91] Radiograficamente, nota-se tanto o aumento da silhueta cardíaca quanto a proeminência da artéria pulmonar em aproximadamente metade a dois terços dos pacientes com HPP.[83,91] Em geral, as taxas máximas de fluxo aéreo e os volumes pulmonares são normais ou quase normais, enquanto a DL_{co}, a Po_2 arterial e a diferença de Po_2 alveolar-arterial podem estar reduzidas, embora menos do que naSHP.[83] Comparados aos pacientes com HAP idiopática, os pacientes com HPP têm P_{PA} inferior média, bem como índice cardíaco e saturação de oxigênio venosa mista mais altos.[89]

Atualmente, a ecocardiografia transtorácica é realizada rotineiramente em pacientes que estão considerados para transplante de fígado porque a presença de HPP afeta o resultado da cirurgia. Achados ecocardiográficos característicos de HAP idiopática no quadro de hipertensão portal sugerem, mas não provam, a HPP. A cateterização do coração direito é necessária para confirmar o diagnóstico. Até recentemente, acreditava-se que a sobrevida média na HPP fosse extremamente pobre; novas informações, porém, indicam taxas de sobrevida geral de 88% e 75%, em 1 e 3 anos, similares às dos pacientes com HAP idiopática.[86,88]

O tratamento da HPP, porém, continua a ser desafiador porque não existem estudos controlados randomizados para orientação: os agentes disponíveis incluem epoprostenol, iloprost, sildenafil e bosentana.[92] Em um estudo retrospectivo, a segurança e eficácia de iloprost e bosentana inalados foram avaliadas em 31 pacientes com HPP por até 3 anos; embora ambos os agentes fossem seguros em relação à função hepática, bosentana provou ser melhor que iloprost para melhorar a capacidade de exercício, hemodinâmica, e — digno de nota — as taxas de sobrevida.[93] Estudos prospectivos são claramente necessários para fornecer mais orientação.

CIRROSE BILIAR PRIMÁRIA

A cirrose biliar primária, uma doença autoimune, caracteriza-se por um processo crônico, colestático, granulomatoso e destrutivo que envolve os ductos biliares intra-hepáticos.[94] Quando graves, esses processos resultam em colestase, cirrose e insuficiência hepática. A base autoimunológica se reflete na presença de várias alterações imunológicas, como função deprimida das células T supressoras, hipergamaglobulinemia e presença de anticorpos antimitocondriais. Doenças do tecido conjuntivo, como as o complexo *sicca*, síndrome de Sjögren e escleroderma, frequentemente estão associadas à cirrose biliar primária,[95,96] que também se associa à HPP.[83] Várias anormalidades respiratórias têm sido associadas à cirrose biliar primária: distúrbios pulmonares intersticiais, como pneumonite intersticial linfocítica e alveolite fibrosante; granulomas intrapulmonares subclínicos que simulam sarcoidose;[97] números aumentados de linfócitos CD4+ no fluido da lavagem broncoalveolar e doença obstrutiva da via aérea, como bronquiectasia.[98] Ocasionalmente, as manifestações pulmonares precedem o envolvimento hepático.[99] Além disso, deformidades da parede torácica secundárias a complicações vertebrais osteopênicas induzidas pelo metabolismo anormal da vitamina D relacionado à má absorção das vitaminas lipossolúveis também podem ser observadas.[98] A DL_{CO} reduzida, com ou sem defeitos ventilatórios, é uma das características funcionais da doença, particularmente quando coexiste um distúrbio de tecido conjuntivo.[99-101]

HEPATITE ATIVA CRÔNICA

A hepatite ativa crônica, uma doença hepática cada vez mais frequente, que se caracteriza por inflamação parenquimal difusa e necrose celular hepática, pode ser causada por hepatite viral (geralmente o vírus da hepatite C), distúrbios autoimunes e lesão hepática medicamentosa. A fibrose pulmonar e a pneumonite intersticial linfoide são relatadas, mas são raras.[100,102] Após anos de inflamação latente, que muitas vezes é assintomática, a hepatite ativa crônica pode levar a cirrose e insuficiência hepática, que tem sido associada à SHP.[98] Pacientes com infecção crônica pelo vírus da hepatite C e DPOC coexistente podem demonstrar um acelerado declínio anual no volume forçado expiratório em 1 segundo.[103]

COLANGITE ESCLEROSANTE

A colangite esclerosante é uma doença incomum que resulta de inflamação crônica que afeta tanto os ductos biliares intra-hepáticos quanto os extra-hepáticos. Tem sido ligada a doenças inflamatórias obstrutivas das vias aéreas, como a bronquiectasia; porém a relação permanece não comprovada porque a colite ulcerativa, um frequente acompanhamento clínico, também é associada às mesmas complicações respiratórias.[104]

DEFICIÊNCIA DE ALFA₁-ANTITRIPSINA

A descoberta de que certos pacientes com DPOC tinham baixos níveis de alfa₁-antitripsina circulante levou à teoria corrente de protease-antiprotease na patogênese do enfisema pulmonar (veja, no Capítulo 43, a discussão completa). Esse distúrbio hereditário quase sempre é associado ao fenótipo homozigoto PiZZ. Bebês geneticamente predispostos em geral apresentam hepatomegalia ou hepatoesplenomegalia e evidência de colestase. A maioria das crianças com doença hepática induzida por alfa₁-antitripsina se recupera, mas a cirrose se desenvolve em cerca de 15%, presumivelmente em decorrência dos efeitos tóxicos da proteína antitripsina mutante retida no retículo endoplasmático dos hepatócitos;[105] a SHP é referida como uma complicação dessa forma de cirrose.[106] A DPOC é a complicação pulmonar mais comum. A DPOC não está relacionada à presença de doença hepática, desenvolve-se em adultos, e se caracteriza por enfisema panacinar, especialmente nas zonas pulmonares inferiores, e por anormalidades bronquiais, incluindo bronquiectasia.[98]

PANCREATITE

A pancreatite pode ser aguda ou crônica e tem duas principais origens: migração de cálculos biliares e alcoolismo crônico. Porém têm sido identificadas mais e mais causas da pancreatite e foi proposta uma classificação das etiologias de acordo com o seguinte acrônimo (em inglês) TIGAR-O: tóxica-metabólica, idiopática, genética, autoimune, recorrente e obstrutiva.[107] Na maioria das vezes, os episódios de pancreatite aguda são leves, mas podem ser graves em cerca de 20% dos pacientes, dos quais 15% a 25% morrem.[108] As complicações pulmonares são frequentes e respondem por significativa mortalidade; as complicações intratorácicas contribuem para a morte em 22% a 29% dos pacientes que sucumbem por pancreatite fatal, e hipoxemia arterial ($PO_2 < 60$ mmHg) é um importante fator que afeta a sobrevida.[109] Além disso, hipoxemia, derrame pleural e síndrome do desconforto respiratório agudo (SDRA) influenciam o resultado de insuficiência respiratória na pancreatite aguda.[110,111]

INSUFICIÊNCIA RESPIRATÓRIA

Distúrbios de troca gasosa, que vão desde a leve hipoxemia ate a SDRA, podem surgir durante os episódios de pancreatite aguda. Hipoxemia arterial e resultados normais na radiografia de tórax são achados frequentes na pancreatite aguda em estágios iniciais.[112] Inicialmente, a hipoxemia arterial pode ser assintomática e leve, mas os pacientes que apresentam hipoxemia durante um episódio de pancreatite aguda devem ser cuidadosamente monitorados para agravamento da insuficiência respiratória; por exemplo, Ranson et al.[113] relataram que, de 67% dos pacientes que tiveram PO_2 arterial inicial inferior a 66 mmHg, nos quais os sintomas respiratórios clínicos se desenvolveram subsequentemente, 39% morreram.[113]

Os mecanismos de hipoxemia arterial na situação de um achado normal em radiografia de tórax durante uma pancreatite aguda permanecem mal compreendidos. Murphy et al.[114] demonstraram que a hipoxemia, nesses pacientes, era causada pelo aumento da fração do *shunt* dircita-esquerda, que geralmente melhorava após recuperação. Não foram vistas alterações nas taxas de fluxo expiratório, volumes pulmonares ou capacidade de fechamento, em comparação com as medidas adotadas após a recuperação. Esses autores sugeriram que a hipoxemia na ausência de anormalidades radiológicas possa estar relacionada a alterações na permeabilidade vascular pulmonar, de modo semelhante, porém mais leve, que a descrita na SDRA.[114] De Troyer et al.[115] mediram uma redução transitória da DL_{CO}, e sugeriram que o aumento da permeabilidade capilar e a DL_{CO} prejudicada resultem de fatores liberados pelo pâncreas lesionado. Além disso, Greenberg et al.[116] demonstraram redução na afinidade pelo oxigênio da hemoglobina relacionada ao aumento de ácidos graxos circulantes.

A SDRA se desenvolveu em cerca de 15% a 20% dos pacientes com pancreatite aguda grave, com uma taxa de mortalidade relatada de 56%.[117] A incidência de SDRA é mais alta em pacientes com pancreatite hemorrágica do que naqueles com pancreatite não hemorrágica.[118,119] Os sintomas respiratórios aparecem tipicamente de 2 a 7 dias após o início do episódio agudo, quando a radiografia de tórax em geral mostra sinais de congestão vascular pulmonar que progride para opacidades bilaterais difusas. A hipoxemia grave quase sempre é associada à hipocapnia acentuada. Achados patológicos revelam evidência de lesão pulmonar aguda indistinguível daquela observada na SDRA atribuível a outras causas.[118]

A lesão pulmonar associada à pancreatite aguda pode resultar de um efeito tóxico direto dos produtos pancreáticos, de liberações secundárias de mediadores inflamatórios, ou de ambos. Vários produtos pancreáticos têm potencial para induzir lesão pulmonar. A fosfolipase A_2 liga-se aos capilares pulmonares e tem a capacidade de induzir a degradação enzimática dos componentes fosfolipídicos de surfactante, promovendo, desse modo, colapso alveolar e maior permeabilidade vascular.[108,110] Ácidos graxos livres provenientes da degradação de triglicérides pela lipase circulante podem induzir edema alveolar e hemorragia.[110] Enzimas pancreáticas podem induzir lesão pulmonar e aumentar a permeabilidade vascular.[120] Além do efeito direto dos produtos pancreáticos, acredita-se que o papel do sequestro de leucócitos neutrofílicos dentro dos espaços alveolar e intersticial seja importante na indução de lesão pulmonar e de aumento da permeabilidade vascular pulmonar;[108] além disso, mediadores liberados durante lesão pancreática, como as espécies reativas de oxigênio,[121] moléculas de adesão, fator ativador de plaquetas,[110,122] e muitas citocinas, podem contribuir para permeabilidade vascular pulmonar associada.[110]

Como inicialmente as radiografias de tórax em geral parecem normais, a hipoxemia arterial pode não ser suspeitada clinicamente e não ser detectada, mas ser profunda; portanto, deve estar presente um alto índice de suspeição de comprometimento respiratório em pacientes com pancreatite aguda, devendo ser realizada gasometria arterial periodicamente durante as 48 a 72 horas iniciais de hospitalização.[123] Quando se desenvolve hipoxemia, os pacientes devem receber oxigênio suplementar para elevar a Po_2 arterial acima de 70 mmHg. O tratamento de lesão pulmonar associada à pancreatite é essencialmente de suporte e não difere daquele para outras formas de lesão pulmonar (Cap. 43). Entre as medidas importantes estão o suporte cardiovascular e a ventilação pulmonar protetora.[108]

O tratamento adicional inclui a supressão da função secretora do pâncreas pela eliminação de ingestão oral, uso de sucção nasogástrica e inibição da secreção de ácido gástrico com bloqueadores da histamina 2. Estudos sugerem que o octreotida, um potente inibidor da secreção pancreática exócrina, diminua tanto as taxas de mortalidade como a incidência de SDRA em pacientes com pancreatite aguda grave.[124,125] Porém são necessários estudos randomizados controlados sobre a eficácia do octreotida na prevenção e tratamento da SDRA associada à pancreatite.[125]

DERRAME PLEURAL

Os derrames pleurais podem estar associados a pancreatites aguda e crônica (Cap. 79). Na pancreatite aguda, o derrame pleural é um achado relativamente frequente, estando presente em cerca de 20%[126] a 50% dos pacientes.[111] Na maioria dos casos, esses derrames são de pequeno tamanho; a maioria (68%) do lado esquerdo, 22% são bilaterais e apenas 10% ocorrem do lado direito.[110]

Vários mecanismos patogênicos foram propostos para explicar o desenvolvimento de derrames pleurais associados à pancreatite aguda:[126] (1) aumento do extravasamento de fluido causado por enzimas pancreáticas que podem se difundir do lado peritoneal para o lado torácico do diafragma, (2) drenagem linfática prejudicada do exsudato pleural causada pela obstrução dos vasos linfáticos pelo alto conteúdo enzimático do fluido pleural, e (3) maior permeabilidade dos capilares diafragmáticos causada pelo processo inflamatório no pâncreas adjacente.

Em pacientes com derrame pleural associado à pancreatite aguda, os sintomas são primariamente abdominais (dor, náusea e vômito); ocasionalmente, podem estar presentes sintomas respiratórios (dor pleurítica e dispneia). O diagnóstico é estabelecido pela demonstração de uma elevada concentração de amilase no fluido pleural, uma concentração que pode ser até 30 vezes mais alta do que a do plasma.[108] O fluido pleural geralmente é um exsudato, que às vezes é sanguinolento, e tem alta concentração de proteína e ácido lático desidrogenase; a contagem diferencial de leucócitos revela predominância de células polimorfonucleares.

Os derrames pleurais associados à pancreatite aguda geralmente são autolimitados e se resolvem quando a inflamação pancreática cede sem necessitar de sem drenagem terapêutica. Portanto, se o derrame pleural não se resolver em 2 semanas após o tratamento da doença pancreática, a possibilidade de um abscesso pancreático ou de um pseudocisto deve ser considerada.

Os derrames pleurais crônicos são geralmente associados à pancreatite crônica recorrente e pseudocisto pancreático. Na maioria dos casos, há uma história de abuso de álcool.[127] Os derrames crônicos são grandes, podem ocupar todo o hemitórax, e reacumulam-se rapidamente após toracocentese.

O típico mecanismo de um derrame crônico é a fístula pancreatopleural, uma comunicação direta entre o pâncreas e o espaço pleural. Na pancreatite crônica, o ducto pancreático pode se romper em consequência da alta pressão interna. Depois da ruptura do ducto, secreções pancreáticas podem fluir para dentro do retroperitônio, depois para dentro do mediastino através dos hiatos esofágico ou aórtico, e então para dentro do espaço pleural (Fig. 93-4; veja a Fig. 79-9). Ocasionalmente, pode se desenvolver uma comunicação direta entre um pseudocisto pancreático e a cavidade pleural através do domo hemidiafragmático esquerdo.[127]

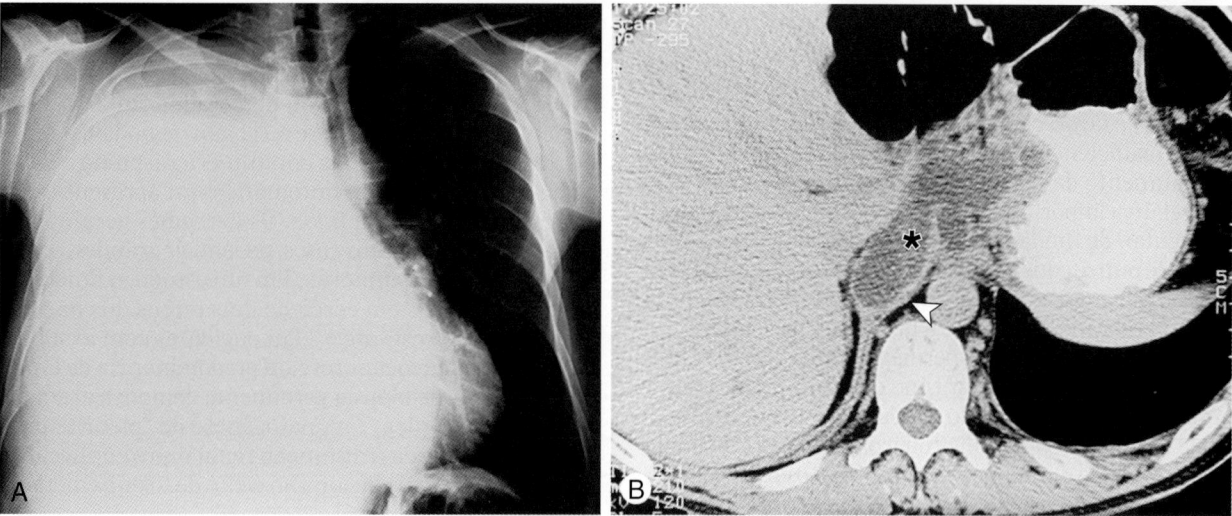

Figura 93-4 Um derrame pleural massivo associado a um pseudocisto pancreático. A, Radiografia de tórax demonstra um massivo derrame pleural no hemitórax direito. **B,** Imagem de TC do abdome superior realizada após drenagem pleural mostra a extensão cranial do pseudocisto (*asterisco*) através da inserção crural direita (*cabeça de seta*) e o hiato esofágico. (Cortesia de Dr. S. Navarro, Hospital Clinic, Universitat de Barcelona, Barcelona.)

Os pacientes com derrames pancreáticos crônicos geralmente se queixam de sintomas respiratórios como dor torácica e dispneia. Surpreendentemente, sintomas abdominais podem estar ausentes, provavelmente porque a comunicação pancreatopleural descomprime o pseudocisto.[126] Portanto, deve-se suspeitar de um diagnóstico de derrame pleural pancreático crônico em qualquer paciente com um grande derrame pleural e que pareça estar cronicamente enfermo ou tenha história de doença pancreática ou abuso de álcool.[128] O diagnóstico é estabelecido pela demonstração de uma alta concentração de amilase no fluido pleural; no quadro de uma fístula pancreatopleural, podem-se esperar concentrações de amilase excessivamente altas, muitas vezes superiores a 10.000 U/L. A ultrassonografia e as imagens de tomografia computadorizada de tórax e abdome geralmente revelam a presença de um pseudocisto e algumas vezes podem até mostrar a fístula pancreatopleural[128] (Fig. 93-4). A colangiopancreatografia endoscópica retrógrada fornece informações adicionais sobre estruturas ductais e pode demonstrar a passagem de material de contraste do ducto pancreático ou um pseudocisto dentro da cavidade peritoneal, embora a visualização da fístula possa ser difícil.[127,129] A colangiopancreatografia endoscópica retrógrada e imagens de tomografia computadorizada em conjunto dão informações complementares que são especialmente úteis se o paciente tiver de se submeter à intervenção cirúrgica.

Os pacientes com derrames pleurais relacionados à doença pancreática crônica devem ser tratados inicialmente com sucção por sonda nasogástrica, sem qualquer ingestão oral, nutrição parenteral e com toracocenteses terapêuticas, se necessário, para melhorar os sintomas. A inibição da secreção pancreática com octreotida demonstrou ser útil em promover o fechamento de fístulas pancreatopleurais em alguns casos.[130] No entanto, se após 2 a 3 semanas de terapia médica o fluido pleural continuar a se acumular e o paciente continuar sintomático, a cirurgia para fechar a fístula deve ser considerada.

OUTRAS MANIFESTAÇÕES

Uma condição chamada *pancreatite autoimune* ou *esclerosante* tem sido ligada à presença de elevadas concentrações séricas de IgG_4.[131] A doença relacionada à IgG_4 é uma condição fibroinflamatória caracterizada por um denso infiltrado linfoplasmocítico rico em plasmócitos IgG_4-positivos, por aparência espiralada dos fibroblastos chamada de fibrose "estoriforme" e, às vezes, elevadas concentrações séricas de IgG_4.[132] Além disso, a doença relacionada à IgG_4 foi identificada como uma condição sistêmica envolvendo praticamente cada órgão, incluindo o pulmão; todos os componentes do sistema respiratório podem estar implicados, como pseudotumor inflamatório parenquimal, pneumonia intersticial, estenose de via aérea central e fibrose mediastinal; o envolvimento pulmonar geralmente melhora concomitante à melhora da pancreatite quando tratado com glicocorticosteroides.[133-135]

DOENÇAS RENAIS

Doenças renais agudas e crônicas estão associadas a uma variedade de manifestações respiratórias. Pode-se desenvolver edema pulmonar na doença renal aguda ou crônica, sendo bastante comuns a doença pleural, a calcificação pulmonar e a síndrome da apneia do sono na doença renal crônica. Historicamente, o tratamento com hemodiálise causou alterações transitórias na troca gasosa pulmonar. Esses distúrbios são discutidos nesta seção. A vasculite necrosante sistêmica e as doenças associadas a autoanticorpos, que geralmente afetam o pulmão e os rins, são consideradas nos Capítulos 60 e 67.

EDEMA PULMONAR

O edema pulmonar é comum em pacientes com comprometimento funcional renal agudo ou crônico. Uma variedade de condições pode favorecer a formação de edema: sobrecarga de fluido, insuficiência ventricular esquerda, hipoalbuminemia e aumento da permeabilidade pulmonar microvascular. A relativa importância do aumento da permeabilidade microvascular, de um lado, *versus* insuficiência ventricular esquerda, de outro, causa controvérsia há décadas. Achados de autópsia mostrando a presença de fluido de edema rico em proteína, membranas hialinas e a hemorragia alveolar[136,137] todos apontaram para maior permeabilidade vascular pulmonar como o provável mecanismo de formação de edema pulmonar, conforme discutido no Capítulo 62. A demonstração de um maior conteúdo proteico na amostra de fluido do edema, extraído diretamente por aspiração endotraqueal, reforçou essa hipótese.[138] Além disso, o edema pulmonar tem sido relatado na ausência de sobrecarga de volume e na presença de pressões capilar pulmonar e intracardíaca normais.

Em contrapartida, estudos usando uma técnica de duplo isótopo falharam em demonstrar um acúmulo significativo de transferrina radiomarcada em pacientes com lesão renal e edema pulmonar.[139] A taxa de acúmulo de proteína em pacientes com função renal comprometida foi similar àquela em pacientes com edema pulmonar cardiogênico e em voluntários normais, e foi significativamente mais baixa do que nos pacientes com SDRA; essas observações sugerem que o edema pulmonar em alguns, senão na maioria, dos pacientes com renal doença, provavelmente não se relacione ao aumento da permeabilidade vascular pulmonar.[139]

Acredita-se que a insuficiência cardíaca tenha um papel importante no desenvolvimento de edema pulmonar associado à doença renal crônica. Dstúrbios cardíacos são comuns na disfunção renal em estágio final, e vários fatores, incluindo hipertensão, diabetes melito, anemia, fístulas arteriovenosas cirúrgicas e doença cardíaca isquêmica, podem afetar de maneira adversa a função cardíaca.[140,141] A disfunção ventricular esquerda pode ser reversível após diálise ou transplante renal, o que sugere que pacientes com comprometimento renal crônico possam ter uma "cardiomiopatia urêmica" específica.[140,142,143]

A congestão pulmonar subclínica em pacientes com insuficiência renal crônica pode reduzir os volumes pulmonares e as taxas máximas de fluxo expiratório, que geralmente se revertem após hemodiálise.[144-146] Em contraste com os achados em pacientes com disfunção ventricular esquerda,[147] o edema pulmonar subclínico na lesão renal não está associado à hiper-responsividade bronquial, antes ou depois de hemodiálise.[148]

De um ponto de vista clínico, a maioria dos casos de edema pulmonar associados a comprometimento renal, agudo e crônico, envolve aumento de volume intravascular decorrente de função ventricular esquerda anormal e sobrecarga de fluido. Em consequência, seu tratamento deve consistir essencialmente na remoção do excesso de fluido do corpo com a diálise.

DOENÇA PLEURAL

Aproximadamente 20% a 40% dos pacientes que morrem de insuficiência renal crônica têm pleurite fibrinosa detectada na autópsia.[136,149] Essa pleurite fibrinosa pode se manifestar como dor torácica pleurítica com atritos de fricção pleural,[150] derrame pleural[151] ou fibrotórax.[152,153]

Derrames pleurais foram detectados em 20% dos 257 pacientes hospitalizados que recebiam hemodiálise em longo prazo; o sintoma o mais comum era dispneia.[154] Outros pacientes podem ser assintomáticos ou apresentar-se com febre, dor torácica ou tosse. Os derrames geralmente são unilaterais e, em alguns casos, podem ser grandes, ocupando mais de 50% do hemitórax. Em um estudo, o fluido pleural era transudativo em cerca de dois terços dos pacientes e exsudativo no restante.[154] Em pacientes com exsudatos, a contagem de leucócitos revelou predominância de linfócitos, e as amostras de biópsia geralmente demonstraram pleurite fibrinosa crônica.[155] A patogênese de "pleurite urêmica crônica" associada à disfunção renal não é conhecida, mas provavelmente se relaciona ao efeito de toxinas metabólicas retidas.

O derrame geralmente desaparece gradualmente após várias semanas de diálise, mas, em cerca de 25% dos pacientes, ele pode persistir, progredir, ou recorrer. Caso se desenvolva fibrotórax e produza um comprometimento ventilatório restritivo sintomático, deve-se considerar a descorticação cirúrgica.[152,153]

CALCIFICAÇÃO PULMONAR

A calcificação metastática é uma complicação comum da doença renal crônica que pode afetar muitos órgãos viscerais e é encontrada em 60% a 80% dos pacientes de diálise na autópsia ou na cintilografia óssea.[156] Calcificações difusas similares podem ser encontradas em outras condições sistêmicas ou pulmonares.[157] O envolvimento pulmonar é comum, mas geralmente é indetectável em radiografias simples de tórax, e a maioria dos pacientes é assintomática.[158] Às vezes, a radiografia de tórax ou a tomografia computadorizada mostram opacidades nodulares com menos de 2 mm de diâmetro, que podem ser difusas ou localizadas (Fig. 95-2). As opacidades são relativamente estáveis, ao contrário do que se poderia observar nos processos infecciosos. Os testes de função pulmonar podem revelar um defeito ventilatório restritivo e/ou uma redução na $D_{L_{CO}}$.

A patogênese da calcificação pulmonar em pacientes com insuficiência renal crônica é complexa; vários fatores — em conjunto — podem ter um papel: (1) o efeito da acidose crônica, que lixivia o cálcio dos ossos; (2) o efeito da alcalose intermitente, que favorece a deposição de sais de cálcio; (3) o efeito do hiperparatireoidismo, que causa reabsorção óssea e hipercalcemia intracelular; e (4) o efeito de baixa taxa de filtração glomerular, que causa hiperfosfatemia e um produto muito elevado de cálcio-fósforo.[156]

O diagnóstico de calcificação pulmonar pode ser confirmado por captação pulmonar durante obtenção de imagens de cintilografia óssea com tecnécio-99m-difosfonato (Fig. 95-3).[159] O tratamento geralmente é insatisfatório e consiste em manter diálise adequada, reduzindo o produto de cálcio-fósforo, e em tratar o hiperparatireoidismo, quando presente; o transplante renal pode, algumas vezes, melhorar ou realmente piorar a condição.[156]

APNEIA DO SONO

O distúrbio de sono, incluindo a apneia do sono, há muito é reconhecido em pacientes doença renal em estágio final. (Outras causas de apneia do sono, assim como sua fisiopatologia e tratamento, são descritas no Cap. 88.) A grande evidência a favor da alta prevalência de apneia do sono em pacientes em diálise — superior a 50%[160] — é reforçada pelos resultados das comparações entre pacientes que fazem hemodiálise-padrão três vezes por semana e em sujeitos-controle cuidadosamente equiparados do estudo baseado na comunidade *Sleep Heart Health Study*: os pacientes em diálise tiveram um aumento quatro vezes maior de apneia do sono e episódios de hipoxemia noturna grave, após ajuste para condições comórbidas que poderiam afetar o resultado.[161]

Vários mecanismos foram propostos para explicar a alta prevalência de apneia do sono em pacientes com doença renal em estágio final submetidos à hemodiálise. Talvez as especulações patogenéticas mais persuasivas envolvam a importância da sobrecarga de fluido e o desvio de fluido para a parte superior do corpo durante o sono, facilitando assim a obstrução da via aérea.[62] O suporte a esse postulado provém de uma maior resistência faríngea, que acompanha os desvios de fluido produzidos pela aplicação de alta pressão à parte inferior do corpo, em sujeitos saudáveis.[163] Estudos de seguimento com o uso da mesma metodologia documentaram maior ocorrência de colapso das vias aéreas superiores.[164] Esses estudos amparam a hipótese de que o deslocamento de fluido durante a posição em decúbito predispõe à apneia do sono obstrutiva.

O acúmulo de toxinas urêmicas também pode ter um papel, independentemente ou em conjunto com a sobrecarga de fluido na patogênese dos transtornos do sono. A frequência crescente e a extensão da hemodiálise noturna, que não distingue entre a presença de toxinas e a sobrecarga de fluido como possíveis mecanismos, causaram significativa redução da gravidade da apneia do sono nos 14 pacientes em que ela foi tentada,[165] oferecendo assim uma solução em potencial, mas logisticamente complicada, de um problema clínico sério e difícil de tratar de outra forma.

O tratamento-padrão da apneia do sono obstrutiva pode ser benéfico, mas a experiência em pacientes com doença renal em estágio final é limitada.[166] Existem relatos empíricos de melhora após transplante renal,[167] mas de acordo com um relato, somente três de 18 pacientes tiveram melhora significativa após o procedimento.[168]

HIPOXEMIA INDUZIDA POR HEMODIÁLISE

Outro problema clínico que foi associado à doença renal em estágio final e à hemodiálise — que atualmente é apenas de interesse histórico — foi a redução imediata da P_{O_2} arterial de 10 para 15 mmHg após o início da diálise, a qual atingiu um nadir após 30 a 60 minutos e persistiu por toda a duração do procedimento.[169-171] A gravidade da hipoxemia variou de acordo com o tipo de membrana de diálise e a natureza química do tampão de dialisado.[172] [173] No passado, eram explicações populares para o fenômeno a leucostasia vascular pulmonar e a ativação do complemento, mas desde então foram excluídas. A exposição do sangue a certas membranas de diálise causa ativação da via alternativa do complemento e, dentro de minutos, C3a e C5a são gerados, podendo induzir ao sequestro intrapulmonar de leucócitos e à queda dos leucócitos circulantes. Com base na associação temporal entre o início da hipoxemia e a leucopenia transitória, postulou-se que a diminuição da P_{O_2} arterial resulte da disparidade em ventilação-perfusão decorrente de leucostasia em pequenos vasos pulmonares.[174] No entanto, estudos com o uso de técnica múltipla de eliminação de gás inerte descartou a disparidade em ventilação-perfusão como o principal mecanismo da hipoxemia,[175-177] ainda que Romaldini et al.[176] tenham demonstrado que a tendência à igualdade na ventilação-perfusão melhore durante o procedimento de diálise, o que mais provavelmente é explicado pela diminuição da água pulmonar extravascular induzida pela diálise. Além disso, observou-se hipoxemia durante a diálise com membranas que não causam leucopenia.[178]

Atualmente, a explicação mais aceita para a diminuição da P_{O_2} arterial durante a hemodiálise é o início da hipoventilação associada à remoção de dióxido de carbono pelo dialisado, que é substancial com o tampão de acetato, mas mínimo com o tampão de bicarbonato;[179] além disso, o tampão de acetato pode reduzir ainda mais a eliminação de dióxido de carbono respiratório devido ao consumo de dióxido de carbono durante o metabolismo do acetato.[180] Em um estudo de pacientes submetidos à hemodiálise com tampão de acetato, a ventilação-minuto caiu de uma média de 7,2 L/min para 5,7 L/min dentro de 15 minutos do início da hemodiálise.[181] O valor da diferença de P_{O_2} alveolar-arterial durante a hemodiálise permanece estável apesar da significativa queda da P_{O_2} arterial.[171,176] Uma consequência adicional da "descarga" de dióxido de carbono não respiratório foi a desestabilização da ventilação em repouso, que se manifestou por meio de um padrão respiratório irregular, com o desenvolvimento de periodicidade e algumas vezes com apneias.[181,182]

Hoje, as antigas complicações de leucopenia e hipoxemia durante a hemodiálise foram eliminadas em grande parte com o uso de membranas sintéticas (incrtcs), que não ativam o complemento e, desse modo, evitam a leucopenia, e de dialisados como o bicarbonato, que não removem o dióxido de carbono. O oxigênio suplementar ainda deve ser administrado durante o procedimento aos pacientes com doenças cardiopulmonares coexistentes.

> ### Pontos-chave
>
> - O refluxo gastroesofágico, um distúrbio comum, pode causar dor torácica recorrente, que varia de azia a desconforto do tipo isquemia miocárdica, pode provocar ou exacerbar a tosse crônica, e pode desencadear crises de asma ou agravar outras condições respiratórias subjacentes.
> - As doenças intestinais inflamatórias, a colite ulcerativa mais do que a doença de Crohn, foram associadas a uma variedade de doenças pulmonares crônicas, particularmente das vias aéreas; estas incluem asma, bronquite crônica e bronquiectasia, e, com menos frequência, distúrbios do parênquima pulmonar, como a fibrose intersticial e a pneumonia organizadora criptogênica.

- Os pacientes com doença hepática em estágio final têm complicações pulmonares características: desenvolve-se hidrotórax hepático em 5% a 10%; síndrome hepatopulmonar, caracterizada por hipoxemia decorrente de acentuada dilatação dos capilares pulmonares, desenvolve-se em até 20%; hipertensão portopulmonar (P$_{PA}$ média > 25 mmHg) desenvolve-se em outros 6% dos pacientes.
- Episódios de pancreatite aguda grave estão associados à alta frequência de complicações pulmonares, especialmente hipoxemia, derrames pleurais e síndrome do desconforto respiratório agudo, que são as principais causas de morbidade e mortalidade excessivas.
- Doenças renais são causas importantes de edema pulmonar, doença pleural, calcificações pulmonares e apneia do sono, alguns dos quais podendo ser aliviados por diálise e/ou transplante renal.

As Referências estão disponíveis exclusivamente no site www.elsevier.com.br/expertconsult

94 PULMONARY COMPLICATIONS OF HEMATOLOGIC DISEASES

ROBERTO F. MACHADO, MD • MARK T. GLADWIN, MD

INTRODUCTION
RED BLOOD CELL DISORDERS
Anemia
Polycythemia
HEMOGLOBINOPATHIES
Sickle Cell Disease
Thalassemia
Other Hemoglobin Disorders
WHITE BLOOD CELL DISORDERS
Leukemias
Plasma Cell Disorders
THROMBOSIS AND DISORDERS OF COAGULATION
Inherited Thrombophilia
Coagulopathies and Platelet Disorders
COMPLICATIONS OF TRANSFUSION
Transfusion-Associated Acute Lung Injury

O Capítulo 94 está disponível, em inglês, exclusivamente no site www.elsevier.com.br/expertconsult

95 PULMONARY COMPLICATIONS OF ENDOCRINE DISEASES

LESLIE ZIMMERMAN, MD

INTRODUCTION	THYROID DISORDERS	PARATHYROID DISEASES
DIABETES MELLITUS	Hyperthyroidism	ADRENAL DISEASES
	Hypothyroidism	ACROMEGALY

O Capítulo 95 está disponível, em inglês, exclusivamente no site www.elsevier.com.br/expertconsult

96 THE LUNGS IN OBSTETRIC AND GYNECOLOGIC DISEASES

STEPHEN E. LAPINSKY, MBBCh, MSc • CATHERINE NELSON-PIERCY, MBBA, MA

INTRODUCTION
PHYSIOLOGIC ALTERATIONS DURING NORMAL PREGNANCY
Alterations in Respiratory Physiology
Alterations in Cardiovascular Physiology

OBSTETRIC DISORDERS AND THE LUNGS
Obstructive Airway Disease
Infectious Diseases
Pulmonary Edema and Pulmonary Vascular Disease
Acute Lung Injury in Pregnancy
Other Respiratory Diseases in Pregnancy

GYNECOLOGIC DISORDERS AND THE LUNGS
Catamenial Pneumothorax
Endometriosis
Lymphangioleiomyomatosis
Trophoblastic Embolization
Ovarian Hyperstimulation Syndrome

O Capítulo 96 está disponível, em inglês, exclusivamente no site www.elsevier.com.br/expertconsult

97 O SISTEMA RESPIRATÓRIO E AS DOENÇAS NEUROMUSCULARES

JOSHUA O. BENDITT, MD • F. DENNIS McCOOL, MD

INTRODUÇÃO
ANATOMIA FUNCIONAL DO SISTEMA RESPIRATÓRIO
Sistema Nervoso Central
Sistema Nervoso Periférico
Feedback Controlador

DOENÇAS QUE AFETAM O SISTEMA RESPIRATÓRIO
Doenças do Sistema Nervoso Central
Doenças do Sistema Nervoso Periférico
TÓPICOS ESPECIAIS
Doença Neuromuscular Relacionada à Doença Crítica
Doenças que Afetam a Função do Diafragma

ABORDAGEM À AVALIAÇÃO RESPIRATÓRIA E AO TRATAMENTO DO INDIVÍDUO COM DOENÇA NEUROMUSCULAR
Suporte Ventilatório
Dados de Suporte à Ventilação não Invasiva com Pressão Positiva na Doença Neuromuscular
Suporte à Tosse

INTRODUÇÃO

A troca gasosa entre a atmosfera e o corpo humano depende não apenas dos pulmões, mas também em grande parte da função da "bomba ventilatória" que consiste nos centros de controle respiratório localizados no cérebro, na caixa torácica óssea, no diafragma e nos músculos intercostais, acessórios e abdominais. Uma ampla variedade de distúrbios neuromusculares pode resultar em disfunção da bomba ventilatória que, por sua vez, pode levar à insuficiência respiratória, pneumonia e até à morte. Os distúrbios respiratórios são reconhecidos como a causa principal de mortalidade na doença neuromuscular,[1,2] e intervenções apropriadas podem prevenir complicações e prolongar a vida em indivíduos com doença neuromuscular que afeta o sistema respiratório.[3] As doenças da parede torácica são discutidas no Capítulo 98.

ANATOMIA FUNCIONAL DO SISTEMA RESPIRATÓRIO

A bomba ventilatória destina-se a trazer oxigênio para dentro do corpo a fim de promover geração de energia e remover dióxido de carbono como um produto residual do metabolismo celular. O sistema é composto pelo córtex do cérebro que controla a respiração voluntária; o tronco encefálico, que está envolvido na respiração automática; a medula espinal e os neurônios motores que transmitem impulsos nervosos; os músculos respiratórios, que são os efetores do sistema; e um sistema complexo de receptores de *feedback* e nervos que regulam a ventilação (Fig. 97-1). O sistema é notavelmente flexível e pode manter com precisão o equilíbrio de dióxido de carbono e o acidobásico, apesar de encontrar grandes variações nas demandas metabólicas que resultam das atividades da vida diária. Segue-se uma discussão sobre cada um dos componentes desta complexa rede.

SISTEMA NERVOSO CENTRAL

Controladores da Respiração Voluntária

A respiração voluntária é controlada por sinais do córtex cerebral. Centros localizados dentro do córtex parietal enviam sinais volitivos que iniciam a inspiração e a expiração.[4] Essas áreas corticais projetam-se para os neurônios motores na medula espinal via tratos corticoespinais. Esses tratos corticoespinais são vias separadas das vias reticuloespinais que conectam os centros de respiração automática aos neurônios motores.

Controladores da Respiração Automática

A respiração automática é controlada por um sistema complexo que inclui centros respiratórios na ponte e no bulbo (medula oblonga), os tratos nervosos no tronco encefálico inferior, as vias reticuloespinais na medula espinal e os mecanismos de *feedback* que são de natureza química e mecânica. Acredita-se que haja três centros que geram o ritmo e o impulso respiratório, um localizado na ponte e dois no bulbo. Revisões mais detalhadas deste tópico estão disponíveis.[5,6]

Medula Espinal

A medula espinal e os nervos motores conduzem impulsos nervosos do córtex e tronco encefálico para as células do corno anterior dos neurônios motores suprindo os músculos respiratórios. Conforme se observou anteriormente, os tratos de fibras nervosas na medula espinal, responsáveis pela respiração voluntária (trato corticoespinal) e automática (trato reticuloespinal), são separados dentro da medula espinal.[7] As fibras nesses dois tratos seguem através da medula espinal para fazer sinapse com os neurônios motores inferiores.

SISTEMA NERVOSO PERIFÉRICO

Neurônios Motores Inferiores

O neurônio motor inferior tem seu corpo celular na medula espinal (célula do corno anterior), mas sai da medula espinal para se tornar as raízes do nervo espinal e os nervos que suprem os músculos respiratórios. Quando os nervos chegam aos músculos, eles se dividem em ramificações conhecidas como *ramos* que, ao chegarem à fibra muscular, ainda se dividem em projeções bulbosas chamadas *botões*, que se aplicam à membrana muscular em uma junção anatômica especializada chamada de *placa motora terminal*. Esses botões contêm acetilcolina, que são os transmissores químicos que servem para estimular o músculo a se contrair. Com o disparo do nervo, ocorre a liberação de acetilcolina na placa

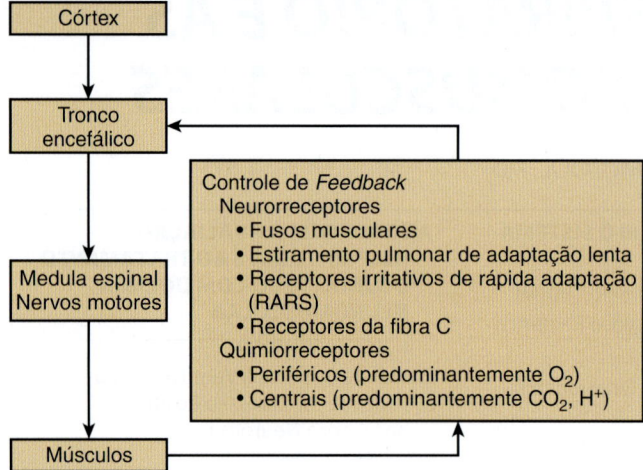

Figura 97-1 Sistema de controle de *feedback* respiratório. O sistema respiratório neuromecânica mostra as vias neuromusculares e o controle de *feedback*.

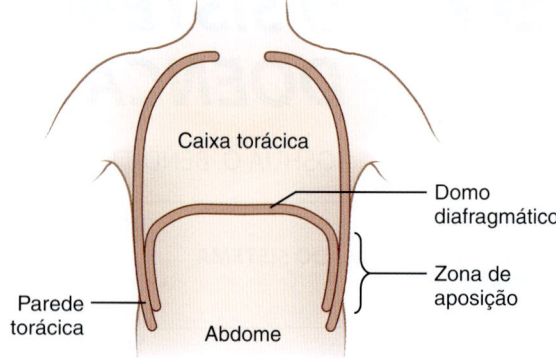

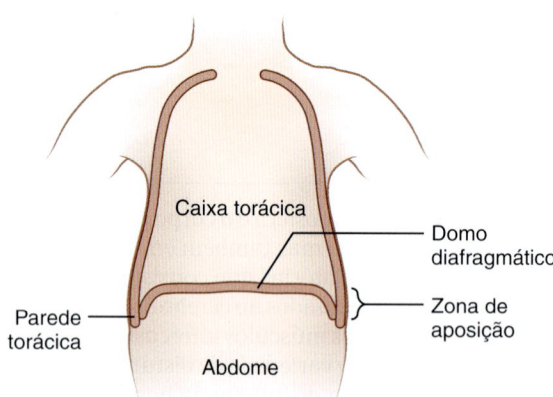

Figura 97-2 Posições diafragmáticas em repouso (*parte superior*) e em contração total (*parte inferior*). Na capacidade residual funcional (*parte superior*), o diafragma situa-se dentro do tórax com uma zona de aposição ao longo da parede torácica. Na capacidade pulmonar total (*parte inferior*), o diafragma contraído deslocou os conteúdos abdominais e, por meio de aumento da pressão abdominal, expandiu a parede torácica para fora.

motora terminal dentro da fenda entre o nervo e o músculo. A acetilcolina liga-se aos receptores no lado muscular da placa motora terminal, o que resulta em um *potencial estimulatório supralimiar* da placa terminal e em despolarização da membrana muscular.[8] Um músculo potencial de ação então resulta em contração da fibra muscular.

Capacidade Pulmonar Total

Músculos Respiratórios. Os músculos respiratórios são os efetores mecânicos do sistema respiratório. Geralmente se dividem em três grupos principais: (1) músculos inspiratórios, (2) músculos expiratórios, e (3) músculos acessórios da respiração. Os músculos que mantêm a permeabilidade das vias aéreas superiores durante o ciclo respiratório são, algumas vezes, também considerados músculos da respiração em razão de sua estreita interação com os outros músculos respiratórios.

O diafragma é o principal músculo da inspiração e responde por aproximadamente 70% do volume corrente inalado no indivíduo normal[9] (Fig. 97-2). A contração do diafragma resulta em um movimento descendente em pistão do músculo, assim como em um movimento para fora e para cima das costelas através da *zona de aposição*. A inervação do diafragma se dá via nervo frênico que se origina das raízes nervosas cervicais 3 a 5.

Os músculos intercostais são lâminas finas de fibras musculares que correm entre as costelas nos espaços costais.[10] Há duas lâminas de fibras musculares, a intercostal externa e a interna. As intercostais externas funcionam para expandir a caixa torácica durante a inspiração. As intercostais internas são mais profundas e funcionam para diminuir o tamanho da caixa torácica durante a expiração. O mecanismo de ação dos músculos intercostais sobre as costelas é mostrado na Figura 97-3. A orientação das fibras musculares em relação às costelas resulta no aumento ou diminuição do tamanho da caixa torácica; quando os músculos se contraem, o torque maior é aplicado até o ponto mais distal da espinha. No caso dos músculos intercostais externos (inspiratórios), a inserção distal é na costela inferior, assim a contração tende a puxar a costela inferior para cima, expandindo então o tórax; no caso dos músculos intercostais internos (expiratórios), a inserção distal é na costela superior e, desse modo, a contração

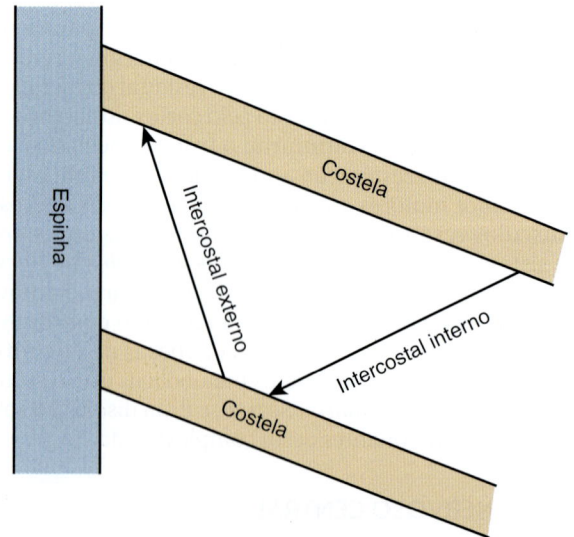

Figura 97-3 Ações dos músculos intercostais nas costelas. Contração dos intercostais externos resulta em movimento para cima e para fora das costelas durante a inalação. A contração dos intercostais internos resulta em um movimento para baixo e para dentro das costelas durante a exalação.

do músculo tende a puxar a costela superior para baixo, diminuindo então o tórax. A inervação dos intercostais é via nervos intercostais que se originam das raízes torácicas do nervo espinal.

Os músculos abdominais (reto abdominal, oblíquo interno, oblíquo externo, e transverso abdominal) servem a várias funções na respiração que principalmente auxiliam a expiração, mas podem também funcionar na inspiração. Os oblíquos, interno e externo, e o transverso abdominal resultam em um movimento de retração da parede abdominal que desloca o diafragma para cima, para dentro da cavidade torácica, e auxilia na exalação. O reto abdominal, assim como os oblíquos interno e externo, puxa a caixa torácica inferior caudalmente e portanto aumenta a pressão pleural e a exalação. Os músculos abdominais também podem ter um papel menor na inspiração;[11] caso sua contração reduza o volume pulmonar abaixo da *capacidade residual funcional* (CRF), os músculos abdominais podem armazenar energia de retração elástica na parede torácica que então auxilia na expansão da parede torácica durante a inspiração subsequente. Este "auxílio inspiratório" pode ser visto durante o exercício em que a expiração se torna ativa.

Os músculos acessórios da respiração (músculos esternocleidomastóideo, escalenos, trapézios, latíssimo dorsal, platisma e peitorais maior e menor) podem expandir a caixa torácica e auxiliar a inspiração durante situações de maior demanda ventilatória, como ao exercício, ou quando outros músculos inspiratórios estão comprometidos, como na tetraplegia ou doença pulmonar obstrutiva crônica. Está claro agora que alguns deles funcionam durante um esforço mínimo e até durante a respiração corrente silenciosa.[12]

Os músculos das vias aéreas superiores também são considerados como músculos da respiração porque mantêm a permeabilidade das vias aéreas superiores e permitem que o ar flua para dentro e para fora dos pulmões sem interrupção.[13] Alguns destes também participam da proteção das vias aéreas inferiores durante a deglutição, uma função-chave na defesa do sistema respiratório. Os músculos das via aéreas superiores incluem os abdutores das cordas vocais, os elevadores palatais, retratores da língua e dilatadores das narinas. Esses músculos são inervados pelos nervos cranianos V, VII e IX-XII. Os centros de controle para esses músculos são os mesmos descritos anteriormente para os músculos com mais frequência considerados ventilatórios.

FEEDBACK CONTROLADOR

Os mecanismos de controle respiratório dependem tanto dos receptores neurais quanto dos químicos encontrados em locais periféricos e centrais. Uma excelente discussão deste tópico se encontra disponível.[14] Os centros respiratórios automáticos no tronco encefálico respondem ao *feedback* desses receptores e ajustam a saída neural para os músculos ventilatórios e os das vias aéreas superiores que expandem a parede torácica e mantêm a permeabilidade das vias aéreas superiores (Fig. 97-1).

Os *receptores neurais* estão presentes nas vias aéreas superiores, músculos respiratórios, pulmões e vasos pulmonares.[14] Depois de estimulados, esses receptores projetam sinais para o controlador respiratório central via nervo vago. Os centros respiratórios então ajustam sua saída para os músculos respiratórios para alterar a ventilação e modular reflexos como tosse e espirro. Existem vários tipos diferentes de receptores neurais. Os *fusos musculares* e os *receptores de estiramento pulmonar de adaptação lenta* predominantemente respondem às alterações da caixa torácica e do volume pulmonar, respectivamente. À medida que a parede torácica e o pulmão inflam, esses receptores são estirados e amortecem a saída dos centros inspiratórios no bulbo. Esses receptores estão envolvidos no reflexo de "Hering-Breuer", em que a inspiração é interrompida à medida que o volume pulmonar aumenta.[15] Estes são críticos para iniciar a tosse. Os *receptores irritativos de rápida adaptação* respondem às alterações do volume pulmonar, aos estímulos químicos, como histaminas e prostaglandinas, bem como aos estímulos nocivos. As *fibras C* nas vias aéreas e pulmão recebem estímulos químicos no ambiente local. As fibras C provavelmente mediam a hiperventilação que é vista em circunstâncias normotóxicas em uma série de distúrbios pulmonares, como asma, embolia pulmonar, pneumonia e edema pulmonar.

Os *receptores químicos* ou *quimiorreceptores* estão localizados tanto perifericamente quanto no sistema nervoso central.[14] Os *quimiorreceptores periféricos* que incluem os corpos carótico e aórtico, são o local primário para sentir os níveis baixos de *pressão de oxigênio arterial* (Po_2 arterial), mas também respondem em menor extensão às alterações da *pressão de dióxido de carbono arterial* (Pco_2 arterial) e pH. Eles são estimulados quando a Po_2 arterial cai abaixo de 75 mmHg e também quando a Pco_2 arterial aumenta e o pH diminui. Embora ambos os receptores estimulem a ventilação na hipoxia, os quimiorreceptores aórticos são mais importantes em bebês, enquanto os receptores caróticos são mais importantes em adultos.[16] Depois de estimulados, os corpos caróticos enviam impulsos via nervo craniano IX para o núcleo do trato solitário, onde são liberados neurotransmissoress que aumentam a ventilação.[17] Embora o controle da ventilação durante o exercício não seja completamente conhecido, acredita-se que o estímulo predominante para a ventilação aumentada surja dos receptores periféricos. Postula-se que existam receptores periféricos adicionais que ainda serão identificados porque a resposta hiperventilatória ao exercício não pode ser atribuída totalmente aos corpos caróticos.[18] Os *quimiorreceptores centrais* são cruciais nos ajustes de ventilação dos distúrbios acidobásicos e Pco_2 arterial. Existem quatro grupos de neurônios quimiossensíveis no tronco encefálico: o *locus cerúleo*, o núcleo do trato solitário, a rafe da linha média e o quadrante ventrolateral do bulbo. Os quimiorreceptores centrais são responsáveis pela maior parte da resposta ao dióxido de carbono. Eles respondem aos aumentos da Pco_2 arterial por meio de sua detecção da queda no pH do líquido cerebrospinal associada a aumento da Pco_2 arterial no líquido cerebrocspinal,[3] que se segue cuidadosamente a um aumento da Pco_2 arterial sérica. É digno de nota que aparentemente o sistema nervoso parassimpático é importante na resposta às alterações do pH do líquido cerebroespinal porque a inibição da transmissão da acetilcolina pode eliminar a resposta ao pH central em animais.[17]

DOENÇAS QUE AFETAM O SISTEMA RESPIRATÓRIO

As doenças do sistema neurorrespiratório podem ser organizadas de maneira mais lógica na estrutura da anatomia funcional. As doenças do sistema nervoso central conhecidas por afetarem o sistema respiratório estão listadas na Tabela 97-1,

Tabela 97-1 Doenças do Sistema Nervoso Central Associadas à Disfunção Respiratória

Córtex Cerebral	Tronco Encefálico/ Gânglios Basais	Medula Espinal
Acidente vascular cerebral	Acidente vascular cerebral	Trauma
Neoplasia	Neoplasia	Infarto ou hemorragia
Degeneração cerebral	Poliomielite	Doença da desmielinização
Convulsões	Hipoventilação alveolar central	Compressão do disco
	Paralisa bulbar progressiva	Siringomielia
	Atrofia de múltiplos sistemas	Tumor
	Encefalopatia anóxica	Abscesso epidural
	Encefalite	
	Esclerose múltipla	
	Doença de Parkinson	
	Coreia	
	Discinesia	

Tabela 97-2 Doenças do Sistema Nervoso Periférico Associadas à Disfunção Respiratória

Nervos Motores/ Célula do Corno Anterior	Junção Neuromuscular	Miopatias
Polineuropatia desmielinizante idiopática aguda (síndrome de Guillain-Barré)	Miastenia grave	Distrofias musculares
Doença do neurônio motor	Síndrome miastênica de Lambert-Eaton	Distrofia miotônica
Esclerose lateral amiotrófica	Toxinas	Polidermatomiosite e dermatomiosites
Atrofia muscular espinal	Botulínica	Doenças do depósito de glicogênio
Esclerose lateral primária	Venenos de cobra	Doença de Pompe
Neuropatia da doença crítica	Picadas de escorpião	Doença de Forbes-Cori
Vasculites	Mariscos	Miopatia de filamentos grossos
Toxinas (p. ex., lítio, arsênico, ouro)	Envenenamento por caranguejo	Miopatia mitocondrial
Metabólicas	Medicamentos	Miopatia de corpo nemalino
Diabetes	Antibióticos	Hipocalemia grave
Porfiria	Bloqueadores da junção neuromuscular	Hipofosfatemia
Uremia	Inibidores da anticolinestease	
Difteria	Corticosteroides	
	Lidocaína	
	Quinidina	
	Lítio	
	Antirreumáticos	

enquanto as que afetam o sistema nervoso periférico estão listadas na Tabela 97-2.

DOENÇAS DO SISTEMA NERVOSO CENTRAL

Distúrbios Corticais e do Tronco Encefálico

Doenças da Respiração Voluntária. As vias que conectam os centros respiratórios voluntários do córtex aos neurônios motores espinais (tratos corticoespinais) podem estar afetadas em vários distúrbios. Acidentes vasculares cerebrais mediopontinos podem danificar os tratos corticoespinais e causar o que se conhece como "síndrome do encarceramento,"[19] uma síndrome com total paralisia, com exceção do movimento ocular. Como a lesão aos tratos reticuloespinais causa perda de respiração volitiva, mas não da automática, a resposta à respiração automática é preservada.[20] Essa síndrome se deve com mais frequência a acidente vascular cerebral isquêmico, mas pode se dever a tumor pontino, mielinólise pontina central, desmielinização cervical alta, arterite sifilítica e lesão cefálica. Distúrbios extrapiramidais, como parkinsonismo, também podem afetar a respiração voluntária.[21] Nesses distúrbios, os pacientes têm menos capacidade de alterar voluntariamente seu padrão respiratório. Eles também podem mostrar respiração periódica ou um padrão respiratório de Cheyne-Stokes.

Doenças da Respiração Automática. A respiração automática, mas não a respiração voluntária, encontra-se classicamente interrompida na hipoventilação alveolar central, também conhecida como a "maldição de Ondina,"[22] causada por lesão aos centros respiratórios automáticos no tronco encefálico. Como o disparo automático controla a respiração durante o sono, os indivíduos com hipoventilação central desenvolvem apneia do sono central. A hipoventilação alveolar central congênita é um raro distúrbio genético que afeta bebês e crianças, embora tenha agora sido descrita também em adultos.[23] A hipoventilação alveolar central adquirida pode resultar de infarto medular uni ou bilateral, poliomielite bulbar, ou de tractotomia cervical bilateral realizada para controlar a dor crônica. Embora os distúrbios do sistema neurorrespiratório geralmente levem à hipoventilação e à necessidade de suporte ventilatório, doenças dos centros respiratórios automáticos no tronco encefálico também podem levar à hiperventilação. Isto pode ser causado por doenças, como infecção ou tumor do sistema nervoso central[24] ou por estimulação de um centro respiratório autonômico normal sob outros aspectos pela febre, sepse, dor, gravidez, medicações, como progesterona ou salicilatos, ou grande altitude. Uma variedade de padrões respiratórios irregulares também foi associada à doença do sistema nervoso central, incluindo a respiração de Cheyne-Stokes e a respiração atáxica.[25]

Doenças da Medula Espinal

Lesão da Medula Espinal. A *lesão da medula espinal* (LME) se deve geralmente a uma lesão traumática causada por acidentes com veículos automotivos, quedas, acidentes de esporte e ferimentos por arma de fogo. Nos Estados Unidos, estima-se que 250.000 indivíduos sofram LME significativa; a incidência é de aproximadamente 12.000 casos por ano, sendo 78% das lesões vistas em homens (National Spinal Cord Injury Statistical Center http://www.spinalcord.uab.edu). As complicações respiratórias incluindo atelectasia, pneumonia e insuficiência respiratória são a principal causa de morbidade e mortalidade em indivíduos com LME.[26,27] Seguindo-se imediatamente à LME aguda, uma série de alterações fisiológicas pode afetar o sistema respiratório e predispor a complicações respiratórias. Essas aberrações incluem (1) tosse ineficaz devido à fraqueza do músculo expiratório, (2) disfunção ciliar, (3) hipersecreção de muco, possivelmente em decorrência de comprometimento do sistema nervoso autônomo periférico, (4) disfunção glótica ou hipomotilidade gástrica que aumenta o risco de aspiração, (5) hiper-reatividade bronquial devido a simpatectomia, e (6) perda de consciência no momento da lesão, aumentando o risco de aspiração.[28,29]

A insuficiência respiratória aguda imediatamente após a lesão pode se dever à ruptura direta da inervação do músculo respiratório (lesão na medular cervical), aspiração na cena devido à perda de consciência, edema pulmonar, ou outras

Tabela 97-3 Músculos Respiratórios e sua Inervação

Grupo Muscular	Nível da Medula Espinal	Nervo
MÚSCULOS INSPIRATÓRIOS		
Diafragma	C3-5	Frênico
Parasternal intercostais	T1-7	Intercostal
Intercostais laterais externos	T1-12	Intercostal
Escalenos	C4-8	Cervical (ramos profundos)
Esternocleido-mastóideos	Acima da medula espinal	AScessórios espinais
MÚSCULOS EXPIRATÓRIOS		
Intercostais laterais internos	T1-12	Intercostal
Reto abdominal	T7-L1	Lombar
Oblíquos externo e interno	T7-L1	Lombar
Transverso abdominal	T7-L1	Lombar
MÚSCULOS DAS VIAS AÉREAS SUPERIORES		
Músculos da mastigação	–	CN V, VII
Laríngeos e faríngeos		
Abdutores	–	CN IX-XII
Adutores	–	CN IX-XII

NC, nervo craniano.

lesões traumáticas no tórax ou cabeça. Muitos indivíduos com LME são entubados na cena do acidente ou logo em seguida. A prevenção de outras complicações respiratórias é importante. As medidas preventivas incluem o encorajamento a respiração profunda e tosse, mudanças frequentes de posição, drenagem postural, tosse assistida (manual ou mecânica), e broncoscopia quando outras medidas falham. Pacientes com LME estão em alto risco de tromboembolismo venoso, com maior risco em 3 dias a 2 semanas após a lesão. A profilaxia para trombose venosa profunda é altamente recomendada durante a hospitalização inicial.

A extensão do comprometimento do músculo respiratório após LME depende principalmente do nível e gravidade da lesão espinal porque a função dos músculos respiratórios inervados abaixo do nível da lesão medular é perdida. A inervação dos músculos respiratórios é mostrada na Tabela 97-3. O padrão geral da anormalidade da função pulmonar é o de restrição.[30] Nos primeiros meses até 1 ano após a LME inicial, há significativa melhora dos volumes pulmonares e das pressões inspiratória e expiratória máximas,[31,32] possivelmente devido à resolução de edema de medula espinal e/ou ao fortalecimento do diafragma e dos músculos acessórios da inspiração.

Em geral, quanto maior a SCI, mais provavelmente será a necessidade de assistência ventilatória.[32] O tratamento de insuficiência ventilatória após LME pode ser realizado por meio de métodos invasivos (traqueostomia) ou não invasivos (máscara ou bocal).[33] Muitos indivíduos são ventilados por meio de cânula de traqueostomia por algum tempo após sua lesão; porém, a transferência para meios não invasivos muitas vezes pode ser obtida até para indivíduos que necessitam de suporte ventilatório em período integral. A escolha de ventilação invasiva *versus* não invasiva é determinada pelo grau de perícia local com essas formas de ventilação, assim como pela preferência do paciente. Para aqueles com LME cervical alta (C1-2) e função intacta do nervo frênico, o marca-passo do diafragma via abordagem laparoscópica ou torácica também é uma possibilidade. Deve-se notar que os indivíduos com marca-passos diafragmáticos implantados ainda precisam de traqueostomia posicionada para evitar obstrução da via aérea durante o sono, devido à ausência da normal coordenação neurológica da contração do diafragma e da dilatação da via aérea superior durante a inspiração. Embora a LME traumática seja a principal causa de patologia da medula espinal, outras causas incluem acidentes vasculares, doenças desmielinizantes (esclerose múltipla, mielite transversa), siringomielia, tumores e abscesso epidural (Tabela 97-1).

A dependência do ventilador em pacientes com LME é mais comum na LME alta (cervical). Por ser o diafragma o principal músculo da inspiração (raízes do nervo espinal C3-C5), indivíduos com lesões na C3 e acima dela invariavelmente requerem suporte ventilatório e estão em risco mais alto de complicações respiratórias.[27,34] Aqueles com lesões entre C3 e C5 têm necessidades variáveis de suporte ventilatório. Mesmo que necessitem de ventilação inicialmente, esses indivíduos podem eventualmente se tornar independentes do suporte ventilatório.[32,35] O risco de dependência do ventilador nesse grupo de pacientes é maior para aqueles com lesão próxima à C3 ou com mais de 50 anos.[32] Os indivíduos com lesões abaixo da C5 quase sempre se tornam independentes do suporte ventilatório contínuo. Ao contrário da função do músculo inspiratório, a função do músculo expiratório está comprometida após lesão em todos os níveis da medula cervical resultando em fraqueza do músculo expiratório e tosse ineficaz. Como a tosse eficaz depende, em grande parte, da função dos músculos abdominal e intercostal (raízes do nervo espinal T1-L1), LME cervicais, torácicas e até algumas lombares altas pode prejudicar a capacidade de tossir e limpar secreções. Portanto, a mensuração da função da tosse nesses pacientes é muito importante.

Outros Efeitos Respiratórios da Lesão na Medula Espinal. Por razões desconhecidas, a frequência da apneia do sono parece estar aumentada em até quatro vezes nos pacientes com LME, em comparação com a população normal de idade similar.[36,37] Um estudo do sono deve ser considerado quando sintomas de hipoventilação noturna, com cefaleia matinal, hipersonolência diurna, ou despertares noturnos inexplicados estão presentes ou quando há hipercarbia diurna (P_{CO_2} arterial > 45 mmHg), *cor pulmonale* inexplicado, ou *capacidade forçada vital* (CVF) prevista inferior a 50%.[38] A hiper-reatividade bronquial e a hipersecreção bronquial também estão presentes em alguns indivíduos após LME provavelmente devido à interferência no controle autônomo normal das vias aéreas após a lesão.[39]

DOENÇAS DO SISTEMA NERVOSO PERIFÉRICO

Doenças dos Nervos Motores ou Células do Corno Anterior e Doenças da Junção Neuromuscular

Os distúrbios dos nervos motores e da *junção neuromuscular* (JNM) podem surgir agudamente como uma polineuropatia inflamatória aguda (síndrome de Guillain-Barré) ou toxicidade botulínica ou surgir de forma mais crônica como uma doença do neurônio motor (p. ex., *esclerose lateral amiotrófica* [ELA]) ou miastenia grave (Tabela 97-2). O nível de envolvimento da raiz nervosa motora dita os efeitos do distúrbio do sistema respiratório.

Doenças Agudas que Afetam os Nervos Motores

Polineuropatia Aguda Imunomediada. A polineuropatia aguda imunomediada, também referida como síndrome de Guillain-Barré, é um grupo heterogêneo de doenças que atualmente se acredita serem causadas por anticorpos antiglicolipídicos.[40] A polineuropatia desmielinizante idiopática aguda é a forma mais comum, constituindo cerca de 85% a 90% dos casos. É um processo progressivo agudo caracterizado por fraqueza muscular simétrica, ascendente, que progride por um período de 2 semanas e que está associado à perda dos reflexos tendíneos profundos. Acredita-se que uma infecção viral antecedente induza uma resposta imune aos epítopos virais que então reagem de forma cruzada com os componentes lipídicos do nervo periférico.[41] O processo começa normalmente nas extremidades inferiores, mas pode começar nos braços ou no rosto, cabeça e pescoço primariamente (variante de Miller-Fisher).[42]

A polineuropatia desmielinizante idiopática aguda afeta o sistema respiratório por causar (1) fraqueza dos músculos das vias aéreas superiores, (2) fraqueza dos músculos inspiratórios e expiratórios e (3) complicações secundárias, como pneumonia ou embolia pulmonar.[43] Aproximadamente 25% a 50% dos pacientes desenvolvem insuficiência respiratória grave o suficiente para necessitar entubação e ventilação mecânica.[44,45] Uma série de variáveis para predizer insuficiência respiratória iminente e a necessidade de suporte ventilatório mecânico têm sido usadas, incluindo CVF, *pressão inspiratória máxima* (PIM), pressão expiratória máxima e dessaturação noturna. Geralmente, as diretrizes aceitas para entubação e ventilação mecânica incluem CVF inferior a 15 mL/kg, CVF inferior a 1 L, declínio da CVF para 50% ou menos do valor normal predito para aquele indivíduo ou PIM de 30 cm H_2O ou inferior.[43] A CVF e a PIM devem ser monitoradas frequentemente (múltiplas vezes por dia, dependendo da rapidez da progressão). Com a doença rapidamente progressiva, a *unidade de cuidados intensivos* (UCI) é considerada o melhor lugar para o monitoramento. As indicações absolutas para entubação incluem comprometimento da consciência, parada respiratória ou cardíaca, choque, arritmias, alterações do gás sanguíneo, ou disfunção bulbar com aspiração confirmada.[43] A ventilação não invasiva geralmente não é uma opção para esses indivíduos porque estão em alto risco de aspiração devido ao envolvimento músculo bulbar. A extubação bem-sucedida pode ser alcançada depois de iniciado um tratamento, por exemplo, com esteroides, imunoglobulina e plasmaférese, e a força do músculo respiratório retornar.[46] Até o retorno da força do músculo respiratório, são necessários escrupulosos cuidados de suporte de UCI, incluindo traqueostomia por ventilação mecânica prolongada para prevenir complicações como a pneumonia associada ao ventilador e sepse.

Poliomielite. Poliomielite é uma doença viral que afeta a célula do corno anterior, e portanto o nervo motor, causada por um enterovírus humano que já provocou significativas epidemias com frequentes complicações respiratórias nos Estados Unidos e Europa Ocidental durante o século XX. Devido à melhora no saneamento e ao desenvolvimento de vacina, a pólio não é mais um importante problema de saúde pública no mundo desenvolvido. No entanto, no mundo em desenvolvimento ainda ocorrem infecções agudas.[47]

No mundo desenvolvido, o principal problema de saúde que surge da pólio atualmente é a síndrome pós-pólio, em que se desenvolve uma nova fraqueza nos sobreviventes de epidemias de pólio de meados do século XX.[48,49] A causa da progressiva deterioração neurológica na síndrome pós-pólio é desconhecida. As teorias de patogênese sugerida incluem (1) a degeneração progressiva de unidades motoras reinervadas, (2) a persistência de poliovírus no tecido neural, ou (3) a indução de autoimunidade com subsequente destruição das estruturas neurais.[50,51] O tempo médio para seu início, desde o momento da infecção inicial, é de 35 anos, mas vai de 8 a 71 anos. Uma alta porcentagem de sobreviventes da pólio, entre 20% e 60% dos indivíduos, queixa-se de recente fraqueza muscular.[51] Embora a exata incidência do envolvimento do sistema respiratório na síndrome pós-pólio não seja conhecida, a respiração perturbada no sono é comum e a ventilação noturna não invasiva pode ser altamente eficaz.[52] Felizmente, parece que a franca hipoventilação associada à síndrome pós-pólio não é rara.[53]

Doenças Crônicas que Afetam os Nervos Motores

Esclerose Lateral Amiotrófica. A *esclerose lateral amiotrófica* (ELA) é uma doença neurodegenerativa progressiva sem cura conhecida. A apresentação clínica usual é a de um indivíduo com fraqueza assimétrica, gradualmente progressiva, associada à hiper-reflexia devido a envolvimento do nervo motor superior e fasciculações musculares por envolvimento do nervo motor inferior. Como na maioria das doenças neurológicas, a ELA não tem efeito direto sobre o pulmão; porém, ela afeta significativamente a via aérea superior, a parede torácica e o diafragma, comprometendo a função do músculo respiratório. De fato, a ELA afeta todos os principais grupos musculares do sistema respiratório, incluindo (1) músculos da via aérea superior levando à deglutição anormal e tosse inadequada, (2) músculos expiratórios levando à tosse inadequada, e (3) músculos inspiratórios levando à inadequada ventilação. Portanto, todos os pacientes com ELA estão em risco significativo de complicações respiratórias. A insuficiência respiratória, a causa principal de morte nessa população, é relatada como a apresentação clínica inicial de ELA.[54] Os pacientes podem se queixar de dispneia, dificuldade de controlar as secreções, ou incapacidade de tossir efetivamente. O monitoramento da função pulmonar na situação de paciente ambulatorial é crucial. A CVF é a medida usada com mais frequência e tem significado prognóstico.[55,56] Deve-se também dar atenção à função glótica e à tosse porque a aspiração e a pneumonia são significativos contribuintes para a morbidade e a mortalidade.[57] A respiração perturbada no sono é muito comum na ELA e a *ventilação não invasiva com pressão positiva* (NPPV, do inglês *noninvasive positive-pressure ventilation*) é usada tanto à noite como, à medida que a doença progride, durante o dia para melhorar a qualidade e a duração da vida.[58-60] Os pacientes geralmente têm dificuldade de controlar as secreções devido à disfunção da deglutição. As secreções podem ser reduzidas com o uso de agentes anticolinérgicos,[61] por meio de irradiação em baixa dose das glândulas salivares,[62] ou injeção de toxina botulínica nas glândulas.[61,63] À medida que a ELA progride, a NPPV deixa de ser efetiva, sendo necessário tomar uma decisão referente à adequação da traqueostomia e ventilação invasiva em longo prazo. Embora a traqueostomia possa prolongar substancialmente a sobrevida,[64] ela não altera a progressão da doença e os pacientes acabam por se tornar completamente paréticos. Devido às diferentes abordagens culturais, as taxas de ventilação invasiva variam substancialmente entre os países.[65]

Doenças da Junção Neuromuscular

Miastenia Grave. Miastenia grave é a doença mais comum que afeta a transmissão neuromuscular. É uma doença autoimune, caracterizada por uma crise imunomediada por anticorpo, direcionada para os receptores de acetilcolina e/ou proteínas associadas ao receptor na membrana pós-sináptica da JNM. Ela causa fraqueza de vários grupos musculares, incluindo os músculos respiratórios. Os músculos respiratórios são particularmente suscetíveis à fadiga durante as exacerbações graves, potencialmente fatais, conhecidas como *crises miastênicas*.[66] As considerações clínicas durante as crises miastênicas são muito semelhantes àquelas da polineuropatia desmielinizante idiopática aguda observadas anteriormente e as indicações de entubação são as mesmas.[43] O tratamento agudo das crises miastênicas focaliza-se em terapias rápidas, incluindo também imunoglobulina intravenosa, assim como plasmaférese e terapia com corticosteroides.[67,68] A atenção assídua aos cuidados respiratórios fornecem suporte ao paciente, dando tempo para que a terapia para a miastenia subjacente seja eficaz.

A miastenia grave também pode surgir como uma síndrome paraneoplásica em associação com timoma. Estima-se que aproximadamente 15% de todos os pacientes com timoma exibirão miastenia grave. A remoção do timoma pode resultar na melhora dos sintomas de miastenia. Os preditores de melhora após timectomia são referidos como ter menos de 35 anos, período de menos de 24 meses desde o início dos sintomas e não utilização de esteroide perioperatório.[69]

A *síndrome miastênica de Lambert-Eaton* (SMLE) é uma síndrome miastênica associada a câncer de pulmão de células pequenas que pode afetar os músculos respiratórios de modo similar ao da miastenia grave. Em pacientes com câncer de pulmão de células pequenas, SMLE pode estar presente em aproximadamente 3% dos casos.[70] No entanto, em pacientes com LMSE, até 50% a 60% terão um tumor, quase sempre um câncer de pulmão de células pequenas. O câncer de pulmão de células pequenas pode estar oculto e deve ser procurado por até 5 anos após o diagnóstico de SMLE. Acredita-se que a SMLE se deva aos autoanticorpos direcionados contra os canais de cálcio pré-sinápticos controlados por voltagem,[71] interferindo assim na função sináptica. Esses canais de cálcio controlados por voltagem podem ser compartilhados por células neuroendócrinas do câncer de pulmão de células pequenas, explicando assim a associação das duas condições. Embora o envolvimento respiratório geralmente seja um achado tardio, a franca insuficiência respiratória pode ser uma manifestação de SMLE,[72] e esse distúrbio deve ser considerado em indivíduos com fraqueza neuromuscular inexplicada. Embora a SMLE compartilhe um mecanismo fisiopatológico similar com miastenia grave, sua apresentação clínica é diferente; a SMLE caracteriza-se por (1) aumento do potencial de ação no músculo composto com a estimulação nervosa repetitiva, uma característica não observada na miastenia, (2) presença mais frequente de fraqueza na perna proximal, que é pior de manhã, (3) mais disfunção autonômica, e (4) frequente associação com malignidade.[73]

Botulismo. Botulismo é uma síndrome neuroparalítica causada por uma toxina produzida por uma bactéria Gram-positiva, *Clostridium botulinum*, que age na JNM. Ela pode ser adquirida por humanos em uma de cinco maneiras: (1) botulismo causado por alimentos, no qual há ingestão de alimento contaminado com toxina pré-formada, (2) botulismo de ferida, em que as bactérias que crescem nesta produzem toxina *in vivo*, (3) botulismo infantil, em que há ingestão de esporos clostridiais, o que permite a colonização do trato gastrointestinal do hospedeiro pelas bactérias e a produção da toxina *in vivo*, (4) botulismo infeccioso entérico adulto, que é similar ao botulismo infantil, e (5) botulismo por inalação, que se segue à inalação de toxina aerossolizada liberada em ato de bioterrorismo[74] (Cap. 40).

C. botulinum produz uma série de toxinas que podem produzir paralisia pela ligação aos receptores sinaptotagminas I e II mediadores da entrada de toxina no citoplasma da célula nervosa.[75] Uma vez intracelular, a toxina produz ruptura *irreversível* na liberação de acetilcolina induzida por estimulação. A toxina botulínica é uma das mais potentes toxinas conhecidas. A recuperação da lesão requer o recrescimento de novas sinapses, um processo que pode levar 6 meses. A síndrome clínica é uma das paralisias progressivas com envolvimento precoce do nervo craniano, causando visão borrada, disfagia, disartria e fraqueza facial. A fraqueza muscular descendente é o curso usual e envolvimento da via aérea superior, diafragma e músculos intercostais geralmente leva à necessidade de entubação e ventilação mecânica.[76] Todos os pacientes devem ser monitorados na UCI e a entubação deve ser realizada naqueles que são incapazes de proteger suas vias aéreas ou cuja capacidade vital seja inferior aos 30% previstos. A antitoxina botulínica (imunoglobulina botulínica intravenosa) está disponível para uso nos Estados Unidos e é administrada a bebês com menos de 1 ano de idade.[77] Para adultos, nos Estados Unidos, uma antitoxina botulínica heptavalente sérica equina investigacional está disponível através do Centers for Disease Control and Prevention.[78] Para todos os pacientes, os cuidados de suporte são a base da terapia, e quando necessárias, entubação e ventilação mecânica são críticas para a melhora da sobrevida. A hospitalização prolongada é comum.

OUTRAS TOXINAS DA JUNÇÃO NEUROMUSCULAR. Uma série de outras toxinas pode afetar a JNM. Os inseticidas organofosforados e carbamatos são potentes inibidores da acetilcolinaesterase, levando a altos níveis de acetilcolina na JNM e resultando em superestimulação parassimpática e simpática, paralisia do músculo esquelético e às vezes insuficiência respiratória.[79] Várias espécies de carrapatos produzem toxinas capazes de inibir a neurotransmissão na JNM (paralisia por carrapato) pela inibição do influxo de íons sódio e prevenção da despolarização do axônio terminal pré-sináptico e a liberação de acetilcolina no nervo terminal.[80] O veneno de cobra de várias famílias de ofídios produz neurotoxinas que podem causar paralisia, insuficiência respiratória e a morte decorrente da inibição da neurotransmissão.[81] Finalmente, uma ampla gama de medicações pode causar o bloqueio da JNM, incluindo a D-penicilamina, antibióticos aminoglicosídicos, antibióticos da fluoroquinolona, fenitoína e outros anticonvulsivantes, lítio, β-bloqueadores, glicocorticoides e sulfato de magnésio.[82]

Doenças dos Músculos Respiratórios

Um grande número de distúrbios, tanto agudos quanto crônicos, pode afetar diretamente os músculos respiratórios (Tabela 97-2). Muitas causas de doença muscular crônica resultam em disfunção do músculo respiratório, incluindo distrofias musculares genéticas, miopatia e miotonias, assim como miopatias inflamatórias e aquelas associadas a doenças sistêmicas.

Distrofias Musculares de Duchenne e Becker. As distrofias musculares de Duchenne e Becker são distúrbios miopáticos progressivos causados por mutações do gene da distrofina no cromossomo Xp21.[83] Distrofinas são glicoproteínas que cobrem as proteínas musculares sarcolemais, sarcoméricas e citossólicas. Na distrofia muscular de Duchenne, a distrofina está ausente, enquanto na distrofia de Becker, uma variante mais leve, a distrofina está reduzida em quantidade ou qualidade. Ambos os distúrbios são herdados como características recessivas ligadas ao X e são caracterizados pela consumpção muscular progressiva e fraqueza.[84] Tipicamente, a fraqueza dos músculos dos membros é mais grave na distrofia muscular de Duchenne. Ambas as doenças podem envolver os músculos respiratórios, levando a morbidade e mortalidade substanciais. O diafragma, porém, pode ser menos suscetível do que o músculo do membro devido aos diferentes padrões de transcrição do gene.[85] A distrofia de Duchenne pode também envolver o músculo cardíaco.

Na distrofia muscular de Duchenne, a fraqueza dos grupos musculares proximais geralmente se manifesta de 2 a 3 anos de idade, enquanto a fraqueza dos músculos respiratórios se torna evidente em fase tardia da infância.[86] Na distrofia muscular de Becker, a fraqueza se manifesta na fase tardia da infância e os indivíduos podem permanecer ambulatórios geralmente na vida adulta. Como os músculos dos membros são mais afetados do que os músculos respiratórios, o exercício inicialmente é limitado pela fraqueza do músculo do membro, em vez de dispneia devido à fraqueza muscular respiratória. Entretanto, com o tempo, os músculos respiratórios enfraquecem progressivamente e a dispneia pode aparecer ao esforço mínimo ou ao repouso. A fraqueza do músculo inspiratório pode ser avaliada medindo-se a PIM. Em crianças incapazes de realizar essa manobra, pressões máximas ao espirro podem proporcionar um substituto útil.[87] Com a fraqueza grave do músculo inspiratório (PIM < 50% previstos), os volumes pulmonares estão reduzidos e a capacidade vital pode declinar a uma taxa de 6% a 11% por ano. Esse processo restritivo pode se agravar por escoliose concomitante, cifose ou contraturas musculares. Glicocorticoides e idebenone, um fármaco do tipo quinona que pode aumentar a produção de energia nas mitocôndrias e possui propriedades antioxidantes, são usados para alentecer a taxa de declínio da função pulmonar.[88-93] As terapias à base de manipulação genética, como a transferência de gene ou *exon-skipping* para restaurar o adequado quadro de leitura, mostram-se promissoras, mas precisam de mais avaliação.[94-96]

Muitas vezes, suspeita-se do diagnóstico ao se notar uma elevada creatina quinase sérica. No entanto, esse achado não é específico desses distúrbios. Em geral, obtém-se biópsia muscular para distinguir distrofias musculares dos distúrbios inflamatórios do músculo esquelético e outras formas de distrofia. Com a distrofia muscular, há degeneração e regeneração de fibras musculares, assim como a substituição do músculo por gordura e tecido conjuntivo. *Immunoblots* para distrofina podem ajudar a distinguir a distrofia muscular de Duchenne da de Becker. A análise para deleções no gene distrofina pode ser útil, mas a detecção de mutações pontuais desse gene pode ser difícil.[97] As irmãs de indivíduos com distrofia muscular de Duchenne ou de Becker devem ser testadas para determinar se são portadoras da doença. As portadoras geralmente têm níveis elevados de creatina quinase.[98] É importante identificar portadores não apenas por aconselhamento genético, mas também porque o risco pode ser mais alto do que a média para o desenvolvimento de cardiomiopatia.

A combinação de um *deficit* pulmonar restritivo e fraqueza do músculo expiratório compromete a tosse e, portanto, predispõe esses indivíduos ao desenvolvimento de complicações respiratórias, como atelectasia e pneumonia. Os métodos para prevenção de atelectasia e infecção são discutidos adiante neste capítulo.

Como os músculos inspiratórios se enfraquecem mais, a disfunção pulmonar restritiva se torna grave, com queda da capacidade pulmonar total e da capacidade vital para menos de 60% previstos. Os indivíduos com uma vital capacidade inferior a 30% previstos se encontram em alto risco de hipoventilação noturna. Esses indivíduos geralmente experimentam sintomas relacionados à hipoventilação noturna como o sono não restaurador e fadiga. A ventilação noturna geralmente é iniciada se os sintomas se relacionarem à hipoventilação noturna, insuficiência cardíaca direita, ou P_{CO_2} arterial elevada (>45 mmHg) à noite ou durante o dia. Em geral, as medições diurnas da força do músculo respiratório ou do volume pulmonar são maus preditores de hipoventilação noturna e oximetria durante uma noite, ou um estudo sobre o sono deverá ser considerado em indivíduos de alto risco. A ventilação não invasiva é uma intervenção terapêutica que tipicamente pode ser realizada com um aparelho de pressão positiva com o uso de uma interface como uma máscara nasal, máscara nasal-oral ou bocal (discutidas adiante). Embora não existam estudos randomizados controlados para pacientes com distrofia muscular, a ventilação não invasiva provavelmente irá melhorar a qualidade de vida, a atividade física e a hemodinâmica e normalizar os gases sanguíneos arteriais.[99,100] A extensão da ventilação não invasiva nas horas de vigília pode proporcionar alívio da dispneia nos pacientes afetados de forma mais grave. O treinamento de resistência e força visando aos músculos inspiratórios pode desacelerar a progressão da doença em indivíduos com fraqueza leve a moderada.[101] Os indivíduos com distrofia muscular de Duchenne ou de Becker que necessitam de cirurgia podem estar em risco mais alto de complicações respiratórias.[102] Uma declaração de consenso foi publicada abordando os riscos respiratórios e outros riscos de anestesia e sugerindo os métodos para evitar morbidade e mortalidade excessivas.[103]

Outras distrofias musculares, como a distrofia muscular da cintura do membro, distrofia fascioescapuloumeral e distrofia miotônica, podem afetar os músculos respiratórios, mas geralmente não causam comprometimento respiratório até tardiamente no curso da doença.

Miopatias Inflamatórias Crônicas. *Dermatomiosite* (DM), *polimiosite* (PM) e *miosite de corpo de inclusão* (MCI) são doenças inflamatórias sistêmicas de etiologia desconhecida que causam fraqueza profunda do músculo esquelético.[104] PM e DM, com uma prevalência de aproximadamente 1:100.000, afetam mais as mulheres do que os homens.[105] Tanto a DM quanto a PM caracterizam-se por inflamação e necrose da fibra muscular. Na DM, o processo inflamatório pode se dever à microangiopatia mediada por complemento ou relacionada aos interferons tipo 1. O *locus* de inflamação na DM são as fibras perifasciculares e os vasos sanguíneos. Na PM, a resposta inflamatória é mediada por células e envolve os próprios fascículos musculares. A MCI caracteriza-se por inflamação perivascular, inflamação do perimísio, a bainha de tecido conjuntivo que circunda os grupos de fibras musculares esqueléticas e a característica presença de vacúolos. A proteína Tau e a proteína precursora beta-amiloide podem contribuir para a lesão muscular.[106,107]

A DM e a PM envolvem grupos de músculos proximais, enquanto a MCI pode envolver grupos musculares proximais e distais. A DM pode ser vista em crianças e adultos, enquanto a PM e a MCI são vistas geralmente apenas em adultos, com a MCI acometendo indivíduos com mais de 50 anos predominantemente. A DM pode ser associada a uma erupção cutânea ou a carcinoma de base.

Miopatias inflamatórias geralmente causam fraqueza muscular proximal simétrica com início insidioso dos sintomas devido à fraqueza muscular lentamente progressiva. Miopatias inflamatórias também podem envolver o diafragma, músculos intercostais e os músculos acessórios, mas outros grupos de músculos periféricos em geral são afetados de maneira mais grave do que os músculos respiratórios.[108] A MCI é similar à PM, com exceção do início dos sintomas, que normalmente ocorre após os 50 anos; é vista com mais frequência em homens do que em mulheres. Os sintomas relacionados à fraqueza do músculo respiratório geralmente não são as queixas de apresentação. No entanto, a fraqueza do músculo respiratório pode se desenvolver em 5% a 10% dos pacientes com DM e PM[108] e pode ser encontrada em até 75% dos indivíduos quando a função do músculo respiratório é cuidadosamente avaliada.[109]

A doença pulmonar intersticial pode se desenvolver em até 70% dos pacientes com DM ou PM.[110] A doença pulmonar intersticial pode ser especialmente agressiva com a presença de anticorpos antissintetases.[111] Os indivíduos com DM ou PM devem ser avaliados para a presença de doença pulmonar restritiva, que pode se dever à fraqueza do músculo respiratório, assim como à doença pulmonar intersticial de base. Se a fraqueza do músculo respiratório for pronunciada (PIM < 30% do previsto), pode seguir insuficiência ventilatória.[108] A fraqueza do músculo respiratório também pode comprometer a tosse, que, em conjunto com a disfunção esofágica e a linfopenia, pode predispor esses pacientes à pneumonia.

O exame completo para o diagnóstico inclui medição das enzimas musculares e os autoanticorpos, imagens de ressonância magnética e biópsia muscular. As enzimas musculares (creatina quinase, aldolase e lactato desidrogenase) podem estar elevadas em todas as miopatias inflamatórias, porém mais ainda na DM e na PM do que na MCI. Os marcadores sorológicos que são específicos da DM e PM incluem autoanticorpos como anti-Jo-1; anticorpos para partícula do reconhecimento de sinal (anticorpos anti-SRP); e anticorpos para Mi-2, uma helicase nuclear.[112,113] Transcritos induzíveis por interferon tipo 1 podem ser detectados no sangue na DM e na PM e ter um papel patogênico.[114] As imagens de ressonância magnética fornecem uma ampla amostragem do músculo e são úteis na distinção entre PM e MCI. Com a MCI, alterações anormais podem ser vistas em todo o músculo, enquanto na PM as alterações são notadas somente ao longo dos planos fasciais.[115] A presença de corpos de inclusão típicos na biopsia muscular é diagnóstica de MCI.

Miopatias Metabólicas

Doença do Depósito de Glicogênio. Uma série de deficiências enzimáticas pode levar ao distúrbio do metabolismo do glicogênio, resultando no acúmulo de glicogênio no tecido, incluindo nos músculos esquelético e cardíaco. As doenças do armazenamento de glicogênio que mais provavelmente afetarão o sistema respiratório são a deficiência de maltase ácida (tipo II — doença de Pompe) e deficiência de enzima desramificadora (tipo III — doença de Forbes-Cori). Esses distúrbios geralmente se apresentam na infância, mas alguns, como a doença de Pompe, têm formas distintas de início na vida adulta. A doença de McArdle (tipo V) resulta de deficiência miofosforilase e pode levar à intolerância ao exercício.[116] Em geral, distúrbios do depósito de glicogênio são condições autossômicas recessivas herdadas.

Deficiência de Maltase Ácida. A deficiência de maltase, também conhecida como doença do depósito de glicogênio tipo II ou doença de Pompe, se deve à deficiência de ácido α-glicosidase, uma enzima responsável pela degradação dos polímeros de glicogênio em glicose. A deficiência dessa enzima permite o acúmulo de glicogênio dentro dos lisossomos dos músculos cardíaco e esquelético, resultando em miopatia. Embora tipicamente envolva bebês, essa doença pode se manifestar na vida adulta.[117] A deficiência completa da enzima resulta em insuficiência cardiorrespiratória e morte, geralmente no primeiro ano de vida.[118] Quando começa a fraqueza após a idade de 1 ano, a doença é menos grave e não envolve o coração. Inicialmente, os sujeitos desenvolvem sintomas relacionados à fraqueza muscular. Naqueles com início tardio dos sintomas, o prognóstico é melhor. Com o envolvimento do diafragma, pode haver limitação ventilatória restritiva, intolerância na posição supina e, nos casos mais graves, insuficiência respiratória.[119] Os resultados de estudos de terapia de reposição enzimática com ácido α-glicosidase recombinante são promissores, mostrando estabilização da função pulmonar[120,121] e aumento da sobrevida.[122]

Outras Miopatias Metabólicas. As miopatias podem ser causadas por defeitos do metabolismo de lipídios (deficiência de carnitina palmitoil transferase) ou distúrbios envolvendo as mitocôndrias diretamente. Os distúrbios do metabolismo de lipídios podem ser causados por uma proteína transportadora de carnitina anormal (deficiência de carnitina "primária") ou uma deficiência de carnitina secundária a outras doenças metabólicas.[123] Esses distúrbios geralmente não causam incapacidade respiratória, mas envolvem outros grupos de músculo esquelético (braços e pernas) e podem envolver o músculo cardíaco.

Os distúrbios mitocondriais incluem aqueles devido a deficiências de enzimas nos complexos da cadeia respiratória mitocondrial e aos defeitos de acoplamento fosforilação-respiração. Os distúrbios do metabolismo mitocondrial, envolvendo os complexos I, II, III, IV e V, causam múltiplos defeitos da cadeia respiratória[124] e alteram a cinética do metabolismo de oxigênio durante o exercício.[125] As principais consequências da miopatia mitocondrial são fraqueza muscular, consunção do músculo e intolerância ao exercício. A dispneia que acompanha o exercício pode decorrer de uma resposta ventilatória exagerada às demandas metabólicas.[125] Os indivíduos podem exibir oftalmoplegia externa, ptose e cardiomiopatia hipertrófica ou dilatada. Ocasionalmente, miopatias mitocondriais causam significativa fraqueza do músculo respiratório, resultando em hipoventilação noturna e necessidade de ventilação assistida. Os tratamentos com foco em desviar as mitocôndrias defeituosas incluem os suplementos dietéticos à base de substâncias dietéticas envolvidas na produção de adenosina trifosfato como a creatina.[126]

TÓPICOS ESPECIAIS

DOENÇA NEUROMUSCULAR RELACIONADA À DOENÇA CRÍTICA

A fraqueza neuromuscular é um achado muito comum em pacientes que estão na UCI. A fraqueza neuromuscular se desenvolve em mais de 25% dos pacientes que são ventilados na UCI por mais de 7 dias.[127] As causas potenciais de fraqueza neste contexto incluem a síndrome de Guillain-Barré, rabdomiólise, miopatia caquética, disfunção do diafragma induzida pelo ventilador, assim como neuropatia e miopatia da doença crítica.

A combinação de neuropatia e miopatia crítica agora é geralmente referida como uma "fraqueza relacionada à UCI" ou como polineuromiopatia da doença crítica. A incidência da polineuromiopatia da doença crítica é alta, com estudos prospectivos estimando um risco de 33% a 82%.[128-130] Os pacientes com sepse, falência de múltiplos órgãos, síndrome da resposta inflamatória sistêmica[131] e hiperglicemia[129] estão em risco mais alto para essa complicação.[132] Outros fatores que supostamente contribuem para este distúrbio incluem o tratamento com esteroides[127] ou agentes bloqueadores neuromusculares,[133] nutrição parenteral total, uso de aminoglicosídeos, catecolaminas, hiperosmolalidade, gênero feminino, maior duração da falência de múltiplos órgãos, doença de maior gravidade e insuficiência renal.[134]

Os mecanismos fisiopatológicos que levam à polineuromiopatia da doença crítica não são bem conhecidos. No entanto, a patologia da miopatia é bem descrita e inclui dois padrões principais de doença: (1) atrofia de miócito com destruição de filamento grosso (miosina)[135] e (2) necrose disseminada de miócito com vacuolização intracelular e fagocitose de fibras musculares.[136] As alterações neuropáticas descritas por testes eletrofisiológicos com estudos de condução nervosa revelam reduzido potencial de ação do nervo motor e muitas vezes sensitivo, bem como fibrilação muscular sugestiva de denervação.[137]

A polineuromiopatia da doença crítica deve ser distinguida daquela das outras doenças neuromusculares. Comparada com as doenças desmielinizantes, como a síndrome de Guillain-Barré, a polineuromiopatia da doença crítica tem velocidade normal de condução nervosa; comparada com rabdomiólise, na polineuromiopatia da doença crítica a creatina fosfoquinase será normal, há ausência de sensibilidade muscular e mínimas alterações eletromiográficas; e comparada com a miopatia caquética, a polineuromiopatia da doença crítica normalmente não é associada à desnutrição grave.[138]

A única intervenção que até agora demonstrou reduzir a incidência de distúrbios neuromusculares adquiridos em UCI é a insulinoterapia intensiva. Em um estudo randomizado controlado, o uso de insulina para manter a glicose sérica em 80 a 110 mg/dL, comparado com uma faixa convencional de 180 a 200 mg/dL, reduziu a polineuropatia da doença crítica nos pacientes na UCI por pelo menos 1 semana em 44%.[139]

A disfunção do diafragma induzida pelo ventilador é outra causa importante da fraqueza do músculo respiratório na UCI e está associada à atrofia das miofibras rápidas e lentas.[140,141] Pode iniciar-se somente após 24 a 36 horas de ventilação mecânica. A ultrassonografia do diafragma pode fornecer meios não invasivos de avaliar a função diafragmática em pacientes ventilados.[142]

Tabela 97-4 Causas de Fraqueza e Paralisia do Diafragma

Causas Neuropáticas	Causas Miopáticas
Trauma	**Distrofias Musculares**
Cirurgia cardíaca com cardioplegia	Cintura do membro
Trauma fechado	Duchenne e Becker
Lesão da medula espinal	**Miopatias Metabólicas**
Lesão por radiação	Hiper ou hipotireoidismo
Manipulação cervical	Deficiência de maltase ácida
Bloqueio do escaleno e do nervo braquial	**Reumatológica**
Compressão por Tumor	Lúpus eritematoso sistêmico
Câncer de pulmão	Dermatomiosite
Tumor mediastinal Metastático	Doença do tecido conjuntivo
Metabólica	**Diversas**
Diabetes	Amiloidose
Deficiência de vitamina (B6, B12, folato)	Desnutrição
Hipotireoidismo	Idiopática
Neurite Inflamatória	
Idiopática (amiotrofia neurálgica, Parsonage-Turner)	
Mononeurite múltipla	
Vasculite	
Paraneoplásica	
Diversas	
Espondilose cervical	
Poliomielite	
Esclerose lateral amiotrófica	

DOENÇAS QUE AFETAM A FUNÇÃO DO DIAFRAGMA

O diafragma, o principal músculo da inspiração, é uma estrutura em forma de domo que separa o tórax do abdome e é composta de dois folhetos musculares inseridos em um tendão central (Fig. 97-2). O diafragma se insere na caixa torácica óssea ao longo da superfície interna das seis costelas inferiores e cartilagens costais anterolateralmente, e nos três corpos vertebrais lombares superiores posteriormente. Ele separa o tórax do abdome e, quando se contrai, aumenta o volume do tórax e infla o pulmão, diminuindo a pressão intrapleural. O diafragma aumenta o tamanho torácico de duas maneiras principais: pela descida do diafragma de maneira semelhante a um pistão e pela expansão da caixa torácica via aumento da pressão abdominal. É inervado pelo nervo frênico que surge das vértebras C3 a C5. Fraqueza ou paralisia do diafragma podem envolver um dos folhetos do diafragma (unilateral) ou ambos (bilateral).

Paralisia Unilateral do Diafragma

A paralisia unilateral do diafragma é mais comum do que a paralisia bilateral diafragma. A lista de causas potenciais é similar (Tabela 97-4). As causas mais frequentes de paralisia unilateral incluem a lesão ao nervo frênico relacionada a cirurgia cardíaca ou torácica, herpes-zóster, doença espinal cervical ou tumores invasivos ou compressivos.[143] Na paralisia unilateral do diafragma, os pacientes podem ser assintomáticos em repouso mas têm dispneia ao esforço.[144] Ortopneia pode estar presente, mas não é tão comum ou grave como na paralisia bilateral. Quando a dispneia está presente em pacientes com paralisia unilateral, condições comórbidas, como obesidade e doença cardíaca ou pulmonar de base, podem estar presentes, e outros distúrbios que causam fraqueza muscular também devem ser avaliados.

Muitas vezes, o diagnóstico é sugerido por um elevado hemidiafragma na radiografia de tórax e confirmado por um teste do espirro fluoroscópico ou ultrassonografia do diafragma.[145] Nesse teste, um movimento para cima ou "paradoxal" do hemidiafragma paralisado é visto durante uma vigorosa manobra de espirro e pode ser visualizado por fluoroscopia ou por imagens ultrassonográficas do domo do diafragma. O movimento paradoxal se deve ao movimento passivo de um hemidiafragma paralisado em resposta ao aumento da pressão abdominal (e redução da pressão pleural) criado pela contração do hemidiafragma normal. Assim, a paralisia hemidiafragmática unilateral pode ser prontamente reconhecida pela função diferente dos dois hemidiafragmas. Imagens ultrassonográficas do diafragma na zona de aposição proporciona um meio alternativo de diagnosticar paralisia unilateral crônica do diafragma pela demonstração de um diafragma fino que falha em se espessar com a inspiração.[146] Não há um tratamento específico para esse distúrbio, mas a recuperação após a lesão inicial é vista ocasionalmente. Quando sintomas incapacitantes estão presentes e há significativa elevação do hemidiafragma na radiografia de tórax, a plicatura cirúrgica do hemidiafragma paralisado para minimizar seu movimento paradoxal teve algum sucesso em melhorar a capacidade vital e o volume expiratório forçado em 1 segundo, especialmente na posição supina, e na redução da dispneia.[147,148]

Paralisia Bilateral do Diafragma

A paralisia bilateral do diafragma é vista com mais frequência no quadro de uma doença produzindo grave fraqueza muscular generalizada. As causas mais comuns são doenças musculares difusas ou doença do neurônio motor como a ELA. Entretanto, a paralisia bilateral pode se desenvolver com uma miríade de distúrbios que envolvem a medula espinal cervical, nervo frênico ou JNM. São exemplos, amiotrofia neurálgica (síndrome de Parsonage-Turner) ou complicações após cirurgias cardíaca, torácica ou cervical.[149]

Os pacientes com paralisia bilateral primariamente se queixam de dispneia,[150] ou em repouso, com a atividade ou especialmente quando em posição supina. A ortopneia é muito comum e os pacientes podem precisar usar de uma cadeira reclinável para dormir.[151] Além disso, geralmente se queixam de dispneia durante as atividades que requerem inclinação ou levantamento. A dispneia à imersão em água também foi descrita.[152] Esses sintomas estão relacionados a aumentos da pressão abdominal e deslocamento cranial do diafragma, seja em posição supina ou curvada. Por ser comum o distúrbio respiratório durante o sono com a hipoventilação e hipoxemia,[153,154] esses indivíduos geralmente respondem bem à NPPV.[155]

A paralisia diafragmática bilateral pode ser difícil de diagnosticar. Pode ser suspeitada pela observação do movimento paradoxal da caixa torácica e do abdome durante a inspiração, especialmente no paciente em supino. Os testes de função pulmonar mostram moderada restrição, com a capacidade vital diminuindo em mais de 30% quando em supino. Uma vez que não há um hemidiafragma normal a usar para fazer a comparação com um anormal, a radiografia de tórax e o teste de espirro podem produzir resultados falso-negativos e falso-positivos. A ecocardiografia bidimensional do movimento do domo do diafragma partilha as mesmas limitações da fluoroscopia.[156] Estudos de condução do nervo frênico podem ser úteis para diagnosticar uma causa neuropática da paralisia diafragmática, mas podem ter limitações técnicas.[157] As medidas das pressões inspiratórias e expiratórias máximas estarão reduzidas, mas esses testes não são específicos para disfunção do diafragma. O teste diagnóstico "padrão-ouro" é a medição da pressão transdiafragmática usando cateteres finos de polietileno com a ponta em balão colocados no esôfago e estômago (Fig. 97-4A) e demonstrar a incapacidade de gerar uma pressão transdiafragmática[158] (Fig. 97-4B). O ultrassom do músculo do diafragma na zona de aposição é menos invasivo do que as medidas da pressão transdiafragmática, e é diagnóstico de paralisia bilateral do diafragma quando não se vê qualquer espessamento diafragmático em ambos os lados com a inspiração.[159]

A paralisia bilateral do diafragma raramente é reversível, a menos que a doença subjacente seja tratável. A recuperação espontânea, porém, foi notada em mais de 50% dos indivíduos com paralisia diafragmática unilateral idiopática ou paralisia devido à amiotrofia neurálgica (neurite do plexo braquial), com a recuperação levando 15 meses em média desde o início dos sintomas.[157] A ultrassonografia é usada para acompanhar a recuperação da paralisia bi e unilateral.[160] O marca-passo do nervo frênico pode ser considerado, mas requer nervos frênicos intactos e a função motora diafragmática normal e portanto não é aplicável na maioria dos casos da paralisia do diafragma. O marca-passo do nervo frênico é usado em pacientes com lesões da medula cervical acima da C-3. O marca-passo diafragmático direto envolve o implante de eletrodos no diafragma. A identificação dos pontos de entrada do nervo frênico dentro do diafragma é um pré-requisito para o marca-passo direto porque a ativação uniforme do diafragma requer a colocação de eletrodos intramusculares nesses locais. O marca-passo direto é usado em pacientes com a lesão alta na medula espinal e em pacientes com ELA com limitado sucesso em um período extenso livre do suporte ventilatório.[160] Conforme mencionado anteriormente, na paralisia unilateral do diafragma, a plicatura do hemidiafragma é usada para reduzir o hemidiafragma paralisado e permitir que o hemidiafragma não afetado se contraia de modo mais eficaz. A plicatura não é indicada em pacientes com a paralisia bilateral do diafragma porque um dos mecanismos compensatórios usados por esses indivíduos para respirar requer a transmissão de baixa pressão subdiafragmática através de um diafragma flácido para o espaço pleural.

ABORDAGEM À AVALIAÇÃO RESPIRATÓRIA E AO TRATAMENTO DO INDIVÍDUO COM DOENÇA NEUROMUSCULAR

Embora cada doença neuromuscular tenha etiologia e história natural diferentes, assim como um tratamento potencial diferente, os efeitos respiratórios das doenças neuromusculares podem ser abordados de uma maneira sistemática que possa ser aplicada a qualquer diagnóstico neuromuscular. Essa abordagem usa o fato de que os três principais grupos musculares envolvidos na manutenção da ventilação e proteção da via aérea e pulmões são (1) os músculos inspiratórios, responsáveis predominantemente pela ventilação, (2) os músculos expiratórios, responsáveis predominantemente pela tosse, e (3) os músculos das vias aéreas superiores, responsáveis pela tosse, deglutição e proteção da via aérea (Fig. 97-5). Para o paciente com doença neuromuscular, a

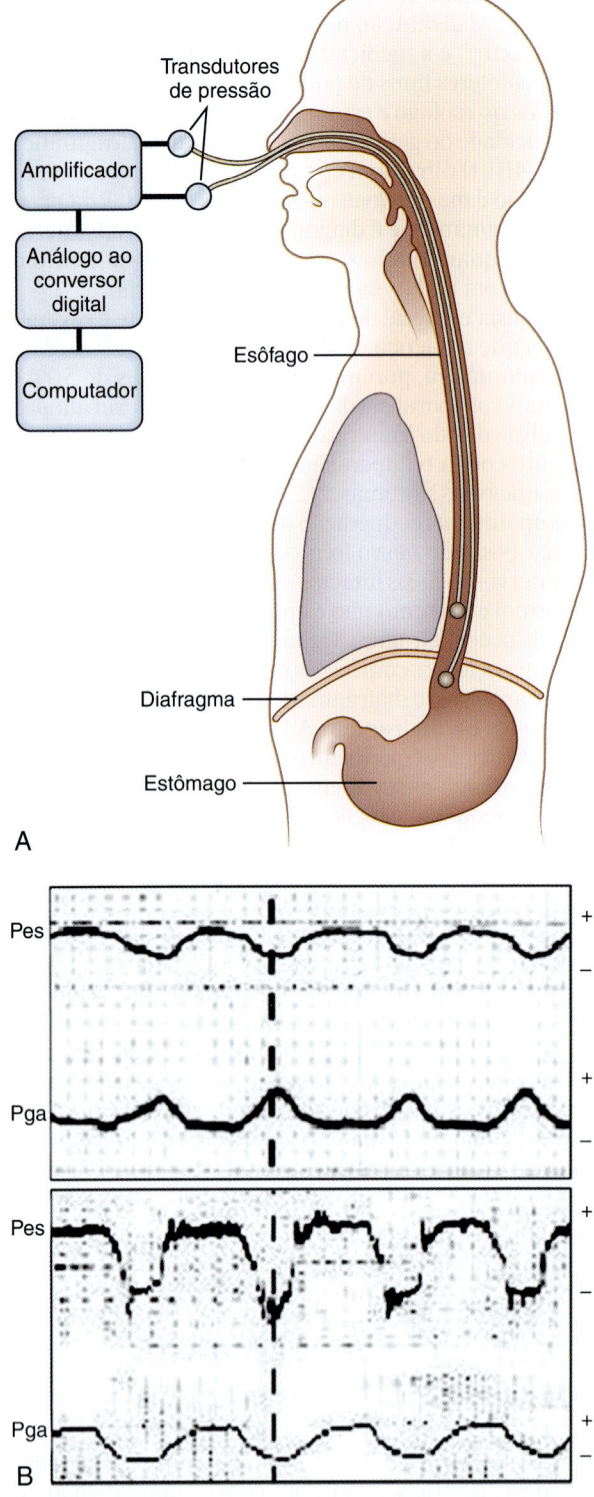

Figura 97-4 Testes de pressão transdiafragmática para a função diafragmática. **A,** O aparelho usado para medir a pressão transdiafragmática. Balões esofágicos e gástricos colocados através do nariz dentro do esôfago e do estômago, respectivamente, permitem a medição das pressões acima e abaixo do diafragma simultaneamente. **B,** *Parte superior,* Traçados normais de pressão esofágica (Pes) e gástrica (Pga). Note que a Pes se torna mais negativa e a Pga mais positiva durante a inspiração normal devido à ação do diafragma. *Parte inferior,* A paralisia diafragmática na qual a Pes e a Pga defletem na mesma direção sem mostrar qualquer atividade muscular do diafragma.

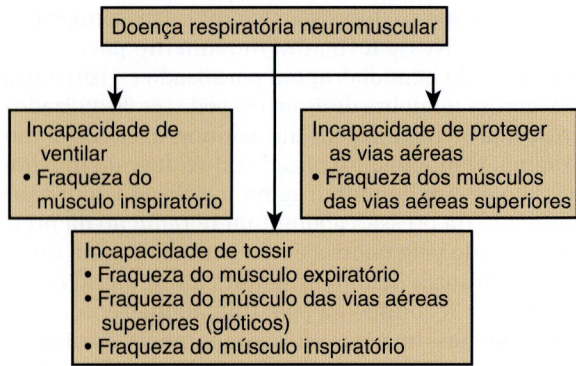

Figura 97-5 Efeitos clínicos da fraqueza ou disfunção dos músculos inspiratórios, expiratórios e das vias aéreas superiores. Condições neuromusculares levam à doença respiratória principalmente pela incapacidade de ventilar, tossir ou proteger a via aérea superior da aspiração.

função da tosse e a proteção da via aérea de um mecanismo de deglutição intacto são tão importantes quanto a manutenção da ventilação.[161,162] Para os pacientes com distrofia muscular de Duchenne, um comitê de consenso da American Thoracic Society[162] recomendou que as visitas clínicas devem incluir a avaliação de cada uma das três áreas pela obtenção de história apropriada, exame físico e testes laboratoriais.

A função inspiratória pode ser testada pela medição de CVF, PIM e níveis e dióxido de carbono. O dióxido de carbono pode ser medido como P_{CO_2} arterial, a medida tradicional da ventilação adequada, ou como o dióxido de carbono exalado ou corrente final, dióxido de carbono transcutâneo, ou P_{CO_2} capilar. A amostragem de gás no sangue arterial é o meio mais acurado de avaliar a ventilação alveolar, mas pode ser desconfortável para o paciente. A medição do dióxido de carbono corrente final em pacientes sem doença pulmonar intrínseca é um método fácil e acurado de estimar a P_{CO_2} arterial.[163] O dióxido de carbono transcutâneo tem sido medido com sucesso em crianças e a melhora da tecnologia pode permitir o uso mais disseminado.[164]

A hipoventilação geralmente se manifesta com sintomas associados à fragmentação do sono. Os sintomas compatíveis com distúrbio respiratório durante o sono incluem despertares noturnos mais frequentes, noctúria, pesadelos vívidos, suores noturnos, hipersonolência diurna, cefaleias matinais, náusea, depressão, diminuição da concentração, bem como do desempenho diurno. A polissonografia pode ser usada para avaliar o sono em pacientes com doença neuromuscular, mas o pernoite em um laboratório do sono pode ser especialmente difícil para esses indivíduos, caso necessitem de um assistente para cuidados pessoais, mudanças de posição ou cuidados de toalete. Assim, é importante assegurar uma alta probabilidade pré-teste antes de solicitar um estudo de sono. Valores basais de P_{CO_2} arterial, em vigília, de 45 ou acima, ou excesso de base de 4 mEq ou maior, pode se correlacionar com a hipoventilação no sono.[165] Um estudo de sono desacompanhado em casa[166] ou a oximetria noturna e o monitoramento do dióxido de carbono corrente final[162] podem substituir um polissonograma completo de laboratório; porém, a sensibilidade e especificidade desses testes portáteis permanecem a ser determinadas nessa população.[166] Esses estudos podem servir para rastrear aqueles que se beneficiarão de um estudo polissonográfico em um laboratório do sono.

A insuficiência da tosse pode ser suspeitada se o paciente descrever incapacidade de trazer as secreções até a boca para

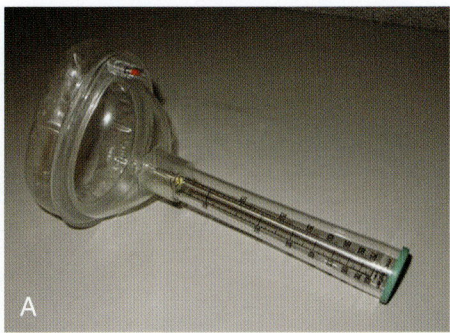 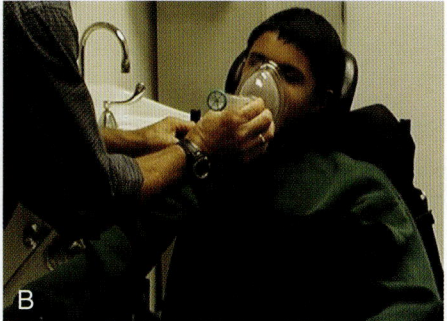

Figura 97-6 Testes de função da tosse. A, Aparelho para medida o fluxo de pico da tosse consiste em um fluxômetro de pico de asma conectado a uma máscara facial. **B,** Aparelho de fluxo de pico de tosse que está sendo usado para medição em um paciente com distrofia muscular.

expectoração ou houver uma história de infecções frequentes do trato respiratório. A função da tosse é avaliada melhor medindo-se a taxa de *fluxo de pico da tosse* (FPT). Isto pode ser facilmente efetuado com um fluxômetro de pico para asma conectado a uma máscara facial ou bocal (Fig. 97-6). Os valores normais variam de 360 a 960 L/min;[167] um valor abaixo de 160 L/min pode colocar os indivíduos em alto risco de insuficiência de tosse e dependência do ventilador.[161] Durante uma infecção do trato respiratório, o FPT pode cair substancialmente e um FPT abaixo de 270 L/min, durante um período saudável, pode cair abaixo de 160 L/min, durante a infecção. A assistência à tosse é sugerida para aqueles com um FPT inferior a 160 L/min.

Os pacientes com doenças neuromusculares, como a ELA, frequentemente desenvolvem disfunção do músculo bulbar devido ao envolvimento do neurônio motor no tronco encefálico. A disfunção dos lábios, língua e músculos faríngeos e laríngeos pode resultar em maior risco de aspiração, assim como em dificuldade de gerar adequado fechamento glótico para uma função eficaz da tosse. A deglutição pode ser prejudicada e a ingestão de uma nutrição adequada pode ser desafiadora para o paciente. A sufocação é comum e pode até ser desencadeada pela aspiração de saliva. A desnutrição ou a rápida perda de peso devem sinalizar ao clínico para que avalie o mecanismo de deglutição.[168] A deglutição pode ser testada por deglutição de bário ou visualização direta da deglutição por via endoscópica.[169-171] O encaminhamento para um foniatra e um clínico de deglutição pode ser muito útil para diagnosticar a deglutição e problemas de proteção da via aérea, assim como para instruir os pacientes e suas famílias sobre maneiras de reduzir o risco de aspiração.

SUPORTE VENTILATÓRIO

O suporte ventilatório para pacientes com doença neuromuscular está disponível há mais de 60 anos[172] (Tabela 97-5). Alguns dos primeiros ventiladores eram conhecidos como ventiladores corporais e incluíam aparelhos como pulmão de aço, leito cinético e cinta pneumática.[173] Com o advento da pressão positiva via ventilação invasiva (traqueostomia) ou não invasiva (máscara facial), esses ventiladores corporais são usados apenas muito raramente, em geral para pacientes que já os usam há anos.

A ventilação invasiva com pressão positiva usando uma traqueostomia residente tem sido empregada com sucesso na doença neuromuscular. Os benefícios desse tipo de suporte ventilatório incluem o controle completo do volume corrente liberado pela máquina e facilidade de acesso às vias aéreas centrais para sucção das secreções. Além disso, se houver um declínio agudo da função respiratória, o mesmo método de ventilação pode ser usado para suporte ventilatório. O desenvolvimento de geradores de pressão positiva convenientes, portáteis, tornou prática esta forma de ventilação, mesmo em ambiente doméstico.[174] A pressão invasiva positiva deve ser considerada naqueles com (1) doença pulmonar coexistente, (2) secreções copiosas, (3) força precária do músculo orofaríngeo associada à eliminação ineficaz das secreções, (4) distúrbios convulsivos não controlados que podem causar obstrução da via aérea superior (5) preferência por métodos invasivos em vez de não invasivos, (6) condições ortopédicas ou outras que interferem na colocação de aparelhos não invasivos, e (7) acesso limitado aos indivíduos com especialização em técnicas não invasivas.

Infelizmente, a ventilação invasiva com pressão positiva em longo prazo via traqueostomia tem sido associada a várias complicações, como dano à traqueia decorrente da cânula de traqueostomia residente levando à necrose traqueal, estenose, hemorragia ou fístulas traqueoesofágicas.[175] Porém, o desenvolvimento da traqueostomia de alto volume e de baixa pressão com cânulas de manguito plástico reduziu a incidência dessas complicações. As cânulas de traqueostomia podem interferir no mecanismo normal de deglutição e predispor os pacientes a problemas de deglutição e aspiração de alimento; elas também podem aumentar o risco da colonização da via aérea com bactérias e infecção do trato respiratório inferior. O uso de uma cânula de traqueostomia requer umidificação

Tabela 97-5 Métodos de Ventilação Usados no Tratamento da Doença Neuromuscular

VENTILADORES COM PRESSÃO NEGATIVA[172]
Ventilador de tanque (pulmão de aço)
Ventilador do tipo capa de chuva (poncho ou *pneumowrap*)
Ventilador do tipo couraça (couraça para o tórax)
Ventilador do tipo *pneumosuit* com perneiras

VENTILADORES COM PRESSÃO POSITIVA
Invasivo (traqueostomia)
Não invasivo
    Via máscara facial completa
    Via máscara nasal
    Via bocal

VENTILADORES RESULTANDO EM MOVIMENTO PASSIVO DO DIAFRAGMA
Cinta pneumática
Leito cinético

MARCA-PASSO DO NERVO FRÊNICO

MARCA-PASSO DIAFRAGMÁTICO

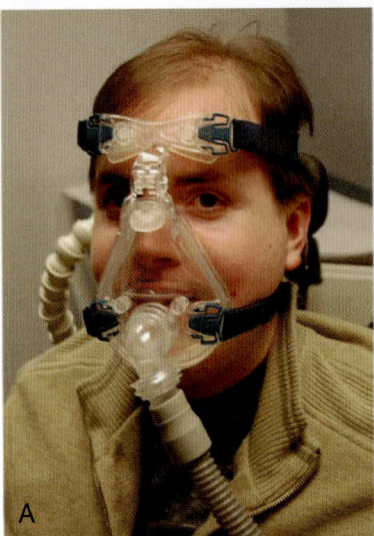 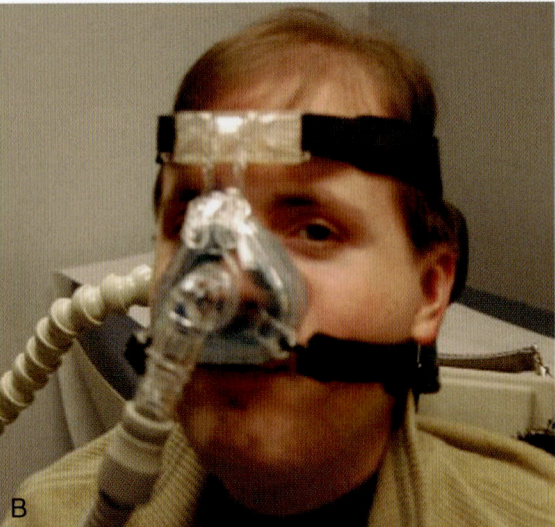 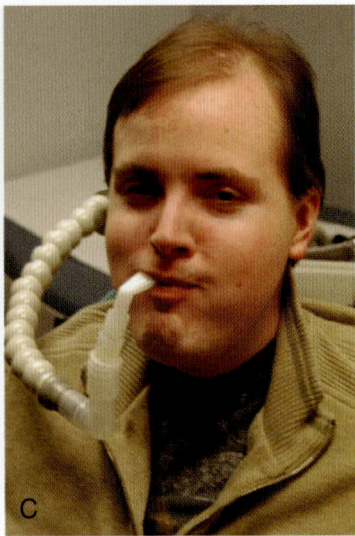

Figura 97-7 Diferentes meios de liberar ventilação não invasiva com pressão positiva. **A,** Máscara completa. **B,** Máscara Nasal. **C,** Bocal.

suplementar, uma tarefa de cuidados respiratórios diários adicionais. Finalmente, as interações sociais e o bem-estar psicológico podem ser prejudicados pela impossibilidade de falar. No entanto, uma série de dispositivos e técnicas foi projetada para permitir a fala e a comunicação enquanto o paciente estiver com uma traqueostomia e for mecanicamente ventilado. Estes incluem válvulas de uma via que permitem a passagem de gás através das cordas vocais durante a exalação (válvula de Passy-Muir, Irvine, CA) ou canais para direcionar ar comprimido através das cordas vocais (cânula de traqueostomia "Trach Talk"). Infelizmente nem todos os indivíduos podem usar esses dispositivos.

A NPPV está se tornando o método preferido para o tratamento de pacientes com doença respiratória neuromuscular.[176] A liberação não invasiva da ventilação com pressão positiva foi usada pela primeira vez durante a epidemia de pólio dos anos 1950 para permitir aos pacientes alguns períodos fora do pulmão de aço. Desde os anos 1980, ocorreram consideráveis refinamentos na aplicação dessa técnica. Atualmente existem três caminhos de liberação de NPPV: (1) via máscara facial completa, (2) via máscara nasal, ou (3) via bocal com ou sem um selo labial (Fig. 97-7). Ocasionalmente, mais de um método pode ser usado no mesmo paciente, por exemplo, um bocal de ventilação pode ser usado durante o dia e uma máscara nasal à noite.

O bocal de ventilação foi a primeira interface a ser usada em um ventilador com pressão positiva. Os pacientes prendem o bocal entre os dentes e geralmente são capazes de usá-los enquanto dormem, especialmente quando são adicionados dispositivos de selo labial.[177] Desde o final dos anos 1990, as interfaces nasais foram desenvolvidas e usadas com sucesso. Inicialmente, máscaras nasais foram desenhadas para liberar pressão positiva contínua da via aérea para o tratamento de pacientes com apneia do sono.[178] Atualmente, elas também são usadas para prover pressão positiva intermitente aos pacientes com doença neuromuscular. O volume corrente é liberado de maneira mais eficaz quando não há extravasamentos ao redor da máscara nasal ou através da boca. Os pacientes que sofrem extravasamentos de ar podem desenvolver dessaturação da oxiemoglobina, elevação da Pco_2 arterial e sintomas associados. Nessa situação, o uso de uma interface com uma máscara facial completa pode ser mais apropriado. A utilização de aparelhos projetados de forma personalizada também pode eliminar extravasamentos pela boca e ser mais confortáveis para alguns pacientes. Aparelhos ciclados a pressão em vez de ciclados a volume geralmente são usados para ventilação com máscara. Com essas máquinas, a pressão positiva pode ser liberada em dois níveis, um nível mais alto durante a inspiração e um nível mais baixo durante a expiração (suporte binível, BiPAP). O gradiente de pressão positiva durante a inspiração resulta na liberação de um volume corrente para o paciente. A exalação é passiva e é terminada quando a pressão da via aérea retorna ao nível expiratório inferior. A manutenção de uma pressão expiratória positiva é importante por duas razões. Primeira, o fluxo de gás necessário para manter a pressão positiva expiratória final da via aérea se expande na tubulação do ventilador do dióxido de carbono exalado e impede a reinalação.[179] Segunda, como a pressão expiratória é positiva e maior que a atmosférica, o volume pulmonar expiratório final é aumentado, o que pode ser associado a menos atelectasia e menor número de áreas de baixa ventilação-perfusão ou *shunt* do que os vistos com os baixos volumes pulmonares expiratórios finais.

DADOS DE SUPORTE À VENTILAÇÃO NÃO INVASIVA COM PRESSÃO POSITIVA NA DOENÇA NEUROMUSCULAR

Suporte Ventilatório Noturno

O uso de ventilação noturna em pacientes com doença neuromuscular com distúrbio respiratório do sono demonstrou ter uma série de benefícios, incluindo (1) Pco_2 arterial reduzida e Po_2 arterial aumentada ao se ligar e desligar o ventilador, (2) diminuição dos sintomas do distúrbio respiratório do sono como a cefaleia matinal, despertares noturnos, pesadelos vívidos e suores noturnos, (3) melhora da qualidade de vida, e (4) redução da morbidade e mais provavelmente da mortalidade. A ventilação noturna se tornou amplamente aceita, prestando assistência ventilatória a pacientes durante o sono e possibilitando que respirem por si mesmos durante o dia. Em um estudo precoce de pacientes com distrofia muscular de Duchenne em estágio avançado, com sintomas de insuficiência ventilatória e arterial P_{CO_2} de 60 mmHg ou maior, a ventilação noturna com pressão negativa com o uso de couraças ou ventiladores de tanque melhoraram significativamente os valores da P_{CO_2} arterial diurna (60,8 mmHg, antes do tratamento, para 45,5 mmHg após o tratamento) e os valores da arterial P_{O_2} (59,3 mmHg, antes do tratamento, e 74,6 mmHg após o tratamento).[180] Desde esse estudo de 1981, uma série de estudos foi publicada usando ventilação noturna, os quais apoiaram esses achados e, 20 anos depois, uma excelente revisão desses dados se encontra disponível.[181]

O mecanismo pelo qual a ventilação noturna melhora os sintomas diurnos e os gases no sangue arterial em pacientes com doença neuromuscular não está inteiramente esclarecido. Várias explicações foram sugeridas, incluindo (1) repouso dos músculos respiratórios cronicamente fatigados, (2) reversão dos problemas mecânicos associados à doença neuromuscular, como reduzida complacência pulmonar e da parede torácica, e (3) um reajuste dos centros de controle respiratório com aumento da quimiossensibilidade à P_{CO_2} arterial durante o dia, mantendo assim a homeostase do gás sanguíneo.[182-184] Além da melhora dos gases do sangue arterial, demonstrou-se que outras medidas da função fisiológica melhoram com a ventilação intermitente; por exemplo, a ventilação noturna pode aumentar a capacidade vital, melhorar a função do coração direito e reduzir a eritrocitose.[185]

Por razões éticas, os efeitos da ventilação mecânica na sobrevida em geral não foram estudados de maneira controlada randomizada em pacientes com doença neuromuscular. Nas doenças neuromusculares mais progressivas, depois de se notar a elevação da P_{CO_2} arterial e a redução da P_{O_2} arterial, o *cor pulmonale* e a morte são inevitáveis em um curto período de tempo. Portanto, em geral se aceita que a ventilação mecânica domiciliar leva à melhora da sobrevida na maioria dos pacientes.

Suporte Ventilatório por Tempo Integral

Para indivíduos que necessitam de suporte ventilatório por tempo integral, é possível fornecer NPPV durante 24 horas por dia.[186-188] Como na NPPV noturna para a doença neuromuscular, não há estudos controlados randomizados de ventilação contínua. Em um estudo de coorte, 24 pacientes com distrofia muscular de Duchenne em uso de NPPV foram comparados com 22 pacientes que recebiam ventilação com pressão positiva por traqueostomia.[189] Nos indivíduos que usavam NPPV, o número de hospitalizações e de dias hospitalizados por ano foi significativamente menor. Em outro estudo retrospectivo do mesmo grupo, os pacientes com distrofia muscular de Duchenne usando um protocolo que consistia em um bocal para ventilação com pressão positiva e técnica de *breath-stacking* em conjunto com insuflação-exsuflação mecânica para auxiliar a tosse (veja Suporte à Tosse) tiveram mortalidade significativamente menor (três de 34 pacientes) do que o grupo que não teve acesso ao protocolo e/ou que recebeu traqueostomia ou usou NPPV em base quase contínua (27 de 31 pacientes).[190] São necessários outros estudos de NPPV contínua para avaliar se este tratamento é realmente melhor do que a ventilação com traqueostomia em ambiente de comunidade. Uma declaração de consenso da American Thoracic Society sobre os cuidados respiratórios dos pacientes com distrofia muscular de Duchenne sugeriu que a NPPV seja considerada quando estiver disponível a especialização, para dar início aos protocolos apropriados.[191]

SUPORTE À TOSSE

Intervenções terapêuticas com vistas a melhorar a tosse e o *clearance* da via aérea têm a mesma importância, se não mais, do que o suporte ventilatório, porque a pneumonia é uma das causas principais de morbidade e mortalidade em pacientes com doença respiratória neuromuscular.[162,176] Normalmente, o reflexo da tosse é iniciado pela estimulação dos receptores da tosse nas vias aéreas que ativam os centros do tronco encefálico que iniciam a inalação, o fechamento glótico e a contração forçada dos músculos expiratórios durante a qual o ar intratorácico está comprimido sob altas pressões.[167] A glote então se abre rapidamente, permitindo a liberação explosiva de ar das vias aéreas através das cordas vocais. O fluxo de ar de alta velocidade causa o deslocamento das secreções a partir das paredes da via aérea, impelindo-as para fora do pulmão. A tosse adequada é essencial para a higiene da via aérea. Felizmente, existem várias maneiras de uma tosse prejudicada ser aumentada e de ser mantida a higiene pulmonar sem o uso de traqueostomia.

A tosse com assistência manual é um método de aplicar uma rápida pressão positiva ao abdome. O aumento da pressão abdominal é transmitido para o tórax e induz o fluxo expiratório, levando ao *clearance* da via aérea e ao aumento das taxas de fluxo expiratório da tosse. Uma série de técnicas se encontra disponível como auxílio para aplicar rápidos impulsos abdominais, resultando em efetivo *clearance* das secreções.[192] Aumentar o volume de ar no sistema respiratório antes da tosse assistida aumenta o volume disponível para a exalação, otimiza a relação comprimento-tensão dos músculos expiratórios para elevar o potencial de geração de pressão intratorácica, assim como a pressão de retração elástica para dentro do sistema respiratório, o que pode aumentar ainda mais as pressões expiratórias. Esse volume inspirado máximo alcançável é denominado capacidade de insuflação máxima.[193] O volume pulmonar inspirado pode ser aumentado pelos pacientes que usam as técnicas de *breath-stacking* ou glossofaríngea ("respiração de sapo")[194] ou utilizam bolsa-máscara de ressuscitador e bocal de ventilação (Fig. 97-8A). A técnica de *breath-stacking* envolve emitir múltiplas respirações para aumentar os volumes pulmonares acima do volume respiratório único, retendo, com a glote, cada respiração sucessiva nos pulmões. A respiração glossofaríngea é uma forma de respiração que envolve forçar o ar para dentro da traqueia usando a língua e os músculos faríngeos.[194]

Aumentar o volume pulmonar até o volume máximo possível, conhecido como recrutamento de volume pulmonar, utilizando a técnica de *breath-stacking* ou um dispositivo mecânico, pode ajudar a função da tosse, assim como a manter a complacência pulmonar e a capacidade vital forçada na doença neuromuscular progressiva.[195,196] Um aparelho de controle de secreção muito eficaz, disponível há mais de 50 anos, mas que só recentemente é usado em maior extensão, é o insuflador-exsuflador mecânico ou CoughAssist (In-exsufflator, JH Emerson Co.) (Fig. 97-8B). Esse aparelho consiste em um motor elétrico capaz de gerar pressões positivas e negativas de até 50 cm H_2O para insuflar e depois rapidamente exsuflar o pulmão. A pressão é aplicada à via aérea do paciente via máscara facial ou bocal; primeiro, é

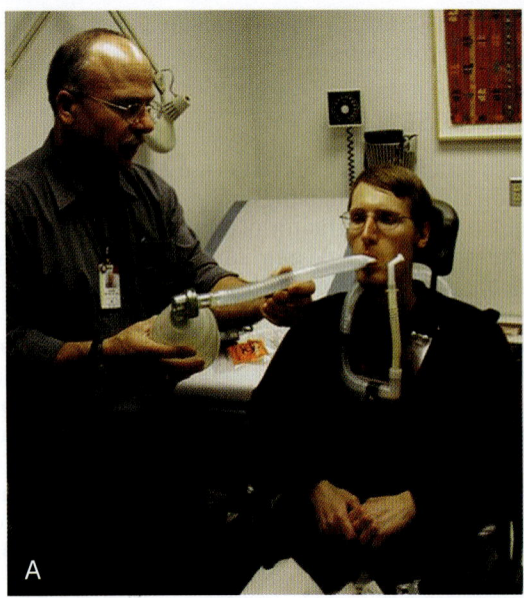
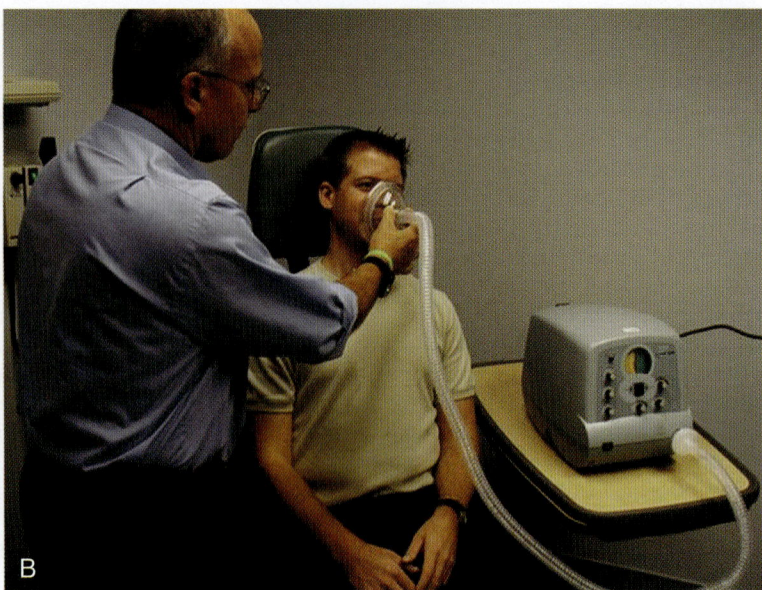

Figura 97-8 Métodos para assistir a tosse. A, Bolsa-máscara de ressuscitador usado para *"breath-stacking"* para aumentar o volume pulmonar e assim aumentar o fluxo de tosse. **B,** Insuflador-exsuflador mecânico que está sendo usado para assistir na remoção de secreção.

aplicada uma pressão positiva de 30 a 50 cmH$_2$O durante período de 1 a 3 segundos, seguida imediatamente de pressão negativa entre 30 e 50 cmH$_2$O por breve duração. Pela estimulação da tosse, essa técnica move as secreções para fora da via aérea de maneira não invasiva sem violar sua integridade.[197] Outro auxílio mecânico não invasivo inclui dispositivos que oscilam a parede torácica ou a via aérea diretamente.[198] Estes ainda não foram bem estudados em pacientes com doença neuromuscular sem traqueostomia e seu papel no suporte do controle das secreções nesses distúrbios não é claro.

A decisão de iniciar a assistência à tosse é determinada pela medição do FPT. Os valores normais de FPT vão de 360 a 960 L/min. Recomenda-se que uma ou mais das técnicas anteriormente discutidas sejam disponibilizadas ao paciente quando os valores de FPT caírem abaixo de 270 L/min enquanto o paciente está bem, porque isto se correlaciona com valor inferior a 160 L/min quando o paciente desenvolve infecção do trato respiratório.[161] Esta queda da função da tosse com a doença respiratória pode se dever a aumento da fraqueza muscular quanto aos efeitos das próprias secreções na redução do fluxo expiratório.

Além dos problemas com a tosse, os pacientes com doença neuromuscular geralmente têm problemas de deglutição e de proteção da via aérea. Contudo, os tratamentos para disfunção do músculo da deglutição são limitados. O risco de aspiração e de desenvolvimento de pneumonia em pacientes com ELA se deve primariamente a problemas com função da via aérea superior e tosse. A disfunção dos músculos faríngeo e laríngeo pode levar diretamente à aspiração dos conteúdos orais dentro dos pulmões. Outra diversão, além da cirúrgica da via aérea,[199] no tratamento que visa diretamente às funções laríngea e glótica, está disponível. Quando os pacientes desenvolvem significativa disfagia e aspiração de sólidos ou líquidos, muitos especialistas recomendam a colocação de uma sonda percutânea de gastrostomia endoscópica.[200,201]

> **Pontos-chave**
>
> - A insuficiência respiratória é uma causa importante de morbidade e mortalidade em indivíduos com doença neuromuscular.
> - Lesão da medula espinal, uma lesão traumática comum no mundo todo, prejudica a função respiratória dependendo do nível de lesão espinal.
> - A polineuropatia aguda imunomediada (polineuropatia idiopática desmielinizante aguda ou síndrome de Guillain-Barré) é uma doença paralítica ascendente que se acredita ser causada por anticorpos antiglicolipídicos. A entubação pode salvar vidas e deve ser considerada quando a CVF for de 15 mL/kg ou menos, a CVF for de 1 L ou menos, ou a PIM for de 30 cmH$_2$O ou menos, ou faltar proteção da via aérea superior.
> - A paralisia do diafragma pode ser uni ou bilateral: a doença unilateral geralmente se deve à lesão ao nervo frênico, enquanto a doença bilateral se deve com mais frequência à doença difusa do músculo ou do neurônio motor.
> - Avaliação respiratória do indivíduo com comprometimento respiratório neuromuscular deve incluir a avaliação de grupos musculares responsáveis para inspiração, expiração e tosse, e da proteção via aérea.
> - Atualmente é comum o uso de ventilação noturna ou não invasiva por tempo integral na doença respiratória neuromuscular crônica e provavelmente prolonga a sobrevida.
> - A fraqueza neuromuscular surge geralmente na UCI e resulta em maiores mortalidade e extensão da permanência hospitalar.
> - A tosse pode ser assistida de maneira não invasiva por meios manuais ou motorizados; o suporte à tosse deve ser considerado quando a taxa de fluxo de pico da tosse for inferior a 270 L/min em um paciente sem infecção de trato respiratório e definitivamente quando a taxa de fluxo de pico da tosse for inferior a 160 L/min.

As Referências estão disponíveis exclusivamente no site www.elsevier.com.br/expertconsult

98 DOENÇAS DO SISTEMA RESPIRATÓRIO E DA PAREDE TORÁCICA

GEORGE E. TZELEPIS, MD • F. DENNIS McCOOL, MD

INTRODUÇÃO	PEITO ESCAVADO	ESPONDILITE ANQUILOSANTE
CIFOESCOLIOSE	Diagnóstico e Etiologia	Diagnóstico e Etiologia
Diagnóstico e Etiologia	Fisiopatologia	Fisiopatologia
Fisiopatologia	Tratamento	Tratamento
Curso Clínico	**TÓRAX INSTÁVEL**	**OBESIDADE**
Tratamento	Diagnóstico e Etiologia	Diagnóstico e Etiologia
TORACOPLASTIA	Trauma e Tórax Instável	Fisiopatologia
	Fisiopatologia	Tratamento
	Tratamento	

INTRODUÇÃO

Os distúrbios do tecido mole e estruturas ósseas da parede torácica geralmente causam disfunção restritiva por limitar o movimento ou causar distúrbio de movimento da parede torácica. A cifoescoliose e a espondilite anquilosante são distúrbios que envolvem a espinha e suas articulações, o peito escavado envolve o esterno, o tórax instável afeta as costelas e a obesidade adiciona-se aos tecidos moles da caixa torácica e do abdome. Enquanto a cifoescoliose causa o impacto mais severo sobre a função respiratória, o peito escavado causa o mínimo. As alterações na mecânica respiratória produzidas por esses distúrbios são discutidas em conjunto com os mais recentes desenvolvimentos no diagnóstico e tratamento. As doenças neuromusculares que afetam a parede torácica são revisadas no Capítulo 97.

CIFOESCOLIOSE

DIAGNÓSTICO E ETIOLOGIA

O termo *cifoescoliose* é derivado das palavras gregas *kuphos* e *scolios* ("corcunda" e "torto") e refere-se a um grupo de distúrbios caracterizados por excessiva curvatura espinal no plano lateral (escoliose) e plano sagital (cifose), assim como rotação do eixo espinal (Fig. 98-1). Escoliose, que é definida como uma curvatura espinal lateral maior que 10 graus, geralmente está associada a cifose e rotação da espinha ao redor de seu eixo longo.[1] Descrita em detalhes primeiramente por Hipócrates, a cifoescoliose é uma das anormalidades mais comuns da espinha, com uma prevalência estimada para a deformidade leve de uma em 1.000 pessoas e para a deformidade grave de uma em 10.000 pessoas nos Estados Unidos.[1]

A cifoescoliose é classificada como idiopática (sem causa conhecida), secundária ou paralítica (associada à doença neuromuscular) e congênita (associada à malformação vertebral presente ao nascimento) (Tabela 98-1). A cifoescoliose idiopática, a forma mais comum, geralmente se manifesta na fase tardia da infância ou início da adolescência e envolve mais as mulheres do que os homens, na proporção de 4:1. A cifoescoliose idiopática é vista geralmente em múltiplos membros de uma família. Acredita-se que seja uma condição multigênica, com uma herança autossômica ou ligada ao sexo com expressão fenotípica variável.[1] Um defeito na família no gene da remodelagem da cromatina, *CHD7* e vários outros *loci* genéticos foi associado à suscetibilidade à cifoescoliose idiopática.[2,3] As sequelas mais importantes da cifoescoliose progressiva são dor nas costas, problemas psicossociais e desenvolvimento de insuficiência respiratória.

O diagnóstico de cifoescoliose é feito por exame da parede torácica. Em casos grave, os achados físicos típicos são a corcunda dorsal, que se deve a costelas anguladas e assimetria do ombro, e a inclinação do quadril, que se relaciona à rotação espinal. Nos casos leves, os achados físicos são mais sutis. Em crianças e adolescentes, é importante inspecionar a espinha para detecção de assimetria e realizar o teste de Adam de curvatura para frente. Com este teste, o examinador inspeciona a espinha para detecção de assimetria torácica ou assimetria lombar enquanto o paciente se curva para frente, na cintura, até a espinha ficar paralela ao solo. O teste de Adam de curvatura para frente pode ser usado por programas comunitários para rastrear cifoescoliose idiopática. Quando a cifoescoliose é grave e complicada por insuficiência cardíaca direita, o exame clínico pode revelar cianose, veias cervicais distendidas, edema periférico e hepatomegalia.

O diagnóstico de cifoescoliose é confirmado pela obtenção de radiografias de tórax ou espinha. A gravidade da deformidade espinal pode ser avaliada por medição do ângulo de Cobb das vértebras localizadas dentro da curvatura espinal.[4] O ângulo de Cobb é formado pela interseção de duas linhas, uma paralela às vértebras superiores e a outra paralela às vértebras inferiores das curvas escolióticas ou cifóticas (Fig. 98-2). Quanto maior for o ângulo de Cobb, mais grave será a deformidade. Ângulos acima de 100 graus geralmente são associados a sintomas respiratórios, como dispneia ao esforço, enquanto os ângulos acima de 120 graus são associados à insuficiência respiratória.[5,6]

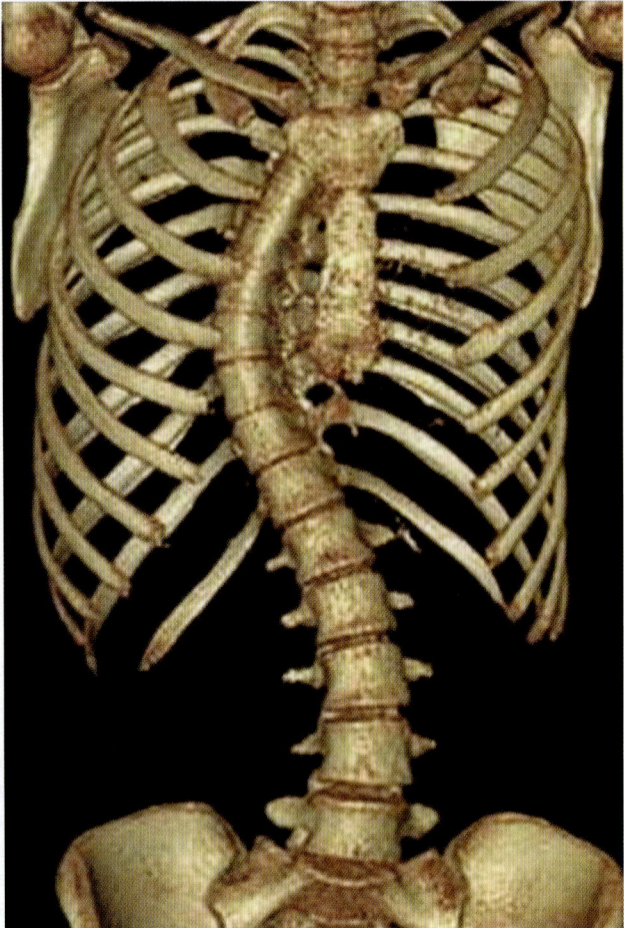

Figura 98-1 Cifoescoliose. Reconstrução por TC torácica mostrando a rotação a espinha e da caixa torácica na cifoescoliose. (Adaptada de Chun EM, Suh SW, Modi HN, et al. The change in ratio of convex e concave lung volume in adolescent idiopathic kyphoscoliosis. *Eur Spine J* 17:224-229, 2008.)

FISIOPATOLOGIA

Função Pulmonar e Mecânica Respiratória

A cifoescoliose pode produzir o comprometimento restritivo mais grave de todas doenças da parede torácica (Tabela 98-2).[710] Uma série de fatores contribui para a gravidade do comprometimento restritivo. Com a cifoescoliose idiopática, a fisiologia pulmonar restritiva invariavelmente está presente quando o ângulo de Cobb é maior do que 90 graus.[8] Com essa deformidade grave, a *capacidade pulmonar total* (CPT) e a *capacidade vital* (CV) podem estar reduzidas para apenas 30% dos valores previstos. Em contraste, o *volume residual* (VR) pode estar normal ou ligeiramente aumentado, resultando em uma proporção VR/CPT elevada.[8,11] Em crianças com grave deformidade espinal, o pulmão hipoplásico pode contribuir para os volumes pulmonares reduzidos.[12,13] Outros fatores que contribuem para o processo restritivo incluem o número de vértebras envolvidas, localização torácica da curva, idade do paciente, presença de cifose, grau de rotação espinal e presença de músculos respiratórios fracos.[14,15]

Tabela 98-1 Causas de Cifoescoliose
IDIOPÁTICA
Distúrbio multigênico, que se desenvolve na infância/adolescência
PARALÍTICA OU SECUNDÁRIA
Neuromuscular (poliomielite, distrofia muscular, paralisia cerebral, ataxia de Friedreich, doença de Charcot-Marie-Tooth)
Distúrbios de tecido conjuntivo (síndrome de Marfan, síndrome de Ehler-Danlos, síndrome de Morquio)
Doença vertebral (osteoporose, osteomalacia, raquitismo resistente à vitamina D, espondilite tuberculosa, espinha bífida)
Pós-toracoplastia
CONGÊNITA
Devido a malformações espinais/vertebrais ao nascimento

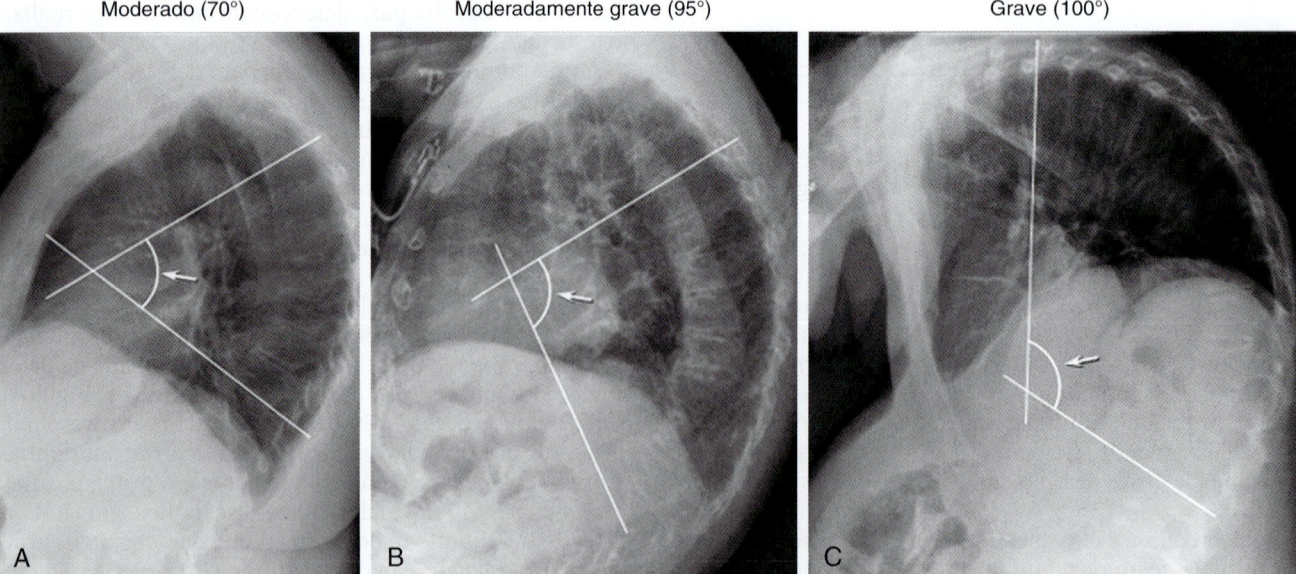

Figura 98-2 Diferentes graus de cifoescoliose mostrando o cálculo do ângulo de Cobb na radiografia de tórax lateral. As linhas são desenhadas através da placa terminal superior do corpo vertebral marcando a porção cranial da curva e da placa terminal inferior do corpo vertebral marcando a porção caudal da curva. O ângulo de intersecção entre estas duas linhas é o ângulo de Cobb (*seta*). Os pacientes são mostrados com cifoescoliose moderada (**A**), moderadamente grave (**B**) e grave (**C**) junto com seus ângulos de Cobb calculados. (Cortesia de Michael Gotway, MD.)

A etiologia da cifoescoliose também influencia o grau de comprometimento respiratório para qualquer ângulo de Cobb dado. Por exemplo, na cifoescoliose idiopática, indivíduos com ângulo de Cobb inferior a 50 graus geralmente têm força normal no músculo respiratório, enquanto aqueles com ângulos superiores a 50 graus podem mostrar reduções leves a moderadas na *pressão inspiratória máxima* ($PI_{máx}$) e na *pressão expiratória máxima* ($PE_{máx}$) devido a fraqueza do músculo respiratório ou vantagem mecânica alterada dos músculos.[14,16-18] Em comparação, os indivíduos com cifoescoliose secundária (paralítica) também têm fraqueza primária do músculo respiratório e portanto podem ter um profundo grau de restrição pulmonar, mesmo quando o ângulo de Cobb é inferior a 50 graus.[19] Em geral, talvez por causa desse envolvimento primário dos músculos respiratórios, os indivíduos com cifoescoliose paralítica têm um defeito restritivo maior para um determinado grau de deformidade espinal do que aqueles com cifoescoliose idiopática.[20] Da mesma forma, comparados àqueles com cifoescoliose idiopática, os indivíduos com cifoescoliose congênita tendem a ter maior comprometimento restritivo até um grau comparável de deformidade espinal.[20] Em geral, na cifoescoliose congênita, a perda na CV é 15% maior do que em pacientes com cifoescoliose idiopática e ângulo de Cobb similares, mais provavelmente devido a deformidades associadas da costela e anormalidades pulmonares subjacentes.[20]

A complacência do sistema respiratório está reduzida na cifoescoliose de qualquer etiologia, principalmente devido à redução da complacência da parede torácica e, em menor grau, à redução da complacência pulmonar decorrente de microatelectasia.[1,9,21,22] Os ângulos de Cobb até 50 graus têm mínimo impacto na complacência respiratória, enquanto ângulos acima de 100 graus podem reduzir a complacência a níveis vistos na síndrome do desconforto respiratório do adulto.[9,21,22] A parede torácica rígida reduz a *capacidade residual funcional* (CRF). Esses fatores combinam-se para mover a respiração corrente até uma porção mais plana, rígida, da curva volume-pressão respiratória. Isto requer maior esforço inspiratório para respirações correntes relativamente pequenas, o que aumenta o trabalho e o custo de oxigênio respiratório (Fig. 98-3). O aumento do custo do oxigênio da respiração pode alcançar valores de três a cinco vezes aqueles medidos em indivíduos saudáveis e, desse modo, coloca os pacientes em risco de fadiga do músculo respiratório.[23]

Capacidade para o Exercício

Indivíduos com leve cifoescoliose idiopática geralmente têm capacidade normal para o exercício.[14,24] Se o exercício estiver limitado, tipicamente se deve a descondicionamento e não à redução da reserva ventilatória.[17,24,25] Em contraste, indivíduos com cifoescoliose idiopática *moderada* (ângulo de Cobb 25 a 70 graus), *moderadamente* grave cifoescoliose (ângulo de Cobb 70 a 100 graus), ou cifoescoliose *grave* (ângulo de Cobb maior que 100 graus) podem ter limitação para o exercício decorrente de restrições ventilatórias.[17,25,26] Nas deformidades graves (ângulo de Cobb superior a 100 graus), fatores cardiovasculares também podem contribuir para a limitação para o exercício.[25,27] O O_2 suplementar pode melhorar a oxigenação durante o exercício mas geralmente não afeta a distância da marcha.

Controle da Respiração e Distúrbio Respiratório do Sono

O distúrbio de geometria da parede torácica em pacientes com cifoescoliose constitui uma carga elástica colocada sobre os músculos inspiratórios. Para compensar essa carga

Tabela 98-2 Valores Representativos para a Função Pulmonar e Mecânica Respiratória nas Doenças da Parede Torácica

Parâmetro	CS	Pós-tor,	PE	EA
CPT (% prev.)	45	65	90	85
CV % prev.)	30	50	90	80
VR (% prev.)	95	90	100	100
VEF_1 (% prev.)	40	40	95	80
VEF_1/CVF	80	60	80	75
CRS (% prev.)	50	50	–	70
CCW (% prev.)	30	40	–	60
CP (% prev.)	60	50	80	80
$PI_{máx}$ cm H_2O	40	50	90	80
VVM L/min	37	37	107	80

EA, espondilite anquilosante; CCW, complacência da parede torácica; CP, complacência dos pulmões; CPT, capacidade pulmonar total; CS, cifoescoliose; CSR, complacência do sistema respiratório; CV, capacidade vital; CVF, capacidade vital forçada; VVM, ventilação voluntaria máxima; PE, peito escavado; $PI_{máx}$, pressão inspiratória máxima; Pós-tor., pós-toracoplastia; VEF_1, volume expiratório forçado em 1 segundo; VR, volume residual;

Os valores representativos são de Bergofsky EH: Thoracic deformities. In Roussos C, editor: *The thorax*. New York, 1995, Dekker, pp 1915-1949.

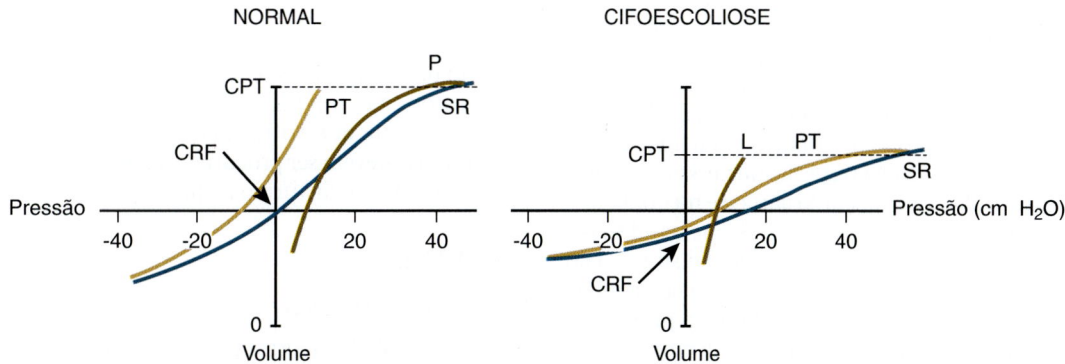

Figura 98-3 Ilustração esquemática das alterações da relação volume-pressão do pulmão (P), parede torácica (PT) e sistema respiratório (SR) total na cifoescoliose. Na cifoescoliose, a parede torácica é menos complacente, levando à redução da capacidade residual funcional (CRF), e a respiração corrente ocorre em uma porção mais plana da curva volume-pressão do sistema respiratório. CPT, capacidade pulmonar total.

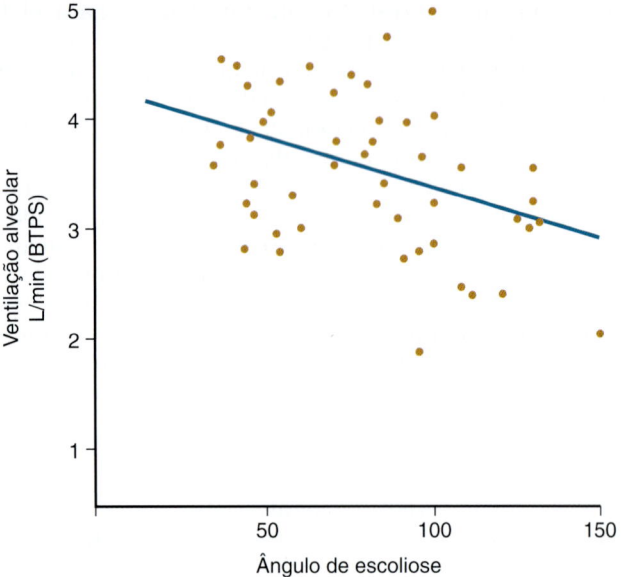

Figura 98-4 Cifoescoliose idiopática. A relação entre a ventilação alveolar e o ângulo de escoliose em pacientes com cifoescoliose idiopática. (Adaptada de Kafer ER: Idiopathic scoliosis and the age dependence of arterial blood gases. *J Clin Invest* 58:825-833, 1976.) BTPS, temperatura e pressão corporais saturadas (do inglês, *body temperature and pressure, saturated*).

aumentada, esses indivíduos adotam um padrão respiratório rápido superficial que consiste em baixos *volumes correntes* (Vc) e *tempo inspiratório* (TI) encurtado.[8,28] Esse padrão respiratório reduz a pressão necessária para inalar (P_{resp}) e minimiza o trabalho por respiração, reduzindo assim o risco de desenvolver fadiga do músculo respiratório. Ambos os parâmetros de respiração, rápida e superficial, V_T e T_I, diminuem à medida que o ângulo de Cobb aumenta.[28] No entanto, a respiração superficial rápida tem a consequência negativa de aumentar a ventilação do espaço morto e promover a microatelectasia. Como um mecanismo compensatório adicional, os pacientes com maior carga elástica também aumentam o impulso neural para os músculos respiratórios. A evidência indireta dessa estratégia compensatória é a elevada *pressão de oclusão da boca em 100 ms* ($P_{0.1}$) vista durante respiração silenciosa, exercício ou na respiração estimulada por hipercapnia.[28,29] À medida que aumenta o grau de cifoescoliose, aumenta a saída neural para os músculos respiratórios. Ou seja, a $P_{0.1}$ correlaciona-se positivamente com o ângulo de Cobb nesses pacientes.[28] O aumento do impulso neural não se traduz necessariamente em aumento da ventilação-minuto devido às restrições mecânicas impostas pela rigidez da parede torácica.

A hipoventilação é o distúrbio respiratório relacionado ao sono mais comum que afeta os indivíduos com cifoescoliose (Fig. 98-4). A hipoventilação resulta em hipercapnia e hipoxemia, e é mais grave durante o sono de movimentos rápidos dos olhos (REM), quando há redução do impulso neural para os músculos respiratórios.[30,31] A hipoxemia noturna tipicamente pré-data o início de insuficiência respiratória nesses pacientes e causa impacto significativo no curso clínico e na qualidade de vida dos pacientes com cifoescoliose.[5,31] Sequelas adversas de hipoxemia e hipercapnia noturnas incluem disfunção do músculo respiratório, hipercapnia e hipoxemia persistentes, remodelagem vascular pulmonar, hipertensão pulmonar e finalmente insuficiência cardiorrespiratória e morte.[31] É digno de nota que o ângulo de Cobb não se correlacione com a magnitude da dessaturação noturna da oxiemoglobina. Consequentemente, é importante rastrear para hipoventilação noturna com oximetria noturna mesmo em pacientes com deformidade espinal moderada somente.[32] A apneia obstrutiva do sono pode ser vista com uma frequência similar à da população geral e, se presente, pode agravar ainda mais a hipoventilação noturna.[33] Como as anormalidades relacionadas ao sono e seus efeitos sobre a função cardiorrespiratória são potencialmente tratáveis, eles sempre devem ser avaliados em pacientes com cifoescoliose bem antes do desenvolvimento de hipercapnia diurna, para que possa ser instituída precocemente a ventilação não invasiva.[31,33]

CURSO CLÍNICO

A etiologia de cifoescoliose é um importante determinante do curso clínico.[6,34] A cifoescoliose idiopática tem o curso clínico mais benigno. A cifoescoliose secundária pode progredir rapidamente, em grande parte dependente da causa subjacente da fraqueza neuromuscular e idade de início da deformidade espinal. Uma idade muito precoce ao início, com rápida curva de progressão durante o crescimento e progressão após maturidade esquelética, aumenta o risco do paciente para complicações respiratórias sérias.[34,35] A cifoescoliose congênita também pode progredir rapidamente.

Na cifoescoliose idiopática leve, a probabilidade de desenvolver insuficiência respiratória com o envelhecimento é similar à da população saudável. No entanto, o risco é maior para os pacientes com deformidades moderadas ou graves. Grandes curvas espinais à apresentação, imaturidade esquelética e uma localização torácica, em oposição a uma localização toracolombar ou lombar, do ápice da curva geralmente são consideradas fatores de risco de progressão da curva.[6] A presença de fraqueza do músculo respiratório aumenta a probabilidade de desenvolvimento de insuficiência respiratória.[8] Em geral, a deformidade espinal agrava-se a uma taxa de cerca de 1 grau por ano em indivíduos com deformidades torácicas superiores a 50 graus na maturidade esquelética.[36]

Indivíduos com cifoescoliose idiopática grave e ângulo de Cobb em torno de 100 graus devem ser monitorados cuidadosamente para complicações respiratórias, especialmente se estiverem na meia-idade ou forem idosos. Inicialmente, os indivíduos podem ter dispneia somente ao esforço, mas, à medida que envelhecem e a deformidade espinal progride, pode se desenvolver dispneia até em repouso. Problemas cardiopulmonares e preocupações psicossociais se desenvolvem a uma taxa variável.[6] Quando se desenvolve *cor pulmonale*, o prognóstico é pobre e, sem terapia, pode sobrevir a morte dentro de 1 ano. Além do grau de deformidade da parede torácica, outros fatores que contribuem para a insuficiência ventilatória em pacientes com cifoescoliose idiopática são fraqueza do músculo inspiratório, distúrbio respiratório do sono, e compressão da via aérea devido a distorção do parênquima pulmonar e torção das vias aéreas. Quando se desenvolve insuficiência respiratória em um paciente com cifoescoliose e um ângulo de Cobb menor que 100 graus, outras causas de insuficiência respiratória devem ser procuradas, particularmente as causas tratáveis como o distúrbio respiratório do sono.

TRATAMENTO

Tratamento Médico

Medidas gerais de suporte incluem imunizações contra *influenza* e pneumococos, cessação do tabagismo, manutenção de um peso corporal normal, oxigênio suplementar e tratamento imediato de infecções respiratórias. A atividade física deve ser encorajada para minimizar o descondicionamento. Órteses têm sido usadas em pacientes com imaturidade esquelética com cifoescoliose idiopática na tentativa de prevenir ou corrigir a deformidade espinal. Uma órtese geralmente é recomendada para crianças em crescimento com ângulos entre 25 e 40 graus.[37,37a]

A ventilação noturna não invasiva constitui um importante avanço no tratamento de indivíduos com grave cifoescoliose. Entre as indicações para instituir ventilação noturna não invasiva estão os sintomas sugestivos de hipoventilação noturna ou sinais de *cor pulmonale* com elevada P_{CO_2} arterial diurna ou saturação noturna de oxigênio inferior a 88% por 5 minutos consecutivos (Tabela 98-3).[38] Os ventiladores a pressão ou a volume pré-ajustados são eficazes em fornecer ventilação não invasiva.[39] O oxigênio suplementar é indicado se a hipoxemia persistir apesar da correção da hipoventilação. Para a insuficiência respiratória crônica, fisioterapia de tórax, broncodilatadores e diuréticos podem ser necessários, além de ventilação não invasiva com pressão positiva. Nos indivíduos intolerantes à ventilação não invasiva ou incapazes de controlar as excessivas secreções bronquiais, a traqueostomia constitui outra opção.[39]

Os benefícios de ventilação não invasiva são bem estabelecidos e incluem melhoras em troca gasosa, parâmetros hemodinâmicos, arquitetura do sono, qualidade de vida e talvez na sobrevida (Tabela 98-4).[39,40] A ventilação não invasiva em longo prazo demonstrou que reduz o número e a duração das hospitalizações[5] e possivelmente aumenta a sobrevida, embora essa evidência ainda não tenha o apoio de estudos randomizados controlados.[42,43] É interessante notar que a ventilação não invasiva parece não melhorar a força ou a resistência do músculo respiratório; em vez disso, a ventilação não invasiva pode melhorar a insuficiência respiratória aumentando a quimiossensibilidade central ao dióxido de carbono.[41]

Tratamento Cirúrgico

Em geral, a cirurgia envolve a fusão dos corpos vertebrais afetados via abordagem posterior e uso de dispositivos como hastes, fios, ganchos e parafusos pediculares para apoiar a espinha. Essa abordagem, que tem visto significativos avanços desde a introdução inicial das hastes de Harrington implantáveis nos anos 1960, permite a correção multiplanar, a fixação estável com menos fusão espinal e a mobilização pós-operatória precoce sem uma tala ou órtese.[6] Técnicas recentes sem fusão usam hastes amigáveis ao crescimento, como as hastes espinais expansíveis, implantes de titânio em costela ou hastes magnéticas de crescimento de operação remota.[44,45] Atualmente, a cirurgia é recomendada em indivíduos com imaturidade esquelética e um ângulo de Cobb superior a 45 graus.[37]

Os benefícios de cirurgia espinal sobre a função pulmonar ainda precisam ser esclarecidos.[46,47] Imediatamente após a cirurgia, a função pulmonar pode estar comprometida devido a trauma na caixa torácica e alterações no calibre da parede torácica.[21] Em longo prazo, é mais provável que a função pulmonar melhore em crianças pequenas e adolescentes do que em adultos. Na ausência de estudos randomizados que avaliem a eficácia de cirurgia, o papel do tratamento cirúrgico na restauração da função e na minimização da possibilidade de insuficiência respiratória não é claro.[6,48,49]

TORACOPLASTIA

Antes do advento de quimioterapia antituberculose efetiva, a toracoplastia era empregada geralmente para reduzir o volume pulmonar como uma maneira para controlar a tuberculose pulmonar. A toracoplastia reduzia o volume pulmonar usando uma variedade de meios: removendo ou fraturando costelas (Fig. 98-5), ressecando o nervo frênico ou enchendo

Tabela 98-3 Indicações para Instituir Ventilação não Invasiva para Cifoescoliose em Longo Prazo (e outras Doenças da Parede Torácica)

Sintomas (p. ex., fadiga, cefaleias matinais, dispneia) ou sinais de *cor pulmonale* e um dos seguintes:
P_{CO_2} arterial diurna > 45 mmHg
Saturação noturna de oxigênio < 88% para > 5 minutos consecutivos
Doença neuromuscular progressiva com $PI_{máx}$ < 60 cm H_2O ou CVF < 50% do previsto

CVF, capacidade vital forçada; $PI_{máx}$, pressão inspiratória estática máxima.
Adaptada de Consensus Conference: Clinical indications for noninvasive positive pressure ventilation in chronic respiratory failure due to restrictive lung disease, COPD, and nocturnal hypoventilation – a consensus conference report. *Chest* 116:521-534, 1999.

Tabela 98-4 Benefícios da Ventilação não Invasiva Noturna nas Doenças da Parede Torácica

TROCA GASOSA
Elevação da P_{O_2} arterial
Diminuição da P_{CO_2} arterial

HEMODINÂMICA
Diminuição da pressão arterial pulmonar
Melhora da função ventricular direita

MECÂNICA
Redução do trabalho respiratório
Elevação da pressão inspiratória máxima ($PI_{máx}$)

HIGIENE DO SONO
Padrões de sono normalizados
Menos episódios apneicos

RESULTADO
Menos hospitalizações
Melhor qualidade de vida
Alívio da dispneia
Possível aumento da sobrevida

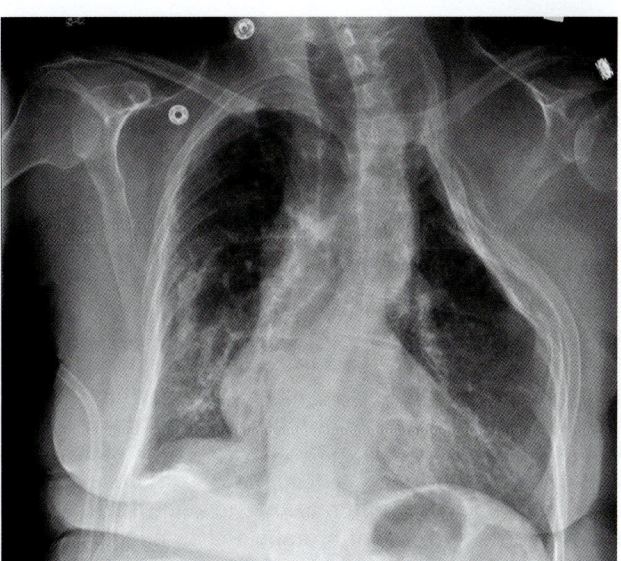

Figura 98-5 Toracoplastia. Radiografia torácica frontal em um paciente com história de prévia infecção por *Mycobacterium tuberculosis* mostra extensa deformidade do hemitórax esquerdo compatível com toracoplastia prévia. A escoliose da espinha torácica provavelmente é secundária à deformidade da parede torácica.

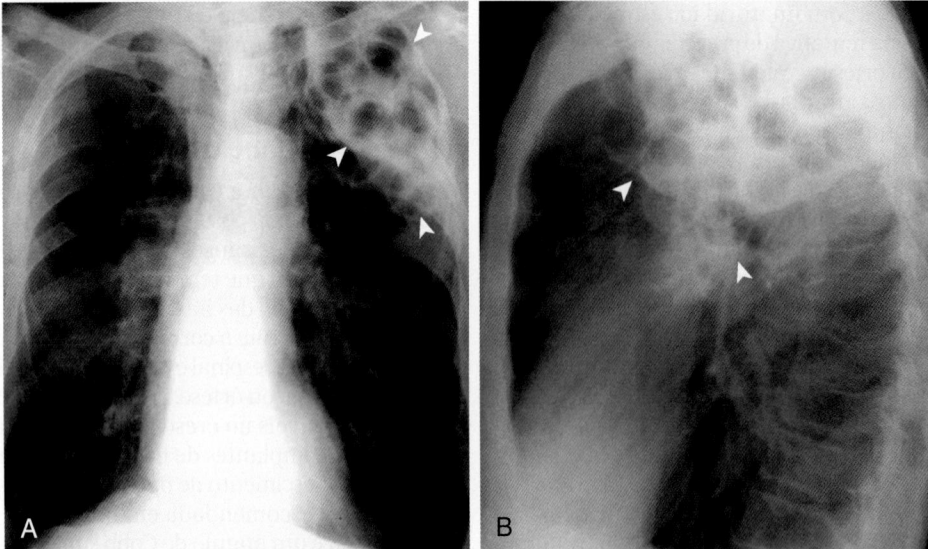

Figura 98-6 Plumbagem com esferas de Lucite. Radiografias frontal (**A**) e lateral (**B**) de tórax mostram lucências regulares (*cabeças de seta*s), representando a plumbagem com esferas de Lucite em um paciente com infecção anterior do lobo esquerdo superior por *Mycobacterium tuberculosis*. (Cortesia de Michael Gotway, MD.)

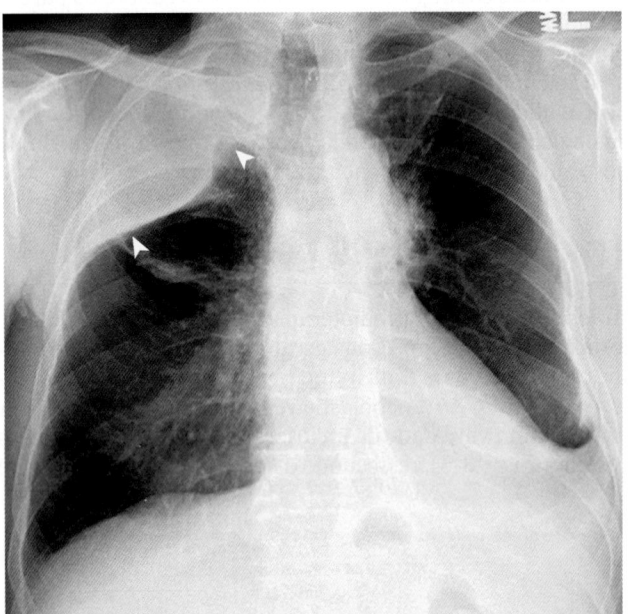

Figura 98-7 Oleotórax. Radiografia de tórax frontal mostra uma opacidade torácica superior direita homogênea (*pontas de seta*) representando injeção de óleo extraparenquimal como uma forma de terapia de colapso pulmonar em um paciente com infecção por *Mycobacterium tuberculosis*. (Cortesia de Michael Gotway, MD.)

o espaço pleural com material estranho (i.e., esferas de Lucite [Fig. 98-6], óleo [Fig. 98-7] e bolas de pingue-pongue). O grave comprometimento restritivo pode se manifestar décadas após o procedimento; após vários anos sem sintomas, os indivíduos podem se tornar dispneicos, inicialmente ao esforço e depois em repouso, e eventualmente pode se desenvolver insuficiência respiratória crônica. Fatores como cifoescoliose lentamente progressiva são, em parte, responsáveis pela demora do início dos sintomas. A gravidade do defeito restritivo, que pode ser similar àquela vista na cifoescoliose (Tabela 98-2), pode se dever à redução da complacência do sistema respiratório, fibrotórax, ressecção pulmonar, dano ao nervo frênico, escoliose e fibrose pulmonar relacionada à doença granulomatosa subjacente prévia.[50,51]

Desde que o procedimento foi abandonado para a terapia da tuberculose após os anos 1950, bem poucos pacientes pós-toracoplastia estão vivos hoje.[50,51] No entanto, o conhecimento das sequelas de toracoplastia representa mais do que o mero interesse histórico. A toracoplastia ainda é realizada ocasionalmente para tratar fístulas broncopleurais que não se fecharam após descorticação ou empiema persistente em que a descorticação não é viável ou não erradicou a infecção.[52] A cirurgia similar à toracoplastia inclui a cirurgia agressiva na caixa torácica, uma vez que pode ser realizada para ressecar tumores.[53] Essas cirurgias podem enrijecer a parede torácica e induzir a aumento do trabalho respiratório, comprometimento da troca gasosa e finalmente *cor pulmonale*. Assim como ocorre na cifoescoliose grave, o tratamento consiste em oxigênio, antibióticos quando apropriado e ventilação não invasiva mecânica noturna. Nos pacientes submetidos à extensa cirurgia na parede torácica de qualquer tipo, a função pulmonar deve ser monitorada periodicamente.

PEITO ESCAVADO

DIAGNÓSTICO E ETIOLOGIA

O peito escavado (*pectus excavatum*) é uma deformidade congênita comum da parede torácica, caracterizada por excessiva depressão do esterno e suas cartilagens costais adjacentes (Fig. 98-8).[54] É a deformidade mais comum da parede torácica, vista em aproximadamente 0,5% a 2% da população, mais frequentemente em homens do que em mulheres (razão 4:1).[54,55] Diagnosticada por meio de inspeção da caixa torácica, o peito pode ser aparente na infância mas, na maioria dos casos, torna-se notável na puberdade.

O peito escavado pode resultar de crescimento anormal da cartilagem deslocando o esterno para dentro.[55] A predisposição genética tem o amparo de um grande estudo no qual 43% dos pacientes com essa deformidade grave têm uma história familiar de peito escavado.[56] Aproximadamente 6% dos pacientes têm um distúrbio de tecido conjuntivo, como as síndromes de Marfan ou Ehlers-Danlos, e 40% a 60% têm

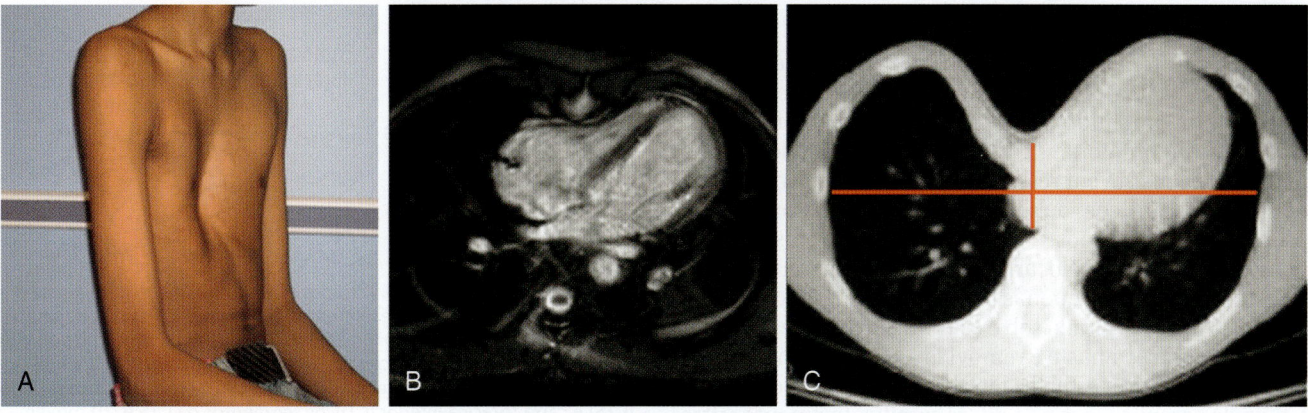

Figura 98-8 Peito escavado. A, Indivíduo com grave deformidade de peito escavado. **B,** Imagens de RM do mesmo indivíduo mostrando compressão do ventrículo direito pela deformidade. **C,** O índice de Haller é calculado nas imagens de TC torácica pela razão entre o diâmetro transverso e o diâmetro anteroposterior da caixa torácica ao nível da depressão esternal mais profunda. Neste paciente, o índice de Haller é 4,8.

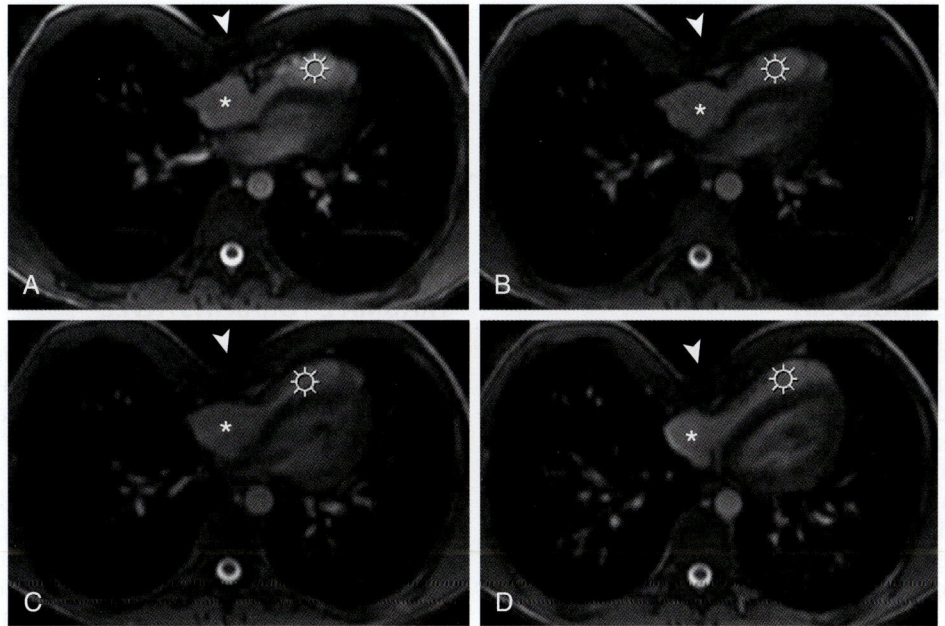

Figura 98-9 Peito escavado com compressão ventricular direita. Imagens de RM axial sequenciais *steady-state free-precession* mostram compressão ventricular direita pelo esterno (*pontas de seta*) induzida pela deformidade no peito (* = átrio direito, ☼ = ventrículo direito). Imagens **A** a **D** foram obtidas em diferentes tempos no ciclo cardíaco. (Cortesia de Michael Gotway, MD.)

escoliose.[57] A doença cardíaca congênita pode coexistir em aproximadamente 2% dos casos.[54,55]

A magnitude da deformidade esternal é mais bem avaliada por *tomografia computadorizada* (TC) do tórax. Os diâmetros *transverso* (Tr) e *anteroposterior* (AP) da caixa torácica são medidos no nível da depressão esternal mais profunda. A relação Tr/AP normal, também conhecida como o índice de Haller, é de 2,5 ou inferior (Fig. 98-8). Um índice de Haller superior a 3,25 indica uma significativa deformidade no peito que pode necessitar de correção cirúrgica.[58] Os indivíduos com significativa deformidade geralmente apresentam queixas cosméticas e, além disso, de 30% a 70% dos indivíduos podem se queixar de limitação para o exercício ou de dispneia ao esforço, muitas vezes desproporcionais às anormalidades identificadas da função cardiopulmonar.

FISIOPATOLOGIA

Mecânica Respiratória e Capacidade para o Exercício

A maioria dos pacientes com peito escavado tem função pulmonar normal com mobilidade normal da caixa torácica.[59,60] Ocasionalmente, os pacientes terão leve *deficit* restritivo,[55,57] muitas vezes quando há escoliose concomitante.[61] O teste de exercício cardiopulmonar geralmente é normal, embora os indivíduos com as deformidades mais graves possam exibir leve redução na taxa máxima de trabalho e consumo de oxigênio.[62,63] Embora o conceito não seja amplamente aceito, a compressão ventricular direita pelo esterno deprimido (Fig. 98-9) pode ser um mecanismo contribuinte para limitação para o exercício em alguns indivíduos.[64]

TRATAMENTO

A correção cirúrgica do peito escavado geralmente é considerada para os pacientes com um índice de Haller superior a 3,5 em conjunto com sintomas ou evidência de comprometimento cardíaco ou pulmonar.[55,65,65a] O procedimento de Ravitch modificado consiste em ressecção da cartilagem costal e osteotomia esternal, com ou sem fixação do esterno com suportes externos ou internos.[58] O procedimento de Nuss, menos invasivo, consiste em colocar uma haste metálica curva sob o esterno por meio de pequenas incisões em cada lado da caixa torácica. A haste é girada sob o esterno, forçando e segurando-o para dentro; a haste é removida após 2 a 4 anos depois que o esterno estiver estabilizado em sua posição adequada.[66] A taxa de complicações não difere significativamente entre essas abordagens cirúrgicas.[67] Outro procedimento minimamente invasivo sob investigação usa magnetos para puxar o esterno para fora e corrigir a deformidade gradualmente, de maneira análoga à das órteses, que gradualmente corrige a posição dos dentes.[68] As complicações dos procedimentos que envolvem a ressecção da cartilagem incluem a necrose esternal, infecção ou recorrência da deformidade. Com os procedimentos corretivos, é difícil predizer a melhora dos sintomas e da função. Até o momento, não há evidência convincente de que a correção da deformidade melhore a função cardiopulmonar ou a capacidade para o exercício.[69-71]

TÓRAX INSTÁVEL

DIAGNÓSTICO E ETIOLOGIA

O tórax instável surge quando um segmento da caixa torácica move-se para dentro e não para fora durante a inspiração[72]. A produção de um segmento instável da parede torácica requer múltiplas fraturas de costelas, especificamente fraturas duplas de três ou mais costelas contíguas ou fraturas esternais e de costelas combinadas, para desacoplar o segmento da parede torácica circundante. Um segmento instável da parede torácica pode também resultar de múltiplas fraturas de uma só costela ao longo de uma linha reta que desacopla *parcialmente* o segmento da parede torácica circundante. A condição é referida como "parede torácica não integrada" em vez de "tórax instável."[73]

A causa mais comum de tórax instável é o trauma torácico fechado.[72] O tórax instável é visto com mais frequência após acidentes automobilísticos e quedas, embora também possa se desenvolver após agressiva ressuscitação cardiopulmonar ou em pacientes com fraturas patológicas das costelas.[74,75] Em crianças, o tórax instável é infrequente porque a parede torácica é mais complacente; assim, quando uma criança tem tórax instável, significa um grau muito maior de trauma.[76] Raramente, o tórax instável pode complicar a ressecção corretiva da costela ou aparecer na vida neonatal devido a anormalidades congênitas da costela.[77,78]

O diagnóstico de tórax instável é feito por meio de exame da caixa torácica e observando-se o movimento paradoxal característico de um segmento da parede torácica para dentro, em vez de para fora, durante a inspiração (e para fora em vez de para dentro durante a expiração) com a respiração espontânea (Fig. 98-10). Em casos sutis, o movimento paradoxal do tórax instável pode ser apreciado pela palpação da parede torácica. Radiografias de tórax podem confirmar a presença de múltiplas fraturas de costela. No entanto, a reconstrução tridimensional de uma TC torácica é uma técnica mais sensível para identificar fraturas de costela e as outras lesões pulmonares, como a contusão pulmonar ou o hemotórax relacionado ao trauma da parede torácica.[79] No paciente do trauma sob ventilação mecânica, o diagnóstico de tórax instável pode ser retardado por dias ou até semanas e se tornar aparente somente após a suspensão da sedação e retomada da respiração espontânea.[80]

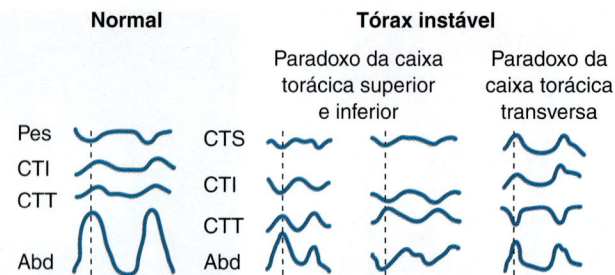

Figura 98-10 Tórax instável. Traçados derivados de magnetômetros representam os padrões normais e diferentes de movimento da parede torácica vistos em dois pacientes com tórax instável. Em cada paciente, no ponto de inspiração máxima (*linha tracejada*), uma porção da caixa torácica move-se paradoxalmente. No paciente com um paradoxo da caixa torácica superior (CTS) e caixa torácica inferior (CTI), os segmentos da CTS e CTI movem-se para dentro (*traçado descendente*) com movimento para fora do abdome e da caixa torácica transversa (CTT). No paciente com um paradoxo da caixa torácica transversa, a CTT é o único segmento que se move para dentro com inspiração. (Modificada de Tzelepis GE, McCool FD, Hoppin FG Jr: Chest wall distortion in patients with flail chest. *Am Rev Respir Dis* 140:31-37, 1989.)

TRAUMA E TÓRAX INSTÁVEL

A presença de tórax instável após trauma significa grave lesão torácica e é um fator de risco independente para complicações respiratórias, insuficiência respiratória e morte.[76,81,82,82a] Os pacientes com tórax instável podem ter complicações pulmonares, como contusão pulmonar, pneumotórax ou hemotórax.[76,81,82] O tórax instável e sua dor associada promovem atelectasia, comprometem a tosse, e podem levar à insuficiência respiratória. Os pacientes com tórax instável têm probabilidade duas vezes maior de desenvolver insuficiência respiratória e necessitam de ventilação mecânica, assim como os pacientes com contusão pulmonar isolada.[76,82]

A presença de tórax instável, portanto, está associada a prognóstico pobre e deve alertar o clínico que pode se tratar de lesão traumática a outros órgãos. A presença de tórax instável é um marcador de aumento da mortalidade tanto em pacientes com trauma isolado da parede torácica como em pacientes com múltiplos locais de trauma. Sem tórax instável, a mortalidade decorrente de trauma da parede torácica varia de 7% a 14%; com tórax instável concomitante, a mortalidade aumenta mais.[76,82] De modo semelhante, em pacientes com múltiplos locais de trauma, a mortalidade se aproxima de 30%; naqueles com tórax instável concomitante, a mortalidade pode ser tão alta quanto 68%.[76,82] A alta mortalidade associada a tórax instável se deve em parte à coexistência de outras lesões como as fraturas de ossos longos ou vértebras, trauma craniano, ruptura das principais estruturas vasculares, ou laceração dos órgãos abdominais. Lesão cefálica concomitante e idade superior a 65 anos são fatores prognósticos particularmente precários em pacientes com tórax instável traumático.[81,83] Em pacientes que sobrevivem a uma lesão aguda, pode-se desenvolver incapacidade crônica relacionada ao tórax instável, com rigidez torácica, dor no peito ou dispneia ao esforço. No entanto, com a fixação operatória do segmento instável mesmo anos após a lesão, esses sintomas podem melhorar dramaticamente.[80,84]

FISIOPATOLOGIA

Mecânica Respiratória

O tórax instável rompe a integridade anatômica e funcional da parede torácica e pode alterar seriamente sua função. Com o tórax instável, um segmento da parede torácica está desacoplado devido às forças que expandem a caixa torácica. Consequentemente, esse segmento desacoplado move-se passivamente com as variações da pressão pleural. Com a inspiração e a diminuição da pressão pleural, o segmento instável move-se para dentro e, durante a expiração com menos pressão pleural negativa, ele se move para fora. Se as oscilações normais da pressão pleural forem amplificadas por uma diminuição da complacência pulmonar decorrente de contusão pulmonar concomitante e/ou atelectasia, o movimento paradoxal do segmento instável pode aumentar.

A localização do segmento instável é dependente do local das fraturas de costela. A localização mais comum é a caixa torácica lateral. No entanto, para qualquer segmento instável, podem-se ver diferentes padrões de movimento. Por exemplo, o movimento pode ser paradoxal dentro da própria caixa torácica ou entre a caixa torácica e o abdome (Fig. 98-10).[85] O grau de movimento paradoxal pode também diferir nas diversas localizações. Fraturas posteriores da costela mostram menos movimento paradoxal devido ao suporte proporcionado pelos músculos paraespinais. Os padrões normais de recrutamento dos músculos intercostais podem ser alterados por intensa dor na parede torácica e aumentar ou diminuir o grau de paradoxo da caixa torácica.[86,87] Diferentes padrões de recrutamento do músculo respiratório induzidos pela dor podem explicar porque alguns casos de tórax instável permanecem instáveis após prolongada ventilação mecânica[88,89] e porque segmentos instáveis laterais têm maior propensão ao deslocamento após a fixação cirúrgica.[88,89]

Insuficiência Respiratória

A patogênese da insuficiência respiratória no tórax instável é multifatorial; a hipoventilação se deve a dor, comprometimento induzido pela instabilidade da função do músculo respiratório e lesão pulmonar concomitante, todos estes tendo um papel. A teoria simplista de que a insuficiência respiratória resultou do movimento do ar para frente e para trás a partir do lado lesionado para o não lesionado (*pendelluft*) foi abandonada. Um segmento instável tem importantes consequências fisiológicas, até na ausência de contusão. Primeiramente, a dor compromete a tosse e promove respiração corrente superficial, as quais podem levar à atelectasia. Em segundo lugar, o segmento instável compromete o desempenho do músculo respiratório.[85-87] O movimento paradoxal da parede torácica aumenta o grau de encurtamento muscular para um determinado volume corrente e, como os músculos estão se encurtando mais, o trabalho que realizam é aumentado pela respiração.[85] O trabalho respiratório aumentado, junto com o uso ineficiente dos músculos respiratórios, eleva o custo do oxigênio da respiração. Quando esses fatores são compostos por aumentos das cargas elásticas relacionados à contusão pulmonar e/ou atelectasia junto com hipoxemia, os músculos respiratórios

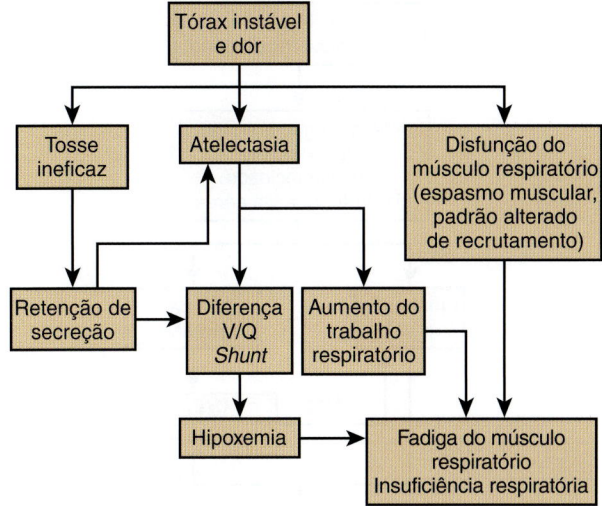

Figura 98-11 Fatores envolvidos na fisiopatologia da insuficiência respiratória no tórax instável.

são predispostos a fadiga e insuficiência respiratória ou a dificuldades no desmame (Fig. 98-11).[23,85]

Testes de Função Pulmonar

A *capacidade vital forçada* (CVF) e a CRF se reduzem imediatamente após um trauma suficiente para causar tórax instável. A CV pode estar reduzida para 50% do previsto. Essas reduções são relacionadas a dor, distúrbio do movimento da parede torácica e contusão pulmonar subjacente. Em pacientes com tórax instável sem contusão pulmonar tratados de maneira conservadora, a CVF e a CRF geralmente retornam aos valores basais dentro de 6 meses da lesão aguda. Em contraste, em pacientes com tórax instável complicado por contusão pulmonar, tratados de modo conservador, a função pulmonar pode estar reduzida até 4 anos após a lesão, mais provavelmente devido à fibrose da área contundida. Comparada com o tratamento conservador, a fixação operatória do tórax instável pode ser uma opção melhor para preservar a função pulmonar, como é indicado em estudos controlados[90] e não controlados.[89]

TRATAMENTO

Aspectos Gerais

A restauração da integridade anatômica e funcional da parede torácica é uma chave para evitar complicações relacionadas ao tórax instável. Abordagens cirúrgicas e não cirúrgicas podem ser usadas para estabilizar o segmento instável (Fig. 98-12). O tratamento não cirúrgico é baseado em administração de analgesia adequada, eliminação das secreções bronquiais e assistência ventilatória mecânica, se necessário.[91] O controle da dor é crucial para prevenir atelectasia e se obter uma tosse eficaz. O alívio adequado da dor pode ser obtido com medicações orais, bombas de analgesia controladas pelo paciente, bloqueios do nervo intercostal ou anestesia epidural.[91] A analgesia adequada, em combinação com o oxigênio suplementar, toalete traqueobrônquica eficaz e cuidadosa reposição de fluido, geralmente resulta em tratamento bem-sucedido do tórax instável e prevenção da insuficiência respiratória. Se necessário, a ventilação mecânica pode agir como uma tala pneumática para estabilizar o segmento instável, mantendo uma pressão pleural positiva. No

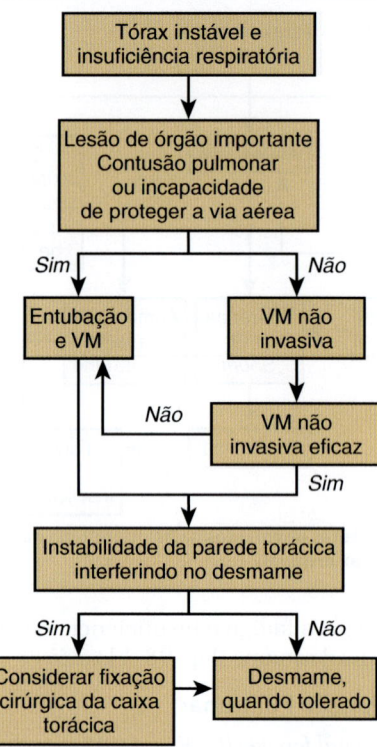

Figura 98-12 Algoritmo para o tratamento de insuficiência respiratória aguda devido a tórax instável. VM, ventilação mecânica.

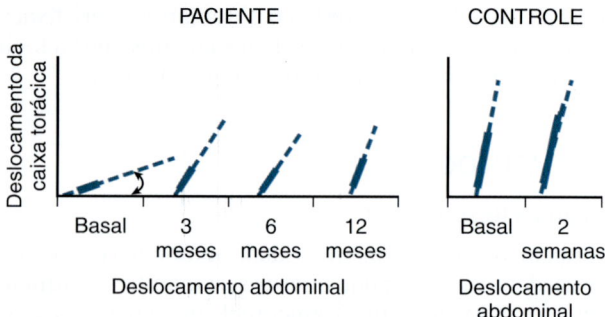

Figura 98-13 Gráficos representativos dos deslocamentos da caixa torácica e abdominais durante a respiração silenciosa em um paciente na posição sentada com espondilite anquilosante, antes e em vários pontos do tempo durante terapia com antifator de necrose tumoral-α. Note a reduzida contribuição da caixa torácica para o volume corrente em aumentos basal e progressivos e a contribuição da caixa torácica para a respiração com o tratamento, tornando-se mais próxima aos padrões normais obtidos a intervalos de cerca de 2 semanas em um indivíduo saudável (controle). B, Basal; M, meses. (Adaptada de Tzelepis GE, Kalliakosta G, Tzioufas AG, et al: Thoracoabdominal motion in ankylosing spondylitis: association with standardized clinical measures and response to therapy. *Ann Rheum Dis* 68:966-971, 2009.)

entanto, a ventilação mecânica aplicada via traqueostomia ou sonda endotraqueal somente com a finalidade de fornecer estabilidade à parede torácica não é recomendada devido ao aumento da morbidade e mortalidade associadas à ventilação mecânica. Em contrapartida, a ventilação com pressão positiva aplicada de maneira não invasiva via máscara nasal ou facial aos pacientes que estão respirando espontaneamente e capazes de proteger suas vias aéreas superiores proporciona um meio alternativo de estabilizar o segmento instável.[91] A ventilação não invasiva, em conjunto com analgesia controlada pelo paciente, melhora a troca gasosa, permite a mobilização precoce do paciente e o acesso à fisioterapia, e reduz significativamente a morbidade e a mortalidade quando comparadas com a ventilação mecânica.[92,93] Se a entubação e a ventilação mecânica forem necessárias, um modo de baixa impedância do ventilador que minimiza a probabilidade de gerar a pressão pleural subatmosférica é uma ótima escolha para estabilizar o segmento instável e para o desmame.[85]

Os procedimentos cirúrgicos que são usados para estabilizar um segmento instável incluem a mobilização de grandes retalhos da parede torácica, ou a inserção de dispositivos como os fios ou hastes medulares, grampos de Judet, ou placas de titânio para estabilizar a caixa torácica.[72,94] Os poucos estudos controlados que estão disponíveis sugerem que a fixação cirúrgica pode ser superior ao tratamento conservador por reduzir a necessidade de suporte ventilatório, diminuindo a taxa de infecção e minimizando a duração da permanência em unidade de cuidados intensivos.[95-98] As indicações para fixação operatória de tórax instável não estão completamente definidas; os candidatos podem ser aqueles com tórax instável que não podem ser desmamados da ventilação mecânica devido à instabilidade da parede torácica, aqueles submetidos à toracotomia para lesões concomitantes, aqueles com dor persistente ou grave instabilidade da parede torácica ou aqueles com progressivo declínio da função pulmonar.[72,90,91,97,98]

As indicações para estabilização cirúrgica necessitam ser esclarecidas por estudos randomizados bem controlados.[97,98a]

ESPONDILITE ANQUILOSANTE

DIAGNÓSTICO E ETIOLOGIA

A *espondilite anquilosante* (EA) é uma doença inflamatória progressiva crônica envolvendo principalmente as estruturas ligamentares da espinha, a articulação sacroilíaca e grandes articulações periféricas.[99] Geralmente afeta homens, com idade mais comum de início entre 15 e 25 anos. A incidência anual é de 6,6 por 100.000 americanos brancos e de três a quatro vezes menos em afro-americanos. Há uma predisposição genética para a doença, com quase 95% dos pacientes brancos sendo positivos para o antígeno HLA-B27.[99] A inflamação crônica eventualmente leva a fibrose e ossificação da espinha e das estruturas adjacentes, assim como das articulações costovertebrais e esternoclaviculares.

FISIOPATOLOGIA

Mecânica Respiratória

A EA compromete a função da parede torácica por limitar o movimento da caixa torácica (Fig. 98-13).[100] Este movimento limitado se deve ao enrijecimento e fusão das articulações costovertebrais e esternoclaviculares (Fig. 98-14), à rigidez da espinha (Fig. 98-15) e possivelmente à atrofia do músculo intercostal com a doença avançada.[101] Apesar de uma pronunciada redução da mobilidade da caixa torácica, a complacência pulmonar permanece normal exceto nos casos com doença fibrobolhosa (Fig. 98-16) ou pulmonar intersticial.[101,102] Como o abdome está complacente enquanto a caixa torácica está rígida, o pulmão se expande preferencialmente por meio de descida caudal do diafragma e deslocamento abdominal do que por expansão da caixa torácica (i.e., o pulmão se expande ao longo da "via da mínima resistência").[103,104] Essa estratégia provavelmente minimiza o trabalho e energia necessários para inflar o pulmão.[104] Assim, durante a respiração silenciosa, exercício ou fala, o volume pulmonar se altera principalmente por meio de deslocamento caudal do diafragma e expansão da parede abdominal.[101,103,104] Constatou-se que a pressão transdiafragmática aumenta em 2,4 vezes em pacientes com EA em níveis de ventilação aos quais indivíduos saudáveis a pressão transdiafragmática aumenta em 1,4 vez.[101]

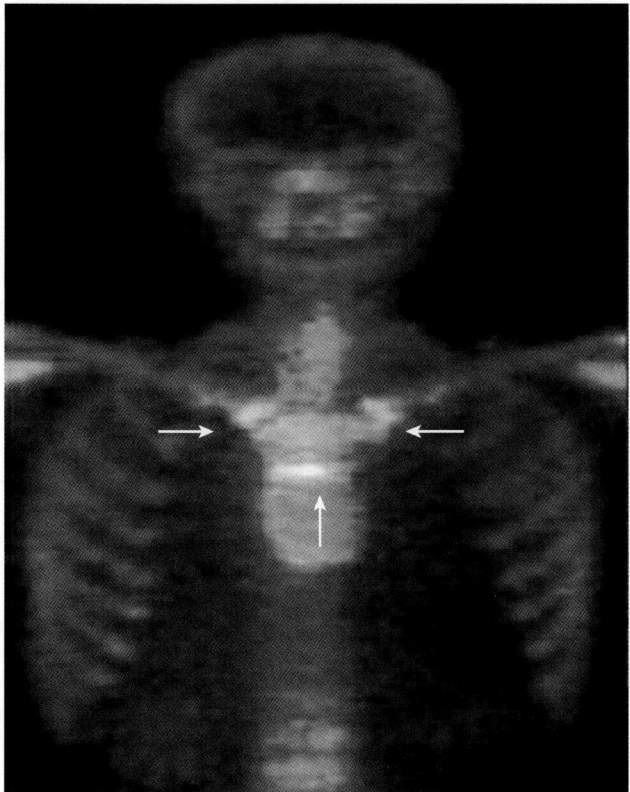

Figura 98-14 Espondilite anquilosante. Cintilografia óssea em um paciente com espondilite anquilosante mostra aumento da captação (*setas*) nas articulações esternoclavicular e manubrioesternal. (Adaptada de Ramonda R, Lorenzin M, Lo Nigro A, et al: Anterior chest wall involvement in early stages of spondyloarthritis: advanced diagnostic tools. *J Rheumatol* 39:1844-1849, 2012.)

Funções Pulmonar e do Músculo Respiratório

A doença pulmonar restritiva pode ser vista em pacientes com EA. Leves reduções na CPT e CV podem estar relacionadas à atividade e duração da doença, à imobilidade espinal e da caixa torácica, ou à cifose concomitante.[100,105] A cifose pode se desenvolver em até 50% dos pacientes com EA de longa duração devido a doença avançada ou osteoporose.[106] A cifose pode se agravar e a função respiratória se tornar mais prejudicada por fraturas envolvendo a espinha rígida (Fig. 98-17).[107] Os pacientes com EA também estão em risco de insuficiência respiratória e de que fraturas da espinha cervical (tipicamente C6 ou C7) causem tetraplegia.

A força e a resistência do músculo respiratório podem estar reduzidas na EA. A $PI_{máx}$ e a $PE_{máx}$ podem estar levemente reduzidas e a resistência do músculo respiratório pode estar comprometida mesmo em indivíduos com força normal no músculo respiratório.[100,108,109] Leves reduções de força e resistência podem estar relacionadas à atrofia secundária do músculo intercostal, à diminuição da mobilidade da caixa torácica[101] ou à má coordenação dos músculos respiratórios.[110]

Troca Gasosa e Capacidade para o Exercício

A ventilação regional geralmente é normal apesar da limitada expansão da caixa torácica.[112] No entanto, um leve comprometimento na troca gasosa pode ser visto junto com a redução da DL_{CO} provavelmente relacionada a uma leve diminuição dos volumes pulmonares.[100] No entanto, quando a doença fibrobolhosa (Fig. 98-16) está presente, a troca gasosa pode estar severamente comprometida e a PO_2 arterial, reduzida.[111]

A capacidade para o exercício pode estar reduzida em pacientes com EA.[108] A redução da capacidade para o exercício pode estar mais relacionada ao descondicionamento do que à limitação da ventilação porque o consumo máximo de oxigênio não se correlaciona com o grau de expansão da caixa torácica.[108]

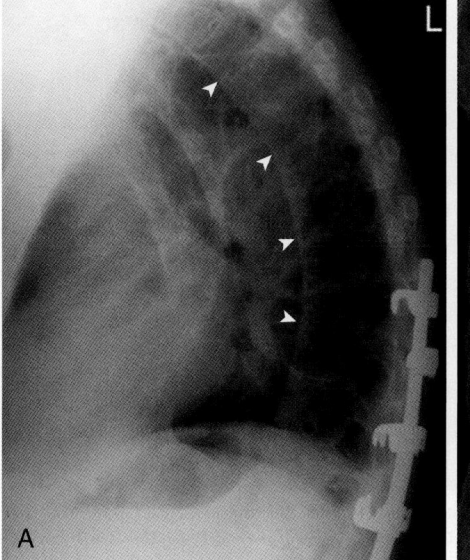 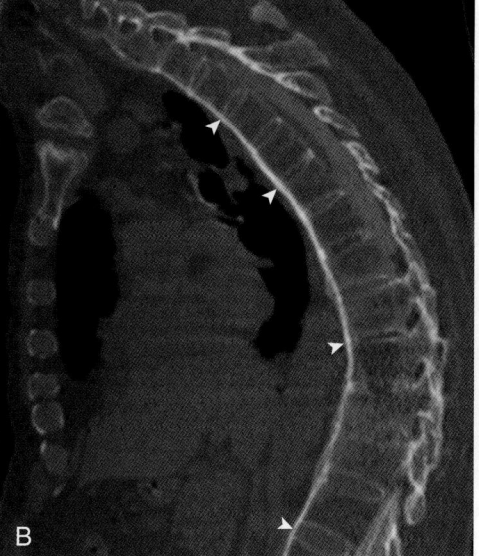

Figura 98-15 Espondilite anquilosante: fusão da espinha torácica. Radiografia torácica lateral (**A**) e imagem de mielograma por TC torácica sagital reformatada de um paciente diferente (**B**) mostra fluxo de sindesmófitos (*pontas de seta*) representando ossificação das fibras externas do ânulo de fibrose, ligando o canto de um corpo vertebral a outro. Quando acompanhados por ossificação longitudinal do ligamento, resultam em fusão e cifose da espinha. (Cortesia de Michael Gotway, MD.)

Doença Pulmonar Intersticial

A doença fibrobolhosa do lobo superior está presente em 1% a 4% dos pacientes com EA (Fig. 98-16).[111] A causa da doença fibrobolhosa apical é desconhecida. As possíveis causas incluem ventilação diminuída do lobo superior e estresse mecânico apical devido à rigidez torácica, assim como infecções pulmonares recorrentes devido à tosse comprometida. A doença fibrobolhosa pode ser uni ou bilateral e afeta mais os homens do que as mulheres. O espectro da doença varia desde mínimas opacidades intersticiais no lobo superior até acentuada fibrose, lesões em favo de mel e cavitárias que podem ser confundidas com tuberculose.[111] Em um número limitado de casos, o exame histológico revelou proeminente fibrose intersticial com degeneração hialina e elástica de colágeno e ausência de granulomas.[111] Os pacientes geralmente são assintomáticos mas, na doença grave, eles podem desenvolver dispneia e estar em risco de pneumotórax espontâneo, aspergilose (Fig. 98-18) ou infecção micobacteriana. Os corticosteroides não impedem a progressão da doença. Como a ressecção pulmonar pode ser complicada por fístula broncopleural em 50% a 60% dos pacientes,[111] é recomendada somente para o tratamento de hemoptise importante.[111] Outros 10% a 20% dos pacientes com EA desenvolvem doença pulmonar intersticial não apical, que pode ser detectada por imagens de TC de alta resolução do tórax.[113]

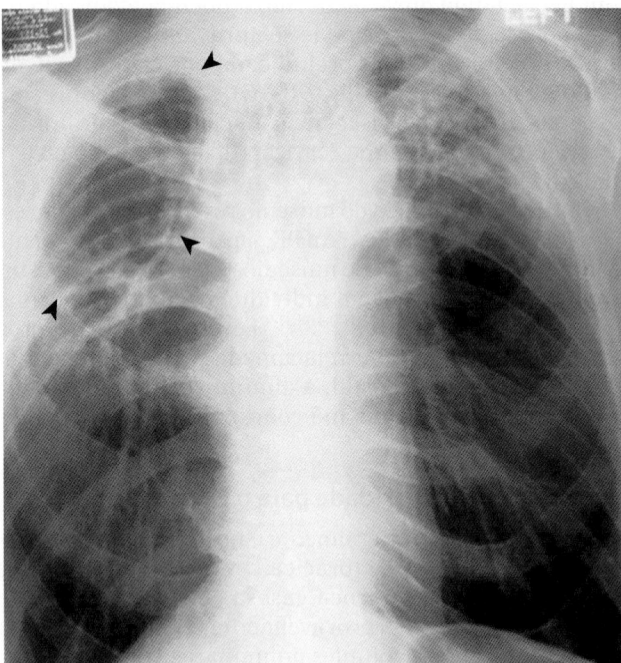

Figura 98-16 Espondilite anquilosante: Doença fibrobolhosa do lobo superior. Radiografia torácica frontal mostra uma estrutura cística de parede fina no lobo superior direito (*pontas de seta*) associada à fibrose do lobo superior bilateralmente, evidenciada por retração hilar bilateral e distorção arquitetural. (Cortesia de Michael Gotway, MD.)

TRATAMENTO

O uso de agentes biológicos constituiu um significativo avanço no tratamento de EA.[114,115] Os antagonistas de TNF-α (infliximabe, etanercepte, adalimumabe e golimumabe) fornecem alívio do sintoma, reduzem a inflamação espinal e melhoram a qualidade de vida desses pacientes.[114-116] Pode-se demonstrar que a terapia anti-TNF-α melhora a mobilidade da caixa torácica, resultando em maior deslocamento da caixa torácica e menor deslocamento abdominal durante a respiração corrente (Fig. 98-13).[104] Além disso, a terapia com exercício e a fisioterapia são os componentes-chave dos cuidados-padrão.[117] O condicionamento cardiorrespiratório e a

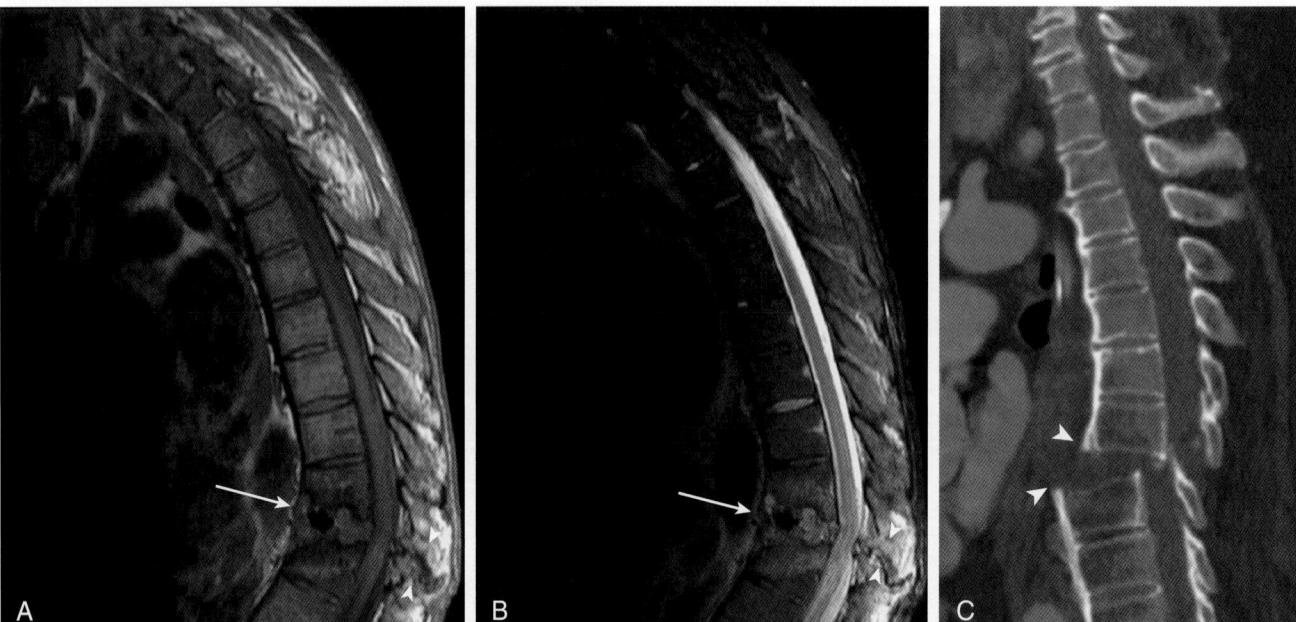

Figura 98-17 Espondilite anquilosante: fusão da espinha torácica complicada por fratura. RM sagital ponderada em T1 (**A**) e ponderada em T2 (**B**) mostra sinal irregular intermediário e centralmente baixo (*seta*) estendendo-se transversalmente através do espaço discal intervertebral, associado à cifose centrada nesse nível. Note que a lesão se estende dentro dos elementos posteriores (*pontas de seta*); esse padrão de fratura espinal é comum na espondilite anquilosante. A imagem ponderada em T2 (**B**) mostra aumento de sinal nos corpos vertebrais envolvidos compatível com edema da medula óssea e revela compressão da medula espinal. A imagem de TC torácica sagital reformatada em um paciente diferente (**C**) mostra um padrão similar de fratura em três colunas, embora mais grave, complicada por distração e deslocamento; note o alargamento anterior do espaço discal intervertebral (*pontas de seta*). (Cortesia de Michael Gotway, MD.)

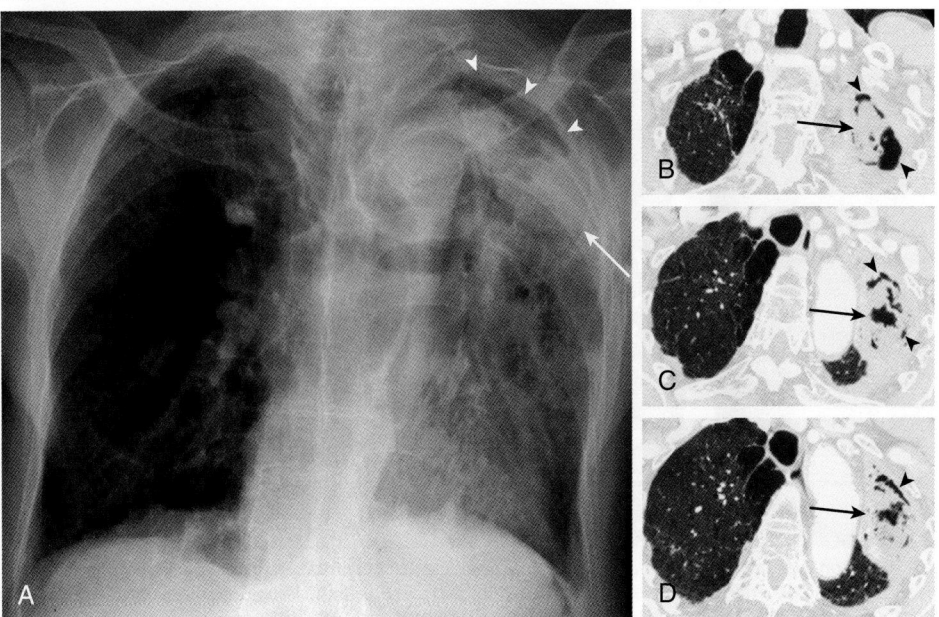

Figura 98-18 Espondilite anquilosante: doença fibrobolhosa complicada por micetoma. Radiografia torácica frontal em um paciente com espondilite anquilosante e doença fibrobolhosa do lobo superior (**A**) mostra uma opacidade irregular do tipo massa no ápice do pulmão esquerdo (*seta*, **A**), com lucência (*pontas de seta*, **A**) ao longo da margem cranial da opacidade. A TC torácica axial mostrada em janelas pulmonares (**B-D**) confirma a presença da opacidade (*setas*, **B-D**) dentro da cavidade (*pontas de seta*, **B-D**) no ápice esquerdo, compatível com micetoma. (Cortesia de Michael Gotway, MD.)

mobilidade espinal podem ser aumentados com programas de exercício e fisioterapia.[99,118,118a] O tabagismo deve ser evitado. Os pacientes devem ser monitorados com radiografias de tórax basais e espirometria, bem como ser submetidos a estudos repetidos, caso se desenvolvam sintomas respiratórios. Para os pacientes tratados com agentes anti-TNF-α, é necessário um alto índice de suspeita para a possível reativação de tuberculose latente.[119] Se a entubação for planejada, ela deve ser realizada com cuidado, pois esses pacientes estão em risco mais alto de lesão à medula espinal porque a hiperextensão de uma espinha cervical rígida pode levar à fratura e, raramente, também a risco de comprometimento das vias aéreas superiores devido ao envolvimento com fixação da articulação cricoaritenóidea.

OBESIDADE

DIAGNÓSTICO E ETIOLOGIA

A obesidade é o principal problema de saúde em todo o mundo[120] Estima-se que dois terços da população dos Estados Unidos tenham sobrepeso ou sejam obesos.[121] Aproximadamente US$ 168 bilhões ou 16,5% do orçamento total dos cuidados de saúde são gastos anualmente para tratar a obesidade e as comorbidades relacionadas à obesidade.[122] A gordura corporal constitui geralmente de 15% a 20% da massa corporal em homens saudáveis e de 25% a 30% em mulheres saudáveis. Na obesidade, o conteúdo de gordura corporal pode aumentar em até 800% em homens e em 500% em mulheres.[123] A massa livre de gordura também aumenta em indivíduos obesos, respondendo por 15% a 30% do ganho de peso total.[124,125]

Uma série de parâmetros é usada para avaliar a obesidade, sendo o mais comum o *índice de massa corporal* (IMC), que é calculado como o *peso corporal* (PC) em quilogramas dividido pelo quadrado da *altura* (Alt) em metros (PC/Alt^2). (O IMC também pode ser calculado como o peso corporal em libras *multiplicado por 703* e dividido pelo quadrado da altura em polegadas.) Os indivíduos com um IMC entre 18,5 e 24,9 kg/m^2 são normais, aqueles com um IMC entre 25 e 29,9 kg/m^2 estão com sobrepeso, e aqueles com um IMC acima de 30 kg/m^2 são obesos. A obesidade é grave (mórbida) quando o IMC é maior que 40 kg/m^2.[120]

Indivíduos com sobrepeso e obesos estão em risco maior de morte do que os indivíduos saudáveis com um IMC normal.[126-127] Quando comparados com aqueles com um IMC normal, os com sobrepeso têm um risco de 20% a 40% maior de morte, enquanto os obesos têm um risco de 300% a 400% maior de morte.[126] A morbidade também aumenta à medida que o IMC aumenta[126] e se deve principalmente a fatores cardiovasculares e respiratórios, com a gordura intra-abdominal constituindo um risco independente para doença cardiovascular.[128-130]

As queixas respiratórias mais frequentes dos indivíduos obesos são dispneia e intolerância ao exercício.[130] Essas queixas podem estar relacionadas à função pulmonar anormal, distúrbio do controle respiratório, e níveis elevados de mediadores da inflamação, como aqueles que ligam a obesidade à hiper-responsividade das vias aéreas.[130a] A gravidade do comprometimento respiratório pode não se correlacionar com o grau de obesidade.

FISIOPATOLOGIA

Os indivíduos obesos com o mesmo IMC podem exibir diferentes anormalidades da função respiratória. Em particular, em alguns indivíduos obesos, a P_{CO_2} arterial pode ser normal, enquanto em outros com o mesmo IMC, a P_{CO_2} pode estar elevada. De fato, o nível de P_{CO_2} arterial é usado para distinguir entre indivíduos obesos com *obesidade simples* (OS; indivíduos que são eucapneicos), daqueles com *síndrome da hipoventilação da obesidade* (SHO; indivíduos que retêm CO_2). Além disso, a função pulmonar, a mecânica respiratória, a troca gasosa, o controle respiratório e a capacidade para o

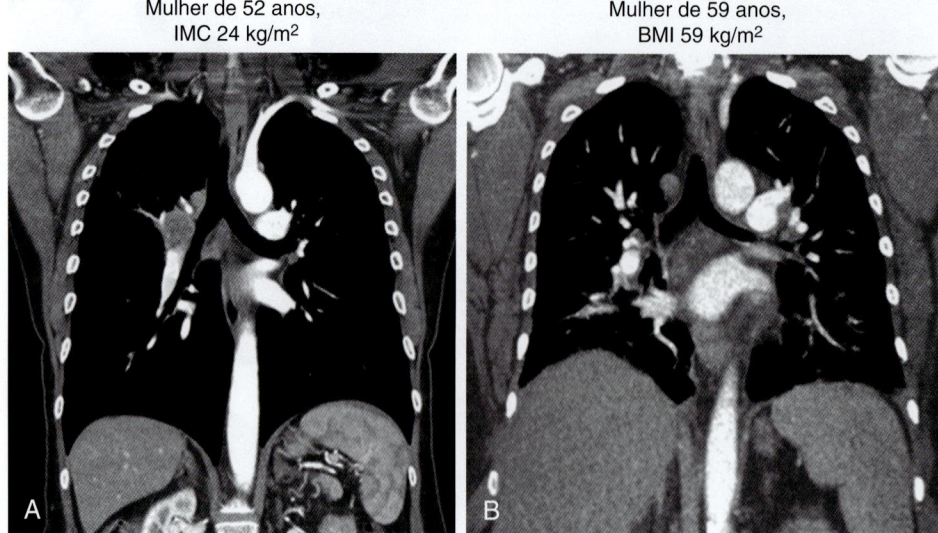

Figura 98-19 Imagens de TC coronal de um indivíduo não obeso (**A**) e um obeso (**B**) de altura, idade e capacidade pulmonar total prevista similares. O volume pulmonar do indivíduo obeso (**B**) é menos notável do que o do indivíduo não obeso (**A**). Isto pode se dever à carga adicional de excesso de tecido adiposo no sistema respiratório, que é mais pronunciado na posição supina. Tipicamente, a capacidade residual funcional e o volume de reserva expiratório são mais afetados com a obesidade.

Tabela 98-5 Valores Representativos da Fisiopatologia Respiratória da Obesidade Simples e Síndrome de Hipoventilação da Obesidade

Parâmetro	Normal	Obesidade Simples	Síndrome da Hipoventilação da Obesidade
PC (% ideal)	100	200	200
IMC (kg/m^2)	24	45	45
CPT (% prev.)	100	95	80
C$_{SR}$ (L/cm H$_2$O)	0,10	0,05	0,06
Rrs (cm H$_2$O·L^{-1}·s^{-1})	1,2	4,0	7,8
Trabalho de ventilação (J/L)	0,43	0,74	1,64
VVM (L/min)	160	130	90
PI$_{máx}$ (cm H$_2$O)	100	95	60

PC, peso corporal; CPT, capacidade pulmonar total; C$_{SR}$, complacência do sistema respiratório; IMC, índice massa corporal; J, joule; PI$_{máx}$, pressão inspiratória estática máxima; Rrs, resistência do sistema respiratório; VVM, volume ventilatório máximo.
Adaptada de Rochester DF: Obesity and abdominal distention. In Roussos C, editor: *The thorax*. New York, 1995, Dekker, pp 1950-1973.

exercício podem ser significativamente diferentes em pacientes com OS e SHO.

Função Pulmonar

Na obesidade, as anormalidades de função pulmonar mais comuns são as reduções no *volume de reserva expiratório* (VRE) e CRF[131] (Fig. 98-19). Para cada unidade de aumento do IMC de 20 a 30 kg/m^2, a CRF e o VRE diminuem em aproximadamente 3% e 5%, respectivamente; em seguida, para cada aumento de unidade no IMC, tanto a CRF com o VRE diminuem aproximadamente 1%.[131] Consequentemente, em um indivíduo com um IMC de 30 kg/m^2 pode-se esperar que tenha uma CRF de aproximadamente 75% do previsto e um VRE de apenas 47% do previsto.[131] A CRF é reduzida por meio de compressão da caixa torácica pelo tecido adiposo e pelo abdome, reduzindo assim a retração elástica para fora da parede torácica e alterando o equilíbrio da retração entre o pulmão e a parede torácica para volumes pulmonares mais baixos. Como o VR é afetado em menor extensão do que a CRF, o VRE é preferencialmente reduzido.[132-134] Em pacientes com SHO, a CRF e o VRE podem estar até mais reduzidos.[135,136]

Enquanto a CPT, a CV e o VR podem estar normais ou apenas minimamente reduzidos em indivíduos com OS, eles podem estar significativamente reduzidos (CPT e CV < 80% do previsto) naqueles com SHO ou obesidade mórbida (Tabela 98-5).[135,136] Como a função pulmonar está afetada de forma mais grave na SHO do que na OS, outros fatores além do IMC devem estar envolvidos. As reduções mais substanciais da CPT e da CV em indivíduos com SHO podem decorrer de fraqueza dos músculos respiratórios.[137] Além disso, a distribuição de gordura pode contribuir para as diferenças nos volumes pulmonares. Por exemplo, a distribuição de gordura corporal para a parte superior do corpo (distribuição da gordura central) compromete a função pulmonar mais do que a distribuição para a porção corporal inferior (abaixo dos quadris).[138-140] A distribuição superior da gordura corporal é indicada por uma circunferência da cintura de 89 cm, ou mais, para mulheres, e de 102 cm ou mais para homens.[138-140] A correlação de comprometimento respiratório com gordura corporal superior parece ser mais aparente em homens do que em mulheres.[138] A capacidade de difusão em respiração única geralmente é normal ou está aumentada na obesidade simples e ligeiramente reduzida na SHO.[141] Outros testes da função pulmonar como a relação VEF$_1$/CVF, *ventilação voluntária máxima* (VVM, taxa de fluxo de pico inspiratório, e a razão entre espaço morto e *volume corrente* (VD/VC) geralmente é normal.[135-136]

Mecânica Respiratória

A obesidade reduz a *complacência do sistema respiratório* (C$_{SR}$), principalmente por diminuir a complacência pulmonar.[133,142-145] Na OS, os valores de C$_{SR}$ são de aproximadamente 80% a 90% do normal e estão mais reduzidos à medida que o IMC aumenta ou ao mudar da posição ereta para a posição supina.[133,142-145] Na SHO, a C$_{SR}$ geralmente é inferior a 45% do normal.[146] Acredita-se que a redução da complacência se deva ao peso do tecido adiposo forçando a CRF e a respiração corrente para baixos volumes pulmonares, próximo ao VR, no qual o pulmão está rígido devido ao fechamento da via aérea.[133,142,143] Além disso, o excesso de tecido adiposo na parede torácica cria uma carga de limiar ao tornar as pressões pleural e alveolar menos subatmosféricas ou até mesmo positivas na expiração final (*pressão expiratória final positiva intrínseca*, PEEPi, do inglês, *intrinsic positive end-expiratory pressure*).[142] Os músculos inspiratórios devem reduzir a pressão pleural o suficiente para superar a PEEPi antes de ocorrer o fluxo inspiratório. A carga de limiar inspiratório é maior na posição supina e responde por grande parte do distúrbio de mecânica da parede torácica na obesidade.[132,142,147]

A resistência de via aérea e total do sistema respiratório está aumentada na obesidade, com valores geralmente duas vezes maiores do que aqueles em indivíduos não obesos.[145,148] A resistência total do sistema respiratório está elevada principalmente devido ao aumento da resistência da via aérea relacionada à respiração a baixos volumes pulmonares.[145,148] No entanto, como a resistência da via aérea permanece elevada mesmo após normalização do volume pulmonar (p. ex., a condutância específica da via aérea está reduzida para 50% a 70% do normal), outros fatores desconhecidos, além da respiração a baixos volumes pulmonares, podem responder por alguns dos aumentos de resistência.[148-150,150a] A relação VEF_1/CVF normal sugere que a maior resistência ao fluxo aéreo pode estar no nível das vias aéreas pequenas e não nas grandes vias aéreas. A transição da posição ereta para a supina pode aumentar ainda mais a resistência da via aérea.[145] O aumento da pressão intra-abdominal, quando em posição supina, pode reduzir mais a CRF, resultando em limitação do fluxo expiratório durante a respiração corrente e ortopneia na obesidade grave.[147,151,152] O impacto negativo da posição supina na mecânica respiratória deve ser considerado quando se avaliam pacientes obesos para detecção de riscos após anestesia geral.[153]

O trabalho da respiração é aumentado tanto na obesidade simples como na SHO.[146,154,155] Três fatores que contribuem para o aumento do trabalho incluem maiores cargas elásticas (reduções da complacência), cargas de limiar (aumentos da pressão necessários para iniciar a inspiração) e cargas resistivas (aumentos da pressão impostos pelas vias aéreas).[143] O trabalho da respiração pode ser até 60% maior na obesidade simples e tão alto quanto 250% na SHO.[146,154,155] O trabalho respiratório junto com uma reduzida eficiência da respiração aumenta o custo de oxigênio respiratório em cinco vezes na obesidade simples e em 10 vezes na SHO.[141] O custo aumentado de oxigênio da respiração pode pôr os pacientes obesos em risco de insuficiência respiratória durante estados de maiores demandas ventilatórias, como durante a doença intercorrente.[155] Para minimizar a carga elástica durante a inspiração e otimizar o custo de oxigênio da respiração, os pacientes obesos adotam um padrão respiratório rápido e superficial. Essa estratégia é mais pronunciada na SHO do que na OS.[156-158] Em sujeitos com OS, a frequência respiratória durante a respiração silenciosa é cerca de 40% mais alta do que em sujeitos com peso normal, ocorrendo a maior parte das alterações de volume pulmonar durante a respiração corrente realizada pela caixa torácica e não por deslocamento abdominal.[158] Na SHO, no entanto, a frequência respiratória é 25% mais alta e o Vc 25% mais baixo do que na obesidade simples.[157,159] O efeito adverso de se adotar um padrão respiratório rápido e superficial é o aumento da ventilação do espaço morto, que pode contribuir para a retenção do dióxido de carbono.[155,159]

Troca Gasosa

Em pacientes com obesidade simples, a Po_2 arterial geralmente é normal ou está ligeiramente reduzida.[160] No entanto, em pacientes com SHO ou obesidade mórbida, a hipoxemia é mais pronunciada.[135,136,160] Além da hipoventilação, a disparidade de ventilação-perfusão e o *shunt* devido a fechamento prematuro da via aérea ampliam o gradiente de tensão de oxigênio alveolar-arterial e contribuem para a hipoxemia.[160,161] A hipoxemia é pior em posição supina e em homens.[145,161,162] Durante o exercício, a oxigenação pode melhorar devido ao aumento da ventilação nas bases pulmonares.[162,163] A perda de peso melhorará a oxigenação alterando a CRF em direção ao normal; um aumento de CRF diminui o grau de fechamento das vias aéreas durante a respiração corrente e melhora a Po_2 arterial em cerca de 1 mmHg para cada 5 kg de redução do peso.[160] Um corolário prático de hipoxemia e taxa metabólica aumentada na obesidade é que, durante a apneia, a saturação de oxigênio arterial pode cair três vezes mais depressa em indivíduos obesos do que em sujeitos com peso normal.[164]

Controle e Padrão de Respiração

As diferenças no controle da respiração também podem explicar porque a hipercapnia é encontrada em alguns, mas não em todos os indivíduos obesos com IMC similar. Em indivíduos obesos eucapneicos, o impulso respiratório central está intacto. O impulso respiratório, conforme é medido por respostas $P_{0,1}$, ventilatórias ou eletromiográficas à hipoxia ou à hipercapnia, é normal ou até aumentado devido às cargas elásticas e de limiar colocadas sobre os músculos inspiratórios.[141,147,165] Se as cargas elásticas e de limiar estiverem diminuídas por perda de peso, o aumento compensatório no impulso ventilatório se reduz.[166,167] Em pacientes com SHO, no entanto, o impulso respiratório é atenuado e a resposta $P_{0,1}$, ventilatória ou eletromiográfica, à hipoxia ou à hipercapnia está reduzida.[165,168] O mecanismo subjacente exato do impulso ventilatório atenuado na SHO é desconhecido. A desvantagem mecânica na SHO não explica de maneira adequada a hipercapnia, já que a maioria dos pacientes com SHO pode normalizar a Pco_2 arterial por meio de hiperventilação volitiva.[169] É improvável a predisposição genética porque o impulso ventilatório está intacto em parentes em primeiro grau dos pacientes com SHO.[170] Em vez disso, naqueles com SHO, os quimiorreceptores centrais podem ser "reajustados" devido a hipoxemia ou hipercapnia crônica ou por redução de leptina ou da resistência à leptina. A leptina é uma proteína produzida pelo tecido adiposo que age no hipotálamo para diminuir o apetite, aumentar a taxa metabólica e estimular a respiração. O desenvolvimento da resistência à leptina ou uma relativa deficiência de leptina podem contribuir para diminuir a responsividade ventilatória e a hipercapnia na SHO.[135,171] Como os níveis séricos de leptina geralmente estão aumentados na obesidade, na OS e até mais na SHO, a resistência central à leptina é proposta.[171,172]

O aumento do impulso respiratório na obesidade simples pode contribuir para a sensação de dispneia.[163,167,173] No entanto, a dispneia também é um sintoma frequente e incapacitante na SHO e pode estar relacionado à doença das vias aéreas, ou a distúrbio da mecânica respiratória (diminuição da complacência, aumento da resistência da via aérea, ou limitação do fluxo expiratório).[154,163,173-176] Finalmente, a dispneia pode se dever a doença cardíaca, uma condição comórbida frequente.

Função do Músculo Respiratório

Em pacientes com obesidade simples, a força do músculo respiratório geralmente é normal; de fato, a força pode ser mantida por cargas de limiar e elásticas crônicas impostas sobre os músculos inspiratórios.[145,147,176] Em pacientes com SHO, a força do músculo respiratório geralmente está diminuída, talvez por causa do descondicionamento ou por outros fatores relacionados à doença crônica.[135,176] Em sujeitos severamente obesos, especialmente aqueles com dispneia ou SHO, a função do diafragma pode estar comprometida, especialmente na posição supina.[176,177] Isto pode estar relacionado a aumento da pressão intra-abdominal e deslocamento cranial do diafragma.[177]

Capacidade para o Exercício

Em termos absolutos, a capacidade para o exercício em indivíduos com obesidade simples, conforme medido pela captação máxima de oxigênio limitada por sintoma, é similar àquela dos indivíduos magros. Quando normalizada para massa livre de gordura, no entanto, a captação máxima de oxigênio é menor nos indivíduos obesos do que em não obesos.[163,178] Durante uma determinada frequência de trabalho, os indivíduos obesos requerem VO_2 e ventilação-minuto maiores. Da mesma forma, os escores de dispneia em qualquer frequência de trabalho submáxima são mais altos em indivíduos obesos, refletindo os custos mais altos ventilatórios e metabólicos da obesidade.[163,178] Os indivíduos obesos podem aumentar o volume expiratório final durante o exercício para atenuar a limitação do fluxo expiratório decorrente da respiração a baixos volumes pulmonares.[163] Essa estratégia respiratória pode auxiliá-los a acomodar suas demandas metabólicas mais altas. Em apoio a esta noção, em um determinado VO_2 ou ventilação-minuto, os escores de dispneia são similares aos dos indivíduos não obesos, sugerindo que fatores de mecânica respiratória não contribuem significativamente para o desconforto respiratório.[163,174]

TRATAMENTO

A perda de peso é uma ótima terapia, mas nem sempre é alcançável, e manutenção da perda de peso em longo prazo é até mais difícil.[179] Geralmente, os programas de perda de peso enfatizam a dieta, o aumento da atividade física e a terapia comportamental como tratamentos iniciais para todos os indivíduos obesos independentemente da gravidade da obesidade. A cirurgia bariátrica pode produzir não apenas uma substancial perda de peso, mas também a manutenção em longo prazo dessa perda de peso.[180] É indicada para os indivíduos obesos com IMC de, no mínimo, 40 kg/m² e para aqueles com um IMC de, no mínimo, 35 kg/m² com sérias comorbidades.[179,181] A perda de peso em indivíduos obesos está associada à melhora de VRE e FRC;[182] no entanto, não há correlação entre a magnitude da perda de peso e o grau de melhora dos volumes pulmonares. A perda de peso também pode melhorar o desempenho do músculo respiratório,[137] a troca gasosa em repouso,[183] a capacidade de difusão,[160] os escores de dispneia,[167,184] a apneia do sono,[184] o teste de 6 minutos de caminhada,[185] a responsividade da via aérea[186] e o impulso respiratório.[167] Em geral, a redução de peso parece ser a solução mais eficaz para SHO, com a cirurgia bariátrica proporcionando a melhor opção para as várias condições comórbidas relacionadas à obesidade extrema, como a hipertensão, hiperlipidemia, disfunção cardíaca e diabetes tipo 2.[187,188]

Pontos-chave

- As doenças que afetam a parede torácica, incluindo obesidade, afetam principalmente o sistema respiratório por reduzirem a complacência da parede torácica. O grau em que a parede torácica enrijece é variável conforme o processo de doença. Os indivíduos com cifoescoliose pode ter o maior grau de rigidez de parede torácica, enquanto os indivíduos com peito escavado ou espondilite anquilosante podem ter complacência normal da parede torácica.
- O pulmão geralmente é um "inocente espectador", no sentido de que em geral não é afetado principalmente por um processo patológico. Quando distúrbios restritivos da parede torácica limitam a completa inflação do pulmão, segue-se a microatelectasia, que pode levar à redução da complacência pulmonar e à troca gasosa prejudicada.
- Entre os distúrbios da parede torácica, o tórax instável mais provavelmente é o que precipita a insuficiência respiratória aguda, enquanto a cifoescoliose e a obesidade grave mais provavelmente levam à insuficiência ventilatória crônica, hipertensão pulmonar e *cor pulmonale*. A fraqueza coincidente do músculo inspiratório em qualquer desses distúrbios agravará mais a fisiopatologia restritiva, predispondo à insuficiência respiratória.
- A insuficiência respiratória aguda pode complicar o tórax instável e ser tratada com ventilação com pressão positiva. Em alguns pacientes com tórax instável, a fixação cirúrgica do segmento instável pode reduzir a duração da ventilação mecânica e melhorar a função pulmonar em longo prazo.
- A insuficiência respiratória crônica, que pode ser vista na cifoescoliose ou na obesidade grave, pode ser tratada com sucesso por ventilação não invasiva com pressão positiva noturna. Esta última intervenção melhorou acentuadamente a morbidade e a mortalidade neste grupo de indivíduos.

As Referências estão disponíveis exclusivamente no site www.elsevier.com.br/expertconsult

SEÇÃO R

TRATAMENTO DA INSUFICIÊNCIA RESPIRATÓRIA

99 INSUFICIÊNCIA VENTILATÓRIA AGUDA

NICHOLAS S. HILL, MD

INTRODUÇÃO
FISIOPATOLOGIA DA INSUFICIÊNCIA VENTILATÓRIA AGUDA
INSUFICIÊNCIA VENTILATÓRIA AGUDA DEVIDO A IMPULSO RESPIRATÓRIO INSUFICIENTE
Causas Congênitas
Causas Adquiridas
Causas Farmacológicas
Outras Causas Adquiridas
Princípios do Manejo
INSUFICIÊNCIA VENTILATÓRIA AGUDA DEVIDO A DANO NA TRANSMISSÃO NEURAL
Lesão Medular Cervical
Doença do Neurônio Motor

Doença ou Lesão Afetando o Nervo Frênico
Neuropatias Imunológicas
Deficiência da Junção Neuromuscular
Fraqueza Neuromuscular Associada a Doença Crítica
Avaliação da Necessidade de Ventilação Mecânica na Fraqueza Neuromuscular
Princípios do Manejo Ventilatório
INSUFICIÊNCIA VENTILATÓRIA AGUDA DEVIDO A DEFEITOS DA PAREDE TORÁCICA
Anomalias Esqueléticas da Parede Torácica
Doença Pleural
Princípios do Manejo

INSUFICIÊNCIA VENTILATÓRIA AGUDA DEVIDO A OBSTRUÇÃO DAS VIAS AÉREAS
Obstrução das Vias Aéreas Superiores
Doença Pulmonar Obstrutiva Crônica
Fisiopatologia
Asma
INSUFICIÊNCIA VENTILATÓRIA AGUDA DEVIDO A DEFICIÊNCIA VASCULAR

INTRODUÇÃO

A insuficiência respiratória ocorre quando o sistema respiratório não consegue manter as trocas gasosas, causando disfunção de outros órgãos ou pondo em risco a vida. Essa deficiência afeta principalmente a oxigenação, manifestando-se como hipoxemia, ou a ventilação, manifestando-se como hipercapnia e acidose respiratória. Este capítulo trata desta última circunstância, comumente chamada de insuficiência ventilatória.

A pressão de *dióxido de carbono* (CO_2) no sangue arterial (Pa_{CO_2}) se dá em função da *ventilação alveolar* ($\dot{V}_A$) e da produção de CO_2 ($\dot{V}_{CO_2}$), de acordo com a fórmula a seguir.

$$Pa_{CO_2} = (\dot{V}_{CO_2} \times k) / \dot{V}_A \qquad (1)$$

A ventilação-minuto total é a soma de $\dot{V}_A$ e da ventilação do espaço morto. Tanto a diminuição da ventilação-minuto total quanto o aumento da ventilação do espaço morto podem, portanto, diminuir a $\dot{V}_A$. Qualquer diminuição de $\dot{V}_A$ ou aumento de $\dot{V}_{CO_2}$ com relação a $\dot{V}_A$ resulta em aumento de P_{CO_2} no sangue arterial. Como a retenção de bicarbonato pelos rins em resposta à hipercapnia é lenta, um aumento súbito da P_{CO_2} no sangue arterial não será rapidamente tamponado pelo bicarbonato e, portanto, causará diminuição abrupta do pH arterial. A insuficiência ventilatória ocorrerá sempre que a P_{CO_2} arterial for substancialmente elevada, e a insuficiência ventilatória aguda estará presente quando a mudança do estado de base do paciente se desenvolver rápido o suficiente para produzir uma queda clinicamente importante no pH arterial. Como os pacientes com *doença*

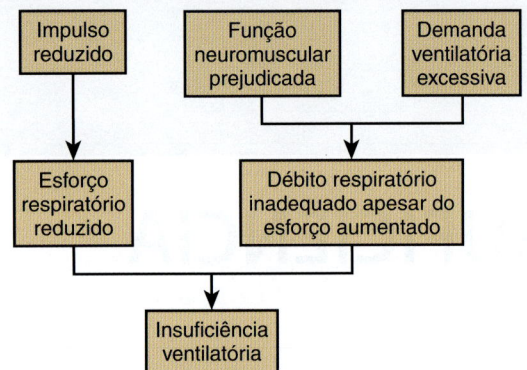

Figura 99-1 Mecanismos fisiológicos da insuficiência ventilatória aguda. As duas principais causas da insuficiência ventilatória aguda são esforço respiratório reduzido ou débito respiratório reduzido, apesar de um esforço aumentado.

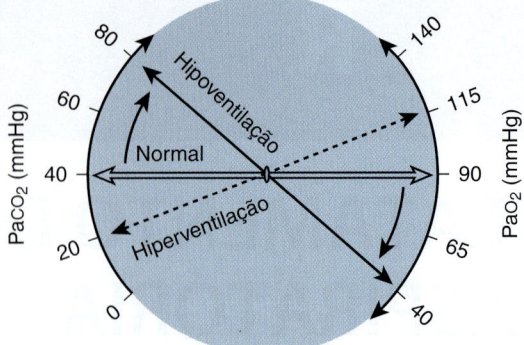

Figura 99-2 Relação entre P_{O_2} arterial e Pco_2 arterial. Há uma relação recíproca entre a pressão de oxigênio arterial (Pa_{O_2}) e pressão de dióxido de carbono arterial (Pa_{CO_2}) à medida que a ventilação aumenta ou diminui, assumindo-se que a diferença (A-a)P_{O_2} não muda e a taxa de troca respiratória é de 0,8. (Modificada de Pierson DJ, Kacmarek RM, editors: Foundations of respiratory care. New York, 1992, Churchill Livingstone, p 298.)

pulmonar obstrutiva crônica (DPOC) grave, doença neuromuscular crônica e outros distúrbios podem já ter hipercapnia na linha de base, a presença de um componente de insuficiência ventilatória aguda (aguda-sobre-crônica) é determinada nem tanto pelo valor de P_{CO_2} arterial, mas pela presença de acidemia, tipicamente com um pH arterial inferior a 7,35. A presença de insuficiência ventilatória aguda não pode ser determinada com precisão por meio de exame físico, oximetria de pulso, CO_2 exalado ou outros exames não invasivos. Assim, para dar o diagnóstico, é necessário realizar uma gasometria arterial.[1]

FISIOPATOLOGIA DA INSUFICIÊNCIA VENTILATÓRIA AGUDA

A ventilação alveolar se torna inadequada em relação à produção de CO_2 devido à falência da capacidade de ventilação do paciente (falência da bomba) ou do esforço ventilatório (falência do *drive**) [2,3] (Fig. 99-1). Estes dois mecanismos são distintos em suas apresentações clínicas. Os pacientes com falência aguda da bomba respiratória são dispneicos e taquipneicos com outros sinais de dificuldade respiratória, enquanto os pacientes com falência do impulso respiratório não sentem falta de ar e demonstram, tipicamente, bradipneia ou apneia.

Apesar da insuficiência ventilatória aguda ser, primariamente, um distúrbio da ventilação alveolar, a hipoxemia também costuma estar presente. A hipoventilação alveolar causa uma queda proporcional na *pressão de oxigênio alveolar* (P_{AO_2}), de acordo com a equação do gás alveolar.

$$P_{AO_2} = P_{IO_2} - (Pa_{CO_2}/R) \quad (2)$$

onde assume-se que a P_{CO_2} arterial seja quase a mesma que a P_{CO_2} alveolar, P_{IO_2} é a P_{O_2} inspirada (i.e., a fração de oxigênio inspirado multiplicada pela diferença de pressão barométrica 47 [pressão de vapor d'água à temperatura corporal]), e R é a taxa de troca respiratória. Esta relação explica a queda da P_{O_2} arterial que acompanha a hipoventilação alveolar, como mostrado na Figura 99-2.[2] O cálculo da P_{O_2} alveolar usando a Equação 2 permite a determinação da *diferença de pressão de oxigênio alveolar-arterial* ([A-a]P_{O_2}) (comumente, porém imprecisamente, chamada de "gradiente A-a" e, mais precisamente, chamada de "diferença de pressão de oxigênio A-a"). Este cálculo distingue a hipoventilação pura como explicação para a hipoxemia (caso em que a [A-a]P_{O_2} está normal) da presença de outros mecanismos, tais como baixa proporção *ventilação/perfusão* ($\dot{V}/\dot{Q}$) e *shunt*[†] da direita para a esquerda (caso em que a [A-a]P_{O_2} está aumentada).

Por fim, a hipercapnia pode ser uma característica da insuficiência respiratória hipoxêmica se o desarranjo na troca gasosa for suficientemente grave. O *shunt* da direita para a esquerda e razões $\dot{V}/\dot{Q}$ baixas estão presentes na *síndrome do desconforto respiratório agudo* (SDRA) e podem aumentar as *razões volume do espaço morto-volume corrente* (V_D/V_C), conforme determinado pela equação de Bohr,[4] prejudicando, assim, a eliminação de CO_2 e contribuindo para a hipercapnia.

A Tabela 99-1 classifica as apresentações clínicas típicas da insuficiência ventilatória aguda de acordo com o local ou tipo de defeito, e com o mecanismo fisiológico ou categoria de doença responsável. Nem todos os exemplos listados são discutidos neste capítulo.

Mais que um mecanismo pode coexistir num determinado paciente, produzindo uma condição de risco de morte, mesmo quando os processos individuais são apenas moderados em severidade. Por exemplo, na síndrome da obesidade-hipoventilação descompensada, um paciente cujo impulso respiratório esteja reduzido e cuja obesidade represente um aumento na carga elástica da bomba respiratória pode desenvolver insuficiência ventilatória aguda-sobre-crônica, na presença de um aumento relativamente modesto no esforço respiratório a partir de um efeito restritivo adicional da cardiomegalia e derrames pleurais.

INSUFICIÊNCIA VENTILATÓRIA AGUDA DEVIDO A IMPULSO RESPIRATÓRIO INSUFICIENTE

CAUSAS CONGÊNITAS

Os distúrbios congênitos que podem estar associados a um impulso respiratório hipóxico ou hipercápnico diminuído

---

*Nota da Revisão Científica: *Drive*: impulso ou comando geral.

[†]Nota da Revisão Científica: *Shunt*: desvio, derivação ou curto-circuito fisiopatológicos.

Tabela 99-1 Classificação Clínica da Insuficiência Ventilatória por Local

Local do Defeito	Mecanismo ou Tipo	Exemplos Clínicos
Impulso respiratório	Congênito	Ventilação alveolar primária (síndrome de Ondina)
	Adquirido	Overdose de fármacos (opioides, sedativos, álcool); anestesia geral
		Acidente cerebrovascular; neoplasia; ressecção de corpo carotídeo
	Combinação	Síndrome da obesidade-hipoventilação; mixedema
Transmissão neural		
Medula espinal	Trauma	Lesão da medula espinal cervical
	Vascular	Acidente vascular
	Tumor	Primário ou metastático
	Outros	Poliomielite; esclerose lateral amiotrófica
	Desmielinização	Polineuropatia idiopática aguda desmielinizante (síndrome de Guillain-Barré)
Nervos periféricos	Lesão do nervo frênico	Trauma; cirurgia cardíaca; neoplasia; idiopática
Junção neuromuscular	Farmacológico	Bloqueadores neuromusculares
	Autoimune	Miastenia grave
	Infeccioso/toxinas	Botulismo, tétano, paralisia do carrapato
Músculos respiratórios	Congênito	Distrofia muscular
	Autoimune	Polimiosite; dermatomiosite
	Adquirido	Hipofosfatemia; hipocalemia; hipomagnesemia; mixedema
Torácico		
Vértebras e caixa torácica	Mobilidade reduzida	Cifoescoliose; gesso ou ataduras apertados; espondilite anquilosante; afundamento torácico
Tecidos moles	Restrição extrapulmonar e mobilidade reduzida	Obesidade severa
Pleura	Restrição extrapulmonar	Pneumotórax; derrame pleural; espessamento pleural; malignidade
Vias aéreas		
Vias aéreas superiores	Obstrução	Epiglotite, corpo estranho, tumor, paralisia das cordas vocais, traqueomalacia
Vias aéreas inferiores	Obstrução	DPOC, asma aguda severa
Parênquima	Espaço morto aumentado e V̇/Q̇ muito alto	DPOC
	V̇/Q̇ muito baixo; shunt	SDRA grave
Circulação pulmonar	Hipoperfusão generalizada	Choque hipovolêmico ou cardiogênico, RCR, hiperinflação pulmonar (PEEP intrínseca)
	Hipoperfusão localizada	Tromboembolia pulmonar; embolia gasosa venosa
Outros	Produção de CO_2 aumentada (inflamação; hipermetabolismo; atividade muscular)	Febre; sepse; queimaduras; trauma severo; tremores, tetania; convulsões; hipertermia maligna
	Inalação de CO_2 exógeno	Acidente laboratorial ou industrial; uso terapêutico; reinalação

CO_2, dióxido de carbono; DPOC, doença pulmonar obstrutiva crônica; PEEP, pressão expiratória final positiva; RCR, reanimação cardiorrespiratória; SDRA, síndrome do desconforto respiratório agudo; V̇/Q̇, razão ventilação perfusão.

incluem hipoventilação alveolar primária (ou síndrome de Ondina),[5] síndrome de Prader-Willi,[6,7] hipogonadismo tratado com testosterona exógena[8] e malformação de Arnold-Chiari.[9] Essas doenças contribuem para o desenvolvimento da insuficiência ventilatória aguda devido a um impulso respiratório diminuído, geralmente em combinação com outros mecanismos contribuintes (tais como infecção aguda), e são, na maioria das vezes, observadas no contexto pediátrico.

CAUSAS ADQUIRIDAS

Um impulso respiratório reduzido é colaborador frequente para o desenvolvimento da insuficiência ventilatória crônica, mas, normalmente, não é o único mecanismo para a insuficiência ventilatória aguda, exceto em pacientes que apresentem supressão induzida por medicamento.

CAUSAS FARMACOLÓGICAS

A depressão do impulso respiratório por uso de medicamentos é, de longe, a circunstância mais comum dessa forma de insuficiência ventilatória aguda. Os opioides são depressores potentes tanto do impulso respiratório hipóxico quanto do hipercápnico; no entanto, qualquer agente sedativo, hipnótico ou ansiolítico causa depressão respiratória se for administrado em quantidade suficiente.[10] O propofol, em particular, é um depressor respiratório potente comumente usado para sedação durante procedimentos ou durante a ventilação mecânica, e deve ser administrado com precaução em pacientes com respiração espontânea.[11] A depressão respiratória é resolvida à medida que o fármaco é eliminado do corpo ou é farmacologicamente antagonizado, como sinalizado pelo retorno de esforços respiratórios espontâneos. Como os efeitos de alguns agentes no sistema nervoso central podem aumentar e diminuir devido à circulação êntero-hepática, armazenamento lipídico e outros mecanismos, os pacientes devem ser observados até que fique claro que o impulso respiratório foi restabelecido, antes de serem retirados do suporte ventilatório. No caso de overdose de fármacos e outros tipos de envenenamento, identificar o agente específico ou os agentes envolvidos e usar alguma terapia específica disponível, tal como antídotos ou diálise, é importante para agilizar o processo de desmame do suporte ventilatório.[10] Os pacientes que não conseguem sair da ventilação mecânica devido a um impulso inadequado causado por fármacos depressores respiram lentamente ou não respiram quando o suporte ventilatório é brevemente interrompido. A razão muito mais comum para a dificuldade de desmame do suporte após *overdose* de fármacos é que outros mecanismos (p. ex., pneumonia aspirativa ou sepse) intervêm. Nessas circunstâncias, com o retorno do impulso respiratório, os pacientes se tornam taquipneicos e manifestam sinais de dificuldade respiratória quando o suporte ventilatório é descontinuado.[12]

OUTRAS CAUSAS ADQUIRIDAS

Mixedema[13,14] pode se apresentar com hipercapnia relacionada à depressão adquirida do impulso respiratório, e o hipotireoidismo pode ser um cofator quando os pacientes apresentam piora da hipercapnia. Exames de função da tireoide devem ser feitos rotineiramente em pacientes com hipercapnia nova ou piorada, especialmente quando uma explicação fisiológica clara não for aparente. Pacientes com anomalias subjacentes no impulso respiratório que desenvolvem infecções respiratórias, insuficiência cardíaca congestiva ou outras doenças agudas são mais propensos a desenvolver insuficiência ventilatória aguda em comparação com indivíduos sem estes distúrbios.

A síndrome da obesidade-hipoventilação, discutida no Capítulo 89, caracteriza-se por respostas atenuadas a hipoxia e hipercapnia[15] e é um distúrbio no qual os pacientes podem apresentar, primeiramente, a insuficiência ventilatória aguda. Normalmente, esses pacientes têm um histórico de ganho de peso recente e estão marcadamente sobrecarregados de fluido, com características de *cor pulmonale*. O aumento do esforço respiratório devido à diminuição da complacência da parede torácica, cardiomegalia e, muitas vezes, grandes derrames pleurais, bem como o agravamento da hipoxemia, contribuem para a fadiga dos músculos respiratórios e desenvolvimento de hipercapnia e acidose respiratória grave. A hipoventilação e a insuficiência ventilatória aguda relacionadas à obesidade são mais comuns em pacientes internados com obesidade severa do que já relatado previamente.[16,17] À medida que a prevalência da obesidade aumenta, é provável que a insuficiência ventilatória devido à descompensação causada pela síndrome da obesidade-hipoventilação seja encontrada com mais frequência.

Acidente vascular cerebral (AVC) agudo é outro cenário no qual um impulso respiratório desordenado pode contribuir para a insuficiência ventilatória aguda, mesmo que outros processos estejam normalmente presentes, especialmente a incapacidade de proteger as vias aéreas inferiores e limpar as secreções das vias respiratórias.[18,19] O prognóstico dos pacientes com acidente vascular cerebral isquêmico e hemorrágico que necessitam de entubação e ventilação mecânica é precário, no curto e longo prazo, com uma taxa de sobrevida de 50% em 30 dias e 30% após 1 ano.[18,20,21] O prognóstico é especialmente desfavorável após oclusão da artéria basilar devido não só ao impulso respiratório deprimido, mas também ao comprometimento da deglutição e problemas com a eliminação de secreção observados quando há lesão de tronco encefálico.[22]

Embora os dados não sejam animadores e a taxa de mortalidade ainda seja alta, as diretrizes da American Heart Association recomendam a ventilação mecânica em pacientes com AVC agudo, se necessário (Nível IC).[23] Naturalmente, isto requer uma discussão ética com o paciente e/ou família para determinar a vontade do paciente em relação ao suporte agressivo (Cap. 104).

PRINCÍPIOS DO MANEJO

Como o defeito fisiológico subjacente é o impulso respiratório inadequado, apesar de uma bomba respiratória presumivelmente normal, o manejo se concentra na restauração da ventilação alveolar normal. Apesar da *ventilação não invasiva* (VNI) estar sendo aplicada em um número crescente de contextos clínicos para aumentar a ventilação alveolar, a sua utilidade reside, principalmente, na manutenção da respiração em pacientes com falência da bomba respiratória, ao passo que a entubação traqueal é geralmente necessária após falência aguda do impulso respiratório. A VNI pode ser bastante eficaz no tratamento de hipoventilação central crônica, congênita ou adquirida em pacientes ambulatoriais, mas, no cenário de perda aguda do impulso respiratório, a ventilação mecânica invasiva restaura a ventilação alveolar mais rapidamente e de forma confiável e é mais eficaz para a proteção das vias aéreas e eliminação de secreção do que a VNI.

Devido ao impulso respiratório prejudicado do paciente, um modo de ventilação que forneça suporte completo, tal como o modo assistido-controlado limitado por volume, deve ser inicialmente escolhido. Na ausência de lesão pulmonar aguda ou obstrução grave de fluxo de ar, a configuração do ventilador deve ser escolhida concentrando-se em valores de pH arterial e P_{CO_2} arterial na faixa normal, e oxigênio complementar deve ser fornecido (com *pressão expiratória final positiva* [PEEP, do inglês *positive end-expiratory pressure*], se necessário) para manter a P_{O_2} arterial normal. A menos que haja condições pulmonares coexistentes graves, o desmame deve ser realizado tão logo haja evidências de que o impulso respiratório foi restaurado (Cap. 101). A extubação é, provavelmente, segura se o paciente apresentar tosse espontânea, não necessitar de aspiração frequente e for julgado como capaz de proteger as vias aéreas, mesmo se o estado de alerta permanecer prejudicado.[24]

INSUFICIÊNCIA VENTILATÓRIA AGUDA DEVIDO A DANO NA TRANSMISSÃO NEURAL (CAP. 97)

LESÃO MEDULAR CERVICAL

A lesão da medula espinhal cervical superior pode interromper a transmissão dos estímulos de respiração dos centros respiratórios no tronco cerebral para o diafragma e outros músculos ventilatórios, dependendo do nível da lesão. Como as raízes do nervo frênico que abastecem o diafragma têm origem nos segmentos C3 a C5 da coluna, os pacientes com lesão aguda neste nível ou acima geralmente requerem assistência ventilatória. Os pacientes com lesão medular nos níveis de C1-C2 são permanentemente dependentes de ventilação, enquanto aqueles com lesões em C3-C4 podem, com o tempo, alcançar pelo menos a independência parcial da ventilação. As lesões abaixo de C4 geralmente são compatíveis com ventilação não assistida, a menos que existam processos complicadores, tais como doença pulmonar intrínseca ou estado mental prejudicado.

Os efeitos fisiológicos adversos podem ocorrer dentro dos primeiros dias ou semanas após a lesão, incluindo a perda de volumes pulmonares e incapacidade de respirar profundamente (o que predispõe à atelectasia), incapacidade de tossir normalmente (o que predispõe ao desenvolvimento de pneumonia e dificulta seu tratamento) e vasoconstrição pulmonar hipóxica prejudicada (o que predispõe a hipoxemia grave e muitas vezes refratária após atelectasia ou pneumonia).[25] Esses efeitos fisiológicos dependem do nível da lesão, sendo mais frequentes com lesões acima de C4, e do grau da lesão, sendo mais frequentes com lesões completas, do que com incompletas.[26]

O prognóstico de curto prazo de lesões da medula espinal geralmente se relaciona com o nível da lesão,[25] embora alguns estudos retrospectivos tenham mostrado que tanto a mortalidade[27,28] quanto o tempo de permanência na *unidade de terapia intensiva* (UTI)[25] são mais fortemente influenciados pelo desenvolvimento de pneumonia e outras complicações respiratórias do que pelo nível específico da lesão na medula. Embora haja relatos de tratamento inicial de pacientes com lesão medular cervical alta (C3-4 ou superior) com VNI,[29] é necessária muita experiência para evitar a aspiração e outras complicações. As decisões sobre VNI devem ser feitas no caso a caso;[26] na maioria dos centros, dá-se preferência ao suporte ventilatório invasivo, pelo menos inicialmente. O marca-passo frênico[30-32] ou diafragmático[33] permitindo a extubação ou remoção do tubo de traqueostomia (decanulação) também foi relatado no período posterior após uma lesão. A futura capacidade de realizar o desmame do suporte ventilatório e de se submeter à decanulação da traqueostomia são os principais determinantes não só da sobrevida, mas também de qualidade de vida para os pacientes com lesão medular cervical.[25,27]

DOENÇA DO NEURÔNIO MOTOR

A esclerose lateral amiotrófica (ELA) e outras doenças do neurônio motor demonstram uma fraqueza progressiva, mas variável, dos músculos bulbares e ventilatórios. Essa progressão determina o curso da insuficiência ventilatória e das complicações pulmonares, que representam a causa mais comum de morte nestes pacientes.[34,35] Normalmente, a fraqueza muscular ventilatória se desenvolve gradualmente depois que o diagnóstico já está bem estabelecido; portanto, repetidas avaliações durante a análise ambulatorial são úteis para monitorar a progressão do comprometimento muscular ventilatório.[34-38] Isto permite a intervenção com VNI ou, com menos frequência, com traqueostomia antes do início da falência ventilatória aguda. No entanto, alguns casos se apresentam com insuficiência ventilatória aguda como manifestação inicial da doença.[39] O início eletivo da ventilação não invasiva está se tornando um padrão no cuidado de pacientes com doença do neurônio motor com insuficiência ventilatória progressiva porque ela melhora tanto a qualidade de vida quanto a taxa de sobrevida[37,38,40] em pacientes sem envolvimento bulbar significativo. O uso de VNI tem sido bem-sucedido não apenas em uma configuração crônica e lentamente progressiva, mas também na insuficiência ventilatória aguda complicando a ELA.[41] No entanto, a fraqueza bulbar e um alto risco de aspiração fazem com que a ventilação mecânica invasiva seja uma escolha preferencial para pacientes com ELA que apresentem insuficiência ventilatória aguda, pelo menos inicialmente. Com o aconselhamento apropriado sobre os planejamentos de final de vida, apenas uma pequena parcela dos pacientes com ELA recebe ventilação mecânica invasiva, e a apresentação a um departamento de emergência por conta de insuficiência ventilatória aguda deve ser incomum.[42]

DOENÇA OU LESÃO AFETANDO O NERVO FRÊNICO

A perda da função do diafragma que leva à insuficiência ventilatória deve-se, muitas vezes, a lesão da medula espinal, doenças imunológicas (tais como síndrome de Guillain-Barré ou esclerose múltipla) ou neuropatia (ELA, doença de Charcot Marie Tooth). A paralisia unilateral do diafragma, conduzindo à insuficiência ventilatória, pode ser o resultado de lesão ou doença do nervo frênico. Sua apresentação varia, e vai desde uma anormalidade radiográfica descoberta incidentalmente, sem impacto clínico, até insuficiência ventilatória aguda que requer ventilação mecânica em longo prazo, embora esta última seja bastante incomum e, geralmente, consequência de vários fatores.[31,43] No passado, a paralisia diafragmática unilateral após lesão do nervo frênico era mais frequentemente causada por cardioplegia fria durante a cirurgia cardíaca aberta ou lesão direta durante colheita da artéria mamária interna.[44] Desde o uso rotineiro do isolamento para os nervos frênicos durante a cirurgia cardíaca, essa complicação é rara hoje em dia, mas as paralisias uni ou bilateral do nervo frênico ainda são vistas como uma consequência da invasão direta por neoplasias, doenças infecciosas (como herpes-zóster e a doença de Lyme), neuropatia periférica metabólica (diabetes ou porfiria) e radioterapia.[45] Embora a insuficiência ventilatória aguda em consequência de paralisia diafragmática bilateral seja incomum, esses pacientes são muito mais sintomáticos do que aqueles com paralisia unilateral e geralmente têm ortopneia grave.

NEUROPATIAS IMUNOLÓGICAS

A síndrome de Guillain-Barré, agora conhecida como *polineuropatia desmielinizante idiopática aguda* (PDIA), é uma polineuropatia autoimune que é responsável, juntamente com a miastenia grave, pela maioria das internações por insuficiência ventilatória devido a comprometimento neuromuscular.[46-51] A terapia com troca de plasma e imunoglobulina intravenosa melhora os resultados na PDIA, apesar de que 2% a 10% ainda morrem, e até 20% dos indivíduos que sobrevivem permanecem seriamente incapacitados.[52] Teoricamente, a morte deve ser evitável na grande maioria dos pacientes com esta doença, porque a mortalidade se dá, principalmente, por causa de complicações respiratórias potencialmente evitáveis (consulte a discussão no Cap. 97). Ainda não está claro se a necessidade de ventilação mecânica pode ser prevista antes do início da insuficiência ventilatória franca nessa condição.[53]

DEFICIÊNCIA DA JUNÇÃO NEUROMUSCULAR

Doença Imunológica

A miastenia grave é menos comum do que a PDIA como causa de insuficiência ventilatória aguda, embora até 15% a 20% dos pacientes miastênicos sofram uma crise durante a sua vida. Esses eventos geralmente acontecem em pacientes com um diagnóstico estabelecido de miastenia grave. Com a terapia adequada (plasmaférese e imunoglobulina intravenosa) e o suporte respiratório através de ventilação mecânica não invasiva ou invasiva, a taxa de mortalidade é de 5% a 10%.[54,55] Relatou-se fraqueza muscular ventilatória isolada que requer ventilação mecânica como manifestação inicial do distúrbio.[46]

Doença Infecciosa

O botulismo continua a ser uma causa rara mas importante de insuficiência ventilatória aguda em todo o mundo. Nos países ocidentais, a incidência de insuficiência ventilatória devido a doenças transmitidas por alimentos é incomum, mas constante nas últimas décadas, com cerca de 23 casos/ano nos Estados Unidos. Por outro lado, devido à injeção subcutânea de heroína "preto alcatrão" (*black-tar heroin*), a incidência de botulismo por feridas tem aumentado desde os anos 1990 entre os usuários de drogas injetáveis.[56-58] A grande maioria dos pacientes com ambas as formas de botulismo manifesta sintomas respiratórios e até 75% dos indivíduos desenvolvem insuficiência respiratória clinicamente significativa devido à paralisia flácida descendente progressiva que requer ventilação mecânica, a qual costuma ser mais prolongada em pacientes com botulismo por ferida.[59,60] A recuperação também pode ser demorada, com fraqueza muscular ventilatória residual detectável até 2 anos depois da apresentação.[61]

Miopatias

As miopatias primárias em razão de distrofias musculares ou outras miopatias congênitas são uma causa incomum de insuficiência respiratória aguda na maioria dos hospitais de cuidados intensivos, mas são mais comuns na configuração pediátrica. Esses pacientes geralmente desenvolvem insuficiência ventilatória de forma gradual e são iniciados na VNI em um regime ambulatorial. Quando se apresentam com insuficiência ventilatória aguda, é geralmente no contexto de um fator precipitante, como pneumonia ou bronquite que causa problemas com retenção de secreções. Nesse caso, eles devem ser colocados em uma unidade de terapia intensiva e tratados com um regime agressivo para ajudar com a eliminação da secreção.[62] A entubação endotraqueal pode ser necessária para controlar as secreções, com desmame para VNI uma vez que a crise aguda desapareça. A dermatomiosite também pode causar fraqueza muscular respiratória grave o bastante para levar a insuficiência ventilatória aguda,[63,64] embora não como uma manifestação inicial na ausência de outros sinais e sintomas típicos dessa condição. Nesses casos, a função ventilatória se recuperou assim que a doença foi mantida sob controle com terapia imunossupressora.

Causas Farmacológicas

Os fármacos bloqueadores neuromusculares são por vezes administrados a pacientes ventilados, em conjunto com a sedação, para facilitar a ventilação mecânica, reduzir o consumo de oxigênio ou controlar a pressão intracraniana. A farmacocinética clínica desses agentes foi determinada principalmente no contexto da anestesia geral em curto prazo, e seus efeitos sobre a função muscular ventilatória em pacientes criticamente doentes são muito mais variáveis. Por exemplo, a maioria dos fármacos bloqueadores neuromusculares é depurada de forma mais lenta na presença de insuficiência hepática ou renal. Isto é particularmente válido para o pancurônio e vecurônio; os efeitos desses fármacos podem durar dias ou mesmo semanas na presença de insuficiência renal.[65] Por outro lado, o atracúrio e o cisatracúrio são metabolizados no plasma e não dependem da função renal ou hepática para o *clearance*; assim, eles não estão associados a fraqueza muscular prolongada como resultado do *clearance* retardado.[66]

A sequência de quatro estímulos pode ser utilizada para monitorar a profundidade do bloqueio neuromuscular, evitando paralisia excessiva e reduzindo a quantidade de fármaco utilizado, bem como o tempo de recuperação da função neuromuscular em pacientes criticamente doentes.[67] Embora esses benefícios possam não ser vistos quando o atracúrio e o cisatracúrio são usados,[68] a sequência de quatro estímulos é tão suficientemente simples e barata de ser executada que muitos especialistas acreditam que deveria ser empregada de forma rotineira.[69] Minimizar o uso de bloqueadores neuromusculares no manejo da ventilação e usar a sequência de quatro estímulos para monitorar o grau de relaxamento muscular, assim como empregar interrupções diárias na paralisia, pode reduzir a incidência de paralisia prolongada.[70]

FRAQUEZA NEUROMUSCULAR ASSOCIADA A DOENÇA CRÍTICA

A disfunção neuromuscular associada a doença grave contribui comumente para a incapacidade subsequente de desmamar tais pacientes da ventilação mecânica.[66] São reconhecidas diversas formas de disfunção neuromuscular associada a doença crítica.

Fraqueza Adquirida na Unidade de Terapia Intensiva

Fraqueza aguda inesperada e insuficiência ventilatória prolongada foram relatadas pela primeira vez em pacientes com estado asmático tratados com corticosteroides e bloqueadores neuromusculares.[71,72] Subsequentemente, uma síndrome semelhante foi reconhecida em outros grupos de pacientes internados em UTI, especialmente aqueles com sepse e inflamação sistêmica, mesmo sem administração de corticosteroides ou paralisia terapêutica.[66] Tanto anormalidades musculares quanto neurológicas podem predominar, levando a uma confusa gama de termos diagnósticos, tais como "miopatia do paciente crítico", "polineuropatia do paciente crítico", "miopatia pós-paralítica", "paresia adquirida na UTI", "miopatia tetraplégica aguda", e o termo preferido, *fraqueza adquirida na UTI*.

A fisiopatologia da fraqueza adquirida na UTI é mal compreendida, mas pode envolver elementos de desuso e catabolismo muscular ativo provocado por inflamação sistêmica. A eletromiografia revela potenciais de ação muscular compostos reduzidos na estimulação do nervo motor (com velocidade de condução normal); aumento da duração do potencial de ação; e atividade elétrica espontânea na gravação com agulha no músculo (p. ex., potenciais de fibrilação, ondas agudas positivas).[73] Os achados da biópsia podem incluir degeneração axonal primária, atrofia de fibra muscular tipo II, perda de filamento grosso (miosina) e (ocasionalmente) miopatia necrosante.

É possível demonstrar, por meio de testes neurofisiológicos, que um quarto a metade de todos os pacientes que necessitam de mais de 7 dias de atendimento na UTI e a maioria dos pacientes que desenvolvem síndrome de resposta inflamatória sistêmica têm fraqueza adquirida na UTI.[66] Essas anomalias neurofisiológicas surgem cedo, se acumulam durante o curso da doença e geralmente afetam tanto os nervos quanto os músculos.[74] Estudos prospectivos demonstraram que cerca de um terço dos pacientes criticamente enfermos apresenta fraqueza na avaliação clínica.[66,75] O paciente típico exibe fraqueza simétrica nas extremidades, na qual a função proximal está mais prejudicada do que a função distal e os músculos faciais são poupados. Clinicamente, esse distúrbio pode produzir fraqueza neuromuscular grave e, muitas vezes, afeta os músculos respiratórios, e pode prolongar a necessidade de suporte ventilatório.[75,76] Deve-se suspeitar desta síndrome em pacientes que estão fracos (escore do *Medical Research Council* < 48[75]) no contexto da doença grave, têm exame clínico típico, e nos quais não se pode identificar uma causa alternativa melhor para a fraqueza. A força de preensão manual pode servir como um teste simples para identificar a fraqueza adquirida na UTI.[77] Estudos de condução nervosa, eletromiografia e biópsia muscular geralmente não são necessários, mas o seu papel no diagnóstico continua a ser uma área de investigação ativa. O prognóstico para recuperação da força é variável, com muitos pacientes melhorando rapidamente ao longo de dias ou semanas, enquanto outros permanecem fracos durante vários meses ou mais tempo. A incidência de fraqueza adquirida na UTI pode ser reduzida pela terapia intensiva de insulina,[76,78,79] pela evitação de bloqueadores neuromusculares e corticosteroides sempre que possível, e, provavelmente, pela mobilização precoce.[80,80a] Como a fraqueza adquirida na UTI é tão fortemente associada à gravidade da doença, ao tempo de internação na UTI e à presença de disfunção de múltiplos sistemas de órgãos, a prevenção concentra-se em atenção rigorosa à boa qualidade dos cuidados intensivos e prevenção da sepse.[66]

Disfunção Diafragmática Induzida por Ventilação

Muitos pacientes criticamente enfermos desenvolvem fraqueza muscular que impede a recuperação funcional e está associada à ventilação mecânica prolongada. A fraqueza adquirida na UTI[81] representa parte desses casos, mas a ventilação mecânica em si (sem inflamação sistêmica) pode induzir fraqueza dos músculos respiratórios.[82-84] A falta de estimulação neural ou contração associada desempenha um papel importante na evolução de fraqueza, pois medidas para manter a contração dos músculos podem melhorar a fraqueza. O diafragma, o músculo com maior responsabilidade na manutenção do trabalho de respiração, pode ser ainda mais sensível do que outros músculos esqueléticos aos efeitos da doença crítica. Em modelos animais, o diafragma enfraquece durante os primeiros 1 a 3 dias de ventilação mecânica. Usando a estimulação do nervo frênico, um estudo demonstrou a fraqueza ao medir uma redução na pressão transdiafragmática máxima num grupo de pacientes continuamente ventilados em comparação com os achados em normais voluntários.[85] Tal como em estudos da musculatura esquelética periférica, a estimulação do diafragma atenua a perda de força.[86] Isto sugere que suporte ventilatório parcial, em vez de total, pode servir para manter a força diafragmática, potencialmente reduzindo o tempo na ventilação.[86]

AVALIAÇÃO DA NECESSIDADE DE VENTILAÇÃO MECÂNICA NA FRAQUEZA NEUROMUSCULAR

A fraqueza dos músculos respiratórios pode ser suspeitada quando há fraqueza muscular periférica óbvia, mas anomalias neuromusculares nem sempre podem estar evidentes. Também se deve suspeitar de fraqueza respiratória muscular quando a dispneia está fora de proporção em relação às anomalias mecânicas respiratórias e radiográficas vistas durante a ventilação mecânica. A ortopneia levanta a possibilidade de fraqueza diafragmática ou paralisia. Além disso, a suspeita é levantada quando a pressão inspiratória máxima está reduzida ou, em alguns casos, quando o exame ultrassonográfico dos diafragmas é anormal.

Os indicadores clínicos iniciais da necessidade de ventilação mecânica em pacientes com fraqueza neuromuscular permanecem controversos. Para além das avaliações subjetivas de sintomas de dispneia e desconforto respiratório, avaliações objetivas da capacidade vital e das pressões inspiratórias e expiratórias máximas têm sido usadas para avaliar a capacidade ventilatória muscular.

Na PDIA, a progressão rápida da doença, fraqueza facial bulbar e bilateral e disautonomia estão altamente correlacionadas com a necessidade de entubação e ventilação mecânica. Além disso, uma redução da capacidade vital (<20 mL/kg), pressão inspiratória máxima (mais negativa que –30 cm H_2O) e pressão expiratória máxima (<40 cm H_2O) está associada à necessidade de entubação.[50] No entanto, nenhum estudo prospectivo randomizado avaliou essas variáveis, e os preditores da necessidade de entubação podem simplesmente refletir os critérios de uso corrente para determinar quando um paciente deve ser entubado.

Um estudo sobre PDIA relatou uma associação entre evidências eletrofisiológicas de desmielinização e a necessidade de entubação e ventilação mecânica.[87] Outro estudo sobre 44 pacientes com PDIA que necessitaram de ventilação mecânica mostrou um maior envolvimento de nervos cranianos e níveis mais altos de anticorpos de *imunoglobulina G* (IgG) anti-GQ1b do que 87 pacientes com PDIA que não necessitaram entubação.[88] Estes também podem ser marcadores de maior gravidade da doença, explicando, assim, as taxas mais elevadas de entubação.

Na *miastenia grave* (MG), os critérios para prever a necessidade para entubação não são tão confiáveis como para PDIA, principalmente devido à natureza flutuante da MG.[89] Entretanto, avaliações em série da capacidade vital e o uso dos mesmos preditores usados para a PDIA ainda são recomendados na MG, desde que o paciente seja monitorado atentamente em uma UTI e os cuidadores estejam preparados para entubação emergente, se necessário.[90,91]

Na ELA, como observado anteriormente, são necessárias avaliações musculares ventilatórias em série durante o tratamento ambulatorial para o início oportuno da VNI para evitar crises respiratórias e a necessidade de entubação de emergência. É importante a avaliação dos sinais clínicos de fraqueza muscular respiratória (como o uso de músculos acessórios e excursão paradoxal ou diminuída do abdome) e de sintomas de fraqueza do diafragma (tais como ortopneia). Nós recomendamos a medição seriada de testes de função pulmonar, oximetria noturna e pressão inspiratória nasal de fungada ou *sniff* como um índice de força do diafragma. As recomendações para dar início à VNI em pacientes com ELA variam amplamente, indo de CVF inferior a 80% do previsto, com a ideia de que a deterioração na função muscular respiratória possa ser abrandada, até menos do que 50% do previsto nos Estados Unidos de acordo com o limiar para o reembolso pelo Medicare para VNI.[92-94] Os autores acreditam que os dados são insuficientes para fazer recomendações firmes a respeito de qualquer limiar específico de CVF para a iniciação de VNI, mas que, em associação com disfunção pulmonar, a VNI deve ser iniciada quando os pacientes desenvolvem sintomas que provavelmente responderão à VNI. Por exemplo, a dispneia em

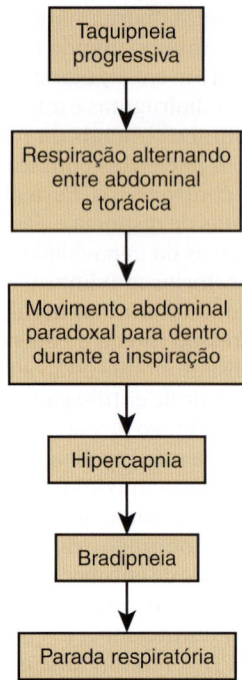

Figura 99-3 A sequência desde a falência na bomba ventilatória à parada respiratória. Cada paciente segue pelas etapas mostradas em graus variáveis e pode pular uma ou mais etapas. No entanto, com exceção de eventos repentinos que afetam o sistema nervoso central ou da administração de fármacos paralisantes, a parada respiratória não se apresenta abruptamente sem manifestações físicas anteriores. (Adaptada em parte de Cohen CA, Zagelbaum G, Gross D, et al: Clinical manifestations of inspiratory muscle fatigue. *Am J Med* 73:308–316, 1982.)

repouso ou ortopneia podem responder à VNI, da mesma forma que os sintomas atribuíveis à falta de sono, tais como fadiga diurna, sonolência excessiva ou dores de cabeça pela manhã.

Embora os meios ideais para monitoração da função muscular respiratória permaneçam incertos, é evidente que a iniciação de VNI, ou, caso isso falhe, a entubação e ventilação mecânica (se os pacientes as desejarem), deve ser realizada antes do desenvolvimento de acidose respiratória grave ou parada respiratória. Por essa razão, os pacientes com doença neuromuscular aguda que apresentam sinais de comprometimento pulmonar devem ser monitorados em uma UTI. Embora a taxa de progressão possa flutuar, medições seriadas da capacidade vital e da pressão inspiratória máxima, juntamente com exames físicos repetidos com foco na função bulbar e capacidade de tosse, são aconselháveis para evitar entubações de emergência (Fig. 99-3).[95]

PRINCÍPIOS DO MANEJO VENTILATÓRIO

Os pacientes com insuficiência ventilatória aguda devido à doença neuromuscular geralmente têm parênquima pulmonar subjacente normal. Embora a VNI seja frequentemente usada com sucesso nesses pacientes, um envolvimento bulbar significativo está associado a uma alta probabilidade de fracasso da VNI e os pacientes com estes *deficits* devem ser entubados se o objetivo é o prolongamento da vida. Pacientes entubados costumam ser suportados com ventilação com volume-alvo, usando volumes correntes de 6 a 8 mL/kg, taxas ligeiramente abaixo da espontânea, e 5 a 10 cm H_2O de PEEP para evitar a atelectasia. Esses alvos também podem ser atingidos usando aparelhos portáteis de ventilação limitada à pressão com a diferença de pressão entre a pressão inspiratória e expiratória ajustada para atingir volumes correntes semelhantes (geralmente, diferença de pressão de, pelo menos, 8 a 10 cm H_2O), evitando alcalose respiratória. Em pacientes que necessitam de assistência ventilatória contínua, as definições devem visar não só a manutenção da troca gasosa, mas também o conforto, considerando que não há evidências convincentes de que "exercitar" os músculos respiratórios na doença neuromuscular acelera a recuperação. Alguns defendem um novo protocolo utilizando VNI profilática e assistência mecânica à tosse para facilitar a extubação e evitar a necessidade de reintubação em pacientes com doença neuromuscular que estão em desmame da ventilação mecânica invasiva.[62,96]

INSUFICIÊNCIA VENTILATÓRIA AGUDA DEVIDO A DEFEITOS DA PAREDE TORÁCICA (CAP. 98)

Muitas doenças restritivas dos pulmões ou parede torácica avançam de forma insidiosa ao longo de meses ou anos. A doença crítica pode representar a história natural da doença de base, mas também pode sinalizar uma crise sobreposta de forma aguda e potencialmente reversível, tal como infecção, pneumotórax ou tromboembolismo.

ANOMALIAS ESQUELÉTICAS DA PAREDE TORÁCICA

A restrição torácica e a disfunção muscular ventilatória em função de cifoescoliose grave levam, tipicamente, à insuficiência ventilatória gradualmente progressiva. Tais pacientes podem se apresentar com insuficiência ventilatória aguda ou aguda-sobre-crônica e requerem cuidados intensivos. Estudos fisiológicos mostram que tanto a mecânica pulmonar quanto a da parede torácica são prejudicadas durante a insuficiência respiratória aguda em pacientes com cifoescoliose.[97] O trauma de tórax, especialmente quando leva a tórax instável devido a fraturas de costelas, também pode causar o desenvolvimento de insuficiência respiratória hipercápnica aguda. Em ambos os casos, a bomba ventilatória falha por causa da incapacidade de manter o trabalho ventilatório, devido a anomalias que comprometem a função ventilatória, tais como aumento da rigidez da parede torácica na cifoescoliose e diminuição da eficiência ventilatória devido a movimento paradoxal da parede torácica e dor no tórax instável.

DOENÇA PLEURAL

A doença primária da pleura, como o espessamento pleural difuso relacionado a amianto ou fibrotórax pós-inflamatório, pode se apresentar de uma maneira semelhante às deformidades esqueléticas, mas dispneia e hiperventilação são mais comuns com essas doenças pleurais crônicas. A acidose respiratória se desenvolve tardiamente no curso da doença, a menos que o impulso ventilatório esteja deprimido ou se houver envolvimento pulmonar concomitante. O derrame pleural ou pneumotórax podem igualmente precipitar insuficiência ventilatória aguda, normalmente na presença de doença do parênquima pulmonar subjacente obstrutiva ou restritiva.

PRINCÍPIOS DO MANEJO

A VNI em longo prazo parece ser benéfica para pacientes selecionados com cifoescoliose e outras doenças da parede torácica[98] e há relatos de que foi bem-sucedida na insuficiência ventilatória aguda-sobre-crônica.[99-102] Alguns estudos recentes relatam que a VNI reduz a necessidade de entubação e leva a uma internação hospitalar mais curta em pacientes com trauma torácico.[103,104]

Doença do Parênquima Pulmonar

A fibrose pulmonar idiopática e outras doenças restritivas do parênquima pulmonar normalmente estão associadas a hiperventilação, em vez de hipoventilação. Contudo, a insuficiência ventilatória aguda pode surgir nas fases finais dessas condições, seja como uma manifestação do processo da doença primária[105,106] ou, mais frequentemente, em conjunto com pneumonia, cirurgia, ou outra doença intercorrente.[107-109] A avaliação fisiológica demonstrou aumentos significativos na rigidez pulmonar e resistência das vias aéreas em pacientes com fibrose pulmonar idiopática em estágio final com necessidade de ventilação mecânica,[109] explicando o desenvolvimento de hipercapnia e insuficiência ventilatória aguda.

Vários relatos de caso documentaram o prognóstico desfavorável de pacientes que apresentam insuficiência respiratória aguda no contexto de fibrose intersticial avançada.[106,108,109] Em um relato retrospectivo, todos os 14 pacientes consecutivos com insuficiência respiratória aguda e fibrose pulmonar idiopática que foram internados na UTI morreram, apesar de suporte ventilatório agressivo.[107] Em outro relato semelhante de 23 pacientes, 22 deles morreram; o único sobrevivente recebeu um transplante de pulmão logo após a admissão.[108] Numa terceira série de 19 pacientes com fibrose pulmonar idiopática e IRA, 13 morreram.[109] Os resultados parecem igualmente ruins, independentemente de ventilação invasiva ou não invasiva.[110]

Princípios do Manejo Ventilatório

Devido ao aumento da rigidez do pulmão, a VNI para a doença restritiva normalmente requer pressões das vias aéreas superiores às utilizadas para DPOC. Assim, evitar a insuflação gástrica e vazamentos de ar ao redor da máscara é mais desafiador. Além disso, considerando que uma condição sobreposta, tal como uma infecção respiratória, muitas vezes precipita o ataque agudo de insuficiência respiratória, acompanhada de aumento do trabalho respiratório e retenção de secreção, o suporte ventilatório invasivo costuma ser justificado. Ensaios clínicos ainda não determinaram a melhor maneira de ventilar pacientes com insuficiência respiratória aguda no contexto de doença pulmonar ou torácica restritiva subjacente. O potencial de comprometimento hemodinâmico, barotrauma e lesão pulmonar induzida por ventilação com o uso de altas pressões e a semelhança fisiológica com a SDRA em pacientes com fibrose pulmonar agravada justificam a aplicação de estratégias ventilatórias de proteção pulmonar e metas de manejo semelhante (Cap. 101). Devem-se aplicar baixos volumes correntes (p. ex., 6 mL/kg de peso do corpo previsto), tentando manter a pressão de platô no final da inspiração inferior a 30 cm H_2O, se possível. Pacientes com doença pulmonar restritiva costumam respirar rápida e superficialmente, assim, pode não ser possível evitar a taquipneia durante o processo de desmame, a qual não deve ser usada como a única razão para atrasar a extubação se as trocas gasosas e outras avaliações estiverem aceitáveis.

INSUFICIÊNCIA VENTILATÓRIA AGUDA DEVIDO A OBSTRUÇÃO DAS VIAS AÉREAS

OBSTRUÇÃO DAS VIAS AÉREAS SUPERIORES

A obstrução das vias aéreas superiores é uma causa ocasional de insuficiência ventilatória aguda. O início pode ser precipitado, assim como na oclusão da glote por um corpo estranho aspirado (i.e., "*café coronary*" — oclusão das vias aéreas causada por engasgo com alimento) ou uma epiglote inchada e edematosa devido a epiglotite aguda.[111] O início também pode ser insidioso, progredindo ao longo de meses, como com um tumor traqueal. A gravidade e comprimento do estreitamento e fluxo de ar determinam a resistência das vias respiratórias e, assim, o trabalho respiratório adicional imposto pela obstrução. Um estreitamento gradualmente progressivo das vias aéreas superiores pode ser bem tolerado, pelo menos durante a respiração em repouso, até que um limite crítico seja alcançado, muitas vezes quando o diâmetro das vias aéreas cai para a faixa de 5 a 6 mm.

A localização e a variabilidade do estreitamento também são importantes na determinação das manifestações clínicas. O estreitamento extratorácico variável das vias aéreas superiores afeta principalmente o fluxo inspiratório, pois a pressão intraluminal negativa agrava o estreitamento durante a inspiração. Durante a expiração, a pressão intraluminal positiva alarga as vias aéreas extratorácicas. A paralisia das cordas vocais é um excelente exemplo de uma obstrução extratorácica variável das vias aéreas superiores, produzindo estridor e grave obstrução das vias aéreas durante a inspiração, mas nenhuma obstrução significativa durante a expiração. O oposto refere-se às obstruções intratorácicas variáveis, com o estreitamento ficando cada vez menos grave durante a inspiração porque os gradientes de pressão favorecem o alargamento das vias aéreas. Durante a expiração, as vias aéreas se estreitam e a gravidade da obstrução piora. A traqueomalacia pode causar obstrução intratorácica variável das vias aéreas. Obstruções fixas afetam tanto a inspiração quanto a expiração, independentemente da sua localização.

A obstrução das vias aéreas superiores provoca insuficiência ventilatória por aumento da resistência das vias aéreas até o ponto em que os músculos respiratórios não conseguem mais sustentar o volume-minuto em um nível adequado para manter a homeostase de CO_2. O edema pulmonar por pressão negativa também pode contribuir para o prejuízo na troca gasosa.[112] Idealmente, o objetivo terapêutico é aliviar a obstrução. Isto pode ser conseguido pela remoção de um corpo estranho, por terapia a *laser* de um tumor endotraqueal, colocação de um *stent* numa área de traqueomalacia ou estenose, ou por traqueostomia para contornar uma área de obstrução. A inalação de heliox (para reduzir a resistência das vias aéreas), pressão positiva contínua nas vias aéreas (CPAP, do inglês *continuous positive airway pressure*), ou ventilação não invasiva utilizando pressão de suporte e PEEP podem ajudar a reduzir o trabalho respiratório e evitar a entubação em pacientes que têm causas reversíveis para sua obstrução das vias aéreas superiores, como estridor pós-extubação, ou que estão à espera de traqueostomia ou reparação cirúrgica de uma obstrução. No entanto, essas medidas proteladoras requerem um acompanhamento atento, com o reconhecimento de que o paciente pode deteriorar-se abruptamente.

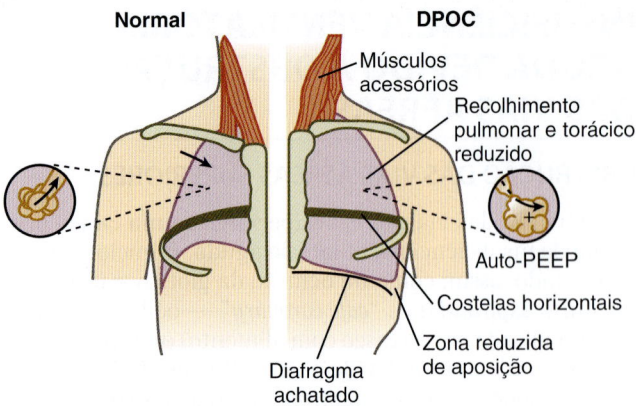

Figura 99-4 Esquema que descreve a configuração da parede torácica na capacidade residual funcional de um indivíduo normal (à esquerda) e de um paciente com DPOC grave (à direita). O paciente com DPOC apresenta um diafragma achatado, o que aumenta o seu raio de curvatura e aumenta a tensão para uma determinada pressão. As costelas do paciente com DPOC são horizontais e a zona de aposição entre o diafragma e a parede torácica é reduzida, diminuindo muito a eficiência do diafragma na expansão da parede torácica. Além disso, a pressão expiratória final positiva intrínseca (auto-PEEP) representa uma carga inspiratória, aumentando ainda mais o trabalho inspiratório. A exalação torna-se mais lenta em razão do colapso das vias aéreas e a perda de recolhimento elástico. (Redesenhada de Hill NS: Current concepts in mechanical ventilation for chronic obstructive pulmonary disease. *Semin Respir Crit Care Med* 20:375–395, 1999.)

DOENÇA PULMONAR OBSTRUTIVA CRÔNICA

A DPOC é a terceira principal causa de morte entre os adultos com idades entre 65 e 84 anos nos Estados Unidos, sendo o principal contribuinte para a mortalidade causada por doença respiratória baixa, e gera enormes custos para o sistema de saúde dos EUA, principalmente devido à hospitalização.[113] A grande maioria das hospitalizações se dá por conta de exacerbações agudas da DPOC, mas outras causas como pneumonia aguda, insuficiência cardíaca congestiva, embolia pulmonar e pneumotórax podem contribuir para a deterioração.

FISIOPATOLOGIA

A hiperinflação associada à DPOC grave coloca os músculos respiratórios em desvantagem mecânica (Fig. 99-4). A perda das estruturas elásticas é responsável por um aumento da complacência pulmonar, levando à hiperinflação (com um aumento da capacidade pulmonar total e capacidade residual funcional) e ao colapso das pequenas vias aéreas durante a expiração que contribui para um aumento do volume residual, muitas vezes chamado de "aprisionamento de ar". O achatamento do diafragma aumenta o raio de curvatura, o que, de acordo com a Lei de Laplace, também aumenta a tensão muscular e impedância do fluxo sanguíneo. Além disso, a eficiência ventilatória é reduzida porque o diafragma encurtado trabalha em uma posição desvantajosa na sua curva comprimento-tensão e a orientação horizontal do diafragma achatado faz que a caixa torácica inferior se mova paradoxalmente durante a inalação, para dentro e não para fora ("sinal de Hoover").

A hiperinflação e o comprometimento da função do diafragma exigem o recrutamento de músculos acessórios para manter a ventilação em volumes pulmonares mais elevados, contribuindo ao já aumentado custo de oxigênio da respiração. Por fim, o colapso das pequenas vias aéreas predispõe ao esvaziamento incompleto e à pressão intratorácica positiva

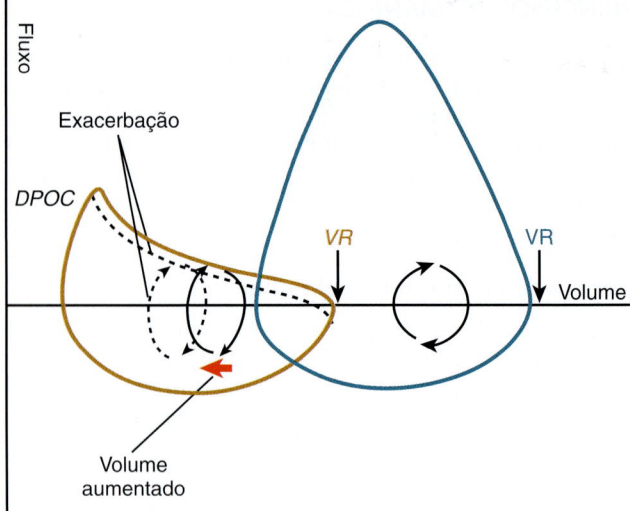

Figura 99-5 Curvas fluxo-volume para um paciente com um pulmão normal (*linha azul à direita*) **e um com DPOC** (*linha marrom à esquerda*), **juntamente com suas respectivas curvas de volume corrente** (*curvas pretas internas com setas*). Note que o fluxo expiratório durante a respiração corrente no paciente com DPOC atinge o máximo fluxo expiratório. Durante uma exacerbação (*linhas tracejadas*), os fluxos expiratórios caem; uma vez que o fluxo durante a respiração corrente já é máximo, o único mecanismo disponível para a sua manutenção é aumentar o volume do pulmão durante a respiração corrente (deslocamento para a esquerda da curva de respiração corrente, indicada pela *seta vermelha*). Embora essa estratégia mantenha o fluxo expiratório, ela aumenta o trabalho respiratório e o consumo de oxigênio, predispondo à fadiga muscular inspiratória e possível insuficiência respiratória. VR, volume residual. (Redesenhada de Hill NS: Current concepts in mechanical ventilation for chronic obstructive pulmonary disease. *Semin Respir Crit Care Med* 20:375–393, 1999.)

no fim da expiração (PEEP intrínseca ou auto-PEEP). A auto-PEEP representa uma carga limiar inspiratória, exigindo que os músculos inspiratórios diminuam a elevada pressão alveolar para subatmosférica a fim de iniciar o fluxo de ar para a próxima respiração.[114,115]

Durante uma exacerbação da DPOC, a combinação de inchaço das vias aéreas, secreções e broncospasmo provocado pela inflamação aguda aumenta a resistência das vias aéreas, piorando ainda mais a limitação do fluxo expiratório e aumentando o volume pulmonar no final da expiração. Como representado na Figura 99-5, os pacientes com DPOC se adaptam tentando manter o fluxo de ar, ao respirar volumes pulmonares ainda mais elevados. Além disso, eles adotam um padrão de respiração rápida e superficial que limita ainda mais o tempo disponível para a expiração, agravando a PEEP intrínseca e aumentando o trabalho de respiração. O diafragma se achata mais e desenvolve um aumento da tensão, impedindo ainda mais o fluxo sanguíneo diafragmático. A limitação resultante na liberação de substrato para o músculo é piorada pela hipoxemia progressiva, causada pelo agravamento da hipoventilação e desequilíbrio na relação V/Q relacionado à retenção de secreção. Assim, à medida que a procura por respiração aumenta, a capacidade de fornecer o trabalho de respiração diminui. À medida que o impulso respiratório aumenta, em uma tentativa fútil de reverter a piora da hipoventilação alveolar, o desempenho muscular se deteriora e o diafragma se exaure.[116] Um círculo vicioso se segue, levando, inexoravelmente, ao agravamento da fadiga do músculo respiratório, insuficiência ventilatória e morte, a menos que intervenções terapêuticas interrompam o ciclo.

Avaliação Clínica

Os pacientes com exacerbações da DPOC devem ser cuidadosamente avaliados para identificar aqueles em risco de desenvolver insuficiência respiratória e para excluir outras causas de insuficiência respiratória. Histórico e exame físico são úteis. Embora a escala de Borg ou escalas visuais analógicas ajudem a avaliar o nível de dispneia em estudos clínicos, uma avaliação subjetiva de que a dispneia está pior do que no início do estudo e com gravidade pelo menos moderada é suficiente para identificar pacientes que possam estar em risco de insuficiência respiratória. Os achados físicos observados com exacerbações graves incluem taquipneia; uso da musculatura acessória; paradoxo abdominal; sinal de Hoover (movimento inspiratório para dentro da caixa torácica lateral inferior); cianose; e alterações no estado mental.

Além de um exame de escarro para purulência, deve-se pedir uma contagem de leucócitos, eletrocardiograma, radiografia do tórax e gasometria arterial para avaliar a gravidade da exacerbação. O uso generalizado de oximetria de pulso contínua e de gasometria venosa diminuiu, mas não eliminou, a necessidade de gasometria arterial. Ao passo que os valores de pH venoso costumam concordar com os valores arteriais, a P_{CO_2} venosa reflete, de forma insuficiente, a P_{CO_2} arterial; entretanto, uma P_{CO_2} venosa normal pode ser útil para descartar a hipercapnia.[117] A gasometria arterial fornece uma avaliação rápida da P_{CO_2} e do pH arterial, informação que é crucial quando se decide colocar os pacientes em unidades de cuidados intensivos ou para iniciar a ventilação mecânica e avaliar a resposta à terapia. Durante exacerbações graves, os pacientes com retenção crônica de CO_2 desenvolvem hipercapnia aguda-sobre-crônica, que se manifesta por uma queda no pH indicativa de retenção de CO_2 não compensada por bicarbonato, um indicador importante de insuficiência ventilatória que pode ser detectado apenas pela medição da gasometria arterial.

Terapia Medicamentosa

A terapia medicamentosa, que consiste em broncodilatadores, corticoides e antibióticos, deve ser imediatamente iniciada em pacientes com exacerbações graves. Terapias adicionais, incluindo diuréticos, nitratos ou anticoagulantes, devem ser iniciadas sempre que se suspeitar de comorbidades como insuficiência cardíaca congestiva ou embolia pulmonar.

O oxigênio deve ser suplementado rotineiramente para melhorar a hipoxemia, mas deve ser cuidadosamente titulado em pacientes com retenção de CO_2, para manter uma SPO_2 desejada entre 88% e 92%. Sabe-se há muito tempo que a suplementação superzelosa de oxigênio em tais pacientes agrava a retenção de CO_2, seja enfraquecendo o impulso ventilatório hipóxico, seja aumentando o espaço morto fisiológico (talvez devido à broncodilatação induzida por oxigênio em regiões pulmonares mal perfundidas) ou ambos. Como a hipoxemia em pacientes com DPOC costuma se dar principalmente por hipoventilação e pode ser facilmente revertida, a suplementação inicial com oxigênio nasal a 2 L/min frequentemente é adequada.[118] Em pacientes com exacerbações graves, a gasometria arterial deve ser repetida periodicamente para avaliar o efeito da suplementação de oxigênio na P_{CO_2} arterial.

Ventilação Não Invasiva

Embora a terapia medicamentosa por si só geralmente seja eficaz na exacerbação leve da DPOC, ela muitas vezes não é suficiente nas exacerbações graves. Nas exacerbações graves, taquipneia, dispneia e retenção de CO_2 podem persistir ou piorar apesar da terapia medicamentosa inicial. Antes de 10 anos atrás, os pacientes que se encontravam nessa situação geralmente seriam entubados e mecanicamente ventilados. Se recusassem a entubação, eles seriam mantidos confortáveis enquanto a terapia medicamentosa seria continuada, mas, muitas vezes, eles morriam. A ventilação mecânica invasiva foi bem-sucedida na maioria dos casos, mas as taxas de mortalidade hospitalares eram substanciais, com uma média de 30% em vários estudos.[119] As complicações causadas pela ventilação mecânica invasiva eram comuns, incluindo trauma das vias aéreas superiores, pneumotórax e infecção nosocomial, as quais contribuíam para a mortalidade dos pacientes.[120]

Em 1990, Brochard et al.[121] demonstraram que a liberação não invasiva de ar pressurizado para os pulmões através de uma máscara facial foi eficaz no fornecimento de assistência ventilatória parcial durante as exacerbações da DPOC. Esses profissionais usaram um dispositivo projetado para fornecer pressão de suporte que reduziu o trabalho diafragmático de respiração através do aumento de pressão das vias aéreas em cada inalação. Mais tarde, Appendini et al.[122] demonstraram que a combinação entre PEEP extrínseca (para contrabalançar os efeitos da PEEP intrínseca) e pressão de suporte reduziu o trabalho respiratório em pacientes com DPOC de forma ainda mais eficaz do que a CPAP ou a pressão de suporte por si só. Ao reduzir o trabalho de respiração, a VNI restaura o equilíbrio entre oferta e demanda para o trabalho de respiração, servindo, assim, como uma "muleta" durante exacerbações da DPOC e cessando a progressão da fadiga da musculatura respiratória, enquanto as terapias medicamentosas ganham tempo para agir.

Desde o estudo inovador de Brochard, múltiplos estudos controlados randomizado e metanálises demonstraram a eficácia da VNI no tratamento de exacerbações da DPOC.[120] Quando comparada com a terapia convencional por si só, a VNI para exacerbações graves da DPOC melhora mais rapidamente a dispneia, frequências respiratória e cardíaca, P_{CO_2} arterial e escores de encefalopatia.[123-125] Além disso, as taxas de entubação e de mortalidade caem vertiginosamente (de cerca de 75% e 30% nos controles para 25% e 10%, respectivamente, em pacientes tratados com VNI).[123,124,126] A VNI também reduz as taxas de complicação e a duração do tempo de internação hospitalar em comparação com os controles.[123-125] Um estudo relatou que a VNI não conseguiu diminuir as taxas de entubação, de mortalidade ou o tempo de internação hospitalar de pacientes com exacerbações da DPOC, mas é notável que a gasometria foi apenas levemente perturbada e não houve entubações ou mortalidade no grupo-controle. Esse resultado sugere que os pacientes com exacerbações relativamente brandas da DPOC têm pouca probabilidade de obter benefícios da VNI, e a modalidade geralmente deve ser reservada para aqueles com sintomas brandos a graves.[127,128]

Várias metanálises[129,130] concluíram que a VNI é eficaz em evitar a entubação (risco relativo de 0,42 e redução do risco absoluto de 28%, respectivamente), na redução da mortalidade (risco relativo de 0,41 e redução do risco absoluto de 10%, respectivamente), e diminuição do tempo de internação (em ≈ 4 dias). Um estudo recente em uma grande coorte de pacientes (25.628) com exacerbações da DPOC que necessitam de ventilação mecânica mostrou redução da mortalidade, tempo de internação e custo com a VNI em comparação com a ventilação invasiva.[130a] Com base nessas evidências, os autores dessas metanálises, avaliações e orientações[129-135] têm aconselhado que a VNI deve ser a modalidade ventilatória de primeira escolha e deve ser iniciada precocemente no decurso de exacerbações moderadas a graves de DPOC.

Heliox Combinado com Ventilação Não Invasiva. Em virtude da sua densidade mais baixa que a do nitrogênio, o hélio pode ser combinado com oxigênio para reduzir a resistência das vias aéreas atribuível ao fluxo turbulento. A concentração de oxigênio pode ser aumentada para cerca de 40% na mistura de hélio-oxigênio, mas não mais sem perder a vantagem da densidade do hélio adicionado. O heliox foi combinado com VNI para tratar pacientes com exacerbações da DPOC, com respostas fisiológicas benéficas, incluindo a resistência reduzida das vias aéreas e melhorias mais rápidas na troca gasosa.[136] No entanto, estudos prospectivos randomizados subsequentes em pacientes com DPOC em insuficiência respiratória descobriram que a adição de heliox à VNI não ofereceu vantagens significativas em relação à VNI por si só em termos de taxas de entubação ou de mortalidade ou duração de internação hospitalar.[137,138]

DPOC Complicada por Pneumonia

Os pacientes com DPOC podem desenvolver insuficiência respiratória aguda ou aguda-sobre-crônica devido a uma exacerbação complicada por pneumonia. Ao avaliar um paciente com DPOC com agravamento dos sintomas iniciais, deve-se considerar a pneumonia concomitante como um fator contribuinte. Em virtude de deficiência nos mecanismos de defesa celular e molecular e do uso comum de corticosteroides inalados, os quais têm sido associados ao aumento das taxas de pneumonia, os pacientes com DPOC estão em risco de pneumonia.[139] Além disso, a pneumonia está relacionada a uma apresentação mais grave de pneumonia adquirida na comunidade em pacientes hospitalizados, sem ser um fator de risco para a mortalidade.[140]

A pneumonia tem sido associada a um resultado insatisfatório em pacientes tratados com VNI.[141] No entanto, em um ensaio sobre pneumonia grave adquirida na comunidade, a VNI reduziu a entubação (21% vs. 50%, $P = 0,03$) e as taxas de mortalidade, e encurtou a duração da internação na UTI (1,8 vs. 6,0 dias, $P = 0,04$) em comparação com a terapia-padrão com oxigênio. Os benefícios, no entanto, ficaram restritos ao subgrupo de pacientes com DPOC subjacente.[142] Assim, embora a presença de pneumonia seja um fator de risco para resultados piores com VNI, os pacientes com DPOC com pneumonia ainda podem se beneficiar.

Pacientes no Pós-operatório

Complicações pulmonares pós-operatórias são definidas como anomalias pulmonares (como atelectasia, embolia pulmonar, LPA/SDRA) que surgem frequentemente no período pós-operatório, particularmente em pacientes com DPOC. Essas complicações, em razão de anestesia geral, imobilidade pós-operatória ou da própria cirurgia, aumenta a morbidade, mortalidade e duração da internação.

Há relatos de que a VNI é eficaz na redução da necessidade de entubação, tempo de internação em UTI e da taxa de mortalidade em pacientes pós-ressecção pulmonar com insuficiência respiratória aguda.[143,144] Embora apenas uma parte desses pacientes tivesse DPOC, evidências acumuladas agora corroboram o uso de VNI em pacientes em pós-operatório selecionados (incluindo DPOC) para manter a melhoria da troca gasosa e evitar a reintubação e suas consequentes complicações. As técnicas VNI também estão sendo utilizadas profilaticamente para reduzir problemas com secreção, atelectasia e hipoxemia após cirurgias toracoabdominais e abdominais de grande porte.[145-147]

Pós-extubação em Pacientes com DPOC

Entre 10% e 15% dos pacientes desenvolvem insuficiência respiratória depois de uma extubação-padrão, aumentando a duração da permanência na ventilação mecânica e na UTI e, portanto, o risco de complicações relacionadas, incluindo mortalidade.[148-150] Neste contexto, a VNI pode ser usada de várias maneiras: (1) para permitir a remoção precoce do tubo endotraqueal, auxiliando na ventilação pós-extubação, (2) para prevenir o aparecimento de insuficiência respiratória e necessidade de reintubação em pacientes em risco de insuficiência respiratória pós-extubação, e (3) para evitar a necessidade de reintubação em pacientes que desenvolvem insuficiência respiratória franca pós-extubação.[151]

O uso da VNI para permitir a remoção precoce do tubo endotraqueal é apoiado por estudos randomizados controlados. Um estudo demonstrou que a passagem de extubação para VNI após 48 horas de entubação aumentou a taxa global de desmame após 60 dias (88% vs. 68%), encurtou a duração da ventilação mecânica (10,2 vs. 16,6 dias), encurtou a permanência na UTI (15 vs. 24 dias), e melhorou a sobrevida de 60 dias (92% vs. 72%) (todos com $P < 0,05$) em comparação com pacientes que permaneceram entubados.[152] Um segundo estudo controlado e randomizado em pacientes com "falha persistente no desmame" (falha nas tentativas de desmame espontâneo em 3 dias consecutivos) mostrou que a extubação precoce para VNI reduziu significativamente o tempo de internação na UTI e no hospital, a incidência de pneumonia nosocomial (de 59% para 24%, $P < 0,05$), a taxa de complicação e a mortalidade no hospital e em 90 dias (*odds ratio* 3,5).[153]

Esses estudos randomizados corroboram o uso de VNI para facilitar a extubação precoce de pacientes com DPOC submetidos a ventilação invasiva. No entanto, caso se contemple a extubação precoce, ela deve ser reservada para pacientes cuidadosamente selecionados.[51] Os pacientes devem estar se recuperando de exacerbações da DPOC, estar em 15 cm H_2O ou menos de pressão de suporte, ser capazes de se manter respirando sem assistência por 5 a 10 minutos, ter uma tosse adequada sem secreções excessivas, ser de fácil entubação, e ter poucas ou nenhuma comorbidades.

O uso de VNI em pacientes que desenvolvem insuficiência respiratória pós-extubação para evitar a reintubação tem menos corroboração na literatura. Dois estudos randomizados de pacientes com alto risco de falha na extubação usaram a VNI profilaticamente para prevenir a reintubação, mas não conseguiram demonstrar o benefício antecipado. Em um,[154] a VNI não forneceu nenhuma redução na necessidade de entubação, duração da ventilação mecânica, tempo de internação hospitalar ou mortalidade. No outro, a VNI não conseguiu mostrar benefício nessas variáveis e foi associada a um aumento da mortalidade na UTI.[155] Neste último estudo, acredita-se que o aumento na mortalidade está relacionado a uma demora de 10 horas antes de prosseguir com a reintubação, em comparação com os controles. Além disso, apenas 10% dos pacientes em ambos os estudos tinham DPOC, levando à especulação de que os resultados poderiam ter sido favoráveis se mais pacientes com DPOC tivessem sido inscritos.

Essa especulação foi corroborada por dois ensaios controlados e randomizados posteriores, um deles mostrando reduções dramáticas na insuficiência respiratória, necessidade de reintubação e mortalidade em um subgrupo de pacientes com hipercapnia,[156] e o outro demonstrando que pacientes com hipercapnia pós-extubação têm uma redução significativa na insuficiência ventilatória aguda, se tratados profilaticamente com VNI, em comparação com a suplementação-padrão com oxigênio.[157] Assim, a melhor recomendação atual é usar a VNI de forma seletiva em pacientes com falha na extubação, principalmente para pacientes com DPOC ou hipercápnicos e para evitar demora na entubação caso a VNI falhe.

Pacientes com Ordem de Não Entubar

O uso da VNI no tratamento da insuficiência respiratória em pacientes que recusaram a entubação foi responsável por 10% das aplicações agudas em uma pesquisa.[158] Essa aplicação é controversa, com alguns argumentando que há pouco a se perder, porque ela pode reverter a deterioração aguda ou, pelo menos, prover alívio da dispneia e algumas horas a mais para finalizar questões pessoais.[159] Outros argumentam que a VNI apenas prolonga o processo de morte, consome recursos de forma inadequada, e pode aumentar o desconforto dos pacientes ou contrariar seus desejos sobre evitar o uso de medidas para prolongar a vida.[160] Em estudos observacionais prospectivos de 113[158] e 131[161] pacientes com *ordem de não entubar* (ONE) tratados com VNI, a sobrevida à alta hospitalar foi maior do que 50% para pacientes com DPOC e insuficiência cardíaca congestiva, ao passo que foi inferior (14% a 25%) para aqueles com diagnóstico de insuficiência respiratória hipoxêmica (pneumonia) ou câncer avançado. Assim, a VNI pode ser usada para tratar insuficiência respiratória em pacientes com ONE com processos agudamente reversíveis, tais como exacerbações da DPOC. Por outro lado, ela pode ser usada como paliativo para pacientes com ONE, aliviando a dispneia ou fornecendo suporte temporário. O paciente ou a família devem ser informados de que a VNI que está sendo usada como uma forma de suporte à vida pode ser desconfortável e pode ser removida a qualquer momento.

Aplicação Prática da Ventilação Não Invasiva

Uma discussão aprofundada da aplicação da VNI está além do escopo deste capítulo, e o leitor é remetido ao Capítulo 102 e a outros lugares para obter descrições mais completas.[132,162] As seções a seguir se concentram em aspectos relevantes para aplicações em pacientes com DPOC com insuficiência respiratória aguda.

Seleção dos Pacientes. A seleção de pacientes adequados é fundamental para o sucesso da aplicação da VNI. O processo de seleção deve levar em conta as características clínicas do paciente e o risco de falha na VNI (Tabela 99-2). Foram identificados preditores de sucesso para a VNI[139,163] (Tabela 99-3) que incluem um bom estado neurológico (e, portanto, maior capacidade de cooperar), capacidade para proteger as vias aéreas e desequilíbrio na relação acidobásica ou na troca gasosa apenas brando a moderado. Vários estudos também descobriram que melhoras no pH, PCO_2 arterial e no nível de consciência dentro das primeiras 1 a 2 horas da iniciação da VNI são fortes preditores de sucesso.[139,163] Esses estudos indicam que existe uma "janela de oportunidade" quando se inicia a VNI, que se abre quando os pacientes precisam de assistência ventilatória, mas que se fecha se eles progridem muito e tornam-se severamente acidêmicos. Em última análise, a escolha do paciente torna-se uma ponderação clínica que leva em consideração o diagnóstico do paciente que conduziu à insuficiência respiratória, a necessidade de assistência ventilatória e a ausência de contraindicações (Tabela 99-2).[164]

Tabela 99-2 Critérios de Seleção para Ventilação Não Invasiva com Pressão Positiva em Exacerbações Graves da Doença Pulmonar Obstrutiva Crônica

ESTABELECER NECESSIDADE DE ASSISTÊNCIA VENTILATÓRIA

Distúrbio respiratório moderado a grave
Taquipneia (FR > 24 respirações/min)
Uso da musculatura acessória ou paradoxo abdominal
pH < 7,35, PCO_2 arterial > 45 mm Hg *ou*
PO_2/FIO_2 arterial < 200

EXCLUIR PACIENTES COM CONTRAINDICAÇÕES PARA VENTILAÇÃO NÃO INVASIVA

Parada respiratória
Instabilidade médica (choque séptico ou cardiogênico, hemorragia gastrointestinal superior descontrolada, infarto agudo do miocárdio com intervenção planejada, arritmias não controladas)
Não é possível proteger as vias aéreas
Secreções excessivas
Não cooperante ou agitado
Não é possível fixar a máscara
Recente cirurgia gastrointestinal superior ou das vias aéreas superiores

FIO_2, concentração parcial de oxigênio no gás inspirado; FR, frequência respiratória; PCO_2; pressão parcial de dióxido de carbono; PO_2, pressão parcial de oxigênio; VNI, ventilação não invasiva.
Adaptada de Liesching T, Kwok H, Hill NS: Acute applications of noninvasive positive pressure ventilation. *Chest* 124:699–713, 2003.

Tabela 99-3 Prognósticos de Sucesso para Ventilação Não Invasiva com Pressão Positiva no Quadro Agudo

SINCRONIA EFICAZ DO PACIENTE COM VENTILADOR

Capaz de cooperar
  Bom estado neurológico
  Idade mais jovem
Vazamentos mínimos de ar
  Dentado
  Conformidade*

CAPAZ DE PROTEGER AS VIAS AÉREAS

Baixo volume de secreções
Baixo risco de aspiração

SEM DOENÇA MUITO GRAVE

Sem pneumonia
Baixa pontuação APACHE II (<34)
PCO_2 arterial inicial < 92 mmHg
pH inicial > 7,10

BOA RESPOSTA INICIAL (DENTRO DAS PRIMEIRAS 2 HORAS)

Melhora no pH
Diminuição da frequência respiratória
Redução PCO_2 arterial
Melhoria do nível de consciência

APACHE, do inglês *Acute Physiology, Age, and Chronic Health Evaluation* — Avaliação da Fisiologia Aguda, da Idade e da Saúde Crônica; PCO_2, pressão parcial de dióxido de carbono; VNI, ventilação não invasiva.
*"Conformidade" refere-se à avaliação do médico a respeito da aceitação da técnica pelo paciente
Adaptada de Ambrosino N, K Foglio, Rubini F, et al: Non-invasive mechanical ventilation in acute respiratory failure due to chronic obstructive pulmonary disease: correlates for success. *Thorax* 50:755–757, 1995; e SooHoo GW, Santiago S, Williams AJ: Nasal mechanical ventilation for hypercapnic respiratory failure in chronic obstructive pulmonary disease: determinants of success and failure. *Crit Care Med* 22:1253–1261, 1994.

Escolha da Máscara. A tolerância à máscara é a chave para o sucesso da VNI. Assim, a máscara deve ter um bom ajuste e alças presas o suficiente para controlar vazamentos de ar, evitando a tensão excessiva das alças. Para aplicações agudas, geralmente prefere-se a máscara facial padrão (oronasal), pois é mais bem tolerada e evita o vazamento de ar através da boca, que pode limitar a eficácia das máscaras nasais.[165] As máscaras nasais, no entanto, podem ser mais confortáveis para aplicações em longo prazo,[166,167] de modo que a transição de uma máscara facial para uma máscara nasal deve ser contemplada após os primeiros dias caso a VNI seja continuada. O capacete, que consiste em um cilindro plástico que se fecha sobre o pescoço e os ombros, oferece uma interface alternativa. É eficaz para a distribuição de CPAP em particular. Embora haja relatos de dificuldades para atingir a sincronia paciente-ventilador quando ele é usado para fornecer ventilação por pressão de suporte, aumentar o nível de PEEP para deixar a máscara menos complacente parece ajudar.[166] Dentro de cada categoria de máscara, estão disponíveis muitos tipos de máscaras. Os profissionais devem ter um conhecimento atualizado das máscaras disponíveis e de sua aplicação correta a fim de maximizar a probabilidade de sucesso da VNI.

Escolha do Ventilador. No quadro agudo, tanto os ventiladores para "tratamento intensivo" como os *bilevel* (dispositivos portáteis de ventilação limitada à pressão projetados especialmente para a administração de ventilação não invasiva com pressão positiva de dois níveis, inspiratório e expiratório) têm sido utilizados com taxas de sucesso semelhantes. Um dispositivo *bilevel* concebido para utilização na configuração de cuidados intensivos que inclui um misturador de oxigênio e exibe formas de onda ganhou popularidade. Além disso, muitos ventiladores projetados principalmente para ventilação mecânica invasiva agora oferecem modos não invasivos que são programados para melhorar a compensação de vazamento, silenciar alarmes "incômodos" que são acionados por vazamentos de ar, e permitir a limitação do tempo de inspiração para melhorar a sincronia paciente-ventilador.[168] As capacidades desses modos diferem consideravelmente, no entanto, e podem requerer ajustes adicionais se houver vazamentos na máscara.[169]

Início da VNI. No início da VNI, a máscara de tamanho adequado é colocada sobre a face do paciente e ligada ao ventilador. Os pacientes muitas vezes se sentem mais confortáveis se eles mesmos puderem segurar a máscara. Os modos limitados à pressão podem ser mais bem tolerados do que modos limitados por volume.[170] As pressões iniciais do ventilador geralmente são baixas, para aumentar o conforto e aceitação do paciente, mas ajustadas para cima conforme tolerado para fornecer assistência ventilatória adequada. As configurações iniciais típicas em ventiladores limitados à pressão são de 8 a 12 cm H_2O para pressões inspiratórias e de 4-5 cm H_2O em pressões expiratórias (p. ex., PEEP), com os ajustes subsequentes conforme necessário para aliviar o desconforto respiratório ou contrabalançar a PEEP intrínseca ou tratar a hipoxemia. A diferença entre a pressão inspiratória e pressão expiratória é o nível de pressão de suporte e deve ser adequada para aliviar o esforço inspiratório enquanto se evita o desconforto excessivo.

Alguns ventiladores permitem ajustes no fluxo de ar para melhorar a sincronia, tais como o *"rise time"* ou tempo de subida, que determina o tempo para atingir a pressão inspiratória alvo e o tempo inspiratório ajustado. Estes podem ser úteis para otimizar o conforto em pacientes com DPOC que tendem a preferir fluxos inspiratórios relativamente elevados[171] (e, portanto, *rise time* curtos, geralmente de 0,1 s) e tempos inspiratórios curtos (geralmente < 1 s) para evitar o prolongamento das pressões inspiratórias fornecidas durante a expiração.

Oxigenação e Umidificação. A maioria dos pacientes com exacerbações da DPOC não apresenta defeitos graves de oxigenação e pode ser tratada com sucesso com ventiladores de dois níveis limitados à pressão. Com esses ventiladores, o oxigênio é administrado a taxas de até 15 L/min em entradas da máscara ou através de um conector em T na extremidade proximal do tubo do ventilador, ajustado para manter o nível desejado de oxigenação (geralmente a uma *saturação de oxigênio arterial* [SaO_2] > 90% a 92%). Como a FIO_2 neste ajuste não pode ser gerada a mais de 45% a 50%, ventiladores com misturadores de oxigênio são necessários quando se necessita de uma maior FIO_2, tal como para os pacientes com DPOC complicada por pneumonia. A umidificação deve ser usada rotineiramente, pois pode reduzir o trabalho respiratório e aumentar o conforto e tolerância durante a VNI.[166,172,173]

Adaptação e Monitoramento. Treinamento e incentivo, especialmente durante as primeiras horas, são fundamentais para alcançar a adaptação. A administração criteriosa de doses baixas de sedativos pode aumentar a aceitação pelo paciente. A monitoração atenta à beira do leito é essencial até que o estado respiratório do paciente se estabilize. Embora a VNI possa ser facilmente administrada em enfermarias gerais, a gravidade da doença do paciente e a necessidade de acompanhamento atento devem ditar o local da administração. Pacientes com doença aguda devem ser tratados em uma UTI ou unidade semi-intensiva até que sua condição se estabilize.[125,174] Tal como apresentado na Tabela 99-4, o conforto e a tolerância do paciente são as principais metas iniciais, em conjunto com uma redução no trabalho respiratório e do desconforto respiratório e otimização da sincronia paciente-ventilador. A SO_2 arterial é monitorada de modo contínuo, e a gasometria

---

Tabela 99-4 Monitoramento da Ventilação Não Invasiva com Pressão Positiva na Doença Pulmonar Obstrutiva Crônica

QUADRO AGUDO

Conforto do paciente
Adaptação à máscara e vazamento
Sincronia paciente-ventilador
Atividade do músculo esternocleidomastóideo
Sinais vitais (frequência cardíaca e respiratória, pressão arterial sistêmica)
Oximetria contínua (até estabilização)
Gasometrias ocasionais (inicialmente e após 30-120 minutos, depois, como indicado clinicamente)

QUADRO CRÔNICO

Conforto do paciente
Adaptação à máscara e vazamento
Horas de utilização
Problemas com adaptação (p. ex., congestão nasal, secura, insuflação gástrica, irritação conjuntival, incapacidade de dormir)
Sintomas (p. ex., dispneia, fadiga, dor de cabeça pela manhã, hipersonolência)
Troca gasosa (diurna, oximetria noturna, gasometrias periodicamente para avaliar a Pco_2 arterial)
Polissonografia (caso os sintomas de distúrbios do sono persistam ou persista dessaturação noturna sem explicação clara)

Pco_2, pressão parcial de dióxido de carbono.

é obtida conforme indicação clínica, na linha de base e pelo menos uma vez durante as primeiras duas horas.

Problemas Comumente Encontrados e Possíveis Soluções. A ventilação não invasiva é segura e bem tolerada na maioria dos pacientes adequadamente selecionados. Os problemas mais comumente encontrados em pacientes com DPOC são semelhantes aos encontrados em outros pacientes e estão relacionados à máscara, pressão de ar ou fluxo de ar (Tabela 99-4). Minimizar os vazamentos de ar também é um objetivo importante.

Aumento do Uso de VNI para a DPOC

O uso da VNI em uma UTI francesa aumentou de 20% das ventilações iniciais para 80% durante a década de 1980. Concomitantemente, a taxa de pneumonia adquirida na UTI caiu de cerca de 20% em 1994 para 8% em 2001.[175] Estudos mais recentes utilizando os bancos de dados hospitalares de base nacional mostraram tendências semelhantes nos Estados Unidos, com uso de VNI crescendo cerca de 2,5 a 4,5 vezes durante a década de 2000 a 2010, especialmente em pacientes com mais de 85 anos,[175a] acompanhado por uma queda no uso de ventilação mecânica invasiva e um declínio gradual da mortalidade. A taxa de mortalidade para pacientes que não responderam à VNI e tiveram que fazer a transição para a ventilação invasiva subiu constantemente durante o mesmo período de tempo, provocando a preocupação de que a VNI pode ser utilizada de modo ocasional, em pacientes excessivamente doentes que deveriam ter sido entubados inicialmente.[176]

Ventilação Mecânica Invasiva

Indicações e Seleção dos Pacientes. Embora a ventilação mecânica invasiva esteja sendo usada com menos frequência para exacerbações agudas, ela ainda tem um papel importante para pacientes que desejam suporte agressivo e aqueles que não são elegíveis ou que não responderam à VNI. Estas e outras indicações para o uso de ventilação mecânica invasiva para DPOC estão listadas na Tabela 99-5.

A ventilação mecânica invasiva em pacientes com DPOC deve ser administrada com cuidado para minimizar o risco de complicações. Volumes correntes e taxas excessivas devem ser evitados, e a ânsia para normalizar a P_{CO_2} arterial deve ser reprimida, num esforço para minimizar a PEEP intrínseca e a hiperinflação excessiva. Taxas respiratórias excessivas reduzem o ciclo respiratório, diminuem o tempo de expiração, e evitam a expiração completa. Este problema é agravado por grandes volumes correntes. A consequência adversa potencial é o aprisionamento de ar e a PEEP intrínseca. Com esta última, a pressão intratorácica aumentada reduz o retorno venoso e reduz o débito cardíaco. Os pacientes com PEEP intrínseca grave podem ser hipotensos com baixo débito cardíaco e pressão capilar pulmonar elevada devido à transmissão da pressão intratorácica. Sua apresentação clínica pode, portanto, imitar a do choque cardiogênico. A desconexão temporária do ventilador pode diferenciar o comprometimento hemodinâmico devido à PEEP intrínseca do verdadeiro choque cardiogênico porque a liberação de pressão intratorácica permite a resolução rápida do primeiro, mas não do segundo. A PEEP intrínseca também pode causar assincronia paciente-ventilador se o disparo do ventilador for perdido quando os pacientes não conseguem atingir o limiar de disparo devido à carga limiar inspiratória.

Configurações Recomendadas do Ventilador. Os modos limitados por volume ou limitados à pressão podem ser utilizados, mas o modo assistido-controlado limitado por volume é a escolha mais frequente, inicialmente, e fornece controle sobre o volume corrente, o que é importante ao evitar-se a hiperinflação dinâmica. Um pequeno volume corrente (p. ex., 5 a 7 mL/kg de peso corporal previsto) deve ser usado. Deve-se tomar cuidado para evitar a hiperventilação e alcalemia. Deve-se ajustar entre 10 e 14/min a frequência respiratória de *backup* para pacientes com DPOC que receberam ventilação mecânica invasiva. Dado um tempo inspiratório de 1 segundo, se a frequência respiratória é de 20/min, o tempo expiratório é de apenas 2 segundos; a uma frequência respiratória de 15/min, o tempo expiratório aumenta para 3 segundos. Assim, mudanças relativamente pequenas na taxa têm grandes efeito sobre o tempo expiratório. Outra forma de aumentar o tempo expiratório é encurtar o tempo inspiratório, aumentando a taxa de fluxo inspiratório. No entanto, essa estratégia não é tão frutífera porque aumentos substanciais na taxa de fluxo resultam apenas em pequenas diminuições no tempo inspiratório. Por exemplo, se o tempo inspiratório é de 1 segundo e o fluxo inspiratório é de 60 L/min, um aumento na taxa de fluxo inspiratório de 100 L/min diminui o tempo de inspiração para 0,6 segundo (se o volume corrente for mantido constante); assim, o tempo expiratório aumenta de 2,0 a 2,4 segundos. Além disso, taxas de fluxo rápidas poderão aumentar a frequência respiratória espontânea[177] e a sensação de desconforto respiratório. Os pacientes com DPOC preferem taxas de fluxo na faixa de 60 L/min, e tendem a sentir taxas mais rápidas ou mais lentas como menos confortáveis.[171]

ASMA

A insuficiência ventilatória aguda devido à asma aguda deve ser incomum se os pacientes seguirem um regime medicamentoso que inclui corticosteroides inalados, monitorarem seus fluxos de pico, e alterarem seu regime medicamentoso (com a adição de esteroides orais) quando o fluxo de pico declinar. Infelizmente, alguns pacientes não são tratados com regimes ideais: alguns não seguem o regime, e outros

Tabela 99-5 Indicações para Ventilação Mecânica Invasiva na Doença Pulmonar Obstrutiva Crônica

Dispneia grave com a utilização de músculos acessórios e movimento abdominal paradoxal
Frequência respiratória > 35 respirações/min
Hipoxemia com risco de morte (P_{CO_2} arterial < 40 mmHg ou P_{CO_2}/F_{IO_2} arterial < 200)
Acidose grave (pH < 7,25) e hipercapnia (P_{CO_2} arterial > 60 mmHg)
Parada respiratória
Sonolência; estado mental prejudicado
Complicações cardiovasculares (hipotensão, choque, insuficiência cardíaca)
Outras complicações (alterações metabólicas; sepse; pneumonia; embolia pulmonar; barotrauma; derrame pleural maciço)
Fracasso da ventilação não invasiva com pressão positiva

F_{IO_2}, concentração fracional de oxigênio no gás inspirado; P_{CO_2}, pressão parcial de dióxido de carbono; P_{O_2}, pressão parcial de oxigênio.
De Pauwels RA, Buist AS, Calverley PM, et al: Global strategy for the diagnosis, management, and prevention of chronic obstructive pulmonary disease: NHLBI/WHO Global Initiative for Chronic Obstructive Lung Disease (GOLD) workshop summary. *Am J Respir Crit Care Med* 163:1256–1276, 2001.

têm exacerbações graves mesmo com regimes ideais. Embora encontrada com menos frequência que no passado, a insuficiência ventilatória aguda em pacientes asmáticos continua a ser um problema. Os estudos sobre asma quase fatal identificaram vários fatores de risco de exacerbação, incluindo falta de acesso a cuidados de saúde, abuso de substâncias, a não adesão à terapia, subutilização de corticosteroides e subestimação da gravidade dos ataques.[178]

Tratamento Médico da Asma Aguda

Os pacientes com asma grave devem ser prontamente tratados com corticosteroides sistêmicos, bem como inalados, e broncodilatadores. β_2-agonistas de atuação rápida são administrados por inalação, embora não se tenha estabelecido nenhuma dose ou rota ideal de administração. Os inaladores dosimetrados podem ser utilizados com espaçadores ou nebulizadores, geralmente a cada 20 minutos na primeira hora. Alguns centros usam nebulização contínua para asma aguda grave. Magnésio, seja intravenoso ou inalado, já foi administrado, com algumas evidências que sugerem que ele ajuda a terapia agressiva com β_2-agonista, especialmente nos asmáticos mais graves.[179]

O heliox tem sido usado desde a década de 1930 para reduzir a resistência ao fluxo relacionada à turbulência nas vias aéreas de pacientes asmáticos, assim como em pacientes com DPOC. Foram realizados vários ensaios controlados randomizados com heliox com pacientes com asma aguda, mas os resultados não são conclusivos. Dois demonstraram melhorias mais rápidas na dispneia e no fluxo de ar com o heliox do que com oxigênio apenas,[180,181] mas outro não apresentou melhora nas taxas de fluxo de ar (embora a dispneia tenha sido mais reduzida pelo heliox).[182] O estudo que mostrou pouca ou nenhuma melhora com heliox inscreveu pacientes menos severamente obstruídos do que os estudos que se mostraram favoráveis, mas um análise de subgrupos dos pacientes mais doentes no estudo negativo também não mostrou benefícios neste subgrupo. Uma análise Cochrane concluiu que não há papel definido para o heliox no tratamento da asma aguda grave.[183]

Manejo Ventilatório

Avaliação do Estado Ventilatório. Em pacientes com exacerbações agudas de asma, a insuficiência ventilatória franca é incomum. Sinais de insuficiência respiratória grave, como o uso excessivo de musculatura acessória, taquipneia extrema ou paradoxo abdominal justificam o início da assistência ventilatória. Gasometria arterial mostrando normocapnia em um paciente com desconforto respiratório grave também deve causar alarme, pois os pacientes atingem um ponto de "cruzamento" à medida que pioram, quando já não conseguem sustentar a hiperventilação, mas não estão fatigados o suficiente para reter CO_2. Esses pacientes devem ser monitorados atentamente para que assistências ventilatórias não invasivas possam ser iniciadas imediatamente, a fim de evitar a necessidade de ventilação invasiva, com suas consequentes complicações potenciais.

Pressão Positiva Contínua nas Vias Aéreas. A CPAP por si só ou a VNI podem melhorar o desconforto respiratório em pacientes asmáticos, reduzindo o trabalho respiratório através de um efeito broncodilatador direto de pressão positiva,[184] aumentando o efeito do salbutamol inalado e compensando a PEEP intrínseca. No entanto, a distribuição desigual da resistência das vias aéreas na asma, em contraste com o fechamento simultâneo das vias aéreas mais na DPOC, cria áreas com diferentes constantes de tempo expiratório. Nesse cenário, a CPAP pode promover distensão exagerada de algumas regiões pulmonares. Assim, recomenda-se cautela na aplicação de CPAP nesses pacientes, pelo menos em níveis superiores a 5 cm H_2O, e a CPAP deve ser reduzida para 5 cm H_2O, se não houver mais nenhuma melhora no desconforto respiratório em níveis mais altos.

Ventilação Não Invasiva. O papel da VNI no manejo de exacerbações da asma ainda não foi claramente definido. Um estudo de coorte inicial observou melhorias substanciais na gasometria (P_{CO_2} arterial caindo de 65 para 52 mmHg nas primeiras 2 horas) em 17 pacientes tratados com VNI, dentre os quais apenas dois necessitaram de entubação.[185] Estudos mais recentes têm demonstrado melhora mais rápida no fluxo de ar[186] ou progresso equivalente com menos medicação β-agonista.[187] Em um estudo para avaliar os efeitos da ventilação de dois níveis no fluxo de ar em asmáticos, os broncodilatadores foram subtraídos pela primeira hora de terapia e o ajuste de dois níveis mais alto foi associado a maior melhora no VEF_1 do que a oxigenoterapia sozinha.[188] Esses resultados sugerem que a pressão positiva nas vias aéreas pode exercer um efeito broncodilatador; no entanto, na ausência de evidência de efeitos favoráveis sobre outros resultados, como a entubação, taxa de mortalidade ou duração da internação hospitalar ou na UTI, os benefícios da VNI não foram adequadamente estabelecidos.

Entretanto, considerando que estudos de coorte sugerem que alguns pacientes com asma grave tratados com VNI podem evitar a entubação, pode-se considerar um ensaio com a VNI quando os pacientes não respondem prontamente à terapia inicial com broncodilatador, particularmente se eles manifestam sinais de fadiga do músculo respiratório, incluindo uma frequência respiratória de mais de 30 respirações/min, uso da musculatura acessória, paradoxo abdominal, normocapnia em pacientes com desconforto respiratório, hipercapnia ou hipoxemia. Tais pacientes devem ser atentamente monitorados em uma UTI e entubados se não melhorarem prontamente.

Ventilação Mecânica Invasiva. A ventilação mecânica invasiva em pacientes com insuficiência ventilatória aguda devido à asma deve ser usada como um último recurso, mas é necessária quando os pacientes se apresentam com coma ou *delirium* ou com instabilidade hemodinâmica. Outra indicação clara é o fracasso da terapia medicamentosa que pode incluir VNI. Dos pacientes internados na UTI com asma aguda grave, relata-se que cerca de um terço necessita de ventilação mecânica invasiva.[178,189] Recomenda-se evitar a ventilação mecânica invasiva devido à frequência e à gravidade das complicações potenciais, mas, se for necessário, ela deve ser iniciada antes que uma parada respiratória ocorra. As complicações da ventilação mecânica em asmáticos incluem barotrauma como pneumotórax e pneumomediastino, relatados em 6,5% dos pacientes em uma série,[190] e a necessidade de sedação e paralisia, o que deve ser evitado devido ao risco de miopatia pós-paralisia, pneumonia associada à ventilação mecânica e taxas de mortalidade na faixa de 5% a 10%.[191]

Se a ventilação mecânica invasiva for necessária, deve-se ter muito cuidado para minimizar o risco de complicações, utilizando um método semelhante ao usado para pacientes com DPOC. Frequências respiratórias e volumes correntes excessivos devem ser evitados, com o objetivo último de manter pressões de platô abaixo de 30 a 35 cm H_2O. A "hipercapnia permissiva",[192] descrita pela primeira vez em pacientes com asma que recebiam ventilação invasiva,[193] continua a ser uma abordagem sensata em pacientes gravemente obstruídos. Com a hipercapnia permissiva, as pressões de platô são mantidas em uma faixa relativamente segura (<30 cm H_2O) como a primeira prioridade, enquanto permite que o CO_2 suba, em alguns relatos até 70 a 100 mmHg. Usando essa estratégia, os principais riscos da ventilação de pressão positiva podem ser minimizados, ao mesmo tempo em que fornecem tempo para que a terapia medicamentosa faça efeito. O bicarbonato ou outros tampões, tais como *tris-hidroximetil aminometano* (THAM) podem ser administrados se o pH diminuir demais, mas isso provavelmente não é necessário e pode mesmo não ser eficaz para elevar o pH, uma situação que também já foi descrita em pacientes com lesão pulmonar aguda.[194] Por causa da variabilidade da resistência entre vias aéreas, algumas das quais podem estar completamente obstruídas, a medição da PEEP intrínseca utilizando a técnica da pausa expiratória pode subestimar a gravidade da hiperinflação regional.[195] Quando a ventilação permanece difícil, mesmo com uso de ventilação protetora e hipercapnia permissiva, a adição de heliox ao circuito do ventilador pode ajudar (embora o heliox possa alterar o desempenho do ventilador e nem todos os ventiladores possam receber heliox). Como um último recurso, medidas extremas como anestesia geral com anestésicos broncodilatadores (p. ex., halotano)[196] ou hipotermia induzida podem ser úteis.

INSUFICIÊNCIA VENTILATÓRIA AGUDA DEVIDO A DEFICIÊNCIA VASCULAR

Um aumento no espaço fisiológico morto por distúrbios que afetam a vasculatura pulmonar reduz a ventilação alveolar em relação à ventilação-minuto geral. Embora a hipercapnia seja esperada em tais circunstâncias, ela costuma ser impedida por um aumento modesto na ventilação total. Assim, a insuficiência ventilatória aguda raramente é vista na doença vascular pulmonar primária. No tromboembolismo pulmonar, por exemplo, a hipercapnia é incomum. A hipercapnia após embolia pulmonar pode ser vista, no entanto, em doentes com uma comorbidade, como DPOC grave ou uma depressão do impulso ventilatório por fármacos que prejudicam a função da bomba ventilatória. Com efeito, a acidose respiratória aguda, com ou sem piora concomitante da oxigenação, pode ser a manifestação inicial de tromboembolismo pulmonar em um paciente em ventilação mecânica controlada ou com uma lesão alta da medula cervical ou paralisia farmacológica que não pode aumentar a ventilação-minuto.

Outra circunstância rara em que a insuficiência ventilatória aguda pode desenvolver-se como um resultado de um distúrbio da pulmonar circulação é a embolia venosa, na qual é possível observar hipercapnia e uma discrepância acentuada entre os níveis de CO_2 arterial e expirado.[197] A hipercapnia também pode complicar a síndrome torácica aguda em pacientes com doença falciforme; uma série documentou acidose respiratória em 42% dos pacientes que desenvolveram esta síndrome.[198]

AGRADECIMENTOS

O autor deseja agradecer à Dra. Giulia Spoletini por sua assistência na revisão deste capítulo.

Pontos-chave

- A insuficiência ventilatória é a consequência da ventilação alveolar insuficiente, geralmente devido a impulso central fraco, doença neuromuscular, perturbação mecânica profunda do parênquima pulmonar ou da parede torácica, ou alguma combinação destes fatores. A depressão do impulso central é raramente um dos principais contribuintes para o desenvolvimento de insuficiência ventilatória aguda, exceto na depressão devido a fármacos.
- A fraqueza muscular respiratória, independentemente da origem da deficiência (p. ex., origem imunológica ou miopática, doença do neurônio motor), pode precipitar internação na UTI ou pode ser adquirida na UTI.
- A avaliação clínica, incluindo exame físico, medição das pressões inspiratória e expiratória máximas ou ultrassom à beira do leito para visualizar o diafragma pode ser útil na identificação da fraqueza muscular respiratória.
- A exacerbação da DPOC é a causa mais comum de insuficiência ventilatória aguda atendida em hospitais de cuidados intensivos. Os pacientes com DPOC podem desenvolver insuficiência ventilatória aguda ou aguda-sobre-crônica devido não só à bronquite, mas também à pneumonia agravada, insuficiência cardíaca congestiva, embolia pulmonar ou pneumotórax.
- A ventilação com pressão positiva não invasiva reduz o trabalho respiratório, aplicando *pressão expiratória final positiva* (PEEP) para contrabalançar a PEEP intrínseca e pressão de suporte para auxiliar a inspiração. Isso é especialmente útil em exacerbações da DPOC, mas também pode desempenhar um papel importante em outras formas de insuficiência ventilatória aguda devido à DPOC, tais como na facilitação da extubação daqueles que não responderem a um teste de respiração espontânea ou na evitação da reintubação naqueles que não conseguem ser extubados.
- A ventilação mecânica invasiva geralmente pode ser realizada utilizando-se pequenos volumes correntes de cerca de 6 mL/kg, o que limita a PEEP intrínseca na DPOC, reduz o risco de lesão pulmonar induzida por ventilador naqueles com doença do parênquima pulmonar, e minimiza o comprometimento circulatório que pode complicar as condições restritiva da parede torácica.
- Ao iniciar a ventilação não invasiva, há uma "janela de oportunidade" que se abre quando os pacientes precisam de assistência ventilatória, mas se fecha se progridem demais e tornam-se severamente acidêmicos. As melhoras no pH, P_{CO_2} arterial e nível de consciência dentro das 2 primeiras horas de ventilação não invasiva são fortes preditores de sucesso.
- Em pacientes com insuficiência respiratória devido à asma ou DPOC, as tentativas para normalizar a P_{CO_2} arterial geralmente levam à hiperinflação dinâmica, arriscando-se, assim, hipotensão e pneumotórax; em vez disso, usa-se a "hipercapnia permissiva" para limitar a ventilação-minuto e manter as pressões das vias aéreas em uma faixa de segurança, ao mesmo tempo em que permite que a P_{CO_2} arterial suba.

As Referências estão disponíveis exclusivamente no site www.elsevier.com.br/expertconsult

100 INSUFICIÊNCIA RESPIRATÓRIA AGUDA HIPOXÊMICA E SDRA

WARREN L. LEE, MD, PhD • ARTHUR S. SLUTSKY, MD

INSUFICIÊNCIA RESPIRATÓRIA HIPOXÊMICA
CLASSIFICAÇÃO DA HIPOXEMIA
CARACTERÍSTICAS CLÍNICAS E ABORDAGEM DIAGNÓSTICA
CAUSAS DA INSUFICIÊNCIA RESPIRATÓRIA AGUDA

SÍNDROME DO DESCONFORTO RESPIRATÓRIO AGUDO
Diagnóstico e Epidemiologia
Etiologia e Patogênese
Mortalidade e Complicações
Terapia

VENTILAÇÃO MECÂNICA
Limitação de Volume e Pressão
RESULTADOS EM LONGO PRAZO

INSUFICIÊNCIA RESPIRATÓRIA HIPOXÊMICA

A insuficiência respiratória hipoxêmica tem sido classicamente definida como uma PO_2 arterial de menos de 60 mmHg. Distingue-se da insuficiência respiratória hipercápnica ($PCO_2 > 45$ mmHg), embora as duas condições coexistam frequentemente. Há uma série de qualificações importantes que devem ser feitas para essa definição. O limiar de 60 mmHg é um tanto quanto arbitrário e reflete a forma da curva de dissociação da oxiemoglobina, marcando a PO_2 arterial abaixo da qual a saturação de hemoglobina com o oxigênio cai vertiginosamente na maioria das pessoas. Uma observação importante é que é essencial determinar se a insuficiência respiratória hipoxêmica é aguda (duração de horas a dias) ou crônica (duração de semanas a meses), pois tem implicações não apenas para o diagnóstico e tratamento, mas também para as adaptações fisiológicas à hipoxemia que se desenvolvem ao longo do tempo. Por exemplo, uma pessoa que vive em altitudes elevadas pode ter uma PO_2 arterial inferior a 50 mmHg por causa de uma baixa pressão parcial de oxigênio inspirado. Essa pessoa poderia estar assintomática por causa da aclimatação ao ambiente e não seria considerada como portadora de insuficiência respiratória hipoxêmica, mesmo que apresentasse uma PO_2 arterial de 45 mmHg. Também é importante perceber que essa definição de insuficiência respiratória hipoxêmica (PO_2 arterial < 60 mmHg) abrange um amplo espectro de gravidade da doença. Por exemplo, tanto um paciente em uma enfermaria geral com pneumonia adquirida na comunidade como um paciente mecanicamente ventilado em oxigênio 100% na unidade de terapia intensiva podem se encaixar nessa definição.

Essa definição de insuficiência respiratória hipoxêmica (com base na PO_2 arterial) não abarca plenamente a importância da oxigenação ao nível dos tecidos. O transporte de oxigênio para os tecidos é o produto do débito cardíaco e teor de oxigênio. O teor de oxigênio é criticamente dependente da concentração de hemoglobina e sua saturação de oxigênio; embora a saturação de oxigênio dependa da PO_2 arterial (tal como descrito pela curva de dissociação da oxiemoglobina), a contribuição direta de oxigênio dissolvido para o teor de oxigênio no sangue é muito baixa na maioria das condições. Em outras palavras, no paciente anêmico ou naqueles com débito cardíaco muito baixo, a hipoxia no tecido pode existir apesar de uma PO_2 arterial aparentemente adequada. Por fim, como indicado anteriormente, tanto a insuficiência respiratória hipoxêmica quanto a hipercárbica podem coexistir. Um paciente pode se apresentar inicialmente com hipoxemia isolada, embora, após se fatigar, possa desenvolver hipercarbia. De forma análoga, a hipoventilação pode causar tanto hipercarbia quanto hipoxemia.

Este capítulo enfoca a insuficiência respiratória aguda hipoxêmica. Em particular, grande parte da nossa discussão refere-se à etiologia e ao manejo da hipoxemia na extremidade "grave" do espectro. Isso não quer dizer que a hipoxemia branda não é importante; certamente, o estado de um paciente internado na enfermaria geral com pneumonia e hipoxemia leve pode deteriorar-se e o paciente exigiria entubação e ventilação mecânica.

CLASSIFICAÇÃO DA HIPOXEMIA

A abordagem tradicional para as causas de hipoxemia arterial classifica-se em cinco mecanismos fisiopatológicos: diminuição da PO_2 inspirada, hipoventilação, difusão prejudicada, desequilíbrio *ventilação-perfusão* ($\dot{V}/\dot{Q}$), e *shunt* direita-esquerda. Enquanto a hipoxemia por desequilíbrio $\dot{V}/\dot{Q}$ responde a oxigênio suplementar, a hipoxemia por *shunt* direita-esquerda não o faz. Essa abordagem fisiológica provavelmente é mais útil na compreensão de como uma determinada doença causa hipoxemia, mas não costuma ser muito esclarecedora quando se tenta fazer um diagnóstico específico, exceto em situações em que um paciente está hipoxêmico devido a hipercapnia profunda. Em um ambiente hospitalar, uma diminuição da PO_2 inspirada pode geralmente ser excluída, porque a maioria dos pacientes será colocada em oxigênio suplementar. A hipoventilação pode ser rapidamente excluída se o paciente não está hipercápnico. A difusão prejudicada por si só não é uma causa importante de hipoxemia aguda, uma vez que a transferência de oxigênio através da membrana alveolocapilar para as hemácias geralmente é limitada por perfusão, e não por difusão. Isto significa que normalmente há tempo suficiente para a difusão de oxigênio, até mesmo na presença de doença pulmonar intrínseca. Em suma, a maioria dos pacientes internados na unidade de terapia intensiva com insuficiência respiratória aguda hipoxêmica tem alguma combinação de desequilíbrio ventilação-perfusão ($\dot{V}/\dot{Q}$), e *shunt* direita-esquerda.

Outra classificação da insuficiência respiratória aguda hipoxêmica é estrutural-anatômica (Fig. 100-1). As causas

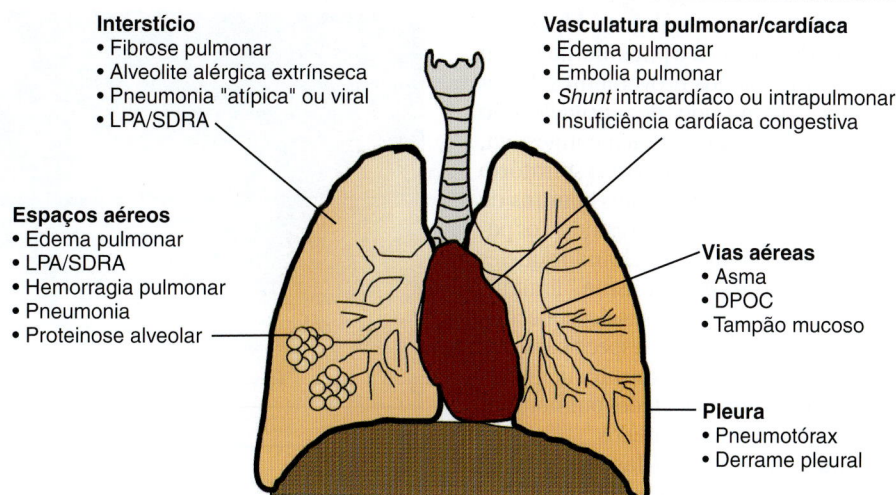

Figura 100-1 Esquema que descreve uma abordagem estrutural-anatômica para o diagnóstico de insuficiência respiratória aguda hipoxêmica.

para hipoxemia arterial aguda podem ser classificadas com base na localização da patologia primária: nos espaços aéreos, interstício, coração e vasculatura pulmonar, vias aéreas ou espaço pleural. Tal abordagem poderia rapidamente levar à consideração de causas como edema pulmonar ou pneumonia, pneumonite por hipersensibilidade, embolia pulmonar, broncospasmo e pneumotórax. Embora os transtornos envolvendo outras estruturas, tais como o sistema nervoso central e músculos respiratórios, possam levar à hipoxemia, seria de se esperar que essas causas tivessem hipercapnia associada.

CARACTERÍSTICAS CLÍNICAS E ABORDAGEM DIAGNÓSTICA

As características clínicas da insuficiência respiratória aguda hipoxêmica variam com base na causa subjacente. Assumindo que o impulso (*drive*) respiratório esteja intacto e que o paciente não esteja fatigado, o paciente hipoxêmico geralmente está taquipneico e taquicárdico. A cianose dos lábios ou língua (a chamada cianose central) indica que a concentração de hemoglobina reduzida (desoxigenada) é superior a 5 g/100 mL.

Dado o extenso diagnóstico diferencial de insuficiência respiratória aguda hipoxêmica e a necessidade muitas vezes urgente de terapia, o médico deve ser prático, mas ao mesmo tempo cuidadoso. Deve-se obter um histórico básico para identificar fatores de risco para disfunção cardíaca, infecção pulmonar ou aspiração, tromboembolismo venoso ou doenças pulmonares obstrutivas. No contexto de trauma torácico, pneumotórax, hemotórax e contusão pulmonar devem ser considerados. Conforme o caso, podem ser feitas outras perguntas para se identificar as causas menos comuns de insuficiência respiratória aguda hipoxêmica. Um exame físico focado nos sistemas cardíaco e respiratório muitas vezes pode determinar a presença ou ausência de insuficiência cardíaca congestiva ou uma área focal de consolidação ou derrame. Do mesmo modo, o diagnóstico de um pneumotórax é mais satisfatório (e rápido) quando feito no momento do exame físico, e não posteriormente, depois de exame de imagem do tórax.

A implementação da terapia ocorre simultaneamente com a avaliação diagnóstica. Como sempre, isso começa com a sequência "ABC": vias aéreas, respiração e circulação (*airway – breathing – circulation*, em inglês). Uma vez que os ABC estejam fora de perigo, o paciente deve receber oxigênio suplementar (caso haja hipercapnia coexistente presente, deve-se tomar cuidado em relação à dose de oxigênio suplementar) e deve-se obter acesso intravenoso. Monitoração cardíaca contínua e oximetria de pulso devem estar disponíveis.

As investigações iniciais são ditadas pelos achados proporcionados pelo histórico e exames físicos. No entanto, todos os pacientes devem fazer uma radiografia de tórax, eletrocardiograma e exames de sangue de rotina, incluindo um hemograma completo com diferencial e bioquímica sérica. Deve-se pedir uma gasometria arterial, e o gradiente alveoloarterial de PO_2 deve ser calculado; um gradiente alveoloarterial de PO_2 normal no cenário de hipoxemia arterial sugere hipoventilação como a única causa da hipoxemia. A gasometria arterial também é útil para o diagnóstico de outros distúrbios acidobásicos e hemoglobinopatias, como a intoxicação por monóxido de carbono. A necessidade de outras investigações, incluindo broncoscopia, angiotomografia computadorizada do tórax e ecocardiografia, depende dos resultados da avaliação inicial. Uma radiografia de tórax completamente normal em um contexto de insuficiência respiratória hipoxêmica reduz substancialmente o diferencial diagnóstico. Nessa circunstância incomum, o médico deve considerar a embolia pulmonar e *shunts* direita-esquerda (i.e., malformações arteriovenosas intracardíacas ou pulmonares) como possibilidades. Um cenário mais comum é que a radiografia de tórax de um paciente com pneumonia pode parecer surpreendentemente normal (ou pode mostrar apenas uma "pequena" opacidade) devido à depleção concomitante do volume intravascular. Uma vez que o volume intravascular tenha sido restaurado, o grau de opacidade pode ser avaliado com precisão.[1,2]

CAUSAS DA INSUFICIÊNCIA RESPIRATÓRIA AGUDA

Em um grande estudo de coorte prospectivo, multicêntrico e internacional de pacientes com necessidade de ventilação mecânica, as causas relatadas mais comuns de insuficiência respiratória aguda foram insuficiência respiratória pós-operatória, pneumonia, insuficiência cardíaca congestiva, sepse e trauma.[3] Em um pequeno estudo de coorte prospectivo, que incluiu 41 pacientes com insuficiência respiratória hipoxêmica, doença pulmonar obstrutiva crônica e pneumonia foram as causas mais comuns.[4] Outros dados provenientes de pequenos ensaios controlados randomizados de ventilação não invasiva identificaram a insuficiência cardíaca congestiva, pneumonia, trauma, síndrome do desconforto respiratório agudo e tampões mucosos como as causas mais comuns de insuficiência respiratória.[5,6] No entanto, nesses estudos, os pacientes com certa doenças foram excluídos, incluindo aqueles com doença pulmonar obstrutiva crônica[5,6] e asma,[6] limitando a capacidade de generalizar a partir dessas descobertas. Com efeito, no único estudo randomizado que especificamente inscreveu pacientes com insuficiência respiratória aguda hipoxêmica, apenas os pacientes com opacidades pulmonares bilaterais na radiografia de tórax foram incluídos.[6]

Para uma discussão detalhada de muitas das causas específicas de insuficiência respiratória aguda hipoxêmica (p. ex., pneumonia), consulte os capítulos pertinentes neste livro. O restante deste capítulo se concentra em um subtipo específico de insuficiência respiratória aguda hipoxêmica, conhecido como *síndrome do desconforto respiratório agudo* (SDRA).

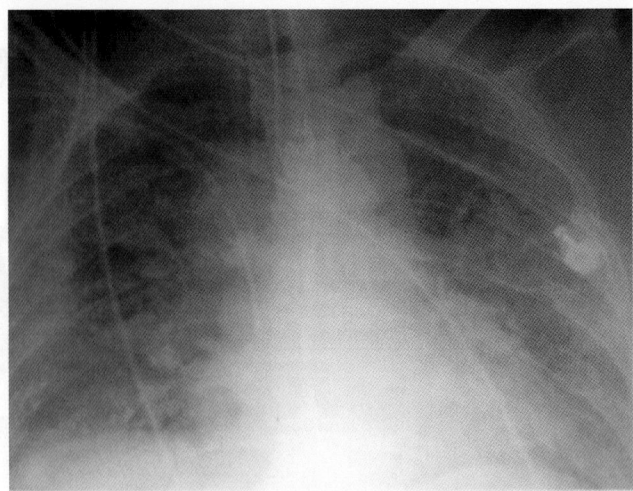

Figura 100-2 Síndrome do Desconforto Respiratório Agudo. Radiografia de tórax frontal em um paciente com síndrome do desconforto respiratório agudo. Observe a presença de opacidades bilaterais.

SÍNDROME DO DESCONFORTO RESPIRATÓRIO AGUDO

DIAGNÓSTICO E EPIDEMIOLOGIA

Diagnóstico

A SDRA é caracterizada por edema pulmonar não cardiogênico, inflamação pulmonar, hipoxemia e diminuição da complacência pulmonar. Ao contrário de alguns distúrbios (p. ex., doença arterial coronariana), a SDRA, como o próprio nome sugere, é uma síndrome, a qual reflete uma constelação de observações clínicas e fisiológicas as quais se acredita representar uma patologia comum. Na doença arterial coronariana, sabe-se que o estreitamento da vasculatura coronária e a ruptura de uma placa aterosclerótica instável justificam os sintomas de angina e angina instável, respectivamente. Há um "padrão-ouro" de diagnóstico, a saber, a angiografia coronária. Por outro lado, a patogênese da SDRA permanece indefinida e não há um padrão-ouro de exame diagnóstico. A heterogeneidade das condições clínicas associadas à SDRA (discutida posteriormente) seria consistente com a possibilidade de que a SDRA seja, de fato, um conjunto de diferentes doenças que ainda não foram identificadas separadamente. Esses problemas necessariamente permeiam qualquer discussão ou pesquisa sobre SDRA, e este capítulo não é exceção.

A primeira descrição de SDRA apareceu em uma notável série de casos relatados em 1967.[7] Ashbaugh et al. descreveram 12 pacientes com idades variando de 11 a 48 anos que se apresentaram com dificuldade respiratória, insuficiência respiratória hipoxêmica e opacidades bilaterais irregulares na radiografia de tórax (Fig. 100-2). A maioria dos casos foi precedida por trauma grave ou infecção viral e o início dos sintomas foi relativamente rápido, com a maioria dos pacientes desenvolvendo desconforto respiratório dentro de 48 a horas do início de sua doença. Muitos pacientes necessitaram de ventilação com pressão positiva e apresentaram menor complacência do sistema respiratório, e alguns tiveram melhora na oxigenação com a aplicação de *pressão positiva expiratória final* (PEEP, do inglês, *positive end-expiratory pressure*). Essa síndrome foi inicialmente chamada de síndrome do desconforto respiratório do *adulto* para distingui-la da síndrome do desconforto respiratório vista em bebês. Posteriormente, reconhecendo que a síndrome também poderia se desenvolver em crianças, foi rebatizada de síndrome do desconforto respiratório agudo.

Os casos descritos por Ashbaugh et al. geraram interesse e motivaram pesquisas em SDRA. Infelizmente, a falta de critérios diagnósticos específicos e de uma compreensão da patogênese da doença dificultou a realização de pesquisas e a comparação de estudos. Em 1988, propôs-se uma definição formalizada e expandida de SDRA que consistia em três partes: (1) determinar se a doença era aguda ou crônica, (2) determinar se havia algum fator de risco ou condições médicas associadas (p. ex., sepse),[8] (3) atribuir pontos com base na gravidade da disfunção pulmonar (Escore de Lesão Pulmonar), medida pelo grau de hipoxemia, nível de PEEP exigida, complacência do sistema respiratório, e grau de anormalidade radiográfica. Uma pontuação média foi calculada e um valor final superior a 2,5 foi usado para diagnosticar a SDRA. Uma das vantagens desse sistema foi a sua descrição das condições médicas associadas, que podem ser pertinentes para a etiologia da SDRA. Como a SDRA de diferentes etiologias pode refletir diferentes patogêneses e talvez conferir uma resposta diferente à terapia, pensava-se que saber a causa da SDRA poderia ser importante na condução e comparação dos estudos. A definição, no entanto, não fez nenhuma tentativa de excluir o edema pulmonar cardiogênico; supôs-se que os médicos o fariam automaticamente.

Em 1994, uma conferência de consenso de pesquisadores americanos e europeus publicou sua definição de SDRA, que foi amplamente adotada.[9] Visando à simplicidade, a SDRA foi definida como uma síndrome de início agudo, com opacidades bilaterais na radiografia de tórax, compatíveis com edema pulmonar, pressão de oclusão da artéria pulmonar de 18 mmHg ou menos (ou ausência de evidência clínica de hipertensão atrial esquerda), e hipoxemia conforme medida pela razão entre a *pressão parcial de oxigênio arterial* (PO_2 arterial) e a *fração de oxigênio inspirado* (FIO_2). Reconhecendo que havia um espectro da gravidade da doença, o painel de consenso recomendou que a razão PO_2 arterial/$FIO_2 \leq 300$ definiria uma entidade denominada *lesão pulmonar aguda* (LPA). A SDRA foi a forma mais grave de LPA e foi diagnosticada quando PO_2 arterial $FIO_2 \leq 200$. A simplicidade da definição levou à sua aceitação geral pelos médicos e à sua incorporação na pesquisa clínica. Ao mesmo tempo, uma definição tão simples não podia levar em conta a heterogeneidade da doença ou a ambiguidade da prática clínica.

Por exemplo, a exigência de opacidades bilaterais na radiografia de tórax fica aberta à interpretação. Um estudo apresentou uma série aleatória de radiografias de tórax de pacientes hipoxêmicos entubados (PO_2 arterial/ $FIO_2 < 300$) para um grupo internacional de médicos especialistas, a maioria dos quais conduziu pesquisa clínica sobre SDRA. Pediu-se aos médicos que examinassem cada radiografia e decidissem se ela se encaixava nas definições da *American-European Consensus Conference* (AECC) para SDRA (opacidades bilaterais consistentes com edema pulmonar). Este seleto grupo de médicos demonstrou concordância apenas moderada (kappa 0,55) em sua classificação das radiografias; quando foi examinada a porcentagem de radiografias consideradas consistentes com SDRA por cada médico, as porcentagens foram distribuídas uniformemente entre um mínimo de 36% e um máximo de 71%.[10] Outro estudo maior sobre o assunto também demonstrou concordância apenas moderada quando dois médicos foram solicitados a classificar radiografias a respeito da presença ou ausência de opacidades bilaterais difusas consistentes com SDRA. No entanto, com formação e discussão prévias, a concordância entre um intensivista e um radiologista na classificação dos filmes foi excelente.[11]

A definição da AECC também tem sido criticada por não levar em consideração o nível de PEEP. Os médicos reconhecem, há muito tempo, que a aplicação de PEEP pode melhorar a oxigenação, uma observação que foi mencionada na primeira descrição de SDRA. Isto implica que a PO_2 arterial/FIO_2 mudará com as mudanças no nível de PEEP; com efeito, é possível que um paciente que satisfaça os critérios da AECC para SDRA já não os satisfaça mais uma vez que a PEEP for aumentada.[12] Além disso, mostrou-se que os pacientes que se encaixavam na definição da AECC para SDRA podem ser estratificados com base em sua resposta ao ajuste-padrão do respirador 24 horas depois; muitos dos pacientes nesse ponto têm um grau menor de hipoxemia e uma taxa de mortalidade significativamente menor.[13] Assim, a definição da AECC, ao mesmo tempo que é simples de usar, engloba um grupo heterogêneo de pacientes.

Em 2012, a chamada definição de Berlim de SDRA foi desenvolvida para resolver algumas dessas limitações (Tabela 100-1).[14,15] O grau de hipoxemia foi estratificado em brando, moderado, severo com base na razão PO_2 arterial/FIO_2 e foi incluído um requisito de um nível de PEEP de 5 cm H_2O ou mais (seja ela aplicada por tubo endotraqueal ou, no cenário de doença branda, por ventilação não invasiva). O termo LPA foi eliminado (mas é usado conforme necessário neste capítulo para ajudar os leitores a interpretar a literatura mais antiga). Dado que a utilização de cateteres arteriais pulmonares caiu dramaticamente devido a uma falta demonstrada de benefícios,[16,17] a necessidade de uma medição da pressão de oclusão da artéria pulmonar foi eliminada e, em seu lugar, foi recomendado que exames objetivos (p. ex., ecocardiografia) sejam realizados para excluir edema cardiogênico se nenhum fator de risco para SDRA puder ser identificado. Definiu-se explicitamente que "agudo" seria a SDRA que se desenvolve dentro de 1 semana depois de um fator de risco conhecido. Apesar de um esforço considerável empregado em sua concepção, quando comparada com os critérios da AECC, a definição de Berlim é apenas ligeiramente melhor em prever mortalidade atribuível à SDRA.[14]

Tabela 100-1 Definição de Berlim da SDRA

Critério	Definição
Ocorrência	Dentro de 1 semana de um precipitante conhecido ou sintomas respiratórios novos/agravados
Exame de imagem de tórax (radiografia de ou tomografia computadorizada de tórax)	Opacidades bilaterais — não totalmente explicadas por efusões, colapso lobular/pulmonar ou nódulos
Origem do edema	Insuficiência respiratória não completamente explicada por insuficiência cardíaca ou sobrecarga de fluidos Sem presença de fator de risco para SDRA, é necessária avaliação objetiva (p. ex., ecocardiograma) para excluir edema hidrostático
Oxigenação	
Leve	200 mmHg < PO_2/FIO_2 arterial ≤ 300 mm Hg com PEEP ou CPAP ≥ 5 cm H_2O
Moderada	100 mmHg < PO_2/FIO_2 arterial ≤ 200 mm Hg com PEEP ≥ 5 cm H_2O
Arterial	PO_2/FIO_2 arterial ≤ 100 mmHg com PEEP ≥ 5 cm H_2O

CPAP, pressão positiva contínua nas vias aéreas; FIO_2, fração de oxigênio inspirado; PEEP, pressão positiva expiratória final.
Adaptada de Ranieri VM, Rubenfeld GD, Thompson BT, et al: Acute respiratory distress syndrome: the Berlin Definition. *J Am Med Assoc* 307(23):2526–2533, 2012.

Dois pontos adicionais devem ser observados a respeito do diagnóstico de SDRA. Em primeiro lugar, embora os médicos considerem corretamente a SDRA como uma entidade distinta do edema pulmonar cardiogênico, é importante reconhecer que muitos pacientes com SDRA terão hipertensão atrial esquerda durante o curso de sua doença.[18] Em segundo lugar, apesar do aumento do uso de peptídeos natriuréticos tipo B como ferramentas de diagnóstico para insuficiência cardíaca congestiva aguda, sua capacidade de distinguir a SDRA de edema pulmonar cardiogênico não está clara.[19,20]

Incidência

Dada a multiplicidade de definições e a dificuldade em fazer um diagnóstico de SDRA, não é de estranhar que a determinação da incidência da doença tem sido um desafio. A incidência relatada de SDRA variou de 75 por 100.000 habitantes[21] até 1,5 por 100.000[22] na Europa; os números europeus parecem razoavelmente constantes ao longo do tempo.[23] Muitos estudos mais antigos não usam a definição da AECC e não incluíam LPA; a definição de Berlim é muito recente para ter sido amplamente estudada. A incidência de LPA foi estimada em 78,9 casos por 100.000 pessoas-ano.[24] Um estudo calculou uma incidência de LPA de 22 casos por 100.000 usando dados de um grande estudo prospectivo de SDRA e da American Hospital Association.[25] Um dos pontos fortes metodológicos do estudo foi a inclusão de casos de LPA ao longo de um período de 3 anos, diminuindo, assim, o impacto da variabilidade sazonal. A heterogeneidade na literatura das estimativas de incidência pode refletir diferenças na metodologia dos diversos estudos, mas também pode refletir uma variação verdadeira. As diferenças regionais na genética ou fatores ambientais e práticas associadas a doenças específicas tais como circulação extracorpórea ou transplante de pulmão podem ser responsáveis por parte da variabilidade regional na incidência de LPA.[26]

Fatores de Risco

Sepse, aspiração de conteúdo gástrico e múltiplas transfusões (> 15 unidades/24 horas em um estudo) estão associados ao maior risco de desenvolvimento de SDRA.[27] Em particular, a SDRA se desenvolve em quase 40% dos pacientes com sepse. A presença de mais de um fator de risco presumível para a SDRA pode aumentar a incidência de SDRA, embora os tamanhos das amostras desses subconjuntos tenham sido bastante pequenos.[27] Observou-se que a SDRA se desenvolve em mais de um terço dos pacientes que receberam volumosas transfusões de sangue e em um quarto dos pacientes com trauma múltiplo (uma ou mais contusões pulmonares, múltiplas fraturas, múltiplas transfusões).[28]

Um dos fatores predisponentes para o desenvolvimento de SDRA é um histórico de alcoolismo crônico (risco relativo, 2,0; 95% de intervalo de confiança, 1,3-2,9).[29] Demonstrou-se que essa relação permanece significativa após o ajuste por sexo, diagnóstico em situação de risco e gravidade da doença. Dentre aqueles nos quais a SDRA se desenvolveu, os pacientes com um histórico de alcoolismo tinham uma taxa de mortalidade mais alta do que aqueles sem esse histórico (*odds ratio*, 6,3; 95% de intervalo de confiança, 2,2-20,4).[29] Os mecanismos dessa associação são desconhecidos.

Os mesmos pesquisadores examinaram se os pacientes com diabetes podem ser protegidos contra o desenvolvimento de SDRA; a razão disso é que a hiperglicemia é conhecida por prejudicar a função dos neutrófilos, e os neutrófilos são considerados fundamentais para a patogênese da SDRA (veja Patogênese). Mais de 100 pacientes internados na unidade de terapia intensiva com choque séptico foram acompanhados prospectivamente para a possibilidade de desenvolvimento de SDRA. Ao longo de um período de 2 anos, o diabetes esteve associado a um risco significativamente diminuído de SDRA (risco relativo, 0,53; 95% intervalo de confiança, 0,28-0,98), que persistiu após o ajuste para a fonte da sepse e outros possíveis fatores de confusão. Curiosamente, não houve diferença na mortalidade entre pacientes com SDRA que tinham e não tinham diabetes.[30]

Uma revisão sistemática de estudos que examinaram os fatores de risco potenciais para SDRA concluiu que a evidência mais forte de uma relação causal era com sepse, trauma, transfusões múltiplas, aspiração de conteúdo gástrico, contusão pulmonar, pneumonia, e inalação de fumaça.[31] Mais recentemente, a exposição ativa ou passiva à fumaça de cigarro foi associada ao desenvolvimento de SDRA após trauma.[3]

A heterogeneidade dos fatores de risco para SDRA é notável. Na AECC, os pesquisadores dividiram os fatores de risco conhecidos entre aqueles os quais se acreditava causar lesão pulmonar *direta* (p. ex., pneumonia) e aqueles em que se acreditava que o mecanismo de lesão pulmonar era *indireto* (p. ex., pancreatite) (Tabela 100-2). Embora conceitualmente atraente, esse esquema de classificação pode não refletir diferenças subjacentes nos mecanismos, gravidade ou o resultado da lesão pulmonar.[33] Essa questão é discutida de forma mais detalhada na seção relativa aos resultados.

ETIOLOGIA E PATOGÊNESE

Visão Geral da Fisiopatologia

No passado, a SDRA também era chamada de edema pulmonar não cardiogênico, um termo descritivo que, todavia,

Tabela 100-2 Condições Associadas a SDRA, Categorizadas por Possíveis Mecanismos de Lesão

Lesão Direta	Lesão Indireta
Pneumonia	Sepse
Aspiração	Grande trauma
Contusão pulmonar	Múltiplas transfusões de sangue
Inalação tóxica	Pancreatite
Quase afogamento	Circulação extracorpórea
Lesão de reperfusão (p. ex., após transplante de pulmão)	*Overdose* de fármacos
	Efeito adverso de medicamento

refletia o que se conhecia sobre a patogênese da doença. Ao contrário da insuficiência cardíaca congestiva, em que pressões cardíacas elevadas do lado esquerdo causam edema pulmonar hidrostático, na SDRA, o fluido do edema que preenche os alvéolos tem origem exsudativa. Em outras palavras, a barreira alveolocapilar apresentou permeabilidade aumentada, permitindo o vazamento de fluido rico em proteína para os espaços aéreos. O preenchimento alveolar leva à diminuição da complacência do sistema respiratório, bem como a *shunt* direita-esquerda e hipoxemia profunda. Embora a PCO_2 arterial geralmente esteja dentro da faixa normal, a ventilação do espaço morto está significativamente aumentada, tal como demonstrado pela elevada ventilação-minuto. A hipertensão pulmonar também é comumente observada na SDRA, e propôs-se uma série de mecanismos, incluindo a vasoconstrição hipóxica, deposição intravascular de fibrina nos capilares pulmonares e compressão dos vasos sanguíneos pela ventilação com pressão positiva usada para tratar o distúrbio. Esta seção analisa a patologia da SDRA e discute as teorias atuais sobre a sua patogênese. Grande parte da investigação sobre SDRA tem-se centrado em determinar a base para o aumento na permeabilidade alvéolo-capilar.

Patologia

As características patológicas da SDRA foram classicamente descritas usando-se três fases sobrepostas e sequenciais.[34] Na primeira fase, ou exsudativa, da lesão pulmonar, os achados patológicos foram denominados *dano alveolar difuso*. Há membranas hialinas revestindo as paredes alveolares e fluido de edema rico em proteínas nos espaços alveolares, bem como ruptura epitelial e infiltração do interstício e espaços aéreos com neutrófilos. Também é possível encontrar áreas de hemorragia e macrófagos nos alvéolos. Essa fase, cuja duração é de supostamente 5 a 7 dias, é seguida, em alguns pacientes, pela chamada fase proliferativa. Nesse ponto, as membranas hialinas são reorganizadas e é possível observar fibrose. A obliteração dos capilares pulmonares e deposição de colágeno intersticial e alveolar podem ser observadas, juntamente com uma diminuição no número de neutrófilos e a extensão do edema pulmonar. Essa fase proliferativa é tradicionalmente descrita como sendo sucedida por uma fase fibrótica, essencialmente enfatizando a aparência da fibrose pulmonar em um subgrupo de pacientes com SDRA persistente (i.e., > 2 semanas). Mais recentemente, percebeu-se que as áreas de fibrose podem, na verdade, se desenvolver mais cedo do que geralmente se percebe: níveis elevados de N-terminal do peptídeo do pró-colágeno III, o qual se acredita representar a síntese de colágeno, podem ser detectados no lavado broncoalveolar de pacientes com SDRA em até 24 horas depois do decurso da doença. Além disso, demonstrou-se que o lavado broncoalveolar desses pacientes estimula a proliferação de fibroblastos cultivados.[35] Essas e outras observações levaram alguns pesquisadores à hipótese de que fibroproliferação pode ser iniciada simultaneamente com (e não depois de) lesão pulmonar inflamatória.[36]

Membrana Alveolocapilar

Se a SDRA é uma doença do aumento da permeabilidade alveolocapilar, é lógico que a endotélio microvascular pulmonar ou o epitélio alveolar (ou ambos) devem estar envolvidos na sua fisiopatologia. Acredita-se que os danos ao epitélio alveolar sejam um evento chave.[37] Uma vez que a SDRA tenha começado, a importância do epitélio alveolar é igualmente claro: os pneumócitos tipo II devem diferenciar-se em células tipo I para ajudar a cobrir a superfície epitelial desnudada, enquanto as células tipos I e II expressam a Na^+, K^+-ATPase, a qual se acredita ter papel importante na depuração do fluido do edema (discutido mais adiante). A lesão aos pneumócitos tipo II prejudica a produção e o metabolismo de surfactante. Além de danos ao epitélio alveolar, a perda de integridade da barreira endotelial do pulmão é necessária e suficiente para o desenvolvimento da SDRA.[38,39] Ainda não se sabe ao certo como a membrana alveolocapilar é danificada, embora suspeite-se de que mediadores de apoptose endotelial e epitelial[40] e neutrófilos desempenhem algum papel (veja mais adiante).

Surfactante. O surfactante é uma mistura complexa de fosfolipídeos e proteínas surfactantes que reduz a tensão superficial alveolar. Muitos pesquisadores descreveram alterações no surfactante obtidas de pacientes com SDRA. Há diminuição dos teores de proteína relacionada ao surfactante e diminuição de dipalmitoilfosfatidilcolina e fosfatidilglicerol no surfactante de pacientes com SDRA. A proporção de agregados grandes (ativos) para pequenos (inativos) de surfactante é diminuída, devido à redução da produção de surfactante e ao aumento da conversão da forma grande em pequena. Além disso, as proteínas do plasma que vazaram através da barreira alveolocapilar podem interferir na função do surfactante.[41] Por exemplo, foram demonstrados danos à proteína surfactante A em pacientes com SDRA.[42] O comprometimento da função surfactante observado na SDRA teoricamente predispõe as unidades alveolares ao colapso. Além disso, descobriu-se que as proteínas surfactantes têm propriedades antimicrobianas,[43,44] embora ainda não se saiba se a perda dessas propriedades é relevante para a patogênese da SDRA. De fato, apesar da ladainha de anomalias em surfactantes que têm sido descritas,[45] a extensão em que estas alterações contribuem para a patogênese da SDRA permanece controversa: ao contrário da síndrome do desconforto respiratório *neonatal*, em que uma deficiência de surfactante forma a base da fisiopatologia da doença, é possível que as anomalias do surfactante na SDRA sejam o resultado, e não a causa, da fisiologia alterada. De fato, quatro grandes ensaios clínicos controlados randomizados de suplementação com surfactante exógeno na SDRA não conseguiram demonstrar qualquer melhoria na mortalidade ou na exigência de ventilação mecânica[41] (veja Tratamento). Apenas um estudo, usando calfactant (um surfactante natural, distinto dos surfactantes sintéticos utilizados em ensaios anteriores) em pacientes pediátricos com SDRA, demonstrou qualquer benefício;[46] ainda não se sabe se isto se deve ao surfactante singular utilizado neste estudo ou a diferenças entre os pacientes inscritos neste estudo e no ensaio negativo.

Neutrófilos e Outros Mediadores Inflamatórios

Histologicamente, uma das marcas da SDRA é o acúmulo de neutrófilos na microvasculatura do pulmão.[47] Como agentes

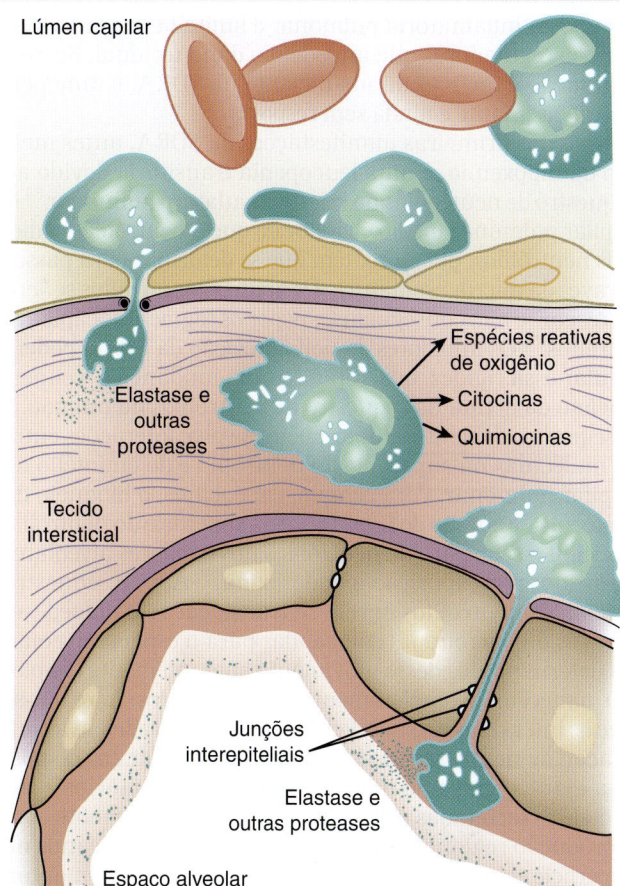

Figura 100-3 O papel dos neutrófilos na patogênese da lesão pulmonar aguda. Neutrófilos ativados deixam a corrente sanguínea e transmigram através da membrana alveolocapilar, liberando citocinas, proteases, espécies reativas de oxigênio e outros compostos. Embora cruciais para a defesa do hospedeiro contra patógenos, os compostos secretados ou liberados pelo neutrófilo possuem a capacidade de danificar o tecido do hospedeiro. (Adaptada de Lee WL, Downey GP: Leukocyte elastase: physiological functions and role in acute lung injury. A state of the art review. *Am J Respir Crit Care Med* 164:896–904, 2001.)

cruciais na imunidade inata, os neutrófilos podem gerar uma impressionante variedade de compostos citotóxicos. Estes incluem espécies reativas de oxigênio, peptídeos catiônicos (p. ex., defensinas), eicosanoides e enzimas proteolíticas, tais como elastase leucocitária. Além disso, uma vez ativados, os neutrófilos liberam fatores de crescimento e citocinas (p. ex., *fator de necrose tumoral* [TNF]-α e *interleucina* [IL]-1 β) que podem aumentar a resposta inflamatória. Dado este potencial destrutivo, há algum tempo teoriza-se que os neutrófilos podem ser fundamentais para a patogênese da SDRA[48] (Fig. 100-3). Há uma abundância de dados clínicos e pré-clínicos para corroborar essa hipótese. Por exemplo, em seres humanos com SDRA após sepse, a neutrofilia do lavado broncoalveolar está associada a um prognóstico desfavorável.[49] Camundongos com depleção de neutrófilos expostos a hiperoxia desenvolveram menos lesão pulmonar do que os camundongos normais.[50] De modo semelhante, em um modelo *hamster* da SDRA induzida por inalação de endotoxina, a administração de um inibidor específico de elastase de neutrófilos (até mesmo horas após a administração da endotoxina) preveniu o desenvolvimento de lesão pulmonar.[51]

Se os neutrófilos estão envolvidos na patogênese da SDRA, algum defeito na sua regulação deve ser invocado. Por exemplo, em uma pneumonia bacteriana não complicada, a resposta inflamatória pulmonar é limitada por processos contrarreguladores que impedem o dano tecidual. Se essa regulação é ineficaz ou insuficiente na SDRA, é uma pergunta fascinante e ainda sem resposta.[52]

Uma das primeiras manifestações da SDRA, antes mesmo da hipoxemia, é uma leucopenia transitória devido ao sequestro de neutrófilos na microvasculatura pulmonar.[53] O capilar pulmonar médio é menor do que o neutrófilo médio, e os neutrófilos, portanto, têm que se deformar para passar através da microvasculatura. Os neutrófilos ativados se "endurecem" e não conseguem transpor os segmentos capilares estreitos.[54] Os inibidores da polimerização da actina podem anular essa rigidez, acarretando uma mudança no citoesqueleto da actina no sequestro de neutrófilos no pulmão.[55] O sequestro de neutrófilos também envolve interações entre as moléculas na superfície do neutrófilo e do endotélio do capilar pulmonar. Por exemplo, em coelhos, o bloqueio da molécula de adesão de L-selectina na superfície do neutrófilo impediu o sequestro de neutrófilos nos capilares alveolares induzidos por exposição a endotoxina.[56] Após o sequestro inicial, os neutrófilos devem se translocar (via diapedese) através da barreira alveolocapilar para o espaço alveolar. Os determinantes desse movimento aparentemente simples permanecem incompletamente compreendidos. Acredita-se que as integrinas na superfície do neutrófilo medeiem a emigração de neutrófilos da circulação pulmonar em resposta a alguns, mas não todos, estímulos inflamatórios.[57] As proteases secretadas pelo epitélio alveolar, juntamente com a produção regional de citocinas e glicosaminoglicanos na superfície epitelial, podem agir em conjunto para formar um gradiente quimiotático para os neutrófilos seguirem.[58]

Muitos estudos estão se concentrando sobre os mecanismos de ativação de neutrófilos, enquanto outros estão se concentrando na interação entre as plaquetas e os neutrófilos e como a ativação mútua pode contribuir para a SDRA ou sepse.[59-62] Outros estudos analisaram vários componentes das vias de transdução de sinal intracelular, tal como quinases (enzimas que fosforilam substratos) e fatores de transcrição. Por exemplo, uma dessas quinases é a proteína quinase p38 ativada por mitógeno, a qual é ativada quando as células são estimuladas com *lipopolissacarídeo* (LPS).[63] A ativação dessa quinase estimula a produção de TNF-α e liberação de proteína inflamatória de macrófago-2 (um fator quimiotático para macrófagos).[64] Curiosamente, a inibição da proteína quinase p38 ativada por mitógeno em camundongos, mesmo horas após os animais terem sido expostos a LPS em aerossol, atenua a quimiotaxia de neutrófilos e a migração da microvasculatura pulmonar para os alvéolos.[65] Outra quinase frequentemente discutida no contexto da inflamação é o fosfatidilinositol 3-quinase. Essa enzima fosforila o fosfatidilinositol, um segundo mensageiro derivado de lipídio cujas formas fosforiladas foram implicadas em diversos eventos de sinalização intracelular. O fosfatidilinositol 3-quinase γ é ativado preferencialmente em neutrófilos expostos a IL-8 ou fMLP (um peptídeo derivado de bactéria).[66] Apesar da exposição à endotoxina intraperitoneal, os camundongos *knockout* (deleção gênica) para fosfatidilinositol 3-quinase γ apresentaram diminuição no acúmulo de neutrófilos, na produção de citocinas e na lesão pulmonar em comparação com os camundongos-controle. Os neutrófilos no pulmão dos camundongos *knockout* também demonstraram ativação diminuída de NF-κB, um importante fator de transcrição conhecido por mediar a regulação positiva de numerosas citocinas e mediadores pró-inflamatórios.[67]

Existem muitos mecanismos potenciais pelos quais neutrófilos ativados podem mediar a LPA. Além de secretar citocinas e fatores de crescimento que podem estimular a resposta inflamatória local e sistêmica, os neutrófilos liberam defensinas[68] e geram espécies reativas de oxigênio que podem mediar danos nos tecidos.[69] Em estudos em animais, a inibição do agrupamento da NADPH-oxidase (a principal fonte de espécies reativas de oxigênio) por apocinina demonstrou atenuar lesão pulmonar induzida por sepse.[70] A via de óxido nítrico sintase (NOS) também tem sido implicada na mediação da lesão pulmonar; camundongos *knockout* sem o gene para NOS induzível desenvolveram lesão pulmonar menos grave do que animais do tipo selvagem após injeção com LPS.[71]

Além disso, os neutrófilos contêm enzimas proteolíticas que podem estar envolvidas na patogênese da LPA. Em particular, tanto a elastase de neutrófilos quanto as metaloproteinases têm sido extensamente estudadas.[52] Devido à sua capacidade para degradar múltiplos substratos, incluindo fatores de crescimento e citocinas, a elastase neutrofílica pode estar envolvida na regulação da resposta inflamatória. Foi demonstrado também que ela degrada caderinas epiteliais e endoteliais, proteínas que são os principais componentes de junções aderentes, que mantêm as células unidas. É possível que a destruição de caderina mediada por elastase predisponha a preenchimentos alveolares. Apesar de seu potencial para provocar danos indesejados nos tecidos, a *elastase de neutrófilos* (EN) provavelmente é crucial para a defesa do hospedeiro. Em camundongos com deficiência de EN, a administração intraperitoneal de *Klebsiella pneumoniae* provoca uma mortalidade de 100% dentro de 48 horas, enquanto mortalidade em camundongos normais foi de apenas 50%.[72] No entanto, os camundongos com deficiência de EN são paradoxalmente resistentes a doses normalmente letais de LPS. Além disso, os camundongos que não possuem nem EN nem outra protease de neutrófilos (catepsina G) estão protegidos contra dano alveolar induzido por choque endotóxico.[73] Esses resultados aparentemente contraditórios sugerem que a EN, embora importante em uma resposta inflamatória regulada, pode, contudo, participar de lesão inflamatória sob certas circunstâncias. Em numerosos estudos de vários modelos experimentais diferentes em várias espécies de animais, a EN demonstrou desempenhar um papel importante na patogênese da LPA. Se ela é tão importante no desenvolvimento de SDRA em *humanos*, permanece sem resposta. Um ensaio clínico de um inibidor de elastase de leucócitos na SDRA foi interrompido porque a análise preliminar sugeriu falta de eficácia.[74]

As metaloproteinases também podem ser importantes mediadores de lesão pulmonar mediada por leucócitos. Elevadas concentrações das metaloproteinases de matriz gelatinase A e B foram encontradas no fluido de revestimento epitelial de pacientes com SDRA.[75] Os camundongos com deficiência dos genes para gelatinase B ou estromelisina 1 tiveram lesões menos graves em um modelo animal de LPA.[76] Como mencionado, demonstrou-se que a matrilisina (metaloproteinase de matriz 7) regula a formação de um gradiente quimiotático e a transmigração de neutrófilos através do epitélio alveolar em um modelo de LPA em camundongo.[58] Por fim, a administração de um inibidor da elastase e metaloproteinases (tetraciclina-3 quimicamente modificada) atenuou a LPA após a circulação extracorpórea em suínos.[77]

Apesar da ênfase nos neutrófilos como causadores em potencial de lesão pulmonar, é importante notar que a SDRA foi certamente descrita em pacientes com neutropenia profunda.[78,79] De fato, é possível que a infiltração de neutrófilos observada em alguns casos de SDRA seja adaptativa (i.e., uma resposta fisiológica à lesão primária), e não destrutiva. Atualmente, no entanto, crê-se geralmente que os neutrófilos são um fator causativo do desenvolvimento de maior parte dos casos de SDRA. Comparativamente, pouco se sabe sobre os mecanismos de SDRA independente de neutrófilos e este deve ser um objetivo para investigações futuras.

Inflamação e Coagulação

Como um dos fatores precipitantes mais comuns da SDRA é a sepse, espera-se que as terapias para sepse possam prevenir ou melhorar o resultado da SDRA. O nosso conceito atual de sepse é que há um estado inflamatório inicial, com regulação de citocinas inflamatórias como TNF-α e IL1-β e recrutamento e ativação de células inflamatórias, tais como neutrófilos. Essa fase inicial de inflamação é seguida por uma imunidade relativamente deprimida, em que a paciente fica vulnerável a infecções nosocomiais.[80] A teoria de que a desregulação da resposta inflamatória é responsável pela sepse levou à busca por agentes que bloqueariam, de forma seletiva, componentes da via inflamatória. Também se reconhece que existem ligações importantes entre as cascatas moleculares que regulam tanto a inflamação quanto a coagulação; por exemplo, o TNF-α causa um aumento na formação de trombina e fibrina, enquanto os próprios fragmentos de fibrina são conhecidos por serem quimiotáticos para neutrófilos.[81] O TNF-α aumenta a expressão de fator tecidual no endotélio e inibe a fibrinólise, sendo que ambos favorecem a formação de fibrina. A *proteína C ativada* (PCA), um anticoagulante endógeno, tem efeitos anti-inflamatórios diretos e indiretos, que incluem a redução de níveis de IL-6 e atenuação da ativação de neutrófilos na sepse.[82,83] Como a sepse é a causa mais comum de SDRA e como as anomalias na coagulação são muito comuns na sepse, os pesquisadores cogitam se a coagulação alterada está envolvida na gênese da SDRA. A forma como isso acontece é, em grande parte, especulativa, mas foi observada deposição de fibrina interalveolar, intersticial e intravascular em pacientes com SDRA. De fato, a fibrina é um dos principais componentes das membranas hialinas. Postulou-se que a fibrina interalveolar serve como um ninho para a proliferação de fibroblasto e, potencialmente, conforme a LPA se resolve, como um estimulo para fibrose pulmonar. A fibrina pode contribuir também para a lesão pulmonar contínua, através de suas propriedades quimiotáticas, e para a deposição de fibrina intravascular, como em microtrombos, pode contribuir para as elevadas pressões vasculares pulmonares observadas na SDRA.

O interesse no papel da coagulação na patogênese da SDRA foi sustentado em parte por observações em estudos animais de que a anticoagulação pode atenuar a gravidade da lesão pulmonar induzida por sepse,[84] embora estudos em humanos tenham se mostrado decepcionantes. Com efeito, um pequeno ensaio controlado randomizado de PCA em pacientes com LPA foi interrompido prematuramente devido à falta de eficácia,[85] e a PCA foi retirada do mercado depois que um grande estudo multicêntrico mostrou que ela fornecia benefícios na mortalidade em pacientes com choque séptico.[86]

Outros determinantes moleculares da inflamação continuam a ser elucidados. Alguns dados implicaram o fator transformador de crescimento-β em um modelo animal de LPA.[87] Em um estudo, postulou-se que o fator transformador de crescimento-β causa aumento da permeabilidade das células epiteliais alveolares, esgotando os níveis de glutationa intracelular.[88] Outros pesquisadores tentaram melhorar a resposta anti-inflamatória endógena; em um estudo, o gene para a proteína de choque térmico 70 foi ligado a um promotor adenoviral, e o construto recombinante resultante foi administrado nos pulmões de camundongos em que SDRA tinha sido induzida por ligação cecal e punção. A administração do construto de proteína de choque térmico 70 aumentou a expressão da proteína de choque térmico 70 especificamente no pulmão; notavelmente, esse aumento da expressão foi associado a uma redução significativa no edema pulmonar e na inflamação e, até mesmo, na mortalidade.[89] Com efeito, camundongos com deficiência de proteína de choque térmico 70 apresentaram aumento na mortalidade e lesão pulmonar após a ligação cecal e punção.[90] Os mecanismos subjacentes a este efeito não estão claros, mas podem envolver a supressão do fator de transcrição pró-inflamatório NF-κB ou diminuição de apoptose do parênquima pulmonar.[91]

Na^+ e Água. Os canais de Na^+ na superfície apical das células alveolares epiteliais mediam a captação intracelular de Na^+ dos alvéolos. Isto cria um gradiente osmótico no qual o fluido alveolar segue, permitindo, assim, o *clearance* do edema pulmonar. Na^+, K^+ATPases na membrana basolateral da célula epitelial trocam Na^+ intracelular por K^+ extracelular, mantendo a concentração de sódio intracelular baixa o suficiente para que a reabsorção de Na^+ apical continue. Esse processo permite a remoção líquida de Na^+ e de fluido do espaço alveolar, e pode ser acelerado (pelo menos experimentalmente) por catecolaminas.

Postula-se que a disfunção dos canais de Na^+ apical ou das Na^+, K^+ATPases basolaterais (ou de ambos) está envolvida na patogênese da SDRA. Por exemplo, sabe-se que a hipoxia diminui a reabsorção de Na^+ epitelial, ao prejudicar a expressão de subunidades do canal de Na^+ epitelial.[92] A hipoxia também diminui a atividade do canal de Na^+ apical[93] e da Na^+, K^+ATPase.[94] Em um modelo animal de lesão pulmonar hemorrágica induzida por choque, a regulação positiva normal da reabsorção de fluido alveolar em resposta a catecolaminas estava ausente. Este defeito foi atribuído a um aumento de *óxido nítrico* (NO, do inglês, *nitric oxide*) no pulmão, possivelmente devido a um efeito sobre a sinalização do receptor β-adrenérgico.[95] Em um estudo de pacientes com SDRA, o *clearance* do fluido alveolar foi calculado a partir da alteração nas concentrações de proteína no fluido alveolar. Quando os pacientes foram estratificados por sua taxa de *clearance* de fluido, aqueles com as maiores taxas de tiveram a menor duração da ventilação mecânica e a mortalidade mais baixa.[96] Em um modelo de *lesão pulmonar induzida por ventilador* (LPIV) em ratos, a superexpressão da Na^+, K^+ATPase melhorou a depuração do líquido pulmonar.[97] No entanto, as tentativas de aumentar o *clearance* do fluido alveolar em um contexto clínico (p. ex., por agonistas β-adrenérgicos) têm sido decepcionantes até o momento;[98] mais detalhes serão fornecidos posteriormente, em Novas Terapias (Cap. 9).

Angiopoietinas. As angiopoietinas são peptídeos envolvidos no desenvolvimento vascular embrionário. Das quatro angiopoietinas que foram identificadas, a *angiopoietina 1* e *angiopoietina 2* (ANGPT1 e ANGPT2, respectivamente) são as mais bem descritas. A ANGPT1 é expressa por numerosos tipos de células, enquanto a ANGPT2 é principalmente limitada a células endoteliais. Ambas atuam no receptor TIE2 de tirosina quinase que é encontrado predominantemente em células endoteliais e células-tronco hematopoiéticas.[99] Uma série de observações gerou interesse no papel potencial destas proteínas na fisiopatologia da SDRA. Primeiramente, foram descritos níveis elevados de ANGPT2 em pacientes com sepse e SDRA[100] e sua administração em camundongos provoca vazamento vascular pulmonar.[101,102] O efeito da ANGPT2 no desequilíbrio da integridade das células endoteliais pode ser revertido *in vitro* pela ANGPT1. Em segundo lugar, a superexpressão de ANGPT1 funcionou como proteção contra o choque séptico induzido por endotoxina e LPA em camundongos;[103] observou-se um benefício semelhante com o uso de um peptídeo sintético agonista do receptor de TIE2.[38] Embora o mecanismo celular desses efeitos permaneça incerto e seja o tema de intensa investigação, os dados do momento enfatizam o importante papel das células endoteliais no desenvolvimento e na recuperação da SDRA.

Lesão Pulmonar Induzida por Ventilador

Embora a ventilação mecânica na SDRA possa salvar vidas, há abundantes evidências clínicas e pré-clínicas de que ela também pode ser prejudicial.[106,106a] Embora tenha sido rapidamente reconhecido que a pressão excessiva nas vias aéreas pode levar a *barotrauma* (Fig. 100-4), incluindo pneumotórax, pneumomediastino e enfisema subcutâneo, voltou-se a atenção, desde então, a manifestações mais sutis, porém mais comuns, de lesão pulmonar relacionada à ventilação mecânica. A ventilação mecânica pode induzir edema pulmonar ao causar aumentos na permeabilidade epitelial e endotelial.[106] Com efeito, 40 anos atrás, Webb e Tierney demonstraram que a ventilação em camundongos com alto pico de pressão nas vias aéreas poderia levar a edema pulmonar grave,[107] e mais de 20 anos atrás, pesquisadores observaram que a ventilação mecânica poderia produzir uma forma de edema pulmonar com aumento da permeabilidade notavelmente semelhante à SDRA.[108] Agora, as evidências acumuladas sugerem que certas estratégias de ventilação mecânica podem agravar, se não induzir, a SDRA em alguns pacientes.[109]

Um importante mecanismo que causa LPIV é a hiperdistensão das unidades pulmonares, e não a pressão absoluta das vias aéreas por si só. Camundongos normais, ventilados com pressão elevada das vias aéreas devido a um elevado volume corrente, desenvolveram aumento da permeabilidade, enquanto camundongos ventilados com volumes correntes menores, mas com a mesma pressão inspiratória final (obtida prendendo-se a parede torácica dos camundongos), não desenvolveram uma maior permeabilidade.[106] Os camundongos também foram ventilados com baixa pressão nas vias aéreas usando pressão inspiratória negativa (aplicada na parede torácica) e altos volumes correntes. Os seus resultados demonstraram que os camundongos ventilados com altos volumes correntes tiveram significativamente mais edema do que os outros. Em particular, o grupo com pressão negativa (baixa) e alto volume corrente teve o pior edema. Essas importantes observações, confirmadas em outras espécies,[110] levou à compreensão de que grandes volumes correntes, e não pressões elevadas das vias aéreas por si só, são um importante determinante de edema pulmonar induzido por ventilador. O termo *volutrauma* foi criado para reconhecer esse fato.

A abertura e o fechamento repetitivos de unidades pulmonares terminais associados à ventilação mecânica também são considerados prejudiciais. Acredita-se que o mecanismo dessa lesão, que foi denominado *atelectrauma*,[111] é o alto estresse de cisalhamento gerado na interface do tecido colapsado e aerado quando uma via aérea colapsada é reaberta.[112] Teoricamente, a PEEP deve ser útil para minimizar essa lesão, mantendo o pulmão recrutado e promovendo uma maior homogeneidade do pulmão; qualquer vantagem da PEEP teria que ser equilibrada com o dano potencial causado por uma hiperdistensão potencialmente maior das unidades pulmonares devido aos níveis mais altos de PEEP.

É importante salientar que os pacientes com SDRA podem ser especialmente vulneráveis a LPIV por causa da natureza heterogênea da lesão do parênquima pulmonar. Na tomografia computadorizada dos pulmões, é possível ver o pulmão de aparência normal e o pulmão lesionado densamente consolidado; como consequência, há marcadas diferenças regionais na complacência pulmonar[113] (Fig. 100-5). Um volume corrente projetado para inflar um pulmão inteiro

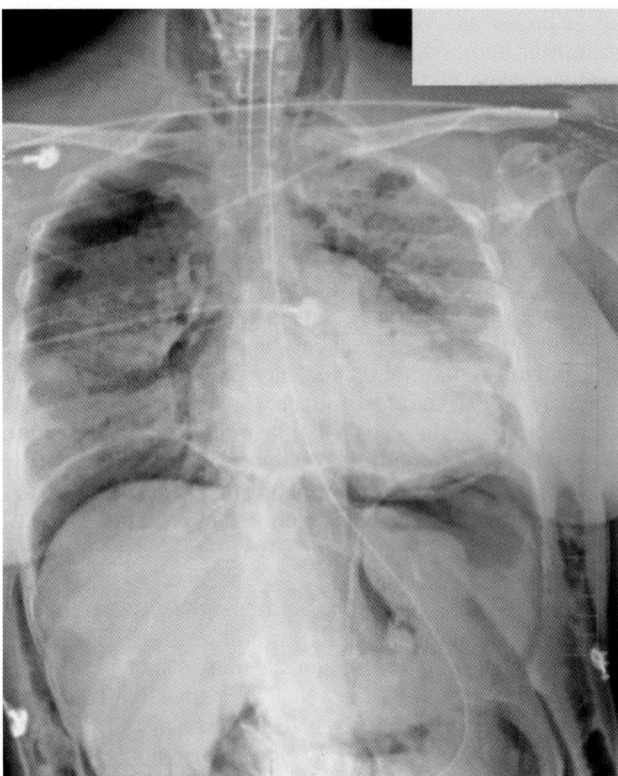

Figura 100-4 Barotrauma como consequência da síndrome do desconforto respiratório agudo. Observe a presença de um pneumotórax, pneumomediastino, pneumoperitônio e ar subcutâneo neste paciente que recebe ventilação com pressão positiva. (Cortesia de Thomas E. Stewart, MD, University of Toronto.)

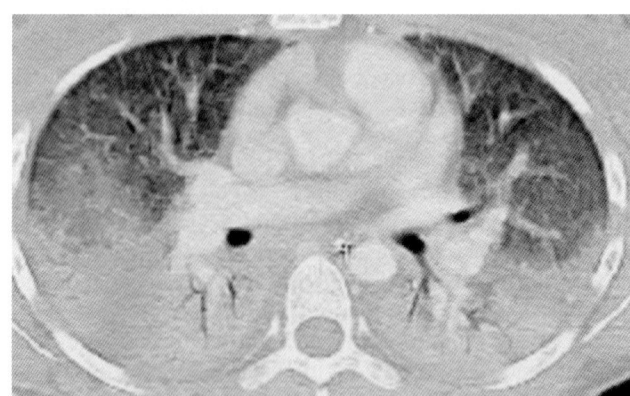

Figura 100-5 Tomografia computadorizada axial de tórax em um paciente com síndrome do desconforto respiratório agudo. Observe a presença de consolidação densa com broncogramas aéreos no pulmão dorsal dependente com relativa preservação do pulmão ventral. (Cortesia de Thomas E. Stewart, MD, University of Toronto.)

inflaria, preferencialmente, as áreas de aparência normal, levando, potencialmente, a hiperdistensão e volutrauma. Os pacientes com SDRA podem, de modo semelhante, estar mais vulneráveis ao atelectrauma. Embora algumas evidências sugiram que os pulmões normais podem tolerar pelo menos curtos períodos de abertura e fechamento cíclicos das vias aéreas pela ventilação mecânica,[114] os pulmões lesionados, tais como na SDRA, estariam expostos a estresses de cisalhamento muito elevados e não se esperaria que se saíssem tão bem.[115]

Ao longo dos últimos 15 anos, há um crescente reconhecimento de que a LPIV é não só uma lesão mecânica, mas também reflete uma complexa resposta celular e molecular subjacente. O termo *biotrauma* foi cunhado para enfatizar essa mudança no pensamento.[116] Em nossa compreensão de LPIV, um dos mais significativos avanços feitos é que a mecânica ventilação pode, por si só, induzir tanto uma resposta inflamatória local quanto sistêmica. Em estudos com animais de pulmões *ex vivo*, demonstrou-se que, em comparação com uma estratégia de controle de ventilação com PEEP e volumes correntes moderados, a ventilação com altos volumes correntes ou com PEEP zero causa elevações nos níveis de citocinas inflamatórias no lavado pulmonar. Pulmões ventilados com altos volumes correntes e com PEEP zero tiveram uma elevação sinérgica dos níveis de citocinas.[117] Demonstrou-se também que essa resposta inflamatória a uma estratégia de ventilação lesiva se estende para além do pulmão. Em um modelo de camundongo de lesão pulmonar por aspiração de ácido, uma estratégia ventilatória que usava altos volumes correntes e PEEP zero foi associado com um aumento nos níveis *sanguíneos* de várias citocinas; isso não foi observado nos grupos ventilados com um baixo volume corrente ou no grupo ventilado com um alto volume corrente, mas com níveis mais altos de PEEP.[118]

Mais importante, foram feitas observações similares em seres humanos com SDRA. Em um estudo, os pacientes foram randomizados para ventilação "protetora pulmonar", em que o volume corrente foi ajustado para evitar hiperdistensão e a PEEP foi ajustada acima do ponto de inflexão mais baixo da curva pressão-volume.[119] O grupo-controle recebeu uma estratégia considerada uma ventilação convencional na época. Embora os níveis de lavados alveolares e de citocinas no plasma tenham diminuído no grupo com proteção pulmonar, eles aumentaram significativamente no grupo-controle. Análises *post hoc* revelaram um número significativamente maior de dias livres de ventilação no grupo com proteção pulmonar do que nos controles e correlações significativas entre o desenvolvimento de falência múltipla de órgãos e citocinas plasmáticas. O impacto da estratégia de ventilação no desenvolvimento de biotrauma pode ser notavelmente rápido. Uma hora depois de trocar os pacientes de uma estratégia ventilatória protetora, Stuber et al. perceberam um aumento em uma série de citocinas pró-inflamatórias nos pulmões e no plasma de pacientes com SDRA.[120]

Mortalidade e Complicações

Como discutido na seção sobre resultados, os pacientes com SDRA muitas vezes morrem em decorrência da síndrome de resposta inflamatória sistêmica e da disfunção múltipla de órgãos. Assim, a observação de que a ventilação mecânica pode influenciar os níveis de citocinas pulmonares e sistêmicas é intrigante. Tomados em conjunto, esses achados sugerem que a ventilação mecânica tem o potencial não só de lesionar os pulmões, mas também de conduzir a uma

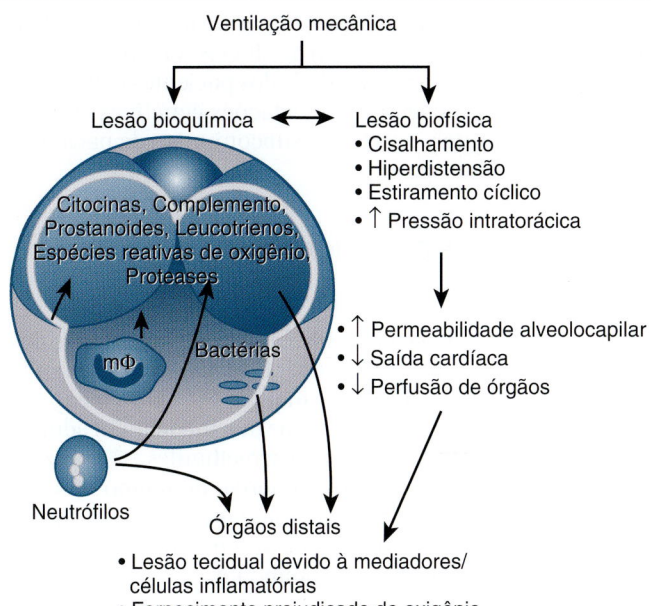

Figura 100-6 Mecanismos potenciais pelos quais a ventilação mecânica pode causar ou contribuir para a falência de múltiplos órgãos. Os alvéolos estão representados mostrando-se os vários mecanismos pelos quais a ventilação mecânica pode induzir danos inflamatórios e mecânicos, os quais podem, por sua vez, "derramar-se" para afetar órgãos distais. mφ, macrófago. (Redesenhada de Slutsky AS, Tremblay LN: Multiple system organ failure: is mechanical ventilation a contributing factor? *Am J Respir Crit Care Med* 157:1721–1725, 1998.)

perda de compartimentalização da resposta inflamatória pulmonar. A disseminação sistêmica dessa resposta poderia estar associada ao desenvolvimento da síndrome de resposta inflamatória sistêmica e, potencialmente, à falência múltipla de órgãos (Fig. 100-6).[121] Em um estudo, a ventilação mecânica lesiva em camundongos não só causou a elevação dos níveis de citocinas no plasma e no pulmão, mas causou também o aumento da apoptose celular do epitélio renal e da disfunção renal associada.[122] Além disso, o pré-tratamento, seja com IL-10 (uma citocina anti-inflamatória) ou IL-22 (um membro da família de IL-10 que possui propriedades imunorreguladoras e protetoras do tecido) reduziu a lesão pulmonar e a mortalidade em modelos animais de LPIV.[123]

Por fim, os pacientes com SDRA frequentemente requerem frações inspiradas de oxigênio muito altas. Os efeitos tóxicos de hiperoxia no pulmão foram bem descritos,[124] e a aparência histológica imita a da SDRA humana. Acredita-se que a toxicidade do oxigênio seja mediada pela formação de espécies reativas de oxigênio e de nitrogênio, as quais podem danificar os tecidos por um grande número de mecanismos,[69] e a hiperoxia parece piorar a LPIV.[125] Os antioxidantes têm sido considerados como uma potencial estratégia terapêutica para a prevenção e tratamento da SDRA, embora os ensaios clínicos até o momento tenham sido decepcionantes (veja Terapia).

Determinantes Genéticos

Até agora, pouco se sabe sobre quais genes podem afetar o desenvolvimento ou prognóstico da SDRA. Estudos de associação genômica ampla sugeriram uma série de genes candidatos,[126-129] incluindo aqueles que codificam para a angiopoietina 2 e para a enzima conversora de angiotensina,[130] que podem afetar o incidência e/ou os resultados da SDRA. Estudos subsequentes relataram resultados conflitantes.[131,132] É provável que a heterogeneidade dos pacientes com SDRA dificulte a identificação de associações genéticas clinicamente importantes, exceto em subconjuntos de pacientes claramente definidos.

MORTALIDADE E COMPLICAÇÕES

Mortalidade

A taxa de mortalidade na SDRA tem diminuído ao longo dos últimos 10 a 15 anos, com uma série de estudos descrevendo um declínio na taxa, que foi de mais de 60% para menos de 40%, desde 1993.[133-135] As taxas de mortalidade em adultos e crianças com SDRA parecem ser semelhantes.[136] As razões para a melhora na sobrevida ao longo do tempo não são conhecidas, embora alguns a tenham atribuído a melhores cuidados de suporte na unidade de tratamento intensivo e ao uso de estratégias de proteção pulmonar.

Preditores de Prognóstico Insatisfatório

Apesar da proeminência da hipoxemia entre as manifestações clínicas de SDRA, os primeiros estudos não descobriram que a gravidade da hipoxemia no início do curso da doença era um bom preditor de mortalidade subsequente.[137] Demonstrou-se que os sistemas de pontuação de lesão pulmonar, como o Escore de Lesão Pulmonar e os escores para SDRA, preveem uma exigência prolongada (> 2 semanas) de entubação e ventilação,[138] enquanto os sistemas de pontuação que medem a gravidade global da doença, tais como o *Simplified Acute Physiology Score*, correlacionam-se melhor com a sobrevida.[139] O ensinamento clássico é que os pacientes com SDRA não costumam morrer de hipoxemia refratária, o que pode parecer paradoxal, dado que a hipoxemia é, frequentemente, o foco dos esforços de ressuscitação. De fato, a maioria dos pacientes com SDRA fatal morrem de sepse e falência múltipla de órgãos.[140,141] A explicação para este aparente paradoxo é desconhecida, embora se tenha conjecturado que a ventilação mecânica lesiva durante o curso da SDRA pode estar envolvida.[121] Como discutido anteriormente, demonstrou-se que a ventilação que utiliza volumes correntes excessivos causa elevações nos níveis de citocinas pulmonares e sistêmicas, e está associada, em um modelo animal, à apoptose de células renais e disfunção renal.[122]

A taxa de mortalidade por SDRA varia dependendo do fator precipitante. O risco mais alto de morte tem sido consistentemente relatado na sepse, enquanto a SDRA no contexto de traumas de grande porte tem um prognóstico muito melhor.[142] Além disso, sabe-se que doença hepática crônica,[137] idade mais avançada,[143] alcoolismo crônico,[29] e disfunção de órgão não pulmonar[137] estão associados a uma maior mortalidade por SDRA. Outros preditores de morte por SDRA incluem um histórico de transplante de órgão e infecção por vírus da imunodeficiência humana,[144] enquanto um estudo descreveu uma taxa de mortalidade maior em homens e também em afro-americanos em comparação com não afro-americanos.[145]

Como mencionado, os fatores de risco para SDRA foram classificados como sendo de origem pulmonar ou não pulmonar, levando, assim, a uma lesão no pulmão por meios *diretos* ou *indiretos*. Ainda não está claro se essa distinção tem importância prognóstica. Em um estudo prospectivo de coorte de pacientes com SDRA, pesquisadores descobriram uma tendência para mortalidade mais alta em pacientes com um precipitante pulmonar, embora a diferença não tenha sido estatisticamente significativa.[146] Por outro lado, os pesquisadores da *ARDS Network* analisaram retrospectivamente os dados de seu grande estudo randomizado sobre ventilação com baixo volume corrente contra ventilação com volume corrente tradicional. Embora tenham confirmado que a taxa de mortalidade para SDRA era mais alta em pacientes com sepse e mais baixa em pacientes com trauma, não houve diferença na mortalidade, dias fora do ventilador mecânico, ou no desenvolvimento de falência de órgãos entre os pacientes com fatores de risco pulmonares ou não pulmonares. Além disso, não houve evidências estatisticamente significativas de que a estratégia de baixo volume corrente foi menos eficaz em qualquer subgrupo.[142] Uma metanálise chegou a uma conclusão similar.[33] O grupo de consenso que desenvolveu a definição de Berlim de SDRA decidiu não incluir SDRA pulmonar contra não pulmonar como categorias distintas.

Como a hipoxemia não é um indicador confiável da mortalidade por SDRA, os pesquisadores buscaram outros marcadores de prognóstico específicos ao pulmão. Em um estudo prospectivo de 179 pacientes com SDRA, realizou-se uma regressão logística múltipla para identificar quais variáveis clínicas e fisiológicas previam mortalidade.[147] A análise constatou que a fração do espaço morto (conforme calculada pela equação de Bohr) encontrava-se elevada na SDRA e era um preditor independente de mortalidade. Para cada aumento de 0,05 na fração de espaço morto, as chances de morte por SDRA aumentavam em 45%. O mecanismo dessa associação não é conhecido: é possível que a lesão vascular pulmonar na SDRA, que é responsável pelo aumento do espaço morto, seja importante para o resultado global.

Também se acredita que o desenvolvimento de fibrose pulmonar implica um pior prognóstico. Níveis elevados de pró-colágeno III, os quais se acredita serem um indicativo de síntese de colágeno, foram encontrados no fluido de edema pulmonar de pacientes com SDRA e demonstrou-se que se correlacionam com um aumento da mortalidade.[148,149] Em outro estudo, 22 de 25 pacientes consecutivos com SDRA foram submetidos a biópsias transbrônquicas daquelas áreas que tinham aparência mais anormal nas radiografias de tórax. Naqueles cujas biópsias mostraram qualquer tipo de fibrose, a taxa de mortalidade foi significativamente mais alta do que em pacientes cujas biópsias não mostraram fibrose.[150] Digno de nota, há evidências em modelos animais de que o estresse induzido pela ventilação mecânica pode levar a fibrose pulmonar através da transição epitélio-mesenquimal.[151]

Por fim, há grande interesse na identificação de biomarcadores para prever o resultado de SDRA. Por exemplo, foram relatadas associações entre níveis elevados de citocinas, como IL-6 e IL-8,[152] e fatores de crescimento, como a angiopoietina 2,[100] e um prognóstico desfavorável na SDRA. No entanto, mesmo uma combinação de biomarcadores, quando utilizados em conjunto com preditores clínicos, é apenas ligeiramente mais preditiva para mortalidade do que os preditores clínicos sozinhos.[153]

Complicações

A SDRA é complicada por pneumonia associada à ventilação mecânica em cerca de 30% a 65% dos casos (Cap. 34). Nesse contexto, a pneumonia associada à ventilação mecânica geralmente se desenvolve mais de 5 a 7 dias após o início da ventilação mecânica e é muitas vezes precedida por colonização do trato respiratório inferior por agentes patogénicos potenciais.[154] Os organismos prováveis incluem bastonetes Gram-negativos não fermentadores, *Staphylococcus aureus* resistente à meticilina e *Enterobacteriaceae*.[155] Embora o desenvolvimento de PAV prolongue a duração da ventilação mecânica na SDRA, ele não parece aumentar a mortalidade.[154,156,157] Fazer um diagnóstico definitivo de PAV em pacientes com SDRA pode ser um desafio, porque estes pacientes já têm anomalias radiográficas, e, não raro têm leucocitose e febre. Se técnicas diagnósticas forem utilizadas como lavado broncoalveolar ou escovado protegido, o rendimento é mais elevado quando se obtêm amostras bilaterais do pulmão e quando o paciente não está tomando antibióticos.[157,158]

Outra complicação temida da SDRA é o barotrauma (pneumotórax, pneumomediastino, enfisema subcutâneo) devido ao efeito da ventilação com pressão positiva em pulmões heterogêneos com complacência diminuída. Como a maioria dos pacientes com SDRA estará em posição supina (e não ereta), o diagnóstico de um pneumotórax requer vigilância; a aparência radiográfica de um pneumotórax é diferente e pode ser mais sutil no paciente supino (p. ex., ar no ângulo costofrênico, o sinal do "sulco profundo"). Os dados de uma série de estudos prospectivos sugerem que a incidência de barotrauma na SDRA é, atualmente, de cerca de 10% ou menos.[109,159,160]

TERAPIA

Tratamento de Suporte

Uma das primeiras metas da terapia na SDRA é tratar a causa subjacente. Em particular, os pacientes com sepse podem responder ao controle agressivo do foco, incluindo antibióticos e, quando apropriado, desbridamento cirúrgico e drenagem. Em pacientes com SDRA e sepse de origem desconhecida, tanto o pulmão quanto o abdome devem ser considerados e excluídos como focos de infecção.[140,141] As metas adicionais são a prevenção de complicações e a prestação de tratamento de suporte (p. ex., nutrição, ventilação) para dar tempo para que o corpo se cure. Tipicamente, tal tratamento deve incluir a profilaxia contra úlcera gastrointestinal de estresse e trombose venosa profunda.

Controle Hemodinâmico

A melhor abordagem para o controle hemodinâmico na SDRA tornou-se menos controversa com a publicação de estudos comparando diferentes estratégias. Antes desses estudos, ainda não estava claro se os médicos deveriam tentar a diurese para diminuir o edema pulmonar, mesmo que isso causasse, potencialmente, hipovolemia e choque, ou liberalizar fluidos para manter a perfusão. Essa questão foi abordada por um grande ensaio controlado randomizado e multicêntrico da *ARDS Network*, constituído por pesquisadores em vários hospitais americanos. O estudo randomizou 1.000 pacientes com SDRA a uma de duas estratégias de administração de fluidos altamente protocolizadas: através da administração de fluidos, diuréticos ou agentes vasoativos, os dois protocolos se concentravam em uma pressão intravascular superior ou inferior (conforme medida por um cateter de artéria pulmonar ou venoso central) durante 7 dias. Os pacientes randomizados para a estratégia de fluidos conservadora (visando a uma pressão intravascular inferior) tiveram melhorias significativas na oxigenação e mais dias fora da ventilação e da unidade de terapia intensiva do que os pacientes na estratégia liberal. É importante notar que os pacientes do braço conservador não tiveram uma maior incidência de diálise ou choque do que os do braço liberal; além disso, as taxas de mortalidade nos dois braços foram semelhantes. Assim, os resultados desse estudo sugerem que a administração conservadora de fluidos é segura e benéfica aos pacientes com SDRA.

Inicialmente, essa recomendação pode parecer em desacordo com o princípio da terapia precoce guiada por metas, em que os pacientes com sepse são agressivamente reanimados com fluido de acordo com o ensaio controlado randomizado relatado por Rivers et al.[161] No entanto, não é difícil conciliar os resultados aparentemente díspares desses ensaios clínicos. Em primeiro lugar, é importante notar que os pacientes no estudo da *ARDSNet* foram inscritos uma média de 24 horas depois de atenderem aos critérios para LPA, muito mais tarde do que a janela de 6 horas no estudo de Rivers. Além disso, o protocolo do estudo do ensaio da *ARDSNet* foi estritamente projetado para evitar choque agravante ou incitador ou edema pulmonar.

Uma última observação é que o estudo da *ARDSNet* usou um algoritmo muito complexo para a administração de fluidos, o qual pode não ser amplamente adotado. Propôs-se desde então um protocolo simplificado, mas que ainda não foi validado.[162] Enquanto isso, recomendamos que os médicos controlem os fluidos de forma conservadora em pacientes que não estão em choque, tendo o cuidado de, no entanto, evitar excesso de diurese e hipovolemia.

Os médicos, historicamente, inserem um cateter de artéria pulmonar em pacientes com edema pulmonar para ajudar a estabelecer o diagnóstico e a orientar a terapia. O consenso de numerosos ensaios clínicos é que, para a maioria dos pacientes, as informações de um cateter de artéria pulmonar não melhoram o resultado.[16] Por este motivo, não recomendamos o uso rotineiro desses cateteres em pacientes com SDRA.

A questão sobre qual fluido usar em pacientes com SDRA continua em aberto. Os coloides à base de amido caíram em desuso nos pacientes com sepse grave, por causa de um estudo randomizado que encontrou uma incidência mais alta de falência renal em pacientes com sepse grave que recebiam pentastarch 10% em comparação com pacientes que receberam Ringer lactato.[163] Ainda não se sabe se o pentastarch tem o mesmo efeito prejudicial nos pacientes com SDRA sem sepse grave. Em teoria, o uso de albumina é atraente porque elevaria a pressão oncótica intravascular e predisporia a menos edema pulmonar. Um pequeno estudo controlado por placebo sobre SDRA demonstrou que um regime de infusões de albumina e furosemida por 5 dias provocou uma melhora substancial e estatisticamente significativa na oxigenação, acompanhada por uma diminuição da frequência cardíaca. No entanto, a maior parte dos pacientes tinha SDRA como resultado de um trauma, com menos de 5% com sepse. Não houve diferenças em importantes desfechos clínicos (p. ex., mortalidade), embora o estudo não tivesse potência para abordar essas questões.[164] Um estudo de acompanhamento estabeleceu que o efeito benéfico na oxigenação foi devido à albumina, e não à furosemida.[165] Embora um grande ensaio clínico de pacientes internados na unidade de terapia intensiva tenha concluído que a albumina era tão segura quanto cristaloides,[166] o estudo não inscreveu especificamente pacientes com SDRA e analisou somente resultados de curto prazo. É também importante lembrar que, como um hemoderivado, a administração de albumina está associada a um risco muito pequeno, mas limitado, de doenças transmissíveis. Assim, enquanto se aguardam outros ensaios, o papel da albumina no tratamento de pacientes com SDRA ainda é incerto.

Nutrição

Postula-se que manipulações na dieta poderiam fortalecer o sistema imunológico e melhorar o resultado de doenças inflamatórias, como sepse e SDRA. Tais estratégias envolvem suplementação com alimentação enteral com uma ou mais das seguintes substâncias: glutamina, ácidos graxos ômega-3, arginina e antioxidantes.

Um pequeno estudo randomizado examinou o efeito de uma dieta enteral modificada contendo ácido eicosapentaenoico, ácido gama-linolênico e vários antioxidantes comparada com uma dieta enteral controle em pacientes com SDRA.[167] Os autores descobriram que a alimentação modificada melhorou a oxigenação, reduziu o número de neutrófilos no lavado alveolar, diminuição a duração da internação e diminuiu a exigência de ventilação mecânica. Em um estudo mais recente, dietas enterais modificadas (contendo ácido eicosapentaenoico, ácido gama-linolênico e vários antioxidantes) também melhorou a oxigenação, embora resultados clinicamente importantes permanecessem inalterados.[168] Muitos outros estudos de dietas enterais modificadas (muitas vezes chamadas de imunonutrição) foram realizados em populações menos definidas de pacientes críticos, com resultados conflitantes. Uma metanálise sobre o tema destacou a heterogeneidade dos estudos e sugeriu que o efeito da imunonutrição variou de acordo com o grupo de pacientes sendo estudado.[169] Nesse ponto, o papel da imunonutrição no tratamento da SDRA permanece obscuro.

Uma questão relacionada nessa área diz respeito à quantidade de alimentação enteral que deve ser administrada. Em um recente ensaio randomizado controlado, a frequência de alimentação enteral (p. ex., uma frequência normal *versus* uma frequência baixa, chamada trófica, que fornece um terço das calorias) não afetou o resultado da LPA.[170]

Farmacoterapia

As tentativas de desenvolver terapias farmacológicas para a SDRA têm sido frustrantes e, em grande parte, malsucedidas, sem farmacoterapias que reduzam, de forma inequívoca, a mortalidade por SDRA, apesar de um grande número de ensaios randomizados controlados de dezenas de potenciais agentes.[171] Apesar da heterogeneidade dos agentes que foram avaliados, três generalizações podem ser feitas:

1. Apesar de mostrar eficácia *in vitro* ou em estudos animais, a maioria das terapias potenciais não conseguiu reduzir a mortalidade ou outros desfechos clínicos importantes em ensaios clínicos em humanos.
2. Uma série de agentes melhora a oxigenação, mas não afeta a mortalidade por SDRA.
3. Análises *post hoc* de subgrupos de pacientes de numerosos estudos de vários agentes sugerem benefícios, mas faltam dados prospectivos.

A próxima seção examina a justificativa biológica de várias terapias potenciais para SDRA, com ênfase nas evidências de ensaios clínicos, quando disponíveis.

Corticosteroides. Devido à suposta fisiopatologia inflamatória subjacente à SDRA, uma série de ensaios de doses elevadas de corticosteroides tem sido realizada. Em alguns, a meta foi a prevenção da SDRA em pacientes em risco (p. ex., com choque séptico), enquanto em outros, os esteroides foram dados na SDRA já estabelecida. O regime de costume foi metilprednisolona 30 mg/kg a cada 6 horas, durante 1 a 2 dias. Nenhum dos ensaios que utilizou este regime de tratamento mostrou qualquer benefício com o uso de esteroides,[172,173] e um mostrou maior incidência de infecção nos pacientes que receberam esteroides.[174] Mais recentemente, o uso de esteroides tem sido contemplado em um momento mais avançado no curso da SDRA, durante a fase fibroproliferativa. Demonstrou-se que níveis de citocinas plasmáticas persistentemente elevados correlacionam-se com a sobrevida piorada na SDRA, o que levou alguns a teorizarem que a SDRA tardia (> 7 dias após o início) é caracterizada por inflamação persistente que pode responder ao tratamento com esteroides. Um pequeno estudo randomizou 24 pacientes com SDRA tardia com 2 mg/kg de metilprednisolona (seguidos por uma retirada gradual por 32 dias) ou placebo. Os pacientes do grupo de esteroides tiveram menor mortalidade, melhora da oxigenação, diminuição da disfunção de órgãos e extubação precoce, mas também tiveram uma taxa de infecção mais alta (embora não estatisticamente significativa).[175] No entanto, esses dados são difíceis de interpretar por causa do pequeno tamanho da amostra e do número de pacientes que passaram para a terapia alternativa.

Um ensaio randomizado controlado por placebo de 180 pacientes com SDRA com uma duração mínima de 7 dias foi realizado subsequentemente pela *ARDS Network*.[176] Os pacientes foram randomizados para placebo ou para uma dose única de 2 mg/kg de metilprednisolona, seguida por 0,5 mg/kg a cada 6 horas durante 14 dias, e em seguida, a cada 12 horas, durante 7 dias, e depois, redução gradual. Embora os pacientes randomizados para esteroides tenham mostrado melhorias no número de dias sem choque e livres da ventilação (durante os primeiros 28 dias), bem como na oxigenação, não houve diferença na mortalidade de 60 dias. Uma análise de subgrupo revelou que os pacientes que receberam esteroides mais de 14 dias após o início da SDRA tiveram uma taxa de mortalidade de 60 e 180 dias significativamente maior. A questão referente ao uso de esteroides na SDRA tardia permanece controversa,[177] mas parece razoável considerar esteroides em pacientes que não estão melhorando por volta do 7° e 14° dias, já que se sugere benefícios em subgrupos e não se tenham comprovado prejuízos.

Vasodilatadores. A prostaglandina E_1 é um vasodilatador que tem sido estudado como uma terapia potencial para SDRA, tendo como base, em grande parte, suas supostas propriedades anti-inflamatórias. Estudos *in vitro* e pré-clínicos em animais sugerem que a prostaglandina E_1 por via parentérica, especialmente quando administrada em um lipossomo, tinha o potencial de diminuir a ativação de neutrófilos. Apesar dos dados iniciais promissores,[178] um grande estudo randomizado, multicêntrico, duplo-cego de prostaglandina E_1 lipossomal não encontrou nenhuma melhoria na sobrevida ou na dependência de ventilação, embora o fármaco tenha melhorado a oxigenação.[179]

A prostaciclina é outro vasodilatador que, quando administrado por nebulizador, atua seletivamente sobre a vasculatura pulmonar. Como a solução em aerossol tende a ir para as regiões mais bem ventiladas do pulmão, a vasodilatação dos ramos da artéria pulmonar que abastecem estas áreas leva a uma melhora do equilíbrio V/Q e da oxigenação. Embora a prostaciclina seja usada como terapia de resgate para hipoxemia refratária e seja bem tolerada,[180] não há grandes estudos randomizados nem estudos controlados por placebo de seu uso na SDRA.[181,182]

O NO é um gás altamente reativo formado endogenamente por NOS do aminoácido arginina. Ele estimula a guanilato ciclase celular, levando a um aumento dos níveis de guanosina monofosfato cíclico. Ele age como um potente vasodilatador, e quando administrado por inalação, o NO provoca vasodilatação da circulação pulmonar. O NO é rapidamente inativado na corrente sanguínea através da combinação com a hemoglobina para formar a metemoglobina, que normalmente é metabolizada de forma rápida e não acumula a níveis que se creem tóxicos (i.e., metemoglobina < 5%). Devido a essa rápida inativação, o NO é um vasodilatador seletivo, que não afeta a circulação sistêmica. Como a prostaciclina em aerossol, o NO causa mais vasodilatação nas áreas do pulmão que são mais bem ventiladas, melhorando, assim, o equilíbrio V/Q.[183] Além disso, o NO tem propriedades anti-inflamatórias e pró-inflamatórias, embora a contribuição dessas propriedades para seus efeitos em um ambiente clínico seja incerta.[184] O NO também pode reagir com o oxigênio e a água, formando metabólitos tóxicos, tais como o NO_2 e ácido nitroso e nítrico, embora em concentrações de NO de menos que 40 ppm, este problema não costume ser clinicamente significativo. Um absorvente de cal sodada pode ser colocado no ramo inspiratório do circuito de NO, a fim de remover qualquer NO_2 antes que o gás inspirado chegue ao paciente.

No maior estudo randomizado duplo-cego, controlado por placebo de NO na SDRA até o momento, mais de 170 pacientes foram randomizados para diferentes doses de NO (de 1,25 a 80 ppm) ou placebo. Apesar de aproximadamente 60% dos pacientes apresentarem uma melhora significativa na oxigenação 4 horas após a administração de NO, não houve diferença na sobrevivida ou na liberação da ventilação mecânica entre os pacientes que receberam NO e aqueles do grupo do placebo.[185] Além disso, a melhora inicial na oxigenação com o NO não foi sustentada durante o curso do estudo. Houve poucos efeitos adversos do NO, e para os pacientes que receberam menos de 40 ppm, os níveis de metemoglobina e de NO_2 foram os mesmos do grupo do placebo. Os resultados desse estudo confirmaram as descobertas de outros ensaios não cegos menores do NO na SDRA[186,187] e foram repetidos em uma revisão sistemática.[188] Em um outro grande estudo randomizado, mas não cego, do NO na SDRA, uma proporção maior de pacientes no grupo do NO precisou de terapia de substituição renal do que no grupo-controle.[189] Uma metaanálise de ensaios que usaram NO para SDRA concluiu que, embora o NO tenha causado melhora inicial na oxigenação, ele não teve nenhum impacto na sobrevida e estava associado a um aumento do risco de disfunção renal.[190] Sugere-se que o NO não deva ser usado rotineiramente no tratamento de pacientes com SDRA, exceto talvez como uma terapia de "resgate" para a hipoxemia com extremo risco de morte. De fato, em uma recente metanálise de dados individuais, o NO inalado não melhorou a mortalidade em pacientes com SDRA, independentemente da gravidade, conforme avaliado pelas proporções de PO_2 arterial/FiO_2 que chegaram a 70.[191]

Surfactante. Como discutido na seção sobre patogênese, numerosas anomalias relativas ao surfactante foram descritas na SDRA. Estas incluem um aumento em formas relativamente inativas, inativação do surfactante por proteínas que vazaram para o espaço alveolar, dano às células epiteliais tipo II (que produzem surfactante) e destruição dos componentes do surfactante pelo processo inflamatório.[45] Essas alterações, em conjunto com a eficácia da suplementação com surfactante na síndrome do desconforto respiratório *neonatal*, levou à hipótese de que a suplementação com surfactante pode ser benéfica na SDRA. Dados de estudos em animais e pequenas séries de casos se mostraram promissores.[192] Um pequeno estudo randomizado controlado administrou surfactante bovino através de um cateter endotraqueal em pacientes com SDRA e mostrou, em um subgrupo de pacientes, uma melhora na oxigenação e uma tendência à diminuição da mortalidade.[193]

No entanto, o entusiasmo pelo surfactante foi bastante refreado pelos resultados de um grande ensaio randomizado, multicêntrico, cego, controlado por placebo. Nesse estudo, os pesquisadores administraram um surfactante sintético (livre de proteína) em aerossol ou placebo salino continuamente por até 5 dias para pacientes com início recente (< 48 horas) de SDRA induzida por sepse. Não houve benefício fisiológico ou clínico causado pelo surfactante. Apesar do seu rigor metodológico, o estudo foi criticado porque acreditou-se que menos de 5% da dose administrada de surfactante alcançou o pulmão distal. Além disso, a ausência de proteínas do surfactante no surfactante sintético pode ter diminuído sua capacidade de reduzir a tensão superficial.[194] Devido a essas questões, o papel da suplementação com surfactante continua a ser estudado.

Em um ensaio de fase I/II, 40 pacientes com SDRA de início recente foram randomizados para uma preparação de surfactante à base de proteína C (dado até quatro vezes ao longo de 24 horas) ou nenhum medicamento. O surfactante foi administrado através de um cateter colocado no tubo endotraqueal. O fármaco não teve efeito na oxigenação ou nos dias sem ventilação, que eram os resultados principais do estudo. Os autores relataram uma significativa diminuição nos níveis de IL-6 no lavado broncoalveolar de pacientes que receberam a preparação de surfactante, embora não esteja claro se este era um desfecho pré-especificado.[195]

Por fim, dois ensaios de fase III da preparação de surfactante à base de proteína C recombinante foram completados. Os estudos demonstraram que o surfactante melhorou a oxigenação, mas não teve impacto sobre a mortalidade ou nos dias livres de ventilação. Apenas um estudo, usando calfactant (um surfactante natural, diferente de ensaios anteriores) em pacientes pediátricos com SDRA, demonstrou algum benefício na mortalidade;[46] não se sabe se isto ocorreu devido ao surfactante singular utilizado neste estudo ou a diferenças entre os pacientes inscritos neste ensaio e nos ensaios negativos (p. ex., adultos *vs.* pediátricos). Se o surfactante irá revelar se útil em subgrupos bem definidos de pacientes com SDRA, permanece uma questão em aberto.[41]

Agentes Antioxidantes e Anti-inflamatórios (Além dos Esteroides). Postula-se que o estresse oxidativo esteja envolvido na patogênese da SDRA.[69] Na verdade, a lesão pulmonar devido à hiperoxia é um modelo comumente usado para estudar SDRA em animais. Espécies reativas de oxigênio se formam como um subproduto da ativação de neutrófilos e macrófagos; além disso, a necessidade de muitos pacientes com SDRA de uma alta fração inspirada de oxigênio pode predispor a estresse oxidativo. Níveis diminuídos de glutationa, um importante limpador endógeno de espécies reativas de oxigênio, têm sido observados no fluido alveolar de pacientes com SDRA. Pequenos ensaios clínicos com N-acetilcisteína e pró-cisteína se mostraram promissores.[196] Infelizmente, apesar desse otimismo, ensaios clínicos maiores com antioxidantes na SDRA foram decepcionantes. Um ensaio multicêntrico do antioxidante pró-cisteína na SDRA não mostrou nenhum efeito benéfico do fármaco.[47]

Vários agentes com supostos efeitos anti-inflamatórios foram testados na SDRA. Estes incluem cetoconazol, lisofilina e (em pacientes com sepse em risco de SDRA) o fármaco anti-inflamatório não esteroide ibuprofeno. Em estudos separados, bem conduzidos, cegos, randomizados e controlados, nenhum

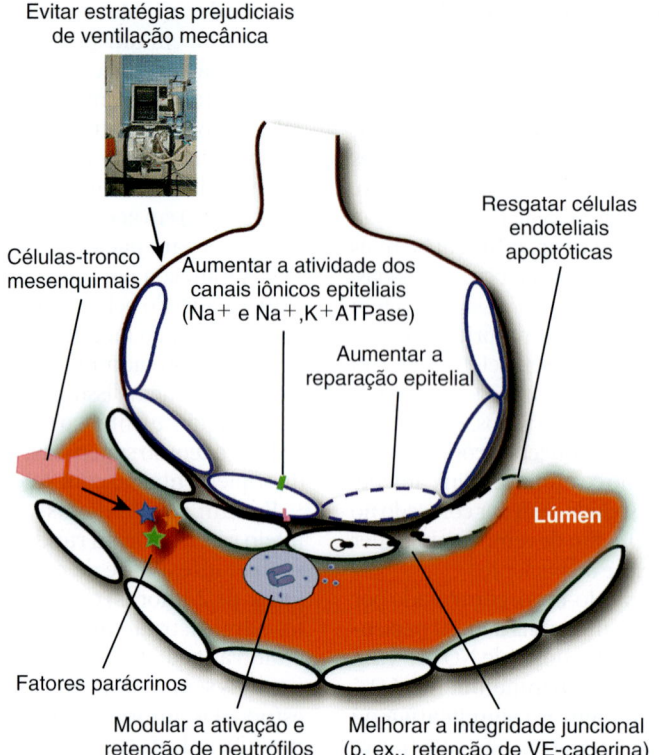

Figura 100-7 Esquema de um alvéolo que descreve novas estratégias terapêuticas potenciais para SDRA. Mostrou-se que células-tronco mesenquimais aliviam a lesão pulmonar em modelos animais, um benefício que tem sido atribuído aos seus efeitos parácrinos. A modulação do recrutamento, ativação (p. ex., degranulação) e apoptose de neutrófilos tem sido há muito investigada como um meio de prevenir ou extinguir a lesão pulmonar, que é muitas vezes considerada dependente dos neutrófilos. O reparo epitelial ou o aumento no *clearance* do fluido alveolar são outras estratégias que estão sendo adotadas, como, por exemplo, por meio do aumento da regulação dos canais de sódio epiteliais da membrana apical. Mais recentemente, tem havido interesse no aumento da integridade da barreira endotelial pulmonar por meio do impedimento da internalização (e perda de função) das proteínas de junção, tais como a VE-caderina e claudina-5, ou pelo enfraquecimento da apoptose endotelial. Por fim (acima, à esquerda), estudos médicos demonstraram que certas estratégias de ventilação são menos prejudiciais para os pulmões do que outras.

desses agentes demonstrou benefícios na SDRA.[197-199] Um estudo prospectivo, randomizado e controlado avaliou o efeito do fator recombinante de ativação plaquetária acetil-hidrolase na prevenção de SDRA em pacientes com sepse grave. Esse ensaio de mais de 100 pacientes não apresentou diminuição no desenvolvimento da SDRA em pacientes que receberam o fármaco; no entanto, a taxa de mortalidade foi menor nos pacientes que receberam uma dose intermédia do medicamento em estudo.[200] Outros ensaios com as chamadas terapias anti-inflamatórias na sepse têm se mostrado decepcionantes.[80,171]

Novas Terapias. Como discutido anteriormente na seção sobre Patogênese, o *clearance* do fluido alveolar pode ser aumentado por catecolaminas. Um pequeno estudo randomizou 40 pacientes com SDRA recebendo salbutamol intravenoso ou placebo durante 7 dias.[201] Os pacientes que receberam salbutamol tiveram uma diminuição na água extravascular pulmonar, mas uma incidência maior de arritmias. Foi realizado um estudo de seguimento em quase 50 unidades de terapia intensiva no Reino Unido e foram inscritos mais de 300 pacientes com SDRA. No entanto, o ensaio foi interrompido mais cedo do que o previsto devido a um aumento da mortalidade no grupo que recebia o salbutamol intravenoso.[98] Um ensaio de tamanho semelhante de albuterol em aerossol (administrado a cada 4 horas por até 10 dias) para SDRA não encontrou nenhum benefício.[202] Assim, o uso de rotina de β_2-agonistas não pode ser recomendado na SDRA.

A terapia com células-tronco para a SDRA está sendo explorada.[203] Foram observados efeitos benéficos em animais com a administração endotraqueal e intravenosa de células-tronco;[204] tais efeitos podem ser ampliados com o uso de células-tronco transfectadas com ANGPT1.[205] Um diagrama de novas abordagens terapêuticas potenciais é mostrado na Figura 100-7.

Discrepâncias Entre Estudos em Animais e em Humanos. Conforme discutido, praticamente todos os ensaios clínicos de grande escala de farmacoterapia para SDRA se mostraram negativos, apesar dos estudos promissores e, muitas vezes, empolgantes com animais. Há uma série de razões pelas quais os resultados desses estudos com animais não foram replicados em ensaios clínicos com humanos. Em primeiro lugar, em estudos animais, o agente a ser investigado costuma ser administrado ao mesmo tempo ou pouco depois que o pulmão é lesionado (p. ex., ligação cecal e punção, seguidas pela administração do fármaco dentro de algumas horas). Por outro lado, o início da lesão pulmonar em humanos costuma ser muito mais difícil de ser definido, e as terapias potenciais são dadas muitas horas após o diagnóstico ser feito. Assim, os agentes que poderiam ter sido eficazes na prevenção ou atenuação da SDRA podem ter sido administrados tarde demais. Em segundo lugar, a maioria dos estudos de "prova de conceito" com animais é de duração relativamente curta e não mimetiza o complicado curso clínico da SDRA em humanos. Em terceiro lugar, os animais na maioria dos estudos representam, essencialmente, um grupo homogêneo; por outro lado, os pacientes humanos têm múltiplas comorbidades e recebem várias cointervenções. Em quarto lugar, o fator precipitante subjacente para SDRA, mesmo em subgrupos de pacientes cuidadosamente selecionados, difere em termos de gravidade e duração, ao contrário de animais, em que uma lesão uniforme é aplicada. Essa heterogeneidade dificulta a identificação de agentes que podem trazer benefícios clínicos apenas modestos. Por fim, como discutido, a definição atual de SDRA é problemática, e os estudos podem incluir muitos pacientes com fisiopatologia/biologia marcadamente diferentes.

VENTILAÇÃO MECÂNICA

A ventilação mecânica salva vidas e é a terapia-padrão para SDRA. O tratamento ventilatório da SDRA sofreu mudanças impressionantes nos últimos 20 anos, em grande parte devido ao aumento do uso da tomografia computadorizada para captação de imagens dos pulmões e ao avanço na compreensão da LPIV.

LIMITAÇÃO DE VOLUME E PRESSÃO

A ventilação mecânica de pacientes sob anestesia para cirurgia envolve tradicionalmente grandes volumes correntes de 10 a 15 mL/kg, com o duplo objetivo de obter oxigenação arterial e pH arterial normais. Uma abordagem semelhante para ventilação de pacientes com SDRA foi realizada no passado. Essa ênfase na obtenção de parâmetros fisiológicos normais em pacientes com SDRA era compreensível na época: além de ser caracterizada por uma hipoxemia profunda e complacência pulmonar diminuída, acreditava-se que a SDRA envolvia os pulmões de forma difusa e homogênea com base em uma radiografia simples.[7] Um grande volume corrente, portanto, pareceu ser a única maneira de ventilar pacientes e manter a oxigenação. Posteriormente, estudos com tomografia computadorizada[206] demonstraram que os pulmões de muitos pacientes com SDRA são, na verdade, heterogêneos: em vez do envolvimento difuso sugerido pelas radiografias simples, as tomografias computadorizadas muitas vezes mostram opacidades irregulares intercaladas com áreas pulmonares de aparência mais normal (Fig. 100-5). A distribuição heterogênea da lesão na SDRA sugere que o volume corrente administrado a um paciente inflará preferencialmente as mais áreas de mais complacência (ou normais) do pulmão. Essas regiões do pulmão, expostas à volumes correntes destinados a um pulmão inteiro, portanto, correm o risco de hiperdistensão e lesão pulmonar associada à ventilação. Como discutido anteriormente, a ventilação mecânica com volumes correntes excessivos pode causar edema pulmonar devido ao aumento da permeabilidade alveolocapilar, com histologia notavelmente semelhante à da SDRA.

Apesar da lógica fisiológica clara e dados experimentais abundantes para apoiar a limitação do volume e pressão durante a ventilação de pacientes com SDRA, os dados de ensaios médicos randomizados em seres humanos não foram gerados antes do final dos anos 1990. Entre 1998 e 2000, foram publicados cinco estudos randomizados controlados de estratégias de ventilação na SDRA.[109,160,207-209] Em todos os ensaios, os pacientes foram randomizados para uma estratégia envolvendo algum grau de limitação de pressão e volume corrente ou para uma estratégia de ventilação "convencional" com volume corrente mais elevado e limites de pressão.

Dos cinco estudos, o maior foi conduzido pela *ARDS Network*, composta por pesquisadores de vários hospitais norte-americanos, e apoiado pelo National Heart, Lung and Blood Institute dos Estados Unidos.[109] Esse estudo, que foi sete vezes maior do que qualquer um dos outros quatro, randomizou 861 pacientes para volumes correntes reduzidos ou volumes correntes tradicionais. No grupo tradicional, a

Tabela 100-3 Protocolo de Ventilação Utilizado no Estudo da *ARDS Network*[109]

Parâmetro	Protocolo
Modo de ventilação	Volume controlado/assistido
Volume corrente	≤ 6 mL/kg de peso corporal predito*
Pressão de platô	≤ 30 cm H_2O
Frequência	6-35 respirações/min, ajustadas para pH 7,3-7,45
Proporção I:E	1:1 a 1:3
Objetivo da oxigenação	PO_2 arterial 55-80 mmHg ou SpO_2 88%-95%
Combinações permitidas de FIO_2/PEEP (cm H_2O)	0,3/5; 0,4/5; 0,4/8; 0,5/8; 0,5/10; 0,6/10; 0,7/10; 0,7/12; 0,7/14; 0,8/14; 0,9/14; 0,9/16; 0,9/18; 1/18-24
Desmame	Por pressão de suporte, necessário quando FIO_2/PEEP ≤ 0,4/8

*Veja o texto para a fórmula do cálculo de peso corporal predito. Proporção I:E, proporção entre gás inspiração e expirado; SpO_2, saturação por oximetria de pulso.

pressão de platô também foi mantida abaixo de 50 cm H_2O. No grupo de volume pequeno, o volume corrente foi ajustado em 6 mL/kg de peso corporal predito e reduzido se necessário para manter a pressão de platô entre 25 e 30 cm H_2O. A acidose respiratória foi tratada de forma agressiva, com a taxa de ventilação sendo ajustada em seis a 35 respirações por minuto para obter um pH de 7,3 a 7,45. Foram autorizadas infusões de bicarbonato para a acidose que persistiu apesar de uma taxa de ventilação de 35 respirações por minuto. O volume corrente foi aumentado para a acidemia refratária, caso o pH fosse inferior a 7,15. Somente combinações predefinidas de PEEP e FIO_2 foram autorizadas nos dois grupos, para uma saturação de oxigênio alvo de 88% a 95% (Tabela 100-3). A dissincronia entre paciente e ventilador foi reduzida por meio da sedação do paciente, quando necessário.

O estudo, que originalmente se propôs a reunir 1.000 pacientes, foi interrompido precocemente porque uma análise provisória mostrou vantagem no grupo de volume corrente pequeno. A taxa de mortalidade foi de 39,8% no grupo tradicional, em comparação com 31% no grupo de volume corrente pequeno ($P = 0,007$). Respiração sem assistência no 28° dia também foi significativamente mais frequente no grupo de volume pequeno e o número de dias sem ventilação foi maior. O número de dias sem falência de órgãos também foi maior no braço de volume pequeno.

Um fator-chave na comparação de ensaios é compreender que o estudo *ARDS Network* usou o peso corporal predito, enquanto outros estudos utilizaram o peso corporal ideal ou peso corporal medido para definir o volume corrente. A lógica subjacente à utilização do peso corporal predito é que ela se correlaciona muito melhor com o tamanho do pulmão do que o peso corporal medido, e o objetivo ao individualizar o volume corrente para qualquer paciente é coincidir o volume corrente com o tamanho do pulmão. A distinção é importante, uma vez que os dados do estudo da *ARDS Network* demonstram que o peso corporal medido foi cerca de 20% maior do que o peso corporal predito. Em outras palavras, os volumes correntes usados em outros estudos podem ter sido maiores que os estimados. O peso corporal predito em quilogramas pode ser calculado para pacientes do sexo masculino como 50 + 0,91 (centímetros de altura-152,4), e para pacientes do sexo feminino como 45,5 + 0,91 (centímetros de altura-152,4).[109]

O estudo da *ARDS Network* adotou uma abordagem agressiva para hipercarbia e acidose, incluindo o uso de taxas respiratória mais elevadas, infusões de bicarbonato e diminuição das restrições ventilatórias. Como resultado, a hipercarbia e o subsequente pH baixo no braço de tratamento foram menos marcantes do que em alguns outros estudos. Isto também pode ter contribuído para a menor mortalidade no braço de volume corrente reduzido.

Alguns pesquisadores propuseram que a ventilação mecânica de um determinado paciente fosse definida com base na curva pressão-volume inspiratória estática do sistema respiratório do paciente.[209] Na SDRA, essas curvas muitas vezes apresentam uma forma sigmoidal, com um ponto de inflexão inferior a baixos volumes pulmonares e um ponto de inflexão superior em volumes elevados. Inicialmente, pensava-se que o menor ponto de inflexão representava a pressão na qual havia reexpansão das unidades pulmonares colapsadas, respondendo pela mudança abrupta na complacência. O ponto de inflexão superior era tido como a representação da pressão na qual os alvéolos se tornavam hiperdistendidos. Com base nisso, propôs-se que a PEEP deveria ser definida como maior do que a pressão do ponto de inflexão inferior, enquanto a pressão de platô deveria ser mantida abaixo do ponto de inflexão superior. Embora conceitualmente atraente, essa interpretação da curva pressão-volume inspiratória estática é provavelmente incorreta. Sabe-se que o recrutamento do pulmão continua mesmo acima do ponto de inflexão inferior.[210] Por outro lado, durante a ventilação corrente, os alvéolos podem ser recrutados continuamente a fim de que o ciclo ventilatório ocorra em uma região próxima ao segmento de deflação no segmento de inflação da curva de pressão-volume.[211] Dessa forma, a limitação do volume corrente ou pressão de platô com base na curva pressão-volume inspiratória não é amplamente utilizada.[212]

Bloqueio Neuromuscular

A ventilação mecânica de pacientes com SDRA é muitas vezes complicada pela dissincronia paciente-ventilador, o que pode piorar a oxigenação e a ventilação. Para superar isso, os médicos têm tradicionalmente sedado e até mesmo paralisado pacientes utilizando agentes bloqueadores neuromusculares. Muitos médicos desde então relutam em usar agentes bloqueadores neuromusculares por preocuparem-se com a indução de miopatia e o prolongamento da duração da ventilação mecânica. No entanto, um estudo multicêntrico randomizado controlado com mais de 300 pacientes com SDRA inicial (< 48 horas) e grave comparou uma infusão de 48 horas de cisatracúrio com placebo.[213] Ambos os grupos receberam ventilação de proteção pulmonar com base no estudo da *ARDSNet*, discutido anteriormente. Os autores relataram uma redução significativa na mortalidade em 90 dias (o ponto final primário), bem como em vários pontos finais secundários, incluindo barotrauma e falência de órgãos. Não houve aumento na fraqueza adquirida na unidade de terapia intensiva. O mecanismo de benefício dos agentes bloqueadores neuromusculares é desconhecido, mas pode envolver diminuição da lesão pulmonar induzida por ventilador.[214] Esses dados excitantes, embora promissores, aguardam replicação antes de serem amplamente adotados.

O Papel da PEEP e Manobras de Recrutamento

Como mencionado, a primeira descrição da SDRA comentou sobre a aparente utilidade da PEEP na melhora da oxigenação.

De um ponto de vista teórico, a PEEP pode ser benéfica na prevenção de lesão provocada por abertura e fechamento cíclicos das unidades pulmonares terminais (atelectrauma, veja Patogênese) e ao permitir uma redução no volume corrente (e, consequentemente, volutrauma). Além disso, a PEEP, ao melhorar a oxigenação, pode permitir a redução da FIO_2, diminuindo assim o risco de toxicidade do oxigênio. Por outro lado, a PEEP muita elevada pode causar excessivo volume pulmonar inspiratório final e volutrauma. Muitos médicos também estão familiarizados com o efeito potencial da PEEP de deprimir o débito cardíaco e a pressão arterial. O nível ideal da PEEP para utilização em pacientes com SDRA tem sido, portanto, uma fonte de controvérsia.[215-217]

Na mesma linha, os baixos volumes correntes e pressões recomendados para a ventilação de proteção pulmonar podem levar a um derrecrutamento progressivo do pulmão, o que pode piorar a hipoxemia e potencialmente agravar o atelectrauma. A fim de combater o derrecrutamento, as chamadas manobras de recrutamento têm sido propostas. Essas manobras envolvem um aumento na pressão das vias aéreas durante um certo período, embora a pressão a ser aplicada e a sua duração não tenham sido padronizadas. Um exemplo de uma manobra de recrutamento seria 40 cm H_2O de pressão positiva contínua em vias aéreas por 40 segundos. Similarmente aos problemas com o ajuste do nível da PEEP, no entanto, é difícil prever quais pacientes podem se beneficiar das manobras de recrutamento e quais podem ser prejudicados pela hiperdistensão. A hiperdistensão de unidades pulmonares bem perfundidas pode resultar em desvio de sangue para alvéolos mal perfundidos, com consequente agravamento do *shunt* direita-esquerda e hipoxemia.[218]

Vários estudos randomizados controlados têm abordado a questão da PEEP e manobras de recrutamento no tratamento da SDRA.

Os pesquisadores da *ARDS Network* randomizaram 549 pacientes com SDRA para níveis menores ou maiores da PEEP, de acordo com combinações predeterminadas de PEEP e FIO_2. Os pacientes no braço da PEEP menor receberam os níveis de PEEP/FIO_2 utilizados no estudo original da *ARDS Network* de ventilação de proteção pulmonar (veja anteriormente). O nível exato de PEEP utilizado no braço maior variou com o FIO_2, mas foi em média 5 cm H_2O maior do que o braço de controle (média de 13 a 15 cm H_2O nos primeiros 7 dias). As manobras de recrutamento foram inicialmente usadas no grupo de PEEP maior, mas foram interrompidas depois dos primeiros 80 pacientes, porque elas não foram muito eficazes.[219] O estudo foi interrompido precocemente devido à futilidade percebida e a taxa de mortalidade em ambos os braços foi cerca de 25%, significativamente menor do que havia sido relatado em outros estudos de SDRA.[220]

Um segundo grande estudo randomizou quase 1.000 pacientes com LPA para o que foi descrito como uma estratégia de "pulmão aberto" contra o protocolo de ventilação utilizado no estudo original da *ARDS Network*.[221] A estratégia de "pulmão aberto" consistiu em ventilação com controle da pressão com *pressão de platô* (P_{plat}) inferior a 40, manobras de recrutamento e PEEP alta, juntamente com os baixos volumes correntes (6 mL/kg) utilizados no grupo-controle. Em média, no primeiro dia do estudo, a PEEP no braço do pulmão aberto foi 16 cm H_2O, em comparação com 10 cm H_2O no grupo-controle. Esse estudo também não encontrou diferença nas taxas de mortalidade entre os dois grupos (aproximadamente 40%), embora o grupo do pulmão aberto tenha apresentado melhoras nos pontos finais secundários relacionados com a hipoxemia.

Por fim, um grande estudo francês randomizou 767 pacientes com LPA para uma PEEP de 5 a 9 cm H_2O ou PEEP maximizada contanto que a P_{plat} fosse menor que 28 a 30.[222] No primeiro dia do estudo, o nível médio de PEEP aplicado no braço de controle foi cerca de 7 cm H_2O ou ligeiramente menor do que a dos pacientes no estudo original da *ARDSNet* de ventilação de proteção pulmonar, enquanto o braço de PEEP maior teve uma PEEP média aplicada de 15 cm H_2O. O estudo não demonstrou diferença na mortalidade, mas o braço de PEEP maior tinha melhorado a complacência, oxigenação e uma diminuição da duração da ventilação mecânica e falência de órgãos.[222]

Tomados em conjunto, os dados destes estudos sugerem que níveis maiores de PEEP do que aqueles utilizados no estudo original da *ARDSNet* são seguros e podem melhorar a oxigenação, mas não há dados suficientes para argumentar que uma PEEP maior melhora a sobrevida. Por que esses estudos clínicos costumam ser negativos, apesar de dados muito sólidos obtidos em animais demonstrarem os benefícios de níveis maiores de PEEP, é um mistério. Uma possibilidade é o *yin-yang* da PEEP. Na medida em que a PEEP recruta unidades pulmonares, ela pode ser benéfica; na medida em que ela causa uma hiperdistensão maior de unidades pulmonares, pode ser prejudicial. Em todos os estudos até hoje, a PEEP foi aplicada a todos os pacientes quer seus pulmões fossem ou não recrutáveis. Dessa forma, uma abordagem razoável a ser testada em futuros estudos de PEEP é randomizar pacientes para uma estratégia de PEEP alta/baixa apenas se eles possuírem pulmões que são potencialmente recrutáveis.[217,223] De fato, uma metanálise que incluiu esses ensaios constatou que, enquanto a PEEP maior estava associada a uma mortalidade inferior em pacientes com PO_2/FIO_2 arterial < 200 mmHg (i.e., SDRA), houve menos benefícios e uma tendência a lesões em pacientes com uma PO_2/FIO_2 arterial maior e, consequentemente, lesão pulmonar menos grave.[224]

Os dados também sugerem que o papel das manobras de recrutamento no tratamento da SDRA é apenas de suporte e os dados atualmente disponíveis não mostram melhora em resultados clinicamente importantes. O suposto benefício principal das manobras de recrutamento é reduzir a lesão pulmonar induzida por ventilador. Muitos estudos relatam uma melhora variável e transitória na oxigenação após alguma forma de recrutamento,[219] o que pode ser mantido de forma mais eficiente com um nível maior de PEEP após o recrutamento. É também possível que o mesmo grau de recrutamento poderia ser obtido pelo simples aumento do nível de PEEP.[225,226] Embora as manobras de recrutamento costumem ser seguras, o paciente deve ser monitorado atentamente para quaisquer efeitos adversos na hemodinâmica ou oxigenação.

Hipercapnia Permissiva e Insuflação Traqueal de Gás

A utilização de volumes correntes menores (para evitar LPIV) muitas vezes resulta em acidose respiratória, um efeito que tem sido denominado *hipercapnia permissiva*. Os efeitos prejudiciais teóricos da hipercapnia incluem depressão miocárdica, aumento da resistência vascular pulmonar e fluxo sanguíneo renal reduzido. A hipercapnia pode ter um efeito prejudicial sobre as células epiteliais alveolares.[227] Talvez o efeito adverso clinicamente mais importante da hipercapnia seja a elevada pressão intracraniana decorrente do aumento do fluxo sanguíneo cerebral. No entanto, dados também sugerem que a hipercapnia tem efeitos protetores, incluindo atenuação da lesão pulmonar mediada por radicais livres e inflamação pulmonar.[228,229]

Devido à incerteza a respeito da hipercapnia permissiva, vale lembrar que o único grande estudo randomizado controlado que mostrou uma redução da mortalidade na SDRA tratou a acidose respiratória de forma bem agressiva (discutida anteriormente).[109] Na ausência de outros dados, parece prudente seguir o protocolo utilizado nesse estudo.

Uma abordagem que tem sido utilizada para diminuir os níveis elevados de PCO_2 arterial é a insuflação traqueal de gás, uma técnica pela qual um fluxo de gás é introduzido através de um pequeno cateter colocado no tubo endotraqueal, com a sua ponta próxima à carina. A insuflação traqueal de gás tem sido proposta como um auxiliar da hipercapnia permissiva, porque o gás insuflado melhora o *clearance* de CO_2 do espaço morto anatômico e tubo do ventilador. No entanto, o fluxo de gás pode aumentar o volume e a pressão alveolar, e pode aumentar a PEEP.[230] Embora existam muitos relatos de casos descrevendo o uso de insuflação traqueal de gás,[231] não houve estudos randomizados na SDRA. Em razão de questões técnicas e de monitoramento, não recomendamos o uso rotineiro da insuflação traqueal de gás na SDRA.

Ventilação Mecânica de Pacientes na Posição Prona (Decúbito Ventral)

O posicionamento de pacientes com SDRA na posição prona (decúbito ventral) foi descrito há quase 30 anos, como um meio de melhorar a oxigenação. Os mecanismos pelos quais a posição prona melhora a oxigenação são vários, mas provavelmente o fator mais importante é o efeito que o decúbito ventral tem sobre a parede torácica e a complacência pulmonar.[232] Na posição supina, as regiões mais dorsais e caudais do pulmão (ao longo da coluna vertebral e diafragma) são as mais afetadas em muitos pacientes com SDRA. Parte disso deve-se à gravidade, mas o peso do coração e dos órgãos abdominais sobre os pulmões também contribui. Quando um paciente é colocado na posição prona, a parede anterior do tórax é fixada (pela cama) e torna-se menos complacente, aumentando assim a proporção de ventilação dirigida para o pulmão dorsal. Além disso, o volume do pulmão que está sendo comprimido pelo coração devido à gravidade é substancialmente reduzido. O resultado líquido é uma ventilação mais homogênea do pulmão e correspondência V/Q presumivelmente melhor. Dados de um estudo em cães sugerem que a ventilação na posição prona pode atenuar a gravidade da LPIV.[233]

Uma série de estudos randomizados controlados multicêntricos já examinou a eficácia do decúbito ventral em pacientes com SDRA. Um estudo envolveu mais de 300 pacientes com LPA e os randomizou para tratamento convencional (supino) ou tratamento na posição prona por 6 ou mais horas durante 10 dias. O estudo constatou que a oxigenação melhorou em cerca de 70% dos procedimentos em posição prona e que a maior parte da melhora era evidente dentro da primeira hora do decúbito ventral. No entanto, embora a oxigenação tenha melhorado significativamente em pacientes na posição prona, não houve diferença na mortalidade entre os grupos. Análises retrospectivas do quartil de pacientes com a oxigenação mais insatisfatória ou a mais alta gravidade da doença (ou o maior volume corrente) apresentaram uma menor taxa de mortalidade aos 10 dias nos pacientes que estavam na posição prona, mas essa diferença não permaneceu após a alta da unidade de terapia intensiva.[234] O estudo foi criticado pela relativa curta duração da intervenção, bem como pelo fato de que a maioria dos pacientes passou a maior parte do dia na posição supina.[235]

Um estudo posterior randomizou mais de 700 pacientes com insuficiência respiratória hipoxêmica aguda (que incluiu, mas não estava limitada a, pacientes com SDRA) para ventilação na posição prona ou supina; pacientes permaneciam na posição prona, em média, por 50 horas após a entubação, 8 horas, em média, por dia, durante uma média de 4 dias.[236] Pacientes na posição prona exibiram melhora da oxigenação, mas nenhuma melhora na mortalidade ou duração da ventilação. Esses pacientes também sofriam de uma maior incidência de complicações, incluindo úlceras por pressão, entubação seletiva e obstrução do tubo endotraqueal.

Um estudo pediátrico (idade média de 2 anos) sobre decúbito ventral na SDRA também foi negativo[237] e dois estudos espanhóis sobre decúbito ventral para adultos com SDRA foram inconclusivos, mas sugeriram benefícios.[238,239]

Em 2013, um estudo multicêntrico randomizado de decúbito ventral prolongado (> 16 horas) foi relatado em mais de 400 pacientes com SDRA inicial (< 36 horas) e grave.[240] A SDRA foi definida de acordo com os critérios da AECC, com a SDRA grave indicando PO_2/FIO_2 arterial < 150 mmHg com $FIO_2 \geq 0,6$, PEEP ≥ 5 cm H_2O e volume corrente de cerca de 6 mL/kg de peso corporal predito. Os pacientes foram posicionados em decúbito ventral dentro da primeira hora após a randomização e mantidos em posição prona por pelo menos 16 horas consecutivas; o decúbito ventral foi realizado todos os dias até o 28° dia. De maneira notável, a taxa de sobrevida em 28 dias foi de 16% no grupo em posição prona e de 33% no grupo em posição supina.

Esses resultados são muito impressionantes e tendem a aumentar a adoção do decúbito ventral por intensivistas. Enquanto o decúbito ventral naquele estudo não foi associado a quaisquer complicações, é importante notar que o estudo foi realizado em centros com conhecimento significativo na ventilação em posição prona, o que requer atenção aos detalhes, e que ele não envolveu o uso de um leito rotativo. Linhas e tubos são vulneráveis a remoções durante o processo, e uma equipe suficiente deve estar à disposição para ajudar com o movimento. A equipe deve estar pronta e ser capaz de realizar a imediata reintubação no caso de o tubo endotraqueal ser deslocado. Pacientes em posição prona são mais suscetíveis de desenvolver úlceras por pressão e deve-se ter muito cuidado para assegurar que não sejam deixados objetos perdidos (p. ex., seringas, eletrodos do eletrocardiograma) sob o paciente, porque estes deixam impressões e até mesmo cicatrizes no corpo. Uma lesão instável na coluna vertebral é uma contraindicação absoluta para o decúbito ventral. Além disso, caso a ressuscitação cardiopulmonar seja necessária, deve-se retornar o paciente à posição supina imediatamente. Por fim, no estudo mais recente, houve uma série de critérios de exclusão, incluindo pressão intracraniana elevada, hemoptise maciça, cirurgia facial ou traqueal recente e baixa pressão arterial média (<65 mmHg).[240]

Ventilação com Controle do Volume *Versus* Ventilação com Controle da Pressão

O protocolo limitado ao volume e à pressão utilizado no estudo da *ARDS Network* empregou volume assistido-controlado como modo de ventilação. O estudo *Lung Open Ventilation* (descrito anteriormente) demonstrou que a ventilação com controle de pressão poderia ser usada com resultados equivalentes.[221] Outros estudos que examinaram essa questão também encontraram pouca diferença nos parâmetros ou resultados fisiológicos entre os dois modos de ventilação.[241,242]

Ventilação em Jato de Alta Frequência e Oscilação de Alta Frequência

Na ventilação em jato de alta frequência, um cateter de pequeno calibre é utilizado para introduzir gás sob alta pressão no tubo endotraqueal. A alta velocidade do gás leva consigo oxigênio e ar umidificado adicionais de portais secundários no sistema. Essa forma de ventilação mecânica atinge um volume corrente de 2 a 5 mL/kg e envolve frequências de 100 a 200 respirações por minuto.[243] A expiração é passiva, necessitando de recolhimento dos pulmões e da parede torácica. Há pouca evidência de que a ventilação em jato de alta frequência é superior à ventilação mecânica convencional na SDRA. Um estudo randomizado inicial de mais de 300 pacientes oncológicos com SDRA comparou a ventilação convencional (usando ventilação ciclada a volume) com a ventilação em jato de alta frequência. Uma vez que os pontos finais do estudo foram diferentes entre os dois grupos de pacientes, é difícil interpretar os dados. No entanto, os autores não encontraram diferença significativa em qualquer resultado clinicamente importante.[244]

Na *ventilação oscilatória de alta frequência* (VOAF), o recrutamento do pulmão é mantido utilizando-se uma pressão média de vias aéreas constante gerada por um viés de fluxo inspiratório e limitação da efusão de gás do circuito. A ventilação é obtida por meio de oscilações regulares rápidas (p. ex., 5 Hz) de um pistão ou diafragma. A ação de empurrar e puxar do pistão causa oscilações da pressão no tubo endotraqueal e vias aéreas proximais, criando pressões de pico e mínima em torno da pressão média estabelecida das vias aéreas. Os volumes correntes obtidos pela VOAF são pequenos, da ordem de 1 a 5 mL/kg. Em teoria, a VOAF parece idealmente adequada para evitar a LPIV. O atelectrauma é minimizado devido à pressão média das vias aéreas relativamente alta, que, juntamente com pequenos volumes correntes, limita o derrecrutamento do pulmão, e o volutrauma é minimizado porque os pequenos volumes correntes limitam o estiramento inspiratório final.[245] Com a VOAF, a perda de pressão do circuito pode causar derrecrutamento, razão pela qual devem ser aplicadas manobras de recrutamento (p. ex., aplicação de pressão positiva contínua nas vias aéreas por aproximadamente 30 a 40 segundos) depois que cada paciente seja desconectado do ventilador (p. ex., sucção aberta).

Em um estudo randomizado inicial sobre VOAF em adultos, 148 pacientes com SDRA foram randomizados para ventilação convencional usando o modo de controle de pressão ou para VOAF.[246] Os parâmetros ventilatórios específicos, tanto para o grupo convencional como para o grupo de VOAF, foram ajustados para obter oxigenação adequada a uma FIO_2 mínima (i.e., 88% a $FIO_2 \leq 0,60$), bem como um pH arterial maior que 7,15. Tendo em vista que o estudo começou antes da publicação do estudo da *ARDS Network* sobre a limitação do volume corrente, o braço de ventilação convencional deste estudo visou volumes correntes de 6 a 10 mL/kg. O estudo não foi realizado para detectar uma diferença na mortalidade e não houve diferença significativa na mortalidade em 30 ou 90 dias, ou em qualquer outro resultado. Os autores realizaram uma análise retrospectiva dos prognósticos da mortalidade e descobriram que estar na ventilação convencional por mais de 5 dias correlacionava-se com um resultado ruim.

Mais recentemente, dois grandes estudos randomizados de VOAF foram publicados e não mostraram nenhum benefício em termos de sobrevida ou duração da ventilação mecânica[247,248] em comparação com a ventilação convencional de proteção pulmonar. Com efeito, um dos estudos sugeriu que a VOAF pode ser prejudicial devido à quantidade de sedação necessária ou devido ao comprometimento da hemodinâmica. Em razão desses achados, o uso rotineiro de VOAF para SDRA não pode ser recomendado, embora seu papel como terapia de "resgate" não esteja claro.

Ventilação Líquida

A ventilação líquida baseia-se na capacidade do oxigênio e do dióxido de carbono de transportarem líquidos orgânicos, tais como perfluorocarbonos. Os perfluorocarbonos são hidrocarbonetos modificados nos quais os átomos de hidrogênio são substituídos por flúor, gerando líquidos inertes que são não tóxicos e minimamente absorvidos pelo epitélio respiratório. O perfluorocarbono mais amplamente estudado, perflubron (brometo de perfluoro-octil), pode dissolver cerca de 17 vezes mais O_2 do que solução salina e quase quatro vezes mais CO_2.[249] A ventilação líquida total é uma técnica em que os pulmões estão completamente cheios de líquido e um permutador extracorporal é utilizado para adicionar O_2 e remover CO_2 do líquido. A ventilação líquida parcial, que é muito mais fácil de usar clinicamente, envolve o enchimento parcial dos pulmões com líquido e, em seguida, usar um ventilador tradicional para fornecer volumes correntes de gás.[250]

Os benefícios teóricos da ventilação líquida derivam em grande medida da melhora do recrutamento do pulmão, devido à tensão de superfície inferior dos perfluorocarbonos e porque o líquido tende a se distribuir para as regiões dependentes do pulmão. A deposição de líquido com baixa tensão de superfície nessas áreas pode aumentar o recrutamento alveolar; além disso, acredita-se que o peso do líquido cause um desvio do fluxo sanguíneo pulmonar para as áreas não dependentes (mais bem ventiladas), melhorando a correspondência V/Q. O *clearance* de secreções (devido a seu deslocamento pelo líquido) também melhora. Os efeitos anti-inflamatórios do perflubron foram descritos, embora a relevância clínica desses efeitos não seja bem compreendida. Até o momento, dois estudos randomizados controlados de ventilação líquida parcial em adultos com SDRA foram publicados.[251] O primeiro inscreveu 90 pacientes com SDRA para ventilação líquida parcial com perflubron ou para ventilação mecânica convencional. Além de orientações muito gerais (p. ex., SO_2 arterial-alvo > 90%), nenhuma das duas estratégias de ventilação foi protocolizada. Além disso, os critérios de inclusão e exclusão foram ligeiramente modificados durante o curso do estudo. Não houve diferença significativa no número de dias sem ventilador (a principal medida de resultado) ou em qualquer outro resultado predeterminado. Um maior número de pacientes no braço de ventilação líquida sofreu hipoxia, bradicardia e acidose respiratória, embora o aumento na incidência desses eventos adversos não tenha sido estatisticamente significativo.

Em 2006, um estudo randomizado multicêntrico de ventilação líquida parcial com perfluorocarbono comparado com ventilação mecânica convencional (VT 10 mL/kg) inscreveu mais de 300 pacientes com SDRA. O estudo encontrou uma tendência em direção a uma mortalidade mais elevada nos grupos que receberam perfluorocarbono, além de uma incidência maior de barotrauma, hipoxia e hipotensão.[252] Com base nesses dados, a ventilação líquida parcial não pode ser recomendada para pacientes com SDRA.

Oxigenação por Membrana Extracorpórea (Cap. 103)

A *oxigenação por membrana extracorpórea* (ECMO, do inglês, *extracorporeal membrane oxygenation*), também conhecida como suporte extracorpóreo de vida ou assistência pulmonar extracorpórea, refere-se ao processo pelo qual o sangue do paciente circula por uma máquina externa que fornece oxigenação e/ou remoção de dióxido de carbono.[253] Em teoria, a ECMO pode ser utilizada para oxigenar pacientes com SDRA, enquanto minimiza a LPIV e a toxicidade do oxigênio e dá aos pulmões tempo para se recuperarem. Há vários relatos de casos sobre a utilização de ECMO na SDRA e ela costuma ser utilizada em recém-nascidos com insuficiência respiratória grave. Um estudo controlado randomizado de ECMO na SDRA foi concluído há quase 30 anos e não mostrou qualquer benefício.[254] É importante ressaltar que a taxa de mortalidade naquele estudo foi de aproximadamente 90% nos braços de ECMO e de controle. Em seguida, desenvolveu-se uma variante da ECMO dedicada à remoção de dióxido de carbono (remoção extracorpórea de CO_2, ou $ECCO_2R$) que foi promissora em uma série de casos, quando comparada com um grupo-controle histórico.[255] Isto foi sucedido por um estudo controlado randomizado usando *ventilação de relação inversa* com controle de pressão (IRV, do inglês, *inverse-ratio ventilation*) e $ECCO_2R$ na SDRA, que não conseguiu observar qualquer melhora na sobrevida.[256] Este estudo ilustra a importância do uso de controles concorrentes quando se avalia uma nova terapia.

Uma das complicações da ECMO é o sangramento; em um estudo randomizado inicial, pacientes randomizados para o aparelho receberam transfusão de uma média de 1,7 L de sangue *por dia*. Dados mais recentes sugerem que, em razão de muitos progressos tecnológicos, a ECMO pode ser realizada com relativa segurança por centros especializados. Em 2009, relatou-se um estudo randomizado controlado de ventilação convencional *versus* ECMO para insuficiência respiratória aguda.[257] A grande maioria dos pacientes em cada braço tinha SDRA; o encaminhamento a um centro de ECMO conferiu um benefício de sobrevida estatisticamente expressivo (risco relativo de morte aos 6 meses, 0,69; intervalo de confiança, 0,05-0,97). No entanto, pacientes no braço de ventilação convencional foram atendidos em vários hospitais, não tinham um protocolo de ventilação padronizado e sofreram uma taxa de mortalidade de 53%. Por outro lado, dos pacientes encaminhados para o centro de ECMO, 75% receberam de fato ECMO e um percentual expressivamente maior de pacientes neste grupo recebeu ventilação de proteção pulmonar. Dessa forma, não está claro se a melhora na sobrevida era atribuível à ECMO ou a um melhor atendimento em um hospital especializado. Um estudo de coorte dos mesmos autores que examinou ECMO para LPA induzida pelo vírus *influenza* H1N1 também sugeriu menor mortalidade do tratamento.[258]

Há também um interesse crescente no uso de suporte extracorpóreo de vida como terapia auxiliar para maximizar o benefício da ventilação de proteção pulmonar. Mesmo no volume corrente recomendado de 6 mg/kg, os pulmões de pacientes com SDRA podem ser lesionados por hiperdistensão e LPIV. Assim, a expectativa da ECMO é que possam ser usados volumes correntes inferiores a 6 mL/kg de peso corporal predito e que a acidose respiratória resultante possa ser tratada pela remoção extracorpórea de CO_2.[259] Devido aos progressos tecnológicos em curso que têm reduzido a necessidade de anticoagulação e o caráter invasivo dos aparelhos,[260,261] é possível que esta seja uma área fértil de investigação nos próximos anos.

Resumo

A abordagem moderna relativa à ventilação mecânica de pacientes com SDRA fundamenta-se em dois fatos: primeiro, que a lesão pulmonar difusa da SDRA afeta o pulmão de forma heterogênea; segundo, que a própria ventilação mecânica pode causar LPA. Assim, até o surgimento de novos dados, a estratégia de ventilação de proteção pulmonar adotada pelo estudo da *ARDS Network*[109] é o atendimento-padrão e está associada a melhoras de curto e longo prazo[262] na sobrevida.

A pressão de platô deve ser mantida a menos de 30 cm H_2O e o volume corrente deve ser limitado a 6 mL/kg de peso corporal predito tanto quanto possível. A posição prona deve ser seriamente considerada em pacientes com P/F inferior a cerca de 150 mmHg em centros com pessoal médico experiente no posicionamento de pacientes em decúbito ventral. Em razão dos perigos inerentes a essa abordagem, o decúbito ventral deve ser realizado com cautela e seguindo protocolos publicados.

O nível ideal de PEEP na SDRA ainda não está claro, embora dados de ensaios randomizados indiquem que o uso de níveis de PEEP maiores do que o estudo original da *ARDS Network* é seguro e pode melhorar a oxigenação. Somos a favor de altos níveis de PEEP a fim de prevenir atelectrauma, reduzir FIO_2 e prevenir lesão pulmonar hiperóxica em pacientes com maior hipoxemia (i.e., de P/F < cerca de 150 mmHg), contanto que o estado hemodinâmico do paciente permaneça estável. Nós utilizamos a menor FIO_2 possível que mantém a saturação de oxigênio acima de 90% e adotamos empiricamente uma FIO_2 alvo inferior a 0,6.

A utilização de agentes bloqueadores neuromusculares também pode melhorar o resultado ao reduzir a lesão pulmonar induzida por ventilador quando utilizada no início do curso clínico de pacientes com SDRA relativamente grave. Por fim, apesar do apelo teórico da ventilação VOAF, ensaios randomizados controlados mostraram que ela não melhora a sobrevida mais do que a ventilação de proteção pulmonar convencional.

RESULTADOS EM LONGO PRAZO

Apesar do profundo desarranjo na oxigenação e complacência do sistema respiratório que é característico da SDRA, é notável que os pacientes sobreviventes apresentem muitas vezes testes de função pulmonar quase normais 6 a 12 meses mais tarde. Os volumes e fluxos pulmonares costumam estar ligeiramente reduzidos ou normais aos 6 a 12 meses, enquanto a capacidade de difusão possa permanecer ligeiramente reduzida.[263,264] As radiografias torácicas de acompanhamento costumam ser normais, com uma minoria mostrando anormalidades sutis, incluindo espessamento pleural ou pequenos cistos.[264]

Apesar dessa impressionante recuperação fisiológica e radiológica, os pacientes que sobrevivem à SDRA continuam a apresentar importantes limitações funcionais e uma diminuição da qualidade de vida relacionada com a saúde por pelo menos 5 anos depois de sua doença.[265,266] Essa redução na qualidade de vida parece ser atribuível à SDRA ou ao seu tratamento ou a complicações porque, em um estudo de coorte paralelo no qual os pacientes com SDRA foram pareados com pacientes portadores de sepse ou trauma com uma gravidade equivalente da doença, os sobreviventes da SDRA relataram decréscimos significativos na qualidade de vida relacionada com a saúde, em especial no que diz respeito à função física e sintomas pulmonares.[267] Essa qualidade de vida reduzida (em áreas refletindo a função física) tem sido correlacionada com a presença de anormalidades persistentes nos testes de função pulmonar.[263] Em outros pacientes, a capacidade funcional (medida por um teste de caminhada de 6 minutos) foi persistentemente reduzida e atribuída a fraqueza e perda musculares persistentes.[264] Em uma análise multivariada naquele estudo, a melhor capacidade funcional foi associada a uma falta de administração de corticosteroides sistêmicos, ausência de doença adquirida na unidade de terapia intensiva e resolução rápida da lesão pulmonar e da disfunção múltipla de órgãos. Os pacientes que acabam por sobreviver a um episódio de SDRA *não* parecem, contudo, ter mortalidade aumentada em comparação com outros sobreviventes de unidades de terapia intensiva igualmente doentes.[268]

Problemas psicológicos, incluindo sintomas depressivos,[269] foram descritos em sobreviventes de SDRA. Em um estudo caso-controle retrospectivo, verificou-se que sobreviventes da SDRA apresentavam muito mais sinais e sintomas de transtorno do estresse pós-traumático do que os pacientes que haviam sido submetidos a cirurgia maxilofacial (e presumivelmente eletiva); eles também apresentavam mais sinais e sintomas de transtorno do estresse pós-traumático do que os soldados que serviram por períodos prolongados de tempo na Bósnia.[270] Um comprometimento cognitivo persistente também foi observado nos sobreviventes de SDRA por até 1 ano após a alta hospitalar.[271] A maioria dos pacientes desse estudo apresentou deficiências em pelo menos uma das seguintes funções: memória, concentração, atenção ou velocidade de processamento mental. Curiosamente, essas anormalidades foram correlacionadas com o grau e a duração da hipoxemia dos pacientes.

A SDRA é, por definição, uma síndrome causada por um grupo heterogêneo de insultos e não é um diagnóstico específico. Em particular, o médico deve procurar por uma causa subjacente para iniciar a terapia apropriada. O que mudou nos últimos 20 anos, contudo, é a nossa percepção de que na SDRA, não obstante o precipitante, a ventilação mecânica inadequada pode fazer mais mal do que bem. Em meio a toda heterogeneidade que é a SDRA, talvez seja irônico que esse potencial para lesão iatrogênica possa vir a ser um dos poucos elementos comuns.

> ### Pontos-chave
>
> - A SDRA é uma síndrome definida por hipoxemia aguda, opacidades bilaterais na radiografia do tórax e ausência de hipertensão atrial esquerda.
> - A patogênese da SDRA não está clara, mas acredita-se que a permeabilidade elevada da membrana alveolocapilar devido à infiltração neutrofílica dos pulmões seja um fator importante.
> - A SDRA é uma síndrome, e não um diagnóstico específico; os médicos devem, portanto, procurar pela causa, a fim de instituir a terapia específica.
> - A taxa de mortalidade na SDRA tem caído desde a década de 1980 e agora é inferior a 40%.
> - A ventilação mecânica salva vidas, mas, quando inadequadamente aplicada, pode induzir ou agravar lesão pulmonar.
> - A maioria das mortes em pacientes com SDRA decorre de falência múltipla de órgãos, em vez da própria hipoxia.
> - Nenhuma terapia farmacológica demonstrou melhorar a sobrevida na SDRA; assim, o tratamento consiste em cuidar da causa subjacente, ventilação de proteção pulmonar, tratamento conservador de fluidos e ótimos cuidados de suporte.
> - Muitos sobreviventes da SDRA sofrem de uma qualidade de vida reduzida e comprometimento cognitivo.

As Referências estão disponíveis exclusivamente no site www.elsevier.com.br/expertconsult

101 VENTILAÇÃO MECÂNICA

NEIL R. MACINTYRE, MD

INTRODUÇÃO
CARACTERÍSTICAS DOS VENTILADORES MECÂNICOS COM PRESSÃO POSITIVA
Sistemas de Liberação de Gases
Subsistemas de Ventiladores Mecânicos
EFEITOS PSICOLÓGICOS DA VENTILAÇÃO MECÂNICA COM PRESSÃO POSITIVA
Ventilação e Mecânica do Sistema Respiratório (Cap. 5)
Recrutamento Alveolar e Troca Gasosa
Cargas Mecânicas
Interações Paciente-ventilador
Ventilação com Pressão Positiva e Função cardíaca
COMPLICAÇÕES DA VENTILAÇÃO MECÂNICA COM PRESSÃO POSITIVA
Lesão Pulmonar Induzida pelo Ventilador
Toxicidade pelo Oxigênio
Complicações da Interface Paciente-ventilador
Dessincronia Paciente-ventilador
Complicações Pulmonares Infecciosas
APLICANDO SUPORTE VENTILATÓRIO MECÂNICO
O Suporte Ventilatório Mecânico Envolve Conflitos de Escolha
Considerações na Escolha dos Ajustes do Ventilador para Diferentes Formas de Insuficiência Respiratória
INOVAÇÕES RECENTES NO SUPORTE VENTILATÓRIO MECÂNICO
Estratégias Inovadoras para a "Proteção Pulmonar"
Estratégias Automatizadas para Retirada do Suporte Ventilatório
Otimização da Sincronia Durante Respirações Interativas

INTRODUÇÃO

Ventilação mecânica é o processo de utilização de um equipamento (ventilador*) para dar suporte, parcial ou total, à liberação de gases para os pulmões. O efeito desejado da ventilação mecânica é manter níveis adequados de PO_2 e PCO_2 no sangue arterial ao mesmo tempo em que diminui o trabalho dos músculos respiratórios. Apesar de as câmaras de pressão negativa ou cintas poderem preencher essas definições, esta discussão focaliza o uso de equipamentos que utilizam pressões positivas em vias aéreas.

A ventilação mecânica com pressão positiva é amplamente utilizada. Nos Estados Unidos, estima-se que aproximadamente um a três milhões de pacientes recebam a cada ano suporte ventilatório mecânico fora de uma sala de cirurgia.[1] Tradicionalmente, este suporte é fornecido em *unidades de tratamento intensivo* (UTI), mas existem claras tendências para a expansão do uso para instalações de cuidados subagudos, instituições de tratamento a pacientes de longa permanência e uso domiciliar. Conforme o número de idosos cresce e com o desenvolvimento de terapias cirúrgicas e imunossupressoras mais agressivas, a necessidade de ventilação mecânica em todos estes locais provavelmente aumentará.[1] Além disso, crescentes preocupações quanto a surtos disseminados de pandemias respiratórias levaram as agências governamentais a adquirir grandes números de ventiladores mecânicos.[2]

CARACTERÍSTICAS DOS VENTILADORES MECÂNICOS COM PRESSÃO POSITIVA

SISTEMAS DE LIBERAÇÃO DE GASES

Controlador de Respiração com Pressão Positiva

A maioria dos ventiladores modernos utiliza sistemas de pistões/foles, turbinas ou controladores de fontes de alta pressão para direcionar o fluxo de gases.[3,4] Volumes correntes são gerados por este fluxo de gases e podem ser controlados totalmente pelo ventilador ou interagir com os esforços do paciente. Sistemas pneumáticos, eletrônicos ou de microprocessadores fornecem vários tipos de respiração. Em geral, estes podem ser classificados pelo desencadeador da respiração (variável gatilho), o que regula a liberação do gás durante a respiração (variável-alvo ou limite) e o que termina a respiração (variável ciclo).[5,6]

Gatilhos da respiração são gerados por uma troca na pressão ou fluxo iniciado pelo esforço do paciente (respiração assistida/de suporte) ou por um ajuste de tempo (respiração controlada). Durante a respiração, a liberação do gás é regulada para atingir uma variável-alvo ou limite, que geralmente é um ajuste de fluxo ou um ajuste de pressão inspiratória. A respiração é então terminada por uma variável de ciclo, que pode ser um volume ajustado, um tempo ajustado de inspiração ou um fluxo ajustado. Uma variável de ciclo de alta pressão geralmente também está presente para limitar a hiperdistensão pulmonar. A Figura 101-1 utiliza esse esquema de classificação para descrever os cinco tipos mais comuns de respiração disponíveis na geração atual de ventiladores; *assistência de volume* (AV), *controle de volume* (CV), *assistência de pressão* (AP), *controle da pressão* (CP) e *suporte da pressão* (SP).

Sistemas de Controle de Modo/*Feedback*

A disponibilidade e a lógica de liberação dos diferentes tipos de respiração definem o "modo" de suporte de ventilação mecânica.[3,5,6] O controlador de modo é um sistema eletrônico, pneumático ou de microprocessador projetado para fornecer a combinação adequada de respirações de acordo com algoritmos de ajuste e *feedback* de dados (variáveis condicionais) (Tabela 101-1).

O modo mais simples é a *ventilação de controle assistido* (VCA), que pode fornecer respirações direcionadas para o fluxo cicladas por volume (*ventilação de controle assistido do volume* [VACV, do inglês *volume assist-control ventilation*]) ou respirações cicladas por tempo definido (*ventilação de controle assistido da pressão* [PACV, do inglês *pressure assist-control ventilation*]). Um sistema simples de *feedback* é empregado com a VCA, que garante um

---
*Nota da Revisão Científica: Chamado, também, de respirador.

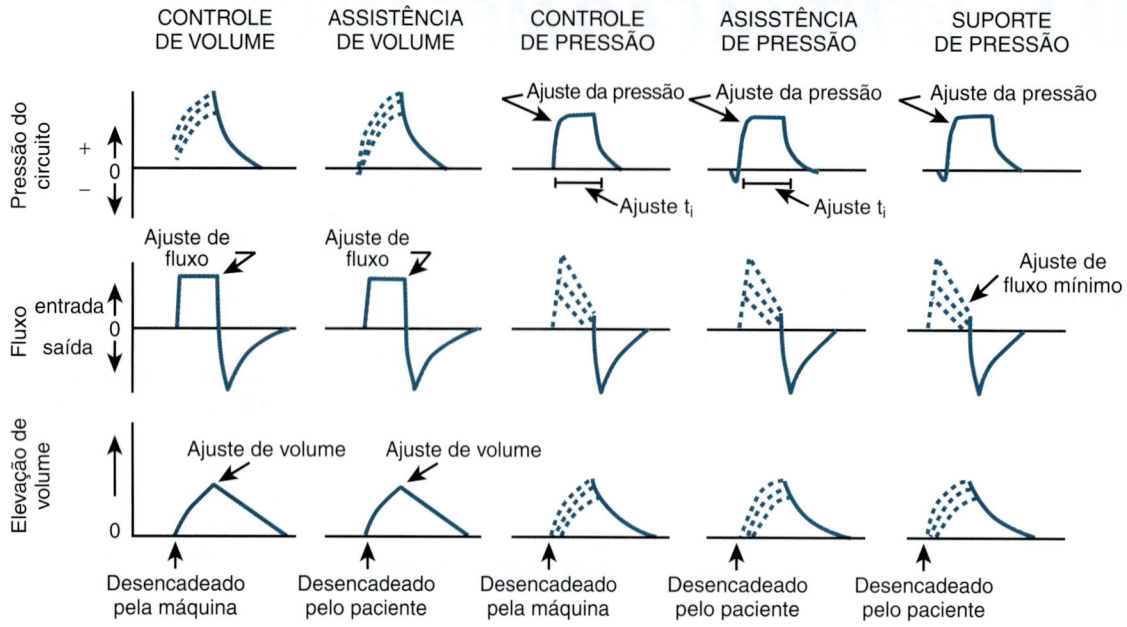

Figura 101-1 Traçados da pressão do circuito, fluxo e volume sobre o tempo descrevendo os cinco tipos básicos de respiração disponíveis na maioria dos ventiladores mecânicos modernos. As respirações são classificadas pelas variáveis que determinam o gatilho (tempo da máquina ou esforço do paciente), alvo/limite (t_i, fluxo ou pressão ajustados) e ciclo (ajuste de volume, tempo ou fluxo). As *linhas sólidas* representam o ajuste ou respostas independentes e as *linhas tracejadas* representam respostas dependentes. Em todas essas respirações, a pressão geralmente é uma variável de ciclo de "reserva" destinada a terminar a liberação de gases se a pressão do circuito sobe acima do limite.

Tabela 101-1 Tipos de Respiração Disponíveis em Modos Comuns de Ventilação Mecânica*

Modo	CV	AV	CP	AP	SP	Esp
Assistência-controle por volume	X	X				
Assistência-controle por pressão			X	X		
VMIS de volume	X	X			X	X
VMIS de pressão			X	X	X	X
Suporte de pressão					X	

*Além das cinco respirações "básicas" descritas na Figura 101-1, esta tabela também inclui respirações espontâneas sem assistência/sem suporte.
†AP, assistência da pressão; AV, assistência de volume; CP, controle da pressão; CV, controle de volume; SP, suporte da pressão; Esp, espontâneo, sem assistência. VMIS, ventilação mandatória intermitente sincronizada.

número pré-ajustado de respirações por pressão positiva. Se a frequência respiratória subjacente do paciente excede esta garantia, todas as respirações são desencadeadas pelo paciente (respirações AV ou AP). Se a frequência respiratória do paciente está abaixo desta garantia, o ventilador "compensará" com respirações mandatórias (controladas) (respirações CV ou CP).

Outro modo relativamente simples é a *ventilação mandatória sincronizada intermitente* (VMSI), que pode fornecer respirações cicladas de volume direcionadas para o fluxo (VMSI de volume) ou respirações cicladas de tempo direcionadas para pressão (VMSI de pressão). Como a VCA, a VMSI garante um número mínimo de respirações com pressão positiva. Ao contrário da VCA, entretanto, se a frequência respiratória do paciente está garantida, o ventilador fornecerá respirações assistidas até a frequência ajustada e depois permitirá respirações não assistidas (modo VMSI simples) ou respirações de suporte de pressão cicladas para fluxo (modo VMSI + SP) a partir daí. Se a frequência respiratória está abaixo dessa garantia ajustada, o ventilador novamente "fará a diferença" com respirações mandatórias (controladas). Observe que, apesar de as respirações SP geralmente serem fornecidas durante a VMSI, elas também podem ser fornecidas como um modo isolado sem uma respiração garantida (ventilação de suporte de pressão). O mais importante é que muitos sistemas modernos também possuem algoritmos para gerar respirações quando uma apneia é detectada; isto representa uma característica de segurança para os modos com garantia de baixo índice ou sem ajuste de garantia no caso de os esforços respiratórios do paciente reduzirem ou pararem de modo súbito.

Nos últimos anos, sistemas de *feedback* mais sofisticados foram desenvolvidos para estes modos básicos e atualmente estão disponíveis em vários dos equipamentos modernos. Estes incluem o *controle de volume regulado por pressão* (CVRP), *suporte de volume* (SV) e *ventilação de suporte adaptativa* (VSA).

O CVRP (também conhecido por nomes comerciais como "VC +", "Autoflow" e outros) é uma PACV que utiliza o volume corrente como controle de *feedback* para ajuste contínuo da pressão-alvo.[7] O médico ajusta um volume corrente alvo, e o ventilador ajusta automaticamente a pressão inspiratória dentro de uma amplitude ajustada pelo médico para atingir este objetivo.

O SV também se baseia em um *design* de *feedback* utilizando respirações SP desencadeadas pelo paciente, direcionadas por pressão, com ciclo de fluxo. Se o impulso respiratório do paciente excede a frequência garantida ajustada pelo médico, alguns sistemas PRVC fornecerão respirações PRVC cicladas para tempo disparadas pelo paciente, enquanto outros fornecerão respirações SV cicladas para fluxo disparadas pelo paciente. É importante destacar que, tanto com respirações PRVC como SV, uma melhora na mecânica respiratória resultará na aplicação de menor pressão inspiratória, enquanto uma piora na mecânica inspiratória resultará na aplicação de uma maior pressão inspiratória. Similarmente, o aumento do esforço respiratório pelo paciente resultará na aplicação de menor pressão inspiratória, enquanto a diminuição do esforço respiratório pelo paciente resultará na aplicação de uma pressão inspiratória maior.

A VSA também é um modo de controle assistido, direcionado para a pressão e ciclado por tempo de ventilação PACV que utiliza a mecânica do sistema respiratório para ajustar o padrão volume corrente-frequência.[8] O médico ajusta somente uma ventilação-minuto desejada e o peso do paciente (para a estimativa do espaço morto anatômico). Utilizando respirações controladas, a VSA inicialmente calcula a resistência e a complacência, bem como a constante do tempo expiratório (resistência × complacência). O algoritmo VSA a seguir ajusta o padrão frequência–volume corrente para minimizar o trabalho do ventilador (integral da pressão sobre volume) e assim conceitualmente minimizar as forças aplicadas aos pulmões. O padrão respiratório também é modulado pela incorporação da constante de tempo expiratório para evitar o encarceramento do ar. Conforme a mecânica respiratória muda, o padrão frequência–volume corrente é ajustado automaticamente para manter um trabalho ventilatório mínimo. Em contraste, se os esforços do paciente estão desencadeando respirações com VSA, ele se comporta em grande parte como um SV.

SUBSISTEMAS DE VENTILADORES MECÂNICOS

Sensores de Esforço (Demanda)

Os ventiladores atuais possuem sensores que detectam o esforço do paciente, permitindo assim diversas interações entre o paciente e o ventilador.[9-11] Exemplos incluem as respirações desencadeadas pelo paciente nas quais o ventilador inicia o fluxo em resposta à demanda do paciente e respirações direcionadas/limitadas pela pressão nas quais o ventilador ajusta o fluxo em resposta à demanda do paciente (veja "Interações Paciente-Respirador" adiante). Esses sensores geralmente são transdutores de pressão ou de fluxo no circuito ventilatório e se caracterizam por sua *sensibilidade* (a alteração de pressão ou fluxo no circuito necessária para iniciar uma resposta do ventilador) e sua *responsividade* (o tempo necessário para gerar esta resposta).[12]

Misturadores de Gases

Estes equipamentos misturam ar e O_2 para produção de uma *concentração fracional de O_2 no gás inspirado* (FIO_2) variando de 0,21 a 1. Nos sistemas mais novos, os misturadores também estão disponíveis para outros gases como o heliox, *óxido nítrico* (NO) e agentes anestésicos.

Umidificadores

Com a via aérea superior "bypassada" pela entubação traqueal, devem ser acrescentados aquecimento e umidade suficientes às misturas dos gases inspirados para evitar um ressecamento das mucosas. Os umidificadores *ativos* utilizam fontes externas de água e energia elétrica para ajustar as misturas de gases para condições próximas às condições corporais (temperatura traqueal > 35°C, conteúdo de água > 40 mg/L).[13] Circuitos de fios aquecidos ajudam a facilitar isso, prevenindo contra a condensação dentro da tubulação do ventilador. Umidificadores *passivos* utilizam instrumentos de troca simples de calor/umidade no circuito do ventilador que reutilizam o calor e a umidade aprisionados do gás expirado. Essas unidades descartáveis geralmente podem suprir calor e umidade adequadas (i.e., > 30° e 33°C e > 28 a 32 mg/L H_2O) para muitos pacientes, particularmente aqueles que recebem ventilação mecânica somente por curtos períodos.[13]

Gerador de Pressão Expiratória

A *pressão expiratória final positiva* (PEEP, do inglês *positive end-expiratory pressure*), ou pressão positiva das vias aéreas durante a expiração, pode ser gerada para ajudar a manter a patência alveolar e melhora a proporção *ventilação-perfusão* (V/Q) (veja "Efeitos Fisiológicos da Ventilação Mecânica Pressão Positiva", adiante). A PEEP geralmente é aplicada pela regulação da pressão na válvula expiratória do sistema do ventilador, mas também pode ser aplicada pelo fornecimento de um fluxo contínuo de uma fonte de gás durante a fase expiratória. Algumas válvulas expiratórias possuem resistência mensurável mesmo quando totalmente abertas, o que pode resultar em uma PEEP inadvertida.[14] Conforme discutido em mais detalhes adiante, uma pressão alveolar positiva pode estar presente ao final da expiração se o tempo expiratório for inadequado para que o pulmão retorne a seu "volume de repouso" ou se existir uma limitação significativa de fluxo. Essa PEEP inadvertida é denominada *PEEP intrínseca* (PEEPi), ou "auto-PEEP", "PEEP oculta" ou "encarceramento aéreo".[15]

Circuito de Liberação de Gases

A ligação do circuito entre o ventilador e o paciente geralmente consiste em tubulações flexíveis que geralmente contêm sensores de pressão ou de fluxo, sistemas fechados de aspiração e uma válvula de exaustão. É importante lembrar que, como essa tubulação possui uma complacência mensurável (2 a 4 mL/cm H_2O são valores representativos), altas pressões de circuito podem induzir quantidades significativas de gás liberado para distender o circuito em vez de entrar nos pulmões do paciente.

Interface Paciente–Circuito do Ventilador

A ventilação com pressão positiva geralmente é liberada através de uma tubulação inserida nas vias aéreas do paciente (sonda orotraqueal ou nasotraqueal ou traqueostomia). Essas tubulações geralmente possuem balões de ar, que são insuflados para fornecer uma vedação aérea adequada. Uma alternativa para a tubulação traqueal é um sistema com máscara. Tanto as máscaras faciais totais como as máscaras nasais são utilizadas com uma variedade de sistemas e modos de suporte ventilatório.[16] Entretanto, vazamentos ao redor das máscaras podem ser significativos, e consequentemente os modos de suporte ventilatório que utilizam máscaras devem ser capazes de fornecer volumes adequados e tempos inspiratórios apropriados. Para este fim foram desenvolvidos respiradores especiais com máscaras com capacidade de fluxo ciclado direcionado para pressão com ciclo de tempo ou compensação de vazamentos.[16]

Geradores de Aerossóis (Cap.11)

Aerossóis terapêuticos (p. ex., broncodilatadores, esteroides, vasodilatadores, antibióticos) podem ser liberados através do circuito do ventilador,[17] seja por nebulizadores em linha ou por adaptadores especiais projetados para inaladores ajustados para dose. A deposição pulmonar geralmente é menor no paciente entubado do que em um paciente não entubado porque o tubo endotraqueal serve como uma barreira significativa para a liberação do aerossol. Dessa forma, é aconselhável o uso de uma dosagem maior.

A localização do gerador de aerossol no circuito do ventilador pode afetar a deposição. O local ideal parece ser a manutenção do membro inspiratório a vários centímetros do conector em "Y" do paciente.[17] Essa localização permite que medicamentos nebulizados ou uma atuação dose-específica "carregue" o membro inspiratório do circuito durante a expiração. A velocidade da partícula de aerossol também é reduzida e se torna a porção inicial da próxima inspiração, medidas que também facilitam a liberação.

Monitores e Mostradores Gráficos

Apesar de os sistemas eletrônicos e de microprocessadores possuírem considerável monitoramento interno da função eletrônica e pneumática, as três variáveis geralmente demonstradas para uso clínico são pressões, fluxos e volumes do circuito.[18] Também existem sensores de pressão no esôfago para estimar as pressões pleurais.[19] Alarmes podem ser utilizados em todos esses monitores.[6,20] Principalmente, recursos de movimentos por até 72 horas ou mais estão disponíveis em vários dos sistemas modernos. A maioria dos ventiladores modernos de pressão positiva também possui sensores nos circuitos para assegurar que a FIO_2 desejada está sendo liberada. Além disso, alguns ventiladores também podem possuir analisadores para a mensuração do dióxido de carbono exalado e dos gases terapêuticos inalados como o NO ou heliox.

EFEITOS PSICOLÓGICOS DA VENTILAÇÃO MECÂNICA COM PRESSÃO POSITIVA

VENTILAÇÃO E MECÂNICA DO SISTEMA RESPIRATÓRIO (CAP. 5)

Ventilação Alveolar e a Equação do Movimento

Ventilação alveolar é o termo para a liberação de gás fresco às regiões de trocas de gases dos pulmões. Matematicamente ela é expressa como:

$$V_A = f \times (V_C \times V_D)$$

onde V_A = *ventilação alveolar*, f = *frequência da respiração*, V_C = *volume corrente*, e V_D = *ventilação perdida ou espaço morto*. A V_A precisa ser adequada para eliminar a produção de dióxido de carbono (VCO_2) e manter um PCO_2 arterial razoável (e pH) de acordo com a seguinte relação:

$$PaCO_2 = (VCO2/V_A) \times 800$$

Os pulmões são insuflados pela ventilação mecânica quando pressão e fluxo são aplicados na abertura da via aérea. Essas forças aplicadas superam a complacência do sistema respiratório (pulmão e parede torácica), resistência das vias aéreas e inertância do sistema respiratório e resistência do tecido pulmonar ao efeito do fluxo de gás.[21,22] Para simplificar, como a inertância e a resistência dos tecidos são relativamente pequenas, elas podem ser ignoradas, gerando a equação simplificada do movimento:

$$\text{Pressão de transferência (motriz)} = (\text{fluxo} \times \text{resistência}) + (\text{volume} / \text{complacência do sistema})$$

No paciente ventilado mecanicamente, esta relação se expressa como:

$$\Delta Pcir + \Delta Pmus = (V \times R) + (V_C / C_{SR})$$

onde $\Delta Pcir$ é a mudança na pressão do circuito do ventilador acima do valor basal (pico de pressão menos a pressão expiratória final ajustada: Ppico – PEEP); $\Delta Pmus$ é a geração de pressão inspiratória muscular do paciente (se presente); V é o fluxo para os pulmões do paciente; R é a resistência combinada do circuito, via aérea artificial e vias aéreas naturais; V_C é o volume corrente e C_{SR} é a complacência do sistema respiratório. Na presença de uma PEEPi, ela deve superar a pressão muscular e do circuito antes que o fluxo e o volume possam ser liberados, e consequentemente a PEEPi acrescentará às necessidades de pressão de transferência.

Durante uma interrupção inspiratória no final da inspiração de um paciente que não está realizando esforços respiratórios (i.e., condição de ausência de fluxo: V = 0, Pmus = 0), a pressão do circuito do ventilador atinge um "platô" em uma pressão comumente referida como *pressão platô* (Pplat). Dessa forma, os componentes da Pcir durante as fases de fluxo e de ausência de fluxo (a "diferença pico para platô") permite o cálculo da resistência inspiratória total:

$$R = (Ppico - Pplat)/V$$

Além disso, quando V = 0 no final da inspiração, Pplat – PEEP permite o cálculo da complacência estática do sistema respiratório:

$$C_{SR} = V_C / (Pplat - PEEP)$$

A separação da complacência da parede torácica e do pulmão (C_{PT} e C_P, respectivamente) requer a mensuração da *pressão esofágica* (Pes) para estimar a pressão pleural.[22a] Com esta mensuração, a alteração inspiratória na Pes (ΔPes) pode ser utilizada nos seguintes cálculos:

$$C_{PT} = V_C / \Delta Pes$$

$$C_P = V_C / (xPplat - PEEP - \Delta pes)$$

Na prática clínica, como a C_{PT} geralmente é muito alta e o Δpes é muito baixo, a Pplat isolada é utilizada como uma aproximação da pressão de distensão pulmonar inspiratória final. Entretanto, existem diversas situações nas quais uma rigidez da parede torácica está presente e esta aproximação não é válida (p. ex., obesidade, *síndrome do desconforto respiratório agudo* (SDRA), ascite, curativos cirúrgicos). Nessas situações, o impacto de uma parede torácica rígida deve ser considerado quando se utilizam estas medidas para avaliar a distensão pulmonar.[19,23,24]

Respirações Direcionadas pelo Fluxo *Versus* Direcionadas pela Pressão

Existem duas abordagens básicas para a liberação de respirações com pressão positiva: direcionamento de fluxo e direcionamento de pressão (Fig. 101-1).[3,5] Com o direcionamento de fluxo (respirações 1 e 2 na Fig. 101-1), o médico ajusta o fluxo inspiratório; a seguir, a pressão do circuito é a variável dependente. Com o direcionamento da pressão (respirações 3 a 5 na Fig. 101-1), o médico ajusta uma pressão inspiratória alvo (com tempo ou fluxo como critério de ciclagem); fluxo e volume passam a ser as variáveis dependentes (i.e., variando com a mecânica do pulmão e o esforço do paciente). Com uma respiração direcionada para o fluxo,

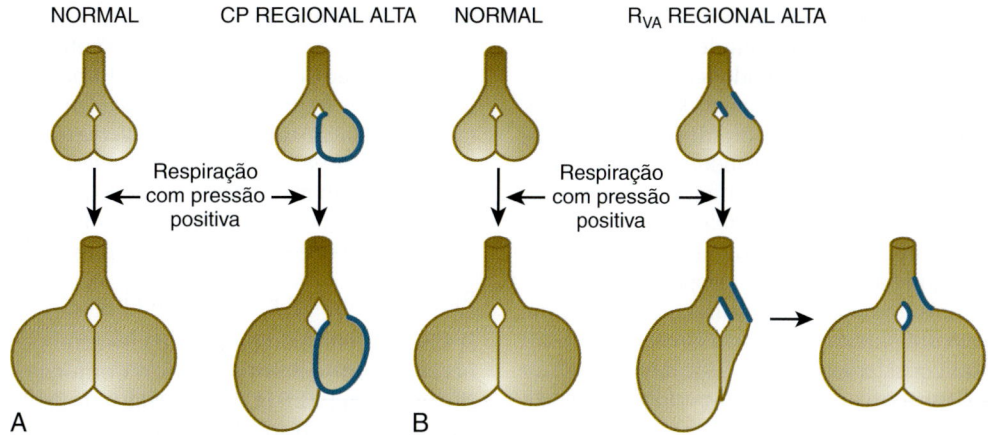

Figura 101-2 A distribuição da ventilação em modelos pulmonares com propriedades mecânicas heterogêneas. Modelos do pulmão são demonstrados como duas unidades com propriedades mecânicas homogêneas (normal): **(A)** com distribuição de complacência anormal (baixa complacência pulmonar regional [CP]) e **(B)** distribuição anormal da resistência (resistência regional de via aérea alta [R_{VA}]). Observe que nas situações com mecânica pulmonar heterogênea, as respirações com pressão positiva são distribuídas preferencialmente para as regiões "mais saudáveis" do pulmão e podem produzir uma hiperdistensão regional — mesmo quando um volume corrente de tamanho normal é liberado Observe que no exemplo da obstrução (R_{VA} regional alta), a hiperdistensão pode ser transitória conforme o gás se move da unidade de menor resistência para a unidade de maior resistência com o passar do tempo (pêndulo). (Redesenhada de MacIntyre NR: Mechanical ventilatory support. In Dantzker D, MacIntyre NR, Bakow E, editors: *Comprehensive respiratory care*. Philadelphia, 1995, WB Saunders, p 453.)

alterações na complacência, resistência ou esforço do paciente alterarão a Pcir (mas não no fluxo); em contraste, com uma respiração direcionada para a pressão, alterações similares na complacência, resistência ou esforço causarão uma mudança do volume corrente (mas não na Pcir) (veja linhas tracejadas na Fig. 101-1).

Cada estratégia possui vantagens.[25] Para as respirações direcionadas para o fluxo, um volume corrente mínimo é garantido. Para as respirações direcionadas para a pressão, o fluxo inicial rápido e o fluxo ajustável subsequente do direcionamento da pressão podem melhorar a mistura de gases e a sincronia do paciente (veja discussões "Distribuição e Ventilação" e "Interações Paciente-Ventilador" adiante).

As respirações direcionadas para a pressão também podem ser modificadas com uma característica de *feedback* de volume descrita anteriormente para as respirações PRVS e VS para combinar os efeitos da mistura aprimorada de gás e da sincronia paciente-ventilador de uma respiração direcionada para pressão com certa garantia de volume. Entretanto, é importante ter em mente que a garantia de volume anula a característica de limite de pressão ajustada pelo médico porque, com a PRVC/VS, a piora da mecânica do sistema respiratório aumentará as pressões. Outro problema potencial com a PRVC/VS é que ela pode não descarregar adequadamente o paciente se o esforço do mesmo aumenta inapropriadamente devido à dor ou ansiedade.[26]

PEEPi e o Padrão Ventilatório

PEEPi é a pressão positiva alveolar no final da expiração que se origina devido a uma expiração inadequada, causada por um tempo expiratório inadequado ou colapso das vias aéreas durante a expiração (ou ambos). A PEEPi aumenta com o aumento da ventilação-minuto, diminuição da fração do tempo expiratório e o aumento da constante do tempo expiratório do sistema respiratório (o produto da resistência e complacência).[27]

O desenvolvimento da PEEPi apresentará diferentes efeitos na ventilação com fluxo direcionado em comparação com a ventilação direcionada por pressão. Na ventilação direcionada pelo fluxo, o fluxo e o volume constantes liberados (e, consequentemente, o ΔPcir) na presença de uma PEEPi em elevação aumentará tanto o Ppico como o Pplar. Em contraste, na ventilação direcionada pela pressão, o limite ajustado da Pcir conjugado com um nível crescente da PEEPi diminuirão o ΔPcir e, consequentemente, o volume corrente liberado (e a ventilação-minuto). O mais importante é que isto pode ajudar a limitar a elevação da PEEPi.

No paciente com esforço respiratório ativo, a PEEPi pode ser considerada presente se o fluxo expiratório não atinge zero antes da próxima respiração começar. Entretanto, a manobra de interrupção expiratória não pode ser interpretada no paciente que respira ativamente. Conforme destacado em maiores detalhes adiante, no paciente que respira ativamente, a PEEPi pode funcionar como uma carga de limiar inspiratório. Isto é mais bem quantificado com o uso da Pes para estimar as pressões pleurais. Com essa técnica, a alteração no Pes antes de uma alteração na Pcir é uma reflexão da carga de limiar imposta pela PEEPi (veja "Interações Paciente-Ventilador" adiante).

Distribuição da Ventilação

Uma respiração corrente com pressão positiva deve ser distribuída entre as milhões de unidades alveolares no pulmão.[28,29] Fatores que afetam essa distribuição incluem fatores relacionados ao paciente: resistências regionais, complacências e capacidades funcionais residuais. As respirações tenderão a distribuir mais para unidades com alta complacência e baixa resistência e distantes de unidades obstruídas ou rígidas (Fig. 101-2A, C_P regional baixa). Isto cria o potencial para hiperdistensão regional das unidades pulmonares mais sadias, mesmo em face de volumes correntes de tamanho "normal" (veja "Lesão Pulmonar Induzida pelo Ventilador, adiante).

O padrão de fluxo ajustado no ventilador também pode afetar a distribuição da ventilação. Por exemplo, na presença de acentuadas heterogeneidades na resistência das vias aéreas, fluxos lentos e constantes tenderão a distribuir o gás de modo mais equilibrado (apesar de os consequentes tempos expiratórios curtos poderem piorar o encarceramento do ar).[28] Além disso, pausas inspiratórias também podem permitir uma ação de *ar pendular* (*pendelluft*) para preencher alvéolos de enchimento lento (Fig. 101-2B, R_{VA} Regional Alto). Em contraste, quando se observa uma lesão do parênquima pulmonar com mínimas heterogeneidades na resistência das vias aéreas, fluxos inicialmente rápidos com subsequente desaceleração (tipicamente vista em respirações direcionadas para pressão) podem distribuir o gás de modo mais equilibrado e pressurizarão rapidamente as unidades pulmonares, produzindo uma pressão inspiratória média mais elevada para um determinado volume de respiração.[30]

Deve ser destacado que uma distribuição mais uniforme da ventilação não significa uma melhor proporção V/Q (i.e., uma distribuição mais homogênea na realidade pode piorar a proporção V/Q em um pulmão com perfusão heterogênea). Devido a todas essas considerações, a previsão de qual padrão de fluxo otimizará a proporção ventilação-perfusão é difícil e geralmente requer tentativa e erro.

RECRUTAMENTO ALVEOLAR E TROCA GASOSA

Devido a inundação alveolar, exsudatos inflamatórios, e colapso, a lesão do parênquima pulmonar leva a desproporção V/Q e *shunts*.[31] Em muitos (mas não todos) desses processos patológicos, números substanciais de alvéolos colapsados podem ser recrutados durante um ciclo ventilatório de pressão positiva.[32-35] Um recrutamento adicional algumas vezes pode ser fornecido com o uso de manobras de recrutamento formal ou prolongação do tempo inspiratório.[36,37] A aplicação da PEEP se destina a prevenir um derrecrutamento durante a exalação.

Manobras de Recrutamento

As *manobras de recrutamento* (MR) podem ser realizadas utilizando insuflações mantidas (p. ex., 30 a 40 cm H_2O) por até 30 a 120 segundos, através de elevações transitórias dos ajustes do volume corrente-PEEP e por inspirações isoladas ou múltiplas que colocam o pulmão brevemente próximo da capacidade pulmonar total.[36] Para evitar esforços inspiratórios ou expiratórios do paciente, uma sedação adicional ou mesmo bloqueio neuromuscular podem ser utilizados. O mais importante, as MR podem apresentar consequências hemodinâmicas adversas; o monitoramento próximo do paciente é mandatório durante as MR. As MR fornecem somente recrutamento alveolar inicial — a manutenção do recrutamento requer ajustes apropriados da PEEP para a prevenção de um derrecrutamento subsequente.[36]

Prolongamentos do Tempo Inspiratório

Uma respiração pressão positiva produz uma magnitude de fluxo e perfil de fluxo que, como destacado anteriormente, pode afetar a distribuição da ventilação (e, consequentemente, o V̇/Q̇). O tempo inspiratório prolongado, geralmente acrescentando uma pausa, frequentemente em conjunção com um fluxo de desaceleração rápida (i.e., respiração direcionada pela pressão), apresenta vários efeitos fisiológicos. Primeiro, o maior período de insuflação recruta mais alvéolos.[38,39] Segundo, o aumento de tempo de mistura gasosa pode melhorar a combinação V̇/Q̇ na lesão do parênquima pulmonar (pendelluft). Terceiro, o desenvolvimento da PEEPi de tempos exploratórios consequentemente menores podem ter efeitos similares a aqueles aplicados a PEEP (ver anteriormente).[39]

Entretanto, deve ser destacado que a distribuição da PEEPi, que é mais pronunciada nas unidades pulmonares com longas constantes de tempo expiratório, pode ser diferente da PEEP aplicada e, consequentemente, os efeitos no V/Q também podem ser diferentes com a PEEP intrínseca com a PEEP aplicada. Quarto, como estes longos tempos inspiratórios aumentam significativamente as pressões intratorácicas totais, o débito cardíaco pode estar reduzido (veja "Ventilação com Pressão Positiva e Função Cardíaca" adiante). E finalmente, as proporções inspiratórias/expiratórias que excedem 1:1 (a também chamada ventilação de proporção inversa) são desconfortáveis, e uma sedação/paralisia do paciente geralmente é necessária a menos que um mecanismo de alívio permita uma respiração espontânea durante o período de insuflação (veja "Ventilação com Alívio da Pressão das Vias Aéreas" adiante).

Pressão Positiva Expiratória Final

A PEEP é definida como uma elevação da pressão das vias aéreas ao final da expiração.[32] Conforme destacado anteriormente, a PEEP pode ser produzida tanto por válvulas de circuito expiratório (PEEP aplicada) quanto por tempos expiratórios inadequados nas unidades pulmonares com constantes longas de tempo expiratório (PEEPi).[21,22,38] Observe que a contração muscular expiratória também pode elevar as pressões intratorácicas no final da expiração, mas esta não possui os mesmos efeitos sobre os pulmões porque a pressão transpulmonar não aumenta.

A PEEP ajuda a recrutar ou manter as unidades alveolares abertas, gerando vários benefícios em potencial. Primeiro, os alvéolos recrutados melhoram a proporção V/Q e a troca de gases durante todo o ciclo ventilatório.[32] Segundo, conforme discutido em maiores detalhes adiante, os alvéolos patentes durante todo o ciclo ventilatório não estão expostos ao risco de lesão pelo estresse de cisalhamento da abertura e fechamento repetidos.[40,41] Terceiro, os alvéolos abertos com monocamadas intactas de surfactante melhoram a complacência pulmonar.[42] Este é o motivo por trás da aplicação da PEEP após uma MR: os alvéolos recrutados estão no membro da desinsuflação da relação pressão-volume e, consequentemente, a pressão necessária para manter o recrutamento é menor do que a necessária para o recrutamento inicial.

Entretanto, a PEEP também pode ser prejudicial. Como a respiração corrente é liberada no topo da PEEP basal, pressões inspiratórias finais geralmente são elevadas pela aplicação da PEEP (apesar dessa elevação poder ser inferior à PEEP real acrescentada devido à melhor complacência). Este aumento deve ser considerado se o pulmão está em risco para hiperdistensão regional (veja "Lesão Pulmonar Induzida pelo Ventilador" adiante). Além disso, como a lesão do parênquima pulmonar geralmente é bastante heterogênea, uma PEEP apropriada em uma região pode não ser a ideal em outra ou excessiva ainda em outra.[35,43,44] A otimização da PEEP, dessa forma, é um equilíbrio entre o recrutamento de alvéolos recrutáveis em regiões acometidas sem hiperdistender alvéolos já recrutados em regiões mais sadias. Outro efeito prejudicial em particular da PEEP é que ela eleva a pressão intratorácica média, comprometendo o enchimento cardíaco em pacientes suscetíveis (veja "Ventilação com Pressão Positiva e Função Cardíaca" adiante).

CARGAS MECÂNICAS

As cargas mecânicas descrevem as necessidades físicas da ventilação com um valor único, seja o *produto tempo-pressão* (PTP – a integral da pressão sobre o tempo) ou *trabalho* (W – a integral da pressão sobre o volume).[21,22] Como as cargas mecânicas se correlacionam com as demandas inspiratórias do músculo por oxigênio,[45-47a] o conceito da carga é útil na consideração das necessidades de energia do músculo inspiratório durante um suporte ventilatório espontâneo ou interativo. Além disso, conforme descrito em maiores detalhes adiante, a carga referenciada para as propriedades de força e/ou resistência muscular (p. ex., PTP ou T divididos pela capacidade de geração de pressão pelo músculo) pode ser utilizada para ajustar os níveis de suporte ventilatório parcial ou prever as capacidades de respiração espontânea.[47]

Complacência, resistência, fluxo e volume contribuem para a magnitude da carga a cada respiração. Durante respirações espontâneas, Pcir é zero e a integração do Pes sobre o tempo ou volume (referenciado para a pressão de insuflação passiva) descreve a carga imposta pelos músculos inspiratórios para insuflar os pulmões. Durante uma respiração controlada, a integração do Pcir sobre o tempo ou volume descreve a carga imposta pelo respirador para insuflar todo o sistema respiratório (pulmões e parede torácica) e a integração Pes sobre o tempo ou volume descreve as cargas impostas somente pela parede torácica. Durante respirações interativas, a carga é compartilhada entre o paciente e o ventilador[48]

Sob condições pesadas de carregamento (p. ex., o paciente com mecânica anormal do sistema respiratório e, consequentemente, altas necessidades de pressão), a duração da pressão (i.e., a PTP) se correlaciona melhor com a energética muscular do que o volume movido com a pressão (i.e., trabalho).[45,46] Sem dúvida, durante a ventilação que necessita de altas pressões, a multiplicação da PTP pela fração de tempo inspiratório e referenciando este para a pressão máxima que os músculos respiratórios podem gerar resulta no *índice tempo-pressão* (ITP). Uma fadiga muscular pode ser esperada se o valor de ITP excede 0,15.[48,49] A preocupação com altas cargas pressóricas nos pacientes que recebem suporte ventilatório parcial é um dos motivos para o fornecimento de assistência de pressão com respirador para cada esforço espontâneo (i.e., respirações assistidas ou suportadas por pressão), ao contrário do suporte em somente algumas respirações, como na ventilação mandatória intermitente sem suporte de pressão (veja "Interações Paciente-Ventilador", adiante).[50]

A sobrecarga da musculatura inspiratória é um dos principais determinantes da dependência contínua de ventilação e pode resultar de cargas mecânicas excessivas ou disfunção da musculatura inspiratória. Cargas mecânicas excessivas podem resultar de doença ou de uma assistência ventilatória inapropriada (veja "Interações Paciente-Ventilador", adiante). Clinicamente, uma sobrecarga da musculatura inspiratória se manifesta por respirações rápidas e rasas, movimento abdominal paradoxal e angústia do paciente. A disfunção da musculatura inspiratória pode resultar de síndrome de resposta inflamatória sistêmica, distúrbios metabólicos, medicamentos (p. ex., esteroides, uso prévio de bloqueadores neuromusculares), desnutrição ou mal posicionamento (i.e., achatamento diafragmático por uma hiperinsuflação pulmonar).[51] Finalmente, um carregamento insuficiente também pode afetar os músculos inspiratórios. Especificamente, uma ventilação mecânica controlada sem nenhum esforço do paciente, talvez por até 24 horas, pode produzir alterações musculares similares à atrofia por desuso — uma condição descrita como *disfunção diafragmática induzida pelo ventilador* (DDIV).[52-54]

INTERAÇÕES PACIENTE-VENTILADOR

Os modos de ventilação mecânica que permitem atividade ventilatória espontânea são denominados "modos interativos". Essas interações podem variar desde um simples disparo de respirações mecânicas até processos mais complexos que afetam os padrões de fluxo liberados e o tempo da respiração. Modos interativos permitem "exercício" muscular, que, quando realizado em níveis fisiológicos ou não fatigantes, pode prevenir contra uma DDIV e facilitar a recuperação da fadiga.[11,52-54] Além disso, permitir uma atividade ventilatória espontânea pelo paciente com modos interativos "confortáveis" pode reduzir a necessidade de sedação e/ou bloqueadores neuromusculares que possam ser utilizados para impedir que o paciente "brigue com o respirador".[11,53] As interações ocorrem durante todas as três fases da liberação da respiração: disparo da respiração, liberação do fluxo e ciclagem da respiração e são descritas em detalhes adiante em "Dissincronia Paciente-Ventilador".

VENTILAÇÃO COM PRESSÃO POSITIVA E FUNÇÃO CARDÍACA

Além de afetar a ventilação e a distribuição da ventilação, a ventilação com pressão positiva também pode afetar a função cardiovascular.[56-58] Em geral, conforme as pressões intratorácicas médias aumentam, o enchimento do ventrículo direito diminui e o débito cardíaco/perfusão pulmonar consequentemente diminuem. Este é o motivo para o uso da reposição de volume para manter o débito cardíaco na presença de pressão intratorácica alta. A se destacar, o efeito da redução do enchimento cardíaco no débito cardíaco pode ser parcialmente contrabalançado pela melhoria na função ventricular esquerda devido ao aumento da pressão intratorácica, que pode reduzir a pós-carga do ventrículo esquerdo.[59] O mais importante, em pacientes com insuficiência cardíaca esquerda, a redução do enchimento cardíaco e a redução da pós-carga do ventrículo esquerdo atuam na pressão intratorácica elevada e podem melhorar a função cardíaca ao ponto de que a remoção da pressão intratorácica pode piorar a função cardíaca e consequentemente produzir uma falha na retirada do ventilador.[60]

As pressões intratorácicas também podem influenciar a distribuição da perfusão. A relação entre as pressões alveolares e as pressões de perfusão no modelo de três zonas de West ajuda a explicar isto.[61] Especificamente, o pulmão dependente geralmente está no estado da zona 3 (distensão capilar). Entretanto, conforme as pressões se elevam, podem surgir regiões de zonas 2 e 1 (colapso/espaço morto), criando unidades com V/Q alto. Sem dúvida, elevações no espaço morto podem ser uma consequência das estratégias ventilatórias que empregam altas pressões ventilatórias, bem como aquelas que produzem PEEPi.

A ventilação mecânica com pressão positiva pode afetar outros aspectos da função cardiovascular. Especificamente, dispneia, ansiedade e desconforto por suporte ventilatório inadequado podem levar a uma liberação de catecolaminas relacionada ao estresse com elevações subsequentes nas demandas de oxigênio pelo miocárdio e risco de arritmias.[60] Além disso, a liberação de oxigênio no vaso sanguíneo coronário pode estar comprometida por uma troca inadequada de gases por lesão pulmonar, conjugada com baixa PO_2 mista venosa devido ao alto consumo de oxigênio pelos músculos inspiratórios.

COMPLICAÇÕES DA VENTILAÇÃO MECÂNICA COM PRESSÃO POSITIVA

LESÃO PULMONAR INDUZIDA PELO VENTILADOR

O pulmão pode ser lesionado quando distendido excessivamente. A lesão mais óbvia é o barotrauma: ruptura alveolar que se apresenta na forma de ar extra-alveolar no mediastino (pneumomediastino), pericárdio (pneumopericárdio), tecido subcutâneo (enfisema subcutâneo), espaço pleural (pneumotórax) ou vasculatura (embolia aérea).[62] O risco para ar extra-alveolar aumenta como uma função da magnitude e duração da hiperdistensão alveolar. Assim, interações da mecânica do sistema respiratório e as estratégias da ventilação mecânica (V_C regional e PEEP altos — tanto aplicados como intrínsecos) que produzem regiões de distensão alveolar excessiva criam unidades alveolares em risco para ruptura.

Mesmo sem produzir ar extra-alveolar e ruptura, a ventilação mecânica pode induzir *lesão pulmonar induzida pelo ventilador* (LPIV).[62a,62b] Em experimentos animais, uma lesão pulmonar aguda pode ser produzida por estratégias de ventilação mecânica que distendem os pulmões além do volume máximo normal (em pressões de distensão transpulmonares de 30 a 35 cm H_2O).[63-65] Em termos de engenharia, isto é chamado de "estresse" mecânico.[66] Várias pesquisas clínicas claramente indicam que estratégias de ventilação que expõem o pulmão humano a pressões transpulmonares acima de 30 a 35 cm H_2O estão associadas a lesão pulmonar.[67-70] O mais importante, a LPIV pode ser mais do que simplesmente uma consequência da distensão inspiratória final excessiva. Mesmo na presença de pressões transpulmonares inferiores a 30 cm H_2O, uma distensão corrente excessiva por uma ciclagem repetitiva do pulmão com volumes correntes acima de 8 a 10 mL/kg do *peso corporal ideal* (PCI) pode contribuir para LPIV.[67,68] O mais interessante, este risco de LPIV pode ser mais bem quantificado referenciando-se o volume corrente para o volume pulmonar em repouso e pode ser denominado como "distensão" mecânica.[66] Outros fatores do padrão ventilatório, como a frequência da distensão[71] ou aceleração/velocidade da distensão,[72] também podem estar envolvidos no desenvolvimento da LPIV. A LPIV parece ser potencializada pelo fenômeno do estresse por cisalhamento que ocorre quando os alvéolos lesionados se abrem e colabam repetitivamente durante o ciclo ventilatório (i.e., atelectasia cíclica).[40,73,74] Elevações da pressão vascular também podem contribuir para LPIV.[75]

A LPIV provavelmente se desenvolve regionalmente quando unidades de baixa resistência/alta complacência recebem um volume corrente regional desproporcionalmente alto na presença de pressões de distensão alveolar altas (Fig. 101-2). Isto pode ser apreciado com o uso da tomografia computadorizada sob circunstâncias tais como quando as pressões necessárias para o recrutamento das regiões atelectásicas acometidas simultaneamente produzem hiperdistensão em regiões menos doentes e já abertas (Fig. 101-3).[76] A proteção regional dessas unidades pulmonares mais sadias é o motivo para o uso de estratégias de ventilação "protetoras do pulmão" que aceitem valores abaixo do normal para pH e PCO_2 na troca para pressões de distensão menores (e mais seguras) (veja "Aplicando Suporte Ventilatório Mecânico", adiante).[77] O mais interessante, dados sugerem que uma acidose respiratória permissiva também possa ter efeitos terapêuticos sobre a lesão alveolar por LPIV, apesar de a aplicabilidade clínica dessa observação não ser clara.[78]

A LPIV se manifesta patologicamente como um dano alveolar difuso.[40,63,64,79] Além disto, a LPIV está associada com liberação de citocinas[79,80] e translocação bacteriana,[81] que estão implicadas na resposta inflamatória sistêmica com disfunção multiorgânica que resulta na mortalidade associada à LPIR.

TOXICIDADE PELO OXIGÊNIO

Concentrações muito elevadas de oxigênio inspirado podem causar lesão oxidante nas vias aéreas e parênquima pulmonar.[82] Entretanto, grande parte dos dados que suportam este conceito é oriunda de estudos em animais que geralmente possuem tolerâncias muito diferentes das de humanos. Dessa forma, não está claro qual é a concentração "segura" de oxigênio ou a duração da exposição em humanos doentes. A maioria dos grupos de consenso concluiu que valores de FIO_2 inferiores a 0,4 são seguros para períodos prolongados de tempo e que valores de FIO_2 acima de 0,70 devem ser evitados se possível. O interessante é que várias pesquisas observacionais sugerem que mesmo com uma FIO_2 "segura" inferior a 0,4, a manutenção de uma PO_2 arterial acima de 120 a 130 mmHg pode produzir toxicidade sistêmica pelo oxigênio com o passar do tempo.[83,84]

COMPLICAÇÕES DA INTERFACE PACIENTE-VENTILADOR

O paciente deve estar conectado ao ventilador através dos circuitos ventilatórios e uma via aérea artificial. Problemas com esta interface podem levar a complicações. O problema mais óbvio é a desconexão do respirador (incluindo soltura das vias aéreas artificiais). Desconexões foram relatadas em até 8% a 13% dos pacientes ventilados[85] e, se não forem corrigidas, podem ser fatais. Como a pressão e o fluxo do circuito podem ser mantidos a despeito da desconexão entre o ventilador e o paciente (p. ex., se a via aérea está no esôfago ou se o circuito desconectado está parcialmente ocluído), é importante que alarmes redundantes cuidadosamente instalados (i.e., fluxo de pressão, e mesmo dióxido de carbono exalado) estejam instalados.[6] Outras complicações da interface paciente-ventilador incluem obstruções por secreções, vazamentos do circuito, lesão das vias aéreas por calor/umidade inadequados, lesão traqueal pela via aérea artificial e perda do volume corrente liberado em um circuito complacente.

DESSINCRONIA PACIENTE-VENTILADOR

A dessincronia paciente-ventilador descreve a liberação de uma respiração a partir de um respirador mecânico que não está combinada com o esforço do paciente. Conforme descrito, isto pode ocorrer durante o processo de disparo, liberação do fluxo e ciclagem da respiração.

Disparo da Respiração pelo Ventilador

Os ventiladores podem captar um esforço espontâneo tanto por uma queda da pressão como por uma mudança no fluxo das vias aéreas.[9,10,86] Mesmo com os sensores modernos, existe uma inevitável dessincronia no processo de disparo. Primeiramente, um certo nível de insensibilidade do sensor deve ser incorporado para evitar artefatos de disparo do respirador (i.e., "autodisparo" devido a oscilações cardiogênicas). Em segundo lugar, mesmo quando o esforço do paciente foi captado, existe um retardo inerente (de até 100 ms ou mais) na ativação de um sistema de válvulas para abrir e obter o fluxo-alvo para as vias aéreas (responsividade do sistema). Esses dois fatores podem resultar em significativas cargas pressóricas "tipo isométricas" sobre os músculos inspiratórios durante o processo de disparo. Além disso, na presença de encarceramento de ar e PEEPi, a elevação da pressão alveolar

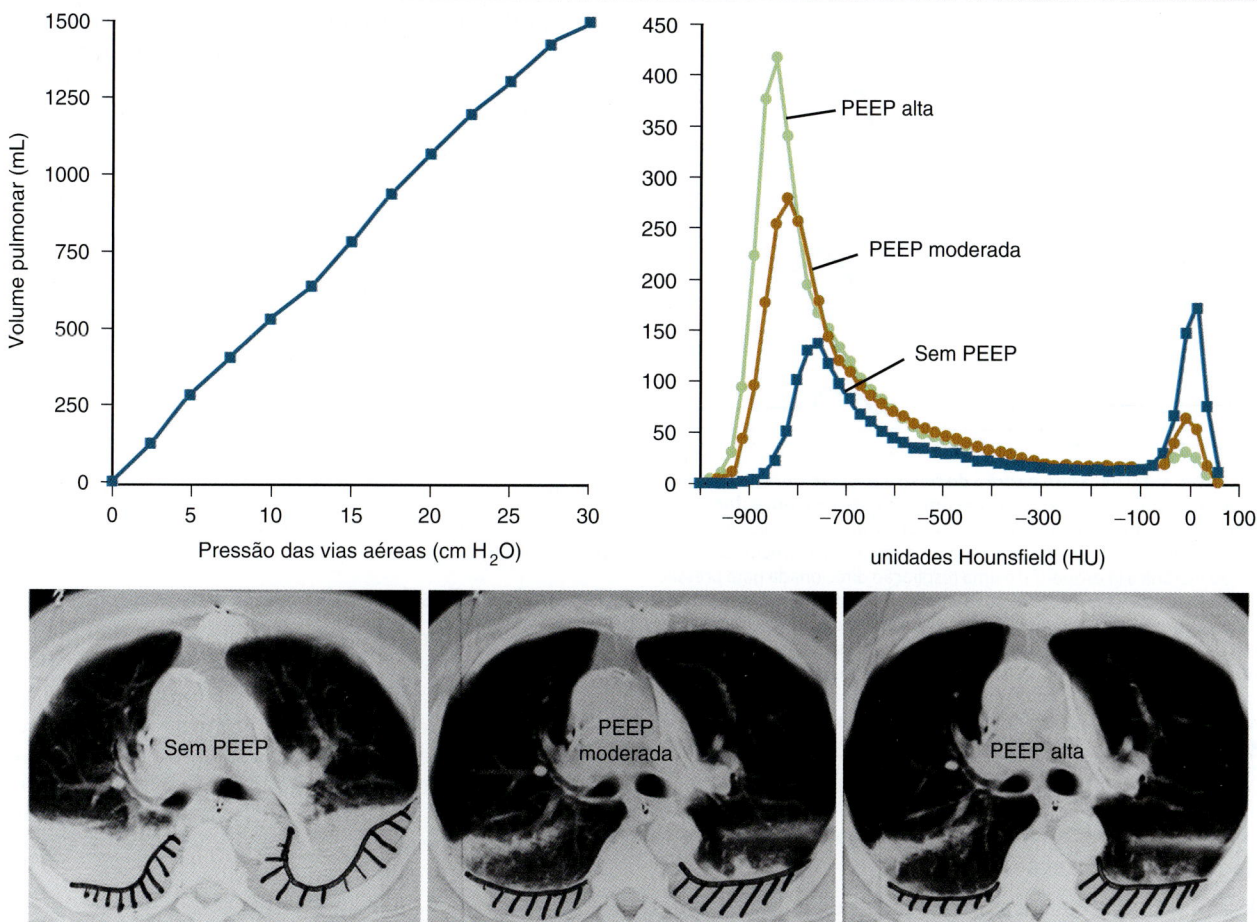

Figura 101-3 Efeitos da pressão positive em vias aéreas em um pulmão com lesão heterogênea. O *painel esquerdo superior* demonstra as relações pressão-volume quase lineares conforme a pressão positiva das vias aéreas é aplicada aos pulmões. Embaixo, encontramos três cortes pulmonares representativos de TC em baixa, média e máxima pressão das vias aéreas. No pulmão em baixa pressão de via aérea (sem PEEP, *parte inferior esquerda*), observe a atelectasia substancial nas regiões dependentes dos pulmões, que é progressivamente reduzida conforme a pressão da via aérea aumenta (PEEP moderada e PEEP alta, nas duas imagens da direita), que reduz progressivamente conforme a pressão das vias aéreas aumenta (PEEP moderada e PEEP alta, nas duas imagens da direita). O *painel superior direito* demonstra a distribuição das unidades Hounsfield (HU) em cada um destes três cortes de TC, em baixa pressão (*azul-escuro*), em uma pressão média de vias aéreas (*marrom*) e na mais alta pressão de vias aéreas (*verde-claro*). Observe que, apesar de a elevação da pressão reduzir progressivamente o número de unidades atelectásicas (aquelas com números de TC próximo a zero), estas mesmas pressões aumentam simultaneamente o número de unidades pulmonares hiperdistendidas (aquelas com números de TC < − 900 HU). (De Vieira SR, Puybasset L, Lu Q, et al: A scanographic assessment of pulmonary morphology in acute lung injury. *Am J Resp Crit Care Med* 159:1612–1623, 1999.)

expiratória final atua como um limiar para o disparo sobre os músculos inspiratórios. Sob essas condições, o uso criterioso da PEEP aplicada pode equilibrar a pressão expiratória por todos os pulmões e o circuito do ventilador para reduzir esta carga de disparo.[87,88]

O disparo excessivo também pode resultar de um autodisparo, conforme descrito anteriormente, ou de um disparo de uma segunda respiração quando a respiração mecânica cicla antes do término do esforço do paciente ("empilhamento da respiração"). Um fenômeno recentemente descrito, o "arrastamento", também pode resultar em uma respiração dupla.[89] O arrastamento pode ser visto durante uma respiração desencadeada por uma máquina quando o fluxo de gás liberado desencadeia um esforço. Algumas vezes isso simplesmente estende a respiração, mas se o esforço persiste além do término da respiração da máquina, uma segunda respiração pode ser disparada.

Padrão de Fluxo Liberado pelo Ventilador

Durante uma respiração interativa, os músculos inspiratórios estão contraindo[90,91] e a liberação do fluxo ventilatório deve ser adequada para promover um descarregamento muscular apropriado. Isto não significa que as cargas musculares são eliminadas. Em vez disso, significa que um padrão de fluxo liberado está associado com um padrão de carregamento muscular que parece com uma respiração normal e confortável[11] (liberação "sincrônica" do fluxo).

Em geral, a sincronia do fluxo é mais bem avaliada pelo exame clínico e análise da representação gráfica do circuito sobre o tempo.[11,92] A sincronia do fluxo se manifesta clinicamente como um paciente relaxado que não parece estar dispneico. Em contraste, a dessincronia de fluxo geralmente se manifesta na forma de taquipneia, fome por ar (dispneia) e a aparência de "privação de fluxo".[11] Com uma liberação sincrônica do fluxo, o gráfico da pressão do circuito deve manter tanto um perfil basal constante (uma respiração CPAP) ou um formato convexo para cima (respiração assistida/suportada) indicando que o fluxo é proporcional à demanda. A dessincronia (e a carga imposta) existe quando o gráfico da pressão do circuito é literalmente "sugado para baixo" pelo esforço excessivo da liberação do fluxo, geralmente abaixo do valor basal[11,93] (Fig. 101-4).

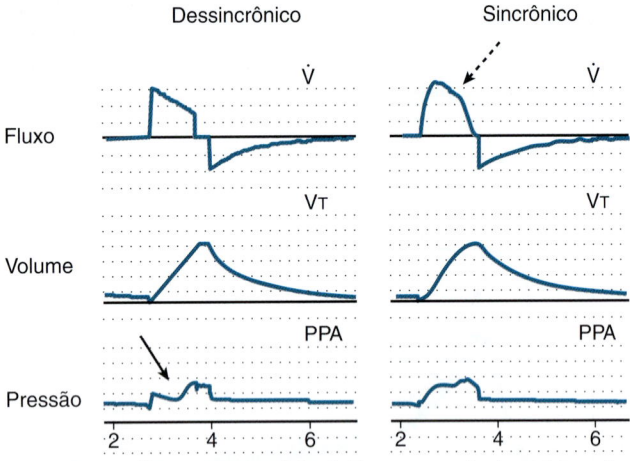

Figura 101-4 Diferenças no padrão de fluxo e pressão durante respirações dessincrônicas e sincrônicas em um paciente com um esforço inspiratório vigoroso. Estão descritos fluxo (*painel superior*), volume (*painel central*) e pressão (*painel inferior*) para uma respiração direcionada para fluxo dessincrônica (*à esquerda*) e uma respiração direcionada para pressão mais sincrônica (*à direita*) com fluxo médio combinado, tempo inspiratório e volume corrente. Observe que, durante as respirações direcionadas para fluxo (*à esquerda*) o fluxo fixo não responde ao vigoroso esforço inspiratório, resultando em uma "sucção" para baixo da pressão do circuito (*seta sólida*). Em contraste, com uma respiração direcionada para a pressão, ajustes e elevações no fluxo para atingir melhor o esforço inspiratório (*seta tracejada*). (Redesenhada de Yang LY, Huang YC, MacIntyre NR: Patient-ventilator synchrony during pressure-targeted versus flow-targeted small tidal volume assisted ventilation. *J Crit Care* 22:252–257, 2007.)

Ciclagem da Respiração

A dessincronia da ciclagem pode surgir de uma entre duas formas. Primeira, se a respiração mecânica dura além da duração do esforço do paciente, um tempo expiratório inadequado pode se desenvolver (juntamente com encarceramento de ar) e/ou esforços expiratórios do paciente podem ser necessários para finalizar a respiração.[11] Isto pode ser uma preocupação particular quando se utiliza respiração PS na doença obstrutiva das vias aéreas — o fluxo inspiratório relativamente constante com PS nesses pacientes conjugado com o algoritmo de ciclagem de fluxo PS pode retardar significativamente o término da respiração.[94] Segundo, se a respiração mecânica termina antes de o esforço do paciente finalizar, o paciente pode ficar com necessidade de liberação adicional de fluxo sem nenhuma liberação. Pode ser observado um carregamento significativo imposto e, conforme descrito anteriormente, um disparo duplo da respiração.[11]

Implicações Clínicas

A determinação da prevalência da dessincronia paciente-ventilador é difícil porque estudos que examinaram esta questão utilizaram populações heterogêneas de pacientes e diferentes definições de dessincronia, métodos de detecção, duração e momento da observação, além dos modos ventilatórios.[11,95] Dependendo da população dos pacientes, ajustes do ventilador e técnicas de mensuração, as dessincronias de disparo foram registradas em 26% a 82% dos pacientes mecanicamente ventilados. Não surpreendentemente, as dessincronias de disparo foram mais comuns em pacientes com DPOC e aqueles em risco para desenvolvimento de PEEP intrínseca.[11,95] O disparo duplo é outra dessincronia comumente registrada, mas geralmente é descrita em menos de 10% dos pacientes nesses vários estudos.[11,95]

A incidência de outras formas de dessincronia (dessincronia de fluxo e dessincronia de ciclo) ainda não foi bem caracterizada. Entretanto, uma avaliação retrospectiva do estudo sobre volume corrente da National Institutes of Health ARDS Network observou dessincronias de ciclagem associadas com duplo disparo em 9,7% de todas as respirações analisadas.[96] Sem dúvida, é provável que a dessincronia paciente-ventilador seja ubíqua se qualquer paciente for observado por tempo suficiente durante a ventilação mecânica assistida/suportada, especialmente se monitores mais sofisticados (p. ex., Pes ou eletromiogramas diafragmáticos) são empregados para detectar o esforço do paciente.

Apesar de não haver dúvida de que muitas dessincronias são sutis e de pouca relevância clínica, dessincronias relevantes podem não ser detectadas, sobrecarregando os músculos respiratórios e produzindo desconforto para o paciente, que é uma indicação frequentemente citada para sedativos.[11,95] Isto pode causar impacto sobre a duração do uso do respirador porque o alto uso de sedação está ligado a um uso mais longo do respirador. Sem dúvida, vários estudos observacionais observaram mais dias de ventilação mecânica e mesmo tendências na direção de maior mortalidade em pacientes com dessincronias desencadeadas que ocorrem em mais de 10% dos casos.[95]

Tratando as Dessincronias

Os ajustes sincrônicos do ventilador necessitam primeiro do ajuste do gatilho para o ajuste mais sensível possível (sem autodisparo). Se a PEEPi está criando uma carga de disparo, devem ser feitas tentativas para minimizar a PEEPi e a seguir o uso criterioso da PEEP aplicada acrescentado para contrabalançar a carga de disparo imposta conforme será descrito adiante. Na presença de um arrastamento, a redução da sedação e a necessidade de um índice mandatório para a respiração (controlado) devem ser reavaliadas.

A sincronia de fluxo geralmente é mais fácil de obter com respirações com fluxo variado direcionado para pressão, conforme destacado anteriormente. Respirações direcionadas para a pressão também pode permitir ajustes na frequência de elevação da pressão e podem compensar a resistência do tubo endotraqueal, como um meio de aprimorar ainda mais a sincronia (veja "Inovações Recentes no Suporte Ventilatório Mecânico", adiante). Se respirações direcionadas para o fluxo são desejadas, a sincronia pode ser abordada com ajustes na magnitude e perfil do fluxo (seno da onda, onda quadrada, padrão de desaceleração). Importante, como o impulso respiratório do paciente é modulado pelo *feedback* mecânico dos pulmões e tórax, modos que evitam vários tipos diferentes de respiração (i.e., evitando VMSI) tendem a facilitar a sincronia do fluxo.[11] Finalmente, a duração da respiração deve ser otimizada para conforto e eliminação de respirações duplas utilizando-se ajustes na variável do ciclo (volume, tempo ou fluxo).

Dois novos modos (*assistência proporcional da ventilação* [APV] e *assistência ventilatória ajustada neuralmente* [AVAN]) foram utilizados durante a última década para aumentar ainda mais a sincronia. Estes serão descritos em maiores detalhes em "Inovações Recentes no Suporte Ventilatório Mecânico".

COMPLICAÇÕES PULMONARES INFECCIOSAS

Pacientes ventilados mecanicamente estão em risco para infecções pulmonares por vários motivos.[97] Primeiro, o mecanismo de proteção de fechamento natural da glote está comprometido pela presença do tubo endotraqueal. Isto permite a infiltração contínua de material da orofaringe para as vias aéreas. Segundo, o próprio tubo endotraqueal desencadeia o reflexo da tosse e serve como um potencial portal adicional para a entrada de patógenos nos pulmões. Isto é particularmente importante se o circuito estiver contaminado. Terceiro, a lesão das vias aéreas do parênquima por doença subjacente e pelo tratamento das complicações torna o pulmão propenso a complicações. Quarto, o ambiente de UTI propriamente dito, com o uso intenso de antibióticos e a presença de pacientes doentes, aumenta o risco para uma variedade de infecções.

A prevenção contra a *pneumonia associada ao ventilador* (PAV) é importante porque a PAV influencia fortemente a duração da internação e a mortalidade.[97-100] Medidas de cuidados ligadas a melhores resultados incluem a lavagem das mãos, elevação da cabeceira do leito, cuidados orais com clorexidina e regimes antibióticos cuidadosamente selecionados para outras infecções. As estratégias de tratamento que evitam a quebra da integridade do circuito (p. ex., pela troca do circuito somente quando visivelmente contaminado) também parecem úteis.[98,99] A drenagem contínua de secreções subglóticas pode ser outra forma simples de redução da contaminação pulmonar pelo material da orofaringe.[98,99] Mais controversos são os equipamentos que limpam o tubo orotraqueal ou o tornam mais resistente à formação de biofilmes.[101]

Outro conceito explorado em pequenas pesquisas é o uso de antibióticos aerossolizados em pacientes com secreções purulentas para reduzir a progressão da traqueobronquite para pneumonia associada ao respirador.[102] Finalmente, a pronta interrupção do suporte ventilatório quando clinicamente apropriado ajudará a minimizar o tempo de exposição dos pacientes aos riscos de infecção.

APLICANDO SUPORTE VENTILATÓRIO MECÂNICO

O SUPORTE VENTILATÓRIO MECÂNICO ENVOLVE CONFLITOS DE ESCOLHA

Os objetivos do fornecimento de suporte adequado minimizando o risco de LPIV e outras complicações envolvem conflitos de escolha. Especificamente, a necessidade de pressões, volumes e O_2 suplementar potencialmente lesivos devem ser ponderadas contra os benefícios do suporte de troca de gases. Para este fim, uma "reconsideração" dos objetivos das trocas de gases ocorreu durante as 2 últimas décadas de modo que, atualmente, níveis de pH entre 7,15 a 7,20 e valores de PO_2 de até 55 mmHg geralmente são considerados aceitáveis de modo a proteger o pulmão.[70,78,103] Os ajustes do ventilador são selecionados para fornecer pelo menos este nível de suporte de troca de gases e ao mesmo tempo atingir três objetivos mecânicos: (1) provisão de PEEP suficiente para recrutar os alvéolos "recrutáveis", (2) evitar uma combinação de PEEP-volume corrente que hiperdistenda desnecessariamente regiões pulmonares no final da inspiração e (3) limitação dos volumes correntes às amplitudes fisiológicas. Esses objetivos incorporam o conceito de uma estratégia ventilatória mecânica que proteja os pulmões. Atualmente, estes princípios guiam as recomendações para o tratamento específico de várias formas de insuficiência respiratória.[104-107]

CONSIDERAÇÕES NA ESCOLHA DOS AJUSTES DO VENTILADOR PARA DIFERENTES FORMAS DE INSUFICIÊNCIA RESPIRATÓRIA

Lesão do Parênquima Pulmonar

Lesão do parênquima pulmonar significa uma lesão que envolve os espaços aéreos e o interstício do pulmão.[31-35]

Em geral, a lesão parenquimatosa enrijece os pulmões e diminui os volumes pulmonares. É importante ter em mente que em geral se observam acentuadas diferenças regionais no grau das anormalidades mecânicas, que interagem com a estratégia ventilatória em particular. Isto ocorre porque o gás liberado preferencialmente irá para as regiões mais normais, aquelas com maior complacência e menor resistência, em vez de para regiões anormais (Fig. 101-2). Um volume corrente de "tamanho normal", dessa forma, pode ser distribuído preferencialmente para as regiões mais sadias, resultando em uma lesão por hiperdistensão regional. A lesão parenquimatosa também pode afetar as vias aéreas, especialmente os bronquíolos e ductos alveolares. Essas vias aéreas estreitadas e colabáveis também podem reduzir a ventilação regional para as unidades pulmonares lesionadas, levando a regiões de encarceramento aéreo e possivelmente à formação de cistos durante a fase da cicatrização.

Anormalidades das trocas gasosas na lesão do parênquima pulmonar são consequências da consolidação alveolar, inundação e/ou colapso produzindo uma má distribuição da ventilação, resultando em uma desproporção V/Q e *shunts*.[31-35] Como a desproporção V/Q e *shunts* são mais problemáticos do que o espaço morto na doença do parênquima pulmonar, a hipoxemia tende a ser mais um problema clínico do que uma elevação do dióxido de carbono.

Os *ajustes da frequência-volume corrente* para pacientes com lesões parenquimatosas devem focalizar na limitação da distensão inspiratória final. O benefício de reduzir a distensão na melhoria dos resultados foi sugerido em várias pesquisas clínicas,[67-70,108] mas foi demonstrado de modo convincente pela pesquisa *ARDS Network* patrocinada pelo *National Institutes of Health* (NIH) na qual uma estratégia de ventilação utilizando um V_C de 6 mL/kg do *peso corporal previsto* (PCP) em comparação com 12 mL/kg do PCP levou a uma redução absoluta de 10% na mortalidade.[70] Assim, os ajustes do V_C iniciais devem se iniciar em 6 mL/kg do PCP.[68,109] Além disso, deve-se considerar fortemente a redução ainda maior deste ajuste se a Pplat inspiratória final excede os 30 cm H_2O.[67-70] Elevações nos ajustes de V_C podem ser consideradas na presença de desconforto acentuado do paciente ou troca gasosa abaixo da ideal *desde que* os valores Pplat subsequentes não excedam os 30 cm H_2O.[67-70] Os ajustes da frequência respiratória são então feitos para o controle do pH. Ao contrário do caso das doenças obstrutivas, o potencial para encarceramento aéreo na lesão do parênquima pulmonar é baixo se a frequência respiratória for inferior a 35 respirações/min; o encarceramento aéreo pode não se desenvolver mesmo em frequências acima das 50 respirações/min.

Existem controvérsias sobre o uso do *bloqueio neuromuscular* (BNM) e da ventilação mecânica totalmente controlada pelo ventilador durante as 24 a 48 horas iniciais da lesão do parênquima pulmonar. O uso do BNM produzindo músculos ventilatórios flácidos reduz as demandas corporais totais pelo oxigênio e elimina potenciais interações dessincrônicas. Um estudo em pacientes com hipoxemia severa (proporções $PO_2/FIO_2 < 120$) demonstrou melhoria da mortalidade com uso do BNM durante 48 horas.[110] Entretanto, o uso do BNM geralmente requer uso substancial de sedativos. Como consequência, muitos especialistas questionam que respirações assistidas/suportadas são preferíveis no início do curso do suporte ventilatório mecânico. O tempo inspiratório e a proporção I:E na lesão parenquimatosa são ajustados considerando-se vários aspectos. O ajuste inicial usual da proporção I:E é entre 1:2 até 1:4, o ajuste normal e mais confortável. O gráfico de fluxo também deve ser avaliado para assegurar que a sincronia do ciclo está presente e que o tempo expiratório é adequado para evitar encarceramento aéreo. Uma proporção I:E superior a 1:1 é conhecida como *ventilação de proporção inversa* (VPI). Na insuficiência respiratória severa, a VPI pode ser empregada como uma alternativa para aumentar a PEEP e melhorar a proporção V/Q.[38,39] Os mecanismos benéficos envolvidos incluem tempos de mistura mais longos, recrutamento de alvéolos de enchimento lento e desenvolvimento de PEEPi. Uma variação da VPI é a *ventilação com liberação da pressão das vias aéreas* (VLPA).[111-115] A VLPA incorpora a capacidade de respirar espontaneamente durante o longo período de insuflação de uma respiração controlada pela pressão — uma característica que pode aumentar o recrutamento e a mistura de gases. A VLPA é discutida em maiores detalhes em "Inovações Recentes não Suporte Ventilatório Mecânico", adiante.

Os ajustes de PEEP/FIO$_2$ são otimizados com o uso de considerações mecânicas e de troca de gases. Conceitualmente, no ajuste do nível PEEP na lesão do parênquima pulmonar, o objetivo é fornecer ajustes do respirador entre os pontos de inflexão superior e inferior no membro da desinsuflação da curva pressão-volume.[116] As abordagens mecânicas mais diretas utilizam a plotagem pressão-volume estática para ajustar a PEEP e V$_C$. Isto tradicionalmente envolve várias mensurações V$_C$/Pplat e requer considerável tempo do médico, juntamente com sedação do paciente ou mesmo bloqueio neuromuscular, e não é amplamente utilizado. Outra abordagem mecânica utiliza alterações em etapas na PEEP para determinar o nível de PEEP que gera a melhor complacência.[117] Uma abordagem mecânica mais simples analisa o perfil Pcir durante uma respiração de fluxo-constante (índice de estresse) para detectar uma hiperdistensão (perfil da elevação precoce).[118] Com todas essas abordagens, uma manobra de recrutamento pode ser utilizada para recrutar o máximo número de alvéolos recrutáveis antes de ajustar a PEEP. Os ajustes da FIO$_2$ são feitos a seguir nos menores valores clinicamente aceitáveis.

A PEEP também pode ser guiada por critérios de trocas gasosas, geralmente envolvendo algoritmos que ajustam a PEEP e FIO$_2$ de acordo com certos alvos. Observe que a construção de um algoritmo PEEP/FIO$_2$ geralmente é um exercício empírico no equilíbrio da pressão de distensão saturação do O$_2$ arterial e FIO$_2$ e depende da percepção do médico para as "toxicidades" relativas das altas pressões torácicas, FIO$_2$ alta e baixa saturação do O$_2$ arterial. Apesar de a maioria dos algoritmos publicados para PEEP/FIO$_2$ geralmente direcionar níveis modestos de oxigenação (p. ex., PO$_2$ arterial de 55 a 80 mmHg ou SO$_2$ de 88% a 95%), eles tendem a segregar em abordagens que focalizam em níveis mais elevados da PEEP (algoritmos de "PEEP" alta) ou níveis mais baixos da PEEP (algoritmos de "PEEP" baixa) (Fig. 101-5). Várias pesquisas compararam algoritmos de PEEP alta *versus* baixa em conjunção com estratégias de baixo volume corrente/Pplat limitados em pacientes com SDRA.[119-121] Uma metanálise das pesquisas com SDRA leve (PO$_2$/FIO$_2$ arterial > 200) comparada com SDRA mais severa (PO$_2$/FIO$_2$ arterial < 200) demonstrou que estratégias de PEEP mais elevadas apresentaram um benefício significativo na mortalidade dos casos de SDRA mais severa, enquanto estratégias de PEEP mais baixa demonstraram uma tendência para um benefício potencial na SDRA leve.[122]

Nos pacientes com mecânica anormal da parede torácica (i.e., parede torácica rígida por obesidade, anasarca, síndrome

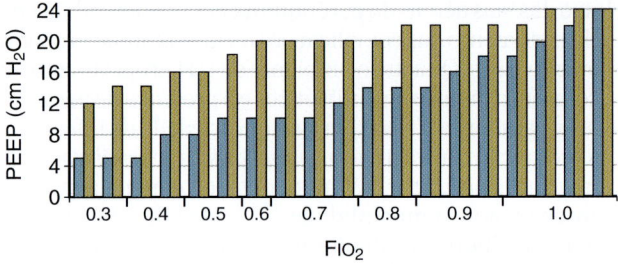

Alvos: PO$_2$ 55-80, Pplat < 30-35

Figura 101-5 **Dois algoritmos pressão expiratória final positiva (PEEP)/FIO$_2$ que foram utilizados nas pesquisas clínicas do** *National Institutes of Health Acute Respiratory Distress Syndrome Network* . Estão plotados a FIO$_2$ no eixo horizontal e a PEEP no eixo vertical. Com ambas as abordagens, o alvo da oxigenação (PaO$_2$ de 55 a 80 mmHg, SPO$_2$ de 88% a 95%) e a pressão platô máxima permissível (35 cm H$_2$O) são os mesmos. Os pacientes são movimentados em etapas para cima e para baixo do algoritmo de acordo com estes alvos. Os dois algoritmos descritos focam em níveis mais elevados de PEEP ("PEEP alta" — barras marrons) ou níveis mais baixos de PEEP ("PEEP baixa"— barras azuis). (Cortesia de Art Wheeler, MD, comunicação pessoal e Ref. 70.)

compartimental abdominal e mesmo inflamação sistêmica), a confiança nas pressões do circuito das vias aéreas para guiar os ajustes do ventilador ignorará o efeito das pressões pleurais elevadas sobre a redução da pressão transpulmonar, o determinante final da LPIV e recrutamento alveolar. Sob essas circunstâncias, os médicos devem considerar modestas elevações empíricas na PEEP aplicada e liberações de uma Pplat elevada acima dos limites descritos anteriormente. Alternativamente, um cateter esofágico para mensurar Pes deve ser inserido para avaliar diretamente a pressão transpulmonar e realizar os ajustes de acordo.[19,123] Sem dúvida, uma pesquisa clínica utilizando Pes para guiar os ajustes da PEEP sugeriu melhores resultados.[123]

Doença Obstrutiva das Vias Aéreas

Elevações na resistência levam a insuficiência respiratória pela obstrução do fluxo e criam duas alterações fisiopatológicas importantes. Primeira, as pressões elevadas necessárias para o fluxo de ar podem sobrecarregar os músculos inspiratórios, produzindo uma "falha na bomba ventilatória" na qual a ventilação-minuto espontânea se torna inadequada para a troca gasosa. Segunda, as vias aéreas estreitadas criam regiões do pulmão que não conseguem esvaziar adequadamente e retornar ao "volume de repouso" normal, produzindo PEEPi.[27] Essas regiões de hiperinsuflação criam espaço morto e colocam os músculos inspiratórios em uma substancial desvantagem mecânica que piora ainda mais a função muscular. Regiões hiperinsufladas também podem comprimir regiões mais saudáveis do pulmão, dificultando a proporção V/Q. Regiões de encarceramento de ar e PEEPi também aumentam a carga do limiar que o paciente deve superar para desencadear respirações mecânicas, conforme destacado anteriormente.

As anormalidades de trocas gasosas na presença de uma piora da obstrução ao fluxo de ar são diversas. Primeira, apesar de poder haver uma hiperventilação transitória causada pela dispneia no paciente asmático, a piora da insuficiência respiratória na doença pulmonar obstrutiva geralmente se caracteriza por uma queda na ventilação-minuto conforme os músculos inspiratórios entram em fadiga na presença de obstrução ao fluxo de ar. O resultado é denominado *insuficiência respiratória hipercápnica*. Segunda, conforme destacado anteriormente, compressão pulmonar regional e hiperventilação regional produzem desproporção V/Q que resultam em hipoxemia progressiva. Entretanto, inflamação e inundação alveolar não são características da insuficiência respiratória causada por uma obstrução pura ao fluxo de ar e, consequentemente, os *shunts* são menos problemáticos do que na lesão do parênquima pulmonar. Terceira, as regiões hiperdistendidas do pulmão, conjugadas com alterações enfisematosas subjacentes em alguns pacientes, resultam em perda capilar e aumento do espaço morto. Essa ventilação desperdiçada compromete ainda mais a capacidade de os músculos inspiratórios suprirem uma ventilação adequada para troca do gás alveolar. Essas regiões enfisematosas também possuem baixa propriedade de recuo, que pode piorar ainda mais o encarceramento do ar. Quarta, a vasoconstrição pulmonar hipoxêmica conjugada com alterações crônicas da vasculatura pulmonar nas doenças das vias aéreas sobrecarrega o ventrículo direito, diminuindo ainda mais o fluxo de sangue para o pulmão e aumentando ainda mais o espaço morto.

Os ajustes da frequência-volume corrente nas doenças obstrutivas são escolhidos com base em várias considerações similares às da lesão do parênquima pulmonar. Especificamente, os volumes correntes devem ficar na variação entre 6 a 8 mL/kg (IMC) com alvos de Pplat inferiores a 30 cm H_2O.[67-70] Nas doenças obstrutivas, entretanto, os médicos devem estar atentos de que altos picos de pressão das vias aéreas, mesmo na presença de valores aceitáveis para Pplat, podem sujeitar transitoriamente regiões do pulmão a períodos de lesão por hiperdistensão (Fig. 101-2). Finalmente, o ajuste do V_C também deve levar em consideração o potencial de desenvolver PEEPi com seu consequente impacto sobre as elevações da Pplat e o risco de lesão por hiperdistensão.

A frequência respiratória é utilizada para controlar o pH. Ao contrário da situação da doença parenquimatosa, entretanto, a elevação da resistência das vias aéreas (e geralmente as baixas pressões de recuo do enfisema) aumenta enormemente o potencial para PEEPi e, consequentemente, limita a variação dos índices respiratórios disponíveis. Sem dúvida, reduções no V_C e na frequência ventilatória para níveis que resultem em hipoventilação e hipercapnia "permissiva" (ou mesmo "terapêutica"[78]) podem ser um conflito de interesse apropriado para limitar o desenvolvimento de PEEPi e hiperdistensão.

A proporção I:E na doença pulmonar obstrutiva geralmente é ajustada o mais baixo possível para minimizar o desenvolvimento de encarceramento aéreo. Pelo mesmo motivo, abordagens que utilizam estratégias VRI quase sempre estão contraindicadas.

Os ajustes de PEEP/FIO_2 assumem um papel diferente na doença pulmonar obstrutiva do que o observado na doença do parênquima pulmonar. Como o recrutamento alveolar é um problema menor e a hiperdistensão é mais problemática na lesão pulmonar obstrutiva do que na lesão do parênquima pulmonar, a estratégia no uso das etapas PEEP/FIO_2 na Figura 101-5 provavelmente deve ser desviada mais para o uso da FIO_2 para suporte da oxigenação em vez de PEEP. Um papel específico para a PEEP no paciente obstruído surge quando a PEEPi serve como mais uma carga no limiar inspiratório na tentativa de o paciente desencadear uma respiração, conforme descrito anteriormente. Sob essas condições, a aplicação criteriosa da PEEP em circuito (em níveis de até 75% a 85% da PEEPi) pode "contrabalançar" a PEEPi durante todo o circuito do respirador para reduzir esta carga de disparo e facilitar o processo de disparo.[87,88]

Na obstrução severa do fluxo de ar, o uso do gás de baixa densidade, o hélio, pode ajudar a facilitar a ventilação. O hélio está disponível em misturas de gases respiratórios hélio:oxigênio (heliox) nas proporções de 80:20, 70:30 ou 60:40 e pode reduzir o trabalho inspiratório do paciente e facilitar o esvaziamento pulmonar (lembre-se de que a pressão de direcionamento diminui e/ou o fluxo aumenta conforme diminui a densidade do gás).[124] Entretanto, até o momento não houve estudos demonstrando melhoria dos resultados com o uso do heliox. Com uma mistura de gás hélio:oxigênio, deve ser lembrado que muitos sensores de fluxo devem ser recalibrados para levar em consideração esta mudança na densidade do gás.

Finalmente, é importante destacar que a ventilação não invasiva melhora de modo mais convincente os resultados em pacientes com doenças obstrutivas.[125] No ajuste de uma ventilação não invasiva, aplicam-se os mesmos princípios descritos previamente para a ventilação mecânica invasiva (Cap. 102).

Insuficiência Respiratória Neuromuscular

O risco de LPIV geralmente é menor em um paciente com insuficiência neuromuscular (p. ex., lesão do sistema nervoso central, *overdose* de fármacos, anestesia) porque a mecânica pulmonar geralmente está próxima do normal e uma hiperdistensão é menos provável. V_C mais "generosos" (p. ex., até 10 mL/kg PCP) foram propostos como sendo úteis na melhora do conforto, manutenção do recrutamento, prevenção da atelectasia e para evitar hipercarbia que possa afetar adversamente a função do sistema nervoso central. Entretanto, esta noção foi questionada recentemente por pesquisas clínicas de pacientes com pulmões normais no período perioperatório, os quais demonstraram menores complicações pós-operatórias quando V_C foram utilizados na amplitude de 6 a 8 mL/kg (PCI). A despeito dos ajustes de V_C, as pressões de distensão máxima devem ser mantidas as mais baixas possíveis e ao mesmo tempo ser compatíveis com os outros objetivos observados previamente.[67-70]

A seleção do modo nos pacientes com doença neuromuscular geralmente é determinada pelo conforto do paciente e confiabilidade do impulso respiratório. PEEP, mesmo em baixos níveis, geralmente é benéfica na prevenção do derrecrutamento (atelectasia) nestes pacientes, que geralmente estão em decúbito dorsal e são incapazes de eliminar secreções ou de suspirar.

Recuperação da Insuficiência Respiratória — "Desmame" e Processo de Interrupção

Conforme a insuficiência respiratória estabiliza e começa a reverter, a atenção médica desvia-se para o processo de retirada do ventilador. Infelizmente, várias pesquisas clínicas demonstraram claramente que as estratégias atuais de avaliação/abordagem não são as ideais, resultando em demora considerável na retirada do ventilador.[125,126] Essa demora leva a uma maior estada na UTI, a aumento de custos, exposição prolongada à pressão do circuito e maior risco de infecção. Tentativas para acelerar a retirada, entretanto, devem ser ponderadas contra o risco de retirada prematura com consequente perda da patência das vias aéreas, aspiração e fadiga da musculatura inspiratória. Uma força-tarefa baseada em evidências[125] recomendou um processo de duas etapas:

1. Considere um paciente candidato para o desmame *se* (a) a lesão pulmonar está estável ou em processo de resolução, (b) a troca gasosa é adequada com baixas necessidades de

PEEP/FIO$_2$, (c) a hemodinâmica está estável sem uso de pressores e (d) o paciente é capaz de iniciar respirações espontâneas.
2. Nesses pacientes, faça um teste de respiração espontânea (utilizando uma peça em T, CPAP ou suporte pressório em 5 cm H$_2$O) por 30 a 120 minutos. As avaliações devem incluir o padrão ventilatório, troca gasosa, hemodinâmica e conforto. Pacientes que "passam" por essa pesquisa devem ser considerados para retirada do ventilador.

Nos pacientes que passam na *pesquisa da respiração espontânea* (PRE), avaliações separadas são necessárias para determinar se a via aérea artificial pode ser removida. Estas envolvem a força do reflexo da tosse, frequência da sucção e, em certo grau, a capacidade de responder a comandos.[125] O escape do balão, um teste à beira do leito que pode demonstrar a presença de edema de via aérea ou compressão ao redor do tubo endotraqueal que possa levar a uma obstrução pós-extubação, não parece ser um importante previsor do sucesso, exceto, talvez, na presença de lesão prévia das vias aéreas superiores. Falhas no processo de extubação podem ser esperadas em 10% a 20% de todas as extubações. Muitas dessas envolvem aspectos da proteção das vias aéreas e, dessa forma, indicam a necessidade de pronta reintubação. Entretanto, em alguns pacientes, especialmente naqueles com doença pulmonar obstrutiva crônica, uma falha na extubação causada por um aumento da sobrecarga da musculatura inspiratória deve ser abordada por ventilação não invasiva.[127,128]

Nos pacientes que falham na PRE, um nível estável e confortável de suporte deve ser fornecido até a próxima PRE.[125] Frequentes reduções do suporte (p. ex., a cada 2 a 12 horas) geralmente não são necessárias porque não aceleram o processo de desmame e somente servem para consumir recursos e expor o paciente ao risco de sobrecarga pulmonar. Entretanto, a repetição das avaliações para PRE deve ser feita diariamente.[125,126] Importante, estratégias agressivas para reduzir a sedação podem acelerar esse processo.[129] Alguns especialistas defenderam "pesquisas para o despertar espontâneo" conjugadas com PRE, mas não está claro se esta abordagem é superior aos protocolos de sedação cuidadosamente direcionados.[130]

Um problema comum observado em pacientes que se recuperam de insuficiência respiratória, mas que ainda são considerados dependentes de uma via aérea artificial, é a presença de grandes V$_C$ a despeito de baixos níveis de suporte ventilatório (p. ex., níveis de pressão inspiratória de 5 cm H$_2$O). Sob essas circunstâncias, deve ser feita uma busca pelas causas de um impulso respiratório excessivo, como dor, acidose metabólica ou ansiedade, e estes aspectos devem ser resolvidos. A maioria pode questionar que, na ausência de causas reversíveis, a sedação não deve ser utilizada simplesmente para reduzir o V$_C$.

A despeito do cenário clínico, sempre que respirações assistidas-suportadas são utilizadas, deve-se tomar cuidado em assegurar interações sincrônicas. Conforme destacado anteriormente, isto primeiro significa abordar se o impulso respiratório é apropriado para assegurar que causas reversíveis do impulso excessivo (p. ex., dor, ansiedade, acidose) sejam abordadas para que depois forneçam ajustes que maximizem a sensibilidade dos desencadeadores. Ela também assegura um fluxo apropriado e a sincronia do ciclo.

INOVAÇÕES RECENTES NO SUPORTE VENTILATÓRIO MECÂNICO

ESTRATÉGIAS INOVADORAS PARA A "PROTEÇÃO PULMONAR"

Várias inovações introduzidas recentemente podem auxiliar os médicos na redução da lesão pulmonar induzida pelo respirador. Entre as mais interessantes temos a *ventilação de liberação de pressão das vias aéreas* (VLPA) e a *ventilação de alta frequência* (VAF). Além disso, pacientes ventilando em decúbito ventral, apesar de não ser uma novidade, também podem ser vistos como uma estratégia interessante para facilitar uma ventilação protetora para o pulmão.

Ventilação de Liberação de Pressão das Vias Aéreas

VLPA (também conhecida como *ventilação bifásica, ventilação em dois níveis, e pressão positiva de vias aéreas em dois níveis*) é uma forma ciclada para tempo e direcionada para pressão de suporte ventilatório.[111-115] Na realidade, é uma modificação da VMIS direcionada para pressão que permite respirações espontâneas (com ou sem PS) durante as fases da insuflação e esvaziamento.

As supostas vantagens dessa abordagem são semelhantes àquelas que utilizam longos tempos inspiratórios. Especificamente, a fase de insuflação longa recruta alvéolos de enchimento mais lento e eleva a pressão média das vias aéreas sem aumentar a PEEP aplicada (apesar de poder se desenvolver uma PEEPi com períodos curtos de desinsuflação). Ao contrário das estratégias anteriores de VRI que necessitavam de paralisia, entretanto, os esforços espontâneos adicionais durante a insuflação podem aprimorar o recrutamento e o enchimento cardíaco quando comparados com outras formas controladas de suporte. Apesar das estratégias de VRI geralmente ficarem reservadas para as formas severas de insuficiência respiratória nas quais as pressões das vias aéreas e os níveis de FIO$_2$ se aproximam de níveis potencialmente lesivos, o conforto e o potencial recrutamento associado com VLPA podem ser considerados mesmo nas formas menos severas de lesão pulmonar.

Uma boa troca gasosa foi demonstrada com VLPA em várias pequenas pesquisas clínicas observacionais, geralmente com menores pressões máximas de vias aéreas do que as utilizadas com a ventilação-controle.[111] Entretanto, a distensão pulmonar inspiratória final na VLPA pode não ser menor do que a fornecida durante outras formas de suporte (podendo mesmo ser substancialmente maior) porque V$_C$ espontâneos podem expandir o pulmão além do volume na pressão VLPA ajustada. Nos poucos estudos randomizados que compararam VLPA com uma estratégia protetora verdadeira do pulmão, não foram encontradas diferenças em resultados importantes.[113-115]

Ventilação de Alta Frequência

A VAF utiliza altas frequências de respiração (120 a 900 respirações/min no adulto) conjugadas com pequenos V$_C$ (geralmente < do que espaço morto anatômico e < 1 mL/kg PCI no nível alveolar) para fornecer troca gasosa nos pulmões.[131] O transporte gasoso sob essas condições aparentemente não fisiológicas pode envolver mecanismos como a dispersão de Taylor, fluxos coaxiais e aumento da difusão.[132]

VAF pode ser suprida por jatos ou osciladores. Jatos injetam pulsos de alta frequência de gás nas vias aéreas. Osciladores literalmente vibram um fluxo fresco de gás liberado na ponta do tubo endotraqueal. Por este motivo, a VAF oscilatória algumas vezes é chamada de "CPAP com vibração".

As vantagens putativas da VAF são duplas. Primeira, a menor pressão corrente alveolar minimiza a hiperdistensão cíclica e o derrecrutamento. Segunda, uma maior pressão média das vias aéreas também pode impedir o derrecrutamento. O mais interessante, as pressões médias utilizadas durante a VAF geralmente excedem o limiar de 30 a 35 cm H_2O empregado durante a ventilação convencional. Essa tolerância de uma pressão média maior com a VAF pode ser explicada por uma estrutura alveolar mais bem mantida com uma pressão constante lentamente aplicada (apesar de vibrante), em oposição às breves pressões correntes cíclicas.[135]

A experiência clínica com a VAF foi mais extensa em grupos etários neonatais e pediátricos, em que diversas pesquisas melhoraram a função pulmonar no longo prazo quando a VAF é utilizada na insuficiência respiratória aguda.[134,135] Apesar de a experiência da VAF em adultos ser menor, uma metanálise de pesquisas randomizadas utilizando VAF na insuficiência respiratória do adulto sugeriu um benefício para a VAF.[136] Entretanto, duas grandes pesquisas subsequentes questionaram essa conclusão. Em uma, a mortalidade foi idêntica tanto para a estratégia VAF como para as estratégias protetoras pulmonares convencionais;[137] em outra, a pesquisa foi interrompida por causa da alta mortalidade no grupo VAF.[136] Preocupante em ambas as pesquisas foi o uso de muitos centros com pouca ou nenhuma experiência prévia com VAF, porém elas deixam claro que a VAF, se utilizada, deve ser reservada para pacientes que falharam com estratégias convencionais de proteção pulmonar, devendo ser empregada por médicos com experiência no uso da VAF.

Ventilação com Pressão Positiva em Decúbito Ventral

A ventilação mecânica de pacientes em decúbito ventral oferece várias vantagens fisiológicas.[159] Entre as principais temos dois mecanismos que podem melhorar a distribuição da ventilação. Primeiro, o coração não se apoia mais sobre o lobo inferior esquerdo e isto permite uma melhor distribuição da ventilação para esta região. Segundo, o esterno é restrito em sua capacidade de se mover para fora. Isto funcionalmente enrijece a parede torácica e força uma distribuição mais equilibrada da pressão positiva.

A posição de decúbito ventral possui seus desafios, primariamente sob uma perspectiva dos cuidados de enfermagem. O ato de posicionar em decúbito ventral requer uma equipe cuidadosa (apesar de existirem leitos de posicionamento automático). Mais importante, o gerenciamento das linhas vasculares, sondas de alimentação, vias aéreas artificiais, ostomias etc., precisa de atenção cuidadosa porque estas podem se soltar com facilidade. A prevenção contra úlceras de pressão facial também requer cuidadosa atenção da enfermagem.

Houve diversas pesquisas controladas randomizadas sobre a colocação de pacientes com SDRA em decúbito ventral e, até pouco tempo atrás, a despeito de uma oxigenação consistentemente melhor, nenhum benefício consistente pode ser demonstrado.[139] Entretanto, o maior estudo até o momento que focalizou sobre pacientes com SDRA e proporções PO_2/FIO_2 arteriais inferiores a 150 recentemente demonstrou um significativo benefício na mortalidade para a ventilação mecânica protetora para o pulmão fornecida em decúbito dorsal por mais de 16 horas/dia.[148]

ESTRATÉGIAS AUTOMATIZADAS PARA RETIRADA DO SUPORTE VENTILATÓRIO

Ao longo dos anos, várias tentativas foram feitas para "automatizar" o processo de desmame.[7] Um exame inicial é a ventilação-minuto mínima, que é ajustada com o índice de respiratório mandatório intermitente de acordo com o nível da ventilação espontânea. O conceito atrás do desmame automático foi que um tempo médico significativo pode ser poupado e o suporte ventilatório pode ser automaticamente reduzido em um tempo adequado com base em mensurações simples do respirador.

Suporte de volume (SV, também conhecido como "Ventilação Automática de Pressão") é a estratégia mais recente com o potencial para redução automática do suporte.[7] Conforme descrito anteriormente, SV é o modo de suporte de pressão que utiliza o volume corrente como um controle de *feedback* para ajustar continuamente o nível de suporte de pressão. Proponentes alegam que essa abordagem pode desmamar "automaticamente" um paciente através da redução do suporte de pressão conforme o esforço do paciente aumenta e a mecânica do sistema respiratório melhora. Inversamente, o suporte de pressão deve aumentar se o esforço do paciente diminui ou a mecânica do sistema respiratório piora. Similarmente, foi sugerido que o SV pode ser um modo útil de manter um nível mais constante de suporte parcial em pacientes com níveis flutuantes de esforço relacionados a medicamentos ou condições neurológicas. Todos esses efeitos foram demonstrados em pequenos estudos focalizados nos pacientes com uma insuficiência respiratória de rápida recuperação.[7]

Infelizmente, a simplicidade do SV pode introduzir problemas.[7,26] Por exemplo, se o volume ajustado pelo médico é excessivo para a demanda do paciente, um paciente em recuperação pode não tentar assumir o trabalho da respiração para aquele volume e, dessa forma, o desmame pode não progredir. Além disso, se o nível de pressão aumenta em uma tentativa de manter um V_C ajustado inapropriadamente no paciente com obstrução ao fluxo de ar, o resultado pode ser PEEPi. Inversamente, se o volume ajustado pelo médico não é adequado para a demanda do paciente, este pode não receber suporte adequado. Sob essas condições, um paciente realizará trabalho excessivo para manter algum V_C mesmo se a pressão inspiratória for reduzida. Um aumento transitório na demanda do paciente por dor ou ansiedade também pode resultar em uma redução inapropriada com SV.[26]

A *ventilação adaptativa de suporte* (VAS) possui um algoritmo sofisticado para ajustar o padrão ventilatório durante respirações desencadeadas pela máquina conforme descrito anteriormente. Entretanto, a VAS tem um desempenho similar ao do SV durante respirações desencadeadas pelo paciente. Pequenos estudos clínicos demonstraram que a VAS pode desmamar o suporte ventilatório de modo seguro e automático.[141] Entretanto, ainda não foram feitas grandes pesquisas comparando o desmame VAS com as estratégias PRE diárias regulares.

Outro sistema de *feedback* disponível no mercado para o desmame de respirações direcionadas utiliza não somente o V_C, mas também a frequência respiratória e o dióxido de carbono corrente final para fazer os ajustes no respirador.[142] Pesquisas randomizadas com este sistema, entretanto, não demonstraram um desmame mais rápido do respirador quando comparado com estratégias que utilizam protocolos para PRE regulares.[145]

Inerente em todos esses sistemas de desmame automático é a noção de que reduções graduais do suporte (desmame) entre PRE facilitam a retirada do respirador — uma noção que tem pouca, se alguma, evidência que a suporte em pacientes que se recuperam de insuficiência respiratória aguda.[144] Dois cenários clínicos, entretanto, podem ser adequados a esta abordagem automatizada: o primeiro é o paciente que se recupera rapidamente de sedativos/anestesia em que estes sistemas podem alertar o médico sobre o retorno dos esforços espontâneos adequados. O segundo é o paciente que requer ventilação mecânica prolongada e que tenha falhado a várias PRE. Sob essas circunstâncias, um sistema de redução automático do suporte pode servir como ferramenta diagnóstica alertando o médico para a recuperação da função respiratória e possibilidade de reinstalação de PRE.

OTIMIZAÇÃO DA SINCRONIA DURANTE RESPIRAÇÕES INTERATIVAS

Respirações interativas comumente são utilizadas durante o suporte ventilatório mecânico para melhorar o conforto (e reduzir a sedação), especialmente durante a fase de recuperação da insuficiência respiratória. Conforme destacado anteriormente, as respirações interativas precisam ser sincrônicas com os esforços do paciente durante todas as três fases da liberação da respiração: disparo, liberação de fluxo e ciclo. Várias inovações recentes foram introduzidas e são revistas aqui.

Apesar de todas essas inovações terem apelo conceitual e terem demonstrado desempenho de acordo com o previsto nos testes do fabricante e em pequenas pesquisas clínicas observacionais, os resultados dos pacientes, incluindo as necessidades de sedação, dias no respirador, ou avaliações do conforto do paciente, geralmente não foram estudados. Porém, os desenhos diretos, a facilidade de operação e a segurança tornam essas inovações apropriadas para consideração nos pacientes que recebem respirações interativas.

Compensação da Resistência do Tubo Endotraqueal

O tubo endotraqueal fornece uma resistência significativa para o fluxo durante a inspiração e a expiração. Durante a fase inspiratória, isto significa que o acúmulo de pressão nas vias aéreas acontece depois do acúmulo da pressão no circuito do respirador. Assim, a onda "quadrada" da pressão no circuito fornecida pela respiração direcionada para pressão é distorcida nas vias aéreas para uma elevação mais lenta da pressão. Isto pode criar uma significativa dessincronia inicial do fluxo nos pacientes com vigorosos esforços inspiratórios. Durante a expiração, pode se desenvolver um gradiente similar entre as pressões das vias aéreas e a PEEP ajustada do circuito.

Um modo de abordar esta situação é direcionar as pressões do respirador para uma pressão traqueal mensurada distal ao tubo endotraqueal. Infelizmente, as leituras dos sensores da pressão dentro da via aérea durante períodos prolongados não são confiáveis. Outra abordagem é levar em consideração a resistência do tubo endotraqueal matematicamente no padrão de liberação de fluxo do respirador.[145,146] Conhecida por vários nomes comerciais (p. ex., "Compensação Automática das Vias Aéreas", "Compensação Automática do Tubo"), esta abordagem inicialmente fornece uma pressão inspiratória superior do que a pressão-alvo escolhida. Conforme a inspiração prossegue, essa pressão liberada diminui para o alvo de pressão inspiratória ajustado. Esse mecanismo de compensação também pode operar em expiração com uma pressão expiratória inicial de via aérea abaixo da PEEP ajustada, que depois se eleva para a PEEP ajustada. Um padrão mais de onda quadrada das pressões traqueais inspiratórias e expiratórias é o resultado.[145,146]

A aplicação de resistência de compensação ao tubo endotraqueal é relativamente direta. Os médicos devem imputar as características do tubo endotraqueal. A partir daí, o respirador fornece o perfil de pressão de circuito apropriado durante a inspiração e expiração para criar o padrão da onda quadrada na traqueia. Apesar de estudos sobre os resultados utilizando esta abordagem de compensação não terem sido realizados, o apelo conceitual deve torná-la uma consideração em virtualmente todos os pacientes que recebem respirações assistidas/suportadas direcionadas para a pressão — especialmente aqueles com vigorosos esforços inspiratórios.

Ajustadores da Elevação (Inclinação) do Índice da Pressão

O desenho original para respirações direcionadas para pressão (suporte de pressão e assistência-controle da pressão) possuía um algoritmo programado de liberação de fluxo que tentava atingir rapidamente a pressão inspiratória alvo. Entretanto, respiradores mais recentes permitem que os médicos ajustem o índice de elevação desta pressão (ajustadores da inclinação), e estudos clínicos sugeriram que o ajuste da inclinação deve aumentar de modo significativo a sincronia de fluxo em muitos pacientes.[147] Especificamente, esses estudos concluíram que uma rápida elevação no índice geralmente era desejada no paciente com vigorosas demandas de fluxo, enquanto uma elevação muito mais lenta do índice da elevação geralmente era preferível em pacientes com demandas menos vigorosas.

Existem várias abordagens para utilização do ajustador de inclinação. O modo mais direto é utilizar o gráfico de circuito de pressão e ajustar a inclinação para criar uma aparência de "onda quadrada suave" para o perfil de pressão do circuito. Estudos também demonstraram que o ajuste ideal da inclinação se correlaciona com o maior V_C para um determinado ajuste de pressão.[147] O conforto do paciente sempre deve ser considerado na determinação dos ajustes ideais para a inclinação.

Ajustadores de Ciclo de Suporte de Pressão

As respirações de suporte de pressão possuem um mecanismo de ciclagem de fluxo para terminar a respiração. Nas primeiras máquinas, um critério de término de fluxo geralmente era determinado pelo fabricante (p. ex., 25% a 35% do pico de fluxo). Apesar de este ajuste de fluxo geralmente ser efetivo, algumas vezes ele pode terminar as respirações muito precocemente em pacientes com longas demandas inspiratórias e algumas vezes pode terminar muito tardiamente, em geral em pacientes com obstrução das vias aéreas. Nesta última situação, um aprisionamento aéreo também pode piorar devido ao menor tempo expiratório resultante.

Existem várias abordagens para melhorar a sincronia do ciclo com suporte de pressão. Uma é trocar de suporte de pressão para uma respiração com assistência de pressão (a respiração disparada pelo paciente, direcionada para pressão, ciclada para tempo geralmente está disponível na maioria das máquinas que fornecem pressão de VCA se o índice está ajustado como baixo ou desligado). Esta respiração fornece controle direto pelo médico para o tempo inspiratório e, consequentemente, para a ciclagem. Outra estratégia é ajustar a inclinação da pressão descrita previamente nas respirações de suporte de pressão. Um rápido pico de fluxo inicial apresentará uma variável de ciclo de fluxo correspondentemente alta (e consequentemente um tempo inspiratório curto); um pico inicial de fluxo muito lento apresentará uma variável de ciclo de fluxo correspondentemente baixa (e consequentemente longo tempo inspiratório).

Uma nova abordagem é permitir ajustes dos critérios do fluxo do ciclo de suporte da pressão para assegurar sincronia apropriada do ciclo com o final do esforço do paciente.[145] Assim como outros ajustes das respirações interativas, os gráficos de pressão das vias aéreas e as avaliações do conforto do paciente devem guiar os ajustes. Uma sincronia apropriada da respiração é caracterizada por um paciente confortável sem evidência no gráfico do circuito de pressão do esforço inspiratório continuado após a ciclagem (ciclagem prematura) ou de esforços expiratórios começando durante a fase inspiratória (ciclagem retardada). Apesar de nenhum estudo sobre os resultados ter sido realizado com a utilização desses ajustadores de ciclo, o apelo fisiológico, a facilidade de uso e a aparente segurança devem torná-los uma consideração em virtualmente todos os pacientes que recebem suporte de pressão.

Ventilação Assistida Proporcional

A *ventilação assistida proporcional* (VAP) é uma nova abordagem para a ventilação assistida na qual o médico ajusta o "ganho" no fluxo e volume gerado pelo paciente.[149-150] Na VAP, não há ajuste da pressão, fluxo ou volume. Em vez disso, o esforço sentido pelo paciente é amplificado de acordo com uma proporção do trabalho medido da respiração ajustada pelo médico.

As respirações VAP necessitam que "respirações de teste" (respirações controladas com fluxo e volume fixos) sejam feitas. Isto permite o cálculo da mecânica do sistema respiratório, que pode ser conjugada com a ventilação mensurada para calcular o trabalho da respiração (cargas ventilatórias musculares resistivas e elásticas). Esses cálculos da carga são repetidos em intervalos regulares de modo a manter imputações confiáveis para o algoritmo de VAP.

Como as respirações direcionadas para a pressão, a liberação de fluxo da VAP varia com o esforço do paciente; ao contrário das respirações direcionadas para a pressão, esta também varia com o esforço do paciente. O lado favorável conceitual da VAP é que a sincronia de fluxo e ciclo deve ser aprimorada em relação às respirações direcionadas para fluxo ou pressão. Outro lado favorável conceitual é que a variabilidade do volume corrente direcionado pelo paciente com seus teóricos benefícios protetores para o pulmão pode ser aprimorada.[151] O problema, entretanto, é que, ao contrário das respirações convencionais direcionadas para a pressão, não há pressão ou fluxo mínimo fornecidos. Assim, a VAP deve ser utilizada com cuidado em pacientes com impulsos ventilatórios não confiáveis, seja pela patologia ou pela medicação utilizada. Sem dúvida, com todos os pacientes em VAP, o monitoramento cuidadoso e modos de suporte de reserva devem estar disponíveis.

A maioria dos estudos clínicos com VAP demonstrou um aumento da sincronia em comparação com os modos convencionais.[149-156] Entretanto, não está claro se o ganho ideal da VAP deva ser em várias situações clínicas. Além disso, até o momento, não foram publicadas boas pesquisas randomizadas demonstrando benefícios importantes (p. ex., duração do uso do respirador, necessidades de sedação, mortalidade) quando a VAP é comparada com a ventilação assistida/suportada convencional.

Assistência Ventilatória Ajustada Neuralmente

A *assistência ventilatória ajustada neuralmente* (AVAN) utiliza o sinal *eletromiográfico* (EMG) do diafragma para disparar respirações ajustadas para o fluxo e assistidas para ciclo.[153,157] A AVAN requer a colocação de um cateter esofágico único com uma gama de sensores EMG diafragmáticos. Esses sensores detectam diretamente o início, a intensidade e o término dos esforços inspiratórios. Como a VAP, um ganho ajustado pelo médico é aplicado, que determina a liberação de fluxo e pressão na proporção do sinal EMG.

O benefício conceitual para a AVAN é que a sincronia com todas as três fases da liberação da respiração (gatilho, liberação de gás e ciclo) deve ser aumentada em relação às respirações convencionais direcionadas para fluxo ou pressão. Como a VAP, outro benefício conceitual é que a variabilidade do volume corrente direcionado pelo paciente com seus teóricos benefícios protetivos para o pulmão podem ser aumentados. Também como a VAP, o problema é que não existe uma pressão ou fluxo mínimo fornecido. Assim, como a VAP, a AVAN deve ser utilizada com cuidado em pacientes com impulsos ventilatórios não confiáveis, seja pela patologia ou pelo uso de medicamentos. Além disso, com AVAN, também há preocupação com a estabilidade do sinal EMG oriundo de um cateter que pode se mover dentro do esôfago. Assim, todos os pacientes em AVAN necessitam de monitoramento cuidadoso e modos de suporte de reserva.

A maioria dos estudos clínicos com AVAN demonstrou maior sincronia quando comparados com modos convencionais.[158-161] Entretanto, como a VAP, não está claro qual é o ajuste EMG ideal para as diversas situações clínicas. Até o momento, não existem boas pesquisas randomizadas buscando para benefícios importantes no resultado (p. ex., duração da ventilação, necessidades de sedação, mortalidade), quando a AVAN é comparada com a ventilação assistida/suportada convencional.

> **Pontos-chave**
> - As respirações com pressão positiva se caracterizam por três variáveis: o gatilho da respiração, o alvo de liberação de fluxo (pressão ou fluxo) e os critérios de ciclo.
> - As interações das respirações com pressão positiva e a mecânica do sistema respiratório são descritas pela equação do movimento: Pressão = (fluxo × resistência) + (volume/complacência do sistema).
> - Nos pulmões com alvéolos colapsados, o recrutamento alveolar é feito através de elevações transitórias na insuflação com pressão positiva e é mantido pela pressão positiva expiratória final.
> - A lesão pulmonar induzida pelo ventilador pode ser causada por vários mecanismos, incluindo hiperdistensão pulmonar e colapso/reabertura repetitiva do alvéolo.
> - A retirada do suporte ventilatório mecânico requer rapidamente ajustes na sedação regular e avaliações da capacidade de respiração espontânea.

As Referências estão disponíveis exclusivamente no site www.elsevier.com.br/expertconsult

102 VENTILAÇÃO NÃO INVASIVA

LAURENT BROCHARD, MD • DAN ADLER, MD • RICARDO LUIZ CORDIOLI, MD, PhD • EVANGELIA AKOUMIANAKI, MD

INTRODUÇÃO
FISIOPATOLOGIA, MOTIVOS E BENEFÍCIOS ESPERADOS
Exacerbação da Doença Pulmonar Obstrutiva Crônica
Edema Pulmonar Cardiogênico
Insuficiência Respiratória Aguda Hipoxêmica
ASPECTOS PRÁTICOS E TÉCNICOS
Modos e Ajustes da Ventilação
Ventiladores Sistemas CPAP
Interfaces

INDICAÇÕES
Exacerbação da Doença Pulmonar Obstrutiva Crônica
Asma
Exacerbação de Outras Doenças Pulmonares Crônicas
Edema Pulmonar Cardiogênico
Insuficiência Respiratória Aguda Hipoxêmica
Prevenção das Complicações Pós-operatórias

Não Entubar Pacientes
Durante o Processo de Desmame e Pós-extubação
Uso Preventivo durante Procedimentos
Ventilação Não Invasiva Domiciliar
EPIDEMIOLOGIA DA VENTILAÇÃO NÃO INVASIVA TRATAMENTO AGUDO

INTRODUÇÃO

A *ventilação mecânica* (VM) é um procedimento de preservação da vida com aplicações na insuficiência respiratória aguda e crônica. Desde o final da década de 1950, a ventilação mecânica tem sido liberada preferencialmente por acesso direto às vias aéreas inferiores através de um tubo endotraqueal, como durante a anestesia geral e cirurgia, ou via cânula de traqueostomia.

Desde o final da década de 1980, a VM domiciliar se tornou cada vez mais aplicada em pacientes com distúrbios restritivos crônicos ou distúrbios respiratórios obstrutivos via técnicas não invasivas, com o objetivo principal de melhorar a qualidade de vida do paciente em comparação com a traqueostomia. Os fabricantes devotaram considerável esforço tecnológico para desenvolver ventiladores domiciliares específicos para ventilação de "escape" e para fornecer interfaces confortáveis e aceitáveis. O reconhecimento de que grandes distúrbios do sono podem ser causados pela respiração anormal também contribuiu para o uso disseminado de diferentes tipos de suporte ventilatório domiciliar. A *ventilação não invasiva* (VNI) é, portanto, o padrão de tratamento para a ventilação mecânica domiciliar.

No início da década de 1990, em paralelo com a expansão da VNI domiciliar, os médicos começaram a demonstrar um grande interesse nessa técnica como uma forma de evitar a entubação endotraqueal em situações de tratamento agudo.[1-3] As indicações foram estendidas progressivamente de uma insuficiência respiratória aguda hipercápniica até uma grande variedade de situações clínicas com diferentes graus de insuficiência respiratória expandindo significativamente o número de pacientes que atualmente são tratados com VNI.[3a] No campo do tratamento agudo, melhorias técnicas e equipamentos específicos chegaram depois e se beneficiaram das melhorias feitas para a insuficiência respiratória aguda. Entretanto, também existem muitas situações onde há incerteza sobre a utilidade ou os limites desta técnica, explicando grandes variações em seu uso internacionalmente (Tabela 102-1).

Logo após a introdução da VM invasiva através de um tubo na traqueia, muitas complicações da ventilação com pressão positiva foram identificadas.[4-5] Essas complicações geraram preocupações sobre a invasividade da VM. O procedimento de entubação endotraqueal e o tubo propriamente dito foram implicados em um grande número de complicações. Algumas estão diretamente relacionadas com o procedimento de entubação, como parada cardíaca após a entubação endotraqueal, e lesões da laringe ou traqueia levando a sequelas de longo prazo. Outras estão relacionadas ao fato de que o tubo endotraqueal ultrapassa a barreira das vias aéreas superiores, preparando o cenário para a pneumonia associada ao ventilador, que possui seu próprio risco de morbidade e mortalidade. A ventilação mecânica geralmente requer sedação, que já é uma causa de desmame e ventilação mecânica prolongados. Essas grandes considerações de segurança levaram ao desenvolvimento dos métodos não invasivos para a liberação de ventilação com pressão positiva. Assim, em pacientes com insuficiência respiratória aguda, o principal objetivo da VNI foi — e ainda é — fornecer assistência ventilatória e ao mesmo tempo diminuir o risco de eventos adversos, reduzindo a necessidade de VM invasiva. Evidências convincentes de que a VNI diminui o risco de complicações infecciosas foram obtidas a partir de pesquisas controladas e metanálises, bem como de grandes estudos de coortes e estudos de caso-controles, que demonstraram diminuições substanciais em todas as categorias de infecção nosocomial.[6-8] O motivo é que a VNI em geral está associada com uma redução na invasividade geral da abordagem do paciente: a sedação geralmente não é necessária ou, caso o seja, é administrada em baixas doses e o uso de linhas venosas centrais, cateteres urinários e outros equipamentos invasivos é menor em comparação com pacientes que estão recebendo VM endotraqueal[9] (Fig. 102-1).

Outro fator importante que favorece o uso da VNI é o número cada vez maior de pacientes que não desejam aceitar a *entubação endotraqueal* (IEET) ou são considerados candidatos ruins para a VM endotraqueal devido a um estado de saúde frágil.[10-11] Nestes pacientes, a VNI oferece a chance de recuperação com um baixo risco de complicações e pode ser

Tabela 102-1 Recomendações para o Uso da Ventilação Não Invasiva durante uma Insuficiência Respiratória Aguda de Acordo com a Patologia e Estado Clínico

DOENÇA				ESTADO CLÍNICO	
Recomendado	**Recomendação Intermediária**	**Recomendação Fraca**	**Não ou Contraindicação**	**Sim**	**Não**
Exacerbações da DPOC	Asma	SDRA leve-moderada	SDRA grave	Consciente e cooperativo (exceto encefalopatia na DPOC)	Instabilidade hemodinâmica
Edema pulmonar agudo cardiogênico	Insuficiência respiratória hipoxêmica em pacientes imunocomprometidos	Pneumonia adquirida na comunidade (não DPOC)	SDRA com disfunção múltipla de órgãos		Perda da consciência, obnubilação
Insuficiência respiratória aguda no paciente imunocomprometido	Uso preventivo durante procedimentos (endoscopias superiores, entubação endotraqueal)	Trauma	Fibrose pulmonar intersticial em estágio final	Insuficiência hipercápnica	Distensão abdominal, náusea ou vômitos
Facilitação do desmame em pacientes com DPOC		Falha da extubação (não DPOC)	Trauma facial	Hemodinamicamente estável	
Hipoxemia pós-operatória após grandes cirurgias abdominais ou pulmonares	Pneumonia adquirida na comunidade em pacientes com DPOC	Prevenção pós-operatória após cirurgia esofágica ou pulmonar (utilizando baixas pressões)	Facilitação do desmame (não DPOC)	Sem insuficiências múltiplas de órgãos	Paciente não cooperativo
	Falha da extubação em pacientes com DPOC		Pneumotórax não drenado	Melhora na troca gasosa, frequência respiratória e cardíaca dentro das primeiras 2 horas	Equipe inexperiente
Insuficiência respiratória aguda com hipoventilação da obesidade	Prevenção pós-operatória (cardíaca, cirurgia abdominal superior-bariátrica)		Sangramento gastrointestinal superior		Obstrução das vias aéreas superiores
Não entubar pacientes.					

DPOC, doença pulmonar obstrutiva crônica; SDRA, síndrome do desconforto respiratório do adulto; UTI, unidade de terapia intensiva.

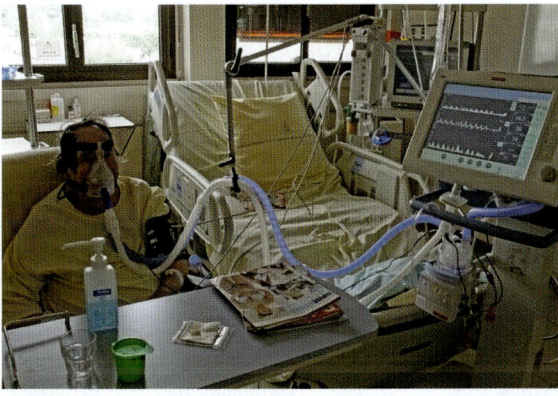

Figura 102-1 Ventilação não invasiva na UTI. A fotografia demonstra um paciente tratado na unidade de terapia intensiva (UTI) por ventilação não invasiva utilizando uma máscara facial que cobre o nariz e a boca. É utilizado um ventilador na UTI com duplo circuito. (Foi obtido o consentimento informado por escrito do paciente.)

Tabela 102-2 Benefícios e Riscos Potenciais da Ventilação Não Invasiva para Insuficiência Respiratória Aguda

Benefícios	Riscos
Descarregar os músculos respiratórios	Intolerância relacionada à interface
Melhorar a troca de gases	Distensão abdominal e regurgitação
Diminuir a pós-carga do ventrículo esquerdo (em pacientes não dependentes da pré-carga)	Lesões cutâneas
	Mascarar a deterioração da doença subjacente
Diminuir a pré-carga dos ventrículos direito e esquerdo	Frequente assincronia não detectada entre o paciente-ventilador
Reduzir a invasividade da abordagem do paciente	Pode promover grandes volumes correntes e altas oscilações da pressão transpulmonar (potencial para LPIV).
Diminuir a estada na UTI e no hospital	
Diminuir o risco de infecções nosocomiais	
Diminuir complicações	
Diminuir a mortalidade	

LPIV, lesão pulmonar induzida pelo ventilador; UTI, unidade de terapia intensiva.

considerada como um teto da terapia com riscos aceitáveis. Ao adiar a EET, a VNI também pode proporcionar uma janela de oportunidades para o médico, a família e o paciente para tomar decisões informadas sobre os objetivos da terapia em pacientes tratados com cuidados paliativos.[12] Benefícios e riscos potenciais da técnica são discutidos adiante e estão resumidos na Tabela 102-2.

FISIOPATOLOGIA, MOTIVOS E BENEFÍCIOS ESPERADOS

EXACERBAÇÃO DA DOENÇA PULMONAR OBSTRUTIVA CRÔNICA

A exacerbação da *doença pulmonar obstrutiva crônica* (DPOC) é uma causa comum de internações hospitalares em *unidades de tratamento intensivo* (UTI). A piora da dispneia e sintomas de bronquite aguda são acompanhados por uma respiração rápida e superficial que leva a hipoxemia e hipercapnia. Insuficiência ventricular direita, encefalopatia e parada cardiorrespiratória podem ocorrer. A principal via fisiopatológica se origina da incapacidade de manter uma ventilação alveolar adequada na presença de grandes anormalidades na mecânica respiratória. A pressão transdiafragmática gerada por esses pacientes pode ser consideravelmente maior do que o normal e representa uma alta porcentagem da força diafragmática máxima, uma situação que tem o risco de fadiga da musculatura respiratória.[1] Essas alterações são acompanhadas por um alto impulso respiratório, devido à forte estimulação dos centros respiratórios por acidose e hipoxemia. Esse círculo vicioso pode ser modificado pela VNI, que permite que o paciente utilize maiores volumes correntes com menos esforço, revertendo, dessa forma, as anormalidades clínicas que resultam de hipoxemia, hipercapnia e acidose.[1,23] O principal papel da VNI é permitir que o paciente aumente o volume corrente em um menor nível de gasto energético. O suporte ventilatório trabalhando em sincronia com os esforços do paciente permite que maiores respirações ocorram com menor esforço. Como resultado da maior ventilação alveolar, a *pressão parcial arterial de dióxido de carbono* (PCO_2 arterial) e os valores de pH melhoram, e isto, por sua vez, reduz o impulso respiratório do paciente, diminuindo a frequência respiratória e melhorando a dispneia.

EDEMA PULMONAR CARDIOGÊNICO

No *edema pulmonar cardiogênico* (EPC), a respiração se torna difícil porque a congestão pulmonar diminui a complacência pulmonar, causa hipoxemia e aumenta o trabalho da respiração. A maioria dos pacientes com EPC melhora rapidamente com a terapia clínica. Entretanto, alguns desenvolvem severo desconforto respiratório e/ou hipoxemia/hipercapnia refratária e necessitam de suporte ventilatório até que o tratamento clínico comece a atuar. Isto é particularmente comum em pacientes idosos, que também podem apresentar um grau leve de bronquite crônica.[14-15] Várias modalidades de VNI foram utilizadas de modo bem-sucedido, com o objetivo principal de prevenir contra a necessidade de EET e/ou acelerar a melhora gerada pela terapia clínica. O balanço negativo na pressão intratorácica aumenta o retorno venoso, enquanto, ao mesmo tempo, a pressão intratorácica negativa pode impedir a ejeção ventricular esquerda. Desconforto respiratório e hipercapnia se desenvolvem, especialmente se na presença de anormalidades pulmonares subjacentes. A *pressão contínua positiva de vias aéreas* (CPAP, do inglês, *continuous positive airway pressure*) e outros tipos de VNI podem elevar a pressão intratorácica e reduzir o balanço pleural negativo, diminuir as derivações e melhorar a oxigenação arterial e a dispneia em pacientes com EPC. A VNI pode diminuir substancialmente o trabalho da respiração e, ao mesmo tempo, melhorar a função cardiovascular ao diminuir a pós-carga do ventrículo esquerdo em um paciente não dependente da pré-carga[16] e reduzir a pré-carga dos ventrículos direito e esquerdo.[17] Em uma pesquisa, a terapia com altas doses de nitrato em *bolus* foi clinicamente mais efetiva do que a VNI com uma baixa dose de nitratos.[18] É importante destacar a vulnerabilidade dos pacientes com EPC, particularmente aqueles com doença coronariana, e enfatizar que a VNI não pode substituir uma terapia clínica adequada.[19-20]

INSUFICIÊNCIA RESPIRATÓRIA AGUDA HIPOXÊMICA

Ao contrário das exacerbações da DPOC ou mesmo EPC, a *insuficiência respiratória aguda hipoxêmica* (IRA) representa um grupo heterogêneo de doenças com diferentes prognósticos e tratamentos. A principal característica comum é a hipoxemia, e frequentemente não está associada com uma insuficiência ventilatória franca, pelo menos na fase inicial. Grandes e robustas pesquisas controladas randomizadas são relativamente escassas neste assunto, e as diretrizes e recomendações geralmente não são diretas.[22-23] A heterogeneidade desses pacientes explica parte dos resultados contraditórios na literatura, sugerindo que o resultado pode variar com a população do estudo. Os vários subgrupos da IRA hipoxêmica podem necessitar de exame separadamente.

O marco da IRA hipoxêmica é a hipoxemia aguda (proporção PO_2/FIO_2 arterial < 300) que necessita de altos níveis de oxigênio e é acompanhada por sinais clínicos de desconforto respiratório que reflete um alto impulso respiratório, o qual geralmente causa hiperventilação e hipocapnia. O desenvolvimento da hipercapnia é considerado uma complicação menos séria, geralmente indicando uma fadiga iminente da musculatura respiratória. O motivo para o uso da VNI na IRA hipoxêmica é aliviar a alta carga imposta sobre os músculos respiratórios (prevenção contra uma falência latente da bomba) e "tratar" a hipoxemia (insuficiência pulmonar). Dois aspectos específicos relacionados ao uso da VNI para esta indicação devem ser mencionados: (1) a VNI não é uma cura para a doença e, quando interrompida ou mal administrada, o paciente imediatamente retorna ao estado pré-VNI. De fato, um efeito benéfico da VNI sobre a troca de gases e dispneia pode mascarar a deterioração da doença. Isto pode levar a uma insuficiência respiratória potencialmente letal caso a VNI seja subsequentemente interrompida. (2) Durante a fase inicial, os pacientes algumas vezes são capazes de lidar com a carga de trabalho imposta sobre os músculos respiratórios sem a aparente necessidade de suporte ventilatório. Entretanto, quando eles se tornam completamente incapazes de atingir suas necessidades respiratórias, o uso da VNI pode ser ineficaz ou mesmo perigoso. Portanto, provavelmente existe uma janela de tempo e/ou severidade para a liberação da VNI como um suporte preventivo além da qual seu uso pode se tornar arriscado[23] (Fig. 102-2).

Além disso, muitos pacientes com *síndrome do desconforto respiratório agudo* (SDRA) podem não ser candidatos favoráveis para a VNI devido à necessidade de liberar ventilação protetora para o pulmão. Durante a VNI, altos balanços da pressão transpulmonar e grandes volumes correntes podem ser gerados, o que pode levar ao desenvolvimento de *lesão pulmonar induzida pelo ventilador* (LPIV) e contribuir

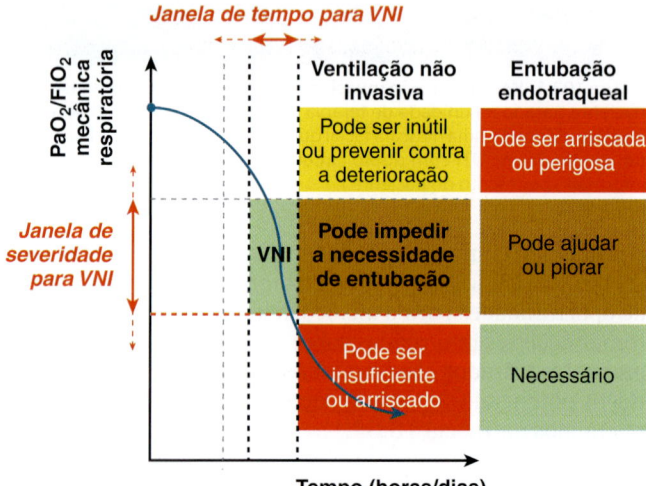

Figura 102-2 As janelas de decisão para ventilação não invasiva (VNI) e entubação endotraqueal (EET). Observa-se uma janela de tempo ideal e severidade da lesão para que se considere a VNI. Conforme o paciente piora com o passar do tempo (veja a curva no curso do paciente), deve ser considerado se a severidade é apropriada para VNI ou EET. Para a severidade do nível direito, a VNI pode ser insuficiente ou arriscada e a EET é necessária. Sa severidade piora ainda mais, a VNI pode ser insuficiente ou arriscada, sendo necessária a EET. Se a condição é leve, nem VNI nem EET devem ser aconselhadas. Infelizmente, não existe nenhum critério estritamente objetivo que delineie as janelas de severidade ou tempo para determinar exatamente quando a VNI deve ser utilizada.

para o mau resultado observado nos pacientes entubados que falham com a VNI. A maioria dos pacientes com IRA hipoxêmica apresenta um alto impulso respiratório e foi demonstrado experimentalmente que o aumento do impulso causado por uma severa acidose metabólica pode causar lesão pulmonar.[24]

Na prática clínica, a pressão total liberada durante a VNI é limitada pelos escapes que resultam das altas pressões dentro da máscara. Para determinar os efeitos das combinações de suporte de pressão e *pressão positiva expiratória final* (PEEP, do inglês, *positive end-expiratory pressure*), o trabalho da respiração e da troca de gases foi mensurado em pacientes com lesão pulmonar aguda que recebem VNI para IRA.[25] O nível mais alto de PEEP estudado (10 cm H_2O) resultou na maior melhoria na oxigenação, mas a CPAP isolada falhou em descarregar os músculos respiratórios. A diminuição no trabalho da respiração e dispneia necessitou do fornecimento de suporte de pressão. Para lidar com a falência do pulmão e da bomba com VNI, os médicos devem fornecer um nível suficiente de PEEP para melhorar a oxigenação, assegurando um suporte ideal da pressão para descarregar os músculos respiratórios. Essas duas pressões aditivas, mas algumas vezes conflitantes, geram o pico de pressão da via aérea, um dos principais determinantes dos escapes e assincronia. Pacientes com uma fraca mecânica respiratória necessitando de altas pressões de vias aéreas podem se mostrar difíceis para abordar com VNI.

ASPECTOS PRÁTICOS E TÉCNICOS

MODOS E AJUSTES DA VENTILAÇÃO

Pressão Aérea Positiva Contínua e Ventilação com Suporte Pressórico

A *pressão aérea positiva contínua* (CPAP) representa a aplicação de um nível constante de pressão positiva na abertura da via aérea durante uma respiração espontânea e é amplamente utilizada na UTI, particularmente em neonatos e lactentes nos quais foi aplicada inicialmente. A pressão positiva aplicada na boca demonstra, desde o início da década de 1930, uma melhoria da dispneia na EPC.[26] A CPAP nem sempre foi considerada um modo verdadeiro de suporte ventilatório, mas geralmente fornece assistência respiratória em termos do trabalho da respiração do paciente e oxigenação e atinge os objetivos usuais do suporte ventilatório. Apesar de haver certo debate na literatura, neste capítulo a CPAP é considerada um tipo de VNI. Uma vantagem da CPAP em relação a modos mais complexos de assistência mecânica ventilatória é que a CPAP não necessita de sincronização paciente-ventilador. A CPAP resulta em uma maior pressão intratorácica média do que a respiração espontânea não assistida, com efeitos benéficos sobre a atelectasia e melhoria da oxigenação. A complacência pulmonar pode aumentar, reduzindo o trabalho da respiração, e a presença de *PEEP intrínseca* (PEEPi) pode ser contrabalançada com uma redução parcial do esforço inspiratório.

Nos pacientes sem DPOC, a CPAP pode aumentar a capacidade residual e pode deslocar a ventilação para cima da porção plana inferior da curva volume-pressão do sistema respiratório para uma porção mais linear. Através desse mecanismo, a CPAP pode melhorar a oxigenação e a mecânica respiratória, potencialmente reduzindo o trabalho da respiração.[27] L'Her et al.[25] não puderam encontrar qualquer efeito significativo em pacientes com lesão pulmonar aguda, em contraste com a redução acentuada sob a *ventilação com suporte pressórico* (VSP). Delclaux et al.[28] avaliaram se a CPAP, em comparação com o tratamento clínico convencional e oxigênio isolado, reduziu a necessidade de EET em pacientes normocápnicos com lesão pulmonar aguda. A despeito de uma resposta fisiológica inicial favorável à CPAP em termos de oxigenação, não foram observados benefícios sobre os resultados. Essa falha da CPAP não invasiva em fornecer benefícios clínicos pode ser causada pela ausência de qualquer efeito sobre o esforço respiratório.

Isto difere dos resultados de estudos n EPC, na qual a VSP foi comparável ou somente levemente superior à CPAP isolada em termos da diminuição no esforço respiratório. Nos pacientes com EPC, a CPAP eleva a pressão intratorácica, melhora a oxigenação e a dispneia,[29] e diminui o trabalho da respiração.[16] Além disso, um aumento na pressão intratorácica reduz a pressão transmural do ventrículo esquerdo e da aorta torácica, reduzindo a pós-carga do ventrículo esquerdo. Chadda et al. concluíram que a CPAP e a VSP resultaram em efeitos cardíacos e hemodinâmicos similares, produzindo reduções semelhantes na pressão intratorácica.[17]

Uma pesquisa clínica anterior encontrou mais eventos cardíacos isquêmicos utilizando o suporte de pressão do que o uso da CPAP, mas foi difícil neste pequeno estudo diferenciar o desequilíbrio da randomização dos efeitos fisiológicos verdadeiros.[30] Apesar desses efeitos não terem sido confirmados em estudos realizados posteriormente, eles levantaram dúvidas sobre seu uso em pacientes com doenças cardíacas isquêmicas.[31]

O suporte de pressão é modo utilizado mais frequentemente durante a VNI.[32] Nos pacientes com hipoxemia severa, o suporte ventilatório deve ser capaz de aliviar a dispneia, melhorar a oxigenação e diminuir o esforço do paciente respirar. É necessária a combinação de PEEP e suporte de pressão para que estes objetivos sejam atingidos. Conforme discutido,[25] o compromisso entre o ajuste da PEEP e suporte de pressão durante a VNI pode ser desafiador. A pressão total liberada pelo ventilador geralmente é reduzida para evitar induzir um escape excessivo que poderia complicar a administração VNI e dificultar a sincronia paciente-ventilador; entretanto, uma pressão insuficiente pode levar a um descarregamento insatisfatório da musculatura inspiratória.

Assincronias durante a Ventilação com Suporte Pressórico

O sucesso da VNI está fortemente associado com uma boa tolerância clínica.[32-33] Problemas de intolerância podem estar relacionados ao paciente, interface, ventilador e/ou ajustes do ventilador. Um problema específico durante a VNI é a presença de vazamentos ao redor da máscara, o que pode levar a desconforto e assincronia paciente-ventilador, piorando ainda mais a situação clínica. A assincronia paciente-ventilador é definida como uma desproporção entre o tempo inspiratório neural do paciente e o tempo de insuflação do ventilador.[34] Dois tipos de assincronia podem ser diretamente causados pelos vazamentos durante a VNI com suporte de pressão: inspiração prolongada causada por vazamento inspiratório[35] e autodisparos causados por vazamentos expiratórios. Um ajuste ideal do respirador pode melhorar a sincronia paciente-ventilador, o trabalho da respiração, o conforto e, potencialmente, o sucesso da VNI.

Um estudo observacional utilizou a atividade eletromiográfica da superfície diafragmática para avaliar a incidência de assincronia paciente-ventilador em 60 pacientes durante sessões de 30 minutos de VNI.[36] Assincronias frequentes responsáveis por mais de 10% dos esforços respiratórios estavam presentes em 43% dos pacientes. A maioria desses pacientes foi ventilada com um ventilador de UTI sem ativação específica da "função VNI", o que provavelmente contribuiu para esta alta incidência.[37] A insuflação prolongada causada pela ciclagem retardada foi a assincronia mais frequente, vista em aproximadamente 25% dos pacientes. Quando grandes escapes se desenvolvem durante a inspiração, o ventilador continua a liberar pressão porque o fluxo liberado permanece acima do critério de ciclagem (também denominado como *valor-gatilho expiratório*), de modo que o ciclo não desliga até que o limite de tempo seja atingido. Nessa situação, o paciente tenta exalar e pode lutar contra o ventilador porque a válvula expiratória permanece fechada, gerando esforços inefetivos durante uma insuflação persistente. A magnitude da ciclagem retardada e o número de respirações inefetivas estão diretamente associados à magnitude dos vazamentos.[38] Este problema é muito mais prevalente quando se utiliza um ventilador de UTI sem modo "VNI", mas também pode surgir com ventiladores VIN-dedicados. A limitação da pressão inspiratória total através da redução do suporte de pressão e/ou do nível PEEP pode ser útil. Vazamentos persistentes indicam uma necessidade de limitação do tempo de insuflação do ventilador aumentando o gatilho expiratório e/ou reduzindo o tempo inspiratório máximo.[35,39] A maioria dos ventiladores de cuidados intensivos de nova geração e muitos dos ventiladores VNI dedicados permitem o ajuste do gatilho expiratório ou do tempo inspiratório máximo.

Escapes expiratórios também geram uma queda na pressão abaixo do nível de PEEP externo ou uma queda na tendência do fluxo expirado, simulando o esforço do paciente e desencadeando uma respiração do ventilador. O autodisparo pode promover um ciclo curto ou uma distorção de fluxo porque o paciente não gera nenhum esforço e "luta" contra o ventilador. Os ventiladores VNI-dedicados possuem algoritmos especialmente projetados que limitam acentuadamente o autodisparo.[40]

Outras Modalidades

Ventilação Direcionada para Volume. A ventilação direcionada para volume libera fluxo, tempo inspiratório e volume corrente ajustados com cada respiração; a pressão de insuflação varia com a intensidade do esforço do paciente. A ventilação direcionada para volume raramente é utilizada na IRA porque pode induzir altos picos de pressão na máscara, causando desconforto e vazamentos, risco de distensão gástrica, úlceras de pressão e necrose de pele. Entretanto, modos controlados podem ser preferidos em pacientes com apneia e hipopneia ou impulso ventilatório instável (modos direcionados para pressão ou volume), e modos direcionados para volume serão preferidos no caso de mecânica respiratória instável ou falha dos modos direcionados para pressão em aumentar a respiração espontânea.

A ventilação pressão negativa está disponível em alguns centros no mundo. Nas exacerbações agudas da DPOC, parece gerar melhores resultados do que a VM invasiva convencional e pode ser similar à VNI com máscara fascial.[41-43] O uso de uma *mistura de hélio e oxigênio* (heliox) para a VNI despertou muito interesse porque sua menor densidade leva a uma menor resistência nas regiões de fluxo turbulento (turbilhonar). Houve alguns resultados iniciais promissores em pacientes com exacerbações do DPOC.[44-45] Infelizmente, grandes pesquisas clínicas não foram capazes de demonstrar um benefício significativo quando heliox foi comparado com uma mistura convencional de gás durante a VNI.[46-47] Um possível motivo para esses resultados negativos é que o índice de insuficiência VNI declinou progressivamente nos grupos tratados com misturas padrões de ar-oxigênio, tornando mais difícil demonstrar uma diferença favorecendo o heliox.

A *ventilação proporcional assistida* (VPA) é um modo fisiologicamente sólido projetado para liberar suporte ventilatório em resposta às necessidades do paciente.[48-51] Vários estudos compararam a VPA com a VSP durante a VNI e a eficácia das duas técnicas parece ser similar.[49] A maior pesquisa randomizada prospectiva feita por Fernandez-Vivas et al.[48] foi realizada em 117 pacientes com causas mistas de IRA e não demonstrou diferença nos resultados clínicos entre a VNI liberada com VSP ou ventilação proporcional assistida. A VPA foi mais confortável, e a intolerância foi menos comum. A estimativa não invasiva da resistência e elastância é necessária para a PAV, e vazamentos tornam os ajustes deste modo particularmente difíceis durante a VNI.

A *assistência ventilatória neuralmente ajustada* (AVNA) se baseia na detecção e quantificação da *atividade elétrica do diafragma* (AEdi) por meio de uma sonda esofágica de eletrodos bipolares. A AVNA utiliza a AEdi para controlar não somente o momento, mas também o grau de pressão liberada. O ventilador é disparado, limitado e ciclado diretamente pela AEdi. O controle neural da ventilação mecânica possui a capacidade de aumentar a sincronia entre a ventilação mecânica e a atividade da musculatura respiratória, consequentemente melhorando o conforto do paciente. Outra vantagem é que a AVNA não é afetada por vazamentos. Recentemente, Beck et al. demonstraram que, em coelhos, a AVNA pode liberar assistência em sincronia e proporcional à AEdi mesmo quando uma interface não invasiva "com vazamento" foi utilizada.[52] Também foi testada com um capacete, que cobre toda a cabeça, em pacientes hipoxêmicos após a extubação. Cammarota et al.[53] concluíram que a AVNA liberada pelo capacete melhorou a interação paciente-ventilador e a sincronia, quando comparada com a ventilação com suporte de pressão. São necessários mais trabalhos para determinar se a AVNA pode manter níveis adequados de assistência ventilatória e assegurar uma interação harmoniosa entre o paciente e o ventilador em diferentes tipos de insuficiência respiratória.

VENTILADORES SISTEMAS CPAP

Muitos sistemas podem ser utilizados para liberar CPAP. Um dos mais frequentemente utilizados consiste em um gerador de alto fluxo produzindo uma mistura de ar/oxigênio baseada no efeito Venturi, com uma fonte adicional de oxigênio e uma válvula mecânica expiratória. Um reservatório inspiratório e uma válvula de água CPAP ou um ventilador mecânico padrão de UTI no modo CPAP também podem ser utilizados. O CPAP Boussignac é um pequeno adaptador plástico cilíndrico que se acopla a uma máscara fascial modificada. O sistema utiliza o fluxo de entrada do oxigênio para gerar uma pressão virtual turbulenta no lado expiratório aberto da máscara. O gás é acelerado e entra circunferencialmente no cilindro de extremidade aberta, gerando arrasto do ar e pressão positiva.[54-55]

UTI ou Ventiladores VNI Específicos

Como os ventiladores de UTI podem se tornar menos eficientes na presença de vazamentos,[57,62] a maioria dos fabricantes desenvolveu um "modo VNI" especificamente projetado. Esse modo detecta vazamentos e ajusta automaticamente o gatilho inspiratório para evitar uma inspiração prolongada.[40] Esses novos modos VNI reduzem várias das assincronias observadas durante a VNI.[37,40] A VNI pode ser liberada com o uso de ventiladores de UTI ou ventiladores especificamente dedicados para VNI. Em uma pesquisa norte-americana sobre o uso da VNI,[56] estes ventiladores dedicados foram os mais frequentemente utilizados, responsáveis por dois terços dos casos, enquanto geradores CPAP representaram aproximadamente 30% e os ventiladores de UTI, menos de 5%. Em contraste, uma pesquisa em UTI francesas demonstrou que o respirador de UTI era utilizado em quase 80% dos casos e a VNI e ventiladores domiciliares representaram menos de 20% dos casos.[32]

Os ventiladores VNI desempenham bem na presença de vazamentos,[57] mas existem diferenças importantes entre ventiladores VNI.[58-61] As vantagens dos ventiladores de UTI são as melhores capacidades de monitoramento e a capacidade de continuar uma ventilação mecânica invasiva e suporte ventilatório total no evento de uma EET. Não foram demonstrados dados sobre resultados, como sucesso ou falha da VNI que estejam associados com assincronias específicas, mas, se um ventilador de UTI for utilizado, parece razoável utilizar um algoritmo dedicado de VNI. O monitoramento adequado do paciente pode ser essencial para avaliar a interação paciente-ventilador, detectar vazamentos e realizar o ajuste fino dos níveis de pressão. Um estudo clínico randomizado demonstrou que a observação cuidadosa da pressão das vias aéreas e das curvas fluxo-tempo na tela do ventilador pode detectar assincronias paciente-ventilador e acelerar a normalização da PCO_2 e a adaptação do paciente.[63] Ainda não foi determinado se isto também assegura maiores índices de sucesso da VNI.

O condicionamento dos gases para as vias aéreas (i.e., aquecimento e umidificação do gás inspirado) constitui um procedimento fisiológico realizado pela via aérea humana durante a respiração normal. Quando a via aérea superior é "bypassada", como durante a VM invasiva, é necessário aquecer e umidificar o gás antes da liberação. Durante a VNI, o gás é transferido para os alvéolos através da boca e nariz, mas os mecanismos de condicionamento normal dos gases das vias aéreas podem ser insuficientes quando se observam alto fluxo, altos ajustes de pressão para as vias aéreas e altas frações inspiradas de oxigênio. O aquecimento e a umidificação artificial geralmente são necessários porque uma umidificação inadequada durante a VNI pode causar dano à mucosa nasal, indução de alta via aérea nasal e possível dificuldade com a entubação nos casos de falha da VNI.[64-65] Os ventiladores de UTI fornecem níveis muito mais baixos de umidade quando comparados com os ventiladoresVNI de turbina ou pistão devido ao uso excessivo de gases secos, e com os ventiladores de UTI, a umidificação do gás é mandatória. Dois tipos de sistemas de umidificação podem ser utilizados: umidificadores aquecidos ou filtros aquecidos de troca de umidade. Não podem ser feitas firmes recomendações entre os dois sistemas — a capacidade de umidificação dos filtros de troca de umidade é reduzida na presença de vazamentos,[65] e seu volume interno pode impor uma carga de trabalho adicional ao gerar uma reinalação com dióxido de carbono. Nos pacientes com insuficiência respiratória hipercápnica, isto pode diminuir a capacidade de a VNI reduzir os níveis de dióxido de carbono e corrigir a acidose respiratória.[66-67] Entretanto, vazamentos podem reduzir o impacto deste problema ao remover o gás rico em dióxido de carbono da máscara. Uma pesquisa randomizada não encontrou nenhuma diferença no índice de falha da VNI utilizando um filtro de troca de umidade ou um umidificador aquecido nos ventiladores de UTI.[68] Um problema semelhante da reinalação de dióxido de carbono pode surgir quando os ventiladores (utilizando ar ambiente), equipados com um circuito de uma linha, são utilizados com o nível mínimo de PEEP permitido nestes ventiladores.[69-70]

INTERFACES

A interface é um componente essencial que diferencia a VNI da VM invasiva. A interface utilizada para conectar o paciente ao ventilador geralmente é uma máscara total que cobre o nariz e a boca. Uma distinção importante sobre as máscaras se concentra nos vazamentos para ventiladores de circuito único *versus* máscaras sem vazamentos intencionais para o circuito duplo ou para um circuito único equipado com uma válvula expiratória. Novas máscaras geralmente são feitas de duas ou mais partes encaixadas ou coladas: uma estrutura feita de um material transparente rígido e uma almofada de material mole para vedar a estrutura de encontro à face do paciente.[71-72] Melhorias foram feitas com o uso de diferentes acolchoamentos com novos materiais (como o hidrogel), melhorando o sistema de fixação, com atenção particular para os cuidados da pele e dos olhos, e pelo aumento do número de pontos de fixação, permitindo uma distribuição mais uniforme da pressão.

As máscaras podem ser utilizadas para o nariz ou a boca. Interfaces nasais estão disponíveis, mas seu uso em pacientes nas UTI frequentemente resulta em grandes vazamentos através da boca, o que diminui a efetividade da VNI e promove assincronia e desconforto.[73-74] Existem dois tipos de interfaces nasais: máscaras nasais, projetadas para cobrir todo o nariz ou somente as narinas, e "travesseiros" nasais inseridos diretamente nas narinas.[75] Como as interfaces orais, as interfaces nasais são utilizadas principalmente para a VNI crônica.[71,76] O uso de uma máscara nasal na UTI leva à falha da máscara em mais de 70% dos pacientes.[77] As interfaces orais estão associadas com um número significativo maior de vazamentos e assincronia, necessitando de maior cooperação por parte do paciente.[78]

As máscaras faciais totais podem ser oronasais ou totais; ambas parecem ter eficácia e tolerância similares.[79] Grandes máscaras envolvendo toda a face ou cabeça foram desenvolvidas.[80-81] Interessante foi que estudos clínicos fisiológicos comparando essas grandes máscaras com as máscaras faciais totais padrão demonstraram eficácia comparável em termos de descarregamento da musculatura respiratória, sugerindo que o risco teórico da reinalação associado com o grande volume interno pode ser pequeno ou inexistente na prática clínica.[78,82-91] Fraticelli et al.[78] estudaram o efeito de quatro interfaces — uma peça bucal, uma máscara facial e duas interfaces oronasais (com volumes internos pequeno e grande) — sobre a ventilação-minuto, troca de gases e trabalho da respiração de pacientes com insuficiência respiratória aguda. A despeito das grandes variações no volume interno dos equipamentos, os autores não encontraram diferenças no esforço respiratório do paciente, nos gases arteriais e no padrão da respiração.

Capacetes, que cobrem toda a cabeça, foram testados. O uso de um capacete originalmente foi proposto para CPAP primariamente para pacientes com insuficiência respiratória hipoxêmica;[83-84] um capacete especialmente projetado também foi utilizado para VNI.[85] Capacetes podem induzir mais reinalação do que outras máscaras e podem ser menos adequados para pacientes com insuficiência respiratória hipercápnica.[86] O capacete requer maiores pressões do que as máscaras convencionais para produzir a mesma eficácia.[87] A reinalação com o capacete, em comparação com outras interfaces de VNI (duas máscaras oronasais, uma máscara facial total) foi estudada por Fodil et al.;[82] neste estudo *in vitro*, os autores demonstraram uma grande diferença entre o volume interno da máscara (que é de aproximadamente 10 litros para o capacete) e o *espaço morto dinâmico efetivo*, que pode ser muito menor devido ao efeito de corrente dos gases.

A máscara oronasal parece ser a melhor primeira escolha para interface. A máscara nasal pode ser confortável, mas como alguns pacientes respiram em grande parte através de suas bocas, os resultados para pacientes com desconforto respiratório geralmente são menos favoráveis. A máscara facial total não demonstrou uma clara superioridade em relação à máscara oronasal em termos da efetividade e tolerabilidade clínica, mas é uma alternativa possível. O capacete pode ser utilizado como uma interface de primeira linha em mãos experientes e para algumas indicações como edema pulmonar. Não existe interface VNI ideal para todos os pacientes em todas as circunstâncias e várias interfaces devem estar disponíveis para o paciente. Com algumas exceções (como a máscara nasal e peça bucal), as interfaces são altamente intercambiáveis em situações de cuidados agudos.

INDICAÇÕES

EXACERBAÇÃO DA DOENÇA PULMONAR OBSTRUTIVA CRÔNICA

Uma conferência internacional para consenso publicada em 2001[88] recomendou que a VNI deve ser considerada como o tratamento de primeira linha em pacientes com exacerbações de DPOC; mais recentemente, diferentes diretrizes nacionais defenderam esta prática.[89] Uma revisão da base de dados da Cochrane demonstrou que, nesses pacientes, o uso da VNI foi associado com uma diminuição da mortalidade, menor necessidade de entubação, menores falhas de tratamento, melhora clínica mais rápida e uma redução nas complicações relacionadas ao tratamento e da estada hospitalar.[90] O *Global Initiative for Chronic Obstructive Lung Disease* de 2013 reforçou a importância da VNI durante o tratamento das exacerbações da DPOC com base no alto índice (taxa) de sucesso (80% a 85%).[91]

A primeira evidência de que a VNI reduziu acentuadamente a necessidade de IET é encontrada em uma série de casos-controles publicada em 1990.[1] Subsequentemente, várias pesquisas randomizadas prospectivas confirmaram que a VNI reduziu a necessidade de EET e o índice de complicações, encurtou a duração da estada e melhorou a sobrevida em pacientes com DPOC.[92-98] No maior estudo realizado em UTI, Brochard et al.[99] randomizaram 85 pacientes com DPOC para tratamento com VSP com ou sem máscara facial. O índice de EET foi de 74% no grupo que recebeu tratamento clínico padrão e de 26% no grupo de VNI. Os benefícios no grupo de VNI incluíram uma diminuição do índice de complicações durante a estada na UTI, uma menor duração da estada hospitalar e, mais importante, uma redução significativa na mortalidade (de 29% para 9%). A diminuição geral na mortalidade foi causada por reduções na necessidade de EET e nas diversas complicações relacionadas com a UTI.

Plant et al.[100] conduziram uma pesquisa randomizada multicêntrica prospectiva que comparou a terapia padrão isolada (grupo-controle) com a VNI em 236 pacientes com DPOC internados para o tratamento da IRA. A falha no tratamento (definida como o preenchimento dos critérios para IRA) foi mais comum no grupo-controle (27%) do que no grupo de VNI (15%) e a VNI foi associada com uma menor mortalidade durante a estada hospitalar. Esses estudos tornaram claro que a VNI precoce deve ser um componente importante na terapia de primeira linha das exacerbações da DPOC para prevenir contra uma maior deterioração.

Um estudo recente utilizou uma grande base de dados[101] e analisou mais de sete milhões de internações para exacerbações agudas de DPOC nos Estados Unidos de 1998 a 2008, das quais 612.650 (8,1%) necessitaram de suporte respiratório. Os autores demonstraram um aumento no uso da VNI (de 1% a 4,5% de todas as internações) e um declínio de 42% na VM invasiva (de 6% para 3,5% de todas as internações). A entubação e a mortalidade hospitalar diminuíram durante este período. Em 2008, a VNI foi utilizada mais frequentemente do que a VM invasiva como a terapia de primeira linha para as exacerbações agudas da DPOC.

Existe uma curva de aprendizado para a VNI. Em um estudo feito em único centro por Carlucci et al.,[102] o índice de sucesso da VNI permaneceu estável durante o período do estudo, mas os pacientes tratados com VNI durante os últimos anos do período do estudo apresentaram maior severidade da doença, maiores níveis de PCO_2 arterial e menores valores de pH. Isto refletiu indiretamente no fato de as exacerbações mais severas passarem a poder ser tratadas com VNI fora da UTI com o passar dos anos. Em um estudo de 8 anos realizado em um hospital de referência francês, o uso da VNI aumentou gradualmente, em paralelo com um declínio no tratamento convencional com EET.[6] Em paralelo, os índices de infecção nosocomial e mortalidade reduziram significativamente.

A VNI para pacientes com exacerbações da DPOC pode ser administrada por profissionais experientes fora da UTI, mas recomenda-se que pacientes mais severamente afetados, como aqueles com pH arterial abaixo de 7,3 na internação,[100] devem ser tratados na UTI. Um pH baixo, alterações acentuadas do estado mental no início da VNI, presença de comorbidades e um escore de severidade mais alto estão associados com um maior índice de falha precoce da VNI.[33] Alguns pacientes experimentam insuficiência tardia ou secundária após uma melhora inicial.[103] Em um estudo prospectivo observacional recente, a presença de pneumonia e a albumina sérica como indicadores do estado nutricional do paciente foram identificadas como os determinantes mais importantes do resultado da VNI nos pacientes com DPOC.[103a] Esses pacientes com falência tardia da VNI (necessidade de entubação após 72 horas ou dependência persistente sobre a VNI) podem apresentar uma doença mais severa e exibir privação do sono.[103-104] Um tempo maior a partir da exacerbação do DPOC para o início da VNI também pode reduzir a probabilidade de sucesso. Todos os esforços devem ser feitos para liberar precocemente a VNI, e o monitoramento intensivo é necessário quando a VNI é iniciada em uma fase tardia, uma situação em que seu uso é menos efetivo.[105] Vários estudos observacionais e uma pequena pesquisa randomizada demonstraram resultados clínicos positivos em pacientes com encefalopatia hipercápnica causada por exacerbações da DPOC e sugeriram que mesmo neste estágio pode ser válido "acordar" o paciente com VNI.[106-107]

Alguns estudos sugeriram que o uso da VNI pode estar associado com maiores índices de sobrevida após 1 ano, quando comparado com a terapia-padrão em UTI e VM invasiva.[105,108-110] Esses estudos apresentam várias falhas metodológicas, mas a consistência dos resultados sugere interessantes benefícios de longo prazo para a VNI. Alguns autores questionam a continuação da VNI em domicílio após as exacerbações. Um dos benefícios seria uma redução da taxa de reinternação, conforme sugerido em uma pequena pesquisa controlada randomizada.[111-112]

Concluindo, a VNI oferece muitas vantagens sobre a terapia-padrão e a VM invasiva no tratamento das exacerbações da DPOC e existem fortes evidências de que a VNI é custo-efetiva, sendo mais eficiente e barata quando comparada com a terapia padrão isolada.[22,113]

ASMA

A VNI pode ser utilizada em pacientes asmáticos que não respondem bem ao tratamento clínico, havendo um interesse crescente nessa técnica e sua combinação com a terapia com aerossol.[114] Um artigo recente utilizando uma grande base de dados norte-americana indicou que houve um aumento substancial no uso da ventilação mecânica para asma aguda durante os últimos anos, acompanhado por um desvio da ventilação mecânica invasiva para a VNI.[115] Somente algumas pequenas pesquisas randomizadas avaliaram rigorosamente os benefícios. Dois estudos de coorte encontraram efeitos benéficos no curto prazo para a VNI em pacientes asmáticos cujas condições se deterioravam a despeito da terapia clínica.[116-117] Em uma pesquisa randomizada,[118] todos os pacientes tratados para asma aguda foram randomizados para VNI com dois níveis de suporte de pressão e PEEP ou para oxigênio. Maior redução na dispneia foi observada nos grupos de VNI em comparação com o grupo-controle. O grupo de VNI com a pressão mais elevada demonstrou uma melhora significativa no volume expirado forçado em 1 segundo quando comparado com o grupo-controle. Duas outras pesquisas encontraram uma melhoria mais rápida na função pulmonar utilizando VNI com uma menor duração da estada hospitalar ou menor necessidade de hospitalização.[119-120]

EXACERBAÇÃO DE OUTRAS DOENÇAS PULMONARES CRÔNICAS

Todas as formas de insuficiência ventilatória aguda em crônica compartilham várias vias fisiopatológicas em comum. A VNI parece ser uma opção interessante em pacientes com doença pulmonar restritiva, especialmente quando a complacência do sistema respiratório ainda está preservada.[121] Um grande estudo de coorte recente comparou a eficácia da VNI em pacientes com DPOC (n = 543) e em pacientes com insuficiência respiratória aguda causada pela síndrome da hipoventilação da obesidade (n = 173).[122] Pacientes com hipoventilação da obesidade apresentaram menos falências tardias da VNI, mas a sobrevida geral ajustada para fatores de confusão, duração da estada e reinternação hospitalar foram similares nos dois grupos. Nos pacientes com DPOC, a obesidade foi associada com menor falha tardia da VNI e reinternação hospitalar. Esses dados questionam fortemente para o fato de os pacientes com hipoventilação da obesidade poderem ser tratados com VNI durante o episódio de exacerbação aguda com eficácia similar e melhores resultados do que os pacientes com DPOC.

EDEMA PULMONAR CARDIOGÊNICO

Resultados Clínicos

A primeira evidência de eficácia terapêutica do uso da pressão positiva durante o EPC agudo foi demonstrada em 1985.[123] Rasanen et al.[123] randomizaram 40 pacientes com EPC agudo e insuficiência respiratória para terapia convencional ou CPAP em máscara facial com 10 cm H_2O. O grupo intervencionista demonstrou uma melhora superior da troca de gases, uma diminuição do trabalho respiratório e uma tendência de menor índice de reintubação. Subsequentemente, outras pesquisas randomizadas conduzidas no pronto-socorro ou na UTI, comparando a CPAP com o suporte de pressão mais PEEP (VSP mais PEEP) com a terapia-padrão, concluíram que as duas técnicas melhoraram os gases sanguíneos arteriais e a frequência respiratória e reduziram significativamente o índice de EET.[19,124-126]

Diretrizes publicadas recentemente[127] recomendaram o uso da VNI em pacientes com EPC agudo, dispneia e frequência respiratória superior a 20 respirações/min para melhorar os sintomas clínicos. Porém, a entubação geralmente é a melhor opção em pacientes com choque cardiogênico e baixa pressão arterial (pressão arterial sistólica < 85 mmHg) ou alteração do nível da consciência. Nas diretrizes europeias mais recentes, o nível de evidência (nível B-classe IIa) para uso da VNI no tratamento da EPC agudo[127] foi menor do que recomendado anteriormente. Essa diminuição no nível de recomendação foi principalmente devido à publicação da pesquisa 3CPO,[128] o maior estudo multicêntrico controlado até o momento. Foi realizado no departamento de emergência e avaliou os possíveis benefícios da VNI no EPC aguda. Os pacientes internados com um diagnóstico clínico e radiológico no EPC agudo, frequência respiratória superior a 20 respirações/min e pH inferior a 7,35 foram randomizados para terapia farmacológica convencional mais VNI (CPAP ou VSP mais PEEP) ou terapia-padrão com oxigênio. O estudo incluiu 1.069 pacientes e demonstrou que a VNI foi associada com redução mais rápida da dispneia, frequência cardíaca e resolução mais rápida das anormalidades metabólicas do que a terapia-padrão com oxigênio. Os índices de entubação foram baixos e não foram diferentes entre os grupos (3%) e os índices de mortalidade para 7 e 30 dias (9,8% *versus* 9,5% e 16,4% *versus* 15,2%) foram similares nos grupos-controle e VNI, respectivamente. O grupo-controle foi caracterizado por uma alta incidência de cruzamentos (15%) para VCP mais PEEP ou CPAP. Sem este cruzamento, um índice muito maior de entubação poderia ser observado no grupo que utilizou oxigênio. Outras limitações do estudo foram (1) pacientes severamente doentes que necessitaram de "intervenção de salvação da vida ou de emergência" foram excluídos e podem ter se beneficiado da VNI; (2) os pacientes apresentaram hipoxemia leve; e (3) foi observado um baixo índice de entubação

Uma pesquisa clínica multicêntrica mais recente com 207 pacientes que apresentavam EPC agudo[129] comparou a terapia com oxigênio em 15 L/min e a terapia com CPAP a 7,5 a 10 cm H_2O iniciada fora do hospital e mantida na UTI do hospital. O grupo da intervenção CPAP demonstrou uma resolução significativamente maior e mais rápida dos sintomas clínicos, bem como uma menor presença de critérios de entubação e uma tendência para menor índice de mortalidade no dia 7, apesar deste último parâmetro não ser estatisticamente diferente.

A maioria dos estudos indicando os benefícios do CPAP ou VSP mais PEEP incluiu pacientes que, na média, apresentaram hipercapnia e acidose indicando insuficiência ventilatória aguda e franca.[19-20,124,126] Um estudo multicêntrico relativamente grande conduzido por Nava et al.[130] em pacientes com EPC encontrou grandes benefícios para a VNI somente no subgrupo de pacientes hipercápnicos, sem benefícios significativos em termos do índice de EET ou resultado na população geral que incluiu pacientes hipercápnicos e normocápnicos. A despeito do longo uso da VNI no EPC e a publicação de diretrizes, existe uma heterogeneidade considerável entre hospitais em relação a sua aplicação clínica. Notavelmente, parece que quanto maior a experiência do hospital no uso da VNI nos casos de EPC, maior o benefícios em termos de evitar a entubação do paciente.[130a]

Opção entre CPAP ou Suporte de Pressão mais PEEP

Na prática clínica, a CPAP geralmente é considerada mais fácil de aplicar em comparação com o suporte de pressão mais PEEP. Em alguns pequenos estudos de pacientes com EPC, a VSP mais PEEP foi mais efetiva do que a CPAP em relação à melhoria dos parâmetros fisiológicos[17] ou rapidez da melhora da insuficiência respiratória,[131] mas não foi diferente no índice de mortalidade ou entubação traqueal. Na pesquisa 3CPO[128] ambos os modos de VNI (CPAP ou VSP mais PEEP) apresentaram resultados clínicos semelhantes. Outro estudo clínico comparando ambos os modos de VNI demonstrou resultados semelhantes.[132]

Resumindo, o uso da VNI durante o EPC parece ser uma abordagem eficiente que pode reduzir a mortalidade, especialmente no subgrupo que se apresenta com hipercapnia. A terapia clínica convencional permanece sendo a base e, a VNI, seja realizada com CPAP ou VSP mais PEEP, deve ser combinada com ela assim que for possível. O CPAP e a VSP mais PEEP parecem ter efeitos semelhantes, tanto nos pontos finais fisiológicos como no resultado clínico, e a CPAP pode ser recomendada como primeira linha de tratamento. VSP mais PEEP pode ser preferível à CPAP nos pacientes com hipercapnia, geralmente associada com comorbidades como DPOC ou obesidade, que apresentam maior risco de entubação.

INSUFICIÊNCIA RESPIRATÓRIA AGUDA HIPOXÊMICA

VNI para a Prevenção da Entubação na Reincidência de Insuficiência Respiratória

O uso da VNI em pacientes com causas mistas de IRA hipoxêmica permanece discutível. Resultados contrastantes existem entre os benefícios observados em estudos fisiológicos de curta duração e algumas pesquisas controladas randomizadas, bem como os altos índices de insuficiência nos estudos observacionais e o risco de retardar a entubação.[133] Por exemplo, uma pesquisa em pacientes com pneumonia severa demonstrou que a VNI reduziu o índice de entubação (21% vs. 50%) e a duração da estada na UTI,[97] mas este estudo geralmente destacou que o benefício era totalmente devido ao subgrupo de pacientes hipercápnicos com DPOC. Outras pesquisas clínicas randomizadas, em pacientes não hipercápnicos, não demonstraram nenhum benefício para esta indicação.[134] Em contraste, a VNI também se mostrou claramente benéfica em pacientes selecionados com uma variedade de padrões de insuficiência respiratória hipoxêmica,[9,97,135-140] reduzindo a necessidade de EET e melhorando os resultados.[139,141-143] Nessa situação, a VSP mais PEEP parece ser muito mais eficiente do que a CPAP.

Em uma grande pesquisa controlada randomizada de pacientes com IRA, Delclaux et al.[134] demonstraram que o uso da CPAP resultou em maior resposta subjetiva e melhora na oxigenação após 1 hora, mas a CPAP não reduziu a necessidade para EET ou melhoria em qualquer resultado clínico. Além disso, alguns pacientes sofreram de complicações específicas somente observadas no grupo de CPAP, incluindo parada cardíaca no momento da entubação ou no momento da remoção da máscara. Antonelli et al.[144] demonstraram que a VNI utilizando VSP mais PEEP foi altamente benéfica e associada com menos efeitos adversos em comparação com a ventilação mecânica convencional em pacientes hipoxêmicos ($Pao_2/F_{IO2} < 200$ mmHg). Esses pacientes não apresentam DPOC, instabilidade hemodinâmica ou dano neurológico e foram randomizados quando atingiram critérios pré-definidos para EET. Melhorias na oxigenação foram similares com as duas abordagens. A despeito de um índice de falha de 30%, os pacientes tratados com VNI apresentaram durações totais de ventilação e estadas em UTI mais curtas e experimentaram menos complicações.

Um estudo realizado em três centros por Ferrer et al.[140] também incluiu pacientes normocápnicos com IRA hipoxêmica persistente e utilizou VSP mais PEEP em comparação com o tratamento clínico padrão com altas concentrações de oxigênio. A seleção de pacientes foi rigorosa, necessitando da cooperação clínica do paciente, estado de consciência inalterado do paciente e ausência de disfunção orgânica, secreções abundantes, arritmias cardíacas ou isquemia. Os pacientes podem apresentar pneumonia, EPC ou imunocomprometimento. A VNI reduziu o índice de entubação pela metade e a mortalidade em UTI de 39% para 18%. Esses efeitos significativos foram encontrados no grupo de pacientes com pneumonia. A extrapolação desses resultados para pacientes individuais requer o mesmo processo cuidadoso de seleção, com exclusão dos pacientes com contraindicações. A presença de choque, perda da consciência ou secreções em excesso deve ser considerada contraindicação.

Entretanto, estudos observacionais descrevendo o uso da VNI na pneumonia geralmente apresentam altos índices de falha.[137,145-147] Seleção dos pacientes, habilidade e experiência na aplicação da VNI e a decisão para entubação podem ter contribuído para essas diferenças. É necessário muito cuidado durante a aplicação da VNI em pacientes hipoxêmicos devido às possíveis desvantagens.[134,148] Em um grande estudo observacional sobre o uso da VNI na França, Demoule et al.[148] compararam os resultados gerais da VNI em pacientes com exacerbação aguda de insuficiência cardíaca ou respiratória crônica com aqueles com reincidência de insuficiência respiratória hipoxêmica. No grupo "crônico agudizado", o uso da VNI foi associado significativamente com um melhor resultado (OR ajustada de 0,33). No grupo da reincidência, o uso da VNI não foi associado significativamente com um resultado melhor ou pior. Isto sugere que a VNI não deve ser utilizada quando o risco de falha é alto e que a entubação não deve ser adiada quando os sinais e sintomas clínicos sugerem uma falha iminente da VNI.[149]

Concluindo, encontrar qual subgrupo de pacientes hipoxêmicos apresenta alta probabilidade de se beneficiar da VNI com mínimo risco ainda é um campo para investigação. As seguintes categorias de pacientes foram estudadas mais cuidadosamente.

VNI para SDRA

Estudos observacionais e análise de subgrupos de pesquisas randomizadas controladas identificaram a SDRA como um forte previsor da falha da VNI.[147,150-153] Uma pesquisa multicêntrica[154] avaliou a VNI como a terapia de primeira linha em pacientes em estágios iniciais de SDRA e concluiu que um escore de severidade mais alto e uma proporção de P_{O2}/F_{IO2} arterial inferior ou igual a 175 mm Hg 1 hora após o início da VNPP estavam independentemente associados com a falha da VNI. Esta pesquisa demonstrou que, com o uso da VNI, a EET foi evitada em não mais de 50% dos pacientes, mesmo em centros com experiência. Uma pequena pesquisa multicêntrica controlada randomizada[150] inclui 40 pacientes com SDRA leve. Menos pacientes foram entubados no grupo de VNI em comparação com o grupo-controle, e o uso da VNI foi associado com uma menor falência orgânica. A recente definição de Berlim para a SDRA sugeriu que a VNI pode estar indicada somente na SDRA leve, e não na SDRA severa e moderada, mas também enfatizou que o papel da VNI na SDRA ainda deve ser mais bem avaliado.[156] A falha da VNI em pacientes com SDRA é altamente previsível no caso de choque, acidose metabólica, altos escores de severidade da doença e um maior grau de hipoxemia.[153]

Com a pandemia da H1N1, um grande número de pacientes com insuficiência respiratória severa foi internado nas UTI de todo o mundo. Muitos pacientes desenvolveram SDRA que necessitou de entubação e ventilação mecânica e mesmo oxigenação em membrana extracorpórea,[157] mas a VNI ainda foi amplamente utilizada nesses pacientes com resultados relativamente favoráveis, apesar de uma alta taxa de falha.[158-161] Esse aspecto é interessante porque após a experiência da SARS, foi levantada uma preocupação com o risco de transmissão viral durante a entubação ou durante o uso de ventilação VNI.[162,163] A transmissão viral não parece ser um problema na presença de H1N1, mas são necessários mais dados para esclarecer completamente este assunto.

VNI em Pacientes Imunocomprometidos

O prognóstico dos pacientes imunocomprometidos com IRA melhorou claramente durante os últimos 15 anos. A VM invasiva foi repetidamente identificada como um previsor independente da mortalidade nesta população e o potencial para reduzir complicações infecciosas foi um forte motivo para o uso da VNI em pacientes imunocomprometidos.[9,139,141,143] A VNI se mostrou benéfica em pacientes com câncer com insuficiência respiratória e diminuiu a mortalidade.[141] A primeira pesquisa randomizada na IRA hipoxêmica após transplante de órgão sólido avaliou o papel da VNI em 40 pacientes[9]: a VNI reduziu o índice de entubação de 70% para 20%, a duração da estada na UTI entre os sobreviventes, e a mortalidade na UTI (20% versus 50%), sem diferença na mortalidade hospitalar. Outra pesquisa confirmou o benefício do uso sequencial da VNI em um estágio inicial em 52 pacientes imunocomprometidos com insuficiência respiratória e opacidades pulmonares.[139] Os índices de entubação (46% versus 77%) e mortalidade em UTI (38% versus 69%) foram reduzidos no grupo de VNI. Similarmente, o uso preventivo precoce da CPAP em paciente neutropênicos com disfunção respiratória leve impediu a subsequente evolução para insuficiência respiratória crônica, internação em UTI e necessidade de entubação.[164]

A generalização dos resultados oriundos de centros especializados e sua aplicabilidade na prática do dia a dia foram discutidas.[22] Em um estudo observacional na Itália, a VNI foi utilizada em 21% dos pacientes com malignidades hematológicas que necessitavam de suporte ventilatório.[150] A despeito do alto índice de falha de 46%, a VNI foi associada com menor mortalidade do que a ventilação mecânica invasiva após ajuste utilizando um escore de propensão. Pacientes entubados desde o início apresentaram um maior escore de severidade, mas uma menor mortalidade do que os pacientes que apresentaram falha com a VNI (50% versus 6,1%). Uma tentativa de VNI como a primeira linha de intervenção em alguns pacientes imunocomprometidos com insuficiência respiratória hipoxêmica pareceu justificável, mas, conforme dito em um editorial recente, a mensagem é: "não exagere!"[165]

Resumindo, o uso da VNI na insuficiência respiratória hipoxêmica é suportado por fortes motivos. A literatura gerou alguns resultados conflitantes que provavelmente refletem a heterogeneidade dos diagnósticos subjacentes e algumas dificuldades reais no uso da técnica nesses pacientes. A seleção apropriada de pacientes com pneumonia para uma tentativa de VNI irá, portanto, depender da experiência da equipe, da cooperação do paciente e da exclusão de pacientes com instabilidade hemodinâmica, alteração do estado mental ou secreções abundantes.

PREVENÇÃO DAS COMPLICAÇÕES PÓS-OPERATÓRIAS

As complicações pós-operatórias constituem uma grande causa de morbidade após a cirurgia e a mortalidade geralmente está associada com reintubação e complicações da ventilação mecânica. A VNI está se tornando cada vez mais popular para a prevenção e tratamento das complicações respiratórias pós-operatórias.[166-169]

Fisiopatologia das Complicações Respiratórias Pós-operatórias

Após cirurgias torácicas ou abdominais superiores, a condição pulmonar do paciente pode piorar devido à anestesia ou dor. Isto está associado a uma grande redução na capacidade residual e disfunção transitória do diafragma. A sobrecarga de líquido pré-operatória, lesão pulmonar aguda relacionada à lesão pulmonar, inflamação, sepse e aspiração podem coexistir e ainda piorar a função respiratória. Os *deficits* respiratórios são máximos durante as primeiras horas após a cirurgia e geralmente diminuem após 1 a 2 semanas. Pelo fato de poder restaurar o volume pulmonar, a CPAP frequentemente é utilizada em pacientes durante o pós-operatório.[169] Alguns autores defendem o uso da VNI pós-operatória profilática (CPAP ou VSP mais PEEP) para propósitos profiláticos e terapêuticos.[168,170]

Cirurgia Torácica

No período pós-operatório após uma ressecção pulmonar, as complicações pulmonares são a principal causa de morte. A VM pós-operatória aumenta o risco de ruptura do coto brônquico, fístula broncopleural, vazamentos persistentes de ar e infecção pulmonar. A VNI foi proposta para prevenir contra a reintubação, atelectasia e infecção pós-operatoriamente após a cirurgia torácica.[171] O uso profilático da VNI antes e depois da cirurgia melhorou a espirometria e a oxigenação em 32 pacientes em alto risco de complicações após uma cirurgia de ressecção pulmonar.[172] Resultados comparáveis foram obtidos com o uso profilático da VNI após cirurgias cardíacas: o maior estudo randomizou 500 pacientes marcados para cirurgia cardíaca eletiva para CPAP nasal durante pelo menos 6 horas ou tratamento-padrão.[173] O número de complicações pulmonares reduziu significativamente no grupo de CPAP, mas o índice de reintubação foi baixo em ambos os grupos. Resultados similares foram obtidos após o reparo toracoabdominal de aneurismas da aorta.[174]

A VNI também foi utilizada para o tratamento da insuficiência respiratória após cirurgias de pulmão. Auriant et al.[142] realizaram uma pesquisa controlada na qual 48 pacientes com IRA após ressecção pulmonar foram colocados de modo aleatório em tratamento VNI ou tratamento-padrão. A VNI reduziu significativamente o índice de EET (50% *versus* 21%) e a mortalidade hospitalar (13% *versus* 38%), principalmente prevenindo contra as complicações relacionadas à entubação. Uma pesquisa randomizada multicêntrica recente, entretanto, não foi capaz de encontrar nenhum benefício de uma administração sistemática de VNI em pacientes obstrutivos submetidos à ressecção pulmonar.[175] Similarmente, o efeito benéfico da VNI (menor índice de entubação) foi sugerido em pacientes com IRA com esofagetcomia; além disso, não houve aumento no vazamento anastomótico.[176-177] Como o risco de complicações cirúrgicas induzido pela ventilação com pressão positiva ainda não foi elucidado, provavelmente é aconselhável manter as pressões das vias aéreas para o menor nível efetivo.[176]

Cirurgia Abdominal

A VNI potencialmente pode atuar contra várias consequências anestésicas e cirúrgicas que podem explicar a alta incidência de hipoxemia pós-operatória após a cirurgia abdominal. A restauração do volume pulmonar, prevenindo contra atelectasias, melhorando a troca de gases e diminuindo o trabalho da respiração pode ser obtida através de diferentes formas de VNI, incluindo CPAP.[167-169] Squadrone et al.[170] demonstraram que a CPAP precoce liberada por capacete em 209 pacientes com P_{O_2}/FIO_2 inferior a 300, 1 hora após grande cirurgia abdominal, foi capaz de reduzir o índice de entubação (1 *vs.* 10%, $P = 0,005$), bem como a incidência de pneumonia e sepse. A duração da estada na UTI e no hospital não difere de modo significativo. A VNI foi utilizada nesse estudo com a intenção de prevenir contra uma deterioração e complicações mais sérias, sugerido que o uso precoce é o ideal.

Jaber et al.[167] publicaram que a EET foi evitada em 48/72 pacientes tratados com VNI para insuficiência respiratória aguda após cirurgia abdominal. A proporção PO_2/FIO_2 aumentou e a frequência respiratória diminuiu somente em pacientes tratados de modo bem-sucedido com VNI e nos quais se evitou a EET. Um índice similar de falha da VNI em pacientes pós-operatórios também foi observado em outros estudos observacionais.[178]

Pacientes de Trauma

Os pacientes que sofreram traumas apresentam alto risco de disfunção pulmonar com subsequente insuficiência respiratória. Em comparação com uma máscara de oxigênio com alto fluxo, o uso da VNI demonstrou reduzir o índice de entubação (12% *versus* 40%) e a duração da estada hospitalar em uma pesquisa controlada randomizada realizada em um único centro de 50 pacientes com hipoxemia persistente dentro das primeiras 48 horas após o trauma torácico.[179] A VNI pode constituir um adjunto útil na abordagem de pacientes hipoxêmicos com trauma torácico, mas a analgesia adequada permanece de primordial importância nessa situação. Grandes pesquisas são necessárias para esclarecer o papel da VNI para esta indicação.

NÃO ENTUBAR PACIENTES

A VNI atualmente é utilizada com frequência em pacientes nos quais a entubação não é desejada.[180-186] Vários artigos descreveram os efeitos da VNI em pacientes com IRA que são candidatos inadequados para a EET devido à idade avançada, debilitação ou uma determinação de "não reanimar".[10-11,180,185-186] Esta abordagem para a VNI é possível e bem tolerada, com um índice de sobrevida geral de 50% a 70%, dependendo da população de pacientes.[180-181] Uma distinção importante deve ser feita entre a VNI administrada no limite superior do cuidado *versus* a VNI que faz parte do tratamento paliativo para aliviar a dispneia no final da vida.[180,184] Em relação a esta indicação, a VNI oferece uma possibilidade importante de melhorar um número substancial de pacientes. Os resultados são melhores em pacientes com DPOC ou edema pulmonar do que nos pacientes puramente hipoxêmicos.[181,183,185] Em uma grande pesquisa observacional multicêntrica, Azoulay et al.[181] avaliaram a mortalidade dos pacientes e seus parentes, sinais de ansiedade, depressão e estresse pós-traumático durante 90 dias. Eles compararam pacientes que receberam VNI como uma terapia-teto com pacientes que não tiveram limitação de tratamento. A mortalidade hospitalar no grupo sem entubação foi de 46%, mas não houve declínio após 90 dias na qualidade de vida relacionada à saúde e não houve diferença entre os dois grupos em termos de saúde mental, ansiedade, depressão ou estresse pós-traumático de pacientes e seus parentes. Para a VNI utilizada em uma abordagem puramente paliativa, temos informações somente limitadas sobre seu real benefício.[182,184]

DURANTE O PROCESSO DE DESMAME E PÓS-EXTUBAÇÃO

Desmame

Vários pacientes com DPOC necessitam de EET porque são malsucedidos com a VNI, apresentam uma contraindicação para a VNI (como a necessidade de cirurgia) ou exibem critérios para EET imediata. Quando encontramos a necessidade para assistência ventilatória prolongada, esses pacientes podem ser trocados para VNI após alguns dias de EET para reduzir o tempo de entubação.[187,188,188a] Essa abordagem foi examinada por várias pesquisas com resultados contraditórios.[187-190] Os tempos para a extubação geralmente foram menores, mas isto não foi traduzido de modo consistente em uma redução na estada no hospital ou na UTI e na mortalidade.[190-191] Em vários estudos não houve diferença entre o desmame precoce da VNI e o processo-padrão de desmame[188,192] Complicações associadas com a ventilação mecânica, notavelmente pneumonia e sepse, ou reduziram ou permaneceram inalteradas por esta estratégia.[190-192] Na mais recente pesquisa multicêntrica, a extubação seguida pela terapia de oxigênio padrão foi idêntica em relação ao sucesso do desmame e reintubação.[189] Com base nas evidências atuais, a VNI não pode ser recomendada como uma alternativa para o processo de desmame-padrão.

Pós-extubação

A VNI foi proposta como uma forma de minimizar as reintubações em aproximadamente 10% a 20% dos pacientes criticamente doentes que falharam durante a extubação, mesmo após preencher todos os critérios de desmame e tendo completado de modo bem-sucedido uma tentativa de desmame.[193-194] A explicação fisiológica para essa abordagem em pacientes com DPOC foi bem demonstrada por Vitacca et al.,[195] que demonstraram valores equivalentes do trabalho da respiração sob o mesmo suporte ventilatório liberado antes da extubação ou com a VNI após a extubação. Vários estudos abordaram o papel da VNI na prevenção da reintubação com resultados inequívocos.[196-197] Quando a insuficiência respiratória pós-extubação se desenvolve, a liberação de VNI geralmente é fútil e, sem dúvida, pode retardar uma reintubação e aumentar a mortalidade, conforme sugerido por uma grande pesquisa multicêntrica feita por Esteban et al.[197-198] Em contraste, a liberação precoce de VNI após a extubação para prevenir contra uma subsequente insuficiência respiratória em pacientes de risco parece ser útil.[198a] Nos pacientes com alto risco de falha da extubação, a VNI demonstrou prevenir contra a insuficiência respiratória pós-extubação e reintubação em várias pesquisas.

Um benefício do uso preventivo da VNI na sobrevida foi demonstrado em pacientes que apresentavam hipercapnia durante a tentativa de desmame.[199-200] Os índices de entubação e mortalidade se mostraram reduzidos nos pacientes de alto risco (i.e., com mais de 65 anos de idade e com comorbidades cardíacas ou respiratórias).[196,201] Esses efeitos benéficos não são observados se a VNI é aplicada rotineiramente em todos os pacientes extubados conforme demonstrado por Su et al.,[202] que randomizaram 406 pacientes não selecionados para VNI ou máscara de O_2 suplementar, logo após suas extubações. Eles não observaram nenhuma diferença em termos de índices de reintubação ou mortalidade. Na conclusão, durante o período pós-extubação, a VNI pode ser útil desde que o paciente apropriado seja escolhido: fatores de risco para reintubação incluem doença cardíaca ou respiratória subjacente e/ou hipercapnia durante o teste de desmame. A VNI deve ser aplicada imediatamente após a extubação e antes do desenvolvimento de insuficiência respiratória.

USO PREVENTIVO DURANTE PROCEDIMENTOS

Broncoscopia

A broncoscopia flexível é um procedimento relativamente invasivo com risco elevado de complicações em pacientes críticos.[203] A broncoscopia aumenta o trabalho da respiração em pacientes que respiram espontaneamente e leva a uma diminuição no PO_2 arterial em 10 a 20 mmHg que pode persistir ou mesmo piorar durante algumas horas após o procedimento. A instilação de solução salina para lavagem broncoalveolar e a aspiração repetida podem levar a uma redução do volume expiratório final do pulmão. Vários estudos de viabilidade demonstraram que a VNI com diferentes interfaces pode ser útil durante a broncoscopia em pacientes em risco.[204-207] A VNI pode impedir o derrecrutamento alveolar e compensar pelo trabalho extra da respiração imposto pelo procedimento. Em uma pesquisa randomizada feita em 30 pacientes hipoxêmicos, a CPAP reduziu as dessaturações e a incidência de insuficiência respiratória necessitando de suporte ventilatório (um versus sete pacientes no grupo que utilizou oxigênio).[207] Em outra pesquisa com 26 pacientes hipoxêmicos durante a broncoscopia, a proporção PO_2/FIO_2 aumentou em 82% no grupo de VNI e diminuiu em 10% no grupo de oxigênio padrão.[205] A VNI pode ajudar a manter a oxigenação em pacientes hipoxêmicos submetidos à broncoscopia. Isto pode se traduzir em uma redução das entubações relacionadas aos procedimentos, apesar de mais estudos serem necessários para responder esta questão.

Entubação Endotraqueal

A hipoxemia severa durante a entubação severa de pacientes hipoxêmicos é comum e o procedimento padrão de pré-oxigenação ambu-máscara geralmente não é efetivo. Baillard et al.[208] avaliaram 53 pacientes com hipoxemia significativa (PO_2 arterial < 100 mmHg em uso de máscara com FIO_2 alto) que necessitou de EET em UTI. Os pacientes foram alocados para 3 minutos de pré-oxigenação, antes da EET, realizada com uso de máscara ambu-válvula (grupo-controle), ou VSP mais PEEP (grupo de VNI) utilizando o método da pré-oxigenação. O grupo de VNI apresentou uma melhora estatisticamente significativa na oximetria de pulso e níveis de PO_2 arterial com uma menor incidência dos valores da saturação da oximetria de pulso, abaixo de 80% durante o procedimento de EET. Uma revisão recente[209] propôs que a VNI deve ser utilizada para pré-oxigenação e ventilação em pacientes que não atingem uma saturação de oxigênio superior a 93% a 95% com FIO_2 alto.

VENTILAÇÃO NÃO INVASIVA DOMICILIAR

Epidemiologia

VNI domiciliar diz respeito ao uso diário de longa duração (> 3 meses) de VM no domicílio através de uma interface nasal, oral ou oronasal.[210] Prescrições para VNI domiciliar aumentaram acentuadamente durante as últimas décadas como resultado da crescente prevalência de DPOC e *síndrome da hipoventilação da obesidade* (SHO), apesar da VNI domiciliar em pacientes com DPOC permanecer discutível (Tabela 102-3). Grandes aprimoramentos tecnológicos nos ventiladores e interfaces, com um desvio progressivo dos equipamentos ciclados para volume para respiradores mais baratos, mais leves e mais confortáveis ciclados para pressão também contribuíram para acelerar esta abordagem.[210-211] A *EuroVent Survey*[210] estudou padrões de uso de ventiladores em domicílio em 16 países europeus. A prevalência de pacientes recebendo ventilação de longa data variou amplamente entre os países, variando de um para 17/100.000 com uma média de 6,6/100.000. Similarmente, a proporção relativa de pacientes com distúrbios neuromusculares, da parede torácica, ou pulmões/vias aéreas também diferiu acentuadamente. Os distúrbios neuromusculares e da parede torácica foram as indicações mais comuns para VNI no norte da Europa, enquanto a doença pulmonar/vias aéreas foi a indicação mais frequente no sul da Europa. Como a prevalência dessas condições presumivelmente não varia substancialmente, diferentes padrões de VNI domiciliar provavelmente refletem políticas nacionais e diferenças nas alocações de recursos disponíveis. Apesar de não existir uma pesquisa similar para a população dos Estados Unidos, a extrapolação da mesma prevalência sugere que mais de 20.000 pacientes atualmente estão em uso de VNI domiciliar nos Estados Unidos.[212]

Tabela 102-3 Recomendações para o Uso de Respiradores não Invasivos Domiciliares durante Insuficiência Respiratória Crônica de Acordo com o Tipo da Doença

Tipo de Doença	Exemplos	Benefícios
DISTÚRBIOS RESTRITIVOS	Síndrome da hipoventilação da obesidade Distúrbios da parede torácica Cifoescoliose Sequelas da tuberculose Neuromuscular Distrofia muscular de Duchenne, sequelas da poliomielite, ELA, lesão da medula espinal cervical, paralisia do nervo frênico, Raramente: miosite, deficiência da maltase ácida	Grande impacto sobre a sobrevida, utilização de cuidados de saúde, sintomas respiratórios e relacionados ao sono, qualidade de vida
DISTÚRBIOS OBSTRUTIVOS	DPOC Síndrome da superposição Bronquiectasia e fibrose cística	Evidências insuficientes para promover o uso sistemático de VNI domiciliar na DPOC hipercápnica estável. Uma pesquisa clínica randomizada com melhor sobrevida à custa de menor qualidade de vida relacionada à saúde. Uma "ponte para o transplante" na fibrose cística.
OUTRAS CONDIÇÕES	Medicamentos depressores do centro respiratório, condições neurológicas (Arnold-Chiari, tumores, infecção, acidente vascular encefálico, ou hipoventilação central congênita.	

DPOC, doença pulmonar obstrutiva crônica; ELA, esclerose lateral amiotrófica.

Esta seção faz uma revisão da fisiopatologia da insuficiência respiratória na doença pulmonar, as principais indicações para VNI domiciliar e fornece alguns dHO e DPOC). O monitoramento da VNI domiciliar também é discutido.

Fisiopatologia

A hipoventilação crônica se desenvolve quando o sistema respiratório é incapaz de lidar com a produção metabólica de dióxido de carbono como resultado das alterações patológicas no impulso respiratório ou insuficiência da bomba respiratória (p. ex., DNM, doenças da parede torácica) ou ambos, como nos pacientes com SHO. Na parede torácica e DNM, um típico círculo vicioso de declínio começa com a hipoventilação durante o sono REM, e retenção de HCO_3^-. Conforme a disfunção do diafragma progride, a hipoventilação aparece durante o sono não REM e progride para hipercapnia durante o dia.[213] O curso clínico na DPOC geralmente é pontuado com episódios de agudização de uma insuficiência respiratória crônica relacionada a infecções torácicas. Portanto, os objetivos e os alvos da VNI domiciliar podem não ser necessariamente os mesmos para todas as categorias de doenças.

Indicações para Ventilação Não Invasiva Domiciliar

Indivíduos com uma condição sabidamente associada com hipoventilação alveolar devem ser submetidos a avaliações regulares para determinar se são elegíveis para VNI domiciliar. Os pacientes devem ser questionados especificamente para verificar se eles apresentam sintomas iniciais sugestivos de hipoventilação noturna,[214] como sonolência excessiva durante o dia, fadiga, cefaleia matinal, disfunção cognitiva, depressão e dispneia.[215] Na DPOC, uma indicação para VNI leva em consideração não somente a presença de sintomas de hipercapnia crônica, mas também a frequência e severidade das exacerbações.[215] Os pacientes devem ser submetidos a uma detalhada avaliação fisiológica para detectar hipoventilação noturna.

A *American Academy of Sleep Medicine* (AASM) recentemente[216] definiu a hipoventilação durante o sono como (1) presença de dióxido de carbono arterial (ou um substituto como PCO_2 corrente final) > 55 mmHg por 10 ou mais minutos ou (2) um aumento na PCO_2 > 10 mmHg a partir de um valor em decúbito dorsal com o paciente acordado para um valor acima de 50 mmHg por 10 ou mais minutos. A oxi-capnografia transcutânea[217] foi submetida a melhorias recentes em relação à facilidade de uso e *software*. Ela é considerada confiável para uso clínico e permite a detecção e quantificação precoces da hipoventilação noturna sem necessidade de coleta de sangue arterial. Além do monitoramento dos sintomas iniciais e detecção da hipoventilação durante o sono, a avaliação regular da função respiratória e força da musculatura inspiratória é essencial para implementar a VNI eletivamente para a prevenção da IRA, especialmente na DNM. A mensuração da capacidade vital é altamente reprodutível, e diminuições na capacidade vital abaixo dos 50% previstos devem levar a maiores investigações; o limiar pode variar de acordo com o distúrbio neuromuscular subjacente. A mensuração da capacidade vital em decúbito dorsal é um marcador sensível da disfunção diafragmática,[218] e uma queda superior a 15% quando se comparam os valores com o paciente sentado e deitado se correlaciona bem com a ortopneia;[219] uma diminuição superior a 20% é altamente sugestiva de disfunção diafragmática. A força da musculatura inspiratória (pressão inspiratória nasal e pressão inspiratória bucal máxima) pode ser facilmente avaliada com equipamentos portáteis baratos. O primeiro pode ser mais facilmente realizado na DNM, mas ambas as medidas são complementares. Uma pressão negativa abaixo de −70 cm H_2O para homens e −60 cm H_2O para mulheres exclui razoavelmente uma fraqueza significativa da musculatura inspiratória.[220]

Características Especiais na Doença Neuromuscular

O curso clínico da insuficiência respiratória na DNM é determinado pela história natural da condição subjacente. Alguns pacientes permanecem estáveis por décadas com índices de sobrevida superiores a 90% após 5 anos,[221-222] enquanto outros apresentam progressão lenta ou evoluem rapidamente para a morte. Portanto, o momento ideal e a frequência da avaliação clínica devem levar em consideração o diagnóstico neurológico subjacente. Na DNM, uma indicação para

VNI domiciliar se baseia na reversão dos sintomas iniciais de hipoventilação e melhoria da *qualidade de vida* (QV) nos pacientes tratados por VNI.[223] O tratamento de pacientes com hpoventilação noturna pode ser aconselhável. Em uma pesquisa controlada randomizada de VNI em pacientes DNM com hiopoventilação e normocapnia diurna,[224] a maioria dos pacientes no grupo-controle necessitou de início de VNI dentro de meses após a documentação da hipoventilação durante o sono. Aqueles tratados por VNI apresentaram melhoria na QV relacionada a saúde, enquanto outros apresentaram maior probabilidade de internação por agudização dc uma insuficiência crônica pelo respirador (Cap. 97).

A *esclerose lateral amiotrófica* (ELA) compartilha diversas similaridades com outras DNM, mas sua rápida resolução requer um acompanhamento mais intensivo e uma avaliação respiratória mais frequente, geralmente a cada 3 meses. Em uma pesquisa randomizada, Bourke et al. demonstraram que o início da VNI resultou em uma significativa vantagem para a sobrevida de aproximadamente 7 meses nos pacientes com ELA com envolvimento bulbar leve a moderado com hipercapnia ou ortopneia diurnas, mas não melhorou a sobrevida para aqueles com envolvimento bulbar severo.[225] Entretanto, mesmo nos últimos pacientes, alguns aspectos da QV e os sintomas relacionados ao sono melhoraram pela VNI e podem ser considerados um componente importante do tratamento paliativo para indivíduos com doença avançada.

Características Especiais da Síndrome da Hipoventilação da Obesidade

A SHO diz respeito ao aparecimento de hipercapnia no indivíduo consciente (PCO_2 arterial > 45 mmHg) em um paciente obeso (*índice de massa corporal* [IMC] > 30 kg/m^2) depois que outras causas de hipoventilação foram excluídas.[226] Estima-se que a prevalência de HO seja entre 10% e 20% nos pacientes tratados em clínicas especializadas no tratamento dos distúrbios do sono[227] e chega aos 50% nos pacientes que estão hospitalizados e apresentam IMC acima de 50 kg/m^2.[228] A respiração no distúrbio do sono não faz parte da definição de SHO, mas a prevalência da *apneia obstrutiva do sono* (AOS) pode chegar aos 90% neste grupo de pacientes. Apesar de os níveis globais de obesidade estarem se elevando, a SHO frequentemente passa despercebida até que se apresente uma agudização de insuficiência respiratória crônica e internação na UTI.[122] Os mecanismos fisiopatológicos incluem dano da mecânica respiratória com aumento do trabalho da respiração, obstrução das vias aéreas superiores responsável pela respiração prejudicada pelo sono e diminuição do impulso respiratório levando inicialmente a uma hipoventilação durante o sono antes de uma hipercapnia diurna estabelecida.[226]

A opção entre CPAP e *suporte ventilatório em dois níveis* (SVDN, i.e., CPAP mais pressão positiva intermitente) para a abordagem inicial da SHO permanece um assunto complexo, especialmente quando os pacientes se apresentam com um estado respiratório estável, a despeito da hipercapnia e um padrão de sono predominantemente de AOS. Piper et al. compararam CPAP *versus* VSB na SHO após a exclusão de pacientes com profunda dessaturação noturna ou aumento da PCO_2 arterial de mais de 10 mmHg, a despeito de uma titulação ideal para CPAP.[229] Os gases sanguíneos diários melhoraram em ambos os grupos sem diferenças após 3 meses de tratamento. Ambos os grupos experimentaram melhorias semelhantes no sono, mas a VSB resultou em uma melhor qualidade subjetiva do sono e vigilância psicomotora. Em contraste, a CPAP isolada pode não ser capaz de resolver a hipoventilação em pacientes com um IMC alto, hipoxemia basal alta ou severo dano restritivo. Por esse motivo, a maioria dos especialistas recomenda o uso da VSB nos casos agudos considerando uma troca para CPAP após um período inicial de VSB e correção da hipoventilação. Neste caso, o monitoramento intensivo da PCO_2 diurna é aconselhável.

Durante a VNI, a *pressão positiva expiratória das vias aéreas* (EPAP, do inglês, *expiratory positive airway pressure*) e *pressão positiva inspiratória das vias aéreas* (IPAP, do inglês, *inspiratory airway positive pressure*) podem ser ajustadas individualmente. A EPAP é aumentada progressivamente para corrigir a apneia e hipopneia e a IPAP para corrigir a hipoventilação. O uso de um modo "espontâneo" *versus* "espontâneo-tempo mensurado" com um índice de *back-up* ainda é assunto de debate. As recomendações de 2012 da AASM sugerem que o ajuste-padrão deve ser "espontâneo", a menos que uma apneia do sono de origem central seja documentada. Dados clínicos recentes destacaram a importância de ajustar um índice respiratório de *back-up* em indivíduos SHO com AOS mesmo sem uma apneia do sono de origem central previamente documentada. A ventilação utilizando o modo "espontâneo" sem índice de *back-up* em indivíduos SHO em VNI durante longos períodos com um modo "espontâneo/tempo mensurado" resultou em eventos respiratórios adicionais, principalmente eventos respiratórios de apneia do sono de origem central e respiratórios mistos.[230] Dados de pesquisas randomizadas comparando a titulação de VNI padrão *versus* suporte de pressão-volume médio confirmam que a ventilação controlada, definida como menos de 50% dos ciclos iniciados pelos pacientes, está associada com melhor PCO_2 arterial diurna, melhor controle da hipoventilação noturna e melhor QV relacionada a saúde após 3 meses em uma análise de subgrupo *post hoc*.[231]

A SHO também está associada com um aumento da morbidade cardiovascular relacionada à síndrome metabólica. Evidências relacionadas ao impacto da VNI nestes casos de SHO são controversas. Em um grupo altamente selecionado de pacientes SHO, a VNI domiciliar foi capaz de melhorar alguns aspectos da síndrome metabólica.[232] Inversamente, em uma pesquisa randomizada com pacientes SHO não selecionados, marcadores inflamatórios, função endotelial, e rigidez arterial não melhoraram após 1 mês de VNI, enquanto as medidas dos gases arteriais e a qualidade do sono melhoraram.[233] Assim, parece que a terapia com pressão positiva de vias aéreas é somente parte de um esforço multidisciplinar para reduzir o risco cardiovascular na SHO.[234]

Ventilação Não Invasiva Domiciliar para DPOC Hipercápnica Crônica

Em contraste com o tratamento de VNI domiciliar para pacientes com doenças restritivas crônicas associadas com distúrbios da parede torácica ou DNM, evidências para o uso da VNI em pacientes com DPOC hipercápnicos estáveis permanecem inconclusivas. Duas pesquisas controladas randomizadas falharam em demonstrar que a VNI domiciliar apresentou qualquer impacto sobre a sobrevida em pacientes com DPOC,[235-236] apesar de as internações hospitalares precoces (dentro de 3 meses) serem menores em uma pesquisa.[235] Outra pesquisa controlada randomizada de longo prazo sugeriu que a sobrevida seria melhor com VNI combinada com terapia com oxigênio de longa duração em comparação com a terapia com oxigênio isolada, mas às custas de uma menor QV relacionada à saúde.[237] Uma metanálise recente concluiu que a VNI é ineficaz na redução da hipercarbia e dispneia e melhora da qualidade do sono, sem melhora na função pulmonar e um impacto incerto sobre a sobrevida.[238] Pressões positivas mais elevadas foram associadas com uma melhor troca gasosa, enquanto pressões menores, não. Vários especialistas promovem o uso de ventilação com pressão positiva não invasiva de alta intensidade (VPPN alta, com pressão inspiratória alta próxima aos 30 cm H_2O e um índice respiratório de *back-up* alto) com o objetivo de uma redução máxima da PCO_2 arterial se uma melhor sobrevida é o objetivo.[239] A despeito do alto número de vazamentos de máscaras, a VPPN alta não diminuiu a qualidade do sono em uma pesquisa randomizada.[240] Entretanto, a administração cuidadosa de VPPNalta ainda é aconselhada em paciente com hipertensão pulmonar ou doença cardíaca preexistente devido às consequências hemodinâmicas deletérias documentadas.[241] Resumindo, as evidências atuais são insuficientes para suportar o uso sistemático da VNI em pacientes DPOC hipercápnicos estáveis.

A despeito da ausência de evidências claras, a DPOC é uma das indicações que mais crescem para VNI domiciliar.[210] Especialistas ainda recomendam a VNI domiciliar em pacientes DPOC estáveis com hipercapnia sintomática (PCO_2 arterial > 55 mmHg) ou PCO_2 arterial entre 50 e 54 mmHg e episódios frequentes de IRA necessitando de internação hospitalar e suporte ventilatorio[215] na esperança de que isso possa reduzir os custos do tratamento.[242] Sem dúvida, em uma pesquisa controlada randomizada com pacientes DPOC hipercápnicos altamente selecionados que sobrevivem a um episódio de insuficiência respiratória na UTI, a continuação da VNI domiciliar foi associada com menor risco de IRA hipercápnica recorrente.[112]

Diretrizes recentes enfatizaram a importância do tratamento de comorbidades que contribuem para a carga geral da doença no DPOC. A AOS atualmente é considerada uma dessas comorbidades na última versão do *The Global Initiative for Chronic Obstructive Lung Disease*.[91] Como se projeta que a DPOC será a terceira causa principal de morte em todo o mundo por volta de 2020[243] e a prevalência da obesidade — um grande fator de risco para AOS — está aumentando em todo o mundo, não causa surpresa que também seja projetado que esta superposição de síndromes aumente e piore os resultados da DPOC.[244] Em uma grande coorte retrospectiva com um acompanhamento médio de 9,4 anos, Marin et al. demonstraram que a coexistência de DPOC e AOS está associada com um risco elevado de morte por qualquer causa e mais hospitalizações por exacerbações da DPOC.[245] Apesar de não existirem dados de um estudo randomizado controlado, a maioria dos especialistas encoraja o tratamento da superposição de síndromes com terapia VNI noturna. Quando a AOS predomina, a terapia com CPAP é mais apropriada. Quando a hipoventilação noturna é o principal padrão, VSP noturna mais PEEP deve ser a primeira opção.

Importância do Monitoramento da Ventilação Não Invasiva Domiciliar

Vários artigos demonstraram que pacientes recebendo VNI domiciliar podem desenvolver assincronia paciente-ventilador, esforços inspiratórios não recompensados, vazamentos não intencionais e respirações periódicas e eventos respiratórios de origem central, obstrutiva e mista.[246] Esses eventos complexos podem ter um efeito prejudicial na qualidade do sono e controle da hipoventilação noturna. Portanto, é importante propor uma estratégia progressiva para detectar eventos respiratórios de relevância clínica de modo a adaptar os ajustes do respirador e a interface.

A história médica é importante, apesar de geralmente inespecífica, e algumas vezes surpreendentemente sem alterações, a despeito de eventos respiratórios noturnos significativos. Os questionários de *QV relacionados à saúde* (QVRS) específicos para a doença podem ser úteis para avaliar os pontos terminais centralizados no paciente como um complemento para o monitoramento fisiológico da VNI.[247] O questionário *Severe Respiratory Insufficiency* foi especificamente desenvolvido para pacientes com insuficiência respiratória crônica recebendo VNI domiciliar e agora está disponível em diversas línguas.

A oximetria de pulso permanece uma ferramenta simples e importante para assegurar que uma oxigenação adequada é fornecida e para detectar dessaturações curtas e recorrentes ou prolongadas, apesar da baixa especificidade dos traçados da oximetria de pulso durante a VNI permanecer um grande revés. Nos pacientes com VNI e terapia O_2 de longo prazo, a sensibilidade da oximetria de pulso está acentuadamente reduzida. A capnografia transcutânea discrimina entre a hipoxemia relacionada a uma desproporção ventilação-perfusão ou hipoventilação residual sob VNI. Novos equipamentos são confiáveis, geram um quadro mais realista da tendência da PCO_2 transcutânea noturna e podem substituir amostras repetidas de sangue arterial.[217] Ventiladores domiciliares com *software* embutido fornecem dados sobre a complacência, padrão do uso VNI, vazamentos das máscaras, volume corrente e índices de estímulos inspiratórios ou expiratórios gerados pelo paciente. Módulos multicanais dos respiradores combinando a mensuração da saturação do oxigênio com a estimativa dos vazamentos e a ventilação-minuto se mostraram confiáveis.[248] Infelizmente, a precisão da ventilação-minuto e os vazamentos pelo respirador variam de um equipamento para outro[249] e estudos independentes de validação ainda são necessários para todos os ventiladores comercialmente à venda. Portanto, os médicos devem estar atentos para as diferenças nas estimativas de vazamento e volume corrente entre os equipamentos de VNI domiciliar.

Finalmente, o uso de marcadores não invasivos da ativação simpática está se tornando disponível para uso clínico. Por exemplo, a redução da amplitude da onda de pulso é um marcador sensível com um alto valor preditivo positivo para a detecção de microestímulos associados com eventos respiratórios durante a VNI, pelo menos em pacientes com SHO.[250] Se esta técnica é validada em outros grupos de pacientes, ela pode ser útil para a avaliação da fragmentação do sono e melhoria do escore de eventos respiratórios sutis com ferramentas simplificadas, como a polisonografia domiciliar (i.e., um estudo do sono realizado em casa, sem a necessidade de um estudo do sono completo em ambiente laboratorial sob VNI). A polissonografia noturna completa é demorada, cara e nem sempre disponível. Entretanto, até que alternativas de monitoramento sejam testadas com evidência comprovada da eficácia, a polissonografia durante a VNI permanece sendo o padrão-ouro para o monitoramento da VNI em centros especializados.

EPIDEMIOLOGIA DA VENTILAÇÃO NÃO INVASIVA TRATAMENTO AGUDO

O uso da VNI em situações agudas aumentou acentuadamente desde a primeira série de casos publicada na década de 1990.[75,251] Três estudos observacionais internacionais multicêntricos sobre o uso da VM aplicada na UTI foram realizados em 1998, 2004 e 2010 por Esteban et al.,[252-254] nos quais 8.000 pacientes consecutivos que receberam VM durante um período de 1 ou 2 meses foram avaliados. As pesquisas demonstraram que o uso da VNI aumentou progressivamente de menos de 5% para cerca de 15% de todos os pacientes internados na UTI, com um índice consistente de sucesso e, portanto, um maior número de pacientes evitando a necessidade de entubação. Um maior número de pacientes com DPOC ou insuficiência cardíaca também foi tratado de maneira bem-sucedida com VNI fora da UTI.

Estudos observacionais semelhantes realizados na França em 1997, 2002 e 2011[32-33,181] demonstraram um grande aumento no uso de VNI como suporte de ventilação de primeira linha para todos os pacientes de UTI que necessitaram de suporte ventilatório mecânico (16%, 24% e 31%, $P < 0,0001$). O mais importante, quando se compararam os três períodos, um aumento significativo da VNI como terapia de primeira linha (52% *versus* 35%, $P < 0,0001$) foi observado entre os pacientes que não foram entubados ou na internação na UTI. A pesquisa francesa publicada em 2006[148] indicou que o suporte de pressão foi o modo ventilatório mais usual (83%) durante a VNI (CPAP de 8% e ventilação assistida por controle de 7%). O último estudo observacional francês[181] demonstrou um aumento progressivo no uso geral da VNI, mas, com uma diminuição leve, mas significativa, nos casos de insuficiência respiratória hipoxêmica.

O interesse progressivo do uso da VNI pode ser apreciado pelo exame do número de artigos abordando a VNI que foram publicados. A Figura 102-3 ilustra o número de referências relacionadas a VNI para IRA ou VNI domiciliar, artigos de revisão e todos os tipos de artigos publicados na *National Center for Biotechnology Information's PubMed de 1989-2013*.

Pontos-chave

- O uso da *ventilação não invasiva* (VNI) nos casos agudos aumentou acentuadamente durante a última década. Estudos multicêntricos nacionais e internacionais demonstraram que 15% de todos os pacientes internados em unidades de tratamento intensivo recebem VNI, representando a estratégia de ventilador de primeira linha em 31% a 50% dos pacientes que necessitam de suporte ventilatório mecânico.
- A VNI pode melhorar os parâmetros fisiológicos, aliviar a dispneia e melhorar resultados clínicos importantes, como estada na unidade de terapia intensiva e hospitalar, complicações e mortalidade. Existem evidências convincentes de que a VNI diminui o risco de infecções nosocomiais.
- Os efeitos benéficos da VNI são mais bem demonstrados nos pacientes com exacerbação aguda da DPOC e síndrome da hipoventilação da obesidade. Nesses casos, a VNI é recomendada como terapia de primeira linha na prevenção de uma maior deterioração. Além disso, quando combinada com a terapia clínica convencional durante o edema pulmonar cardiogênico, a VNI pode reduzir a mortalidade, especialmente no subgrupo de pacientes com hipercapnia.
- O uso da VNI na insuficiência respiratória aguda hipoxêmica é controverso e os pacientes devem ser avaliados cuidadosamente para assegurar quais podem se beneficiar e quais são aqueles que podem se prejudicar com o uso da VNI devido a uma demora na entubação. Além disso, a VNI pode ser útil durante o processo de pós-extubação como uma ferramenta preventiva durante o processo de desmame ou durante vários procedimentos como a broncoscopia com fibra óptica.
- O sucesso da VNI está fortemente associado com uma boa tolerância clínica. Problemas com a tolerância podem estar relacionados ao paciente, à interface, ao ventilador e/ou aos ajustes do ventilador. Vazamentos da máscara levam a desconforto e assincronia paciente-ventilador, inspiração prolongada devido aos vazamentos inspiratórios e a um autodisparo devido aos vazamentos expiratórios. Um ajuste ideal do ventilador pode melhorar a sincronia paciente-ventilador, o trabalho da respiração, o conforto e, potencialmente, o sucesso da ventilação não invasiva.
- A interface é um componente essencial para a VNI. As interfaces orais e nasais são utilizadas principalmente para a VNI crônica. Nos casos agudos, a máscara oronasal parece ser a melhor opção inicial. A máscara total/face total não se mostrou superior à máscara oronasal. O capacete pode ser utilizado como interface de primeira linha em mãos experientes e para o edema pulmonar. Não existe interface ideal para todos os pacientes e várias interfaces devem estar disponíveis à beira do leito.
- A VNI é o padrão de tratamento para a ventilação mecânica domiciliar. Indivíduos com uma condição que reconhecidamente cause hipoventilação alveolar devem ser avaliados regularmente para determinar a elegibilidade para VNI domiciliar.

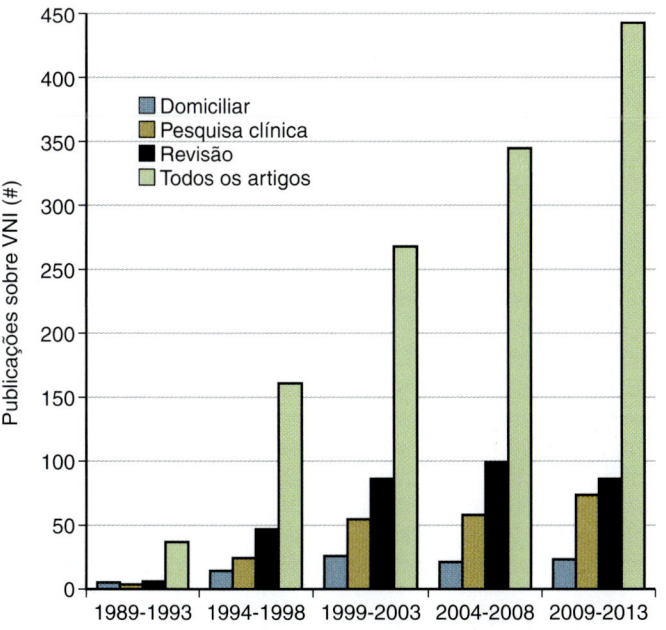

Figura 102-3 Literatura publicada sobre VNI. Evolução e número de referências publicadas no PubMed sobre a VNI liberada para insuficiência respiratória aguda (pesquisa clínica) e durante a VNI domiciliar durante um período de tempo entre 1989-2013. Os artigos de revisão também são demonstrados separadamente, bem como os artigos sobre VNI.

As Referências estão disponíveis exclusivamente no site www.elsevier.com.br/expertconsult

103 EXTRACORPOREAL SUPPORT OF GAS EXCHANGE

NICOLÒ PATRONITI, MD • GIACOMO GRASSELLI, MD • ANTONIO PESENTI, MD

INTRODUCTION
PRINCIPLES OF ECMO
ECMO INDICATIONS AND TECHNOLOGY: A HISTORICAL PERSPECTIVE
INDICATIONS FOR VENO-VENOUS AND ARTERIO-VENOUS ECMO
MATERIALS NECESSARY TO IMPLEMENT VENO-VENOUS ECMO
Oxygenators
Pumps
Cannulas
Tubing
CANNULATION FOR VENO-VENOUS ECMO
PATIENT-MACHINE INTERACTION DURING VENO-VENOUS ECMO
Effect of Veno-Venous ECMO on Oxygenation
Effect of Veno-Venous ECMO on CO_2 Removal
MONITORING AND MANAGEMENT OF THE ARTIFICIAL LUNG
VENTILATORY MANAGEMENT OF THE NATIVE LUNG
ANTICOAGULATION AND HEMATOLOGIC MONITORING
ECMO COMPLICATIONS
WEANING FROM VENO-VENOUS ECMO
LOW-FLOW CO_2 REMOVAL: INDICATIONS AND TECHNOLOGY
CO_2 REMOVAL FOR ULTRAPROTECTIVE VENTILATION IN ARDS
CO_2 REMOVAL FOR COPD
CO_2 REMOVAL AS BRIDGE TO TRANSPLANT

O Capítulo 103 está disponível, em inglês, exclusivamente no site www.elsevier.com.br/expertconsult

104 CUIDADOS NO FIM DA VIDA NA INSUFICIÊNCIA RESPIRATÓRIA

DOUGLAS B. WHITE, MD, MAS

INTRODUÇÃO
PREVENDO O DESFECHO DA INSUFICIÊNCIA RESPIRATÓRIA
OBJETIVOS DO TRATAMENTO NO FIM DA VIDA
ONDE E COMO OS PACIENTES MORREM
JUSTIFICATIVAS LEGAIS E ÉTICAS PARA OS CUIDADOS NO FIM DA VIDA
Justificativa para Manutenção e Suspensão da Terapia de Suporte à Vida
Futilidade Médica
Justificativa para Instituição de Cuidados Paliativos

TOMANDO DECISÕES MÉDICAS NO FIM DA VIDA
Dois Modelos de Relacionamento Médico-paciente
Importância da Comunicação entre Médico, Paciente e Família
MELHORANDO A COMUNICAÇÃO E A QUALIDADE DOS CUIDADOS NO FIM DA VIDA
ENTENDENDO O QUE OS MÉDICOS, PACIENTES E FAMÍLIAS PRECISAM NO FIM DA VIDA
PROVENDO CUIDADOS APROPRIADOS PARA PACIENTES TERMINAIS
APOIO EMOCIONAL E ESPIRITUAL

MANEJO DOS SINTOMAS
Por que os Sintomas Podem Ser Mal Manejados
Manejo da Dor
Manejo da Ansiedade
Manejo do Delírio
Manejo da Dispneia
Manejo da Náusea e Vômito
Manejo da Fome e da Sede
MANUTENÇÃO E SUSPENSÃO DA TERAPIA DE SUPORTE À VIDA
Que Terapias São Mantidas e Suspensas
Manutenção e Suspensão da Entubação e Ventilação Mecânica

INTRODUÇÃO

Pacientes com insuficiência respiratória aguda, crônica e crônica agudizada muitas vezes sofrem de sintomas como dor e dispneia, e têm uma alta taxa de mortalidade. Esses pacientes podem ser tratados de forma agressiva quando sua família e seus médicos acreditam que isto é razoável e consistente com as preferências de tratamento do paciente. Alternativamente, terapias como a ventilação mecânica, que pode frequentemente reverter a insuficiência respiratória em pacientes com descompensação aguda, podem não ser instituídas naqueles pacientes que não a desejem e para aqueles em que a tentativa de tratamento intensivo falha em atingir o desfecho médico desejado. Quando clinicamente apropriada, a manutenção e a suspensão de terapia de manutenção da vida são apoiadas por princípios éticos e legais. Esses princípios, juntamente com o processo de tomada de decisão médica e os componentes apropriados de cuidados no fim da vida, serão discutidos detalhadamente neste capítulo.

PREVENDO O DESFECHO DA INSUFICIÊNCIA RESPIRATÓRIA

A prevalência de doenças que causam insuficiência respiratória, com suas consequentes morbidade e mortalidade, fez com que médicos e pesquisadores buscassem informações sobre o prognóstico de pacientes com estes transtornos. Algumas dessas informações de prognóstico foram obtidas de estudos uni ou multi-institucionais sobre condições específicas como *doença pulmonar obstrutiva crônica* (DPOC),[1] pneumonia por *Pneumocystis jirovecii* em pacientes com *síndrome da imunodeficiência adquirida* (AIDS),[2] e síndrome do desconforto respiratório agudo (SDRA).[3] Outras informações vêm de estudos de pacientes em determinadas faixas etárias, como os idosos,[4] ou a partir de estudos de intervenção, como a ventilação mecânica.[5] Por sua vez, esses estudos têm sido usados para o desenvolvimento de ferramentas para prever não só a evolução dos pacientes, mas também a necessidade de internação na *unidade de terapia intensiva* (UTI) para doenças como pneumonia.[6]

Informações adicionais têm sido obtidas a partir da utilização de sistemas de pontuação de prognósticos com base, na sua maioria, em variáveis fisiológicas como a PCO_2 arterial e PO_2 registradas na admissão hospitalar e em outros momentos. Embora a maioria desses sistemas seja desenvolvida especificamente para pacientes em UTI, pois neste local as variáveis fisiológicas são rotineiramente mensuradas, eles também podem ser aplicados em pacientes que estejam em outros locais. Talvez o melhor sistema de pontuação prognóstico conhecido seja o *Acute Physiology and Chronic Health Evaluation* (APACHE) que passou por quatro iterações.[7-10] Similar ao APACHE, outro sistema de prognóstico desenvolvido foi o *Study to Understand Prognosis and Preferences for Outcomes and Risks of Treatment* (SUPPORT), que foi baseado no diagnóstico do paciente, idade, número de dias no hospital antes da entrada no estudo, presença de câncer, função neurológica, e 11 variáveis fisiológicas registradas no dia 3 da entrada no estudo.[11]

O prognóstico baseado na experiência individual dos médicos ou instituições é necessariamente limitado; apesar de seu amplo uso, tal prognóstico nunca foi submetido a uma avaliação rigorosa. Embora o prognóstico baseado em amplas investigações de doenças específicas deva ser mais acurado, a mudança de resultados de pneumonia por *P. jirovecii*,[12] SDRA[13] e outras condições ao longo do tempo limita o uso dessas investigações na previsão dos resultados, a menos que sejam atualizadas mais frequentemente. Além disso, as ferramentas baseadas nesses estudos, que podem ser utilizadas para determinar a necessidade de cuidado intensivo para pneumonia e outras doenças, possuem valor preditivo limitado, em parte presumivelmente porque os resultados dessas condições mudam ao longo do tempo.

Sistemas de pontuação de prognóstico com base fisiológica demonstram ser tão precisos, ou imprecisos, como a avaliação clínica por médicos e enfermeiros.[14] Eles demonstram boa concordância com a mortalidade hospitalar prevista pelos escores prognósticos, sendo comparável com a real mortalidade observada em pesquisas. No entanto, os escores não apresentam boa discriminação individual para sobrevida. Por exemplo, a predição sugerida pelo sistema SUPPORT não foi efetiva na identificação de uma população com um prognóstico de sobrevida de 6 meses ou menos, limitando seu uso na determinação de quais pacientes, em geral, poderiam apresentar critérios para uma internação em instituição de cuidados paliativos.[15] Além disso, o sistema não é bom em predizer a morte iminente; quando o escore prognóstico SUPPORT foi utilizado para obter a probabilidade de sobrevida de pacientes no dia anterior a sua morte, a probabilidade média prevista de sobrevida por 2 meses foi de 17%%, e quando a avaliação foi realizada 1 semana antes da morte, a probabilidade prevista foi de 51%.[16]

Em geral, os sistemas de escores prognósticos têm contribuído, imensamente, para nosso entendimento dos desfechos de pacientes com insuficiência respiratória e outras condições. Além disso, a concordância e o poder discriminatório dos sistemas podem melhorar à medida que estudos sobre estes sistemas sejam realizados, e mais pacientes sejam inseridos em suas bases de dados. No entanto, atualmente os sistemas são imperfeitos na predição de desfechos individuais. Portanto, para um futuro próximo, a utilização de sistemas de prognóstico por pontuação deve continuar como adjuvantes no fornecimento de informações que ajudem a tomada de decisões médicas, mas não podem ser utilizados por si sós para decidir quem está destinado a morrer, apesar dos cuidados intensivos.

OBJETIVOS DO TRATAMENTO NO FIM DA VIDA

As limitações de prognóstico são infelizes porque as expectativas de prognóstico dos pacientes e suas famílias em grande parte determinam as suas preferências de tratamento, assim como os médicos muitas vezes baseiam suas recomendações aos pacientes e familiares em suas próprias estimativas de prognóstico. Por exemplo, muitos pacientes com insuficiência respiratória aguda devido a causas potencialmente reversíveis, preferem, bem como suas famílias, geralmente focar em objetivos de resgate e prolongamento da vida até que a morte pareça altamente provável.[17] Por outro lado, pacientes em estágio terminal de doenças pulmonares crônicas, como a DPOC e o câncer de pulmão, preferem que o cuidado esteja focado na manutenção do conforto em vez de no prolongamento de suas vidas.[18] Essas preferências parecem estar relacionadas com a percepção do paciente de quão avançada está sua comorbidade clínica. Por exemplo, pacientes hospitalizados com câncer de pulmão que pensavam que viveriam pelo menos 6 meses foram mais suscetíveis a favor do tratamento de suporte a vida, do que os pacientes que pensavam que tinham pelo menos 10% de chance de morrerem dentro dos próximos 6 meses.[19] É claro que os objetivos do tratamento de prolongamento e manutenção do conforto de vida não precisam ser mutuamente exclusivos. O suporte a vida e alívio dos sintomas são procurados simultaneamente com frequência.

O termo *cuidado no fim da vida* pretende englobar dois processos. Um deles, a manutenção e a suspensão do suporte de vida representa o afilamento das intervenções de suporte da vida, como a reabilitação pulmonar no ambulatório e a ventilação mecânica na UTI.[20-23] O outro, a administração de um tratamento paliativo, aplica-se, entre outras coisas, à melhora do conforto do paciente ao fornecer sedativos e analgésicos. A combinação desses dois processos significa que o cuidado no fim da vida envolve mais do que remover algo — neste caso, tratamentos que salvam vidas — dos pacientes. Também significa oferecer algo a eles: a tomada de decisões médicas adequadas, a comunicação adequada; a valorização de suas necessidades, de seus familiares, de seus médicos e de outros profissionais da saúde, um ambiente adequado para a morte; e o controle da dor, da dispneia e de outros sintomas. Essa abordagem abrangente e compassiva é o que se entende pela expressão "cuidado intensivo no fim da vida".[24]

ONDE E COMO OS PACIENTES MORREM

Em países menos desenvolvidos, a maioria dos pacientes com falência respiratória morre em suas próprias casas porque possui acesso limitado aos hospitais e a outros ambientes institucionais. No entanto, nos Estados Unidos e em outras nações desenvolvidas, a maioria dos pacientes geralmente morre fora de suas casas. Por exemplo, na grande coorte de pacientes hospitalizados no estudo SUPPORT, 47% morreram dentro de 6 meses de inclusão no estudo e 55% deles morreram durante o registro de hospitalização. Dos pacientes que sobreviveram ao registro de hospitalização, 46% morreram durante uma hospitalização no final daquele ano e somente uma minoria morreu em uma casa de repouso ou em asilos de cuidados paliativos e muito menos em casa.[25] Da mesma forma, em uma investigação de todos os óbitos registrados em seis estados durante o ano de 1999, 38% dos pacientes morreram em hospitais e 22% morreram após a admissão na UTI.[26] Usando esses dados para projetar estimativas nacionais, os pesquisadores concluíram que 540.000 — plenamente um quinto — de todos os pacientes que morreram nos Estados Unidos a cada ano, o fizeram em UTI.[27]

Muitos fatores contribuem para a alta prevalência de morte em hospitais e UTI nos Estados Unidos, e, presumivelmente, em outros países desenvolvidos. Entre eles, listamos a disponibilidade dessas instalações e de médicos que admitem pacientes nelas, e também o fato de que menos pessoas idosas ainda residam com suas famílias. Nos Estados Unidos os pacientes devem estar determinados a ter menos de 6 meses de vida para se qualificar a uma casa de cuidados paliativos, mas é difícil prever com precisão quais são os pacientes com esta limitada expectativa de vida. A maioria dos pacientes quer viver tanto quanto possível, a menos que a vida seja um peso para eles e suas famílias, e muitos médicos irão tentar evitar a morte, a menos que exista um alto grau de certeza de que os pacientes fiquem com algum inaceitável fardo por seu comprometimento funcional.

Quando as UTI foram primeiramente desenvolvidas durante os anos de 1950 e 1960 nos Estados Unidos e na Europa, os pacientes que morreram nelas usufruíram de suporte total, incluindo tentativa de *ressuscitação cardiopulmonar* (RCP). Os desejos dos pacientes e de seus substitutos sobre esse tipo suporte raramente eram solicitados, e as ordens de *não tentar ressuscitação* (NTR) raramente eram escritas para pacientes, pois a maioria dos hospitais sentia-se obrigada a realizar RCP em todos. De fato, uma série de potenciais medidas salvadoras era automaticamente fornecida, com pouca preocupação sobre sua efetividade ou desejo do paciente e sua família. Essas medidas foram baseadas na crença, tanto dos profissionais da saúde quanto do público, de que a tecnologia devia ser usada para preservar a vida sempre que possível, independentemente dos custos humanos e econômicos.[28]

No entanto, nos últimos anos o "imperativo tecnológico" tem sido contestado, assim como as despesas na UTI têm sido examinadas.[29] A RCP tem se demonstrado ineficaz em certos pacientes hospitalizados.[30] Há pacientes que não desejam a instituição de medidas de suporte à vida e que ingressam em todos os tribunais e instâncias nos Estados Unidos, recebendo a declaração que estes doentes têm "o direito de morrer".[31] O entendimento ético, legal e econômico que tem resultado dessas circunstâncias se reflete em uma série de consensos de sociedades profissionais [32-37] sobre a adequação das suspensões de terapias de suporte no fim da vida. Como resultado, pacientes internados que outrora morriam apesar da instituição de potenciais medidas salvadoras, hoje estão mais propensos a morrer durante o processo de manutenção e suspensão de medidas de suporte a vida e recebendo cuidados paliativos, especialmente na UTI.[22, 23]

JUSTIFICATIVAS LEGAIS E ÉTICAS PARA OS CUIDADOS NO FIM DA VIDA

JUSTIFICATIVA PARA MANUTENÇÃO E SUSPENSÃO DA TERAPIA DE SUPORTE À VIDA

A manutenção e suspensão das medidas de suporte à vida são justificadas por quatro princípios éticos[38] (Tabela 104-1). O primeiro princípio é a *beneficência*: a obrigação dos médicos em fazer o bem para os pacientes. Aliviar a dor e o sofrimento, em vez de manter a vida a todos o custo, pode ser benéfico em determinadas situações. O segundo princípio é a *não maleficência*: a obrigação dos médicos em evitar danos. As intervenções de manutenção da vida podem ser dolorosas e incapazes de sustentar a vida de uma forma significativa para o paciente, e a renúncia dessas intervenções pode reduzir danos. O terceiro princípio é a *autonomia*: o respeito pelo direito de autodeterminação dos pacientes. A autonomia dos pacientes é reforçada quando eles são autorizados a recusar terapias indesejadas de suporte da vida. O quarto princípio é a *justiça*: a distribuição justa de recursos médicos. A justiça pode ser decisiva nas questões em que a retirada do suporte de vida de um paciente com um prognóstico ruim, irá ajudar outro paciente com prognóstico melhor, como, por exemplo, durante um evento com vítimas em massa ou na pandemia por *influenza*.[39]

Nos Estados Unidos a manutenção e a suspensão das terapias de suporte a vida são justificadas legalmente pelos princípios do consentimento informado e da recusa, os quais têm fortes raízes na justiça comum.[40] O direito dos adultos que são capazes de tomar decisões médicas, tanto para consentir quanto para recusar tratamento, foi primeiramente estabelecido no *Schloendorff v. Society of New York Hospitals* em 1914.[41] Neste caso, o Tribunal de Apelações de Nova Iorque declarou: "Todo o ser de idade adulta e mente sã tem o direito de determinar o que deve ser feito com seu próprio corpo; e um cirurgião que realize uma operação sem o consentimento do paciente comete uma agressão, pelo qual ele será o responsável pelos danos, exceto em casos de emergência, quando o paciente está inconsciente, ou quando é necessário operar antes de a aprovação ser obtida."

O direito de adultos com capacidade de tomadas de decisões para recusar tratamentos foi alcançado em casos como *Bartling v. Superior Court*[42] e *Bouvia v. Superior Court*[43] na Califórnia. No primeiro desses casos, o Tribunal de Apelações permitiu que um homem com DPOC avançada tivesse a ventilação mecânica removida contra a vontade de seus médicos e do hospital. No segundo, a corte de apelação ordenou que um hospital cessasse a alimentação forçada de uma mulher tetraplégica contra a sua vontade, mesmo que ela pudesse morrer no processo. A maioria dos estados tem lidado com casos semelhantes, e o princípio de que adultos com capacidade possam recusar terapias indesejadas é agora amplamente aceito.

O Congresso dos Estados Unidos apoiou a importância do respeito pela autonomia do paciente através da Lei de Autodeterminação do Paciente (*Patient Self-Determination Act*). Este estatuto determina que pacientes internados em instituições médicas sejam questionados se eles possuem diretivas avançadas, e se eles ainda não as têm, que sejam assistidos na elaboração de diretivas.[44] Diretivas avançadas podem ser de dois tipos: diretivas de instrução, que expressam o que os pacientes querem fazer em uma determinada situação (p. ex., testamentos), e procurações diretivas que indicam substitutos para tomar decisões por eles nestas situações (p. ex., o poder durável de um procurador para cuidados de saúde). Embora existam deficiências bem documentadas,[45] avanços diretivos têm o potencial para estender a autonomia dos pacientes para além do ponto da incapacidade, embora este potencial não seja completamente utilizado.[46]

Muitos pacientes em estado crítico não podem participar do processo de tomada de decisão médica por causa de sua

Tabela 104-1 Princípios Éticos (Universais) e Legais (Estados Unidos) da Retenção e Retirada da Terapia de Suporte à Vida

PRINCÍPIOS ÉTICOS
Beneficência
Não maleficência
Autonomia
Justiça

PRINCÍPIOS LEGAIS: DIREITO DE TERMO DE ESCLARECIMENTO E RECUSA
Exercido por pacientes com capacidade de tomar decisões
Exercido por familiares de pacientes incapacitados
Conforme autorizado no âmbito da procuração diretiva
Utilizando um padrão de julgamento substitutivo (facilitado por instruções diretivas)
Utilizando um padrão de melhor interesse
Exercido por um tribunal designando um curador
Utilizando um padrão de julgamento substitutivo (facilitado por instruções diretivas)
Utilizando um padrão de melhor interesse
Exercido por médicos, muitas vezes após a revisão por comitê de ética
Utilizando um padrão de julgamento substitutivo (facilitado por instruções diretivas) (com justificação legal em poucos estados)
Utilizando um padrão de melhor interesse (sem justificativa legal)

De Beauchamp TL, Childress JF, editores: Principles of biomedical ethics, ed4. Oxford, 1994, Oxford University Press; e Luce JM, Alpers A: End-of-lifecare: what do the American courts say? *Crit Care Med* 29:N40–N45, 2001.

doença e sedação. Nessas circunstâncias, os membros da família e outros substitutos, se disponíveis, podem consentir ou recusar tratamentos para o paciente. Os pais têm o direito de longa data, de fato uma obrigação, de falar por seus filhos dependentes. O direito legal de substitutos para agir em pacientes incapacitados foi estabelecido em *In re Quinlan*,[47] em que o Supremo Tribunal de Nova Jersey permitiu que os pais de uma paciente em estado vegetativo recusassem o uso de ventilação mecânica para sua filha, através do mecanismo de tomadas de decisão por substitutos. Através desse mecanismo, membros da família também receberam permissão para tomar decisões determinantes para a vida de seus parentes adultos em *Barber v. Superior Court*[48] na Califórnia. Nesse caso, o tribunal determinou que não só a ventilação mecânica, mas também a hidratação e alimentação — na verdade, qualquer terapia que não fosse claramente benéfica para o paciente — poderia ser renunciada.

A Suprema Corte dos Estados Unidos lidou com a questão de tomada de decisão por substituto no caso de *Cruzan v. Director, Departamento de Saúde de Missouri*.[49] Neste caso a família argumentou que era inconstitucional a negativa de remoção da sonda de alimentação de sua filha adulta em estado vegetativo em uma clínica de cuidados crônicos em Missouri. A instituição argumentou que a filha não tinha especificado seus desejos de não ser alimentada artificialmente antes de sua incapacidade. Na decisão de *Cruzan*, a Suprema Corte permitiu ao Missouri e a outros estados que exigissem "evidências claras e convincentes" dos desejos dos pacientes antes que os tratamentos fossem suspensos para eles. No entanto, não exigiu essa condição de outros estados, e aceitou o direito de que pacientes adultos com capacidade de tomada de decisões que recusem toda e qualquer terapia estejam protegidos nos termos da Constituição.

Julgamento substituivo, no qual substitutos fazem inferências sobre as decisões de tratamento que os pacientes fariam caso estivessem aptos a tomarem decisões por si próprios, é o nível mais alto em que substitutos podem tomar decisões médicas para pacientes incapacitados. Não obstante, substitutos também podem considerar os melhores interesses para os pacientes. Um exemplo de consideração de melhor interesse é o da Suprema Corte de Nova Jersey relativo à *In re Conroy*.[50] Nesse caso, um sobrinho pediu que uma sonda de alimentação fosse retirada de sua tia idosa que não havia declarado seus interesses antes de se tornar demente, com o fundamento de que a suspensão da hidratação e da nutrição eram os melhores interesses dela. O tribunal pôde permitir o melhor padrão de interesse nesse caso, apenas porque os encargos de continuar com a vida da paciente eram superiores aos benefícios e, também, porque a dor recorrente e inevitável da vida com este tipo de tratamento era tanta que a administração de terapias como a nutrição e hidratação era desumana. Esses requisitos foram estabelecidos, pois o tribunal considerou o melhor padrão de interesse menos convincente do que o julgamento substitutivo.

Outra perspectiva jurídica sobre o julgamento substitutivo e de melhores interesses veio do caso de *Wendland v. Wendland*.[51] Esse caso envolveu um homem de meia-idade que estava consciente, mas hemiplégico, pouco comunicativo e incapaz de alimentar-se sozinho depois de um acidente automotivo. Depois de sua sonda de alimentação deslocar-se repetidas vezes, sua esposa, que era sua curadora, recusou-se a autorizar a reinserção do tubo. Para apoiar sua decisão ela citou declarações de seu marido antes do acidente de que ele não gostaria de viver com uma condição que o debilitasse severamente. Neste momento, a sua mãe veio ao tribunal para bloquear o plano de não reinserção da sonda de alimentação, e então ele foi reinserido. O Sr. Wendland morreu posteriormente, mas a Suprema Corte da Califórnia deliberou sobre a questão de se um curador poderia reter ou suspender o suporte à vida de um paciente que estava consciente, mas incapaz de articular corretamente seus desejos. O Tribunal decidiu em última instância que a alimentação pode ser descontinuada apenas se houver provas claras e convincentes de que "o paciente desejava recusar tratamento de suporte a vida ou que a manutenção este tipo de tratamento teria sido favorável ao seu melhor interesse", fato este que não foi considerado verdadeiro no caso do Sr. Wendland. A decisão nesse caso sugeriu que os tribunais dificilmente permitirão que substitutos limitem o tratamento de doentes que não possuem doenças terminais ou que não sejam permanentemente inconscientes, a menos que os pacientes tenham especificado o que eles gostariam de fazer nessas situações.[52]

Diretrizes legais são menos claras quando tratam de pacientes incapacitados, na falta de membros da família ou de substitutos. Alguns estados (p. ex., Hawaii e Connecticut) permitem que os médicos tomem essas decisões para estes pacientes com base em seus desejos expressados aos médicos, quando os pacientes tinham a capacidade de tomada de decisão. Entretanto, nenhum estado permite explicitamente que os médicos tomem decisões baseadas no melhor padrão de interesse. Seja como for, como mostrado em um estudo com sete centros médicos dos Estados Unidos, alguns médicos tomam decisões de manutenção ou de suspensão da terapia de suporte à vida em pacientes incapacitados com base no melhor padrão de interesse, geralmente após consulta com seus colegas ou com o comitê de ética hospitalar.[53] Outros médicos pedem ao tribunal de legitimação para nomear curadores ou outros defensores para esses pacientes, presumivelmente para garantir um processo justo, transparente e deliberado para a tomada de decisões destes pacientes vulneráveis.

Antes de deixar o assunto da justificativa para manutenção ou suspensão do suporte à vida, é importante mencionar que as decisões relativas a esse processo são diferentes para pacientes com morte cerebral e para aqueles pacientes que possuem um menor grau de dano neurológico. Nos Estados Unidos a morte é definida como perda total e irreversível das funções cardiopulmonares e da função cerebral.[54] A determinação da morte por critérios que abranjam o cérebro como um todo requer a demonstração de coma, indicando a perda da função hemisférica cerebral e a documentação de ausência de reflexo corneal, oculovestibular e respiratório, indicando a perda da função do tronco cerebral. A ausência de reflexos respiratórios é demonstrada por um teste de apneia anormal, no qual os pacientes não paralisados e entubados têm a ventilação mecânica removida e mesmo recebendo oxigênio falham em iniciar esforços musculares respiratórios apesar de um aumento da sua PCO_2 arterial para, pelo menos, 60 mmHg.

A terapia de manutenção da vida geralmente pode ser descontinuada sem uma declaração formal de morte cerebral. Por outro lado, alguns substitutos podem insistir para que a terapia seja continuada até que os pacientes morram, casos em que a determinação da morte pelo critério de morte cerebral pode ser desejável. Dito isto, os únicos pacientes nos quais a morte cerebral deve ser determinada são aqueles que parecem estar mortos e que os órgãos serão transplantados depois que o suporte à vida é retido ou suspenso. Em relação aos últimos pacientes pode-se argumentar que a retirada do suporte à vida de alguém que está morto é um oximoro. Devido a esse argumento, e porque os pacientes com morte cerebral costumam receber ventilação mecânica e outras intervenções somente até que seus órgãos possam ser retirados, o "suporte à vida" para eles pode ser comparado ao "apoio de órgãos".

A justificativa ética e moral para remoção de terapias de pacientes com morte cerebral não se resume apenas ao fato de que, geralmente, elas são indesejadas pelos pacientes e substitutos nessas situações, mas também que os pacientes estão mortos e não podem beneficiar-se delas. Como os pacientes estão mortos, os médicos não possuem obrigação de tratar deles, e eles não precisam obter o consentimento dos substitutos, antes da manutenção ou suspensão do tratamento. No entanto, o consentimento é necessário para a retirada e transplante de órgãos. Além disso, as famílias de pacientes com morte cerebral frequentemente não entendem o conceito de morte encefálica e consideram os pacientes vivos, já que seu tórax sobe e desce com os ciclos do ventilador e um traçado de seu ritmo cardíaco é exibido no monitor de cabeceira. As famílias também podem rejeitar o conceito de morte cerebral por razões religiosas.

Muitos médicos, motivados em consideração a essas famílias e pelo desejo de ganhar seu consentimento para a doação de órgãos, estão adequadamente preparados para uma abordagem não conflituosa sobre a questão da morte cerebral. Eles levam tempo para explicar o que significa a morte, em um sentido biológico e jurídico, como a morte cerebral é determinada e como o transplante pode ser valioso para os receptores de órgãos, bem como para as famílias dos pacientes que servem como doadores de órgãos e até mesmo para os próprios pacientes. Essa abordagem é geralmente útil para as famílias, independentemente de se elas, em uma última análise, aprovam o transplante. Isto também é útil para a manutenção do equilíbrio emocional, durante um momento difícil para todas as partes na UTI.[55]

FUTILIDADE MÉDICA

Embora os princípios éticos de autonomia e justiça, de consentimento informado e recusa sejam as justificativas mais convincentes para a manutenção ou suspensão do suporte à vida, o conceito de futilidade também tem sido usado como uma justificativa. Esse conceito é invocado em ocasiões relativamente raras, nas quais os pacientes ou seus substitutos solicitam intervenções (particularmente aquelas que são caras, escassas, ou ambas) que os médicos se opõem por acreditarem que os pacientes não podem se beneficiar delas. Alguns tratamentos, tais como transplante de cérebro em pacientes com morte cerebral, são fisiologicamente fúteis e não podem ser realizados. Outros tratamentos, como o uso de ventilação mecânica em paciente em estado comatoso permanente ou com morte cerebral, podem obter sucesso fisiologicamente, mas alguns médicos podem considerar esse tratamento inadequado, pois ele pode não gerar um resultado que os médicos julguem como válido.

Um grupo de pesquisadores[56] procurou definir futilidade médica como uma intervenção que tem sido inútil nos últimos 100 casos ou que "meramente preserva a inconsciência e não existe a possibilidade de terminar a dependência de cuidados médicos intensivos". Em uma abordagem similar, a American Thoracic Society[33] argumentou que "uma intervenção de suporte à vida pode ser mantida ou suspensa do paciente sem o consentimento do paciente ou do substituto, se esta intervenção for julgada como inútil. Uma intervenção de suporte à vida é fútil se a razão e a experiência indicam que a intervenção teria muito baixa probabilidade de resultar em sobrevida significativa para este paciente. Aqui a sobrevida significativa refere-se especificamente à qualidade ou à duração da sobrevida que teria valor para o paciente como indivíduo. A sobrevida em um estado permanentemente com falta de consciência (i.e., completamente desprovido da capacidade cognitiva e sensitiva) pode ser geralmente considerada como não tendo nenhum valor para o paciente".

Apesar do chamado "movimento de futilidade", um amplo conceito de futilidade nunca atingiu consenso dentro da comunidade médica dos Estados Unidos ou de qualquer lugar, e a posição da American Thoracic Society não obteve um amplo apoio.[57] Uma posição contrária têm sido ampliada pela Society of Critical Care Medicine,[58] que sustenta que "os tratamentos devem ser definidos como fúteis somente quando eles não irão alcançar seus objetivos pretendidos. Os tratamentos que são pouco prováveis de serem benéficos, que são extremamente caros, ou não possuem um benefício claro, podem ser considerados inapropriados e, portanto, desaconselháveis, mas não devem ser rotulados como fúteis. Tratamentos fúteis constituem uma pequena fração dos cuidados médicos. Assim, o emprego do conceito de cuidados fúteis na tomada de decisões médicas não irá contribuir primariamente para uma redução no uso dos recursos".

Em alguns casos, o desenvolvimento de sistemas de pontuação de prognóstico pode ser vistos como uma tentativa de prever quais pacientes podem não se beneficiar das terapias, especialmente aquelas que são onerosas, e, desse modo, proporcionar uma base racional para negar tais terapias para eles.[59] No entanto, como demonstrado pelo SUPPORT, a maioria dos pacientes e familiares está disposta a abrir mão de tais terapias mesmo quando os médicos não estão.[60] Além disso, um estudo sobre a implementação da diretriz teórica rigorosa sobre futilidade para mais de 4.000 pacientes do SUPPORT demonstrou que somente custos mínimos poderiam ser economizados, ao não tratar os pacientes que tiveram a previsão de ter 1% ou menos que 2 meses de sobrevida.[61] Perto de 75% das economias em dias de hospital resultariam da descontinuidade de tratamento de 12 pacientes, metade destes mais jovens que 51 anos de idade e um dos quais viveu 10 meses quando o tratamento foi continuado.

A ênfase na redução de custos no referido estudo relaciona-se ao fato de que os argumentos sobre futilidade geralmente têm conotação econômica. Ao mesmo tempo, parece que a sociedade americana estaria na transição da "regra de resgate", na qual grandes quantidades de dinheiro são gastas em terapias que resultam em apenas benefícios marginais, para a "regra da razão", na qual este dinheiro poderia ser utilizado em cuidados primários e preventivos.[62] Argumentos baseados na futilidade parecem fornecer uma justificativa para renunciar o tratamento por motivos de que ele não vale a pena, além do custo de material. No entanto, esses argumentos escondem suposições de valores e obscurecem a questão subjacente da racionalidade.[63]

Então, o principal problema relacionado com a futilidade médica não é como defini-la, mas quem a define.[64] Com respeito a isto, o debate sobre futilidade coloca os médicos, os quais acreditam que sua formação e experiência os habilitam a definir quais terapias são verdadeiramente úteis e eficazes em termos de custos, contra os pacientes e suas famílias, que podem sentir-se com direito a tais terapias, independentemente de se eles precisarem pagar diretamente por eles. Certamente os médicos são capazes de identificar a inutilidade fisiológica, e eles não são obrigados ética ou legalmente a realizar procedimentos que eles considerem sem benefícios e fora dos padrões profissionais. Os benefícios, entretanto, parecem maiores aos olhos dos espectadores; e, embora os médicos possam considerar indesejáveis estes meros prolongamentos da vida, os pacientes e suas famílias, em determinadas circunstâncias, podem considerar isto valioso. Quando as pessoas desejam o tratamento que os médicos consideram fúteis em sentido mais que fisiológico, qual parte deve decidir?

American Medical Association Council on Ethical and Judicial Affairs afirmou que, "Desde que as definições sobre cuidados fúteis tenham valor agregado, o consenso universal de cuidados fúteis é difícil de ser alcançado".[65] Ao mesmo tempo, o Conselho recomendou uma abordagem baseada em processo para determinações sobre futilidade, em que os doentes ou as famílias que insistirem em terapias, que os médicos considerem inúteis, sejam obrigados a passar por um processo de resoluções de disputa. Central a este processo deve estar a mediação por um comitê de ética hospitalar. Se uma resolução não for alcançada através da mediação, os pacientes devem ser transferidos para outra instituição ou o cuidado seria terminado se a transferência fosse impossível. As chamadas políticas de futilidade baseadas neste modelo têm sido desenvolvidas em Houston, Texas, e outras cidades.[66]

Com base na experiência de Houston, o estado do Texas adotou uma lei que prevê um mecanismo de processo extrajudicial para a resolução de disputas sobre futilidade médica. Uma pesquisa[67] sobre a experiência com esta lei dos hospitais no Texas indica que uma minoria dos hospitais havia utilizado esse mecanismo de processo e que o tratamento de suporte à vida havia sido descontinuado contra a vontade dos pacientes ou de seus substitutos, em somente um pequeno número de casos. Além disso, a constitucionalidade do estatuto do Texas não foi determinada em nível de segunda instância ou da Suprema Corte dos Estados Unidos. Como resultado, as implicações do estatuto do Texas para este estado e para o resto dos Estados Unidos não são claras.

Até esta data, os casos legais como In re Helen Wanglie[68] e In the Matter of Baby K[69] sugerem que os juízes não estão dispostos a permitir que os médicos mantenham ou suspendam o suporte de pacientes quando os médicos pedem para fazê-lo e os pacientes ou familiares se opõem No primeiro desses casos, o tribunal de Minneapolis se recusou a substituir um marido que procurava suporte à vida continuado para sua esposa, suporte que havia sido considerado não benéfico por seus médicos, por outro curador que poderia permitir a renúncia do suporte. No segundo caso, a corte da Virgínia exigiu que os médicos reanimassem repetitivamente um bebê anencefálico, a pedido de sua mãe, mas contra sua própria vontade, justificando que fazer o contrário seria violação da Lei de Tratamento Médico Emergencial e do Trabalho Ativo (*Emergency Medical Treatment and Active Labor Act*).

Em contrapartida, o caso de *Gilgunn v. Massachusetts General Hospital*[70] indica que os médicos são mais propensos a obter resultados jurídicos de sua preferência, quando eles recusam a fornecer tratamento que considerem fúteis e defendem suas decisões no tribunal com padrões profissionais consistentes. Nesse caso, um júri de Boston isentou médicos do Hospital Geral de Massachusetts pela suspensão do suporte à vida de uma paciente e pela ordem de NTR para ela apesar das objeções de sua filha. O marido da paciente e as outras crianças não protestaram as ações dos médicos, e o júri, aparentemente, acreditou que os médicos agiram dentro dos padrões de cuidado. Esse caso não estabelece precedente jurídico porque não foi proferida uma decisão escrita. Por outro lado, a decisão jurídica em *Gilgunn* sugere certo apoio público para o conceito de futilidade.

Como o debate sobre futilidade será resolvido é incerto. Porque a autonomia do paciente é amplamente aceita nos Estados Unidos, porque não existe seguro de saúde nacional e porque pacientes e familiares desconfiam das organizações que gerenciam os cuidados, parece improvável que médicos americanos concedam, em breve, mandatos para restrição de serviços com base na futilidade. Este não é o caso em outros países, mas em lugares em que os recursos são limitados e existe seguro nacional de saúde, implícita e explicitamente os médicos estão autorizados a racionar cuidados.[71] Se os médicos exercerão estas e outras prerrogativas caso o estilo americano de autonomia do paciente se torne mais prevalente em outros países, ainda é uma questão incerta.

JUSTIFICATIVA PARA INSTITUIÇÃO DE CUIDADOS PALIATIVOS

A suprema corte dos Estados Unidos tem fornecido justificativas legais e éticas para a instituição de cuidados paliativos no final da vida, nos casos de *Washington v. Glucksberg*[72] e *Vacco v. Quill*.[73] Esses casos tratados com a constitucionalidade das leis proibiram o suicídio assistido por médicos nos estados de Washington e Nova Iorque. Em *Glucksberg*, a corte decidiu que pacientes em estado terminal não têm liberdade de cometer suicídio ou receber assistência médica para cometer suicídio, por causa da longa tradição de proibição do suicídio nos Estados Unidos e pelo interesse legítimo dos estados em manter o suicídio ilegal. Em *Vacco* houve a distinção entre suicídio assistido e manutenção e suspensão do suporte à vida. "Todo mundo, independentemente da condição física, tem o direito, se for competente, de recusar o tratamento médico de apoio à vida; não é permitido a ninguém auxiliar um suicídio", o tribunal escreveu. "Quando um paciente recusar o tratamento médico de suporte à vida, ele morre de uma doença fatal ou patologia subjacente, mas se o paciente ingerir um medicamento letal prescrito por um médico, ele morrerá pela medicação."

Em *Glucksberg* e *Vacco*, cinco juízes argumentaram que Washington e Nova Iorque poderiam proibir o suicídio assistido, já que estes estados não possuíam barreiras que impedissem os pacientes de receber medicamentos para aliviar a dor e o sofrimento. Mas, como o juiz Breyer escreveu, "Se as leis estaduais prevenirem a prestação de cuidados paliativos, incluindo a administração de fármacos, se necessários, para evitar a dor no final da vida, uma ação contra esta lei pode ser solicitada pela Suprema Corte". Através desta e de outras declarações, a maioria dos juízes sugeriu que ser livre de dor durante a morte seria uma liberdade de interesse protegida pela Constituição.[74]

A Suprema Corte distinguiu entre o suicídio assistido dos cuidados paliativos em *Glucksberg* e *Vacco* aceitando o princípio ético de efeito duplo. Sobre essa regra, os atos como fornecimento de sedativos e analgésicos que podem levar a bons momentos moralmente, como o alívio do sofrimento, são permitidos mesmo se eles produzirem maus efeitos morais, tais como a aceleração da morte, desde que se prove que somente o bom efeito é pretendido. O efeito moralmente ruim pode ser previsto, e os médicos estarão conscientes da sua possibilidade e mesmo de sua probabilidade, mas eles podem não desejar isto. O efeito negativo também pode não ser um meio para alcançar o efeito benéfico, e o bom efeito deve compensar o mau; isto é, o risco de morte é razoável em pacientes em estado terminal que recebem cuidados paliativos, somente caso não existam meios com menores riscos para aliviar o sofrimento.[75]

A aprovação dos cuidados paliativos pela Suprema Corte, incluindo a sanção da prática de *sedação terminal*, na qual os pacientes estão inconscientes enquanto as terapias de suporte à vida, incluindo hidratação e nutrição, são retiradas. Em *Vacco*, o Estado pode permitir sedação terminal se "for baseada em consentimento informado e efeito duplo. Somente o Estado pode permitir o suicídio assistido, enquanto permite que os pacientes recusem o indesejado tratamento de salvamento de vidas, e pode permitir cuidados paliativos em relação a esta recusa, o que pode ser previsto, mas não possuir "efeito duplo" intencional de apressar a morte do paciente".

Algumas pessoas têm argumentado que essa regra de efeito duplo possui muitas deficiências nas diretrizes éticas, em particular porque isto negligencia a complexidade da intenção humana.[76,77] Esta complexidade foi demonstrada em um estudo sobre a administração de sedativos e analgésicos durante a manutenção e suspensão do suporte a vida em duas UTI.[78] Nesse estudo, os médicos prescreveram estes agentes primariamente para diminuir a dor, a ansiedade e a dispneia — mas também para acelerar a morte — em 39% dos pacientes criticamente doentes. Em outro estudo, 16% de uma amostra de enfermeiros que trabalhavam em UTI informou que havia se envolvido em suicídio assistido ou eutanásia enquanto estava tentando aliviar o sofrimento do paciente, em muitos dos casos sem o conhecimento dos médicos.[79]

Assim como alguns médicos e enfermeiros têm motivações diversas no cuidado de pacientes terminais, alguns membros da família querem aliviar o sofrimento e, simultaneamente, apressar a morte de seus parentes. Essa motivação é generalizada e explica presumivelmente o fato de que poucos médicos, que foram suspeitos de participarem de suicídio assistido ou eutanásia, tenham sido punidos através do sistema criminal de justiça dos Estados Unidos.[80] Em geral, é improvável que médicos e outros profissionais da saúde sejam processados, ou mesmo criticados, se agirem compassivamente na administração de sedativos e analgésicos para tratar sintomas angustiantes em pacientes terminais, e fizerem isto com consentimento informado.

Em *Glucksberg* e *Vacco*, a Suprema Corte não julgou as leis que proíbem o suicídio assistido por médico como inconstitucionais em Washington e Nova Iorque. Por outro lado, também não impediu outros estados de permitirem o suicídio assistido por médico, se eles escolherem fazer isto. O suicídio assistido por médico foi legalizado em Oregon em 1997 a partir da lei estadual de Morte com Dignidade (*Death with Dignity Act*). A experiência ao longo de 2 anos subsequentes indicou que poucos pacientes solicitaram medicações letais, que os médicos concederam poucos pedidos, e que as intervenções paliativas levaram alguns, mas não todos, pacientes a reverem seus pensamentos sobre suicídio assistido.[81] Em geral, a decisão de requerer e utilizar uma prescrição para medicamento letal resultou da preocupação dos pacientes sobre a perda da autonomia ou controle de suas funções corporais, não por temerem uma dor intratávcl ou perdas financeiras.[82]

O suicídio assistido por médico (no qual os médicos prescrevem medicamentos potencialmente letais que os próprios pacientes podem tomar) e a eutanásia (em que os médicos efetivamente administram os medicamentos) são procedimentos praticados em muitos países europeus.[83] Embora nenhum destes países tenha legalizado essas práticas, os médicos da Holanda não têm sido punidos por realizá-los desde 1991, quando um estudo nacional revelou que o suicídio assistido e a eutanásia estavam sendo realizados.[84] Em vez disso, os médicos holandeses são obrigados a relatar todos os casos em que eles administram ou fornecem medicamentos com a explícita intenção de antecipar a morte. De acordo com um estudo holandês, o número de pacientes que requisitaram suicídio assistido ou eutanásia aumentou de 8.900 em 1990 para 9.700 em 1995, e permaneceu estável em 9.700 no ano de 2003.[85] O suicídio assistido foi listado como causa da morte em apenas 0,2% de todas as mortes certificadas nos Países Baixos durante os mesmos anos. Em 1990, 64% dos médicos holandeses pensavam que os pacientes têm o direito de decidir sobre sua própria vida ou morte; a porcentagem de médicos foi a mesma em 1995, mas caiu para 56% em 2001. Esses dados sugerem que, nos Países Baixos e em Oregon, a demanda pelo suicídio assistido não teve aumento; na verdade, ao longo do tempo, os médicos holandeses parecem mais relutantes nas suas atitudes em relação a essa prática. Não está claro como o suicídio assistido será em outros países europeus e como suas leis irão lidar com estas práticas.

TOMANDO DECISÕES MÉDICAS NO FIM DA VIDA

DOIS MODELOS DE RELACIONAMENTO MÉDICO-PACIENTE

As decisões médicas podem ser tomadas isoladas ou combinadamente por médicos, pacientes, seus familiares, ou outros substitutos. Como as decisões são realmente feitas depende, em grande parte, do modelo de relacionamento médico-paciente que é utilizado.

Talvez o modelo mais antigo seja o *paternalista;* este modelo também tem sido chamado de paternal ou eclesiástico. De acordo com ele, os médicos agiriam como tutores na definição do que seriam os interesses de seus pacientes e então acatariam esses desejos da maneira como foram mais bem entendidos, com pouca ou nenhuma intervenção de seus próprios pacientes.[86] Com pacientes pediátricos, a similaridade na absorção das famílias pode não ser procurada ou desconsiderada. O modelo paternalista omite a forte norma social do respeito pela autonomia do paciente e a realidade de que, nas sociedades pluralísticas, seja pouco provável que os médicos possam discernir, de forma confiável, quais tratamentos sejam mais vantajosos para o interesse de seus pacientes. O modelo paternalista nos Estados Unidos outrora dominou a tomada de decisões médicas sobre o fim da vida. Na verdade, os primeiros casos, como *Bartling*, *Bouvia* e *Quinlan*, foram trazidos porque os médicos e hospitais não estavam dispostos a deixar os pacientes ou seus substitutos recusarem uma terapia. É irônico — e, talvez, um ponto de advertência sobre os limites do paternalismo médico — que hoje alguns médicos exijam que os pacientes e suas famílias renunciem ao tratamento que outrora outros médicos insistiam para que eles aceitassem.

Em outro modelo, o *deliberativo* ou modelo compartilhado, médicos e pacientes/substitutos colaboram para ajudar os pacientes a decidirem seus valores relacionados com a saúde, discutem opções de tratamento e juntos decidem qual a melhor alternativa. Esse processo é mais do que uma mera passagem de informação: é uma deliberação moral, baseada no entendimento mútuo dos fatos médicos e dos valores do paciente.[87] O modelo compartilhado de tomada de decisões médicas é mais adequado para situações em que médicos, pacientes e familiares possuem tempo adequado para deliberar, quando existem opções razoáveis de tratamento e quando o melhor plano terapêutico pode variar de acordo com os valores e preferências do paciente. Evidências gravadas em áudio, de conferências familiares realizadas na UTI, sugerem que o processo de tomada de decisão compartilhada sobre o suporte à vida para pacientes incapacitados e em estado crítico, é muitas vezes abaixo do ideal.[88] Por exemplo, médicos frequentemente falham em explicar os princípios da tomada de decisões por um substituto, de obter valores e preferências e de discutir razoavelmente as opções de tratamento, incluindo uma abordagem de cuidados puramente paliativos.[89-92]

A tomada de decisão médica e as atitudes subjacentes variam de país para país. Por exemplo, embora o modelo compartilhado esteja ganhando popularidade na França, o modelo paternalista continua muitas vezes sendo empregado, neste país, nos cuidados no final da vida em UTI. São concedidas aos médicos prerrogativas de tomada de decisões legais nas UTI, o que não é permitido para seus homólogos americanos. Além disso, famílias francesas não têm o direito legal de tomar decisões pelos pacientes que não podem tomar decisões por eles mesmos.[93] As variações nas atitudes também existem dentro de um determinado país, dependendo de razões étnicas e da composição cultural. Por exemplo, em um estudo nos Estados Unidos, americano-coreanos e americano-mexicanos foram significativamente menos propensos do que americano-europeus e afro-americanos a acreditar que um paciente deva ser informado de diagnóstico de câncer metastático, ou que o paciente deva tomar a decisão sobre o uso de terapia de suporte à vida.[94] Em outro estudo, afro-americanos tiveram maior propensão do que americano-europeus a optarem por manterem-se vivos utilizando medidas de suporte à vida.[95] Entrevistas com estes afro-americanos documentaram uma profunda desconfiança em relação ao sistema de saúde e medo de que o acesso aos cuidados de saúde fosse baseado na capacidade de pagamento.

IMPORTÂNCIA DA COMUNICAÇÃO ENTRE MÉDICO, PACIENTE E FAMÍLIA

É claro que as famílias americanas não precisam envolver-se tanto nas tomadas de decisões médicas na UTI se os médicos facilitarem tal tomada de decisão, se a doença dos pacientes for menos avançada e eles puderem falar por si mesmos.[96] No entanto, SUPPORT[97] e outros estudos têm demonstrado que médicos e pacientes raramente discutem questões sobre o fim da vida antes da deterioração do paciente, mesmo que os pacientes residam em casas de cuidados. Um estudo com pacientes com DPOC severa atendidos em reabilitação pulmonar revelou que quase todos tinham preocupações com a saúde, e entre o medo mais comum estava o de possibilidade de aumento da dispneia.[98] Embora a maioria dos pacientes tivesse a preocupação sobre ser entubado, somente uma minoria tinha completado uma diretriz antecipada descrevendo suas escolhas. Além disso, embora os pacientes geralmente quisessem discutir questões com seus médicos, somente 19% tinham essas discussões, apenas 15% tinham conversado sobre suporte à vida, e apenas 14% achavam que seus médicos haviam entendido seus desejos para o fim da vida.

Muitos estudos estão pesquisando o porquê de os pacientes com doenças crônicas e terminais não discutirem os cuidados no fim da vida com seus médicos. Em um estudo com pacientes com DPOC em reabilitação pulmonar, aqueles pacientes que não tiveram esta discussão citaram como uma das principais razões a sua própria procrastinação, e o fato que seus médicos não haviam trazido à tona o assunto.[98] Quando esses pacientes participaram de uma intervenção educacional sobre o fim da vida como parte de sua reabilitação, eles foram mais propensos a buscar tais decisões com seus médicos e a elaborar procurações duradouras para seus cuidados de saúde.

Em outro estudo com pacientes com AIDS em estado avançado, utilizaram-se entrevistas entre os pacientes e seus médicos para identificar as barreiras na comunicação.[99] Os pacientes que não tiveram discussões com seus médicos sobre os cuidados no fim da vida concordaram com maior frequência que "Eu não gosto de falar sobre ficar muito doente" e "Eu prefiro me concentrar em permanecer vivo, do que falar sobre a morte". Os médicos que não iniciaram as discussões geralmente afirmaram que "Há muito pouco tempo durante nossos encontros para discutir tudo o que deveríamos" e "Eu me preocupo que a discussão sobre os cuidados no fim da vida com [nome do paciente] vá tirar sua esperança". Muitos médicos nesse estudo reconhecem que se sentem desconfortáveis em discutir questões sobre o fim da vida, sugerindo que seu próprio desconforto fosse tão importante como a falta de tempo para discussões na inibição da comunicação.

A comunicação limitada entre médicos e pacientes também foi relatada no SUPPORT.[97] Além disso, o SUPPORT revelou que a comunicação foi frequentemente inadequada entre os médicos e os familiares de pacientes criticamente enfermos. Esse achado foi corroborado por um estudo realizado em uma UTI na França, no qual a metade das famílias de pacientes criticamente doentes revelou a mesma inadequação.[100]

Um estudo de seguimento dessa e de outras UTI na França indicou que a satisfação da família com o cuidado com seus familiares foi em parte devido à descendência francesa e aos valores culturais e idioma semelhantes aos cuidadores da UTI.[101] A satisfação da família também foi relacionada com as informações fornecidas pelos médicos do hospital, com a proporção paciente-para-enfermeira de 3:1, ou menos, o conhecimento da função específica de cada cuidador, a ajuda do próprio médico da família, tempo suficiente gasto para fornecer informações e a ausência de percepção de contradições nas informações fornecidas pelos cuidadores.

Em um estudo de um hospital nos EUA, as famílias foram entrevistadas sobre suas experiências na UTI e o processo de tomada de decisão sobre manutenção e suspensão do suporte à vida.[102] Elas relataram uma alta incidência de conflitos, a grande maioria dos quais entre elas e a equipe médica. Na maioria das vezes os conflitos envolviam problemas na comunicação ou a percepção de um comportamento não profissional, como a desconsideração do cuidador principal nas decisões de tratamento. Essas famílias identificaram o cuidado pastoral e a discussão prévia de preferências no tratamento como fontes de apoio psicológico. Elas apreciaram horários lenientes de visita e a disponibilidade de salas para conferências familiares. A maioria das famílias destacou os médicos atendentes como a fonte preferida de informação e segurança.

MELHORANDO A COMUNICAÇÃO E A QUALIDADE DOS CUIDADOS NO FIM DA VIDA

Muitas estratégias têm demonstrado a melhora de vários aspectos na tomada de decisões e nos resultados psicológicos nas UTI. A distribuição de um panfleto informativo para a família na UTI melhora a compreensão de como estas unidades funcionam e aumenta a satisfação com o atendimento dispensado.[103] A comunicação intensiva alcançada pró-ativamente, com reuniões familiares frequentes lideradas por médicos atendentes, aumentou a satisfação familiar e diminuiu a duração da permanência na UTI entre os pacientes que morreram.[104] Em UTI francesas, uma intervenção breve na comunicação com familiares de pacientes com morte praticamente iminente resultou em melhora no comportamento de luto.[105]

Embora a intervenção diminua os resultados negativos do luto, ela não contém estratégias para melhorar a qualidade da tomada de decisão. Um grande estudo randomizado e controlado sobre consultas de ética[106] e dois estudos unicêntricos não experimentais sobre consulta de cuidados paliativos[107,108] abordaram essas questões; essas intervenções resultaram em menor tempo de permanência na UTI entre os não sobreviventes, mas não houve avaliação que confirmasse se a intervenção melhorou a tomada de decisões baseadas nos pacientes sobre o fim da vida ou se melhorou os desfechos para os familiares.

ENTENDENDO O QUE OS MÉDICOS, PACIENTES E FAMÍLIAS PRECISAM NO FIM DA VIDA

O cuidado no fim da vida pode ser otimizado se as necessidades das partes envolvidas no processo de morte forem mais bem compreendidas. Foi realizada uma pesquisa a esse respeito com pacientes críticos, famílias em luto, médicos e outros profissionais da saúde, que relataram que as decisões sobre as preferências no tratamento, o conhecimento do que esperar sobre alguma condição física e a preparação para a morte foram importantes para todos os quatro grupos no fim da vida.[109] Outras necessidades importantes foram o tempo compartilhado com familiares e amigos; serem mantidos limpos; livres de dor, de ansiedade e de dispneia; e serem tratados como uma "pessoa completa". Pacientes também relataram como sendo importante manterem-se mentalmente capazes, estarem em paz com Deus, não serem um fardo para suas famílias, serem capazes de ajudar os outros, rezarem, terem o funeral planejado e obterem uma sensação de realização de vida (Tabela 104-2).

As necessidades das famílias também têm sido avaliadas em vários estudos que utilizam uma ferramenta de pesquisa chamada Registro de Necessidades Familiares com Cuidados Críticos (*Critical Care Family Needs Inventory*). Em uma visão geral das recomendações para os cuidados no final da vida na UTI, o comitê de ética da Society of Critical Care Medicine[110] combinou estes estudos para determinar quais são as necessidades. Em geral, as necessidades das famílias incluem estar com o paciente terminal, ser útil para o paciente, ser informado sobre as mudanças de condições clínicas do paciente terminal, entender o que está sendo feito para o paciente e por que, estar seguro sobre o conforto do paciente, ser confortado, ter oportunidades para expressar emoções, estar seguro de que as decisões familiares estavam certas, encontrar o significado na morte do paciente e ter suas necessidades pessoais atendidas durante o processo de morte.

Infelizmente, as necessidades dos médicos e outros profissionais que tomam conta de pacientes terminais não têm sido bem abordadas. No entanto, no mínimo, todos os cuidadores provavelmente precisariam sentir-se confortáveis durante o processo de morte para ganhar experiência nessa situação, sentir o apoio de seus colegas e suas instituições e para terem momentos de luto para si próprios. Enfermeiras, terapeutas respiratórios, assistentes sociais e clérigos que trabalham juntamente com os médicos querem saber que os médicos os respeitam, dão-lhes as informações adequadas, consideram suas opiniões e se envolvem em práticas adequadas de tomada de decisões no final da vida.[111]

PROVENDO CUIDADOS APROPRIADOS PARA PACIENTES TERMINAIS

Sobre o modelo deliberativo do relacionamento médico-paciente, os médicos têm como obrigação ajudar os pacientes a entenderem suas condições, a explorarem as suas opções terapêuticas e a decidirem o que é melhor para eles. O essencial para essa relação é preparar os pacientes para a morte, quando apropriado. Essa preparação deve levar

Tabela 104-2 Fatores Importantes para Pacientes e Familiares no Fim da Vida

NECESSIDADES FÍSICAS
Manutenção da higiene
Alívio das dificuldades respiratórias
Permanecer consciente e lúcido até o fim
Independência física até o fim

NECESSIDADES EMOCIONAIS
Atualizações regulares sobre o quadro clínico
Oportunidade de discutir medos e ansiedades
Dizer a verdade absoluta para os pacientes
Envolver os pacientes nas políticas de cuidados e decisões

NECESSIDADES ESPIRITUAIS
Estar em sintonia com Deus
Rezar
Conversar com religiosos sobre o significado morte

NECESSIDADES SOCIAIS
Capacidade de ajudar os outros

Adaptada de Natan MB, Garfinkel D, Shachar I: End-of-life needs as perceived by terminally ill older adult patients, family and staff. *Eur J Oncol Nurs* 14:299–303, 2010.

em consideração se os interesses do paciente serão mais bem atendidos pelo hospital e entrada na UTI quando a morte for iminente, assumindo que a morte iminente possa ser identificada. Muitos pacientes, especialmente aqueles com DPOC e outras doenças crônicas que permitam tempo de planejamento antecipado enquanto a morte se aproxima, decidem se a morte será em casa ou em asilo de cuidados paliativos caso a possibilidade de decisão lhes seja concedida.

Os pacientes terminais podem escolher um processo de tentativa de tratamento restaurador no hospital ou estar sujeito a isto porque seus desejos não são conhecidos. Se a tentativa falhar, deve-se permitir que tais pacientes morram em um ambiente confortável para eles e suas famílias. Um quarto privativo com espaço suficiente para acomodar os visitantes pode ser um desses ambientes. Se necessário, os horários de visitação devem ser flexíveis, para permitir que os familiares e amigos passem o máximo de tempo que quiserem com os pacientes terminais. Alguns hospitais possuem unidades de cuidados paliativos separadas para esse propósito. Outros oferecem equipes de cuidados paliativos ou serviços que abrangem todo o hospital.[112, 113]

APOIO EMOCIONAL E ESPIRITUAL

Revisões de cuidados no final da vida dentro e fora da UTI têm enfatizado a importância de fornecer o apoio espiritual e emocional para pacientes terminais e suas famílias.[114] Logicamente, os médicos contribuem para este apoio, e seus comunicados regulares e a presença à beira do leito são muito apreciados. No entanto, enfermeiros, assistentes sociais, clérigos e outros membros da equipe de cuidados da saúde são quem fornecem a maior parte do apoio. Ocasionalmente, pacientes ou seus familiares solicitam que amigos, cuidadores ou religiosos externos de uma instituição em particular, forneçam consultas ou participem de rituais ou observações à beira do leito. Isso deve ser autorizado, até mesmo encorajado, a menos que interfira com o atendimento do paciente.

O cuidado no fim da vida pode estender-se depois da morte, pois médicos, enfermeiros e outros profissionais que auxiliaram os familiares dos pacientes quando estes ainda estavam vivos têm muito a oferecer a eles depois. Auxiliar na disposição do corpo, relatar os resultados de estudos de autópsia, coordenar serviços de enterros e funerais, e comparecer aos funerais estão entre as responsabilidades profissionais dos cuidadores que são muito apreciadas pelas famílias. Essas responsabilidades podem ser assumidas independentemente dos serviços de luto, o qual tem sido descrito nos hospitais.[115] Alternativamente, os cuidadores que tenham estabelecido relações pessoais com as famílias na UTI ou outras acomodações podem mantê-las após a morte dos pacientes.

Os médicos, enfermeiros e demais cuidadores logicamente têm as suas próprias necessidades emocionais e espirituais, e cuidar de pacientes terminais e suas famílias impõe um considerável peso sobre eles. Por isso, deve-se fornecer aos cuidadores oportunidades para se lamentarem. O agendamento de reuniões após a morte do paciente fornece a oportunidade de luto e de um mecanismo de avaliação dos processos de manutenção e suspensão do suporte à vida e da administração de cuidados paliativos para eles. Tal avaliação leva a melhorias nestes processos para futuros pacientes.

MANEJO DOS SINTOMAS

POR QUE OS SINTOMAS PODEM SER MAL MANEJADOS

O manejo da dor e outros sintomas tem um destaque tradicional e é responsabilidade da profissão médica. No entanto, pacientes morrem, com frequência, com dor e outros sintomas angustiantes. Aproximadamente 50% dos pacientes do SUPPORT ou seus substitutos entrevistados após a inclusão no estudo relataram que pacientes apresentaram dor durante a internação.[116] Aproximadamente 15% relataram dor extrema ou moderadamente severa pelo menos na metade do tempo, e muitos destes pacientes com dor não estavam satisfeitos com seu controle. A dor não controlada foi mais comum entre os pacientes com maior dependência do que os outros em atividades da vida diária e que tinham mais comorbidades, mais ansiedade, mais depressão e pior qualidade de vida.[116]

O mau manejo da dor e de outros sintomas em alguns pacientes é, provavelmente, devido, em grande parte, à forte ênfase no diagnóstico e tratamento das doenças, e não no alívio dos seus sintomas. Os cuidados paliativos invertem esta ênfase e, quando aplicados apropriadamente, ajudam a aumentar o conforto do paciente no fim de sua vida. Por outro lado, a transição dos cuidados restaurativos para paliativos está longe de ser perfeita para muitos pacientes. A esse respeito, é difícil para os pacientes e seus familiares reconhecerem quando parar de requisitar por tratamento, assim como é para os médicos e outros profissionais da saúde cessar a recomendação das terapias de suporte à vida.

A dor e os outros sintomas podem também ser mal manejados, pois são experiências subjetivas não facilmente avaliadas por métodos objetivos. As escalas de dor e sedação têm sido desenvolvidas para quantificar os níveis de dor e ansiedade entre os pacientes que podem se comunicar. No entanto, alguns pacientes não podem comunicar adequadamente essas sensações porque não conseguem encontrar palavras ou estão entubados e sedados. Para a detecção da dor nesses pacientes, os médicos e cuidadores devem prestar atenção em expressões dos pacientes, como caretas, e outras manifestações não específicas de dor, como taquicardia e hipertensão. Embora uma análise biespectral do eletroencefalograma seja usada para avaliar o nível de sedação dos pacientes na UTI, a correlação dessa técnica com as escalas de sedação e, o mais importante, com as expressões subjetivas dos pacientes não está clara.[117]

Outra razão para que os sintomas sejam mal manejados no fim da vida é que os pacientes diferem entre seus desejos de alívio dos sintomas. Alguns pacientes valorizam muito seus sintomas e preferem manterem-se inconscientes em vez de sentirem dor, ansiedade ou dispneia, especialmente no fim da vida. No entanto, outros estão dispostos a tolerar esses sintomas ou tê-los atenuados apenas ligeiramente, a fim de ficarem acordados. Pacientes terminais podem encontrar dificuldades em titular os sedativos e analgésicos para o seu nível de consciência desejado, embora eles devam ser encorajados a fazer isto. Os médicos e profissionais da saúde podem achar que é ainda mais difícil atingir o nível ideal de sedação e analgesia para pacientes que não podem se comunicar ou administrar medicamentos para si mesmos.

Finalmente, os sintomas podem ser inadequadamente manejados, pois os médicos e outros profissionais da saúde sentem-se desconfortáveis ao administrarem altas dosagens de sedativos, analgésicos e outros agentes moduladores. Em alguns casos, esse desconforto é decorrente de certa relutância em causar dependência de medicamentos em pacientes terminais, uma preocupação irrelevante para as condições desses pacientes. Outro desconforto resulta da consciência de que esses medicamentos podem acelerar a morte por depressão não somente da consciência, mas também das funções cardiovasculares e respiratórias. A Suprema Corte dos Estados Unidos tem justificado a administração de sedativos e analgésicos em virtude do princípio de que o duplo efeito pode ajudar a alocar os cuidadores com maior facilidade. Embora um terço dos médicos, em um estudo, que utilizaram estes medicamentos em pacientes terminais o fez em parte para acelerar a morte,[78] praticamente todos os médicos de um estudo comparativo,[118] conduzido em uma UTI pediátrica, descreveram a antecipação da morte apenas como "um efeito colateral não intencional aceitável".

MANEJO DA DOR

Abordagens indiretas para o controle da dor incluem métodos não farmacológicos. Por exemplo, colocar os pacientes em um ambiente tranquilo no qual os amigos e familiares possam visitá-los, pode auxiliar na diminuição da sensação de dor, assim como pode tratar adequadamente a ansiedade e a depressão. Embora a depressão respiratória devido a fármacos ou doenças subjacentes seja geralmente indesejável em pacientes com DPOC, a encefalopatia resultante da hipercapnia e hipoxia pode ser tolerada, se não favorecida, em pacientes terminais por atenuar a dor. Similarmente, os pacientes que suspendem a hidratação e a nutrição no fim das suas vidas podem desenvolver euforia, que tem sido atribuída à liberação de opioides endógenos ou aos efeitos analgésicos da cetose.

Abordagens diretas para o controle da dor geralmente estão centralizados no uso de opioides, mais comumente a morfina. Além de causar analgesia, a morfina induz algum grau de sedação, depressão respiratória, constipação, retenção urinária, náusea e euforia. Também produz vasodilatação, que pode causar hipotensão, em parte através da liberação de histamina. O fentanil é um opioide sintético aproximadamente 100 vezes mais potente que a morfina, porém não libera histamina e, por conseguinte, causa menor hipotensão. A hidromorfina é um derivado semissintético da morfina, produz maior sedação do que a morfina e menor euforia.[119]

A morfina, o fentanil e a hidromorfina podem ser administrados oralmente, por via subcutânea, via retal ou via intravenosa. Os opioides são geralmente administrados pela via intravenosa em pacientes na UTI, incluindo naqueles que estão morrendo. Esses agentes podem ser administrados a pacientes internados ou ambulatoriais, similarmente através da técnica de analgesia controlada pelo paciente. Preparações orais de efeito prolongado de morfina e hidromorfina estão disponíveis para pacientes ambulatoriais. O fentanil pode ser administrado oralmente sob a forma de um pirulito. Também pode ser dado pela via transcutânea, o que torna esse agente particularmente adequado para pacientes que tenham dificuldades com medicamentos orais.

Idealmente, os opioides devem ser administrados em antecipação à dor, e não depois do começo da dor. As doses ideais desses fármacos, quando administrados para alívio da dor, são desconhecidas e certamente variam entre os pacientes. Por outro lado, os opioides geralmente devem ser iniciados em doses relativamente baixas se a depressão respiratória e outros efeitos secundários necessitarem ser evitados, e então titulados para cima até que seus efeitos analgésicos sejam atingidos. Em relatos de pacientes em estado crítico submetidos a manutenção e suspensão do suporte à vida em UTI adultas ou pediátricas, os opioides foram usados em doses suficientes para alcançar o alívio da dor que os cuidadores consideraram adequada.[78] Em pacientes terminais, o uso de opioides não deve ser limitado por certa quantidade arbitrária, mas pelo equilíbrio entre analgesia e quaisquer efeitos secundários indesejáveis.

MANEJO DA ANSIEDADE

Os casos de dor, ansiedade e manifestações físicas de ansiedade podem ser manejados de forma não farmacológica. Caso os medicamentos forem necessários, benzodiazepínicos e propofol são preferidos. Os benzodiazepínicos causam amnésia anterógrada além de ansiólise, e exercem um efeito sedativo sinérgico com os opioides. Os benzodiazepínicos também causam hipotensão e depressão cardíaca, especialmente quando administrados rapidamente e em altas doses. O lorazepam é um agente com ação intermediária, e pode ser administrado pela via oral, intramuscular ou intravenosa; quando administrado por via intravenosa pode ser feito por *bolus* ou infusão contínua. O midazolam é um agente de curta ação, geralmente administrado via intravenosa por infusão contínua, embora *bolus* possa ser necessário quando a terapia for iniciada.[120]

O propofol é um agente anestésico geral intravenoso com poder sedativo, de amnésia e com propriedades ansiolíticas quando administrado em doses sub-anestésicas. Nestas doses, o propofol é similar ao midazolam, o qual é geralmente administrado por infusão contínua depois da administração de um *bolus*. Esses medicamentos também são comparáveis pela sedação que produzem, embora o propofol tenha uma maior propensão para causar hipotensão.[120] Nem o propofol nem o midazolam são apropriados para o controle da ansiedade em pacientes ambulatoriais, e em hospitais a sua utilização contínua pode ser restrita à UTI.

MANEJO DO DELÍRIO

O delírio pode ser confundido com a ansiedade, pois também pode causar agitação. Essa confusão é clinicamente importante, tanto porque ambas condições são tratadas farmacologicamente com medicamentos diferentes quanto porque os fármacos utilizados para tratar a ansiedade podem exacerbar o delírio.[113] Os pacientes em delírio devem ser auxiliados a obter um sono regular, devem ser orientados regularmente sobre seu ambiente e devem evitar o uso de benzodiazepínicos, porque diminuem a consciência. O haloperidol é um agente neuroléptico do grupo das butirofenonas, amplamente utilizado no tratamento do delírio em pacientes terminais. Pode ser administrado oralmente, via retal, intramuscular ou via intravenosa. O haloperidol pode causar prolongamento QT no eletrocardiograma e deve ser utilizado com cautela quando em conjunto com outros medicamentos que possuam efeito similar. O haloperidol também pode causar rigidez, inquietação e outras discinesias.

MANEJO DA DISPNEIA

Especialmente nas fases iniciais da doença, a dispneia deve ser entendida e controlada de acordo com sua fisiopatologia subjacente[121,122] (Cap. 29). Por exemplo, pacientes com DPOC moderada a severa podem se beneficiar com o uso de broncodilatadores orais que diminuem a resistência ao fluxo aéreo, inalação de corticosteroides que diminuem a inflamação das vias aéreas, e cirurgia de redução do volume pulmonar para diminuição da hiperinflação. Esses pacientes também podem se tornar menos dispneicos através de treinamento físico e suporte emocional, disponíveis em programas de reabilitação pulmonar.[123] Ao mesmo tempo, pacientes com câncer de pulmão podem sentir-se menos ofegantes após a drenagem de efusões pleurais malignas ou colocação de *stents* para desobstrução das vias aéreas.

Em pacientes com doença pulmonar em estágio avançado, a atenção aos mecanismos da fisiopatologia é menos importante e o tratamento tem caráter paliativo e não restaurativo. Os broncodilatadores podem não reduzir a falta de ar destes pacientes, os corticosteroides podem provocar mais efeitos colaterais indesejáveis do que alívio dos sintomas e a cirurgia de redução do pulmão pode ser fatal. Pacientes terminais de DPOC, que estão em casa ou no hospital, não se beneficiam de treinamento físico e podem ter muito pouco fôlego para participar de programas de reabilitação pulmonar; estes pacientes devem ser encorajados a utilizar cadeira de rodas e a descansar. Na maioria dos pacientes com câncer terminal, efusões malignas e obstrução das vias aéreas não deveriam ser diagnosticadas ou tratadas.[121]

Os pacientes com insuficiência respiratória crônica de qualquer causa devem receber suplementação de oxigênio, que já demonstrou aumentar a sobrevida e reduzir a dispneia desses pacientes.[124] Nos Estados Unidos, o reembolso do Medicare para terapia de oxigênio em longo prazo é baseada em critérios fisiológicos (p. ex., PO2 arterial < 55 mmHg em ar ambiente), não em sintomatologia. Apesar disso, muitos pacientes usam o oxigênio principalmente para aliviar a dispneia, e pacientes hospitalares não cumprem os critérios fisiológicos para receber o reembolso. O oxigênio suplementar é normalmente iniciado em baixas doses (p. ex., 1 a 3 L/min) e seu resultado é titulado. Os resultados da titulação são difíceis de prever, na medida em que nem a taxa de fluxo, nem a via de administração de oxigênio determinam o impacto sobre a dispneia.[120] Além disso, o ar pode aliviar a dispneia, bem como o oxigênio o faz em pacientes com neoplasia avançada.[125] Pacientes ofegantes ficam frequentemente aliviados com a exposição a ar fresco ou durante passeios de automóvel com as janelas abertas. Aqueles que estão acamados podem se beneficiar do uso de ventiladores projetados sobre seu rosto.[121]

Os opioides, como a morfina oral, têm demonstrado o aumento da tolerância aguda ao exercício e o alívio da dispneia em certos pacientes com DPOC.[126] No entanto, a administração em longo prazo de morfina de liberação continuada não se mostrou superior ao placebo na redução da dispneia nos pacientes, a maioria dos quais relatou náusea, constipação e outros efeitos adversos.[127] Embora muitos pacientes se tornem tolerantes, com o tempo, a estes efeitos colaterais, provavelmente os opioides devem ser utilizados somente como tentativas ou para pacientes com dispneia recalcitrante não responsivos ao oxigênio ou ar. No entanto, como suas propriedades analgésicas são inquestionáveis, esses agentes podem ser particularmente úteis em pacientes que apresentem dor associada a dispneia, como o que ocorre no câncer de pulmão.[121] Embora o uso de morfina e outros opioides seja disseminado e pareça razoável no tratamento da dispneia da SDRA e de outras causas de insuficiência respiratória aguda, esta prática não é apoiada por evidências científicas.

Os benzodiazepínicos, como o alprazolam, têm demonstrado redução da dispneia em alguns pacientes com DPOC.[128] No entanto, estes agentes também podem causar sonolência, falta de coordenação e disforia, e eles provavelmente só devam ser utilizados em pacientes ambulatoriais cuja dispneia não seja aliviada por oxigênio e opioides.[121] Opioides, benzodiazepínicos e propofol são comumente utilizados para reduzir a dispneia, além da ansiedade, nos pacientes com falência respiratória aguda, especialmente naqueles que recebem ventilação mecânica. Mais uma vez, essa prática parece ser razoável, especialmente se os pacientes não estejam apresentando efeitos colaterais indesejados. Todavia, os benefícios do tratamento da dispneia com sedativos em pacientes na UTI não têm comprovação científica.

MANEJO DA NÁUSEA E VÔMITO

Náuseas e vômitos podem ser resultantes de doenças sistêmicas como diabetes, falência renal, hipercalcemia, insuficiência adrenal e infecções virais. Esses sintomas podem também ser causados por desordens do sistema nervoso central, incluindo metástases cerebrais e outras condições que aumentem a pressão intracraniana; doenças gastrointestinais primárias, tais como obstrução da saída gástrica; e uma variedade de fármacos, incluindo teofilina, fenitoína, opioides, antibióticos e agentes quimioterápicos. Náuseas e vômitos podem cessar com o tratamento da doença ou com a interrupção dos medicamentos causadores. Como o ato de comer aumenta a náusea, os pacientes podem se beneficiar ao serem colocados numa condição de "nada pela boca" ou submetidos a descompressão gástrica. Dietas líquidas sem resíduo podem ser administradas aos pacientes quando toleradas. A suplementação de oxigênio demonstrou redução na incidência de náuseas e vômitos no pós-operatório.[129]

Pacientes com náusea e vômito que não respondem a medidas mais conservadoras podem candidatar-se à terapia antiemética profilática ou terapêutica, que pode ser administrada via oral, intramuscular, intravenosa ou na forma de supositório. Entre os antieméticos mais antigos estão a dexametasona e outros corticosteroides; butirofenonas como o haloperidol e droperidol; clorpromazina, prometazina, proclorperazina e outras fenotiazinas; e os antagonistas de receptores muscarínicos, como a escopolamina, que é particularmente útil em pacientes com sintomas vestibulares. Os agentes mais utilizados entre estes citados são a dexametasona, droperidol e prometazina.

Os antieméticos mais recentes incluem os antagonistas de receptores da serotonina como ondansetron, dolastron, granisetron e tropisetron. Esses fármacos têm sido testados primariamente no período pós-operatório e entre os pacientes que receberam terapia quimioterápica ou radioterápica. Por conta de seu custo, eles provavelmente devem ser utilizados quando não há êxito com os outros agentes para a prevenção ou alívio dos sintomas.[130] Canabinoides administrados oralmente ou através do fumo da planta *Cannabis sativa* (maconha) são tão eficazes como os seguintes agentes antieméticos mais antigos: clorpromazina, proclorperazina e metoclopramida, na redução de náuseas e vômitos causados pela quimioterapia. No entanto, enquanto alguns pacientes gostam das sensações de sedação ou euforia com o uso de canabinoides, outros se queixam de tontura e disforia.[131]

MANEJO DA FOME E DA SEDE

As pessoas comem alimentos e ingerem líquidos para aliviar a fome e a sede, e para sustentar os processos metabólicos. Dietas e líquidos são administrados a pacientes hospitalizados sob a suposição de que eles estão atrelados à vida e são componentes da rotina médica e cuidados de enfermagem. Partindo desse pressuposto, algumas pessoas têm argumentado que a recusa do paciente à hidratação e à nutrição é equivalente ao suicídio, e que a alimentação e os líquidos devem ser administrados a todos os pacientes, exceto aqueles que os rejeitam por dor intolerável e sofrimento nos últimos momentos de vida.[132] Outros notaram que a renúncia voluntária da hidratação e nutrição em pacientes terminais representa somente uma recusa de tratamento indesejado, que é ética e legalmente justificada.[133] Outros ainda argumentam que a alimentação forçada viola a autonomia do paciente e que a "desidratação terminal voluntária" por parte de alguns pacientes oferece vantagens substanciais sobre o suicídio assistido por médico no que se diz respeito à autodeterminação, acessibilidade e integridade profissional.[134]

Obviamente, os pacientes podem desejar alimentos e líquidos até a sua morte; alternativamente, eles podem optar por não comer ou beber. De fato, um estudo descreveu que em Oregon, onde o suicídio assistido por médico é permitido, muitos pacientes hospitalares renunciavam a dieta e a hidratação, talvez como uma alternativa ao suicídio assistido.[135] Como foi no caso desse estudo, outra pesquisa conduzida em uma unidade de cuidados paliativos demonstrou que pacientes com câncer ou nunca experimentaram sensação de fome e sede, ou as apresentaram apenas no início de suas doenças terminais.[136] Nos poucos pacientes sintomáticos, fome, sede e boca seca podem ser atenuadas com pequenas quantidades de alimentos e líquidos ou por aplicações de raspas de gelo ou lubrificantes para os lábios. Medidas similares podem ser utilizadas em outros ambientes, incluindo a UTI.

MANUTENÇÃO E SUSPENSÃO DA TERAPIA DE SUPORTE À VIDA

QUE TERAPIAS SÃO MANTIDAS E SUSPENSAS

As terapias de suporte à vida são mantidas e suspensas em diversos ambientes. Contudo, a maioria dos estudos a respeito deste processo tem sido conduzida em UTI. Esses estudos em UTI adultas e pediátricas ao redor do mundo revelam que apesar de todas as intervenções poderem ser mantidas ou suspensas, existem variações no tipo, número e sequência de intervenções suspensas.[21,22,137] Em uma pesquisa em uma UTI adulta nos Estados Unidos, uma média de cinco diferentes intervenções foi renunciada por paciente.[138] RCP, entubação e ventilação mecânica, e diálise geralmente foram as primeiras intervenções mantidas; depois vasopressores, transfusão sanguínea, fluidos intravenosos, nutrição parenteral, antibióticos e alimentação por sondas também foram tanto mantidos quanto suspensos. As decisões relativas à terapia de manutenção foram alcançadas antes do que as decisões sobre a retirada de terapias. Enquanto a decisão de não entubar um paciente foi feita antes em pacientes que ainda não estavam utilizando ventiladores, em pacientes que já estavam em ventilação a decisão de retirada do suporte de ventilação foi geralmente feita depois, após várias outras intervenções já terem sido suspensas.

Em outro estudo, os médicos foram questionados sobre o processo de retirada indicado nas preferências distintas, sobre qual a forma de apoio na retirada.[139] Do mais provável para o menos provável, a ordem era produtos sanguíneos, diálise, vasopressores, nutrição parenteral, antibióticos, ventilação mecânica, alimentação por tubo e fluidos intravenosos. Também foram identificados quatro vieses na tomada de decisão. Os médicos preferiram a retirada de (1) terapias de suporte de órgão que falharam por razões naturais, em vez de razões iatrogênicas; (2) terapias que foram apenas instituídas recentemente; (3) terapias que resultam em uma morte imediata, em vez de retardada; e (4) terapias que resultam em um atraso na morte somente quando confrontadas com a incerteza de diagnóstico.

MANUTENÇÃO E SUSPENSÃO DA ENTUBAÇÃO E VENTILAÇÃO MECÂNICA

A entubação e a ventilação mecânica são frequentemente utilizadas em pacientes com insuficiência respiratória aguda, crônica ou crônica agudizada, e estão entre as terapias mais comumente mantidas ou suspensas. Como notado anteriormente, alguns pacientes com DPOC avançada e outras causas de insuficiência respiratória crônica apresentam inquietação sobre entubação e ventilação mecânica, e decidem pela não instituição de tais terapias antes de uma descompensação. No entanto, outros pacientes com insuficiência respiratória crônica desejam entubação e ventilação mecânica ou são entubados e ventilados — tanto no quarto, no departamento de emergência ou na UTI — sem terem decidido sobre seus desejos ou sem os terem comunicado. Da mesma forma, pacientes com insuficiência respiratória aguda muitas vezes acabam em ventiladores, pois se assume que sua condição é reversível. Quando eles e seus homólogos com insuficiência respiratória crônica não melhoram, a entubação e a ventilação mecânica podem ser retiradas. Um estudo revelou que os determinantes mais fortes da retirada da ventilação mecânica em pacientes críticos foram a percepção dos médicos de que os pacientes preferiam não utilizar o suporte à vida, a previsão dos médicos de uma baixa probabilidade de sobrevida na UTI e uma alta probabilidade de piora na função cognitiva, e o uso de inotrópicos e vasopressores.[140]

A entubação e a ventilação mecânica são retiradas de diversas maneiras entre as instituições. Uma abordagem é a extubação rápida: analgésicos e sedativos são administrados para os pacientes, e o tubo endotraqueal (ou traqueotomia) e o ventilador são removidos. Então é fornecido ao paciente oxigênio suplementar ou, mais comumente, permanecer em ar ambiente. A extubação rápida é direta, e no cenário pediátrico oferece a vantagem em potencial de permitir que os pais segurem seus filhos sem os entraves do ventilador ou de sua tubulação. Uma desvantagem em potencial é que os pacientes podem parecer angustiados devido à obstrução das vias aéreas superiores após o tubo ser removido.

Um segundo processo, chamado *desmame terminal* envolve a diminuição da fração inspirada de oxigênio, a frequência respiratória, o nível da pressão expiratória positiva ou a combinação dessas variáveis antes de o ventilador ser removido. São administrados medicamentos para os pacientes durante esse processo, e eles muitas vezes morrem antes da extubação. Descrita pela primeira vez em 1983, esta técnica foi desenvolvida a fim de evitar a interrupção abrupta do tratamento, de modo que "pudesse ser interpretada com a intenção de matar" e deixar os pacientes e seus familiares desconfortáveis.[141] A primeira parte desse raciocínio não é relevante hoje, porque as diferenças entre desmame terminal e eutanásia foram delineadas pela Suprema Corte dos Estados Unidos. No entanto, o desmame terminal causa menor desconforto em comparação com a extubação rápida, pois evita a obstrução das vias aéreas superiores.

As vantagens e desvantagens relativas à extubação rápida e ao desmame terminal têm sido debatidas. Eles não foram comparados cientificamente, embora um estudo que realizou o chamado "desmame terminal rápido" descreveu que os pacientes poderiam ser mantidos confortáveis durante o procedimento com doses relativamente baixas de opioides e benzodiazepínicos.[142] Uma pesquisa com médicos de cuidados críticos indicou que 15% dos entrevistados quase nunca retiraram a entubação e ventilação mecânica de pacientes terminais.[143] Entre os médicos que o fizeram, 13% preferiram a extubação rápida, 33% o desmame terminal e o restante utilizou ambos os métodos. As razões para preferirem a extubação rápida incluíam a efetividade da ação, as percepções da família e o conforto do paciente. Já as razões para preferirem o desmame terminal incluíam o conforto do paciente, as percepções da família e por acreditarem que o desmame terminal fosse menos abrupto.

Quando a entubação e a ventilação mecânica são retiradas, a maioria dos pacientes com insuficiência respiratória morre de suas doenças de base. Mas, alguns sobrevivem, e sua sobrevivência não deve ser impedida pelo uso de medicamentos que acelerem a morte. Ao mesmo tempo, não se devem utilizar fármacos que interfiram na taquipneia observada e outros sinais que possam significar a necessidade de alívio dos sintomas, mesmo nos pacientes que estão doentes demais para sobreviver. Por essa razão, embora sedativos e analgésicos possam ser administrados para aliviar o sofrimento, agentes bloqueadores neuromusculares não devem ser introduzidos aos pacientes enquanto a entubação e ventilação mecânica estiverem sendo retiradas. Além disso, se os pacientes já estiverem recebendo estes agentes, situação comum em crianças, eles devem ser continuados somente se forem cumpridos dois requisitos. Primeiro, se for esperada uma morte rápida e certa após a remoção do tubo endotraqueal, ventilador, ou ambos. Segundo, o peso para os pacientes e seus familiares de esperar que o bloqueio muscular diminua para um nível reversível ultrapasse os benefícios de permitir uma melhor avaliação do conforto do paciente e uma possível interação com suas famílias.

AGRADECIMENTOS

O autor agradece a John M. Luce, MD, por sua contribuição nas versões anteriores deste capítulo.

Pontos-chave

- O cuidado no fim da vida é uma combinação de tratamentos paliativos e manutenção e suspensão da terapia de suporte à vida fornecida ao paciente terminal, incluindo aquele com insuficiência respiratória aguda, crônica e crônica agudizada.
- O tratamento no fim da vida é justificado por princípios éticos de beneficência, não maleficência, autonomia e justiça, e pelo direito legal dos pacientes capazes em consentirem ou recusarem uma ou todas as terapias, incluindo a que sustenta a vida.
- O direito legal de consentir ou recusar pode ser exercido pelos próprios pacientes ou pelos membros de sua família e por substitutos legalmente indicados, através do julgamento substitutivo e padrões de melhor interesse.
- O cuidado no fim da vida é reforçado por um modelo compartilhado de tomada de decisões médicas e por intensa comunicação entre pacientes, membros da família e cuidadores. Esses cuidados devem atender semelhantemente as necessidades dos pacientes, familiares e cuidadores.
- Quando os pacientes, ou seus substitutos, solicitam tratamentos que os médicos acreditam que sejam potencialmente inapropriados ou fúteis, geralmente os médicos devem seguir uma abordagem gradual para a resolução da disputa em vez de uma ação unilateral, incluindo comunicação intensa com o paciente/substituto, envolvendo consultores especializados (p. ex., consultores de ética), avaliação do comitê hospitalar e oferecimento da oportunidade de buscar por transferência para outra unidade.
- Os componentes dos cuidados no fim da vida incluem o fornecimento de instalações apropriadas para pacientes terminais, suporte emocional e espiritual, manejo dos sintomas como dor, ansiedade, delírio, dispneia, náuseas e vômitos, fome e sede; e suepensão de terapias indesejadas.

As Referências estão disponíveis exclusivamente no site www.elsevier.com.br/expertconsult

105 REABILITAÇÃO PULMONAR

BARTOLOME R. CELLI, MD • RICHARD L. ZUWALLACK, MD

INTRODUÇÃO
DEFINIÇÕES E OBJETIVOS
HISTÓRIA
FUNDAMENTAÇÃO
INDICAÇÕES
CESSAÇÃO DO TABAGISMO
COMPONENTES DE UM PROGRAMA DE REABILITAÇÃO PULMONAR ABRANGENTE
Treinamento Físico
Educação
Treinamento e Apoio Psicossocial
Suporte Nutricional
Treinamento Respiratório, Treinamento da Musculatura Inspiratória e Fisioterapia Respiratória
Vacinação
Avaliação e Oxigenoterapia
Adesão em Longo Prazo
Reabilitação Pulmonar e Cuidado Integrado com o Paciente Respiratório
Promoção de Atividade Física no Paciente com Doença Respiratória Crônica
ORGANIZAÇÃO DO PROGRAMA
AVALIAÇÃO DOS RESULTADOS
NOVAS TERAPIAS DE APOIO
Planejamento de Cuidados Avançados

INTRODUÇÃO

Pacientes com doença respiratória crônica avançada frequentemente apresentam sintomas angustiantes, limitações na capacidade de exercício e acometimento da saúde e do estado funcional, apesar de uma terapia farmacológica otimizada. A reabilitação pulmonar complementa a terapia médica padrão e pode levar ao aumento da capacidade pulmonar e de exercício, diminuição da dispneia, melhora do estado de saúde, e (talvez) redução do risco de morbidade e mortalidade prematuras. A reabilitação pulmonar é agora aceita como um cuidado padrão para pacientes com *doença pulmonar obstrutiva crônica* (DPOC) e tem sido incorporada às diretrizes internacionais para esta doença.[1,2] Embora a reabilitação pulmonar tenha sido projetada e aplicada primariamente aos pacientes sintomáticos que estão limitados devido ao impacto da DPOC, o mesmo princípio fundamental parece ser aplicável a outras causas de doenças respiratórias crônicas.

DEFINIÇÕES E OBJETIVOS

A *American Thoracic Society* e a *European Respiratory Society* definem a reabilitação pulmonar como "uma intervenção abrangente baseada em uma avaliação meticulosa do paciente seguida por terapias adaptadas a cada paciente que incluem, mas não se limitam a, treinamento físico, educação e mudança de comportamento, concebidos para melhorar as condições físicas e psicológicas de pessoas com doença respiratória crônica e promover a adesão em longo prazo de comportamentos que melhorem a saúde".[3] Como essa definição indica, agora existe uma forte base de evidências que demonstram a efetividade da reabilitação pulmonar e esta deve ser considerada dentro do um cuidado geral de pacientes com doença respiratória crônica.

A reabilitação pulmonar e o treinamento físico foram erroneamente considerados equivalentes. Embora o treinamento físico seja um componente necessário da reabilitação pulmonar, outras intervenções integram o programa de reabilitação. Estas incluem a avaliação do paciente, educação (especialmente envolvendo estratégias colaborativas de autogestão), intervenção nutricional, apoio psicossocial e discussão sobre diretivas avançadas. O incentivo a atividades em casa e nas instalações da comunidade está sendo reconhecido como um componente essencial na reabilitação pulmonar. O ato de parar de fumar, o treinamento respiratório, a fisioterapia respiratória, a oxigenoterapia e as terapias adjuntas são fornecidos para os indivíduos selecionados.

Pode parecer paradoxal que a reabilitação pulmonar não tenha um efeito direto significativo na função pulmonar, mesmo que promova maiores benefícios na diminuição da dispneia, na tolerância ao exercício e no estado de saúde que qualquer terapia para DPOC. Evidências recentes sugerem que isto também possa ser benéfico para outras doenças respiratórias crônicas. Este aparente paradoxo é explicado pelo fato de que a DPOC pode ser considerada uma doença sistêmica,[4,5] e suas comorbidades (como a diminuição da capacidade oxidativa dos músculos da deambulação, descondicionamento físico, medo de atividades que produzam dispneia, marcha imprópria) contribuem com os sintomas dos pacientes e com a incapacidade. O teste da caminhada de 6 minutos, que reflete a natureza sistêmica da doença, é, portanto, um fator preditor mais forte de sobrevida de pacientes com DPOC que medidas de limitação do fluxo aéreo, tais como o *volume expiratório forçado em 1 segundo* (VEF_1).[6,7] Similarmente, as medidas da área de secção transversa da coxa e do braço, medidas de massa muscular, são melhores em predizer a sobrevida do que a função pulmonar.

A reabilitação pulmonar é efetiva na redução do impacto negativo das comorbidades. Por exemplo, a tolerância ao exercício em pacientes com DPOC é limitada por múltiplos fatores, incluindo aumento do trabalho respiratório resistivo (devido à respiração por vias aéreas estreitas), aumento do trabalho elástico respiratório (devido à hiperinflação estática e dinâmica) e as anormalidades dos músculos da deambulação (levando a produção de lactato e fadiga, mesmo em baixas intensidades de exercício). O treinamento físico leva a um decréscimo do requerimento ventilatório em um determinado nível de exercício, e isto se deve em parte a mudanças fisiológicas nos músculos das pernas. Esse decréscimo no requerimento ventilatório permite que o paciente respire com uma menor frequência respiratória durante o exercício, reduzindo assim os efeitos da hiperinflação dinâmica. Portanto, os exercícios de reabilitação pulmonar levam a um aumento da capacidade de exercício devido aos seus efeitos diretos nos músculos da perna que reduzem o requerimento ventilatório, e isto reflete diretamente sobre a hiperinflação dinâmica[10] e no débito cardíaco[11] — apesar de não existir nenhuma mudança mensurável pelo VEF_1.

Uma reabilitação pulmonar abrangente requer contribuições de diferentes profissionais de cuidados da saúde. Médicos, enfermeiros, profissionais de enfermagem, fisioterapeutas, terapeutas respiratórios, nutricionistas e terapeutas ocupacionais podem estar envolvidos em um programa específico, dependendo da disponibilidade e dos recursos. Um médico como diretor e um profissional de reabilitação pulmonar como coordenador são necessários para a certificação do programa nos Estados Unidos. Os objetivos da reabilitação pulmonar são reduzir os sintomas, melhorar o estado funcional e reduzir os custos com assistência médica.[1]

HISTÓRIA

A reabilitação pulmonar e seus componentes têm sido reconhecidos pelos clínicos como uma intervenção efetiva, pelo menos desde a metade do século XX.[12,13] Desde meados dos anos 1990 ela tem ganhado notoriedade como um estado de arte, sendo uma intervenção cientificamente comprovada para indivíduos com doença pulmonar crônica. A sua importância atual como uma opção terapêutica é sublinhada por quatro eventos:

- A sua incorporação como "melhor terapia", a qual a cirurgia de redução do volume pulmonar foi comparada no *National Emphysema Treatment Trial* (NETT).[14]
- Um relatório de Cochrane demonstrando a efetividade da reabilitação pulmonar em meta análise.[15]
- O seu endosso pela *Global Initiative for Obstructive Lung Disease* (GOLD) e sua posição de destaque no algoritmo atual de tratamento para a DPOC.[16]
- Aceitação como um benefício médico aprovado nos Estados Unidos nos *Centros de Medicare e Serviços de Medicaid* (CMS) desde janeiro de 2010.[17]

Ao longo do tempo, o que foi considerado como uma forma de terapia reservada apenas para pacientes com comprometimento mais grave, é agora recomendado para todos os pacientes com sintomas que limitem seu desempenho e com doença de moderada severidade. Antes de 1991, grande parte da literatura de apoio a reabilitação pulmonar era constituída de descrições abrangentes sobre a mesma e apresentação de estudos de pré-intervenção/pós-intervenção não controlados, que mostravam sua efetividade principalmente na redução da utilização de cuidados hospitalares.[18,19] Mas, em 1991 Casaburi et al.[20] descreveram um estudo com 19 pacientes com DPOC que foram randomicamente submetidos a intensidades maiores ou menores de treinamento físico em bicicleta ergométrica. O treinamento era de 5 dias por semana, totalizando 8 semanas. Os pacientes que treinaram em baixos níveis de exercícios o fizeram por mais tempo, então a quantidade total de trabalho foi mais ou menos equivalente entre os dois grupos. Ambos os níveis de treinamento levaram a benefícios fisiológicos significativos, manifestados pela redução da acidose lática e exigência ventilatória na mesma taxa de trabalho. No entanto, os que treinaram em uma intensidade maior obtiveram maiores benefícios fisiológicos do que aqueles que treinaram com a menor intensidade. Antes desse estudo, muitos acreditavam que os pacientes com DPOC avançada, apresentando muitas vezes limitações ventilatórias durante o exercício, não poderiam aproveitar verdadeiramente os benefícios fisiológicos desse tipo de intervenção. Este foi o primeiro estudo randomizado e controlado que demonstrou que o efeito do treinamento poderia ser resultado de treinamento físico, a pedra fundamental da reabilitação pulmonar.

Em 1994, Goldstein et al.[21] descreveram um ensaio prospectivo controlado e randomizado sobre reabilitação pulmonar. Um total de 89 pacientes com DPOC foram randomicamente submetidos a ou reabilitação pulmonar, inicialmente realizada em ambiente hospitalar, ou ao tratamento médico convencional. O grupo que participou da reabilitação pulmonar teve significativo aumento na distância percorrida no teste da caminhada de 6 minutos, no tempo de resistência ao ciclo submáximo e estado de saúde quando comparado ao grupo que recebeu cuidados médicos padronizados. Este foi o primeiro de muitos ensaios controlados randomizados sobre reabilitação pulmonar que estabeleceram a efetividade da reabilitação pulmonar como uma opção de tratamento para doenças pulmonares crônicas.

Nesse mesmo ano, Reardon et al.[22] relataram que 20 pacientes com DPOC foram randomicamente submetidos a uma abrangente reabilitação pulmonar ambulatorial ou a um período de espera durante o qual eles recebiam cuidados médicos convencionais. A reabilitação levou a melhorias significativas na dispneia de esforço, medida pelo teste incremental de exercício de esteira e através de questionário de classificação da dispneia para as atividades de vida diária. A dispneia de esforço foi reduzida a níveis de exercícios comuns nas atividades diárias, ressaltando seu significado clínico. Este foi o primeiro estudo que demonstrou a efetividade da reabilitação pulmonar na dispneia, o sintoma mais importante nas doenças pulmonares em estado avançado. Estudos subsequentes de O'Donnell et al.[23,24] demonstraram que a redução na dispneia pós-treinamento físico foi associada com a diminuição da demanda ventilatória, provavelmente devido a mudanças fisiológicas nos músculos da perna.

Em 1995, Ries et al.[25] relataram que 119 pacientes com DPOC foram randomicamente selecionados para reabilitação pulmonar ambulatorial com treinamento físico ou somente educação. Em comparação com a educação apenas, a reabilitação levou a um significativo alívio da dispneia, da capacidade máxima de exercício, da resistência ao exercício e da autoeficácia para caminhadas. A "autoeficácia" refere-se à confiança do pacientes para o controle, bem-sucedido, dos sintomas respiratórios associados com uma atividade. Os resultados positivos diminuíram ao longo do tempo, aproximando-se daqueles do grupo-controle em 18 a 24 meses. Este foi o primeiro grande estudo randomizado controlado, demonstrando a efetividade da reabilitação pulmonar ambulatorial em múltiplos desfechos. O declínio nos ganhos obtidos ao longo do acompanhamento destacou a importância de estratégias para promover a adesão à reabilitação em longo prazo.

Em 1996, Maltais et al.[26] relataram a avaliação de 11 pacientes com DPOC antes e depois de 36 sessões de treinamento de resistência de alta intensidade Além do efeito fisiológico esperado do treinamento, incluindo a redução da acidose lática induzida por exercício, o treinamento físico levou ao aumento dos níveis de enzimas oxidativas em amostras de biópsia muscular. De importância adicional, houve melhora nos marcadores bioquímicos correlacionados com a redução da produção de ácido lático durante o exercício. Juntamente com outro trabalho, este estudo demonstrou que o treinamento físico melhora a capacidade oxidativa da musculatura esquelética em pacientes com DPOC, e que esta melhora possui valor clínico.

No ano 2000, Griffiths et al.[27] apresentaram os dados de 200 pacientes com doença pulmonar crônica que foram aleatoriamente submetidos a 6 semanas de um programa de reabilitação pulmonar multidisciplinar ou ao tratamento médico padronizado. Além de demonstrar melhoras substanciais na capacidade de exercício e na qualidade de vida relacionada com a saúde, a intervenção de reabilitação pulmonar levou a menos dias de internação hospitalar e menos visitas domiciliares de cuidados primários no período de 1 ano. Assim, este grande ensaio randomizado mostrou que a reabilitação pulmonar levou a uma diminuição substancial na utilização de assistência médica, confirmando as conclusões dos estudos prévios não controlados. Um estudo subsequente deste grupo[28] forneceu evidências que apoiam a relação de custo-benefício da reabilitação pulmonar.

Um estudo conduzido por Bourbeau et al.[29] sugeriu que um programa de autogestão domiciliar levou a menos admissões hospitalares e outras variáveis de utilização na saúde e a uma melhora no estado de saúde. Ensaios subsequentes foram menos consistentes, mas uma recente metanálise de 17 estudos sustenta os benefícios na qualidade de vida e a diminuição das admissões hospitalares, embora sem nenhuma diferença nas visitas aos serviços de emergência ou em sobrevida.[30]

Em 2005, Casaburi et al.[31] demonstraram que o aumento da broncodilatação em pacientes com DPOC levou a melhores resultados da reabilitação pulmonar. Pacientes com a função pulmonar otimizada poderiam exercitar-se com maiores intensidades e conseguir maiores aumentos da capacidade de exercício. Assim, a reabilitação pulmonar não apenas contribui para os resultados positivos da terapia farmacológica, mas a terapia farmacológica também adiciona benefícios na reabilitação pulmonar.

Em 2007, orientações conjuntas do *American College of Chest Physicians* (ACCP) e da *American Association of Cardiovascular and Pulmonary Rehabilitation* (AACVPR)[32] resumiram as bases das evidências subjacentes à reabilitação pulmonar. O documento citou fortes evidências da efetividade da reabilitação pulmonar na melhora da dispneia e da qualidade de vida. Também houve provas substanciais que apoiaram a sua eficácia na redução da utilização de cuidados de saúde e melhorias de desfechos psicológicos.

A reabilitação pulmonar é a terapia disponível mais efetiva para aumentar a capacidade de exercício de pacientes com doença respiratória crônica. No entanto, sua capacidade de promover o aumento da atividade em casa e no ambiente comunitário não foi comprovada até recentemente. O aumento da atividade física é um importante resultado, pois pacientes com DPOC são, muitas vezes, sedentários,[33] e baixos níveis de atividades físicas estão associados com piores resultados em longo prazo.[34] Em 2008, Walker et al.[35] mensuraram diretamente a atividade (a partir de monitores de atividade) e demonstraram que esta foi aumentada nas 8 semanas seguintes de reabilitação pulmonar. Esse estudo corroborou com os resultados de dois outros estudos que também demonstraram efeitos positivos similares.[36,37] Portanto, esses estudos fornecem forte apoio à ideia de que o aumento da capacidade de exercício, atingido nos centros de reabilitação pulmonar, configura o aumento da atividade em outros cenários.

FUNDAMENTAÇÃO

A reabilitação pulmonar tem um mínimo efeito, se houver algum, sobre a função pulmonar anormal ou a fisiologia respiratória de indivíduos com doença respiratória crônica. O paradoxo aparente é explicado pelo fato de que uma porção considerável da dispneia e as limitações no estado de saúde das doenças pulmonares crônicas são resultantes dos efeitos extrapulmonares da doença, que podem responder ao tratamento. Algumas das manifestações sistêmicas associadas com doenças pulmonares crônicas incluem a depleção nutricional,[38,39] a diminuição da massa muscular dos membros inferiores, a fraqueza e fadiga da musculatura periférica,[40,41] alterações no tipo de fibra muscular periférica[42] e uma redução das enzimas oxidativas dos músculos periféricos.[43] Além disso, técnicas de estimulação ruins, habilidades de enfrentamento mal adaptadas e o medo de atividades que produzam dispneia resultam em um círculo vicioso de descondicionamento e debilidade. A reabilitação pulmonar é efetiva na interrupção deste ciclo, geralmente resultando em melhora clínica significativa em múltiplas áreas de importância para o paciente, incluindo a redução da dispneia do exercício e da dispneia associada com atividades diárias, melhorias na capacidade de exercício e no estado de saúde, e redução da utilização de cuidados de saúde.

INDICAÇÕES

A reabilitação pulmonar é indicada para indivíduos com doença respiratória crônica que tenham sintomas persistentes ou incapacidade apesar do tratamento médico padrão. A Figura 105-1 representa o curso ao longo do tempo de pacientes com limitações na função pulmonar e o papel da reabilitação pulmonar. Os pacientes geralmente são encaminhados por um ou mais dos seguintes sintomas ou condições.[44]

1. Dispneia e/ou fadiga intensas
2. Diminuição da capacidade de exercício
3. Interferência com a realização de atividades da vida diária
4. Estado de saúde prejudicado
5. Diminuição do desempenho ocupacional
6. Depleção nutricional
7. Aumento da utilização de recursos médicos

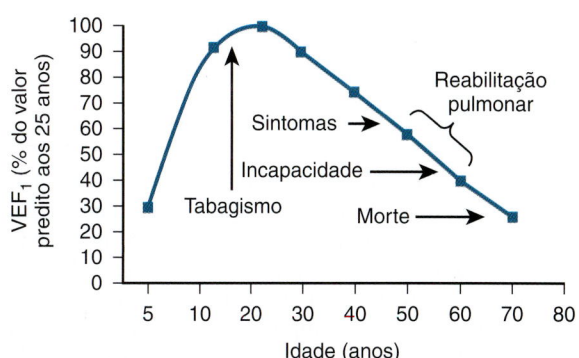

Figura 105-1 Mudança no volume expiratório forçado em 1 segundo (VEF$_1$) ao longo do tempo, em pessoas suscetíveis aos efeitos do tabagismo e que desenvolveram DPOC. O declínio progressivo resulta em limitação funcional, estado de saúde ruim e eventual morte. A reabilitação pulmonar tem um papel quando sintomas ou incapacidades persistentes surgem, e durante o tempo em que os pacientes se beneficiam.

Deve-se notar que sintomas persistentes e/ou limitações nestas áreas clínicas — não somente o prejuízo fisiológico específico pulmonar (como um baixo VEF_1 ou hipoxemia) — ditam a necessidade de intervenção. Além disso, os sintomas, a capacidade de exercício, o estado funcional e o estado de saúde correlacionam-se relativamente mal com anormalidade da função pulmonar. Por isso, não existem critérios específicos que incluam o critério da função pulmonar para a reabilitação pulmonar.

Muitas vezes o encaminhamento para a reabilitação pulmonar tem sido reservado para casos avançados de doença pulmonar. Embora os pacientes dessa categoria possam se beneficiar da intervenção,[45] o encaminhamento em estágios anteriores permitiria maior ênfase em estratégias de prevenção como cessação do tabagismo e um treinamento físico de maior intensidade.

Tradicionalmente, a reabilitação pulmonar tem lidado primariamente com DPOC, enquanto a sua eficácia para outras condições pulmonares tem recebido menor atenção.[46] No entanto, pacientes com asma crônica e remodelamento das vias aéreas, bronquiectasia, fibrose cística, doença da parede torácica ou doença pulmonar intersticial podem ser candidatos adequados.[47] A reabilitação pulmonar é o padrão de cuidado antes e depois do transplante de pulmão e da cirurgia de redução do volume pulmonar. Com base nessas indicações, a reabilitação pulmonar pode também ser útil para recondicionar os pacientes para outros procedimentos cirúrgicos.

Existem dois critérios primários de exclusão da reabilitação pulmonar:

1. Uma condição associada que possa interferir com o processo de reabilitação. Exemplos incluem artrite debilitante e doenças neurológicas, cognitivas ou psiquiátricas graves.
2. Uma condição de comorbidade que possa colocar o paciente em risco durante o treinamento físico. Os exemplos incluem doença cardiovascular instável ou hipertensão pulmonar severa.

Note-se que muitos pacientes com hipertensão pulmonar tenham com segurança (e sucesso) participado de programas de reabilitação pulmonar muitas vezes enquanto aguardam o transplante de pulmão. Os componentes do treinamento físico são modificados nessas situações e os pacientes necessitam de um acompanhamento próximo. Além disso, a falta de motivação é uma contraindicação relativa à reabilitação pulmonar. No entanto, os níveis de motivação podem mudar durante a terapia, especialmente se os pacientes perceberem os benefícios alcançados durante as sessões.

CESSAÇÃO DO TABAGISMO

Tabagismo é a causa de DPOC em mais de 90% dos pacientes afetados. Além disso, não há dúvidas de que a cessação do tabagismo é a terapia mais importante que pode retardar a progressão da limitação do fluxo aéreo e influenciar positivamente a sobrevida. As várias opções farmacológicas e técnicas de modificação comportamentais disponíveis para auxiliarem na cessação são revisadas no Capítulo 46. Embora ainda existam controvérsias, tabagistas ativos são possíveis candidatos para a reabilitação pulmonar se intervenções que promovam a cessação do tabagismo tornem-se um componente importante desse processo. Na verdade, o contato frequente e reforçado durante o programa de reabilitação pulmonar pode influenciar o paciente a adotar um papel pró-ativo no processo da cessação.

COMPONENTES DE UM PROGRAMA DE REABILITAÇÃO PULMONAR ABRANGENTE

TREINAMENTO FÍSICO

O treinamento físico, incluindo o treinamento de resistência e de força das extremidades superiores e inferiores, é um componente essencial da reabilitação pulmonar. O conhecimento atual é de que os músculos periféricos de pacientes com doença pulmonar crônica não são apenas atrofiados, mas também parecem ter alterações na distribuição dos tipos de fibra e decréscimo da capacidade metabólica.[47a] Os exercícios físicos melhoram a resistência, aumentam o nível de funcionamento, auxiliam na realização das atividades diárias, reduzem a pressão arterial sistêmica, melhoram o perfil lipídico, tendem a controlar a depressão, reduzem a ansiedade associada a atividades geradoras de dispneia e facilitam o sono.

O treinamento físico para indivíduos com doença pulmonar crônica, semelhante ao de indivíduos saudáveis, é baseado nos princípios gerais de intensidade (altos níveis de treinamento produzem melhores resultados), especificidade (apenas os músculos treinados exibem resultados) e reversibilidade (a interrupção do treinamento físico regular leva à perda do efeito adquirido).[48]

Limitações ventilatórias ou das trocas gasosas são comuns em doenças pulmonares crônicas e limitam a intensidade do treinamento físico. Entretanto, a capacidade de exercício em muitos pacientes é também limitada pela musculatura periférica e descondicionamento cardiovascular, com um início precoce do metabolismo anaeróbico e da produção de acidose lática durante o exercício. A disfunção muscular periférica é responsiva à intervenção do treinamento físico. Muitos pacientes respiratórios são capazes de se exercitar por prolongados períodos de tempo em níveis próximos de capacidade,[49] e o aumento do nível de treinamento dos exercícios resulta em melhora na capacidade de exercício.[38] A demonstrada redução dos níveis de lactato e de ventilação em taxas de trabalho submáximas idênticas após[21] o treinamento físico de alta intensidade sugere fortemente que um efeito de treinamento é possível em muitos pacientes com doença pulmonar avançada Um aumento dose-dependente das enzimas oxidativas da musculatura periférica acompanha essas adaptações fisiológicas ao treinamento.[43] Uma redução na produção de ácido lático tem sido associada com a melhora da capacidade oxidativa dos músculos periféricos.[50]

A maioria dos programas de reabilitação pulmonar enfatiza o treinamento de resistência para os membros inferiores, geralmente recomendando a prática do exercício entre 20 e 30 minutos, de duas a cinco vezes por semana. Esse treinamento pode incluir o exercício em bicicleta ergométrica, esteira motorizada, subida de escadas ou caminhada sobre uma superfície plana, como num corredor ou auditório. O treinamento é geralmente realizado em níveis iguais ou maiores que 50% a 60% da capacidade máxima de trabalho. Para os pacientes incapazes de manter essa intensidade durante o tempo recomendado, um treinamento constituído de 2 a 3 minutos de exercícios de alta intensidade (60% a 80% da capacidade de exercício máxima) alternados com iguais períodos de descanso tem um resultado similar com menor dispneia.[51,52] A otimização da terapia broncodilatadora é desejável, pois permite que os pacientes se exercitem com intensidades elevadas. Da mesma forma, a oxigenoterapia suplementar para pacientes hipoxêmicos, além de aumentar a segurança, permitirá que os pacientes treinem com taxas de trabalho mais elevadas. A suplementação de oxigênio pode até possibilitar a realização de exercícios físicos com maiores intensidades em pacientes com DPOC não hipoxêmicos,[53] mas novos estudos são necessários para confirmar se essa abordagem é eficaz. Se os pacientes não conseguem atingir taxas elevadas de trabalho durante os exercícios de treinamento, as taxas de trabalho mais baixas também têm demonstrado a produção de resultados positivos.[54]

Embora a força muscular dos membros superiores seja relativamente preservada em comparação com a dos membros inferiores em pacientes com DPOC,[55] esses são importantes para muitas atividades da rotina diária. A utilização da musculatura dos membros superiores é frequentemente associada com dispneia, provavelmente porque os músculos dos braços são também músculos acessórios da respiração. O treinamento de resistência dos membros superiores é, portanto, um importante componente da reabilitação pulmonar. Sua efetividade foi recentemente demonstrada em um estudo clínico randomizado.[56] O treinamento pode ser realizado por meio de exercícios que suportem os braços, tais como a ergometria de braço, ou exercícios que não os suportem, como o levantamento de pesos livres ou com pinos, ou alongamento com faixas elásticas.[57]

Devido à fraqueza muscular periférica e/ou à atrofia contribuírem para as limitações na prática de exercícios em pacientes com doença pulmonar,[58] o treinamento de força é um componente racional dos exercícios físicos durante a reabilitação pulmonar.[59] Por si só o treinamento com exercícios de levantamento de peso, envolvendo os membros superiores e inferiores, aumenta a força muscular e o desempenho de resistência em uma bicicleta ergométrica.[60] Na prática atual da reabilitação pulmonar o treinamento de força é geralmente adicionado ao treinamento aeróbico padrão. Essa combinação aumenta a força e a massa muscular, mas seu efeito aditivo sobre o estado de saúde ainda não foi comprovado.[61]

Na reabilitação pulmonar, a duração total do treinamento físico deve refletir a doença respiratória subjacente do paciente, seu condicionamento físico e cardiovascular e o progresso alcançado durante as sessões de treinamento. As diretrizes do GOLD[16] descrevem que a duração ótima do programa de treinamento ainda não foi determinada por estudos randomizados e controlados, mas sugere que há evidências de que os programas com duração mais longa forneçam melhores benefícios. Idealmente, a melhor duração de um programa de treinamento depende de se o paciente continua a progredir em direção às metas. Na realidade, entretanto, a duração do programa é geralmente definida pelos recursos, reembolsos e motivação contínua do paciente. Programas prolongados podem fornecer benefícios mais sustentados.[62]

O treinamento físico é tipicamente realizado nas instalações do programa de reabilitação pulmonar sob supervisão. Geralmente este é suplementado com instruções específicas para cada paciente sobre exercícios adicionais para realizar em sua casa ou na comunidade. A incorporação precoce dos exercícios domiciliares na rotina diária pode promover um longo período de adesão aos exercícios prescritos. Levando este conceito um nível adiante, um estudo randomizado demonstrou que após 4 semanas de educação padronizada e 8 semanas de exercícios físicos *em casa* eles foram tão efetivos em seus desfechos primários como em 8 semanas de treinamento supervisionado em um centro de reabilitação pulmonar.[63] O desfecho primário desse estudo foi a avaliação da dispneia através de um questionário aplicado 1 ano após a reabilitação. Melhoras similares foram notadas na capacidade de exercício, embora as médias das diferenças percorridas no teste da caminhada de 6 minutos tenham sido bem menores que a diferença mínima estabelecida como clinicamente significativa de 54 m. Importante destacar que não houve diferenças significativas nos eventos adversos entre os dois grupos, e os médicos e o comitê gestor não identificaram nenhum evento adverso grave atribuído ao treinamento físico. Resta ser determinado se esta abordagem de exercícios domiciliares para a reabilitação pulmonar irá tornar-se uma alternativa prática em relação à abordagem tradicional.

EDUCAÇÃO

A educação é um importante componente dos programas de reabilitação pulmonar, e sua incorporação em conjunto com o treinamento físico fornece um cenário promissor na promoção de mudanças do comportamento relacionado a questões de saúde necessárias para otimizar o controle da doença. As necessidades educacionais são determinadas como parte inicial da avaliação do paciente e então são reavaliadas ao longo do programa. A educação fornece informações importantes ao paciente e sua família sobre o processo da doença, sua comorbidade e seu tratamento. Essas informações encorajam a participação ativa nos cuidados de saúde, promovendo, assim, a adesão à terapia e habilidades importantes de autogestão.[64,65] A educação também ajuda o paciente e sua família a encontrar maneiras de lidar com a doença crônica e suas comorbidades.[66] Alguns tópicos educacionais padronizados são listados na Tabela 105-1. A educação na reabilitação pulmonar é geralmente fornecida em pequenos grupos ou individualmente.

O processo educacional inclui a promoção de um estilo de vida saudável, a incorporação de técnicas adaptativas (como a autoestimulação) no ambiente doméstico e a promoção da adesão em longo prazo das instruções pós-reabilitação. A educação sobre autogestão é um componente essencial da reabilitação pulmonar. Ela enfatiza a abordagem "aprender fazendo", melhorando a autoconfiança do paciente e encorajando uma atitude de "tomar conta" em colaboração com os prestadores de cuidados de saúde, indo em direção ao controle da doença.[17] Algumas estratégias de autogestão colaborativa

Tabela 105-1 Elementos Educacionais de um Programa de Reabilitação Pulmonar Abrangente

Fisiologia e Anatomia Pulmonar Normais
Fisiopatologia da doença pulmonar
Descrição e Interpretação dos testes médicos
Estratégias de autogestão colaborativa
Treinamento respiratório
Higiene brônquica
Uso da medicação
Princípios dos exercícios
Atividades diárias e conservação de energia
Modalidades respiratórias
Autoavaliação e manejo dos sintomas
Nutrição
Questões psicossociais
Questões éticas
Diretivas de antecipação

Adaptada de Casaburi R, ZuWallack R: Pulmonary rehabilitation for management of chronic obstructive pulmonary disease. *N Engl J Med* 360:1329–1335, 2009.

incluem intervenções para cessar o tabagismo, encorajar os exercícios regulares em casa, incorporar aumentos de níveis de atividade física no ambiente doméstico e reconhecer e tratar as exacerbações respiratórias precocemente. O desenvolvimento de um plano de autogestão colaborativo, específico para cada paciente em relação às exacerbações da DPOC é uma meta importante da reabilitação pulmonar; isto inclui a educação sobre os sintomas e sinais associados com as exacerbações para então promover o reconhecimento precoce seguido pela implementação de um plano de ação, o qual geralmente inclui o uso de prescrições preenchidas com um curso breve de corticoide sistêmico e um antibiótico. A colaboração permanente entre o paciente e os membros da equipe médica é a chave para uma autogestão efetiva. As discussões sobre diretivas avançadas são, também, um importante componente da reabilitação pulmonar (veja mais adiante).[67-69]

Devido ao fato de a educação ser virtualmente um componente de todos os programas de reabilitação pulmonar, existem poucos estudos avaliando a contribuição individual da educação para a eficácia global do programa. Entretanto, as estratégias de autogestão aplicadas no ambiente doméstico demonstram ser eficazes na promoção do estado de saúde e redução da utilização de recursos médicos.[29]

TREINAMENTO E APOIO PSICOSSOCIAL

Problemas psicossociais, como ansiedade, depressão, problemas de enfrentamento e diminuição da autoestima, contribuem para o fardo de possuir uma doença respiratória em estado avançado.[70] Intervenções comportamentais e psicossociais variam muito entre os programas de reabilitação pulmonar, mas geralmente envolvem sessões educacionais ou de grupos de apoio, focando em áreas como estratégias de enfretamento ou técnicas de controle de estresse. As técnicas de relaxamento muscular progressivo, redução do estresse e controle do pânico podem reduzir não somente a ansiedade, mas também a dispneia.[71] Os esforços educacionais também podem melhorar as habilidades de enfrentamento. É encorajada a participação de membros da família ou amigos nos grupos de suporte de reabilitação pulmonar. Discussões informais sobre os principais sintomas e preocupações dos pacientes com doença pulmonar crônica podem prover suporte emocional aos pacientes e seus familiares. Por causa dessas intervenções não foi nenhuma surpresa o fato de que um estudo clínico randomizado demonstrou que a reabilitação pulmonar abrangente pode diminuir a morbidade psicossocial em pacientes com DPOC severa, mesmo quando nenhuma intervenção psicológica específica seja fornecida.[72] Indivíduos com doença psiquiátrica substancial devem, sem dúvida, ser tratados com cuidados profissionais apropriados.

SUPORTE NUTRICIONAL

A depleção nutricional, incluindo anormalidades na composição corporal como a diminuição da massa corporal magra, está presente em 20% a 35% dos pacientes com DPOC estável.[73,74] Sem dúvida, a depleção da massa magra contribui para a morbidade dos pacientes com doença respiratória crônica, por ocasionar diminuição da força muscular respiratória,[75] da força de preensão palmar,[76] da tolerância ao exercício,[77,78] e do estado de saúde.[79] A depleção nutricional e a alteração na composição corporal são, também, importantes na predição da mortalidade por DPOC, independentemente do VEF_1.[8,9,80] Por isso, a intervenção nutricional é um componente recomendável da reabilitação pulmonar abrangente.

Entretanto, os benefícios da suplementação nutricional isoladamente para pacientes abaixo do peso com doença pulmonar crônica não tem sido substancial. Meta análise sobre intervenção nutricional na DPOC reportou que houve apenas um aumento de 1,65 kg de peso após a intervenção.[81] Em vista desses resultados desanimadores obtidos com a suplementação calórica, está sendo considerada a suplementação hormonal com anabolizantes esteroides.[82] Essa opção levou ao aumento do peso, da massa corporal magra, da força muscular respiratória e da circunferência da musculatura dos braços e das coxas.[83] Além disso, um estudo revelou que a combinação de testosterona e treinamento com pesos em homens com DPOC e baixos níveis de testosterona levou a um maior aumento da massa e da força muscular do que cada intervenção isoladamente.[84] É ainda desconhecido se estes achados preliminares deste seleto grupo podem ser aplicados com segurança e eficiência para a população em geral. A *Joint ACCP/AACVPR Guidelines on Pulmonary Rehabilitation*[2] não recomenda o uso rotineiro de esteroides anabolizantes em pacientes com DPOC.

TREINAMENTO RESPIRATÓRIO, TREINAMENTO DA MUSCULATURA INSPIRATÓRIA E FISIOTERAPIA RESPIRATÓRIA

Essas modalidades têm sido parte da reabilitação pulmonar ao longo dos anos, mas faltam evidências conclusivas para a maior parte delas que suportem sua efetividade na reabilitação pulmonar. O treinamento respiratório visa controlar a frequência e o padrão respiratório, com o objetivo de diminuir o aprisionamento aéreo. A *respiração com lábios semicerrados* acontece quando o paciente inala através do nariz e expira, entre 4 e 6 segundos, através dos lábios semicerrados em posição de assobio/beijo. Essa técnica facilita o recrutamento dos músculos abdominais durante a expiração e tem um efeito positivo no padrão respiratório, aumentando assim o volume corrente e reduzindo o volume pulmonar expiratório final. Como resultado observam-se menos hipoxia e dispneia. Em pacientes selecionados, a respiração com lábios semicerrados também reduziu o custo de oxigênio da respiração.[85] Geralmente os pacientes com DPOC podem ser prontamente treinados para a respiração com lábios semicerrados; de fato, muitas vezes eles espontaneamente adotam este tipo de padrão respiratório quando estão dispneicos. Tem sido demonstrado, em alguns pacientes com DPOC severa, que o ato de *respirar enquanto se curva para frente* diminui a dispneia, tanto durante o exercício quanto em repouso. Benefícios semelhantes podem ser alcançados respirando na posição supina e na posição de Trendelenburg. A melhor explicação para essa redução na dispneia é que o aumento da pressão abdominal causada pelo alongamento em curva sobrecarrega o diafragma, movendo-o para uma melhor posição de contração e levando à melhoria da função diafragmática. A *respiração diafragmática* não se demonstrou benéfica; na verdade, essa técnica pode realmente *diminuir* a eficiência respiratória.[85]

A lógica por trás do treinamento muscular inspiratório é que os pacientes com DPOC possuem músculos inspiratórios fracos e seu treinamento pode melhorar resultados. A *Joint ACCP/AACVPR Evidence-Based Clinical Practice Guidelines* revisou os relativamente numerosos estudos de treinamento muscular inspiratório e concluiu que este tratamento aumenta a força muscular inspiratória, aumenta a capacidade de exercício e diminui a dispneia. Sua recomendação é considerar o treinamento muscular inspiratório em pacientes selecionados com DPOC que apresentem diminuição da força muscular inspiratória e dispneia apesar da terapia médica adequada.[2]

A fisioterapia respiratória é utilizada na tentativa de remover as secreções das vias aéreas. As técnicas incluem drenagem postural, percussão e vibração torácica e tosse dirigida. A drenagem postural utiliza a gravidade para ajudar a drenar os segmentos pulmonares individualmente. A percussão torácica deve ser realizada com cuidado em pacientes com osteoporose ou problemas ósseos. A tosse pode ser uma técnica eficaz para a remoção do excesso de muco das grandes vias aéreas; infelizmente, os pacientes com DPOC possuem os mecanismos de tosse prejudicados (o fluxo expiratório máximo é reduzido, o batimento ciliar é debilitado) e o próprio muco tem suas propriedades viscoelásticas alteradas. A tosse dirigida pode ser útil para reforçar os efeitos benéficos e prevenir aqueles indesejáveis, pois os espasmos causados pela tosse podem levar a dispneia, fadiga e piora da obstrução. Com a tosse dirigida, os pacientes são instruídos a inspirar profundamente, segurar a respiração por alguns segundos e então tossir, duas ou três vezes, com a boca aberta. Eles também são orientados a comprimir o abdome superior para ajudar na tosse. Provavelmente essas técnicas são úteis em pacientes selecionados com dificuldade de mobilizar secreções.

VACINAÇÃO

As causas de exacerbação da DPOC são mal compreendidas e possivelmente multifatoriais. Tanto o vírus *influenza* como o *Streptococcus pneumoniae* possivelmente desempenham um papel importante nas complicações infecciosas graves de pacientes com doença pulmonar crônica, podendo ocasionar inclusive morte.[86] Um dos objetivos nacionais de saúde dos Estados Unidos é aumentar as taxas de vacinação para *influenza* e pneumococos para um valor maior que 60% nas pessoas com alto risco de complicações, e para todos com 65 anos de idade ou mais.[87] Como dito, isto inclui todos os pacientes com DPOC e outras formas de doença pulmonar crônica, independentemente da idade. Devido à vacinação para o vírus *influenza* ser específica e os sorotipos estarem mudando constantemente, a vacinação deve ser repetida anualmente, de preferência no começo do outono. Por outro lado, a vacina pneumocócica é polivalente e seus benefícios devem durar por toda a vida.[88] Uma das responsabilidades de um programa de reabilitação é educar os envolvidos sobre a importância da vacinação contra infecções por *influenza* e pneumococos, e garantir que a vacinação seja realizada e repetida anualmente (para influenza).

AVALIAÇÃO E OXIGENOTERAPIA

Prática

Embora não seja em si um único componente da reabilitação pulmonar, o teste para a necessidade de oxigênio e/ou ajuste de oxigênio para alcançar os benefícios plenos é parte integrante de todos os programas de reabilitação. Dois estudos de referência demonstraram claramente a melhora da sobrevida de pacientes com DPOC e hipoxemia (pressão arterial de oxigênio $PO_2 < 55$ mmHg), que utilizaram oxigenoterapia suplementar à noite em comparação com aqueles que não a utilizaram; houve ainda uma sobrevida maior naqueles que utilizaram a oxigenoterapia por períodos mais prolongados com o auxílio de um dispositivo de oferta ambulatorial.[89,90]

Tabela 105-2 Orientações para a Prescrição da Oxigenoterapia Domiciliar para Doença Pulmonar Obstrutiva Crônica Avançada

CRITÉRIOS DE SELEÇÃO DOS PACIENTES

Indicações Aceitas

Pacientes com PaO_2 de repouso consistentemente igual ou menor que 55 mm Hg

Pacientes com PaO_2 de repouso consistentemente entre 55-59 mm Hg mais *cor pulmonale* clinicamente diagnosticado e/ou hematócrito > 55% *e* doença clinicamente estável com terapia otimizada

Pacientes com hipoxemia noturna (i.e., $PaO_2 < 55$ mmHg em diversas ocasiões *ou* hematócrito > 55% *ou* evidência clínica de hipertensão pulmonar)

Indicações Possíveis

Pacientes normoxêmicos nos quais foi demonstrado que o oxigênio reduz a dispneia e aumenta substancialmente a capacidade de exercício

Para a suplementação durante o treinamento físico

DOSE DE OXIGÊNIO

Fluxo contínuo por cânulas nasais duplas ou simples (veja o texto) ou por um sistema de entrega sob demanda, com a demonstração da adequada saturação de oxigênio

Menor fluxo necessário para aumentar a PaO_2 para 60-65 mmHg ou a saturação de oxigênio para 90%-94%

Aumentar o fluxo basal em 1 L/min durante o exercício e o sono. Considerar fluxos mais elevados para viagens aéreas

PaO_2, pressão parcial de oxigênio arterial.
Adaptada de Celli BR, MacNee W, ATS/ERS Task Force, et al: Standards for the diagnosis and treatment of patients with COPD: a summary of the ATS/ERS position paper. *Eur Respir J* 23:932–946, 2004.

As diretrizes contemporâneas para a prescrição de oxigênio domiciliar em pacientes com DPOC foram em parte baseadas nestes estudos, e estão listadas na Tabela 105-2. O principal critério é a hipoxemia significativa, definida como PO_2 arterial de 55 mmHg ou menos, durante 3 semanas ou mais, em pacientes clinicamente estáveis (i.e., sem exacerbação de bronquite, insuficiência cardíaca ou outras complicações intercorrentes). Também foram utilizados critérios adicionais em um estudo multicêntrico da América do Norte para incluir pacientes com DPOC estáveis com valores de PO_2 arterial entre 55 e 59 mm Hg.[89] Eles incluíram evidências de hipertensão pulmonar sugeridas por anormalidades radiológicas (vasos pulmonares aumentados); achados no eletrocardiograma de aumento de pressão de câmaras direitas (ondas P nas derivações II, III e aVF > 2 mm de amplitude); evidências clínicas de *cor pulmonale* com insuficiência cardíaca; ou policitemia secundária a hipoxemia crônica. Pacientes com DPOC e evidência ecocardiográfica de hipertrofia ventricular direita e/ou hipertensão pulmonar também são qualificados.

Dosagem

O objetivo terapêutico da administração de oxigenoterapia suplementar é elevar a PO_2 arterial para 60 a 65 mm Hg ou, alternativamente, atingir uma saturação de oxigênio entre 90% e 94%. Os resultados do *Nocturnal Oxygen Therapy Trial* (NOTT)[89] estabeleceram que a grande maioria dos pacientes com DPOC avançada e hipoxemia alcançou este objetivo com o fornecimento de oxigênio via cânula nasal com 1 a 2 L/min. Menos de 10% dos pacientes necessitaram de 3 L/min ou mais enquanto em repouso. Resultados adicionais obtidos durante a condução do estudo indicam que o oxigênio suplementar de 1 L/min foi necessária durante o estresse do exercício e durante o sono; essas necessidades extras são, sem dúvida, causadas pelo aumento da demanda metabólica durante o exercício e ao modesto grau de hipoventilação e/ou piora das trocas gasosas ocorridos no sono.

Então se o fluxo de oxigênio basal é de 2 L/min com os pacientes em repouso, a taxa de fluxo deve ser elevada para 3 L/min quando eles estão se exercitando ou dormindo. O monitoramento periódico da oxigenação é essencial para determinar quem deve receber o oxigênio suplementar em primeiro lugar; além disso, naqueles que estão sendo tratados, o monitoramento é usado para avaliar se os objetivos terapêuticos estão sendo atingidos ou foram excedidos. Duas técnicas estão disponíveis: a punção arterial para determinar a PaO_2 e a oximetria de pulso para medir a saturação de oxigênio. Esta última é utilizada cada vez mais, devido a sua conveniência e melhora na precisão dos novos oxímetros.

Sistemas de Distribuição

Os sistemas e dispositivos de fornecimento de oxigênio disponíveis para uso doméstico são os seguintes: cilindros de alta pressão de gás comprimido; gás líquido em botijões leves e concentradores de oxigênio estacionários. Os grandes cilindros de gás comprimido são fixos em uma posição, mas os pacientes podem se mover a curtas distâncias enquanto usam tubos extensores longos (aproximadamente 15 metros); os cilindros pequenos podem ser acoplados a cadeiras de rodas ou instalados em veículos para permitir trajetos fora de casa. Pacientes ambulatoriais sentem-se melhor com o dispositivo pequeno e portátil líquido, que é a única forma viável de fornecer oxigênio para alguém que esteja trabalhando ou ativo. Botijões contendo gás líquido e concentradores de oxigênio portáteis estão constantemente sendo melhorados para reduzir seu peso e aumentar a duração de uso. Como o objetivo principal da reabilitação pulmonar é restaurar a capacidade funcional dos pacientes a níveis ótimos e os exercícios são a parte fundamental da reabilitação pulmonar, muitos esforços estão sendo feitos para fornecer aos pacientes hipoxêmicos dispositivos portáteis que os ajudem a alcançar estes objetivos.

O Oxigênio como um Adjuvante no Treinamento Físico da Reabilitação Pulmonar

Além dos efeitos de aumento na sobrevida, a terapia com a suplementação de oxigênio aumenta a capacidade de exercício em pacientes com DPOC hipoxêmicos e não hipoxêmicos.[92] Parte desses efeitos benéficos é mediada, provavelmente, pela redução do impulso respiratório do corpo carotídeo, que resulta em uma baixa frequência respiratória e, consequentemente, em menor hiperinflação dinâmica. O fato de o oxigênio suplementar aumentar a capacidade de exercício em pacientes com DPOC, ele também pode melhorar os resultados da reabilitação pulmonar, permitindo que os pacientes se exercitem em intensidades mais elevadas. A oxigenoterapia para indivíduos com hipoxemia induzida pelo exercício é um cuidado-padrão nos Estados Unidos, mas o papel da oxigenoterapia em pacientes não hipoxêmicos como potencial intensificador do exercício ainda não está bem estabelecido. Até o momento, poucos estudos clínicos têm demonstrado que a suplementação de oxigênio (ou mistura de hélio com oxigênio) durante os exercícios da reabilitação pulmonar em pacientes com DPOC não hipoxêmicos possa permitir que o treinamento físico seja feito com maior intensidade, melhorando, em curto prazo, esta intervenção.[93,94] Mais pesquisas são necessárias nesta área.

ADESÃO EM LONGO PRAZO

Embora os efeitos da reabilitação pulmonar em curto prazo possuam desfechos firmemente estabelecidos em múltiplas áreas, a efetividade em longo prazo dessa terapia é frequentemente decepcionante. Em estudos controlados de reabilitação pulmonar, os ganhos obtidos na capacidade de exercício e no estado de saúde depois de 6 a 8 semanas de terapia desaparecem substancialmente após 18 a 24 meses.[25] No entanto, parece ilógico esperar que uma terapia que seja aplicada somente durante 6 a 8 semanas possa modificar substancialmente o curso natural da doença. Provavelmente dois fatores são os principais responsáveis por esta queda na efetividade: (1) exacerbações da doença pulmonar subjacente, levando a uma sintomatologia prolongada e retomada de um estilo de vida mais sedentário e (2) um declínio gradual na adesão dos exercícios prescritos pós-reabilitação. Com esses fatores em mente, o programa de reabilitação pulmonar deve incluir estratégias que promovam a adesão por um longo período. Uma abordagem é a incorporação mais ativa dos princípios da reabilitação pulmonar, incluindo os exercícios físicos, no ambiente doméstico. Isto é reiterado por estudos de programas baseados em exercícios domiciliares, os quais sugerem que os ganhos obtidos neste ambiente podem ser mais duradouros[95] do que aqueles programas baseados em hospitais. A realização de caminhadas regulares aparentemente ajuda a prolongar os benefícios em certas áreas.[96] Embora repetidas sessões de reabilitação pulmonar regularmente programadas não tragam benefícios adicionais,[97] oferecer um "reforço extra" de reabilitação pulmonar após uma exacerbação, enfatizando curtos períodos de treinamento físico supervisionado até o paciente retornar ao desempenho basal, parece ser uma intervenção razoável em alguns casos. A reabilitação pulmonar de longa duração parece conferir uma eficácia duradoura.[62]

REABILITAÇÃO PULMONAR E CUIDADO INTEGRADO COM O PACIENTE RESPIRATÓRIO

As diretrizes da *American Thoracic Society/European Respiratory Society (ATS/ERS)* definem a reabilitação pulmonar como "um espectro de estratégias de prevenção integradas no manejo vitalício de pacientes com doença respiratória crônica e que envolve a colaboração ativa e dinâmica entre pacientes, familiares e prestadores de cuidados com a saúde".[1] Dependendo das necessidades específicas de cada paciente, estes cuidados devem incluir o aconselhamento e terapia para a interrupção do tabagismo, promoção de atividades, educação sobre um estilo de vida saudável, vacinações, incorporação de exercícios físicos regulares conforme o estilo de vida individual, otimização da farmacologia, uma estratégia preventiva de exacerbação, um plano de manejo colaborativo para o reconhecimento e tratamento precoce das exacerbações e discussão de diretivas antecipadas. Essas intervenções podem ser agrupadas em programas de reabilitação pulmonar ambulatoriais ou hospitalares administrados por uma equipe multidisciplinar. Mas se a reabilitação pulmonar não estiver disponível ou viável para um paciente em particular, o ônus deste manejo abrangente centrado no paciente apoia-se no provedor de cuidados de saúde. Infelizmente, o modelo de assistência à saúde atual é pouco adequado para este tipo de manejo

Outra abordagem — que ainda não foi implementada em um grau significativo — é o conceito de cuidado integrado.[17] O cuidado integrado, quando aplicado em indivíduos com doença respiratória, está sendo descrito como "um sistema amplo, multidisciplinar, com abordagem colaborativa que é individualizada para as necessidades específicas do paciente. Essa abordagem enfatiza avaliação abrangente, educação de autogestão, acordo sobre um plano de cuidados individualizado e a comunicação entre os profissionais de saúde, pacientes e famílias/cuidadores."[17,98] Uma abordagem de cuidados integrados seria particularmente útil durante as exacerbações da DPOC, quando há uma deterioração abrupta da condição do paciente e uma maior probabilidade de aumento na utilização dos cuidados de saúde. Alguns dados sugerem que uma abordagem de cuidado integrado nessas condições reduz os custos com saúde.[99]

PROMOÇÃO DE ATIVIDADE FÍSICA NO PACIENTE COM DOENÇA RESPIRATÓRIA CRÔNICA

O gasto energético durante as atividades diárias é um importante fator de predição da mortalidade entre idosos saudáveis de uma comunidade,[100] e pacientes com DPOC são mais sedentários do que os indivíduos saudáveis da mesma idade.[101] Pacientes com DPOC hipoxêmicos são em geral muito sedentários e, lamentavelmente, o oxigênio suplementar não é particularmente efetivo na reversão deste comportamento mal adaptativo.[102] Como a diminuição da atividade física em pacientes com DPOC parece estar relacionada com o aumento da utilização de recursos de saúde e da mortalidade,[103,104] um importante objetivo da reabilitação pulmonar é promover o aumento da atividade física no ambiente domiciliar e comunitário. Embora a reabilitação pulmonar, inequivocamente, aumente a capacidade de exercício, está pouco claro se este aumento é traduzido em aumento da atividade física fora do ambiente da reabilitação pulmonar. Os ensaios clínicos que utilizaram medidas diretas de atividade física usando detectores de movimento (acelerômetros colocados na cintura ou na perna) têm demonstrado que a reabilitação pulmonar, de fato, aumenta a atividade física.[35-37]

ORGANIZAÇÃO DO PROGRAMA

O programa de reabilitação pulmonar necessita de um coordenador para organizar os vários componentes em uma unidade funcional. O coordenador desenvolve um programa integrado e monitora seu progresso e funcionamento. O programa deve ter recursos disponíveis para ensinar e supervisionar a terapia respiratória (oxigênio, utilização de inaladores, nebulizadores); fisioterapia (técnicas respiratórias, fisioterapia respiratória, drenagem postural); exercícios de condicionamento (extremidades superiores e inferiores); e atividades de vida diária (simplificação do trabalho, conservação de energia). Também são desejáveis serviços de avaliação e aconselhamento sobre necessidades nutricionais, psicológicas e profissionais.

Ter um programa ambulatorial ou em ambiente hospitalar depende dos métodos de reembolso, da população de pacientes, do pessoal disponível e da política institucional. O ideal é aquele que fornece um componente intra-hospitalar para pacientes que podem se beneficiar do programa enquanto se recuperam de exacerbações agudas, e um componente ambulatorial (incluindo terapia domiciliar) que poderia completar o programa iniciado no hospital. Este programa garante uma boa continuidade dos resultados.

AVALIAÇÃO DOS RESULTADOS

A avaliação dos resultados pode ser definida como a avaliação das "consequências" (ou desfechos) de uma intervenção. Como afirmado anteriormente, a reabilitação pulmonar não melhora a fisiologia da função pulmonar. Mas o treinamento físico na reabilitação aumenta a quantidade de enzimas oxidativas nos músculos treinados, acompanhado por um atraso benéfico na geração de lactato (um marcador de desempenho muscular). Isto resulta na melhora do desempenho físico, na redução da dispneia e também pode ser responsável, pelo menos em parte, pela melhora da capacidade funcional. Portanto, mesmo que a reabilitação pulmonar não melhore a função pulmonar, ela reduz as incapacidades e deficiências do paciente.

A avaliação dos resultados da reabilitação pulmonar abrange três áreas: (1) uma auditoria geral sobre a efetividade global do programa de reabilitação pulmonar e de seus componentes; (2) avaliação da resposta individual do paciente à intervenção; e (3) avaliação do efeito da reabilitação pulmonar na sociedade, especialmente com respeito aos seus efeitos na utilização de assistência médica e relação custo-benefício. Alguns desfechos comumente avaliados estão listados na Tabela 105-3.

A avaliação da efetividade do programa de reabilitação pulmonar para a população de pacientes como um todo é

Tabela 105-3 Exemplos de Desfechos Avaliados na Reabilitação Pulmonar

Mensuração	Escalas/Testes
Dispneia de esforço	Escala de Borg ou escala analógica visual durante os testes de exercício
Dispneia para atividades diárias	*Modified Medical Research Council* (MRC), *Baseline and Transitional Dyspnea Indexes* (BDI/TDI) e *San Diego Shortness of Breath* (SOBQ)
Capacidade Funcional de Exercício	Teste de caminhada de 6 minutos Testes de caminhada incremental e de resistência
Medições laboratoriais do desempenho de exercício	Teste cardiopulmonar incremental durante o exercício Teste de resistência em taxa constante de trabalho
Estado de Saúde	*Chronic Respiratory Disease Questionnaire* (CRQ), *St. George's Respiratory Questionnaire* (SGRQ), *Medical Outcomes Study Short Form-36* (SF-36)
Desempenho funcional	*Pulmonary Functional Status Scale* (PFSS) *Pulmonary Function Status and Dyspnea Questionnaire* (PFSDQ)
Estado nutricional/composição corporal	Índice de Massa Corporal (IMC) Composição corporal utilizando impedância bioelétrica ou absorção de raios X de dupla energia (DEXA)
Variáveis psicológicas	Mensuração da ansiedade e depressão usando o questionário *Hospital Anxiety and Depression* (HAD)

importante para a avaliação contínua da qualidade. Esta avaliação pode ser feita através dos seus vários componentes, especialmente com a mensuração da dispneia, da capacidade de exercício e do estado de saúde. A avaliação da dispneia cai em duas categorias: mensuração da dispneia de esforço por testes de exercícios padronizados e mensuração da dispneia através da aplicação de um questionário. A dispneia de esforço é geralmente avaliada utilizando a escala de Borg[105] ou uma escala visual analógica. A mensuração da dispneia por questionário geralmente avalia a dispneia associada com as atividades diárias ou a maneira pela qual a dispneia de esforço limita as atividades.[106] A capacidade de exercício pode ser medida no laboratório utilizando protocolos que envolvam um teste incremental de esteira ou bicicleta estacionária. No entanto, os testes de campo de desempenho nos exercícios, tais como o teste de caminhada de 6 minutos ou o teste de caminhada com velocidade controlada, são os mais comumente realizados. O teste da caminhada de 6 minutos é de fácil realização, é bem relacionado com o estado funcional e é responsivo à intervenção de reabilitação pulmonar. Como afirmado anteriormente, o teste da caminhada de 6 minutos é melhor preditor da mortalidade em pacientes com DPOC que a função pulmonar. Para o teste de caminhada com velocidade controlada,[107] o paciente é instruído a caminhar em torno de um percurso de 10 metros com aumento gradativo da velocidade. A velocidade é determinada por um sinal auditivo que define o ritmo. O teste é finalizado quando o paciente não consegue completar o percurso no tempo determinado, geralmente por dispneia. A distância total atingida é a variável avaliada. O estado de saúde é geralmente avaliado utilizando questionários respiratórios específicos, como o *Chronic Respiratory Disease Questionnaire* (CRQ)[108] ou o *St. George's Respiratory Questionnaire* (SGRQ)[109] Alguns programas de reabilitação pulmonar podem, também, utilizar um instrumento genérico, como o *Medical Outcomes Study Short Form-36* (SF-36),[110] para completar as informações dos questionários respiratórios específicos. As avaliações nas áreas de composição nutricional/corporal, objetivos educacionais alcançados e variáveis psicossociais (p. ex., ansiedade, depressão e habilidades de enfrentamento) são também possíveis. Em suma, um programa de reabilitação pulmonar pode ser avaliado por sua capacidade de melhorar funcionalmente um paciente pela mensuração desses componentes.

Na avaliação da resposta à terapia de um paciente *individual*, os testes de exercício como o teste cronometrado de caminhada, questionário para a avaliação da dispneia, ou mensuração do estado funcional ou de saúde podem fornecer algumas informações úteis. No entanto, até o momento, os essas mensurações de resultados que se tornaram rotina na avaliação do programa não foram extensivamente validados para a avaliação individual do paciente. A tradicional avaliação clínica individualizada continua sendo necessária para tal avaliação.

Finalmente, a reabilitação pulmonar pode ser avaliada pelo seu efeito sobre a sociedade, especialmente com respeito aos seus efeitos na utilização de assistência médica e sua relação de custo-benefício. A avaliação dos resultados na utilização de assistência médica ou custo-benefício geralmente requer a participação de vários centros em um estudo multicêntrico para que se possa recrutar o número necessário de pacientes para este tipo de análise.

NOVAS TERAPIAS DE APOIO

Várias novas terapias podem ser benéficas para os pacientes com incapacidade severa devido a doença respiratória crônica. A *ventilação não invasiva com pressão positiva* (VNPP; Cap. 102), por reduzir a carga dos músculos respiratórios melhora a dispneia e a capacidade de exercício em pacientes com DPOC.[111-113] Quando VNPP é adicionada na reabilitação pulmonar de pacientes com DPOC hipercápnicos e utilizada no domicílio, há uma melhora na dispneia, no escore do estado de saúde, na capacidade de exercício, na gasometria arterial e na função pulmonar, em comparação com a reabilitação apenas. No entanto, esse tipo de ventilação não conseguiu demonstrar redução das exacerbações e da mortalidade.[114] O uso da ventilação assistida proporcional na reabilitação pulmonar de pacientes sem hipercapnia não tem benefícios adicionais na DPOC moderada.[115] No entanto, em pacientes com doença pulmonar severa, essa forma de terapia permitiu que os pacientes se exercitassem com intensidades mais elevadas, resultando na conquista de uma melhor capacidade máxima de exercício.[116] A *Joint ACCP/AACVPR Evidence-Based Clinical Practice Guidelines* afirmou que a VNPP confere um benefício pós-reabilitação em pacientes com limitação severa do fluxo aéreo.[2] Similarmente, a aplicação de estimulação elétrica, combinada com a mobilização ativa dos membros em pacientes com DPOC em ventilação mecânica, ou em outros pacientes com incapacidade grave, melhora a força muscular e promove outros desfechos centrados no paciente.[117-120] Finalmente, a inalação de misturas gasosas menos densas, enriquecidas com oxigênio, como 72% de hélio/28% de oxigênio, pode melhorar o desempenho nos exercícios em pacientes com DPOC severa.[121] Essa técnica permanece um tópico promissor para pesquisas.[122]

Os benefícios potenciais de cuidados paliativos no ambiente doméstico, pelo menos em pacientes com DPOC, estão começando a ser estudados, mas os resultados iniciais em um pequeno estudo aleatório[123] indicam que existe um número significativo de barreiras para que esta intervenção seja recomendada para a maioria dos pacientes com DPOC severamente debilitados. Com o envelhecimento da população e o impacto das doenças não comunicáveis e não infecciosas, a pesquisa nesta área é de extrema importância, pois elas se tornaram a principal causa de morbidade e mortalidade no mundo.[124]

PLANEJAMENTO DE CUIDADOS AVANÇADOS

A participação em um programa de reabilitação pulmonar promove um excelente ambiente para abordar discussões de planejamento de cuidados avançados.[68] Como parte do componente educacional da reabilitação pulmonar, informações podem ser fornecidas sobre como designar um procurador de cuidados de saúde (também conhecido como poder durável do procurador para cuidados de saúde). A reabilitação pulmonar proporciona uma oportunidade única para fornecer aos membros da família um senso claro dos objetivos individuais do paciente quanto ao tratamento e às preferências sobre o uso de determinados tratamentos de suporte à vida, tais como a ventilação mecânica, a ressuscitação cardiopulmonar, a alimentação por sondas e diálise. A educação para o planejamento de cuidados avançados no contexto do programa de reabilitação pulmonar é geralmente bem aceita.[69]

Pontos-chave

- A reabilitação pulmonar é uma abordagem multidisciplinar, centrada no paciente, utilizada no tratamento de pacientes com doença respiratória crônica.
- Apesar de a reabilitação pulmonar não ter nenhum efeito direto na função pulmonar, ela produz melhorias substanciais na dispneia, na capacidade de exercício, na qualidade de vida e na redução da utilização dos recursos de saúde.
- Embora a maioria dos pacientes indicados para a reabilitação pulmonar tenha DPOC, esta terapia também pode auxiliar pacientes com outras doenças respiratórias.
- Os principais componentes da reabilitação pulmonar incluem educação, treinamento físico, terapia nutricional, suporte psicossocial e planejamento de cuidados avançados.
- O treinamento físico é o ponto fundamental da reabilitação pulmonar; treinamentos de alta e baixa intensidade e de força dos membros superiores e inferiores são utilizados.
- O incentivo à atividade física no ambiente domiciliar ou da comunidade é um importante objetivo da reabilitação pulmonar.
- A otimização da terapia farmacológica e do suplemento de oxigênio (quando indicado) pode permitir que o paciente se exercite com maiores intensidades, alcançando um maior ganho na capacidade de exercício.

As Referências estão disponíveis exclusivamente no site www.elsevier.com.br/expertconsult

106 TRANSPLANTE DE PULMÃO

ROBERT M. KOTLOFF, MD • SHAF KESHAVJEE, MD, MSc

INTRODUÇÃO
INDICAÇÕES E SELEÇÃO DE CANDIDATOS
MOMENTO OPORTUNO DO ENCAMINHAMENTO E DA LISTAGEM
SISTEMA DE ALOCAÇÃO
PONTE PARA O TRANSPLANTE: TECNOLOGIA DE PULMÃO ARTIFICIAL
SELEÇÃO E TRATAMENTO DO DOADOR
PRESERVAÇÃO DO PULMÃO
TÉCNICAS CIRÚRGICAS DISPONÍVEIS
Transplante de Coração-Pulmão
Transplante de Pulmão Único
Transplante Pulmonar Bilateral
Transplante Bilobar de Doador Vivo
TRATAMENTO DE ROTINA PÓS-TRANSPLANTE E RESULTADOS
Sobrevida
Função Pulmonar
Capacidade de Exercício
Hemodinâmica
Qualidade de Vida
COMPLICAÇÕES
Disfunção Primária do Enxerto
Complicações das Vias Aéreas
Lesão do Nervo Frênico
Hiperinsuflação do Pulmão Nativo
Infecção
Rejeição e Disfunção Crônica do Aloenxerto
Desordem Linfoproliferativa Pós-transplante
Câncer de Pulmão
Recorrência da Doença Primária
RETRANSPLANTE
ORIENTAÇÕES FUTURAS

INTRODUÇÃO

O transplante de pulmão em humanos foi tentado pela primeira vez em 1963, mas somente quase 2 décadas depois uma sobrevida significativa foi conquistada. Refinamentos na seleção de pacientes, na técnica cirúrgica, na imunossupressão e nos cuidados pós-operatórios têm, desde então, facilitado a aplicação bem-sucedida do transplante de pulmão para uma ampla variedade de doenças avançadas das vias aéreas, do parênquima pulmonar e da vasculatura pulmonar. O crescimento nessa área é surpreendente, com mais de 47.000 procedimentos executados no mundo todo até hoje e cerca de 3.700 executados por ano.[1] Apesar disso, ainda persistem problemas graves que limitam a utilidade desse procedimento. O grupo de doadores continua insuficiente para atender as demandas dos muitos pacientes desesperadamente doentes que esperam pelo transplante. A terapia imunossupressora está associada a vários efeitos adversos problemáticos, mais notadamente o risco significativo de infecção e malignidade. Apesar do uso de agentes imunossupressores, a rejeição é frequente e ameaça continuamente a função do órgão. Embora o transplante de pulmão ofereça a perspectiva de melhora do estado funcional e da qualidade de vida, a sobrevida em longo prazo permanece como uma meta distante, com apenas a metade dos receptores vivendo além de 5 anos. Para otimizar os resultados face a essas falhas, a seleção judiciosa de candidatos é essencial e o cuidado dos receptores precisa ser prestado de maneira meticulosa e vigilante por médicos familiarizados com os desafios da vida pós-transplante.

INDICAÇÕES E SELEÇÃO DE CANDIDATOS

O transplante do pulmão é uma opção terapêutica para um amplo espectro de doenças pulmonares crônicas debilitantes das vias aéreas, do parênquima e da vasculatura. As indicações principais são: *doença pulmonar obstrutiva crônica* (DPOC; 28% dos casos), *fibrose pulmonar idiopática* (FPI; 29% dos casos) e *fibrose cística* (FC; 15% dos casos).[1] Outras indicações menos comuns incluem enfisema por deficiência de alfa$_1$-antitripsina sarcoidose, bronquiectasias não fibrocísticas e linfangioleiomiomatose. Antes considerada como uma das principais indicações para transplante, a hipertensão arterial pulmonar idiopática hoje responde por menos de 3% dos procedimentos, refletindo os grandes avanços no tratamento clínico desses pacientes. O transplante em pacientes com envolvimento pulmonar por causa da doença vascular do colágeno permanece controverso devido a preocupações de que as manifestações extrapulmonares da doença sistêmica poderiam comprometer o curso pós-transplante. Em particular, a dismotilidade e refluxo esofágicos que frequentemente caracterizam a esclerodermia poderiam aumentar o risco de aspiração e a perda acelerada do enxerto. A demonstração de que a sobrevida pós-transplante de pacientes com esclerodermia é comparável à de outras populações de pacientes fornece alguma certeza de que pacientes cuidadosamente selecionados possam se beneficiar desse procedimento.[2,3] A indicação do transplante de pulmão para tratamento de carcinoma bronquioloalveolar localmente avançado (hoje conhecido como *adenocarcinoma in situ*) foi amplamente abandonada por causa de um índice inaceitavelmente elevado de recorrência do câncer.[4]

Muitos centros de transplante definem o corte da idade para elegibilidade, tipicamente entre 65 e 70 anos. Para suporte dessa política, a idade avançada do receptor tem sido consistentemente identificada como fator de risco para aumento da mortalidade pós-transplante.[1] Apesar disso, existe uma tendência crescente de expandir a faixa etária com base no argumento de que deveria ser considerada a idade "funcional" em vez da cronológica. Essa tendência tem sido mais pronunciada nos EUA, onde pacientes com 65 anos ou mais responderam por 27% dos receptores de transplante em 2011, comparados com 3% em 2001.[5] Duas séries de casos unicêntricas recentes envolvendo 50 e 78 pacientes, respectivamente, com 65 anos ou mais não revelaram diferenças nas taxas de sobrevida de 1 ano e de 3 anos quando comparadas com coortes mais jovens.[6,7] Entretanto, o banco de dados de transplantes da *United Network for Organ Sharing* (UNOS) nos EUA documenta um índice de sobrevida de 10 anos entre os receptores de 65 anos ou mais de apenas 13%, comparados aos 23% para aqueles entre 50 e 64 anos e de 38% para os mais jovens, com menos de 50 anos.[8]

Surpreendentemente, são poucas as contraindicações absolutas remanescentes ao transplante de pulmão. Existe um consenso geral de que as situações a seguir são contraindicações para o transplante: (1) malignidade recente (menos o câncer de pele não melanoma); (2) infecção ativa com vírus da hepatite B ou C associada à evidência histológica de dano hepático significativo; (3) tabagismo, abuso de drogas ou de álcool recente ou ativo; (4) doença psiquiátrica significativa; (5) não adesão persistente ao tratamento médico; e (6) ausência de uma rede de suporte social consistente e confiável.[9] A infecção pelo *vírus da imunodeficiência humana* (HIV) é ainda considerada pela maioria dos centros como contraindicação absoluta, mas resultados promissores com transplante renal, hepático e cardíaco em pacientes HIV-positivos, assim como um relatório de caso recente de transplante de pulmão bem-sucedido, poderão remover essa barreira futuramente.[10]

A presença de disfunção extrapulmonar significativa de órgãos vitais impede o transplante isolado de pulmão, mas procedimentos com multiórgãos, como coração-pulmão ou pulmão-fígado, podem ser considerados em pacientes altamente selecionados. Tanto a obesidade quanto o estado nutricional de peso baixo aumentam o risco de mortalidade pós-transplante, mas os pontos de corte para exclusão de candidatos variam entre os centros.[11] O risco imposto por outros quadros clínicos crônicos como diabetes melito, osteoporose, refluxo gastroesofágico e doença arterial coronariana deve ser avaliado individualmente com base na intensidade da doença, presença de dano em órgão-alvo e facilidade de controle com terapias padronizadas.

Realização prévia de pleurodese está associada a risco aumentado de sangramento intraoperatório, particularmente quando usada a circulação extracorpórea, mas não é contraindicação ao transplante nas mãos de um cirurgião experiente. O espessamento pleural associado a aspergilomas complica, da mesma forma, a dissecção anatômica e a retirada do pulmão nativo, além do risco adicional de contaminação fúngica do espaço pleural.

Entre os candidatos com FC, a colonização com certas espécies do complexo *Burkholderia cepacia*, especialmente *Burkholderia cenocepacia* (anteriormente conhecido como genomovar III), é considerada como uma forte contraindicação pela maioria dos centros, por causa da propensão demonstrada por esse organismo de causar infecções letais após o transplante.[12,13] Por outro lado, a presença de *Pseudomonas aeruginosa* pan-resistente nessa população de pacientes está associada a resultados aceitáveis e não deverá ser considerada como contraindicação.[14]

O transplante de pacientes sob ventilação mecânica está associado ao aumento da mortalidade no curto prazo após o transplante, embora não pareça afetar os resultados após o primeiro ano.[1] Embora o transplante nesses pacientes tenha sido anteriormente desencorajado, o novo sistema de alocação para transplante de pulmão nos Estados Unidos levou à reconsideração dessa perspectiva ao designar escores de alocação elevados para pacientes dependentes de ventilação. Hoje, muitos programas estão dispostos a manter alguns pacientes dependentes de ventilação em sua lista de espera ativa, antecipando que o escore de alocação mais elevado apressará o transplante, mas reservando a opção de retirar da lista o paciente que desenvolver complicações intercorrentes ou debilidade progressiva.

Uma análise de 586 pacientes dependentes de ventilação no banco de dados do UNOS documenta resultados em curto prazo ruins, mas não necessariamente proibitivos; taxas de sobrevida de 1 e 2 anos foram de 62% e 57%, respectivamente, comparados com 79% e 70% para pacientes não ventilados.[15] Mais controverso ainda é o transplante de pacientes com suporte de *oxigenação por membrana extracorpórea* (ECMO, do inglês, *extracorporeal membrane oxygenation*), para os quais as taxas de sobrevida de 1 e 2 anos foram de apenas 50% e 45%, respectivamente, no banco de dados do UNOS. Relatórios mais recentes de centros únicos documentam resultados mais promissores,[16,17] e a disponibilidade cada vez maior de técnicas de ECMO ambulatoriais pode melhorar desfechos futuros.

MOMENTO OPORTUNO DO ENCAMINHAMENTO E DA LISTAGEM

A inclusão na listagem para transplante é considerada quando a doença pulmonar limita as atividades básicas do dia a dia e é interpretada como representando alto risco de morte no curto prazo. Diretrizes específicas de cada patologia pulmonar sobre o momento oportuno do encaminhamento e listagem dos pacientes com base nos índices prognósticos disponíveis foram publicadas (Tabela 106-1).[9] A natureza imprecisa desses índices prognósticos pode tornar problemáticas as decisões sobre a listagem para transplante de um modo geral, exceto para aqueles mais gravemente doentes. A percepção do paciente de uma qualidade de vida inaceitavelmente ruim é um importante fator adicional a considerar, mas não deverá servir como a única justificativa para listar um paciente cuja doença não seja considerada em estágio avançado e potencialmente fatal.

SISTEMA DE ALOCAÇÃO

As regras que regem a alocação de órgãos variam entre os países, mas tipicamente empregam um sistema de *ranking* de candidatos com base ou no tempo, ou na classificação na lista de espera, ou algum tipo de combinação desses dois sistemas. O exame dos sistemas que têm sido empregados nos Estados Unidos permite uma apreciação das vantagens e limitações das duas abordagens. De 1990 a 2005, a alocação de pulmão nos Estados Unidos priorizava candidatos com base no tempo de permanência na lista de espera, independentemente da gravidade da doença. Com base em um parâmetro simples e objetivo, esse sistema era facilmente compreendido, mas, no fim, questionado por ter falhado na acomodação daqueles pacientes com curso progressivo mais rápido e que com frequência não poderiam sobreviver a tempos de espera prolongada.[18] Em resposta às injustiças percebidas no sistema com base no tempo de permanência na lista, e mediante mandato do governo federal, um novo sistema foi introduzido a partir de 2005. Esse sistema aloca o transplante de pulmão com base tanto na urgência médica (risco de morte sem o transplante) e "benefício líquido do transplante" (a extensão na qual o transplante aumentará a sobrevida). Ele usa modelos prognósticos, incorporando mais de uma dúzia de variáveis, para gerar prognósticos para um determinado paciente de 1 ano de sobrevida com e sem transplante.[19] Um *escore bruto de alocação de pulmão* (LAS, do inglês, *lung allocation score*) é então calculado com base nesses

Tabela 106-1 Diretrizes Específicas de cada Doença para Listagem de Transplante de Pulmão
DOENÇA PULMONAR OBSTRUTIVA CRÔNICA

▪ Índice BODE de 7-10 ou pelo menos um dos seguintes:
  ▪ História de hospitalização por exacerbação associada a hipercapnia aguda ($PCO_2 > 50$ mmHg)
  ▪ Hipertensão pulmonar ou *cor pulmonale,* ou ambos, apesar da terapia de oxigênio.
  ▪ $VEF_1 < 20\%$ e ou $DL_{co} < 20\%$ ou enfisema de distribuição homogênea.

FIBROSE PULMONAR IDIOPÁTICA

▪ Evidência histológica ou radiográfica de UIP e qualquer dos seguintes:
  ▪ $DL_{co} < 39\%$ do predito
  ▪ ≥ 10% de diminuição em CVF durante 6 meses de seguimento
  ▪ Redução na oximetria de pulso para < 88% durante um 6MWT/TC6M
  ▪ Faveolamento no HRTC (escore de fibrose > 2)

FIBROSE CÍSTICA

▪ $VEF_1 < 30\%$ do predito ou declínio rápido da função pulmonar se $VEF_1 > 30\%$ (mulheres e pacientes < 18 anos têm prognóstico pior; considerar listagem precoce) e/ou qualquer dos seguintes:
  ▪ Aumento da necessidade de oxigênio
  ▪ Hipercapnia
  ▪ Hipertensão pulmonar

HIPERTENSÃO ARTERIAL PULMONAR IDIOPÁTICA
▪ NYHA classe III ou IV persistente sob terapia clínica máxima ▪ 6MWT baixo (350 m) ou em declínio ▪ Falha de terapia com epoprostenol intravenoso ou equivalente ▪ Índice cardíaco < 2 L/min/m² ▪ Pressão atrial direita > 15 mmHg
SARCOIDOSE

▪ NYHA classe funcional III ou IV e qualquer dos seguintes:
  ▪ Hipoxemia em repouso
  ▪ Hipertensão pulmonar
  ▪ Pressão atrial direita elevada > 15 mmHg

BODE = índice de massa corporal, obstrução do fluxo aéreo, dispneia, capacidade de exercício; CFV = capacidade vital forçada; DL_{co} = capacidade em difusão para dióxido de carbono; HRCT = tomografia computadorizada de alta resolução; 6MWT = teste de caminhada de 6 minutos; NYHA = New York Heart Association; PCO_2 = pressão de dióxido de carbono; PIU = pneumonia intersticial usual; VEF_1 = volume expiratório forçado em 1 segundo.
Modificada de Orens JB, Estenne M, Arcasoy S, et al: International guidelines for the selection of lung transplant candidates: 2006 update. *J Heart Lung Transplant* 25:745-755, 2006.

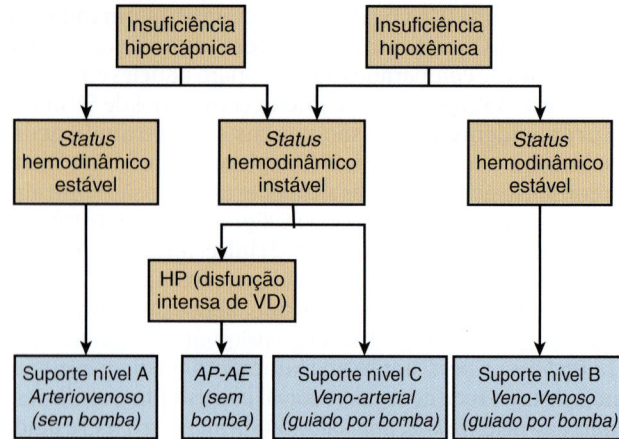

Figura 106-1 Seleção de Dispositivo de Suporte Pulmonar Extracorpóreo e Configuração. A escolha do dispositivo de suporte depende substancialmente do tipo de insuficiência respiratória (hipercápnica ou hipoxêmica) e do *status* hemodinâmico (estável ou instável). AE = átrio esquerdo; AP = artéria pulmonar; HP = hipertensão pulmonar; VD= ventrículo direito. (De Cypel M, Keshavjee S: Extracorporeal life support pre- and post- lung transplantation. ECMO Extracorporeal Cardiopulmonary Support in Critical Care (ELSO Red Book), ed. 4 Ann Arbor, MI. 2011, Extracorporeal Life Support Organization.)

prognósticos de sobrevida e normalizado para uma escala de 0 a 100 para facilidade de aplicação. Uma vez que a sobrevida de 1 ano sem transplante é decomposta em fatores de benefício líquido do transplante e medidas de urgência médica, ela afeta o escore LAS mais que a sobrevida pós-transplante, o que é usado somente no cálculo do benefício real do transplante. Como desenhado, o sistema aloca, de preferência, o pulmão para pacientes mais doentes, ao mesmo tempo que procura evitar situações nas quais os resultados são tão ruins que não haveria benefício de sobrevida significativo.

Desde sua implantação, o sistema LAS teve efeito profundo e favorável na dinâmica de transplante de pulmão nos EUA.[20] Uma vez que não há mais incentivo para colocar pacientes na lista de espera ativa simplesmente para acumular tempo (muitos dos quais eram por fim retirados da lista em vez de transplantados), o número de pacientes ativamente listados caiu para cerca de metade do nível anterior. O tempo médio de espera, que variava de 2 a 3 anos no sistema de alocação com base no tempo de permanência, caiu para menos de 6 meses, e um quarto dos pacientes está esperando menos de 35 dias. E o mais importante, tem havido redução significativa na taxa anual de óbitos de pacientes na lista de espera, um dos objetivos declarados do novo sistema. Notadamente, o transplante preferencial de pacientes mais doentes não resultou em aumento na mortalidade precoce pós-transplante. Será necessária mais experiência para determinar o impacto do novo sistema nos resultados em longo prazo após o transplante.

PONTE PARA O TRANSPLANTE: TECNOLOGIA DE PULMÃO ARTIFICIAL

Como mencionado, a ECMO tem sido usada como ponte entre pacientes criticamente doentes e o transplante de pulmão, embora, historicamente, os resultados após o transplante tenham ficado inferiores ao ótimo. Os avanços na tecnologia do pulmão artificial, incluindo membranas aperfeiçoadas, bombas aperfeiçoadas e até sistemas de suporte ambulatorial, tornam cada vez mais possível dar suporte bem-sucedido a pacientes selecionados, permitindo que eles sobrevivam à espera pelo pulmão de um doador compatível e, o mais importante, que atinjam um resultado bem-sucedido após o transplante.[21-24]

Os pacientes com insuficiência hipercápnica isolada podem ser transpostos com dispositivos sem bomba, como a *assistência pulmonar intervencionista* (iLA®, do inglês, *interventional lung assist*) do *Novalung,* um dispositivo de baixa resistência com uma malha de fibras ocas que maximizam a difusão de sangue/gás; com esse dispositivo, o sangue é propelido pela pressão arterial. Os pacientes que precisam de suporte para oxigenação podem receber esse cuidado com dispositivos de bombeamento venovenoso configurados. Os pacientes que precisam de suporte circulatório, assim como suporte para troca de gás, podem ser tratados com uma configuração venoarterial convencional. É importante compreender a fisiologia subjacente do paciente e selecionar a configuração do dispositivo que forneça o suporte necessário (Fig. 106-1).

Tabela 106-2 Critérios Padronizados para Doador de Pulmão

- Idade < 55 anos
- Radiografia limpa do tórax
- PaO₂ > 300 mmHg com FIO₂ 1,0, PEEP 5 cm H₂O
- História de tabagismo (cigarro) < 20 maços-ano
- Ausência de trauma torácico significativo
- Sem evidência de aspiração ou sepse
- Sem cirurgia torácica prévia no lado da captação
- Ausência de organismos na coloração de Gram do escarro
- Ausência de secreções purulentas e de conteúdo gástrico na broncoscopia
- Negativo para anticorpo do HIV, do antígeno de superfície da hepatite B e anticorpo da hepatite C.
- Ausência de história ativa ou recente de malignidade (excluindo-se o câncer de pele de células escamosas ou basocelular, câncer cervical localizado e tumores cerebrais primários com potencial metastático baixo e na ausência de procedimentos invasivos ao cérebro e ao crânio).
- Sem história de doença pulmonar crônica significativa.

FIO₂ = fração de oxigênio inspirado: HIV = vírus da imunodeficiência humana; PaO₂ = pressão de oxigênio arterial; PEEP = pressão expiratória final positiva.

Uma aplicação peculiar a pacientes com hipertensão pulmonar arterial é a aplicação do dispositivo iLA® sem bomba a partir da artéria pulmonar para o átrio esquerdo para descarregar o ventrículo direito e fornecer uma fisiologia de "septostomia oxigenante". Essa estratégia tem abolido efetivamente a mortalidade da lista de espera no grupo de pacientes que, tradicionalmente, tem a mais alta mortalidade nessa lista.[22,25]

SELEÇÃO E TRATAMENTO DO DOADOR

Além de cumprir com critérios estritos para a declaração de morte cerebral, os doadores cadáveres de pulmão são selecionados com base em diretrizes estabelecidas (Tabela 106-2).[26] Os pulmões são órgãos particularmente frágeis no paciente com morte cerebral e estão frequentemente comprometidos por sobrecarga de volume, contusão, aspiração de conteúdo gástrico ou pneumonia, assim como por tabagismo anterior de longa data. Como resultado, a grande maioria de doadores falha em preencher os critérios padronizados para a doação de pulmão, levando à taxa histórica de recuperação de somente 15% dos doadores cadáveres cujos demais órgãos são considerados aptos para a doação. Embora seja razoável tomar uma atitude conservadora tendo em mente a segurança do paciente, existe crescente evidência de que esses critérios padronizados podem, de fato, ser exageradamente restritos, levando ao desperdício desnecessário de pulmões adequados. Em um estudo, 29 pares de pulmões que tinham sido rejeitados para transplante foram avaliados quanto à magnitude do conteúdo de água extravascular, integridade da capacidade de *clearence* de fluido alveolar e presença de pneumonia ou enfisema.[27] Doze pares (41%) foram considerados com anormalidades mínimas, ou nenhuma, e assim como sendo "potencialmente adequados" para o transplante. Evidência adicional vem de casos publicados documentando que os resultados com o uso de doadores com "critérios estendidos" são similares àqueles obtidos com o uso de doadores que preenchem os critérios padronizados.[28-32] O uso de protocolos modificados para tratamento de doadores visando otimizar a função do pulmão por meio do manejo cuidadoso de fluidos, da broncoscopia terapêutica e das manobras de recrutamento pulmonar tem aumentado as taxas de recuperação de pulmões.[33,34] Além disso, um estudo clínico recente, multicêntrico e randomizado, demonstrou que o uso de um volume corrente baixo, com protocolo de ventilação pulmonar protetora (6 a 8 mL/kg; PEEP 8 a 10 cm H₂O) em doadores potenciais com morte cerebral resultou na duplicação das taxas de colheita de pulmão (54% vs. 47%) quando comparado com um protocolo de ventilação convencional (10 a 12 mL/kg; PEEP 3 a 5 cm H₂O).[35]

Apesar dos aumentos no número de órgãos captados com sucesso, a demanda por órgãos continua a superar o fornecimento, levando à busca por alternativas ao *pool* de doadores com morte cerebral. Uma fonte em emergência é o doador sem batimentos cardíacos, ou *doação após a morte cardíaca* (DCD, do inglês, *donation after cardiac death*), que sofreu parada cardíaca ou fora do hospital (i.e., não controlada) ou a retirada planejada do suporte de vida na sala de cirurgia. Atualmente, só 1% dos transplantes de pulmão realizados nos Estados Unidos usa doadores por DCD;[5] por outro lado, esses doadores respondem por 12% dos transplantes de pulmão na Austrália.[36] Os dados sugerem que os resultados em curto e médio prazos são tão bons quanto ou melhores que aqueles associados ao uso de doadores tradicionais com morte cerebral.[36,37]

Uma vez identificado o doador, a compatibilidade com os receptores em potencial se baseia na compatibilidade de tamanho e do grupo sanguíneo ABO. A compatibilidade prospectiva com o *antígeno leucocitário humano* (HLA, do inglês, *human leukocyte antigen*) não é realizada. Entretanto, os candidatos em potencial identificados por meio de triagem pré-transplante como portadores de anticorpos em circulação contra antígenos HLA estranhos exigem ou a compatibilidade cruzada linfocitotóxica prospectiva entre doador e receptor ou que se evitem doadores com antígenos específicos incompatíveis.[38]

PRESERVAÇÃO DO PULMÃO

O padrão de preservação do pulmão é a preservação hipotérmica a jatos, e a solução mais comum usada é Perfadex (Vitrolife, Suécia). A preservação com jato frio a 4°C reduz a taxa metabólica para 5% do normal e, portanto, retarda o processo de morte do pulmão. Embora essa abordagem tenha sido útil para o transplante clínico de pulmão, a preservação estática fria tem limitações significativas: (1) a decisão sobre a utilização precisa ser tomada rapidamente com informações limitadas no hospital do doador; (2) uma vez o órgão sendo perspirado, não haverá uma segunda chance de reavaliar esse órgão antes de sua remoção do grampo cruzado na reperfusão; e (3) o foco está no retardamento do processo de extinção e ele não trata ou tira vantagem de oportunidades para diagnosticar, tratar, reparar ou regenerar o pulmão do doador.

A perfusão de pulmão *ex vivo* tem sido desenvolvida para tratar essas limitações. Hoje já é possível a perfusão de pulmões *ex vivo* na normotermia por períodos prolongados, criando assim uma plataforma para avaliação mais detalhada de função pulmonar, diagnóstico mais acurado e tratamento-alvo de lesões do pulmão do doador para melhorar a função do pulmão após o transplante.[39-41] Isso cria a oportunidade de montar órgãos de doadores com a terapia genética, terapia celular e outros tratamentos avançados para criar "superórgãos" que felizmente irão, um dia, proporcionar a função do aloenxerto no longo prazo para o receptor.[42,43]

A perfusão de pulmão *ex vivo* tem demonstrado aumentar a utilização de pulmões de doadores que anteriormente não podiam ser usados.[40,44] Os resultados no curto prazo usando pulmões condicionados dessa maneira têm sido altamente favoráveis.[40,41] A perfusão de pulmão *ex vivo* é hoje prática padrão no *Toronto Lung Transplant Program*[41] e tem sido cada vez mais aplicada no mundo.[45] O *Food and Drug Administration* dos Estados Unidos aprovou, recentemente, o *XVIVO Perfusion System* para uso naquele país.

TÉCNICAS CIRÚRGICAS DISPONÍVEIS

Quatro técnicas cirúrgicas foram desenvolvidas: *transplante coração-pulmão* (HLT, do inglês, *heart-lung transplantation*), *transplante de pulmão único* (SLT, do inglês, *single-lung transplantation*), *transplante pulmonar bilateral* (BLT, do inglês, *bilateral-lung transplantation*) e transplante bilobar de doador vivo. A escolha do procedimento é ditada por fatores como a doença subjacente, a idade do paciente, a sobrevida e as vantagens funcionais, a disponibilidade de órgãos doados e as preferências específicas do centro. Atualmente, SLT e BLT respondem por mais de 97% dos procedimentos realizados.[1]

TRANSPLANTE DE CORAÇÃO-PULMÃO

O HLT foi o primeiro procedimento a ser executado com sucesso, mas já foi superado há muito tempo por técnicas de substituição só do pulmão. Atualmente, menos de 100 procedimentos são executados por ano no mundo.[1] As indicações ficam restritas à síndrome de Eisenmenger com lesões cardíacas cirurgicamente incorrigíveis e à doença pulmonar avançada com concomitante disfunção ventricular esquerda grave ou doença arterial coronariana extensa. No passado, a presença de disfunção ventricular direita grave no cenário da hipertensão pulmonar severa foi interpretada como uma indicação para o transplante coração-pulmão. Entretanto, a experiência subsequente com o transplante pulmonar apenas demonstrou a habilidade notável do ventrículo direito em se recuperar uma vez normalizadas as pressões da artéria pulmonar.

TRANSPLANTE DE PULMÃO ÚNICO

O SLT era, até recentemente, o procedimento mais executado. Tradicionalmente, era utilizada uma toracotomia posterolateral padrão, mas alguns cirurgiões hoje empregam uma abordagem axilar anterior menos invasiva e preservadora de músculo em casos selecionados. Três anastomoses são executadas — brônquio principal, artéria pulmonar e átrio esquerdo (incorporando as duas veias pulmonares). Comparado ao BLT, o SLT permite o uso mais eficiente de uma oferta limitada de doadores e é mais bem tolerado por pacientes menos robustos, mas fornece menos reserva funcional no cenário de disfunção do aloenxerto. Essa é uma opção aceitável para pacientes com fibrose pulmonar e DPOC. O SLT tem sido também executado com sucesso em pacientes cuidadosamente selecionados com hipertensão pulmonar. Nesse quadro, porém, existe risco aumentado de edema perioperatório do aloenxerto, porque o pulmão recém-transplantado precisa suportar a carga de praticamente todo o débito cardíaco. Essa preocupação levou a grande maioria dos centros a abandonar essa abordagem em favor do procedimento bilateral. Por causa das preocupações com infecção, o SLT é contraindicado em pacientes com transtornos pulmonares supurativos, como a fibrose cística (FC).

TRANSPLANTE PULMONAR BILATERAL

O BLT envolve a realização de dois transplantes de pulmão único sucessivamente, durante um único procedimento cirúrgico. As abordagens cirúrgicas incluem toracoesternotomia transversa (de Clamshell), toracotomias anterolaterais bilaterais (poupando o esterno) e esternotomia mediana. Na ausência de hipertensão pulmonar grave, a circulação extracorpórea pode frequentemente ser evitada sustentando-se o paciente sobre o pulmão contralateral durante a implantação de cada aloenxerto. As indicações principais para esse procedimento são fibrose cística (FC), outras causas de bronquiectasia e casos severos de hipertensão pulmonar primária e secundária. Além disso, muitos programas hoje defendem seu uso para pacientes com DOPC, argumentando que ele oferece vantagens funcionais e de sobrevida em comparação com o SLT.[46-49] Embora esse procedimento esteja sendo empregado com frequência cada vez maior no tratamento de doenças fibróticas do pulmão, a justificativa para isso é um pouco obscura.[50,51] Como resultado dessas tendências, o BLT hoje responde por três quartos de todos os procedimentos realizados no mundo.[1]

TRANSPLANTE BILOBAR DE DOADOR VIVO

O transplante bilobar de doador vivo foi desenvolvido principalmente para atender as necessidades de candidatos com quadro muito avançado ou em deterioração que não permitia a eles tolerar uma espera prolongada por um doador cadáver. O procedimento envolve o transplante bilateral de lobos inferiores de dois doadores vivos com compatibilidade sanguínea. Para assegurar que os lobos preencherão adequadamente os dois hemitórax, é preferível empregar doadores mais altos que o paciente. Os pacientes com FC são particularmente bem adequados como população-alvo porque, mesmo em adultos, tendem a ser de baixa estatura. Os resultados funcionais em prazo intermediário e sobrevida entre receptores são semelhantes àqueles obtidos com o transplante de órgãos de cadáveres.[52,53] As preocupações sobre risco excessivo ao doador já comprovaram ser totalmente infundadas. Nas duas maiores séries publicadas até hoje envolvendo um total de 315 doadores, não houve óbitos nem episódios de insuficiência respiratória pós-operatória e somente nove doadores (2,9%) sofreram complicações de magnitude suficiente para justificar uma reexploração cirúrgica.[54,55] A doação de um lobo resulta na redução média de 17% na capacidade vital, um grau de perda que deverá ter pouco significado funcional em um indivíduo normal.[56] Apesar do baixo risco aparente imposto ao doador, o transplante com doador vivo não ganhou aceitação generalizada. Seu uso tem sido diminuído pelo sistema de alocação LAS, o qual apressa o transplante para candidatos mais gravemente doentes; somente nove procedimentos de transplante com doador vivo foram realizados nos Estados Unidos desde a efetivação do sistema LAS.[5]

TRATAMENTO DE ROTINA PÓS-TRANSPLANTE E RESULTADOS

Os cuidados com o receptor de transplante de pulmão exigem vigilância estrita para assegurar que o aloenxerto esteja funcionando apropriadamente, que os medicamentos imunossupressores sejam administrados e tolerados adequadamente e que as complicações sejam detectadas precocemente e tratadas de modo rápido. A maioria dos centros exige que os pacientes voltem frequentemente para consultas de ambulatório, testes de sangue e radiografias durante os 2 a 3 meses iniciais após o transplante e para participar de um programa intensivo de reabilitação pulmonar durante esse período. Da mesma forma que o monitoramento doméstico glicêmico do paciente diabético, os receptores de transplantes de pulmão registram sua função pulmonar diariamente com um microespirômetro manual e são instruídos para entrar em contato com o centro de transplantes se ocorrer queda sustentada de mais de 10% no *volume expiratório forçado em 1 segundo* (VEF_1) ou da capacidade vital forçada.

Muitos programas de transplante realizam broncoscopias de vigilância e biópsias transbrônquicas de pulmão frequentes durante o primeiro ano pós-transplante como forma de monitorar o aloenxerto. Essa abordagem demonstrou detectar a rejeição de baixo grau e a pneumonite por *citomegalovírus* (CMV) em até 30% de pacientes assintomáticos e clinicamente estáveis.[57] Entretanto, ainda precisa ser determinado se o tratamento da doença clinicamente silenciosa tem impacto benéfico na função do enxerto no longo prazo.

A terapia imunossupressora é iniciada imediatamente no momento do transplante e é mantida pela vida toda. Atualmente, não existe consenso sobre o papel da terapia de indução com preparações de globulina depletora de linfócitos/timócitos ou de antagonistas do receptor de *interleucina-2* (IL-2) (basiliximabe e daclizumabe), e só a metade de todos os centros emprega atualmente essa estratégia.[1] A falta de consenso reflete dados insuficientes e conflitantes sobre a habilidade desses agentes em reduzir a incidência de rejeição aguda e da *síndrome da bronquiolite obliterante* (SBO) na população com transplante de pulmão. A terapia de manutenção consiste em um inibidor de calcineurina (ciclosporina ou tacrolimus), inibidor da síntese da purina (azatioprina ou micofenolato) e prednisona. O sirolimus (também conhecido como *rapamicina*), um inibidor da proliferação de células T estimulado por IL-2, é o mais novo agente imunossupressor a ser introduzido na prática clínica. O uso desse agente em lugar de um inibidor da síntese da purina não reduz a incidência de rejeição aguda ou de SBO e está associado com vários efeitos colaterais desagradáveis que usualmente levam à interrupção do fármaco.[58] Por não apresentar nefrotoxicidade inerente, o sirolimus tem sido substituído com sucesso pelos inibidores de calcineurina em pacientes com insuficiência renal, levando à recuperação da função renal sem o risco indevido de rejeição.[59,60] Sirolimus prejudica a cicatrização da feridas e tem sido associado à deiscência potencialmente fatal da anastomose brônquica quando usado imediatamente após o transplante.[61] Como resultado, o medicamento nunca deverá ser iniciado até que a cicatrização completa da anastomose brônquica seja documentada.

Os indivíduos que fornecem cuidados a receptores de transplante devem estar familiarizados com a administração, reações adversas e interações medicamentosas desses agentes imunossupressores (Tabela 106-3). Embora servindo como pedra fundamental da terapia, o uso de inibidores de calcineurina é particularmente desafiador. Quando administrados por via oral, a biodisponibilidade desses agentes é pobre e imprevisível, necessitando de monitoramento frequente de seus níveis séricos para assegurar a dosagem apropriada. Esses fármacos são metabolizados pelo sistema citocromo hepático P-450 e os níveis séricos são influenciados pela administração concomitante de outros medicamentos que afetam essa via enzimática. As reações adversas desses agentes, assim como as de outros fármacos comumente utilizados, são numerosas e contribuem significativamente para a morbidade associada ao transplante.

O tratamento de comorbidades médicas é um componente essencial dos cuidados com o receptor de transplante de pulmão. As questões clínicas comuns que emergem nessa população incluem osteoporose, hipertensão, insuficiência renal, doença arterial coronariana, diabetes melito e hiperlipidemia.[62] O tratamento dessas condições é semelhante àquele prestado à população em geral.

SOBREVIDA

As taxas de sobrevida atuais de 1, 5 e 10 anos após um transplante de pulmão são de 82%, 55% e 33%, respectivamente. Com o tempo, essas taxas têm melhorado gradualmente, como indicado por sobrevida média de 3,9 anos em 1990-1997 para 6,1 anos em 2005-2012.[1] Diferenças na sobrevida referentes a doenças específicas são aparentes, mas podem ser confundidas por diferenças na gravidade da doença, comorbidades e idade média entre essas populações. Em ordem descendente, a sobrevida média é de 8,3 anos para FC, 6,4 anos para deficiência de $alfa_1$-antitripsina, 5,7 anos para sarcoidose, 5,5 anos para DPOC e IPAH e 4,7 anos para FPI.[1]

A mortalidade é mais alta no primeiro ano, com disfunção primária do enxerto e infecção representando as causas mais comuns de óbito. Os fatores prognósticos de risco aumentado de óbito precoce incluem a dependência do ventilador que o receptor tinha antes do transplante, um diagnóstico pré-transplante de hipertensão arterial pulmonar, bilirrubina elevada e idade avançada do receptor.[1] Além do primeiro ano, o desgaste diminui para a taxa anual de aproximadamente 5% a 8%. A maioria dos óbitos tardios é atribuível ao desenvolvimento de SBO, cujos efeitos letais se devem à insuficiência respiratória progressiva e à suscetibilidade aumentada à infecção.

Ainda é grande o debate sobre se o transplante de pulmão realmente prolonga a sobrevida, em comparação com a história natural da doença subjacente. Na falta de estudos clínicos randomizados, essa questão tem sido abordada comparando-se a sobrevida pós-transplante observada à sobrevida na lista de espera pelo transplante ou por simulações de sobrevida com e sem transplante por modelagem estatística: as duas abordagens sofrem de falhas metodológicas significativas. No caso de FPI, uma doença com prognóstico extremamente ruim no curto prazo, os estudos sugeriram que o transplante de pulmão confere vantagem de sobrevida.[18,63] Isso tem sido mais difícil de demonstrar para DPOC, que tipicamente segue um curso prolongado mesmo nos estágios avançados, e estudos disponíveis comparando a lista de espera com a sobrevida pós-transplante levaram a resultados conflitantes.[18,64,65] Uma análise mais completa dessa questão empregando modelos prognósticos de sobrevida com e sem transplante descobriu que cerca de 45% dos pacientes com DPOC ganhariam um benefício de sobrevida de pelo menos 1 ano se submetendo ao BLT; apenas 22% teriam esse benefício no SLT.[49] O benefício

Tabela 106-3	Medicamentos Imunossupressores de Uso Comum		
Medicamento (Classe)	**Dosagem***	**Reações Adversas**	**Interações Medicamentosas**
Ciclosporina e tacrolimus (inibidores de calcineurina)	Ciclosporina: dosada para atingir um nível sérico mínimo de 250-350 ng/mL (primeiro ano), depois 200-300 ng/mL[†] Tacrolimus: dosado para atingir um nível sérico mínimo 10-12 ng/mL (primeiro ano) e depois 6-8 ng/mL	Nefrotoxicidade Hipertensão Neurotoxicidade (tremor, convulsões, doença da substância branca, cefaleia) Hipercalemia Hipomagnesemia Hiperuricemia/gota Síndrome hemolítico-urêmica Gastroparesia Hiperglicemia Hirsutismo (ciclosporina) Hiperplasia gengival (ciclosporina)	**AUMENTA NÍVEL SÉRICO** Antibióticos macrolídeos (exceto azitromicina) Antifúngicos azóis Diltiazem, verapamil Suco de *grapefruit* **REDUZ NÍVEL SÉRICO** Fenobarbital Fenitoína Rifampina
Sirolimus (inibidor de mTOR)	Dosado para atingir nível sérico mínimo de 6-12 ng/mL	Trombocitopenia Anemia Hiperlipidemia Edema periférico Erupção cutânea Cicatrização de ferimento prejudicada Pneumonite intersticial	As mesmas que com os inibidores de calcineurina
Azatioprina (inibidor da síntese de purina)	2 mg/kg/dia	Leucopenia Anemia macrocítica Trombocitopenia Hepatotoxicidade Pancreatite Reação de hipersensibilidade (febre, hipotensão, erupção cutânea)	Supressão sinérgica da medula óssea quando administrada com alopurinol
Micofenolato de mofetila (inibidor da síntese de purina)	1.000-1.500 mg duas vezes ao dia	Diarreia Leucopenia Anemia	O uso concomitante de ciclosporina pode reduzir as concentrações séricas do micofenolato ao limitar a secreção biliar/recirculação êntero-hepática
Prednisona (corticosteroides)	0,5 mg/kg/dia por 6-12 semanas, depois reduzida para 0,15 mg/kg/dia	Hiperglicemia Hipertensão Hiperlipidemia Ganho de peso Osteoporose Necrose avascular Miopatia Mudanças de humor Insônia Catarata	Interações não significativas
Globulina policlonal antilinfócitos ou antitimócitos	A dose depende da preparação específica usada	Leucopenia Trombocitopenia Anafilaxia Doença do soro "Síndrome da liberação de citocina" — febre, hipotensão	Interações não significativas
Basiliximabe (antagonista monoclonal do receptor de IL-2)	20 mg IV nos dias 1 e 4	Reações de hipersensibilidade (raras)	Interações não significativas

IL-2 = interleucina-2.
*Dosagem baseada no protocolo usado no Hospital of the University of Pennsylvania; a dosagem pode variar entre os centros de transplante.
[†]Medido por ensaio de cromatografia líquida de alta resolução.

da sobrevida foi substancialmente influenciado pelo VEF_1 pré-transplante, assim como por inúmeros outros parâmetros funcionais e fisiológicos. Como exemplo, quase 80% dos pacientes com VEF_1 inferior a 16%, mas somente 11% daqueles com VEF_1 superior a 25%, foram prognosticados para ganhar pelo menos 1 ano de vida com o BLT. Adultos com FC também parecem prognosticar uma vantagem de sobrevida com o transplante de pulmão, embora um estudo tenha descoberto que isso estava limitado àqueles pacientes com sobrevida prognosticada de 5 anos sem transplante de menos de 50% e sem *B. cepacia* e artropatia por FC.[66,67] Por outro lado, estudos de modelagem sugeriram que pacientes com FC e menos de 18 anos raramente atingem um benefício de sobrevida.[66,68] Essa controvérsia tem sido desafiada por vários autores que destacam as falhas metodológicas potenciais desses estudos.[69,70]

FUNÇÃO PULMONAR

O efeito de pico do transplante de pulmão nos parâmetros de função pulmonar usualmente não é observado até 3 a 6 meses após o procedimento, quando o impacto adverso de fatores como dor pós-operatória, fraqueza, mecânica alterada da parede torácica e lesão do pulmão por isquemia e reperfusão já tenha se dissipado. A normalização completa da função pulmonar é o resultado esperado do BLT. Após um SLT para DPOC, o VEF_1 aumenta várias vezes até um nível de aproximadamente 50% a 60% do valor normal predito. Da mesma forma, o SLT para fibrose pulmonar resulta em melhoria acentuada, porém incompleta, em volumes pulmonares, com persistência de um padrão de restrição.

O transplante também leva à correção das anormalidades de troca de gás. A oxigenação melhora rapidamente, permitindo que a maioria dos pacientes seja desmamada do oxigênio suplementar já na primeira semana. A hipercapnia pode levar mais tempo para se resolver, devido a anormalidades prolongadas na resposta ventilatória ao dióxido de carbono.[71]

CAPACIDADE DE EXERCÍCIO

A tolerância ao exercício melhora o suficiente para permitir que a maioria dos receptores de transplante atinja a independência funcional e retome um estilo de vida ativo. Embora livres de limitações com a atividade usual, os receptores de transplante com função alográfica normal demonstram redução característica no desempenho de pico de exercício, como avaliado pelo teste de esforço cardiopulmonar. Especificamente, é típico que os pacientes atinjam um consumo máximo de oxigênio no pico de exercício de apenas 40% a 60% do prognosticado.[72] O desempenho subótimo nos exercícios persiste em pacientes testados até 1 a 2 anos após o transplante. Apesar da maior magnitude de melhoria na função pulmonar experimentada por receptores de transplante bilateral, não há diferença significativa em desempenho no pico de exercícios entre este grupo e aquele que recebe apenas um pulmão.[73]

Caracteristicamente, a reserva respiratória, a saturação de oxigênio e a frequência cardíaca de reserva permanecem normais durante o exercício enquanto o limiar anaeróbio é reduzido, um padrão mais coerente com a disfunção dos músculos esqueléticos. Os fatores que possivelmente contribuem para isso incluem o descondicionamento crônico, a miopatia esteroidal e o prejuízo na respiração mitocondrial muscular induzido pelo inibidor da calcineurina.[72,74]

HEMODINÂMICA

Quando realizados em pacientes com hipertensão pulmonar, tanto o SLT quanto o BLT levam à normalização imediata e sustentada da pressão arterial pulmonar e ao aumento do débito cardíaco.[75] Em resposta à redução da sobrecarga, a geometria e o desempenho do ventrículo direito são gradualmente normalizados na maioria dos pacientes.[76,77] Um limiar de disfunção ventricular abaixo do qual a recuperação não acontecerá ainda precisa ser definido.

QUALIDADE DE VIDA

Após um transplante de pulmão bem-sucedido, as medições da qualidade de vida melhoram acentuadamente na maioria dos domínios, atingindo níveis aproximados aos da população geral.[78-82] Apesar disso, várias limitações importantes já foram observadas. Embora melhorados em relação à situação pré-transplante, comprometimentos do funcionamento psicológico — incluindo os níveis aumentados de depressão e de ansiedade e a insatisfação com a imagem corporal — persistem.[78,79] Por fim, o desenvolvimento de SBO está associado à deterioração significativa nas medidas de qualidade de vida.[81]

Apesar das melhorias na capacidade funcional e na qualidade de vida, menos da metade dos receptores de transplante de pulmão volta ao mercado de trabalho.[83,84] Os fatores citados pelos receptores como barreiras ao emprego incluem a tendência do empregador contra a contratação de um indivíduo com quadro clínico crônico, a perda potencial da renda por invalidez ou de benefícios clínicos, os efeitos colaterais dos medicamentos, as preocupações sobre o risco de infecção no local de trabalho e a priorização de atividades recreativas sobre o trabalho como meta pós-transplante.

COMPLICAÇÕES

DISFUNÇÃO PRIMÁRIA DO ENXERTO

A *disfunção primária do enxerto* (DPE) é um termo aplicado ao desenvolvimento, dentro de 72 horas do transplante, de opacidades radiográficas nos aloenxertos associado à oxigenação prejudicada, na ausência de insultos identificáveis como sobrecarga de volume, pneumonia, rejeição, atelectasia ou obstrução do fluxo venoso pulmonar.[85] Presume-se que a DPE seja uma consequência de lesão de isquemia-reperfusão, mas episódios inflamatórios associados à morte cerebral do doador, traumatismo cirúrgico e ruptura linfática podem ser fatores contribuintes. Suportando o conceito de DPE como forma de lesão pulmonar não imunológica aguda, o exame histológico de tecido pulmonar de pacientes afetados revela um padrão prevalecente de dano alveolar difuso.[85] Um sistema amplamente usado de graduação classifica a intensidade de DPE com base na proporção entre a pressão de oxigênio arterial e a fração de oxigênio inspirado (PO_2/FIO_2) (Tabela 106-4).[86] Na maioria dos casos, o processo é moderado e transitório, mas em cerca de 10% a 20% dos casos, a lesão é suficientemente grave para causar hipoxemia potencialmente fatal (DPE grau 3) e um curso clínico análogo ao da síndrome do desconforto respiratório agudo.

Um estudo de coorte recente, prospectivo e multicêntrico identificou vários fatores de risco para o desenvolvimento da DPE grave,[87] muitos dos quais foram relacionados a procedimentos: uso de FIO_2 elevada durante a reperfusão, uso de circulação extracorpórea, SLT e administração de grande volume de transfusões de hemoderivados. Os fatores de risco do receptor foram: diagnóstico de sarcoidose, presença de hipertensão pulmonar e sobrepeso ou obesidade. O único fator de risco identificado relacionado ao doador foi uma história de tabagismo. Notadamente, o tempo de isquemia do enxerto não foi identificado como fator de risco nesse estudo. Em outro estudo, um nível elevado de IL-8 em fluido

Tabela 106-4 Sistema de Classificação para Disfunção Primária do Enxerto

Grau	PaO_2 / FIO_2	Evidência Radiográfica de Edema Pulmonar
0	>300	Ausente
1	>300	Presente
2	200-300	Presente
3	<200	Presente

PaO_2/FIO_2 = proporção entre a pressão de oxigênio arterial e a fração de oxigênio inspirado.
De Christie JD, Carby M, Bag R, et al: Report of the ISHLT Working Group on Primary Lung Graft Dysfunction Part II: Definition. A consensus statement of the International Society for Heart and Lung Transplantation. *J Heart Lung Transplant* 24:1454-1459, 2005.

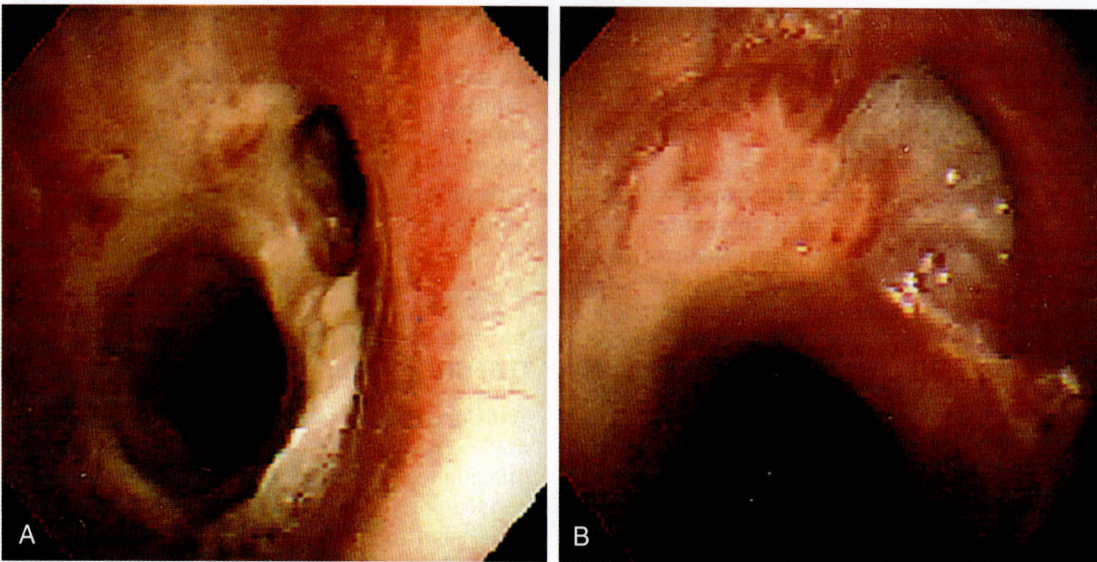

Figura 106-2 Deiscência da Anastonose Brônquica. A, Visão broncoscópica imediatamente distal à carina principal demonstra deiscência parcial da anastomose brônquica direita na posição de 1 hora. **B,** Após várias semanas de tratamento expectante, a broncoscopia de repetição demonstra cicatrização quase completa da deiscência.

de *lavagem broncoalveolar* (LBA) recuperado do doador foi associado ao desenvolvimento de DPE grave, dando suporte à noção de que eventos inflamatórios precedendo a captação do órgão podem ser importantes.[88]

O tratamento da DPE grave é de suporte, recaindo na ventilação mecânica convencional com estratégias de baixo volume corrente, assim como nas medidas adjuntas como ventilação pulmonar independente e suporte extracorpóreo à vida para pacientes selecionados, os quais, de outra maneira, não podem ser estabilizados.[89,90] O uso de óxido nítrico em pacientes com lesão do enxerto estabilizado tem sido associado à redução sustentada nas pressões de artéria pulmonar e melhora na oxigenação.[91] Entretanto, a administração profilática de óxido nítrico a todos os recipientes à época da reperfusão não reduz a incidência de DPE grave.[92] Nesse cenário, os resultados de um retransplante de emergência têm sido ruins.[93,94]

Com uma taxa de mortalidade perioperatória associada de 20% a 40%, a DPE é a causa principal dos óbitos prematuros entre os receptores de transplante.[87,95,96] O risco de morte permanece excessivo, mesmo além do primeiro ano, sugerindo que a DPE tem consequências adversas prolongadas bem após a resolução do episódio agudo. A recuperação entre os sobreviventes geralmente é demorada e incompleta, embora seja possível conquistar uma função pulmonar normal e a tolerância ao exercício.[97] Parece haver risco aumentado de SBO após o desenvolvimento de DPE, mas os dados são conflitantes sobre se o risco aumentado abrange todos os graus da DPE ou se é visto exclusivamente após o grau mais grave.[98,99]

COMPLICAÇÕES DAS VIAS AÉREAS

Durante o implante do aloenxerto, não se costuma, rotineiramente, tentar reestabelecer a circulação arterial brônquica. Como consequência, o brônquio do doador é precariamente dependente do fluxo de sangue retrógrado através de veias pulmonares de baixa pressão para vasos brônquicos colaterais, colocando a via aérea em risco de lesão isquêmica. Raramente, isso pode resultar em deiscência da anastomose brônquica, a qual, quando extensa, pode levar a mediastinite, pneumotórax, hemorragia e óbito. O tratamento dessa complicação potencialmente fatal antes exigia intervenção cirúrgica arriscada e frequentemente malsucedida para reforçar a anastomose. Mais recentemente, tem sido relatado sucesso com a colocação temporária de um *stent* de metal descoberto na via aérea através da deiscência para fornecer uma sustentação na qual o tecido de granulação possa se formar.[100] Para graus menores de deiscência, o tratamento conservador com redução na dosagem de corticosteroides e drenagem com um tubo torácico de um pneumotórax associado frequentemente levará à cicatrização bem-sucedida (Fig. 106-2).

A lesão isquêmica da via aérea se manifesta, mais frequentemente, como necrose da cartilagem anastomótica e como áreas irregulares de ulceração da mucosa brônquica e pseudomembranas. Essas áreas desvitalizadas, por sua vez, colocam o paciente em maior risco de superinfecção fúngica da via aérea (comentado mais tarde).

A complicação mais comum das vias aéreas encontrada atualmente é a estenose anastomótica brônquica, com frequência informada de 10% a 15% em séries contemporâneas.[101,102] O estreitamento pode ser devido ao excesso de tecido de granulação, estritura fibrótica (Fig. 106-3) ou broncomalacia (os dois últimos mecanismos possivelmente como sequelas de lesão isquêmica prévia). Às vezes, as estenoses fibróticas podem se estender além da anastomose, levando ao estreitamento do brônquio intermediário ou dos brônquios lobares. A estenose anastomótica se desenvolve, tipicamente, dentro de várias semanas a meses após o transplante. As dicas para sua presença incluem sibilos localizados no lado envolvido, surtos recorrentes de pneumonia ou bronquite purulenta e estudos de função pulmonar subótimos demonstrando obstrução do fluxo aéreo e truncamento da alça fluxo-volume. A broncoscopia tanto confirma o diagnóstico quanto permite intervenções terapêuticas, incluindo a dilatação por balão, o desbridamento a *laser*, a braquiterapia endobrônquica e a colocação de *stent*.[103] Embora essas medidas sejam frequentemente bem-sucedidas no curto prazo, a estenose recorrente é comum, precisando de intervenções repetidas e levando a resultados funcionais comprometidos e ao excesso de mortalidade.[104]

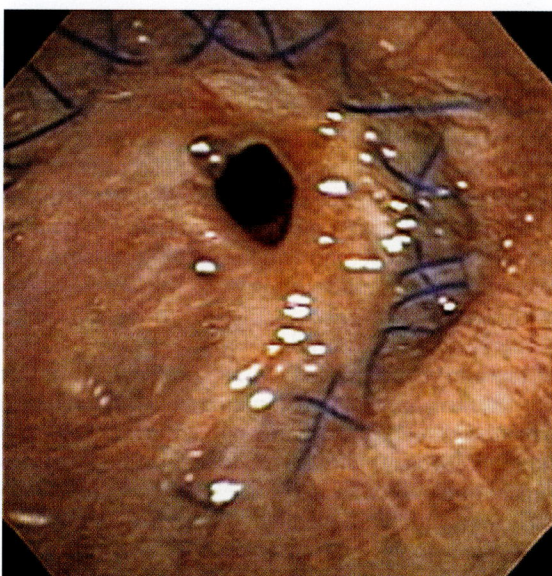

Figura 106-3 Estenose da Anastomose Brônquica. Visão broncoscópica da anastomose do brônquio principal esquerdo demonstrando estreitamento acentuado do lúmen por causa da formação de um tecido fibroso. A margem externa verdadeira do brônquio está delineada pelo material de sutura.

LESÃO DO NERVO FRÊNICO

A lesão do nervo frênico após um transplante de pulmão pode resultar da tração intraoperatória, do uso de pasta gelada para resfriar o aloenxerto na cavidade torácica antes da reperfusão ou transecção do nervo no quadro de aderências fibrosas extensas e dissecção hilar difícil. Dependendo, em parte, de se a triagem é restrita a casos clinicamente suspeitos ou mais amplamente a todos os receptores, a incidência informada de lesão do nervo frênico varia de 3% a 30%.[105-108] Dicas importantes, embora não específicas da presença de lesão do nervo frênico, incluem dificuldade de desmame da ventilação mecânica, hipercapnia persistente, ortopneia e evidência radiográfica de elevação persistente do diafragma e atelectasia basilar associada. A lesão do nervo frênico foi associada a aumentos nos dias de ventilação, índices de traqueostomia e permanência na unidade de terapia intensiva.[106] A conquista de um resultado funcional normal é, por fim, possível para aqueles com lesão reversível, mas a recuperação em alguns casos pode ser prolongada ou incompleta. Para pacientes seriamente prejudicados, o suporte noturno com ventilação não invasiva e a plicatura diafragmática têm sido empregados com sucesso.

HIPERINSUFLAÇÃO DO PULMÃO NATIVO

A hiperinsuflação aguda do pulmão nativo que leva ao comprometimento respiratório e hemodinâmico no período pós-operatório imediato tem sido informada em 15% a 30% dos pacientes com enfisema submetidos ao SLT.[111,112] Embora os fatores de risco permaneçam mal definidos, a combinação de ventilação com pressão positiva e edema significativo do aloenxerto serve para ampliar a diferente complacência entre os dois pulmões e pode predispor a essa complicação. A hiperinsuflação aguda pode ser tratada rapidamente iniciando-se a ventilação pulmonar independente, ventilando-se o pulmão nativo com frequência respiratória baixa e um tempo longo de expiração para facilitar o esvaziamento completo. Além do período perioperatório, alguns receptores de SLT com enfisema subjacente demonstram hiperinsuflação exagerada ou progressiva do pulmão nativo que mais insidiosamente compromete a função do aloenxerto. Nesse cenário, a cirurgia de redução de volume do pulmão nativo pode resultar em melhora funcional significativa.[113]

INFECÇÃO

Os índices de infecção entre receptores de transplante de pulmão são muitas vezes mais altos que entre os receptores de outros órgãos sólidos. O risco maior está provavelmente relacionado à exposição única de aloenxerto de pulmão a microrganismos via inalação e aspiração e ao nível mais alto de imunossupressão mantido nesses pacientes. Uma discussão abrangente de complicações infecciosas está além do escopo deste capítulo; aqui são discutidos somente os patógenos mais comuns.

Bactérias

As infecções bacterianas do trato respiratório inferior são responsáveis pela maioria das complicações infecciosas e apresentam distribuição temporal bimodal.[114,115] A pneumonia bacteriana é encontrada mais frequentemente no primeiro mês pós-transplante. Além da situação de imunossupressão do receptor, fatores que predispõem à pneumonia bacteriana precoce incluem a necessidade de suporte ventilatório mecânico prolongado, tosse embotada por causa da dor e da fraqueza pós-operatória, ruptura de linfáticos e lesão isquêmica da mucosa brônquica com o prejuízo do *clearence* mucociliar. Embora a transferência passiva de infecção oculta com o órgão transplantado seja uma preocupação adicional, a presença de organismos na coloração de Gram nos lavados brônquicos do doador não prognostica pneumonia subsequente no receptor.[116] As infecções bacterianas na forma de bronquite purulenta, bronquiectasia e pneumonia ressurgem como complicação tardia entre pacientes que desenvolvem SBO. Patógenos Gram-negativos, especialmente *P. aeruginosa*, são mais frequentemente isolados em associação com episódios infecciosos tanto precoces quanto tardios.[114,115]

Citomegalovírus

O CMV é o patógeno viral mais comum encontrado após o transplante de pulmão, embora na era da profilaxia efetiva, sua incidência e impacto tenham diminuído consideravelmente.[115] A infecção pode se desenvolver pela transferência do vírus com o aloenxerto ou pela transfusão de hemoderivados ou por reativação do vírus latente remotamente adquirido pelo receptor. Receptores soronegativos que recebem órgãos de doadores soropositivos estão em risco máximo de desenvolver infecção e essas infecções primárias tendem a serem as mais graves. Embora a não compatibilidade entre doador positivo/receptor negativo tenha sido identificada como fator de risco para o aumento da mortalidade no *International Society for Heart and Lung Transplantation Registry*,[1] isso pode não ser mais o caso em virtude do atual uso amplamente disseminado de regimes profiláticos efetivos.[117]

Na ausência de profilaxia, a infecção por CMV surge tipicamente 1 a 3 meses após o transplante; a profilaxia antiviral deriva o início para mais tarde no curso, frequentemente nos meses iniciais após a suspensão do agente antiviral. Com frequência, a infecção é subclínica, evidenciada somente por viremia silenciosa ou abrigo do vírus no trato respiratório. A doença clínica pode se apresentar como uma síndrome semelhante à da mononucleose, com febre, mal-estar e leucopenia ("síndrome do CMV") ou como uma invasão órgão-específica do pulmão, do trato gastrointestinal, do sistema nervoso central ou da retina. A detecção do vírus no sangue periférico por técnicas de ensaio de antigenemia pp65 ou da *reação em cadeia da polimerase* (PCR, do inglês, *polymerase chain reaction*) estabelece um diagnóstico de infecção por CMV, mas não reflete necessariamente eventos ao nível dos tecidos. O diagnóstico de pneumonia por CMV, a manifestação mais comum de doença invasiva no receptor de transplante de pulmão, é estabelecida sem qualquer equívoco somente pela demonstração de alterações citopáticas virais características na biópsia de pulmão ou nas amostras citológicas obtidas por LBA, mas a sensibilidade desses achados é relativamente baixa. Todo cuidado deve ser exercido na interpretação de uma cultura viral positiva ou PCR de amostras de LBA porque o vírus pode se abrigar no trato respiratório na ausência de invasão tecidual.

O tratamento-padrão da síndrome do CMV e da doença invasiva tecidual consiste em um curso de 2 a 3 semanas de ganciclovir na dose de 5 mg/kg duas vezes ao dia, ajustado para insuficiência renal. O monitoramento da carga viral do sangue periférico deverá ser feito semanalmente para confirmar a resposta à terapia. O tratamento deverá ser mantido até pelo menos 1 semana após a documentação de carga viral indetectável.[118] Alguns especialistas defendem a adição da globulina hiperimune do CMV no tratamento da doença grave, mas a evidência para suporte dessa prática é insuficiente. Embora o tratamento seja efetivo, já foram relatadas taxas de recidiva de até 60% na infecção primária e de 20% em receptores soropositivos.[119] O início de valganciclovir oral como profilaxia secundária após o término do tratamento definitivo é prática comum, mas seu impacto sobre as taxas de recidiva ainda é obscuro.

Na tentativa de minimizar o impacto adverso da infecção por CMV no curso após o transplante, o foco se voltou para as estratégias de prevenção. Vários estudos clínicos randomizados e prospectivos documentaram a eficácia da profilaxia antiviral no retardamento do início e na redução da incidência e gravidade da infecção por CMV.[120] O valganciclovir substituiu amplamente o ganciclovir intravenoso como agente profilático preferido por causa de sua biodisponibilidade excelente, facilidade de administração e eficácia demonstrada.[121] A profilaxia universal de todos os pacientes doadores soropositivos/receptores soronegativos é recomendada porque o risco da doença por CMV é alto.[118] Por causa do risco da doença ser significativamente mais baixo em receptores soropositivos (independentemente da situação do doador), foi argumentado que a profilaxia universal desse grupo leva ao tratamento exagerado, custos maiores e exposição desnecessária de pacientes ao risco de toxicidade medicamentosa. Nessa população, foram defendidas estratégias prioritárias focalizando a terapia antiviral exclusivamente para pacientes que demonstrem carga viral em ascensão no sangue periférico, mas muitos programas ainda seguem a estratégia de profilaxia universal.[122] As diretrizes de consenso recomendam um mínimo de 6 meses de profilaxia para pacientes doadores positivos/receptores negativos e de 3 a 6 meses para pacientes receptores positivos.[123] Entretanto, um estudo clínico randomizado e controlado de receptores de transplante de pulmão em risco (ou doadores ou receptores soropositivos) demonstrou redução acentuada na incidência da doença por CMV com o uso de um curso de 12 meses de profilaxia com valganciclovir, em comparação com um curso de 3 meses (4% *vs*. 32%).

Estudos adicionais são requeridos para determinar se 12 meses são necessários ou excessivos e se todos os subgrupos em risco exigem o mesmo regime.

O aparecimento de cepas de CMV resistentes ao ganciclovir foi reportado em 5% a 15% dos receptores de transplante de pulmão com infecção por CMV.[125,126] Os fatores de risco identificados incluem situação do CMV em pacientes doadores positivos/receptores negativos, uso de agentes imunossupressores potentes como anticorpos antilinfócitos e daclizumab, número aumentado de episódios de CMV e exposição prolongada ao ganciclovir.[127,128] Foscarnet, administrado isoladamente ou combinado com ganciclovir, é o agente preferido para tratamento da doença resistente ao ganciclovir.[126] O fármaco é potencialmente nefrotóxico, sendo essencial o monitoramento cuidadoso da função renal. Embora o tratamento seja geralmente bem-sucedido, a presença da doença resistente ao ganciclovir está associada à redução na sobrevida em receptores de transplante de pulmão.[128,129]

Aspergillus

As espécies de *Aspergillus* são os patógenos fúngicos mais frequentemente encontrados entre os receptores de transplante de pulmão. Como organismo ubíquo adquirido por inalação, o *Aspergillus* coloniza as vias aéreas em cerca de um quarto dos receptores de transplante.[130] A colonização de vias aéreas por si só não parece representar risco maior de progressão subsequente para a doença invasiva.[130] Ainda não se sabe se isso se deve à natureza inerentemente benigna da colonização ou à prática comum de profilaxia fúngica inicial, quando a colonização é detectada.

O *Aspergillus* infecta a árvore brônquica em cerca de 5% dos receptores de transplante de pulmão.[130] Na maioria dos casos, a infecção é localizada na anastomose brônquica, onde a cartilagem desvitalizada e o material estranho de sutura criam um ambiente propício. Com menos frequência, a infecção pode se apresentar como um quadro de bronquite ulcerativa mais difusa, com a formação de pseudomembranas, acompanhando tipicamente na sequência de uma lesão isquêmica intensa para a mucosa brônquica. Aglomeradas nos primeiros 6 meses pós-transplante, essas infecções das vias aéreas são geralmente assintomáticas e detectadas somente por broncoscopia de vigilância. Embora geralmente respondedoras aos azóis orais ou à anfotericina inalada ou intravenosa, as infecções das vias aéreas raramente têm progredido para a pneumonia invasiva ou resultado em erosão fatal para a artéria pulmonar adjacente.[130,131] O aumento no risco de estenose brônquica subsequente ou broncomalacia também foi informado, mas ainda não está esclarecido se isso é consequência da infecção ou da lesão isquêmica subjacente do brônquio que predispôs à infecção.[132,133]

A aspergilose invasiva, uma forma muito mais grave de infecção, se desenvolve em 5% dos receptores de transplante de pulmão, mais usualmente durante o primeiro ano.[130] Quase sempre, a doença envolve o pulmão, mas pode se disseminar para sítios distantes, particularmente para o cérebro, em uma minoria de pacientes. Os sintomas não são específicos e incluem febre, tosse, dor pleurítica no tórax e hemoptise. Radiograficamente, a aspergilose pulmonar pode aparecer como opacidades nodulares ou cavitárias isoladas ou múltiplas ou ainda como consolidação alveolar (Fig. 106-4). O "sinal do halo" — uma borda de atenuação em vidro fosco cercando uma opacidade nodular central — é um achado sugestivo, embora incomum, na tomografia computadorizada (TC) do tórax.

REJEIÇÃO E DISFUNÇÃO CRÔNICA DO ALOENXERTO

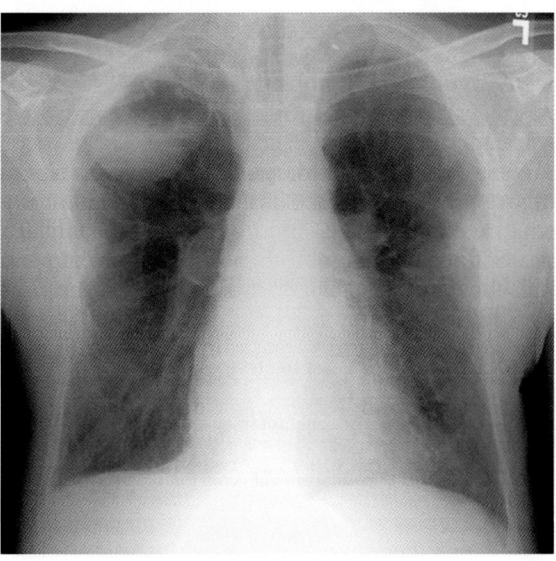

Figura 106-4 Aspergilose Invasiva. Receptor de transplante bilateral de pulmão com grande cavidade no lobo superior direito contendo nível hidroaéreo. A biópsia transtorácica por agulha demonstrou elementos fúngicos morfologicamente compatíveis com a espécie *Aspergillus*. O paciente não respondeu à terapia antifúngica e a ressecção cirúrgica foi necessária para a cura definitiva.

Apesar do uso de agentes imunossupressores potentes, a rejeição do aloenxerto e a disfunção crônica de aloenxerto continuam como problemas universais que limitam o enxerto em longo prazo e a sobrevida do paciente. Mecanismos aloimunes humorais e celulares têm sido definidos para vários graus dos insultos mais agudos, e por isso o termo "rejeição" é um descritor apropriado (i.e., rejeição hiperaguda, rejeição celular aguda, rejeição mediada por anticorpo). Entretanto, os mecanismos patogênicos subjacentes a formas crônicas de disfunção de aloenxertos são menos claros, e insultos tanto imunológicos quanto não imunológicos têm sido implicados. Embora ainda como parte do dicionário de transplantes, o termo "rejeição crônica" é enganoso, pois simplifica exageradamente o mecanismo e o espectro de fenótipos que caracterizam o enfraquecimento do enxerto no longo prazo. O termo *disfunção crônica de aloenxerto de pulmão* (CLAD, do inglês, *chronic lung allograft dysfunction*) está surgindo como um descritor preferido compreendendo a forma mais comumente encontrada, SBO, assim como variantes recém-reconhecidas, tais como *síndrome do aloenxerto restritivo*. As várias formas de rejeição e CLAD são escritas em detalhe nas seções a seguir. Os aspectos das duas entidades mais usualmente encontradas — rejeição celular aguda e SBO — estão resumidos na Tabela 106-5.

Rejeição Hiperaguda

A rejeição hiperaguda é uma complicação rara, mas altamente letal, mediada por anticorpos pré-formados no receptor e direcionados contra os antígenos de HLA contidos no tecido do doador. O endotélio microvascular pulmonar é o alvo principal, levando ao dano mediado pelo complemento e pelos neutrófilos e à deposição disseminada de trombos de plaqueta/fibrina.[142] A rejeição hiperaguda se torna clinicamente evidente de minutos a horas após o estabelecimento da perfusão do pulmão recentemente implantado. O aloenxerto aparece escuro, moteado e grosseiramente edematoso na inspeção direta e densamente opacificado na radiografia do tórax. Refletindo a intensidade do edema pulmonar, grande volume de líquido edematoso, rosado e espumoso, é quase sempre produzido pelo aloenxerto e precisa ser frequentemente sugado do tubo endotraqueal. Seguem-se a disfunção profunda do enxerto e a instabilidade hemodinâmica. Quatro dos cinco casos informados na literatura resultaram em óbito.[143] O único sobrevivente foi tratado com sucesso com uma combinação de plasmaférese, globulina antimócitos e ciclofosfamida.[144] A triagem de rotina de todos os candidatos a transplante de pulmão quanto aos anticorpos anti-HLA pré-formados e ou evitar os doadores com os antígenos-alvo ou a compatibilização cruzada prospectiva antes do transplante comprovaram ser medidas altamente efetivas em minimizar o risco de rejeição hiperaguda.

Rejeição Celular Aguda

A vigilância frequente do aloenxerto por biópsia transbrônquica demonstrou que a maioria dos receptores de transplante sofre pelo menos um episódio de rejeição celular aguda no primeiro ano.[57] Além desse período inicial, a incidência de rejeição celular aguda declina consideravelmente. Os fatores de risco para o desenvolvimento de rejeição aguda permanecem mal definidos. Os dados são conflitantes sobre se o grau de discordância de HLA entre doador e receptor representa um fator de risco.[57,145,146] Os polimorfismos no

O diagnóstico de aspergilose pulmonar invasiva pode ser um desafio. Como discutido anteriormente, muitos receptores de transplante de pulmão são colonizados com *Aspergillus*, dificultando a interpretação da significância das cepas fúngicas positivas e das culturas derivadas de espécimes de LBA. Por outro lado, a sensibilidade dos estudos broncoscópicos tem sido relatada na faixa de somente 45% a 62% dos receptores de transplante de órgãos sólidos com doença invasiva.[134] A medida dos níveis de galactomana no soro ou no fluido da LBA tem sido angariada como teste útil para estabelecer um diagnóstico de doença invasiva em certas populações de pacientes; a experiência preliminar em receptores de transplante de pulmão sugere sensibilidade inaceitavelmente baixa tanto para soro quanto para LBA, embora a especificidade pareça ser elevada.[135,136] No contexto de aspectos clínicos e radiográficos compatíveis e/ou na demonstração de *Aspergillus* em secreções respiratórias por cultura ou citologia, o médico precisa exercer seu julgamento para decidir se inicia um tratamento empírico com terapia antifúngica ou se busca uma prova mais definitiva por meio de biópsia transtorácica com agulha ou biópsia cirúrgica do pulmão.

Tradicionalmente, a anfotericina B foi o esteio da terapia para aspergilose invasiva. Mais recentemente, porém, o triazol voriconazol demonstrou eficácia superior e menos toxicidade que a anfotericina B e emergiu como o tratamento preferido.[137] Voriconazol é um inibidor potente do sistema da enzima hepática do citocromo P-450 e pode levar a níveis séricos perigosamente elevados de inibidores de calcineurina e sirolimus administrados concomitantemente se os ajustes apropriados na dosagem desses agentes não forem efetuados. As equinocandinas (p. ex., caspofungina) representam uma terceira classe de agentes que têm aplicados com sucesso no tratamento de aspergilose invasiva.[138] O papel terapêutico da ressecção cirúrgica continua incerto, mas a cirurgia tem sido defendida nos casos de infecção localizada refratária à terapia clínica.[140,141]

Tabela 106-5	Aspectos da Rejeição Celular Aguda e a Síndrome da Bronquiolite Obliterante (SBO)	
Aspecto	**Rejeição Celular Aguda**	**SBO**
Início após o transplante	Dias a meses; menos comum depois do primeiro ano	Depois do primeiro ano
Fatores de risco	Incerta	Rejeição aguda, bronquiolite linfocítica, vírus respiratórios da comunidade, disfunção do enxerto primário, aspiração silenciosa, pneumonite por CMV, colonização das vias aéreas por espécie de *Aspergillus* ou *Pseudomonas*
Histologia	Infiltrados linfocíticos perivasculares	Inflamação submucosa bronquiolar e fibrose; obliteração luminal
Sinais e sintomas	Febre baixa, dispneia, tosse, oxigenação prejudicada, leucocitose	Dispneia, tosse crônica, surtos recorrentes de bronquite purulenta
Radiografia do tórax	Opacidades alveolares ou intersticiais, efusões pleurais	Campos pulmonares transparentes (podem mostrar hiperinsuflação)
TC de alta resolução	Opacidades em vidro opaco ou alveolares, espessamento do septo interlobular	Opacidades tipo árvore em brotamento, bronquiectasia, aprisionamento de ar
Verificação de função pulmonar	Declínio proporcional em VEF_1 e em CVF	Declínio desproporcional em VEF_1 com padrão obstrutivo em deterioração
Resultado de biópsia transbrônquica	Alta	Baixa
Tratamento	Doses altas de corticosteroides	Incerta: a azitromicina é uma opção popular, embora não comprovada
Resultado	Resposta favorável ao tratamento	Resposta insatisfatória ao tratamento; disfunção progressiva do aloenxerto em muitos casos

receptor *Toll-like* que regulam para baixo a capacidade de resposta imune inata do receptor estão associados à menor incidência de rejeição celular aguda.[145]

Os episódios de rejeição celular aguda podem ser clinicamente silenciosos em até 40% dos casos.[57] Quando presentes, as manifestações clínicas são não específicas e incluem mal-estar, febre baixa, dispneia, tosse e leucocitose. As opacidades radiográficas, um declínio da oxigenação arterial em repouso ou no exercício, e uma queda abrupta superior a 10% em valores espirométricos são dicas importantes para a possível presença de rejeição, mas achados similares acompanham surtos de infecção.

A confiança só nos critérios clínicos e radiográficos corre o risco de diagnóstico incorreto e de aumento desnecessário da imunossupressão. A biópsia transbrônquica do pulmão representa o "padrão-ouro" para o diagnóstico de rejeição celular aguda. O procedimento é seguro, pode ser realizado de modo seriado com o tempo e tem elevadas sensibilidade e especificidade. O marco histológico é a presença de infiltrados linfocíticos perivasculares que, nos casos mais graves, extravasam sobre o interstício e os espaços aéreos alveolares adjacentes. A bronquiolite linfocítica pode acompanhar o envolvimento do parênquima ou pode ser um aspecto independente. O sistema histológico de classificação tem sido adotado universalmente para graduar a intensidade da rejeição celular aguda (Tabela 106-6).[147]

O tratamento convencional consiste em um pulso de 3 dias de Solu-Medrol intravenoso na dose diária de 15 mg/kg. Na maioria dos casos, isso resulta em melhora rápida dos sintomas, da função pulmonar e das anormalidades radiográficas, mas as biópsias de acompanhamento mostram evidência histológica de rejeição persistente em 30% dos pacientes com rejeição aguda leve (A2) anterior e em 44% dos pacientes com rejeição aguda moderada (A3) anterior.[148] Os pacientes assintomáticos e funcionalmente estáveis com rejeição mínima (A1) têm sido tipicamente observados sem tratamento, mas dados demonstrando progressão para grau mais alto de rejeição aguda em um quarto dos casos e aumento no risco de desenvolvimento de SBO têm desafiado essa abordagem.[149] Várias modalidades têm sido empregadas para rejeição aguda refratária ou recorrente,

Tabela 106-6	Sistema de Classificação Histológica para Rejeição Celular Aguda
Grau	**Descrição**
0 (nenhum)	Parênquima pulmonar normal
1 (mínimo)	Infiltrados mononucleares perivasculares dispersos e infrequentes
2 (leve)	Infiltrados mononucleares perivasculares frequentes cercando vênulas e arteríolas; reconhecível prontamente mediante ampliação baixa
3 (moderado)	Manguito facilmente reconhecível de vênulas e arteríolas por infiltrados celulares mononucleares perivasculares densos, com extensão do infiltrado de células inflamatórias para o interior dos septos alveolares perivasculares e peribronquiolares e espaços aéreos
4 (intenso)	Infiltrados de células mononucleares perivasculares difusas, intersticiais e em espaços aéreos com dano proeminente de pneumócitos alveolares e endotelialite

De Stewart S, Fishbein MC, Snell GI, et al: Revision of the 1996 working formulation for the standardization of nomenclature in the diagnosis of lung rejection. *J Heart Lung Transplant* 26:122901242, 2007.

incluindo as preparações de anticorpos antilinfócitos e a *fotoférese*, um tratamento imunomodulador que usa leucaférese para colher *leucócitos* que são então tratados com sensibilizador de luz ultravioleta, expostos à luz ultravioleta e devolvidos ao corpo, onde suprimem a função das células T.

Rejeição Aguda Mediada por Anticorpos

Existe evidência emergente de suporte a uma segunda forma de rejeição aguda, mediada por aloanticorpos anti-HLA específicos do doador que se desenvolvem *de novo* após o transplante.[150,151] A apresentação clínica pode ser indistinguível da rejeição celular aguda, com dispneia, hipoxemia e opacidades radiográficas difusas. A hemoptise deverá levantar suspeitas sobre essa entidade, mas está presente em apenas 25% dos casos.[150] Os critérios diagnósticos sugeridos para rejeição aguda mediada por anticorpos são: (1) presença de anticorpos anti-HLA específicos do doador em circulação; (2) evidência histopatológica de capilarite; e (3) detecção de deposição de células C4d endoteliais. Menos da metade dos pacientes na maior série de casos respondeu somente aos corticosteroides; a adição de plasmaférese foi benéfica na maioria dos casos refratários aos esteroides.[150] A imunoglobina intravenosa e os anticorpos monoclonais anti-CD20 também foram usados como terapia adjunta.[151]

Síndrome da Bronquiolite Obliterante

A bronquiolite obliterante, presumida como representante das consequências da "rejeição crônica", permanece como o principal impedimento à sobrevida do enxerto e do paciente no longo prazo. Trata-se de um processo fibroproliferativo caracterizado por inflamação submucosa e fibrose das paredes bronquiolares, levando por fim à obstrução completa do lúmen das vias aéreas. A consequência funcional desse processo é a obstrução progressiva e em grande parte irreversível do fluxo de ar. Por causa da dificuldade em se demonstrar a histologia característica por meio de biópsia transbrônquica, o VEF_1 tem sido adotado como um substituto diagnóstico facilmente obtido em relação à histologia, e o termo *síndrome de bronquiolite obliterante* (SBO) tem sido aplicado a esse transtorno funcionalmente definido (Tabela 106-7).[152] Cerca de 50% dos receptores de transplante desenvolvem SBO por em cerca de 5 anos e 75% em cerca de 10 anos.[1] Como originalmente conceituada, SBO foi definida como uma queda sustentada e não explicada por outra causa no VEF_1 de pelo menos 20% do basal pós-transplante. A preocupação de que essa definição possa retardar o diagnóstico além de um estágio propício ao tratamento levou à introdução mais recente de um estágio *SBO de potencial 0* (SBO 0-p), definido como declínio no VEF_1 de 10% a 19% ou no *fluxo expiratório forçado médio entre 25% e 75% da capacidade vital forçada* ($FCVF_{25\%-75\%}$) de pelo menos 25%. O critério de VEF_1 para SBO 0-p provou ser um prognosticador razoável de pacientes em risco de progressão para SBO mais avançada, com valor preditivo positivo de 60% para progressão dentro de 1 ano e de 80% para progressão dentro de 4 anos.[153,154] O valor preditivo positivo do critério de VEF_1 é mais baixo em receptores de SLT com enfisema pulmonar nativo, provavelmente por causa do impacto confundidor da hiperinsuflação do pulmão nativo sobre a função pulmonar.[154] Deve-se notar que o critério de $CVF_{25\%-75\%}$ sofre de um valor preditivo positivo baixo em todas as populações de receptores e tem utilidade clínica questionável.[153,154]

A rejeição celular aguda e a bronquiolite linfocítica têm sido consistentemente identificadas como os principais fatores de risco para o desenvolvimento de SBO, dando suporte à visão de que SBO é uma consequência de lesão aloimune.[155,156] Embora o risco de SBO pareça se correlacionar com a intensidade e a frequência desses insultos imunológicos, mesmo a rejeição aguda mínima (A1) está associada ao risco aumentado.[149,157] Outros possíveis fatores de risco imunomediados incluem a presença de anticorpos anti-HLA (particularmente os específicos do doador) e o desenvolvimento de anticorpos anti-colágeno tipo V.[158,159] Fatores não imunes também podem ser importantes para iniciar ou perpetuar a injúria a lesão, sugerindo que SBO pode representar o resultado final de uma ampla série de insultos ao epitélio das vias aéreas. Esses fatores incluem pneumonite por CMV, infecções virais respiratórias da comunidade, colonização de vias aéreas com *Aspergillus* ou *Pseudomonas*, disfunção primária do enxerto e refluxo gastroesofágico com aspiração oculta.[98,156,160-164]

Embora vista com frequência como uma complicação tardia, SBO se apresenta durante os primeiros 2 anos após o transplante em um terço à metade dos casos ("SBO de início precoce").[165,166] O declínio no VEF_1 que anuncia o início da SBO pode ser ou insidioso ou abrupto. Dispneia, perda de peso, tosse e surtos recorrentes de traqueobronquite purulenta, com recuperação de *P. aeruginosa* em culturas do escarro, são aspectos clínicos característicos. Embora as radiografias do tórax sejam usualmente pouco expressivas, a TC de alta resolução usualmente revela aprisionamento aéreo, opacidades tipo árvore em brotamento e/ou bronquiectasia (Fig. 106-5).

Tabela 106-7 Sistema de Classificação para Síndrome da Bronquiolite Obliterante

Estágio	Critérios Espirométricos
0	VEF_1 >90% do basal e $FEF_{25\%-75\%}$ > do basal
0-potencial	VEF_1 81%-90% do basal e/ou $FEF_{25\%-75\%}$ do basal
1	VEF_1 66%-80% do basal
2	VEF_1 51%-65% do basal
3	VEF_1 ≤ 50% do basal

$FEF_{25\%-75\%}$ = fluxo expiratório forçado entre 25% e 75% da capacidade vital forçada; VEF_1 = volume expiratório forçado em 1 segundo.
De Estenne M, Maurer JR, Boehler A, et al: Bronchiolitis obliterans syndrome 2001: an update of the diagnostic criteria. *J Heart Lung Transplant* 21:297-310, 2002.

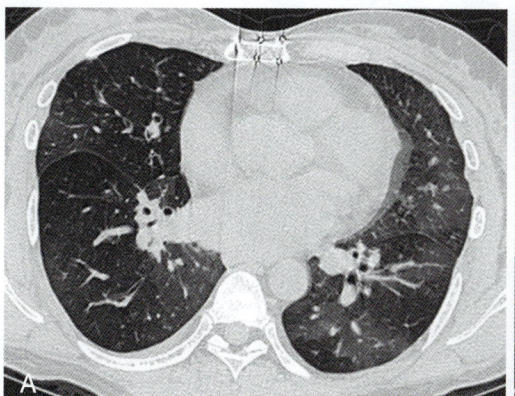
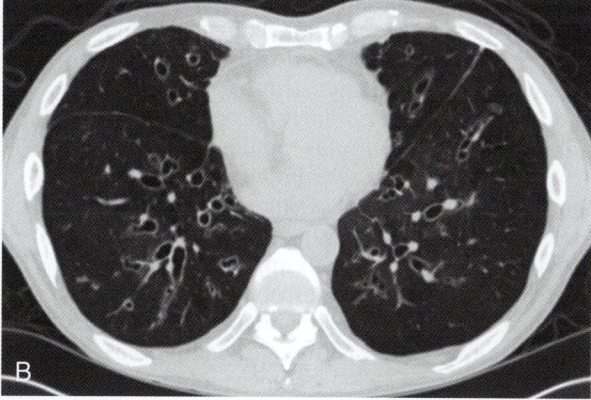

Figura 106-5 Aspectos Radiográficos da Síndrome da Bronquiolite Obliterante. A, Imagem de TC de alta resolução obtida durante a expiração demonstra padrão de atenuação em mosaico compatível com o quadro de aprisionamento de ar. **B,** Imagem obtida de outro paciente com a síndrome da bronquiolite obliterante demonstrando bronquiectasias extensas.

A história natural de SBO é altamente variável: aqueles com início precoce ou abrupto geralmente apresentam declínio mais rápido na função pulmonar e mortalidade mais alta.[165,166] A sobrevida média a partir do diagnóstico é de 1,5 ano e de 2,5 anos para aqueles com SBO precoce e tardia, respectivamente.[165]

Uma miríade de estratégias de imunossupressão tem sido empregada no tratamento de SBO, incluindo o uso de agentes convencionais (p. ex., pulsos de corticosteroides), ciclosporina inalada, anticorpos antilinfócitos, fotoférese e irradiação linfoide total, mas o consenso é falho na abordagem ótima.[167,168] No máximo, as medidas imunossupressoras parecem atrasar o índice de declínio em vez de parar ou reverter o processo. Mais recentemente, a azitromicina surgiu como alternativa popular, com base em estudos retrospectivos documentando a melhora em curto prazo no VEF_1 em aproximadamente 30% a 40% dos pacientes com SBO tratados com esse agente.[169-172] Em contraste com os não respondedores, os que respondem demonstram níveis mais altos de neutrófilos na LBA antes do tratamento e uma redução acentuada na neutrofilia após o início da terapia. Isso dá crédito à noção de que os efeitos benéficos dos macrolídeos se relacionam em grande parte à sua habilidade de suprimir a produção de IL-8 das vias aéreas e o recrutamento de neutrófilos.[170,171] Embora ainda controverso, o desempenho da fundoplicatura cirúrgica para controlar o refluxo gastroesofágico tem sido associado à melhora na função pulmonar em alguns pacientes com SBO.[173] Medidas adjuvantes para mobilizar as secreções respiratórias e controlar a infecção bacteriana das vias aéreas — incluindo a percussão torácica, a vibração ou a válvula Acapella e antibióticos inalados e sistêmicos — podem ser benéficas em pacientes com bronquiectasia associada. Nesse momento, o único tratamento definitivo para SBO avançada é o retransplante.

O desenvolvimento de estratégias para prevenir SBO é uma área de grande interesse, mas, até o momento, de pouco progresso substancial. Em reconhecimento à ligação estabelecida entre rejeição aguda e SBO, a maioria dos centros de transplante realiza, rotineiramente, biópsias de vigilância de pulmão para detectar e tratar clinicamente a rejeição aguda silenciosa, mas o impacto dessa estratégia no risco de SBO permanece incerto.[174] A identificação precoce de receptores com refluxo gastroesofágico e correção agressiva com fundoplicatura podem retardar ou prevenir o início da SBO, mas isso ainda é uma estratégia controversa.[175] Em um estudo clínico randomizado de pequeno porte, a adição de ciclosporina inalada a um regime imunossupressor convencional foi associada à redução dramática na incidência de SBO, mas um estudo clínico multicêntrico subsequente falhou em demonstrar o benefício.[176,177] Um estudo clínico de pequeno porte, de centro único, randomizado e controlado por placebo demonstrou que a administração profilática de azitromicina após o transplante melhorou a sobrevida sem SBO, mas estudos maiores e multicêntricos serão necessários para corroborar esses achados.[178] Por fim, alguns centros empregaram uma estratégia para triagem de anticorpos específicos de doadores e, quando detectados, foram tratados com imunoglobulina intravenosa e rituximabe na esperança de reduzir o risco subsequente de desenvolver SBO.[179] Novamente, porém, estudos complementares são necessários para avaliar a eficácia dessa abordagem.

Outras Formas de Disfunção Crônica do Aloenxerto do Pulmão

Recentemente, várias outras formas de sobreposição de CLAD que são distintas da SBO foram descritas com termos variáveis: "síndrome restritiva de aloenxerto,"[180,181] "CLAD-restritiva,"[182] e "pneumonia em organização aguda fibrinosa."[183] Essas entidades compartilham em comum uma fisiologia restritiva e a presença de opacidades intersticiais, alveolares ou em vidro fosco nos exames de TC do tórax. Os achados histológicos variam entre os relatos publicados e incluem dano alveolar difuso, fibrose intersticial e pneumonia em organização aguda fibrinosa. Existe uma notável concordância entre os vários relatos em um ponto — a sobrevida desses pacientes é consideravelmente pior que a dos receptores com a SBO mais usualmente encontrada.

DESORDEM LINFOPROLIFERATIVA PÓS-TRANSPLANTE

A *desordem linfoproliferatia pós-transplante* (DLPT) descreve um espectro de respostas proliferativas anormais envolvendo células B na maioria dos casos e variando de hiperplasia policlonal benigna a linfomas malignos. Em cerca de 90% dos casos, o *vírus Epstein-Barr* (EBV) é o estímulo para a proliferação de células B, que continua de maneira não controlada por causa da resposta abafada das células T citotóxicas no hospedeiro imunossuprimido. Receptores virgens para EBV que adquirem a infecção primária à época do transplante de órgão estão em risco máximo de desenvolver DLPT.[184] Uma maior intensidade de imunossupressão e, em particular, o uso de preparações de anticorpos antilinfócitos também foram implicados como fatores de risco.

Entre os vários neoplasmas que surgem após o transplante de pulmão, a DLPT é o segundo em frequência, perdendo só para os cânceres de pele não melanoma, com incidência de aproximadamente 5%.[185] O risco de desenvolver DLPT é maior no primeiro ano pós-transplante, embora até metade de todos os casos seja observada além desse ponto. A maioria dos casos de início precoce envolve o aloenxerto, apresentando-se tipicamente como um ou mais nódulos pulmonares que podem estar acompanhados por adenopatia do mediastino (Fig. 106-6).

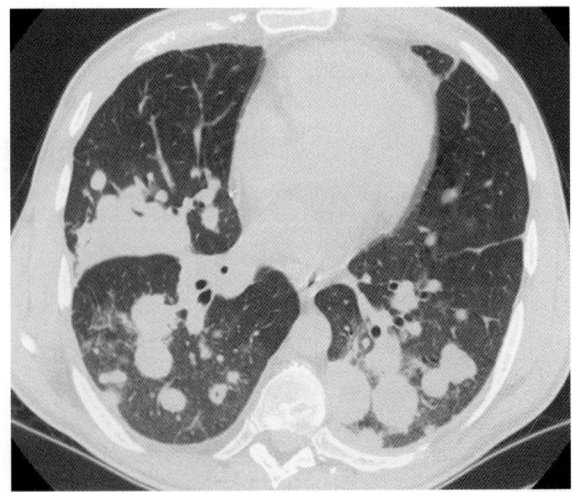

Figura 106-6 Desordem Linfoproliferativa Pós-transplante. A TC demonstra múltiplos nódulos e massas comprovados, por biópsia, como representando linfoma de células B de alto grau. Estudos de hibridização *in situ* revelaram a presença de RNA do vírus de Epstein-Barr.

Ao contrário, depois do primeiro ano, predominam as formas intra-abdominais e disseminadas da doença.[185]

O diagnóstico de DLPT é estabelecido mais firmemente por biópsia de tecidos, embora a aspiração com agulha fina possa, às vezes, resultar em material suficiente para efetuar um diagnóstico citológico. Todo cuidado deve ser tomado na interpretação de biópsias transbrônquicas do pulmão porque os agregados de linfócitos associados à rejeição celular aguda podem parecer semelhantes a focos de DLPT nessas pequenas amostras de tecido. A demonstração da presença de células infectadas por EBV por hibridização *in situ* ou coloração imuno-histoquímica pode ajudar a confirmar o diagnóstico em casos difíceis. A determinação da carga viral de EBV no sangue periférico usando técnicas de amplificação de DNA tem sido aliciada como uma ferramenta diagnóstica auxiliar. Estudos preliminares envolvendo receptores adultos de transplante de pulmão sugerem que uma carga viral elevada se correlaciona com a presença de DLPT com alto grau de especificidade (i.e., índice de falso-positivo baixo), mas a sensibilidade fica inferior a 39%.[186,187] Estudos complementares empregando técnicas de ensaio uniformes e valores de limiar para resultados positivos são necessários antes que se possa tirar conclusões sobre a utilidade clínica desse teste.

O tratamento inicial da DLPT envolve a redução na magnitude da imunossupressão para permitir a restauração parcial da imunidade celular do hospedeiro contra o EBV. A regressão do tumor é vista em até dois terços dos casos, mas há um risco presente de precipitação de rejeição aguda ou crônica e os pacientes devem ser monitorados de perto.[188] Para pacientes que falham em atingir a remissão completa, não conseguem tolerar a imunossupressão reduzida ou sofrem da doença de progressão rápida, a imunoterapia com anticorpos monoclonais anti-CD20 (rituximabe) surgiu como a opção preferida. O uso desse agente na população de transplante de órgãos sólidos é geralmente bem tolerado e associado ao índice de resposta completa de 60%.[189] Em contraste, a experiência com a quimioterapia-padrão tem sido insatisfatória, com até um quarto dos pacientes sucumbindo às complicações relacionadas ao tratamento.[189] Não existe papel comprovado para terapia antiviral no cenário de uma DLPT estabelecida, embora haja evidência sugestiva de que o uso profilático de agentes antivirais possa reduzir o risco subsequente de desenvolvimento de DLPT.[190]

CÂNCER DE PULMÃO

O desenvolvimento de câncer pulmonar após transplante de pulmão tem sido reportado quase que exclusivamente em pacientes com DPOC ou fibrose pulmonar, cuja maioria tem história significativa de tabagismo prévio. A incidência informada de câncer de pulmão após o transplante é de 2% a 6% em pacientes com DPOC e de 3% a 4% em pacientes com fibrose pulmonar.[191-194] Os dados são conflitantes sobre se o transplante confere probabilidade aumentada de desenvolvimento dessa forma de câncer ou se a incidência é comparável àquela da população geral com fatores de risco similares. O câncer de pulmão surge, mais comumente, no pulmão nativo de receptores de SLT. Menos frequentemente, um câncer previamente não suspeitado pode ser detectado por acaso no pulmão explantado, removido à época do transplante, e pode então recorrer no aloenxerto ou em sítios distantes. Um alto índice de recorrência também foi documentado em ocasiões em que o transplante de pulmão foi realizado como tratamento definitivo para carcinoma bronquioalveolar subjacente.[4] Por fim, existem poucos relatos de câncer de pulmão originários do doador e transmitidos ao receptor.[193]

O câncer de pulmão no receptor de transplante quase sempre progride rapidamente, levando potencialmente à confusão inicial com um processo infeccioso (Fig. 106-7).[191]

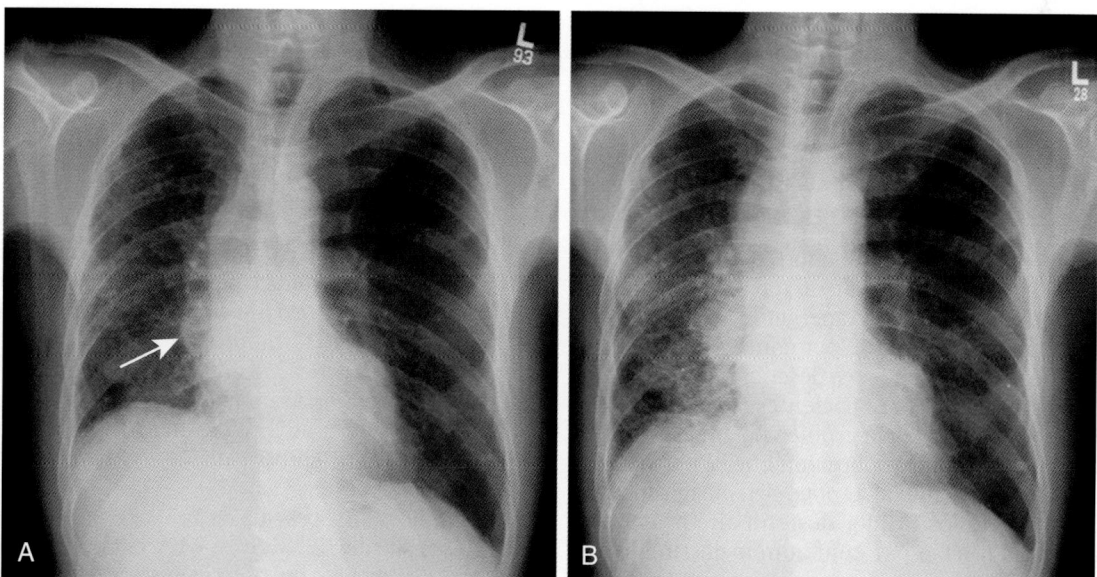

Figura 106-7 Carcinoma Broncogênico Desenvolvendo-se no Pulmão Nativo. O paciente foi submetido a um transplante de pulmão único do lado esquerdo para tratamento de fibrose pulmonar idiopática (FPI). **A,** A radiografia do tórax demonstra discreto volume na região infra-hilar do pulmão nativo direito (*seta*). **B,** Radiografia torácica de repetição demonstrando apenas 2 meses depois alargamento acentuado da massa infra-hilar direita, assim como aumento nas opacidades intersticiais adjacentes. Essa investigação comprovou a presença de câncer de pulmão de células escamosas do lobo inferior direito com disseminação linfática associada.

Esse comportamento agressivo pode refletir a perda da vigilância imune antitumoral no hospedeiro imunossuprimido ou pode ser causado por um efeito mais específico da ciclosporina em promover o crescimento do tumor.[196] Em resumo, o prognóstico é ruim, mas não deverá impedir as tentativas de ressecção curativa nos raros momentos nos quais a doença em estágio inicial é encontrada.

RECORRÊNCIA DA DOENÇA PRIMÁRIA

Várias desordens primárias já foram documentadas como recorrentes no aloenxerto após o transplante.[197] Embora dados precisos não estejam disponíveis, a sarcoidose parece apresentar a maior propensão a fazê-lo. A recorrência da sarcoidose é tipicamente assintomática e marcada pela recuperação incidental de granulomas não caseosos na broncoscopia e, às vezes, pela presença de opacidades micronodulares nos lobos superiores, na varredura por TC. Casos de linfangioleiomiomatose também foram relatados. As células anormais da musculatura lisa encontradas no aloenxerto são originárias do receptor, sugerindo que o mecanismo de recorrência envolve migração ou metástase de um sítio extrapulmonar.[198] Outras doenças para as quais a recorrência tem sido informada incluem histiocitose das células de Langerhans, pneumonia intersticial descamativa e panbronquiolite difusa.

A recorrência de enfisema no aloenxerto foi documentada em um receptor 11 anos após o transplante por deficiência de alfa$_1$-antitripsina.[199] O paciente tinha voltado a fumar e presume-se que isso teve o papel principal na aceleração da recorrência da doença. O fluido de LBA obtido após a recorrência da doença demonstrou atividade de elastase livre, sugerindo que as defesas endógenas antiprotease tinham sido suprimidas. Essas observações destacam a necessidade de que receptores de transplante com deficiência de alfa$_1$-antitripsina se abstenham de fumar, mas não fornece justificativa para o uso rotineiro de terapia de reposição enzimática após o transplante.

Como mencionado, as tentativas de usar o transplante de pulmão como tratamento definitivo para carcinoma bronquioalveolar resultaram em índices de recorrência de aproximadamente 50%, levando a vasta maioria dos centros a abandonar essa abordagem.[4]

RETRANSPLANTE

O retransplante tem sido usado como técnica de salvamento para falência refratária do enxerto. Os resultados após um retransplante precoce, emergente para disfunção de enxerto primário são ruins e, por consequência, o uso dessa intervenção nesse cenário é desencorajado.[94,200] Ao contrário, o retransplante para pacientes cuidadosamente selecionados com insuficiência crônica do enxerto devida a SBO resulta em índices de sobrevida que se aproximam daqueles do transplante inicial. O novo sistema de alocação introduzido nos Estados Unidos designa alta prioridade a candidatos com SBO, a par com aquele destinado aos pacientes com FPI. Isso levou a reduzir os tempos de espera e a duplicar o número de procedimentos de transplante realizados anualmente.[94] Embora a viabilidade e o sucesso razoável do retransplante para SBO tenham sido estabelecidos, a questão de sua adequabilidade no cenário de escassez intensa de órgãos continua a ser um dilema ético inquietante.

ORIENTAÇÕES FUTURAS

Desde sua introdução em 1963, o transplante de pulmão evoluiu de uma terapia cirúrgica heroica para a opção-padrão para pacientes selecionados com doença pulmonar avançada. Apesar disso, os principais obstáculos ainda precisam ser superados para facilitar uma maior aplicabilidade do transplante de pulmão e resultados mais duráveis. A oferta de órgãos doados precisa ser expandida para atender a demanda. Estratégias de imunossupressão mais efetivas e menos tóxicas precisam ser desenvolvidas para prevenir a perda do enxerto por causa de um dano imunológico crônico. É necessária a compreensão aperfeiçoada da SBO e de outras formas de disfunção crônica do aloenxerto para desenvolver estratégias para tratar as desordens do pulmão transplantado de modo individualizado.

A utilização aumentada de perfusão de pulmão *ex vivo* para avaliação e tratamento pode oferecer uma solução parcial para aumentar o número, a qualidade e a durabilidade de aloenxertos de pulmão. A solução final para muitos dos impedimentos atuais virá, provavelmente, com os avanços da terapia genética, da terapia com células-tronco e da engenharia de tecidos. Os avanços na manipulação imunológica do receptor e a modulação imunológica dos órgãos para parecerem mais "do próprio corpo" nos colocarão, um dia, mais perto de um estado de tolerância imune (i.e., aceitação permanente do enxerto na falta de administração crônica de agentes imunossupressores). Acreditamos que somente por meio dessas iniciativas básicas de pesquisa o transplante de pulmão cumprirá verdadeiramente seu potencial como opção de tratamento seguro, efetivo e durável.

> *Pontos-chave*
> - O transplante de pulmão é uma opção terapêutica para um amplo espectro de desordens não malignas avançadas das vias aéreas, do parênquima do pulmão e da vasculatura pulmonar. As indicações mais comuns são DPOC, fibrose pulmonar idiopática e fibrose cística.
> - Os transplantes de pulmão único ou bilaterais respondem por 97% de todos os procedimentos; o transplante coração-pulmão e o transplante bilobar de doador vivo respondem pelo restante.
> - O sistema de alocação de pulmão hoje usado nos EUA concede prioridade aos pacientes com maior "benefício real do transplante" prognosticado — a diferença entre a sobrevida prognosticada de 1 ano *versus* sobrevida sem transplante.
> - Os índices de sobrevida de 1, 5 e 10 anos após o transplante são de 82%, 55% e 33%, respectivamente.
> - As complicações precoces comuns incluem a disfunção primária do enxerto por causa da lesão de isquemia-reperfusão, estenose anastomótica brônquica e pneumonias bacterianas.

- Os índices de infecção entre receptores de transplante de pulmão são várias vezes mais altos que aqueles entre receptores de outros órgãos sólidos, presumivelmente por causa da exposição do aloenxerto a microrganismos via inalação e aspiração e ao nível mais elevado de imunossupressão nos pacientes de transplante de pulmão.
- A rejeição celular aguda caracterizada por infiltração linfocítica perivascular é usualmente encontrada no primeiro ano. O quadro geralmente responde à terapia com altas doses de corticosteroides, mas é um importante fator de risco para o desenvolvimento subsequente da síndrome da bronquiolite obliterante.
- A principal limitação ao funcionamento do aloenxerto no longo termo e na sobrevida do paciente é a bronquiolite obliterante, caracterizada histologicamente por obliteração fibroproliferativa das pequenas vias aéreas e fisiologicamente por obstrução progressiva do fluxo de ar.
- As abordagens mais recentes incluem a perfusão pulmonar *ex vivo* para avaliar a função do pulmão e talvez recondicionar os pulmões antes do transplante e preparar os receptores por meio de pulmões artificiais extracorpóreos, com bombas ou sem bombas, até o transplante.

As Referências estão disponíveis exclusivamente no site www.elsevier.com.br/expertconsult

APÊNDICE: GLOSSÁRIO DE TERMOS E SÍMBOLOS PADRONIZADOS

I. SÍMBOLOS PRIMÁRIOS E DE QUALIFICAÇÃO

GERAIS

P	Pressão (Inclui também a pressão *parcial* de um gás em uma mistura de gases ou no sangue.)
P	Pulmão
Pt	Parede torácica
SR	Sistema respiratório
Pl	Pleura

VENTILAÇÃO

V	Volume de gás
$\dot{V}$	Fluxo de gás
I	Inspirado
E	Expirado
C	Corrente
FE	Final de expiração
D	Espaço morto
STPD	*Condições Padrão*: temperatura padrão (0°C), pressão barométrica (760 mm Hg) e *seco*.
BTPS	*Condições Corporais*: pressão ambiente e temperatura corporal, saturado com vapor d'água nessas condições.
ATPS	*Condições Ambientes*: pressão e temperatura ambientes, saturado com vapor d'água nessas condições.

TROCA GASOSA – FLUXO SANGUÍNEO

Q	Volume de sangue
$\dot{Q}$	Fluxo de sangue
F	Concentração fracionada de gás
C	Concentração no sangue
S	Saturação no sangue
b	Sangue, em geral
a	Sangue arterial
v	Sangue venoso
$\bar{v}$	Sangue venoso misto
c	Sangue capilar
c′	Sangue de final de capilar pulmonar

II. VENTILAÇÃO E MECÂNICA PULMONAR

VOLUMES PULMONARES ESTÁTICOS

CV	*Capacidade Vital:* O volume de gás máximo que pode ser exalado depois de insuflar totalmente os pulmões.
CRF	*Capacidade Residual Funcional:* O volume de gás que permanece nos pulmões ao final da expiração corrente (repouso ao final da expiração).
CPT	*Capacidade Pulmonar Total:* O volume de gás nos pulmões depois de uma inspiração máxima.
VR	*Volume Residual:* O volume de gás que permanece nos pulmões depois de uma expiração máxima.
CI	*Capacidade Inspiratória:* O volume de gás que pode ser inalado desde o final da expiração corrente (FRC) até a insuflação máxima (TLC).
ERV	*Volume de Reserva Expiratória:* O volume de gás que pode ser exalado desde o final da expiração corrente (FRC) até a expiração máxima (VR).
VRI	*Volume de Reserva Inspiratória:* O volume de gás que pode ser inalado desde o final da inspiração corrente até a insuflação máxima (TLC).

DESCRITORES DE MANOBRAS DE RESPIRAÇÃO FORÇADA

CVF	*Capacidade Vital Forçada:* O volume de gás que pode ser expirado de maneira forçada depois de insuflar totalmente os pulmões.
VEF_t	*Volume Expiratório Forçado Cronometrado:* O volume de gás exalado em um momento especificado depois de começar a manobra da capacidade vital forçada. Por exemplo, VEF_1 = volume expiratório forçado em 1 segundo.
VEF_t/CVF	*Relação do Volume Expiratório em Tempo Determinado com a Capacidade Vital Forçada:* Por exemplo, a VEF_1/CVF comumente expressa como um percentual.

FEF_x — *Fluxo Expiratório Forçado Especificado:* A taxa de fluxo expiratório forçado durante uma parcela especificada da capacidade vital forçada. Por exempplo, $FEF_{200-1200\,ml}$ = taxa de fluxo expiratório forçado entre 200 e 1.200 mL da capacidade vital forçada; $FEF_{25\%-75\%}$ = taxa de fluxo expiratório forçado entre 25% e 75% da capacidade vital forçada.

$\dot{V}máx_{x\%}$ — *Fluxo Expiratório Máximo Especificado:* A taxa de fluxo expiratório instantâneo quando o percentual x da capacidade vital forçada foi exalado. Por exemplo, $Vmáx_{50\%}$ = taxa do fluxo expiratório máximo a 50% da capacidade vital forçada.

VVM — *Ventilação Voluntária Máxima:* Volume de gás exalado enquanto realiza os esforços respiratórios máximos durante um determinado intervalo de tempo (frequentemente 12 segundos).

RV — *Reserva Ventilatória:* A diferença entre a capacidade ventilatória durante o exercício máximo (estimada como VVM ou calculada a partir do VEF_1) e a ventilação por minuto no exercício máximo; RV, que também é conhecida como *reserva respiratória*, representa o potencial para o aumento adicional na ventilação durante o exercício máximo (ou de pico).

$PI_{máx}$ — *Pressão Inspiratória Máxima:* A pressão máxima gerada pelos músculos respiratórios durante uma inspiração com esforço máximo.

$PE_{máx}$ — *Pressão Expiratória Máxima:* A pressão máxima gerada pelos músculos respiratórios durante uma expiração com esforço máximo.

DESCRITORES DA VENTILAÇÃO

f — *Frequência Respiratória:* O número de respirações durante 1 minuto.

V_C — *Volume Corrente:* O volume de gás inspirado ou expirado durante cada respiração.

$\dot{V}_E$ — *Ventilação Expirada:* O volume de gás (BTPS), comumente medido na boca, exalado durante 1 minuto.

$\dot{V}_I$ — *Ventilação Inspirada:* O volume de gás (BTPS), medido ou calculado, inalado durante 1 minuto.

$\dot{V}_A$ — *Ventilação Alveolar:* O volume de gás (BTPS), exalado a partir dos pulmões durante 1 minuto, que contribuiu para a troca gasosa; calculado como ventilação expirada menos ventilação do espaço morto.

$\dot{V}_D$ — *Ventilação do Espaço Morto:* O volume de gás (BTPS), exalado a partir dos pulmões durante 1 minuto, que não contribui para a troca gasosa; também conhecido como *ventilação perdida*. Calculado a partir da equação

$$\dot{V}_D = \dot{V}_E \frac{P_{ACO_2} - P_{ECO_2}}{P_{ACO_2} - P_{ICO_2}}$$

onde P_{ACO_2}, P_{ECO_2} e P_{ICO_2} são as pressões parciais de CO_2 no sangue arterial, gás expirado misto e gás inspirado, respectivamente.

V_D — *Volume do Espaço Morto:* O volume do espaço morto fisiológico; calculado como $\dot{V}_D / f$.

V_D/V_C — *Relação do Espaço Morto com o Volume Corrente:* A proporção, comumente expressa como um percentual, de cada respiração que não contribui para a remoção de CO_2 (i.e., a proporção de cada respiração que é perdida).

EV — *Equivalente Ventilatório:* A ventilação por minuto necessária para cada litro de gás trocado, quer O_2, quer CO_2; usado como uma medida da eficiência dos pulmões como um trocador de gás. Para o O_2:

$$VE_{O_2} = \frac{\dot{V}_E(BTPS)}{\dot{V}_{O_2}(STPD)}$$

RELAÇÕES DE VOLUME-PRESSÃO

C — *Complacência:* Símbolo geral para a complacência ou a proporção da alteração de volume da estrutura por alteração de unidade na pressão aplicada através da estrutura.

C_P — *Complacência Pulmonar:* A alteração de volume do pulmão dividida pela diferença entre a pressão alveolar (Palv) e a pressão pleural (Ppl), que também é conhecida como a pressão transpulmonar (P_L).

CPt — *Complacência da Parede Torácica:* A alteração de volume da parede torácica dividida pela diferença entre a pressão pleural (Ppl) e a pressão da superfície corporal (Pbs), que também é conhecida como a pressão transtorácca (P_W).

Csr — *Complacência do Sistema Respiratório:* A alteração de volume do pulmão e da parede torácica dividida pela diferença entre a pressão alveolar (Palv) e a pressão da superfície corporal (Pbs) ou pressão transpulmonar (P_L) mais pressão transtorácica (P_W).

Cdin — *Complacência Dinâmica:* Valor para a complacência baseada nas medições feitas durante a respiração ininterrupta.

Cst
: *Complacência Estática:* Valor para a complacência baseada nas medições feitas durante os períodos sem fluxo aéreo.

C/V_P
: *Complacência Específica:* Valor para a complacência dividida pelo volume pulmonar em que ele foi medido, comumente a capacidade residual funcional.

RELAÇÕES DE FLUXO-PRESSÃO

R
: *Resistência:* Símbolo geral para a resistência ao atrito ou a diferença de pressão dividida pelo fluxo.

R_{AW}
: *Resistência da Via Aérea:* Resistência calculada a partir da diferença de pressão entre a abertura da via aérea (Pao) e os alvéolos (Palv) dividida pelo fluxo aéreo.

R_L
: *Resistência Pulmonar Total:* Resistência calculada ao se dividir a pressão transpulmonar dependente do fluxo pelo fluxo aéreo na boca.

G_{AW}
: *Condutância da Via Aérea:* O inverso da R_{AW}.

G_{AW}/V_L
: *Condutância Específica:* Valor para a condutância da via aérea dividida pelo volume pulmonar em que ela foi medida.

III. TROCA GASOSA

SANGUE

Os exemplos mostrados são para o O_2; os outros gases (p. ex., CO_2, N_2, CO) ou outros sítios (p.ex., $\bar{v}$, c') podem ser substituídos, quando apropriado.

PO_2
: *Pressão Parcial de O_2:* Designação geral (expressa em mmHg); a origem é usualmente especificada (p. ex., PO_2 arterial ou PaO_2).

SO_2
: *Saturação do Sangue:* designação geral (expressa como um percentual); a origem é usualmente especificada (p. ex., SO_2 arterial ou SaO_2).

CO_2
: *Conteúdo de Oxigênio:* Designação geral (expressa em mL/dL); a origem comumente é especificada (p. ex., CO_2 arterial).

$\dot{V}O_2$
: *Consumo de Oxigênio:* O volume de O_2 (STPD) utilizado pelo corpo durante 1 minuto; comumente calculado como a quantidade de O_2 extraído do gás inspirado.

$\dot{V}O_{2máx}$
: *Consumo de Oxigênio Máximo:* O volume máximo de O_2 (STPD) que pode ser utilizado pelo corpo durante 1 minuto de exercício de esforço máximo.

$\dot{V}CO_2$
: *Débito de Dióxido de Carbono:* O volume de CO_2 (STPD) produzido pelo corpo durante 1 minuto; usualmente calculado como a quantidade de CO_2 adicionada ao gás expirado.

QR
: *Quociente Respiratório:* A proporção de $\dot{V}CO_2$ em relação ao $\dot{V}O_2$ durante a atividade metabólica em estado de equilíbrio.

RER
: *Proporção de Troca Respiratória:* A proporção da $\dot{V}CO_2$ em relação ao $\dot{V}O_2$ como no QR, mas também incluindo a influência das alterações transitórias nas reservas orgânicas dos gases respiratórios.

GÁS PARA SANGUE

$(A-a)PO_2$
: *Diferença de PO_2 Alveolar-Arterial*: A diferença na PO_2 entre o gás alveolar médio e o sangue arterial (expresso em mmHg).

  Equação do Gás Alveolar: Frequentemente utilizada para calcular a PO_2 alveolar (PAO_2) média:

  $$PAO_2 = PIO_2 - \frac{PACO_2}{R}$$

  Onde PIO_2 é a PO_2 do gás inspirado; a $PACO_2$ é a PCO_2 alveolar (usualmente assumida como igual à PCO_2 arterial); e R é a proporção de troca respiratória. Por causa dessas suposições, esta equação é uma aproximação. Para calcular a PAO_2 exata, é necessário um termo adicional, onde a FiO_2 é a concentração fracionada de O_2 no gás inspirado.

  $$PAO_2 = PIO_2 - \frac{PACO_2}{R} + \left[PACO_2 \times FIO_2 \times \frac{(1-R)}{R} \right]$$

D_L
: *Capacidade de Difusão do Pulmão:* Expressa como o volume de gás transferido por minuto por unidade de diferença de pressão alveolar-capilar para o gás utilizado, que é usualmente especificado (p. ex., DL_{CO} ou DL_{O2}).

D_M
: *Capacidade de Difusão da Membrana Alveolocapilar.*

$1/D_L$
: *Resistência Total à Difusão:* O somatório da resistência à difusão do gás em teste através da membrana alveolocapilar ($1/D_M$) e a resistência à difusão dentro dos eritrócitos atribuível à reação química entre o gás em teste e a hemoglobina ($1/\theta Vc$). Essas relações são expressas pela equação de *Roughton-Forster:*

  $$\frac{1}{D_L} = \frac{1}{D_M} + \frac{1}{\theta Vc}$$

D_L/V_A
: *Difusão por Unidade de Volume Alveolar:* O valor da D_L (STPD) dividida por V_A (BTPS), ambas medidas na mesma manobra respiratória.

IV. DESCRITORES HEMODINÂMICOS

$\dot{Q}_T$ *Débito Cardíaco:* O débito total do ventrículo esquerdo durante um minuto.

$\dot{Q}_S$ *Fluxo do Shunt Pulmonar:* A quantidade total de sangue por minuto que perfunde por completo as unidades de troca gasosa não ventiladas; portanto, o sangue que não entra em contato com o gás inspirado e não contribui para a captação e oxigênio. Frequentemente chamado de *shunt da direita para a esquerda*, mas este termo também inclui os *shunts* intracardíacos.

$\dot{Q}_S/\dot{Q}_T$ *Fração do Shunt Pulmonar:* O *shunt* pulmonar total ($\dot{Q}_S$) ou a mistura venosa, expresso como um percentual do débito cardíaco total ($\dot{Q}_T$) de acordo com a equação:

$$\frac{\dot{Q}_S}{\dot{Q}_T} = \frac{Cc'o_2 - Cao_2}{Cc'o_2 - C\bar{v}o_2} \times 100$$

Onde $Cc'o_2$ é o conteúdo de O_2 do sangue terminocapilar; Cao_2 é o conteúdo de O_2 do sangue arterial; e $C\bar{v}o_2$ é o conteúdo de O_2 do sangue venoso misto. Enquanto respira O_2 a 100% (e a amostragem de sangue arterial sistêmico, não do sangue terminocapilar). A $\dot{Q}_S/\dot{Q}_T$ é uma medida do *shunt* do sangue da direita para a esquerda.

P_{PA} *Pressão da Artéria Pulmonar:* A pressão — sistólica, diastólica ou média — medida na artéria pulmonar.

P_{AE} *Pressão Atrial Esquerda:* A pressão, usualmente a média, medida no átrio esquerdo.

P_{cap} *Pressão Capilar Pulmonar:* A pressão média nos capilares pulmonares, por vezes abreviada para P_C, a qual não pode ser medida diretamente nos seres humanos, mas é frequentemente estimada pela equação:

$$P_{cap} = P_{PA} + 0.4(P_{PA} - P_{AE})$$

P_{PW} *Pressão Pulmona em Cunha:* A pressão média medida pela técnica de oclusão da artéria pulmonar, que fornece uma estimativa da pressão pós-capilar ou venosa pulmonar.

RVP   *Resistência Vascular Pulmonar:* A resistência ao fluxo sanguíneo através dos pulmões; um valor calculado a partir da equação:

$$PVR = \frac{P_{PA} - P_{AE}}{\dot{Q}_T}$$

em que a P_{PW} é frequentemente utilizada para aproximar a P_{AE}.

V. OUTROS TERMOS E EQUAÇÕES ÚTEIS

PEEP   *Pressão Expiratória Final Positiva:* A condição em que a pressão nos pulmões no final da expiração é positiva (i.e., mais elevada que a atmosférica). Usualmente aplicada externamente por ajustes de ventilador; quando a PEEP resulta da falha em exalar por completo no final da expiração, ela é chamada de *intrínseca* (PEEPi).

$P_{0,1}$ *Pressão de Oclusão da Boca:* A pressão medida na boca durante o primeiro 0,1 segundo da inspiração tentada depois que a via aérea é temporariamente ocluída enquanto a pessoa está respirando. Uma estimativa do estímulo central para respirar.

T_I/T_T *Ciclo Ativo:* A proporção da duração da inspiração (T_I) em relação à duração da inspiração e expiração (T_T), um reflexo da regulação temporal respiratória.

Equação de Henderson-Hasselbalch: Útil para calcular qualquer uma das três variáveis, pH, HCO_3^- ou H_2CO_3, quando dois deles são conhecidos:

$$pH = pK + \log\frac{[HCO_3^-]}{[H_2CO_3]}$$

onde pK, a constante de dissociação, é 6,10 para o plasma a 37°C; $[HCO_3^-]$ é a concentração de bicarbonato no plasma; e $[H_2CO_3]$ é a concentração de ácido carbônico no plasma (ambos em mol/L). A equação pode ser rearrumada ao se usar a Pco_2 (em mmHg) e sua solubilidade no plasma, de modo que

$$pH = pK + \log\frac{[HCO_3^-]}{[Pco_2 \times 0.0301]}$$

Equação de Starling: A troca de líquido global (J_V) através da barreira microvascular nos pulmões:

$$J_V = L_p S[(P_c - P_i) - \sigma d(\pi c - \pi i)]$$

onde L_p é a condutividade hidráulica ("permeabilidade"); S é a área de superfície; P_c é a pressão hidrostática microvascular; P_i é pressão hidrostática perimicrovascular; σd é o coeficiente de reflexão osmótica; πc é a pressão coloidosmótica microvascular; e πi é a pressão coloidosmótica perimicrovascular.

Índice

Nota: Os números de páginas seguidos por "q" indicam quadros, "f", figuras, e "t" tabelas.

Números
6-mercaptopurina, 1280

A
AADEP. *Ver* American Academy of Disability Evaluating Physicians (AADEP)
AAN. *Ver* Anticorpos antinucleares (AAN).
ABIME. *Ver* American Board of Independent Medical Examiners (ABIME)
Ablação
 radiofrequência (RFA), 987
 térmica, 345, 345t
Ablação por radiofrequência (RFA), 987
Ablação RFA. *Ver* Ablação por radiofrequência (RFA).
Ablação térmica, cânceres de pulmão, 345, 345t
Abnormal *vs.* normal
 padrões respiratórios, 270, 270f
 sons dos pulmões, 271-273, 272t
 surfactante pulmonar, 146-148
ABPA. *Ver* Aspergilose broncopulmonar alérgica (ABPA).
ABPA/M. *Ver* Aspergilose broncopulmonar alérgica ou outras micoses (ABPA/M).
Abscesso peritonsilar, 529-530, 529t
Abscessos
 intra-abdominal, 1417
 pulmão, 341-342, 342f, 557-582
Abscessos intra-abdominais, 1417
Abscessos pulmonares, 341-342, 570, 342f
Ácaro da poeira em aerossóis fecais, 181
Acetaldeído, 807
Acetilcolina, 1697
Acetona, 807
Acidemia, 112-113, 127
Acidente vascular cerebral agudo, 1541
Acidente vascular cerebral isquêmico, 1694
Ácido *all-trans*-retinoico (ATRA), 1282-1283
Ácido retinoico (AR), 26-27
Acidose
 hipercápnica (HCA), 1535, 1539f
 metabólica, 111-112, 119. *Ver também* Acidose metabólica.
  compensação e, 111-112, 118t
  dilucional, 127
  hiperclorêmica, 124-126, 125t
  lacuna de ânion (LA) (*anion gap*), 120-124, 122t
  manifestações clínicas da, 127
  tratamento para, 127-128
 respiratória, 118, 130-131
  causas da, 130, 130t
  compensação e, 118
  manifestações clínicas da, 131
  tratamento das, 131
  visões gerais das, 130
Ácidos e bases conjugados, 111-112
Acidose de AG. *Ver* Acidose de ânion *gap* (AG)
Acidose de lacuna aniônica (*anion gap*) (LA), 120-124, 122t. *Ver também* Acidose metabólica.
 acidose lática, 120-122
 acidose urêmica, 124

causas da, 122t
cetoacidose diabética (CAD), 123-124, 123f
formas tóxicas da, 122t, 124
perfis da, 118-120, 119f
Acidose dilucional, 127. *Ver também* Acidose metabólica.
Acidose hipercápnica (AHC), 1535, 1539f
Acidose hiperclorêmica, 124-126, 125t. *Ver também* Acidose metabólica.
 acidose tubular renal (ART), 124-126. *Ver também* Acidose tubular renal (ART).
 causas, 125t
  gastrointestinal (GI), 126
  variadas, 126
 definição da, 124
 Lacuna (*gap*) aniônica na urina e, 126
 lacuna (*gap*) osmolar e, 126
Acidose lática, 120-122. *Ver também* Acidose de lacuna aniônica (*anion gap*) (AG).
Acidose metabólica, 111-112, 119
 acidose com lacuna aniônica (*anion gap*) (AG), 120-124, 122t
  acidose lática, 120-122
  acidose urêmica, 124
  causas da, 122t
  cetoacidose diabética (CAD), 123-124, 123f
  formas tóxicas da, 122t, 124
  perfis da, 118-120, 119f
 acidose dilucional, 127
 acidose hiperclorêmica, 124-126, 125t
  acidose tubular renal (ATR), 124-126. *Ver também* Acidose tubular renal (ATR).
  carga líquida na urina e, 126
  causas, 125t
  definição da, 124
  lacuna osmolar e, 126
 compensação e, 111-112, 118t
 manifestações clínicas da, 127
 tratamento para, 127-128
Acidose por insuficiência renal progressiva, 126. *Ver também* Acidose tubular renal (ATR).
Acidose respiratória, 118, 130-131
 causas da, 130, 130t
 compensação e, 118
 manifestações clínicas da, 131
 tratamento da, 131
 visões gerais da, 130
Acidose tubular renal (ATR), 124-126. *Ver também* Acidose hiperclorêmica.
 acidose pela insuficiência renal progressiva, 126
 causas da, 125t
 definição da, 124
 tipo 1 (ATR clássica), 124-125
 tipo 2 (ATR proximal), 125
 tipo 3 (ATR proximal/ distal), 126
 tipo 4, 126
Acidose tubular renal (ATR) clássica, 124-125. *Ver também* Acidose tubular renal (ATR).
Acidose tubular renal distal/proximal (ATR), 126. *Ver também* Acidose tubular renal (ATR).

Acidose tubular renal proximal (ATR), 125. *Ver também* Acidose tubular renal (ATR).
Acidose tubular renal proximal/distal (ATR), 126. *Ver também* Acidose tubular renal (ATR).
Acidose urêmica, 124. *Ver também* Acidose por lacuna aniônica (*anion gap*) (AG).
Acinetobacter spp, 584
Acroleína, 807
Acrosclerose, 1183
ADAAA. *Ver* American with Disabilities Amendments Act (ADAAA)
ADA. *Ver* Adenosina desaminase (ADA); American with Disabilities Act (ADA).
ADAM 33. *Ver* Gene para desintegrina A e metaloprotease-33 (ADAM 33)
Adaptação, estresse, 79-80
Adcirca. *Ver* Tadalafil (Adcirca).
Adenocarcinomas, 226-232, 226t
 adenocarcinoma *in situ*, 228, 230f
 classificação dos, 226-228, 226t, 227f, 230, 234
 invasivos, 226-227, 227f-228f
 minimamente invasivos, 228, 229f
 prognóstico dos, 228
 testes de mutação para o receptor do fator de crescimento epidérmico (EGFR) e, 231
 variantes, 227-228
Adenocarcinomas invasivos, 226-227, 227f-228f. *Ver também* Adenocarcinomas.
Adenocarcinomas minimamente a invasivos, 228, 229f. *Ver também* Adenocarcinomas.
Adenocarcinomas variantes, 227-228. *Ver também* Adenocarcinomas.
Adenomas, 992-994
 alveolares, 993, 994f
 cistadenomas mucinosos, 994
 definição dos, 992-993
 endobraquial, 993, 993f
 papilares, 994, 994f
 pleomórficos, 993
Adenomas alveolares, 993, 994f. *Ver também* Adenomas.
Adenomas endobraquiais, 993, 993f. *Ver também* Adenomas.
Adenomas papilares, 994, 994f. *Ver também* Adenomas.
Adenomas pleomórficos, 993. *Ver também* Adenomas.
Adenopatia hilar, 1189-1190, 1195t
Adenopatia hilar bilateral, 1189-1190, 1195t
Adenopatia hilar bilateral, 1189-1190, 1195t
Adenosina desaminase (ADA), 1406
Adenosina monofosfato (AMF), 142
Adenosina trifosfato (ATF), 500-501
 análogos, 500-501
 estimulação da secreção basal e, 145
 genes do cassete de ligação (ABC), 824
Adenovírus, 528-530, 529t, 533-535, 533f
Adesão, 1536
Adjuvante *vs.* tratamento neoadjuvante, 951
Aerossóis ambientais, 180-183. *Ver também* Deposição do aerossol e *clearance*.
 ácaro da poeira nos aerossóis fecais, 181
 aerossóis infecciosos, 181-183, 182f

I-1

Aerossóis ambientais *(Cont.)*
   fumo do tabaco e, 181
   máscaras de filtração e, 181-182
   nanopartículas e, 180-181
   poluição atmosférica e, 180-181
   tuberculose pulmonar (TB) e, 181
Aerossóis infecciosos, 181-183, 182f.
   Ver também Deposição do aerossol e depuração
Aerossóis terapêuticos, 170-171. *Ver também* Deposição de aerossol e*clearance*
   dispositivos de pó seco, 170, 170f
   evolução dos, 171
   geração de, 169
   inaladores pressurizados de dose medida (IDM), 171
   nebulizadores a jato, 171, 172f
AET. *Ver* Asma exacerbada pelo trabalho (AET).
Agenesia, 865-866
Agentes alquilantes, 1279-1280. *Ver também* Agentes quimioterapêuticos.
   bussulfan, 1279
   ciclofosfamida, 1279
   clorambucil, 1279
   clorozotocina, 1280
   comparações dos, 1276t
   ifosfamida, 1279-1280
   melfalano, 1279
   oxaliplatina, 1280
   procarbazina, 1280
   temozolomida, 1280
Agentes antimicrobianos, 1285-1286
   doença pulmonar induzida por fármacos e, 1285-1286. *Ver também* Doença pulmonar induzida por fármacos.
   nitrofurantoína, 1285-1286
      reações agudas para, 1285
      reações crônicas para, 1285-1286
   oral *vs.* intravenosa (IV), 567, 568t
   para pneumonia bacteriana, 564-567, 568t
   para pneumonia hospitalar (nosocomial) adquirida (PHA), 568t
Agentes biológicos direcionados, 744-745
Agentes de baixo peso molecular, 1296-1297, 1296t
Agentes de elevado peso molecular, 1296-1297, 1296t
Agentes de guerra biológica, 566-567
Agentes hiperosmóticos, 871
Agentes imunomoduladores, 1284-1285.
   Ver também Agentes quimioterapêuticos.
   análogos de rapamicina, 1285
   interferons, 1284-1285
Agentes quimioterapêuticos, 1275-1285, 1276t. *Ver também* Quimioterapia.
   ácido *all-trans*-retinoico (ATRA), 1282-1283
   agentes imunomoduladores
      análogos da rapamicina, 1285
      interferons, 1284-1285
   alquilante, 1279-1280
      bussulfan, 1279
      ciclofosfamida, 1279
      clorambucil, 1279
      clorozotocina, 1280
      ifosfamida, 1279-1280
      melfalano, 1279
      oxaliplatina, 1280
      procarbazina, 1280
      temozolomida, 1280
   antimetabólitos, 1280-1282
      6-mercaptopurina, 1280
      azatioprina, 1280
         citosina arabinosídeo (asa-C), 1280, 1281f

fludarabina, 1281
gencitabina, 1281, 1281f
metotrexato, 1280
nitrosoureias, 1281-1282
piritrexim, 1281
comparações dos, 1276t
derivados de antibióticos, 1277-1279
   bleomicina, 1277-1278, 1278f
   doxorrubicina, 1278-1279
   doxorrubicina lipossomal peguilada, 1278-1279
   epirubicina, 1278-1279
   mitomicina C, 1278
doença pulmonar induzida por fármacos e, 1275-1285. *Ver também* Doença pulmonar induzida por d fármacos.
irinotecano, 1283
podofilotoxinas, 1282
   docetaxel, 1282
   etoposídeo (VP-16), 1282
   paclitaxel, 1282
   teniposídeo, 1282
topotecano, 1283
tratamentos direcionados, 1282
   agentes imunomoduladores, 1284-1285
   anticorpos monoclonais, 1283-1284
   inibidores da tirosina quinase, 1284
vimblastina, 1282
Agentes quimioterapêuticos direcionados, 1282. *Ver também* Agentes quimioterapêuticos.
   agentes imunomoduladores, 1284-1285
   anticorpos monoclonais, 1283-1284.
      Ver também Anticorpos monoclonais.
   erlotinib, 1284
   inibidores da tirosina, 1284. *Ver também* Inibidores da tirosina.
      erlotinib (Tarceva), 1284
      gefitinib (Iressa), 1284
      imatinib (Gleevec), 1284
   inibidores da tirosina quinase, 1284
Agonistas beta (β)-adrenérgicos, 779-780
Agonistas do receptor adrenérgico, 724
AHC. *Ver* Acidose hipercápnica (AHC).
AIDS. *Ver* Síndrome da imunodeficiência adquirida (AIDS).
AII. *Ver* asma induzida por irritação (AII).
Ajustadores de declive (levantar), 1776.
   Ver também Ventilação mecânica (VM).
Alcalemia, 112-113
Alcaloides do ergot, 1421
Alcaloides do ergot, 1421
Alcalose
   cloreto-resistente, 129
   metabólica, 119. *Ver também* Alcalose metabólica.
      alcalina, incontrole excessiva de, 129
      causas da, 128, 128t
      compensação e, 118
      contração do fluido extracelular, 129
      manifestações clínicas da, 129
      tratamento da, 129-130
   respiratória, 118, 119f
      causas da, 131-132, 132t
      compensação e, 118
      definição da, 131
      manifestações clínicas da, 131-132, 132t
      tratamento da, 131-132, 132t
   responsiva ao cloreto, 128-129
      ânions não reabsorvíveis, 129
      diuréticos, 128
      perdas gastrointestinais (GI), 128
      suor, 128
      ventilação mecânica (VM), 129

Alcalose metabólica, 119
   alcalose de resposta ao cloreto, 128-129
      ânions não reabsorvíveis, 129
      diuréticos, 128
      perdas gastrointestinais (GI), 128
      suor, 128
      ventilação mecânica (VM), 129
   alcalose resistente ao cloreto, 129
   causas da, 128, 128t
   compensação e, 118
   contração do líquido extracelular, 129
   ingestão excessiva de álcali, 129
   manifestações clínicas da, 129
   tratamento da, 129-130
Alcalose respiratória, 118, 119f
   causas da, 131-132, 132t
   causas da, 131-132, 132t
   compensação e, 118
   compensação e, 118
   definição da, 131
   definição da, 131
   manifestações clínicas da, 131-132, 132t
   manifestações clínicas da, 131-132, 132t
   tratamento da, 131-132, 132t
   tratamento da, 131-132, 132t
Alcalose respiratória, 118, 119f
   causas da, 131-132, 132t
   causas da, 131-132, 132t
   compensação e, 118
   compensação e, 118
   definição da, 131
   definição da, 131
   manifestações clínicas da, 131-132, 132t
   manifestações clínicas da, 131-132, 132t
   tratamento da, 131-132, 132t
   tratamento da, 131-132, 132t
Alérgenos comerciais, 428
Alérgenos comerciais, 428
Alta altitude
   edema pulmonar, 1099. *Ver também* Edema pulmonar.
Alterações
   dióxido de carbono arterial (CO_2), 1528-1529. *Ver também* dióxido de carbono arterial (CO_2).
   percepção central, 495
Alterações cardiovasculares
   angina do peito, 520
   atrito pericárdico, 521
   dissecção da aorta, 521
   doença cardíaca valvular, 520
   doenças não coronarianas, 520
   dor no peito nas, 520-521. *Ver também* Dor no peito.
   infarto agudo do miocárdio (IM), 520
   isquemia do miocárdio, 520
   pericardite, 519f, 520-521
   síndromes coronárias agudas, 520
   tabagismo e, 810-811
   toxicidade da cocaína, 521
Alterações centrais da percepção, 495
Alterações do mediastino
   apneia obstrutiva do sono (AOS), 1552-1568
   consequências da interrupção do sono, 1547-1551
   controle da respiração durante o sono, 1511-1526
   hipocapnia *vs.* hipercapnia, 1527-1546
   mediastinite, 1496-1510
   pneumomediastino, 1496-1510
   tumores e cistos, 1478-1495
Alterações extrapulmonares
   achados do exame físico para, 263-264, 275.
      Ver também Exames físicos e históricos.

doenças abdominais, 1639-1652
doenças da parede torácica, 1707-1722
doenças neuromusculares, 1691-1706
infecções por vírus da imunodeficiência
  humana (HIV), 1583-1611
Alterações. *Ver* Doenças e alterações
Alternância respiratória, 270, 270f
Alternaria spp, 1153-1154
Altitude
  evitar, 1040
Alto estresse da parede, 57
Alto rendimento
  sequenciamento, 1465
Alveolite alérgica extrínseca. *Ver* Pneumonite
  por hipersensibilidade (PH).
Alvéolos, 135
Ambrisentan (Letairis®), 1045
Amebíase, 1436-1437
*American College of Chest Physicians consensus
  statement on*, 1295
  asma exacerbada por trabalho (AET), 1295,
    1304-1306
    definição da, 1295
    diagnóstico da, 1304
    epidemiologia da, 1304
    exposições associadas ao trabalho, 1304
    impactos socioeconômicos da, 1305-1306
    vs. asma não relacionada ao trabalho
      (ANRT), 1305-1306, 1305t
  classificação do, 1295-1296, 1296f
  definição do, 1295-1296
  induzida por asma irritante (IAI), 1295,
    1301-1304
    definição da, 1295
    diagnóstico da, 1303, 1303t
    epidemiologia da, 1301-1302
    *European Community Respiratory Health
      Survey* e, 1301-1302
    fatores de risco da, 1303
    fisiopatologia da, 1302, 1302t
    prevenção da, 1303-1304
    resultados da, 1303
    síndrome de disfunção reativa das vias
      aéreas (SDRVA), 1295
    tratamentos para, 1303
  induzida por sensibilizador, 1295-1301
  referências para, 1306
  visões gerais da, 1295-1296
Amilase, 1405
Amilomiolipomas (AML) renais, 1243
Amiodarona, 1421
Amiotrofia nevrálgica, 1701
Amônia, 517, 807
AMPc. *Ver* Adenosina 3′,5′-monofosfato cíclico
  (AMPc)
Analisadores de ponto de atendimento.
  Ver também Medições de gases sanguíneos
  arteriais.
Análises psicológicas sociais, 264-265
Análise ultraestrutural, 135
Análogos da prostaciclina, 1042-1043
Anatomia comparativa, camundongos *vs.* seres
  humanos, 19-21, 20f, 20t
Anatomia comparativa de camundongos *vs.*
  seres humanos, 19-21, 20f, 20t
Anatomia comparativa dos camundongos *vs.*
  humanos, 19-21, 20f, 20t
Anatomia do pulmão, 3-21
  circulação brônquica, 4f, 9
  circulação pulmonar, 4f, 9-12, 10f-12f, 10t
  comparativa, camundondos *vs.* seres
    humanos, 19-21, 20f, 20t
  espaço pleural e pleuras, 17-19, 17f-19f
  inervação, 16f-17f
  linfática, 4f, 16, 16f

organização bruta e sub-bruta, 3-6, 4f-5f, 5t
recolhimento elástico do, 78-80, 79f
unidades terminais respiratórias, 7f, 10f,
  12-16, 13f-15f
vias aéreas, 6-9, 6f-9f
visões gerais da, 3, 4f, 21q
Anatomia do trato respiratório e
  desenvolvimento
anatomia pulmonar, 3-21
  circulação brônquica, 4f, 9
  circulação pulmonar, 4f, 9-12, 10f-12f,
    10t
  comparativas, camundongos *vs.* seres
    humanos, 19-21, 20f, 20t
  espaço pleural e pleuras, 17-19, 17f-19f
  inervação, 16f-17f
  linfática, 4f, 16, 16f
  organização bruta e sub-bruta, 3-6,
    4f-5f, 5t
  unidades terminais respiratórias, 7f, 10f,
    12-16, 13f-15f
  vias aéreas, 6-9, 6f-9f
  visões gerais da, 3, 4f, 21q
crescimento e desenvolvimento,
  22-31. *Ver também* Crescimento
  e desenvolvimento, pulmão.
  fases do, 22-24, 23f
  interações teciduais, 25-26, 25f.
    Ver também Interacções teciduais.
  regulação molecular, 26-31. *Ver também*
    Regulação molecular.
  visões gerais do, 22, 30q
doença genética, 32-43
mecânica e energética, 76-91. *Ver também*
  Princípios da fisiologia.
  condições dinâmicas, 84-89
  condições estáticas, 78-84
  terminologia, 76
  trabalho de respiração, 89-90
  visões gerais da, 76, 90q-91q
Anatomia e desenvolvimento
anatomia do pulmão, 3-21
  circulação brônquica, 4f, 9
  circulação pulmonar, 4f, 9-12,
    10f-12f, 10t
  comparativa, camundongos *vs.* seres
    humanos, 19-21, 20f, 20t
  espaço pleural e pleura, 17-19, 17f-19f
  inervação, 16f-17f
  linfática, 4f, 16, 16f
  organização bruta e sub-bruta, 3-6,
    4f-5f, 5t
  unidades terminais respiratórias, 7f, 10f,
    12-16, 13f-15f
  vias aéreas, 6-9, 6f-9f
  visões gerais da, 3, 4f, 21b
crescimento e desenvolvimento, 22-31
  fases de, 22-24, 23f
  interações de tecido, 25-26, 25f
  regulação molecular, 26-31
  visões gerais da, 22, 30q
doença genética, 32-43
fases da
  canalicular, 22-24, 23f
  proteína secretora das células-clava
    (CCSP) Clara e, 24
Anatomia lobar, 274f
ANCA. *Ver* Anticorpos citoplasmáticos
  antineutrófilos (ANCA).
Ancilostomíase, 685
Anemia, 276
Anestésicos locais, 513
Aneurisma de Rasmussen, 608
Angina do tórax, 520
Angina instável, 522

Angina Vincent, 529-530, 529t
Angiografia pulmonar por tomografia
  computadorizada (APTC), 1011-1013,
  1012f
Angiomiolipomas, 1257
Anomalias da alfa$_1$-antitripsina (AAT), 860
Anomalias da ATT. *Ver* Anomalias da
  alfa$_1$-antitripsina (AAT).
Anomalias do trato geniturinário, 840
Anormalidades do epitélio ciliado, 855-858,
  860-862, 862f
Anormalidades esqueléticas, 1730
Anormalidades vasculares, 1081
Anormalidades vasculares pulmonares, 1081
ANRT. *Ver* Asma não relacionada ao trabalho
  (ANRT).
Ansiedade, 774-775, 1818
Antagonistas da endotelina-1 (ET-1),
  1045-1046
Antagonistas da ET-1. *Ver* Antagonistas
  da endotelina-1 (ET-1).
Antagonistas do receptor da endotelina, 1045
Antagonistas dos canais de cálcio, 1041
Antagonistas dos receptores colinérgicos, 724
Antibiótico derivado de agentes
  quimioterapêuticos, 1277-1279. *Ver
  também* Agentes quimioterapêuticos.
  bleomicina, 1277-1278, 1278f
  comparações dos, 1276t
  doxorrubicina, 1278-1279
  doxorrubicina lipossomal peguilada,
    1278-1279
  epirubicina, 1278-1279
  mitomicina C, 1278
Antibióticos, 565-566, 566t, 1428
Anticoagulantes, 1040-1041
Anticorpos anticitoplasma de neutrófilos
  (ANCA), 1, 068-1, 069, 1068f
Anticorpos antiglicolipídeos, 1695-1696
Anticorpos antimieloperoxidase (anti-MPO),
  1068-1069
Anticorpos antinucleares (AAN), 1405-1406
Anticorpos monoclonais, 1283-1284. *Ver
  também* Agentes quimioterápicos visados.
  ado-trastuzumab emtansine, 1283
  anti-CD20 quimérico, 1454
  bevacizumab (Avastin), 1283
  cetuximab, 1283
  como agentes adjuntos, 1283
  panitumumab, 1283
  receptor-2 para o fator de crescimento
    epidérmico humano (Her-2) e, 1283
  receptores do fator de crescimento
    epidérmico (RFCE) e, 1276
  rituximab, 1448
  trastuzumab, 1283
Anticorpos monoclonais quiméricos, 1454
Anticorpos monoclonais quiméricos
  anti-CD20, 1454
Antígenos leucocitários humanos (HLA),
  1188-1189
Antimetabólitos, 1280-1282. *Ver também*
  Agentes quimioterapêuticos.
  6-mercaptopurina, 1280
  azatioprina, 1280
  citosina-arabinosídeo (Asa-C), 1280, 1281f
  comparações dos, 1276t
  fludarabina, 1281
  gencitabina, 1281, 1281f
  metotrexato, 1280
  nitrosoureias, 1281-1282
  piritrexima, 1281
Anti-MPOs. *Ver* Anticorpos
  antimieloperoxidase (anti-MPO).
Antimuscarínicos, 780

Antitússigenos, 511-513, 511t. *Ver também* Tosse.
  anestésicos locais, 513
  comparações dos, 511t
  diretos *vs.* indiretos, 511-512, 512f
  expectorantes, 513
  mucolíticos, 513
  não específicos, 511
  narcóticos *vs.* não narcóticos, 511-513
  potencial novo, 513
  sintomáticos, 511
  vs. abordagens não farmacológicas, 511
Antitussígenos diretos, 511-512, 512f. *Ver também* Antitussígenos.
Antitussígenos indiretos *vs.* diretos, 511-512, 512f. *Ver também* Antitussígenos.
Antitussígenos inespecíficos, 511. *Ver também* Antitussígenos.
Antitússigenos não narcóticos *vs.* narcóticos, 511-513. *Ver também* Síndrome antissintetase.
Antitussígenos narcótico *vs.* não narcóticos, 511-513. *Ver também* Síndrome antissintetase.
Antitussígenos sintomáticos, 511. *Ver também* Antitussígenos.
AO. *Ver* Asma ocupacional (AO).
AOS. *Ver* Apneia obstrutiva do sono (AOS).
APACHE. *Ver* Fisiologia Aguda e Crônica da Avaliação da Saúde (APACHE).
API. *Ver* Aspergilose pulmonar invasiva (API).
Apneia obstrutiva do sono (AOS), 1552-1568
  avaliações pré-operatórias e, 463. *Ver também* Avaliações pré-operatórias.
  doenças do sistema nervoso central (SNC) na, 1691
Apneia, sono. *Ver* Apneia obstrutiva do sono (AOS).
Apoio emocional e espiritual, 1816
Apoio espiritual e emocional, 1816
Aprimoramento acústico, 349t
APTC. *Ver* Angiografia pulmonar por tomografia computadorizada (APTC).
aPTT. *Ver* Tempo de tromboplastina parcial ativada (aPTT).
Aquisição de imagem ideal, 350-351. *Ver também* Ultrassonografia.
Aquisição de imagens
  ultrassonografia, 350-351. *Ver também* Ultrassonografia.
    artefatos, 348
    ideal, 350-351
    imagens de múltiplas cópias, 348
    interpretação de imagens, 351
    manipulação da sonda, 350
    orientação, digitalização/sonda, 350, 350f
    posicionamento, paciente *vs.* sonda, 350, 350f
Ar
  aprisionando, 270, 270f, 1763
  interface ar-líquido, 134-135
AR. *Ver* Ácido retinoico (AR); Artrite reumatoide (AR).
Arsênico, 807
Artefatos, 349t, 351
Arteriografia brônquica, 342-343, 343f
Arteriografia brônquica, 342-343, 343f
ART. *Ver* Asma relacionada ao trabalho (ART).
Artralgias, 1202
Artrite reumatoide, 1173-1178. *Ver também* Doenças do tecido conjuntivo (DTC).
  bronquiectasia na, 1176
  bronquiolite folicular (BF) na, 1176
  bronquiolite obliterante (BO) na, 1175

características radiológicas da, 1177
classificação da, 1173, 1173t
complicações da, 1176-1178
definição da, 1173
doença pulmonar induzida por fármacos na, 1176-1177
doenças intersticiais
  doenças pulmonares intersticiais (DPI), 1176-1177
  fibrose pulmonar, 1173-1175, 1174f
doenças pleurais na, 1176
epidemiologia da, 1173
fatores de risco para, 1173
manifestações pulmonares da, 1167t, 1173-1177, 1173t, 1174f
nódulos reumatoides pulmonares na, 1176
pneumonia agonizante em, 1175. *Ver também* Pneumonia.
testes de função pulmonar para, 1177
vasculite pulmonar na, 1176
Artrite reumatoide (AR), 1173-1178. *Ver também* Doenças do tecido conjuntivo (DTC).
  bronquiectasia na, 1176
  bronquiolite folicular (BF) na, 1176
  bronquiolite obliterante (BO) na, 1175
  características radiológicas da, 1177
  classificação da, 1173, 1173t
  complicações da, 1176-1178
  definição da, 1173
  derrame pleural (DP) exsudativo e, 1176
  doença pulmonar induzida por fármacos na, 1176-1177
  doença pulmonar intersticial (DPI) na, 1176-1177
  doenças pleurais na, 1176
  epidemiologia da, 1173
  fatores de risco para, 1173
  fibrose pulmonar intersticial na, 1173-1175, 1174f
  manifestações pulmonares da, 1167t, 1173-1177, 1173t, 1174f
  nódulos reumatoides pulmonares na, 1176
  pneumonia organizadora na, 1175
  testes de função pulmonar para, 1177
  vasculite pulmonar na, 1176
Asa-C. *Ver* Arabinosídeo de citosina (Asa-C).
Ascaridíase, 685-685
Ascite pancreática, 1417
Asma
  aguda, 748-749
  avaliações do, 736-740
    biomarcadores, 739-740, 740t
    classificação da gravidade, 737t
    controle da asma, 734f, 736, 738t, 739f
    função pulmonar, 736-738
  avaliações pré-operatórias e, 461. *Ver também* Avaliações pré-operatórias.
  controle da, 736-750
    abordagens do tratamento, 741-746
    agentes biológicos marcados, 744-745
    agentes farmacológicos, 741f, 742
    ajustes da medicação, 747
    asma aguda, 748-749
    aspergilose broncopulmonar alérgica (ABPA), 748
    avaliações, 736-740
    beta (β)-agonistas, 741-745
    broncodilatadores, 742
    condições coexistentes, 746, 746t
    corticosteroides inalados, 743-744, 744t
    diagnósticos concomitantes, 747-748
    diretrizes atuais, 740-741
    disfunção das cordas vocais (DCV), 747-748

estratégias do controle do disparo, 746, 746t
inibidores de fosfodiesterase, 744
macrolídeos, 745
modificadores do leucotrieno, 744
parcerias médico-paciente e, 749-750
referências para, 750
tratamentos não farmacológicos, 745-746
visões gerais da, 736
crônica, 721-723, 749-750
definição de, 731-732
deposição/*clearance* do aerossol e, 175-176, 177f
diagnóstico clínico da, 731-750
  algoritmo de diagnóstico, 732, 732f
  avaliações, 736-740
  capacidade de difusão, 732. *Ver também* Capacidade de difusão.
  controle, 736-750
  desafios provocantes, 735. *Ver também* Desafios provocantes.
  diretrizes do National Heart, Lung, and Blood Institute (NHLBI), 731-732
  espirometria, 733-734
  exames físicos, 733
  fisiologia da limitação do fluxo aéreo, 733
  fração do óxido nítrico exalado (FeNO), 736
  hiperresponsividade das vias aéreas (AHR), 735
  histórias de trabalho, 732-733
  histórias pessoais, 732
  imagiologia, 735-736
  referências para, 750
  testes da função pulmonar, 429, 733-734. *Ver também* Provas da função pulmonar
  visões gerais da, 731, 749q
  volumes pulmonares, 734
doenças pulmonares eosinofílicas e, 1241. *Ver também* Doenças pulmonares eosinofílicas.
em populações especiais de doentes, 461
fatores de risco da, 715-717
  alergia, 715
  exposições ocupacionais, 717
  fatores do início da vida, 717
  Hipótese da higiene, 716
  infecções bacterianas atípicas, 717
  infecções das vias aéreas superiores (IVAS), 716
  infecções respiratórias inferiores (IRI), 716
  infecções virais respiratórias, 716-717
  microbioma humano, 716
  padrões de simbilância persistente, 716-717
  poluição do ar, 717
  vírus sincicial respiratório (VSR), 716
história natural da, 717-719
  adolescência, 718
  atópica *vs.* marcha alérgica, 718
  idade adulta, 718
  infância, 717-718
  obstruções progressivas do fluxo de ar, 718
  pacientes geriátricos, 718-719
  período neonatal, 717
  remissão, 718
induzida por irritante (IIA), 1295, 1301-1304
induzida por sensibilizador, 1295-1301
não relacionadas ao trabalho (NRT), 1305-1306, 1305t
obstrutiva crônica, 775

ocupacional (AO), 1295-1296
patogênese/fenótipos, 713-730
  alterações patológicas das vias aéreas, 726-727, 726f
  asma fatal, 726-727, 727f
  ativação das células epiteliais das vias aéreas, 722-723, 722f
  atopia, 720
  base molecular/celular, 719-727
  basófilos, 723
  células do músculo liso das vias aéreas (MLVA), 726
  doenças alérgicas, 720
  eosinófilos, 723
  epidemiologia, 713-719, 714f
  fatores de risco, 715-717
  fenótipos, 728
  fibrose subepitelial, 726
  história natural, 717-719
  leucotrienos, 724
  lipoxinas (LXS), 724
  macrófagos, 723
  mastócitos, 723
  mecanismos da inflamação, 721-723
  mecanismos de exacerbação, 725
  mecanismos de persistência, 721
  metabolismo do ácido araquidônico, 724
  métodos de estudo da, 714
  microrganismos das vias aéreas, 725
  microrganismos no intestino, 725
  mortalidade, 715-716
  nervos, 724
  neutrófilos, 725
  prevalência, 714f-715f
  prostaglandinas, 723-724
  receptores, 724
  referências para, 730
  respostas alérgicas das vias aéreas inferiores, iniciação das, 719-720
  respostas imunes tipo 2, 719, 719f
  visões gerais da, 713, 730q
relacionados ao trabalho (WRA), 1295-1306. *Ver também* Asma relacionada ao trabalho (WRA).
tabagismo e, 809
tosse e, 507-508
trabalho exacerbado (WEA), 1295, 1304-1306. *Ver também* Asma exacerbada pelo trabalho (WRA).
Asma aguda, 748-749. *Ver também* Asma.
Asma exacerbada pelo trabalho (AET), 1295, 1304-1306. *Ver também* Asma.
  definição da, 1295
  diagnóstico da, 1304
  epidemiologia da, 1304
  exposições associadas ao trabalho, 1304
  fisiopatologia da, 1304
  impactos socioeconômicos da, 1305-1306
  vs. asma não relacionada ao trabalho (ANRT), 1305-1306, 1305t
Asma induzida por irritação (AII), 1295, 1301-1304. *Ver também* Asma.
  definição da, 1295
  diagnóstico da, 1303, 1303t
  epidemiologia da, 1301-1302
  European Community Respiratory Health Survey e, 1301-1302
  fatores de risco da, 1302
  fisiopatologia da, 1302, 1302t
  prevenção da, 1303-1304
  resultados da, 1303
  síndrome da disfunção reativa das vias aéreas (SDRVA), 1295
  tratamentos para, 1303

Asma não relacionada ao trabalho (ANRT), 1305-1306, 1305t. *Ver também* Asma.
Asma obstrutiva crônica, 775
Asma ocupacional (AO), 1295-1306. *Ver também* Asma.
Asma ocupacional (AO) induzida por sensibilizador, 1295-1301. *Ver também* Asma.
  agentes causais da, 1296-1297, 1296t
  controle da, 1300-1301
  definição da, 1295
  diagnóstico da, 1298-1300, 1299f, 1300t
  epidemiologia da, 1296
  fatores de risco da, 1297-1298, 1298t
    ambiental, 1297
    relacionada com a saúde, 1297-1298
  fisiopatologia da, 1297
    agentes mediados por IgE, 1297
    agentes não mediados por IgE, 1297
  resultados da, 1300-1301
Asma relacionada com o trabalho (ART), 1295-1306. *Ver também* Asma.
  asma exacerbada pelo trabalho (AET), 1295, 1304-1306
    definição da, 1295
    diagnóstico da, 1304
    epidemiologia da, 1304
    exposições associadas ao trabalho, 1304
    fisiopatologia da, 1304
    impactos socioeconômicos da, 1305-1306
    vs. asma não relacionada ao trabalho (ANRT), 1305-1306, 1305t
  asma induzida por irritante (AII), 1295, 1302-1304
    definição da, 1295
    diagnóstico da, 1303, 1303t
    epidemiologia da, 1301-1302
    European Community Respiratory Health Survey e, 1301-1302
    fatores de risco da, 1302
    fisiopatologia da, 1302, 1302t
    prevenção da, 1304
    resultados da, 1303
    síndrome de disfunção reativa das vias aéreas (SDRVA), 1295
    tratamentos para, 1303
  asma ocupacional (AO), definição da, 1295-1296
  asma ocupacional (AO) induzida por sensibilizador, 1295-1301
    agentes causais da, 1296-1297, 1296t
    controle da, 1300-1301
    definição da, 1295
    diagnóstico da, 1298-1300, 1299f, 1300t
    epidemiologia da, 1296
    fatores de risco da, 1297-1298, 1298t
    fisiopatologia da, 1297
    impacto socioeconômico da, 1301
    resultados da, 1300-1301
  classificação da, 1295-1296, 1296f
  declaração de consenso da American College of Chest Physicians sobre, 1295
  definição da, 1295-1296
  referências para, 1306
  visões gerais da, 1295-1296
Aspectos clínicos, 940-964. *Ver também* Câncer de pulmão.
  biópsias, 231, 231f-232f
  citologia, 231, 231f-232f
  das biópsias, 231, 231f-232f. *Ver também* Biópsias.
  diagnóstico patológico, 225

estadiamento do tumor-nódulo-metástase (TNM), 228-230, 943-944, 943t-944t. *Ver também* Tumor-nódulo-metástase (TNM).
  receptores do fator de crescimento epidérmico (EGFR), testes de mutação, 231
  referências para, 964
  sintomas presentes, 942, 942t
  técnicas de preparo
    invasiva, 944-947
    não invasiva, 944-947. *Ver também* Técnicas de preparo não invasivas.
  tratamentos, 951-957
  varreduras, 940-942
  visões gerais dos, 940, 964q
Aspergillus spp, 1153-1154, 1842-1843, 1843f
Aspergilomas, 671-673, 671f. *Ver também* Aspergilose.
Aspergilose, 670-676, 670f. *Ver também* Micoses.
  epidemiologia da, 670
  infecções pleurais e, 1434-1435
  patogênese da, 670-671
  tipos de infecção, 671-677
    aspergilomas, 671-673, 671f
    aspergilose broncopulmonar alérgica (ABPA), 672
    aspergilose pulmonar crônica, 676
    aspergilose pulmonar invasiva (API), 673-675, 673f
    aspergilose traqueobronquial, 675-676, 676f
  visões gerais da, 670
Aspergilose broncopulmonar alérgica (ABPA), 672, 855, 856f, 867-868, 868f, 1238-1239f, 1238t, 1239f. *Ver também* Aspergilose.
Aspergilose broncopulmonar alérgica ou outras micoses (ABPA/M), 867-868
Aspergilose pulmonar crônica, 676. *Ver também* Aspergilose.
Aspergilose pulmonar invasiva (API), 673-675, 673f. *Ver também* Aspergilose.
Aspergilose traqueobrônquica, 675-676, 676f. *Ver também* Aspergilose.
Aspiração
  acidentes, 866-867
  crônica, 510
  microaspiração, 1173
  pulmonar transtorácica, 564
  ultrassom endobrônquico com aspiração por agulha fina (EBUS-TBNA), 949-950
Aspiração, agulha transbrônquica (TBNA), 377, 378f
Aspiração pulmonar transtorácica, 564
Aspirações por agulhas transbronquiais (AATB), 377, 378f
Aspirações por agulha transbrônquica (AATB), 377, 378f. *Ver também* Broncoscopia diagnóstica.
Assistência integrada ao paciente, 1828
Assistência ventilatória ajustada neuralmente (AVAN), 1776-1777. *Ver também* Ventilação mecânica (VM).
ATBA. *Ver* Aspirações transbrônquicas por agulha (ATBA).
Atelectasia, 134-135, 838
Ativação
  complementar, 1536
  genes, 1538-1539
Ativação expressa e segregada regulada por células T normais (RANTES), 864
Ativadores da guanililciclase, 1046

Ativadores solúveis da guanililciclase, 1046
Atividade elétrica do diafragma (AEDI), 1782
Atopia, 720
ATRA. *Ver* Ácido *all-trans*-retinoico (ATRA).
Atrito pleural, 273
Atritos (friccionais)
  pericárdico, 521
  pleural, 273
ATR. *Ver* Acidose tubular renal (ATR).
Aumento da glândula parótida, 1202
Aumento tonsilar crônico, 510
Aumento tonsilar crônico, 510
Aureobasidium spp, 1153-1154
Auscultação, 271-272, 272t. *Ver também* Exames do tórax.
Autoanticorpos, 1169t
Autofagia, 599
Autofagossomas, 599
Avaliações da disfagia, 890
Avaliações de risco
  estratificação de risco, 564. *Ver também* Teste cardiopulmonar.
  pré-operatória, 458-468
    cardíaca, 460-462, 460f
    complicações pulmonares pós-operatórias (CPPO), 458, 459f, 459t
    ressecções pulmonares, 464-468
    resultados adversos, 458-459
    visões gerais da, 458-459, 468q
Avaliações de risco cardíacos, 460-462, 460f
  beta (β)-bloqueadores, 461
  diretrizes para, 459, 460f
  ensaio *Perioperative Ischemic Evaluation (POISE)* e, 461
  indicações de revascularização coronária, 460-461, 461f
  índice de risco cardíaco revisado e, 460
  profilaxia da fibrilação atrial (FA) a, 461-462
Avaliações microbiológicas, 562t
Avaliações pré-operatórias, 458-468
  avaliações de risco cardíacos, 460-462, 460f
    beta (β)-bloqueadores e, 461
    diretrizes para, 459, 460f
    ensaio *PeriOperative Ischemic Evaluation (POISE)* e, 461
    fibrilação atrial (FA) e profilaxia, 461-462
    indicações da revascularização coronária, 460-461, 461f
    Índice de Risco Cardíaco Revisado e, 460
  cirurgia torácica, mortalidade e morbidade em, 458-459
  modificações de risco, 466-468
    cessação do tabagismo, 466
    controle da dor, 467-468, 467f
    controle intraoperatório, 467, 467f
    critérios de seleção da abordagem cirúrgica, 466
    teste ergométrico clínico, 466
  para populações especiais de doentes, 462-463
    apneia obstrutiva do sono (AOS) nas, 463
    asma em, 461. *Ver também* Asma.
    doença pulmonar obstrutiva crônica (DPOC) nas, 463
    fumantes, 462-463. *Ver também* Perigos e cessação do tabagismo.
    obesidade, 463
  para ressecções pulmonares, 464-468
    diretrizes, 464-466, 465f
    previsão da função pós-operatória, 463, 463t, 464f
    teste cardiopulmonar (TCP), 464. *Ver também* Teste cardiopulmonar (TCP).
    teste previsto, 465

riscos de complicações pulmonares pós-operatórias (CPPO) e, 458, 459f, 459t
riscos e resultados adversos, 458-459
Toracoscore e, 458-459
visões gerais das, 458-459, 468q
Avaliações venosas das extremidades inferiores, 1013-1014
Avaliações venosas, extremidade inferior, 1013-1014
AVAN. *Ver* Assistênciaventilatória ajustada neuralmente (AVAN).
Avastin®. *Ver* Bevacizumabe (Avastin).
AVD. *Ver* Atividades da vida diária (AVD)
AV-ECMO. *Ver* Oxigenação pela membrana extracorpórea arteriovenosa (AV-ECMO)
AV. *Ver* Administração de Veteranos (AV)
Axônios mielinizados, 517
Axônios não mielinizados, 517
Azatioprina, 1280
Azole, 661-666, 662t-665t
Aδ
  fibras, 516
  nociceptores, 501

B

Babesiose, 696
Bacillus spp, 1153-1154
Bacilos acidorresistentes (BAR), 593, 610
Bacilos Gram-negativos (BGN), 583
Bactérias anaeróbicas, 577-578, 578f
Baixas doses de heparina não fracionada, 1016-1017. *Ver também* Heparina.
Baixa tensão superficial, 140
Banco de Dados de Mutações do Genoma Humano, 35-36
Baqueteamento, 275, 275f, 276t
Baqueteamento digital de instalação recente, 275
BAR, Bacilos acidorresistentes (BAR)
Basófilos, 723
BAT. *Ver* Biópsias por agulha transtorácica (BAT).
BCC. *Ver* Bloqueadores dos canais de cálcio (BCC).
BCNU. *Ver* Biscloroetil nitrosoureia (BCNU).
BEB. *Ver* Biópsias endobrônquicas (BEB).
Benzeno, 807
Beta (β)-agonistas, 741-745
Beta (β)-bloqueadores, 461
Beta (β)-catenina, 27-28
Beta (β)-naftilamina, 807
Bevacizumabe (Avastin), 1283
bFGF. *Ver* Fatores de crescimento de fibroblasto básicos (bFGF).
BGN. *Ver* Bacilos Gram-negativos (BGN).
Bicarbonato, 112
Biofilme, 583, 858
Biologia dos cânceres de pulmão. *Ver também* Cânceres do pulmão.
  teste molecular, 231-232
Biomarcadores
  da doença pleural metastática, 1465
  do edema pulmonar, 1108
Biópsias
  aberta, 1410
  agulha, 1408-1409
  agulha transtorácica (TNB), 332-338
    avaliação pré-procedimento, 333-334
    complicações da, 338
    controle pós-procedimento, 336-337
    critérios de seleção da lesão do paciente, 333-334
    critérios de seleção de orientação de imagem, 334, 334f

    indicações para, 332-333, 333f, 336t
    procedimentos, 334-336, 335f
    resultados da, 337-338, 337f-338f
  câncer de pulmão, 231, 231f-232f
  da doença pleural metastática, 1465
  do derrame pleural (DP), 1408-1410
  do mesotelioma, 1471
  endobrônquicas (BEB), 376
  guiada por imagem, 1409
  pleural fechada, 1471
  transbronquial (BTB), 377, 378f
Biópsias endobrônquicas (BEB), 376. *Ver também* Biópsias.
Biópsias pleurais fechadas, 1471. *Ver também* Biópsias.
Biópsias por agulha transtorácicas (BAT), 332-338. *Ver também* Biópsias.
  avaliação pré-procedimento, 333-334
  complicações das, 338
  controle pós-procedimento, 336-337
  critérios de seleção de orientação de imagem, 334, 334f
  critérios de seleção paciente-lesão, 333-334
  indicações para, 332-333, 333f, 336t
  procedimentos, 334-336, 335f
  resultados das, 337-338, 337f-338f
Biópsias por toracoscopia, 1471. *Ver também* Biópsias.
Biópsias transbrônquicas (BTB), 377, 377f. *Ver também* Biópsias.
Biscloroetil nitrosoureia (BCNU), 1281-1282
Blastomas pulmonares, 236
Blastomas pulmonares, 236
Blastomicose, 656-658. *Ver também* Micoses endêmicas.
  diagnóstico da, 657
  doença extrapulmonar, 657, 657f
  epidemiologia da, 656
  infecções pleurais e, 1435
  leve a moderada, 658
  manifestações clínicas da, 657, 656f-657f
  moderadamente grave a grave, 658
  patogênese da, 656
  pulmonar aguda, 656f, 657
  pulmonar crônica, 657
  transmissão da, 657
  tratamento da, 658
Bleomicina, 1277-1278, 1278f
Bloqueadores dos canais de cálcio (BCC), 1041
Bloqueios neuromusculares (BNM), 1113-1114, 1771
Bloqueios vagais, 519
B-mode. Ver Modo de Brilho (*B-mode*).
BMPR2. *Ver* Receptores de Proteínas Morfogenéticas de Osso Tipo II (BMPR2).
BNM. *Ver* bloqueios neuromusculares (BNM).
BO. *Ver* Bronquiolite obliterante (BO).
Bolas fúngicas, 671-672, 671f. *Ver também* Aspergilose.
Bolhas gigantes, 773
Bolhas gigantes, 773
Bordetella pertussis, 510
Botulismo, 1697, 1727
Bradicinina, 502
Broncodilatadores, 742, 778
Broncofonia, 273
Broncoscopia
  diagnóstico, 372-382
    contraindicações para, 372, 373t
    indicações para, 372, 373t
    perspectivas históricas da, 372
    procedimentos, 372-374
    técnicas avançadas, 380-382
    visões gerais do, 372, 382q

Broncoscopia confocal, 380. *Ver também* broncoscopia diagnóstica.
Broncoscopia de autofluorescência, 380-381, 381f. *Ver também* Broncoscopia diagnóstica.
Broncoscopia diagnóstica, 372-382. *Ver também* Broncoscopia.
  contraindicações para, 372, 373t
  indicações para, 372, 373t
  perspectivas históricas da, 372
  procedimentos, 372-374
    anestesia local, 373-374
    aspirações transbrônquicas com agulha (TBNA), 377, 377f-378f
    biópsias endobrônquicas (EBB), 376
    biópsias transbrônquicas (BTB), 377, 378f
    escovações brônquicas, 376
    escovado protegido, 376
    lavagem broncoalveolar (LBA), 374-380, 375f-376f, 376t
    lavagens brônquicas, 376
    monitoramento, 374
    padrão, 374-380, 374f-375f
    precauções para, 372
    sedação e anestesia, 372-373
    sonda convexa de ultrassonografia endobrônquica (CP-EBUS), 378-380, 379f, 379t
    ultrassonografia endobrônquica com sonda radial (RP-EBUS), 378-380, 379f, 379t
    ultrassonografia endobrônquica (EBUS), 378-380, 379f, 379t
  técnicas avançadas, 380-382
    broncoscopia com autofluorescência, 380-381, 381f
    broncoscopia confocal, 380
    broncoscopia ultrafina, 380, 380f
    imagem de banda estreita, 381-382, 381f
    navegação broncoscópica virtual, 380
    navegação eletromagnética (NEM), 380, 381f
  visões gerais da, 372, 382q
Broncoscopia padrão de diagnóstico, 374-380, 374f-375f. *Ver também* Broncoscopia diagnóstica.
Broncoscopia ultrafina, 380, 380f. *Ver também* Broncoscopia diagnóstica.
Bronquiectasia, 775, 853-876
  alterações associadas e predisposições da, 854t, 858-869
    acidentes de aspiração, 866-867
    acidentes de inalação, 866-867
    agenesia, 865-866
    anomalias congênitas, 865-866
    anomalias da alfa$_1$-antitripsina (AAT), 860
    anomalias do desenvolvimento, 865-866
    anormalidades do epitélio ciliado, 855-858, 860-862, 862f
    anormalidades do tecido conjuntivo, 864-865
    artrite reumatoide (AR), 866, 1176
    aspergilose broncopulmonar alérgica (ABPA), 855, 856f, 867-868, 868f
    aspergilose broncopulmonar alérgica ou outras micoses (ABPA/M), 867-868
    atresia, 865-866
    bronquiectasia idiopática, 868-869
    defeitos da cartilagem brônquica, 862-864
    defeitos das fibras elásticas, 1169
    desordens inflamatórias idiopáticas, 866
    discinesia ciliar primária (DCP), 856-857, 860-862
    distúrbios da imunidade, 859-860
    doença pulmonar obstrutiva crônica (DPOC), 860
    espondilite anquilosante (EA), 866
    fibrose cística (FC), 858-859
    hipoplasia, 865-866
    infecções agudas, 858
    infecções por micobactérias não tuberculosas (MNT), 854-855, 864-865
    lesões pulmonares, 858
    lúpus eritematoso sistêmico (LES), 866
    perturbações pós-obstrutivas, 867
    sarcoidose, 866
    sequestro, 865-866
    síndrome da imunodeficiência adquirida (AIDS), 869
    síndrome das unhas amarelas, 869
    síndrome de Ehlers-Danlos, 864-865
    síndrome de Loeys-Dietz, 864-865
    síndrome de Marfan, 855
    síndrome de Mournier-Kuhn, 855, 863-864, 863f
    síndrome de Shprintzen, 864-865
    síndrome de Williams-Campbell, 855, 863-864, 864f
    tratamento com radiação, 869
    varicoide, 853-854, 854f
    vias aéreas enfraquecidas, 855
  anomalias congênitas, 865-866
  biofilme, 858
  cilíndrica, 853-854, 854f
  cística, 853-854, 854f
  classificação da, 853-854, 854f, 872t
  controle da, 871-876, 873t-874t
    agentes hiperosmóticos, 871
    cessação do tabagismo, 875-876
    comparações do, 873t-874t
    corticosteroides inalados, 874-875
    fármacos anti-inflamatórios não esteroides (AINE), 871-874
    higiene das vias aéreas, 871
    intervenções cirúrgicas, 875
    tratamento anti-inflamatório, 871-875
    tratamento antimicrobiano, 871
    tratamento com macrolídeos intermitente, 875
    vacinações, 875-876
  diagnóstico da, 869-871, 869f-870f, 872t
  epidemiologia da, 854-855
  microbiologia da, 855-858
    conceito do círculo vicioso, 855-858
    neutrófilos, 856-857, 857f
    técnicas genéticas, 858
  patogênese da, 855, 856f-857f
  referências para, 876
  visões gerais da, 853, 876q
Bronquiectasia cística, 853-854, 854f
Bronquiectasias cilíndricas, 853-854, 854f
Bronquiectasia varicoide, 853-854, 854f
Bronquiolite, 531-532, 532f, 897-911
Bronquiolite folicular (BF), 1176
Bronquiolite hipereosinofílica destrutiva idiopática, 1235, 1235f
Bronquiolite obliterante (BO), 775
  complicações do transplante pulmonar, 1845-1846, 1845f, 1845t. *Ver também* Transplante de pulmão.
  na artrite reumatoide (AR), 1175
Bronquite
  eosinofílica, 1241
Bronquite aguda, 530
Bronquite aguda, 530
Bronquite crônica, 775
BTB. *Ver* Biópsias transbrônquicas (BTB).
Bupropiona, 818
Bussulfano, 1279

C

CABG. *Ver* Pós-cirurgia de revascularização do miocárdio (CAGB)
CAD. *Ver* Cetoacidose diabética (CAD).
Cádmio, 807
CAFO. *Ver* Manejo alimentar de animais em confinamento (CAFO)
CA. *Ver* Correção da atenuação (CA).
Calcificação metastática, 1650
Calcificação pulmonar, 1650
Calcificação pulmonar, 1650
Calcitonina, 561
Canais CHG. *Ver* Canais disparados por nucleotídeos cíclicos (CNG).
Canais de cálcio pré-sinápticos dependentes de voltagem, 1697
Canais de Na+ epiteliais (ENaC)
  células alveolares T1 e, 136
Canais dependentes de voltagem
  cálcio, 1697
  sódio, 501
Canais fechados de nucleotídeos cíclicos (CNG)
  células alveolares T1 e, 136
  suor e, 128
Canais fechados de nucleotídeos cíclicos. *Ver* Canais fechados de nucleotídeos cíclicos (CHG).
Canais iônicos sensíveis a ácidos (ASIC), 501
Canais RPT. *Ver* Canais receptores de potencial transitório (RPT).
Canal receptor de potencial transiório (RPT), 501
Canal receptor de potencial transitório de cátions, da subfamília A, membro 1 (RPTA1), 501
Canal receptor de potencial transitório de cátions. *Ver* Canal receptor de potencial transitório (RPT).
Câncer de pulmão de não pequenas células (NSCLC)
  continuações para, 370
  diagnóstico do, 361
  estadiamento do, 364, 365t, 952-956
    estágio I, 369-370, 952-954
    estágio II, 369-370, 954
    estágio III, 369-370
    estágio IIIA, 954-955
    estágio IIIB, 955
    estágio IV, 370, 955–956
  fase inicial, 368-369
  prognóstico para, 366
  radioterapia ablativa estereotáxica (AEBR), para, 368-370
  tratamento do, 952-956, 952t, 953f
    estágios específicos do, 952-956, 952t
    terapias direcionadas, 956
  vs. câncer de pulmão de pequenas células (CPPC), 366
  vs. tumores neuroendócrinos (TNE), 368. *Ver também* Tumores neuroendócrinos (TNE).
Cânceres de pulmão de pequenas células (CPPC), 366-370
Cânceres do pulmão, 225-236. *Ver também* Tumores.
  adenocarcinomas, 226-232, 226t. *Ver também* Adenocarcinomas.
  adenocarcinoma *in situ*, 228, 230f
  classificação das, 226-228, 226t, 227f
  invasivos, 226-227, 227f-228f
  minimamente invasivos, 228, 229f
  prognóstico dos, 228
  teste molecular, 231-232
  variantes, 227-228

Cânceres do pulmão *(Cont.)*
  aspectos clínicos, 940-964
    apresentando sintomas, 942, 942t
    biópsias, 231, 231f-232f
    citologia, 231, 231f-232f
    diagnóstico patológico, 225
    estadiamento tumor-nódulo-metástase (TNM), 228-230, 943-944, 943t-944t
    exames, 940-942
    referências para, 964
    técnicas deestadiamento invasivas, 944-947
    técnicas de estadiamento não invasivas, 944-947. *Ver também* Técnicas de estadiamento nãoinvasivas
    testes de mutação dos receptores do fator de crescimento epidérmico (EGRF), 231
    tratamentos, 951-957
    visões gerais dos, 940, 964q
  blastomas pulmonares, 236
  cânceres de pulmão de não pequenas células (CPNPC), 952-956. *Ver também* Cânceres de pulmão de não pequenas células (CPNPC).
  cânceres do pulmão de pequenas células (CPPC), 232-235, 366-370, 956-957. *Ver também* Cânceres de pulmão de pequenas células pequenas (CPPC).
    tratamento dos, 956-957
  carcinomas. *Ver também* Carcinomas.
    adenocarcinomas. *Ver também* Adenocarcinomas.
    adenoescamoso, 236
    bronquioalveolar, 140
    carcinoma *in situ*, 232
    células escamosas, 232
    células pequenas, 232-233
    grandes células, 236
    sarcomatoide, 236
  complicações do transplante pulmonar, 1847, 1847f. *Ver também* Transplante pulmonar.
  diagnóstico patológico dos, 225
  lesões pré-invasivas, 228
    adenocarcinoma *in situ*, 228, 230f
    hiperplasia atípica adenomatosa (HAA), 228, 229f
  tratamento dos, 951-957
    cânceres do pulmão de pequenas células (CPPC), 951-956, 952t, 953f
    cânceres do pulmão de pequenas células (CPPC), 956-957
    cuidados paliativos, 958. *Ver também* Cuidados paliativos.
    diretrizes para, 951
    fatores prognósticos, 952
    síndrome da veia cava superior (VCS), 959, 959f
    Síndromes paraneoplásicas, 959-964, 960t. *Ver também* Síndromes paraneoplásicas.
    tratamentos adjuvante *vs.* neoadjuvante, 951
    tumores do sulco superior (Pancoast), 957-959, 958f
  tumores. *Ver também* Tumores.
    aspectos clínicos dos, 940-964
    benignos, 991-1000
    metastáticos malignos, 981-990
  tumores malignos metastáticos, 981-990. *Ver também* Tumores malignos metastáticos.
    casos especiais dos, 989-990
    diagnóstico dos, 983-986
    epidemiologia dos, 981
    histórico clínico dos, 981, 982f
    mecanismos moleculares da metástase, 982-983, 983f
    referências para, 990
    tratamento dos, 986-989
    visões gerais dos, 981, 990q
  tumores neuroendócrinos (TNE), 232-235, 234t. *Ver também* Tumores neuroendócrinos (TNE).
    carcinoides típicos *vs.* atípicos, 234-235, 234t, 235f
    carcinoma neuroendócrino de células grandes (LCNEC), 234
    carcinomas de células pequenas, 232-233
    hiperplasia idiopática de células pulmonares neuroendócrinas difusa, 235, 235f
    lesões pré-invasivas, 235, 235f
Cânceres. *Ver também* Tumores.
  adenocarcinomas, 226-232, 226t. *Ver também* Adenocarcinomas.
    adenocarcinoma *in situ*, 228, 230f
    classificação das, 226-228, 226t, 227f
    invasivos, 226-227, 227f-228f
    minimamente invasivos, 228, 229f
    prognóstico dos, 228
    teste molecular, 231-232
    variantes, 227-228
  aspectos clínicos dos, 940-964
    biópsias, 231, 231f-232f. *Ver também* Biópsias.
    citologia, 231, 231f-232f
    diagnóstico patológico, 225
    estadiamento da metástase tumor-nódulo (TNM), 228-230, 943-944, 943t-944t
    referências para, 964
    sintomas apresentados, 942, 942t
    técnicas de preparo não invasivas, 944-947. *Ver também* Técnicas de preparo não invasivas.
    testes de mutação dos receptores do fator de crescimento epidérmico (EGFR), 231
    tratamentos, 951-957
    varreduras, 940-942
    visões gerais dos, 940, 964q
  blastomas pulmonares, 236
  câncer de pulmão de não pequenas células (CPNPC), 952-956. *Ver também* Câncer de pulmão de não pequenas células (NSCLC).
  cânceres do pulmão de pequenas células (CPPC), 232-235, 366-370, 956-957. *Ver também* Câncer do pulmão de pequenas células (CPPC).
    tratamento dos, 956-957
  carcinomas. *Ver também* Carcinomas.
    adenocarcinomas. *Ver também* Adenocarcinomas.
    adenoescamoso, 236
    bronquioalveolar, 140
    carcinoma *in situ*, 232
    células escamosas, 232
    células pequenas, 232-233
    grandes células, 236
    sarcomatoide, 236
  complicações do transplante pulmonar, 1847, 1847f. *Ver também* Transplante de pulmão.
  diagnóstico patológico dos, 225
  lesões pré-invasivas, 228
    adenocarcinoma *in situ*, 228, 230f
    hiperplasia atípica adenomatosa (HAA), 228, 229f
  tratamento dos, 951-957
    cânceres do pulmão de pequenas células (CPPC), 951-956, 952t, 953f
    cânceres do pulmão de pequenas células (CPPC), 956-957
    cuidados paliativos, 958. *Ver também* Cuidados paliativos.
    diretrizes para, 951
    fatores prognósticos, 952
    síndrome da veia cava superior (VCS), 959, 959f
    Síndromes paraneoplásicas, 959-964, 960t. *Ver também* Síndromes paraneoplásicas.
    tratamentos adjuvante *vs.* neoadjuvante, 951
    tumores do sulco superior (Pancoast), 957-959, 958f
  tumores. *Ver também* Tumores.
    aspectos clínicos dos, 940-964
    benignos, 991-1000
    metastáticos malignos, 981-990
  tumores malignos metastáticos, 981-990. *Ver também* Tumores malignos metastáticos.
    casos especiais dos, 989-990
    diagnóstico dos, 983-986
    epidemiologia dos, 981
    histórico clínico dos, 981, 982f
    mecanismos moleculares da metástase, 982-983, 983f
    referências para, 990
    tratamento dos, 986-989
    visões gerais dos, 981, 990q
  tumores neuroendócrinos (TNE), 232-235, 234t. *Ver também* Tumores neuroendócrinos (TNE).
    carcinoides típicos *vs.* atípicos, 234-235, 234t, 235f
    carcinoma neuroendócrino de células grandes (LCNEC), 234
    carcinomas de células pequenas, 232-233
    hiperplasia idiopática de células pulmonares neuroendócrinas difusa, 235, 235f
    lesões pré-invasivas, 235, 235f
Candidatos, transplante de pulmão
  critérios de seleção para, 1832-1833
  priorização dos, 1833-1834
Candidíases, 669-670. *Ver também* Micoses oportunistas.
  epidemiologia da, 669
  manifestações clínicas da, 669-670
  tratamento de, 670
Capacetes, 1783
Capacidade da difusão do monóxido de carbono (DL_{CO}), 458-459
Capacidade de difusão, 64-66, 65f. *Ver também* Testes da função pulmonar.
  aplicações clínicas da, 422-425
  capacidade de transferência, 420-422
  definição da, 421
  doenças pulmonares restritivas, 423-424
  na asma, 734. *Ver também* Asma.
  obstruções vasculares pulmonares, 423
  pulmões transplantados, rejeição, 424
Capacidade de transferência, 421-422
Capacidade pulmonar total (CPT), 76-77, 1719-1720, 1720f, 1720t
Capacidade residual funcional (CRF), 45, 76-77
Capacidade residual funcional. *Ver* Capacidade residual funcional (CRF).

Capacidade vital forçada (CVF), 509
Capsaicina, 268
Características do som, 271-272, 272t
Características do som da respiração, 271-272, 272t
Características dos sons pulmonares, 271-272, 272t
Carcinoides
  típicos vs. atípicos, 234-235, 234t, 235f
Carcinoides atípicos, 234-235, 234t, 235f
Carcinoides típicos vs. atípicos, 234-235, 234t, 235f
Carcinoma neuroendócrino de células grandes (LCNEC), 234. Ver também Carcinomas.
Carcinomas
  adenocarcinomas. Ver Adenocarcinomas.
  adenoescamoso, 236
  bronquioalveolar, 140
  células pequenas, 232-233
Carcinomas adenoescamosos, 236. Ver também Carcinomas.
Carcinomas broncoalveolares, 140
Carcinomas broncoalveolares, 140. Ver também Carcinomas.
Carcinomas de células escamosas, 232. Ver também Carcinomas.
Carcinomas de pequenas células, 232-233. Ver também Carcinomas.
Carcinomas sarcomatoides, 236. Ver também Carcinomas.
Cardiomiopatia infiltrativa, 1201, 1201t
Cardiomiopatia infiltrativa, 1201, 1201t
Carga líquida de urina, 126. Ver também Acidose hiperclorêmica.
Carregamento excessivo, 82
Catarro nasal, 507
Categorias, agentes de bioterrorismo. Ver também Bioterrorismo.
Catelicidinas, 557-558
Cateterismo
  cateteres extraviados, 1424
  coração direito, 1110
  para a efusão pulmonar (EP), 1424
  para o edema pulmonar, 1110
  tamanhos dos tubos, 1431
CAT. Ver Teste de avaliação COPD (CAT).
CCNU. Ver Cloroetil cicloexil nitrosoureia (CCNU).
CCSP. Ver Células-clava (Clara).
CDC. Ver Centers for Disease Control and Prevention (CDC).
CDCs. Ver Células dendríticas convencionais (CDC)
CD. Ver Células dendríticas (CD)
CDPs. Ver Células dendríticas plasmocitoides (CDP)
CD-SIGN. Ver Molécula não integrina, captadora da molécula de adesão intracelular específica de células dendríticas (CD-SIGN)
Células alveolares
  TI, 135-138, 136f, 138t, 139f
  TII, 138-140, 139f
Células-clava (Clara)
  células TII alveolares e, 138-140, 142
  proteínas secretadas por células-clava (CCSP), 24
Células de Clara c. Ver células-clava (Clara).
Células de Kupffer, 143
Células perivasculares epiteliais (CPE), 1000
Células TI alveolares, 135-138, 136f, 138t, 139f
Células TI alveolares, 135-138, 136f, 138t, 139f
Células TII alveolares, 138-140, 139f

Células T. Ver também Linfócitos.
  fator das células T/fator potenciador linfoide (TCF-LEF), 27-28
Células T reguladoras (T_{reg}), 1190
  sarcoidose e, 1190
Centers for Disease Control and Prevention (CDC)
  categorias agente de bioterrorismo de. Ver também Bioterrorismo.
  recomendações para a tuberculose (TB), 607
CEP. Ver Células epiteliais perivasculares (CEP)
Cessação, tabagismo, 807-821. Ver também Perigos e cessação do tabagismo.
Cetoacidose diabética (CAD), 123-124, 123f. Ver também Acidose com lacuna de ânion (anion gap)
CFP-10, 593
CFTRs. Ver Reguladores de condutância transmembranar da fibrose cística (CFTR)
CGRP. Ver Peptídeos relacionados com o gene da calcitonina (CGRP)
Chlamydiae spp, 510
CHM. Ver Complexo principal de histocompatibilidade (MHC).
Choque pulmonar, 1104
Chronic Respiratory Disease Questionnaire (Questionário da Doença Respiratória Crônica), 489
Cianeto, 807
Cianeto de hidrogênio, 807
Cianose, 273-274
Cicatrização das feridas
  fumantes e, 811
  retardada, 811
Ciclo de Krebs, 121-123
Ciclofosfamida, 1279
CID. Ver Classificação Internacional das Doenças (CID)
CIF. Ver Classificação Internacional de Funcionalidade, Incapacidade e Saúde (CIF)
Cifoescoliose, 1707-1711, 1708f-1710f, 1708t-1709t, 1711t
Cigarros com baixo rendimento, 815. Ver também Perigos e cessação do tabagismo.
Cigarros eletrônicos (e-cigarros), 820-821, 820t. Ver também Perigos e cessação do tabagismo.
CI. Ver Confiança interna (CI)
CIM. Ver Concentração inibitória mínima (CIM)
CIM. Ver Concentrações inibitórias mínimas (CIM).
Cintilografia e tomografia computadorizada por emissão de fóton único de gálio, 360
Circulação brônquica, 4f, 9
Circulação, pulmonar, 4f, 9-12, 10f-12f, 10t, 92-110. Ver também Anatomia do pulmão.
  alterações da
    anormalidades vasculares pulmonares, 1081
    edema pulmonar, 1096-1117
    hipertensão arterial pulmonar (HAP), 1031-1049
    hipertensão pulmonar devido a doença pulmonar (HP-DP), 1050-1065
    vasculite pulmonar, 1066-1080
Circulação pulmonar, 92-110
  distúrbios
    intratorácico, 897-911
    superior, 877-896
  pressões, 49-50, 49f
    cunha, 51
    definição das, 49
    edema e, 53
    efeitos de fármacos sobre, 53
    relações do fluxo de pressão, 51-52, 51f
    resistência vascular e, 50-53

sistema nervoso autônomo e, 53
vasos sanguíneos, dentro, 49-50, 49f
vasos sanguíneos, fora, 50, 50f
volumes pulmonares e, 52, 52f. Ver também Volumes pulmonares.
Cirrose biliar primária, 1646-1647
Cirrose biliar primária, 1646-1647
Cirurgia de redução do volume pulmonar(CRVP), 429-430
Cirurgia de revascularização de pós-coronariana (revascularização miocárdica), 1420-1421
Cirurgia torácica assistida por vídeo (VATS)
  localização pré-operatória, 346-347
  cirurgia torácica assistida por vídeo (VATS), 346-347
  indicações vs. contraindicações, 346-347, 347f
  para efusão pleural (EP), 1409-1410
  para infecções pleurais, 1432, 1432f
CISA. Ver Canais iônicos de sensoriamento ácido (CISA)
Cisplatina, 1473
Cistos de Birt-Hogg-Dubé (BHD), 1248
Cistos, mediastino, 1478-1495
Citocinas, 756-757, 1535-1536
Citocinas pró-inflamatórias, 1535-1536
Citologia, 231, 231f-232f
Citomegalovírus (CMV), 527, 536-538, 537f, 1604, 1841-1842
Citoplasma, 599
Citosina-arabinosídeo (ASA-C), 1280, 1281f
Cladosporium spp, 1153-1154
Classificação funcional de oncogene, 35
Claudinas
  claudina-18, 1, 136
Clearance alveolar, 180. Ver também Clearance e deposição, aerossóis.
Clearance de líquidos, 1537
Clearance e deposição, aerossóis, 168-183
  aerossóis ambientais, 180-183
    ácaro da poeira de aerossóis fecais, 181
    aerossóis infecciosos, 181-183, 182f
    fumo do tabaco e, 181
    máscaras de filtração e, 181-182
    nanopartículas e, 180-181
    poluição atmosférica e, 180-181
    toxinas, 180-181
    tuberculose pulmonar (TB) e, 181
  aerossóis terapêuticos, 170-171
    dispositivos de pó seco, 170, 170f
    evolução na, 171
    geração de, 169
    inaladores pressurizados de dose medida (MDIs), 171
    nebulizadores a jato, 171, 172f
  clearance
    alveolar, 180
    mucociliar, 179-180
  definição da, 168
  descrição da, 168-169
    desvio-padrão geométrico, 168-169
    diâmetro aerodinâmico médio de massa (DAMM), 168-169
    diâmetro médio de massa, 168-169
    distribuição de partículas, monodispersa vs. polidispersa, 168-169
  fatores que influenciam no, 175-179
    asma, 175-176, 177f. Ver também Asma.
    fibrose cística (FC), 176
    mucosa nasal, entrega para, 177
    pacientes pediátricos, 176-178, 177f-178f
    ventilação mecânica (VM), durante a entrega, 178-179

Clearance e deposição, aerossóis *(Cont.)*
  medições do tamanho da partícula, 169-170
    aplicações clínicas da, 170
    avaliação da, 169-170
    influência da, 170
    in vitro, 170
  otimização da, 173-174
    determinantes da, 173
    orofaringe, desvio da, 173, 173f
    padrões de respiração, controle dos, 174, 174f
    problemas de validade e, 174, 174f-175f
  princípios da, 169
    coeficiente de difusão, 169
    difusão browniana, 169
    equação de deposição, 172
    fração de deposição, 169
    impactação inercial, 169
    sedimentação gravitacional, 169
  princípios do sistema de entrega, 171
    deposição, 172-173, 174f
    massa inalada, 172, 172f
  radioaerossol para diagnóstico, 179
  referências para, 183
  visões gerais da, 168, 183q
Clonagem posicional, 36
Clonagem posicional, 36
Clorambucil, 1279
Cloreto
  alcalose resistente ao cloreto, 129
  alcalose responsiva ao cloreto, 128-129. *Ver também* Alcalose metabólica.
    ânions não reabsorvíveis, 129
    diuréticos, 128
    perdas gastrointestinais (GI), 128
    suor, 128
    ventilação mecânica (VM), 129
Cloreto de vinilo, 807
Cloroetil cicloexil nitrosoureia (CCNU), 1281-1282
Clorozotocina, 1280
CLR. *Ver* Receptores para lectina tipo C (CLR)
CMV. *Ver* Citomegalovírus (CMV).
Coccidioidomas, 654
Coccidioidomicose, 652-655. *Ver também* Micoses endêmicas.
  coccidioidomas, 654
  diagnóstico da, 655
  disseminada, 654
  epidemiologia da, 652
  infecções pleurais e, 1435
  insuficiência respiratória aguda na, 654
  manifestações clínicas da, 653-654
  nódulos pulmonares, 654-655
  patogênese da, 652-653
  pneumonia aguda sem complicações na, 655
  pneumonia com complicações na, 655
  pulmonar, 653-654, 654f
  transmissão da, 654
  tratamento da, 655
Coccidioidomicose cavitária, 655. *Ver também* Coccidioidomicose.
Coccidioidomicose disseminada, 654. *Ver também* Coccidioidomas.
Coccidioidomicose progressiva. *Ver também* Coccidioidomicose.
Códons de terminação prematuros (CTP), 845-846
Colangite esclerosante, 1647
Colangite esclerosante, 1647
Colorações bacteriológicas, 1405
como Nódulos tipo meningoteliais (MLN), 999-1000, 999f
Compensação, 111-112, 118, 118t

Compensação da resistência do tubo endotraqueal, 1775-1776
Complacência do sistema respiratório total, 83
Complacência pulmonar, 1530
Complemento
  ativação do, 1536
Complexo aritenoide, 888
Complexo de Eisenmenger, 1034
Complexo esclerose tuberosa-linfangioleiomiomatose (TSC-LAM), 1243-1244, 1244t
Complexo *Mycobacterium avium* (MAC), 1592-1593
Complexo *Mycobacterium avium* (MAC), 636-639, 637f-638f, 638t
Complexo principal de histocompatibilidade (MHC), 719-720
Complicações
  fatores de risco das, 564
  nas alterações extrapulmonares
    doenças abdominais, 1639-1652
    doenças da parede torácica, 1707-1722
    doenças neuromusculares, 1691-1706
    infecções pelo vírus da imunodeficiência humana (HIV), 1583-1611
  no transplante pulmonar, 1839-1848
  rejeição, 1843-1846. *Ver também* Transplante de pulmão.
    rejeição celular aguda, 1843-1844, 1844t
    rejeição hiperaguda, 1843
  tosse excessiva, 504t
  vias aéreas, 1840-1841, 1840f, 1841f
Complicações da rejeição, 424, 1843-1846
  rejeição aguda celular, 1843-1844, 1844t
  rejeição aguda mediada por anticorpo, 1844-1845
  rejeição hiperaguda, 1843
Complicações pulmonares nos distúrbios extrapulmonares
  doenças abdominais, 1639-1652
  doenças da parede torácica, 1707-1722
  doenças neuromusculares, 1691-1706
  infecções pelo vírus da imunodeficiência humana (HIV), 1583-1611
Complicações pulmonares pós-operatórias (CPPO), 458, 459f, 459t
Comprometimento vascular, 1738-1739
Conceito BL. *Ver* Conceito de Brønsted-Lowrey (BL).
Conceito de Brønsted-Lowrey (BL), 111-112
Conceito de círculo vicioso, 855-858
Concentrações de proteína nos líquidos, 1107
Concentrações inibitórias mínimas (CIM), 568-569
Concontrole vascular, 1083, 1098-1099, 1098t
Condição tipo sarcoide, 1189
Condições dinâmicas, 84-89. *Ver também* Mecânica e energética.
  definição das, 84
  efeito de Bernoulli, 86-87
  equação de movimento, 87
  fluxo de gás através das vias aéreas, 84-87
  fluxo laminar *vs.* turbulento, 84-85, 85f
  fluxo máximo, 86
  heliox, efeitos clínicos do, 85
  limitações do fluxo, 85-87, 86f
  número de Reynolds, 85
  teoria da velocidade da onda, 86-87
  teoria do ponto de pressão igual, 86, 86f
  trabalho resistente, 84-87, 87t
Condições estáticas, 78-84. *Ver também* Mecânica e energética.
  adaptação ao estresse, 79-80

aplicações clínicas da, 83-84
complacência total do sistema respiratório, 83
fadiga, músculos respiratórios, 82
forças da superfície alveolar, 79, 79f
histerese, 79-80, 80f
integração, mecânica da parede do torácica pulmonar, 82-83, 83f
interdependência alveolar, 79
lei de Laplace, 79, 79f
manobras de recrutamento, 80, 80f
músculos respiratórios, 80-81, 81f
parede torácica, 80-82
pressões de platô, 84
pressões pleurais, 83-84
pulmões, 78-80, 79f
recolhimento elástico
rede de tecido conjuntivo pulmonar, 79
surfactante alveolar, 79, 79f
Condromas, 997
Condromas pulmonares, 997
Condução, 807
Conduta para náuseas e vômitos, 1818
Conformidade, 78, 78f, 83, 1530
Considerações da qualidade de vida (QV)
  cuidados do fim da vida, 1815
  dispneia, 489
  fibrose cística (FC), 837-838
  pós-transplante, 1839
  questionários, 506
  tosse, 506
Considerações de aconselhamento, 816-817
Considerações QV. *Ver* Considerações da qualidade de vida (QV).
Constantes. *Ver* Leis-constantes-equações
Consumo máximo de oxigênio (VO$_2$máx), 464
Contagem CURB-65, 564
Contagens de células
  diferencial, 1403-1404
  leucócitos, 1403-1404
Contagens de células diferenciais, 1403-1404
Controladores da respiração
  automático, 1528
  durante o sono, 1526
  voluntário, 1528-1529
Controle ativo, 55-57. *Ver também* Fluxo sanguíneo.
  alto estresse da parede, 57
  dano capilar pulmonar, 57
  definição do, 55
  efeitos das substâncias fisiológicas, 57
  vasoconstrição pulmonar hipóxica, 56-57, 56f
Controle da dor, 467-468, 467f, 1816-1817
Controle da fome e sede, 1818
Controle da sede e fome, 1818
Controle de sintomas
  dispneia, 485-496
  dor no peito, 515-526
  tosse, 497-514
Controle do delírio, 1818
Controle do vômito, 1818
Controle por etapas, 781-782
Convergência somática, 518
Convergência somática, 518
Corcunda de Hampton, 1009
Coronavírus, 528-530, 529t, 535-536
Cor pulmonale, 773-774
Correção da atenuação (CA), 360
Corrente sanguínea, 49-58
  controle ativo, 55-57
    alto estresse da parede, 57
    dano capilar pulmonar, 57
    definição do, 55
    efeitos de substâncias fisiológicas, 57

vasoconstrição pulmonar hipóxica, 56-57, 56f
distribuição da, 53-55
  distribuição normal, 53
  forças gravitacionais vs. não gravitacionais na, 53
  modelo de três zonas da, 53-54, 53f
  padrões anormais, 55
  topográfica, 54-55
  volumes pulmonares e, 53f, 54
  zona, 4, 53f, 54
funções não respiratórias na, 57-58
pressões da circulação pulmonar, 49-50, 49f
  definição das, 49
  edema pulmonar e, 53
  efeitos de fármacos sobre, 53
  pressão capilar pulmonar, 51
  relações pressão-fluxo, 51-52, 51f
  resistência vascular pulmonar, 50-53
  sistema nervoso autônomo e, 53
  vasos sanguíneos, dentro das, 49-50, 49f
  vasos sanguíneos, fora das, 50, 50f
  volumes pulmonares e, 52, 52f. *Ver também* Volumes pulmonares.
transporte dos gases sanguíneos e, 58-60. *Ver também* Troca gasosa.
  definição da, 58
  dióxido de carbono, 59-60, 60f
  oxigênio, 58-59, 59f
visões gerais da, 44, 49, 75q
Corticosteroides
  para a síndrome da imunodeficiência humana (HIV), 1596-1597
  para a tuberculose (TB), 624
  para o edema pulmonar, 1113
  sistêmico vs. inalado, 781
Corynebacterium diphteriae, 529-530, 529t
CP-EBUS. *Ver* Ultrassonografia endobrônquica com sonda convexa (CP-EBUS).
CPET. *Ver* Teste de esforço cardiopulmonar (CPET)
CPNPC. *Ver* Câncer de pulmão de não pequenas células (CPNPC).
CPPC. *Ver* Cânceres de pulmão de pequenas células (CPPC).
CPPO. *Ver* Complicações pulmonares pós-operatórias (CPPO).
CPT. *Ver* Capacidade pulmonar total (CPT).
Crepitação, 271-272, 272t
Crepitações, 271-272, 272t
  finas, 271-272, 272t
  grosseiras, 271-272, 272t
  na pneumonia adquirida na comunidade (PAC), 560-561
Crepitações finas, 271-272, 272t. *Ver também* Crepitações.
Crescimento e desenvolvimento, pulmão, 22-31
fases do, 22-24, 23f
  alveolar, 22-24, 23f, 25f
  canalicular, 22-24, 23f
  células-clava secretoras de proteína (CCSP) e, 24
  embrionárias, 22-24, 23f
  fatores de crescimento endotelial vascular (VEGF) e, 22
  histopatologia das, 25f
  iniciação do broto pulmonar, 22-24, 23f
  morfologia das, 22, 23f
  proteína surfactante (PS) C e, 22
  pseudoglandulares, 22-24, 23f
  saculares, 22-24, 23f
interações dos tecidos, 25-26, 25f

displasia alveolocapilar com desalinhamento das veias pulmonares (ACD/MPV) e, 29
fatores de crescimento endotelial vascular (VEGF) e, 29
fatores de transcrição da família FOX, 29
indutivas, 25
sequestro broncopulmonar, 25, 25f
regulação molecular, 26-31. *Ver também* Regulação molecular.
  definição da, 25
  mediadores que podem se dinfundir, 26-28
visões gerais do, 22, 30q
Crescimento e desenvolvimento pulmonar, 22-31
fases do, 22-24, 23f
  alveolar, 22-24, 23f, 25f
  canalicular, 22-24, 23f
  células-clava secretoras de proteína (CCSP) e, 24
  embrionárias, 22-24, 23f
  fatores de crescimento endotelial vascular (VEGF) e, 22
  histopatologia das, 25f
  iniciação do broto pulmonar, 22-24, 23f
  morfologia das, 22, 23f
  proteína surfactante (PS) C e, 22
  pseudoglandulares, 22-24, 23f
  saculares, 22-24, 23f
interações de tecido, 25-26, 25f
  displasia alvéelocapilar com desalinhamento das veias pulmonares (DAC/DVP) e, 29
  fatores de crescimento endotelial vascular (VEGF) e, 29
  fatores de transcrição da família FOX, 29
  indutivo, 25
  sequestro broncopulmonar, 25, 25f
regulação molecular, 26-31. *Ver também* Regulação molecular.
  definição da, 25
  mediadores que podem se dinfundir, 26-28
visões gerais do, 22, 30q
CRF. *Ver* Capacidade residual funcional (CRF).
Criptococose, 667-669. *Ver também* Micoses oportunistas.
  diagnóstico da, 668-669
  epidemiologia da, 667
  infecções pleurais e, 1435
  manifestações clínicas da, 668, 668f
  patogênese da, 667-668
  síndrome de reconstituição imune inflamatória (SRII) e, 669
  tratamento da, 669
Criptosporidiose, 696
Critérios de seleção de doadores, 1835, 1835t. *Ver também* Transplante de pulmão.
Critérios de selecção para abordagem cirúrgicas, 466
Cromatografia líquida de alta eficiência (CLAE), 630
CRVP. *Ver* Cirurgia redutora do volume pulmonar (CRVP)
CSGA. *Ver* Estudo Colaborativo sobre a Genética da Asma (CSGA)
C-terminais, 142-145
CTP. *Ver* Códons de terminação prematura (CTP)
Cuidados no fim da vida, 1807-1820
  apoio emocional e espiritual, 1816
  configurações para, 1808-1809, 1816
  considerações da qualidade de vida (QV) de, 1815

considerações de comunicação dos, 1815
controle do sintoma, 1816-1819
  controle da ansiedade, 1818
  controle da dispneia, 1818-1819
  controle da dor, 1817
  controle da fome e sede, 1818–1819
  controle das náuseas e vômitos, 1818–1819
  controle do delírio, 1818
justificativas éticas e legais para, 1809-1813, 1809t
  futilidade médica, 1811-1812
  justificativas dos cuidados paliativos, 1812-1813
modelos de tomada de decisões médicas dos, 1813-1815
objetivos do tratamento para, 1808
paciente e família que precisam de considerações, 1815–1816, 1815t
previsões dos resultados da insuficiência respiratória, 1807-1808
  Acute Physiology and Chronic Health Evaluation (APACHE), 1807
  fatores para o prognóstico, 1807-1808
  Preferences for Outcomes and Risks of Treatment (SUPPORT), 1807
referências para, 1820
retenção na fonte/retirada de tratamentos de suporte à vida, 1819-1820
visões gerais dos, 1807, 1820q
Cuidados paliativos, 1807-1820
  apoio emocional e espiritual, 1816
  baseado no lar, 1830
  cânceres de pulmão, 958
  configurações para, 1808-1809
  considerações da comunicação dos, 1814
  considerações da qualidade de vida (QV) de, 1815
  considerações precisas do paciente e família, 1815–1816, 1815t
  doença pleural metastática, 1465-1467
  gerência do sintoma, 1816-1819
    controle da ansiedade, 1818
    controle da dispneia, 1818-1819
    controle da dor, 1817
    controle da fome e sede, 1819
    controle de náuseas e vômitos, 1819
    controle do delírio, 1818
  justificativas éticas e legais para, 1809-1813, 1809t
    futilidade médica, 1811-1812
    justificativas dos cuidados paliativos, 1812-1813
  mesotelioma, 1474
  modelos de tomada de decisões médicas da, 1813-1815
  objetivos do tratamento para, 1808
  previsões dos desfechos da insuficiência respiratória, 1807-1808
    Acute Physiology and Chronic Health Evaluation (APACHE), 1807
    Study to Understand Prognosis and Preferences for Outcomes and Risks of Treatment (SUPPORT), 1807
  reabilitação pulmonar e, 1830
  referências para, 1820
  retenção na fonte/retirada de tratamentos de suporte à vida, 1819-1820
  tumores malignos metastáticos, 986-987
  visões gerais dos, 1807, 1820q
Curso estável
  método, 65-66
  relações, 112
CVF. *Ver* Capacidade vital forçada (CVF).

D

D1LN. *Ver* Domínio 1 de ligação nuclear (D1LN)
D2-40. *Ver* Podoplanina (D2-40).
Dabigatrana, 1022
DAC/DVP. *Ver* Displasia alveolocapilar com desalinhamento das veias pulmonares (DAC/DVP)
DAD. *Ver* Dano alveolar difuso (DAD).
DAM. *Ver* Domínios que atravessam a membrana (DAM)
DAMM. *Ver* Diâmetro aerodinâmico mediano de massa (DAMM).
DAMP. *Ver* Padrões moleculares associados ao perigo (DAMP).
Dano alveolar difuso (DAD), 242-243, 242f
Dano capilar, 57
Dano capilar pulmonar, 57
Dantrolene, 1421
Dasatinib, 1422
DCEP. *Ver* Disfunção crônica do enxerto pulmonar (DCEP).
DCV. *Ver* Disfunção das cordas vocais (DCV).
DEC205. *Ver* Células dendríticas e epiteliais do timo-205 (DEC205)
Dectina-1. *Ver* Receptor-1 específico de células dendríticas (Dectina-1)
De-eterização, 1527
Defeitos da cartilagem, 862-864
Defeitos de fibras elásticas, 1169
Defeitos em enzimas de lipídeos, 1699
Defeitos obstrutivos ventilatórios, 409f, 426-428
Defeitos restritivos ventilatórios, 410f, 419, 424, 432
Defensinas, 557-558
Deficiência da alfa$_1$-antitripsina, 1647
Deficiências de maltase ácida, 1699
Definição de Berlin, 1105, 1105t
Definições da *American-European Consensus Conference*, 1104-1105, 1105t
Densidade do gás. *Ver também* Medições dos gases sanguíneos arteriais.
Deposição do aerosol e *clearance*, 168-183
  aerossóis ambientais, 180-183
    ácaro da poeira de aerossóis fecais, 181
    aerossóis infecciosos, 181-183, 182f
    fumo do tabaco e, 181
    máscaras de filtração e, 181-182
    nanopartículas e, 180-181
    poluição atmosférica e, 180-181
    toxinas, 180-181
    tuberculose pulmonar (TB) e, 181
  aerossóis terapêuticos, 170-171
    dispositivos de pó seco, 170, 170f
    evolução na, 171
    geração de, 169
    inaladores pressurizados de dose medida (MDIs), 171
    nebulizadores a jato, 171, 172f
  clearance
    alveolar, 180
    mucociliar, 179-180
  definição da, 168
  descrição da, 168-169
    desvio-padrão geométrico, 168-169
    diâmetro aerodinâmico médio de massa (DAMM), 168-169
    diâmetro médio de massa, 168-169
    distribuição de partículas, monodispersa *vs.* polidispersa, 168-169
  fatores de influência na, 175-179
    asma, 175-176, 177f. *Ver também* Asma.
    fibrose cística (FC), 176
    mucosa nasal para a entrega, 177
    pacientes pediátricos, 176-178, 177f-178f
    ventilação mecânica (VM) durante a entrega, 178-179
  medições do tamanho da partícula, 169-170
    aplicações clínicas da, 170
    avaliação da, 169-170
    influência da, 170
    in vitro, 170
  otimização da, 173-174
    determinantes da, 173
    orofaringe, desvio da, 173, 173f
    padrões de respiração, controle dos, 174, 174f
    problemas de validade e, 174, 174f-175f
  princípios da, 169
    coeficiente de difusão, 169
    difusão browniana, 169
    equação de deposição, 172
    fração de deposição, 169
    impactação inercial, 169
    sedimentação gravitacional, 169
  princípios do sistema de entrega, 171
    deposição, 172-173, 174f
    massa inalada, 172, 172f
  radioaerossol de diagnóstico, 179
  referências para, 183
  visões gerais da, 168, 183q
Deposição e *clearance*, aerossóis, 168-183
  aerossóis ambientais, 180-183
    ácaro da poeira de aerossóis fecais, 181
    aerossóis infecciosos, 181-183, 182f
    fumo do tabaco e, 181
    máscaras de filtração e, 181-182
    nanopartículas e, 180-181
    poluição atmosférica e, 180-181
    toxinas, 180-181
    tuberculose pulmonar (TB) e, 181
  aerossóis terapêuticos, 170-171
    dispositivos de pó seco, 170, 170f
    evolução na, 171
    geração de, 169
    inaladores pressurizados de dose medida (MDIs), 171
    nebulizadores a jato, 171, 172f
  definição da, 168, 172-173, 174f
  deposição
    equação, 172
    fosfolipídio, 1275
    fração, 169
  descrição da, 168-169
    desvio-padrão geométrico, 168-169
    diâmetro aerodinâmico médio de massa (DAMM), 168-169
    diâmetro médio de massa, 168-169
    distribuição de partículas, monodispersa *vs.* polidispersa, 168-169
  d*clearance*
    alveolar, 180
    mucociliar, 179-180
  fatores que influenciam na, 175-179
    asma, 175-176, 177f. *Ver também* Asma.
    fibrose cística (FC), 176
    mucosa nasal, para a entrega, 177
    pacientes pediátricos, 176-178, 177f-178f
    ventilação mecânica (VM) durante a entrega, 178-179
  medições do tamanho da partícula, 169-170
    aplicações clínicas da, 170
    avaliação da, 169-170
    influência da, 170
    in vitro, 170
  optimização da, 173-174
    determinantes da, 173
    orofaringe, desvio da, 173, 173f
    padrões de respiração, controle da, 174, 174f
    problemas de validade e, 174, 174f-175f
  princípios da, 169
    coeficiente de difusão, 169
    difusão browniana, 169
    equação de deposição, 172
    fração de deposição, 169
    impactação inercial, 169
    sedimentação gravitacional, 169
  princípios do sistema de distribuição, 171
    deposição, 172-174, 174f
    massa inalada, 172, 172f
  radioaerossol para diagnóstico, 179
  referências para, 183
  visões gerais da, 168, 183q
Depressão, 510, 774-775
Derivado proteico purificado (DPP), 605-606
Dermatomiosite (DM), 1698-1699
Derrame pleural, 1396-1424. *Ver também* Derrame pleural (DP).
derrame pleural (DP), 1396-1424
  achados radiológicos e de imagem, 1406-1408
    angiografia pulmonar por tomografia computadorizada (APTC), 1407
    imagem de ressonância magnética (RM), 1407-1408
    radiografias do tórax, 1406, 1407f
    tomografia computadorizada (TC), 1407, 1408f
    tomografia por emissão de pósitrons/ tomografia computadorizada (PET/TC), 1408
    ultrassom das, 1407
  derrame pleural (DP) de colesterol, 1455-1456
  derrame pleural (DP) quilforme, 1455-1456
  diagnóstico de, 1401-1410
    achados físicos, 1401
    diagnóstico diferencial, 1401, 1401t
    exsudatos *vs.* transudatos, 1400-1402
    epidemiologia da, 1401, 1401t
    exames laboratoriais, 1405-1406
    adenosina-desaminase (ADA), 1406
    amilase do líquido pleural, 1405
    anticorpos antinucleares (ANA), 1405-1406
    doença do colágeno, 1405-1406
    interferon-gama (γ), 1406
    Mycobacteria tuberculosis, 1406
    PCO$_2$ do líquido pleural, 1405
    pH do líquido pleural, 1405
  exsudativa, 1402-1405
    abscessos intra-abdominais e, 1417
    artrite reumatoide (AR) e, 1176
    cateteres extraviados, 1424
    cirurgia abdominal e, 1417
    cirurgia de revascularização pós-coronariana (CAGB) e, 1420-1421
    culturas para, 1405
    definição da, 1414
    derrame pleural (DP) biliar, 1418
    derrame pleural (DP) pancreática crônica, 1416-1417
    doenças abdominais e, 1415-1418
    doenças do colágeno e, 1419
    doenças inflamatórias e, 1418-1419
    doenças pancreáticas e, 1416-1417
    embolismo pulmonar (EP) e, 1414-1415, 1414f
    encarceramento pulmonar e, 1422-1423, 1423f

endometriose e, 1422
exposição ao amianto e, 1419
lactato desidrogenase (LDI) e, 1396-1397, 1403
líquido pleural. *Ver* Líquido pleural.
manchas bacteriológicas para, 1405
pancreatite aguda e, 1416
perfurações esofágicas e, 1415-1416, 1415f
pleurite lúpica e, 1418-1419
pleurite reumatoide e, 1418
procedimento de Fontan para, 1421
reações medicamentosas induzidas, 1421-1422
sarcoidose e, 1419
síndrome da hiperestimulação ovariana e, 1422
síndrome das unhas amarelas e, 1423
síndrome de Meigs e, 1422
síndrome pós-lesão cardíaca (SPLC) e, 1420
transplante, fígado, 1417-1418
transplante, pulmão, 1422
uremia e, 1419-1420
fisiologia do espaço pleural, 1398-1399, 1399f
equilíbrio de Donnan, 1398-1399
líquido pleural normal, 1398-1399
pressão pleural, 1399
turnover proteico, 1398-1399
fisiopatologia da, 1399-1401
acumulos da efusão, 1399-1400
efeitos da função cardíaca, 1400-1401
efeitos da função pulmonar, 1400-1401
transudatos, 1400
fisiopatologia do espaço pleural, 1399-1401
linfoma de efusão primário (LEP), 1475-1476, 1476f
maligna, 340-341, 341f, 1461-1463, 1462t
diagnóstico da, 1404-1405
pancreatite e, 1648-1649, 1649f
pleura
anatomia, 1397-1398
embriologia da, 1397-1398
forma e função da, 1397
fornecimento de sangue, 1397-1398, 1398f
linfáticos da, 1398, 1398f
suprimento nervoso da, 1398
referências para, 1420
testes invasivos, 1408-1410
biópsias, abertas, 1410
biópsias, agulha, 1408-1409
biópsias guiadas por imagem, 1409
broncoscopia, 1409
cirurgia torácica assistida por vídeo (VATS), 1409-1410
toracoscopia, 1409-1410
transudativa, 1410-1414
definição da, 1410
diálise peritoneal e, 1413
doença pulmonar veno-oclusiva (DPVO) e, 1413
doenças do pericárdio e, 1413
fístula pleural subaracnoide e, 1413
hidrotórax hepático e, 1411-1412
insuficiência cardíaca congestiva (ICC) e, 1410-1411, 1411f
mioedema e, 1413
obstruções venosas centrais e, 1413
pleurite bacteriana espontânea e, 1412
síndrome nefrótica, 1412-1413
urinotórax e, 1413
visões gerais da, 1396-1397, 1424q

Derrame pleural (DP) bilioso, 1418. *Ver também* Derrame pleural (DP).
Derrame pleural (DP) crônico do pâncreas, 1416-1417. *Ver também* EDerrame pleural (DP).
Derrame pleural (DP) maligno, 340-341, 341f, 1461-1463, 1462t
Derrame pleural (DP) quiliforme, 1455-1456
Derrame pleural (DP) transudativo, 1410-1414. *Ver também* Derrame pleural (DP).
definição da, 1410
diálise peritoneal e, 1413
doenças do pericárdio, 1413
fístula pleural e subaracnoide, 1413
hidrotórax hepático, 1411-1412
insuficiência cardíaca congestiva (ICC) e, 1410-1411, 1411f
mioedema, 1413
obstruções venosas centrais e, 1413
pleurite bacteriana e espontânea, 1412
pulmonar veno-oclusiva e, 1413
síndrome nefrótica, 1412-1413
urinotórax e, 1413
Derrame pleural exsudativo (DP), 1402-1405. *Ver também* Derrame pleural (DP).
abscessos intra-abdominais e, 1417
artrite e pleurite, 1418
artrite reumatoide (AR) e, 1176
ascite pancreática e, 1417
cateteres extraviados, 1424
cirurgia abdominal e, 1417
cirurgia de revascularização pós-coronariana (revascularização miocárdica) e, 1420-1421
culturas para, 1405
definição da, 1414
derrame pleural (DP) biliar, 1418
derrame pleural (DP) pancreática crônica, 1416-1417
doença pancreática e, 1416-1417
doenças abdominais e, 1415-1418
doenças do colágeno e, 1419
doenças inflamatórias e, 1418-1419
embolismo pulmonar (EP) e, 1414-1415, 1414f
encarceramento pulmonar e, 1422-1423, 1423f
endometriose e, 1422
exposição ao amianto e, 1419
lactato desidrogenase (LDH) e, 1396-1397, 1403
líquido pleural. *Ver também* Líquido pleural.
aparência do, 1403
citologia do, 1404
contagens de células, diferenciais, 1403-1404
contagens de células, leucócitos, 1403-1404
glicose no, 1403
proteína no, 1403
manchas bacteriológicas para, 1405
pancreatite aguda e, 1416
perfurações esofágicas e, 1415-1416, 1415f
pleurite por lúpus e, 1418-1419
procedimento de Fontan para, 1421
reações medicamentosas induzidas, 1421-1422
sarcoidose e, 1419
síndrome da hiperestimulação ovariana e, 1422
síndrome das unhas amarelas e, 1423
síndrome de Meigs e, 1422
síndrome pós-lesão cardíaca (SPLC) e, 1420

transplante e. *Ver também* Transplante.
fígado, 1417-1418
pulmão, 1422
uremia e, 1419-1420
Derrames parapneumônicos, 338-340
Desafios provocadores, 735
hiper-responsividade brônquica (HRB), 735
oscilometria de impulso (OSI), 733-734
Desafios, provocativos, 735
hiper-responsividade das vias aéreas, 735
oscilometria por impulso, 735
Desbridamento cirúrgico, 1473
Descarregamento excessivo, 82
Desencadeadores da respiração, 1761
Desenvolvimento e anatomia
anatomia, 3-21
crescimento e desenvolvimento, 22-31
fases de, 22-24, 23f
interações de tecido, 25-26, 25f
regulação molecular, 26-31
visões gerais da, 22, 30q
doença genética, 32-43
Desigualdade, 48f, 49. *Ver também* Ventilação.
definição da, 49
fechamento das vias aéreas, 48
não topográfica, 48f, 49
topográfica, 48
Desigualdade não topográfica, 48f, 49. *Ver também* Desigualdade.
Desigualdade topográfica, 48. *Ver também* Desigualdade.
Desvio padrão geométrico, 168-169
Desvio-padrão geométrico, 168-169
Desvio pleuroperitoneal, 1467
Detecção celular, 1538-1539
Diabetes
pneumonia adquirida na comunidade (PAC) na, 559
tabagismo e, 811
Diafragma
doenças da função, 1700-1702, 1700t
disfunção do diafragma induzida por ventilador, 1700-1702, 1700t
etiologia da, 1700, 1700t
paralisia diafragmática bilateral, 1701, 1702f
paralisia diafragmática unilateral, 1700
funções do, 1531-1533
Diagnóstico avançado em broncoscopia, 380-382. *Ver também* Diagnóstico por broncoscopia
broncoscopia confocal, 380
broncoscopia de autofluorescência, 380-381, 381f
broncoscopia ultrafina, 380, 380f
imagem de banda estreita, 381-382, 381f
navegação com broncoscopia virtual, 380
navegação eletromagnética (NEM), 380, 381f
Diagnóstico por imagem invasivo, 332-347. *Ver também* Radiologia torácica.
ablação térmica, cânceres de pulmão, 345, 345t
arteriografia
brônquica, 342-343, 343f
pulmonar, 343-344, 344f
biópsias transtorácicas com agulha (BTA), 332-338
avaliação pré-procedimento, 333-334
complicações das, 338
controle pós-procedimento, 336-337
critérios de seleção paciente-lesão, 333-334
critérios de seleção para orientação de imagem, 334, 334f

Diagnóstico por imagem invasivo *(Cont.)*
  indicações para, 332-333, 333f, 336t
  procedimentos, 334-336, 335f
  resultados das, 337-338, 337f-338f
  drenagem por cateter de coleções intratorácicas, 338-342
    abscessos pulmonares, 341-342, 342f
    derrame pleural (DP) maligno, 340-341, 341f
    derrames parapneumônicos, 338-340
    empiema, 338-340, 339f
    pneumotórax, 340, 342f
  localização pré-operatória, 346-347
    cirurgia torácica assistida por vídeo (VATS), 346-347
    indicações vs. contraindicações, 346-347, 347f
  referências para, 347
  visões gerais do, 332, 347q
Diagnóstico por imagem não invasiva, 299-331. *Ver também* Imagem.
  radiografia do tórax, 300-304. *Ver também* Radiografia do tórax.
    aplicações clínicas da, 310-312
    exames de rotina, 300-304, 301f
    fluoroscopia, 303
    imagens da, 313f
    oblíquas, 303
    superexposta vs. corretamente exposta, 299, 300f
    visualizações de decúbito, 302-303, 302f-303f
    visualizações expiratórias, 300-302, 301f-302f
    visualizações lordóticas, 303
  referências para, 331
  ressonância magnética (RM), 309-310
    princípios físicos da, 309
    técnicas, 310
  tomografia computadorizada (TC), 304-309. *Ver também* Tomografia computadorizada (TC).
    aplicações da, 312-331
    espessura de corte de digitalização, 307
    espiral, 304-305
    exposição à radiação e, 308-309, 308t
    gama de varrimento da, 307
    helicoidal, 304
    imagem exibida, 304
    método *stop-and-shoot*, 304-305
    multislice (MSCT), 304-305, 305f
    posições para pacientes, 307
    princípios físicos da, 304
    protocolos para, 305-308, 306t
    realce de contraste da, 307-308
    volumétrica, 304-305, 305f
  visões gerais das, 299-300, 331q
Diagnósticos
  princípios dos teste de avaliação dos
    broncoscopia diagnóstica, 372-382
    históricos e exames físicos, 263-277
    pré-operatório, 458-468
    radiologia torácica, imagem latente invasiva, 332-347
    radiologia torácica, imagem não invasiva, 299-331
    radiologia torácica, intervenções guiadas por imagem, 332-347
    teste da função pulmonar, 407-436
    tomografia por emissão de pósitrons (PET), 360-371
    ultrassonografia, 348-359
Diálise
  hipoxemia induzida por hemodiálise, 1651
  peritoneal, 1413

Diálise peritoneal, 1413
Diâmetro aerodinâmico mediano de massa (DAMM), 168-169
Diâmetro mediano de massa (DMM), 168-169
DICER, 113
Difusão
  browniana, 169
  coeficiente, 169
  limitações, 63, 64f
Difusão browniana, 169
DII. *Ver* Doença inflamatória intestinal (DII).
Dimensões afetivas, 486-487
Dimensões descritivas, 486
Dimicolato trealose (DMT), 600
Diminuição do retorno venoso, 1110
Dióxido de carbono arterial (CO_2). *Ver também* Hipocapnia vs. hipercapnia.
  alterado, causa do, 1528-1529
  detecção celular e ativação de genes, 1538-1539
    ativação de genes, 1538-1539
    mecanismos da, 1538
  efeitos cardiovasculares do, 1535
    circulação sistêmica, 1535
    efeitos esplâncnicos, 1535
  efeitos de reparação e resolução do, 1537
    clearance de fluidos, 1537
    inflamação e reparação, 1535-1537
    permeabilidade pulmonar, 1537
    restauração da integridade epitelial, 1537-1538
  efeitos moleculares do, 1529-1530
    curvas de dissociação da hemoglobina pelo oxigênio, 1530
    efeito de Boor, 1530
    efeito de Haldane, 1529
    efeitos metabólicos, 1530
    equilíbrio iônico, 1529-1530
    funções das proteínas, 1530
    regulação acidobásica, 1529-1530
    sistema-tampão de bicarbonato de dióxido de carbono (CO_2), 1529-1530
  efeitos no sistema nervoso central (SNC) do, 1533-1535
    fluxo sanguíneo cerebral (FSC), 1533
    oxigenação cerebral, 1534-1535, 1534f
    perfusão cerebral, fluxo vs. volume, 1533-1534, 1534f-1535f
    vasoconstrição cerebral, 1533
  efeitos no sistema respiratório do, 1530-1533
    complacência pulmonar, 1530
    função diafragmática, 1533
    resistência das vias aéreas, 1530
    troca gasosa, 1530-1531
    vasculatura pulmonar, 1530-1533, 1531t
  fisiopatologia do
    cardiovascular, 1542
    infecção e sepse, 1542-1543
    pulmonar, 1539-1540
    sistema nervoso central (SNC), 1540-1541
  regulação da tensão do, 111-112
  visões gerais do, 1527, 1545b
Dióxido de carbono (CO_2)
  arterial. *Ver* Dióxido de carbono (CO_2) arterial.
  retenção e, 61, 73-74
  transporte, 59-60, 60f
Dipalmitoilfosfatidilcolina (DPPC), 140-142, 141t, 147-148
Diplococos em forma de lanceta, 567
Diplococos em forma de lanceta, 567, 569f

Diretrizes ACCP. *Ver* Diretrizes do American College of Chest Physicians (ACCP)
Diretrizes baseadas em evidências, 815-816, 816f
Diretrizes da AACVPR. *Ver* Diretrizes da American Association of Cardiovascular and Pulmonary Rehabilitation (AACVPR).
Diretrizes da American Association of Cardiovascular and Pulmonary Rehabilitation (AACVPR), 1823, 1826
Diretrizes da American College of Chest Physicians (ACCP), 1823, 1826
Diretrizes do tratamento empírico com antibiótico, 565-566, 566t
Dirofilariose, 689-690, 689f
Disfunção crônica do enxerto pulmonar (CLAD), 1843-1846
Disfunção das cordas vocais, 891-892
Disfunção das cordas vocais (DCV), 747-748
Disfunção das glândulas sudoríparas, 840
Disfunção do diafragma induzida por ventilador, 1700-1702, 1700t
Disfunção do diafragma induzida por ventilador, 1700-1702, 1700t
Disfunção do enxerto, 1843-1846. *Ver também* Transplante.
Disfunção muscular bulbar, 1703
Disfunção primária do enxerto (DPE), 1839-1840, 1839t
Displasia alveolocapilar com desalinhamento das veias pulmonares (ACD/ MPV), 29
Displasia broncopulmonar (DBP), 24
Displasia escamosa, 232
Dispneia, 485-496
  avaliações da, 488-490
    desempenho do exercício, 489
    escala de Borg/escala de Borg modificada, 489-490, 490t
    escala visual analógica (EVA), 489-490, 489f
    Índice de Dispneia Basal, 489
    limitações do exercício, 489
    medidas psicométricas, 489-490, 489f
    multidimensional, 490
    qualidade de vida (QV), 489
    Questionário para a Doença Respiratória Crônica, 489
    Questionário Respiratório de St. George, 489
  características clínicas da, 266
  complexo respiratório e, 487, 487f
  definição da, 265, 485-486
  diagnóstico da, 490-493
    avaliações laboratoriais, 492
    categorias fisiológicas, 490
    estudos de avaliação especiais, 492-493, 493t
    exames físicos, 492
    históricas, 491-492
    mecanismos de ação fisiológicos, 490, 491t
    processos de respiração, 490, 491t
    testes da função pulmonar, 492-493, 493t
  entrevistas médicas e, 265-266
  epidemiologia da, 485
  linguagem da, 486-487
    dimensões afetivas, 486-487
    dimensões descritivas, 486
    frases emocionais, 486-487
    frases qualitativas, 486
  mecanismos da, 487-488, 487f
  tratamento sintomático da, 493-496
    alterações da percepção central, 495
    benefícios do, 493, 494f

doença pulmonar na fase terminal e, 496
melhora da função muscular respiratória, 494
objetivos do, 493, 494t
papéis do treinamento físico, 495-496
redução do esforço respiratório, 494
visões gerais da, 265, 485-486, 496q
Dispneia paroxística noturna, 266
Dispneia paroxística noturna, 266
Dispositivos de compressão pneumática, 1017
Dispositivos de compressão pneumática, 1017
Dispositivos de pó seco, 170, 170f
Dissecção da aorta, 521
Distância caminhada em 6 minutos (6MWD), 1031
Distribuição de partículas monodispersas, 168-169
Distribuição de partículas polidispersas, 168-169
Distrofia muscular (DM)
  Becker, 1697-1698
  Duchenne, 1697-1698
Distrofia muscular (DM) de Becker, 1697-1698
Distrofia muscular (DM) de Duchenne, 1697-1698
Distúrbios ambientais e ocupacionais
  asma relacionada ao trabalho (ART), 1295-1306
  pneumoconioses, 1307-1330
Distúrbios corticais, 1694
Distúrbios da deglutição, 889-890
  avaliações da disfagia, 890
  avaliações dos sintomas dos, 889-890
  avaliações do tratamento dos, 890
  avaliações epidemiologia dos, 889
Distúrbios da função pulmonar, 1643
Distúrbios da pleura
  derrame pleural (DP), 1396-1424
  fibrotórax, 1439-1460
  hemotórax, 1439-1460
  infecções, 1425-1438
  pneumotórax, 1439-1460
  quilotórax, 1439-1460
  tumores, 1461-1477
Distúrbios do tronco cerebral, 1694
Distúrbios gastroesofágicos, 1639-1642
Distúrbios gastrointestinais (GI), 1639-1642
Distúrbios granulomatosos sistêmicos, 1188, 1196-1198. Ver também Sarcoidose.
Distúrbios ocupacionais e ambientais
  asma relacionada ao trabalho (ART), 1295-1306
  pneumoconioses, 1307-1330
Distúrbios pleuropulmonares, 517-519, 518t
  dor no tórax em, 517. Ver também Dor no tórax.
  hipertensão pulmonar (HP), 518-519. Ver também Hipertensão pulmonar (HP).
  inflamação, parede torácica, 519-520
  pleurisia, 518
  traqueobronquite, 518-519
  trauma, parede torácica, 519-520
Diuréticos, 1041
DLN. Ver Domínios de ligação de nucleotídeos (DLN)
DL_{CO}. Ver Capacidade de difusão de monóxido de carbono (DL_{CO}).
DMC. Ver Doença multicêntrica de Castleman (DMC).
DM. Ver Dermatomiosite (DM).
DM. Ver Distrofia muscular (DM).
DMM. Ver Diâmetro mediano de massa (DMM).
DMTC. Ver Doença mista do tecido conjuntivo (DMTC).
DMT. Ver Dimicolato trealose (DMT).

DNA. Ver Ácido desoxirribonucleico (DNA)
Doadores vivos para transplante lobar bilateral (bilobar), 1836. Ver também Transplante de pulmão.
Dobras cutâneas vs. pneumotórax. Ver também Pneumotórax.
Dobrável, proteína, 140
Docetaxel, 1282
Documentação eletrônica, 264
Doença atual, 265. Ver também Entrevistas médicas.
Doença bolhosa pulmonar, 429
Doença cardíaca valvular, 520
Doença das vias aéreas pequenas, 751
Doença de Forbes-Cori, 1699
Doença de Lou Gehrig. Ver Esclerose lateral amiotrófica (ELA).
Doença de Lyme, 1727
Doença de McArdle, 1699
Doença de Pompe, 1699
Doença do armazenamento do glicogênio, 1699
Doença do neurônio motor, 1727
Doença do parênquima pulmonar, 1173, 1730, 1771-1772
Doença do refluxo gastroesofágico (DRGE), 502, 1639-1641, 1640f
Doença do refluxo laringofaríngeo, 890-891
Doença do trato biliar, 840
Doença gripal, 530
Doença hepatobiliar, 840
Doença indiferenciada do tecido conjuntivo (DTC), 1183-1184. Ver também Doenças do tecido conjuntivo (DTC).
Doença infecciosa. Ver também Infecções.
  abscessos, pulmão, 557-582
  micobactérias não tuberculosas (MNT), 629-645
  micoses
    endêmicas, 646-660
    oportunistas, 661-681
  parasitária, 682-698
  pleura, 1425-1438
  pneumonia
    associada à ventilação mecânica (AVM), 583-592
    bacteriana, 557-582
    tuberculose (TB), 593-628
    viral, 527-556
Doença inflamatória intestinal (DII), 1641-1642, 1642t
Doença metastática pleural, 1461-1467
  análises do líquido pleural, 1463
  avaliações radiográficas, 1463-1464, 1464f
  biomarcadores da, 1465
  biópsias da, 1465
  cuidados paliativos, 1465-1467
  derrame pleural (DP) maligno, 1461-1463, 1462t
  diagnóstico da, 1464-1465, 1465f
  manifestações clínicas da, 1461
  prognóstico, 1467
  sequenciamento de alto rendimento, 1465
  tipos de tumores, 1461
  tratamento da, 1465-1467, 1466t
Doença mista do tecido conjuntivo (DMTC), 1183. Ver também Doenças do tecido conjuntivo (DTC).
Doença multicêntrica de Castleman (DMC), 1607-1608
Doença pulmonar do fazendeiro (DPF), 1153. Ver também Pneumonia de hipersensibilidade (PH)
Doença pulmonar induzida por fármacos, 1275-1294

agentes antimicrobianos, 1285-1286
agentes quimioterapêuticos, 1275-1285, 1276t. Ver também Agentes quimioterapêuticos.
  ácido all-trans- retinoico (ATRA), 1282-1283
  alquilantes, 1279-1280
  antimetabólitos, 1280-1282
  comparações dos, 1276t
  derivados de antibióticos, 1277-1279
  irinotecano, 1283
  podofilotoxinas, 1282
  topotecano, 1283
  tratamentos direcionados, 1282
  vimblastina, 1282
classificação da, 1275, 1276t
deposição de fosfolipídeo e, 1275
efeitos citotóxicos diretos, 1275, 1277f
etiologia, 1275
farmacocinética e, 1275
ferimentos oxidantes, 1275
lesões imunomediadas, 1275
mecanismos da, 1275
na artrite reumatoide (AR), 1176-1177
nitrofurantoína, 1285-1286
  reações agudas para, 1285
  reações crônicas para, 1285-1286
referências para, 1294
visões gerais da, 1275, 1294q
Doença pulmonar obstrutiva crônica (DPOC)
  avaliações pré-operatórias e, 462-463. Ver também Avaliações pré-operatórias.
  caracterização clínica da, 763-766
    atividade, 763-764
    doença precoce vs. tardia, 764–765
    fenótipos, 765
    impactos, 763-764
    severidade, 763-764, 764f
  complicações da, 773-775
    bolhas gigantes, 773
    comorbidades, 774-775
    cor pulmonale, 773-774
    depressão e ansiedade, 774-775
    diabetes, 774
    distúrbios do sono, 774
    doença do refluxo gastroesofágico (DRGE), 774
    doenças cardiovasculares, 774
    manifestações sistêmicas, 774-775
    osteoporose, 774
    pneumonia, 773
    pneumonia adquirida na comunidade (PAC), 559
    pneumotórax, 772-773
  definição da, 751, 767
  diagnóstico clínico e controle da, 767-785
    avaliação combinada proposta pela GOLD, 765-766, 765f-766f, 770t
    capacidade de difusão, 771
    características clínicas, 767-772
    desencadeadores, 784
    diagnóstico diferencial, 775
    espirometria, 770-771, 770f
    exacerbações agudas, 784
    exames físicos, 768-770, 769f, 770t
    exames laboratoriais, 771-772, 772f
    imagiologia, 771, 773f
    índice BODE, 770t
    referências para, 785
    sintomas, 767-768, 768f
    Teste de avaliação da DPOC (TAD), 769f
    teste ergométrico, 771
    testes de função pulmonar (TFP), 770-771
    tratamentos, 776-785
    visões gerais do, 767, 784q-785q

Doença pulmonar obstrutiva crônica
 (DPOC) *(Cont.)*
 diagnóstico diferencial da, 775
  asma obstrutiva crônica, 775
  bronquiectasia, 775
  bronquiolite obliterante (BO), 775
  bronquite crônica, 775
  linfangioleiomiomatose (LAM), 775
  panbronquiolite difusa, 775
 epidemiologia da, 761-763, 776
  asma, 763
  bronquite crônica, 763
  considerações futuras, 763
  encargos econômicos, 761
  exacerbações, 763
  fatores ambientais, 762-763, 776
  fatores de risco, 762, 762f
  fatores do hospedeiro, 776
  fatores modificadores, 776
  hiper-reatividade brônquica, 763
  impactos do tabagismo, 762
  incidência, 761
  infecções, 763
  mortalidade e morbidade, 762
  prevalência, 761, 761f
 inflamação na, 754, 754f
  citocinas, 756-757
  limitações do fluxo de ar, 756-757
  quimiocinas, 756-757
  remodelamento das vias aéreas, 756-757
  respostas inflamatórias celulares, 754-756
 patogenia e história natural da, 751-766
  alterações patológicas, 751-753, 753t, 754f
  bronquite crônica e, 751
  circulação pulmonar, 753, 753f
  doença das vias aéreas inferiores e, 751
  enfisema e, 752, 752f
  fumo do tabaco e, 753-754, 754f
  hipersecreção mucosa, 757
  referências para, 766
  visões gerais da, 751, 765q-766q
 perspectivas históricas da, 767
 tabagismo e, 809
 tratamento da, 777-785
  agonistas beta (β)-adrenérgicos, 779-780
  antioxidantes, 782
  broncodilatadores, 778
  clearance do muco, 782
  controle gradual, 781-782
  corticosteroides sistêmicos *vs.* inalados, 781
  farmacoterapia, 778-782, 779t
  infecções virais no, 527-528. *Ver também* Infecções virais.
  inibidores da fosfodiesterase-4 (4-PED), 780
  metilxantinas, 780
  modificadores de leucotrieno, 782
  mucolíticos, 782
  oxigenoterapia, 782-783
  princípios do, 777-778, 777f
  reabilitação pulmonar, 783
  tratamentos cirúrgicos, 783-784
  tratamentos de combinação, 781
  tratamentos em desenvolvimento, 784-785
  tratamentos não farmacológicos, 782-783
Doença pulmonar por *Mycobacterium kansasii*, 639-640, 640f
Doença refratária, 1078
Doença renal, 1649-1651
 apneia do sono na, 1650-1651

 calcificação pulmonar na, 1650
 doença pleural, 1650
 edema pulmonar na, 1649-1650. *Ver também* Edema pulmonar.
 hipoxemia induzida por hemodiálise, 1651
Doenças abdominais, 1415-1418, 1639-1652. *Ver também* Alterações extrapulmonares.
 distúrbios gastroesofágicos, 1639-1642
 distúrbios gastrointestinais (GI), 1639-1642
 doença renal, 1649-1651
 doenças hepáticas, 1643-1647
 pancreatite, 1647-1649
 referências para, 1651
 visões gerais das, 1639, 1651
Doenças celulares do corno anterior, 1695
Doenças da medula espinhal, 1694-1695
Doenças das células do corno, 1695
Doenças das vias aéreas intratorácicas, 897-911
Doenças das vias aéreas superiores, 877-896
 alterações do movimento paradoxal da prega vocal (DPVMP), 891-892
 cavidade oral, 886-889, 886f
 distúrbios da deglutição, 889-890
  avaliações de disfagia, 890
  epidemiologia da, 889
  sintomas da, 889-890
  tratamento da, 890
 doença do refluxo laringofaríngeo, 890-891
 doença gastroesofágica, 890-891
 estenose, 894-896
 estenose glótica posterior (EGP), 893-894
 hipofaringe, 886f, 887
 laringe, 886f-888f, 887-889
  complexo aritenoide, 888
  epiglote, 888
  estruturas das mucosas, 888-889
  estruturas fibromusculares, 888-889
  osso e cartilagem, 887-888
 laringospasmo, 891-892
 nariz, 877-881
  fisiologia da, 877-879
  histologia da, 877-879
  patologia da cavidade nasal, 879-881
  rinite, 879-881. *Ver também* Rinite.
 neoplasias do trato aerodigestivo superior, 894
  carcinomas de células escamosas (CCE), 894
  definição da, 894
  papiloma vírus humano (HPV) e, 894
 obstruções, 1731
 orofaringe, 886, 886f
 paralisia das cordas vocais, 892-893
  bilateral, 893
  unilateral, 892
 referências para, 896
 seios paranasais, 881-886
  anatomia dos, 881-882, 882f
  fisiologia dos, 881-882
  histologia dos, 881-882
  rinossinusite, 882-883, 883t. *Ver também* Rinossinusite.
 subglote, 894-896
  anatomia da, 894
  estenose, 894-895
  fisiologia da, 894
  histologia da, 894
 traqueia cervical, 894-896
  anatomia da, 894
  fisiologia da, 894
  histologia da, 894
 visões gerais das, 877, 895q-896q
Doenças do pericárdio, 1413

Doenças do tecido conjuntivo (conectivo) (DTC), 1165-1187
 artrite reumatoide (AR), 1173-1178
  bronquiectasia na, 1176
  bronquiolite folicular (BF) na, 1176
  bronquiolite obliterante (BO) na, 1175
  características radiológicas da, 1177
  classificação da, 1173, 1173t
  complicações da, 1176-1178
  definição da, 1173
  doença pulmonar induzida por fármacos na, 1176-1177
  doença pulmonar intersticial (DPI) na, 1176-1177
  doenças pleurais na, 1176
  epidemiologia da, 1173
  fatores de risco para, 1173
  fibrose pulmonar intersticial na, 1173-1175, 1174f
  manifestações pulmonares da, 1167t, 1173-1177, 1173t, 1174f
  nódulos reumatoides pulmonares na, 1176
  pneumonia organizante na, 1175
  testes da função pulmonar para, 1177
  vasculite pulmonar na, 1176
 autoanticorpos em, 1169t
 doença do tecido conjuntivo (DTC) indiferenciado, 1184
 doença mista do tecido conjuntivo (DMTC), 1183
 esclerose sistêmica (ES), 1165-1173
  características clínicas da, 1168
  classificação da, 1165
  complicações da, 1173
  definição da, 1165
  diagnóstico da, 1165, 1167t
  distúrbios quimicamente induzidos tipo esclerodermia, 1166-1167
  doença do parênquima pulmonar na, 1173
  doença pleural na, 1173
  doença vascular pulmonar na, 1172-1173
  epidemiologia da, 1165-1166
  fatores de risco para, 1165-1166
  fibrose pulmonar intersticial na, 1167-1168, 1168f
  imagiologia para, 1168-1169, 1168f
  manifestações pulmonares da, 1167-1172
  microaspiração na, 1173
  pneumonia aspirativa na, 1173
  prognóstico para, 1170-1171
  tratamento da, 1171-1172
 espondilite anquilosante (EA), 1186
 lúpus eritematoso sistêmico (LES), 1178-1179
  definição do, 1178
  diagnóstico do, 1178, 1178t
  doença pleural no, 1179
  epidemiologia do, 1178
  fatores de risco para, 1178
  hemorragia alveolar difusa no, 1179
  hipertensão pulmonar (HP) na, 1179
  manifestações pulmonares da, 1178-1179, 1178t
  pneumonia intersticial no, 1178
  pneumonite aguda pelo lúpus na, 1178
  pneumopatia difusa no, 1178
  restrição extrapulmonar, 1179, 1179f
 polimiosite/dermatomiosite (PM/DM), 1181-1183
  características clínicas das, 1182
  complicações das, 1183
  definição da, 1181

diagnóstico da, 1181, 1181f-1182f
doença pulmonar difusa na, 1182-1183, 1182f
epidemiologia da, 1182
fatores de risco para, 1181-1182
imagiologia para, 1182
manifestações pulmonares da, 1182-1183
policondrite recidivante, 1184-1185, 1184f, 1185f
tratamento para, 1183
síndrome de Behçet, 1185-1186, 1185t
síndrome de Marfan (SM), 1186-1187
síndrome de Sjögren, 1180-1181
características clínicas da, 1180
definição da, 1180
doença traqueobrônquica na, 1181
epidemiologia, 1180
fatores de risco da, 1180
manifestações pulmonares da, 1180-1181
pneumopatia difusa na, 1180
tratamento imunossupressor para, 1166t
visões gerais das, 1165, 1187q
Doenças e distúrbios
alterações ambientais e ocupacionais
asma relacionada ao trabalho (ART), 1295-1306
pneumoconioses, 1307-1330
alterações da pleura
derrame pleural (DP), 1396-1424
fibrotórax, 1439-1460
hemotórax, 1439-1460
infecções, 1425-1438
pneumotórax, 1439-1460
quilotórax, 1439-1460
tumores, 1461-1477
controle da insuficiência respiratória
cuidados no fim da vida, 1807-1820
insuficiência respiratória hipoxêmica aguda, 1740-1760
insuficiência ventilatória aguda, 1723-1739
reabilitação pulmonar, 1821-1831
síndrome do desconforto respiratório agudo (SDRA), 1740-1760
transplante de pulmão, 1832-1849
ventilação mecânica, 1761-1777
ventilação não invasiva, 1778-1793
controle de sintomas
dispneia, 485-496
dor no peito, 515-526
tosse, 497-514
distúrbios da circulação pulmonar
anormalidades pulmonares vasculares, 1081
edema pulmonar, 1096-1117
hipertensão arterial pulmonar (HAP), 1031-1049
hipertensão pulmonar devido a doença pulmonar (HP-DP), 1050-1065
tromboembolismo pulmonar, 1001-1030
vasculite pulmonar, 1066-1080
distúrbios do mediastino
apneia obstrutiva do sono (AOS), 1552-1568
consequências da perturbação do sono, 1547-1551
controle da respiração durante o sono, 1511-1526
hipocapnia *vs.* hipercapnia, 1527-1546
mediastinite, 1496-1510
pneumomediastino, 1496-1510
tumores e cistos, 1478-1495

distúrbios extrapulmonares com complicações pulmonares
doenças abdominais, 1639-1652
doenças da parede torácica, 1707-1722
doenças neuromusculares, 1691-1706
infecções pelo vírus da imunodeficiência humana (HIV), 1583-1611
distúrbios extrapulmonares, complicações pulmonares das
doenças abdominais, 1639-1652
doenças da parede torácica, 1707-1722
doença infecciosa
abcessos, pulmão, 557-582
infecções parasitárias, 682-698
infecções por micobactérias não tuberculosas (NTM), 629-645
infecções virais, 527-556
micoses endêmicas, 646-660
micoses oportunistas, 661-681
pneumonia associada à ventilação mecânica (PAV), 583-592
pneumonia bacteriana, 557-582
tuberculose (TB), 593-628
doenças obstrutivas
asma, diagnóstico e manejo clínico, 731-750
asma, patogênese e fenótipos, 713-730
bronquiectasia, 853-876
bronquiolite, 897-911
doença pulmonar obstrutiva crônica (DPOC), diagnóstico e manejo clínico, 767-785
doença pulmonar obstrutiva crônica (DPOC), patogênese e história natural, 751-766
doenças das vias aéreas superiores, 877-896
doenças intratorácicas das vias aéreas, 897-911
fibrose cística (FC), 822-852
perigos e cessação do tabagismo, 807-821
doenças pulmonares infiltrativas/ intersticiais (DPI)
doença pulmonar induzida por fármacos, 1275-1294
doenças do tecido conjuntivo (DTC), 1165-1187
doenças pulmonares eosinofílicas, 1221-1242
linfangioleiomiomatose (LAM), 1243-1259
pneumonia intersticial idiopática, 1118-1152
pneumonite por hipersensibilidade (PH), 1153-1164
sarcoidose, 1188-1206
síndrome da proteinose alveolar pulmonar, 1260-1274
neoplasias
aspectos clínicos das, 940-964
tumores benignos, 991-1000
tumores malignos metastáticos, 981-990
Doenças granulomatosas, sistema múltiplo, 1188-1206. *Ver também* Sarcoidose.
Doenças hepáticas, 1643-1647
alterações da função pulmonar, 1643
cirrose biliar primária, 1646-1647
colangite esclerosante, 1647
deficiência de alfa$_1$-antitripsina, 1647
derrame pleural (DP), 1396-1424, 1643. *Ver também* Derrame pleural (DP).
hepatite crônica ativa, 1647
hidrotórax hepático, 1411-1412
hipertensão arterial pulmonar (HAP) e, 1645-1646. *Ver também* Hipertensão arterial pulmonar (HAP).

hipertensão portopulmonar (HPOP), 1645-1646, 1646f
síndrome hepatopulmonar (SHP), 1643-1645, 1643t, 1644f
Doenças imunológicas, 1727
Doenças inflamatórias, 1418-1419
Doenças malignas e pulmonares intersticiais (DPI), 225-250
cânceres do pulmão, 225-236. *Ver também* Cânceres de pulmão.
doenças não neoplásicas, 237-249
dano alveolar difuso (DAD), 241-243, 242f
doença intersticial pulmonar fibrosante, 238-241
doença intersticial pulmonar relacionada ao tabagismo (DIP), 243
doença intersticial pulmonar subaguda (DIP), 241-243
doença pulmonar interticial aguda (DPI), 241-243
doença pulmonar intersticial associada a bronquiolite respiratória (BR-DIP), 243, 243f
doenças do colágeno, 240, 240t
doenças pulmonares intersticiais (DPI), 237-245
fibroelastose pleuroparenquimatosa idiopática, 244, 244f
fibrose pulmonar idiopática, 238-240
histiocitose pulmonar das células de Langerhans (HPCL), 246f, 247-248
linfangioleiomiomatose (LAM), 248-249, 248f
padrões histológicos raros, 244-245
pneumonia eosinofílica (PE), 249, 249f
pneumonia fibrinosa aguda, 245, 245f
pneumonia intersticial aguda (PIA), 241-243
pneumonia intersticial bronquiolocêntrica, 245, 245f
pneumonia intersticial descamativa (PID), 243
pneumonia intersticial linfocítica (PIL), 243-244, 244f
pneumonia intersticial não específica (PINE), 240-241, 241f
pneumonia intersticial usual (PIU), 238-240, 239f
pneumonia organizadora criptogênica (POC), 241
pneumonia organizadora (PO), 241, 243, 245, 245f
pneumonias intersticiais idiopáticas, 239f
pneumonias intersticiais idiopáticas raras (PII), 243-245
pneumonite de hipersensibilidade (PH), 245-249, 246f
sarcoidose, 246-247, 247f
inflamação e patologia, 225-250
patologia das, 225-250
tumores malignos metastáticos, 981-990
casos especiais de, 989-990
diagnóstico das, 983-986
epidemiologia das, 981
história clínica das, 981, 982f
mecanismos moleculares de metástase, 982-983, 983f
referências para, 990
tratamento dos, 986-989
visões gerais das, 981, 990q
tumores pleurais, 236-237
mesotelioma maligno, 237, 238f
tumores fibrosos solitários (TFS), 236-237, 237f
vasculite. *Ver também* Vasculite.
visões gerais das, 225, 249q-250q

Doenças mitocondriais, 1699
Doenças não neoplásicas, 237-249
 dano alveolar difuso (DAD), 241-243, 242f
 doença intersticial pulmonar (DIP) aguda, 241-243
 doença pulmonar intersticial (DPI) relacionada ao tabagismo, 243
 doença pulmonar intersticial fibrosante, 238-241
 doença respiratória com bronquiolite intersticial pulmonar (DR-BIP), 243, 243f
 doenças do colágeno, 240, 240t
 doenças pulmonares intersticiais (DPI), 237-245
 fibroelastose pleuroparenquimatosa idiopática, 244, 244f
 fibrose pulmonar idiopática, 238-240
 histiocitose pulmonar das células de Langerhans (HPCL), 246f, 247-248
 linfangioleiomiomatose (LAM), 248-249, 248f
 padrões histológicos raros, 244-245
 pneumonia eosinofílica (PE), 249, 249f
 pneumonia fibrinosa aguda, 245, 245f
 pneumonia intersticial aguda (PIA), 241-243
 pneumonia intersticial bronquiolocêntrica, 245, 245f
 pneumonia intersticial descamativa (PID), 243
 pneumonia intersticial linfocítica (PIL), 243-244, 244f
 pneumonia intersticial não específica (PINE), 240-241, 241f
 pneumonia intersticial usual (PIU), 238-240, 239f
 pneumonia organizadora criptogênica (POC), 241
 pneumonia organizadora (PO), 243, 245, 245f
 pneumonias intersticiais idiopáticas, 239f
 pneumonias intersticiais idiopáticas (PII) raras, 243-245
 pneumonite de hipersensibilidade (PH), 245-249, 246f
 sarcoidose, 246-247, 247f
Doenças não neoplásicas, 237-249, 809
Doenças nervosas motoras, 1695
 aguda, 1696
 crônica, 1696
Doenças nervosas motoras agudas, 1695-1696. *Ver também* Doenças do nervo motor
Doenças nervosas motoras crônicas, 1696. *Ver também* Doenças nervosas motoras.
Doenças neuromusculares, 1691-1706
 Ver também Distúrbios extrapulmonares.
 anatomia funcional do sistema respiratório e, 1691-1693
  músculos respiratórios e inervação, 1694t
  regulação da ventilação, 1691, 1692f
  sistema nervoso central (SNC), 1691.
   Ver também Sistema nervoso central (SNC).
  sistema nervoso periférico (SNP), 1691-1693. *Ver também* Sistema nervoso periférico (SNP).
 avaliação e controle da, 1702-1706, 1702f
  disfunção muscular bulbar, 1703
  função inspiratória, 1702
  hipoventilação, 1702
  suporte ventilatório, 1703-1704, 1703t, 1704f
  suporte ventilatório em tempo integral, 1705
  suporte ventilatório noturno, 1704
  tosse de apoio, 1705-1706, 1706f
  tosse por insuficiência, 1702, 1703f
  ventilação não invasiva (VNI), 1704-1705
 comparações dos, 1691, 1693, 1694t
 doença grave relacionada, 1699-1700
  disfunção do diafragma induzida por ventilação, 1700-1702, 1700t
  fraqueza relacionada com a UTI, 1699-1700
  polineuromiopatia da doença crítica, 1699-1700
 doenças da função do diafragma, 1700-1702, 1700t
  etiologia da, 1700, 1700t
  paralisia diafragmática bilateral, 1701-1702, 1701f
  paralisia diafragmática unilateral, 1700
 doenças do sistema nervoso central (SNC), 1694-1695, 1694t
  apneia do sono e, 1691
  distúrbios corticais, 1694
  distúrbios do tronco cerebral, 1694
  distúrbios respiratórios automáticos, 1694
  distúrbios respiratórios voluntários, 1694
  doenças da medula espinal, 1694-1695
  lesões da medula espinal (LME), 1694-1695, 1695t
 doenças do sistema nervoso periférico (SNP), 1695-1699
  botulismo, 1697
  defeitos enzimáticos lipídicos, 1699
  deficiências da maltase ácida, 1699
  dermatomiosite (DM), 1698-1699
  distrofia muscular (DM) de Becker, 1697-1698
  distrofia muscular (DM) de Duchenne, 1697-1698
  doença do armazenamento do glicogênio, 1699
  doenças da célula do corno anterior, 1695
  doenças da junção neuromuscular (JNM), 1697
  doenças mitocondriais, 1699
  doenças musculares respiratórias, 1695t, 1697-1699
  doenças nervosas motoras, 1695. *Ver também* Doenças nervosas motoras.
  esclerose lateral amiotrófica (ELA), 1695-1696
  inseticidas organofosforados e, 1697
  miastenia grave, 1697
  miopatias inflamatórias crônicas, 1698-1699
  miopatias metabólicas, 1699
  miosite de corpos de inclusão (MCI), 1698-1699
  polineuropatia desmielinizante idiopática aguda, 1696
  polineuropatia inflamatória aguda, 1695-1696
  poliomielite, 1696
  síndrome miastênica de Lambert-Eaton (SMLE), 1697
  síndrome pós-pólio, 1696
 referência para, 1706
 visões gerais dos, 1691, 1706q
Doenças neuromusculares relacionadas com doença crítica, 1700, 1728-1729. *Ver também* Doenças neuromusculares.
 disfunção do diafragma induzida por ventilador, 1700-1702, 1700t, 1728-1729
 doença da polineuromiopatia crítica, 1700
 fraqueza adquirida na UTI, 1728
 fraqueza neuromuscular, 1728-1729
 fraqueza relacionada com a UTI, 1699-1700
 ventilatórias e falha aguda, 1728-1729
Doenças obstrutivas
 asma
  diagnóstico clínico e controle da, 731-750
  patogenia e fenótipos da, 713-730
 bronquiectasia, 853-876
 bronquiolite, 897-911
 doença pulmonar obstrutiva crônica (DPOC)
  diagnóstico clínico e controle da, 767-785
  patogenia e história natural da, 751-766
 doenças das vias aéreas
  intratorácicas, 897-911
  superiores, 877-896
  ventilação mecânica (VM) nas, 1772-1773
 doenças intratorácicas das vias aéreas, 897-911
 fibrose cística (FC), 822-852
 perigos e cessação do tabagismo, 807-821
Doenças pleurais, 1730
Doenças pleuraisnão malignas relacionadas aoasbesto, 276
Doenças pulmonares eosinofílicas, 1221-1242
 asma e, 1241. *Ver também* Asma.
 biologia dos eosinófilos, 1221-1222, 1222t
 bronquite eosinofílica, 1241
 de causa determinada, 1235-1239
  aspergilose broncopulmonar alérgica (ABPA), 1238-1239, 1239f, 1238t
  granulomatose broncocêntrica, 1240
  pneumonias eosinofílicas de origem parasitária, 1235-1237
 de causa indeterminada, 1225-1235
  bronquiolite obliterante hipereosinofílica idiopática, 1235, 1235f
  granulomatose eosinofílica com poliangeíte, 1229-1233, 1230f-1231f, 1233t
  pneumonia eosinofílica aguda idiopática (PEAI), 1227-1228
  pneumonia eosinofílica crônica idiopática (IPECI), 1.225-1.227, 1225f-1226f
  síndrome hipereosinofílica (HES), 1233-1235
 eosinofilia, 1241-1242
 eosinofilia tecidual, 1241-1242
 histiocitose das células de Langerhans (HCL), 1242
 pneumonia eosinofílica, 1222-1225, 1223f-1224f
 pneumonia organizadora, 1241
 pneumonias eosinofílicas induzidas por agentes tóxicos, 1240
 pneumonias eosinofílicas induzidas por fármacos, 1239-1240, 1240t
 pneumonias eosinofílicas induzidas por radiação, 1239-1240
 referências para, 1242
 transplante de pulmão e, 1242
 visões gerais da, 1221, 1241q-1242q
Doenças pulmonares infiltrativas/intersticiais (DPI)
 artrite reumatoide (AR) e, 1177
 doença pulmonar induzida por fármacos, 1275-1294
 doenças do tecido conjuntivo (DTC), 1165-1187
 doenças pulmonares eosinofílicas, 1221-1242
 exacerbações agudas das, 1177
 inflamação e patologia, 225-250

linfangioleiomiomatose (LAM), 1243-1259
na artrite reumatoide (AR), 1176-1177
patologia das, 225-250
pneumonia intersticial idiopática, 1118-1152
pneumonite de hipersensibilidade (PH), 1153-1164
sarcoidose, 1188-1206
síndromes da proteinose alveolar pulmonar, 1260-1274
Doenças pulmonares infiltrativas. *Ver* Doenças pulmonares infiltrativas/ intersticiais (DPI)
Doenças vasculares do colágeno, 240, 240t
derrame pleural (DP) exsudativo e, 1419
diagnóstico das, 1405-1406
Doença traqueobrônquica, 1181
Doença vascular, 1172-1173
Doença vascular pulmonar, 1172-1173
Doença veno-oclusiva pulmonar (DVOP)
derrame pulmonar (DP) e, 1413
mitomicina C e, 1278
Domes, 139
Domínio nuclear de ligação 1 (DNL1), 824
Domínios de reconhecimento dos carboidratos (DRC), 142, 144-145
Domínios de regulação (DR), 824
Domínios dos nucleotídeos de ligação (DNL), 824
Domínios que atravessam a membrana (LME), 824
Doppler, 350. *Ver também* Ultrassonografia.
Dor somática, 515-516
Dor torácica, 515-526
avaliação e tratamento da, 522-526
angina instável, 522
angiografia pulmonar por tomografia computadorizada (APTC), 524
diagnóstico diferencial, 522, 523t
dispepsia, 525
dissecção da aorta torácica, 525
doenças do pericárdio, 524
embolia pulmonar, 524
fraturas da costela, 525
hipertensão arterial pulmonar, 524-525
infarto do miocárdio (IM) sem elevação do ST, 522
isquemia cardíaca, 522-524
pancreatite, 526. *Ver também* Pancreatite.
pneumotórax, 525
pneumotórax hipertensivo, 525
refluxo gastroesofágico, 526
síndrome coronariana aguda, 522
tamponamento cardíaco, 524
tamponamento cardíaco, 524
trauma do tórax, 525
tumores de Pancoast, 525
características clínicas da, 267-268
definição da, 515
dor torácica não cardíaca
definição da, 515
distúrbios gastrointestinais, 521-522
distúrbios mesculoesqueléticos, 521
fatores psicológicos, 522
síndrome do desfiladeiro torácico, 522
entrevistas médicas e, 267-268
epidemiologia, 515
hiperalgesia, 516-517
mensurações da, 517
escalas de avaliação, 517
escala visual analógica, 517
multidimensional, 517
questionário de dor McGill, 268
questionários, 517
neurobiologia da, 515-516

dor somática, 515-516
dor visceral, 516
síndromes, 517-521, 518t
alterações cardiovasculares, 520-521. *Ver também* Distúrbios cardiovasculares
comparações das, 517, 518t
definição das, 517, 519f
doenças pleuropulmonares, 517-519, 518t. *Ver também* Alterações pleuropulmonares
referentes a locais de dor, 519f
visões gerais do, 267, 515, 526q
Dor visceral, 516
dos Peptídeos natriuréticos cerebrais N-terminais (NT-BMP), 1411
Doxorrubicina, 1278-1279
Doxorrubicina lipossomal peguilada, 1278-1279
DPE. *Ver* Disfunção primária do enxerto (DPE).
DP/EP. *Ver* Derrame pleural (DP); Embolismo pulmonar (EP).
DPF. *Ver* Doença de pulmão do fazendeiro (DPF)
DPI. *Ver* Doenças pulmonares infiltrativas/ intersticiais (DPI).
DPOC. *Ver* Doença pulmonar obstrutiva crônica (DPOC).
DPPC. *Ver* Dipalmitoilfosfatidilcolina (DPPC).
DPP. *Ver* Derivado proteico purificado (DPP).
DRC. *Ver* Domínios de reconhecimento dos carboidratos (DRC).
Drenagem pleural, 1443
Drenagem por cateter de coleções intratorácicas, 338-342
DRGE. *Ver* Doença do refluxo gastroesofágico (DRGE).
DRs. *Ver* Domínios de regulação (DR).
DTC. *Ver* Doenças do tecido conjuntivo (DTC).
DVOP. *Ver* Doença veno-oclusiva pulmonar (DVOP).

E

EAdi. *Ver* Atividade elétrica do diafragma (EAdi)
EA. *Ver* Espondilite anquilosante (EA).
EBUS-TBNA. *Ver* Ultrassom endobrônquico aspirativo com agulha fina (EBUS-TBNA)
ECA. *Ver* Enzima conversora de angiotensina (ECA).
ECAS. *Ver* Enzima conversora de angiotensina sérica (ECAS).
$ECco_2R$. *Ver* Remoção do dióxido de carbono extracorporal ($ECco_2R$)
E-cigarros. *Ver* Cigarros eletrônicos (e-cigarros).
ECMO. *Ver* Oxigenação por membrana extracorpórea (ECMO)
ECMO-VV. *Ver* Oxigenação por membrana extracorpórea venovenosa (ECMO-VV)
Ecogenicidade, 349t
Ecogenicidade anecoica, 349t, 351
Ecogenicidade hiperecoica, 349t, 351
Ecogenicidade hipoecoica, 349t
Ecos de reverberação, 351
Edema
medula espinal, 1695
pulmonar, 1096-1117. *Ver também* Edema pulmonar.
definição do, 1096
diagnóstico do, 1104-1108
direções futuras para, 1116-1117
edema por permeabilidade, aumento, 1096, 1101-1104, 1102f, 1103t
edema por pressão, aumento, 1097-1101, 1097f, 1099t

fisiopatologia do, 1096-1104
pressões da circulação e, 53. *Ver também* Pressões da circulação.
referências para, 1117
resultados do, 1114-1117
tratamento do, 1108-1114
visões gerais do, 1096, 1116-1117, 1117q
Edema cardiogênico, 1097-1098
Edema intersticial, 1083, 1098t
Edema por alta pressão, 1097-1098
Edema por aumento da permeabilidade, 1096, 1101-1104, 1102f, 1103t, 1111-1114
Edema por aumento da pressão, 1097-1101, 1097f, 1099t, 1108-1111
Edema pulmonar, 1096-1117
definição do, 1096
diagnóstico do, 1104-1108
American-European Consensus Conference Definitions, 1104-1105, 1105t
avaliações clínicas, 1104-1107
concentrações de proteína dos líquidos, 1107
definição de Berlin, 1105, 1105t
Escore da Lesão Pulmonar, 1104, 1105t
estudos de diagnóstico, 1106
estudos do sangue arterial, 1106
lavagem broncoalveolar (LBA), 1107
marcadores biológicos, 1108
medições da água pulmonar, 1107-1108
medidas da função da barreira, 1108
radiografias do tórax, 1106, 1106f
sinais e sintomas, 1105-1106
direções futuras para, 1116-1117
doença renal e, 1649-1650
edema de permeabilidade na
aumentada, 1096, 1101-1104, 1102f, 1103t, 1111-1114
distúrbios clínicos associados com, 1103-1104, 1103t
fisiopatologia da, 1101-1103
mecanismos da, 1103-1104, 1103t
na síndrome do desconforto respiratório agudo (SDRA), 1100-1101. *Ver também* síndrome do desconforto respiratório agudo (SDRA).
nas lesões pulmonares agudas (LPA), 1100-1101. *Ver também* Lesões pulmonares agudas (LPA).
resultados da, 1115-1116
tratamento da, 1111-1114
edema por pressão na
aumentado, 1097-1101, 1097f, 1099t, 1108-1111
concontrole vascular no, 1083, 1098t
edema intersticial e, 1083, 1098t
edema pulmonar da alta altitude e, 1099
edema pulmonar de reexpansão, 1100-1101
edema pulmonar neurogênico e, 1099-1100, 1100f
edema pulmonar pós-obstrutivo e, 1100
falha de estresse no, 1099
fisiopatologia do, 1098-1099, 1098t
funções de barreira alveolares e, 1102
hipótese de permeabilidade, 1100-1101
inundação alveolar, 1083, 1098, 1098t
mecanismos do, 1099-1101, 1099t
pressão hidrostática microvascular aumentada, 1099-1100
pressão hidrostática microvascular diminuída, 1100-1101, 1101f
pressão osmótica de proteína transmural diminuída, 1100
resultados do, 1115

Edema pulmonar *(Cont.)*
  shunts da direita para a esquerda em, 1098
  tratamento do, 1108-1111
  ventilação desperdiçada, 1098
  fisiopatologia do, 1096-1104
    cama microvascular/barreira e, 1096
    efeitos de congestão vascular, 1098-1099, 1098t
    equação de Starling e, 1096-1097
    lavar para baixo e, 1097
    proteção/fatores de segurança de, 1097, 1097t
    vasos das junções das paredes alveolares (*vasos de canto*), 1096
  pressões da circulação e, 53. *Ver também* Pressões da circulação.
  reexpansão (RPE), 1450-1451
    definição do, 1450
    fisiopatologia do, 1450
    incidência do, 1450
    manifestações clínicas do, 1450
    prevenção do, 1450-1451
  referências para, 1117
  resolução do, 1114-1116
  resultados da, 1114-1117
  tratamento do, 1108-1114
    agentes bloqueadores neuromusculares, 1114
    cateterismo, coração direito, 1110
    corticosteroides, 1113
    estratégias de ventilação para proteção do pulmão, 1113
    estratégias ventilatórias, 1110
    inotrópicos, 1111
    objetivos do, 1108-1111
    princípios do, 1109, 1111-1112, 1112t
    retorno venoso, diminuição, 1110
    sulfato de morfina, 1109
    terapias farmacológicas, 1111, 1113-1114, 1136t
    tratamentos de emergência, 1109
    vasodilatadores, 1111
  visões gerais do, 1096, 1116-1117, 1117q
Edema pulmonar de reexpansão, 1100-1101. *Ver também* Edema pulmonar.
Edema pulmonar de reexpansão (EPR), 1450-1451
  definição do, 1450
  fisiopatologia do, 1450
  incidência do, 1450
  manifestações clínicas do, 1450
  prevenção de, 1450-1451
Edema pulmonar hidrostático, 1097-1098
Edema pulmonar não cardíaco, 1101-1102
Edema pulmonar neurogênico, 1099-1100, 1100f. *Ver também* Edema pulmonar.
Edema pulmonar pós-obstrutivo, 1100. *Ver também* Edema pulmonar.
Edema pulmonar unilateral, 1450. *Ver também* Reexpansão do edema pulmonar
EDerrame pleural de colesterol (DP), 1455-1456. *Ver também* Derrame pleural (ED)
Educação do paciente, 1825-1826, 1825t
EEOICPA. *Ver Energy Employees Occupational Illness Compensation Program Act* (EEOICPA)
Efeito de Bernoulli, 86-87
Efeito de Boor, 1530
Efeito de Haldane, 1529
Efeito Pasteur, 120
Efeitos citotóxicos diretos, 1275, 1277f
Efeitos citotóxicos diretos, 1275, 1277f
Efeitos da substância, 57
Efeitos do sistema nervoso autônomo, 53

Efeitos esplâncnicos, 1535
Efeitos fisiológicos das substâncias, 57
Efeitos vasculares da congestão, 1083, 1098-1099, 1098t
EGFR. *Ver* Receptores do fator de crescimento epidérmico (EGFR).
EGP. *Ver* Estenose glótica posterior (EGP).
ELA. *Ver* Esclerose lateral amiotrófica (ELA).
Embolectomia pulmonar, 1022
Embolectomia pulmonar, 1022
Embolia pulmonar maciça (EPM), 1020-1022. *Ver também* Tromboembolismo pulmonar.
  abordagens terapêuticas, 1021
  definição da, 1023
  embolectomia pulmonar, 1022
  estratificação de risco da, 1021
  Índice de Gravidade da Embolia Pulmonar (IGEP), 1020-1021
  terapia trombolítica, 1021
Embolismo pulmonar (EP). *Ver também* Tromboembolismo pulmonar.
  derrame pleural (DP) exsudativo e, 1414-1415, 1414f
  diagnóstico da, 1009-1016
  história natural, 1004-1005
EMC. *Ver* Estimulação magnética cervical (EMC)
EMG. *Ver* Eletromiografia (EMG)
Empiema, 338-340, 339f
  pneumonia e antipneumocócico, 567-568
EMT. *Ver* Transição epitélio-mesenquimal (EMT).
ENaC. *Ver* Canais de Na+ epiteliais (ENaC).
Encarceramento pulmonar, 1422-1423, 1423f
Endometriose, 1422
Energética e mecânica, 76-91. *Ver também* Princípios da fisiologia.
  condições dinâmicas, 84-89
    definição das, 84
    efeito de Bernoulli, 86-87
    equação de movimento, 87
    fluxo de gás através das vias aéreas, 84-87
    fluxo laminar *vs.* turbulento, 84-85, 85f
    fluxo máximo, 86
    heliox, efeitos clínicos do, 85
    limitações do fluxo, 85-87, 86f
    número de Reynolds, 85
    teoria da velocidade da onda, 86-87
    teoria do ponto de pressão igual, 86, 86f
    trabalho resistentes, 84-87, 87t
  condições estáticas, 78-84
    adaptação ao estresse, 79-80
    aplicações clínicas da, 83-84
    complacência total do sistema respiratório, 83
    fadiga, músculos respiratórios, 82
    forças da superfície alveolar, 79, 79f
    histerese, 79-80, 80f
    integração, mecânica da parede toracopulmonar, 82-83, 83f
    interdependência alveolar, 79
    lei de Laplace, 79, 79f
    manobras de recrutamento, 80, 80f
    músculos respiratórios, 80-81, 81f
    pressões de platô, 84
    pressões pleurais, 83-84
    recolhimento elástico, parede torácica, 80-82
    recolhimento elástico, pulmões, 78-80, 79f
    rede pulmonar de tecido conjuntivo, 79
    surfactante alveolar, 79, 79f
    pressão expiratória final positiva (PEEP). *Ver* Pressão expiratória final positiva (PEEP).

  terminologia, 76-78
    capacidade pulmonar total (CPT), 76-77
    capacidade residual funcional (CRF), 76-77
    constantes de tempo, 78, 78f
    cumprimento, 78, 78f
    fluxo, 76, 77f
    lei de Avogadro, 78
    lei de Boyle, 78
    lei de Charles, 78
    lei de Gay-Lussac, 78
    lei geral dos gases, 77-78
    pressão, 77, 77f
    resistência, 78, 78f
    volumes, 76-77, 77f. *Ver também* Volumes.
  visões gerais da, 76, 90q-91q
Enfisema
  lesões císticas, 1248
  mediastino, 1496. *Ver também* Pneumomediastino.
  teste da função pulmonar e, 429-430
  tratamentos cirúrgicos para, 783-784
Enfisema mediastinal, 1496. *Ver também* Pneumomediastino.
Ensaio de amplificação de fago biologicamente (PhaB), 614
Ensaios clínicos/estudos denominados
  Avaliação Pré-operatória de isquemia (POISE, do inglês, *PeriOperative Ischemic Evaluation*), 461
  Ensaio de Oxigenoterapia Noturna (NOTT, do inglês, *Nocturnal Oxygen Therapy Trial*), 1827
  Ensaios de Estudo Prospectivo de Investigação de Diagnóstico de Embolia Pulmonar Aguda (PISA-PED, do inglês, *Prospective Investigative Study of Acute Pulmonary Embolism Diagnosis*), 1010-1011
  Estudo Internacional de Asma e Alergias na Infância (ISAAC, do inglês, *International Study of Asthma and Allergies in Children*), 714-715
  Estudo Prospectivo de Investigação de Diagnóstico de Embolia Pulmonar (PIODEP, do inglês, *Prospective Investigation of Pulmonary Embolism Diagnosis*), 1005-1006, 1010-1011
  jensaio IMPROVE, 1078-1079
  Multicenter Intrapleural Sepsis Trial (MIST) 1 estudo, 1426, 1426f
  National Emphysema Treatment Trial (NETT), 1822
  National Lung Screening Trial (NLST), 317-318, 941
  Salmeterol Multicenter Asthma Research Trial (SMART), 742
Ensaios de observação microscópica da sensibilidade aos fármacos (OMSD), 612-613
Ensaios *Prospective Investigative Study of Acute Pulmonary Embolism Diagnosis* (PISA-PED), 1010-1011
Ensaios OMSD. *Ver* Ensaios de observação microscópica de sensibilidade às drogas (OMSD)
Ensaios PhaB. *Ver* Ensaio de amplificação de fago biologicamente (PhaB)
Enterovírus, 528-529, 529t
Entrevistas médicas, 265-269. *Ver também* Históricos e exames físicos.
  centradas no paciente, 265
  doença atual, 265
  históricos, 263-265

alergia, 268
assistida por computador, 269
enfermagem, 269
família, 268-269
histórias médicas passadas, 269
medicamento/fármaco, 268
ocupacional, 269
sociais, 268-269
objetivos das, 265
principais sintomas pulmonares, 265-268
   dispneia, 265-266. *Ver também* Dispneia.
   dor no peito, 267-268. *Ver também* Dor torácica.
   hematose, 267
   tosse, 266-267
queixa principal, 265
questionários, 269
visões gerais das, 265
Entrevistas médicas, 265-269. *Ver também* Históricos e exames físicos.
centradas no paciente, 265
doença atual, 265
históricos, 263-265
   alergia, 268
   assistida por computador, 269
   enfermagem, 269
   família, 268-269
   histórias médicas passadas, 269
   medicamento/fármaco, 268
   ocupacional, 269
   sociais, 268-269
objetivos das, 265
principais sintomas pulmonares, 265-268
   dispneia, 265-266. *Ver também* Dispneia.
   dor no peito, 267-268. *Ver também* Dor torácica.
   hematose, 267
   tosse, 266-267
queixa principal, 265
questionários, 269
visões gerais das, 265
Entrevistas médicas centradas no paciente, 265. *Ver também* Entrevistas médicas.
Envelhecimento dos pulmões, 433
Envolvimento GI. *Ver* Envolvimento gastrointestinal (GI)
Enxertos
disfunção do enxerto, 1843-1846
disfunção do enxerto pulmonar crônico (DEPC), 1843-1846
disfunção primária do enxerto (DPE), 1839-1840, 1839t
Enzima conversora de angiotensina (ECA), 1191-1193
Enzima conversora de angiotensina sérica (ECAS), 1191-1193
Eosinofilia no sangue, 1241-1242
Eosinofilia pulmonar tropical (EPT), 687-688, 688f
Eosinofilia tecidual, 1241-1242
Eosinofilia tropical, 1236
Eosinófilos, 723
EPE. *Ver* Espécimes protegidos de esfregaços (EPE)
Epicoccum spp, 1153-1154
Epiglote, 888
Epitélio
alveolares. *Ver também* Epitélio alveolar.
   surfactante pulmonar e, 134-149
   pulmão, ramificação, 22-24
Epitélio alveolar
surfactante pulmonar e, 134-149. *Ver também* Surfactante pulmonar.
   alvéolos, 135
   anomalias, 146-148

células TI alveolares, 135-138, 136f, 138t, 139f
células TII alveolares, 138-140, 139f
composição do, 137f, 141-145, 141t
fosfolipídeos, trânsito de metabólitos pelo, 145-146, 146f
funções fisiológicas do, 140-141, 140f-141f
junções intercelulares epiteliais alveolares, 135
pool sizes, 137f, 141-145, 141t
processamento extracelular do, 145-146, 146f
proteína A do surfactante (SP-A), 142-143
proteína B do surfactante (SP-B), 143-144
proteína C do surfactante (SP-C), 144
proteína D do surfactante (SP-D), 144-145
referências para, 148
secreção, 145-146
visões gerais do, 134-135, 148q
Epítopos, 603
EPM. *Ver* Embolia pulmonar maciça (EPM).
Época, tosse, 497-498, 498f. *Ver também* Tosse.
EPR. *Ver* Edema pulmonar de reexpansão (EPR).
EPT. *Ver* Eosinofilia pulmonar tropical (EPT).
Equação de Henderson-Hasselbalch, 112-113
Equação do movimento, 87
Equações. *Ver* Leis da constantes das equações
Equilíbrio
acidobásico, 111-133. *Ver também* Equilíbrio acidobásico.
   ácidos e bases conjugados, 111-112
   bicarbonato, 112
   conceito de Brønsted-Lowrey (BL), 111-112
   distúrbios do, 116-118, 117t
   equação de Henderson-Hasselbalch, 112-113
   equilíbrio, 112
   funções renais em, 115-116
   íons fortes *vs*. fracos, 112
   medições de, 112-113
   parâmetros metabólicos, 113-115. *Ver também* Parâmetros metabólicos.
   parâmetros ventilatórios, 113
   PCO_2 arterial, 112
   pH *vs*. H^+, 111
   química do, 111-112
   relações do estado estacionário, 112
   sistemas fechados, 112
   sistemas-tampão, 112
   visões gerais do, 111, 132q
fluido, regulação do, 92-110
Equilíbrio, 112. *Ver também* Equilíbrio acidobásico.
Equilíbrio acidobásico, 111-133
ácidos e bases conjugados, 111-112
bicarbonato, 112
conceito de Brønsted-Lowrey (BL), 111-112
dióxido de carbono, 112
distúrbios do, 116-118, 117t
   acidose metabólica, 111-112, 119. *Ver também* Acidose metabólica.
   acidose respiratória, 118, 130-131. *Ver também* Acidose respiratória.
   alcalose metabólica, 118, 128-130, 128t. *Ver também* Alcalose metabólica.
   alcalose respiratória, 118, 119f. *Ver também* Alcalose respiratória.
   classificação dos, 116-118, 117t
   compensações, 118, 118t
   terminologia dos, 116-118

equação de Henderson-Hasselbalch, 112-113
equilíbrio, 112
funções renais no, 115-116
íons forte *vs*. fracos, 112
mensurações do, 112-113
parâmetros metabólicos, 113-115. *Ver também* Parâmetros metabólicos.
parâmetros ventilatórios, 113
pH *vs*. H^+, 111
P_{CO_2} arterial, 112
química do, 111-112
relações do estado estacionário, 112
sistemas fechados, 112
sistemas-tampão, 112
visões gerais do, 111, 132q
Equilíbrio acidobásico, 111-133. *Ver também* Equilíbrio acidobásico.
Equilíbrio de Donnan, 1398-1399
Equilíbrio de Langmuir-Wilhelmy, 140-141
Equilíbrio iônico, 1529-1530
Equinocandinas, 662t-665t, 667
Equinococose, 691-693, 692f, 1437
Equinococose alveolar, 693
ERF. *Ver* Tuberculose (TB) extensivamente resistente a fármaco (ERF)
Eritema nodoso, 1189-1190f, 1195t, 1196f, 1200
ERK. *Ver* Quinase extracelular regulada por sinal (ERK)
Erlotinib (Tarceva), 1284
ESAT-6, 593
Escala de Avaliação da Fadiga, 1199
Escala de Borg/escala de Borg modificada, 489-490, 490t
Escala de Borg modificada, 489-490, 490t
Escala visual analógica (EVA), 489-490, 489f, 517
Escarro
citologia, 949
exames, 561-562
Esclerodermia, 1165-1173. *Ver também* Doenças do tecido conjuntivo (DTC).
características clínicas da, 1168
classificação da, 1165
complicações da, 1173
definição de, 1165
diagnóstico da, 1165, 1167t
distúrbios de esclerodermia quimicamente induzidos, 1166-1167
doença do parênquima pulmonar na, 1173
doença pleural na, 1173
doença vascular pulmonar na, 1172-1173
epidemiologia da, 1165-1166
fatores de risco para, 1165-1166
fibrose pulmonar intersticial na, 1167-1168, 1168f
imagiologia para, 1168-1169, 1168f
manifestações pulmonares da, 1167-1172
microaspiração na, 1173
pneumonia aspirativa em, 1173
prognóstico para, 1170-1171
tratamento da, 1171-1172
Esclerodermia como transtorno induzido quimicamente, 1166-1167. *Ver também* Esclerodermia.
Esclerose lateral amiotrófica (ELA), 1695-1696
Esclerose múltipla (EM), 1727
Esclerose sistêmica (ES), 1165-1173. *Ver também* Doenças do tecido conjuntivo (DTC).
características clínicas da, 1168
classificação da, 1165
complicações da, 1173
definição da, 1165
diagnóstico da, 1165, 1167t

Esclerose sistêmica (ES) *(Cont.)*
 distúrbios semelhantes a esclerodermia quimicamente induzidos, 1166-1167
 doença do parênquima pulmonar na, 1173
 doença pleural na, 1173
 doença vascular pulmonar na, 1172-1173
 epidemiologia da, 1165-1166
 fatores de risco para, 1165-1166
 fibrose pulmonar intersticial na, 1167-1168, 1168f
 imagiologia para, 1168-1169, 1168f
 manifestações pulmonares da, 1167-1172
 microaspiração na, 1173
 pneumonia aspirativa em, 1173
 prognóstico para, 1170-1171
 tratamento da, 1171-1172
Esclerose sistêmica (ES) progressiva. *Ver também* Esclerose sistêmica (ES).
Esclerose tuberosa complexa (ETC), 1243. *Ver também* Linfangioleiomiomatose (LAM).
 base genética e molecular da, 1244-1247
  complexo de esclerose tuberosa (CET), 1243-1244. *Ver também* Complexo de esclerose tuberosa (CET).
  disseminação linfática, 1246
  fatores de crescimento endotelial vascular (VEGF), 1246
  herança, 1244
  locais de mutação, 1245-1246
  mecanismos de remodelação da matriz, 1246-1247
  modelo metastático, 1246
  papéis da linfangiogênese, 1246
  papéis do estrogênio, 1246
  patogênese molecular, 1244-1246
  proteínas supressoras do tumor, 1244-1245
  sinalização da regulamentação, 1067f, 1245
  vias E2-ERK, 1246
  vias ERK, 1246
  vias mTORC1 e mTORC2, 1246
 complexo esclerose tuberosa-linfangioleiomiomatose (TSC-LAM), 1243-1244, 1244t
 definição da, 1243
 epidemiologia da, 1243-1244
 visões gerais da, 1243
Escore da lesão pulmonar, 1104, 1105t
Escore de Alocação de Pulmão (LAS), 1833-1834, 1834f
Escores CURB-65 da British Thoracic Society, 564
Escovações brônquicas, 376. *Ver também* Broncoscopia diagnóstica.
Escovado brônquico, 376. *Ver também* Broncoscopia diagnóstica.
Escovado, espécime protegido, 376
ES. *Ver* Esclerose sistêmica (ES).
Espaço morto anatômico, 44, 47, 47f. *Ver também* Espaço morto.
Espaço morto fisiológico, 47-48. *Ver também* Espaço morto.
Espaço morto. *Ver também* Ventilação.
 anatômico, 44, 47, 47f
 estratégias de redução, 1544
 fisiológico, 47-48
Espaço pleural, 17-19, 17f-19f. *Ver também* Anatomia pulmonar.
 fisiologia, 1398-1399, 1399f
  equilíbrio de Donnan, 1398-1399
  líquido pleural normal, 1398-1399
  pressão pleural, 1399
  volume de negócios de proteína, 1398-1399
 fisiopatologia da, 1399-1401
  acumulos da efusão, 1399-1400
  efeitos da função cardíaca, 1400-1401
  efeitos da função pulmonar, 1400-1401
  transudatos, 1400
Especificidade subóptima, 561
Espécimes protegidas de esfregaços (EPE), 376, 585
Espirometria, 733-734
Espirometria forçada, 407-409, 408f
Espondilite anquilosante (EA), 866, 1186, 1716-1719, 1716f-1717f, 1719f
Esporotricose, 660. *Ver também* Micoses endêmicas.
Esquistossomose, 691, 691f
Estadiamento do Grupo Internacional de Interesse no Mesotelioma (IMIG), 1462t, 1471-1472
Estadiamento do *International Mesothelioma Interest Group* (IMIG), 1462t, 1471-1472
 doença pleural metastática, 1461-1467
  análise de líquido pleural, 1463
  avaliações radiográficas, 1463-1464, 1464f
  biomarcadores do, 1465
  biópsias do, 1465. *Ver também* Biópsias.
  cuidados paliativos, 1465-1467
  derrame pleural (DP) maligno, 1461-1463, 1462t
  diagnóstico do, 1464-1465, 1465f
  manifestações clínicas do, 1461
  prognóstico, 1467
  sequenciamento de alto rendimento, 1465
  tipos de tumores, 1461
  tratamento da, 1465-1467, 1466t
 linfoma associado ao piotórax, 1476-1477
 linfoma de derrame primário (LDP) (ou linfoma primário de pleura-LPP), 1475-1476, 1476f
 referências para, 1477
 tumores fibrosos solitários (TFS), 1475, 1475f
 visões gerais dos, 236-237, 1461, 1476q-1477q
Estadiamento IMIG. *Ver* Estadiamento do *International Mesothelioma Interest Group* (IMIG).
Estadiamento. *Ver também* Tumor-nódulo-metástase (TNM).
 câncer de pulmão de não pequenas células (CPNPC), 364, 365t, 952-956
 Sistema de Estadiamento de Brigham, 1466t, 1471-1472
 técnicas invasivas, 944-947. *Ver também* Técnicas de estadiamento invasivo
Estadiamento TNM. *Ver* Estadiamento tumor-nódulo-metástase (TNM).
Estadiamento tumor-nódulo-metástase (TNM), 360-367, 362f-363f. *Ver também* Estadiamento.
 aspectos clínicos da, 228-230, 943, 943t-944t
 cânceres de pulmão, 228-230
 critérios de seleção e tratamento, 363-367
 definição da, 361-362
 determinações de prognóstico para, 366
 fator M, 363
 fator N, 362
 fator T, 362
 mesotelioma, 1471-1472
 tomografia por emissão de pósitrons (PET) e, 360-367, 362f-365f, 365t. *Ver também* Tomografia por emissão de pósitrons (PET).
Estágio alveolar, 22-24, 23f, 25f. *Ver também* Crescimento e desenvolvimento pulmonares
Estágio canalicular, 22-24, 23f. *Ver também* Crescimento e desenvolvimento pulmonar.
Estágio final da doença pulmonar, 496
Estágio sacular, 22-24, 23f. *Ver também* Crescimento e desenvolvimento pulmonar.
Estágios, desenvolvimento pulmonar, 22-24, 23f. *Ver também* Crescimento e desenvolvimento pulmonar.
 canalicular, 22-24, 23f
 embrionário, 22-24, 23f
 estágio alveolar, 22-24, 23f, 25f
 pseudoglandular, 22-24, 23f
 sacular, 22-24, 23f
Estenose
 posterior da glote (EPG), 893-894
 subglote, 894-895
Estenose glótica posterior (EGP), 893-894
Estenose glótica posterior (PGS), 893-894
Estertores, 272t, 272
Estertores grosseiros, 271-272, 272t. *Ver também* Estertores.
Estimulação nociva das vias aéreas, 501-502, 502f
Estratégias de desmame automatizado, 1774. *Ver também* Ventilação mecânica automatizada (MV)
Estratégias de disparo de controle, 746, 746t. *Ver também* Asma.
Estratégias de implementação dos 5 As, 815, 816t
Estratégias de proteção do pulmão, 1774
Estratégias de proteção ventilatória pulmonar, 1113
Estratégias de tamponamento, 1545
Estratégias de terapia ventilatória, 1110
Estreptococos beta (b)-hemolíticos do grupo A (*Streptococcus pyogenes*), 528-529, 529t, 573-575, 574f-575f
Estreptococos beta (β)-hemolíticos, grupo A, 528-529, 529t
Estresse
 adaptação, 79-80
 falha
  na pressão do edema, 1099
  parede alta, 57
Estresse reticular endoplasmático, 140
Estrongiloidíase, 685-688, 686f
Estruturas fibromusculares, 888-889
Estudo de Investigação Prospectiva para Diagnóstico da Embolia Pulmonar (IPDEP), 1005-1006, 1010-1011
Estudo *Prospective Investigation of Pulmonary Embolism Diagnosis* (PIOPED), 1010-1011
Estudo ISAAC. *Ver International Study of Asthma and Allergies in Children* (ISAAC).
Estudo MIST. *Ver* Estudo 1 *Multicenter Intrapleural Sepsis Trial* (MIST).
Estudos da NHLBI. *Ver* Estudos da *National Heart, Lung, and Blood Institute* (NHLBI).
Estudos das criofraturas, 135
Estudos do sangue arterial, 1106
ETC. *Ver* Esclerose tuberosa complexa (ETC).
ETC-LAM. *Ver* Esclerose tuberosa complexa linfangioleiomiomatosa (ETC-LAM)
Etoposídeo (VP-16), 1282
European Community Respiratory Health Survey, 1301-1302
EVA. *Ver* Escala visual analógica (EVA).
Exames do tórax, 270. *Ver também* Exames físicos e histórico.
 achados, interpretação dos, 274, 274f, 274t
 atrito pleural, 273
 auscultação, 271-272, 272t
 inspeção, 270
 padrões de ventilação, 270, 270f

palpação, 270
percussão, 271
ruídos adventícios, 272t, 272
som característico da respiração, 271-272, 272t
sons contínuos, 272t, 273
sons descontínuos, 272t, 272
sons extrapulmonares, 273
sons gerados por voz, 273
toracentese, 271
visões gerais do, 269
Exames físicos e históricos, 263-277
   decisão/viés de raciocínio e, 263-265, 264t. *Ver também* Viés.
   entrevistas médicas, 265-269. *Ver também* Entrevistas médicas.
     doença atual, 265
     histórias assistidas por computador, 269
     histórias de enfermagem, 269
     histórias médicas passadas, 269
     principais sintomas pulmonares, 265-268. *Ver também* Sintomas pulmonares principais
     queixa principal, 265
     questionários, 269
   exames físicos, 269-275
     achados clássicos do, 273-275, 274t
     baqueteamento digital, 275, 275f, 276t
     exames do tórax, 270-275. *Ver também* Exames do tórax.
     importância das, 269
     manifestações extrapulmonares, 263-264, 275
     síndromes paraneoplásicas, 263-264, 275, 276t
   habilidades de comunicação e, 264-265
   registros médicos eletrônicos e, 264
   visões gerais dos, 263-265, 277q
Examinar
   imagem de ressonância magnética (RM), 309-310. *Ver também* Imagens de ressonância magnética (RM)
   tomografia computadorizada (TC), 304-309. *Ver também* Tomografia computadorizada (TC).
     aplicações da, 312-331
     espessura de corte de digitalização, 307
     espiral, 304-305
     exposição à radiação e, 308-309, 308t
     gama de varrimento da, 307
     helicoidal, 304
     imagem exibida, 304
     método *stop-and-shoot*, 304-305
     multislice (MSCT), 304-305, 305f
     posições para pacientes, 307
     princípios físicos da, 304
     protocolos para, 305-308, 306t
     realce de contraste da, 307-308
     volumétrica, 304-305, 305f
Excesso de carga *vs.* descarga, 82
Exercício
   capacidade, 1839
   formação, 1824-1825
Exocitose, 145-146
Expectorantes, 513. *Ver também* Antitussígenos.
Expiração
   deposição/*clearance* de aerossol e, 174, 174f-175f
   reflexo, 497-498
Exposição a pesticidas, 1154
Exposição à radiação
   pneumonias eosinofílicas induzidas por radiação, 1240
   terapias de radiação, 1473
tomografia computadorizada (TC), 308-309, 308t
Exposições ao amianto, 1419, 1468-1469
Exposições ao dimetil ftalato, 1154
Exposições ao elastômero, 1154
Exposições ao estireno, 1154
Exposições ao formaldeído, 807, 1154
Exposições ao MIC. *Ver* Exposições ao metil isocianato (MIC)
Exposições ao reagente de Pauli, 1154
Exposições aos hidretos ácidos, 1154
Exposições ao sulfato de cobre, 1154
Exposições ao sulfato de sódio diazobenzeno, 1154
Exposições a piretro, 1154
Exposições a químicos de baixo peso molecular, 1154
Exposições de mistura bordô, 1154
Exposições polímero de poliuretano, 1154
Exposições tóxicas
   pneumonias eosinofílicas induzidas por agente tóxico, 1240

F

Fadiga, músculos respiratórios, 82
Fadiga periférica, 82
Fagócitos, 1536-1537
   inibição dos, 1536-1537
   migração dos, 1536
   morte microbiana, 1536
Fagossomas imaturos, 599
Fagossomos, 599
Falha descompensada do ventrículo direito (VD), 1064-1065
Família Wingless (Wnt), 26-28
Família Wnt. *Ver* Família Wingless (Wnt).
Family Smoking Prevention and Tobacco Control Act, 821
Faringe, 499-500
Faringite, 529-530, 529t
Faringite aguda, 529-530, 529t
Faringite exsudativa, 529-530, 529t
Fármaco antifolato, multialvo, 1473
Farmacocinética, 1275. *Ver também* Doença pulmonar induzida por fármacos.
Fármacos antifolato multialvo, 1473
Fase da glote, 497. *Ver também* Tosse.
Fase embrionária, 22-24, 23f. *Ver também* Crescimento e desenvolvimento pulmonar.
Fase pseudoglandular, 22-24, 23f. *Ver também* Crescimento e desenvolvimento pulmonar.
Fase sonora, 497. *Ver também* Tosse.
Fator-1 de transcrição da tireoide (TTF-1), 28-29, 140, 147
Fator-1 de transcrição. *Ver* Fator de transcrição da tireoide-1 (FTT-1)
Fator de crescimento de queratinócitos (FCQ), 138-139. *Ver também* Fatores de crescimento (FC).
Fator de crescimento (FC) de hepatócitos, 138-139
Fatores de crescimento derivados de plaquetas (PDGF), 28
Fatores de crescimento endotelial vascular (VEGF), 28-29, 1246
   indução da linfangiôgênese e, 1246. *Ver também* Linfangioleiomiomatose (LAM).
   VEGF-C, 1246
   VEGF-D, 1246, 1255
   VEGFR-3, 1246
Fatores de crescimento (FC)
   fator de crescimento de queratinócitos, 138-139
   hepatócitos, 138-139
superfamília do fator transformador do crescimento-β (TGF-β), 27, 138-139
Fatores de promoção da reanimação (FPR), 601
Fatores de transcrição da família FOX, 29
Fatores de transcrição da família SOX, 29
Fatores de virulência, 593
Fatores dos hábitos pessoais, 559
Fatores induzíveis da hipoxia de (HIF), 74-75
Fatores inibitórios da migração de macrófagos (MIF), 1297
Fator estimulante de colônias de granulócitos e macrófagos (GM-CSF), 145-146, 148
Fator M, 363. *Ver também* Tumor-nódulo-metástase (TNM).
Fator N, 362. *Ver também* Estadiamento do nódulo de metástase tumoral (TNM)
Fator T, 362. *Ver também* Tumor-nódulo-metástase (TNM).
Fator Xa. *Ver* Fator X ativado (fator Xa).
Fator X ativado (fator Xa)
   funções do, 1017
   inibidores, 1017-1020
FB. *Ver* Bronquiolite folicular (BF)
FC. *Ver* Fatores de crescimento (FC).
FC. *Ver* fibrose cística (FC).
FCQ. *Ver* Fator de crescimento de queratinócitos (FCQ).
Febre do vale, 653-654. *Ver também* Coccidioidomicose.
Febres hemorrágicas virais, 529-530, 529t
Feedback, controlador, 1693
FEF. *Ver* Fluxo expiratório forçado (FEF).
FEM. *Ver* Fluxo expiratório máximo (FEM)
Fenômeno de Raynaud, 1183
Fenótipo PIZZ homozigoto, 1647
Fenótipos
   asma, 727-730
     biomarcadores celulares, 728-729
     biomarcadores, como óxido nítrico exalado, 729
     biomarcadores, TH2 como inflamação, 729
     fenótipos celulares, 728
     fenótipos clínicos, 728
     fenótipos moleculares (endotipos), 728, 729f
     fenótipos não TH2, 730
     heterogeneidade, 727
   da asma, 713-730
FeNO. *Ver* Óxido nítrico fracional exalado (FeNO).
FGFR. *Ver* Receptores do fator de crescimento de fibroblastos (FGFR).
Fibras C
   receptores, 500-501, 517
   sensores, 500-502
Fibras mielinizadas vagais de velocidade rápida, 499-500
Fibras mielinizadas vagais, velocidade rápida, 499-500
Fibroblastos pluripotenciais, 1474-1475
Fibrobroncoscopia, 948-949
Fibrose
   mediastínica, 1507-1510, 1508f-1509f
   pleural, 1458-1460
   pulmonar idiopática, 1730
   subepitelial, 726
Fibrose cística (FC), 822-852
   aerossol deposição/*clearance* e, 176
   baqueteamento em, 275
   base genética da, 823-824
     mecanismos da doença autossômica recessiva, 823
   diagnóstico da, 831-833

Fibrose cística (FC) *(Cont.)*
  critérios diagnósticos, 831-833, 831t, 832f
  detecção com tripsinogênio imunorreativo (IRT), 831
  imagética, 836-837
  suspeita clínica, 831
  varreduras, 831
 epidemiologia da, 823
 fisiopatologia da, 824-831
  domínio 1 de ligação nuclear (NBD1), 824
  domínios de ligação de nucleotídeos (NBD), 824
  domínios de membrana abrangente (MSD), 824
  domínios de regulação (DR), 824
  genes do cassete (ABC) de ligação do ATP, 824
  inserção reguladora (IR), 824
 manifestações clínicas da, 833-840, 833f
  anomalias do trato geniturinário, 840
  apresentações atípicas, 834t
  aspergilose broncopulmonar alérgica (ABPA), 838
  atelectasia, 838
  baqueteamento digital, 838-839
  complicações da doença das vias respiratórias, 838-839
  disfunção das glândulas sudoríparas, 840
  doença do trato biliar, 840
  doença do trato respiratório inferior, 834-836
  doença do trato respiratório superior, 838
  doença hepatobiliar, 840
  empiema, pseudomonal *vs.* estafilocócico, 838
  gravidez e, 840
  hemoptise, 838
  insuficiência pancreática (IP) exócrina, 839-840
  insuficiência respiratória, 839
  manifestações gastrointestinais (GI), 839
  manifestações multiformes, 834
  microbiológica, 835-836, 835f
  osteoartropatia pulmonar hipertrófica, 838-839
  pancreatite, 840
  pneumotórax, 838
  qualidade de vida (QV) e, 837-838
  restrições da função pulmonar, 837-838
  síndrome da obstrução intestinal distal (SOID), 839
  síndrome do plugue meconial, 839
 perspectivas históricas da, 822-823
 pneumonia adquirida na comunidade (PAC) em, 559
 referências para, 852
 reguladores de condutância transmembranar em fibrose cística (CFTR), 136, 822-824, 824f. *Ver também* Reguladores transmembranares em fibrose cística (CFTR)
 tratamento da, 840-852
  abordagens agressivas, 841-847
  antibióticos inalatórios, 848
  códons de terminação prematuros (PTC), 845-846
  comparações terapêuticas da, 841t, 842f
  complicações gastrointestinais (GI) e, 850
  complicações pulmonares e, 850-852
  corretores do regulador transmembranar da fibrose cística (CFTR), 828f, 842-846
  cuidados de suporte, 849
  desobstrução física das vias aéreas, 847
  DNase humana recombinante inalada (dornase alfa), 848
  erradicação bacteriana, 848
  exacerbações pulmonares e, 849
  fatores psicossociais, 851
  moduladores do regulador transmembranar da fibrose cística (CFTR), 846-847
  monitoramento, 841-847
  mutação de encaixe do regulador transmembranar da fibrose cística (CFTR), 846
  potenciadores do regulador transmembranar da fibrose cística (CFTR), 842-846, 843f
  pressão expiratória positiva (PEP), 847
  salina hipertônica nebulizada (HTS), 847
  supressões translacionais, 845-846
  taxas previstas de sobrevida medianas, 841f
  tosse de Huff, 847
  transdução do comprimento total do ácido ribonucleico (RNA), 846
  transplante de pulmão, 852
  tratamento anti-inflamatório, 849
  tratamento cirúrgico, 850-851
  tratamento com macrolídeos, 848
  tratamento de re-hidratação das via aéreas, 847
  tratamento genético, 846
  tratamento nutricional, 851
  tratamentos respiratórios, 848-849
 visões gerais da, 822, 851q-852q
Fibrose do mediastino, 1507-1510, 1508f-1509f
Fibrose pleural, 1458-1460
Fibrose pulmonar idiopática, 1730
Fibrose pulmonar idiopática (FPI), 39, 140
Fibrose pulmonar intersticial
 biópsias para, 1170
 investigações sorológicas para, 1170
 lavagem broncoalveolar (LBA) para, 1169-1170
 na artrite reumatoide (AR), 1173-1175, 1174f
 na esclerodermia, 1167-1168, 1168f
 patogênese da, 1167-1168
  dano epitelial, 1167-1168
  fatores fibrogenéticos, 1167
  inflamação, 1167
  predisposição, 1167
 prognóstico para, 1170-1171
 testes da função pulmonar para, 1169
Fibrose subepitelial, 726
Fibrotórax, 1439-1460. *Ver também* Pneumotórax.
 diagnóstico do, 1459-1460, 1459f-1460f
 fibrose pleural e, 1458-1460
 tratamento do, 1460
Fibrotórax grave. *Ver também* Fibrotórax.
Fibrotórax parcialmente calcificado. *Ver também* Fibrotórax.
Film pressure, 140-141
Filtros da veia cava inferior, 1020, 1020f
Fisiologia Aguda e Avaliação Crônica da Saúde (APACHE, do inglês, *Acute Physiology and Chronic Health Evaluation*), 1807
Fisioterapia respiratória, 1826-1827
Fístula pleural subaracnoide, 1413
Flucitosina, 662t-665t, 667
Fludarabina, 1281
Fluoroscopia, 303
Fluxo
 curvas fluxo-volume, 419
 definição do, 76, 77f
 laminar *vs.* turbulento, 84-85, 85f
 limitações, 85-87, 86f
 máximo, 86
 sangue, 49-58. *Ver também* Fluxo sanguíneo.
  controle ativo, 55-57
  distribuição do, 53-55
  funções não respiratórias no, 57-58
  pressões da circulação pulmonar, 49-50, 49f
  transporte dos gases saguíneos e, 58-60. *Ver também* Troca gasosa.
  visões gerais do, 44, 49, 75q
Fluxo de gás através das vias aéreas, 84-87
Fluxo expiratório forçado (FEF), 734
Fluxo Laminar, 76, 77f, 84-85, 85f
Fluxo máximo, 86. *Ver também* Fluxo.
FMLA. *Ver Family and Medical Leave Act* (FMLA)
Fondaparinux, 1017, 1019
Forças da superfície alveolar, 79, 79f
Forças de superfície, 79, 79f
Forças gravitacionais, fluxo sanguíneo, 53
Forças não gravitacionais, fluxo sanguíneo, 53
Formação e apoio psicossocial, 1826
Formas de onda, tosse, 498f. *Ver também* Tosse.
Fosfatidilglicerol, 141-142, 141t
Fosfolipídeos
 deposição, 1275
 tráfico metabólico dos, 145-146, 146f
FPI. *Ver* Fibrose pulmonar idiopática (FPI).
FPRs. *Ver* Fatores de promoção da reanimação (FPR).
Fração, deposição, 169
Fragmento de sangue autólogo, 1443
Fraqueza neuromuscular associada a doença crítica, 1728-1729
Fraqueza relacionada com a UTI, 1699-1700
Fraqueza relacionada com a UTI, 1699-1700
Frases emocionais, 486-487
Frases qualitativas, 486
Fraturas, costela, 520
Fraturas de costela, 520
Fricções, atrito
 pericárdio, 521
 pleural, 273
Função inspiratória, 1702
Função pulmonar, 1198
Funções da barreira
 definição da, 135
 medições da, 1107-1108
Funções não respiratórias, 57-58. *Ver também* Fluxo sanguíneo.
Fungos dematiáceos (melanizados), 680
Fungos melanizados (dematiáceos), 680
Fusarium spp, 1153-1154
Fusos, músculo, 1693
Futilidade, médica, 1811-1812
Futilidade médica, 1811-1812

G

GAP. *Ver* Proteínas de ativação da GTPase (GAP)
GATA6, 29
GD. *Ver* Grupamento determinante/ Grupamento de diferenciação (GD)
Gefitinib (Iressa®), 1284
GenBank, 35-36
Gencitabina, 1281, 1281f
Gene
 ativação, 1538-1539
Genes ABC, 824
Genes *Gli*, 29
Genética das doenças, 32-43
Genética, doença pulmonar, 32-43
 aplicações das doenças pulmonares, 40-43

cânceres de pulmão, 41-42, 41f
pneumonia intersticial idiopática
fibrosante (PII), 42-43
síndrome do desconforto respiratório
agudo (SDRA), 40
direções futuras para, 43
epidemiologia genética, 36-37
1000 Genomes Project, 34-36
Banco de Dados de Mutações do Genoma
Humano, 35-36
clonagem posicional, 36
estudos, associação, 36-37
estudos, associação de base familiar, 37
estudos, caso-controle, 36-37
estudos, genoma de ampla associação
(GWAS), 37, 42f
estudos, ligação, 36
GenBank, 35-36
gene pelas interações ambientais, 37
Genome Browser (UC Santa Cruz), 35-36
LocusLink, 35-36
Online Mendelian Inheritance in Man, 35-36
Projeto Genoma Humano e, 43
Projeto *HapMap*, 34-36
fibrose cística (FC), 823-824. *Ver também*
Fibrose cística (FC).
mecanismos epigenéticos, 37-40, 38f, 38t
comparações dos, 38t
definição dos, 32
efeitos dos, 38f
metilação do DNA, 37-40, 38t
modificações das histonas, 37-40, 38t
RNA não codificante, 38t
variação genética, caracterização molecular
da, 33-36
âmbito da, 33
bases de dados públicos, 35-36
definição da, 33
doenças genéticas monogenéticas *vs.*
complexas, 32
genoma humano, 32
genômica comparativa, 35
impactos potenciais da, 33
mapas genômicos, 33-35, 34f
marcadores de DNA, 33-34, 34t
*National Center for Biotechnology
Information* (NCBI) e, 33-36
perspectivas históricas da, 33
pleiotropia, 32
visões gerais da, 32-33, 43q
Genome Browser (UC Santa Cruz), 35-36
GEPA. *Ver* Granulomatose eosinofílica com
poliangeíte (GEPA)
Geração de radicais livres, 1536
Ginecomastia, 275
Gleevec. *Ver* Imatinib (Glivec®).
Glicocorticoides, 28
Glicose, líquido pleural, 1403
GL. *Ver* Granulomatose linfomatoide (LG)
Global Resistance Surveillance Project
(2002-007), 619-620
Glomerulonefrite rapidamente progressiva
(GNRP), 1070
GM-CSF. *Ver* Fator estimulante de colônias de
granulócitos e macrófagos (GM-CSF).
Gnatostomíase, 689
GNPR. *Ver* Glomerulonefrite de progressão
rápida (GNPR)
GOLD. *Ver Global Initiative for Obstructive Lung
Disease* (GOLD).
Golgi, 136
Gotejamento pós-nasal, 507
GPA. *Ver* Granulomatose.
Granulomas
sarcoides, 1190

Granulomas sarcoides, 1190
Granulomatose
broncocêntrica, 1240
crônica, 1507-1510, 1508f
Granulomatose broncocêntrica, 1240
Granulomatose com poliangeíte (Wegener), 1401t
Granulomatose crônica, 1507-1510, 1508f
Granulomatose de Wegener. *Ver*
Granulomatose com poliangeíte.
Granulomatose eosinofílica com poliangeíte
(Churg-Strauss), 1401t
Granulomatose sarcoide necrosante, 1198
Gripe sazonal, 541-546, 543f-544f, 544t.
Ver também Vírus influenza
Gross and subgross organization, 3-6, 4f-5f, 5t.
Ver também Anatomia pulmonar.
GWAS. *Ver* Estudos de associação ampla do
genoma (GWAS)
Gy. *Ver* Grays (Gy)

H

HAA. *Ver* Hiperplasia adenomatosa atípica
(HAA).
Habilidades de comunicação, 264-265
Hábito da tosse, 510. *Ver também* Tosse.
HAD. *Ver* hemorragia alveolar difusa (HAD).
Haemophilus influenzae, 570-571, 584
Hanseníase, 593
Hantavírus, 538-540
HAP. *Ver* Hipertensão arterial pulmonar (HAP).
HBPM. *Ver* Heparina de baixo peso molecular
(HBPM).
HCL. *Ver* Histiocitose das células de Langerhans
(HCL).
HDA. *Ver* História da doença atual (HDA)
Hedgehog
proteínas que interagem (HHIP), 27
sinalização, 27
HEE. *Ver* Hemangioendoteliomas epitelioides
(HEE)
HE. *Ver* Hemangiomas esclerosantes (HE).
Helioterapia, 602
Heliox, efeitos clínicos do, 85
Hemangiomas esclerosantes (HE), 995-996, 996f
Hemangiomas esclerosantes (HE), 995-996,
996f
Hematose, 267
Hemodinâmica, 1839
Hemoglobina
curvas de dissociação da
hemoglobina-oxigênio, 1530
taxas de reação, 64
Hemoptise, 267, 608, 838
características clínicas da, 267
visões gerais da, 267
Hemorragia alveolar difusa (HAD),
1069-1070, 1070f, 1070t, 1179
Hemotórax, 1439-1460. *Ver também*
Pneumotórax.
complicações do, 1457-1458
diagnóstico do, 1456-1457
iatrogênico, 1458
não traumático, 1458
traumático, 1456-1458, 1456f-1457f
Hemotórax iatrogênico, 1458. *Ver também*
Hemotórax.
Hemotórax não traumático, 1458. *Ver também*
Hemotórax.
Hemotórax traumático, 1456-1458,
1456f-1457f. *Ver também* Hemotórax.
Heparina
baixa dose não fracionada, 1016-1017
baixo peso molecular (BPM), 1016-1017
não fracionada, 1016-1019

Heparina de baixo peso molecular (HBPM),
1016-1019. *Ver também* Heparina.
Heparina não fracionada, 1, 016-1, 019.
Ver também Heparina.
Hepatite crônica ativa, 1647
Hepatite crônica ativa, 1647
Hepatite crônica ativa, 1647
Hepatomegalia, 275
HER-2. *Ver* Receptor-2 para o fator de
crescimento epidérmico humano
(HER-2).
Herpesvírus humano-8 (HHV8), 1475-1476
HFOV. *Ver* Ventilação oscilatória de alta
frequência (HFOV).
HHIP. *Ver Hedgehog*.
HHV8. *Ver* Herpesvírus humano 8 (HHV8)
Hialo-hifomicose, 679-680. *Ver também*
Micoses oportunistas.
diagnóstico da, 679
epidemiologia da, 679
manifestações clínicas da, 679, 679f
patogênese da, 679
tratamento da, 680
Hidrocarbonetos policíclicos, 807
Hidrocarbonetos policíclicos, 807
Hidropneumotórax. *Ver também*
Pneumotórax.
Hidrotórax hepático, 1411-1412
HIF. *Ver* Fatores induzíveis da hipoxia (HIF)
Hifomicetos hialinos não *aspergillus*,
678-680. *Ver também* Micoses
oportunistas.
diagnóstico dos, 679
epidemiologia dos, 678-679
manifestações clínicas dos, 679, 679f
patogênese dos, 678-679
tratamento dos, 680
Hiperalgesia, 516-517
Hiperalgesia primária, 516-517
Hiperalgesia secundária, 516-517
Hipercapnia, 1527-1546. *Ver também*
Hipocapnia *vs.* hipercapnia.
abordagens de minimização para,
1543-1545
acidental, 1528
acidose hipercápnica (AHC), 1535, 1539f
deliberada, 529
efeitos da, 1530, 1531t
estratégias de redução do espaço morto para,
1544
estratégias de tamponamento, 1545
induzida por oxigênio, 1529
permissiva, 1528, 1540f
remoção de dióxido de carbono
extracorpórea (ECCO$_2$R) para,
1544-1545
terapêutica, 1529
ventilação oscilatória de alta frequência
(HFOV) e, 1544
Hipercapnia acidental, 1528
Hipercapnia deliberada, 1529. *Ver também*
Hipercapnia.
Hipercapnia permissiva, 131, 1528–1529,
1540f. *Ver também* Hipercapnia.
Hipercapnia terapêutica, 1529. *Ver também*
Hipercapnia.
Hiperinflação
dinâmica, 88
nativa, 1841
Hiperinflação dinâmica, 88
Hiperinflação nativa, 1841
Hiperplasia adenomatosa atípica (AAH), 228,
229f
Hiperplasia de pneumócitos micronodulares
multifocais (HPMM), 1248

Hiperplasia idiopática de células
  neuroendócrinas pulmonares difusas,
  235, 235f
Hiperpneia, 270, 270f
Hiper-reatividade brônquica, 1695
Hipersecreção
  brônquica, 1695
Hipertensão arterial pulmonar (HAP),
  1031-1049
  achados físicos da, 1036
  classificação da, 1031, 1032t, 1048t
  condições do grupo, 1, 1033-1036
    doença pulmonar veno-oclusiva (DPVO),
      1033, 1035f
    doença sistêmica/associações de
      exposição, 1032t, 1033-1036
  definição da, 1031
  diagnóstico da, 1036-1039, 1037f-1038f
    cateterismo cardíaco, 1039
    doença pulmonar esclerodérmica, 1036
    ecocardiograma (ECG), 1038-1039,
      1039f
    medições da pressão em cunha, 1039
    síndrome de Eisenmenger, 1034, 1045
    teste vasodilatador agudo, 1039
    utilização da fenfluramina e, 1038-1039
    vírus da imunodeficiência humana (HIV)
      e, 1035-1036
  epidemiologia da, 1031
  etiologia da, 1033
  grupos da Organização Mundial de Saúde
    (OMS), 1031, 1032t
  patogênese da, 1033, 1039f
  patologia da, 1031-1033, 1032f
    hipertensão pulmonar hipercinética,
      1031-1032
    hipertensão pulmonar obliterante,
      1031-1032
    hipertensão pulmonar passiva,
      1031-1032
    hipertensão pulmonar vasoconstritora,
      1031-1032
    padrões da, 1032-1033
  perspectivas históricas da, 1031-1032
  prognóstico da, 1039-1048, 1040f, 1048t
  referências para, 1048
  sinais e sintomas da, 1036
    dispneia, 1036
    dor torácica subesternal, 1036
    síncope, 1036
  tratamento da, 1039-1048
    análogos da prostaciclina, 1042-1043
    antagonistas da endotelina-1 (ET-1),
      1045-1046
    antagonistas do receptor de endotelina,
      1045
    antagonistas dos canais de cálcio, 1041
    anticoagulantes, 1040-1041
    ativadores da guanililciclase solúveis,
      1046
    bloqueadores dos canais de cálcio (BCC),
      1041
    diuréticos, 1041
    epoprostenol (Flolan/Veletri), 1042
    estratégias para, 1047
    evitação da gravidez, 1040
    evitação de altitude, 1040
    exercício e atividade física, 1040
    iloprosta (Ventavis), inalado, 1045
    inibidores da fosfodiesterase tipo 5, 1046
    inibidores do fator Xa, 1041
    oxigênio suplementar, 1041
    prostaciclina, 1043-1045
    riociguat, 1046
    sildenafila (Revatio), 1046

tadalafila (Adcirca), 1046
terapias direcionadas, 1042-1046, 1044f
testes aprovados para drogas, 1043t
transplante pulmonar, 1045-1046. *Ver
  também* Transplante pulmonar.
tratamentos aprovados, 1032
tratamentos de combinação, 1046-1047,
  1047t
tratamentos de suporte, 1040-1042
treprostinil de sódio (Remodulin),
  subcutâneo *vs.* intravenoso (IV),
  1042-1043
treprostinil (Tyvaso), inalado, 1045
varfarina, 1040-1041
visões gerais da, 1031, 1048q
Hipertensão crônica tromboembólica
  pulmonar (TP), 1023
  diagnóstico de, 1025f-1026f
  epidemiologia da, 1023
  tratamento da, 1026-1029, 1027f, 1029f
Hipertensão portopulmonar (HPOP),
  1645-1646, 1646f
Hipertensão pulmonar associada à sarcoidose
  (HPAS), 1199-1200
Hipertensão pulmonar devido a doença
  pulmonar (HP-DP), 1050-1065
  classificação da, 1050, 1051t
    atualização, 2013, 1050
    Classificação Clínica de Hipertensão
      Pulmonar, 1050, 1051t
  epidemiologia da, 1050-1053
    anormalidade na localização, 1051f
    doença pulmonar obstrutiva crônica
      (DPOC), 1051-1053, 1052f
    doença pulmonar parenquimatosa, 1053
    fibrose pulmonar idiopática, 1053
    prevalência da, 1050, 1051f
    síndrome da fibrose combinada com
      enfisema pulmonar, 1053
  etiologia da, 1051f
  manifestações clínicas da, 1058-1062
    cateterização cardíaca direita e, 1061-
      1062, 1061f
    ecocardiograma e, 905f, 1060-1061
    eletrocardiograma (ECG) e, 1059, 1059f
    peptídeos natriuréticos tipo B (PNB) e,
      1062
    radiografia de tórax e, 1059-1060
    ressonância magnética e, 1061
    sinais e sintomas, 1058-1059
    tomografia computadorizada (TC) e,
      1061, 1061f
  patogênese da, 1053-1058, 1054f
    angiotensina, 1056
    endotelina, 1056
    inflamação, 1056
    mecânica pulmonar, 1058
    neuro-hormônios, 1056
    remodelamento vascular pulmonar,
      1054-1055
    vasoconstrição pulmonar hipóxica, 1055
    ventrículo direito (VD), 1056-1058,
      1057f
    ventrículo esquerdo (VE), 1058
  referências para, 1065
  tratamento da, 1062-1065
    agentes anticoagulantes, 1063-1064
    antagonistas da fosfodiesterase tipo 5
    cirurgia da redução do volume pulmonar
      (CRVP), 1064
    digoxina, 1063-1064
    diuréticos, 1063
    estratégias terapêuticas, 1062t
    falha do ventrículo direito (VD)
      descompensado, 1064-1065

    flebotomia, 1064
    modificações do estilo de vida, 1062-1063
    policitemia, 1064
    suplementação de ferro, 1064
    transplante de pulmão, 1063
    tratamento com oxigênio, 1063
    tratamentos para distúrbios respiratórios
      do sono, 1063
  visões gerais da, 1050, 1065q
  vs. hipertensão arterial pulmonar (HAP),
    1031-1049. *Ver também* Hipertensão
    arterial pulmonar (HAP).
Hipertensão pulmonar (HP)
  associada a sarcoidose (SAPH), 1199-1200
  classificação da, 1031, 1032t
  definição da, 1031
  epidemiologia da, 1031
  no lúpus eritematoso sistêmico (LES), 1179
  visões gerais dos, 1031
  vs. hipertensão arterial pulmonar (HAP),
    1031-1049. *Ver também* hipertensão
    arterial pulmonar (HAP).
  vs. hipertensão pulmonar devido a doença
    pulmonar (HP-DP), 1050-1065
Hipertensão pulmonar. *Ver também*
    Hipertensão pulmonar (HP).
  hipertensão arterial pulmonar (HAP),
    1031-1049
  hipertensão pulmonar devido a doença
    pulmonar (HP-DP), 1050-1065
Hiperventilação, 266, 270, 270f
Hipocapnia acidental, 1528
Hipocapnia deliberada, 1528
Hipocapnia intraoperatória, 1541
Hipocapnia *vs.* hipercapnia, 118, 1527-1546
  de-eterização, 1527
  detecção celular e ativação de genes,
    1538-1539
    ativação de genes, 1538-1539
    mecanismos da, 1538
  dióxido de carbono arterial (CO_2) e. *Ver
    também* Dióxido de carbono arterial
    (CO_2).
    alterado, causa do, 1528-1529
    efeitos moleculares do, 1530
    efeitos no sistema respiratório do,
      1530-1533
    regulação de tensão do, 1528
    transporte de sangue do, 1529
  fisiopatologia cardiovascular da, 1541-1542
    circulação extracorpórea, 1542
    distúrbios rítmicos cardíacos, 1542
    evidência clínica da, 1542
    isquemia miocárdica, 1541-1542
    oxigenação sistêmica, 1542
    pH-stat, 1542
  fisiopatologia do sistema nervoso central
    (SNC) da, 1540-1541
    AVC agudo, 1541
    impactos neuropsicológicos, 1541
    isquemia cerebral, 1541
    lesões cerebrais neonatais, 1540-1541
    lesões traumáticas cerebrais (LTC), 1540
    modelos pré-clínicos, 1540
  fisiopatologia pulmonar, 1538-1540
    asma, 1539
    doença pulmonar obstrutiva crônica
      (DPOC), 1539
    insuficiência respiratória pediátrica,
      1539-1540
    modelos pré-clínicos, 1539
    síndrome do desconforto respiratório
      agudo (SDRA), 1539
    síndrome do desconforto respiratório
      neonatal, 1539-1540, 1540f

hipercapnia
  abordagens de minimização para, 1543-1545
  acidental, 1528
  acidose hipercápnica (AHC), 1535, 1539f, 1545
  deliberada, 1529
  efeitos da, 1530, 1531t
  estratégias de redução de espaço morto para, 1544
  estratégias de tamponamento da, 1545
  induzida por oxigênio, 1529
  permissiva, 1528–1529, 1540f
  remoção do dióxido de carbono extracorpóreo ($ECCO_2R$) para, 1544-1545
  terapêutica, 1529
  ventilação oscilatória de alta frequência (VOAF) e, 1544
hipocapnia
  acidental, 1528
  deliberada, 1528
  intraoperatória, 1541
  perfusão cerebral, fluxo vs. volume, 1534, 1534f-1535f
  terapêutica, 1529
  vasoconstrição cerebral e, 1533–1534
  infecção e sepse, 1542-1543
    pneumonia experimental, 1542
    sepse experimental, 1542-1543, 1543f
  mecanismos de inflamação e reparação, 1536-1537
    adesão, 1536
    ativação do complemento, 1536
    citocinas pró-inflamatórias, 1535-1536
    geração de radicais livres, 1536
    inibição de fagócitos, 1536-1537
    leucócitos polimorfonucleares (PMN), 1535
    migração de fagócitos, 1536
    morte de neutrófilos, 1537
    morte microbiana por fagócitos, 1536
    produção de mediador, 1535-1536
    proliferação bacteriana, 1537
    quimiotaxia, 1536
    reações derivadas de O_2 vs. derivadas de N_2, 1536
    resposta imunológica adaptativa, 1537
    resposta imunológica celular, 1536-1537
  referência para, 1545
  visões gerais da, 118, 1527, 1545q
Hipocapnia terapêutica, 1529
Hipofaringe, 886f, 887
Hiponatremia, 962
Hipótese da Higiene, 716
Hipoventilação, 61-63, 73-74, 1702
Hipoxemia, 66-67. Ver também Troca gasosa.
  induzida por hemodiálise, 1651
  troca gasosa e, 61-74
Hipoxemia induzida por hemodiálise, 1651
Histerese, 79-80, 80f
Histiocitose das células de Langerhans (HCL), 1242, 1248
Histiocitose das células de Langerhans (HCL), 1248
Histoplasma, 646-652. Ver também Micoses endêmicas.
  controle das complicações, 651-652
  diagnóstico da, 650-651
  diretrizes da Infectious Diseases Society of America (IDSA) para, 650
  em pacientes imunocomprometidos, 651
  epidemiologia da, 646-647
  manifestações clínicas da, 648-650
    determinantes da gravidade, 648
    histoplasmose aguda, 648, 649f, 653f

histoplasmose disseminada, 649
histoplasmose pulmonar crônica, 649, 650f
monitoração de medicamentos para, 651
patogênese da, 647-648
perspectivas históricas da, 646-647
transmissão da, 649-650
tratamento da, 651-652
Histoplasmose, 646-652. Ver também Histoplasma.
  aguda, 648, 649f, 653f
  cavitária crônica, 651
  disseminada, 649
  infecções pleurais e, 1435-1436
  moderadamente grave a aguda grave, 651
  pulmonar crônica, 649, 650f
  suave a moderada, 651
Histoplasmose aguda, 648, 649f, 653f. Ver também Histoplasmose.
Histoplasmose cavitária, crônica, 651
Histoplasmose cavitária crônica, 651
Histoplasmose disseminada, 648-649. Ver também Histoplasmose.
Histoplasmose pulmonar crônica, 649, 650f. Ver também Histoplasmose.
História de medicação/fármacos, 268. Ver também Entrevistas médicas.
História ocupacional, 268-269. Ver também Entrevistas médicas.
Histórias assistidas por computador, 269. Ver também Entrevistas médicas.
Histórias da enfermagem, 269. Ver também Entrevistas médicas.
Histórias e exames físicos, 263-277
  decisão/viés de raciocínio e, 263-265, 264t. Ver também Viés.
  entrevistas médicas, 265-269. Ver também Entrevistas médicas.
    doença atual, 265
    histórias assistidas por computador, 269
    histórias de enfermagem, 269
    histórias médicas passadas, 269
    principais sintomas pulmonares, 265-268. Ver também Sintomas pulmonares principais
    queixa principal, 265
    questionários, 269
  exames físicos, 269-275
    achados clássicos do, 273-275, 274t
    baqueteamento digital, 275, 275f, 276t
    exames do tórax, 270-275. Ver também Exames do tórax.
    importância das, 269
    manifestações extrapulmonares, 263-264, 275
    síndromes paraneoplásicas, 263-264, 275, 276t
  habilidades de comunicação e, 264-265
  registros médicos eletrônicos e, 264
  visões gerais da, 263-265, 277q
Histórias médicas passadas, 269. Ver também Histórias e exames físicos; Entrevistas médicas.
Histórias sociais, 268-269. Ver também Entrevistas médicas.
Histórico de fármacos, 268. Ver também Entrevistas médicas.
Históricos da família, 268-269. Ver também Entrevistas médicas.
Históricos de alergia, 268. Ver também Entrevistas médicas.
Históricos médicos, 269. Ver também Entrevistas médicas.
HLA. Ver Antígenos leucocitários humanos (HLA).

HMPM. Ver Hiperplasia micronodular pneumocítica multifocal (HMPM)
hMVP. Ver Metapneumovírus humano (hMVP).
HNL. Ver Hiperplasias nodulares linfoides (HNL)
Hospedeiro
  correções das anormalidades, 580
HP-DP. Ver Hipertensão pulmonar devido a doença pulmonar (HP-DP).
HP. Ver Hipertensão pulmonar (HP).
HPLC. Ver Cromatografia líquida de alta eficiência (HPLC)
HPMN. Ver Hiperplasia de pneumócitos micronodulares (HPMN)
HPOP. Ver hipertensão portopulmonar (HPOP).
HPV. Ver Papilomavírus humano (HPV).
HRCT. Ver Transplantes de células-tronco hematopoiéticas (HRCT)
Huff, 497-498. Ver também Tosse.
Huff tosse, 847
Hypertussis (Hypertussia), 503, 504f

I

ICAMC3. Ver Molécula de adesão intracelular (ICAM3)
ICC. Ver Insuficiência cardíaca congestiva (ICC); Síndrome de hipersensibilidade da tosse (SHT).
ICIDH. Ver Classificação Internacional de Deficiência, Incapacidade e *Handicap* (ICIDH)
IDC. Ver Inaladores de dose calibrada (IDC).
IFI. Ver Infecções fúngicas invasivas (IFI).
Ifosfamida, 1279-1280
Ig. Ver Imunoglobulinas (Ig)
IGRA, Ensaios de liberação do interferon-γ (IGRA)
IL-2. Ver Interleucina-2 (IL-2).
Iloprosta (Ventavis®), inalado, 1045
Imagem de banda estreita, 381-382, 381f. Ver também Broncoscopia diagnóstica.
Imagem de ressonância magnética (RM)
  aplicações da, 316
  câmeras, 360
  tomografia por emissão de pósitrons/imagem de ressonância magnética (PET/RM), 360
Imagem. Ver também Radiologia torácica.
  invasiva, 332-347
  não invasiva, 299-331
  tomografia por emissão de pósitrons (PET), 360-371
Imagens de múltiplas cópias, 348. Ver também Ultrassonografia.
Imagens de tomografia computadorizada (TC) reconstruídas, 304
Imagiologia pulmonar, 1198-1199
Imatinib (Glivec®), 1284
IM. Ver Infarto do miocárdio (IM).
IMC. Ver Índice de massa corporal (IMC).
Impactação inercial, 169
Impactação inercial, 169
Impedância acústica, 349t
Impedância acústica, 349t
Implementação de estratégias dos cinco A, 815, 816t
Impulso ventilatório insuficiente, 1724-1726
  causas
    adquiridas, 1724-1725
    congênitas, 1724
    farmacológicas, 1725
    outras, 1725-1726
  controle do, 1726

Imunodeficiências. *Ver também* Distúrbios extrapulmonares.
  infecções pelo vírus da imunodeficiência humana (HIV), 1583-1611
Imunologia e mecanismos de defesa
  clearance, 168-183
  deposição do aerossol, 168-183
  epitélio alveolar, surfactante pulmonar e, 134-149
Imunoterapia, 1473-1474
Inalação
  acidentes, 866-867
  pneumonia, 558. *Ver também* Pneumonia.
Inaladores de dose calibrada (IDC), 171
Inaladores dosimetrados. *Ver* Inaladores de dose calibrada (IDC).
Inaladores pressurizados de dose calibrada (IDC), 171
Indicações aprovadas pelo Food and Drug Administration, 661, 665t-666t
  polienos, 661-666, 662t-666t
  terbinafina, 662t-665t, 667
Indicações da revascularização coronária, 460-461, 461f
Indicações de revascularização, 460-461, 461f
Índice BODE, 770f
Índice da dispneia basal, 489
Índice da Gravidade da Embolia Pulmonar (IGEP), 1020-1021
Índice de Haller, 1713-1714
Índice de Massa Corporal (IMC), 1719
Índice de Risco Cardíaco Revisado, 460
Índice de risco cardíaco revisado, 460
Inervação, 16f-17f. *Ver também* Anatomia pulmonar.
Infarto do miocárdio agudo (IM), 520
Infarto do miocárdio (IM), 520, 522
Infarto do miocárdio (IM) do ST não elevado, 522
Infecção anaeróbia mista, 529-530, 529t
Infecção coccidiode primária, 653-654. *Ver também* Coccidioidomicose.
Infecções
  aerossóis infecciosos. *Ver* Aerossóis infecciosos.
  complicações do transplante pulmonar, 1841-1843. *Ver também* Transplante pulmonar.
  doença infecciosa. *Ver* Doenças infecciosas
  parasitária, 682-698. *Ver também* Infecções parasitárias.
    avaliações dos pacientes e, 682-684, 683t-684t
    comparações da, 683t-684t
    helmintos, 683t-684t, 684-693. *Ver também* Infecções por helmintos.
    infecções pleurais e, 1436-1438. *Ver também* Infecções pleurais.
    protozoários, 683t-684t, 693-698. *Ver também* Infecções por protozoários.
    referências para, 698
    trematódeos, 683t-684t, 689-691
    visões gerais das, 682-684, 698q
  pleural, 1425-1438
    actinomicose e, 1434
    adquirida na comunidade *vs.* adquirida no hospital, 1427-1428, 1428f, 1428t
    amebíase e, 1436-1437
    amostragem do líquido pleural, 1427
    antibióticos para, 1428
    aspergilose e, 1435
    bioquímica, 1427
    blastomicose e, 1435
    cirurgia torácica assistida por vídeo (VATS) para, 1432, 1432f

    coccidioidomicoses e, 1435
    criptococose e, 1435
    doenças parasitárias e, 1437-1438
    epidemiologia da, 1426, 1426f
    equinococo e, 1437
    estratificação do risco precoce, 1429
    fibrinolítico, 1431-1432
    histoplasmose e, 1436
    incidência da, 1425-1426
    infecções fúngicas, 1434-1436
    infecções virais e, 1436
    manifestações clínicas da, 1426-1427
    microbiologia da, 1427-1428
    nocardiose, 1434
    nutrição e, 1429
    opções cirúrgicas para, 1432, 1432f
    paragonimíase e, 1437-1438
    patogênese da, 1426
    perspectivas históricas da, 1425
    pleurite por tuberculose (TB), 1433-1434. *Ver também* Pleurite por tuberculose (TB).
    pneumonia atípica primária, 1436
    referências para, 1438
    respostas do monitoramento, 1432
    síndrome da imunodeficiência adquirida (AIDS) e, 1436
    tamanhos dos tubos para cateter, 1431
    técnica de Seldinger para, 1431
    técnicas de imagem para, 1429-1430, 1429f-1430f, 1430t
    visões gerais da, 1425, 1432-1433, 1437q-1438q
  tabagismo e, 809-810, 810t
Infecções adquiridas na unidade de terapia intensiva (UTI), 583-592
Infecções bacterianas atípicas, 717
Infecções das vias aéreas superiores (IVAS), 716
Infecções extramediastinais, 1505-1506, 1505f. *Ver também* Mediastinite.
Infecções fúngicas, 1434-1436
Infecções fúngicas invasivas (IFI), 661. *Ver também* Micoses.
Infecções parasitárias, 682-698
  avaliações dos pacientes e, 682-684, 683t-684t
  comparações da, 683t-684t
  helmintos, 683t-684t, 684-693. *Ver também* Infecções por helmintos.
    cestoides, 691-693, 692f
    definição das, 684
    nematoides, 685-689
    trematódeos, 689-691
    visões gerais dos, 684
  infecções pleurais e, 1436-1438. *Ver também* Infecções pleurais.
  pneumonias eosinofílicas, 1235-1237. *Ver também* Doenças pulmonares eosinofílicas.
  protozoários, 683t-684t, 693-698
    ameba de vida livre, 697
    amebíase, 693-694
    babesiose, 696
    criptosporidiose, 696
    definição dos, 693
    leishmaniose, 697
    malária, 694-696, 695f
    microsporidiose, 698
    toxoplasmose, 695-696
    tripanossomíase, 697-698
  referências para, 698
  trematódeos, 683t-684t, 689-691
  visões gerais das, 682-684, 698q
Infecções pelo vírus da imunodeficiência humana (HIV), 1583-1611. *Ver também* Distúrbios extrapulmonares.

    abordagens diagnósticas, 1585-1586
      contagem de linfócitos CD4+, 1585
      fibrobroncoscopia, 1585-1586
    anormalidades imunológicas da, 1584-1585
    complicações infecciosas da, 1586-1605
      bactérias, 1586-1588, 1587f
      complexo *Mycobacterium avium* (MAC), 1592-1593
      faringite, 529-530, 529t
      fungos, 1593-1603, 1595f, 1596t-1597t, 1598f, 1600f
      infecções por micobactérias não tuberculosas (MNT), 629
      infecções por protozoários, 696
      micobactérias, 1588-1593, 1589t, 1598f
      micoses endêmicas, 646
      parasitas, 1604-1605
      pneumonia adquirida na comunidade (PAC), 559
      tuberculose (TB), 593, 595-596, 598-599, 617-619, 625, 1588-1592, 1589t
      vírus, 1604
    doenças não infecciosas, 1605-1611
      baqueteamento digital, 275
      doenças pulmonares obstrutivas, 1609
      hipertensão arterial pulmonar (HAP), 1035-1036, 1608-1609
      malignidades, 1605-1609, 1605f-1607f
      pneumonitides intersticiais, 1609-1610, 1610f
      sarcoidose, 1610
      síndrome inflamatória da reconstituição imunológica (SIRI), 1610-1611
      tumores pleurais, 1475-1476
    epidemiologia da, 1584, 1584t
    referências para, 1611
    síndrome da imunodeficiência adquirida (AIDS) e, 1583
    tratamento antirretroviral (ART) para, 1583
    visões gerais da, 1583, 1611q
Infecções pleurais, 1425-1438
  actinomicose e, 1434
  adquirida na comunidade *vs.* adquirida no hospital, 1427-1428, 1428f, 1428t
  amebíase e, 1436-1437
  amostragem do líquido pleural, 1427
  antibióticos para, 1428
  aspergilose e, 1434-1435
  bioquímica, 1427
  blastomicose e, 1435
  cirurgia torácica assistida por vídeo (VATS) para, 1432, 1432f
  coccidioidomicoses e, 1435
  criptococose e, 1435
  doenças parasitárias e, 1436-1438
  epidemiologia das, 1426, 1426f
  equinococos e, 1437
  estratificação de risco precoce, 1429
  fibrinolíticas, 1431-1432
  histoplasmose e, 1435-1436
  incidência das, 1425-1426
  infecções fúngicas, 1434-1436
  infecções virais e, 1436
  manifestações clínicas das, 1426-1427
  microbiologia das, 1427-1428
  nocardiose, 1434
  nutrição e, 1429
  opções cirúrgicas para, 1432, 1432f
  paragonimíase e, 1437-1438
  patogênese das, 1426
  perspectivas históricas das, 1425
  pneumonia atípica primária, 1436
  referências para, 1438
  respostas do monitoramento, 1432

síndrome da imunodeficiência adquirida (AIDS) e, 1436
tamanhos dos tubos de cateter para, 1431
técnica de Seldinger para, 1431
técnicas de imagem para, 1429-1430, 1429f-1430f, 1430t
t pleurite por tuberculose (TB), 1433-1434. *Ver também* Pleurite por tuberculose (TB).
visões gerais das, 1425, 1432-1433, 1437b-1438b
Infecções pleurais adquiridas na comunidade, 1427-1428, 1428f, 1428t
Infecções pleurais adquiridas no hospital, 1427-1428, 1428f, 1428t
Infecções por ameba de vida livre, 696-697
Infecções por cestoides, 683t-684t, 691-693, 692f. *Ver também* Infecções parasitárias.
comparações das, 683t-684t
equinococose, 691-693, 692f
equinococose alveolar, 693
Infecções por helmintos, 683t-684t, 684-693. *Ver também* Infecções parasitárias.
cestoides, 691-693, 692f
equinococose, 691-693, 692f
equinococose alveolar, 693
comparações das, 683t-684t
definição de, 684
nematoides, 685-689
ancilostomíase, 685
ascaridíase, 685-685
dirofilariose, 689, 689f
eosinofilia pulmonar tropical (EPT), 688, 688f
estrongiloidíase, 685-688, 686f
gnatostomíase, 689
larva *migrans* visceral (LMV), 688
triquinose, 689
trematódeos
esquistossomose, 691, 691f
paragonimíase, 689-691, 690f
visões gerais das, 684
Infecções por HIV. *Ver* Infecções pelo vírus da imunodeficiência humana (HIV).
Infecções por *Helicobacter pylori*, 811
Infecções por micobactérias não tuberculosas (MNT), 629-645, 854-855, 864-865
diagnóstico e tratamento das, 634-644
critérios microbiológicos, 634t-635t
doença por MNT associada aos cuidados com a saúde, 644-645
microbactérias de crescimento lento, 630t, 636. *Ver também* microbactérias de crescimento lento.
microbactérias de crescimento rápido, 641-643. *Ver também* Microbactérias de crescimento rápido.
microbactérias de crescimento rápido (MCR), 630t, 641-643
monitoramento de fármacos terapêuticos, 643
pneumonite de hipersensibilidade do tipo doença pulmonar por MNT, 643-644
testes de diagnóstico laboratoriais, 636
epidemiologia da, 630-632
distribuição geográfica e variação, 631-632
incidência e prevalência, 630-631, 631f
microbiologia e taxonomia das, 629-630, 630t
patogênese das, 632-634
fatores associados à infecção, 632
fatores associados com a doença, 633-634, 634f
prevenção das, 644-645

referências para, 645
transmissão das, 632
visões gerais das, 629, 644q
Infecções por microbactérias não tuberculosas (MNT), 629-645
Infecções por MNT. *Ver* Infecções por micobactérias não tuberculosas (MNT).
Infecções por protozoários, 683t-684t, 693-698. *Ver também* Infecções parasitárias.
ameba de vida livre, 696-697
amebíase, 693-694
babesiose, 696
comparações das, 683t-684t
criptosporidiose, 696
definição das, 693
infecções por ameba de vida livre, 696-697
leishmaniose, 697
malária, 694-695, 695f
microsporidiose, 698
toxoplasmose, 695-696
tripanossomíase, 697-698
vírus da imunodeficiência humana (HIV) e, 696
Infecções respiratórias inferiores (IRI), 716
Infecções virais, 527-556
classificação das, 527, 528t
infecções pleurais e, 1436
patogênese da, 528
patógenos, 533-556
adenovírus, 533-535, 533f
citomegalovírus (CMV), 536-538, 537f
coronavírus, 535-536
hantavírus, 538-540
metapneumovírus (MPV), 548-549
parainfluenza vírus, 549-550
rinovírus (RV), 552-554, 553f
vírus da gripe sazonal, 541-546, 543f-544f, 544t
vírus da gripe tipo A, 530
vírus da gripe tipo B, 530
vírus da varicela-zóster (VVZ), 552-556, 555f
vírus do sarampo, 547-548
vírus herpes simples (VHS), 540-541
vírus sincicial respiratório (VSR), 550-552
referências para, 556
síndromes clínicas, 504t, 528-533
bronquiolite, 531-532, 532f
bronquite aguda, 530
doenças semelhantes à gripe, 530
faringite, 529-530, 529t
laringe, 530-531, 531f
pneumonia, 532-533. *Ver também* Pneumonia.
resfriado comum, 528-529, 529f, 529t
visões gerais da, 504t, 528
tabagismo e, 810, 810t
transmissão do, 527
visões gerais da, 527-528, 556q
Infecções por trematódeo, 683t-684t, 689-692. *Ver também* Infecções parasitárias.
comparações das, 683t-684t
esquistossomose, 691, 691f
paragonimiase, 689-691, 690f
Inflamação e patologia
doenças pulmonares malignas e intersticiais, 225-250
Inibidores da ECA. *Ver* Inibidores da enzima conversora de angiotensina (ECA).
Inibidores da enzima conversora de angiotensina (ECA), 506, 509
Inibidores da fosfodiesterase-4 (PED-4), 780
Inibidores da fosfodiesterase, 744-745
Inibidores da PED-4. *Ver* Inibidores da fosfodiesterase-4 (PED-4).

Inibidores da tirosina, 1284. *Ver também* Agentes quimioterapêuticos marcados.
erlotinib (Tarceva), 1284
gefitinib (Iressa), 1284
imatinib (Gleevec), 1284
inibidores Bcr-Abl tirosina quinase e, 1284
receptores do fator de crescimento derivado de plaquetas (PDGFR) e, 1284
Inibidores da tirosina quinase Bcr-Abl, 1284
Inibidores da trombina, 1017-1020
Inibidores fosfodiesterase tipo 5, 1046
Iniciação do botão, 22-24, 23f. *Ver também* Crescimento e desenvolvimento pulmonar.
Iniciação do broto pulmonar, 22-24, 23f
Iniciativa Global para a Doença Pulmonar Obstrutiva (GDPO), 1822, 1825
Início precoce da pneumonia hospitalar adquirida (PHA) (nosocomial), 559. *Ver também* Pneumonia hospitalar adquirida (PHA) (nosocomial).
Inotrópicos, 1111
Inserção reguladora (IR), 824
Inseticidas organofosforados, 1697
Inseticidas organofosforados, 1697
Inspeção, 269-270. *Ver também* Exames do tórax.
Instrumentos de avaliação
banco de dados do *American College of Surgeons* (ACS) *National Surgical Quality Improvement* e, 462
escala de Borg, 265-266
Estado da Função Pulmonar, 265-266
Índice do Risco Cardíaco Revisado e, 460
Índice *Snoring, Tiredness during daytime, Observed apnea, high blood Pressure* (STOP), 463
questionário Britânico do Conselho de Pesquisa Médica, 265-266
Questionário para dispneia, 265-266
questionário STOP, 463
Toracoscore, 458-459
Veterans Affairs (VA) Surgical Quality Improvement Program, 462
Insuficiência cardíaca congestiva (ICC), 1410-1411, 1411f
Insuficiência respiratória hipoxêmica aguda, 1740-1760
Insuficiência respiratória hipoxêmica aguda, 1740-1760
Insuficiência respiratória hipóxica, 134-135
Insuficiência respiratória neuromuscular, 1773
Insuficiência, tosse, 1702, 1703f. *Ver também* Tosse.
Insuficiência ventilatória aguda, 1723-1739
comando ventilatório insuficiente e, 1724-1726
causas, adquiridas, 1724-1725
causas congênitas, 1724
causas farmacológicas, 1725
causas, outras, 1725-1726
controle da, 1726
comprometimento da transmissão neural e, 1726-1730
avaliação da ventilação mecânica (VM), 1729
botulismo, 1727
causas farmacológicas, 1728
deficiência da junção neuromuscular (JNM), 1727-1728
doença do neurônio motor, 1727
doenças imunológicas, 1727
fraqueza neuromuscular associada à doença crítica, 1728-1729
lesões e doenças do nervo frênico, 1727

Insuficiência ventilatória aguda *(Cont.)*
    miastenia grave, 1727
    miopatias, 1727-1728
    neuropatias imunológicas, 1727
    princípios do controle ventilatório, 1731
  defeitos da parede torácica, 1730-1731.
    Ver também Parede torácica.
    anormalidades esqueléticas, 1730
    controle da, 1730-1731
    doença pleural, 1730
    doença pulmonar parenquimatosa, 1731
    fibrose pulmonar idiopática, 1730
  definição da, 1723
  fisiopatologia da, 1724, 1724f, 1725t
  insuficiência vascular, 1738-1739
  na coccidioidomicose, 654
  obstrução das vias aéreas, 1731-1738
    asma, 1737-1738. *Ver também* Asma.
    doença pulmonar obstrutiva crônica (DPOC), 1731, 1732f. *Ver também* Doença pulmonar obstrutiva crônica (DPOC).
    fisiopatologia da, 1731-1737
    vias aéreas superiores, 1731
  referências para, 1739
  visões gerais da, 1723-1724, 1738q
Insuficiência ventilatória aguda, 1723-1739
  comando ventilatório insuficiente e, 1724-1726
    causas, adquiridas, 1724-1725
    causas congênitas, 1724
    causas farmacológicas, 1725
    causas, outras, 1725-1726
    controle da, 1726
  comprometimento da transmissão neural e, 1726-1730
    avaliação da ventilação mecânica (VM), 1729
    botulismo, 1727
    causas farmacológicas, 1728
    deficiência da junção neuromuscular (JNM), 1727-1728
    doença do neurônio motor, 1727
    doenças imunológicas, 1727
    fraqueza neuromuscular associada à doença crítica, 1728-1729
    lesões e doenças do nervo frênico, 1727
    miastenia grave, 1727
    miopatias, 1727-1728
    neuropatias imunológicas, 1727
    princípios do controle ventilatório, 1731
  defeitos da parede torácica, 1730-1731.
    Ver também Parede torácica.
    anormalidades esqueléticas, 1730
    controle da, 1730-1731
    doença pleural, 1730
    doença pulmonar parenquimatosa, 1731
    fibrose pulmonar idiopática, 1730
  definição da, 1723
  fisiopatologia da, 1724, 1724f, 1725t
  insuficiência vascular, 1738-1739
  na coccidioidomicose, 654
  obstrução das vias aéreas, 1731-1738
    asma, 1737-1738. *Ver também* Asma.
    doença pulmonar obstrutiva crônica (DPOC), 1731, 1732f. *Ver também* Doença pulmonar obstrutiva crônica (DPOC).
    fisiopatologia da, 1731-1737
    vias aéreas superiores, 1731
  referências para, 1739
  visões gerais da, 1723-1724, 1738q
Insuficiência ventricular esquerda, 510
Insuflação, talco, 1471
Integração, mecânica da parede do tórax, 82-83, 83f

Interações indutivas entre tecidos, 25.
  Ver também Interações de tecido.
Interações, tecido, 25-26, 25f. *Ver também* Interações de tecidos
Interações teciduais, 25-26, 25f. *Ver também* Crescimento e desenvolvimento pulmonar.
  fatores de crescimento endotelial vascular (VEGF) e, 29
  fatores de transcrição da família FOX, 29
  indutivas, 25
  sequestro broncopulmonar, 25, 25f
Intercâmbio
  gás, 44-75
Interdependência alveolar, 79
Interdependência alveolar, 79
Interferons, 1284-1285, 1406
Interleucina-2 (IL-2), 1422
Interleucina-2 recombinante (IL-2), 1421-1422
International Study of Asthma and Allergies in Children (ISAAC), 714-715
Intervenções guiadas por imagem, 332-347.
  Ver também Radiologia torácica.
  ablação térmica, cânceres de pulmão, 345, 345t
  arteriografia, 343-344, 344f
  arteriografia brônquica, 342-343, 343f
  biópsias transtorácicas com agulha (BTA), 332-338
    avaliação pré-procedimento, 333-334
    complicações das, 338
    controle pós-procedimento, 336-337
    critérios de seleção paciente-lesão, 333-334
    critérios de seleção para orientação de imagem, 334, 334f
    indicações para, 332-333, 333f, 336t
    procedimentos, 334-336, 335f
    resultados das, 337-338, 337f-338f
  coleções intratorácicas de drenagem por cateter, 338-342
    abscessos pulmonares, 341-342, 342f
    derrame pleural (DP) maligno, 340-341, 341f
    derrames parapneumônicos, 338-340
    empiema, 338-340, 339f
    pneumotórax, 340, 342f
  localização pré-operatória, 346-347
    cirurgia torácica assistida por vídeo (VATS), 346-347
    indicações *vs.* contraindicações, 346-347, 347f
  referências para, 347
  visões gerais da, 332, 347q
Inundação alveolar, 134-135, 1083, 1098, 1098t
Inundações alveolares, 134-135, 1083, 1098, 1098t
IOM. *Ver* Institute of Medicine (IOM)
Íons espectadores, 112
Íons fortes *vs.* fracos, 112
Íons fortes *vs.* fracos, 112
Iressa⁰. *Ver* Gefitinib (Iressa).
Irinotecano, 1283
IRIs. *Ver* Infecções respiratórias inferiores (IRI)
IRS. *Ver* Infecções respiratórias superiores (IRS)
ISEP. *Ver* Índice de Severidade da Embolia Pulmonar (ISEP)
Isquemia
  cerebral, 1541
  miocárdica, 520, 1541-1542
Isquemia cerebral, 1541
Isquemia miocárdica, 520, 1541-1542

J

Janelas acústicas, 349t
Janelas acústicas, 349t
JNM. *Ver* Junção neuromuscular (JNM).
Julgamento/viés de raciocínio, 263-265, 264t.
  Ver também Viés.
Junção neuromuscular (JNM)
  doenças, 1697
  prejuízo, 1727-1728
Junções aderentes, 135
Junções comunicantes, 135
Junções gotejantes *vs.* de oclusão, 135
Junções intercelulares, 135
Justificações legais e éticas, 1809-1813, 1809t.
  Ver também Cuidados no fim da vida.
Justificativas éticas e legais, 1809-1813, 1809t. *Ver também* Cuidados no fim de vida

K

King's Sarcoidosis Questionnaire, 1199
Klebsiella spp, 1153-1154

L

Lactato desidrogenase (LDI), 1396-1397, 1403
Lacuna osmolar, 126. *Ver também* Acidose hiperclorêmica.
LAM. *Ver* Lipoarabinomanana (LAM); Linfangioleiomiomatose (LAM).
LAMP2. *Ver* Proteína de membrana associada ao lisossoma 2 (LAMP2)
Laringe, 499-500, 886f-888f, 887-889
  complexo aritenoide, 888
  epiglote, 888
  estruturas das mucosas, 888-889
  estruturas fibromusculares, 888-889
  osso e cartilagem, 887-888
Laringite, 530-531, 531f
  espasmódica, 530-531
  infecciosa, 530-531
Laringite espasmódica, 530-531
Laringite infecciosa, 530-531. *Ver também* Laringite.
Laringospasmo, 891-892
Laringotraqueobronquite, 530-531
Laringotraqueobronquite aguda (Crupe agudo), 530-531, 531f
  espasmódica, 530-531
  infecciosa, 530-531
Larva *migrans* visceral (LMV), 688
LAS. *Ver* Escore de Alocação de Pulmão (LAS).
Lavado broncoalveolar (LBA). *Ver também* Broncoscopia diagnóstica.
  doenças pulmonares intersticiais (DPI) e, 148
  para edema pulmonar, 1107
  procedimentos para, 374-380, 375f-376f, 376t
  sarcoidose e, 1189
  síndrome do desconforto respiratório agudo (SDRA) e, 147
Lavagem, 1097
Lavagens brônquicas, 376. *Ver também* Broncoscopia diagnóstica.
LBA. *Ver* Lavagem (ou lavado) broncoalveolar (LBA).
LCE. *Ver* Lesões da coluna espinal (LCE)
LCNECs. *Ver* Carcinomas neuroendócrinos das células grandes (LCNEC)
LCT. *Ver* Lesões cerebrais traumáticas (LCT)
LDI. *Ver* Lactato desidrogenase (LDI).
Lei de avogrado, 78

Lei de Boyle, 78
Lei de Charles, 78
Lei de Fick, 63, 65
Lei de Gay-Lussac, 78
Lei de Laplace, 79, 79f
Lei geral dos gases, 77-78
Leis - constantes - equações
  constantes do tempo, 78, 78f
  equação de Henderson-Hasselbalch, 112-113
  equação de Starling, 1096-1097
  equação do movimento, 87
  lei de Avogadro, 78
  lei de Boyle, 78
  lei de Charles, 78
  lei de Fick, 63, 65
  lei de Gay-Lussac, 78
  lei de Laplace, 79, 79f
  lei geral dos gases, 77-78
  método de Fowler, 47, 47f
Leis e legislação
  Family Smoking Prevention and Tobacco Control Act, 820
  regulamentação do tabaco, 820
Leishmaniose, 697
Leito/barreira microvascular, 1096
LEP. *Ver* Linfoma de efusão primário (LEP).
LEPPV. *Ver* Ventilação com pressão positiva intermitente de baixa frequência (LEPPV)
Lepra, 593
LES. *Ver* Lúpus eritematoso sistêmico (LES).
Lesões cerebrais neonatais, 1540-1541
Lesões da medula espinhal (LME), 1694-1695, 1695t
Lesões do nervo frênico, 1841
Lesões imunomediadas, 1275
Lesões não epiteliais, 996-1000
  condromas pulmonares, 997
  meningiomas intrapulmonares, 999-1000
  nódulos tipo meningoteliais (NML), 999-1000, 999f
  tumores fibrosos solitários (TFS), 998-999, 999f
  tumores inflamatórios miofibroblásticas (TIM), 997-998, 998f
Lesões peribrônquicas, 949
Lesões pré-invasivas, 228
  adenocarcinoma *in situ*, 228, 230f
  hiperplasia adenomatosa atípica (HAA), 228, 229f
Lesões pré-invasivas, 228, 235, 235f
  adenocarcinoma *in situ*, 228, 230f
  hiperplasia atípica adenomatosa (HAA), 228, 229f
Lesões pulmonares agudas (LPA)
  edema por permeabilidade nas, 1100
Lesões submucosas, 949
Lesões traumáticas cerebrais (LTC), 1540
Letairis®. *Ver* Ambrisentan (Letairis)
Leucócitos polimorfonucleares (PMN) de, 1535
Leucotrienos, 724
Leucotrienos cisteínicos (LTS-cis), 723-724
Limiar anaérobio, 122
Linfadenopatia
Linfangioleiomiomatose (LAM), 1243-1259
  base genética e molecular da, 1244-1247
    complexo de esclerose tuberosa (CET), 1243-1244. *Ver também* Complexo de esclerose tuberosa (CET).
    disseminação linfática, 1246
    fatores de crescimento endotelial vascular (VEGF), 1246
    herança, 1244
    locais de mutação, 1245-1246
    mecanismos de remodelação da matriz, 1246-1247
    modelo metastático, 1246
    papéis da linfangiogênese, 1246
    papéis do estrogênio, 1246
    patogênese molecular, 1244-1246
    proteínas supressoras do tumor, 1244-1245
    sinalização da regulamentação, 1067f, 1245
    vias E2-ERK, 1246
    vias ERK, 1246
    vias mTORC1 e mTORC2, 1246
  características clínicas da, 1247
  diagnóstico da, 1252-1253, 1254f
    biópsias pulmonares, 1253, 1253f
    complexo de esclerose tuberosa-linfangioleiomiomatose (CET-LAM), 1075-1080, 1243-1244, 1244t
    diagnóstico clínico, 1252
    diagnóstico diferencial, 1252-1253
    estudos de imagem, 1247-1249, 1248f-1251f
    exames físicos, 1247
    gravidez e, 1255-1256
    linfangioleiomiomatose esporádica (LAM-E), 1243-1244, 1244t, 1248f, 1255
    linfangiomiomas, 1247
    patologia da, 1246
    rastreio, 1255
    sirolimus, 1254-1255
    teste de função pulmonar, 1249-1251
  doença pleural na, 1256-1257
  ensaios clínicos para, 1253-1257
    ensaio MILES, 1255
    futuro, 1258-1259, 1258f
  epidemiologia da, 1243-1244, 1244t
  gravidez e, 1255-1256
  patologia da, 1251-1252, 1251f-1252f
  prognóstico para, 1257
  progressão da, 1257
  quilotórax e, 1455
  tratamento da, 1253-1257, 1256t
    angiomiolipomas, 1257
    doença pleural e, 1256-1257
    medicamentos contendo estrogênios e, 1255
    recomendações de controle, 1255, 1256t
    sirolimus, 1254-1255
    transplante pulmonar e, 1257
    viagens aéreas e, 1256
  triagem para, 1255
  visões gerais da, 1243, 1258q-1259q
Linfangioleiomiomatose (LAM) pulmonar, 1455
Linfáticos, 4f, 16, 16f. *Ver também* Anatomia pulmonar.
Linfoma de derrame primário (LDP) (ou linfoma primário de pleura), 1475-1476, 1476f
Linfoma não Hodgkin, 1606-1607
Linfomas
  derrame do linfoma primário (DLP), 1475-1476, 1476f
  linfoma associado a piotórax, 1476-1477
  não Hodgkin, 1606-1607
Linfomas TLAM. *Ver* Linfoma de tecido linfoide associado à mucosa (MALT)
Linfopoietina estromal tímica (TSLP), 719-720, 719f
Linhas, artefato, 349t
Lipoarabinomanana (LAM), 614
Lipogênese, 138
Lipoxinas (LXS), 723-724
Líquido da superfície das vias aéreas (ASL), 827-828
Líquido pleural
  amostragem do, 1427
  aparência da, 1403
  citologia do, 1404
  contagens de células
    diferencial, 1403-1404
    leucócitos, 1403-1404
  culturas, 563
  glicose no, 1403
  níveis normais do, 1398-1399
  PCO_2, 1405
  pH, 1405
  proteína no, 1403
Líquido pleural normal, 1398-1399
LMV. *Ver* Larva *migrans* visceral (LMV).
Locais referidos de dor, 519f
Localização, no pré-operatório, 346-347
Localização pré-operatória, 346-347
LocusLink, 35-36
LPA. *Ver* Lesões pulmonares agudas (LPA).
LPET. *Ver* Linfopoietina estromal tímica (LPET)
LPSs. *Ver* Lipopolissacarídeos (LPS)
LSVA. *Ver* Líquido da superfície das vias aéreas (LSVA)
LTS-cis. *Ver* Leucotrienos cisteínicos (LTS-cis).
Lúpus
  lúpus eritematoso sistêmico (LES), 1178-1179. *Ver também* Lúpus eritematoso sistêmico (LES).
  pérnio, 1195t, 1200, 1201f
  pleurite, 1418-1419
Lúpus eritematoso sistêmico (LES), 1178-1179
  definição do, 1178
  diagnóstico do, 1178, 1178t
  doença pleural no, 1179
  epidemiologia do, 1178
  fatores de risco para, 1178
  hemorragia alveolar difusa no, 1179
  hipertensão pulmonar (HP) no, 1179
  manifestações pulmonares do, 1178-1179, 1178t
  pneumonia intersticial no, 1178
  pneumonite lúpica aguda em, 1178
  pneumopatia difusa no, 1178
  restrição extrapulmonar, 1179, 1179f
LX. *Ver* Lipoxinas (LX)
LYVE-1, 1246

M

Macitentan, 1045
MAC. *Ver* Complexo *Mycobacterium avium* (MAC); *Ver* Mycobacterium spp.
Macrófagos, 723, 1536-1537
  deficiência de, 145-146
  fator estimulador de colônia de granulócitos-macrófagos (GM-CSF), 145-146
  inibição de, 145-146
Malária, 694-696, 695f
Maltase ácida, 1699
Manejo intraoperatório, 467, 467f. *Ver também* Avaliações pré-operatórias.
Manobras de recrutamento, 80, 80f
Manosídeos de fosfatidilinositol (PIM), 600
Manutenção/retirada de tratamentos de suporte à vida, 1818-1819. *Ver também* Cuidados no fim de vida
Mapas genômicos, 33-35, 34f
Marcadores biológicos. *Ver* Biomarcadores.
Marcadores biológicos. *Ver* Biomarcadores.
Marcadores metabólicos, 360
  F-fluorodesoxitimidina (FLT), 370
  Ga-DOTANOC, 368
  Ga-DOTATATE, 368
  novo, 370-371
  traçadores Ga-DOTATOC, 368

Máscaras
  filtração, 181-182
  ventilação, 1783-1784
Máscaras de filtração, 181-182
Massagens no pericárdico, 521
Massa inalada, 172, 172f
Massa inalada, 172, 172f
Mastócitos, 723
Material de superfície ativa. *Ver* Surfactante pulmonar.
Material de superfície ativa pulmonar (surfactante). *Ver* Surfactante pulmonar.
MCI. *Ver* Miosite por corpos de inclusão (MCI).
Mecânica e energética, 76-91. *Ver também* Princípios da fisiologia.
  condições dinâmicas, 84-89
    definição das, 84
    efeito de Bernoulli, 86-87
    equação de movimento, 87
    fluxo de gás através das vias aéreas, 84-87
    fluxo laminar *vs.* turbulento, 84-85, 85f
    fluxo máximo, 86
    heliox, efeitos clínicos do, 85
    limitações do fluxo, 85-87, 86f
    número de Reynolds, 85
    teoria da velocidade da onda, 86-87
    teoria do ponto de pressão igual, 86, 86f
    trabalho resistentes, 84-87, 87t
  condições estáticas, 78-84
    adaptação ao estresse, 79-80
    aplicações clínicas da, 83-84
    complacência total do sistema respiratório, 83
    fadiga, músculos respiratórios, 82
    forças da superfície alveolar, 79, 79f
    histerese, 79-80, 80f
    integração, mecânica da parede toracopulmonar, 82-83, 83f
    interdependência alveolar, 79
    lei de Laplace, 79, 79f
    manobras de recrutamento, 80, 80f
    músculos respiratórios, 80-81, 81f
    pressões de platô, 84
    pressões pleurais, 83-84
    recolhimento elástico, parede torácica, 80-82
    recolhimento elástico, pulmões, 78-80, 79f
    rede pulmonar de tecido conjuntivo, 79
    surfactante alveolar, 79, 79f
  pressão expiratória final positiva (PEEP). *Ver* Pressão expiratória final positiva (PEEP).
  terminologia, 76-78
    capacidade pulmonar total (CPT), 76-77
    capacidade residual funcional (CRF), 76-77
    constantes de tempo, 78, 78f
    cumprimento, 78, 78f
    fluxo, 76, 77f
    lei de Avogadro, 78
    lei de Boyle, 78
    lei de Charles, 78
    lei de Gay-Lussac, 78
    lei geral dos gases, 77-78
    pressão, 77, 77f
    resistência, 78, 78f
    volumes, 76-77, 77f. *Ver também* Volumes.
  visões gerais da, 76, 90q–91q
Mecanismos da doença autossômica recessiva, 823
Mecanismos de ação fisiológicos, 490, 491t
Mecanismos de ação fisiológicos, 490, 491t
Mecanismos de defesa e imunologia
  deposição de aerosol, 168-183
  d*clearance*, 168-183

epitélio. *Ver também* Epitélio.
  alveolar, surfactante pulmonar e, 134-149
  imunidade. *Ver também* Imunidade.
Mecanismos de defesa. *Ver* Mecanismos de defesa e imunologia.
Mecanismos epigenéticos, 37-40, 38f, 38t
  comparações os, 38t
  definição dos, 32
  efeitos dos, 38f
  metilação do DNA, 37-40, 38t
  modificações de histonas, 37-40, 38t
  RNA não codificante, 38t
Mecanossensores, 502-503
  insensível ao estiramento, 500-501, 504f
  sensível ao toque, 500-501, 504f
Mecanossensores de estiramentos insensíveis, 500-501, 504f
  adaptação lenta, 1693
  adaptação rápida, 1693
  receptores de estiramento
Mecanossensores sensíveis ao toque, 500-501, 504f
Mediadores que podem se difundir, 26-28. *Ver também* Regulação molecular.
  ácido retinoico (AR), 26-27
  beta (β)-catenina, 27-28
  família *Wingless* (Wnt), 26-28
  fator das células T/fator intensificador linfoide (FCT-LEF), 27-28
  fatores de crescimento de fibroblastos (FGF), 26
  fatores de crescimento derivados de plaquetas (PDGF), 28
  fatores de crescimento endoteliais vasculares (VEGF), 28
  glicocorticoides, 28
  proteínas Sprouty (SPRY), 26
  receptores do fator de crescimento de fibroblastos (FGFR), 26
  sinalização de *sonic hedgehog* (SHH), 27
  superfamília do fator transformador de crescimento-β (TGF-β), 27
Mediadores que podem se difundir, 26-28. *Ver também* Regulação molecular.
  ácido retinoico (AR), 26-27
  beta (β)-catenina, 27-28
  família Wingless (Wnt), 26-28
  fator das células T/fator intensificador linfoide (TCF-LEF), 27-28
  fatores de crescimento de fibroblastos (FCF), 26
  fatores de crescimento derivados de plaquetas (PDGF), 28
  fatores de crescimento endotelial vascular (VEGF), 28
  glicocorticoides, 28
  proteínas Sprouty (SPRY), 26
  receptores do fator de crescimento de fibroblastos (RFCF), 26
  sinalização *sonic hedgehog* (SHH), 27
  superfamília do fator de transformador de crescimento-β (TGF-β), 27
Mediastinite, 1496-1510
  aguda, 1503-1507, 1503t
    infecções extramediastinais, 1505-1506, 1505f
    perfurações viscerais e, 1503-1505, 1504f-1505f
  considerações anatômicas da, 1496, 1497f
  controle da, 1509-1510
  definição da, 1496, 1503
  diagnóstico da, 1509-1510
  fibrose do mediastino, 1507-1510, 1508f-1509f
  inalação do anthrax e, 1507

manifestações clínicas da, 1508-1509
  envolvimento das vias aéreas, 1509
  envolvimento do esôfago, 1509
  envolvimento do nervo mediastino, 1509
  envolvimento vascular pulmonar, 1509
  granulomatose crônica, 1507-1510, 1508f
  obstruções da veia cava superior, 1508-1509
necrosante descendente, 1505-1506, 1506f
pós-cirúrgica, 1506-1507
primária, 1507
referências para, 1510
visões gerais da, 1496, 1510q
Mediastinite aguda, 1503-1507, 1503t. *Ver também* Mediastinite.
  infecções extramediastinais, 1505-1506, 1505f
  perfurações viscerais, e, 1503-1505, 1504f-1505f
Mediastinite descendente necrosante, 1505-1506, 1506f. *Ver também* Mediastinite.
Mediastinite pós-cirúrgica, 1506-1507. *Ver também* Mediastinite.
Mediastinite primária, 1507. *Ver também* Mediastinite.
Mediastinoscopia, 950, 950f-951f
Medicamentos contendo estrogênio, 1255
Medicamentos imunossupressores, 1837-1839, 1838t
Medicina respiratória clínica
  controle da insuficiência respiratória
    cuidados no fim da vida, 1807-1820
    insuficiência respiratória hipoxêmica aguda, 1740-1760
    insuficiência ventilatória aguda, 1723-1739
    reabilitação pulmonar, 1821-1831
    síndrome do desconforto respiratório agudo (SDRA), 1740-1760
    transplante de pulmão, 1832-1849
    ventilação mecânica, 1761-1777
    ventilação não invasiva, 1778-1793
  controle dos sintomas
    dispneia, 485-496
    dor no peito, 515-526
    tosse, 497-514
  distúrbios ambientais e ocupacionais
    asma relacionada ao trabalho (ART), 1295-1306
    pneumoconioses, 1307-1330
  distúrbios da circulação pulmonar
    anormalidades pulmonares vasculares, 1081
    edema pulmonar, 1096-1117
    hipertensão arterial pulmonar (HAP), 1031-1049
    hipertensão pulmonar devido a doença pulmonar (HP-DP), 1050-1065
    tromboembolismo pulmonar, 1001-1030
    vasculite pulmonar, 1066-1080
  distúrbios da pleura
    derrame pleural (DP), 1396-1424
    fibrotórax, 1439-1460
    hemotórax, 1439-1460
    infecções, 1425-1438
    pneumotórax, 1439-1460
    quilotórax, 1439-1460
    tumores, 1461-1477
  distúrbios do mediastino
    apneia obstrutiva do sono (AOS), 1552-1568
    consequências da perturbação do sono, 1547-1551

controle da respiração durante o sono, 1511-1526
hipocapnia *vs.* hipercapnia, 1527-1546
mediastinite, 1496-1510
pneumomediastino, 1496-1510
tumores e cistos, 1478-1495
distúrbios extrapulmonares com complicações pulmonares
doenças abdominais, 1639-1652
doenças da parede torácica, 1707-1722
doenças neuromusculares, 1691-1706
infecções pelo vírus da imunodeficiência humana (HIV), 1583-1611
doença infecciosa
abcessos, pulmão, 557-582
infecções parasitárias, 682-698
infecções por micobactérias não tuberculosas (NTM), 629-645
infecções virais, 527-556
micoses endêmicas, 646-660
micoses oportunistas, 661-681
pneumonia associada à ventilação mecânica (PAV), 583-592
pneumonia bacteriana, 557-582
tuberculose (TB), 593-628
doenças obstrutivas
asma, diagnóstico e manejo clínico, 731-750
asma, patogênese e fenótipos, 713-730
bronquiectasia, 853-876
bronquiolite, 897-911
doença pulmonar obstrutiva crônica (DPOC), diagnóstico e manejo clínico, 767-785
doença pulmonar obstrutiva crônica (DPOC), patogênese e história natural, 751-766
doenças das vias aéreas superiores, 877-896
doenças intratorácicas das vias aéreas, 897-911
fibrose cística (FC), 822-852
perigos e cessação do tabagismo, 807-821
doenças pulmonares infiltrativas/intersticiais (DPI)
doença pulmonar induzida por fármacos, 1275-1294
doenças do tecido conjuntivo (DTC), 1165-1187
doenças pulmonares eosinofílicas, 1221-1242
linfangioleiomiomatose (LAM), 1243-1259
pneumonia intersticial idiopática, 1118-1152
pneumonite por hipersensibilidade (PH), 1153-1164
sarcoidose, 1188-1206
síndrome da proteinose alveolar pulmonar, 1260-1274
neoplasias
aspectos clínicos das, 940-964
tumores benignos, 991-1000
tumores malignos metastáticos, 981-990
Medições da água pulmonar, 1107-1108
Medições dos gases sanguíneos arteriais
técnica de gás residente, 419
Medidas da função ventilatória, 407-417.
Ver também Testes (provas) de função pulmonar
espirometria forçada, 407-409, 408f
fluxo, 407-412, 408f
dependência do esforço negativo, 411
doenças pulmonares obstrutivas, 411-412
doenças pulmonares restritivas, 412

espirogramas normais, 408f
espirometria forçada, 407-410, 408f, 409t
estenose, 412
fluxo expiratório forçado médio, 410
malacia, 412
máximo esforço expiratório de capacidade vital (CV), 409-410, 409t
modelo de limitação do fluxo expiratório, 408f
obstrução das vias aéreas superiores, 412
relações fluxo-volume, 410-412, 410f-412f
ventilação voluntária máxima (VVM), 407-408
volume expiratório forçado em 1 segundo (VEF$_1$), 407-409, 409f-410f, 409t
volumes e capacidades pulmonares, 408f
recolhimento elástico pulmonar, 416-417, 417f
volumes pulmonares, 412-416
capacidade residual funcional (CRF), 412-413, 414f
capacidade vital (CV), 408f, 412
circuito aberto de nitrogênio (N$_2$), 412-413, 413f
circuito fechado de hélio (He), 412-413, 414f
estática, 412
métodos de diluição de gases, 413, 413f
ofegante, 416
pletismografia de corpo, 413-415, 414f
pressão transpulmonar, 416
resistência das vias aéreas (RVA), 415, 415f
respiração tranquila, 416
Medidas de saúde relacionados com qualidade de vida (SRQDV), 1199-1200
Medidas invasivas. *Ver também* Medições dos gases sanguíneos arteriais.
Medidas não invasivas. *Ver também* Medições dos gases sanguíneos arteriais.
Medidores da água, pulmão, 1107-1108
MELD. *Ver* Disease (MELD) scores
Melfalano, 1279
Meningiomas, intrapulmonares, 999-1000
Meningiomas intrapulmonares, 999-1000
MERS. *Ver* Síndrome respiratória do Oriente Médio (MERS)
Mesotelioma, 1467-1474. *Ver também* Tumores pleurais.
avaliações radiográficas do, 1469-1470, 1469f
biópsias. *Ver também* Biópsias.
pleural fechado, 1471
tarocoscopia, 1471
características genéticas do, 1468-1469
características patológicas do, 1471
cuidados paliativos, 1474
diagnóstico do, 1470-1471, 1470f
epidemiologia do, 1467-1468
estadiamento do, 1471-1472
estadiamento do *Mesothelioma Interest Group International* (IMIG), 1462t, 1471-1472
Sistema de Estadiamento de Brigham, 1466t, 1471-1472
tumor-nódulo-metástase (TNM), 1471-1472
etiologia do, 1467-1468
fenótipo, 1473
fibras de amianto, ações das, 1469
imunoterapia, 1474
insuflação de talco, 1471
maligno, 237, 238f
manifestações clínicas do, 1469
período de latência, 1469
pleural maligno (MPM), 367, 367f

pleurectomia com decorticação (P/D), 1472
pneumonectomia extrapleural (PEP), 1472
prognóstico, 1471-1472
quimioprevenção para, 1474
quimioterapia, 1473
síndromes paraneoplásicas e, 1475.
Ver também Síndromes paraneoplásicas.
tomografia por emissão de pósitrons (PET) e, 367, 367f
tramento genético, 1473-1474
tratamento com radiação, 1473
tratamento do, 1472-1474
tratamentos cirúrgicos, 1472-1473
triagem para, 1474
Mesotelioma benigno, 1474-1475. *Ver também* Tumores fibrosos solitários (TFS).
Mesotelioma localizado, 1474-1475. *Ver também* Tumores fibrosos solitários (TFSs)
Mesotelioma maligno, 237, 238f. *Ver também* Mesotelioma.
Mesotelioma pleural maligno (MPM), 367, 367f
Metanol, 807
Metapneumovírus humano (hMVP), 548-549
Metapneumovírus (MPV), 548-549
Metástase embólica vascular, 990
Metil-CCNU. *Ver* Metil- cloroetil ciclo-hexil nitrosoureia (metil-CCNU).
Metil- cloroetil ciclo-hexil nitrosoureia (metil-CCNU), 1281-1282
Metil-cloroetil nitrosoureia (metil-CCNU), 1275
Metilxantinas, 780
Metisergida, 1421
MET. *Ver* Equivalentes metabólicos (MET)
Método de Fowler, 47, 47f
Método *stop-and-shoot*, 304-305. *Ver também* Tomografia computadorizada (TC).
Métodos de circuito aberto. *Ver também* Medições de gases sanguíneos arteriais
Métodos de circuito fechado. *Ver também* Medições dos gases sanguíneos arteriais.
Métodos de oscilações forçadas. *Ver também* Medições dos gases sanguíneos arteriais.
Métodos PEN. *Ver* Métodos de pressão expiratória negativa (PEN)
Métodos radiográficos. *Ver também* Medições dos gases sanguíneos arteriais.
MFI. *Ver* Fatores inibitórios da migração de macrófagos (MFI)
MFR. *Ver* Multifármacos-resistente (MFR)
Miastenia grave, 1697, 1727
Micoses
endêmicas, 646-660
coccidioidomicose, 652-655
distribuição geográfica das, 646, 647f
esporotricose, 660
histoplasma, 646-652. *Ver também* Histoplasma.
paracoccidioidomicose, 658-659
peniciliose, 660
referências para, 660
visões gerais das, 646, 660q
oportunistas, 661-681
aspergilose, 670-676, 670f. *Ver também* Aspergilose.
candidíase, 669-670
criptococose, 667-669
epidemiologia das, 661
fungos (melanizados) dematiáceos, 680
hialo-hifomicose, 679-680
infecções invasivas por fungos (IIF), 661
mucormicoses, 677-678
referências para, 681
terapias antifúngicas para, 661-667, 662t-666t
visões gerais das, 661, 681q

Micoses endêmicas, 646-660. *Ver também* Micoses.
  blastomicose, 655-658
    diagnóstico da, 657
    doença extrapulmonar, 657, 657f
    epidemiologia da, 656
    manifestações clínicas da, 657, 656f-657f
    moderadamente grave a grave, 658
    patogênese da, 656
    pulmonar crônica, 657
    pulmonares agudas, 656f, 657
    suave a moderada, 658
    transmissão da, 657
    tratamento da, 658
  coccidioidomicose, 652-655
    cavitária, 654-655
    coccidioidomas, 654
    diagnóstico da, 655
    disseminada, 654
    epidemiologia da, 652
    insuficiência respiratória aguda na, 654
    manifestações clínicas da, 653-654
    nódulos pulmonares, 654-655
    patogênese da, 652-653, 653f
    pneumonia aguda não complicadora na, 655
    pneumonia complicadora na, 655
    pulmonar, 653-654, 654f
    síndrome do desconforto respiratório agudo (SDRA) na, 654
    transmissão da, 655
    tratamento da, 655
  distribuição geográfica das, 646, 647f
  esporotricose, 660
  histoplasma, 646-652. *Ver também* Histoplasma.
    controle de complicações, 651-652
    diagnóstico da, 650-651
    diretrizes da Infectious Diseases Society of America (ISDA) para, 650
    epidemiologia da, 646-647
    manifestações clínicas da, 648-650
    patogênese da, 647-648
    perspectivas históricas da, 646-647
    severidade da, 648
    transmissão da, 650
    tratamento da, 651-652
  paracoccidioidomicose, 658-659
    diagnóstico da, 659
    epidemiologia da, 658
    manifestações clínicas da, 659
    patogênese da, 658-659
    pulmonar, 659f, 659
    tratamento da, 659
  peniciliose, 660
  referências para, 660
  visões gerais da, 646, 660q
Micoses oportunistas, 661-681. *Ver também* Micoses.
  aspergilose, 670-676, 670f. *Ver também* Aspergilose.
    epidemiologia, 670
    patogênese da, 670-671
    tipos de infecção, 671-676
  candidíase, 669-670
    epidemiologia da, 669
    manifestações clínicas da, 669-670
    tratamento da, 670
  criptococose, 667-669
    diagnóstico da, 668-669
    epidemiologia da, 667
    manifestações clínicas da, 668, 668f
    patogênese da, 667-668
    síndrome de reconstituição imune inflamatória (SRII) e, 669
    tratamento da, 669

  epidemiologia, 661
  fungos dematiáceos (melanizados), 680
  hialo-hifomicose, 678-680
    diagnóstico da, 679
    epidemiologia da, 679-679
    manifestações clínicas da, 679, 679f
    patogênese da, 679
    tratamento da, 680
  infecções invasivas por fungos (IIF), 661
  mucormicoses, 677-678
    diagnóstico da, 677-678
    epidemiologia da, 676-677
    manifestações clínicas da, 677, 678f
    patogênese da, 677
    tratamento da, 678
  referências para, 681
  terapias antifúngicas para, 661-667, 662t-666t
    azoles, 661-666, 662t-665t
    comparações das, 662t-666t
    equinocandinas, 662t-665t, 667
    flucitosina, 662t-665t, 667
    indicações aprovadas pelo Food and Drug Administration, 661, 665t-666t
    polienos, 661-666, 662t-666t
    terbinafina, 662t-665t, 667
  visões gerais da, 661, 681q
Microaspiração, 1173
Microbactérias de crescimento lento, 630t, 636. *Ver também* Infecções por microbactérias não tuberculosas (MNT).
  comparações das, 630t
  complexo *Mycobacterium avium* (MAC), 636-639, 637f-638f, 638t
  definição das, 636
  doença pulmonar por *Mycobacterium kansasii*, 639-640, 640f
  Mycobacterium malmoense, 640-641
  Mycobacterium simiae, 641
  Mycobacterium szulgai, 641
  Mycobacterium xenopi, 640
  vs. microbactérias de crescimento rápido (MCR), 641-643
Microbactérias de crescimento rápido, 641-643. *Ver também* Infecções por microbactérias não tuberculosas (MNT).
Microbactérias de crescimento rápido (MCR), 630t, 641-643
  comparações das, 630t
  Mycobacterium abscessus, 642, 642f
  Mycobacterium chelonae, 643
  vs. microbactérias de crescimento lento, 636. *Ver também* Microbactérias de crescimento lento.
Microbioma humano, 716
Microbioma humano, 716
Microsporidiose, 698
Mielina tubular, 141, 141f
Mielina tubular, 141, 141f
Mielinólise sifilítica, 1694
Mielinólise sifilítica, 1694
Mioblastomas, células granulares. *Ver* Tumores de células granulares.
Mioblastomas de células granulares. *Ver* Tumores de células granulares.
Mioedema, 1413
Miopatias, 1727-1728
  inflamatória, 1698-1699
  metabólica, 1699
Miopatias inflamatórias crônicas, 1698-1699
Miopatias inflamatórias crônicas, 1698-1699
Miopatias metabólicas, 1699
Miosite, 1183
Miosite por corpos de inclusão (MCI), 1698-1699

miRNA. *Ver* microRNA (miRNA)
Mitomicina C, 1278
MLVA. *Ver* Músculo liso das vias aéreas (MLVA).
MMM. *Ver* Melhoria médica máxima (MMM)
M-modo. *Ver* Modo de movimento (M-modo).
MMP. *Ver* Mesotelioma maligno da pleura (MMP)
Modelo de três compartimentos, 70
Modelo de três compartimentos, 70
Modelo de três zonas, 53-54, 53f
Modelo de três zonas, 53-54, 53f
Modelo de Weibel, 44-45, 45f
Modelo de Wells, 1014-1016, 1015f, 1015t
Modificadores de leucotrieno, 744, 782
Modo A. *Ver* Modo de Amplitude (Modo A).
Modo de amplitude (modo A), 348-349, 349t. *Ver também* Ultrassonografia.
Modo de brilho (*B-mode*), 348-349, 349t, 351f. *Ver também* Ultrassonografia.
Modo de movimento (M-modo), 348-349, 349t. *Ver também* Ultrassonografia.
  ponto de pulmão, 349t
  sinal de estratosfera, 349t
  sinal de litoral, 349t
  sinal sinusoide, 349t
Modos, ultrassonografia, 348-349
Monócitos, circulação, 1536-1537
Monócitos circulantes, 1536-1537
Monóxido de carbono, 807
MPM. *Ver* Metaloproteinases de matriz (MPM)
MPV. *Ver* Metapneumovírus (MPV).
MRSA. *Ver* Staphylococcus aureus resistente à meticilina (MRSA).
Mucolíticos, 513. *Ver também* Antitussígenos.
Mucormicose, 677-678
  diagnóstico da, 677-678
  epidemiologia da, 676-677
  manifestações clínicas da, 677, 678f
  patogênese da, 677
  tratamento da, 678
Mucosa nasal, 177
Mucoviscidose, 822. *Ver também* Fibrose cística (FC).
Multicenter Intrapleural Sepsis Trial (MIST) *1 study*, 1426, 1426f, 1426, 1426f
Multifármaco-resistente (MFR)
  organismos, 559, 567
  patógenos, 564-565
Multimodalidades de tratamentos, 986, 987f
Multipla técnica de eliminação de gás inerte, 71-72, 71f
Múltiplos nódulos pulmonares, 313-314, 314f
Musculatura inspiratória, 1695, 1695t, 1826-1827
Músculo liso das vias aéreas (ASM), 733, 735
Músculos das vias aéreas superiores, 1695, 1695t
Músculos expiratórios, 1695, 1695t
Músculos respiratórios, 1695t
  condições estáticas, 80-81, 81f
  doenças dos, 1695t, 1697-1699
  fadiga, 82
Mutações do fator V Leiden, 1002-1003
Mycobacterium abscessus, 642, 642f
Mycobacterium chelonae, 643
Mycobacterium spp, 629-645. *Ver também* Infecções por microbactérias não tuberculosas (MNT).
Mycobacterium malmoense, 640-641
Mycobacterium simiae, 641
Mycobacterium szulgai, 641
Mycobacterium xenopi, 640
Mycoplasma spp, 510

N

Nanopartículas, 169
  aerossóis ambientais e, 180-181
  feitas pelo homem, 169
Nanopartículas sintetizadas pelo homem, 169
Nariz, 877-881
  fisiologia do, 877-879
  histologia do, 877-879
  patologia da cavidade nasal, 879-881
  rinite, 879-881. *Ver também* Rinite.
Na$^+$
  Na$^+$, K$^+$-ATPase
    T1 e células alveolares, 135-138
National Center for Biotechnology Information (NCBI), 33-36
National Emphysema Treatment Trial (NETT), 1822
National Lung Screening Trial (NLST), 317-318, 941
Navegação broncoscópica virtual, 380. *Ver também* Broncoscopia diagnóstica.
Navegação eletromagnética (NEM), 380, 381f. *Ver também* Broncoscopia diagnóstica.
NCBI. *Ver* National Center for Biotechnology Information (NCBI).
Neblina, 180-181
Nebulizadores a jato, 171, 172f
Nebulizadores, jato, 171, 172f
Necrose caseosa, 600
NEM. *Ver* Navegação eletromagnética (NEM).
Neoplasias do trato aerodigestivo, 894
  carcinomas de células escamosas (CCE), 894
  definição das, 894
  papilomavírus humano (HPV) e, 894
Neoplasias do trato aerodigestivo superior, 894
  carcinomas de células escamosas (CCE), 894
  definição das, 894
  papilomavírus humano (HPV) e, 894
Neoplasias. *Ver também* Cânceres do pulmão.
  aspectos clínicos das, 940-964
  contra tumores, 991. *Ver também* Tumores.
  tumores benignos, 991-1000
  tumores malignos metastáticos, 981-990
    casos especiais de, 989-990
    diagnóstico das, 983-986
    epidemiologia das, 981
    história clínica das, 981, 982f
    mecanismos moleculares de metástase, 982-983, 983f
    referências para, 990
    tratamento dos, 986-989
    visões gerais das, 981, 990q
Nervo
  queima, 1691-1692
Nervos parassimpáticos, 724
NETT. *Ver National Emphysema Treatment Trial* (NETT).
Neurite intercostal, 520
Neurofibromatose tipo 2 (NF2), 1468-1469
Neuropatia de Charcot Marie Tooth, 1727
Neuropatia periférica metabólica, 1727
Neuropatias
  Charcot Marie Tooth, 1727
  imunológica, 1727
  polineuropatia inflamatória aguda, 1695-1696
Neuropatias imunológicas, 1727
Neuropatias periféricas, 1727
Neurossarcoidose, 1200-1201. *Ver também* Sarcoidose.
Neutrófilos, 725, 856-857, 857f, 1536-1537
NHANES III. *Ver National Health and Nutrition Examination Survey* (NHANES) III
Nicotina, 807
  tratamento de reposição, 818-819
    adesivos transdérmicos de nicotina, 817
    comparações da, 817t
  goma de polacrilex de nicotina, 817
  inaladores de nicotina, 817
  pastilhas de nicotina, 817
  sprays nasais de nicotina, 817
  vício, 812-813. *Ver também* Perigos e cessação do tabagismo.
  cigarros de baixo rendimento e, 815
  definição da, 812
  fatores multifatoriais da, 812
  mecanismos neurobiológicos da, 813-814, 814f
  sintomas de abstinência, 812
Nitrofurantoína, 1421
Nitrosaminas, 807
Nitrosoureias, 1281-1282
NLST. *Ver National Lung Screening Trial* (NLST).
NMDA. *Ver* N-metil-D-aspartato (NMDA).
N-metil-D-aspartato (NMDA), 501-502
NML. *Ver* Nódulos tipo meningoteliais (NML).
Nocardiose, 1434
Nociceptores C, 501
Nociceptores silenciosos, 516
Nocturnal Oxygen Therapy Trial (NOTT), 1827
Nódulos
  múltiplos, 313-314, 314f
  não calcificados, 361
  pulmonares, 654-655
  reumatoides, 1176
  solitários, 310
    pulmonares (SPN), 312-313, 313f-314f, 361
  tipo meningoteliais (MLN), 999-1000, 999f
Nódulos pulmonares solitários (NPS), 312-313, 313f-314f, 361
Nódulos pulmonares solitários (NPS) não calcificados, 361
Nódulos reumatoides, 1176. *Ver também* Nódulos.
Nódulos reumatoides pulmonares, 1176. *Ver também* Artrite reumatoide (AR).
Normal *vs.* anormal
  padrões respiratórios, 270, 270f
  sons do pulmão, 271-272, 272t
  surfactante pulmonar, 146-148
NOTT. *Ver Nocturnal Oxygen Therapy Trial* (NOTT).
NPS. *Ver* Nódulos pulmonar solitários (NPS)
NT-BMP. *Ver* peptídeos natriuréticos cerebrais N-terminais (NT-BMP).
N-terminais, 144-145
Número de Reynolds, 85
Nutrição
  infecções pleurais e, 1429
  suporte nutricional, 1826
NXX2-1, 29

O

Obesidade, 1719-1722
  avaliações pré-operatórias e, 463. *Ver também* Avaliações pré-operatórias.
  diagnóstico da, 1719
  doenças da parede torácica em, 1719-1722
  etiologia da, 1719
  fisiopatologia da, 1719-1722
    capacidade de exercício, 1721-1722
    capacidade pulmonar total (CPT), 1719-1720, 1720f, 1720t
    controle da respiração, 1721
    função pulmonar, 1720, 1720t
    mecânica respiratória, 1720-1721
    padrões de respiração, 1721
    troca gasosa, 1721
  grave (mórbida), 1719
  índice de massa corporal (IMC) e, 1719
  perda de peso e, 1722
  síndrome da hipoventilação da obesidade (SHO), 1719-1722, 1791
  tratamento da, 1722
  vs. sobrepeso, 1719
Obesidade mórbida (grave), 1719. *Ver também* Obesidade.
Obesidade severa (mórbida), 1719. *Ver também* Obesidade.
Oblíquas, 303
Obstruções
  veia cava superior, 1508-1509
  venosa central, 1413
  vias aéreas, 1731-1738
    asma, 1737-1738. *Ver também* Asma.
    doença pulmonar obstrutiva crônica (DPOC), 1731, 1732f. *Ver também* Doença pulmonar obstrutiva crônica (DPOC).
    fisiopatologia da, 1731-1737
    vias aéreas superiores, 1731
Obstruções centrais das vias aéreas. *Ver também* Obstruções.
Obstruções vasculares pulmonares, 423
Obstruções venosas centrais, 1413
Oleotórax, 1711-1712, 1722q
Oligomerização, 144-145
OMS. *Ver* Classificações da Organização Mundial da Saúde (OMS)
Online Mendelian Inheritance in Man, 35-36
Opacidades lineares, 320, 320f
Opacidades, pulmão, 320-322, 320f
Opacidades reticulares, 320, 320f
Organização bruta e sub-bruta, 3-6, 4f-5f, 5t. *Ver também* Anatomia pulmonar.
ORMDL3. *Ver* Gene 3 tipo ORM1 (ORMDL3)
Orofaringe
  deposição/*clearance* de aerossol e, 173f, 173
  desvio da, 173, 173f
Ortopneia instantânea, 266
Oscilometria por impulso. *Ver também* Medições dos gases sanguíneos arteriais.
Oscilometria por impulso (OSI), 733-734
OSI. *Ver* Oscilometria de impulso (OSI).
Osteoartropatia hipertrófica, 275
Osteoartropatia hipertrófica, 275, 275f
Osteoartropatia pulmonar hipertrófica, 838-839
Osteoporose, 774, 811-812
Otimização da sincronia, 1775-1777. *Ver também* Ventilação mecânica (VM).
Oxaliplatina, 1280
Oxidantes
  ferimentos oxidantes, 1275
Óxido nítrico fracional exalado (FeNO), 1300
Oxigenação sistêmica, 1542
Oxigenação sistêmica, 1542
Oxigênio
  avaliação e tratamentos, 1827-1828, 1827t
  dosagens, 1827-1828
  orientações para, 1827, 1827t
  sistemas de entrega, 1828
  treinamento de exercício como a reabilitação adjunta, 1828
  captação, 63-64, 63f
  detecção, 74-75
  hipercapnia induzida por oxigênio, 1529. *Ver também* Hipercapnia.
  terapia, 782-783
  transporte, 58-59, 59f

P

PACG. *Ver* Pneumonia adquirida na comunidade grave (PACG)

Pacientes que não devem ser entubados, 1788
PAC. *Ver* Pneumonia adquirida na comunidade (PAC).
Paclitaxel, 1282
$PaCO_2$. *Ver* Pressão arterial do dióxido de carbono ($PaCO_2$).
Padrões de cooperação pobres, 432, 432t
Padrões de cooperação pobres, 432, 432t
Padrões de respiração suspirante, 270, 270f
Padrões de sibilador (chiador), 716-717
Padrões do sibilador persistente, 716–717
Padrões moleculares associados ao perigo (DAMP), 139-140
Padrões normais de respiração, 270, 270f
Padrões respiratórios, 270, 270f
   controle dos, 173-174, 174f
   deposição de aerossol/ *clearance* e, 174, 174f
Paecilomyces spp, 1153-1154
PAH. *Ver* Pneumonia adquirida (nosocomial) no hospital (PAH)
Palpação, 270. *Ver também* Exames do tórax.
Panbronquiolite difusa, 775
Panbronquiolite difusa, 775
Pancreatite, 1647-1649
   aguda, 1416
   autoimune, 1649
   definição da, 1647
   dor no peito na, 525-526
   efusão pleural (EP) na, 1648-1649, 1649f
   esclerosante, 1649
   fibrose cística (FC) e, 840
   incidência da, 1647
   insuficiência respiratória na, 1647-1648
Pancreatite aguda, 1416. *Ver também* Pancreatite.
Pancreatite autoimune, 1649. *Ver também* Pancreatite.
Pancreatite esclerosante, 1649. *Ver também* Pancreatite.
PaO_2. *Ver* Pressão arterial do oxigênio (PaO_2).
Papilomas, 991-994, 992f
   escamosas, 991
   infecções pelo papilomavírus humano (HPV) e, 991
   lesões endobrônquicas exofíticas, 991
   papilomatose respiratória recorrente (RPR), 991-992
   solitária, 991-992, 992f
Papilomas, 991. *Ver também* Papilomas.
Papilomas solitários, 991-992, 992f. *Ver também* Papilomas.
Papilomatose laríngea, 991-992
Papilomatose laríngea juvenil, 991-992
Papilomatose laringotraqueal, 991-992
Papilomavírus humano (HPV), 894
Paquidermoperiostose, 275
Paracoccidioidomicose, 658-659. *Ver também* Micoses endêmicas.
   diagnóstico da, 659
   epidemiologia da, 658
   manifestações clínicas da, 659
   patogênese da, 658-659
   pulmonar, 659f
   tratamento da, 659
Parada respiratória
   aguda, 1723-1739
      comprometimento neural e transmissão, 1726-1730
      defeitos da parede torácica, 1730-1731
      definição da, 1723
      fisiopatologia da, 1724, 1724f, 1725t
      impulso ventilatório insuficiente e, 1724-1726
      insuficiência vascular, 1738-1739
      obstrução das vias aéreas, 1731-1738
      referência para, 1739
      visões gerais da, 1723-1724, 1738q-1739q
      na coccidioidomicose, 654
      no tórax instável, 1714-1716, 1714f-1715f
      pancreatite e, 1647-1648
   tratamento da
      cuidados de fim de vida, 1807-1820
      insuficiência respiratória hipoxêmica aguda, 1740-1760
      insuficiência ventilatória aguda, 1723-1739
      reabilitação pulmonar, 1821-1831
      síndrome do desconforto respiratório agudo (SDRA), 1740-1760
      transplante, pulmão, 1832-1849
      ventilação mecânica, 1761-1777
      ventilação não invasiva, 1778-1793
Paradoxo inflamatório, 143
Paragonimíase, 689-691, 690f, 1437-1438
Paralisia bilateral das cordas vocais, 893. *Ver também* Paralisia das cordas vocais.
Paralisia bilateral do diafragma, 1701, 1702f, 1727
Paralisia, cordas vocais, 892-893
   bilateral, 893
   unilateral, 892
Paralisia das cordas vocais, 892-893
   bilateral, 893
   unilateral, 892
Paralisia diafragmática unilateral, 1700, 1727
Paralisia unilateral das cordas vocais, 892. *Ver também* Paralisia das cordas vocais.
Parâmetros metabólicos, 113-115. *Ver também* Equilíbrio acidobásico.
   bicarbonato, 113-114, 115f
   excesso de base, 114-115, 114f
   forte diferença de íons (FDI), 115
Parâmetros ventilatórios, 113. *Ver também* Equilíbrio acidobásico.
Parcerias clínico-paciente, 749-750
Parede torácica
   defeitos, 1730-1731
      anormalidades esqueléticas, 1730
      controle das, 1730-1731
      doença pleural, 1730
      doença pulmonar parenquimatosa, 1730
      fibrose pulmonar idiopática, 1731
   doenças, 1707-1722. *Ver também* Alterações extrapulmonares.
      cifoscoliose, 1707-1711, 1708f-1710f, 1708t-1709t, 1711t
      espondilite anquilosante (EA), 1716-1719, 1716f-1717f, 1719f
      obesidade e, 1719-1722. *Ver também* Obesidade.
      oleotórax, 1711-1712, 1722q
      peito escavado, 1712-1714, 1713f
      referências para, 1722
      toracoplastia, 1711-1712, 1711f-1712f
      tórax instável, 1714-1716, 1714f-1716f
      visões gerais das, 1707, 1722q
   integração com o pulmão, 82-83, 83f
   recolhimento elástico, 80-82
Parede, tórax. *Ver* Parede torácica.
Parênquima pulmonar da doença, 1173
Parkinsonismo, 1694
Partículas
   distribuição, monodispersa *vs.* polidispersa, 168-169
   medidas de tamanho, 169-170. *Ver também* Deposição do aerosol e *clearance*
PAS. *Ver* Ácido para-aminossalicílico (PAS)
Patched 1 (PTCH1), 27
Patogênese
   da asma, 713-730
   da doença pulmonar obstrutiva crônica (DPOC), 751-766
Patógenos
   Acinetobacter spp, 584
   Alternaria spp, 1153-1154
   Aspergillus fumigatus, 1186
   Aspergillus spp, 1153-1154
   Aureobasidium spp, 1153-1154
   Bacillus spp, 1153-1154
   Bordetella pertussis, 510
   Chlamydiae spp, 510
   Cladosporium spp, 1153-1154
   Epicoccum spp, 1153-1154
   Fusarium spp, 1153-1154
   Haemophilus influenzae, 584
   Klebsiella spp, 1153-1154
   Mycobacterium spp, 629-645
   Mycoplasma spp, 510
   Paecilomyces spp, 1153-1154
   Penicillium spp, 1153-1154
   Proteus spp, 584
   Pseudomonas aeruginosa, 583
   Staphylococcus aureus resistente à meticilina (MRSA), 558-560, 584-585, 585f
   Streptococcus pneumoniae, 584
   Trichosporon spp, 1153-1154
Patologia da cavidade nasal, 879-881
Patologia e inflamação
   diagnóstico patológico, 225
   doenças pulmonares malignas e intersticiais, 225-250
PAV. *Ver* Pneumonia associada à ventilação (PAV).
PCI. *Ver* Peso corporal ideal (PCI).
PCO. *Ver* Pneumonia criptogênica organizante (PCO).
PCP. *Ver* Peso corporal previsto (PCP).
PCT. *Ver* Procalcitonina (PCT).
PDGF. *Ver* Fatores de crescimento derivados de plaquetas (PDGF).
PDGFR. *Ver* Receptores do fator de crescimento derivado de plaquetas (PDGFR).
P/D. *Ver* Pleurectomia com decorticação (P/D).
PEAI. *Ver* Pneumonia eosinofílica aguda idiopática (PEAI).
PECI. *Ver* Pneumonia eosinofílica crônica idiopática (PECI).
Pectorilóquia, 273
Pectus excavatum, 1712-1714, 1713f
PEEP. *Ver* Pressão expiratória final positiva (PEEP).
PE. *Ver* Pneumonia eosinofílica (PE).
Pemetrexed, 1473
Penicilliose, 660. *Ver também* Micoses endêmicas.
Penicillium spp, 1153-1154
Pentassacarídeos sintéticos, 1017
Pentassacarídeos sintéticos, 1017
PEP. *Ver* Pneumotórax espontâneo primário (PEP).
Peptídeo relacionado ao gene da calcitonina (CGRP), 510
Peptídeos sintéticos, 368
PEP. *Ver* Pneumonectomia extrapleural (PEP).
Percussão, 271. *Ver também* Exames do tórax.
Perfurações
   esofágica, 1415-1416, 1415f
   visceral, 1503-1505, 1504f-1505f
Perfurações esofágicas, 1415-1416, 1415f
Perfurações viscerais, 1503-1505, 1504f-1505f
Perfusão
   cerebral, 1533-1534, 1534f
   pulmonar *ex vivo*, 1835

relações de perfusão-ventilação, 425.
    Ver também Troca gasosa.
    aplicações clínicas da, 425
    desigualdade, 69-70, 69f
    relações, 67
    taxas, 70-73, 73f
Perfusão cerebral, fluxo vs. volume,
    1533-1534, 1534f
Perfusão pulmonar ex vivo, 1835
Pericardite, 519f, 520-521
Perigos e cessação do tabagismo, 807-821.
    avaliações pré-operatórias e, 462-463.
        Ver também Avaliações pré-operatórias.
    cessação, 815-820
        aconselhamento para, 816-817
        benefícios da, 820
        bupropiona, 818
        diretrizes baseadas em evidências para,
            815-816, 816f
        epidemiologia da, 815
        estratégias de implementação dos 5 A
            para, 815, 816t
        farmacoterapia para, 818-819, 816t-817t
        motivações para, 819
        nos programas de reabilitação, 1824.
            Ver também Reabilitação.
        recursos médicos para, 820
        terapia de reposição de nicotina para,
            818-819
        terapias combinadas, 819
        vareniclina, 818
    cigarros eletrônicos (e-cigarros), 820-821,
        820t
    dependência da nicotina, 812-813
        cigarros de baixo rendimento e, 815
        definição da, 812
        fatores multifatoriais da, 812
        mecanismos neurobiológicos da,
            813-814, 814f
        sintomas de abstinência, 812
    doenças relacionadas com o tabagismo,
        807-812, 808t
        asma, 809
        câncer, 808, 808t
        cicatrização atrasada de feridas, 811
        complicações pós-operatórias, 811
        condições inflamatórias do pulmão, 809
        diabetes, 811
        doença pulmonar crônica, 809
        doença pulmonar obstrutiva crônica
            (DPOC), 809
        doenças cardiovasculares, 810-811
        doenças pulmonares não neoplásicas, 809
        fatores de risco da complicação, 811-812
        gripe, 810, 810t
        infecções, 809-810, 810t
        infecções por Helicobacter pylori, 811
        infecções virais, 810, 810t
        interações do tabagismo com fármacos,
            812, 813t
        osteoporose, 811-812
        tuberculose (TB), 810, 810t
    epidemiologia dos, 807
    Family Smoking Prevention and Tobacco Control
        Act, 820
    perigos para a saúde do fumo passivo, 812,
        813t
    pneumonia adquirida na comunidade (PAC)
        e, 559
    referências para, 821
    regulamentação do tabaco, 820
    toxicologia do, 807
    visões gerais do, 807, 821q
Perigos e cessação do tabagismo, 807-821.
    Ver também Perigos e cessação do tabagismo.

Perigos e cessação do tabagismo, 807-821. Ver
    também Perigos e cessação do tabagismo.
Perigos para a saúde do fumo passivo,
    811-812, 813t. Ver também Perigos e
    cessação do tabagismo.
Período de latência, mesotelioma, 1469
PeriOperative Ischemic Evaluation (POISE) trial,
    461
Permeabilidade
    edema. Ver também Edema pulmonar.
        aumentado, 1096, 1101-1104, 1102f,
            1103t, 1111-1114
        distúrbios clínicos associados da,
            1103-1104, 1103t
        fisiopatologia do, 1101-1103
        mecanismos do, 1103-1104, 1103t
        na síndrome do desconforto respiratório
            agudo (SDRA), 1100-1101
        nas lesões pulmonares agudas (LPA),
            1100-1101
        resultados do, 1115-1116
        tratamento do, 1111-1114
    hipótese, 1100-1101
    pulmão, 1537
Permeabilidade pulmonar, 1537
Perturbações pós-obstrutivas, 867
PES. Ver Pneumotórax espontâneo secundário
    (PES).
Peso corporal ideal (PCI), 1767-1768
Peso corporal previsto (PCP), 1771
PET híbrida/câmeras de TC, 360
pH
    paradoxo, 128
    vs. H+, 111
PH. Ver Pneumonia de hipersensibilidade (PH)
pH-stat, 1542
PI3 Q. Ver fosfatidilinositol-3-quinase (PI3 Q)
Pico do fluxo expiratório (PFE), 716
PID. Ver Pneumonia intersticial descamativa
    (PID).
Pigarro, 507
Pili, 557
PIM. Ver Manosídeos de fosfatidilinositol (PIM).
PIM. Ver Pressão inspiratória máxima (PIM).
PINE. Ver Pneumonite intersticial não
    específica (PINE)
PINE. Ver Pneumonia intersticial não específica
    (PINE).
PIOPED. Ver Prospective Investigation of
    Pulmonary Embolism Diagnosis (PIOPED).
Piotórax associado a linfoma, 1476-1477
Piritrexim, 1281
Planejamento intenção curativa, 364-366
Planos de cuidados avançados, 1830-1831
Platipneia, 266
Pleiotropia, 32
Plessímetro, 271
Pletismografia, 413-415, 414f
Pletismografia tipo fechada (pressão),
    413-415, 414f
Pletismografia tipo volume, 413-415, 414f
Pleura, 17-19, 17f-19f. Ver também Anatomia
    pulmonar.
Pleurectomia, 1467
Pleurectomia com decorticação (P/D), 1472
Pleurisia, 518
Pleurite bacteriana espontânea, 1412
Pleurite bacterianaespontânea, 1412
Pleurite. Ver também Derrame pleural (DP).
    artrite, 1418
    bacteriana espontânea, 1412
Pleurite por tuberculose (TB), 1433-1434
    derrame pleural (DP) e, 1433
    diagnóstico da, 1433-1434
    líquido pleural e, 1433

manifestações clínicas da, 1433
patogênese da, 1433
tratamento da, 1434
visões gerais da, 1433
Pleurite reumatoide, 1418
Pleurodese, 1443
Plexor, 271
PM/ DM. Ver Polimiosite/dermatomiosite (PM/
    DM).
PMNs. Ver Leucócitos polimorfonucleares
    (PMN).
Pneumocítica hiperplasia micronodular
    (PHMN), 994-995, 995f
Pneumoconioses, 1307-1330
Pneumomediastino, 1496-1510
    considerações anatômicas do, 1496, 1497f
    controle do, 1535-1537
        história natural, 1535-1536
        ventilação com pressão positiva, 1536
    definição do, 1496
    espontâneo, 1499-1500, 1500t
        condições predisponentes, 1499-1500
        controle do, 1499
        definição do, 1499
        fatores precipitantes do, 1500
    espontâneo vs. secundário, 1499
    fisiopatologia do, 1496-1499
        origens do ar, 1496-1499, 1498t
        ruptura alveolar espontânea, 1497-1498,
            1498f-1499f
    manifestações clínicas e diagnóstico do,
        1501-1502
        achados laboratoriais, 1501
        características radiográficas, 1501,
            1501f-1502f
        sinais e sintomas, 1501
    perspectivas históricas do, 1496
    referências para, 1510
    secundário, 1496
        barotrauma, 1500-1501
        infeccioso, 1501
    síndromes, 1499-1501
    visões gerais do, 1496, 1510q
    vs. mediastinite, 1496, 1503. Ver também
        Mediastinite.
Pneumonectomia extrapleural (PEP), 1472
Pneumonia, 532-533
    aguda, 655
    aspiração, 1173
    associada à ventilação mecânica (AVM),
        583-592
        diagnóstico de, 585-588
        epidemiologia da, 584-585
        patogênese da, 583-584
        prevenção de, 590-592
        referências para, 592
        tratamento da, 588-590, 588t
        visões gerais da, 583, 592q
    bacteriana, 557-582
    coccidioidomicose e, 655
    complicada, 655
    descomplicada, 655
    diagnóstico de, 273-275
    eosinofílica, 1221-1242, 1223f-1224f.
        Ver também Doenças pulmonares
        eosinofílicas.
    experimental, 1542
    inalação, 558
    intersticial
        no lúpus eritematoso sistêmico (LES),
            1178
    intersticial idiopática, 1118-1152
    intersticial não específica (IPNE),
        1156-1157
    micoplasma, 273-275

Pneumonia *(Cont.)*
 ordem sindrômica definida para. *Ver também*
  Conjuntos de ordem sindrômica
  organizadora, 1175, 1241
 pneumonia adquirida no hospital (PAH),
  559. *Ver também* Pneumonia adquirida
  no hospital (nosocomial) (PAH)
 superinfecção, 570
 viral, 532-533
  hospedeiros imunocomprometidos,
   532-533
  hospedeiros normais, 532
  vírus da varicela-zóster (VVZ), 554-556,
   555f
Pneumonia adquirida em hospitais
  (nosocomiais) (PAH), 559. *Ver também*
  Pneumonia bacteriana.
 agentes antimicrobianos para, 568t
 avaliações microbiológicas da, 562t
 causas da, 559
 diagnóstico da, 557
 diretrizes de tratamento empírico com
  antibióticos para, 565-566, 566t
 incidência da, 557
 início precoce, 559
 organismos resistentes a multifármacos
  (MDR) e, 559
Pneumonia adquirida na comunidade (PAC).
  Ver também Pneumonia bacteriana.
 agentes antimicrobianos orais *vs.*
  intravenosos (IV), 567, 568t
 avaliação da severidade da, 564-567
 avaliações microbiológicas da, 562t
 causas da, 558, 558t
 consumo de álcool e, 559
 critérios de admissão na unidade de terapia
  intensiva (UTI), 565, 565t
 diagnóstico da, 557
 diagnóstico diferencial da, 564
 doença pulmonar obstrutiva crônica (DPOC)
  e, 559
 fatores de hábitos pessoais da, 559
 fatores geográficos da, 559
 fatores ocupacionais, de, 559
 fatores relacionados com a idade da,
  558-559
 grave (SCAP), 565
 incidência da, 557-558
 tabagismo e, 559
 típica *vs.* atípica, 560, 560f
 tratamentos padrão para, 565
Pneumonia aguda não complicada, 655
Pneumonia associada à ventilação (PAV), 566,
  583-592. *Ver também* Pneumonia.
 diagnóstico da, 585-588
  Escore para a Infecção Pulmonar Clínica
   (EIPC), 585-586, 586f
  estratégias clínicas, 585-586, 586f
  estratégias invasivas, 586-587, 587f
  resumos de evidências, 587-588
 epidemiologia da, 584-585
  agentes etiológicos, 584-585, 585f
  custos imputáveis, 584
  incidência da, 584-585
  mortalidade e morbidade, 584
 patogênese da, 583-584
 prevenção da, 590-592
  abordagens convencionais de controle
   da infecção, 590
  políticas estruturadas, 592
  profilaxia específica, 591
 referências para, 592
 tratamento da, 588-590, 588t
  evitação do uso excessivo de antibióticos,
   589-590

inicial, 588-589
terapias com aerossol, 590
visões gerais da, 583, 592q
Pneumonia atípica primária, 1436
Pneumonia bacilar Gram-negativa, 573-575,
 574f-575f
Pneumonia bacilar Gram-negativa (BGN),
 573-575, 574f-575f
Pneumonia bacteriana, 557-582. *Ver também*
 Pneumonia.
 abscessos pulmonares e, 570
 associada à ventilação mecânica (AVM),
  565-566. *Ver também* Pneumonia
  associada à ventilação mecânica (AVM)
 avaliação da, 560-564
  avaliações radiográficas, 561
  clínica, 560-561
  culturas de líquido pleural, 563
  exames de escarro, 561-562
  hemoculturas, 562-563
  microbiológica, 561-563, 562t
  sorológico, 563
  testes de ácidos nucleicos (EAN), 563
  testes de detecção do antígeno, 563
  testes de diagnóstico laboratoriais, 561
  varredura por tomografia
   computadorizada (TC), 561
 controle terapêutico da, 564-567, 580
  terapia antimicrobiana, adaptações do,
   580
  tratamento antimicrobiano, 565-567,
   568t
 diagnóstico diferencial da, 564
 epidemiologia da, 558-560
 fisiopatologia da, 557-558
 manifestações clínicas da, 560, 560f
 patogênese da, 557-558
 pneumonia adquirida em hospital (AHP)
  (nosocomial), 559
  agentes antimicrobianos para, 568t
  avaliações microbiológicas das, 562t
  causas da, 559
  de início precoce, 559
  diagnóstico da, 557
  diretrizes do tratamento empírico com
   antibiótico para, 565-566, 566t
  incidência das, 557
  organismos multifármacos-resistentes
   (OMR) e, 559
 pneumonia adquirida na comunidade (PAC)
  agentes antimicrobianos, orais *vs.*
   intravenosos (IV), 567, 568t
  avaliação da severidade da, 564-567
  avaliações microbiológicas da, 562t
  causas da, 558, 558t
  comorbidades da, 559
  consumo de álcool e, 559
  critérios de admissão na unidade de
   terapia intensiva (UTI), 565, 565t
  diagnóstico da, 557
  diagnóstico diferencial da, 564
  fatores de hábitos pessoais da, 559
  fatores geográficos da, 559
  fatores ocupacionais da, 559
  fatores relacionados com a idade da,
   558-559
  grave (SCAP), 565
  incidência da, 557-558
  tabagismo e, 559
  típica *vs.* atípica, 560, 560f
  tratamento-padrão para, 565
 pneumonia não responsiva e falhas no
  tratamento, 579-580
  avaliação da, 579
  causas infecciosas da, 579

causas não infecciosas da, 579
estudos de imagem da, 580
estudos microbiológicos da, 580
pneumonia piogênica, 567-578
 bactérias anaeróbicas, 577-578, 578f
 estreptococos beta (β)-hemolíticos do
  grupo A (*Streptococcus pyogenes*), 570
 estreptococos beta (β)-hemolíticos do
  grupo A (*Streptococcus pyogenes*),
  573-575, 574f-575f
 Haemophilus influenzae, 570-571
 Legionella pneumophila, 576, 576f
 pneumonia bacilar Gram-negativa,
  573-575, 574f-575f
 Streptococcus anginosis, 570
 Streptococcus constellatus, 570
 Streptococcus intermedius, 570
 Streptococcus milleri estreptococos do
  grupo C, 570
 Streptococcus pneumoniae (pneumonia
  pneumocócica), 567-578
pneumonias associadas aos cuidados de
 saúde (PACS), 559-560
 incidência de, 559-560
 tratamentos empírico com antibióticos
  para, 566
prevenção da, 581-582
 cessação do tabagismo, 582
 vacinas, 581
referências para, 582
técnicas invasivas de diagnóstico, 563-564
 amostras por broncoscopia, 563-564
 aspiração pulmonar transtorácica, 564
 indicações para, 563
 lavagem (ou lavado) broncoalveolar
  (LBA), 563-564
visões gerais da, 557q, 582q
Pneumonia criptogênica organizante (PCO), 241
Pneumonia em organização, 245, 245f, 1175,
 1241
Pneumonia eosinofílica idiopática aguda
 (PEIA), 1227-1228
Pneumonia eosinofílica idiopática crônica
 (PEIC), 1, 225-1, 227, 1225f-1226f
Pneumonia eosinofílica (PE), 249, 249f
Pneumonia experimental, 1542
Pneumonia fibrinosa aguda, 245, 245f
Pneumonia fibrinosa aguda, 245, 245f
Pneumonia grave adquirida na comunidade
 (PGAC), 565. *Ver também* Pneumonia
 adquirida na comunidade (PAC).
Pneumonia intersticial
 no lúpus eritematoso sistêmico (LES), 1178
Pneumonia intersticial bronquiolocêntrica,
 245, 245f
Pneumonia intersticial descamativa (PID), 243
Pneumonia intersticial idiopática, 1118-1152,
 1242. *Ver também* Pneumonia.
Pneumonia intersticial inespecífica (PII),
 1156-1157. *Ver também* Pneumonia.
Pneumonia não responsiva, 579-581. *Ver
 também* Pneumonia bacteriana.
 avaliação da, 579
 causas infecciosas da, 579
 causas não infecciosas da, 579
 estudos de imagem da, 580
 estudos microbiológicos da, 580
Pneumonia nosocomial. *Ver* Pneumonia
 adquirida no hospital (PAH) (nosocomial)
Pneumonia piogênica, 567-578. *Ver também*
 Pneumonia bacteriana.
 bactérias anaeróbicas, 577-578, 578f
 estreptococo beta (β)-hemolítico do grupo
  A (*Streptococcus pyogenes*), 573-575,
  574f-575f

Haemophilus influenzae, 570-571
Legionella pneumophila, 576, 576f
pneumonia bacilar Gram-negativa, 573-575, 574f-575f
Streptococcus anginosis, 570
Streptococcus constellatus, 570
Streptococcus intermedius, 570
Streptococcus milleri do grupo C estreptocóccico, 570
Streptococcus pneumoniae (pneumonia pneumocócica), 567-578
Pneumonia pneumocócica, 567-578
　curso clínico da, 567-568
　diagnóstico microbiológico da, 567
　epidemiologia da, 567
　manifestações clínicas da, 567
　Streptococcus pneumoniae na, 567-578
　tratamento da, 570
Pneumonia por áscaris, 1235-1236
Pneumonia por aspiração, 1173. *Ver também* Pneumonia.
Pneumonia por micoplasma, 273-275. *Ver também* Pneumonia.
Pneumonia por superinfecção, 570
Pneumonias eosinofílicas induzidas por fármacos, 1240, 1240t
Pneumonite
　aguda por lúpus, 1178
Pneumonite de hipersensibilidade (PH), 245-249, 1153-1164
　apresentação clínica da, 1155
　características clínicas da, 1158-1159, 1160t
　　função pulmonar, 1158
　　imagem, 1158-1159, 1158f-1159f
　　sinais e sintomas, 1157-1158
　　testes da função pulmonar (TFP), 1158
　configurações de exposição e fatores de risco, 1154-1155
　definição da, 1153
　diagnóstico da, 1159-1162, 1161t
　　biópsias pulmonares, 1162
　　desafios de inalação, 1162
　　diagnóstico diferencial, 1161t
　　históricos de exposição, 1160-1161, 1161t
　　lavagem broncoalveolar (LBA), 1155-1156, 1159, 1161
　　pneumonite fibrótica crônica por hipersensibilidade (PH), 1156, 1160t
　　pneumonite por hipersensibilidade aguda (PH), 1160t
　　pneumonite subaguda por hipersensibilidade (PH), 1156, 1160t
　　teste de anticorpos, 1161
　epidemiologia da, 1155
　etiologia da, 1153-1154, 1154t
　　agentes microbianos, 1153-1154, 1154t
　　proteínas animais, 1154, 1154t
　　sensibilizadores químicos, 1154, 1154t
　fatores do hospedeiro da, 1156
　histopatologia da, 1157, 1157f
　história natural da, 1162
　imunopatogênese da, 1155-1156
　prevenção da, 1164
　prognóstico para, 1162
　tratamento da, 1163
　　evitar o antígeno, 1163
　　tratamentos farmacológicos, 1163
　visões gerais da, 1153, 1164q
　vs. sarcoidose, 1189. *Ver também* Sarcoidose.
Pneumonite, hipersensibilidade, 1153-1164
　apresentação clínica da, 1155
　características clínicas da, 1158-1159, 1160t

　　função pulmonar, 1158
　　imagem, 1158-1159, 1158f-1159f
　　sinais e sintomas, 1157-1158
　　testes da função pulmonar (TFP), 1158
　configurações de exposição e fatores de risco, 1154-1155
　definição da, 1153
　diagnóstico da, 1159-1162, 1161t
　　biópsias pulmonares, 1162
　　desafios de inalação, 1162
　　diagnóstico diferencial, 1161t
　　históricos de exposição, 1160-1161, 1161t
　　lavagem broncoalveolar (LBA), 1155-1156, 1159, 1161
　　pneumonite fibrótica crônica por hipersensibilidade (PH), 1156, 1160t
　　pneumonite por hipersensibilidade aguda (PH), 1160t
　　pneumonite subaguda por hipersensibilidade (PH), 1156, 1160t
　　teste de anticorpos, 1161
　epidemiologia da, 1155
　etiologia da, 1153-1154, 1154t
　　agentes microbianos, 1153-1154, 1154t
　　proteínas animais, 1154, 1154t
　　sensibilizadores químicos, 1154, 1154t
　fatores de hospedagem, 1156
　histopatologia, 1157, 1157f
　história natural, 1162
　imunopatogênese da, 1155-1156
　prevenção da, 1164
　prognóstico para, 1162
　tratamento da, 1163
　　evitar o antígeno, 1163
　　tratamentos farmacológicos, 1163
　visões gerais da, 1153, 1164q
　vs. sarcoidose, 1189. *Ver também* Sarcoidose.
Pneumonite intersticial linfocítica, 1609
Pneumonite lúpica aguda, 1178. *Ver também* Lúpus eritematoso sistêmico (LES).
Pneumopatia difusa
　na polimiosite/dermatomiosite (PM/DM), 1182-1183, 1182f
　na síndrome de Sjögren, 1180
　no lúpus eritematoso sistêmico (LES), 1178
Pneumotórax, 1439-1460
　catamenial, 1449
　　definição de, 1449
　　diagnóstico de, 1449
　　etiologia, 1449, 1449f
　　incidência do, 1449
　　patogênese do, 1449
　　tratamento do, 1449
　classificação do, 1439
　derrame pleural (DP) de colesterol, 1455-1456
　derrame pleural (DP) quiliforme, 1455-1456
　diagnóstico do
　　procedimentos invasivos, 341, 342f
　edema pulmonar de reexpansão (EPR), 1450-1451
　　definição de, 1450
　　fisiopatologia do, 1450
　　incidência do, 1450
　　manifestações clínicas do, 1450
　　prevenção do, 1450-1451
　espontâneo primário (EP), 1440-1444
　　diagnóstico do, 1441-1442, 1441f
　　etiologia do, 1440-1441
　　incidência do, 1440
　　manifestações clínicas do, 1441

　　taxas de recorrência do, 1442, 1443f
　　tratamento do, 1442-1444
　espontâneo secundário (ES), 1444-1446
　　da tuberculose (TB), 1446
　　definição do, 1444
　　diagnóstico do, 1444-1445, 1445f
　　etiologia do, 1444, 1444f
　　frequência do, 1444
　　manifestações clínicas do, 1444
　　na síndrome da imunodeficiência adquirida (AIDS), 1445-1446
　　taxas de recorrência do, 1445
　　tratamento do, 1445
　fibrotórax, 1458-1460
　　diagnóstico de, 1459-1460, 1459f-1460f
　　fibrose pleural e, 1458-1460
　　tratamento do, 1460
　fisiopatologia do, 1439-1440, 1440f
　hemotórax, 1456-1458
　　complicações do, 1457-1458
　　diagnóstico do, 1456-1457
　　iatrogênico, 1458
　　não traumático, 1458
　　traumático, 1456-1458, 1456f-1457f
　iatrogênico, 1446-1447
　　definição de, 1446
　　diagnóstico de, 1446, 1447f
　　etiologia, 1446
　　frequência do, 1446
　　sinal do sulco profundo, 1446, 1447f
　　tratamento do, 1446-1447
　neonatal, 1448-1449
　　frequência do, 1448
　　manifestações clínicas do, 1448
　　patogênese do, 1448
　　tratamento do, 1448-1449
　pseudoquilotórax, 1455-1456
　　definição do, 1455
　　diagnóstico do, 1456
　　manifestações clínicas do, 1456
　　patogênese do, 1455-1456
　　tratamento do, 1456
　　tuberculose (TB) e, 1456
　　vs. quilotórax, 1451
　quilotórax, 1451-1455
　　congênito, 1455
　　definição de, 1451
　　diagnóstico do, 1452-1453, 1453f
　　etiologia do, 1451-1452
　　fechamento do defeito e, 1454
　　fetal, 1452, 1455
　　fisiopatologia do, 1451
　　linfangioleiomiomatose (LAM) pulmonar e, 1455
　　manifestações clínicas do, 1452
　　não traumático, 1454-1455
　　neonatal, 1452
　　nutrição e, 1454
　　tratamento do, 1453-1455, 1453t
　　vs. pseudoquilotórax, 1451
　recomendações para viagens aéreas, 1448
　tensão, 1449-1450
　　definição do, 1449
　　diagnóstico do, 1450
　　fisiopatologia do, 1449
　　manifestação clínica do, 1449-1450
　　tratamento do, 1450
　traumático (não iatrogênico), 1447-1448
　　diagnóstico do, 1447-1448
　　incidência do, 1447
　　mecanismos do, 1447
　　tratamento do, 1447-1448
　visões gerais do, 1439, 1460q
Pneumotórax catamenial, 1449. *Ver também* Pneumotórax.

Pneumotórax espontâneo primário (PEP), 1440-1444. *Ver também* Pneumotórax.
  diagnóstico do, 1441-1442, 1441f
  etiologia do, 1440-1441
  incidência do, 1440
  manifestações clínicas do, 1441
  taxas de recorrência do, 1442, 1443f
  tratamento do, 1442-1444
    aspiração simples, 1442-1443
    cirurgia torácica assistida por vídeo (VATS), 1443-1444
    drenagem pleural, 1443
    observações e, 1442
    oxigênio suplementar, 1442
    patch de sangue autólogo, 1443
    pleurodese, 1443
    toracotomia aberta, 1443
    vazamentos persistentes do ar e, 1443
Pneumotórax espontâneo secundário (PES), 1444-1446. *Ver também* Pneumotórax.
  definição de, 1444
  diagnóstico do, 1444-1445, 1445f
  etiologia do, 1444, 1444f
  frequência do, 1444
  manifestações clínicas do, 1444
  na síndrome da imunodeficiência adquirida (AIDS), 1445-1446
  na tuberculose (TB), 1446
  taxas de recorrência do, 1445
  tratamento do, 1445
Pneumotórax hipertensivo. *Ver também* Pneumotórax.
  definição do, 1449
  diagnóstico do, 1450
  fisiopatologia do, 1449
  manifestação clínica do, 1449-1450
  tratamento do, 1450
Pneumotórax iatrogênico, 1446-1447. *Ver também* Pneumotórax.
  definição de, 1446
  diagnóstico do, 1446, 1447f
  etiologia do, 1446
  frequência do, 1446
  sinal do sulco profundo, 1446, 1447f
  tratamento do, 1446-1447
Pneumotórax não iatrogênico, 1447-1448. *Ver também* Pneumotórax.
  diagnóstico do, 1447-1448
  incidência do, 1447
  mecanismos do, 1447
  tratamento do, 1447-1448
Pneumotórax neonatal, 1448-1449. *Ver também* Pneumotórax.
  frequência do, 1448
  manifestações clínicas do, 1448
  patogênese do, 1448
  tratamento do, 1448-1449
Pneumotórax traumático (não iatrogênico), 1447-1448
  diagnóstico de, 1447-1448
  incidência de, 1447
  mecanismos de, 1447
  tratamento de, 1447-1448
PNU. *Ver* Polimorfismos de nucleotídeo único (PNU).
Podofilotoxinas, 1282. *Ver também* Agentes quimioterapêuticos.
  comparações do, 1276t
  docetaxel, 1282
  etoposídeo (VP-16), 1282
  paclitaxel, 1282
  teniposídeo, 1282
Podoplanina (D2-40), 1246
POISE. *Ver* ensaio *PeriOperative ISschemic Evaluation* (POISE).

Policondrite recidivante, 1184-1185, 1184f-1185f. *Ver também* Doenças do tecido conjuntivo (DTC).
Policondrite recidivante, 1184-1185, 1184f-1185f. *Ver também* Doenças do tecido conjuntivo (DTC).
Polienos, 661-666, 662t-666t
Polimiosite/dermatomiosite (PM/DM), 1181-1183. *Ver também* Doenças do tecido conjuntivo (DTC).
  características clínicas da, 1182
  complicações da, 1183
  definição da, 1181
  diagnóstico da, 1181, 1181f-1182f
  doença pulmonar difusa na, 1182-1183, 1182f
  epidemiologia da, 1181-1182
  fatores de risco para, 1182
  imagiologia para, 1182
  manifestações pulmonares da, 1182-1183
  tratamento para, 1183
Polimorfismos de nucleotídeo único (PNU), 34-36
Polineuromiopatia, doença grave, 1699-1700
Polineuropatia desmielinizante idiopática, 1696
Polineuropatia desmielinizante idiopática aguda (PDIA), 1696, 1727. *Ver também* Síndrome de Guillain-Barré.
Polineuropatia inflamatória aguda, 1695-1696
Polineuropatia inflamatória aguda, 1695-1696
Polineuropatias
  desmielinizante idiopática aguda, 1696
  polineuropatia inflamatória aguda, 1695-1696f
Poliomielite, 1696
Polônio-210, 807
Ponto de pulmão, 349t
Pontuação do modelo para a infecção hepática em fase terminal (MELD), 1412
Pool sizes, 137f, 141-145, 141t. *Ver também* Surfactante pulmonar.
Porfiria, 1727
Posições pronadas, 1774. *Ver também* Ventilação mecânica (VM).
Pós-transplante. *Ver também* Transplante pulmonar.
  complicações
    doença linfoproliferativa pós-transplante (DLPT), 1846-1847, 1846f
  controle, 1837-1839
  resultados
    capacidade de exercício, 1839
    função pulmonar, 1838-1839
    hemodinâmica, 1839
    qualidade de vida (QV) de, 1839
    taxas de sobrevida, 1837-1838
PQAM. *Ver* Proteína quinase ativada por mitogênio (PQAM)
PQM-1. *Ver* Proteína quimioatrativa de monócitos-1 (PQM-1).
Prejuízo na transmissão neural, 1726-1730
  autuações de ventilação mecânica (VM), 1729
  botulismo, 1727
  causas farmacológicas, 1728
  doença do neurônio motor, 1727
  doenças imunológicas, 1727
  fraqueza neuromuscular associada a doença crítica, 1728-1729
  miastenia grave, 1727
  miopatias, 1727-1728
  neuropatias imunológicas, 1727

  prejuízo da junção neuromuscular (NM), 1727-1728
  princípios do contole ventilatório, 1730
Prescrições eletrônicas, 264
Prescrições, eletrônicas, 264
Preservação, pulmão, 1835-1836
Pressão
  ajustadores ciclo de suporte, 1776. *Ver também* Ventilação mecânica (VM).
  circulação, 49-50, 49f
  definição da, 77, 77f
  edema. *Ver também* Edema pulmonar.
    aumentado, 1096, 1101-1104, 1102f, 1103t, 1111-1114
    distúrbios clínicos associados da, 1103-1104, 1103t
    fisiopatologia do, 1101-1103
    mecanismos do, 1103-1104, 1103t
    na síndrome do desconforto respiratório agudo (SDRA), 1100-1101
    nas lesões pulmonares agudas (LPA), 1100-1101
    resultados do, 1115-1116
    tratamento do, 1111-1114
  Índice de tempo de pressão, 82
  platô, 84
  pletismografia
    pressão (tipo fechada), 413-415, 414f
    pressão-volume, 413-415, 414f
  pleural, 83-84, 1399
  pressão arterial do gás carbônico ($PaCO_2$), 1693
  pressão arterial do oxigênio (PaO_2), 1693
  pressão inspiratória máxima (PIM), 1696
  proteína transmural osmótica, 1100
  transdiafragmática, 1702, 1702f
  ventilação não invasiva (VNI), 1696
Pressão arterial de oxigênio (PaO_2), 1693
Pressão capilar pulmonar, 51
Pressão de platô, 84, 88-89
Pressão do dióxido de carbono arterial ($PaCO_2$), 112, 1527-1528, 1693
Pressão em cunha, 51
Pressão expiratória final positiva (PEEP). *Ver também* Ventilação com pressão positiva.
  aplicada, 1763
  atrofia muscular respiratória na, 82
  auto-PEEP, 1763
  benefícios da, 1766
  definição da, 1761
  efeitos prejudiciais da, 1766
  equação de movimento e, 87
  instigado clínico (PEEPset), 76
  intrínseca (PEEPi), 87-89, 87f-88f, 1763
    definição da, 87, 1763
    dinâmica, 88
    estática, 87-88
    na doença pulmonar obstrutiva crônica (DPOC), 87-89, 87f
    na ventilação mecânica (VM), 88, 1761-1765
  manobras de recrutamento (MR) na, 80
  obesidade e, 1720-1721. *Ver também* Obesidade.
  oculta, 1763
  pressão, 88-89
    platô, 84
    pleural, 82-83, 82f
  prolongamentos do tempo inspiratório, 1766
  recrutamento alveolar e troca gasosa, 1766
  síndrome do desconforto respiratório agudo (SDRA) e, 147
Pressão hidrostática microvascular, 1099-1100
Pressão hidrostática microvascular, 1099-1100

Pressão inspiratória máxima (PIM), 1696
Pressão osmótica de proteína transmural, diminuição, 1100
Pressão pleural, 83-84, 1399
Pressão positiva das vias aéreas de dois níveis, 1774
Pressão transmural, 78, 78f
Pressões da circulação, 49-50, 49f
　definição das, 49
　edema pulmonar e, 53
　efeitos dos fármacos sobre, 53
　pressão capilar pulmonar, 51
　relações fluxo-pressão, 51-52, 51f
　resistência vascular pulmonar, 50-53
　sistema nervoso autônomo e, 53
　vasos sanguíneos
　　exteriores, 50, 50f
　　interiores, 49-50, 49f
　volumes pulmonares e, 52, 52f. Ver também Volumes pulmonares.
Pressões da circulação pulmonar, 49-50, 49f
Pressões de abertura, 80
Pressões de fechamento, 80
Previsão da função pós-operatória, 463, 463t, 464f
Principais sintomas pulmonares, 265-268
　dispneia, 265-266. Ver também Dispneia.
　dor no peito, 267-268. Ver também Dor no peito.
　hematose, 267
　tosse, 266-267. Ver também Tosse.
Princípio de desempacotamento, 264t
Princípios científicos
　anatomia e desenvolvimento pulmonar
　　anatomia, 3-21
　　crescimento e desenvolvimento, 22-31
　　doença genética, 32-43
　fisiologia
　　circulação pulmonar, 92-110
　　equilíbrio acidobásico, 111-133
　　fluxo sanguíneo, 44-75
　　mecânica e energética, 76-91
　　regulação do equilíbrio de líquidos, 92-110
　　troca gasosa, 44-75
　　ventilação, 44-75
　inflamação e patologia
　　doenças pulmonares malignas e intersticiais, 225-250
　　mecanismos de defesa e imunologia
　　　clearance, 168-183
　　　deposição de aerossol, 168-183
　　　epitélio alveolar, surfactante pulmonar e, 134-149
Princípios de avaliação e diagnóstico
　avaliação pré-operatória e, 458-468. Ver também Avaliações pré-operatórias.
　avaliações
　　pré-operatório, 458-468
　　teste da função pulmonar, 407-436
　diagnósticos
　　broncoscopia diagnóstica, 372-382
　　histórico e exames físicos, 263-277
　　radiologia torácica. Ver Radiologia torácica.
　　tomografia por emissão de pósitrons (PET), 360-371
　　ultrassonografia, 348-359
Princípios de diagnóstico e de avaliação
　avaliações
　　pré-operatório, 458-468
　　teste da função pulmonar, 407-436
　diagnósticos
　　broncoscopia diagnóstica, 372-382
　　histórico e exames físicos, 263-277

　　radiologia torácica. Ver Radiologia torácica.
　　tomografia por emissão de pósitrons (PET), 360-371
　　ultrassonografia, 348-359
Princípios de fisiologia
　circulação pulmonar, 92-110
　equilíbrio acidobásico, 111-133
　fluxo sanguíneo, 44-75
　mecânica e energética, 76-91
　　condições dinâmicas, 84-89
　　condições estáticas, 78-84
　　terminologia, 76
　　trabalho de respiração, 89-90
　　visões gerais da, 76, 90q-91q
　regulação do equilíbrio hídrico, 92-110
　troca gasosa, 44-75
　ventilação, 44-75
Princípios do sistema de entrega, 171. Ver também Deposição de aerosol e clearance
　deposição, 172-174, 174f
　massa inalada, 172, 172f
Probabilidade pré-teste, 263
Procalcitonina (PCT), 561
Procarbazina, 1280, 1421
Procedimento de Fontan, 1421
Procedimento de Ravitch, 1713-1714
Procedimento de Ravitch modificado, 1713-1714
Processamento extracelular, surfactante, 145-146, 146f. Ver também Tensoativo
Processos de descontinuidade, 1773-1774. Ver também Ventilação mecânica (VM).
Produção de mediador, 1535-1536
Profilaxia para a fibrilação atrial (FA), 461-462
Profilaxia pós-embólica, 1022-1023
Programas de reabilitação abrangentes, 1824-1829. Ver também Reabilitação.
　adesão em longo prazo para, 1828
　avaliações do oxigênio e tratamentos, 1827-1828, 1827t. Ver também Oxigênio.
　educação do paciente, 1825-1826, 1825t
　fisioterapia respiratória, 1826-1827
　formação e apoio psicossocial, 1826
　organização de programas e recursos, 1829
　promoção de atividade física, 1829
　suporte nutricional, 1826
　treinamento de respiração, 1826-1827
　treinamento físico, 1824-1825
　treinamento muscular inspiratório, 1826-1827
　vacinações, 1827
Programa SSDI. Ver Social Security Disability Insurance (SSDI)
Projeto Genoma, 1000, 34-36
Projeto Genoma Humano, 43, 1465
Projeto HapMap, 34-36
Promoção da atividade física, 1829
Prostaciclina, 1043-1045
Prostaglandinas, 517, 723-724
Proteína
　derivado proteico purificado (DPP), 605-606
　dobrável, 140
　no líquido pleural, 1403
　surfactante, 141-145, 141t
　　proteína A do surfactante (SP-A), 142-143
　　proteína B do surfactante (SP-B), 143-144
　　proteína C do surfactante (SP-C), 144
　　proteína D do surfactante (SP-D), 144-145
　volume de negócios, 1398-1399
Proteína-1 BRCA1-associada, 1468
Proteína 2 de membrana associada ao lisossoma (LAMP2), 1068-1069

Proteína EsxH (TB10.4), 599
Proteína quimioatrativa de monócitos-1 (PQM-1), 1297
Proteínas Sprouty (SPRY), 26
Proteínas ribonucleares (PRN), 1183
Proteínas SPRY. Ver Proteínas Sprouty (SPRY).
Proteus spp, 584
Protocolo BLUE. Ver Protocolo Bedside Lung Ultrasound in Emergency (BLUE)..
Protocolo de Ultrassom Pulmonar de Cabeceira na Emergência (BLUE, do inglês, Bedside Lung Ultrasound in Emergency), 355-356. Ver também Ultrassonografia.
Provocação brônquica, 428
Pseudomonas aeruginosa, 583
Pseudoquilotórax, 1455-1456. Ver também Pneumotórax.
　definição do, 1455
　diagnóstico do, 1456
　manifestações clínicas do, 1456
　patogênese do, 1455-1456
　tratamento do, 1456
　tuberculose (TB) e, 1456
　vs. quilotórax, 1451. Ver também Quilotórax.
Pseudotumores intratorácicos. Ver também Tumores pulmonares primários raros
　histiocitose das células de Langerhans (HCL), 1248
Pseudotumores intratorácicos. Ver também Tumores raros primários do pulmão
　histiocitose das células de Langerhans (HCL), 1248
PTCH1. Ver Patched 1 (PTCH1).
PTLD. Ver Pós-transplante.
Pulmão artificial
　tecnologias, 1834-1835, 1834f
Pulmão de Danang, 1104
Pulmão de Miller, 1154. Ver também Pneumonia de hipersensibilidade (PH)
Pulmão de salva-vidas, 1153. Ver também Pneumonia de hipersensibilidade (PH)
Pulmão do criador de pássaros, 1154. Ver também Pneumonia de hipersensibilidade (PH)

Q

QLA. Ver Quinase do linfoma anaplásico (QLA)
QLT. Ver Questionário de Leicester sobre tosse (QLT)
Queixa principal, 265. Ver também Entrevistas médicas.
Queixa principal, 265. Ver também Entrevistas médicas.
Questionário da National Health Interview Survey (NHIS), 714
Questionário da NHIS. Ver Questionário da National Health Interview Survey (NHIS).
Questionário de dor McGill, 268
Questionário de Leicester sobre tosse (QTL), 505-506
Questionário Respiratório de St. George, 489
Questionários, 269. Ver também Históricos e exames físicos.
Quilotórax, 1439-1460. Ver também Pneumotórax.
　congênita, 1455
　defeitos de fechamento do, 1454
　definição do, 1451
　diagnóstico do, 1452-1453, 1453f
　etiologia do, 1451-1452
　fetal, 1452, 1455
　fisiopatologia do, 1451
　linfangioleiomiomatose pulmonar (LAM) e, 1455

Quilotórax *(Cont.)*
  manifestações clínicas do, 1452
  não traumática, 1454-1455
  neonatal, 1452
  nutrição e, 1454
  tratamento do, 1453-1455, 1453t
  vs. pseudoquilotórax, 1451
Quilotórax congênito, 1455. *Ver também* Quilotórax.
Quilotórax fetal, 1452, 1455. *Ver também* Quilotórax.
Quilotórax não traumático, 1454-1455. *Ver também* Quilotórax.
Quilotórax neonatal, 1452. *Ver também* Quilotórax.
Quimiocinas, 756-757
Quimioprevenção, 1474
Quimiorreceptores, 517
Quimiotaxia, 1536
Quimioterapia. *Ver também* Agentes quimioterapêuticos.
  para mesotelioma, 1473
  para tuberculose (TB). *Ver também* Tuberculose (TB).

R
RAB7, 599
Radiculite, 520
Radioaerossol, diagnóstico, 179
Radioaerossol para diagnóstico, 179
Radiografia
  limitações da especificidade subótima, 561
  limitações da variabilidade interobservador, 561
  tórax, 300-304. *Ver também* Radiografia do tórax.
    aplicações, 310-312
    fluoroscopia, 303
    técnicas, 300-304
Radiografia de tórax, 300-304. *Ver também* Imagens de diagnóstico não invasivas
  acurácia diagnóstica, 324
  aplicações clínicas da, 310-312, 313f
    asma aguda, 311
    avaliações de pacientes na unidade de terapia intensiva (UTI), 310-311
    avaliações do nódulo pulmonar solitário, 310
    detecção do câncer de pulmão, 310
    dispneia, 311
    exacerbação da doença pulmonar obstrutiva crônica (DPOC), 312
    indicações de doenças pulmonares agudas, 311-312
    radiografias de rotina, 310
    sintomas respiratórios agudos, 311
    varreduras, 310
  exames de rotina, 300-304, 301f
  fluoroscopia, 303
  superexpostas *vs.* corretamente expostas, 299, 300f
  visualizações de decúbito, 302-303, 302f-303f
  visualizações expiratórias, 300-302, 301f-302f
  visualizações lordóticas, 303-304
  visualizações oblíquas, 303
Radiologia torácica
  diagnóstico por imagem não invasiva
    imagem de ressonância magnética (RM), 309-310
    radiografia de tórax, 300-304
    referências para, 331
    tomografia computadorizada (TC), 304-309
    visões gerais da, 299-300, 331q
  imagem não invasiva, 299-331
  imagiologia invasiva, 332-347
  intervenções guiadas por imagem, 332-347
    imagiologia invasiva, 332-347
    imagiologia não invasiva, 299-331
Radiologia, torácica
  intervenções guiadas por imagem, 332-347
    imagiologia invasiva, 332-347
    imagiologia não invasiva, 299-331
  varredura com radionuclídeo, 1199
Radioterapia estereotáxica ablativa (REAB), 368-370
Ramificação dicotômica, 22-24
Ramificação, epitélio pulmonar, 22-24
Ramificação lateral, 22-24
RANTES. *Ver* Regulamentaçao na ativação de célula t normal expressa e segregada (RANTES)
Rapamicina, análogos, 1285
RAR. *Ver* Receptores de atuação rápida (RAR).
RCP. *Ver* Reação em cadeia da polimerase (PCR).
Reabilitação, 1821-1831
  adjuntos, recente, 1830-1831
    cuidados paliativos domiciliários, 1830
    ventilação não invasiva (VNI), 1830
    ventilação proporcional assistida, 1830
  avanço do planejamento da assistência e, 1830-1831
  definição da, 1821
  diretrizes para, 1823
    American Association of Cardiovascular and Pulmonary Rehabilitation (AACVRP), 1823, 1826
    American College of Chest Physicians (ACCP), 1823, 1826
    Global Initiative for Obstructive Lung Disease (GOLD), 1825
  indicações para, 1823-1824, 1823f
  justificativas para, 1823
  objetivos, 1821-1822
  perspectivas históricas da, 1822-1823
  programas abrangentes, 1824-1829
    adesão em longo prazo e, 1828
    assistência integrada ao paciente, 1828
    avaliações de oxigênio e tratamentos, 1827-1828, 1827t. *Ver também* Oxigênio.
    educação do paciente, 1825-1826, 1825t
    fisioterapia respiratória, 1826-1827
    formação e apoio psicossocial, 1826
    organização do programa e os recursos, 1829
    promoção da atividade física, 1829
    suporte nutricional, 1826
    treinamento da respiração, 1826-1827
    treinamento físico, 1824-1825
    treinamento muscular inspiratório, 1826-1827
    vacinações, 1827
  recomendações de cessação do tabagismo, 1824
  referência para, 1831
  resultados das avaliações, 1829-1830, 1829t
    Chronic Respiratory Disease Questionnaire (CRQ), 1829-1830
    Medical Outcomes Study Short Form-36 (SF-36), 1829-1830
    one-on-one, 1830
    St. George's Respiratory Questionnaire (SGRQ), 1829-1830
  visões gerais da, 1821, 1830q
Reabilitação pulmonar, 1821-1831
  adjuntos, recente, 1830-1831
    cuidados paliativos domiciliários, 1830
    ventilação não invasiva (VNI), 1830
    ventilação proporcional assistida, 1830
  avanços no planejamento da assistência e, 1830-1831
  componentes abrangentes do programa, 1824-1829
    adesão em longo prazo e, 1828
    assistência integrada ao paciente, 1828
    avaliações de oxigênio e tratamentos, 1827-1828, 1827t. *Ver também* Oxigênio.
    educação do paciente, 1825-1826, 1825t
    fisioterapia respiratória, 1826-1827
    formação e apoio psicossocial, 1826
    organização do programa e os recursos, 1829
    promoção da atividade física, 1829
    suporte nutricional, 1826
    treinamento da respiração, 1826-1827
    treinamento físico, 1824-1825
    treinamento muscular inspiratório, 1826-1827
    vacinações, 1827
  definição da, 1821
  diretrizes para, 1822-1823
    American Association of Cardiovascular and Pulmonary Rehabilitation (AACVPR) A, 1823, 1826
    American College of Chest Physicians (ACCP), 1823, 1826
    Global Initiative for Obstructive Lung Disease (GOLD), 1825
  indicações para, 1823-1824, 1823f
  justificativas para, 1823
  objetivos, 1821-1822
  perspectivas históricas da, 1822-1823
  recomendações de cessação do tabagismo, 1824
  referência para, 1831
  resultados das avaliações, 1829-1830, 1829t
    Chronic Respiratory Disease Questionnaire (CRQ), 1829-1830
    Medical Outcomes Study Short Form-36 (SF-36), 1829-1830
    one-on-one, 1830
    St. George's Respiratory Questionnaire (SGRQ), 1829-1830
  visões gerais da, 1821, 1830q
Reação em cadeia da polimerase (PCR)
  ensaios, 612-613
  tecnologia, 1165-1166
Reações induzidas, 1421-1422
Reações medicamentosas induzidas, 1421-1422
Readthroughs translacional (supressão), 845-846
Realce com contraste, 307-308. *Ver também* Tomografia computadorizada (TC).
Reativação, tuberculose (TB), 600-601. *Ver também* Tuberculose (TB).
RECA. *Ver Radiation Exposure Commission Act* (RECA)
Receptor-2 para o fator de crescimento epidérmico humano (HER-2), 1283
Receptor de potencial transitório vaniloide-1 (RPTV1), 501
Receptores acoplados a G-peptídeos, 367-368
Receptores de atuação rápida (RAR), 499-501, 499f. *Ver também* Tosse.
Receptores de estiramento da adaptação lenta, 1693
Receptores de estiramento de adaptação lenta, (REA), 500-501, 1693

Receptores de Proteínas Morfogenéticas de Osso Tipo II (BMPR2), 1033
Receptores de somatostatina (SSTR), 367-368
Receptores do fator de crescimento de fibroblastos (FGFR), 26
Receptores do fator de crescimento epidérmico (EGFR)
  anticorpos monoclonais e, 1283-1284
  testes de mutação, 230-231
Receptores do FCEV. *Ver* Receptores do fator de crescimento endotelial vascular (FCEV)
Receptores dos fatores de crescimento derivados de plaquetas (PDGFR), 1284
Receptores *Toll-like* (TLR), 719-720
Receptores J, 517
Receptores sensoriais polimodais, 499-501, 499f
Recolhimento elástico
  parede torácica, 80-82
  pulmões, 78-80, 79f
Recolhimento elástico
  parede torácica, 80-82
  pulmões, 78-80, 79f
Recomendações nas viagens aéreas, 1448
Recorrências da doença, 1848
Recorrências de doença primária, 1848
Recorrências, doença primária, 1848
Recuperando-se da insuficiência respiratória, 1773-1774
Redes
  tecido conjuntivo, 79
Redes de tecido conjuntivo, 79
Redução cirúrgica, 1473
Reestadiamento. *Ver também* Estadiamento.
Referência e tempo de listagem, 1833. *Ver também* Transplante pulmonar.
Reflexo
  fechamento da glote, 497-498
  tosse, 499-501, 499f, 505
Reflexo de deflação, 500-501
Reflexo de deflação de Hering-Breuer, 500-501
Reforço acústico, 349t, 351
Regimes tipo CHOP, 1476
Registros eletrônicos, 264
Registros médicos eletrônicos, 264
Registros médicos eletrônicos, 264
Regulação da tensão, 111-112
Regulação da transcrição, 28-29. *Ver também* Regulação molecular.
  definição, 28
  fatores de transcrição da família FOX, 29
  fatores de transcrição da família SOX, 29
  GATA6, 29
  Genes *Gli*, 29
  NXX2-1, 29
Regulação de ventilação, 1691, 1692f
Regulação do equilíbrio de líquidos, 92-110
Regulação gênica pós-transcricional, 29-31
Regulação molecular, 26-31. *Ver também* Crescimento e desenvolvimento pulmonar.
  definição da, 25
  mediadores que podem se dinfundir, 26-28
    ácido retinoico (AR), 26-27
    beta (β)-catenina, 27-28
    família Wingless (Wnt), 26-28
    Fator de células T/fator de intensificador linfoide (FCT-FIL), 27-28
    fatores de crescimento de fibroblastos (FCF), 26
    fatores de crescimento derivados de plaquetas (PDGF), 28
    fatores de crescimento endotelial vascular (VEGF), 28
    glicocorticoides, 28
    proteínas Sprouty (SPRY), 26
    receptores do fator de crescimento de fibroblastos (RFCF), 26
    sinalização de *sonic hedgehog (SHH)*, 27
    superfamília do fator transformador de crescimento-β (TGF-β), 27
  regulação da transcrição, 28-29
    definição, 28
    fatores de transcrição da família FOX, 29
    fatores de transcrição da família SOX, 29
    GATA6, 29
    genes *Gli*, 29
    NXX2-1, 29
  regulação gênica pós-transcricional, 29-31
Regulador transmembranar da fibrose cística (CFTR)
  células alveolares T1 e, 136
Regulamento
  gene pós-transcricional, 29-31
  molecular, 26-31. *Ver também* Regulação molecular.
  transcrição, 28-29. *Ver também* Regulação da transcrição.
Rejeição aguda celular, 1843-1844, 1844t. *Ver também* Complicações da rejeição.
Rejeição aguda mediada por anticorpos, 1844-1845. *Ver também* Complicações da rejeição.
Rejeição celular, 1843-1844, 1844t. *Ver também* Complicações da rejeição.
Rejeição hiperaguda, 1843. *Ver também* Complicações da rejeição.
Relações de Laplace, 140
Relações médico-paciente, 264-265
Relações médico-paciente, 264-265
Remoção do dióxido de carbono extracorporal (Rco_2EX), 1544-1545
Remodulin. *Ver* Treprostinil de sódio (Remodulin), subcutâneo *vs.* intravenoso (IV).
Renovação (*turnover*)
  proteína, 1398-1399
Resfriado comum, 528-529, 529f, 529t
Resfriado comum, 528-529, 529f, 529t
Resistência
  das vias respiratórias, 1530
  definição de, 78, 78f
  vascular pulmonar, 50-53
Resistência vascular, 50-53
Resistência vascular pulmonar (RVP), 50-53, 1033
Resistência vascular pulmonar total, 51
Respiração atáxica, 270, 270f
Respiração automática
  controladores, 1528
  desordens, 1694
Respiração bradipneica, 270, 270f
Respiração de Biot, 270, 270f
Respiração de Cheyne-Stokes, 270, 270f, 1694
Respiração de Kussmaul, 270, 270f
Respiração paradoxal, 273-275
Respiração única
  método, 65
  testes, 419
Respiração voluntária
  alterações, 1694
  controladores, 1528-1529
Ressecções
  pulmares
    avaliações pré-operatórias para, 463-468
    diretrizes, 464-466, 465f
    previsão da função pós-operatória, 463, 463t, 464f
    teste cardiopulmonar (TCP), 464. *Ver também* Teste de esforço cardiopulmonar (TECP)
    teste preditivo, 464
    tumores malignos metastáticos, 987-989, 988t
Ressecções pulmonares, 464-468
  diretrizes, 464-466, 465f
  previsão da função pós-operatório, 463, 463t, 464f
  teste cardiopulmonar (TCP), 464. *Ver também* Teste cardiopulmonar (TCP).
  teste preditor, 464
Restauração da integridade epitelial, 1537
Restrição extrapulmonar, 1179, 1179f
Retorno venoso, diminuição, 1110
Retransplante, 1848. *Ver também* Transplante pulmonar.
Revatio. *Ver* Sildenafial (Revatio)
RI. *Ver* Regulador de inserção (RI)
Rinite, 879-881
  alérgica, 879-880
    asma e, 880
    diagnóstico da, 879
    epidemiologia da, 879
    fisiopatologia da, 880
    imunoterapia subcutânea (ITSC) *vs.* sublingual (SLITSC), 880
    tratamento da, 880, 881f
  classificação da, 879
  crônica não alérgica, 881
  definição da, 879
  vasomotora, 881
Rinite alérgica, 879-880. *Ver também* Rinite.
Rinite não alérgica crônica, 881. *Ver também* Rinite.
Rinite não alérgica crônica, 881. *Ver também* Rinite.
Rinite vasomotora, 881. *Ver também* Rinite.
Rinossinusite, 507, 882-883, 883t
  aguda, 883-884, 883t
    epidemiologia da, 883
    microbiologia da, 883t
    tratamento da, 884
  crônica com pólipos nasais (CRSwNP), 885-886
    definição da, 885
    diagnóstico da, 885, 885f
    tratamento da, 886
  crônica (CRS), 884-885
    alergias e, 884-885
    asma e, 884-885
    epidemiologia da, 884
    fisiopatologia da, 884
  diagnóstico da, 882-883, 883t
Rinossinusite aguda, 883-884, 883t. *Ver também* Rinossinusite.
Rinossinusite crônica com pólipos nasais (RNCPN), 885-886. *Ver também* Rinossinusite.
Rinossinusite crônica (RSC), 884-885. *Ver também* Rinossinusite.
Rinovírus, 528-530, 529f, 529t
Riociguat, 1046
Riscos de resultados adversos, 458-460
Rise (slope) adjusters (ajustadores de inclinação), 1776. *Ver também* Ventilação mecânica (VM).
Rituximab, 1448
Rivaroxaban, 1019
RMAMC. *Ver* Receptor do macrófago com *moniae collagenous* (RMAMC)
RM. *Ver* Ressonância magnética (RM).
RNA. *Ver* Ácido ribonucleico (RNA).
Roncos, 271-272, 272t
Ronco sonoro, 271-272, 272t
Roncos sibilantes, 271-272, 272t
RP. *Ver* Razão de probabilidade (RP)

RPTA1. *Ver* Canal receptor de potencial transitório de cátions, da subfamília A, membro 1 (RPTA1)
RPTV1, Receptor de potencial transitório vaniloide-1 (RPTV1)
RRP. *Ver* Receptores de reconhecimento de padrões (RRP)
RSCcPN. *Ver* Rinossinusite crônica com pólipos nasais (RSCcPN)
RSC. *Ver* Rinossinusite crônica (RSC).
RSQ. *Ver* Proteína ribossomal S6 quinase (RSQ)
RS-USEB. *Ver* Ultrassonografia endobrônquica com sonda radial (RS-USEB)
Rubéola, 528-529, 529t
Rubor hipotérmico, 1835
Rubor hipotérmico, 1835
RVP. *Ver* Resistência vascular pulmonar (RVP).

S

Salina hipertônica (HTS), 847
Salina hipertônica nebulizada (SHN), 847
Salmeterol Multicenter Asthma Research Trial (SMART), 742
Sarampo
   vírus, 547-548
Sarcoidose, 1188-1206
   achados patológicos da, 1196-1198, 1197f
   definição de, 1188
   derrame pleural (DP) exsudativo e, 1419
   diagnóstico de, 1190-1196, 1191f
      achados radiológicos, 1190-1191, 1191t, 1192f-1194f
      biópsias de tecidos extrapulmonares, 1194-1195
      broncoscopia, 1193
      bronquiectasia, 866
      coleta de dados clínicos, 1190
      envolvimento extrapulmonar, 1190
      exames de tecido, 1193-1196, 1195f
      fenótipos clínicos, 1195, 1195t
      lavagem broncoalveolar (LBA), 1188, 1193
      marcadores séricos, 1192-1193
      teste de Kveim-Siltzbach, 1196, 1198
      tomografia por emissão de pósitrons (PET), 1196, 1196f
   doença pulmonar na, 1198-1200
      depressão, 1200
      radiografias do tórax, 1198
      teste de caminhada de 6 minutos (TC6), 1199
   epidemiologia da, 1188, 1189f
   etiologia da, 1188-1190
      antígenos potenciais, 1188-1189
      aspectos genéticos, 1189-1190
      exaustão do sistema imunitário, 1190
      exposições ambientais e ocupacionais, 1189
      Mycobacterium tuberculosis, 1189
      proteína catalase-peroxidase microbacteriana, 1189
   extrapulmonar, 1200-1202, 1200t
      anormalidades hematológicas, 1202
      aumento da glândula parótida, 1202
      comprometimento articular, 1202
      envolvimento cutâneo, 1200, 1200f
      envolvimento das glândulas endócrinas, 1202
      envolvimento das orelhas-nariz-garganta, 1202
      envolvimento esplênico, 1202
      envolvimento hepático, 1202
      envolvimento ocular, 1200, 1200t
      linfadenopatia, hilar *vs.* mediastínica, 1202
      neurossarcoidose, 1200-1201
      sarcoidose cardíaca, 1201, 1201t
   sarcoide, 1190
   tratamento da, 1202-1206, 1203t
      agentes de hipertensão pulmonar, 1204-1205, 1205t
      controle das complicações, 1204-1206
      cuidados de suporte, 1204
      medicamentos anti-inflamatórios, 1202-1206
      transplante pulmonar, 1206
      tratamento para aspergilloma, 1205
   visões gerais da, 1188, 1205q-1206q
   vs. pneumonite de hipersensibilidade (PH), 1189. *Ver também* Pneumonite de hipersensibilidade (HP)
   vs. síndromes granulomatosas multiorgânicas idiopáticas, 1198
Sarcoidose cardíaca, 1201, 1201t. *Ver também* Sarcoidose.
Sarcoidosis Health Questionnaire, 1199
Sarcoma de Kaposi, 1475-1476, 1605-1606, 1605f
Sarcomas
   Kaposi, 1475-1476, 1605-1606, 1605f
   pulmonar primário. *Ver também* Tumores pulmonares primários raros
SDRA. *Ver* Síndrome do desconforto respiratório agudo (SDRA).
SDR. *Ver* Síndrome do desconforto respiratório (SDR).
SDRVA. *Ver* Síndrome de disfunção reativa das vias aéreas (SDRVA).
Seashore sign, 349t
Sedimentação gravitacional, 169
Sedimentação gravitacional, 169
Seios paranasais, 881-886
Sensoriamento celular, 1538-1539
Sepse, 1542-1543
Sequenciamento
   de alto rendimento, 1465
Sequestro broncopulmonar, 25, 25f
Sequestro broncopulmonar, 25, 25f
Serotonina, 501-502, 517
SHE. *Ver* Síndrome hipereosinofílica (SHE).
SHO. *Ver* Obesidade.
SHP. *Ver* Síndrome hepatopulmonar (SHP).
SHT. *Ver* Salina hipertônica (SHT)
Shunts, 66-67, 1098
Shunts da direita para a esquerda, 1098
Shunts sistêmicos portais intra-hepáticos transjugular (TIPS), 1412
SIADH. *Ver* Síndrome de secreção inapropriada de hormônio antidiurético (SIADH)
Sibilos, 272t, 273
Sibilos agudos, 271-272, 272t
Sibilos de baixa frequência, 271-272, 272t
Sildenafil (Revatio), 1046
Sinal da estratosfera, 349t
Sinal de Fleischer, 1009
Sinal de Homans, 1005
Sinal de Hoover, 1731
Sinal de Moisés, 1005
Sinal de Westermark, 1009
Sinal do sulco profundo, 1446, 1447f
Sinalização de *sonic hedgehog* (SHH), 27
Sinalização SHH. *Ver* Sinalização *Sonic hedgehog* (SHH).
Sinal sinusoide, 349t
Síndrome antissintetase, 1183
Síndrome da corticotropina ectópica, 963
Síndrome da disfunção reativa das vias aéreas (SDRVA), 732-733, 1295
Síndrome da hiperestimulação ovariana, 1422
Síndrome da imunodeficiência adquirida (AIDS)
   adenovírus na, 533-535, 533f
   infecções pleurais e, 1436
   infecções por micobactérias não tuberculosas (MNT), 629
   pneumonia viral, 532-533
   pneumotórax espontâneo secundário (PES) na, 1445-1446
Síndrome da larva *migrans*, 1237
Síndrome da obstrução intestinal distal (SOID), 839
Síndrome da secreção inadequada do hormônio antidiurético (SIHAD), 962
Síndrome das lesões granulomatosas de significado desconhecido (GLUS), 1198
Síndrome das unhas amarelas, 1423–1424
Síndrome da tosse da via aérea superior (STVAS), 507
Síndrome de Behçet, 1185-1186, 1185t. *Ver também* Doenças do tecido conjuntivo (DTC).
Síndrome de Blau, 1198
Síndrome de Churg-Strauss. *Ver* Granulomatose eosinofílica com poliangeíte (Churg-Strauss).
Síndrome de Cushing, 275, 962
Síndrome de Ehlers-Danlos, 864-865, 1712
Síndrome de Eisenmenger, 1045
Síndrome de Goodpasture, 1070
Síndrome de Guillain-Barré, 1695-1696, 1727. *Ver também* Polineuropatia desmielinizante idiopática aguda (AIDP)
Síndrome de Heerfordt, 1189-1190, 1195t
Síndrome de hipersensibilidade da tosse (SHT), 503, 504f, 509
Síndrome de hipoventilação da obesidade (SHO), 1719-1722, 1790-1791
Síndrome de Löffler, 684
Síndrome de Löfgren, 1189-1190, 1195t, 1202
Síndrome de Marfan (SM), 1186-1187, 1712. *Ver também* Doenças do tecido conjuntivo (DTC)
Síndrome de Meigs, 1422
Síndrome de Parsonage-Turner, 1701
Síndrome de Shprintzen, 864-865
Síndrome de Sjögren, 1180-1181. *Ver também* Doenças do tecido conjuntivo (DTC).
   características clínicas da, 1180
   definição de, 1180
   doença traqueobrônquica na, 1181
   epidemiologia, 1180
   fatores de risco da, 1180
   manifestações pulmonares da, 1180-1181
   pneumopatia difusa em, 1181
Síndrome de Smith-Lemli-Opitz, 27
Síndrome de von Hippel-Lindau, 1244
Síndrome de Williams-Campbell, 855, 863-864, 864f
Síndrome do desconforto respiratório agudo (SDRA), 584, 1740-1760
   células alveolares TII e, 138-140
   constantes de tempo e, 78, 78f
   edema por permeabilidade na, 1100
   manobras de recrutamento na, 80, 80f
   mitomicina C e, 1278
   surfactante pulmonar e, 135
Síndrome do desconforto respiratório. *Ver* Síndrome do desconforto respiratório agudo (SDRA).
Síndrome do desconforto respiratório no adulto, 1104
Síndrome do desconforto respiratório (SDR), 24
Síndrome do desfiladeiro torácico, 522

Síndrome do encarceramento, 1694
Síndrome do plugue mecônico, 839
Síndrome do pulmão encolhido, 1178-1179
Síndrome GLUS. *Ver* Síndrome das lesões granulomatosas dc significado desconhecido (GLUS).
Síndrome hepatopulmonar (SHP), 275, 1643-1645, 1643t, 1644f
Síndrome hipereosinofílica idiopática (SHI), 1233-1235
Síndrome hipereosinofílica (SHE), 1233-1235
Síndrome inflamatória de reconstituição imune (SIRI), 618-619, 619f, 669
Síndrome miastênica de Lambert-Eaton (SMLE), 1697
Síndrome nefrótica, 1412-1413
Síndrome pós-lesão cardíaca (SPLC), 1420
Síndrome pós-pólio, 1696
Síndrome respiratória aguda grave (SRAG), 527
Síndrome respiratória do Oriente Médio (SRMO), 527
Síndromes coronarianas agudas, 520
Síndromes da proteinose alveolar, 1260-1274
Síndromes da proteinose alveolar pulmonar, 1260-1274
Síndromes neurocutâneas, 1243
Síndromes paraneoplásicas, 263-264, 275, 276t
 comparações das, 959, 960t
 efeitos musculoesqueléticos da, 959-960, 961f
 efeitos neurológicos da, 963-964
 hipercalcemia, 961-962
 hiponatremia na, 962
 mesotelioma e, 1474-1475
 síndrome da corticotropina ectópica, 963
 síndrome de Cushing, 962
 síndrome do hormônio antidiurético inadequado (SIADH), 962
 tratamento da, 959-964
Síndromes supressores tumorais, 1244
Sinovite, 1183
Sintomas de abstinência, dependência da nicotina, 812
SIRI. *Ver* Síndrome inflamatória da reconstituição imune (SIRI)
Sirolimus, 1254-1255
Sistema ANNC. *Ver* Sistema adrenérgico não colinérgico (ANNC)
Sistema cardiovascular, 1535
Sistema de estadiamento de Brigham, 1466t, 1471-1472
Sistema de pontuação PSI, 564
Sistema não adrenérgico não colinérgico (NANC), 724
Sistema nervoso central (SNC)
 anatomia funcional do, 1691
 controladores da respiração
  automáticos, 1528
  voluntários, 1528-1529
 controle da tosse e, 501-502, 502f.
  Ver também Tosse.
 dióxido de carbono (CO_2) e
  arterial, efeitos de, 1533-1535
  equilíbrio, 1691
 doenças, 1694-1695, 1694t
  apneia do sono e, 1691
  distúrbios corticais, 1694
  distúrbios do tronco cerebral, 1694
  distúrbios respiratórios automáticos, 1694
  distúrbios respiratórios voluntários, 1694
  doenças da medula espinal, 1694-1695
  lesões da medula espinal (LME), 1694-1695, 1695t

 equilíbrio acidobásico e, 1691
 medula espinal, 1529
 nervos motores, 1529
 regulação da ventilação e, 1691
 trato corticoespinal, 1527
 trato reticuloespinal, 1527
Sistema nervoso periférico (SNP), 1691-1693
 capacidade pulmonar total (CPT), 1692-1693, 1692f
  musculatura acessória, 1692
  musculatura inspiratória, 1692
  músculos expiratórios, 1692
  músculos intercostais, 1692-1693, 1692f
  músculos respiratórios, 1692-1693
 capacidade residual funcional (CRF) e de, 1693
 doenças, 1695-1699
  botulismo, 1697
  defeitos enzimáticos lipídicos, 1699
  deficiências da maltase ácida, 1699
  dermatomiosite (DM), 1698-1699
  distrofia muscular (DM) de Becker, 1698
  doença do armazenamento do glicogênio, 1699
  doenças da célula do corno anterior, 1695
  doenças da junção neuromuscular (JNM), 1695-1697
  doenças mitocondriais, 1699
  doenças musculares respiratórias, 1695t, 1697-169
  doenças nervosas motoras, 1695. *Ver também* Doenças nervosas motoras.
  esclerose lateral amiotrófica (ELA), 1696-1697
  inseticidas organofosforados e, 1697
  miastenia grave, 1695-1697
  miopatias inflamatórias crônicas, 1698-1699
  miopatias metabólicas, 1699
  miosite dos corpos de inclusão (MCI), 1698-1699
  polineuropatia desmielinizante idiopática aguda, 1696
  polineuropatia inflamatória aguda, 1696
  poliomielite, 1696
  síndrome miastênica de Lambert-Eaton (SMLE), 1697
 feedback do controlador e, 1693
  adaptação dos receptores de estiramento lento, 1693
  adaptação dos receptores de estiramento rápido, 1693
  fusos musculares, 1693
  quimiorreceptores, 1693
  receptores neurais, 1693
  receptores químicos, 1693
 neurônios motores inferiores, 1691-1692
  botões, 1691-1692
  células do corno anterior, 1691-1692
  funções dos, 1691-1692
  placa motora, 1691-1692
  potencial do supralimiar excitatório da placa terminal, 1691-1692
Sistema respiratório
 anatomia funcional do, 1691-1693
 controladores voluntários da respiração, 1691
 dióxido de carbono (CO_2) equilíbrio e, 1691
 equilíbrio acidobásico e, 1691
 regulação da ventilação, 1691, 1692f
 sistema nervoso central (SNC), 1691.
  Ver também Sistema nervoso central (SNC).
 sistema nervoso periférico (SNP), 1691-1693. *Ver também* Sistema nervoso periférico (SNP).

 doenças
  neuromuscular, 1691-1706
  parede torácica, 1707-1722
  doenças neuromusculares e, 1691-1706
Sistemas "Blow-by", 178f
Sistemas fechados, 112
Sistemas-tampão, 112
Sistema-tampão do bicarbonato de dióxido de carbono (CO_2), 1529-1530
SLT. *Ver* Transplante pulmonar único (TPU).
SM/EM. *Ver* Síndrome de Marfan (SM); Esclerose múltipla (EM).
SMLE. *Ver* Síndrome miastênica de Lambert-Eaton (SMLE).
SNP. *Ver* Sistema nervoso periférico (SNP).
Sobrecarga de informação, 264
Software de apoio à decisão, 263
SOID. *Ver* Síndrome da obstrução intestinal distal (SOID).
Sombras acústicas, 351
Sonda radial para ultrassonografia endobrônquica (SR-USEB), 378-380, 379f, 379t. *Ver também* Broncoscopia diagnóstica.
Sondas de matriz faseada, 349t
Sono e distúrbios do sono
 apneia obstrutiva do sono (AOS), 1552-1568
 consequências de ruptura do sono, 1547-1551
 controle da respiração durante o sono, 1511-1526
 doença renal e, 1650-1651
Sons associados a respiração comum, 272t, 272
Sons contínuos, 272t, 273
Sons descontínuos, 272t, 272
Sons extrapulmonares, 273
Sons gerados pela voz, 273
Sons normais do pulmão, 271-272, 272t
Sons pulmonares adventícios, 272t, 272
Sons pulmonares traqueais, 271-272, 272t
Sons pulmonares vesiculares, 271-272, 272t
SPECT. *Ver* Tomografia computadorizada por emissão de fóton único (SPECT).
SPECT V/Q. *Ver* Imagem de perfusão-ventilação por tomografia computadorizada com emissão de fóton único (SPECT V/Q).
SPLC. *Ver* Síndrome pós-lesão cardíaca (SPLC).
SRAG. *Ver* Síndrome respiratória aguda grave (SRAG).
SSA. *Ver Social Security Administration* (SSA)
SSTR. *Ver* Receptores da somatostatina (SSTR)
Staphylococcus aureus resistente à meticilina (MRSA), 558-560, 584-585, 585f
Staphylococcus aureus resistente à meticilina (MRSA) adquirido na comunidade, 558
STPO. *Ver* Síndrome tóxica de poeira orgânica (STPO)
Streptococcus pneumoniae, 584
Study to Understand Prognosis and Preferences for Outcomes and Risks of Treatment (SUPPORT), 1807
STVAS. *Ver* Síndrome da tosse da via aérea superior (STVAS).
Subglote, 894-896
 anatomia da, 894
 estenose da, 894-895
 fisiologia da, 894
 histologia da, 894
Sulfato de morfina, 1109
Superfamília do Fator transformador de crescimento-β (TGF-β), 27, 138-139, 1033
Superfamília TGF-β. *Ver* Superfamília do fator transformador de crescimento-β (TGF-β)

Suporte ventilatório, 1703-1704, 1703t, 1704f
  noturno, 1704
  tempo integral, 1705
Suporte ventilatório adaptativo (VSA), 1775. *Ver também* Ventilação.
Suporte ventilatório em tempo integral, 1705
Suporte ventilatório noturno, 1704
SUPPORT. *Ver Study to Understand Prognosis and Preferences for Outcomes and Risks of Treatment* (SUPPORT).
Supraterapêutica do tempo de tromboplastina parcial ativada (TTPa), 1018
Surfactante
  agregado, grande (AG), 145-146
  alveolar, 79, 79f
  proteínas, 141-145, 141t
    proteína A do surfactante (SP-A), 142-143
    proteína B do surfactante (SP-B), 143-144
    proteína C do surfactante (SP-C), 144
    proteína D do surfactante (SP-D), 144-145
  pulmonar, 134-149. *Ver também* Epitélio alveolar; Surfactante pulmonar.
    alvéolos, 135
    anomalias, 146-148
    células TI alveolares, 135-138, 136f, 138t, 139f
    células TII alveolares, 138-140, 139f
    composição do, 137f, 141-145, 141t
    fosfolipídeos, tráfico metabólico, 145-146, 146f
    funções fisiológicas do, 140-141, 140f-141f
    junções intercelulares epiteliais alveolares, 135
    pool sizes, 137f, 141-145, 141t
    processamento extracelular do, 145-146, 146f
    proteína C do surfactante (SP-C), 22
    referências para, 148
    secreção, 145-146
    visões gerais do, 134-135, 148q
Surfactante alveolar, 79, 79f
Surfactante pulmonar, 134-149. *Ver também* Epitélio alveolar.
  alvéolos, 135
  anormalidades na doença pulmonar, 146-148
  células alveolares
    TI, 135-138, 136f, 138t, 139f
    TII, 138-140, 139f
  composição do, 137f, 141-145, 141t
    proteína B do surfactante (SP-B), 143-144
    proteína C do surfactante (SP-C), 144
    proteína D do surfactante (SP-D), 144-145
  fosfolipídeos, tráfico de metabólica, 145-146, 146f
  funções fisiológicas do, 140-141, 140f-141f
  junções intercelulares epiteliais alveolares, 135
  processamento extracelular do, 145-146, 146f
  referências para, 148
  secreção do, 145-146
  tamanhos de piscina, 137f, 141-145, 141t
  visões gerais do, 134-135, 148b
Sv. *Ver* Sieverts (Sv)

T
Tadalafila (Adcirca), 1046
Talco
  insuflação, 1471
  pleurodese, 517

TAN. *Ver* Testes dos ácidos nucleicos (TAN).
Taquipneia, 270, 270f
Tarceva. *Ver* Erlotinib (Tarceva).
TAR. *Ver* Tratamento antirretroviral (TAR).
TB. *Ver* Termoplastia brônquica (TB)
TB. *Ver* Tuberculose (TB).
TBP. *Ver* Transplante bilateral de pulmão (TBP).
TCAR. *Ver* Tomografia computadorizada de alta resolução (TCAR).
TCF-LEF. *Ver* Células T.
TC. *Ver* Tomografia computadorizada (TC). (TCP)
TCP. *Ver* Transplante de coração-pulmão (TCP).
TCR. *Ver* Células T.
TCS. *Ver* Testes de caminhada de Shuttle. (TCS)
TDO. *Ver* Tratamento diretamente observado (TDO)
Técnica de Seldinger, 1431
Técnica do gás residente, 419. *Ver também* Medições do gases sanguíneos arteriais
Técnicas de preparo invasivas, 948-950. *Ver também* Cânceres de pulmão.
  aspirações com agulha transtorácica (AATT), 948
  citologia do escarro, 948
  fibrobroncoscopia, 948-949
    estágio-específico, 949
    lesões peribrônquicas, 949
    lesões submucosas, 948
    navegacional, 948-949
  mediastinoscopia, 950, 950f-951f
  ultrassom endobrônquico aspirativo por agulha fina (USEB-AAF), 949-950
  ultrassom endobrônquico (USEB), 949-950
  ultrassom endoscópico (USE), 949
  visões gerais das, 948
Técnicas de preparo não invasivas, 944-947. *Ver também* Cânceres de pulmão.
  avaliações clínicas expandidas, 946t
  pesquisas de doenças metastáticas, 946-947
    imagens do cérebro, 947
    imagiologia adrenal, 947
    imagiologia hepática, 947
    imagiologia óssea, 947
  radiografia do tórax, 944
  ressonância magnética (RM), 946
  tomografia computadorizada (TC) do tórax, 944-945
  tomografia por emissão de pósitrons (PET), 946-947
  visões gerais da, 947
Temozolomida, 1280
Tempo
  constantes, 78, 78f
  ganho de tempo variável, 349t
Tempo de tromboplastina parcialmente ativada (aPTT), 1018-1019
Tendência
  ancoragem, 264t
  confirmação, 264t
  efeito de enquadramento, 264t
  fechamento prematuro, 264t
  julgamento/raciocínio, 263-265, 264t
  procura satisfatória, 264t
  vieses cognitivos, 263
Teniposídeo, 1282
Tensão superficial, baixa, 140
Teorema de Bayes, 263
Teoria da velocidade da onda, 86-87
Teoria ponto de pressão igual, 86, 86f
TEP. *Ver* Tomografia por emissão de pósitrons (PET).
Terapia intermitente com macrolídeos, 875
Terapias com neoadjuvantes *vs.* adjuvantes, 951

Terapias de supressão, tosse, 511-513, 511t. *Ver também* Tosse.
Terbinafina, 662t-665t, 667
Terrorismo. *Ver* Bioterrorismo.
Teste cardiopulmonar (TCP). *Ver também* Teste de exercício clínico
  avaliações pré-operatórias e, 465. *Ver também* Avaliações pré-operatórias.
Teste da distância caminhada em 6 minutos (TDC6M), 1031
Teste da função pulmonar, 407-436
  aplicações da, 408f, 425-436
    cirurgia redutora de volume pulmonar (CRVP), 429-430
    controle de infecção e segurança, 436
    controle do enfisema, 429-430
    doença pulmonar bolhosa, 429
    doenças pulmonares obstrutivas, 409f, 426-428
    doenças pulmonares obstrutivas mistas/restritivas, 432
    doenças pulmonares restritivas, 410f, 432
    envelhecimento dos pulmões, 433
    estudos de rastreio, 425-426
    função muscular inspiratória, 434
    função muscular respiratória anormal, 434
    insuficiência respiratória, eventos precipitantes, 434
    manejo da asma, 429
    obstrução vascular pulmonar, 432
    padrões de cooperação pobres, 432, 432t
    padrões de resposta, 426-435
    padrões inespecíficos, 432
    papéis da obesidade, 433
    provocação brônquica, 428
    respostas das vias aéreas inespecíficas, 428
    respostas das vias respiratórias específicas, 429
    reversibilidade, 427–428
    transplante de pulmão, 435
    viagens aéreas, 435
  capacidade de difusão, 421-424
    aplicações clínicas da, 422-424
    capacidade de transferência, 421-422
    definição da, 421
    doenças pulmonares restritivas, 423-424
    obstruções vasculares pulmonares, 423
    pulmões transplantados, rejeição dos, 424
  distribuição da ventilação, 419-420
    aplicações clínicas da, 419-420
    definição da, 419
    gás residente, 419
    medições da, 419
    testes de respiração única, 419
  gasometria arterial. *Ver também* Medições dos gases sanguíneos arteriais.
  propriedades mecânicas do sistema respiratório, 407-419
    doenças pulmonares obstrutivas, 418-419
    doenças pulmonares restritivas, 419
    medidas da função ventilatória, 407-417, 408f. *Ver também* Medidas da função ventilatória.
    padrões fisiopatológicos, 418-419, 419f
    relações fluxo-volume, aplicações clínicas das, 417-419
  referências para, 436
  regulação da ventilação, 424-425
    aplicações clínicas da, 424-425
    medições da, 424
    respostas do dióxido de carbono, 424
    respostas hipóxicas, 425

relações ventilação-perfusão, 425
  aplicações clínicas dos, 425
  medições dos, 425
  vírus da imunodeficiência humana/
    protocolos para a síndrome da
    imunodeficiência adquirida (HIV/AIDS)
  visões gerais dos, 407, 436q
Teste de avaliação da DPOC (CAT), 769f
Teste de Kveim-Siltzbach, 1196, 1198
Teste de ponto de atendimento, 614
Teste do dímero-D
  embolia pulmonar (EP), 1014
  trombose venosa profunda (TVP) e, 1008
Teste (prova) de função pulmonar, 407-436
Testes antigênicos, 563
Testes da distância caminhada em 6 minutos (TDC6M), 771
Testes de amplificação dos ácidos nucleicos rápidos, 615-616
Testes de caminhada de 6 minutos (TC6M), 771
Testes de desafio específico de inalação (DEI), 1297
Testes do DEI. *Ver* Testes do desafio específico da inalação (DEI)
Testes dos ácidos nucleicos (TAN), 563
Testes QFT-Git. *Ver* Testes QuantiFERON-TB Gold In-Tube (QFT-GIT).
Testes QuantiFERON-TB Gold In-tubo (QFT-GIT), 606-607
Testes QuantiFERON-TB, 603, 606-607
Testes T-SPOT.TB, 606-607
Testes tuberculínico (TT), 598, 605-606
TEV. *Ver* Tromboembolismo venoso (TEV).
TFS. Tumores fibrosos solitários (TFS)
TGF- β1. *Ver* Fator transformador de crescimento-β1 (TGF- β1).
TIMP-3. *Ver* Inibidor tecidual da metaloproteinase-3 (TIMP-3)
TIPS. *Ver* Desvio sistêmico portal intra-hepático transjugular (TIPS)
TLR. *Ver* Receptores *Toll-like* (TLR).
TMI. *Ver* Tumores miofibroblásticos inflamatórios (TMI)
TNE. *Ver* Tumores neuroendócrinos (TNE).
TNF-α. *Ver* Fator de necrose tumoral-α (TNF-α)
Tomografia computadorizada de alta resolução (TCAR), 1191, 1198-1199, 1199f
Tomografia computadorizada *multislice* (TCMS), 304-305, 305f. *Ver também* Tomografia computadorizada (TC).
Tomografia computadorizada por emissão de fóton único e cintilografia de perfusão e ventilação (SPECT V/Q), 1013
Tomografia computadorizada por emissão de fóton único (SPECT), 1013
Tomografia computadorizada (TC), 304-309. *Ver também* Imagens de diagnóstico não invasivas
  acurácia diagnóstica da, 324
  angiografia pulmonar por tomografia computadorizada (APTC), 327-329, 328f
  aplicações da, 312-331
    bronquiectasia, 326, 326f
    doença das vias aéreas pequenas, 326, 327f
    doença do parênquima, 330, 330f-331f
    doença intratorácica das vias aéreas, 325-327
    doença pleural, 328f-329f, 329-331
    doenças cardiovasculares, 327-329
    enfisema, 322-323
    estadiamento do câncer de pulmão, 314-317, 315f

    massas cardíacas, 320f
    massas do mediastino, 318-319, 319f-320f
    massas hilares, 318-319
    nódulos pulmonares múltiplos, 313-314, 314f
    nódulos pulmonares solitários (NPS), 312-313, 313f-314f
    orientação da biópsia, 324-325
    plexopatia braquial, 316
    pneumopatia difusa (DIPD), 319-325, 320f
    rastramento do câncer de pulmão, 317-318
    tromboembolismo pulmonar, 327-329
  câmeras, 360
  cintilografia e tomografia computadorizada (TC) por emissão de fóton único de gálio, 360
  contraste melhorando a, 360
  correção da atenuação (CA) baseada em tomografia computadorizada (TC), 360
  dose elevada *vs.* dose baixa, 360
  espessura do corte de digitalização, 307
  espiral, 304-305
  exibição da imagem, 304
  exposição à radiação e, 308-309, 308t
  helicoidal, 304
  método *stop-and-shoot*, 304-305
  multislice (cortes múltiplos) (MSCT), 304-305, 305f
  posições dos pacientes para, 307
  princípios físicos da, 304
  protocolos para, 305-308, 306t
  realce com contraste da, 307-308
  tomografia de emissão de pósitrons com fluorodesoxiglicose (PET), 313, 316
  tomografia por emissão de pósitrons/imagem de ressonância magnética (TEP/RM), 360
  tomografia por emissão de pósitrons (TEP), 313, 316
  tomografia por emissão de pósitrons/ tomografia computadorizada (TEP/ TC), 313, 360
  variação da varredura da, 307
  volumétrica, 304-305, 305f
Tomografia computadorizada (TC) espiral, 304-305. *Ver também* Tomografia computadorizada (TC).
Tomografia computadorizada (TC) helicoidal, 304. *Ver também* Tomografia computadorizada (TC).
Tomografia computadorizada (TC) volumétrica, 304-305, 305f. *Ver também* Tomografia computadorizada (TC).
tomografia por emissão de pósitrons com F-fluorodesoxiglicose (TEP), 360-371, 1196
  aplicações clínicas da, 360
    câncer de pequenas células pulmonares (SCLC), 366-370
    continuação, 370
    critérios de seleção do tratamento, 364-366
    diagnóstico, 361
    mesotelioma pleural maligno (MPM), 367, 367f
    nódulos pulmonares solitários não calcificados (SPN), 361
    planejamento da intenção curativa, 364-366
    prognóstico, 366
    respostas do tratamento, 369-370, 370f
    tumores neuroendócrinos (TNE), 368

  avaliações de saúde e, 366
  princípios da, 360-361
    câmeras de PET, 360
    cintilografia e tomografia computadorizada por emissão de fóton único de gálio, 360
    correção da atenuação (CA), 360
    interpretação de imagens, 360-361, 361t
    marcadores metabólicos, 360
    novos marcadores, 370-371
    resultados falso-negativos vs. falso-positivos, 26-28, 361t
    standard uptake values (SUV), 360-361
    tomografia por emissão de pósitrons/ imagem de ressonância magnética (PET/RM), 360
  visões gerais da, 360, 371q
Tomografia por emissão de positrons (PET), 360-371
  aplicações clínicas da, 360
    câncer de pequenas células pulmonares (SCLC), 366-370
    continuação, 370
    critérios de seleção do tratamento, 364-366
    diagnóstico, 361
    mesotelioma pleural maligno (MPM), 367, 367f
    nódulos pulmonares solitários não calcificados (SPN), 361
    planejamento da intenção curativa, 364-366
    prognóstico, 366
    respostas do tratamento, 369-370, 370f
    tumores neuroendócrinos (TNE), 368
  avaliações da saúde e, 366
  princípios dq, 360-361
    câmeras de PET, 360
    cintilografia e tomografia computadorizada por emissão de fóton único de gálio, 360
    correção de atenuação (CA), 360
    F-fluorodesoxiglicose (FDG), 360, 362f-365f
    interpretação de imagens, 360-361, 361t
    marcadores metabólicos, 360
    novos marcadores, 370-371
    resultados falso-negativos vs. falso-positivos, 26-28, 361t
    tomografia por emissão de pósitrons/ ressonância magnética (PET/RM), 360
    valores do padrão de captação (VPC), 360-361
  visões gerais da, 360, 371q
Tomografia por emissão de pósitrons/ tomografia computadorizada (PET/ TC), 313
Topotecano, 1283
Toracentese, 271
Toracoplastia, 1711-1712, 1711f-1712f
Toracoscore, 458-459
Toracotomia, 1467
Toracotomia aberta, 1443
Tórax instável, 1714-1716, 1714f-1716f
TOS. *Ver* Transplantes de órgãos sólidos (TOS).
Tosse, 497-514
  apoio, 1705-1706, 1705f
  características da, 266-267
  causas e tratamentos para, 504t, 506-511
    apneia obstrutiva do sono (AOS), 510. *Ver também* Apneia obstrutiva do sono (AOS).
    asma, 507-508. *Ver também* Asma.
    aspiração crônica, 510

Tosse (Cont.)
    associações com doença depressiva, 510
    aumento tonsilar crônico, 510
    bronquiectasia, 509-510
    bronquite crônica, 509
    carcinomas broncogênicos, 510
    carcinomas metastáticos, 510
    condições eosinofílicas, 507-508
    coriza pós-nasal, 507
    doença do refluxo gastroesofágico (GERD), 508-509
    doença pulmonar obstrutiva crônica (DPOC), 509
    doenças pulmonares intersticiais (DPI), 510. *Ver também* Doenças pulmonares infiltrativas/intersticiais (DPI).
    inibidores da enzima conversora de angiotensina (ECA) para tosse, 509
    insuficiência ventricular esquerda, 510
    rinossinusite, 507
    sarcoidose, 510. *Ver também* Sarcoidose.
    síndrome da tosse das vias aéreas superiores (UACS), 507
    síndrome de hipersensibilidade da tosse (SHT), 503, 504f, 509
    tosse aguda, 506-507
    tosse atópica, 507
    tosse crônica, 507-511
    tosse idiopática, 510
    tosse persistente, 507
    tosse persistente crônica de causa desconhecida, 510
    tosse por hábito, 510
    tosse psicogênica, 510
  definição de, 497-498, 498f
  diagnóstico de, 503-506
  diretrizes para, 503-506, 504t
  entrevistas médicas e, 266-267
  epidemiologia da, 497
  fisiologia da, 502-503
    árvore brônquica, 500-501
    controle do sistema nervoso central (SNC), 501-502, 502f
    faringe, 499-500
    laringe, 499-500
    mecânica, 502-503
    mecanismos neurais, 503
    receptores que atuam rapidamente (RAR), 499-501, 499f
    receptores sensoriais, 499-501, 499f
    reflexo da tosse, 499-501, 499f, 505
    saídas motoras, 502
    tosse espontânea, 498-499
    tosse involuntária, 498, 499f
    vias aferentes *vs.* eferentes, 499-501, 499f-500f
  insuficiência, 1702, 1703f
  medidas de avaliação, 505
    avaliações de diagnóstico, 506, 506t
    complicações excessiva da tosse, 504t
    diagnóstico diferencial, 503-504
    frequência da tosse, 505-506
    intensidade da tosse, 505-506
    Leicester Cough Questionnaire (LCQ), 505–506
    questionários de qualidade de vida, 506
    reflexo da tosse, 505
    tosse em formas de onda, 498f
  protocolos para, 503-506, 504t
  tratamentos de supressão para, 511-513, 511t
    abordagens não farmacológicas, 511
    antitussígenos, 511-513. *Ver também* Antitussígenos.
    controle de patologias da fala, 511
  visões gerais da, 266, 497, 514q

Tosse espontânea, 498-499. *Ver também* Tosse.
Tosse evocada, 497-498. *Ver também* Tosse.
Tosse induzida, 497. *Ver também* Tosse.
Tosse involuntária, 498, 499f. *Ver também* Tosse.
Tosse persistente, 507. *Ver também* Tosse.
Tosse persistente crônica de causa desconhecida, 510. *Ver também* Tosse.
Tosse psicogênica, 510. *Ver também* Tosse.
Toxicidade da cocaína, 521
Toxinas
  aerossóis ambientais e, 180-181
Toxoplasmose, 695-696
TPA. *Ver* Adenosina trifosfato (TPA)
Trabalho
  asma exacerbada pelo trabalho (AET), 1295, 1304-1306. *Ver também* Asma exacerbada pelo trabalho (AET).
  asma relacionada ao trabalho (ART), 1295-1306. *Ver também* Asma relacionada ao trabalho (ART).
  elástico, 78
  proteções no local de trabalho. *Ver* Proteções no local de trabalho.
  resistiva, 84-87, 87t
Trabalho elástico, 78
Trabalho resistivo, 84-87, 87t
Traçadores FLT. *Ver* Traçadores F-fluorodesoxitimidina (FLT)
Traçadores GA
  Ga-DOTANOC, 368
  Ga-DOTATATE, 368
  Ga-DOTATOC, 368
Traçadores metabólicos, 360
  F-fluorodesoxitimidina (FLT), 370
  Ga-DOTANOC, 368
  Ga-DOTATATE, 368
  novo, 370-371
  Traçadores Ga-DOTATOC, 368
Traçador F-fluorodesoxitimidina (FLT), 370
Tráfico metabólico, 145-146, 146f
Tráfico metabólico, 145-146, 146f
Transdutores, 349. *Ver também* Ultrassonografia.
Transição epitélio-mesenquimal (EMT), 140
Transplantação. *Ver também* Distúrbios extrapulmonares.
  pulmão, 1832-1849. *Ver também* Transplante pulmonar.
    complicações de, 1839-1848
    complicações de rejeição, 424, 1843-1846
    controle pós-transplante, 1837-1839
    critérios de seleção de candidatos para, 1832-1833
    critérios de seleção de doadores, 1835, 1835t
    direções futuras, 1848-1849
    encaminhamento e lista de temporização para, 1833
    indicações da, 1832-1833
    medicamentos imunossupressores, 1837-1839, 1838t
    preservação pulmonar, 1835-1836
    referência para, 1849
    retransplante de, 1848
    sistema de atribuição e diretrizes para, 1833-1834, 1834t
    técnicas cirúrgicas para, 1836
    tecnologias pulmonares artificiais, 1834-1835, 1834f
    teste de função pulmonar da, 435
    visões gerais da, 1832, 1848q
  teste de função pulmonar de, 435
  transplante de coração-pulmão (TCP), 1836

Transplante bilateral de pulmão (TBP), 1836. *Ver também* Transplante de pulmão.
Transplante bilobar, 1836. *Ver também* Transplante de pulmão.
Transplante de coração-pulmão (TCP), 1836. *Ver também* Transplante pulmonar.
Transplante pulmonar, 1832-1849
  complicações da rejeição, 424, 1843-1846
    rejeição aguda celular, 1843-1844, 1844t
    rejeição aguda mediada por anticorpo, 1844-1845
    rejeição hiperaguda, 1843
  complicações do, 1839-1848
    bronquiolite obliterante (BO), 1845-1846, 1845f, 1845t
    cânceres de pulmão, 1847, 1847f
    complicações das vias aéreas, 1840-1841, 1841f
    disfunção crônica do enxerto pulmonar (DCEP), 1843-1846
    disfunção primária do enxerto (DPE), 1839-1840, 1839t
    hiperinflação nativa, 1841
    infecções, 1841-1843
    infecções bacterianas, 1841
    infecções por citomegalovírus (CMV), 1841-1842
    infecções por *Aspergillus* spp, 1842-1843, 1843f
    lesões do nervo frênico, 1841
    recorrências da doença primária, 1848
    transtorno linfoproliferativo pós-transplante (PTLD), 1846-1847, 1846f
  controle pós-transplante, 1837-1839
  critérios de seleção de candidatos para, 1832-1833
  critérios de seleção de doadores, 1835, 1835t
  direções futuras, 1848-1849
  encaminhamento e tempo de listagem para, 1833
  indicações do, 1832-1833
  medicamentos imunossupressores, 1837-1839, 1838t
  perfusão pulmonar *ex vivo*, 1835
  preservação pulmonar, 1835-1836
  referências para, 1849
  resultados pós-transplante
    capacidade de exercício, 1839
    função pulmonar, 1838-1839
    hemodinâmica, 1839
    qualidade de vida (QV), 1839
    taxas de sobrevida, 1837-1838
  retransplante, 1848
  rubor hipotérmico, 1835
  sistema de atribuição e diretrizes para, 1833-1834, 1834t
    escore de alocação pulmonar (EAP), 1833-1834, 1834f
    priorização de candidato, 1833-1834
    tempos de espera medianos, 1834
  técnicas cirúrgicas para, 1836
    doador vivo de transplante lobar bilateral (bilobar), 1836
    transplante bilateral de pulmão (TBP), 1836
    transplante cardiopulmonar (TPC), 1836
    transplante pulmonar único (TPU), 1836
  tecnologias de pulmões artificiais, 1834-1835, 1834f
  teste da função pulmonar, 435
  United Network for Organ Sharing (UNOS) e, 1832-1833
  visões gerais do, 1832, 1848q

Transplante pulmonar único (TPU), 1836. *Ver também* Transplante pulmonar.
Transplantes de células-tronco hematopoiéticas (HSCT), 667
Transplantes de órgãos sólidos (TOS) impactos sobre a criptococose, 667
Transporte
  gás sanguíneo, 58-60
    definição de, 58
    dióxido de carbono, 59-60, 60f
    oxigênio, 58-59, 59f
Transporte de sangue, 1529
Transporte dos gases sanguíneos
  definição do, 58
  dióxido de carbono, 59-60, 60f
  oxigênio, 58-59, 59f
Transporte dos gases sanguíneos, 58-60
  definição do, 58
  dióxido de carbono, 59-60, 60f
  oxigênio, 58-59, 59f
Transporte mucociliar, 179-180. *Ver também* Liquidação e deposição, aerossóis
Tratamento antifúngicos, 661-667, 662t-666t
  azoles, 661-666, 662t-665t
  comparações dos, 662t-666t
  equinocandinas, 662t-665t, 667
  flucitosina, 662t-665t, 667
Tratamento anti-inflamatório, 871-875
Tratamento antirretroviral (TAR), 1583
Tratamento de distúrbio da fala, 511
Tratamento fibrinolítico, 1431-1432
Tratamento intermitente com macrolídeos, 875
Tratamentos combinados, 781
Trato corticoespinal, 1527
Trato reticuloespinal, 1527
Treinamento da respiração, 1826-1827
Treprostinila de sódio (Remodulin), subcutânea *vs.* intravenosa (IV), 1043
Treprostinila (Tyvaso), inalada, 1045
Trichosporon spp, 1153-1154
Trilhos do bonde, 869, 870f
Tripanossomíase, 697-698
Triquinose, 689
Troca gasosa, 44-75
  hipoxemia e, 61-74
    alterações nas trocas gasosas durante, 62-63, 62f
    capacidade de difusão, 64-66, 65f
    capilares e, 63-64, 63f
    consumo de oxigênio, 63-64, 63f
    definição da, 61
    desigualdade da ventilação-perfusão, 61, 69-70, 69f
    desvio, 66-67
    equação da ventilação alveolar, 61-62
    fatores indicadores de hipoxia culpável (HIF), 74-75
    hipoventilação, 61-63, 73-74
    Lei de Fick, 63, 65
    limitação da difusão, 63, 64f
    método da respiração única e, 65
    método do estado estacionário, 65-66
    modelo de três compartimentos e, 70
    mudanças no débito cardíaco, 74
    padrões normais do pulmão e, 68-69
    proporções da ventilação-perfusão, 70-73, 73f
    relações ventilação-perfusão, 67
    sensor de oxigênio, 74-75
    taxas de reação da hemoglobina, 64
    técnica múltipla de eliminação de gás inerte, 71-72, 71f
    unidades pulmonares únicas e, 67-68, 68f
  visões gerais da, 44, 60, 60f, 75q

Tromboembolismo, 1001-1030
  controle do, 1018-1020
    filtros de veia cava inferior, 1020, 1020f
    fondaparinux, 1019
    heparina de baixo peso molecular (HBPM), 1018-1019
    heparina não fracionada, 1018-1019
    inibidores da trombina, 1020
    inibidores do fator X ativado (fator Xa), 1020
    rivaroxabana, 1019
  diagnóstico, embolia pulmonar (EP), 1009-1016
    angiografia pulmonar, 1014, 1014f
    angiografia pulmonar com tomografia computadorizada (APTC), 1011-1013, 1012f
    avaliações laboratoriais padronizadas, 1009-1010
    avaliações venosas dos membros inferiores, 1013-1014
    digitalização de ventilação-perfusão, 1010-1011, 1011f
    ecocardiografia, 1010
    imagem de perfusão-ventilação por tomografia computadorizada com emissão de fóton único (SPECT V/Q), 1013
    inibidores da trombina, 1017-1018
    radiografias do tórax, 1010f
    regras da predição clínica, 1014-1016, 1015f, 1015t
    teste de dímero-D, 1014
    tomografia computadorizada com emissão de fóton único (SPECT), 1013
  embolia pulmonar maciça (EPM), 1020-1022
    abordagens terapêuticas, 1021
    definição da, 1023
    embolectomia pulmonar, 1022
    estratificação de risco da, 1021
    Índice de Gravidade da Embolia Pulmonar (IGEP), 1020-1021
    terapia trombolítica, 1021
  fatores de risco da, 1002-1003, 1002t
  hipertensão pulmonar (HP) tromboembólica crônica, 1023
    diagnóstico da, 1024-1026, 1025f-1026f
    epidemiologia da, 1023
    tratamento da, 1026-1029, 1027f, 1029f
  história natural do
    embolia pulmonar (EP), 1004-1005
    trombose venosa profunda (TVP), 1003-1004
  manifestações clínicas da, 1005-1006
    imagem de ressonância magnética (RM), 1008
    regras das predições clínicas, 1008-1009, 1009t
    teste de dímero-D, 1008
    ultrassonografia duplex, 1007-1008, 1007f
    venografia com contraste, 1006-1007, 1007f
  patogênese do, 1002-1003
  prevenção do, 1016-1018
    baixa dose de heparina não fracionada, 1016-1017
    dispositivos de compressão pneumática, 1017
    fondaparinux, 1017
    fundamentos da, 1016
    heparina de baixo peso molecular (HBPM), 1016-1017
    inibidores da trombina, 1017-1018

    inibidores de fator X ativado (factor Xa), 1018
    varfarina, 1017
  profilaxia pós-embólica, 1022-1023
  referências para, 1029
  resolução *vs.* persistência do tromboembolismo, 1023
  visões gerais do, 1001-1002, 1029q
  vs. outras formas de embolia
Tromboembolismo pulmonar, 1001-1030
  controle da, 1018-1020
    filtros de veia cava inferior, 1020, 1020f
    fondaparinux, 1019
    heparina de baixo peso molecular (HBPM), 1018-1019
    heparina não fracionada, 1018-1019
    inibidores da trombina, 1020
    inibidores do fator X ativado (fator Xa), 1020
    rivaroxaban, 1019
  diagnóstico, embolia pulmonar (EP), 1009-1016
    angiografia pulmonar, 1014, 1014f
    angiografia pulmonar com tomografia computadorizada (APTC), 1011-1013, 1012f
    avaliações laboratoriais padronizadas, 1009-1010
    avaliações venosas dos membros inferiores, 1013-1014
    digitalização de ventilação-perfusão, 1010-1011, 1011f
    ecocardiografia, 1010
    imagem de perfusão-ventilação por tomografia computadorizada com emissão de fóton único (SPECT V/Q), 1013
    inibidores da trombina, 1017-1018
    radiografias do tórax, 1010f
    regras da predição clínica, 1014-1016, 1015f, 1015t
    teste de dímero-D, 1014
    tomografia computadorizada com emissão de fóton único (SPECT), 1013
  diagnóstico, trombose venosa profunda (TVP), 1006-1009
    imagem da ressonância magnética (RM), 1008
    regras da predição clínica, 1008-1009, 1009t
    teste de dímero-D, 1008
    tomografia computadorizada (TC), 1008
    ultrassonografia duplex, 1007-1008, 1007f
    venografia com contraste, 1006-1007, 1007f
  embolia pulmonar maciça (EPM), 1020-1022
    abordagens terapêuticas, 1021
    definição da, 1023
    embolectomia pulmonar, 1022
    estratificação de risco da, 1021
    Índice de Gravidade da Embolia Pulmonar (IGEP), 1020-1021
    terapia trombolítica, 1021
  fatores de risco do, 1002-1003, 1002t
  hipertensão pulmonar (HP) tromboembólica crônica, 1023
    diagnóstico da, 1024-1026, 1025f-1026f
    epidemiologia da, 1023
    tratamento da, 1026-1029, 1027f, 1029f
  história natural do
    embolia pulmonar (EP), 1004-1005
    trombose venosa profunda (TVP), 1003-1004

Tromboembolismo pulmonar *(Cont.)*
  manifestações clínicas do, 1005-1006
  patogênese do, 1002-1003
  prevenção do, 1016-1018
    baixa dose de heparina não fracionada, 1016-1017
    dispositivos de compressão pneumática, 1017
    fondaparinux, 1017
    fundamentos da, 1016
    heparina de baixo peso molecular (HBPM), 1016-1017
    inibidores da trombina, 1017-1018
    inibidores de fator X ativado (factor Xa), 1018
    varfarina, 1017
  profilaxia pós-embólica, 1022-1023
  referências para, 1029
  resolução *vs.* persistência de tromboembolismo, 1023
  visões gerais do, 1001-1002, 1029b
  vs. outras formas de embolia
Tromboembolismo venoso (TEV), 1001-1030
  controle da, 1018-1020
    filtros de veia cava inferior, 1020, 1020f
    fondaparinux, 1019
    heparina de baixo peso molecular (HBPM), 1018-1019
    heparina não fracionada, 1018-1019
    inibidores da trombina, 1020
    inibidores do fator X ativado (fator Xa), 1020
    rivaroxaban, 1019
  diagnóstico, embolia pulmonar (EP), 1009-1016
    angiografia pulmonar, 1014, 1014f
    angiografia pulmonar com tomografia computadorizada (APTC), 1011-1013, 1012f
    avaliações laboratoriais padronizadas, 1009-1010
    avaliações venosas dos membros inferiores, 1013-1014
    digitalização de ventilação-perfusão, 1010-1011, 1011f
    ecocardiografia, 1010
    imagem de perfusão-ventilação por tomografia computadorizada com emissão de fóton único (SPECT V/Q), 1013
    inibidores da trombina, 1017-1018
    radiografias do tórax, 1010f
    regras da predição clínica, 1014-1016, 1015f, 1015t
    teste de dímero-D, 1014
    tomografia computadorizada com emissão de fóton único (SPECT), 1013
  diagnóstico, trombose venosa profunda (TVP)
    imagem de ressonância magnética (RM), 1008
    regras clínicas de predição, 1008-1009, 1009t
    teste do dímero-D, 1008
    tomografia computadorizada (TC), 1008
    ultrassonografia duplex, 1007-1008, 1007f
    venografia com contraste, 1006-1007, 1007f
  embolia pulmonar maciça (EPM), 1020-1022
    abordagens terapêuticas, 1021
    definição da, 1023
    embolectomia pulmonar, 1022
    estratificação de risco da, 1021

Índice de Gravidade da Embolia Pulmonar (IGEP), 1020-1021
  terapia trombolítica, 1021
fatores de risco da, 1002-1003, 1002t
hipertensão pulmonar (HP) crônica tromboembólica, 1023
  diagnóstico do, 1025f-1026f
  epidemiologia do, 1023
  tratamento do, 1026-1029, 1027f, 1029f
história natural da
  embolia pulmonar (EP), 1004-1005
  trombose venosa profunda (TVP), 1003-1004
manifestações clínicas do, 1005-1006
patogênese da, 1002-1003
prevenção da, 1016-1018
  baixa dose de heparina não fracionada, 1016-1017
  dispositivos de compressão pneumática, 1017
  fondaparinux, 1017
  fundamentos da, 1016
  heparina de baixo peso molecular (HBPM), 1016-1017
  inibidores da trombina, 1017-1018
  inibidores do fator X ativado (fator Xa), 1018
  varfarina, 1017
profilaxia pós-embólica, 1022-1023
referências para, 1029
resolução *vs.* persistência do tromboembolismo, 1023
visões gerais da, 1001-1002, 1029q
Trombose venosa profunda (TVP). *Ver também* Tromboembolismo pulmonar.
  história natural, 1003-1004
TTF-1. *Ver* fator-1 de transcrição da tireóide (TTF-1)
TT. *Ver* Testes tuberculínicos (TT).
Tuberculose ganglionar (TG), 624. *Ver também* Tuberculose (TB).
Tuberculose militar (TB), 615. *Ver também* Tuberculose (TB).
Tuberculose não multifármaco-resistente (TB), 618t. *Ver também* Tuberculose (TB).
Tuberculose pulmonar (TB). *Ver* Tuberculose (TB).
Tuberculose (TB), 593-628
  diagnóstico, infecções latentes, 605-607
    derivado proteico purificado (PPD), 605-606
    ensaios de libertação de interferon-γ (IGRA), 602, 606-607
    recomendações do Centers for Disease Control and Prevention (CDC), 607
    testes QuantiFERON-TB, 606-607
    testes QuantiFERON-TB Gold In-tubo (QFT-GIT), 606-607
    testes T-SPOT.TB, 606-607
    testes tuberculínicos (TT), 598, 605-606
  diagnóstico, tuberculose (TB) pulmonar, 607-614
    avaliações bacteriológicas, 610-614
    avaliações de diagnóstico, 607
    características radiográficas, 608f-610f, 609-610
    coloração acidorresistente, 611-612
    culturas microbacterianas, 612-613
    ensaios baseados em bacteriófagos, 614
    ensaios biológicos de amplificação de fago (Phab), 614
    ensaios de observação microscópica de sensibilidade aos fármacos (MODS), 612-613
    exames físicos, 609

históricos dos pacientes, 607-608, 608f
métodos baseados em identificação molecular, 612-613
métodos de baseados na identificação de fenótipo, 612-613
métodos de identificação de genótipo, 614
reação em cadeia da polimerase (PCR), 612-613
tecnologias de amplificação de ácidos nucleicos (TAAN), 612-613
testes de suscetibilidade a fármacos, 613-614
testes sorológicos, 613
disseminada, 615-616
epidemiologia da, 595, 595f
extensivamente resistente a fármacos (ERF), 593, 597
extrapulmonar, 593-594, 623-624
  abdominal, 593
  articular, 593
  geniturinário, 593
fatores de risco para, 604-605
imunidade, adaptáveis, 594f, 602-603
  antígenos, 603
  células T CD4+, 602
  células T CD8+, 603
  derivado proteico purificado (PPD), 603
imunidade inata, 594f, 601-602
  células do sistema imunológico inato, 601-602
  células T *natural killer* (NKT), 601-602
  células T invariantes associada à mucosa (MAIT), 601-602
  fatores de necrose tumoralTNF), 602
  interferon (INF), 602
  interleucina-12 (IL-12), 602
  mediadores moleculares, 602
  vitamina D, 602
imunizações, bacilo de Calmette-Guérin (BCG), 627
infecções exógenas *vs.* endógenas, 603-604, 604f
linfática, 624
multifármaco-resistente (MFR), 593, 597
organismos do complexo *Mycobacterium tuberculosis*, 593-594, 594f
patogênese da, 598-601, 598f
  cepa dependente da variação, 600
  dimicolato trealose (TDM), 600
  fases, 598-599, 598f
  fatores de promoção da reanimação (RPF), 601
  granulomas, 600
  indução de interferon (IFN), 599-600
  latência/dormência, 601
  linhagem filogenética dependente de variação, 600
  lipídeos microbacterianos biologicamente ativos, 600
  manus fosfatidilinositol (PIMs), 600
  modulação da apoptose, 600
  proteína de 10 kD filtrada de cultura (CFP-10), 593, 599
  proteína EsxH (TB10.4), 599
  reativação, 600-601
  receptores-2 *Toll-like* (TLR2), 600
  resposta hipóxica duradoura, 600-601
  sistema de secreção (ESX-1) do secretado precoce de antígeno com 6 quilodálton (ESAT-6), 593, 599
  tráfico intracelular, 599
  triagem complexa necessária para o transporte endossomal (ESCRT), 599
pleural, 614-615
pneumotórax espontâneo secundário (PES) na, 1446

prevenção da
  imunizações, bacilo de Calmette-Guérin (BCG), 627
  vacinas, 627-628
pseudoquilotórax e, 1456
pulmonar, 593
referências para, 628
respostas imunes, 603
tagagismo e, 810, 810t
transmissão da, 595-598
  casos de origem, 596-597
  circunstâncias de exposição, 597-598, 598f
  fatores ambientais, 597
  fatores do hospedeiro, 598
tratamentos de, 616-623, 619f
  comparações dos, 616, 617t
  condições associadas, 623
  corticosteroides, 623
  gravidez/amamentação e, 622
  indicações, 625-626
  infecções latentes, 624-626
  organismos suscetíveis aos medicamentos, 617t
  pacientes pediátricos, 622
  quimioterapia. *Ver também* Quimioterapia.
  regime padrão atual, 616-623
  regimes atuais, 626
  resistência aos medicamentos e, 619-622, 621t
  terapias farmacológicas, 623
  tuberculose (TB) não resistente a múltiplos fármacos, 618t
  vírus da imunodeficiência humana (HIV) e, 617-619, 625
tuberculose (TB) antirretroviral associada à terapia, 618-619
visões gerais da, 593-594, 627b-628b
Tuberculose (TB) associada ao tratamento antirretroviral, 618-619
Tuberculose (TB) extensivamente resistente aos medicamentos (ERM), 593, 597. *Ver também* Tuberculose (TB).
Tuberculose (TB) pleural, 614-615. *Ver também* Tuberculose (TB).
Tumores
  definição dos, 991
  mediastínicos, 1478-1495
    casos especiais dos, 989-990
    diagnóstico dos, 983-986
    epidemiologia dos, 981
    histórico clínico dos, 981, 982f
    malignos metastáticos, 981-990
    mecanismos moleculares de metástase, 982-983, 983f
    referências para, 990
    tratamento dos, 986-989
    visões gerais dos, 981, 990b
  pleural, 1461-1477. *Ver também* Tumores pleurais.
    doença pleural metastática, 1461-1467. *Ver também* Doença pleural metastática.
    epidemiologia da, 1461
    herpesvírus humano 8 (HHV8) e, 1475-1476
    linfoma de efusão primário (LEP), 1475-1476, 1476f
    linfoma piotórax-associado, 1476-1477
    mesotelioma, 1467-1474. *Ver também* Mesotelioma.
    referências para, 1477
    tumores fibrosos solitários (TFS), 1474-1475, 1475f
    vírus da imunodeficiência humana (HIV) e, 1475-1476

    vírus Epstein-Barr (EBV) e, 1475-1476
    visões gerais dos, 236-237, 1461, 1476b-1477b
  pulmonar benigno, 991-1000
    definição dos, 991
    epitelial, 991-996. *Ver também* Tumores epiteliais.
    lesões não epiteliais, 996-1000. *Ver também* Lesões não epiteliais.
    manifestações clínicas dos, 991
    referências para, 1000
    tumores de células claras (açúcar), 1000, 1000f
    tumores de células granulares, 1000, 1000f
    visões gerais dos, 991, 1000q
    vs. neoplasias, 991. *Ver também* Neoplasias.
  pulmonar primário raro. *Ver também* Tumores pulmonares primários raros
  vs. neoplasias, 991. *Ver também* Neoplasias.
Tumores benignos do pulmão, 991-1000. *Ver também* Tumores.
  definição do, 991
  epitelial, 991-996
    adenomas, 992-994. *Ver também* Adenomas.
    hemangiomas esclerosantes (HE), 995-996, 996f
    hiperplasia micronodular pneumocítica (HMNP), 994-995, 995f
    papilomas, 991-994. *Ver também* Papilomas.
  lesões não epiteliais, 996-1000
    condromas pulmonares, 997
    hamartomas, 996-997, 996f-997f
    meningiomas intrapulmonares, 999-1000
    nódulos tipo meningoteliais (MLN), 999-1000, 999f
    tumores fibrosos solitários (TFS), 998-999, 999f
    tumores inflamatórios miofibroblásticos (TIM), 997-998, 998f
  manifestações clínicas dos, 991
  referências para, 1000
  tumores de células claras (açúcar), 1000, 1000f
  tumores de células granulares, 1000, 1000f
  visões gerais dos, 991, 1000q
  vs. neoplasias, 991. *Ver também* Neoplasias.
Tumores de células claras (açúcar), 1000, 1000f
Tumores de células granulares, 1000, 1000f
Tumores de pancoast (sulco superior), 957-959, 958f
Tumores do sulco superior (*pancoast*), 957-959, 958f
Tumores epiteliais, 991-996
  adenomas, 992-994. *Ver também* Adenomas.
  hemangiomas esclerosantes (HE), 995-996, 996f
  hiperplasia micronodular pneumocítica (MNPH), 994-995, 995f
  papilomas, 991-994. *Ver também* Papilomas.
Tumores fibrosos solitários malignos (TFS), 998-999. *Ver também* Tumores fibrosos solitários (TFS).
Tumores fibrosos solitários (TFS), 998-999, 999f
  benigno, 998-999, 999f
  maligno, 993
  pleural, 1474-1475, 1475f
Tumores inflamatórios miofibroblásticos (TIM), 997-998, 998f

Tumores malignos metastáticos, 981-990
  casos especiais dos, 989-990
    metástase das vias aéreas, 989
    metástase embólica vascular, 990
    metástase pleural, 990
  diagnóstico dos, 983-986
    classificação molecular, 985
    diagnóstico diferencial, 984t
    metástases vs. tumores primários, 984, 985t
    opções de diagnóstico tecidual, 985-986
    patologia, 984-985, 985t
  epidemiologia dos, 981
  histórico clínico dos, 981, 982f
  mecanismos moleculares de metástase, 982-983, 983f
  referências para, 990
  tratamento dos, 986-989
    ablação por radiofrequência (RFA), 987
    cuidados paliativos, 987
    doença potencialmente curável, 986
    morbidade e mortalidade, 988t, 989
    multimodalidade dos tratamentos, 986, 987f
    ressecções cirúrgicas, 988-989, 988t
  visões gerais dos, 981, 990q
Tumores neuroendócrinos (TNE), 368
  carcinoides típicos vs. atípicas, 234-235, 234t, 235f
  carcinomas de células pequenas, 232-233
  desenvolvimento dos, 232-235, 234t
  hiperplasia idiopática pulmonar de células neuroendócrinas difusas, 235, 235f
  lesões pré-invasivas, 235, 235f
Tumores pleurais, 1461-1477
  epidemiologia dos, 1461
  herpesvírus 8 humano (HV8H) e, 1475-1476
  mesotelioma, 1467-1474
    biópsias pleurais fechadas, 1471
    biópsias toracoscópicas, 1471
    características genéticas das, 1468-1469
    diagnóstico das, 1470-1471, 1470f
    epidemiologia das, 1467-1468
    etiologia de, 1467-1468
    fibras de amianto, ações das, 1469
    imunoterapia, 1473-1474
    manifestações clínicas das, 1469
    pneumonectomia extrapleural (PEP), 1472
    quimioprevenção para, 1474
    quimioterapia, 1473
    Sistema de Estadiamento de Brigham, 1466t, 1471-1472
    terapia genética, 1473-1474
    vírus da imunodeficiência humana (HIV) e, 1475-1476
    vírus Epstein-Barr (EBV) e, 1475-1476
Tumores pleurais fibrosos solitários (TFS), 998-999
Tumores pulmonares epiteliais malignos primários raros. *Ver também* Tumores pulmonares primários raros
pseudotumores intratorácicos
  histiocitose das células de Langerhans (HCL), 1248
  tumores neuroendócrinos (TNE) classificação patológica dos, 96
Tumores solitários fibrosos intrapulmonares (SFT), 998-999
Turbulento vs. fluxo laminar, 84-85, 85f
TVP. *Ver* Trombose venosa profunda (TVP).
Tyvaso. *Ver* Treprostinil (Tyvaso), inalado.

U

UFC. *Ver* Unidades formadoras de colônias (UFC).
Ultrassom endobrônquico com aspirado com agulha fina (EBUS-TBNA), 949-950
Ultrassom endobrônquico (USEB), 949-950
Ultrassom endoscópico (USE), 949
Ultrassonografia, 348-359
   aquisição de imagem, 351
     artefatos, 348
     ideal, 350-351
     imagens de múltiplas cópias, 348
     interpretação de imagens, 351
     manipulação da sonda, 350
     orientação, *scan*/sonda, 350, 350f
     posicionamento, paciente *vs.* sonda, 350, 350f
   documentação, 358
   noções básicas da, 348-350
     física, 348
     imagem de Doppler, 350
     modos, 348-349
     terminologia, 348, 349t
     transdutores, 349
   pleural, 352t, 356-358, 357t
     competência na, 356
     derrame pleural (DP), 356-357
     lesões sólidas, 357
     orientação de procedimentos torácicos, 357-358
   pulmão, 351-356
     abscessos, 355
     atelectasia, 353
     competências necessárias para, 351, 352t
     consolidação alveolar, 354, 354f
     cor pulmonale agudo, 355
     dispneia aguda, 355-356, 356f
     doenças das vias aéreas, 355
     embolia pulmonar (EP), 355
     função diafragmática, 355
     invasão da parede torácica, 355
     normal, 351, 352f, 352t
     padrão intersticial alveolar, 354
     pneumotórax, 353
     protocolo da *Bedside Lung Ultrasound in Emergency* (BLUE), 355-356
   treinamento para, 352t, 359
   vantagens *vs.* desvantagens da, 359
   visões gerais da, 348, 359b
Ultrassonografia duplex, 1007-1008, 1007f
Ultrassonografia endobrônquica com sonda convexa (CP-EBUS), 378-380, 379f, 379t. *Ver também* Broncoscopia diagnóstica.
Ultrassonografia endobrônquica (USEB), 378-380, 379f, 379t. *Ver também* Broncoscopia diagnóstica.
Ultrassonografia pleural, 352t, 356-358, 357t. *Ver também* Ultrassonografia.
Ultrassonografia pulmonar, 351-356. *Ver também* Ultrassonografia.
Unidades formadoras de colônias (UFC), 563-564
Unidades pulmonares únicas, 67-68, 68f
Unidades respiratórias terminais, 7f, 10f, 12-16, 13f-15f. *Ver também* Anatomia pulmonar.
United Network for Organ Sharing (UNOS), 1832-1833
UNOS. *Ver United Network for Organ Sharing* (UNOS).
Uremia, 1419-1420
Urinotórax, 1413
USEB. *Ver* Ultrassonografia endobrônquica (USEB); Ultrassom endobrônquico (USEB).
USE. *Ver* Ultrassom endoscópico (USE).

V

Vacinações, 1827
VAF. *Ver* Ventilação de alta frequência (VAF).
Vagotomia, 519
Valores padrão de captação (VPC), 360-361
VAP. *Ver* Valores de absorção padrão (VAP)
Vareniclina, 818
Varfarina, 1017, 1040-1041
Variabilidade entre interobservadores, 561
Variante de Miller-Fisher, 1696
Varicela, 528-529, 529t
Varreduras
   câncer de pulmão, 940-942
   mesotelioma, 1474
Varreduras com radiomarcadores da ventilação-perfusão, 179
Vasculatura pulmonar, 1530-1533
Vasculatura pulmonar, 1530-1533
Vasculite, 1066-1080
   anatomia vascular normal, 1067-1068
   classificação da, 1066, 1067t
   complicações da, 1079-1080, 1080t
   definição da, 1066
   diagnóstico da, 1069-1072
   distúrbios clínicos, 1073-1076, 1073t
   epidemiologia da, 1067
   etiologia da, 1068-1069
   histologia da, 1067-1068, 1067f
   histopatologia da, 1068, 1068f
   patogênese da, 1068-1069, 1068f
   referências para, 1080
   tratamento da, 1075-1080
   visões gerais da, 1066, 1080q
Vasculite pulmonar, 1066-1080. *Ver também* Vasculite.
   anatomia vascular, normal, 1067-1068
   classificação da, 1066, 1067t
   complicações da, 1079-1080, 1080t
   definição da, 1066
   diagnóstico da, 1069-1072
   distúrbios clínicos, 1073-1076, 1073t
   epidemiologia da, 1067
   etiologia da, 1068-1069
   histologia da, 1067-1068, 1067f
   histopatologia da, 1068, 1068f
   patogênese da, 1068-1069, 1068f
   referências para, 1080
   tratamento da, 1075-1080
   visões gerais da, 1066, 1080b
Vasoconstrição
   cerebral, 1533
   pulmonar hipóxica, 56-57, 56f
Vasoconstrição cerebral, 1533
Vasoconstrição pulmonar hipóxica, 56-57, 56f
Vasodilatadores, 1111
Vasos extra-alveolares, 1096
VATS. *Ver* Cirurgia torácica assistida por vídeo (VATS).
Vazamentos *vs.* junções de oclusão, 135
Vazamentos persistentes de ar, 1443
VD/VT. *Ver* Espaço morto.
VEB. *Ver* Vírus Epstein-Barr (VEB)
VEF, Volume expiratório forçado (VEF)
VEGF. *Ver* Fatores de crescimento endotelial vascular (VEGF).
Venografia com contraste, 1006-1007, 1007f
Venografia, contraste, 1006-1007, 1007f
Ventavis. *Ver* Iloprost (Ventavis), inalado
Ventilação, 44-75
   anatomia pulmonare, 44-49
     capacidade pulmonar total (CPT), 45-46
     capacidade residual funcional (CRF), 45-46
     método de Fowler, 47, 47f
     modelo Weibel, 44-45, 45f
     vias aéreas, 44-45, 45f
     volume de fechamento, 48, 48f
     volume de reserva expiratório, 45
     volume de reserva inspiratório, 45
     volume residual (VR), 45-46
     volumes pulmonares, 45-46, 46f
     zona respiratória, 44-45, 45f
   assistida proporcional, 1830
   desigualdade, 48f, 49
     definição da, 48
     fechamento das vias aéreas, 48
     não topográfico, 48-49, 48f
     topográfico, 48
   distribuição, 419-420. *Ver também* Testes da função pulmonar.
     definição de, 419
     gás residente, 419
     medições de, 419
     testes de respiração única, 419
   espaço morto
     anatômico, 44, 47, 47f
     fisiológico, 47-48
   insuficiência ventilatória aguda. *Ver também* Insuficiência ventilatória aguda.
     comprometimento de transmissão neural e, 1726-1730
     defeitos da parede torácica, 1730-1731
     definição da, 1723
     fisiopatologia da, 1724, 1724f, 1725t
     impulso ventilatório insuficiente e, 1724-1726
     insuficiência vascular, 1738-1739
     obstrução das vias aéreas, 1731-1738
     referência para, 1739
     visões gerais da, 1723-1724, 1738q-1739q
   mecânico, 1761-1777
     avaliações das, 1729
     deposição/*clearance* de aerossol e, 178-179
   não invasiva, 1778-1793
   não invasiva (VNI), 1778-1793. *Ver também* Ventilação não invasiva (VNI).
     aspectos práticos e técnicos da, 1781-1784
     benefícios da, 1778-1781, 1779t
     configurações para, 1781-1784
     configurações para o lar, 1789-1792, 1790t
     definição, 1778
     epidemiologia da, 1792-1793, 1793f
     fisiopatologia da, 1779-1781
     indicações para, 1784-1792
     janelas de decisão para, 1780f, 1787-1788
     justificativas para, 1779-1781
     perspectivas históricas da, 1778-1779
     pós-extubação, 1788
     prevenção de complicação pós-operatória, 1787-1788
     processos de retirada, 1788
     referência para, 1793
     síndrome da hipoventilação da obesidade (SHO), 1790-1791
     usos preventivos, 1788-1789
     usos recomendados da, 1778, 1779t
     ventiladores, 1782
     visões gerais da, 1778-1779, 1793q
   regulação do, 424-425. *Ver também* Testes (provas) de função pulmonar
     aplicações clínicas, 424-425
     medições de, 424
     respostas de dióxido de carbono, 424
     respostas de hipóxicos, 424-425
   total, 46
ventilação não invasiva (VNI), 1696

ventilação-perfusão. *Ver também* Troca gasosa.
  aplicações clínicas da, 425
  desigualdade, 69-70, 69f
  digitalização, 1010-1011, 1011f
  proporções, 70-73, 73f
  relações da, 67, 425
    aplicações clínicas da, 425
  visões gerais da, 75q
Ventilação bifásica, 1774
Ventilação com liberação de pressão nas vias aéreas (APRV), 1771. *Ver também* Ventilação mecânica (VM).
Ventilação com pressão positiva, 1761-1777. *Ver também* Ventilação mecânica (VM).
  características de *design* da, 1761-1764
  cargas mecânicas, 1766-1767
  complicações da, 1767-1770
    complicações da interface da ventilação do paciente, 1769
    desencadeadores da ventilação da respiração, 1769
    dessincronia ventilatória do paciente, 1769-1770
    lesões pulmonares induzida por ventilação (LPIV), 1767-1768, 1768f
    padrões de entrega do fluxo de ventilação, 1769, 1769f
    respiração ciclada, 1769-1770
    toxicidade do oxigênio, 1768
  disfunção diafragmática induzida pela ventilação (DDIV), 1767
  efeitos fisiológicos da, 1764-1767
    equação de movimento, 1764
    mecânica do sistema respiratório, 1764-1765
    padrões ventilatórios, 1764-1765
    pressão expiratória final positiva intrínseca (PEEPi), 1764-1765
    respirações, fluxo alvo *vs.* pressão-alvo, 1764
    ventilação alveolar, 1764
    ventilação mecânica, 1764-1765
  função cardíaca e, 1767
  interações da ventilação do paciente, 1767
  pneumomediastino e, 1536
  pressão expiratória final positiva (PEEP), 1761-1765. *Ver também* Pressão expiratória final positiva (PEEP).
  produto pressão-tempo (PPT), 1766-1767
  recrutamento alveolar e troca gasosa, 1765-1766
    manobras de recrutamento (MR), 1766
    pressão expiratória final positiva (PEEP), 1766. *Ver também* Pressão expiratória final positiva (PEEP).
    prolongamentos do tempo inspiratório, 1766
  sistemas de distribuição de gás, 1761-1763
    auxiliar de controle da ventilação (ACV), 1761-1763
    comparações do tipo de respiração, 1761-1763, 1762f, 1762t
    controladores de modo, 1761-1763
    controladores de respiração de pressão positiva, 1761
    controle da ventilação com volume assistido (VACV), 1761-1763
    controle de volume regulado por pressão (CVRP), 1761-1763
    pressão auxiliar do controle da ventilação (PAVC), 1761-1763
    sistemas de *feedback*, 1761-1763
    suporte de volume (SV), 1761-1763
    ventilação de suporte adaptativa (VSA), 1761-1763
    ventilação mandatória intermitente sincronizada (VMIS), 1761-1763
  subsistemas de ventilação, 1763-1764
    circuitos de distribuição de gás, 1763
    distribuição da ventilação, 1765, 1765f
    geradores de aerossóis, 1763
    geradores de pressão expiratória, 1763
    interfaces de circuito da ventilação do paciente, 1763
    misturadores de gás, 1763
    monitores e telas gráficas, 1763-1764
    sensores de esforço (demanda), 1763
    umidificadores, 1763
  visões gerais da, 1761-1763, 1777q
Ventilação de alta frequência (VAF), 1774. *Ver também* Ventilação mecânica (VM).
Ventilação de dois níveis, 1774. *Ver também* Ventilação.
Ventilação desperdiçada, 1098
Ventilação mecânica (VM), 1761-1777. *Ver também* Ventilação.
  aplicações de suporte de, 1770-1774
    critérios de ajustes do ventilador, 1771-1774
    objetivos *vs.* riscos, 1770-1771
  avaliações da, 1729
  bloqueadores neuromusculares (BNM) e, 1771
  com pressão positiva, 1761. *Ver também* Ventilação com pressão positiva.
    características de *design* da, 1761
    complicações da, 1767-1770
    efeitos fisiológicos da, 1764-1767
    pressão expiratória final positiva (PEEP). *Ver* Pressão expiratória final positiva (PEEP).
  critérios de seleção de ajuste, 1771-1774
    doenças obstrutivas das vias respiratórias, 1772-1773
    insuficiência respiratória neuromuscular, 1773
    lesões do parênquima pulmonar, 1771-1772
    processos de descontinuação, 1773-1774
    recuperação da insuficiência respiratória, 1773-1774
    retirada, 1773-1774
  definição da, 1761
  deposição/*clearance* do aerossol e, 178-179
  inovações na, 1774-1777
    ajustadores de ciclo de suporte de pressão, 1776
    ajustadores de elevação (declive), 1776
    assistênciaventilatória ajustada neuralmente (AVAN), 1776-1777
    compensação da resistência do tubo endotraqueal, 1775-1776
    estratégias de desmame automatizados, 1774
    estratégias de proteção do pulmão, 1774
    otimização de sincronia, 1775-1777
    posições pronada, 1774
    suporte de volume (SV), 1775
    ventilação assistida proporcional (VAP), 1776
    ventilação de alta frequência (VAF), 1774
    ventilação de suporte adaptativa (VSA), 1775
    ventilação para a liberação de pressão nas vias aéreas (VLPVA), 1774
  referências para, 1777
  ventilação para liberação da pressão nas vias aéreas (VLPVA), 1771
  visões gerais dos, 1761, 1777q

Ventilação não invasiva (VNI), 1696, 1830
Ventilação não invasiva (VNI), 1778-1793. *Ver também* Ventilação.
  ambiente domiciliar, 1789-1792, 1789t
  aspectos práticos e técnicos da, 1781-1784
    capacetes, 1783
    interfaces, 1783-1784
    máscaras, 1783-1784
    modos, 1781-1784
    ventiladores, 1782-1783
  benefícios da, 1778-1781, 1779t
  configurações para, 1781-1784
    assincronias, 1781-1782
    assistênciaventilatória ajustada neuralmente (AVAN), 1782
    pressão positiva contínua nas vias aéreas (CPAP), 1781-1782
    ventilação com pressão negativa, 1782
    ventilação com volume-alvo, 1782
    ventilação de suporte de pressão (VSP), 1781
    ventilação proporcional assistida (VPA), 1782
  definição, 1778
  epidemiologia da, 1792-1793, 1792f
  fisiopatologia da, 1779-1781
    doença pulmonar obstrutiva crônica (DPOC), 1779-1780
    edema pulmonar cardiogênico (EPC), 1780
    insuficiência respiratória aguda (IRA) hipoxêmica, 1780-1781
    síndrome do desconforto respiratório agudo (SDRA), 1780
  indicações para, 1784-1792
  janelas de decisão para, 1780f, 1787-1788
  justificativas para, 1779-1781
  perspectivas históricas da, 1778-1779
  pós-extubação, 1789
  prevenção das complicações pós-operatórias, 1788–1789
    cirurgias abdominais, 1788
    cirurgias torácicas, 1787
    fisiopatologia da, 1787
    pacientes com trauma, 1788
    pacientes não entubados, 1788
  processos de retirada, 1788
  referência para, 1793
  síndrome da hipoventilação de obesidade (SHO), 1790-1791
  usos preventivos, 1788-1789
  usos recomendados da, 1778, 1779t
  ventiladores, 1782
  visões gerais da, 1778-1779, 1793q
Ventilação oscilatória de alta frequência (HFOV), 1544
Ventilação proporcional assistida, 1830
Ventilação proporcional assistida (VPA) de, 1776. *Ver também* Ventilação mecânica (VM).
Ventiladores, princípios do controle, 1730
Vermes redondos, 684. *Ver também* Infecções parasitárias.
  ancilostomíase, 685
  ascaridíase, 685-685
  comparações das, 683t-684t
  dirofilariose, 689, 689f
  eosinofilia pulmonar tropical (ETP), 688, 688f
  estrongiloidíase, 685-688, 686f
  gnatostomíase, 689
  larva *migrans* visceral (LMV), 688
  triquinose, 689
VHS. *Ver* Vírus hespes simples (VHS)
Vias aferentes, 499-501, 499f-500f

Vias E2-ERK, 1246
Vias eferentes, 499-501, 499f-500f
Vias ERK, 1246
Vias mTORC1 e mTORC2, 1246
Vias respiratórias
  anatomia das, 6-9, 6f-9f
  complicações do transplante pulmonar, 1840-1841, 1841f. *Ver também* Transplante de pulmão.
  distúrbios
    intratorácico, 897-911
    superior, 877-896
  fechamento, 48
  fluxo de gás através, 84-87
  líquido de superfície (ASL), 827-828
  metástase, 989
  músculo liso (ASM), 733, 735
  músculos das vias aéreas superiores, 1695, 1695t
  obstruções, 1731-1738
    asma, 1737-1738. *Ver também* Asma.
    doença pulmonar obstrutiva crônica (DPOC), 1731, 1732f. *Ver também* Doença pulmonar obstrutiva crônica (DPOC).
    fisiopatologia da, 1731-1737
    vias aéreas superiores, 1731
  pressão
    liberação da ventilação (APRV), 1771. *Ver também* Ventilação.
  resistência das, 1530
Vício, nicotina, 812-813. *Ver também* Perigos e cessação do tabagismo.
Viés de ancoragem, 264t. *Ver também* Viés.
Viés de confirmação, 264t. *Ver também* Viés.
Viés de efeito de enquadramento, 264t. *Ver também* Tendência.
Viés de encerramento prematuro, 264t. *Ver também* Viés.
Viés de fechamento prematuro, 264t. *Ver também* Viés.

Viés de raciocínio/julgamento, 263-265, 264t. *Ver também* Viés.
Vieses cognitivos, 263. *Ver também* V.
Vieses cognitivos, 263. *Ver também* Viés.
Viés satisfatório da pesquisa, 264t. *Ver também* Viés.
Vimblastina, 1282
Vírus da gripe, 528-530, 529t. *Ver também* Infecções virais.
  sazonal, 541-546, 543f-544f, 544t
  tipo A, 530
  tipo B, 530
  vs. doença gripal, 530
Vírus da varicela-zóster (VVZ), 552-556, 555f
Vírus Epstein-Barr (EBV), 529-530, 529t, 1475-1476
Vírus H1N1. *Ver também* Vírus influenza
Vírus herpes simples (VHS), 529-530, 529t, 540-541
Vírus parainfluenza, 528-529, 529t, 549-550
Vírus símio (VS40), 1468
Vírus sincicial respiratório (VSR), 550-552, 716
Visualizações de decúbito, 302-303, 302f-303f
Visualizações expiratórias, 300-302, 301f-302f
Visualizações lordóticas, 303-304
VLPVA. *Ver* Ventilação com Liberação de Pressão nas Vias Aéreas (VLPVA)
VM. *Ver* Ventilação mecânica (VM).
VNI. *Ver* Ventilação não invasiva (VNI).
VNIPP. *Ver* ventilação não invasiva com pressão positiva (VNIPP)
Volume de fechamento o, 48, 48f. *Ver também* Volumes.
Volume de reserva expiratório (VRE), 45, 1719-1720. *Ver também* Volumes.
Volume de reserva inspiratório (VRI), 45. *Ver também* Volumes.
Volume de suporte (VS), 1775

Volume expiratório forçado (VEF), 509
  dispneia e, 488-490
Volumes, 45-46, 46f
  definição do, 76-77, 77f
  fechamento, 48, 48f
  reserva
    expiratória, 45
    inspiratória, 45
  reserva expiratória, 45
  reserva inspiratória, 45
  residuais (RV), 45
  volume expiratório forçado (VEF), 509
Volumes de reserva. *Ver também* Volumes.
  expiratório, 45
  inspiratório, 45
Volumes pulmonares, 45-46, 46f. *Ver também* Volumes.
  pressões pulmonares e da circulação, 52, 52f
Volumes residuais (VR), 45. *Ver também* Volumes.
Vontade de tossir, 501, 502f. *Ver também* Tosse.
VP-16. *Ver* Etoposídeo (VP-16).
VPA. *Ver* Ventilação proporcional assistida (VPA).
VRE. *Ver* Volume de reserva expiratório (VRE).
VRI. *Ver* Volume de reserva inspiratório (VRI).
VS40. *Ver* Vírus Símio (VS40).
VSA. *Ver* Ventilação de suporte adaptativa (VSA).
VS. *Ver* Volume de suporte (VS).
VSR. *Ver* Vírus sincicial respiratório (VSR).
VVV. *Ver* Ventilação voluntária máxima (VVV)
VVZ. *Ver* Vírus da varicela-zóster (VVZ).

Z

Zinco
  fatores de transcrição do dedo, 29
Zona respiratória, 44-45, 45f
Zonas respiratórias, 44-45, 45f

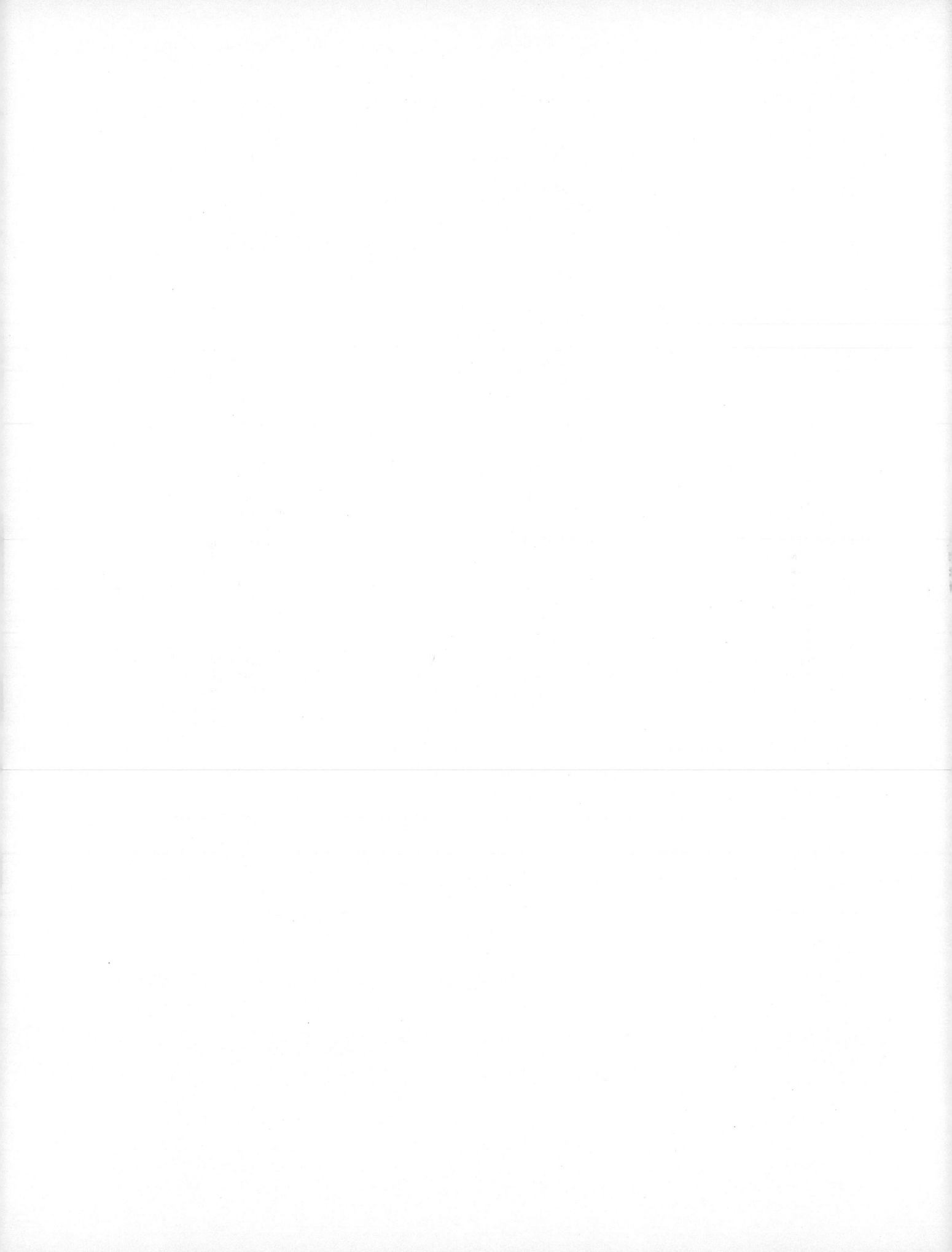

ClinicalKey®
Lead with answers.

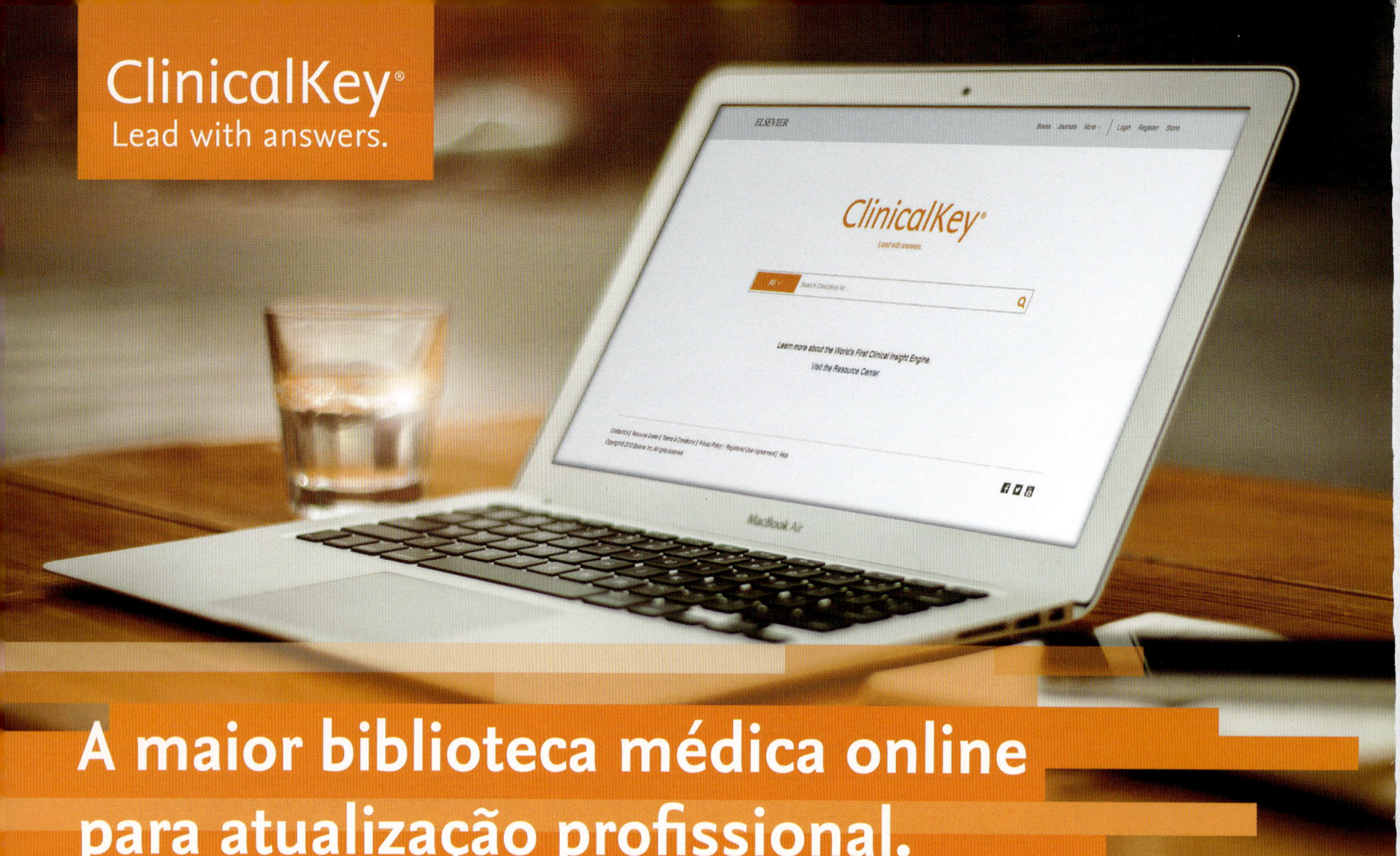

A maior biblioteca médica online para atualização profissional.

ClinicalKey é a única fonte de busca clínica que oferece a informação mais confiável, atualizada e abrangente, a qualquer hora, e em qualquer lugar.

A maior base de dados clínica
Mais de 1.000 e-books para download, 600 periódicos, 2.900 monografias sobre drogas, 17.000 vídeos de procedimentos, 2.000.000 de imagens e muito mais.

Buscas mais rápidas
Design que facilita a navegação e ferramentas que salvam o histórico de buscas, capturam e exportam imagens para uso em aulas e palestras.

A melhor tomada de decisão
Informações rápidas e precisas baseadas em evidências para o cuidado à beira do leito, Guidelines, MEDLINE indexado por completo, ensaios clínicos e muito mais.

Experimente. Acesse: www.elsevier.com.br/clinicalkey

Empowering Knowledge

ELSEVIER